天津科技出版基金资助项目

The Newest English－Chinese Dictionary of Medicine

最新英汉医学辞海

主　编　张季平

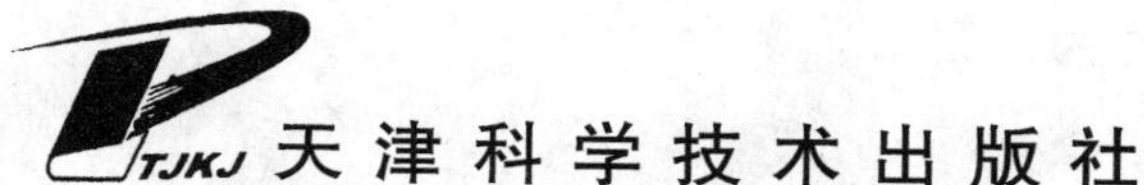

图书在版编目(CIP)数据

英汉医学辞海/张季平主编.—天津:天津科学技术出版社,2008.5

ISBN 978-7-5308-4240-9

Ⅰ.英... Ⅱ.张... Ⅲ.医学—词典—英、汉 Ⅳ.R-61

中国版本图书馆 CIP 数据核字(2008)第 064449 号

策划编辑:胡振泰 周喜民

责任编辑:布亚楠

责任印制:白彦生

天津科学技术出版社出版

出版人:胡振泰

天津市西康路 35 号 邮编 300051

电话(022)23332401(编辑室) 23332398(事业部)

网址:www.tjkjcbs.com.cn

新华书店经销

山东新华印刷厂印刷

开本 787×1092 1/16 印张 113.75 字数 7 644 000

2012 年 1 月第 1 版第 2 次印刷

定价:398.00 元

编委会名单

名誉顾问

主　编　张季平

作者名单(依姓氏笔画为序)

前　言

天津科学技术出版社编辑出版之各种图书，品质一向很好。这一次将《最新英汉医学辞海》编辑任务交给了我，我总觉得实在是有点“力不从心”。起先我因公务繁忙、杂事缠身，实在不好接受；后来又一想，为了下一代参考学习之用，我们应该尽一点微薄之力，就如俗语所说“鞠躬尽瘁，死而后已”吧！就这样应允下来了。

书店里所售的各种各样《英汉医学词典》算起来不在少数，本书之所以称为《最新英汉医学辞海》，第一，是为了与英汉医学词典相区别；第二，我认为本书还远远不能够用一般的《辞海》来要求；第三，即使收集了许多许多的词汇（包括中外），基本上够21世纪初期若干年使用；但是，随着医学科学发展的日新月异，今后仍应该按《辞海》之要求，继续不断地补充下去。

语言的发展是无穷无尽的，诸多“词典”怎么跟也跟不上，何况尚有一些新的词汇、词义，还需要一个流行过程，等待“约定俗成"之后，才“步入”词典。也就是说，一个新词往往要经过多年使用的考验，集中群众的智慧，才能趋于完美，并为群众所喜闻乐见，而确定下来，所以“新词”与“词典”之间，永远保持着一段距离。

收集新词时，我们注意到其广泛性和新颖性，对于医学有用的词目尽可能收录。大家都知道，各学科之间相互交叉和相互渗透越来越紧密，再加上许多不常用的词亦越来越经常地被使用或引用，这些都给收集医学新词汇和新术语带来困难。本书共收集20余万词条。

一位优秀的医务工作者，不仅要熟练地掌握和运用所有本国的医学术语，更要适应时代的发展和需要，特别是在我国加入WTO以后，我们和世界各国人民交流与合作更加紧密。然而，为一两个英语单词使他们四处查阅，甚至也难得其要，那就划不来了，因此，我们编辑一部《最新英汉医学辞海》还是很有必要的。

本书力求全新而完美，译文则尽量做到概念准确、有科学依据、有实用价值，文字尽量言简意赅、深入浅出。本书收词来源于国内外各种辞典和词汇，各家译名不统一之处，都根据词源由国内外专家作了统一。

诚然，此书是大家的功劳（也包括外籍专家学者），每位教授负责一或二字母，词数多的也有两位教授合写一个字母的，再加上许多教授或副主任医师“专门负责收集新的词汇”，大家通力合作，才得以完成。应该说，各位同志都是各科的佼佼者，各有专职，在肩负着医疗、教学、科研和其他方面工作的同时，都觉得此份工作很有意义，愿意从百忙中抽空为医学的承转尽点心力。在这段时间里，经常听到某位教授“为了一个词条找遍各类参考书”，或听到某位教授“花了几天几夜只做了一两页……”。在这里，对各位作者的奉献精神给予赞扬和感谢。总之，为把《最新英汉医学辞海》编辑得更准确、更合理，以便更好地为使用者服务，编者做了巨大而艰苦的努力。采取这种严谨的态度编出来的书，应该是值得信赖的。

本书在编写过程中，得到有关领导及专家学者的大力支持和帮助，在此一并致谢！本书的参考书刊和杂志有四五百种之多，为节省篇幅未能一一注明，谨向原书作者致以衷心的感谢。

由于现有医学词汇越来越多，简直无法统计，可以说没有哪一个人能够全面而及时地掌握它们，再加上此书也存在着某些缺点，留待使用者来挖掘及发现，以便再版时补订之。当然，本书遗漏和纰缪在所难免，敬希海内外读者及专家学者不吝赐教。

东南大学医学院　张季平

（于80岁寿辰）

张　　序

早期的西方医学以德国较为领先,因此大家纷纷学习德文,也因此我在医学院一年级的时候(公元1968年),虽然德国医学已被美国领先,但还必须修习德文。现在美国的医学领先全世界,大家纷纷加强英文之学习,国际医学会议也都以英文为共同语言。

虽然如此,日本的医学书籍很多以日文撰写,且赶得上时代。而在台湾的一些医师,也觉得有让医学中文化的必要,因此早在1973年,就有以中文撰写的《当代医学》月刊的出版,迄今已29年。而本人担任该刊总编辑之工作,也已有15年之久。发行此月刊的目的就是要将医学知识,用中文写出来,让大家能很快地获得新知。

不过在医学中文化的同时,医学专有名词的中文翻译就成为很重要,但也令人头痛的问题。由于大家的翻译不一,可能会出现不易了解、鸡同鸭讲的情形,因此就有出版英汉医学辞典的必要。我在大学时期就曾使用新陆书局出版的《高氏医学词汇》(Cousland's Medical Lexicon)。

可是医学日新月异,特别是最近基因(Gene)医学的进步,旧有的名词翻译实已不敷使用,因此有增订或出版新的医学辞典的必要。

现在很高兴看到天津科学技术出版社聘请学者专家,在不眠不休的努力下,完成了《最新英汉医学辞海》,对最新的医学名词有精辟平实的翻译。相信对全球使用中文的华人,会有很大的帮助。

不过一个名词的译名要译得巧,译得简明扼要,才可能被大家恒久采用。此外,由于科学的进步,新的名词也会不断地出现。因此我们也期待,在读者热烈的回响下,三五年后,会有《最新英汉医学辞海》第二版的出现。

台湾大学医学院内科教授　张天钧

林　序

东南大学医学院张季平教授来函嘱我为天津科学技术出版社即将出版的《最新英汉医学辞海》写一篇序言，收到张季平教授的来信，我内心无限的感动，回想数年前张教授来函要我尽量提供医学名词的中文译名给他，我立即将我多年来亲自整理的部份资料赠送给他，以共襄盛举。历经多少寒暑，在张季平教授的辛苦耕耘下，一本可以流传好几世，可造福中华民族后代子孙的《最新英汉医学辞海》终于即将郑重出版问世。

医学科研的进步，医学人才的培育，参考用工具书的完美常能发挥事半功倍的效果，深信这本英汉医学辞海的出版，必能有助于未来医学人才的养成教育，医学从业人员平日工作的参考，及医学研究的快速突飞猛进。

对于张季平教授这些年来的辛劳，我内心至为感动，我想我要很郑重地向张季平教授表达我内心最崇高的敬意："敬爱的张教授，您辛苦了，虽然我还没看到全书，但一步一脚印，一路走来，您倍极辛劳，希望后代子孙在享受这本《最新英汉医学辞海》的丰富资料库时，能缅怀您的辛劳付出所带来的辉煌成就与贡献"。

愿这本《最新英汉医学辞海》出版顺利，也衷心地祝福张季平教授永远健康，永远闪耀……，直至永恒……

东京大学药理学博士
台北医学大学医学系药理学科教授
林松洲

周　　序

我与张季平教授认识多年，称得起是老朋友了。他早年毕业于日本山口县医科大学，他虽然是留日学生，但他的英语特别好。他本来是位内科医师，但在解放之后，他担任第一任中国医学情报中心的英文版“内科分册”副主编；还担任上海科学技术出版社的特约编审等职。此时，他根据临床研究先后发表的《甲基多巴与左旋多巴》《消化道激素》《军团菌肺炎》《缓生杆菌感染》等，均为当时的国内首篇，在国内外引起了不少好的反应。

他还擅长于拉丁文。有一次我听他介绍说，“拉丁文字‘变格’变的特别多，通过努力和孜孜不倦地学习，而我终于把它攻下来了”。他虽然是个西医，但他对中医中药却情有独钟，他五六十年代就发表了《有关中药 pH 值之研究》《中药气味初步研究》等一系列论文。在专著方面，他有《临床内科学》《英汉医学及生物学词素略语词典》《临床医学综合征词典》《日英汉药物词典》以及《医用日汉词典》等共计 18 部。

近年来他与日本国立环境医学研究所合作，作为中方的总负责人，承担了一项国际科研课题：地球变暖和高温对人体健康的影响、有关区域性的死亡以及中暑临床学之研究。由于他对我国医学做出了一定贡献，其业绩曾被收入早年美国出版的《INTERNATIONAL WHO'S WHO OF CONTEMPORARY ACHIEVEMENTS》、香港出版的《中国当代技术人才荟萃》等。

此次，他又主编了《最新英汉医学辞海》，叫我作序，我感到无上光荣，愿他的《辞海》能给广大读者带来一定的好处！正如他所说：本书还远远不能够用一般的《辞海》来要求，但是随着医学科学发展的日新月异，仍应按《辞海》之要求继续不断地一直补充下去。我相信：就凭他孜孜不倦地学习和积极努力，第二版、第三版……很快就能见到。他虽然年岁比较大，但他学习起来仍和年轻人一样，废寝忘食，毫不示弱。最后祝福他长命百岁！

周性明　教授

于美国西雅图市

森本　序(中译文)

——祝贺《最新英汉医学辞海》出版

此次《最新英汉医学辞海》因多年畏友张季平先生等的尽力，得以出版，谨在此表示我衷心的祝贺。

医学的世界，目前正以史上未曾有的速度前进着，情报的数量也不断增加。这些情报跨越国境，广泛地扩散出去。医学研究一方面越来越尖端化；但是，另一方面，以中国医学为代表的代替医疗(Alternative Medicine)也同时受到瞩目。在这样的时期，在拥有自医神神农氏·黄帝以来的医学历史传统之中国，编纂了《最新英汉医学辞海》这件事，我相信对世界医学也是一大贡献。

我在此对编纂者张季平先生及共同协助此盛举的诸位先生们的"鞠躬尽瘁"的尽力，表示由衷的敬意，同时深信这些成果将永远不朽。愿有关诸位先生此后更加活跃与进步，并以此结束我的祝词。

京都府立医科大学　名誉教授

神户女子大学　学长

森本武利

《英漢醫學辭海》の出版を祝して

このたび《英漢医学辞海》が年來の畏友、張季平先生のご尽力により上梓されるとのことを、心からお祝い申し上げます。

醫學の世界は、いま歴史上かって無いスピードで進歩し、情報量も増え続けています。またその情報は国境を越えて拡がりつつあります。医学研究は尖端化していますが、同時に中国医学などに代表される代替医療(Alternative Medicine)が注目を浴びています。この様な時期に当たり、医神、神農や黄帝以來の医学の歴史を持つ中国で《英漢医学辞海》が编纂されたことは、世界の医学界にも大きく貢献することと信じます。

编纂者張季平先生および協力者の皆様の、鞠躬尽瘁のご尽力に敬意を表しますと共に、その成果は不朽であることと存じます。関係者各位のご活躍とで発展を祈念して、お祝いのことばといたします。

京都府立医科大学　名誉教授
神戸女子大学　学長
森本武利

使 用 说 明

一、本辞海词条按英文字母次序排列，印为黑正体，查阅方法与普通英汉字典相同。

二、一个英文单词为一个词条。人名、地名、商品药名及动物（包括微生物）与植物“属”以上的专有名称，首字母一律用大写。如“**Aspirin** ***n.*** 阿斯匹林（即 acetylsalicylic acid）”。其他一律用小写字母，也包括“化学名称”，例如：“acetylsalicylic acid ***n.*** 乙酰水杨酸（即 Aspirin）”。

三、医学词组、常用词组、派生词和同义词等均放在相关词条内，例如：

capacity ***n.*** ① 容量 ② 能量 ③ 能力 ④ 电容[量] ‖ cranial ~ 颅容量 / diffusing ~ 弥散量 / ……virus neutralizing ~ 病毒中和能量 / vital ~ 肺活量

四、词前有一连接数字（如 2-等）、符号（如 $\triangle^2$-等）、化学缩写（如 *dl*-、N- 等）、希腊字母（如 α-、β-、γ-）等，均一律略去不计，仍以该字词为准。例如在 P 部有：

phenoxymethylpenicillin

α-phenoxypropylpenicillin

phenylenediamine

ρ-phenylenediamine

五、凡不能成为一个单独“文字”者，一律加一 [构词成分] [希] 或 [拉]，而且前部或后部均加有“连字符”，例如“auto-”、“-ia”等等。

六、一个词有不同拼写方法时，若区别不大，排在同一词条内，用圆括号表明，例如“eczematosis ***n.*** 湿疹病（eczematous disease）”；若区别较大，则分立词条，如“mycobacidin ***n.*** 杀分支菌素，杀分支菌酸，放线噻唑酸（actithiazic acid）”；在 A 部另立词条。

七、来自拉丁文等的名词其“复数形式”、“单数形式” 或其“所有格”，在词性之前用圆括号写明，例如：

dens（复 dentes）[拉] ***n.*** 牙，齿

nevi（单 nevus）[拉] ***n.*** 痣

os（所有格 ossis；复 ossa）[拉] ***n.*** 骨

八、意义差别较大的“同形异义词”则分列词条，在右上角标 1、2 等，例如：

os[1]（所有格 oris；复 ora）[拉] 口

os[2]（所有格 ossis；复 ossa）[拉] 骨

九、词义相近的，用“逗号”隔开；释义不同的用 ①、②、③……分别列出，后者如：“orchiocele ***n.*** ① 睾丸突出 ② 阴囊疝 ③ 睾丸瘤”。

十、“见”字表示“在另处”，可以见有详细的说明，例如：

enquire（见 inquire）；“ I 部” 则有：

inquire ***vi.*** ，***vt.*** ① 问，打听，询问 ② 调查 ‖ ~ after 问起（病人的）健康情况 / ~ for 询问 / ~ into 调查；探索/ ~ out 查出 ‖ ~r ***n.*** ① 调查人 ② 询问者

十一、每个单词之后用“英语缩略形式”注明“词性”，例如：

v.（动词） ***vi.***（不及物动词） ***vt.***（及物动词） ***aux. v.***（助动词） ***n.***（名词） ***a.***（形容词） ***ad.***（副词） ***num.***（数词） ***pron.***（代词） ***art.***（冠词） ***prep.***（前置词） ***conj.***（连接词） ***int.***（感叹词）

十二、若干符号用法

（一）“ ~ ”表示“医学词组”等在该词条内的原词，以节省字母。有的加一逗号“ ~，” 者，表示“修饰成分在后”，如 bacillus 一条内的“ ~，acid-fast 耐酸杆菌，抗酸杆菌 / ~，acne 痤疮杆菌，粉刺棒状杆菌 /……”。

（二）“/ 和 ‖”的用法：在各词组之间皆用斜线号“/”分开，在本词、医学词组、常用词组或派生词之间均以直线号“‖”分开。

（三）“（ ）”的用法：表示释义中可替换的部分（此一字与其前的一个字可以“互换”），例如：“meningocele 脑

(脊)膜突出”,表示既可以译为“脑膜突出”,又可以译为“脊膜突出”,需视具体情况而定。亦可对释义的补充说明,如“cyclostage [性]生殖周期(微生物)”;又如“Hata's phenomenon 秦氏现象(投予小量化学药物后感染病情反而加重)”,不过一般来说用字最多不宜超过30个。

(四)“[ ]”的用法。

1. 表示可以“省略”的部分,例如:

“dysmetropsia ***n.*** 视物[大小]不称症”。既可译为“视物大小不称症”,又可译为“视物不称症”;

2. 用于“人名简注”,例如:

“Parkinson's disease [James, 英医师,1755~1824] ***n.*** 帕金森氏病(震颤麻痹)”。

3. 用于商品名称等,例如:

[商名](代表药品的商品名称) [化学](代表化学及矿物质)

[植药](代表植物性药品) [动药](代表动物性药品)

4. 表示某些“词的来源”关系,例如:

[希](来自希腊文) [拉](来自拉丁文) [法](来自法文)

[德](来自德文) [意](来自意大利文) [俄](来自俄文)

[葡](来自葡萄牙文) [日](来自日文) [西](来自西班牙文)

[丹](来自丹麦文) [波](来自波斯文)

目　录

A ······ (1)
B ······ (141)
C ······ (217)
D ······ (371)
E ······ (480)
F ······ (543)
G ······ (613)
H ······ (681)
I ······ (778)
J ······ (851)
K ······ (865)
L ······ (884)
M ······ (948)
N ······ (1005)
O ······ (1040)
P ······ (1099)
Q ······ (1226)
R ······ (1234)
S ······ (1296)
T ······ (1476)
U ······ (1596)
V ······ (1631)
W ······ (1669)
X ······ (1685)
Y ······ (1694)
Z ······ (1697)
附录一:医学术语构词法 ······ (1704)
附录二:英文“药品说明书”的现代格式及其理解 ······ (1798)
附录三:化学元素表 ······ (1800)

A a

A 腺嘌呤(adenine)、腺苷(adenosine)、安培(ampere)、调节幅度(amplitude- of accommodation)(指眼的总调节力)的符号;肺泡气(alveolar gas)的符号(用作下角标)
a 加速度(acceleration)、(化学物质热力)效能(activity)、比吸收率(specific absorptivity)的符号
a- [前缀][希]不,无,缺(在元音或不发音的 h 前则用 an-);[拉]离
A_2 n 主动脉瓣区第二音
A Ⅰ first auditory area 第一听区
A Ⅱ angiotensin Ⅱ 血管紧张素Ⅱ second anaphase 第二次成熟分裂后期
A Ⅱ second auditory area 第二听区 / second anaphase 第二次(减数)分裂后期
A 8506 bryamycin 藓老素
a A aortic amplitude 主动脉根部主波振幅
A Amb Serv Army Ambulance Service 陆军救护运输勤务部队
A B O blood group A B O 血型
A B O incompatibility A B O 不相容性
a capite ad calcem 自顶至踵
A cell accessory cell 辅助细胞, A 细胞
A Ch acetylcholine 乙酰胆碱
A chromosome A 染色体(指二倍体染色体组中的正常染色体)
a commerical human chorionic gonadotropin preparation 人绒毛膜促性腺激素制剂(一商品药名,即 HCG)
A I angiotensin Ⅰ 血管紧张素 Ⅰ / first anaphase 第一次成熟分裂后期
A Insuf aortic insufficiency 主动脉瓣关闭不全
A Kell antigen Kell Kell (血型) 抗原
A line (或 **strain**) **mouse** A 品系小鼠(致癌系)
A myloma protein A 类骨髓瘤蛋白 A
A power source 甲电源
A pplied 应用的
a priori [拉]先验的; 不根据经验的; 事前的
a programming language 程序语言(计算机)
A sten sortic stenosis 主动脉狭窄
A substance A 物质 A
A syndrome A 型综合征
a synthetic resin composed of anilind, sulfur and for maldehyde 苯胺硫甲硫甲醛合成树脂
A trace A 扫迹
a V antibody Vi Vi 抗体
A Vi antigen Vi 毒力抗原, Vi 抗原
A&A aid and attendance payment 救护和护理费(退伍军人管理局) Anesthesia and Analge sia 麻醉学和止痛法(杂志名)
A&D ascending and descending 升与降
A&ETR *Acupuncture & ElectroTher apeutics Research*《针刺与电疗研究》(杂志名)
A&P anatomy and physiology 解剖学与生理学
A&P repair anterior and posteriorcolporrhaphy 前后阴道缝术
A&R *Arthritis and Rheumatism*《关节炎与风湿病》(杂志名)
A&T adenoidectomy & tonsillectomy 增殖腺切除术和扁桃体切除术
A(an)- [构词成分](另见 ab-, ad-条)无,缺,非
A° absolute temperature 绝对温度
A1 A1 (blood) subgroup A1 亚(血)型/aortic frist sound 主动脉瓣区第一音
a1-28 ACTH actid 1~28, tosactide 二十八肽促皮质素
A-139 ethyleniminoquinonum; 2, 5-bis (1-aziridinyl)-1 4-ben zoquinon 癌抑散,双乙烯亚胺苯醌,亚胺醌,A 一三九(抗癌药)
A-145 promazine 丙嗪(安定药)
A-163 triaziguone 三亚胺醌(抗肿瘤药)
A1B A1B blood subgroup A1B 亚血型 A_2 aortic second sound 主动脉瓣区第二音
A2 (blood) subgroup A2 亚(血)型
A2 < P2 aortic second sound lesser than pulmonary second sound 主动脉瓣第二音小于 肺动脉瓣第二音
A2 > P2 aortic second sound greater than pulmonary second sound 主动脉瓣第二音大于肺动脉瓣第二音
A2B A2B blood subgroup A2B 亚血型
A2UR 6-azauridine 6-氮尿甙(抗肿瘤药)
A Ⅱ (= second anaphase) 第二次[减数]分裂后期
A3 A3 (blood) subgroup A3 亚(血)型
A4 A4(blood) subgroup A4 亚(备)型
A5/A6 stylovirus A5/A6 长尾病毒
A59 virus = Mouse hepatitis virus (MHV) A59 = MHVA59 A59 病毒,小鼠肝炎病毒 A59
A5D5W alcohol 5%, dextrose 5%, in water 5%酒精—5%葡萄糖水溶液
A6 myovirus A6 肌病毒
A-884 methylamphetamine 甲基苯丙胺(中枢兴奋药)
AA achievement age 智力成就年龄/Alcoholic Anonymous 嗜酒者互诫协会,戒酒者协会/amino acid 氨基酸/activation analysis 活化分析/aggregated albumin 聚集清蛋白, 聚集白蛋白/aplastic anemia 再生障碍性贫血
aa absolute alcohol 纯酒精,无水酒精
AAA abdominal aortic aneurysm 腹主动脉瘤 / acute anxiety attack 急性焦虑发作 / American Association of Anatomists 美国解剖学家协会
aaa amalgam; amalgama 汞齐,汞合金
AAACRR American Association of Academic Chief Radiology Residents 美国放射线住院总医师协会
AAAM American Association for Automotive Medicine 美国自动医学协会
AA-AMP amino acid adenylate 氨基酸—磷酸腺甙/amino acid adenylate 氨基酸—磷酸腺苷酸
AAAMQ *American Association for Automotive Medicine Quarterly*《美国自动医学协会季刊》(杂志名)
AAAN American Academy of Applied Nutrition 美国实用营养学研究院
AAAP autologous anticancer antigen preparation 自体抗癌抗原的制备
AAAS American Association for the Advancement of Science 美国科学发展协会/American Academy of Arts and Sciences 美国艺术和科学研究院
AAB American Association of Bioanalysts 美国生物分析学家协会
AABA alpha aminobutyric acid α 氨基丁酸
AABB American Association of Blood Banks 美国血库协会
AABC Association of the Advancement of Blind Children 美国盲童促进会
AABEVM Association of American Boards of Examiners in Veterinary Medicine 美国兽医检查者委员会
Aabs absolute ampere 绝对安培(与安培同值)
AABT Association for Advancement of the Behavioral Therapies 美国行为疗法促进会
AAC acoustical absorption coefficient 吸音系数 / Aacartiidae 纺锤水蚤科(隶属于哲水蚤目 Calanoida)
AACC American Association of cercacl chemists 美国谷物化学师协会
AACCN American Association of Critical-Care Nurses 美国急救护士协会
AACCP American Association of Colleges of Chiropody-podiatry 美国手足医学会联合会
AACE American Association for Cancer Education 美国癌症教育协会
AACI American Association for Conservation Information 美国情报保护协会
AACLSA American Association of Clinical Laboratory Supervisors and Administrator s 美国临床实验室监督管理者协会
AACM American Academy of Compensation Medicine 美国代偿医学会
AACN American Association of Colleges of Nursing 美国护理学会联合会
AACO American Association of Certified Orthoptists 美国持证视轴矫正医师协会
AACOMA American Association of Colleges of Osteopathic Medicine Application Service 美国应用骨病医学会联合会

AACP American Academy for Cerebral Palsy 美国脑性麻痹学会 / American Academy of Child Psychiatry 美国儿童精神病学会
AACPDM American Academy for Cerebral Pasly & Developmental Medicine 美国脑性瘫痪与发育医学会
AACPJ American Academy of Child Psychiatry Journal 美国儿童精神病学会杂志
AACPM American Association of Colleges of Pediatric Medicine 美国儿科医学会联合会(前称 AACP)
AACPR American Association for Cleft Palate Rehabilitation 美国腭裂恢复协会
AACPS American Association of Clinic Physicians and Surgenon 美国临床内外科医师协会
AACR American Association for Cancer Research 美国癌症研究协会
AA-CR Anesthesia and Analgesia-Current Researches 当代麻醉与止痛研究(杂志名)
AACT American Academy of Clinical Toxicology 美国临床毒理学会
AACU American Association of Clinical Urologists 美国临床泌尿科医师协会
AAD American Academy of Dermatology 美国皮肤病学会/American Academy of Dentists 美国牙医师学会/Association of American Dentists 美国牙医师协会/alloxazine adenine dinucleotide 咯嗪腺嘌呤二核苷酸
AADA aminoadipic acid 氨基己二酸,氨基肥酸
AADC all application digital computer 通用数字计算机
AADE American Association of Dental Editors 美国牙科编辑人员协会
AADEBB American Association of Dental Examiners Board Bullitin 美国牙科检查者委员会协会通报
AADES American Academy of Dental Electrosurgery 美国牙医电外科学会
AADM American Academy of Dental Medicine 美国牙医学会
AADN American Association of Doctors' Nurses 美国护理医师协会
A-aDO$_2$ alveolar-arterial oxygen tension difference 肺泡和动脉血氧分压差
AADP American Academy of Denture Prosthetics 美国牙科放射学会/American Academy of Dental Prosthetics 美国牙齿修复学会
AADPA American Academy of Dental Practice Administration 美国牙科医师开业管理学会
AADR American Academy of Dental Radiology 美国牙科放射学学会
AADS American Academy of Dermatology and Syphilology 美国皮肤病学和梅毒学研究会 / American Association of Dental School 美国牙医学校协会
AAE acute allergic encephalitis 急性过敏性脑炎/active assistive exercise 辅助自动运动/American Association of Endodontists 美国牙髓病医师协会
AAEC Australian Atomic Energy Commission 澳大利亚原子能委员会
AAEE American Academy of Environmental Engineers 美国环境工程师学会
AAEH Association to Advance Ethical Hypnosis 道德催眠促进会
AAF acetic acid/ alcohol/ formalin mixture 乙酸/ 酒精/ 福尔马林合剂
AAFC flurocitabine 氟环胞甙,去水氟阿糖胞甙(抗肿瘤药)
AAFM American Association of Feed Microscopists 美国电源显微镜工作者协会
AAFP American Academy of Family Physicians 美国家庭医师学会/American Academy of Facial Plastic and Reconstructive Surgery 美国面部整形重建外科学会
AAFS American Ambulance and Field Service 美国野战救护勤务部队
AAG adenylyl adenylyl guanosine 腺苷基腺苷酰鸟苷
AAGBI Association of Anesthetists of Great Britain and Ireland 大不列颠和爱尔兰麻醉师协会
AAGL American Association of Gynecological Laparoscopists 美国妇科腹腔镜工作者协会
AAGN acute anuric glomerulonephritis 急性无尿性肾小球肾炎
AAGP alpha-amino-guanidino-propionic acid α-氨基胍丙酸
AAH asymmetrical apical hypertrophy 非对称性心尖部心肌肥厚(心肌病的一种)
AAHA American Animal Hospital Association 美国动物医院协会
AAHAJ American Animal Hospital Association Journal 美国动物医院协会杂志
AAHC American Association of Hospital Consultants 美国医院顾问医师协会
AAHD American Academy of the History of Dentistry 美国牙科史学会
AAHDC American Association of Hospital Dental Chief 美国医院牙科主任协会
AAHM American Association of the History of Medicine 美国医学史协会
AAHP American Association of the Hospital Planing 美国医院规划协会
AAHPA American Association of Hospital Purchasing Agents 美国医院采购人员协会
AAHPER American Alliance for Health, Physical Education and Recreation 美国卫生、体育和休养联盟
AAHPhA American Animal Health Pharmaceutical Association 美国动物保健药药厂协会
AAI American Association of Immunologists 美国免疫学家协会
AAIAN Association for the Advancement of Instruction about Alcohol and Narcotics 戒除酒精和麻醉药教育促进会
AAID American Academy of Implant of Dentistry 美国植牙学会/American Academy of Implant Denture 美国种植义齿学会/American Association of Industrial Dentists 美国工业牙医师协会
AAIH American Academy of Industrial Hygiene 美国工业卫生学会
AAIN American Association of Industrial Nurses 美国工业护士协会
AAIPS American Association of Industrial Physicians and Surgeons 美国工业内科与外科医师协会
AAIT American Association for Inhalation Theraphy 美国吸入疗法协会
AAL amino-acid lysine 氨基赖氨酸
AALAC American Association for Accreditation of Laboratory Animal Care 美国实验动物管理鉴定协会
aalanine 丙氨酸
AALAS American Association for Laboratory Animal Science 美国实验室动物科学协会
AALD adult adrenoleukodystrophy 成人型肾上腺脑白质营养不良症
Aam acrylamide 丙烯酰胺
AAM American Academy of Microbiology 美国微生物学会
AAMA American Academy of Medica Administrators 美国医学行政管理人员学会 / American Association of Medical Assistants 美国助理医师协会
AAMASM Abstracts of the Annual Meeting of the American Society for Microbiology 美国微生物学会年会文摘(杂志名)
AAMBP Association of American Medical Book Publishers 美国医学书籍出版商协会
AAMC American Association of Medical Colleges 美国医学院校协会/American Association of Medical Clinics 美国医疗诊所协会
AAMCB Association of American Medical Colleges Bulletin 美国医学院协会通报
AAMCH American Association for Maternal and Child Health 美国母子保健协会
AAMCOMA Association of American Medical Colleges Office of Minority Affairs 美国医学院少数民族事务办公室协会
AAMD American Association on Mental Deficiency 美国智能缺陷协会
AAME acetylarginine methyl ester 乙酰精氨酸甲酯
AAMI Association for the Advancement of Medical Instrumentation 医疗器械推进协会
AAMIH American Association for Maternal and Infant Health 美国母婴保健协会
AAMIJ Association for the Advancement of Medical Instrumentation Journal 医学器械推进协会杂志
AAMMC American Association of Medical Milk Commissions 美国医用牛奶经销商协会
AAMP American Academy of Maxillofacial Prosthetics 美国下颌面部修复术学会
AAMPR American Association of Medical-Physical Research 美国医学物理学研究协会
AAMRL American Association of Medical Record Librarians 美国病历馆馆员协会
AAMS Annals of the Academy of Medicine, Singapore 新加坡医学科学院纪事(杂志名)
AAMSW American Association of Medical Social Workers 美国医学社会工作者协会
AAMT American Association for Medical Transcription 美国医学转录协会
AAMWS Australian Army Medical Women's Service 澳大利亚陆军妇女医疗卫生服务组织
AAN American Academy of Neurology 美国神经病学学会/acute autonomic neuropathy 急性植物性神经疾病
AANA American Association of Nurse-Anesthetists 美国麻醉护士协会
AANAJ American Association of Nurse Anesthetists Journal 美国麻醉护士协会杂志
aanalog 模拟

AANM American Association of Nurse-Midwives 美国助产士协会
AANN American Association of Neurosurgical Nurse 美国神经外科护士协会
AANS American Academy of Neurological Surgery 美国神经外科学会
AAO Academy of Applied Osteopathy 应用整骨学会/American Academy of Ophthalmology 美国眼科学会/ American Association of Orthodontists 美国正牙学医师协会/American Academy of Otolaryngology 美国耳鼻喉科学会
AAOC American Association of Osteopathic Colleges 美国整骨病学会联合会
AAOG American Association of Obstetricians and Genecologists 美国妇产科医师协会
AAOGAS American Association of Obstetricians, Genecologists and Abdominal Surgeons 美国妇产科与腹外科医师协会
AAOM American Academy of Occupational Medicine 美国职业病医学会
AAOM American Academy of Oral Medicine 美国口腔内科学会
AAOME American Association of Osteopathic Medicine Examiners 美国骨病医学检查者协会
AAOMS American Association of Oral and Maxillofacial Surgeons 美国口腔、上颌与面部外科医师协会
AAON American Association of Orthodontists Newsletter 美国畸齿矫正医师协会通讯
AAOO American Academy of Ophthalmology and Otolaryngology 美国眼科及耳鼻喉科学会
AAOOT American Academy of Ophthalmology and Otolaryngology Transactions 美国眼科与耳鼻喉科学报
AAOP American Academy of Oral Pathology 美国口腔病理学会
AAOS American Academy of Orthopaedic Surgeons 美国矫形外科医师学会/American Academy of Oral Surgery 美国口腔外科学会
AAP air at atmospheric pressure 大气压力下的空气/American Academy of Pediatrics 美国儿科学会/American Academy of Pedodontics 美国儿童牙科学会/ American Academy of Periodontology 美国牙周病学会/ American Association of Pathologists 美国病理学家协会
AAPA American Academy of Physicians Assistants 美国内科助理医师学会
AAPB American Association of Pathologists and Bacteriologists 美国病理学家与细菌学家协会
AAPCC American Association of Poision Control Centres 美国毒物控制中心协会
AAPCO Association of American Pesticide Control Officials 美国杀虫剂控制官员协会
AAPD alveolar-arterial pressure difference 肺泡动脉压差
AAPHD American Association of Public Health Dentists 美国公共牙科保健医师协会
AAPHI Associate of the Association of Public Health Inspectors 公共卫生检查员协会准会员
AAPHP American Association of Public Health Physicians 美国公共卫生保健医师协会
AAPLB American Academy of Psychiatry and the Law Bulletin 美国精神病学与法律学会通报
AAPM American Association of Physicists in Medicine 美国医学物理学家协会
aapm amphiapomict 跨两性融合无精生殖的
AAPMC antibiotic associated pseudomembranous colitis 抗生素性伪膜性结肠炎
AAPMR American Academy of Physical Medicine and Rehabilitation 美国物理医学和康复医学学会
AAPPP American Association of Planned Parenthood Physicians 美国计划生育医师协会
AAPS American Association of Plastic Surgeons 美国整形外科医师协会
AAPSCN American Association of Psychiatric Services for Children Newsletter 美国儿童精神病治疗协会通讯
AAR antigen-antiglobulin reaction 抗原—抗球蛋白反应
Aarane ***n.*** 色甘酸钠(cromolyn sodium)制剂的商品名
AARC American Association for Respiratory Care 美国呼吸病监护协会
aarinosis 螨病
AARIT antigen-antibody reaction inhibition test 抗原抗体反应抑制试验
AARNN Alberta (Canada) Association of Registered Nurses Newsletter 阿伯特(加拿大)注册护士协会通讯
Aaron's sign [Charles D.美内科医师 1866—1951] 艾伦征(阑尾炎时的一种体征,压麦氏〈McBurney〉点,在腹上部或心前区有痛觉)
AARS American Association for Railway Surgeons 美国铁路外科医师协会
Aarskog syndrome (D.C. Aarskog) 阿斯柯克综合征(一种 X 连锁综合征,特征为两眼距离过远,鼻孔前倾,上唇宽,特有的阴囊"围巾"包在阴茎上方,手上。亦称面—指〈趾〉—生殖器综合征)
Aarskog-Scott syndrome (D.C.Aarskog; C.I. Scott, Jr.) 阿 – 斯综合征(见 Aarskog syndrome)
AART American Archives of Rehabilitation Therapy 美国康复疗法文献(杂志名)
AAS Academy of Applied Science 应用科学研究院
AASCW American Associaiton of Scientific Workers 美国科学工作者协会
Aase syndrome [eiz] (J.M. Aase) 艾氏综合征(一种家族性综合征,特征为轻度发育迟缓,再生不良性贫血,程度不等的白细胞减少,三指骨拇指,肩狭窄,前囟闭合延迟,有时有唇裂、腭裂、视网膜病及中蹼颈)
AASEC Amercian Associaiton of Sex Education and Counselors 美国性教育和法律顾问协会
AASH AA-stimulating hormone AA 刺激激素
AASJ Amercian Analgesia Society Journal 美国止痛学会杂志
AASLD Amercian Association for the Study of Liver Diseases 美国肝脏病研究协会
aasmus [希 aasmos breathing]; **asthma** 气喘
AASS Acta Anaesthesiologica Scandinavica, with Supplements 斯堪的纳维亚麻醉学学报及副刊 / Amercian Association for Social Security 美国社会保险协会
AAST American Association for Surgery of Trauma 美国创伤外科协会
AASW American Association of Scientific Workers 美国科学工作者协会
AAT acute abdominal tympany 急性腹胀/alanine aminotransferase 丙氨酸转氨酶/alpha-antitrypsin α – 抗胰蛋白酶/ auditory appercception test 听觉测验
AATIN Acute allergic tubulointerstitial nephritis 急性变态反应性(肾小管)间质性肾炎,急性间质性肾炎
AATM American Academy of Tropical Medicine 美国热带医学学会
AATP American Academy of Tuberculosis Physicians 美国结核病医师学会
AATS American Association of Thoracic Surgery 美国胸部外科协会
AAUP American Association of University Presses 美国大学出版社协会
AAV adeno-associated virus 腺病毒相关病毒,腺联病毒
AAVMC Association of American Veterinary Medical Colleges 美国兽医学院协会
AAVP American Association of Veterinary Parasitologists 美国兽医寄生虫学家协会
AAVRT antidromic atrioventicular reentrant tachycardia 逆向(传导性)房室折返性心动过速
AAVS American Anti-Vivisection Society 美国反对活体解剖学会
AAW anterior aortic wall 主动脉前壁(超声心动图)
AAWD anterior abdominal wall defect 腹前壁缺损
AAWH American Association for World Health 美国世界卫生协会
AAWHN American Association for World Health News 美国世界卫生协会新闻报道
AAZPA American Association of Zoo Veterinarians 美国动物园兽医协会
Ab *prep*. [拉]从
ab- [构词成分] [拉](在 m,p,v 之前用 a-;在 c,q,t 之前用 abs-)分开,脱离,离去
ab- [前缀][拉]离,从
AB AB blood group AB 血型/abnormal 反常的,异常的/ abortion 流产,堕胎/antigen-bin-ding 抗原结合的/apex beat 心尖搏动/axiobuccal 轴颊的
Ab antibody 抗体/Artium Baccalaureus [拉]文学士
ab externo 外路
ab externo incision 外路切口
AB Gap air bone gap 气骨差(听力的)
ab initio 从头计算
Ab initio molecuar orbital method 从头计算分子轨道法
ab interno 内路
ab interno incision 内路切口
AB-100 bis-(ethyleneimido) phospho-rourethane, anantitumour agent 乙烯亚胺磷酸儿拉坦(抗肿瘤药)
ABA Abbott bichromatic analyzer 艾巴特重酪酸分析器
ABABO 分型法(血型)
abac 坐标网,列线图

abaca *n*.(Manila hemp) 马尼拉麻
Abaca bunchy top virus = Banana bunchy top virus 香蕉束顶病毒
Abaca mosaic virus (Sugarcane mosale virus 株)麻蕉花叶病毒
aback *ad*. 向后‖be taken ~吃惊,吓一跳
abactas venter [拉] induced abortion 人工流产
abacteremic *a*. 非菌血症的
abacterial ①非细菌性的 ②无细菌的
abacteriuria 无菌尿
abactie [拉] induced abortion 人工流产
abactinal 反口的,反口面的
abactio [拉]induced abortion 人工流产
abacus ①列线图 ②有孔板
ABACUS AB Atomenergi Computerized User-oriented Services ABA(瑞典—技术公司)用户计算机化情报服务系统
Abadie's sign [1. Charles A. 法眼科学家 1842—1932; 2. Jean 法神经病学家 1873—1946] 阿巴迪征(①突眼性甲状腺时上睑提肌痉挛 ②脊髓痨时跟腱反射消失)
Abadina orbivirus 阿博狄娜环状病毒
Abaissement *n*. [法]降下;针拔术,内障摘出术
abal fold 臀褶
abalah; bablabs *n*. 阿拉伯胶树豆
abalienated *n*. 精神紊乱的,精神错乱的
abalienatio [拉] 精神紊乱,精神错乱‖~mentis 精神紊乱,精神错乱
abalienation [拉 abalienatio] 精神紊乱,精神错乱
Abalistes stellatus (Lacepede) 宽尾鳞鲀鱼(隶属于鳞鲀鱼科 Balistidae)
Abalone shell [动药]石决明
Abamectin *n*. [商名]阿巴克丁(抗寄生虫药)
A-band A 带(肌原纤维)
Abandon *vt*. 放弃,丢弃,抛弃;放纵‖~ oneself to sth 沉湎于某事,听任……支配‖~ment *n*.
Abanoquil *n*. [商名]阿巴诺喹(α1 受体阻滞药)
abanormity; abnormality *n*. 异常,反常
abapical [拉 ab from + apex] 离尖的,尖以外的
abapical pole 反顶极,顶对极
abaptiston *n*.(复 abaptista)*n*. 安全开颅圆锯
Abarema 含羞草科(广义的)
abarognosis; baragnosis *n*. 压觉缺失,辨重不能
abarthrosis *n*. 动关节
abarticular *a*. 不影响关节的,关节外的,远离关节的
abarticulation [ab- + 拉 articulatio joint] ①动关节 ②关节脱位
abas 列线图,曲线图,诺模图
abase *v*. 使谦卑,使降低地位(或身份等)‖~ment *n*.
abasia *n*. 步行不能‖~ astasia; astasia-abasia 立行不能‖~ atactic; ataxic ~ 共济失调性步行不能/~, choreic 舞蹈病性步行不能/~, paralytic 麻痹性步行不能,瘫痪性步行不能/~, paroxysmal trepidant 阵发震颤性步行不能/~, spastic; paroxysmal trepidant ~ 痉挛性步行不能,阵发震颤性步行不能/~, trembling; ~ trepidans 震颤性步行不能
abasic; abatic *a*. 步行不能的
Abasidis lichtheimlf, Mucor corymbifera 伞状毛霉菌
abasin *n*. 阿巴辛,乙酰阿大林(乙酰二乙基溴化乙酰脲,商品名)
abatage; abattage *n*. 屠宰
abatardissement *n*. [法](种族或种类)衰退
abate *vt*., *vi*. 减少,减轻(痛或症状等)‖~ment *n*.
abatement ①减少,抑制 ②废料‖~of pollution 消除污染
abathlon 双硫磷(杀虫剂)
abatic; abasic *a*. 步行不能的
abating ①减少(轻) ②抑制 ③消除
abattage [法]; abatage 屠宰
abattoir [法]; slaughter-house 屠宰场
abat-vent 转向装置
abaxial *a*. 远轴的,离轴的,轴外的,背轴的
abb abbreviated 缩写的,略语的
A-bB albumin-bound bilirubin 白蛋白结合胆红素
ABB American Board of Bioanalysis 美国生物分析委员会
abbau *n*. [德] 分解代谢产物
Abbe's condenser [Ernst K. Abbe, 德物理学家 1840—1905] 阿贝氏聚光器(放在显微镜载物台下有两个透镜构成的聚光器结合装置)
Abbe's flap (Robert Abbe) 阿贝瓣(取自下唇正中部的三角形全层瓣,用以填补上唇的缺损)‖~ operation 阿贝手术(用肠线环做肠侧面吻合术;用线割法治食管狭窄)
Abbe's operation [Robert 美外科医师 1851—1928] 阿贝氏手术(肠侧面吻合术)/~ rings 阿贝氏肠线环(用于肠吻合术)/~ string method 阿贝氏线割法(治食管狭窄)
Abbe-Zeiss counting cell; Thoma-Zeiss counting cell 阿—蔡二氏计数池,托—蔡二氏计数池(血细胞计数器)
Abbot Biological and Chemical Data Abott (公司名)生物与化学数据检索系统
Abbot's paste [William 英医师 1831 生] 艾波特氏糊(杀牙神经用)
Abbott-Miller tube [W. Osler Abbott 美医师 1902—1943; T. Grier Miller 美医师 1886 生]; Miller-Abbott tube 艾—米二氏管,米—艾二氏管,双腔肠管[注入及抽出两用的肠管]
Abbott-Rawson tube [W. Osher Abboit; Arthur J. Rawson 美医学物理学家] 艾—罗二氏管(胃肠吻合术用双筒管)
Abbott's method [Edville G. Abbott] 艾波特法(用石膏绷带及石膏短上衣矫治脊柱侧凸)
abbr abbreviation 省略,缩略语
abbrev abbreviated 缩写,略语的
abbreviate *v*. 省略,简写
abbreviated; shortened. 减短的,缩减的,省略的
abbreviation *n*. 缩写,缩写词
Abbsettarov flavivirus 阿伯瑟塔罗夫黄病毒
ABC aspiration biopsy cytology 针吸活组织检查细胞学/abscess 脓肿/apnea, bradycardia, cyanosis 窒息,心动过缓,发绀/aspiration biopsy cytology 针吸活组织检查细胞学
ABC *n*.(复 ABC's 或 ABCs)(常用复)字母表,初步,入门,(某方面的)基础知识‖the ~ of English grammar 英语语法入门
ABC diuretic potassium acetate, natrium bicarbonicum and natrium citrium diureti c ABC 利尿剂,醋酸钾—碳酸氢钠—枸橼酸钠合剂
ABCC American Board of Clinical Chemistry 美国临床化学委员会
ABCD Adriamycin, bleomycin, CCNU, and dacarbazine 阿霉素—博来霉素—环已亚硝脲—达卡巴嗪(联合化疗治疗方案)/ABCD check for open airway, breathing, blood circulation and initiate definitive therapy 开放式气道,呼吸和血液循环检查并初步确定治疗方法
ABCE American Board of Clinical Engineering 美国医学工程学委员会
Abce's support [Ernst 德医师 1843—1913] 阿贝氏支持器(胸部支持器用于心动过速)
ABCH American Board of Clinical Hypnosis 美国临床催眠委员会
ABCIL Abciximab*n*. [商名] 阿昔单抗(抗血栓药)
ABCL American Brith Control League 美国生育控制联合会
ABCOP American Board for Certification in Orthopetics and Prosthetics 美国整形和修复证书委员会
abcoulomb CGS 电磁制库仑
ABCP American Board for Blind Chartered Physiotherapists 美国特许盲人理疗工作者委员会
ABCRS American Board of Colonand Rectal Surgery 美国结肠和直肠外科学委员会
abcrtin *n*. 流产(菌)素(流产杆菌的甘油浸出物,诊断用)
ABD American Board of Dermatology 美国皮肤病学委员会
Abd Hyst abdominal hysterectomy 剖腹子宫切除术
abd abdomen 腹部
Abd. Surg. Abdominal Surgery 腹部外科
Abderhalden's cancer serum [Emil 瑞士生理学家 1877—1950] 阿布德豪登氏抗癌血清‖~ dialysis (test) 阿布德豪登氏透析[法](试验)(检血清酶)/~ reaction 阿布德豪登氏反应(根据一个废弃的假说而进行的血清反应,当异种蛋白进入血液时,机体产生一种能分解该蛋白的酶,称为保护性酶或防御酶,该酶对促使其形成的蛋白质有特异性)
Abderhalden's reaction (dialysis, test) [Emil Abderhalden] 阿布德尔哈尔顿反应(透析法、试验)
abdicate *v*. 退(位),放弃(职位、权力等)
abdication *n*. 退位
abdom abdomen 腹部
abdomen *n*. 腹(部)‖~, accordion 手风琴状腹/~, acute; ~, surgical 急腹症/~, boat-shaped; ~, carinate; ~, navicular; ~, scapnoid 舟形腹/~, burst 腹脏内伤/~, circumference 腹围/~, pendulous 悬垂腹/~ scanning 腹部扫描/~ scintigraphy 腹部闪烁成(显)像(术)/~ scintscanning 腹部闪烁扫描‖abdominal *a*.
abdomen-waggle 摇摆腹部声
abdominal *a*. 腹(部)的,腹腔的‖air-sac 腹气囊/~ angiography 腹部血管造影(术)/~ aorta 腹主动脉/~ appendage 腹肢/~ breathing 腹式呼吸/~ cavity 腹腔/~ cleft 腹裂,臂裂(介壳虫)/~ computer tomagraphy 腹部计算机断层成像(术)/~ constriction 腹缢/~ contrast tomography 腹部造影断层成像(术)/~ ctenidium 腹栉/~ dermolipectomy 腹壁皮肤和脂肪切除术/~ echography 腹部声

像图检查/~ fin 腹鳍/~ foot 腹足/~ ganglion 腹神经节/~ groove 腹沟(蝶类后翅的内缘容纳腹部的凹陷)/~ hysteropexy 腹壁子宫固定术/~ incision 剖腹术/~ marking 腹部花纹/~ muscle 腹肌/nerve 腹神经/~ organ 腹器(官)/~ part of esophagus 食道腹部/~ plate ①腹板 ②臂板 ③尾板,尾节/~ pouch 腹囊(雌缟凤蝶腹端)/~ pregnancy 腹孕,腹腔妊娠/~ radiology 腹部放射学/~ reflex 腹壁反射 ~ region 腹部,腹区 ~ respiration 腹式呼吸 ~ rib 腹肋 ~ scute 腹(角)板 ~ segment 腹节 ~ speculum 腹腔镜/~ stalk 腹蒂/~ transilluminator 腹腔透照镜/ ~ ultrasonotomography 腹部超声断层成像(术) ~ valve 腹瓣/~ vertebrae 腹椎/~ wall 腹壁

abdominalgia [abdomen + 希 algos pain + -ia] 腹痛 ‖ ~, periodic 周期性腹痛

abdomino-[拉; 构词成分] 腹

abdomino-anterior *n*. 腹前位(子宫内胎儿的一种体位)

abdominocentesis *n*.腹腔穿刺术

abdominocystic *a*. 腹胆囊的, 腹膀胱的

abdominogenital *a*.腹生殖器的

abdominohysterectomy *n*. 剖腹子宫切除术,腹式子宫切除术

abdominoperineal *a*. 腹会阴的

abdominoplasty 腹壁成形术

abdominoposterior *n*. 腹后位(子宫内胎儿的一种体位)

abdominoscope 腹腔镜

abdominoscopy *n*. 腹腔镜检查

abdominoscrotal *a*. 腹阴囊的

abdominothoracic *a*. 腹胸的,腹部胸廓的

abdominous *a*. 腹大的, 大肚子的

abdominouterectomy; abdominohysterectomy *n*. 剖腹子宫切除术,腹式子宫切除术

abdominovaginal *a*. 腹阴道的

abdominovesical *a*. 腹膀胱的

ABDPH (American Board of Dental Public Health)美国牙医公共卫生委员会

abduce *n*. 外展,展

abducens [拉 drawing away] ①展神经 ②腿外直肌③外展 ‖ ~ labiorum; ~ oris 犬齿肌/ ~ oculi; musculus rectus lateralis oculi ~ 眼外直肌/ ~ oris; musculus caninus 犬齿肌(口角提肌)

abducent [拉 abducens]*a*. 外展的,展的

abduct *vt*. 外展,展 ‖ ~ ion *n*./~ or *n*. 外展肌

abducting prism 眼外展棱镜

abduction *n*. 展肌,外展肌;(外)展(作用) ‖ ~ digiti quinti 小指(趾)展肌/~ hallucis 拇展肌/~ pollicis 拇展肌/~ splint 外展夹

abductor *n*. 外展肌,诱拐者 ‖ ~ coxa 基节展肌/~ digiti minimi 小指(趾)展肌/~ digiti quinti 小指(趾)展肌/~ hallucis 拇(趾)展肌/~ pollicis brevis 拇短展肌/~ pollicis longus 拇长展肌/~ pollicis 拇展肌

ABE acute bacterial endocarditis 急性细菌性心内膜炎

ABEA American Broncho-Esophagological Association 美国支气管—食管学协会

Abecarnil *n*.[商名] 阿贝卡尔(受体激动药)

abed *ad*. 在床上

Abegg's rale [Richard 丹化学家 1869—1910] 阿贝格氏规律(原子)

Abelia biflora Turcz. [拉; 植药]六道木

Abelia engleriana (Graebn.) Rehd. [拉;植药]短枝六道木

Abelin's reaction (test) (Isaak Abelin) 阿贝林反应(试验)(检尿中胂凡纳明)

Abelmoschus 秋葵属 ‖ ~ esculentus Moench; okra 秋葵/ ~ manihot Medic. 秋葵/~ manihot (L.) Medic [拉;植药]黄蜀葵/~ manihot (L.) Medic. var. pungerns (Roxb.) Hochr. [拉;植药]刚毛黄蜀葵/~ moschatus Medic. [拉;植药]黄葵/~ sagittifolius (Kurz.) Merr. [拉;植药]箭叶秋葵

Abel's bacillus [Rudolf 德细菌学家 1868—1942]: Klebsiella ozaenae 阿拉耳氏杆菌,臭鼻克雷白氏杆菌

Abelson leukemia virus 艾贝尔逊白血病病毒

ABEM American Board of Emergency Medicine 美国急诊医学委员会

Abembryonic *a*. 胚外的

Abenquefit [阿拉伯内科医师 997—1070] 阿本奎菲特

abenterie [ab- + 希 enteron intestine] 肠外的

ABEP American Board of Examiners in Psychotherapy 美国精神疗法检查者委员会

ABEPH American Board of Examiers in Psychological Hypnosis 美国精神催眠检查者委员会

abepithymia *n*. ①情感淡漠 ②太阳神经丛麻痹

ABEPP American Board of Examiners in Professional Psychology 美国职业精神病检查者委员会

abequose *n*. 马流产菌糖(一种沙门菌菌体多糖抗原)

ABER annual blood examination rate 年血检率

aber 像差,偏差

aberation *n*.畸变 ‖ penta-X chromosomal ~5-X 染色体畸变/tetra-X chromosomal ~4-X 染色体畸变/triple-X chromosomal ~3-X 染色体畸变

Abercrombie's degeneration [John 英医师 1780—1844]阿伯克龙比氏变性(淀粉样变性)

Abernethy's fascia [John 英外科医师、解剖学家 1764—1831] 艾伯内西氏筋膜 ‖ ~ operation 艾伯内西氏手术(髂外动脉结扎术)/~ sarcoma 艾伯内西氏肉瘤(一种变性的脂肪瘤)

aberrans *a*. ①迷行的,迷乱的 ②迷管

aberrant *a*. 脱离常轨的;迷乱的,迷行的;畸变的;异常的,失常的 ‖ ~ bile-duct 迷(走)胆管/‖ ~ duct 迷(走)管/~ mitosis 畸形有丝分裂/~ rearrangement 异常重排/~ type 畸变型,异常型 aberrance, aberrancy *n*.

aberratio lactis 异位乳汁分泌,乳液迷乱

aberratio testis 睾丸异位

aberration ①象差 ②迷行,迷乱 ③精神迷乱 ④畸变(生物) ‖ ~, chromatic 色象差 ~, chromosome 染色体畸变 / ~, dioptric; spherical ~ 屈光象差,球面象差 / ~, distantial 距离象差 / ~, lateral 旁(向)象差,横象差 / ~, longitudinal 纵(向)象差 / ~, mental 精神迷乱,精神障碍 / ~, meridional 子午圈象差 / ~, newtonfan; chromatic ~ 牛顿象差,色象差 / ~, spherical 球面象差

aberration rate 畸变率

aberrometer *n*. 象差计

aberroscope 像差镜

ABES aerospace business environment simulator (Lock heed) 宇宙航空工作环境模拟程序(洛克德公司)

ABESPA American Boards of Examiners in Speech Pathology and Audiology 美国语言病理学和听力学检查者委员会

abesterase *n*. 脂族酯酶

abet (~ted, ~ting) *v*. 唆使,帮助,支持

abetalipoproteinemia *n*. 血(内)β 脂蛋白缺乏(症) 无 β – 脂蛋白血症

abeuchemect [法]注入;汇入(血管)

abevacuation *n*. ①排泄失常 ②转移

abeyance *n*. (功能或作用的) 中止,停顿 ‖ in(或 into) ~ 搁置,失效

ABF anti-bleeding factor 抗出血因子

ABFA azobisformamide 偶氮二甲酰胺

abfuria *n*. 阿夫林

ABG arterial blood gases 动脉血液气体 / axiobuccogingival 轴颊龈的

ABH antigen ABH 抗原(与癌症有一定关系)

abhenry CGS 电磁制亨利,绝亨

abhor *v*. 痛恨,憎恶

abhorrence *n*.憎恶

abhorrent *a*. 令人憎恶的,讨厌的(to); 相反的(to)

ABHP American Board of Health Physics 美国保健物理学委员会

ABI American Baking Institute 美国干燥处理研究所

abiatrophy *n*. 生活力缺失

abide (abode 或 abided) *v*. 遵守,坚持(by); 持续(用于否定句)容忍,顶住

Abidjan *n*. 阿比让(象牙海岸首都)

abient *a*. 避开的(指对刺激的反应)

Abies balsamea 香脂冷杉

Abies delavayi Franch. [拉;植药]苍山冷杉

Abies fargesii Franch. [拉;植药]巴山冷杉

Abies Mill. 冷衫属 ‖ ~ alba; ~ pectinata 欧洲冷杉,银枞 / ~ balsamea Miller 加拿大胶杉,香脂冷杉 / ~ canadensis; Tsuga canadensis 加拿大铁杉/~ excelsa Poiret 挪威冷杉,针枞/~ firma 日本枞/~ sibirica Ledeb 西伯利亚冷杉

abietate *n*. 松香酸盐

abietic acid 松香酸

abietin *n*. 枞树脂,松香脂

abietinfc *a*. 枞树脂的,松香脂的

abietinic acid 松香酸

abietite *n*. 银枞糖

abiguanit; sulfaguanidine 磺胺脂

Abildgaardia [拉;植药] 莎草科

ability *n*. 能力,才智,本领 ‖ ~ for (in)……(方面)的能力(本领)/~ to(+inf.)……(方面) 的能力/of ~有才能的,有本事的

ABIM American Board of Internal Medicine 美国内科学委员会

ABIN azobisisobutylnitrile 偶氮二异丁腈

abinitio methods 起始演算法 (计算量子力学的方法之一)

abio-［希］［构词成分］非生物,无生物
abiochemistry ***n***. 无机化学
abiogenesis archegony ***n***. 自然发生;无生源说 ‖ abiogenetic, abiogenous ***a***. / abiogenist 自然发生论者
abiogenetic ***a***. 自然发生的
abiogenic organic molecule 非生物源有机分子
abiogenous; abiogenetic ***a***. 自然发生的
abiogeny 自然发生说,无生源说
abiologic, abiological ***a***. 无生物学的
abiology; anorganology 无生物学
abionarce ***n***. 虚弱性迟钝
abionergy; abiotrophy 生活力缺失;营养性衰竭
abiosis ①死亡 ②生活力缺失 ③无生命
abiotic ①无生命的 ②生活力缺失的
abiotrophia ①生活力缺失 ②营养性衰竭
abiotrophic ①生活力缺失的 ②营养性衰竭的
abiotrophic ophthalmoplegia 生活力缺乏性眼肌麻痹
abiotrophy ***n***. 生活力缺损 ‖ ~, retinal 视网膜生活力缺损(如色素性视网膜炎、家族黑朦性白痴) ‖ abiotrophia, abionergy ***n***. abiotrophic ***a***.
Abiraterone ***n***.［商名］阿比特龙(雄激素拮抗病)
Abiromorphus anceyi (Pic) 皱背叶甲(隶属于肖叶甲科 Eumolpidae)
abirritant ***a***. 减轻刺激的,缓和的 ***n***. 缓解药
abirritate 减轻反射感应性,消除刺激
abirritation ***n***. 应激性减弱;张力缺乏,弛缓
abirritative ***a***. 减弱应激性的,和缓的
Abirus fortunei (Baly) ***n***. 桑夏叶虫,桑皱鞘叶甲(隶属于肖叶甲科 Eumolpidae)
Abitesartan ***n***.［商名］阿比沙坦(血管紧张素Ⅱ受体阻滞药)
abiuret, abiuretic ***a***. 双缩脲反应阴性的,无双缩脲反应的
abiuretic ***a***. 双缩脲反应阴性的,无双缩脲反应的
abject ***a***. 可怜的,凄惨的,卑劣的 ‖ ~ ion ***n***. / ~ ly ***ad***. / ~ ness ***n***.
abjoint ***v***. 分隔,分离
abjunction ***n***. 分隔,分离
abjure ***v***. 发誓断绝,公开放弃
ABL acute blastic leukemia 急性原血细胞白血病/axiobuccolingual 轴颊舌的
ablactation ***n***. 断乳;泌乳停止
ABLAM American Board of Laboratory Animal Medicine 美国实验动物医学委员会
ablastemic ***a***. 非芽生的
ablastin ***n***. 抑殖素,抗殖素/(防止入侵微生物繁殖的一种抗体)
ablastous ***a***. 无胚芽的
ablate ***vt***., ***vi***. 切除;摘除 ‖ ablation ***n***. 分离,脱离;摘除部分切除(术)
ablatio［拉］①脱离②部分切除(术) ‖ ~ chorioidea［拉］脉络膜脱离/~ corporis ciliaris［拉］睫状体脱离/~ corporis vitrei［拉］玻璃体脱离/~ falciformis congenita［拉］先天性皱襞状脱离/~ retinae［拉］视网膜脱离/~ retinae idiopathica［拉］特发性视网膜脱离/~ retinae secondaria［拉］继发性视网膜脱离
ablation ***n***. ①脱离 ②部分切除(术) ‖ ~ placentae 胎盘(早期)脱离 / ~ retinae 视网膜脱离
ablaze ***a***. ***ad***. 激动(的),极度兴奋(的)
ABLB alternate binaural loudness balance 双耳(交替)响度平衡试验
ABLBT alternate binaural loudness balance test 双耳交替响平衡试验,重振试验
able ***a***. 有能力的 ‖ be ~ to 能(够),会
Ablennes anastomella (Cuvier et Valenciennes) 尖嘴扁颌针鱼(隶属于颌针鱼科 Belonidae)
ablephablria ①无睑畸形 ②部分无睑(畸形)
ablepsia［a neg. + 希 blepsis sight + -ia］; **blindness** 视觉缺失,盲 ‖ ~ totalis; total blindness 全盲
ablepsy 盲,视觉缺失
abletene ***n***. 松香烯
abletic ***a***. 松香的
abletin 松香脂,枞树脂
Ablfa's reaction (test)［Isaak 瑞士生理学家 1883 生］阿贝林氏反应(试验)(检尿中阿斯凡纳明)
ablkovlromycln ***n***. 阿必病毒霉素
ablochcmistry ***n***. 无机化学
ablostous 不发芽的,无芽的,无胚的
abluent ***a***. 清洗的,洗净的 ***n***. 清洗剂,洗净剂,去污剂
abluention 清洗法
Ablukast ***n***.［商名］阿鲁司特(抗过敏药)
abluminal ***a***. 来自管腔的
ablush ***a***. & ***ad***. (因羞愧、窘迫等而)脸红
ablutomania ***n***. 清洗癖,沐浴癖
ably ***ad***. 能干地,灵巧地
ABM alarm box module 报警信号传送盒
ABMAC American Bureau for Medical Aid to China 美国对华医学援助局
abman ***n***. 体臭质,体臭媒
ABMC amino-benzyloxy-methyl cellulose 氨基苄氧甲基纤维素
ABMLS Accrediting Bureau of Medical Laboratory Schools (AMT) 医学验检学校立案局
AB-mode ultrasonic AB 型超声波
abmortal ***a***. 来自死的或损伤部位的(尤指电流)
ABMS Advisory Board for Medical Specialists 医学专业顾问委员会
ABMT autologus bone marrow transplantation 自身骨髓移植
ABMV abutilon mosaic virus 麻花叶病毒
ab'n abbreviation 缩写词,略语
abn abnormal 异常的
ABN American Board of Nutrition 美国营养委员会
abnathous 无(下)颌的
abnegate ***vt***. 放弃;拒绝;克制 ‖ abnegation ***n***.
abnegation ***n***. 克制,放弃
abnephascopia ***n***. 黄昏盲
abnerval ***a***. 来自神经的(指电流)
abneural ***a***. 神经外的
ABNM American Board of Nuclear Medicine 美国核医学委员会
abnor abnormal 异常的
abnormal ***a***. 异常的,反常的,畸形地,变态的 ‖ ~ audidility zone 非标准可听度范围/~ colposcopic fineling 阴道镜异常所见/~ current 异常电流 / ~ curve 异常曲线/~ dispersion 反常色散/~ division 异常分裂/~ exposure 异常照射/~ fault 逆断层/~ fertilization 异常受精/~ fluorescence 异常荧光/Abnormal fruit of chinese hineylocust［植药］猪牙皂/~ hemoglobin 异常血红蛋白/~ indication 异常指示/~ metabolism 异常代谢/~ mitosis 异常有丝分裂/~ phenorrena 异常现象/~ polarzation 反常极化/~ polychromate 异常色觉者,弱色觉者/~ position 位置异常/~ refraction 反常折射/~ shape 形态异常/~ sound 异常声/~ voltage 反常电压 ‖ ~ ly ***ad***.
abnormality ***n***. 异常 ‖ potential ~ of glucose tolerance (pot AGT) 葡糖耐量潜在异常/previous ~ of glucose tolerance (Prev AGT) 葡糖耐量既往异常 ~ of respiratory rate 呼吸频率异常 / ~ of respiratory rhythm 呼吸节律异常 / ~, multiple facial 多发性面部异常 / ~, teeth in number 牙数目异常
abnormity ***n***. 反常,异常,畸形,不规则,紊乱
ABNS American Board of Neurological Surgery 美国神经外科学委员会
ABO ABO blood group ABO 血型 / American board of Orthodontics 美国正牙学委员会
ABO antibodies ABO 抗体
ABO blood group ABO 血型
ABO blood group system ABO 血型系统
ABO incompatibility ABO 不相容性
ABO system ABO 血型
ABOB American Board of Orthopedic Surgery 美国矫形外科学委员会 ABOB = NI, NI-anhydrobi-(β-hydroxyethyl) biguanide-HCl NI, NI 脱水双(β-羟乙基)二胍盐酸盐
abocclusion 咬合不能,咬合不密
aboclusfon ***n***. 牙不密,咬合不密
abode abide 的过去式和过去分词
abode ***n***. 住所
ABOE American Board of Ophthalmic Examinations 美国眼科检查委员会
abofement［法］吠声
ABOG American Board of Obstetrics and Gynecology 美国妇产科学委员会
abohm CGS 电磁制欧姆,绝对欧姆
aboiement 吠声
ABO-isonatigen ABO (血型)同族抗原
abolish ***vt***. 废除,取消 ‖ abolition ***n***.
abolition ***n***. 禁止,消失;(法律,习惯等的)废除,取消 ‖ ~ of reflex 反射消失,无反射
abolitionism ***n***. 活体解剖禁止论
abomasitis ***n***. 皱胃炎
abomasum; abomasus 皱胃
A-bomb ***n***. 原子弹(= atomic bomb); 大麻和海洛因混制香烟
A-Bomb cigarette of marijuana and heroin mixture 大麻和海洛因

混制香烟
abominable ***a.*** 可恶的,讨厌的 ‖ abominably ***ad.***
abominal leg 腹足
abominate ***vt.*** 厌恶,憎恨 ‖ abomination ***n.***
aboospore 单性生殖的卵孢子
ABOP American Board of Oral Pathology 美国口腔病理学委员会
aborad ***a.*** 离口,离口的
aboral ***a.*** ①离口的,远口的 ②对口的
aboriginal ***a.*** 土著的 ***n.*** 土著居民,土生动植物
abort ***vi.*** ①流产,小产 ②(计划等)失败,顿挫,夭折;(动植物器官)发育不全,退化 ***vt.*** 使流产;顿挫(抑制病的发展)‖ ~ light 紧急故障信号
aborticide [拉 aboriri to miscarry + cae-dere to kill] ①堕胎 ②堕胎药
abortifacient [拉 abortio abortion + facere to make] ①堕胎的 ②堕胎药
abortin ***n.*** 流产菌素(流产杆菌的甘油浸出物,用途与结核菌素同,但用于诊断人的布鲁杆菌病)
abortioaist ***n.*** 堕胎者
abortion ***n.*** 流产,小产;(计划等)夭折,失败;流产的胎儿;发育不全,(病势的)顿挫 ‖ ~, accidental 意外流产/~, afebrile 无热流产/~, ampuliar 输卵管壶腹流产/~, artificial 人工流产/~, cervical 子宫颈流产/~, complete 完全流产/~, contagious; infectious ~ 传染性流产(动物)/~, criminal 违法流产,堕胎/~, early 早期流产/~, embryonic 胚流产/~, epizootic; infectious ~ 传染性流产(动物)/~, foetal 胎流产/~, habitual 习惯性流产/~, imminent 紧迫流产/~, incipient; theratened ~ 初期流产,先兆流产/~, incomplete 不全流产/~, induced 人工流产/~, inevitable; ~ in progress 难免流产,进行性流产/~, infections 传染性流产(动物)/~, intermediate 中期流产/~, justifiable 治病流产,合法流产/~, tate 晚期流产/~, missed 过期流产,稽留流产/~, natural 自然流产/~, ovular 卵流产/~, partial 不全流产/~, in progress 进行性流产,不可免流产/~, psychiatric 精神病性流产/~, septic 脓毒性流产/~, spontaneons 自发流产,自然流产/~, therapentic 治病流产/~, threatened 先兆流产/~, tubal 输卵管流产/~, vibrio 弧菌性流产,传染性流产(动物)
abortive ***a.*** (计划等)失败的,夭折的;发育不全的;流产的;顿挫性(指病程)‖ ~ egg 败育卵,流产卵/~ infection 流产感染/~ lysogeny 流产溶源性/~ pollen 败育花粉/~ rise 一时性升高/~ seed 败育种子/~ transduction 流产转导/~ transfer 流产转移/~ transformation 流产转导,顿挫转导
abortoscope [Brucella abortus + 希 skopein to ceamine] 流产杆菌检查器,波状热凝聚试验器
abortus ***n.*** [拉]流产胎(体重少于 500g)
ABOS American Board of Oral Surgery 美国口腔外科学委员会
abouchement ***n.*** [法]注入,汇入,汇入(指血管在一个较大的血管内终止)
ab-oukine ***n.*** 阿布奥开病,雅司病(即 yaws,加蓬土名)
aboulia; abulia 意志缺失
abouloma nia ***n.*** 意志缺失狂
abound ***vi.*** 富于,多,充满,丰(富)‖ ~ in 富于,充满
about ***ad.*** 在周围;附近;到处;大约;活动;流行;转向相反方向 ***prep.*** 在……周围,在……附近;关于;近于;从事于 ‖ all ~ 到处,各处/be up (out) and ~ (在病后)起床活动/~ to do sth. 即将做某事/have sth ~ oneself 身上带有某物 aboutomania; abulomania 意志缺失狂
above ***ad.*** 在上面,以上 ***prep.*** 在……上面;在……以上,高于;超出 ***a.*** 上面的;上述的 ‖ ~ all 首先/as was stated ~ 如上所述/be such as ~ 如同上述那样/over and ~ 此外还/over and ~ all(things) 尤其是,首先是,主要的是/well ~ 大大超过
aboveboard ***a.***, ***ad.*** 公开的(地),光明正大(的)
above-cited ***a.*** 上面所引(用)的
above-critical 超临界的
above-mentioned ***a.*** 上述的
above-thermal 超热的
ABP actin binding protein 肌动蛋白结合蛋白/androgen binding protein 雄激素结合蛋白/absolute boiling point 绝对沸点/arterial blood pressure 动脉(血)压/American Board of Pedodntics 美国儿童牙医委员会
ABPA allergic broncho-pulmonary aspergillosis 变应性支气管—肺曲菌病
ABPC avidin-biotin peroxidasecomplex 抗生素—生物素—过氧化酶复合物
ABPC; AB-Pc aminobenzyl penicillin 氨基苄青霉素
ABPD American Board of Podiatric Dermatology 美国手足皮肤病学委员会
ABPI Association of the British Pharmoceutical Industry 英国制药工业协会
ABPM American Board of Preventive Medicine 美国预防医学委员会
ABPMR American Board of Physical Medicine and Rehabilitation 美国物理医学和康复医学委员会
ABPN American Board of Psychiatry and Neurology 美国精神病学和神经病学委员会
ABPP American Board of Professional Psychology 美国职业心理学委员会
ABPS American Board of Plastic Surgery 美国整形外科学委员会/Associate of the British Psychological Society 英国生理学学会委员会
ABR (test) Abortus Bang Ringprobe(test)(德)牛流产菌环状试验
abr abridged 摘要的,节略的
ABr agglutination test for brucellosis 布鲁氏杆菌凝集试验
abrachia, abrachiatism ***n.*** 无臂(畸形)
abrachiocephalia ***n.*** 无头无臂(畸形)
abrachius ***n.*** 无臂畸胎
abradant ***a.*** 擦除的,擦伤的;磨损的 ***n.*** 研磨料,磨擦剂
abrade ***v.*** ①擦除,擦破 ②磨损,磨除
Abrahams' sign [Robert 美医师 1861—1935] 亚伯拉罕氏征(结核等体征)(①早期肺尖结核时,叩诊肩峰突可听到浊音和实音之间的音 ② 膀胱结石时,在脐和第九右肋软骨之间中部施加压力即引起剧痛)
Abralia andamanica (Goodrich) 安达曼钩腕乌贼(隶属于武装乌贼科 Enoploteuthidae)
Abralia multihamata (Sasaki) 多钩钩腕乌贼(隶属于武装乌贼科 Enoploteuthidae)
Abrami's disease [Pierre 法内科医师 1879—1943] 阿布勒米氏病(后天性溶血性黄疸)
Abrams' heart reflex [Albert 美医师 1864—1924] 艾布勒姆斯氏心反射(刺激心窝部皮肤引起心肌收缩,心浊音区减小)‖ ~ lung reflex; ~ reflex 艾布勒姆斯氏肺反射(刺激胸壁引起肺收缩)/~ treatment 艾布勒姆斯氏疗法
abras abrasion 擦伤
Abras bunyavirus 亚伯拉斯本扬病毒
abrase ***vt.*** 擦除,擦伤;磨损(= abrade)
abrasio [拉] ①擦除,擦破 ②磨损,磨耗 ‖ ~, corneae [拉] 角膜擦伤
abrasion ***n.*** 擦除,擦破;磨损,磨耗 ‖ ~ dental 牙质磨损/~ corneas 角膜上皮擦伤
abrasion, mechanical; abrasio mechanicalis 机械性磨损
abrasive ***a.*** 引起擦伤的;引起磨损的 ***n.*** 研磨料;磨擦剂
abrasion ***n.*** ①擦除器,刮除器 ②磨(除)器
abrasor ***n.*** 擦除器,刮除器;磨(除)器
abrastol; psychocatharsis 精神发泄 ‖ ~, motor 运动性精神发泄
Abraxas cytoplasmic polyhedrosis reovirus 亚伯拉克斯克斯胞质多角体呼肠孤病毒
Abraxas grossulariata cytoplasmic polyhedrosis virus 醋栗尺蠖胞质型多角体病毒
Abraxas grossulariata nuclcar polyhedrisis virus 醋栗尺蠖核型多角体病毒
Abraxas miranda ***n.*** 卫矛尺蠖
abrazine ***n.*** 磨砂(牙用商品名)
abreact ***v.*** 发泄
abreaction ***n.*** 疏泄,精神发泄 ‖ moto ~ 运动(表达)性精神疏泄
abreast ***ad.*** 并列,并肩 | keep (或 be) ~ of (或 with)... 保持与……并列
ABRET American Board of Registration of Electroencephalographic Technologists 美国脑电描记技术员注册委员会
abreuography 荧光 X 线摄影(术),间接摄影(术)
abreuography; photofluorography 荧光 X 线照相术
abreviated; shortened 减短的,缩减的,省略的
abridge ***vt.*** 节略;缩短 ‖ abridg(e)ment ***n.*** 节略;节本,摘要
Abrikossoff's (Abrikossov's) tumor [A.J. 苏病理学家 1875 生] 阿布里科索夫氏瘤(成肌细胞瘤)
abrin ***n.*** 相思豆毒素;红豆毒素
abrin-a ***n.*** 鸡母珠毒素-a
abrine ***n.*** 相思豆氮酸,红豆碱,N-甲基色氨酸
abrinism; jequirity poisoning 相思豆中毒
abrism ***n.*** 相思豆中毒
abroad ***ad.*** 在国外,到国外,户外,在外;广泛四散,到处,广泛 ‖ at homeand ~ 国内外/ both here and ~ 国内外(都)/ from ~ 从国外/ be all ~ 感到莫名其妙,不中肯,离题
abrodil ***n.*** 碘甲磺酸钠
abrogate ***vt.*** 取消;废除 ‖ abrogation ***n.***
Abroma 梧桐科

abrosia ***n*.** 断食,禁食
abrotanine; **abrotine** 青蒿碱
abrotanum［希］; **southernwood** 青蒿
abrotine ***n*.** 青蒿碱
ABRT abortive 流产的
abrupt ***a*.** 突然的,意外的,生硬的,陡峭的 ‖ ~ change 突发性变化 curve 急转曲线/ ~ obliteration 中断/ ~ wind 烈风,急风 ‖ ~ ly ***ad*.** / ~ ness ***n*.**
abruptio［拉］***n*.** 分离、分开 ‖ ~ placentae 胎盘早期脱离
abruption ***n*.** 突然分离;分裂,断裂
Abrus fruticulosus Wall. ex Wight et Am.［拉;植药］广东相思子
Abrus L.［拉;希 habros delicate］相思子属 ‖ ~ precatorius L. 相思子,相思树
abs absence 缺席,未到
Abs absorbance 光密度,吸光度
ABs acrylonitrile-butadiene-styrene copolymer 丙烯腈—丁二烯—苯乙烯共聚物
abs alc absolute alcohol 无水酒精
Abs E absolute error 绝对误差
abs feb absente febre［拉］不发热时,无(发)热时
abs visc absolute viscosity 绝对黏度
absabscessus corneae posterior［拉］角膜后脓肿
Absc abscissa 横座标
abscess［拉 abscessus from ab away + cedere to go］***n*.** 脓肿 ‖ ~, acute 急性脓肿/ ~, alveolar 牙槽脓肿/ ~, alveolar. true 真牙槽脓肿,根尖脓肿/ ~, alveolar, typical 典型牙槽脓肿,根尖脓肿/ ~, amebic; amoebic ~ 阿米巴脓肿/ ~, anoractal 肛门直肠脓肿/ ~, apkal 根尖脓肿/ ~, appendiccal; appendicular ~ 阑尾脓肿/ ~, arthrifluent 蚀关节性脓肿/ ~, atheromstous 粥样化性脓肿/ ~, axillary 腋窝脓肿/ ~, bartholinian 前庭大腺脓肿/ ~, Bezold's 贝佐耳德氏脓肿(颞骨骨膜下脓肿)/ ~, blcameral 双腔脓肿/ ~, bile duct; cholangitic ~ 胆管脓肿/ ~, bilharzlasis 裂体吸虫性脓肿/ ~, biliary 胆道脓肿/ ~, blind 盲脓肿/ ~, bone; osteomyelitis 骨脓肿,骨髓炎/ ~, brain 脑脓肿/ ~, broad ligament 阔韧带脓肿/ ~, Brodie's 布罗迪氏脓肿(干骺端脓肿)/ ~, bursal 滑液囊脓肿/ ~, canalicular 乳小管脓肿/ ~, carniform 内质样脓肿/ ~, caseous 干酪样脓肿/ ~, cereoral 大脑脓肿/ ~, cheesy; caseous ~ 干酪样脓肿/ ~, cholangitic 胆管脓肿/ ~, chronic; cold ~ 慢性脓肿,无热脓肿,寒性脓肿/ ~, circumscribed 局限性脓肿/ ~, cireumtonsillar; quinsy 扁桃体周脓肿/ ~, cold 无热脓肿,寒性脓肿/ ~, collar-button; shirt-stud ~ 哑铃形脓肿/ ~, congestive 充血性脓肿/ ~, constitutional 全身病性脓肿/ ~, critical 极期脓肿/ ~, deep 深脓肿/ ~, Delpech's 德尔北希氏脓肿(突然发生的脓肿,炎症现象和发热均不显著,但引起高度的无力)/ ~, dental 牙脓肿/ ~, dento-alveolar; alveolar ~ 牙槽脓肿/ ~, diathetic 素质性脓肿/ ~, diffuse 弥温性脓肿/ ~, Douglas' 道格拉斯氏脓肿,直肠子宫陷窝脓肿/ ~, dry 干性脓肿/ ~, Dubois's 杜布瓦氏脓肿(先天梅毒婴儿的胸腺内发生多数坏死灶)/ ~, embolic 栓塞性脓肿/ ~, emphysematous; tympanitic ~ 气脓肿/ ~, encysted 包整性脓肿/ ~, endamebic; entamebic ~; amebic ~［内］阿米巴脓肿/ ~, epidural; extradural ~ 硬膜外脓肿/ ~, eptploic 网膜脓肿/ ~, extradural 硬膜外脓肿/ ~, fecal 粪脓肿/ ~, filarial 丝虫性脓肿/ ~, fixation 旅引脓肿,定着脓肿/ ~, Fochier's; fixation ~ 佛希埃氏脓肿,诱引脓肿,定着脓肿/ ~, follicular 滤泡脓肿/ ~, frontal 额叶脓肿/ ~, fungal 真菌性脓肿,霉菌性脓肿/ ~, gangrenous 坏疽性脓肿/ ~, gas; tympanitic ~ 气脓肿/ ~, gastric; phiegmonous gastritis 胃脓肿,蜂窝织炎性胃炎/ ~, gingival 龈脓肿/ ~, glandular 淋巴结脓肿/ ~, gravitation; gravity ~ 流注(性)脓肿/ ~, gummatous 树胶瘤性脓肿/ ~, helminthic 蠕虫性脓肿/ ~, hematic 血性脓肿/ ~, hemorrhagie 出血性脓肿/ ~, hepatic 肝脓肿/ ~, hot 热性脓肿/ ~, hypostatic; wandering ~ 坠积性脓肿,游走性脓肿/ ~, idiopathle 自发性脓肿/ ~, iliac 髂脓肿/ ~, interapicular 根尖间脓肿/ ~, interradicular 根间脓肿/ ~, intradural 硬膜内脓肿/ ~, intramammary 乳腺内脓肿/ ~, intramastoid 乳突内脓肿/ ~, ischiorectal 坐骨直肠窝脓肿/ ~, lacrimal 泪囊脓肿/ ~, lacunar 陷窝脓肿/ ~, lateral; lateral alveolar ~; periodontal ~ (根)侧脓肿,牙周脓肿/ ~, liver 肝脓肿/ ~, localised 局限性脓肿/ ~, lumbar 腰部脓肿/ ~, lymphatic 淋巴结脓肿/ ~, mammary 乳腺脓肿/ ~, marginal 边缘脓肿/ ~, mastoid 乳突脓肿/ ~, mediastinal 纵隔脓肿/ ~, metastatic 转移性脓肿/ ~, migrating; wandering ~ 游走性脓肿/ ~, mitiary 粟粒状脓肿/ ~, milk 哺乳期(乳腺)脓肿/ ~, Monro's 门罗氏脓肿(牛皮癣的表皮内小脓肿)/ ~, mother 原(发)脓肿/ ~, multiple 多发性脓肿/ ~, mural 腹壁脓肿/ ~, myocardial 心肌脓肿/ ~, nocardial 诺卡氏菌性脓肿/ ~, orbital 眶脓肿/ ~, ossifluent 蚀骨性脓肿/ ~, otic cerebral 耳性脑脓肿/ ~, Paget's 佩吉特氏脓肿(再发性脓肿)/ ~, palatal 腭脓肿/ ~, palmar 掌脓肿/ ~, parafrenal 系带旁脓肿/ ~, parametric; broad ligament ~ 子宫旁(组织)脓肿,阔韧带脓肿/ ~, paranephric 肾周脓肿/ ~, parapancreatic 胰周脓肿/ ~, parietal 牙周脓肿/ ~, parotid 腮腺脓肿/ ~, pelvic 盆腔脓肿/ ~, pelvirectal 骨盆直肠脓肿/ ~, periapical; apical periodontal ~ (牙根)尖周脓肿/ ~, periarticular 关节周脓肿/ ~, pericemental 根周脓肿/ ~, pericoronal 冠周脓肿/ ~, peridental; periodontal ~ 牙周脓肿/ ~, perimetrltic 子宫外膜炎性脓肿/ ~, perinephric 肾周脓肿/ ~, periodontal 牙周脓肿/ ~, peripleuritic 胸膜周脓肿/ ~, periproctitic 直肠周脓肿/ ~, perirectal 直肠周脓肿/ ~, perisinus; perisinuous ~ 窦旁脓肿/ ~, peritoneal 腹膜脓肿/ ~, peritonsillar 扁桃体周脓肿/ ~, perityphlitic 盲肠周脓肿/ ~, periureteral 输尿管周脓肿/ ~, periurethral 尿道周脓肿/ ~, perivesical 膀胱周脓肿/ ~, phiegmonous 蜂窝织炎性脓肿/ ~, pneumococcic 肺炎球菌性脓肿/ ~, postcecal 盲肠后脓肿/ ~, postischiorectal 坐骨直肠后窝脓肿/ ~, postmammary 乳腺后脓肿/ ~, Pott's 波特氏脓肿/ ~, prelacrimal 泪骨前脓肿/ ~, premammary 乳腺前脓肿/ ~, primary 原发性脓肿/ ~, protozoal 原生物性脓肿/ ~, psoas 腰肌脓肿/ ~, pterygomandibular 翼下颌脓肿/ ~, pulmonary 肺脓肿/ ~, pulp 髓脓肿/ ~, pyemic 脓毒症性脓肿/ ~, residual 残余脓肿/ ~, retrocecal 盲肠后脓肿/ ~, retromammary 乳腺后脓肿/ ~, retroperitoneal 腹膜后脓肿/ ~, retropharyngeal 咽后脓肿/ ~, retrovesical 膀胱后脓肿/ ~, ring; peripheral annular infiltration 环形脓肿,周围性环形浸润/ ~, root (牙)根脓肿/ ~, sacrococcygeal 骶尾脓肿/ ~, satellite 卫星(式)脓肿/ ~, scrofulous; cold ~ 瘰疬性脓肿,无热脓肿,寒性脓肿/ ~, secondary 继发性脓肿/ ~, septal 中隔脓肿/ ~, septicemic 血症性脓肿/ ~, serous; periostitis albuminosa 浆膜脓肿,蛋白性骨膜炎/ ~, shirt-stud 哑铃形脓肿/ ~, sinuous 纡曲脓肿/ ~, spermatic 精索脓肿/ ~, spinal 脊柱脓肿/ ~, spirillar 螺菌性脓肿/ ~, spleen, splenic ~ 脾脓肿/ ~, stercoraceous; stercoral ~; fecal ~ 粪脓肿/ ~, sterile 无菌脓肿/ ~, stitch 缝线脓肿/ ~, streptococcal 链球菌脓肿/ ~, strumous; cold ~ 瘰疬性脓肿,无热脓肿,寒性脓肿/ ~, subaponeurotic 腱膜下脓肿/ ~, subareolar 乳晕下脓肿/ ~, subcranial 颅骨下脓肿/ ~, subcutaneous 皮下脓肿/ ~, subdiaphragmatic 膈下脓肿/ ~, subdural 硬膜下脓肿/ ~, subepidermal 表皮下脓肿/ ~, subfascial 筋膜下脓肿/ ~, subgaleal 帽状腱膜下脓肿/ ~, subhepatic 肝下脓肿/ ~, sublingual 舌下脓肿/ ~, submammary 乳腺下脓肿/ ~, submandibular 颌下脓肿/ ~, subpectoral 胸肌下脓肿/ ~, subperiosteal 骨膜下脓肿/ ~, subperitoneal 腹膜下脓肿/ ~, subhrenic 膈下脓肿/ ~, subscapular 肩胛骨下脓肿/ ~, subungual 甲下脓肿/ ~, suburethral 尿道下脓肿/ ~, sudoriparous 汗腺脓肿/ ~, superficial 浅脓肿/ ~, suprahepatic 肝上脓肿/ ~, sympathetic 交感性脓肿/ ~, syphilitic 梅毒性脓肿/ ~, thecal 腱鞘脓肿/ ~, thymus; Dubois's ~ 胸腺脓肿,杜布瓦氏脓肿/ ~, tongue 舌脓肿/ ~, tonsillar; acute suppurative tonsillitis 急性化脓性扁桃体炎/ ~, tooth; dental ~ 牙脓肿/ ~, traumatic 外伤性脓肿/ ~, tropical 热带脓肿/ ~, tuberculous 结核性脓肿/ ~, tympanitic 气脓肿/ ~, tympanocervical 鼓室颈部脓肿/ ~, tympanomastoid 鼓室乳突脓肿/ ~, urethral 尿道脓肿/ ~, urinary 尿(外渗性)脓肿/ ~, urinous 尿性脓肿/ ~, verminous 蠕虫性脓肿/ ~, von Bezold's Bezold's ~ 贝佐耳德氏脓肿(颞骨骨膜下脓肿)/ ~, wandering 游走性脓肿/ ~, web-space 指蹼脓肿/ ~, worm 蠕虫性脓肿
abscis(s)in ***n*.** 脱落素
abscisic acid 脱落酸
absciss layer 离层
abscissa ①脉横线 ②横坐标
abscissa axis 横(座标)轴,X 轴
abscissio［拉］①切除(术),切断 ②脱离 ‖ corneal ~ 角膜切除术
abscissio bulbi［拉］眼球摘除术
abscission joint 离关节,脱关节,脱离节
abscission layer 离层
abscission ring 断环痕
abscission zone 离区
abscond ***v*.** 潜逃,隐匿
absconsio (［复］absconsiones) ***n*.**［拉］骨窝
abscopal ***a*.** 伴随远隔的(指对未经照射组织所产生的效应)
abseind ***v*.** 切断
absence ***n*.** 不在,缺席;缺乏;失神(如癫痫时发生的暂时性意识丧失) ‖ ~ from 缺(勤,课,席等)/in(+ one's) ~ 当某人不在时/in the ~ of 当……不在时 / ~ of mind 心不在焉/ ~ of nose, congenital 先天性鼻缺失/ ~ of uterus 无子宫/ ~ of uvula 悬雍垂缺失

Absence seizure 意识丧失型癫痫,又称 petitmal(小发作)
absent ***a***. 不在的,缺席的,缺乏的;失神的 ‖ ~ly ***ad***. 心不在焉地
absent bed occupancy 不需卧床
absentia ***n***. [拉]失神 ‖ ~ epileptica 癫痫(发作)性失神
absentia epileptica 癫痫性失神(小发作)
absentia pupillae 无瞳畸形
absent-minded ***a***.心不在焉的 ‖ ~ly ***ad***./~ness ***n***.
Absettarov virus 阿布瑟塔罗夫病毒
Absidia ***n***. 犁头霉属
absinence 禁欲
absinth(e) ***n***.苦艾;苦艾酒
absinthic ***a***.苦艾的
absinthin ***n***. 苦艾甙,苦艾素
absinthism ***n***. 苦艾酒中毒
absinthium [拉;希 apsinthion] 苦艾
Absinthol ***n***.[商名] 苦艾醇(止血药)
absinthol [拉 absinthium wormwood + oleum oil] 苦艾脑,苦艾(油)醇
absol absolute 绝对的,完全的,纯粹的;确实的
absolute ***a***.①绝对的 ②确实的 ‖ ~ accommodation 绝对调节/~ basophil count 嗜碱细胞绝对数/~ bed rest 绝对卧床休息/~ bone conduction 绝对骨导/~ degree 绝对度/~ deviation 绝对偏差/~ difference limen 绝对差阈/~ error 绝对误差/~ exophthalmometry 绝对性眼球突出测量法 ~ glaucoma 绝对期青光眼/~ hemianopia 完全偏盲/~ heterophoria 绝对性隐斜/~ humidity 绝对湿度/~ hypermetropia 绝对远视/~ leak 标准漏泄器(用于校准检漏器)/~ lethal dose 绝对致死剂量/~ lethal gene 完全致死基因/~ lethal 绝对致死的/~ maximum fatal temperature 绝对最高致死温度/~ neutralization 绝对抑制(斜视)/~ neutrophil count 绝对嗜中性细胞计数/~ parallax 绝对性视差/~ paralysis 绝对性麻痹/~ plating efficiency 绝对出菌率/~ presbyopia 绝对老视/~ pressure 绝对压力/~ refractory period 相对不应期 /~ refractory phase 绝对不应期/~ scotoma 绝对暗点 /~ sensitivity 绝对灵敏度/~ speclficity 绝对专一性/~ strabismus 绝对性斜视,恒定性斜视/~ temperature 绝对温度/~ threshold 绝对阈(值)/~ value 绝对值/~ video dilution flow 绝对视频(信号)稀释流量/absolute visual field 绝对视野/~ visual threshold 绝对视觉阀/~ zero 绝对零度(温度) ‖ ~ly ***ad***.
absolutely fatal trauma 绝对致命伤
absolution ***n***. 免除,赦免
absolve ***v***. 免除,赦免
absorb ***v***.吸收,吸引 ‖ to be ~ed by sth./to be ~ed in sth. (doing sth.)全神贯注于某事,为……所吸引
absorbability 吸收能力,吸收量
absorbable ***a***. 可吸收的 ‖ ~ suture 可吸收缝线 ‖ absorbability ***n***.
absorbance ①吸收率,吸收系数 ②光密度,吸光度
absorbate 吸收物
absorbed 吸收的 ‖ ~ diphtheria toxoids 吸附(精制)白喉类毒素/~ dose 吸收剂量/~ dose rate 吸收剂量率 /~ energy 吸收能量/~ layer 吸收层/~ power 吸收功率/~ radiation 吸收辐射
absorbefacient ***a***.吸收性的,促吸收的 ***n***.吸收剂
absorben; absorbing antigen 吸收抗原
absorbency ①吸收率,吸收系数 ②光密度 ③吸光度
absorbent ①能吸收的 ②吸收剂 ‖ ~ cotton 脱脂棉 / ~ material 吸收性物质,吸收剂
absorbentia [拉]吸收剂
absorber ***n***. ①吸收器,吸收体 ②吸收剂 ‖ ~, auxiliary 辅助吸收器/~, bubbling 气泡吸收器/~, surface ***n***. 表面吸收器/~ thickness 吸收(层)厚度
absorbing 吸收(的) ‖ ~ inheritance 吞并遗传/~ material 吸收材料,吸收物质/~ particle 吸收粒子/~ screen 吸收性荧光屏
absorbite 活性碳,吸附剂
absorptance 吸收率,吸收系数
absorptiometer ***n***. ①液体吸气计 ②吸收比色计(用作血分光镜)
absorptiometry ***n***. 吸收测量学 ‖ dual photon ~ 双光子吸收测定法(测定中的轴骨骼〈尤其是腰椎〉内骨矿物质含量)
absorption [拉 absorptio] ***n***.吸收(作用) ‖ ~, agglutinin 凝集素吸收/~, broad-beam 宽束吸收/~, chylous 乳糜吸收/~, Compton 康普顿吸收/~, cutaneous 皮肤吸收/~, disjunctive 分离性吸收/~, enteral, internal ~ 肠吸收,内吸收/~, excrementifial: pathologic ~ 排泄物吸收,病理吸收/~, external 外吸收/~, internal 内吸收/~, interstitial 组织间吸收/~, intestinal 肠吸收/~, lymphatic 淋巴管吸收/~, narrow-beam 狭束吸收/~, nuclear 核吸收/~, oxygen 氧吸收/~, parenteral 肠胃外吸收,非肠胃吸收/~, pathologic; pathological ~ 病理吸收/~, physiological 生理吸收/~, pulmonary 肺吸收/~, resonance 共振吸收/~, selective 选择吸收/~, self 自吸收/~, specific 特殊吸收/~, true 真吸收/~, venous 静脉吸收/~, wall 壁吸收
absorptive 吸收的,吸收性的,有吸收力的
absorptive crossing 吞并杂交, 吸收杂交
absorptive tissue 吸收组织
absorptivity 吸收率(力,性) ‖ molar ~ 摩尔吸收率/specific ~ 比吸收率
ABSP Australian Biochemical Society Proceedings 澳大利亚生物化学会会报
absptiston (复 abaptista)***n***. 安全开颅圆锯
ABSR anduitory brain-stew response 脑干听性反应,听(性)脑干(电)反应
abst absolute temperature 绝对温度
abst feb adstante fehre [拉]发热时
abst., abstr. abstract 摘要,提要
Abst. Hyg. Abstracts on Hygiene 卫生学文献
abstain ***vi***.戒除(from) ‖ ~er ***n***. 戒……的人
abstatampere 绝静安培
abstatvolt 绝静伏特
abstemious ***a***.(饮食)有节制的,节俭的
abstention ***n***.戒除,节制,弃权
absterge ***vt***. 清洗;使净化 ‖ ~nt ***a***. 洗涤的 ***n***.洗涤剂
abstergent ***a***. 去垢的,洗涤的 ***n***. 洗净剂,洗涤剂
abstersion 洗净,净化
abstersive ***a***.去垢的,有清洁作用的
abstinect ***a***.有节制的,禁欲的
abstinence ***v***. 节制,禁戒(如禁酒,节欲) ‖ ~, alimentary 食物节制,断食 ‖ abstinent ***a***.
Abstinence syndrome 禁断症状,戒断症状(系长期服用成瘾性药物的病人,突然停药所产生的症状)
abstinency ***n***. 节制,禁欲
abstinyl; tetraethylthiuram disulfide 阿布斯提尼耳,二硫化四乙秋兰姆
abstract ***a***.抽象的;理论上的 ***n***.摘要,提要(指书、论文、病史的);提出物,萃取物(化学);强散剂 ***vt***. 提取地;理论上 ‖ in the ~ 抽象地,概括地 /make an ~ of 摘录要点,作……摘要
Abstract on Hygiene 卫生学文摘
abstracted ***a***.心不在焉的,出神的,抽出了的 ‖ ~ly ***ad***.
abstraction ***n***. 抽象(化);提取,提出, 抽出 ,抽血;去原子;去电子
abstraction of dental arch 牙弓下降
abstractum [拉] 强散剂
abstruse ***a***. 难解的;深奥的 ‖ ~ly ***ad***. / ~ness ***n***.
absurd ***a***. 不合理的,背理的,荒谬的 ‖ ~ity ***n***. /~ly ***ad***.
abt about 大约,差不多
ABT American Biology Teacher 美国生物教师(杂志名)
abterminal ***a***. 离末端的,远末端的, 从末端向中心的(指肌肉本体中的电流)
ABTICS Abstract and Book Title Index Card Service 文摘与书名索引卡服务中心(英)
ABTN Advanced Biomedical Technology Newsletter 先进生物医学技术新闻通报
abtorsion 外旋, 眼外转,眼外斜
abtropfung [德] 痣细胞团下移(从表皮到真皮中)
ABTS American Board of Thoracic Surgery 美国胸外科学委员会
Abt's method 阿布特氏法
ABU American Board of Urology 美国泌尿学委员会
Abu Hammad virus 阿布汉麦德病毒
Abu Hammad nairovirus 阿布汉麦德内罗病毒
Abu Mina nairovirus 阿布米那内罗病毒
Abu Mina virus 阿布米那病毒 Abudefduf coelestinus (Cuvier et Valenciennes) 蓝豆娘鱼(隶属于雀鲷科 Pomacentridae)
abulia [a neg. + 希 boule will + -ia]; aboulia ‖ ~, cyclic 周期性意志缺失
abulic ***a***. 意志缺失的
Abulkasim; Abulkasls [Abulgasim, Alsaharavlus 约生于 1013], Albukasis 阿布尔卡辛(阿拉伯著名外科家、著作家,曾著内外科全书达 30 卷,书名 Altasrif)
abulomania ***n***. 意志缺失狂,意志缺乏性精神障碍
abundance ***n***. 丰富;充裕,富裕; 多度,个体密度,丰度 ‖ (an) ~ of 许多的,丰富的/in ~ 丰富,充足 / ~ ratio 丰度比
abundance, relative 相对丰度(元素中同位素的百分比数)
abundant ***a***. 丰富的;充分的 ‖ be ~ in 富于……的 ‖ ~ly ***ad***.
Abunidazole ***n***.[商名] 阿布硝唑(抗寄生虫药)
aburamychin 阿布拉霉素
abuse ***vt***. 滥用;虐待,辱骂 ***n***. 滥用;虐待,伤害 ‖ child ~ 虐待儿童(见 syndrome 项下 battered-child syndrome /drug ~ 药物滥用/

psychoactive substance ~. 精神作用物质滥用(见 dependence 项下相应术语)/substance ~ (精神作用)物质滥用
Abuse 药物滥用(狭义而言是指成瘾性药物之滥用,广义而言则包括各种药物不当使用)
abuse the ambulance service 滥用救护车服务,滥用院前急救医疗服务
abuser 滥用者(通常指对药物、酒等滥用者)
abusive *a*.滥用的,恶习的,陋习性的,辱骂性的 ‖ ~ly *ad*.
abut *v*.,*vt*. ①支架,支点 ②端,毗连,接连,接(点)
Abutilon Gaertn. 商麻属 ‖ ~ avicennae Gaertn. 商麻/~ indicum (L.) G. Don 磨盘草/~ theophrosti; ~ avicennae *n*. 商麻
Abutilon indicum (L.) Sweet [拉;植药]磨盘草
Abutilon mosaic virus 茼麻花叶病毒
Abutilon sinense Oliv. [拉;植药]华茼麻
Abutilon theophrasti Medic. [拉;植药]茼麻
Abutilon theophrasti Medic; ~ avicennae Gaertn. 茼麻(植)药用部分;种子—[茼麻子]
abutment *n*. 桥基,基牙 ‖ ~, acrylic 丙烯酸脂基牙/~, additional stresses 增力基牙/~, arrangement of 基牙的排列/~, auxiliary 辅基牙/~, distribution of 基牙的分布/~, double 双基牙/~, intermediate retaining 中间固位基牙,中间基牙/~, isolated; intermediate abutment 间隔基牙/~, multiple 多桥基/~, primary 主桥基,主基牙/~, resistance 抗力基牙/~, secondary; auxiliary abutment 次基牙,辅基牙/~, subperiosteal implant 骨膜下种植基牙/~, terminal 远端桥基,远端基牙/
abutting 邻近的,相邻的 ‖ ~ field 邻接射野
abv above 以上,超过
ABVD Adrimycin, bleomycin, vinblastine, and dacarbazine 阿霉素—博来霉素—长春碱—达卡巴嗪(联合化疗治癌方案)
abversion *v*. 外转 *n*. (眼球)外转
abwehrfermente *n*. [德]防护(性)酶
abwehrfermente; protective ferments 防护(性)酶
abwehrfermente [德]; **protective ferments** 防护(性)酶
ABWRC Army Biological Warfare Research Center 陆军生物战研究所中心
ABY acid bismuth yeast 酸性铋酵母
abysmal *a*.无底的,深不可测的
abyss *n*. 深渊,深海,陷坑,深湖区
abyssal fauna 深海动物区系
ABZ albendazole 丙硫咪唑
-ac [构词成分] – 酸(1998 年 CADN 规定使用此项名称,主要系指神经系统解热消炎镇痛剂的药物,如氯吡酸[Clopirac]、舒林酸[Sulindac]等)
Ac air conduction 空气传导/alternating current 交流电/ aortic closure 主动脉闭合/ anodal closure 阳极通电/axiocervical 轴颈的/ acromioclavicular 肩(峰)锁(骨)的/ Adriamycin (doxorubicin) and cyclophosphamide 阿霉素—环磷酰胺(联合化疗治疗癌方案)
AC absorption coefficient 吸收系数
ac a acetic acid 醋酸
aC abcoulomb 绝对库仑(CGS 电磁制的电荷量单位 1aC = 10C)
AC abdominal circumscript 腹围
ac absorption coefficient 吸收系数
A-C acute-on-chronic 慢性转急性
a-c alternating component 交替成分
Ac Co Aacetyl coenzyme A 乙酰辅酶 A
Ac H acetaldehyde 乙醛
Ac hromobacter stolonatus *n*. 葡萄枝无色杆菌
Ac hromobacter visco-symbioticum *n*. 黏共生无色杆菌
a-c hum 交流声
AC OG American College of Obstetricians and Gynecologists 美国妇产科医师学会
AC/A ratio 调节性集合/调节比率
ac/dc alternating current / direct current 交—直[电]流
Ac/W acetone/water mixture 丙酮/水混合剂
ACA anti-centromere antibody 抗着丝点抗体/acinic cell carcinoma 腺泡细胞癌/American College of Angiology 美国血管学会/ American College of Apothecaries 美国药剂师学会
AcAc acetoacetate 乙酰醋酸盐(或酯)
Acaca catechu (L.) Willd. [拉;植药]儿茶
acacatechin *n*. 黑儿茶素
acacia *n*.阿拉伯胶,金合欢胶
Acacia farnesiana Willd. [拉;植药]鸭皂树
Acacia L. [拉;希 akakia] 阿拉伯胶属,金合欢属 ‖ ~ catechu 儿茶/~ farnesiana Willd. 金合欢/~ senegal Willd.; ~ verek Quill. et Perr. 阿拉伯胶树
Acacia mosaic virus 金合欢花叶病毒
acacia *n*. 阿拉伯胶(可作硫酸钡造影的添加剂),金合欢胶
Acacia ring spot virus 金合欢环斑病毒
Acad academic 研究院的; 学会的; 学院的
ACAD Atmospheric Containment Atmosphere Dilution 大气容量,大气稀度
academia 学术界,学术生活,学术环境
academic *a*.研究院的,学院的,学会的; 学术的 ‖ ~ly *ad*.
academic body 学术团体
Academic Therapy 经典性疗法(杂志名)
academical *a*.学院的,学术的
academician *n*. 院士;学(协)会会员
academy *n*. (高等)专科院校;中等学校;研究院;学会
Academy of Medical Science 医学科学院 ‖ ~ of Periodontology 牙周病学会/~ of Psychosomatic Medicine 身心医学学会/~ of Science 科学院
Acadesine *n*.[商名] 阿卡地新(抗血小板聚集药)
Acado orbivirus 阿卡多环状病毒
Acado virus 阿卡多病毒
ACAH acylcholine acetylhydrolase 酰基胆碱乙酰水解酶
ACAJC American Chiropractic Association Journal of Chiropractic 美国按摩协会按摩 疗法杂志
acalcemia *n*. 缺钙血,缺钙血(症)
acalcerosis *n*. 缺钙
acalculia [a neg. + 拉 calculare to reckon + -ia] 计算不能,失算症
Acalitus essigt *n*. 埃氏毛瘿螨
Acalypha australis L. [拉;植药]铁苋菜
Acalypha L. 铁苋菜属 ‖ ~ indica 印度铁苋菜
Acalypha Little leaf virus 铁苋菜小叶病毒
Acalypha yellow mosaic virus 铁苋菜黄花叶病毒
Acalypteratae 无翅瓣亚科
Acamprosate *n*.[商名] 阿坎酸(精神调节药)
acampsia *n*. 屈挠不能(指身体某一部位或关节)
Acamylophenine *n*.[商名] 卡米罗芬(解痉药)
acanaceous 具刺的
acanth- 棘,棘状
acantha (复 acanthae) ①脊柱,椎骨 ②棘突 ③刺,棘
Acanthaamoeba sp. [拉] *n*. 棘阿米巴(寄生于眼部或脑部)
Acanthaceae 爵床科
acanthaceous *a*. 有棘的,具刺的
acanthamebiasis *n*. 棘阿米巴病
Acanthamoeba *n*. 棘阿米巴属
Acanthamoeba astronyxis Ray and Hayes 星棘变形虫
acanthamoeba keratitis 棘阿米巴角膜炎
Acanthamoeba Volkonsky 棘变形虫属
Acanthamoebidae Sawyer and Griffin 棘变形虫科
Acanthaphritis grandisquamis (Gu nther) 大鳞棘吻鱼
Acantharea *n*. 等幅骨虫纲
Acantharia Haeckel 等幅骨虫亚纲
acantharian *a*. 等幅骨虫的
Acanthaster planci (**Linnaeus**) 长棘海星(隶属于长棘海星科 Acanthasteridae)
Acanthasteridae 长棘海星科(隶属于有棘目 Spinulosa)
Acanthatrium 棘虫(吸虫)病
acanthella 棘头体(棘头的幼虫,寄生于耗子体内)
acanthesthesia *n*. 针刺感
acanthhocytosis 棘红细胞(增多)症
Acanthia lectularia 温带臭虫(即 Cimex lectularius)
acanthimeatal line 鼻耳线
acanthion [希 akanthion little thorn]; akanthion 鼻前棘点
acantho- [构词成分]棘
acanthoadenocarcinoma 腺角化癌
Acanthobdellidea *n*. 棘蛭目
Acanthobothrium coronatum (**Rudolphi**) 王冠棘槽绦虫(隶属于 产 Phyllobothriidae)
Acanthobothrlum 棘槽(条虫)属
Acanthocephala *n*. 棘头(虫)门; 棘头纲;棘头虫病
acanthocephala 棘头动物门
acanthocephalan *n*. 棘头虫
acanthocephaliasis *n*. 棘头虫病
acanthocephalous *a*. 棘头虫的
Acanthocephalus *n*. 棘头虫属
Acanthocheilonema *n*. 棘唇线虫属 ‖ ~ perstans Filaria perstans; Dipetalonema perstans 常现棘唇线虫,常现丝虫(即 Mansonella perstans)/~ streptocerca 链尾棘唇线虫(即 Mansonella streptocerca)
Acanthocheilonematidae *n*. 棘唇科

acanthocheilonemiasia *n*. 棘唇虫病
Acanthochiasma Krohn 交叉棘虫属
Acanthochiasma rubescens Hackel 红交叉棘虫
Acanthochiasmida Haeckel 交叉棘虫目
Acanthochiton rubrolineatus（Lischke）[拉;动药]红条毛肤石鳖
Acanthocolpidae 棘体科
Acanthocorys Haeckel 针盔虫属
Acanthocorys variabilis Popofsky 变形针盔虫
Acanthocybium solandi（Cuvier et Valenciennes）刺鲅(隶属于鲅科 Cybiidae)
Acanthocyria Cart 弯棘虫属
Acanthocystidae Claus 刺胞虫科
Acanthocystis aculeata Hertwig and Lesser 针刺刺胞虫
Acanthocystis brevicirrhis Perty 短刺刺胞虫
Acanthocystis Carter 刺胞虫属
Acanthocystis chaetophora Schrank 叉棘刺胞虫
Acanthocystis erinaceus Penard 猬形刺胞虫
acanthocyte *n*. 棘红细胞
acanthocytosis *n*. 棘红细胞(增多)症;无β脂蛋白血症
acanthodion, acanthoides 鞭状毛
Acanthogobio guentheri（**Herzenstein**）刺鮈鱼（隶属于鲤科 Cyprinidae)
Acanthogobius flavimanus（**Temminck et Schlegel**）黄鳍鰕虎鱼(隶属于鰕虎鱼科 Gobiidae)
acanthoid *a*. 棘状的
acanthokeratodermia *n*. 角质肥厚
acantholysis *n*. 皮肤棘层松解‖～ bullosa; epidermolysis bullosa 大疱性皮肤棘层松解,大疱性表皮松解
acantholytic 皮肤棘层松解的
acanthoma（复 acanthomas; acanthomata）*n*. 棘皮瘤‖～ adenoides cysticum; epithelioma adenoides cysticum 囊性腺样棘皮瘤,囊状腺样上皮瘤/～ alveolare 泡形棘皮瘤/～ inguinale; ～ tropicum; papilloma inguinale tropicum 腹股沟棘皮瘤,热带棘皮瘤,热带腹股沟乳头(状)瘤/～ verrucosa seborrhoeica; senile warts 脂溢性疣状棘皮瘤,老年疣
Acanthomeridae *n*. 大虻科
Acanthometron elasticum Muller 弹力等棘骨虫
Acanthometron elongata Muller 长等棘骨虫
Acanthometron Haeckel 等棘骨虫属
Acanthometron pellucida Muller 透明等棘骨虫
Acanthomysis longirostris（**Ii**）长额刺糠虾(隶属于糠虾科 Mysidae)
Acanthopanax evodiaefolium Franch. var. ferrugineus W. W. Smith 乔木五加(植)药用 部分:树皮
Acanthopanax giraldii Harms 红毛五加[拉;植药] 树皮
Acanthopanax gracilistylus W. W. Smith [拉; 植药]细柱五加
Acanthopanax lasiogyne Harms 毛蕊三加,藏三加[拉;植药],根皮
Acanthopanax leucorrhizus Harms 藤五加[拉;植药] 树皮
Acanthopanax miq. 五加属‖～ spinosus Miq. 五加(皮)
Acanthopanax senticosus（Ruor. et Maxim.）Harms [拉;植药]刺五加
Acanthopanax sessiflorus Seem. 无梗五加,短梗五加[拉;植药] 树皮
Acanthopanax trifoliatus（L.）Merr. 三加五加[拉;植药]：根、叶、全株—三加,根皮—五加皮
Acanthopanax trifoliatus（L.）Merr. [拉;植药]白簕
Acanthopanax verticillatus Hao 轮伞五加[拉;植药] 树皮
acanthoparia（复 acanthopariae）齿内唇侧
Acanthoparyphium 棘线（吸虫）属‖～ charadrii 棘线吸虫/～ kurogamo 海番鸭棘缘吸虫/～ marilae 潜鸭棘缘吸虫/～ ochthodroml 肥厚棘缘吸虫/～ spinulosum 多棘棘缘吸虫/～ squatarola 斑鸠棘缘吸虫
Acanthopeltis iaponica Okamura [拉;植药] 鸡脚菜
acanthopelvis *n*. 棘状骨盆
acanthopelyx 棘状骨盆
Acanthophacetus *n*. 棘红细胞(增多)症
Acanthophacetus *n*. 食孑孓鱼属‖～ reticulatus 网状食孑孓鱼(即 Lebistes reticulatus)
acanthophacetus reticulatus; millions 食孑孓鱼(西印度群岛一种吞食孑孓的小鱼)
Acanthophis *n*. 棘蛇属‖～ antarctica 澳洲蝮
acanthophorous 具棘的
acanthophysis（复 acanthophyses)棘状侧丝
acanthopodia 棘状伪足
Acanthopodina *n*. 棘足亚目
acanthopodus 具棘柄的
Acanthopsyche junodi nuclear polyhedrosis virus 金合欢囊蛾核型多角体病毒
Acanthopterygii *n*. 棘鳍超目
acanthor 钩头蚴
acanthorrhexis *n*. 皮肤棘层破裂
Acanthoscelides（**Say**）菜豆象(隶属于豆象科 Bruchidae)
acanthosis *n*. 棘层增厚;棘皮症‖～ bullosa 大泡性棘皮症/～ nigricans; keratosis nigricans 黑(色)棘皮症/～ papulosa nigra *a*. 黑色丘疹性棘皮症/～ seborrhoeica; ～ verrucosa; verruca senilis 脂溢性棘皮症,疣状棘皮症,老年疣‖acanthotic *a*.
acanthosisbullosa 大泡性棘皮症
acanthosome 刺状体,微纤细胞
Acanthosphaera aff. A. barnati Campbell and Clark 须棘球虫(亲近种)
Acanthosphaera Ehrenberg 棘球虫属
Acanthosphaera insignis Hertwig 徽章棘球虫
Acanthosphaera zachariasi Lemmermann 查氏粗棘球虫
Acanthostaurus Haeckel 十字虫属
Acanthostomidae 棘杀(吸虫)科
acanthotic *a*. 棘皮症的
acanthrocyte *n*. 棘红细胞
acanthrocytosis; acanthocytosis 棘红细胞[增多]症
acanthulus *n*. 拔刺器
Acanthuridae 刺尾鱼科(隶属于鲈形目 Perciformes)
Acanthurus bariene（**Lesson**）圆斑刺尾鱼(隶属于刺尾鱼科 Acanthuridae)
Acanthus ilicifolius L. [拉;植药]老鼠竻
ACAP American Council on Alcohol Problems 美国酒精中毒问题理事会
acapnia *n*. 缺碳酸血(症),血液二氧化碳缺乏‖acapnic, acapnial *a*.
Acaprazine *n*.[商名] 阿卡嗪(抗青光眼药)
acapsular *a*. 无荚的
acaptosis *n*. 咽下不能(症)
Acara bunyavirus 阿卡拉本扬病毒
Acara virus 阿卡拉病毒
acaraben 乙酯杀螨醇
acaralate 丙酯杀螨醇
Acarapis *n*. 螨属‖～ woodi 伍[德]氏螨
acarbia 血液碳酸盐缺乏,缺碳酸盐血(症)
Acarbose *n*.[商名] 阿卡波糖(降血糖药)
acardia *n*. 无心(畸形)
acardiac *a*. 无心的 *n*. 无心畸胎
acardiacus [拉 without a heart] *a*. 无心的 *n*. 无心畸胎
acardiohemia *n*. 心内血液缺乏
acardionervia *n*. 心神经刺激缺乏
acardiotrophia *n*. 心萎缩
acardius [a neg. + 希 kardia heart]; **acardiacus** 无心畸胎‖～ acephalus; holoacardius acephalus 无头无心寄生胎畸胎/～ acormils; holoacardius acormus 无躯干无心寄生胎畸胎/～ amorphus; holoacardius amorphus 无定形无心寄生胎畸胎/～ anceps 无躯无心畸胎
acari *a*. 螨的,粉螨的
Acari 螨亚纲
acarian *a*. 螨的,壁虱的
acariasis 螨病‖～, chorioptic 皮螨病/～, demodectic 毛囊螨病/～, psoroptic 痒螨病/～, sarcoptic 疥螨病/～, pulmonary 肺螨病
acaricidal *a*. 杀螨的
acaricide [拉 acarus mite + caedere to slay] *n*. 杀螨剂,杀疥虫剂 *a*. 杀螨的
acarid *n*. 螨 *a*. 螨的
Acaridae *n*. 粉螨科
acaridiasis *n*. 粉螨病
Acaridida [拉] *n*. 粉螨亚目
acariform 螨形(的)
Acariformes 真螨目
Acarina *n*. 螨目,蜱螨目(隶属于蛛形纲 Arachnida)
acarine *n*. 螨类,蜱螨类
acarinium 螨群落
acarinosis, acariosis *n*. 螨病
acarithion 三赛昂
Acarl 蜱螨亚纲
acaro- [希 akari; 拉 acarusa mite 螨] 螨,壁虱
acarodermatitis *n*. 螨性皮炎‖～ urticarioides 荨麻疹样螨性皮炎,谷痒病
acaro-domatia 螨巢
acaroid *a*. 螨样的

Acaroidea 粉螨总科
acarologist 蜱螨学家
acarology *n*. 螨类学，蜱螨学 ‖ acarologist *n*. 螨类学家，蜱螨学家
acaron 杀虫脒
acarophily 役螨
acarophobia *n*. 螨恐怖，螨恐怖症
acarophytium 螨植共生
Acaroporaceae 微孢衣科（一种地衣类）
acarotoxic *a*. 灭螨的，毒螨的
acarpia *n*. 不结果实，不育
Acarpomyxea *n*. 微胶丝纲
Acarpomyxia Page 微胶丝亚纲
acarpus［希 akarpos without fruit］不结果实的，不育
Acartia 纺锤水蚤属 ‖ ~ pacifica 太平纺锤水蚤
Acartomyia *n*. 库蚊亚科的一属
Acartomyia *n*. 茸蚊属（库蚊亚科）
acarus（［复］acari）*n*. 螨，壁虱
Acarus［拉；希 akari a mite］螨属 ‖ ~ balatus 类疥螨／~ folliculorum；Demodex folliculorum 毛囊脂螨／~ gallinae；Dermanyssus gallinae 鸡皮刺螨／~ hordei 麦螨／~ rhyzoglypticus hyacinthi 洋葱螨／~ scabiei；Sarcoptes scabiei 疥螨／~ siro 粗足粉螨 ／~ tritici；Pediculoides ventricosus 虱螨，袋形虱螨
acaryocyte（acaryote）无核细胞
acaryote［a neg. + 希 karyon kernel］①无核的 ②无核细胞
acaryotic 无核的
ACASCI acute anterior spinal cord injury 急性脊髓前部损伤
ACAST Advisory Committee on the Application of Science and Technology 科学技术应用咨询委员会
ACAT acyl CoA：cholesterol acyltransferase 酰基辅酶 A：胆固醇酰基转移酶
acatalasemia *n*. 缺过氧化氢酶血症，过氧化氢酶缺乏症
acatalasia 过氧化氢酶缺乏症，触酶缺乏症，无触酶症，无氧化物酶症
acatalepsia；acatalepsy *n*. ①领会不能 ②诊断不明
acataleptic *a*. ①智能缺陷的 ②不明的
acatamathesia *n*. 理解不能（理解言语的能力丧失）；领悟不能（由于中枢神经系统损害所致）
acataphasia *n*. 连贯表意不能（中枢神经系统损害所致）
acataposis；dysphagia *n*. 咽下困难
acatastasia *n*. 反常，失规 ‖ acatastatic *a*. 反常的，异常的，失规的
acatharsia *n*. 排泄不能（= acatharsy）
acatharsy *n*. 排泄不能
acathectic［a neg + 希 kathexis a retention］排泄失禁
acathexia *n*. 排泄失禁
acathexis *n*. 无贯注，无感动，心力贯注缺乏，感情贯注缺乏
acathisia；akathisia *n*. 静坐不能，静坐恐怖
acaudate，acaudal *a*. 无尾的
Acaudina molpadioides（Semper） 海地瓜（隶属于芋参科 Molpadiidae）
acaulinosis *n*. 无茎真菌病
Acaulium *n*. 无茎真菌属
ACAV automatic circuit analyzer and verifier 自动电路分析器
acavyl；dicumarol 双香豆素
AcB actinium B 锕 B
ACB antibody-coated bacteria 吸附抗体的细菌，抗体包裹细菌，被覆抗体细菌
AC-block alveolar-capillary block syndrome 肺泡毛细血管阻滞综合征
ACC anodal closure contraction 阳极通电收缩／ accommodation ①调节（眼）②适应／ acinic cell carcinoma 腺泡细胞癌／ American College of Cardiology 美国心脏病学会
AcC "actinium C 锕 C"
acc accelerate 加速，催化，促进
Acc accident 意外，事故
ACCC Association of Community Cancer Centers 地区癌症中心协会
accdg according to 依据，按照
accede *v*. 同意，加入，就职 ‖ ~ to a request 同意请求／ ~ to an office 就职，加入
acceieransstoff［德］加速物质
accel accelerate 加速，催化，促进
Accel acceleration 加速；加速度
accelerans *n*.（心跳）加速神经
accelerant *a*. 加速的，促进的 *n*. 促进剂，催化剂，加速器
accelerate *vt*. 加速，促进；使过早发生 *vi*. 增加速度
accelerated 加速的；心跳加速的 ‖ ~ charging ①短期填充 ②加速充电／accelerated current intensity 加速束流强度／accelerated current 加速束流／accelerated growth 生长加速区域／accelerated particle 加速粒子／~ test 加速试验
accelerating *a*. 加速的 ‖ ~ agent 加速剂，促凝剂／~ anode 加速阳极／~ chamber 加速度室／~ curve 加速度曲线／~ electrode 加速电极／~ field 加速电场／~ field frequency 加速场频率／~ lens 加速透镜／~ machine 加速器／~ potential 加速电势，加速电位／~ proton 加速质子／~ space 加速空间／~ system 加速系统／~ tube 加速电子管／~ voltage 加速电压／~ wave 加速波／~ waveguide 加速波导
acceleration *n*. 加速，加速度 ‖ ~ mechanism 加速机构／~ operation 加速运转／~ orbit 加速轨道／~ parameter 加速参数／~ principle 加速原理／~ process 加过程／~ program 加速程序／~ rate 加速率／~ region 加速区域／~ torque 加速转矩／~ trajectory 加速轨道／~ voltage 加速电压
accelerative *a*. 加速的，促进的
accelerator 加速器；加速剂 ‖ ~ art 加速器技术／~ axis 加速器轴线／~ centre 加速器中心／~ control 加速器控制／~ crew 加速器操作人员／~ data 加速器参数／~ energy 加速器能量／~ facility 加速器设备／~ field 加速器场／~ for x-ray therapy X 线治疗加速器，医用 X 线加速器／~ guide 加速器波导／~ gun 加速器（电子）枪／~ intensity 加速器（束流）强度／~，linear 直线加速器／~ magnetic field 加速器磁场／~ installation ①加速器安装 ②加速器／~ model 加速器模型／~ modular unit 加速器模件，加速器标准件／~ parameter 加速器参数／~ pipe 加速器管道／~ prototype 加速器原型／~ pulse 加速器脉冲／~ room 加速器室／~ run 加速器运行／~ section 加速器节／~ shielding 加速器屏蔽／~ site 加速器场地／~ spectrometer 加速器（频）谱仪／~ treatment 加速器治疗／~ unit 加速器单元，加速器设备／~ waveguide 加速器波导
accelerin *n*. 加速因子，加速球蛋白（因子 Ⅵ）
accelerometer ①加速计，加速表 ②过荷传感器
accelerometry 加速度测量术
accent *n*. 重音（符），口音 *v*. 重读，使特别显著
accentuate *vt*. 重读；强调；使严重，使恶化 *n*. 增强，亢进
accentuation *n*. ①加重 ②音频强化，音频加重
accentuator *n*. ①增强剂（染色），增强器，频率校正线路 ②音频强化（加重）器
accept *vt*. 接受，认为；同意，承认 ‖ ... as true 认为……是真的／generally ~ed 通用的，大家同意的 ‖ ~ed *a*. 公认的
acceptable *a*. 可接受的，可取的；合格的；合意的 ‖ ~ daily intake（简作 ADI）每日摄取量，日允许摄入量／~ diplopia 可接受复视／~ environmental limit 允许环境（吸入）极限 ~ level of radioactive 放射性物质容许水平 ~ risk 可接受的危险性
acceptance *n*. 接受，承认，认可，合格；验收
acceptance test 验收试验
acceptant *a*. 愿接受的
acceptor *n*. 受体，受器 ‖ ~，hydrogen 受氢体／~，oxygen 受氧体
acceptor RNA RNA 受体
acceptor site 受体部位，受体位点
acces pernicieux［法 pernicious attack］恶性发作（恶性疟时）
access ①通路，入口 ②存取 ‖ ~ circuit 存取电路／~ code 选取码／~ cycle 存取周期／~ scan 存取扫描，访问扫描／~ speed 存取速率／~ time 存取时间
access accessory 附件；副的
ACCESS American College of Cardiology Extended Study Services 美国心脏病扩大研究 服务学会
accessary DNA 过剩 DNA
accessibility 可接近性，柔顺性
accessible *a*. 易接近的（to）；易受影响的（to）；可以理解的（to）‖ accessibility *n*. 可及性；可及度；可达性；易接近性
accessiflexor *n*. 副屈肌
accession *n*. 增加，到达，接近，就职；同意；增加；增加物；发病，发作
accessorius［拉 supplementary］①背髂肋肌 ②副神经 ③副的 ‖ ~ willisii；nervus ~ 副神经
accessorone 阿西沙隆（维生素与铁血红素制剂）
accessory *a*. ①副的 ②附件，附属的 ，附加的，辅助的 ‖ ~ airspace 副气室／~ auditory nucleus 副听核／~ bladder 副膀胱／~ caudal ray 尾鳍，附尾鳍条／~ cell ①副室 ②副卫细胞／ ~ cell A 细胞；附属细胞，辅助细胞／~ chromosome ①副染色体 ②性染色体 ③额外染色体／~ circulatory organ 副循环器／~ claw 附爪／~ cleavage 副（卵）裂／~ cleavage furrow 副（卵）裂沟／~ clinical findings 附带的临床发现／~ copulatory vesicle 副交配囊／ ~ darkroom 暗室附件／~ denticle 副铰齿／~ DNA 过剩 DNA／~ equipment 辅助设备／~ factor 副因子，次要因子／~ filter 辅助滤波器

/～fissure 副裂/～ genital structures 副性结构/～ genitalia 副外生殖器(昆虫的蜻蜓目有之)/～ gland 跗腺/～ hemiazygous vein 副半奇静脉/～ hepatic artery 副肝动脉/～hepatic duct 副肝管～ lacrimal caruncle 副泪阜/accessory lacrimal gland 副泪腺/～ left renal artery 左副肾动脉/～ lobes 副叶/～ menigeal artery 脑膜副动脉/～ nerve 副神经/～ optic system 副视觉系统/～ossicle 副骨/～pancreatic duct 副胰管/～ parotid gland 副耳下腺/～pelvic scale 腹鳍附属鳞/～pigment 辅(助)色素/～pigment 辅色素/～ placenta 副胎盘/～ plate 副赤道板/～pocket 附囊,假性憩室/～ power supply 辅助电源/～ renal rtery 副肾动脉/～ sex organ 副性器官/～ sex structure 副性结构/～spleen 副脾/～ sound muscle 副发育肌/～ species 次要种/～ sperm 副精子

AcCh acetylcholine 乙酰胆碱

AcChe acetyl cholinesteras 乙酰胆碱酯酶

AcCHO acetaldehyde 乙醛

ACCI anodal closure clonus 阳极通电阵挛

accid accident 意外，事故

accident *n*. 事故,意外伤害‖～, cardiac 心脏意外/～, cerebral 脑意外/～, industrial 工伤事故/～, serum *n*. 血清意外/～, steering-wheel 转盘伤害(驾驶人的)/～, traffic 交通事故

accidental *a*. 偶然的,意外的‖～ death 意外死亡/～ evolution 机遇性进化/～ exposure 偶然蜡射,偶然辐射,事故性曝射/～ fire 失火/～ injuries 灾害伤,意外伤/～ parasite 偶然寄生物/～ parasite 偶然性寄生虫/～ radiation injury 事故性曝射伤,偶然辐射伤害/～ report form 事故报表/～ report 事故报告书/～ risk assessment 事故危险性估计(评估)/～ risk control analysis 事故危险控制分析/～ site 失事(事故)地点/～ sport 不定芽变,偶然芽变/～ union 偶合/～ variation 偶然变异/～ 偶然的, 意外的, 不测的‖～ly *ad*.

accidentalism *n*. 唯症象论,唯论(这一派"医学"说,只看病的症状,不顾病因和病理)

accident-prone *a*. (因心理因素)易致事故的,易致事故的

accipiter [拉 hawk] *n*. 鹰爪带(一种面部绷带)

Accipitridae 鹰科(隶属于隼形目 Accipitridae)

Accladium 皮疡霉菌属

acclaim *vt*. 向……欢呼;以欢呼声宣布(或承认) *n*. 欢呼

acclamation *n*. (常用复)欢呼,喝彩,口头表示同意

acclimate, acclimatize *vt*. (使)服水土,(使)适应水土,(适应气候‖acclimation, acclimatation, acclimatization *n*. 服水土,水土适应,气候适应

acclimation 驯化

acclimatization 驯化作用

acclimatize *v*. 使服水土,使适应新气候,使驯化

accn accommodation 调节，适应

accole 依附体,依附型(恶性瘧原虫早期)

accole; form accolé 依附型,依附体(恶性疟原虫早期)

Accom accommodation 调节；适应

accommodate *vt*. 容纳；供应,使适应；调节 *vi*. 适应

accommodating *a*. 乐于助人的,随和的

accommodation *n*. ①调节(眼) ②适应‖～, absolute 绝对调节/～, asthenopia of 调节疲劳/～, binocular 双眼过度/～, histologic 组织调节/～, negative 负调节(调节松弛)/～, nerve 神经适应(直流电持续通电时,阈值的上升)/～, abstetric 产科适应(胎儿与子宫腔之关系)/～, phosphene 闪旋光性调节/～, positive 正调节(视近调节)/～, reflex 反射性调节/～, relative 相对调节/～, subnormal 调节低于正常

accommodative *a*. ①适应的 ②调节的‖～ asthenopia 调节性视疲劳/～ astigmatism 调节性散光,视近性散光/～ convergence 调节性集合,调节性会聚/～ cyclophoria 调节性旋转隐斜/～ esophoria 调节性内隐斜/～ excess 调节过度/～ exotropia 调节性外斜视/～ failure 调节衰退/～ fatigue 调节疲劳/～ heterophoria 调节性隐斜,动态性隐斜/～ insufficiency 调节机能不全/～ iridoplegia 调节性虹膜麻痹/～ micropia 调节性视物显大症/～ miosis 调节性目孔缩小/～ myopia 调节性近视/～ palsy 调节麻痹/～ phosphene 调节性光幻视/～ reflex 调节反射/～ region 调节范围/～ sensation 调节感觉/～ spasm 调节痉挛/～ squint 调节性斜视/～ strabismus 调节性斜视/～ time 调节时间

accommodatometer 调节计

accommodator 调节器

accommodogram 调节描记图

accommodography 调节描记术

accommodometer 眼调节(力)计

accompanied 由……伴随的,由……伴同的

accompaniment *n*. 伴随;伴随物

accompany *vt*. 伴随 ‖be accompanied by 伴有，带有

accompanying infection 并发感染

accomplice *n*. [法] 协同菌(混合感染时伴随主要传染物并影响其毒性的一种细菌);同谋,帮凶

accomplish *vt*. 完成(任务等)‖ ～ment *n*. 完成,成就;[常用复]技能

accomplished *a*. 完成了的,熟练的,精于……的,多才多艺的

accord *vt*. 使一致;给予(欢迎等) *vi*. 符合; 一致(with) *n*. 一致;符合‖in ～ with 同……一致/ of one's own ～自愿地,主动地/ out of ～ with 同……不一致/ with one ～一致地

accordance *n*. 一致;给予‖in ～with 与……一致;按照,依据

accordant *a*. 一致的,调和的(with)

according *ad*. (只用于下列两习语中)‖～ as (后接从句)根据……而……/～ to 按照,据……所说,随……的不同(而异)

accordingly *ad*. 照着(做,等),相应地;从而,因此

accordion *n*. 手风琴

accordion field 手风琴样视野

accost *v*. 对……说话,搭话

accothion 杀螟松(农药)

accouchee [法] 产妇

accouchement [法] *n*. 分娩,生产‖～force 强促分娩,强迫分娩

accoucheur [法] 男产科医生

accoucheuse [法] 女产科医生, 女助产士

account *v*. 说明,总计有,捕获,杀死,认为 *n*. 账目,叙述,原因,重要性,考虑,利益‖call to ～ 要求对……进行解释,质问/～ for 说明,证明/give a(+ adj.) ～ of(……地)说明(叙述)/ have ～ out of 不注意,不顾,不把……计在内/make (little) ～ of (不大)重视/ of no ～ 不重要的/ on ～ of 由于/on on ～ 决不,总不/ on one's own ～ 为了自己的缘故,为自己的利益打算/take ～ of 考虑,体谅,注意,记录/ take into ～ 考虑,斟酌,体谅/turn to ～ 利用,使……变成有用的或有益的

accountable *a*. 负有责任的;应负责的,可说明(解释)的

accountant 计算装置

accounter 计算器

accounting 计算‖～ device 计算装置/～ machine 计算机

Accounts of Chemical Research 化学研究报导(杂志名)

accouplement 匹配,配合,耦合

ACCP American College of Chest Physicians 美国胸内科医师协会

ACCPB American COllege of Chest Physicians Bulletin 美国胸内科医师学会通报

accpy accompany 伴随,陪同

ACCR amylase creatinine clearance ratio 淀粉酶肌酐清除率比

accredit *v*. 相信,委任,把……归咎于,鉴定……为合格

accreditation *n*. 任命,鉴定

accrementition *n*. 增生

accrescence *n*. 增加

accrescent, accrescente 渐粗的,增大的

accrete *vt*. *vi*. (使)增加,(使)增积;(使)粘连;(使)合生 *a*. 合生的

accretin 阿克里丁(垂体前叶生长激素制剂)

accretio [拉] 粘连‖～ cordis; ～ pericardii 心包粘连

accretion [拉 ad to + crescere to grow] ①增积,增加 ②粘连 ③增积物‖～ of population 人口增加/～, salivary calculus 涎石增积,牙石

accretive *a*. ①增积的 ②粘连的

accrue *v*. 产生,增殖

ACCS American College of Chest Surgeons 美国胸外科学会

AcCT activating coagulation time 活化凝血时间

Acct Chem Res Accounts of Chemical Research 化学研究报告

Accum accumnlation 蓄积，累积

accumbent *a*. 横卧的

accumulate *vt*. *vi*. 蓄积,累积 ‖～d dose 累积剂量/～d error 累积误差/～d value 累加值 ‖accumulation *n*. /accumulator *n*. 蓄电池;累加器,存储器

accumulated radionuclide 累积的放射性核素

accumulating register 累加寄存器

accumulation *n*. ①积累, 富集能力, 聚集能力 ②存储, 累加‖～ time 累积时间

accumulative carry 累加进位/～ dose 累积剂量

accumulator *n*. ①存储器 ②累积器 ③蓄电池‖～ of gas 气体蓄积器/～ register 累加寄存器(计算机附件之一)

Accupril *n*. 盐酸喹那普利(quinapril hydrochloride)制剂的商品名

accur accuratissime [拉]非常仔细地, 准确地

accuracy *n*. ①准确度 ②精(密)度‖～ control 精确控制

accurate *a*. 准确的,精密的‖ be ～ to 精确到‖～ly *ad*.

accusation *n*. 谴责,控诉

accusatory *a*. 责问的,非难的,控诉的

accuse *v*. 谴责,控告‖the ～ d 被告

accursed *a*. 可憎的,被诅咒的
accustom *v*. 使习惯于‖ be ~ed to sth. 习惯于某事/ ~ oneself to 使自己习惯于
accustomization 习服,服习
Accutane *n*. 异维 A 酸(isotretinoin)制剂的商品名
ACCW Alternating Current Continous Waves 交变等辐信号, 交流连续波
accy accordingly 相应地
ACD annihilation coincidence detection 湮没符合测量/Absolute Cardiac Dullness 心脏绝对浊音区/ acid crtrate dextrose (枸橼酸—)枸橼酸盐—葡萄糖(见 solution)/ anode-cathode distance 阴阳极间距离/sol citric acid, trisodium citrate and dextrose solution 枸橼酸—枸橼酸三钠—葡萄糖溶液
acd accord 一致,符合,调和
Acdes densovirus 埃及伊蚊浓病毒
Acdes entomopoxvirus 埃及伊蚊昆虫痘病毒
Acdes iridoviruses 埃及伊蚊虹彩病毒
ACDI Agricultural Cooperative Development, International 国际农业合作发展局
ACDJ American College of Dentists Journal 美国牙科医师学会杂志
ACDMS Automated Control of a Document Management System 文献管理自动化控制系统(美)
ACDQ Association des Chirurgiens Dentistes du Quebec 魁北克牙科外科医师协会(法国)
Ac-Ds Activator Dissociation System 激体解离系统
ACDSJ Anglo-Continental Dental Society Journal (UK) 英国大陆牙科学会杂志(英国)
acdt accident 意外事件,事故
A-CE (angiotension-converting enzyme) 血管紧张素转换酶
ace 第一流的,突出的 ‖ with an ~ of 差点儿
ace acetone 丙酮
ACE acetylcholinesterase 乙酰胆碱酯酶/adrenocortical extract 肾上腺皮质浸膏 / angiotension converting enzyme 血管紧 张肽转化酶/ mixture alcohol-chloroform-ether mixture 酒精,氯仿与乙醚混合剂
Ace marijuana cigarette 大麻烟卷
Acebrochol *n*.[商名] 醋溴考尔(催眠镇静药)
Aceburic Acid *n*.[商名] 醋羟丁酸
acebutolol *n*. 醋丁洛尔,醋丁酰心胺(心脏选择性肾上腺素能受体阻滞药)
acebutolol 醋丁洛尔(醋丁酰心安)
ACEC Alcohol Counseling and Education center 酒精劝戒与教育中心
acecainide hydrochloride 盐酸乙酰卡尼,盐酸胺酰醋苯胺(抗心律失常性心脏抑制药)
Acecainide *n*.[商名] 乙酰卡尼(抗心律失常药)
Acecarbromal *n*.[商名] 醋卡溴脲(催眠镇静药)
aceclidine *n*. 醋克利定,喹核醇乙酸酯(合成胆碱能促效药,青光眼时用于降低眼内压)
Aceclofenac *n*.[商名] 醋氯芬酸(消炎镇痛药)
acecoline; acetylcholine chloride 氯化乙酰胆碱
acedapson; diacetyldiaminodiphenylsulfone (缩 DADDS) 二乙酰达普宋,二乙酰氨苯砜(抗疟及治麻风药)
acedapsone *n*. 醋氨苯砜,二乙酰氨苯砜(抗疟及治麻风药)
acedia *n*. 淡漠性忧郁症
Acediasulfone Sodium *n*.[商名] 醋地砜钠(抗感染药)
acedicon *n*. 阿西迪康(乙酰可待因异构物的商品名)
Acedoben *n*.[商名] 醋氨苯酸(抗病毒药)
Acefylline Clofibrol *n*.[商名] 克醋茶碱(血管扩张药)
Acefylline Piperazine *n*.[商名] 哌醋茶碱(血管扩张药,利尿药)
Acegastrodine *n*.[商名] 乙酰天麻素(镇静镇痛药)
Aceglatone *n*.[商名] 醋葡醛内酯(β 葡糖醛苷酶抑制药)
Aceglutamide *n*.[商名] 醋谷胺(精神振奋药)
ACEI angiotensin-converting enzyme inhibitor 血管紧张素转换酶抑制剂
acelia; acoelia *n*. 无腹(畸形),无体腔(畸形)
ACEL-IMUNE 白喉破伤风类毒素—无细胞百日咳菌苗(diphteria and tetanus toxoids and a cellular pertusis vaccine)制剂的商品名
acelius 无腹(畸形),无体腔(畸形)
acellular *a*. 无细胞的,非细胞的
acellular anemia 不增生性贫血
acellular bone marrow 无细胞性骨髓
acelomate *n*. 无体腔的
acelosis; acelia *n*. 无腹(畸形),无体腔(畸形)
acelous *a*.无凹(面)的 (指某些动物的脊椎)
Ac-Em actinium emanation 锕射气
Acemannan *n*.[商名] 醋孟南(抗病毒药)
ACEMBP Annual Conference on Engineering in Medicine and Biology Proceedings 医学与生物工程学年会会议录
acemecholine chloride: methacholine chloride 氯化乙酰甲胆碱
Acemetacin *n*.[商名] 阿西美辛(消炎镇痛药)
Acemethadone *n*.[商名] 醋美沙朵(镇痛药)
acenaphthene *n*. 苊
acenesthesia *n*. 存在的感觉缺失;自身感觉不良(见于忧郁症及疑病症)
Aceneuramic Acid *n*.[商名] 醋纽拉酸(祛痰药)
acenform 痤疮样的,丘疹状
Acenocoumarin *n*.[商名] 醋硝香豆素(抗凝药)
acenocoumarol, acenocoumarin *n*. 醋硝香豆素,新抗凝(抗凝药)
acentric ①非中枢的 ②末梢的 ③无着丝粒的(染色体) ④偏心的
acentric chromosome 无着丝粒染色体
acentric fragment 无着丝粒断片
acentric inversion 无着丝粒倒位
acentric ring 无着丝粒环
acentric-dicentric translocation 无着丝粒—双着丝粒易位
acentrous vertebra 无体椎
aceognosia [希] 治疗知识,治疗论
aceology *n*. 药疗学
ACEP American College of Emergency Physicians 美国急救医师学会
Aceperone *n*.[商名] 醋哌隆(血管扩张药)
acephalemia; acephalhemia 头部血液缺乏
acephalgic migraine 非头痛性偏头痛
acephalia, acephalism *n*. 无头(畸形)
Acephalina *n*. 无头亚目
acephalobrachia *n*. 无头无臂(畸形)
acephalocardius *n*. 无头无心畸胎
acephalochiral 无头无心畸胎的
acephalochiria *n*. 无头无手(畸形)
acephalocyst *n*.无头包虫,无头蚴,无头囊
Acephalocystis granulosus; Echinococcus granulosus 细粒棘球绦虫
acephalogaster *n*. 无头胸上腹畸胎
acephalogastria *n*. 无头胸上腹(畸形)
acephalopodia; acephalopody 无头无足(畸形)
acephalorhachia *n*. 无头无脊柱(畸形)
acephalorrhachus; acephalorachus 无头无脊柱畸胎
acephalostomia *n*. 无头无口(畸形)
acephalus (复 acephali) 无头畸胎 ‖ ~ dibrachius 双臂(不全性) 无头畸胎/~ dipus 双腿(不全性)无头畸胎/~ monobrachius 单臂无头畸胎/~ monopus 单腿无头畸胎/~ paracephalus 不全颅无脑畸胎/~ sympus 无头并足畸胎
acephaly *n*. 无头畸胎(= acephalus)
acephate 杀虫灵(农药),乙酰甲胺磷
Acephenazine *n*.[商名] 醋奋乃静(抗精神病药)
Acepiphylline *n*.[商名] 哌醋茶碱(血管扩张药,利尿药)
Acepromazine *n*.[商名] 乙酰丙嗪(抗精神病药)
acepromazine 醋异丙嗪
Aceprometazine *n*.[商名] 醋异丙嗪(抗精神病药)
acepromazine maleate 马来酸乙酰丙嗪(安定药,在兽医中用作大动物的止动剂)
ACEPUAEMS American College of Emergency Physicians and the University Association for Emergency Medical Services 美国急救医师学会及大学急救医疗服务协会
Acequinoline *n*.[商名] 阿西喹啉(抗痛风药)
Acer fabri Hance [拉;植药] 红翅槭
Acer ginnala Maxim. [拉;植药] 茶条槭
Acer L. 槭属 ‖ ~ trifidum 三角枫
Acer ribbon pattern virus 槭树带纹病毒
Acer sinense Pax [拉;植药]中华槭
Acer truncatum Bunge [拉;植药]元宝槭
Acer variegation virus (Brierly) 槭树杂色病毒
Aceraceae 槭树科
Aceranthus sagittatus S. et Z.; Epimedium sagittatum Bak. 淫羊藿
Aceraria *n*. 无角线虫属 ‖ ~ spiralis 螺旋无角线虫
acerate [拉 acer sharp] 尖的
aceratosis *n*. 角化不能,无角化
acerbic, acerb *a*. 酸(味)的,涩的,尖刻的
acerbine *n*. 阿瑟宾(治灼伤药)
acerbity *n*. 酸涩,尖刻
acerbophobia, acerophobia 酸味恐饰
acerebral *a*. 去大脑的
aceric [拉 acer maple tree] *a*. 槭树的
acerin *n*. 槭素(有抗菌作用)
Aceriphyllum 虎耳草科

acerola ***n*.** 金虎尾(西印度群岛的樱桃果)
acerotous ***a*.** 无蜡的
acerous ***a*.** ①无(触)角的,无触须的 ②针状的
acervuli (单 acervulus)[拉] 脑沙,松果体石
Acervulina inhaerens Schultze 黏附堆房虫
Acervulina Schultze 堆房虫属
acervuline [拉 acervulus little heap] 堆集的,集合的
Acervulinidae Schultze 堆房虫科
acervuloma [拉]; **psammoma** ***a*.** 沙瘤
ACES automatic checkout and evaluation system 自动检测与鉴定系统 acesal; salicyloacetylsalicylic acid 阿舍沙耳,水杨酰乙酰水杨酸(治风湿)
acescence [拉 acescere to become sour] ①酸度 ②变酸
acescent ***a*.** 变酸的;微酸的 ‖ acescence ***n*.** 酸度;变酸
acesodyne ***n*.** 止痛药 ***a*.** 止痛的
acesodynous 止痛的
acestoma [希 akesis cure + -oma] ***n*.** 肉芽块(结瘢)
Acesulfame ***n*.** [商名] 乙酰舒泛(甜味药)
acet acetone 丙酮
acet- 乙酰
aceta; **acetic acid** 醋酸
aceta; **vinegar** 醋,醋剂
acetabular ①髋臼的 ②腹吸盘的 ‖ ~ cup 基节环(昆虫的半翅目有之)/~ fossa 髋臼窝/~ labrum 髋臼唇/~ notch 髋臼切迹/~ seta 抱握器毛
Acetabularia ***n*.** 伞藻属
acetabulectomy [acetabulum + 希 ektomē excison] ***n*.** 髋臼切除术
acetabuliform ***a*.** 碟形的
acetabuloplasty ***n*.** 髋臼成形术
acetabulum (复 **acetabula**) ***n*.** 骨臼;腹吸盘;基节臼(昆虫) ‖ sunken ~ (髋)关节内陷 ‖ acetabular ***a*.** acetabuoplasty [acetabulum + 希 plassein to form] 髋臼成形术
acetal ***a*.** ①缩醛(类),醛缩醇(类) ②乙缩醛 ~ phosphatide; plasmalogen 缩醛磷脂
acetal phosphatide 缩醛磷脂
acetaldehydase ***n*.** 乙醛[氧化]酶
acetaldehyde; **acetic aldehyde** 乙醛,醋醛
acetaldehyde dehydrogenase 乙醛脱氢酶
acetaldehyde reductase 乙醛还原酶,醇脱氯酶
acetaldol; **aldol** 丁间醇醛,3-羟基丁醛
acetamide 乙酰胺,醋酰胺(解氟灵)
acetamidine ***n*.** 乙脒
acetamido ***n*.** 乙酰氨基,乙酰胺基
acetamidoantipyrine ***n*.** 乙酰氨基安替比林
Acetamidoeugenol ***n*.** [商名] 醋胺丁香酚(麻醉药)
acetaminofluorene ***n*.** 乙酰氨基芴(乙酰氨基二苯骈五环)
Acetaminophen ***n*.** [商名] 对乙酰氨基酚,扑热息痛(解热镇痛药)
acetaminophen; **p-acetaminophenol** 醋氨酚,对乙酰氨基酚,退热净(解热镇痛药)
acetaminophenyl salicylate; **salophen** 水杨酸乙酰氨基苯酯,萨罗芬
Acetaminosalol ***n*.** [商名] 醋氨沙洛(解热镇痛药)
acetamino-toluene 乙酰氨基甲苯
acetamldosalol phenetsal; **salophen** 乙酰氨基萨罗,非乃撒,萨罗芬
acetanilid, **acetanilide** ***n*.** 乙酰苯胺,退热冰(镇痛、解热药,治神经痛及风湿病)
Acetanilide ***n*.** [商名] 乙酰苯胺(解热药)
acetannin, **acetyltannic acid** 乙酰丹宁,乙酰鞣酸
acetarsol acetarsone 乙酰胂胺,阿西塔胂(商品名)
Acetarsol ***n*.** [商名] 乙酰胂胺(抗原虫药)
acetarsone, **acetarsol** ***n*.** 阿西塔胂,乙酰胂胺(治阿米巴病及阴道滴虫病)
acetas [拉]; **acetate** ***n*.** 乙酸盐,醋酸盐
acetate ***n*.** 醋酸盐(根据 1998 年 CADN 的规定,在盐或酯与加合物之命名中,使用此项名称;不以“乙酸盐”命名)
acetate-activating enzyme 乙酸激活酶
acetate-CoA ligase 乙酸铺酶 A 连接酶(亦称乙酰辅酶 A 合成酶)
acetazolamide ***n*.** 乙酰唑胺,醋唑磺胺(利尿药,为磺酸酐酶抑制剂,可导致眼内压降低,用于治青光眼)
acetbromine 乙酰卡红,乙酰胭脂红
acetenyl ***n*.** 乙炔基
Acetest ***n*.** 丙酮检出试纸(商品名,含硝普钠、氨基乙酸、磷酸二钠和乳糖)
Acetes chinensis (**Hansen**) 中国毛虾(隶属于樱虾科 Sergestidae)
Acetes japonicus (**Kishinouye**) 日本毛虾(隶属于樱虾科 Sergestidae)
aceteugenol ***n*.** 乙酰丁香酚
acethemin ***n*.** 乙酰氯化血红素
Acetiamine ***n*.** [商名] 乙酰硫胺(维生素类药)
acetic ***a*.** 醋的,醋酸的 ‖ ~ acid 醋酸/~ aldehyde 乙醛
acetic acid benzyl ester 乙酸苄酯
acetic acid 醋酸,乙酸 ‖ glacial ~ 冰醋酸
acetic acid, **cadmium salt** 乙酰镉
acetic acid, **octyl ester** 乙酸辛酯
acetic anhydrate 醋酸酐
aceticoceptor ***n*.** 乙酸受体,乙酸基团
acetidine; **acetidin**; **ethyl acetate** 乙酸乙酯
acetification ***n*.** 醋酸化[作用]
acetify ***vt*.**; ***vi***; (使)醋化,醋酸化 ‖ acetification ***n*.**
acetimeter [拉 acetum vinegar + 希 metron measure]; **acetometer** 醋酸[比重]计
acetimetric; **acetometric** 醋酸定量的
acetimetry ***n*.** 醋酸定量法
Acetimonas Orla-Jensen; **Acetobacter** 醋酸杆菌属
acetin ***n*.** 乙酸甘油酯
Acetiromate ***n*.** [商名] 醋替罗酯(降血脂药)
Acetivibrio ***n*.** 醋酸弧菌属
Acetivibrio cellulolyticus ***n*.** 解纤维素醋弧菌
Acetivibrio cellulosolvens ***n*.** 溶纤维素醋弧菌
Acetivibrio ethanolgignens ***n*.** 产乙醇醋弧菌
Acetivibrio multivorans ***n*.** 多食醋弧菌
aceto ***n*.** 乙酰
acetoacetanilide 丁间酮酰替苯胺
acetoacetate decarboxylase 乙酰乙酸脱羧酶
acetoacetate thiokinase 乙酰乙酸硫激酶
acetoacetate; **diacctate** 乙酰乙酸盐,双醋酸盐
acetoacetic acid 乙酰乙酸
acetoacetic ester 乙酰乙酸(乙)酯
acetoacetyl coenzyme ***a*.** 乙酰乙酰辅酶 A
acetoacetyl-CoA deacylase 乙酰乙酰辅酶 A 脱酰酶
acetoacetyl-CoA reductase 乙酰乙酰辅酶 A 还原酶
acetoacetyl-CoA thiolase 乙酰乙酰辅酶 A 硫解酶
acetoacetyl-CoA 乙酰乙酰辅酶 A
aceto-aldehyde ammonia 乙醛氨
Acetoanaerobium ***n*.** 厌氧醋菌属
Acetoanaerobium noterae ***n*.** 潮湿厌氧醋菌
Acetobacter ***n*.** 醋酸杆菌属 ‖ ~ aceti ***n*.** 醋化醋杆菌(纹膜醋酸杆菌)/~ aceti subsp. aceti ***n*.** 醋化醋杆菌醋亚种 ~ aceti subsp. liquefaciens (Asai) ***n*.** 见 Acetobacter liquefaciens (Asai) ***n*.** ~ aceti subsp. orleanensis (Henneberg) ***n*.** 醋化醋杆菌奥尔兰亚种/~ aceti subsp. xylinum (Brown) ***n*.** 木质醋杆菌亚种/~ acetigenoideum (Krehan) ***n*.** 果醋醋杆菌/~ acetigenum (Henneberg) ***n*.** 产醋醋杆菌/~ acetosus (Henneberg) ***n*.** 制醋醋杆菌(白膜醋酸杆菌)/~ acidophilum ***n*.** 嗜酸醋杆菌 ~ acidum-mucosum ***n*.** 酸黏醋杆菌/~ alcoholophilus ***n*.** 嗜醇醋杆菌/~ ascendens (Henneberg) ***n*.** 攀膜醋杆菌/~ aurantius ***n*.** 见 Frateuria aurantia ~ bansenii ***n*.** 班氏醋杆菌/~ capsulatum ***n*.** 荚膜醋杆菌/~ curvum (Henneberg) ***n*.** 弯醋杆菌/~ diazotrophicus ***n*.** 重氮营养醋杆菌/~ dihydroxyacetonicum ***n*.** 二羧丙酮醋杆菌/~ dispersum ***n*.** 弥散醋杆菌/~ estunense (Carr) ***n*.** 埃斯郡醋杆菌/~ europaeus ***n*.** 欧罗巴醋杆菌(欧洲醋酸菌)/~ fragum ***n*.** 生香醋杆菌/~ gluconicum (Hermann) ***n*.** 葡糖醋杆菌/~ hansenii (De Ley et al.) ***n*.** 汉氏醋杆菌(汉逊氏醋杆菌)/~ hoshigaki ***n*.** 柿饼醋杆菌/~ industrius (Henneberg) ***n*.** 工业醋杆菌/~ ketogenum ***n*.** 产酮醋杆菌/~ kutzingianum (Hansen) ***n*.** 顾氏醋杆菌/~ lafarianum ***n*.** 大麦醋杆菌/~ lermae ***n*.** 龙舌兰醋杆菌/~ lindneri ***n*.** 林氏醋杆菌/~ liquefaciens (Asai) ***n*.** 液化醋杆菌(液化醋化醋杆菌)/~ lovaniensis (Frateur) ***n*.** 罗旺醋杆菌/~ melanogenum ***n*.** 生黑醋杆菌(黑色醋酸细菌)/~ mesoxydans (Frateur) ***n*.** 半氧化醋杆菌/~ mesoxydans ***n*.** 半氧化醋杆菌食糖变种/~ methanolica ***n*.** 见 Acidomonas methanolica /~ mobilis ***n*.** 运动醋杆菌/~ orleanense (Henneberg) ***n*.** 奥尔兰醋杆菌/~ oxydans (Henneberg) ***n*.** 氧化醋杆菌/~ oxydans ***n*.** 氧化醋杆菌非洲变种/~ oxytocus (Flugge) ***n*.** 产酸醋杆菌/~ paradoxum (Frateur) ***n*.** 奇异醋杆菌/~ pasteurianus (Hansen) ***n*.** 巴氏醋杆菌/~ pasteurianus subsp. ascendens (Henneberg) ***n*.** 巴氏醋杆菌攀膜亚种/~ pasteurianus subsp. estunensis (Carr) ***n*.** 巴氏醋杆菌埃斯郡亚种/~ pasteurianus subsp. lovaniensis (Frateur) ***n*.** 巴氏醋杆菌罗旺亚种/~ pasteurianus subsp. paradoxus (Frateur) ***n*.** 巴氏醋杆菌奇异亚种/~ pasteurianus subsp. pasteurianus (Hansen) ***n*.** 见 ~ pasteurianus (Hansen) /~ peroxydans (Visser't Hooft) ***n*.** 过氧化醋杆菌/~ phage 乙酸杆菌噬菌体/~ plicatum ***n*.** 褶膜醋杆菌/~ potens ***n*.** 潜能醋杆菌/~ proteus ***n*.** 见

Pseudomonas proteus / ~ rancens (Beijerinck) **n.** 恶臭醋杆菌/ ~ rancens **n.** 恶臭醋杆菌混浊变种/ ~ rancens subsp. **n.** 恶臭醋杆菌巴氏亚种/ ~ roseum **n.** 玫瑰色醋杆菌/ ~ schutzenbachii (Henneberg) **n.** 许氏醋杆菌(苏许氏醋杆菌)/ ~ singulare **n.** 见 Protaminobacter singulare (Humm) / ~ sorbose **n.** 山梨糖醋杆菌/ ~ suboxydans **n.** 弱氧化醋杆菌/ ~ suboxydans **n.** 弱氧化醋杆菌霍氏变种 ~ turbidans **n.** 混浊醋杆菌/ ~ vini-acetati (Henneberg) **n.** 葡酒醋杆菌/ ~ viscosum **n.** 黏稠醋杆菌/ ~ xylinoides **n.** 木状醋杆菌(拟胶醋杆菌)/ ~ xylinum **n.** 木醋杆菌(胶醋杆菌,木醋醋化醋杆菌)/ ~ xylinum **n.** 木醋杆菌非洲变种/ ~ xylinum **n.** 木醋杆菌食麦芽变种/ ~ zeilderi **n.** 蔡氏醋杆菌

Acetobacteraceae 醋酸杆菌科

Acetobacterium **n.** 醋酸杆菌属 ‖ ~ carbinolicum **n.** 甲醇醋酸杆菌/ ~ malicum **n.** 苹果酸醋酸杆菌/ ~ wieringae **n.** 威氏醋酸杆菌/ ~ woodii **n.** 伍氏醋酸杆菌

acetobromal **n.** 乙酰(基)溴醛

acetobromanilide **n.** 溴乙酰苯胺

acetobromide **n.** 乙酰溴化物,溴醋酸盐

aceto-carmine **n.** 乙酰卡红,乙酸洋红

acetochloral chloral **n.** 氯醛,三氯乙醛

acetodehydrogenase **n.** 乙酰脱氢酶

Acetofilamentum **n.** 线形醋菌属

Acetofilamentum rigidum **n.** 坚实线形醋菌

acetoform **n.** 环六亚甲基四胺,乌洛托品

Acetogenium **n.** 产醋菌属

acetoform methenamine **n.** 环六亚甲基四胺,乌洛托品

Acetogenium kivui **n.** 凯伍产醋菌

Acetohalobium **n.** 醋盐杆菌属

Acetohalobium arabaticum **n.** 阿拉伯糖醋盐杆菌

Acetohexamide **n.** [商名] 醋酸己脲(降血糖药)

acetohexamide 醋磺环己脲(同 ACH)

Acetohydroxamic Acid **n.** [商名] 醋羟胺酸,乙酰氧肟酸(尿素酶抑制药)

acetohydroxy acid 乙酰醇酸

acetoin acetyl-methyl-carbinol 3–羟–2–丁酮,乙酰甲基原醇

acetoin **n.** 3–羟基丁酮

acetoiodide **n.** 乙酰碘化物,碘醋酸盐

acetokinase **n.** 乙酰激酶

acetol **n.** 羟基丙酮,丙酮醇,乙酰甲醇

acetolactate decarboxylase 乙酰乳酸脱羧酶

acetolactate thiokinase 乙酰乳酸硫激酶

acetolase **n.** 醋酸(生成)酶

acetolysis **n.** 乙酰解(作用) **v.** 乙酰解,醋解

acetomel; oxymel 醋蜜剂

Acetomenadione **n.** [商名] 醋酸甲萘氢醌(止血药)

Acetomenaphthone **n.** [商名] 醋酸甲萘氢醌(止血药)

acetomenaphthone menadiol diacetate 乙酰甲萘醌,二乙酸氢化甲萘醌,醋维生素 K_3,维生素 K_4

Acetomeroctol **n.** [商名]醋辛酚汞(消毒防腐药)(即:乙酰汞辛酚)

acetometer **n.** 醋酸(比重)计

acetometry **n.** 醋酸(比重)测定法

Acetomicrobium **n.** 醋微菌属 ‖ ~ faecalis **n.** 粪醋微菌/ ~ flavidum**n.** 黄色醋微菌

Acetomonas **n.** 醋单胞菌属 ‖ ~ capsulatus **n.** 荚膜醋单胞菌/ ~ cerinus**n.** 蜡状醋单胞菌/ ~ gluconicus**n.** 葡糖醋单胞菌/ ~ industrius **n.** 工业醋单胞菌/ melanogenus**n.** 生黑醋单胞菌/ ~ mesoxydans**n.** 半氧化醋单胞菌/ ~ oxydans**n.** 氧化醋单胞菌/ ~ oxydans subsp. industrius**n.** 氧化醋单胞菌工业亚种/ ~ oxydans subsp. melanogenes**n.** 氧化醋单胞菌生黑亚种/ ~ oxydans subsp. sphaericus**n.** 氧化醋单胞菌球亚种/ ~ oxydans subsp. suboxydans**n.** 氧化醋单胞菌弱氧化亚种/ ~ roseus**n.** 玫瑰醋单胞菌/ ~ suboxydans**n.** 弱氧化醋单胞菌/ ~ viscosus**n.** 黏醋单胞菌(黏稠醋单胞菌)

acetomorphine diacetylmorphine; heroin **n.** 二乙酰吗啡,海洛因

acetonaemia; acetonemia; oxonemia **n.** 丙酮血[症]

acetonaphthone **n.** 萘乙酮,乙酰萘

acetonasthma **n.** 丙酮性气喘

acetonation **n.** 丙酮化合(作用)

acetone **n.** 丙酮 ‖ ~ diethyl-sulfone 丙酮缩二乙砜,二乙眠砜 ‖ acetonic **a.**

acetone bodies 酮体

acetone cyanohydrin 氰丙醇

acetone dimethyl acetal 2,2 二甲氧基丙烷

acetone-bromoform **n.** 丙酮溴仿

acetone-chloroform **n.** 丙酮氯仿

acetone-dicarboxylic acid 丙酮(撑)二羧酸

Acetonema **n.** 醋丝菌属 ‖ ~ longum **n.** 长醋丝菌

acetonemia **n.** 丙酮血(症) ‖ acetonemic **a.**

acetonglycosuria **n.** 丙酮糖尿

acetonide **n.** 奈德,缩酮(基)(根据 1998 年 CADN 的规定,在盐或酯与加合物之命名中,使用此项名称)

acetonitlile methyl cyanide **n.** 乙腈,氰化甲烷

acetonitrate **n.** 乙酰硝酸盐

acetonitrile **n.** 乙腈,氰化甲烷

acetonoresorcin; acetonoresorcinol 丙酮雷琐辛

acetonum [拉]; **acetone** 丙酮

acetonumerator **n.** 尿丙酮定量器

acetonuria; oxonuria **n.** 丙酮尿

acetonyl **n.** 丙酮基 ‖ ~ acetone 丙酮基丙酮/ ~ bromide 溴丙酮/ ~ chloride 一氯丙酮/

aceto-orcein **n.** 乙酸地衣红(地衣红溶于乙酸中,用于制作多线染色体压剂标本)

acetophen **n.** 阿西托芬(内含水杨酸、非那西汀、咖啡因、苯巴比妥和莨菪浸膏)

acetophenazine maleate 马来酸醋奋乃静(强安定药)

Acetophenazine **n.** [商名] 醋奋乃静(抗精神病药,即乙酰非那嗪、乙酰基羟乙哌嗪基丙吩嗪)

Acetophenetidin **n.** [商名] 非那西丁(解热镇痛药)

acetophenetidin phenacetin 乙酰对氨苯乙醚,非那西丁

acetophenetidin, acetphenetidin **n.** 乙酰对氨苯乙醚,非那西丁(解热镇痛药)

acetophenone; hypnone **n.** 苯乙酮,海卜农 ‖ ~ phenetidine citrate 枸橼酸苯乙酮非那替汀

acetophenone-p-phenetidine; malarin 苯乙酮缩非那替

Acetopherane **n.** [商名] 左法哌酯(抗抑郁药)

acetopyrine **n.** 乙酰比林汀,玛拉林

Acetorphine **n.** [商名] 醋托啡(镇痛药)

acetorthotoluid **n.** 邻乙酰氨基甲苯

acetosal aspirin; acetylsalicylic acid 乙酰水杨酸,阿司匹林

acetosal **n.** 乙酰水杨酸,阿司匹林(解热镇痛药)

acetosoluble **a.** 醋酸溶性的

Acetosulfone Sodium **n.** [商名] 磺胺苯砜钠(磺胺类药)

acetosyringone 乙酰丁香酮

Acetothermus **n.** 醋热菌属 ‖ ~ paucivorans **n.** 少食醋热菌

acetous [拉] **a.** 醋的;醋酸的

acetovanillon; apocynin 夹竹桃麻素,加拿大麻素

acetoxy pregenolone 乙氧基孕烯醇酮

acetoxy progesterone 乙酰氧孕酮

acetoxycycloheximide 乙酰氧环己亚胺

acetparaminosalol **n.** 对乙酰氨基萨罗

acetparaphenetidine **n.** 非那西汀

acetparatoluid **n.** 对乙酰氨基甲苯

acetphenarsine **n.** 乙酰胂胺(抗滴虫药)

acetphenetidin acetophenetidin 乙酰对氨苯乙醚,非那西汀

acetpyrogall **n.** 乙酰没食子酚(表面腐蚀剂和角质层分离剂)

acetpyrogallol; triacetylpyrogallol 三乙酰焦格酚

acetract **n.** 醋浸剂

Acetriptine **n.** [商名] 乙酰色胺(抗高血压药)

acetrizoate **n.** 醋磺苯酸盐,乙酰胺三碘苯甲酸盐(水溶性造影剂其钠盐用于子宫输卵管造影)

Acetrizoic Acid **n.** [商名] 醋碘苯酸(诊断用药)

acet-theocin-sodium **n.** 乙酰茶碱钠

acetum **n.** [拉(复 aceta)] ①醋 ②醋剂 ‖ ~ acerrimum 浓醋酸/ ~ aromaticum; aromatic vinegar**n.** 芳香醋/ ~ bezoaricum 牛黄醋/ ~ cantharidini 斑蝥素醋/ ~ ipecacuanhae 吐根醋/ ~ lobeliae 北美山梗菜醋/ ~ mylabridis 斑蝥醋/ ~ opii 鸦片醋/ ~ plumbi; ~ saturni; lead subacetate solution 碱式醋酸铅溶液,次醋酸铅溶液/ ~ pyrolignosum crudum; wood vinegar 粗木醋,木醋/ ~ pyrolignosum rectificatum 精制木醋 / ~ saturni 碱式醋酸铅溶液,次醋酸铅溶液/ ~ sciliae 海葱醋/ ~ urgineae 海葱醋

aceturate **n.** 醋甘酸盐(根据 1998 年 CADN 的规定,在盐或酯与加合物之命名中,使用此项名称)

Aceturic Acid **n.** [商名] 醋甘氨酸

acetyl **n.** [拉 acetunl vinegar + 希 hyle matter] 乙酰 ‖ ~ aminophenol 乙酰氨基酚/ ~ arsenate; arsacetin; sodium acetylarsanilate 阿撒西丁,对乙酰氨基苯胂酸钠/ ~ benzaconine; ~ benzoylaconine; aconitine 乙酰苯甲酰乌头原碱,乌头碱/ ~ benzene; acetophenone 乙酰苯,苯乙酮/ ~ carbinol 乙酰甲醇/ ~ chloride 氯化乙酰,乙酰氯/ ~ dioxide 二氧化乙酰/ ~ iodide 碘化乙酰,乙酰碘/ ~

isocyanide 异氰化乙酰/~ paramidophenol salicylate; ~ paramidosalol 对乙酰氨基萨罗/~ peroxide 过氧化乙酰/~ salol 乙酰萨罗/~ tannin; acetannin 乙酰鞣酸/~ thymol 乙酰麝香草酚/~ tribromsalol 乙酰三溴萨罗
acetyl number 乙酰值
acetyl phosphatase 乙酰磷酸酶
acetyl phosphate 乙酰磷酸,乙酰磷酸盐,酯或根
acetyl rerine 乙酰丝氨酸
acetyl thiokinase 乙酰硫激酶
acetyl- 乙酰(基)
acetylacetone 乙酰丙酮
acetylaminobenzene *n*. 乙酰苯胺(解热镇痛药)
acetylaminobenzene sulfonamide 对乙酰氨基苯磺酰胺,磺胺乙酰
acetylaminobenzene sulfonate 磺酸乙酰苯胺
acetylaminobenzoic acid 乙酰氨基苯甲酸
acetylaminofluorene *n*. 乙酰氨基芴
acetylaminoglucosidase 乙酰氨基葡萄糖苷酶
acetylaminohexose *n*. 乙酰氨基己糖
acetyl-AMP 乙酰 AMP
acetylaniline *n*. 乙酰苯胺(解热镇痛药)
acetylarsan *n*. 亚乙酰拉胂(治梅素)
acetylase *n*. 乙酰基转移酶,转乙酰基酶
acetylase 乙酰化酶,乙酰基转移酶
acetylase; acetylesterase 乙酰酯酶
acetylate *vt*. 乙酰化
acetylation *n*. 乙酰化作用
acetylator *n*. 乙酰化者,乙酰化个体(在人类,乙酰化者状态(快速或慢速)是由磺胺二甲嘧啶的乙酰化速度决定的)
acetylatoxyl arsacetin 阿撒西丁,对乙酰氨基苯砷酸钠
acetyl-beta-methylcholine 乙酰-β-甲胆碱‖~ bromide 溴化乙酰-β-甲胆碱 acetylcarbromal; abasin 乙酰二乙基溴化乙酰脲,阿巴辛
acetylcholine *n*. 乙酰胆碱‖~ bromide 溴化乙酰胆碱/~ chloride; acecoline 氯化乙酰胆碱/~ esterase 乙酰胆碱酯酶
Acetylcholine Chloride *n*.[商名]氯乙酰胆碱(抗胆碱酯酶药)
acetylcholine-blocking agents 乙酰胆碱阻断剂
acetylcholinesterase *n*. 乙酰胆碱酯酶
acetyl-CoA acetyltransferase 乙酰辅酶 A 乙酰基转移酶(亦称乙酰乙酰辅酶 A 硫解酶,乙酰乙酰硫解酶)
acetyl-CoA C-acetyltransferase 乙酰辅酶 A C-乙酰转移酶
acetyl-CoA carboxylase 乙酰辅酶 A 羧化酶
acetyl-CoA: heparan-α-D-glucosaminide N-acetyltransferase 乙酰辅酶 A:乙酰肝素-α-D-氨基葡糖苷-N-乙酰基转移酶(亦称乙酰肝素-α-氨基葡糖苷乙酰基转移酶)
acetyl-CoA: α-glucosaminide-N-acetyltransferase 乙酰辅酶 A:α-氨基葡糖苷-N-乙酰基转移酶,乙酰肝素-α-氨基葡糖苷乙酰基转移酶
acetyl-coenzyme A 乙酰辅酶 A
acetylcoenzyme Aacetyl-CoA 乙酰辅酶 A
Acetylcysteine *n*.[商名]痰易净(黏液溶解药),乙酰半胱氨酸
Acetyldigitoxin *n*.[商名]醋酸洋地黄毒苷(强心药)
Acetyldigoxin *n*.[商名]醋酸地高辛(强心药)
Acetyldihydrocodeine *n*.[商名]醋氢可待因(镇痛药)
acetyldihydrocodeinone *n*. 乙酰二氢可待因酮
acetyldihydrolipoamide *n*. 乙酰二氢硫辛酰胺
acetylene 乙炔‖~ tetrachloride; tetra-chloro-ethane 四氯乙炔,四氯乙烷
acetylene black 乙炔碳黑
acetylenic acid 乙炔酸,炔酸
acetylesterase; acctylase *n*. 乙酰酯酶
Acetylfuratrizine *n*.[商名]醋呋三嗪(抗感染药)
acetylglucosamine 乙酰氨基葡萄糖
acetylglutamide 乙酰谷酰胺
acetylization *n*. 乙酰化作用
acetylized *a*. 乙酰化的,醋酰化的
acetylketene 双烯酮
Acetylleucine *n*.[商名]乙酰亮氨酸(抗眩晕药)
Acetylmethadol *n*.[商名]醋美沙朵(镇痛药),乙酰美沙醇
Acetylmethionine *n*.[商名]乙酰蛋氨酸(氨基酸类药)
acetylmethyl-carbinol *n*. 乙酰甲基原醇
acetylmorphine *n*. 乙酰吗啡
acetylocoenzyme A (acetyl-CoA) 乙酰辅酶 A
acetyloxyphenol resorcinol monoacetate 乙酸雷琐辛,间苯二酚一乙酸酯
acetylphenylhydrazine *n*. 乙酰苯肼(红细胞抑制药,治真性红细胞增多)
acetylphenylhydrazine pyrodine 乙酰苯阱
acetylphosphatase *n*. 乙酰磷酸酶
acetylphosphate *n*. 乙酰磷[盐]
Acetylpiperacetamide *n*.[商名]乙酰胡椒乙胺(平喘药)
acetylpromazinc 乙酰普马嗪,乙酰丙嗪,在二甲氨丙基吩嗪(安定药)
acetylpropionic acid 乙酰丙酸,块茎糖酸
Acetylsalicylic Acid *n*.[商名]阿司匹林(解热镇痛药)
acetylsalol *n*. 乙酰萨罗
acetylshikonin *n*. 乙酰紫草根素
Acetylspiramycin *n*.[商名]乙酰螺旋霉素(抗生素类药)
acetylstrophanthidin *n*. 醋毛花甙元(强心药),乙酰毒毛旋花子甙原
acetylsulfadiazine *n*. 乙酰磺胺嘧啶
Acetylsulfafurazole *n*.[商名]醋磺胺异恶唑(磺胺类药)
acetylsulfaguanidine *n*. 乙酰磺胺胍胺,乙酰磺胺脒
Acetylsulfalene *n*.[商名]醋磺胺林(磺胺类药)
Acetylsulfamethoxazole *n*.[商名]醋磺胺甲恶唑(磺胺类药)
Acetylsulfamethoxypyridazine *n*.[商名]醋磺胺甲氧嗪(磺胺类药)
Acetylsulfametopyrazine *n*.[商名]醋磺胺林(磺胺类药)
acetylsulfanilamide *n*. 乙酰氨苯磺胺
acetylsulfathiazole *n*. 乙酰磺胺噻唑
Acetylsulfisomezole *n*.[商名]醋磺胺甲恶唑(磺胺类药)
acetyl-sulfisoxazole *n*. 乙酰磺胺异恶唑
acetylsulfonamide *n*. 乙酰磺胺
acetyltannic acid 乙酰鞣酸
acetyltransfcrase; transacetylase 转乙酰酶,乙酰基转移酶‖~, phosphate; phosphotransacylase 磷酸转乙酰酶
Acetytsulfisoxayole *n*.[商名]醋磺胺异恶唑(磺胺类药)
-aceus 状,样
aceusation *n*. 谴责,告发
Acevaltrate *n*.[商名]醋戊曲酯(催眠镇静药)
Acexamic Acid *n*.[商名]醋氨己酸(消炎药)
ACF abnormal colposcopic findings 异常阴道镜所见/anticapacitation factor 抗(精子)获能因子
ACFDN Association of Canadian Faculties of Dentistry Newsletter 加拿大牙科医师协会通讯
ACFEM L'Association Canadienne des Fabricants d'equipement Medical (CAMMD) 加拿大医疗设备制造商协会(英文名称缩写为: CAMMD)
ACFG automatic continuous function generation 自动连续函数产生程序
ACFON American College of Footorthopedists Newsletter 美国足矫形外科医师学会通讯
ACFS American College of Foot Surgenos 美国足外科医师学会
ACFU agar colony forming unit 琼脂集落形成单位
ACG acycloguanosine 无环鸟甙; 羟乙氧甲鸟嘌呤(抗病毒药)/American College of Gastroenterology 美国胃肠病学会/ angiocardiography 心血管造影(术)/apex-cardiogram 心尖搏动图
AcG accelerator globulin 促凝血球蛋白,凝血因子Ⅳ
acg according to 依据,按照
ACGEHA Accrediting Commission on Graduate Education for Hospital Administration 医院管理学研究生教育鉴定委员会
ACGIH American Conference of Governmental Industrial Hygienists 美国政府工业卫生学家会议
Ac-globulin 加速球蛋白
ACH Accident Case Histories 急症病史/adrenal cortical hormone 肾上腺皮质激素
ACh acetylcholine 乙酰胆碱
Ach acetylcholine 乙酰胆碱
ACH idex arm girth, chest depth, hip width, index (of nutrition) 臂围—胸厚—髋宽指数(关于营养)
ACh S American Chemical Society 美国化学学会
ACHA American College Health Association 美国卫生联盟协会/American College of Hospital Administrators 美国医院管理人员学会
Achaea janata granulosis virus 蓖麻红褐夜蛾(飞杨阿夜蛾)颗粒体病毒
Achaetandrus 裸金蝇属‖~ albiceps 白头裸金蝇/~ rufifacies 维颜裸金蝇/~ villeneuvii 粗足裸金蝇
achalasia *n*. 弛缓不能,失弛缓性‖~ of the cardia [胃]贲门弛缓不能/~, pelvirectal 直肠弛缓不能,先天性巨结肠/~, sphincteral 括约肌弛缓不能
Achalinus spinalis (Peters) 黑脊蛇(隶属于游蛇科 Colubridae)
Achalme's bacillus [Pierre 法医师];

Clostrldium welchii 阿夏耳姆氏杆菌,产气荚膜杆菌,魏氏杆菌
Achard-Castaigne method [Emile Charles Achard 法医师 1860—1944] 阿—卡二氏法(亚甲蓝试碱)
Achard-Castaigne method, test (**Emile C. Achard; Joseph Castaigne**)亚甲蓝试验(检肾渗透性)
Achard-Thiers syndrome [Emile C. Achard; Joseph Thiers] 阿夏—蒂斯综合征(绝经后妇女糖尿病、多毛症及其他男性化特征的综合征,系由肾上腺皮质雄激素分泌过多所致)
Achariaceae 柄果木科
Achates [拉;化学]玛瑙
Achatina *n*. 玛瑙螺属
Achatocapaceae 透镜籽科
AChE acetyl-cholinesterase 乙酰胆碱酯酶
ache *n*. 疼痛 *vi*. 痛 ‖ ~, bone 骨痛/ ~, brow 眶上部神经痛,偏头痛/ ~, tooth 牙痛
acheilia *n*. 无唇(畸形)
acheilous; achilous 无唇的
acheiria *n*. 无手(畸形)
acheiropodia *n*. 无手足(畸形)
acheirous *a*. 无手的
acheirus [拉]; achirus 无手畸胎
ACHEMA Ausstellung fur Chemisches Apparatewesen(德), Exhibition of Chemical Appa ratus 化学仪器展览会
achene; achenium 瘦果
Achene of freat burdock [植药]牛蒡子
Acheta densovirus 艾奇塔浓病毒
achiasmate 无交叉的
achielous *a*. 无唇的
achieria *n*. 无手(畸形)(= achiria)
achieve *vt*. 完成;达到(目的),得到(胜利) ‖ achievable *a*. 能达到的 ~ age 智能年龄,智力成就年龄
achievement *n*. 完成;达到;成就,成绩 ‖ achievement ratio 成就率
achilia; acheilia *n*. 无唇[畸形]
Achillea L. [拉;植药] 蓍属 ‖ ~ millefolium L.; yarrow; milfoil 千叶蓍/ ~ sibirica Ledeb. *n*. 蓍
Achillea alpona L. [拉;植药] 高山蓍
Achillea millefolium L. [拉;植药] 千叶蓍
Achillea wilsoniana Heimerl. Ex Hand.-Mazz. [拉;植药]云南蓍,西南蓍
achillein 洋蓍草素
Achilles (Achilleus)阿基里斯(希腊神话中的英雄,其母握其踝将他在冥河水中浸过) ‖ ~ bursa 跟腱囊/ ~ jerk, ~ tendon reflex 跟腱反射,踝反射/ ~ tendon 跟腱
Achillessehnenreflex 跟腱反射,阿斯利腱反射[德]
achillobursitis *n*. 跟腱(黏液)囊炎
achillodynia *n*. 跟腱痛
achillorrhaphy *n*. 跟腱缝术
achillotenotomy; achillotomy *n*. 跟腱切断术 ‖ plastic ~ 成形跟腱切断术
Achillurabainia 繁睾(吸虫)属 ‖ ~ nouveli 新繁睾吸虫
achilous *a*. 无唇的
aching *a*. 疼痛的;使人痛苦的
achiria 无手(畸形)
achirous *a*. 无手的
achirus; acheirus *n*. 无手畸胎
achlamydeous [希 a-priv. + chlamys(chlamyd-)mantle] 裸花的
Achlea 鱼真菌属(寄生在鱼类或昆虫身上)
achlorhydria anachlorhydria 胃酸缺乏 ‖ ~ apepsia 蛋白酶缺乏性胃酸缺乏
achlorhydria *n*. 胃酸缺乏(= apepsia)
achloride *n*. 非氯化物
achloroblepsia; achloropsia 绿色盲
achloromonocytoma 非绿色瘤性单核细胞瘤
achloropsia; achloroblepsia *n*. 绿色盲
achluophobia *n*. 暗处恐怖
Achlya *n*. 绵霉属(卵菌亚纲水霉目藻状霉菌之一属,可使某些鱼和昆虫发霉)
Achlyogetonaceae 绵壶菌科(卵菌亚纲水霉目之一科)
achlys [希 achlys darkness] 角膜薄翳,角膜云翳
Achnanthaceae 曲壳藻科(一种藻类)
Achnatherum inebrians(Hance) Keng [拉;植药]醉马草
Achnatherum splendins(Trin.) Nevski [拉;植药]芨芨草
Acholeplasma *n*. 无胆甾原体属(软体纲支原体目无胆甾原体科中的一属细菌,但没有细胞壁,无需血清及胆固醇即可生长) ‖ ~ axanthum *n*. 不黄无胆甾原体/ ~ bactoclasticum *n*. 解菌无胆甾原体/ ~ brassicae*n*. 甘蓝无胆甾原体/ ~ cavigenitalium*n*. 豚鼠外阴无胆甾原体/ ~ entomophilum*n*. 见 Mesoplasma entomophilum / ~ equifetale *n*. 马胎无胆甾原体/ ~ granularum *n*. 粒状无胆甾原体(颗粒无胆甾原体)/ ~ hippikon *n*. 马无胆甾原体/ ~ laidlawii *n*. 莱氏无胆甾原体(莱氏阿原体)/ ~ modicum*n*. 中度无胆甾原体/ ~ morum *n*. 桑葚无胆甾原体/ ~ multilocale *n*. 多位无胆甾原体/ ~ oculusi *n*. 眼无胆甾原体/ ~ palmae *n*. 棕榈无胆甾原体/ ~ parvum*n*. 细小无胆甾原体
Acholeplasmataceae *n*. 无胆甾原体科
acholia *n*. 无胆汁(症)
acholuria *n*. 无胆色素尿 ‖ acholuric *a*.
achondroplasia; chondrodysplasia foetalis 软骨发育不全,胎性软骨营养障碍
achondroplastic *a*. 软骨发育不全的
achor[希 achō rdandruff] ①乳痂 ②头癣 ‖ ~ barbatus 理发癣
achordate; achordal *a*. 无脊索的
achoresis [s neg. + 希 chō rein to hold] [腔器官]容量减少
achorion; Trichophyton 毛(癣)菌属,发癣菌属 ‖ ~ arloingi; ~ quinckeanum 发癣毛(癣)菌/ ~ bennetti 贝奈特氏毛(癣)菌/ ~ ceratophagus 噬蜡毛[癣]菌/ ~ gypseum 石膏样毛[癣]菌/ ~ lebertii 勒伯特氏毛[癣]菌/ ~ quinckeanum 发癣毛[癣]菌/ ~ schoenleinii 许兰氏毛[癣]菌/ ~ violaceum 堇色毛[癣]菌
Achormatium volutans (**Hinze**) *n*. 旋动无色菌
ACHP L'Association Canadienne D'Hygiene Publique 加拿大公共卫生协会
AChR acetylcholine receptor 乙酰胆碱受体
AChRAb acetylcholine receptor antibody 乙酰胆碱受体抗体
Achras L.; Manilkara Adans. [希 wild pear] 人心果属,铁线子属 ‖ ~ sapota 人心果,山榄果
Achras 山榄科
achreocythemia; achroiocythemia 红细胞中血红蛋白缺乏
achreodextrin [希 achylos uncolored + dextrin] 消色糊精,无色糊精
achrestic *a*. 失利用性的,利用不能的(如失利用性贫血时,身体不能利用抗贫血素)
achroa; achroia 色素缺乏,白化病
achroacyte; lymphocyte 淋巴细胞,淋巴球
achroacytosis *n*. 淋巴细胞增多
achrobystia *n*. 包皮环状切除术
achrodextrin 消色糊精
achroglobin *n*. 无色珠蛋白(无脊动物的呼吸色素)
achroia; achroa *n*. 色素缺乏,白化病
achroic 无色的
achroiocythemia *n*. 红细胞中血红蛋白缺乏
achroma ①无色性 ②色素缺乏
achromachia *n*. 灰发,发白
achromacyte [希] ①色素缺乏 ②染色性缺乏
achromasia *n*. 色素缺乏(指皮肤缺乏正常色素的现象);染色性缺乏(指某一组织或细胞对染色不能发生正常的染色反应)
achromasie 核中染色质排出
achromasy ①全色盲 ②无色 ③消色差透镜
achromat ①色盲 ②消色差透镜
achromate *n*. 全色盲者
Achromatiaceae *n*. 无色(杆)菌科(无色硫杆菌科)
achromatic *a*. ①非染色质的 ②消色差的 ③无色的 ‖ ~ apparatus 非染色质器/ ~ condenser 消色差聚光镜/ ~ fiber 非染色质丝/ ~ figure 非染色质象(纺锤体)/ ~ lens 消色差透镜/ ~ lession 非染色质裂隙/ ~ objective 消色差物镜/ ~ spindle 非染色质纺锤体
achromatin *n*. 非染色质(= achromin)
achromatinic *a*. 非染色质的
achromatism *n*. 消色差(性);非染色质性;全色盲
achromatistous *a*. 无色的,缺色素的
Achromatium *n*. 无色菌属,无色(杆)菌属(无色硫杆菌属)
Achromatium gigas *n*. 巨大无色菌
Achromatium mobile *n*. 能动无色菌
Achromatium oxaliferum *n*. 草酸无色菌
achromatization 消色差,消色差化
achromatize *vt*. 使无色;消……色差
achromatocyte; achromacyte 无色红细胞
achromatolysis ①胞质皱缩 ②原浆分离 ③非染色质溶解
achromatope 全色盲者,色盲者
achromatophil; achromophil ①不染色性,拒染性 ②不染体
achromatophilia *n*. 不染色性
achromatopia; achromatopsia *n*. 全色盲 ‖
achromatopic 全色盲的,色盲的
achromatoplasm 非染色原生质
achromatopsia 全色盲

achromatopsia acquisita 后天性色盲
achromatopsia congenitalis 先天性色盲
achromatopsia partialis 部分色盲
achromatopsia total color blindness 全色盲
achromatopsia totalis 全色盲
achromatosis ***n***. ①色素缺乏 ②染色性缺乏
achromatous ***a***. 无色的
achromaturia ***n***. 无色尿
achromia ***n***. 色素缺乏,无色性 ‖ ~, central 中央无色性/~, congenital; albinism 先天性色素缺乏,白化病/~, cortical 皮质色素缺乏(大脑皮质的无节细胞区)/~ parasitica 寄生性色素缺乏/~ unguium; leukonychia 白甲病
achromic ***a***. 无色的
achromin; **achromatin** 非染色质
Achromobacter [希] 无色杆菌属 ‖ ~ aceris ***n***. 槭无色杆菌/~ acidum ***n***. 酸化无色杆菌/~ aerophilum ***n***. 嗜气无色杆菌/~ agile ***n***. 活跃无色杆菌/~ album ***n***. 白色无色杆菌/~ alcaliaromaticum ***n***. 碱香无色杆菌/~ alcaligenes ***n***. 产碱无色杆菌/~ alcaligenes var. rugusum ***n***. 产碱无色杆菌褶皱变种(褶皱假单胞菌)/~ ambigumn ***n***. 可疑无色杆菌(无定无色杆菌)/~ amylovorum ***n***. 食淀粉无色杆菌/~ anitrata ***n***. 无硝无色杆菌/~ anitrata subsp. saponiphilum ***n***. 无硝无色杆菌嗜皂亚种/~ aquamarinus ***n***. 海水无色杆菌/~ arabinosaceum ***n***. 阿糖无色杆菌/~ arcticum ***n***. 北极海水无色杆菌/~ argenteophosphorescens ***n***. 银光无色杆菌/~ aromafaciens ***n***. 生香无色杆菌/~ arsenoxydans-tres ***n***. 砷氧化无色杆菌 ~ arvillum ***n***. 田地无色杆菌/~ azotogena ***n***. 生氮无色杆菌/~ butyri ***n***. 奶油无色杆菌/~ candicans ***n***. 微白无色杆菌/~ caseinicum ***n***. 酪朊无色杆菌/~ centropunctatum ***n***. 圆斑无色杆菌/~ chitinophilum ***n***. 嗜几丁无色杆菌/~ chitinovorus ***n***. 食几丁无色杆菌(噬几丁无色杆菌)/~ citroalcaligenes ***n***. 柠檬产碱无色杆菌/~ citrophilum ***n***. 嗜柠檬无色杆菌/~ conjunclivae ***n***. 结合无色杆菌/~ cruciviae ***n***. 克罗斯韦无色杆菌/~ cyaneophosphorescens ***n***. 氰磷光无色杆菌(氰磷光弧菌)/~ cycloclastes ***n***. 裂环无色杆菌/~ cystinovorum ***n***. 食胱无色杆菌/~ dacunhae ***n***. 德阿昆哈无色杆菌/~ delicatulum ***n***. 娇养无色杆菌/~ delmarvae ***n***. 德尔马瓦无色杆菌(地马瓦无色杆菌)/~ desmolyticum ***n***. 解链无色杆菌/~ dianthi ***n***. 石竹无色杆菌/~ echinodermis ***n***. 棘皮无色杆菌/~ eurydice ***n***. 欧迪斯无色杆菌/~ faecaloides ***n***. 类粪无色杆菌(类粪志贺氏菌)/~ fairmontensis ***n***. 斐蒙无色杆菌/~ fermentationis ***n***. 发酵无色杆菌/~ filifaciens ***n***. 见 Pseudomonas filifaciens ~ fischeri ***n***. 费氏无色杆菌(费氏发光杆菌)/~ formicum ***n***. 蚁酸无色杆菌/~ formosum ***n***. 美丽无色杆菌/~ lipidis ***n***. 类脂无色杆菌/~ lipolyticum ***n***. 溶脂无色杆菌(解脂无色杆菌)/~ liquefactiens ***n***. 液化无色杆菌(溶胶无色杆菌)/~ liquidum ***n***. 清亮无色杆菌(液态无色杆菌)/~ litoralis ***n***. 海滨无色杆菌/~ luminosum ***n***. 闪光无色杆菌(明亮无色杆菌)/~ lunatus ***n***. 半月形无色杆菌/~ lwoffi ***n***. 路氏无色杆菌(沃氏无色杆菌)/~ lyticus ***n***. 水解无色杆菌/~ metalcaligenes ***n***. 次产碱无色杆菌/~ methanophila n. 嗜甲烷无色杆菌/~ mucosus ***n***. 黏液无色杆菌/~ multistriatum ***n***. 多沟槽无色杆菌/~ namatophilus ***n***. 嗜线虫无色杆菌/~ nenckii ***n***. 南氏无色杆菌/~ nitrificans ***n***. 硝化无色杆菌/~ nitriloclastes ***n***. 裂腈无色杆菌/~ nucleoacidives ***n***. 核酸衍生物无色杆菌 ~ paraffinoclastus ***n***.. 脱蜡无色杆菌/~ parvulus ***n***. 极小无色杆菌/~ pastinator ***n***. 掘沟无色杆菌/~ perfectomarinus ***n***. 全海无色杆菌/~ pestifer ***n***. 带疫无色杆菌(传疫无色杆菌)/~ petrolophilum ***n***. 嗜石油无色杆菌/~ phosphoreum ***n***. 磷无色杆菌/~ pictorum ***n***. 皮克特无色杆菌(皮克特假单胞菌)/~ pikowskyi ***n***. 皮氏无色杆菌/~ pinnatum ***n***. 羽叶无色杆菌/~ radiobacter ***n***. 放射形无色杆菌/~ raveneli ***n***. 拉氏无色杆菌/~ reticulare ***n***. 网状无色杆菌/~ rodonatum ***n***. 啮齿无色杆菌/~ rugosum ***n***. 皱褶无色杆菌/~ sewerinii ***n***. 塞氏无色杆菌/~ starkeyi ***n***. 斯氏无色杆菌/~ stationis ***n***. 停滞无色杆菌/~ stearophilum ***n***. 嗜硬脂无色杆菌/~ stenohalis ***n***. 耐盐无色杆菌/~ stutzeri ***n***. 斯氏无色杆菌/~ sulfureum ***n***. 硫色无色杆菌/~ superficiale ***n***. 表面无色杆菌/~ thalassius ***n***. 海洋无色杆菌/~ ubiquitum ***n***. 普遍无色杆菌/~ venenosus ***n***. 有毒无色杆菌/~ viscosus ***n***. 黏无色杆菌(黏液无色杆菌)/~ winigradski ***n***. 维氏无色杆菌/~ xerosis ***n***. 干燥无色杆菌
Achromobacteraceae ***n***. 无色杆菌科
achromocyte crescent body; **selenoid body** 无色红细胞,新月形小体
achromocyte ***n***. 无色红细胞,新月形小体
achromoderma ①皮肤色素缺乏 ②白化病 ③白斑病
achromophil [希]; **achromatophil** ①不染色的 ②不染体
achromophilous ***a***. 非嗜色的,不染色的
achromoreticulocytes 无色网织红细胞,无色网状红细胞
achromosia 无色症
achromosomal 非染色体的
A-chromosome A 染色体
achromotrichia [希] 毛发退色,灰发 ‖ ~, nutritional 营养性灰发(缺乏对氨基苯甲酸引起的)
achromous 无色的
achromoviromycin 无色病毒霉素
Achromycin ***n***. 四环素(tetracycline 制剂的商品名)
achronychous; **acronychous** 嵌甲的
achrooamyloid ***n***. 无色淀粉样蛋白
achroocytosis ***n***. 淋巴细胞增多
achroodextrin ***n***. 消色糊精,无色糊精(一种低分子量糊精,遇碘不呈色)
Achroonema ***n***. 无色线菌属 ‖ ~ angustum ***n***. 五细无色线菌/~ articulatum ***n***. 节无色线菌/~ a gotlandicum ***n***. 果特兰无色线菌/~ inaequale ***n***. 不匀无色线菌/~ lentum ***n***. 缓慢无色线菌/~ macromeres ***n***. 大形无色线菌/~ profundum ***n***. 深处无色线菌/~ proteiforme ***n***. 早熟无色线菌/~ simplex ***n***. 简单无色线菌/~ spiroideum ***n***. 螺旋无色线菌/~ splendens ***n***. 辉煌无色线菌/~ sporogenum ***n***. 生孢无色线菌
achropachy; **clubbed finger** 杵状指
achropsia 色盲
Achucarro's silver tannin method [Nicolas 西组织学家 1851—1918] 阿丘卡罗氏鞣酸银法(检结缔组织) ‖ ~ stain 阿丘卡罗氏染剂(银鞣酸染剂)
Achudemia 荨麻科
achylia [希 achylos juiceless + -ia]胃液缺乏 ‖ ~ gastrica 胃液缺乏/~ gastrica haemorrhagica 出血性胃液缺乏/~ pancreatica 胰液缺乏
achylia gastrica haemorrhagica 出血性胃液缺乏
achylia pancreatica 胰液缺乏
achylous 消化液缺乏的
achymia; **achymosis** 食糜缺乏
achymous 食糜缺乏的
achyranthes ***n***. 牛膝根
Achyranthes L. 牛膝属
Achyranthes aspera L. [拉;植药]土牛膝
Achyranthes aspera L. var. rubrofusca Hook. f. 红褐粗毛牛膝 [拉;植药] 药用其根、全草
Achyranthes aspera L. 倒扣草,土牛膝[拉;植药] 药用其根、全草
Achyranthes aspera var indica L; ~ obtusifolia Lam. 钝头牛膝[拉;植药] 药用其根、全草
Achyranthes asperal L. var. rubrofusca (Wight) Hook. F. [拉;植药]褐叶土牛膝
Achyranthes bidentata Blume 牛膝,怀牛膝[拉;植药] 药用其根
Achyranthes japonica Nakai 尖叶牛膝[拉;植药] 药用其根、全草
Achyranthes longifolia Makino 柳叶牛膝[拉;植药] 药用其根
ACI acute coronary insufficiency 急性冠状动脉机能不全
ACIA asynchronous communication interfac adapter 异步通信接口适配器
acia 上腭板
aciadiosis ***n***. 皮疡真菌病,皮疡霉菌病
aciasis [希]续连症,骨软骨划分不清(软骨营养不良) ‖ ~, diaphysial 骨干性续连症
aciastic 不折射的
Aciatonium [商名]乙乳胆铵(消化道运动功能促进药)
acicle; **acicula** 针,刺
aciclovir (**acyclovir**) 无环鸟苷(抗病毒药)
Aciclovir ***n***. [商名] 阿昔洛韦(抗病毒药)
acicular [拉 **acicularis**]; **aciform** ***a***. 针形的,针状的
aciculate ①粗面的 ②具针状划痕的
aciculum ①针毛(鞭毛虫) ②足刺(多毛类)
acid ***a***. 酸的,酸性的 ***n***. 酸 ‖ ~, abietic; abietinic ~ 松香酸/~, abietolic 松脂次酸/~, abric 相思子酸/~, absinthic 苦艾油酸/~, aceric 槭树酸/~, acetamido-ethylsalicylic; benzacetin 乙酰氨基乙基水杨酸,本扎西丁/~, acetic 乙酸,醋酸/~, acetic, anhydride 乙酐,醋/~, acetic, anhydride 乙酐,冰醋酸/~, acetoacetic 乙酰乙酸/~, acetrizoic 醋碘苯酸(3-乙酰氨基-2,4,6-三碘苯甲酸)/~, acetylamino 乙酰氨基酸/~, acetylaminobenzoic 乙酰氨基苯甲酸/~, acetylaminohydroxyphenyl arsonic; acetarsone 乙酰氨基羟基苯胂酸,乙酰胂胺,醋酰胺胂/~, acetylcresotinic; ervasin 甲基乙酰水杨酸,厄伐辛/~, acetylenic 乙炔酸,炔酸/~, acetylorthocresotinic; ervasin 邻甲基乙酰水杨酸,厄伐辛/~, acetylorthocumaric; tylmarin 乙酰水杨酸,阿司匹林/~, acetyltan-

nic 乙酰鞣酸/～，aconitic 乌头酸，丙烯三羧酸/～，acrylic 丙烯酸/～，actinomycinic 放线菌素酸/～，actithiazic；mycobacidin；mycobacin 放线噻唑酸，杀分支菌酸，杀分支菌素/～，adenosine triphosphoric；adenylpyrophosphoric ～ 三磷酸腺甙/～，adenylic 腺甙酸，一磷酸腺/～，adipic 肥酸，已二酸/～，agaric；agaricic ～ 落叶松蕈酸/～，ailantic 高樗酸，樗酸/～，alantic 土木香酸/～，albuminic，ferrated 含铁蛋白酸(一种淡棕色的猪肝制剂或人造铁与蛋白的制品)/～，aldepalmitic 十六碳烯酸/～，aldobionic 二糖醛酸/～，alduronic 糖醛酸/～，alepric 阿来普酸(大风子酸的同系物)/～，alcerylic 阿来普里酸(大风子酸的同系物)/～，aleuritic 三羟基棕榈酸，三羟基软脂酸，油桐酸/～，alginic 藻酸，海草酸/～，aliphatic 脂肪族酸/～，alkannic 紫朱草酸/～，allanic；allanturic ～ 脲乙醛酸/～，allantoic 尿囊酸/～，allocholanic 别胆烷酸/～，allonic 阿洛糖酸/～，allophanic 脲甲酸/～，alloxanic 四氧嘧啶酸，阿脲酸/～，alloxyproteic 氧化蛋白酸/～，alluranic 脲合四氧嘧啶酸/～，allylbarbituric 丙烯巴比土酸，5－丙烯－5－异丁基巴比土酸/～，5-allyl-5-isopropylbarbituric；aprobarbital；alurate 5－丙烯基－5－异丙基巴比土酸，阿波巴比妥，阿鲁赖特/～，aloetinic 芦荟酸，芦荟紫/～，alpha-amino-beta-hydroxypropionic；scrine 丝氨酸/～，alpha-glucoheptonic a－葡萄庚糖酸/～，alpha-hydroxypropionic；lactic ～ 乳酸/～，alpha-oxynaphthoic a－羟萘甲酸(抗菌药、除臭药)/～，alpharsonic a－砷酸/～，alpha-toluic；phenylacetic ～ 苯乙酸/～，alternaric 间链孢霉酸/～，altronic 阿卓糖酸/～，amalic 四甲基双四氧嘧啶/～，ambrettolic 差基十六烯酸，16－差基十六烯酸[7]/～，amic 酰西安酸(有机酸的酰胺)/～，amido；amino ～ 氨基酸/～，amidocaproic；leucine 氨基已酸，亮氨酸/～，amidonaphthol-potassic；helthin 氨基萘酚钾酸/～，amidosuccinamic 氨基丁二酸一酰胺，氨基琥珀酸一酰胺/～，amino 氨基酸/～，aminoacetic 甘氨酸，氨基乙酸/～，aminosuccinic；aspartic ～ 氨基丁二酸，天门冬氨酸/～，aminothiopropionic；cysteine 半胱氨酸/～，aminovaleric α－氨基戊酸/～，ammonium valerate 酸性戊酸铵/～，amygdalic 杏仁酸/～，anacardic 鸡腰果酸，如酸(驱虫药)/～，angelic 欧白芷酸/～，anilinparasulfonic；sulfanihc ～ 对氨基苯磺酸/～，anisic；p-methoxybenzoic ～［大］茴香酸，对甲氧基苯甲酸/～，anisidin-citric 枸橼酸甲氧基苯胺(镇痛剂)/～，anisuric 茴香酰甘氨酸/～，anthemic 洋甘菊酸/～，anthranilic 邻氨基苯甲酸/～，anthropodesoxycholic；chenodesoxycholic ～ 鹅脱氧胆酸，3,7－二羟胆酸/～，anticyclic 抗环酸/～，antimonic 锑酸/～，antimonious 亚锑酸/～，antinicotinic 抗烟酸/～，antiscorbic；ascorbic ～；vitamin c 抗坏血酸，维生素 C/～，antitartaric；mesctartaric ～ 不旋酒石酸，中酒石酸/～，apocholic 从胆酸，3,12－二羟胆烯－7－酸/～，apocrenic 从白腐酸/～，aposorbic 从山梨糖酸/～，arabic；arabin 阿拉伯酸，阿拉伯胶素/～，arabo-ascorbic；isoascorbio ～ 阿拉伯糖型抗坏血酸，异抗坏血酸/～，arabonic 阿拉伯糖酸/～，arachic；arachidic ～ 花生酸，廿碳酸/～，arachidonic；5,8,11,14-eicosatetraenoic ～ 花生烯酸，廿碳四烯－5,8,11,14－酸/～，areolic 金霉酸/～，aristic 蛇根酸/～，aristidic 蛇根树脂酸/～，aristolic 十五碳蛇根酸/～，aristolochic 马兜铃酸/～，aromatic 芳香族酸/～，arsanilic 对氨基苯砷酸/～，arsellic 鳕肝脂酸/～，arsenic 砷酸/～，arsenous 亚砷酸/～，arsinic 次胂酸/～，qrsinosalicylic 氨基水杨酸/～，arsonic 胂酸/～，arylarsonic 芳[香族]基胂酸/～，ascorbic；vitamin C；cevitamic ～ 抗坏血酸，维生素 C/～，aseptic 抗菌酸剂(一种含硼酸、水、过氧化氢及水杨酸的消毒合剂)/～，aspartic；asparaginic ～ 天门冬氨酸，氨基丁二酸/～，aspergillic 黄笋状菌酸，曲霉酸/～，atractylic 苍术甙/～，atrolactinic α－苯基乳酸/～，α-aureomycinic α－金霉素酸/～，auric 金酸/～，avitamic；ascorbic ～ 抗坏血酸/～，avivitellinic 鸟卵黄球蛋白酸/～，axinic 胭脂虫酸/～，azelaic 壬二酸，杜鹃花酸/～，barbituric 巴比土酸/～，behenic：docosanojc ～ 萮树酸，廿二碳酸/～，benzene-hexacarboxylic；mellitic ～ 苯六羧酸/～，benzenesulfonic 苯磺酸/～，benzoboric 苯硼酸/～，benzoic 苯甲酸/～，benzoyl-aminoacetic；hippuric ～ 马尿酸/～，benzoylglucuronic 苯甲酰葡萄糖醛酸/～，benzoyl-glycolic 苯甲酰乙醇酸/～，beta-acetylpropionic；levulinic ～β－ 乙酰丙酸，块茎糖酸/～，beta-aminobutyric β－氨基丁酸/～，beta-hydroxybutyric；beta-oxybutyric ～β－羟丁酸/～，beta-ketobutyric；diacetic ～β－乙酰乙酸/～，beta-ketopalmiticβ－酮软脂酸/～，beta-naphthol-sulfonic β－萘酚磺酸/～，beta-oxybutyric β－羟丁酸/～，beta-parahydroxy-phenylpropionic；tyrosine 酪氨酸/～，beta-phenylpropionic β－苯丙酸/～，bichloracetic；dichloracetic ～ 二氯乙酸/～，biforminic 双形蕈酸/～，bile 胆汁酸/～，bile，conjugated 结合胆汁酸/～，bilianic 破－A－双羧－7,12－双羰胆酸，胆汁烷酸/～，bilirubinic；bilirudin 胆红酸，胆红素/～，biliverdinic ①胆绿素 ②胆绿酸/～，biloidanic 破－ABC－五羧胆酸/～，binary 二元酸/～，bioforminic 双形蕈酸/～，bioluric 尿酸衍酸/～，bionic；biotic ～ 生物酸/～，bisdehydrodoisynolic 双脱氢道益酸/～，bisdehydromarrianolic 双脱氢马连酸/～，bismuthic 铋酸/～，blattic 蟑螂酸/～，boeic 茶酸|～，bongkrek 米酵霉酸/～，boric；boracic ～ 硼酸/～，borobenzoic 硼苯甲酸/～，borocitric 硼酸枸橼酸/～，borophenylic 硼酸苯酯/～，borosalicylic 硼水杨酸/～，boswellinic 乳香脂酸/～，botulinic 尿囊毒酸/～，brassidic；brassic ～ 顺芜酸，顺廿二碳烯－12－酸/～，brassilic 十三碳二酸/～，brenz-catechin sulfuric 邻羟苯硫酸酯/～，bromauric 溴金酸/～，bromobenzylmalonic 溴苄丙二酸/～，bromogorgoic；dibromotyrosine 3,5－二溴酪氨酸/～，bromophenyl-mercapturic 溴苯硫醇尿酸/～，3-bromosalicyloyl hydroxamic 3－溴水杨酰羟肟酸/～，bufodesoxycholic 蟾蜍去氧胆酸/～，bursic；bursinic ～ 荠菜酸/～，butanoic；butyric ～ 丁酸，酷酸/～，butylcarboxylic；valeric ～ 戊酸，缬草酸/～，butylethylbarbituric 丁基乙基巴比土酸，丁巴比妥/～，butyric 酪酸，丁酸/～，cacodylic 臭胂酸，二甲胂酸/～，caffeic 咖啡酸，二羟基桂皮酸/～，caffetannic 咖啡鞣/～，caffuric 咖啡尿酸(咖啡因氧化后的产物)/～，cahincic；cahincin；caincic ～卡英卡酸，卡英辛/～，calumbic 非洲防己酸/～，camphoglycuronic 樟脑葡萄糖醛酸/～，campholic 四甲基环戊烷羧酸，龙脑酸 ～，camphoric 樟脑酸/～，camphoronic 樟脑酮酸，樟脑三酸，三甲基乙三酸/～，canadinic 加拿丁酸(加拿大松油脂所含的一种酸性树脂)/～，canadinolic 加拿丁洛酸(加拿大松油脂所含的一种酸性树脂)/～，canadotic 加拿杜酸(加拿大松油脂所含的一种酸性树脂)/～，cantharidic 斑蝥酸/～，capric 癸酸/～，caproic；hexanoic ～ 已酸/～，caprylic；octanoic ～ 辛酸/～，capsic 辣椒酸/～，carbamic；carbamino ～ 氨基甲酸/～，carbamino-carboxylic 脲基羧酸/～，carbazotic；trinitrophenol 苦味酸，三硝基酚/～，carbolic；phenol 酚，苯酚，石炭酸/～，carbonaphthoic；hydroxynaphthoic ～ 羟萘甲酸/～，carbonate 重碳酸盐/～，carbonic 碳酸/～，carmic 胭脂虫色酸，胭脂虫红甙/～，carminic 卡红酸，胭脂红酸/～，carnaubic 巴西棕榈酸，廿四酸/～，carnic 肉酸/～，carolic 肉霉酸/～，caronic 二甲基环丙烷二酸/～，carthamic；carthamin 红花素/～，caryophyllic；eugenol 丁香酸，丁香酚/～，caseanic 酪烷酸/～，caseinic 酪蛋白酸/～，cassic 山扁豆酸/～，catechuic；catechin 儿茶酸，儿茶素/～，catechutannic 儿茶鞣酸/～，cathartic 泻酸/～，cellobiuronic 纤维二糖醛酸/～，cellulosic；oxidized cellulose 纤维素酸，氧化纤维素/～，cephalinic 脑磷醋酸/～，cephalophosphoric 脑磷脂磷酸/～，cerebric 脑糖酸/～，cerebronic 脑酮酸，－羟廿四酸/～，cerotic；cerotinic ～ 蜡酸，廿六酸/～，cetoleic；11-docosenoic ～ 鲸蜡油酸，廿二烯－11－酸/～，cetraric；cetrarin 冰鸟衣酸，冰岛衣苦素/～，cevitamic；ascorbic ～维生素 C，抗坏血酸/～，chaulmoogric 大风子油酸，晃模酸/～，chelidonic 白屈菜酸/～，chelidoninic；succinic ～ 琥珀酸，丁二酸/～，chenocholalic 鹅胆酸/～，chenodesoxycholic；anthropodesoxycholic ～鹅脱氧胆酸，3,7－二羟胆酸/～，chenotaurbcholic 鹅牛磺胆酸/～，chinovic 鸡纳斐酸/～，chitonic 缩小甘露糖酸/～，chloracetic 氯乙酸/～，chloranilic 氯醌酸，2,5－二羟基－3,6－二氯苯醌/～，chlorauric 氯金酸/～，chlorhydric；hydrochloric ～ 盐酸，氢氯酸/～，chlorogenic 绿原酸/～，chloropeptic；prptohydrochloric ～ 胃蛋白酶盐酸/～，cholalic 去羟基胆酸，胆烷酸/～，cholatrienic 三烯胆酸/acids，choleic 络胆酸/～，cholenic 胆烯酸/～，choleocamphoric 胆樟脑酸/～，cholesterinic 胆硬脂酸/～，cholic 胆酸/～，cholodinic 胆定酸/～，cholcidanic 胆丹酸，破－AC－四羧胆酸/～，cholonic 胆酮酸/～，chondroitic；chondroitinsulfuric ～ 软骨素硫酸/～，chondrosaminic 软骨氨酸，氨基半乳糖酸/～，chromic 铬酸核酸，去氧核糖核酸/～，chromonucleic；desoxyribose nucleic ～ 染色质/～，chromotropic 变色酸/～，chrysanthemic 除虫菊酸 酸，东莨菪甙原/～，chrysatropic；scopoletin 柯阿托酸，金黄龙葵/～，chrysenic 屈酸，苯萘甲酸/～，chrysophanic；chrysophanol 大黄酸，大黄酚/～，cilianic 12－羰破－A－双羧低级－B－羟胆酸/～，ciloidanic 破－AC－低级－B－羟胆酸/～，cinchomeronic 吡啶二[羧]酸/～，cinchonic 金鸡纳酸/～，cinchoninic 辛可宁酸/～，cinchotannic 金鸡纳鞣酸，辛可宁鞣酸/～，cinnamic 肉桂酸，苯丙烯酸/～，cinnamylic 肉桂酸，苯丙烯酸/～，cis-aconitic 顺乌头/～，9-cis-docosenoic；erucic ～ 顺甘二碳烯－9－酸，顺芥子酸/～，，9-cis-octadecenoic；oleic ～ 顺十八碳烯－9－酸，油酸/～，citraconic 柠康酸，顺甲基丁烯二酸/～，citric 枸橼酸/～，citric，saccharated 含糖枸橼酸/～，cladinonic 红霉糖酸/～，clupanodonic 鱼泡酸，鲱十八酸/～，coal tar 煤焦油酸/～，cobamic 钴绷酸/～，cobinic 钴宾酸/～，cobyrinic 钴比林酸/～，cocatannic 古柯鞣酸/～，cocceric 胭脂虫蜡酸/～，cojic；kojic ～ 曲酸/～，colchicinic 秋水仙酸/～，comanic 哌弄甲酸/～，comenic 可孟酸，羟基吡弄羰酸(系鸦片中的一种晶酸，比罂粟酸少一羧基)/～，copaibic 可派巴胶酸/～，coumaric 香豆酸，羟苯基丙烯酸/～，coumarilic 香豆基酸，氧茚甲酸/～，crenic 白腐酸/～，cresolsulfonic 甲酚磺酸/～，cresotic；cresotinic ～ 甲基水杨酸/～，cresylic；cresol 甲酚，煤酚/～，croconic 克酮酸,邻二羟环戊烯三酮/～,crotonic 巴豆酸,丁烯酸/～,crotonoleic 巴豆油酸/～,crotonolic 甲基巴豆酸,甲基丁烯酸/～,cryptophanic 隐尿酸/～,cubebic 毕澄茄酸/～,cumic; cuminic ～ 枯茗酸,异丙苯甲酸,枯酸/～,cuminuric 枯茗尿酸,异丙巴尿酸/～,cyanacetic 氰乙酸/～,cyanhydric; hydrocyanic ～ 氢氰酸/～,cyanic 氰酸/～,cyanuric 氰尿酸,三聚氰酸/～,cyclopaldic 环青霉醛酸/～,cyclopalic 多二氢环青霉醛酸/～,cyclopentenylallylbarbituric 环烯丙烯巴比土酸/～,cynurenic 犬尿酸/～,cysteic 磺丙氨酸/～,cytidylic 胞[嘧啶核]甙酸/～,damalic 达马酸/～,damaluric 达马尿酸/～,decanoic; capric ～ 癸酸/～,decenoic 癸烯酸/～,decolic; capric ～癸酸/～,dehydroasccrbic 脱氢抗坏血酸/～,dehydrocholalic; dehydrocholic ～ 脱氢胆酸/～,dehydrocholeic 脱氢络脂胆酸/～,dehydrocholic 脱氢胆酸/～,desoxalic 二羟丁二酸,脱草酸/～,desoxycholeic 脱氧络胆酸/～,desoxycholic 脱氧胆酸/～,desoxypentose nucleic 脱氧戊糖核酸/～,4-desoxypteroylglutamic 4－脱氧叶酸/～,desoxyribose nucleic 脱氧核糖核酸/～,dextrotartaric 右旋酒石酸/～,diacetic; acetoacetic ～ 乙酰乙酸/～,diacetyltannic; acetyltannic ～ [二]乙酰鞣酸/～,diallylbarbituric 二丙烯巴比土酸/～,dialuramic 2－氨基丙二酰脲酸/～,dialuric 径尿酸,5－羟巴比土酸/～,diamino 二氨基酸/～,diamino-acetic 二氨基乙酸/～,diaminocaproic; lysine 二氨已酸,赖氨酸/～,diaminocarboxylic; diaminotrihydroxy-dodecanoic ～ 二氨基羧酸,二氨基三羟基十二酸/～,diaminomonocarboxylic 二氨基一羧酸/～, -diaminopymelic , －二氨基庚二酸/～,diaminovaleric; ornithine 2,5－二氨基戊酸,鸟氨酸/～,diazobenzene-sulfonic 重氮苯磺酸/～,dibromgallic; gallobromol 二溴化没食子酸,加洛布罗莫耳/～,dibromobarbituric; dibromin 二溴巴比土酸,迪布罗明/～,dicarboxylic 二羧酸/～,dichloracetic 二氯乙酸/～,2,4-dichlorophenoxyacetic 2,4－二氯苯氧基醋酸/～,didymic 苔酸/～,diethylbarbituric; bartital 二乙巴比土酸,巴比妥/～,digallic 双没食子酸/～,diglycoldisalicyclic 双缩甲醇酰二水杨酸/～,dihydrodoisynolic 二氢道益酸/～,dihydrogladiolic 二氢剑霉酸/～,dihydroxyacetone phosphoric 二羟丙酮磷酸/～,dihydroxydimethylbutyric 二羟二甲基丁酸/～,dihydroxyphenyl acetic 二羟苯乙酸/～,dihydroxystearic 二羟硬脂酸/～,diiodosalicylic 二碘水杨酸/～,diiodotariric; iodostarine 二碘塔利利果脂酸/～,diketo-l-gulonic 2,3－二酮－1－古洛糖酸/～,dimethoxy succinic 二甲氧基琥珀酸/～,dimethylarsinic; cacodylic ～ 二甲胂酸,臭胂酸/～,dimethyl-colchicinic 二甲秋水仙酸/～,diolic 脱水樟脑酸/～,dioxy-diaminosuberic 二羟二氨辛二酸/～,dioxy-phenyl-acetic: homogentisic ～ 二羟苯乙酸,尿黑酸/～,dioxy-salicylic; gallic ～ 二羟水杨酸,没食子酸/～,dithioaminolactic: cystine 二硫氨基乳酸,胱氨酸/～,dithiocarbamic 二硫代氨基甲酸,氨荒酸/～,dithionous; hyposulfurous ～ 联二亚硫酸,次硫酸/～,dithiosalicylic 二硫水杨酸/～,djenkolic 甲烯胱氨酸/～,docosahexenoic 廿二碳六烯酸/～,docosanoic; behenic ～ 榆树酸,廿二碳酸/～,docosatetrenoic 廿二碳四烯酸/～,11-docosenoic; cetoleic ～ 鲸蜡油酸,廿二烯－11－酸/～,dodecanoic; lauric ～ 十二碳酸,月桂酸/～,dodecenoic 十二碳烯酸/～,doeglic 十九碳烯酸/～,doisynolic 道益酸/～,dracilic; dracylic ～; para-aminobenzoic ～对氨基苯甲酸/～,draconic; anisic ～[大]茴香酸/～,durylic 三甲基苯酸/～,edetic; ethylenediamine tetraacetic ～ 依地酸,乙底酸,乙二胺四乙酸/～,eicosanoic; arachidic ～ 廿碳酸,花生酸/～,eicosapentenoic 廿碳五烯酸/～,5,8,11,14-eicosatetraenoic; arachidonic ～ 廿碳四烯－5,8,11,14－酸,花生烯酸/～,9-eicosenoic; gadoleic ～ 廿碳烯－9－酸,鳕油酸/～,elaeomargaric; elaeostearic ～ 桐[油]酸,十八碳三烯－9,11,13－酸/～,elaidic; 9-trans-octadecenoic ～ 反油酸,反十八碳烯－9－酸/～,elaieimic 羊脂酸/～,ellagic 鞣花酸,氧化五倍子酸/～,embelic 恩贝酸/～,emulcic 杏仁清蛋白酸/～,enanthylic 庚酸/～,eosolic 木溜磺酸/～,episaccharic 表糖质酸/～,ergotic 麦角次酸/～,ergotinic 麦角硷酸/～,erucic; 9－cis-docosenoic ～ 顺芥子酸,顺廿二碳烯－9－酸/～,ethanal; glyoxylic ～ 乙醛酸/～,ethanoic; acetic ～ 乙酸,醋酸/～,ethylenelactic 羟丙酸/～,ethylenediamine tetraacetic; edetic ～ 乙二胺四乙酸,依地酸,乙底酸/～,ethylenhydrin-sulfonic; isethionic ～羟乙基磺酸/～,ethylidene lactic; lactic ～ 乳酸/～,5-ethyl-5-isoamylbarbituric; amobarbital 5－乙基－5－异戊基巴比土酸,戊巴比妥/～,ethylsulfonic 乙基磺酸/～,eugenic; eugenol 丁香酸,丁香酚/～,excretolic; excretoleic ～ 粪脂酸/～,fatty 脂肪酸/～,fatty, essential 必需脂肪酸/～,fellic 人胆酸/～,ferricyanic 铁氰酸/～,ferrocyanic 亚铁氰酸/～,ferulic 阿魏酸/～,fibril 神经纤维酸/～,ficocerylic 十三碳酸/～,filicic; filicinic ～ 绵马酸/～,filicitannic 绵马鞣酸/～,filixic 绵马酸/～,flavaspidic 黄绵马酸/～,flavianic 黄素酸/～,fluoric; hydrofluoric ～ 氢氟酸/～,fluosilic; hydrofluosilicic ～ 氟硅酸/～,folic 叶酸/～,folinic 甲酰四氢叶酸,亚叶酸/～,formic 甲酸,蚁酸/～,formyloxaluric 甲酰脲[基]草酸/～,formyl-pteroic 甲酰蝶呤氨基甲酸/～,frangulic 洋鼠李酸/～,frequentic 频青霉酸/～,fructuronic 果糖酮酸/～,fulminic 雷酸,异氰酸/～,fumaric 富马酸/～,fumarprotocetraric 富马前冰岛酸/～,gadelaidic 反鳕油酸/～,gadoleic: 9-eicosenoic ～ 鳕油酸,廿碳烯－9－酸/～,gaidic 十六碳烯酸/～,galactonic; lactonic ～ 半乳糖酸/～,galacturonic 半乳糖醛酸/～,gallic 没食子酸/～,gallhumic; melanogallic ～ 黑鞣酸/～,gallotannic; ordinary tannin 没食子鞣酸/～,gambogic 藤黄酸/～,gentianic 龙胆酸/～,gentiobiuronic 龙胆二糖醛酸/～,gentiotannic; gentianin 龙胆鞣酸/～,gentisic 龙胆酸/～,geronic 牦牛儿酸/～,gigantic 大曲霉酸,巨酸/～,ginkgolic; ginkgoic ～白果酸,银杏酸/～,gladiolic 剑霉酸/～,glucic 糖酸/～,glucoascorbic 葡萄糖型抗坏血酸/～,glucoheptonic 葡萄庚糖酸/～,gluconic 葡萄糖酸/～,glucothionic 糖硫羰酸/～,glucuronic 葡萄糖醛酸/～,glutamic ～; glutaminic ～ 谷氨酸/～,glutaric 戊二酸/～,glyceric 甘油酸/～,glycero-arsenic 甘油砷酸/～,glycerophosphoric 甘油碳酸,磷酸甘油酸/～,glycocholeic 次甘氨胆酸/～,glycocholic 甘氨胆酸/～,glycodesoxycholic 甘氨脱氧胆酸/～,glycollic 羟乙酸,乙醇酸/～,glycoluric 脲乙酸/～,glycosuric 糖尿酸/～,glycuronic; glucuronic ～ 葡萄糖醛酸/～,glycyrrhetinic 甘草次酸/～,glycyrrhizic; glycyrrhizin 甘草酸,甘草甜素/～,glyoxalcarboxylic 乙醛羧酸/～,glyoxylic 乙醛酸/～,gorgoic 珊氨酸/～,gorlic 大风子烯酸/～,graminic; gramic ～短杆菌酪肽/～,granatotannic 石榴鞣酸/～,grisic 灰霉酸/～,guaiacic 愈创木脂酸/～,guaiacol-carbonic 愈创木酚碳酸/～,guaiacol-suifonic 愈创木酚磺酸/～,guaiaconic 羟基愈创木脂酸/～,guaiaretic 愈创木酸/～,S-guanido valerianic; octopine 蟑肉碱/～,guanylic; guanilic ～ 鸟[便嘌呤核]甙酸/～,gulonic 古罗糖酸/～,gummic; arabin 阿拉伯酸,阿拉伯胶素/～,gurjunic 古云胶酸/～,gymnemic 匙羹藤酸/～,gynocardic 大风子酸/～,H H 酸(1－氨基－3,6－二碳酸萘酚)/～,haematinic 血红素酸/～,haloid [氢]卤酸/～,helianthic 偶氮苯磺酸/～,helvellic 马鞍菌酸/～,helvolic; fumigacin 烟曲霉酸,烟色弗状菌酸/～,hematic 血酸/～,hemipinic 二甲氧苯二酸,半雅酸/～,hepta-iodic; periodic ～庚碘酸,过碘酸/～,heptylic 庚酸/～,hexacosanic; cerotic ～ 廿六酸,蜡酸/～,hexadecanoic; palmitic～ 十六酸,棕榈酸,软脂酸/～,hexadecatrienoic 十六碳三烯酸/～,7-hexadecenoic; palmitoleic～ 十六碳烯酸/～,9-hexadecenoic; hypogeic～ 花生十六碳烯酸,十六碳烯－9－酸/～,hexamethylenamine-salicyl-sulfonic 水杨酸磺酸乌洛托品/～,hexanoic; caproic～ 已酸/～,hexonic 五羟基已酸/～,hexose diphosphoric 二磷酸已糖/～,hexuronic; ascorbic～已糖醛酸,抗坏血酸/～,hidrolic; hidrotic～; sudoric ～汗酸/～,hippuric 马尿酸/～,hircic 羊脂酸/～,hirsutic 多毛真菌酸/～,homogentisic; alkapton 尿黑酸/～,homophthalic 高邻苯二酸,高酞酸/～,homopiperidinic 高哌啶酸/～,humic 黑腐酸/～,humulotannic 蛇麻鞣酸/～,hyaluronic 透明质酸/～,hydantoic; glycoluric ～脲乙酸/～,hydnocarpic 副大风子油酸/～,hydracrylic; lactic ～氢丙烯酸,乳酸/～,hydrazide, isonicotinic 异烟肼,异烟酸酰肼/～,hydrazoic; triazoic ～迭氮酸/～,hydriodic 氢碘酸/～,hydrobromic 氢溴酸/～,hydrocaffeic 二羟苯丙酸/～,hydrochioric 盐酸,氢氯酸/～,hydrochioroplatinic 氯铂酸/～,hydrocinnamic 氢化桂皮酸,苯基丙酸/～,hydrocumaric 苯酚丙酸/～,hydrocyanic 氢氰酸/～,hydrodesoxycholic 氢基去氧胆酸,3,6－二羟胆烷酸/～,hydroferricyanic 高铁氰氢酸/～,hydroferrocyanic 亚铁氰氢酸/～,hydrofluoric 氢氟酸 /～,hydrofluosilicic; fluosilic ～氟硅酸/～,hydroiodic 氢碘酸/～,hydroparacumaric 苯酚丙酸/～,hydroquinone-acetic; homogentisic ～尿黑酸/～,hydrosulfuric 氢硫酸,硫化氢/～,hydrosulfurous; thiosulfuric ～硫化硫酸/～,hydroxy 羟酸/～,hydroxyacetic; glycollic ～羟乙酸,乙醇酸/～,p-hydroxybenzoic 对羟苯甲酸/～,hydroxybutyric 羟丁酸/～,hydroxy-n-decanic 羟癸酸/～,hydroxyformobenzoylic 苯酚羟乙酸,对羟苯羟乙酸/～,hydroxyglutamic; oxyglutamic ～羟谷氨酸/～,hydroxyhexanoic 羟已酸/～,hydroxymandelic; paraphydroxyphenylglycolic ～ 对羟苯羟乙酸/～,hydroxynaphthoic 羟萘甲酸/～,3-hydroxy-2-naphthoyl hydroxamic 3－羟基－2－萘甲酰羟肟酸/～,hydroxynervonic 羟廿四碳烯酸/～,hydroxypentacosanic 羟廿五酸/～,p-hydroxyphenyl acetic 对羟苯乙酸/～,p-hydroxyphenylpyruvic 对羟苯丙酮酸/～,2-hydroxypropionic; lactic ～ 2－羟丙酸,乳酸/～,hydroxystearic 羟硬脂酸/～,hygric 古液酸,古柯叶液碱酸/～,hyodesoxycholic 猪去氧胆酸/～,hyoglycocholic 猪甘氨胆酸/～,hyotaurocholic 猪牛磺胆酸/～,hypobromous 次溴酸/～,hypochlorous 次氯酸/～,hypogeic; 9-hexadecenoic ～花生十六碳烯酸,十六碳烯－9－酸/～,hyponitrous 欠氮酸,次硝酸/～,hypophosphoric 低磷酸/～,hypophosphorous 次磷酸/～,hyposulfurous; dithionous ～次硫酸,联二亚硫酸/,hypoxanthylic; inosinic ～次黄[嘌呤核]甙酸/～,

ichthulinic 鱼卵磷蛋白酸/～, ichthyolsulfonic 鱼石脂磺酸/～, imidic 亚氨基酸/～, idonic 艾杜酸/～, idosaccharic 艾杜糖酸/～, imino 亚氨基酸/～, indoleacetic; heteroauxin 吲哚乙酸,杂茁长素/～, indolebutyric 吲哚丁酸/～, indolepropionic 吲哚丙酸/～, indolepyruvic 吲哚丙酮酸/～, 人吲哚丙酸/～, indoxylglucuronic 羟吲哚葡萄糖醛酸/～, indoxylic 羟吲哚酸/～, indoxylsulfonic 羟吲哚磺酸/～, inosinic 次黄[嘌呤核]甙酸/～, inositol hexaphosphoric; phytic ～肌醇六磷酸,植酸/～, inositol triphosphoric 肌醇三磷酸/～, iodic 碘酸/～, iodoacetic 碘乙酸/～, iodoalphionic; (4-hydroxy-3, 5-diiodophenyl) phenylpropionic～碘苯丙酸,碘阿芬酸/～, iodogorgoic; 3, 5-diiodotyrosine 二碘酪氨酸/～, iodopanoic 碘潘诺酸, 2, 4, 6－三碘－3－氨基苯基－乙基丙酸/～, iodophenyl-arsenic 碘苯砷酸/～, iodo-salicylic 碘[代]水杨酸/～, iodosobenzoic 氧碘[代]苯甲酸/～, iodotannic 碘[代]鞣酸/～, iodoxybenzoic 二氧碘[代]苯甲酸/～, iodoxyquinoline sulfonic; loretin 碘羟喹啉磺酸,罗雷丁/～, iopanoic 碘潘诺酸(用于胆囊造影术)/～, ipecacuanhic 吐根酸/～, iridic 鸢尾根酸/～, isanic 伊散酸(峻泻药)/～, isethionic 羟乙基磺酸/～, iso-amyl-ethyl-barbituric; amytal 异戊基乙基巴比土酸,安密妥/～, isoascorbic; arabo-ascorbic～异抗坏血酸,阿拉伯糖型抗坏血酸/～, isobilianic 异胆汁烷酸/～, isobutylallyl barbituric 异丁基丙烯基巴比土酸/～, isobutyl-aminoacetic; leucine 亮氨酸,白氨酸/～, isobutyric 异丁酸/～, iso-citric 异柠檬酸/～, iso-crotonic 异巴豆酸,异丁烯酸/～, isodialuric 异－4－羟丙二酰缩脲/～, iso-erucic 异芥子酸,异廿二碳烯酸/～, iso-linolenic; isolenic～异亚麻酸,异十八碳三烯酸/～, isonicotinic 异烟酸/～, isopentoic; isovaleric ～异戊酸/～, isopropyl-amino acetic; valine 异丙氨乙酸,缬氨酸/～, isosaccharic 异糖质酸/～, isosulfocyanic; isothiocyanic～异硫氰酸/～, isouric 异尿酸/～, isovaleric; isovalerianic ～异戊酸/～, jalapinolic 11－羟十六酸/～, japonic 儿茶鞣酸/～, jecoleic 鳖肝油酸,十九碳烯酸/～, jecoric 肝酸,十八碳三烯酸/～, jervic 白藜芦酸/～, juglandic 胡桃皮酸/～, kainic 海人酸/～, kephalophosphoric; cephalophosphoric ～脑磷脂磷酸/～, kermisic 虫红酸/～, kcto 酮酸/～, ketccapric 癸酮酸/～, ketocaproic 己酮酸/～, ketocholanic 酮胆烷酸/～, -ketoglutaric －酮戊二酸/～, ketogulonic 古洛酮糖酸/～, ketohexonic 己酮糖酸/～, -ketoisocapric －异癸酮酸/～, ketonic 酮酸/～, ketopalmitic 棕榈酮酸/～, 2-ketophosphohexonic 2－酮磷酸己糖酸/～, ketostearic 硬脂酮酸/～, ketosuccinic; oxaloacetic ～酮丁二酸,草酰乙酸/～, ketovaleric 戊酮酸/～, keturonic 酮糖酸/～, kinic; quinic ～奎宁酸, 1, 3, 4, 5－四羟六氢苯甲酸/～, kinctannic 奇诺鞣酸/～, kojic 曲酸/～, krameric; ratanhiatannic ～卡默酸,拉旦尼鞣酸/～, kynurenic; cynurenic ～犬尿酸/～, labile 不稳定酸/～, laccic 虫胶酸/～, lactic 乳酸/～, d-lactic; dextrolactic ～右旋乳酸/～, l-lactic; levolactic ～左旋乳酸/～, lactobionic 乳糖酸/～, lactonic 半乳糖酸/～, lactucic 莴苣酸/～, lanoceric 判毛脂酸/～, lanopalmic 羟十六酸,羟软脂酸/～, laricic; larixinic ～; larixin 落叶松酸/～, laricinolic 落叶松树脂酸(得自意大利威尼斯松节油)/～, larinolic 落叶松树脂次酸(意大利威尼斯松节油主要成分)/～, lauric; laurostearic ～; dodccanoic～月桂酸,十二碳酸/～, leuconic 白酮酸,五酮环戊烷/～, leucopurpuric 退色红紫酸/～, levotartaric 左旋酒石酸/～, levulinic 块茎糖酸,乙酰丙酸/～, lignoceric 掬酸,廿四酸/～, lignulmic 检木酸/～, linoleic; 9, 12-octadecadienoic ～亚油酸,十八碳二烯－9, 12－酸/～, linolenic 亚麻酸,十八碳三烯－9, 12, 15－酸/～, linolic; linoleic ～亚油酸,十八碳二烯－9, 12－酸/～, lipoic 硫辛酸/～, lithic; uric ～尿酸/～, lithobilic 石胆汁酸/～, lithocholic 石胆酸/～, lithofellic 石肠酸/～, luteic 淡黄青霉糖酸/～, lycopodium-oleic 石松子油酸/～, lymphokentric 淋巴细胞生长酸/～, lysalbic 卵清酸/～, lysergic 麦角酸/～, lysuric 二苯甲酰赖氮酸/～, lyxonic 来苏糖醇酸/～, maizenic 玉米酸/～, maleic 顺丁烯二酸/～, malic 苹果酸/～, malonic 丙二酸/～, mandelic 杏仁酸,苯乙醇酸/～, manganic 锰酸/～, manganous 亚锰酸/～, mannitic 甘露酸/～, mannonic 甘露糖酸/～, mannosaccharic 甘露糖二酸/～, mannuronic 甘露糖醛酸/～, marasuric 马拉酸/～, margaric 十七酸/～, margosic 栋油酸/～, marrianolic 马连酸/～, mastichic 熏陆香脂酸/～, meconic 袂庚酸/～, medullic 廿一酸/～, melanogallic 黑鞣酸/～, melassic 糖蜜酸,糖滓酸/～, melilotic 羟苯丙酸/～, melissic 三十烷酸(蜂花酸)/～, mellitic; benzene-hexacarboxylic ～苯六羧酸/～, mercapturic 硫醇尿酸/～, mesitonic 莱酮酸,二甲基酮戊酸/～, mesitylenic 二甲基苯甲酸/～, mesityluric 二甲基苯甲酰甘氨酸/～, mesotartaric 不旋酒石酸,中酒石酸/～, mesoxalic 二羟丙二酸/～, metagallic; pyrogallol 焦没食子酸,焦没食子酚/～, metahydroxybenzoic 间羟基苯甲酸/～, meta-iodo-ortho-oxyquinoline-sulfonic; loretin 间碘邻羟基喹啉磺酸,罗雷丁/～, metaphosphoric 偏磷酸/～, metarsenic 偏砷酸/～, metasaccharic 甘露糖二酸/～ acids, metastannic 偏锡酸/～, metatartaric 偏酒石酸/～, metavanadic; vanadic ～钒酸/～, methacrylic 甲基丙烯酸/～, methionic 甲二磺酸/～, methylamino 甲基氨基酸/～, methyl-aminoacetic; sarcosine 甲[基]甘氨酸,肌氨酸/～, methylarsinic 甲次砷酸/～, methylene-citryl-salicylic; novaspirin 次甲基枸橼酰水杨酸,新阿司匹林/～, methylene-hippuric 次甲基马尿酸/～, methyl-guanidine acetic; creatine 甲胍基乙酸,肌酸/～, methyl-hydantoic 甲基脲乙酸/～, methylhydroxybenzoic; cresotic ～甲[基]对羟苯甲酸,甲基水杨酸/～, methyl-maleic; citraconic ～顺甲基丁烯二酸,柠康酸/～, methyl-phenylquinolin-carboxylic 甲基苯喹啉羧酸,甲基辛可芬/～, methylprotocatechuic; vanillic ～4－羟基－3－甲氧基苯酸,香草酸/～, 10-methylstearic; tuberculostearic ～10－甲基硬脂酸,结核菌硬脂酸/～, methylsuccinic; pyrotartaric～甲基琥珀酸,焦酒石酸/～, methyl tetrahydronicotinic 甲基四氢化烟酸/～, mezereic 白瑞香酸/～, mineral 矿物酸,无机酸/～, molybdic; molybdenic ～钼酸/～, monamino; mono-amino ～一氨基酸/～, mono-aminodicarboxylic 一氨基二羧基酸/～, mono-amino-mono-carboxylic 一氨基——羧基酸/～, monobaslc 一元酸/～, monochloroacetic 一氯乙酸,一氯醋酸/～, monoiodoacetic 一碘乙酸/～, montanic 廿九酸/～, moritannic 桑鞣酸/～, morphoxylacetic 吗啡乙酸/～, morrhuic 鱼肝油酸/～, mucic 黏液酸/～, mucoitin-sulfuric 黏液素硫酸/～, mncolic 嗜酸菌羟酸/～, mycophenolic 霉酚酸/～, myelokentric 髓细胞生长酮酸/～, myristic 肉豆蔻酸,十四烷酸/～, myristoleic; 9-tetradecenoic ～肉豆脑酸, 9－十四碳烯酸/～, myronic 黑芥子甙酸/～, naphthalene sulfonic 萘磺酸/～, naphthionic 氨基萘磺酸/～, naphtholcarboxylic 萘酚羧酸,羟基萘甲酸/～, naphtholdisulfonic 二磺酸萘酚/～, naphtholsulfonic 磺酸萘酚/～, -naphthoxyacetic －萘氧基醋酸/～, -naphthylacetic 萘醋酸,萘乙酸/～, naphthylaminosulfonic; naphthionic ～氨基萘磺酸/～, naphthylmercapturic 萘硫醇尿酸,萘乙酰半胱氨酸/～, narcotinic 那可汀酸/～, nastinic 分支菌脂酸/～, nemotinic 尼莫汀酸/～, nervonic; 9-tetracosenoic ～廿四碳烯－9－酸,神经酸/～, neuraminic 神经氨酸/～, neurostearic 脑硬脂酸/～, nicotinic; niacin 烟酸/～, nicotinuric 烟尿酸/～, nisinic 廿四碳六烯酸/～, Nissl; fibril～神经纤维酸/～, nitric 硝酸/～, nitroferrocyanic 亚硝基铁氰酸/～, nitrohydrochloric; nitromuriatic ～硝盐酸(王水)/～, nitroprussic; nitroferrocyanic～亚硝基铁氰酸/～, nitrosonitric 亚硝基硝酸,发烟硝酸/～, nitrous 亚硝酸/～, nonanoic; nonoic ～壬酸/～, norpinic 2, 2－二甲基－1, 3－环丁烷二甲酸/～, nucleic 核酸/～, nucleinic 核酸/～, nucleothyminic 核胸腺酸/～, 9, 12-octadecadienoic; linoleic ～亚油酸,十八碳二烯－9, 12－酸/～, octadecanoic; stearic ～硬脂酸/～, octadeca-9, 11, 13-trienoic; elaeomargaric ～桐[油]酸,十八碳三烯－9, 11, 13－酸/～, 9, 12-15-octadecatrienoic; linolenic ～十八碳三烯－9, 12, 15－酸,亚麻酸/～, 13-octadecenoic; rapic ～十八碳烯－13－酸,菜子酸/～, octanoic; caprylic ～辛酸/～, oenanthylic; enanthylic ～庚酸/～, olefinic 烯族酸/～, oleic; 9-cis-octadecenoic ～油酸,顺十八碳烯－9－酸/～, oleophosphoric 油磷酸(卵磷脂分解产物)/～, opianic 鸦片酸,阿片酸,二甲氧苯醛酸/～, organic 有机酸/～, ornithuric; dibenzoyl ornithin 鸟尿酸,二苯甲酰鸟氨酸/～, orotic 乳清酸, 2, 6－二氧嘧啶－1－甲酸/～, orsellinic 苔色酸/～, ortho-aminosalicylic 邻氨基水杨酸/～, ortho-arsenic; arsenic ～砷酸/～, orthobenzene ′dicarboxylic; phthalic ～苯二甲酸,酞酸/～, orthoboric; boric ～硼酸/～, orthohydroxybenzoic; salicylic ～邻羟基苯甲酸,水杨酸/～, orthoiodoxybenzoic 邻碘氧苯甲酸/～, orthooxybenzoic; salicylic ～邻羟基苯甲酸,水杨酸/～, orthophosphoric [正]磷酸/～, oshaic 奥夏酸/～, osmic 锇酸/～, osonic 酮糖酸/～, oxalic 草酸,乙二酸/～, oxaloacetic; ketosuccinic ～草酰乙酸,酮丁二酸/～, oxalocitraconic 草酰顺甲代丁烯二酸/～, oxaloglutaric 草酰戊酸/～, oxalosuccinic 草酰琥珀酸/～, oxaluric 脲[基]草酸/～, oxamic 草氨酸,草酰一胺/～, oxide 酸性氧化物/～, oxy 含氧酸/～, oxyacetic; glycollic ～羟乙酸,乙醇酸/～, oxyamygdalic; oxyformobenzoylic ～; hydroxyformobenzoylic ～苯酚羟乙酸,对羟苯羟乙酸/～, oxyaspergillic 氧曲霉酸/～, oxybenzoic; salicylic ～邻羟苯甲酸,水杨酸/～, oxybutyric; hydroxybutyric ～羟丁酸/～, oxycarnic 羟肉酸/～, oxygen 含氧酸/～, oxyglutamic; hydroxyglutamic ～羟谷氨酸/～, oxylic 肉铁质酸/～, oxymandelic; hydroxyformobenzoylic ～苯酚羟乙酸,对羟苯羟乙酸/～, oxynaphthoic; hydroxynaphthoic ～羟萘甲酸/～, oxynaphthyl-ortho-oxytoluylic; epicarin －羟基萘邻羟基间苯甲酸,埃皮卡林/～, oxynervonic 羟基神经酸,廿四碳羟烯酸/～, cxyphenylacetic; parapydroxyphenylacetic ～对羟苯乙酸/～, oxyphenylaminopropionic; tyrosine 酪氨酸/～, oxypropionic 羟基丙酸,乳酸/～, oxyprotoic 氧蛋白酸[肽类]/～, oxyproteinic 羟基蛋白酸/～, oxyprotonic; oxyprotosulfonic ～氧蛋白磺酸/～, oxytoluic; cresotinic ~ 甲基水杨酸/~, palmitic; hexadecanoic ~ 棕榈酸,软脂酸,十六酸/~, palmitinic; palmitic ~ 棕榈酸,软脂酸/~, palmitoleic 十六碳烯酸/~, palmitolic 十八碳炔酸,棕榈脑酸/~ pangamic 泛配子酸(维生素 B_{15})/~, pantoic 泛解酸/~, pantothenic 泛酸/~, papaveric 罂粟酸/~, paraaminobenzoic 对氨基苯甲酸/~, paraaminohippuric 对氨基马尿酸/~, paraaminosalicylic (缩 PAS) 对氨基水杨酸/~, para-amino-salicyluric 对氨基水杨酰尿酸/~, parabanic 仲班酸,乙二酰脲/~, paracresotic 对甲基水杨酸/~, paraffinic 石蜡酸/~, parahydroxybenzoic 对羟苯甲酸/~, parahydroxyhydratropic; hydrocumaric ~ －苯酚丙酸/~, parahydroxyphenylacetic 对羟苯乙酸/~, parahydroxyphenylglycolic 对羟苯羟乙酸/~, parahydroxyphenyl-propionic 对羟苯丙酸/~, para-iodo-phenyl-arsenic 对碘苯砷酸/~, paralactic 副乳酸,右旋乳酸/~, paranucleic 副核酸/~, paraphenol-sulfonic; sulfocarbolic ~ 酚磺酸/~, pararosolic; rosolic ~ 玫瑰色酸,玫红酸/~, parasaccharic 对糖质酸/~, parasorbic 仲出梨酸/~, paratartaric; racemic ~ 消旋酸/~, parillic; parillin 副菝葜皂角甙/~, pectic 果胶酸/~, pentahydroxyhexoic 五羟己酸/~, pentathionic 五硫酸/~, pentonic 戊糖酸/~, peptohydrochloric 胃蛋白酶盐酸/~, perboric 过硼酸/~, perchloric 高氯酸,过氯酸/~, periodic 过碘酸/~, permanganic 过锰酸/~, perosmic 过锇酸/~, peroxymonosulfuric; persulfuric ~ 过硫酸/~, peroxyprotonic 过氧[化]蛋白磺酸/~, persulfuric 过硫酸/~, petroselinic 芫荽油酸/~, phenaceturic 苯乙尿酸/~, phenic; carbolic ~ 酚,苯酚,石炭酸/~, phenolglucuronic; phenyl glucuronide 葡萄糖苯甙酸,葡萄糖醛酸苯酚甙/~, phenolsulfonic; aseptol 酚磺酸,羟苯磺酸/~, phenolsulfuric 酚硫酸/~, phenyl fatty 苯脂[肪]酸/~, phenyl lactic 苯乳酸/~, phenyl quinoline carboxylic; cinchophen 苯喹啉羧酸,辛可芬/~, phenyl valeric 苯戊酸/~, phenylacetic 苯乙酸/~, phenylaminopropionic; phenylalanine 苯基丙氨酸/~, phenylcinchoninic; cinchophen 苯基辛可宁酸,辛可芬/~, phenylethylbarbituric; phenobarbital 苯基乙基巴比土酸,苯巴比妥/~, phenylglycotic; mandelic ~ 苯乙醇酸,杏仁酸/~, phenylglycuronic 苯葡萄糖醛甙酸/~, phenythydrazinlevulinic 苯革肼一酮戊酰/~, phenylic; carbolic ~ 酚,苯酚,石炭酸/~, phenylmercapturic; bromphenylmercapturic ~ 苯硫醇尿酸,溴苯硫醇尿酸/~, phenyloboric 苯基硼酸/~, phenylpropionic; hydrocinnamic ~ 苯基丙酸,氢化桂皮酸/~, phenylpyruvic 苯丙酮酸/~, phenylsalicylic 苯基水杨酸/~, phenylsulfonic; aseptol 苯磺酸,酚磺酸/~, phenylsulfuric 苯硫酸/~, phloretic; parahydroxyhydratropic ~ 根皮酸,－苯酚丙酸/~, phocenic; valeric ~ 戊酸,缬草酸/~, phosphatidic 磷脂酸/~, phosphoacetic 乙酰磷酸/~, phosphoarabonic 磷酸阿拉伯糖酸/~, phosphocarnic 磷肉酸/~, phospho-enol-oxaioacetic 磷酸[烯醇]草酰乙酸,磷酸[烯醇]丁酮酸/~, phospho-enol-pyruvic 磷酸[烯醇]丙酮酸/~, phosphogluconic 磷酸葡萄糖酸/~, phosphoglyceric; glycerophosphoric ~磷酸甘油酸,甘油磷酸/~, phosphohexonic 磷酸己糖酸/~, phosphoketuronic 磷酸酮糖酸/~, phosphomolybdic 磷钼酸/~, phosphopyruvic 磷酸丙酮酸/~, phosphoric 磷酸/~, phosphoric, glacial; metaphosphoric ~冰磷酸,偏磷酸/~, phosphorous 亚磷酸/~, phosphotungstic 磷钨酸/~, phrenosinic 廿四醇酸,脑酮酸/~, phthalic 苯二甲酸,酞酸/~, phthalic, anhydride 邻苯二甲[酸]酐,酞酸酐/~, phthioic 结核菌酸/~, phyllocyanic 叶青酸/~, physetoleic 鲸酸,十六[碳]烯－9－酸/~, phytic 植酸/~, phytolaccic 商陆酸/~, phytonucleic 植物核酸/~, picramic 氨基苦味酸/~, picric; trinitrophenol 苦味酸,三硝基酚/~, picric-nitric 苦硝酸/~, picrolonic 苦酮酸/~, picropodophyllic 鬼臼毒酸/~, picrosulfuric 苦硫酸/~, pimaric 海松酸/~, pimelic 庚二酸/~, piperic; piperinic ~胡椒酸/~, piscidic 牙买加毒鱼豆[根皮]酸/~, pivalic 三甲基醋酸/~, plasminic 胞浆素酸/~, plasmonucleic; ribose nucleic ~ 胞浆核酸,核糖核酸/~, platinochloric; hydrochloroplatinic ~ 氯铂酸/~, plumbodithiopyridine carboxylic 二硫代吡啶酸酸铜(用于癌的治疗)/~, podophyliic 鬼臼酸/~, polyatomic; polybasic ~多元酸/~, polyporic 多孔菌酸/~, polyvinyl sulfuric 聚乙烯硫酸/~, potassium phthalate 酸性邻苯二酸钾/~, propiolic; propargylic ~丙炔酸/~, propicnic 丙酸/~, propionylsalicylic 丙酰水杨酸/~, propylacetic 丙基乙酸/~, protic 白蛋白酸/~, protocatechuic 原儿茶酸,3,4－二羟苯酸/~, prussic; hydrocyanic ~氢氰酸/~, psyllic; psyllostearylic ~卅三酸/~, pteroic 蝶[呤]氨苯甲酸,蝶酸/~, pteroyldiglutamic 蝶[呤]氨苯甲酰二谷氨酸/~, pteroylglutamic; folic ~蝶[呤]氨苯甲酰谷氨酸,叶酸/~, pteroylmonoglutamic; folic ~ 蝶[呤]氨苯甲酰一谷氨酸,叶酸/~, pteroyltriglutamic 蝶[呤]氨苯甲酰三谷氨酸/~, puberulic 短毛霉酸,软毛霉酸/~, puberulonic 短毛霉酮酸,软毛霉酮酸/~, pulvilloric 粉青霉酸/~, punico-tannic 石榴根鞣酸/~, purpuric 红紫酸/~, pyolipic 绿脓杆菌脂酸/~, pyridine-tricarboxylic 吡啶三羧酸/~, pyridoxic 吡哆酸/~, pyroarsenic 焦砷酸/~, pyroboric 焦硼酸/~, pyrocholesteric 焦胆甾酸/~, pyrocinchonic 二甲基丁烯二酸,焦金鸡纳酸/~, pyrocitric; citraconic ~ 焦柠檬酸,柠康酸/~, pyrogallic; pyrogallol 焦没食子酸,焦没食子酚,连苯三酚/~, pyroligneous 焦木酸/~, pyrophosphoric 焦磷酸/~, pyroracemic; pyruvic ~ 丙酮酸/~, pyrosulfuric 焦硫酸,一缩二硫酸/~, pyrotartaric 焦酒石酸,甲基琥珀酸/~, pyrrolidin carboxylic; proline 吡咯烷羧酸,脯氨酸/~, pyruvic 丙酮酸/~, quercitannic 白槲鞣酸/~, quillaic 皂树酸/~, quinaldinic 喹哪啶酸,喹啉酸/~, quinic 奎尼酸,1,3,4,5－四羟六氢苯甲酸/~, quininic 奎宁酸/~, quinotannic 奎鞣酸,金鸡纳鞣酸/~, quinovic 鸡纳斐酸,奎诺酸/~, racemic 消旋酸/~, rapic; 13-octadecenoic ~ 菜子酸,十八碳烯－13－酸/~, ratanhiatannic; krameric ~ 拉旦尼鞣酸,卡默酸/~, reductic; reductinic ~ 还原酸/~, Reinecke's 雷纳克氏酸,铬氨硫氰酸/~, residual 剩余酸[量]/~ rheic; chrysophanic ~ 大黄酸,大黄酚/~, rheotannic 大黄鞣酸/~, rheumic 大黄红酸(大黄鞣酸的衍生物)/~, rhodanic; thiocyanic ~ 硫氰酸/~, riboflavin-5-phosphoric 核黄素－5－磷酸/~, ribonic 核糖酸/~, ribonucleic; ribose nucleic ~ 核糖核酸/~, ricinelaidie 反蓖麻油酸/~, ricinoleic; ricinolic ~ 蓖麻[油]酸/~, rosacic 紫色素,1,2,4－三羟蒽酸/~, rosatannic 蔷薇鞣酸/~, rosolic 蔷薇色酸,玫红酸/~, ruberythric 茜根酸/~, rufigallic 绛桔酸,六羟基蒽醌/~, rutic 靶香十烯酸/~, sabinenic 沙芬酸/~, saccharic 糖质酸/~, saccharonic 糖酮酸,甲基糖二酸/~, salicylacetic; salicylo-acetic ~ 水杨乙酸,水杨酰醋酸/~, salicylic 水杨酸,柳酸/~, salicylo-acetic 水杨酰醋酸(抗菌药)/~, salicyloecetylsalicylic 水杨酰乙酰水杨酸/~, salicylosalicylic; diplosal 水杨酰水杨酸/~, salicylous 水杨醛/~, salicylsulfonic; sulfosalicylic ~ 磺基水杨酸/~, salicyluric 尿水杨酸/~, salmic 鲑红酸/~, salolphosphinic 水杨酸苯次膦酸/~, santalinic 檀香酸/~, santonic 山道酸/~, santoninic 山道年酸/~, sapocholic 皂胆酸/~, sarcolactic; lactic ~ 肌乳酸,乳酸/~, sarcylic; inosinic ~ 次黄[嘌呤核]甙酸/~, Scheele's 谢勒氏酸(4%氢氰酸溶液)/~, sclerotic; sclerotinic ~ 麦角硬酸/~, sebacic 癸二酸/~, selenic 硒酸/~, selenious 亚硒酸/~, shikimic 莽草酸,三羟环已烷酸/~, siaresinolic 秦安息香树脂酸/~, silicic 硅酸/~, silicotungstic 硅钨酸/~, sinapinic 白芥子酸/~, skatolcarboxylic 甲基吲哚羧酸/~, skatoxyl-glycuronic 羟甲基吲哚葡萄糖醛酸/~, skatoxyl-sulfuric 羟甲基吲哚硫酸/~, sonbutali; seccadary butyl- bromallyl-barbituric ~ 桑布他酸,仲丁基—溴丙烯基巴比土酸/~, sorbic 山梨酸,已二烯酸/~, sorburonic 山梨糖酮酸/~, sozoicdolic; sozoiodol 二碘酚磺酸/~, sozulic; aseptol. 索佐酸,酚磺酸/~, spermanucleic 精子核酸/~, sphacelinic 麦角素酸/~, sphingomyelinic [神经]鞘磷脂酸/~, sphingostcaric [神经]鞘硬脂酸/~, stannic 锡酸|~, stenric 硬脂酸/~, stearidonic 十八碳四烯酸/~, stearolic 十八碳炔酸/~, stibanilic 对氨苯基弟酸/~, stibious 亚锑酸/~, suberic 软木酸,辛二酸/~, succinic 琥珀酸,丁二酸/~, sudoric 汗酸/~, sulfacetic; acetylsalicylic ~ 乙酰水杨酸,阿司匹林/~, sulfaminic; sulfamic ~ 氨基磺酸/~, sulfanilic 对氨基苯磺酸/~, sulfhydric; hydrosulfuric ~ 氢硫酸,硫化氢/~, sulfichthyolic; ichthyolsulfonic ~ 鱼石脂磺酸/~, sulfindigotic 靛蓝磺酸/~, sulfinic 亚磺酸/~, sulfo－硫代酸/~, sulfo-aminolactic; cysteine 半胱氨酸/~, sulfocarbolic; aseptol 酚磺酸/~, sulfoconjugate 酚硫酸/~, sulfocyanic; thiocyanic ~ 硫氰酸/~, sulfo-ichthyolic; ichthyolsulfonic ~ 鱼石脂磺酸/~, sulfoindigotic; sulfoindylic ~ 靛磺酸/~, sulfoleic; stearin-sulfuric ~ 磺油酰/~, sulfonic 磺酸/~, sulforicinoleic 磺基蓖麻酸/~, sulfosalicylic 磺基水杨酸/~, sulfovinic 乙基硫酸/~, sulfuric 硫酸/~, sulfurous 亚硫酸/~, tagaturonic 塔格糖酮酸/~, talonic 太罗糖酸/~, tangic 昆布酸/~, tannic 鞣酸/~, tar 焦油酸/~, tariric 十八碳炔酸/~, tartaric 酒石酸/~, tartronic 羟基丙二酸/~, taurocarbamic 牛磺脲酸/~, taurocholeic 牛磺去氧胆酸/~, taurocholic 牛磺胆酸/~, taurylic 牛磺酰酸/~, teichoic 壁酸(为细胞型成分之一)/~, telluric 碲酸/~, teracrylic 庚烯－3,1－酸/~, tercbic 芸香酸/~, ternary 三元酸/~, terracinoic 土霉酸(4－羰－5－羟－3－甲－1－氧－2－茚满基乙酸)/~, terrestric 青地霉酸/~, tertiary butyl acetic 特丁基乙酸/~, testicular nucleic 睾丸核酸/, tetraboric; pyroboric ~ 四硼酸,焦硼酸/~, tetrachloric 四氯酸/~, tetracosanoic; lignoceric ~ 廿四酸,鞠酸/~, 9-tetracosenoic; nervonic ~ 廿四碳烯－9－酸/~, tetradecenoic 十四碳烯酸/~, tetradeconic; myristic ~ 肉豆蔻酸,十四烷酸/~, tetrahydrofolic 四氢叶酸/~, tetramethyluric 四甲基尿酸/~, tetrathiodiglycollic 四硫双羟乙酸/~, tetrodonic 河豚毒酸/~, thapsic 十六碳二酸/~, thebolactic 鸦片乳酸/~, theobromic 可可酸/~, thcrapic 十八碳四烯酸/~, thioaminopropionic; cysteine 硫氢氨基丙酸,半胱氨酸/~, thiocarbamylthioglycollic 硫脲巯乙酸,硫腺硫氢乙酸/~,thioctic 硫辛酸/~,thiocyanic 硫氰酸/~,thioglycollic 巯基乙酸/~,thiolactic 硫乳酸/~,thiolic 硫羟酸/~,thionic 硫羰酸/~,thiopanic; pantoyltaurine 泛磺酸/~,thiopyruvic –硫氢丙酮酸/~,thiosalicylic 硫代水杨酸/~,thiosulfuric 硫代硫酸/~,thiuretic 硫代醋酸/~,threonic 苏糖酸/~,thymic 胸腺核甙酸/~,thymidylic 胸腺嘧啶核甙酸/~,thyminic, solurol 胸腺嘧啶原/~,thyminic, solurol 胸腺嘧啶原酸/~,thymonucleic; thymus nucleic ~; desoxyribose nucleic ~ 胸腺核酸,脱氧核糖核 酸/~,tiglic 甲基巴豆酸/~,toluic 甲苯甲酸/~,toxicodendric 野葛酸/~,9-trans-docosenoic 反芥油酸,反廿二碳烯–9–酸/~,9-trans-octsdecenoic, elaidic ~ 反十八碳烯–9–酸,反油酸/~,traumatic; wound hormone 创伤激素/~,traiatomic 三元酸,三阶酸/~,trazoic 迭氮酸/~,tricarboxylic 三羧酸/~,trichlorethyl-glucuronic 三氯乙基葡萄糖醛酸/~,trichloroacetic 三氯乙酸,三氯醋酸/~,tricosanoic 蜂[蜡]酸,廿三碳酸/~,tricyanic 三聚氰酸/~,tridecanoic 十三酸/~,trihydroxybenzoic; gallic ~ 三羟基苯酸,没食子酸/~,triiodoethionic; 3–(3–hydroxy-2,4,6-triiodophenyl)-2-ethylpropopionic ~ 三碘乙二碘酸/~,triketocholanic 三酮胆烷酸/~,trimethylacetic 三甲[基]乙酸/~,trimethylamino-acetic 三甲氨乙酸/~,triosephosphoric 丙糖磷酸/~,trithionic 连三硫酸/~,triticonucleic 麦胚核酸/~,tropinic 托品酸/~,tuberculinic 结核菌核酸/~,tuberculostearic; 10-methylstoaric ~ 结核菌硬脂酸,10–甲基硬脂酸/~,tumenol sulfonic; tumenol 地沥青油,图门诺耳(治皮肤病)/~,tungstic 钨酸/~,ulmic 榆酸/~,umbellic 撒花酸/~,undecandioic 十一烷二酸/~,undecanoic 十一酸/~,undecylenic 十一碳烯酸/~,unguilic 斥柄霉酸/~,uramilic 缩–2–氨基丙二酰脲酸/~,uramino-acetic; glycoluric ~ 脲乙酸/~,ruaminobenzoic 脲苯甲酸/~,uraminotauric 脲牛磺酸/~,l-ureidosuccinic l–脲代琥珀酸/~,uric 尿酸/~,uridylic 尿[二氧嘧啶核]甙酸/~,urobenzoic; hippuric ~ 马尿酸/~,urocanic 尿刊酸,咪唑丙烯酸/~,urocaninic 尿刊宁酸/~,urochloralic; urochloric ~ 尿氯酸/~,uroferric 尿铁酸/~,uroleucinic; uroleucic ~ 尿亮酸/~,uronic 糖醛酸/~,uroproteic 犬尿蛋白酸/~,uroxanic 二脲[代]丙二酸/~,ursodesoxycholic 熊去氧胆酸/~,ursolic 乌索酸/~,usnic 地衣酸,网形分支真菌酸/~,uvitic 5–甲基苯间二甲酸/~,vaccenic 异油酸,十八碳二烯–7,8–酸/~,vaccinic 牛痘酸/~,valerianic; valeric ~ 戊酸,缬草酸/~,valeric 戊酸,缬草酸/~,vanadic 钡酸/~,vanillic 香草酸,4–羟基–3–甲氧基苯酸/~,vegetable 植物酸/~,veratric 藜芦酸,二甲氧基苯酸/~,viburnic 莱迷酸/~,vinic 酒酸/~,violuric 尿酸/~,vitamin A 维生素 A 酸/~,vulpic; vulpinic ~ 多缩苔葡酸/~,xanthic 黄原酸,硫羟羰碳酸乙酯/~,xanthobilirubic 黄胆红酸/~,xanthogenic; xanthic ~ 黄原酸,硫羟羰碳酸乙酯/~,xanthoproteic 黄蛋白酸/~,xanthurenic 黄尿烯酸/~,xanthylic 黄[嘌呤核]甙酸/~,xanthylic-nucleic 黄嘌呤核酸,黄尿环核酸/~,xylic 二甲苯酸/~,xylidic 甲苯二酸/~,xylonic 木糖酸/~,yeastnucleic; ribose nucleic ~ 酵母核酸,核糖核酸/~,zoomaric 鲨油酸,十六碳烯酸/~,zymonic 酵酮酸

acid(a)emia *n*. 酸血(症)

acidalbumin *n*. 酸清蛋白,酸白蛋白

acidalbuminuria *n*. 酸白蛋白尿

Acidalia carticcaria nuclear polyhedrosis virus 尺蠖核型多角体病毒

Acidaminobacter hydrogenoformans *n*. 产氢氨基酸杆菌

Acidaminococcus *n*. 氨基酸球菌属

Acidaminococcus fermentans *n*. 发酵氨基酸球菌

acidaminuria *n*. 氨基酸尿

acid-anhydride *n*. 酸酐

acid-base *n*. 酸碱

acid-base balance 酸碱平衡

acid-base calculator (血液气体)酸碱数据换算计算器

acid-base equilibrium 酸碱平衡

acid-base metabolism 酸碱代谢

acid-base reaction 酸碱反应

acidbutyrometry *n*. 酪酸测定法

acid-carbonate *n*. 酸性碳酸盐

acid-CoA ligase (GDP-forming) 酸性辅酶 A 连接酶(GDP 形成的)

acidemia *n*. 酸血(症)‖ argininosuccinic ~ 精氨基琥珀酸血(症)/glutaric ~戊二酸血(症)/methylmalonic ~ 甲基丙二酸血(症)/propionic ~ 丙酸血(症)

acident-and-emergency (departments) 急诊部

acid-fast *a*. 抗酸的,耐酸的,酸不退色的

acidfied hemolysis test 酸化血清试验(本试验有助于诊断阵发性睡眠性血红蛋白尿)

acid-forming *a*. 生酸的

acid-fuchsin 酸性品红

Acidianus *n*. 酸菌属

Acidianus brierleyi *n*. 布氏酸菌

Acidianus infernus *n*. 下层酸菌

acidic *a*. 酸的,酸性的

acidic amino acid 酸性氨基酸

acidic dye 酸性染料

acidic hydrolysis 酸性水解

acidic protein 酸性蛋白

acidifiable *a*. 可酸化的

acidification *n*. 变酸,酸化(作用)

acidifier *n*. ①酸化器 ②酸化剂,致酸剂

acidify *vt*., *vi* 变酸,酸化‖ acidifiable *a*. 可酸化的/acidification *n*.

acidifying agents 酸化剂[使尿液偏酸(pH 降低)之药物(如氯化铵)]。

acidimeter *n*. 酸定量器‖ acidimetric *a*. 酸定量的,酸量滴定的/acidimetry*n*. 酸定量法,酸量滴定法

acidimetric; acidometric 酸定量的

acid-intoxication *n*. 酸中毒

Acidiphilium *n*. 嗜酸菌属‖ ~ aminolytica *n*. 解胺嗜酸菌/~ angustum*n*. 狭小嗜酸菌/~ cryptum *n*. 隐藏嗜酸菌/~ facilis *n*. 敏捷嗜酸菌/~ mulivorua *n*. 多嗜嗜酸菌/~ organovorum *n*. 噬有机嗜酸菌/~ rubrum *n*. 红嗜酸菌

acidism; acidismus *n*. 酸(类)中毒

acidity [拉 aiditas] 酸度,酸性‖ ~,gastric 胃酸度/~,mouth 口酸度/~,titrable 可滴定酸度/~,total 总酸度/~,true 真酸度

acid-maltase deficiency 酸性麦芽糖酶缺乏症,糖原贮积病Ⅱ型

Acidobacterium; Lactobacillus *n*. 酸杆菌属,乳杆菌属

Acidobacterium Bulgaricus *n*. 保加利亚酸杆菌

Acidobacterium capsulatum *n*. 荚膜酸杆菌

acidocyte *n*. 嗜酸细胞,嗜酸白细胞,嗜曙红细胞

acidocytopenia [希] 嗜酸白细胞减少,嗜曙红细胞减少

acidogenic *a*. 生酸的,成酸的(指尿酸度)

acidoglycoprotein 酸性糖蛋白

acidohydrogenase *n*. 酸性脱氢酶

Acidol *n*. [商名] 阿齐多耳,由盐酸甜菜碱(betaine hydrochloride)制成

acidolate *n*. 阿齐多来特(一种皮肤清洁剂)

acidology [希] *n*. 外科器械学

acidometry; acidimetry 酸定量法

Acidomonas *n*. 酸单胞菌属

Acidomonas methanolica *n*. 甲醇酸单胞菌(甲醇醋杆菌)

acidomycin *n*. 酸霉素

acidopenia; acidocytopenia 嗜酸白细胞减少,嗜曙红细胞减少

acidophil; acidophile *a*. 嗜酸的 *n*. 嗜酸细胞(尤指垂体前叶);嗜酸菌‖ ~ cell 嗜酸细胞/~ granule 嗜酸颗粒‖ acidophilic *a*. 嗜酸的

acidophilic 嗜酸的,喜酸性

acidophilic adenoma 嗜酸性腺瘤

acidophilic granulocyte 嗜酸性粒性白细胞

acidophilic normoblast 嗜酸性正成红细胞,晚幼红细胞

acidophilism *n*. (垂体)嗜酸性腺瘤病(导致肢端肥大症)

acidophily; acidophilia 嗜酸性

acidophil(e) 嗜酸细胞,嗜酸生物

acidoproteolytic 生酸蛋白质分解的

acidoresistance *n*. 抗酸性

acidosic *a*. 酸中毒的

acidosis *n*. 酸中毒‖ ~,CO_2二氧化碳性酸中毒/~,compensated 代偿性酸中毒/diabetic ~糖尿病性酸中毒/~,gaseous; CO_2 ~ 气性酸中毒,二氧化碳性酸中毒性酸中毒/hypercapnic ~ respiratory ~ 血碳酸过多性酸中毒,呼吸性酸中毒/renal hyperchloremia ~, renal tubular ~ 肾性高氯血症性酸中毒,肾小管性酸中毒 ~uncompensated 缺代偿性酸中毒/uremic ~尿毒症性酸中毒‖ acidosic, acidotic *a*.

acidosodium *n*. 阿齐多钠(一种碳酸钠与氯化钠的制剂)

acidosteophyte; acidosteophyton 针状骨赘

Acidothermus *n*. 热酸菌属‖ ~ cellulolyticus *n*. 解纤维热酸菌

acidotic *a*. 酸中毒的

Acidovorax *n*. 食酸菌属(噬酸菌属)‖ ~ avenae *n*. 燕麦食酸菌(燕麦噬酸菌)~ avenae subsp, cattleyae *n*. 燕麦食酸菌卡特莱兰亚种(燕麦噬酸菌卡特莱兰亚种,卡特莱兰假单胞菌)~ avenae subsp. avenae *n*. 燕麦食酸菌燕麦亚种(燕麦噬酸菌燕麦亚种,燕麦单胞菌)~ avenae subsp. citrulli *n*. 燕麦食酸菌西瓜亚种(燕麦噬酸菌西瓜亚种,西瓜假单胞菌,类产碱假单胞菌西瓜亚种)~ delafieldii *n*. 德氏食酸菌(德氏噬酸菌,德氏假单胞

菌）~ facilis **n**. 敏捷食酸菌（敏捷噬酸菌，敏捷氢单胞菌，敏捷假单胞菌）~ konjaci Willems et al. 魔芋食酸菌（魔芋噬酸菌，魔芋假单胞菌）~ temperans**n**. 中等食酸菌（温和食酸菌）
acidpepsin **n**. 胃酸，胃蛋白酶
acid-proof; **acid-fast** 耐酸的
acidulate **vt**. 酸化 ‖ ~d **a**. / acidulation **n**.
acidulated **a**. 酸化的
Acidulin **n**. 阿齐杜林，盐酸谷氨酸（glutamic acid hydrochloride）制剂的商品名
acidulous **a**. 微酸的，带酸味的，尖刻的
acidum [拉]; **acid** 酸 ‖ ~ chinicum; quinic acid 奎尼酸/~ pronarconi; N-methylisopropyl-β β-bromallylbarbituric acid 普鱼纳康酸，异丙基–β–溴丙烯基–N–甲基巴比土酸/~ rectoni; secondary amyl-β-bromallyl-barbituric acid 勒克通酸，仲戊基–β–溴丙 烯基巴比土酸/~ sulfuricum sine nitrogenio 无氮硫酸
aciduria **n**. 酸尿 ‖ acetoacetic ~ 乙酰乙酸尿/argininosuccinic ~精氨基琥珀酸尿，精氨基琥珀酸裂解酶缺乏症/betaaminoisobutyric ~，β–氨基异丁酸尿/ ethylmalonic-adipic ~ 乙基丙二酸己二酸尿/ glutaric ~（GA）戊二酸尿/methylmalonic ~甲基丙二酸尿/orotic ~乳清 酸尿/ pyroglutamic ~焦谷氨酸尿，5–羟脯氨酸尿
aciduric **a**. 耐酸的
acidyl **n**. 酸基，酰基
acidylated **a**. 酰化的
acidylation, **acylation** **n**. 酰化作用
ACIE anticomplement immunoenzymatic method 抗补体免疫酶法
acies [拉]缘，边缘 ‖ ~ thalami optici; stria medullaris thalami 丘脑边缘，丘脑髓纹，视丘边缘
aciesis; **acyesis** **n**. ①不孕 ②不育
ACIF test for immunofluore scence against complement 抗补体免疫荧光试验
aciform; **acicular** **a**. 针形的
Acifran **n**. [商名] 阿昔呋喃（降血脂药）
aci-jel **n**. 阿息胶（一种含硼酸等酸的胶冻，用以控制阴道内的pH）
ACIL American Council of Independent Laboratiories 美国独立实验室委员会
acinaceous 多核的，多籽的
acinar **a**. 腺泡的
acinarization 腺泡化（腺泡显影）
acinesia; **akinesis** 运动不能，失运动能 ‖ ~ algera 疼性运动不能/~ amnestion 遗忘性运动不能，废用性运动不能/~ cruciata; crossed akinesia 交叉性运动不能
Acineta cuspidata Stokes 尖壳吸管虫
Acineta Ehrenberg 壳吸管虫属
Acineta foetida Maupas 粗状壳吸管虫
Acineta grandis Kent 大壳吸管虫
Acineta lacustris Stokes 湖沼壳吸管虫
Acineta papillifera Keppen 乳头壳吸管虫
Acineta tuberosa Ehrenberg 结节壳吸管虫
acinetatrophia **n**. 失用性萎缩
acinetic; **akinetic** **a**. 运动不能的
Acinetidae Butschli 壳吸管虫科
Acinetobacter **n**. 不动杆菌属 ‖ ~ anitratum **n**. 无硝不动杆菌/~ baumannii **n**. 鲍氏不动杆菌（波美不动杆菌）/~ calcoaceticus **n**. 乙酸钙不动杆菌（乙酸钙莫拉氏菌）/~ calcoaceticus subsp. anitratus **n**. 乙酸钙不动杆菌无硝亚种/~ calcoaceticus subsp. microformis **n**. 乙酸钙不动杆菌微形亚种/~ calcoaceticus 醋酸钙不动杆菌 /~ candicans **n**. 变白不动杆菌/Acinetobacter coccoideum **n**. 类球不动杆菌/~ delmarvae **n**. 带马瓦不动杆菌/~ douglasi **n**. 杜氏不动杆菌/~ equirulisy**n**. 马疙不动杆菌/~ haemolyticus **n**. 溶血不动杆菌/~ johnsonii **n**. 约氏不动杆菌/~ junii **n**. 琼氏不动杆菌/~ larvae **n**. 幼虫不动杆菌/~ lwoffi **n**. 鲁氏不动杆菌（路氏不动杆菌）/~ mallai**n**. 鼻疽不动杆菌/~ marshallii **n**. 马氏不动杆菌/~ metalcaligenes **n**. 似产碱不动杆菌/~ nasalis **n**. 鼻不动杆菌/~ phosphorescens **n**. 磷光不动杆菌（磷光微球菌，磷光链球菌）~ polymorpha 多形不动杆菌/~ radioresistens **n**. 抗辐射不动杆菌/~ spermophilum **n**. 嗜精不动杆菌/~ tartarogenes **n**. 产酒石酸不动杆菌/~ winogradskyii **n**. 维氏不动杆菌（维氏奈瑟氏球菌）acini（单 acinus）[拉] 腺泡 ‖ hepatis; lobuli hepatis 肝小叶/~ lienalis; ~ lienis 脾小体/~ pancreatis **n**. 胰腺泡/~ renalis（Malpighii）肾小体/~ renis; glomerulus of kidney 肾小球/~ renis（Malpighii）肾小体
aciniform **a**. 腺泡状的，葡萄状的
acininodular **a**. 腺泡结节的
acinitis **n**. 腺泡炎
acinitrazole **n**. [商名]醋胺硝唑，胺硝噻唑（抗滴虫药）
acinose [拉] ①腺泡状的，葡萄状的 ②腺泡的
acinus [拉，复 acini] **n**. 腺泡，泡粒体 ‖ acinar, acinic **a**. 腺泡的/acinous, acinose **a**. 腺泡状的，葡萄状的; 腺泡的
aciobuccogingival 轴颊龈的
ACIP Advisory Committee on Immunization Practices 实用免疫法咨询委员会
Acipenser **n**. 鲟（鱼）属
Acipenser schrencki（Brandt） 鲟（隶属于鲟科 Acipenseridae）
Acipenser sinensis（Gray） 中华鲟（见上条）
Acipenseridae 鲟科（隶属于鲟形目 Acipenseridae）
Acipenseriformes 鲟形目（隶属于硬骨鱼纲 Actinopterygii）
acipenserin **n**. 鲟鱼毒（素）;鳐鱼毒（素）
Acipimox **n**. [商名] 阿昔莫司（降血脂药）
acistrate **n**. 醋硬脂酸盐（根据 1998 年 CADN 的规定，在盐或酯与加合物之命名中，使用此项名称）
Acitemate **n**. [商名] 阿昔替酯（降血脂药）
acitinium 锕（89 号元素）
Acitretin **n**. [商名] 阿维 A（抗银屑病药）
acitrin **n**. 阿齐特林（苯基金鸡纳酸乙酯，治痛风）
Acitzanolast **n**. [商名] 阿扎司特（抗过敏药）
acivicin **n**. 阿西维辛（谷酰胺拮抗剂，用于治疗各种实体性肿瘤，静注给药）
Acivicin **n**. [商名] 阿西维辛（抗肿瘤药）
ACK acknowledge character [信息]收到符号，肯定字符号，传送结束讯号
Ack actinium K 锕 K
ack; **Ack** acknowledge 确认，承认，领受; 感谢
ackee; **akee fruit**; **Blighia sapida** 阿开木果实，西非荔枝果（一种无患子科植物的果实）
Ackerman needle 阿克曼骨活检针
acknowledge **vt**. 承认;对……表示感谢
acknowledged 承认的，领受的
acknowledg（e）ment **n**. 承认，领受; ，感谢，致谢，答谢 ‖ in ~ of 答谢
ACL all complete lysis 几乎全溶解
ACLA anti-cardiolipin antibody 抗心磷脂抗体
Aclacimomycin 阿克拉霉素
acladiotic **n**. 皮疡真菌的，皮疡霉菌的
Acladium **n**. 皮疡真菌属 ‖ ~ castellanii 卡斯太拉尼氏皮疡真菌
Aclantate **n**. [商名] 阿克兰酯（消炎药）
Aclarubicin **n**. [商名] 阿柔比星（抗生素类药）
aclasis **n**. 续连症，骨软骨划分不清（如软骨营养不良时）‖ diaphyseal ~骨干性续连症，软骨发育障碍/tarsoepiphyseal ~半肢畸形骨骺发育不良 ‖ aclasia **n**. /aclastic **a**. 连续症的; 不折射的
Aclatonium Napadisilate **n**. [商名] 萘二磺乙乳胆胺（拟胆碱药）
ACLD Association for Children with Learning Disabilities 无学习能力儿童协会
acldemia 酸血
acleistocardia [希]（心）卵圆孔闭合不全，卵圆孔未闭
Acleris variana nuclear polyhedrosis virus 东部黑头卷叶蛾核型多角体病毒
aclinic 无倾角的
ACLM American College of Legal Medicine 美国法医学会
aclor 阿克洛（盐酸谷氨酸胶囊）
Aclovate **n**. 二丙酸阿氯米松（alclometasone dipropionate）制剂的商品名
ACLS American Council of Learned Societies 美国学术团体委员
ACLT ammonium chloride loat test 氯化铵负荷试验
ACLTCF Accreditation Council for Long-Term Care Facilities 长期监护设备鉴定委员会
ACLU American Civil Liberties Union 美国公民自由权联盟
aclusion **n**. 不全，（牙齿）咬合不全，无，无咬合
ACM Albumin-calcium-magnesium 白蛋白—钙—镁
AcM achromycin 1 tetracycline; 2 puromycin 1 四环素（商品名），2 嘌呤霉素
A-cm ampere-centimetre 安[培]厘米
ACM-A aclacinomycin A 阿克拉霉素 A（抗肿瘤药）
acmastic ①极期的 ②危急期
ACMC Association of Canadian Medical Colleges 加拿大医学院协会
acme [希 akme point]（病的）极期
ACME Advisory Council on Medical Education 医学教育咨询委员会
acmesthesia **n**. （皮肤）尖端触觉感，针刺感
ACMF Air Corps Medical FOrces 航空兵医疗部队
ACMH American College of Medical Hypnosis 美国医疗催眠学会
AcmI American Cystoscope Makers Inc 美国膀胱镜制造股份有限公

司
acmp accompany 伴随,陪同
acmpsia [希] 屈挠不能
ACMR Advirory Committee on Medical Research (WHO) 医学研究咨询委员会(世界卫生组织)
ACMS Army Command management system 陆军司令部管理系统
ACMT American College of Medical Technologists 美国医学技术员学会
ACN acrylonitrile 丙烯腈
ACNB American College of Neurosychiatrists Bulletin 美国神经精神病学会通报
acne *n*. 痤疮, 粉刺 ‖ ~, adenoid; disseminated follicular lupus 腺样痤疮,播散性毛囊狼疮/~, adolescent 青年期痤疮/~ aggregata seu conglobata 聚会性痤疮/~ agminata; tuberculosis papulonecrotica 簇状痤疮,丘疹坏死性皮结核/~ albida; milium 粟粒疹/~ artificialis 人工痤疮/~ atrophica 萎缩性痤疮/~, beatle 皮脂溢性皮炎/~, bromine 溴痤疮/~ checticorum 恶病质痤疮/~ cheloidique; folliculitis keloidalis 瘢痕瘤性痤疮,瘢痕瘤性毛囊炎/~, chloric; chlorine ~; halogen ~ 氯痤疮,卤素痤疮/~ ciliaris 睑绿痤疮/~ coagminata 簇状痤疮/~, common; ~ disseminata 寻常痤疮,播散性痤疮/~, congestive 充血性痤疮/~, conglobata 聚会性痤疮/~, contagious 传染性痤疮,马痘/~ cornea; ~ keratosa 角化性痤疮/~, cystic 囊性痤疮/~ decalvans; Quinquaud's disease 坎科氏病,脱发性痤疮/~ disseminata; common ~ 播散性痤疮,寻常痤疮/~ dorsalis 背部痤疮/~ ephebica 发身期痤疮/~, epileptic 癫痫性痤疮/~ erythematosa; rosacea 红斑痤疮,酒渣鼻/~ excoriee des jeunes filles 少女人工痤疮/~ exulcerans 溃粒性痤疮/~ frontalis; ~ varioliformis 额面痤疮,痘样痤疮/~ generalis 全身性痤疮/~ halogen 卤素痤疮/~, halowax 氯萘痤疮/~ hordeolaris 麦穗样痤疮/~ hypertrophica 肥厚性痤疮/~ indurata 硬结性痤疮/~, iodine 碘痤疮/~ keloid; folliculitis keloidalis 瘢痕瘤性痤疮,瘢痕瘤性毛囊炎/~ keratosa; ~ cornea 角化性痤疮/~, lupoid; ~ varioliformis 痕疮样痤疮,痘样痤疮/~ medicamentosa 药物性痤疮/~ mentagra 须疮/~ miliaris 粟粒疹/~ necrotica; ~ varioliformis 坏死性痤疮,痘样痤疮/~ necroticans et exulcerans serpiginosa nasi 鼻部匐行溃烂性痤疮/~ neonatorum 新生儿痤疮/~, oil 油脂性粉刺/~, pancreatic 胰腺小囊肿,胰腺粉刺/~ papulosa 丘疹性痤疮/~, petroleum 石油痤疮/~ picealis 焦油痤疮/~ punctata 点状痤疮/~ pustulosa 脓疱性痤疮/~ rodens; ~ varioliformis 侵蚀性痤疮,痘样痤疮/~ rosacea; rosacea 红斑痤疮,酒渣鼻/~ scorbutica 坏血病性痤疮/~ scrofulosorum (BAzin); tuberculosis papulonecrotica 结核性痤疮,丘疹坏死性皮结 核/~ sebacea; seborrhea 皮脂溢性痤疮,皮脂溢/~ sebacee cornee; keratosis follicularis 毛囊角化病/~ seborrhoeica; seborrhoea oleosum 皮脂溢性痤疮.油性皮脂溢/~ simplex; common ~ 单纯痤疮,寻常痤疮/~ solaris 日光性痤疮/~ sycosiformis 须疮样痤疮/~ syphilitica 梅毒性痤疮/~, tar; ~ picealis 焦油痤疮/~ tarsi 睑痤疮/~ telangiectodes (Kaposi); disseminated follicular lapus 毛细血管扩张性痤疮,播散性毛囊痕疮/~, trade 职业性痤疮,工业[药物]性痤疮样疹/~ tuberata 结节性痤疮/~ urticata (Kaposi) 荨麻疹性痤疮/~, variose 串珠状痤疮/~ varioliformis 痘样痤疮/~ vulgaris; common ~ 普通粉刺,寻常痤疮 acneform; acneiform 痤疮样的
acneform; acneiform 痤疮样的
acneform drug eruption 痤疮样药疹
acnegen *n*. 致痤疮物质
acnegenic *a*. 致痤疮的
acneiform; acneform *a*. 痤疮样的
acnemia ①腓肠部萎缩,小腿萎缩 ②无腿(畸形)
Acnidosporidia 无刺孢子虫类;无丝孢子亚目
acnitis *n*. 痤疮炎,粉刺炎;丘疹坏死性皮结核疹
acnitrazole *n*. 醋胺硝唑,胺硝噻唑(抗滴虫药)
ACNM American College of Nurse Midwives 美国助产护士学会
acnomel 阿克诺默耳(一种含间苯二酚、硫和醇等的软膏,治粉刺)
ACNP American College of Nuclear Physicians 美国核医学医师学会
acntholytic *a*. 皮肤棘层松解的
ACO anodal closing odor 阳极通电气味
acoasma; acousma 幻听,听幻觉
ACOB Association Canadienne des Optometristes Bulletin 加拿大验光师团会通报
Acocanthera; Acokanthera; Akokanthera 箭毒木属(夹竹桃科)
acocantherin *n*. 箭毒木甙,毒毛旋花苷 G,乌本(箭毒)苷
acocanthin; amorphous ouabain 非晶形乌巴因
Acodazole *n*. [商名] 阿考达唑(抗肿瘤药)
ACOE automatic checkout equipment 自动检测设备
Acoela *n*. 无腔目
acoelia; acelia 无腹(畸形)
acoelius 无腹畸胎,无体腔畸胎
acoelomate *a*. 无体腔的 *n*. 无体腔动物
acoelous centrum 无凹椎体
acoelous vertebra 无凹椎
acoenesthesia *n*. 一般感觉缺失; 存在感觉缺失;自身感觉不良
AcOEt ethyl acetate 醋酸乙酯, 乙酸乙酯
ACOG American College of Obstetricians and Gynecologists 美国妇产科医师学会
ACOGN American College of Obstetricians and Gynecologists Newsletter 美国妇产科医师学会通讯
acognosia [希] *n*. 治疗论
acography 治疗记录
ACOGTB American College of Obstetricians and Gynecologists Technical Bulletin 美国妇产科医师学会技术通报
AcOH acetic acid 醋酸
ACOHA American College of Osteopathic Hospital Administrators 美国骨科医院管理者学会
acoious [希] 无肢的
acokanthera; Acocanthera 箭毒木属(夹竹桃科)
acokantherin 箭毒木甙
acolake 阿科拉克(维生素 A 胶囊剂的商品名)
acolasin [希] 放纵,纵欲
acolite 低熔合金(口腔修复用)
acology *n*. 治疗学
acolous 无肢的
acolpate 无沟的,无槽的
acolumellate *a*. 无囊轴的(指某些原虫和真菌)
ACOM automatic coding machine 自动编码机
Acomatacarus 多齿恙螨属 ‖ ~ majesticus 巨多齿恙螨/~ major 肥多齿恙螨,主多齿恙螨
acomia [希] 无发, 秃
acomous 无发的,秃的
Acon *n*. 维生素 A(vitamin A) 制剂的商品名
acon 肘托
aconative *a*. 意向缺失的,非意志的,无意念的
Aconchulinida De Saedeleer *n*. 无壳目
Aconiazide *n*. [商名] 阿考烟肼(抗结核药)
aconidial 无孢子型
aconine *n*. 乌头原碱
aconitane 乌头多糖,乌头烷
aconitase (顺)乌头酸酶
aconitate hydratase 乌头酸水合酶(亦称乌头酸酶)
aconite *n*. 乌头
aconite, belladonna and chloroform 乌头、颠茄和氯仿
aconitic acid (顺)乌头酸
aconitine *n*. 乌头碱
Aconitum [拉;植药] 乌头属 ‖ ~ balfourii Stapt [拉;植药]西藏草乌(块根,以下同此)/~ brachypodum Diels [拉;植药] 雪上一枝蒿,短柄乌头/~ brachypodum Diels var. crispulum W. T. Wang [拉;植药] 伏毛短柄乌头,雪上一枝蒿/~ brachypodum Diels var. laxiflorum Fletcher et Lauener [拉;植药] 疏花短柄乌头,雪上一枝蒿/~ bullatifolium Levl. [拉;植药] 皱叶乌头 /~ carmichaeli Debx. [拉;植药]乌头/~ carmichaeli Debx. [拉;植药] 川乌,乌头/~ chinense Paxt. [拉;植药] 华草乌/~ coreanum(Levl.) Rapaics [拉;植药] 黄花乌头/~ episcopale Levl. [拉;植药] 紫草乌/~ flavum Hand.-Mazz [拉;植药] 伏毛铁棒锤/~ hemsleyanum Pritz. [拉;植药] 瓜叶乌头/~ kongboense Lauener [拉;植药] 工布乌头/~ kongboense Lauener [拉;植药] 西藏乌头/~ kusnezoffii Reichb. [拉;植药] 北乌头/~ naviculare Stapf [拉;植药] 船形乌头/~ ochranthum Mey. [拉;植药] 牛扁/~ Pulchellum Hand.-Mazz. [拉;植药] 美丽乌头/~ richardsonianum Lauener var. crispulum W. T. Wang [拉;植药] 细叶草乌/~ sinomontanum Nakai [拉;植药]高乌头/~ soongoricum Stapf [拉;植药] 准噶尔乌头/~ sungpanense Hand.-Mazz. [拉;植药]松潘乌头,金牛七/~ szechenyianum Gay. [拉;植药] 铁棒锤/~ taipeicum Hand.-Mazz. [拉; 植药] 太白乌头/~ tanguticum(Maxim.) Stapt [拉;植药] 甘青乌头/~ vaginatum Pritz. [拉;植药] 聚叶花葶乌头/~ vilmorinianum Komar. 滇草乌
aconitum mosaic virus 乌头花叶病毒
aconta- 30~99 阿拉伯数字写法(例如:triaconta- 及 nonaconta-)
aconuresis *n*. 小便失禁
ACOOG American College of Osteopathic Obstetricians and Gynecologists 美国骨科妇产科医师学会

acoprosis *n*. 肠内空虚(肠内粪便缺乏) ‖ acoprous *a*.
ACORE automatic checkout and recording equipment 自动检测及记录装置
acorea *n*. 无瞳孔(畸形)
acoria *n*. 贪食,不饱(症)
acorin *n*. 菖蒲苦苷
acormus; asomus 无躯干畸胎
ACORN associative content retrieval network 相联内容检索网络
acorn *n*. 橡子,橡果
acortan *n*. 促皮质素,促肾上腺皮质激素
Acorus *n*. [拉;植药] 菖蒲属
Acorus calamus L. [拉;植药]菖蒲
Acorus gramineus Soland. [拉;植药]石菖蒲
Acorus gramineus Soland. var. pusillus (Sieb.) Engl. [拉;植药] 钱菖蒲
Aco-s aconitase soluble 可溶性乌头酸酶
ACOS American College of Osteopathic Surgeons 美国骨科医师学会,美国整骨疗法外科医师学会
acosmia 病程异常
ACOSN American College of Osteopathic Surgeons News 美国骨科医师学会报导
Acosta's disease; mountain sickness 阿科斯塔氏病,高山病
acostate 无肋的
acosto 促皮质素
acotyledon 无子叶植物
acou- [希;构词成分](亦作 acu-)听,听觉
acoubuoy 声监听仪
acouesthesia *n*. 听觉
acoulation; akoulation 聋哑者习语器
acoumeter; acouometer *n*. 听力计,听力测验器 ‖ acoumetry *n*. 听力测验法
acouophone 助听器
acous; acoustus 声学,音响学
acousimeter 测听计
acousma; acoasma 幻听,听幻觉
acousmatamnesia *n*. 听觉性健忘(症)
acousphere 听球
acoustic(al) *a*. ①声学的,声音的 ②听觉(力)的 ③听神经的 ‖ ~ absorption 声吸收,消声/~ absorptivity 吸声率,吸声数/~ admittance 声导纳/~ analysis 声学分析/~ attenuation constant 声衰减常数/~ beam 声速/~ capacitance 声容/~ characteristic 声学特性,音响特性/~ conductance 声导/~ conductivity 声导率,传声性/~ constant 声常数/~ contrast 声学造影/~ corrector 声校正器/~ coupler 声耦合器/~ coupling 声耦合/~ coupling agent 声耦合剂/~ cues ①声信号 ②声线索/~ curve 声曲线/~ damping 声阻尼/~ delay 声延迟/~ delay line (超)声波延迟线,声滞延线/~ detector 声波探测器/~ dispersion 声频弥散/~ echo structure 回声结果/~ electric effect 声电效应/~ emission 声发射/~ energy flow 声能流/~ engineering 声学工程,声学技术/~ enhancement 声增强/~ feedback 声反馈/~ feedback suppression 机震抑制(声反馈抑制)/~ filter 声滤波器,消声器/~ frame rate 声帧率/~ frequency 声频(率),音频(率)/~ frequency branch 声频支/~ frequency generator 声频发生器/~ gain 声增益/~ generator 声换能器,发声器/~ halo 声晕/~ hologram 声全息(照)片/~ holograph 声全息照片/~ holography 声全息摄影(术),声全息成像法/~ illumination 声照射/~ image 声像/~ image converter 声像转换器/~ imaging 声成像/~ impedance 声阻抗/~ impedance density 声阻抗密度/~ impedance difference 声阻抗差/~ impedance mismatch 声阻抗失谐/~ impedance unit area 单位面积声阻抗,怕阻抗率/~ inertance 声惯量/~ inspection 声检查/~ instrument 声学仪器/~ intensity 声强/~ interface 声界面/~ interferometer 声波干扰仪,声干扰计/~ labyrinth 声迷路/~ lens 声透镜(用于超声换能器)/~ line 声传输线/~ load 声负载/~ marginal-refracted shadow 边缘声影/~ mass 声质量/~ material 声学材料/~ measurement 声学测量/~ memory 超声波延迟线存储器,声存储器/~ middle shadow sign 中间声影征/~ mode 声模,声学振荡型,声学模/~ mode scattering 声模散射/~ noise 声噪声/~ oscillograph 示声波器/~ parameters 声学参数/~ phonon 声学声子,声频声子/~ pressure 声压/~ property 声特征/~ pulse 声脉冲/~ radiometer 声辐射计/~ radiation 声辐射,声发射/~ radiator 声辐射器/~ reactance 声抗/~ reduction 声衰减/~ reflection coefficient 声反射系数/~ regeneration 声反馈/~ resistance 声阻/~ resonance 声共振(鸣)/~ resonance device 共鸣器/~ resonator 共鸣器/~ scattering 声学散射/~ shadow 声影/~ shadow elimination 声影消除/~ signal 声信号/~ soft tumor 声学软性肿瘤(超声能透过的肿瘤)/~ sounder 回声探测器,声波探测器/~ spectroscope 声谱仪/~ speed 声速/~ susceptance 声纳/~ terminal 声接头,声端子/~ texture 声学质地/~ transducer array 声波换能器组/~ transformer 声变换器/~ transmission coefficient 声透射系数/~ treatment 声学处理/~ vibration 声学振动/~ wave 声波/~ window 声窗/~ zero 声学零分贝
acoustician *n*. 声学家,声学工作者
acousticipalpebral reflex 声音眼睑反射
acoustico-facial ganglionic crest 听面神经节嵴
acoustico-lateral system 听侧腺系统,侧线听觉系统
acousticon 助听器
acousticophobia *n*. 听声恐怖,恐声症
acoustics *n*. 声学; 音响装置
acoustigram; acoustogram 关节音图
acoustilog 声波测井
acoustimeter ①声强测量器,声强计 ②测听计,电子听力计
acoustion 助听器
acoustochemistry 声化学
acousto-electric 电声的 ‖ ~ index 电声效率
acoustogram, acouatigram *n*. 关节音图(一种记录关节运动所发声音的频率曲线图)
acoustometer 声强测量计,测声计,声强计
acoustomotive 声波的
acoustooptic(al) 声光的 ‖ ~al transducer 声光换能器
acoutometer *n*. 听力计,听力测验器
acou-前缀,意义为"听"(来自希腊语 akous)
ACP acetyl-carrier protein 乙酰基载体蛋白 American College of Pathologists 美国病理学家学会/American College of Physicians 美国内科医师学会
ACP-1 acid phosphatase-1 酸性磷酸酶-1
ACP-2 acid phosphatase-2 酸性磷酸酶-2
ACPA American Cleft Palate Association 美国腭裂协会
AC-PC line 前联合—后联合结合线
ACPC; AC-PC cyclacillin 氨环已青霉素,环青霉素
ACPE American Council on Pharmaceutical Education 美国药学教育委员会
ACPM American College of Preventive Medicine 美国预防医学学会
ACPP adrenocorticopolypeptide 肾上腺皮质多肽,促肾皮质素缩多氨酸
Ac-PVA acetylated polyvinyl alcohols 乙酰(化)聚乙烯醇
acq acquire 取得,获得
acquaint *v.*, *vt*. 使了解,使熟悉,认识;告知,通知 ‖ ~ oneself with (或 of)开始知道/~ sb. with (或 of, that ...) 把……通知某人/get ~ed with 开始认识;开始了解/make sb ~ed. with 把……告知某人;使某人认识
acquaintance *n*. 熟悉;认识;熟人 ‖ make the ~ of, make sb.'s ~ 结识某人
acquiesce *v.*, *vt*. 默认,默许(in)
acquiescence *n*. 默许,默认
acquiescent *a*. 默认的;默许的
acquire *v. vt*. 取得,学得,获得;学到(知识);养成(习惯等) ‖ ~d *a*. 获得的,后天的/~ment*n*. 获得,得到;学识
acquired *a*.后天的,获得的 ‖ ~ aneurysm 后天性(获得性)动脉瘤/~ aplastic anemia 后天性再生障碍性贫血,获得性再生障碍性贫血/~ blindness 后天性盲/~ character 获得性状/~ complete A-V block 后天性完全性房室传导阻滞/~ hemolytic anemia 获得性溶血性贫血/~ immune deficiency syndrome (AIDS) 获得性免疫缺损综合征/~ immune deficiency syndrome 艾滋病(后天性免疫力缺乏症候群为感染 HIV 病毒所导致之免疫力缺乏症,简称 AIDS)/~ immunity 获得性免疫,后天性免疫/~ myopia 后天近视/~ reflex 获得反射,后天反射/~ tolerance 后天性耐药性 (指不断服药后对该药所产生之耐药性)
acquirement 获得,学识,才艺
acquisition ①检索 ②探测 ③目标显示 ‖ ~ time 采集时间
acquisitive *a*. 可取得的,渴望得到的
acquisitus *a*. [拉] 获得的,后天的
acquit *v*. 开释,宣告无罪,尽责
acquittal *n*. ①释放, 无罪开释 ②尽责 ③偿还
ACR absolute catabolic rate 绝对分解代谢率/acriflavine 吖啶黄/American College of Radiology 美国放射学会
acr acrylics 丙烯酸酯类
acr- 前缀,意义为"端","顶"、"峰"(来自希腊语 akron)
acragnosis; acroagnosis *n*.肢体感觉缺失
acral *a*. 肢的,肢端的,四肢的
acral lentiginous melanoma 肢小痣型黑[色]素瘤
acrandrous 顶生雄器的

acrania *n*. 无颅(畸形)
acranial *a*. 无颅的
Acraniata *n*. 无头亚门
Acrasia *n*. 混胶丝纲
Acrasia Schroter 混胶丝亚纲
Acrasiaceae 集胞(黏)菌科(一种菌类)
Acrasiales 群生黏菌科(植物分类学)
Acrasida Schroter *n*.混胶丝目
acrasin 聚集素
Acrasina van Tieghem 混胶丝亚目
acrasinase 聚集素酶
Acrasis *n*. 混胶丝虫属
acraturesis *n*. 排尿无力
ACRB American College of Radiology Bulletin 美国放射学会通报
acrcscleriasis acrosclerosis 肢端变硬,肢端硬化病
acre *n*. 1英亩(等于6.07亩),(复)田地
acreastic 极期的
Acrel's ganglion [Olof,瑞典外科医师 1717—1807]阿克雷耳氏腱鞘囊肿(腕伸肌腱鞘囊肿)
Acremoniella *n*. 小支顶孢属
acremoniosis *n*. 支顶孢病
Acrhelia horrescens Dana 顶枝珊瑚(隶属于楷杷珊瑚科 Oculinidae)
acribometer *n*. 精微测量器
acrichinum (= atebrin) *n*. 阿的平
acrid *a*. 辛辣的;腐蚀性的
Acrida; Oxya [拉;动药] 蝗属
Acrida chinensis Westwood [拉;动药] 中华蚱蜢(隶属于蝗科 Acrididae)
Acrida cineria Thunberg [拉;动药] 中华蚱蜢(隶属于蝗科 Acrididae)
Acrididae 蝗科(隶属于直翅目 Orthoptera)
acridine *n*. 吖啶,一氮蒽 ‖ ~ orange 吖啶橙
Acridine orange staining 吖啶橙染色法
acridine orange 吖啶橙
acridine yellow 吖啶黄
acridone 吖啶酮
Acridorex *n*.[商名] 吖啶雷司(食欲抑制药)
acriductus ①气门 ②鳃状管,尾状管
acriflavine *n*. 吖啶黄(消毒灭菌剂) ‖ ~ hydrochloride 盐酸吖啶黄/neutral ~中心吖啶黄,吖啶黄素
acriflavine 吖啶黄素
Acriflavine Hydrochloride *n*.[商名] 吖啶黄(消毒防腐药)
Acriflavinium chloride *n*.[商名] 吖啶黄(消毒防腐药)
Acriflavinium *n*.[商名] 吖啶琐辛(抗感染药)
Acrihellin *n*.[商名] 阿克海林(强心药)
acrimony *n*. 刻毒;辛辣
acrinia 分泌缺乏
acrinyl sulfocyanate 羟苄基硫氰酸酯,硫氰酸对羟基苯甲酯
acrisia 确诊不能,诊断预后不明
acrisorcin *n*. 吖啶琐辛(抗感染药,外用治疗花斑癣)
acritical *a*. 无极期的,无危象的(尤指热病消退)
acritochromacy *n*. 色盲
acritochromasia 色盲
Acrivastine *n*.[商名] 阿伥斯汀(抗组胺药)
ACRL Aero Chemical Research Laboratory 航空化学研究实验所
ACRM American Congress of Rehabilitation Medicine 美国康复医学会议
acro- [希;构词成分] ①顶点,极端,顶部,肢端,尖端,顶端,末端 ②向顶 ③顶生
acro- agonines [希] 极度刺激生成物
acro *n*. [拉] 酸涩;辛辣
acroaesthesia; acroesthesia ①感觉过敏 ②肢痛
acroagnosis *n*. 肢体感觉缺失
acroanesthesia *n*. (四)肢麻木,肢端麻木
acroarthritis *n*. 肢关节炎
acro-asphyxia 肢端缺氧
acro-ataxia 肢端共济失调
Acrobasis entomopox virus 艾克罗贝西斯昆虫痘病毒
Acrobasis indigenella pox virus 美核桃皱叶螟痘病毒
acrobat *n*. 杂技演员
acrobatic *a*. 杂技的,特技的
acrobatics *n*. 杂技,特技
acroblast *n*. 原顶体(精细胞的高尔基(golgi)物质,由此长出顶体)
acroblast remnant 原顶体残余
Acrobotrissa cribosa Popofsky 顶葡萄虫
Acrobotrissa Popofsky 顶葡萄虫属
acrobrachy 肢端过短[症]
acrobrachycephaly 扁头(畸形)
acrobystia [希 fore-skin] 包皮
acrobystiolith [希] 包皮炎
acrobystiolith *n*. 包皮结石
acrobystitis *n*. 包皮炎
acrocarp 顶苞
Acrocarpi 顶果苔目(植物分类学,亦称顶生子囊目)
acrocarpons 顶苞的
acrocentric *a*. 具近端着丝粒的,具近端着丝粒的
acrocentric chromosome 近端染色体
acrocephalia; oxycephalia [希]尖头(畸形)
acrocephalia *n*. 尖头(畸形) ‖ acrocephalic, acrocephalous *a*.
acrocephalic 尖头的
acrocephalopagus; cephalopagus parietalis 头顶部联胎
acrocephalopolysyndactyly (ACPS) *n*.尖头多指(趾)并指(趾)(畸形)
acrocephalosyndactylia; acrosphenosyndactylia; Aprert's syndrome 尖头并指(趾)(畸形),阿佩尔氏综合征
acrocephalosyndactylism; acrocephalosyndactylia 尖头并指(趾)(畸形)
acrocephalosyndactyly, acrocephalosyndactylia, acrocephalosyndactylism *n*. 尖头并指(趾)(畸形)
acrocephalous; acrocephalic 尖头的
Acrocephalus orientalis 东方苇鸠
acrocephaly acrocephalia 尖头(畸形)
acrocephaly *n*. 尖头(畸形) ‖ ~-syndactyly 尖头并指(趾)(畸形)
Acroceratidae *n*. 小头虻科
Acrochaetiaceae 顶丝藻科(一种藻类)
acrocheir [希]手尖,指尖
acrochordon *n*. 软垂疣(一般发生在颈或眼睑的有蒂新生物)
acrocinesis [acro- + 希 kinēsis motion]; **acrokinesis** 运动过度
acrocinesis *n*. 运动过多 ‖ acrocinetic *a*.
acrocinetic 运动过度的
Acrocinonide *n*.[商名] 阿克奈德(肾上腺皮质激素类药)
acrocont; acrocontous 顶鞭,顶端毛
acrocontracture [四]肢挛缩,手足挛缩
acrocyanosis *n*.手足发绀 ‖ ~, chronic progressive 慢性进行性手足发绀
acrodermatitis enteropathica 肠病性肢皮炎
acrodermatitis *n*.肢(端)皮炎 ‖ ~ chronica atrophicans 慢性萎缩性肢皮炎/~ continua; continuous ~ 持续性肢皮炎/~ enteropathica 肠病性肢皮炎/~, Hallopeau's; ~ continua 持续性肢皮炎/~ hiemalis 冬令肢皮炎/~ perstans 顽固性肢皮炎/~ pustulosa hiemalis 冬令脓疱性肢皮炎/~ vesiculosa tropica 热带小泡性肢皮炎
acrodermatosis (复 acrodermatoses) 肢皮病
acrodigitalin 阿克罗地菱他林
acrodolichomelia [希]手足过长
acrodont *a*. 颌缘牙的,端生牙的
acrodrome 脉向尖聚集,顶行的
acrodromous 脉向尖聚集的
acrodynia *n*. 肢痛症(一种婴儿病,特征为指和趾痛、肿及红色,有急躁、不安、怕光、出汗等症状,亦称红皮水肿性多发性神经病)
acrodysplasia; acrocephalosyndactyly *n*.尖头多并指(趾)(畸形)
acro-edema 肢肿症
acroerythema 肢端红斑
acroesthesia; acroaesthesia *n*. ①感觉过敏 ②肢痛
acrofugal 离顶的,向基的
acrogamy 顶端受精
acrogenesis 头端形成,顶生
acrogenous 头端形成的,顶生的(植)
Acrogenus 纤瘦病毒属(植物病毒)
Acrogenus solani Holmes = Potato spindle tuber virus 马铃薯纺锤形块茎病毒(类病毒)
acrogeria 肢皮早老
acrognosis *n*. 肢体感
acrogynous 顶生雌器的
acrohyperhidrosis *n*. 手足多汗
acrohypothermy 手足温度过低
acrohysterosalpingectomy *n*. 子宫底输卵管切除术
acrokeratosis 肢端角化症 ‖ ~ verruciformis 疣状肢端角化症
acrokinesia; acrocinesis; acrokinesis 运动过度,运动过多

acrol(o)yl- 丙烯酰(基)
acrolein *n*. 丙烯醛
acromacria; arachnodactyly [希] 细长指(趾),蜘蛛样指(趾)
acromania *n*. 重躁狂,顽固性精神病
acromastitis; mammillitis *n*. 乳头炎
acromegalia; acromegaly 肢端巨大症
acromegalic 肢端巨大的
acromegalogigantism *n*. 肢端肥大性巨大畸形
acromegaloidism *n*. 类肢端肥大症
acromegaly; acromegalia *n*. 肢端肥大症 ‖ acromegalic *a*.
acromelalgia erythromelalgia 红斑性肢痛病
acromelanism 端部黑化
acromelanosis 肢端色素沉着(症)
acromelic *a*. 肢端的
acromere (视细胞)外节
acromeric endoblast 头节内胚层
acrometagenesis *n*. 四肢发育过度
acrometagenetic 四肢发育过度的
acromi(o)- [构词成分]肩峰
acromial *a*. 肩峰的
acromial angle 肩峰角
acromial end 肩峰端
acromial end of clavicle 锁骨的肩峰端
acromial region 肩峰部
acromiale os 肩峰骨
acromiale 肩峰的
acromiale os secondarium 继发性肩峰骨(X线片)
acromicria 肢端过小症 ‖ ~ congenita 先天性肢端过小症
acromioclavicular *a*. 肩[峰]锁[骨]的
acromioclavicular joint 肩峰锁关节
acromioclavicular sprain 肩峰锁关节扭伤
acromiocoracoid *a*. 肩峰喙突的
acromiohumeral *a*. 肩峰肱骨的
acromion [希]肩峰 ‖ ~ scapulae 肩峰
acromionectomy *n*. 肩峰切除术
acromioscapular *a*. 肩峰肩胛的
acromiothoracic *a*. 肩峰胸廓的
acromphalus [希] ①脐膨出,脐突 ②脐中央,脐心
acromycosis [四]肢真菌病
acromyle [希] 髋,膝盖骨
acromyotonia; acromyotonus 肢肌强直
acromyotonus 肢肌强直
acron 原头区
acronarcotic *a*. 辛辣麻醉的
acronecrosis 向顶坏死
acroneuropathy 肢端神经病
acroneurosis *n*. 肢体神经[机能]病,肢体神经官能症
Acronine *n*. [商名] 阿克罗宁(抗肿瘤药),山油柑碱
Acronychia pedunculata (L.) Mip. [拉;植药]山油柑
acronychius 爪状
acronychous; achronychous 嵌甲的
acronycine 山油柑碱(植物抗肿瘤药)
acronym *n*. 首字母缩略词,头字语(如 laser,由 light amplication by stimulated emission of radiation 中各主要词的第一个字母缩合而成)
acronyx [希] *n*. 嵌甲
acro-osteolysis *n*. 肢端骨质溶解
acropachia *n*. 杵变病(指犬)
acropachy *n*. 杵状指,肥大性肺性骨关节病
acropachyderma *n*. 肢端厚皮病
acropachyderma pseudo-acrome-galy; pachyacria; Brugsch's syndrome 肢厚皮病,肢软部肥厚,布鲁格施氏综合征
acroparalysis *n*. 肢麻痹,肢瘫痪
acroparesthesia *n*. 肢端感觉异常
acroparia (复 acropariae) 内唇侧端
acropathology ①[四]肢病理学 ②[四]肢病
acropathy [四]肢病
acropeptide *n*. 无色肽(蛋白质在非水溶剂中加热至 140℃以上所得到的部分)
acropetal *a*. 趋向顶端的,向顶的 ‖ ~ly *ad*.
acrophobia *n*. 高空恐怖,恐高症
acrophobia hypsophobia *n*. 高处恐怖
acropodium 肢尖
Acropoma hanedai (**Matsubara**) 圆鳞发光鲷(隶属于 Acropomidae)
Acropomidae 发光鲷科(隶属于鲈形目 Perciformes)
Acropora aduncata Zou 钩鹿角珊瑚(隶属于鹿角珊瑚科 Acroporidae)
Acroporidae 鹿角珊瑚科(隶属于石珊瑚目 Scleractinia)
acroposthitis [希] 包皮炎
Acropsylla 端蚤属 ‖ ~ girshami 凹缘端蚤
acropurpura *n*. 肢端紫癜(尤指指、趾)
acrorhynchous 具顶喙的
acrorrheuma 肢风湿病
acroscleratic *a*. 肢端变硬的
acroscleriasis; acrosclerosis 肢端变硬,肢端硬化病
acroscleroderma 肢硬皮病,指(趾)硬皮病
acrosclerosis; acroscleriasis 肢端硬化症
acroscopic 上侧的
acrose 阿柯糖
acrosin 精虫头粒蛋白,顶体素,顶体蛋白
acrosin inhibitor 顶体酶抑制因子
acrosomal (精子)顶体的
acrosome (精子)顶体粒(电镜)
Acrospermaceae 扁棒壳科(一种菌类)
acrosphacelus 指(趾)坏疽
Acrosphaera Haeckel 尖球虫属
Acrosphaera spinosa Haeckel 刺尖球虫
acrosphenosyndactylia; acrocephalosyndactylia *n*. 尖头并指(趾)(畸形)
acrospire 初生叶,初生芽
acrospiroma *n*. 顶端螺旋瘤 ‖ eccrine ~ 小汗腺顶端螺旋瘤,透明细胞汗腺瘤
acrospore 顶[端]孢子
across *ad*. 横过,穿过;交叉 *prep*. 横过,穿过;在……的另一边;与……相交叉
across-the-board *a*. 包括一切的,全面的 *ad*. 包括一切地,全面地
acrostealgia [希] 肢骨痛
Acrostichum 仓蕨属(金蕨属)
acrosyl 煤酚皂溶液
acrosyndactyly *n*. 有隙并指(趾),末端并指(趾)
acrosyndesis 端部配对,端部联会
acrotarsium [希] 跗
acrotergal 端背片的
acrotergite 端背片
acroteric *a*. 末梢的,周围的
acroternite 端腹片
Acrotheca pedrosoi 佩[德罗索]氏产色芽生菌
Acrotheca pedrosoi; Hormodendrum pedrosoi 佩德罗索氏产色芽生菌
Acrothesium floccosum; Epidermophyton floccosum 絮状表皮癣菌
Acrothinium cupricolle (**Jacoby**) 红胸丽叶甲(隶属于肖叶甲科 Eumolpidae)
Acrothrichaceae 顶毛藻科(一种藻类)
acrothymion 尖疣
acrotic *a*. 表面性的;无脉的
acrotichal bristle 中鬃
acrotichal hairs 中毛
acrotichal setulae 小中毛
acrotism [希] 无脉,脉搏微茫
acrotrophic egg tube 端滋卵巢管
acrotrophic ovarole 端滋卵巢管
acrotrophodynia *n*. 营养性肢痛症
acrotrophoneurosis *n*. [四]肢营养神经病
acroxerosis 肢端干燥
acrylaldehyde; acrolein *n*. 丙烯醛
acrylamide gel electrophoresis 丙烯酰胺凝胶电泳
acrylamide monomer 丙烯酰胺单体
acrylamide *n*. 丙烯酰胺
acrylate *n*. 丙烯酯盐(或酯)
acrylic *a*. 丙烯酯的 ‖ ~ acid 丙烯酸
acrylic acid 丙烯酸
acrylic amide 丙烯酰胺
acrylic cement 丙烯黏固剂
acrylic resin tooth 塑胶牙
acrylic resin 丙烯酸树脂,塑料
acrylic resin, self-cured 自凝塑料
acrylic rubber 丙烯酸酯橡胶
acrylic sphere 亚克力球,聚丙烯球
acrylics 丙烯酸脂类
acrylonitrile *n*. 丙烯腈
acrylonitril-styrene copolymer 丙烯腈－苯乙烯共聚物

acryloyl chloride 丙烯酰氯
ACS anodal closing sound 阳极通电声 / Acta Chemica Scandinaviaca 斯堪的纳维亚化学学报(杂志名)/ American Cancer Society 美国癌症学会/American Chemical Society 美国化学学会/American College of Surgeons 美国外科医师学会/American Ceramic Society 美国陶瓷学会
ACSB American College of Surgoens Bulletin 美国外科医师学会通报
ACSF Artificial Cerebrospinal Fluid 人造脑脊髓液
ACSM American College of Sports Medicine 美国运动医学会
ACSP acetyl cyclohexyl sulphonyl peroxide 乙酰基过氧化环己基磺酰
Ac-SPM acetyl siramycin 乙酰螺旋霉素
ACSS analog computer subsystem 模拟计算机子系统
ACSTI Advisory Committee for Scientific and Technical Information 科学技术情报咨询委员会
act *v*. 作,干,行动,对……有效 *n*. 行为,动作,法令,(戏剧的)一幕‖ ~ as 充当,担任,起作用 / in the ~ 当场 / in the of (-ing)正当……的时候(当场就) / ~ on (upon) 奉行……,按……行动 / This medicine ~s upon the nerves. 此药对神经有效 / to ~ the part of ...扮演……(角色) / ~ up to 遵照……办事/ ~ (up)on 对……起作用/~, compulsive 强迫动作/~ of disintegration 蜕变动作,蜕变作用/~, imperious; compulsive ~ 强迫动作/~, impulsive 冲动性动作/~, peisons 管理毒品法令/~, reflex 反射动作/~, sexual 性交行为/~, workmen's compensation 工人赔偿法令
ACT accelerated clotting time 促凝时间
act acting 动作;作用
act of defecation 排粪动作
act of god 不可抗拒的天灾
act of nature 天灾
Acta *n*. 学报,通报
Acta Allergologica 变态反应学学报(杂志名)
ACTA American Corrective Therapy Association 美国矫正疗法协会
Acta Anattomica 解剖学学报(杂志名)
Acta Chir. Scand. Acta Chirurgica Scandinavica 斯堪的纳维亚外科学报
Acta Chirurgica 外科学报(杂志名)
Acta Cytologica 细胞学学报(杂志名)
Acta Endocr. (Kbh.) Acta Endocrinologica (Kebenhaven) 内分泌学报(哥本哈根)
Acta Endocrinologica (Denmark) 内分泌学学报(丹麦杂志)
Acta Haemat. (Basel) Acta Haematologica(Basel) 血液学报(巴赛尔)
Acta Haematologica 血液学学报(杂志名)
Acta Med. Scand. Acta Medica Scandinavica 斯堪的纳维亚内科学报
Acta Medica Scandinavica 斯堪的纳维亚医学学报(瑞典)
Acta Medica 医学学报(杂志名)
Acta Nearol. Scand. Acta Neurologica Scandinavica 斯堪的纳维亚神经科学报
Acta Obstet Cynaecolo Jap Acta Obstetrica et Gynaecologica Japanica 日本妇产科学报
Acta Obstet. Gynaec. Scand. Acta Obstetricia et Gynaecologica Scandinavica 斯堪的纳维亚妇产科学报
Acta Paediat. (Uppsala) Acra Paediatrica (Uppsala) 儿科学报(乌普萨拉)
Acta Paediat. Scand. Acta Paediatrica Scandinavica 斯堪的纳维亚儿科学报
Acta Paedopsychiatrica 儿童精神病学学报
Acta Path. Microbiol. Scand. Acta Pathologica et Microbiologica Scandinavica 斯堪的纳维亚病理与微生物学报
Acta Physiol. Scand. Acta Physiological Scandinavica 斯堪的纳维亚生理学报
Acta Physiological Scandinavica 斯堪的纳维亚生理学报(杂志名)
Acta Psychiat. Scand. Acta Psychiatrica et Neurologica Scandinavica 斯堪的纳维亚精神病学报
Acta Radiol. (Stockh.) Acta Radiologica (Stockhoim) 放射学报(斯德哥尔摩)
Acta Radiologica 放射学学报(杂志名)
Actaea [拉;植药] *n*. 类叶升麻属‖ ~ alba; white cohosh 白果类叶升麻/~ arguta 锐齿类叶升麻/~ cdorata 芳香类叶升麻/~ racemosa; red cohosh 红果类叶升麻/~ spicata 类叶升麻
Actaea asiatica Hara [拉;植药]类叶升麻
Actaea pulchella (A. Milne-Ewards) 美丽银杏蟹(隶属于扇蟹科 Xanthidae)
Actaeopyramis lauta (A. Adams) 华贵捻塔螺(隶属于小哉螺科 Pyramidellidae)
Actagardin *n*. [商名] 阿肽加定(抗生素类药)
actamer *n*. [商名]阿克他茂(硫双二氯别丁酚制剂,为高级杀菌剂,有灭杀血吸虫尾蚴的功用)
actaplanin *n*. [商名]阿克他宁,阿克他菌素(抗生素类药)
actaposis [希] 咽下困难
actargil; chlorpromazine 氯普马嗪,氯丙嗪
Actarit *n*. [商名] 阿克他利(免疫调节药)
ACTAS automatic computerized transverse axial scanner 自动电子计算机控制轴向扫描器
ACTC actinomycin C 放线菌素 C
ACTD actionmycin D 放线菌素 D
ACTe anodal closure tetanus 阳极通电强直
Acteon teramachii (Habe) 卵圆捻螺(隶属于捻螺科 Acteonidae)
Acteonidae 捻螺科(隶属于头盾目 Cephalaspidea)
ACTER active filter 有源滤波器
ACT-F2 actinomycin-F2 放线菌素 F2(抗肿瘤药)
ACTG activated clotting time group 活化凝血时间组
ACTH adrenal corticotropic hormone 促皮质素,促肾上腺皮质激素
Acthar *n*. 促皮质素,促肾上腺皮质激素(corticotropin)制剂的商品名
acthar 阿克撒(从猪脑垂体中制得的一种促肾上腺皮质素)
ACTH-RF corticotropin releasing factor 促肾上腺皮质激素释放因子
ACTH-Zn cortrophin-zine 促皮质素锌;长效促皮质素
Actias cytoplasmic polyhedrosis reovirus 柳天蚕蛾胞质型多角体呼肠孤病毒
Actias selene cytoplasmic polyhedrosis virus 柳天蚕蛾(绿尾大蚕蛾)胞质型多角体病毒
-actide [构词成分] - 克肽(1998 年 CADN 规定使用此项名称,主要系指激素类的药物,如吉拉克肘[Giractide]、托沙克肽[Tosactide]等)
Actidil *n*. 盐酸曲普利啶(triprolidine hydrochloride)制剂的商品名
Acti-Dione *n*. 环己米特,放线菌酮(cycloheximide)制剂的商品名
actidione 放线菌酮,(戊二酰)亚胺环已酮
Actigall *n*. 熊去氧胆酸(ursodiol)制剂的商品名
actilin; neomycin B; framycetin 新霉素 B
Actimmune *n*. 干扰素 γ-1b (interferon gamma-1b)制剂的商品名
actin 肌动蛋白,肌纤蛋白
actin filament 肌动蛋白丝
actinal [英]; **oris**[拉]; **stomal**[希]口腔的
actinal skeleton 口面骨骼
actinal surface 口面
actinate 肌动蛋白化物
Actineliida Haeckel 辐射虫目
actinenchya 星状组织,放射状组织
acting *a*. 代理的 *n*. 表演,演技
acting out 潜意识显露
Actinia equina (Linnaeus) 等指海葵(隶属于海葵科 Actiniidae)
Actiniaria 海葵目(隶属于珊瑚虫纲 Anthozoa)
actinic *a*. 光化(性)的‖ ~ conjunctivitis 光化性结膜炎,光化性眼炎/~ effect 光化学效应/~ keratitis 光化性角膜炎/~ ophthalmia 光化性眼炎/~ ray ophthalmia 光化学辐射性眼炎/~ retinitis 光化性视网膜炎‖ ~ity *n*. 光化力
actinicity 光化力
actinides 起铀元素
Actinidia Lindl. 猕猴桃属(隶属于猕猴桃科 Actinidiaceae)
Actinidia arguta (Sieb. et Zucc) Planch. [拉;植药]软枣猕猴桃
Actinidia callosa Lindl. var. henryi Maxim. [拉;植药]京梨猕猴桃
Actinidia eriantha Benth. [拉;植药]毛花猕猴桃
Actinidia latifolia (Gardn. et Champ.) Merr. [拉;植药]阔叶猕猴桃 /~ kolomikta 深山木天蓼,狗枣猕猴桃/~ polygama; silver vine 木天蓼/~ rufa 褐枝猕猴桃/~ sinensis Planch 中华猕猴桃(杨桃)
Actinidia polygama (Sieb. Et Zucc.) Miq. [拉;植药]葛枣猕猴桃
Actinidia purpurea Rehd. [拉;植药]紫果猕猴桃
Actinidia valvata Dunn [拉;植药]对萼猕猴桃
Actinidiaceae 猕猴桃科
actinidine 猕猴桃碱
actiniform *a*. 放射形的,放线状的
Actinidae 海葵科(隶属于海葵目 Actiniaria)
actinin *n*. 辅肌动蛋白
actinine aktinine 海葵素(类似 - 丁基萘菜砼)
actiniohematin 海葵羟基血红素
actinism ①射线作用 ②射线化学 ③光化作用,光化度,光化力
actinitis 痤疮疹(一种结核疹)

actinity 光化性,光化度
actinium [希 aktis ray](缩 Ac) 锕(89号元素)/~D 锕 D, 锕铅 /~ emanation 锕射气 /~ X 锕 X
actino-; actin- [希;构词成分]光线,射线,放线,放射
Actinoalloteichus *n*. 异壁放线菌属
Actinoalloteichus cyanogriseus *n*. 蓝灰异壁放线菌
actinobacillosis *n*. 放线杆菌病
Actinobacillus *n*. 放线杆菌属 ‖ ~ actinoides *n*. 拟放线放线杆菌/~ actinomycetemcomitans *n*. 伴放线放线杆菌/~ capsulatus *n*. 荚膜放线杆菌/~ equuli *n*. 马驹放线杆菌/~ haemolyticus *n*. 溶血放线杆菌/~ hominis *n*. 人放线杆菌/~ lignieresii *n*. 李氏放线杆菌(利尼耶尔氏放线杆菌)/~ mallei 鼻疽放线杆菌/~ muris *n*. 小鼠放线杆菌/~ oligocarbophilus *n*. 嗜寡碳放线杆菌(寡碳放线杆菌)/~ piliformis *n*. 毛状放线杆菌/~ pleuropneumoniae *n*. 大叶性肺炎放线杆菌(胸膜肺炎放线杆菌)/~ pleuropneumoniae serotype 1 *n*. 大叶性肺炎放线杆菌血清型 1/~ pleuropneumoniae serotype 2 *n*. 大叶性肺炎放线杆菌血清型 2/~ pleuropneumoniae serotype 3 *n*. 大叶性肺炎放线杆菌血清型 3/~ pleuropneumoniae serotype 4 *n*. 大叶性肺炎放线杆菌血清型 4/~ pleuropneumoniae serotype 5 *n*. 大叶性肺炎放线杆菌血清型 5/~ pleuropneumoniae serotype 6 *n*. 大叶性肺炎放线杆菌血清型 6/~ pseudomallei *n*. 见 Pseudomonas pseudomallei/~ rossii *n*. 罗氏放线杆菌/~ salpingitidis *n*. 输卵管炎放线杆菌/~ seminis *n*. 种子放线杆菌(精子放线杆菌)/~ suis *n*. 猪放线杆菌/~ ureae *n*. 脲放线杆菌(脲巴斯德氏菌)
Actinobacterium *n*. 放线细菌属 ‖ ~ cellulitis *n*. 纤维放线细菌/~ israelii *n*. 以色列放线细菌/~ liquefaciens *n*. 液化放线细菌/~ meyeri *n*. 迈氏放线细菌/~ propionici *n*. 丙酸放线细菌
Actinobifida *n*. 双歧放线菌属 ‖ ~ alba *n*. 白色双歧放线菌/~ bifidum*n*. 两歧放线细菌/~ chromogena *n*. 产色双歧放线菌/~ dichotomica *n*. 双杈双歧放线菌/~ fusca *n*. 褐色双歧放线菌/~ fuseonigra *n*. 梭黑双歧放线菌/~ globosa *n*. 浑圆双歧放线菌
actinobiology 放射生物学
Actinobispora *n*. 双孢放线菌属 ‖ ~ yunnanensis *n*. 云南双孢放线菌
actinobolia; actinobolism [希]感应法,催眠法
actinobolin *n*. 放线菌光素
Actinobolina radians Stein 辐射射纤虫
Actinobolina voras Wenrich 贪食射纤虫
Actinobolinidae Kahl 射纤虫科
actinocardiogram 心脏 X 线(照)片
actinocardiograph X 线密度控制心脏 X 线摄影装置
Actinocephalus *n*. 辐头属
actinochemistry *n*. 光化学
actinochitin *n*. 放线菌壳多糖
actinochrysin 放线菌素 C
actinocinematography X 线电影摄影(术),X 线活动照相(术)
actinocinematography; radiocinematography X 线活动照相术
actinocladothrix [希]; Actinomyces bovis 牛放线菌
Actinococcus Kuetzing; Nocardia 奴卡氏[放线]菌属
actinocongestin; congestin *n*. 海葵毒[素]
Actinocorallia *n*. 珊瑚状放线菌属
Actinocorallia herbida *n*. 草张状珊瑚状放线菌
Actinocucumis typicus (Ludwig) [拉;植药]模式辐瓜参(隶属于沙鸡子科 Phyllophoridae)
actinocutitis; actinodermatitis *n*. X 线皮炎,射线皮炎
actinocutitis; roentgen ray dermatitis X 线皮炎
actinocymography; actinokymography X 线记波照相术,X 线活动照相术
Actinodaphne cuplaris (Hemsl.) Gamble [拉;植药]红果黄肉楠
Actinodaphne obovata (Nees) Bl. [拉;植药]倒卵叶黄肉楠
Actinodaphne pilosa (Lour.) Merr. [拉;植药]毛黄肉楠
actinodaphnine *n*. 樟碱,黄肉楠碱
actinodiastase *n*. 腔肠淀粉酶
Actinodiscaceae 辐盘藻科 (一种藻类)
actinoelectricity 光化电
actinoerythrin *n*. 赤海葵红素,海葵赤素
actinogen *n*. 射线质,射线源
actinogenesis *n*. 射线发生,射线生成 ‖ actinogenic *a*.
actinogenic 射线发生的
actinogenics *n*. 射线发生学
actinogran; roentgenogram X 线[照]片
actinograph ①自动曝光计 ②X 线照片 ③光化力测定器 ④辐射仪
actinographema; roentgenogram X 线[照]片
actinography *n*. X 线摄影(术); 光力计,(日光)光化力测定器,光化线强度记录器
actinography; roentgenography X 线照相术
actinohematin; actiniohematin 海葵正铁血红素
actinoid *a*. 放射线状的
Actinoite [化学]阳起石
Actinokineospora *n*. 放线动孢菌属 ‖ ~ diospyrosa *n*. 柿树放线动孢菌/~ globicatena *n*. 链球放线动孢菌/~ inagensis *n*. 依纳格放线动孢菌/~ riparia *n*. 岸栖放线动孢菌/~ terrae *n*. 土地放线动孢菌
actinokymograph X 线记波摄影机
actinokymography X 线记波摄影(术),X 线活动摄影(术)
actinolite, actinolyte *n*. ①光化[学产]物 ②阳起石
actinolitum 阳起石
Actinolitum [拉;化学]阳起石(含硅酸镁的石棉类矿石)
actinology *n*. ①射线学 ②光化学
actinolysin 放线菌溶素
actinolyte ①放射治疗器 ②电光聚集器 ③紫外线发射器
Actinomadura *n*. 马杜拉放线菌属 ‖ ~ africana *n*. 非洲马杜拉放线菌/~ albolutea *n*. 白藤黄马杜拉放线菌/~ atramentaria *n*. 暗灰色马杜拉放线菌/~ aurantiaca *n*. 橘橙马杜拉放线菌/~ azurea *n*. 天青马杜拉放线菌(远青马杜拉放线菌)/~ carminata *n*. 洋红马杜拉放线菌/~ carminata var. fujianensis *n*. 洋红马杜拉放线菌福建变种/~ carminata var. yunnanensis *n*. 洋红马杜拉放线菌云南变种/~ chengduensis *n*. 成都马杜拉放线菌/~ chenghaiensi *n*. 澄海马杜拉放线菌/~ citrea *n*. 柠檬马杜拉放线菌/~ coerulea *n*. 青蓝马杜拉放线菌/~ coeruleofusca *n*. 青蓝褐马杜拉放线菌/~ cremea *n*. 乳脂马杜拉放线菌/~ cremea subsp. cremea *n*. 乳脂马杜拉放线菌乳脂亚种/~ cremea subsp. rifamycini *n*. 乳脂马杜拉放线菌力复霉素亚种/~ echinospora *n*. 棘孢马杜拉放线菌(棘孢小四孢菌,棘孢小双孢菌)/~ fibrosa *n*. 纤维状马杜拉放线菌/~ flava *n*. 黄色马杜拉放线菌/~ flexuosa *n*. 柔曲马杜拉放线菌/~ fulvescens *n*. 微暗黄马杜拉放线菌/~ hibisca *n*. 木槿马杜拉放线菌/~ kijaniata *n*. 基简马杜拉放线菌/~ libanotica *n*. 黎巴嫩马杜拉放线菌/~ livida *n*. 铅紫青马杜拉放线菌/~ longispora *n*. 长孢马杜拉放线菌/~ luteofluorescens *n*. 藤黄荧光马杜拉放线菌/~ luzonensis *n*. 吕宋马杜拉放线菌(吕宋岛马杜拉放线菌)/~ macra *n*. 贫瘠马杜拉放线菌~ madurae *n*. 马杜拉马杜拉放线菌(马杜拉诺卡氏菌)/~ malachitica *n*. 孔雀石马杜拉放线菌 /~ madurae 足肿马杜拉放线菌/~ ochracea *n*. 赭石马杜拉放线菌/~ oligospora *n*. 寡孢马杜拉放线菌/~ pelletieri *n*. 白乐杰马杜拉放线菌/~ pulveracea *n*. 粉末马杜拉放线菌/~ rosea *n*. 玫瑰马杜拉放线菌/~ roseoviolacea var. biwikoensis *n*. 玫瑰紫马杜拉放线菌琵琶湖变种/~ roseoviolacea var. miuraensis *n*. 玫瑰紫马杜拉放线菌三浦变种/~ roseoviolacea var. rubescens *n*. 玫瑰紫马杜拉放线菌浅红变种/~ rubra (Sveshnikova, Maksimova et Kudrina) *n*. 见 Microtetraspora rubra /~ rubrobrunea *n*. 暗红褐马杜拉放线菌(暗红褐卓孢菌)/~ rugatobispora *n*. 皱双孢马杜拉放线菌/~ spadix *n*. 佛焰花序马杜拉放线菌/~ spinospora *n*. 刺孢马杜拉放线菌/~ umbrina *n*. 赭褐马杜拉放线菌/~ verrucosospora *n*. 疣孢马杜拉放线菌/~ verrucosospora subsp. veractimyces *n*. 疣孢马杜拉放线菌很活跃亚种/~ vinacea *n*. 酒红马杜拉放线菌/~ viridis *n*. 绿色马杜拉放线菌(绿色小四孢菌)/~ viridoflava *n*. 绿黄马杜拉放线菌/~ yumaensis *n*. 尤马马杜拉放线菌
actinomere 放线节
actinometer ①露光计,感光计,曝光表,光化线强度计 ②光化线强度计
actinometry ①露光测定,曝(感)光测定术 ②光化线强度测定,光化线强度测定术学
Actinomma Haeckel 光眼虫属
Actinomma arcadophorum Haeckel 拱光眼虫
Actinomma echinomma Jorgensen 瘦光眼虫
Actinomma medianum Nigrini 中央光眼虫
Actinomma saccoi Carnevale 萨可光眼虫
Actinomonas Kent 光滴虫属
Actinomonas mirabilis Kent 奇异光滴虫
Actinomonosora *n*. 放线单孢菌属
Actinomonospora lusitanica *n*. 葡萄牙放线单孢菌
actinomorphic; actinomorphous 辐射对称的
actinomorphous *a*. 辐射对称的,放射型的,放射状的
actinomorphy 放射对称
actinomycelial *a*. 放线菌丝体的;放线菌的
Actinomyces ([复]actinomycetes) *n*. 放线菌属 ‖ ~ appendicis *n*. 阑尾放线菌/~ bernardiae *n*. 伯尔德氏放线菌/~ bovis *n*. 牛

型放线菌/***Actinomyces bronchialis*** ***n***. 支气管放线菌/ ~ buccalis ***n***. 颊放线菌/~ cruoris ***n***. 凝血放线菌/~ denticolens ***n***. 齿垢放线菌(栖牙放线菌)/~ dentocariosus 蛀牙放线菌(龋齿放线菌)/~ enteritidis ***n***. 肠炎放线菌/~ eriksonii ***n***. 埃氏放线菌/~ farcinica ***n***. 皮放线菌/~ georgiae ***n***. 乔氏放线菌/~ gerenoseriae ***n***. 戈氏放线菌/~ griseus phage 灰色放线菌噬菌体/~ hominis ***n***. 人体放线菌/~ hordeovulneris ***n***. 受损大麦放线菌(大麦伤口放线菌)/~ howellii ***n***. 豪威尔放线菌(豪氏放线菌)/~ humiferus ***n***. 腐质生放线菌(土生放线菌)/~ hyovaginalis ***n***. 猪阴道放线菌/~ israelii ***n***. 衣氏放线菌/~ israelii serotype **2** ***n***. 衣氏放线菌血清型 2 型/~ lacertae ***n***. 蜥蜴放线菌/~ lingualis ***n***. 舌部放线菌/~ macrodipodidarus 袋鼠放线菌/~ meyeri ***n***. 麦尔放线菌(迈氏放线菌)/~ minutissimus ***n***. 红癣放线菌/~ muris-ratti ***n***. 捕鼠放线菌/~ naeslundii ***n***. 内氏放线菌/~ necrophorus ***n***. 坏死放线菌/~ neuii ***n***. 纽氏放线菌/~ neuii subsp. anitratus ***n***. 纽氏放线菌无硝亚种/~ neuii subsp. neuii ***n***. 纽氏放线菌纽氏亚种 /~ nodosus ***n***. 疖瘤放线菌/~ odontolyticus ***n***. 龋齿放线菌(溶齿放线菌,解齿放线菌)/~ olivaceoviridis ***n***. 见 Streptomyces olivaceoviridis /~ phaeochromogenes ***n***. 见 Streptomyces phaeochromogenes /~ phage ***n***. 放线菌属噬菌体/~ Propionicus ***n***. 丙酸放线菌/~ pseudonecrophorus ***n***. 假坏死放线菌/~ pulmonalis ***n***. 肺部放线菌/~ pyogenes ***n***. 化脓放线菌(酿脓放线菌)/~ scabies ***n***. 疮痂皮放线菌(疮痂病放线菌,疥疮放线菌)/~ slackii ***n***. 斯氏放线菌/~ spumalis ***n***. 痰液放线菌/~ suis ***n***. 猪放线菌(猪真杆菌)/~ tauricus ***n***. 公牛放线菌/~ turicensis ***n***. 图列茨放线菌/~ viscosus ***n***. 黏放线菌(黏齿放线菌,黏液放线菌)

Actinomycetaceae ***n***. 放线菌科

Actinomycetales ***n***. 放线菌目

actinomycete ***n***. 放线菌 ‖ actinomycetous ***a***.

actinomycetin ***n***. 白放线菌素 ‖ ~ A 白放线菌素 A

actinomycetoma ***n***. 放线菌性足分支菌病

actinomycin ***n***. 放线菌素

actinomycin C 放线菌素 C (抗肿瘤药)

actinomycin D 放线菌素 D (抗肿瘤药)

actinomycin F2 放线菌素 F2, ~KS4(抗肿瘤药)

actinomycin IV 放线菌素 D, 更生霉素, 放线菌素 D

actinomycoma ***n***. 放线菌肿

actinomycosis 放线菌病 ‖ ~ abdominalis 腹放线菌病/~ cutis; dermo-actinomycosis; skin ~ 皮肤放线菌病/~ facial 面部放线菌病/~ lumpy Jaw; clams; clyers 放线菌病/~ mammaris; breast ~ 乳腺放线菌病/~ pulmonum 肺放线菌病 ‖ actinomycotic ***a***.

actinomycotic 放线菌病的

actinomycotin ***n***. 放线菌体素

Actinomyxia Stolc 放射孢子亚纲

Actinomyxida Levine et al ***n***. 放射孢子目

actinon ***n***. 锕射气

actinoneuritis ***n***. 放射性神经炎

Actinopelina Strand 射纤虫属

Actinophaerium eichorni Ehrenberg 艾氏辐球虫

actinophage ***n***. 放线菌噬菌体

actinophor 钍捣混合造影剂

actinophore; pterygophore 肤芽,翼状软骨突

Actinophryida Hartmann 太阳虫目

Actinophryidae Claus 太阳虫科

Actinophrys Ehrenberg 太阳虫属

Actinophrys sol Ehrenberg 放射太阳虫

Actinophrys vesiculata Penard 多泡太阳虫

actinophthalmic 眼光反射的

actinophytosis ***n***. 放线菌病,诺卡菌病

Actinoplanaceae ***n***. 游动放线菌科,幅动菌科

Actinoplanes ***n***. 游动放线菌属,幅动菌属 ‖ ~ arizonaensis ***n***. 亚利桑那游动放线菌/~ aurantiacus ***n***. 橘检游动放线菌/~ auranticolor ***n***. 橘检色游动放线菌/~ awujinensis subsp. mycoplanecinus ***n***. 淡路游动放线菌枝动菌素亚种/~ azureus ***n***. 远青游动放线菌(天青游动放线菌)/~ brasiliensis ***n***. 巴西游动放线菌/~ caeruleus ***n***. 青蓝游动放线菌/~ campanulatus ***n***. 钟形游动放线菌/~ coeruleus ***n***. 天蓝游动放线菌/~ consettensis ***n***. 康塞特游动放线菌/~ cyaneus ***n***. 蓝色游动放线菌/~ deccanensis ***n***. 德干高原游动放线菌/~ derwentensis G ***n***. 德温特游动放线菌/~ digitatis ***n***. 指状游动放线菌/~ durhamensis ***n***. 达勒姆游动放线菌/~ ferrugineus ***n***. 铁锈游动放线菌/~ flavus ***n***. 黄色游动放线菌/~ garbadinensis ***n***. 加尔巴丁游动放线菌/~ globisporus ***n***. 球孢游动放线菌/~ humidus ***n***. 湿游动放线菌/~ ianthinogenes ***n***. 产紫游动放线菌/~ ianthinogenes subsp. octamycini ***n***. 产紫游动放线菌辛霉素亚种(产紫游动放线菌八霉素亚种)/~ italicus ***n***. 意大利游动放线菌/~ kinshanensis ***n***. 金山游动放线菌/~ liguriae ***n***. 利古里亚游动放线菌/~ lobatus ***n***. 裂叶游动放线菌/~ minutisporangius ***n***. 细小孢囊游动放线菌/~ missouriensis ***n***. 密苏里游动放线菌(米苏里游动放线菌)/~ missouriensis var. flavus ***n***. 密苏里游动放线菌黄色变种/~ nipponensis ***n***. 日本游动放线菌/~ palleronii ***n***. 帕氏游动放线菌/~ pallidoaurantiacus ***n***. 淡橘橙游动放线菌/~ penicillatus ***n***. 青霉游动放线菌/~ philippinensis ***n***. 菲律宾游动放线菌/~ purpeobrunneus ***n***. 绛红褐游动放线菌(绛红棕褐游动放线菌)/~ pyriformis ***n***. 梨形游动放线菌/~ rectilineatus ***n***. 直线游动放线菌/~ regularis ***n***. 规则游动放线菌/~ roseosporangius ***n***. 粉红孢囊游动放线菌/~ rutilosporangius ***n***. 赭红孢囊游动放线菌/~ sarveparensis ***n***. 萨威帕尔游动放线菌/~ sindenensis ***n***. 仙台游动放线菌/~ taitomyceticus ***n***. 泰东霉素游动放线菌(台东游动放线菌)/~ teichomyceticus ***n***. 垣霉素游动放线菌/~ tsinanensis ***n***. 济南游动放线菌/~ tuftoflagellus ***n***. 丛鞭毛游动放线菌/~ utahensis ***n***. 犹他游动放线菌/~ violaceus ***n***. 紫色游动放线菌/~ yunnanensis ***n***. 云南游动放线菌

Actinopoda Haeckel 辐足亚纲(原生动物)

Actinopodea Calkins 辐足纲(原生动物)

Actinopolyspora ***n***. 放线多孢菌属 ‖ ~ halophila ***n***. 嗜盐放线多孢菌/~ iraqiensis ***n***. 伊拉克放线多孢菌/~ mortivallis ***n***. 摩蒂瓦莱放线多孢菌/~ thermovianacea ***n***. 耐热酒红放线多孢菌

actinopraxis ①放射性物质应用 ②放射疗法

actinopterygium 辐鳍 ‖ Actinopycnidium ***n***. 孢器放线菌属/~ elongatum ***n***. 长形孢器放线菌/~ globosa ***n***. 浑圆孢器放线菌

Actinopyga echinites (**Jaeger**) 棘辐肛参(隶属于海参科 Holothuriidae)

Actinopyga lacanora (**Jaeger**) 辐肛参(隶属于海参科 Holothuriidae)

Actinopyga mauriana (**Quoy et Gaimard**) 白底辐肛参(隶属于海参科 Holothuriidae)

Actinoquinol ***n***. [商名] 阿克汀喹(防紫外线药) ‖ ~ sodium 阿克汀喹钠,乙氧喹啉磺酸钠(紫外线遮蔽剂)

actinorhodine 放线菌紫素

actinorubin 放线菌红素

actinoscope 光强,辐射计,放射量测定器

actinoscopy; radioscopy X 线透视检查,放射检查

actinospecin; spectinomycin 壮观霉素(获自壮观链霉菌 Streptomyces spectabilis)

Actinosphaerium Stein 光球虫属

Actinosphaerium arachnoideum Penard 球网光球虫

Actinosphaerium eichhorni Ehrenberg 轴丝光球虫

Actinosphaerium nucleofilum Barrett 核线光球虫

Actinosporangium ***n***. 孢囊放线菌属 ‖ ~ albidum ***n***. 微白孢囊放线菌/~ aurantiacum ***n***. 橘橙孢囊放线菌/~ bohemicum ***n***. 波希米亚孢囊放线菌/~ calcooroganum ***n***. 生钙孢囊放线菌/~ castaneum ***n***. 栗色孢囊放线菌/~ chromogenum ***n***. 产色孢囊放线菌/~ chryseum ***n***. 金色孢囊放线菌/~ cinnameum ***n***. 肉桂孢囊放线菌/~ coccineum ***n***. 检红孢囊放线菌/~ flavescens ***n***. 微黄孢囊放线菌/~ flavofuseum ***n***. 黄梭孢囊放线菌/~ fuseum ***n***. 梭孢囊放线菌/~ granulosum ***n***. 颗粒孢囊放线菌/~ griseoniger ***n***. 灰黑孢囊放线菌/~ griseum ***n***. 灰色孢囊放线菌/~ hygroscopicum ***n***. 吸水孢囊放线菌/~ nigricans ***n***. 微黑孢囊放线菌/~ robigenosum ***n***. 锈褐孢囊放线菌/~ violaceum ***n***. 紫色孢囊放线菌/~ violatum ***n***. 紫孢囊放线菌/~ vitaminophilum ***n***. 嗜维生素孢囊放线菌

Actinosporea (**Levine et al**) 放射孢子纲

actinostele 星状中柱

Actinostemma paniculatum Maxim 假贝母

actinostereoscopy X 线立体镜检查, X 线立体透视检查

actinostoma 辐状口

Actinosynnema ***n***. 束丝放线菌属 ‖ ~ mirum ***n***. 奇迹束丝放线菌/~ pretiosum ***n***. 珍贵束丝放线菌/~ pretiosum subsp. auranticum ***n***. 珍贵束丝放线菌橘橙亚种/~ pretiosum subsp. pretiosum ***n***. 珍贵束丝放线菌珍贵亚种

actinotherapeutic 射线疗法的

actinotherapeutics; actinotherapy 放射治疗学,射线疗法

actinotherapy; actinotherapeutics 射线疗法

actinotoxemia ***n***. 放射性毒血症

actinotoxin ***n***. 海葵触须毒(素)

actinotrichia 角质鳍条

actinotrocha 辐轮幼虫

actinouran 锕铀

actinouranium ***n***. 锕铀(铀的同位素)

actinoxanthin 放线菌黄质

Actinozoa; Anthozoa 珊瑚动物

actiology 病原学,病因学
action [拉 actio] ①作用 ②动作,活动,行动,行为 ③效应 ‖ ~, accessory parabiotic 间生态副作用 / ~, antagonistic 拮抗作用 / ~ of arrest 阻止作用 / ~, aspiratory 吸引动作 / ~, automatie 自动作用/ ~, bactericidal 杀菌作用/ ~, ball-valve 球瓣作用/ ~, buffer 缓冲作用/ ~, calorigenic 生热作用/ ~, capillary; capillary attraction 毛细管吸引,毛细吸引/ ~, catalytic; catalysis 催化作用/ ~, chemical 化学作用/ ~, ciliary 纤毛作用/ ~, conditioned stimulus 条件刺激作用/ ~, contact, contact catalysis 接触催化[作用]/ ~, cumulative 蓄积作用/ ~, diastasic; diastatic ~ 淀粉消化作用/ ~, diphasic 双相动作(电流)/ ~, electrocapillary 毛细管电作用(通电后改变表面张力)/ ~, enzymatic 发酵作用,酶促作用/ ~, galactogogue 催乳作用/ ~, heart 心动作/ ~, hydrotropic 促水溶作用/ ~, immediate 立发作用,直接作用/ ~, integrative 整合动作/ ~, lipolytic 脂解作用/ ~, local 局部作用/ ~, mass 质量作用/ ~, oligodynamic 微力动作,微力作用/ ~, opsonic 调理素作用/ ~, photodynamic 光力作用/ ~, physiological 生理作用/ ~, primary 原始作用/ ~, reflex 反射动作/ ~, remote 远达作用/ ~, salt 盐作用/ ~, secondary 继发作用/ ~, selective 选择作用/ ~, self-cleansing 自洁作用,自净作用/ ~, specific 特殊作用,特效作用/ ~, specific dynamic 特殊动力作用/ ~, sucking 吸取动作,吸吮动作/ ~, surface 表面作用/ ~, sympathomimetic 拟交感作用/ ~, synergistic 协同作用/ ~, synthetic 综合作用/ ~, gampon; buffer ~ 缓冲作用/ ~, thermogenic 升温作用,产热作用/ ~, toxic 毒性作用/ ~, trigger 激发作用/ ~, vital 生命作用/ ~, vitaminoid 维生素样作用/ ~, voluntary 随意动作 /a man of ~ 实践家,活动家/ (be) in ~ 起作用,在行动中 / put sth into (in) ~ 付诸实施,使……运行/ (to be) out of ~ 失去(停止)作用/ ball-valve ~ 球瓣作用(异物所致的间歇性阻塞) / buffer ~, tampon ~缓冲作用/ calorigenic ~生热作用/capillary ~毛细(管)吸引/contact ~触触 催化(作用)/cumulative ~蓄积作用(突然增加强度的作用,如服用某一药物数剂后其生物效 应比服用第一剂后为大)/diastasic ~, diastatic ~淀粉糖化作用/opsonic ~调理素作用(调理素对细菌和其他细胞所起的作用,使其增加吞噬作用的易感性)/reflex ~反射动作/specific dynamic ~特殊动力作用(食物消化和同化作用促使新陈代谢超过基础代谢率,脂肪和碳水化合物增加 4% ~6%,蛋白质增加 30%)/thermogenic ~升温作用,产热作用/trigger ~激发作用(一种释放能量的作用,其性质与其释放能量的过程无关) | bring(或 call)into ~使行动起来,使开始工作/go into ~投入战斗/in ~在活动;在运转/put(或 set)in ~使行动起来,使开始工作/put out of ~使失去效用/take ~采取行动
actiost 鳍条基骨
Actisomide *n*. [商名] 阿克索胺(抗心律失常药)
Actithiazic Acid *n*. [商名] 阿克唑酸(抗麻风药)
actithiazic acid 放线噻唑酸
activable *a*. 能被活化的
Activase *n*. 组织纤维蛋白溶酶原激活剂(alteplase)制剂的商品名
activate *vt*. 作用,启动,激发,激活 ‖ ~ button 启动键/ ~ key 启动键/ ~ ed atom 活化原子 ‖ activation *n*.
activated calcium carbonate 活性碳酸钙
activated carbon 活性炭
activated carrier 活化载化
activated charcoal 活性炭
activated coagulation time 活化凝血时间
activated diffusion 活化扩散
activated form 活化型
activated mouse serum 致活鼠血清
activated seta 制动毛
activated state 激活态,活化态
activating enzymes 活化酶,激活酶
activating 激活,活化 ‖ ~ isotope 激活同位素,活化同位素 / ~ radiation 激活辐射,活化辐射/ ~ 活化(作用),激活,触发/ ~ detector 活化探测器辐射探测器
activation *n*. 激活,活化,活化[作用],致活;激活剂,活化剂 ‖ ~, cmbryonic 活化质释放[作用]/ ~, plasma 原浆激活[作用](非特异性物质注入后使细胞代谢增强)
activation analysis 活化分析,激活分析
activation center 活化中心,激活中心
activation energy 活化能
activation heat 活化热,激活热
activation index (AI) 活化指数
activation ratio (AR) 活化比
activator ①活性剂,活化剂,催化剂 ②激活物,激活因子,灵敏度提高装置 ‖ functional ~, monoblock ~功能性矫正器/ plasminog-en ~纤维蛋白溶酶原活化剂,纤溶酶原活化因子/polyclonal ~多克隆活化剂 RNA 激活 RNA /tissue ~纤维蛋白激活酶
active *a*. ①活性的,活泼的,有放射性的 ②活动的,主动的 ③有效的 ‖ ~ activation analysis 有源活化分析,用放射源进行的活化分析 / ~ alkali 活性碱 / ~ area ①放射性区域 ②活性区 ③灵敏区/ ~ bleeding 活动性出血/ ~ by-product 放射性副产物/ ~ carbon 放射性碳,活性碳/ ~ deposit 放射性沉降物/ ~ diameter 有效直径/ ~ dust 放射性尘埃/ ~ effluent 放射性排出物/ ~ element 放射性元素/ ~ emitting material 放射活性材料/ ~ excretion 主动性排泄/ ~ fault 活断层/ ~ fiber optics element 纤维光学活性元素/ ~ ion 激活离子/ ~ length (放射性)有效长度/ ~ light modulation 我源调制/ ~ length needle 放射性长针/ ~ material 放射性材料,活性物质(材料)/ ~ neutron assay 有源中子分析,外加中子分析/ ~ nucleus 放射核,放射核素/ ~ pollution 放射性污染/ ~ product 放射性产物/ ~ radiology 活动性放射学,功能性放射学/ ~ return loss 回声衰减,回波损耗/ ~ sampling equipment 放射性取样设备/ ~ scanning time 有效扫描时间/ ~ sleeve 活性层/ ~ source 放射源/ ~ time 有效时间/ ~ transducer 有源换能器/ ~ waste 放射性废物/ ~ zone 活性区 ‖ ~ ly *ad*. / ~ ness *n*.
activin *n*. 活化素(又称激动素);激活素(一种非类固醇调节素,促卵泡激素分泌,其作用与抑制素(inhibin)相反)
Activin [商名] 苯丙酸诺龙
activist *n*. 活动分子,积极分子
activity *n*. ①放射性 ②活动性,活度 ③功率,效率 ‖ ~ build-up 放射性积累 / ~ coefficient 活度系数,活性系数 / ~ concentration 放射性浓度 / ~ decay 放射性衰变 / ~ decay curve 放射性衰变曲五/ ~ meter 放射性测量仪/ ~ ratio ①活动率 ②放射性比(率)/ ~ (-) sensing equipment 放射性探测设备/ ~, analytic 分析活动/ ~, chemical ①化学活动 ②化学活动度/ ~, curaremimetic 箭毒样活性/ ~, effective gamma-ray 有效[γ射]线放射活动度/ ~, excitable 兴奋活动/ ~, runctional 机能活动/ ~, gamma-ray [γ射]线放射活动度/ ~, higher nervous 高级神经活动/ ~, inhibited 抑制活动/ ~, linear 线形放射活动度/ ~, muscular 肌活动/ ~, optical 旋光度,旋光性/ ~, reflex 反射活动/ ~, relative 放射性比度/ ~, secretory 分泌[性]活动/ ~, sexual 性欲活动/ ~, signal 信号活动/ ~, specific 特殊活动/ ~, spontaneous 自发性活动/ ~, unconditioned reflex 非条件反射,无条件反射活动/ ~, vegetative 生长[性]活动/ ~, vegetative nervous 植物性神经活动/ ~, vital 生活机能动
activize; activise *vt*. 使活动;活化,激活
ACTJ American Corrective Therapy Journal 美国矫正疗法杂志
ACT-KS4 actinomycin-KS4 放线菌素
ACTN adreno-corticotrophin 促皮质素,促肾上腺皮质激素
Actodigin *n*. [商名] 阿托地近(强心药)
actol 阿克托(乳酸银)
actometer *n*. 活动度测量计(如运动过度时,测量水平面运动所反映出的活动度)
actomyosin *n*. 肌动球蛋白,肌纤凝蛋白,肌动凝蛋白
Actonia *n*. 假膜形成酵母菌属
actophen 阿克括芬(含纯活性麦角甾醇、维生素 D_2 及胆碱)
actophilous 西海岸的
actor 作用物,反应物,原动质,原动者,行为者,男演员
actotropomyosin; tropomyosin 原肌球蛋白
ACTP adrenocorticotropic polypeptide 促肾上腺皮质多肽(一种促肾上腺皮质激素的水解产物)
Actrapid *n*. [商名] (正规)胰岛素(regular insulin)注射液
actual *a*. 实际的,现实的,实在的 ‖ ~ efficiency 实际效率/ ~ gain 实际增益,有效增益/ ~ irradiation technique 实际照相技术(方法) actual bicarbonate 实际碳酸氢盐 ‖ ~ ity *n*. 现实(性),[复]现状 / ~ ly *ad*. 实际上,竟然
actualize *vt*. 实行,使现实化 ‖ actualization *n*.
actually *ad*. 实际上
actuary *n*. 保险统计员
actuate *vt*. 使活动,开动;激励 ‖ actuation *n*.
actuating signal 启动信号,作用信号
actuation 激动,感动
actuator ①调节器 ②激励器
acture leukemia 急性白血病(急白)
actus brevis 早泄
ACU add control unit 加法控制部件
AcU actinium uranium 锕铀
acu- [希;构词成分] 听;针,尖锐
Acuaria 旋锐形线虫属,华首线虫属 ‖ ~ spiralis 旋华首线虫,螺咽华首线虫/ ~ spiralis 旋锐形线虫

acuclosure *n*. 针止血法
acuductate; acuducted; acuductus 针纹形的,细抓痕的
acuductor 导针器
acuesthesia; acouesthesia *n*. 听觉
acufilopressure *n*. 针线压迫法(针压与结扎并用以止血)
Acuformis 针形菌属 ‖ ~ alcaligenes *n*. 产碱针形菌/~ caninus *n*. 犬针形菌/~ dubiatus *n*. 不定针形菌/~ filamentosus *n*. 线状针形菌/~ immobilis *n*. 不动针形菌/~ innutritus *n*. 无营养针形菌/~ macrosporus *n*. 大孢针形菌/~ perennis *n*. 长寿针形菌/~ putrefaciens *n*. 腐化针形菌/ spermoides *n*. 精子状针形菌/~ thermoacidophilus *n*. 嗜酸热针形菌/~ thermoputrificus *n*. 热腐针形菌/~ prevot; Clostridium 梭状芽胞杆菌属
acuition *n*. 锐敏性
acuity [拉] 敏度,锐度,分辨能力 ‖ ~, auditory; hearing ~ 听敏度/~, of color vision (缩 V. C.) 色觉敏度/~, darkness 暗敏度/~, displacement threshold 变位阈,微变敏度/~, hearing 听敏度/~, minimal separable 最小可分度(分辨二点的最小视角)/~, olfactory 嗅敏度/~, Vernier; displacement threshold 微变敏度,变位阈/~, visual 视敏度/~, visual discriminatory (缩 V.D.A.) 视觉辨别敏度/~, vissual, minimal 最小视敏度
aculea 微刺
aculeate ①具(皮)刺的,刺状的 ②尖的
aculeate-serrate 锯齿形的
aculeus (复 aculei) ①刺状产卵器 ②皮刺
acumen *n*. 敏锐,聪明
acumeter; acoumeter 听力计,听力测验器
acuminate *a*. 尖的,尖锐的 *vt*. 使尖,使尖锐 ‖ acumination *n*.
acuminate wart 尖锐湿疣,性病湿疣
acuminated 渐尖的,长尖的
Acup acupuncture 针术; 针刺
acupressure; acupression *n*. 针压法(插针于相邻组织压迫血管止血)
acupunclure; stylostixis 针术
acupunctate 刺孔的
acupuncture *n*. 针刺(术) *vt*. 对……施行针疗 ‖ ~ anaesthesia 针刺麻醉 ‖ acupuncturist *n*. 针灸医师
acupuncture of nasal sinus 鼻穿刺术
acupuncture tolerance 针刺耐受性
acupuncture [英]; acupunctura[拉]针术,刺术
acupuncturist *n*. 针灸医师,针疗医师
acus [拉] 外科针
acusection; acutomy 电针切开术
acusector *n*. 电针刀(分离组织用)
-acusia; -acusis [希] 听
acusimeter; acusiometer; acoumeter 听力计,听力测验器
acusticus nervus; acusticus 听神经
acutangular 锐角的,锐棱的
acutangularis [拉]锐角的,锐棱的
acutangulate 成锐角的
acutangulus [拉]锐角的
acutate 微尖的
acute *a*. ①急性的 ②尖锐的,敏锐的 ③尖的,严重的 ‖ ~ abdomen 急腹症/~ abdominal disease 急腹症/~ abdominal pain of obstetrics and gynecology 妇产科急性腹痛/~ abdominal pain of pediatric surgery 小儿外科急性腹痛/~ allergic encephalitis 急性过敏性脑炎,急性变态反应性脑炎/~ altitude sickness 急性高原病/~ and sub~ subdural hematoma 急性和亚急性硬膜下血肿/Acute anterior poliomyelitis virus = Poliomyelitis virus 脊髓灰质炎病毒,小儿麻痹症病毒/~ anxiety attack 急性焦虑发作/~ aortic rupture 急性主动脉破裂/~ apical periodontitis 急性根尖牙周炎/~ appendicitis 急性阑尾炎/~ arthralgia 急性关节痛/~ attack 急性发作/~ augle-closure glaucoma 急性闭角型青光眼/Acute bee paralysis enterovirus = Acute bee paralysis virus 蜜蜂急性麻痹肠道病毒/~ brain edema 急性脑水肿/~ brain syndrome 急性脑综合征/~ bronchitis 急性支气管炎/~ care 急症治疗/~ catarrhal conjunctivitis 急性卡他性结膜炎/~ catarrhal rhinitis 急性卡他性鼻炎/~ catarrhal tonsillitis 急性卡他性扁桃体炎/~ cerebrovascular diseases 急性脑血管疾病/~ cholangitis of severe type, ACST 重症急性胆管炎/~ conditioned necrosis 急性条件性坏死/~ cor pulmonale 急性肺原性心脏病/~ coronary insufficiency 急性冠状动脉供血不足/~ decompression sickness 急性减压病/~ diastolic threshold 急性舒张期阈值/~ disease 急性病/~ dose 急性辐射剂量/~ ear 急性中耳炎/~ encephaledema 急性脑水肿/~ experiment 急性实验/~ fatty liver of pregnancy 妊娠急性脂肪肝/~ fever concomitant abdominal pain 急性发热伴腹痛/~ fever concomitant rash 急性发热伴皮疹/~ fever concomitant sign of lung 急性发热伴肺部病症/~ fulminating meningococcemia 急性暴发性脑膜炎球菌血症/~ gastric dilation 急性胃扩张/~ glomerulonephritis 急性肾小球肾炎/~ haemorrhage conjunctivitis 急性出血性结膜炎/~ heart failure 急性心力衰竭/~ hemorrhage cystitis 急性出血性膀胱炎/~ hemorrhagic colitis 急性出血性结肠炎/Acute hemorrhagic conjunctivitis virus = Hemorrhagic conjunctivitis virus 急性出血性结膜炎病毒,出血性结膜炎病毒/~ hemorrhagic kerato-conjunctivitis 急性出血性角膜结膜炎/~ hemorrhagic necrotizing pancreatitis, AHNP 急性出血性坏死性胰腺炎/~ hemorrhagic pancreatitis 急性出血性胰腺炎/~ idiopathic pericarditis 急性特发性心包炎/~ idiopathic polyneuropathy 急性特发性多发神经病/~ infection disease 急性传染病/~ infection 急性传染/Acute infectious gastro-enteritis virus = Acute epidemic gastroenteritis virus of human 人急性流行性胃肠炎病毒/~ injury block 急性损伤阻滞/~ insulin response 急性胰岛素反应/~ intermitent porphyria 急性间歇性卟啉症/~ interstitial nephritis 急性间质性肾炎/~ irradiation 急性照射/Acute laryngo-tracheo-bronchitis virus = Parainfluenza type 2 virus 副流感病毒 2 型/Acute leukemia virus MC29 急性白血病病毒 MC29/~ lupoid pnenmonia 急性狼疮性肺炎/~ lupus 急性狼疮/~ lymphocytic leukemia 急性淋巴细胞性白血病/~ lymphoid pneumonia 急性类淋巴细胞性肺炎/~ lymphonodular pharyngitis 急性淋巴结节性咽炎/~ mediastinitis 急性纵隔炎/~ medical abdominal pain 内科急性腹痛/~ mountain sickness 急性高山病/~ multifocal ischemic choroidopathy 急性多发性制备性脉络膜病变/~ myelitis 急性脊髓炎/~ myeloblastic leukemia 急性原始粒细胞性白血病/~ myelocytic leukemia 急性粒细胞性白血病/~ myelogenous leukemia 急性髓细胞白血病/~ myocardial infarction, AMI 急性心肌梗死/~ myocardial ischemia 急性心肌缺血/~ myocarditis 急性心肌炎/~ obstructive suppurative cholangitis, AOSC 急性梗阻性化脓性胆管炎/~ pancreatitis 急性胰腺炎/~ pericardial tamponade 急性心包填塞/~ pericarditis 急性心包炎/~ pharyngitis 急性咽炎,卡他性咽炎/~ phase proteins, APP 急性相蛋白/~ phase reactors, APR 急性相反应物/~ pigment epithelitis 急性色素上皮炎/~ poisoning 急性中毒/~ posterior multifocal placoid pigment epithe-liopathy 急性后极部多发性鳞状色素上皮病变/~ premyelocytic leukemia 急性早幼粒细胞白血病/~ proliferative 急性增生性/~ pulmonary edema 急性肺水肿/~ pulmonary embolism 急性肺栓塞/~ pulmonary heart disease 急性肺源性心脏病/~ pulmonary hypertension 急性肺动脉高压/~ purulent thyroiditis 急性化脓性甲状腺炎/~ pyelonephritis 急性肾盂肾炎/~ radiation disease 急性放射病/~ radiation injury 急性放射损伤/~ radiation 急性辐射/~ renal failure (简作 ARF) 急性肾功能衰竭/~ respiratory disease syndrome 急性呼吸道病综合征(又称咽结膜热)/Acute respiratory disease virus 急性呼吸道病病毒/~ respiratory dyspnea 急性呼吸困难/~ respiratory failure 急性呼吸衰竭/~ respiratory illness 急性呼吸系疾病/~ respiratory insufficiency 急性呼吸功能不全/~ retinal necrosis 急性视网膜坏死/~ rheumatic fever 急性风湿热/~ simple drunkenness 急性单纯性醉酒/~ subendocardial injury 急性心内膜下损伤/~ subendocardial myocardial infarction 急性心内膜下心肌梗死/~ subepicardial injury 急性心外膜下损伤/~ suppruative cholecystitis 急性化脓性胆囊炎/~ suppurative cholangitis 急性化脓性胆管炎/~ surgical abdominal pain 外科急性腹痛/~ surgical infection 急性外科感染/~ systemic lupus erythematous, ASLE 急性全身性红斑狼疮,急性系统性红斑狼疮/~ tetragonum 尖四角形的/~ thyroiditis 急性甲状腺炎/~ toxicity test 急性毒性试验/~ toxicity 急性毒性,急性中毒/~ toxin 急性毒素/~ transformation 急变/~ viral myocarditis 急性病毒性心肌炎
acutenaculum [拉]; **needle holder** [英]持针器
acuteness of vision 视敏度
acute-phase indicator 急性期指标
acuticostal 肋骨凸出的
acutilingual 尖舌的
acutometer 视力检查器
acutomy; acusection 电针切开术
acutorsion *n*. 针扭转法(控制出血)
AcV acetyl value 乙酰值
ACV acylovir; acycloguanosine (ACG) 无环鸟甙(抗病毒药)
ACVD acute cardiovascular disease 急性心血管性疾病
ACVT American College of Veterinary Toxicologists 美国兽医毒理学家学会
ACW anti-clockwise 逆时钟方向
AcX actinium X 锕 X
acyanoblepsia; acyanopsia *n*. 蓝色盲
acyanotic *a*. 不发绀的
acyase *n*. 酰基酶

acyclia *n*. 体液循环停止
acyclic *a*. ①无环族的，开链式的 ②无周期性的(如月经周期)
acyclic compound library 非环状分子库(有机化学)
Acyclobacillus *n*. 环脂芽孢杆菌属
Acyclobacillus acidocaldarius *n*. 酸热环脂芽孢杆菌
Acyclobacillus acidoterrestris *n*. 酸土环脂芽孢杆菌
Acyclobacillus cycloheptanicum *n*. 环庚烷环脂芽孢杆菌
acycloguanosine; wellcome 248U; aciclovir; zovirax 无环鸟苷(抗病毒药)
Acyclovir (ACV) *n*. [商名] 阿昔洛韦(抗病毒药) 无环鸟苷
acyesis; aciesis ①不孕 ②不育
acyeterion 避孕药
acyl- ①酰基 ②脂酰[基]
acyladenylate 酰基腺苷酸
Acylanid *n*. [商名] 醋洋地黄毒甙，乙酰洋地黄毒甙(acetyldigitoxin)制剂
acylase *n*. 酰基酶，酰基转移酶
acylating agents 酰化剂，酰胺化试剂
acylation; acidylation *n*. 酰化作用
acylcholine acylhydrolase 酰基胆碱酰基水解酶，胆碱酯
acyl carrier protein (ACP) (脂)酰(基)载体蛋白
acyl CoA; cholesterol acyltransferase 酰基辅酶 A；胆固醇酰基转移酶，固醇 O-酰基转移酶
acyl-CoA dehydrogenase 酰基辅酶 A 脱氢酶，乙烯还原酶
acyl-CoA desaturase 酰基辅酶 A 去饱和酶(亦称硬脂酰基辅酶 A 去饱和酶)
acyl-CoA synthetase (脂)酰(基)辅酶 A 合成酶
acyl coenzyme *a*. 酰基辅酶 A
acylglycerol *n*. 酰基甘油，甘油酯
acylglycerol palmitoyltransferase 酰基甘油棕榈酰转移酶，2-酰基甘油 O-酰基转移酶
acylmigration 酰基转移作用
acylmutase *n*. 酰基变位酶
acylneuraminate 酰基神经氨(糖)酸，唾液酸
acylphosphatase *n*. 酰基磷酸酯酶
acylpyrin; acetyl salicylic acid 乙酰水杨酸
acylsphingosine deacylase 酰基(神经)鞘氨醇脱酰(基)酶(此酶的遗传性缺乏为一种常染 色体隐性性状，可致神经酰胺与神经节苷脂的贮积，亦称神经酰胺酶)
acyltransferase; transacylase *n*. 转酰酶，酰基转移酶
acyoblepsia; acyanoblepsia 蓝色盲
acystia [希] 无膀胱(畸形)
acystinervia; acystineuria *n*. 膀胱神经无力
acystineuria acystinervia 膀胱神经无力
Acystosporidia *n*. 无囊孢子虫目
Acytostiliaceae 无胞丝菌科(一种菌类)
acytotoxin 晶状毒素
A.D. auris dextra [拉]右耳；Anno Domini[拉]公元
acrdentalloy 银铝合金
ad- [拉；构词成分](可随后接词的头一字母而变为 af-，ag-，al-，an-，ap-，ar-，as-，at-，在 sc，sp，st 之前变 a-，在 c，k，q 同化成 ac-)邻近；向，向上，朝向；加，增加；附着
-ad [拉；构词成分]向……侧，朝……侧
AD (diphenylchlorarsine, anodal duration) 二苯氯[化]砷(一种毒瓦斯)；阳极期间
ADAlzheimer's disease 老年痴呆/analog digital 模拟数字的/Annals of Dentistry 牙医记事(美)
Ad autosomal dominant 常染色体显性"遗传"/axis depth 轴深/qldebaranium 钍(69 号元素)
ad-[拉]；to[英]：至，向，近，附
ad *prep*. 向，到达，根据
Ad 2 vic. (ad duas vices) 连续两次，两个剂量，作两剂
AD agent adenoid degeneration agent 腺样变性因子
A-D analog-digital 模—数转换
Ad aortic dimension 主动脉根部内径
ad aur ad aurem [拉]耳用
ad cap amyl ad capsulas amylaceas [拉]放入胶囊
ad chart cer ad chartam ceratam [拉]用蜡纸包
ad cjart ad cjartam [拉]装入纸袋
ad decub ad decubitum [拉]临睡时(用)
ad def an ad defectionem animi [拉]晕厥状态时
ad deliq ad delignium [拉]晕厥时
AD diphenylchlorarsine 二苯氯(化)胂(一种毒瓦斯)；anodal duration 阳极期间
ad effect ad effectum [拉]直到有效
ad eundem [拉] 同等级(学位或学籍)
ad feb adstante febre [拉]发热时
ad gr gust ad gratum gustum [拉]至适口滋味
Ad grat. acid. ad gratum aciditatem[拉]至适宜酸度
ad int ad interim [拉]其间，期间
ad lib ad libitum [拉]随意，任意
ad man med ad manus medici [拉]送交医生
ad nauseam [拉] 至恶心为度
ad neut ad neutralizandum [拉]至中和
ad oll adl ad ollam adlatam [拉]放入携带罐中，放入罐中
ad oll alb ad ollam albam [拉]放入白色罐中
ad oll gris ad ollam griseam [拉]放入灰色罐中
ad oll porcel ad ollam porcelaneam [拉]放入磁罐中
ad oll tect ad ollam tectam [拉]放入带盖罐中
ad part dol ad partes dolentes [拉]至病处
Ad pond. om. ad pondus omnium[拉]至全部的重量
ad *prep*. [拉]加，加到，至 ‖ ~ nauseam 至恶心为度/~ libitum 任意 ad-[前缀]至，向，近-ad[后缀]向
ad sat ad saturandum [拉]至饱和
ad scat ord ad scatulum ordinariam [拉]装人普通箱中
ad secund vic ad 2nd vic ad secumdam vicem [拉]二次
ad ter vic ad tertiam vicem [拉]三次
ad un vic ad unam vicem [拉]一次
ad us ad usum [拉]根据习惯
ad us ext ad usum externum [拉]外用
ad us int ad usum internum [拉]内用，内服
ad us prop ad usum proprium [拉]自己用
ad virt ad vitrum [拉]加入瓶中
Ad virus adenovirus 腺病毒
ad vitr alb ad vitrum album [拉]装入白色瓶中
ad vitr ampl ad vitrum amplum [拉]加入广口瓶中
ad vitr c epist v cl ad vitrum cum epistomio vitreo clausum [拉]放入玻璃塞瓶中
ad vitr gutt ad vitrum guttatum [拉]放入滴瓶中
ADA acetodimethylamide 二甲基乙酰胺/American Dental Association 美国牙科协会/American Diabetes Association 美国糖尿病协会/American Dietetic Association 美国饮食学协会/adenosine deaminase 腺苷脱氨酶
ADAA American Dental Assistant's Associatin 美国助理牙医协会
ADAC analog-digital-analog converter 模拟—数字—模拟转换器/Association of Official Analytical Chemists (美国)官方分析化学家协会
adacrya ①泪液缺乏 ②无泪(症)
adactyl *a*. 无指(趾)的
adactylia; adactylism 无指(趾)(畸形)
adactylism adactylia 无指(趾)(畸形)
adactylous 无指(趾)的
adactyly, adactylia, adactylism *n*. 无指(趾)(畸形) ‖ adactylous *a*.
ADADS Assistant Director of Army Dental Service 陆军牙医队副队长
ADAF American Diabetes Association Forecast 美国糖尿病学会预报(杂志名)
Adafenoxate *n*. [商名] 金刚芬酯(精神振奋药)
adage *n*. 谚语，格言
adagol 阿达果耳(含维生素 A、D 鱼肝油的浓缩制剂)
ADAI Adenosine Deaminase Inhibitor 腺甙脱氨酶抑制剂
Adair-Dighton syndrome 阿—戴二氏综合征(一种家族性综合征)
ADAJ American Dental Association Journal 美国牙科医学会杂志
Adalat *n*. 硝苯地平，硝苯啶(nifedipine)制剂的商品名
adalin 阿大林，卡波麻，二乙基溴化乙酰脲
adaline 适应机，学习机
Adam's apple; prominentia laryngea 喉结
ADAM advanced data management system 现代数据处理系统
adamant; enamel 釉质
adamantanamine; amantadine; symmetrel 金刚烷胺，三环癸烷胺(抗病毒药)
adamantine *a*. 釉质的
adamantinocarcinoma (牙)釉质癌
adamantinoma; epithelioma adamantinum 釉质[上皮]瘤，釉质细胞瘤 ‖ ~，pituitary; craniopharyngioma 垂体釉质[上皮]瘤，颅咽管瘤/~ melanotic 黑色素釉质瘤/~ polycysticum 多囊釉质[上皮]瘤
adamantoblast; ameloblast (牙)釉质母细胞，成釉细胞
adamantoblastoma 成釉细胞瘤 ‖ ~，cystic 囊[肿]性成釉细胞瘤/~，dentigerous 含牙成釉细胞瘤/~，melanotic 黑色素成釉细胞瘤/~，periodontal 牙周成釉细胞瘤
adamantoma; adamantinoma 釉质(上皮)瘤
adamas dentis 牙釉质

Adamexine *n*.［商名］金刚克新(祛痰药)
ADAMHA Alcohol, Drug Abuse and Metal Health Administration 酒精、吸毒及精神保健管理局(属美国公共卫生署)
Adami's theory［John George 加病理学家］阿达米氏学说［一种解释遗传的假说,类似埃利希(Ehrlich) 免疫侧锁学说］
Adamkiewicz's demilunes［Albert 波病理学家 1850—1921］阿当凯维奇氏新月细胞(神经膜细胞)‖ ~ reaction(test) 阿当凯维奇氏反应(试验)(检蛋白质)
adamsite; diphenylaminearsine chloride *n*. 氯化二苯胺胂(喷嚏性毒气)
adamsitism 氯化二苯胺胂中毒
Adams' operation[1]［William 英外科医师 1820—1900］亚当斯手术(股骨颈皮下囊内切断术,治髋关节强硬;掌腱膜皮下切断术,治掌挛缩病;矫正睑外翻的眼睑边缘楔形切除术)
Adams' operation[2]［Sir William 英外科医师 1760—1829］亚当斯手术‖ ~ saw 亚当斯长柄小锯
Adams -Stokes disease (syndrome)［Robert 爱医师 1791—1875; William 斯医师 1804—1878］亚—斯二氏病(综合征)(突然神志丧失合并心脏阻滞)
ADAN American Dental Association News 美国牙科医学会通讯
adanon 阿达农,美沙酮‖ ~ hydrochloride; methadone hydrochloride 盐酸阿达农,盐酸美沙酮(盐酸阿米酮)
Adansonia (**Michel Adanson**) *n*. 猴饼树属,猴面包属
Adansonia L.［after Michel Adnson 法博物学家 1727—1806］猴饼树属,猴面包属‖ ~ digjtata L. 猴面包,猴饼树
Adapalene *n*.［商名］阿达帕林(抗痤疮药)
Adapin *n*. 盐酸多塞平(doxepin hydrochloride)制剂的商品名
Adaprolol *n*.［商名］阿达洛尔(抗高血压药)
ADAPS automatic display and plotting system 自动显示与标图系统
ADAPSO Association of Data Processing Organization 数据处理服务组织协会(美)
adapt *vt*. 使适应,使适合(to) *vi*. 适应(to),改编
adaptability *n*.①适应性 ②适用性
adaptability, denture 托牙接合度,义齿适合度
adaptable *a*. 能适应的,可适应的,可改编的‖adaptability *n*. 适应性,合适度
adaptable 适用,通用,适应
adaptatiogenesis 适应性状发生
adaptation［拉 adaptare to fit］适应［作用］‖ ~,biological 生物性适应/~,dark 暗适应/~,functional 机能适应/~,immunological 免疫适应/~,light 光适应/~,negative 阴性适应/~,ocularl 眼适应/~, physiological 生理性适应/~, psychological 心理性适应/~,retinal 视网膜适应/~,sensory 感觉适应/~,trophic 营养适应
adapter ①附件,附加器 ②连接器,接合器 ③拾音器‖adapter, band 置圈器,带环调整器/~ connector 接头,连接器/adapter-converter 附加变频器/~ for fibre light cables 纤维导光光缆接头/~ for fibre optic lightsource 纤维导光光源接头/~ for suction unit 吸引器连接管
adaptinol (**dihydroxycarotene**) 二羟胡萝卜素
adaptiogenesis 适应性状发生
adaptive *a*. 适应的,适合的‖ ~ avolution 适应进化/~ control 适应控制/~ convergence 适应性趋同［现象］/~ element 适应组件/~ enzyme 适应酶/~ evolution 适应进化/~ faculty 适应能力/~ grid 适应行格,适应格删/~ immunity 继承免疫性/~ immunization 继承免疫作用/~ mutation 适应性突变(主要指微生物)/~ norm 适应范围/~ norm 适应规范/~ peak 适应峰/~ phase 适应阶段/~ radiation 适应辐射/~ regression 适应退化/~ selection 适应选择/~ surface 适应面/~ value 适应值/~ zone 适应带
adaptiveness 适应性
adaptive-weighting scheme 自适应加权电路
adaptogen 适应原,适应计
adaptogenesis 适应性状发生
adaptometer (暗)适应计
adaptometer *n*. 适应计(用于检夜盲、维生素 A 缺乏及色素性视网膜炎)‖ ~, radium-plaque 镭板适应计
adaptometry 暗适应测定法(视网膜)
adaptor hypothesis ①转接假说 ②连接物假说
adaptor modification hypothesis 转接饰变假说
adaptor molecule 受体分子,接合体分子,转接分子,衔接分子
adaptor RNA 转接 RNA(即转移 RNA)
ADAPTS analog-digital-analog process and test system 模拟—数字—模拟处理和检验系统
ADAS automatic data acquistion system 自动数据测取系统/American Dental Association Specification 美国牙医学会技术规范
ADAT automatic data accumulator and transfer 自动数据累加及转移程序
Adatanserin *n*.［商名］阿达色林(5-羟色胺拮抗药)
adatom 吸附原子,增原子
adaxial *a*. 近轴的,向轴的
ADB antiDNAase B 抗脱氧核糖核酸酶 B
Adbatoda vasica Nees［拉;植药］鸭嘴花
adbuction 外展(作用)
adbuctor 展肌,外展肌
ADC anodal duration contraction 阳极期间收缩/acute disseminated candidiasis 急性播散性含珠菌病/analog-digital converter 模(拟)数(字)转换器/Army Dental Corps［英］陆军牙医队
ad-ca adenocarcinoma 腺癌
ADCC antibody dependent cellmediated cytotoxicity 抗体依赖细胞介导的细胞毒素作用
ADCIS Association for the Development of Computer-based Instruction System 计算机辅助教学系统研究协会
adcmonia ①［精神］紧张 ②苦闷
ADCON address constant 地址常数
ADD accidental death and dismemberment insurance 事故性死亡及肢体切断保险
add adde［拉］加
add *vt*. 加,加上(to) *vi*. 增加,增进(to)‖ ~ up 讲得通,有意义,似乎可能;加算,合计/ ~ up to 合计达;意味着‖ ~ able, ~ ible *a*. 可添加的
ADDAR automatic digital data acquisition and recording 自动数字数据获取及记录系统
adde［拉］;add 加,加到,至
addend ①加数,被加数 ②附加物‖ ~ register 加数寄存器
addenda and corrigenda 附录及勘误表
addendum (复 addenda) *n*. ①附加物 ②附录,补遗
addendus［拉］可加入,应加入
addephagia 嗜食癖
adder[1] *n*. 添加者;加法器, 加法电路‖ ~ or addetur［拉］将其加至,加到
adder[2] *n*. 蝰蛇(一种小毒蛇)‖death ~ 致死毒蛇 / puff ~ 吹气蝰(南非产的一种毒蛇)
Adder's tongue［植药］瓶尔小草
addict *vt*. 使沉溺;使醉心(to);使吸毒成瘾 *n*. 癖嗜者,成瘾者(尤指吸毒或饮酒成瘾的人)
addiction *n*. 成瘾,瘾嗜(尤指吸毒成瘾者,并指长期服药后人体对该药所产生的心理或生理上之依赖)‖ ~, drug 药瘾 / ~, morphine 吗啡瘾/ polysurgical, ~ (寻求)外科治疗癖
Addiction Research Foundation (**Canada**) 吸毒成瘾研究基金会(加拿大)
addiction-producing drug 致嗜毒癖药物
Addictions Magazine 嗜癖学杂志
addictologist 癖嗜学家
addictology 癖嗜学,瘾学
Addicts Anonymous 药物成瘾者互诫协会
addiment; complement 补体
Addis' count［Thomas 美内科医师 1881—1949］艾迪斯氏计数(计测红细胞、白细胞、上皮细胞、管型及蛋白含量的数目,诊断和处理肾病)
addisin *n*. 胃液抗贫血素(胃液中促骨髓形成的物质,如从猪胃液中的浸出物,用于治恶性贫血)
Addison-Biermer disease［Thomas Addison 英医师 1873—1960; Anton Biermer 德医师 1827—1892］; **pernicilus anemia** 阿—比二氏病,恶性贫血
Addisonia pernicious anemia 阿迪生型恶性贫血,(因胃酸及内在因子缺乏所引起之维生素 B_{12}吸收不良之恶性贫血)
addisonian (Thomas Addison) *a*. 阿迪生的(如~ anemia 恶性贫血, ~ disease 阿迪生病)
addisonism 类青铜色皮病,阿迪生氏病型‖ ~, primary 原发性类青铜色皮病,原发性阿迪生氏病型/~, seccndary 继发性类青铜色皮病,继发性阿迪生氏病型
Addison's anemia［Thomas 英内科医师 1793—1860］阿迪生贫血,恶性贫血‖ ~ disease 阿迪生病,肾上腺性青铜色皮病/~ keloid 阿迪生瘢痕瘤(硬斑病)
Addison's planes［Christopher 英解剖学家 1869—1951］阿迪生平面(胸腹部的分界平面) / ~ point 阿迪生点(腹上区的中点)
Addis-Shevky's test 艾—谢二氏试验(检肾机能)
addit addition 加入; 附加物
additament *n*. 附加物, 附加系

addition of chromosomes 染色体附加,添加染色体
additional *a*. 附加的,另外的 ‖ ~ly *ad*.
additional circulating beam 附加循环(线)束
addition-compound; addition-product 加成产物
additive *a*. 加的,添加的,加性的(如加性效应) *n*. 添加物,添加剂(一物质如调味剂、防腐剂或维生素加在另一物质上以改进它的外形,增加它的营养价值等) ‖ ~ action of genes 基因加性作用,基因累加作用/~ combination 加合/~ combination of ioci 位点加性组合,座位加性组合/~ effect 累加效应,附加反应,相加作用(指两种药物合并使用会得到药效相加结果的作用)/~ factor 累加因素,附加因素/~ function 加性函数/~ gene 加性基因/~ genetic effect 基因相加效应/~ reaction 加成反应/~ variance 加性方差
additives 添加物(食物)
additivity 可加性
ADDL Association of Drug Detection Laboratories 药品检测实验室协会
addle *a*. 腐坏的;(思想等)混乱的 *vt*., *vi*(使)腐坏;(使)混乱
addlebrained; addleheaded; addlepated *a*. 思想糊涂的
addle-egg 无胚卵,不育卵
addn addition 加入;附加物
addorsal line 侧背线,向背的
address[1] *vt*. 向……讲话,向……演说;写信给…… *n*. 演说,讲话;地址 ‖ ~ oneself to ...向……讲话;论述;致力于
address[2]地址,通讯处 ‖ ~ blank 空地址/~ characters 地址符/~ code 地址码/~ counter 地址计数器/~ decode 地址译码器/~ file 地址数字寄存器/~ key 地址(电)键/~ list 地址表/~ mark 地址符号/~ memory 地址存储器/~ read wire 地址读出线/~ regiter 地址寄存器
addscope 追加仪
add-subtract 加减
adduce *vt*. 引证;证明(理由)
adducens ①内直肌 ②内收
adducens oculi [拉](眼)内直肌,(内)收的
adduct *vt*. 使收,使内收 *n*. 加合物 ‖ ~ive *a*. /~or *n*. 收肌,内收肌
adducting prism 眼内转棱镜
adduction 内收[运动]
adductor brevis 内收短肌
adductor coxae 基节收肌
adductor impression ①收肌痕 ②肉柱痕
adductor longus 长收肌
adductor magnus 大收肌
adductor mandibulae 上腭收肌
adductor muscles 内收肌群
adduction of thumb 拇指内收
adductor pollicis 拇内收肌
adductor scar 收肌痕
adductor tubercle (内)收肌结节
ADE acute disseminated encephalitis 急性播散性脑炎
Ade adenine; amidopurine 腺嘌呤
Adebophora remotiflora (**Sieb. et Zucc.**) Miq. [拉;植药] 薄叶荠苨
Adeciduata 无蜕膜类
adecticous 无关节齿的
ADEH aluminum diethyl hydride 二乙基氢化铝
Adelanthaceae 隐蒴苔科(一种苔类)
Adelea *n*. 匿虫属
Adeleina *n*. 匿虫亚目
Adelmann's maneuver (method) [Georg Franz Blasius 德外科医师 1811—1888] 阿德尔曼氏手法(屈肢止血法) ‖ ~ operation 阿德尔曼氏手术(掌指关节离断术)
Adelmann's method (**Georg F. B. Adelmann**) 阿德尔曼法(急救时用力弯屈肢体控制动脉出血) ‖ ~ operation 阿德尔曼手术(掌指关节断离术)
Adelmidrol *n*. [商名] 阿地米屈(抗痤疮药)
adeloceratous 隐角的
adelochorda 隐索类
adelodermatous; adelodermous 隐皮的
adelomorphic; adelomorphous 隐形的,不显形的
Adelonosus 潜隐病毒属
adelphogamy 姊妹株授粉,同胞交配
adelphosite 无心寄生胎,无心畸胎
adelphotacis *n*. 游走细胞定位
adelphotaxis; adelphotaxy 游走细胞定位
adelphotaxy; adelphotaxis 游走细胞定位
adelserpine *n*. 安达血平(降压药,内含双肼苯哒嗪和利血平)
ADEM acute disseminated encephalomyelitis 急性播散性脑脊髓膜炎
Ademetionine *n*. [商名] 腺苷蛋氨酸(抗脂肪肝药)
ademonia *n*. (精神)紧张,苦闷
ademosyne ①精神抑郁 ②思乡病
Aden fever; dengue 登革热
aden-, aden(o)- [希;构词成分] 腺,腺体
adenalgia *n*. 腺痛
Adenanthera pavonina L. [拉;植药] 海红豆
adenase 腺嘌呤[脱氨]酶
adenasthenia *n*. 腺功能衰弱,腺机能衰弱 ‖ ~ gastrica 胃腺机能衰弱
adenocancroid; adenoacanthoma 腺角化癌,腺棘皮癌
adencchirapsology 腺病按手治疗论(古时,英、法、意皇帝把按抚瘰疬患者看做是一种治疗)
adencchondroma 腺软骨瘤
adendric 无树突的
adendritic cell 无树突细胞
adenectomy *n*. ①腺切除术 ②增殖腺切除术
adenectopia *n*. 腺异位
adenemphraxis 腺梗阻,(淋巴)腺阻塞
adenia ①淋巴腺增生病 ②假白血病 ‖ ~, angibromic 消化管淋巴腺增生病/~, leukemic 白血病性淋巴腺增生病
adenic *a*. 腺的;腺样的
adeniform *a*. 腺样的,腺状
adenine *n*. 腺嘌呤,维生素 B_4 ‖ ~ arabinoside 阿糖腺苷,腺嘌呤阿糖苷(抗病毒药)/~ hypoxanthine 腺嘌呤次黄嘌呤/~ nucleotide 腺嘌呤核苷酸
Adenine *n*. [商名] 腺嘌呤(维生素类药)
adenine phosphoribosyl transferase 腺嘌呤磷酸核糖基转移酶(此酶缺乏为一种常染色体隐性性状,可致婴儿绞痛、血尿及2.8-二羟腺嘌呤性尿石)
Adenine trinucleotide 腺嘌呤三核苷酸
adeninyl 腺嘌呤基
adenitis *n*. 腺炎 ‖ ~, acute epidemic infectious; infectious mononucleosis 急性流行性淋巴结炎,传染性单核白细胞增多/~, acute salivary 急性涎腺炎/~, cervical 颈淋巴结炎/~, chancrous 横痃,下疳性淋巴结炎/~ hyperplastica 增生性淋巴结炎/~, infectious 传染性腺炎/~, phlegmonous; adenophlegmon 蜂窝织炎性腺炎/~, primitive syphilitic 初期梅毒淋巴结炎/~ tropicalia; venereal lymphogranuloma 性病性淋巴肉芽肿/~, universal 全身淋巴结炎
Adenium *n*. 箭毒胶属(夹竹桃科)
adenization *n*. 腺样变性,腺样化
adeno-; aden- [希;构词成分] 腺,腺体
adeno ypophysis 腺[性]垂体
adeno-; adenos [希]; **glandula** [拉]; **gland** [英] 腺
adeno-adamamtoblastoma 腺性造釉细胞瘤,腺性牙釉质瘤
adenoameloblastoma; adenoadamantoblastoma 腺性成釉细胞瘤
adeno-angiosarcoma 腺血管肉瘤
Adeno-associated (**satellite**) **virus group**, **Adenoassociated virus**, **Adeno-satellite virus** (**Adeno-associated parvoviruses**) 腺病毒相关病毒群,腺联病毒群,腺病毒相关病毒,(腺病毒相关细小病毒)
Adeno-associated dependovirusestypes 1-4 腺病毒相关伴随病毒 1-4 型
adenoblast *n*. 成腺细胞
adenocancer 腺癌,癌变腺瘤
adenocancroid; adenoacanthoma 腺角化癌,腺棘皮癌
adenocarcinoid 类腺癌
adenocarcinoma *n*. 腺癌 ‖ ~ cervix 子宫颈腺癌/~ endometrium 子宫内膜腺癌/mucinous ~ 黏蛋白性腺腺癌/papillary ~, polypoid ~ 乳头状腺癌,息肉状腺癌/~ of bronchus 支气管腺癌/~ of colon 结肠腺癌/~ of kidney 肾腺癌/~ of lip 唇腺癌/~ of lung 肺腺癌/~ of tongue 舌腺癌/~ ovaries 卵巢腺癌/~ salivary glands 涎腺腺癌/~ scar 瘢痕腺癌/~ vagina 阴道腺癌/~ vulva 女阴腺癌
adenocele *n*. 腺囊肿
adenocellulitis *n*. 腺蜂窝织炎
adenochondroma *n*. 腺软骨瘤
adenochondrosarcoma 腺软骨肉瘤
adenochrome 肾上腺色质,肾上腺色素
adenoculture 淋巴液培养基
adenocystoma; adenocyst *n*. 腺囊瘤 ‖ ~ lymphomatosum, papillary 乳头状淋巴性腺囊瘤

adenocyte *n*. 腺细胞
adenodermia *n*. 腺皮病
adenodynia; adenalgia 腺痛
adenoepithelioma *n*. 腺上皮瘤
adenofibroma *n*. 腺纤维瘤 ‖ ~ edematodes 水肿性腺纤维瘤(如鼻息肉)/ of breast 乳房腺纤维瘤
adenofibrosis *n*. 腺纤维变性,腺纤维化
adenogenesis 腺发生
adenogenous *a*. 腺源的,腺性的
adenoglioma 腺神经胶质瘤
adenogram 淋巴结涂片细胞分类计数
adenographic 腺 X 线摄影的
adenography *n*. 腺造影(术), 腺 X 线摄影(术)
adenohypersthenia 腺机能亢进 ‖ ~ gastrica 胃腺机能亢进
adenohypophysectomy *n*. 腺垂体切除术
adenohypophysial 腺[性]垂体的
adenohypophysis *n*. 腺垂体(前叶) ‖ adenohypophyseal, adenohypophysial *a*.
adenoid *a*. 腺样的,腺样体的 *n*. [复]腺样体(指小儿的咽扁桃体)
adenoid cystic carcinoma 腺样囊肿瘤
adenoid tissue 腺样组织
adenoid vegetation 腺样增殖症
adenoidal *a*. 腺样的,腺样体的
Adenoidal-pharyngeal-conjunctival agent 增殖腺—咽—结膜因子
Adenoidal-pharyngeal-conjunctival virus 增殖腺—咽—结膜病毒
Adenoid-degeneration agents = Human adenovirus 人腺病毒
adenoidectomy *n*. 腺样体切除术
adenoidism *n*. 腺样体病
adenoiditis *n*. 腺样体炎,(鼻咽)增殖腺炎
adenoid degeneration 腺样变性
adenoids 腺样增殖体,增殖腺
adenokinase 腺苷激酶
adenoleiomyofibroma *n*. 腺平滑肌纤维瘤
adenolipoma *n*. 腺脂瘤
adenolipomatosis *n*. 腺脂瘤病
adenologaditis *n*. 新生儿眼炎;眼腺结膜炎
adenology *n*. 腺学
adenolymphitis; lymphadenitis *n*.淋巴结炎(旧名淋巴腺炎)
adenolymphocele *n*. 淋巴结囊肿
adenolymphoma *n*. 腺淋巴瘤
adenolymphoma of salivary gland 涎腺腺淋巴瘤
adenoma ([复]adenomata 或 adenomas) *n*. 腺瘤 ‖ acidophilic ~嗜酸性腺瘤(一般见于垂体前叶)/ basophil ~, basophilic ~嗜碱性腺瘤(垂体前叶)/chromophobe ~, chromoph obic ~拒染(色)性腺瘤,不染色细胞瘤(垂体前叶)/ islet ~, langerhansian ~ 胰岛(腺)瘤 /malignant ~ 恶性腺瘤,腺癌/racemose ~ 葡萄状腺瘤/sebaceous ~皮脂腺腺瘤 ‖ ~tous *a*.
adenomalacia *n*. 腺软化
adenomammectomy 乳腺切除术
adenomas, cortical 皮质腺瘤 ‖ ~, cystic 囊腺瘤/~ destruens 破坏性腺瘤/~ diffusum 弥漫性腺瘤/~, embryonal 胚性腺瘤/~, endometrioides ovarii; ovarian endometriosis 卵巢子宫内膜异位/~, eosinophil 嗜酸性腺瘤(垂体)/~, fetal 胎性腺瘤/~ fibrosum; fibro-adenoma 纤维腺瘤/~, follicular 滤泡性腺瘤/~, gelatinosum; colloid goiter 胶样腺瘤,胶样甲状腺肿/~, Getsowa's; struma postbranchialis 格特索瓦氏腺瘤,鳃后甲状腺肿/~ hidradenoides; syringocystadenoma 汗腺样腺瘤,汗腺腺瘤/~ hidradenoides vulvae 外阴汗腺样腺瘤/~, Hurthle cell 许尔特累氏细胞瘤/~, islet; langerhansian ~; insuloma 胰岛[腺]瘤/~, lupiform 狼疮样腺瘤/~, papillary 乳头状腺瘤/~, papillary cystic 乳头状囊腺瘤/~, polyposum 息肉状腺瘤/~ psammosum 沙粒腺瘤/~, pulmonary 肺腺瘤/~ racemosum 葡萄状腺瘤/~, renal 肾腺瘤/~, renal cortical 肾皮质腺瘤/~ sebaceum; steatadenoma; Pringle's disease 皮脂腺腺瘤,普林格耳氏病/~ simplex 单纯性腺瘤/~ sudoriparum; spiradenoma 汗腺腺瘤/~, tubular 管状腺瘤/~ tubulare testiculare ovarii 卵巢睾丸状小管瘤,卵巢男性细胞瘤
adenomatoid *a*. 腺瘤样的
adenomatoid tumor 腺瘤样瘤(一种生殖系统的良性肿瘤)
adenomatome 腺瘤刀
adenomatosis *n*. 腺瘤病,腺上皮增生/‖ ~ acidophilica; acidophilism 嗜酸性腺瘤病/~, epizootic 流行性动物腺瘤病
adenomatosis coli 结肠腺瘤病
adenomatous *a*. 腺瘤的
adenomatous hyperplasia of endometrium 子宫内膜腺瘤型增生过长
adenomatous polyp 腺瘤性息肉
adenomatous polyposis coli gene (简作 APC, g.) 结肠腺瘤性自肉病基因
adenomegaly *n*. 腺(肿)大
adenomere *n*. 腺节(胚)
adenomesenteritis 肠系膜淋巴结炎
adenomycosis 腺霉菌病
adenomyoepithelioma *n*. 腺肌上皮瘤
adenomyofibroma *n*. 腺肌纤维瘤
adenomyoma ①腺肌瘤 ②子宫内膜瘤 ‖ ~, mesonephric 中肾腺肌瘤/~ psammopapillare 沙粒乳头状腺肌瘤
adenomyomatosis 腺肌瘤病
adenomyometritis; adenomyositis 子宫腺肌炎
adenomyosarcoma *n*. 腺肌肉瘤 ‖ embryonal ~胚性腺肌肉瘤,胚性癌肉瘤(肾)
adenomyosis 子宫内膜异位 ‖ ~ externa 子宫外子宫内膜异位/~ interna 子宫内子宫内膜异位/~, stromal; stromatosis 基质性子宫内膜异位
adenomyositis; adenomyometritis 子宫腺肌炎
adenomyxoma 腺黏液瘤
adenomyxosarcoma *n*. 腺黏液肉瘤
adenoncus 腺肿
adenoneural *a*. 腺(与)神经的
adenoneure 腺神经元,分泌神经元
adenopathy; adenosis 腺病
adenopharyngitis *n*. 咽扁桃体炎
adenophlegmon; phlegmonous adenitis 蜂窝织炎性腺炎
Adenophora [拉;植药] 沙参属 ‖ ~ capillaris Hemal. 线齿沙参/~ latifolia Fisch, 阔叶沙参/~ paniculata Nannf. 紫沙参/~ pereskiifolia(Fisch.)G. Don. 阔叶沙参/~ polymorpha var. slternifolia 互叶沙参/~ polymorpha var. latifolia Hard. 阔叶沙参/~ polymorpha Ledeb. var. stricta(Mig.)Mak. 挺枝沙参/~ potanini Korsh. 山沙参/~ scabridual Nannf. 糙萼沙参/~ stricta Miq.; ~ polymorpha Ledeb. var. stricta (Mig.)Mak. 挺枝沙参/~ tetraphylla (Thunb) Fisch.; ~ verticillata Fisch. 轮叶沙参/~ verticillata 轮叶沙参/~ wawreana A.Zahlb. 华氏沙参
adenophthalmia *n*. 睑板腺炎
adenophyma 淋巴结肿
adenopituicyte *n*. 腺垂体细胞
adenosarcoma 腺肉瘤 ‖ ~, embryonal 胚性腺肉瘤
adenosarcoma of palate 腭腺肉瘤
adenosarcorhabdomyoma 腺横纹肌肉瘤
adenosclerosis *n*. 腺硬化
adenose; glandular 腺的,有腺的,腺状的,腺质的
adenosinase *n*. 腺苷酶,腺甙酶
adenosine; adenosin 腺甙 ‖ ~ deaminase 腺甙脱氨酶/~ diphosphate (缩 ADP)二磷酸腺甙(腺[甙]二磷)/~ hydrolase 腺甙[水解]酶/~ monophosphate(缩 AMP); adenylic acid 一磷酸腺甙(腺[甙]一磷)/~ triphosphatase; adenylpyrophosphatase 三磷酸腺甙酶(腺[甙]三磷酶)/~ triphosphate; adenylpyrophosphate; atrjphos 三磷酸腺甙(腺[甙]三磷)/~ trilhosphoric acid 三磷酸腺甙(腺[甙]三磷)
Adenosine Phosphate *n*. [商名] 磷酸腺苷(血管扩张药)
Adenosine Sodium Triphosphate *n*. [商名] 腺苷钠(辅酶)
Adenosine Triphospate *n*. [商名] 三磷腺苷(辅酶)
adenosine triphosphatase (简作 ATPase) 腺苷三磷酸酶
adenosine triphosphate (简作 ATP) 腺苷三磷酸,三磷酸腺苷
adenosine-2',3'-phosphate 腺苷-2',3'-磷酸
adenosine-3',5'-monophosphate (简作 cAMP) 环腺苷酸,腺苷-3',5'-磷酸
adenosine-3'-phosphate 腺苷-3'-磷酸
adenosine-5'-phosphosulfate pyrophosphorylase 腺苷酰硫酸焦磷酸化酶
adenosinetriphosphatase *n*. 腺苷三酸酶,三磷酸腺苷酶
adenosinhydrolase 腺甙[水解]酶
adenosis; adenopathy *n*.腺病 ‖ ~ scrofulosa 腺病质腺病,瘰疬
Adenosma glutinosum (L.) Druce [拉;植药]毛麝香
Adenosma glutinosum (L.) Druce var. caeruleum (R. Brown) Tsoong 兰花毛麝香(植)全草入药
Adenosma glutinosum (L.) Druce 毛麝香(植)全草入药
Adenosma indianum (Lour.) Merr. [拉;植药]球花毛麝香
Adenostemma lavenia (L.) Kuntze [拉;植药]下田菊
adeno-squamous carcinoma 腺鳞癌
adenosterone 肾上腺酮
adenosyl homocysteine 腺苷同型半胱氨酸
adenosyl *n*. 腺苷基

adenosyl- 腺(嘌呤核)苷(基)
adenosylcobalamin *n*. 腺苷钴胺
adenosylmethionine 腺苷甲硫氨酸
adenosynchitonitis ①睑板腺炎 ②新生儿眼脓溢
adenotome ①腺刀 ②增殖腺刀
adenotomy ①增殖腺切除术 ②腺解剖术,腺切除术;腺样体切除术
adenotonsillectomy *n*. 腺样体扁桃体切除术
adenotyphus; adenotyphus fever 腺型斑疹伤寒
adenous *a*. 腺的
adenoviral *a*. 腺病毒的
adenoviridae 腺病毒科
adenovirion 腺病毒子
adenovirus 腺病毒 ‖ ~ bovi 牛腺病毒 / ~ hominis 人腺病毒/ ~ porci 猪腺病毒/ ~ simiae 猴腺病毒
adenovirus respiratory disease (简作 ARD)腺病毒性呼吸系统疾病
adenovirus SV40 hybrid virus = SV40 杂种腺病毒(旧称),猿猴病毒 40
adentric 无树突的
adenyl *n*. 腺嘌呤(基) ‖ ~ cyclase 腺苷酸环化酶/ ~ nucleoside 腺苷酸核苷/ ~ pyrophosphatase 腺苷酰焦磷酸酶
adenyl- 腺嘌呤(基),腺苷(基)
adenyl(yl) luciferin 腺苷酰虫荧光素
adenyl(yl) oxyluciferin 腺苷酰氧化虫萤光素
adenylate *n*. 腺[嘌呤核]苷酸 ‖ ~ cyclase inhibitor 腺甙酸环化酶抑制剂(分子生物学)/ ~ deaminase 腺苷酸脱氨酶/ ~ kinase 腺苷酸激酶
adenylesuccinase 腺甙基琥珀酸酶
adenylic acid (简作 AMP) 腺(嘌呤核)苷酸;腺苷一磷酸
adenylo- 腺(嘌呤核)苷酸基
adenylosuccinase *n*. 腺苷酸(基)琥珀酸(裂解)酶
adenylosuccinate synthetase 腺苷酸(基)琥珀酸合成酶
adenylosuccinate 腺甙基琥珀酸盐
adenyl-pyrophosphatase 三磷酸腺甙酶
adenyl-pyrophosphate; adenosjne triphosphate 三磷酸腺甙
adenylyl phosphate cytidine 腺甙酰磷酸胞甙
adenylyl transferase 腺苷酰(基)转移酶
adenylylation 腺苷酰(化)作用
adenylylsulfate kinase 腺苷酰硫酸激酶
adenylylsulfate pyrophosphorylase 腺苷酰硫酸焦磷酸化酶
adephagia [希] 贪食
adeps (所有格 adipis)[拉] 豚脂,脂 ‖ ~ anserinus; goose grease 鹅脂/ ~ benzoinatus; benzojnated lard 安息香豚脂,苯甲酸豚脂/ ~ ex fele; cat's grease 猫脂/ ~ induratus 硬豚脂/ ~ lanae 羊毛脂(无水羊毛脂)/ ~ lanae hydrosus; lanolin 羊毛脂/ ~ ovillus 羊脂/ ~ porci; hog lard 豚脂/ ~ praeparatus 精制豚脂,炼豚脂/ ~ renis; capsula adiposa renis 肾脂肪囊/ ~ suillus; hog lard 豚脂
adept *n*. 内行,能手 *a*. 熟练的,内行的 ‖ ~ly *ad*. / ~ness *n*.
ADEPT automatic data extractor and plotting table 自动数据提取及制表程序
adequacy *n*. 适当,充分,足够
adequate *a*. 适当的,足够的 ‖ ~ly *ad*. / ~ness *n*. /(be) ~ for...适用于…… /(be) ~ to ...充分满足,胜任 / (be) ~ to (+inf)适于……
adermia 无皮(畸形)
adermin 抗皮炎素
adermin pyridoxine 吡哆醇
adermine *n*. 吡哆醇,维生素 B_6
adermogenesis *n*. 皮肤发育不全
adermotrophia 皮肤萎缩
ADES automatic digital eccoding system 自动数字编码系统
Ades 伊蚊属 ‖ ~ aegypti 埃及伊蚊 / ~ africanus 非洲伊蚊 / ~ albocinctus 白条伊蚊/ ~ albolateralis 侧白伊蚊/ ~ albolineatus 金线伊蚊/ ~ alboniveus 银雪伊蚊/ ~ albopictus 白蚊伊蚊/ ~ alboscutellatus 白盏伊蚊/ ~ albotaeniatus 白雪伊蚊/ ~ albotaeniatus mikiranus 白带伊蚊米基齿亚种/ ~ alcasidi 器宋伊蚊/ ~ aldrichi 阿[齿德里奇]氏伊蚊/ ~ annandalei 闻斑伊蚊/ ~ antuensis 安团伊蚊/ ~ argenteus 银白伊蚊/ ~ assamensis 阿邢姆伊蚊/ ~ aureostriatus 金条伊蚊/ ~ caballus 神秘伊蚊/ ~ caecus 刺管伊蚊/ ~ calopus 埃及伊蚊/ ~ caspius 黑海伊蚊/ ~ catophylla 严林伊蚊/ ~ chemulpoensis 仁川伊蚊/ ~ chrysolineatus 金线伊蚊/ ~ chungi 独环伊蚊/ ~ cinercus 灰色伊蚊/ ~ communis 普通伊蚊/ ~ craggi 尖斑伊蚊/ ~ crossi 黄线伊蚊/ ~ cyprius 黑海伊蚊/ ~ demotes 环胫伊蚊/ ~ detritus 屑皮伊蚊/ ~ diantataeus 橙色伊蚊/ ~ dissimilis 异形伊蚊/ ~ dorsalis 背点伊蚊/ ~ dux 主师伊蚊/ ~ elsiae 棘刺伊蚊/ ~ excrucians 刺痛伊蚊/ ~ fengi 冯氏伊蚊,莫干伊蚊/ ~ fijiensis 斐济伊蚊/ ~ flavescens 黄色伊蚊/ ~ flavidorsalis 黄背伊蚊/ ~ flavipictus 黄斑伊蚊/ ~ fluviatilis 溪流伊蚊/ ~ fuseus 黑伊蚊/ ~ galloisi 线蚊伊蚊/ ~ gardeneril 腹点伊蚊/ ~ gardeneril imitator 腹点伊蚊模拟亚种/ ~ gilll 金背伊蚊/ ~ harveyi 啥维伊蚊/ ~ hatorii 刁鸟伊蚊/ ~ hurlbuti 结腹伊蚊/ ~ ibis 白顶伊蚊/ ~ implicatus 撮毛伊蚊/ ~ intrudens 侵袭伊蚊/ ~ japonicus 日本伊蚊/ ~ khazani 竖螨伊蚊/ ~ kiangsiensis 江西伊蚊/ ~ kereicus 朝鲜伊蚊/ ~ lasaensis 拉萨伊蚊/ ~ leucocelaenus 白星伊蚊/ ~ leucomelas 白黑伊蚊/ ~ lineatopennis 窄翅伊蚊/ ~ lineatopennis aureus 窄翅伊蚊黄条亚种/ ~ loi 丝角伊蚊/ ~ macdougalli 淡喙伊蚊/ ~ macfarlanei 乳点伊蚊/ ~ maculatus 多斑伊蚊/ ~ malayensis 马来亚伊蚊/ ~ malikuli 山林伊蚊/ ~ mediolineatus 中线伊蚊/ ~ mediopunctatus 中黏伊蚊/ ~ melanopterus 黑翅伊蚊/ ~ mercurator 长柄伊蚊/ ~ mubiansis 睦边伊蚊,那坡伊蚊/ ~ niveoides 头雪伊蚊/ ~ niveus 雪白伊蚊/ ~ novoalbopictus 新白伊蚊/ ~ novoniveus 新雪伊蚊/ ~ omoril 曹皮伊蚊/ ~ oreophilus 山生伊蚊/ ~ pallidostriatus 条足伊蚊/ ~ pallutus 黑头伊蚊/ ~ patriciae 类黄斑伊蚊/ ~ pekingensis 北平伊蚊/ ~ penghuensis 澎湖伊蚊/ ~ perplexus 乐抱伊蚊/ ~ pingkaensis 平坎伊蚊/ ~ pinpaensis 平塌伊蚊/ ~ pionips 肥大伊蚊/ ~ polynesiensis 波利尼西亚伊蚊/ ~ prominens 头著伊蚊/ ~ pseudoalbopictus 伪白纹伊蚊/ ~ pscudoscutellaris 假鳞斑伊蚊/ ~ pulchriventer 美腹伊蚊/ ~ punctor 刺螯伊蚊/ ~ rhunghiangensis 榕江伊蚊/ ~ rossicus 露西伊蚊/ ~ sasai 端叉伊蚊/ ~ saxicola 石穴伊蚊/ ~ seapularis 肩胛伊蚊/ ~ scatophagoides 类霉伊蚊/ ~ scutellaris malayensis 盾板伊蚊马来亚种/ ~ seoulensis 汉城伊蚊/ ~ sergievi 短抱伊蚊/ ~ shortti 单棘伊蚊,肖特伊蚊/ ~ sinkiangensis 新疆伊蚊/ ~ sollicitans 烦拔伊蚊/ ~ spencerii 斯(潘塞)氏伊蚊/ ~ squamiger 鳞片伊蚊/ ~ sticticus 叮刺伊蚊/ ~ subalbopictus 亚白纹伊蚊/ ~ submediopunctatus 亚中点伊蚊/ ~ subsimllis 亚同伊蚊/ ~ taeniorhynchus 带喙伊蚊/ ~ taiwanensis 台湾伊蚊/ ~ togol 海滨伊蚊,东乡伊蚊/ ~ tonkinensis 北部伊蚊/ ~ variegatus 鳞斑伊蚊,盾板伊蚊/ ~ vexans 刺扰伊蚊/ ~ vexans nipponii 刺扰伊蚊日本亚种/ ~ vigilax 新觉伊蚊/ ~ vittatus 条蚊伊蚊,白黏伊蚊/ ~ w-alba 白 W 伊蚊/ ~ watteni 鳞雪伊蚊,华登伊蚊/ ~ yunnanensis 云南伊蚊
adesmosis [希] 结缔组织萎缩
adex 阿德克司(维生素 A、D 片的商品名)
adexolin 阿德克索林(一种浓维生素 A、D 制品)
ADF Audio-digest Foundation 有声文墒基金会
adfrontal area 傍额片
adfrontal sclerite 傍额片
adfrontal seta 傍额毛
adfrontal spot 傍额斑
ADG axiodistogingival 轴远(中)龈的
adgenic; adgenicus 附颏的
adgenital hair 殖侧毛
adgenital-anal plate 殖肛侧板
adh adhesive 粘着的
ADH alcohol dehydrogenase 醇脱氢酶/antidiuretic hormone 抗利尿激素/Association of Dental Hospital[英]牙症医院协会
ADHA American Dental Hygien ists' Association 美国口腔卫生学家协会
adhaesion ①粘连 ②黏着物
adhaesiva vaginitis 粘连性阴道炎,老年性阴道炎
Adhatoda Nees [拉;植药] 鸭嘴花属 ‖ ~ vasica Nees 鸭嘴花
Adhatoda ventricosa(Wall.) Nees; Justicia ventricosa Wall.; Gendarussa ventricos a(Wall.) Nees [拉;植药] 大驳骨:全株入药
ADHC allo-dihydrocortisone 表二氢皮质素
adhere *vi*. 黏附;粘连(to);依附(to);坚持(to)
adherence *n*. 依附,坚持,黏着,固执
adherent *a*. 粘连的;附着的 *n*. 跟随着;拥护者,支持者
adherent cataract (虹膜后)粘连性白内障
adherent cell 黏附细胞
Adherent cell analysis and Sorting Interactive laser Cytometer, 570, ACAS570 激光扫描共焦显微细胞仪/黏附细胞分析及筛选激光细胞仪
adherent desmosome 黏着桥粒
adherent leucota 粘连性角膜白斑
adherent placenta 胎盘粘连,粘连胎盘
adhering plate 粘连板,桥结
adhering zone 粘连带
adhesiectomy 粘连(物)切除术
adhesin 黏附因子,黏附蛋白,黏附素;外源凝集素,植物血凝素(即 lectin)
adhesio ([复]adhesiones *n*. [拉] 连接带,连接体 ‖ ~ interthalamica

丘脑间黏合
adhesion *n*. 粘连;黏着物 ‖ primary ~原发性粘连(第一期愈合)/secondary ~继发性粘连(第二期愈合)/serological ~ 血清学粘连(抗体和补体存在时,非特异性颗粒物质粘连到颗粒 性抗原的现象)/ traumatic uterine ~s创伤性子宫粘连
adhesion molecules(AM) 黏附分子
adhesion of nasal cavity, infective 感染性鼻腔粘连
adhesion of pharynx, infective 感染性咽粘连
adhesion of tongue-to-lip 舌唇粘连
adhesion phenomenon 黏附现象
adhesion tension 黏附张力
adhesion, palatopharyngeal 腭咽粘连
adhesion [英]; **adhesio** [拉]粘连
adhesions, attic 搁楼粘连(幽门胆囊粘连) ‖ ~, fibrinous 纤维性粘连/~, fibrous 纤维性粘连/~, pelvic [骨]盆内粘连/~, peritoneal 腹膜粘连/~, primary 原发性粘连/~, econdary 继发性粘连
adhesiotomy *n*. 粘连(物)切离术
adhesive *a*. 黏着的 ‖ ~ cell 黏着细胞/~ chorioretinitis 粘连性脉络膜视网膜炎/~ disc ①吸盘 ②黏着盘, 粘连盘/~ fibrin 纤维蛋白黏合剂/~ glass 接触镜/~ hair 黏毛/~ organ ①附着器官, 固着器 ②粘器官/adhesive power 附着力, 黏着力
Adhesive rehmannia [植药] 地黄
adhesiveness *n*. 粘连性 ‖ platelet ~血小板粘连
adhesivity 黏着性
adhib adhibendus [拉]应给予, 给服药
adhibit *vt*. 引进;贴,粘;用(药等)
ADHR antidiuretic-hormone-resistant diabetes 抗利尿激素抵抗性糖尿病
adhyoid 附于舌骨的
ADI acceptable daily intake 每日最大摄取量, 一日允许摄取量/axiodisto-incisal 轴远(中)切缘的
adiabatic *a*. 绝热的
adiabatic collision 绝热碰撞
adiabatic compressibility 绝热压缩系数
adiabatic elastic bulk modulus 绝热体积弹性模量
adiabatic system 绝热系统
adiabatics 绝热曲线
adiabator 保温材料, 绝热材料
adiactinic *a*. 绝射的(不容光化线透过的), 不透X线的, 不透光化线的
adiadochocinesia; **adiadochokinesia** 轮替运动不能
adiadokokinesis *n*. 轮替运动不能
adiaemorrhysis; **adiemorrhysis** 血液循环停止
Adiantaceae 铁线蕨科(一种蕨类)
Adiantum [拉;植药] *n*. 铁线厥属 ‖ ~ flabellulatum L. 过坛龙/~ monochlamys 石长生
Adiantum capillus-veneris L. [拉;植药]铁丝蕨, 铁线蕨, 猪鬃草
Adiantum pedatum L. [拉;植药]掌叶铁线蕨
adiaphanous 浑白色的, 不透明的, 混浊的
adiaphoretic *n*. 无汗的, 出汗不能的
adiaphoria *n*. 无反应, 无活动
adiaphorous 无反应的, 无活动的
adiapneustia [希]; adiaphoresis 无汗, 出汗不能
adiaspiromycosis *n*. 不育大孢子菌病
adiaspore *n*. 不育大孢子
adiastole 心舒张期缺失
adiathermal 绝热的
adiathermance; **adiathermancy** 不透热, 绝热
adiathermic 不透热的, 绝热的
adiathesia 后天性素质
adiathetic 非素质性的
Adibendan *n*. [商名] 阿地本旦(强心药)
adichogamy 雌雄同熟
adicillin *n*. 阿地西林, 青霉素N, 头孢菌素N, 氨羧丁青霉素(抗生素类药, 治疗伤寒和淋病)
Adicillin *n*. [商名] 阿地西林(抗生素药类)
adicity; **valence** 价
adieillin; **penicillin N**; **cephalosporin N** 青霉素N, 头孢菌素N, 氨羟丁青霉素
adielectronic granule 无电子感颗粒
adiemorrhysis [希]; **adiaemorrhysis** 血液循环停止
adience 趋近性
adient *a*. 趋近的, 趋向的
Adie's pupil (William J. Adie)艾迪瞳孔, 紧张性瞳孔
Adie's syndrome 艾迪综合征(病侧瞳孔放大及收缩迟缓)
adieu *int*. 再见 *n*. 告别
Adimolol *n*. [商名] 阿地洛尔(β受体阻滞药)
Adina pilulifera (**Lam.**) **Franch. ex Drake** [拉;植药]水团花
Adina rubella Hance [拉;植药]水杨梅
Adinazolam *n*. [商名] 阿地唑仑(抗抑郁药)
Adinida Bergh 无凹鞭毛虫目
adion 吸附离子, 被吸附离子
ADIOS automatic digital input / output system 自动数字输入输出系统
adip-, adip(o)- [拉;构词成分] 脂, 脂肪
adipaidehyde 己二醛
adipate 己二酸, 己二酸盐、酯或根
adipectomy; **lipectomy** *n*. 脂肪[块]切除术
adiphenin (e) *n*. 解痉素
Adiphenine *n*. [商名] 阿地芬宁(解痉药)
adiphenine hydrochloride 盐酸阿地芬宁, 盐酸解痉素(抗胆碱能药, 解痉药)
adiphenine; **trasentine** 阿地芬宁, 解痉素(二苯基乙酰二乙基氨乙酯)
adipic *a*. 脂肪的 ‖ ~ acid 己二酸
adipic hydrazide agarsoe 己二酰肼琼脂糖
Adipiodone *n*. [商名] 胆影酸(诊断用药)
Adipiodone Sodium [1311] *n*. [商名] 胆影酸钠[131I](诊断用药)
adipiodonum 胆影酸
adiplon sulfapyridine 磺胺吡啶(商品名)
adipo-; **adip** [拉; 构词成分]脂(猪脂, 动物脂), 脂肪
adipo ①脂肪, 脂肪组织 ②肥胖
adipocele *n*. 脂肪突出, 脂肪疝
adipocellular *a*. 脂肪结缔组织的
adipocellulose *n*. 脂纤维素
adipoceration 尸蜡[样]变
adipochrome 脂肪色素
adipocyte *n*. 脂肪细胞
adipofibroma (复 adipofibromas)脂肪纤维瘤
adipogenesis *n*. 脂肪形成
adipogenous; **adipogenic** ①脂肪形成的, 生脂的 ②致肥的
adipogenous 脂肪形成的, 生脂的, 致肥的
adipohepatic *a*. 肝脂肪变性的
adipoid; **lipoid** 类脂
adipokinesis *n*. (体内)脂肪移动(释出游离脂肪酸至血浆内) ‖ adipokinetic *a*. (体内)脂肪移动的, 促脂肪移动的
adipokinetic action 脂肪动员作用
adipokinetic hormone 脂(肪)酸释放激素, 脂肪动员激素
adipokinin *n*. 脂(肪)酸释放激素, 脂肪动员激素(从垂体前叶分泌出来的一种脂肪氧化激素)
adipoleucocyte 脂白血球, 脂白细胞
adipolysis *n*. 脂肪水解(作用) ‖ adipolytic *a*.
adipolytic 脂肪水解的
adipoma; **lipoma** 脂瘤
adipometer *n*. 皮厚度计(测定肥胖)
adiponecrosis *n*. 脂肪坏死 ‖ ~ neonatorum 新生儿脂肪坏死/~ subcutanea neonatorum; subcutaneous fat necrosis; pseudosclerema 新生儿皮下脂肪坏死(假硬化病)
adipopectic; **adipopexic** 积脂的, 脂肪固定
adipopexia; **adipopexix** *n*. 积脂 ‖ adipopectic, adipopexic *a*.
adiposalgia [adipo- + 希 algos pain + -ia]脂肪痛 ‖ ~ arthritico-hypertonica; Gram's syndrome 高压关节炎性脂肪痛
adiposclerosis 脂肪硬化, 婴儿皮下脂肪坏死
adipose *a*. 脂肪的, 脂的; 脂肪多的, 肥胖的 *n*. (脂肪组织细胞内存在的)脂肪 ‖ ~ capsule 脂囊, 脂肪囊/~ cell 脂(肪)细胞/~ eyelid 脂眼睑/~ fin 脂鳍/~ gland 脂腺/~ membrane 脂膜/~ tissue 脂肪组织/~ tumor 脂肪瘤
adiposicardia ①心脂肪变性 ②脂肪心
adiposis *n*. 肥胖症 ‖ ~ dolorosa; Dercum's disease 痛性肥胖症, 德尔肯氏病/~ dolorosa, juxtaartlcular; Gram's syndrome 近关节痛性肥胖症/~ hepatica 肝性肥胖症, 肝积脂病/~ orchalis; ~ orchica 脑性肥胖症, 肥胖性生殖器/~ tuberosa simplex; Anders' disease 单纯结节性肥胖症, 安德斯氏病/~ universalis 全身肥胖症
adipositas [拉]; **fatness** 肥胖[症] ‖ ~ cordis 心脏脂肪症, 脂肪心/~ ex vacuo; fatty atrophy 肥胖性萎缩, 脂性萎缩/~ osteoporotica endocrinica 内分泌性骨质疏松性肥胖症
adipositis *n*. 脂肪织炎, 脂膜炎
adiposity *n*. 肥胖(症) ‖ cerebral ~(大)脑性肥胖症/pituitary ~垂体性肥胖症
adiposogenital 脂肪性生殖器的

adiposuria; lipuria *n*. 脂肪尿
adipsia, adipsy *n*. 渴感缺乏,不渴症;止渴剂
adipso-genital dystrophy 肥胖生殖无能症
adipsous *a*. 止渴的(如某些水果)
Adirondack Mountain Club 美国阿迪龙达克山脉俱乐部
ADIS automatic data interchange system 自动数据交换系统
Adiscus sauteri (Chǔ) [拉;动药] 台湾隐盾叶甲(隶属于肖叶甲科 Eumolpidae)
A-display A 型显示器
adit *n*. 入口,进口
Aditeren *n*. [商名] 阿地特仑(利尿药)
Aditoprim *n*. [商名] 阿地普林(抗菌药)
aditus (复 aditus)[拉] 入口,口 ‖ ~ ad antrum ~ ad antrum tympanicum 乳突窦口,鼓窦口,鼓房口/~ ad aquaeductum cerebti 中脑水管口/~ ad infundibulum; recessus infundibuli 漏斗隐窝/~ ad pelvis; apertura pelvis superior 骨盆上口/~ ad saccum peritonaei minorem; foramen epiploicum 网膜孔/~ glttidis superior 声门下口/~ glttidis superior 声门上口/~ laryngis 喉口/~ orbitae 眶口
ADJ Australian Dental journal (Australian Dental Association) 澳大利亚牙科杂志(澳大利亚牙科医学会)
adj sp adjustable speed 可调速率
adjacency *n*. 毗邻,接近;[复]邻接物 ‖ ~ effect 邻界效应,边缘效应
adjacent 邻接的,接近的,附近的 ‖ ~ field 相邻射野/~ radiation beam 相邻放射(线)束/~ seed 邻近种植
adjacent segregation 邻近分离
adjection *n*. 附加作用(尤指对体内活的微生物添加许多微生物,并与之结合而构成适当剂量使病人免疫的原理),附加物
adjective *n*. 形容词,修饰语 *a*. 形容词的,修饰性的,辅助的,从属的,附属的 ‖ adjective gland 附加腺/~ glandular 附加腺的
adjoin *vt*. 贴近,毗连 *vi*. 靠近
adjoining treatment field 相邻治疗野,邻接治疗野
adjourn *vt*. 使中止;休(会) *vi*. 休会,闭会 ‖ ~ment *n*.
adjournment *n*. 延期,休会
adjudge *v*. 判决 ‖ ~ment *n*.
adjunct *n*. 附件,附属品,附属物;辅助物 *a*. 附属的;辅助的;附加的
adjunct, Golgi 高尔基附加体
adjunction 附加(药物)
adjunctive *a*. 附属的;辅助的
adjure *v*. 恳求
adjust *vt*. 调整,调节;校准 ‖ ~ oneself to ... 使自己适应于…… ‖ ~ able *a*. 可调整的
adjustable 可调(整)的 ‖ ~ attenuator 可调衰减器/~ contract 可调接点/~ head clamp 可调节头夹/~ in length bronchoesophagoscopic forceps 伸缩式支气管—食管镜检钳/~ mask 可调屏蔽/~ resistance 可调电阻/~ resister 可调电阻器
adjusted 已调整的
adjuster 调整器,校准器
adjusting 调整 ‖ ~ device 调整装置/~ key 调准键/~ range 调整范围
adjustment 调节,调整 ‖ ~, absolute 绝对性调节/~, coarse 粗调整/~, fine 细调整/~, mental 精神适应/~, occlusal 调合,咬合调整/~ phase 调节相位/~ range 调整范围
adjustor 调整器;调节肢;调整体(反射弧上的神经节部分)
adjustor muscle 调节肌
adjuvant *a*. 辅助的 *n*. 助手;辅药,佐药,佐剂(在免疫学中指与抗原混合增加抗原性,并产生较大免疫应答的物质) ‖ mycobacterial ~分支杆菌佐剂
adjuvant, Freund's incomplete 弗罗因德氏不全佐剂,水油乳剂佐剂(促抗体生成) ‖ ~, myeobacterial; Freund's complete ~ 分支杆菌佐剂,弗罗因德氏完全佐剂
adjuvant, Freund's 弗[罗因德]氏佐剂,油包水型乳化佐剂 ‖ ~, multiple emulsion 多种乳化佐剂
adjuvanticity *n*. 辅佐性(改变免疫应答的能力)
ADK adenosine kinase 腺甙激酶
ADKM aminodeoxykanamycin 氨基脱氧卡那霉素
ADL activities of daily living 日常(生活的)活动
aD-L antibody D-L aDL 抗体
ADLC antibody dependent lymphocyte (cell) mediated cytotoxicity 抗体依赖性淋巴细胞介导的细胞毒性
Adler's test [Oscar 德内科医师 1879 生,其弟 Rudolph 1882 生]; tenzidine test 阿德勒氏试验,联苯胺试验
Adler's theory [Alfred 奥精神病学家 1870—1937] 阿德勒氏学说(神经机能症的发病学说,是因社会或身体代偿力低劣而产生)
adligans 固着的,附着的
ADLMA American Dental Library and Museum Association 美国牙科图书馆和博物馆协会
ADLT activities of daily living test 日常生活活动试验
adlumidine *n*. 紫罂粟次碱
adlumine *n*. 紫罂粟碱
adm administration 给药; 给予
AdM adminstrative medicine 给药,投药
ADM adriamycin 阿霉素
ADMA American Drug Manufacturers Association 美国制药商协会
adman *n*. (复 admen) 广告员
admaxillary ①附于上颌的 ②与上颌相临的
admeasure *vt*. 分配 ‖ ~-ment *n*. 分配;尺寸,大小
admedian; admedial 近正中[面]的,向轴(面)的
ADMIF antigen dependent macrophage inhibitory factor 抗原依赖性巨噬细胞抑制因子
AdMIG Australian Drug and Medical Information Group 澳大利亚医药情报组
admin administer 给(药), 施, 投
adminicle *n*. 辅助;辅助物 | adminicular *a*.
adminicula [拉](单 adminiculum) 支座 ‖ ~ lineae albae 白线支座
adminiculum (复 adminicula) ①腹(部)背齿 ②腹(部)背褶 ③支座
administer *vt*. 管理,支配;执行;给与,用(药等) *vi*. 管理(upon); 帮助(to)
administration *n*. ①给予 ②投药 ③行政 ④行政机关 ‖ ~, nasal 鼻内投药/~, oral 口服/~, parenteral 肠胃外投药/~, rectal 直肠投药/~, rural health 农村卫生行政[管理]
administrative *a*. 行政的,管理的 ‖ ~ly *ad*. /administrator *n*. 管理人,给(药)的人
administrative order 行政命令
administrative science 管理科学
administrative terminal system 自动管理终端系统
administrator *n*. 管理人;行政官员
admirable *a*. 极佳的,令人钦佩的,极好的 | admirably *ad*.
ADMIRE Automatic Diagnostic Maintenance Information Retrieval 自动诊断支持资料检索系统
admire *v*., *vt*. 称赞,羡慕,钦佩,赞美(for);高兴地看,以赞赏的目光看
admissible *a*. 可以容许的,许可(入场,入院等),承认 ‖ ~ concentration 容许浓度
admission *n*. 允许进入;承认;(病人)入院/by(或 on)sb.'s own ~ 自己承认 ‖ admissive *a*. 容许有的(of)
admission rate 入院率
admission to hospital 收容住院
admit *v*. 接纳,准入,承认,容许 ‖ ~ of 有……余地/It ~ s of no doubt. 不容怀疑的。/ ~ of ... 有……可能
admit 入院,收入(病人)
admittance[1] *n*. 准入 ‖ No ~ except on business. 非公(无事)莫入。
admittance[2] *n*. 导纳[单位是西门子(Siemens)],通道 ‖ ~ circle diagram 导纳圆图
admittanee, acoustic 声导纳
admittedly *ad*. 无可否认地,公认地
admitting diagnosis 入院诊断
admix *vt*., *vi*. 搀和,混合 ‖ ~ture *n*. 混合,搀和;混保物,搀和剂
admonish *v*., *vt*. 告诫,劝告
admonition *n*. 训诫,警告
admonitory *a*. 告诫的,劝告的
admov, admove, admoveatur [拉] 加,加入,添加
ADMSD autosomal dominant motor system degeneration 常染色体显性运动原系统变性
ADN 1.4-adiponitrile 1.4 – 已二氰
adnasal 近鼻的
ADNase B (or A, C) anti-streptococcal deoxyribonuclease B (ro A, C) 抗链球菌脱氧核糖核酸酶 B(或 A,C)抗体
adnata; tunica adnata 结膜内层
adnate 联生的,并生的
adnephrin 阿德内弗林(成药,肾上腺素)
adnerval ①近神经的 ②向神经的
adnerval; adneural *a*. 近神经的;向神经的(指经肌肉通向神经进入点通过的电流)
adnexa [拉;复]; **appcndages** 附件,附器 ‖ ~ oculi; organa oculi accessoria 眼附器/~ uteri; uterine appcndages 子宫附件
adnexal 附件的
adnexectomy [子宫]附件切除术
adnexed 附生的,附着的
adnexitis; annexitis 子宫附件炎

adnexogenesis *n*. 附件发生
adnexopexy annexopexy 子宫附件固定术
adnexorganogenic *a*. 子宫附件原的
adnexum (复 adnexa) 子宫附件
Ado adenosine 腺(嘌呤核)甙
ADO Association of Dispensing Opticians (UK) 验光配镜师协会(英) / axiodistoclusal 轴远中的
ado *n*. 忙乱;烦恼;纷扰 ‖ make much ~ about nothing. 无事自扰,小题大做
AdoCbl adenosylcobalamin 腺苷钴胺
adodontia; supernumerary teeth; supplemental teeth 额外牙
ADOG Audio-Digest Obstetyics-Gynecology 妇产科学有声文摘
-adol- [构词成分] -朵(或多)(1998 年 CADN 规定使用此项名称,主要系指神经系统的镇痛药,如阿法美沙朵[Alphamethadol]、氯西他朵[Cloracetadol]、非来那朵[Filenadol]等等)
adolescence 青年期,青春期
adolescent cataract 青年性白内障
adolescent changes 青春期变化
adolescent growth spurt 青春期生长爆发
Adolescent Medicine 青年医学(杂志名)
adolescent 青年期的,青春期的
adona *n*. 阿度那(安络血磺酸钠和维生素 B_1、C 复合制剂)
adonidin *n*. 阿多尼丁(春福寿草混合苷)
adonilen 阿多尼连(侧金盏花的水提取液,不含杂质及皂甙)
adonin *n*. 福寿草苷,侧金盏花苷
ADONIS automatic digital online instruments system 自动数字联机仪器系统
Adonis [拉;植药] 福寿草属,侧金盏花属 ‖ ~ aestivalis L. 夏福寿草/~ annua; ~ autumnalis 秋福寿草/~ vernalis L. 春福寿草
adonis 福寿草,侧金盏花
Adoniside *n*. [商名] 冰凉花苷(强心药)
adonisidum 冰凉花甙
adonit adonitol 福寿糖醇,侧金盏花醇,戊五醇
adonitol, adonite *n*. 福寿草醇,侧金盏花醇,核糖醇
adonitoside 春侧金盏花甙
adonitoxigenin 福寿草毒甙配基,侧金盏花毒甙配基
adonitoxin 福寿草毒甙,侧金盏花毒甙
adonin 福寿草甙,侧金盏花甙
adopt *vt*. 采用,采纳;选定 ‖ ~ion *n*.
adopted children 领养子女
adoption *n*. 采用,收养
adoption societies ①群聚 ②族聚
adoptive *a*. 采用的;继承性的 ‖ ~ly *ad*.
adoptive immunity 过继免疫
adorable *a*. 可爱的,值得崇拜的
adoral ①近口的, 口旁的 ②向口的
adoral band 口缘纤毛带
adoral cilia 口缘纤毛
adoral ciliated band 口缘纤毛带
adoral plate 侧口板
adoration *n*. 崇拜,爱慕
adorbital ①向眶的 ②眶旁的,近眶的
adore *v*. 崇拜,喜爱,爱慕
adorn *v*. 装饰,修饰
adornment *n*. 装饰,修饰,装饰品
adosculation 体外受精,体外受胎
Adosopine *n*. [商名] 阿多索平(抗利尿药)
adoxa type 五福花型(指胚囊)
Adoxaceae 五福花科
adoxophyes orana granulosis virus 茶小卷叶蛾颗粒体病毒
Adoxophyes orana nuclear polyhedrosis virus 茶小卷叶蛾核型多角体病毒
Adoxophyes reticulana cytoplasmic polyhedrosis virus 网纹卷叶蛾胞质型多角体病毒
Adoxophyes reticulana nuclear polyhedrosis virus 网纹卷叶蛾核型多角体病毒
Adozelesin *n*. [商名] 阿多来新(抗肿瘤药)
ADP adenosine diphosphate 二磷酸腺甙
ADPC automatic data processing center 自动化数据处理中心
ADPE automatic data processing equipment 自动化数据处理设备
ADPKD autosomal dominant polycystic kidney disease 常染色体显性遗传性多囊肾病
ADPL average daily patient load 平均每日病人负担
ADPNase anti-streptococcal diphosphopyridine nucleotidase 抗链球菌二磷酸吡啶核甙酸酶
ADPR adenosine diphosphate ribose 二磷酸腺甙核糖
adpressed ①连接的,紧贴的 ②腹背扁的
ADPS automatic data processing system 自动化数据处理系统
ADPSO Association of Data Processing Service Organization 数据处理服务组织协会
adpt adapter 拾音器; 附件
Adr adrenaline 肾上腺素
ADR accepted dental remedies 公认牙科疗法,认可的牙科药物/accepted dental remedies 批准使用的牙科药物
ADRAC automatic digital recording and control 自动数字记录及控制程序
adradial canal 副辐射管
adradial cushion 从辐垫
adradial lobe 副辐射叶
adradial tentacle 从辐触手
adradialia 侧辐板
adradii 从辐管
Adrafinil *n*. [商名] 阿屈非尼(脑代谢改善药)
adramycin *n*. 甲烯土霉素
adrenalin; adrenaline; epinephrine 肾上腺素 ‖ ~ chloride 氯化肾上腺素/~ hydrochloride 盐酸肾上腺素/~, latent 潜肾上腺素(系肾上腺素与脂类、抗坏血酸或蛋白质的结合体)/~, slow 肾上腺素油溶液(作用较肾上腺素迟缓)/~, virtual 有效肾上腺素
adren adrenal 肾上腺
adren(o)- [拉;构词成分] 肾上腺
adrenal 肾上腺,肾上腺的 ‖ ~ angiography 肾上腺血管造影(术)/~ arteriogram 肾上腺动脉造影(照)片/~ arteriography 肾上腺动脉造影(术)/~ scintigraphy 肾上腺闪烁图检查,肾上腺闪烁成像/~ scintiphotography 肾上腺闪烁图检查,肾上腺闪烁显像术/~ scintiscanning 肾上腺闪烁扫描/~ vein sampling 肾上腺静脉取样/~ venogram 肾上腺静脉造影(照)片/~ venography 肾上腺静脉造影(术)
adrenal-cortical tumor 肾上腺皮质肿瘤
adrenalectomize *vt*. 切除肾上腺
adrenalectomy; epinephrectomy 肾上腺切除术
adrenalin(e) *n*. 肾上腺素
Adrenalin *n*. [商名]肾上腺素 (epinephrine 制剂)
adrenaline *n*. 肾上腺素 ‖ ~ acid tartrate 重酒石酸肾上腺素
Adrenaline *n*. [商名] 肾上腺素(升压药)
adrenalinemia *n*. 肾上腺素血症
adrenalinogenesis *n*. 肾上腺素生成
adrenalinoscope 肾上腺素计
adrenalinuria *n*. 肾上腺素尿
adrenalism *n*. 肾上腺功能病, 肾上腺机能病
adrenalitis *n*. 肾上腺炎
adrenalitis; adrenitis 肾上腺炎
adrenalone kephrine 肾上腺酮,副肾酮,克弗林
Adrenalone *n*. [商名]肾上腺酮(肾上腺素能药,止血剂,具有收缩血管作用)
adrenalopathy; adrenopathy 肾上腺病
adrenalotropic *a*. 促肾上腺的
adrenals, Marchand's 马献德氏肾上腺(阔韧带内额外肾上腺)
adrenarche *n*. 肾上腺[皮质]机能初现, 肾上腺功能初现(尤指雄激素增进,大约 8 岁时发生的一种生理变化)
adrenclutin 肾上腺黄素,三羟甲基吲哚
adrenergic *a*. 肾上腺素能的 *n*. 肾上腺素能药(亦称拟交感神经药) ‖ ~ blocking agent 肾上腺能阻滞剂/~ fiber 肾上腺素能纤维/~ inhibitor 肾上腺能抑制剂/~ neuron blocking agents 肾上腺素性神经元阻断剂(即交感神经元阻断剂)/~ receptor agonist 肾上腺素能受体增效剂
adrenic 肾上腺的
adrenic acid 肾上腺酸,7,10,13,16 - 廿二碳四烯酸
adrenin adrenine 肾上腺素
adrenin(e) *n*. 肾上腺素
adreninemia adrenalinemia 肾上腺素血症
adrenitis; adrenalitis *n*. 肾上腺炎
adreno- [拉; 构词成分] 肾上腺
adrenobazone *n*. 安特诺新,安络血
adrenocceptor; adrenergic receptor *n*. 肾上腺素能受体
adrenoceptive *a*. 肾上腺素能受体的
adrenochrome *n*. 肾上腺色素,肾上腺素红(用于试验性控制毛细管出血,产生心理效应,并可用以局部止血) ‖ ~ monosemicarbaxone salicylate; adrenosin 肾上腺色素缩氨脲水杨酸钠,安特诺新
adrenocortical *a*. 肾上腺皮质的 ‖ ~ androgen 肾上腺皮质雄激

素/~ androgen stimulating hormone 促肾上腺皮质雄激素/~ extract 肾上腺皮质浸出物/~ hyperfunction 肾上腺皮质机能亢进(或过盛)/~ insufficiency crisis 肾上腺皮质功能减退危象
adrenocorticohypcrplasia *n*. 肾上腺皮质增生
adrenocorticoids 肾上腺类皮质激素,肾上腺类固醇
adrenocorticomimetic *a*. 类肾上腺皮质激素的,类皮质激素的
adrenocorticopolypeptide (简作 ACPP) 肾上腺皮质多肽
adrenocorticotrop(h)in 促肾上腺皮质激素
adrenocorticotrophic; adrenocorticotropic 促肾上腺皮质的
adrenocorticotrophin; adrenocorticotropin *n*. 促肾上腺皮质激素
adrenocorticotropic hormone (简作 ACTH) 促肾上腺皮质激素
adrenocytolytic 肾上腺细胞溶解的
adrenodemedullation 肾上腺髓质切除
adrenodont 肾上腺牙式者
adrenodontia *n*. 肾上腺牙式(犬牙大而尖,诸牙面变棕色)
adrenodoxin [肾上腺]皮质铁氧还蛋白
adrenogenic *a*. 肾上腺原的
adrenogenital *a*. 肾上腺性腺的 ‖ ~ syndrome (AGS) 肾上腺性征异常综合征,肾上腺生殖系综合征,肾上腺性生殖异常症(因肾上腺皮质酮分泌缺少、男性激素分泌过多之男性化特征)
adrenogenous *a*. 肾上腺原的,肾上腺性的
adrenoglomerulotropin *n*. 促醛甾酮激素,促醛固酮激素
adrenogram 肾上腺 X 线[照]片
adrenokinetic *a*. 刺激肾上腺的
adrenoleukodystrophy *n*. 肾上腺脑白质营养不良
adrenolutin *n*. 肾上腺黄素,1-甲基-3,5,6-茚三醇(肾上腺素的降解产物)
adrenolytic *a*. 抗肾上腺素[作用]的,抑肾上腺素[作用]的
adrenomedullotropic *a*. 促肾上腺髓质的(对肾上腺髓质产生激素影响的)
adrenomegaly *n*. 肾上腺(肿)大
adrenomimetic *a*. 类肾上腺素能作用的 *n*. 拟肾上腺素药
adrenomyeloneuropathy 肾上腺脊髓神经病
adrenopathy; adrenalopathy 肾上腺病
adrenopause *n*. 肾上腺功能停滞,肾上腺机能停滞
adrenoprival *a*. 肾上腺缺乏的,肾上腺切除的
adrenoreceptor; adrenergic receptor 肾上腺素能受体
Adrenosem *n*. 卡络柳钠,安络血(carbazochrome salicylate)制剂的商品名
Adrenosin *n*. 安络血,安特诺新
adrenosin; adrenobazone 安特诺新,安络血,肾上腺色素缩氨脲(止血药)
adrenostatic ①抑制肾上腺[作用]的 ②肾上腺抑制药
adrenosterol 肾上腺甾醇;肾上腺固醇
adrenosterone *n*. 肾上腺雄(甾)酮,肾上腺固酮
adrenotoxin *n*. 肾上腺毒素
adrenotrophic; adrenotropic 促肾上腺的,亲肾上腺的
adrenotrophin; adrenotropin 促皮质素,促肾上腺皮质激素
adrenoxidase *n*. 肾上腺氧化酶
adrenplomerulotropin; aldosterone-stimulating hormone (简作 ASH)促醛甾酮激素(产自垂体,促使肾上腺皮质分泌醛甾酮)
adrenylcyclase 腺苷环化酶
adreosterone *n*. 肾上腺甾酮
adriamycin *n*. 肾上腺甾酮
Adriamycin *n*. [商名] 多柔比星(抗生素类药)
adrift *ad*. & *a*. 漂浮地(的),漂流,漂泊 ‖ be all ~ 不知所措,茫然若失/get (或 go) ~(船等)随波
ADRIS anti-dog red cell immune serum 抗犬红细胞免疫血清
ADRN Associate Degree Registered Nurse 二等学位注册护士
adrnoma 腺瘤
adroblastoma 睾丸母细胞瘤
adroit *a*. 灵巧的,机敏的,熟练的
adromia *n*. 肌神经传导缺失
Adroyd *n*. 羟甲烯龙(oxymetholone)制剂的商品名
ADRS acute respiratory distress syndrome 急性呼吸窘迫综合征
Adrucil *n*. 氟尿嘧啶注射剂(fluorouracil for injection)的商品名
adrue *n*. 有节莎草(西印度群岛的草样植物,其根有强壮,止吐、驱虫作用)
ads address 地址
ADS alcohol dependence syndrome 酒精依赖性综合征/antidiuretic substance 抗利尿物质/Army Dental Service)陆军牙症医疗队
ADSA American Dental Society of Anesthesiology 美国牙医麻醉学会/American Dairy Science Association 美国乳制品科学协会
adscendent 上升的
adscesses, Monro's 门罗氏脓肿(牛皮癣的表皮内小脓肿)
adscititious *a*. 外加的,附加的
adsenale 肾上腺色素,肾上腺素红
adsere 附加演替系列
adsorb *v*. 吸附 ‖ ~ ate *n*. 被吸附物 / ~ent *a*. 吸附的 *n*. 吸附剂
adsorbability 吸附性,吸附能力
adsorbed layer 吸附层
adsorbing decontaminant 吸附消毒剂
adsorption 吸附[作用] ‖ ~, agglutinin 凝集素吸附/~, chromatographic 色层吸附/~, differential 鉴别吸附/~ immune 免疫吸附 /~, stratographic 分层吸附
adsorptive ①吸附的 ②吸附剂
adst. feb. adstante febre [拉] 发热时
ADSTAR Automatic Document Storage and Retrieval 自动文献存贮与检索系统
adsternal ①近胸骨(旁)的,向胸骨的 ②邻腹板的
adstrictio [拉] ①抑留 ②收敛
adstringent 收敛剂,涩嘴的
Adsuki bean [植药] 赤豆
ADSUP automated data system uniform practices 自动数据系统均匀实验程序
ADT Acany, D(what disire), T (thing) 假药,无效的药,安慰剂/adenosine triphosphate 三磷酸腺甙(腺[甙]三磷)
ADTA American Dance Therapy Association 美国舞蹈疗法协会
ADTAC automatic digital tracking analyser computer 自动数字跟踪分析计算机
ADTe 强直性收缩(tetanic contraction 的符号)/anodal duration tetanus 阳极期间强直
adterminal *a*. 向(肌肉)末端的(指电流); 离心的
adtevac 干血浆制备法
adtorsion ①两眼内斜 ②内旋(眼)
ADU Allen-Doisy unit 艾—道二氏单位[即 鼠单位(mouse unit)]
adulate *v*. 谄媚,奉承
adulation *n*. 谄媚,逢迎,奉承
adult *n*. 成年人,成虫 *a*. 成人的,成年的 ‖ ~hood *n*. 成年期
Adult and Child 成人与儿童(杂志名)
adult bovine serum 成牛血清
adult coeliac disease 成人腹部疾病
Adult epidemic diarrhea rotavirus 成人流行性腹泻轮状病毒
adult respiratory distress syndrome, ARDS 成人呼吸窘迫综合征
adult stage ①成年期 ②成体期 ③成虫期 ④成熟体阶段
adulterant *n*. 假药,掺杂物,伪造品 *a*. 掺杂用的
adulterate *v*. 掺杂,掺假
adulteration 掺杂,掺假 ‖ ~, food 食物掺假
adultery *n*. 私通,通奸
adulthood ①成虫期 ②成人期
adultoid 拟成虫
adumbrate *vt*. 勾画出……的轮廓;约略显示;隐约预示:在……上投下阴影 ‖ adumbration *n*. 轮廓,略示;双像形成,阴影产生
adumbrate 前兆,预兆
aduncate *a*. ①钩状的 ②具钩的 ③渐曲的
ADV adenovirus 腺病毒
adv adversum [拉]相反,不利于
adv eff adverse effects 副作用
Adv. adversum 抗,对
AdV12-CMS-1 adenovirus-12 chromosome modificationsite-1 腺病毒-12 染色体变更位点-1
AdV12-CMS-17 adenovirus-12 chromosome modificationsite-17 腺病毒-12 染色体变更位点-17
AdV12-CMS-1p adenovirus-12 chromosome modificationsite-1p 腺病毒-12 染色体变更位点-1p
AdV12-CMS-1q adenovirus-12 chromosome modificationsite-1q 腺病毒-12 染色体变更位点-1q
advance *v*. 前进,增进,提前 *n*. 增进,进展Ⅲ *a*. 在前的,事前的,预先的 ‖ be on the ~ (物价)在上涨中 /in ~ of 在……前面,比……进步 / in ~ 在前面,预先,提前
advance directive 意愿书(患者对未来治疗选择的意愿)
advance glycation end products (简作 AGEs)高等糖化终产物
advance life support (简作 ALS) 进一步生命支持(使用医疗器械或药物维持心肺功能)
advanced *a*. 高级的;年老的;先进的;晚期的 ‖ ~ in years 年迈
advanced biomedical capsule 改进型生物医学容器(舱)
advanced cardiac life support, (简作 ACLS) 进一步心脏生命支持
advanced generation 后生世代,较晚世代
advanced information sheet 先期情报
advanced life support (简作 ALS) 进一步生命支持
Advanced Research Division 远景研究部

advanced scientific computer 先进科学计算机
advanced stage 晚期
advancement ***n.*** 改进,促进;徙前术(主要用于斜视手术,有时将子宫圆带前移,以纠正子宫后移位)‖ capsular ~(眼球)囊徙前术/tendon ~腱徙前术
advancement of extraocular muscle 眼外肌徙前术
advancement prorrhaphy 徙前术‖~, capsular 关节囊徙前术/~, tendon 腱徙前术
advancer (相位)超前补偿器
Advances in Automated Analysis 自动化分析进展(杂志名)
Advances in Behaviour Research and Therapy 行为研究与治疗进展(杂志名)
Advances in Brain Research 脑研究进展(杂志名)
Advances in Enzyme Regulation 酶调节进展(杂志名)
Advances in Immunology 免疫学进展(杂志名)
Advances in Metabolic Disorders 代谢疾患研究进展(杂志名)
Advances in Protein Chemistry 蛋白质化学进展(刊名)
Advances in Radiological Protection 放射防护进展(杂志名)
Advances in Surgery 外科学进展(杂志名)
Advances in the Biosciences 生物科学进展(杂志名)
advancing 进行的
advantage ***n.*** 有利条件,优点;利益,好处 ***vt.*** 使有利,有助于‖gain (或 have, win) an ~ over 胜过,优于/have the ~ of 胜过,占优势/take ~ of 利用(事物);欺骗(人)/to ~ 有利,效果好
advantageous ***a.*** 有利的,有助的(to)
advencement 前徙术,徙前术(主要用于眼科及妇科手术)
advent n.(事件、时期等的)出现,到来,来临,降临
adventitial (动脉)外膜的
adventitial cell 外膜细胞,周皮细胞(吞噬细胞)
adventitial space 外膜隙
adventitious ①偶生的,偶发的 ②异位的,获得的,附加的‖~ buds 不定芽/~ bursa 偶发性黏液囊/~ coat 外膜/~ deposit ①附着壳质 ②附着沉积(物)/~ embryony 不定胚生殖/~ myopia 偶发性近视/~ species 外来种,侵入种/~ viruses 外来病毒 adventive ①暂生的 ②外来的 ③偶然的,不定的‖~ embryo 不定胚
adventral line 侧腹线
adventral tumo(u)r 侧腹瘤
adventure ***n.*** 奇遇,冒险 ***vt.*** 冒……的危险,大胆进行 ***vi.*** 冒险‖~r ***n.*** 冒险家
adventurism ***n.*** 冒险主义
adventurous ***a.*** 喜欢冒险的,有危险的,冒险的
adverb ***n.*** 副词
adverbial ***a.*** 副词的,状语的
adversary ***n.*** 敌手,对手
adverse ***a.*** 不利的,反对的,逆的 ‖ ~ winds 逆风‖ ~ly ***ad.***
adverse drug effect 药物副作用
adverse drug reaction 不良药物反应;(药物)副作用
adverse prism 反向棱镜
adverse reaction to a drug 药品不良反应
adverse selection 逆选择,相反选择
adversion 内转‖~ of cycball 眼内转
adversity ***n.*** 灾难,逆境,不幸,祸患
advert ***vi.*** 注意到(to);提及,谈到(to)‖ ~ent ***a.*** 注意的,留心的
advertise, advertize ***vt.*** 为……做广告;大肆宣扬 ***vi.*** 做广告‖~ment, ***n.*** 做广告;广告
advertisement ***n.*** 做广告,广告,大肆宣扬
advice ***n.*** 劝告,意见(如医嘱),(复)消息,通知
advisable ***a.*** 可取的,适当的 ‖ advisability ***n.*** / ~ness ***n.*** / ~ly ***ad.***
advise ***vt.*** 劝告;建议 ***vi.*** 商量;提出意见(on 或 about)‖ ~ment ***n.*** 深思熟虑;劝告;建议
advised ***a.*** 考虑过的,细想过的‖ ill ~ 欠考虑的 / well ~ 考虑周到的‖ ~ ment ***n.*** 深思,熟虑
adviser, advisor ***n.*** 忠告者,顾问
advisory ***a.*** 提出劝告的,忠告的;顾问的,咨询的
Advisory Board 咨询(顾问)委员会
Advisory Committee 咨询(顾问)委员会
Advisory Council on Research and Development 研究与发展咨询委员会
Advisory Council on Scientific Policy 科学政策咨询委员会
advocacy ***n.*** 支持,拥护;提倡
advocate ***n.*** 拥护者,支持者,倡导者,辩护人 ***v.*** 提倡,主张,拥护
ADX adrenal-ectomized 切除肾上腺的
adynamia ***n.*** 动力缺失;无力,虚弱‖~episodica hereditaria 遗传性周期性麻痹Ⅱ型‖adynamic ***a.***
adynamic ***a.*** 无力的,衰弱的
adynamic bowel 肠无力症
adynamic ileus 无力性肠梗阻
adynomandry 雄蕊无能
adzuki bean mosaic virus = bean (common) mosaic virus 菜豆(普通)花叶病毒
AE above elbow 肘上(截肢)
Ae aerial 天线
A-E Angstrom-Einheit (德)现作 A 即"埃"单位($1A = 10^{-10}m$)
AE fold ary-epiglottic fold 杓状会厌褶
Aě retes melanopterus (Milne-Ewards)沟牙鼯鼠(隶属于松鼠科 Sciuridae)
AE2 inovirus AE2 丝形病毒
AEA active element array 活性元素组 solution alcohol, ether, acetone solution 酒精,乙醚,丙酮溶液
AEBSR auditory evoked brain stem response 听力诱发脑干反应
Aeby's muscle (Christopher Theodore 瑞士解剖学家 1835—1885)降下唇肌,下唇方肌‖~ plane 埃比平面(好通过鼻点和颅底点与颅正中平面垂直的平面)
AEC automatic exposure control 自动辐射控制,自动曝光控制/ active ectopic rhythm 自发性异位心律
aecidiospore; aeciospore 锈孢子
aeciospore ***n.*** 锈孢子
aecium ([复]aecia) ***n.*** 春孢器,锈孢子器
AECL Atomic Energy of Canada Limited 加拿大原子能公司
aecometry 气体比重测定法
aec- 以 aec-起始的词,同样见以 ec-起始的词
AED acceptable emergency dose 救急允许(剂)量
Aedea cinerea (Linnaeus) 苍鹭(隶属于鹭科 Ardeidae)
aedea; edea; external genitals 外生殖器
Aedes ***n.*** 伊蚊属‖~ aegypti 埃及伊蚊/~ africanus 非洲伊蚊/~ albopictus 白纹伊蚊/ ~ che mulpoensis 仁川伊蚊/~cinereus 灰色伊蚊/~ dorsalis 背点伊蚊/ flavescens 黄色伊 蚊/ ~ ingrami 英氏伊蚊/~leucocelaenus 白星伊蚊/~ polynesiensis 波利尼西亚伊蚊/~ pseud oscutellaris 假鳞斑伊蚊/~ scapularis 肩胛伊蚊/~scutellaris 鳞斑伊蚊/~ simpsoni 辛(普森)氏伊蚊/~sollicitans 烦扰伊蚊/~ spencerii 斯(潘塞)氏伊蚊/~ taeniorhync hus 带喙伊蚊/~togoi 海滨伊蚊,东乡伊蚊/~ varipalpus 变须伊蚊/~vexans 刺扰伊蚊
Aedimorphus 伊状蚊亚属
Aedini 伊蚊族
aedoeagus 阳茎[端](昆虫)
aedoeauxe; edeauxe 生殖器肥大
aedoeocephalus ***n.*** 生殖器状头畸胎(无嘴,鼻似阴茎,单眼眶)
aedoeodynia; edeodynia 生殖器痛
aedoeology; edeology 生殖器学
aedoeomania 慕男狂
AEDS Association for Educational Data System 教育数据系统协会
AEE Apoerythrein-Einheit [德] 抗贫血内因子单位
AEEA aminoethylethanolamine 氨乙基乙醇胺
AEF allogenic effect factor 同种异体效应因子
AEG active element group 活性元素类(族)/air encephalogram 气脑造影(照)片,气脑照相片
Aeg.(aeger, aegra)男病人;女病人
aeg aeger; aegra [拉]患者,病人
aegagropilus; egagropilus 毛团,毛块
aeger [拉]男病人
Aegicerataceae 蜡烛果科
aegilops 内眦脓肿穿破
Aegilops [拉;植药]山羊草属
Aeginetia indica Roxb. [拉;植药]野菰
aegis ***n.*** 保护;赞助,主办‖under the ~ of 在……庇护(或支持)下;由……主办
Aegle 枸橘属‖~ marmelos 印度枸橘[树]aegophony; egophony 羊音
aegra [拉]女病人
Aegypius monachus (Linnaeus) [拉;动药]秃鹫
Aegyptianella ***n.*** 埃及小体‖~ carpani 卡氏埃及小体 / ~ pullorum 雏埃及小体,鸡埃及焦虫(发现于家禽血中的一种埃及小体,亦称"Balfor's bodies")
AEH Archives of Environmental Health 环境卫生学文献(杂志名)
AEHA Army Environmental Hygiene Agency 陆军环境卫生局
AEI acetylethylenimine 乙酰乙撑亚胺
aei- 空气,大气,气(体)

aeipathia; macronosia 痼疾,久病
AEL acute erythroblastic leukemia 急性成红细胞白血病
Aellus nipponensis [动药]日本栉水虱
aelurophilia; ailurophilia 嗜猫癖
aelurophobia; ailurophobia 猫恐怖,恐猫症
aeluropsis ①睑内侧倾斜 ②睑裂内侧倾斜 ③猫眼样细睑裂
AEM analytical electron microscopy 分析电子显镜术
AeMA Aeromedical Association 航空医学会
AEMB Alliance for Engineering in Medicine and Biology 医学与生物学联合工程
-aemia [希][构词成分](见 - emia)血,血症
-aemia suf. 表示"血的状态","血质" ‖ anemia 贫血(病)
Aenigmopsylla 谜蚤属 ‖ ~ grodekovi 倒足谜蚤
Aeoliscus strigatus (Gunther) 条纹虾鱼(隶属于玻甲鱼科 Centriscidae)
aeotonometer *n*. 气体张力计
AEP auditory evoked potential 听觉诱发电位
aeq aequales[拉]相等的
AEq age equivalent 生理性年龄
Aeq Aquivalent [德]当量
AEQI Agricultural Environmetnal Quality Institute (BARC-USDA) 农业环境特性学会(美国农业部贝尔茨维尔农业研究所中心)
aequator [拉]赤道,中纬线 ‖ ~ bulbi oculi 眼球中纬线/~ lentis [拉]晶状体赤道,晶状体中纬线/~ lentis 晶状体中纬线/~ oculi [拉]眼球赤道,眼球中纬线
aequilate 等宽(的)
aequnm *n*. [拉] 维持量,平衡量(营养)
Aequorea aequorea (Forskal) 多管水母(隶属于多管水母科 Aequoreidae)
Aequorea macrodactyla (Brandt) 大型多管水母(隶属于多管水母科 Aequoreidae)
Aequoreidae 多管水母科(隶属于软水母目 Leptomedusae)
aequorin *n*. 水母发光蛋白
aequum [拉] 维持量,平衡量(营养)
aer-; aero- [希;构词成分]气,空气
aer; atmos 气压单位
aer aerosolum [拉]气雾剂
AER acoustic evoked response 音响反应
aerarium (复 aeraria) [拉] 通风器
aerase *n*. 需氧菌呼吸酶
aerasthenia *n*. 飞行员精神衰弱,飞行员神经功能病
aerate *vt*. 使暴露于空气中;通过呼吸供氧给(血液);使充气,充(碳酸)气于 ‖ ~ ed *a*. 曝气的; 充(二氧化碳)气的;充氧的/aeration *n*. 换气(肺内血液二氧化碳换氧);充气,曝气/aerator *n*. 曝气池;充气器,灌气器
aerated [拉 aeratus] 充气的
aeration ①换气 ②充气,曝气 ‖ ~ of blood 血换气/~, mechanical 机械充气/~ of water 水的曝气
aeration test burner 煤气测验喷灯
aerator ①曝气池 ②充气器,灌气器
AERE Atomic Energy Research Establishment (GB) 原子能研究组织(英国)
aeremia *n*. 气泡栓塞,气栓;减压病
aeremphysema 航空性气肿
aerenchima; aerenchyma 通气组织
aerendocardia 心内积气
aerenterasic 肠气胀的
aerenterectasia 肠气胀
Aeretes melanopterus (**Milne-Edwards**) 沟牙鼯鼠(隶属于鼯鼠科 Petauristidae)
aerhemoctonia [希] 气泡人血致死
aerial *n*. (无线电)天线 *a*. 空气的,空中的,空气般的,空想的 ‖ ~ ly *ad*.
aerial photo-ecology 航空照相生态学
aerial respective 浓淡远近法
aericolous [希] 生活于气中的,气生的
aeriduct *n*. ①气门 ②鳃状管 ③尾状管
aeriductus ①尾状管 ②鳃状管 ③气门
aeriferous [拉] *a*. 带空气的,传气的(如支气管)
aerification *n*. 气体化,充满气体,掺气
aeriform *a*. 空气状的,无形的,气样的,气栏的
aerify *vt*. 使气体化;充气于 ‖ aerification *n*. 气体化;充满气体(状态)
aeriscope 超光电摄像管,超光电移像管
aero-; aer- [希;构词成分]空气,气
aero *a*. 航空的;飞机的
Aero Aerobacter 气杆菌属
aero; occluder 通气遮眼器
aeroacrophobia 航空恐怖; 高空恐怖
aeroallergen 空气变应原,气源性致敏原
aeroanaerobic 需氧兼厌氧的
aeroaspiration *n*. 空气吸入(血循环)
aero-asthenia; aeroneurosis 飞行员精神衰弱,飞行员神经机能病
aeroastromedicine 航空航天医学
Aerobacillus *n*. 气芽孢杆菌属
Aerobacillus colistinum *n*. 黏菌素气芽孢杆菌
Aerobacillus fusiformis *n*. 梭形气芽孢杆菌
Aerobacillus nenius *n*. 最细气芽孢杆菌
Aerobacillus polymyxa Donker; Bacillus polymyxa 多黏芽孢杆菌
Aerobacillus polymyxa *n*. 多黏气芽孢杆菌
Aerobacter *n*. 气杆菌属 ‖ ~ aerogenes *n*. 产气气杆菌/~ anaerogenes *n*. 不产气气杆菌/~ bombycis *n*. 家蚕气杆菌/~ chinense *n*. 中国气杆菌/~ cloacae *n*. 阴沟气杆菌/~ cloacae subsp. marocana *n*. 阴沟气杆菌摩洛哥亚种/~ coli *n*. 大肠气杆菌/~ decolorans *n*. 脱色气杆菌/~ dessolvens *n*. 溶解气杆菌/~ diversum *n*. 差异气杆菌/~ faeni *n*. 干草气杆菌/~ indologenes *n*. 产吲哚气杆菌/~ levanicum *n*. 产果聚糖气杆菌/~ levans *n*. 果聚糖气杆菌/~ lipolyticus *n*. 溶脂气杆菌/~ liquefactiens *n*. 液化气杆菌/~ odontolysogenis 溶牙气杆菌/~ odontolyticus *n*. 解齿气杆菌(溶齿气杆菌,龋齿气杆菌)/~ oxytocum *n*. 产酸气杆菌/~ salincinovorum *n*. 食盐气杆菌(噬盐气杆菌)
aerobatic *a*. (适于)特技飞行的
aerobe *n*. 需氧菌,需氧微生物, 好气生物 ‖ facultative ~ s 兼性需氧菌(在需氧或厌氧的情况下均能生长的)/oblig ate ~ s 专性需氧菌(需氧生长的)
aerobes, obligate 专性需氧菌
aerobia (单 aerobion)需氧菌
aerobian ①需氧的 ②需氧菌
aerobic bacteria 需氧细菌
aerobic exercise 需氧运动
aerobic glycolysis 有氧糖酵解
aerobic power 摄氧能力
aerobics 气健术
Aerobid *n*. 氟尼缩松(flunisolide)制剂的商品名
aerobiology *n*. 大气生物学,空气微生物学 ‖ aerobiological *a*.
aerobiology 空气生物学 ‖ ~, extramural 室外空气生物学/~, intramural 室内空气生物学
aerobion (复 aerobia); **aerobe** 需氧菌
aerobioscope 空气细菌测定器
aerobiosis *n*. 需氧生活, 需气生活 ‖ aerobiotic *a*.
aerobism 需氧性
aerobium [拉]; **aerobe** 需氧菌
aeroboat *n*. 水上飞机
aerobulbia 十二指肠球内积气
aerobullosis *n*. 减压病
aerocamera 航空照相机
aerocele *n*. 气肿(如喉囊肿和气管黏膜疝样突出)
aerocephalopolysyndactyly 尖头多指(趾)并指(趾)(畸形)
aerochir 手术飞机
Aerococcus *n*. 气球菌属 ‖ ~ catalasicus *n*. 触酶气球菌/~ homari *n*. 虾气球菌(龙虾气球菌)/~ urinae *n*. 脲气球菌/~ viridans *n*. 浅绿气球菌(绿色气球菌,尤吁加夫基氏菌)
aerococcus 气球菌
aerocolia aerocly 结肠积气
aerocolic 结肠积气的
aerocolpos [希] *n*. 阴道积气
aerocraft *n*. = aircraft 飞机
aerocyst 气囊,气袋
aerocystography ①膀胱充气造影(术),膀胱充气摄影(术) ②肾囊肿充气造影(术) ③乳腺囊肿充气造影(术)
aerocystoscope *n*. 充气膀胱镜
aerocystoscopy *n*. 充气膀胱镜检查
aerodentistry 航空牙科学
aerodermectasia *n*. 皮下气肿
aerodone *n*. 滑翔机
aerodontalgia *n*. 航空牙痛
aerodontia acrodontology 航空牙科学
aerodontia; aerodontics; aerodontology 航空牙医学
aerodontics; aerodontia; aerodentistry 航空牙医学
Aerodramus b revirostris (**McClelland**) 短嘴金丝燕(隶属于雨燕科 Apodidae)
aerodrome; airdrome *n*. 飞机场

aerodromometer 空气流速计
aerodromophobia 飞行恐怖
aeroductor 防胎儿窒息器
aerodynamic *a*. 空气动力学的 ‖ ~ ally *ad*. / ~s *n*.
aerodynamic noise 气动噪声
aerodynamics *n*. 气体动力学 ‖ aerodynamic *a*. /aerodynamically *ad*.
aeroembolism *n*. 气泡栓塞病,气栓(可能在头、颈和心脏手术、人工流产以及严重减压病时发生)
aero-embolism; **air embolism** 气栓
aeroemphysema *n*. 肺气肿(由于大气迅速减压,肺组织内氮气泡聚集所致的肺气肿和肺水肿)
aeroencephalograph 气脑造影装置
aeroencephalographic 气脑造影的 ‖ ~ chair 气脑造影椅
aeroencephalography 气脑造影(术),气脑 X 线摄影(术)
aeroengine =(air engine) *n*. 空气发动机
aeroenterenctasia 肠气胀,气臌
aerofilter 空气过滤器
aerofluxus [希] 泄气,排气
aerogastria *n*. 胃积气 ‖ ~, blocked 阻滞性胃积气
aerogastrocolia 胃结肠积气
aerogel *n*. 气凝胶(体)
aerogen *n*. 产气菌
Aerogenesbacterium; **Aerobacter** 气杆菌属
aerogenesis *n*. 产气
aerogenic; **aerogenous** *a*. 产气的(指细菌)
aerogenous; **aerogenic** 产气的
aerogram *n*. (器官)充气造影(照)片
aerogram(me) *n*. 无线电报,航空信件
aerography 大气学;充气造影(术)
aerohaler 喷雾吸入器
aerohermotherapy 热气流疗法
aerohydropathy 气水疗法
aerohydrotherapy 气水疗法
aeroionotherapy *n*. 空气离子化疗法
aerojonization 空气离子化
aerology 空气学
aeromammography 充气乳腺造影术
Aeromanas punctata *n*. 斑点气单胞菌
aeromechanics *n*. 空气力学
aeromedical evacuation control center 伤病员空运管理中心
aeromedical evacuation system 伤病员空运系统
aeromedical evacuation unit 伤病员空运组
aeromedical 航空医学的
aeromedicine; **aviation medicine** 航空医学 ‖ aeromedical *a*.
aerometer *n*. 气体比重计,量气计 ‖ aerometric *a*. 气体比重计的,量气计的;量气学的/aerometry *n*. 量气学
aeromicrobe 需氧微生物
Aeromicrobium *n*. 气微菌属 ‖ ~ erythreum *n*. 红霉素气微菌/~ fastidiosum *n*. 苛求气微菌(难养气微菌)
aeromionectomy 肩峰切除术
Aeromonadaceae *n*. 气单胞菌科
Aeromonas *n*. 气单胞菌属 ‖ onicida 杀鲑气单胞菌 ~ allosesamae *n*. 白芝麻气单胞菌/~ allosaccharophila *n*. 异常嗜糖气单胞菌/~ catalasicus *n*. 触酶气单胞菌/~ caviae *n*. 豚鼠气单胞菌/~ dourgesi *n*. 见 Aeromonas hydrophila/~ dourgesi subsp. anaerogene *n*. 杜氏气单胞菌不产气亚种/~ enteropelogenes *n*. 肠棕气单胞菌(肠产泥气单胞菌)/~ eucrenophila *n*. 嗜泉气单胞菌(嗜矿泉气单胞菌)/~ hydrophila *n*. 嗜水气单胞菌(杜氏气单胞菌,嗜水变形菌,姜黄单胞菌)/~ hydrophila subsp. anaerogenes *n*. 嗜水气单胞菌无气亚种/~ hydrophila subsp. formicans *n*. 嗜水气单胞菌蚁亚种/~ hydrophila subsp. hydrophila *n*. 嗜水气单胞菌嗜水亚种/~ hydrophila subsp. proteolytica *n*. 嗜水挪单胞菌解朊亚种/~ ichthiosmia *n*. 小鱼气单胞菌/~ jandaei *n*. 简氏气单胞菌/~ liquefaciens *n*. 液化气单胞菌/~ margarita *n*. 珍珠气单胞菌/~ media *n*. 中间气单胞菌/~ nactus *n*. 固体气单胞菌(固体假单胞菌)/~ phenologenes *n*. 产酚气单胞菌/~ punctata subsp. caviae *n*. 斑点气单胞菌豚鼠亚种/~ punctata subsp. punctata *n*. 斑点气单胞菌斑点亚种/~ salmonicida *n*. 杀鲑气单胞菌(杀鲑变形菌)/~ salmonicida subsp. achromogenes *n*. 杀鲑气单胞菌无色亚种/~ salmonicida subsp. masoucida *n*. 杀鲑气单胞菌杀日本鲑亚种/~ salmonicida subsp. salmonicida *n*. 杀鲑气单胞菌杀鲑亚种/~ salmonicida subsp. smithia *n*. 杀鲑气单胞菌史氏亚种/~ schubertii *n*. 舒氏气单胞菌/~ sobria *n*. 温和气单胞菌/~ trota *n*. 尺骨气单胞菌/~ veronii *n*. 维罗纳气单胞菌

aeromonas 气单胞菌
aeronautic(al) *a*. 航空的;航空学的
aeronautics *n*. 航空学,航空术,飞行术
aeroneurosis; **aeroasthenia** 飞行员神经机能病,飞行员精神衰弱
aero-odontalgia; **aero-odontodynia** *n*. 航空牙痛
aero-otitis; **aerotitis** 航空耳炎 ‖ ~ externa 航空外耳炎/~ media 航空中耳炎
aeropathy *n*. 航空病(大气压所致的疾病,如减压病、晕机病)
aeropause *n*. 乏气[压]层(同温层和外层空间之间的地区,实际上无大气存在)
aeroperitoneum; **aeroperitonia** 腹膜腔积气,气腹
aerophagia; **aerophagy**; **gastrospiry** *n*. 吞气症(功能性胃肠失调时常见之)
aerophil *n*. 嗜气菌
aerophilic; **aerophilous** 嗜气的,需气的
aerophobia ①高空恐怖 ②气流恐怖
aerophore 输气器
aerophyte *n*. 气生植物(亦指从空气中得到营养的任何微生物或其他植物菌)
aeropiesotherapy *n*. 压缩气疗法(将空气压缩或使之稀薄以治病)
aeroplane *n*. 飞机
aeroplankton *n*. 气中生物,空浮生物(指空气中的生物体,如细菌、花粉等)
Aeroplast *n*. 维必塞(vibesate)制剂的商品名
aeroplethysmograph *n*. 呼吸气量描记器
aeropleura; **pneumothorax** 气胸
aeroporotomy *n*. 呼吸道通气术(如用于插管法或气管切开术)
aeropurpura 肢端紫癜
aeroradioactivity 大气放射性活度,大气放射性
aeroscepsy 声嗅感觉
aeroscope 尘埃计;空气纯度镜
aeroscopy 空气纯度镜检查
Aeroseb HC 氢化可的松(hydrocortisone)制剂的商品名
Aeroseb-Dex *n*. 地塞米松(dexamethasone)制剂的商品名
aerosialophagy; **sialoaerophagy** 咽气涎癖
aerosinusitis *n*. 气压损伤性鼻窦炎,航空性鼻窦炎,飞行员鼻窦炎
aerosis *n*. 产气(组织或器官内)
aerosol 气雾剂,气溶胶,烟雾剂 ‖ ~ bronchography 气雾支气管造影(术)/~ particle 气溶胶粒子/~ ventilation scintigraphy 气溶胶通气闪烁显像法
aerosol inhalation 雾化吸入
aerosol keratitis 气溶胶性角膜炎,云雾性角膜炎
Aerosol olei artemisiae argyi 艾叶油气雾剂
Aerosol physochlainae 华山参气雾剂
aerosol propellant 喷雾剂,气雾喷射剂
aerosol-ether-xylene (缩 AEX) 气溶胶醚二甲苯
aerosolization 烟雾化[作用]
aerosolizer 烟雾器
aerosolology 气溶胶[治疗]学
aerosome 气障
aerosor 不定芽
aerospace *n*. 宇宙航空
Aerospace Environmental Support Center 航空航天环境保障中心
Aerospace Medical Association 宇航医学协会
Aerospace Medical Division 宇航医学部(美)
aerospace medicine 宇航医学
Aerospace Medicine and Biology 航天医学与生物学(杂志名)
aerospace research 宇航研究
aerospace vehicle 宇航式飞船,宇航飞行器
aerospacecraft 宇航飞船
aerosphere *n*. 大气,地球周围的大气
Aerosporin *n*. [商名]硫酸多黏菌素 B (polymyxin B sulfate 制剂)
aerostat 浮空器,高空气球
aerostatic 空中平衡的
aerostatics *n*. 气体静力学 ‖ aerostatic *a*.
aerotaxis *n*. 向氧性,趋氧性,趋气性,向气性(指细菌)
aerotherapeutics 空气疗法,大气疗法
aerotherapy; **aerotherapeutics** *n*. 空气疗法,大气疗法
aerothorax; **pneumothorax** 胸腔积气,气胸
aerotitis; **aero-otitis** 航空耳炎
aerotitis media 气压损伤性中耳炎,航空中耳炎
aerotolerant *a*. 耐氧的
aerotonometer *n*. (血内)气体张力计
aerotonometry 气体张力测量法
aerotropic 向气的,嗜气的

aerotympanal *a*. (空)气鼓室的
aerourethrascope 充气尿道镜
aerourethroscopy 充气尿道镜检查
aerozoon 需气动物
aertryckosis 艾德利克杆菌病(一种食物中毒)
aeruginosin 铜绿假单胞素
aeruginous *a*. 蓝绿色的,铜锈色的
aerugo [拉] 锈 ‖ ~ ferri 铁锈/~ plumbi 铅锈
Aerva lanata; chaya root 软毛白花苋,驱虫苋根
aery *a*. & *ad*. 歪,斜,错误的
aerythropsia 红色盲,红视症
AES sodium anthracene endosuccinate 内琥珀酸钠蒽(致癌物质)/alkylethoxy sulphates 烷基乙氧硫酸脂
aes-, aet-以 aes-、aet-起始的词,同样见以 es-、et-起始的词
AESC American Engineering Standards Committee (ANSC) 美国工程标准委员会(美国全国标准委员会)
Aeschnidae 蜓科(隶属于蜻蜓目 Odonata)
aeschrolalia; coprolalia; enchrolalia 秽亵言语(肮脏的话)
Aeschynomene indica L. [拉;植药] 田皂角
aeschynomenous 敏感的
aescigenin 七叶(苷)配基
Aescine *n*. [商名] 七叶皂苷(毛细血管保护药)
AEsculapius *n*. 艾斯库累普(希腊罗马神话的医神) ‖ aesculapian *a*. 艾斯库累普的;医学的 *n*. 医生
Aesculapian Society (Canada) 加拿大艾斯库累普学会
aesculetin 七叶亭;6,7-二羟香豆素
aesculetin; esculetin; 6,7-dihydroxycoumarin 七叶甙原,秦皮素,6,7-二羟基香豆素
aesculin 七叶甙,秦皮素甙
Aesculus [拉;植药] *n*. 七叶树属
Aesculus chinensis Bunge [拉;植药] 七叶树[药用其果实—娑罗子]
Aesculus chinensis Bunge var. chekingensis [拉;植药]浙江七叶树
Aesculus L. 七叶树属 ‖ ~ glabra 北美马栗树/~ hippocastanum; horse chestnut 马栗树/~ sinensis Bge. 七叶树/~ turbinata Bl. 日本七叶树/~ wilsonii Rehd. 天师栗,猴板栗,刺五加
AESOP an evolutionary system for on-line processing 联机处理发展系统
Aesopia comuta (Kaup) [拉;动药] 角鳎(隶属于鳎科 Soleidae)
A-esotropia A 型内斜视
aestates [拉;复] 雀斑,晒斑
AESTE International Association for Exchange Students and Technical Experience 交换学生和技术经验国际协会
aesthacyte 感觉细胞
aesthe- 前缀,意义为"觉察","感觉"(来自希腊语 aisthe-)
aesthema [希] 感觉
aesthematology; esthematology 感觉学,感官学
aesthesi(o); esthesi(o) 感觉
aesthesiometer; esthesiometer 触觉测量器 ‖ ~, temperature 温觉计
aesthesis; esthesis 感觉
aesthet (microesthete) 微眼
aesthetasc 感觉毛
aesthete 感觉器,枝状感(觉)器,微眼,壳眼
aesthetic *a*. 美学的,审美的,有审美力的 ‖ ~s *n*. 美学
aesthetic rhinoplasty 鼻整容术
aesthetics; essthetics 审美学
aesthophysiology 感觉生理学
aestival; estival *a*. 夏令的,夏季的
aestival conjunctivitis 夏季性结膜炎,夏季卡他性结膜炎
aestivate; estivate 夏眠,夏蛰
aestus [拉] 灼热,热澎,潮红 ‖ ~ volaticus 婴儿苔癣
aesu absolute electrostatic unit 绝对静电单位
aet (拉; aetas) 年龄
AET absorption-equivalent thickness 吸收—当量浓度/amino-ethyl-isothiouronium bromide hydro-bromide; antiradon 溴化氨乙基异硫脲氢溴酸盐,克脑迷,抗利痛(中枢神经兴奋药)
aetat aetatis [拉] 成年
aetatula [拉] 青年时代,年轻时代
Aetenisia vestiita Wall. [拉;植药]毛连蒿
Aethaloperca rogaa (Forska)烟鲈(隶属于鲈科 Serranidae)
aethccaine hydrochlsride; procaine hydrochloride 盐酸普鲁卡因
Aetheomorpha decemnotata (Jacoby) 十斑光额叶甲(隶属于肖叶甲科 Eumolpidae)
aether [拉]; **ether** 醚,乙醚 ‖ ~ aceticus; ethyl acetate 乙酸乙酯,醋醚/~ anaestheticus; ~ pro narcosi; ~ purificatus; anesthetic ether 麻醉醚/~ bromatus 溴乙烷/ camphoratus 樟脑醚/~ chloratus 氯乙烷/~ dehydratum 无水醚/~ prtrolei; petroleum benzin 石油醚,石油精/~ pro narcosi; anesthetic ether 麻醉醚/~ purificatus 精制醚/~ vinylicus; vinyl ether 乙烯醚
aethiops 黑色矿物制剂 ‖ ~ cretaccus; chalky ethiops; hydrargyrum cum creta 汞白垩粉/~ martialis; biack oxide of iron 黑色氧化铁,磁性氧化铁/~ mineralis; black sulfide of mercury 黑色硫化汞/~ vegetabilis 海藻炭
aethomma [希] 眼前闪光
aethoxide *n*. 安痨息
aethoxydum; ethoxyd; ethoxid 安痨息,抗痨息,安妥西,二乙氧苯硫脲(治麻疯及结核病药)
Aethusa [拉;植药] *n*. 犬毒芹属 ‖ ~ cynapium; fool's parsley 犬毒芹
aethyl; ethyl 乙基 ‖ ~ mercaptan ethyl mercaptan 乙硫醇
aethylenum [拉]; **ethlene** ①乙烯 ②次乙基,乙撑 ‖ ~ pro narcosi 麻醉用乙烯
aethylhydrocupreinae hydrochloridum; ethy; hydrocupreine hydrochloride 盐酸乙基氢化吖卜林
aethylis [拉; 所有格]; **ethyl** 乙基 ‖ ~ acetas; ethyl acetate 乙酸乙酯/~ aminobenzoas; ethyl aminobenzoate 氨基苯甲酸乙酯/~ bromidum; ethyl bromide 溴乙烷/~ carbamas 氨[基]甲酸乙酯/~ chaulmoogras; ethyl chaulmoograte 晁模酸乙酯/~ chloridum; ethyl chloride 氯乙烷/~ hydnocarpas; ethylhydnocarpate 副大风子酸乙酯/~ lauras; ethyl laurate 月桂酸乙酯/~ oxidum; ethyl oxide; ether 醚,乙醚,氧化乙烷/~ salicylas; ethy; salicylate 水杨酸乙酯/~ valerianas; ethyl valerianate 戊酸乙酯,缬草酸乙酯
aethylium lodophenylundecylicum 碘苯酯(造影剂)
aethylmorphinae hydrochloridum; ethylmorphine hydrochlokride; dioоin 盐酸乙基吗啡,狄奥宁
aethylparabenum; ethyl-parahydroxybenzoate; nipagin A 对羟基苯甲酸乙酯,尼帕净 A
aetio- [希;构词成分](并见 etio-)本,初,原
aetiocholane 初胆烷
aetiocholanolone 本胆烷醇酮
aetiohemin 本氯血红素
aetiology; etiology 病原学,病因学
aetioporphyrin 本卟啉,初卟啉
aetmozine 乙吗噻嗪
Aetobatidae [拉;动药] 鹞鲼科(隶属于鲼形目 Myliobatiformes)
Aetobatus flagellum (Bloch et Schneider) [拉;动药] 无斑鹞鲼(隶属于鹞鲼科 Aetobatidae)
Aetomylaeus maculatus (Gray) [拉;动药] 花点无刺鲼(隶属于鹞鲼科 Aetobatidae)
AEX aerosol-ether-xylene 气溶胶—乙醚—二甲苯
A-exotropia A 型外斜视
Aextoxicaceae 鳞枝树科
aeyclia *n*. 体液循环停止
af audio frequency 音频
AF attenuation factor 衰减因素/axis field 辐射野/absorption fraction (药物的)吸收分数/atrial fibrillation 心房纤维性颤动,房颤
A-F fistula arterio-venous fistula 动静脉瘘
afa audio-frequency amplifier 声频放大器
AFA Allergy Foundation of America 美国变态反应基金会
Afalanine *n*. [商名] 阿丙氨酸(抗抑郁药)
afar *ad*. 由远方,在远方,到远方
AFA-SEF Air Force Association-Space Education Foundation 空军协会—空间技术教育基金会
AFB acid-fast bacillus 抗酸杆菌
AFB1 aflatoxin B1 黄曲霉毒素 B1
AFC antibody-forming cells 抗体形成细胞
AFCal Association Francaise de Calcul 法国计算机协会
AFCET Association Francause pour la Cybernelique, Economique et Technique 法国控制论,经济学与技术学会
AFCP antibody forming cell precoursor 抗体形成细胞前体
AFCR American Febderation for Clinical Research 美国临床研究联合会
AFCS air force communication system 空军通信系统
AFCV apical four-chamber view 心尖位四腔图
AFD Appointed Factory Doctor 指定厂医
AFDH American Fund for Dental Health 美国口腔卫生基金
AFEB Armed Forces Epidemiological Board 部队流行病学委员会
afebrile *a*. 无热(度)的
Afelimomab *n*. [商名] 阿非莫单抗(免疫调节药)
afenil 阿非尼尔(成药,即氯化钙脲)
-afenone [构词成分] -非农 (1998 年 CADN 规定使用此项名称,主要系指心血管系统的抗心律失常剂的药物)

afetal *a*. ①无胚的 ②无果实 ③无胎的
aff afferent 传入的
AFF allogenic effect factor 异基因影响因子
affable *a*. 和蔼的,亲切的
affair *n*. 事情;事务
affect *vt*. 影响;(疾病)侵袭 *n*. 感情,情感 ‖ blunted ~ 情感迟钝/flat ~ 情感淡漠
affectability 感触性,易感性
affectation 矫饰,矫情
affected *a*. 假装的,不自然的,倾向于……的 ‖ ~ly *ad*.
affected tears 情感性泪液
affection *n*. ①疾患,病变,病 ②感情 ‖ ~, celiac; intestinal infantilism 粥状泻,肠性幼稚型/~, hydrocephaloid; Hall's syndrome 脑积水样疾患,霍尔氏综合征/~, primary 原发病,原发病变/~, secondary 继发病,继发病变/~al *a*.
affectionate *a*. 有深情的,深爱的 ‖ ~ly *ad*.
affective *a*. 感情的,情感的 ‖ ~ly *ad*. /affectivity *n*. 感触性,易感性,情感性
affective disorder 情绪异常症(指忧虑症或狂躁病)
affectivity 感触性,易感性
affect-memory 感情回忆
affectomotor *a*. 情感运动(亢进)的
affektepilepsie *n*. 感情性癫痫;情感性痉挛(见于精神衰弱和强迫观念状态)
affenspalte [德]; sulcus lunatus 月状沟(大脑枕叶)
afferens 向心(的),入
afferent *a*. 传入的,输入的(如传入神经) ‖ ~ bipolars 传入两极细胞/~ branchial artery 入鳃动脉/~ fiber 传入纤维/~ impulse 传入冲动/~ limb 传入支/~ loop 输入(肠)袢/~ lymphatic 输入淋巴管/~ nerve 传入神经/~ neuron 传入神经元/~ pathway 传入路径/~ pathway 传入路径/~ phase 传入期/~ tract 传入束
afferentia *n*. [拉] 传入管,输入管(血管或淋巴管)
affidavit *n*. 宣誓书,供纸
affiliate *v*. (使)加入,使附属
affiliation 父权(判定私生儿的父亲),亲子关系确认;入会,加入,关系
affinal 亲戚的
affinin *n*. 阿菲宁,假向日葵酰胺(一种止牙痛药,并有杀虫剂和局部麻醉作用)
affinis [拉] 类似但不相同
affinity ① 亲[和]力 ②类缘(植物) ‖ ~ of aggregation 集团亲[和]力,丙聚力 ‖ ~, chemical 化学亲[和]力/~, elective 选择性亲[和]力/~, genetic 遗传亲和力,遗传关系/~, morbid 病理亲[和]力/~, reciprocal 交互亲[和]力/~, residual 剩余亲[和]力/~, selective 选择性亲[和]力/~, vital 生命亲[和]力
affirmation 肯定,确认,断言,证实
affirmative *a*. 肯定的 ‖ in the ~ 同意;作肯定回答/the ~ (争论中对提议的)赞成的方面 ‖ ~ly *ad*.
affirmative action 肯定的作用
affix *vt*. 使固定;贴上;附加 *n*. 附加物;添加剂;附标 ‖ ~ ation *n*. 附加/~ ture *n*. 固定;贴上;附加,添加;添加产物,加成物
affixed 附着的
affixion 粘连,黏着
afflict *vt*. 使苦恼,使得病,使折磨,折磨 ‖ ~ion *n*. /~ive *a*.
affliction *n*. 痛苦,苦恼,折磨
affluence *n*. 流入;丰富 ‖ affluent *a*.
affluent *a*. 富裕的,流入的 *n*. 支流
afflux, affluxion *n*. 流动,流入,(血液或液体的)流向,流入,汇流
afford *v*. 花费得起,足以承担,(同 can, be able to 连用)提供,给与
afforest *v*. 造林于,绿化 ‖ ~ ation *n*. 造林,绿化
affray *n*. 争吵,吵架,闹事
affricate 塞擦音
affright *v*. & *n*. 恐吓,恐怖
affront *v*. &*n*. (当众)侮辱,冒犯
AFFT Auditory-Flutter Fusion Threshold 听觉颤振合成阈值
affusion *n*. 注水(法),灌注,泌水疗法,泼水疗法 ‖ ~, cold 冷泼疗法(降发热病人的体温)
AFG analog function generator 模拟函数发生器
Afghan *n*. 阿富汗人;阿富汗语 *a*. 阿富汗的;阿富汗人的;阿富汗语的
AFGP antifreeze glycoprotein 抗冻糖蛋白
AFH American Foundation for Homeopathy 美国顺势疗法基金会
AFHRL Air Force Human Resources Laboratory 空军人类资源实验所(美)
AFI amaurctic familial idiocy 黑蒙性家族性白痴/atrial flutter 心房扑动
AFIB atrial fibrillation 心房纤维性颤动,房颤
afibrinogenemia *n*. 纤维蛋白原缺乏血症,无纤维蛋白原血症 ‖ congenital ~ 先天性纤维蛋白原缺乏血症(一种不常见的出血性凝血疾病,可能由常染色体隐性基因遗传,特征为血液完全不能凝固)
Afidenta misera (**Weise**) 大豆标虫(隶属于标虫科 Epilachninae)
afield *ad*. 在野外,在田里,在战场,远离
afilamentous desmosome 无纤丝桥粒
AFIP American Federation for Information Processing 美国信息处理联合会
Afipia *n*. 阿非波菌属 ‖ ~ broomeae *n*. 布氏阿非波菌/~ clevelandensis *n*. 克利夫兰阿非波菌/~ felis *n*. 猫阿非波菌
AFIPS American Federation of Information Processing Societies 美国信息处理学会联合会
afire *ad*. & *a*. 燃烧着
Afissa admirabilis (**Crotch**) 瓜茄标虫(隶属于标虫科 Epilachninae)
AFL anti-fatty liver 抗脂肪肝因子
AFLA Asian Federation of Library Association 亚洲图书馆协会联合会
Aflalfa mosaic virus 苜蓿花叶病毒
aflame *ad*. & *a*. 着火,燃烧着,红似火的,炽烈
aflatoxicosis *n*. 黄曲霉(毒素)中毒(流传很广的流行病,死亡率高,亦称 X 病)
afloat *ad*. & *a*. 漂浮的,在海上,在船上,(谣言)传播的
Afloqualone *n*. [商名] 氟喹酮(骨骼肌松弛药)
AFM1 aflatoxin M1 黄曲霉毒素 M1
AFMCH American Foundation for Maternal and Child Health 美国妇幼保健基金会
AFMJ Armed Forces Medical Journal 军事医学杂志
AFML Armed Force Medical Library 军事医学图书馆
AFMLNS acute febrile mucocutaneous lymph node syndrome 急性发热性皮肤黏膜淋巴结综合征
AFNSW Asthma Foundation of New South Wales 新南威尔斯哮喘基金会
AFO ankle-foot orthosis 踝—足矫形器,踝—足支具
afore *ad*. & *prep*. 在……前
aforementioned *a*. 前面提到的,上述的
aforesaid *a*. 上述的
A-form DNA (**DNA-A**) A-型 DNA (DNA-A)
afoveate retina 无中央凹视网膜
Afovirsen *n*. [商名] 阿福韦生(抗病毒药)
AFP acute fibrinous pericarditis 急性纤维素性心包炎/ alpha-fetoprotein 甲胎蛋白,甲种胎儿蛋白/antifreeze protein 抗冻蛋白 /anterior faucial pillar 舌腭弓
AFPD American Federation of physicians and Dentists 美国内科及牙医医师联合会
AFPP acute fibrinopurulent pneumonia 急性脓性纤维蛋白性肺炎
AFQT Armed Forces Qualification Test 武装部队鉴定试验
AFR acceptable failure rate 容许故障率
afraid *a*. [常作表语]怕,害怕(of);恐怕,担心
A-frame orgasm A-框架高潮(刺激阴道 G 点所致的以子宫为中心的性高潮)
Aframomum melegueta 非洲豆蔻(果)
AFRD acute febrile respiratory disease 急性发热性呼吸系统疾病
afresh *ad*. 重新
AFRI acute febrile respiratory illness 急性发热性呼吸系统疾病
African *a*. 非洲(人)的 *n*. 非洲人 ‖ ~ black rhinoceros [动药]黑犀/~ green monkey kidney cells 非洲绿猴肾细胞(检验病毒等用)/~ horse sickness orbivirus 非洲马瘟环状病毒/~ horse sickness virus 非洲马瘟病毒/~ monkey cytomegalovirus 非洲猴巨细胞病毒/~ rhinoceros horn [动药]广角/~ sleeping sickness 非洲昏睡病/~ swine fever iridovirus 非洲猪瘟虹彩病毒/~ swine fever virus, (Wart-hog disease virus) 非洲猪瘟病毒
Afrin *n*. 盐酸羟甲唑啉(oxymetzaoline hydrochloride)制剂的商品名
Afrocardium infantile (Nomura et Zinbo) 齿纹非洲鸟蛤(隶属于鸟蛤科 Cardiidae)
Afrocucumis africanus (Semper) 非洲异瓜参(隶属于沙鸡子科 Phyllophoridae)
afrodyn 壮阳药
AFS American Fertility Society 美国生育力学会
AFSAM Air Force School of Aviation Medicine 空军航空医学校
AFSCI American Foundation for the Science of Creative Intelligence 美国创造性科学基金会
AFSP acute fibrinoserous pneumonia 急性纤维蛋白浆液性肺病
after 在……以后 ‖ ~ heater 后热器/~ heating 后热,后加热/~

image characteristic 余像特性/～ treatment 后处理
afteraction *n*. 后作用(可引起反应的刺激停止后所产生的效应)
after-atain 复染剂
afterbirth *n*. 胞衣,胎盘胎膜
afterbrain *n*. ①后脑 ②菱脑
aftercare *n*. 术后疗法,术后护理(恢复期病人,尤指手术后病人的治疗与护理)
after-cataract 继发性内障
after-coming head 胎头后出
after-condensation 后凝
after-contraction 后收缩
aftercurrent *n*. 后电流(肌肉和神经在通电停止尚有电流)
after-damp 煤矿爆发后毒气
afterdepolarization *n*. 后去极化
afterdischarge *n*. 后释放(刺激物停止后,对感觉神经有兴奋作用的反应部分仍存在)
aftereffect *n*. 后效,后(效)作用,后效应,后遗症 ‖ ～ of permeability 磁导率后效
after-exposure 后期曝光
after-extension 后扩散
aftergilding *n*. 硬后镀金(在组织学中指神经组织在固定和硬化后,用金盐即氯金酸钠镀于其上)
afterglow *n*. 余辉 ‖ ～ correction 余辉校正/～ killer 余辉消除物/～ screen 余辉荧光屏/～ tube 余辉管
afterhearing *n*. 余听觉,余音觉(产生听觉的刺激停止后,余音犹在)
afterheat 余热,后热
after-hyperpolarization 后超极化
afterimage *n*. 残留影像,后像,余像(引起原像的刺激停止后,视觉余像仍短暂存在)
afterimage perimetry 后像视野检查法
afterimage test 后像试验
afterimage transfer test 后像转换试验
after-image 后像 ‖ ～, acoustic 听觉后像/～, negative 负后像/～, positive 正后像
after-impression; **aftersensation** 后感觉
afterload *n*. 后负荷,垂重后(心脏生理学中指抗心肌收缩之力,亦指动脉压或周围血管之阻力)
afterloader 后装治疗机
afterloading ①后装 ②后负荷 ‖ ～ agent 后装放射源/～ device 后装装置/～ system 后装系统/～ tube 后装管/～-potential 后电位/～ cervix ～ 后装宫颈施用器/～ vaginal ～ 后装阴道施用器
after-loading 后负荷
aftermovement *n*. 后继性运动(手臂用力压铡硬物体使之麻木后,由于肌自身收缩,手臂自行上举)
after-movement; **Kohnstamm's phenomenon** 后继性运动,康斯塔姆氏现象
afternoon *n*. 下午;后半期 *a*. 下午的
afternose 后(唇)基
afterpains [复] *n*. 产后宫缩痛(子宫收缩所致)
after-perception 后知觉(产生知觉的刺激停止后,知觉仍存在)
after-potential 后电势,后电位 ‖ ～, negative 负后电位/～, positive 正后电位
afterpulse 残留脉冲
after-reaction 后反应
after-sensation 残感觉,后感觉
aftersensation; **afterimpression** *n*. 后感觉(产生感觉的刺激已经消除后,感觉仍存在)
after-shock 余震
aftersound *n*. 余音,余声,后音觉(振动停止后,余音犹在)
aftertaste *n*. 后味觉,余味(产生味觉的物质去除后,味觉感仍存在)
after-treatment; **after-care** 术后疗法
after-vision *n*. 遗后视觉(产生视觉的刺激停止后,视觉暂留)
afterward(s) *ad*. 后来,以后,然后
AFTL autonomously functioning thyroid lesions 植物神经功能性甲状腺损伤
AFTM American Federation of Tropical Medicine 美国热带医学联合会
AFTN autonomously functioning thyroid nodule 植物神经功能性甲状腺结节
aftosa; **foot-and-mouth disease** 口蹄疫
AFU a-L-fucosidase a-L-岩藻糖甙酶
afunction *n*. 功能缺失,机能缺失
afunctional 机能缺失的
Afurolol *n*. [商名] 阿夫洛尔(β受体阻滞药)
AFV left ventricular filling volume during atrial filling period 心房充盈期左室充盈容积,房缩充盈容积
AFX atypical fibroxanthoma 非典型性纤黄瘤
Afzilia cylocarpa (Kurz) Craib [拉;植药]水果缅茄
Ag (silver)[拉 argentum] 银(47号元素)
AG acid-gas 产酸产气(细菌培养)
ag agglomerating 附聚的; 胶凝的
Ag antigen 抗原/元素银的符号
AG atrial gallop 心房性奔马律
ag feb aggrediente febre [拉]热度升高时
ag- 与前缀"ad-"同
AG (arteriography)动脉造影(术); 动脉脉搏描记法
AG (axiogingival)轴龈的 / ag(e)ing 老化; 成年; 衰化
AG84-24 bunyavirus AG84-24 本扬病毒
AGA accelerated growth area 速长区,生长加速区域(胚胎学)/American Gastroenterological Association 美国胃肠病学协会/American Geriatrics Association 美国老年病学协会
Ag-AAC argentum-stained associated acrocentric chromosomes 近银染端着丝粒染色体
Ag-Ab antigen-antibody complex 抗原抗体复合物
AGAC acetylglycinamide-chloral-hydrate N-乙酰甘氨酰胺—水合氯醛
AG-Ad antigen-antibody 抗原抗体
AGADP agarosehexane-adenosine diphosphate 琼脂糖己烷二磷酸腺甙
AGAH acetylglycinamide-chloral hydrate N-乙酰甘氨—酰胺—水合氯醛
again *ad*. 再,再次;又,重新;倍;而且;另一方面 ‖ ～ and ～ 再三地,反复地/as many (或 much) ～ (as)(比……)多一倍/ever and ～ 时时,不时地/now and ～ 常常,不时地/time and ～ 一次又一次地,反复地
against *prep*. 对(着),逆;反对;碰撞;与……对照;以……为背景;紧靠;防备,以防 ‖ ～ rule astigmatism 反规性散光,不合例散光,逆规性散光/～ rule nystagmus 反常性眼球震颤,反规性眼球震颤
agalactia *n*. 乳泌缺乏,无乳 ‖ contagious ～ 接触传染性无乳(指山羊有时为绵羊的一种接触传染性疾病) ‖ agalactosis *n*.
agalactous ①[制]止乳[腺]分泌的 ②不用母乳的,人工喂养的
agal-agal agar 琼脂,洋菜
agalasia 乳泌缺乏,无乳
agallochum [拉;植药] 沉香树
Agalma delavayi (Franch.) Hutch.; **Schefflera delavayi (Franch.) Harms** 穗序鹅掌柴,药用部分:根、茎,又名"野巴戟"
agalorrhea *n*. 乳泌停止,无乳
agam(o)- [拉;构词成分] 无性的
agamae 隐花植物
agamaglobulin(a)emia ①无γ球蛋白血(症) ②血γ球蛋白缺乏
agamecytogeny *n*. 无性生殖期,裂殖生殖期
agameon 无配生殖种; 无配子生殖种
agamete 拟配子(用于生殖的未分化细胞),非孢子[体];无性生殖体
agametic *a*. 无生殖细胞的,无配子的
agametophyte 非配子体
agamic *a*. ①无性的,无性生殖的 ②无配子的,非配子的 ‖ ～ complex 无配系群/～ reproduction 无配子生殖,无融合生殖
Agamidae 鬣蜥科(隶属于蜥易目 Lacertiformes)
agammaglobulin(a)emia 无γ球蛋白血(症),无丙球蛋白血症,低丙球蛋白血症 ‖ acquired ～ 获得性丙球蛋白缺乏血症/common variable ～常见的可变型丙球蛋白缺乏血症/congenital ～ 先天性丙球蛋白缺乏血症/lymphopenic ～淋巴细胞减少性丙球蛋白缺乏血症(即严重联合免疫缺陷)/Swisstype ～瑞士型丙球蛋白缺乏血症(一种致死的混合免疫缺乏综合征,伴有胸腺发育不全、无淋巴细胞症、迟发性免疫或细胞介导免疫形成能力缺乏等)/Xlinked ～, X-linked infantile ～ X连锁丙球蛋白缺乏血症,X连锁婴儿丙球蛋白缺乏血症
agamo- 无性
agamobium 无性世代
Agamococcidiida Levine *n*. 拟球虫目,无性球孢子目
agamocytogeny schizogony 无性生殖期,裂殖生殖期
Agamodistomum *n*. 缺母吸虫属 ‖ ～ ophthalmobium 眼缺母吸虫
Agamofilaria 缺母丝虫属 ‖ ～ ocull 眼缺母丝虫/～ streptocerca 迹尾缺母丝虫
agamogenesis *n*. 无性生殖期,无配生殖,裂殖生殖
agamogenetic 裂殖生殖的
agamogony; **agamocytogony** 无配子生殖
agamogony; **schizogony** 无性生殖期,裂殖期,生殖期
agamogynomonoecy 无融合兼雌两性

Agamomermis culicis 库蚊缺母索虫,库蚊缺母线虫
agamomonoecy 无融合并两性
Agamonema *n*. 缺母线虫属
Agamonemaodum migrans 游走缺母小线虫
agamonoecious 无性两性花同株的
agamont; **schizont** 裂殖体,无融合个体
agamospecies 无配种,无融合生殖种
agamospermy 无融合结籽
Agamospirura 幼旋毛(线虫)属
agamospore *n*.无性孢子,裂殖孢子
agamous ①无性的,无性器官的 ②隐花的
AGAMP agarosehexane adenosine monophosphate 琼脂糖己烷一磷酸腺甙
aganglionic *a*. 无神经节细胞的
aganglionosis *n*. 无神经节细胞,神经节细胞缺乏[症](副交感神经节细胞先天性缺乏,如先天性巨结肠)
aganoblepharon 睑粘连,眼睑粘连
Aganodine *n*.[商名] 阿胍诺定(升压药)
Agapetes mannii Hemsl. [拉;植药]白花树萝卜
agar(-agar) *n*. 琼脂(用作细菌固体培养基中的支持物以及用作免疫扩散和免疫电泳的支持物等)琼脂培养基;石花菜,洋菜 ‖ ~,ascitic 腹水琼脂/~,ascitic fluid 腹水液琼脂/~,Ashby's 阿希比氏琼脂/~,Avery's sodium oleate 埃佛里氏油酸钠琼脂/~,beer wort 麦芽汁琼脂/~,bile salt 胆盐琼脂/~,Blaxall's English proof 陈甘露醇麦芽糖琼脂/~,blood 血[液]琼脂/~,Bordet-Gengou's potato blood 博—让二氏马铃薯血[液]琼脂/~,bouillon 肉汤琼脂/~,brain 脑琼脂/~,Braun's fuchsin 布朗氏品红琼脂/~,brilliant green 煌绿琼脂/~,brilliant green-bile salt 煌绿胆盐琼脂/~,brilliant green-eosin 煌绿嗜红琼脂(琼脂平皿)/~,carbotized 石炭酸琼脂/~,china green 中国绿琼脂(培养基)/~, chocolate 巧克力琼脂/~,cholera 堆乱琼脂/~,Conradi's brilliant green 康拉迪氏煌绿琼脂/~,Conradi-Drigalski's litmus nutrose 康—德二氏石蕊钠酪蛋白琼脂/~,cystine blood 胱氨酸血[液]琼脂/~,deep 高层琼脂/~,dextrose 葡萄糖琼脂/~,Dieudonné's alkaline blood 迪厄多内氏碱性血[液]琼脂/~,Drigalski-Conradi's litmus nutrose 德—康二氏石蕊钠酪蛋白琼脂/~,egg aldumin 卵黄琼脂/~,E.-M.B.; ecsin-methylene blue ~ 曙红美蓝琼脂/~,Endo's fuchsin 远藤氏品红琼脂/~,English proof 陈甘露醇麦芽糖琼脂/~,eosin-methylene blue 曙红美蓝琼脂/~,Eyre's nutrose 埃尔氏钠酪蛋白琼脂/~,Fawcus' brilliant green-bile salt 福克斯氏煌绿胆盐琼脂/~,fish gelatin 鱼汤明胶琼脂/~,French mannite 法国甘露醇琼脂/~,French proof 陈甘露醇麦芽糖琼脂/~,fuchsin 品红琼脂/~,fuchsin-sulfite; fuchsin ~ 品红琼脂/~,gelatin 明胶琼脂/~,glucose formate 蚁酸[盐]葡[萄]糖琼脂/~,glycerin 甘油琼脂/~,Guarnicri's gelatin 瓜尼埃里氏明胶琼脂/~,Guy's citrated blood 盖氏枸橼酸血[液]琼脂/~,hanging-block 倒悬琼脂/~,haricot 扁豆汤琼脂/~,Heiman's serum 海曼氏血清琼脂/~,Hitchens's 希钦斯氏琼脂/~,hydrocele; serum ~ 囊肿液琼脂,血清琼脂/~,Jordan's tartrate 约旦氏酒石酸[盐]琼脂/~,Kanthack-Stephens' serum 坎—斯二氏血清琼脂/~,Kitasato's glucose formate 北里氏蚁酸[盐]葡[萄]糖琼脂/~,lactose litmus 乳糖石蕊琼脂/~,lead acetate 醋酸铅琼脂/~,leviae's serum 利布曼氏血清琼脂/~,litmus maltose 石蕊麦芽糖琼脂/~,litmus mannite 石蕊甘露醇琼脂/~,litmus nutrose; Drigalski-Conradi's medium 石蕊钠酪蛋白琼脂,德—康二氏培养基/~,litmus saccharose 石蕊蔗糖琼脂/~,Loffler's malachite green 吕旨勒氏孔雀绿琼脂/~,MaccConkey's bile salt 麦康基氏胆盐琼脂/~,malachite green 孔雀绿琼脂/~,mannite 甘露醇琼脂/~, Martin 马丁氏琼脂/~,Matzuschita's liver-gall 松下氏肝胆汁琼脂/~,meat extract 肉浸膏琼脂/~,meat infusion 肉浸液琼脂/~,Moor's nitrogen-free 穆尔氏无氮琼脂/~,nentral-red 中性红琼脂/~,nitrogen-free 无氮琼脂/~,Novy-MacNeal blood 诺—麦二氏血琼脂/~,nutrient 营养琼脂/~,nutrose 钠酪蛋白琼脂/~,Pfeiffer's blood 发否氏血琼脂/~,phenolohthalein 酚酞琼脂/~,plain; nutrient ~ 营养琼脂/~, pleuritic 胸水琼脂/~, potato 马铃薯琼脂/~, potato blood; Bordet-Gengou's potato blood ~ 博—让二氏马铃薯血[液]琼脂/~,Rothberger's neutral-red 罗特伯格氏中性红琼脂/~,Russell's double sugar 鲁塞尔氏双糖琼脂/~,Sabouraud's French mannite; Sabouraud's French proof ~ 萨布罗氏法国甘露醇琼脂(培养真菌)/~,Sabouraud's glucose 萨布罗氏葡[萄]糖琼脂/~,saccharose-mannitol 蔗糖甘露醇琼脂/~,serum 血清琼脂/~,serum nutrose 血清钠酪蛋白琼脂/~,serum tellurite 亚碲酸[盐]血清琼脂/~,Simmons' citrate 西蒙斯氏枸橼酸[盐]琼脂/~,slant 斜面琼脂/~,sodium oleate 油酸钠琼脂/~,starch 淀粉琼脂/~,Stoddart's gelatin 斯托达特氏明胶琼脂/~,sulfindigotate 靛磺酸[盐]琼脂/~,Thalmann's 塔耳曼氏琼脂/~,tryp 胰酶消化琼脂/~,urine 鲜尿琼脂/~,Vedder's starch 维德氏淀粉琼脂/~,Washbourn's blood 活希伯恩氏血[液]琼脂/~,Wassermann's ascitic fluid 乏色曼氏腹水琼脂/~,Wassermann's serum-nutrose 乏色曼氏血清钠酪蛋白琼脂/~,Weil's meat-potato 外耳氏马铃薯肉汤琼脂/~,Werbitski's China green 韦比茨基氏中国绿琼脂/~,Wertheimer's serum 沃撒默氏血清琼脂/~,Whey 乳清琼脂/~,Wort 麦芽汁琼脂/~,Wurtz lactose litmus 沃尔茨氏乳糖石蕊琼脂/~,yolk 卵黄琼脂
Agarbacterium *n*. 琼脂杆菌属 ‖ ~ amocontactum *n*. 爱触琼脂杆菌/~ auranticum *n*. 橙黄琼脂杆菌/~ boreale *n*. 北方琼脂杆菌/~ bufo *n*. 蟾蜍琼脂杆菌/~ ceramicola *n*. 居藻琼脂杆菌(居藻假杆菌)/~ Mesentericum *n*. 肠膜琼脂杆菌/~ pastinator *n*. 掘地琼脂杆菌/~ polysiphoniae *n*. 多管藻琼脂杆菌/~ rhodomelae *n*. 红藻琼脂杆菌(红藻黄杆菌)/~ tumefaciens *n*. 膨胀琼脂杆菌/~ uliginosum *n*. 见 Cytophaga uliginosa/~ viscosum Angst 黏稠琼脂杆菌/~ vitis Ophel et al. 葡萄琼脂杆菌
AGARD Advisory Group for Aeronautical Research and Development 航空研究发展顾问组
Agarella Dunkerly 有尾虫属
Agarella gracilis Dunkerly 俏有尾虫
agaric ①落叶松蕈,伞菌 ②火绒(由干蕈类制成的引火物) ‖ ~, female 落叶松蕈/~,fly 捕蝇蕈/~,larch; purging ~; white ~ 落叶松蕈/~,surgeons'; dricd ~ 干落叶松蕈(止血药)/~, white 白蕈,落叶松蕈
Agaric [植药]猪苓
Agaricaceae *n*. 伞菌目
Agaricaceae 蘑菇科,伞菌科(一种菌类)
agaricic acid 松蕈(三)酸,落叶松蕈酸
Agariciidae 菌珊瑚科(隶属于石珊瑚目 Scleractinia)
agaricin 落叶松蕈素,白木耳素
Agaricus 伞菌属,落叶松蕈属 ‖ ~ arvensis; Psalliota arvensis 野蘑[菇]/~ campestris 洋蘑[菇]/~ muscarius; Amanita muscaria 捕蝇蕈/~ rubra 赤蘑[菇]
agarol 阿加罗耳(酚酞琼脂矿物油乳)
agaropectin 琼脂胶
Agarophaga Lewin 噬琼脂菌属
agarose beads 琼脂糖凝胶珠
agarose gel 琼脂糖凝胶
agarose plate 琼脂糖平皿
Agartache Gronov. [拉;植药] 藿香属 ‖ ~ rugosa Fisch. et Mey. O.Ktze 藿香
Agastache rugosa(Fisch. et Mey.) O. Ktze 藿香,土藿香
Agastache rugosus [拉;植药]藿香
agarythrine *n*. 红落叶松蕈碱
Ag-As ammonical silver staining technique 氨银染色技术
agastria 无胃(畸形)
agastric 无胃的,无消化道的
agastroneuria 胃神经兴奋缺乏
Agate [化学]玛瑙
Agathis Salisb. 贝壳杉属
agathodemania 神凭妄想
Agati 蝶形花科
AGATP agarosehexane-adenosine triphosphate 琼脂糖己烷三磷酸腺甙
Agavaceae 龙舌兰科
Agave L. 龙舌兰,世纪树
Agave sisalana Perrine [拉;植药] 剑麻
Agazotti's mixture [意,飞行家] 阿加佐提氏合剂(氧与二氧化碳合剂)
AGB antigen-antibody test 抗原抗体试验
AGBAD Alexander Graham Bell Association for thd Deaf(亚历山大·格雷厄姆)贝尔聋人协会
AGBM antibody antiglomerular basement membrance antibody 抗肾小球基底膜抗体
AGC automatic gain control 自动增益控制,自动放大控制
Agchylostoma; **Ancylostoma** 钩口[线虫]属
AGCT Army General Classfication Test of Intelligence 陆军智能分类测验(美)
AGD Academy of General Dentistry 普通牙科学会
Agdestidaceae [拉;植药] 萝卜藤科
AGDJ Academy of General Dentistry Journal 普通牙科学会杂志
age ①年龄 ②时期 ‖ ~,achievement 智力成就年龄/~,adolescent 青年期/~,anatomical 解剖学年龄/~,Binet 比内氏年龄,智力年龄/~,bone 骨龄/~,chronological 实足年龄/~,climacteric 更年期/~, coital 交媾龄/~ of consent 合法年龄/~ critique;

menopause 更年期,经绝期/~ de retour 衰退年龄/~, emotional 感情成熟年龄/~, fertilization 受精龄/~, functional 机能年龄/~, incidence 年龄发生率/~, marriageable 结婚年龄/~, menstrual 月经龄/~, mental 智力年龄/~, ovulational 排卵龄/~, physical; physiological ~ 生理年龄/~, pre-school 学前年龄
AGE agarose gel electrophoresis 琼脂糖凝胶电泳
aged *a*. 老的,成年的,……岁的
age-density distribution 年龄密度分布
age-grade *n*. 同一年龄的人们,年龄相仿的人们
age-grading (蚁)龄分级
ageing 老化,老练
ageing-resistant 抗老化剂的,防老化的
age-ism 老人歧视
Agelinidea [拉;动药] 漏斗蛛科(隶属于蜘蛛目 Araneida)
Agelena labyrinthica (Clerck) [拉;动药] 迷宫漏斗蛛(隶属于草蛛科 Agelinidea)
ageless *a*. 不会老的,永恒的
agelong *a*. 长久的,久远的
agency *n*. 力量;(能动)作用;代理处;机构
Agency for International Development 国际开发署(美国)
agenda *n*. 议事日程,记事册
agendum 操作规程,运行程序语言
agene 三氯化氮(商品名)
agenesia; agenesis ①发育不全 ②无生殖力 ‖ ~ corporis callosi; callosal ~ 胼胝体发育不全/~ corticalis 脑皮质发育不全/~, ovarian 卵巢发育不全
agenesic 阳痿,不育
agenesis, nuclear; Mobius syndrome 面神经核发育不全
agenetic fracture 骨发育不全性骨折
ageniocephalia; ageniocephaly 无颏头(畸形)
agenitalism *n*. 生殖腺功能缺失,无性特征症
agenize 三氯化氮处理
agenized *a*. 用三氯化氮处理的(用于漂白)
agennesia ①发育不全 ②无生殖力
agennetic ①发育不全的 ②无生殖力的
agenosomia 无生殖器(畸形),生殖器发育不全
agenosomus 无生殖器畸胎
agent [拉 agens acting] *n*. ①剂,物 ②动因,因素 ‖ ~, alkylating 烷化剂/~, antirungal 抗真菌剂/~, antipedicular 抗虱剂/~, antiprotzoan 抗原虫剂/~, antiscabious 抗疥癣剂/~, bactericidal 锑菌剂/~, bacteriolytic 溶菌剂/~, bacteriostatic 防腐剂,制菌剂/~, biological 生物制剂/~, biological warfare 生物战制剂/~, blocking 阻滞剂,抑制剂/~, catalytic 催化剂/~, causative 病原体/~, cheiating 络合剂/~, chemical warfare 化学战争物质(如毒瓦斯)/~, clearing 清净剂/~, dealcohlization 去醇剂/~, degerming 去细菌剂/~, dehydrating 去水剂,脱水剂/~, developing 显影剂/~, diagonostic 诊断剂/~, drying 干燥剂/~, emulsifying 乳化剂/~, fungistatic 抑真菌剂,制霉剂/~, hallucinogenic 致幻剂/~, hardening 硬化剂/~, infective 传染物/~, mammary tumor; mouse mammary tumor ~ 小鼠乳癌病原体/~, oxidizing 氧化剂/~, psychopharmacological 精神药理剂/~, reducing 还原剂/~, sequestering 分离剂,多价螯合剂(用以防止显影剂与硬水发生沉淀)/~, stabilizing 稳定剂,安定剂/~, virus inactivating (缩 VIA) 病毒灭活剂/~, wetting 湿润剂
agentia [拉;复] ①药剂 ②试剂
age-old *a*. 古老的,久远的
ageotropic *a*. 非向地性的(指某些植物的根)
AGEPC acetyl glyceryl ether phosphoryl choline 乙酰甘油醚磷酸胆碱
agerasia *n*. 容颜不老,驻颜
Ageratum conyzoides L. [拉;植药] 胜红蓟
Ageratum conyzoides yellow veinbanding mosaic virus 胜红蓟黄镶脉花叶病毒
age-related 年龄相关性的,老年性的
age-related cataract 年龄相关性白内障,老年性白内障
age-related macular degeneration 年龄相关性黄斑变性,老年黄斑变性
AGEs advance glycation endproducts 高等糖化终产物
age-sensitivity 年龄敏感性;年龄差异
age-sex register 年龄性别登记
age-specific 年龄别,年龄分组(统计)
age-specific death rate 年龄死亡率
age-specific marital fertility rate (ASMFR) 特定年龄婚姻生育率
ageusia; ageustia *n*. 味觉缺失,失味症
AGF adrenal growth factor (垂体)肾上腺生长因子
AGG agammaglobulinemia 无丙种球白血症
agg agglutination 凝集
agg HIgG aggregated human immunoglobulin G 聚合人免疫球蛋白 G
agger (复 aggeres) [拉] 堤,丘 ‖ ~ auriculae; ponticulus auriculae 耳小丘,耳小桥/~ nasi 鼻堤/~ perpendicularis; eminentia foseae triangularis 垂直丘,耳三角窝隆起/~ valvae venae 静脉瓣丘
agglomerate *vt*, *vi*. (使)凝聚;(使)结块 *a*. 凝聚的;结块的 *n*. 大块;聚集;附聚物 ‖ ~d *a*. 团集的,聚结的/agglomeration *n*. 成团;凝聚(反应);附聚(作用)
agglomerated 团集的,聚结的
agglomeration ①熔结 ②团集[作用],附聚[作用]
agglomerin *n*. 团集素,簇状凝集素
agglut agglutination (ed) 凝集反应
agglutinability *a*. 可凝集性,凝集能
agglutinant ①凝集 ②愈合(创口) ‖ ~, acid 酸凝集/~, bacteriogenic; T ~ 细菌促成性凝集,T 凝集/~, chief 主凝集/~, cold 冷凝集/~, cross 交互凝集/~, group 类属凝集/~, H 鞭毛凝集/~, immediate 直接愈合/~, intravascular; sludged blood 血管内凝集,凝血块/~, macroscopic 肉眼凝集[现象]/~, mediate 间接愈合/~, microseopic 镜检凝集/~, minor; part ~ 副凝集/~, O 菌体凝集/~, principal; chief ~ 主凝集/~, aslt 盐凝集/~, specific 特异性凝集/~, sperm 精子凝集/~, spontaceous 自发凝集/~, T; bacteriogenic ~ T 凝集,细菌促成性凝集/~, Vi 表面抗原凝集
agglutinant *n*. 促凝物质;凝集素;黏合剂
agglutinate *a*. 胶着的;凝集的 *vt*., *vi*. (使)粘结;(使)凝集
agglutinating substance 凝集质(精子)
agglutinatio palpebrae 睑胶着
agglutination *n*. 凝集作用;(创伤治愈时)愈合(过程);凝集反应 ‖ acid ~ 酸凝集(反应)(细菌在氢离子浓度较低时的非特性凝集)/bacteriogenic ~ 细菌促成性凝集(反应)(由于细菌作用促成细胞凝集)/chief ~ 主(要)凝集(反应)/cold ~ 冷凝集(反应)(只在低温时发生)/cross ~ 交叉凝集(反应)(颗粒性抗原的凝集反应,在抗体碰到不同的,但相关的抗原而出现)/group ~ 类属凝集(反应),组(族)凝集(反应)(如伤寒杆菌的特异性凝集素可以凝集结肠伤寒属中的大肠杆菌等)/H ~ H 凝集,鞭毛凝集(抗体存在时游动细菌对不耐热鞭毛抗原的凝集)/intravas c 眼 眼 凝集(反应)(用肉眼可看到反应产物——凝集物)/microscopic ~ 显微镜凝集(反应)/minor ~, part ~ 副凝集(反应)/O ~ O 集,菌体凝集(抗体存在时,细菌向耐热菌体抗原凝集)/pass ive ~ 被动凝集(反应)(抗血清中颗粒的凝集,颗粒已吸附着特异性可溶性抗原)/platelet ~ 血小板凝集(反应)(有时与凝聚反应交替使用)/spontaneous ~ 自发凝集(反应)(细菌或其他细胞在生理盐水溶液中的凝集)/Vi ~ Vi 凝集应(含有 Vi 抗原的细菌如有特异性凝集素即在其表面上凝集)
agglutinative *a*. 黏结的;凝集的
agglutinator *n*. 凝集物,凝集素
agglutinin 凝集素 ‖ ~, anti-Rh 抗猕凝集素 ‖ ~, bacterial 细菌凝集素/~, chief; haupy ~; major ~ 主凝集素/~, cold 寒冷凝集素/~, cross; group ~ 交互凝集素,类属凝集素/~, flagellar 鞭毛凝集素/~, group 类属凝集素/~, H 鞭毛凝集素/~, haupt; chief ~ 主凝集素/~, immune 免疫凝集素/~, Kell 凯耳凝集素(病人凯耳血清中之一种凝集素能凝集约 7% 的人的红细胞)/~, major; chier ~ 主凝集素/~, minor; partial ~ 副凝集素/~, normal 正常凝集素/~, O 菌体凝集素/~, partial; minor ~; mitagglutinin; neben-aggiutinin; para-agglutinin; coagglut inin 副凝集素/~, plant 植物凝集素/~, primary 原凝集素/~, principal; chief ~ 主凝集素/~, Rh Rh 凝集素/~, secondary 副凝集素/~, somatic 菌体凝集素/~, warm 温热凝集素
agglutinogen; agglutogen *n*. 凝集原(指任何引起产生凝集素的抗原,也指做凝集试验用的颗粒性抗原) ‖ ~ ic, agglutogenic *a*. 产生凝集素的 agglutinogenic; agglutogenic 产生凝集素的
agglutinoid 类凝集素/~, group 类属类凝集素
agglutinophilic *a*. 易凝集的
agglutinophore *n*. 凝集簇
agglutinoscope *n*. 凝集反应镜
agglutinoscopy *n*. 凝集反应镜检查
agglutinum 细菌凝质
agglutinumoid 耐热凝集素
agglutogen; agglutinogen 凝集原
agglutogenic; agglutinogenic 产生凝集素的
agglutometer *n*. 凝集反应器(伤寒凝集试验用,不用显微镜)
aggr febr aggrediente febre [拉]热度升高时
aggrandize *vt*. 增大;提高 ‖ ~ment *n*.
aggravate *v*. 加重,激怒
aggravate *vt*. 加重;使恶化 ‖ aggravation *n*.
aggravated 加重的,恶化的
aggreg aggregate 聚集

aggregacercaria 严集尾蚴
Aggregata *n*. 丛集球虫属
aggregate *a*. 聚集的,集合的;凝聚的;合计的 *n*. 聚集,集合;聚集体;凝聚物;总量 ‖ *vt*., *vi*. (使)聚集;(使)凝聚 ‖ ~ chromomere 聚合染色粒/~ dominance 总显性,聚合显性/~ nodule 淋巴集结/~ species 复合种/~ state of biomacromolecules 生物大分子聚集态/~ albumin 凝聚白蛋白/~ follicles 淋巴集结/~ human gammaglobulin 聚合人丙球蛋白/~ structure 凝集构造,集合体结构
aggregati (**Peyeri**) 淋巴集结,派伊尔氏淋巴集结(小肠) ‖ aggregation *n*. 聚集,集合;集合物;凝聚反应/aggregative *a*. 聚集的
aggregation ①聚集[作用],集合 ②聚集态 ‖ ~, cell 细胞集合/~ community 集聚群落/~ response 聚集反应
aggregen [细胞]集合体
aggregometer *n*. 集合度计(检测由血小板(或微粒)群引起血浆(或溶液)旋光密度的变化)
aggress *v*. 侵略,攻击,挑衅,向……扑上去 ‖ ~ion *n*. 侵略
aggressin *n*. 攻击素,侵袭素(曾认为由病原菌产生的物质较易侵入宿主组织并在体内扩散传染因子)
aggressinogen 攻击原,攻击素原
aggression *n*. 侵略;攻击行为(一种行为型)
aggressive *a*. 侵略的;攻击性的;有进取心的;(行为)过分的 ‖ ~ angiomgxoma 侵袭性血管黏液瘤/~ reaction 攻击反应/~ signals 寻衅信号
aggressiveness 侵占性
aggressivity *n*. 攻击性,攻击力
aggressor *n*. 侵略者 ‖ ~ troops 侵略军
aggrieve *v*. 使苦恼(悲伤,委曲……)
AGGS antigas-gangrene serum 抗气性坏疽血清
aghast *a*. 吓呆的,吃惊的
AGIDT agar gel immunodiffsion test 琼脂凝胶免疫扩散试验
agile *a*. 敏捷的,活泼的
agility *n*. 敏捷,活泼
agilops (**aegilops**) 内眦脓肿穿破
aging *n*. 变旧,老熟,老化,衰老,衰化 ‖ ~ of amalgam 汞合金(充填)时效
aginomoto; **ajinomoto** 味之素,味精
agit; **agita** [拉]摇动
agit ante sum agita ante sumendum [拉] 用前摇匀
agit vas agitato vase [拉]振荡容器
agitate ①激越,摇动,激动 ②振荡,鼓动,使不安定,焦急不安 ‖ ~d *a*. 焦虑不安的;激越的/agitation *n*. /agitator *n*. 搅拌器,振荡器
agitator 搅拌器,振荡器 ‖ ~, air 压气搅拌器/~, air-lift-type 气升式搅拌器/~, double-motion 双动搅拌器/~, paddle 桨式搅拌器/~, portable 小型搅拌器/~, propeller 推进式搅拌器/~, spiral 螺旋搅拌器/~, turbine-type 涡轮式搅拌器/~, vortex 涡动搅拌器
Agitococcus Franzmann et Skerman 震球菌属
Agitococcus lubricus *n*. 滑震球菌
agitographia *n*. 急躁性错写
agitophasia; **agitolalia** *n*. 急躁性错语
Agkistrodon [拉;动药] 蝮蛇属 ‖ ~ acutus (Guenther) 五步蛇(隶属于蝮科 Crotalidae)/~ acutus (Guenther) [拉;动药] 尖吻腹/~ acutus 尖吻蝮(亦称五步蛇,蕲蛇或白花蛇)/~ annamensis (Angel) 安南蝮(隶属于蝮科 Crotalidae)/~ bilineatus (Gu enther) 墨西哥蝮(隶属于蝮科 Crotalidae)/~ blomhoffii (Boie) 日本蝮(隶属于蝮科 Crotalidae)/~ brevicaudus (Stejneger) 日本蝮短尾亚种/~ contortrix (Linneaus) 铜头蝮(隶属于蝮科 Crotalidae)/~ halys (Pallas) 蝮蛇(隶属于蝮科 Crotalidae)/~ Halys Antivenin *n*. [商名] 抗蛇毒血清(生物制品)/~ halys brevicaudus (Stejneger) 白眉蝮短尾亚种(隶属于蝮科 Crotalidae)/~ halys brevicaudus (Stejneger) 蝮蛇短尾亚种(隶属于蝮科 Crotalidae)/~ halys intermedium (Strauch) 蝮蛇中介亚种(隶属于蝮科 Crotalidae)/~ halys ussuriensis (Emelianov) 白眉蝮乌苏里亚种(隶属于蝮科 Crotalidae)/~ himalayanus (Gu enther) 喜山蝮(隶属于蝮科 Crotalidae)/~ intermdius (Strauch) 中介蝮(隶属于蝮科 Crotalidae)/~ monticola (Werner) 雪山蝮(隶属于蝌科 Crotalidae)/~ piscivorus; water moccasin 水生噬鱼蝮蛇/~ saxatilis (Emelianov) 墨眉蝮(隶属于蝮科 Crotalidae)/~ saxatilis (Emelianov) 黑眉蝮模式亚种(隶属于蝮科 Crotalidae)/~ saxatilis shedaensis (Ji) 黑眉蝮蛇岛亚种(隶属于蝮科 Crotalidae)/~ shedaoensis (Zhao) 蛇岛蝮(隶属于蝮科 Crotalidae)/~ strauchi (Bedriage) 高原蝮(隶属于蝮科 Crotalidae)
agkistrodon venom 蝌蛇蛇毒
AGL acute granulocytic leukemia 急性粒细胞性白血病/The Alan Gutmacher Institute (PPFA) Alan Gutmacher 氏学会(美国计划生育联合会)
Aglaia Lour [拉;植药] 碎米兰属
Aglaia odorata Lour. [拉;植药]米仔兰,碎米兰
Aglais urticae cytoplasmic polyhedrosis virus 龟甲蝶胞质型多角体病毒
Aglais urticae nuclear polyhedrosis virus 龟甲蝶核型多角体病毒
Aglajidae 拟海牛科(隶属于头盾目 Cephalaspidea)
aglandular 无腺的,非腺的
Aglaonema modestuum Schott ex Engl. [拉;植药]广东万年青
Aglaophamus sinensis (**Fauvel**) 中华内卷齿蚕(隶属于齿吻沙蚕科 Nephtyidae)
aglaucopsia; **aglaukopsia** *n*. 绿色盲
Aglepristone *n*. [商名] 阿来司酮(堕胎药)
aglia ①角膜斑 ②巩膜斑
aglimmer *a*. & *ad*. 闪着微光
aglm agglomerate 聚集,凝集
aglobulia *n*. 红细胞减少
aglobuliosis *n*. 红细胞减少
aglobulism; **aglobulia** 红细胞减少
aglomerular 无肾小球的
aglossia ①无舌(畸形) ②出言不能
aglossus *n*. 无舌畸胎
aglow *a*. & *ad*. 发光的(地),发经的(地),发热的(地)
aglucon; **aglucone** *n*. 配基,葡糖苷配基
aglutition; **aphagia** 吞咽不能
aglycaemia; **aglycemia** 血糖缺乏
aglycogenesis 无糖元生成病
aglycosuria 无糖尿
aglycosuric *a*. 无糖尿的
Aglypha 无毒蛇类
aglyphodontia *n*. 无沟牙类(蛇)
aglyphodontin 无沟牙类(阔口类,蛇)
agmatine 胍基丁胺,鲱精胺
agmatology *n*. 骨折学
agmatoploidy 断片倍数性
agmato-pseudopolyploidy 假多倍体
AGMB acute gastric mucosal bleeding 急性胃黏膜出血
agmen (复 agmina) [拉] ①集合,聚集 ②集合物 ‖ ~ peyerianum; noduli lymphalici
agmina (单 agmen) [拉] ①集合,聚集 ②集合物
agminated *a*. 簇状的,成簇的;集合的,聚集的
AGMK African green monkey kidney 非洲绿猴肾
AGML acute gastric mucosal lesion 急性胃黏膜损害
AGN acute glomerulonephritis 急性肾小球肾炎
AGNAD agarosehexane-nicotinamide adenine dinucleotide 琼脂糖己烷烟酰胺腺嘌呤二核甙酸
agnail hangnail *n*. 逆剥,甲刺(甲上的逆刺此)
agnate *n*. 男方亲属,父系亲属(按苏格兰法律,指判为精神病的一方的父系亲属,并任命为同一方的监护人) *a*. 男方的,父系的 ‖ agnatic *a*. 男方的,父系的
Agnatha *n*. 无颌纲,无颌类
agnathia agnathy 无[下]颌(畸形)
agnathocephalia; **agnathocephaly** 无下颌头(畸形)(低位眼,两颧骨靠近,无下凳并耳)
agnathus *n*. 无(下)颌畸胎
agnathy; **agnathia** 无(下)颌(畸形)
agnation 雄系亲缘
agnea *n*. (对物体)认识不能,失认
Agnew's splint (David H. Agnew) 阿格纽夹(髌骨掌骨骨折用)
Agnew's splint [David Hayes 美外科医师 1818—1892] 阿格纽氏夹(髋骨掌骨骨折用)
agnin; **agnolin** 阿格诺林,阿格宁(含水羊毛脂)
agnina membrana; **amnion** 羊膜
agnoea; **agnea** 认识不能,失认
agnogenic *a*. 原因不明的,病因不明的
agnosia *n*. (对感觉刺激的传入)认识不能,失认 ‖ acoustic ~, auditory ~听觉性认识不能/bodyimage ~体象失认,体象认识不能 agnosia 认识不能,失认/~, auditory 听觉性认识不能,精神聋/~, body image 体形认识不能/~, ideational 观念认识不能/~, optical 视觉性认识不能,精神盲/~, tactile 触觉性认识不能
agnosterol *n*. 羊毛脂甾醇
agnostic *n*. 不可知论者 *a*. 不可知论的 ‖ agnosticism *n*. 不可知论
ago *ad*. 以前,从前 ‖ long ~ 很久以前
agocholan strontium cholate-salicylate 阿格寇兰,水杨酸胆酸锶
agofollin *n*. 雌二醇

-agogue [希;构词成分](亦作-agoga)促进剂,刺激剂,通引,利导
Agomelatine *n*.[商名]阿戈美拉汀(褪黑激素类药)
agomensin 阿果民辛(卵泡素制剂)
agomphiasis; agomphosis ①无牙,缺牙 ②牙动,松动
agomphious; anodontous; anodous 无牙的,缺牙的
agon 辅基
agon; prosthetic group 修复辅助基牙组
agonadal *a*. 无生殖腺的,无性腺的
agonadia 生殖腺功能缺失,无性腺症
agonadism *n*. 无性腺症,无生殖腺(状态)
agonal ①濒死苦心的 ②末期传染的‖~ leukocytosis 濒死期白细胞增多/~ respiration 濒死呼吸/~ stage 濒死期/~ state 濒死状态
agonia ①濒死苦闷 ②剧痛
agoniadin *n*. 鸡蛋花甙(解热药)
agonisis *n*. 花粉管竞生
agonist *n*. ①主动肌,主缩肌(与拮抗肌树立) ②显效药,促效药(与拮抗药对立)
agonistic(al) *a*. 紧张的,不自然的;动机争胜性的
agonize *vt*. 使极度痛苦,折磨 *vi*. 感到极度痛苦;拼命挣扎
agonizing *a*. 苦恼的,坐卧不安的(痛),使人极度痛苦的
Agonomycetaceae 无胞科(一种菌类)
agony *n*. ①濒死苦闷,烦,苦恼 ②剧痛,极大痛苦
agoraphilia *n*. 嗜广场癖,恋旷野癖
agoraphobia *n*. 广场恐怖,旷野恐怖,恐旷症
Agostini's reaction (test) 阿果斯提尼氏反应(试验)(检葡萄糖)
Agouti endogenous type C retrovirus 艾高提内源性C型逆转病毒
agouti *n*. 刺鼠,南美豚鼠;野鼠色
AGP Archives of General Psychiatry 普通精神病学文献(杂志名)
AGPA American Group Practice Association 美国集体开业医生协会
AGPOLY (1) agarose polyriboinosinic acid 琼脂糖多核糖肌甙酸
agrammatologia; agrammatism 语法缺失
agranal chloroplast 无基粒叶绿体
agranual endoplasmic reticulum 无颗粒型内质网,光滑面型内质网
agranual reticulum 无颗粒型内质网,光滑内质网
agranular cytomembrane 无颗粒细胞质膜
agranular endoplasmic reticulum 无颗粒型内质网,光滑型内质网
agranular vesicle 无颗粒分泌小胞(囊)(副交感神经的)
agranulemia *n*. 粒细胞缺乏症
agranulemia; agranulocytosis 粒细胞缺乏症
agranulocyte *n*. 无粒白细胞
agranulocytic angina 粒细胞缺乏性咽峡炎
agranulocytopenia; agranulocytosis 粒细胞缺乏症
Agranulocytosis virus of cats 猫粒细胞缺乏症病毒
agraphia *n*. 书写不能,失写‖~,absolute 绝对书写不能/~,acoustic 听觉性书写不能/~,amnemonica 遗忘性书写不能/~,atactica; absolute ~ 绝对书写不能/~,cerebral; mental ~ 大脑性书写不能,精神性书写不能/~,jargon 感悟性书写不能/~,literal 字序性书写不能/~,mental 精神性书写不能/~,motor 运动性书写不能/~,musical 音符书写不能/~,optic 视觉性书写不能/~,verbal 构字性书写不能
agraphic 书写不能的,失写的
agrarian *a*. 土地的,农民的 *n*. 主张平均地权的人
agraumlocytosis 粒细胞缺乏症‖~,infectious feline; panleukopenia 猫传染性粒细胞缺乏症,猫瘟
agravic 失重;失重的
agravity; zero-graxity 无重力
agree *v*. 同意,赞同,协调,一致‖~ to sth. 同意某事/~ with sb. 同意某人的意见,(气候,食物等)对……适应‖~ able *a*./~ ment *n*.
agremia *n*. 痛风血症
AGRF American Geriatrics Research Foundation 美国老年病研究基金会
agria *n*. 脓疱,疱疹
agricultural *a*. 农业的,耕作的‖~ conjunctivitis 农业性结膜炎/~ disaster 农业灾害/~ insecticide 农业杀虫剂/~ miticide 农用杀虫剂/~ miticide 农用杀螨剂/~ pollution 农业污染/~ wastewater 农业废水/~ chemical 农药
agriculture *n*. 农业,农学,农事
agrimolide 仙窗草内酯
Agrimonia [拉;植药] 龙芽草属,仙鹤草属
Agrimonia pilosa Ledeb. var. viscidula Komar. [拉;植药] 钝齿仙鹤草,又称龙芽草
Agrimonia pilosa Ledeb. [拉;植药] 龙芽草
Agrimonia pilosa Ledeb. var. japonica Nakai [拉;植药] 日本龙芽草
agrimonine 龙芽草素
agrimonolide 仙窗草内酯
agrimophol *n*. 鹤草酚,窗草酚
Agrimophol *n*.[商名] 鹤草酚(抗蠕虫药)
Agrimopholum 鹤草酚
Agrimopholum crudum [拉] 鹤草酚粗晶
Agriolimax agrestis (Linnaeus) [拉;动药] 野蛞蝓(隶属于蛞蝓科 Limacidae)
Agriophyllum squarrosum (L.) Moq. [拉;植药] 沙蓬
agriopsoria 顽痒
Agriotes fuscicollis Miwa [拉;动药]细克叩甲
agriotes obscurus iridescent virus 黑叩头虫虹彩病毒
agriothymia 狂乱,狂怒
agrippa *n*. 臀式生产儿
agrius [拉] 剧烈的(发疹)
agrobacteriophage 土壤杆菌噬菌体
Agrobacterium 土壤杆菌属(亦称农业杆菌属或植物肥大病菌属)‖~ aggregatum *n*. 成团土壤杆菌/~ agile *n*. 敏捷土壤杆菌/~ albilineans *n*. 白纹土壤杆菌/~ atlanticum *n*. 大西洋土壤杆菌/~ azotophilum *n*. 嗜氮土壤杆菌/~ ferrugineum *n*. 锈色土壤杆菌/~ gelatinovorum *n*. 食明胶土壤杆菌/~ gypsophilae *n*. 嗜白垩土壤杆菌(石头花土壤杆菌,嗜白垩植物单胞菌,嗜白垩假单胞菌)/~ kieliense *n*. 基尔土壤杆菌/~ luteum *n*. 藤黄土壤杆菌/~ meteori *n*. 梅氏土壤杆菌/~ morsprunorum *n*. 死李土壤杆菌/~ phage 土壤杆菌噬菌体/~ polyspheroidum *n*. 多球土壤杆菌/~ pseudotsugae *n*. 黄杉土壤杆菌(黄杉瘿瘤病土壤杆菌,黄杉植物单胞菌)/~ radiobacter *n*. 放射形土壤杆菌/~ radiobacter PS phage 放射形土壤杆菌噬菌体 PS/~ radiobacter pv. rhizogenes *n*. 放射形土壤杆菌发根致病变种/~ radiobacter pv. tumefaciens *n*. 放射形土壤杆菌根癌致病变种/~ radiobater RR phage 放射形土壤杆菌噬菌体 RR/~ radiobater RSR phage 放射形土壤杆菌噬菌体 RSR/~ rathayi *n*. 拉氏土壤杆菌/~ rhizogenes *n*. 发根土壤杆菌(发根植物单胞菌)/~ rubi *n*. 悬钩子土壤杆菌(悬钩子癌肿瘤土壤杆菌)/~ savastanoi *n*. 萨氏土壤杆菌/~ savastanoi var. fraxini *n*. 萨氏土壤杆菌弗氏变种/~ stellulatum *n*. 星斑土壤杆菌/~ tardicrescens *n*. 缓长土壤杆菌(尾叶枯病土壤杆菌)/~ tritici *n*. 小麦土壤杆菌(小麦蜜穗病土壤杆菌)/~ tubefaciens *n*. 复盆子土壤杆菌/~ tumefaciens biovar 3 *n*. 根癌土壤杆菌生物变种 3/~ tumefaciens *n*. 根癌土壤杆菌(根癌农杆菌)/~ tumefaciens 根瘤菌/~ tumerfaciens Lv-1 phage 根瘤病土壤杆菌噬菌体 Lv-1/~ tumerfaciens PA6 phage 根瘤病土壤杆菌噬菌体 PA6/~ tumerfaciens PB6 phage 根瘤病土壤杆菌噬菌体 PB6/~ tumerfaciens PS8 phage 根瘤病土壤杆菌噬菌体 PS8/~ vitiata *n*. 感染土壤杆菌(番茄腐果土壤杆菌)/~ vitis *n*. 葡萄土壤杆菌
agrobiology 农业生物学
agro-ecological taxonomy 农业生态分类学
agroecology 农业生态学
agromania 隐居癖;野居癖
agrometeorology 农业气象学
agromicrobiology 农业微生物学
Agromonas *n*. 土壤单胞菌属‖~ oligotrophica *n*. 寡养土壤单胞菌
Agromyces 壤霉菌属‖~ cerinus *n*. 蜡黄色壤霉菌/~ cerinus subsp. cerinus *n*. 蜡黄色壤霉菌蜜黄色亚种/~ cerinus subsp. nitratus *n*. 蜡黄色壤霉菌解亚硝盐亚种/~ fucosus *n*. 岩藻糖壤霉菌/~ fucosus subsp. fucosus *n*. 岩藻糖壤霉菌岩藻糖亚种/~ fucosus subsp. hippurantus *n*. 岩藻糖壤霉菌马尿酸亚种/~ ramosus *n*. 分枝壤霉菌
Agromyzidae *n*. 潜蝇科
Agropyron cristatum 冰草
Agropyron mosaic potyvirus 冰草花叶马铃薯 Y 病毒
Agropyron mosaic virus 冰草花叶病毒
Agropyron streak mosaic virus 冰草线条花叶病毒
Agropyrum Gaertn. 冰草属‖~ repens (L.) Beauvois; Triticum repens 偃麦草
Agrostemma L. 麦仙翁属‖~ githago L. 麦仙翁
Agrotis cytoplasmic polyhedrosis reovirus 艾格罗迪斯胞浆多角体呼肠孤病毒
Agrotis segetum cytoplasmic polyhedrosis virus 黄地老虎胞质型多角体病毒
Agrotis segetum granulosis virus 黄地老虎颗粒体病毒
Agrotis segetum nuclear poly hedrosis virus 黄地老虎核型多角体病毒
Agrotis ypsllon cytoplasmic polyhedrosis virus 小地老虎胞质型多角体病毒

Agrotis ypsllon nuclear polyhedrosis virus 小地老虎核型多角体病毒
agrotype 农业型，农业族
agrypnia［希］失眠‖～ excitata 激动性失眠/～ senilis 老年性失眠
agrypnoccma 醒态昏迷，睁眼(醒态)昏迷
agrypnode agrypnotic ①醒态的 ②阻睡药
agrypnotic *a*. 醒态的 *n*. 阻睡药
AGS adrenogenital syndrome 肾上腺生殖器综合征
AGs aminoglycosides 氨基糖甙类(抗生素)
AGSM Acta Genetica et Statistica Medica（Journal. now HH）遗传学及医学统计学学报（杂志名，现作 HH）
agt agent 作用物，药剂
AGT antiglobulin test 抗球蛋白试验
AGTⅠ angiotensin Ⅰ 血管紧张素Ⅰ
AGTⅡ angiotensin Ⅱ血管紧张素Ⅱ
AGTⅢ angiotensin Ⅲ(desasparstic acid-AGTⅢ)血管紧张素Ⅲ
AGTH adrenoglomerulotropin hormone 促醛甾酮激素(即 ASH)/(adrenoglomerulotropin)促醛甾酮激素
AGTT abnormal glucose tolerance test 异常葡萄糖耐量试验
AGU anhydroglucose unit 脱水葡萄糖单位
Aguacate bunyavirus 艾顾凯特本扬病毒
Aguacate phlebovirus 艾顾凯特静脉病毒
Aguacate virus 艾顾凯特病毒
aguamiel 龙舌兰汁
ague［法 aigu sharp］①疟［疾］，疟状发热 ②寒战‖～，brassfoumders' 黄铜铸工热病(由吸入细微金属烟体所致的剧烈寒战)/～，brow 眶上部神经痛，偏头痛/～，cake 疟痞，疟性脾大/～，catenating 伴发性疟，伴发性热病/～，drops; Fowler's solution 福勒氏溶液(亚砷酸钾溶液)/～，dumb 哑疟(无寒战疟疾)/～，face; tic douloureux; trigeminal neuralgia 三叉神经痛/～，leading; dancing mania 舞蹈狂/～，quartan 三日疟/～，quintan 三日疟/～，quotidian 日发疟/～，shaking 寒战疟/～，tertian 间日疟/～，tree; sassafras 洋檫木
agurib 阿古林，醋酸钠可可碱(一种利尿药)
AGV anilne gentian violet 苯胺龙胆紫
agyiophobia *n*. 街道恐怖
agyria［希］无脑回(畸形)
agyric 无脑回的
agysical *n*. 矽碳银
AN acetonaphthalene 乙酰萘
An acanthosis nigricans 黑(色)棘皮症/anode 阳极，正极/anodal 阳极的，正极的
an *art*. 一个(用在以元音开始的词前)
an-, ana-［拉；构词成分］无，缺乏，没有；［希］向上，向后，再次；通过；分离，分开
an(a)emia *n*. 贫血(病)
an(a)erobic 厌氧的
an(a)erobiosis 厌氧生活
an(a)esthetic ①麻醉剂 ②麻醉的
AN D Te anodal duration tetanus 阳极持续(通电)肌强直
an ex anode excitation 阳极兴奋
AN SZ Anodenschliessungszuckung 阳极闭合(通电)收缩［德］
An-2 aniridia type Ⅱ Baltimore 无虹膜巴耳替摩Ⅱ型
Ana 1 aviadenovirus 阿纳 1 禽腺病毒，鸭腺病毒
ANA acetylneuramine acid 乙酰神经胺酸
ana *ad*.［拉］各(通常写成 aa)
ANA American Nurses' Association 美国护士协会/American Neurological Association 美国神经病学协会/antinuclear antibodies 抗核抗体
Anabaena *n*. 鱼腥蓝细菌属‖～ ambigua *n*. 伪鱼腥蓝细菌/～ azollae *n*. 链鱼腥蓝细菌(满江红鱼腥蓝细菌)/～ catenula *n*. 链状鱼腥蓝细菌/～ circinalis *n*. 卷曲鱼腥蓝细菌/～ circinalis var. macrospora *n*. 卷曲鱼腥蓝细菌人[P177]孢变种/～ cylindrica *n*. 柱孢鱼腥蓝细菌(圆筒鱼腥蓝细菌)/～ doliolum *n*. 桶形鱼腥蓝细菌/～ fertilissima *n*. 能育鱼腥蓝细菌/～ flos-aquae *n*. 水华鱼腥蓝细菌(水花鱼腥蓝细菌)/～ flos-aquae var. treliasi *n*. 水华鱼腥蓝细菌屈氏变种(水花鱼腥蓝细菌屈氏变种)/～ gelatinicola *n*. 胶质鱼腥蓝细菌/～ halleensis *n*. 海伦鱼腥蓝细菌/～ humicola *n*. 土生鱼腥蓝细菌/～ hunanensis *n*. 湖南鱼腥蓝细菌/～ inaequalis *n*. 崎岖鱼腥蓝细菌/～ kwangtungensis *n*. 广东鱼腥蓝细菌/～ lapponica *n*. 拉普鱼腥蓝细菌/～ laxa *n*. 宽松鱼腥蓝细菌/～ lemmermanni *n*. 累氏鱼腥蓝细菌/～ macrospora *n*. 巨孢鱼腥蓝细菌/～ mediocris *n*. 中型鱼腥蓝细菌/～ mediocris var. minor *n*. 中型鱼腥蓝细菌小型变种/～ naviculoides *n*. 舟船鱼腥蓝细菌/～ odlonga *n*.. 椭圆鱼腥蓝细菌/～ oscillarioides *n*. 类颤鱼腥蓝细菌(摇摆状鱼腥蓝细菌)/～ oscillarioides var. minor *n*. 类颤鱼腥蓝细菌小型变种(摇摆状鱼腥蓝细菌小型变种)/～ planctonica *n*. 浮游鱼腥蓝细菌/～ sphaerica *n*. 球孢鱼腥蓝细菌(球形鱼腥蓝细菌)/～ sphaerica var. tenuis *n*. 球孢鱼腥蓝细菌小型变种(球形鱼腥蓝细菌小型变种)/～ spiroides *n*. 螺旋鱼腥蓝细菌/～ subdelicatula *n*. 娇柔鱼腥蓝细菌/～ subtropica *n*. 亚热带鱼腥蓝细菌/～ torulosa *n*. 扭曲鱼腥蓝细菌(近念球形鱼腥蓝细菌)/～ variabilis *n*. 多变鱼腥蓝细菌/～ verrucosa *n*. 疣鱼腥蓝细菌/～ volzii *n*. 沃氏鱼腥蓝细菌/～ yunnanesis *n*. 云南鱼腥蓝细菌/～(algal) virus 阿纳巴纳(海藻)病毒
Anabaeniolum *n*. 链蓝藻形球蓝细菌属‖～ langeroni *n*. 郎氏链蓝藻形球蓝细菌
Anabaenopsis *n*. 项圈蓝细菌属(拟鱼腥蓝细菌属)‖～ circularis *n*. 球圈项圈蓝细菌(环圈拟鱼腥蓝细菌)/～ circularis var. javanica *n*. 环圈项圈蓝细菌爪哇变种(环圈拟鱼腥蓝细菌爪哇变种)
Anabasine *n*.［商名］八角枫碱(肌松药)
anabasine 新烟碱(杀虫药)
Anabasini Hydrochloridum 盐酸八角枫碱
anabasis(［复］anabases)*n*.［希］(疾病加重期‖anabatic *a*. 加剧的，加重的；(疾)病加重期的
anabasis 增剧期；远征
Anabena *n*. 太湖念珠藻属(一种蓝绿藻属，使水污臭)
anabiosis ①回生，复苏 ②间生态
anabiosis ①假死 ②失水，休眠 ③回生，苏生，苏生力
anabiotic state 复苏状态，半死状态
anabolergy *n*. 组成代谢力，同化力
anabolic *a*. 合成代谢的，同化的
Anabolic agents 蛋白同化剂(指促进蛋白质合成及肌肉生长之激素)
anabolic effect 合成作用
anabolic phenomenon 组成代谢现象
anabolic steroid 促蛋白合成甾类；促蛋白合成类固醇
anabolic steroid hormone 同化甾体激素
anabolic-androgenic steroid 同化雄激素类固醇
anabolism *n*. 组成代谢，合成代谢，同化作用‖anabolic，anabolistic *a*.
anabolite; anabolin *n*. 组成代谢产物，同化产物
anaboly, anabolie 末期改进；后加演化，后演，
anabrosis 溃疡，糜烂
anabrotic 溃疡的，糜烂的
anacamptic *a*. 折射的(如声或光)
anacamptometer *n*. 反射计
Anacanthobatidae 无鳍鳐科(隶属于鳐形目 Rajiformes)
Anacanthobatis donghaiensis 东海无鳍鳐(隶属于无鳍鳐科)
Anacardiaceae 漆树科
anacardic acid 漆树酸
Anacardium *n*. 贾如树属
Anacardium occidentale L.［拉；植药］腰果
anacardol *n*. 贾如酚(3－十五二烯基苯酚)
anacatadidymus; anakatadidymus 中腰联胎
anacatesthesia *n*. 徬徨(不安)感
anaceliadelphous 胸或上腹联胎的
anaceliadelphus ①胸部联胎 ②上腹联胎
anachlorhydia 胃酸缺乏
anachoresis *n*. 摄引作用，引菌作用，摄菌作用‖anachoretic，anachoric a.
anachromasis 前期核变，深染
anachronism *n*. 时代错误，与时代不合的人或事物
anachronistic expression 错时向性表达
anachronobiology *n*. 生物成长学
anacidity *n*. 酸缺乏‖gastric ～ 胃酸缺乏
anaclasimeter *n*. 屈光检查计
anaclasis *n*. 光折射；反射作用
anacline 正倾型
anaclisis 斜卧位
anaclitic *a*. 斜倚的；情感依附的‖anaclisis *n*. 斜卧位；情感依附
anacmesis *n*. 成熟受阻(见 anakmesis)
anacobra *n*. 灭活眼镜蛇毒(用甲醛及加热法处理后的眼镜蛇毒)
anacolpate 具远极沟
ANACOM analog computer 模拟计算机
anacousia; anacusis *n*. 听觉缺失，全聋
ANACP American Nurses' Association Careers program 美国护士协会专业计划

Anacropora tapera (Zou, Song et Ma) 尖锥假鹿角珊瑚(隶属于鹿角珊瑚科 Acroporidae)
anacrosis 呼吸间断
ancrotic notch 升支切迹(颈动脉搏动图)
anacrotism *n*. 升线一波脉 ‖ anacrotic *a*.
anacusia *n*. 聋
Anacystis *n*. 组囊蓝细菌属
Anacystis marina *n*. 海生组囊蓝细菌
Anacystis montana *n*. 高山组囊蓝细菌
Anacystis nidulans *n*. 巢状组囊蓝细菌(巢状倒囊蓝细菌)
anadenia *n*. 腺缺乏,腺机能不全
anadenia ventriculi 胃腺缺乏
anadesma ①韧带 ②筋膜
anadidymis 上身联胎
anadidymus *n*. 双下身联胎,上身联胎
anadipsia; hyperdipsia; intense thirst 剧渴
anadol *n*. 安侬痛,安那度尔
Anadonta woodiana Lea [拉;动药] 背角无齿蚌(其药材珍珠和贝壳珍珠母)
anadrenalism; anadrenia *n*. 肾上腺功能缺失
Anadrol *n*. 羟甲烯龙(乃 oxymetholone)制剂的商品名
anadromous fish 溯河性鱼
anaelasis ①骨复折 ②反射作用
anaemia; anemia *n*. 贫血
anaemic *a*. 贫血的
anaemotrophy 血液滋养不足
anaenzyme 变性酶
anaerase *n*. 厌氧酶
anaerobe *n*. 厌氧菌 ‖ facultative ~s 兼性厌氧菌/obligate ~s 专性厌氧菌/spore-forming ~梭状芽胞杆菌
anaerobes 厌氧菌(如破伤风杆菌)
anaerobiase *n*. 厌氧(蛋白分解)酶
anaerobic *a*. 厌氧的 ‖ ~ally *ad*.
anaerobic condition 缺氧情况
anaerobic cultivation 厌氧培养法,缺氧培养法
anaerobic dehydrogenase 不需氧脱氢酶
anaerobic glycolysis 无氧酵解
anaerobic growth 厌氧生长
anaerobic infection 厌氧感染
anaerobic oxidation 不需氧氧化(作用)
anaerobic respiration 缺氧呼吸
anaerobiosis *n*. 厌氧生活,乏氧生活,绝氧生活
Anaerobiospirillum *n*. 厌氧螺菌属
Anaerobiospirillum succiniciproducens *n*. 产琥珀酸厌氧螺菌
anaerobism 缺氧;厌氧生活
anaerogenic *a*. 不产气的,非产气的
Anaeroplasma *n*. 厌氧支原体属
Anaeroplasma abactoclasticum *n*. 不溶菌厌氧支原体
Anaeroplasma bactoclasticum *n*. 溶菌厌氧支原体
Anaeroplasma intermedium *n*. 中间厌氧支原体
Anaeroplasma varium *n*. 可变厌氧支原体
Anaeroplasmataceae *n*. 厌氧支原体科
Anaeroplasmatales *n*. 厌氧支原体目
anaeroplasty *n*. 排气疗法(如用水排出伤口内的空气)
Anaerorhabdus *n*. 棍状厌氧菌属
Anaerorhabdus furcosus *n*. 叉形棍状厌氧菌
anaerosis *n*. 呼吸间断(尤指新生儿)
Anaerovibrio *n*. 厌氧弧菌属
Anaerovibrio burkinabensis *n*. 布尔开纳博厌氧弧菌
Anaerovibrio glycerini *n*. 甘油厌氧弧菌
Anaerovibrio lipolytica *n*. 解脂厌氧弧菌
Anaes; anaesthesia 麻醉
anaesthesia ①感觉缺失,麻木 ②麻醉(法)
Anaesthesist 麻醉学家(杂志名)
anaesthetic *a*. 麻木的,麻醉的 *n*.麻醉剂
Anafranil *n*. 盐酸氯米帕明(clomipramine hydrochloride)制剂的商品名
anagalactic 银河外的
Anagallis arvensis L. [拉;植药] 玻璃繁缕
anagen *n*. 毛发生长初期,生长期
anagenesis ①再生,新生 ②前进演化
anagenesis 单线进化,不分支进化
anagenetic 再生的,新生的
anagestone *n*. [商名] 阿那孕酮(孕激素类药)
anagestone 甲孕烯醇酮
anaglyph 补色立体图,立体影片
anaglyptoscope 看立体图眼镜
Anagnostakis' operation (andreas Anagnostakis)阿纳诺斯塔基斯氏手术(包括①睑内翻手术;②倒睫手术)
Anago anago (Temminck et Schlegel) 齐头鳗(隶属于康吉鳗科 Congridae)
anagocytic *a*. 抑制细胞再生的
anagoge *n*. 理想精神(内容)
anagogy, anagoge *n*. 理想精神(内容) ‖ anagogic(al) *a*. 理想精神的;神秘的
anagotoxic *a*. 抗素的
anagraph 处方,药方
Anagrelide *n*. [商名] 阿那格雷(抗凝血药)
anahormone *n*. 类激素
anakatadidymus *n*. 中腰联胎
anakatesthesia *n*. 徬徨(不安)感
anakhre; goundou *n*. 根度病,鼻骨增殖性骨膜炎
anakinetomere 高能物质
anakinra *n*. [商名] 阿那白滞素(白介素受体阻滞药)
anakmesis *n*. 成熟受阻(特指骨髓内早期粒细胞(干细胞)增多,缺乏进一步成熟,如粒性白细胞缺乏症时骨髓中所见者)
anakoluthie 拼读不能
anakusis *n*. 全聋
anal *a*. ①肛门的,臀的 ②肛鳞 ③臀盾 ‖ ~ angle 臀角(翅)/~ appendage 肛附器/~ area 臀区,肛区/~ canal 肛管/~ cell ①臀室 ②肛细胞/~ cerari 臀蜡板/~ cirrus 肛(门)须/~ cleft 臀裂/~ coitus 肛交/~ column 肛(门)柱/~ cone 肛门锥/~ crena 臀裂/~ crossvein 臀横脉/~ crypt 肛门陷凹/~ disc 臀盘/~ fan 臀扇/~ fascia 肛筋膜/~ field 臀域/~ filament 尾丝/~ fimbria 臀缨/~ fin 臀鳍/~ foot 肛足/~ forceps 臀铗/~ fork 臀叉/~ fundament 肛原基/~ furrow 臀绉/~ gland 肛腺/~ groove 肛沟/~ horn 臀角/~ intercourse 肛交,鸡奸/~ invagination 肛内陷/~ leg *n*. 尾足 ~ lobe ①臀叶(翅) ②臀瓣(介壳虫)/~ loop 臀套(蜻蜓翅)/~ membrane ①肛膜 ②臀膜/~ nervure 臀翅脉/~ opening 肛门/~ operculum 肛盖/~ organ 肛器/~ orifice 肛门/~ papilla 肛乳头,肛乳突/~ pedicel 肛柄/~ pit 肛窝/~ plate ①肛板 ②肛上板/~ proleg 尾足/~ pyramid 肛锥/~ respiration 肛门呼吸/~ ring 肛环/~ ring seta 肛环刚毛/~ scale 臀鳞/~ scute 肛(角)板/~ segment 肛节/~ seta ①肛毛 ②臀瓣刚毛/~ sinus 肛窦/~ siphon 尾肛管/~ soab 肛门拭子/~ sphincter 肛门括约肌/~ spine 尾刺/~ stage 肛欲期/~ style 尾针/~ sucker 肛吸盘/~ triangle 肛三角/~ tube 肛管/~ tubercle 肛突/~ valve ①肛瓣 ②臀瓣 ③肛门瓣/~ vein ①臀脉 ②肛静脉/~ verge 肛外缘
analbuminemia *n*. 清蛋白缺乏血症(血清内清蛋白缺乏)
analepsis 痊愈,复原
analeptic *a*. 提神的,强身的 *n*. 回苏剂,兴奋剂(如咖啡因、苯丙胺等)
analeptic agents 回醒剂;苏醒剂 指刺激呼吸中枢使病人苏醒之药物,如 nikethamide 或 doxapram 等。
analergic *a*. 非变应性的,非过敏性的
analgesia *n*. 痛觉缺失;无痛法,止痛法 ‖ ~ algera, ~ dolorosa 痛区感觉缺失/ audio ~ 听音止痛(法)/surface ~, permeation ~ 表面无痛法
analgesic; analgetic *a*. 止痛的;痛觉缺失的 *n*. 止痛药
analgesic effect 镇痛效果
analgesic nephropathy 止痛剂性肾病,止痛药(导致的)肾病
Analgesine *n*. 安替比林(antipyrine)制剂的商品名
analgetic *a*. 止痛的,痛觉缺失的 *n*. 止痛剂
Analgin *n*. [商名] 安乃近(解热镇痛药)
analis ①肛的,臀的 ②肘臀突
analiy *n*. 肛恋
anallatic 光学测远机,测距的
anallobar 增压区
analmatic 自动检查分析,自动检查分析装置
analmin 安尔眠(含丹参、白术等)
analog *a*. 模拟计算机的,模拟数据的 *n*. 类拟物
analog cochlea 耳蜗模型
analog display 模拟显示
analog(ue) 类似体,模拟(设备) ‖ ~ accelerator 模拟加速器/~ comparator 模拟比较器/~ computer 模拟计算机/~ data 模拟数据/~ delay line 模拟延迟线/~ device 模拟装置/~ digital 模拟数字的/~ equipment 模拟装置,模拟器/~ formation 成型,制作模型/~ information 模拟信息/~ input 模拟输入/~ method 模拟法/~ optical image 模拟光学影像/~ out 模拟输出/~ presentation 模拟显示/~ processing 模拟处理/~ readout 模拟读出/~ recorder 模拟记录仪/~ representation 模拟表示法/~ scan

converter (ASC) 模拟扫描转换器/～ signal 模拟信号/～ signal converter 模拟信号转换器/～ television scan converter 模拟电视扫描转换器/～ to digital 模数(转换)/～ to digital converter 模数转换器/～ video image 模拟视频影/～-digital 模数转换/～-digital element 模数元件/～-digital-/～ converter 模拟—数字—模拟转换器/～-digital conversion 模数转换/～-digital conversionequipment 模数转换装置(器)
analogic(al) ①同功的 ②类似的 ③模拟的,相似的
analogize *vi*. 作类似说明 *vt*. 用类似法说明
analogous ①类似的 ②模拟的 ③同功的
analogous organ 同功器官
analogous structure 同功结构
analogous wandering pacemaker 同类性游走心律
analogs and derivatives 类似物和衍生物
analog-to-digital converter 模拟数字转换器
analog-to-digital 模拟信息变数字信息的;模拟—数字
analogue *n*. 类似器官;类似物‖base ～ 碱基类似物 / homologous ～ 同系类似物 ‖ analog *n*.
analogue-digital element 模拟—数字符件
analogy *n*. 类似(to 或 with);同功(器官)‖by ～ 用类推的方法/on the ～ of 根据……类推
analosis 消耗,萎缩
analst *n*. 分析者;化验员
analysand *n*. 精神分析对象
analysator;analyser 分析种,分析器
analyse; analyze *vt*. 分析,分解,解析
analysed beam 分析(线)束
analyser,-zer ①分析器 ②分析仪 ③偏检振器
analysis ([复]analyses) *n*. 分析,分解;精神分析‖activation ～ 活化分析/ antigenic ～ 抗原分析(测定菌种抗原嵌合体的成分)/ bradycinetic ～ 活动照相分析(对运动状态)/ character ～ 性格分析/ densimetric ～ 比重分析 / endgroup ～ 末端分析/ organic ～ 有机分析/ qualitative ～, qualitive ～定性分析/ quantitative ～, quantitive ～ 定量分析 / ultimate ～ 元素分析/～ of variance (ANOVA) 变异数分析,方差分析/ in the final(或 last) ～ 归根到底
analysis of covariance 协变量分析,协方差分析
analysis, buccal smear 颊涂片分析
analysis, tooth ring 牙环分析
analysor ①分析器 ②模拟装置
analyst *n*. 分析者,分解者
analyte *n*. 分析物
analytic activity 分析活动
analytic(al) 分析的‖～ roentgenography 体层 X 线摄影(术)/～ spectrometer 频谱分析仪
analytic(al) *a*. 分析的,分解的‖ ～ chemistry 分析化学/～ geometry 分析几何
analytical balance 分析天平
Analytical Biochemistry 分析生物化学(杂志名)
Analytical Chemistry 分析化学(杂志名)
analytical grade 分析等级
analytical liquid chromatograph 分析液相色谱
analytical pure 分析纯
analytical reagent 分析试剂
analytical roentgenography 体层 X 线摄影(术)
analytical sample-pretreatment technique (简作 ASPT)分析样品前处理技术
analytical ultracentrifuge 分析型超高速离心机
analytically pure 分析纯
analytic-psychological psychiatrist 心理分析精神病医生
analytics 分析学
analyze 分析
analyzer *n*. 分析器;检偏振器,大脑皮质分析器‖amino acid sequence ～ 氨基酸顺序分析器‖for dental caries, laser spectrum 龋齿激光光谱分析器/～voice ～语声分析器
Aname *n*. 安纳米蜘蛛属
ANAMH Australian National Association for Mental Health 澳大利亚全国精神保健协会
Anamirta *n*. 印防己属 ‖ ～ cocculus 印防己,毒鱼防己
anamirtin *n*. 印防己苷
anamnesis *n*. 记忆力;既往症,既往病历;回忆性(在免疫学中指免疫回忆的能力)‖anamnestic *a*.
anamnestic reactioin 回忆反应
Anamnia 无羊膜类
Anamniota *n*. 无羊膜动物类
anamniote *n*. 无羊膜动物
anamniotic 无羊膜的
anamorph *n*. 无性态(真菌的无性状态)
anamorpha 增节变态类
anamorphism; anamorphosis 渐变
anamorphoscope 正像镜,歪像校正镜,变形镜,像畸变校正镜
anamorphosis 增节变态(昆虫),畸形发育;(动植物)渐进形态;变形,失真,歪像,畸形;
Anampses caeruleopunctatus (Ru ppell) 青阿南鱼(隶属于隆头鱼科 Labridae)
ananabolic *a*. 组成代谢缺乏的
ananaphylaxis *n*. 抗过敏(性),脱过敏
Ananas virus 1(Smith) = Tomato spotted wilt virus 番茄斑萎病毒
Ananase *n*. 菠萝蛋白酶(bromelains)制剂的商品名
ananastasia *n*. 起立不能
anancastic *a*. 强迫观念与行为的
anandia *n*. 运动性失语,运动性言语不能
anandria 男征缺失,阳痿
anandrous 无雄蕊的
anangenesis 前进进化
anangioid *a*. 似无血管的,无血管状的
anangioid disk 无血管视盘,无血管视神经乳头
anangioplasia 血管发育不全,血管腔先天狭小
anangioplastic 血管发育不全的,血管腔先天狭小的
Ananindeua bunyavirus 阿纳尼杜本扬病毒
ananthous 无花序的
ANAP agglutination negative, absorption positive 凝集阴性,吸收阳性
anapepsia *n*. 胃蛋白酶缺乏
anaperia; mutilation 残毁,残缺
anapetia 血管扩张
anaphalantiasis ①眉毛脱落 ②睫毛脱落
Anaphalis Bicolor (Franch.) Diels [拉;植药] 二色香青
Anaphalis bulleyana (J.F.Jeffr.) Chang [拉;植药] 粘毛香青
Anaphalis hancockii Maxim [拉;植药] 零陵香青
Anaphalis lactea Maxim [拉;植药] 乳白香青
Anaphalis margaritacea (L.) Benth. Et Hook. f. [拉;植药] 珠光香青
Anaphalis nepalensis (Spreng.) Hand. -Mazz. [拉;植药] 尼泊尔香青
Anaphalis sinica Hance [拉;植药] 香青
Anaphalis sinica Hance f. pterocaulon(Franch. et Savat.) Ling 翅茎香青(植)全草入药－[香青草]
Anaphalis sinics Hance f. pterocaulon (Franch. et Sav.) Ling [拉;植药]翅叶香青
anaphase *n*. 后期(细胞分裂的一个时期)‖flabby ～ 呆滞后期(在细胞分裂的后期中,由于细胞中毒,干扰了纺锤体的形成,两条子染色体不能分开)
anaphia *n*. 触觉缺失
anaphoresis *n*. 阴离子电泳;汗腺机能减退
anaphoria; anatropia 上隐斜眼
anaphragmic 补偿突变
anaphrodisia 性欲缺失
anaphrodisiac *a*. 制欲的,降低性 *n*. 制欲药(抑制性欲的药物)
anaphylactia 变应性病,过敏性病
anaphylactic 变应性,过敏性,过敏性的
anaphylactic reaction 过敏性反应
anaphylactic shock 过敏性休克
anaphylactin *n*. 过敏素
anaphylactogen *n*. 过敏原
anaphylactogenesis *n*. 过敏性发生,过敏反应发生
anaphylactogenic *a*. 发生过敏性的
anaphylactoid *a*. 过敏性样的,过敏样,类过敏性
anaphylactotoxin; anaphylatoxin 过敏毒素
anaphylatoxin inactivator 过敏毒素灭活剂
anaphylatoxin, anaphylactotoxin, anaphylotoxin *n*. 过敏毒素(补体结合时血清中产生的一种物质)
anaphylatoxism 过敏性中毒
anaphylaxin *n*. 过敏素
anaphylaxis *n*. 过敏性,过敏反应,过敏症‖acquired ～ 获得性过敏性,获得性过敏反应 / active ～ 自动过敏性,自动过敏反应(个体注射异免疫原时产生)/active cutaneous ～ 自动皮肤过敏反应(用于花粉变态反应试验)/ aggregate ～ 凝聚物过敏反应(药理介质所致)/cyto toxic ～ 细胞毒性过敏反应/ cytotropic ～ 新细胞性过敏反应 / generalized ～ 全身性过敏反应 / inverse ～ 反转过敏反应(休克剂是抗体＜过敏素＞,而不是抗原＜过敏原＞;过敏性休克由一次静脉注射福斯曼＜Forssman＞抗体于豚鼠体内产生)/local ～ 局部过敏性,局部过敏反应/passive

~, antiserum ~ 被动过敏反应,抗血清过敏反应 / passive cutaneous ~ (P CA)被动皮肤过敏反应(用于研究引起速发型超敏感性反应的抗体)/reverse ~ 逆转过敏反应(先注射抗血清再注射抗原后发生的过敏反应;同样是由血循环中的抗体与组织细胞所固定的抗原相结合的局部反应)/ systemic ~ 全身性过敏反应 ‖ anaphylactic *a*.

anaphylodiagnosis *n*. 过敏性诊断法

anaphylotoxin 过敏毒素

anaphysis 回复

anaplasia *n*. 退行发育,退行性变,间变 ‖ monophasic ~ 单形退行发育 / polyphasic ~ 多形退行发育 ‖ anaplastia *n*.

anaplasia; reversionary atrophy 退行发育,间变

Anaplasma 微粒孢子虫属,边虫属 ‖ ~ argentinum 阿根微粒孢子虫/~ centrale 中央微粒孢子虫/~ marginale 边缘微粒孢子虫/~ ovis 羊微粒孢子虫/~ rossicum 露西微粒孢子虫

Anaplasmataceae *n*. 无形体科

anaplasmodastat *n*. 抗无形体药

anaplasmosis *n*. 无形体病,微粒孢子虫病, 边虫病

anaplastic *a*. 还原成形术的,整形术的;退行发育的(指细胞)

anaplasty *n*. 还原成形术,整形术

anaplerosis *n*. (组织)补缺术

anaplerotic reactions 补体结合反应

anapleural 主侧片的

anapleurite 主侧片

anapnotherapy *n*. (气体)吸入疗法(如复苏术时)

anapophysis *n*. 副突(尤指胸椎或腰椎的副突), 脊副突,椎上突

Anaporrhutum 连盘(吸虫)属

Anaprox *n*. 萘普生钠(naproxen sodium)制剂的商品名

anapsidian skull 无孔颅

anaptic *a*. 触觉缺失的

anaptycha 单瓣腭

anaraxia 咬合异常,齿闭合不良

anarchial cleavage 不规则卵裂

Anarchias allardice (Jordan et Starks) 褐裸臀鳝(隶属于海鳝科 Muraenidae)

anarchic *a*. 反常的,异常的,无法的

anarchy *n*. 混乱,无政府(状态)

anareduplication ①后期再重复 ②后期增组

anaric *a*. 无鼻的

anarithmia *n*. 计算不能(由于中枢损害)

anaritide *n*. [商名] 阿那立肽(抗高血压药)

anarrhexis *n*. 骨复折术

anarthria *n*. 言语讷吃,口吃,讷吃,音节不清, 构音不全 ‖ ~ centralis 中枢性言语讷吃

Anas [拉;动药] 家鸭属 ‖ ~ acuta (Linnaeus) 针尾鸭(隶属于鸭科 Anatidae)/~ clypeata (Linnaeus) 琵嘴鸭(隶属于鸭科 Anatidae)/~ crecca (Linnaeus) 绿翅鸭(隶属于鸭科 Anatidae)/~ domestica L. [拉;动药] 鸭 (其药材砂囊内壁:鸡内金)/~ domestica Linnaenus[拉;动药]家鸭/~ falcata (Georgi) 罗纹鸭(隶属于鸭科 Anatidae)/~ formosa (Georgi) 花脸鸭(隶属于鸭科 Anatidae)/~ penelope (Linnaeus) 赤颈鸭(隶属于鸭科 Anatidae)/~ platyrhynchos (Linnaeus) 绿头鸭(隶属于鸭科 Anatidae)/~ platyrhynchos domestica (Linnaeus) 家鸭(隶属于鸭科 Anatidae)/~ platyrhynchos Linnaeus [拉;动药]绿头鸭/~ poecilorhyncha (Forster) 斑嘴鸭(隶属于鸭科 Anatidae)/~ strepera (Linnaeus) 赫膀鸭(隶属于鸭科 Anatidae)

anasarca *n*. 全身水肿,普通性水肿 ‖ anasarcous *a*.

anaschistic 纵裂的,[双价染色体]二次纵裂的

anascitic *a*. 无腹水的

anascope 正像镜

anasomia 肢躯黏着(畸形)

anaspadia 尿道上裂,同 epispadia

anaspadiac *n*. 尿道上裂者 *a*. 尿道上裂的

anastalsis 逆蠕动;止血作用

anastaltic *a*. 收敛的;止血的 *n*. 收敛药;止血药

anastasis *n*. ①恢复,复原 ② 体液逆流

anastate *n*. 组成代谢产物,同化产物

anastigmat 消色散透镜, 去象散透镜

anastigmatic ①消色散的 ②无散光的;矫正散光的

anastole; retraction 退缩,缩回,收缩(如伤口边缘)

anastomat 吻合器

anastomose ①吻合,联结 ②两性菌丝融合

anastomosing ①吻合的, 网结的 ②接通的, 吻合的

anastomosing bundle 联结椎管束,吻合束

anastomosis ①染色线侧丝 ②联接 ③吻合术 ④网结

anastomosis ([复] **anastomoses**) *n*. 吻合;吻合术 ‖ antiperistaltic ~ 逆蠕动吻合术 / a rteriovenous ~ 动静脉吻合;动静脉吻合术 / crucial ~ 十字形吻合(一种动脉吻合) / heterocladic ~ 异支吻合术 / homocladic ~ 同支吻合术 / intestinal ~ 肠吻合术 / isoperistaltic ~ 同向蠕动吻合术 / postcostal ~ 肋后吻合 / precapillary ~ 前毛细管吻合 / stirrup ~ 镫形吻合 / terminoterminal ~ 端端吻合术/ transureteroureteral ~ 经输尿管两段吻合术 / ureterotubal ~ 输尿管输卵管吻合术 / ureteroureteral ~ 输尿管两段吻合术 ‖ anastomotic *a*.

anastomosis, faciophrenic nerve 面—膈神经吻合术

anastomosis, faciaccessory nerve 面—副神经吻合术

anastomosis, facial nerve 面神经吻合术

anastomosis, faciohypoglossal nerve 面—舌下神经吻合术

anastomosous ①网结的 ②吻合的

anastomotic ①吻合的 ②接通的

anastomotica magna 大吻合动脉

anastral *a*. 无星的,无星状体的(指有丝分裂) ‖ ~ figure 无星象/~ mitosis 无星有丝分裂/~ type 无星型

anastrophic *a*. 反向的,可钝化又再活化的(指某些蛋白酶)

anastrozole *n*. [商名] 阿那曲唑(抗肿瘤药)

anat anatomy, anatomical 解剖学;解剖学的

Anat Embryol Anatomy and Embryology 解剖学与胚胎学(杂志名)

anatcmia chirurgica 外科解剖学

anatherapeusis *n*. 增剂疗法

anathrepsis 肌肉重生,肌肉再生

anathreptic 肌肉重生的,滋养的

Anatid herpesvirus 1 = Anserid her pesvirus 1 阿纳蒂德疱疹病毒 1, 鹅疱疹病毒 1

Anatidae 鸭科(隶属于雁形目 Anseriformes)

Anatolica cellicola (Fald) 东方鳖甲(隶属于拟步行虫科 Lacordaire)

anatomia 解剖学 ‖ ~ medica 内科解剖学/~ pathologica 病理解剖学/~ topographica 局部解剖学

anatomic curve 解剖弯曲

anatomic(al) *a*. 解剖的;解剖学的

anatomic(al) 解剖的 ‖ ~ marker 解剖学标志/~al hump 解剖学驼峰/~al image 解剖学影像/~al landmark 解剖学标志/~al location 解剖学定位,解剖学位置/~al position 解剖学体位/~al resolution 解剖学分辨力

anatomical strabismus 解剖性斜视

anatomical 解剖性的, 解剖学的 ‖ ~ esophoria 解剖性内隐斜/~ exophoria 解剖性外隐斜/~ lens 解剖镜/~ neck of humerus 肱骨解剖颈/~ neck 解剖颈/~ physiology 解剖生理学~ Society of Germany 德国解剖学会 ‖ ~ly *ad*.

anatomicomedical *a*. 医用解剖学的

anatomicopathological *a*. 病理解剖学的

anatomicophysiological *a*. 解剖生理学的

anatomicosurgical *a*. 解剖学与外科学的,外科解剖学的

anatomist *n*. 解剖学家

anatomize; anatomise *vt*., *vi*. 解剖;剖析 ‖ anatomization *n*.

anatomopathology *n*. 病理解剖学

anatomoradiologic 放射解剖学的

anatomy *n*. 解剖学;解剖 ‖ applied ~应用解剖学/clastic ~ 分层(模型)解剖学 / comparative ~比较解剖学/ corrosion ~ 腐蚀解剖/ descriptive ~, systematic ~记载解剖学,系统解剖学 / developmental ~ 发育解剖学,胚胎学 / general ~解剖学总论 / gross ~, macroscopic ~ 人体解剖学/histolo-gic 一组织解剖学,组织学/homola gic ~ 相关部位解剖学 / medical ~ 医用解剖学 / microscopic ~, minute ~ 显微解剖学,组织学 / morb id ~, pathological ~ 病理解剖学 / physiognomonic ~ 表征解剖学,相法解剖学(尤指面部的)/ physiological ~ 功能解剖学 / plastic ~ 模型解剖学 / practical ~ 实地解剖学,解剖学实习 / special ~ 解剖学各论/ topographic ~ 局部解剖学/ transcendental ~ 直观解剖学

anatoxin *n*. 类毒素,变性毒素 ‖ diphtheria ~, ~-Ramon 白喉类毒素 ‖ anatoxic *a*.

anatoxinoserotherapy 类毒素血清疗法

anatoxinotherapy 类毒素疗法

ANATRAN analog translator 模拟翻译程序

anatrepsis 胚体上升,反向移动

anatriptic *a*. 揉擦的 *n*. 揉擦药

anatrophic *a*. 防衰的 *n*. 防衰药

anatropia *n*. 上斜视, 上隐斜眼 ‖ anatropic *a*.

anatropous 倒生的(胚珠)

anatuberculin, Petragnani's integral 皮他那尼综合结核预防注射液(杀菌性结核预防注射液)

anavenin *n*. 去活毒液,去毒(动物)毒液(加甲醛后变成无毒的—

种动物毒液,但仍保持其抗原特性)
anavenom 去活毒液
Anax parthenope (Selys) 大蜻蜓(隶属于蜓科 Aeschnidae)
Anaxirone *n*.[商名]阿那昔酮(抗肿瘤药)
anaxon *n*. 无轴索(神经)细胞
Anazocine *n*.[商名]阿那佐辛(镇痛药)
Anazolene Sodium *n*.[商名]阿那佐林钠(诊断用药)
anazolene sodium 阿那佐林钠,考马斯蓝(Coomassie blue,测血容量指示剂)
anazolene sodium; coomassie blue 库马西蓝(测血容量指示剂)
anazoturia *n*. 缺氮尿
ANB aspiration-needle biopsy 抽吸针活检
ANBE alpha naphthyl butyrate asterase α-萘丁酸酯梅
AN-BU acrylonitrile-butadiene copolymers 丙烯腈-丁二烯共聚物
anbury ①肿胀 ②肿瘤 ③疖
ANC absolute granulocyte count 粒细胞绝对计数,绝对粒细胞计数
ANCA antineutrophil cytoplasmic autoantibodies 抗嗜中性白细胞浆自身抗体
Ancalochloris *n*. 绿臂菌属
Ancalochloris perfilievii *n*. 普氏绿臂菌
Ancalomicrobium *n*. 臂微菌属
Ancalomicrobium adetum *n*. 游离臂微菌
ancarolol *n*.[商名]安卡洛尔(β受体阻滞药)
ANCC anodal closure contraction 阳极闭合(通电)收缩
-ance [构词成分]行为,性质,状态等 ‖ assist ~ 援助, import ~ 重要性
Ancef *n*. 头孢唑啉钠(cefazolin sodium)制剂的商品名
anceps ①剑型的 ②两边的
ancester 祖先
ancestor *n*. 祖先,祖宗,原种
ancestor; ancestry 祖先
ancestral ①祖先的,祖传的 ②遗传的
ancestry ①祖先,列祖 ②家系,世系
anchilops 内眦脓肿
anchilops; anchylops 内眦脓肿
Anchitrema 近孔(吸虫)属
anchoic acid 杜鹃花酸
anchor ①锚,锚形物 ②固定器,固定凹 ③固定细胞
anchor cell ①锚状细胞 ②固定细胞
anchor granule 固着颗粒,锚状颗粒
anchor hair 锚状毛
anchorage *n*. 抛锚,抛锚地;脏腑固定术;镶牙固定法;抗基,安抗,支抗;增殖细胞固定 ‖ ~, cervical 颈锚基/~, compound 复合锚基/~, compound-simple-intermaxillary 复合单纯颌间锚基,复合单纯颌内锚基/~, compound-stationary-intermaxillary 复合固定颌间锚基,复合固定颌内锚基/~, compound-stationary-reciprocal-intermaxillary 复合固定颌间交互锚基,复合固定颌内交互锚基/~, dovetail 鸠尾锚基/~, extramaxillary 颌外锚基/~, extraoral 口外锚基/~, facial 面锚基/~, intramandibular 下颌内锚基/~, intramaxillary 上颌内锚基/~, intraoral 口内锚基/~, maximum 最大锚基/~, minimum 最小锚基/~, moderate 中等度锚基/~, multipl 多个锚基/~, occipitomental 枕颏部锚基/~, reciprocal 交互锚基/~, reenforced stationary 增力固定锚基/~, simple reenforced 单纯增力锚基/~, simple 单纯锚基/~, stabilizing 稳固锚基/~, stationary 固定锚基
anchoreaform 锚状
anchorin 锚连蛋白
anchoring organ 固着器官,攀援器官
anchoring villi 固着绒毛
Anchorophoridae 钩盘科(隶属于单殖目 Monogena)
Anchorophorus sinensis (Bychowsky & Nagibina) 中华钩盘吸虫(隶属钩盘科 Anchorophoridae)
Anchorophorus 节盘(吸虫)属
Anchoviella chinensis (Gu nther) 中华小公主(隶属于鳀科 Engraulidae)
anchyl(o)- [希;构词成分]弯曲;粘连;钩状
anchylo-; ankylo 弯曲;粘连;钩状
anchyloblepharon; ankyloblepharon 睑缘粘连
anchylops 内眦脓肿
anchylosis 关节僵硬
ancient *a*. 古代的,古老的 *n*. 古时的人,老年人 ‖ ~ly *ad*.
ancillary *a*. 辅助的,附属的(to) *n*. 助手
ancillary 辅助的 ‖ ~ device 辅助设施
ancillary estimator 辅助估计量
ancipital; ancipitous 两头的,两边的,二角的,扁平的
Ancistrocladaceae *n*. 钩枝藤科
Ancistrodon *n*. 蝮蛇属
ancistroid *a*. 钩样的
ancistroid; ancistrous (鱼)钩状的
ancitabine *n*.[商名]安西他滨(抗肿瘤药)
ancitabine 环胞苷
ANCM Association of New Chinese Medicine 中华新医学会
ancmia 贫血 ‖ ~, bothriocephalus 裂头条虫性贫血/~, brickmaker's 砖匠贫血,钩虫性贫血/~, drepanocytic 镰状细胞性贫血/~, fuadin induced (hemolytic) 福锑锈发(溶血性)贫血/~, tunnel 坑道贫血,钩虫病贫血
Ancobon *n*. 氟胞嘧啶(flucytosine)制剂的商品名
ancon ①肘 ②鹰嘴
anconad *ad*. 向肘,向鹰嘴
anconagra *n*. 肘痛风症
anconeal 肘的,肘后的
anconeal; anconal *a*. 肘的
anconeus *n*. 肘(后)肌
anconeus lateralis 肱三头肌外侧头
anconeus longus 肱三头肌长头
anconeus medialis 肱三头肌内侧头
anconitis *n*. 肘关节炎
anconoid *a*. 肘样的,肘状的
ancora 侧齿骨
ancrchism *n*. 无睾(畸形)
Ancrod *n*.[商名]安克洛酶,蛇毒蛋白制剂(抗凝药)
anct auctorum [拉]作者的
ancyl(o)-,. ancyl- [希;构词成分]弯曲;粘连;钩状
Ancylistaceae 新月霉科(一种菌类)
Ancylobacter *n*. 弯杆菌属(屈曲杆菌属)
Ancylobacter aquaticus *n*. 水生弯杆菌(水生微环菌)
Ancylodiscoides 节盘(吸虫)属
Ancylostoma *n*. 钩口(线虫)属 ‖ ~ americanum 美州钩虫(即 Necator americanus)/~ braziliense, ~ ceylonicum 巴西钩(口线)虫,猫钩早/~ caninum 犬钩口线虫,大钩虫/~ duodenale 十二指肠钩口线虫,十二指肠钩虫 / Ancylostomum *n*. Ancylostoma 钩口(线)属,沟虫属/~ americanus 美州沟虫/~ braziliense 巴西沟虫,猫钩虫/~ caninum 犬钩虫/~ ceylanicum 锡兰钩虫/~ duodenale 十二指肠钩虫/~ malayanum 马来钩虫
ancylostomatic *a*. 钩虫性的
Ancylostomatidae 钩口科(寄生虫)
ancylostome *n*. 钩虫,钩口线虫
ancylostomiasis *n*. 钩(口线)虫病 ‖ ~ braziliensis 巴西钩虫病,游走性幼虫病
ancylostomo anemia 钩虫性贫血
ancylostomo-anemia; ancylostomiasis 钩虫性贫血,钩(口线)虫病
Ancylostomum 钩口(线虫)属,钩虫属
Ancyrocephalus 锚钩(吸虫)属
ancyroid *a*. 锚样的,钩样的
Ancyromonas *n*. 弯单胞菌属
Ancyromonas ruminantium *n*. 瘤胃弯单胞菌
Ancystropodium maupasi Faure-Fremiet 毛尾足虫
Ancystropus zeleborii (Kolenati) 泽距螨(隶属于蝠螨科 Spinturnicidae
ANDA 7-amino-1, 3-naphthal-enedisulfonic acid 7-氨基-1, 3萘二磺酸
Anda *n*. [巴西]安达树属
Andean potato latent tymovirus 安第斯马铃薯潜伏芜菁黄花叶病毒
Andernach's ossicles (Johann W von Andernach) 安德纳黑小骨,缝间骨
Anders' disease [James M. 美医师 1854—1936]; **adiposis tuberosa simplex** 安德斯氏病,单纯结节性肥胖症
Andersch's ganglion (Carolus S. Andersch) 安德施氏神经,岩神经节 ‖ ~ nerve 鼓室神经
Andersen's disease (Dorothy H. Andersen) 安德森病(糖原贮积病Ⅳ型) ‖ ~ syndrome (triad) 安德森综合征(三征)(支气管扩张、胰腺囊性纤维化、维生素 A 缺乏)
Andersen's syndrome 安德森氏综合征(支气管扩张,胰腺囊性纤维化及维生素 A 缺乏)
Andersen's syndrome(triad) [Dorothy Hansine 美病理学家 1901 生] 安德森氏综合征(三征)(支气管扩张,胰腺囊性纤维化以及维生素 A 缺乏)
Anderson splint (Roger Anderson) 安德森夹(内外固定骨折用)
Anderson's disease 安徒生病(肝糖贮积病)
Anderson's rectal speculum 安德森直肠镜
Andindione *n*.[商名]茴茚二酮(抗凝药)

andiogenic seizure 听源性发作
Andira *n*. 柯桠树属
andirine *n*. 柯桠树碱，甲基酪氨酸
anditory memery span 听觉记忆阈
Andolast *n*.［商名］安多司特（抗过敏药）
-andr-［构词成分］- 雄 -（1998 年 CADN 规定使用此项名称，主要系指雄激素一类的药物，如雄烯二醇［Androstenediol］、美雄醇［Methandriol］等）
andr-, andr(o)-［希；构词成分］男，雄（用于构成雄激素类物质的名称）
Andrade type familial amyloid polyneuropathy（syndrome）（Corino M. Andrade）安德拉德型家族性淀粉样蛋白多神经病（综合征），葡萄牙型家族性淀粉样蛋白多神经病
Andrade's indicator（Eduardo P. Andrade）安德雷德指示剂（酸性品红水溶液，可被氢氧化钠溶液脱色成黄色，加到葡糖肉汤培养基内，此肉汤培养的一种产酸菌使培养基变为品红色）
Andrade's syndrome 淀粉样变性综合征
Andral's decubitus（sign）（Gabriel Andral）昂德腊尔卧位（征）（卧于健侧，为胸膜炎早期卧位）
andranatomy 男体解剖学，男体解剖
Andre Thomas sign（Andre A. H. Thomas）安德列·托马斯征（①若在指鼻试验时，令患者将一臂高举过头，然后令其将臂落在头上，患者手臂即出现反跳，见于小脑疾病。②捏斜方肌 可在脊髓损害水平上方引起鸡皮疙瘩。）
Andreaeaceae 黑藓科（一种藓类）
Andreaeales 黑苔亚纲（植物分类学，亦称裂囊苔亚纲）
andreioma ①男性细胞瘤 ②卵巢男胚瘤
andreioma; andreoblastoma *n*. 男性细胞瘤（卵巢）
Andrena parvula（Kirby）小地蜂（隶属于地蜂科 Andrenidae）
Andrenidae 地蜂科（隶属于膜翅目 Hymenoptera）
andrenosterone *n*. 肾上腺甾酮
andreoblastoma ①男性细胞瘤 ②卵巢男胚瘤
Andresen appliance（V. Andresent）安德森矫正器，功能矫正器
Andrews' disease［George Clinton 美皮肤病学家 1891 生］; **pustular bacterid** 安德鲁斯氏病，脓疱性细菌疹
Andrewes' test（Christopher H. Andrewes）德德鲁斯试验（检尿毒症）
andriatrics 男科学，男科病学
andrigenesis 雄核发育
andrin 睾丸雄激素
andriol 安雄（十一酸睾酮）
andritrics, andriatry 男性医学，男性科
andro-［希；构词成分］①男（性）②雄（的）③精子
androautosome 雄性常染色体
androblastoma 塞尔托利（Sertoli）细胞瘤，支持细胞瘤，睾丸足细胞瘤，卵巢男性细胞瘤
androchorous 人（传）播的
androconia 香鳞（昆虫）
androcur 环丙氯地孕酮
androcyte; spermatid 精子细胞
androdedotoxin *n*. 杜鹃花毒素
androdiocecy 雄性两性花异株
androecious 单雄性的
androecium *n*. 雄蕊
androecy 雄性植物
androgalactozemia *n*. 男性泌乳，男子泌乳
androgamete 雄配子
androgamone *n*. 雄（性交）配素，雄配素，雄性配素
androgamy 雄细胞受精
androgen 雄激素，男性激素 ‖ ~ binding protein 雄激素结合蛋白 / ~ hypersecretion 雄激素分泌过多 / ~ index 雄激素指数 / ~ insensitivity syndrome 雄激素不敏感综合征 / ~ insensitivity 睾丸女性化 / ~ receptor 雄激素受体 / ~ replacement therapy（ART）雄激素替代治疗 ‖ ~ ic *a*. 雄激素的；生男性征的，产生雄性征的
androgene 生精细胞，精原细胞
androgenesis ①孤雄生殖，雄核生殖 ②雄核发育
androgenic 促成雄性性状的，生男性征的，产生雄性征的 ‖ ~ parthenogenesis 产雄单性生殖 / ~ anabolic agent 雄性同化剂 / ~ flush 雄激素性红晕 / ~ gland 雄腺 / ~ hormones 雄激素族激素 / ~ urinary compounds 尿中雄激素代谢物
androgenicity *n*. 生男性征性能，产生雄性征性能
androgen-induced hermaphroditism 雄激素所致的两性畸形
androgen-insensitivity syndrome 雄激素不敏感综合征
androgenital syndrome 男性激素过多症（因男性激素分泌过多所致之男性化特征）
androgenization *n*. 雄激素化（作用）（女子产生过多雄激素；男子正常的男性化）
androgenized *a*. 雄激素化的（女子产生或存在过多雄激素；男子正常男性化）
androgenotherapy 雄激素疗法
androgeny 个体雌雄同体平衡
androglossia *n*. 女性男声，男性型声
androgone 生精细胞，精原细胞
androgonial cell 精原细胞
androgonial tissue 精原组织
androgonium（复，androgonia）雄原细胞，精原细胞
andrographis *n*.［拉；植药］穿心莲
Andrographis paniculata（Burm. f.）Nees［拉；植药］穿心莲
Andrographis tenera（Nees）O. Kuntze［拉；植药］白花穿心莲（其药用部分：全草和叶）
andrographolide *n*.［商名］穿心莲内酯（抗菌药）
Andrographolidi Natrii Bisulfis 亚硫酸氢钠穿心莲内酯
Andrographolidum 穿心莲内酯
Andrographolidum Solubile 水溶性穿心莲内酯
androgynal ①雌雄同体的 ②雌雄同序的
androgyne *n*. 两性体，雌雄同体；女性假两性体
androgyneity *n*. 两性畸形，男子女化
androgynism ①两性现象 ②雌雄同体
androgynoid *n*. 假两性体 *a*. 女性假两性畸形的
androgynophilia 双性恋
androgynous ①两性畸形的 ②雌雄同体的 ③雌雄同序的 ④雌雄同丝的
androgyny ①雌雄同序 ②雌雄同体 ③雌雄同丝
androhermaphrodite 强雄两性花
android; androidal 男性样的
Androisoxazole *n*.［商名］雄异恶唑（雄激素类药）
androkinin 雄激素，男性激素
Androlaelaps hsui（Wang）徐氏阳厉螨（隶属于厉螨科 Laelaptidae）
Androlaelaps pavlovskii（Bregetova）巴阳厉螨（隶属于厉螨科 Laelaptidae）
Androlaelaps singularis（Wang）单阳阳厉螨（隶属于厉螨科 Laelaptidae）
Androlaelaps trifurcatus（Wang）三叉阳厉螨（隶属于厉螨科 Laelaptidae）
androlepsis 受孕
androlin 丙酸睾丸素
andrologia 男科学，男性生殖器病学
andrology *n*. 男科学，男性生殖器病学
androma *n*. 男性细胞瘤（卵巢）
Andromeda *n*. 梫木属（其中数种含麻醉性毒质）
andromedotoxin *n*. 梫木毒素（抑制呼吸中枢及催眠）
andromerogon *n*. 雄核卵片 ‖ andromerogone *n*.
andromerogony ①雄核的卵片发育 ②卵片受精
andromimetic *a*. 男子样的，生男性征的
andromonoecy 雄性两性花同株
andromorphous *a*. 男性形态的，男形的
andropathy *n*. 男性病
androphany 女性男性化
androphile; androphilous *a*. 嗜人血的（指蚊）
androphobia *n*. 男性恐怖，恐男症
androplasm 雄质
Andropogon *n*. 须芒草属
Androsace aizoon Duly var. coccinea Franch.［拉；植药］红花点地梅（植）全草入药
Androsace umbellata（Lour.）Merr.; ~ saxifragaefolia Bunge 点地梅（植）全草入药
androsome 限雄染色体
androspermium 产雄精子
androspore 雄孢子
Androspyridae Haeckel 条篮虫科
androstane *n*. 雄（甾）烷
androstanediol *n*. 雄（甾）烷二醇
androstanedione *n*. 雄（甾）烷二酮
androstanolone *n*. 雄诺龙，雄（甾）烷醇酮
Androstanolone *n*.［商名］雄诺龙（雄激素类药）
androstene *n*. 雄（甾）烯
androstenediol *n*. 雄（甾）烯二醇
Androstenediol *n*.［商名］雄烯二醇（雄激素类药）
androstenedione *n*. 雄（甾）烯二酮
androsterone *n*.［商名］雄（甾）酮（雄激素类药）
androsterone sulfate 硫酸雄酮
androsymphia 男联胎

androtermone 雄性决定物质
androtype ①雄膜 ②雄模标本
-ane [构词成分](化学词尾)烷,饱和烃,烷(烃)
ANE acetic naphthyl esterase 醋酸萘酚酯酶
anecdotal *a*. 无对照的(不是根据对照临床试验的)
anecdote *n*. 轶事,奇闻
anecdysis *n*. 不蜕皮期,蜕皮间期(指节肢动物)
anecho 无回声
anechoic *a*. 无回声的,无反响的,消声的(指消声室)‖ ~ area 无回声区/~ chamber 消声室/~ room 消声室,无回声室/~ tank 消声箱,消声水池
anectasin *n*. 缩脉管性菌毒素
anectasis *n*. 先天性扩张不全,原发性肺不张
Anectine *n*. 氯琥珀胆碱(succinylcholine chloride)制剂的商品名
anedeous 无生殖器的
anegenitical ring 肛环
anejaculation 无射精,射精失败
anelectrotonic current 阳极电紧张电流
anelectrotonus *n*. 阳极(电)紧张 ‖ anelectrotonic *a*.
anellus 阳茎环
Anel's operation (Dominique Anel) 阿内尔手术(用探子扩张泪管,然后注射收敛剂) ‖ ~ probe 阿内尔探子(用于泪点及泪管)/~ syringe 泪道注射器
anem(o)- [构词成分] 风 ‖ anemogamy 风媒授粉/anemograph 风速表/
anemaran 知母多糖
Anemarrhena asphodeloides Bunge [拉;植药] 知母(药用部分为根茎)
anematosis; general anemia 全身性贫血
anembryonic pregnancy 无胚胎妊娠
anemia *n*. 贫血 ‖ achylic ~ 胃液缺乏性贫血/anhematopoietic ~, anhemopoietic ~ 造血功能不良性贫血/aplastic ~, aregenerative ~ 再生障碍性贫血/autoimmune he mol ytic ~ (AIHA) 自身免疫性溶血性贫血(获得性溶血性贫血,其血清抗体一般为 IgG 类,与红细胞起反应,血清抗球蛋白试验为阳性)/cameloid ~, elliptocytary ~, elliptocyto tic ~ 椭圆形红细胞性贫血/congenital ~ of newborn 新生儿先天性贫血/cow's milk ~ 牛乳性贫血,食乳性贫血/deficiency ~, nutritional ~ 营养(缺乏)性贫血/drug -ind uced immune hemolytic ~ 药物诱发免疫性溶血性贫血/familial megaloblastic ~ 家族性巨成红细胞性贫血/glucoss -6-phosphate dehydrogenase deficiency ~ 葡糖-6-磷酸脱氢酶缺乏性贫血/ground itch ~ 钩虫性贫血,钩虫病/hemolytic ~ 溶血性贫血/hem orrhagic ~ 4 同血性贫血/hypochromic ~ 低色(指数)性贫血/hypochromic microcyt ic ~ 低色小红细胞性贫血/iron deficiency ~ 缺铁性贫血/leukoerythroblastic ~, my elopathic ~, myelophthisic ~ 成白红细胞性贫血,骨髓病性贫血/macrocytic ~, megal ocytic ~ 大红细胞性贫血,巨红细胞性贫血/Mediterranean ~ 珠蛋白生成障碍性贫血,地中海贫血/microcytic ~ 小红细胞性贫血/miners' ~ 矿工贫血,钩(口线)虫病/normocytic ~ 正常红细胞性贫血/pernicious ~ 恶性贫血/phenylhydrazine ~ 苯肼中毒性贫血/polar ~ 极地贫血/primary ~ 原发性贫血/pure red cell ~ 纯红细胞性贫血/refractory ~ 顽固性贫血/refractory sideroblastic ~ 顽固性铁粒幼红细胞性贫血/scorbutic ~ 坏血病性贫血/secondary ~ 继发性贫血/sickle cell ~ 镰状细胞性贫血/sideroblastic ~, sideroachrestic ~ 铁粒幼红细胞性贫血,铁失利用性贫血/slaty ~ 石板样贫血/splenic ~ 脾性贫血(先天性脾肿大) ‖ anemic *a*.
anemic 贫血样的
anemic anoxia 贫血性缺氧
anemic hypotony 贫血性低眼压
anemic retinopathy 贫血性视网膜病变
anemize 致贫血
anemocoelous centrum 异凹椎体
anemocoelous vertebra 异凹椎
anemogamy 风媒授粉
anemograph *n*. 风速表,自记风速表
anemometer *n*. 风速计
Anemone *n*. [拉;植药] 银莲花属(毛茛科) ‖ ~ Altaica Fisch. Ex C. A. Mey. [拉;植药] 阿尔泰银莲花/~ altaica Fisch. 阿尔泰银链花(植)药用部分:根状茎—[九节菖蒲]/~ brown ring virus 白头翁褐环病毒/~ clematis [植药] 绣球藤/~ davidii Franch. [拉;植药] 西南银莲花/~ flaccida Fr. Schmidt [拉;植药] 鹅掌草/~ hupehensis Lem. [拉;植药] 打破碗花花/~ hupehensis Lemoine var. japonica (Thunb.) Bowles et Stearn 秋牡丹(植)药用部分:根、茎、叶、全草—打破碗花花/~ mosaic virus (Turnip mosaic virus 株) 白头翁花叶病毒/~ parsley leaf virus 白头翁羽叶病毒/~ raddeana Regal [拉;植药] 多被银莲花/~ raddeana Regel 多被银莲花(植)药用部分:根状茎—[竹节香附]/~ rivularis Buch. -Ham. ex DC [拉;植药] 草玉梅/~ rivularis Buch. -Ham. ex DC. [拉;植药] 康定翠雀花/~ rivularis Buch. -Ham. 虎掌草,草玉梅(植)药用部分:根—[虎掌草]/~ tomentosa (Maxim.) Pei [拉;植药] 大火草/~ vitifolia Buch. -Ham. ex DC. [拉;植药] 野棉花
anemonin *n*. 白头翁素
anemonism *n*. 白头翁中毒
anemonol *n*. 白头翁脑
anemophilous *n*. 风媒的
anemophily 同媒授粉
anemophobia *n*. 通风恐怖,畏风,恐风症
anemotaxis *n*. 向风性,趋风性
anemotrophy *n*. 血液滋养不足
anemotropism *n*. 趋风性,向风性
anemposcope 风向仪
anencephalemia; anencephalaemia 脑贫血
anencephalia; anencephaly 无脑(畸形)
anencephalic *a*. 无脑的
anencephalotrophia 脑萎缩,脑营养不足
anencephalous 无脑的
anencephalus 无脑儿,无脑畸胎
anencephaly; anencephalia 无脑(畸形)
anenergia *n*. 精力不足
anenterotrophy 肠萎缩,肠营养不足
anenterous ①无肠的 ②肠无力
anenzymia *n*. 无酶症 ‖ ~ catalasea 触酶缺乏症
aneosinophilia 嗜曙红细胞减少,嗜酸细胞减少
anephric 无肾的
anephrogenesis ①肾发育不全 ②无肾(畸形)
anepia 语言不能,失语
anepimaron 上后侧片
anepiploic 无网膜的
anepisternite 中前侧片
anepisternum 上前侧片
anepsia *n*. 不消化
aner 雄蚁
anergasia; anergasis 活动力缺失
anergic *a*. 精力不足的
anergy ①无变应性,无(细胞免疫)反应性 ②无力
aneroid *a*. 无液的,不湿的 *n*. 空盒气压表
anerotic 无性欲,无性反应
aneroticism; anerotism 缺乏性兴趣或反应
anerythroblepsia 红色盲
anerythrochloropsia 红绿色盲
anerythrocyte 无色红细胞
anerythroplasia *n*. 红细胞发生不能 ‖ anerythroplastic *a*.
anerythroplasia 红细胞形成不能,红细胞发生不能
anerythroplastic 红细胞形成不能的,红细胞发生不能的
anerythropoiesis *n*. 红细胞生成不足
anerythroregenerative *a*. 红细胞再生不能的
Anes anesthesia 麻醉
Anesth anesthetic 麻醉剂;麻醉的;感觉缺失的
anesthecinesia; anesthekinesia 感觉与运动能力缺失
anesthesia *n*. 感觉缺失,麻木;麻醉(法) ‖ ~ acupuncture 针刺麻醉,针麻/~, angiospa stic 血管痉挛性感觉缺失/~, balanced 平衡麻醉/~, basal 基础麻醉/~, block 阻滞麻醉/~, bulbar 延髓性感觉缺失/~, caudal 脊尾麻醉,骶管麻醉/~, central 中枢性感觉缺失/~, cerebral 大脑性感觉缺失/~, closed 紧闭式麻醉/~, colonic 结肠麻醉/~, com pre ssion 压迫性感觉缺失/~, conduction 传导阻滞麻醉/~, crossed 交叉性感觉缺失/~, dental 牙麻醉/~, dissociated; ~, dissociation 分离性感觉缺失(触觉存在,痛觉、温度觉丧失)/~, doll's head 木偶式感觉缺失(影响头、颈和胸上部)/~, electric 电麻醉/~, epidural 硬膜外麻醉/~, extra-oral 口外麻醉/~, facial 面(神经)麻木/~, gauntlet; ~, glove 手套式感觉缺失/~, general 全身麻醉/~, girdle 束带状感觉缺失/~, gustatory 味觉丧失/~, high pressure 压力麻醉/~, hypothermic 低温麻醉/~, infiltration 浸润麻醉/~, inhalation 吸入麻醉/~, insufflation 吹入麻醉/~, intracostal 肋间神经阻滞麻醉/~, intranasal 鼻内麻醉/~, intraoral 口内麻醉/~, intrapulpal 牙髓内麻醉/~, intraosseous 骨内麻醉/~, intravenous 静脉麻醉/~, local 局部麻醉/~, mandibular conduction 下颌传导麻醉,/~, mental 精神性感觉缺失/~, mixed 混合麻醉/~, muscular 肌觉缺失/~, nasopaltine

nerv 鼻腭神经麻醉 / ~, olfactory 嗅觉丧失 / ~, oral 口腔麻醉 / ~, parasacral 骶旁麻醉 / ~, partial 部分感觉缺失 / ~, peridental 牙周麻醉 / ~, peridural 硬脊膜外麻醉 / ~, peripheral 末梢性感觉缺失 / ~, permeation 渗入麻醉 / ~, potential 强化麻醉/ ~, refrigeration 冷冻麻醉 / ~, regional 区域麻醉 / ~, sacral 骶(管)麻醉 / ~, saddle block 鞍状阻滞麻醉 / ~, segmental 分节性感觉缺失 / ~, semiopen 半开放式麻醉 / ~, sexual 性欲缺失 / ~, spinal 脊髓麻醉,脊椎麻醉;脊髓性感觉缺失 / ~, splanchnic 内脏神经麻醉/ ~, spraying 喷雾麻醉/ ~, submucaus 黏膜下麻醉/ ~, subperiosteal 骨膜下麻醉 / ~, surface 表面麻醉 / ~, surgical 外科麻醉 / ~, thalamic hyperesthetic 丘脑感觉过敏性感觉缺失,丘脑综合征 / ~, thermal; ~, thermic 温度觉缺失 ~ topical 表面麻醉 / ~, total 全(部)感觉缺失/ ~, transsacral 经骶麻醉/ ~, traumatic 外伤性感觉缺失 / ~, twilig ht 朦胧麻醉,朦胧睡眠,半麻醉 / ~, unilateral 偏身麻木/ ~, vein 静脉麻醉 / ~, visceral 内脏感觉缺失

anesthesimeter ***n***. 麻醉度计,麻醉剂量调节计;感觉缺失测量器

Anesthesin ***n***. 苯佐卡因(benzocaine)制剂的商品名

anesthesiology ***n***. 麻醉学 ‖ anesthesiologist ***n***. 麻醉学家

Anesthesiology 麻醉学(杂志名)

Anesthesiology Bibliography 麻醉学文献题录(杂志名)

anesthesiophore ***a***. 有麻醉作用的 ***n***. 麻醉剂

anesthetic ***a***. 感觉缺失的;麻醉的 ***n***. 麻醉药 ‖ ~, general 全身麻醉药 / ~, local 局部麻醉药 / ~, topical ~ 表面麻醉药 ‖ ~ally ***ad***.

anesthetic drugs 麻醉药品

anesthetic group equipment 麻醉组设备

anesthetic machine 麻醉机

anesthetic-proof equipment 抗感觉缺失设备

anesthetised animal 麻醉动物

anesthetist ***n***. 麻醉师

anesthetization ***n***. 麻醉法

anesthetize ***vt***. 使麻醉;使麻木 ‖ anesthetization ***n***.

anesthetized animal 麻醉动物

anesthetometer ***n***. 麻醉气计量器

anesthetospasm ***n***. 麻醉期痉挛

anesthsiologist ***n***. 麻醉学家

anestrin 抑动情愫

anestrous 无动情期

anestrum; anestrus 休止期,不动情期,动情间期

anethene ***n***. 莳萝烃,莳萝烯

Anethocuraium Diiodide ***n***. [商名] 阿奈库碘铵(解痉药)

Anethol Trithione ***n***. [商名] 茴三硫(利胆药)

anethole ***n***. 茴香脑(升白细胞药)

Anethole ***n***. [商名] 茴香脑(升白细胞药)

anethopathy ; anetopathy 明知故犯性病态(或变态)人格,悖德

Anethum ***n***. [拉;植药] 莳萝属

Anethum graveolens L. [拉;植药] 莳萝

anetic ***a***. 弛缓的,缓和的

anetiological ***a***. 非病原学的,病原不明的

anetoderma ***n***. 皮肤松垂 ‖ perifollicular ~ 毛囊周围皮肤松垂 / postinflammatory ~ 炎症后皮肤松垂

aneucentric 多着丝粒的

aneucentric chromosome 非单着丝粒染色体

aneucentric translocation 连着丝粒易位

aneugamy ***n***. 非整倍配合

aneuhaploid 非整倍单倍体

aneuploid ***a***. 非整倍的 ***n***. 非整倍体

aneuploid cell line 非整倍体细胞系

aneuploidy 非整倍性,非整倍体性

Aneuraceae 片叶苔科(一种苔类)

aneuria ***n***. 神经力不足,脑力衰弱

aneurilemmic 无神经膜的

aneurin 抗神经炎素,维生素 B

aneurin anti-polyneuritis vitamin 抗多发性神经炎维生素

aneurin(e) ***n***. 硫胺,维生素 B_1 ‖ ~ hydrochloride 盐酸硫胺,盐酸维生素 B_1

aneurism 动脉瘤 ‖ ~ aneurysm ***n***. 动脉瘤

aneurogenic ***a***. 无神经源(性)的

Aneurolepidium dasystachys (Trin.) Nevski [拉;植药] 赖草

aneuros 无力的,松弛的

aneurysm ***n***. 动脉瘤 ‖ abdominal ~ 腹主动脉瘤 / arteriovenous ~ 动静脉瘤 / arter ivenous pulmonary ~ 肺动静脉瘤,动静脉瘘 / berry ~, brain ~, cerebral ~ 颅内小动脉瘤,脑动脉瘤 / dissecting ~ 壁间动脉瘤 / mycotic ~, bacterial ~ 细菌性动脉瘤 / venous ~ 静脉瘤 ‖ aneurysmal, aneurysmatic ***a***.

aneurysma [拉]动脉瘤

aneurysmal varix 动静脉瘤性血管曲张

aneurysmal 动脉瘤的

aneurysmatic 动脉瘤的

aneurysmectomy ***n***. 动脉瘤切除术

aneurysmograph 动脉瘤(照)片,动脉瘤造影(照)片

aneurysmoplasty ***n***. 动脉瘤成形术

aneurysmorrhaphy ***n***. 动脉瘤缝术

aneusomaty 同体异数,染色体异数

aneuspory 异数孢子

anew ***ad***. 再,重新,另

ANF atrial natriuretic factor 心房钠尿因子/alpha-naphthoflavone α-萘黄酮/antinuclear factor 抗核因子

anfleurage 脂提法(提取花中香精的一种方法)

an-fol A anti-folic acid A 抗叶酸 A

an-fol R anti-folic acid R 抗叶酸 R

anfractuosity ***n***. 纡曲,变曲;曲折,错缩;脑沟

anfractuous; anfractuose 纡曲的,弯曲的,波状的

Ang Ⅰ angiotensin Ⅰ 血管紧张素Ⅰ

Ang Ⅱ angiotensin Ⅱ 血管紧张素Ⅱ

ANG Alles-oder-Nichts-Gesetz [德]全或无定律

Ang angiogram 血管造影图片

Ang-ase angiotensinse 血管紧张素酶

angei-; angi- 血管,管道,导管

angeial 血管的

angeioma 血管瘤

angeitides (单 angeitis)脉管炎

angeitis 脉管炎

Angel dust phencyclidine and marijuana mixture 苯环己哌啶和天麻合剂

Angel fosu [动药]日本扁鲨

Angel fosu fetus [动药]日本扁鲨胎

Angel fosu gall [动药]日本扁鲨胆

Angel fosu liver [动药]日本扁鲨肝

Angel fosu muscle [动药]日本扁鲨肉

Angel fosu swim-bladder [动药]日本扁鲨鳔

angel ***n***. 天使 ‖ ~ wing sign 天使翼征

angelic ***a***. 天使(般)的

angelic acid 当归酸,欧白芷酸

Angelica ***n***. [拉;植药] 当归属(亦称白芷属)

Angelica acutiloba (Sieb. et Zucc.) Kitag.; Ligusticum acutilobum Sieb. et Zucc. [拉;植药]东当归 Angelica brevicaulis L. [拉;植药] 短茎独活

Angelica citriodra Hance [拉;植药] 隔山香

Angelica dahurica (Fisch. ex Hoffm.) Benth. et Hook. F. [拉;植药]白芷

Angelica dahurica Benth. et Hook. C. V. paichi Kimura Hata et Yen C. f. Chi-Yu-p aichi [拉;植药]白芷

Angelica dahurica Benth. et Hook. C. V. paichi Kimura, Hata et Yen C. f. Chuan-H on-paichi 杭白芷

Angelica dahurica (Fisch. ex Hoffm) Benth. et Hook. F. var. formosana (Boiss.) (拉;植药)杭白芷

Angelica gigas Nakai [拉;植药]大当归

Angelica grosseserrata Maxim. [拉;植药]大齿独活(植)药用部分:根

Angelica laxifoliata Diels [拉;植药]疏叶独活(植)药用部分:根

Angelica megaphylla Diels 大叶独活(植)药用部分:根

Angelica miqueliana Maxim. 背翅独活(植)药用部分:根

Angelica porphyrocaulis Nakai et Kitag. 兴隆独活(植)药用部分:根

Angelica pubescens Maxim. f. biserrata Shan et Yuan [拉;植药]重齿毛当归

Angelica pubescens Maxim. f. biserrata Shen et Yuan [拉;植药]重齿毛当归,又称独活

Angelica pubescens Maxim. [拉;植药]毛独活

Angelica sinensis (Oliv.) Diels [拉;植药]当归

Angelica taiwaniana Boiss. [拉;植药]杭白芷

angelicin 当归根素

angeline ***n***. N-甲基酪氨酸

Angelman's syndrome (Harry Angelman)安吉尔曼氏综合征,快乐木偶综合征(见 syndrome 项下 happy puppet syndrome)

Angelucci's syndrome (Arnaldo Angelucci)昂杰路契氏综合征(春季结膜炎综合征:激动、心悸及血管运动障碍)

anger ***n***. 愤怒 ***vt***. 使发怒,激怒 ***vi***. 发怒

Anghelescu's sign (Constantin Anghelescu) 安杰利斯库征(脊椎结

核患者仰卧时只能靠头 和足跟移动，脊椎不能前弯）
angi-，angi(o)-［希；构词成分］血管，管道，导管
angialgia；angiodynia 血管痛
angiasthenia *n*．血管无力
angiectasis *n*．血管扩张 ‖ angiectatic *a*．
angiectatic 血管扩张的
angiectid 血管扩张斑
angiectomy *n*．血管切除术
angiectopia *n*．血管异位
angielcosis 血管壁溃疡
angiemphraxis 血管阻塞
angiitis（［复］angiitides）*n*．血管炎，脉管炎 ‖ allergic granulomatous ～ 变应性肉芽肿性血管炎／leukocytoclastic ～ 白细胞破碎性血管炎，过敏性血管炎／necrotizing ～ 坏死性血管炎
angileucitis；angioleucitis 淋巴管炎
angilodematous 血管（神经）性水肿的
angina *n*．咽峡炎，咽痛；绞痛（现在几乎专指心绞痛）‖ abdominal ～ 腹绞痛／agranulo cytic ～ 粒细胞缺乏性咽峡炎／benign croupous ～ 疱疹性咽峡炎／～ cordis 心绞痛／exudative ～ 渗出性咽峡炎，格鲁布（croup）／hippocratic ～ 咽后脓肿／hysteric ～ 癔病性心绞痛／intestinal ～ 肠绞痛／lacunar ～ 扁桃体炎／malignant ～ 恶性咽峡炎／neutropenic ～ 粒细胞缺乏性咽峡炎／～ pectoris 心绞痛／～ phlegmonosa 扁桃体周脓肿／～ sine dolore 无痛性心绞痛／vasomotor ～ 血管收缩性心绞痛
anginal *a*．咽峡炎的，心绞痛的
anginiform，anginoid *a*．咽峡炎样的；心绞痛样的
anginin 吡醇氨酯，血脉宁
anginophobia *n*．心绞痛恐怖
anginosis *n*．咽峡炎病，咽痛病；绞痛病
angio-［希；构词成分］（亦作 angeio-）管；血管；淋巴管
angio-ectatic；angiectatic 血管扩张的
angio-edema；angioneurotic edema 血管（神经）性水肿
angio-elephantiasis 血管象皮病
angio-endothelioma 血管内皮瘤
angio-myeloma 血管骨髓瘤
Angio angiologica 脉管学（杂志名）
angio neurotic edema 血管神经性水肿
angio-；angi-；angei-［希］；blood vassel［英］：vas sanguineum 血管
angioaccess *n*．血管入口
angio-architecture 血管布列，血管构造
angioasthenia *n*．血管无力
angioataxia *n*．血管紧张失调
angioautotomography 自家血管体层摄影（术）
angioblast *n*．成血管细胞 ‖ ～ic *a*．
angioblastoma *n*．成血管细胞瘤
angiocardiogram *n*．心血管照片，心血管造影（照）片
angiocardiograph 心血管造影装置
angiocardiography（简作 AGG）心血管造影术，心血管描记法
angiocardiokinetic *a*．心血管运动的
angiocardiopathy *n*．心血管病
angiocardiopeumography 心肺血管造影（术）
angiocardiopneumogram 心肺血管造影（照）片
angiocarditis *n*．血管心脏炎
angiocavernoma 海绵状血管瘤
angiocavernous *a*．海绵状血管瘤的
angiocentric *a*．血管中心的
angioceratoma *n*．血管角质瘤，血管角化瘤
angiocheiloscope *n*．唇血管镜
angiocholecystitis *n*．胆囊胆管炎
angiocholecystography 胆管胆囊造影
angiocholegraphy 胆道 X 线造影
angiocholitis *n*．胆管炎
angiochondroma *n*．血管软骨瘤
angioclast *n*．血管压轧钳
Angiococcus *n*．囊球菌属，囊球黏菌属，管球菌属 ‖ ～ cellulosum *n*．纤维囊球菌（纤维囊球黏菌）／～ disciformis *n*．碟形囊球菌（碟形囊球黏菌）／～ moliroseus *n*．玫瑰粒囊球菌（玫瑰粒囊球黏菌）
Angio-CONRAY *n*．碘拉酸钠（sodium iothalamate）制剂的商品名
angio-conray 安奇欧康瑞，血管康瑞，异泛影钠，碘酞钠（造影剂）
angiocrine *a*．内分泌性血管（舒缩）障碍的
angiocrinosis *n*．内分泌性血管（舒缩）障碍
angio-CT technique 血管计算体层摄影技术
angiocyst *n*．成血管囊
angioderm *n*．血管胚层（成血管细胞）
angioderma pigmentosum；xeroderma pigmentosum 着色性干皮病
angiodermatitis *n*．血管皮炎 ‖ disseminated pruritic ～ 播散性瘙痒性血管皮炎，痒性紫癜
angiodiascopy *n*．肢血管透视法
angiodiastasis ①血管异位 ②血管分离
angiodiathermy *n*．血管透热凝固术，血管透热法
Angiodictyidae 稳盘（吸虫）科
angio-dynamic 血管动力学的
angiodynia *n*．血管痛
angiodysplasia *n*．血管发育异常，血管发育不良
angiodystrophia；angiodystrophy *n*．血管营养障碍
angiodystrophy 血管营养障碍
angioectasia 血管扩张
angioectatic *a*．血管扩张的
angioedema *n*．血管（神经）性水肿 ‖ hereditary ～ 遗传性血管性水肿／vibratory ～ 振动性血管性水肿 ‖ ～tous *a*．
angioelephantiasis *n*．血管象皮病
angioendothelioma *n*．血管内皮瘤
angioendotheliomatosis *n*．血管内皮瘤病 ‖ systemic proliferating ～ 系统性增生性血管内皮瘤病
angiofibroblastoma 血管成纤维细胞瘤
angiofibroma *n*．血管纤维瘤 ‖ nasopharyngeal ～，juvenile ～ 鼻咽血管纤维瘤，幼年血管纤维瘤
angiofollicular *a*．血管滤泡的
angiogenesis *n*．血管生成，血管发生 ‖ tumor ～ 肿瘤血管发生
angiogenic *a*．血管源（性）的，生成血管的
angiogenin(e) 血管生长因子，血管生长素
angioglioma *n*．血管神经胶质瘤
angiogliomatosis *n*．血管神经胶质瘤病，血管神经胶质增生病
angiogliosis retinae 视网膜血管神经胶质增生症
Angiografin *n*．［商名］安奇欧格拉芬，血管葡胺，泛影葡胺（血管造影剂）
angiogram；angiograph *n*．血管造影（照）片
angiogranuloma *n*．血管肉芽肿
angiograph ①血管造影（照）片 ②脉搏描记图 ③脉搏图仪
angiographer 血管造影操作者
angiographic *a*．血管造影的 ‖ ～ anatomy 血管造影解剖学／～ blush 血管造影染色／～ catheter 血管造影导管／～ catheter therapy 血管造影导管治疗／～ circulation time 血管造影循环时间／～ equipment 血管造影设备／～ guidewire 血管造影导丝／～ morphologic correlation 血管造影—形态学对照（研究）／～ occlusion 血管造影性闭塞（法）／～ Sylvian point 血管造影西尔维恩点，血管造影侧裂点／～ silicon tube 血管造影用硅管／～ teflon bube 血管造影用聚四氟乙烯管
angiographically complete occlusion 血管造影性完全闭塞
angiographically occlusion 血管造影性闭塞
angiographic-morphology 血管造影—形态学
angiography *n*．血管造影（术）；血管学 ‖ cerebral ～ 脑务管造影（术）／coronary ～ 冠状血管造影（术）／intravenous digital subtraction ～ 经静脉数字减影血管造影（术）
angiography 血管造影（术），血管学，脉搏描记术 ‖ ～ catheter 动脉造影导管／～ set 血管造影器械包
angiohemophilia；vascular hemophilia；pseudohemophilia；von Willebrand's disease 血管性血友病
angiohyalinosis *n*．血管（肌层）透明变性
angioid *a*．血管样的，血管状的
angioid streaks 血管样条纹症
angiokeratoiditis；vascular keratitis 血管性角膜炎
angiokeratoma *n*．血管角化瘤，血管角质瘤（亦称血管角化病，血管扩张性疣）‖ ～ circumscriptum 局限性血管角化瘤／corporis diffusum，diffuse ～ 弥漫性躯体血管角化瘤／～ of crotum 阴囊血管角化瘤／solitary ～ 孤立性血管角化瘤
angiokinesis *n*．血管舒缩 ‖ angiokinetic *a*．
angioleiomyoma *n*．血管平滑肌瘤
angioleucitis；angioleukitis *n*．淋巴管炎
angioleucology 淋巴管学
angioleukectasia 淋巴管扩张
angioleukitis *n*．淋巴管炎
angiolipoleiomyoma *n*．血管脂肪平滑肌瘤
angiolipoma *n*．血管脂（肪）瘤
angiolith 血管石
angiology；angiologia *n*．血管学，脉管学，血管淋巴管学
Angiology：The Journal of Vascular Disesses 脉管学：血管病（杂志名）
angiolupoid *n*．毛细管扩张性狼疮疹（主要发生在鼻两侧）
angiolymphangioma *n*．血管淋巴管瘤
angiolymphitis *n*．淋巴管炎

angiolymphoma *n*. 淋巴管瘤
angiolysis *n*. 血管破坏,血管破裂(指血管退化或闭塞,例如发生在胚胎发育期间)
angioma *n*. 血管瘤 ‖ ~ arteriale racemosum 蔓状血管瘤,葡萄状血管瘤/~ cavernosum 海绵状血管瘤,勃起组织瘤/~ conjunctivae 结膜血管瘤/~ cutis 皮血管瘤,血管痣/~ lymphaticum 淋巴管瘤/~ orbitae 眼眶血管瘤/~ serpiginosum 匐行性血管瘤/~ simplex 单纯性血管瘤/~ telangiestatic 毛细血管扩张性血管瘤/~ vensum racemosum 蔓状静脉瘤/‖~ tous *a*.
angiomalacia 血管(壁)软化
angiomatosia 血管瘤病
angiomatosis *n*. 血管瘤病,多发性血管瘤
angiomatosis retinae cystica 囊肿性视网膜血管瘤病
angiomatosis retinae 视网膜血管瘤病
angiomatosis retinocerebellosa 小脑视网膜血管瘤病
angiomatosis, encephalofacial 脑颜面血管瘤病
angiomatosis, encephalotrigeminal; Sturg-Weber syndrome 脑三叉神经血管瘤病
angiomatous 血管瘤的
angiomegaly *n*. 血管增大(尤指眼睑)
angiometamorphic effect (药物的)血管变态作用
angiometer *n*. 脉搏计,血管口径张力计
angiomyces 血管蕈状扩张
angio-myeloma 血管骨髓瘤
angiomyocardial 血管心(肌)的
angiomyofibroblastoma of the vulva 外阴血管肌纤维母细胞瘤
angiomyolipoma *n*. 血管肌脂瘤
angiomyoliposarcoma 血管肌脂肪肉瘤
angiomyoma *n*. 血管肌瘤
angiomyoneuroma *n*. 血管肌神经瘤,血管珠瘤
angiomyopathy 血管肌病
angiomyosarcoma *n*. 血管肌肉瘤
angiomyxoma *n*. 血管黏液瘤
angionecrosis *n*. 血管壁坏死
angioneoplasm *n*. 血管瘤
angionephrography 肾血管造影(术)
angionephrotomography 肾血管(造影)体层摄影(术)
angioneuralgia *n*. 血管神经痛
angioneurectomy *n*. 血管神经切除术
angioneuro—edema; angioneurotic edema 血管神经性水肿
angioneuroedema 血管神经性水肿
angioneuroma; angioneuromyoma *n*. 血管神经瘤,血管神经肌瘤(亦称血管球瘤)
angioneuropathy *n*. 血管神经病 ‖ angioneuropathic *a*.
angioneurotic *a*. 血管神经病的
angioneurotic edema 血管神经性水肿
angioneurotic retinitis 血管神经性视网膜炎
angioneurotomy *n*. 血管神经切断术
angionoma *n*. 血管溃疡
angionosis 血管病
angiopancreatitis 胰血管炎
angioparalysis *n*. 血管麻痹
angioparesis *n*. 血管不全麻痹,血管轻麻痹
angiopathia [拉]血管病
angiopathology *n*. 血管病理学
angiopathy *n*. 血管病
angiophakomatosis *n*. 囊肿性视网膜血管瘤病(小脑及视网膜内血管瘤样囊肿形成),晶状体样血管瘤病
angiophorous 附带血管的
angioplacentography 胎盘血管造影(术)
angioplany 血管异位
angioplast 成血管细胞
angioplasty *n*. 血管成形术 ‖ percutaneous transluminal ~ 经皮经腔血管成形术
angioplerosis 血管充盈
angiopneumography 肺血管造影(术)
angiopolesis *n*. 血管形成 ‖ angiopoietic *a*.
angiopressure *n*. 血管压迫法(控制出血)
angiopsathyrosis *n*. 血管脆弱
Angiopteris fokiensis Hieron. [拉;植药] 福建观音座莲
Angiopterris officinalis Ching [拉;植药] 定心散莲座蕨
angioreticulitis 网状肉皮系统血管炎
angioreticuloendothelioma *n*. 血管网状内皮瘤
angioreticuloma *n*. 血管网状内皮瘤(尤指脑血管网状内皮瘤)
angioreticuloma cerebelli 小脑血管网状内皮瘤
angiorhagia 血管出血
angiorhigosis 血管壁强硬
angiorrhaphy *n*. 血管缝术 ‖ arteriovenous ~ 动静脉缝术
angiorrhexis 血管破裂
angiosarcoma myxomatodes 黏液变性样血管肉瘤
angiosarcoma pigmentosum 色素沉着性血管肉瘤
angiosarcoma; hemangiosarcoma 血管肉瘤
angioscintigraphy 血管闪烁图检查
angioscintiphotography 血管闪烁成像(术)
angiosclerosis *n*. 血管硬化 ‖ angiosclerotic *a*.
angioscope *n*. 毛细血管显微镜
angioscopy 血管透照法
angioscotoma *n*. 血管暗点(视网膜血管暗影所致)
angioscotometer 血管暗点测量器(特别用于诊断青光眼)
angioscotometry 血管暗点测量法
angiosialitis 涎管炎
angiosis 血管病
angiosliding tabletop 血管(造影)滑动床面
angiospasm *n*. 血管痉挛 ‖ angiospastic *a*.
angiospastic 血管痉挛的
angiospastic retinitis 血管痉挛性视网膜炎
angiospastic retinopathy 血管痉挛性视网膜病变
angiosperm *n*. 被子植物
Angiospermae 被子植物亚门(植物分类学)
angiospermin *n*. 被子植物素(据说具有类似激素的性质)
angiostatin 血管稳定素
angiostaxis 出血素质
angiostenosis *n*. 血管狭窄
angiosteosis *n*. 血管骨化,血管钙化
angiosthenia *n*. 动脉张力,动脉压
angiostomy 血管造口术 ‖ ~ cannula 血管造口(术)套管
angiostratigraphy 血管体层摄影(术)
angiostrongyliasis *n*. 血管圆线虫病
Angiostrongylus *n*. 血管圆线虫属 ‖ ~ cantonensis 广州管圆线虫/~ vasorum 脉管圆线虫
angiostrophe; angiostrophy *n*. 血管扭转术(止血法)
angiosymphysis 血管联合
angiosynizesis 血管粘连
angiotelectasia 毛细血管扩张
angiotelectasis *n*. 毛细血管扩张
angiotenic 血管扩张的
angiotensin (**angiotonin; hypertensin**) 血管紧张素,血管紧张肽,高血压蛋白
angiotensin Ⅰ 血管紧张素Ⅰ
Angiotensin Ⅱ *n*. [商名] 血管紧张素Ⅱ(升压药)
angiotensin converting enzyme 血管加压素转化酶
angiotensin-converting enzyme 血管紧张肽-转化酶,肽基二肽酶A
angiotensinamide (**hypertensine**) 增血压素,增压素,血管紧张素酰胺增压素
Angiotensinamide *n*. [商名] 血管紧张素胺(升压药)
angiotensinase (**angiotonase**) 血管紧张肽酶,血管紧张素酶,高血压蛋白酶
angiotensinogen *n*. 血管紧张素原,血管紧张肽原,血管加压素前驱物
angiotensis *n*. 血管紧张素
angiotesin 血管紧张肽
angiotitis *n*. 耳血管炎
angiotome *n*. 血管节
angiotomogram 血管断层片
angiotomography 血管X线断层照相术,血管体层摄影(术)
angiotomosynthesis 血管合成体层(摄影),血管合成体层(摄影)
angiotomy ①血管解剖学 ②血管切开,血管切开术(血管或淋巴管切开或切断)
angiotonase *n*. 血管紧张肽酶
angiotonia *n*. 血管紧张
angiotonic *a*. 血管紧张的
angiotonics 血管收缩药
angiotonin *n*. 血管紧张素,血管紧张肽,高血压蛋白
angiotoninase 血管紧张素酶,高血压蛋白酶
angiotribe *n*. 血管压轧钳,血管压轧器
angiotripsy *n*. 血管压轧术
angiotrophic *a*. 血管营养的
angioupoid 毛细管扩张性狼疮疹
angised (**nitroglycerin**) 硝酸甘油
angispasm 血管痉挛
angitis *n*. 血管炎,脉管炎

Anglamycine 安哥拉霉素

angle *n*. 角;角度 *vt*., *vi*. (使)转变角度 ‖ ~ neovascularization 房角新生血管(形成)/ ~ of anomaly 异常角,反常角/ ~ of aperture 孔径角/ ~ of bank 滚转(倾斜)角/ ~ of cirulatory efficiency 循环效率角度/ ~ of contact 接触角/ ~ of convergence 集合角,会聚角/ ~ of convexity 凸角/ ~ of declination 偏角,偏倾角(股骨)/ ~ of depression 低降角/ ~ of deviation 偏向角/ ~ of direction 注视角/ ~ of eye 眼角,眦/ ~ of eye, lateral; angulus oculi lateralis 眼外侧角/ ~ of eye, medial; angulus oculi mediales 眼内侧角/ ~ of eye; canthus 眼角,眦/ ~ of greatest flexion 最大屈曲角度/ ~ of greatest vextension 最大牵伸角度/ ~ of incidence 入射角/ ~ of inclination 倾斜角,骨盆斜度/ ~ of jaw; angulus mandibulae 下颌角/ ~ of lips 唇角,口角/ ~ of mandible 下颌角/ ~ of mandible; angulus mandibulae 下颌角/ ~ of mouth; angulus oris 口角/ ~ of Mulder 穆耳德氏角(坎珀氏面线与自鼻根至蝶枕缝连结线交叉所形成的角)/ ~ of parietal bone posterior inferior 顶骨后下角/ ~ of parietal bone, anterior superior; angulus frontalis ossis parietalis 顶骨前上角,顶骨额角/ ~ of parietal bone, frontal; Quatrefages' angles 顶骨额角,卡特尔法日氏角/ ~ of parietal bone, mastoid; angulus nastoideus ossis parietalis 顶骨乳突角/ ~ of parietal bone, posterior superior; angulus occipitalis ossis parietalis 顶骨后上角,顶骨枕角/ ~ of petrous portion of temporal bone, anterior; angulus anterior pyramidis os sis temporalis 颞骨岩部前角,颞骨锥体前角/ ~ of petrous portion of temporal bone, posterior; angulus posterior pyramidis ossis temporalis 颞骨岩部后角,颞骨锥体后角/ ~ of petrous portion of temporal bone, superior; angulus superior pyramidis os sis temporalis 颞骨岩部上角,颞骨锥体上角/ ~ of polarization 偏振角/ ~ of range 角范围/ ~ of reflection 反射角/ ~ of refraction 折射角/ ~ of repose 稳角,静止角/ ~ of rib 肋角/ ~ of sphenoid bone, parietal; margo parietalis alae majoris 蝶骨顶角,大翼顶缘/ ~ of strabismus 斜视角/ ~ of Sylvius 西耳维厄斯氏角/ ~ of the iris 虹膜角/ ~ of the jaw 下颌角/ ~ of torsion 扭转角/ ~ of transformation 变换角,角代替/ ~ of Virchow 魏尔啸氏角(介于鼻基线与鼻下线之间)/ ~ orifacial 口面角/ ~ Quatrefages'; parietal angles 卡特尔法日氏角/ ~ recess 房角隐窝/ ~ recession glaucoma 房角退缩性青光眼/ ~ recession 房角后退/ ~, distobuccopulpal 远中颊(侧)髓角/ ~, alveolar 牙槽角/ ~, auriculo-occipital 耳枕角/ ~, axial line 轴线角/ ~, axial point 轴点角/ ~, axial 轴角/ ~, basilar; Broca's angle 底角,布罗卡氏角/ ~, Bennet's 贝奈特氏角/ ~, bevel 斜角/ ~, biorbita 两眶间角/ ~, Camper's 甘柏尔氏角,颜面角,上颌角/ ~, cavosurface 洞面角/ ~, cephalic 头颅角/ ~, cervical point 颈点角/ ~, condylar 髁角(枕骨)/ ~, condylocoronal 髁状冠状角/ ~, contact 接触角/ ~, coronary; angulus coronarius 冠状缝角/ ~, craniofacial 颅面角/ ~, cusp plane 尖平面角/ ~, cusp[牙]尖角/ ~, Daubenton's; occipital angle 道邦通氏角,枕角/ ~, distal cavosurface 远中洞面角/ ~, distobuccal 远中颊侧角/ ~, distobucco-occlusal 远中颊侧 面角/ ~, distocervical 远中颈角/ ~, distoclusal; disto-occlusal angle 远中角/ ~, distogingival 远中龈角/ ~, distoincisal 远中切角/ ~, distolabial 远中唇角/ ~, distolabiopulpal 远中唇髓角/ ~, distolingual 远中舌角/ ~, distolinguo-occlusal 远中舌角/ ~, distolinguopulpal 远中舌髓角/ ~, disto-occlusal 远中角/ ~, distopulpal 远中髓角/ ~, ethmocranial; ethmoid angle 筛颅角/ ~, facial 颜面角/ ~, kappa K 角,瞳孔轴间角/ ~, labiogingival 唇龈角/ ~, linguogingival 舌龈角/ ~, linguo-occlusal 舌欠/ ~, mandibular incisal plane 下颌切牙平面角/ ~, mandibular; angulus mandibulae 下颌角/ ~, maxillary 上颌角/ ~, mesiobuccal 近中颊角/ ~, mesiobucco-occlusal 近中颊角/ ~, mesiogingival 近中龈角/ ~, mesio-incisal 近中切角/ ~, mesiolabial 近中唇角/ ~, mesiolingual 近中舌角/ ~, mesiolinguo-occlusal 近中舌角/ ~, mesio-occlusal 近中面角/ ~, metafacial 面后角/ ~, nasal; inner canthus 鼻角,内眦/ ~, oblique 斜角/ ~, occipital; Daubenton's angle 枕角,道邦通氏角/ ~, olfactory; olfactive angles 嗅角/ ~, ophryospinal; Jacquart's angle; Topinard's angles; Broca's angle 眉棘角,托皮 纳尔角,罗卡氏角/ ~, plane, incisal, mandibulal 下切牙平面角/ ~, point; solid-angle 点角,立体角/ ~, Ranke's 兰克氏角(颅骨水平面与牙槽缘中心及鼻额缝中心间线所形成的角)/ ~, Serres's; metafacial angles 塞尔氏角,面后角/ ~, sphenoid; sphenoidal angles; Welcher's angles 蝶角,魏耳希氏角/ ~, temporal; angulus oculi lateralis; outer canthus 颞角(眼)外角,(眼)外眦/ ~, Topinard's; ophryospinal angles 托皮纳尔氏角,眉棘角/ ~, uranal 硬腭角/ ~, Vogt's 伏格特氏角(价于鼻颅底线与牙槽鼻线间之角)/ ~, Weisbach's 魏斯巴赫氏角(在牙槽中点处)/ ~, Welcher's 魏尔希氏角(蝶角)

angled 角的,转变角度的,倾斜 ‖ ~ cineangiography 转角(X 线)电影血管造影(术)/ ~ hood camera 弯间式(间接摄影)照相机/ ~ oblique technique 成角斜位(扫描)技术

angled-up projection 向头侧成角的投照

Angle's classification (Edward H. Angle)安格尔牙(错合)分类法(共分四类,第一类中性,第二类远中,第三类近中,第四类不用) ‖ ~ splint 安格尔夹板(下颌骨骨折用)

Anglesey leg 安格尔西假腿(一种有关节的假腿,因 Anglesey 侯爵而得名)

Angleworm [动药] 地龙

anglicus sudor 英国黑汗热

Anglo- *pref*. 表示"英国" ‖ ~ Americal 英美的

angloleiomyoma 血管平滑肌瘤

angoes, lingual 舌角

Angola *n*. 安哥拉(非洲国名)

angolensin 安哥拉紫檀素

angoneckton 短命生物

angophrasia *n*. 言语涩滞(痴呆时发生)

angor *n*. [拉] 绞痛;极度痛苦

angor ocularis 眼盲恐怖

angosterol 羊毛脂甾醇

angrily *ad*. 怒气冲冲地,生气地

angrography *n*. 血管造影术,血管学

angry *a*. 发怒的 ‖ angrily *ad*.

Angstrom's law (见下条)埃(格斯特勒姆)氏定律(物质吸收光的波长与物质发光时释放的波长相同)

Angström's unit [Anders Jonas 瑞典物理学家 1814—1874]埃(格斯特勒姆)氏长度单位,(1 埃 = 10^{-10}米)

Anguidae 蛇蜥科(隶属于蜥蜴目 Lacertiformes)

Anguillidae 鳗鲡科(隶属于鳗鲡目 Aunguilliformes)

Anguilla japonica (Temminck et Schlegel)日本鳗鲡(隶属于鳗鲡科 Anguillidae)

anguilliform (mode) 鳗鲡式(推进)

Anguillotrema 鳗丝(吸虫)属

Anguillula *n*. 鳗形成虫属 ‖ ~ aceti 醋鳗形线虫,醋线虫(即 Turbatrix aceti)/ ~ int estinalis, ~ stercoralis 粪鳗形线虫,粪类圆线虫(即 Strongyloides stercoralis)

Anguillulina putrefaciens 腐败小鳗线虫

Anguimorpha 蛇蜥类

anguish *n*. (极度)痛苦 ‖ be in ~ 很痛苦,很苦恼

angular *a*. 角的;角形的;骨瘦如柴的;生硬的 ‖ ~ area 后角域,角域/ ~ artery 内眦动脉/ ~ blepharitis 眦部睑缘炎/ ~ bone 隅骨/ ~ cheilitis 口角炎/ ~ conjunctivitis 眦部结膜炎/ ~ deviation 角偏位/ ~ direction 角方向/ ~ distance 视角距离,角距/ ~ divergence 开展角度,分歧角/ ~ line (虹膜)环状线,角线/ ~ methyl group 角[式]甲基/ ~ momentum 动量距,角动量,角转动量/ ~ movement 成角运动/ ~ muscle 耳角肌/ ~ notch 角切迹/ ~ oculi vein 眼角静脉/ ~ position digitizer 角位数字化装置/ ~ process 隅骨突(起)/ ~ resolution 角分辨率/ ~ size 角距大小/ ~ strabismometry 角度斜视测量法/ ~ transformation 角变换,角代替/ ~ vein 内眦静脉/ ~ velocity 角速度/ ~ vision 角视力

angular-spred beam 发散束

angulate *a*. 有角的;角状的 *vt*., *vi*. 使(具)棱角 ‖ ~ basal view 倾斜肺底位观/ ~ malar portal 颧部成角野

angulated fracture 成角骨折

angulation *n*. 角度形成(如肠、输尿管内形成的阻塞性尖角);歪曲(如接骨不好,偏离直线);角度,测角 ‖ ~ scale 角度标尽,测角刻度

angulator 角投影器

angules frontalis ossis parietalis; frontal angle of parietal bone 顶骨额角

anguli (单 angulus)[拉]角

anguli infectiosus; perleche 传染性咽峡炎,传染性口角炎

Angulodiscorbis (Uchio) 角圆盘虫属

Angulodiscorbis corrugata Millett 皱角圆盘虫

Angulomicrobium *n*. 角微菌属

Angulomicrobium tetraedrale *n*. 四联角微菌

angulus (复 anguli) [拉] 角,成角 ‖ ~ acetabularis 髋臼角/ ~ acromialis scapulae 肩胛(骨)肩峰角/ ~ acromialis 肩峰角/ ~ anterior pyramidis ossis temporalis 颞骨锥体前角/ ~ anterior 前角/ ~ anterolateralis 前外侧角/ ~ arcuum costarum 肋弓角/ ~ cellae anticae [拉]前房角/ ~ colli 颈角/ ~ convergentiae [拉]集合角/ ~ coracoscapularis 肩胛喙突角/ ~ costae 肋胆/ ~ deviationis [拉]偏斜角,偏向角/ ~ divergentiae [拉]发散角,散开角/ ~ frontalis ossis parietalis 顶(骨)额角/ ~ frontalis; frontal angle 额角/ ~ glenoidalis 肩(关节)盂角/ ~ inferior scapulae 肩胛下角/ ~ inferior 下角/ ~ infrasternalis 肋弓角/ ~ iridis [拉]虹膜角,滤角,虹膜角膜角/ ~ iridis 虹膜角,滤角/ ~ iridocornealis [拉]虹膜角膜

角/~ iridocornealis 虹膜角,虹膜角膜角/~ lateralis scapulae 肩胛(骨)外侧角/~ lateralis 外侧角/~ Ludovici 胸骨角/~ mandibulae 下颌角/~ mandibulae; angle of mandible; angle of jaw; gonial angle 下颌角/~ mastoideus ossis pareitalis 顶骨乳突角/~ mastoideus ossis parietalis; mastoid angle of parietal bone 顶骨乳突角/~ mastoideus 乳突角/~ medialis scapulae 肩胛(骨)内侧角/~ medialis 内侧角/~ occipitalis ossis parietalis; occipital angle of parietal bone 顶骨枕角/~ oculi [拉] 眦(角)/~ oculi lateralis [拉] 外眦(角)/~ oculi medialis [拉]内眦(角)/~ oculi nasalis [拉] 内眦(角)/~ oculi temporalis [拉]外眦(角)/~ oris; angle of mouth 口角/~ parietalis ossis sphenoidalis 蝶骨顶角/~ parietalis ossis sphenoidalis; margo parietalis alae majoris 蝶骨顶角,(蝶骨)大翼顶缘/~ parietalis 顶角/~ posteriolateralis 后外(侧)角/~ posterior pyramidis ossis temporalis 颞骨锥体后角/~ posterior pyramidis ossis temporalis; posterior andle of petrous portion of temporal bone 颞骨锥体后角/~ pubis 耻骨角/~ scapulae 肩胛角/~ sphenoidalis ossis parietalis 顶骨蝶角/~ sphenoidalis ossis parietalis; sphinoid angle of parietal bone 顶骨蝶角/~ sterni 胸骨角/~ strabismus [拉]斜视角/~ subpubicus 耻骨下角,耻骨角/~ superior pyramidis ossis temporalis 颞骨锥体上角/~ superior pyramidis ossis temporalis; superior angle of petrous portion of temporal bone 颞锥体上角,颞骨岩部上角/~ superior scapulae 肩胛(骨)上角/~ venosus 静脉角

angustmycin 狭霉素

angusty 狭窄

anh anhydride 酐

ANHA American Nursing Home Association 美国疗养院协会

Anhalonium lewinii 威谦斯仙人球

Anhanga bunyavirus 安汉加本扬病毒

Anhanga phlebovirus 安汉加静脉病毒

Anhanga virus 安汉加病毒

anhaphia *n*. 触觉缺失

anharmonicity 非谐性

anharmonism 非谐振

anhedonia *n*. 快感缺乏

anhemolytic 不溶血的,非溶血的

ANHI fatty acid mixture A of National Heart Institute 国立心脏研究所脂肪酸合剂 A

anhidrosis *n*. 无汗(症) ‖ thermogenic ~ 生热无汗症,热带性汗闭性衰弱

anhidrotic *a*. 止汗的,无汗的 *n*. 止汗药

anhidrotic ectodermal dysplasia 无汗性外胚叶性发育异常

anhistous; anhistic 无构造的

anhyd anhydrous 无水的

anhydrase *n*. 脱水酶,去水酶 ‖ carbonic ~ 碳酸酐酶

anhydration; dehydration *n*.脱水(作用),去水(作用)

anhydremia; anydremia *n*.缺水血(症)

anhydride *n*. 酐,脱水物 ‖ arsenous ~ 亚砷酸酐,三氧化二砷 / carbonic ~ 碳酸酐,二氧化碳 / chromic ~ 铬(酸)酐,三氧化铬 / perosmic ~ 锇西,四氧化锇/ silicic ~ 硅酐,硅石,二氧化硅 / sulfurous ~ 亚硫(酸)酐,二氧化硫

anhydro- 脱水,去水,无水

anhydrobiosis 间生态

anhydrochloric *a*. 无盐酸的

anhydroglucose 脱水葡萄糖

anhydrohydroxyprogesterone *n*. 脱水羟基孕酮,孕烯炔醇酮,乙炔基睾丸酮

anhydromuscarine *n*. 脱水毒蕈碱(用于实验医学)

anhydromyelia *n*. 骨髓液缺乏

Anhydron *n*. 环噻嗪(cyclothiazide)制剂的商品名

anhydrosugar *n*. 脱水糖,去水糖

anhydrous *a*. 脱水的,无水的 ‖ ~ sodium sulphite 无水亚硫酸钠

anhydrous boric acid 无水硼酸

anhydrous hydrofluoric acid 无水氢氧氟酸

Anhydrovitamin A 脱水维生素 A

anhydrovitamin A; axerophthene A 脱水维生素 A

anhypnia *n*. 失眠症

anhypnosis *n*. 失眠症

anhysteria 无子宫(畸形)

aniacinamidosis *n*. 烟酰胺缺乏症

aniacinosis *n*. 烟酸缺乏症

anianthinopsy *n*. 紫色盲

Anichkov's(或者称 Anitschkow's) myocyte (cell) (亦称 Nikolai N. Anichkov)阿尼奇科夫肌细胞(风湿热小体中的肌细胞,核内有锯齿棒状染色质,亦称心肌组织细胞)

anicteric *n*. 无黄疸的

Aniculus aniculus (**Fabricius**) 纹寄居蟹(隶属于活额寄居蟹科 Coenobitoidea)

anidean ①无体形的 ②无体形畸胎的

anideus *n*. 无体形畸胎,不成形寄生胎畸胎 ‖ embryonic ~ 无体形畸胚 /anidean *a*.

anidous 无体形的

Anidoxime *n*.[商名] 阿尼多昔,胺苯肟胺(镇痛药)

anidrosis; anhidrosis 无汗(症)

anidrotic *a*. 止汗的,无汗的 *n*. 止汗药

Anilamate *n*.[商名] 阿尼拉酯(消炎镇能药)

anile *a*. 老妪样的;痴愚的

anileridine *n*. 阿尼利定,氨苄哌替啶,氨苄度冷丁(麻醉性镇痛药)

Anileridine *n*.[商名] 阿尼利定(镇痛药)

anilid(e) *n*. 酰基苯胺

anilin; aniline *n*.苯胺,阿尼林

anilinction *n*. 舔肛,舐肛色情 ‖ anilinctus *n*.

aniline *n*. 苯胺,阿尼林 ‖ ~ sulfate 硫酸苯胺

aniline amblyopia 苯胺毒性弱视

aniline blue, triphenylrosaniline 苯胺蓝,三苯基玫瑰苯胺

aniline dyes 苯胺类染料

aniline hydroxy phthalate 羟基酞酸苯胺

aniline red 复红,品红

aniline retinitis 苯胺毒性视网膜炎

aniline, sulfur and formaldehyde 苯胺—硫—甲醛

anilingus *n*. 舔肛者,舐肛色情者

anilinism; anilism *n*. 苯胺中毒

anilino benzonaphtahalene sulfonate (ANS)苯氨萘磺酸

anilinophilous *a*. 嗜苯胺的

anilinparasulfonic acid 对氨基苯磺酸

anility *n*. 老妪样状态;衰老

Anilopam *n*.[商名] 阿尼洛泮(镇痛药)

anilopam hydrochloride 盐酸阿尼洛泮,盐酸氨苯氢氮(镇痛药)

anil-quinoline *n*. 缩苯胺喹啉

anima *n*. [拉] 灵气,灵;精,精华(药品的有效成分);精神;阿妮玛,女性意象(精神分析用词)

animal *n*. 动物,畜物 *a*. 动物的,(指人)肉体上的 ‖ ~ anatomy 动物解剖学/~ axis 动物轴/~ behavio(u)r 动物行为/Animal Behavior Society 动物行为学会/Animal Behaviour Abstracts 动物行为文摘(杂志名)/~ breeder 动物育种家,家畜育种家/~ breeding ①动物育种 ②培养家畜/~ calorimeter 动物量热器/~ capsule 动物舱/~ care panel 动物护理专门小组/~ charcoal 动物炭/~ community 动物群落/~ copulation test 动物交配试验/~ culist ①精源论者 ②微动物论者/~ ecology 动物生态学/~ experiment 动物实验/~ genetics 动物遗传学/~ geography 动物地理学/~ heat 动物热量/~ hemisphere 动物性半球(指解剖大脑)/~ host 动物寄主/~ inoculation 动物接种/Animal Kingdom 动物界/~ manure 厩肥,牲畜粪/~ migration ①动物的迁移 ②动物的回游/~ model 动物模型/~ parasite 动物寄生物/~ physiology 动物生理学/~ pituitary gonadotropin 动物脑下垂体促性腺激素/~ plankton 浮游动物/~ pole 动物极/~ population 动物种群/~ protein factor (简作 APF) 动物蛋白因子/~ psychophysics 动物心理物理学/~ residue 动物残体/Animal Resources Branch 动物资源局/~ society 动物社会/~ sociology 动物社会学/~ systematics 动物分类学/~ taxonomy 动物分类学/~ toxin 动物毒素/~ unit 动物单位/~ viruses 动物病毒/~ zone 动物带

animal-borne disease 动物传染病

animalcule *n*. 微小动物

animalcules 微动物

animalculist *n*. 精源论者(认为未发育的胚胎已预先形成而存于精子内)

animalicule 微小动物

animality *n*. 动物性

animalization 动物化

Animals, Equipments, and Reagents 动物/设备/试剂(实验手段三要素)

animate *v*., *vt*. 使有生命,赋与生命,激发 *a*. 有生气的

animation *n*. 生存;生活;生气;活泼 ‖ suspended ~ 生活暂停,假死

anime; animi 硬树脂

animism *n*. 泛灵论,万物有灵论

animosity *n*. 仇恨,憎恨

animus *n*. 女性的男性意向

anincretinasis 内分泌缺乏(病)

aninopeptidase 氨基肽酶

aniolabial 轴唇的
anion *n*. 阴离子,阳向离子 ‖ anionic *a*.
anion exchange chromatography 阴离子交换色谱层析法
anion exchange resin 阴离子交换树脂
anion gap, AG 阴离子间隙
anion resin 阴离子交换树脂
Anionic detergent *n*. [商名]阴离子清涤剂
anionic 阴离子的
anioniccite 阴离子部分,负距部分
anionotropy *n*. 阴离子移变(现象)
Anipamil *n*. [商名] 阿尼帕米(钙通道阻滞药)
Aniracetam *n*. [商名]阿尼西坦(三乐喜)
aniridia *n*. 无虹膜,虹膜缺失,先天性无虹膜症
aniridia keratopathy 无虹膜性角膜病变
aniridia partialis 部分性无虹膜
aniridia traumatica 外伤性无虹膜
Anirolac *n*. [商名] 阿尼罗酸(消炎镇痛药)
anisakiasis *n*. 异尖线虫病,鲱鱼虫病
Anisakis *n*. 异尖线虫属, 复管(线虫)属 ‖ ~ marina 海生异尖线虫
Anisakoidea 异尖总科,复管总科
anisancora 异侧齿骨
anisate *n*. 茴香(驱风、祛痰药) ‖ Chinese ~, Indian ~, star ~ 八角茴香,大茴香
anise *n*. 洋茴香
aniseed *n*. 茴香子,大料
aniseikometer 影像不等测量计
aniseikon ①电子照相仪 ②电子显微仪 ③电子显像计
aniseikonia *n*. 物象不等(指一眼所见物象的大小和形状与另一眼所见不同)
aniseikonic *a*. 影像不等的, 物象不等的
aniseikonic amblyopia 物像不等性弱视
anisic acid 茴香酸,对甲氧基苯甲酸
anisindione *n*. 茴茚二酮(抗凝药)
Anisindione *n*. [商名] 茴茚二酮(抗凝药)
anisine *n*. 茴香碱
aniso- [希;构词成分](亦作 ancylo-)粘连;弯曲;钩状
aniso-; anisos [希] **; unequal uneven** [英]:不等,不均
anisoaccommodation *n*. 两眼调节参差,调节不等
anisochela 异侧钩骨
anisochromasia *n*. 色素不均(仅红细胞周围区着色)
anisochromatic *a*. 色素不均的,不等色的(将正常眼和色盲眼均能辨别的两种色素溶液混合,供测色盲用,亦称假等色的)
anisochromia *n*. 色素不均(由于血红蛋白容量不同所致的红细胞颜色不一);虹膜异色
Anisocinnamol *n*. [商名] 茴桂莫尔(解痉药)
Anisocorbula scaphoides (Hinds) 舟异篮蛤(隶属于篮蛤科 Aloididae)
anisocoria *n*. 瞳孔(直径)不均,瞳孔(直径)不等
anisocycloplegia 睫状肌麻痹(反应)不等
anisocytic type 不等细胞型(指气孔)
anisocytosis *n*. 红细胞(大小)不均
anisodactylous 指(趾)长短不均的,不等指(趾)的
anisodactylous foot 不等趾足
anisodactyly *n*. 指(趾)长短不均 ‖ anisodactylous *a*.
Anisodamine *n*. [商名] 山莨菪碱(抗胆碱药)
anisodamine *n*. 山莨菪碱(胆碱能阻滞药,获自山莨菪 Anisodus tonguticus)
anisodiametric *a*. 不等直径的
Anisodine *n*. [商名] 樟柳碱(抗胆碱药)
anisodont *n*. 牙长短不齐者;大小不等牙
anisodontia *n*. 牙长短不齐
anisodonty 牙长短不齐
Anisodus acutangula C. Y. Wu et C. Chen [拉;植药] 三分三(其药用部分:根)
Anisodus carniolicoides C. Y. Wu et C. Chen [拉;植药] 七厘散
Anisodus carniolicoides var. dentata C. Y. Wu et C. Chen [拉;植药]小莨菪
Anisodus likiangensis C. Y. Wu et C. Chen [拉;植药] 丽江莨菪(余见 Scopolia)
anisogamete *n*. 异形配子 ‖ anisogametic *a*.
Anisogammaridae 异钩虾科(隶属于端足目 Amphipoda)
anisogamonty 配子体异型
anisogamy *n*. 异配生殖,配子异型 ‖ anisogamous *a*.
anisogenomatic 异型染色体组的
anisogeny 雌雄异型遗传
anisognathous 颌骨不称的,上下颌不等的
anisogynecomastia 男子乳房发育不对称
anisoic *a*. 茴香的
anisoiconia *n*. 物象不等, 影像不等
anisokaryosis 核[大小]不均
anisole 甲氧基苯,茴香醚,苯甲醚
Anisolobis *n*. 肥螋属
Anisolpidiaceae 异壶菌科(一种菌类)
anisomastia *n*. 乳房大小不等
anisomelia *n*. 对称肢体大小不等
anisomeria 非异构性,非同质异构
anisomeric *a*. 非异物性的,非同质异构的,不等轴的
anisomerism 不重复现象
anisomerous 不对称的,不同数的
anisometric *a*. 不等轴的
anisometric projection 不等大投影,不相称投影
anisometrope *n*. 屈光参差者
anisometropia *n*. 屈光参差,两眼屈光不等 ‖ anisometropic *a*.
anisometropic amblyopia 屈光参差性弱视
anisometropic asthenopia 屈光参差性视疲劳
anisometropic spectacles 屈光参差眼镜
Anisomitus *n*. 异丝菌属(不等丝菌属)
anisomorpha 异形变态
anisomorphic (配子,配子囊)异型的
Anisomycin *n*. [商名] 茴香霉素(抗生素类药)
Anisonema (Dujardin) 异鞭虫属
Anisonema acinus Dujardin 葡萄异鞭虫
Anisonema emarginatum Stokes 无边异鞭虫
Anisonema ovola Klebs 卵形异鞭虫
Anisonema prosgeobium Skuja 广卵异鞭虫
Anisoncma pusillum Stokes 小异鞭虫
Anisonema truncatum Stokes 截形异鞭虫
Anisonemidace Schewiakoff 异鞭虫科
anisonucleolinosis 核仁内粒不等(肿瘤细胞)
Anisopappus chinensis Hook. et Ar n. [拉;植药]山黄菊
anisophoria *n*. 垂直向隐斜视, 不等隐斜,隐性参差
anisophylly 异型叶性,不等叶性
anisopia *n*. 两眼视力不等, 视力参差
anisopiesis *n*. 各部血压不等
Anisopirol *n*. [商名] 阿尼哌醇(抗精神病药)
anisopleural 两侧不对称的
anisoploid 奇倍体,杂倍体
anisoploidy 奇倍性
anisopoikilecytosis [大小]不均性红细胞异形[症]
anisopolar 异极的
anisopolyploid ①奇倍体,杂倍体 ②奇多倍体,杂多倍体
anisopterous 不等翼的
anisorhythmia *n*. 心节律不匀
anisosmotic *a*. 非等渗的,不等渗的,渗透压不等的
anisospore *n*. 异形孢子;有性孢子 ‖ anisosporous *a*.
anisostemonous ①异基数雄蕊的 ②异性雄蕊的
anisosthenic *a*. 不等力的, 力量不等的(指配对肌肉)
anisostichous 异列的
anisotonic 非等渗的, 不等渗的,渗透压不等的,张力不等的
anisotrisomy 异三体性
anisotropal *a*. 各向异性的,双折射的
anisotropic band 各向异性层,重折光带
anisotropic disk 重折光盘,Q 盘,横盘
anisotropic, anisotropal *a*. 各向异性的;双折射的 ‖ anisotropy, anisotropism *n*. 各向异性;双折射性
Anisotropine Methylbromide *n*. [商名] 甲溴辛托品(抗胆碱药)
anisotropine methylbromide 甲溴辛托品,溴甲辛托品(抗胆碱能药,解痉药)
anisotropisation 各向异性化(作用)
anisotropy ①定轴(卵) ②各向异性[现象]
anistreplase *n*. 阿尼链菌酶
Anistreplase *n*. [商名] 阿尼普酶(溶纤维蛋白药)
anisum *n*. [拉] 茴香
anisuria *n*. 尿量不等
anisuric acid 茴香酰甘氨酸
Anitrazafen *n*. [商名] 阿尼扎芬(消炎药)
anitrogenous *a*. 非氮性的
Anitschkow = Anichkow (参考 Anichkow's = Anitschkow's)
Anitschkow's cell(myocyte) [N.N.前苏病理学家 1885 生]阿尼奇科夫氏肌细胞(心肌组织细胞)
ANJ Australian Nurses' Journal 澳大利亚护士杂志

Ank ankle 踝，踝关节
ankle *n*. 踝；踝关节 ‖ deck ~s 船员踝肿/ tailors' ~ 裁缝踝（外踝滑囊炎）
ankle central bone 舟骨
ankle fever 关节热（指登革热）
ankle jerk 踝反射
ankle restraint 踝固定束带
ankle systolic pressure 踝部收缩压
ankle tenography 踝部腱鞘造影（术）
ankle-bone 距骨
ankle-clonus 踝阵挛
ankle-jerk reflexogram 跟腱反射图
ankle-joint 踝关节，距骨小腿关节
ankle-reflex 踝反射
ankyl-，ankyl(o)-[希；构词成分] 弯曲；粘连
ankyla；ankyle ①弯曲②粘连
ankylenteron 肠粘连
ankylo - urethria；ankylurethria 尿道（粘连性）狭窄
ankylo-；ancylo-；anchylo-[希]；弯曲，粘连
ankyloblastic germ band 弯胚带
ankyloblepharon filiforme adnatum 丝状睑缘粘连（畸形）
ankyloblepharon *n*. 睑缘粘连 ‖ ~ filiforme adnatum 丝状睑缘粘连（畸形）/ ~ totale 隐眼（畸形）
ankyloblepharon totale 全睑缘粘连，隐眼（畸形）
ankylocheilia *n*. 唇粘连
ankylocheilis；ankylochilia 唇粘连
ankylocolpos *n*. 阴道闭锁
ankylocolpos；ankylokolpos 阴道闭锁
ankylodactylia 并指（趾）（粘连）
ankylodactylia；syndactylia 并指（趾）
ankylodeire 颈粘连，斜颈
ankylodeire；ankylodere；ankyloderis 颈粘连，斜颈
ankylodontia 牙根并合
ankyloglossia *n*. 舌系带短缩，结舌
ankyloglossia；tongue-tie 舌系带过短，舌粘连，结舌
ankylophobia *n*. 关节强硬恐怖
ankylopodia *n*. 踝关节强硬，足强硬
ankylopoietic *a*. 关节强硬的
ankylopoietic spondylarthritis 强直性（脊）椎关节炎
ankyloproctia 肛门狭窄
Ankyloproglypha *n*. 前牙类，沟牙类
ankylorrhinia 鼻粘连
ankylose *vt*.，*vi*.（关节）变强硬 ‖ ~d *a*. 关节强硬的
ankylosed 关节强硬的
ankyloses（单 ankylosis）关节强硬
ankylosing spondylitis 关节强硬性脊柱炎，关节强直性脊椎炎，关节硬化型脊髓炎
ankylosis（[复] ankyloses）*n*. 关节强硬 ‖ artificial ~ 关节固定术，人工关节强硬术 / bony ~，true ~ 骨质性关节强硬，真性关节强硬 / dental ~ 牙与牙槽骨粘连/ extraca psular ~ 关节囊外强硬/fibrous ~，false ~，spurious ~ 纤维性关节强硬，假性关节强硬 / intracapsular ~ 关节囊内强硬 ‖ ankylotic *a*.
Ankylostoma = Ancylostoma（见 Ancylostoma）
ankylostomiasis *n*. 钩（口线）虫病
ankylotia *n*. 外耳道闭锁
ankylotic 关节强硬的
ankylotome 舌系带刀
ankylotomy *n*. 舌系带切开术
ankylo-urethria 尿道（粘连性）狭窄
ankylurethria *n*. 尿道（粘连性）狭窄
ankyrin 联接蛋白，锚蛋白
ankyrism ①钩状关节 ②钩状缝
ankyroid *a*. 钩样的
ANL acute nonlymphocytic leukemia 急性非淋巴细胞性白血病
anlage（[复]anlagen 或 anlages）*n*.[德] 原基，始基
anlage of permanent teeth 恒牙基
anlage，tooth；tooth fundament 牙（原）基
anlge obtuse 钝角
ANLL acute nonlymphocytic leukemia 急性非淋巴细胞白血病
Anmarrhena asphodeloides Bunge [拉；植药] 知母
ANMC American National Metric Council 美国全国米制（度量衡）委员会
Ann Annals 纪录，纪要，纪事；年鉴
Ann Allergy Annals of Allergy 变态反应纪事（杂志名）
Ann Biomed Eng Annals of Biomedical Engineering 生物医学工程纪事（杂志名）
Ann Inst Pasteur Lille Annals de l'Institut Pasteur de Lille 巴斯德研究所纪事
Ann Intern Med Annals of Internal Medicine 内科学纪事（杂志名）
Ann lmmunol Annals of Immunologie 免疫学纪事（杂志名）
Ann Otol Rhinol Laryngol Annals of Otology，Rhinology and Laryngology 耳鼻喉科纪事（杂志名）
Ann R Coll Surg Engl Annals of the royal College of Surgeons of England 英国皇家外科医师学会纪事（杂志名）
Ann．Ophthalmol． Annals of Ophthalmology 眼科纪事
Ann．Otol．Rhinol．Laryngol． Annals of Otology，Rhinology and Larygology 耳鼻喉科纪事
Ann．Rev．Med． Annual Review of Medicine 医学年评
Ann．Rev．Pharmacol．Toxicol． Aonual Review of Pharmacology and Toxicology 药理学与毒物学年评
Ann．Surg． Annals of Surgery 外科纪事
Ann．Thorac．Surg． Annals of Thoracic Surgery 胸外科纪事
Ann．Trop．Med．Parasitol． Annals of Tropical Medicine and Parasitology 热带医学与寄生物学纪事
Annal Bibliography of Orthopaedic Surgery 矫形外科文献目录年报
Annals de biologie Clinique 生物学临床年报（法国杂志）
Annals *n*.（复）年鉴，编年史（学会等的）年报
Annals of Allergy 变态反应学年刊
Annals of Applied Biology 应用生物学纪事（杂志名）
Annals of Biochemistry and Experimental Medicine 生物化学和实验医学年刊
Annals of Biomedical Engineering 生物医学工程纪事（杂志名）
Annals of Clinical Laboratory Science 美国临床实验学年刊
Annals of Clinical Research 临床研究年鉴（杂志名）
Annals of Human Genetics 人类遗传学年刊（杂志名）
Annals of Immunology 免疫学纪事
Annals of Internal Medicine 内科学年鉴（杂志名）
Annals of Ophthalmology 眼科学年鉴
Annals of Surgery（**ASA journal**）外科学纪事（美国外科学会杂志名）
Annals of the Rheumatic Diseases（**UK，ILAR journal**）风湿病年鉴（英，国际防风湿病联盟杂志名）
Annals of Thoracic Surgery（**STS journal**）胸外科年鉴（胸外科医师学会杂志）
Annam ulcer；oriental boil 东方疖，皮肤利什曼病
anneal 退火，炼韧，煅炼
annealing 退火；变性脱氧核糖核酸链重组成双螺旋的缓慢冷却过程
annectant 连接的，接合的
annelet 小环节
annelid 环节动物
annelid iridovirus 环节动物虹彩病毒
Annelida 环节动物门
annelism 环状结构，环形状况
annellate 有环痕的
annellus 小环节
Anneslea fragrans Wall. [拉；植药] 茶梨
annex *v*. 附加，合并，吞并 *n*. 附加建筑 ‖ an ~ to a document 文件的附件
annexa oculi 眼附件，眼附（属）器
annexa uteri 子宫附件
annexal 附件的，附（属）器的
annexation *n*. 附加（物），合并
annexed 贴着的，附加的
annexitis；adnexitis 子宫附件炎
anni currentis 今年，本年
annidation 变适现象
annihilate *v*. 歼灭，灭绝，消除
annihilation 湮没，消毁 ‖ ~ coincidence detection 湮没（辐射）符合探测/ ~ cross section 湮没截面/ ~ gamma ray 湮没（辐射）闪湎β/ ~ photon 湮没光子/ ~ photon time of flight 湮没光子渡越时间/ ~ photon TOF 湮没光子渡越时间/ ~ radiation 湮没辐射，质湮辐射/ ~ radiation photon 湮没辐射光子/ ~ reaction 湮没反应/ ~ spectrum 湮没辐射谱
anniversary *n*. 周年纪念日
anno ante Christum（缩写为 A，AC）[拉] 公元前
Anno Domini（缩写为 AD）公元
Annonaceae 番荔枝科
annotate *v*. 注释，评注
annotation *n*. 注解，注释
annotator *n*. 注解者，注释者

Annotinous clubmoss [植药] 单穗石松子
annotto *n*. 胭脂树红,果红(用作干酪,乳酪等食品的着色剂)
announce *v*., *vt*. 宣布,宣告,通告,发表 ‖ ~ ment *n*.
announcer *n*. 宣告者,广播员,报幕员
annoy *v*., *vt*. 苦恼,使烦恼,使(人)生气 ‖ to feel ~ ed 感到恼火(生气)
annoyance *n*. 烦恼,烦扰;噪声
annoyer *n*. 厌恶物,不快感刺激
annoying *a*. 使人恼火的,讨厌的
Annu Rev Genet Annual Review of Genetics 遗传学年评(杂志名)
Annu Rev Med Annual Review of Medicine 内科学年评(杂志名)
Annu Rev Microbiol Annual Review of Microbiology 微生物学年评(杂志名)
annual *a*. 每年的,年度的 *n*. 年生植物;年刊 ‖ ~ly *ad*. 一年一度
annual mortality rate 年死亡率
annual rate of decline 年衰退率
annual report 年报,年度报告
Annual Review of Biochemistry 生物化学年鉴(杂志名)
Annual Review of Medicine 内科学年评(杂志名)
Annual Review of Microbiology 微生物学年评(杂志名)
Annual Review of Physiology 生理学年评(杂志名)
annual transmission potential 年传播潜势
annualate lamella (细胞内)环空板结构
annuals 一年生的,一年生植物
annuens 头前直肌
annuity *n*. 年金;养老金
annul (-ll-) *vt*. 取消,废除,宣告……无效
annular *a*. 环状的,环形的 ‖ ~ cataract 环性白内障/~ cell 环纹细胞/~ conus ①环状肌锥 ②轮状弧形斑/~ detachment 环状脱离/~ hymen 环状处女膜/~ keratitis 环状角膜炎/~ keratorrhapy 环形角膜缝线术/~ keratotomy 环形角膜切开术/~ ligament 环状韧带/~ placenta 环状胎盘/~ plexus 环状丛/~ reflex 环状反射/~ scleritis 环状巩膜炎/~ scotoma 环形暗点/~ synechia 虹膜环形粘连/~ termination 环状末端/~ thermokeratoplasty 环形热性角膜成形术/~ ulcer 环状溃疡/~ vein 环状静脉/~ zone 环带
annulata 环节动物
annulate lamellae 环层板,轮状板,环孔板
annulate(d) *a*. 有环的,有环纹的
annulation *n*. 环的形成;环;环形物
annulet *n*. 小环
annuli fibrosi 纤维环
annuliform 环形
annulment *n*. 取消,消除
annulo - spiral 环螺形的
annuloaortic *a*. 环主动脉的(主动脉与主动脉环的)
annulo-aortic ectasia 主动脉环扩张
annuloid; **annulose** *a*. 环状的;有环的
annuloplasty *n*. 瓣膜成形术
annulorrhaphy *n*. (疝)环(形)缝术
annulose 有环的
annulospiral ending 环旋末梢
annulus (复 annuli) ①环,环带 ②横沟 ③环轮 ④气室环 ‖ ~ abdominalis abdominis 腹股沟管腹环/~ abdominalis 腹股沟管环/~ antennalis 围角片/~ cartilaginous 软骨环/~ choriodealis [拉] 脉络膜环/~ ciliaris [拉] 睫状环/~ conjunctivae [拉] 结膜环/~ cruralis 股环/~ dubius; Potato virus X 马铃薯 X 病毒/~ femoralis 股环/~ fibrocartilagineus membranae tympani 鼓膜纤维软骨环/~ fibrosus cordis 心纤维环/~ fibrosus fibrocartilaginis intervertebralis 椎间盘纤维环/~ fibrosus 纤维环/~ haemorrhoidalis 痔环/~ inguinalis cutaneus 腹股沟管皮下环/~ inguinalis externalis 腹股沟管外环(鼠蹊外环)/~ inguinalis subcutaneus 腹股沟管皮下环(鼠蹊皮下环)/~ iridis major [拉] 虹膜(动脉)大环/~ iridis minor [拉] 虹膜(动脉)小环/~ iridis [拉] 结膜环/~ membranae tympani 鼓环/~ migrans linguae; glossitis areata exfoliativa; lingua geographica 地图样舌,脱屑性局限性舌炎/~ migrans 地图样舌/~ occipitalis 枕(骨)环/~ of nuclear pore 核孔环/Annulus orae; Tobacco streak virus 烟草线条病毒/~ orbitalis 眶环/~ ovalis 卵圆窝缘/~ portae 门(静)脉环/~ praeputialis 包皮环/~ tabaci; Tobacco ring spot virus 烟草环斑病毒/~ tendineus communis [拉] 总腱环/~ tendinosus [拉]①前弹力层周边环 ②环状韧带(巩膜突)/~ tracheae 气管环/~ tympanicus 鼓环/~ umbilicalis 脐环/~ urethralis 尿道环/~ vaginalis 鞘(膜)环/~ zinnii 总腱环/Annulus zonatus; Tomato ring spot virus 番茄环斑病毒

annum *n*. 年
annus [拉]年, 一年
ano- [希]; **anus** [拉]; **upper**; **upward** [英]: 上,向上
anobiidae 番死虫科
anoc anodal opening contraction 阳极开放(断电)收缩
anocelia 胸,胸腔
anoceliadelphous 胸部联胎的
Anocentor *n*. 暗眼蜱属 ‖ ~ nitans 明暗眼蜱
anocheilon; **anochilos** ①上唇 ②上唇肥大者
anocheiloschisis; **anochiloschisis** 唇向上分离术
anochromasia *n*. 不染色性(指组织或细胞对普通染色无反应);色素均(指血红蛋白在红细胞周围集积,而中心呈淡白色)
anociassociation; **anociation**; **anocithesia** *n*. 创伤性休克防止法(一种旨在减少外科休克作用的麻醉法)
anociated *a*. 创伤性休克防止的
anociation (**anocithesia**) 创伤性休克防止法
anococcygeal *a*. 肛尾的
anococcygeal body 肛尾韧带
anococcygeal lig. 肛尾韧带
anodal *a*. 阳极的 ‖ ~ chosing sound 阳极通电音/~ closing current or anodal closrue contraction (electrotheraphy) 阳极通电收缩(电疗)/~ closing picture 阳极通电图像/~ closure 阳极闭合,阳极通电/~ depression 阳极性阻抑/~ duration 阳极持续期间/~ duration contraction 阳极期间收缩/~ duration tetanus 阳极期间强直/~ opening 阳极开放(断电)/~ opening picture 阳极断电图像/~ opening contraction (肌肉的)阳极断电(开启)收缩/~ opening sound 阳极断电音
anode 阳极,正极 ‖ ~ angle 阳极角/~ disc 阳极靶盘,阳极圆盘/~ efficiency 阳极效率/~ grid 帘栅极/~ load resistor 阳极负载电阻/~ ray 阳极射线/~ ray current 阳极射线电流/~ screen 帘栅极/~ voltage 阳极电压
anode-bend detection 阳极检波,屏极检波器
anode-cathode voltage 阳极—阴极电压
anode-cathodic wave 换极连续波
anode-film distance 阳极—胶片距,靶—片距
anodenschliess ungszuckung [德] 阳极闭锁(通电)收缩
anodenta wiodiana (**Lea**) 背角无齿蚌别名河蛤蜊(隶属于蚌科 Unionidae)
anoderm *n*. ①肛膜,肛门上皮 ②无角质层,无外皮的
anode-screen modulation 阳极—帘栅极调幅
anode-screening grid 帘栅极
anode-voltage-stabilized camera 高速电子束摄像机
anodic *a*. ①阳极的 ②向上的一边,上方 ③顺螺旋线的
anodic stripping voltammetry 阳极溶出伏安法
anodmia *n*. 嗅觉丧失,失嗅
anodolum inescence 阳极发光
anodolyte 阳极电解质
anodont 无齿者
anodontia *n*. 无牙 ‖ ~ praecox 失牙性无牙/~; anodontism, *n*. 无牙(畸形),先天性无牙症/~, congenital 先天性无牙/~, false; pseudoanodontia 假性无牙畸形/~, partial; anodontia partialis 部分无牙/~, pseudo- 假性无牙畸形(牙藏于颌骨中未长出者)/~, senile 老年性无牙/~, total; anodontia totalis 全无牙/~, vera 真无牙
anodontism; **anodontia** 牙全部缺失,无牙
Anodontostoma chacunda (**Hamilton**) 无齿鰶(隶属于鲱科 Clupeidae)
anodontous; **anodous** 无牙的
anodyne *a*. 止痛的 *n*. 止痛药 ‖ anodynic *a*.
anodynia *n*. 无痛,痛觉缺失
anodynin *n*. 镇痛素(吗啡样物质)
Anodynin [商名]阿诺迪宁(一种镇痛肽)
Anoectochilus roxburghii (**Wall.**) **Lindl.** [拉;植药] 花叶开唇兰
anoesie *n*. 智力缺失,白痴
anoestrus, **anoestrum** 动情间期,不动情期
anogenital band 肛生殖索
anogenital distance 肛门与生殖器间距离
anoia *n*. 精神错乱;白痴
anoint *v*. 涂油
anol *n*. 对丙烯基苯酚
anomal, **anomal(o)-** [希;构词成分] 不规则,异常,反常
Anomala 丽金龟属 ‖ ~ corpulenta 铜线丽金龟(猪巨吻棘头虫——MAcracanthorhynchus hirudinaceus 的中间宿主)/~ luculenta 异色丽金龟(猪巨吻棘头虫——Macracanthorhynchus hirudinaceus 的中间宿主)/~ mongolica 蒙古丽金龟(猪巨吻棘头虫——Macracanthorhynchus hirudinaceus 的中间宿主)

anomalad *n*. 形态缺陷
anomalies (单 anomaly) 异常,反常
anomalies of dental arch relationship 牙弓关系异常
Anomalina (**d'Orbigny**) 异常虫属
Anomalina colligera Chapman and Parr 颈异常虫
Anomalinella(**Cushman**)小异常虫属
Anomalinella rostrata Brady 吻小异常虫
Anomalinidae Cushman 异常虫科
anomalism 异常
anomalistic(**al**) *a*. 不规则的,异常的
anomalo - 不规则,异常,反常
anomalogy 异常学
anomalopia *n*. 视觉异常
Anomalopidae 灯眼鱼科(隶属于金眼鲷目 Beryciformes)
Anomalops katoptron (**Bleeker**) 灯眼鱼(隶属于灯眼鱼科 Anomalopidae)
anomaloscope 色盲检查计
anomaloscope *n*. 色觉检查镜,色觉鉴别器
anomalotrophy *n*. 营养异常
anomalous *a*. 不规则的,异常的,反常的
anomalous accommodation 异态调节/~ dispersion 异常色散/~ fixation 异常注视,偏注视/~ junction 异常连接,异常接合/~ projection 异常投影/~ retinal correpondence 异常视网膜对应/~ structure 异常构造/~ trichromasy 色弱,异常三色视/~ trichromat 异常三色视者/~ trichromatism 色弱,异常三色视觉/~ winter absorption 异常冬季吸收
anomaly *n*. 异常,反常 ‖ chromosomal ~; chromosome ~ 染色体异常 / development al ~ 发育异常,发育反常
anomarginal groove 肛缘沟
anomer *n*. 分头物, 异头物(糖类 α,β 异构体)
anomia *n*. 称名不能,失命名能, 忘名症
Anomiidae 不等蛤科(隶属于珍珠贝目 Pterioida)
Anomis flava (**Anomis xanthydima**) **nuclear polyhedrosis virus** 棉小造桥虫核型多角体病毒
anomocoela 异凹型
anomocytic type 无规则型
anomodont 无前牙的
Anomodontia 无前牙动物
anomodromy 异常脉序
anomomitosis 异常有丝分裂
anomomitotic 异常有丝分裂的
anomophalus 无脐畸胎
anomosscope 双眼投影鉴别计
anomous *a*. 无肩的
anomphalus 无脐畸胎
Anomura 歪尾次目(隶属于腹胚亚目 Pleocyamata)
anon *ad*. 不久,以后,下一次,再 ‖ ever and ~ 时时地,不时地
anon anonymous 无名的
anonacein *n*. 阿诺纳辛,胡椒番荔枝碱
anonychia *n*. 无甲(畸形)
anonyma 无名动脉,头臂(动脉)干
anonymous *a*. 不具名的,匿名的 ‖ an ~ author 不署名作家
anoopsia *n*. 上斜视
anoopsia strabismus 上斜视
anopelvic version 肛门胎臀倒转术
anoperineal *a*. 肛门会阴的
anoperineal fistula 肛门会阴瘘
anoperineogenital 外生殖器
Anopheles 按蚊属 ‖ ~ aconitus 乌头按蚊/~ aitkenii 艾(特肯)氏按蚊,无斑按蚊/~ aiotkenii adiei 无斑按蚊阿梯亚种/~ alblmanus 白端按蚊,白足按蚊/~ albitarsis 白跗按蚊/~ algerlensis 阿尔及利亚按蚊/~ amictus 具伤按蚊/~ annularis 环斑按蚊/~ annulipes 环须按蚊/~ aquasalis 碱水按蚊, 按蚊/~ argyritarsis 跟跗按蚊/~ argyropus 银足按蚊/~ atroparvus 黑小按蚊/~ balabacensis 巴拉巴按蚊/~ bancrofti 班(克罗夫特)氏按蚊/~ barbirostris 须喙按蚊/~ barbumbrosus 须荫按蚊,头须喙按蚊/~ bellator 挑战按蚊/~ bengalensis 孟加拉按蚊/~ bifuractus 二岔加拉按蚊/~ claviger 带棒按蚊/~ costalis 前缘按蚊,冈比亚按蚊/~ crawfordi 雪莪兰按蚊/~ crucians 灾雄按蚊/~ cruzi 克(鱼茈)氏按蚊/~ culicifacies 库熊按蚊/~ darlingl 达(林)氏按蚊/~ farauti 法老按蚊/~ fluviatilis 溪流按蚊/~ freeborn1 弗(里伯恩)氏按蚊/~ freyi 弗(雷)氏按蚊,黑须按蚊/~ funestus 催命按蚊/~ gambiae 冈比亚按蚊/~ gigas bailcyi 大型按蚊贝(利)氏亚种,世型按蚊暗缨亚种/~ gigas simlensis 大型按蚊西姆拉亚种,巨型按蚊西姆拉亚种/~ hyrcanus 赫坎按蚊/~ hyreanus nigerrimus 赫坎按蚊最黑亚种/~ indefinitus 无定按蚊/~ indiensis 印度按蚊/~ insulaeflorum 花岛按蚊/~ interruputs 簇足按蚊/~ jamesil 詹(姆斯)氏按蚊,白跗按蚊/~ jeyporiensis candidiensis 日月潭按蚊/~ karwari 卡瓦按蚊/~ kiangsuensis 江苏按蚊/~ kochi 可赫按蚊,科(克)氏按蚊,簇腹按蚊/~ koreicus 朝鲜按蚊/~ kweiyangensis 贵阴按蚊/~ labranchiae atroparvus 羽斑按蚊黑小亚种/~ labranchiae labranchiae 羽斑按蚊唇边亚种/~ lesterl 雷(斯特)氏按蚊,窄卵按蚊/~ lesteri antropophagus 窄卵按蚊嗜人亚种/~ leucosphyrus 白踝按蚊/~ liangshanensis 凉山按蚊/~ lindesayi 环股按蚊,林氏按蚊/~ lindesayi japonicus 环股按蚊日本亚种/~ lindesayi pleccau 环股按蚊卜来老亚种/~ ludlowae 勒(德洛)氏按蚊,斑跗按蚊/~ maculatus 多斑按蚊/~ maculipalpis 斑须按蚊,斯(蒂芬)匹按蚊/~ maculipennis 五斑按蚊/~ maculipennis atroparvus 五斑按蚊黑小亚种/~ maculipennis freeborni 五斑按蚊佛(野邦)氏亚种/~ messeae 要赛按蚊,米赛按蚊/~ minimus 微小按蚊/~ minimus flavirostris 微小按蚊黄喙亚种/~ moucheli moucheti 毛捷蒂按蚊/~ multicolor 多色按蚊/~ nigerrimus 黑色按蚊/~ mili 乌有按蚊/~ nitidus 光泽按蚊/~ palmtus 掌状按蚊/~ pattoni 派登棕毛按蚊,佩(顿)氏按蚊,济南按蚊/~ peditaeniatus 带足按蚊/~ pharoensis 法(如替)氏按蚊/~ philippinensis 非律宾按蚊/~ polynesiensis 波利尼西亚按蚊/~ pseudopunctipennis pseudopunctipennis 伪点翅按蚊/~ pulcherrimus 美好按蚊/~ punctimacula 点斑按蚊/~ punctulatus 刻点按蚊/~ quadrimaculatus 四斑按蚊/~ ramsayl 阔鳞按蚊/~ sacharovl 薛(卡洛)氏按蚊/~ sergenti 萨(京特)氏按蚊/~ simlensis 西姆拉按蚊/~ sinensis 中华按蚊/~ sineroldes 类中华按蚊/~ sintonoides 类辛东按蚊,宽鳞按蚊/~ spendidus 美彩按蚊/~ stephensi 斯(蒂芬)氏按蚊,斑须按蚊/~ subpictus 浅色按蚊/~ sundaicus 圣代克按蚊/~ superpictus 深色按蚊/~ tessellatus 嵌斑按蚊/~ umbrosus 荫影按蚊/~ vagus 迷走按蚊/~ aruna 瓦容按蚊,印神按蚊/~ venhusi 维(胡斯)氏按蚊/~ wellingtonianus 威尔顿按蚊,浪林按蚊/~ yatsushiroensis 八代按蚊
anophelicide *a*. 杀蚊的 *n*. 杀蚊药
anophelifuge *a*. 驱蚊的,防蚊的 *n*. 驱蚊药,防蚊药
anopheline *a*. 按蚊的
Anophelini *n*. 按蚊族
anophelism *n*. 蚊害,蚊病
anophoria *n*. 上隐斜视
anophthalmia; **anophthalmos** *n*. 无眼(畸形)
anophthalmia cyclopica 并眼无眼畸形,眼发育不全
anophthalmic 无眼的
anophthalmic atrophy 无眼性萎缩
anophthalmos; **anophthalmus** 无眼畸胎
anopia ①无眼畸形 ②眼发育不全 ③废用性弱视;上斜视
anoplasty *n*. 肛门成形术
anopleure 后侧片
Anoplocephala *n*. 裸头绦虫属
Anoplocephala magna (**Abilgaard**) 大裸头绦虫(隶属于裸头科 Anoplocephalidae)
Anoplocephala perfoliata (**Geoze**) 叶状裸头绦虫(隶属于裸头科 anoplocephalidae)
Anoplocephalidae *n*. 裸头(绦虫)科
Anoplogaster cornuta (**Valenciennes**) 角无腹刺鲷(隶属于无腹刺鲷科 Anoplongasteridae)
Anoplongasteridae 无腹刺鲷科(隶属于金眼鲷目 Beryciformes)
Anoplonyx destructor cytoplasmic polyhedrosis virus 落叶松叶蜂胞质型多角体病毒
Anoplophora chinensis (**forster**) [拉;动药]星天牛
Anoplophora seu apriona [拉;动药]天牛
Anoplura *n*. 虱目,吸虱目
anopsia *n*. 废用性弱视,上斜视
anopthalmos 无眼畸形
anopthalmus 无眼畸形
anopubic 肛门耻骨的
anorchia; **anorchism**; **anorchidism** 无睾症,无睾畸形
anorchia; **anorchus** 无睾(无睾者)
anorchia; **anorchism** 无睾(畸形)
anorchid; **anorchis** *n*. 无睾者
anorchidic 无睾的
anorchism; **anorchia**; **anorchidism** *n*. 无睾(畸形) ‖ anorchidic *a*.
anorchus 无睾者
anorectal dressing 肛门直肠敷料
anorectitis *n*. 肛门直肠炎
anorectocolonic *a*. 肛门直肠结肠的
anorectum *n*. 肛门直肠, 直肠肛门部
Anorethindrane dipropionate *n*. [商名] 双炔失碳酯(避孕药)
anoretie; **anorectic**; **anorexic** ①食欲缺乏的,厌食的 ②减食欲剂

anorexia hysterica 癔症性厌食
anorexia *n*. 食欲缺乏,厌食 ‖ anorectic; anoretic; anorexic *a*. 食欲缺乏的,厌食 的; *n*. 减食欲物质,减食欲物质,减食欲剂
anorexia nervosa 神经性厌食
anorexiant; anorexigenic ①减食欲的 ②减食欲剂
anorexiants 厌食剂(指降低食的药物)
anorexigenic; anorexiant *a*. 使食欲不振的 *n*. 减食欲剂
anorganic *a*. 除(去)有机质的(如骨)
anorganology; abiology 无生物学
anorgasmy *n*. 性快感缺失,无高潮
anormal 反常的,异常的
anormaly 反常,异常
anormogenesis 异常发育
anorrhorrhea 浆液缺乏,浆液分泌不足
anorthogenesis 曲折进化,预适进化
anorthography *n*. 正规书写不能,运动性失写(症)
anorthopia ①变形视,眼偏视,偏视 ②斜视
anorthopiral 平行螺旋
anorthoploid 奇倍体,非整倍体
anorthoscope *n*. 融像镜,弱视镜(将两个分离像连在一起成为一个完整的视界)
anorthoscopic 融像镜的
anorthoscopic movement 融像镜错觉运动
anorthoscopic phenomenon 融像镜(错觉)现象
anorthosis *n*. (阴茎)挺直不能,无勃起功能
anorthospiral 平行螺旋
anoschisis 肛裂(畸形)
anoscope *n*. 肛门镜 ‖ anoscopy *n*. 肛门镜检查
anosigmoidoscope 直肠乙状结肠镜
anosigmoidoscopic 直肠乙状结肠镜检查的
anosigmoidoscopy *n*. 直肠乙状结肠镜检查 ‖ anosigmoidoscopic *a*.
anosmatic *a*. 嗅觉缺失的,嗅觉迟钝的
anosmia; anosphrasia *n*. 嗅觉不灵,嗅觉缺失,嗅觉丧失
anosmic *a*. 嗅觉丧失的;无臭的
anosognosia *n*. 患病不知症,疾病感缺失,病觉缺失,无病识症,疾病失认
anosolysen *n*. 安血定,戊双吡铵
anospinal *a*. 肛门脊髓的
anosteoplasia *n*. 骨成形不全
anostosis *n*. 骨发育不全
Anostraca 无甲目(隶属于鳃足亚纲 Branchiopoda)
anotia *n*. 无耳(畸形)
anotron 辉光放电管
anotropia *n*. 上晃斜视(上斜视)
anotus *n*. 无耳畸胎
ANOV analysis of variance 方差分析
ANOVA analysis of variance 变异数分析,方差分析
anovaginal *a*. 肛门阴道的
anovaria 无卵巢
anovarism; anovaria; anovarianism *n*. 无卵巢(畸形)
anovesical *a*. 肛门膀胱的
anovular menstruation 无卵性月经
anovular stage 无排卵阶段
anovulation *n*. 排卵停止
anovulatory cycle 无排卵周期
anovulomenorrhea *n*. 不排卵性月经,无卵月经
anovulomenorrhea; anovularmenstruation 不排卵性月经,无卵月经
anox(a)emia 缺氧血症
anoxaemic esophoria 缺氧血症性内隐斜
anoxemia *n*. 缺氧血(症),血缺氧 ‖ anoxemic *a*.
anoxia 缺氧(症) ‖ ~ neonatorum 新生儿缺氧 / stagnant ~ 郁滞性缺氧,循环障碍性缺氧
anoxiate *vt*. 使缺氧
anoxic; anoxia 缺氧性缺氧
anoxic "blue" spell 缺氧(紫绀)发作
anoxybiontic 缺氧生活的,厌氧的
anoxybiosis 厌氧生活
Anoxyphotobacteria *n*. 厌氧发光杆菌纲
ANP atrial natriuretic peptide 心房利钠肽,心钠素 / A-norprogesterone A-去甲孕酮
ANP235 parachlorophenoxy-acetic acid diethylaminoethyl ester 对氯苯氧乙酸二乙氨 乙酯(回苏剂)
ANPC 1,5,5-trimethyt barbituric acid 1,5,5-三甲基巴比土酸(催眠药)
Anpirtoline *n*. [商名] 安吡托林(镇痛药)
ANPO alpha-naphthyl phenyl oxazole α-萘苯恶唑
ANRC American National Red Cross 美国全国红十字会
Ans anserine 鹅肌肽
Ans 1 aviadenovirus 鹅 1 禽腺病毒
ANS Academy of Natural Sciences 自然科学院 / anterior nasal spine 上颌骨前鼻棘 / autonomic nervous system 自主神经系统
ansa (复 ansae) [拉] 袢,弓 ‖ ~ atlantis 寰椎弓 / ~ capitis 颧弓 / ~ capitis; arcus zygomaticus 颧弓 / ~ cervicalis superficialis; ~ hypoglossi 颈(浅)袢,舌下神经袢 / ~ cervicalis 颈袢,舌下神经袢 / ~ coccygea 尾袢 / ~ hypoglossi; ~ cervicalis 舌下神经袢,颈(浅)袢 / ~ intergenicularis 膝状体间袢 / ~ interstinalis 肠袢 / ~ lambalis 腰袢 / ~ lenticularis 豆状核袢 / ~ of Henle 汉勒氏袢,细尿管袢 / ~ supramaxillaris 上颌上袢 / ~, Haller's 哈勒氏袢 / ~ nervorum spinalium 脊神经袢 / ~ of Reil 雷耳氏袢(赖耳氏袢) / ~ peduncularis 脑脚袢,雷耳氏袢 / ~ sacralis 骶(神经)袢,荐袢 / ~ sacrococcygica 骶尾袢 / ~ subclavia 锁骨下袢 / ~ supramaxillaris 上颌上袢 / ~ vitellina 卵黄袢
Ansaid *n*. 氟比洛芬(flurbiprofen)制剂的商品名
ansamitocin 柄型菌素
Ansamycin 安莎霉毒
ansamycins 安塞霉毒(利福平衍生物)
ansate *a*. 有柄的,袢状的
Ansbacher unit (Stefan Ansbacher) 安施巴赫尔单位(一种维生素 K 剂量单位)
ANSC American National Standards Committe 美国国家标准委员会
Anser [拉; 动药] 雁属(隶属于鸭科 anatidae) ‖ ~ albifrons (Scopoli) [拉;动药] 白额雁 / ~ anser (Linnaeus) [拉;动药] 灰雁(隶属于鸭科 Anatidae) / ~ cygnodes orientalis (Linnaeus) [拉;动药] 家鹅(隶属于鸭科 Anatidae) / ~ cygnoides (Linnaeus) [拉;动药] 鸿燕(隶属于鸭科 Anatidae) / erythropus (Linnaeus) 小白额雁(隶属于鸭科 Anatidae) / ~ fabalis (Latham) [拉;动药] 豆燕 / ~ fabalis (Latham) 豆雁(隶属于鸭科 anatidae) / ~ indicus (Latham) 斑头雁(隶属于鸭科 anatidae)
Anserid herpesvirus 1 = Anatid herpesvirus 1 鹅疱疹病毒 1,阿纳蒂德疱疹病毒 1
anseriform *a*. 雁形目的
Anseriformes *n*. 雁形目(隶属于鸟纲 Aves)
-anserin [构词成分] -色林(1998 年 CADN 规定使用此项名称,主要系指血管系统抗高血压剂 5-羟色胺受体拮抗药及抗抑郁药一类的药名,如氟班色林[Flibanserin]等)
anserine *a*. 鹅的;鹅状的 *n*. 鹅肌肽
Anseropoda rosacea (Lamarck) 荷叶海燕(隶属于海燕科 Asterinidae)
ansestral *a*. 祖先的
ANSI American National Standards Institute 美国国家标准研究所
ansiform *a*. 袢状的,环状的
ansogeny 雌雄异型遗传
Ansolysen *n*. 喷托铵酒石酸盐(pentolinium tartrate)制剂的商品名
ansotomy ①袢切断术 ②豆状核袢切断术
Ansoxetine *n*. [商名] 安索西汀(抗抑郁药)
ANSP Academy of Natural Science of Philadelphia 费城自然科学院(美)
Anspor *n*. 头孢拉定(cephradine)制剂的商品名
ANSS American Nature Study Society 美国自然研究学会
anstatic 抗静电的,抗静电剂
anstatic agent 抗静电剂
Ansu apricot [植药] 山杏
answer *n*. 回答,答复,应答;解答,答案 *vi*. 回答;保证;成功;符合 *vt*. 回答;响;适用,适合 ‖ ~ for 对……负责;保证 / ~ up 应对迅速 / in ~ to 回答,应答,回应
answerable *a*. 可答复的;有责任的,应负责的
-ant [法;构词成分] ……剂;……者;(属于)……的
ANT 2-amino-5-nitro-thiazole 2-氨基-5-硝基噻唑
Ant antenna 触角,天线
ant *n*. 蚁,蚂蚁
ant. anterior 前的
ant-, anti- [希;构词成分] 抗,对抗,抑制,排斥,反
ant anterior 前,前的
Ant ax line anterior axillary line 腋前线
ant cib ante cibum [拉] 餐前
ant coen ante coenam [拉] 晚饭前
ant jentac ante jentaculum [拉] 早餐前
Ant lion; fly larva [动药] 蚁蛉
Ant pit anterior lobe of pituitary 垂体前叶
Ant sup antero-superior 上前方的
Ant sup spine anterior superior spine 前上棘(髂骨)

ANTA norethindrone 炔诺酮
antabus（缩 TTD,TTS）*n*. 安塔布司,戒酒硫
Antabuse *n*. 双硫仑(disulfirem)制剂的商品名
antacava 触角窝
antacid ①解酸的 ②抗酸剂,解酸药
antacoila 截角突
antacoria 角基膜
Antafenite *n*.［商名］安他非尼(抗蠕虫药)
antafossa 触角凹
antag antagonistic 拮抗的,对抗的
antagglutinin 抗凝集素
antagonism *n*. 对抗(性),对抗作用;拮抗作用(包括化学性拮抗和生理性拮抗等)
antagonist *n*. 对抗肌,拮抗肌;拮抗物,拮抗药,对抗剂;对合牙‖ alosterone ~ 醛固酮拮抗剂 / associated ~s 协同对抗肌/ competitive ~ 竞争性拮抗物,抗代谢(产)物 / direct ~s 直接对抗肌,直接拮抗肌/ enzyme ~ 酶拮抗物,抗代谢(产)物/ metabolic ~ 抗代谢(产)物/ narcotic ~ 麻醉药拮抗药/ sulfonamide ~ 磺胺对抗药
antagonistic muscles 拮抗肌
antagonistic reflex 对抗反射
antagonistic selection 反向选择
antagonistic substance 拮抗物质
antagonists and inhibitors 拮抗剂和抑制剂
antagonize 拮抗,对抗
antagonize; antagonise *vt*. 对……起反作用,中和,抵销,对抗
antagonizer 对抗剂
antalgesic; antalgic *a*. 止痛的 *n*. 镇痛药
antalkaline *a*. 解碱的 *n*. 解碱药
antapex ①背点 ②底
antaphrodisiac *a*. 抗性欲的 *n*. 抗性欲药,制欲药
antapical half 底部
antapical horn 底角
antapical plate 后板,底板
antapical view 底面观
antapoplectic *a*. 防止中风的 *n*.（防止)中风药
antarctic *a*. 南极的 *n*. 南极区
Antarctica *n*. 南极洲
antarthritic *a*. 抗关节炎的 *n*. 抗关节炎药
antartis 角基节
antasthenic *a*. 恢复体力的 *n*. 恢复体力药
antasthmatic *a*. 止喘的,平喘的 *n*. 止喘药,平喘药
antatrophic *a*. 防萎缩的
antazoline *n*. 安他唑啉(抗心律失常药,抗组胺药)‖ ~ hydrochloride 盐酸安他唑啉/ ~ phosphate 磷酸安他唑啉
Antazonite *n*.［商名］安他唑尼(抗蠕虫药)
ante-［拉;构词成分］前,在前,先
ante［拉］……之前
ante Christum natum 公元前
ante cibum［拉］饭前(服)
ante meridiem（缩写为 A.M.或 a.m.)［拉］上午,午前
ante mortem［拉］死前
ante partum［拉］分娩前,产前
antealar sinus 翅前窦
antealar 翅前的
anteanopheline 抗按蚊的
ante-apical 端前的
ant-eater *n*. 食蚁兽
antebrachial 前臂的
antebrachium *n*. 前臂
antecardium *n*. 腹上部
antecede *vt*., *vi*. 在……之前,居……之先
antecedence *n*. 先例;在前,占先
antecedent *a*. 先行的,前驱的,在……之前的(to) *n*. 前例;经历;前体,先质‖ plasma thromboplastin ~（PTA）血浆凝血致活酶前体(凝血因子 XI)
ante-chamber 前腔
anteclypeus 前唇基
antecollis 颈项前屈
antecornu 侧脑室前角
antecosta 前内脊
antecostal sulcus 前脊沟
antecoxal piece 基节前片
antecubital *a*. 肘前的
antecubital crossveins 肘前横脉
antecubitalis 结前缘室,肘前缘室
antecurvature 前弯,轻度前屈
antedate *vt*. 倒填……日期;先于,前于
antedisplacement 向前变位,前移
antefebrile *a*. 发热前的
anteflect *vi*. 前屈
anteflexed *a*. 前屈的
anteflexio *n*.［拉］前屈 ‖ ~ uteri 子宫前屈
anteflexio uteri 子宫前屈
antefurca 前叉骨
antegrade *a*. 顺行的‖ ~ filling 顺行充盈/ ~ percutaneous approach 顺行经皮进路/ ~ perfusion 顺行灌注/ ~ phlebography 顺行性静脉造影(术)/ ~ portography 顺行性门静脉造影(术)/ ~ puncture 顺行穿刺/ ~ pyelogram 顺行性肾盂造影(照)片/ ~ pyelography 顺行性肾盂造影(术)
antehumeral 翅基前的
antehumeral stripe 肩前条
antehypophysis 垂体前叶
-antel［构词成分］-太尔(1998 年 CADN 规定使用此项名称,主要系指抗寄生虫之驱肠蠕虫类药物,如阿米太尔［Amidantel］、哌克太尔［Pexantel］等)
antelabium; labial margin 唇缘
antelabrum ①上唇前片 ②髻缘
Antelmycin *n*.［商名］安太霉素(抗蠕虫药)
antelocation *n*. 前移(指器官)
antelope *n*. 羚羊
antemarginal 后边缘的
antemedial line 前中线
antemedian 前足鬃
antemetic *a*. 止吐的 *n*. 止吐药
antemortem *n*. 死前
ante-mortem statement 死前陈述,遗嘱
antenatal *a*. 产前的‖ ~ radiograph 产前(胎儿）X 线(照)片/ ~ sonographic diagnosis 产前(胎儿)超声诊断
antenna 触角 ‖ ~ aequalis 等节触角/ ~ aristata 具芒触角/ ~ biflabellata 双扇形触角/ ~ bipectinata 双节触角/ ~ capitata 钟形触角/ ~ clavata 棒形触角/ ~ ensiformis 剑形触角/ ~ filiformis 线形触角/ ~ flabellata 扇形触角/ ~ fusiformis 梭形触角/ ~ geniculata 膝形触角/ ~ inacqualis 不等节触角/ ~ inferioris 下位触角/ ~ irregularis 畸形触角/ ~ irregularis fissa 畸裂触角/ ~ irregularis phymophora 结节触角/ ~ lamellata 鳃叶触角/ ~ moniliformis 念珠触角/ ~ pectinata 节形触角/ ~ plumosa 羽形触角/ ~ ramosa 分枝触角 | ~ serrata 锯形触角 | ~ setacea 鬃形触角 | ~ spaturata 勺形触角/ ~ verticulata 环毛触角
antennaria 圆角片
antennary 触角节
antennary fossa 触角窝
antennate 有触角的
antennifer 支触角
antenniferous 有触角的
antenniform 触角形,触角形(的)
antenno-ocular poaches 角眼囊
antennula 第一触角,小触角
antennular peduncle 第一触角柄
antennular region 触角区
antennular segment 触角节
antennulary ganglion 触角神经节
antennulary 触角节
antennule ①小触角 ②第一触角
antenodals 结前横脉
antenodal cell 结前室
antenodal costal space 结前缘室
antenodal crossvein 结前横脉
Antenoron filiforme（Thunb.）Roberty et Vautier［拉;植药］金线草
Antenoron filiforme（Thunb.）Roderty et Vautier; Polygonum filiforme Thunb.; Tova ra virginiana var. filiformis Stew. 金线草(植)药用部分:块根、全草
Antenoron neofiliforme（Nakai）Hara［拉;植药］短毛金线草
Antenoron neofiliforme（Nakai）Hara 短毛金线蓼(植)药用部分:块根、全草 - 金钱线
antenulae microvillares 微绒毛顶丝
anteocular 眼前的
Antepar *n*. 枸橼酸哌嗪(piperazine citrate)和磷酸哌嗪(piperazine phosphate)制剂的商品名
antepar 枸橼酸哌嗪
antepartal *a*. 产前的

antepartal care 产前护理,产前保健
antepartum *a*.［拉］分娩前,产前
antepartum hemorrhage 产前出血
antepectus 前胸侧腹片
antepenultimate ①倒数第三位的 ②次级的
antepenultimate order 亚级
antephase *n*.［核分裂］前期
antephialtic *a*.抗梦魇的,抗夜惊的
antepituitary 垂体前叶
anteplacental 胎座前的
antepleuron 前侧片
anteposition *n*.前位(如子宫)
antepronotum 前(胸)背板
anteprostate *n*.尿道球腺
anteprostatitis 尿道球腺炎
antepygidial bristle 臀前鬃
antepyretic *a*.发热前的
antereior blastomere 前裂球
Antergan *n*.芬苯扎胺(phenbenzamine)制剂的商品名
antergia; **antergy** *n*.对抗作用,拮抗作用
antergic *a*.对抗的,拮抗的(用于拮抗肌)
antergy 拮抗作用,对抗作用
anteriad *ad*.向前
anteriomedialis 前内侧,前内位
anterior *a*.前的;先前的,在……之前的(to)‖ ~ acrostichal bristle 前中鬃/ ~ amniotic fold 羊膜前褶/ ~ and posterior 前与后/ ~ angle 前角/ ~ aorta 前主动脉/ ~ aortic sinus 主动脉前窦/ ~ arch of atlas 寰椎前弓/ ~ arculus 前弓脉/ ~ arm of tentorium 幕骨前臂/ ~ articular surface 前关节面/ ~ asynclitism 前不均倾位/ ~ atlanto-axial ligament 环枢前韧带/ ~ auricular muscle 耳前肌/ ~ axillary line 腋前线/ ~ basal membrane 前基底膜,前弹力膜/ ~ basal membrane 前基膜/ ~ basal 前基底区/ ~ belly of digastric 二腹肌前腹/ ~ border of ramus 下颌支前缘/ ~ border of tibia 胫骨前缘/ ~ border of trapezius 斜方肌前缘/ ~ branch of obturator nerve 闭孔神经前支/ ~ branch of retromandibular vein 下颌后静脉前支/ ~ branch of superficial temporal artery 颞浅动脉前支/ ~ capsular cataract 前囊白内障/ ~ capsule 前囊(膜)/ ~ capsulotomy 晶状体前囊切开术/ ~ cardiac vein 心前静脉/ ~ cardinal vein 前主静脉/ ~ centrosome 前中心体/ ~ cerebral artery 大脑前动脉/ ~ cerebral atrery 前脑动脉/ ~ chamber 前房/ ~ chamber angle 前房角/ ~ chamber cleavage syndrome (前)房角劈裂综合征/ ~ chamber cyst 前房囊肿/ ~ chamber intraocular lens 前房型人工晶状体/ ~ chamber irrigator 前房冲洗器/ ~ chamber paracentesis 前房穿刺术/ ~ chamber puncture 前房穿刺(术)/ ~ chamber 前房/ ~ chest diameter 前胸直径/ ~ choridal artery 前脉络丛动脉/ ~ choriditis 前部脉络膜炎,周边脉络膜炎/ ~ circumflex hmberal artery 旋肱前动脉/ ~ clinoid process 前床突/ ~ clypeus 前唇基/ ~ coelom 前体腔/ ~ colliculi 前丘,上丘(四叠体)/ ~ colporrhaphy 阴道前壁修补术/ ~ column of fornix 穹窿前柱/ ~ column 前柱/ ~ commissure of labia 唇前联合/ ~ commissure of labium 阴唇前连合/ ~ commissure tendon 前连合肌腱/ ~ commissure 前连合(联结左右大脑的神经纤维通道)/ ~ communicating artery 动脉前交通/ ~ cornu 前角/ ~ coronary vein 前冠状静脉/ ~ costotransversarium ligament 肋横突前韧带/ ~ costovertebral ligament 肋椎前韧带/ ~ cranial fossa 颅前凹/ ~ crop 前嗉囊(同翅亚目昆虫)/ ~ cross vein 前横(静)脉/ ~ cruciate ligament 前十字韧带/ ~ cup 顶杯/ ~ cusp of tricuspid valve 三尖瓣前突/ ~ cusp 前半月瓣,前尖瓣/ ~ cutaneous branch 前皮支/ ~ cyclodialysis 前睫状分离术/ ~ descending artery 前降动脉/ ~ descending limb of suprasylvian gyrus 上大脑中动脉前降支薛氏裂前移位(脑回)/ ~ divission 前支/ ~ dorsocentral bristles 前背中鬃/ ~ ectosylvian gyrus 前外侧裂回/ ~ elastic membrane 前弹力膜,前基底膜/ ~ embryotoxon (角膜)前胚胎环/ ~ ethmoidal foramen 筛前孔/ ~ ethmoidal groove 前筛沟/ ~ ethmoidal nerve 筛前神经/ ~ extremity 前端/ ~ faucial pillar 舌腭弓/ ~ flexion 前屈/ ~ fornix 前穹(窿)/ ~ funiculus 前索(脊髓)/ ~ gray commissure 灰质前连合,前灰(质)连合/ ~ ground bundle 前基束/ ~ guidance 前导/ ~ half-sclerotome 前半(生骨)节/ ~ horn cell 前角细胞/ ~ horn of lateral meniscus 外侧半月瓣前角/ ~ horn of lateral ventricle 侧脑室前角/ ~ horn of medial meniscus 内侧半月瓣前角/ ~ horn 前角,前柱/ ~ hyaloid membrane 玻璃体前界膜,前玻璃体膜/ ~ hydrophthalmos 前部水眼/ ~ hypothalamic area 下丘脑前区/ ~ inferior carebellar artery 小脑前后动脉/ ~ inferior cerebellavar artery 小脑前下动脉/ ~ inferior iliac spine 髂前下棘/ ~ intercalary plate 前间板/ ~ intercalary vein 前闰脉/ ~ interepimerals 基间前毛/ ~ interosseous artery 骨间前动脉/ ~ interosseous nerve 骨间前神经/ ~ interventricular branch 前室间支/ ~ intestinal porta 前肠门/ ~ intestine 前肠/ ~ ischemic optic neuropathy 前部缺血性视神经病变/ ~ jugular vein 颈前静脉/ ~ labral muscles 前上唇肌/ ~ lacrimal sac 前泪囊/ ~ lamina 前片/ ~ lateral seta 前侧毛/ ~ latissimus dorsi 前背阔肌/ ~ lens capsule 晶状体前囊/ ~ lenticonus 前圆锥形晶状体/ ~ limb 前支/ ~ limiting membrane 前界膜/ ~ lingual gland 前舌腺/ ~ liver diverticulum 肝前突/ ~ lobe 前叶/ ~ lobe hormone (垂体)前叶激素/ ~ lobe of pituitary 垂体前叶/ ~ lobe of the hypophysis 垂体前叶/ ~ longitudinal bundle 前纵束/ ~ longitudinal ligament 前纵韧带/ ~ lumbar seta 腰前毛/ ~ margin of deltoid 三角肌前缘/ ~ margin of foramen magnum 枕骨大孔前缘/ ~ media 前中脉/ ~ median fissure 前正中裂/ ~ median groove 前正中沟/ ~ megalophthalmus 球形角膜/ ~ membranous dystrophy (角膜)前部膜状营养不良/ ~ meniscofemoral ligament 前半股韧带/ ~ mesenteron rudiment 前中肠原基/ ~ microphthalmus 小眼球/ ~ mitral leaflet 二尖瓣前叶/ ~ mitral valve leaflet 二尖瓣前瓣膜小叶/ ~ myocardial infarction 前壁心肌梗死/ ~ nasal spine 鼻前棘/ ~ neuropore 前神经孔/ ~ nevrve root 前(神经)根/ ~ notal wing process 前背翅突/ ~ nucleus 前核(丘脑)/ ~ oblique 前斜(角)/ ~ ophthalmomyiasis 眼前房蝇蛆病/ ~ orbit 前眶/ ~ orbitotomy 前(径路)眶切开术/ ~ palate 前腭/ ~ palatine vacuity 腭前窝/ ~ palpi 前鬃(须)/ ~ papillary muscle 前乳头肌/ ~ paragenitals 前殖侧毛/ ~ pararenal space 肾旁前隙/ ~ perforated substance 前穿质/ ~ perietal artery 顶前动脉/ ~ pharynx 前咽/ ~ phragma 前悬骨/ ~ pituitary extract 垂体前叶提取物/ ~ pituitary gland 脑垂体前叶/ ~ pituitary gonadotropin 垂体前叶促性腺激素/ ~ pituitary hormone (脑下)垂体前叶激素/ ~ pituitary insufficiency crisis 垂体前叶功能减退危象/ ~ pituitary reaction 垂体前叶反应/ ~ pituitary system 脑下垂体前叶系统/ ~ pituitary 垂体前叶/ ~ pituitary-like hormone 类垂体前叶激素/ ~ pituitary-like substance 类垂体前叶物质/ ~ polar cataract 前极白内障/ ~ pole 前极(眼球的,晶状体的)/ ~ poliomyelitis virus 前角脊髓灰质炎病毒(小儿麻痹病毒)/ ~ pyramidal tract 前锥体束,锥体前束/ ~ radicular cell 前根细胞/ ~ root 前根/ ~ rostral seta 喙前毛,吻前毛/ ~ sacral surface 骶骨前面/ ~ scalenus muscle 前斜角肌/ ~ scherite 前盾片/ ~ scleral foramen 前巩膜孔,角膜裂/ ~ scleral staphyloma 前巩膜葡萄肿/ ~ sclerectasia 前巩膜膨胀/ ~ scleritis 前巩膜炎/ ~ segment (眼)前节/ ~ segment angiography 眼前节血管造影术/ ~ segment necrosis 眼前节坏死/ ~ segment reconstruction 眼前段重建术/ ~ septal-lateral myocardial infarction 前间侧壁心肌梗死/ ~ serratus muscle 前锯肌/ ~ shield 前盾/ ~ spinal artery 脊髓前动脉/ ~ squama 前腋瓣/ ~ stromal puncture (角膜)前基质穿刺(术)/ ~ subcapsular cataract 前囊下白内障/ ~ sucker 前吸盘/ ~ sulcal plate 腹区前板/ ~ superficial jugular 颈前浅静脉/ ~ superior iliac spine 髂前上棘/ ~ surface of left lobe 肝左叶前面/ ~ surface of right lobe 肝右叶前面/ ~ surface 前面/ ~ symblepharon 睑球前粘连/ ~ synechia 虹膜前粘连/ ~ taenia coli 前结肠带/ ~ talocalaneal ligament 距跟前韧带/ ~ talofibular ligament 距腓前韧带/ ~ tentorial pit 前幕骨陷/ ~ thoracic air-sac 前胸气囊/ ~ tibial artery 胫(骨)前动脉/ ~ tibial muscle 胫骨前肌/ ~ tibial vein 胫(骨)前静脉/ ~ tibial vessels 胫(骨)前血管/ ~ tibiofibular ligament 胫腓前韧带/ ~ tissue 前组织/ ~ tracheal indentation 气管前切迹/ ~ tracheal trunk 气管前干/ ~ trans-tracheal muscle 气管前横肌/ ~ trapezoidal tubercle 前梯形瘤/ ~ trunk of internal iliac artery 髂内动脉前干/ ~ tubercle of transverse process 横突前结节/ ~ tubercle 前结节/ ~ ulnar recurrent artery 尺侧反动脉前支/ ~ urethra 前尿道,尿道前段/ ~ urethritis 前尿道炎,阴茎尿道炎/ ~ uveitis 前葡萄膜炎/ ~ vagal trunk 前迷走神经干/ ~ vertical seta 顶前毛/ ~ vestibular vein 前庭前静脉/ ~ vitelline vein 前卵黄静脉/ ~ vitrectomy 眼前段玻璃体切割术/ ~ vitreous 前玻璃体(位于胚胎晶状体泡与表面外胚叶间的原生质物质)/ ~ wall 前壁/ ~ wall of rectus sheath 腹直肌鞘前层/ ~ wall subendocardial injury 前壁心内膜下损伤/ ~ wall subendocardial ischaemia 前壁心内膜下缺血/ ~ wall subepicardial injury 前壁心外膜下损伤/ ~ wall subepicardial ischaemia 前壁心外膜下缺血/ ~ wall type ventricular beat 前壁型室性早搏/ ~ white column 前侧索(柱)/ ~ white commissure 白质前连合/ ~ wing process 前翅突/ ~ wings 前翅
antero-［拉;构词成分］前,在前,向前
antero - internal 前内的
antero - external 前外的
antero - inferior 前下的
antero median 前正中的
antero-accessory strip 前副纹
anteroclusion *n*.前咬合,下颌前突样(亦称近中)
anterodorsal ①前背(面)的 ②前背鬃(双翅目)

anteroexternal *a*. 前外的,前外侧的(最好用 anterolateral)
anterograde *a*. 前进的,前向的,顺行的
anterograde block 下行性传导阻滞
anterograde degeneration 正向溃变
anterograde emission (超声)顺行发射
anterograde *a*. 顺行的 ‖ ~ emission (超声)顺行发射/~ pyelography 顺行肾盂造影(术)
anteroinferior *a*. 前下的
anterointernal *a*. 前内的,前内侧的(最好用 anteromedial)
anterolateral *a*. 前外侧的
anterolateral column 前侧柱
anterolateral myocardial infarction 前侧壁心肌梗死
anterolateral ray 前侧辐肋,前侧光线
anterolateral seta 前侧毛
anteromedial *a*. 前内侧的
anteromedian *a*. 前正中的
antero-median cleft 前正中裂
antero-median projection 前中突
antero-median seta 前中毛
anteroom *n*. 前厅,接待室
anteroparietal 顶前的
antero-posterior 前后的,中间的
antero-posterior axis 前后轴,矢状轴
anteroposterior film 前后位(X 线)照片(X 线学中指光束的方向)
antero-posterior gradient 前后级度
anteroposterior projection 前后位投照
anteroposterior *a*. 前后位的 ‖ ~ film 前后位片/~ inclined tomography 正位倾斜断层成像(术),正位倾斜体层 X 线摄影(术)/~ projection 前后位投照/~ view 前后观,斜位观,斜位片
anteroposterior-diameter of the pelvic outlet 骨盆出口前后径
anterioscopic stereopsis 前移立体视觉
anteroseptal *a*. (房室)隔前的
anteroseptal myocardial infarction 前间壁心肌梗死
anterosuperior *a*. 前上的
anterotic *a*. 制欲的 *n*. 制欲药
anteroventral ①前腹面的, 前腹侧的 ②前腹鬃(双翅目)
anterpartal *a*. 分娩前的,产前的
antetheca 前壁
antetype *n*. 先型,原型
anteversio [拉]前倾
anteversio iridis [拉]虹膜前倾
anteversion *n*. 前倾
anteversion of uteurs 子宫前倾
anteverted 前倾的
antexed *a*. 前屈的
Antheliaceae 兔耳苔科 (一种苔类)
anthelix *n*. 对耳轮
anthelmintic ①抗蠕虫的 ②抗蠕虫药 ‖ ~ venenous 毒性驱蠕虫药
anthelmintic; anthelminthic *a*. 抗蠕虫的,驱肠虫的 *n*. 抗蠕虫药,驱肠虫药
Anthelmintics 驱虫剂
anthelmycin *n*. 安太霉素,抗蠕虫霉素
Anthelmycin *n*. [商名] 安太霉素(抗蠕虫药)
anthelone *n*. 尿抑胃素;抗溃疡素
anthelotic *a*. 除胼胝的 *n*. 除胼胝药,鸡眼药
anthem *n*. 圣歌 ‖ national ~ 国歌
anthema 疹
Anthemis *n*. 春黄菊属;罗马甘菊
anthemorrhagic *a*. 止血的 *n*. 止血药
Anthenea pentagonula (**Lamarck**) 真五角海星(隶属于角海星科 Goniasterida)
anther 花药
anther cell 花药室
anther culture 花药培养
anther *n*. 花粉囊,花药
anther sac 花粉囊
anther slit 药裂缝
Antheraca pernyi (**Geurin-Meneville**) 柞蚕(隶属于天蚕蛾科 Saturniidae)
Antheraca pernyi nuclcar polyhedrosis virus 柞蚕核型多角体病毒
Antheraea eucalypti virus 按树柞蚕病毒
Antheraea flaccidity virus 天蚕软化病毒
Antheraea mylitta cytoplasmic polyhedrosis virus 透纱蚕(意大利天吞蛾)胞质型多角体病毒
Antheraea pernyi cytoplasmic polyhedrosis virus 柞蚕胞质型多角体病毒
Antheraea pernyi Guerin-menevlle [拉;动药]柞蚕
Antheraea polyphemus cytoplasmic polyhedrosis virus 多音天蚕(北美天蚕蛾)胞质型多角体病毒
Antheraea polyphemus nuclear polyhedrosis virus 多音天蚕(北美天蚕蛾)核型多角体病毒
Antheraea yamamai nuclear polyhedrosis virus 日本柞蚕核型多角体病毒
antheraxanthin 花药黄质,环氧玉米黄质
antherid 精子器,雄器,精子囊
antheridial cell 精子器细胞
antheridial filament 雄器丝,精囊丝
antheridial initial 精子器原始细胞
antheridial stalk 雄器柄
antheridiogen 成精子成囊素
antheridiol 雄器成形激素
antheridiophore 精子器载体,雄器载体
antheridiospore 精孢子
antheridium ([复]antheridia) *n*. 精子囊,雄器,精子器
antherozoid 游动精子
antherpetic *a*. 防治疱疹的
anthesis 开花,花期
Anthias dispar (**herre**) 红花鮨鲺(隶属于鮨科 Serranidae)
Anthidium septemspinosum (**Lepeletier**) 七黄斑蜂(隶属于切叶蜂科 Megachilidae)
anthiolimine *n*. 硫代苹果酸锑锂(antimony lithium thiomalate 制剂,抗血吸虫药, 抗阿米巴药)
Anthiolimine *n*. [商名] 安锑锂明(抗血吸虫病药,抗阿米巴药)
Anthiomaline *n*. 安锑锂明,硫代苹果酸锑锂(antimony lithium thiomalate)的商品名
anthobian 栖花类
Anthocerotaceae 角苔科 (一种苔类)
Anthocerotales 角藓目
Anthochirus loui (**Chang**) 陆氏砂参(隶属于沙鸡子科 Phyllophoridae)
Anthocidaris crassispina (**A. Agassiz**) 紫海胆(隶属于长海胆科 Echinometridae)
anthocyan 花色素类
anthocyanase 花色素酶
anthocyanidin *n*. 花色素
anthocyanin *n*. 花色素苷
anthocyaninemia *n*. 花色素苷血症
anthocyaninuria *n*. 花色素苷尿
anthocyanophore 花青素载体
Anthocyrtidae Hacekel 花篮虫科
Anthocyrtidium ophirense Ehrenberg 蛇花篮虫
Anthocyrtidium zanguebaricum Ehrenberg 桑给巴尔花篮虫
anthology *n*. 文集,选集
antholysis 花部退化变态
Anthomyia *n*. 花蝇属 ‖ ~ illocata 横带花蝇/~ imbrida 七星花蝇/~ plurinotata 复斑花蝇/~ pluvialis 雨兆花蝇
Anthomyiidae *n*. 花蝇科
Anthomyiinae 花蝇亚科
anthophobia *n*. 花恐怖,恐花症
Anthophora ferreola (**Cockerell**) 红条蜂(隶属于蜜蜂科 Apidae)
Anthophora florea (**Smith**) 花条蜂(隶属于蜜蜂科 Apidae)
Anthophora melanognatha (**Cockerell**) 黑颚条蜂(隶属于蜜蜂科 Apidae)
Anthophysis Bory 球花虫属
Anthophysis vegetans Muller 活跃球花虫
Anthophyta 显花植物, 有花植物(植物分类学)
Anthopleura [拉;植药] 海葵属
Anthopleura asiatica (**Unhid& Muramatsu**) 亚洲侧花海葵(隶属于海葵科 Actiniidae)
Anthopleura eleantissima (**Unhid& Muramatsu**) 华丽黄海葵(隶属于海葵科 Actiniidae)
Anthopleura japonica (**Verrill**) 日本侧花海葵(隶属于海葵科 Actiniidae)
Anthopleura pacifica (**Unhid& Muramatsu**) 太平洋侧花海葵(隶属于海葵科 Actiniidae)
Anthopleura xanthogrammica (**Brandt**) 黄海葵(隶属于海葵科 Actiniidae)
Anthopleura xanthohrammica (**McMurrich**) 砂栖海葵(隶属于海葵科 Actiniidae)
anthorhododendrin 小叶枇杷素(治慢性气管炎药)
anthorisma 弥漫性肿大
anthoxanthin 花黄素

Anthoxanthium mosaic polyvirus 黄花莱花叶马铃薯 Y 病毒
Anthoxanthium mosaic virus 黄花莱花叶病毒
Anthoxanthium odoratum virus 黄花莱病毒
Anthozoa *n*. 珊瑚虫纲(隶属于腔肠动物门 Coelenterata)
Anthr anthropology 人类学
anthrac(o)- [构词成分] 煤,炭;痈
anthracene *n*. 蒽酮 ‖ ~ scintillation dosimeter 蒽闪烁剂量计
anthracenedione *n*. 蒽二酮(任何一类蒽醌衍生物,有些具有抗肿瘤性质)
anthracia 痈
anthracic *a*. 炭疽的;炭疽样的
anthracin 炭疽菌素
anthracite *n*. 无烟煤
anthracnose 炭疽病
anthracoid ①炭疽样的 ②痈样的
anthracometer *n*. 二氧化碳测量器
anthracomucin *n*. 炭疽菌黏液素
anthraconecrosis *n*. 黑色干性坏死
anthracophlyctis 炭疽脓疱
anthracosilicosis *n*. 炭末石末沉着病,肺炭末矽末沉着病
anthracosis linguae; black tongue 黑舌(病)
anthracosis *n*. 炭末沉着病,炭肺 ‖ anthracotic *a*.
anthracotherapy *n*. 炭疗法
anthracotic *a*. 炭末沉着病的,炭肺的
anthracycline *n*. 蒽环类抗生素
Anthra-Derm *n*. 地蒽酚(anthralin)制剂的商品名
anthragallol *n*. 三羟基蒽醌
anthralin *n*. 地蒽酚,蒽林(外用治疗皮肤真菌病、慢性湿疹及其他皮肤病)
Anthralin *n*. [商名] 地蒽酚(消毒防腐药)
anthramycin *n*. 安曲霉素,氨茴霉素(见下条)
Anthramycin *n*. [商名] 安曲霉素(获自 Streptomyces refuineus var. thermotolerans 的制剂,抗生素类药,特别是抗肿瘤)
anthranilate *n*. 邻氨基苯甲酸
anthranilic acid 邻氨基苯甲酸,氨茴酸
anthranilic-N, N-diacetic acid 邻氨基苯甲酸 – N, N-diacetic acid 邻氨基苯甲酸 – N, N – 二乙酸
anthraquinone *n*. 蒽醌
anthrarobin *n*. 1,2,10 – 蒽三酚(10% ~ 20% 软膏剂,用于治牛皮癣及各种皮肤病,亦用作杀寄生虫药)
anthrax *n*. 炭疽 ‖ cutaneous ~ 皮肤炭疽 / inhalational ~ 吸入性炭疽 / meningeal ~, cerebral ~ 脑膜炭疽,脑炭疽 / pulmonary ~ 肺炭疽 / symptomatic ~ 气肿性炭疽,黑腿病
anthrax palpebrae 睑炭疽
Anthrax Vaccine *n*. [商名] 炭疽菌苗(生物制品)
Anthriscus sylvestris(L.) Hoffm. [拉;植药] 峨参(其药用部分:包括根及叶)
Anthriscus yellows virus 峨参黄花病毒
anthrochorous 人传播的
anthrone 蒽酮
anthrop(o)- [希;构词成分] 人类,人
anthrophagous 噬人血的,嗜人血的
anthrophilic 噬人血的,嗜人血的
anthropobiology *n*. 人类生物学
anthropocentric *a*. 人类中心的
anthropocentrism 人类中心说
anthropochorous 人(类)传播的
anthropodesoxycholic acid 12 – 脱氧胆酸,鹅(脱氧)胆酸
anthropogenesis 人类起源,人类发生
anthropogenic 人类起源的,人类发生的,人为的
anthropogeny *n*. 人类发生,人类起源
anthropography *n*. 人类分布学,人种志
anthropoid ①似人形 ②类人猿
Anthropoidea *n*. 类人猿亚目
anthropokinetics *n*. 人类活动学(从生物和自然科学、心理学以及社会学的特殊领域中,研究整体人类的活动)
anthropolgist *n*. 人类学家
Anthropological Institute 人类学研究所
Anthropological Society 人类学学会
anthropology *n*. 人类学 ‖ criminal ~ 人类犯罪学 / cultural ~ 文化人类学 / physical ~ 人类体格学 ‖ anthropologic(al) *a*. / anthropologist *n*. 人类学者,人类学家
anthropometer *n*. 人体测量器
anthropometrist 人体测量学家
anthropometry *n*. 人体测量术,人体测量(学) ‖ anthropometric(al) *a*. / anthropometrist *n*.
anthropomorphic *a*. 有人形的,拟人的
anthropomorphic pressure suit 人形加压服
anthropomorphic robot 人形机器人
anthropomorphic system 拟人系统
anthropomorphism *n*. 拟人说(用人类的形象或性格来解释非人类的对象,如各种动物、无生物等)
anthropomorphology 人类形态学
anthropomorphous *a*. 有人形的,似人的
anthroponomy *n*. 人体进化论,人类进化学;人类行为学
anthroponosis *n*. 人类传染病
anthropopathy *n*. 情感拟人说(用人类的情感来解释非人类的对象)
anthropophagy *n*. 嗜食人肉;食人肉色情倒错
anthropophilic *a*. 嗜人类的,嗜人血的(指蚊)
anthroposcopy *n*. 人类体型审定(根据目观而不用测量方法)
anthroposomatology 人体学
anthroposophy *n*. 人智学
anthropotomy 人体解剖(学)
anthropozoonosis ([复] anthropozoonoses) *n*. 人兽病,人与动物病
anthysteric *a*. 抗癔病的 *n*. 抗癔病药
anti-; ant- [希]; **against** [英] 对抗,解,抑制,取消
anti-allergic 抗变应性的
anti-coagulant 抗凝剂
anti-isolysin *n*. 抗同种溶素
anti-reticulo-endothelialcytotoxic 抗网状内皮细胞毒的
anti-Rh 抗 Rh 因子
anti B serum 抗 B 血清
antiabortifacient *a*. 防流产的,安胎的,促受孕的 *n*. 防流产药,安胎药,促受孕药
antiabortionist *n*. 反对堕胎者
anti-abrasion coating 护膜,保护膜,防擦伤层
anti-actin antibody 抗肌动蛋白抗体
antiades; tonsila 扁桃体
antiaditis *n*. 扁桃体炎
antiadoncus ①扁桃体肿大 ②扁桃体瘤
antiadrenergic *a*. 抗肾上腺素能的 *n*. 抗肾上腺素能药
anti-adrenergic; sympatholytic ①抗交感[神经]的,抗肾上腺素能的 ②抗交感神经药,抗肾上腺素能药
antiaerogenic 抑[制]产生的
antiagglutinating *a*. 抗凝集(作用)的
antiagglutinin *n*. 抗凝集素
antiaggressin *n*. 抗攻击素(重复注射攻击素在体内形成的一种物质,以对抗攻击素的作用)
antiaging 防老化的,防老的
antiaircraft *a*. 防空的
antialbumin *n*. 抗清蛋白
antialeoholic 抗酒毒的
antialexic 抗补体的
antialexin; anticomplement 抗补体
antialopecia factor 抗脱毛因子
antiamboceptor *n*. 抗介体,抗抗体(对抗介体作用的物质,亦称抗免疫体)
antiamebic ①抗阿米巴的 ②抗阿米巴药
antiamoebin 抗变形虫素
antiamylase *n*. 抗淀粉酶
antian(a)emia factor 抗贫血因子
antianabolic 抗组成代谢的
antianaphylactin *n*. 抗过敏素
antianaphylaxis *n*. 抗过敏,脱(过)敏
antiandrogen *n*. 抗雄激素(物质)
antiandrogen therapy 抗雄激素治疗
antiandrogenic agent 抗雄激素制剂
antianemic *a*. 抗贫血的,补血的
Antianemic drugs 抗贫血药物,补血剂
antianginal *a*. 抗心绞痛的 *n*. 抗心绞痛药
Antianginals 抗心绞痛药物
antianopheline *a*. 抗按蚊的
antiantibody *n*. 抗抗体(旨在对抗其他抗体(免疫球蛋白)分子上的抗原决定簇的一种抗体)
antiantidote *n*. 抗解毒药
antiantitoxin *n*. 抗抗毒素(用抗毒素免疫时所形成的一种抗体,以对抗抗毒素的作用)
antianxietie ①抗焦虑的 ②抗焦虑药
antianxiety *a*. 抗焦虑的 *n*. 抗焦虑药
Antianxiety agents 抗焦虑药物
antiapoplectic *a*. 防止中风的

antiarachnolysin *n*. 抗蛛毒溶血素
antiarrhythmic *a*. 抗心律失常的 *n*. 抗心律失常药
Antiarrhythmics 抗心律不整药物
antiarrhythmie ①抗心律失常的 ②抗心律失常药
antiarsenin *n*. 抗砷素(由于亚砷酸免疫剂量而在体内产生的非砷性物质)
anti-arterio-sclerotic 抗动脉硬化药
antiarthritic *a*. 抗关节炎的 *n*. 抗关节炎药
antiasthmatic *a*. 止喘的,镇喘的,平喘的 *n*. 止喘药,镇喘药,平喘药
antiatherogenic *a*. 抗动脉粥样硬化的,抗粥样硬化的
antiatomic defence 原子防护
antiautolysin *n*. 抗自(身)溶素
antiauxin *n*. 抗促长素,抗生长激素,抗植物生长素
antibacterial *a*. 抗细菌的 *n*. 抗菌药,抗菌物
antibacterial activity 抗菌作用
antibacterial immunity 抗菌免疫性
antibacterial spectrum 抗菌范围
antibechic *a*. 镇咳的 *n*. 镇咳药
antibiogram 抗菌谱
antibiosis *n*. (复 antiboises)抗生(现象),抗生作用, 抗菌
Antibiot. Chemother. Antibiotics and Chemotherapy 抗菌素与化学疗法(杂志名)
antibiotic *a*. 抗生的 *n*. 抗生素 ‖ bactericidal ~ 杀菌性抗生素 / bacteriostatic ~ 抑菌性抗生素 / broad-spectrum ~ 广谱抗生素 / oral ~ 口服抗生素
antibiotic enterocolitis 抗生素性小肠结肠炎
antibiotic resistance genes 抗菌素抗性基因
antibiotic resistance 抗菌素抗性,抗生素抗性
antibiotic sensitivity test 抗生素敏感试验
antibiotic-associated colitis 抗生素相关性结肠炎
antibiotic-associated diarrhea 抗生素相关性腹泻
antibiotics *n*. 抗生素类药
antibiotie, narrow spectrum 窄谱抗菌素 ‖ ~ ,oral 口服抗菌素/ ~ ,quinoxaline 喹恶啉抗菌素
antibiotin *n*. 抗生物素
antiblastic *a*. 抑制细菌发育的,制菌的
antiblennorrhagic *a*. 抗淋病的,防治淋病的 *n*. 抗淋病药,防治淋病药
antibody *n*. 抗体 ‖ acetylcholine receptor antibodies 乙酰胆碱受体抗体/ anaphylactic ~ 过敏抗体 / anti-acetylcholine receptor (anti-A ChR) antibodies 抗体抗体 / anticardiolipin ~ 抗心脂抗体/ anti-centromere ~ 抗着丝点抗体 / anti-D ~ 抗 D 抗体 / anti-DNA ~ 抗 DNA 抗体/ anti-ENA ~ 抗 ENA 抗体/ anti-glomerular basement membrane (anti-GBM) antibodies 抗肾小球基(底)膜抗体 / antihistone ~ 抗组蛋白抗体 / antiidiotype ~ 抗个体基因型抗体 / antimicrosomal antibodies 抗微粒体抗体 / antimitocho ndrial antibodies 抗线粒体抗体(亦称线粒体抗体) / antinuclear antibodies (ANA) 抗核抗体/ anti-nucleolar ~ 抗核仁抗体 / antiRNA ~ 抗 RNA 抗肝炎相关抗体 / antirece pt or antibodies 抗受体抗体/ antithyroglobulin antibodies 抗甲状腺球蛋白抗体 / anti thyroid antibodies 抗甲状腺抗体 / auto-antiidiotypic antibodies 自身抗个体基因型抗体/ autologous ~ 自身抗体/ bispecific ~ 双重特异性抗体(亦称杂交抗体) / blocking ~, inhibiting ~ 封闭性抗体,抑制性抗体/ cold ~, cold reactive ~ 冷(型)抗体,冷反应性抗体 / complement-fixing ~ 补体结合性抗体/ complete ~ 安全抗体(一种 Rh 抗体 ,能在盐水中直接凝集 Rh 阳性细胞) / cross-reacting ~ 交叉反应(性)抗体 / cytotropic ~ , cytophilic ~ 亲细胞抗体,嗜细胞抗体/ despeciated ~ 亲细胞抗体,嗜细胞抗体/ despe ciated ~ 去种特异性抗体 / duck virus hepatitis yolk ~ 鸭病毒性肝炎卵黄抗体 / heterocytotropic ~ 新异种细胞抗体 / heterogenetic ~ 异种抗体/ heterophile ~ 嗜异性抗体 / homocytotropic ~ 新同种细胞抗体/ hybrid ~ 杂交抗体,双重特异性抗体/ inc om plete ~ 不完全抗体(指能与抗原结合但不出现可见反应的抗体,亦指单价抗体的一种丙种球蛋白) / lipoidotropic ~ 新类脂抗体 / maternal ~ 母体抗体(在母体内产生并传至胎循环的抗体,例如 IgG 类抗体) / mitochondrial antibodies 线粒体抗体,抗线粒体抗体 / monoclonal antibodies 单克隆抗体 / natural antibodies 天然抗体 / neutralizing ~ 中和抗体 / polyclonal ~ 多克隆抗体 / protectivw ~ 保护(性)抗体(对传染性因子具有免疫性的抗体,见于被动免疫) / reaginic ~ 反应素 / Rh ~ Rh 抗体(Rh 抗原的对应抗体) / TSH-displacing ~ (TDA) 促甲状腺激素置换性抗体,促甲状腺激素结合抑制性免疫球蛋白 / warm ~, warm-reactive ~ 温(型)抗体,温反应性抗体(在 37℃时反应较强) / xenocyto philic ~ 嗜异种细胞抗体/ 7S ~ 7S 抗体(具有沉降系数 7S 的抗体,包括所有免疫球蛋白类 IgG 和 IgD 以及某些 IgA 类)
antibrachial *a*. 前臂的
antibrachio-carpal joint 桡腕关节
antibrachium *n*. 前臂
antibromic *a*. 除臭的,抗自的 *n*. 除臭剂
antibubonic *a*. 抗腺鼠疫的
antibypercholesterolemic ①抗高胆甾醇血的 ②抗血胆甾醇血药
antic *n*. 滑稽动作,古怪行为
anticachectic *a*. 抗恶病质的 *n*. 抗恶病质药
anticalculous *a*. 抗石的;防牙垢的
anticancer *n*. 抗癌 ‖ ~ agents 抗癌药物
anticancerous *a*. 抗癌的
anticancrin 抗癌抗体
anticarcinogen *n*. 抗癌药,抗癌剂
anticarcinogenic *a*. 防癌的,抗癌的
anticardiolipin antibody (简作 **ACA**) 抗心磷脂抗体
anticardium *n*. 腹上部
anticarious; anticariogenic 抗龋的,防龋的
anticatalyst; anticatalyzer *n*. 反催化剂,抗催化剂
anticatarrhal 抗卡他的
anticathexis *n*. 相反贯注,相反注情
anticathode *n*. 对阴极(真空管与阴极对面的部分);靶(子)
anticaustic *a*.抗腐蚀的
Anti-CEA Ab anti-carcinoembryonic antigen antibodics 抗癌胚抗原(的)抗体
anticentriole 抗中心粒
anticentromere 抗着丝点
anticephalalgic *a*. 抗头痛药; 抗头痛的
anticephalin 抗脑磷脂
anticheirotonus *n*. 指痉曲
antichlorotic *a*. 抗萎黄病的
anticholelithogenic *a*. 消胆石的 *n*. 消胆石药
anticholerin *n*. 抗霍乱菌素
anticholesteremic; anticholesterolemic a. 抗胆固醇血的 *n*. 抗胆固醇血药
anticholinergic *a*. 抗胆碱能的 *n*.抗胆碱能药(亦称副交感神经阻滞药)
anticholinergic effect 抗乙酰胆碱效应
anticholinesterase *n*.胆碱酯酶抑制剂;抗胆碱酯酶药
antichymosin *n*. 抗凝乳酶
anticipant *a*. 预期的,期望的(of) *n*. 预期者,期望者
anticipate *v*. 预期,预料,占先,抢先 ‖ ~ the enemy 先发制敌
anticipated systole 过早收缩
anticipation (遗传病)早发现象,早现遗传
anticipation adaptation 前发适应
anticipative *a*. 有所期待的;提早发生的 ‖ ~ ly *ad*.
anticlinal ①垂周的 ②背斜的 ③对向倾斜的
anticlinal division 垂周分裂
anticlinal vertebra 直棘胸椎
anticlinal wall 垂周壁
anticline 背斜
anticlockwise 逆时针(方向)的
anticlonus index 抗阵挛指数
anticlypeus 前唇基
anticnemion *n*. 胫
anticoagulant *a*. 抗凝(血)的 *n*. 抗凝(血)药
anticoagulant acid citrate dextrose solution 抗凝枸橼酸葡萄糖溶液,ACD 溶液
anticoagulant protein 抗凝蛋白
anticoagulant therapy 抗凝血疗法
anticoagulation *n*. 防止凝血;抗凝疗法
anticoagulation therapy 抗凝治疗
anticoagulin *n*. 抗凝血素
anticode 反密码
anticodon *n*. 反密码子(转移 RNA 上的核苷酸三联体与信使 RNA 内的密码子成互补关系)
anticoincidence 反符合 ‖ ~ circuit 反符合电路,非一致电路/~ measurement 反符合测量
anticollagenase *n*. 抗胶原酶
anti-collineation 反直射(变换)
anticollision 防撞
anticomplement *n*. 抗补体
anticomplementary 抗补体的
anticomplementary activity 抗补体活性
anticonalbumin 抗伴白蛋白
anticonceptive 避孕的; 避孕剂

anticoncipiens 避孕药
anti-conformation 反构象
anti-constipation regimen 抗便秘法
anticonvulsant（**anticonvulsive**）抗惊厥药；抗惊厥的
anticonvulsants 抗痉挛药物;抗癫痫药物
anticooperativity 反协同性
anti-corrosive 防腐的，防蚀的
anticous ①前的,前面的 ②远轴的
anticoustic 反聚光(线)
anticurare 抗箭毒药
anticyclotron 反回旋加速器
anti-cytoplasmic autoantibodies 抗胞浆自身抗体
anticytotoxic serum 抗细胞毒血清
anticytotoxin 抗细胞毒素
antide 抗排卵肽(人 HRH 的拮抗剂)
antidepressants 抗抑郁药，抗忧虑症药物;抗抑郁剂，抗抑虑剂
antiderivative 反式衍生物
antidiabetic 抗糖尿病药；抗糖尿病的
antidiabetic agents 抗糖尿病药物
antidiarrheal；**antidiarrheic** *a*．止泻的 *n*．止泻药
antidiastase *n*．抗淀粉(水解)酶
antidinic *a*．防止眩晕的
antidiphtheritic *a*．抗白喉的
antidipsetic 解渴剂；止渴的
antidipsia 厌饮
antidipticum *n*．止渴药
antidiuresis *n*．制尿(抑制尿分泌)
antidiuretic *a*．制尿的 *n*．制尿药
antidiuretic hormone（**ADH**）抗利尿激素
antidiuretin *n*．(后叶)加压素,抗利尿激素
Anti-DNA antibody 抗去氧核糖核酸抗体;抗 DNA 抗体
anti-DNAse B antideoxyribonuclease 抗 DNA 酶 B，抗脱氧核糖核酸酶 B
antidotal *a*．有解毒功效的
antidote *n*．解毒药;矫正方法 ‖ ～ against arsenic 解砷毒药 / "universal" ～ "万能"解毒药 ‖ antidotal；antidotic *a*．解毒的
antidromal torsion 异向扭转
antidromic *a*．逆向的,逆行的(指脊髓后根的神经元) ‖ ～ activation 反向刺激/～ conduction 逆向传导/～ excitation 逆行兴奋/～ illumination 反向照明/～ impulse 逆行冲动/～ tachycardia 逆向传导性心动过速/～ volley 逆排放
antidromous；**antidromus** 异向旋转的
antidromy 异旋性
antidysenteric *a*．抗痢疾的 *n*．抗痢疾药
antidysentericum *n*．抗痢药
antidysmenorrheic *n*．调经药
antidysrhythmic drug 抗心律失常药
antieczematic *a*．抗湿疹的 *n*．抗湿疹药 ‖ antieczematous *a*．
antiedemic *a*．消水肿的 *n*．消水肿药 ‖ antiedematous *a*．
anti-egg white injury factor 抗白蛋白伤害性因子
anti-electrode 反电极
antielectron 反电子,阳电子，正(电)子
antielement 反元素
antiembryonic region 对胚区
antiemetic *a*．止吐的 *n*．止吐药
antiemulsin *n*．抗苦杏仁酶,抗氰糖酶
antiendotoxin *n*．抗内毒素 ‖ antiendotoxic *a*．
Antienite *n*．[商名] 安替尼特(抗蠕虫药)
antienzyme *n*．抗酶
antieosinophil serum 抗嗜酸细胞血清
Anti-epidemic Station 防疫站
antiepileptic 抗癫痫药；抗癫痫的
antiepileptics 抗癫痫药物
antiepithelial *a*．抗上皮的
antierotica *n*．制(性)欲药
antiesterase *n*．抗酯酶
antiestrogen *a*．抗雌激素的 *n*．抗雌激素
antieurodontic 防蛀牙的
antievolution 反进化论
antifading 抗衰弱的
antifat 防胖的
antifatigue 耐疲劳的,抗疲劳剂
antifebrile *a*．退热的 *n*．退热药，解热药
antifebrin *n*．退热冰,乙酰苯胺
antiferromagnet 反铁磁体
antiferromagnetism 反铁磁性
antifertility 抗生育的
anti-fertilization 抗受精
antifertilizin *n*．抗受精素
antifibrillatory ①抗(心)纤维性颤动的 ②抗(心)纤维性颤动药
antifibrin-ferment 抗纤维蛋白酶
antifibrinolysin *n*．抗纤维蛋白溶素,抗纤维蛋白溶酶
antifibrinolysin test [德] 抗纤维蛋白溶酶试验
antifibrinolytic *a*．抗纤维蛋白溶解的
antifibromatogenic 抗纤维瘤的
antifilamentous phage substance（简作 APS）抗纤丝型噬菌体物质
antifilarial 抗丝虫药
antiflamison *n*．抗炎松(抗风湿药)antiflamisone 抗炎松
antiflatulent *a*．抗(肠胃)气胀的 *n*．抗(肠胃)气胀药,排气药
antifoam 去泡剂 ‖ ～ agent 去泡剂
antifoaming 消泡,防泡/～ agent 去泡剂
antifog 防雾(霉)/～ agent 镜头防霉剂
antifolate *n*．抗叶酸剂,叶酸拮抗剂
anti-form 反式
antifreeze glycoprotein AFGP 抗冻糖蛋白(在研究南北极鱼类血液中发现的一种聚合物,分子量 2.4 kD～34 kD)
antifreeze glycoprotein-5 抗冻糖蛋白－5(共有八种,其中 antifreeze glycoprotein-5 是 H_2N[Ala-Ala-(β-galactosyl-(1,3)-α-N-acetylgalactosamine)-Thr]$_n$-Ala-Ala-COOH 的聚合物,n 值分别 50、45、35、28 和 17)
antifreeze protein AFP 抗冻蛋白
antifreudism 反弗洛依德学说
antifrother 防起泡添加剂
antifungal *a*．抗真菌的 *n*．抗真菌药
antigalactic *a*．制乳的 *n*．制乳药
antigametocyte *n*．抗配子体
anti-GBM antiglomerular basement membrance 抗肾小球基底膜
antigen *n*．抗原 ‖ acetone-insoluble ～ 丙酮不溶性抗原/ allergic ～ 变应性抗原，变应原 / allogeneic ～ 同种异体抗原 / Am ～s Am 抗原/ Au ～，Australia ～ 澳大利亚抗原,乙型肝炎表面抗原 / B ～ B(血型)抗原(K 抗原复合物的抗原成分)/ beef heart ～ 牛心抗原 / bloodgroup ～s 血型抗原 / capsular ～ 荚膜抗原 / carbohydrate ～s 糖抗原/ carcin oe mbryonic ～（CEWA）癌胚抗原 / chick embryo ～ 鸡胚抗原/ cholesterinized ～ 胆固醇抗原 / class Ⅰ ～S Ⅰ类抗原(主要组织相容性抗原,几乎见于所有细胞,人类红细胞为唯 一明显例外)/ class Ⅱ ～s Ⅴ类抗原(主要组织相容性抗原,仅见于免疫活性细胞,主要为 B 淋巴细胞和巨噬细胞)/ class Ⅲ ～s Ⅲ类抗原(指定位在组织相容性复合物,如补体成分 C2, C 4 和 B 因子的非组织相容性抗原) / common ～ 共同抗原(两种或两种以上不同抗原分子中的抗原决定簇常导致原分子之间的交叉反应) / common acute lymphoblastic leukemia ～（CALL A）常见急性淋巴母细胞白血病抗原/ common leukocyte ～s 白细胞共同抗原/ complete ～ 安全抗原(能刺激免疫应答,并能与该应答的产物(如抗体)发生反应的抗原)/ conjugated ～ 结合抗原/ cross-reacting ～ 交叉反应(性)抗原 / D ～ D(血型)抗原(Rh 血型系的红细胞抗原) / delta ～ 淇乖(包有一层乙型表面抗原的一种 32～37nm 的 RNA 颗粒)/E ～ E(血型)抗原(R h 血型系的红细胞抗原)/ envelope ～s 包膜抗原(即 K 抗原) / extratable nuclear ～s(ENA) 可提取的核抗原 / F ～ F 抗原(见 Forssman antigen / febrile ～s 热病抗原(用于进行凝集反应试验,检肠道传染病)/ fetal ～s 胎儿抗原/ flagellar ～ 鞭毛抗原(即 H 抗原)/ Gmgroup ～ Gm 组抗原(在人的 20 多种异型标记之一,一般位于 c 或 Fd 片段)/H～H 抗原(有动力细菌的鞭毛抗原,亦称鞭毛抗原;H 物质,见 H substance)/H-2 ～s H-2 抗原,小鼠组织相容性抗原 2 (小鼠的主要组织相容性抗原) / hepatitis B core ～(HBcAg) 乙型肝炎核心抗原 / hepatitis B e ～(HBeAg) 乙型肝炎 e 抗原/ hepatitis B surface ～（HBsAg）乙型肝炎表面抗原(原称澳大利亚抗原,因首次在澳大利亚土著居民中发现,故名,以前称肝炎相关抗原,血清肝炎抗原) / heterogenetic ～，heterologous ～，heterophile ～ 异种抗原,嗜异性抗原 / Hikojima ～ 彦岛抗原(霍乱孤菌三种血清型之一) / histocompatibility ～s 组织相容性抗原/ HLA ～ HLA 抗原(有核细胞表面的组织相容性抗原)/ homologous ～ 同种抗原 / H-Y ～ H-Y 抗原(由 Y 染色体基因决定的一种组织相容性抗原) / Ia ～(I region-associat ed) Ⅰ区相关抗原(见于小鼠 B 细胞、巨噬细胞、辅助细胞表面的Ⅱ类组织相容性抗原) / Ina ba ～ 稻叶抗原(霍乱弧菌三种血清型之一)/ Invgroup ～ Inv 组抗原(三种同种抗原之一，在人免疫球蛋白 k 型轻链的恒定区)/ isogeneic ～ 同基因抗原、同源抗原/ isophile ～ 同种抗原/ K ～ K 抗原(一种细菌荚膜抗原)/ Kveim ～克温抗原(用人肉样组织,一般用淋巴结或脾脏制备

的一种抗原)/ LD ~s, lymphocyte-defined ~s 淋巴细胞限定抗原/ lens ~s 晶状体抗原(眼晶状体在发育过程中形成的一系列蛋白质)/ lymphogranuloma venereum ~ 性病淋巴肉芽肿抗原/ M ~M 抗原(一种型特异性抗原)/ major histocompatibility ~s 主要组织相容性抗原/ minor histocompatibility ~s 次要组织相容性抗原/ mouse brain ~ 鼠脑抗原/ Negre ~ 内格雷抗原,结核杆菌抗原(用于血清试验,检结核病)/ NP ~NP 抗原(痘病毒的核蛋白抗原)/ O ~, somatic ~ O 抗原,菌体抗原/ Ogawa ~ 小川抗原(霍乱弧菌三种血清型之一)/ oncofetal ~ 瘤胎抗原/ organ-specific ~ 器官特异性抗原/ Oz ~ Oz 抗原/ pancreatic oncofetal ~ (POA)胰腺瘤胎抗原/ partial ~ 部分抗原,半抗原/ P-K ~s, Prausnitz-Kustner ~s P-K 抗原,被动转移皮肤反应抗原/ polle **n**. ~ 花粉抗原/ private ~s 稀有抗原(低频率血型抗原,仅在个别宗族的成员中测出,故名)/ public ~s 常见抗原,共同抗原/ R ~R 抗原(一种型特异性抗原,与 M 抗原相似,但不受胰蛋白酶消化作用)/ residue ~s 残余抗原(经自溶或经制备提纯抗原的方法从抗原复合物中分裂出的天然半抗原)/S ~S 抗原(一种耐热的可溶性病毒抗原)/SD ~s, sero-defined (SD) ~s, serol ogically defined (SD) ~s SD 抗原,血清学鉴定抗原/ sequestered ~s 隐蔽抗原/ shock ~ 休克抗原/ species-specific ~s 种特异性抗原/ Stein's ~ 斯坦抗原,回归热螺旋体抗原/ T ~T 抗原(一种非结构性补体结合病毒抗原)/ Tac ~ Tac 抗原(白细胞介素 2 受体)/ T-dependent ~ T 依赖性抗原 / T-independent ~ T 非依赖性抗原/tissue-specific ~ 组织特异性抗原,器官特异性抗原/ transplantation ~s 移植抗原,组织相容性抗原/ tumor-associated ~ 肿瘤相关抗原/ tumor-specific ~ 肿瘤特异性抗原/ tumor-specific transplantation ~ (TSTA) 肿瘤特异性移植抗原/ V ~, Vi ~, virulence ~病毒抗原,毒力抗原/ VDRL ~ (美国)性病研究所梅毒检查试验抗原(含心脂 0.03%,胆固醇 0.99%和足量的卵磷酯(以产生标准反应性)的一种乙醇溶液)/W ~ W 抗原(与鼠疫杆菌毒力有关的抗原)/yolk sac ~ 卵黄囊抗原

antigenaemia 抗原血症

antigen-antibody complex 抗原—抗体复合物,免疫复合物,免疫复合体

antigen-antibody reaction 抗原—抗体反应

antigen-antibody 抗原抗体 ‖ ~ complex 抗原抗体复合物

Antigen-Antikorper-Reaktion [德] 抗原抗体反应

antigenemia **n**. 抗原血症

antigenemic **a**. 抗原血症的

antigenic **a**. 抗原的 ‖ ~ determinant 抗原决定簇/antigenic drift 抗原性漂移,抗原漂流,抗原漂变/~ formula 抗原公式/~ heterogeneity 抗原异质性/antigenic modulation 抗原性调变/~ mutant ①抗原突变物 ②抗原突变体/antigenic **n**. 抗原的 ‖ ~ity **n**. 抗原性/~ shift 抗原性的非连续变异,抗原更换,抗原漂移/~ shift 抗原性移位/~ structure 抗原结构/~ variation 抗原性变异,抗原变异

antigenicity **n**. 抗原性

antigenize 抗原化

antigenome 反基因组

antigenotherapy; **antigentotherapy** **n**. 抗原疗法

antigen-presenting cell 抗原表达细胞

antigens 抗原 ‖ ~ envelope; K antigens 被膜抗原,K 抗原/~,F; Forssman; s ~; heterophil ~ 嗜异抗原/~, fiber [腺病毒]触丝抗原/~, Frei 弗莱氏抗原(腹股沟淋巴肉芽肿皮内试验用)/~, group flagellar 类属鞭毛抗原/~, group specifiie 类属特异性抗原/~ HA; hemagglutinating ~ 血细胞凝集抗原/~, hepatitis-associated(缩 HAA); hepatitis ~ Au ~ 肝炎相关抗原,肝炎抗原,澳大利亚抗原/~, heterogenelc; heterogenic ~; heterologous ~ xenogeneic ~; heteroantigen 异种抗原/~, hexon 六联体抗原,[腺病毒]壳蛋白抗原/~, HL; heat labile ~ HL 抗原,不耐热抗原/~, homologus; isoantigen 同种抗原/~, HS; heat stable ~ HS 抗原,耐热抗原/~, inaccessible 隐蔽抗原/~, K; somatic surface antigens; envelop antigens K 抗原,菌体表面抗原/~, Kunin's 溃疡性结肠炎抗原/~, Kveim 结节病抗原/~, major 主要抗原/~, minor 次要抗原/~, monofunctional 单功能抗原/~, multiple 多种抗原/~, penton 五联体抗原,[腺病毒]壳蛋白角抗原/~, PmKo 结核杆菌类脂多糖抗原/~, private 稀有抗原/~, processed [经]处理抗原/~, public 常见抗原,公有抗原/~, R R 抗原,粗糙型抗原/~, serum hepatitis; SH ~; Australia ~ 血清肝炎抗原,澳大利亚抗原/~, spermatozoa coating 精子包被抗原/~, Stein's 回归热螺旋体抗原/~, T; tumor ~; transplantation ~ T 抗原,肿瘤抗原,移植抗原/~, TL; thymus leukemia /~ TL 抗原,胸腺白血病/~, V; viral ~ V 抗原,病毒抗原/~, VDRL VDRL 抗原,性病研究所抗原

antigentophil; **antigenophil** **a**. 嗜抗原的

antigeny 雌雄异型

antigeutrino 反中微子

anti-ghost image 抗重影

antigibberellin 抗赤霉素

antiglaucoma medication 抗青光眼药疗法

antiglaucoma surgery 抗青光眼手术

antiglaucomatous 抗青光眼手术

antiglobulin 抗球蛋白

antiglobulin haemagglutination 抗球蛋白血凝试验

antiglobulin test 抗人球蛋白试验

antiglyoxalase **n**. 抗乙二醛酶

antigoitrogenic **a**. 抗甲状腺肿发生的

Antigona lamellaris (**Schumacher**) 对角蛤(隶属于帘蛤科 Veneridae)

antigonadal action 抗性腺作用

antigonadotropic **a**. 抗促性腺激素的

antigonadotropin 抗促性腺激素

antigonorrheic **a**. 抗淋病的

antigravity **a**. & **n**. 反重力(的),反引力(的)

antigravity muscle 抗引力肌

antigrowth 抗生长的,抗生长激素的

antih(a)emolysin 抗溶血素

antih(a)emophilic factor 抗血友病因子

antih(a)emophilic globulin 抗血友病球蛋白

anti-HAA antibody hepatitis-associated antigen 抗肝炎相关抗原

antihallucinatory **a**. 抗幻觉的

antihallucinogen 抗幻觉剂

anti-HAVantihepatitis A virus 甲型肝炎病毒抗体

anti-hazing 消晕

anti-HBe antihepatitis B e antibody 乙型肝炎病毒 e 抗体/antibody to hepatitis B e antigen 抗乙型肝炎 e 抗原抗体,e 抗体/~ anti-hepatitis B core 乙型肝炎核心抗体(抗乙型肝炎核心抗原的抗体)

Anti-HCV antibody to hepatitis C virus 抗丙型肝炎抗体

anti-heart antibodies 抗心抗体

antihelix **n**. 对耳轮

antihelmintic ①抗蠕虫的,驱蠕虫的 ②抗蠕虫药,驱蠕虫药

antihemagglutination 抗血球凝集作用

antihemagglutinin **a**. 抗血凝素,抗红细胞凝素

antihemephilie ①抗血友病的 ②抗血友病药

antihemocyte serum 抗血细胞血清

antihemolysin **n**. 抗溶血素

antihemolytic **a**. 抗溶血(性)的

antihemolytic factor 抗溶血因子

antihemophilic **a**. 抗血友病的 **n**. 抗血友病药

antihemophilic A factor 抗血友病 A 因子

antihemophilic C factor 抗血友病 C 因子

antihemophilic factor 抗血友病因子(凝血因子Ⅷ)

antihemophilic globulin (简作 AHG) 抗血友病球蛋白

antihemophilic globulin 抗嗜血性球蛋白

antihemorrhagic **a**. 抗出血的 **n**. 抗出血药

antihemorrhagic vitamin, **vitamin K** 抗出血维生素,维生素 K

antihemorrhoidal 治痔的;治痔剂

antiheparin 抗肝素

antihepatoma globulin 抗肝细胞瘤球蛋白

antiheterolysin **n**. 抗异种溶素

Anti-HGH antihuman growth hormone 抗人生长激素

antihidrotic **a**. 止汗的 **n**. 止汗药

antihistamine **n**. 抗组胺药 ‖ antihistaminic **a**. 抗组胺的 **n**. 抗组胺药

antihormone **n**. 抗激素

antihuman globulin 抗人球蛋白

anti-human serum 抗人血清

antihyaluronidase **n**. 抗透明质酸酶

antihyaluronidase titer 抗透明质酸酶滴度,抗透明质酸酶效价

antihyaluronidase titration enzyme 抗透明质酸酶滴定酶

antihydrophobic **a**. 抗狂犬病的

antihypercholesterolemic **a**. 抗高胆固醇血的 **n**. 抗高胆固醇血药

antihyperglycemic ①抗高血糖的 ②抗高血糖药

antihyperlipidemic drug 抗高脂血症药

antihyperlipoproteinemic **a**. 抗高脂蛋白血的 **n**. 抗高脂蛋白血药

antihypertensive **a**. 抗高血压的 **n**. 抗高血压药

antihypertensive drug 抗高血压药物;降压药

antihypnotic ①抗眠的 ②抗眠药

antihypotensive **a**. 抗低血压的 **n**. 抗低血压药

antihysteric **a**. 治癔病的 **n**. 抗癔病药

anti-icteric **a**. 治黄疸的

anti-idiotype ~抗遗传型抗体,抗个体基因型抗体,抗独特型抗体
anti-IgA 抗免疫球蛋白 A
antiiliteracy *n*. 扫除文盲
anti-immune *a*. 抗免疫的
anti-immunoglobulin 抗免疫球蛋白
anti-implantation 抗着床
anti-induction 防感应
anti-infection 抗传染病的,抗感染的
anti-infective *a*. 抗感染的 *n*. 抗感染药
anti-inflammation 抗炎作用,消炎作用
anti-inflammatory *a*. 消炎的 *n*. 消炎药
anti-inflammatory agents 抗发炎药;消炎药
anti-inflammatory corticoid 抗炎性肾上腺皮质激素类
antiinsulin factor 抗胰岛素因子
anti-insulin *n*. 抗胰岛素
antiinsulinase 抗胰岛素酶
anti-interference 抗干扰
antiinterferon 抗干扰素
anti-invasin *n*. 抗侵袭素(能对抗透明质酸酶的一种酶) ‖ ~ Ⅰ 抗侵袭素Ⅰ(正常血浆中一种对抗透明质酸酶的酶)/ ~Ⅱ抗侵袭素Ⅱ(正常血浆中一种对抗透明质酸酶前体的酶)
anti-jamming 抗干扰
Antikaliuretic agents 抗利钾药物;抗钾利尿剂
antikenotoxin *n*. 抗疲倦毒素
antiketogen *n*. 抗生酮物质
antiketogenesis *n*. 抗生酮(作用) ‖ antiketogenic; antiketogenetic; antiketoplastic *a*.
antiketogenic *a*. 抗酮原性的,抗生酮的
antikinase *n*. 抗激酶
antikinesis *n*. 逆向运行(指生物体)
Antikorpermangel syndrom [德] 抗体不足症候群
antilactase *n*. 抗乳糖酶
antilactoserum *n*. 抗乳血清
antileishmanial ①抗利什曼原虫的 ②抗利什曼原虫药
antileprotic *a*. 抗麻风的 *n*. 抗麻风药
antileptic 诱导的, 辅助的
antilethargic *a*. 抗嗜眠的 *n*. 抗嗜眠药
antileukemic *a*. 抗白血病的
antileukocidin; antileukotoxin *n*. 抗杀白细胞素,抗白细胞毒素
antileukocytic *a*. 破坏白细胞的,抗白细胞的
antileukoprotease *n*. 抗白细胞蛋白酶
antilewisite (简作 BAL) *n*. 二巯基丙醇,英国抗路易斯毒气剂
antilipase *n*. 抗脂酶
antilipemic ①抗血脂的 ②抗血脂药
antilipoid *n*. 抗类脂(物质)(有能力能同类脂质起作用的一种抗体)
antilipotropic 解抗脂肪肝的
antilipotropism *n*. 抗亲脂性 ‖ antilipotropic *a*. 抗亲脂的
Antilirium *n*. 水杨酸毒扁豆碱(physostigmine salicylate)制剂的商品名
antilithic *a*. 抗石的,防结石的 *n*. 防结石药, 防结石剂; 去牙垢剂
anti-LNPF anti-lymph node permeability factor 抗淋巴结通透因子
antilog antilogarithm 反对数
antiluetic; antisyphilitic ①抗梅毒的 ②抗梅毒剂
antiluetin 抗梅毒螺旋体素
antilymphatic serum 抗淋巴血清
antilymphocyte antibody 抗淋巴细胞抗体
antilymphocyte plasma 抗淋巴细胞血浆
antilymphocyte serum 抗淋巴细胞血清
antilysin 抗溶菌素
antilysis *n*. 抗溶素作用 ‖ antilytic *a*.
antilyssic *a*. 抗狂犬病的,防治狂犬病的
antimacrophage globulin 抗巨噬细胞球蛋白
antimacrophage serum 抗巨噬细胞血清
antimalarial *a*. 抗疟的, 防治疟疾的 *n*. 抗疟药
antimalarials 抗虐疾药
antimalarine 甲氧胺喹(抗疟药)
antimaniacal *a*. 抗躁狂的 *n*. 抗躁狂药
antimanic agents 抗狂躁病药
anti-MBLA antimouse specific bone marrow derived lymphocyte antigen-serum 抗小鼠特异性骨髓衍生淋巴细胞抗原血清
anti-MBP antibody to myelin basic protein 髓磷脂碱性蛋白抗体
antimeoplasmic activity 抗肿瘤活性
antimephitic *a*. 抗臭的
antimer 对映体
antimercurialism 解汞毒
antimere *n*. ①体辐 ②对称部
antimesenteric *a*. ①小肠系膜对侧部的, 系膜小肠对向部的 ②小肠系膜游离部的,系膜小肠游离部的
antimessage 反信使
anti-messenger DNA 反信使 DNA
antimetabolic *a*. 抗代谢的
antimetabolite *n*. 抗代谢物, 代谢拮抗物
Antimetabolites 抗代谢药(为一类抗癌药物,如 methotrexate, fluorouracil, mercaptopurine 等)
antimethemoglobinemic *a*. 抗正铁血红蛋白血的 *n*. 抗正铁血红蛋白血药
antimetropia *n*. 屈光参差(例如一眼远视,他眼近视)
antimicrobial *a*. 抗微生物的,抗菌的 *n*. 抗微生物药,抗菌药
Antimicrobial Agents and Chemotherapy 抗菌药与化学疗法(杂志名)
antimicrobial spectrum 抗微生物谱,抗菌谱
antimildew 防霉的
antimineralocorticoid *n*. 抗盐皮质激素药,抗矿质皮质素物质
Antiminth *n*. 双羟萘酸噻嘧啶,(pyrantel pamoate)制剂的商品名
antimitochondrial agents 抗线粒体药
anti-mitochrondrial antibody 抗线粒体抗体
antimitotic *a*. 抗有丝分裂的
antimitotic agent 抗有丝分裂剂
antimitotic effect 抗有丝分裂效应
antimitotics 抗有丝分裂物质
antimongolism *n*. 反(相)先天愚型,反(相)先天性痴呆症
antimongoloid *a*. 反(相)先天愚型样的
antimonial *a*. 锑的,含锑的
antimonials 锑剂
antimonic *a*. 五价锑的 ‖ ~ acid 锑酸
antimonic sulfide 五硫化二锑
antimonid *n*. 锑化物
antimonide 锑化物
antimonious hydride 锑化氢
antimonious sulfide 三硫化二锑
antimonious; antimonous *a*. 亚锑的,三价锑的;含锑的
antimonium *n*. [拉] 锑
antimonous ①三价锑的, 亚锑的 ②含锑的
antimony *n*. 锑(51 号元素) ‖ ~ lithium thiomalate 硫苹果酸锑锂(治淋巴肉芽肿、锥虫病、丝虫病和血吸虫病)/ ~ pentoxide 五氧化二锑/ ~ potassium tartrate 酒石酸锑钾(治寄生虫感染,如血吸虫病或利什曼病)/ ~ sodium tartrate 酒石酸锑钠(治锥虫病及其他热带病)/ ~ sodium thioglycollate 巯基乙酸锑钠/ ~ thioglycollamide 巯基乙酰胺锑(治腹股沟肉芽肿、黑热病及丝虫病)/ ~ trioxide 三氧化锑(用于吐酒石制剂)
antimorph *n*. 反效[等位]基因(指一突变基因阻抑相对等基因的活动,或使之失效);对映体 ‖ ~ic *a*.
antimotility agents 肠道蠕动抑制剂
Anti-Mullerian Hormone 抗苗勒氏激素
antimuscarinic *a*. 抗毒蕈碱的
antimutagen 抗诱变剂,抗变物质(能抑制其他物质致突变作用的一种物质)
antimutator gene 抗变基因
antimyasthenic *a*. 抗(重症)肌无力的 *n*. 抗(重症)肌无力药
antimycin 抗霉素
antimycin A 抗菌霉素 A
antimycin A sensitive 抗毒素 A 致敏性
antimycobacterial *a*. 抗分支杆菌的
antimycoin 抗霉菌素
antimycotic *a*. 抗真菌的
antimydriatic 抗散瞳的
anti-myocardial antibody 抗心肌抗体
antinarcotic *a*. 抗麻醉的
antinatriuresis *n*. 抗钠尿排泄,尿钠排泄[受]抑制,抑制钠尿排泄,抗尿钠排泄
antinauseant *a*. 止恶心的 *n*. 止恶心药,防晕药
antinelmintic; anthelmintic ①驱蠕虫的,驱肠虫的 ②驱蠕虫药,驱肠虫药
antinematodal agents 驱线虫药
antineoplastic *a*. 抗肿瘤的 *n*. 抗肿瘤药
antineoplaston *n*. 抗癌肽类
antinephritic *a*. 抗肾炎的
antineuralgic *a*. & *n*. 止神经痛的(药)
antineuritic *a*. 抗神经炎的
antineuritic factor (= vitamin B1) 抗神经炎因子,维生素 B1

antineuroblastoma titers 抗成神经细胞瘤滴度,抗神经母细胞瘤滴度
antineuronist 反神经元论解剖学家
antineurotoxin *n*. 抗神经毒素
antineutrino *n*. 反中微子
antineutron *n*. 反中子
antineutrophilic serum 抗中性白细胞血清
antinfan *n*. 消炎痛
antiniad *ad*. 向额极,向对枕尖
antinial ①额极的 ②对枕尖的
antinion 额极,对枕尖 ‖ antinial *a*.
antinociceptive *a*. 防止受伤害的(具有镇痛作用的,减少疼痛刺激的感受性)
antinodal costal spaces 结前缘室
anti-nodal point 负节点
antinode 波腹
antinomycosis 抗非霉菌病
antinuclear *a*. 抗(细胞)核的
antinuclear antibody 抗核抗体
antinuclear factor 抗核因子
antiobesity 抗肥胖
antiodontalgic a. 止牙痛的
antiodontalgic; antodontalgia 止牙痛的,止牙痛剂
anti-oestrogen 抗雌激素药物
antiogan 抗器官的
antiogen determinant 抗原决定簇
anti-oncogene 抗癌基因
antioncotic *a*. 消肿的 *n*. 消肿药
antiophidica *n*. 解蛇毒药,治蛇咬药
antiophthalmic *a*. 抗眼炎的
antiopiate substance 抗阿片物质
antiopsonin *n*. 抗调理素
antiotomy *n*. 扁桃体切除术
antiovalbumin 抗卵清蛋白,抗卵白蛋白
antiovotransferrin *n*. 抗卵转铁蛋白
antiovulatory *a*. 抗排卵的,抑制排卵的
antiovum antibody(简作 AOAb 或 AoAb)抗卵巢抗体
antioxidant; antioxygen *n*. 抗氧化剂,阻氧化剂;防老化剂
antioxidase *n*. 抗氧化酶
antioxidation *n*. 抗氧化(作用),氧化抑制(作用)
antioxidazed activity 抗氧化活性
antiparallel 逆(向)平行的,反向平行(例如 DNA 双螺旋等)
antiparalytic *a*. 抗麻痹的
antiparasitic *a*. 抗寄生物的 *n*. 抗寄生物药
antiparastata *n*. 尿道球腺
antiparastatitis *n*. 尿道球腺炎
antiparasympathomimetic *a*. 抗拟副交感(神经)的
antiparasympathomimetic 拟抗副交感(神经)药;拟抗副交感(神经)的
anti-parietal cell antibody 抗壁细胞抗体
antiparkinsonian *a*. 抗帕金森病的,抗震颤麻痹的 *n*. 抗帕金森病药,抗震颤麻痹药
antiparkinsonian drugs 抗帕金森病药(如 levodopa 等)
antiparticle *n*. 反粒子
antipathetic(al), antipathic(al) *a*. 本性上不相容的(to),引起反感(或厌恶)的(to),素来厌恶的(to)
antipathogen *n*. 抗病原物质
antipathy *n*. 反感,厌恶;相克疗法 ‖ antipathic *a*. 反感的,厌恶的;相克症状的
antipedicular *a*. 抗虱的,灭虱的 *n*. 抗虱药,灭虱药
antipediculotic ①抗虱的,灭虱的 ②抗虱药,灭虱药
antipepsin *n*. 抗胃蛋白酶
antiperiodic *a*. 抗疟原虫的,抗疟的(如疟疾时防止症状定期复发)
antiperistalsis *n*. 逆蠕动 ‖ antiperistaltic *a*. 逆蠕动的;减少蠕动的 *n*.减少蠕动药
antipernicious anemia factor 抗恶性贫血因子
antiperspirant *a*. 止汗的 *n*. 止汗药
antiphage 抗噬菌体
antiphagin *n*. 抗吞噬素(一种假想的物质,曾被认为是毒性菌的特异成分,并能使毒性菌对 抗吞噬作用)
antiphagocytic *a*. 抗吞噬作用的
antiphase 反相
antiphasic movement 反相位运动
antiphlogistic *a*. 抗炎的,消炎的 *n*. 消炎药
antiphlogistic corticoid 抗炎类皮质类固醇,抗炎性肾上腺皮质激素类
antiphlogistic iridectomy(炎性)减压性虹膜切除术
Antiphlogistine *n*. 安福消肿膏(商品名,甘油、白陶土及芳香剂的泥罨)
antiphone *n*. 防声器
antiphospholipid antibody(简作 APA)抗磷脂抗体
antiphospholipid syndrome 抗磷脂抗体综合征(表现为反复性血管栓塞、流产、低血小板症、神经异常等)
antiphrynolysin *n*. 抗蟾蜍血素
antiphthiriac *a*. 灭虱的
antiphthisic *a*. 抗痨的,抗结核的;抗结核病药
antiplasmin *n*. 抗血浆素,抗纤维蛋白溶酶
antiplasmodial *a*. 杀疟原虫的
antiplastic *a*. 阻止成形的,妨碍愈合的 *n*. 抑(制血液或其他细胞)成形药
antiplatelet *a*. 抗血小板的
antiplicate 对褶缘型
antipneumococcal; antipneumococcic *a*. 抗肺炎球菌的
antipodagric *a*. 抗痛风药; 治痛风的
antipodal *a*. ①对跖的, 对掌的 ②反足的 ③完全相反的 ‖ ~ cell 反足细胞/~ cone 反足锥/~ embryo 反足胚/~ haustorium 反足吸器/~ nucleus 反足核/antipodal pairs 对映体对(偶)
antipode *n*. 恰恰相反的事物(of, to);对映体 ‖ antipodal *a*. 对跖的,对掌的;恰恰相反的(to)
antipodean strabismus 反向斜视
antipolar effect 抗极性效果
antipolarity 反极性,逆极性
antipollution 反污染
antipolycythemic *a*. 抗红细胞增多症的 *n*. 抗红细胞增多症药
antiport 反向转移,对向转运
antiporter 反向转运体
antiposia *n*. 厌饮; 厌饮症
antiprecipitin *n*. 抗沉淀素
anti-principal point 负主点
antiprolifer *a*. 抗增殖的
antiproliferative activity 抗增殖活性
antiprostaglandins 前列腺素拮抗剂
antiprostate *n*. 尿道球腺
antiprostatitis *n*. 尿道球腺炎
antiprotease *n*. 抗蛋白酶
antiprotective 抗防护的
antiprothrombin *n*. 抗凝血酶原
antiproton 反质子
antiprotozoal; antiprotozoan *a*. 抗原生动物的 *n*. 抗原生动物药
antiprotozoan ①抗原生动物 ②抗生动物药
antipruritic *a*. 止痒的 *n*. 止痒药,止痒剂
antipseudomonal antibiotics 抗绿脓杆菌抗生素
antipsoriatic *a*. 治牛皮癣的 *n*. 治牛皮癣药
antipsychiatry 反精神病学
antipsychomotor *a*. 抑制精神运动的
antipsychotic ①抑制精神的,抗精神活动的 ②精神抑制药(如安定药)
antipsychotic drugs 精神病治疗药;抗精神病药
antiputrefactive *a*. 防腐的
antipygidial bristle 臀前鬃
antipyic 防止化脓的
antipyogenic *a*. 防止化脓的
antipyresis *n*. 退热疗法
antipyretic *a*. 退热的, 解热的 *n*. 退热药,解热药
antipyrimidines 抗嘧啶(合成)药
Antipyrine *n*. [商名] 安替比林(解热镇痛药)
antipyrotic *a*. 治灼伤的 *n*. 治灼伤剂
antiquated *a*. 过时的,陈旧的,老朽的
antique *a*. 过时的,远古的 *n*. 古物,古代文化
antiquities *n*. (复)古迹,古物,古代风俗习惯
antiquity *n*. 古旧,太古
antirabic *a*. 防治狂犬病的,防狂犬病的
antirabies serum 抗狂犬病血清
antirachitic *a*. 抗佝偻病的
antirachitic factor 抗佝偻病因子,维生素 D
antirachitic vitamin, vitamin D 抗佝偻病维生素,维生素 D
antirad 一种防辐射材料
antiradiation *a*. 抗辐射的,抗辐射性损伤的
antiradiation 抗(射线)辐射 ‖ ~ agent 抗辐射药/~ drug 抗辐射药物/~ protection 抗辐射防护
antiradon *n*. 克脑迷,抗利痛

anti-recapitulation 反重演
anti-reflection 抗反射
antireflux 抗反流
antirennin *n*. 抗凝乳酶
antirepressor 抗阻遏物
antireticular 抗网织的
antireticular cytotoxic serum 抗网状细胞毒素血清
antiretroviral *a*. 抗逆转录病毒的 *n*. 抗逆转录病毒剂
antirheumatic *a*. & *n*. 抗风湿的(药)
antiricin *n*. 抗蓖麻毒蛋白(动物体内注射蓖麻毒素后产生的抗毒素)
antirickettsial *a*. 抗立克次体的 *n*. 抗立克次体药
antirickorrheic ①抗皮脂溢的 ②抗皮脂溢药
antirobin *n*. 抗刺槐毒素
Antirrhinum majus 金鱼草
antisaluresis *n*. 抗钠尿排泄,抑制钠尿排泄
antisatellite 反卫星[的]
antiscabietic antiscabious *a*. 抗疥的 *n*. 抗疥药
antiscarlatinal *a*. 抗猩红热的
antiscatter 防散射 ‖ ~ grid 防散射滤线栅
antischistosomal ①抗血吸虫的 ②抗血吸虫药
Antischistosomiasis Institute 血吸虫病防治所
antischizophrenic drugs 抗分裂症(治疗)药
antiscolic ①驱锥虫的 ②驱锥虫药
antiscorbutic *a*. & *n*. 抗坏血病的(药)
antiscorbutic vitamin 抗坏血病维生素,维生素 C
antiseborrheic *a*. & *n*. 抗皮脂溢的(药)
antisecretory agents 抗分泌药物
antisense *a*. 反义的(分子遗传学中指双链 DNA 中互补有义链的那一条链)
antisense strand 反义链,反向链
antisensibilisin *n*. 抗致敏素,抗过敏素
antisensitizer *n*. 抗致敏物质(如抗抗体或抗介体)
antisepsis *n*. 防腐(法),抗菌(法) ‖ physiologic ~ 生理性抗菌
antiseptic ①防腐的,抗菌的 ②防腐剂,抗菌剂
antiseptic-disinfectant 消毒防腐药
antiseptics 防腐剂
antiserum *n*. 抗血清 ‖ Erysipelothrix rhusiopathiae ~ 猪红斑丹毒丝菌抗血清,猪丹毒丹毒抗血清/ Reenstierna ~ 里恩施坦纳抗血清,麻风抗血清/ Rh ~ Rh 抗血清(此血清含有部分人和全部恒河猴所共有的与抗原决定簇相对应的抗体)
antishock *a*. 抗休克的, 抗休克
antishock trousers 抗休克裤
antisialagogue; antisialogogue *a*. 止涎的 *n*. 止涎剂
antisideric *a*. 抗铁的,忌铁的
antisigma factor 抗 σ 因子
antisiphon valve 抗虹吸管瓣
antiskin serum 抗皮肤血清
antisludging 抗淤沉的,抗沉积的
anti-smooth muscle antibody 抗平滑肌抗体
antisnake venom 抗蛇毒
antisocial *a*. 反社会的(变态人格);厌恶社交的
antisocialism *n*. 反社会性(变态人格);厌恶社交
antispasmodic *a*. 镇痉的(一般指缓解平滑肌、随意肌的痉挛) *n*. 镇痉药,解痉药 ‖ biliary ~ 胆道解痉药/ bronchial ~ 支气管解痉药
antispasmodics (= **antispasmogenic drugs**) 平滑肌镇痉药;抗痉挛药
antispastic *a*. 镇痉的(特指骨骼肌的痉挛) *n*. 镇痉药
antisperm antibody (**ASAb**) 或(**AsAb**) 抗精子抗体
antisperm maturation drug 抗精子成熟药
antispermagglutimin 抗精子凝集素
antispermotoxin *n*. 抗精子毒素
antispirochaeta agents 抗螺旋体药
antispot 防斑剂
antisquama 上腋瓣
antistain 防污剂
antistalsis 逆蠕动
antistaphylococcic *a*. 抗葡萄球菌的
antistaphylolysin; antistaphylohemolysin *n*. 抗葡萄球菌(溶血)素
antisteapsin *n*. 抗胰(脂)酶
antisterility *a*. 抗不育的
antisterility factor 抗不育因子,维生素 E
antisterility vitamin, vitamin E 抗不育维生素,维生素 E
antisternum 脊椎
antisterone; spironolactone 安体舒通,螺[旋]内脂(醛甾醇拮抗药,利尿药)
Antistine *n*. 安地唑啉(antazoline)制剂的商品名
antistreptococcal hyaluronidase 抗链球菌透明质酸酶
antistreptococcic *a*. 抗链球菌的 *n*. 抗链球菌药
antistreptodornase 抗链球酶
antistreptokinase *n*. 抗链(球菌)激酶
antistreptolysin *n*. 抗链(球菌)溶(血)素
antistreptolysin O, ASLO 抗链(球菌)溶(血)素 O
antistreptolysin titer 抗链球菌溶血素滴度
antistreptolysin-O test 抗链(球菌)溶(血)素 O 试验
antistreptolysin-O titer 抗链(球菌)溶(血)素 O 效价
Antistreptolysinreaktion [德] 抗链球菌(溶血)素反应
antisubstance *n*. 抗体
antisudorfic; antisudoral *a*. 止汗的 *n*. 止汗药
antisuppressor 抗抑制因子
antisymmetric nonlinearity 非对称的,非线性
antisymmetrization 反对称(性)
antisymmetry 反对称(性),非对称(性)
antisympathetic ①抗交感神经的 ②抗交感神经药
antisynchronism 异步(性)
antisyphilitic *a*. 抗梅毒的 *n*. 抗梅毒药
antitachycardia pacemaker 抗快速心律失常起搏器
antitegula 上腋瓣
antitemplate *n*. 抗有丝分裂质(一种设想的能抑制正常细胞有丝分裂的物质)
antitermination 抗终止作用
antitermination factor 抗终止因子
antitermination signal 抗终止信号
antitetanic *a*. 抗破伤风的
antitetanic serum 抗破伤风血清
antitetanolysin *n*. 抗破伤风溶血(毒)素
antithenar *n*. 小鱼际
antithermic *a*. 退热的,解热的 *n*. 退热药,解热药
antithesis *n*. (复 antitheses)对照,对立物
antithetic alternation 异源世代交替,倍数世代交替
antithetic generations (单数"倍数")显别世代
antithetical dominance 独亲显性
antithetical 独亲性
antithiamine 抗硫胺素
Antithrombin Ⅲ *n*. [商名] 抗凝血酶Ⅲ(抗凝药)
antithrombin, AT 抗纤维蛋白酶,抗凝血酶
antithrombokinase 抗凝血激酶
antithromboplastin *n*. 抗凝血酶致活酶,抗凝血激酶
antithrombotic *a*. 抗血栓形成的 *n*. 抗血栓形成药
antithymocyte globulin 抗胸腺细胞球蛋白
antithymocyte serum 抗胸腺细胞血清
antithyroglobulin 抗甲状腺珠蛋白
antithyroid *a*. 抗甲状腺的
antithyroid agent 抗甲状腺剂
anti-thyroid antibody 抗甲状腺抗体
antithyroid drug 抗甲状腺药物
antithyrotoxic *a*. 抗甲状腺毒性的
antithyrotropic *a*. 抗促甲状腺(激素)的
antitonic *a*. 抗紧张的
antitox antitoxinum [拉] 抗毒素
antitoxic *a*. 抗毒素的
antitoxic immunity 抗毒素免疫
antitoxic serum 抗毒素血清
antitoxigen; antitoxinogen *n*. 抗毒素原
antitoxin *n*. 抗毒素 ‖ botulism ~, botulinum ~, botulinus ~ 肉毒抗毒素(用于被动免疫)/ bovine ~ 牛抗毒素(用于对马血清过敏者)/ diphtheria ~ 白喉抗毒素(用于被动免疫)/ gas gangrene ~ 气性坏疽抗毒素/ normal ~ 标准抗毒素/ scarlet fever streptoco ccus ~ 猩红热链球菌抗毒素/ tetanus ~ 破伤风抗毒素(用于被动免疫)
antitoxineinheit [德]抗毒素单位
antitoxinum *n*. [拉] 抗毒素
antitoxoplasma antibody 抗弓浆虫抗体
antitragicus *n*. 对耳屏肌
antitragohelicine 对耳屏耳轮的
antitragus *n*. 对耳屏
antitreponemal *a*. 抗密螺旋体的 *n*. 抗密螺旋体药
antitrichomonal *a*. 抗毛滴虫的 *n*. 抗毛滴虫药
antitrismus *n*. 张口痉挛(不能合口)
antitrochanter 对转子
antitropal 直生的

antitrope ①对称体(指器官) ②抗体
antitropic ①背向的 ②左旋的,背时针转动的 ③相似对称的
antitropin *n*. 抗调理素
antitropous 直生的
antitropy 背轴性
antitrypanosomal *a*. 抗锥体虫的 *n*. 抗锥体虫药
antitrypsin *n*. 抗胰蛋白酶
antitryptase *n*. 抗胰蛋白酶
antitryptic; **antitrypsic** *a*. 抗胰蛋白酶的
antituberculin *n*. 抗结核菌素
antituberculosis *a*. 抗结核病的
antituberculosis agents 抗结核菌药
antituberculotic *a*. & *n*. 抗结核病的(药)
antituberculous *a*. 抗结核的
antitubulin *n*. 抗微管蛋白剂
antituleogenic 抗黄体[发生]的
antitumorigenesis 抗肿瘤发生
antitumorigenic *a*. 抗肿瘤发生的
antitumous effect 抗癌作用
antiturbulence 抗干扰
antitussive *a*. 镇咳的 *n*. 镇咳药
antityphoid *a*. 抗伤寒的,防治伤寒的
antityrosinase *n*. 抗酪氨酸酶
antiulcerative *a*. 抗溃疡的 *n*. 抗溃疡药
antiuratic *a*. 抗尿酸盐的
antiurease *n*. 抗尿素酶,抗脲酶
antiurichomonal ①抗毛滴虫的 ②抗毛滴虫药
antiurokinase *n*. 抗尿激酶
antivaccination 反对接种
antivaccinationist *n*. 反对种痘者,反对接种者
antivenene; **antivenin** *n*. 抗蛇毒素
antivenereal *a*. 抗性病的 *n*.抗性病药物
antivenin *n*. 抗蛇毒血清,抗蛇毒素 ‖ ~ (crotalidae). polyvalent, polyvalent crota line ~ 多价抗响尾蛇抗素血清/ ~ Latrodectus mactan, black widow spider ~ 黑寡妇蜘蛛毒抗毒血清/ ~ (micrurus fluvius) 抗斑色蛇抗毒血清 ‖ antivenene, antivenom *n*.
antivenomous *a*. 抗蛇毒的
Antivert *n*. 盐酸美克洛嗪(meclizine hydrochloride)制剂的商品名
antiviral *a*. 抗病毒的 *n*. 抗病毒药
antiviral agents 抗病毒药
antiviral antibody 抗病毒抗体
antiviral property 抗病毒性
antiviral substance 抗病毒物质
Antiviral Substances Program (**NIAID**) 抗病毒物质计划(美国过敏性和传染性疾病研究所)
antivirin(缩 AV) 抗病毒素
antivirulin *n*. 抗狂犬病毒质
antivirus 抗病毒素
antivitamer *n*. 抗同效维生素
antivitamin *n*. 抗维生素
antivivisection *n*. 反对活体解剖,反对动物实验手术 ‖ ~ist *n*. 反对活体解剖者,反对动物实验手术者
antivivisectionist 反对活体解剖者
antixenic *a*. 异物反应的
antixerophthalmic *a*. 抗干眼病的
antixerotic *a*. 抗干燥症的
antizyme *n*. 抗酶蛋白
antizymohexase *n*. 抗醛缩酶
antizymotic *a*. 抗发酵的,抗发酵病的
anti-α trypsin 抗 α 胰蛋白酶
antler *n*. 鹿角, 茸角
antlered larvae 鹿角形幼虫
Antobasidiomycetes 高等担子菌目 (植物分类学)
antobiotic 自生素,自生质(细胞的)
antocular 眼前的
antodiplodidization 同源二倍化
antodiploid 同源二倍体,自体融合二倍体
antodontalgic *a*. 止牙痛的
antoflexion *n*. 前屈
antograft 自体移植
antohypnotic ①自我催眠的 ②自我催眠者
antomated multiphase screening 自动化多相筛选
antondin 安痛定
Antoniaceae 鞘柄科
antonym *n*. 反义词
antophthalmic 抗眼炎的
antorbital 眶前的
antorbital plate 眶前(软骨)板
antorbital vacuity 眶前窝
antorphine 丙烯(去甲)吗啡
antostab 血清性促性腺激素
antozostomatic 治口臭的;除口臭剂
Antp antennapedia 控制触角的基因
ANTR apparent net transfer 明显纯转化率
antr- [希; 构词成分] 腔,空洞,窦
antra 窦,房
antracele; **antrocele** 上颌窦囊肿
Antrafenine *n*.[商名] 安曲非宁(镇痛药)
antral 窦的,房的
antral cavity 囊腔
antral chalone 胃窦抑素
antral fluid 囊腔液
antral G-cell hyperplasia (**Pseudo-Zollinger-Ellision syndrome**) 胃窦 G 细胞增生症(假性消化性溃疡—极度胃酸过多—胰岛细胞瘤三联症)
antral spasm 胃窦痉挛
Antramycin *n*.[商名] 安曲霉素(抗生素类药)
antrectomy *n*. 窦切除术
antritis 窦炎
antro-, **antr-** [希; 构词成分] 窦;上颌窦
antrobuccal 窦颊的(上颌窦与口腔前庭相通的)
antrocele *n*. 上颌窦囊肿
antrocele; **antracele** 上颌窦积液
antroduodenectomy *n*. 胃窦十二指肠(溃疡)切除术
antrodynia *n*. 窦痛
antrodynia 上颌窦痛
antronalgia *n*. 上颌窦痛
antronalgia; **genyantralgia** 上颌窦痛
antronasal *a*. 上颌窦鼻的,鼻上颌窦的
antroneurolysis *n*. 幽门窦除神经支配[法]
antrophore *n*. 安特罗弗尔(一种可溶性栓剂)
antrophose *n*. (眼)中枢性光幻觉; 中枢性色幻视
antropyloric *a*. 窦(与)幽门的
antrorse (拉) 向前的,向上的,顺向的
antroscope *n*. 窦透照器,上颌窦镜
antroscopy *n*. 窦透照术,上颌窦镜检查
antrostomy; **antrostomia** 上颌窦开口术
antrotome *n*. 窦刀
antrotonia 幽门窦张力
antrotympanic *a*. 鼓窦鼓室的
antrotympanitis *n*. 鼓窦鼓室炎
antrum ([复]antrums 或 antra) *n*. 窦,房 ‖ cardiac ~ 贲门窦/ gastric ~, pyloric ~ 幽门窦/ mastoid ~, tympanic ~ 鼓窦,鼓房/ maxillary ~ 上颌窦
antrycide 喹啉嘧啶胺(抗锥虫病药)
Antrypol *n*. 舒拉明钠(suramin sodium)制剂的商品名
antrypol 苏拉明,苏拉林(抗锥虫病及血吸虫病药)
ANTU alpha-naphthylthiourea 安妥,α-萘硫脲,安毒鼠(一种强力灭鼠药)
antuitarism *n*. 垂体前叶机能亢进
antuitary 垂体前叶的
Anturane *n*. 磺吡酮(sulfinpyrazone)制剂的商品名
ANU Australian National University 澳大利亚国立大学
anuclcolate mutation 缺核仁突变
anucleal 弱染
anuclear *a*. 无核的(指细胞,如失去核的红细胞)
anucleate 无胞核的,去胞核的
anucleate cell 无核细胞
anucleated *a*. 除核的,失核的
ANUG acute necrotizing ulcerative gingivitis 急性坏死性溃疡性龈炎
anular *a*. 环状的
anuli fibrosi cordis 心纤维环
Anulomyces *n*. 环霉菌属
anulus ([复] anuli) *n*. [拉] 环
anulus conjunctivae 结膜环
anulus fibrocartilagineus 纤维软骨环(鼓膜)
anulus fibrosus disci intervertebralis 椎间盘纤维环
anulus inguinalis abdominalis 腹股沟管腹环
anulus inguinalis profundus 腹股沟管腹环
anulus inguinalis subcutaneus 腹股沟管皮下环
anulus inguinalis superficialis 腹股沟管皮下环
anulus iridis 虹膜环

anulus tympanicus [拉]鼓室轮
Anura 无尾目(隶属于两栖纲 Amphibia)
anuran *n*. 无尾动物
anuran amphibians 无尾两栖类动物
anuresis *n*. ①尿闭 ②无尿,无尿(症)‖ anuretic *a*.
anuria *n*. 无尿(症)‖ angioneurotic ~ 血管神经性无尿/ calculous ~ 结石性无尿/ ob st ructive ~ 阻塞性无尿/ postrenal ~ 肾后性无尿,输尿管闭塞性无尿/ prerenal ~ 肾前性无尿/ renal ~ 肾性无尿/ suppressive ~ 抑制性无尿 ‖ anuric *a*.
anurous *a*.无尾的
anus [单复同] *n*. [拉] 肛门 ‖ artificial ~ 人工肛门/ imperforate ~, ectopic ~ 肛门闭锁/ preternatural ~ 异位肛门/ vulvovaginal ~, ~ vestibularis 外阴阴道肛门(畸形),前诞肛门(畸形)
anusitis *n*. 肛门炎
Anusoblatta 臂蜚蠊属 ‖ ~ recta 直臂蜚蠊
anusol *n*. 安纳素
anvil *n*. 砧骨;铁砧
anxano-[希 auxanein to increase 长大] 增大,肥大,长大,发育
anxietas *n*. [拉] 焦虑,(心神)不宁 ‖ ~ presenilis 更年期焦虑/ ~ tibiarum 腿动不宁性焦虑,下肢不宁综合征
anxiety *n*. 焦虑,忧虑,不安 ‖ castration ~ 去势焦虑/ freefloating ~ 游离性焦虑/ situa tion ~ 境遇性焦虑
anxiolytic ①抗焦虑的 ②抗焦虑药
anxiolytics 忧虑解除剂
anxious *a*. 忧虑的,焦急的,担心的,不安的;渴望的 ‖ ~ ly *ad*.
any *a*. (无论)什么的任何(的); *pron*. 无论那个(或那些) *ad*. 稍微,丝毫 ‖ if ~ 若有的话/ (not) ~ longer (不)再/ (not) ~ more (不)再;(并不)较……多些(than)/ of ~ 在所有的…… 当中
ANYAS Annals of the New York Academy of Sciences 纽约科学院年鉴(杂志名)
anybody *pron*. 无论谁,任何人 ‖ ~'s guess 确不定的事情
anydremia *n*. 缺水血(症)
anyhow *ad*. 无论如何,不管怎样
anyone *pron*. (= anybody) 无论谁,任何人
Anyperodon leucogrammicus (**Cuvier et Velenciennes**) 白线光腭鲈(隶属于鮨科 Serranidae)
anything *pron*. 任何事(物),无论什么 ‖ ~ but 除……以外任何事(物),根本不/ ~ like 像……那样的事(物),全然(不)……/ ~ of 一点儿; 一点……的味儿/ as ... as ~ 非常/ for ~ 无论如何/ for ~ I know 据我所知/ if ~ 如果(稍)有区别的话/ not make(或 think) ~ of (sth)认为(某事)不重要
anyway = anyhow
anywhere *ad*. 无论何处, 任何地方
ANZFA 澳洲新西兰食品局 (见 Australian and New Zealand Food Authority)
ANZFSC 新澳食品标准委员会 (见 Australia and New Zealand Food Standard Council)
ANZJOG Australian and New Zealand Journal of Obstetrics and Gynecology 澳大利亚和新西兰妇产科学杂志
ANZJP Australian and New Zealand Journal of Psychiatry 澳大利亚和新西兰精神病杂志
ANZSNM Australian and New Zealand Society of Nuclear Medicine 澳大利亚与新西兰核医学会
AO absorption ointment 吸水软膏剂/anodal opening 阳极断电/ opening of the atrioventricular valves 房室瓣开张/diag acridine-orange diagnosis 吖啶橙诊断/technique acridine-orange technique 吖啶橙方法(癌细胞的两色荧光试验)
ao antibody ao 抗体, 菌体抗体
Ao aorta 主动脉
AoA Administration on Aging 老年管理处
AOA American Optometric Association 美国视力测定协会/American Orthopaedic Association 美国矫形外科协会/ American Orthopsychiatric Association 美国行为精神病学协会/American Osteopathic Association 美国整骨疗法协会/American Optometric Association 美国验光协会
AOAA aminooxyacetic acid 氨基氧乙酸(GABA 降解酶抑制剂)
AOAJ American Optometric Association Journal 美国验光协会杂志
AOAN American Optometric Association News 美国验光协会新闻(杂志名)
AOAO American Osteopathic Academy of Orthopedics 美国矫形外科学骨病学会
AOAW anterior wall of the aorta 主动脉前壁(超声心动图)
AOB alcohol on breath 吸入酒精 / Archive of Oral Biology 口腔生物学文献集(英国)
AOBA American Osteopathic Board of Anesthesiology (AOA) 美国麻醉学骨病理事会(美国骨病学会)
AOBD American Osteopathic Board of Dermatology (AOA) 美国皮肤病学骨病理事会
AOBIM American Osteopathic Board of Tnternal Medicine (AOA) 美国内科学骨病理事会
AOBNP American Osteopathic Borard of Neurology and Psychiatry (AOA) 美国神经精神病学骨病理事会
AOBOG American Osteopathic Board of Obstetrics and Gynecology (AOA) 美国妇产科学骨病理事会
AOBOO American Osteopathic Board of Ophhthamology and Otorhinolaryngology 美国眼科耳鼻喉科学骨病理事会
AOBPath American Osteopathic Board of Pathology (AOA) 美国病理学骨病理事会
AOBPed American Osteopathic Board of Pediatrics (AOA) 美国儿科学骨病理事会
AOBProc American Osteopathic Board of Proctology (AOA) 美国直肠病学骨病理事会
AOBR American Osteopathic Board of Radiology (AOA) 美国放射学骨病理事会
AOBRM American Osteopathic Board of Rehabilitation Medicine (AOA) 美国康复医学骨病理事会
AOBS American Osteopathic Board of Surgery 美国外科学骨病理事会
AOC American Orthoptic Council 美国视轴矫正委员会/anodal opening contraction 阳极断电收缩
aochlesia; **anochlesia** ①心神稳定 ②强直性昏厥
AOCI anodal opening clonus 阳极断电阵挛
AOD acridine-orange diagnosis 吖啶橙诊断
AODM adult onset diabetes mellitus 成年发作糖尿病
AOF acridine orange fluorescence (癌细胞的)吖啶橙荧光检查法
AoG auditory electeo-oculomotogram 听觉性眼球运动电图
AOGN acute oliguric glomerulonephritis 急性少尿性肾小球肾炎
AOH Annals of Occupational Hygiene 职业卫生纪事
AOI ammonium oxalate isolube 草酸铵不溶性
AOID aortic root internal dimension 主动脉根部间径(超声心动图)
aolan 奥兰(一种牛乳制剂)
AOM active oxygen method 活性氧测定法
AOMA American Occupational Medical Association 美国职业医学会
AOMS Arteriograph in Oral and Mxaillofacial Surgery 口腔颌面外科动脉造影术
Aongx cinerea (**Illiger**) [拉;动药] 小爪水獭(隶属于鼬科 Mustelidae)
AOO anodal opening odor 阳极断电气味
AOP Academy of Orthomolecular Psychiatry 分子矫正精神病学会/ anodal opening picture 阳极断电图
AOPA American Orthodontics and Prosthetics Association 美国正牙学和修复学协会
AOPCP methylene-adenosine diphosphate 甲叉二磷酸腺甙
AOPCPOP, **AOPOPCP methylene adenosine triphosphate** 甲叉三磷酸腺甙
AOPd diastolic aortic pressure 舒张期主动脉压
AoPW posterior wall of the aorta 主动脉后壁(超声心动图)
AOR abnormal occurrence 异常情况
AOREF Angle Orthodontists Research and Education Foundation 盎格鲁正牙学研究教育基金会
Aoria bowringii (**Baly**) 黑斑厚缘叶甲(隶属于肖叶甲科 Eumolpidae)
AORL Annals of Otology, Rhiology and Laryngology 耳鼻喉科学纪事(杂志名)
AORNJ Association of Operating Room Nurses Journal 手术室护士协会杂志
AORT Association of Operating Room Technicians 手术室技术员联合会
Aort regurg aortic regurgitation 主动脉回流
Aort sten aortic stenosis 主动脉狭窄
aort-; **aorto-** 主动脉
aorta (复 aortas, aortae) *n*. 主动脉 ‖ ~ abdominalis 腹主动脉/ ~ angusta 主动脉狭窄/ ~, arch of; arcus aortae 主动脉弓/ ~ ascendens 升主动脉/ ~, cardiac; aortic sac 心主动脉(胚),动脉球囊/ ~ chlorotica 萎黄病性主动脉/ ~ descendens 阵主动脉/ ~, dorsal ①背主动脉(胚) ②胸主动脉/ ~, double 双主动脉/ ~, dynamic 腹主动脉搏动过强/ ~, left 左位主动脉/ ~, maie; primitive ~ 原[始]主动脉/ ~, palpable 易扪主动脉/ ~, pericardial; bulbus arteriosus; bulbus cordis 心包主动脉,动脉球,心球(胚)/ ~, primitive 原[始]主动脉/ ~, pulsating 搏动性腹主动脉/ ~, ritht 右主动脉(胚)/ ~, systemic; left ~ 左位主动脉/ ~ thoracalis 胸主动

脉/~,throbbing 搏动性腹主动脉/~,ventral 腹侧主动脉(胚胎)
aortae (单 aorta)[拉] 主动脉
aortal; **aortic** 主动脉的
aortal chamber 大血管室(昆虫)
aortalgia *n*. 主动脉痛
aortectasia; **aortectasis** 主动脉扩张
aortectomy *n*. 主动脉部分切除术
AORTF American ORT (Organization for Rehabilitation Through Training) Federation 美国康复训练组织联合会
aortic 主动脉的 ‖ ~ angiography 主动脉造影(术)/~ angioplasty 主动脉成形术/~ arch angiogram 主动脉弓造影(术)/~ dilator 主动脉扩张器/~ dimension (AoD) 主动脉内径/~ index 主动脉指数/~ isthmus 主动脉峡/~ nipple 主动脉乳头/~ regurgitation(简作 AR) 主动脉回流/~ stenosis 主动脉瓣狭窄/~ swallowing sign 主动脉吞咽征/~ triangle 主动脉三角,主动脉上三角/~ type 主动脉型(心脏)/~ valve 主动脉瓣/~ valve opening extent 主动脉瓣开放幅度/~ valve prolapsed(简作 AVP) 主动脉瓣脱垂/~ window 主动脉窗
aorticomediastinal *a*. 主动脉(与)纵隔的
aorticopulmonary *a*. 主动脉[与]肺动脉间的
aorticorenal 主动脉[与]肾的
aortism 主动脉病体质
aortismus abdominalis; **phantom aneurysm** 虚幻性腹主动脉瘤
aortitis *n*. 主动脉炎 ‖ ~, acute 急性主动脉炎/~, Dohle-Heller; syphilitic ~ 宝勒氏主动脉炎,梅毒性主动脉炎/~, nummular 钱币状主动脉炎/~, rheumatic 风湿性主动脉炎/~, syphilitic; Dohle-Heller ~ leutic ~,梅毒性主动脉炎/~ syphilitica obliterans 闭塞性梅毒性主动脉炎/~, verrucous 疣状主动脉炎
aorto-arteriograph 主动脉造影(照)片
aorto-arteritis 大动脉炎
aortobifemoral *a*. 主动脉(与)双股动脉的
aortocaval *a*. 主动脉(与)腔静脉的
aortoclasia; **aortoclasis** 主动脉破裂
aortocoronary *a*. 主动脉冠状动脉的
aorto-coronary arteriography [经]主动脉冠状动脉造影(术)
aortocoronary saphenous vein bypass 主动脉冠状动脉隐静脉旁路术
aortocranial angiogram [经]主动脉脑血管造影(照)片
aortocranial angiography [经]主动脉脑血管造影(术),全脑血管造影(术)
aortoduodenal *a*. 主动脉(与)十二指肠的
aortoenteric *a*. 主动脉(与)胃肠道的
aortoesophageal *a*. 主动脉(与)食管的
aortofemoral *a*. 主动脉(与)股动脉的
aortogastric *a*. 主动脉(与)胃的
aortogram *n*. 主动脉造影(照)片
aortographic 主动脉造影的 ‖ ~ needle 主动脉造影针
aortography *n*. 主动脉造影(术) ‖ retrograde ~ 逆行性主动脉造影(术)/ translumbar ~ 经腰部主动脉造影(术)
aortoiliac *a*. 主动脉(与)髂动脉的
aortolith; **aortolite** 主动脉结石
aortolithia 主动脉结石
aortomalacia 主动脉软化
aortomesenteric angle 主动脉—肠系膜上动脉夹角(超声解剖结构)
aorton-arteritis *n*. 主动脉动脉炎
aortopathy *n*. 主动脉病
aortoplasty *n*. 主动脉成形术
aortoptosia [腹]主动脉下垂
aortoptosis; **aortoptosia** [腹]主动脉下垂
aortopulmonary *a*. 主动脉(与)肺动脉的,主动脉(与)肺动脉间的
aortorenal 主动脉与肾脏的 ‖ ~ angiography 主—肾血管造影(术)/~ arteriogram 主—肾动脉造影(照)片/~ arteriography 主肾动脉造影(术)
aortorrhaphy *n*. 主动脉缝术
aortosclerosis *n*. 主动脉硬化
aortostenosis 主动脉狭窄
aortotomy *n*. 主动脉切开术
aortovelography 主动脉内血流速度描记
AOS algebraic operating system 代数运算系统(计算器)/anodal opening sound 阳极断电音
AOSC acute obstructive suppurative cholangitis 急性梗阻性化脓性胆管炎
AOSD adult onset Still's disease 成人斯提耳氏病
AOSM Arab Organization for standardization and Metrology 阿拉伯标准化与计量组织
aosmic *a*. 无气味的
AOSP automatic operating and schedule programs 自动操作和调试程序
AOT Association of Occupational Therapists (UK) 职业治疗学家协会(英)
AOTA American Occupational Therapy Association 美国职业疗法协会
AOTAN American Occupational Therapy Association Newsletter (now OT) 美国职业疗法协会通讯(现称 OT)
AOTe anodal opening tetanus 阳极断电搐搦
Aotus trivirgatus 夜猴
aoveolus deciduus 乳牙槽
AOZ Anodenoffnungszuckung 阳极开放(断电)收缩[德]
AP action potential 动作电位/anterior pituitary (gland)垂体前叶/angina pectoris 心绞痛/ anteroposterior 前后的/ arterial pressure 动脉压
A-P alum precipitated 明矾沉淀(疫苗)
Ap alum precipitated 明矾沉淀的
ap apothecary 药剂员
A-P fistula or window aortico-pulmonary fistula or window (aortic septal defects) 主动脉肺动脉瘘或窗,主动脉壁缺损(先天性心脏病)
A-P interval 主动脉瓣第二音和肺动脉瓣第二音时间差(间距)
AP OP Applied Optics 应用光学(杂志名)
AP Rad Applied Radiology 应用放射学(杂志名)
AP&L anterior-posterior and lateral views 前后及侧面观(X 线)
AP&Lat anteroposterior and lateral 前后侧面的
AP&PA amino-acid, Peptide & Protein Abstracts 氨基酸, 肽与蛋白质文摘
AP43 amolanone hydrochloride 盐酸氨喃酮(镇痛剂)
AP50 tectivirus AP50 病毒, 盖病毒
APA adenylyl phosphate adenosine 腺甙酰磷酸腺甙 American Pharmaceutical Association 美国药学协会/American Physiotherapy Association 美国理疗协会/ American Podiatric Association 美国手足医术协会/ American Psychiatric Association 美国精神病学协会/ American Psychoanalytic Association 美国精神分析协会/American Psychological Association 美国心理学协会/ American Psychop athological Association 美国精神病理学协会
apace *ad*. 飞快地,迅速地
apaconitine *n*. 阿扑乌头碱
apaconitne; **apoaconitine** 阿朴乌头碱
APADS automatic programmer and data system 自动程序设计与数据(处理)系统
APAF antipelnicious anemia factor 抗恶性贫血因子
Apafant *n*. [商名] 阿帕泛(抗凝药)
Apaflurane *n*. [商名] 阿帕氟烷(诊断用药)
APAJ American Podiatry Association Journal 美国足医协会杂志
Apalcillin *n*. [商名] 阿帕西林(抗生素类药)
apallesthesia; **pallanesthesia** *n*. 振动觉缺失
APAM alternating pressure air mattress 变压气垫
Apamide *n*. 对乙酰氨基酚,扑热息痛(acetaminophen)制剂的商品名
apamin 蜜蜂神经毒素,蜜毒明肽
APAN Ambulatory Pediatric Association Newsletter 非卧床儿科病协会通讯
apanastema 结膜疣状隆起
apancrea 无胰,胰[腺]缺失
apancreatic ①无胰的 ②非胰性的
apandria 远男症
Apansporoblastina *n*. 无膜泛成孢子虫亚目
Apanteles baculovirus Apanteles 杆状病毒
apanthropy; **apanthropia** ①远人症 ②远男症
APAR automatic programming and recording 自动程序设计及记录系统
aparalytic *a*. 无麻痹的
aparathyrosis; **aparathyreosis**; **aparathyroidism** *n*. 甲状旁腺功能缺失
apareunia *n*. 性交不能, 交媾不能
apart *ad*. 分离,相隔 ‖ ~ from 撇开……(不谈);除……之外/fall ~ 崩溃,土崩瓦解/ set (或 put) ~ 留开,拨出/ tell(或 know) ~ 能分辨
aparthrosis *n*. 动关节,滑膜关节
apartment *n*. (一套)房间,公寓(美) (=英国的 flat)
apasia ①发育不全,成形不全 ②先天萎缩
apasiac; **aphasic** ①语言不能的,失语的 ②失语不能者,失语者
apastia *n*. 厌食, 拒食,绝食
apastic 绝食的

Apatemon 狡虫(吸虫)属
apatetic coloration 拟色,保护色
apatetic coloration 保护色
apathetic *a*. 无情感的,情感淡漠的‖ ~ally *ad*.
apathetic; undemonstrative 无情[感]的,淡漠的
apathetical *a*. 冷漠的,无情的
apathia *n*. 冷漠无情
apathic *a*. 无情感的,淡漠的
apathism *n*. 兴奋迟钝,兴奋性缺失
apathy; apathia *n*. 无情感,表情淡漠
apatile crystal 磷灰石结晶
apatite *n*. 碳灰石
apatropine; apoatropine 阿朴阿托品,衍阿托品
APATS automatic programmer and test system 自动程序设计与试验系统
Apaxifylline *n*. [商名] 阿帕茶碱(益智药)
apazone *n*. 炎爽痛(具有抗炎、镇痛、解热、促尿酸排汇作用,用于治疗类风湿性关节炎和 骨关节炎,亦称阿扎丙宗(azapropazone))
Apazone *n*. [商名] 阿扎丙宗(消炎药,见上条)
APB arterial premature beat 动脉过早搏动/atrial premature beat 心房过早搏动,房性早搏
aPBC asymptomatic primary biliary cirrhosis 无症状性原发性胆汁性肝硬化
APC activated protein C 激活蛋白 C/ antigen presenting cell 抗原递呈细胞/ atrial premature contraction 房性期外收缩/ automatic program control 自动程度控制/adenoidal-pharyngeal-conjunctive (virus) 增殖腺—咽—结合膜(病毒)/atrial premature complex 心房过早复合波
APC *n*. 复方阿司匹林
APCA Air Pollution Control Association 大气污染控制协会(美)
APC-C aspirin, phenacetin, and caffein with codeine 可待因 APC (加有可待因的复方阿斯匹林)
APCHE automatic programmed checkout equipment 自动程序检查装置
APCO Air Pollution Control Office 大气污染控制局
APCP antibody producing cell precursor 抗体产生细胞前体
APCS air pollution control system 大气污染控制系统
APD action potential duration 动作电位[持续]间期/atrial premature depolarization 心房过早去极化
APDA American Parkinson's Disease Association, Inc 美国帕金森病氏协会
APDT American practitioner and Digest of Treatment 美国医师及治疗学文献(杂志名)
ape *n*. (无尾)猿,类人猿 *vt*. 模仿
APE allyl phenyl ether 烯丙基苯基醚,苯氧基丙烯/anterior pituitary extract 垂体前叶提取物
APECS adaptive pattern-perceiving electronic computer system 自适应模式识别电子计算机系统
apectomy; apicoectomy [牙]根尖切除术
ape-fissure 猿裂(大脑顶枕叶间的横裂,猿类最著,成人亦偶见到)
ape-hand 猿样手(正中神经瘫痪)
apeidosis *n*. 形态渐失
apeirophobia 无限恐怖
apella ①无包皮者,包皮已割除者 ②伤口未经愈合覆皮者
apellous ①无皮的 ②无包皮的
Apelt's test; Nonne-Apelt's test 阿佩耳特氏试验,农—阿二氏试验(检脑脊髓梅毒)
apenteric; abenteric 肠外的
Apeppo gall wasp [动药] 阿勒颇没食瘿蜂
apepsia *n*. 消化停止‖~, achlorhydria 分泌缺失性消化停止|~, hysteric; ~ nervosa; anorexia nervosa 癔病性消化停止,神经性厌食,神经性食欲 缺乏
apepsinia; anapepsia 胃蛋白酶缺乏
aperception; apperception 统觉,明觉,感知
aperient *a*. & *n*. 轻泻的(剂)
aperiodic *a*. 不定期的,无定期的,非周期的‖ ~ity *n*. 不定期性,非周期性
aperiodic crystal 非周期性晶体
aperiodic model 非周期模型
aperiodic polymer 非周期性聚合物
aperiodicity 非周期性
aperispermic 无胚乳的
aperistalsis *n*. 蠕动; 蠕动消失,蠕动停止
aperitive ①开胃药 ②润肠药
Apert-Crouzon disease [Eugene Apert; Octava Crouzon] 阿佩尔—克鲁宗病(一种常染色体显性遗传病,包括手足畸形,伴阿佩尔综合征(尖头并指(趾)畸形)和克鲁宗病(颅骨面发育不全)的面部特征,亦称尖头并指(趾)畸形Ⅰ型)
apertognathia *n*. 无咬合,无牙合;开咬合
apertometer *n*. 数值口径计,物镜口径计(测显微镜物镜口径的角度)
apertor oculi 提上睑肌,上睑提肌
Apert's disease(syndrome) [Eugene 法儿科医师 1868—1940]; acrocephalosyndactylia 阿佩尔氏病(综合征),尖头并指(趾)[畸形]
apertura (复 aperturae); **aperture** *n*. 口,孔‖~ aquaeductus cochleae 蜗小管口/~ canalis inguinalis 腹股沟管口/~ chordae 鼓索小管[内]口/~ externa aquaeductus vestibuli; ~ interna canaliculi vestibuli 前庭小管内口/~ externa canaliculi cochleae 蜗小管外口/~ inferior canaliculi tympanici 鼓小管下口/~ interna canaliculi nervi petrosi superficialis minoris; ~ superior canaliculitympanici 岩浅小神经管内口/~ interna canaliculi vestibuli; ~ externa aquaeductus vestibuli 前庭小管内口/~ interna canalis carotici 颈动脉管内口/~ labyrinthica canaliculi cochleae 蜗小管迷中路口/~ lateralis ventriculi quarti; ~ lateralis rhombencephali 第四脑室外侧孔/~ mediana ventriculi quarti; Magendie's foramen 第四脑室正中孔,马让迪氏孔/~ narium 鼻孔/~ pelvis(minoris) inferior 骨盆下口/~ pelvis(minoris) superior 骨盆上口/~ piriformis 梨状孔/~ sinus frontalis 额窦口/~ sinus sphenoidalis 蝶窦口/~ spinalis 椎孔/~ superior canaliculi tymanicl; ~ interna canaliculi nervi petrosi superfi cialis minoris 岩浅小神经管内口/~ thoracis inferior 胸廓下口/~ thoracis superior 胸廓上口/~ tympanica canaliculi chordae; iter chordae posterius 鼓索小管鼓室口,鼓索入口/~ uterinae; ostium uterinum tubae 输卵管子宫口
apestrin [商名] 阿佩斯特林(含促性腺激素)
Apetalae 无瓣花亚纲 (植物分类学)
apetalous 无花瓣的
Apeu bunyavirus 阿比尤本扬病毒
Apeu virus 阿比尤病毒
apex(复 apexes or apices) *n*. [拉] 尖,尖端/ auriculae(Darwini); darwinian tubercle 耳廓尖/~, bifid 分岐尖,裂尖/~ capitls fibulae; ~ capituli fibulae 腓骨[小]头尖/~ capituli fibulae 腓骨[小]头尖/~ cartilaginis arytaenoideae 杓状软骨尖/~ columnae posterioris 后柱尖/~ cordis 心尖/~ cornu posterloris; ~ columnae posterioris 后角尖,后柱尖(脊髓)/~ dentis ①牙尖 ②齿突尖(枢椎)/~ of heart; ~ cordis 心尖/~ linguae 舌尖/~ nasi 鼻尖/~, orbital; fissura orbitalis superior 眶上裂/~ ossis sacri 骶尖/~ partis petrosae; ~ pyramidis 岩部尖,锥体尖/~ patellae 髌尖(膝盖骨尖)/~ prostatae 前列腺尖/~ pulmonis 肺尖/~ pyramidis 锥体尖/~ radicis dentis; root ~ 牙根尖/~ satyri; ~ auriculae (Darwini) 耳廓尖/~ suprarenalis(glandulae dextrae) 肾上腺尖(右)/~, ultimate 最末根尖/~ vesicae; vertex vesicae 膀胱顶,膀胱尖
apexcardiography 心尖心动描记法
apexification 根尖形成术
apexigraph; apexograph 牙根尖定位器
apexigraph; apecograph; apexographer 牙根尖定位器
apexogenesis 根尖自身成形
APF anabolism-promoting factor 组成代谢促进因子/ animal protein factor 动物蛋白因子/anabolism-promoting factor 促合成代谢因子
APG adenylyl phosphate guanosine 腺甙酰磷酸鸟甙/ Apothekengesetz [德] 药房法则
Apgar's score [Virginia Apgar] 阿普伽氏新生儿评分(评定新生儿在产后60s时的心率 、呼吸力、肌张力、反射应激性和肤色所获得的得分总数)
Apgar's scale 阿普伽氏新生儿评分(见上条)
APGBI Association of Physicians of Great Britain and Ireland 大不列颠及爱尔兰内科医师协会
APGL alkaline phosphatase activity of the granular leukocytes 白细胞碱性磷酸酶活性
APH acetylphenylhydrazine 乙酰苯肼/antepartum hemorrhage 产前出血/anterior pituitary hormone 垂体前叶激素
ApH apical hypertrophy 心尖部心肌肥厚
-aph [希;构词成分] 接触
APhA American Pharmaceutical Association 美国药学协会
APHA American Protestant Hospital Association 美国耶稣教医院协会/American Public Health Association 美国公共卫生协会
aphacia; aphakia 无晶状体(畸形)
aphacic; aphakic 无晶状体的
aphacic eye 无晶状体眼
aphagia *n*. 吞咽不能
aphagia algera 痛性吞咽不能

aphakia; aphacia *n*. 无晶状体(畸形) ‖ aphakic; aphacic *a*. 无晶状体的,无晶状体性
aphakic asthenopia 无晶状体性视疲劳
aphakic detachment of retina 无晶状体性视网膜脱离
aphakic eye 无晶状体眼
aphakic glaucoma 无晶状体性青光眼
aphakic macular edema 无晶状体性黄斑水肿
aphakic spectacles 无晶状体眼镜
aphalangia; aphalangiasis 无指(趾)(畸形)
Aphancocapsa; Aphanocapta 含藻色质杆菌属
aphanicin 束生藻色素乙
aphanin 束生藻色素甲
aphanisis 性机能丧失恐怖
Aphanizomenon *n*. 蓝束丝蓝细菌属
Aphanizomenon flos-aquae *n*. 水华蓝束丝蓝细菌(水花蓝束丝蓝细菌)
Aphanizomenon gracile *n*. 柔细蓝束丝蓝细菌
aphanizophyll; myxorhodin; phycoxandin 蓝溪藻黄素甲
Aphanocapsa 隐球蓝细菌属,球蓝细菌属 ‖ ~ anodontae *n*. 栖蚌孢球蓝细菌/~ biformis *n*. 二型陷球蓝细菌/~ delicatissima *n*. 细巧隐球蓝细菌/~ elachista *n*. 细小隐球蓝细菌/~ elachista var. conferta *n*. 细小隐球蓝细菌稠密变种/~ elachista var. planktonica *n*. 细小隐球蓝细菌浮游变种/~ endolithica *n*. 石内隐球蓝细菌/~ endophytica *n*. 植内隐球蓝细菌/~ fonticola *n*. 泉生隐球蓝细菌/~ grevillei *n*. 格氏隐球蓝细菌/~ koordersi *n*. 高氏隐球蓝细菌/~ litoralis *n*. 潮间隐球蓝细菌/~ montana *n*. 山地隐球蓝细菌/~ montana var. micrococcus *n*. 山地隐球蓝细菌微球变种/~ muscicola *n*. 土栖隐球蓝细菌/~ nivalis *n*. 雪地隐球蓝细菌/~ pulchra *n*. 美丽隐球蓝细菌/~ rivularis *n*. 溪生隐球蓝细菌/~ salina *n*. 盐生隐球蓝细菌/~ siderosphaera *n*. 铁球隐球蓝细菌/~ thermalis *n*. 温泉隐球蓝细菌/~ virescens *n*. 绿色隐球蓝细菌
Aphanochaete *n*. 隐毛蓝细菌属 ‖ ~ polychaete (Hansgirg) Fritsch 多毛隐毛蓝细菌/Aphanothece(Szafer) 隐杆蓝细菌属/~ castagnei (Breb.) Rabenh. 卡氏隐杆蓝细菌/~ clathratiformis Szafer 格形隐杆蓝细菌/~ elathrata var. brexis Bachm. 窗格隐杆蓝细菌短小变种/~ elathrata West et West 窗格隐杆蓝细菌/~ gelatinosa Gardner 胶质隐杆蓝细菌/~ halophytica Yopp et al. 喜盐隐杆蓝细菌/~ lemnae Chu 品藻隐杆蓝细菌/~ luteola Schmidle 藤黄色隐杆蓝细菌/~ microscopica Nageli 微小隐杆蓝细菌/~ naigelii Wartmann 纳氏隐杆蓝细菌/~ nidulans Richter 巢形隐杆蓝细菌/~ pallida (Kutzing) Rabenh. 灰绿隐杆蓝细菌/~ prasina Braun 葱绿隐杆蓝细菌/~ saxicola Nageli 栖石隐杆蓝细菌/~ stagnina (Spreng.) Br. 静水隐杆蓝细菌
aphanozoa *n*. 超视生物类(即超显微生物,如滤过性病原体等)
aphantobiont 超视微粒
Aphanurus 稳尾(吸虫)属
Aphareus furcatus (Lacepede) 叉尾鲷(隶属于笛鲷科 Lutianidae)
Apharyngostrigea 无吻(吸虫)属
aphasia 语言不能,失语[症] ‖ ~, acoustic; auditory ~ 听觉性失语,失听言能/~, apeusic 味觉性失语/~, amnemonic 遗忘性失语/~, amnesic; amnestic ~ 遗忘性失语/~, anomic; nominal ~ 命名性失语/~, anosmic 味觉性失语/~, associative 联络性失语/~, ataxie; motor ~ 运动失调性失语,运动性失语/~, auditory 听觉性失语,失听言能/~, Broca's; ataxic ~ 布罗卡氏失语,运动失调性失语/~, central 中枢性失语/~, combined 混合性失语/~, conduction 传导性失语/~, cortical; expressive-receptive ~; global ~ 皮质性失语,完全失语/~, frontocortical; ataxic ~ 额皮质性失语,运动失调性失语/~, frontolenticular; commissural ~ 额豆[状]核性失语,连合性失语/~, cunctional 机能性失语,宫能性失语/~, gibberish 呓语性失语/~, global 完全失语,皮质性失语/~, graphomoter 失写性失语/~, Grashey's 格腊希氏失语,遗忘性失语/~, impressive; sensory ~ 感觉性失语,记言不能/~, intellectual; true ~ 真性失语/~, jargon 乱杂性失语/~ Kussmaul's 库斯毛耳氏失语(有意识的不语)/~, lenticular; commissural ~ 豆[状]核性失语,连合性失语/~ lethica; amnemonic ~ 遗忘性失语/~, Lichtheim's 利希海姆氏失语(可重复他人语言,但无自发能力)/~, mixed 混合性失语/~, motor; ataxic ~ 运动性失语,运动失调性失语/~, optic 视觉性失语/~, parieto-occipital 顶枕性失语(失语伴有失读及失用)/~, pathematic 惊恐性失语/~, pictorial 象形性失语,皮质性失语/~, psychosensory 精神感觉性失语/~, puerperal 产褥性失语/~, receptive; sensory ~ 感觉性失语,记言不能/~, semantic 意义性失语/~, sensory 感觉性失语,记言不能/~, subcortical 皮质下性失语/~, supracortical 皮质性失语/~, syntactical 语法性失语/~, tactile 触觉性失语/~, temporoparietal; cortical sensory ~ 颞顶性失语,皮质感觉性失语/~, total 完全失语/~, transcortical 皮质间性失语/~, true; intellectual ~ 真性失语/~, verbal 词汇性失语/~, visuzi 视觉性失语,感觉性失语,记言不能/~, Wernicke's cortical sensory ~ 韦尼克氏失语,皮质感觉性失语
aphasic *a*. 语言不能的,失语的 *n*. 语言不能者,失语者
aphasic lethal factor 无相性致死因子
aphasic lethal mutation 不定期致死突变,随机致死突变
aphasiology *n*. 失语症学(研究失语症及产生失语症的特定的神经病学损害) ‖ aphasiologist *n*. 失语症学家(如神经病学家或心理学家)
aphasmid *n*. 无尾觉器线虫
Aphasmidia *n*. 无尾觉器亚纲
aphcuis 失音[症],发音不能
Aphelasterias japonica (Bell) 日本滑海盘车(隶属于海盘车科 Asteriidae)
Aphelenchoidea 滑刃总科
Aphelidium sp. virus 状菌属病毒
apheliotropism *n*. 背日性,远日性,远阳性 ‖ apheliotropic *a*.
apheliotropism; negative heliotropism 背日性,远日性,远阳性
aphelxia [希] 出神,不关心
aphemesthesia *n*. 听读不能
aphemia *n*. 运动性失语,运动性语言失能症 ‖ aphemic *a*.
aphephobia 接触恐怖
apheresis *n*. 提取法,血浆除去法,除血浆法,单采血液成分术(从供者抽取血液,一部分(血浆、白细胞、血小板等)分离并保留,剩下的再输回给供者的方法。此法包括白细胞提取法 < leukapheresis >,血小板提取法 < th rombocytapheresis > 等,亦称提取法 < pheresis >)
apheter *n*. 肌肉收缩质促解物
APHI Association of Public Health Inspectors 公共卫生检查员协会
Aphididae[拉] *n*. 蚜虫科
aphidivorous 食蚜的
Aphidophilus betae (Ryzhkov) = Bect mosaic virus (Lind) 甜菜花叶病毒
Aphidophilus cucumber (Ryzhkov) = Cucumber mosaic virus 黄瓜花叶病毒
aphilanthropia; aphilanthropy 不爱人症,恨人症
aphilopony 工作厌恶
Aphiochaeta 蚤蝇属 ‖ ~ ferruginea 锈色蚤蝇/~ scalaris 蛖蚤蝇
aphlogistic ①不能燃烧的 ②无焰燃烧的
Aphloia theaformis 茶红木,阿弗络(煎剂,马达加斯加红木科灌木,用治血尿)
Aphodclus tasmaniae pox virus 塔斯马尼亚金龟痘病毒
Aphodius entomopox virus 塔斯马尼亚金龟昆虫痘病毒
Aphodius sp. pox virus 蜉金龟属(蜣螂类)痘病毒
apholate 环磷氮丙啶
aphonia *n*. 失音(症),失声(症),发音不能,发声不能 ‖ ~ clericorum; chergyman's sore throat 过用性失音,慢性咽喉炎性发音困难/~, hysteric 癔病性失音,歇斯底里性失音/~ paralytica 麻痹性失音,瘫痪性失音/~ paranoica 偏执狂性失音/~ spastiea 痉挛性失音
aphonic *a*. ①失音[症]的 ②无音的
aphonic pectoriloquy 低音胸语音
aphonogelia [希] 大笑不能[症]
aphonous 失音的
aphorama; aphorema 全景视
aphoresis ①分离 ②无耐受力
aphoria 不育[症] ‖ ~ impercita 厌恶性不育[症]/~ impotens 阴虚性不育[症]/~ incongrua 不遇合性不育[症]/~ paramenica 月经障碍性不育[症]
aphose *n*. 影幻视
aphosphagenic *a*. 缺磷的
aphosphorosis *n*. 缺磷症
aphotesthesia [希] 视网膜光感减退
aphotic *a*. 无光的
APHP antiseudomonas human plasma 抗假单胞菌属人血浆
Aphptovirus 口蹄疫病毒
aphrasia *n*. 组句不能 ‖ ~ paralytica 麻痹性组句不能/~ paranoica 偏执狂性组句不能
aphrenia; dementia 痴呆
aphrodescin; aphrodaescin 马栗甙(自马栗树未成熟种子的子叶提出的似皂甙样物质)
aphrodine; yohimbine 阿弗娄丁,育亨宾碱
aphrodisia [希] ①性欲炽盛 ②交合,交媾
aphrodisiac *a*. 催欲的 *n*. 春药,催欲药

aphrodisin 阿弗洛底辛,复方育亨宾剂
aphrodisiomania; erotomania 色情狂
aphroid 互嵌状
aphronesia; aphronesis; dementia 痴呆
aphronia [希] 辨解不能
aphtha ([复]aphthae) *n*. [拉;希] ①口疮 ②小溃疡 ‖ chronic intermittent recurrent ~e, ~e resistentiae 慢性间歇性复发性口疮/contagious ~e, epizootic ~e (接)触(传)染性口疮,兽疫性口疮(即牛的口蹄疫)/ recurring scarring ~e 复发性疤痕性口疮 ‖ aphthous *a*.
aphthae (单 aphtha)[拉] ①口疮 ②小溃疡 ‖ ~ epizooticae 兽疫性口疮,口蹄疫/~ febrilis 发热性口疮 ~ orientalis; aphthae tropicae 东方口疮,热带口疮/~ resistentiae; periadenitis mucosa necrotica recurrens 复发坏死性黏膜腺周炎/aphthae serpens; gangrenous stomatitis 匐行性口疮,坏疽性口炎/aphthae tropicae 热带口疮,东方口疮/aphthae, cachectic 恶病质性口疮/aphthae, Cardarelli's; cachectic aphthae 恶病质性口疮/aphthae, chronic 慢性口疮/aphthae, chronic intermittent recurrent 慢性间歇性口疮/aphthae, contagious; epizootic aphthae [接]触[传]染性口疮,兽疫性口疮,口蹄疫/aphthae, malignant; contagious aphthae 恶性口疮,[接]触[传]染性口疮/aphthae, Mikulicz's; chronic intermittent recurrent aphthae 慢性间歇性复发性口疮/aphthae, Riga's; cachectic aphthae 恶病质性口疮 ‖ ~ /aphthae, Cardarelli's; cachectic aphthae 卡达雷利氏口疮,恶病质性口疮/aphthae, chronic intermittent recurrent; periadenitis mucosa necrotica recurrens 慢性间歇性复发性口疮/aphthae, contagious; foot-and-mouth disease of cattle [接]触[传]染性口疮,口蹄疫/aphthae, habitual 习惯性口疮/aphthae, major 巨口疮/aphthae, Mikulicz's; chronic intermittent recurrent aphthae 米库利奇氏口疮,慢性间歇性复发性口疮/aphthae, periadenitis 腺周炎口疮/aphthae, periglandular 腺周口疮/aphthae, recurrent 复发性口疮/aphthae, Riga's; cachectic aphthae 里加氏口疮,恶病质性口疮/aphthae, scarring 瘢痕性口疮
aphthenxia [希] 语音不清
aphthoid ①口疮样的 ②口疮样疹
aphthoides chronica 慢性口疮
Aphthomonas infectans 口疮滴虫
aphthongia *n*. 痉挛性失语
aphthosis 口疮病 ‖ ~ generalisata; Bander's syndrome 普遍口疮病,班德氏综合征/~ Neumanni; Neumann's syndrome 纽曼氏口疮病,纽曼氏综合征
aphthous 口疮的
Aphthous fever virus = Foot and Mouth disease virus 口蹄疫病毒
Aphthovirus *n*. 口蹄疫病毒属;口疮病毒属(可致口蹄疫)
aphylactic 无防御力的,无免疫力的
aphylaxis *n*. 无防御力,防御力缺失 ‖ aphylactic *a*.
aphytria retinae 视网膜色素缺失
API active prosthese implantation 主动性假体埋置法
api-[拉;构词成分] 蜂,蜂类
Apiaceae 伞形科
APIB anterolateral periinfarction block 前侧壁梗塞周围阻滞
apic(o)-[拉;构词成分] 尖,顶
apicad 顶向
apical ①尖的,尖端的,顶端的 ②向顶的,顶生的 ③根尖的 ‖ ~ angle 棱镜角,顶角/~ areola 前副室/~ artifact 顶部伪写/~ axis 顶轴,纵对称轴/~ body 顶体/~ calcaria 端距/~ cap 顶冠/~ capsomere 顶部子粒(噬菌体)/~ capsomeres 顶部壳粒/~ cell ①顶端细胞(睾丸管) ②端室(翅)/~ chamber 顶室/~ cilia 顶纤毛/~ claw 端爪/~ complex 顶端复合物,顶复体/~ delta 根尖三角区/~ ectodermal ridge 顶端外胚层嵴/~ elevator 根尖挺/~ epicardial fat line 心尖部心包脂肪线/~ four-chamber view 心尖位四腔图/~ globe sign 圆球征/~ growth 顶端生长/~ half 顶部/~ horn 顶角/~ impulse 心尖博动/~ ligament of dens 枢椎齿尖韧带/~ lobe 顶叶/~ myocardial infarction 心尖部心肌梗死/~ nervous centre 顶(部)神经中枢/~ organ 顶器/~ orifice 顶孔/~ pad 指端垫,趾端垫/~ papilla 端突/~ paradentitis 根尖周炎/~ pit 顶凹/~ point 生长点/~ pole 顶极/~ pore 顶孔/~ portion 尖端部/~ prominence 顶突/~ radial 心尖—桡动脉的/~ scar 根尖瘢痕/~ seat 根尖基点/~ seta 端毛/~ side 顶面/~ sign 尖顶征/~ system 顶系,极系/~ teeth 顶齿/~ thickening 顶(部)增厚
apicectomy *n*. 岩尖切除术(颞骨岩部顶切除术)
apices (单 apex)[拉]:(牙根)尖,尖端
apiciform 尖形的
apicitis *n*. 根尖炎(如牙尖,肺尖或颞骨岩部顶发炎)
apicitis, acute 急性根尖炎
apicitis, chronic 慢性根尖炎
apicle 顶体
apico-[拉]:尖,顶
Apicocomplexa *n*. 顶复(原虫)亚门
apicocomplexan *n*. *a*. 顶复虫(的)
apicocurettage 根尖刮治术
apicoectomy *n*. [牙]根尖切除术
apicolocator; apilocator 牙根尖定位器
apicolysis *n*. 肺尖萎陷术
Apicomplexa (**Levine**) 顶器门,顶复亚门,端复分亚门
apicosan 阿皮科散(一种蜂毒溶液)
apicostome [牙]根尖造口器
apicostomy [牙]根尖造口术
apicotomy ①[牙]根尖切除术 ②岩部顶穿刺术
apiculate 针蜂状的
apiculiform 细尖形,小尖形
apiculis 肉点
apiculus (复 apiculi) 细尖
apicurettage 牙槽窝刮治
Apicycline *n*.[商名] 阿哌环素(抗生素类药)
Apidae 蜜蜂科(隶属于膜翅目 Hymenoptera)
apiderm 蜜泌精(王浆制剂)
apiece *ad*. 每人,每个,每件
Apiectana 双刺蛲虫属
apiectomy; apicoectomy [牙]根尖切除术
apii fructus 芹[菜]实
apiin 芹实甙,洋芹甙,芹甙
apilary 无上唇的
apilocator; apicolocator 牙尖定位器
APIM Association Professionnelle Internationale des Medecins (德) 国际医师职业协会(一种从经济观点处理开业医师业务问题的国际团体)
apinealism *n*. 松果体功能缺失
apinoid 清洁的,洁净的
apinol 臭松油
apioectomy; apicoectomy [牙]根尖切除术
apiol 洋芫荽 ‖ ~, crystallized 结晶洋芹醚 | ~, liquid 液体洋芹醚
apiolin 洋芹素(通经药)
Apios fortunei Maxim. [拉;植药]土圞儿
Apios (**Moench.**) 土圞儿属,九子属 | ~ fortunei Mzxim. 土圞儿,九子羊
apiose 洋芫荽糖,洋芹糖
Apiosoma (**Blanchard**) 杯体虫属 ‖ Apiosoma amoebae Grenfell 变形杯体虫/~ bigeminum 二联巴贝虫,二联梨浆虫/~ bigeminum; Babasia bigemina 二联巴贝虫,二联梨浆虫/~ cylindriformis Chen 筒形杯体虫/~ dallii Zhukov 达里杯体虫/~ hupehensis Chen and Hsieh 湖北杯体虫/~ liaohoensis Chen 辽河杯体虫/~ minute Chen and Hsieh 微小杯体虫/~ ophiocephali Chen 鳢杯体虫/~ orientatalis Chen and Hsieh 东方杯体虫/~ oviformis Chen and Hsieh 卵形杯体虫/~ sinensis Chen and Hsieh 中华杯体虫/~ triangledis Chen and Hsieth 三角杯体虫/~ varius Chen and Hsieh 变位杯体虫/~ wuhanensis Chen and Hsieb 武汉杯体虫
apiotherapy; bee-venom treatment *n*. 蜂毒疗法
apiphobia [拉] 蜂恐怖
Apis (**Linnaeus**) [拉;动药] 蜜蜂属
Apis cerana (**Fabricius**) 中华蜜蜂(隶属于蜜蜂科 Apidae)
Apis cerana Fabr. 中华蜜蜂(其药材包括:蜂蜜、蜂蜡、王浆、蜂毒等)
Apis indica (**Fabricius**) 印度蜜蜂(隶属于蜜蜂科 Apidae)
Apis mellifera (**Linnaeus**) 意大利蜜蜂(隶属于蜜蜂科 Apidae)
Apis mellifera Lin *n*. 意大利蜜蜂
Apis mellifera 蜜蜂
apis pura 纯蜂毒素(治风湿病)
apiserum 蜜蜂乳浆(王浆制剂)
apish *a*. 猿一样的
apisin 蜂[蜇]毒
apisination *n*. 蜂蜇中毒,蜂蜇[蜇伤]中毒
apitoxin *n*. 蜂毒素
apituitarism *n*. 垂体功能缺失;先天性无垂体(如无脑畸形)
Apium *n*. [拉] 芹属 ‖ ~ graveolens L. 芹菜
APJ Australian Paediatric Journal 澳大利亚儿科学杂志
APKD adult-onset polycystic kidney disease 成年型多囊肾
APL acute promyelocytic leukemia 急性早幼粒细胞白血病/ accelerated painless labour 快速无痛分娩
APLA anti-phospholipid antibody 抗磷脂抗体
aplacental *a*. 无胎盘的
Aplacentalia 无胎盘动物

aplanasia [希] 消球[面]差
aplanatic *a*. 消球(面)差的,等光程的
aplanatic condenser 消球差聚光器,齐明聚光器
aplanatic lens 消球面差透镜
aplanatism 消球[面]差
Aplanobacter (Smith)不游走杆菌属
Aplanobacter balustinum (Harrison) Brisou 大比目鱼不游走杆菌
Aplanobacter betle (Ragunathan) Elliott 见 Empedobacter betle (Ragunathan) Brisou
Aplanobacter cepivorum (Delacroix) Elliott 噬葱不游走杆菌
Aplanobacter cissicola Takimoto 见 Pseudomonas cissicola (Takimoto) Burkholder
Aplanobacter corallina (Humm) Brisou 珊瑚色不游走杆菌(珊瑚色假杆菌,珊瑚色假单胞 Aplanobacter dormitatol (Wright) Brisou 懒惰不游走杆菌
Aplanobacter droebachense (Lundestad) Brisou 德罗巴克不游走杆菌(德罗巴克黄杆菌)
Aplanobacter flavabegoniae (Wieringa) Hauduroy et al. 黄色秋海棠不游动菌
Aplanobacter flavigenum (Kellerman et McBeth) Magron et Prevot 生黄不游走杆菌
Aplanobacter fleuryi Mariat 弗氏不游走杆菌
Aplanobacter inertia (Humm) Brisou 惰性不游走杆菌
Aplanobacter insidiosum McCulloch 诡谲不游走杆菌
Aplanobacter iridescens (Stanier) Brisou 虹光不游走杆菌(虹光假杆菌,虹光假单胞菌)
Aplanobacter lutescens (Migula) Brisou 浅藤黄不游走杆菌
aplanobacter magroui Mariat 马氏不游走杆菌
Aplanobacter michiganensis Smith 密执安不游走杆菌
Aplanobacter populi Ride 白杨不游走杆菌
Aplanobacter rathayi Collins et al. 拉氏不游走杆菌
Aplanobacter rhapontici (Millard) Elliott 大黄不游走杆菌
Aplanobacter rhizotonia Thomas 害根不游走杆菌
Aplanobacter robici Bouriquet 罗氏不游走杆菌
Aplanobacter sewanense Brisou 塞沃尼不游走杆菌
Aplanobacter solare (Lehmann et Neumann) Brisou 日光不游走杆菌
Aplanobacter stewartii (Smith) McCulloch 斯氏不游走杆菌
Aplanobacter stizolobii Wolf 见 Phytobacterium stizolobii (Wolf) Magrou
Aplanobacter udum (Kellerman et al.) Magron et Prevot 湿润不游走杆菌
Aplanobacterium (Ride) 不游走菌属
aplanogamete 不动配子, 静配子
aplanospore 不动孢子, 静孢子
aplasia *n*. 发育不全,成形不全;先天萎缩 ‖ ~ axialis extracorticalis congenita 家族性脑中叶硬化/ ~ cutis congenita 先天性皮肤发育不全/ dental ~ 牙发育不全/ gonadal ~, germinal ~ 性腺发育不全/ hereditary retinal ~ 遗传性视网膜发育不全,先天性黑 / nuclear ~ 神经核发育不全/ ~ of ovary 卵巢发育不全/ pure red cell ~ 纯红细胞再生不良 / retinal ~ 视网膜发育不全 / thymic ~ 胸腺发育不全/ thymic-parathyroid ~ 胸腺 – 甲状旁腺发育不全
aplasmic *a*. 无原生质的,无原浆的
aplastic *a*. 发育不全的,再生障碍的
aplastic anemia 再生障碍性贫血
aplastic leukemia 低增生性血血病
Aplectana *n*. 双刺蛲虫属
aplesia 不饱症
apleuria *n*. 无肋
APLH anterior pituitary-like hormone 类垂体前叶激素
APLM Archives of Pathology and Laboratory Medicine (now Arch Path) 病理学及实验室医学文献(现称病理学文献)
Aplococcus Hirsch 简单球菌属
Aplococcus natans Hirsch 浮游简单球菌
Aploparaksis fukiensis (Lin) 福建单睾绦虫(隶属于膜壳科 Hymenolepididae)
Aplotaxis auriculata; Saussurea lappa; Costus root 云木香,印度木香,云南木香
aplotomy 单纯切开术
Apluda mutica L. [拉;植药]水蔗草
Aplustrum amplustre (Linnaeus) [拉;动药]宽带饰纹螺(隶属于泡螺科 Hydatinidae)
Aplysia dactylomela (Rang) 黑指纹海兔(隶属于海兔科 aplysiidae)
Aplysiidae 海兔科(隶属于无盾目 Anspindea)
aplysiopurpurin 海螺紫
APL [商名] 人绒(毛)膜促性腺激素(human chorionic gonadotropin 的制剂)
APM Academy of Physical Medicine 物理医学学会,理疗学学会;Academy of Psychosomatic Medicine 心身医学学会
APMB Association for Psychoanalytic Medicine Bulletin 精神分析医学协会通讯
APME aspartyl-phenjylalanine methyl ester 天冬氨酰苯丙氨酸甲酯(一种甜剂)
APMPPE acute posterior multifocalplacoid pigment epitheliopathy 急性后部多发性鳞状色素上皮病变
APMR Association for Physical and Mental Rehabilitation 身心康复协会
APMS air pollution monitoring system 大气污染监测系统
Apn acute pyelonephritis 急性肾盂肾炎
APN alcoholic polyneuropathy 酒精性多神经病
apnea 呼吸暂停,窒息 ‖ ~, cardiac 心性呼吸暂停/ ~, deglutition 吞咽[时]呼吸暂停/ ~ neonatorum 新生儿呼吸暂停/ ~, nervous 神经性呼吸暂停/ ~, placental 胎盘性窒息/ ~, traumatic; traumatic asphyxia 外伤性窒息/ ~ vagi 迷走[神经]性呼吸暂停/ ~ vera 真性呼吸暂停 ‖ apneic *a*.
apneumatic *a*. 无气的
apneumatosis *n*. 肺无气,先天性肺膨胀不全
apneumia 无肺[畸形]
apneusis *n*. 长吸呼吸 ‖ apneustic *a*.
apneustic *a*. ①长吸呼吸的 ②无气门的 ③无气门式
apneustic breathing 长吸呼吸
apneustic centre 长吸中枢
Apniochaeta 蚤蝇属 ‖ ~ ferruginea 锈色蚤蝇/ ~ scalaris 菰蚤蝇
apnoea; apnea 呼吸暂停,窒息 ‖ ~ foetalis 胎儿窒息
apnoea alarm/monitor 窒息报警器/监测器
APNPS sulfanitran 乙酰磺胺硝苯
apo- [希;构词成分](偶作 ap-)脱离,分离,远离,从……离开,去(化学用字)阿朴
Apo apochromatic objective 复消色差物镜
apo A apoprotein A 脱脂蛋白 A
apo B apoprotein B 脱脂蛋白 B
apo C apoprotein C 脱脂蛋白 C
apo D apoprotein D 脱脂蛋白 D
apo E apoprotein E 脱脂蛋白 E
APO triethylene-phosphoramide 三乙撑烯磷酰胺
apo-2-carotenal 阿朴 2 – 胡萝卜醛
apoaconitine; apaconitine 阿朴乌头碱
apoactivator 活性物蛋白
apoamphimict 兼性无融合体
apoapatheitc 粉饰的[行为]
apoatropine *n*. 阿朴阿托品(一种镇痉生物碱)
apoatropine; apatropine 阿朴阿托品
apobiosis; physiological death 自然死
apobiotic 降低生命活动[力]的, 生活能力减弱的,降低生机的
apoblema 流产物
apobole ①流产 ②排出
APOC agglomerative phase of comminution 聚集相的粉碎
apocain; tutocain 阿朴卡因,图托卡因,丁卡因
apocamnosis *n*. 疲劳症
apocarboxylase 阿朴羧化酶,脱辅基羧化酶, 羧酸蛋白
apocarpous 心皮离生的
apocarteresis 绝食自杀
apocatastasis 消肿
apocatharsis 泻除,排泄
apocathartic 泻除的,排泄的
apocenosis *n*. 排液,排脓
apocholic acid 原胆酸
apochromat *n*. 复消色差物镜
apochromatic *a*. 复消色差的
apochromatic lens 复消色差透镜
apochromatic objective 复消色差物镜
apocinzyme 酶蛋白
apocleisis 厌食
apocodeine 阿朴可待因 ‖ ~ hydrochloride 盐酸阿朴可待因
apocolpium 沟界极区
apocope *n*. 切断术
apocoptic *a*. 切断的
apocrine *a*. 顶[浆分]泌的,泌离的
apocrine gland 分泌腺
apocrine secretion 顶分泌
apocrine sweat gland 大汗腺

apocrinitis 顶[浆分]泌腺炎
apocrustia 收敛剂
apocrustic ①收敛的 ②收敛剂
apocuprein; **apoquinine** 阿朴奎宁,异叩卜林
Apocynaceae 夹竹桃科
apocynamarin 夹竹桃麻苦素,加拿大麻苦素 ‖ ~, new 新夹竹桃麻苦素,新加拿大麻苦素
apocynein 加拿大麻甙,夹竹桃麻甙
apocynin ***n***. 夹竹桃麻素,乙酰香草酮(强心药)
Apocynum (L.)[拉;植药] 茶叶花属, 罗布麻属 ‖ ~ androsaemifolium L. 又茎加拿大麻,美国茶叶花/~ cannabinum L. 夹竹桃麻,加拿大麻/~ lancifolium Rus. 罗布麻/~ venetum L. 罗布麻,茶叶花
Apocynum hendersonii Hook. f. 大花罗布麻
apocynum; **Canada hemp** 夹竹桃麻[根],加拿大麻[根]
apocyte 多核细胞
Apoda 无足目(隶属于海参纲 Holothurioidea)
apodactylic 手指触用不能的
apodal ***a***. 无足的
apodehydrogenaso 脱氢酶蛋白
apodemal ①骨架的 ②表皮内突的
apodeme 表皮内突 ‖ ~, aedeagal 阳茎内突/~, genital 生殖内突
apodemialgia [希] 嫌乡病,离家癖
Apodemus ***n***. 姬鼠属
Apodemus agrarius 黑线姬鼠
Apodemus agrarius (Pallas) 黑线姬鼠(隶属于鼠科 Muridae)
Apodemus agrarius chevrieri (Milne-Ewards) 黑线姬鼠齐氏亚种(隶属于鼠科 Muridae)
Apodemus agrarius pallidior (**Thomas**) 黑线姬鼠华北亚种(隶属于鼠科 Muridae)
Apodemus chevrieri 高山姬鼠
Apodemus draco (**Barrett-Hamilton**) 中华林姬鼠(隶属于鼠科 Muridae)
Apodemus draco draco (**Barrett-Hamilton**) 中华林姬鼠亚种(隶属于鼠科 Muridae)
Apodemus speciosus (**Temminck**) 大林姬鼠(隶属于鼠科 Muridae)
Apodemus sylvaticus (**Linnaeus**) 小林姬鼠(隶属于鼠科 Muridae)
Apodes 无足亚目
apodeum; **muscle insertion** 肌附着,肌止端
apodia ***n***. 无足(畸形)
apodization 切趾法,变迹法
apodous ①无足幼虫 ②无足的
apoenzyme 脱辅基酶,酶蛋白,酶朊
apoenzyme; **apoferment** ***n***. 脱辅基酶蛋白,主酶
apoenzyme; **pheron** 酶蛋白
apoerythrin 阿佩里思林(涎液及胃液分泌的一种蛋白)
apoferment; **apo-enzyme** 酶蛋白
apoferredoxin 脱铁铁氧还原蛋白
apoferritin ***n***. 阿朴铁蛋白,脱铁铁蛋白
apogameon 无融种
apogamety 无配子生殖
apogamia, **apogamy** ***n***. 孤雌生殖,单性生殖,无配子生殖
apogamia; **parthenogenesis** 孤雌生殖,单性生殖,无配子生殖
apogamogony [世代交替后]无融合结实
apogamy 无配子生殖
apogee ***n***. 病危期 ‖ apogean, apogeal ***a***.
apogeny 生殖器缺陷不孕
Apogonichthys lineatus (**Temminck et Schlegel**) 细条天竺鱼(隶属于天竺鲷科 Apogonidae)
Apogonidae 天竺鲷科(隶属于鲈形目 Periciformes)
apogyny 远女症
apohomotypic meiosis 前后减数分裂
Apoi falvirirus 阿波衣黄病毒
Apoi virus 阿波衣病毒
apokamnosis ***n***. 疲苏症,病态疲劳
apolar ①无极的,非极的 ②无突的
apolar cell 无极细胞
apolar nerve cell 无极神经细胞
apolar neuroblast 无极神经母细胞,无极成神经细胞
apolarity 非极性
apolate ***n***. 阿朴酸盐(聚乙磺酸盐)(根据 1998 年 CADN 的规定,在盐或酯与加合物之命名中,使用此项名称)
apolegamic mating 控制交配,选择性交配
apolegamic 性选择的,选配的
apolegamy ***n***. 性选择,选配 ‖ apolegamic ***a***.
apolepsis ***n***. 分泌停止
apolexis 衰老
apolipoprotein C-Ⅱ (apo C-Ⅱ) deficiency, familial 家族性载脂蛋白 C-Ⅱ缺乏症(即家族性高脂蛋白血症Ⅰ和Ⅴ型,由于缺损的载脂蛋白 C-Ⅱ所致)
apolipoprotein 阿朴脂蛋白, 载脂蛋白
apolipoprotein(s) 脱辅基脂蛋白
apolipsis 闭止
Apollinaris water 阿帕林那利司泉水(一种碱性矿泉水,含大量碳酸)
Apollo conjunctivitis (简作 Apollo) 结膜炎
Apollo spacecraft 阿波罗宇宙飞船
Apollo virus 阿波罗病毒
apologize ***v***. 道歉,辩解
apology ***n***. 道歉,辩解
apolysis 继虫孕节脱落,继虫孕节破裂
apomeiosis 无减数孢子发生,未减数配子体形成
apomict 无融合体,无配生殖体
apomictic organism 无性生殖生物
apomictic species 无性种,无融合生殖种,无精生殖
apomictosis 连续配子世代
apomixia; **apomixis** ***n***. 孤雌生殖,单性生殖,无配子生殖
apomixia; **parthenogenesis** 孤雌生殖,单性生殖,无配子生殖
apomorphine ***n***. 阿朴吗啡,脱水吗啡 ‖ ~ hydrochloride 盐酸阿扑吗啡(催吐药)
Apomorphine ***n***. [商名] 阿朴吗啡(催吐药)
apomorphine; **emetomorphine** 阿朴吗啡 ‖ ~ bromomethylate 溴甲烷阿朴吗啡/~ hydrochloride 盐酸阿朴吗啡/~ methylbromide; euporphin 溴甲烷阿朴吗啡
apomorphosis 变形
apomyelin 阿朴髓磷脂
apomyoglobin 去铁肌红蛋白
apomyttosis 多鼾声病,喷嚏病
aponal; **tertiary amyl carbamate** 阿波纳耳,氨基甲酸戊酯
aponea; **aponoia** ①智力缺陷,精神发育不全 ②精神错乱
aponeurectomy ***n***. 腱膜切除术
aponeurology ***n***. 腱膜学
aponeurorrhaphy ***n***. 腱膜缝术,腱膜修补术
aponeurosis (复 aponeuroses) ***n***. 腱膜 ‖ ~, abdominal 腹肌腱膜/~, bicipital; lacertus fibrosus; ~ musculi bicipitis brachii 肱二头肌腱膜/~, Denonvilliers' 德农维利叶氏腱膜,前列腺会阴筋膜(直肠膀胱筋膜前列腺部)/~, epicranial; galea aponeuroticap 帽状腱膜/~ of insertion 止腱,止端腱膜/~ of investment 筋膜鞘,肌鞘/~ linguae 舌腱膜/~ musculi bicipitis brachii; lacertus fibrosus 肱二头肌腱膜/~ of occipitofrontalis muscle; galea aponeurotica 帽状腱膜/~ of origin 起腱,起端腱膜/~, palatine 腭腱膜/~ palmaris 掌腱膜/~, Petit's 波替氏腱膜(子宫阔韧带后层)/~ pharyngis; ~ pharyngobasilaris; lamina pharyngobasilaris 咽颅底板,咽腱膜/~ plantaris 跖腱膜/~, Sibson's; Sibson's fascia; vertebropleural ligament 西布逊氏腱膜,椎胸膜韧带(由第一肋至第七颈椎横突张过肺尖顶)/~, subscapular; fascia subscapularis 肩胛下肌筋膜/~, supraspinous; fascia supraspinata 冈上筋膜/~, vertebral; fascia lumbodorsalis 腰背筋膜/~ of Zinn; zonula ciliaris (Zinni)齐恩氏小带,晶状体悬器,[眼]睫状小带
aponeurositis ***n***. 腱膜炎
aponeurotic part of tendo calcaneus 跟腱腱膜部
aponeurotic 腱膜的
aponeurotome ***n***. 腱膜刀
aponeurotomy ***n***. 腱膜切开术
aponia [希] 无痛
aponic ①止痛的 ②减疲劳的
Aponogetonaceae 水蕹科
aponoia; **amentia**; **aponea** ①智力缺陷,精神发育不全 ②精神错乱
Aponomma 盲花蜱属,热带爬行蜱属 ‖ ~ crassipes 厚体盲花蜱/~ lucasi 巨蜥盲花蜱/~ pseudolaeve 伪纯盲花蜱
Aponomma lucasi (**Warburton**) 巨蜥盲花蜱(隶属于硬蜱科 Ixodidae)
Aponomma pseudolaeve (**Schulze**) 伪钝盲花蜱(隶属于硬蜱科 Ixodidae)
Aponurus 无尾(吸虫)属
apopee 远地点, 最高点
apopetalous (拉) 离瓣的
Apophallus 离茎(吸虫)属
apophlegmatic ①化痰的,祛痰的 ②祛痰剂,祛痰药
apophylactic 防御力减退的
apophylaxis ***n***. 防御力减退 ‖ apophylactic ***a***.

apophyllous; apophyllas 离被(片)的
apophysary; apophysial 骨突的
apophysate ①有骨突的 ②具支持胞的
apophyseal fracture 骨突骨折
apophyseopathy ***n.*** 骨突病
apophysis(复 apophyses) ***n.*** ‖ ~ ,basilar; pars basilaris [枕骨]底部/~ ,cerebral; corpus pineale 松果体/~ conchae; eminentia conchae 耳甲隆起/~ ,false 骺/~ ,genial; spina mentalis 颏棘/~ helicis; spina helicis 耳轮棘/~ of Ingrassia; ala parva ossis aphenoidalis 蝶骨小翼/~ lenticularis incudis; processus lenticularis incudis 砧骨豆状突/~ mamillaris; bulbus olfactorius 嗅球/~ raviana; ~ of Rau; ~ rawii; processus longus mallei 锤骨长突/~ ,temporal; processus mastoideus 乳突/~ ,trus 骨突(真骨突)
apophysitis ***n.*** 骨突炎 ‖ ~ calcanei 跟骨骨突炎/~ tibialis adolescentium; Schlatter's disease 青年期胫骨骨突炎,施莱特氏病(胫骨粗隆骨软骨病)
apophyte 固有栽培植物
apoplasmatic ***a.*** 原地胞质(产生)的(指由细胞产生的物质,此物质是组织的一个组成部分,如结缔组织的纤维,或骨和软骨的基质)
apoplast 非原质体[产生]的(物质)
apoplasmia 血浆缺乏
apoplectic ***a.*** 出血性的,中风的,卒中的 ***n.*** 中风药 ‖ ~ glaucoma 出血性青光眼/~ retinitis 猝出血性视网膜炎,视网膜猝出血/~ type 中风型/~ vertigo 卒中性眩晕,暗点性眩晕
apoplectiform myelitis 突发性脊髓炎,卒中性脊髓炎
apoplectiform; apoplectoid ***a.*** 卒中样的,类中风性的
apoplectigenous 引起中风的
apoplectoid 卒中样的,类中风性的
apoplexia; apoplexy ***n.*** 卒中,中风 ‖ ~ ,abdominal 腹部卒中,腹腔内猝出血/~ ,adrenal 肾上腺卒中/~ ,amphiblestroid 视网膜猝出血/~ ,asthenic 无力性卒中/~ ,Broadbent's 布罗德本特氏座中(脑出血,先自脑室外开始逐渐进入脑室内)/~ ,bulbar 延髓卒中/~ ,capillary 毛细血管性卒中/~ ,cerebellar 小脑卒中/~ ,cerebral 大脑卒中/~ ,congestive 充血性座中/~ ,cutaneous 皮肤猝充血/~ ,delayed 延迟性卒中/~ ,embolic 栓塞性卒中/~ ,fulminating 暴发性卒中/~ ,functional; nervous ~ 机能性卒中,神经性卒中/~ ,heat; heat stroke 中暑,热射病/~ ,hemorrhagic 出血性卒中/~ ,ingravescent 渐重性卒中/~ ,meningeal 脑膜卒中/~ ,multipie 多发性卒中/~ ,neonatal 新生儿卒中,新生儿脑出血/~ nervous 神经性卒中,机能性卒中/~ ,ovarian 卵巢卒中,卵巢出血/~ ,parturient 分娩性卒中,产伤麻痹/~ ,placental 胎盘卒中(胎盘内出血)/~ ,pontile; bulbar ~ 脑桥卒中,延髓卒中/~ ,progressive 进行性卒中/~ mpulmonary 肺卒中/~ ,renal 肾卒中,肾猝出血/~ ,retinal 视网膜猝出血/~ ,sanguineous 脑出血性卒中/~ ,serous 浆液性卒中/~ ,simple 单纯性卒中/~ ,spasmodic 痉挛性卒中/~ ,spinal 脊卒中/~ ,splenic; malignant anthrax 恶性脾股疽,恶性/~ ,suppurative 化脓性卒中/~ ,thrombotic 血栓性卒中/~ ,traumatic late 外伤性后期中/~ ,urethral 尿道卒中/~ ,uterine 子宫卒中/~ ,uteroplacental 子宫胎盘卒中/~ ,verminous 肠虫性昏迷
apopnixis [希] 窒息感觉,癔球,歇斯底里球
apoporium 孔界极区
apoprotein ***n.*** 脱辅基蛋白;载脂蛋白,载体蛋白 ‖ ~ B 脱辅基蛋白 B/~ CⅡ 脱辅基蛋白 CⅡ/~ E 脱辅基蛋白 E
apopsychia; syncope 晕厥
apoptos 自然死亡
apoptosis ***n.*** (细胞)凋亡(细胞的自然死亡);泡芽样核浆凝缩,脱噬作用 ‖ ~ programmed cell death, PCD 细胞凋亡,细胞程序死亡/~ body 凋亡小体/~ endonuclease 凋亡性核酸内切酶
apopyle 肛门
apoquiamine 阿朴奎胺
apoquinine; apocuprein 阿朴奎宁,异叩卜林
aporate 无孔的
aporeine 阿普雷因(得自 Papaver dubium 的一种生物碱)
aporepressor ***n.*** 阻抑制原,阻遏物蛋白(阻抑基因的产物,结构不明,它与低分子量的辅阻抑制结合形成完全的阻抑物质,专门阻抑某一特定结构基因的活动)
aporetin 阿普勒延,大黄[清]泻[树]脂
APORF acute postoperative renal failure 急性手术后肾衰竭
aporhynchous 短喙的,无喙的
aporia [希] 窘迫,困惑
aporinosis 营养缺乏病
aporioneurosis; anxiety neurosis 焦虑性神经机能病
aporium 极区
aporophylla cytoplasmis polyhedrosis recvirus aporophylla 胞质型多角体呼肠孤病毒
aporphiri(e) 啊朴啡
aporrhegma 蛋白分解毒质
aporrhinosis [希] 鼻液溢流
Aport's hirsutism 阿波特氏多毛症
aposchizongony 多核裂殖生殖
aposematic coloration 警戒色
aposeme 仿警戒色个体
aposepsis 腐败
aposia [拉,希]不渴症
apositia [希] 厌食症
apositic 厌食的
aposome ***n.*** 胞质小体(由细胞活动而产生的包涵物)
apospory 无孢子生殖
Apostasiaceae 假兰科
apostasis [希] ①脓肿 ②病情骤变
apostatic selection 发散选择,变样选择
apostaxis [希 a trickling down] ①衄血 ②滴落
apostelus 趾节
apostema 脓肿
apostematic 脓肿的
aposthia ***n.*** 无包皮(畸形)
Apostichopus japonicus (Selenka) 伪刺参(隶属于刺参科 Stichopodidae)
apostilb 阿照提(亮度单位)
Apostomatida Chatton and Lwoff 后口目
Apostomatidea Chatton and Lwoff 后口总目
Apostomatina Chatton and Lwoff 后口亚目
apostrophe ***n.*** 撇号,省略号
apoterramycin 阿朴土霉素
apoth apothecaries 药衡(亦作 ap)
Apoth apothecary 药剂员
apothanasia ***n.*** 延命术
apothecary ***n.*** 药剂师;药商 ‖ surgeon ~ 外科医师兼药剂师(英国)/ units 药剂单位
apothecium ***n.*** 子囊盘
apothem; apotheme ***n.*** 浸剂沉淀物
apothesine 阿普西辛(一种局部麻醉药) ‖ ~ hydrochloride; γ-diethylaminopropyl cinnamate hydrochloride 盐酸阿普西辛,盐酸 γ-二乙氨基丙基桂皮酸酯
apothesis [希] 回复[术] ‖ ~ funiculi umbilicalis; omphalotaxis 脐带复位术,脐带还纳术
apotheter; omphalosotor 脐带还纳器
apotorma (复 apotormae) 唇根前突
apotoxin ***n.*** 过敏毒素(可引起过敏反应的症状)
apotransaminase 转氨酶蛋白
apotransferrin ***n.*** 脱辅基转铁蛋白
apotripsis ***n.*** 角膜翳擦除法,角膜混浊去除法
apotropaic ***a.*** 预防的,避邪去病的(古希腊医学中指避邪去病之意)
apotrophic 极度生长的
Apovincamine ***n.*** [商名] 阿朴长春胺(血管扩张药)
apoxemena ***n.*** 牙周刮出物
apoxesis ***n.*** 刮除术(牙周袋腐质刮除)
apozem; apozema; apozeme ***n.*** 煎剂
apozymase ***n.*** 发酵酶蛋白
APP avian pancreatic polypeptide 鸟胰多肽/ acute-phase protein 急性期蛋白
app apparatus 仪器,装置
app(e) appendicitis 阑尾炎
appal(l) ***vt.*** 使惊吓
appar apparatus 装置;仪器;设备
apparato reticolare 高尔基体
apparato reticulare interno 内网器,高尔基体
apparatotherapy 器械疗法
apparatus (复 apparatus of apparatuses) [拉 from ad to + parare to make ready] ①仪器,器[械] ②装置 ‖ ~ ,absorption 吸收器/~ ,acid estimation 酸定量器/~ ,acoustic; auditory ~ 听器/~ ,air-conditioning 空气调节器/~ ,arsenic determination 砷(砒)测定器/~ ,Arzberger 阿茨伯格氏器(直肠管)/~ ,attachment 附着器(使牙再附着于牙槽骨)/~ ,auditory adjusting 听觉调整器/~ ,automatic distillation 自动蒸溜器/~ ,bacteria counting 细菌计数器/~ ,Bercroft's 巴克罗夫特氏仪器(一种测压差计)/~ ,Barcroft-Haldane 巴-霍二氏仪器/~ ,basal metabolism 基础代谢测量器/~ ,Beckmann's 贝克曼氏仪器(测定分子量用)/~ ,

Benedict-Ross 本一罗二氏[代谢测定]器/～，bitiary 胆器[官]/～，blood gas 血内气体测验器/～，canalicular; Golgi ～; internal reticular ～ 内网器,高尔基氏体/～，coagulation time 凝血速度计/～，central 中心器/～，chromidial 核外染色质/～，ciliary; corpus ciliare 睫状体/～，Clover's 克洛佛氏器(醚或氯仿麻醉时用)/～ derivatorius 诱导装置[指(趾)端动静脉吻合]/～，Desault's; Desault's nandage 戴佐氏绷带(锁骨折固定绷带)/～ for determination of Polensks numbers 波兰斯凯氏数测定装置/～ for determination Reichert-Meissl number 赖一迈二氏油脂数测定装置/～，diencephalohypophysial 间脑垂体装置/～，digestive; ～ digastorius 消化器/～，distilling 蒸溜器/～，effective; effector 效应器/～，electrophoresis 电泳器/～，elutriating 淘析器,淘洗器/～ for estimation of carbon monoxide in air 空气中一氧化碳测定器/～，Fell-O'Dwyer 防肺陷呼吸器/～，Finsen's 芬森氏[治疗]灯(紫外线灯之一种)/～，Folin urea 福林氏定脲器/～，gas analysis 气体分析器/～，Golgi 高尔基氏体,网体/～ of Golgi-Rezzonico 高一雷二氏体(神经膜切迹内螺旋状丝)/～ of Goormagtigh; juxtaglomerular ～ 古马夫提夫氏器,近血管球体/～，hot filtration 加热过滤器/～，hydrogenation 氢化装置/～，internal reticular; Golgi ～ 内网器,高尔基氏体/～，Jone-Dole 琼一宝二氏[迁移值]测量器/～，Junker's 琼克氏吸入器(瓶状吸入器,氯仿麻醉时用)/～，juxtaglomerular; ～ of Goormagtigh; polkissen; sentinel cells; periarterial pad 近血管球体,近肾小球细胞/～，Kirschner's 基尔希讷氏骨骼牵引器/～，Koch's sterilization 郭霍氏灭菌器/～ lacrimalis 泪器/～ ligamentosus colli; ligamentum nuchae 顶韧带/～ ligamentosus sinus tarsi 距跟前韧带,跗骨宝韧带装置/～ ligamentosus Weitbrechti; tectoral membrane 覆腊(寰枢关节)/～，lyophil 低压浆干器/～，lyophilization 低压冻干器/～ major; median lithotomy 经会阴正中[膀胱]切开取石术/～，mental 精神经结构/～，Menzies 孟其斯氏装置/～，micro-distillation 微量液体蒸溜装置/～，micro-melting point determination 微量熔点测定管/～ minor; lateral lithotomy 侧面[膀胱]切开取石术/～，muscular receptor 肌肉感受器/～，Nernst(transference number) 内尔斯特氏[迁移值]测量器/～，nerve-muscular 神经肌肉器/～ for nitrogen examination 氮测定器/～，orientating accommodative 朝向调节器/～，perfusion 灌注器/～ of Perroncito 佩朗契托氏器(神经复生末端线网)/～，photochemical 光化学器/～，polarization 偏振器,旋光器/～，Potain's 波坦氏吸引器/～，Prana 普腊纳器(制固体二氧化碳捧剂的器械)/～，preset 预先调节器/～，Rankine's 兰金氏气体黏度计/～ respiratorius 呼吸器/～，reticular 网状器/～，Riva-Rocci 里一罗二氏血压计/～，Sayre's 塞尔氏吊架(上全身石膏时用)/～，Schilling's specific gravity gas 希林氏气体比重装置/～，segmental; brain stem 节段装置,大脑节段,脑干/～，segregation 分离装置/～，sound-conducting 传音器/～，sound-perceiving 觉音器/～，SOxhlet's 索克斯累特氏回流提取器/～，steadiness; ataxiagraph 共济失调描记器/～，sublimating 升华器/～，suck and blow 吸吹型人工呼吸器/～，sucker; sucker foot 吸器,吸盘,吸足/～，suction 吸引器/～ suspensorius lentis; zonula ciliaris(Zinni) 晶状体悬器,睫状小带/～，Tallerman's 塔勒曼氏[治疗]机(肢体放入该机,用干热空气治疗风湿病)/～，Taylor's 泰勒氏器(脊椎结核支持架)/～，Thomson 汤姆森氏电子速度测量器/～ of Timofeew 季莫费耶夫氏体(环层小体内神经纤维末端形成的球形网)/～，Tiselius 提塞留斯氏电泳仪/～，titration 滴定装置/～，Tobold's 托博耳德氏器(喉镜照明器)/～，transfusion 输血器/～，urinary; organa uropootica 泌尿器/～ urogenitalis 尿生殖器/～，vacuum drying (Sidersky) 真空干燥器(西德斯基氏)/～，Van Slyke's 范斯莱克氏氨基氮定量器/～，Van Slyke's aminoacid 范斯莱克氏氨基酸测量器/～，Van Slyke's manometric blood gas 范斯莱克氏血液气体测定器/～，vasomotor 血管运动装置/～，vocal 发音器/～，Waldenburg's 华尔登伯格氏器/～，Werner's spodogram 维尔纳氏灰象器/～，Zander 赞德氏理疗器/～，Zeiss's indication 蔡斯氏描画装置/～，Zund-Burguet; electrophonoide 宗一布二氏器,电声器,电助听训练器(治慢性聋)/～，Zuntz-Geppert's respiration 宗一格二氏呼吸仪器

apparel ***n***. 服饰,衣服 ***v***. 穿衣,装饰

apparent ***a***. 明显的;上的;拟似的,显似的 ‖ ～ activation energy 表现活化能/～ bulk density 表现松密度/～ distance 视距/～ error 显性误差/～ fitness value 表现适应性/～ infection 显性感染/～ molecular weight 表现分子量/～ movement 表现运动/～ myopia 显性近视/～ position 显然位置/～ ptosis 显性上睑下垂/～ sensitizer 假增敏剂/～ size 视观大小/～ source 假(放射)源/～ specific volume 表面比容/～ spectrum 表现光谱/～ squint 显性斜视/～ strabismus 显性斜视/～ viscosity 表现黏度/apparently neutral 外表中和

apparentness 外观,显然,明白

apparition ***n***.(幻象)出现,幽灵

APPC apalcillin 萘啶青霉素

appeal ***vi***. 呼吁;要求(to);有吸引力 ***n***.呼吁,要求

appearance ***n***. 出现,呈现;发表;外貌;表象,形,状 ‖ at first ～ 初看起来/ in ～ 在外表上/ keep up ～s 装门面/ put in (或 make) an ～(at) 露(一下)面,到场一会儿/ to(或 by 或 from) all ～s 就外表看来

appease ***vt***. 平息,抚慰,对……让步;满足 ***a***.可平息的;可满足的

appella 阿配拉(苹果精粉)

append ***vt***. 附加(to)

appendage ***n***. 附属物;附件,附器 ‖ atrial ～，auricular ～ 心耳/ cecal ～ 阑尾/ epiplo ic ～s 肠脂垂/ ～s of the eye 眼附属器(睑、鼎、泪器及结膜) / ～s of the fetus 胎儿附件(脐带、胎盘及胎膜) / ovarian ～ 卵巢冠/～ s of the skin 皮肤附件(毛、爪、皮脂、腺、汗腺及乳腺)/ testcular ～，～ of the testis 睾丸附件/ uterine ～s 子宫附件(子宫韧带、输卵管及卵巢)/ vermicular ～ 阑尾

appendagia 阑尾痛

appendagitis ***n***. 附件炎(尤指肠脂垂炎) ‖ epiploic ～ 肠脂垂炎

appendant; appendent ***a***. 附加的 ***n***. 附属物

appendectomy; appendicectomy ①阑尾切除术 ②附件切除术 ‖ ～，auricular 心耳切除术

appendekthlipsia 阑尾压断术

appendic(o)-[构词成分] 附件(尤指阑尾)

appendical; appendiceal 阑尾的

appendicectasis 阑尾扩张

appendices ①阑尾 ②附件 ‖ appendices epiploicae 肠脂垂/～ epoophori 囊状附件(卵巢冠)/appendices fasciolae 小束垂(颈部蜀黍红斑延伸到胸骨部) ‖ ～ fibrosa hepatis 肝纤维附件/～，high; undescended ～ 高位阑尾,阑尾未降/～ lobularis 小叶附件/～ suprasphenoidalis; hypophysis 垂体/～ testis; ～ Morgagnii 睾丸附件/～ ventriculi laryngis; laryngeal pouch 喉室附部,喉室/～ vermicula; ～ vermiformis; processus vermiformis 阑尾/～ vesiculosa 泡状附件

appendicism 假[性]阑尾炎

appendicitis ***n***. 阑尾炎 ‖ ～，actinomycotic 放线菌性阑尾炎 | ～，acute 急性阑尾炎/～，acute catarrhal 急性卡他性阑尾炎/～，acute diffuse 急性弥漫性阑尾炎/～，amoebic 阿米巴性阑尾炎/～，bilharzial 血吸虫性阑尾炎/～，chronic 慢性阑尾炎/～，concomitant 伴发性阑尾炎/～ by contiguity 接触性阑尾炎/～，foreign-body 异物性阑尾炎/～，fulminating 暴发性阑尾炎/～，gangrenous 坏疽性阑尾炎/～，granulosa 肉芽性阑尾炎/～，helminthic; verminous ～ 肠虫性阑尾炎/～ larvata 隐性阑尾炎/～，left-sided 左位阑尾炎/～，lumbar 腰位阑尾炎/～，masked; ～ larvata 隐性阑尾炎/～，myxoglobulosis 黏液球囊性阑尾炎/～ cbliterans 闭塞性阑尾炎/～，obstructive 阻塞性阑尾炎/～，perfornting; perforative ～ 穿孔性阑尾炎/～，phlegmonous 蜂窝组炎性阑尾炎/～，protective; ～ obIterans 闭塞性阑尾炎/～，purulent; suppurative ～ 化脓性阑尾炎/～，recurrent 复发性阑尾炎/～，relapsing 复发性阑尾炎/～，segmental 节段性阑尾炎/～，skip 分隔局限性阑尾炎/～，stercoral 粪石性阑尾炎/～，subacute 亚急性阑尾炎/～，subperitoneal 腹膜下阑尾炎/～，suppurative 化脓性阑尾炎/～，syncongestive 充血性阑尾炎/～，traumatic 外伤性阑尾炎/～，tuberculous 结核性阑尾炎/～，verminous 肠虫性阑尾炎

appendiclausis 阑尾阻塞

appendicle ①上唇端片 ②小附器

appendicled 具有小附器的

appendicocecostomy ***n***. 阑尾盲肠吻合术

appendicocele ***n***. 阑尾疝

appendico-enterostomy ①阑尾小肠吻合术 ②阑尾造口术

appendicolithiasis; appendolithiasis ***n***. 阑尾石病

appendicolysis ***n***. 阑尾粘连分离术

appendicopathia; appendicopathy ***n***. 阑尾病 | ～ oxyurica 蛲虫性阑尾病

appendicosis [非炎性]阑尾病

appendicostomy ***n***. 阑尾造口术

appendicostomy; Weir's operation 阑尾造口术,魏尔氏手术

appendicualar ①阑尾的 ②附件的

appendicular ridge 附脊

appendicular skeleton 附属骨骼

appendiculate ①附着的 ②横节状的

appendiculate cell 附室

appendiculoradiography 阑尾[X线]造影术,阑尾照相术

appendigerous 负附器的

appendix ([复] appendixes 或 appendices ***n***. 附录;附件;阑尾 ‖ auricular ~ 心耳/ cecal ~, vermiform ~ 阑尾/ ensiform ~, xiphoid ~ 剑突/ epiploic appendices, omental appendices 肠脂垂/ ~ of ventricle of larynx 喉室附部,喉室
appendolithiasis ***n***. 阑尾石病
appendoroentgenography; **vermography** 阑尾[X线]造影术
appendotome 阑尾刀
apperception ***n***. 统觉,明觉,感知 ‖ apperceptive ***a***.
apperceptive 统觉的,明觉的,感知的
appersonation ***n***. 自我(人格)变换(妄想),易身妄想
appertain ***v. vi***. 属于,关于(to);适合于(to)
appestat ***n***. 食欲中枢
appet ***n***. 欲望,渴望
appetence; **appetency** ①欲望,渴望 ②肉欲,色欲
appetite [拉 appetere to desire] ***n***. 食欲,胃口,欲望 ‖ ~, canine 犬嚼食欲/ ~, capricious 食欲无常/ ~, excessive; bulimia 食欲过盛,著饥/ ~, loss of 食欲不振/ ~, perverted 异食癖
appetite-juice 食欲[胃]液
appetite stimulants 食促进剂
appetition ***n***. 欲望,渴望
appetizer ***n***. 开胃剂(正餐前的开胃食品或饮料),开胃药
appetizing ***a***. 促进食欲的,开胃的
APPF antiplatelet plasma factor 抗血小板血浆因子
appha-beta-lipoproteinemia α-β-脂蛋白血症
appl appliance 器具,器械
applan applanatus [拉] 弄平的,弄扁的
applanate [拉] 扁平的
applanatio [拉]扁平
applanatio corneae 扁平角膜
applanation ***n***. 扁平(如角膜扁平)
applanation tonometer 压平眼压计
applanation tonometry 压平眼压测量法
applanometer ***n***. 眼压计(检青光眼时测眼内压)
applaud ***v***. 拍手,喝彩,赞美
applause ***n***. 鼓掌,欢呼,称赞
apple ***n***. 苹果(树) ‖ ~ (Malus) platycarpa dwarf virus 苹果矮花病毒/ ~ (Malus) platycarpa scaly bark virus 苹果鳞皮病毒/ ~ (Tulare) mosaic virus 杜拉尔苹果花叶病毒/ ~ (Virginia crab) decline virus 弗吉尼亚小苹果退化病毒/ ~ (Virginia crab) stem pitting virus 弗吉尼亚小苹果麻茎病毒/ ~ "kikei-ka" virus 苹果日本畸果病毒/ ~ "sabi-ka" virus 苹果日本果疤病毒/ ~ brown ring spot virus 苹果褐环斑病毒/ ~ bud necrosis virus 苹果芽坏死病毒/ ~ chat fruit virus 苹果小果病毒/ ~ chlorotic leaf spot closterovirus 苹果褪绿叶斑线形病毒/ ~ chlorotic leaf spot virus 苹果褪绿叶斑病毒/ ~ dapple virus 苹果斑纹病毒/ ~ flat apple virus 苹果扁果病毒/ ~ flat limb virus 苹果扁枝病毒/ ~ green crinkle virus 苹果绿皱病毒/ ~ horse shoe wound virus (~ star cracking virus 株苹果马蹄伤病毒/ ~ latent virus 1 苹果潜伏病毒/ ~ leaf pucker virus 苹果皱叶病毒/ ~ line mosaic virus 苹果线纹花叶病毒/ ~ little leaf virus 苹果小叶病毒/ ~ mosaic ilavirus 苹果花叶等轴不稳环斑病毒/ ~ mosaic virus (Prunus necrotic ring spot virus 株) 苹果花叶病毒/ ~ polygonal spot virus 苹果多角斑病毒/ ~ proliferation virus 苹果串生病毒/ ~ red ring virus 苹果红环病毒/ ~ ring spot virus 苹果环斑病毒/ ~ rosette virus 苹果丛簇病毒/ ~ rough bark virus 苹果粗皮病毒/ ~ rough skin virus 苹果锈果病毒/ ~ rubbery wood virus 苹果胶木病毒/ ~ scar skin virus 苹果北美果疤病毒/ ~ star crack(ing) virus 苹果星裂病毒/ ~ stem grooving (E 36) virus 苹果凹茎(E36) 病毒/ ~ stem grooving closterovirus 苹果凹基线形病毒/ ~ stem hollows virus 苹果空茎病毒/ ~ stem pitting virus 苹果穴茎病毒/ ~ witches broom virus 苹果丛枝病毒
apple-oil 苹果油
appliance ***n***. 器具,用具;设备;器械;矫正器,装置 ‖ ~, activator 活动矫正器,活化器/ ~, artificial 人工矫正器/ ~, Begg 贝格氏矫正器/ ~, Bimlier 比目勒氏矫正器/ ~, cant-hook 活动牙钩/ ~, contact 接触器/ ~, craniofacial 颅面(制动)器/ ~, Crozat 克罗泽特矫正器/ ~, dentomaxillary acvancement 牙上颌推进矫正器/ ~, elastic chain premaxillary repositioning 弹力链前上颌骨复位矫正器/ ~, extra-oral 口外(制动)器,口外装置/ ~, fixed (牙)固定器,固定装置/ ~, fixed orthodontic 正牙固定矫正器/ ~, Frankel; functional corrector 弗伦克耳氏器,功能矫正器/ ~, gingivolabial 龈唇面器,龈唇面装置/ ~, high labia 高位唇面器,高位唇侧装置/ ~, high 高位器,高位装置/ ~, Johnson twin wire 约翰逊氏对丝矫正器/ ~, labial arch 唇弓矫正器/ ~, labial 唇面矫正器/ ~, lingual arch 舌弓矫正器/ ~, lingual 舌面器,舌侧装置/ ~, low 低位器,低位装置/ ~, median high 中高位器,中高位装置/ ~, orthodontic 正牙矫正器/ ~, orthpedic interocclusal 间矫正器/ ~, poaterior loop lingual 后牙圈舌侧器/ ~, prosthetic 修复器/ ~, regulating 正牙器,调整装置/ ~, removable orthodontic 可摘正牙器/ ~, removable 可摘矫正器/ ~, repositioning splint 调位夹板矫正器/ ~, retaining 保持器/ ~, retention 固位器/ ~, ribbon 带形器/ ~, Robinson's 罗宾逊氏矫正器/ ~, universal 通用(矫正)器
applic applicandus [拉] 应用,使用
applicable ***a***. 能应用的,合适的,可用的,适用的(to)
applicable deformation 可贴合变形
applicable surface 可贴合表面
applicand applicandus [拉] 用于
applicant ***n***. 申请者
application ***n***. 申请(书),应用,专心 ‖ no ~ 函索(即寄) / on ~ to ... 向……索取(申请)/the ~ of... to 把……应用于……
applicator ①施用(放)器 ②声头 ③探测器 ④高频发热电极 ‖ ~ capsule 施放器容器/ ~, radium 施镭器/ ~ stylet 施放器芯杆/ ~ system 施放系统
applicator skin distance 镭锭与皮肤间距离
applied ***a***. 应用的,实用的
Applied anatomy 应用解剖学(杂志名)
Applied Microbiology 应用微生物学(杂志名)
Applied Optics 应用光学(杂志名)
Applied Radiology 应用放射学(杂志名)
Applied Research Laboratories 应用研究实验室(杂志名)
Applied Therapeutics 应用治疗学(杂志名)
applier ①声头 ②探测器 ③高频发热电极
applique form; **accole form** 依附型,依附型(恶性疟原虫早期)
apply ***v***. 申请,实用,使用 ‖ ~ for 求,接洽 / ~ oneself to 致力于/ ~ one's mind to 专心于…… / ~ to...把……应用于
apply 敷,涂,施(药)
appoint ***vt***. 约定,指定,预约;委任
appointment ***n***. 约定,指定;委任
apportion ***v***. 分配,按比例分配 ‖ ~ment ***n***.
appose ***v***. 对合
apposite ***a***. 适当的,合适的(go, for);并生的,并列的 ‖ ~ly ***ad***.
apposition ***n***. 并置,并列;对合;添附; 同位
appr, **approx**, **approximate** 大约
appraisal ***n***. 鉴定;评价;估计
appraise ***v***., ***vt***. 估价,评价;鉴定
appreciable ***a***. 可估计的;可以看到(或感到)的;值得注意的 ‖ appreciably ***ad***. 可观地,相当地,明显地
appreciate ***vt***. 欣赏;正确评价;感谢;意识到 ***vi***. 涨价,增值
appreciation ***n***. 评价; 欣赏; 辨认;增殖
appreciative ***a***. 能评价的,有眼力的;感激的
apprehend ***vt***., ***vi***. 理解,认识;忧虑,恐惧
apprehensible ***a***. 可理解的
apprehension ***n***. 理解,领会;恐惧,忧虑 ‖ irresistible ~ 强迫性恐怖症
apprehensive ***a***. 有理解力的;忧虑的,担心的 ‖ ~ness ***n***. 理解力,领悟力
apprentice ***n***. 学徒,徒工 ***v***. 使当学徒
appresorium 附着胞
appressed ①贴紧的 ②腹背扁的
approach ***v***. 接近,向……接洽 ***n***. 接近,通路,途径,(手术)进路 ‖ at the ~ of 在……将到的时候
Approach By Concept 概念法文献检索系统
approach grafting 靠接
approach, extraoral 口外(手术)进路
approach, intraoral 口内(手术)进路
approach, Risdon 里斯顿氏(手术)进路
approachable ***a***. 可接近的
approbate ***v***. & ***a***. 认可,对……感觉满意
approbation ***n***. 认可,承认,称赞,批准;品种纯度鉴定
appropriate ***a***. 适当的,相称的(to 或 for) ***v***. 盗用,拨给 ‖ ~ly ***ad***. 适当地
appropriateness of care 医疗处理适当性
appropriation ***n***. 私占,盗用,拨款
approval ***n***. 认可,批准;同意,赞同 ‖ social ~ 社会认可,社会同意
approve ***vt***. 认可,批准;同意 ***vi***. 赞成(of)
approved 规定的,许可的
approximal ***a***. 邻接的
approximate ***a***. 近似的,大约的 ***vt***. 近似,(使)接近(to) ‖ ~ly ***ad***.
approximate exposure time 近似曝光时间,近似照射时间
approximate lethal concentration 近似致死浓度
approximate lethal dose 近似致死量

approximate value 近似值
approximation ①近似,近似法 ②近似值
APPs acute-phase proteins 急性期蛋白
apptiance ①矫正器 ②器 ‖ ~, activator 促活器,刺激性矫正器/~, Robinson 罗宾森氏器
appurtenance *n*.[常用复]附属物;[复]装置,配件
appurtenant *a*. 附属的(to); 恰当的(to) *n*. 附属物
appx appendix 阑尾; 附录
APPy appendectomy 阑尾切除术
APR amebic prevalence rate 阿米巴流行率/anatomically programmed radiology 解剖程序式X线摄影(术)
APR Ⅰ(anterior pituitary reaction) 垂体前叶反应Ⅰ(阿—宋二氏试验中发现未破裂的成熟卵泡)
APR Ⅱ(anterior pituitary reaction) 垂体前叶反应Ⅱ(阿—宋二氏试验中发现出血性卵泡)
APR Ⅲ(anterior pituitary reaction) 垂体前叶反应Ⅲ(阿—宋二氏试验中发现黄体)
APr April 四月
Apraclonidine *n*.[商名] 阿可乐定(α2 受体激动药)
apractagnosia *n*.(立体)空间关系失认(症)
apractic 运用不能的,失用的
Apramycin *n*.[商名] 安普霉素,阿泊拉霉素(抗生素类药)
aprax apraxia 精神性运用不能,失用症
apraxia ①[精神性]运用不能,失用[症] ②精神盲 ‖ ~ algera 痛性运用不能,痛性失用/~, amnestic 遗忘性运用不能/~, cortical; motor ~ 皮质性运用不能,运动性运用不能/~, ideational 意想性运用不能,观念性失用/~, ideokinetic; ideomotor ~ 意想运动性/~, innervation; motor ~ 运动性运用不能,运动性失用/~, Liepmann's 利普曼氏运用不能/~, limb-kinetic; ideokinetic ~ 肢体运动性运用不能,意想运动性运用不能/~, motor 运动性运用不能,运动性失用/~ speech 言语运动不能/~, transcortical; idrokinetic ~ 经皮质性运用不能,意想运动性运用不能
apraxic 运用不能的,失用的
Apresazide *n*. 盐酸肼苯哒嗪—氢氯噻嗪(hydralazine hydrochloride with hydrochlorothi azide)制剂的商品名
Apresoline *n*. 肼屈嗪,肼酞嗪(hydralazine)制剂的商品名
aprication 日光浴
apricot *n*. 杏,杏黄色,杏树
Apricot [植药] 杏树 ‖ ~ gummosis virus 杏流胶病毒/~ moorpark mottle virus 杏莫帕尔克斑点病毒/~ necrotic leaf roll virus 杏坏死卷叶病毒/~ ring pox virus 杏环痘病毒/~ yellow mosaic virus 杏黄花叶病毒
Apricotleaf ladybell [植药] 荠苨
Aprikalim *n*.[商名] 阿普卡林(钾通道激活药)
April *n*. 四月
aprindine *n*. 安搏律定(心脏抑制药,用作抗心律失常药) ‖ ~ hydrochloride 盐酸安搏律定
Aprindine 茚丙胺(安搏律定),茚茵丙二胺(抗心律失常药)
Aprion virescens (**Cuvier et Valenciennes**) 绿短臂鱼(隶属于笛鲷科 Lutianidae)
Apriona germari (**Hope**) [拉;动药]桑天牛
Aprionodon brevipenna (**Muller et Henle**) 短鳍直齿鲨(隶属于真鲨科 Carharhinidae)
apriority *n*. 先验法;先验性
Apristurus sinensis (**Chu et Wu**) 中华光尾鲨(隶属于猫鲨科 Scyliorhinidae)
APRL American Prosthetics Research Laboratory 美国修复研究实验室
Apro aprobarbital 烯丙异丙巴比妥
aprobarbital *n*. 阿普比妥,烯丙异丙巴比妥(催眠镇静药)
Aprobarbital *n*.[商名] 阿普巴比妥(催眠镇静药)
aprobarbital; **5-allyl-5-isopropylbarbituric acid** 阿波巴比妥,5-丙烯基-5-异丙基巴比士酸 ‖ ~ sodium 阿波巴比妥钠,5-丙烯基-5-异丙基巴比士钠
Aprocta *n*. 无疣丝虫属
aproctia *n*. 锁肛,肛门闭锁, 无肛
Aprofene *n*.[商名] 阿普罗芬(解痉药)
Aprol acute progranulocytic leukemia 急性前骨髓细胞性白血病
apron *n*. 围裙,铅裙,挡板 ‖ Hottentot ~, pudendal ~ 小阴唇展长,阴门帘
apron, genital 生殖帷
Apronal *n*.[商名] 丙戊酰脲(催眠镇静药)
apron-conveyor 裙式运输器
aprophen 阿颇芬(甲基解痉素)
aprophoria 达意不能,失说写能
apropos *ad*. 恰当地,中肯地 *a*. 恰当的,中肯的 ‖ of 关于,就……而言
aprosexia [希] 注意力减退,注意力涣散 ‖ ~ nasalis 鼻[病]性注意力减退
aprosody *n*. 言语韵律缺失, 失语韵能, 失语韵
aprosopia; **aprosopy** 无面(畸形)
aprosopus *n*. 无面畸胎
Aprosulate sodium *n*.[商名] 阿普硫钠(抗凝药)
aprotic *a*. 质子惰性的
aprotinin *n*. 抑肽酶,抑胰肽酶, 抗蛋白酶酞(抑制蛋白酶及激肽释放酶,用于治疗胰腺炎)
Aprotinin *n*.[商名] 抑肽酶(蛋白酶抑制药)
APRT adenine phosphoribosyl transferase 腺嘌呤磷酸核糖转移酶
APS Academy of Pharmaceutical Sciences 药物科学研究院/American Pediatric Society 美国儿科学会/ American Physiological Society 美国生理学会/ American Proctologic Society 美国直肠病学会/ American Psychological Society 美国心理学会/ American Psychosomatic Society 美国心身医学会
APSC Asian-Pacific Society of Cardiology 亚洲太平洋心脏学学会
apsacline 斜倾型
apselaphesia 触觉缺失
apsithyria [希] 机能性失音(症)
APSM atrial presystolic murmurs 心房收缩早期杂音
APSS Association for the Psychophysiological Study of Sleep 睡眠精神生理研究协会
apsychia [希] 晕厥,人事不省,意识缺失
apsychical 非精神性的
apsychosis 思想缺失,思考不能
apt *a*. 敏慧的,伶俐的,合适的 ‖ ~ to 易……的,倾向于……的
APT acid perfusion test 酸滴注试验(检食管机能)
APT = 2-acetvlpyridine thiosemicarbzaone 2-乙酰吡啶缩氨硫脲
APTA American Physical Therapy Association 美国理疗协会
Aptandraceae 油籽树科
Aptazapine *n*.[商名] 阿普氮平(抗抑郁药)
Aptera 缺翅类
apterium 裸区
apterous; **wingless** 无翅的
Apterygiformes *n*. 无翼鸟目
Apterygota 无翅类(动物分类学);无翅亚纲(动物分类学)
apterygotous (拉) 无翅的
APTIC Air Pollution Technical Information Center (EPA) 空气污染技术情报中心(属美国国家大气污染监测中心)
Aptiganel *n*.[商名] 阿替加奈(NMDA 受体阻滞药)
aptitude *n*. 能力;倾向;资质,才能;敏悟,颖悟;诱发适合性
Aptocaine *n*.[商名] 阿托卡因(局部麻醉药)
APTT activatedpartial thromboplastin time 部分凝血活酶活化时间
aptyalia; **aptyalism**; **asialia** 无涎,唾液缺乏
aptycha 双瓣腭
APU adenylyl phosphate uridine 腺甙酰磷酸尿甙
APUD amine precursor uptake and edcarboxylation 胺前质吸收与脱羧细胞
apud *prep*. 和……一起,在其中,以前,靠近,同,与
apudoma *n*. 胺前体摄取脱羧细胞瘤
apulmonism [拉] 无肺(畸形)
apurinic acid 无嘌呤核酸
Apus apus (**Linnaeus**) 楼燕(隶属于雨燕科 Apodidae)
Apus pacificus (**Latham**) 白腰雨燕(隶属于雨燕科 Apodidae)
apus 无足畸胎
apus; **apodal fetus** 无足畸胎
apyetous *a*. 无脓的,不化脓的
apyknomorphous *a*. 非密形的,非固缩状的(指某些神经细胞)
apyogenous *a*. 非化脓性的
apyonin; **yellow proktanin** 阿比奥宁(黄色龙胆紫)
apyous *a*. 无脓的
apyrase *n*. 腺苷三磷酸双磷酸酶
apyrene *a*. 无核的
apyrene sperm 无核精子
apyrene spermatozoon 无核精子
apyretic *a*. 无热的,不热的
apyrexia *n*. 无热;无热期,热歇期 ‖ ~l *a*.
apyrexial 无热的,无热期的,热歇期的
apyrogenetic; **apyrogenic** 不致热的
AQ- 110 tetrahydro isoquinolin 四氢异喹啉,咳喘宁(支气管护张剂)
AQ achievement quotient 成就商数,成绩商数,能力商
Aq.(**aqua**); **water** 水,水剂 ‖ ~ astr.(aqua astricta); frozen water 冰水/~ bull.(aqua bulliens); boiling water 沸水/~ com.(aqua

communis); common water 常水/～ dest.(aqua destillata); distilled water 蒸溜水/～ ferv.(aqua fervens); hot water 热水/～ fluv.(aqua fluvialis); river water 河水/～ font.(aqua fontana); spring water 泉水/～ mar.(aqua marina); sea water 海水/～ niv.(aqua nivalis); snow water 雪水/～ pluv.(aqua pluvialis); rain water 雨水/～ pur.(aqua pura); prue water 纯水/～ tep.(aqua tepida); tepid water 温水

aq aqua [拉]水

aq ad aquam ad . . . [拉]加水使全量成……

aq aerat aqua aerata [拉]碳酸汽水，汽水

aq arom aqua aromatica [拉]芳香水剂

aq astr aqua astricta [拉]冰水

aq bull aqua bulliens [拉] 沸水

aq cal aqua calida [拉]温水

aq chlor aqua chloroformii [拉]氯仿水

aq comm aqua communis [拉] 普通水

aq dest aqua destillata [拉]蒸馏水

aq ferv aqua fervens [拉]热水

aq fluv aqua fluvialis [拉]河水

aq font aqua fontis or fontana [拉]泉水

aq frig aqua frigida [拉]冰水

aq gel aqua gelida [拉]冰(冷)水

aq mar aqua marina [拉]海水

aq menth pip aqua menthae piperitae [拉]欧簿荷水

aq niv aqua nivalis [拉]雪水

aq pluv aqua pluvialis [拉]雨水

aq pot aqua potabilis [拉]饮用水

aq pur aqua pura [拉]纯水

aq reg aqua regia [拉]王水

aq sol aqueous solution 水溶液

aq steril aqua sterilisata [拉]消毒水

aq tep aqua tepida [拉]温水

AQC automatic quench compensation 自动断停代偿

aqeous humor outflow 房水流出

AQL acceptance quality level 质量合格标准(验收质量水平)

AQL 208 trimetoquinol hydrochloridum; inoline 喘速宁,夜罗宁

AQRN Association of Operating Room Nurses 手术室护士协会

AQS additional qualifying symptoms 其他佐证症状

aqu aqueous [拉]水性的；眼房水

aqua (所有格、复 aquae)[拉]; **water** ***n***. 水,水剂 ‖ aquae concentratae 浓水剂/～ cresolica; cresol water 煤酚水,甲酚水/～ destillata sterilis; sterile distilled water 无菌蒸溜水/～ fervens; hot water 热水/～ fluvialis; river water 河水/～ foeniculi; fennel water 茴香水/～ fontana; spring water 泉水/～ formalinata; formaline 福尔马林水,甲醛溶液/～ fortis 硝酸/～ frigida 冷水/～ gaultheriae; wintergreen water 冬绿水/～ hamamelidis; hamamelis water; witch-hazel water 北美金缕梅叶水/～ hydrogenii dioxidi 过氧化氢水,双氧水/～ labyrinthi 迷路液/～ laurocerasi; cherry-laurel water 月桂樱皮水/～ marina; sea water 海水/～ menthae piperitae; peppermint water 薄荷水/～ menthae viridis; spearmint water 绿薄荷水/～ nivalis; snow water 雪水/～ oculi 前房液/～ pericardii 心包液/～ phenolata; phenolated water; carbolic acid water 酚水,石炭酸水/～ phenolata pro disinfectione; phenol water for disingfection 消毒用酚水/～ plumbi; lead letion 铅水,铅洗液/～ pluvialis; rain water 雨水/～ pro injectione; water for injection 注射用水/～ pura; pure water 纯水/～ redestillata; ～ bidestillata 重蒸溜水/～ regia; nitrohydrochloric acid 王水,硝盐酸/～ rosae; rose water 玫瑰水/～ rosae fortior; stronger rose water 浓玫瑰水/～ sterilisata; sterilized water 无菌水/～ tepida; warm water 温水/～ vitae; brandy 白兰地

Aquabacter Irgens et al. 水杆菌属

Aquabacter spiritensis Irgens et al. 圣灵湖水杆菌(斯皮里特水杆菌)

aquacapsulitis 浆液性虹膜炎,后弹力膜炎

Aquacare ***n***. 尿素(urea)制剂的商品名

aquae (单 aqua)[拉] 水,水剂

aquaeductus (复 aquaeductus)[拉]; **aqueduct** 水管 ***n***. ‖ ～ cerebri (Sylvii); ～ mesencephali 中脑水管/～ cochleae; ductus perilymphaticus 耳蜗小管,外淋巴管/～ endolymphaticus; ductus endolymphaticus 内淋巴管/～ fallopii; canalis facialis 面神经管/～ mesencephali; ～ cerbri(Sylvii) 中脑水管/～ Sylvii; ～ cerebri 西耳维厄斯氏导庭水管,中脑水管/～ vestibuli; canaliculus vestibuli 前庭小管

aquaelonger 水肺

aquaelung 水肺,水中呼吸器

Aquafex Huber et al. 产水菌属

Aquafex pyrophilus Huber et al. 嗜高温产水菌

aquagraph 导电敷层

aquakay 甲萘醌(商品名)

aqualung 水肺

Aqua-mephyton ***n***. (商名) 维生素 K1(phytonadione) 的制剂

aquanaut 潜航员

aquaphobia ***n***. 溺水恐怖,恐水症

aquaphone 听水音器

aquaphor 阿夸弗尔(一种亲水软膏基质)

aquapuncture ***n***. 皮下注水法

Aquareovirus 水生动物呼肠病毒属

aquarium 培养缸

aquasol 水溶胶

Aquaspirillum (**Hylemon et al.**) 水螺菌属

Aquaspirillum anulus (**Williams et Rittenberg**) **Hylemon et al.** 环水螺菌

Aquaspirillum aquaticum Kluyver 水生水螺菌

Aquaspirillum arcticum [拉] ***n***. 北极水螺菌

Aquaspirillum autotrophicum [拉] ***n***. 自养水螺菌

Aquaspirillum bengal [拉] ***n***. 孟加拉水螺菌

Aquaspirillum delicatum [拉] ***n***. 精美水螺菌

Aquaspirillum dispar [拉] ***n***. 差异水螺菌(不对称水螺菌)

Aquaspirillum giesbergeri (**Williams et Rittenberg**) [拉] ***n***. 吉氏水螺菌

Aquaspirillum gracile (**Canalle-Parols et al.**) [拉] ***n***. 纤细水螺菌

Aquaspirillum itersonii (**Giesberger**) [拉] ***n***. 伊氏水螺菌

Aquaspirillum itersonii subsp. itersonii (**Giesherger**) [拉] ***n***. 伊氏水螺菌伊氏亚种(伊氏螺菌)

Aquaspirillum itersonii subsp. nipponicum [拉] ***n***. 伊氏水螺菌日本亚种

Aquaspirillum itersonii subsp. vulgatum [拉] ***n***. 伊氏水螺菌普通亚

Aquaspirillum metamorphum [拉] ***n***. 变态水螺菌

Aquaspirillum peregrinum [拉] ***n***. 奇异水螺菌

Aquaspirillum peregrinum subsp. integrum [拉] ***n***. 奇异水螺菌完整亚种

Aquaspirillum peregrinum subsp. peregrinum [拉] ***n***. 奇异水螺菌奇异亚种

Aquaspirillum polymorphum [拉] ***n***. 多形水螺菌

Aquaspirillum psychrophilum [拉] ***n***. 嗜冷水螺菌

Aquaspirillum putridiconchylium [拉] ***n***. 腐蛤水螺菌(腐甲壳水螺菌)

Aquaspirillum serpens [拉] ***n***. 蛇形水螺菌(蔓延水螺菌)

Aquaspirillum sinuosum [拉] ***n***. 全弯水螺菌

Aquaspirillum tuomuerense [拉] ***n***. 托木尔水螺菌

Aquatag ***n***. 苄噻嗪(benzthiazide)制剂的商品名

aquated ion 水合离子

Aquatensen ***n***. 甲氯噻嗪(methyclothiazide)制剂的商品名

aquatic ***a***. 水生的,水栖的,水上的 ***n***. 水生动植物

aquatic animal 水生动物

aquatic cave animal 水穴动物

aquatic propulsion 泳动推进

aquation 水合离子形成

aqucous solution 水溶液

aque aqueduct 导管;导水管

aqueduct***n***. 水管 ‖ ～ , communicating 交通小管(颞骨乳突与岩部间有时可见一小管输送由横宝来的一静脉管通过)/～ of Cotunnius; aquaeductus vestibuli 科图尼约氏水管,前庭小管/～ of midbrain; aquaeductus cerebri 中脑水管/～ , ventricular; aqnaeductus cerebri 中脑水管

aqueous ***a***. 水的,用水制备的;眼房水的 ‖ ～ chamber 眼房/～ flare 房水闪光/～ flow 房水流量/～ fluid 房水/～ humor 水状液(房水)/～ outflow 房水流出/～ suspension 水混悬液/～ vein 房水静脉/～-influx phenomenon 房水输入现象/～-phase milk 液相乳

Aquex ***n***. 氯帕胺(clopamide)制剂的商品名

aquiferous 输水的

aquiferous tissue 储水组织

Aquifex [拉] ***n***. 产液菌属

Aquifex pyrophilus [拉] ***n***. 嗜火产液菌

Aquifoliaceae 冬青科

Aquila chrysaetos (**Linnaeus**) 金雕(隶属于鹰科 Accipitridae)

Aquilaria Lam. 沉香属 ‖ ～ agallocha Roxb. 沉香

Aquilaria sinensis(**Lour.**) **Gilg.** 白木香

Aquilariaceae 沉香科

Aquilcgia potyvirus 沉香属马铃薯 Y 病毒

Aquilegia ecalcarta Maxim [拉;植药]无距耧斗菜
Aquilegia incurvata Hsiao [拉;植药]银扁担
aquinone; menadione 阿奎农,甲萘醌
aquiparous *a*. 生水的
aquocapsulitis *n*. 浆液性虹膜炎
aquocobalamin 水钴胺素,维生素 B12
aquos aquosus [拉]含水的; 水制的
aquosity 水性,水态
aquula [拉] 耳迷路淋巴液 ‖ ~ auditiva externa; ~ cotunnii; ~ labyrinthi externa; perilymph 外淋巴/~ auditiva interna; ~ labyrinthi interna; ~ labyrinthi membranacci; endolymph 内淋巴
AR achilles reflex 跟腱反射/aldehyde reductase 醛还原酶/autosomal recessive 常染色体隐性遗传/accession/report number 索取或报告号/alarm reaction 警戒反应,惊恐反应/aortic regurgitation 主动脉回流/artificial respiration 人工呼吸/allergic rhinitis 变应性鼻炎,过敏性鼻炎/ acid-resisting 耐酸的
Ar argon 氩(18 号元素) 的符号
ar mean arithmetric mean 算术平均数, 普通平均数
AR pulse apical-radial pulse 心尖—挠脉搏
AR-1 (algal) virus AR-1(海藻)病毒
ARA anti-reticulin antibody 抗网状纤维抗体/American Rheumatism Association 美国风湿病协会
Ara-A adenine arabinoside 阿糖腺苷(抗病毒药)
ArAA aromatic amino acid 芳香氨基酸
Ara-AMP = arabinosyl
adenine-5'-monophosphate 阿糖腺苷 - 5' - 单磷酸
Arab *a*. & *n*. 阿拉伯的(人)
Arab manna; Tamarix manna 阿拉伯甘露,柽柳甘露
Arab *n*. 阿拉伯人 *a*. 阿拉伯的;阿拉伯人的
araban *n*. 阿拉伯聚糖,阿拉伯糖胶
arabanase *n*. 阿拉伯聚糖酶,阿拉伯糖胶酶
arabate *n*. 阿拉伯酸盐
Arabia *n*. 阿拉伯,阿拉伯半岛[亚洲]
Arabian *a*. 阿拉伯的;阿拉伯人的 *n*. 阿拉伯人
arabic 阿拉伯的 ‖ ~ acid 阿拉伯酸
Arabidopsis thaliana 拟南芥
arabin; arabic acid 阿拉伯胶素,阿拉伯酸
-arabine [构词成分] - 拉滨(1998 年 CADN 规定使用此项名称,主要系指抗肿瘤的阿糖呋喃衍生物一类的药物)
arabinogalactan 阿拉伯半乳聚糖
arabinosazone 阿拉伯糖脎
arabinose *n*. 阿拉伯糖,阿戊糖
arabinoside *n*. 阿拉伯糖苷
arabinosis *n*. 阿拉伯糖中毒(可致肾病变)
arabinosuria *n*. 阿拉伯糖尿
arabinosyl adenine = Ara-A 阿糖腺苷
arabinosyl cytosine = Ara-C 阿糖胞苷
arabinosyl nucleotides 阿拉伯糖核苷酸
arabinosylcytosine *n*. 阿糖胞苷(抗病毒、抗肿瘤药)
arabinosyleytosine 阿拉伯糖胞嘧啶
arabinosyl hypoxanthine = Ara-Hx 阿糖次黄嘌呤
arabinulose *n*. 阿(拉伯)酮糖
Arabis 南芥属 (隶属于十字花科) ‖ ~ mosaic virus (Smith et Markham) 南芥菜花叶病毒
arabitol; arabite *n*. 阿(拉伯)糖醇
araboascorbic acid 阿拉伯糖型抗坏血酸,异抗坏血酸
araboketose 阿拉伯酮糖
arabonic acid 阿(拉伯)糖酸
arabopyranose *n*. 阿(拉伯)吡喃糖, 吡喃阿拉伯糖
Aracana rosapinto (**Smith**) 六棱箱鲀(隶属于六棱箱鲀科 Aracanidae)
Aracanidae 六棱箱鲀科(隶属于鲀形目 Tetraodontiformes)
Aracbnella globosa Kent 球形似球虫
aracde 弓形组织,连拱
Araceae; Aroideae 天南星科
aracha-; arachni-; arachno- [希] 蜘蛛,蛛,蛛网
arachanol 皮囊瘤甾醇
arachic acid 花生酸,二十(烷)酸
arachidate *n*. 二十(烷)酸
arachidic *a*. (落)花生的(花生仁所致的,如花生仁吸入性支气管炎) ‖ ~ acid 花生酸, 二十(烷)酸
arachidic acid 花生酸(即 eicosanoic acid)
arachidie [落]花生的
arachidonate 15-lipoxygenase 花生四烯酸 15 - 脂(肪)氧合酶
arachidonate 5-lipoxygenase 花生四烯酸 5 - 脂(肪)氧合酶(或者花生四烯酸 12 - 脂(肪)氧合酶,亦称脂 <肪> 氧合酶)
arachidonic acid 花生四烯酸,二十碳四烯酸
arachin 花生球蛋白
arachine 花生碱
Arachis 落花生属 ‖ ~ hypogaea L. [拉;植药]落花生/~ hypogaea 落花生/~ virus 1 = Groundnut rosette virus (E. Africa) 东非花生丛簇病毒
arachn- [希;构词成分] 蜘蛛
arachn(o)- [希;构词成分] 蛛网膜,蜘蛛
arachnactis 蛛形幼虫
arachnephobia *n*. 蜘蛛恐怖,恐蛛症
Arachnia [拉] *n*. 蛛菌属,蛛网菌属 ‖ ~ propionica 丙酸蛛网菌
Arachniaceae 蛛包科 (一种菌类)
Arachnida *n*. 蛛形纲
arachnidism *n*. 蛛毒中毒
Arachniodes simplicior(Makino) Ohwi [拉;植药]长尾复叶耳蕨(其根状茎及叶柄基部即贯众)
arachnitis *n*. 蛛网膜炎
arachno- 蜘蛛,蛛,蛛网
arachnodactylia; arachnodactyly; dolichostenomelia; spider finger 细长指(趾),蜘蛛脚样指(趾)
arachnogastria *n*. 蛛状腹(腹水所致,尤见于肝硬化时)
arachnoid *a*. 蛛网样的 *n*. 蛛网膜 ‖ ~ of brain, cranial ~; arachnoidea encephali; arachnoid 脑蛛网膜 / ~, spinal; ~ of spinal cord 脊髓蛛网膜 ‖ ~al *a*. 蛛网膜的
Arachnoidea 蛛形纲(隶属于节肢动物门 Arthropoda)
arachnoidea (复 arachnoideae) 蛛网膜 ‖ ~ encephali 脑蛛网膜/~ oculi 眼蛛网膜/~ spinalis 脊髓蛛网膜
arachnoidendothelioma 蛛网膜内皮瘤
Arachnoides placenta (**Linnaeus**) 扁平蛛网海胆(隶属于蛛网海胆科)
Arachnoididae 蛛网海胆科(隶属于盾形目 Clypeasteroida)
arachnoidism *n*. 蛛毒中毒
arachnoiditis *n*. 蛛网膜炎
arachnology 蜘蛛学
arachnolysin *n*. 蛛毒溶血素
arachnophobia *n*. 蜘蛛恐怖,恐蛛症
arachnorhinitis *n*. 蜘蛛性鼻炎
Arachnosphaera Hacekel 蛛球虫属
Arachnosphaera myriacantha Hacekel 多棘蛛球虫
Arachnosphaerinae Hacekel 蛛球虫亚科
arack; arrack 粕酒
Aradidae *a*. 扁蝽科
arae, contact 接触区
araea porosae 孔区
araeometer; areometer 液体比重计
Araeosoma owstoni (**Mortensen**) 软海胆(隶属于柔海胆科 Echinothuridae)
Ara-EU = 5-ethylara-U = 1-(β-D-arabinofuranosyl) -5-ethyluracil 5 - 乙基阿糖尿苷
Ara-FC = 1-β-D-arabinofuranosyl-5-fluorocytosine 阿糖氟胞苷
aragonite 文石; 霰石
Ara-HA = arabinosyl-N6-hydroxyadenine 阿糖羟腺苷
AraHx Hypoxanthine arabinoside 阿糖肌甙
Ara-Hx = arabinosylhypoxanthine = 1-β-D-arabinofuranosyl-hypoxanthine 阿糖次黄嘌呤
araiocardia [希]; bradycardia 心搏徐缓
aralac 酪蛋白纤维
Aralen *n*. 氯喹(chloroquine) 制剂的商品名
aralen; chloroquine 氯奎,氯喹(商名) ‖ ~ diphosphate 二磷酸氯奎
Aralia [拉;植药] 楤木属(隶属于 Araliaceae 五加科) ‖ ~ armata (Wall.) Seem. [拉;植药] 虎刺楤木, 鹰不扑 ~ atropurpurea Franch. [拉;植药] 西藏九眼独活/~ chinensis L. var. nuda Nakai [拉;植药]白背叶楤木/~ chinensis L. var. nuda Nakai [拉;植药]黄花楤木/~ chinensis L. [拉;植药] 楤木/~ Cordata Thunb. [拉;植药]土当归/~ decaisneana Hance [拉;植药]黄毛楤木/~ decaisneana Hance 乌不企, 楤木/~ echinocaulis Hang.-Mazz. [拉;植药]棘茎楤木/~ elata (Miq.) Seem. [拉;植药]辽东楤木/~ mandshurica Rupr. et Maxim. 辽东楤木/~ henryi Harms [拉;植药] 短序九眼独活
Aralia ~ L. [拉] 楤木属 ‖ ~ cordata Thunb 土当归,九眼独活/~ nudicaulis L. 单叶土当归/~ quinquefolia 西洋参/~ racemosa L; American spikenard 美楤木/~ spinosa L. 刺楤木
aralia; spignet 美楤木
Aralia ceae 五加科
Araliin 楤木素

aralkyl *n*. 芳烷基
Aramine *n*. 阿拉明,间羟胺(metaraminol)制剂的商品名
Aran-Duchenne disease(type); myelopathic muscular atrophy 阿—杜二氏病(型),脊髓病性肌萎缩
Aran-Duchenne muscular atrophy [Francois Amilcar Aran 法内科医师 1817—1861; Guill aum Benjamin Amand Duchenne 法神经病学家 1806—1875]; myelorpathic muscular atrop hy 阿-杜二氏肌萎缩,脊髓病性肌萎缩
Aranea ventricosus (L. Koch) 大腹园蛛(隶属于园蛛科 Argiopidae)
Aranea 蜘蛛亚纲
Araneae; Araneida *n*. 蜘蛛目,蜘蛛类
Araneida 蜘蛛目(隶属于蛛形纲 Arachnida)
araneiform 蜘蛛形(的)
araneism; spider poisoning 蛛毒中毒
araneose *a*. ①蜘蛛状的 ②蛛网状的 ③具蛛丝状毛的
araneous *a*. 蛛网状的
Aranidipine *n*. [商名] 阿雷地平(钙通道阻滞药)
Aranotin *n*. [商名] 阿拉诺丁(抗病毒药)
Aran's cancer [Francois Amilcar 法医师 1817—1861] 阿朗氏[绿色]瘤(白血病并发眼眶绿色瘤) ‖ ~ law 阿朗氏定律(颅底骨折)
Aran's law (Francois A. Aran)阿朗定律(由颅顶受伤所致的颅底骨折<除反冲伤外>,其折线沿最短的圆周线作放射状延伸)
Arantius' body [Julius Caesar Arantius 或 Aranzio 意解剖学家、医师,1530—1589] 阿朗希乌斯氏体(半月瓣结) ‖ ~ ligament; ligamentum venosum (Arantii) 阿朗希乌斯氏韧带,静脉韧带,静脉导管索/~ nodule; noduli valvularum semilunarium 阿朗希乌斯氏结,半月瓣结/~ ventricle 阿朗希乌斯氏室(第四脑室终凹)
Arantius' ligament 阿朗希乌斯氏韧带,静脉韧带,静脉导管索
Arantius nodule 阿朗希乌斯氏结,半月瓣结
Arantius ventricle 阿朗希乌斯氏室(第四脑室终凹)
araphia *n*. 神经管闭合不全
Araprofen *n*. [商名] 阿拉洛芬(消炎镇痛药)
araroba *n*. [巴西] ①柯桠木(心材) ②柯桠粉 ‖ ~ depurata; chrysarobin 柯桠素
ARAS Ascending Reticular Activating System 上升网状激活系统
Ara's test 荒氏试验(检肝机能)
arasa 阿腊萨根(用于子宫出血)
Ara-T = 1-β-D-arabinofuranosylthymidine = arabinosyl thymidine 阿糖胸苷
Ara-U = 1-β-D-arabinofuranosyluracil 阿糖尿苷
Araucaria L. 南美杉属
Araucariaceae 南洋杉科
Araujia mosaic potyvirus Araujia 花叶马铃薯 Y 病毒
ARB Accrdditing Review Board (NAACLS) 鉴定复审委员会(美国国立卫生研究所)
arbaprostil *n*. 阿巴前列素,甲基前列腺素 E2(胃酸分泌抑制药,终止妊娠药)
Arbaprostill *n*. [商名] 阿巴前列素(前列腺素类药)
arbasin 海胆组蛋白
Arbekacin *n*. [商名] 阿贝卡星(抗生素类药)
Arber's law of loss 阿勃氏永失法则
Arbertsschutz [德] 劳动保护
arbitary unit 任意单位
arbitrary *a*. 任性的
arbitrary scale 任选刻度
arbitrary value 任意值
arbitrary 任意的,任选的 ‖ ~ access 任意存取/~ chosen system 随意选择系统/~ scale 任选刻度
arbitrate *v*. 仲裁,公断
arbitration *n*. 仲裁,公断
arbitrator *n*. 仲裁人,公断人
arbor *n*. (复 arbores)[拉] 树(树状结构) ‖ ~ alveolaris 肺泡树状结构,肺泡小管/~ vitae 小脑树状结构/~ vitae cerebell 小脑树状结构/~ vitae uteri; plicae palmatae 棕榈襞(子宫)
arboreal *a*. 树的;树状的;树上生活的,树栖的
arbores (单 arbor)[拉] 树(树状结构)
arborescens keratitis 树枝状角膜炎
arborescent *a*. 树状的
arborescent cataract 树枝状白内障
arborescent cell 树状细胞
arborization *n*. (树枝)分枝 ‖ ~ , terminal 末梢,末梢分枝/~ , vascular 血管分枝
arborize *vt*., *vi*. 成树枝分枝
arboroid *a*. 树样分枝的
arbovirology *n*. 虫媒病毒学
arbovirus; arbor virus *n*. 虫媒病毒,节肢介体(包括黄热病、病毒性脑炎等的病原体) ‖ ~ A; alphavirus 虫传病毒 A
Arbovirus = Arthropod-borne virus 虫病病毒,节肢动物传染病毒
Arbovirus group A 虫媒病毒 A 组
Arbovirus group B 虫媒病毒 B 组
arbuscule ①丛枝状吸 ②灌木状生长
Arbutamine *n*. [商名] 阿布他明(心脏兴奋药)
arbutin *n*. 熊果苷,对苯二酚葡糖苷
arbutin; ericalin; ursin 熊果[叶]甙,杨梅甙
Arbutus [拉] 树莓属 ‖ ~ menziesii 直花树莓/~ officinale; Arctostaphylos uva-ursi 熊果/~ unedo 垂花树莓(收敛剂)/~ uva-ursi 熊果[树]
ARC American Red Cross 美国红十字会; AIDS-related complex 艾滋病相关复征; anomal ous retinal correspondence 异常视网膜对应
arc *n*. 弧,弓 ‖ ~ nasobregmatic; arcus nasobregmaticus 鼻前囟弓/~ perimeter strabismometry 弧形视野计斜视测量(法)/~ perimeter 弧形视野计/~ , alveolar; arcus alveolaris 牙槽弓/~ , auricular; biauricular ~ ; arcus auricularis 耳弧(二耳间距)/~ , bigonial; arcus bigonialis 双下颌角弓,下颌前缘弓/~ , branchial; gill arc; arcus branchialis 鳃弓/~ , carbon 炭弧/~ , dental; arcus dentalis 牙弓/~ , frame 焰弧/~ , frontal; arcus frontalis 额弓/~ , glossopalatine; arcus glossopaltinus 舌腭弓/~ , inferior dental; arcus dentalis inferior 下牙弓/~ , jugal; arcus jugalis 颧弓/~ , jugular venous; arcus venosus jugalis 颈静脉弓/~ , mandibular dental; arcus dentalis mandibularis 下颌牙弓/~ , maxillary dental; arcus dentalis maxillaris 上颌牙弓/~ , nasomalar; arcus nasomalaris 鼻颧弓/~ , naso-occipital; arcus naso-oc-cipitalis 鼻枕弓/~ , occipital; arcus occipitalis 枕弓/~ , occipito-parietal; arcus occipi-to-parietalis 枕顶弓/~ , parietal; arcus parietalis 顶弓,冠矢弓/~ , parieto-occipital; arcus parieto-occipitalis 顶枕弓/~ , pharyngopalatine; arcus pharyngopalatinus 咽腭弓/~ , superciliar; arcus superciliaris 眉弓/~ , superior dental; arcus dentalis superior 上牙弓/~ , voltaic 电弧,伏特弧/~ , zygomatic; arcus zygomaticus
ARCA American Rehabilitation Counseling Association 美国康复审议协会
Arca [拉;动药] 蚶属(隶属于蚶科 Aricdae)
Arca antiquata (Linnaeus) 古蚶(隶属于蚶科 Aricdae)
Arca binakayaensis (Faustino) 比那蚶(隶属于蚶科 Arcidae)
Arca granosa L. 泥蚶(其贝壳瓦楞子)
Arca granosa Linnaeus [拉;动药]泥蚶
Arca inflata Reeve [拉;动药] 魁蚶(其贝壳瓦楞子)
Arca subcrenata Lischke [拉;动药]毛蚶(其贝壳瓦楞子)
arcade *n*. 弓形组织,连拱 ‖ arterial ~s 动脉连拱
arcade, temporal, inferior; arcatus temporalis inferior 颞下弓
arcade, temporal, superior; arcatus temporalissuperior 颞上弓
arcade, temporal; arcatus temporalis 颞弓
arcade [英]; arcatus[拉]弓形组织,连拱,弓
arcades, arterial 动脉连拱 ‖ ~ , crural; inguinal ligament 腹股沟韧带/~ , Flint's 弗林特氏弓(肾锥体底部的动静脉弓)/~ , temporal 颞弓/~ , temporal, inferior 颞下弓/~ , temporal, superior 颞上弓
arcaine 蚶碱
Arcangelisia loureiri(Pierre) Diels 古山龙(植)药用部分:茎—[古山龙];根
Arcangelisis loureiri (Pierre) Diels [拉;植药]古山龙
Arcanobacterium [拉] *n*. 隐秘杆菌属
Arcanobacterium haemolyticum [拉] *n*. 溶血隐秘杆菌
Arcanobacterium *n*. 秘菌属 ‖ ~ haemolyticus 溶血性秘菌
arcanol 阿卡诺耳(片剂,内含阿托方和阿司匹林)
arcanum ([复] arcana)*n*. [拉] 秘密,奥秘;秘方药
Arcaridae 粉螨科
arcate *a*. 弓形的
Arcca 槟榔属
Arcella (Ehrenberg)表壳虫属,蕈状变形虫属 ‖ ~ angulosa Perty 弯角表壳虫/~ arenaria Greef 砂表壳虫/~ arenaria sphagnicola Deflandre 水藓砂表壳虫/~ artocrea Leidy 饼形表壳虫/~ artocrea pseudocatinus Deflandre 拟碗巧装表壳虫/~ atava Collin 返祖表壳虫/~ catinus Penard 碗表壳虫/~ conica Deflandre 圆锥表壳虫/~ costata Ehrenberg 肋纹表壳虫/~ dentata Ehrenberg 齿表壳虫/~ discoides Ehrenberg 盘装表壳虫/~ discoides scutelliformis Playfair 碗形盘状表壳虫/~ gibbosa mitriformis Deflandre 冠状弯凸表壳虫/~ gibbosa Penard 弯凸表壳虫/~ hemisphaerica depressa Playfair 平压半圆表壳虫/~ hemisphaerica gibba Deflandre 隆起半圆表壳虫/~ hemisphaerica Perty 半圆表壳虫/~ hemisphaerica undulata Deflandre 波纹半圆表壳虫/~ megastoma

Penard 大口表壳虫/～ mitrata Leidy 法冠表壳虫/～ polypora Penard 多孔表壳虫/～ rotundata aplanata Deflandre 非圆滑表壳虫/～ rotundata Playfair 圆滑表壳虫/～ vulgaris angulosa Perty 弯角普通表壳虫/～ vulgaris Ehrenberg 普通表壳虫/～ vulgaris penardi Deflandre 拱状普通表壳虫/～ vulgaris undulata Deflandre 波纹普通表壳虫

Arcellidae Ehrenberg 表壳虫科

Arcellinae Ehrenberg 表壳虫亚科

Arcellinida Kent 表壳虫目

ARCET automatic recording crystal electric tonometer 自动记录晶体电眼压计

arc-eye 电光性眼炎

arc-flash conjunctivitis 电光性结膜炎

arch- [希; 构词成分](亦作 arachi-或 arache-)原,原始的,初,旧;第一,主要

Arch archives 记录; 文献

arch *n*. 弓;拱门;弓形;半圆形 ‖ ～ of anterior atlas 寰椎前弓/～ of Corti 柯蒂氏弓/～ of cricoid cartilage 环状软骨弓/of frontal bone, supraorbital; margo supraorbitalis ossis frontalis 额骨眶上弓,额骨眶上缘/～ of maxilla, dental; maxillodental arch 下颌牙弓/～ of posterior atlas 寰椎后弓/～ pharyngeal; branchial arch; arcus pharyngeus 咽弓,鳃弓/～ superior dental; arcus dentalis superior 上牙弓 /～, abnormal; arcus abnormalis 异常弓/～, alveolar; arcus alveolaris 牙槽弓/～, anterior expansion of 牙弓前张/～, anterior palatine; arcus glos-sopalatinus 前腭弓,舌腭弓/～, anterior protrusion of 牙弓前突/～, anterior; arcus anterius 前弓/～, cervical; arcus cervicalis 颈弓/～, contracion; arcus contractionis 牵引弓,收缩弓/～, decreasing 缩弓/～, dental, inferior; arcus dentalis inferior 下牙弓/～, dental, superior; arcus dentalis superior 上牙弓/～, drntal; arcus dentalis 牙弓,齿弓/～, expansion; expansing arch 扩弓(牙弓扩张)/～, facial; facial bow; arcus facialis 面弓/～, gill; branchial arch; arcus branchialis 鳃弓/～, glossopalatine; arcus glos-sopalatinus 舌腭弓/～, Gothic 高腭弓/～, heavy 重弓,重扩张弓/～, high labial 高唇弓/～, high-vautled 高顶弓,高腭穹窿弓/～, hyoid, anterior; arcus hyoideus anterior 舌骨前弓/～, hyoid; arcus hyoideus 舌骨弓/～, inferior dental; arcus dentalis inferior 下牙弓/～, inferior palpebral; arcus palpebralis inferior 下睑弓/～, jugal; arcus jugalis 颧弓/～, jugular venous; arcus venosus juguli 颈静脉弓/～, labial; arcus labialis 唇弓/～, large plain 大平弓/～, lateral expansion of 牙弓侧张/～, light 轻弓,细弓/～, lingual; arcus lingualis 舌弓/～, malar; arcus zygomaticus 颧弓/～, mandibular; arcus mandibularis 下颌弓/～, maxillary; palatal ～; arcus maxillaris 上颌弓,硬腭弓/～, palatal; maxillary arch; palatomaxillary arch; arcus palatomaxillaris 硬腭弓,上颌弓,腭上颌弓/～, palatine, anterior; arcus glos-sopalatinus 前腭弓,舌腭弓/～, palatine, posterior; arcus pharyngopalatinus 后腭弓,咽腭弓/～, palatine; arcus palatinus 软腭弓/～, palatoglossal; arcus glos-sopalatinus 腭舌牙,舌腭弓/～, palatomaxillary; palatal; arcus palatomaxillaris 腭上颌弓,硬腭/～, palatopharyngeal; pharyngopalatinearch; arcus pharyngopalatinus 腭咽弓,咽腭弓/～, palpebral, inferior; arcus palpebralis inferior 下睑弓/～, passive lingual; arous lingualis passivus 被动舌弓/～, pharyngoepiglottic; arcus palatopharyngeus 咽会厌弓,腭咽弓/～, pharyngopalatine; arcus palatopharyngeus 咽腭弓,腭咽弓/～, postaural; branchial arch; arcus branchialis 鳃弓/～, posterior palatine; arcus pharynopalatinus 后腭弓,咽腭弓/～, residual dental; arcus dentalis residualis 剩余牙槽脊弓/～, ribbon 带弓/～, saddle; asddle-shaped arch 鞍形弓/～, second branchial 第二鳃弓/～, small plain 小平弓/～, small ribboned 小带弓/～, stationary lingual 固定舌弓,稳定舌弓/～, stylohyoid; arcus stylohyoideus 茎突舌骨弓/～, superciliary; arcus superciliaris 眉上弓/～, superior palpebral; arcus palpebralis 上睑弓/～, thyrohyoid; arcus thyrohyoideus 甲状舌骨弓/～, transpalatine; transpalatine vault 腭横弓,口顶/～, twin-wire 双丝弓/～, visceral; branchial arch 鳃弓/～, wire 丝弓 /～, zygomatic; arcus zygomaticus 颧弓

Arch. Biochem. Biophys. Archives of Biochemistry and Biophysics 生物化学与生物物理学文献

Arch. Derm. (Chicago) Archives of Dermatology (Chicago) 皮肤科文献(芝加哥)

Arch. Dis. Childh. Archives of Disease in Childhood 小儿疾病文献

Arch. Environ. Hlth. Archives of Environmental Health 环境卫生文献

Arch. Industr. Hlth. Archives of Industrial Health 工业卫生文献

Arch. Intern. Med. Archives of Internal Medicine 内科文献

Arch. Neurol. Archives of Neurology 神经科文献

Arch. Ophthalmol. Archives of Ophthalmology 腹科文献

Arch. Oto Rhino-Laryngol. Archives of Oto-rhi no-laryngology 耳鼻喉科文献

Arch. Surg. Archives of Surgery 外科文献

archaeobacteria [拉] *n*. 古(代)细菌, 古生菌纲

Archaeobacteria; Archaebacteria *n*. 原始细菌属

archaeocerebellum *n*. 原小脑

archaeocortex *n*. 原皮质,古皮质

archaeocyte; archeocyte *n*. 原细胞(游走变形细胞)

Archaeogastropoda 原始腹足目(隶属于前鳃恶纲 Prosobranchia)

Archaeoglobaceae [拉] *n*. 古生球菌科(隶属于古生球菌目 Archaeoglobales)

Archaeoglobales [拉] *n*. 古生球菌目

Archaeoglobus [拉] *n*. 古生球菌属(隶属于古生球菌科 Archaeoglobaceae)

Archaeoglobus fulgidus [拉] *n*. 闪烁古生球菌(属于"古细菌",又名:原球菌)

Archaeoglobus profundus [拉] *n*. 深处古生球菌

archaeological *a*. 考古学的

archaeology *n*. 考古学

Archaeopsylla 昔蚤属 ‖ ～ sinensis 中华昔蚤

Archaeopteryx 始祖鸟(属)

Archaeornithes 古鸟亚纲

archaeus *n*. 元气,活力

Archagathus 阿奇埃加瑟斯(3 世纪时一位希腊外科医师,后迁居罗马)

archaic *a*. 古代的,古风的;陈旧的,已废的;原始的,早期进化阶段的

archallaxis 初胚变异

archameba [希] 原[始]变形虫

Archamia biguttata (Lachner) 双斑长鳍天竺鲷(隶属于天竺鲷科 Apogonidae)

archamphiaster *n*. 原双星体

Archangelica *n*. [拉] 独活性(植物)

Archangelica officinalis chlorotic mosaic virus (Kochman et Stachyra) 独活退绿花叶病毒

Archangiaceae *n*. 原囊菌科,原囊黏菌科

Archangium [拉] *n*. 原囊菌属,原囊黏细菌属(隶属于原囊菌科 Archangiaceae) ‖ ～ flavum [拉] *n*. 黄色原囊菌(黄色原囊黏细菌)/～ gephyra [拉] *n*. 过渡原囊菌(过渡型原囊黏细菌)/～ primigenium [拉] *n*. 原始原囊菌(原始原囊黏细菌,原始多囊菌)/～ serpens [拉] *n*. 蔓延原囊菌(蛇形原囊黏细菌)/～ thaxteri [拉] *n*. 柴氏原囊菌(柴氏原囊黏细菌)/～ violaceum [拉] *n*. 紫原囊菌

Archaster typicus (Muller et Troschel) 飞白枫海星(隶属于飞白枫海星科 Archasterida)

Archasterida 飞白枫海星科(隶属于显带目 Phanerozonia)

archbishop *n*. 大主教

arche-, arch- ①初,原始,旧,原 ②第一,主要

archebiont 生命起源

archebiosis; archegenesis; archegony *n*. 生物自生,自然发生

archecentric *a*. 原始中心的

arched *a*. 弓形(结构)的 ‖ ～ collecting tubule 结合管(肾)/～ nerves 弓状神经,拱神经/～ S-T segment depression 弓背型 S-T 段压低/～ S-T segment elevation 弓背型 S-T 段抬高

archedictyon 原脉网

Archeginiatae 藏卵植物门(植物分类学)

archegonium *n*. 雌器,藏卵器(植物) ‖ archegonial *a*.

archegony; spontaneous generation ①自然发生,非生物起源 ②无生源说

archencephalon *n*. 原脑

archenteric cavity 原肠腔

archenteron *n*. 原肠(胚胎)

archenteron; coelenteron; gasterocoele; primitive gut 原肠

archeocerebellum *n*. 原小脑

archeocinetic; archeokinetic 原始运动的

archeocortex *n*. 原皮质,古皮质

archeocyte *n*. 原始生殖细胞,原细胞(游走变形细胞)

archeokinetic; archeocinetic *a*. 原始运动的(指原始型运动神经机制,如见于外周神经系统与神经节神经系统)

archeopteryx [希] 原始鸟

archepyon 稠脓

archesperm 雌器内受精卵(植)

archespore 孢原组织,原孢子

archesporial cell 孢原细胞

archesporium 孢原组织,原孢子, 孢原

archetype *n*. 原型, 原始型, 原始组型

archi-, arch-, archae(o)-, arche(o)- [希;构词成分]第一,原始,

主要,初,旧
Archiannelida 原环虫类
archiater ①主任医师 ②御医
Archibald's fever [Robert George 英陆军外科医师 1890 生] 阿奇波德氏热(高热嗜眠症)
archiblast ①卵质,卵浆 ②主胚层 ‖ ~ic *a*.
archiblastic ①卵质的,卵浆的 ②主胚层的
archiblastoma 主胚层瘤,实质瘤
archiblastula 原囊胚,原囊区
archicarp; ascogonium 育胚器(子囊菌的雌性生殖器)
archicenter *n*. 原始中心 ‖ archicentric *a*.
archicephalon 原头
archicerebellum *n*. 原小脑
Archichlamydeae 古生花被亚纲 (植物分类学,亦称原始花亚纲)
archicoele; blastocoele 原[始]体腔,囊胚腔,分裂腔
archicortex 原脑皮(嗅脑),原皮质,古皮质,旧皮质
archicyte *n*. 原卵细胞
archicytual *n*. 原始受精卵
Archidiaceae 无轴藓科 (一种藓类)
archidictyon 原脉网
archidiskodon 原齿象
Archies of Biochemistry and Biophysics 生物化学与生物物理学文献
Archies of Neurology and Psychiatry 神经病学和精神病学文献
archigaster; archenteron 原肠
archigastrula *n*. 初原肠胚
archigenesis; archebiosis 生物自生,自然发生
archigonocyte 原胚细胞(原配子母细胞)
archigony 生命的第一次发生
archigony; abiogenesis ①自然发生,非生物起源 ②无生源说
Archigregarinida *n*. 原簇虫目
archikaryon *n*. 原始核,初核
archil *n*. 海石蕊,海石蕊紫
archimonerula 原始无核卵,原受精卵
archimorula *n*. 原始桑葚体
archinephric duct 原肾管
archinephridia; archinephros; primitive kidney 原肾
archineuron *n*. 原始神经元
archioporus 原始孔
archipallial 旧皮质的,原始外表的,原脑皮质的
archipallium *n*. 原皮质,古皮质(指嗅脑、海马结构等区域皮质) ‖ archipallial *a*.
archipallium; archicortex 原始外表(嗅脑),旧皮质
archipelago *n*. 群岛,多岛屿
Archipera dipleura Tan and Tchang 双肋袋虫
Archipera Hacekel 袋虫属
archiplasm ①初质,初浆 ②受精卵浆 ③线原生质
Archips argyrospila granulosis virus 果树卷叶蛾颗粒体病毒
Archips cerasivoranus nuclear polyhedrosis virus 樱桃丑巢卷叶蛾核型多角体病毒
Archips longicellana granulosis virus 黄色卷叶蛾颗粒体病毒
archisome; archiplasm ①初质,初浆 ②受精卵浆
archispore; archespore 孢原组织,原孢子
archisternum 原胸骨
Archistomatina *n*. 原口纤毛亚目
archistome *n*. 胚孔
archistriatum *n*. 原纹状体
architect *n*. 建筑师
architectonic *a*. 构造的,构型的 *n*. 构造,构型(如脑)
architectonics (细胞纤维)构筑学
architectural *a*. 建筑术(学)的,建筑上的
architectural distortion 结构扭曲
architectural gene 构筑基因
architecture ①建筑 ②建筑学 ③结构
architis 肛门炎
architomia 原分体
architomy 单分裂
archive *n*. [常用复]档案室;档案
archives *n*. [复]档案(室)
Archives Francaises de Pediatrrie 法国儿科学文献
Archives of Biochemistry 生物化学文献(杂志名)
Archives of Dermatology and Syphilology 皮肤病学及梅毒学文献(杂志名)
Archives of Dermatology 皮肤科文献(杂志名)
Archives of Diseases in Childhood (**BMA journal**) 儿科病文献(英国医学会杂志)
Archives of Internal Medicine 内科学文献(杂志名)
Archives of Medical Hydrology 医学水理学文献(杂志名)
Archives of Neurology 神经学文献(杂志名)
Archives of ophthalmology 眼科学文献(杂志名)
Archives of Otolaryngology 耳鼻喉科学文献(杂志名)
Archives of Pathology 病理学文献(杂志名)
Archives of Pediatrics 儿科学文献(杂志名)
Archives of Physical Medicine 理疗学文献(杂志名)
Archives of Physical Therapy 理疗学文献(杂志名)
Archives of Sexual Behavior 性行为文献(杂志名)
Archives of Surgery (**AMA journal**) 外科学文献(美国医学会杂志名)
Archnocorys Hacekel 网盔虫属
Archnocorys umbellifera Hacekel 伞网盔虫
archo- [希;构词成分]肛门;直肠
archocele 脱肛
archocystocolposyrinx 肛门膀胱阴道瘘
archocystosyrinx *n*. 肛门膀胱瘘
archometrum 测肛器
archon 蛋白质素基
archoplasm 初原生质,初质,初浆, 线原生质
archoptoma 脱肛
archoptosis 脱肛
archorrhagia 肛门出血
archorrhea 肛门黏液溢,直肠黏液溢
archos; anus 肛门,肛
archosome; archiplasm ①初质,初浆 ②受精卵浆
archostegnosis; archostenosis 肛门狭窄,直肠狭窄
archosyrinx ①直肠灌注器 ②肛瘘
Archtips villica cytoplasmic polyhedrosis virus 卷叶蛾胞质型多角体病毒
archusia *n*. 细胞生长素(一种假想物质)
archway *n*. 拱道,拱门
archyl; archyle; protyl 玄质,始质(想像中构成元素的原质)
Arcidae 蚶科(隶属于蚶目 Arcoida)
arciform *a*. 弓状的,弓形的
arciform artery 弓状动脉
arciform fiber 弓状纤维
arciform vein 弓状静脉
arcing 击穿
Arcitumomab *n*. [商名] 阿西莫单抗(诊断用药)
arclamp; arclight *n*. 弧光灯
Arclofenine *n*. [商名] 阿氯苯宁(诊断用药)
ARCN arcuate nuclei 弓状核
ARCO antigen-reactive cell opsonization 抗原反应细胞的调理学说
Arcobacter [拉] *n*. 弓形菌属
Arcobacter butzleri [拉] *n*. 布氏弓形菌(巴策勒氏弓形菌,布氏弯曲菌)
Arcobacter cryaeophilus [拉] *n*. 嗜低温弓形菌
Arcobacter nitrofigilis [拉] *n*. 硝化弓形菌(硝弯曲菌)
Arcobacter skirrowii [拉] *n*. 斯氏弓形菌
arcography 主动脉弓造影(术)
Arcoida 蚶目(隶属于瓣鳃纲 Lamellibranchia)
arcolax 阿科拉克司(一种车前子制剂)
Arcopsis symmetrica (**Reeve**) 对称拟蚶(隶属于蚶科 Arcidae)
Arcoskop C 形臂 X 线电视
arcotron 显光管
arc-quadrant *n*. 90°弧弧导系统
ARCR The Arthritis and Rheumatism Council for Research (UR) 关节炎风湿病研究理事会(英)
ARCS automated ring code search 自动环码检索系统(药学用)
ARCSE Associate of the Royal College of Surgeons of England 英国皇家外科医师学会准会员
arc-spark stand 电极架
A-RCT 臂—视网膜循环时间
arctation *n*. 孔道狭窄
Arctia caja [拉;动药]灯蛾
Arctia caja cytoplasmic polyhedrosis virus 甘兰灯蛾胞质型多角体病毒
Arctia caja Linnaeus [拉;动药]豹灯蛾
Arctia caja nuclear polyhedrosis virus 甘兰灯蛾核型多角体病毒
arctic *a*. 北极的 *n*. 北极,北极区, 北极地带
Arctic Aeromedical Laboratory 北极航空医学实验所(美)
Arctic sperm-oil [动药] 抹香鲸油
Arctium [拉;植药] 牛蒡属 ‖ ~ lappa L. 牛蒡/~ minus Bernhardi 小牛蒡,美牛蒡/~ arctomys 土拨鼠

Arctonyx collaris (F. Cuvier) 猪獾(隶属于鼬科 Mustelidae)
Arctonyx collaris leucolaemus (Milne-Ewards) 猪獾北方亚种(隶属于鼬科 Mustelidae)
Arctonyx collarisalbogularis (Blyth) 猪獾西藏亚种(隶属于鼬科 Mustelidae)
Arctornis alba nuclear polyhedrosis virus 白毒蛾核型多角体病毒
Arctornis cloanges (Collenette) 轻白毒蛾(隶属于毒蛾科 Lymantriidae)
Arctornis gelasphora (Collenette) 绢白毒蛾(隶属于毒蛾科 Lymantriidae)
Arctornis hemilabda (Collenette) 须白毒蛾(隶属于毒蛾科 Lymantriidae)
Arctornis xanthochila (Collenette) 莹白毒蛾(隶属于毒蛾科 Lymantriidae)
Arctostaphylos Adans. 熊果属 ‖ ~ uva-ursi Spreng; Arbutus officinale 熊果
Arctostaphylos uva-ursi 熊果(其叶可用作收敛剂和利尿剂)
arcual ***a*.** 弓的
arcualia ***n*.** 弧片,弓片
arcuate ***a*.** 弓形的 ‖ ~ artery 弓状动脉/~ bundle (网膜)弓状神经纤维束/~ eminence 弓状隆起/~ fiber 弓状纤维/~ line 弓形线,弓状线/~ nucleus 延髓弓状核,弓状核/~ popliteal ligament 腘弓状韧带/~ scotoma 弧形暗点,弓状暗点/~ uterus 弓形子宫/~ vein 弓脉
arcuate-emarginate 有弓状切的
arcuation ***n*.** 弯曲
arcula 眶 ‖ ~ cordis; pericardium 心包
arculus 被褥支架
arcus (复 arcus) ***n*.** [拉] 弓 ‖ ~ adiposus; ~ senilis 老人弓,老人环,角膜弓/~ alveolaris 齿槽弓,牙槽弓/~ anterior atlantis 寰椎前弓/~ aortae 主动脉弓/~ arteriarum; arteriae arciformes 弓状动脉(肾)/~ arteriosus manus 掌动脉弓/~ arteriosus pedis 足动脉弓/~ atlantis 寰椎弓/~ axillaris 腋弓/~ branchialis; branchial arches 鳃弓/~ cartilaginis cricoideae 环状软骨弓/~ corneae 角膜弓,老人环/~ costarum 肋弓/~ cruralis; ligamentum inguinale 腹股沟韧带/~ dentalis; dental arch 牙弓,齿弓/~ dentalis inferior 下[颌]牙弓,下[颌]齿弓/~ dentalis mandibularis; ~ dentalis inferior 下[颌]牙弓,下[颌]齿弓/~ dentalis maxillaris; ~ dentalis superior 上[颌]牙弓,上[颌]齿弓/~ dentalis superior 上[颌]牙弓,上[颌]齿弓/~ glossopalatinus 舌腭弓/~ iliopectineus 髂耻弓/~ jugalis; ~ xygomaticus 颧弓/~ juvenilis; ~ juvenalis 青年角膜弓/~ lipoides corneae 脂性角膜弓/~ lipoides myringis 鼓膜脂性弓/~ lumbocostalis lateralis 腰肋外侧弓/~ lumbocostalis medialis 腰肋内侧弓/~ major ventriculi; curvatura ventriculi major 胃大弯/~ marginatus 缘弓/~ minor ventriculi; curvatura ventriculi minor 胃小弯/~ occipito-parietalis 枕顶弓/~ palatini; palatine arches 软腭弓/~ palmaris profundus; ~ volaris profundus 掌深弓/~ palmaris superficialis; ~ volaris superficialis 掌浅弓/~ palpebrales ①下睑板弓 ②上睑板弓/~ palpebralis inferior; ~ tarseus inferior 下睑板弓/~ palpebralis superior; ~ tarseus superior 上睑板弓/~ parieto-occipitalis 顶枕弓/~ pharyngopalatinus 咽腭弓/~ pinguiculus; ~ senilis 角膜弓,老人弓,老人环/~ plantaris 跖弓,足底弓/~ popliteus 腘弓/~ posterior atlantis 寰椎后弓/~ pubis 耻骨弓/~ senilis; gerontotoxoa 老人弓,角膜弓,老人环/~ senilis lentis 老年性晶状体弓/~ senilis; gerontotoxoa 老人弓,角膜弓,老人环/~ senilis lentis 老年性晶状体弓/~ superciliaris 眉弓/~ tarseus 睑板弓/~ tarseus inferior 下睑板弓/~ tarseus superior 上睑板弓/~ tendineus 腱弓/~ tendineus fasciae pelvis 盆筋膜腱弓/~ tendineus musculi levatoris ani 肛[门]提肌腱弓/~ tendineus musculi solei 比目鱼肌腱弓/~ trachealis anterior 气管前弓/~ unguium; lunula unguis 爪甲弧影/~ vasculosi 血管弓(肾)/~ venosi digitales 指静脉弓/~ venosus 静脉弓/~ venosus dorsalis pedis 足背静脉弓/~ venosus juguli 颈静脉弓/~ venosus palmaris profundus; ~ volaris venosus profundus 掌深静脉弓/~ venosus palmaris superficialis; volaris venosus superficialis 掌浅静脉弓/~ venosus plantaris 足底静脉弓/~ vertebrae 椎弓/~ volaris profundus 掌深弓/~ volaris superficialis 掌浅弓/~ volaris vensus profundus 掌深静脉弓/~ volaris venosus superficialis 掌浅静脉弓/~ zygomaticus 颧弓
Arcyriaceae 团网菌科 (一种菌类)
ARD absolute reaction of degeneration 绝对变性反应/arthritis and rheumatic diseases 关节炎和风湿病/ acute respiratory disease 急性呼吸道病
ARDA analog recording dynamic analyzers 模拟记录动态分析程序
Ardacin ***n*.** [商名] 阿达星(抗生素类药)
ardanesthesia; thermanesthesia 温度觉缺失
Ardeidae 鹭科(隶属于鹳形目 Ciciniiformes)
Arden ratio Arden 比 (光峰电位/暗谷电位)
ardent ***a*.** 灼热的;热心的,热情的,激烈的 ‖ ~ly ***ad*.**
Ardeola bacchus (Bonaparte) [拉;动药] 池鹭(隶属于鹳科 Ardeidae)
Ardeola cinerea Llinnaeus [拉;动药] 苍鹭(隶属于鹳科 Ardeidae)
Ardeparin sodium ***n*.** [商名] 阿地肝素钠(抗凝血药)
Ardisia (Swartz) [拉;植药] 紫金牛属 ‖ ~ crispa DC.; ~ crenata Sims. 朱砂根
Ardisia bicolor Walk. 紫背紫金牛
Ardisia chinensis L. 小紫金牛
Ardisia crenata Sims. [拉;植药]朱砂根
Ardisia crispa (Thunb.) A. DC. [拉;植药]百两金
Ardisia crispa (Thunb.) DC.; ~ hortorum Maxim.; ~ henryi Hemsl. 百两金(其根、叶曰"八爪金龙")
Ardisia gigantifolia Stap. [拉;植药]走马胎, 大叶紫金牛
Ardisia japonica (Hornst.) Bl. [拉;植药]紫金牛, 矮地茶
Ardisia maculosa Mez [拉;植药]珍珠伞
Ardisia maculosa Mez 多斑紫金牛
Ardisia mamillata Hance [拉;植药]虎舌红
Ardisia mamillata Hance 红毛紫金牛, 红毛毡
Ardisia primulaefolia Gardn. Wt Champ. [拉;植药]莲座紫金牛
Ardisia punctata lindl. [拉;植药]山血丹
Ardisia pusilla A. DC. [拉;植药]九节龙
Ardisia quinquegona Bl. [拉;植药]罗伞树
ardo(u)r ***n*.** 灼热;热心,热情 ‖ ~ urinae 小便灼痛/~ ventriculi; pyrosis; heartburn 胃灼热
ardor [拉] ①灼热 ②热心 ‖ ~ urinae 小便灼痛/~ ventriculi; pyrosis; heartburn 胃灼热
ARDS acute (or Adult) respiratory distress synerome 急性(或成人)呼吸窘迫综合征
ARDTPB Acta Radiologica; Diagnosis Therapy, Physics, Biology 放射学报: 诊断, 治疗, 物理学, 生物学(杂志名)
Arduenna strongylina 圆形旋翼线虫 arduous ***a*.** 费力的, 艰巨的, 陡峭的
arduous ***a*.** 艰巨的,努力的 ‖ ~ly ***ad*.**
ARE Annual Review of Entomology 昆虫学年评
are 公亩(= 100m^2)
area ([复]areae 或 areas) ***n*.** 面积;区域,区 ‖ acoustic ~, auditory ~, vestibular ~ 前庭区,听觉区/ apical ~ (牙)根尖区/ association ~s 联合区(大脑皮质区)/ basal seat ~ 基托区,底座区/ B-dependent ~ B 细胞依赖区,胸腺依赖区/ cribriform ~ of renal papilla 肾乳头筛状区/ ~ of critical definition 影像清晰区/ denture-bearing ~, dent ure foundation ~, denture-supporting ~ 义齿承托区/ dermatomic ~ 皮区 / embryonic ~ 胚区,胚盘/ eye ~ 侦视中枢(在额叶) / genital ~s 经区 germinal ~ 胚区,胚盘/ glove ~ 手套区(手套可遮盖的部分 <手指、手及腕>,有时与多神经病病 例感 觉缺失的分布相符)/impression ~ 印模区(口腔构造表面,可供取模)/mirror ~ 镜面区(裂隙灯透视时,角膜与晶状体的反射面)/ motor ~, excitable ~, excitomotor ~, precentral ~, psychomotor ~, rolandic ~ 运动区,兴奋区,兴奋运动区,中央前区,心理运动区,皮质运动分析区/ piriform ~, pyriform ~ 梨状区,梨状叶/ postcentral ~, postrolandic ~ 中央后区/ silent ~ 静区(有病理情况,但不产生症状的大脑区)/ stress-bearing ~ 应力承受区/ subcallosal ~ 旁嗅区 / thymus-dependent ~, T-dependent ~ 胸腺依赖区,T 细胞依赖区/ thymus-independent ~, T-independent ~ 非胸腺依赖区,非 T 细胞依赖区/ trigger ~ 引发区,扳机区(刺激此一区域会引起另一区域生理或病理变化)/ visuopsychic ~ 视觉心理区/ vocal ~ 声门区 ‖ ~l ***a*.**
areas ***n*.** areas, Brodmann's 布劳德曼氏区(大脑皮质的不同细胞层排列的特殊区域) ‖ ~, buccal flange 颊翼区/~, buccopharyngeal 口咽区(胚)/~, calcarine 距状区/~, cardiac 心区/~, cardiogenic 成心区/~ celsi; alopecia areata 斑秃,斑形脱发/~ centralis 中央区(视网膜)/~, cheiro-kinesthetic 手动感觉区/~ chorioidea 脉络区/~ cochleae [耳] 蜗区/areas, Cohnheim's; Cohnheim's fields 孔海姆氏区(肌原纤维的小多边形区)/~, comfortable 舒适带/~, cortical 皮层区,皮质区/~ cribriformis ampullaris; macula cribrosa inferior 壶囊筛区/~ cribrifonmis sclerae, lamina cribrosa media 球囊筛区/~ cribriformis sclerae, lamina cribrosa sclerae 巩膜筛区/~ cribriformis utriculoampullaris; macula cribrosa superior 椭圆囊壶腹筛区/~ cribrosa; macula cribrosa 筛区,筛斑/~ cribrosa papillae renalis 肾乳头筛区/~ of critical definition 影像清晰区/~, crural [大脑]脚区/~, death registration 死亡登记区/~, dentofacial 牙面区/~, denture bearing 托牙担

负区,义齿承托区/～, dermatomic 皮区/～, diffraction 衍射区/～, embryonic; germinal ～ 胚区/～, excitable; motor ～ 运动区/～, excitomotor 兴奋运动区,皮质运动分析区(中央前回皮质)/～, extrapyramidal motor 锥体外运动区/～, eye 侦视中枢(在额叶)/～ racialis; ～ nervi faeialis 面神经区(面神经管入口处)/areas, Flechsig's 弗累西格区(延髓)/～, frenum 系带区/～, frontal 额区/～, fronto-orbital 额眶区/～ gastrica 胃区/areas, genital 经区(经期中鼻部充血之区)/～, germ; germinal disk 胚区,胚盘/～ germinativa; germinal ～ 胚区/～, glove 手套区(神经病时)/～, gustatory 味区/～, hard 硬区/～ hypoglossl 舌下区(口腔)/～, hypoplastic 发育不全区/～, hypothenar 小鱼际区/～, infranasal 鼻下区/～, insular 岛区/～, intercondylar 髁间区/～ intercondylaris anterior; fossa intercondyloidea anterior 髁间前窝/～ intercondylaris posterior; fossa intereondyloidea posterior 髁间后窝/areas, interglobular 球间区/～ jonstoni; alopecia areata 斑秃,斑形脱发/～, Kiesselbach's; Little's ～ 基塞耳巴赫氏区,李特尔氏区(鼻中隔薄区)/～, Kronig's; Kronig's field 克勒尼希氏区(肺尖的叩响区)/～, labiomental 唇颏区/～, Laimer-Haeckerman 憩室区(在咽与食管相接处,最易发生憩室)/areas, Panum's 帕努姆氏区(视网膜融合区)/～, paramedian 脑干旁区/～ parapyramidalis 锥体旁区(小脑)/～, parastriate 纹状体旁区/～ paraterminalis 脑内侧区(胚)/～, parietal 顶区/～ parolfactoria(Brocae); Eroca's ～; gyrus olfactorius medialis of Retzius 旁嗅区,布罗卡氏区/～, pear-shaped 梨形区/～ pellucida 明区/～ perforata; perforated space 穿区/～, peristriate 纹状体周围区/～, postcentral 中央后区/～, posterior hypothalamic 下丘脑后区/～ postpterygoidea 翼后区(小脑)/～ postrema 最后区/～, postrolandic; postcentral ～ 中央后区/～, precentral; psychomotor ～ 中央前区,心理运动区/～, prefroatal 额前区/～, premotor 运动前区/～, preoptic 视前区/areas, pressoreceptive 压力感觉区/～, pretectal 顶盖前区/～, psychoauditory 心理听觉区/～, psychomotor 心理运动区(中央前区)/～ pterygoidea 翼区(小脑)/～, pulmonary 肺动脉瓣区/～, pulse [按]脉区/～, pyramidal 锥体区/～, pyriform; pyriform lobe 梨状叶/～, rolandic; excitomotor ～ 兴奋运动区,皮质运动分枢区(中央前回皮质)/areas, seborrheic 皮脂溢区/～, sensation; sense ～ 感觉区/～, sensorimotor 感觉运动区/～, sensory 感觉区/～, septal [透明]隔区/～, silent 静区(脑)/～, somesthetic 体觉区/～, somesthetopsychic 体觉心理区/～, Spencer's 斯潘塞氏区(大脑皮质额叶)/～ spongiosa 海绵带(脊髓)/～, staging 遣送区/～ of stomach, bara 胃裸区/～ striata 纹状区(视皮质)/～ subcallosa; ～ parofactoria(Brocae) 旁嗅区/～, temporal 颞区/～, thenar 鱼际区/～, triangular 三角区(鼻梁)/～, tricuspid 三尖瓣区/～, trigger 引发区,扳机区/～, vagus 迷走神经区(第四脑室底)/～ vasculosa 血管区/～, ventral 腹侧区(脊神经前根带)/～ vestibularis; ～ acustica 前前庭区(菱形窝)/～ vestibularis inferior 前庭下区/～ vestibularis saccularis 前庭球囊区/～ vestibularis superior 前庭上区/～ vestibularis utriculoampullaris 前庭椭圆囊壶腹区/～, visceral 内脏区/～, viscerocutaneous 内脏皮肤区/～, visual 视区/～, visual projection 视觉投射区/～, visucpsychic 视觉心理区/～, visuosensory 视觉区/～, vitellina 卵黄区/～, vocal 声门区/～, Wernicke's; Wernicke's center 韦尼克氏中枢(言语中枢)/areas, association 联合区/～, auditopsychic 听觉心理区/～, auditory 听觉区/～, auditory projection 听觉投射区/～, auditosensory 听觉区/～, axial 轴区(神经)/～, Eamberger's 班伯格氏区(左肋间的实音区,心包渗出的指征)/～, bare 裸区/～, Betz cell; psychomotor ～ 贝茨氏细胞区,心理运动区(中央前区)/～, birth registration 出生登记区/～, Eroca's; ～ parolfactoria 布罗卡氏区,旁嗅区

areata *a*. 簇状的

areatus [拉] 簇状的

areca *n*. 槟榔, 槟榔树, 槟榔子

areca - nut 槟榔

Areca (**L.**) 槟榔属

Areca catechu L. [拉;植药]槟榔

Areca catechu L. 槟榔(其种子曰槟榔子;其果皮曰大腹皮)

Areca peel [植药]大腹皮

Areca yellow leaf virus (Menon) 槟榔子黄叶病毒

Arecaceae 棕榈科

arecaidine; methyl tetrahydronicotinic acid 槟榔次碱,甲基四氢化烟酸(驱虫药)

arecaine; arecaidine 槟榔次碱,甲基四氢化烟酸(驱虫药)

arecaline; arecoline 槟榔碱

arecane; arekane 槟榔泻碱

arecin 槟榔红

arecoline *n*. 槟榔素,槟榔碱

arecoline *n*. 槟榔碱 ‖ ～ hydrobromide 氢溴酸槟榔碱

arefaction [拉 arefacere to make dry] ①除湿,干燥 ②除[结晶]水

areflexia *n*. 无反射,反射消失

aregenerative *a*. 再生障碍(性)的

arena *n*. ①尿沉渣,尿沙 ②脑沙 ③竞技场,舞台,界

arenaceous *a*. 沙状的

Arenaria serpyllifolia [拉;植药] 蚤缀属,鹅不食草属

Arenaria juncea Bieb. 灯心蚤缀(其根曰山银柴胡根)

Arenaria kansuensis Maxim. [拉;植药]甘肃蚤缀

Arenaria serpyllifolia L. [拉;植药]蚤缀

Arenaria serpyllifolia L. 蚤缀,鹅不食草(其全草又曰"铃铃草")

arenation; psammotherapy 沙浴疗法

Arenaviridae 砂粒样病毒科

Arenavirus *n*. 砂粒样病毒属

Arenga Labill. 桄榔属 ‖ ～ pinnata(Wurmb.) Merr. 桄榔,山椰子

Arenga pinnata (**Wurmb.**) **Merr.** [拉;植药] 桄榔

Arenicola brasiliensis (**Nonato**) 太平洋沙蠋(隶属于沙蠋科 Arenicolidae)

arenicole ①砂栖的 ②砂生生物

Arenicolidae 沙蠋科 (隶属于小头虫目 Capitellida)

arenicolous ①砂栖的 ②砂生生物

arenobufagin 沙地蟾蜍素

arenoid *a*. 沙状的

areocardia; bradycardia 心搏徐缓

areocel 基副合室(昆虫之鳞翅目前翅)

areola (复 areolae)[拉] ①晕 ②细隙,小区 ‖ ～ mammae 乳[房]晕/～ papillaris; mammae 乳[房]晕/～, second 妊娠乳[房]晕/～, umbilical 脐晕/～, vaccinal 接种红晕/～, vitelline 卵黄晕

areolae (单 areola)[拉] ①晕 ②细隙,小区

areolar ①晕的 ②细隙的,小区的,网形的

areolar choriditis 晕轮状脉络膜炎

areolar choroidal sclerosis 晕轮状脉络膜硬化

areolar connective tissue 网状结缔组织

areolar gland 乳晕腺

areolar tissue 蜂窝组织

areolate ①网隙的,龟纹的 ②具小翅室的 ③区划形的 ④负脉状

areole 小室

areolet 微翅室

areolitis *n*. 乳晕炎

areometer *n*. 液体比重计,比重计

areometric 液体比重测定法的

areometry *n*. 液体比重测定法 ‖ areometric *a*.

areo-pyknometer 小量液比重瓶

areosaccharimeter 糖液比重计

areosis ①疏松,稀薄 ②稀释

Aretaeus elephantiasis; tubercular leprosy 结节麻风

arevareva 毒椒皮病(食用过多毒椒所致)

Arey's rule [Leslie Brainerd 美解剖学家 1891 生] 艾里氏规律(胎形胎龄规律,即妊娠前 5 个月胎儿身长度(以英寸计)等于妊娠起以前的月数的数字之和;妊娠后 5 个月的身长等于月数乘以 2 所得之积)

ARF acute renal failure 急性肾衰竭

Arfalasin *n*.[商名] 阿法拉新(抗高血压药)

ARFC active rosette-forming cells 活性玫瑰花结形成细胞

Arfendazam *n*.[商名] 阿芬达占(安定药)

Arfonad *n*. 阿福那特,樟磺咪芬(trimethaphan camsylate)制剂的商品名(降血压药)

ARFS acute renal failure syndrome 急性肾功能衰竭综合征

ARG Annual Review of Genetics 遗传学年评(书名) autoradiogram 放射自显影(照)片,自体放射(照)片

arg argentum [拉]银

Arg argininase 精氨酸酶/arginine 精氨酸

Arg P Argentian Pharmacopoeia 阿根廷药典

argentum [拉]; **silver** [英] 银(47 号元素)

argamblyopia; argiamblyopia *n*. 废用性弱视

Argand burner [Aime 瑞士医师 1755—1803] 阿尔冈氏灯

Argas 锐缘蜱属,稳喙属 ‖ ～ americanus 美洲锐缘蜱,波斯锐缘蜱,微小锐缘蜱/～ arboreas 树锐缘属/～ hermanni 赫(尔曼)氏锐缘蜱/～ miniatus 微小锐缘蜱,美洲锐缘蜱,波斯锐缘蜱/～ persicus 波斯锐缘蜱,微小锐缘蜱,美洲锐缘蜱/～ refiexus 鸽锐缘蜱/～ vespertilionis 蝙蝠锐缘蜱

Argasidae 软蜱科(隶属于蜱螨目 Acarina)

Argasinae 软蜱亚科,隐喙蜱亚科

argasis 锐缘蜱(的)

Argatroban *n*.[商名] 阿加曲班(抗血栓药)

Arge pectoralis nuclear polyhedrosis virus 桦三节叶蜂核型多角体

病毒
argema *n*. 角膜缘溃疡
argemona mexicana 蓟罂粟
Argemone (Tourn. ex L.) [拉;植药] 蓟罂粟属 ‖ ~ mexicana L. 蓟罂粟
argent *n*. & *a*. 银(的),银白色(的)
argent- [拉] 银
argentaffin *a*. 嗜银的,亲银的(指组织)
argentaffin cells 亲银细胞,嗜银细胞
argentaffin; argentaffine 嗜银的,亲银的
argentaffinoma *n*. 嗜银细胞瘤
argentan 新银,白铜
argentate 银白色
argentation *n*. 银染法,镀银
argentea 银膜
argenteous 银色,如银的
argenti (arpentum 的所有格) 银 ‖ ~ lodidum colloidale; colloidal silver iodide 胶体碘化银/~ lactas; silver lactate 乳酸银/~ nitras; silver nitrate 硝酸银/~ nitras fusus 硝酸银棒/~ picras; silver picrate 苦味酸银/~ sulfas 硫酸银
argentic *a*. 高价银的
Argentina kagoshimae (Jordan et Snyder) 水珍鱼(隶属于水珍鱼科 Argentinidae)
Argentina *n*. 阿根廷[南美洲]
Argentina virus 阿根廷病毒
Argentine *a*. 阿根廷(人)的 *n*. 阿根廷人
argentine *a*. 银的;似银的;银色的 *n*. 银;银器
Argentine hemorrhagic fever virus 阿根廷出血热病毒
Argentinian hemorrhagic fever (Infections Nephropathy) 阿根廷出血热(传染性肾病)
Argentinidae 水珍鱼科(隶属于鲑形目 Salmoniformes)
argento-, argent- [拉;构词成分] 银
argentometer 银滴定器
argentometry 银滴定法
argentophil *a*. 嗜银的,亲银的
argentophil substance 嗜银物质
argentophilic 嗜银的,喜银的
argentophobic 嫌银的
argentoproteinum *n*. 蛋白银
argentous 低价银的
argentum (所有格 argenti) [拉] 银 ‖ ~ arsphenamina 胂凡纳明银/~ bromatum; silver bromide 溴化银/~ chloratum; silver chloride 氯化银/~ colioidale; collargol 胶体银/~ cyanicum; silver cyanide 氰化银/~ jodatum; silver iodide 碘化银/~ nitricum 硝酸银/~ nitricum cum kalio nitrico 硝酸银加硝石,硝酸钾银/~ proteinicum 蛋白银/~ proteinicum forte; strong silver protein 强蛋白银/~ proteinicum mite; mild silver protein 弱蛋白银/~ vivum 汞
argi(ni) nosuccinic acid 精氨(基)琥珀酸
argi(ni)nosuccinic aciduria 精氨基琥珀酸尿
argiamblyopia 废用性弱视
argiamblyopia; argamblyopia 废用性弱视
argicillin 羟甲基短杆菌肽
argilla [希] 黏土,陶土
argillaceous *a*. 黏土的,陶土的
Argimesna *n*. [商名] 精美司那(解毒药)
arginane *n*. 精氨酸
arginase deficiency 精氨酸酶缺乏症(亦称精氨酸血症)
arginine *n*. 精氨酸,胍基戊氨酸 ‖ ~ hydrochloride 盐酸精氨酸/~, phosphoryl; phosphoarginine 磷酸精氨酸/~, suberyl 软木酰精氨酸
arginine-glycinetransamidinase 精氨酸甘氨酸转肽基酶
argininemia *n*. 精氨酸血症,精氨酸酶缺乏症
arginine-rich protein 富精氨酸蛋白
argininosuccinase *n*. 精氨(基)琥珀酸酶,精氨(基)琥珀酸裂解酶
argininosuccinase deficiency 精氨(基)琥珀酸酶缺乏症,精氨(基)琥珀酸尿
argininosuccinate (ASA) synthetase (ASAS, ASS) deficiency 精氨(基)琥珀酸合成酶缺乏症(亦称瓜氨酸血症,瓜氨酸尿)
argininosuccinate lyase (ASAL, ASL) deficiency 精氨(基)琥珀酸裂解酶缺乏症(亦称精氨<基>琥珀酸酶缺乏症,精氨<基>琥珀酸尿)
argininosuccinate synthase 精氨(基)琥珀酸合酶(亦可写成 argininosuccinate synthetase)
argininosuccinate synthase deficiency 精氨(基)琥珀酸合酶缺乏症(一种常染色体隐性遗传氨基酸病,特征为瓜氨酸血浆和尿浓度明显升高,伴高氨血症,有时伴继发性乳清酸尿症。新生儿及晚发型均存在,临床所见严重程度各异,其中包括精神发育迟缓和神经系统异常。亦称瓜氨酸血症和瓜氨酸尿症)
argininosuccinic acid 精氨(基)琥珀酸
argininosuccinicacidemia *n*. 精氨(基)琥珀酸血(症)
argininosuccinicaciduria *n*. 精氨(基)琥珀酸尿(症),精氨(基)琥珀酸裂解酶缺乏症
argininosuceinate 精氨基琥珀酸盐
arginyl *n*. 精氨酰(基)
Argiopidae 园蛛科(隶属于蜘蛛目 Araneida)
Argipressin *n*. [商名] 精氨加压素(升压药)
Argiprestocin *n*. [商名] 精氨缩宫素(子宫收缩药,血管收缩药)
ARGM autoradiogram 自动射线照片、放射自显影图
argol 酒石
argolaval 阿果拉伐(硝酸银与乌洛托品的复合物)
argomycin 阿格霉素
argon(Ar) 氩 ‖ ~ beam coagulator 氩电刀,氩电凝器/~ laser 氩激光/~ spread peak 氩传播峰/~-ion peak region 氩离子峰区
Argopecten irradians irrdians (Lamarck) 北海湾扇贝(隶属于扇贝科 Pectinidae)
arguable *a*. 可争辩的,可论证的
argue *vi*. 争辩,争论(against 或 for) *vt*. 辩论,说服;(用辩论)证明,表明
argument *n*. 辩证,说服,论点,理由
argumentation *n*. 推论,论证;辩论
argumentative hallucination 争议性幻觉
ARGUS automatic routine generating and updating system 自动例行程序生成和修改系统
Argyll-Robertson pupil (singn) [Douglas Moray Cooper Lamb 英医师 1837—1909] 阿盖耳·罗伯逊氏瞳孔(征)(瞳孔对调节尚有反应,对光则无反应)
argyn 阿尔今(蛋白银商品名)
Argynnis dia cytoplasmic polyhedrosis virus 蛱蝶胞质型多角体病毒
Argyreia acuta Lour. [拉;植药]白鹤藤
Argyreia seguinii (Levl.) Van. Ex Levl. [拉;植药]白花银背藤
argyraemia; argyremia 银血[病]
argyria *n*. 银质沉着病,银中毒
argyria nasalis 鼻银质沉着病
argyric *a*. 银的
argyrine 七叶树碱,马栗碱
argyrism = argyria = silver poisoning 银中毒,银质沉着病
argyritis 红密陀僧,金色密陀僧
argyro-, argyr- [希;构词成分] 银
Argyrol *n*. 弱蛋白银(mild silver protein)的商品名
argyrol 弱蛋白银
argyrolentis 晶状体(囊)银质沉着症
Argyropelecus aculeatus (Valenciennes) 刺银斧鱼(隶属于褶胸鱼科 Sternoptychidae)
argyrophil *a*. 嗜银的(指组织)
argyrophil cells 嗜银细胞
argyrophil fiber 嗜银纤维
argyrophilia 嗜银性,银易染性
argyrophilic 嗜银的
argyrophillia 嗜银性,银易染性
argyrophiloma 嗜银细胞瘤
Argyroploce leucotreta granulosis virus 桔白点卷叶蛾颗粒体病毒
Argyrops bleekeri (Oshima) 四长棘鲷(隶属于鲷科 Sparidae)
argyrosis; argyria 银质沉着病
argyrosis conjunctivae 结膜银沉着症
argyrosis corneae 角膜银质沉着症
argyrosis oculi 眼银质沉着症
Argyrosomus aneus (Bloch) 白姑鱼(隶属于石首鱼科 Sciaenidae)
Argyrotaenia veltinana granulosis virus 红带卷叶蛾颗粒体病毒
argytiasis 银质沉着症
aRh antibody Rh Rh(血型)抗体
Arh shell [植药]瓦棱楞子
arheol; santalol 白檀油烯醇
arhigosis *n*. 冷觉缺失
arhinencephalia *n*. 无嗅脑(畸形)
arhinencephalis 无嗅脑(畸形)
arhinia; arrhinia 无鼻(畸形)
Arhodomonas [拉] *n*. 非红单胞菌属
Arhodomonas aquaeolei [拉] *n*. 水油非红单胞菌
arhythmia *n*. 心律失常,心律不齐,无节律 ‖ ~ respiratoria 呼吸性心律失常
arhythmicity 无节律性

arhythmic vision 无节律视觉
ARI acute renal insufficiency 急性肾功能不全
Arias-Stella reaction (**Javier Arias-Stella**) 阿利厄斯·斯特拉反应(子宫内膜上皮细胞中产生的变化,主要包括细胞核深染,增大和奇形怪状,细胞极性消失,细胞浆偶有空泡形成。这些变化据认为与子宫内或子宫外存在绒毛组织有关,可见于某些异位妊娠病例)
ariboflavinosis *n*. 核黄素缺乏病,维生素 B2 缺乏症
ARIC Associate of the Royal Institute of Chemistry 皇家化学会候补会员
aricine 阿里辛(裴氏金鸡纳碱)
arid *a*. (土地)干旱的,不毛的;干燥无味的
Aride virus 阿赖得病毒
Aridone= Win 38020 阿利得温,(= 4-[6-(2-chloro-4-methoxyphenoxy) hexyl]-3,-5- heptanedione 4-[6-(2－氧－4－甲氧苯氧基)己烷基]－3,5－庚二酮)
aridosiliculose cataract 长荚形白内障,干荚形白内障
arietinous 羊头形的
aright *ad*. 正确地
Ariidae 海鲇科(隶属于鲤形目 Cypriniformes)
aril *n*. 假种皮
arildone *n*. 阿立酮,苯己庚二酮(抗病毒药)
arillode *n*. 类假种皮
Arillus longanae [拉;植药] 龙眼肉(桂圆肉)
arillus; aril 假种皮
Ariomma indica (**Day**) 印度无齿鲳(隶属于无齿鲳科 Ariommidae)
Ariommidae 无齿鲳科(隶属于鲈形目 Perciformes)
ariphon 阿里风(阿司匹林、枸橼酸钠、咖啡因等制剂)
Aripiprazole *n*. [商名] 阿立哌唑(抗精神病药)
Arisaema (**Mart.**) [拉;植药] 天南星属 ‖ ~ ambiguum Engl. 拟天南星/~ amurense Maxim. 东北天南星/~ angustatum Franch. et Savat var. peninsulae(Nakai) Nakai 朝鲜天南星/~ bilifera 胆天南星/~ bockii Engl. 鲍氏天南星/~ consanguineum Schott 天南星/~ dracontium 龙根天南星/~ heterophyllum Bl. 异叶天南星/~ japonicum 青腹蛇草(日名)/~ peninsulae Nakai 朝鲜天南星/~ ringens 油跋/~ serratum 攀倒甑(斑杖)/~ thunbergii Bhume 虎掌/~ triphyllum 三叶天南星
arise *v*., *vi*. 升起;呈现;出现,发生,由……而引起,由……而产生(from)
arisen arise 的过去分词
arista ①芒,颖芒 ②触角芒 ‖ ~,dorsal 背芒 ‖ ~,terminal 端芒
Aristaeomorpha faliacea (**Risso**) 拟须虾(隶属于须虾科 Aristeidae)
aristapedia (**ssa**) 角芒足
Aristeidae 须虾科(隶属于对虾总科 Penaeoidea)
aristeromycin 隐徒头霉素
Aristerostoma Kahl 芒口虫属
Aristerostoma minutum Kahl 小芒口虫
Aristichthys nobilis (**Richardson**) 鳙(隶属于鲤科(Cyprinidae)
aristin *n*. 马兜铃素
aristocardia 心右偏
aristochin 碳酸奎宁
Aristocort *n*. 曲安西龙(triamcinolone)及其衍生物制剂的商品名
aristocracy *n*. 贵族政治,贵族(总称),贵族社会
aristocrat *n*. 贵族(中的一员)
aristocratic *a*. 贵族政治的,贵族
Aristogel *n*. 曲安奈德(triamcinolone acetonide)制剂的商品名
aristogenesis [希] 优生;芒状发生
aristogenics; eugenics *n*. 优生学
aristol 碘麝香草脑(商品名)
Aristolochia (**Tourn.**) [拉;植药] 马兜铃属 ‖ ~ austroszechuanica C. P. Chien et G. Y. Cheng, 川南马兜铃(其药用部分:根曰大叶青木香,又称土防已)/~ calcicola C. Y. Wu 青香藤,青木香根/~ contorta Bunge [拉;植药] 北马兜铃(其果实曰马兜铃、带叶茎藤曰天仙藤)/~ debilis Sieb. et Zucc. [拉;植药] 马兜铃/~ fangchi Y.C. Wu ex L.D.Chow et S.M.Hwang [拉;植药]广防己,木防己/~ fordiana Hemsl. 通城虎/~ heterophylla Hemsl. 汉中防己,青木香根/~ heteropohylla Hemsl. [拉;植药]异叶马兜铃/~ mandshuriensis Komar.; Hocquartia mandshuriensis(Komar.) Nakai 木通,寻骨风/~ manshruiemsis Kom. [拉;植药]东北马兜铃/~ mollissima Hance [拉;植药]绵毛马兜铃/~ moupinensis Franch. [拉;植药]木香马兜铃/~ saccata Wall. 囊花马兜铃/~ tagala Champ. [拉;植药]卵叶马兜铃/~ transsecta C. Y. Wu 粉质青木香/~ trilobata mosaic virus 马兜铃花叶病毒/~ tubiflora dunn [拉;植药]管花马兜铃/~ westlandi Hemsl. 广防已
Aristolochiaceae 马兜铃科
Aristolochiales 马兜铃目(植物分类学,马兜铃科隶属于此)
Aristolochic Acid *n*. [商名] 马兜铃酸(消炎药)
aristolochic acid 马兜铃酸
aristolochine *n*. 马兜铃酸
aristoquin; aristochin 碳酸奎宁
Aristospan *n*. 己曲安奈德(triamcinolone hexacetonide)制剂的商品名
Aristotle's anomaly [Aristotle 为古希腊哲学家,大约生活在公元前 384—322] 亚里士多德氏异常,双笔错觉(用拇食二指交叉握笔时有两支笔的错觉)
-arit [构词成分] –(扎)利 (1998 年 CADN 规定使用此项名称,主要系指神经系统消炎镇痛剂氯丁扎利[Clobuzarit]类抗关节炎药物)
ARIT American Registry of Inhalation Therapists 美国吸入治疗学家登记处
aritasone 土荆芥酮
arithmetic *n*. 算术;计算 ‖ arithmetic(al) *a*.
arithemetic effects of genes 基因等差效应
arithemetic mean 算术平均[数]
arithetic mean 等差中项
arithmetic 计算(的),运算(器) ‖ ~ element 运算元件/~ operation 运算操作/~ processing unit 算术处理单元/~ unit 运算器/~ al unit 运算部件,运算器
arithmomania *n*. 计算狂,计算癖
arithmometer 数字计算机,计数器
aritox *n*. 阿托(基)(根据 1998 年 CADN 的规定,在盐或酯与加合物之命名中,使用此项名称)
Arius sinensis (**Lacepede**) [拉;动药]中华海鲇
Arius thalassinus (**Lacepede**) [拉;动药] 海鲇 (隶属于海鲇科 Ariidae)
Arizona *n*. 亚利桑那(美国州名)
Arizona arizonae [拉] *n*. 亚利桑那亚利桑那菌(亚地亚利桑那菌)
Arizona hinshawii [拉] *n*. 欣氏亚利桑那菌
Arizona State Medical Association 亚利桑那州医学协会
Ark shell [动药]毛蚶,瓦楞子
Arkansas *n*. 阿肯色(美国州名)
Arkonam virus 阿科纳姆病毒
Arkovy's mixture [J. 匈牙科医师 1851—1922] 阿科维氏合剂(石炭酸 8.0,樟脑 4~0,桉油 4.
arkyochrome 网[质]染[色]细胞,尼氏体成网细胞
arkyochrome cell 网色(染)细胞,尼氏体成网细胞(泡内尼氏体分布成网)
arkyochrome type 网(质)染(色)型
arkyostichochrome 网[质]纹染细胞
ARL acceptable reliability level 容许的可靠性等级
Arlacel *a*. *n*. 山梨醇单油酯(商品名,乳化剂)
arlco-urease 大豆脲酶
Arlidin *n*. 盐酸布酚宁(nylidrin hydrochloride)制剂的商品名
Arlonig-Courmont test [Saturnin 法病理学家 1846—1911] 阿—库二氏试验(结核病的血清凝集反应)
Arlt's operation [Carl Ferdinand Ritter von 奥眼科医师 1812—1887] 阿尔特氏眼手术(眼和眼睑手术) ‖ ~ recess 阿尔特氏隐窝/~ sinus 阿尔特氏窦,泪囊隐窝/~ trachoma 沙眼,粒性结膜炎
ARM acoustic reflex magnitude 声反射量,声反射大小 artificial rupture of membranes 人工破膜
arm *n*. 臂 ‖ ~, all-cord 全带臂(牙机臂)/~, artificial 假臂/~, belt 带臂(牙机臂)/~, bird 鸟状臂(肌肉萎缩使前臂细小)/~, cable 簧臂,索臂(牙机臂)/~, clasp 卡环臂/~, dental engine; engine ~ 牙机臂/~, flexible 可见[机]臂/~, golf 高尔夫臂(为高尔夫球手过度运动后的一种神经机能症)/~ triple section engine 三节机臂/~, unequal 不等臂/~, upper; brachium 臂
ARMA American Records Management Association 美国资料管理协会
Armadillidium vulgare(**Latreille**) 平甲虫,鼠妇
armadillo *n*. 南美犰狳,犰狳
armament *n*. 军备;军队;(动植物的)防护器官
armamentarium *n*. 一套设备
armamentarium; armarium *n*. [拉]医疗设备
Armand clematis [植药]小木通
Armanni-Ebstein cells [Luciano Armanni 意病理学家 1839—1903; Willhelm Ebstein(不明)]阿尔曼尼—埃布斯泰因细胞(近端肾曲小管末端的上皮细胞,含有糖原沉积,为糖尿病的特征性损害)
armarium; armamentarium 医疗设备
Armata 有棘类(生物分类学)
armatine, buccal 口甲

armature ①附件,配件,装备 ②电枢,衔铁 ③甲胄 ‖ ~, pharyngeal 咽甲(昆)/ ~, buccal 口甲 ‖ ~, cibarial 食贝甲/ ~, pharyngeal 咽甲(昆)
armatus 有刺的
ARMC Annual Reports in Medical Chemistry 医学化学年报(刊名)
armchair *n*. 扶手椅
armed *a*. 具刺的;(动植物)有防护器官的;武装的
Armed Forces Institute of Pathology (武装)部队病理研究所
Armenia *n*. 亚美尼亚(原苏联一个加盟共和国)
Armeniaca (K. Koch) 杏属 ‖ ~ ansu Kost. 山杏/ ~ mandshurica Skv. 辽杏/ ~ sibirica Lam. 西伯利亚杏/ ~ vulgaris Lam; prunus armeniaca L. 杏
armeniaca 杏,巴旦杏/ ~ amara 苦杏仁/ ~ dulcis 甜杏仁
Armenian bole 阿美尼亚黏土
armepavine 高加索罂粟碱
ARMH Academy of Religion and Mental Health 宗教及精神健康学会
Armigeres 阿蚊属 ‖ ~ annulipalpis 环须阿蚊/ ~ annulitarisis 环跗阿蚊/ ~ aureolineatus 金线阿蚊/ ~ baisasi 端带阿蚊/ ~ digitatus 五指阿蚊/ ~ durhami 达勒姆阿蚊/ ~ flavus 黄色阿蚊/ ~ inchoatus 白斑阿蚊/ ~ inchoatus hexaspinosa 白斑阿蚊六刺亚种/ ~ magnus 巨型阿蚊/ ~ malayi 马来阿蚊/ ~ obturbans 骚扰阿蚊/ ~ omissus 多指阿蚊/ ~ subalhatus 骚扰阿蚊/ ~ theobaldi 黄斑阿蚊
armiliarisin 亮菌甲素,假密环菌素
armilla 手镯状增大(腕)
Armillaria matsutake lto et Lmai [拉;植药]松蕈
Armillarisin A *n*. [商名] 亮菌甲素(利胆药)
Armillifer; Porocephalus 蛇舌状虫属,洞头虫属 ‖ ~ armillatus; Porocephalus armillatus 腕带蛇舌状虫/ ~ moniliformis 串球蛇舌状虫
armin 阿明,乙基磷酸对硝基苯乙酯(治青光眼药)
Armina (Linguella) babai (Tchang) 微点舌片鳃海牛(隶属于片鳃海牛科 Arminidae)
Arminidae 片鳃海牛科(隶属于无腔目 Acoela)
armless *a*. 无臂的
armlet *n*. [缠]臂带(血压计)
armo(u)r *n*. 甲胄,盔甲;(动植物的)防护器官
armo(u)red *a*. 装甲的
armogenesis 胚胎部分适应
Armophorina *n*. 甲鞘亚目
Armoracia Gaertn. 辣根属
armored heart 盔甲心(缩窄性心包炎之 X 线征象)
Armorican swift moth [动药]虫草蝙蝠蛾
armoured 具甲的,被壳的
armous plate 盔板
armpit *n*. 腋窝
armpit hair 腋毛
armpit; axilla 腋,腋窝
arm-prosthesis 假臂
arm-rest 靠臂,扶手,臂扶手 ‖ ~, self-adjusting 自动调整扶手
arm-retinal circulation time 臂—视网膜循环时间
arms, tegular 翅基内臂
army *n*. 群,团,大群;陆军,军队 ‖ ~ Ambulance Service 陆军救护运输队/army artificial heart pump 部队人工心泵/ ~ Biological Laboratories 军事生物学实验所(美)/ ~ Blood Transfusion Service 陆军输血队/ ~ dental Service 陆军牙科医疗队/ ~ Health Services Command 陆军卫生兵总部/ ~ Hospital COrps 陆军医院勤务(队)/ ~ Medical Center 陆军医学中心/ ~ Medical Museum 陆军医学博物馆/ ~ Medical Service 军医队/ ~ Nurse Corps 军队护士团
armyman *n*. 军人/Arndt-Schulz law [Rudolf Arndt 德精神病学家 1835—1900; Hugo Schulz 德药理学家 1853—1832] 安—舒二氏定律(弱刺激增强生理活动,强刺激抑制生理活动)
Arnebia [拉;植药] 紫草属
Arnebia euchroma(Royle) Johnst. [拉;植药]新疆紫草
Arnebia guttata Bunge [拉;植药]假紫草
Arnebia guttata Bunge [拉;植药]黄花紫草
Arnebia thomsonii Clarke [拉;植药]帕米尔紫草
Arneth's classification [Joseph 德医师 1873 生] 阿内特氏分类法(根据中性白细胞的多少分类) ‖ ~ count 阿内特氏计数(白细胞分类计数)/ ~ formula (index) 阿内特氏公式(指数)(多形核白细胞依核分叶多少的正常比例)
Arneth's formula (见上条)阿尔内特公式(根据分类法、计数、指数,将不同类型多形核白细胞正常比例的表示法,依核显示的叶数 <1 到 5> 而定:1 叶 5%,2 叶 35%,3 叶 41%,4 叶 17%,5 叶 2%)
arnica *n*. 山金车花
Arnica (Rupp. ex. L.) [拉;植药] 山金车属 ‖ ~ montana L. 山金车
arnicin 山金车苦素
Arning's tincture [Eduard 德皮肤病医师 1855 生] 阿尔宁氏酊制剂(含无色茜素、图门诺耳、乙醚及安息香酊等)
ARNM Applied Radiology and Nuclear Medicine 应用放射学及核医学(杂志名)/Association for Research in Nervous and Mental Disease 神经病与精神病研究协会
Arnoglossus japonicus (Hubbs) [拉;动药]角羊舌鲆(隶属于鲆科 Bothidae)
Arnold sterilizer, Arnold steam sterilizer 流通蒸汽灭菌器,阿鲁氏灭菌器
Arnold-Chiari deformity (malformation, syndrome) (Julius Arnold; Hans Chiari) 阿诺尔德—希阿利变形(畸形,综合征)(一种脑各部先天畸形,小脑及延髓变得细长、扁平,经枕骨大孔突出于脊髓管中,可能有许多其他缺损,其中包括隐性脊柱裂、脊髓脊膜突出)
Arnold-Chiari syndrome 阿—希二氏综合征(一种脑各部畸形综合征)
Arnold's bodies [Julius 德病理学家 1835—1915] 阿诺德氏体(红细胞的碎片,易被误认为是血小板)
Arnold's canal [Friedrich 德解剖学家 1803—1890] 阿诺德氏管,乳突小管(岩骨中小管有阿诺德氏神经) ‖ ~ ganglion 阿诺德氏神经节(①耳神经节 ②颈动脉球)/ ~ ligament 阿诺德氏韧带(①环枢韧带 ②砧骨上韧带)/ ~ nerve; ramus auricularis nervi vagi 阿诺德氏神经,迷走神经耳支/ ~ operculum 阿诺德氏盖(岛盖)/ ~ reticular white substance; substantia reticularis alba 阿诺德氏白网状质,白网状质
Arnold's test [Vincenz 奥医师 1864 生] 阿诺德氏试验(检尿乙酰乙酸)
Arnolol *n*. [商名] 阿诺洛尔(β 受体阻滞药)
arnotto; annotto *n*. 胭脂树红,果红(染料)
Arnott's bed [Neil 英医师 1788—1874] 阿诺特氏水褥(防止褥疮)
ARNT anterograde radioautographic neuroanatomical tracing 顺行性放射自显影神经解剖示踪术/ autoradiographic neuroanatomical tracing 放射自显影神经解剖示踪术
ARO after receipt of order 收到处方后/ Association for Research in Ophthalmology 眼科学研究协会
AROA autosomal recessive ocular albinism 常染色体隐性遗传眼白化病
Aroa ochripicta (Moore) 蔗色毒蛾(隶属于毒蛾科 Lymantriidae)
Aroa postfusca (Gaede) 褐色毒蛾(隶属于毒蛾科 Lymantriidae)
Aroa scytodes (Collenette) 墨色毒蛾(隶属于毒蛾科 Lymantriidae)
Aroa substrigosa (Walker) 珀色毒蛾(隶属于毒蛾科 Lymantriidae)
Arofylline *n*. [商名] 阿罗茶碱(平喘药)
arohcbiont 生命起源
Aroideae 天南星科 (与 Araceae 相同)
-arol [构词成分] - 香豆素 (1998 年 CADN 规定使用此项名称,主要系指影响血液及造血系统的双香豆素类药物,如库美香豆素 [Coumetarol]、甲苄香豆素 [Xylocoumarol] 等)
arolium (复 arolia) 中垫,爪间垫
arom aromaticus [拉]芳香的
aroma *n*. 芳香,芳香气,香味
aromatase *n*. 芳香酶
aromatic *a*. 芳香的,有香味的;芳族的 *n*. 芳香剂 ‖ ~ acid 芳香族酸
aromatic amino acid 芳香族氨基酸
aromatic amino acid decarboxylase 芳香氨基酸脱羧酶
aromatic hydrocarbons 芳(香)烃
Aromatic turmeric [植药]郁金
aromatic-L-amino-acid decarboxylase 芳香 – L – 氨基酸脱羧酶
aromatics *n*. 芳香剂
aromatization *n*. 芳香花
aromatize 芳香化
aromatizer 香料,芳化剂
aromine *n*. 尿芳香碱
aromorphosis 强化演化
Aronixil *n*. [商名] 阿罗昔尔(降血脂药)
Aron's test [Hans 德儿科医师 1881 生] 阿龙氏试验(检癌)
Aronson's serum [Hans 德细菌学家 1865—1919] 阿龙森氏血清
AROS Annual Report on Stress 应激反应年报
Arothron (Marion de Proce) 菲律宾叉鼻鲀(隶属于鲀科 Tetraodontidae)
Arothron alboreticulatus (Tanaka) 白网纹叉鼻鲀(隶属于鲀科 Tetraodontidae)
Arothron formamentus (Temminck et Schlegel) 苍叉鼻鲀(隶属于

鲀科 Tetraodontidae)
Arothron hispidus (**Linnaeus**) 纹腹叉鼻鲀(隶属于鲀科 Tetraodontidae)
Arothron immaculatus (**Bloch et Schneider**) 线纹叉鼻鲀(隶属于鲀科 Tetraodontidae)
Arothron mappa (**Lesson**) 条纹叉鼻鲀(隶属于鲀科 Tetraodontidae)
Arothron meleagris (Lace pe de) 白点叉鼻鲀(隶属于鲀科 Tetraodontidae)
Arothron nigropunctatus (Bloch et Schneider) 黑斑叉鼻鲀(隶属于鲀科 Tetraodontidae)
Arothron reticularis (**Bloch et Schneider**) 网纹叉鼻鲀(隶属于鲀科 Tetraodontidae)
Arothron stellatus (**Blooch et Schneider**) 星斑叉鼻鲀(隶属于鲀科 Tetraodontidae)
Arotinolol ***n***.[商名] 阿罗洛尔(β受体阻滞药)
arotinolol hydrochloride 盐酸阿罗洛尔(见上条)
arousal ***n***. 唤醒,觉醒(对感觉刺激的反应状态);激发,引发 ‖ drive ~ 欲动唤起
arousal reaction 觉醒反应
arouse ***vt***. 唤醒,唤起,激起,引起 ***vi***. 醒来;发奋;激动
ARP advanced research project 高级研究项目,高级研究规划/Association for Research in paradentosis 牙周病研究协会
ARPA Advanced Research Projects Agency 尖端技术研究计划局
ARPAN advanced research planning agency network 高级研究设计所网络
ARPCFT Automated Reiter Protein Complement-Fixation Test 自动莱特氏蛋白补体结合试验
ARPEGE Air pollution Episode Game 空气污染扰乱事件
arprinocid ***n***. 阿普西特,氯氟苄腺嘌呤(抗球虫药)
Arprinocid ***n***.[商名] 阿普西特(抗感染药)
arprocarb 残杀威(氨基甲酸酯类杀虫剂,用于环境卫生杀虫)
Arpromidine ***n***.[商名] 普米定(组胺 H2 受体激动药)
ARPS Australian Radiation Protection Society 澳大利亚放射防护学会
ARPT American Registry of Physical Therapists 美国理疗学家登记处
arr arrange; arrangement 安排,安置
arrability ***n***. 和蔼,亲切
Arracacha A nepovirus 阿拉卡查 A 线虫传多角体病毒
arrachement*n*.[法] ①拔牙术 ②拔除术
arrack ***n***. 粕酒
arrange ***vt***. 整理,分类,排列 ***vi***. 安排,准备;商定
arrangement ①排列,安排,布置 ②设备,装置
arrangement anterior tooth 前牙排列
arrangement, tooth 牙齿排列
arrant ***a***. 彻头彻尾的,臭名昭著的
array ***n***. 阵,列,配置,系,组,级数 ‖ ~ manipulation 阵列(数据)处理/~ processor 阵列处理机/~ type probe 阵列型探头
ARRC Association of the Royal Red Cross 皇家红十字会协会(英)
ARRD American Review of Respiratory Disease (Am Thor Soc journal) 美国呼吸系统病评论(美国胸科病学会杂志名)
arrear ***n***. 尾数,拖延(常用复)
arrect 直立的
arrectation ***n***. 做作
arrector ([复]arrectores ***n***.[拉] 立肌 ‖ ~ pili, arrectores pilorum 立毛肌
arrector muscle 竖毛肌
arrector pilimuscle 竖毛肌
arrectores pilorum 立毛肌
arrest ***n***. 停止,阻止 ***v***. 止住逮捕 ‖ ~, auricular; auricular standstill 心房停止,心耳停顿/~, cardiac 心搏停止,心动停止/~, developmental 发育停止/~ of hemorrhage; hemostasis 止血[法]/~, maturation 成熟停止(血细胞)/~, pelvic 盘腔停滞(胎头)/~ transverse 横阻(胎头)
arrested ***a***. 阻住的;停止的(在产科学中,指胎头在骨盆中阻住而不是阻塞时,胎头内旋转停止)
arrested tail sperm 精子尾发育不全
arrested testes 睾丸未降
arrestment 阻止,制动(装置)
arrhaphia ***n***. 神经管闭合不全
arrhen [希] 液流停止,停流
arrhenal; disodium methl arsenate 阿列那耳,甲基砷酸二钠
Arrhenatherum blue dwarf fijivirus 燕麦草蓝矮小斐济病毒
arrhenic 砷的
Arrhenius' doctrine (**theory**)[Svante 瑞典化学家 1859—1927] 阿里纽斯氏学说(理论)(电解质离解理论) ‖ ~ formula 阿里纽斯公式(求黏度)/~ law 阿里纽斯氏定律(液体在高渗透压时始呈电导性)
arrheno-[希;构词成分] 男,雄
arrhenoblastoma 卵巢男性细胞瘤
arrhenogenic ***a***. 产雄的,生男的
arrhenokaryon ***n***. 雄核生殖体
arrhenomimetic 雄性样的,女性男性化的
arrhenoplasm ***n***. 雄质,雄胚浆
arrhenotocia ***n***. 产雄单性生殖
arrhenotokous 产雄的
arrhenotoky ***n***. 产雄单性生殖
Arrhenus plot 阿列纽斯图
arrhigosis; arhigosis ***n***. 冷觉缺失
arrhinencephalia ***n***. 无嗅脑(畸形)
arrhinia ***n***. 无鼻(畸形)
arrhizal; arrhizous 无根的
arrhostia 拟病态发育
Arrhy arrhythmia 心律失常
arrhythmia; arhythmia ***n***. 心律失常,心律不齐,无节律 ‖ ~, continuous; perpetual ~ 持续性心律失常,永久性心律失常/~ cordis 心律失常/~, inotropic 心收缩障碍性心律失常/~, juvenile; sinus ~ 青年期心律失常,宝性心律失常/~, nodal 结性心律失常/~, perpetual; continuous ~ 永久性心律失常,持续性心律失常/~, phasic sinus; vagal ~ 迷走神经性心律失常/~, respiratory; sinus ~ 呼吸性心律失常,宝性心律失常/~, sinus; respiratory ~ 宝性心律失常,呼吸性心律失常/~, vagal 迷走神经心律失常
arrhythmogenesis ***n***. 心律失常形成
arrhythmogenic ***a***. 致心律不齐的
arrhythmokinesis ***n***. 节律运动障碍
arrival ***n***. 到来,到达;到达者 ‖ a new ~ 新生儿
arrive ***v***. ***vi***. 来到,到达;得出(at)
arrogance ***n***. 傲慢,自大
arrogant ***a***. 傲慢的,自大的
arrogate ***v***. 冒称具有,僭取 ‖ ~tion ***n***.
arrosion 磨损,磨耗,溃蚀
arrow ***n***. 箭;箭状物;箭头,箭号(即→) ‖ caustic ~ 腐蚀箭(箭状的硝酸银或其他腐蚀剂)
arrow test chart 箭形散光表
arrowhead ***n***. 箭头
arrow-poison 箭毒
arrowroot ***n***. 竹芋,竹芋淀粉(为婴儿饮食、老年病学饮食以及恢复期饮食重要成分)
Arrowroot (**maranta arundinacca**) **mosaic virus** 葛根花叶病毒
Arrowshaped tinospora [植药]青牛胆
arrow-wood; euonymus 美紫卫矛
arrowy ***a***. 箭的;像箭的
Arroyo's sign [Carlos F. 美医师 1892—1928]; **asthenocoria** 阿罗约氏征,瞳孔反应迟钝
ARRS American Roentgen Ray Society / 美国 X 线学会/ American Roentgen Ray Society 美国 X 射线学会
ARRT American Registered Respiratory Therapist 美国已注册的呼吸系统病医生
ARS androgen resistance syndrome 抗雄激素综合征/alizarin red sulfate 硫酸茜素红/American Radium Society 美国镭学会
Ars arsphenamine 胂凡纳明
arsacetin; acetylatoxyl 阿撒西丁,对乙酰氨基苯胂酸钠
arsambide ***n***. 卡巴胂(见 carbarsone)
arsamine; atoxyl 阿撒明,阿托克西耳,氨基苯胂酸钠
arsanilate 对氨基苯胂酸盐
Arsanilic Acid ***n***.[商名] 氨苯胂酸(抗寄生虫药)
arsanilic acid 对氨基苯胂酸
ARSC Association for Recorded Sound Collections 声学记录资料馆协会(美)
arsen- 砷
arsenate; arsenas ***n***. 砷酸盐/~, acid 酸性砷酸盐/~, basic 碱性砷酸盐/~, dihydric 二元性砷酸盐,砷酸二氢盐/~, monohydric 一元性砷酸盐/~, neutral 中性砷酸盐
arsenfast; arsenic-fast 抗砷的
arseniasis 砷中毒
arsenic 缩(As) ***n***. ①砷(33 号元素) ②三氧化二砷 ‖ ~ albuminate 白蛋白砷/~ bromide; arsenous bromide [三]溴化砷/~ caseinate 酪蛋白砷/~ chloride 氯化砷/~ disulfide; realgar 二硫化二砷,雄黄/~ iodide 碘化砷/~ trichloride 三氯化砷/~ trioxide; arsenous oxide; white ~ 三氧化二砷,白砷,砒霜/~ trisulfide; orpiment 三硫化二砷,雌黄/~, white; ~ trioxide 白砷,三氧化二砷,砒霜/~ yellow sulfide; ~ trisulfide 三硫化二砷,雌黄
arsenical ***a***. 砷的 ***n***. 砷剂

arsenical stomatitis 砷毒性口腔炎
arsenicalism *n*. 慢性砷中毒
arsenicalism; arsenism 慢性砷中毒
arsenicals *n*.（复）砷剂
arsenic-fast; arsenfast 抗砷的
arsenicophagy *n*. 吞砷癖
arsenicophagy 吞砷癖（习惯性服砷）
Arsenicum *n*. 砷（33 号元素）
Arsenicum Albugei ［拉］白信石
Arsenicum Rubrum ［拉］红信石
arsenicum ［拉］（缩 As）砷（33 号元素）
arsenide *n*. 砷化物
arsenilic acid 氨苯胂酸，对氨苯胂酸
arsenionization *n*. 砷离子透入法
arsenious *a*. 亚砷的，三价砷的
arsenism *n*. 慢性砷中毒
arsenite *n*. 亚砷酸盐
arsenium ［拉］（缩 As）砷（33 号元素）
arseniureted 与砷化合的，含砷的
arsenization *n*. 砷疗法
arseno- ［拉；构词成分］①砷 ②偶砷基
arsenoactivation *n*. 砷剂促动作用（砷剂治疗梅毒时，梅毒症状增多）
arsenoautohemotherapy *n*. 砷剂自血疗法（治梅毒）
arsenobenzene *n*. 偶砷苯（治螺旋体病）
arsenoblast *n*. 雄胚质，雄性原核
arsenoceptor *n*. 砷受体，嗜砷体（指细胞）
arsenolite 砒霜
arsenolite poisoning 砒霜中毒
arsenolysis *n*. 砷分解，砷分离
arsenophagy 吞砷癖（习惯性服砷）
arsenophenylglycin; spirarsyl 胂苯甘氨酸
Arsenophonus ［拉］ *n*. 杀雄菌属
Arsenophonus nasoniae ［拉］ *n*. 飞虫杀雄菌
arsenorelapsing *a*. 砷疗后复发的（指一些梅毒患者）
arsenoresistant *a*. 抗砷的（如抗砷凡纳明，指某些梅毒病例）
arsenostyracol 偶胂肉桂酸愈创木酸
arsenotherapy; arsenization 砷疗法 ‖ ～，massive 大量砷疗法
arsenous; arsenious *a*. 亚砷的 ‖ ～ iodide 碘化亚砷/～ oxide; arsenic trioxide; white arsenic 三氧化二砷，白砷，砒霜
arsenum ［拉］; **arsenic** ［英］砷
arsenyl; disodium methyl arsenate 甲基砷酸二钠
arsine *n*. 胂，三氢化砷
arsinic acid 次胂酸
arsinosalicylic acid 胂基水杨酸
arsinotheria 重脚兽类
ARSM American Review of Sovie Medicine 美国（出版物）苏联医学评论
arsonate 胂酸盐
arsonic acid 胂酸
arsonic acid; spirocid 乙酰胂胺，醋酰胺胂，乙酰氨基羟基苯胂酸，阿西塔胂
arsonium *n*. 砷（基），氢化砷基
arsonvalization *n*. 高频电疗法
arsonvalization; d'arsonvalization; teslaization 达松伐氏［电］疗法，高频电疗法
ARSPH Associate of the Royal Society for promotion of Health（UK） 皇家健康促进会准会员（英）
arsphenamine *n*. 胂凡纳明，六〇六（曾用于治梅毒、雅司及其他螺菌感染，先后由盐酸氧芬胂及青霉素所取代，亦称 salvarsan <德>，arsenobenzol <法>，diarsenol <加拿大>，arsaminol <日>，606，Ehrlich-Hata 或 Hata's preparation 以及 magic bullet）‖ ～ sulfoxylate 新胂凡纳明，九一四
arsthinol 胂硫醇（3-乙酰氨基-4-羟基二硫苯亚胂酸环-3-羟基丙烯酯）
ART Accredited Record Technicians 合格的记录技术员/automated reagin test 自动反应素试验/acoustic reflex threshold 听反射阈
Art arterial 动脉的/artificer 技工，工匠，技艺
art *n*. 技术，工艺，艺术，美术，‖ ～ radiology 技术放射学/～ work 原图，工艺图
art insem artificial insemination 人工受精
art therapy 艺术疗法
art, facial 颜面学（学术）
Artane *n*. 安坦，苯海索（trihexyphenidyl）制剂的商品名
artane; trihexyphenidyl 安坦，三巳芬迪（治震颤麻痹药）‖ ～ hydrochloride 盐酸安坦（治震颤麻痹药）
artarine *n*. 椒根碱，阿他素，非洲花椒碱
artcriochalasis *n*. 动脉弛缓
Arteannuin *n*. ［商名］青蒿素（抗疟药）
artefact ①伪影 ②人工产物 ‖ ～ pollution 人为污染
artefact *n*. 人为现象，人工产物（见 artifact）
artefact, artifact 人为构造，假象，伪迹
artefact; artifact 人为现象，人工产物
Arteflene *n*. ［商名］阿替夫林（抗疟药）
Artemether *n*. ［商名］蒿甲醚（抗疟药）
Artemether 青蒿酯钠
artemetherin 蒿甲醚
Artemia salina（Linnaeus） 盐卤虫（隶属于卤虫科 Artemiidae）
Artemiidae 卤虫科（隶属于无甲目 Anostraca）
Artemisia *n*. 蒿属，苦艾属 ‖ ～ annua L. ［拉；植药］黄花蒿/～ anomala S. Moore ［拉；植药］奇蒿，刘寄奴/～ apiacea Hance ［拉；植药］青蒿/～ argyi Levl. et Vant. ［拉；植药］艾；（叶）艾叶/～ brachyloba Franch. ［拉；植药］山蒿/～ capillaris Thunb. ［拉；植药］茵陈蒿/～ frigida Willd. ［拉；植药］白蒿；（幼苗）茵陈/～ halodendron Turcz. ex Bess ［拉；植药］盐蒿/～ japonica Thunb. ［拉；植药］牡蒿/～ keiskeana Miq. ［拉；植药］庵/～ lactiflora Wall. ［拉；植药］白苞蒿/～ laveudulaefolia DC. ［拉；植药］野艾/～ ordosica Kraschen ［拉；植药］黑沙蒿/～ princeps Pamp. ［拉；植药］黄花艾/～ sacrorum Ledeb. ［拉；植药］铁杆蒿/～ sacrorum Ledeb. ［拉；植药］万年蒿；（幼苗）茵陈/～ scoparia Waldst. et Kitaib. ［拉；植药］滨蒿；（幼苗）［茵陈］/～ selengensis turca. ［拉；植药］委蒿/～ sieversiana Willd. ［拉；植药］大籽蒿/～ stricta Edgew. ［拉；植药］短叶蒿；（幼苗）茵陈
artemisine 青蒿素（抗疟药）
Artemisinin *n*. ［商名］青蒿素（抗疟药）
artemisinin 青蒿素
Artemisia L. ［拉；植药］蒿属，苦艾属 ‖ ～ absinthium L. 苦艾/～ anaua L. 黄花蒿/～ apiacea Hce. 青蒿/～ capillaris Thunb. 茵陈蒿/～ cina（Berg）Millkomm 山道年蒿/～ dracunculus 龙艾/～ gilvescens 点叶艾/～ japonica 牡蒿/～ keiskiana 奄茼/～ maritima 驱蛔蒿（其有效成分为山道年）/～ santonica 山道年蛔蒿/～ stelleriana 白蒿/～ vulgaris L; ～ indica; ～ sinensis; ～ moxa 艾 Artemisia annua 黄（花）蒿/～ anomala 刘寄奴，奇蒿/～ cina 山道年蒿/～ maritima 驱蛔蒿/～ santonica 山道年蛔蒿
artenkreis 种圈
arter- ［希；构词成分］动脉
arteralgia *n*. 动脉（散射）痛（如头痛，由颞动脉炎散射所致）
arterectomy *n*. 动脉切除术
arterenol *n*. 去甲肾上腺素（升压药）
arteri-, arteri(o)- ［希，拉；构词成分］动脉
arteria（复 arteriae）动脉 ‖ ～ allantoidea 尿囊动脉/～ alveolaris inferior; inferior alveolar artery 下牙槽动脉/～ alveolaris superior 上（颌）牙槽动脉，上（颌）齿槽动脉/～ analis 直肠下动脉，肛门动脉/～ angularis（oris）口角动脉/～ angularis 内眦动脉/～ anonyma 无名动脉，头臂（动脉）干/～ auricularis anterior 耳（廓）前动脉/～ auricularis major 耳（廓）大动脉/～ auricularis posterior 耳（廓）后动脉/～ auricularis profunda 耳（廓）深动脉/～ auricularis 耳（廓）动脉/～ axillaris 腋动脉/～ basibaris 基底动脉，脑底动脉/～ brachialis 肱动脉，臂动脉/～ branchialis afferens 入腮动脉/～ branchialis efferens 出腮动脉/～ branchiocephalica 臂头动脉/～ buccalis; arteria buccinatoria; buccal artery; buccinator artery 颊动脉/～ buccinatoria 颊动脉/～ buccinatoria; ～ buccalis; buccal artery 颊动脉/～ bulbi urethrae 尿道球动脉/～ caecalis 盲肠动脉/～ canalis pterygoidei; artery of pterygoid canal 翼管动脉/～ carotis communis 颈总动脉/～ carotis communis; common carotid artery 颈总动脉/～ carotis externa 颈外动脉/～ carotis externa; external carotid artery 颈外动脉/～ carotis interna 颈内动脉/～ carotis interna; internal carotid artery 颈内动脉/～ carotis 颈动脉/～ caudilis lateralis 尾外（侧）动脉/～ caudilis medialis 尾中动脉/～ caudilis 尾动脉/～ centralis retinae 视网膜中央动脉/～ centralis retinae［拉］视网膜中央动脉/～ cephalothoracis inferior 头胸下动脉/～ cerebelli inferior 小脑下动脉/～ cerebelli superior 小脑上动脉/～ cerebri aborales 大脑后动脉/～ cerebri anterior 大脑前动脉/～ cerebri media 大脑中动脉/～ cerebri posterior 大脑后动脉/～ cerebrospinalis 脊脑动脉/～ cervicalis ascendens 颈升动脉/～ cervicalis ascendens; ascending cervical artery 颈升动脉/～ cervicalis dorsalis 颈背（侧）动脉/～ cervicalis profunda 颈深动脉/～ cervicalis profunda; deep cervical artery 颈深动脉/～ cervicalis superficialis; ramussuperficialis 颈浅动脉（颈动脉浅支）/～ cervicalis ventralis 颈腹（侧）动脉/～ cervicalis 颈动脉/～ chorioidea［拉］脉络膜动脉，睫状后短动脉/～ ciliares 睫状动脉/～ circumflexa femoris lateralis 旋股外侧动脉/～ circumflexa humeri anterior 旋肱

前动脉/～ circumflexa humeri posterior 旋肱后动脉/～ circumflexa ilium 旋髂动脉/～ circumflexa scapulae 旋肩胛动脉/～ clitoridis 阴蒂动脉/～ cloacalis 泄殖腔动脉/～ coccygeus media 尾中动脉/～ coeliaca 腹腔动脉/～ coeliacomesenterica 腹腔系膜动脉/～ colica dextra 结肠右动脉/～ colica media 结肠中动脉/～ colica sinistra 结肠左动脉/～ colica 结肠动脉/～ collateralis radialis 桡侧副动脉/～ collateralis ulnalis 尺侧副动脉/～ communicans posterior 后交通动脉/～ condyloidea 髁动脉/～ coranaria 冠状动脉/～ corporis callosi 胼胝体动脉/～ cystica 胆囊动脉/～ dentis; dental pulpal artery 牙(髓)动脉/～ digitalis communis 指总动脉/～ digitalis 指动脉,趾动脉～ dorsalis penis 阴茎背动脉/～ ductus defereritis 输精管动脉/～ duodenalis 十二指肠动脉/～ epigastrica inferior 腹壁下动脉/～ epigastrica superficialis 腹壁浅静脉/～ epigastrica superior 腹壁上静脉/～ ethmoidalis anterior 筛前动脉/～ ethmoidalis posterior 筛后动脉/～ ethmoidalis posterior; posterior ethmoidal artery 筛后动脉/～ facialis 面动脉/～ facialis; ～ maxillaris externa; facial artery; external maxillary artery 面动脉,颌外动脉/～ fallopii 输卵管动脉,输卵管支(子宫动脉)/～ femoralis 股动脉/～ fibularis 腓动脉/～ fossae Sylvii 大脑中动脉/～ frontalis lateralis 额外侧动脉,眶上动脉/～ frontalis lateralis; arteria supraorbitalis; supratrochlear artery 额外侧动脉,眶上动脉/～ frontalis lateralis[拉] 额外侧动脉,眶上动脉/～ frontalis medialis 额内侧动脉/～ frontalis medialis; frontal madial artery; frontal artery 额内侧动脉/～ frontalis; arteria supra-trochlearis; frontal artery 额动脉,滑车的动脉/～ frontalis[拉] 额动脉,滑车动脉/～ gastrica anterior 胃前动脉/～ gastrica dextra 胃右动脉/～ gastrica dorsalis 胃背(侧)动脉/～ gastrica posterior 胃后动脉/～ gastrica ventralis 胃腹(侧)动脉/～ gastrica 胃动脉/～ gastroduodenalis 胃十二指肠动脉/～ gastroepiploica dextra 胃网膜右动脉/～ gastrohepatica 胃肝动脉/～ gastrolienalis 胃脾动脉/～ gastrolienica posterior 胃脾动脉/～ gastrolienica posterior 胃脾后动脉/～ genu inferior lateralis 膝下外动脉/～ genu inferior medialis 膝下内动脉/～ genu media 膝中动脉/～ genu suprema 膝最上动脉,膝降动脉/～ helieninae 螺旋动脉/～ hepatica communis 肝总动脉/～ hepatica propria 肝固有动脉/～ hyaloidea[拉] 玻璃体动脉/～ ileocolica 回结肠动脉/～ iliaca communis 髂总动脉/～ iliaca externa 髂外动脉/～ iliaca interna 髂内动脉/～ iliolumbalis 髂腰动脉/～ infraorbitalis 眶下动脉/～ infraorbitalis; infraorbital artery 眶下动脉/～ infraorbitalis[拉] 眶下动脉/～ interlobulares 小叶间动脉/～ interossea communis 骨间总动脉/～ interossea recurrens 骨间返动脉/～ intestinales (小)肠动脉/～ iridis nasali[拉] 虹膜鼻侧动脉/～ iridis temporalis[拉] 虹膜颞侧动脉/～ ischiadica 臀下动脉/～ lacrimalis[拉] 泪腺动脉/～ laryngea inferior 喉下动脉/～ laryngea superior 喉上动脉/～ lenticulostriata 豆核纹状体动脉/～ lienalis 脾动脉/～ lingualis 舌动脉/～ mammaria interna 胸廓内动脉/～ mammaria 乳房动脉/～ mandibularis 下颌动脉/～ masseterica; masseteric artery 嚼肌动脉/～ maxillaris externa 面动脉,颌外动脉/～ maxillaris 上颌动脉/～ meningea media 脑膜中动脉/～ mesenterica inferior 肠系膜下动脉/～ mesenterica superior 肠系膜上动脉/～ metacarpea dorsalis 掌背动脉/～ metacarpea 掌动脉/～ metapterygialis 后基鳍动脉/～ musculophrenica 肌隔动脉/～ nasalis 鼻动脉/～ nutritia 滋养动脉/～ obturateria 闭孔动脉/～ occipitalis 枕动脉/～ occipito vetebralis 枕椎动脉/～ omasoabomasalis 重瓣皱皮胃动脉/～ ophthalmica externa 眼外动脉/～ ophthalmica interna 眼内动脉/～ ophthalmica 眼动脉/～ ophthalmica[拉] 眼动脉/～ ovarica 卵巢动脉/～ palatina 腭动脉/～ pancreatica 胰动脉/～ pancreaticoduodenalis 胰十二指肠动脉/～ pancreaticomesenterica 胰肠系膜动脉/～ parietalis 体壁动脉/～ parotidea 腮腺动脉/～ pectoralis 胸动脉/～ penis 阴茎动脉/～ pericardiacophrenica 心包膈动脉/～ perinei 会阴动脉/～ peronea 腓动脉/～ pharyngea ascendens 咽升动脉/～ pharyngea 咽动脉/～ phrenica 膈动脉/～ pinnae abdominalis 腹鳍动脉/～ pinnae analis 肛鳍动脉/～ pinnae dorsalis 背鳍动脉/～ pinnae pectoralis 胸鳍动脉/～ plantaris 足底动脉/～ poplitea 腘动脉/～ posttrematica 鳃裂后动脉/～ pretrematica 鳃裂前动脉/～ profunda brachii 肱深动脉/～ profunda femoirs 股深动脉/～ propterygialis 前基鳍动脉/～ pseudobranchialis 伪鳍动脉/～ pterygialis lateralis 鳍外(侧)动脉/～ pterygialis medialis 鳍内(侧)动脉/～ pterygoidea 翼动脉/～ pudenda interna 阴部内动脉/～ pulmocutanea 肺皮动脉/～ pulmonalis 肺动脉/～ pylorica 幽门动脉/～ radialis recurrens 桡返动脉/～ radialis 桡动脉/～ rectalis caudalis 直肠中动脉/～ rectalis cranialis 直肠上动脉/～ renalis 肾动脉/～ renofemoralis 肾股动脉/～ renolumbalis 肾腰动脉/～ retina 视网膜动脉/～ retinae centralis[拉] 视网膜中央动脉/～ ruminalis 瘤胃动脉/～ sacralis 骶动脉/～ saphena 隐动脉/～ scapularis 肩胛动脉/～ spermatica interna 精索内动脉 \ ～ sphenopalatina 蝶腭动脉/～ spinalis anterior 脊髓前动脉/～ sternalis 胸动脉/～ stylomastoidea 茎乳突动脉/～ subclavia 锁(骨)下动脉/～ sublingualis 舌下动脉/～ submentalis 颏下动脉/～ subscapularis 肩胛下动脉/～ supraorbitalis 眶上动脉,额外动脉/～ supraorbitalis[拉] 眶上动脉,额外侧动脉/～ suprarenalis 肾上腺动脉/～ suprascapularis 肩胛上动脉/～ supratrochlearis[拉] 滑车上动脉额动脉/～ tarsea lateralis 跗外(侧)动脉/～ tarsea mediales 跗内(侧)动脉/～ tarsea perforans 跗穿动脉/～ tarsea reccurrens 跗返动脉/～ temporalis profunda 颞深动脉/～ temporalis superficilis 颞浅动脉/～ temporalis 颞动脉/～ terminalis 终动脉/～ thoracica dorsalis 胸背侧动脉/～ thoracica externa 胸外侧动脉/～ thoracica interna 胸内动脉/～ thoracica ventralis 胸腹侧动脉/～ thoracoacromialis 胸肩峰动脉/～ thyreodiea inferior 甲状腺下动脉/～ thyreoidea caudalis 甲状腺后动脉/～ thyreoidea cranialis 甲状腺前动脉/～ thyreoidea superior 甲状腺上动脉/～ thyreoidea 甲状腺动脉/～ tibialis anterior 胫前动脉/～ tibialis posterior 胫后动脉/～ tibialis reccurrens 胫反动脉/～ trachealis 气管动脉/～ transversa colli 颈横动脉/～ transversa cubiti 肘横动脉/～ transversa faciei 面横动脉/～ transversa scapulae 肩胛横动脉/～ ulnaris recurrens 尺返动脉/～ ulnaris 尺动脉/～ umbillicalis 脐动脉/～ uterina 子宫动脉/～ uteroovarica 子宫卵巢动脉/～ vaginalis 阴道动脉/～ vertebralis 椎动脉/～ vesicalis 膀胱动脉/～ vesico-pneumaticalis 鳔动脉/～ vesicoprostaticus 膀胱前列腺动脉/～ vestibularis 前庭动脉/～ visicae atramenti 墨囊动脉/～ vitellina 卵黄动脉

arteriagra ***n***.痛风性动脉硬化

arterial ***a***.动脉的‖～ cannula 动脉套管/～ capillary 动脉—毛细血管的/～ capillary phase 动脉—毛细血管期(血管造影术语)/～ carbon dioxide tension 动脉(内)二氧化碳张力/～ catheter needle 动脉导管注射针/～ chemoembolization 动脉化疗性栓塞/～ circulation time 动脉循环时间/～ contrast perfusion [经]动脉造影剂灌注/～ emptying phase 动脉排空期/～ extravasation 动脉性外渗/～ filling phase 动脉充盈期/～ infusion 动脉输注/～ perfusion 动脉灌注/～ perfusion 动脉灌注/～ placentography 胎盘动脉造影(术)/～ portography [经]动脉门静脉造影(术)/～ puncture 动脉穿刺/～ puncture needle 动脉穿刺针/～ segment volume 动脉节段容量/～ sheath 动脉套管/～ stenosis 动脉狭窄/～ transit time 动脉通过时间

arterialization ***n***.(静脉血液)动脉化

arterialized capillary blood 动脉性毛细血管血液

arteriarctia ***n***. 动脉窄缩,动脉缩窄

arteriasis ***n***. 动脉(壁)变性,动脉变性

arterictopia 动脉异位

arteriectasis; arteriectasia ***n***. 动脉扩张

arteriectomy; **arterectomy** 动脉切除术

arteriectopia; **arteriektopia** ***n***. 动脉异位

arteriitis; **arteritis** 动脉炎

arterin; **oxyhemoglobin** 动脉血红蛋白,氧合血红蛋白

arterio-, **arteri-** [拉; 构词成分]动脉

arterio/deep venous 动脉/深静脉

arterio-arctia; **arteriarctia** 动脉狭窄,动脉缩窄

arterio-atony 动脉弛缓

arteriovenostomy 动静脉吻合

arteriocapillary ***a***. 动脉毛细管的

arteriocerebral 脑动脉的‖～ angiogram 脑动脉造影(照)片/～ angiography 脑动脉造影(术)

arteriochalasis 动脉弛缓

arteriodialysis 动脉分解术

arteriodiastasis 动脉分离,动脉退缩

arteriodilating ***a***. 动脉扩张的(尤指小动脉)

arteriodilationg 动脉扩张的

arteriodiplopiesmus 动脉止血法

arteriodone 碘司特,碘吡啦啥(造影剂)

arterioestomy 动脉切除术

arteriofibrosis 动脉纤维变性

arteriogenesis ***n***. 动脉生成

arteriogram ①动脉搏描记图 ②动脉[造影]照片

arteriograph ①动脉搏描记器 ②动脉搏描记图

arteriographic 动脉造影的

arteriography ①动脉搏描记法 ②动脉造影术

arteriola; arteriole 小动脉‖～ afferens; vas afferens 输入小动脉/～ efferens; vas efferens 输出小动脉/～ macularis inferior 黄斑下动脉/～ macularis superior 黄斑上小动脉/～ medialis retinae 视网膜鼻侧小动脉/～ nasalis retinae inferior 视网膜鼻侧下小动脉/～ nasalis retinae superior 视网膜鼻侧上小动脉/～ rectae 直小动脉 ～ rectae renis; arteriolae rectae spuriae 肾直小动脉/～ retinae

nasalis 视网膜鼻侧小动脉/～ temporalis retinae inferior 视网膜颞侧下小动脉/～ temporalis retinae superior 视网膜颞侧上小动脉/～ et venulae maculares 黄斑小动脉及小静脉
arteriolar 小动脉的
arteriole *n*. 小动脉 ‖ afferent glomerular ～ 输入小动脉(肾小球)/ efferent glomerular ～ 输出小动脉(肾小球)/ ellipsoid ～s 有鞘动脉/ inferior macular ～ 黄斑下小动脉/ inferior nasal ～ of retina 视网膜鼻侧下小动脉 / inferior temporal ～ of retina 视网膜颞侧下小动脉/ superior macular ～ 黄斑上小动脉/ superior nasal ～ of retina 视网膜鼻侧上小动脉/ superior temporal ～ of retina 视网膜颞侧上小动脉 ‖ arteriolar *a*.
arteriolipidosis-prone rats 动脉脂肪沉积症大鼠
arteriolith *n*. 动脉石
arteriolitis *n*. 小动脉炎
arteriology *n*. 动脉学
arteriolonecrosis *n*. 动脉坏死，小动脉坏死(见于肾硬化)
arteriolonephrosclerosis 肾小动脉硬化
arteriolopathia hypertonica diffusa 汎发性高血压性小动脉病
arteriolopathy *n*. 小动脉病
arteriolosclerosis *n*. 小动脉硬化 ‖ arteriolosclerotic *a*.
arteriolosclerotic 小动脉硬化的
arteriomalacia 动脉软化
arteriomalacosis; **arteriomalacia** 动脉软化
arteriometer 动脉口径计
arteriomotor *a*. 动脉运动的,动脉舒张的
arteriomyomatosis 动脉肌瘤病
arterionecrosis *n*. 动脉坏死
arterioofibrosis 动脉纤维变性
arteriopalmus *n*. 动脉搏动
arteriopathy *n*. 动脉病 ‖ hypertensive ～ 高血压性动脉病
arterioperissia [希] 动脉发育过度
arteriophlebotomy 动静脉切开术
arteriophlehograph X线动脉脉造影装置
arterioplania 动脉移位
arterioplasty *n*. 动脉成形术
arterioplegmus; **arterioploce**; **perplication** 动脉穿壁封闭术
arterioportogram (经)动脉门静脉造影(照)片
arteriopressor *a*. 升高动脉血压的,增进动脉血压的
arteriopuncture 动脉穿刺
arteriorenal *a*. 肾动脉的
arteriorrhagia; **haemorrhagia arterialis** 动脉出血
arteriorrhaphy *n*. 动脉缝术,动脉修补术
arteriorrhexis *n*. 动脉破裂
arteriosclerosis 动脉硬化 ‖ ～, cerebral 脑动脉硬化/～, coronary 冠状动脉硬化/～, decrescent; senile ～ 老年性动脉硬化/～, diffuse; diffuse hyperplastic sclerosis; arteriocapillary fibrosis 弥漫性动脉硬化,动脉毛细管纤维变性/～, infantile 婴儿动脉硬化/～, intimal 动脉内膜硬化/～, medial 动脉中层硬化/～, Monckeberg's 门克伯格氏动脉硬化(动脉中层钙化)/～, nodose; nodular～ 结节状动脉硬化/～ obliterans 闭塞性动脉硬化/～, peripheral 周围动脉硬化/～, senile 老年性动脉硬化/～, syphilitic 梅毒性动脉硬化
arteriosclerotic *a*. 动脉硬化的 *n*. 动脉硬化性心脏病
arteriosclerotic heart disease 动脉硬化性心脏病
arteriosclerotic kidney 动脉硬化性肾(脏病)
arteriosclerotic papillitis 动脉硬化性视(视经)乳头炎
arteriosclerotic retinitis 动脉硬化性视网膜炎
arteriosclerotic retinopathy 动脉硬化性视网膜病变
arteriosis 动脉病
arteriosity *n*. 动脉性
arteriospasm *n*. 动脉痉挛 ‖ arteriospastic *a*.
arteriospastic retinitis 动脉痉挛性视网膜炎
arteriospastic *a*. 动脉痉挛的
arteriostenosis *n*. 动脉狭窄
arteriosteogenesis [希] 动脉骨化,动脉钙化
arteriostosis *n*. 动脉骨化,动脉钙化
arteriostrepsis; **arteriotrepsis**; **arteriotrepsia** 动脉扭转术(止血)
arterio-superificial venous 动脉浅表静脉的
arteriosympathectomy *n*. 动脉交感神经切除术
arteriotome *n*. 动脉刀
arteriotomy *n*. 动脉切开术
arteriotony *n*. 动脉(内)张力;动脉血压
arteriotrepsis *n*. 动脉扭转术止血
arterious *a*. 动脉的
arterio-venous *a*. 动静脉的
arterio-venography 动—静脉造影(术)
arteriovenostomy 动静脉吻合术
arteriovenous *a*. 动静脉的 ‖ ～ aneurysm 动静脉瘤/～ circulation time 动静脉循环时间/～ fistula 动静脉瘘/～ malformation 动静脉畸形,动静脉型血管畸形/～ shunt 动静脉分流
arterioversion *n*. 动脉转换术
arterioversion; **arteriversion** 动脉外翻术
arterioverter; **arteriverter** *n*. 动脉转换器，动脉外翻器
arteritis *n*. 动脉炎 ‖ ～ coronaria; coronaritis 冠状动脉炎/～ deformans 变形性动脉炎/～ hyperplastica 增殖性动脉炎/～, necrosing; periarteritis nodosa 坏死性动脉炎,结节性动脉周炎/～ nodosa; periarteritis nodosa 结节性动脉炎,结节性动脉周炎/～ obliterans 闭塞性动脉炎/～, obliterative brachiocephalic; Takayasu's syndrome 闭塞性肱头动脉炎,高安氏综合征/～ syphilitica 梅毒性动脉炎/～, temporal 颞动脉炎/～ tuberculosa 结核性动脉炎/～ umbilicalis 脐动脉炎/～ verrucosa 赘生性动脉炎
arterivenous shunting 动静脉分流(动静脉间异常的"短路"沟通)
Arterivirus *n*. 马动脉炎病毒;动脉炎病毒属(披膜病毒科—属病毒,含马病毒性动脉炎的病原体)
arterlomotor *a*. 动脉运动的,动脉舒缩的
arterolar 小动脉的
arterosclerotic 动脉硬化的
artery *n*. 动脉 ‖ common carotid ～ 颈总动脉 / commoniliac ～ 髂总动脉 / conducting arteries 传导动脉,大动脉 / copperwire arteries 铜线样动脉(见于视网膜动脉硬化) / cork-screw arteries 黄斑螺旋状小动脉/ deep facial ～ 面深动脉,上颌动脉 / end ～ 终动脉 / external maxillary ～ 颌外动脉,面动脉/ external spermatic ～ 精索外动脉,睾提肌动脉 / facial ～ 面动脉;颈外动脉 / fallopian ～ 输卵管动脉,子宫动脉/ frontal ～ 额动脉,滑车上动脉 / funicular ～ 精索动脉,睾丸动脉/inferior capsular ～ 肾上腺下动脉/ internal auditory ～ 迷路动脉/ middle capsular ～ 肾上腺中动脉/ naso palatine ～ 鼻腭动脉，蝶腭动脉/ nutrient ～, medullary ～ 滋养动脉 / posterior pelvic ～ 骨盆后动脉,髂内动脉 / ～ of the pulp 髓动脉(脾) / pyloric ～ 幽门动脉,胃右动脉 / quadriceps ～ of femur 股四头肌动脉,旋股外侧动脉降支/ radicular arteries 根动脉 (与脊神经及前后根伴行)/ ranine ～ 舌深动脉/ revehent ～ 输出小动脉(肾小球) / right auricular ～ 右冠状动脉/ small iliac ～ 髂腰动脉 / transverse scapular ～ 肩胛横动脉,肩胛上动脉 / sciatic ～ 坐骨神经伴行动脉 / sheathed arteries 有鞘动脉 / sylvian ～ 大脑中动脉 / venous arteries 肺静脉
Artesunate *n*. [商名] 青蒿琥酯(抗疟药)
artful *a*. 狡猾的
artherectomy 切削
arthochondritis 关节软骨炎
artholysis; **stereoarthrolysis** 关节松解术
Arthoniaceae 斑衣科 (一种地衣类)
arthr-, **arthr(o)-**[希; 构词成分] 关节
arthr-; **arthro-**[希]; **articulatio**[拉]; **joint**[英]: 关节
Arthracanthida (**Schewiakoff**) *n*. 节棘虫目
arthragra *n*. 关节痛风(发作)
arthragra [希] 关节痛风 ‖ ～ abarticularis; abarticular gout 非关节痛风
arthral *a*. 关节的
arthralgia; **arthrodynia** 关节痛 ‖ ～, gonorrheal 淋病性关节痛/～ hysterica 歇斯底里性关节痛,癔病性关节痛/～, intermittent 间歇性关节痛/～, periodic 周期性关节痛/～ saturnina 铅[中]毒性关节痛
arthralgic 关节痛的
Arthraxon hispidus (**Thunb.**) **Makino** [拉; 植药] 荩草
arthrectasia; **arthrectasis** 关节腔扩张
arthrectomy *n*. 关节切除术
arthredema *n*. 关节水肿
arthrelcosis 关节溃疡
arthremia 关节充血
arthrempyema; **arthrempyesis** 关节化脓
arthrentasis 关节变形
arthresthesia *n*. 关节感觉
arthrifuge *n*. 治痛风药
arthritic ①关节炎的 ②关节炎患者
arthritide 关节炎[性皮]疹
arthritides (单 arthritis) 关节炎
arthritis; **arthrophlogosis** *n*. 关节炎 ‖ ～, acute 急性关节炎/～, acute gouty 急性痛风性关节炎/～, acute rheumatic; rheumatic fever 急性风湿性关节炎,风湿[性]热/～, atrophic; rheumatoid ～ 萎缩性关节炎,类风湿性关节炎/～, Bechterew's 别赫捷列夫氏关节炎/～, blennorrhagic; gonorrheal～ 淋病性关节炎/～,

carpal; carpitis 腕关节炎/～，Charcot's; tabetic arthropathy 夏科氏关节痛,脊髓痨关节病/～，chronic 慢性关节炎/～，chronic absorptive 慢性吸收性关节炎/～，chronic infectious; rheumatoid ～慢性感染性关节炎,类风湿性关节炎/～，chronic villous; dry joint 慢性绒毛[增生]性关节炎/～，chronic; menopausal ～更年期关节炎,绝经期关节炎/～ deformans; rheumatoid ～ 变形性关节炎,类风湿性关节炎/～ deformans juvenilis 青年变形性关节炎/～ deformans neoplastica; osteitis fibrosa 纤维性骨炎/～，degenerative 变性关节炎/～，dental 牙关节炎,牙周炎/～，diaphragmatic; angina pectoris 心绞痛/～，dysenteric 痢疾性关节炎/～，exudative 涌出性关节炎/～ fungosa 霉菌性关节炎/～，gonococcal; gonorrheal ～ 淋病性关节炎/～，gouty; urarthritis 痛风性关节炎/～，hemophilic 血友病性关节炎/～ hiemalis 冬季性关节炎/～，hypertrophic; osteo-arthritis; degenerative ～ 增殖性关节炎,骨关节炎,变性关节炎/～，infectional 感染性关节炎/～，influenzal 流行感冒性关节炎/～ interna 内脏痛风/～ leucocytotica; Still syndrome 白细胞增多性关节炎/～，mandibular 下颌关节炎/～，menopausal 绝经期关节炎/～，mixed 混合性关节炎/～，mono-articular 单关节炎/～，multiple 多[数性]关节炎/～，navicular 舟骨关节炎(马)/～，neuropathic; neurogenic arthropathy 神经病性关节炎,神经原性关节病/～，neurotrophic 神经营养性关节炎,神经病性关节炎/～ nodosa ①变形性关节炎 ②关节痛风/～，ochronotic 褐黄病性关节炎/～ pauperum 类风湿性关节炎/～，proliferating; rheumatoid ～ 增殖性关节炎,类风湿性关节炎/～，rheumatoid; atrophic ～; ～ deformans; chronic infectious ～; proliferative ～ 类风湿性关节炎/～，scarlatinal 猩红热性关节炎/～，Schuller's 许累尔氏关节炎/～，sicca 干性关节炎/～，suppurative 化脓性关节炎/～，syphilitic 梅毒性关节炎/～，tuberculous 结核性关节炎/～，uratic; gouty ～ 尿酸性关节炎,痛风性关节炎/～，urethral; gonorrheal ～ 尿道性关节炎,淋病性关节炎/～ vertebralis; spondylarthritis [脊]椎关节炎/～，visceral 内脏痛风/～，wandering 游走性关节炎

arthritism *n*. 关节病素质,痛风素质

arthritolith 关节石

arthrium 稳跗节(昆虫的鞘翅目)

arthro - empyesis 关节化脓

arthro - endoscopy 关节内腔镜检查

arthro-; arthr- [希] 关节

Arthrobacter [拉] *n*. 节杆菌属 ‖ ～ albidus [拉] *n*. 白色节杆菌/～ aminofaciema [拉] *n*. 产氨基节杆菌/～ atrocyaneus [拉] *n*. 黑蓝节杆菌/～ aurescens [拉] *n*. 金黄节杆菌/～ citreus [拉] *n*. 柠檬节杆菌/～ cryaerophilus [拉] *n*. 嗜冷节杆菌(嗜冷弯曲菌)/～ crystallopoietes [拉] *n*. 成晶节杆菌/～ diacetylicum [拉] *n*. 双乙酰节杆菌(丁二酮节杆菌)/～ duodecadis [拉] *n*. 肠肿节杆菌/～ glacialis [拉] *n*. 冰节杆菌/～ globiformis [拉] *n*. 球形节杆菌/～ globiformis subsp. aurescens [拉] *n*. 球形节杆菌金黄亚种/～ helvolus [拉] *n*. 淡黄节杆菌/～ histidinolovorans [拉] *n*. 噬组氨醇节杆菌/～ ilicis [拉] *n*. 冬青节杆菌/～ linens [拉] *n*. 扩展节杆菌/～ luteus [拉] *n*. 藤黄节杆菌/～ marinus [拉] *n*. 海节杆菌/～ mysorens [拉] *n*. 迈索尔节杆菌/～ nicotianae [拉] *n*. 烟草节杆菌/～ nicotinovorans [拉] *n*. 噬尼古丁节杆菌/～ nucleogenes [拉] *n*.. 产核节杆菌/～ oxamicetus [拉] *n*. 氧发节杆菌/～ oxydans [拉] *n*. 氧化节杆菌/～ paraffineus [拉] *n*. 石蜡节杆菌/～ pascens [拉] *n*. 滋养节杆菌/～ petroleophagus [拉] *n*. 嗜石油节杆菌/～ picolinophilus [拉] *n*. 嗜甲基吡啶节杆菌/～ polychromogenes [拉] *n*. 多色节杆菌/～ protophormiae [拉] *n*. 原玻璃蝇节杆菌(原玻璃蝇短杆菌)

Arthrobacter pyridinolis [拉] *n*. 吡啶酚节杆菌/～ radiotolerans [拉] *n*. 耐射线节杆菌/～ ramosus [拉] *n*. 分枝节杆菌/～ roseoparaffincus [拉] *n*. 玫瑰色石蜡节杆菌/～ siderocapsulatus [拉] *n*. 铁荚膜节杆菌/～ sulfureus [拉] *n*. 硫磺节杆菌/～ uratoxydans [拉] *n*. 尿酸氧化节杆菌/～ ureafaciens /[拉] *n*. 产脲节杆菌/～ variabilis [拉] *n*. 可变节杆菌/～ viscosus [拉] *n*. 黏节杆菌(黏液节杆菌)

Arthrobacteraceae [拉] *n*. 节杆菌科

Arthrobacterium *n*. 节孢子杆菌, 分节孢子杆菌

Arthrobotrys *n*. 线虫捕捉菌属

arthrobranchiae 关节鳃

arthrocace *n*. 关节疡

arthrocapsuloplasty; capsuloplasty 关节囊成形术

arthrocarcinoma 关节癌

arthrocele *n*. 关节肿大

arthrocentesis *n*. 关节穿刺术

arthrochalasis *n*. 关节松弛 ‖ ～ multiplex congenita 先天性多发性关节松弛

arthrochondritis *n*. 关节软骨炎

arthroclasia *n*. [强硬]关节活动术

arthrocleisis 关节强直

arthrocyte 拟肾原细胞

Arthroderma *n*. 节皮真菌属

arthroderma 皮肤分节真菌

arthrodesis; arthrodesia; artificial ankylosis 关节固定术,人为关节强硬术

arthrodia *n*. 摩动关节 ‖ ～,double; amphiarthrosis 微动关节

arthrodial 摩动关节的

arthrodynia *n*. 关节痛

arthrodynic 关节痛的

arthrodysplasia *n*. 关节发育不良

arthroedema 关节水肿

arthroempyesis *n*. 关节化脓

arthro-endoscope 关节内(腔)镜

arthroendoscopy *n*. 关节内腔镜检查,关节(内窥)镜检查

arthroereisis; arthrorisis; articular immobilization 关节制动术

arthrogenous ①分节的(如孢子) ②关节[原]性的

arthrogram *n*. 关节 X 线(照)片,关节造影(照)片

Arthrographis *n*. 爪甲白癣菌属 ‖ ～ langeroni 爪甲白癣菌

arthrography *n*. 关节 X 线摄影(术),关节造影(术) ‖ air ～ 关节气造影(术)

arthrography, temporomandibular 颞下颌关节照相术

arthrogryposis *n*. 关节弯曲 ‖ congenital multiple ～, ～ multiplex congenita 先天性多发性关节弯曲

arthrokatadysis *n*. [髋]关节内陷

arthrokleisis *n*. 关节强直

arthrolith *n*. 关节石

arthrolithiasis *n*. 关节石病,痛风

arthrologia *n*. 关节学(以前称韧带学 syndesmologia)

arthrolysis *n*. 关节松解术

arthromeningitis *n*. 滑膜炎

arthromere 体节

arthrometer *n*. 关节动度计(测关节活动角度) ‖ arthrometry *n*. 关节动度测量法

arthrometry *n*. 关节动度测量,关节动度测量法

Arthromitaceae *n*. 节线菌科

Arthromitus 昆虫肠道菌属

Arthromitus [拉] *n*. 节线细菌属, 节核细菌属

Arthromitus batrachorum [拉] *n*. 蛙节线菌(蝌蚪形节核细菌)

Arthromitus cristatus [拉] *n*. 顶饰节线菌

Arthromitus intestinalis [拉] *n*. 肠道节线菌

Arthromitus nitidus [拉] *n*. 闪烁节线菌

arthromyodysplasia congenita 先天性关节肌发育不良

arthromyodysplasia congenita; Guerin-Stern syndrome 先天性关节肌发育不良

arthron 关节

arthronalgia; arthralgia 关节痛

arthroncus *n*. 关节肿大

arthroneuralgia *n*. 关节神经痛

arthronosos 关节病 ‖ ～ deformans; arthritis deformans 变形性关节病,变形性关节炎

arthro-onychodysplasia *n*. 关节指甲发育不良(一种遗传性综合征)

arthro-ophthalmopathy *n*. 关节—眼病变 ‖ hereditary progressive ～ 遗传性进行性关节眼病

Arthropan *n*. 胆碱水杨酸盐(choline salicylate)制剂的商品名

arthroparacentesis 关节穿刺术

arthropathia; arthropathy 关节病 ‖ ～ neurotica 神经性关节病/～ ovaripriva; menopausal arthritis 绝经期关节炎/～ psoriatica 牛皮癣性关节病

arthropatholgy *n*. 关节病理学

arthropathy 关节病 ‖ ～, Charcot's; neurogenic ～ 夏科氏关节病,神经原性关节病/～，diabetic 糖尿病性关节病/～，hypertrophic pulmonary 肺性肥大性关节病/～，inflammatory 炎性关节炎,关节炎/～，neurogenic; Charcot's disease; Charcot's joints; neuropathic arthritic arthr itis 神经原民生关节病,神经病性关节炎/～，neuropathic; neurogenic ～ 神经病性关节病,神经原性关节病/～，osteopulmonary 肺性骨关节病/～，psoriatis 牛皮癣性关节病/～，static 平衡不良性关节病/～，tabetic; Charcot's arthritis 脊髓痨关节病,夏科氏关节炎/～，vertebral 脊椎关节病

arthropathy, pyrophosphate; pseudogout 焦磷酸盐性关节病,假痛风

arthrophlogosis; arthritis 关节炎

arthrophlysis [希] 痛风疹,发疹性痛风
arthrophyma *n*. 关节肿大
arthrophyte *n*. 关节赘疣
arthrophyton; **arthrophyte** 关节赘疣
arthroplasty *n*. 关节成形术 ‖ gap ~ 裂隙关节成形术/ interposition ~ 插入关节成形术/ intracapsular temporomandibular joint ~ 囊内颞下颌关节成形术 ‖ arthroplastic *a*.
arthroplasty of intracapsular temporomandibular joint 囊内颞下颌关节成形术
arthroplasty of temporomandibular joint 颞下颌关节成形术
arthropleuron 侧板(昆虫)
arthropneumography; **arthropneumoroentgenography** 关节充气造影术
arthropneumoroentgenography; **arthropneumography** *n*. 关节充气造影(术)
arthropod *n*. 节肢动物 ‖ ~an, ~ic, ~ous *a*.
Arthropoda *n*. 节肢动物门
arthropod-borne 节肢动物传播的
arthropodous 节肢动物的
arthropodology, medical 医学节肢动物学
arthropodous; **arthropodic** 节肢动物的
arthropyosis *n*. 关节化脓
arthrorheumatism *n*. 关节风湿病
arthrorisis *n*. 关节制动术
arthrorrhagia 关节出血
arthroscintigram *n*. 关节闪烁(扫描)图
arthroscintigraphy *n*. 关节闪烁(扫描)术
arthrosclerosis *n*. 关节硬化
arthroscope 关节[内窥]镜
arthroscopy 关节[内窥]镜检查(法)
arthroscopy, temporomandibular joint 颞下颌关节内窥镜检查
arthrosis deformans 变形性关节病
arthrosis; **arthropathia**; **joint disease**; **arthropathy** 关节病 ‖ ~, Charcot's; tabetic arthropathy 夏科氏关节病,脊髓痨性关节病/ ~ deformans 变形性关节病
arthrosis, temporomandibular 颞下颌关节病
arthrositis 关节炎
Arthrospira [拉] *n*. 节螺蓝细菌属, 节螺菌属
Arthrospira brevis [拉] *n*. 短节螺蓝细菌
Arthrospira jenneri [拉] *n*. 詹氏节螺蓝细菌(郑氏节螺蓝细菌,詹氏节螺菌)
Arthrospira maxima [拉] *n*. 最大节螺蓝细菌(最大节螺菌)
Arthrospira pelluoidis [拉] *n*. 透明节螺蓝细菌
Arthrospira platensis [拉] *n*. 盘状节螺蓝细菌(宽胞节螺蓝细菌,平节螺菌)
Arthrosporaceae 分子孢子菌科
arthrospore *n*. 分节孢子
arthrosteitis *n*. 关节骨炎
arthrostenosis 关节[腔]狭窄
arthrosteopedic 骨胳肢体的
arthrosteophyma 关节骨瘤
arthrostheitis *n*. 关节骨炎
arthrostomy *n*. 关节造口术
arthrosynovitis *n*. 关节滑膜炎
arthrosyrinx 关节瘘管
arthrotome *n*. 关节刀
arthrotomy *n*. 关节切开术
arthrotrauma 关节外伤
arthrotropic *a*. 亲关节的,向关节的
arthrotyphoid *n*. 风湿型伤寒
arthrous 亲关节的
arthroxerosis *n*. 关节干燥症,慢性骨关节炎
arthroxesis; **curettage of joint** *n*. 关节(面)刮(除)术
Arthus' phenomenon (**reaction**) [Nicolas-Maurice 法生理学家 1862—1945] 阿图斯氏现象(有时亦称反应;一种局部过敏反应,以出血、水肿、坏死反应,对已有沉淀抗体的动物皮内注射对应抗原可引起此反应)
artiad 偶价元素
artic- [拉; 构词成分] 关节
Articaine *n*. [商名] 阿替卡因(局部麻醉药)
Artichoke (**California**) **latent virus** 菊芋(加利福尼亚)潜伏病毒
Artichoke curly dwarf potexvirus 菊芋曲矮马铃薯 X 病毒
Artichoke curly dwarf virus 菊芋曲矮病毒
Artichoke Italian latent nepovirus 意大利菊芋潜伏线虫传多角体病毒
Artichoke latent carlavirus 菊芋潜伏香石竹潜伏病毒
Artichoke mosaic virus 菊芋花叶病毒
Artichoke mottle crinkle tombusvirus 菊芋斑皱蕃茄丛矮病毒
Artichoke mottled crinkle virus 菊芋斑皱病毒
Artichoke vcin banding nepovirus 菊芋叶脉带线虫传多角体病毒
Artichoke yellow ring spot nepovirus 菊芋黄环斑线虫传多角体病毒
article *n*. 文章,论文;物品;项目,条目,条款;关节,节(语法)冠词
articular *a*. 关节的 ‖ ~ capsule 关节囊/ ~ cartilage 关节软骨/ ~ cavity 关节腔/ ~ corium 关节膜/ ~ corpuscle 关节小体/ ~ disc 关节盘/ ~ end bulb 关节终球/ ~ facet 关节面/ ~ facet for fibula 腓骨关节面/ ~ facets of costal head 肋骨头关节面/ ~ facets of transverse process 横突关节面/ ~ fracture 关节(面)骨折/ ~ head 关节头/ ~ membrane 关节膜/ ~ pan 关节窝/ ~ process 关节突/ ~ sclerite 关节片/ ~ sensation 关节感觉/ ~ surface for arytenoid cartilage 杓状软骨关节面/ ~ surface for cricoid cartilage 环状软骨关节面/ ~ surface for lateral malleolus 外踝关节面/ ~ surface 关节面(耳状面)/ ~ tubercle 关节结节
articulare [下颌]关节突点
articularis 后跗节
articularis genu 膝关节肌
Articulata 有铰纲(生物分类学)
articulate *a*. 假牙整列的;关节联接的;分节发音的 *vt*. 连接,联接(成关节);接合(成架);清晰发音
articulated *a*. 联接的;关节隘接的;排牙的,接触面的
articulated apex 抱器端节(蚊)
articulated pod 节足,节肢
articulatio (复 articulationes) [拉] 关节 ‖ ~ acromioclavicularis 肩锁关节/ ~ atlantoaxialis lateralis 寰枢外侧关节/ ~ atlantoaxialis mediana 寰枢上中关节/ ~ atlantodentalis dorsalis 寰齿后关节/ ~ atlantodentalis ventralis 寰齿前关节/ ~ atlantoepistrophica 寰枢关节/ ~ atlanto-occipitalis anterior 寰枕前关节/ ~ atlanto-occipitalis 寰枕关节/ ~ bacicornualis 角基关节/ ~ calcaneocuboidea 跟骰关节/ ~ capitis costae 肋小头关节/ ~ capituli 肋头关节/ ~ carpi 腕关节/ ~ composita 复关节/ ~ condylaris; articulatio ellipsoidea; condylar articulation 髁关节,椭圆关节/ ~ costotransversaria 肋横突关节/ ~ costovertebralis 肋椎关节/ ~ coxae 髋关节/ ~ cricoarytaenoidea 环杓关节/ ~ cubiti 肘关节/ ~ femoropatellaris 股髌关节/ ~ femorotibialis 股胫关节/ ~ genu 膝关节/ ~ humeri 肩关节/ ~ humeroradialis 肱桡关节/ ~ humeroulnaris 肱尺关节/ ~ hyoidea 舌骨关节/ ~ hyothyreoidea 舌甲关节/ ~ incudomallearis 砧锤关节/ ~ incudostapedia 砧镫关节/ ~ intercarpea 腕骨间关节/ ~ intercentralis 椎体间关节/ ~ intercornualis 角间关节/ ~ interneuralis 髓弓间关节/ ~ intersternalis 肠首间关节/ ~ intertransversa 横突间关节/ ~ mandibularis 下颌关节/ ~ mandibularis; mandibular articulation 下颌关节/ ~ manus 手关节/ ~ mediocarpea 腕骨间关节/ ~ metacarpophalangea 掌指关节/ ~ naviculocuboideus 舟骰关节/ ~ ossis pisiformis 豌豆(骨)关节/ ~ plana 平面关节/ ~ planus 平面关节/ ~ radiocarpea 桡腕关节/ ~ radioulnaris distalis 桡尺远侧关节/ ~ radioulnaris proximalis 桡尺近侧关节/ ~ radioulnaris 桡尺关节/ ~ sacralis 骶关节/ ~ sacroiliaca 骶髂关节/ ~ sellaris 鞍状关节/ ~ simplex 单关节/ ~ sphaeroidea 球窝关节,杵臼关节/ ~ sternalis 胸骰关节/ ~ subtalaris 距跟关节/ ~ talocalcanea 距跟关节/ ~ talocalcaneonavicularis 距跟舟关节/ ~ talocruralis 踝关节,距骨小腿关节/ ~ talonavicularis 距舟关节/ ~ tarsi transversa 跗横关节/ ~ temporohyoidea 颞舌关节/ ~ temporomandibularis; ~ mandibularis; temoro-mandibular arti culation 颞下颌关节,下颌关节/ ~ tibiotarsalis 胫跗关节/ ~ trochoidea 车轴关节
articulation *n*. 关节 ‖ ~, anatomical 解剖性关节/ ~, carpal; articulatio radiocarpea 桡腕关节/ ~, Chopart's articulatio tarsi transversa(Choparti) 跗横关节/ ~, compound; articulatio composita 复关节/ ~, condyloid; articulatio ellipsoidea 髁状关节/ ~, confluent 混合发音,椭圆关节/ ~, congruent 等面关节(关节面大小形成相等者) ~, of elbow; articulatio cubiti 肘关节/ ~, false 假关节/ ~, hinge; ginglymus 屈戌关节/ ~ of hip; articulation coxae 髋关节/ ~ of humerus; articulatio bumeri; shoulder joint 肩关节/ ~, incongruent 不等面关节(关节面大小形式不等者)/ ~, irregular ①不整性动关节 ②不规则连接/ ~ of knee; articulatio genu 膝关节/ ~, reciprocal; condyloid ~ 髁状关节,椭圆关节/ ~, screw; articulatio cochlearis 蜗状关节/ ~, supplementary; false ~ 附加关节,假关节/ ~, traumatogenic 创伤性接触面咬合
articulator ①联接器 ②殆架,咬合架 ‖ ~, adjustable 调整性殆架,可调节式殆架/ ~, arbitrary-movement 随动殆架/ ~, average-movement 平均动抬架,中常颌运动殆架/ ~, crown 牙架殆

架/～ , dental 殆架,咬合架/～ , Hanau model H 汉瑙氏 H 型殆架/～ , hinge; plain-line ～ 铰链殆架,平线殆架/～ , semiadjustable 半调整性牙架/～ , Snow 斯诺氏牙架
articulatory *a*. 发言的,言语的,分节发音的
articulatory epideme 连翅膜
articuli atlantoepistrophici laterales 寰枢个侧关节
articuli intervertebrales 椎间关节
articuli(单 articulus) 关节
articuliform 节状的
Articulina (d'Orbigny) 关节虫属
Articulina carinata Cushman 隆缘关节虫
Articulina pacifica Cushman 太平洋关节虫
Articulina schauinslandi Rhumbler 无纹关节虫
articulo *n*. [拉] 时刻;危象 ‖ ～ mortis 濒死
articulus (复 articuli) 关节
articulus arlantodentalis dorsalis 寰齿后关节
articulus atlantodentalis ventralis 寰齿前关节
artif artificial 人工的, 人造的
artif. (artificer)技工,工匠
artifact *n*. 假象, 伪影; 人为现象; 人工产物(在组织学及显微镜检查指切片过程中所产生的任何结构)
artifact-free 无伪影的 ‖ ～ dynamic CT 无伪影动态计算体层成像(术)/～ dynamic CT scan 无伪影动态计算体层扫描
artifactitious *a*. 人为现象的,人工产物的
artifactual streak 伪影条纹
artifice *n*. 技巧,策略 ‖ ～r *n*. 技工;牙技工
artificer *n*. 技工,巧匠, 牙技工
artificial *a*. 人工的,人造的,假的,不自然的 ‖ ～ abortion 人工流产/～ abortion-vacuum aspiration 负压吸引人工流产术/～ activation 人工激活/～ airway 人工气道/～ arm 假臂/～ blood 人造血液/～ breeding box 人工孵化箱/～ cardiac pacemaker 人工心脏起搏器/～ cardiac pacing for emergency 急诊人工心脏起搏/～ cardiac pacing 人工心脏起搏/～ cell 人造细胞/～ cornea 人工角膜/～ culture 人工培养/～ ear 人造耳,仿真耳/Artificial Earth Satellite 人造地球卫星/～ embryonation 人工胚胎移植/～ evolution 人为进化/～ eye 义眼,假眼/～ fever 人工发热,热疗/～ globe 义眼,假眼/～ gravity vehicle 人造重力飞船/～ heart 人造心脏/～ hibernation 人工冬眠/～ hymen 人工处女膜/～ immunity 人工免疫/～ implantable material 人工移植材料/～ impregnation 人工受孕,人工授精/～ infection 人工感染/～ insemination 人工授精/～ insemination by husband 配偶人工授精/～ insemination donor 人工授精供精者/～ insemination with donor's semen 供者的人工授精(非配偶间)/～ insemination with hus band's semen 丈夫的人工授精/～ intelletual 人工智能器/～ intelligence 人工智能, 人为智力/～ intelligence in medicine 医学人工智能/～ internal organ 人工器官/～ keratoplasty 人工角膜移植术/～ kidney 人工肾, 人造臂/～ larynx 人工喉/～ lens 人工晶状体/～ limb 假肢/～ lung machine 人工心肺机/～ lung 人造肺/～ lysis 人工裂解/～ membrane 人工膜/～ mutant 人工突变株/～ mutation 人为突变/～ neuron 人造神经元/～ neuronal network 人造神经元网络/～ organ 人造器官/Artificial Ox-gallstone [动药]人工牛黄/～ pacemaker 人工心脏起搏器/～ parthenogenesis 人工单性生殖,人工孤雌生殖/～ perception 人工知觉/～ pneumoperitoneum 人工气腹(术)/～ pneumothorax 人工气胸(术)/～ pollination 人工授粉/～ population 人为群体/～ ptosis 人工上睑下垂/～ pupil 人工瞳孔/～ radioactivity 人工放射性; 人工放射现象/～ respiration 人工呼吸; autoradiography 放射自显影摄影(术)/～ rupture of membranes (amniotomy) 人工破膜/～ selection 人工选择/～ silk conjunctivitis 人造丝性结膜炎/～ spermatocele 人工精子贮囊 (应用于辅助受孕)/～ tears 人工泪液/～ throat 仿真喉/～ voice 仿真喉, 仿真语声
artificialize *vt*. 使人工化
artifistulation 开窗术
Artilide *n*. [商名] 阿替利特(抗心律失常药)
artiodactyl *n*. 偶蹄动物 ‖ ～ous *a*. 偶趾(指)的;偶蹄目的
Artiodactyla *n*. 偶蹄目(隶属于哺乳纲 Mammalia); 偶蹄类
artiodactylous 偶蹄类的; 偶趾(指)的
artiphakia 人工晶状体
artis *n*. 关节点
artisis' reflex 角膜反射,角膜反映
artist *n*. (某方面的)能手; 巧工; 艺术家;美术家
artistomla ①言语清晰 ②口才适宜
artless *a*. 朴实的,天真的
Artmann's creolin 阿特曼氏克勒奥林(酚及硫酸的化合物,防腐消毒剂)
ARTN aureothricin 金丝霉素
Artocarpus (**Forst**.) 木波罗属 ‖ ～ incisa L. 面包果/～ integrifolia L. 木波罗
Artocarpus heterophyllus Lam [拉;植药]波罗蜜
Artocarpus hypargyrae a Hance [拉;植药]白桂木
Artocarpus lingnanensis Merr. [拉;植药]桂木
Artostrobiidae Riedel 蛇螺虫科
Artostrobium (**Haeckel**) 蛇螺虫属
Artostrobium auritum Ehrenberg 耳蛇螺虫
ARTPB Acta Radiologica: Therapy, Physics, Biology 放射学学报: 治疗学, 物理学, 生物学(杂志名)
artrichin 氯喹
artus [拉] ①关节 ②肢,肢节 ③附肢
artwork master 照相原图,照相底图
Artyfechinostomum *n*. 刺口吸虫属 ‖ ～sufrartyfex 多棘刺口吸虫
ARU audio response unit 声音应答装置
Aruac virus 阿鲁卡病毒
aruis interna 内耳
Arum *n*. 海芋属
Arum; Alocasia 海芋属 ‖ ～ , European; ～ maculatum L. 欧天南星,欧海芋/～ saaculatum L. 欧海芋/～ sagittifolium 野姜
Arumowot bunyavirus 阿鲁莫沃特本扬病毒
Arumowot phlebovirus 阿鲁莫沃特静脉病毒
Aruncus sylvester Kostel. [拉;植药]假升麻
Arundina chinensis Bl. [拉;植药]竹叶兰
Arundinarla japonica 日本青篱竹
Arundinulaceae 微苇毛菌科 (一种菌类)
Arundo donax L. [拉;植药] 芦竹
ARV atrialized right ventricle 房化的右室(先天性心脏病埃布斯坦氏病理改变)
Arvin *n*. 蝮蛇抗栓酶,抗栓酶(马来亚蝮蛇蛇毒的提纯部分,在血栓栓塞性疾病中用作抗凝剂)
Arvlcanthas abyssinicus 埃塞俄比亚田鼠
ARVO Association for Research in Vision and Ophthalmology 视力及眼科学研究协会
ARXT American Registry of Xray Technologists 美国 X 线技师登记处
Ary ayrtenoid region 披裂部(喉头的)
aryepiglottic *a*. 杓会厌的
aryepiglottic fold 杓状会厌皱襞
aryepiglottic; arytenoepiglottic 杓会厌的
aryepiglotticus *n*. 杓会厌肌
aryepiglotticus; musculus aryepiglotticus 杓会厌肌
aryepiglottidean *a*. 杓会厌的
aryl *n*. 芳(香)基
aryl- 芳基,芳香基
aryl 4-hydroxylase 芳(香)基 4－羟化酶,非特异性单(加)氧酶
arylamidase 芳香酰胺酶
arylamine *n*. 芳基胺
arylaminopeptidase *n*. 芳(香)基氨肽酶,胞液氨肽酶
arylarsonate 芳基胂酸盐
arylarsonic acid 芳(香族)基胂酸
arylazopyrimidines 芳香偶氮嘧啶
aryl-ester hydrolase 芳(香)基—酯水解酶,芳(香)基酯酶
arylesterase *n*. 芳(香)基酯酶(亦称芳<香>基—酯水解酶)
arylformamidase *n*. 芳(香)基甲酰胺酶(亦称甲酰犬尿氨酸水解酶)
arylguanidinobenzoate 芳香胍基苯甲酸盐
aryl hydrocarbon hydroxylase 芳烃羟化酶
aryloxides 芳香基氧化物
aryl radical 芳(香)基
arylsulfatase *n*. 芳(香)基硫酸酯酶
arylsulfatase deficiency A *n*. 芳(香)基硫酸酯酶 A 缺乏症,异染性脑白质营养不良
arylsulfatase B 芳基硫酸酯酶 B
arylsulfatase B (**ARSB**) **deficiency** 芳(香)基硫酸酯酶 B 缺乏症
arylsulfatase C 芳基硫酸酯酶 C
arytenectomy 杓状软骨切除术
arytenoepiglottic *a*. 杓会厌的
arytenoid *a*. 杓状的
arytenoid cartilage 杓状软骨(披裂软骨)
arytenoidectomy; arytenectomy 杓状软骨切除术
arytenoideus [拉] 杓肌
arytenoiditis *n*. 杓状软骨炎;杓肌炎
arytenoidopexy ①杓状软骨固定术 ②杓肌固定术
arythmia; arrhythmia 心律失常,无节律
aryvocalis; musculus aryvocalis 杓声带肌(声带襞内)
Arzberger's pear [Friedrich 奥医师 1833—1905] 梨形直肠施冷器

Arzneimittelgestz [德] 药典
A.S. auris sinistra [拉] 左耳
A.S.S. anterior superior spine [髂]前上棘
A.T. old tuberculin 旧结核菌素
A.T.10 dihydrotachysterol 二氢速甾醇
A.T.S. antitetanic serum 破伤风血清/anxiety tension state 神经肌肉紧张状态
A.U. Agstrom unit 埃[斯特雷姆氏]单位
A.V. atrioventricular or auriculcventricular 房室的
A.W. atomic weight 原子量
AS Abdominal Surgery (AS journal) 腹部外科学(美国腹部外科学会杂志)
As androstanolone 雄甾烷醇酮(同化激素)
AS aortic stenosis 主动脉狭窄 / arteriosclerosis 动脉硬化
AS atherosclerosis 动脉硬化
as- asymmetric 偏(指苯核上三个相同的取代基或杂原子处于 1,2,4 位; 若处于 1,3,5 位时称"均"(s-); 处于 1,2,3(以及 4)时称"连"(v-)
As H hypermetropic astigmatism 远视散光
As M myopic astigmatism 近视散光
AS San E American Society of Sanitary Engineering 美国卫生工程学会
AS titer antistreptolysin titer 抗链(球菌)溶(血)素效价
AS tol as tolerated 似有耐药性的
as- (由前缀 ad-随其后单词第一个字母"S"变来)
As 元素砷(arsenic)的符号/astigmatism 散光(眼)
AS arsenic 砷,三氧化二砷
A-S As ampere-second 安[培]秒
AS-1 algal virus AS-1 海藻病毒
AS2 antigen S2 S2(血型)抗原
as ***ad***. (表示程度)同样地; ***conj***. (表示比较)像……一样;(表示方式)按照;如同;(表示时间)当…… 时;随着;(表示原因)由于,鉴于;(表示结果)以至于;(表示目的)以便;(表示让步)虽然,尽管 ***pron*** 像……一样的人(或物);这一点 ***prep***. 作为;像,如同 ‖ as ...as 像……一样/ ~ against 与…… 比较/ ~ for 至于,就……方面说/ ~ from 从……时起/ ~ if (或 though)好像,仿佛/ ~ is 照 现在的样子/ ~ it is 事实上 / ~ it were 似乎,可以说是 / ~ of 在……时;到……时 为止;从……时起 / as ..., so... 像……那样
ASA acetylsalicylic acid (aspirin) 乙酰水杨酸, 阿司匹林/American Society of Anesthesiologists 美国麻醉学家学会/ American Standards Association 美国标准协会/American Stomatological a. ssociation 美国口腔学协会/American Surgical Association 美国外科协会/ argininosu ccinic acid 精氨(基)琥珀酸
ASA ciduria argininosuccinic aciduria 精氨基琥珀酸尿
Asa dulcis 安息香
asab ***n***. 非洲性病
ASAC Asian Standards Advisory Committee 亚洲标准咨询委员会
asacria 无骶(畸形)
asafetida ***n***. 阿魏(用作驱风、祛痰和镇痉)
asafoetida; asafetida 阿魏(见上条)
Asagraea officinalis Lindley; Schoenocaulon officinale 沙巴达草
ASAHP American Society of Allied Health professions 美国卫生行业联合会
ASAIO American Society of Artificial Internal Organs 美国人造内脏学会
ASAL arginino-succinate lyase 精氨酰琥珀酸裂解酶
ASAP as soon as possible 尽快
asaphia ***n***. 语声不清
Asaphis dichotoma (Anton) 对生蒴蛤(隶属于紫云蛤科 Psammobiidae)
ASAPN American Society for Adolescent Psychiatry Newsletter 美国青年精神病学会通讯
asaprol; abrastol 阿萨普罗,阿布拉斯托耳(β-萘酚-α-一元磺酸钙)
asarcia 消瘦
asarin 细辛脑
asarinin 细辛素(为除虫菊素增效剂)
asarol 细辛油
asaron ***n***. 细辛脑
asaron; asarone; asarin; Asarabacca camphor 细辛脑
Asarone ***n***. [商名] 细辛脑(抗癫痫药)
asarone; propenyl-2,4,5-trimethoxy benzene 细辛脑,丙烯基-2,4,5-三甲氧苯
Asarum (L.) [拉;植药] 细辛属 ‖ ~ canadense L. 加拿大细辛/ ~ europaeum 欧细辛/ ~ forbesi 福氏细辛/ ~ sieboldi Mig. 细辛
Asarum caudigerum Hance [拉;植药] 土细辛,尾花细辛,金耳环
Asarum caulesscens Maxim. [拉;植药] 双叶细辛
Asarum fargesii Franch. [拉;植药] 莲花细辛
Asarum forberii Msxim. [拉;植药] 杜衡
Asarum gracilipes C. S. Yang, mss. [拉;植药] 纤梗细辛
Asarum heterotropoies Fr. Schmidt var. mandshuricum (Maxim.) Kitag. [拉;植药] 北细辛,细辛
Asarum himalaicum Hook. f. et Thoms. [拉;植药] 西南细辛,细辛,土细辛
Asarum insigne Diels [拉;植药] 慈菇叶细辛
Asarum longiflorum C. Y. Cheng et C. S. Yang [拉;植药]长花细辛,大叶细辛
Asarum maximum Hemsl. [拉;植药] 大花细辛
Asarum maximum Hemsl. [拉;植药] 花脸细辛,大叶细辛
Asarum pulchellum Hemsl. [拉;植药] 长毛细辛
Asarum sieboldi Miq. var. seoulense Nakai [拉;植药] 毛柄细辛,细辛
Asarum sieboldi Miq. [拉;植药] 华细辛,细辛
Asarum sieboldii Miq. var. seoulense Makai [拉;植药]汉城细辛
ASAS American Society of Abdominal Surgeons 美国腹部外科医师协会
ASAT aspartate aminotransferase 天冬氨酸转氨酶
ASB American Society of Bacteriologists 美国细菌学家协会
asb apostilb 亚熙提(亮度单位, 1 asb = $10^{-4}/\pi$ sb)
ASBC American Society of Biological Chemists 美国生物化学家协会
asbestiform ***a***. 石棉状的,石棉样的
asbestos; asbestus 石棉
asbestos body 石棉体
asbestos filter 石棉滤器
asbestos transformation 石棉状变形
asbestosis; amianthosis 石棉肺,石棉沉着病
asblic; asbolicous 煤烟状的
asbolin 烟煤油,松根油
ASBP American Society of Bariatric Physicians 美国肥胖病医师协会
Asbron G 茶碱甘氨酸钠—愈创木酚甘油醚(theophylline sodium glycinate and guaifenes in)制剂的商品名
ASC analog scan converter 模拟扫描转换器/analog signal converter 模拟信号转换器/ acetylsulphanily chloride 对乙酰氨基苯磺酰氯
asc arteriosclerosis 动脉粥样硬化
ASC Ⅱ American Standard Code for Information Interchange 美国信息交换标准码
ASCA Automatic Subject Citation Alert 主题引文通报自动化系统(编制 SCI 的积累资料)
A-scan A 型(超声)扫描
ascariasis ***n***. 蛔虫病
ascariasis of appendix 阑尾蛔虫病
ascariasis of bile duct 胆道蛔虫症
ascaricidal ***a***. 杀蛔虫的
ascaricide ***a***. 杀蛔虫的 ***n***. 杀蛔虫药
ascaricidin 杀蛔虫素
ascarid ***n***. 蛔虫
Ascaridae 蛔科(寄生虫)
Ascaridata 蛔目
ascarides (ascaris 的复数) 蛔虫
Ascaridia galli (Schrank) 鸡蛔虫(隶属于异唇科 Heterocheilidae)
Ascaridia lineata 线形鸡蛔虫
Ascaridia ***n***. 鸡蛔虫属 ‖ ~ galli 鸡蛔虫/ ~ lineata 线形禽蛔虫
ascaridiasis ***n***. 蛔虫病
Ascaridida 蛔目(隶属于线虫纲 Nematoda)
ascaridine 蛔虫精子蛋白
Ascaridoidea ***n***. 蛔(虫)总科
ascaridole; ascaridol 驱蛔素(含于土荆芥油中)
ascaridopathia 蛔虫病
ascaridosis ***n***. 蛔虫病
ascarifuge 驱蛔虫药
ascarinase 溶蛔虫酶
ascariosis ***n***. 蛔虫病
Ascaris (复 ascarides) 蛔虫属 ‖ ~ alata; ~ canis; Toxascaris canis 犬[弓]蛔[线]虫/ ~ apri; Metastrongylus elongatus 长后圆线虫/ ~ equi; ~ equorum 马蛔虫/ ~ lumbricoides 人蛔虫,蛔虫/ ~ marginata; Toxascaris canis 犬[弓]蛔[线]虫/ ~ maritima 海蛔虫/ ~ megalocephala; Parascaris equorum 马蛔虫/ ~ mystax; Belascaris mystax 猫[弓]蛔[线]虫/ ~ ovis 羊蛔虫/ ~ suis; ~ suilla; ~ suum 猪蛔虫/ ~ texana 德克萨斯蛔虫/ ~ trichiurus; Trichuris trichiura 毛首鞭形线虫,毛首鞭虫/ ~ vermicularis; Enterobius

vermicularis 人蛲虫,蛲虫/～ visceralis et renalis; Eustrongylus gigas 肾膨结线虫/～ vitulorum; Neoascaris vitulorum 牛新蛔虫
Ascarops *n*. 斜环咽线虫属
Ascarops strongylina (**Rudolphi**) 黑斜环咽道线虫(隶属于线虫纲 Nematoda)
ascaroside 蛔甙层(某些寄生生物如线虫特有的一种组织结构)
ascarylose 蛔糖
ASCB American Society for Cell Biology 美国细胞生物学会
ASCC automatic sequence controlled calculator 自动程序控制计算器/ American Society for the Control of Cancer 美国癌症控制学会
ascend *vi*. 登高,上升,追溯(到某个时间)(to) *vt*. 攀登
ascendancy; **ascendency** *n*. 优势,支配地位
ascendant; **ascendent** *a*. 上升的,优越的 *n*. 优越(地位等)‖ in the ～ 蒸蒸日上,占优势
ascendens strabismus 上斜视
ascending *a*. 上行的,上升的,向上的
ascending activating system 上行激活系统
ascending aorta 升主动脉
ascending axis 上升轴
ascending branch of lateral circumflex femoral artery 旋骰外侧动脉升支
ascending branch of medial circumflex femoral artery 旋骰内侧动脉升支
ascending branch 升支
ascending chromaatography 上行色谱法,上行层析法
ascending colon 升结肠
ascending current 上行电流
ascending frontal bristle 上额鬃
ascending intestine 升肠,前伸肠
ascending limb 升支
ascending optic atrophy 上行性视神经萎缩
ascending optic neuritis 上行性视神经炎
ascending palatine artery 腭升动脉
ascending part of duodenum 十二指肠升部
ascending pathway 上行途径,上行通路
ascending pharyngeal artery 咽升动脉
ascending ramus of lateral sulcus 外侧沟
ascending vertebral venegraphy 上行性椎静脉造影(术)
ascending 上升的‖～ colon 升结肠(结肠升部)/～ lumbar venography 上行性腰静脉造影(术)/～ pyelography 上(逆)行性肾盂造影(术)/～ uretero-pyelography 逆(上)行性输尿管—肾盂造影(术)/～ urography 上(逆)行性尿路造影(术)/～ venography 上行性静脉造影(术)/～ vertebral venography 上行性椎静脉造影(术)
ascension *n*. 上升,升高‖ ～al *a*.
ascensive *a*. 上升的
ascensus *n*. [拉] 上升‖ ～ uteri 子宫高位
ascent *n*. 上升,升高,追溯;斜度;坡度
ascertain *vt*. 查明,弄清,确定 ‖ ～able *a*. 可查明的
ascertainment *n*. 查明,确定;系谱调查,查证法(在遗传学研究中,研究者选择或发现带 有某 一特性或疾病者的方法)‖ complete ～ 安全查证(法)/ incomplete ～ 部分查证(法)/multiple ～ 复式查证(法)/single ～ 单个查证(法)/ truncate ～ 分段查证法)
ascertainment bias 确认偏倚
asceticism *n*. 禁欲主义,制欲主义
Ascetospora *n*. 囊孢子门(生物分类学)
Ascetospora Sprague 囊孢子亚门(生物分类学)
ASCH American Society of Clinical Hypnosis 美国临床催眠术学会
aschelminth *n*. 蛔线虫
Aschelminthes *n*. 蛔线(虫)纲(生物分类学)
Ascherman's syndrome [**Joseph G. Asherman**] 阿谢曼氏综合征(由于子宫内粘连和闭锁引起的持续性经闭与继发性不孕,通常为子宫刮除术的结果)
Ascher's glass-rod phenomenon [Karl W. 生于捷克的美眼科医师 1887 生] 阿谢尔氏玻璃棒现象,房水输入现象 ‖ ～ syndrome 阿谢尔氏综合征(睑皮松垂,同时伴甲状腺肿,上唇黏膜及黏膜垂组织过多)
Ascherson's membrane [Ferdinand Moritz 德医师 1798—1879] 阿歇尔森氏乳脂球膜(包囊乳球体的酪白膜)‖～ vesicles 阿歇尔森氏小泡(油与液状白蛋白一起摇荡而成的小泡,油滴外包有一薄层白蛋白)
ascheturesis [希] 尿意频数
Aschheim-Zondek hormone (见下条) 阿—宋二氏激素,促黄体生成激素
Aschheim-Zondek test [Selmar Aschheim 德妇科学家 1878 生; Bernhardt Zondek 德妇科学家 1891 生] 阿—宋二氏试验(检孕)
aschistodactylia *n*. 并指(趾)畸形
aschistodactylia; **syndactyly** 并指(趾)(畸形)
Aschlza 无额缝组(双翅目)
Aschner phenomenon 眼心反射
Aschner's phenomenon (**test**) [Bernhardt 奥妇科学家 1883 生] 阿希纳氏现象(试验)(压迫眼球时,引起脉搏缓慢,表示迷走神经的应激性)‖ ～ reflex (sign) 眼心反射(征)(压迫眼球或压迫颈动脉窦,心律即缓慢)
Aschoff's bodies (**nodules**) [Ludwig 德国病理学家 1866—1942]阿孝夫氏小体(小结)(风湿性心肌炎时心肌间质中的小粟粒状细胞集团)‖ ～ cells 阿孝夫细胞(一种巨细胞,见于心肌中风湿小结)/ ～ node 阿孝夫结,房室结
Aschoff-Tawara node [Ludwig Aschoff 德病理学家 1866—1942; 田原淳日本病理学家 1873—1952] 阿孝夫—田原二氏结,房室结
Asch's operation [Morris J. 美喉科学家 1833—1902] 阿希氏手术(矫正鼻中隔弯曲)‖ ～ splint 阿希氏夹(鼻骨骨折用)
ASCI American Society for Clinical Investigation 美国临床调查学会
asci (ascus 的复数) 子囊
ascia *n*. 回反绷带(一种螺旋形绷带)
ascidean 海鞘
Ascidiacea [拉] 海鞘纲(隶属于尾索动物门 Urochordata)
Ascidiacea 海鞘目
ascidial 囊状的,瓶状的
ascidian 海鞘
ascidiform ①瓶状的 ②瓶状叶
ascidium 瓶状体
ascigerous 具子囊的
ascites 腹水 ‖ ～ ,acute 急性腹水/～ adiposus 油[脂]性腹水/～ , bloody; hemorrbagic ～ 血性腹水/～ ,chyliform; ～ chylosus; chylous ～ 乳糜性腹水/～ ,fatty; ～ adiposus 油[脂]性腹水/～ , gelatinous 明胶性腹水/～, hemorrhagic 血性腹水/～ ,hydremic 稀血内腹水/～ ,intercus 腹膜内腹水/～ ,milky; ～ adiposus 油[脂]性腹水/～ praecox 早发性腹水(见于缩窄性心包炎)/～ , preagonal 濒死性腹水/～ ,pseudochylous 假乳糜性腹水/～ saccatus 囊性腹水/～ ,sanguineous 血性腹水/～ vaginalis 鞘膜内腹水 | ～ vulgatior 肾性腹水
ascitic 腹水的 ‖ ～ fluid 腹水/～ level 腹水液平面
ascitogenous *a*. 产生腹水的
asclepain; **Asclepius** 萝藦蛋白酶
Asclepiad (复 Asclepiads) 阿斯库累普派 (是古希腊罗马神话中 Aesculapius 医神庙所在之处,原指其僧侣或者后裔;但后来亦指"高尚的医师")
Asclepiadaceae 萝藦科
asclepiadin 马利筋苦素
Asclepias L. 马利筋属 ‖ ～ curassavica L. 马利筋(莲生桂子花)/ ～ incarnaa; white indian hemp 萝藦麻/～ tuberosa 互生叶马利筋,块根:马利筋
Asclepias yellows virus (**Kunkel**) 马利筋黄花病毒
asclepion ①萝藦蛋白 ②医神庙
ASCLT American Society of Clinical Laboratory Technicians 美国临床实验室技术员学会
ASCM American Society for Chinese Medicine 美国中医学会
ASCMS American Society of Contemporary Medicine and ASCO American Society of Clinical Oncology 美国临床肿瘤学会 American Society of Contemporary Ophthalmology 美国当代眼科学会
Ascobolaceae *n*. 粪盘菌科
Ascobolus *n*. 粪盘菌属
ascocarp [希 askos bag + karpos fruit] 子囊果
Ascococcus [拉]*n*. 明串珠菌属,白联珠菌属,囊球菌属
Ascococcus ascoformans [拉] *n*. 子囊囊球菌
Ascococcus mesenteroides [拉] *n*. 肠膜囊球菌(肠系膜囊球菌)
Ascococcus; **Leuconostoc** 明串珠菌属,白联珠菌属,囊球菌属
Ascocorticiaceae 展盘菌科 (一种菌类)
Ascocotyle *n*. 凹管线虫属
Ascocotyle pithecophagicola 住猿凹管线虫
ascogenous hypha 产囊[菌]丝
ascogonidium 子囊柄
ascogonium *n*. 育胚器,产囊体(子囊菌的雌性生殖器)
ascogonium; **archicarp**; **carpogonium** 育胚器(子囊菌的雄性生殖器)
Ascoideaceae 浆霉科 (一种菌类)
Ascoidium 类囊菌属
Ascolichenes 囊子地衣亚纲 (植物分类学)
Ascoli's reaction(**test**) [Maurizio 意病理学家 1876—1958]; **miostagmin reaction** 阿斯科利氏反应(试验) (减滴质反应,小滴反应)

Ascoli' s test [Alberto 意血清学家 1877—1957] 阿斯科利试验,炭疽环状试验(一种热沉淀素试验,用于炭疽的血清学诊断) ‖ ~ treatment 阿斯科利疗法(对疟疾患者注射肾上腺素,使脾收缩,迫使脾内含物包括疟原虫进入循环,以利诊断)
ascomycete *n*. 子囊菌 ‖ ascomycetous *a*.
Ascomycetes 囊子菌纲 (亦称子囊菌纲)
Ascomycetes; Ascomycetae *n*. 子囊菌纲
ascomycosis 子囊菌病
Ascomycotina *n*. 子囊(真)菌亚门
A-scope A 型(超声)显示仪, A 型显示器 ‖ ~ transducer A 型(超声)换能器/~ ultrasonic A 型超声(波)/~ ultrasound A 型超声
Ascophyllum nodosum(L.)Le Jolis; Fucus nodosus L. 岩衣藻
ascorbate *n*. 抗坏血酸盐,维生素 C
ascorbemia *n*. 抗坏血酸血
ascorbic *a*. 抗坏血的
ascorbic acid 抗坏血酸,维生素 C
Ascorbic acid *n*. [商名] 维生素 C(维生素类药)
ascorbic acid factor 抗坏血酸因子
ascorbic acid oxidase 抗坏血酸氧化酶,维生素 C 氧化酶
ascorbigen 抗坏血酸原
ascorburia *n*. 抗坏血酸尿
ascorbyl palmitate 抗坏血酸棕榈酸酯(制药时用作防腐剂)
Ascoschongastia 囊棒恙螨属
Ascoschongastia leechi (**Domrow**) 类齐囊棒恙螨(隶属于恙螨科 Trombiculidae)
ascosin 子囊霉素
ascospore *n*. 子囊孢子
ascosterol 子囊甾醇
ascotrophosome 子囊滋养体
ascoxal 抗菌斑剂
ASCP American Society of Clinical Pathologists 美国临床病理学家协会
ASCPC American Society of Clinical Pharmacology and Chemotherapy 美国临床药理学及化学治疗学会
ASCPT American Society for Clinical Pharmacology and Therapeutics 美国临床药理学及治疗学会
ascribe *vt*. 把……归于(to) ‖ ascribable *a*. 可归于……的,起因于……的(to)
ascription *n*. 归于(to)
ASCS automatic stabilization(&) control system 自动稳定(和)控制系统
asct ascribed to 归因于
ASCU automatic scanning control unit 自动扫描控制装置
ascus (复 asci)子囊
ASCVD arteriosclerotic cardiovascular disease 动脉硬化性心血管病
ASD anthracene scintillation dosimeter 蒽闪烁剂量计(atrial septal defect) 房间隔缺损 / aldosterone secretion defect 醛固酮分泌缺陷
ASD Ⅰ atrial septal defect, ostium primum defect 房间隔缺损,原发孔开存
ASD Ⅱ atrial septal defect, ostium secundum defect 房间隔缺损,续发孔开存
ASDA 同 ADPNase
ASDAN American Student Dental Association Newsletter (ADA journal) 美国研究生牙科协会通讯(美国牙科协会杂志名)
ASDC American Society of Dentistry for Children 美国儿童牙科学会
asdic ①声纳 ②声纳站 ③深潜器
ASDR (American Society of Dental Radiographers) 美国牙医放射照相师学会
ASDR age-standardized death rate 年龄标准死亡率
-ase [拉; 构词成分] 酶,酵素
-ase [构词成分] - 酶(1998 年 CADN 规定使用此项名称,主要系指酶类药物,如弹性酶[Elastase]、普罗米酶[Promelase]等)
A-S-E bandage axilla-shouldereelbow bandade 腋肩肘吊带
asebogenol 马醉木甙配基
asebotin *a*. 无分泌的
ASEEGT American Society of Electroencephalographic Technologists 美国电脑描记技术员协会
Asellariareae 内孢毛菌科 (一种菌类)
asellin *n*. 鱼肝油毒
Aselliscus wheelri Osgood [拉;动药]三叶小蹄蝠
Asellis' glands(pancreas) [Gasparo 意解剖学家 1581—1626] 阿塞利氏胰腺(肠系膜根部淋巴结集合)
Asellus mipponensis Nichole [拉;动药]日本栉水虱
asemantic *a*. 无信息的(指一种分子,并非由生物体产生,因此也不受生物体内带信息分子的影响)
asemantide 无信息分子
asemasia *n*. 示意不能
asemble ①收集 ②装配,安装
asemia [希] 说示不能 ‖ ~ graphica 写示不能/~ mimica 表示不能/~ verbalis 语示不能
Asendin *n*. 阿莫沙平(amoxapine)制剂的商品名
ASEP American Society for Experimental Pathology 美国实验病理学会
asepsis ①无菌 ②无菌法,防腐(法) ‖ ~ , integral 完全无菌
Aseptatina *n*. 无隔亚目
aseptic *a*. 无(病)菌的 ‖ ~ acid 抗菌酸剂/~ -antiseptic 无菌防腐的/~ally *ad*.
aseptic fechnique 无菌技术,无菌操作
asepticism *n*. 无菌外科学说
asepticize 使无菌,灭菌
aseptule 密缝胶囊
asequence 顺序失常(心房室收缩)
Aseraggodes kaianus (**Gunther**) 网纹栉鳞鳎(隶属于鳎科 Soleidae)
ASET American Society of Electroencephalographic Technologists 美国脑电描记技术员协会
asetake [日] *n*. 汗茸,毒茸
asexual *a*. 无性(别)的 ‖ ~ity *n*. 性欲缺乏
asexual generation 无性世代
asexual hybrid 无性杂种
asexual propagation 无性繁殖
asexual reproduction 无性生殖
asexual species 无性种
asexual spore 无性孢子
asexuality *n*. 性欲缺乏,性欲低下
asexualization *n*. 绝育,阉割(如睾丸或卵巢切除)
ASF Academiae Scientiaram Fennicae (finland) 芬兰科学院 / a synthetic resin composed of aniline, sulfur and formaldehyde 苯胺硫甲醛树脂
ASG American Society for Genetics 美国遗传学会
ASGB Anatomical Society of Great Britain 大不列颠解剖学会
ASGBI Anatomical Society of Great Britain and Ireland 大不列颠、爱尔兰解剖学会
ASGDJ American Society for Geriatric Dentistry Journal 美国老年牙科学学会杂志
ASGE American Society for Gastrointestinal Endoscopy 美国胃肠内窥镜检查学会/American Society for Gastrointestinal Rndoscope 美国胃肠镜学会
AsGV-XJ agrotis segetum granulosis virus-Xinjiang 新疆黄色地老虎颗粒体病毒
Ash (**Arizona**) **witches' broom virus** 亚利桑那秦皮丛枝病毒
ASH asymmetric septal hypertrophy 不对称性室中隔肥大
Ash (**white**) **ring spot virus** 白秦皮环斑病毒
ash ①灰 ② 岑树 ‖ ~ , bone 骨灰 / ~ , soda 无水碳酸钠/~ , sulfated 硫酸处理灰/~ , total 总灰分/~ , white 美岑皮[植药]
ASH Action on Smoking and Health (society and journal) 禁烟与健康(学会名及杂志名) / American Society for Hematology 美国血液学学会/ asymmetrical septal hypertr ophy 非对称性间隔肥大
Ash bark [植药]秦皮
Ash chlorotic necrotic ring spot virus 秦皮退绿坏死环斑病毒
AsH hyperimetropic astgmatism 远视散光
Ash infectious varicgation virus 秦皮侵染性杂色病毒
Ash leaf marbling viruss 秦皮叶云纹病毒
Ash mosaic virus 秦皮花叶病毒
Ash necrotic leaf curl virus 秦皮环死卷叶病毒
ASHA American School Health Association 美国学校卫生协会/American Speech and Hea ring Association 美国言语与听力协会
ashamed *a*. 羞耻,惭愧,害羞的,不好意思的
ASHBM Associate Scottish Hospital Bureau of Management 苏格兰医院联合管理局
ASHCSP American Society for Hospital Central Service personnel 美国医院主要行政人员协会
ASHD arteriosclerotic heart disease 动脉硬化性心脏病
ASHE American Society for Hospital Engineers 美国医院工程师协会
ashen *a*. 灰的,灰白的,苍白的
Asherman's syndrome 阿什曼氏综合征(人工流产后由于子宫壁炎症粘连而致不孕)
Asherson's syndrome (**N. Asherson**)阿谢逊氏综合征(咽下困难的一种综合征,因神经肌肉协调不能、环咽括约肌弛缓不能及吞咽第三期环咽肌松弛不足所致,导致液体转向进入所道而促使一阵剧咳)
Ashhurst's splint [John 美外科医师 1739—1900] 阿希赫斯特氏夹(膝关节切除用)
ASHI Association for the Study of Human Infertility 人类不育症研究协

会
ASHNS American Society for Head and Neck Surgery 美国头颈部外科学会
ashore *ad*. 向(在)岸上 ‖ go ~ 登陆,上岸
ASHP American Society of Hospital Pharmacists 美国医院药剂师协会
ASHPRD American Society for Hospital Public Relations Directors 美国医院公共关系部主任协会
ashtray *n*. 烟灰缸
ashy *a*. 灰的,灰色的,苍白的
ASI American Specification Institute 美国规格学会
Asia *n*. 亚洲
Asia 1 aphthovirus 亚洲 1 型鹅口疮病毒
Asia P Asia Pharmacopocia 亚洲药典
asialia; aptyalia; aptyalism 唾液缺乏
asialo *a*. 无唾液酸(基)的
asialoceruloplasmin 非唾液血浆铜蓝蛋白
asialoganglioside 无唾液酸神经节苷脂
asialoglycoprotein 无唾液酸糖蛋白
asialoorosomucoid 非唾液血清类黏蛋白
asialorrhea 唾液缺乏
Asian *a*. 亚洲的 *n*. 亚洲人
Asian white birch [植药]白桦
Asiatic *a*.& *n*.亚洲人(的)
Asiatic Acid *n*.[商名] 亚西亚酸(外科用药)
Asiatic migratory locust [动药]亚洲飞蝗
Asiatic plantain [植药]车前
Asiatic pllecat meat [动药]艾鼬肉
Asiatic polecat [动药]艾鼬
Asiatic polecat brain [动药]艾鼬脑
asiaticoside *n*. 亚细亚皂甙,积雪草甙(用于各种皮肤病,包括创伤或烧伤)
aside *ad*. 在一边,向一边 *n*. 旁白,独白 ‖ ~ from 除了……以外
asiderite 无铁陨石
asiderosis 铁缺乏[症]
ASII American Science Information Institute 美国科学情报研究所
Asilidae *n*. 盗虻科(有时亦用作“食虫虻总科”)
Asiloidea *n*. 食虫虻总科
asilone 复方二甲基硅油
ASIM American society of Internal Medicine 美国内科学会
Asimadoline *n*.[商名] 阿西马朵林(镇痛药)
Asimina *n*. 泡泡树属
asiminine *n*. 泡泡树碱
Asio flammeus (**Pontoppidan**) [拉;动药] 短耳鸮(隶属于鸱鸮科 Strigiformes)
Asio otus (**Linnaeus**) [拉;动药]长耳鸮(隶属于鸱鸮科 Strigiformes)
-asis [后缀]状态,情况(病的)
ASIS American Society for Information Sciences 美国情报科学学会
-asis; -sis [希,拉:构词成分] 疾病的各种情况以及状态
Asite aminoacyl site 氨酰基部位
A-site-P-site model A 部位 P 部位模型
asitia *n*. 厌食
asjike; beriberi 脚气(病)
ASK abnormality scanning key 异常扫描键(连续多重分析计算机)
ask *v*. 询问,要求 ‖ ~ about 问到 / ~ ... about ...向……询问 / ~ after 问候 / ~ for 要求 / ~ for sth. 要某物
askance *ad*. 斜(视)
askelia [希] 无腿(畸形)
Askenasia Blochmann 焰毛虫属
Askenasia faurei Kahl 尾泡焰毛虫
Askenasia volvox Claparede and Lachmann 球形焰毛虫
askew *ad*., *a*. 歪斜(的)
askiatie 无影的
Askin's tumor [Frederic B. Askin] 阿斯金氏肿瘤(见于儿童胸肺区软组织的恶性小细胞肿瘤,为周围神经外胚层肿瘤之一)
ASL American sign language 美国手势语言(手语) / antistreptolysin 抗链球菌溶血素
aslant *ad*. 倾斜地 *prep*. 倾斜于 *a*. 倾斜的
ASLE acute systemic lupas erythematosus 急性系统性红斑狼疮,急性全身性红斑狼疮
asleep *a*. 睡着的;(四肢)发麻的;不活泼的 *ad*. 进入睡眠状态,进入静止状态 ‖ fall ~ 入睡;长眠;静止不动/sound ~ 酣睡
ASLIB Association of Special Libraries and Information Bureaux 专门图书馆及情报机构协会(英)
ASLM American Society of Law and Medicine. Inc 美国法律及医学联合会
ASLO antistreptolysis O 抗链球菌溶血素“O”/ antistreptolysin-o (aslo ASO and ASTO) 抗链(球菌)溶(血)素“O”(亦可缩为 ASO, ASTO)
aslope *ad*., *a*. 成斜坡状(的),倾斜(的)
ASLT advanced solid logic technology 先进(的)固体逻辑技术
ASM abnormal interventricular septal motion 室间隔异常运动 / American Society for Microbiology 美国微生物学会/myopic astigmatism 近视散光
ASMA Aerospace Medical Association 宇航医学协会
ASME Association for the Study of Medical Education 医学教育研究协会
ASMI anteroseptal myocardial infarct 前中隔心肌梗塞
ASMT American Society for Medical Technology 美国医学技术协会
ASN alkali-soluble nitrogen 碱溶性氮/ American Society of Nephrology 美国肾病学会
Asn asparagine 天冬酰胺,天门冬酰胺
asnata [拉] ①结膜 ②球结膜 ③结膜内层
ASNDT American Soicety for Non-Destructive Testing 美国非损伤性(无创性)试验协会
ASNL American Standard National Language 美国标准国家语言
ASNT American Society for Non-destructive Testing 美国无损试验(非破坏性检验)学会
AsO arteriosclerosis obliterans 闭塞性动脉硬化症
ASO American Society of Orthodontists 美国矫形齿科医学会/antistreptolysin O 抗链球菌溶血素 O,抗链溶素 O/arteriosclerosis obliterans 闭塞性动脉硬化
aso and so on 等等
Asobamast *n*.[商名] 阿索司特(抗过敏药,平喘药)
Asocainol *n*.[商名] 阿索卡诺(抗心律失常药)
asoclal 不喜欢社交的
Asocobolaceae 粪盘菌科 (一种菌类)
asoma (复 asomata) 无躯干畸胎
asomatognosia *n*. 身体失认,躯体失认, 躯体辨认不能;自体感觉缺失
asomatophyte *n*. 无体植物
asomia 无躯干(畸形)
asomnia; insomnia 失眠(症)
asomus; acormus 无躯干畸胎
asonia *n*. 音调聋,听音不能,音调失认
asonisid 阿多尼齐德(福寿草纯甙水溶液)
asophia 发音不清
Asopia *n*. 谷粉蛾属
ASOS American Society of Oral Surgeons 美国口腔外科医生协会
ASOT antistreptolysin titer 抗链(球菌)溶(血)素滴度
ASP American Society of Parasitologists 美国寄生虫学家协会
Asp asparaginase 天门冬酰胺酶/ aspartic acid 天冬氨酸,天门冬氨酸
asp *n*. 非洲小毒蛇,青蛇(一种毒蛇)
ASPA aluminosilicate polyacrylate 玻璃离子粘固剂,铝硅盐酸聚丙烯酸盐(脂)/ anterior superior pancreaticoduodenal arteria 前上胰—十二指肠动脉
aspalasoma *n*. 田鼠体畸胎
asparagin (Asn) 天门冬酰胺
asparaginase *n*. 天冬酰胺酶,门冬酰胺酶(临床上用于治疗儿童白血病)
Asparaginase *n*.[商名] 门冬酰胺酶(抗肿瘤药)
asparagine 天门冬酰胺,天门冬素
asparaginyl *n*. 天冬酰胺酰(基)
Asparagus 天门冬属 ‖ ~ cochinchinensis (Lour.) Merr; ~ lucidus lindl. 天冬草,天门冬 ‖ ~ filicinum Ham. 羊齿天门冬/~ gibbus 镰叶天冬草/~ lucidus Lindl; ~ cochinchi ensis(Lour.) Merr. 天冬草,天门冬/~ officinalis L, 石刁柏(龙须菜,芦笋)
Asparagus cochinchinensis (Lour.) Merr.; ~ lucidus Lindl. [拉;植药]天门冬
Asparagus Filicinus Ham. ex D. Don [拉;植药]羊齿天门冬
Asparagus gobicus Ivan.[拉;植药] 戈壁天门冬
Asparagus latent virus 石刁柏潜伏病毒
Asparagus lycopodineus Wall. ex Baker [拉;植药]短梗天门冬
Asparagus setaceus (**Kunth**) **Jessop** [拉;植药]文竹
Asparagus spinosissimus Wang et S. C. Chen 多刺天门冬
Asparagus stunt virus 石刁柏矮花病毒
asparamide; asparagin 天门冬酰胺,天门冬素
Aspartame *n*.[商名]阿司帕坦,天冬酰丙氨酸甲酯(营养性甜味剂,比蔗糖甜 200 倍)
aspartase *n*. 天冬氨酸酶
aspartate *n*. 天冬氨酸盐;天冬氨酸(解离型)

aspartate aminotransferase; aspartate transaminase 天门冬氨酸氨基转移酶(昔称 GOT)
aspartate carbamoyl transferase 天冬氨酸氨甲酰(基)转移酶
aspartate protease 天门冬氨酸蛋白酶
aspartate transaminase 天冬氨酸转氨酶
aspartate transcarbamoylase 天冬氨酸转氨甲酰酶
aspartate 天冬氨酸,天冬氨酸盐、酯或根
asparthione *n*. 天冬胱甘肽
Aspartic Acid *n*.[商名] 门冬氨酸(氨基酸类药)
aspartic acid protease 天门冬氨酸蛋白酶
aspartic acid protease inhibitor 天门冬氨酸蛋白酶抑制剂
aspartic acid protease inhibitor library 天门冬氨酸蛋白酶抑制剂文库
aspartic endopeptidase 天冬氨酸肽链内切酶
aspartic proteinase 天冬氨酸蛋白酶
aspartic-β-semialdehyde 天冬氨酸-β-半醛,丁氨醛酸
aspartoacylase *n*. 天冬氨酸酰基转移酶
aspartocin *n*. 门冬托星,天冬菌素
Aspartocin *n*.[商名] 门冬托星(抗生素类药)
aspartokinase; aspartate kinase 天门冬氨酸盐激酶
aspartyl *n*. 天冬氨酰(基)
aspartyl naphthylamide 天冬氨酰萘胺
aspartylglucosamine *n*. 天冬氨酰氨基葡糖
aspartylglycosaminidase *n*. 天冬氨酰氨基葡糖苷酶,β-天冬氨酰-N-乙酰氨基葡糖苷酶
aspartylglycosaminuria *n*. 天冬氨酰氨基葡糖尿,天冬氨酰葡糖胺尿(一种遗传病,为常染色体隐性遗传的黏脂贮积病,是由β-天冬氨酰-N-乙酰氨基葡糖苷酶缺乏所致。本病主要在芬兰后裔病人中发现,其特征为异常代谢物排出、智力迟钝及粗陋面容,伴有腹泻和频发感染)
aspartylphosphate 天冬氨酰磷酸
Apasma minima (Do derlein) 小喉盘鱼(隶属于喉盘鱼科 Gobiesocidae)
aspastic 无痉挛的
ASPD American Society for Preventive Dentistry 美国预防牙科学学会
ASPDJ American Society for Preventive Dentistry Journal 美国预防牙科学学会杂志
ASPDMJ American Society of Psychosomatic Dentistry and Medicine Journal 美国身心牙医学及医学会杂志
aspecific; nonspecific 非特异性的,无特异性的 ‖ ~ contrast medium 非特异性造影剂
aspect *n*. 方面,面貌,局面;外观 ‖ dorsal ~ 背面 / ventral ~ 腹面
aspen *n*. 白杨
Aspen leaf spot virus 白杨叶斑病毒
Aspen vein mosaic virus 白杨脉花叶病毒
ASPER assembly system for the peripheral processor 外部信息处理机汇编系统
asper 粗糙的
asperate 粗糙的
Asperger's syndrome [Hans Asperger] 阿斯珀格氏综合征(孤独症者其智力或技能过度发育)
Aspergillaceae 曲霉科(一种菌类)
Aspergillales 曲霉目
aspergillar *a*. 曲霉的
aspergilli (单 aspergillus) 曲霉(旧名锄状菌)
aspergillic acid 曲霉酸
aspergillin; vegetable hematin 曲霉素
aspergilloma *n*. 曲霉肿
aspergillomycosis; aspergillosis 曲霉病,曲菌病
aspergillosis 曲霉病,曲菌病 ‖ ~, aural 耳曲霉病/~, pulmonary 肺曲霉病
aspergillotoxicosis; aspergillustoxicosis 曲霉中毒
Aspergillus *n*. 曲霉属(旧名锄状菌属) ‖ ~ auricularis 耳曲霉/~ barbae 须曲霉/~ bouffardi 布法氏曲霉/~ clavatus 棒曲霉/~ concentricus 同心曲霉/~ flavescens 淡黄曲霉/~ flavus 黄曲霉/~ fumigatus 烟曲霉/~ giganteus 巨曲霉/~ glaucus 灰绿曲霉/~ gliocladium 胶性曲霉/~ jeanselmei 让塞耳姆氏曲霉/~ mucoroides 黏液样曲霉/~ nidulans 构巢曲霉/~ niger 黑曲霉/~ ochraceus 赭曲霉/~ oryzae 米曲霉/~ parasiticus 寄生曲霉/~ pictor 色斑曲霉/~ repens 匍匐曲霉/~ ruber 赤曲霉/~ terrens 土曲霉/~ ustus 焦曲霉
aspergillustoxicosis, aspergillotoxicosis *n*. 曲霉中毒
asperity *n*. 粗糙,粗暴(常用复)严酷的气候,艰苦的条件
asperkinase *n*. 米曲霉酶
Asperlin *n*.[商名] 曲林菌素(抗生素类药)
aspermatic 无精的,无种子的
aspermatism; aspermia 无精,精液缺乏
aspermatogenesis *n*. 精子生成缺乏,无精子形成,不产生精子
aspermous 无精液的
asperous 不平的,粗糙的
aspersion 喷洒[法]
ASPET American Society for Pharmacology and Experimental Therapeutics 美国药理学与实验治疗学学会
Aspg asparagine 天门冬酰胺
ASPH Association of Schools of Public Health 公共卫生学校协会
asphaerinia; aglobulia 红细胞减少
asphalgesia *n*. 触物感痛症(催眠状态中出现)
asphalt 沥青
aspheric 非球面的
aspheric lens 消球面差透镜
aspherical zone 非球面区(角膜)
aspherinia; aglobulia 红细胞减少
asphxiated (毒气)中毒的; 被窒息的
asphyctic; asphyctous *a*. 窒息的,患窒息的
asphyctous; asphyctic 窒息的
asphygmia *n*. 脉搏消失,无脉
asphyx; asphyxiant 窒息(性毒)剂
asphyxia ①窒息 ②无脉,绝脉(旧名) ‖ ~, blue; ~ livida 青紫[色]窒息/~ carbonica 煤气窒息/~ cyanotica; traumatic ~ 发绀性窒息,外伤性窒息/~, extrauterine 子宫外窒息/~, fetal 胎儿窒息/~, intrauterine 子宫内窒息/~ livida 青紫[色]窒息/~, local 局部窒息/~ neonatorum ~ of newborn 新生儿窒息/~, pale 苍白[色]窒息/~ pallida 苍白[色]窒息/~ reticularis; livedo reticularis 网状窒息,网状青斑/~, secondary 继发性窒息/~ sideratorum 电击窒息/~ solarls 日射病/~, symmetrical; Raynand syndrome 对称性窒息,雷诺氏综合征/~, threatened 先兆窒息/~, traumatic; ecchymotic mask; traumatic apnea; pressure stasis 外伤性窒息,压迫性郁滞/~, white; ~ pallida 苍白[色]窒息
asphyxial ①窒息的 ②无脉的,绝脉的
asphyxiant *a*. 发生窒息的
asphyxiant gas 窒息性气体
asphyxiate *vt*., *vi*.(使)窒息 ‖ asphyxiation *n*.
asphyxiating thoracic dystrophy 窒息性胸廓萎缩
asphyxiation; suffocation *n*. 窒息
AS-PI acid stable protease inhibitor 酰稳定性蛋白酶抑制物
aspiculariasis 无刺线虫病
Aspiculuris tetraptera 四黄无刺线虫
Aspidiaceae 三叉蕨科(一种蕨类)
aspidin 绵马[毒]素(驱肠虫药)
aspidinol 绵马酚(驱肠虫药)
aspidiopsoriasis 鳞屑状牛皮癣,盾状牛皮癣
Aspidisca (Ehrenberg) 纤虫属,楯纤虫属
Aspidisca aculeata Ehrenberg 棘木楯纤虫
Aspidisca binucleata Kahl 双核楯纤虫
Aspidisca caudata Vacelet 尾属纤虫
Aspidisca costata Dujardin 有助属纤虫
Aspidisca dentata Kahl 齿楯纤虫
Aspidisca lynceus Ehrenberg 锐利楯纤虫
Aspidisca major Madsen 大楯纤虫
Aspidisca polystyla Stein 多柱楯纤虫
Aspidisca quadrilineata Kahl, Aspidisca turrita Ehrenberg 塔楯纤虫
Aspidiscidae Stein 纤虫科
Aspidistra elatior bl. [拉;植药] 蜘蛛抱蛋
Aspidistra lurida Ker-Gawl. [拉;植药]九龙盘
Asplenium incisum Thunb. [拉;植药]虎尾铁角蕨
Aspidistra ring mottle virus 蜘蛛抱蛋环斑点病毒
Aspidium *n*. 叉蕨属
aspidium 绵马,欧绵马 ‖ ~, American; ~ marginalis; marginal fern 美洲绵马/~, European 欧绵马,绵马/~ oleoresin 绵马油树脂(驱绦虫药)
Aspidobranchia 盾鳃目
Aspidochirota 盾手目(隶属于海参纲 Holothurioidea)
Aspidogaster 盾腹(吸虫)属
Aspidogaster conchicola (Baer) 壳盾腹吸虫(隶属于盾腹科 Aspidogastridae)
Aspidogastrata 盾腹目(隶属于吸虫纲 Ttrematoda)
Aspidogastridae 盾腹科(隶属于盾腹目 Aspidogastrata)
Aspidolopha bisignata (Pic) 双斑盾叶甲(隶属于肖叶甲科 Eumolpidae)
Aspidoparia morar (Hamilton) 异鲴(隶属于鲤科 Cyprinidae)

aspidosamine 白坚木胺(催吐药)
Aspidosperma 白坚木属 ‖ ~ quebracho 白坚木
aspidospermatine 脱氢白坚木碱
aspidospermine *n*. 白坚木碱(又名奎勃拉柯皮碱)
aspirant *n*. 有上进心的人 *a*.有上进心的,有野心的
aspirate *n*. 抽出物,吸出物 *v*.吸出,抽吸
aspiration *n*.吸出 ‖ ~ biopsy 针吸活检,抽吸活检/ ~ biopsy transducer 抽吸活检(超声)转换器/ ~ bronchography 吸入性支气管造影(术)/ ~ lung biopsy 肺抽吸活检/ ~ transducer 抽吸(超声)转换器
aspirator *n*. 抽吸器,吸引器 ‖ ~, Dieulafoy's 迪厄拉富瓦氏吸引器(双管吸引器)/ ~, Potai's 坡坦氏抽吸器/ ~, saliva 涎吸引器,排唾液器/ ~, sputum 吸痰器
aspiratory action 吸气动作
aspire *v*. 热望,追求
aspirin *n*. 阿司匹林,乙酰水杨酸(acetylsalicylic acid, 解热镇痛药)
Aspirin *n*.[商名] 阿司匹林(解热镇痛药)
aspirin induced asthma 阿司匹林性哮喘
aspirin-phenacetin-caffeine 复方阿司匹林,阿司匹林—非那西丁—咖啡因合剂
aspirin poisoning 水杨酸中毒
aspirin tolerance test 阿司匹林耐量试验(诊断轻型或亚临床型血管性假血友病的有效方法)
aspirin tolerance time 阿司匹林耐受时间
as piring *a*. 有志气的,追求……的 ‖ ~ly ***ad***.
aspis (复 aspides) 盾状区
Aspis [希] 角蝰属 ‖ ~ cornutus 角蝰(非洲的一种毒蛇)
Aspisol 赖氨匹林(赖氨酸阿司匹林)
asplenia *n*. 无脾, 无脾(症) ‖ asplenic *a*.
Aspleniaceae 铁角蕨类(一种蕨类)
asplenic 无脾的
Asplenium 铁角蕨属 ‖ ~ acrostichoides Sw. 亚美蹄盖蕨/ ~ adiantum 细裂铁角蕨/ ~ filix-femina; Dryopteris filix-femina 雌绵马/ ~ pekinense Hance 北京铁角蕨/ ~ rutamuraria 璧生铁角蕨
Asplenium prolongatum Hook. [拉;植药]长生铁角蕨
Asplenium sarelii hook. t [拉;植药]华中铁角蕨
Asplenium trichomanes L. [拉;植药]铁角蕨
Asplenium Varians Wall. Ex Hook Et Grev. [拉;植药]变异铁角蕨
Aspn asparagine 天门冬酰胺
ASPO American Society for Psychoprophylaxis in Obstetrics Inc 美国产痛精神预防学联合会
aspocific; nonspecific 非特异性的
ASPOL a simulation processoriented language 面向模拟过程的语言
Aspongopus [拉;动药] 九香虫
Aspongopus chinensis Dallas [拉;动药] 九香虫(隶属于蝽科 Pentatomidae)
Asporocystinea 无孢子囊亚目(生物分类学)
asporogenous; asporogenic 不产生孢子的,非孢子性生殖的
asporous *a*. 无孢子的,无芽胞的
asporulate 不生生孢子的
Aspoxicillin *n*.[商名] 阿扑西林(抗生素类药)
ASPRS American Society of Plastic and Reconstructive Surgeons 美国整形及再造外科医师协会
ASPT analytical sample-pretreatment technique 分析样品前处理技术
ASQ abbreviated symptom questionnaire 缩写症状调查表
ASQC American Society for Quality Control 美国质量控制学会
ASR aortic stenosis and regurgitation 主动脉瓣狭窄及回流/Abortion Surveillance Report (USPHS) 流产调查报告(美国公共卫生署)
ASRT American Society of Radiologic Technologists 美国放射学技师协会/ American Society of Radiologic Technologists 美国放射技术员学会
ASS anterior superior spine(髂)前上棘
ASs antgen Ss(血型)抗原
ass assistant 助手; 辅助的
ass *n*. 驴,蠢人
Ass; donkey; Equus [动药] 驴
Ass bone [动药] 驴骨
Ass fat [动药] 驴脂
Ass hairs [动药] 驴毛
Ass head [动药] 驴头
Ass hide glue; donkey hide gelatin [动药] 阿胶
Ass hoof [动药] 驴蹄
Ass meat [动药] 驴肉
Ass milk [动药] 驴乳
ASSA Association of Surgeons of South Africa 南非外科医师协会
assafoetida; asafetida 阿魏
assail *v*. 猛击,困扰
assailant *n*. 攻击者, 袭击者,行凶者
assanation; sanitation *n*. 环境卫生
assault *v*. , *n*. 暴行;攻击,侵袭,突击,冲击 ‖ ~, criminal 强奸/ ~, felonius 严重暴行,重罪暴行
assaultive patient 有攻击性的病人
assay *n*. 测定, 分析, 鉴定 ‖ biological ~ 生物鉴定/ blastogenesis ~ 胚细胞样转变测定(见 test 项下 lymphocyte proliferation test)/ cellmediated lympholysis (CML) ~ 细胞介导淋巴细胞溶解测定/ 50%补体溶血单位测定(补体总活力的功能性测定。亦称溶血补体测定,补体总量测定,补体全量测定)/ Erosette ~ E 玫瑰花结测定,红细胞玫瑰花结测定/ ECA rosette ~ ECA 玫瑰花结测定,红细胞—抗体—补体玫瑰花结测定/ enzy me -linked immunosorbent ~ (ELISA) 酶联免疫吸附测定/ four-point ~ 四点测定(法)(根据待检物和标准物各 2 份的混合物进行测定的方法)/ hemagglutination inhibition (HI< HAI) ~ 血细胞凝集抑制测定/ hemolytic plaque ~ 溶血空斑测定/ immune ~ 免疫测定法/ immune adherence hemagglutination ~ (I-AHA) 免疫粘连血凝测定/ immunoradiometric ~ 免疫放射测定/ lymphocyte proliferation ~ 淋巴细胞增生测定(见 test 项下相应术语)/ microbiological ~ 微生物鉴定/ microcytotoxicity ~ 微量细胞毒性测定 / microhemag gl utination ~ -Treponema pallidum (MHA-TP) 梅毒螺旋体微量血凝测定/ mixed lymphocy t e culture (MLC) ~ 混合淋巴细胞培养测定/ radioreceptor ~ 放射性配体测定/ Trepro nema pallidum hemagglutination ~ (TPHA) 梅毒螺旋体血凝测定
assay ton 化验吨
Assby assembly 集合; 集会
Assd assorted 分类的; 分级的
ASSE American Society of Safety Engineers 美国安全工程师协会
assemblage ①收集物 ②装配,安装 ③装置
assemble *vt*. 集合;装配 *vi*. 集合,汇编
assembler ①汇编程序 ②装配器,组装器 ③收集器
assembly ①集合 ②装配(病毒),装置 ③部件 ④小群落
Assembly of life Sciences (NRC) 生命科学大会(加拿大美国全国科学委员会)
assembly programming system 汇编程序设计系统
assent *vi*. , *n*. 同意,赞成(to) ‖ by common ~ 经一致同意/ with one ~ 一致同意
assert *v*. 确说,断言,宣称 ‖ ~ oneself 坚持自己的意见(权利)
assertion *n*. 主张,断定
assertive *a*. 断言的,肯定的 ‖ ~ly ***ad***.
assess *vt*. 评定;估计,估价
assessment *n*. 评定,评价, 鉴定 ‖ personality ~ 人格鉴定/ ~ of vision 视力评价
assessor *n*. 陪审员
asset *n*. 财富,(复)资产
Assezat's triangle [Jules 法人类学家 1832—1876] 阿希扎氏三角(= facial triangle,面三角)
ASSH American Society for Surgery of the Hand 美国手外科学会
Ass-hide gelatin [动药]阿胶
assident *a*. 随伴的,附属的
assiduity *n*. 勤勉
assiduous *a*. 勤勉的,有毅力的
assign *vt*. 分配;把……分配给(to);委派,指定;把……归因于……(to, for) ‖ ~able *a*. 可分析的,可指派的;(原因等)可指出的
assignment *n*. 分配,指派,委派;课题;指定的作业 ‖ gene ~ 基因定位,基因配位
assimilability *n*. 同化性
assimilate *vt*. 吸收;同化;使相同;消化;把……比作(to, with) ‖ assimilable *a*. 可吸收的;可同化的
assimilation *n*. 同化[作用] ‖ ~, atlas; platybasla 环椎枕骨并联,扁颅底(畸形)/ ~, mental 精神同化/ ~, primary; chylification 初次同化,乳糜形成[作用]/ ~, secondary 二次同化
assimilative *a*. 吸收的,同化的
assist *v*.加速(器),助推器
assistance *n*. 援助,帮助
Assistance Medical Internationale 国际医学救助(加拿大杂志)
assistant *a*. 辅助的,助理的 *n*. 助手,助教;辅助物;助剂 ‖ physician ~ 助理医师
assistant head nurse 助理护士长
assistant house physician 助理住院医生
assistant house surgeon 助理住院外科医生
assistant surgeon 外科助理医师

assistant, dental 牙医助理
assisted breech delivery 臀位助产术
assisted breech 臀位助产
assisted fertilization 辅助生育
assisted hatching (AH) 辅助破壳
assisted mechanical ventilation 辅助式机械通气
assisted reproductive technology (ART) 辅助生育技术
assisted ventilation 辅助通气
assistor ①加速器 ②辅助装置
Assmann's focus [Herbert 德内科医师 1882—1950] 阿斯曼氏病灶(结核浸润灶,肺结核早期渗出性损害,最常发生在肺尖下部)
Assn Association 学会;协会
assocd associated 与……有关
associable *a*. 可以联想的,联想得到的;可联合的
associate *vt*. 使发生联系,使联合(with) *vi*. 交往(with) *n*. 同事;(协会等)非正式会员 *a*. 有联系的,有关的;副的 ‖ be ~ d with ...与……有联系;伴有
Associate Degree in Nursing 护理专业二等学位
Associate in Applied Science 应用科学学会准会员
Associate of the Society of Chiropodists 手足病医师学会准会员
associated *a*. 联合的,伴随的 ‖ ~ particle 伴随粒子
associated antagonist 联合拮抗肌,协同拮抗肌
associated antigen 相关抗原
associated cortical potentials 联合皮层电位
associated in nursing 护理协作
associated movement 连合运动
associated myopia 联合性近视
associated nystagmus 联合性眼球震颤
associated sensory centre 联合感觉中枢
association *n*. ①联想 ②结合,团体,联合会 ③配对 ④群丛,群聚 ‖ ~ area 联合区/~ Canadienne desphysiciens 加拿大内科医师协会/~ centre 联合中枢/~ des Infirmieres Canadiennes 加拿大诊疗所协会/~ fiber 联合纤维/~ for Academic Health Centers 学院保健中心协会/~ for Adult Education 成人教育协会/~ for Advancement of Science 科学促进会/~ for Childbirth Education 分娩教育协会/~ for Computing Machinery 计算机协会(美)/~ for International medical Study 国际医学研究协会/~ for Research in Ophthalmolgy 眼科学研究协会/~ for Research in Paradentosis 牙周病研究协会/~ for Retarded Children 发育迟缓儿童协会/~ for Retarded Citizens 智力迟钝公民协会/~ for the Advancement of Psychology 心理学促进协会/~ for the Advancement of Psychotherapy 心理治疗促进协会/~ for the Aid of Crippled Children 美国残废儿童救护会/~ for the Study of Abortion 流产研究协会/~ for the Study of Internal Secretions 内分泌研究协会/~ for Tropital Billogy 热带生物学协会/~ for Voluntary Sterilization 志愿绝育协会/~ Internationale de computation Analogue 法国国际模拟计算协会(法)/~ Medical Canadienne 加拿大医学协会/~ Medicale Mondiale 世界医学协会(法文名称)/~ neurone 联合神经元/~ of Allergists for Mycological Investigations 研究真菌学的变态反应学家协会/~ of American Dentists 美国牙科医师协会/~ of American Medical Colleges 美国医学院协会/~ of American Physicians and Surgeons 美国内外科医师协会/~ of American Physicians 美国内科医师协会/~ of Analytical Chemists 美国分析化学家协会/~ of Anesthetists 麻醉师协会/~ of Applied Biologists 应用生物学家协会(英)/~ of British Neurologists 英国神经病学家协会/~ of Clinical Pathologists (UK) 临床病理学家协会(英)/~ of College and Research Libraries 高等院校和研究单位图书馆协会/~ of Conservation Engineers 利(用)废(料生产的)工程师协会/~ of Medical Illustrations 医学插图画家协会/~ of Military Surgeons 外科军医协会/~ of Rehabilitation Centers 康复中心协会/~ of Research Libraries 研究图书馆协会/~ of Schools and Colleges of Optometry 美国验光学院校协会/~ of Sleep Disoder Center 睡眠障碍治疗中心(北美)/~ of Surgeons of Great Britain and Ireland 大不列颠、爱尔兰外科医师协会/~ of University Programs in Hospital Administration 大学医院管理规划协会/~ period 联合期/~ rate constants 速率常数/~ table 关联表,群丛表
associatron 联想机
ASSOJ American Society for the Study of Orthodontics Journal 美国正牙学研究会杂志
assonance *n*. 谐音癖
assor(ta)tive mating 选型交配,同型交配,相似个体交配
assort *vt*. 把……分类;为……配备各种物品 *vi*. 属于同类;相称,协调(with)
assortative mating 选型交配
assorted *a*. 各色的,什锦的 ‖ ill- ~ 不相配的 / well- ~ 配合得好的
assortment *n*. 分类;基因分配(在第一次成熟分裂的中期非同源染色体可以随机地分析给配子) ‖ independent ~ 独立分配(不同染色体上的基因在配子中的任意分布)
assortment of genes ①基因分配 ②基因组合
Asst assistant 助理; 助教; 辅助的
assuage *v*. 缓和,减轻,镇定,使安静,充(饥),解(渴)
assuasive *a*. 起缓和作用的,使镇静的
assuetude 习惯,瘾
assula 夹板
Assulina Ehrenberg 鳞盖虫属
Assulina muscorum Greef 苔藓鳞盖虫
Assulina seminulum Ehrenberg 半空鳞盖虫
assumable *a*. 可假定的;可采取的 ‖ assumably *ad*. 可以设想地;大概
assume *v*. 假定,承担,装作 ‖ ~ ing that 假定 / ~ ...to be 假定……是
assumed *a*. 假定的,设想的
assuming *a*. 傲慢的 ‖ ~ ly *ad*.
assumption *n*. 假定,设想;采取,承担 ‖ assumptive *a*.
assurance *n*. 把握,信念;保证,断言
assure *v*. 断定,确定,保证 ‖ ~ ...of, ~ ...that 向……保证 / ~ oneself of, ~ o neself that 弄清,查明
assured *a*. 确实的,确信的 ‖ be ~ of (that)坚信 ‖ ~ ly *ad*.
assurgent 上升的
assurin *n*. 二氨基双磷脂
ass'y assembly 装置,部件
AST automatic starter 自动起动
-ast [构词成分] - 司特(1998 年 CADN 规定使用此项名称,主要系指呼吸系统的抗过敏性平喘药物,如洛沙司特[Loxanast]、扎普司特[Zaprinast]等)
AST antibiotic susceptibility test 抗生素敏感试验/ asparate transaminase 天冬氨酸转氨酶
Ast astigmatism 散光
ASTA antistaphylolysin 抗葡萄球菌溶血素
astable 不稳定的,非稳定式的
astacene; astacin 虾红素
Astacidea 螯虾次目(隶属于腹胚目 Pleocyamata)
astacin; astacene *n*. 虾红素
Astacus 螯虾属 ‖ ~ dauricus 东北螯虾/~ japonicus 日本螯虾/~ schrenki 许氏螯虾/~ similis 朝鲜螯虾
Astasia (Dujardin) 漂眼虫属
Astasia acus Christen 针漂眼虫
Astasia costata Kunstler 肋漂眼虫
Astasia klebsi Lemmermann 尾漂眼虫
Astasia laevis Belar 光滑漂眼虫
Astasia longa Pringsheim 长漂眼虫
Astasia quartana Moroff 四漂眼虫
astasia *n*. 起立不能 ‖ ~ abasia 立行不能 / astatic *a*.
astasia; ananastasia 起立不能
Astasiaceae 变形藻科 (一种藻类)
astatic ①无定向的 ②不稳定的
astatic 起立不能的
astatine (缩 At) 砹 (85 号元素)
astatism 无定向性
astaxanthin *n*. 虾青素
asteatodes; asteatosis 皮脂缺乏[症]
asteatosis 皮脂缺乏[症] ‖ ~ cutis 皮肤皮脂缺乏[症]
ASTEC Australian Science and Technology Council 澳大利亚科学技术委员会
astemizole *n*. 阿司咪唑(一种 H1 受体拮抗剂,用于治疗慢性荨麻疹和季节性变应性鼻炎 <枯草热>)
Aster (L.) [拉;植药] 紫菀属 ‖ ~ fastigiatus 女菀/~ tataricus Lin*n*. 紫菀/~ trinervius 三脉紫菀
Aster ageratoides Turcz. var. heterophyllus Mazim. 异叶紫菀,红管药
Aster ageratoides Turcz. var. laticorymbus Hand. -Mazz [拉;植药] 宽序紫菀
Aster ageratoides Turcz. [拉;植药] 三褶脉马兰,红管药
Aster diplostephioides(DC.) Clarke [拉;植药] 重冠紫菀
Aster flaccidus Bunge [拉;植药] 柔软紫菀
Aster indicus L. [拉;植药] 马兰(见 Kalimeris indica(L.) Sch. -Bip.)
Aster mongolicus Franch. [拉;植药] 北方马兰(见 Kalimeris mongolica(Franch.) Kitam.)
Aster scaber Thunb. [拉;植药] 东风菜(见 Doellingeria scaber (Thunb.) Nees.)

Aster souliei Franch. 西藏紫菀,缘毛紫菀
Aster subulatus Michx. [拉;植药] 钻叶紫菀,瑞连草
Aster tataricus L. f. [拉;植药] 紫菀
Aster turbinatus S. Moore [拉;植药]陀罗紫菀
aster ray 星射线
Aster ring spot virus (Tobacco rattle virus 株)翠菊环斑病毒
Aster yellows virus 翠菊黄化病毒
asterabin 二甲基磺酸甲烯胍
Asteraceae 菊科
Asteranthaceae 星花科
astereocognosy; astereognosis 实体觉缺失
astereognosia 立体觉缺失
astereognosis; astereocognosy ***n.*** 实体觉缺失,立体感觉丧失
Asterias amurensis (Lu then) 多棘海盘车(隶属于海盘车科 Asteriidae)
Asterias argonauta (Djakonov) 粗钝海盘车(肃属于海盘车科 Asteriidae)
Asterias rollestoni (Bell) 罗氏海盘车(隶属于海盘车科 Asteriidae)
Asterias versicolor (Sladen) 异色海盘车(隶属于海盘车科 Asteriidae)
asteriasterol 星鱼甾醇
asteriform 星形的
Asteriidae 海盘车科(隶属于钳棘目 Forcipulata)
Asterina batheri (Goto) 贝氏海燕(隶属于海燕科 Asterinidae)
Asterina limbookengi (G. A. Smith) 林氏海燕(隶属于海燕科 Asterinidae)
Asterina pectinifera (Miiler et Troschel) 海燕(隶属于海燕科 Asterinidae)
Asterinaceae 星质炱科(一种菌类)
Asterinidae 海燕科(隶属于有棘目 Spinulosa)
asterion (复 asteria)[希] 星穴,星点(头颅表面上人字缝、顶乳缝和枕乳缝的相交点,亦即枕、顶、颞三骨会合处)
Asterionella 矽藻属
Asteriscus Pseudesciaenaee [拉;动药]鱼脑石
asterism (X线)星芒, 星点
asterixis ***n.*** 姿势保持不能(亦称扑翼样震颤,见于肝昏迷等)
asterixis; flapping tremor 姿势保持不能,扑翼样震颤(见于肝性昏迷等)
asternal ①不连胸骨的 ②无胸骨的
asternia 无胸骨(畸形)
Asterococcus [拉] ***n.*** 星球菌属
Asterococcus canis [拉] ***n.*** 犬星球菌
Asterococcus mycoides [拉] ***n.*** 放线样星球菌(见 Mycoplasma mycoides)
Asterococcus mycoides subsp. capri [拉] ***n.*** 霉状星球菌山羊亚种
Asterococcus ***n.*** 星球菌属 ‖ ~ canis 犬星球菌 / ~ mycoides 放线样星球菌
Asterococcus peripneumoniae [拉] ***n.*** 胸膜肺炎星球菌
asteroid ①星形曲线 ②小行星 ③星状的
asteroid body 星状体
asteroid hyalitis 星形玻璃体炎
asteroid hyalosis 星形玻璃体液化
Asteroidea 海星纲(隶属于棘皮动物门 Echinodermata)
Asterol ***n.*** 盐酸地马唑,盐酸双胺哞唑(diamthazole dihydrochloride)制剂的商品名
asterol dibydrochloride 二盐酸阿斯特济耳,二盐酸 6-(β-二乙氮乙氧基)-α-二甲氨基 苯并噻唑
Asteroleplasma [拉] ***n.*** 无甾醇枝原体属
Asteroleplasma anaerobium [拉] ***n.*** 厌氧无甾醇枝原体
Asterope carinifera (Lamarck) 脊锯腕海星(隶属于锯腕海星科 Asteropidae)
asterophysis 星状丝
Asteropidae 锯腕海星科(隶属于显带目 Phanerozonia)
asteroseta (复 asterosetae) 星状刚毛
asterospondylous vertebra 星状椎
Asterropteryx semipunctatus (Ruppell) 星塘鳢(隶属于塘鳢科 Eleotridae)
asterubin ***n.*** 海星红素
Asth asthenopia 眼疲劳, 视力衰弱
asthen(o)- [构词成分]无力,衰弱
-asthenia [希] [构词成分]无力,衰弱
asthenia; weakness ***n.*** 无力,虚弱,衰弱 ‖ ~ gravis hypophyseogenea 垂体性恶病质/ ~ , myalgic 肌痛性衰弱/ ~ , neurocirculatory; soldier's heart; irritable heart; effort syndrome; cardiac neurosis; anxiety neurosis 神经性循环衰弱/ ~ , periodic 周期性衰弱/ ~ pigmentosa; Addison's disease 色素沉着性衰弱,阿狄森氏病/ tropical anhidrotic ~ 热带无汗性衰弱 ‖ asthenic ***a.***
asthenic 无力的,虚弱的 ‖ ~ orthophoria 眼肌衰弱性直视
Asthenidae ***n.*** 网蚊科
asthenobiosis ***n.*** 不活动生活,停滞生活(生物活动能力降低的状态,类似冬眠或夏蛰,与温度和湿度并无直接关系)
asthenocoria; Arroyo's sign ***n.*** 瞳孔反应迟钝,阿罗约氏征
asthenogenia; asthenogenesis 衰弱发生
asthenometer ①视疲劳测量器 ②肌无力测量器
asthenope ***n.*** 眼疲劳患者,视疲劳者
asthenophobia 虚弱恐怖
asthenopia 眼疲劳,视力疲劳 ‖ ~ , accommodative 调节性眼疲劳,调视性视力疲劳/ ~ , muscular 眼肌性眼疲劳/ ~ , nervous; retinal ~ ; asthenia of the retina 神经性眼疲劳,视网膜性视力疲劳/ ~ , neurasthenic 神经衰弱性眼疲劳/ ~ , retinal 视网膜性眼疲劳/ ~ , tarsal 睑性眼疲劳
asthenopiameter 视疲劳计
asthenopic ***a.*** 视疲劳的
asthenopic scotoma 视疲劳性暗点
Asthenosoma ijimai (Yoshiwara) 饭岛囊海胆(隶属于柔海胆科 Echinothuridae)
asthenospermia ***n.*** 精子活力不足, 弱精子症
asthenoxia ***n.*** 氧化力不足
asthenozoospermia 精子动力不足
asthma 气喘 ‖ ~ , abdominal 腹性气喘/ ~ , allergic 变应性气喘/ ~ , alveolar 肺泡性气喘/ ~ , amygdaline 扁桃体性气喘/ ~ , atopic; allergic ~ 变应性气喘/ ~ , bacterial 细菌性气喘/ ~ , bronchial 支气管性气喘/ ~ , bronchitic; catarrhal ~ 支气管性气喘,卡住性气喘/ ~ , cardiac; cardiasthma 心病性气喘/ ~ , cat 猫原性气喘/ ~ , Cheyne-Stokes; cardiac ~ 陈—施二氏气喘,心病性气喘/ ~ convulsivum; bronchial ~ 支气管气喘/ ~ , cotton-dust 棉屑性气喘/ ~ , cutaneous 皮肤[刺激]性气喘/ ~ , dust 尘埃性气喘/ ~ dyspepticum 消化不良性气喘/ ~ , Elsner's; angina pectoris 埃耳斯内氏气喘,心绞痛/ ~ , emphysematous [肺]气肿性气喘/ ~ , essential 转发性气喘,神经性气喘/ ~ , extrinsic 外因性气喘/ ~ , food 食物性气喘/ ~ , fuller's 漂布工气喘/ ~ , gastric 胃病性气喘/ ~ , grinders' 研磨工气喘/ ~ , hay; hay fever 花草气喘,枯草热,花粉病/ ~ , Heberden's; angina pectoris 希伯登氏气喘,心绞痛/ ~ , horse 马原性气喘/ ~ , hunid 湿性气喘,痰喘/ ~ , hyperthyroid 甲状腺机能亢进性气喘/ ~ , infective 感染性气喘/ ~ , intrinsic 内因性气喘/ ~ , intrinsic bronchitic 内因性支气管性气喘/ ~ , Kopp's; laryngismus stridulus 科普氏气喘,喘鸣性喉痉挛/ millers' ~ 研磨工哮喘/ miners' ~ 矿工哮喘,炭末沉着病, 炭肺 / pollen ~ 花粉性哮喘,枯草热/ potters' ~ 陶工哮喘,肺尘埃沉着病 / stone ~ 支气管结石性哮喘 ‖ ~ tic ***a.***
asthmagenic; asthmogenic 气喘原的,致气喘的
asthmatic bronchitis 喘息性支气管炎
Asthmatic Children's Foundation 嗜喘儿童基金会
asthmatiform ***a.*** 气喘样的,哮喘样的
asthmatinum 治喘卷烟(由曼陀罗叶、黑莨菪叶、硝酸钠混合制成的卷烟剂)
asthmatoid wheeze 气喘样哮鸣
asthmatolum 阿斯马托尔,气喘粉(成药,一种止喘合剂)
asthmatorthopnea 气喘性端坐呼吸
asthmogenic ***a.*** 气喘原的,致气喘的 ***n.*** 致喘物质
asthmophthisis 气喘痨
ASTI antispasticity index 抗痉挛指数
Astiban ***n.*** 二巯琥珀酸锑钠(stibocaptate)制剂的商品名
Astibe myriantha Diels [拉;植药]多花落新妇
Asticcacaulis [拉] ***n.*** 不黏柄菌属
Asticcacaulis biprosthecum [拉] ***n.*** 双鞘不黏柄菌
Asticcacaulis Excentricus [拉] ***n.*** 离中不黏柄菌
Asticcacaulis phage 不黏柄菌属噬菌体
Astig astigmatism 散光
astigma ***a.*** ①无气孔的 ②无柱头的
astigmagraph ***n.*** 散光描记器
astigmagraphy 散光描记术
astigmatic ***a.*** 散光的
astigmatic aberration 散像差
astigmatic accommodation 散光性调节
astigmatic amblyopia 散光性弱视
astigmatic axis 散光轴
astigmatic band 散光带
astigmatic chart 散光表
astigmatic dial 散光表盘
astigmatic eye 散光眼
astigmatic image error 散光像差

astigmatic lens 散光镜片,像散透镜
astigmatic myopia 散光近视
astigmatism; astigmia 散光 ‖ ～, acquired 后天散光/～ against the rule 反规性散光/～, compound 复性散光/～, congenital 先天散光/～, corneal 角膜性散光/～, direct 循规性散光/～, hypermetropic; hyperopic ～ 远视散光/～, hyperopic, compound 复性远视散光/～, hypcropic, simple 单纯性远视散光/～, inverse 反规性散光/～, irregular 不规则散光/～, lenticular 晶状体性散光/～, mixed 混合散光/～, myopic 近视散光/～, myopic, compound 复性近视散光/～, myopic, simple 单纯性近视散光/～, oblique 斜轴散光/～, physiological 生理性散光/～, regular 规则散光/～ with the rule 循规性散光
astigmatizer 像散器
astigmatometer *n*. 散光计
astigmatometry *n*. 散光测量法
astigmatoscope; astigmoscope *n*. 散光镜
astigmatoscopy *n*. 散光镜检查
astigmia; astigmatism *n*. 散光
astigmic; astigmatic *a*. 散光的
astigmism *n*. 散光
astigmma *a*. 无气孔的
astigmometer; astigmatometer *n*. 散光计,散光测量计
astigmometry; astigmatometry *n*. 散光测量法
astigmope *n*. 散光者
astigmoscope; astigmatoscope *n*. 散光镜
astigmoscopy; astigmatoscopy *n*. 散光镜检查
Astiidae *n*. 寡脉蝇科
Astilbe [拉;植药] 落新妇属
Astilbe austro-sinensis Hand.-Mazz. [拉;植药] 华南落新妇,红升麻
Astilbe chinensis (Maxim.) Franch. et Sav. [拉;植药] 落新妇
Astilbe myriantha Diels [拉;植药] 多花落新妇
Astilbe rivularis Buch.-Han [拉;植药] 溪畔落新妇
Astilbe rivularis Buch.-Ham. [拉;植药] 水滨落新妇
-astine [构词成分] –斯汀(1998 年 CADN 规定使用此项名称,主要系指变态反应的抗组织胺类药物,如卡巴斯汀[Cabastine]、他拉斯汀[Talastine]等)
Astiotrema 细孔(吸虫)属
Astiotrema foochowensis (Tang) 福州细孔吸虫(隶属于斜睾科 Plagiorchiidae)
astir *a*. & *ad*. 起床走动,在活动中,骚动起来
ASTM American Society for Testing and Materials 美国试验和材料协会
ASTMH American Society of Tropical Medicine and Hygiene 美国热带医学和卫生学会
Astomatida Schewiakoff 无口目
astomatous *a*. 无口的(如某些纤毛虫)
astomia *a*. 无口(畸形)
astomus *n*. 无口畸胎
astonish *vt*. 使惊讶 ‖ ～ing *a*. 令人惊讶的,惊人的/～ment *n*.
astonishing *n*. 惊人的
astonishment *n*. 惊讶
astound *vt*. 使震惊
Astra virus Astra 病毒
Astracantha Haecker 星棘虫属
Astracantha paradoxa Haecker 星棘虫
Astracanthidae Haeckel 星棘虫科
Astraceae 硬皮地星科(一种菌类)
astracon 穿透式薄膜二次倍增图像增强器
Astrafer *n*. 糊精铁(dextriferron)制剂的商品名
astragalar *a*. 距骨的
astragalectomy *n*. 距骨切除术
astragalocalcanean *a*. 距跟的
astragalocrural *a*. 距骨小腿的
astragalofibular 距腓的
astragaloscaphoid *a*. 距舟的
astragalotibial *a*. 距胫的
Astragalus (L.) [拉;植药] 黄芪属 ‖ ～ adsurgens Pall. 直茎黄芪/～ complanatus R. Br. 扁茎黄芪/～ gummifer Labillardiere 西黄芪胶树/～ henryi 秦岭黄芪/～ hoangtchy 黄芪,黄耆/～ membranacens Bge.; ～ propinquns Schichk. 黄芪/～ mollissimus 软毛黄芪,软毛紫云英/～ mongholicus Bge. 内蒙古黄芪/～ propinquns Schichk. 黄芪/～ scaberrimus 糙叶黄芪(春黄芪)/～ sinensis L. 华黄芪/～ sinicus L. 紫云英,翘摇(有灭螺作用的绿肥)/～ tongolensis Ulbr. 黑毛果黄芪
Astragalus bhotanesis Baker [拉;植药] 地八角
Astragalus chinensis L. [拉;植药] 华黄芪(其种子曰沙苑子或沙苑蒺藜)
Astragalus chrysopterus Bunge [拉;植药] 金翼黄芪, 小黄芪
Astragalus complanatus R. Brown [拉;植药] 扁茎黄芪(其种子曰沙苑子)
Astragalus ernestii Comb. [拉;植药] 梭果黄芪
Astragalus floridus Benth. [拉;植药] 多花黄芪, 绵芪
Astragalus maowenensis Hsiao, mss. [拉;植药] 茂汶黄芪
Astragalus melilotoides Pall. [拉;植药] 草木樨状黄芪
Astragalus membranaceus Bge. var. mongolicus (Bge.) Hsiao [拉;植药] 蒙古黄芪,黄耆
Astragalus membranaceus (Fisch.) Bunge [拉;植药] 黄芪,黄耆
Astragalus mumbranaceus (Fish.) Bunge [拉;植药] 膜荚黄芪
Astragalus mumbranaceus Bunge var. mongholicus (Bunge) Hsiao [拉;植药]蒙古黄芪
Astragalus sinicus L. [拉;植药] 紫云英
Astragalus yunnanensis Franch. [拉;植药] 云南黄芪
astragalus; talus *n*. 距骨
astraglar *a*. 距骨的
astral *n*. ①星的 ②星形的,星(状)体的 ‖ ～ fiber 星丝/～ mitosis 有星有丝分裂～ ray 星射线
astraphobia; astrapophobia *n*. 闪电恐怖,雷电恐怖
astray *ad*. 迷路;入歧途,犯错误
Astreopora myriophthalma (Lamarck) 多星孔珊瑚(隶属于鹿角珊瑚科 Acroporidae)
Astriclypeus manni (Verrill) 曼氏孔盾海胆(隶属于盘海胆科 Scutellidae)
astrict *v*. 收狭,收束
astriction *n*. 限制;收敛(作用);便秘
astride *ad*. 两脚分开着 *prep*. 跨着
astring; astringent 收敛剂;收敛的
astringe *vt*. 扎缚,束紧;收敛
astringency *n*. 收敛性, 收敛(作用)
astringent *a*. 收敛的 *n*. 收敛剂
astringent treatment 收敛治疗(使阴道收敛)
astrionics 宇航电子学, 航天电子学
astro- [希;构词成分] ①星,星形 ②宇宙, 天体, 外太空,天文 ③尺,尺体
astro 星,星形
astrobiology 天体生物学,太空生物学, 行星生物学
astroblast *n*. 成星形细胞
astroblastoma *n*. 成星形细胞瘤
astroc(o)ele *n*. 中心体腔
astrocele; astrocoele 星球腔
astrocenter 星心体
Astrochis 星睾(吸虫)属
astrocinetic *a*. 星球移动的
astro-compass 天文罗盘
astrocyte *n*. 星形细胞 ‖ gemistocytic ～ 饲肥星形细胞 ‖ astrocytic *a*.
astrocyte; spider cell; Cajal cell 星形[胶质]细胞,蛛形细胞 ‖ ～, fibrous 纤维性星形细胞/～, protoplasmic 原浆性星形细胞
astrocytin *n*. 星形细胞膜抗原
astrocytoma; astroma 星形细胞瘤 ‖ ～ fibrillare 纤维性星形细胞瘤/～, gemistocytic; ～ protoplasmaticum 原浆性星形细胞瘤/～, pilocytic; ～ fibrillare 纤维性星形细胞瘤
astrocytosis *n*. 星形细胞增生
Astrodisculus Greef 星盘虫属
Astrodisculus radians Greef 放射星盘虫
astrofibroblastoma 成星形纤维细胞瘤
astroglia; macroglia *n*. 星形神经胶质,大神经胶质
astroid *a*. ①星形的 ②星形结构
astrokinetic *a*. 星球移动的
Astrolithium (Haeckel) 星石虫属
Astrolithium bulbiferum Haeckel 球根星石虫
Astrolophidae Haeckel 星射虫科
Astrolophus Haeckel 星射虫属
astroma; astrocytoma 星形细胞瘤
astromenotactic orientation 不全天文定向
Astromicin *n*. [商名] 阿司米星,福提霉素(氨基甙类抗生素)
astronaut *n*. 宇宙航行员,宇航员, 航天员
astronaut maneuvering unit 宇航员行动器
astronautics *n*. 宇宙航行学,航天学 ‖ astronautic(al) *a*.
astronavigation *n*. 宇宙航行,天文导航
Astronesthes chrysophekadion (Bleeker) 金星衫鱼(隶属于星衫鱼科 Astronesthidae)

Astronesthidae 星衫鱼科(隶属于鲑形目 Salmoniformes)
astronomer ***n***. 天文学家
astronomical ***a***. 天文学的,天体的
astronomical photography 天文摄影(术)
astronomy ***n***. 天文学
Astropecten monacanthus (Sladen) 单棘槭海星(隶属于槭海星科 Astropectinidae)
Astropecten polyacanthus (Muller et Troschel) 多棘槭海星(隶属于槭海星科 Astropectinidae)
Astropecten velitaris (von Martens) 怒棘槭海星(隶属于槭海星科 Astropectinidae)
Astropectinidae 槭海星科(隶属于显带目 Phanerozonia)
astrophobia 天象恐怖
astrophorous ***a***. 具有星形突的
astrophysics ***n***. 天体物理学
astroplankton ***n***. 天体浮游生物
Astropyga radiata (Leske) 星肛海胆(隶属于冠海胆科 Diadematidae)
astropyle ***n***. 星形门; 星口(指某些原生动物)
Astrosphaera Haeckel 星球虫属
Astrosphaera hexagonalis Haeckel 星球虫
Astrosphaeridae Haeckel 星球虫科
Astrosphaerinae Haeckel 星球虫亚科
astrosphere ①星体 ②摄引球 ③星心球
astrostatic ***a***. 星球静止的
Astrothauma euphylacteum (Fisher) 坚棘奇海星(隶属于角海星科 Goniasterida)
astrovirus ***n***. 星形病毒
Astrovirus ***n***. 星形病毒群(一群 RNA 病毒的非正式名)
astute ***a***. 机敏的,狡猾的
Astwood's test 阿斯特伍德氏试验(鉴定卵巢激素)
astyclinic ***n***. 市立医院,市立诊所
Astylozoon (Engelmann) 怪游虫属
Astylozoon caudatum Phillips 尾怪游虫
Astylozoon fallax Engelmann 伪怪游虫
Astylozoon faurei Kahl 尾刺怪游虫
Astylozoon pyriforme Schewiakoff 梨形怪游虫
Astylozoonidae Kahl 怪游虫科
astyphia 阳痿,勃起不能
ASu antigen Su Su(血型)抗原
ASU Arizona State University (美国)亚利桑那州大学
asuerotherapy [Fernando Asuero 西班牙医师] 阿苏埃罗氏疗法(烧灼蝶腭神经节结合暗示的一种疗法)
asulfurosis ***n***. 硫缺乏症
asunder ***ad***. & ***a***. 分开地(的),零散地(的)
asuprarenalism; asurrenalism 肾上腺机能缺失
ASUTS American Society of Utrasound Technical Specialists 美国超声技术专家协会
ASV androstanolone valerate 雄甾烷醇酮缬草酸盐
ASVD arteriosclerotic (atherosclerotic) cardiovascular disease 动脉硬化性(动脉粥样硬化性)心血管病
ASVR anomalies of systemic venous retern 大静脉血液回流异常
As-Vs interval interval between auricular and ventricular systoles 房室收缩间期
ASW artificaial seawater 人造海水
Asx asparagine and/or asparvtic acid 天门冬酰胺和/或天门冬氨酸
ASXRED American Society of X-ray and Electon Diffraction 美国 X 射线及电子衍射学会
ASXRT American society of X-ray Technicians 美国放射线技术人员学会
asyllabia ***n***. 缀字不能,拼音不能
asylum ***n***. 避难者,收容者,收容所,救济院 ‖ ~ of the blind 盲人院/~ ,infant 育婴院/~ ,insane 精神病院/~ ,lunatic 精神病院
asym asymmetrical 非对称的
asymbiotic ***a***. 非共生的
asymbolia ***n***. 说示不能,失示意能 ‖ ~ ,pain 示痛不能
asymboly; asymbolia ***n***. 说示不能,失示意能
asymmetria ***n***. 不对称
asymmetric (al) ***a***. 不对称的
asymmetric hypomastia 乳房不对称
asymmetric septal hypertrophy 非对称性室间隔肥厚
asymmetric swallowing 不对称性吞咽
asymmetric transcription 不对称转录
asymmetrical astigmatism 不对称性散光
asymmetrical chromatid exchange 非对称型染色单体交换
asymmetrical convergence 不对称性集合
asymmetrical convergence 非对称性会聚
asymmetrical cyclophoria 不对称性旋转隐斜
asymmetrical desmosome 不对称桥粒
asymmetrical diabetic neuropathy 非对称性糖尿病性神经病
asymmetrical exophthalmos 不对称性眼球突出
asymmetrical incongruous image 不对称不等像
asymmetrical interchange 不对称[染色体]互换
asymmetrical second division 不对称第二次分裂
asymmetrical second division segregation 不对称第二次分裂分离
asymmetrogammagram 不对称 γ 射线图
asymmetropia ***n***. 屈光参差
asymmetry ①不对称(性) ②偏位 ‖ chromatic ~ 两眼虹膜异色/encephalic ~ 脑不对称,偏位脑 ‖ asymmetric(al) ***a***.
asymmetry in selection response 不对称选择反应
asymmetry index (角膜表面)非对称性指数
asymmetry of facial development 面部发育不对称
asymmetry of selection gain 选择进展不对称
Asymphylodora 缘殖(吸虫)属
asymphytous ***a***. 不并的,分离的
asymptomatic ***a***. 无症状的
asymptomatic atrophic thyroiditis 无症状性萎缩性甲状腺炎
asymptomatic bacteriuria 无症状性菌尿
asymptomatic myeloma 无症状性骨髓瘤
asymptomatic neurosyphilis 无症状的神经梅毒
asymptote ***n***. 渐近线
asymptotic ***a***. 渐近线的
asymptotic method 渐近法
asymptotic threshold shift 渐近线阈移动
asynapsis ***n***. 不联会(在减数分裂时,同源染色体不进行配对)
asynaptic gene 不联会基因
asynchronism; asynchrony ***n***. 不同时性,异步性;协调障碍 ‖ asynchronous ***a***.
asynchronization 不同步性,不同步化
asynchronous cleavage 不同时卵裂
asynchronous development 不同时发育
asynchrony; asynchronism 不同时性,异步性
asynclitism 头盆倾势不均 ‖ ~ ,anterior; Nagele's obliquity 前头盆倾势不均,内格累氏倾斜/~ ,posterior; Litzmann's obliquity 后头盆倾势不均,利次曼氏倾斜
asyndesis ***n***. ①不联会 ②思想连贯不能(见于精神分裂症及器质性脑综合征)
asynechia ***n***. 不连续
asynergia; asynergy ***n***. 协同不能
asynergia major 步行协调不能,重度协调不能
asynergic ***a***. 协同不能的
asynergic movement 不协调运动
asynergy ***n***. 协同不能 ‖ ~ ,appendicular 肢体协同不能/~ ,axial; trunkal ~ 躯干协同不能/~ ,axio-appendicular 全身性协同不能/~ major 步行协同不能,重度协同不能/~ minor 指向协同不能,轻度协同不能/~ ,progressive locomotor 进行性运动协同不能,脊髓痨/~ ,trunkal 躯干协同不能/~ ,verbal 言语协同不能/~ ,vocal 发音协同不能
asynesia ***n***. [希] 愚鲁,精神迟钝
asyngamy ***n***. 雌雄异形
asynodia; sexual impotence ***n***. 阳痿
asynovia ***n***. 滑液缺乏,无滑液
asyntaxia ***n***. 胚胎发育不全 ‖ ~ dorsalis 神经沟不闭
asynthesis 不连接,连接障碍
asyntrophy [希] 左右发育不均
Asystasiella chinensis (S. Moore) E. Hossain [拉;植药] 白接骨
asystematic 非系统性的,弥漫的
asystolia; asystolizm; asystole 心搏停止 ‖ ~ ,cardiataxic 失调性心搏停止/~ ,cardioplegic 麻痹性心搏停止 asystolic ***a***.
ASZ American Society of Zoologists 美国动物学家协会
AT abdominal tympany 腹胀/atrial tachycardia 房性心动过速
At astatine 砹(85 号元素)
aT attenuation 衰减; 电波的消失
AT Ⅰ angiotensin Ⅰ 血管紧张素 Ⅰ
AT Ⅱ angiotension Ⅱ 血管紧张素 Ⅱ
at earliest convenience 得便即请
at no atomic number 原子序数
at ***prep***. (表示空间)在,在……上;(表示时间)在……时刻;(表示状态)在……中;(表示速度等)在,以;(联系动作的对象、目标)针对,向;(说明动作发生的原因)因为,由于 ‖ ~ all 全然 / ~ once 立刻 / ~ times 时时

at rest 休息时
at risk 风险，危险时
at risk period 在危险期
at technical atmosphere 工程大气压(1 at = 0.96784/atm)
at the time of the bombing 爆炸时
AT type adenine and thymine tupe 腺嘌呤与胸腺嘧啶型
at vol atomic volume 原子体积
at wt atomic weight 原子量
at% atoms per cent 原子百分数，原子百分比
at. vol. atomic volume 原子容积
at. no. atomic number 原子序数
AT10 dihydro-tachysterol 双氢速甾醇
AT-1258 2-[bis(β-chloroethyl) aminoethyl-5-nitrophenlanine]-5-nitrophenlanine; nitrocaphanum 消瘤芥，2-[双(β-氯乙基)胺甲基]-5-硝基苯丙氨酸，邻苯氨酸硝苄芥
AT-1438 6-(Mercapti sodium sulfonate)-9 (7) purine sodium; tisupurinum 溶瘤呤，6-巯基嘌呤磺酸钠
AT-1840 lycobetainum 石蒜碱内铵盐，氧化石蒜碱
AT-327 asverini citras 安嗽灵，必嗽定
AT-Ⅲ antithrombin-Ⅲ 抗凝血酶-Ⅲ
AT-581 ocaphanum 抗瘤新芥，邻脂苯芥
AT7 hexachlorophene 六氯酚
ATA alimentary toxic aleukia 饮食中毒性白细胞缺乏症
AtA atmosphere absolute 绝对大气压(压力单位)
atabrin 阿的平
atabrin amblyopia 阿的平毒性弱视
Atabrine *n*. 盐酸阿的平，盐酸米帕林(quinacrine hydrochloride)制剂的商品名
atabrine; atabrin; quinacrine hydrochloride 阿的平，盐酸奎纳克林 ‖ ~ dihydrochloride 二盐酸阿的平/~ hydrochloride 盐酸阿的平/~ musonate 阿的平注射液
Atacoseius 紊绥螨属
atactic *a*. 协调不能的；不规则的；运动失调的，共济失调的
atactiform *a*. 运动失调样的，共济失调样的
atactilia; anaphia *n*. 触觉缺失
Atalantia buxifolia (Poir.) Oliv [拉；植药]酒饼竻
Atalostrophion 带双(吸虫)属
Atamestane *n*. [商名] 阿他美坦(芳酶抑制药)
atamic *a*. ①无性的 ②无性生殖的
Ataprost *n*. [商名] 阿前列素(血小板聚集抑制药)
ataractic; ataraxic *a*. 心气和平的 *n*. 安定药
ataractics 安定药
ataralgesia *n*. 镇静止痛法
Atarax *n*. [商名]安泰乐，安他乐，盐酸羟嗪(hydroxyzine hydrochloride)的制剂，(安定药)
ataraxia; ataraxy *n*. 心气和平，心神安定
ataraxic ①心气和平的 ②安定药
atavic; atavistic *a*. 返祖性的，隔代重现的，隔代遗传的
atavism *n*. 返祖现象(几代以后再次出现某些祖先的特征的现象，如多毛症等) ‖ atavistic; atavic 返祖性的
atavistic regeneration 返祖性再生
atavo-tissue 承继组织
ataxaphasia *n*. 组句不能
ataxia [希] 共济失调，协调不能 ‖ ~，acute 急性共济失调/~，alcoholic 酒毒性共济失调/~，autonomic 植物神经性共济失调/~，Briquet's 布里凯氏共济失调(癔病具有皮肤及下肢肌肉或感觉消失)/~，Broca's; hysteric ~ 癔病性共济失调，歇斯底里性共济失调/~，bulbar 延髓性共济失调/~，central 中枢性共济失调/~，cerebellar 小脑性共济失调/~，cerebral 大脑性共济失调/~ cordis; auricular fibrillation 心搏失调，心房纤维性颤动/~，diphtheritic 白喉性共济失调/~，enzootic 羊羔蹒跚病，羊缺铜病/~，family; Friedreich's ~; hereditary ~ 家族性共济失调，遗传性共济失调，弗里德赖希氏共济失调/~，Fergusson-Critchley's 福-克二氏共济失调(见于30~45岁间，类似多发性硬化的遗传性共济失调)/~，frontal 额叶性共济失调/~，hereditary cerebellar; Marie's ~ 遗传性小脑性共济失调，马里氏共济失调/~，hereditary spinal 遗传性脊髓性共济失调/~，hysteric; Broca's ~ 癔病性共济失调，歇斯底里性共济失调/~，intrapsychic; noothymopsychic ~ 内心性协调不能，反常情绪/~，kinetic; motor ~ 运动性共济失调/~，labyrinthic; vestibular ~ 迷路性共济失调，前庭性共济失调/~，Leyden's; pseudotabes 莱登氏脊髓痨，假性脊髓痨/~，locomotor; tabes dorsalis 运动性共济失调，脊髓痨/~，Marie's; hereditary cerebellar ~ 马里氏共济失调，遗传性小脑性共济失调/~，moral 观念[与]意志无常，精神性失调/~，motor 运动性共济失调/~，muscular; amyotaxy 肌共济失调/~，noothymopsychic; intrapsychic ~ 内心性协调不能，反常情绪/~，ocular; nystagmus 眼球震颤/~，professional; occupation neurosis 职业性共济失调，职业性神经机能病/~，Sanger-Brown's; spinocerebellar ~ 散-布二氏共济失调，脊髓小脑性共济失调/~，sensory 感觉性共济失调/~，spinal 脊髓性共济失调/~，spinocerebellar 脊髓小脑性共济失调/~，static 静止性共济失调/~，superior 面臂型共济失调/~，thermal 体温失调/~，vasomotor 血管舒缩失调/~，vestibular 前庭性共济失调
ataxiadynamia; ataxo-adynamia 衰弱性共济失调
ataxiagram *n*. 运动失调描记图
ataxiagraph *n*. 运动失调描记器
ataxiameter *n*. 运动失调计
ataxiamnesic *a*. 运动失调及遗忘(症)的
ataxiaphasia *n*. 组句不能，失调性失语症
ataxia-telangiectasia 共济失调—毛细血管扩张
ataxic breathing 呼吸紊乱，不规则呼吸
ataxic nystagmus 共济失调性眼球震颤
ataxiophemia; ataxophemia 言语共济失调
ataxo-adynamia 衰弱性共济失调
ataxophasia 组句不能
ataxophobia; ataxiophobia *n*. 失调恐怖
Ataxophragmiidae Schwager 畸间壁虫科
ataxospasmodic 痉挛性失调的
ataxy; ataxia 运动失调，共济失调，协调不能
ATB acetylene tetrabromide 四溴化乙炔
ATC acetylene tetrachloride 四氯化乙炔
ATCase aspartate carbamoyl transferase 天门冬氨酸氨基甲酰转移酶
ATCC American Type Culture Collection 美国典型菌种收藏所，美国标准菌库
ATCM Academy of Traditional Chinese Medicine 中医研究院
ATCV apical two-chamber view 心尖位二腔图
ATD antithyroid drug 抗甲状腺药物/ Aerospace Technology Division (Library of Congress) 宇航技术部(美国会图书馆)/ Alzheimer type dementia 阿尔茨海默型(早老性)痴呆/ androstatrienedione 雄烷三烯二酮
atd axialtriradius 轴三射
ATDM asynchronous time division multiplexing 异步分时多路费用
ATE adipose tissue extract 脂肪组织浸出物
-ate 构词名词时，表示"物"，如 hemolysate；在化学中表示"……酸盐或酯"；构成形容词，表示"具有……特征"，如 dentate；构成动词，表示"成为……"，如 decussate
atebrine *n*. 阿的平
ATEC acetyl triethyl citrate 乙酰基柠檬酸三乙酯
ATEE acetyltyrosine ethyl ester 乙酰酪氨酸乙酯
atelectasis *n*. 肺膨胀不全；肺不张；肺萎缩 ‖ absorption ~，acquired ~，obstructive ~，resorption ~ 吸收性肺膨胀不全，获得性肺膨胀不全，阻塞性肺膨胀不全/ compression ~ 压迫性肺膨胀不全/ congenital ~ 先天性肺膨胀不全/ lobar ~，segmental ~ 肺叶膨胀不全，节段性肺膨胀不全，肺叶不张/ lobular ~，patchy ~ 肺小叶膨胀不全，片状肺不张/ primary ~，initial ~ 原发性肺膨胀不全，原发性肺不张/ relaxation ~ 松弛性肺膨胀不全/ secondary ~ 继发性肺膨胀不全；吸收性肺膨胀不全 ‖ atelectatic *a*.
ateleiosis 发育不全，幼稚型
atelelotic dwarf 发育不全侏儒
atelencephalia *n*. 脑发育不全
Ateleopidae 辫鱼科(隶属于鲸头鱼目 Megalomycteridae)
Ateleopus purpureus (Tanaka) 紫辫鱼(隶属于辫鱼科 Ateleopidae)
atelia *n*. 发育不全 ‖ ateliotic *a*.
ateliosis ①发育不全 ②幼稚型
atelo-[希]；underdevelopment[英]发育不全，不完善
atelocardia *n*. 心发育不全
atelocentric 非端着丝的
atelocephalous *a*. 头发育不全的
atelocephaly *n*. 头颅发育不全
atelocheilia; atelochilia 唇发育不全
atelocheiria *n*. 手发育不全
ateloencephalia *n*. 脑发育不全
ateloencephalia; atelencephalia 脑发育不全
atelogenitalia 生殖器发育不全
ateloglossia *n*. 舌发育不全
atelognathia *n*. 颌发育不全
atelomitic 非端着丝的，非终末的
atelomyelia *n*. 脊髓发育不全
atelopidtoxin *n*. 斑足蟾毒素
atelopodia *n*. 足发育不全

ateloprosopia ***n***. 面发育不全
atelorachidia 脊柱发育不全
Atelosaccharomyces ***n***. 不全酵母菌属(隐球菌属 Cryptococcus 的旧称)
atelostomia; ateliosis oris 口(腔)发育不全
Atemovolumen [德] 呼吸量
Atenolol ***n***. [商名] 阿替洛尔,氨酰心安,苯氧胺(β 受体阻滞药)
ateriocapillary 动脉毛细血管的
Atevirdine ***n***. [商名] 阿替韦啶(抗病毒药)
Atexakinalfa ***n***. [商名] 阿替白介素 α(免疫调节药)
ATF Bureau of Alcohol, Tobacco and Firearms 酒精、烟草与火器管理局
ATFP automatic threshold following pacemaker system 自动阈值跟踪起搏系统
ATG antitetanus globulin 抗破伤风球蛋白/antithymocyte globulin 抗胸腺细胞球蛋白
atg atmosphere, gauge 表示大气压
ATh anacrobic threshold 厌氧阈(界限)
Athalamida Hacekel ***n***. 无室目(生物分类学)
athalposis ***n***. 温觉缺失
ATHC allotetrahydrocortisol 别四氢可的松
atheism ***n***. 无神论
atheist ***n***. 无神论者
athelasmus 吮乳不能
athelia 无乳头[畸形]
Athene noctua Scopli [拉;动药] 纵纹腹小何
athenium (元素符号),今称锿 Es, 原子序数 99
Athens ***n***. 雅典(希腊首都)
ather(o)- [希;构词成分] 脂肪变性;粉瘤;动脉粥样化
atherectomy ***n***. (动脉)粥样硬化斑切除术
atherectomy 粥样斑块切除(屑)术 ‖ ~ catheter 粥样斑块切除导管
athericerous 具芒的
Atherigona 芒蝇属 ‖ ~ atripalpis 黑须芒蝇/~ bella 毛迹芒蝇/~ bella sinobella 中华毛迹芒蝇/~ biseta 双毛芒蝇/~ bituberculata 双疣芒蝇/~ crassifurea 纯突芒蝇/~ destructor 黄鬃芒蝇/~ excisa 剜股芒蝇/~ exclsa 剜股芒蝇/~ exigua 短柄芒蝇/~ laeta 扁迹芒蝇/~ latibasis 宽基芒蝇/~ nigritibiella 黑胫芒蝇/~ nudiseta 裸迹芒蝇/~ nudlseta megaloba 大叶裸迹芒蝇/~ orbicularis 圆叶芒蝇/~ oryzae 稻芒蝇/~ quadripunctata 四点芒蝇/~ scapula 扫叶芒蝇/~ tricolorifolia 采叶芒蝇/~ triglomerata 三珠芒蝇
Atherinicus 银汉枝(吸虫)属
Atherinidae 银汉鱼科(隶属于银汉鱼目 Atherinidae)
Atheriniformes 银汉鱼目(隶属于硬骨鱼纲 Actinopterygii)
Atherinomorus Lacunosus (Bloch et Schneider 南洋银汉鱼(隶属于银汉鱼科 Atherinidae)
Atherion elymus (Jordan et Starks) 麦银汉鱼(隶属于银汉鱼科 Atherinidae)
Atherix 鹤虻属
athermal ***a***. 不热的(指泉水的水温在 15℃以下)
athermancy ***n***. 不透(辐射)
athermic ***a***. 无热的,不发热的;不透热的
athermoblosis 冷蛰,低温滞育
athermosystaltic ***a***. 无温度性收缩的(指骨骼肌)
athermosystaltic 无温度性收缩的(横纹肌)
athero- [希;构词成分] 动脉粥样硬化,粥样沉积;粉瘤
atherocheuma; atheromatous abscess 粉瘤性脓肿
atheroembolism ***n***. (动脉)粥样硬化栓塞
atheroembolus ([复]atheroemboli) ***n***. (动脉)粥样硬化栓子
atherogenesis ***n***. (动脉)粥样化形成
atherogenic ***a***. 致动脉粥样化的
atherogenic index 致动脉粥样硬化指数
atheroma [希] ①粉瘤 ②动脉粥样化 ‖ ~ , capillary 毛细管粥样化/~ cutis; sebaceous cyst 皮肤粉瘤,皮脂囊肿
atheromasia; atheromatous degeneration 动脉粥样变性
atheromatosis ①粉瘤病 ②动脉粥样化病 ‖ ~ cutis; sebaceous cyst 皮肤粉瘤,皮脂囊肿 atheromatous ①粉瘤的 ②动脉粥样化的
atheromatous corneal ulcer 粥样角膜溃疡
atherosclerosis, atherosis ***n***. 动脉粥样硬化 ‖ ~ obliterans 闭塞性动脉硬化 ‖ atherosclerotic ***a***.
Atherosclerosis 动脉粥样硬化(杂志名)
atherosclerotic aneurysm 动脉粥样硬化性动脉瘤
atherosclerotic heart disease 动脉粥样硬化性心脏病
atherosclerotic plaque 动脉粥样硬化斑(块)
Atherosperma [希] 麝香芒子树属(蒙尼米亚科)
Athesmia 侧黄(吸虫)属
athetoid ***a***. 手足徐动症样的,指痉病样的
athetosis 手足徐动症,指痉病 ‖ ~ , double 两侧手足徐动症/~ , double congenital 先天性两侧手足徐动症/~ , pupillary; hippus 瞳孔,虹膜震颤 ‖ athetotic, athetosic ***a***.
athiaminosis ***n***. 硫胺缺乏病,维生素 B1 缺乏病
athiaminosis; thiamine deficiency 硫胺缺乏病,维生素 B1 缺乏病
Athiorhodaceae ***n***. 红色无硫菌科(即红螺菌科 Rhodospirillaceae)
athlete ***n***. 运动员,身强力壮的人
athletic ***a***. 运动的,体育的,敏捷的
athletics ***n***. [复]竞技,(各种)运动(sing)体育,运动技巧
athomin ***n***. 辣根素(在印度用作止吐药和治疗霍乱。亦称 GL54)
athopia 精神衰弱
athrepsia; athrepsy ***n***. 消瘦,婴儿萎缩症;营养缺乏(性)免疫(埃利希 < Ehrlich > 术语,用以表示瘤接种所产生的免疫性,认为系由于瘤生长所需的特殊营养物质缺乏所致) ‖ athreptic ***a***.
athrepsology 营养障碍学
athrepsy; athrepsia ①营养不足(瘤生长) ②婴儿萎缩(症)
athreptic 营养不足的
athrocytosis ***n***. 细胞摄物作用(肾管细胞自肾小管的腔内吸收巨分子)
athrombia 血凝固不全
athrophagocytosis ***n***. 非营养性吞噬作用(吞噬惰性无关颗粒,如在碳清除试验中,吞噬细胞清除注射至体内的碳粒)
athrophagocytosis; nonnutritive phagocytosis 非营养性吞噬作用
athrroidation; athyreosis 甲状腺机能缺失
athsc atherosclerosis 动脉粥样硬化
athw acetyleneletraiodide 四碘化乙炔
athwart ***ad***. & ***prep***. 横跨着;横过;逆,相反
athymia ***n***. 痴愚;人事不省;无胸腺
athymic ***a***. ①痴愚的 ②人事不省的 ③无胸腺的
athymic mutant 无胸腺突变型
athymism; athymismus ***n***. 胸腺功能缺失;无胸腺
athyrea; athyreosis ***n***. 甲状腺机能缺失
athyreosis ***n***. 甲状腺功能缺失;无甲状腺 ‖ athyreotic ***a***.
athyria ***n***. 无甲状腺;甲状腺功能缺失
Athyriaceae 蹄盖蕨科(一种蕨类)
Athyrium [拉;植药] 蹄盖蕨属 ‖ ~ acrostichoides (Sw.) Diels; Asplenium acrostichoides Sw.; ~ pycnosorum Christ 亚美蹄盖蕨(Athyrium 属中其根状茎及叶柄均作"贯众"使用)
Athyrium brevifrons Nakai [拉;植药] 东北蹄盖蕨
Athyrium multidenatum (Doell.) Ching [拉;植药] 多齿蹄盖蕨
Athyrium sinense Rupr. [拉;植药] 中华蹄盖蕨
athyroidemia ***n***. 无甲状腺性血症
athyroidism; athyroidation; athyroidosis ***n***. 甲状腺功能缺失
athyrosis, athyreosis ***n***. 甲状腺功能缺失 ‖ athyrotic ***a***.
Athysanus ***n***. 北非吸血蝇
ATI alpha-trypsin inhibitor α - 胰蛋白抑酶制剂
Atibeprone ***n***. [商名] 阿替莫德(免疫调节药)
Atichiaceae 酵孢腔(菌)科(一种菌类)
atidase 透明质酸酶,玻璃酸酶
ATIN acute tubulointerstitial nephritis 急性间质性肾炎
Atipamezole ***n***. [商名] 阿替美唑(α 受体阻滞药)
Atiprosin ***n***. [商名] 阿替丙嗪(抗高血压药)
atisine 阿提辛(异叶乌头的一种生物碱)
atite ***n***. 阿泰特(牛乳内一种使硝酸盐还原成亚硝酸盐的物质)
Ativan ***n***. 劳拉西泮(lorazepam)制剂的商品名
ATL Achilles tendon lenthening 跟腱延伸/ aduit T-cell leukemia 成人 T 细胞白血病
ATLA abult T-cell leukemia antigen 成人 T 细胞白血病抗原
atlant(o)- [希;构词成分] 寰椎;第一寰椎
atlantal ***a***. 寰椎的
atlantean centrum 寰椎体
Atlantic ***n***. 大西洋 大西洋的
Atlantic standard time 大西洋标准时间
atlanto- [希,来自双肩载天的希腊神名] 第一颈椎;寰椎
atlanto-axial ***a***. 寰枢[椎]的
atlanto-axial joint 寰枢关节
atlanto-axial; atlantoepistrophic 寰枢[椎]的
atlantodidymus ***n***. 寰椎联胎
atlantoepistrophic 寰枢[椎]的
atlantomastoid 寰[椎]乳[突]的
atlanto-occipital 寰枕的
atlanto-odontoid ***a***. 寰[椎]齿[突]的
ATLAS abbreviated test language for "all" systems 对"所有"系统检验的简略语言
atlas ***n***. 寰椎(第一颈椎);图谱,图片集,地图集

Atlas of Tumor Pathology 肿瘤病理学图谱
ATLL adult t-cell leukaemia/lymphoma 成人 T 细胞白血病/淋巴瘤
atloaxoid *a*. 寰枢(椎)的
atlodidymus *n*. 寰椎联胎
atloido-occipital *a*. 寰枕的
ATLV adult T-cell leukemia virus 成人 T 细胞白血病病毒
atm atmosphere 大气;大气压
ATM automatic teller machine 自动记数机
atm pr atmospheric pressure 大气压力
atm(o)- [希;构词成分] 气,蒸气
atm; atmos atmosphere 大气,气压
ATMA Advanced Technology Management ~ 先进技术管理协会
atmiatrics; atmiatria; atmidiatrics 蒸汽吸入疗法
atmiatry; atmiatrics 蒸汽吸入疗法
atmidometer; atmometer 水蒸汽计
atmidometrograph 描记式蒸发计
atmidoscope 蒸发计,蒸散计
atmobios 空中生物
atmocausis; atmocausia; vapocauterization 蒸汽烙术
atmocautery; zestocautery 蒸汽烙器,蒸汽烙管
atmograph *n*. 呼吸描记器
atmograph; pneumograph; spirograph 呼吸描记器
atmography 呼吸描记法
atmokausis; atmocausis 蒸汽烙术
atmology 蒸发学,蒸汽学
atmolysis *n*. 微孔分气法(借通过多孔板,以分离混合的气体,易扩散的气体先通过);有机 组织分解法(利用挥发性液,如苯、乙醚、乙醇等的气体使有机组织分解)
atmometer *n*. 汽化计,蒸发计
atmometer 水蒸汽计
atmos *n*. 大气压
atmosphere ①大气 ②大气压 ‖ ~ ,normal(缩 An) 正常大气压
atmosphere ①瞳点外圈(昆虫) ②大气,大气层 ③大气压
atmosphere absolute 绝对大气压
atmosphere *n*. 大气;大气压(压力的单位,在海平面上地球大气的压力约为 101.3kPa < =760mmHg >,符号为 atm);气氛,氛围 ‖ group ~ 集体气氛 ‖ atmospheric(al) *a*.
atmospheric *a*. ①大气的 ②大气压的
atmospheric homeostasis 大气[成分]稳态
atmospheric pressure ionization (大型分光镜检查时的)大气压电离作用
atmospheric pressure 大气压力
Atmospheric Sciences Laboratory (US Army) 大气科学实验室(美国陆军)
atmospherization 大气化(血液)
atmotherapy *n*. 蒸气吸入疗法;缩减呼吸气量疗法(循序减少呼吸疗法)
ATMP Annals of Tropical Medicine and Parasitology 热带病学与寄生虫病学年鉴
atmungsferment 细胞色素氧化酶,呼吸酶
ATN acute tubular necrosis 急性肾小管坏死
atocia *n*. 女性不育,女性不孕;未经产的
atokous 无后的,不育的
Atolide *n*. [商名] 阿托利特,胺苯酰甲苯胺(抗惊厥药)
atom *n*. 原子 ‖ ~ ,activated 激活原子/~ ,asymmetric 不对称原子/~ ,Bohr 玻尔氏原子/~ ,excited; activated ~ 受激原子,激活原子/~ ,ionized 离子化原子/~ ,nuclear 核型原子/~ ,primary 第一级原子/~ ,quaternary carbon 第四碳原子,季碳原子/~ ,recoil; rest ~ 反冲原子/~ ,Ruthelford; nuclear ~ 腊瑟德福原子,核型原子/~ smasher 核粒子加速器,中子加速器/~ stripped 被剥原子/~ ,tagged 标记原子,示踪原子
atomarius 具微点的
atom-atom potential 原子—原子对位
atomedics 原子医药学
atomerg 低能微粒子,微原子
Atomgewicht [德] 原子量
atomic *a*. 原子的 ‖ ~ accelerator 原子加速器/~ cocktail 含放射性物质的混合吞服剂/~ composition 原子组成/~ constant 原子常数/~ cross section 原子截面/~ decay 原子衰变/~ deuterium ion 原子氘离子/~ disintegration 原子衰变/~ energy 原子能/~ energy level 原子能级/~ excitation function 原子激发函数/~ explosion 核爆炸/~ field 原子场/~ linkage 原子键/~ mass 原子质量/~ mass conversion factor 原子质量换算因素/~ mass unit 原子质量单位/~ medicine 原子医学/~ nucleus 原子核/~ nucleus fission 原子核裂变/~ nucleus transformation 原子核转化/~ photoelectric effect 原子光电效应/~ pile 原子堆/~ radiation 原子放射,原子辐射/~ ray 原子射线/~ reactor 原子反应堆/~ scattering factor 原子散射因数/~ spectrum 原子光谱
atomicity ①原子价 ②原子序数 ③原子性,可分性
atomism *n*. 原子论,原子学说 ‖ atomit *n*. 原子学家
atomistic *a*. 原子学的,原子学派的
atomitsuwari 孕乳儿病(在日本所见)
atomization 雾化,喷雾[法]
atomize *vt*. 使雾化,喷雾 ‖ atomization *n*.
atomized liquid 雾化液
atomizer; sprayer; nebulizer; hydroconion *n*. 喷雾器
atomology 原子学
Atomscope 微 X 线机(一种小型 X 线机)
atone *v*. 赔偿,补偿,赎罪
atonement *n*. 赔偿,赎罪
atonia sacci lacrimalis 泪囊弛缓症
atonia; atony *n*. 张力缺乏,弛缓 ‖ ~ ,bladder 膀胱弛缓/~ ,choreatic 舞蹈病性肌弛缓
atonia, masticatory; atonia masticatoria 咀嚼无力
atonic *a*. 张力缺乏的,弛缓的 ‖ ~ ity *n*. 张力缺乏性
atonic ectropion 无张力性睑外翻
atonic wall 壁无张力
atonicity 弛缓性,张力缺乏性
atonied 弛缓的,张力缺乏的
atony *n*. 张力缺乏,驰缓
atop *ad*., *prep*. 在……顶上
atopen *n*. 特应性变应原,特[异反]应原
atophan; cinchophen 阿托方,辛可芬
atophanyl 阿托方耐尔(成药,阿托方注射液)
atopic *a*. 异位的;特(异反)应性的,过敏性的 ‖ ~ cataract 特应性白内障,异位性白内障/~ conjunctivitis 特应性结膜炎/~ dermatitis 特应性皮炎,变应性湿疹/~ keratoconjunctivitis 特应性角结膜炎/~ uveitis 特应性葡萄膜炎
Atopobium [拉] *n*. 阿托波氏菌属
Atopobium minutum [拉] *n*. 小阿托波氏菌(小乳杆菌)
Atopobium parvulum [拉] *n*. 极小阿托波氏菌(极小链球菌)
Atopobium rimae [拉] *n*. 裂阿托波氏菌(裂乳杆菌)
atopognosia; atopognosis 位置觉缺失
atopomenorrhea; vicarious menstruation 异位月经,代偿性月经
atopy *n*. 异位;特(异反)应性;特异性变态反应;感毒性
atoquinol 阿托奎诺尔,阿托奎
Atorvastatin *n*. [商名] 阿托伐他汀(降血脂药)
Atosiban *n*. [商名] 阿托西班(催产素拮抗药)
Atovaquone *n*. [商名] 阿托伐醌(抗疟药)
atoxic *a*. 无毒的,非毒性的
atoxigenic; atoxinogenic 不产毒的,无毒的
atoxyl; sodium arsanilate 阿托克西耳,氨基苯胂酸钠
atoxylate 对氨基苯胂酸盐
atoxylic acid 对阿散酸
ATP adenosine triphosphate 腺苷三磷酸,三磷酸腺苷
ATP citrate lyase 腺苷三磷酸柠檬酸裂解酶(亦称柠檬酸裂解酶)
ATP synthase ATP 合酶,腺苷三磷酸合酶,H 转运腺苷三磷酸合酶
ATPase adenosine triphosphatase 三磷酸腺甙酶
ATPase deficiency ATP 酶缺乏病
ATP-cobalamin adenosyltransferase 腺苷三磷酸钴胺素腺苷转移酶,钴胺素腺苷基转移酶
ATPD ambient temperature and pressure 周围温度与压力
ATPM antitachycardia pace maker 抗心动过速起搏器 / Association of Teachers of Preventive Medicine 预防医学教师协会
ATPS ambient temperature and pressure, saturated with water vapor 周围温度与压力(水蒸气饱和度时)
ATPsome 腺苷三磷酸小体
ATR Achilles tendon reflex 跟腱反射
atr atrophy 萎缩
Atr Fib atrial fibrillation 心房纤维性颤动
Atr pep atrial peptide; atriopeptin; atrial natriuretic polypentide 心房肽,心钠素
atrabiliary *a*. 黑胆质的,忧郁质的
atrabilious; atrabiliar *a*. 忧郁的
atracheate 无气管的
atrachelia 无颈(畸形)
atrachelocephalus 无头颈(畸形)
Atractaspis *n*. 穴蝰属(动物分类学)
atractenchyma 梭状细胞组织
atractoid 纺锤形的
Atractoidea 枝形总科
atractoplasm 纺锤体基质

atractosome 梭状体(在黏液腺内)
Atractylis lancea Thunb. 见 Atractylodes Lancea (Thunb.) DC.
Atractylis macrocephala (Koidz.) Hand.-Mazz. 见 Atractylodes macrocephala Koidz.
Atractylischinensis DC. 见 Atractylodes chinensis (DC.) Koidz.
Atractylodes chinensis (DC.) Koidz. [拉;植药]北苍术
Atractylodes chinensis (DC.) Koidz.; Atractylis chinensis DC. 北苍术,苍术
Atractylodes japonica Koidz. ex Kitam. [拉;植药]关苍术
Atractylodes lancea(Thunb.) DC.; Atractylis lancea Thunb. [拉;植药]茅苍术,苍术
Atractylodes macrocephala Koidz.; Atractylis macrocephala (Koidz.) Hand.-Mazz. [拉;植药]白术,白术
Atractylodes; Atractylis 苍术属‖~ japonica Koidz ex Kitam; Atractylis japonica Kitaga; ~ lyrata S. et Z. f. te rnata Nakai 关苍术/~ lancea; Atractylis lancea 茅术(南苍术)/~ lyrata S. et Z. f. ternata Nakai; Atractylis lyrata 关苍术/~ macrocephala; Atractylis macrocephala 白术(於术)/~ ovata; Atractylis ovata 白术(於术)/~ sinensis; Atractylis sinensis 苍术
Atracurium 阿曲库铵(肌肉松弛药)
Atracurium besilate *n.* [商名] 苯磺阿曲库铵(肌肉松弛药)
atracurium besylate 阿曲库铵苯磺酸盐(神经肌肉阻断药)
atragine 莠去津
atramental 墨水色的,黑墨色的
atransferinemia *n.* 无转铁蛋白血症
atraumatic *a.* 无创伤的,不致外伤的
Atrax *n.* 澳毒蜘蛛属
ATRC automatic temperature recorder controller 自动温度记录控制器
atremia *n.* ①震颤不能 ②癔病(歇斯底里)性步行不能
atrepsy; athrepsia; atrepsia ①营养不足(指瘤生长) ②婴儿萎缩(症)
atreptic 营养不足的
atresia [a neg. + 希 tresis a hole + -ia]; **imperforation** *n.* 闭锁(畸形),无孔,不通‖~ ani; anus imperforatus 肛门闭锁,锁肛/~ ani vaginalis 肛门阴道闭锁/~ ,follicle; ~ folliculi 卵泡闭锁/~ hymenalis 处女膜闭锁/~ iridis; pupillary closure; blocked pupil 虹膜闭锁/~ labiorum 并唇/~ nasi 鼻腔闭锁/~ oris 口闭锁/~, tricuspid 三尖瓣闭锁/~ tubalis 输卵管闭锁/~ urethralis 尿道闭锁/~ uteri; metratresia 子宫闭锁/~ vulvae 外阴闭锁
atresic *a.* 闭锁的
atretic follicle 闭锁卵泡
atretic; atresic 闭锁的
atreto- [希; 构词成分] 闭锁,无孔,不通;粘连
atretoblepharia *n.* 睑球粘连,睑闭锁
atretocephalus *n.* 头部孔窍闭锁畸胎
atretocormus *n.* 躯干孔窍闭锁畸胎
atretocystia *n.* 膀胱闭锁
atretogastria *n.* 胃门闭锁
atretolemia ①喉闭锁, 咽门闭锁 ②食管闭锁
atretometria *n.* 子宫闭锁
atretopsia *n.* 瞳孔闭锁
atretorrhinia *n.* 鼻孔闭锁
atretostomia 口腔闭锁
atreturethria *n.* 尿道闭锁
atrhrodysplasia 关节发育不良
atri(o)- [拉;构词成分] 房;心房
atria *n.* 房‖~ meatus medii nasi; ~ meatus medii 中鼻道前房/~ of otocyst 听泡前房/~ posterius 后房/~, primitive 原始心房/~ pulmonale 肺泡前房/~ , respiratory; arbor alveolaris 肺泡树/~ sinistrum 左(心)房/~ vaginae; vestibulum vaginae 阴道前庭/~ of ventricle 侧脑室前房
atrial *a.* 房的,前房的‖~ contraction murmur 心房收缩期杂音/~ depolarization 心房除极/~ emptying index 心房排空指数/~ escape 房性逸搏/~ fibrillation or flutter 心房纤颤或心房扑动/~ fibrillation with advanced A-V block 房颤伴高度房室传导阻滞/~ fibrillation with ventricular premature beat 房颤伴室性早搏/~ fibrillation with ventricular tachycardia 房颤伴室性心动过速/Atrial fibrillation 心房纤维性颤动(为一种心房节律不整,病因可能是心房上同时有许多兴奋传导路径而使心房各处部位产生不协调的收缩)/~ filling fraction 心房充盈分数/~ flutter 心房扑动/Atrial flutter 心房扑动(为一种心房节律不整,此时心房的节律每分钟约为 150~350 次,可能有部分节律无法传至心室)/~ gallop 心房性奔马律/~ inhibited pacing 心房抑制型起搏/~ insufficiency 心房机能不全/~ natriuretic factor 心房利钠因子/Atrial natriuretic peptides (简称 ANP) 心钠素,心房钠利尿肽/~ pacemaker 心房起搏点 /~ pacing 心房起搏/~ post extrasystolic syndrome 房性早搏后综合征/~ premature contraction 房性早期收缩/~ premature depolarization(简作 APD) 心房过早去极化/~ septal defect 房间隔缺损/~ septal defect 心房间隔缺损/~ synchronous pacemaker 心房同步型起搏器/~ synchronous pacing 心房同步型起搏/~ synchronous ventricular inhibited pacing 心房同步心室抑制型起搏/~ synchronous ventricular pacing 心房同步心室起搏/~ systole; auricular systole 心房收缩/~ systolic murmur 心房收缩期杂音/~ tachycardia with block 传导阻滞性房性心动过速/~ tachycardia 房性心动过速(心房节律加快,此时心房的节律每分钟约为 150~250 次)/~ tracking mode 心房跟踪方式
atriate 具气门室的
Atricha 无毛[细]菌类
atrichia 毛发缺乏;无毛,秃;无毛(突变型)‖ universal congenital ~ 先天性普秃
atrichosis; atrichia ①毛发缺乏,秃 ②无鞭毛‖~ congenitalis 先天性毛发缺乏
atrichous *a.* 无鞭毛的(指细菌);无毛发的
Atrimustine *n.* [商名] 阿莫司汀(抗肿瘤药)
Atrinositol *n.* [商名] 阿曲肌醇(神经肽拮抗药)
atrio- [拉] [心]房
atriocarotid 心房颈动脉的
atriocommissuropexy *n.* 左房室瓣固定术,二尖瓣固定术
atriomegaly 心房[过]大,心房肥大
atrionector *n.* 窦房结
atriopeptide 心房肽
atriopeptigen *n.* 心房肽激素原
atriopeptin *n.* 心房肽激素,心房肽
atriopore 围鳃腔孔
atrioseptopexy *n.* 房间隔修补术,房间隔修补术
atriostenosis 心房狭窄
atriotome 心房刀
atriotomy *n.* 心房切开术
atrioventricular *a.* 房室性的, 心房心室的
atrioventricular block 房室传导阻滞
atrioventricular block, (简作 AVB) 房室传导阻滞
atrio-ventricular bundle 房室束
atrio-ventricular bundle branch block 房室束支传导阻滞
atrio-ventricular canal 房室管
Atrio-ventricular dissociation 心房心室独立跳动(即心房至心室传导障碍,致使心房与心室跳动不一致)
atrioventricular junctional rhythm 房室交接区心律
atrioventricular murmur 房室瓣杂音
atrioventricular node 房室结
atrioventricular node reentrant tachycardia, AVNRT 房室结折返性心动过速
atrioventricular ring 房室环
atrio-ventricular sequential pacemaker 房室顺序起搏器
atrioventricular supernormal conduction 房室超常传导
atrio-ventricular universal pacemaker 房室全能型起搏器
atrio-ventricular valve 房室瓣
atrioventricularis 房室间异常沟通(一种先天性心脏畸形,亦称房室总管存留)
atriphos; atrophos 三磷酸腺苷
atriphos; adenosine triphosphate 三磷酸腺甙(腺[甙]三磷)
Atriplex L. 滨藜属‖~ sibirica L. 西伯利亚滨藜
Atriplex repens Roth. [拉;植药]匍匐滨藜
Atriplex sibirica L. [拉;植药]西伯利亚滨藜
atriplicism *n.* 滨藜中毒
atrium [拉] 房,前房‖~ anterius 前房/~ cordis 心房/~ dextrum 右[心]房/~ , genital 生殖腔/~ glottidis; ~ laryngis; vestibulum laryngis 喉前庭/~ , infection 传染入口,传染门径/~ laryngis; vestibulum laryngis 喉前庭
atriventricular insufficiency 房室瓣关闭不全
atrivoentricular right 右房室束(心电图)
atrloseptoplasty 房间隔修补术,房间隔成形术
Atrobucca nibe (jordan et Thompson) 黑姑鱼(隶属于石首鱼科 Sciaenidae)
atrocious *a.* 残忍的,万恶的
atrocity *n.* 残忍,暴行
Atrolactamide *n.* [商名] 苯乳胺(抗癫痫药)
atromentin 阿托曼霉素(取自 Paxillus atromentosus)
Atromepine *n.* [商名] 阿托美品(抗胆碱药)
Atromid-S *n.* 氯贝特,氯贝丁酯(clofibrate)制剂的商品名
atromid-S; clofibrate 安妥明,阿托密,冠心平,对氯苯氧基异丁酸乙脂(降血胆甾醇药)

Atropa belladonna L. ［拉；植药］颠茄
Atropa belladonna rhabdovirus 颠茄弹状病毒
Atropa（L.）颠茄属‖～ belladonna L. 颠茄
atropamine；**apoatropine** 阿朴阿托品
Atropanthe sinensis（**Hemsl.**）**Pasch.** 天蓬子，中华莨菪（莨菪之一种，见 Scopolia sinensis Hemsl.）
atrophedema *n.* 萎缩性水肿（血管神经性水肿）
atrophia；**atrophy** *n.* 萎缩‖～ choroideae et retinae 脉络膜视网膜萎缩/～ cutis；～ cutis idiopathica；atrophoderma 皮萎缩/～ cutis senilis 老年性皮萎缩/～ dolorosa 痛性眼球萎缩/～ infantum；tabes mesenterica 肠系膜淋巴结结核/～ maculosa cutis（Jadassohn）；anetoderma 皮斑点状萎缩，皮肤松垂/～ mesenterica；tabes mesenterica 肠系膜萎缩，肠系膜淋巴结结核/～ musculorum lipomatosa 脂肪沉着性肌萎缩/～ musculorum progressiva neurotica；Herxheimer syndrome 神经性进行性肌萎缩/～ periodontalis 牙周萎缩/～ pilorum propria 发干萎缩/～ senilis 老年萎缩/～ spieen 脾萎缩/～ striata et maculosa 杂斑状皮萎缩/～ testiculi 睾丸萎缩/～ unguium 指（趾）甲萎缩
atrophic *a.* 萎缩（性）的
atrophic endometrium 萎缩性子宫内膜
atrophic excavation 萎缩性陷凹
atrophic fracture 萎缩性骨折
atrophic iridodialysis 萎缩性虹膜根部离断
atrophic rhinitis 萎缩性鼻炎
atrophic uveitis 萎缩性葡萄膜炎
atrophic vaginalis 萎缩性阴道炎
atrophie *n.* ［法］萎缩‖～ blanche［法］白色萎缩/～noire［法］黑色萎缩
atrophied *a.* ［已］萎缩的
atrophique 萎缩的
atrophoderma albidum；**pityriasis alba atrophicans** 袜状肢皮萎缩，萎缩性白糠疹‖～ biotriptica 老年皮萎缩/～ diffusum 弥漫性皮萎缩/～ maculatum 斑状皮萎缩/～ neuriticum 神经性皮萎缩/～ pigmentosum；xeroderma pigmentosum 着色性皮萎缩，着色性干皮病/～ reticulatum symmetricum faciei；folliculitis ulerythematosa reticulata 面部对称性网状皮萎缩，网状红斑萎缩性毛囊炎/～ senile 老年皮萎缩/～ striatum et maculatum 条斑状皮萎缩/～ vermiculatum；folliculitis ulerythematosa reticulata 蠕虫样皮萎缩，网状红斑萎缩性毛囊炎
atrophoderma *n.* 皮萎缩，萎缩性皮病
atrophodermatosis *n.* 皮萎缩病
atrophodermia *n.* 皮肤萎缩，萎缩性皮肤病‖～ vermiculata 蠕虫样皮萎缩，蠕虫样萎缩性皮病
atropholysis 皮萎缩松解
atrophy［拉，希］*n.* 萎缩‖～，acute yellow 急性黄色萎缩/～，adipose 脂肪萎缩/～，alveolar 牙槽萎缩/～，Aran-Duckenne muscular；myelopathic muscular～ 阿—杜二氏肌萎缩，脊缩病性肌萎缩/～，arthritic 关节周肌萎缩/～，blue 蓝色萎缩/～ of brain，circumscribed；lobar～ 脑局限性萎缩，脑叶萎缩/～，brown 褐色萎缩/～，Buchwald's 进行性皮萎缩/～，cardiac 心［脏］萎缩/～，Charcot-Marie-Tooth 夏—马—图三氏肌萎缩，进行性神经性肌萎缩/～，chronic spinal muscular 慢性脊髓性肌萎缩/～，compensatory 代偿性萎缩/～，compression 压迫性萎缩/～，concentric 同心性萎缩/～，convolutional；lobar～ 脑回萎缩，脑叶萎缩/～，correlated 关连性萎缩/～，Cruveilhier's；progressive muscular～ 克律韦利埃氏萎缩，进行性肌萎缩/～，cyanotic 绀色萎缩，青紫色萎缩/～，degenerative 变性萎缩/～，Dejerine-Sotta type of 婴儿肥大性间质性神经病/～，denervated muscle 失神经性肌萎缩/～，dental 牙萎缩/～，diffuse 弥漫性萎缩/～ of disuse 废用性萎缩/～，Duchenne-Aran muscular；myelopathic muscular～杜—阿二氏肌萎缩，脊髓病性肌萎缩/～，eccentric 偏心性萎缩/～，Erb's；pseudohypertrophic muscular dystrophy 欧勃氏萎缩，假肥大性肌营养不良/～，exhaustion 衰竭性萎缩/～，facial；progressive facial～ 面萎缩，进行性面萎缩/～，facioscapulohumeral；Landuzy-Dejerine dystrophy 面肩臂萎缩，兰—代二氏营养不良/～，familial spinal muscular；Werdnig-Hoffmann paralysis 家族脊髓性肌萎缩，韦—霍二氏麻痹/～，fatty 脂性萎缩/～，Fazio-Londe 法—隆二氏萎缩（儿童期进行性延髓瘫痪）/～，functional 机能性萎缩/～，general 全身萎缩/～，gingival marginal 龈缘萎缩/～，gray 灰色萎缩（视神经盘）/～，halisteretic［骨］软化性萎缩/～，hemifacial 一侧面萎缩/～，hemilingual 一侧舌萎缩/～，Hoffmann's 霍夫曼氏萎缩，肢体远端进行性肌萎缩/～，Hunt's 亨特氏［肌］萎缩（神经性手部小肌萎缩）/～，hypoglossal 舌下神经性舌萎缩/～，idiopathic muscular；progressive muscular dystrophy 特发性肌萎缩，进行性肌营养不良/～，inanition 饥饿性萎缩/～，infantile；marasmus 婴儿萎缩［症］，消瘦/～，inflammatory 炎性萎缩/～，insulin 胰岛素性萎缩/～，interstitlal 间质性萎缩/～，ischemic muscular；Volkmann's contracture 肌缺血性萎缩，福耳克曼氏手挛缩/～，juvenil muscular；pseudhypertrophic muscular paralysis 幼年型肌萎缩，假肥大性 肌麻痹/～ of kidney，granular 肾颗粒状萎缩/～，Kienbock's 金伯克氏骨萎缩/～，lactation 哺乳期子宫萎缩/～，Landouzy-Dejerine 郎—代二氏萎缩（肩肱型肌营养不良）/～，leaping 手肩型肌萎缩/～，Leber's optic；Leber's disease 利伯氏视神经萎缩，利伯氏病（家族遗传性球后神经炎）/～，linear 线状萎缩/～ of the liver，cyanotic 肝绀色萎缩，肝青紫色萎缩/～，lobar 脑叶萎缩/～，macular 斑状萎缩/～，mouth 口萎缩/～，muscular 肌萎缩/～，myelopathic muscular；progressive spinal muscular～；Aran-Duchenne muscular～；Duchenne-Aran muscular～ 脊髓病性肌萎缩，阿—杜二氏肌萎缩/～，myopathic 肌病性萎缩/～，myotonic 肌强直性萎缩/～，neural；neuropathic～ 神经病性肌萎缩/～，neuritic muscular 神经性肌萎缩/～，neuropathic 神经病性肌萎缩/～，neurotrophic 神经营养性肌萎缩/～，of the newborn，Parrot's 帕罗特氏新生儿萎缩，原发性婴儿萎缩/～，numeric 数减性萎缩/～，olivopontocerebellar 橄榄体小脑脑桥萎缩/～，olivorubrocerabellar 橄榄红核小脑性萎缩～，optic 视神经萎缩～，passive 被动萎缩/～，pathologic 病理性萎缩/～，periodontal 牙周萎缩/～，peroneal；progressive neuropathic muscular～ 腓肌型肌萎缩，进行性神经病性肌萎缩/～，physiological 生理性萎缩/～，Pick's convolutional；lobar sclerosis 皮克氏脑回萎缩，脑叶硬化/～，pigmentary 色素性萎缩/～，presenile 老年前期萎缩/～，pressure 压迫性萎缩/～，progressive facial 进行性面萎缩/～，progressive muscular；chronic anterior poliomyelitis；wasting palsy 进行性肌萎缩，性慢脊髓前角灰质炎/～，progressive neuromuscular；progressive neuropathic（peroneal）muscular～；peroneal～；Charcot-Marie-Tooth type disease；progressive neural muscular～ 进行性神经［病］性肌萎缩，进行性腓肌型肌萎缩/～，progressive unilateral facial 进行性偏侧面萎缩/～，pseudohypertrophic muscular；pseudohypertrophic muscular dystrophy 假肥大性肌萎缩，假肥大性肌营养不良/～，pulp 牙髓萎缩/～，receptoric 受体性萎缩/～，red 红色萎缩（肝）/～，reflex bone；Sudeck syndrome 反射性骨萎缩/～ of the retina 视网膜萎缩/～，reversionary；anaplasia 退行发育，间变/～，rheumatic 风湿性肌萎缩/～，senile 老年萎缩/～，serous 浆液性萎缩/～，simple 单纯萎缩（细胞）/～，spinoneural；degenerative～；degenerative paralysis 脊髓神经性肌萎缩，变性萎缩/～，Sudeck's 祖德克氏萎缩（外伤性急性骨萎缩）/～，sympathetic 交感性萎缩/～，syphilitic spinal muscular 梅毒性脊髓病性肌萎缩/～，toxic 中毒性萎缩/～，trophoneurotic 营养神经［病］性萎缩/～，unilateral facial 偏侧面萎缩/～，von Leber's；Leber's disease 利伯氏萎缩，利伯氏病（家族遗传性球后视神经炎）/～，Vulpian's 伍耳皮安氏萎缩，肩胧型肌萎缩/～，Werdnig-Hoffmann 沃—霍二氏萎缩/～，white 白色萎缩/～，yellow 黄色萎缩（肝）
-atrophy［希］：萎缩
atropine 阿托品，颠茄碱‖～ hydriodate 氢碘酸阿托品/～ hydrobromide 氢溴酸阿托品/～ hydrochloride 盐酸阿托品/～ methyl bromide 溴化甲基阿托品/～ methyl nitrate 硝酸甲基阿托品/～ nitrate 硝酸阿托品/～ sulfate 硫酸阿托品
atropina；**atropine** 阿托品，颠茄碱
atropine（**pure**）阿托品（纯）
atropine catarrh 阿托品卡他
atropine coma therapy 阿托品昏迷疗法
atropine conjunctivitis 阿托品性结膜炎
Atropine Methonitrate *n.*［商名］甲硝阿托品（抗胆碱药）
Atropine *n.*［商名］阿托品（抗胆碱药）
Atropine oxide *n.*［商名］氧阿托品（抗胆碱药）
atropine poisoning 阿托品中毒
atropine shock therapy 阿托品休克治疗
atropine sulfate 硫酸阿托品
atropine test 阿托品试验
atropinism；**atropism** *n.* 阿托品中毒
atropinization 阿托品化，阿托品处理［法］
atropinize *v.* 用阿托品处理
atropism；**atropinism** 阿托品中毒
Atropisol *n.* 硫酸托品（atropine sulfate）制剂的商品名
atroscine 阿托生，消旋东莨菪碱‖～ hydrobromide 氢溴酸阿托生
ATS absolute temperature scale 绝对温标/American Thoracic Society 美国胸科学会/antitetanic serum 抗破伤风血清；anx iety tension state 焦虑紧张状态
ats ampere turns 安（培）匝（数）
ATT abnormal true test 异常真准测试
att attachment site 附着部位

attach ***vt***. 缚,系,贴;附加,隶属;使……依恋;把(重点等)放在……(to) ***vi***. 系,缚;附,归属 ‖ ~ oneself to 依附,参加/ be ~ ed to 附属于;喜爱,爱慕,依恋
attached chromosome 并连染色体
attached ribosomes 附着核蛋白体
attached X-chromosome 并连 X 染色体
attachment ①附着,接合 ②附着体,连接物 ③固位体 ‖ ~ ,angular 角形接合/ ~ ,auxiliary ①副接合 ②辅助附着体/ ~ ,curved ①曲接合 ②弧形附着/ ~ ,epithelial 上皮附着/ ~ ,frictional 摩擦附着/ ~ ,Gottlieb's epithelial 戈特利布氏上皮附着/ ~ ,horizontal 水平接合/ ~ ,inclined 斜接合/ ~ ,periodontal 牙周附着/ ~ ,perpendicular 垂直接合/ ~ ,pinledge 钉附着/ ~ ,spring 簧接合/ ~ ,T 丁形附着
attack ***v***. 攻击 ***n***. 攻击,(病)发作 attack ***n***. 发作 ‖ ~,anxiety 焦虑发作/ ~ ,asthmatic 气喘发作/ ~ ,cataleptic 强直性昏厥发作/ ~ ,epileptic 癫痫发作/ ~,tronsient ischemic 一过性缺血发作/ ~, vagal 迷走神经性发作/ ~ ,vasovagal 血管迷走神性发作
attack rate 发病率
attack; bout 发作
attain ***vt***. 达到;完成;获得;到达 ***vi***. 到达(to) ‖ ~ able ***a***. 可达到的
attainment ***n***. 达到,到达;(常用复)成就,造诣
attanuated septum 细长隔壁
attar ***n***. [波斯] 挥发油,精油 ‖ ~ of roses 玫瑰油
attemperater 恒温器
attempt ***v***. & ***n***. 尝试,企图 ‖ ~ at (+ ing) / ~ to(+ ing) 企图……
attend ***vt***. 出席,参加;照顾,护理;伴随(with) ***vi***. 专心,注意(to);照顾,护理(to); 伴随,侍候(on)
attendance ***n***. 到场,出席;护理,照顾,参加者
attendant ***n***. 服务员;出席者;伴随物 ***a***. 在场的;护理的;伴随的
attending 护理; 伴随的
attention ***n***. 注意,关心;注意力 ‖ attract(或 draw) sb's ~ 引起某人的注意/ bring sth to sb's ~ 使某人注意某事/ call sb's ~ to sth 叫某人注意某事/ devote on'e ~ to 专心于/ give one's ~ to 注意/pay ~ 屡注意;关心
attention deficit disorder 注意力缺乏之异常
attention reflex 注意性瞳孔反射
attentive ***a***. 注意的;关心的,殷勤的(to)
attenuant ***a***. 稀释的 ***n***. 稀释剂
attenuate ***vt***., ***vi***. (使)变细;(使)稀释;(使)减毒,减弱;衰减 ‖ attenuation ***n***. 变细; 稀释;(使病原微生物的毒力)减素,减弱;弱化,(辐射光的)衰减,衰耗
attenuated ***a***. 减毒的
attenuated total reflection 衰减全反射(率)
attenuating ***n***. 衰减 ‖ ~ property 衰减性
attenuation ***n***. ①衰减 ②释释 ‖ ~ coefficient 衰减系数,衰减值/ ~ constant 衰减常数,衰减恒量/ ~ cross section (强度)衰减截面/ ~ curve 衰减曲线/ ~ distance 衰减距离/ ~ distortion 衰减失真,衰减畸变/ ~ factor 衰减因素/ ~ length 衰减长度/ ~ measure device 衰减测定装置/ ~ measurement 衰减测量/ ~ of beam 束流衰减/ ~ pad 衰减垫/ ~ parameter 衰减参数/ ~ range 衰减范围/ ~ rate 衰减率/ ~ ratio 衰减比/ ~ unit 衰减(值)单位/ ~ value 衰减值,衰减系数
attenuator ***n***. ①衰减器,增益控制器 ②消声器 ‖ ~ circuit 衰减电路
Attenuvax ***n***. 麻疹减毒活疫苗(live attenuated measles virus vaccine)制剂的商品名
attest ***vt***. 证实,表明;作为……证明 ***vi***. 证实,表明(to)
attestation ***n***. 证实,证明
attic ***n***. 顶楼,阁楼,上鼓室,鼓(室上)隐窝
attic; recessus epitympanicus 鼓室上隐窝
atticitis ***n***. 上鼓室炎,鼓(室上)隐窝炎
atticoantrotomy ***n***. 上鼓室鼓窦切开术,鼓窦隐窝切开术
atticomastoid ***a***. 上鼓室乳突的,鼓(室上)隐窝乳突的
atticotomy ***n***. 上鼓室切开术,鼓(室上)隐窝切开术 ‖ transmeatal ~ 经耳道上鼓室切开术,经耳道鼓(室上)隐窝切开术
attico-tympanotomy 隐窝鼓室切开[探查]术
attire ***v***. 穿,装饰 ***n***. 衣服,装束
attitude ***n***. 姿势;态度,看法(to,towards) ‖ ~ of combat 格斗姿势(在战场上焚烧至死的尸 体呈僵直防守姿势)/ crucifixion ~ 十字架姿势(身体强直,手臂外展成直角,见于癔病性癫痫及紧张症)/ deflexion ~ 反屈胎势/ discobolus ~ 铁饼姿势(半规管受刺激引起)/ forced ~ 强迫姿势(见于脑膜炎患者)/ ~ passionnelle, passionate ~ 戏剧性姿势(见于癔病患者)/ stereotyped ~ 刻板姿势(见于精神病者)/ ~ ,defense 防御防态 ~ ,Devergie's 德佛札氏姿势(尸体姿势)/ ~ ,forced 强迫姿势/ ~ ,frozen 冻僵姿势(一种特殊强直步态,多见于肌萎缩性偏侧硬化)
attitudes, illogical 不自然姿势/ ~ of inadequacy 不适当态度 ~ , stereotyped 刻板姿势
atto- 10^{-18}阿托 (度量横用字,来自丹麦语,词头符号为"a",简作"阿"; 国际单位制(SI)用于构成分数单位的一个词头,表示 10^{-18}, 旧作"渺"、"毫尘"或"微微微",例如 attogram 阿克(= 10^{-18}克)
attollens [拉] 提的,举的 ‖ ~ aurem; musculus auricularis superior 耳上肌
attonity 无动作(状态),行为钝木
attorney ***n***. 律师,代理人
attraclion 吸引
attract ***vt***. 吸引,引起(注意,兴趣等) ***vi***. 有吸引力
attractant ***n***. 诱引剂,吸引剂(诱捕昆虫或害虫用)
attraction ***n***. 吸引 ‖ ~ of affinity; chemical ~ 亲和性吸引,化学吸引/ ~ ,capillary 毛细管吸引,毛细吸引/ ~ ,chemical 化学吸引/ ~ ,electric 电吸引/ ~ ,electrostatic 静电吸引/ ~ ,magnetic 磁吸引
attractive ***a***. 有吸引力的,引起注意的,诱人的,有迷惑力的 ‖ ~ly ***ad***.
attractoplasm 纺锤体原生质
attractor 吸引器
attractosome 纺锤体原生质象
attrahens [拉] 向前引的 ‖ ~ aurem; musculus auricularis anterior 耳前肌
attraxin ***n***. 趋向素(存在于溶液中的特异物质,当溶液注入组织内时,即对上皮细胞起着趋化性影响)
attributable ***a***. 可归因的,由……引起的
attributable risk; attributive risk 特异危险度,归因危险度
attribute ***vt***. 把……归因于,认为是……的属性(to) ***n***. 属性,特征 ‖ attributable ***a***. 可归因的,可归属的(to)/attribution ***n***. 归因,归属;属性
attribution ***n***. 归因,属性
attributive ***a***. 属性的,定语的 ***n***. 定语
attrition ***n***. ①擦除术 ②磨耗 ‖ ~ ,dentin 牙质磨耗/ ~ ,occlusal 面磨耗
attrition [英]; **attritio** [拉]磨耗
ATU antithrombin unit 抗凝血酶单位
ATUS Antitumour Serum 抗瘤血清
ATV apical two-chamber view 心尖位二腔图
ATWS automatic track while scanning 扫描时自动跟踪
Atyidae 阿地螺科(隶属于头盾目 Cephalaspidea)
Atylosia mollis (Willd.) Benth. [拉;植药] 虫豆
atylosis; atypical tuberculosis 非典型结核
Atylotus 黄虻属 ‖ ~ bivittateinus 双斑黄虻/ ~ fulvus 金黄黄虻/ ~ horvathi 黄缘黄虻/ ~ karybenthinus 长斑黄虻/ ~ miser 骚扰黄虻/ ~ pallitarsis 白跗黄虻/ ~ plebejus sibiricus 普通黄虻西伯利亚种/ ~ quadrifarius 四列黄虻/ ~ rusticus 黑胫黄虻/ ~ sublunaticornis 灰腹黄虻
Atylotus bivittateinus Takahasi [拉;动药]双斑带虻
Atylotus bivittateinus 双斑黄虻(隶属于虻科 Tabanidae)
Atylus minikoi (Walker) 小鼻钩虾(隶属于鼻钩虾科 Atylidae)
A-type ultrasonography A 型超声波检查
A-type virus particles A 型病毒颗粒
atypia ***n***. ①异型, 异型性 ②非典型,非典型性, 不标准
atypic segmentation 异型卵裂,畸裂
atypical ***a***. 非典型的,不标准的 ‖ ~ achromasia 非典型性全色盲,非典型性色素缺乏/ ~ adenomatous hyperplasia(简作 AAH) 前列腺非典型腺瘤样增生/ ~ coloboma 非典型缺损/ ~ division 非典型分裂/ ~ hypermetropia 非典型性远视,并发性远视/ ~ hyperplasia 不典型增生,非典型增生/ ~ lipoma 非典型脂肪瘤/ ~ lymphocyte 非典型淋巴细胞/ ~ measles syndrome 非典型性麻疹综合征/ ~ mitosis 异型有丝分裂/ ~ mycobacteria 非典型分支杆菌,非典型结核杆菌/ ~ myocardial infarction 不典型心肌梗死/ ~ myopia 非典型近视/ ~ pneumonia virus 非典型肺炎病毒/ ~ pyogenic granuloma 非典型化脓性肉芽肿/ ~ rotavirus 非典型轮状病毒/ ~ spermatozoon 异型精子/ ~ transformation zone 异型移行带
Atypischen geflugelpest virus = New castle disease virus 新城疫病毒
Atypopenaeus stenodactylus (Stimpson) 扁足异对虾(隶属于对虾科 Penaeidae)
Atys naucum (Linnaeus) 阿地螺(隶属于阿地螺科 Atyidae)
AU absorbance unit 吸收单位/ arithmetical unit 运算部件,运算器
Au aurum [拉] 金 (第 79 号元素)

Au Ac auditory acuity 耳聪,听觉分辨能力
Au antigen Australia antigen 澳大利亚抗原,乙型肝炎抗原
AU aures unitas 或 auris uterque 双耳或每耳
Australian antigen 澳大利亚抗原
Au-198, gold-198 (radioactive isotope) 198 金(放射性同位素)
AUA American Urological Association 美国泌尿学学会
AuAg Australian antigen 澳大利亚抗原
auantic 萎缩的,消瘦的
Au-antigenemia *n*. 澳大利亚抗原血症
Aub-Dubois table [Joseph C. Aub 美医师 1890 生; Eugene F. Dubois 美医师 1882 生] 欧—杜二氏表(不同年龄人的正常基础代谢率表)
Aubert's phenomenon [Hermann 德生理学家 1866—1892] 奥伯特氏现象(一种错觉,即当头向一侧倾斜时,垂直线宛如斜线,斜向反对侧)
auburn *n*. & *a*. 茶褐色(的),枣红色(的)
AUC abnormal urine colour 尿色异常
aucheniatria 喉病疗法
Auchenorrhyncha 头喙亚目
auchenorrhynchus 具头喙的
Auchmeromyia 燥蝇属,火蝇属 ‖ ~ luteola 黄燥蝇,黄火蝇
Aucklandia lappa Decne. [拉;植药] 木香
Aucklardia lappa Decne.; Saussurea lappa Clarke 木香
auction *n*. & *v*. 拍卖
auctioneer *v*. 拍卖人
Aucuba chinensis Benth. [拉;植药] 桃叶珊瑚
aucubin 桃叶珊瑚甙
aud auditory 听(音)的
aud snl audio signal 音频信号
audacious *a*. 大胆的,鲁莽的,厚脸皮的
audacity *n*. 大胆,粗鲁,无礼
audi(o)- [拉;构词成分] 听,听觉;声音,音频
audibility 听力,可听性
audible *a*. 听得见的 ‖ ~ Doppler output 可闻多普勒信号输出/~ frequency (成)声频率/~ region 声频区,声频频段/~ sound 可听声波/~ spectrum 声谱/~ test 声频检验
audiclave *n*. 助听器
audience *n*. 听众,观众,倾听,谒见 ‖ give ~ to 听,倾听
audifier 声频放大器
audigage (便携式)超声波探测仪
audile *a*. 听力的,听觉的(尤指听的回忆);听觉型的
audimeter, speech 语言听力计
audimutism [拉] 单纯性哑(不伴随聋的哑症)
audimutitas *n*. 听哑(不伴耳聋的哑症)
audio *n*. 声频 *a*. ‖ ~ amplification circuit 声频放大电路/~ amplifier 声频放大器/~ attenuator 声频衰减器/~ band 声频频带/~ chanalyst 声频电路测试器/~ circuit oscillator 声频振荡器/~ communication 传话器/~ compressor-expander 声频压缩扩展器/~ frequency 声频/~ frequency amplifier 声频放大器/~ frequency band 声频频带/~ frequency rate 声频变化率/~ gain 声频增益/~ generator ①声频振荡器 ②声频发电机/~ image 声频图像/~ indicator 声频指示器/~ input 声频输入/~ limiter 音频限制器/~ select 音频监听/~ modulation 声频调制/~ modulation detector 声频调制检波器/~ oscillator 声频振荡器/~ output limiter 声频输出限幅器/~ output meter 声频输出计/~ peak chopper 声频斩峰器/~ peak limiter 声频峰值限幅器,声频限峰器/~ power 声频功率/~ power amplifier 声频功率放大器/~ preamplifier 前置声频放大器/~ range 声频范围/~ signal 声频信号/~ signal generator 声频信号发生器/~ track 声频轨迹/~ transformer 声频变压器/~ voltage 声频电压
audio-; audito- [拉] 听
audioanalgesia *n*. 听性止痛,音乐止痛(通过立体声的耳机听录音音乐以止痛)
audio-circuit 声频电路
audio-coder 声频信号编码器
Audio-Digest Otorhinolaryngology 耳鼻咽喉科学有声文摘
audio-fidelity 声频保真度
audioformer 声频变压器
audiofrequency 声频 ‖ ~ amplification 声频放大/~ choke 声频扼流圈/~ choke coil 声频扼流圈/~ current 声频电流/~ measuring instrument 声频测量仪器/~ meter 声频率计/~ oscillator 声频振荡器/~ protection ratio 声频保护率/~ range 声频范围/~ region 声频区/~ signal 声频信号
audio-generator 声频发生器,音频发生器
audiogenic *a*. 听源性的,音源性的
audiogenic seizure 听觉性发作
audiogenic seizure 听原性癫痫发作,听原性惊厥
audiogram *n*. ①听力图 ②听力敏度图 ‖ cortical ~ 皮质听力图
audiograph *n*. 声波图,耳阈图
Audiol Audiology/Audiologie 听力学(英文)/听力学(法文)(杂志名)
audiolocator 声波定位器
audiologist 听力学家
audiology *n*. 听力学(尤指对听力损伤不能用药物或手术矫治的研究) ‖ audiological *a*. /audio-masking, audiomasking 听觉淹没,遮声,掩声,声掩蔽
audiometer *n*. 听力计 ‖ evoked response ~ 诱发反应听力计 ‖ audiometry *n*. 听力测验(法),测听(法)/ audiometric *a*. 听力测验的/ audiometrist, audiometrician *n*. 测听专家
audiometer note 听力计音调
audiometrclan 听力测验员
audiometric assistant 助听器
audiometric measurements 听力测量
audiometric zerolevel 测听零级
audiometry *n*. 听力测验(法), 测听术
audiometry, speech 语言测听法
audiomonitor 监听器
audion 三极(检波)管,再生栅极检波器
audio-range 声频范围,音频范围
audio-signal 声音信号
audiosonometry 生物物理声学(应用声学研究生物的物理性质)
audio-spectrograph 声波仪,声谱仪
audio-spectrum 可听声谱
audiosurgery *n*. 听力外科,听力手术
audiovisual *a*. 视听的,声光感觉的
audio-visual aids 视听设备
audio-visual unit 声音—图像单元
audio-visus-cadiograph 心音心电记录仪
audiphone *n*. 助听器
audisurgery 耳外科学
audit *v*. 审计,查(账)
audition *n*. 听,听力 ‖ chromatic ~, ~ coloree 色听觉,闻声觉色/gustatory ~ 味听觉,闻声觉味
auditive *n*. 听型学习者(听觉为主要感觉的人)
audito- 听
auditognosis *n*. 听觉
audito-oculogyric reflex 听音转眼反射
auditopsychic 听觉联合区的
auditor *n*. 旁听者,审计员,查账员
auditorium 大讲堂,大会堂; 听众席
auditory *a*. 听的,听觉的 ‖ ~ acuity 听敏度/~ adaptation 听觉适应/~ alalia 耳聋致哑/~ aphrasia 听觉组句无能/~ brain-stem response 听力脑干反应/~ canal 耳道/~ cell 听细胞/~ center 听觉中枢/~ cortex 听觉皮层/~ crest 听嵴/~ discrimination 听觉辨别/~ evoked potential 听觉激发电位,听觉诱发电位/~ evoked response 听觉激发反应/~ fatigue 听觉疲劳/~ field 耳听区/~ flutter 听觉颤振/~ hair 听毛/~ hallucination 幻听/~ imagery 听觉表象/~ information 听觉信息/~ localization 听觉定位/~ macula 听斑/~ masking 听觉掩蔽/~ mechanism 听觉机理/~ nerve 听觉神经/~ neuron 听觉神经元/~ organ 听觉器(官)/~ ossicle 听小骨/~ pathway 听觉传导路径/~ perception test 测听试验,听觉检测/~ perspective ①听觉感知 ②听觉分辨能力/~ pit 听窝/~ placode 听基板/~ prosthesis 假耳/~ reaction time 听觉反应时间/~ recovery time 听觉恢复时间/~ rod 听觉杆/~ sac 听囊,听泡/~ sensation area 听觉区域/~ sensation 听觉/~ sense 听觉~ space 听空间/~ strings 听弦/~ system 听觉系统/~ teeth 听齿/~ theory 听觉理论/~ trainer 听力训练仪/~ tube 耳咽管,咽鼓管,囊管/~ tube 听管/~ tubercle 听结节/~ vesicle 听泡,听囊
auditosensory 听觉投射区的
auditovisual-tactile stimulation 听视触觉刺激
auditron 语言识别机
auditus 听,听力
Audouin's microsporon (Jean-Victor Audouin) 奥杜安小孢子菌
AUDRI automated drug identification system (California Institute of Technology) 自动药物鉴定系统(加利福尼亚技术研究所)
Auduin's microsporon [Jean Victor 法医师 1797—1838]; Microsporon audouini 奥杜安氏小孢子菌(引起青春前期秃发癣最常见的原因)
Auenbrugger's sign [Leopold Joseph 奥医师 1722—1809] 奥恩布鲁格氏征(心包有大量渗出液时,上腹部显明膨起)
Auerbach's ganglion [Leopold 德解剖学家 1828—1897] 奥厄巴赫

氏神经节(肠肌丛神经节)‖ ~ plexus 奥厄巴赫氏神经丛(肠肌丛神经节)
Auer's bodies [John auer 美医师 1875—1948]奥尔小体(粒状、板状小体,具有酸性磷酸酶活性,见于成髓细胞、髓细胞、成单核细胞及粒状组织细胞的胞浆内,浆细胞内则罕见,成淋巴细胞或淋巴细胞内也无,实质上可确诊为白血症的病征)
Aufrecht's sign [Emanual 德医师 1844—1933] 奥夫雷希特氏征(气管狭窄时,在颈静脉窝可听到微弱的呼吸音)
AUFS absorbance units full scale 按指标的吸收单位
AUG adenylyl uridylyl guanosine (initiation codon) 腺甙酰尿甙酰鸟甙
Aug Auger 螺旋钻,螺丝钻,螺孔器
Aug. August 八月
aug augmentation 增加率; 增量
augenbrille 眼片
Auger analysis 俄歇分析
Auger effect 俄歇效应
Auger electron 俄歇电子
Auger transition 俄歇跃迁
augetron 电子倍增管,高真空电子倍增管
augment *vt.*, *vi.* 增进,增加;加强
augmentation *n.* ①增大,扩张,强化 ②增加物,增加量
augmentation equipment 回波信号放大器
augmentation of variability 变异性增大
augmentation, alveolar ridge 牙嵴增大法
augmentation, soft tissue 软组织增高术(面部)
augmented histamine test 加量组织胺试验
augmented limb lead 加压肢体导联
augmenter 增压器,助力器
Augmentin *n.* 阿莫西林—克拉维酸钾(amoxicillin and clavulanate potassium)制剂的商品名
augmentor *a.* 增进的,增加的(指神经或神经细胞体积的增大与心脏收缩力的增强) *n.*促进素
augnathus *n.* 双下颌畸胎
august *a.* 尊严的,威严的
August *n.* 八月
Au-HAA Australia-hepatitis associated antigen 澳大利亚肝炎相关抗原
Auieszky's disease [Aladar 匈医师]; **pseudohydrophobia** 奥耶斯基氏病,假狂犬病
Aujeszky's disease virus = Pseudorabies virus 假狂犬病病毒
Aul acute undifferentiated leukemia 急性未分化细胞性白血病
aula [拉;希] ①第三脑室前端(与侧脑室交通处) ②红晕
Aulacocephalus temmincki (Bleeker) 紫鲈(隶属于鮨科 Serranidae)
Aulacomniaceae 皱蒴藓科
Aularia Haeckel 腔管虫属
Aularia ternaria Haeckel 腔管虫
Aulastomum gulo 水蛭
aulatela 第三脑室前端膜
Aulexis sinensis (Chen) 华齿胸叶甲(隶属于肖叶甲科 Eumolpidae)
aulic 第三脑室前端膜的
auliplex 第三脑室前端脉络丛
auliplex; auliplexus 第三脑室前端脉络丛
Aulis Impatientis [拉;植药] 凤仙透骨草
aulix 丘脑下部沟,下丘脑沟
AULL augmented unipolar limblead 加压单极肢体导联(心电图)
Aulodonta 管齿目(隶属于海胆纲 Echinoidea)
Aulographaceae 管腔菌科(一种菌类)
aulophobia [希] 笛声恐怖
aulophyte [希] 共生植物
Aulopodidae 仙鱼科(隶属于灯笼鱼目 Scopeliformes)
Aulosira [拉] *n.* 管链蓝细菌属
Aulosira corfluens [拉] *n.* 合生管链蓝细菌
Aulosira fertilissima [拉] *n.* 繁育管链蓝细菌
Aulosira laxa [拉] *n.* 宽松管链蓝细菌
Aulosira sinensis [拉] *n.* 中国管链蓝细菌
Aulosphaera Haeckel 栅球虫属
Aulosphaeridae Haeckel 栅球虫科
Aulostomidae 管口鱼科(隶属于刺鱼目 Gasterosteiformes)
Aulostomus chinensis (Linnaeus) 中华管口鱼(隶属于管口鱼科 Aulostomidae)
Aunguilliformes 鳗鲡目(隶属于硬骨鱼纲 Actinopterygii)
aunt *n.* 伯母,姑母,姨母,舅母,婶母
Auonitum vilmorinianum Kom. [拉;植药]黄草乌
Aup alpha uterine protein α-子宫蛋白
AUPHA Association of University Professors of Ophthalmology 眼科学大学教授协会
aur auricular 心房的
aur fib auricular fibrillation 心房纤维性颤动
aur- [拉;构词成分] 耳
aura ([复] aurae 或 auras) *n.* 气氛,氛围;气味;先兆,预感 ‖ epileptic ~ 癫痫先兆 / int ellectural ~, reminiscent ~ 梦样先兆(癫痫发作前)/ ~ procursiva 向前奔走性先兆
Aura alphavirus 奥拉甲病毒
Aura virus 奥拉病毒
aural ①耳的,听觉的 ②先兆的,预感的,气氛的,气味的
aural critical band 听觉临界带宽
aural detection 听觉检测,声学探测
aural detector ①听觉检测器 ②声频检波器
aural harmonics 听觉谐波,耳谐波
aural masking 听觉掩蔽
aural method 听觉法,耳听法
aural mierophonics 耳蜗微音器效应
aural null 零听度,听力零级
aural nystagmus 耳源性眼球震颤
aural perception 听觉
aural reception 听觉接收
aural region 耳部
Auralgan *n.* [商名]奥腊耳甘安替比林—苯佐卡因滴耳液(antipyrine and benzocaine otic solution)制剂,(止耳痛剂)
aural-null system 最小可听度测量系统
auramine 金[色]胺,[碱性]槐黄
Auranofin *n.* [商名] 金诺芬,醋硫葡金(消炎镇痛性抗关节炎药)
aurantia *n.* 金橙黄(用于线粒体染色)
aurantiamarin 橙皮甙
aurantiasis; carotinosis; carotinoid pigmentation 皮橙色病,类胡萝卜素(色素)沉着
aurantiin; naringin 柚[皮]甙,异橙皮甙
aurantiogliocladin 金橙霉菌素
aurantium (所有格 aurantii)[拉]; **orange** ① 橘黄[色] ②橙,柑 ‖ ~ amarum cortex 苦橙皮/ ~ G; orange G 橘黄 G,酸性耐光橙/ ~ methylis; methyl-orange 甲橙,甲橘黄
aurate 金酸盐
aure (复 aurae) [拉] 先兆 ‖ ~ asthmatica 气喘先兆/ ~, auditory 听觉先兆/ ~ canoia 音响先兆/ ~, cephalic 头部先兆/ ~ curssativa 奔走性先兆/ ~, electric 电击样先兆/ ~, epigastric 上腹部先兆/ ~, epileptic 癫痫先兆/ ~ hysterica 癔病先兆,歇斯底里先兆/ ~, intellectual 梦样先兆/ ~, kinesthetic 运动觉先兆/ ~, motor 运动先兆/ ~, olfactory 嗅觉先兆/ ~, optic 视觉先兆/ ~ procursiva 奔走性先兆/ ~, psychic 精神先兆 ~, reminiscent; intellectual ~ 梦样先兆 ~, sensitive 敏感先兆/ ~, sensory 感觉先兆/ ~, somatosensor 体觉先兆/ ~, vasomotory 血管运动神经先兆/ ~ vertiginosa 眩晕先兆/ ~, visual 视觉先兆
aureine 美狗舌草碱
Aurelia *n.* 海月水母属
Aurelia aurita (Linnaeus) 海月水母(隶属于洋须水母科 Ulmaridae)
auremetine 奥雷美丁(吐根碱、金色胺及碘的化合物)
Aureobacterium (Collins et al.) [拉] *n.* 金杆菌属
Aureobacterium arabinogalactanolyticum [拉] *n.* 解阿拉伯半乳聚糖金杆菌
Aureobacterium barkeri [拉] *n.* 巴氏金杆菌
Aureobacterium esteraromaticum [拉] *n.* 酯香金杆菌(酯香黄杆菌)
Aureobacterium flavescens [拉] *n.* 浅黄金杆菌(浅黄色节杆菌,微黄色节杆菌)
Aureobacterium Keratanolyticum [拉] *n.* 解角蛋白金杆菌
Aureobacterium liquefaciens [拉] *n.* 液化金杆菌
Aureobacterium luteolum [拉] *n.* 微黄金杆菌(浅黄金杆菌)
aureobacterium saperdae [拉] *n.* 天牛金杆菌(天牛短小杆菌)
Aureobacterium schleiferi [拉] *n.* 施氏金杆菌(舒莱夫金杆菌)
Aureobacterium terrae [拉] *n.* 土壤金杆菌
Aureobacterium terregens [拉] *n.* 需土金杆菌
Aureobacterium testaceum [拉] *n.* 砖红色金杆菌(砖红色短小杆菌)
Aureobacterium tricothecenolyticum [拉] *n.* 解单端孢菌素金杆菌
Aureobasidium *n.* 短柄老属,金担子菌属 ‖ ~ pullulans 出芽短柄霉,出芽金担子菌
Aureobasidlum; Pullularia 芽霉菌属
Aureofuscin 金褐霉素
Aureogenus vastans = Potato yellow dwarf virus 马铃薯黄矮病毒
Aureogenus 产金色[植物]病毒属
aureola ①晕 ②细隙,小区
aureola; areola ①晕 ②细隙,小区

aureolin ***n***. 钴黄(钴亚硝酸钾)
Aureomycin ***n***. 金霉素,结晶的盐酸金霉素(crystalline chlortetracycline hydrochloride)制剂的商品名
aureomycin 金霉素 ‖ ~ calcium 金霉素钙/~ hydrochloride 盐酸金霉素
aureothin 金链[霉]菌素
aureothricin 金色抗霉素
aureotracin 金霉杆菌肽
aures (单 auris)[拉]; **ear** 耳
aures unitas [拉]两耳
auri- [拉; 构词成分] 耳,鼓膜;金;金基(化学用字)
auri chloridum 氯化金
auriasis ***n***. 金质沉着症
auric ***a***. 金的,含金的 ‖ ~ acid 金酸
auric auricular 耳的; 心房的
auricle ①耳廓 ②心耳 ③心房 ④耳状突 ⑤耳形窦,耳状骨(棘皮动物)
auricle ***n***. 耳廓;心耳(本词曾用来表示"心房"的同义词) ‖ cervical ~ 颈部耳状附件(偶见于颈侧残存的鳃裂外口处)/ left ~ of heart 左心耳/ right ~ of heart 右心耳
auricle of right atrium ***n***. 右心耳
auricles, accessory 副耳(位于胚的鳃裂) ‖ ~, cervical 颈部耳状附件(偶见于颈侧残存的鳃裂外口处)
auricula [拉] ①耳廓 ②心耳 ③心房 ‖ ~ auris 耳廓/~ cordis 心耳/~ dextra 右心耳/~ sinistra 左心耳
auricular ***a***. ①耳的 ②心耳的 ③心房的 ④围心腔的 ‖ ~ complex 心房波/~ fold 耳褶/~ glaucoma 耳性青光眼/~ hillock 耳廓隆起/~ infarction 心房梗塞/~ lappet 耳状瓣/~ line 耳线/~ plethysmograph 耳垂血量测定法/~ premature beat 心房早搏/~ standstill; atrial standstill 心房停顿/~ surface 耳状面/~ systolic murmur 心房收缩期杂音/~ tubercle 耳结节/~ valve 心耳瓣
auricular-carotid interval 耳颈动脉间期
auriculare ***n***. 耳道点(在外耳道口顶)
Auricularia [拉;植药] 木耳
Auricularia auricula (L. ex Hook.) Underw. [拉;植药] 木耳
Auriculariaceae 木耳科
auricularis; auricular 耳的(耳肌,耳神经) ‖ ~ magnus; nervus auricularis magnus 耳大神经/~ posterior; nervus auricularis posterior 耳后神经/~ superior; musculus auricularis superior 耳上肌/~ temporalis; musculus auricularis superior 耳上肌
auriculars 耳羽
auriculate ***a***. 耳形的,有耳的
auriculate antennae 似耳触角
auriculocarotid 耳颈动脉, 耳颈动脉的
auriculocranial ***a***. 耳颅(部)的
auriculo-infraorbital plane 眼耳平面,耳眶下平面
auriculo-osteodysplasia 耳骨成形障碍
auriculopalpebral reflex 耳睑反射,耳蜗眼睑反射
auriculotemporal ***a***. 耳颞(部)的
auriculotemporal nerve 耳颞神经
auriculotherapy ***n***. 耳疗法
auriculoventricular ***a***. 房室的
auriculoventricular aperture 房室孔
auriculoventricular bundle 房室束
auriculoventricular canal 房室管
auriculoventricular node 房室结
auriculoventricular ring 房室环
aurid ***n***. 金剂疹(由于用金盐而产生的一种皮疹)
auriferous ***a***. 含金的;产金的
aurification 金充填
auriform ***a***. 耳形的,耳状的
auriginous; jaundicod icleric 黄疸的
aurigo; icterus 黄疸
aurilave ***n***. 洗耳器,耳冲洗器
aurin ***n***. 蔷薇色酸,玫红酸
aurin tricarboxylic acid 金精三羧酸
aurin; rosolic acid 蔷薇色酸,玫红酸 ‖ ~ R; peonin 蔷薇红酰胺
aurinarium ***n***. 耳杆剂,外耳道栓剂(用以插入外耳道)
aurinasal ***a***. 耳鼻的
auriphone ***n***. 助听喇叭,助听筒
auripigment ***n***. 雌黄,三硫化二砷
auripigmentum; orpiment 雌黄,三硫化二砷
auripuncture ***n***. 鼓膜穿刺术
auris dextra [拉] 右耳
auris externa 外耳
auris laeva [拉] 左耳
auris media 中耳
auris uterque [拉] 每一耳
Auriscalpiaceae 耳匙菌科 (一种菌类)
auriscalpium ***n***. 耳匙(用以刮除耳内异物)
auriscope ***n***. 耳(窥)镜
aurist; otologist ***n***. 耳科学家
auristics ***n***. 耳科学,治耳术
auristilla (复 auristillae) [拉] 滴耳药 ‖ ~ hydrogenii peroxidi 过氧化氢滴耳液 | ~ phenolis 酚滴耳液
auritate 似耳的,耳状的
auro- [拉] 金
aurobromide 溴亚金酸盐
aurochrome β-叶红二呋喃素
aurochrome 金色素
aurochromoderma ***n***. 金剂性皮肤变色
aurococcus; Staphylococcus pyogenes var aureus 金黄色酿脓葡萄球菌
Aurodox 甲基莫西霉素
aurogauge ***n***. 听力计检定器,助听效应鉴定器
aurometer ***n***. 听力计, [表]听力计
aurone 噢弄, 2-苯甲川基苯(并)呋喃酮
auropalpebral reflex 耳睑反射
auroral spot 极光斑(昆虫)
auroraphobia 曙光恐怖
aurosol; colloidal gold 胶态金
aurotherapy ***n***. 金疗法
aurothioglucose ***n***. 金硫葡糖,硫代葡萄糖金(消炎镇痛药,治疗类风湿性关节炎)
Aurothioglycanide ***n***. [商名] 金硫醋苯胺(见下条)
aurothioglycanide; aurothioglycolanilide ***n***. 金硫醋苯胺,金硫乙酰苯胺(消炎镇痛药,治疗类风湿性关节炎)
aurothioglycanide; α-auromercaptoacetanilid α-硫金基乙酰苯胺
aurothiomalate disodium 金硫丁二钠,硫代苹果酸金钠(消炎镇痛药)
aurous 亚金的
Aurovertin 金轮霉素
auroxanthin 玉米黄二呋喃素
AURPO Association of University Radiation Protection Officers (UK) 大学放射防护员协会
aurula 耳剂,塞耳剂
aurum ***n***. [拉]金(79号元素) ‖ ~ bromatum 溴化金/~ chloratum 氯化金/~ et natrium chloratum 氯化金钠/~ vegetabile; saffron 番红花
Aus auscultation alone 单独听诊
Ausc auscultation 听诊
auscultate; auscult ***vt.***, ***vi***. 听诊 ‖ auscultator ***n***. 听诊者;听诊器/ auscultatory ***a***. 听诊的
auscultation 听诊[法] ‖ ~, direct; immediate ~ 直接听诊/~, Koranyi's 科兰伊氏听诊法(听叩诊法的一种)/~, mediate 间接听诊/~, obstetric 产科听诊/~, oral 口前听诊/~, parallel 平行听诊/~, rod 杆听诊(叩听诊)/~, stroke 叩听诊/~, transmanual 透手听诊/~, vibratory 振动听诊
auscultator 听诊器,听诊者
auscultatory 听诊的
auscultо-percussion 听叩[合]诊
auscultoplectrum ***n***. 叩听诊器
auscultoscope ***n***. 扩音听诊器, 电听诊器
auscultoscope; phonendoscope 扩音听诊器
AuSH Anstralina serum hepatitis 澳大利亚血清性肝炎
auspice ***n***. 预兆,吉兆;[复]主办,赞助 ‖ under the ~s of 由……主办,承……赞助
auspices ***n***. 赞助 ‖ under the ~ of 由……主办,承……赞助
auspicious ***a***. 吉祥的,幸运的
Auspitz's dermatosis [Heinrich 德医师 1835—1886]; mycosis fungoides 奥斯皮茨氏皮病,蕈样真菌病
Aust. P Austria Pharmacopoeia 奥地利药典
Aust. J. Derm. Australian Journal of Dermatology 澳大利亚皮肤科杂志
Aust. J. Exp. Biol. Med. Sci. australian Journal of Experimental Biology and Med ical Science 澳大利亚实验生物学与医学科学杂志
Aust. Paediat. J. Australian Paediatric Journal 澳大利亚儿科杂志
Aust. Radiol. Austraiian Radiology 澳大利亚放射学杂志
austenitic 铬镍不锈钢
austere ***a***. 严正的,严肃的,严峻的,严格的;简朴的, 节制的,朴素的,苦涩的 ‖ ~ly ***ad***.
austerity ***n***. 严正,严肃;简朴;节制

Austin Flint murmer [Austin Flint]奥斯汀·弗林特杂音(主动脉回流时心尖部的收缩前期杂音)‖ ~ respiration 空洞呼吸音
Austin Moore arthroplasty [Austin T. Moore]奥斯丁·穆尔关节成形术(使用奥斯丁·穆尔人工髋关节,施行髋关节重建手术)‖ ~ prosthesis 奥斯丁·穆尔人工髋关节(一种金属植入物,用于髋关节成形术)
Austracarus 澳螨亚属
Austral akebia [植药]白木通
Australasian College of Dermatologists 澳大利亚皮肤病学家学会
Australasian Institute of Radiography 澳大利西亚放射照像学会
Australasian Journal of Pharmacy 澳大利西亚药学杂志
Australasian Radiology (RACR journal) 澳大利西亚放射学(皇家澳大利西亚放射学会杂志名)
Australia and New Zealand Food Standard Council (简作 ANZFSC)新澳食品标准委员会
Australia antigen 乙型肝炎抗原,澳大利亚抗原,肝炎相关抗原
Australian *a*. 澳洲的(人)‖ ~ Academy of Forensic Sciences 澳大利亚法医学会/ ~ Academy of Science 澳大利亚科学院/ ~ Aerial Medical Services 澳大利亚空军医疗卫生服务组织/ ~ and New Zealand Food Authority (简作 ANZFA) 澳洲及新西兰食品管理局/ ~ Antigen radioimmunoassay 澳大利亚抗原放射免疫测定/ ~ antigen 澳大利亚抗原(于澳大利亚土著体中首先被发现之抗原,系一种 B 型肝炎病毒之表面抗原,即 HbsAg)/ ~ Army Medical Corps 澳大利亚陆军军医总队/ ~ Army Nurse Service 澳大利亚陆军护士勤务(部队)/ ~ blight; angioneurotic edema 血管神经性水肿/australian cockroach [动药]澳洲大蠊(小轮纹蜚蠊)/ ~ Dental Association 澳大利亚牙科医学会/ ~ Medical Association 澳大利亚医学协会/ ~ Optometrical Association 澳大利亚视力测定协会/ ~ Paediatric Association 澳大利亚儿科学协会/ ~ Society for Parasitology 澳大利亚寄生虫学学会/ ~ Society of Anaesthetists 澳大利亚麻醉师协会/ ~ Veterinary Association 澳大利亚兽医协会
Australophyra 澳黑蝇亚属
Australopithecine 南方古猿
Australorbis *n*. 澳卷螺属(即 Biomphalaria)
Austria *n*. 奥地利[欧洲]‖ ~n *a*. 奥地利的;奥地利人的 *n*. 奥地利人
Austrian Chemical Society 奥地利化学协会
Austrian X-disease virus = Murray valley encephalitis virus 摩莱河谷脑炎病毒
Austrobaileyaceae 对叶藤科
Austrobilharzia 澳华(吸虫)属 ‖ ~ hoeppli 何(伯里)氏澳华吸虫/ ~ pingtangensis 平潭澳华吸虫/ ~ pulmonale 肺澳华吸虫
Austrogamasus 澳革螨属
Austrolethops wardi (Whitley) 华氏星塘鳢(隶属于塘鳢科 Eleotridae)
Austroperlidae *n*. 澳石蝇科
aut autistic 孤独的
Aut autopsy 尸体剖检
aut-; auto- [拉;构词成分]自己,自体,自动,自发,独自
Autacoid 自泌素(由动物或人体局部组织分泌或合成,分泌后作用于局部组织之物质)
autacoid 自体有效物质(指各种具有生理活性的内源性物质,如组胺、血清素、血管紧张素、前列素等的总称)‖ ~ ,chalonic 抑素/ ~ ,duodenal; secretin 分泌素/ ~ ,excitatory 激素(内泌素)/ ~ ,hormonic 激素/ ~ ,inhibitory; restraining ~ 抑素
autapse 自身突触,自体突触
autarcesiology *n*. 天然免疫学
autarcesis *n*. 天然免疫性(有别于抗体型的免疫性)‖ autarcetic *a*.
autarcetic 天然免疫的
autarchic gene 自效基因
autccatalytic prothrombin derivative 自促凝血酶原衍生物
aute(o)cology 个体生态学
autechoscope *n*. 自检听诊器
autecic *a*. 同种寄生的,终生寄生的
autecic; autoecic 同种寄生的,终生寄生的
autecism 单主寄生的
auteclave *v*. 高压灭菌器
autecology *n*. 个体生态学
autemesia *n*. 功能性呕吐,自(发性呕)吐,机能性呕吐
Autenrieth's salve [Johann Heinrich Ferdinand von 德医师 1772—1835] 奥滕里特氏油膏(吐酒石油膏)
authentic *a*. 可靠的,权威性的,有根据的,真实的 ‖ ~ ally *ad*.
authenticate *vt*. 证实,鉴定 ‖ authentication *n*.
authenticity *n*. 可靠性,真实性
author *n*. 著者,作家,创始者 ‖ ~ ial *a*.
authoress *n*. 女作家
authoritative *a*. 有权威的;可相信的 ‖ ~ ly *ad*.
authorities, medical 医学权威
authority *n*. 权,权力,权威;根据;[复]当局
authorize *vt*. 授权,委托;批准,认可 ‖ authorization *n*.
auticle of left atrium 左心耳
auticular fibrillation 心房纤颤
autism *n*. 孤独症;孤独性,内向性,自我中心主义,孤独癖 ‖ akinetic ~ 睁眼昏迷/ infantile ~ 婴儿孤独症
autistic *a*. 孤独的,内向的,自我中心的
auto- [希;构词成分]自己,自身,自发,自动,独自
auto-epilation 毛发自落
Auto Automedica 医用自动化技术(杂志名)
auto nomous thyroid nodule 自主性甲状腺结节
auto syringe infusion pump 自动注射泵
auto 自动的 ‖ ~ electronic emission 自动电子发射/ ~ alarm ①自动报警 ②自动报警器
auto-; autos [希]; **self** [英]自己,自体,自动,自发
auto = alarm 自动报警,自动报警器
AutoAb autoantibodies 自身抗体
autoactivation *n*. 自体活动(腺体分泌)
autoactive cell 自动性细胞
autoaddiction 自体瘾
autoagglutination *n*. 自体凝集(作用),自身凝集反应
autoagglutinin *n*. 自体凝集素,自身凝集素
autoalarm 自动报警;自动报警器
auto-allergic disease 自身免疫性疾病
autoallergic orchiditis 自身变态反应性睾丸炎
autoallergy *n*. 自体变应性,自体变态反应,自身变态反应 ‖ autoallergic *a*.
autoallopolyploid 同源异源多倍体
autoamputation *n*. 自断离,自(行)断离(如息肉)
auto-amputation, renal 肾功阻滞
autoanalyser 自动分析仪
autoanalysis *n*. 自我(心理)分析,自我[精神]分析
autoanalyzer 自动分析仪
autoanamnesis *n*. 自诉病史
autoanaphylaxis 自身过敏反应,自生过敏性
autoantibiosis 自体抗生现象
autoantibody *n*. 自体抗体,自身抗体 ‖ ~ , red cell 红细胞自体抗体/ ~ ,warm 自体温热抗体
auto-antibodies against spermatozoa 自体抗精子抗体
autoanticomplement *n*. 自体抗补体,自身抗补体
autoantigen *n*. 自体抗原,自身抗原
autoantigenation 自身抗原形成
autoantigenicity 自体抗原性
autoantisepsis *n*. 自体灭菌,生理性抗菌
auto-antisepsis; physiological antisepsis 自体灭菌,生理性抗菌
autoantitoxin *n*. 自体抗毒素,自身抗毒素
autoaudible *a*. 可自听的(指心音)
autobacteriophage *n*. 自体噬菌体
Autobasidiomycetes 同节担子菌目
autobiography *n*. 自传
autobiology 个体生物学
autobiotic *n*. 自生素,自生质
autobivalent 同源二价染色体
autoblast ①原生粒,原生子 ②原生生物,微生物
autoblood 自[体]血[液]
autobody *n*. 自体(抗体的一种)
autocalorimeter 自动冷热试验计,自能量热计(器)
autocar *n*. 汽车
autocarpous fruit 自花受粉果实
autocatalysis *n*. 自动催化,自身催化(作用)‖ autocatalytic *a*.
autocatalyst *n*. 自身催化剂
autocatalytic *n*. 自动催化的
autocatalytic process 自催化过程
autocatharsis *n*. 自我疏泄,自我宣泄(精神病疗法,鼓励患者写出自己的病情,从而消除他的精神情绪)
autocatheterism *n*. 自[己]插导管,自插导管(法)
autocerebrospinal *a*. 自体脑脊液的(用于治疗流行性脑膜炎)
autochanger 自动换片器,自动变换器
autochemograph 组织化学自显影照片
autochemography 组织化学自显影[术]
autocholecystectomy *n*. 胆囊自切除(胆囊套叠入肠道内,最后分离而排出)

autochrome *n*. 彩色照相
autochromosome 常染色体
autochthon ([复]autochthons 或 autochthones) *n*. 本地人,土著;土生土长的动植物 ‖ ~ous, ~al *a*. 土著的;(动植物)土生的;本处发生的(未转移到新部位的);自身的(指移至同一个体新部位的组织移植物)
autochthonous graft 自体移植物
autocinesis *n*. 自体动作,随意运动
autocinetic 自体动作的
autocircuit breaker 自动断路器
autoclasia *n*. 自体破坏,自动破坏(自体免疫反应时),自身破坏
autoclasis *n*. 自破,自裂
autoclave *n*. 高压灭菌器,高压(蒸汽)灭菌器,压热器,高压釜
autoclave sterilizer; high-pressure sterilizer 高压蒸汽灭菌器
autoclaving 高压灭菌法
Autoclip *n*. 自动小夹(商品名,不锈钢手术小夹,可自动提供给一套小夹使手术创口闭合)
autocode 自动编码
autocoder 自动编码器
auto-coding 自动编码
autocoid *n*. 自体有效物质(见 autacoid)
autocollimating 自动准直(的)
autocollimation 自动对准,自动准直
autocollimator 自动准直仪,自动瞄准仪,自动遮光器
autocompensation 自动补偿
autocondensation 自体容电法(高频电疗法之一,主要指达松伐氏电疗)
autoconduction *n*. 自体导电法
autocontrol 自动控制,自动调整
autoconverter 自动变换器
autocorrection 自动校正
auto-correlation function 自相关函数
autocorrelogram 自相关图
autocoupling 自动耦合(作用)
autocrine 自分泌,自身分泌,自体分泌
autocrine loop 自分泌环
auto-cut-out 自动断路(器),自动阻断
autocycle *n*. 摩托车
autocystoplasty *n*. 自体移植膀胱成形术
autocytolysin *n*. 自身细胞溶素,细胞自溶素,自(身)溶素
autocytolysis *n*. 细胞自体溶解,自体溶解,自溶 ‖ autocytolytic *a*.
autocytolytic; autolytic 自溶的
autocytometer 血球自动计数器
autocytotoxin *n*. 自体细胞毒素,自身细胞毒素
autodermic *a*. 自皮的,自体皮肤的(指皮移植)
autodermic graft 自体皮肤移植片
autodesensitization 自体脱敏(作用)
autodesmosome 自体桥粒
autodestruction *n*. 自体破坏(作用),自身破坏(作用)(尤指某些酶在溶液中所起的变化)
autodetector 自动探测器,自动检波器
autodiagnosis 自[己]诊[断]
autodidact 自学者
autodifferentiation 自动分化,自体分化
autodigestion *n*. 自体消化,自身消化,自身溶解(尤指死后胃壁及附近组织的被消化)
autodiploid ①自体融合二倍体 ②同质二倍体,同源二倍体(指一个体或细胞具有两套染色体) ‖ ~y *n*. 同源二倍性
autodiploidization 同源二倍化,同质二倍化
autodiploidy 同源二倍性
autodrainage *n*. 自体导液法
autoduplication 自体复制
autodyne *n*. 甘油苯醚(有镇痛作用)
autoecholalia *n*. 重复自语,自我重复言语
autoechopraxia 自我重复动作
autoecic; autecious; autoecious; autecic *a*. 同种寄生的,终生寄生的
autoecious 单主寄生的
autoecism 单主寄生
autoeczematization 自体湿疹化
autoelectronic 自动电子发射的
autoemission 自动辐射
autoenucleation 眼自伤
autoenzyme 自溶酶
autoepidermic graft 自体表皮移植片
auto-epilation 毛发自落
auto-erastic; auto-erotic 自体性欲的
autoeroticism 自体性欲,自动恋
autoeroticism; autoerotism *n*. 自体性欲 ‖ autoerotic *a*.
autoerotism 自我色情欲,自恋症
autoerythrophagocytosis *n*. 自体红细胞吞噬(作用)
auto-erythrophagocytosis; Malin's syndrome 自体红细胞吞噬[症],马林氏综合征
autoexcitation 自激
autoexpose 自动爆光
autofecundation; autogamy 自体受精
auto-feeder 暗室自动送片器
autofertilization 自体受精
autofluorescence *n*. 自身荧光,自体荧光(指组织内的荧光)
autogeneic; autogenous 自体的
autohemaggiutinin 自体血细胞凝集素
autofluorogram 自身荧光图
autofluoroscope *n*. 自身荧光镜,自体荧光镜(一种闪烁照相机,其探测器内装有碘化钠晶体,尤其适用于研究大器官的小肿瘤)
autofocus x-ray tube 自动聚焦 X 线管
autoformer 自耦变压器
autofundoscope *n*. 自检眼底镜
autofundoscopy *n*. 自检眼底镜检查
autogamia ①自配(自体配合) ②自体受精
autogain control 自动增益控制
autogamous *a*. 自体受精的
autogamy; automixis *n*. 自体受精
autogencic 自身的,自体的
autogenesis *n*. 自[然发]生 ‖ autogenetic *a*.
autogenic 自发的,自身的
autogenic succession 自发演替
autogenic training 自律训练法
autogenic transformation 同源转化,同型转化
autogenous *a*. 自生的
autogenous graft 自体移植物
autogenous infection; autoinfection 自身感染,内源性感染
autogenous variation 自生变异,遗传变异
autogenous; autogeneic *a*. 自体的,自身的
autogeny 自然发生
autognosis 自[己]诊[断]
autognostic 自[己]诊[断]的
autograft *n*. 自体移植物,自身移植物 *vt*., *vi*. 自体移植,自体嫁接
autograft; autotransplant 自体移植物
autograft; autoplast 自体移植物
autografting *n*. 自体移植(法),自身移植(法)
autografting; autotransplantation 自体移植[法]
autogram *n*. 压印(用钝器压迫皮肤形成的痕迹)
autograph *n*. 亲笔(签名) *v*. 亲手写
Autographa biloba nuclear polyhedrosis virus 生菜尺蠖核型多角体病毒
Autographa brassicae cytoplasmic polyhedrosis virus 甘蓝尺蠖胞质型多角体病毒
Autographa californica granulosis virus 苜蓿银纹夜蛾(苜蓿尺蠖)颗粒体病毒
Autographa californica nuclear polyhedrosis virus 苜蓿银纹夜蛾(苜蓿尺蠖)核型多本病毒
Autographa nigrisigma nuclear polyhedrosis virus 黑点银纹夜蛾核型多角体病毒
Autographa nuclear polyhedrosis baculovirus 核多角体杆状病毒
autographism 划皮现象,皮划纹症
autographism; dermographism 划皮现象,皮肤划纹症
AUTOGRP automated grouping system 自动分组系统(语言)
autogynephilia 自恋狂
autogyral effect 自转效应
autogyration 自旋(转)
autohand 自动手,机械手
autohaploid 同源单倍体,同质单倍体
autohedonia 手淫
autohemagglutination *n*. 自体血细胞凝集作用,自身血凝反应
autohemagglutinin *n*. 自体血细胞凝集素,自身血凝素
autohemic *a*. 自体血液的,自身血液的
autohemolysin *n*. 自体溶血素,自溶血素
autohemolysis *n*. 自血溶解,自身溶血 ‖ autohemolytic *a*.
autohemolysis test 自身溶血试验

autohemolytic 自血溶解的
autohemopsonin ***n***. 自体血细胞调理素,自身血细胞调理素
autohemotherapy ***n***. 自血疗法,自体血液疗法
autohemotransfusion ***n***. 自体输血
autoheteroploid 同源异倍体
autoheteroploidy 同源异倍性
autohistoradiograph ***n***. 自体(组织)放射(照)片,放射自显影(照)片
autohistoradiograph; radioautograph 自体[组织]放射照片
autohistotherapy 自体组织疗法
autohormonoclasis ***n***. 自体激素破坏
autohydrolysis 自动水解
autohypnosis ***n***. 自我催眠 ‖ autohypnotic ***a***.
autohypnotism; autohypnosis; idiohypnotism 自我催眠
autoimmine disease autoimmune ***a***. 自体免疫的,自身免疫的 ‖ autoimmunity ***n***.
autoimmune aspematogenic orchitis 自动免疫性无精子生长睾丸炎
Auto-immune disease virus = New zealan 1 black mice virus (Helver) 新西兰黑鼠自动免疫病毒
Autoimmune disease (简作 AID) 自身免疫病, 自身免疫性疾病(动物或人对本身组织产生之免疫反应,因而造成组织伤害,如重症肌无力症等)
auto-immune haemolytic disease 自身免疫溶血性疾病
autoimmune hemolytic anemia 自身免疫溶血性贫血
autoimmune hepatitis 自身免疫性肝炎
autoimmune polyendocrine candidiasis 自身免疫性多内分泌腺念珠菌病
autoimmune polyendocrine-candidiasis syndrome 自身免疫多发性内分泌—念球菌病综合征
autoimmune thyroid disease 自体免疫性甲状腺病
autoimmune uveoretitis 自身免疫性葡萄膜视网膜炎
autoimmunity 自体免疫
autoimmunization ***n***. 自体免疫(法),自身免疫作用
autoimmunosuppression 自身免疫抑制
auto-impregnation 自体受精
autoinduction 自动感应
Autoinduction 自体诱导(指长期服用一种药物,而诱致体中对该药的代谢酵素之产生,造成该药的代谢速率增加)
autoinfection ***n***. 自体感染,自身感染
autoinfusion ***n***. 自血输注
autoinjector 自动注射器
autoinoculable ***a***. 能自体接种的
autoinoculation ***n***. 自体接种,自身接种
autoinsufflation 自注气法(十二指肠球部 X 线检查法)
autointerference ***n***. 自体干扰,自身干扰(用完整的、减毒的或灭活的病毒对同种病毒的复制进行干扰)
autointerference 自己干扰(病毒之间)
autointoxicant ***n***. 自体毒物
auto-intoxicant 自体毒物 ‖ ~, dyscratic 体液失调性自体中毒 /~, endogenous 内生性自体中毒/~, exogenous 外生性自体中毒/~, intestinal; alimentary toxemia 肠性自体中毒,食物性毒血症
autointoxication ***n***. 自体中毒,自身中毒 ‖ intestinal ~ 肠性自体中毒,食物性毒血症
auto-inusion 自血输注
auto-ionization 自动电离
autoisolysin ***n***. 自体同种溶素,自身同族溶素
auto-jigger 自耦变压器
autokeratometer 自动角膜屈率计
autokeratoplasty ***n***. 自体角膜移植术
autokeyer 自动控制键,自动键控制
autokinesis 自体动作,随意运动 ‖ ~, visible light 可视光自体动作
autokinetic 自体动作的,随意运动的
autolaminate keratectomy 自动板层角膜切除术
autolaryngoscope 自固定喉镜,自检喉镜
autolaryngoscopy ***n***. 自检喉镜检查,自固定喉镜检查
autolavage 自[己]灌洗胃
autolesion ***n***. 自伤
autolesionism 自伤行为
autolesionist 自伤者
autoleukoagglutinin ***n***. 自体白细胞凝集素,自身白细胞凝集素
autoleukocytotherapy ***n***. 自体白细胞疗法
autolmmunization 自体免疫法
autologous ***a***. 自体固有的,正型结构的;自体的,自身的
autologous antigen 自身抗原
autologous blood transfusion 自体输血
autologous graft 自体移植物
autologous human serum 自体人血清,同种人血清
autology ***n***. 自体论,自身论
autoloxin 自体毒素
autoly 自动开关
autolysate ***n***. 自溶产物(癌组织的自溶产物,用于皮下注射以治癌)
autolysin ***n***. 自溶素;自溶酶
autolysin; autocytolysin 自溶素
autolysis ***n***. 自体溶解, 自身溶解,自溶(作用) ‖ postmortem ~ 死后自溶 ‖ autolytic ***a***.
autolysis; autocytolysis 自体溶解,自溶 ‖ ~, hereditary transmissible 遗传性自溶(指噬菌现象)/~, postmortem 死后自溶
autolysosome ***n***. 自体溶酶体(细胞溶酶体系统的一种空泡成分,溶酶体融合时水解酶加入其中)
autolysosome 自溶酶体,自身溶酶体,自噬溶酶体
autolytic; autocytolytic 自溶的,自分解的
autolyze 使自溶—
automallet; autoplugger 自动充填器,自动锤
automat 自动调节器,自动装置,自动照相机
automate ***v***. (使)自动化
automated 自动化的
Automated Biological and Chemical Data 自动生物学与化学数据系统
Automated Breathing Metabolic Simulator 自动呼吸代谢模拟器
automated coder of report narrativ 病历记录自动编码器
automated data management system 自动化数据处理系统
automated dithionate test 自动化连二硫酸盐试验
automated engineering design 自动工程设计
automated image analysis technique 自动影像分析技术
automated immunoprecipation test 自动免疫沉淀素试验
Automated Information Dissmination System 自动化情报提供系统
automated management information system 自动化情报管理系统
automated medical history 自动医学史
automated medical record system 自动化病历系统
Automated Microbian Metabolism Laboratory 自动微生物新陈代谢实验室
automated multitest laboratory 自动化多种试验实验室
automated reagin test 自动反应素试验
automatic ***a***. 自动的,机械的 ***n***. 自动装置,自动机械 ‖ ~ adiustment 自动调整/~ amino acid analyzer 氨基酸自动分析仪/~ amplitude control 自动幅度控制/~ analysis 自动分析/~ audiometry 自动测听术/~ autocollimator 自动光学测角仪,自动自准直仪/~ bandwidth control 自动(频)带宽(度)控制/~ bass compensation 自动低音补偿/~ bias control 自动偏压控制/~ blending system 自动搅拌系统,自动混合系统/~ calling equipment 自动呼叫装置/~ calling unit 自动呼叫装置/~ cathodic protector 自动阴极防护品/~ checkout and recording network 自动检测记录网络/~ clinical analyzer 自动临床分析仪/~ computer 自动计算机/~ computer-controlled electronic scanning system 计算机自动控制电子扫描系统/Automatic Computerized Tomographic Axial Scan 自动电子计算机控制 X 线轴向断层扫描/~ computing densitometer 自动计算密度计/~ computing engine 自动计算机/~ computing equipment 自动计算设备/~ control 自动控制/~ control system 自动控制系统/~ controller 自动控制器/~ current regulator 自动电流调节器/~ cut film changer 自动单片换片器/~ data acquisition 自动数据采集程序/~ data exchange system 自动数据交换系统/~ data exchange 自动数据交换/~ data processing 自动数据处理/~ deflation 自动放气/~ dialing unit 自动护号装置/~ display and plotting system 自动显示及绘图系统/~ document analysis 自动文献分析/~ drafting machine 自动制图机/~ dual programmed 自动二重程序/~ exposure control 自动曝光控制; 自动照射控制/~ exposure 自动曝光/~ expoure meter 自动曝光表/~ following 自动跟踪/~ fraction collector 自动分级收集器/~ frequency control 自动频率控制/~ gain control 自动增益控制/~ gain stabilization 自动增益稳定/~ ganglia 自主神经节,植物性神经节/~ gauge controller 自动测量调整装置/~ hardware programmed 自动程序控制硬件/~ implantable cardioverter defibrillator (简作 AICD) 埋藏式自动复律除颤器/~ implantable defibrillator, AID 埋藏式自动除颤器/~ interplanetary station 自动行星际站/~ KV stabilization 自动稳压(装置)/~ light-beam depth collimator 自动遮光器,自动准直仪/~ liquid scintillation counter 自动液体闪烁计数器/~ load control 自动载荷控制/~ load regulator 自动负载调节器/~ logging electronic reporting and telemetering 电子自动记录报告及遥测技术/~ message counting 自动信息计算/~ modulation control 自动调制控制/~ nervous

system 自主神经系统,植物性神经学/～ noise limiter 自动噪声限制器/～ noise suppressor 自动噪声抑制器/～ overload cut-out 自动过载断路/～ pacemaker and defibrillator 自动起搏除颤器/～ perimeter 自动视野计/～ phase shifter 自动移相器/～ phase synchronization 自动相位同步/～ picture transmission system 自动图像传输系统/～ processor 自动信息处理机;自动洗片机/～ program control 自动程序控制/～ programming 自动程序设计/～ quantitative perimeter 自动定量视野计/～ quantitative perimetry 自动定量视野检查(法)/～ ratio control 自动比率控制/Automatic Recognition of Continuous Speech 自动连续语言识别/～ recruitment control 自动复聪控制/～ refractor 自动屈光检查仪/～ regulation 自动调节/～ relay calculator 继电器式自动计算器/～ remote control 自动遥控/～ resuscitator 自动复苏器/～ rhythmicity 自动节律性/～ scan tracking 自动扫描跟踪/～ search 自动搜索/～ self pollination 自动自花授粉/～ sequence controlled calculator 自动程序控制计算器/～ serial changer 自动连续换片器/～ seriograph 自动连续摄影机/～ shutter against leakage radiation 防漏射线自动遮光器/～ software programmed 自动程序控制软件/～ space charge compensation 自动空间电荷补偿/～ speech recognition 语言自动识别/～ step over 自动跨越(色谱法)/～ stereoscope 自动式立体镜/～ synchronizer 自动同步器/～ test equipment 自动试验设备/～ test system 自动测定系统/～ tourniquet 自动绞压器/～ voltage regulator 自动调压器,自动稳压器/～ volume control 自动容量调节/～ volume expansion 自动音量扩大

automatically *ad*. 自动地
automatically repaired computer 自动修复计算机
automaticity 自动性
automatics ①自动装置 ②自动学[问]
automatin *n*. 心自动素(一种牛心肌浸出物,以前用于治疗循环失调)
automatinogen 心自动素原
automation *a*. ①自动器 ②自动化 ‖ ～ treatment data print out 自动治疗数据打印
automatism *n*. 自动症,自动性,自动(作用) ‖ ambulatory ～ 觉醒游行症,漫游性自动症/ command ～ 从命自动症(催眠后暗示性自动症)
automatization 自动化
automatize *v*. 使自动化
automatogen 心自动素原
automatograph *n*. 自动性运动描记品(描记不随意运动)
automaton ([复]automata 或 automatons) *n*. 自动装置;自动开关;自动症患者
Automedica 医用自动化技术(杂志名)
automedica 自动化医疗,医用自动化技术
automedication 自我给药
Automerisio 巨斑刺蛾
automimiocry 自动拟态
automixis; autogamy *n*. 自体受精
automnesia *n*. 自发回忆(回忆过去自己的生活情况)
automobile *n*. (美)汽车
automobile accident(s) 车祸
automobile fracture 汽车(司机)骨折
automodulation 自调制
automone 自分化素,自分化子
automonitor ①自动监察器 ②自动病房监护仪
automonosexualism; autoerotism 自体性欲
automutagen 自体诱变剂,自生引变剂
automutagenicity 自发突变性
automutilation 自我伤残,自残
automysophobia *n*. 自体不洁恐怖,自秽恐怖,自臭恐怖
autonarcosis *n*. 自我麻醉,自我催眠
autonephrectomy *n*. 输尿管梗阻性肾萎缩,肾自切除,肾自截除(发生于肾结核)
autonephrotoxin *n*. 自体肾毒素
autonomin 胰抗肾上腺[素]激素
autonomotropic *a*. 亲自主神经系统的,亲植物神经系统的
autonomous *a*. 自主的;自治的;自激的;自给的 ‖ ～ development 自主发育/autonomous mosaic development 自主镶嵌发育/autonomous organelle 自主性细胞器/autonomous state 自律状态,自发状态
autonomous-regulatory development 自主调节发育
autonomy *n*. 自主性,自律性 ‖ autonomous *a*. 自主的,自律的
auto-ophthalmoscope 自动检眼镜,自检眼镜
auto-ophthalmoscopy 自动检眼镜检查
auto-orientation ①自定向,自定性 ②单独取向
auto-oxidation; spontaneous oxidation *n*. 自动氧化[作用]
autooxidizable *a*. 能自身氧化的
autopagnosis 自身躯体不认症
autoparasite 自身寄生虫
autoparastitism 自寄生
autoparthenogenesis 人工单性生殖,自体单性生殖,自发单性生殖
autopath *n*. 自发病者,过敏患者(由于自主神经系统过敏而有变应性症状的人)
autopathography *n*. 自病记录
autopathy *n*. 自发病
autopay 尸体解剖
autopepsia 自体消化,自溶
autoperfusion 自体灌注
autoperimetry 自动视野计检查法
autophacoscopy; autophakoscopy 自检眼内窥视
autophag(ocyt) ic vacuole 自体吞噬泡,自食泡
autophagia; autophagy *n*. ①自体消瘦 ②自食己肉(精神病患者)
autophagic vacuole 自体吞噬泡(电镜)
auto-phagocytosis 自体吞噬[作用]
autophagosome *n*. 自噬小体,自噬体,自噬泡体
autophagy *n*. 自吞噬,自体吞噬,自溶,自体消耗,自食己肉
autophakoscopy 自动眼内窥镜检查
autopharmacologic *a*. 自体药理学的
autopharmacology *n*. 自体药理学(利用身体组织的天然成分对身体功能作化学性的调节)
autophasing accelerator 自动稳相加速器
autophene 自决表型,自主表型
autophil *n*. 植物神经过敏者
autophilia *n*. 利己狂,自尊癖;自恋
autophilous 自花授粉的
autophobia *n*. 孤独恐怖,恐独症;自我恐怖
autophonia; autophony 自声强听,自声过强
autophonomania 自杀狂
autophonometry *n*. 音叉振动自感测验法
autophony 自声强听,自声过强,自声增强(指聆听自身的声音)
autophthalmoscope; auto-ophthalmoscope 自检眼镜
autophthalmoscopy 自检眼镜检查
autophyte *n*. 自养植物
AUTOPIC auto personal identification code 自动人员识别代码
autopilot 自动操作仪器,自动驾驶仪
auto-plant 自动装置,自动设备
autoplasmotherapy *n*. 自体血浆疗法
autoplast *n*. 自体移植物,自身移植
autoplast; autograft 自体移植物
autoplastic graft 自体移植物;自体嫁接,同株嫁接
autoplasty *n*. 自体移植术,自体成形术;自体移植术,自体成形术;自我变更性适应(精神分析名词) ‖ peritoneal ～ 腹膜自体成形术,腹膜被覆术 ‖ autoplastic *a*.
autoploid *a*. 同源体的 *n*. 同源体(见 autopolyploid) ‖ ～y *n*. 同源性
autoplugger; automallet 自动充填器,自动锤
autopodium *n*. 肢身,端骨(胚胎期的手和足)
autopoisonous *a*. 自体中毒性的
autopolyhaploid 同源多倍单倍体
autopolymer *n*. 自动聚合物,自聚物
autopolymerization 自动聚合[作用]
autopolyploid *a*. 同源多倍体的 *n*. 同源多倍体(指一个体或细胞具有两套以上的染色体,由于单倍体倍加而形成) ‖ ～y *n*. 同源多倍性
autopolyploidy 同源多倍性
autopore 大管(孔)
autoprecipitin *n*. 自体沉淀素,自身沉淀素(具有沉淀素特点的自身抗体)
autoprotection *n*. 自体防御(作用),自身保护(例如由于自身抗毒素形成,保护身体不易致病)
auto-protective x-ray tube 自动保护 X 线管
autoproteolysis *n*. 自体溶解,自身溶解,自溶
autoprothrombin *n*. 自体前凝血酶,自体凝血酶原 ‖ ～Ⅰ,自体凝血酶原Ⅰ,因子Ⅶ/ ～ Ⅱ自体凝血酶原Ⅱ,因子Ⅸ/ ～C 自体凝血酶原 C,因子 X
autoprotolysis *n*. 质子自递(作用)
autopsia; autopsy 尸体解剖,尸体剖检 ‖ ～ in vivo 活体剖检(活体器官试探性开腔检查)
AUTOPSY automatic operating system 自动操作系统
autopsy *n*. 尸体解剖
autopsy protocol 尸检记录
autopsy report 尸检报告

autopsy(希),**autopsia**(拉) 尸体解剖,尸(体剖)检
autopsyche 自我意识,自觉
autopsychic *a*. 自我意识的,自觉的
autopsychorhythmia *n*. 脑律动(脑的病理性节律性活动)
autopsychosis 自觉[精神]错乱
autopsychotherapy *n*. 自我精神治疗,自我心理治疗
autopunition 自谴,自罚
autopurification 自净[作用]
autoradiograph ①自动放射(造影)仪 ②放射自显影(照)片 ③自体放射(照)片
autoradiograph; **autoradiogram** *n*. 自体放射(照)片,放射自显影(照)片 ‖ autoradiogra ph ic *a*. 放射自显影的 / autoradiography *n*. 自体放射照相术,放射自显影(术)(已广泛应用于研究以氚标记的前体 <如胸腺嘧啶> 在细胞中 DNA 的合成和定位)
autoradiograph; **radioautograph** 自体放射[造影]照片
autoradiographic 放射自显影的,射线自身照相的,自动射线的 ‖ ~ artifact 放射自显影人工假象/~ efficiency 放射自显影效率/~ localization of receptor 放射自显影受体定位术/~ neuroanatomical tracing (ARNT) 放射自显影神经解剖示踪术
autoradiography *n*. 自动射线照相术
autoradioimmunography 放射免疫自显影(术)
autoradiolysis 自辐射分解
autoradiomicrography 自动放射显微摄影(术)
autoradiotitrimetry 自动放射滴定法
autoreaction 自体反应
autoreactive *a*. 自身反应的,自体反应的
Autoreceptors 自我调整受体(指在神经细胞本体或末梢所存在之受体,可与本身分泌之神经转调物结合,因而产生回馈自我调整作用)
autoreduplication 自我复制,自体复制
autoreginoscopy 自动检影镜检查,自动检影法
autoregressive moving average 自家退化平均移动
autoregulate *vt*. 自动调节,自体调节,自身调节 ‖ autoregulation *n*.
autoregulation 自体调节[作用],自动调节[作用]
autoreinfusion *n*. 自体输血,自体再注入
auto-relay 自动继电器
auto-repeater 自动重复器
autoreproduction 自体繁殖
autorhythmicity 自动节律性,自律性
autorosette-forming cells 自体玫瑰花结形成细胞
autorotation, mandibular 下颌自行旋转
autorrhaphy 自体皮片盖合术
autorythmic 自主节律的
autosadism 自虐,受虐者
autoscintigraph 闪烁自显影像,闪烁自显影谱
autoscintigraphy 闪烁自显影术
autoscope 自固定内窥镜,自检镜,自体检查器
autoscopophilia 自窥癖
autoscopy ①自体检查 ②自见幻觉
autosegregation 自体分离
autoselector 自动选择器
autosensitization *n*. 自体致敏作用,自体过敏化,自身致敏 ‖ erythrocyte ~ 红细胞自身致敏(作用)
autosensitized *a*. 自体致敏的,自身致敏的
autosensitized dematitis 自家过敏性皮肤炎
autosepticemia *n*. 自体败血病
autoserobacterin 自体血清菌苗
autoserodiagnosis *n*. 自体血清诊断法,自身血清诊断
autoserosalvarsan 自体血清肿凡纳明[治疗]
autoserotherapy 自体血清疗法
autoserous 自体血清的
autoserum *n*. 自体血清,自身血清 ‖ autoserous *a*.
autosexing *n*. 性别自体鉴别,性别自动鉴定(鸟类遗传学中,有意识地培育早期出现的伴性表型以鉴别小鸡的性别)
autosexualism; **narcissism** 自爱欲,自体观窥欲
auto-shot 自动曝光限时器
autosite *n*. 联胎自养体 ‖ autositic *a*.
autositic 联胎自养体的
autoskeleton 内成骨骼
autoskiascopy 自动检影镜检查
autosmia *n*. 自嗅,自辨体臭
autosomal *a*. 正染色体的,常染色体的 ‖ ~ dominant inheritance 常染色体病 ~ dominant inheritance 常染色体显性遗传/~ inheritance 常染色体遗传/~ recessive inheritance 常染色体隐性遗传/~ recessive 常染色体性状
autosomatognosis *n*. 断肢存在幻觉 ‖ autosomatognostic *a*.
autosome *n*. 正染色体,常染色体 ‖ autosomal *a*.
autosome dominant heredity 常染色体显性遗传
autosome recessive heredity 常染色体隐性遗传
autosomnambulism 自动梦行症
autospermotoxin *n*. 自体精子毒素,自身精子毒素(能使动物自身精子凝集的物质)
autosplenectomy *n*. 脾(脏)自切除(由于进行性纤维化和收缩而使脾脏几乎完全消失,如见于镰状细胞性贫血)
autospray *n*. 自用喷雾器,自身喷雾器(患者自用)
autostabilization 自动稳定(过程)
autostabilizer 自动稳定器
autostarter 自动起动器
auto-stereogram 自体立体照片
autostereoscopic screens 自动立体(荧光)屏
autosterilization *n*. 自体灭菌(设想某些病毒,例如脊髓灰质炎病毒,短时间后有从组织内消失的倾向,已发现这种想法是错误的)
autostethoscope 自检听诊器
autostimulation *n*. 自体(产物)刺激,自身刺激(动物自身组织产生的抗原性物质所起的刺激)
autostop 自动停止,自动停机
autostopper 自停装置,自动制动器
autosuggestibility *n*. 自我暗示性
autosuggestion *n*. 自我暗示
autoswitch 自动开关
auto-syn automatically synchronous 自动同步
autosynapsis 同源联会
autosyndesis 同源联会,同亲联会
autosyndetic pairing 同源配对
autosynnoia 自我沉思
autosynthesis interphase 自体合成间期
autosynthesis; **self-reproduction** 自己生殖
autotemnous *a*. 自切的,自分的
autotetraploid 同源四倍体
autotetraploidy 同源四倍性
autotherapy *n*. 自愈;自疗;自体液疗法
autothromboagglutinin *n*. 自身血栓凝集素(一种血小板自身凝集素)
autotimer 自动计时器,自动定时器
autotissue specific promoter 自身组织启动子
autotomize 自行分裂
autotomography *n*. 体动 X 线体层照相术,X 线自家体层摄影(术)(病人身体移动,X 线管不动) ‖ autotomographic *a*.
autotomy *n*. 自身分裂;自断,自切(如有些无脊椎动物的附器自行脱落) ‖ autotomic *a*.
auto-tonography 自动张力描记法,自动眼压描记
autotopagnosia *n*. 自体部位失认,自体部位觉缺失
autotopic transplantation 同向移植
autotoxemia; **autotoxicosis** 自体中毒
autotoxic 自体中毒的
autotoxicosis; **autointoxication** 自体中毒 ‖ ~ diabetica 糖尿病性自体中毒
autotoxin *n*. 自体毒素,自身毒素
autotoxis; **autoxicosis** 自体中毒
autotrack 自动跟踪
autotracker 自动跟踪装置
autotracking unit 自动跟踪装置
AUTOTRAN Automatic Translation 自动翻译系统
autotransductor 自耦磁放大器
autotransformer 自耦变压器,单卷变压器 ‖ ~ coil 自耦变压器线圈
autotransfusion *n*. 自体输血 ‖ intraoperative ~ (手)术中自体输血 / postoperative ~ (手)术后自体输血
autotransfusion; **autoreinfusion** 自体输血,自体再注入
autotransplant *n*. 自体移植物,自身移植物 *vt*. 同体组织移植,自身移植
autotransplant; **autograft** 自体移植物
autotransplantation 自体移植[法]
autotrepanation *n*. 颅侵蚀(脑瘤所致)
autotroph *n*. 自营生物,自养生物 ‖ facultative ~ 兼性自养菌/obligate ~ 专性自养菌 ‖ ~ ic *a*. 自营的,自养的/ ~ y *n*. 盯营,自养
autotroph; **autotrophe** 自营生物
autotrophic 自养的,自营的
autotrophic callus 自养愈伤组织
autotrophic cell 自养细胞

autotrophic culture 自养培养
autotrophic organism 自养生物体,无机营养生物
autotrophism 自养
autotrophy 自营
autotuberculin *n*. 自体结核菌素,自身结核菌素
autotuberculinization *n*. 自体结核菌素反应,自身结核菌素化过程(患者从自身病灶吸收结核菌素或类似产物)
autotuberculinization; autotuberculinisation 自体结核菌素反应
autotype ①自型 ②图模标本
autotyphization 自体伤寒样病
auto-urotherapy 自尿[注射]疗法
autovaccination; autovaccinotherapy *n*. 自体疫苗接种疗法,自身疫苗疗法;自体接种
autovaccine *n*. 自体菌苗,自身菌苗,自体疫苗,自身疫苗
autovaccinia *n*. 自体种痘(在种痘最初部位以外的地方出现的一种痘苗反应,系因搔抓致使痘苗病毒转移之故)
autovaccinotherapy; autovaccination 自体菌苗疗法,自体菌苗接种
autovaceination 自体菌苗接种
autoxemia; autotoxemia *n*. 自体中毒
autoxidation *n*. 自动氧化[作用]
autoxidator 自动氧化剂
autoxidizable *a*. 可自动氧化的
autozygous *a*. 自系纯合的
autumn *n*. 秋季,成熟期,渐衰期
autumnal *a*. 秋季的,渐衰的
AUU adenylyl uridylyl uridine 腺甙酰尿甙酰尿甙
Auvard's vaginal speculum 奥瓦德阴道(窥)镜
auvlsion of supraorbital nerve 眶上神经撕脱术
aux auxiliary 辅助的,副的
AUX in auxiliary input 辅助输入
aux(o)- [希;构词成分] 发育;促进,增加,加速,肥大,长大
auxanodifferentiation *n*. [植物]生长分化
auxanogram *n*. [细菌]发育培养象;生长谱
auxanograph 生长谱测定
auxanographic [细菌]发育培养的
auxanography *n*. ①生长谱法 ② [细菌]发育培养检查法
auxanology 生长学,发育学
auxanometer 生物发育测定器,生物生长测定器
auxe 增大,肥大,发育,长大
auxemasterol 发育甾醇
auxesis *n*. 细胞增大性生长(细胞体积增大,但细胞数量并未增加)
auxetic *a*. 增大的,发育的 *n*. 发育剂,促生长剂,生长刺激剂
auxia 苗长素,植物生长激素
auxilaris 亚前缘脉(双翅目)
auxiliary *a*. 辅助的 *n*. 辅助者,助动词 ‖ ~ ceiling suspension 辅助吊架,天花板吊架/~ circuit 辅助线路/~ control desk 附加控制台/~ equipment 附属设备/~ input 辅助输入/~ routine 辅助程序/~ storage 辅助存储器/~ table 副床
Auxiliary Ambulance Service 辅助救护运输队
auxiliary cell ①副室 ②辅(助)细胞
auxiliary lobe 辅助叶
auxiliary personnel 辅助人员
auxiliary power plant 辅助电源设备
auxiliary series 辅助线系
auxiliary tracer 辅助示踪物
auxiliary vein 辅脉
auxiliomotor *a*. 辅助运动的,促进运动的
auxilium 救护车
auxilysin 促溶解素(存在于加热山羊血清中的促进抗绵羊溶血素因子)
auxilytic *a*. 促溶解的
auximone *n*. 苗长激素(一种假想的物质,类似维生素,促植物生长)
auxin kinin balance 生长素与细胞分裂素平衡
auxin *n*. 植物生长激素 ‖ ~ic *a*.
auxinautotrophic 生长素自养的
auxinotron 辅助加速器,强流电子回旋加速器
auxiometer *n*. 透镜放大率计;测力计
auxiometer; auxometer ①透镜放大率计 ②测力计
Auxis rochei(Risso) 棱氏舵鲣(隶属于金枪鱼科 Thunnidae)
auxo- [希;构词成分](亦作 auxano-;词尾用-auxe)增大,增加,生长,发育,促进,变强
Auxoa auxillaris granulosis virus 原切根虫颗粒体病毒
Auxoa auxillaris pox virus 原切根虫痘病毒
auxoaction *n*. 促进作用
auxoamylase *n*. 促淀粉酶
auxobaric *a*. [心]加压的
auxocardia ①心舒张 ②心扩大
auxochrome *n*. 助色团(一种化学团,如引入一个色原,将使后者变成染料) ‖ auxochromous *a*. 助色的
auxochromous 助色的
auxocyte *n*. 生长细胞,性母细胞(发育初期的卵母细胞、精母细胞或孢子母细胞)
auxodrome *n*. 生长曲线,发育标准
auxoflore; auxoflur *n*. 助萤光物
auxogen 生长促进素
auxogluc *n*. 致甜基,助甜团(一种无味原子,生甜团与之结合形成有甜味的化合物)
auxograph 生长记录器
auxohormone *n*. 生长激素(一种维生素)
auxological anthropometry 人体测量术
auxology 生长学,发育学
auxometer; auxiometer ①透镜放大率计 ②测力计
auxone 动物生长因子
auxoneurotropic *n*. 促进向神经性的
auxospireme *n*. 联会染色丝纽(生长周期中性母细胞的染色质纽)
auxospore 发育孢子,繁殖孢子
auxotherapy *n*. 代替疗法,置换疗法(如用激素疗法或脏器置换)
auxotonic *a*. 增加紧张的
auxotox *n*. 成毒基
auxotroph *n*. 营养缺陷型,营养缺陷体 ‖ ~ic *a*. 营养缺陷的
auxotrophic mutant 营养突变型,营养缺陷型
auxotype *n*. 生长型,营养型
A-V atrioventricular 房室的/ arteriovenous 动静脉的
AV acid value 酸值
av adj average adjustment 平均调节
A-V audio-visual 视听(的)
Av average 平均 / avoirdupois 常衡
AV block (atrioventricular block) 房室阻滞
A-V canal or communis atrioventricular canal or atrioventricu-lariscommunis (胎儿的)房室管
A-V crossing 动静脉交叉,A-V 交叉
A-V crossing phenomenon 动静脉交叉现象
av eff average efficiency 平均率
A-V fistula arterio-venous fistula 动静脉瘘
A-V nodal reciprocation 房室结逆向回传即房室结出现逆向回路的兴奋波传送
A-V node 房室结(是 atrial-ventricular node 之缩写)
A-V node atriventricular node 房室结
A-V pattern A-V 型
A-V phenomenon A-V 现象
A-V shunt A-V 分流(arteriovenous shunt),动静脉短路
A-V syndrome A-V 型综合征
av w average width 平均宽度
AV(antivirin) 抗病毒素
Av.(average, avoirdupois) 平均,英常衡(英单位制)
AVA acceleration voltage alternation 加速电压切换法(药物学)
ava; kava [植药] 卡法根,麻醉椒(根及根茎)
AVAF anteverted / anteflexed 前倾的/ 前屈的
avail *vi*., *vt*. 有利(于),有助(于) *n*. 效用,帮助,利益 ‖ ~ of 利用/ ~ oneself of 利用/ ~ sb nothing 对某人无用/ to little ~ 没有什么用处/ to no ~ 完全无用/ without ~ 无益,无效,徒劳地
availability *n*. 可用性;有效性;有效度,利用度
available *a*. 可用的,有和的 ‖ ~ beam 可用束,有效束/~ electron 资用电子/~ energy 资用能/~ energy level 容许能级/~ power 可资(应)用功率
ava-kava; kava 卡法根,麻醉椒(根及根茎)
avalanche [法] *n*. 崩落,雪崩,坍方;大量
avalanche of rock 山崩,岩崩
avalanche photodetector 离子雪崩光检测器
Avalon mairovirus 阿瓦朗内罗病毒
Avalon virus 阿瓦朗病毒
avalvular *a*. 无瓣的
avantek amplifier 预放大器
avantin *n*. 异丙醇
AVAP (AIDS-virus-associated periodontitis) 艾滋病病毒相关性牙周炎
avarice *n*. 贪婪
avaricious *a*. 贪心的

avariosis[法]; **syphilis** *n*. 梅毒
avascular 无血管的 ‖ ~ area 无血管区,无(毛细)血管区 /~ necrosis 无血管性坏死,缺血性坏死
avascularity 无血管,乏血管性
avascularization *n*. 驱血法(缚带驱血法)
AVB atrioventricular bundle 房室束
AVBF azygos venous blood flow 奇静脉血流量
AVC advanced vidicon camera system 先进光导摄像管摄影系统/ atrioventricular canal 房室管
avcalia 乐歌不能
avcidance, host 寄主回避性
AVCS atrioventricular conduction system 房室传导系统
AVD arteriovenous differnece in oxygen 动静脉氧差
AVDA American venereal Disease Association 美国性病协会
avdp avoirdupois 常衡[英美衡制中用以区别于药衡、金衡等,用于一个重量单位之后如 1b avdp (常衡磅) = 16oz(亦称 ounce/盎司,即"两"), 1b ap (药衡磅) = 12oz 等]
AVE accelerated ventricular escape 加速性室性逸搏
AVel antigen Vel Vel (血型)抗原
Aveling's repositor [James Hobson 英产科医师 1825—1892] 埃佛林氏复位器,子宫复位器
Avellis' syndrome (paralysis) [George 德喉科医师 1864—1916] 阿费利斯综合征(有时亦称"麻痹";即同侧声带和软腭麻痹,对侧腿、躯干、臂、颈以及头皮的痛觉和温觉缺失,亦称疑核脊髓丘脑性麻痹)
Avena (L.) [拉;植药] 燕麦属 ‖ ~ fatua L. 乌麦(燕麦草)/~ sativa L. 燕麦
avenacein 燕麦镰孢菌素
avenge *v*. 为……报仇,报复
avenging angel; Amanita muscaria 捕蝇蕈,蛤蟆蕈
avenin *n*. 燕麦蛋白
avenolith *n*. 燕麦性肠结石
Aventyl *n*. 盐酸去甲替林(nortriptyline hydrochloride)制剂的商品名
avenue *n*. 林荫道,大道; 方法,途径
avenue of infection 传染途径
aver *v*. 断言
average *n*. 平均(数) *a*. 平均的,一般的 *v*. 平均,均分 ‖ on the (an) ~ 平均来说 / take(strike) an ~ 平均起来 ‖ ~ body dose 平均全身照射剂量/~ computer 平均计算机/~ daily census 平均每日人口普查统计数字/~ deviation 平均偏差/~ departure; average deviation 平均偏差/~ diameter 平均直径/~ dominance 平均显性度/~ effect 平均效应/~ error 平均误差/~ evoked potential 平均诱发电位/~ evoked response 平均诱发反应/~ flow rate 平均尿流率/~ for gestational age 平均孕龄/~ gene effect 平均基因效应/~ increment 平均生长量/~ intravascular Pressure 平均血管内压/~ mean pressure 平均中等度压力/~ minimum requirement 平均最小需要量/~ peak noise 平均最高噪音/~ remaining lifetime 平均存活寿命/~ residual optical rotation 平均残基旋光度/~ response computer 平均灵敏度计算机/~ response time 平均反应时间/~ sampl 平均样品/~ sample number 平均标本数/~ temperature differnce 平均温度差/~ time rate (简作 AFR) 平均尿流率/~ value 平均值/~ variability 平均变率,平均变异性/~ voiding rate 平均排尿率
averager 平均器; 叠加器
averaging *n*. 平均技术,叠加技术 ‖ signal ~ 信号平均技术(使噪声干扰周期性信号减少到最低程度的方法)
avermectin *n*. 阿凡曼菌素(用于抗家畜寄生虫药)
Averrhoa carambola L. [拉;植药] 阳桃
Averrhoa L. 五敛子属,阳桃属 ‖ ~ carambola L. 五敛子,阳桃
aversan; tetraethylthiuram disulfide 阿佛散,二硫化四乙秋兰姆
averse *a*. 反对的,不乐意的 ‖ be ~ to... 厌恶
aversion *n*. ①转移,移位 ②厌恶
aversion conditioning 厌恶条件, 反射疗法
aversive *a*. 厌恶的;有害的,有毒的
avert *vt*. 转移;防止,避免
Avertin *n*. 阿佛丁,三溴乙醇(tribromoethanol)制剂的商品名
avertin; E107 阿佛丁,三溴乙醇,E一七
Aves 鸟纲(隶属于脊椎动物亚门 Vertebrata);鸟类
AVF arteriovenous fistula 动静脉瘘
AvF availability factor 有效系数
avg average 平均
AVH acute viral hepatitis 急性病毒性肝炎
AVI air velocity index 气速指数,换气速度系数
Aviadenovirus *n*. 禽腺病毒属
avian *a*. 鸟的;禽的 *n*. 鸟
Avian adeno-associated virus 禽腺病毒相关病毒
Avian adenovirus [Gallas adeno-like virus (= GAL), ; Quail bronchitis virus, Chicken embryo lethal orphan virus (= CELO)] 禽腺病毒(鸡胚致死孤儿病毒),禽腺病毒样病毒,鹌鹑支气管炎病毒
Avian adenovirus subgroup 禽腺病毒亚群
Avian arthritis virus 禽关节炎病毒
Avian dependoviruses 禽依赖病毒
Avian diarrhoea virus = Blue comb virus 禽蓝冠病毒
Avian encephalomyelitis enterovirus 禽脑脊髓炎肠道病毒
Avian encephalomyelitis virus (Epidemic tremor virus)禽脑脊髓炎病毒(流行性震颤病毒)
Avian enteric cytopathogenic viruses 禽肠道致细胞病变病毒
Avian enterovirus 禽肠道病毒属
Avian erythroblastosis virus 禽成红血细胞性病病毒
Avian erythroblastosis = Avian leukosis virus 禽红细胞性白血病病毒
Avian herpetoviruses 禽疱疹病毒
Avian infectioun laryngo-tracheitis virus 禽传染性喉气管炎病毒
Avian infectious bronchitis coronavirus 禽传染性支气管炎日冕形病毒
Avian infectious bronchitis virus 禽传染性支气管炎病毒
Avian infectious tracheobronchitis herptovirus 禽传染性支气管炎疱疹病毒
Avian influenza virus (Fowl plague virus, Duck virus, Tern virus) 禽流感病毒
Avian leukemia oncoviruses 禽白血病肿瘤病毒
avian leukosis complex 鸟的造血细胞组织增生复合物
Avian leukosis virus (Avian leukemia virus, Rous associated virus, Myclobastosis associated virus, Fujinami associated virus, Resistance-inducing factor, RPL-12 strain lymphoid tumor virus) 禽白血病病毒
Avian lymphoid leukosis virus 禽类淋巴细胞增多症病毒
Avian lymphomatosis virus 禽淋巴瘤病病毒
Avian meloblastosis virus 禽类骨髓母细胞瘤病毒
Avian molluscum Roup virus = Fowl pox virus 禽痘病毒
Avian monocytosis virus 禽单核细胞增多症病毒
Avian myeloblastic leukosis virus 禽成髓细胞性白血病病毒
Avian myeloblastosis virus 鸟类成髓细胞白血病病毒
Avian myelocytomatosis virus MC29 禽髓细胞瘤病病毒 MC29
Avian naval necrosis virus 禽脐坏死病毒
Avian nephrosis virus = Gumboro disease virus = Infectious bursal agent 禽肾病病毒
Avian orthomyxovirus type A (Myxovirus pestis galli virus, Classical fowl plague virus, virus N, Myxovirus influenze-A anatis virus, Duck influenza virus, Tern virus) 禽流感正黏病毒 A 型
avian pancreatic polypeptide 鸟胰多肽
Avian papilloma virus 禽乳头瘤病毒
Avian parainfluenza paramyxovirus 禽副流感副黏病毒
Avian paramyxoviruses 禽副黏病毒
Avian parvovirus (Dutta et Pomeroy) 禽细小病毒
Avian pneumo-encephalitis virus = Newcastle disease virus 禽肺脑炎病毒,新城疫病毒
Avian pneumovirus, APV 禽肺病毒(亦名火鸡鼻气管炎病毒)
Avian reovirus (Fahey-Crawley) = Fahey-Crawley virus 禽呼肠孤病毒
Avian reticulo-endotheliosis oncovirus 禽网状内皮病肿瘤病毒
Avian retroviruses 禽逆转录病毒
Avian sarcomata virus (Sabin); Chicken tumour No. 1 virus, Fowl tumours virus) 禽肉瘤病毒
Avian type C oncovirus 禽 C 型肿瘤病毒
Avian type C oncovirus group 禽 C 型肿瘤病毒属
Avian viruses 禽病毒
Avian visceral leukosis virus 禽内脏性白血病病毒
avianized virus 禽胚减毒病毒
avianized 通过禽胚[减毒]的,禽化的
aviation *n*. 航空,飞行,航空,飞行术
aviation medicine 航空医学
aviator *n*. 飞行员,飞机驾驶员
Aviator's breathing oxygen 飞行员呼吸用氧
Avicatonin *n*.[商名] 阿维降钙素(钙调节药)
Avicenna; Abu-Ali Ibn-Sinha 阿维森纳(980—1037,中世纪卓越的医学家,生于中亚细亚的布哈尔,著有"医典") ‖ ~ gland 阿维森纳氏腺(有包膜的肿瘤)
Avicennia marina (Forsk.) Vierh. [拉;植药]海榄雌
avicine 勒樘碱
avid *a*. 渴望的;贪婪的(for, of) ‖ ~ly *ad*.
avidin *n*. 抗生物素蛋白(卵白蛋白内一种特殊蛋白,与生物素相互作用时,使生物素无法为动物利用,从而产生生物素缺乏综

合征),亲和素
avidin-biotin 亲和素—生物素
avidin-biotin complex enzyme linked immunosorbent (ABC-ELISA) 生物素—亲和素复合酶联免疫吸附试验
avidity ***n*.** 渴望;贪婪;亲和力,抗体亲抗原性;贪婪癖
aviol 阿维奥
avior avoirdupois 常衡(亦作 avdp,见该条)
avipoxvirus ***n*.** 痘病毒
Avipoxvirus ***n*.** 禽痘病毒属(见痘病毒科)
avirulence ***n*.** 无毒力,毒力缺乏,致病力缺乏(不产生病理效应) ‖ avirulent ***a*.**
avitaminosis; deficiency disease; deprivation disease; vitamin -deficiency维生素缺乏[病] ‖ ~, conditioned 条件性维生素缺乏病 / ~, multiple 多种维生素缺乏病
avitaminosis ***n*.** 维生素缺乏,营养缺乏(症) ‖ avitaminotic ***a*.**
avitaminotic 维生素缺乏病的
Avitellinn 无卵黄腺(吸虫)属
avivement [法] 再新术(用手术使伤口边缘复新)
Avizafone ***n*.** [商名] 阿维扎封(催眠镇静药)
AVJ Australian Veterinary Journal 澳大利亚兽医杂志
AVL atrioventricular left 左房室导联(心电图)
AVLA Audio-Visual Lauguage Association 视听语言协会
AVLINE audiovisual on line 视听资料目录联机数据库
avlochin 喹碘仿
avloclor 磷酸氯喹
Avlosulfon ***n*.** 氨苯砜(dapsone)制剂的商品名
AVM arteriovenous malformation 动静脉畸型,动静脉型血管畸形
AVMA American Veterinary Medical Association 美国兽医协会
AVMAJ American Veterinary Medical Association Journal 美国兽医协会杂志
AVMS arteriovenous malformations 动静脉畸形,动静脉型血管畸形
AVN atrioventricular node 房室结
AVNRT atriventricular nodal reentrant techycardia 房室结性折返性心动过速
Avobenzone ***n*.** [商名] 阿伏苯宗(防晒药)
Avocado pear sunblotch virus 鳄梨白斑病类病病毒
avocalia 乐歌不能
avocation ***n*.** 副业,业余爱好
Avocettina infans (Gu nther) 喙吻鳗(隶属于线鳗科 Nemichthyidae)
Avogadro's constant [Amadeo 意物理学家 1776—1856] 阿伏伽德罗常数(数值为 6.0232×10^{23}) ‖ ~ law 阿伏伽德罗定律(等体积的一切气体,在同温同压下,含有同数的分子) / ~ number 阿伏伽德罗数(数值为 6.02246×10^{23})
avogram ***n*.** 皮皮克($\times 10^{-24}$g, 即 picopicogram)
avoid ***vt*.** 避免,躲开,回避;使无效 ‖ ~able ***a*.** 可避免的;可作为无效的
avoidance behaviour 躲避行为,回避反应
avoidant ***a*.** 回避反应的
avoirdupois ***n*.** 常衡,常衡制(英美重量制,以 16 盎司为 1 磅)
avometer 万用表
avoparcin ***n*.** 阿伏帕星,阿伏霉素(抗菌药)
Avorelin ***n*.** [商名] 阿伏瑞林(垂体激素释放兴奋药)
avouch ***v*.** 主张,断言,担保
avow ***v*.** 公开承认,明言
avowal ***n*.** 公开,明言
AVP Anti-viral protein 抗病毒蛋白/ arginine vasopressin 精氨酸加压素/aortic valve replacement 主动脉瓣置换/ Advances in Virus Research 病毒研究进展(年鉴)
Avridine ***n*.** [商名] 阿夫立定(抗病毒药)
AVRP atriventricular refractory period 房室不应期
AVRT atriventricular reciprocating tachycardia 房室交互性心动过速/ atriventricular reentrant tachycardia 房室折返性心动过速
AVS Antivivisection Society 反活体解剖协会
A-Vs arteriovenous shunt 动静脉分流(术)
AVSEP audio-visual superimposed ECG presentation 视听重迭心电图显现方式
AV-Shunt arterial-venous shunt 动静脉短路,动静脉分流
AVT Allen vision test 艾伦视力试验
avulsion 撕脱[法],抽出术 ‖ ~ of the bulb 眼球撕脱/ ~ , nerve 神经抽出术/ ~ , phrenic 膈神经抽出术
avulsive cortical irregularity 撕脱性(骨)皮质不规则
AW anterior wall 前壁
aw water activity 水活度
AWA Animal Welfare Act of 1970 1970 年动物福利法案
awa as well as 也,又
await ***v*., *vt*.** 等候,期待
awake ***v*.** awaked 叫醒,觉醒,觉悟,奋起 ***a*.** 醒着 ‖ ~ to 注意到,意识到
awake intubation 清醒插管
awaken ***vt*.** 唤醒 ***vi*.** 醒;认识到(to) ‖ ~ing ***n*.** 觉醒
awaking ***a*.** 醒着的,清醒的
award ***vt*.** 授予,给与;判给,***n*.** 判定;奖品
aware ***a*.** 意识到的;知道的,认识的(of) | ~ness ***n*.** 觉知,意识
awareness ***n*.** 意识,知觉
A-waste(s) 放射性废料(物)
away ***ad*.** 离,远离;(表示移动)……去,……离开;(表示消失、除去)……去,……掉;(表示继续)不断……下去;立刻
AWDDR Akademie der Wissenschaften der DDR 德意志民主共和国科学院(旧)
awe ***n*. & *v*.** 敬畏 ‖ stand (be) in ~ of 敬畏
Aweto [动药]冬虫夏草
AWF adrenal weight factor 肾上腺重量因子(促皮质激素)
awful ***a*.** 可怕的,令人畏惧的,极度的,糟糕的;非常的 ‖ ~ly ***ad*.** 非常,很
AWG Akademie der Wissenschaften in Gottingen (德) 哥廷根科学院
awhile ***ad*.** 片刻,少顷
AWI anterior wall infarction 前壁梗塞
awkward ***a*.** 笨拙的;不熟练的;使用不便的;难对付的;局促不安的 ‖ ~ly ***ad*.** / ~nes s ***n*.**
awkward ***a*.** 难处理的,笨拙的,为难的,尴尬的
AWL average work load 平均工作负载
AWLM Akademie der Wissenschaften und der Literatur in Mainz (德) 梅因茨科学与文学院
AWMI anterior wall myocardial infarction 心肌前壁梗塞
AWMS Annals of Western Medicine and Surgery 西方外科和内科学年刊
awoke awake 的过去式和过去分词
awoken awake 的过去分词
AWOL absent without leave 擅离职守
AWR air way resistance 呼吸道阻力
AWRA American Water Resources Association 美国水资源协会
AWRC Australian Water Resources Council 澳大利亚水资源委员会
awu atomic weight unit 原子重量单位(此单位是 C 原子质量的 1/12,为核物理方面使用的 awu 和化学界使用的 awu 统一后的国际通用单位,1u = 1.660 565 5 $\times 10^{-24}$g)
ax axillary 腋的
Ax axon 轴索,轴突
ax grad axial gradient 中轴阶度(表明身体中轴发展情况与代谢率的关系)
ax-, axio- [希,拉;构词成分] 轴,轴线
ax(e) ([复]axes) ***n*.** 斧;削减 ***vt*.** 削减
AXa and Xb antigen Xa and Xb Xa 和 Xb(血型)抗原
axacytidine 氮杂胞嘧啶核甙(抗肿瘤药)
Axamozide ***n*.** [商名] 阿莫齐特(抗精神病药)
axanthocyanopsia 黄蓝色盲
Axanthopanax giraldii Harms [拉;植药]红毛五加
axanthopsia ***n*.** 黄色盲
Axenfeld's syndrome (anomaly) [Theodor Axenfeld 眼科学者] 阿克森费尔德氏综合征(有时阿克森费尔德氏异常;一种明显的遗传性综合征,临床表现有两眼距离远,房角线突出及向前移位,并伴虹膜底粘连于后弹性层环、角形结构和蝶小梁区发育缺陷及常伴有青光眼)
Axenfeld's test [David 德生理学家 1848—1912] 阿克森费尔德试验(检尿白蛋白)
axenic ***a*.** ①纯净的 ②无菌的 ③无外来污染的,未被污染的
axenic culture 纯培养,无菌培养
axerophthene; anhydrovitamin A 脱水维生素,抗干眼烯
axerophthol 抗干眼醇,维生素 A
aXg antibody Xg Xg(血型)抗体
axial ***a*.** 轴向的,轴的,轴位的 ‖ ~ arthrogram 轴位关节摄影(照)片/ ~ direction 轴向/ ~ exposure 轴向曝光/ ~ field size 轴向射野大小/ ~ focal length 轴向焦距/ ~ focusing 轴向聚焦/ ~ focusing force 轴向聚焦力/ ~ focusing frequency 轴向聚焦频率/ ~ projection 轴位投照/ ~ ray 轴(射)线/ ~ resolution 轴向分辨力,纵向分辨力/ ~ roentgenogram 轴向 X 线(照)片/ ~ scan 轴向扫描/ ~ section 纵向层面,轴向层面/ ~ slice 轴(纵)向层面/ ~ symmetric(al) 轴对称的/ ~ (ly) symmetric(al) beam 轴对称束/ ~ tomogram 轴向体层摄影(照)片/ ~ tomography 轴向断层成像,轴向体层摄影(术)/ ~ transverse depiction 轴向横断面图像/ ~ transverse display 轴向横断显示/ ~ transverse imamge 轴向横断影

像/～ transverse laminography 轴向横断体层摄影(术)/～ transverse stratigraphy 轴向横断体层摄影(术)/～ transverse tomographic ancephalography 轴向横断体层脑造影(术)/～ view 轴位观
axiality 轴性
axiation *n*. 轴[心]化
axicon lens 旋转三棱镜
Axid *n*. 尼扎替丁(nizatidine)制剂的商品名
axifugal *a*. 远心的,离心的
Axiidae 阿蛄虾科(隶属于蝼蛄虾总科 Thalassinoidea)
axiilary 腋部的
axil ①腋 ②叶腋(植物)
axile; **axial** 轴的,中轴的
axilemma *n*. 轴索膜
axilla (复 axillae 或 axillas) *n*. [拉] 腋,腋窝 ‖ ～ry *a*.
axillae 三角片, 腋下
axillare 轴板
axillaries 腋片,翅关节片
axillaris 脉腋
axillary *a*. 腋的,腋下的, 腋生的; 纺锤状的 ‖ ～ air-sac 腋气囊/～ area 腋域/～ artery 腋动脉/～ callus 腋胛/～ cell 腋室(蝇)/～ cord 腋索/～ ctendidum 腋栉/～ fossa 腋窝/～ furrow 腋皱/～ gland 腋腺/～ hair 腋毛/～ incision 腋切(膜翅目)/～ lobe ①腋叶 ②翅瓣/～ lymph nodes 腋(窝)淋巴结/～ membrane 腋膜/～ muscle 腋肌/～ nerve 腋神经/～ plate 腋板(蜻蜓目)/～ sclerite 腋片/～ space 腋窝/～ tail 腋窝端/～ temperature 腋下温度/～ vein 腋静脉,腋脉/～ venegraphy 腋静脉造影(术)
axillobifemoral *a*. 腋动脉(与)双股动脉的
axillofemoral *a*. 腋动脉(与)股动脉的
axillopopliteal *a*. 腋动脉(与)腘动脉的
axin 洋虫胶 (一种昆所虫分泌的漆样脂肪,可以用为软膏基质和用于外伤)
axinost 鳍轴骨
axio-; **ax-**; **axo-**[拉]轴(牙)
axiobuccal *a*. 轴颊的
axiobuccocervical 轴颊颈的
axiobuccogingival 轴颊龈的
axiobuccolingual *a*. 轴颊舌的 ‖ ～ plane 轴颊舌平面
axiocervical *a*. 轴颈的
axioclusal 轴殆的,轴咬合的
axiodistal *a*. 轴远中的, 轴远侧的
axiodistocervical *a*. 轴远中颈的
axiodistogingival *a*. 轴远(中)龈的
axiodistoincisal *a*. 轴远(中)切缘的
axiodisto-occlusal *a*. 轴远中的,轴远中咬合的
axiogingival *a*. 轴龈的
axioincisal *a*. 轴门齿的, 轴切的
axiolabial *a*. 轴唇的, 轴髫的
axiolabiogingival *a*. 轴唇龈的
axiolabiolingual *a*. 轴唇舌的 ‖ ～ plane 轴唇舌平面
axiolemma; **axilemma** 轴膜
axiolingual *a*. 轴舌的
axiolinguocervical *a*. 轴舌颈的
axiolinguoclusal 轴舌殆的,轴舌咬合的
axiolinguogingival *a*. 轴舌龈的
axiolinguo-occlusal *a*. 轴舌殆的
axiom *n*. 公理,原则, 格言
axiomatic *a*. 合理的,不言而喻的
axiomatic method 公理法
axiomesial *a*. 轴近中的, 轴面与内侧的
axiomesiocervical *a*. 轴近中颈的
axiomesiodistal *a*. 轴近中远侧的
axiomesiodistal plane 轴近中远侧平面
axiomesiogingival *a*. 轴近中龈的
axiomesioincisal *a*. 轴近中切的
axiomesio-occlusal *a*. 轴近中殆的
axion 脑脊髓,脑脊髓轴
axio-occlusal *a*. 轴的, 轴(面)的, 轴牙的
axio-plane 轴平面
axioplasm 轴浆,轴质
axiopodium (复 axiopodia) *n*.轴伪足
Axiopsis harbereri (Balss) 哈氏拟阿蛄虾(隶属于阿蛄虾科 Axiidae)
axiopulpal *a*. 轴髓的
axioversion 轴向倾斜
axipetal *a*. 求心的,向心的(向轴索或轴的)
axiramificate 轴突分支
axis-cylinder 轴突, 轴索
axis (复 axes) *n*. ①轴 ②枢椎 ‖ ～ ,basibregmatic 基底冠矢轴,颅最高点/～ ,basicranial 基底颅轴/～ ,basifacial 面基轴/～ ,binauricular 耳间轴/～ of body, long 身体长轴,身体纵轴/～ , brain; brain stem 脑干/～ bulbi externus; ～ oculi externa 眼外轴/～ bulbi internus; ～ oculi interna 眼内轴～ ,cardiac 心轴～ ,celiac; ar teria coeliaca 腹腔动脉/～ ,cell 细胞轴/～ ,cephalocaudal 头尾轴,身体长轴/～ , cerbrosphinal; central nervous system 脑脊髓,中枢神经系统/～ ,cochlear 耳蜗轴/～ ,conjugate; conjugata vera 真直径(骨盆)/～ ,cord; primitive streak 原条(胚)/～ ,cranial 颅轴/～ ,craniofacial 颅面轴/～ ,crystal 晶轴/～ deviation 轴偏向(心电图)/～ ,dorsoventral 背腹轴/～ ,embryonic 胚轴/～ ,encephalomyelonic; encephalospinal ～ 脑脊髓,脑脊髓轴/～ ,encephalorrhachidian; cerebrospinal ～ 脑脊髓/～ ,facial; basifacial ～ 面基轴/～ ,frontal 额轴/～ of heart 心轴～ of heart, electrical 心电轴～ ,hemal; aorta 主动脉/～ ,hinge 下颌咬轴/～ lentis 晶状体轴/～ ,long 长轴/～ ,neural 神经轴,脑脊髓/～ oculi 眼轴/～ oculi externa 眼外轴/～ oculi interna 眼内轴/～ opticus; ～ optica 视轴/～ ovuli 卵轴/～ pelvis 骨盆轴～ ,principal ～ 主轴,光轴～ ,principal optic 主光轴/～ ,pupillary 瞳孔轴/～ ,sagittal 矢状轴/～ ,secondary 副轴/～ ,thoracic 胸肩峰动静脉/～ ,thyroid; truncus threocervicalis 甲状颈干/～ ,uterine 子宫轴[线]/～ ,vertical 垂直轴/～ ,visual 视轴
axisymmetric 轴对称的
axite 轴丝
axiversion; **axiversion** 牙斜轴
Axl axolemma 轴膜(电镜)
axle-tooth; **molar teeth** 磨牙,臼齿
AXM Acetocyclo heximide 乙酰亚胺环乙酮
axo- [希; 构词成分](亦作 axono-)氮;偶氮(-N = N-)
axo-axonal contact 轴—轴连接
axoaxonic *a*. 轴—轴(突触)的
axo-axonic synapse 轴—轴突触
axocoel 轴腔
axodendrite 轴索旁支
axodendritic *a*. 轴—树(突触)的
axo-dendritic contact 轴—树(突触)连接
axo-dendritic synapse 轴—树突触
axofugal *a*. 远心的,离心的(指离轴索或轴)
axograph *n*. 图轴描记器(记纹鼓)
axoid; **axoidean** *a*. 枢椎的,第二颈椎的
axolemma; **axilemma** *n*. 索膜, 轴膜轴
axolotl *n*. 美西螈, 幼体美西螈(实验用动物)
axolysis *n*. 神经轴分解
axometer *n*. 轴测器, 镜片测轴计(多用于调节眼镜)
axon- [希; 构词成分] 轴,轴线
axon *n*. 体轴(脊柱);轴突,轴索(指神经细胞) ‖ ～ ,myelinic 有髓[神经]轴索/～ ,naked 裸露轴索,无鞘轴索/naked ～; unmyelinated ～ 裸轴索,无鞘轴索 ‖ ～e *n*. / ～al *a*.
axonal *a*. 轴索的 ‖ ～ delay 轴突延迟/～ demarcation 轴突划界/axonal flow 轴索流,轴突流/axonal iontophoresis 轴突离子电泳/axonal reaction 轴突反应,轴索反应/axonal signal 轴突信号/axonal transport 轴突运输
axonapraxia *n*. 神经失用症,功能性麻痹
axone; **axon** ①体轴 ②轴突,轴索
axoneme *n*.①轴纤丝,基因丝(染色体的轴丝) ②轴丝,鞭毛轴丝(纤毛或鞭毛的中央轴)
axoneure; **axoneuron** 中枢神经细胞
axonometer *n*. 柱镜测轴计,镜轴计(快速测透镜的圆柱轴)
axonometry 柱镜测轴法(圆柱),散光轴定位法
axonopathy *n*. 轴突病 ‖ distal ～ 远侧轴突病/ proximal ～ 近侧轴突病
axonost 鳍轴骨
axonotmesis *n*. 轴突断伤
axon-reflex 轴突反射
axopetal *a*. 求心的,向心的(指向轴索或轴)
axophage *n*. 噬髓鞘细胞
axoplasm *n*. 轴浆,轴质 ‖ ～ic *a*.
axoplasma streaming 轴浆流动
axoplasmic flow 轴浆流
axopodia 轴伪足
axopodium (复 axopodia) *n*. 轴伪足,轴状假足
axosomatic *a*. 轴—体(突触)的
axo-somatic contact 轴—体连接
axo-somatic synapse 轴—体突触
axosome 轴体

axospongium ***n*.** 轴索海绵质
axostyle ***n*.** 轴杆，轴柱，伪足轴
axostylus 轴杆
axotomy ***n*.** 轴突切开术
axungia [拉] 脂肪，猪油，豚脂 ‖ ~ porci；lard 豚脂，猪油
Axwmiooops feae 白头蝰(隶属于蝰科 Viperidae)
AY 20694；ICI 47319 dexpropranolol 右旋萘心安(抗心律失常药)
AY 21011；ICI 50172 practolol 醋氨心安(心得宁)(抗心律失常药)
AY 64043；ICI 45520 propranolol 萘心安(心得安)(抗心律失常药)
ay(e) ①int. 是② ***n*.** ‖ the ~s 赞成的人 / The ~s have it. 赞成者多数
AYA acute Yellow atrophy 急性黄色肝萎缩
ayahuasca；Banjsteria caapi；caapi 南美卡皮木(金虎尾科植物)
Ayala's equation [A. G. 意神经病学家] 阿亚拉氏方程式 ‖ ~ index(quotient) 阿亚拉氏指数(系数) 阿亚拉氏脑脊液压指数
ayapana ***n*.** 三脉佩兰叶(热带国家生长的植物，用作芳香、健胃、发汗和兴奋药，亦可用于咖啡、茶叶代用品)
ayapanin；7-methoxycoumarin 阿雅帕宁
ayapin；6,7-methylenedioxycoumarin 阿雅平
Ayer's test [James B. 美神经学家 1882 生] 艾尔氏试验(检椎管阻滞)
Ayer-Tobey test [J. B. Ayer；George L. Tobey, Jr.] 艾尔—托比试验(检横窦血栓形成，亦称 Tobey-ayer test)
Ayerza's disease [Abel 阿根廷医师 1861—1918] 阿耶萨病(细胞胞增多症的一种，主要特征为慢性发绀、慢性呼吸困难、慢性支气管炎、支气管扩张、骨髓增殖和肺动脉硬化) ‖ ~ syndrome 阿耶萨综合征(肺动脉高血压，伴有肺动脉扩张，与肺病有关，以前认为是梅毒所致)
ayfivin；bacitracin ***n*.** [枯草]杆菌肽
aypnia ***n*.** 失眠
ayurvedism ***n*.** 印度药草治疗法
A-Z Aschheim-Zondek test for pregnancy 阿—宋二氏妊娠试验
AZ automatic zero 自动零位
az azimuth 方位，方位角
Az. 氮(nitrogen，化学符号为 N，7 号元素)
azabon ***n*.** 阿扎苯胺，氮磺苯胺(中枢神经系统兴奋药及精神振奋剂)
Azabuperone ***n*.** [商名] 阿布哌隆(安定药)
Azacitidine ***n*.** [商名] 阿扎胞苷(抗肿瘤药)
azaclorzine hydrochloride 盐酸氮氯嗪(冠状动脉扩张药)
Azaclorzine ***n*.** [商名] 氮氯嗪(冠脉扩张药)
azacosterol hydrochloride 盐酸阿扎胆醇，盐酸二氮胆甾醇(降胆固醇药和鸟类化学发育剂)
Azacosterol ***n*.** [商名] 阿扎胆醇(避孕药)
azacrine 氮杂阿的平(治疟药)
Azactam ***n*.** 氨曲南(aztreonam)制剂的商品名
azacyclonol ***n*.** 阿扎环醇，氮杂环醇，7 - 哌苯甲醇，二苯哌啶甲醇(其盐酸盐用作安定药，治疗精神分裂症)
Azacyclonol ***n*.** [商名] 阿扎环醇(安定药)
azacytidine 氮杂胞嘧啶核苷
azadirachtin 印苦栋子素
azadiradione 印苦栋二酮
azadirone 印苦栋酮
azafen 氮杂芬
azafrin 玄参红酸
azagerine ***n*.** 重氮丝氨酸，重氮乙酰丝氨酸
azaguanine ***n*.** 氮鸟嘌呤
azakinetin 氮激动素
Azalanstat ***n*.** [商名] 阿扎兰司他(降血脂药)
azalea ***n*.** 杜鹃花
Azalea L. 杜鹃属
azaleine 品红，复红
Azalomycin ***n*.** [商名] 阿扎霉素(抗生素类药)
azaloxan ***n*.** [商名] 阿扎克生(抗抑郁药)
-azam [构词成分] - [巴] 占(1998 年 CADN 规定使用此项名称，主要系指神经系统镇静催眠的氯巴占[Cllbazam]类药物)
Azamethonium bromide ***n*.** [商名] 阿扎溴铵，氮戊溴铵(神经节阻断药，抗高血压药)
azamethonium； N, N, N', N', 3-pentamethyl-N, N'-diethyl-3-azapentamethylene-1,5-diam monium dibromide 氮甲尼，氮甲烃铵，氮杂烃铵
Azamulin ***n*.** [商名] 阿扎莫林(皮肤科用药)
Azamun 硫唑嘌呤
Azan 8-azaquanium 氮杂鸟嘌呤
azan ***n*.** 癌散
azan staining 阿丈染色法
azanator meleate 马来酸阿扎那托，马来酸氮氧蒽哌(支气管扩张药)
Azanator ***n*.** [商名] 阿扎那托(支气管扩张药)
Azania ***n*.** 阿扎尼亚[非洲]
azanidazole ***n*.** 阿扎硝唑，嘧烯硝唑(抗滴虫药)
Azaperone ***n*.** [商名] 阿扎哌隆(安定药)
Azapetine；6-allyl-6,7-dihydro-5H-dibenz[c,e]azepine ***n*.** [商名] 阿扎培汀，氮佩汀，烯丙双苯氮(周围血管扩张药)
azapetine phosphate 磷酸阿扎培汀，磷酸烯丙双苯氮(α - 肾上腺素能阻滞药，周围血管扩张药)
Azapropazone ***n*.** [商名] 阿扎丙宗，炎爽痛(即 apazone，消炎药)
azaribine ***n*.** 阿扎立平，氮尿苷乙酯，三乙酰氮尿苷(治疗银屑病、蕈样肉芽肿及真性红细胞增多症)
Azaribine ***n*.** [商名] 阿扎立平(见上条)
azarin 亮红
azaserine ***n*.** 偶氮丝氨酸，重氮丝氨酸(抗真菌抗生素)
Azaserine ***n*.** [商名] 偶氮丝氨酸(尿路抗菌药，抗真菌药)
Azasetron ***n*.** [商名] 阿扎司琼(5 - 羟色胺受体阻滞药)
Azaspirium chloride ***n*.** [商名] 阿匹氯铵(支气管扩张药)
azastene ***n*.** 阿扎斯丁，雄烯锣唑(抗生育药，避孕药)
Azastene ***n*.** [商名] 阿扎期丁，雄烯锣唑(见上条)
azasteroid 氮杂类甾醇
Azatadine ***n*.** [商名] 阿扎他定(见下条)
azatadine maleate 马来酸阿扎他定，马来酸哌吡庚啶(抗组胺药，用于治疗常年性、季节性变应性鼻炎和慢性荨麻疹)
Azatepa ***n*.** [商名] 阿扎替派(抗肿瘤药)
azathioprine 硝基咪唑硫嘌呤(6 - [1 - 甲基 - 4 - 硝基 - 1 - 氢 - 咪唑 - 5 - 硫] - 1 氢 - 嘌呤)硫基嘌呤的衍生物，又称"依木兰"(Imuran)，可用于治疗恶性肿瘤及免疫抑制药
azathymidine 氮胸室
azathymine 氮胸腺嘧啶
azauracil 氮尿嘧啶
azauridine 氮尿(嘧啶核)甙
AZBN azo-isobutyronitrile 偶氮异丁睛
Azconazole ***n*.** [商名] 阿扎康唑(抗真菌药)
azedarach ***n*.** 苦楝皮
azel 方位—高度 ‖ ~ display 方位—高度显示器/~(-)scope 方位—高度镜，方位高度雷达显示器
Azelaic acid ***n*.** [商名] 壬二酸(皮肤科用药)
azelaic acid 壬二酸
Azelastine ***n*.** [商名] 氮斯汀(抗组胺药)
Azelia 点蝇属 ‖ ~ fengi 冯氏点蝇/~ zetterstedti 丹麦点蝇
Azelnidipine ***n*.** [商名] 阿折地平(钙通道阻滞药)
azelon 蛋白纤维(类)
Azemiops feae (Boulenger) 白头蝰(隶属于蝰科 Viperidae)
-azenil [构词成分] - 西尼(1998 年 CADN 规定使用此项名称，主要系指神经系统的苯并二氮，类拮抗药氟马西尼[Flumazenil]一类的药品)
azeotrope 共沸混合物
azeotropic 共沸的，恒沸点的
azeotropy ***n*.** 恒沸性，共沸性 ‖ azeotropic ***a*.** 恒沸的，共沸的
-azepam [构词成分] - 西泮(1998 年 CADN 规定使用此项名称，主要系指神经系统镇静催眠剂地西泮[Diazepam]一类的药物，如膦西泮[Fosazepam]、去甲西泮[Nordazepam]等)
Azepexole ***n*.** [商名] 氮克唑(镇咳药)
azepindole ***n*.** 氮吲哚(抗抑郁药)
azepne 吖庚因，氮杂
azerin ***n*.** 捕虫草酶
Azetepa ***n*.** [商名] 阿扎替派(抗肿瘤药)
azetidine 吖丁啶，氮杂环丁烷
Azetirelin ***n*.** [商名] 氮替瑞林(促甲状腺素释放药)
Azg azaguanine 氮鸟嘌呤
AZI azalomycin B 阿沙霉素 B
azid，azide ***n*.** 叠氮化(合)物
Azidamfenicol ***n*.** [商名] 叠氮氯霉素(抗生素类药)
azide 叠氮化合物
azidoamphenicol 叠氮氯霉素(抗生素类药)
Azidocillin ***n*.** [商名] 阿度西林(抗生素类药)
azidocillin；azidobenzylpenicillin 叠氮苄青霉素(抗生素类药)
azidothymidine (简作 AZT) ***n*.** 叠氮胸苷(能抑制引起获得性免疫缺陷综合征 <即艾滋病> 的人免疫缺陷病毒)
Azimexon ***n*.** [商名] 阿齐美克，羧胺氮丙啶(免疫促进药)
Azimilide ***n*.** [商名] 阿齐利特(抗心律失常药)
azimuth ***n*.** 方位，方位角 ‖ ~al ***a*.** 方位的，方位角的；水平的

azimuth pulse generator 方位脉冲
azimuthal *a*. 轴向的,方位(角)的 ‖ ~ resolution 轴向分辨力/ ~ scan rate 角扫描率 ‖ ~ ly *ad*.
azimuthally varying-field 方位变频
azinphos-methyl 谷太磷
Azintamide *n*.[商名] 阿嗪米特(利胆药)
azipramine *n*. 阿齐帕明,苄胺吲(抗抑郁药)
Azipramine *n*.[商名] 阿齐帕明(见上条)
aziridine *n*. 氮丙啶,氮杂环丙烷
aziridine mutagen 氮丙啶诱变剂
Azithromycin *n*.[商名] 阿奇霉素(抗生素类药)
azlocillin *n*. 阿洛西林,氧咪苄青霉素,苯咪唑青霉素(抗生素类药)
Azlocillin *n*.[商名] 阿洛西林 (见上条)
Azlon 人造蛋白纤维,再生蛋白质纤维
Azm azotometry 氮量法
Azmacort *n*. 曲安奈德(triamcinolone acetonide)制剂的商品名
azo- 偶氮基
azo chemical group-N = N 化学偶氮基团
azoalbumin 偶氮白蛋白
azoamyly *n*. 糖原缺乏(肝细胞无贮存正常数量糖原的能力)
Azoarcus [拉] *n*. 固氮弧菌属
Azoarcus communis [拉] *n*. 普通固氮弧菌
Azoarcus evansii [拉] *n*. 埃文固氮弧菌(伊万固氮弓形菌)
Azoarcus indigens [拉] *n*. 需求固氮弧菌
Azobacter; **Azotobacter** 定氮菌类 ‖ ~ vinelandil 定氮菌
azobenzene *n*. 偶氮苯
azobilirubin *n*. 偶氮胆红素
azobisisobutyronitrile 发孔剂
azo-blue *n*. 偶氮蓝
azo-bordeaux; **cerasin** ①樱胶素 ②角甙脂
azocarmine 偶氮卡红,偶氮胭脂红, 偶氮洋红 ‖ ~ G 偶氮卡红 G, 偶氮胭脂红 G
azochloramide 偶氮氯胺
-azocine [构词成分] - 佐辛(1998 年 CADN 规定使用此项名称,主要系指神经系统镇痛剂苯并吗啡烷[Benzomorphan]一类的药物,如莫沙佐辛[Moxazocine]、伏拉佐辛[Volazocine]等)
azo-compound 偶氮化合物
azodermin 阿佐德明,乙酰氨基偶氮甲苯
azodicarbonamide 偶氮甲酰胺,脲叉脲
azo-dyes 偶氮染料
azofer 固氮铁[氧还]蛋白
azofermo (= molybdoferredoxin) 固氮铁钼(氧还)蛋白
azo-fuchsin 偶氮品红,偶氮复红
azoglobulin 偶氮球蛋白
azoic *a*. 无生物的,无生命的
azoimide *n*. 偶氮亚胺
azole *n*. 吡咯,氮二烯五环
azolesterase 氮醇酯酶
Azolid *n*. 保泰松(phenylbutazone)制剂的商品名
Azolimine *n*.[商名] 阿佐利明,苯咪酮胺(利尿药)
-azoline [构词成分] - 唑啉(1998 年 CADN 规定使用此项名称,主要系指心血管系统的抗组织胺药、局部血管收缩剂安他唑啉[Antazoline]一类的药品)
azolitmin *n*. 石蕊精,石蕊素(用做 pH 指示剂,pH4.5 时呈红色,pH8.3 时呈蓝色)
Azollaceae 满江红科 (植物分类学)
azo-itch 偶氮染料痒症
Azomonas [拉] *n*. 氮单胞菌属, 固氮单胞菌属
Azomonas agilis [拉] *n*. 敏捷氮单胞菌(活泌氮单胞菌)
Azomonas insigins [拉] *n*. 标记氮单胞菌
Azomonas insolita [拉] *n*. 异常氮单胞菌(稀有氮单胞菌)
Azomonas macrocytogenes [拉] *n*. 巨胞氮单胞菌
Azomonotrichon [拉] *n*. 固氮丝菌属
azomycin *n*. 氮霉素,2 - 硝基咪唑
azoospermatism; **azoospermia** ①精子缺乏 ②精子活力缺乏
azoospermia; **azoospermatism** *n*. 精子缺乏,精子活力缺乏,无精子症
azopigment *n*. 偶氮色素
azoprotein *n*. 偶氮蛋白
azoprotein antigen 偶氮蛋白质抗原
Azorean disease (Azores 亚速尔群岛)亚速尔群岛病
Azorhizobium [拉] *n*. 固氮根瘤菌属
Azorhizobium caulinodans [拉] *n*. 茎瘤固氮根瘤菌(田菁固氮根瘤菌)*
Azorhizophilus [拉] *n*. 嗜氮根瘤菌属
Azorhizophilus paspali *n*. 雀稗嗜氮根瘤菌
azorubln S 偶氮红质 S
Azosemide *n*.[商名] 阿左塞米(利尿药)
-azosin [构词成分] - 唑嗪(1998 年 CADN 规定使用此项名称,主要系指心血管系统抗高血压剂哌唑嗪[Prazosin]一类的药物,如布那唑嗪[Bunazosin]、曲马唑嗪[Trimazosin]等)
Azospirillum *n*. 固氮螺菌属
Azospirillum amazonense *n*. 无乳固氮螺菌
Azospirillum bangalorense *n*. 班加洛尔固氮螺菌
Azospirillum brasilense *n*. 巴西固氮螺菌
Azospirillum halopraeferens *n*. 高盐固氮螺菌
Azospirillum irakense *n*. 伊拉克固氮螺菌
Azospirillum lipoferum *n*. 生脂固氮螺菌
azosulfamide *n*. 偶氮磺酰胺,新百浪多息
azotase 定氮酶
azotation 吸氮[作用]
azote; **nitrogen** *n*. 氮(7 号元素)
azotemia *n*. 氮血症 ‖ extrarenal ~ 肾外性氮血症/ postrenal ~ 肾后性氮血症/ prerenal ~ 肾前性氮血症/ renal ~ 肾性氮血症 ‖ azotemic *a*.
azotemic retinitis 氮血[症]性视网膜炎
azotenesis *n*. 氮质过多症
azothermia *n*. 氮血热
azotification *n*. 定氮(作用),固氮(作用)
azotize *vt*. 与氮化合,氮化
Azotobacter (**Beijerinck**) 固氮菌属
Azotobacter agilis *n*. 敏捷固氮菌(活泼固氮菌)
Azotobacter agilis subsp. armeniae *n*. 敏捷固氮菌阿美尼亚亚种(活泼固氮菌阿美尼亚亚种)
Azotobacter armeniacus *n*. 阿美尼亚固氮菌
Azotobacter beijerinckii *n*. 拜氏固氮菌
Azotobacter beijerinckii subsp. achromogenes *n*. 拜氏固氮菌无色亚种
Azotobacter beijerinckii subsp. acidotolerans *n*. 拜氏固氮菌耐酸亚种
Azotobacter chroococcum *n*. 褐球固氮菌(褐色球形固氮菌)
Azotobacter halophilum *n*. 嗜盐固氮菌
Azotobacter hilgaridii *n*. 希氏固氮菌
Azotobacter indicus *n*. 印度固氮菌
Azotobacter indicus subsp. myxogenes *n*. 印度固氮菌产黏亚种
Azotobacter insigne *n*. 标记固氮菌
Azotobacter lacticogenes *n*. 生乳酸固氮菌
Azotobacter macrocytogenes *n*. 见 Azomonas macrocytogenes
Azotobacter miscellum *n*. 杂色固氮菌
Azotobacter nigricans *n*. 黑色固氮菌
Azotobacter non-vinelandii *n*. 非维涅兰德固氮菌(非棕色固氮菌)
Azotobacter paspali *n*. 雀稗固氮菌
Azotobacter salinestris *n*. 盐居固氮菌
Azotobacter smyrnii *n*. 土麦拿固氮菌
Azotobacter vinelandii *n*. 维涅兰德固氮菌(棕色固氮菌)
Azotobacter vitreus *n*. 亮固氮菌(透明固氮菌)
Azotobacter vitreus subsp. armeniae *n*. 亮固氮菌阿美尼亚亚种(透明固氮菌阿美尼亚亚种)
Azotobacter woodstowni-beijerinckii *n*. 沃—拜氏固氮菌
Azotobacter woodstownii *n*. 沃氏固氮菌
Azotobacteraceae *n*. 固氮菌科, 定氮菌科
Azotococcus *n*. 固氮球菌属
Azotococcus agilis *n*. 敏捷固氮球菌(活泼固氮球菌)
Azotococcus insigne *n*. 标记固氮球菌
azotometer *n*. 氮定量器,量氮器,定氮仪
azotometer; **nitrometer** 氮定量器,量氮器
Azotomonas *n*. 固氮单胞菌属(即固氮菌属 Azotobacter)
Azotomonas fluoresciens *n*. 荧光固氮单胞菌
Azotomonas insolita *n*. 稀有固氮单胞菌
azotomycin *n*. 阿佐霉素,含氮霉素(获自 Streptomyces ambofaciens 链霉菌,抗生素类药)
Azotomycin *n*.[商名] 阿佐霉素(见上条)
azotophores 固氮体
azotorrhea *n*. 氮溢(粪尿中含氮质过多)
azoturia *n*. 氮尿 ‖ azoturic *a*.
azoturic 氮尿的
Azovan Blue *n*.[商名] 伊文思蓝(诊断用药)
azoxybenzene *n*. 氧化偶氮苯
azoxy compound 氧化偶氮化合物
AZQ diaziquone 地吖醌

azran 方位距离
AZT Aschheim-Zondek test 阿—宋二氏(妊娠)试验/azidothymidine 叠氮胸苷(治艾滋病药)
Aztec idiocy type 头小性白痴(Aztec 为土著墨西哥人部落)
azthreonam 固氮单菌胺
Aztreonam ***n***.[商名]氮曲南(抗生素类药)
Azuki bean mosaic potyvirus 阿祖柯莱豆花叶马铃薯 Y 病毒
azul ***n***. 阿祖耳,品他病(即 pinta,美洲热带地方密螺旋体性皮肤病)
azulene ***n***. 苷菊环烃,天蓝烃,环戊并环庚五烯
Azulfidine ***n***. 柳氮磺胺吡啶(sulfasalazine)制剂的商品名
azulfidine; salicylazosulfapyridine 水杨酰偶氮磺胺吡啶
azulin 苯胺蓝
azulmia 氮明酸
Azumolene ***n***.[商名]阿珠莫林(骨骼肌松弛药)
azure 天蓝,天青‖～ A(asymmetrical dimethyl thionine)天蓝 A,天青 A(不对称二甲基硫紫)/～ B(tri-mehyl thionine)天蓝 B,天青 B(三甲基硫紫)/～ C 天蓝 C,天青 C/～ Ⅰ 天蓝Ⅰ,天青Ⅰ(天蓝 A 与天蓝 B 混合物)/～ Ⅱ 天蓝Ⅱ,天青Ⅱ(等量的天蓝Ⅰ与甲基硫紫氯化物的混合物)/～ C 天蓝 C, 天青 C /～, methylen 亚甲天蓝,甲烯天蓝
azure-blue 天青蓝
Azuresin ***n***.[商名]天青树脂(诊断用药),天蓝树脂
azurin 阿祖林,可可碱乙酸钠
azurophil ①嗜苯胺蓝细胞,嗜苯胺蓝体 ②嗜苯胺蓝的
azurophilia ***n***. 嗜苯胺蓝性 ‖ azurophilic ***a***.
Azygin 独孤(吸虫)属
azygoesophageal ***a***. 奇静脉(与)食管的‖～ line 奇静脉食管线/～ recess 奇静脉食管隐窝
azygogram ***n***. 奇静脉造影(照)片
azygography ***n***. 奇静脉造影(术)
azygomediastinal ***a***. 奇静脉(与)纵隔的
azygos ***a***. 不成对的;奇数的;单的 ***n***. 奇,单‖～ fissure 奇裂/～ lobe 奇(静脉)叶/～ uvulae; musculus ～ 悬雍垂肌/～ vein 奇静脉/～ venography 奇静脉造影(术)
azygosperm; azygospore 非接合子
azygote 单性合子
azygous ***a***. 不成对的;奇数的,单的;无配偶的
azymia ***n***. 酶缺乏
azymic 不发酵的
azymous; azymic 不发酵的
azzle-tooth; molar tooth 磨牙,臼齿
azzospermia 无精症

B b

B ①贝尔(bel)和元素硼(即 boron)的符号(5 号元素) ②β 磁通密度(magnetic flux densitu)的符号

B bacillus 杆菌,芽胞杆菌/back cross (BC) 回交(医学遗传学)/background 本底/back up 后备/ball 丸药/balneum arenae [拉]沙浴/Bar 棒眼(突变型)/barometric 气压[计]的/base 基础,底;碱,碱基/basophil (Bas) 嗜碱的/basophil cell 嗜碱性粒细胞/basophil leukocyte 嗜碱性白细胞/bath 浴,洗浴/Baume scale 波美度(比重)/B blood type B 血型,血型 B, B 型血/behavior 行为/bel 贝尔(音量、音强、电平单位)/Benoist scale 本诺伊氏标度/benzene 苯/benzine 汽油;挥发油/benzoate 苯甲酸盐;苯甲酸酯/Bertiella 伯特(丝虫)属/vitamin B group 维生素 B 族/bicuspid 二尖瓣的;双尖的/Biofizika 生物物理学(杂志名)/Biorheology 生物流变学(杂志名)/biphenylyl 联二苯基/birefringence 双折射/bit (二进制)位,比特/blank 空白的/blast 胚细胞,分裂球丝/blood 血液/blood type 血型/blue 蓝色[的]/body 体,机体,身体/boiling point 沸点/boils at 在……度沸腾/bond 键;结合;粘合,价标/born 出生于……的/boron 硼(5 号元素)/bottom 底部/boy 男孩子/brachii 臂/breadth 宽度;横幅/Breast 乳房(杂志名)/brightness 亮度;光泽/British thermal unit (BTU)英国热单位/broken surface 断裂面/bronchitis 支气管炎/brother 兄弟/Brucella 布鲁氏杆菌属/buccal 颊的/busy 正在运行,被占用/butadiene 丁二烯/butylene 丁烯 ‖ ~ alphaherpesvirus B 型 α 疱疹病毒/~ cell B 细胞/~ cell antigen receptor B 细胞抗原受体/~ cell differentiation factor (BCDF) B 细胞分化因子 /~ cell growth factor (BCGF) B 细胞生长因子/~ cell proliferation B 细胞增殖/~ cell receptor (BCR) B 细胞受体/ ~ eliminator 屏极电源整流器/~ lymphocyte B 淋巴细胞/~ mode B 型(超声)/~ power supply 阳极电源,乙电源/~ Scan B 型超声波扫描/~ scope 距离方位显示器/~ trace B 台扫迹/~ ultrasonic B[型]超[声波]

b ①靶[恩](barn)的符号 ②碱基(base)的符号,用以表示核酸序列的长度

b bacteria (Bact) 细菌(复数)/bar 巴(压力单位)/bedroom 寝室/billion 十万万,十亿[美];万亿[英]/bis[拉]两次/computer bit 计算机控制键/black 黑色/boiling point 沸点/boils at 在沸点/born 出生于……的/bowels 肠/brass 黄铜/bridge 电桥;桥/brown 棕色[的]

β ①beta 希腊文的第二个字母,乙种 ②血红蛋白 β 链的符号

BⅠ, BⅡ Billroth Ⅰ type, Billroth Ⅱ type 比罗特氏Ⅰ法;比罗特氏Ⅱ法(胃切除吻合法)

B1, B2, B3, B4, B5 Borrmann 1 type, Borrmann 2 type... 博罗曼Ⅰ型,Ⅱ型……(癌病型肉眼分类法)

B_1, B_2, B_3 first, second, third backcross generation 第一、第二、第三回交子代(遗传学)

B33 stylovirus B33 长尾病毒

B53 sodium dialkyl-succinate 二烃基琥珀酸钠(抗结核药)

B-186; SL501; ULO detigonum 敌退咳

B-518 ednoxan; cytoxan; cyclophosphamidum 环磷酰胺,安道生,癌得星(抗肿瘤药)

B663 clofazimine; lamprene 氯苯酚嗪,克风敏(抗麻风药)

B-A blood agar 血琼脂 / backache 腰(背)痛

B-663 phenazine 菲乃嗪

B-1500 baycaroum 倍可降

B. and M. 693 sulfapyridine 磺胺吡啶

BA backache 背痛/ bacterial agglutination 细菌的凝集(作用)/ balneum arenae [拉]沙浴/ B antigen B(血型)抗原/ bectericidal assey 杀菌试验/ benzoin acrylate 苯偶姻丙烯酸盐 / benzoylacetone 苯甲酰过氧化物 / betamethasone acetate 醋酸倍他米松 / bile acid 胆汁酸 / Bioengineering Abstracts 生物工程文摘(检索期刊)/ Biological Abstracts 生物学文摘(杂志名)/ blocking antibody 阻抑性抗体,封闭性抗体 / blood agar 血[液]琼脂 / blue acid (LSD-25) 麦角酰二乙胺酰胺 [参见 LSD; 并注意区别 acid blue (酸性蓝)] / bone age 骨龄 / boric acid 硼酸 / bovine albumin 牛白蛋白 / breathing apparatus 呼吸器,氧气设备 / British Academy 英国科学院 / bronchial artery 支气管动脉 / bronchial asthma 支气管哮喘 / buccoaxial 颊轴的 / buffer amplifier 缓冲放大器 / butylacetate 醋酸丁酯 / butyl acrylate 丙烯酸丁酯

BA 4311 methylphenidate; ritalin 利他林(中枢神经兴奋药)

Ba barium 钡(56 号元素)

Ba 39089 oxprenolol 烯丙氧心安(心得平)

Ba-34, 647 baclofenum 氯苯氨丁酸

Ba base line 基线,基准线 / biennual 双年刊(刊期代码,此代码已不再代表 biannual,后者指一年两期,现用 sa / buffer amplifier 缓冲放大器

ba- 前缀,意义为“行走”,“站”(来自希腊语 baino)

B. A. ①balneum arenea[拉] 沙浴 ②bucco-axial 颊轴的

BAA before atomic age 原子时代以前 / benzoyl arginine amide 苯甲酰精氨酸酰氨

BAAS British Association for the Advancement of Science 英国科学促进会

Baastrup's disease ***n.*** (syndrome) 巴斯特罗普病(综合征),吻状棘突,接触棘突

BAB body (cuurent) activated (circuit) breaker 电流断

BABA beta-aminoisobutyric acid β-氨基异丁酸

Bab Babinski reflex 巴彬斯奇反射

Babahoyo bunyavirus 巴巴霍约本扬病毒

babbitt ***n.*** 巴比特合金(即 Babbitt metal)(锡、铜、锑的合金)

Babcock's operation 巴布可克氏手术(静脉瘤治疗术)

Babcock's test 巴布可克氏试验(检乳脂)

Babes' stain 巴贝斯氏染剂/~ treatment 巴贝斯氏疗法(治狂犬病)/~ tubercles 巴贝斯氏结节(狂犬病结节)

Babes-Ernst bodies 巴-恩二氏小体,异染颗粒(即 metachromatic granules)

Babes-Ernest granule 异染粒

Babesia ***n.*** 巴贝虫属,梨浆虫属 ‖ ~ argentina 阿根廷巴贝虫,阿根廷梨浆虫/~ bigemina 二联巴贝虫,二联梨浆虫(即 Apiosoma bigeminum)/~ bigemina Smith and Kilborne 双芽巴贝虫/~ bovis 牛巴贝虫,牛梨浆虫/~ bovis Starcovici 牛巴贝虫/~ caballi Nuttall 驽巴贝虫/~ canis 犬巴贝虫,犬梨浆虫/~ canis Piana and Galli-Valerio 犬巴贝虫/~ divergens M'Fadyean and Stockman 分岐巴贝虫,分岐梨浆虫/~ equi 马巴贝虫,马梨浆虫 /~ equi Laveran 马巴贝虫/~ hominis 人巴贝虫,人梨浆虫/~ major 主巴贝虫/~ major Sergent, Donatien, Parrot, Lestoquard and Plantureux 大巴贝虫/~ microti 田鼠巴贝虫/~ microti Franca 果氏巴贝虫/~ moshkovskii 莫氏巴贝虫属/~ motasi Wenyon 莫氏巴贝虫/~ ovis 绵羊巴贝虫/~ ovis Babes 绵羊巴贝虫/~ perroncitoi Cerruti 柏氏巴贝虫/~ rodhaini 罗哈氏巴贝虫,罗哈氏梨浆虫/~ Starcovici 巴贝虫属/~ tachyglossi Backhouse and Bolliger 速舌巴贝虫/~ trautmanni Knuthand Du Toit 陶氏巴贝虫

babesiasis ***n.*** 巴贝虫病,梨浆虫病

Babesiella ***n.*** 巴贝虫属,梨浆虫属(即 Babesia)

Babesiidae ***n.*** 巴贝虫科

Babesiidae Poche 巴贝虫科

babesiosis ***n.*** 巴贝虫病,梨浆虫病(即 babesiasis) ‖ bovine ~ 牛巴贝虫病/canine ~ 犬巴贝虫病/equine ~ 马巴贝虫病/feline ~ 猫巴贝虫病/ovine ~ 绵羊巴贝虫病/swine ~, porcine ~ 猪巴贝虫病

Babès' treatment 巴贝斯疗法(治狂犬病) ‖ ~ tubercles 巴贝斯结节,狂犬病结节

Babinski-Fröhlich syndrome 肥胖生殖无能综合征

Babinski-Nageotte syndrome 巴彬斯奇-纳热奥特综合征(小脑动脉血栓所致的延髓背外侧综合征)

Babinski's law 巴彬斯奇氏定律(即电压眩晕定律)/~ method 巴彬斯奇氏法(即跟腱反射)/~ reflex (phenomenon) 巴彬斯奇氏反射(现象)/~ sign 巴彬斯奇氏征(①鉴别坐骨神经痛 ②巴彬斯奇氏反射 ③鉴别半身不遂)/~ syndrome 巴彬斯奇氏综合征(各型神经梅毒合并心血管病)

bablabs ***n.*** 阿拉伯胶树豆(即 abalah)

babool ***n.*** 阿拉伯胶树皮(即 babul bark)

baboon ***n.*** 狒狒 ‖ ~ endogenous virus 狒狒内源性病毒 / ~ endogenous type C oncovirus 狒狒内源性 C 型肿瘤病毒 / ~ enterovirus 狒狒肠道病毒 / ~ lymphotropic herpesvirus 狒狒嗜淋巴

疱疹病毒 / ~ type C oncovirus 狒狒 C 型肿瘤病毒
Baby marijuana 大麻
baby ***n***. 婴儿 ***a***. 婴儿的;小型的/~, blue 青紫婴儿,发绀婴儿(因先天心损害或先天肺膨胀不全所致)/"~, cloud" 雾婴(排出含葡萄糖菌传染雾的婴儿,是婴儿室重要传染源之一)/~, collodion 火棉胶样或羊皮纸样膜包裹的婴儿/~hood 婴儿期
babywarmer ***n***. 婴儿保温器
BAC binary analog conversion 二进制模拟转换 / bacterial antigen complex 细菌抗原复合物 / biomedical applications of computers 生物医学上计算机的应用 / blood alcohol concentration 血中酒精浓度 / bovine albumin crystallized 牛结晶白蛋白 / British Association of Chemists 英国化学家协会 / broncho-alveolar cell 支气管肺泡细胞 / bromaceryl cellulose 溴化乙酰化纤维素 / buccoaxiocervical 颊轴颈的 / butyl acrylate 丙烯酸丁酯
Bac bacillus 杆菌,芽胞杆菌 / bacteria 细菌(复数) / bacteriology 细菌学
B.A.C. bucco-axiocervical 颊轴颈的
Bacampicillin ***n***. 巴氨西林(抗生素类药)
bacampicillin hydrochloride 盐酸巴安西林,盐酸氨苄青霉素碳酯(抗生素类药)
bacca (复 baccae) ***n***. [拉]浆果(即 berry)
baccate ***n***. 浆果状的
bacchia ***n***. (acne rosacea) 酒渣鼻,红斑痤疮
BACE basic automatic checkout equipment 基本自动检验装置
Baccelli's method 巴切利氏破伤风疗法/~ sign 巴切利氏征(低音胸语音)
Baccelli's mixture ***n***. 巴切利合剂(硫酸奎宁 3.0,酒石酸 3.0,砷酸钠 0.05,水 300.0)
bachelor ***n***. 单身汉;学士 ‖ Bachelor of Arts (Science, Medicine) 文科(理科、医)学士
Bachman test (reaction) 巴克曼试验(反应)(检旋毛虫病的皮内试验)
Baciguent ***n***. 杆菌肽(bacitracin)制剂的商品名
Bacilli Calmette-Guerin (BCG) ***n***. 卡介苗
baccharine ***n***. 酒神菊素
Baccharis ***n***. [希]酒神菊属/~ halimifolia 酒神菊/~ pilularis 小球花酒神菊
bacchia ***n***. [拉]酒渣鼻,红斑痤疮(即 acnerosacea) ‖ ~ rosacea ***n***. 酒渣鼻
bacciform ***n***. 浆果状的(即 berry-shape)
Bachman reaction 巴克曼氏反应(试验)(检旋毛虫病的皮内试验)
Bachmann's bundle 巴克曼氏束(心耳间横肌束)
bacilipin ***n***. 杆菌脂
bacil- 前缀,意义为"杆菌"(来自拉丁语 bacillus)
Bacillaceae ***n***. 芽胞杆菌科
bacillar ***a***. 杆菌性的(即 bacillary)
Bacillariaceae ***n***. 硅藻科,矽藻科
Bacillariophyta 矽藻植物门(植物分类学,亦称硅藻植物门)
bacillary ***a***. 杆菌性的 ‖ ~ angiomatosis 杆菌性血管瘤
Bacille Calmette-Guérin (简作 BCG) 卡介苗
bacillemia ***n***. 杆菌血症
bacilli- [构词成分] 杆;(芽胞)杆菌
bacilli ***n***. (单 bacillus) [拉][芽胞]杆菌
bacilli-carrier ***n***. 带[杆]菌者
bacillicidal ***n***. 杀杆菌者
bacillicide ***n***. 杀杆菌药
bacilliculture ***n***. 杆菌培养
bacilliferous ***a***. 带杆菌的
bacilliform ***n***. 杆菌状的
bacilligenic ***a***. ①杆菌[原]性的 ②生杆菌的
bacillin ***n***. 杆菌素
bacilliparous ***a***. 生杆菌的
bacillisin ***n***. 杆菌溶素(即 bacilysin)
bacillo-; bacilli- [拉] [构词成分] 杆菌
bacillogenic ***a***. ①杆菌[原]性的 ②生杆菌的
bacillogenous ***a***. 杆菌[原]性的
bacillomycin ***n***. 芽胞[杆]菌霉素
bacillophobia ***n***. 细菌恐怖
bacilloscopy ***n***. 杆菌检视法
bacillosis ***n***. [拉] 杆菌病
Bacillospira ***n***. 芽孢螺菌属
bacillosporin ***n***. 多黏菌素(即 polymyxin)
bacillotherapy ***n***. 细菌疗法(即 bacteriotherapy)
bacilluria ***n***. 杆菌尿
bacillus ***n***. 芽胞杆菌属,杆菌属 ‖ ~ abortivo-equinus 马流产杆菌/~ aborts-equi 见 Salmonella aborts-equi / ~ abortus 流产布鲁氏杆菌,流产杆菌(即 Brucella abortus)/~ abortus bovis 牛流产杆菌/~ aceticus 醋酸杆菌(即 Acetobacter aceti)/~ acetoethylicum 乙酰乙基芽孢杆菌/acidifaciens 生酸芽孢杆菌/acidificans 产酸芽孢杆菌/~ acidi lactici 乳酸杆菌/~ acidi laevolactici 左旋乳酸杆菌/~ acidificans longissimus 长酸化杆菌,戴耳布吕克氏杆菌(即 Lactobacillus delbrueckii)/~ acidificiens 产酸杆菌 /~ acidophilus 嗜酸乳杆菌(即 Lactobacillus acidophilus)/~ acnes 痤疮杆菌,痤疮棒状杆菌/~ actinoides 类放线杆菌(即 Actinobacillus actinoides)/~ actinomycetum comitans 放线共生杆菌/~ adhaerens 黏杆菌/~ adhaesioformans 诱黏杆菌/~ aegyptiacus 埃及杆菌/~ aerofoetidus 腐气梭状芽胞杆菌(即 Clostridium aerofoetidum)/~ aerogenes 产气杆菌(即 Aerobacter aerogenes)/~ aerogenes capsulatus 产气荚膜[梭状芽胞]杆菌,魏氏梭状芽胞杆菌(即 Clostridium welchii; ~ welchii; Clostridium perfringens)/~ aerogenes gangrenosae 坏疽性产气杆菌/~ aerogenes meningitidis 脑膜炎产气杆菌/~ aerophilus 嗜气杆菌/~ aeroslactis 气乳芽孢杆菌/~ aerosporus 气孢芽孢杆菌/~ aerothermophilus 嗜热需氧性芽胞杆菌/~ aertrycke 艾特利克氏杆菌,艾特利克沙门氏菌(即 Salmonella aertrycke)/~ aeruginosus 绿脓杆菌,绿脓假单胞菌(即 ~ pyocyaneus; Pseudomonas aeruginosa)/~ agarexedens 食菇杆菌/~ agni B 型产气荚膜杆菌(即 Clostridium welchii Type B)/~ agarlyticus 解琼脂杆菌/~ agilis 活动芽孢杆菌/~ agrestis 乡村芽孢杆菌/~ agri 见 ~ galactophilus/~ agrophilus 嗜土芽孢杆菌/~ albatus 微白芽孢杆菌/~ albofaciens 生白芽孢杆菌/~ albolactis 白色乳杆菌/~ albuminis 蛋白杆菌,圆形芽胞杆菌(即 ~ sphaericus)/~ albus 白色杆菌/~ albus aerobiescens 需氧性白色杆菌/~ albus anaerobiescens 厌氧性白色杆菌/~ albus cadaveris 尸体白色杆菌/~ alcalescens 碱性杆菌,碱性志贺氏菌(即 Shigella alcalescens)/~ alcaligenes 产碱杆菌/~ alcalinofoetidus 产碱臭杆菌(即 Alcaligenes alcalinofoetidus)/~ alcalophilus 嗜碱杆菌 /~ alcalophilus subsp 嗜碱杆菌耐盐亚种/~ alginolyticus 解藻朊杆菌(解藻杆菌)/~ allantoides 腊肠样杆菌/~ alvei 蜂房杆菌/~ amarifaciens 产苦杆菌/~ amarus 苦味杆菌(刺鼻杆菌)/~ ambiguus ①施米茨氏痢疾杆菌 ②疑假单胞菌/~ aminovorans 噬胺杆菌/~ ammoniagens 产氨杆菌/~ amygdaloides 扁桃样杆菌/~ amylobacter 淀粉杆菌,酪酸[梭状芽胞]杆菌(即 ~ butyricus; Clostridium butyricum)/~ amyloliquefaciens 解淀粉杆菌/~ amylolyticus 溶淀粉杆菌/~ amylosolvens 溶解淀粉杆菌/~ amylozyma 淀粉酶杆菌/~ anaerobicus liquefaciens 液化性厌氧杆菌/~ aneurinolyticus 解硫胺素芽孢杆菌/~ annulatum 环芽胞杆菌/~ anthracis 炭疽芽孢杆菌(炭疽杆菌)/~ anthracis simulans 拟炭疽杆菌/~ anthracis symptomatici 鸣疽[梭状芽胞]杆菌(即 Clostridium chauvaei; Clostridium feseri)/~ anthracoides 类炭疽芽孢杆菌(类炭疽杆菌)/~ apiarius 蜂芽孢杆菌/~ apicum 蜜蜂芽孢杆菌/~ aquatilis 橘黄水杆菌,水产杆菌(即 Flavobacterium aquatile)/~ aquatilis sulcatus 水槽杆菌/~ asiaticus 亚洲变形杆菌(即 Proteus asiaticus)/~ asterosporus 星孢芽孢杆菌/~ asterosporus subsp. 星孢芽孢杆菌粘菌素亚种/~ aterrimus 黑色马铃薯杆菌/~ atrophaeus 萎缩芽孢杆菌/~ atrosepticus 黑腐芽孢杆菌(黑腐杆菌)/~ aurantiacus 橙黄色杆菌(即 Flavobacterium)/~ aurantinus 橙色芽孢杆菌/~ aureus 金黄芽孢杆菌/~ avisepticus 鸟败血芽孢杆菌(禽败血杆菌),鸡蛋乱巴斯德氏菌(即 Pasteurella aviseptica)/~ azotoformans 产氮芽孢杆菌/~ badius 粟褐芽孢杆菌/~ bellonensis 水肿芽孢杆菌(水肿杆菌,水肿[梭状芽孢]杆菌)(即 Clostridium oedematiens)/~ bellus 美丽芽孢杆菌/~ benzoevorans 食苯芽孢杆菌/~ biazoteus 双氮芽孢杆菌(双氮杆菌)/~ bifermentans 双酶芽孢杆菌,双酶杆菌/~ bifermentans sporogenes 产孢双酶芽孢杆菌(产孢双酶杆菌)/~ bifidus 双叉[乳]杆菌(即 Lactobacillus bifidus)/~ bipolaris septicus 出血性败血杆菌/~ bombysepticus 蚕腐病芽孢杆菌/~ borstelensis 波茨坦芽孢杆菌/~ botulinus 肉毒芽孢杆菌(肉毒杆菌,肉毒梭状芽孢杆菌)(即 Clostridium botulinum)/~ bovis 牛芽孢杆菌(牛杆菌)/~ bovis morbificans 牛病杆菌,牛病沙门氏菌(即 Salmonella morbificans)/~ bovisepticus 牛败血杆菌,牛出血败血性巴斯德氏菌(即 Pasteurella boviseptica)/~ brassicae 腌菜芽孢杆菌(芸苔杆菌)/~ brassicae acidae 酸腌菜芽孢杆菌/~ breslaviensis 鼠伤寒沙门氏菌/~ brevis 短芽孢杆菌/~ bronchicanis 犬支气管杆菌,支气管败血性布鲁氏[杆]菌(即 Brucella bronchiseptica)/~ bronchisepticus 败血性支气管杆菌,支气管败血性布鲁氏[杆]菌(即 Brucella bronchiseptica)/~ bronchitidis putridae 腐败性支气管炎杆菌/~buccalis 颊杆菌(即 Flavobacterium buccalis)/~ buccalis fortuitus 偶发性颊杆菌/~ bulgaricus 保加利亚[乳]杆菌(即 Lactobacillus bulgaricus)/~ bullosus 结瘤杆菌/~ burgeri 布氏杆菌/~ butschlii 布奇利氏杆菌/~ butylicus 丁基芽孢杆菌,丁基杆菌/~ butyri fluorescens 荧光乳酪杆菌/~ butyricus 酪酸[梭状芽胞]杆菌,淀粉杆菌(即 ~ amylobacter;

Clostridium butyricum)/~ cadaveris 产气荚膜[梭状芽胞]杆菌(尸体杆菌)(即 Clostridium perfringens)/~ caeruleus 深蓝色杆菌/~ cajae 灯蛾芽孢杆菌,灯蛾杆菌/~ caldolyticus 热溶芽孢杆菌,热溶杆菌/~ caldotenax 热坚芽孢杆菌,热坚杆菌/~ caldovelox 热速芽孢杆菌,热速杆菌/~ calfactor 枯草热芽孢杆菌,枯草热杆菌/~ calidolactis 热乳芽孢杆菌(嗜热芽孢杆菌)/~ calidus 好温芽孢杆菌,好温杆菌/~ Calmette-Guerin 卡介苗/~ caloritollerans 耐热芽孢杆菌,耐热杆菌/~ camptospora 弯孢芽孢杆菌/~ Camptospora 弯孢杆菌/~ canalis capsulatus 荚膜沟渠杆菌,肺炎克雷白氏杆菌(即 Klebsiella pneumoniae)/~ canalis parvus 小沟渠杆菌/~ cannabis 大麻芽孢杆菌(洋麻脱胶芽孢杆菌),大麻杆菌/~ capitovalis 乳头芽孢杆菌,乳头杆菌/~ capri 山羊芽孢杆菌,山羊杆菌/~ capsulatus 荚膜杆菌(即 Klebsiella capsulata)/~ capsulatus misothermus 忌热荚膜杆菌/~ capsulatus mucosus 黏液荚膜杆菌/~ capsulatus septicus 败血性荚膜杆菌/~ capsulatus smithii 史密斯氏荚膜杆菌/~ carabiformis 步行虫状杆菌/~ carbonis 气肿疽杆菌,鸣疽[梭状芽胞]杆菌(即~anthracis symptomatici; Clostridium chauvaei)/~ carnis 肉芽孢杆菌/~carotarum 胡萝卜芽孢杆菌,胡萝卜杆菌/~ cartilaginosus 软骨芽孢杆菌,软骨杆菌/~ casei 酪杆菌,瑞士乳杆菌(即 Lactobacillus casei)/~ casei α 酪杆菌 α,干酪乳杆菌(即 Lactobacillus casei)/~ casei ε 酪杆菌 ε,瑞士乳杆菌(即 Lactobacillus helveticus)/~ catenulus 链状杆菌/~ caucasicus 高加索乳杆菌(即 Lactobacillus caucasicus)/~ caviae fortuitus 偶发性豚鼠杆菌/~ cavicidus 杀豚鼠杆菌/~ cellaseus 纤维化芽孢杆菌(纤维化杆菌)/~ cellobioparus 纤二糖芽孢杆菌(产纤二糖芽孢杆菌),纤二糖杆菌(产纤二糖杆菌)/~cellulolyticus 解纤维芽孢杆菌,解纤维杆菌/~ cellulosae 纤维芽孢杆菌(纤维素芽孢杆菌),纤维杆菌(纤维素杆菌)/~ cellulosovens 溶纤维杆菌/~ centrosporus 中芽孢杆菌/~ cereus 蜡状芽孢杆菌(蜡样芽孢杆菌)/~ cereus subsp. alesti 蜡状芽孢杆菌阿莱亚种/~ cereus subsp. israelensis 蜡状芽孢杆菌以色列亚种/~ cereus var. albolactis 蜡状芽孢杆菌乳白变种(蜡样芽孢杆菌乳白变种)/~ cereus var. fluorescens 蜡状芽孢杆菌荧光变种(蜡样芽孢杆菌荧光变种)/~ ceylonensis A 锡兰杆菌 A,宋内氏志贺氏菌(即 Shigella sonnei)/~ ceylonensis B 锡兰杆菌 B,锡兰志贺氏菌(即 Shigella ceylonensis)/~ chauvaei 肖氏芽孢杆菌,肖沃氏梭状杆菌,鸣疽[梭状芽胞]杆菌(即 Clostridium chauvaea)/~ chlorinus 黄绿色杆菌/~ choleroe gallinarum 鸡霍乱杆菌,禽败血性巴斯德氏菌(即 Pasreurella avicida; Pasteurella aviseptica)/~ chondroitinus 软骨酸芽孢杆菌/~ choshinensis 桥石芽孢杆菌/~ chromogenes 产色芽孢杆菌/~ chyluria 乳糜尿芽孢杆菌,乳糜尿杆菌/~ Cincinnati 辛辛那提芽孢杆菌/~ cinnabareus 朱红芽孢杆菌/~circinalis 卷曲芽孢杆菌/~ circulans 环状芽孢杆菌/~ circulans subsp. biotinicus 环状芽孢杆菌生物素亚种/~circulans subsp. croceus 环状芽孢杆菌番红亚种/~ circulans subsp. proteophilus 环状芽孢杆菌嗜蛋白亚种/~ cirrhosis 棕黄芽孢杆菌/~ cirroflagellosus 丛毛芽孢杆菌/~ citreus 柠檬色杆菌/~ citreus cadaveris 尸体柠檬色杆菌/~ clavatus 棍棒芽孢杆菌 /~ cloacae 阴沟气杆菌(即 Aerobacter cloacae)/~ clostridiformis 梭形芽孢杆菌/~ clostridioides 类梭状芽孢杆菌/~ coagulans 凝结芽孢杆菌(凝固芽孢杆菌)/~ cobayae 天竹鼠芽孢杆菌/~ coccoiformis 球状芽孢杆菌/~ cochlearius 匙形芽孢杆菌(蜗形芽孢杆菌,匙形[梭状芽孢]杆菌,即 Clostridium cochlearium)/~ cohaerens 黏着芽孢杆菌,连杆菌/~ cohnii 科氏芽孢杆菌/~ coli 大肠杆菌,大肠埃希氏杆菌(即 Escherichia coli)/~ coli anaerogenes 不产气大肠杆菌,贝耳法斯特埃氏杆菌(即 Eberthella belfastiensis)/~ coli communior 副大肠杆菌/~ coli communis 普通大肠杆菌,大肠埃希氏杆菌(即 Escherichia coli)/~ coli icteroides 黄疸性大肠杆菌/~ coli immobilis 不动性大肠杆菌/~ coli mobilis 活动性大肠杆菌/~ coli nonfervoris 非酵性大肠杆菌/~ coli proximus 亚大肠杆菌/~ coli similis 拟大肠杆菌/~ colistanus 粘菌素芽孢杆菌/~ colofoetidus 结肠臭芽孢杆菌,结肠臭杆菌,肠臭埃希氏杆菌(即 Escherichia colofoetida)/~ columbensis 鸽沙门氏杆菌(即 Salmonella columbensis)/~ comesii 柯氏芽孢杆菌/~ comma 霍乱弧菌(即 Vibrio cholerae)/~ communior 共生芽孢杆菌/~ communis 共存芽孢杆菌/~ compactus 紧密杆菌/~ concentricum 浓缩杆菌/~ conjunctivitis 结膜炎杆菌/~ coprogenes foetidus 臭粪杆菌/~ coprogenes parvus 小粪杆菌/~ coprophilus 嗜粪芽孢杆菌/~ coralineus (corallinus)珊瑚状芽孢杆菌(珊瑚状杆菌)/~ corrugatus 皱纹芽孢杆菌/~ coryzae segmentosus 咽喉炎分节杆菌,分隔杆菌(即~septus)/~ crassus aromaticus 芳香性肥杆菌/~ crassus sputigenus 住痰大杆菌,肥大痰杆菌/~ crenatus 钝齿芽孢杆菌(扇形芽孢杆菌)/~ cretaceus 白垩杆菌/~ cucumeris 黄瓜芽孢杆菌/~ cucumeris fermentati 黄瓜发酵芽孢杆菌(黄瓜发酵杆菌)/~ cuenoti 居氏芽孢杆菌/~ cuneatus 箭头状杆菌/~ cuniculicida 杀兔芽孢杆菌(兔败血杆菌,即 Bacterium lepisepticum; Pasteurella cuniculicida)/~ cuniculicidus septicus 猫败血菌,兔败血杆菌(即 Pasteurella cuniculicida)/~ cyaneo-fluorescens 青荧光杆/~ cyanogenes 产蓝色杆菌,产蓝假单胞菌(即 Pseudomonas syncyanea)/~ cylindricus 柱状芽孢杆菌/~ cylindrosporus 柱孢芽孢杆菌/~ cypripedii 杓兰芽孢杆菌(杓兰杆菌)/~ cystiformis 囊形芽孢杆菌/~ dendriticus 枝状芽孢杆菌,支状杆菌/~ dendroides 树枝状芽孢杆菌/~ dendrolilum 松蜀芽孢杆菌/~ denitrificans 反硝化芽孢杆菌(脱氮芽孢杆菌)/~ denitrificans fluorescens 脱氮荧光杆菌,脱氮假单胞菌(即 Pseudomonas denitrificans)/~ denitrofluorescens 反硝化荧光芽孢杆菌(脱氮荧光杆菌)/~ denitrothermophilus 反硝化嗜热芽孢杆菌/~ dentalis viridans [草]绿色芽杆菌/~ dextrolacticus 右旋乳酸芽孢杆菌/~ diatrypticus casei 酪质胰化杆菌/~ diffusus 扩散芽孢杆菌,弥散杆菌(即 Flavobacterium diffusum)/~ diphtheriae 白喉[棒状]杆菌(即 Corynebacterium diphtheriae)/~ diphtheriae columbarum 鸽白喉杆菌/~ diphtheriae vitulorum 犊白喉杆菌,坏死放线菌(即 Actinomyces necrophorus)/~ dormitatol 休眠芽孢杆菌(懒惰芽孢杆菌)/~ ducreyi 杜克雷氏杆菌,杜克雷氏嗜血杆菌(即 Hemophilus ducreyi)/~ duplicatus 复选芽孢杆菌,复迭杆菌/~ dysenteriae 痢疾杆菌,志贺氏志贺氏菌(即 Shigella shigae)/~ dysodes 恶臭杆菌/~ ellenbachiensis 厄伦巴黑氏杆菌/~ emphysematosus 产气荚膜[梭状芽胞]杆菌(即 Clostridium perfringens)/~ endocarditidis capsulatus 心内膜炎荚膜杆菌,肺炎杆菌(即 Klebsiella pneumoniae)/~ endocarditidis griseus 心内膜炎灰色杆菌/~ enteritidis 肠炎杆菌,肠炎沙门氏菌(即 Salmonella enteritidis)/~ enteritidis mucosus 黏液性肠炎杆菌/~ enterittidis sporogenes 产芽孢肠炎杆菌/~ enterothrix 肠丝芽孢杆菌/~ entomocidus 杀虫芽孢杆菌/~ entomocidus subsp. entomocidus 杀虫芽孢杆菌杀虫亚种/~ entomocidus subsp. sotto 杀虫芽孢杆菌猝倒亚种/~ entomocidus subsp. subtoxicus 杀虫芽孢杆菌弱毒亚种/~ epidermidis 表皮杆菌/~ epiphytus 植表芽孢杆菌/~ equi 马芽孢杆菌/~ equi intestinalis 马肠杆菌/~ equiseptica 马败血芽孢杆菌/~ equuli 驹芽孢杆菌/~ erivanensis 埃里温芽孢杆菌(棉芽孢杆菌)/~ erysipelatos leporis 兔丹毒杆菌,兔败血性巴斯德氏菌(即 Pasteurella cuniculicida)/~ erysipelatos-suis 猪丹毒杆菌/~ erythraeum 红芽孢杆菌/~ erythrogenes 红乳杆菌,产红色乳杆菌/~ erythrosporus 红芽胞杆菌/~ esterificans 酯化芽孢杆菌/~ ethaceticus 乙醇芽孢杆菌/~ exanthematicus 发疹杆菌/~ exilis 纤细杆菌/~ expneumoenteritidis suis 猪霍乱杆菌,猪霍乱沙门氏菌(即 Salmonella choleraesuis)/~ faecalis 粪杆菌/~ faecalis alcaligenes 粪产碱杆菌(即 Alcaligenes faecalis)/~ fallax [梭状芽胞]杆菌/~ fastidiosus 苛求芽孢杆菌/~ felis septicus 猫败血杆菌,兔败血杆菌(即 Pasteurella cuniculicida)/~ felsineus 费新尼亚芽孢杆菌/~ fermentatae 发酵芽孢杆菌/~ ferrugenus 锈色芽孢杆菌(铁锈色杆菌)/~ figurans 图纹杆菌(即~mycoides)/filicolonicus 丝状菌落芽孢杆菌/~ filiformis 丝纹杆菌,线状杆菌/~ finitimus 幕虫芽孢杆菌/~ firmus 坚强芽孢杆菌,强固芽胞杆菌/~ fissuratus 裂缝杆菌/~ flavescens 黄荧光杆菌(即 Flavobacterium flavescens)/~ flavigena 产黄芽孢杆菌/~ flavothermus 黄热芽孢杆菌/~ flavus 黄色杆菌/~ flexus 弯曲芽孢杆菌(伸展芽孢杆菌)/~ fluorescens 荧光杆菌,荧光假单胞菌(即 Pseudomonas fluorescens)/~ fluorescens crassus 肥荧光杆菌/~ fluorescens liquefaciens 液化性荧光杆菌,溶胶荧光杆菌/~ fluorescens minutissimus 纤小荧光杆菌/~ foecalis alkaligenes 粪产碱杆菌/~foetidus 恶臭芽孢杆菌/~ foetidus lactis 乳臭杆菌/~ foetidus ozaenae 鼻臭杆菌,恶臭埃希氏杆菌(即 Escherichia foetida)/~ foliaceus 叶状芽孢杆菌/~ formicicus 甲酸杆菌/~ formosus 美丽芽孢杆菌/~ fragilis 脆弱[微小]杆菌/~ fuchsinus 品红芽孢杆菌/~ fulminans 类炭疽杆菌/~ funduliformis 腊肠样杆菌,多形微小杆菌(即 Bacteroides funduliformis)/~ fusiformis 梭状杆菌/~galactophilus 嗜半乳糖芽孢杆菌(田野芽孢杆菌,土地芽孢杆菌)/~ gangraenae 坏疽杆菌/~ gangraenae emphysematosae 气肿疽杆菌,鸣疽杆菌/~ gasoformans 产气杆菌/~ gastricus 胃杆菌,胃炎埃希氏杆菌(即 Escherichia gastricus)/~ gastrophilus 嗜酸乳杆菌(即 Lactobacillus acidophilus)/~ geniculatus 弯曲芽孢杆菌/~ giganteus 大芽孢杆菌/~ glaesser 猪伤寒[沙门氏]杆菌(即 Salmonella typhisuis)/~globisporus 圆孢芽孢杆菌/~ globisporus subsp. globisporus 圆孢芽孢杆菌圆孢亚种/~ globisporus subsp. marinus 圆孢芽孢杆菌海洋亚种/~ glucanolyticus 解葡糖芽孢杆菌/~ gluconicus 葡糖酸芽孢杆菌(产葡萄糖酸杆菌)/~ gommeux 胶状芽孢杆菌/~ gracilis cadaveris 尸体细[长]杆菌/~ granularis 颗粒芽孢杆菌/~ graveolens 剧臭杆菌(即~tumescens)/~ gummis 树胶芽孢杆菌/~gummosus 胶质芽孢杆菌/~ guttatus 滴状杆菌/~ gypsophilae 石头花芽孢杆菌/~ haemoglobinophilus canis 犬嗜血红蛋白杆菌,嗜血红蛋白嗜血杆

菌(即 Hemophilus haemoglobinophilus)/~ haemorrhagicus 出血症杆菌/~ haemorrhagicus nephritidis 肾炎出血症杆菌/~ haemorrhagicus venenosus 毒性出血症杆菌/~ halodenitrificans 盐脱硝芽孢杆菌(盐脱氮芽孢杆菌)/~ helixoides 涡状杆菌/~ hemolyticus 溶血性杆菌,溶血梭状芽胞杆菌(即 Clostridium hemolyticum)/~ hepaticus fortuitus 偶发性肝杆菌/~ histolyticus 溶组织[梭状芽胞]杆菌(即 Clostridium histolyticum)/~ hominis capsulatus 人体荚膜杆菌/~ hyacinthi septicus 风信子软腐病芽孢杆菌/~ hyalinus 透明杆菌/~ hydrophilus fuscus 褐色嗜水杆菌/~ icterogenes 黄疸杆菌/~ icterogenes capsulatus 荚膜黄疸杆菌/~ icteroides 类黄疸[沙门氏]杆菌(即 Salmonella icteroides)/~ iliacus 髂杆菌,髂埃希氏杆菌(即 Escherichia iliacus)/~ implexus 安佩芽孢杆菌/~ indicans 靛杆菌/~ indicus 印度杆菌,印度沙雷氏菌(即 Serratia indica)/~ indigogenes 产靛杆菌/~ influenzae 流感[嗜血]杆菌(即 Hemophilus influenzae)/~ insolitus 异常芽孢杆菌/~ intestinus motilis 运动性肠杆菌/~ irregularis 不规则芽孢杆菌/~ jaglandis 胡桃芽孢杆菌/~ kaustophilus 嗜热芽胞杆菌/~ krzemieniewski 科氏芽孢杆菌/~Ⅰ.Ⅱ 胚芽乳杆菌(即 Lactobacillus plantarum)/~Ⅰ.Ⅲ 莱希曼氏乳杆菌(即 Lactobacillus leichmannii)/~ lacticola 栖乳芽孢杆菌/~ lacticus 嗜酸乳杆菌(即 Lactobacillus acidophilus)/~ lactimorbi 乳病芽孢杆菌/~ lactimorbus 乳病杆菌/~ lactis 乳杆菌/~ lactis aerogenes 产气乳杆菌,产气杆菌(即 Aerobacter aerogenes)/~ lactis albus 白色乳杆菌(即 Alcaligenes albus)/~ lactis brevis 短乳杆菌/~ lactis cyanogenes 产蓝乳杆菌,产蓝假单胞菌(即 Pseudomonas syncyanea)/~ lactis erythrogenes 红乳杆菌,产红乳杆菌/~ lactis innocuus 无害乳杆菌/~ lactis pituitosi 黏液乳杆菌/~ lactis saponacei 皂化性乳杆菌/~ lactis viscosus 黏性乳杆菌,黏性产碱杆菌(即 Alcaligenes viscosus)/~ lacunatus 结膜炎[嗜血]杆菌(即 Hemophilus duplex; Morax-Axenfeld)/~ laevolacticus 左旋乳酸芽孢杆菌/~ larvae 幼虫芽胞杆菌,短芽胞杆菌/~ laterosporus 侧芽孢杆菌/~ lathyri 香豌豆芽孢杆菌/~ lautus 灿烂芽孢/~ leichmannii 来希曼氏杆菌(即 Lactobacillus leichmannii)/~ legionnaires' pneumophila 嗜肺军团杆菌/~ lentimorbus 缓死芽胞杆菌/~ lentus 迟缓芽孢杆菌/~ lepisepticus 兔败血杆菌(即 Pasteurella cuniculicida)/~ leprae 麻风[分支]杆菌(即 Mycobacterium leprae)/~ leptosporus 细芽胞杆菌/~ letalis 致死杆菌(即~ lethalis)/~ levans 阴沟杆菌,阴沟气杆菌(即 Aerobacter cloacae)/~ licheniformis 地衣型芽胞杆菌/~ licheniformis subsp. mesentericus 地衣芽孢杆菌肠膜亚种/~ ligivorans 解木芽孢杆菌/~ lignieresi 利尼耶尔氏[放线]杆菌(即 Actinobacillus lignieresi)/~ lignorum 木质芽孢杆菌/~ limbatus acidi lactici 乳酸轮廓杆菌/~ limcola 泥栖芽孢杆菌/~ limi 泥泞芽孢杆菌/~ liodermos 泽膜杆菌/~ lipolyticus 解脂芽孢杆菌/~ liquefaciens bovis 牛液化杆菌/~ liquefaciens communis 普通液化杆菌/~ liquefaciens lactis amari 苦乳液化杆菌/~ liquidus 水无色杆菌,液化无色[杆]菌(即 Achromobacter liquidum)/~ lividus 兰色芽孢杆菌/~ lobatus 叶状芽胞杆菌/~loehnisii 洛氏芽孢杆菌(勒赫尼氏芽孢杆菌)/~ longisporus 长孢芽孢杆菌/~ losantitichii 落山尼区芽胞杆菌/~ lucens 光辉杆菌/~ lutets 卵黄色杆菌/~ luteus suis 猪卵黄色杆菌/~ macerans 软化芽胞杆菌/~ macroides 延长芽孢杆菌/~ magnus 扩大芽孢杆菌/~ maidis 蜀黍疹杆菌/~ malabarensis 岭南臭椿芽孢杆菌/~ malenominatus 坏名芽孢杆菌(恶名芽孢杆菌)/~ mallei 鼻疽杆菌(即 Malleomyces mallei)/~ malvacearum 锦葵芽孢杆菌/~ mangiferae 芒果芽孢杆菌/~ manihotis 木薯芽孢杆菌/~ marinus 海洋芽孢杆菌/~ maroccanus 摩洛哥芽孢杆菌/~ matthiolae 紫罗兰芽孢杆菌/~ megalosporus 巨孢芽孢杆菌(巨孢杆菌)/~ megaterium 巨大芽孢杆菌/~ megaterium pv. cerealis 巨大芽孢杆菌禾谷治病变种/~ megaterium G phage 巨大芽孢杆菌噬菌体 G/~ melaninogenicus 黑色素原杆菌,产黑色素嗜血杆菌(即 Hemophilus melaninogenicus)/~ melanogenes 产黑芽孢杆菌/~ melanosporus 黑芽胞杆菌/~ melonis 甜瓜芽孢杆菌/~ membranaceus amethystinus 紫水晶膜杆菌/~ meningitidis cerebrospinalis septicaemiae 败血性脑脊膜炎杆菌/~ meningitidis purulentae 肺炎杆菌,肺炎克雷白氏杆菌(即 Klebsiella pneumoniae)/~ mesentericus 肠膜芽孢杆菌(马铃薯杆菌)/~ mesentericus aureus 金黄肠膜芽孢杆菌(金黄系膜芽孢杆菌)/~ mesentericus fuscus 褐色马铃薯杆菌/~ mesentericus rubber 红肠膜芽孢杆菌/~ mesentericus var. flavus 肠膜芽孢杆菌黄色变种/~ mesentericus vulgatus 马铃薯杆菌/~ methanolicus 甲醇芽孢杆菌/~ michaelisii 麦氏芽孢杆菌(迈克利斯氏芽胞杆菌)/~ migulanus 米氏芽孢杆菌/~ minimum 小芽孢杆菌/~ minimum mammae 乳房小芽孢杆菌/~ minutissimus sputi 痰纤小杆菌/~ mirabilis 异菌,奇异变形杆菌(即 Proteus mirabilis)/~ mitis 和缓杆菌/~ mojavensis 摩加夫芽孢杆菌/~ mollis 软下疳芽孢杆菌/~ molluschii 软疣杆菌/~ morbificans bovis 牛病杆菌,牛病沙门氏菌(即 Salmonella morbificans)/~ mucilaginosus 胶冻样芽孢杆菌(胶质芽孢杆菌)/~ mucilaginosus liquefaciens 液化胶质芽孢杆菌/~ mucilaginosus silicas 硅酸盐胶质芽孢杆菌/~ mucosus capsulatus 肺炎杆菌,肺炎克雷白氏杆菌,荚膜黏液芽孢杆菌(即 Klebsiella pneumoniae)/~ mucosus ozaenae 臭鼻[黏液]杆菌,臭鼻克雷白氏杆菌(即 Klebsiella ozaenae)/~ multifermentans 多酶杆菌/~ multiformis 多形芽孢杆菌/~ multipediculus 多虱芽孢杆菌(薯虫样杆菌)/~ murisepticus 鼠败血杆菌/~ murisepticus pleomorphus 多形鼠败血杆菌/~ muscoides 藓状杆菌/~ musculi 肌肉芽孢杆菌/~ mustelaecida 杀伶鼬鼠芽孢杆菌/~ mycoides 蕈状杆菌,分支杆菌(即~ ramosus)/~ mycoides phage 蕈状噬菌体/~ mycoides roseus 蔷薇色蕈状杆菌,红色蕈状杆菌/~ mycoides ruber 赤色蕈状杆菌/~ mycoides var. dendroides 蕈状芽孢杆菌树枝变种/~naganoensis 长野芽孢杆菌/~ naphthalinicus 萘芽孢杆菌/~ naphthalinicus liquefaciens 液化芽孢杆菌/~ naphthalinicus non-liquefaciens 非液化萘芽孢杆菌/~ natto 纳豆芽孢杆菌/~ navus 新型芽孢杆菌/~ neapolitanus 意南大肠杆菌(普通大肠杆菌)(即 Escherichia coli var. Neapolitana)/~ necrodentalis 坏齿芽孢杆菌/~ necrogenes 坏疽芽孢杆菌/~ necrophorus 坏死杆菌,坏死放线菌(即 Actinomyces necrophorus)/~ niacini 烟酸芽孢杆菌/~niger 黑芽孢杆菌/~ nigricans 黑色芽孢杆菌/~ nitidus 光泽芽孢杆菌/~nitrator 土碱芽孢杆菌/~ nitrificans 硝化菌/~ nitritollens 耐硝芽孢杆菌/~ nitrosomonas 亚硝化单胞菌/~ nitroxus 硝化芽孢杆菌/~ nodosus parvus 小结节状杆菌/~ nubilus 雾状杆菌/~ ochraceus 赭色杆菌/~ oedematiens 浮肿芽孢杆菌(恶性水肿杆菌,诺维氏[梭状芽胞]杆菌)(即~ oedematis maligni Clostridium novyi)/~ oligonitrophilus 微嗜氮芽孢杆菌/~ ommivorus van 杂食芽孢杆菌/~ orpheus 孤生芽孢杆菌/~ ovatus minutissimus 纤细卵形杆菌/~ ovatus parvus 小卵形杆菌/~ ovisepticus 羊败血杆菌/~ ovitoxicus D 型产气荚膜[梭状芽胞]杆菌,魏氏 D 型梭状芽胞杆菌(即 Clostridium welchii type D)/~ oxalaticus 草酸芽孢杆菌/~ oxytocus 速产酸恶性芽孢杆菌(速产酸可致死芽孢杆菌)/~ ozaenae 臭鼻[克雷白氏]杆菌(即 Klebsiella ozaenae)/~ ozogenes 产臭杆菌,恶臭埃希氏杆菌(即 Escherichia foetida)/~ pabuli 饲料芽孢杆菌/~ pacificus 太平洋芽孢杆菌/~ pallidus 苍白芽孢杆菌/~ paludis C 型产气荚膜[梭状芽胞]杆菌,魏氏 C 型梭状芽胞杆菌(即 Clostridium welchii type C)/~ palustris 沼泽芽孢杆菌/~ palustris subsp. gelaticum 沼泽芽孢杆菌明胶亚种/~ pandora 变形芽胞杆菌(为多粘芽胞杆菌之一变种)/~ pandorae 波状芽孢杆菌/~ panis 面包杆菌/~ pantothenticus 泛酸芽孢杆菌/~ pantotrophus 泛养杆菌,全养氢丛毛杆菌(即 Hydrogenomonas pantotropha)/~ papaveris 罂粟芽孢杆菌/~ parabotulinus 副肉毒杆菌/~ parabrevis 副短芽孢杆菌/~ paradysenteriae 副痢疾[志贺氏]杆菌(即 Shigella paradysenteriae)/~ paradysenteriae X 副痢疾杆菌 X,不定志贺氏杆菌(即 Shigella ambigua)/~ paralvei 副蜂房杆菌/~ parasarcophysematos 副气肿疽杆菌,副鸣疽杆菌,腐败杆菌/~ paratuberculosis 副结核[分支]杆菌(即 Mycobacterium paratuberculosis)/~ paratyphi abortus 流产副伤寒杆菌,羊流产沙门氏菌(即 Salmonella abortus ovis)/~ paratyphosus 副伤寒杆菌,副伤寒沙门氏菌(即 Salmonella paratyphi)/~ paratyphosus A 甲型副伤寒杆菌,甲型副伤寒沙门氏菌(即 Salmonella paratyphi A)/~ paratyphosus B 已型副伤寒杆菌/~ paratyphosus C 丙型副伤寒杆菌/~ pasteurii 巴斯德氏芽胞杆菌/~ pastorianus 巴斯德氏乳杆菌(即 Lactobacillus pastorianus)/~ pasturii 巴氏芽孢杆菌/~ penetrans 穿透芽孢杆菌(透明芽孢杆菌)/~peoriae 皮氏芽孢杆菌/~ pepo 瓜芽孢杆菌/~ peptofaciens 胨化芽孢杆菌(产胨杆菌)/~ peptongenes 产胨芽孢杆菌/~ perfringens 产气荚膜[梭状芽胞]杆菌(即 Clostridium perfringens)/~ pertussis 百日咳[嗜血]杆菌(即 Hemophilus pertussis)/~ pestifer 运动性无色[杆]菌(即 Achromobacter pestifer)/~ pestis 鼠疫杆菌(即 Pasteurella pestis)/~ pestis bubonicae 鼠疫杆菌(即 Pasteurella pestis)/~ pfaffi 费夫氏痢疾杆菌(即 Shigella pfaffi)/~ phaseoli 菜豆芽孢杆菌/~ phasiani septicus 山鸡败血杆菌,鸡志贺氏菌(即 Shigella gallinarum)/~ phlegmonis emphysematosae 产气荚膜[梭状芽胞]杆菌(即 Clostridium perfringens)/~ phosphorescens 磷光杆菌,磷光假单胞菌(即 Pseudomonas phosphorescens)/~ phosphorescens gelidus 寒冷磷光杆菌/~ photogenus 发光芽孢杆菌/~ pinottii 皮诺氏芽孢杆菌/~ pleomorphus 多形芽孢杆菌/~ plurisepticus [禽]出血性败血杆菌,禽败血性巴斯德氏杆菌(即 Pasteurella avicida)/~ pluti 蜂蚴芽孢杆菌(蜂蚴病菌)/~ pluton 冥王芽孢杆菌(即 Diplococcus pluton)/~ pneumoniae 肺炎杆菌,肺炎克雷白氏杆菌(即 Klebsiella pneumoniae)/~ pneumonicus agilis 运动性肺炎杆菌/~ pneumonicus cuniculi 家兔肺炎杆菌/~ pneumonicus liquefaciens 液化性肺炎杆菌/~ pneumosepticus 肺炎杆菌,肺炎克雷

白氏杆菌(即 Klebsiella pneumoniae)/～ pollorum 鸡瘟芽孢杆菌/～ polymyxa 多粘芽胞杆菌/～ polypiformis 息肉状杆菌/～ popilliae 日本甲虫芽胞杆菌/～ popilliae var. new Zealand 日本甲虫芽孢杆菌新西兰变种/～ prodigiosus 灵菌,黏质沙雷氏菌(即 Serratia marcescens)/～ proteus 变形杆菌(即 proteus vulgaris)/～ proteus fluorescens 荧光变形杆菌/～ proteus vulgaris 普通变形杆菌/～ pruni 梅脯芽孢杆菌(桃李芽孢杆菌)/～ pseudoanthracis 假炭疽芽孢杆菌(假炭疽杆菌),假炭疽杆菌,巨大芽胞杆菌(即～megatherium)/～pseudococcus 拟球芽孢杆菌/～ pseudoconjunctivitidis 假结膜炎杆菌/～ pseudodiphthericus 假白喉[棒状]杆菌(即 Corynebacterium pseudodiphtheriticum)/～ pseudodysenteriae 假痢疾杆菌/～ pseudoedematis 假水肿杆菌/～ pseudoinfluenzae 假流行性感冒杆菌/～ pseudomallei 假鼻疽杆菌(即 Malleomyces pseudomallei)/～ pseudo-pesteux 假鼠[类]疫杆菌(即～pseudopestis murium)/～ pseudopneumonicus 假肺炎杆菌/～ pseudosepticus 假败血杆菌/～ pseudo-tetanus 假破伤风[梭状芽胞]杆菌/～ pseudotuberculosis 啮齿动物假结核杆菌(即～pseudotuberculosis rodentium)/～ pseudotuberculosis caniculis 家兔假结核杆菌/～pseudotuberculosis rodentium 啮齿动物假结核杆菌,假结核性巴斯德氏菌(即 Pasteurella pseudotuberculosis)/～ pseudotyphosus 假伤寒杆菌/～ psittacosis 鹦鹉热[沙门氏]杆菌(即 Salmonella psittacosis)/～ psychrophilus 嗜冷芽孢杆菌/～ psychrophilus subsp. marinus 嗜冷芽孢杆菌海亚种/～ psychrosaccharolyticus 冷解糖芽孢杆菌/～ puerperalis 产褥热杆菌/～ pullorum 鸡瘟[沙门氏]杆菌(即 Salmonella pullorum)/～ pulpae-pyogenes 髓性牙槽脓杆菌/～ pumilus 短小芽胞杆菌/～ pumilus subsp. nopentosofermentans 短小芽孢杆菌不发酵戊糖亚种/～ punctatus 多点杆菌/～ putredinis 腐蛹芽孢杆菌/～ putrefaciens 腐化芽孢杆菌/～ putrificus 腐败芽孢杆菌(腐坏芽孢杆菌,缓腐[梭状芽胞]杆菌)(即 Clostridium lentoputrescens)/～ putrificus tenuis 弱腐败杆菌/～ pyocyaneus 绿脓杆菌,绿脓假单胞菌(即 Pseudomonas aeruginosa)/～ pyogenes 化脓[棒状]杆菌(即 Corynebacterium pyogenes)/～ pyogenes cerevisiae 啤酒酿脓杆菌/～ pyogenes foetidus 腐臭酿脓杆菌,酿脓性埃氏杆菌(即 Eberthella pyogenes)/～ pyogenes minutissimus 纤小酿脓杆菌/～ pyogenes soli 土壤脓杆菌/～ pyosepticus [马]脓性腐败杆菌,马肾炎志贺氏菌(即 Shigella equirulis)/～ pyosepticus equi 马脓毒杆菌/～ racemilacticus 消旋乳糖芽孢杆菌/～ radiatus 辐射芽孢杆菌,放线状杆菌/～ radicicola 根瘤杆菌(即 Rhizobium radicicolum)/～ radicosus 根杆菌/～ radiocosus 根状芽孢杆菌(根杆菌)/～ ramosus 分支杆菌,蕈状杆菌(即～mycoides)/～ ranicida 杀娃杆菌/～ rattus 毒鼠杆菌/～ reading 里丁[沙门氏]杆菌(即 Salmonella reading)/～ renalis bovis 牛肾[棒状]杆菌(即 Corynebacterium renale)/～ reniformis 肾形芽孢杆菌/～ reticularis 网状杆菌/～ rettgeri 雷氏芽孢杆菌(雷特格氏杆菌)(即 Shigella rettgeri)/～ reuszeri 罗伊氏芽孢杆菌/～ rhapontici 大黄芽孢杆菌/～ rhenanus 莱茵河芽孢杆菌/～ rhenii 莱茵芽孢杆菌/～ rhinitis 鼻炎杆菌(即 Zuberella rhinitis)/～ rhinoseleromatis 鼻硬结[克雷白氏]杆菌(即 Klebsiella rhinoseleromatis)/～ rhusiopathiae suis 猪丹毒杆菌/～ rickettsiformis 立克次体状杆菌/～ robur 橡树芽孢杆菌/～ robustus 坚韧芽胞杆菌/～ roseus 玫瑰色芽孢杆菌/～ rossii 罗氏芽孢杆菌/～ rotans 旋转芽孢杆菌/～ rubidus 红色[乳酪]杆菌/～ rubropertinctus 深红芽孢杆菌/～ ruminatus 瘤胃芽孢杆菌(反刍类杆菌)/～ saccharobutyricus 糖丁酸 芽孢杆菌(糖酪杆菌)/～ saccharobutyricus immobilis liquefaciens 产气荚膜[梭状芽胞]杆菌(即 Clostridium perfringens)/～saccharophilus 嗜糖芽孢杆菌/～ salivae minutissimus 纤小涎杆菌/～ sanginarius /～ sanguinarius 血根草芽孢杆菌(禽伤寒杆菌,鸡志贺氏菌)(即 Shigella gallinarum)/～ saprogenes 生腐杆菌,腐生芽孢杆菌/～ sardinae 渔民沙雷氏杆菌(即 Serratia piscatora)/～ satellitus 伴卫杆菌/～ scatologenes 粪味芽孢杆菌/～ schlegelii 施氏芽孢杆菌/～ schottmulleri 肖特苗勒氏[沙门氏]菌,已型副伤寒杆菌(即 Salmonella schottmulleri)/～ seborrhoeae 溢脂芽孢杆菌(溢脂症杆菌)/～ seminum 精液芽孢杆菌/～ septatus 有隔膜杆菌/～ septicaemiae 败血[症]杆菌/～ septicaemiae haemorrhagicae 出血性败血杆菌,禽败血性巴斯德氏菌(即 Pasteurella aviseptica)/～ septicus 败血[梭状芽胞]杆菌(即 Clostridium septicum)/～ septicus acuminatus 尖形败血杆菌,兔败血性巴斯德氏菌(即 Pasteurella cuniculicida)/～ septicus sputigenus 生痰败血杆菌,肺炎双球菌(即 Diplococcus pneumoniae)/～ septicus ulceris gangraenosi 坏疽败血杆菌/～ septus 有隔膜芽孢杆菌(分隔杆菌)/～ serofaciens 浆液化杆菌/～ serpens 匐行类杆菌,匐行性微小杆菌(即 Bacteroides serpens)/～ shigae 志贺氏痢疾杆菌(即 Shigella dysenteriae)/～ silvaticus 土壤芽孢杆菌/～ similibadius 似棕色芽孢杆菌/～ simplex 简单芽孢杆菌(单纯杆菌)/～ smaragdinus foetidus 恶臭碧色杆菌,闪绿色假单胞菌(即 Pseudomonas smaragdina)/～ smaragdinus phosphorescens 磷光碧色杆菌/～ smegmatis 包皮垢[分支]杆菌(即 Mycobacterium smegmatis)/～ smithii 史氏芽孢杆菌/～ solanacearum 茄杆菌/～ solidus 坚实芽孢杆菌(坚实杆菌)/～ sordellii 索氏芽孢杆菌/～ sotto 猝倒芽孢杆菌/～ sphaericus 圆形芽胞杆菌(生物灭蚊用)/～ sphaericus fusiformis 圆形芽胞杆菌梭形亚种(生物灭蚊用)/～ sphaericus var. fusiformis 球形芽孢杆菌纺锤变种/～ sphaerosporus 球孢芽孢杆菌/～ sphenoides 楔状[梭状芽胞]杆菌(即 Clostridium sphenoides)/～ spongiosus 海绵状杆菌/～ sporogenes 生孢芽孢杆菌(产孢子[梭状芽胞]杆菌)(即 Clostridium sporogenes)/～ sporogenes cadaveris 尸体产芽胞杆菌,腐败杆菌/～ sporogenes sacchrolyticus 解糖生孢芽孢杆菌/～ sputigenus 生痰杆菌,痰弧菌(即 Vibrio sputigenus)/～ sputigenus crassus 厚生痰芽孢杆菌(肥生痰杆菌)/～ sputigenus tenuis 薄生痰芽孢杆菌(弱生痰杆菌)/～ stearothermophilus 嗜热脂肪芽孢杆菌(嗜热脂肪杆菌)/～ stearothermophilus TP1 phage 嗜热脂肪芽孢杆菌噬菌体 TP1/～ stearothermophilus TP84 phage 嗜热脂肪芽孢杆菌噬菌体 TP84/～ stearothermophilus TΦ3 phage 嗜热脂肪芽孢杆菌噬菌体 TΦ3/～ stearothermophilus ΦU-4 phage 嗜热脂肪芽孢杆菌噬菌体 ΦU-4/～ stolonatus 葡枝杆菌/～ striatus albus 白纹杆菌/～ striatus flavus 黄纹杆菌/～ subflavus 浅黄色杆菌/～ submarinus 海底芽孢杆菌/～ subterminalis 近端芽孢杆菌/～ subtilis 枯草芽孢杆菌(枯草杆菌)/～ subtilis subsp. amyloliquefaciens 枯草芽孢杆菌液化淀粉亚种/～ subtilis subsp. aterrimus 枯草芽孢杆菌深黑亚种/～ subtilis subsp. niger 枯草芽孢杆菌黑色亚种/～ subtilis subsp. sakainensis 枯草芽孢杆菌坂井亚种/～ subtilis var. natto 枯草芽孢杆菌纳豆变种/～ subtilis AR9 phage 枯草芽孢杆菌噬菌体 AR9/～ subtilis 2C phage 枯草芽孢杆菌噬菌体 2C/～ subtilis GA-1 phage 枯草芽孢杆菌噬菌体 GA-1/～ subtilis Φe phage 枯草芽孢杆菌噬菌体 Φe/～ subtilis NCTC 3610 phage 枯草芽孢杆菌噬菌体 NCTC 3610/～ subtilis Nf phage 枯草芽孢杆菌噬菌体 Nf/～ subtilis NP-1 phage 枯草芽孢杆菌噬菌体 AR9NP-1/～ subtilis GP-1Φ phage 枯草芽孢杆菌噬菌体 GP-1Φ/～ subtilis GT phage 枯草芽孢杆菌噬菌体 GT/～ subtilis GV phage 枯草芽孢杆菌噬菌体 GV/～ subtilis GV3 phage 枯草芽孢杆菌噬菌体 GV3/～ subtilis GV-3Φ phage 枯草芽孢杆菌噬菌体 GV-3Φ/～ subtilis NP-4 phage 枯草芽孢杆菌噬菌体 NP-4/～ subtilis NP-38 phage 枯草芽孢杆菌噬菌体 N-38/～ subtilis PBS-1 phage 枯草芽孢杆菌噬菌体 PBS-1/～ subtilis PBS-2 phage 枯草芽孢杆菌噬菌体 PBS-2/～ subtilis PBS-X phage 枯草芽孢杆菌噬菌体 PBS-X/～ subtilis SP-3 phage 枯草芽孢杆菌噬菌体 SP-3/～ subtilis SP-10 phage 枯草芽孢杆菌噬菌体 SP-10/～ subtilis SP-50 phage 枯草芽孢杆菌噬菌体 SP-50/～ subtilis SP01 phage 枯草芽孢杆菌噬菌体 SP01/～ subtilis SP02 phage 枯草芽孢杆菌噬菌体 SP02/～ subtilis SP08 phage 枯草芽孢杆菌噬菌体 SP08/～ subtilis SP82 phage 枯草芽孢杆菌噬菌体 SP82/～ subtilis Φ25 phage 枯草芽孢杆菌噬菌体 Φ25/～ subtilis Φ29 phage 枯草芽孢杆菌噬菌体 Φ29/～ subtilis Φ105 phage 枯草芽孢杆菌噬菌体 Φ105/～ subtuberculosis 亚结核芽孢杆菌(次结核杆菌)/～ suipestifer 猪霍乱[沙门氏]杆菌(即 Salmonella choleraesuis)/～ suis 猪疫杆菌(即～suisepticus)/～ sulph-hydrogenus 产硫化氢芽孢杆菌(产硫化氢杆菌)/～ sulphureus 硫磺芽孢杆菌(硫磺色杆菌)/～ superficialis 表面杆菌/～ sycosiferus 须疮杆菌/～ syncyanus 成蓝芽孢杆菌/～ tartaricus 酒石酸芽孢杆菌(酒石酸杆菌)/～ terestris 土生芽孢杆菌/～ terminalis 端生芽孢杆菌(末端芽孢杆菌)/～ termo 变形杆菌(即～proteus)/～ tertius 第三芽孢杆菌/～ tetani 破伤风芽孢杆菌(破伤风[梭状芽胞]杆菌)(即 Clostridium tetani)/～ tetanomorphus 破伤风菌状杆菌(破伤风菌形梭状芽胞杆菌)(即 Clostridium tetanomorphum)/～ tetragenus 四联芽孢杆菌/～ tetraultii 特氏芽孢杆菌/～ thermoalimentophilus 嗜热饵芽胞杆菌/～ thermoamylolyticus 嗜热淀粉溶解芽胞杆菌/～ thermoamylovorans 嗜热淀粉芽孢杆菌/～thermocatenulatus 热链形芽孢杆菌/～ thermocellulolyticus 嗜热纤维溶解芽胞杆菌/～ thermocloaceae 热阴沟芽孢杆菌/～ thermocoagulans 高温凝结芽孢杆菌/～ thermodenitrificans 热反硝化芽孢杆菌(热脱硝芽孢杆菌)/～ thermodiastaticus 嗜热糖化芽孢杆菌,嗜热淀粉分解芽胞杆菌/～ thermofibrincolus 热解纤芽孢杆菌/～ thermoflavus 嗜热黄色芽孢杆菌/～ thermoglucosidasius 热葡糖苷酶芽孢杆菌/～ thermoglucosidius 热葡糖苷芽孢杆菌/～thermoindifferens 耐热芽孢杆菌/～ thermoleovorans 喜热芽孢杆菌/～ thermoliquefaciens 嗜热液化性芽胞杆菌/～ thermononliquefaciens 嗜热非液化性杆菌/～ thermophilus 嗜热杆菌/～ thermoruber 热红芽孢杆菌/～ thermotranslucens 嗜热透明性芽胞杆菌/～ thetaiotaomicron 希塔形芽孢杆菌/～ thiaminolyticus 解硫胺素芽孢杆菌/～ thuringiensis 苏云金杆菌,结核芽胞杆菌(生物灭蚊用)/～ thuringiensis subsp. aizawai 苏云金芽孢杆菌鲇泽亚种/～ thuringiensis GP-1Φ phage

苏云金杆菌噬菌体 GP-1Φ / ~ thuringiensis GT phage 苏云金杆菌噬菌体 GT / ~ thuringiensis GV phage 苏云金杆菌噬菌体 GV / ~ thuringiensis GV3 phage 苏云金杆菌噬菌体 GV3 / ~ thuringiensis GV-3Φ phage 苏云金杆菌噬菌体 GV-3Φ/ ~ thuringiensis H-14 苏云金杆菌以色列亚种(生物灭蚊用)/ ~ thuringiensis israelensis 苏云金杆菌以色列亚种(生物灭蚊用)/ ~ thuringiensis subsp. alesti 苏云金芽孢杆菌阿莱亚种/ ~ thuringiensis subsp. amuscatoxicus 苏云金芽孢杆菌虫毒亚种/ ~ thuringiensis subsp. anagastae 苏云金芽孢杆菌满肠亚种/ ~ thuringiensis subsp. berliner 苏云金芽孢杆菌柏林那亚种/ ~ thuringiensis subsp. colmeri 苏云金芽孢杆菌科尔默亚种/ ~ thuringiensis subsp. dakota 苏云金芽孢杆菌达可它亚种/ ~ thuringiensis subsp. darmstadiensis 苏云金芽孢杆菌栖肠亚种/ ~ thuringiensis subsp. entomocidus 苏云金芽孢杆菌杀虫亚种/ ~ thuringiensis subsp. finitimus 苏云金芽孢杆菌幕虫亚种/ ~ thuringiensis subsp. galleria 苏云金芽孢杆菌蜡螟亚种(青虫菌)/ ~ thuringiensis subsp. indianae 苏云金芽孢杆菌印地安那亚种/ ~ thuringiensis subsp. japanensis 苏云金芽孢杆菌日本亚种/ ~ thuringiensis subsp. kenyae 苏云金芽孢杆菌肯尼亚亚种/ ~ thuringiensis subsp. kumanotoensis 苏云金芽孢杆菌熊本亚种/ ~ thuringiensis subsp. kurstaki 苏云金芽孢杆菌库尔斯塔克亚种(苏云金芽孢杆菌库斯塔克亚种,苏云金芽孢杆菌戈尔斯德亚种)/ ~ thuringiensis subsp. kyushuensis 苏云金芽孢杆菌九州亚种/ ~ thuringiensis subsp. morrisoni 苏云金芽孢杆菌莫氏亚种(苏云金芽孢杆菌莫里逊亚种)/ ~ thuringiensis subsp. ostroniae 苏云金芽孢杆菌玉米螟亚种/ ~ thuringiensis subsp. pacificus 苏云金芽孢杆菌太平洋亚种/ ~ thuringiensis subsp. pakistani 苏云金芽孢杆菌巴基斯坦亚种/ ~ thuringiensis subsp. shangdongiensis 苏云金芽孢杆菌山东亚种/ ~ thuringiensis subsp. sotto 苏云金芽孢杆菌猝倒亚种/ ~ thuringiensis subsp. subtoxicus 苏云金芽孢杆菌亚毒亚种/ ~ thuringiensis subsp. thompsoni 苏云金芽孢杆菌汤普逊亚种/ ~ thuringiensis subsp. thuringiensis 苏云金芽孢杆菌苏云金亚种/ ~ thuringiensis subsp. tianmensis 苏云金芽孢杆菌天门亚种/ ~ thuringiensis subsp. tochigiensis 苏云金芽孢杆菌枥木亚种/ ~ thuringiensis subsp. tokohuensis 苏云金芽孢杆菌东北亚种/ ~ thuringiensis subsp. tolworthi 苏云金芽孢杆菌多窝亚种/ ~ thuringiensis subsp. toumanoffi 苏云金芽孢杆菌托氏亚种(苏云金芽孢杆菌托马诺夫亚种)/ ~ thuringiensis subsp. wenquanensis 苏云金芽孢杆菌温泉亚种/ ~ thuringiensis subsp. yunnanensis 苏云金芽孢杆菌云南亚种/ ~ thuringiensis var. Canadensis 苏云金芽孢杆菌加拿大变种/ ~ thuringiensis var. tenebrionsis 苏云金芽孢杆菌粉虫变种/ ~ thuringiensis var. wuhanesis 苏云金芽孢杆菌武汉变种/ ~ timothygress 提摩太草芽孢杆菌/ ~ tortuosus 多曲芽孢杆菌/ ~ tracheiphilus 嗜气管芽孢杆菌/ ~ tremulus 振颤杆菌/ ~ tropicus 热带芽孢杆菌/ ~ tuber 结节杆菌/ ~ tuberculosis 人[型]结核杆菌,人[型]结核分支杆菌(即 Mycobacterium tuberculosis var hominis)/ ~ tuberculosis bovis 牛[型]结核[分支]杆菌(即 Mycobacterium tuberculosis var bovis)/ ~ tuberculosis gallinarum 鸡[型]结核杆菌/ ~ tuberculosis piscium 鱼[型]结核杆菌,鱼分支杆菌(即 Mycobacterium piscium)/ ~ tuberculosis ranieida 蛙[型]结核杆菌/ ~ tuberculosis typus humanus 人[型]结核杆菌,人[型]结核分支杆菌(即 Mycobacterium tuberculosis var hominis)/ ~ tularensis 土拉热杆菌,土拉巴斯德氏菌(即 Pasteurella tularensis)/ ~ tumescens 剧臭杆菌,肿胀芽孢杆菌(即 ~ graveolens)/ ~ tusciae 热泉芽孢杆菌/ ~ typhi 伤寒[沙门氏]杆菌(即 ~ typhosus; Eberthella typhosa; Salmonella typhi)/ ~ typhi murium 鼠伤寒[沙门氏]杆菌(即 Salmonella typhi murium)/ ~ typhisuis 猪伤寒[沙门氏]杆菌(即 Salmonella typhisuis)/ ~ tyrosinogenes 产酪氨酸杆菌/ ~ ulceris cancrosi 软下疳杆菌,杜克雷氏[嗜血]杆菌(即 Hemophilus ducreyi)/ ~ ulceris mollis 软下疳杆菌/ ~ urocephalum 头尾芽孢杆菌/ ~ uvaeformis 葡萄形芽孢杆菌/ ~ vaginalis 阴道杆菌/ ~ variabilis 变异性微小杆菌(即 Bacteroidoes variabilis)/ ~ varicosus conjunctivae 结膜静脉肿杆菌(结膜静脉曲张芽孢杆菌)/ ~ vasculorum 维管束芽孢杆菌/ ~ venenosus 毒杆菌/ ~ venenosus brevis 短毒杆菌/ ~ venenosus invisibilis 难视毒杆菌/ ~ venenosus liquefaciens 液化菌/ ~ ventriculi canis 犬胃杆菌/ ~ ventriosus 凸腹芽孢杆菌/ ~ / ~ vermiculosus 蚓状杆菌、/ ~ vincenti 牙梭形杆菌(即 Fusiformis dentium)/ ~ violaceus 蓝色杆菌,青紫色素杆菌(即 Chromobacterium violaceum)/ ~ virescens 绿荧光杆菌/ ~ viridulus 微绿芽孢杆菌(草绿色芽胞杆菌)/ ~ viscosus 黏稠芽孢杆菌,稠性杆菌,荧光假单胞菌(即 Pseudomonas fluorescens)/ ~ vitivorus 腐葡萄芽孢杆菌/ ~ wehmeri 布赫内氏乳杆菌(即 Lactobacillus buchneri)/ ~ welchii 产气荚膜[梭状芽胞]杆菌,魏氏梭状芽胞杆菌(即 Clostridium welchii; Clostridium perfringens)/ ~ whitmori 假鼻疽杆菌(即 Malleomyces pseudomallei)/ ~ winkleri 文氏芽孢杆菌/ ~ xanthinum 黄质芽孢杆菌(成黄杆菌),产黄假单胞菌(即 Pseudomonas synxantha)/ ~ xerosis 干燥[棒状]杆菌(即 Corynebacterium xerose)/ ~ xerosis conjunctivae 结膜干燥芽孢杆菌(结膜干燥杆菌)/ ~ xerothermodurans 耐干热芽孢杆菌/ ~ xylinus 木醋杆菌/ ~ xylophagus 嗜木糖芽孢杆菌(噬木糖杆菌)/ ~ yersini 鼠疫杆菌,鼠疫巴斯德氏菌(即 Pasteurella pestis)/ ~ zeae 玉米芽孢杆菌/ ~ zenkeri 岑克尔氏[库氏]杆菌(即 Kurthia zenkeri)/ ~ zopfii 佐普夫氏[库氏]杆菌/ ~ zoogleicus 胶团芽孢杆菌

Bacillus ***n*.** (复 bacilli)[芽胞]杆菌/ ~ ,Abel's 臭鼻[克雷白氏]杆菌(即 Klebsiella ozaenae)/ ~ ,Achalme's 产气荚膜[梭状芽胞]杆菌,魏氏梭状芽胞杆菌(即 Clostridium wechii)/ ~ ,acid-fast 耐酸杆菌,抗酸杆菌/ ~ ,acne 痤疮杆菌,粉刺棒状杆菌(即 Corynebacterium acnes)/ ~ ,allantiasis 肉毒杆菌,肉毒梭状芽胞杆菌(即 Clostridium botulinum)/ ~ ,anthrax 炭疽杆菌(即 Bacillus anthracis)/ ~ ,Bang's abortion 流产布鲁氏杆菌,流产杆菌(即 Brucella abortus)/ ~ ,Bang's necrosis 坏死厌氧丝杆菌(即 Spherophorus necrophorus)/ ~ ,Battey 巴蒂杆菌,细胞内分支杆菌(即 Mycobacterium intracellulare)/ ~ ,blue-pus 绿脓杆菌(即 Bacillus pyocyaneus)/ ~ ,Boas-Kaufmann 博—考二氏杆菌/ ~ ,Boas-Oppler 博—奥二氏杆菌,嗜酸乳杆菌(即 Lactobacillus acidophilus)/ ~ ,Bordet-Gengou's 百日咳[嗜血]杆菌,博—让二氏杆菌(即 Hemophilus pertussis)/ ~ ,butter 乳酪杆菌,乳分支杆菌(Mycobacterium lacticola)/ ~ ,Calmette-guerin 卡—介[二氏杆]菌/ ~ ,colon 大肠杆菌,大肠埃希氏杆菌(即 Escherichia coli)/ ~ ,comma 霍乱弧(即 Vibrio cholerae)/ ~ ,Danysz 丹尼什氏杆菌,鼠伤寒杆菌(即 Bacterium danyszi)/ ~ ,Davaine's 戴文氏杆菌,炭疽杆菌(即 Bacillus anthraci)/ ~ ,diphtheroid 假白喉[棒状]杆菌,类白喉杆菌(即 Corynebacterium pseudodiphtheriticum)/ ~ ,Döderlein's 德得来因氏杆菌(阴道杆菌)/ ~ ,Ducrey's 软下疳杆菌,杜克雷氏[嗜血]杆菌(即 Hemophilus ducreyi)/ ~ ,Duval's 杜伐耳氏杆菌,宋内氏志贺氏杆菌(即 Shigella sonnei)/ ~ ,Eberth's 埃伯特氏杆菌,伤寒沙门氏菌(即 Salmonella typhi)/ ~ ,Feser's 费塞尔氏杆菌,鸣疽梭状芽胞杆菌(即 Clostridium chauvaei)/ ~ ,Finkler-Prior 芬—普二氏杆菌,变形弧菌(即 Vibrio proteus)/ ~ ,Flexner's 弗累克斯讷氏杆菌,弗氏痢疾杆菌,弗氏志贺氏菌(即 Shigella flexneri)/ ~ ,Friedländer's 弗里德兰德氏杆菌,肺炎杆菌(即 Klebsiella pneumoniae)/ ~ ,Gärtner's 格特内氏杆菌,肠炎[沙门氏]菌(即 Salmonella enteritidis)/ ~ ,gas 产气荚膜杆菌,魏氏梭状芽胞杆菌(即 Clostridium welchii)/ ~ ,gas gangrene 气性坏疽杆菌/ ~ ,Ghon-Sachs 冈—萨二氏杆菌,败血梭状芽胞杆菌(即 Clostridium septicum)/ ~ ,glanders 马鼻疽杆菌/ ~ ,grass 枯草杆菌(即 hay ~)/ ~ ,Hansen's 汉森氏杆菌,麻风杆菌(即 Mycobacterium leprae)/ ~ ,hay 枯草杆菌/ ~ ,Hirschfeld's 赫希费耳德氏杆菌,丙型副伤寒[沙门氏]杆菌(即 Salmonella paratyphi C)/ ~ ,Hiss and Russll'sY 弗氏痢疾杆菌,弗氏志贺氏菌(即 Shigella flexneri)/ ~ ,Hofman's 霍夫曼氏[棒状]杆菌,假白喉棒状杆菌(即 Corynebacterium pseudodiphtheriticum)/ ~ ,hog-cholera 猪霍乱杆菌/ ~ ,influenza 流感[嗜血]杆菌(即 Hemophilus influenzae)/ ~ ,Johne's 约内氏杆菌,副结核分支杆菌(即 Mycobacterium paratuberculosis)/ ~ ,Klebs-Löfller 克—吕二氏杆菌,白喉[棒状]杆菌(即 Corynebacterium diphtheriae)/ ~ ,Koch-Weeks 郭—威二氏杆菌,结膜炎[嗜血]杆菌(即 Hemophilus aegypticus)/ ~ ,lactic acid 乳酸杆菌/ ~ ,leprosy 麻风[分支]杆菌(即 Mycobacterium leprae)/ ~ ,Massol's 马索耳氏杆菌,保加利亚乳杆菌(即 Lactobacillus bulgaricus)/ ~ ,Metchnikoff's 麦奇尼科夫氏杆菌,麦奇尼科夫氏弧菌(即 Vibrio metchnikovii)/ ~ ,mist 粪堆杆菌(即 Mycobacterium stercoris)/ ~ ,Morax-Axenfeld 摩—阿二氏杆菌,结膜炎摩拉克氏菌(即 Moraxella lacunata)/ ~ ,Morgan's 摩根氏[变形]杆菌(即 Proteus morgani)/ ~ ,Much's 穆赫氏杆菌,结核[分支]杆菌(即 Mycobacterium tuberculosis)/ ~ ,Nedden 尼第恩氏杆菌(革兰氏阴性杆菌,存于角膜溃疡内)/ ~ ,Neumann's 诺伊曼氏杆菌,肺炎克雷白氏杆菌(即 Klebsiella pneumoniae)/ ~ ,Newcastle-Manchester 新城型痢疾杆菌(即 Shigella flexneri type 6; Boyd88)/ ~ ,Nicolaier's 尼科莱尔氏杆菌,破伤风杆菌(Clostridium tetani)/ ~ ,Nocard's 诺卡氏菌,鼠伤寒沙门氏菌(即 Salmonella typhimurium)/ ~ ,Novy's 诺维氏[梭状芽胞]杆菌(即 Clostridium novyi)/ ~ ,Ogata's 绪方氏杆菌,志贺氏痢疾杆菌(即 Shigella shigae)/ ~ ,Oppler-Boas 奥—博二氏杆菌,嗜酸乳杆菌(即 Lactobacillus acidophilus)/ ~ ,paracolon 副大肠杆菌/ ~ ,paradysentery 副痢疾杆菌/ ~ ,para-influenza 副流感[嗜血]杆菌(即 Hemophilus parainfluenzae)/ ~ ,Perez's 恶臭沙门氏菌(即 Salmonella foetida)/ ~ ,Pfeiffer's 发否氏杆菌,流感[嗜血]杆菌(即 Hemophilus influenzae)/ ~ ,plague 鼠疫杆菌(即 Pasteurella pestis)/ ~ ,Plotz's 普洛茨氏杆菌(曾认为是致类斑疹伤寒的病原)/ ~ ,Preisz-Nocard 普—诺二氏杆菌,假结核棒状杆菌(即 Corynebacterium pseudotuberculosis)/ ~ ,pseudodysentery 假痢疾杆菌,弗氏痢疾杆菌

(即 Shigella flexneri)/ ~ ,rhinoscleroma 鼻硬结杆菌/ ~ ,Schmitz's 施米茨氏痢疾杆菌,不定志贺氏菌(即 Shigella ambigua)/ ~ ,Schmorl's 施莫耳氏杆菌,坏死放线菌,家兔放线菌(即 Actinomyces necrophorus)/ ~ ,Shiga's 志贺氏杆菌(即 Shigella shigae)/ ~ ,Sonne-Duval 宋—杜二氏杆菌,宋内氏志贺氏菌(即 Shigella sonnei)/ ~ ,Sordelli's 索德利氏杆菌,双酶[梭状芽胞]杆菌(即 Clostridium bifermentans)/ ~ ,sporeforming 产芽胞杆菌,产孢子杆菌/ ~ ,Strong's 斯特朗氏杆菌(副痢疾杆菌的一种)/ ~ ,of struck 丙型产气荚膜杆菌(即 Clostridium welchii type C)/ ~ ,swine erysipelas 猪丹毒杆菌,[猪]红斑丹毒丝菌(即 Erysipelothrix rhusiopathiae)/ ~ ,swine influenza 猪流感[嗜血]杆菌(即 Hemophilus suis)/ ~ ,swine plague 猪疫杆菌,猪败血性巴斯德氏菌(即 Pasteurella suiseptica)/ ~ ,swine rotlauf 猪丹毒杆菌,[猪]红斑丹毒丝菌(即 Erysipelothrix rhusiopathiae)/ ~ ,timothy 草分支杆菌(即 Mycobacterium phlei)/ ~ ,tubercle 结核[分支]杆菌(即 Mycobacterium tuberculosis)/ ~ ,turtle 鳖[分支]杆菌(即 Mycobacterium chelonei)/ ~ ,typhoid 伤寒杆菌,伤寒沙门氏菌(即 Salmonella typhi)/ ~ ,Vincent's 奋森氏杆菌,梭状微小杆菌(即 Bacteroides fusiformis)/ ~ ,vole 野鼠分支杆菌/ ~ ,Weichselbaum's 魏克塞耳包姆氏杆菌,脑膜炎奈瑟氏菌(即 Neisseria meningitidis)/ ~ ,Welch's 魏尔希氏杆菌,产气荚膜杆菌,魏氏梭状芽胞杆菌(即 Clostridium welchii)/ ~ ,Whitmore's 惠特莫尔氏杆菌,假鼻疽杆菌(即 Malleomyces pseudomallei)

Bacillus Cakmette-Guerin Vaccie *n*. 卡介苗(生物制品)

bacilysin *n*. 杆菌溶素(即 bacillisin)

bacimethrin *n*. 巨大杆菌素(即 basimethrin)

Bacitracin *n*. 杆菌肽(抗生素类药)

bacitracin *n*. [枯草]杆菌肽(即 ayfivin)

back *n*. ①背部 ②背,背脊,靠背 ③反面,后面 *ad*. 向后;在后;回原处,复原状 *vt*. 使后退;支持 *vi*. 后退 ‖ ~ ,bent 驼背,躯干前驱症(即 camptocormia)/ ~ coupling 反馈耦合/ ~ current 反向电流/ ~ echo 后回波/ ~ emission 反向发射/ ~ face of target 靶背面/ ~ ,flat 板样背/ ~ focal length 后焦距/ ~ ,functional 功能性腰背痛/ ~ ,hollow 脊柱前凸(即 lordosis)/ ~ ,hump 脊柱后凸,驼背(即 hunch ~ ; kyphosis)/ ~ pointer 后指示器/ ~ ,poker 畸形性脊柱炎,变形性脊柱炎,类风湿性脊椎炎(即 spondylitis deformans)/ ~ projection 逆投影法,单纯重建法/ ~ projection composite image 逆投影复合影象/ ~ projector control (BPC) 逆投影器控制/ ~ radiation 反向辐射/ ~ reflection 反散射/ ~ resistance 反向电阻/ ~ scatter constant 反向散射常数/ ~ scatter protection 反向散射防护/ ~ scattered echo 回声背地,后方散射回声/ ~ scattered photon 反向散射光子/ ~ scattering angle 反(向)散射角,(向)散射校正/ ~ scattering ratio 反(向)散射率/ ~ screen 后屏/ ~ space 退格/ ~ space key 退格键/ ~ ,trench 战壕背痛/ ~ up copy 副本(计算机术语)/ ~ up timer 备用计时器/ ~ (ward) ware 逆波,反向波 ‖ at the ~ (of), in ~ (of) 在……后面/at one's ~ 支持,赞成/ ~ and forth 来来往往地;前后来回地/ ~ down, ~ off 让步/ ~ of 在……的后面;在……以前/ ~ out 违约/ ~ to ~ 背对背/ ~ up 支持;阻塞;积滞/be on one's ~ 病着;仰卧着/break sb's ~ (工作等)把某人压得喘不过气来/break the ~ of 完成(某事中的)最大量(或最困难)的工作/cast sth behind one's ~ 把某事置之脑后/have (或 with) one's ~ to the wall 处于困境/know sth like the ~ of one's hand 对某事(尤指地点)了若指掌/put one's ~ into 努力做/put sb's ~ up 使某人烦恼,打搅/turn one's ~ on 背弃,抛弃;回避,不理

backache *n*. 背痛

backalgia *n*. 损伤性背痛

backboard *n*. 背(底)板

backbone *n*. 脊柱,主链(大分子)(即 columna vertebralis)

backbonding *n*. 馈键(结)

back-breaking *a*. 劳累至极的

back-cross *vt*., *vi*., *n*. 反交,回交(在实验遗传学中,杂合子与纯合子之间的交配) ‖ double ~ 双回交(双杂合子与纯合子之间的交配)/ ~ hybrid 回交杂种/ ~ parents 回交亲本/ ~ ratio 回交比率

backdate *vt*. 追溯

back-emission *n*. 反向发射 ‖ ~ electron radiography 反向发射式电子射线摄影(术)

backer *n*. 支持者

backerin *n*. 巴克林(酵母注射液)

backfilling *n*. 充填,填塞

backflow *n*. 回流,反流 ‖ ~ ,pyelovenous 肾盂静脉回流

background *n*. ①背地,背景,本底 ②底数 ‖ ~ activity 自发活动,本底放射性,本底活性/ ~ activity level 本底放射性水平/ ~ adaptation 背景适应/ ~ buildup 本底积累/ ~ correction 本底校正/ ~ corrector 本底校正器/ ~ count 本底计数/ ~ counting rate 本底计数率/ ~ cut-off 本底扣除/ ~ data 背景数据信息/ ~ density 背景密度/ ~ determination 本底测定/ ~ discharge 本底释放/ ~ dispersion 背景消散/ ~ dose 本底剂量/ ~ effect 背景效应/ ~ election 本底电子/ ~ equivalent activity 本底当量放射性,背景等效放射性/ ~ eradication 本底消除/ ~ eraser 本底清除器/ ~ exposure 本底照射/ ~ frame 背景画面/ ~ free 无本底/ ~ genotype 背景基因型/ ~ intensity 本底(辐射)强度/ ~ irradiation 本底辐照/ ~ luminance 背景亮度/ ~ monitor 本底监测器/ ~ monitoring 本底监测/ ~ optical density 本底光学密度/ ~ radiation 本底放射,本底辐射/ ~ region 本底区/ ~ rejection 本底扣除/ ~ signal 本底信号 / ~ stain 负染色法/ ~ subtraction 背景减影(法);扣除本底/ ~ suppression 本底抑制/ ~ survey 本底调查/ ~ ,dark 黑地

backing *n*. 牙[面]背,支持;衬垫物 ‖ ~ ,alloy 合金牙背

backknee *n*. 膝反屈(即 genu recurvatum)

back labor 分娩第一阶段时的背痛,由于胎儿的头压迫产妇的骶骨所致。

back-leak 回漏

back mutant 回复突变型

back mutation 回复突变

back-pressure *n*. 反压,托[持]压

backprojector *n*. 逆投影器

back-raking *n*. 肛掏粪(由肛门掏挖大便)

back-reflection *n*. 背向反射 ‖ ~ photography 背向反射照相机

backscatter *n*. 反向散射,后向散射

backscattered *n*. 反(背)向散射的 ‖ ~ Doppler ultrasound 背向散射多普勒超声

backscattered electron 反散射电子

backscattering *n*. 反向散射,后向散射 ‖ ~ coefficient 背散射系数

backset *n*. 挫折;(疾病等的)复发;倒退

backshield *n*. 散射线遮挡,散射线屏蔽

backside *n*. 后部;臀部

backstop *n*. 阻尼器,吸收器,灭火器

backstreaming *n*. 返流,回流

backstroke *n*. 返回行程

backtrack *vi*. 后退;放弃(或改变过去的立场、态度或意见等)

back-up *n*. 后盾(在大气中高压电流所通过距离)

backward *ad*. 向后地,倒退,反向 *a*. 向后的;相反的;落后的 ‖ ~ emission 反向发射,后向散射/ ~ scattered 反向散射的,后向散射的/ ~ scattered electron 反向散射电子,后向散射电子 ‖ ~ ly *ad*. / ~ ness *n*.

backwardness *n*. 精神[发育]迟缓;迟疑;迟钝

backwards *ad*. 向后,倒退,反向 ‖ ~ and forwards 来回地,忽前忽后/bend(或 lean) over ~ (to do sth)拼命(做某事)/know sth ~ 十分了解

backwash *n*. 回流,倒流;反响

Baclofen *n*. 巴氯芬(解痉药)

baclofen *n*. 巴氯芬,氯苯氨丁酸,β-对氯苯基-γ-氨基丁酸(肌肉松弛药)

Bacmecillinam *n*. 巴美西林(抗生素类药)

BACON bleomycin, Adriamycin, CCNU, Oncovin and nitrogen mustard 博来霉素—阿霉素—环己亚硝脲—长春新碱—氮芥(联合化疗治癌方案)

bacon *n*. 咸猪肉,熏猪肉(背部或肋部的肉) ‖ save one's ~ 使自己免遭损失(或损害、责备)

Bacon's anoscope 培根氏肛门镜

Bacon's anoscopy 培根肛门(管)镜检查

BACOP bleomycin, adriamycin, cyclophosphamide, oncovin and prednisone 博来霉素—阿霉素—环磷酰胺—长春新碱—泼尼松(联合化疗治癌方案)

Bacopa monnieri (L.) Wetts. [拉,植药] 假马齿苋

BACR British Association for Cancer Research 英国癌症研究协会

BACS Bulletin of the American College of Surgeons 美国外科医师学会通报

Bact bacteria 细菌(复数)/bacterial 细菌的/bacteriologist 细菌学家/bacteriology 细菌学/Bacterium 细菌(单数)/ bateriology 细菌学

-bactam [构词成分] 巴坦(1998 年 CADN 规定使用此项名称,主要系指抗生素类 β-内酰酶抑制药物,如溴巴坦[Brobactam]、舒巴坦[Sulbactam]等)

-bacter [希][构词成分]细菌

bacteremia *n*. 菌血症(即 bacteriemia)

Bacteria 细菌纲(与 Schizomycetes 相同)

bacteria *n*. (单 bacterium)[拉] ①细菌 ②[无芽胞]杆菌 ‖ ~ ,aerobic 需氧菌(即 aerobe)/ ~ ,air 空气细菌/ ~ ,coliform 大肠杆菌群/ ~ ,iron 铁细菌/ ~ ,rod 杆菌/ ~ ,thermophilic 耐热杆菌

bacteria-carrier *n*. 带菌者

Bacteriaceae *n*. [无芽胞]杆菌科
bacteria-free *a*. 无菌的
bacterial *a*. ①细菌的 ②[无芽胞]杆菌的‖ ~, chromatin body 细菌染色质体/~, chromosome 细菌染色体/~, cytology 细菌细胞学/~, flagella 细菌鞭毛/~, genetics 细菌遗传学/~, nucleus 细菌细胞核/~, prostatitis 细菌性前列腺炎/~, rhodopsin 细菌视紫质/~, STDs 细菌性性传播疾病/~, vaceine 菌苗/~, vaginosis 细菌性阴道炎(由于加特纳菌和一些厌氧菌增多,乳酸杆菌减少,阴道的细菌种群生态改变而引起的疾病)/~, virus 细菌病毒
bactericholia *n*. [细]菌胆[汁]症
bactericidal *a*. 杀菌的‖ ~ activity 杀菌力
bactericide *n*. 杀菌剂‖specific ~ 溶菌素/~, specific 溶菌素(即 bacteriolysin)‖bactericidal *a*. 杀菌的
bactericidin *n*. 杀菌素
bacterid *n*. 细菌疹(即 bacteride)‖ ~, pustular 脓疱性细菌疹,安德鲁斯氏病(即 Andrews disease)
Bacteridium (复 Bacteridia) *n*. [无芽胞]杆菌属(旧名)
Bacterieae *n*. [无芽胞]杆菌族
Bacteriemia *n*. 菌血症(即 bacteremia)
Bacteriform *a*. 细菌状的
Bacterination *n*. ①菌苗接种 ②菌苗治疗
bacterine *n*. 菌苗(即 bacterin)‖Bordetella bronchiseptica ~ 支气管败血性博德特氏菌菌苗(用于预防该菌所致的猪萎缩性鼻炎)/Clostridium chauvoei-septicum ~ 肖氏梭菌—败血梭菌菌苗/Clostridium haemolyticum ~ 溶血梭菌菌苗(用于预防牛、绵羊、山羊中的杆菌性血红蛋白尿,即红尿病)/Erysipelothrix rhusiopathiae ~ 猪红斑丹毒丝菌菌苗(用于猪的免疫接种,预防丹毒)/Hemophilus gallinarum ~ 鸡嗜血菌菌苗(用于鸡的免疫接种,预防传染性鼻卡他)/Leptospira canicola-grippotyphosa-harjo-icterohaemorrhagiae-pomona ~ 五联钩端螺旋体菌菌苗,犬钩端螺旋体—流感伤寒钩端螺旋体—哈德焦钩端螺旋体—黄疸出血钩端螺旋体—波摩那钩端螺旋体菌苗(用于牛的免疫接种,预防钩端螺旋体病)/P. multocide ~ 多杀巴斯德氏菌菌苗(①用以预防猪、绵羊、山羊、牛的巴斯德氏菌病;②用以预防鸡和鸡霍乱)/Pasturella haemolyticamultocid a ~ 二联巴斯德氏菌菌苗,溶血巴斯德菌—多杀巴斯德氏菌菌苗(用以预防牛和绵羊的巴斯德氏菌病)/Salmonella dublin-typhimurium ~ 二联沙门氏菌菌苗,都伯林沙门—菌—鼠伤寒沙门氏菌菌苗(用以预防牛的沙门菌病)/Staphylococcus aureus ~ 金黄色葡萄球菌菌苗(用以预防牛的金黄色葡萄菌球菌感染)/Streptococcus equi ~ 马链球菌菌苗(用以预防马的传染性卡他)/Vibrio fetus ~ 胎儿弧菌菌苗(用以小母牛和母羊的免疫接种,预防胎儿弯曲杆菌感染所致的不育和流产)/~, autogenous 自体菌苗/~, polyvalent 多价菌苗/~, stock 原菌苗,常备菌苗
bacterination *n*. 菌苗接种;菌苗治疗 bacterinia 菌苗病,菌苗反应
bacterin-toxoid *n*. 菌苗类毒素‖Clostridium botuliumtype C ~ C型肉毒梭菌菌苗类毒素(用以预防貂的C型肉毒中毒)/Clostridium chauvoei-septicum ~ 肖氏梭菌—败血梭菌菌苗类毒素(用以预防牛、马、绵羊以及山羊的黑腿病和恶性水肿)/Clostridium novyi-sordelli ~ 诺氏梭菌—索氏梭菌菌苗类毒素(用于牛和绵羊的免疫接种,预防这些梭菌引起的疾病,如黑病、大头病)/Clostridium perfringes ~ 产气荚膜梭菌菌苗类毒素(用以预防绵羊和牛的肠毒素血症)
bacterio- [希][构词成分]细菌,菌(词尾用 - bacteri)
bacterio-agglutinin *n*. 细菌凝集素
bacteriochlorin *n*. 菌绿素
bacteriochlorophyll *n*. 菌叶绿素
bacteriocholia *n*. [细]菌胆[汁]症
bacteriocidal *a*. 杀菌的
bacteriocidin *n*. 杀菌素
bacteriocin *n*. 细菌素,大肠杆菌素
bacteriocinogen *n*. 细菌素原(控制细菌素合成的一种细菌的质粒)
bacteriocinogenic *a*. 产细菌素的,细菌素形成的
bacteriocinogenic factor 细菌素因子
bacterioclasis *n*. 裂菌作用,溶菌作用
bacteriodiagnosis *n*. 细菌学诊断
bacterio-erythrin *n*. 菌红质
bacterioflora *n*. 细菌丛,菌族
bacteriofluorescein *n*. 菌荧光素
bacteriogenic *a*. ①细菌性的 ②产细菌的
bacteriogenous *a*. ①细菌性的 ②产细菌的
bacteriohemagglutini *n*. 细菌性血细胞凝集素
bacteriohemolysin *n*. 细菌溶血素
bacterioid *a*. 细菌样的
Bact (eriol) Rev Bacterogical Reviews《细菌学评论》(杂志名)
bacteriologic *a*. 细菌学的(即 baceriological)
bacteriological *a*. 细菌学的
bacteriologist *n*. 细菌学家,细菌学者
bacteriology *n*. 细菌学‖ ~, agricultural 农业细菌学/~, dairy 乳业细菌学/~, determinative 鉴定细菌学/~, food 食品细菌学/~, hygienic 卫生细菌学(即 sanitary ~)/~, industrial 工业细菌学/~, medical 医学细菌学/~, necropsy 尸体解剖细菌学/~, pathological 病理细菌学/~, public health 公共卫生细菌学/~, sanitary 卫生细菌学/~, soil 土壤细菌学/~, systematic 系统细菌学/~, water 水细菌学
bacteriolysant *n*. 溶菌剂
bacteriolysin *n*. 溶菌素
bacteriolysis *n*. 溶菌[作用],溶菌现象
bacteriolytic *a*. 溶菌的
bacteriolyze *n*. 溶菌
Bacterionema *n*. 丝杆菌属‖ ~ matruchotii 马氏丝杆菌
bacterio-opsonin *n*. 细菌调理素
bacteriopathology *n*. 细菌病理学
bacteriopexia *n*. 定菌[作用]
bacteriopexy *n*. 定菌[作用]
bacteriophage *n*. 噬菌体‖temperate ~ 温和噬菌体/~ virion 噬菌体粒子
bacteriophagia *n*. 噬菌现象
bacteriophagic *a*. 噬菌[现象]的
bacteriophagology *n*. 噬菌体学
bacteriophagum *n*. 噬菌体‖ ~ dysentericum 痢疾噬菌体/~ intestinale 肠噬菌体
bacteriophagy *n*. 噬菌(即 bacteriophagia)
bacteriophobia *n*. 细菌恐怖
bacteriophytoma *n*. 细菌性瘤
bacterioplasmin *n*. 细菌胞浆素
bacterioprecipitin *n*. 细菌沉淀素
bacterioprotein *n*. 细菌蛋白
bacteriopsonic *a*. 调理细菌[作用]的
bacteriopsonin *n*. 细菌调理素(即 bacterio-opsonin)
bacteriopurpurin *n*. 菌紫素
bacteriorhodopsin *n*. 菌视紫质
bacterioruberin *n*. 菌红素
bacterioscopic *a*. 细菌镜检查的
bacterioscopy *n*. 细菌镜检查
bacteriosis *n*. 细菌病(即 bacterial disease)
bacteriosolvent *a*. 溶菌的 *n*. 溶菌剂
bacteriospermia *n*. 含菌精液,菌精症(精液中存在细菌)
bacteriostasis *n*. 制菌作用,细菌停殖
bacteriostat *n*. 制菌剂,抗菌药
bacteriostatic *a*. 制菌的 *n*. 制菌剂
bacteriostatic agent *n*. 制菌剂
bacteriostatic drugs *n*. 抑菌剂(制菌药)
bacteriotherapy *n*. 细菌疗法(即 bacillotherapy)
bacteriotoxemia *n*. 细菌毒血症
bacteriotoxic *a*. ①毒害细菌的 ②细菌毒素的
bacteriotoxin *n*. 细菌毒素
bacteriotropic *a*. 亲菌的
bacteriotropin *n*. 亲菌素,调理素
bacteriotrypsin *n*. 细菌胰蛋白酶
bacteritic *a*. 细菌性的
Bacterium *n*. [无芽胞]杆菌属‖ ~ abortus 流产杆菌/~ abortus equi 马流产杆菌/~ abortus ovis 羊流产杆菌/~ accidentalis 偶发杆菌/~ accidentalis tetani 破伤风偶发杆菌/~ aceti 醋[酸杆]菌(即 Acetobacter aceti)/~ acidi lactici 乳酸菌,乳链球菌(即 Streptococcus lactis)/~ acidi laevolactici 左旋乳酸杆菌/~ acidi oxalici 草酸杆菌/~ acidi propionici 丙酸杆菌/~ acidum 酸化杆菌/~ acnes contagiosae 传染性痤疮杆菌(传染性粉刺杆菌,触染性粉刺杆菌)/~ actinomycetem comitans 伴放线杆菌(放线共生杆菌)/~ aegyptiacum 埃及杆菌,流感[嗜血]杆菌(即 Hemophilus influenzae)/~ aerogenes 产气杆菌(即 Aerobacter aerogenes)/~ aerophilum 嗜气杆菌/~ aertryke 鼠伤寒[沙门氏]杆菌/~ aeruginosum 绿脓杆菌(即 Pseudomonas aeruginosa)/~ albidum 微白杆菌/~ album 白色杆菌/~ alcaligenes 产碱杆菌/~ aliphaticum 脂肪烃杆菌(油烃杆菌)/~ aliphaticum liquefaciens 液化脂肪烃杆菌/~ alkalescens 碱性杆菌,碱性志贺氏菌(即 Shigella alkalescens)/~ alliariae 山葵杆菌/~ aloes 芦荟杆菌/~ ambiguum 可疑杆菌(不定型细菌,施米茨氏痢疾杆菌)(即 Shigella ambigua)/~ aminovorans 嗜胺杆菌/~ ananas 菠萝杆菌/~ angustum 狭小杆菌/~ anitratum 无硝杆菌(不分解硝酸杆

菌)/~ annulatum 环状杆菌/~ anthracoides 类炭疽杆菌,巨大芽胞杆菌(即 Bacillus megatherium)/~ aphthosus 鹅口疮杆菌/~ apii 芹菜杆菌/~ apisepticum 蜜蜂败血杆菌/~ apium 蜜蜂杆菌/~ araliavora 噬五加杆菌/~ arborescens 树状杆菌/~ argenteo-phosphorescens 银色磷光杆菌/~ armeniaca 杏枯萎病杆菌/~ aroideae 海芋杆菌/~ aromafaciens 生香杆菌/~ atrosepticum 黑腐杆菌/~ aureum 金黄色杆菌/~ avicidum 死鸟杆菌(鸡霍乱杆菌,禽败血杆菌)/~ avicidum suis 猪霍乱[沙门氏]杆菌(即 Salmonella choleraesuis)/~ avisepticum 鸡霍乱杆菌,禽败血杆菌/~ babesii 巴氏杆菌/~ beijerincki 拜氏杆菌/~ bibulum 干渴杆菌(吸湿杆菌)/~ Binni 宾氏杆菌(伤寒、副伤寒簇中之不发酵乳糖者)/~ bombycis 蚕病杆菌/~ bovisepticum 牛败血杆菌/~ brassicae acidae 酸腌菜杆菌/~ budayi 比氏杆菌/~ bufo 蟾蜍杆菌/~ burgeri 布氏杆菌/~ butyri colloideum 胶状丁酸杆菌(胶状乳酪杆菌)/~ cadaveris 尸胺杆菌/~ caeruleus 青蓝杆菌/~ cajae 灯蛾杆菌/ ~ calco-acetica 乙酸钙杆菌/~ California 加利福尼亚(加州杆菌)/~ cancrosi 下疳杆菌(似癌杆菌)/~ capsulatus chinese 中国荚膜杆菌/~ carotae 胡萝卜杆菌/~ carotovoraf. sp. Parthenii 噬胡萝卜杆菌银胶菊小种/~ carotovorum 胡萝卜软腐杆菌/~ carotovorum var. aroideae 胡萝卜软腐杆菌海芋变种/~ cassavae 木薯叶斑病杆菌/~ caucasicus 高加索杆菌/~ caudatus 尾杆菌/~ celebensis 香蕉条纹病杆菌/~ cellaseum 纤维杆菌/~ cepavorus 噬葱杆菌/~cerasi 大花刺杆菌/~ cerasi wraggi 樱杆菌 /~ ceylonense 锡兰杆菌(即 Bacillus ceylonensis)/~ chauvoei 肖氏杆菌/~ chinese 中国杆菌/~ chironomi 摇蚊杆菌 /~ chlorinum 氯杆菌(黄绿色杆菌)/~ cholerae columbarum 鸽霍乱杆菌/~ choleraesuis 猪霍乱[沙门氏]杆菌(即 Salmonella choleraesuis)/~ citrarefaciens 柑橘斑瘟杆菌/~ citri 柑橘杆菌/~ citrimaculans 柑橘叶斑病杆菌/~ citriputeale 柑橘斑点杆菌/~ citrovorum 柑橘病杆菌 /~ cloacae 阴沟杆菌(阴沟气杆菌)(即 Aerobacter cloacae)/~ clostridiiforme 梭形杆菌/~ coli 大肠杆菌,大肠埃希氏杆菌(即~coli commune; Escherichia coli)/~ coli anaerogenes 不产气大肠杆菌/~ coli anindolicum 不产吲哚大肠杆菌/~ colorabilis 着色杆菌/~corneform bacteria 棒状杆菌/~croci 番红花杆菌/~ cucurbitae 葫芦杆菌/~ cuniculicidus immobile 兔败血杆菌/~ cuniculicidus septicum 兔败血杆菌/~ cuniculicidus thermophilum 嗜热性兔败血杆菌/~ curvatum 弯曲杆菌/~ cyaneofluorescens 蓝荧杆菌/~ cycloclastes 解坏杆菌/~ cyclooxidans 环氧化杆菌/~ cygni 天鹅杆菌(鹅杆菌)/~ cylindroides 柱状杆菌/~ cyprinicida 杀鲤杆菌/~ danyszi 达氏杆菌(丹尼什氏杆菌,鼠伤寒杆菌)/~ daressalaam 达雷斯萨拉姆沙门氏杆菌/~ denitrificans 脱氮杆菌(反硝化杆菌)/~ derby 德氏杆菌(德尔比氏杆菌)(一种肠炎杆菌)/~ dianthi 石竹叶痕病杆菌/~ dieffenbachiae 花叶万年青杆菌/~ dihydroxyacetonicum 二羟丙酮杆菌/~ diphtheriae 白喉[棒状]杆菌(即 Corynebacterium diphtheriae)/~ diphtheriae avium 鸟白喉杆菌/~ diphtheriae columbarum 鸽白喉杆菌/~ diphtheriae cuniculi 兔白喉杆菌/~ diphtherioides 类白喉杆菌/~ dispar 殊异杆菌,马丹浦志贺氏菌(即 Shigella madampensis)/~ dubium 疑问杆菌/~ dubium pneumoniae 肺炎疑问杆菌/~ duplex 双重杆菌(慢性结膜炎[嗜血]杆菌)(即 Hemophilus duplex)/~ dysenteriae 痢疾杆菌志贺氏菌(即 Shigella dysenteriae; Shigella shigae)/~ dysenteriae liquefaciens 液化性痢疾杆菌/~ dysenteriae vitulorum 犊痢疾杆菌/~ enterocoliticum 小肠结肠炎杆菌/~ enteritidis 肠炎[沙门氏]杆菌(即 Salmonella enteritidis)/~ erythrogenes 红乳杆菌(即~lactis erythrogenes)/~ erythrogloeum 红胶杆菌/~ esteraromaticum 酯香杆菌/~ exitiosum 死亡杆菌(破坏杆菌)/~ faecalis alcaligenes 粪产碱杆菌(即 Alcaligenes faecalis)/~ fairmontensis 斐蒙杆菌/~ farinaceum 面粉杆菌/~ fascians 带状杆菌(纠缠杆菌)/~ filamentosum 丝状杆菌/~ filefaciens 生丝杆菌/~ flavozonatum 黄环纹杆菌/~ flexneri 弗氏痢疾杆菌,副痢疾志贺氏菌(即 Shigella paradysenteriae)/~ flexuosus 弓状杆菌,弯曲杆菌/~ fluorescens 荧光杆菌/~ fluorescens immobilis 不动荧光杆菌/~ fluorescens liquefaciens 液化荧光杆菌/~ foliicola 叶生杆菌/~ formicicum 蚁酸杆菌(甲酸杆菌)/~ formooxidans 蚁酸氧化杆菌(甲酸氧化杆菌)/~ forrugineum 锈色杆菌/~ fragi 莓实杆菌/~ friedländeri 肺炎杆菌,弗里德兰德氏杆菌(即 Klebsiella pneumoniae)/~ fulvum 暗黄杆菌/~ fusiformis 梭状杆菌/~ galactophilum 嗜半乳糖杆菌(嗜乳杆菌)/~ galophilum 嗜海盐杆菌/~ geniculata 膝状杆菌/~ glaesser 猪伤寒杆菌/~ globiforme 球形杆菌/~ gluconicum 葡糖酸杆菌(葡萄糖酸杆菌)/~ gracile 纤细杆菌/~ granii 格氏杆菌/~ granuliformans 粒状杆菌/~ granulosis 颗粒杆菌/~ gummis 胶杆菌/~ gummisudans 流胶杆菌/~ gummisudans var. japonicum 流胶杆菌日本变种/~ haemoglobinophilus 嗜血红素杆菌/~ haemorrhagicum 败血症杆菌/~ haemorrhagicus septicus 出血性败血症杆菌(脓毒性败血症杆菌)/~ halobium 盐生杆菌/~ halophilum 嗜盐杆菌/~ hayducki 海氏杆菌(海迪克氏杆菌)/~ healii 希氏杆菌/~ hederae 常春藤杆菌/~ helianthi 向日葵杆菌/~ hirschfeldii 赫氏杆菌(赫希费耳德氏杆菌,丙型副伤寒[沙门氏]菌)(即 Salmonella hirschfeldii)/~ holci 绒毛草杆菌/~ holcicola 绒毛草叶斑病杆菌/~ hyacinthi 风信子杆菌/~ hyacinthi septicus 风信子软腐病杆菌/~ hydrophilus fuscus 褐色嗜水杆菌/~ icterogenes 黄疸杆菌/~ immotum 静止杆菌/~ imperiale 蛾杆菌/~ inconstans 无恒杆菌/~ indicum 印度杆菌/~ industrium 工业杆菌/~ infantum 婴儿杆菌/~ influenzae 流感杆菌/~ influenzae suis 猪流感杆菌/~ insecticolens 虫生杆菌(虫生变形菌)/~ insectiphilium 嗜虫杆菌/~ insidiosum 诡谲杆菌/~ intrinsectum 昆虫内杆菌/~ jaggeri 芹菜叶斑病杆菌/~ jaglandis 胡桃杆菌/ ~ konjaci 魔芋杆菌/~ kutscheri 库氏杆菌/~ lacticum 乳杆菌/~ lactis aerogenes 产气乳杆菌,产气气杆菌(即 Aerobacter aerogenes)/~ lactis erythrogenes 红乳杆菌/~ lactis innocuus 无害乳杆菌/~ lactucae 莴苣杆菌/~ lacunatus 腔隙杆菌/~ lapagei 拉氏杆菌/~ lathyri 香豌豆杆菌/~ lepisepticum 兔败血杆菌(即 Pasteurella lepiseptica)/~ leucogloeum 白胶杆菌/~ levans 果聚糖杆菌(阴沟杆菌,阴沟气杆菌)/~ libaviensis 里巴威杆菌/~ linens 灰白色杆菌/~ lipolyticum 解脂杆菌/~ liquefaciens 液化杆菌/~ maculicola 斑生杆菌/~ maculicola var. japonicum 斑生杆菌日本变种/~ mali 苹果杆菌(苹果癌病杆菌)/~ malvacearum 锦葵杆菌(棉角斑病杆菌)/~ malvacearum var. barbadense 锦葵杆菌巴巴杜变种/~ mangiferae 芒果杆菌/~ mannitopoeum 甘露醇杆菌/~ marginata 划界杆菌/~ matthiolae 紫罗兰杆菌/~ maublancii 茂氏杆菌(蓼叶斑病杆菌)/~ medicaginis 苜蓿杆菌/~ melaninogenicum 产黑色素杆菌(黑色素微小杆菌)(Bacteroides melaninogenicus)/~ melanogenum 产黑杆菌/~ melitense 地中海热杆菌,波状热菌,马尔他布鲁氏菌(即 Brucella melitensis)/~ mellea 蜂蜜杆菌/~ melonis 甜瓜杆菌/~ merismopedioides 分片杆菌/~ methanicum 甲烷杆菌/~ michiganense 密执安杆菌/~ millettiae 鸡血藤杆菌/~ minutiferula 小形杆菌/~ minutissimum 最小杆菌/~ monocytogenes 单核细胞增多性李司忒氏菌(即 Listeria monocytogenes)/~ morgani 摩根氏变形杆菌(即 Proteus morgani)/~ morsprunorum 李死杆菌/~ motgani 摩氏杆菌/~ multocidum 多杀杆菌/~ murisepticum 鼠败血杆菌/~ nadsonii 纳氏杆菌/~ naphthalinicum 萘杆菌/~ necrophorum 坏死杆菌/~ nectarophilum 嗜花蜜杆菌/~ nenckii 南氏杆菌/~ nephritides equi 马肾炎杆菌/~ newport 新港[沙门氏]杆菌(即 Salmonella sp. (Newport type)/~ nigrofaciens 产黑杆菌/~ nigromacularis 黑斑杆菌/~ nitrificans 硝化杆菌/~ nitrobacter 硝化杆菌/~ oblongum 延长杆菌/~ oleraceae 似蔬菜杆菌/~ oligocarbophilum 嗜寡糖杆菌/~ omnivorum 杂食杆菌/~ oxalophilum 嗜草酸杆菌/~ ozaenae 鼻臭[克雷白氏]杆菌(即 Klebsiella ozaenae)/~panici 黍杆菌/~ panis 面包杆菌/~ papavericola 罂粟叶斑病杆菌/~ papulans 疱疹杆菌/~ paracolii 副大肠杆菌/~ paradysenteriae 副痢疾杆菌/~ paraldehydium 三聚乙醛杆菌/~ parapelomyxae 副根足杆菌/~ paratyphosum 副伤寒杆菌/~ paratyphosum A 甲型副伤寒[沙门氏]杆菌(即 Salmonella paratyphi A)/~ paratyphosum B 乙型副伤寒[沙门氏]杆菌(即 Salmonella paratyphi B)/~ paratyphosum C 丙型副伤寒[沙门氏]杆菌(即 Salmonella hirschfeldii; Bacillus paratyphosus C)/~ pastinator 掘沟杆菌/~ pectinophorae 棉铃虫杆菌/~ pectinovorum 噬果胶杆菌(食果胶杆菌)/~ pelliculosa 薄膜杆菌(薄膜假单胞菌)/~ pestis 鼠疫杆菌/~ pestis bubonicae 腺鼠疫杆菌(鼠疫杆菌)(即 Pasteurella pestis)/~ phaseoli 菜豆杆菌/ ~ phaseoli var. fuscans 菜豆杆菌褐色变种/~ phaseoli var. sojensis 菜豆杆菌大豆变种/~ phenanthrenicum 菲杆菌/~ phlei 草杆菌/~ phormicola 新西兰麻杆菌/~ phosphorescens 磷光杆菌/~ phosphoreum 磷光杆菌/~ photogenus 发光杆菌/~ phytophthorum 植病杆菌(马铃薯黑胫病杆菌)/~ pikowskyi 皮氏杆菌/~ plicatum 褶膜杆菌/~ pneumoniae 肺炎杆菌(即 Klebsiella pneumoniae)/~ pneumosintes 侵肺杆菌(害肺小杆菌)(即 Dialister pneumosintes)/~ poinsettiae 星星木杆菌/~ popilliae 日本甲虫杆菌/~ pordigiosum 黏质沙雷氏菌,灵杆菌(即 Serratia marcescens)/~ prodigiosum 神灵杆菌(灵菌,灵杆菌)/~ protemaculans 山龙眼杆菌/~ proteus 变形杆菌/~ pruni 桃李杆菌/~ prunicola 栖李杆菌(栖梅李杆菌) /~ pseudoanthracis 假炭疽杆菌,巨大芽胞杆菌(即 Bacillus megatherium)/~ pseudoinfluenzae 假流感杆菌/~ pseudomycoides 假霉状杆菌/~ pseudotsugae 黄杉瘿瘤病杆菌/~ pseudotyphosum 假伤寒杆菌/~ pseudovaleriei 假戊酸杆菌/~ psittacosis 鹦鹉热杆菌,鹦鹉热沙门氏菌(即 Salmonella psittacosis)/~ puerariae 李杆菌/~ punctulans 斑点杆菌/~ purifaciens 腐败杆菌/~ pyocyaneum 绿脓杆菌/~ pyogenes 化脓杆菌(酿脓杆菌)/~ pyosepticum 脓毒杆菌(脓腐败杆菌)/~ racemosum 簇状杆菌/~ rathayi 拉氏杆

菌/~ reading 里丁杆菌/~ recti 直形杆菌/~ recti var. bookeri 直肠杆菌布氏变种/~ reticularum 网状杆菌/~ rettgeri 雷氏杆菌/~ rhamnosifermentus 鼠李糖发酵杆菌/~ rhinoscleromatis 鼻硬结[克雷白氏]杆菌/~ rhusiopathiae suis 猪丹毒杆菌/~ ricini 蓖麻杆菌/~ ricinicola 栖蓖麻杆菌/~ robici 罗氏杆菌/~ ruberfaciens 生红杆菌/~ rubidaeum 深红色杆菌/~ rubidus 深红杆菌/~ rubrineans 红纹杆菌/~ rubrisubalbicans 红微白杆菌/~ salicis 柳杆菌/~ salivae 涎杆菌/~ sanguinarium 鸡志贺氏菌,禽伤寒杆菌(即 Shigella gallinarum)/~ savastanoi var. flaxini 萨尔杆菌白腊树变种/~ scabiegenum von 疮痂杆菌(甜菜疮痂病杆菌)/~ schuezenbachii 苏氏杆菌(苏仁巴氏杆菌)/~ sepedonicum 腐败杆菌/~ septicaemiae 败血症杆菌/~ septicaemiae canis 犬败血症杆菌/~ septicaemiae hemorrhagicae 出血败血性[巴斯德氏]杆菌(即 Pasteurella multocida)/~ septicaemiae murium 耗子败血症杆菌/~ sesamicola 胡麻叶斑病杆菌/~ sewanense 塞沃尼杆菌/~ shigae 志贺氏痢疾杆菌(即 Shigella dysenteriae)/~ sinuosus 纡曲杆菌(曲折杆菌)/~ solanisaprum 茄腐杆菌/~ solare 日光杆菌/~ sonnei 宋内氏志贺氏杆菌(即 Shigella sonnei)/~ sphingidis 凤蛾杆菌/~ spongiosus 海绵杆菌/~ stanley 斯坦莱[沙门氏]杆菌/~ stearohilum 嗜硬脂杆菌/~ stewarti 斯氏杆菌(斯图氏杆菌,玉蜀黍萎焉病杆菌)/~ stolonatus 葡萄枝杆菌/~ striatum 纹带杆菌/~ subrufum 微红[沙雷氏]杆菌(即 Serratia surufa)/~ succinicum 琥珀酸杆菌/~ suipestifer 猪霍乱[沙门氏]杆菌(即 Salmonella choleraesuis)/~ suisepticum 猪败血杆菌/~ sulfureum 硫色杆菌/~ sycosiferus 须疮杆菌/~ syncyaneum 类蓝杆菌(集合蓝杆菌,蓝乳杆菌,产蓝乳杆菌)/~ tabaci 烟草杆菌/~ tabaci-fermentationis 烟草发酵杆菌/~ tabacum 烟草杆菌(烟草野火病杆菌)/~ tartarophthorum 解酒石杆菌/~ tenax 附着杆菌/~ terminus 末端杆菌/~ termo 变形杆菌(即~ proteus)/~ theae 茶杆菌/~ themoamylolyticum 嗜热嗜甲基杆菌/~ themophilus 嗜热杆菌/~ tolaasii 托氏杆菌(托拉氏杆菌)/~ trachephilum 嗜气管杆菌/~ translucens var. secalis 半透明杆菌黑麦变种/~ translucens var. undulosum 半透明杆菌波形变种(小麦黑颖病杆菌)/~ trapanicum 特腊帕尼杆菌/~ tremelloides 银耳状杆菌(冻胶状杆菌)/~ trifolium 三叶草杆菌/~ tularense 上拉巴斯德氏菌,土拉热杆菌(即 Pasteurella tularensis)/~ tussisconvulsivae 百日咳杆菌/~ typhi-abdominalis 伤寒[沙门氏]杆菌(即 Salmonella typhosi)/~ typhi flavum 黄色伤寒杆菌(黄色单胞菌)/~ typhimurium 鼠伤寒[沙门氏]杆菌(即 Salmonella typhimurium)/~ typhi suis 猪伤寒杆菌/~ typhosum 伤寒杆菌,伤寒沙门氏菌(即 Salmonella typhi)/~ ulceris canerosi 软下疳杆菌(走马疳杆菌)/~ ureum 脲杆菌/~ uschinskii 乌氏杆菌/~ uvae 葡萄状杆菌/~ vaginae 阴道杆菌/~ valeriei 戊酸杆菌/~ variolae 痘疱杆菌/~ venenosus brevis 短毒杆菌/~ vermiforme 蠕形杆菌,蚓状杆菌/~ vesicatoria 泡状杆菌/~ vesicatoria var. raphani 泡状杆菌萝卜变种/~ violaceum 紫色杆菌/~ viridans 绿色杆菌/~ viridifaciens 产绿杆菌/~ viridis 草绿色杆菌/~ viscosum equi 马胶黏杆菌/~ vitians 葡萄蔓杆菌/~ vitulisepticum 犊毒杆菌(犊败血杆菌)/~ voldagsen 普通杆菌,伏耳达格森杆菌/~ vulgare 变形杆菌(即 Proteus vulgaris)/~ welchii 韦氏杆菌/~ whitmori 怀氏杆菌,假鼻疽杆菌(即 Malleomyces pseudomallei)/~ zeae 玉米杆菌/~ zoogleiformans 胶团杆菌/~ zopfii 佐氏杆菌(佐普夫氏[库氏]杆菌)(即 Kurthia zopfii)

bacterium *n*. (复 bacteria)①细菌,菌 ②[无芽胞]杆菌(罕用)‖ ~, acid-fast 耐酸菌/~, aerogenic 产气菌(即 aerogen)/~, amotile 不动菌/~, anaerobic 厌氧菌/~, anaerogenic 非产气菌/~ animalized 动物通过菌/~, autotrophic 自营菌/~, beaded 异染菌/~, chemoautotroph'e 化学自营菌/~ chemoheterotrophic 化学异营菌/~, chromogenic 产色菌/~, chromophoric 着色菌/~, coliform 大肠杆菌(即 coli group)/~, coprophil 粪杆菌(即 faecai bacillus)/~, corneform 棒状杆菌/~, denitrifying 反硝化菌/~, endoteric 内毒素杆菌/~, exoteric 外毒素杆菌/~, G type G 型菌(细菌的可滤过阶段), gram-negative 革兰氏阴性菌/~, gram-positive 革兰氏阳性菌/~, heterotrophic 异营菌

bacteria, higher 高等菌 ‖ ~, hydrogen 产氢菌/~, infectious [致]病菌/~, iron 铁细菌

bacteria, lower 低等菌,裂殖菌(即 schizomycetes)‖ ~, mantle 衣原体(即 chlamydia)/~, mesophilic 嗜常温菌/~, nitrifying 硝化菌(即 nitrobacteria)

bacteria nodule 根瘤菌 | ~, non-pathogenic 非病原菌/~, parasitic [活物]寄生虫/~, pathogenic 病原菌,致病菌/~, phosphorescent 磷光杆菌/~, photoautotrophic 自营光合菌/~, photogenic 发光菌/~, photoheterotrophic 异营光合菌/~, photosynthetic 光合菌/~, pleomorphous 多形[裂殖]菌/~, pole 极菌/~, psychrophilic 嗜冷菌/~, pyogenic 化脓菌/~, pyrogenetic 致热菌/~, rod 短杆菌/~, rough 粗糙菌/~, round 圆杆菌/~, saprophytic 腐[物寄]生菌/~, serum-fast 耐血清菌/~, smooth 光滑菌/~, spiral 螺旋菌/~, sulfur 硫菌/~, sulfur, purple 紫硫菌/~, thermophilic 嗜热菌/~, thiogenic 产硫菌,硫菌(即 sulphur bacteria)/~, toxie 产毒素菌 bacteria, virulent 毒性菌/~, zymogenic 产霉菌

bacteriuria *n*. 细菌尿

bacteroid *a*. 似杆菌的 *n*. 拟杆菌

bacteroide *n*. 畸形菌体,类菌体,拟菌体

Bacteroideae *n*. 拟杆菌族,类杆菌族

Bacteroides *n*. 拟杆菌属,类杆菌属 ‖ ~ aerofaciens 产气拟杆菌/~ amylophilus 嗜淀粉拟杆菌/~ angulosus 多角拟杆菌/~ biacutus 双尖拟杆菌/~ biformis 两形拟杆菌/~ caccae 粪拟杆菌(泄物类杆菌)/~ capillosus 多毛拟杆菌(细毛拟杆菌,多毛假杆菌,多毛瑞斯特氏菌)/~ catenaformis 链状拟杆菌/~ caviae 豚鼠拟杆菌/~ cellulosolvens 溶纤维素拟杆菌/~ clostridiiformis 梭形拟杆菌/~ clostridiiformis subsp. clostridiiformis 梭形拟杆菌梭形亚种/~ clostridiiformis subsp. girans 梭形拟杆菌环转亚种/~ coagulans 凝固拟杆菌/~ constellatus 星饰拟杆菌/~ cylindroides 圆柱状拟杆菌(圆柱状假杆菌,圆柱状瑞斯特氏菌)/~ destillationis 滴落拟杆菌(滴落瑞斯特氏菌)/~ distasonis 吉氏拟杆菌/~ eggerthii 埃氏拟杆菌/~ ethanologenes 产乙醇拟杆菌/~ forsythus 福赛斯拟杆菌 /~ fragilis 脆弱拟杆菌(脆弱类杆菌)/~ funduliformis 香肠形拟杆菌/~ fusiformis 梭状拟杆菌/~ galacturonicus 半乳糖醛酸拟杆菌/~ helcogenes 生溃疡拟杆菌/~ lentus 迟缓拟杆菌/~ levii 利氏拟杆菌/~ macacae 猕猴拟杆菌/~ melaninogenicus 黑色素拟杆菌/~ merdae 屎拟杆菌/~ microfusus 小梭拟杆菌/~ minutus 小拟杆菌/~ niger 黑拟杆菌/~ oralis var. elongatus 口腔拟杆菌伸长变种/~ pectinophilus 嗜果胶拟杆菌/~ pentosaceus 戊糖拟杆菌/~ pneumosintes 害肺拟杆菌/~ polypragmatus 多动拟杆菌(多行为拟杆菌)/~ praussnitzii 普氏拟杆菌/~ putidus 恶臭拟杆菌/~ putredinis 腐败拟杆菌(腐败假杆菌,腐败瑞斯特氏菌)/~ pyogenes 化脓拟杆菌/~ ramosus 分支拟杆菌/~ rectalis 直肠拟杆菌/~ ruminicola 栖瘤胃拟杆菌(居瘤胃拟杆菌)/~ russii 拉氏拟杆菌/~ serpens 蔓延拟杆菌(蛇形拟杆菌,匍匐性拟杆菌)/~ socranskii 索氏拟杆菌/~ splanchnicus 内脏拟杆菌/~ stercoris 粪便拟杆菌/~ suis 猪拟杆菌/~ tectum 隐蔽拟杆菌/~ tenuis 最细拟杆菌/~ terebrans 穿孔拟杆菌(穿孔假杆菌,穿孔瑞斯特氏菌)/~ thetaiotaomicron 多形拟杆菌/~ tumidus 膨胀拟杆菌(钩形拟杆菌,水肿拟杆菌)/~ uniformis 单形拟杆菌(同形类杆菌)/~ ureolyticus 解脲拟杆菌/~ variabilis 变异性拟杆菌/~ variegatus 杂色拟杆菌/~ varius 变形拟杆菌/~ viscosus 黏液拟杆菌(胶黏拟杆菌)/~ vulgatus 普通拟杆菌/~ xylanolyticus 解木聚糖拟杆菌

Bacteroidosis *n*. 拟杆菌病,类杆菌病

Bacteruria *n*. 细菌尿(即 bacteriuria)

Bactocill *n*. 苯唑西林钠,苯唑青霉素钠(oxacillin sodium)制剂的商品名

Bactoscilla *n*. 颤杆菌属 ‖ ~ flexibilis 柔软颤杆菌/~ mobilis 可动颤杆菌

Bactrian camel [动药]双峰驼

Bactrian camel hairs [动药]骆驼毛

bactrim (缩 SMZ-TMP; TMP/SMZ) *n*. 磺胺增效片 A(每片含磺胺甲异恶唑 0.4,甲氧苄氨嘧啶 0.08)

Bactroban *n*. 莫匹罗星(mupirocin)制剂的商品名

bacula *n*. 细柱层

baculiform *a*. 杆状的

baculoviridae *n*. 杆状病毒科

baculovirus *n*. 杆状病毒

baculum *n*. 阴茎骨(兽)(即 os penis)

BAD blood ammonia determination 血氨测定/British Association of Dermatology 英国皮肤病学协会

bad (**worse**, **worst**) *a*. 坏的;恶的;不愉快的;劣的;不利的;有害的;病的;痛的;腐败的;错误的 ***ad***. badly *n*. 坏;劣;邪恶 ‖ feel ~感到不愉快;有病/go ~ 变坏;腐败/go from ~ to worse 越来越坏,每况愈下/go to the ~ 变坏,堕落;得病/in a ~ temper 发怒/not ~, not so ~, not half ~ 不坏,不错/take the ~ with the good 幸与不幸都得忍受/with (a) ~ grace 不愿意地,勉强地

Badal's operation 巴达耳氏手术(将滑车下神经挫碎,治青光眼)

BADGE Bekesy Ascending Descending Gap Evaluation Bekesy 氏升降间距评价法

badge *n*. 徽章;象征;标记,符合 ‖ film ~ 照射量测定软片(防护衣上的)

badly (worse. Worst) *ad*. 坏;恶劣地;严重地;非常地 ‖ ~ off 穷的;缺少的(for)

BAE bronchial arterial embolization 支气管动脉栓塞术(肺癌治疗)

Baeckea frutescens L. [拉,植药]岗松

BAEDTA bile salt EDTA solution 胆盐乙二胺四乙酸溶液
BAEE benzoyl arginine ethyl ester 苯甲酰精氨酸乙酯
Baek of schnerder zelkova [植药]榉树皮
Bael *n*. [拉 bela] 印度枸桔(芸香科)
Baelz's disease 贝耳茨氏病(脓肿性腺性唇炎)
Baenem barium enema[拉]钡剂灌肠
BAEP brainstem auditory evoked potential 脑干听(觉)诱发电位
BAER brainstem auditory evoked responses 脑干听觉诱发反应
Baer's cavity 贝耳氏腔(囊胚腔) ‖ ~ membrana serosa 绒[毛]膜(即 chorionic membrane)/~ vesicle 贝耳氏囊(卵泡及其中的原卵)
BAERE British Atomic Energ Research Establishment 英国原子能研究所
Baer's method 贝耳氏法(用无菌油注入已固定关节内,预防再发生粘连)
Baerensprung's erythrasma 贝伦斯普龙氏红癣(骨红癣)
BAETP bis (2-aminoethyl) ether-tetramethyl phosphinic acid 二胺二乙基醚四甲基次磷酸(综合剂)
Baeyer's test 拜尔氏试验(检葡萄糖、吲哚)
BAF B cell activating factor B 细胞激活因子/bovine amnionic fluid 牛的羊水
baffle *vt*. 使困惑;阻碍;使挫折 干扰 *n*. 挡板,隔板,吸收板 ‖ ~ment, ~r *n*. 减音器,消声器,阻尼器 /baffling *a*. 令人迷惑的;起阻碍作用的
BAFS Brithish Academy of Forensic Sciences 英国法医学会
Bäfverstedt's syndrome 贝氏综合征,皮肤淋巴细胞瘤
B A G bucco-axiogingival *a*. 颊轴龈的
BAG bronchial arteriography 支气管动脉造影(术)
Bag *n*. 袋,(气)囊 *vt*. 使鼓胀;把……装进袋里 ‖ micturition ~ 排尿袋/nuclear ~ 核袋(肌梭内肌纤维中央段的中心部分)/testicular ~ 阴囊/~ of waters 羊膜囊,羊水囊 ‖ a ~ of bones 骨瘦如柴的人(或动物)/in the ~ 十拿九稳/the whole ~ of tricks 一切,全部 ‖ ~ ful *n*. 满袋
bagasscosis *n*. 蔗尘沉着病,蔗尘肺
bagasse *n*. 蔗渣 ‖ ~, Barnes'巴恩斯氏袋(子宫颈扩张袋)/~, Bunyan 湿敷袋/~, caked 乳房炎牛/~, Champetier de Ribes'尚普提埃·德里伯氏[子宫颈锥形]扩张袋/~, Chapman's 查普曼氏袋,细长冰袋/~, colostomy 结肠[造]瘘袋/~, Douglas 道格拉斯氏气袋(测劳动时代谢的背袋)/~, filter 滤袋/~, gas 气溜(袋形)/~, Hagner 哈格纳氏袋(前列腺止血袋)/~, hydrostatic 水压扩张袋/~, ice 冰袋/~, intragastric 胃囊(用以采取十二指肠液)/~, Lyster 利斯特氏袋(军用给水袋)/~, Petersen's 彼得逊氏袋(直肠吹张袋)/~, Pilcher 皮尔彻氏前列腺止血袋(附有导尿管)/~, Politzer's 波利泽尔氏咽鼓管吹气袋/~, sand 沙囊,沙袋/~, sarcolemmal 肉膜囊/~, Voorhees'伏希斯氏子宫颈[注水]扩张袋/~ of waters 羊膜囊,羊水囊
bagassosis *n*. 蔗尘沉着病,蔗尘肺
BAGG buffered azide glucose glycerol (broth) 缓冲的叠氮化物葡萄糖甘油(肉汤)
baggage *n*. 行李;过时的观点
baggy *a*. 膨胀如袋的;宽松下垂的 ‖ baggily *ad*. /bagginess *n*.
bagnio *n*. [意 bagno]浴堂,浴室
bahnung *n*. [德]接通
BAI bronchial arterial infusion 支气管动脉注入术(肺癌治疗)
BAIB btea-aminoisobutyric acid β-氨基异丁酸
baicalein *n*. 黄芩色素,5,6,7-三羟黄酮(获自黄芩 Scutellaria baicalensis)
baicalin *n*. 贝加灵,黄芩甙
Baiji oil [动药]白暨豚脂
Bail's hypothesis 贝耳氏假说(即在液体培养基内,微生物的密度有一定限度,称为 M 浓度)
Bailal meadowrue [植药]贝加尔唐松草
Bailer eggs [动药]红螺塔
Baillarger's band 贝亚尔惹氏带(大脑皮质锥体细胞层内的白色带) ‖ ~ line 贝亚尔惹氏线,贝亚尔惹氏带(即 ~ layer; ~ band)/~ sign 贝亚尔惹氏征(麻痹性痴呆时瞳孔左右不等)
Baillie's pill 贝利氏丸,复方洋地黄丸
Bainbridge reflex 班布里季氏反射(静脉心脏反射)
baiting *n*. 喂饵(菌)
Bakagai [动药]凹线蛤蜊
Bakagai shell [动药]蚵
bakankosin *n*. 巴加可马钱碱(一种无毒性的生物碱甙)
bake *n*. 烘,焙 ‖ ~, final 末烘
bakelite *n*. 电木
bakelite cone 胶木遮光筒
Bakeprofen *n*. 巴凯洛芬(消炎镇痛药)
baker *n*. 烤箱(骨科用),面包师傅;小烘箱 ‖ a ~'s dozen 十三/~ solution 贝克氏液
Baker's cyst 贝克氏囊肿(膝部囊肿)
Baker's velum 贝克氏帆(腭裂充填器)
bakkola *n*. 治癌桦蕈
BAL Blood Alcohol level 血液乙醇标准/bronchoalveolar lavage 支气管—肺泡灌洗(术)/British anti-Lewisite, dimercaptopropanol 二巯[基]丙醇,抗路易士药剂(砷及金属解毒药)
Bal Balance《平衡》(杂志名)/ balanced 平衡的/balneum [拉]洗浴/balsam 香脂,树脂
bala beta-alanine β-丙氨酸,3-氨基丙酸
Balaenoptera acutorostrata lacepede [拉;动药]小鳁鲸
Balaenoptera physalus Linnaeus [拉;动药]长须鲸
Balanophora involucrata Hook. f. [拉,植药]筒鞘蛇菰
Balanophora japonica Makino [拉,植药]葛蕈
balar balneum arenae [拉]沙浴
balance *n*. [拉 bilanx]①平衡 ②天平,秤;情绪稳定;余额 *vt*. 用天平等秤;比较;平衡 *vi*. 平衡 ‖ ~, acid-base 酸碱平衡/~, air 空气平衡/~, allergic 变应性平衡(患者与周围环境之间的平衡状态,即特异性变应原的量不超过患者变应性的极限)/~, analytical 分析天平/~, anion-cation 阴阳离子平衡/~ of body 身体平衡,身体均势/~, calcium 钙平衡/~ of chromosome 染色体平衡/~, concept of sex 性平衡概念/~, density 密度天平/~, denture 托牙平衡/~, design 平衡设计/~, dispensing 调剂天平/~, dynamic 力平衡/~, electromagnetic 电磁天平/~, energy 能量平衡/~, enzyme 酶系平衡/~, face 面平衡/~, fluid 液体平衡,水平衡/~, genic 基因平衡/~, heat 热平衡/~, hemogenic-hemolytic 造血溶血平衡/~, hydrophil-lipophil 亲水亲油平衡/~, intermaxillary 颌间平衡/~, lateral 侧平衡/microchemical ~ 微量化学天平/occlusal ~ 殆平衡 /be (或 hang) in (the) ~ 安危(或成败)未定/keep one's ~ 保持(身体)平衡;保持镇静/lose one's ~ 失去平衡;心慌意乱/off ~ 不稳/on ~ 总的说来/strike a ~ 作出公正的处理(或安排)/tip(或 tilt, turn) the ~ 起决定性作用/~, microprojection reading 微量天平/~, negative 负[性]平衡/~, nitrituria 亚硝酸盐尿平衡/~, nitrogen 氮平衡/~, platform 台秤/~, positive 正[性]平衡/~, precision 精密天平/~, protrusive 前伸平衡/~, salt solution (BSS) 平衡盐溶液/~, selection 平衡选择/~, semi-micro 半微量天平/~, shift theory 平衡移位论/~, specific gravity 比重天平/~, spring 弹簧天平/~, theory of sex determination 性决定平衡说/~, thermal 热天平/~, torsion 扭转天平,扭称/~, water 水平衡,液体平衡(即 fluid ~)/~, Westphal 韦氏比重天平
Balanced anesthesia 平衡式全身麻醉(指以弱麻醉作用之气体与其他辅助性药物如镇静剂、安眠药或神经—肌肉阻断剂并用的麻醉方式)
balanced double heterozygote ①平衡二重杂合体,平衡二重杂合子 ②平衡二重异型接合体,平衡二重异型接合子
balanced heterocaryon, balanced heterokaryon 平衡异核体
balanced hypothesis 平衡假说
balanced lethal 平衡致死
balanced lethal genes 平衡致死基因
balanced linkage 平衡连锁
balanced load 载量,平衡性(遗传)平衡性(遗传)负荷
balanced polymorphism 平衡多态现象
balanced strain 平衡品系
balanced (reciprocal) structural change 平衡(相互)结构改变
balanced stock 平衡品系
balanced tertiary trisomic 衡三级三体生平物
balanced type 平衡型
balancer *n*. ①平衡棒 ②平衡器(即 haltere)
balancers *n*. 平衡棒
balancing *n*. 咬合平衡术,殆平衡术
balaneutics *n*. 浴疗学(即 balneology)
balanic *a*. 阴茎头的,龟头的;阴蒂头的
balanine *n*. 巴拉宁(得自肌浸液的一种组氨酸)
balanism *n*. 子宫托疗法,栓剂疗法
balanitaceae 刺树科
Balanites aegyptica 埃及酸叶木(蒺藜科),比妥树(即 bito)
Balanophoraceae 蛇菰科
Balanopsidaceae 象子木科
Balanopsidaceae 假橡树科
Balanopsidales 象子木目(植物分类学)
blanitis *n*. 龟头炎 ‖ ~ circinata 环状龟头炎/~, corrosive 腐蚀性龟头炎/~ diabetica 糖尿病性龟头炎/~, Follmann's 浆液性龟头炎/~ gangraenosa ;phagedenic 坏疽性龟头炎/~ xerotica obliterans 干燥性龟头炎,施图默氏病(即 Stühmer's disease)

balano- [希][构词成分]阴茎头,龟头;阴蒂头
balanoblennorrhea *n*. 淋病性龟头炎
balanocele *n*. 龟头膨出(自包皮裂口膨出)
balanochlamyditis *n*. 阴蒂包皮炎
Balanophora Forst 蛇菰属
balanoplasty *n*. 龟头成形术
balanoposthitis *n*. 龟头包皮炎‖~, specific gangrenous and ulcerative 特殊坏疽溃疡龟头包皮炎
balanoposthomycosis *n*. 坏疽性龟头炎(即 gangrenous balanitis)(由动脉栓塞,继发感染引起的龟头包皮溃疡,逐渐向阴茎体蔓延至阴囊、耻骨处,可使阴茎残毁,溃疡面有脓性分泌物和坏死组织)
balanopreputial *n*. 龟头包皮的
balanorrhagia *n*. 龟头脓溢
balanorrhea *n*. 龟头脓溢(即 balanorrhoea)
Balanosporida *n*. 孔盖孢子目
Balanosporida Sprague *n*. 孔盖孢子目
balantidiasis *n*. 小袋虫病(即 balantidiosis)
balantidicidal *a*. 杀小袋虫的
Balantidiidae Doflein and Reichenow 肠袋虫科
Balantidiosis *n*. 小袋虫(即 balantidiasis)
Balantidium *n*. 小袋虫属‖~ Claparède and Lachmann 肠袋虫属/~ coli 结肠小袋虫/~ coli Malmsten 结肠肠袋虫/~ entozoon Ehrenberg 内生肠袋虫/~ minutum 小型小袋虫/~ polyvacuolum Lee 多泡肠袋虫/~ praenucleatum Kudi and Meglitsch 前核肠袋虫/~ sinensis Nie 中华肠袋虫/~ suis 猪小袋虫/~ suis McDonal 猪肠袋虫
balantidosis *n*. 小袋虫病(即 balantidiasis)
balanus *n*. 阴茎头,龟头(即 glans penis)
bal arenae balneum arenae [拉]沙浴
balarsen *n*. 巴拉胂,胂硫醇
balata *n*. 巴拉塔树胶,猿脸树胶
Balazipone *n*. 巴拉齐朋(细胞保护药)
Balbiana *n*. 巴边肉孢子虫属
Balbiani ring 巴尔比尼氏环(染色体)
Balbiani's body(nucleus) 巴比阿尼氏体,卵黄核(即 yolk nucleus)
Balbiani-type chromosome 巴尔比尼型染色体
balbucinate *n*. 口吃,讷吃
balbuties *n*. [拉]口吃,讷吃
balcony *n*. 阳台
bald *a*. 秃的;无毛的
balderdash *n*. 胡言乱语;废话
baldness *n*. 秃[发],脱发‖common male ~ 普通男性秃发
Balduzzi's reflex 巴耳杜齐氏反射(一种足反射)
Baldwin effect 巴德文氏效应
Baldwin's operation 巴德文氏手术(人工阴道形成术,即在膀胱与直肠间移植一段回肠)
Baldy's operation 鲍耳迪氏手术(治子宫后移异位)
Bale *n*. 包,捆,件; 灾祸;痛苦;不幸‖~ful *a*. 有害的;致命的
baleri *n*. 背娄病(锥虫病的一种)
BALF bronchoalveolar lavagefluid 支气管—肺泡灌洗液(检查)
Balfour's disease 巴耳弗氏病,绿色[肉]瘤(即 chloroma; chlorosarcoma)
Balfour's granule 巴耳弗氏粒(禽螺旋体病的红细胞内)
Balint syndrome 巴林特氏综合征(表现为注视皮质性麻痹、视性共济失调及视注意力障碍,但自发的和反射性眼运动尚存。双侧顶—枕区损伤可见,常发生在心脏病起始之后)
balk *n*. 阻碍;挫折 *vt*., *vi*. 使受挫折
Balkan *a*. 巴尔干半岛的‖the ~s 巴尔干半岛各国‖~ite *n*. 巴尔干人
Balkan syndrome 巴尔干综合征(又称"装甲克星综合症"。据称在科索沃战争中,出现一种由于使用贫铀弹而引起的头晕、头痛、恶心、失眠等症状,患者最后可因白血病而死亡)
Balkan frame(splint) 巴尔干夹板(用于骨折及脱骱,作伸展之用)
Ball- [构词成分][希]通过
ball *n*. 球,团块;球状物;弹丸;眼球;丸剂‖~, adapter 球形转接器/~ of Bichat, fatty; 比沙氏颊脂垫,吸垫,颊脂体(即 sucking pad; corpus adiposum buccae)/~, chondrin 软骨胶球/~, egg 卵球/fatty ~ of Bichat 吸垫,颊脂体/~, food 植物粪石(即 phytobezoar)/~ of foot 跖球/fungus ~ 曲霉肿/~, germ 胚球/~, hair 毛团,毛粪石(胃肠内)(即 trichobezoar)/~, metaphase 球状中期/~ of the thumb 鱼际/~, sign 球征/~, valve effect 球瓣效应
balls, Marchi 马尔基氏小球(髓鞘变性时嗜酸染色所见黑色小球)‖~, oat hair 胃毛块(马病)/pleural fibrin ~s 胸膜纤维素球/~, rubber 橡皮[吸气]球/~, sperm 精子球,精子团/~ of thumb 鱼际/~, wool 羊毛团/Baller-Gerold syndrome 巴—杰氏综合征(一种常染色体隐性遗传综合征,特征为颅骨早闭和桡骨发育不良,亦称颅骨早闭–桡骨发育不良综合征)
Ball's operation 鲍尔氏手术(①结肠切开术 ②腹股沟疝手术 ③割断肛门的感觉神经治疗肛门瘙痒症)‖~ valve 鲍尔氏瓣,莫尔加尼氏瓣(即 Morgagni's valve)
Ballance's sign 巴兰斯氏征(脾破裂叩诊征)
ballast *n*. ①镇重物,平稳器 ②使稳定‖~, tube 稳流管
Ballayi cornu 小柯拉子,小柯拉豆
ball-catching view 接球位观
Ballet's disease 巴累氏病,眼外肌麻痹(即 ophthalmoplegia externa)‖~ sign 巴累氏征(眼外肌麻痹,所有眼球随意运动消失,瞳孔运动及眼反射性运动仍存在,见于突眼性甲状腺肿及癔病征)
ballingall's disease 巴林格耳氏病,足分支菌病(即 mycetoma)
balling-iron *n*. 成珠铁
ballism *n*. 颤搐
ballismus *n*. [拉]颤搐(即 ballism);投掷(症),挥舞(症)
ballistic *a*. ①射击的 ②冲击的;弹道学的,弹道的,发射的;投掷样的,挥舞样的‖~, camera 弹道照相机/~, milliammeter 冲击式毫安表/~, milliampere meter 冲击式毫安表
ballistic flight 弹道飞行
ballistics *n*. 射击学,弹道学‖~, wound 创伤弹道学(研究发射物的运动对创伤的影响)
ballistocardiogram *n*. 心冲击[描记]图,投影心搏图
ballistocardiograph *n*. 心冲击描记器,投影心搏仪,心脏射出容量描记器
ballistocardiography *n*. 投影心搏描记术, 心冲击描记术
ballistophobia *n*. 飞弹恐怖
ballonnement *n*. 气胀术(即 ballooning)
balloon *n*. ①囊(胶囊,气囊) ②罐,筒 ③[橡皮]球 ④气球;球形玻璃容器,膨胀鼓 *vi*. 加气膨胀‖sinus ~ 窦囊(用以支持上颌窦壁凹陷骨折)/~, Strato-Lab 同温层实验气球/~, angioplasty 球囊导管血管成形术/~, catheter 胶囊导管,气囊导管/~, dilatation catheter 气囊扩张导管,球囊(导管)扩张器/~, embolism technique 胶囊栓塞技术/~, obstruction 胶囊阻塞/~, occlusion 胶囊阻塞/~, tipped catheter 尖头胶囊导管/~, trapped flow directed cardiac catheter 气囊漂浮心导管/~, valvuloplasty 球囊瓣膜成形术
Balloonfish [动药]刺鲀‖~ skin [动药]刺鲀皮
Balloonflower [植药]桔梗‖~ rhizome [植药]桔梗
ballooning *n*. 气胀术(体腔充气,治疗用),气球样的(变形),膨胀
balloon-sickness *n*. 气球病,高空病
ballotable *n*. 可反击触诊的
ballottement *n*. 冲击触诊[法]‖~, abdominal 腹部冲击触诊[法],间接冲击触诊[法](即 indirect ~)/~, cephalic 胎头冲击触诊[法]/~, direct; 直接冲击触诊[法],阴道冲击触诊[法](即 vaginal ~)/~ of eye 眼内浮沉(眼动时玻璃体内不透明物的漂游现象)(即 ocular ~)/~, renal 肾冲击触诊[法]/~, vaginal 阴道冲击触诊[法]
Ball's valve 肛瓣,直肠瓣
ball-scintillator *n*. 球形形闪烁体
ball-scintillator counter 球形闪烁体计数器
ball-thrombus *n*. 球状血栓
balm *n*. ①香蜂草,蜜里萨 ②香膏 ③香脂‖~, blue 香蜂叶,蜜里萨香叶(即 melissa)/~ of Gilead 几来香脂/~, lemon 香蜂叶,蜜里萨香叶(即 sweet ~; melissa)/~, mountain 北美圣草,散塔草/~ oil 香蜂叶油
bal mar balneum maris [拉]盐水,盐(海)水浴
Balme's cough 巴姆氏咳(躺倒时的咳,见于鼻咽堵塞)
Balmony *n*. 窄叶蛇头草
Balmy *a*. 有香气的;止痛的,镇静的
Baln balneum [拉]浴
baln cal balneum calidum [拉]热水浴
balneary *n*. 浴疗所
balneation *n*. 浴疗法(即 balneotherapy)
Balneatrix 巴氏丝菌属‖~ alpica 高山巴氏丝菌
balneography *n*. 沐浴论
balneology *n*. 浴疗学(即 balaneutics)
balneophysiology *n*. 沐浴生理学
balneotechnics *n*. 沐浴技术
balncotherapeutics *n*. 浴疗学(即 balneotherapy)
balneotherapy *n*. 浴疗法(即 balneation)
balneum (复 balnea) *n*. [拉]浴(即 bath)‖~ acidum 酸性浴(即 acid bath)/~ alkalinum 碱性浴(即 alkaline bath)/~ animale 兽浴,动物浴/~ arenae 沙浴(即 sand bath)/~ coenosum 泥浴(即~ luteum; mudbath)/~ effervescens 泡腾盐浴(即 effervescent)/

～ laconium 发汗浴(即～ sudarium; sweat bath)/～ lacteum 乳浴(即 milk bath)/～ luteum 泥浴(即 mud bath)/～ magnesii sulphatis 硫酸镁浴(即 manesium sulphate bath)/～ maris 海水浴/～ pneumaticum 空气浴(即 air bath)/～ sinapis 芥末浴(即 mustard bath)/～ sudarium 发汗浴/～ sulphuris 硫磺浴(即 sulfer bath)/～ vaporis 蒸汽浴
Balofloxacin ***n***. 巴洛沙星
baloption ***n***. 投影(放大)器(商品名)
Bals balsam ***n***. 香脂,香胶
Balsalazide ***n***. 巴柳氮(抗溃疡性结肠炎药)
Balsam ***n***. 香脂,香胶‖～ apple 香胶苦瓜(即 Momordica balsamina)/～, Brazilian 巴西香脂/～, Canada 加拿大香脂,加拿大松脂/～, Cebur 西步香脂/～ of copaiba 古巴香脂,古巴香胶/～, desert 沙漠香脂/～, friars' 复方安息香酊/～ of Gilead 几来香脂/～, gurjun 古云香脂/～, Holland; ～, silver 荷兰香胶,银香胶,杜松焦油/～, Kentish 山靛/～, lagam 拉加姆香脂/～, Mecca 麦加香脂,几来香脂(即～ of Gilead)/～, Oregon 奥勒冈香脂/～ of Peru 秘鲁香脂,秘鲁香胶/～, soothing 缓和香脂/～ of St. Rocco 圣罗科香脂/～, St. Thomas' 圣托马斯香脂/～ of sulfur 硫香脂(一种以亚麻油或橄榄油与硫煮制而成的制品)/～, Tagulaway 塔古拉委香脂(即 Tagulavay ～)/～ of toln 妥鲁香脂,妥鲁香胶/～, traumatic 皮肤[病用]香脂,外科香脂/～ tree 熏陆香树,洋乳香树(即 Pistacia lentiscus L)/～, Turlington's 复方安息香酊(即 Wade's ～; compound benzoin tincture)/～ vine 香胶苦瓜(即～ apple; Momordica balsamina)/～, white 白香脂,萨尔瓦多香脂(即 baume de San Salvador)/～, xylene 二甲苯香脂
balsamic ***a***. 香脂性的,香脂的
Balsaminaceae ***n***. 凤仙花科
balsamo ***n***. [西]香脂,香胶(即 balsam)‖～ de tolu 妥鲁香脂,妥鲁香胶/～ del Peru 秘鲁香脂
Balsamodendron ***n***. [拉]没药属(即 Commiphora)‖～ africanum 非洲没药树/～ myrrha 没药树(即 Commiphora myrrha)
Balsamum ***n***. [拉]香脂,香胶(即 balsam)‖～ africanum 非洲香脂/～ capivi 卡披武香脂/～ cativo 卡体伏香脂/～ dipterocarpi 古云香脂(即 gurjun oil)/～ garganae 加尔干香脂/～ hardwickiae 印度香脂/～ peruvianum 秘鲁香脂,秘鲁香胶(即 balsam of Peru)/～ tolutanum 妥鲁香脂,妥鲁香胶(即 balsam of tolu; tolu)
balsamweed ***n***. 二花凤仙(即 Impatiens biflora)
Balser's fatty necrosis 巴耳泽氏脂肪坏死(急性胰腺炎的脂肪坏死)
bal sin balneum sinapis [拉]芥末浴
BALT bronchial-associated lymphoid tisues 支气管有关的淋巴样组织
balteum ***n***. [拉]托带,引力带,带(即 belt; girdle)|～ venereum 性病腰带,汞剂膏药(即 Venus' girdle)
bal tr balancing transformer 平衡变压器
bal vap balneum vapour [拉]蒸汽浴
Bam ampheramine pill 苯丙胺丸剂
Bamaluzole ***n***. 巴马鲁唑(抗惊厥药)
-bamate [构词成分]氨酯(1998 年 CADN 规定使用此项名称,主要系指神经系统镇静催眠剂氨甲酸酯一类的药物,如尼索氨酯[Nisobamate]、喷他氨酯[Pentabamate]等)
Bamberger's bulbar pulse 班伯格氏颈静脉球脉搏(出现于三尖瓣闭锁不全时)‖～ disease 班伯格氏病(①跳跃性痉挛 ②慢性多发性浆膜炎)/～ fluid 班伯格氏液(一种白蛋白样汞液,治疗梅毒)/～ hematogenic albuminuria 班伯格氏血液性蛋白尿/～ sign 班伯格氏征(①异侧感觉 ②心包积液的体征)/～ type 班伯格氏型(肺性骨关节病患者同时有杵状指及长骨痛性肥厚)
Bamberger's hematogenic albuminuria (Heinrich von Bamberger) 班伯格氏血原性蛋白尿(发生在严重贫血后期)
Bambermycins (复) ***n***. 班贝霉素(一种抗菌抗生素复合物,主要含默诺霉素〈moenomycin〉A 和 C,用作饲料添加剂和兽用补品)
Bamberger-Marie disease 班—马二氏病,肥大性肺性骨关节病(即 hypertrophic pulmonary osteoarthropathy)
bamboo ***n***. [印]竹类
bamboo borer beetle [动药]欧洲竹粉蠹
bamboo borer beetle larva [动药]竹蠹虫
bamboo brier 菝葜(印第安人用作食物)
bamboo leaf seseli [植药]竹叶西风芹
bamboo lyctid [动药]竹蠹虫
bamboo lyctid larva [动药]竹蠹虫
bamboo rat [动药]竹鼠
bamboo rat fat [动药]竹鼠油
bamboo rat teeth [动药]竹鼠齿
bamboo shavings [植药]竹茹
bamboo spine 竹节状脊柱
bamboo weevil [动药]长足弯颈象
BAME benzoylarginine methylester 苯甲酰精氨甲酯
bambusa breviflora munro ***n***. 青秆竹(植)药用部分,茎的中间层(竹茹)
bambusa Schreb 箣竹属‖～ arundinacea 印度箣竹/～ puberula 淡竹(即 phyllostachys nigra var. henonis)/～ sinoispinosa McClure 车筒竹,刺竹,车角竹/～ spinosa 刺箣竹
bambusa textiles McClure [拉;植药]青皮竹
bambusa tuldoides munro [拉,植药]青杆竹
bambusicola thoracica (Temminck) [拉;动药]灰胸竹鸡
bambuterol ***n***. 班布特罗(支气管扩张药)
bamethan ***n***. 巴美生(血管扩张药)
bamicctin ***n***. 贝友菌素
bamifyline ***n***. 巴米茶碱(中枢兴奋药)
bamipine ***n***. 巴米品(抗组织胺药)
bamnidazole ***n***. 班硝唑,氨酰硝唑(抗原虫药,抗滴虫药)
BAN British Approved Name 英国采用的名称(英国药典委员会批准的非专利药品名称)/British Association of Neurologists 英国神经病学家协会
ban ***vt***. 禁止 ***n***. 禁止;禁令
banana ***n***. 芭蕉属植物;香蕉
banana fracture 香蕉样骨折
Banana leaf skipper larva [动药]香蕉弄蝶
Banana prawn [动药]墨吉对虾
bananina ***n***. 香蕉粉(即 banana flour)
banbach ***n***. 班巴克热(一种热病,伴有肺炎及皮肤小疱疹)
Bancroft's filariasis 班[克罗夫特]氏丝虫病
Bancroftosis ***n***. 班[克罗夫特]氏丝虫病
band ***n***. ①(染色)带,频带,带环,谱带(唾腺染色体)横纹 ②光谱带 ③圈,索,带环 ④环(昆虫) ***vt***. 用带绑扎;用带标记‖A～A 带(肌原纤维节染成黑色之区,亦称 A 盘、Q 盘、横盘、暗板)/H～H 带(横纹肌盘,有时见于穿过横纹肌原纤维 A 带中央的淡色区)/I～I 带(在横纹肌原纤维内,光显微镜下出现明区,偏振光下出现暗区,亦称 J 盘、明板)/M～M 带(肌原纤维节 H 带中央的狭窄暗带)/Q～Q 盘,横盘,暗板/Z～Z 带(一种薄膜,用以分隔横纹肌的肌原纤维节)/～, center frequency (频)带中心频率/～, head(光)谱带头/～, spectrum 带光谱/～, width (频)带宽,通带宽度 bands, absorption 吸[收]光带,吸收[光]谱带(即 absorbing ～)/～, adjustable 调整性带环/～, adjustable anchor 调整性锚圈,调整性安抗/～, all-closing 全包带环/～, amniotic 羊膜索/～, anchor 锚圈,安抗带环/～, anchor clamp 锚夹圈,钳式安抗带环/～, angiomesenteric 肝十二指肠韧带(即 ligamentum hepatoduodenale)/～, Angle 安格耳氏带环(牙科)/～, anisotropic 重屈折层,各向异性层(即 anisotropic layer)/～, anogenital 肛生殖索/～, astigmatic 散光带/～, atrioventricular 房室束,希来氏束(即 auriculoventricular ～; bundle of His)/～, attachment 接合圈,固位带环/～, axis 原条(胚)(即 primitive streak)/～, belly 腹带
bands, Biets's 线状鳞癣带‖～ of Broca 布罗卡氏带(胚胎嗅脑的一部)
bands, Büngner's 宾格内氏带(周围神经变性时鞘细胞融合带条)(即 Ledbänder)‖～, Clado's 克拉多氏带,卵巢悬韧带(即 ligamentum suspensorium ovarii)/～, clamp 夹圈/～, coagulation 凝结带
bands of the colon 结肠带(即 taeniae coli)‖～, contoured 牙形托圈,牙形带环/～, coronary 冠状垫/～, dentale 牙用带环/～, edgewise bracket 沿边锁槽式带环/～, fetoamniotic 胎儿羊膜索/～, four-channel bracket 四沟托圈,四沟带环/～, free 独立带(即 taenia libera)/～, furrowed 有沟带(脑)/～, germinal 胚带(即 germ ～)/～, Giacomini's 贾科米尼氏带,齿状回前带(海马)/～, H 亨森氏盘(横纹肌盘)/～, Harris's 肝十二指肠韧带(即 ligamentum hepatoduodenale)/～, head 头带(用以系头镜之带)/～, Henle's 汗勒氏带,腹股沟镰(即 falx inguinalis)/～, horny 角状带(丘脑终纹前部)/～, iliotibial 髂胫带,髂胫束,梅希雅氏带(即 tractus iliotibialis)/～, J J 盘,明板(横纹肌)(即 isotropic disk)/～, Johnson 约翰逊氏带环/～, Lane's 类恩氏带,类恩氏扭结(回肠扭结)/～, lap 迭缝带环/～, Leonardo's 节制带(右心室)/～, lilac 紫色带(梅毒征)
bands, limbic 绿带(胎心右房之上下肌带)‖～, lip furrow 唇齿沟,唇沟(即 labiodental sulcus)/～, Luken's 路肯氏带环(牙科)/～, Magill 马吉耳氏带环(牙科)/～, Maissiat's 梅希雅氏带,髂胫带,髂胫束(即 iliotibial ～; tractus iliotibialis)/～, Matas's 马塔斯氏带(铝质带)/～, Meckel's 美克耳氏带(锤骨长突韧带之一部)/～, mesocolic 结肠系膜带(即 taenia mescolica)/～, mesodermal 中胚层带/～, moderator 节制带(右心室)(即 Leonardo's ～)/～, omental 网膜带(即 taenia omentalis)/～, Parham 帕腊姆氏带,金属带(固定长骨折断处)/～, pathological 病理带/～,

pecten 肛门梳带/～, perioplic 角质绿带,蹄外膜带
bands, phonatory 声带,声襞(即 plica vocalis)‖～, pinch 夹捏带环/～, pinch attachment 夹捏接合带环/～, primitive 原索(胚神经管)/～, Q Q 盘,横盘,暗板(即 anisotropic disk; Brucker's line; transverse disk)/～ of Reil 赖耳氏带(①右心室节制带 ②内侧丘系)/～, reinforced 增力带环/～, of Remak 雷马克氏带,轴突,轴索(即 axis-cylinder)/～, retention 十二指肠提肌(即 musculus suspensorius duoden;)
bands of Schreger 施雷格尔氏带(牙)‖～, seamless 无缝带环
bands, Sebileau's 塞比洛氏带(锥胸膜韧带三肥厚处)
bands, Simonart's 西莫纳尔氏带(羊膜与胎粘连形成的羊膜带)/～, sinoventricular 房室束,希斯室束(即 bundle of His)/～, Soret's 索雷氏[光谱]带(血红蛋白光谱的紫外的吸收带)/～, sternal 胸骨带(胚)
bands, supraobital 眶上索‖～ of Tarinus 塔里努斯氏带,角状带(即 horny ～)/～, tie bracket 可缚托带环/～, translocating 横置带环/～, Vicq d'Azyr's 维克达济尔氏带(在大脑皮质的布劳德曼氏外粒层内)/～, Z Z 盘,克劳泽氏膜(横纹肌间线)(即 intermediate disk; Krause's membrane)/～, zonular [眼]睫状小带,晶状体悬器(即 zonula ciliaris)
bandage *n*. 绷带 *vt*. 用绷带包扎‖～, abdominal 腹带/～, ace 布织绷带/～, adaptic 适意绷带/～, adhesive 橡胶绷带/～, adhesive absorbent 吸收性橡胶绷带/～, A-S-E 腋肩肘吊带(即 axilla-shoulder-elbow ～)/～, Bardeleben's 巴尔德勒本氏绷带(用于烫伤)/～, Barton's 巴尔通氏绷带(8字形绷带)/～, Baynton's 贝恩顿氏绷带,牵拉绷带/～, binocle 双眼绷带/～, Borsch's 博尔施氏双眼绷带/～, calico 白布绷带/～, capeline 帽式绷带,裹颅双头带/～, circular 环形绷带/～, closed fist 拳绷带/～, cohesive 黏性绷带/～, compression 压迫绷带(即 pressure ～)/～, cravat 三角布绷带/～, crepe 绉布绷带/～, crucial 十字绷带/～, demi-gauntlet 半手套式绷带,包手绷带(手指暴露)/～, Desault's 戴佐氏绷带(锁骨折固定绷带)/～, domette 软法兰绒绷带/～, double-handed roller 双头卷绷带/～, elastic 弹性绷带,橡胶绷带(即 rubber ～)/～, Esmarch's 埃斯马赫氏驱血带/～, eye 眼绷带/～, fenestrated 开孔绷带/～, figure-of-8 8字绷带(即 figure-of-8 turn)/～, flannel 法兰绒绷带/～, Fricke's 阴囊托带/～, Galen's 盖伦氏绷带(用于头部的六头带)/～, Garretson's 加勒森氏绷带/～, gauntlet 手套式绷带/～, gauze 纱布绷带/～, Genga's 特登氏绷带(止血)(即 Theden's ～)/～, Gibson's 吉布逊氏绷带(下颌骨折固定带)/～, Hamilton's 汉密尔顿氏绷带(下颌带)/～, hammock 吊床式绷带,头绷带/～, Heliodorus' 埃略多罗氏绷带,丁字带(即 T ～)/～, Hippocrates' 希波克拉底氏绷带,帽式绷带(即 capeline ～)/～, Hueter's 许特氏绷带(会阴绷带)/～, immovable 固定绷带(即 immobilizing ～)/～, impregneted 加固用绷带(纱布绷带卷内掺有石膏粉、硅酸钠或淀粉)/～, india-rubber 橡胶绷带/～, interrupted plaster-of-paris 桥形石膏绷带/～, Kiwisch's 双乳房8字形连环绷带/～, Langler's 多头纸制绷带/～, Larrey's 拉雷氏绷带(多头胶边绷带)/～, loop 套圈绷带/～, Maisonneuve's 梅宗讷夫氏绷带(一种石膏绷带)/～, many-tailed 多头绷带/～, Martin's 马丁氏绷带(薄弹性橡胶绷带)/～, nasal 鼻绷带/～, oblique 斜绷带/～, open-wove 疏布绷带/～, paraffin and stearin 石蜡硬脂绷带/～, plaster 石膏绷带(即 plaster of paris ～)/～, pressure 压迫绷带/～, Priessnitz's 冷湿压绷带,普里斯尼茨氏敷布(冷湿敷布)(即 Priessnitz compress)/～, protective 保护绷带/～, recurrent 回反绷带/～, reversed 螺旋反折绷带/～, Ribble's 里布耳氏绷带,人字形绷带/～, Richet's 胶性石膏绷带/～, roller [成]卷绷带/～, rubber 橡胶绷带,弹性绷带(即 elastic ～)/～, Sayre's 塞尔氏绷带(锁骨折绊创膏绷带)/～, scarf 三角带,三角巾(即 triangular ～)/～, Scultetus 舒耳特兹氏绷带(多头绷带)/～, Seutin's 索丹氏绷带(淀粉石膏绷带)/～, silica 硅土绷带/～, spica 人字形绷带/～, spiral 螺旋绷带/～, spiral reverse 螺旋反折绷带/～, starch 淀粉绷带/～, stellate 星状绷带/～, stucco-plaster 石膏板绷带/～, suspensory 悬吊绷带/～, T 丁字带/～, Theden's 特登氏绷带(止血)/～, Thillaye's 锡来氏绷带/～, traction 牵引绷带/～, triangular 三角带,三角巾/～, trefoil 三叶形绷带/～, Tuffnell's 塔弗内耳氏绷带(绷带上加蛋白及面粉)/～, Velpeau's 维耳波氏绷带(肩部)/～, webbing 织边绷带/～, Y Y 字带
bandage-chest *n*. 绷带箱(即 bandage-box)
bandager *n*. 扎绷带者
bandage-winder *n*. 卷带器
bandaging *n*. 绷扎,包扎
bandaletta *n*. 绷带;小带‖～ diagonalis (Broca)布罗卡斜角小带,布罗卡斜纹
bandamycin *n*. 包扎霉素
Banded krait [动药]金环蛇
Banded krait gall [动药]金环蛇胆
Banded krait slough [动药]金环蛇蜕
bandelette *n*. 小绷带,小带
band filter 带通滤波器
Bandi's method 班迪氏法(鉴定霍乱弧菌法)
Bandicoot *n*. 袋狸(印度硕鼠,鼠咬热病原体小螺菌贮主)
Bandicota bengalensis 小板齿鼠(一种能传染 Raillietina celebensis 等的鼠类)
banding *n*. 绑扎;显带,分带(染色体染色的各种技术,由此一种特征图式的横暗带和亮带明显可见)‖C～, C-～, centromeric ～ C带显带,着丝粒显带(显示染色体带的染色体鉴别染色)/chromosome ～ 染色体显带,染色体分带(使用各种不同的物理的和细胞化学的制片进行的鉴别染色技术)/G～, G-～, Giemsa ～ G带显带,吉姆萨显带(显示染色体带〈B带〉的染色体鉴别染色)/high-resolution ～, prophase ～ 高分辨率显带技术,前期显带技术(一种显带技术)/pulmonary artery (PA) ～ 肺动脉绑扎法(对患某些先天性心脏病的儿童所做的手术,以控制肺动脉血流)/Q ～, Q-～, quinacrine ～ Q带显带,阿的平显带(显示染色体带〈Q带〉的染色体鉴别染色)/R ～, R-～, reverse ～ R带显带,反带显带(显示染色体带〈R带〉的染色体鉴别染色)
banding pattern (染色体)带型
band-like *a*. 带状的‖～, shadow 带状阴影
Bandl's ring 班都氏环(病理回缩环)
B and M 693 sulfapyridine 磺胺吡啶
Bandpass *n*. 带通(滤波器)
bandpass nonlinear network model 带通非线性网络模型
band-3-protein *n*. 带Ⅲ蛋白
band-rejection filter 带阻滤波器
band structure 能带结构
bandwidth *n*. (频)带宽(度)
bandwidth effects 带宽效应
bandwidth of tuning 调制的带宽
bandy-leg *n*. 弓形腿,膝内翻(即 bow leg)
bane *n*. 毒物,毒,毒药(即 poison)‖～, leopard's ～, wolf's 山金车[花、根]
banewort *n*. 颠茄叶
Bang heroin 海洛因
bang *n*. 大麻(即 bhang)
Bang's bacillus 班格氏杆菌,流产布鲁氏菌(即 Brucella abortus)‖～ disease 班格氏病,传染性流产(牛、羊)/～ test 班氏试验(检牛布鲁菌病的凝集试验)
Bang's method 班格氏法(①微量血生化检查 ②检尿糖)
Bangiaceae 红毛菜科(一种藻类)
Bangiales 紫菜纲(植物分类学,亦称牛毛海苔纲)
Bangladesh *n*. 孟加拉国[亚洲]
Bangosome *n*. 脂质体
Banhart lesion 班哈特(氏)损伤
Banian *n*. 榕树,孟加拉榕(籽和皮可以健身、退热、利尿)
banish *vt*. 消除‖～ment *n*.
Banisteria caapi 南美卡皮木(金虎尾科植物)(即 ayahuasca)
Banisterine *n*. 南美卡皮根碱,骆驼蓬碱(即 yagein; telepathine)
bank[1] *n*. 银行;库(如骨库、眼库等)‖～, blood 血库
bank[2] *n*. 堤岸;斜边;边 *vt*., *vi*. 堆积
bank[3] *n*. 组合,套;存储单元
Bankeraceae 烟白齿菌科(一种菌类)
banko-kerende *n*. 阿洪病(自发性断指病)(即 amhum)
bankrupt *n*. 破产者 *a*. 破产的
bankruptcy *n*. 破产;失败,毁灭
banner *n*. 旗帜 *a*. 杰出的
banner word 标识字
Bannister's disease 班尼斯特氏病,血管神经性水肿(即 angioneurotic edema)
Bannwarth's syndrome (Alfred Bannwarth)班伐尔特氏综合征(脑膜多神经炎〈meningopolyneuritis〉的欧洲名称,可能出现在莱姆〈Lyme〉病中)
bant *n*. 忌食减瘦
banthine *n*. 溴甲胺太林,溴苯辛(methantheline bromide)制剂的商品名
banthine *n*. 本辛(氧杂蒽-9-甲酸β-二乙氨基乙酯)(即 beta-diethylamino-ethyl xanthene-9-carboxylate)‖～ bromide 溴化本辛(氧杂蒽-9-甲酸β-二乙氨基乙酯溴甲烷)
B antigen B 抗原
Banti's disease, syndrome 班替氏病(综合征)(原来被描述为脾脏的一种原发病,伴有脾肿大和各类血细胞减少,但以后认为是继发于门静脉高血压,亦称充血性脾大和脾性脾血)(脾性

贫血)
Banting 班廷氏(胰岛素的发现人之一)
Banting's treatment *n*. 班廷氏疗法,忌食减瘦疗法(以高蛋白低碳水化合物饮食治肥胖症)(即 bantingism)
banyan *n*. 榕树,孟加拉榕
BAO Bachelor of the Art of Obstetrics 产科学学士/basal acid output 基础酸排泌量/British Association of Otolaryngologists 英国耳鼻喉科学家协会
BAO/MAO (basal acid output)/(ma-ximum acid output) ratio (基础酸排泌量)/(最大酸排泌量)比率
BAOS British Association of Oral Surgeons 英国口腔外科医师协会
BAOT British Association of Occupationnal Therapists 英国职业治疗学家协会
BAP basic assembly program 基础汇编程序/benzyl amino phenol 苄氨基苯酚/6-benzylaminopurine 6-苄氨基嘌呤/blood agar plate 血琼脂平皿/brachial artery pressure 肱动脉(血)压
Bap baptin 野靛甙
BAPC bacampicillin 氨苄青霉素碳酯
BAPG biauricle plethysmography 双侧心房体积描记法
Baphicacanthus cusia (Nees) Bremek. [拉;植药]马蓝
BA Phys Med British Association of Physical Medicine 英国物理医学协会
BAPN beta-aminopropionitrile β-氨基丙腈
BAPS British Association of Paediatric Surgeons 英国小儿外科医师协会/British Association of Plastic Surgeons 英国矫形外科医师协会
BAPT British Association of Physical Training 英国体育训练协会
Baptin *n*. 灰叶泻甙,野靛甙,北美靛甙
Baptisia *n*. [拉]灰叶属,野靛属 ‖ ~ tinctoria 靛灰叶,野靛草
baptisin *n*. 灰叶苦甙,野靛苦甙
baptitoxine *n*. 灰叶毒碱,野靛毒碱,金雀花碱
baptorrhea *n*. 病液溢
baptothecorrhea *n*. 阴道液溢,妇女淋病
bapturethrorrhea *n*. 尿道液溢
Bapuiloprim *n*. 巴喹普林(抗菌药)
BAQD-10 dequalinium chloride 克菌定(外用抗菌药)
BAR β-adrenergic receptor β-肾上腺素能受体/barometric pressure 大气压
Bar barometer 气压计/barometric 气压计的
bar- [构词成分][希]重量
bar *n*. ①连接杆,杆,条,棒 ②巴(压强单位 = 每平方厘米 10^6 达因) ③栏,栅门板,隆起 ④障碍物;线(光,色等)⑤棒眼(-rr-) *vt*. 闩上;拦住,阻挡;禁止,不准(from) *prep*. 除……以外 ‖ ~ none 无例外/~, arch 弓形杆/~, articulomachelian 原始下颌(发育成下颌的软骨)/~ of bladder 输尿管襞,梅尔西埃氏嵴(即 Mercier's ~)/~, episternal 胸骨上栏(软骨性,胚期)/~, phantom (铅)栅模型/~, resolution (铅)栅分辨率
bars, hyoid 舌骨板(第二鳃弓,舌骨弓) ‖ ~, hypochordal 舌骨弓(第二鳃弓)(即 hyoid arch)/~, interureteric 输尿管襞(即 plica ureterica)/~, lingual 舌连接杆/~, median 正中嵴(前列腺)/~, Mercier's 梅尔西埃氏嵴(输尿管嵴)/~, Passavant's 帕萨凡特氏隆起(腭咽括约肌)/~, sternal 胸骨板(软骨性,胚期)/~, stress 应力[连接]杆/~, T T 形杆
bars, terminal 上皮栏 ‖ ~, thyroid 甲状腺嵴(胚)/~, traction 牵引杆,曳引杆/~, Y-torque Y 形支杆,Y 形转矩杆
Bar's incision 巴尔氏切口(剖腹产)
Barach's index 贝腊克氏指数(根据心率计算病者的手术指数)
baraesthesia *n*. 压觉,重觉
baragnosis *n*. 压觉缺失,失辨重能(即 abarognosis)
baralyme *n*. 氢氧化钡石灰(barium hydroxide lime)的商品名
Bárány's symptom (sign, test) 巴腊尼氏症状(征,试验)(①耳前庭器官障碍时,身体倾倒的方向与头的位置改变有关 ②冷热水试验,亦称〈迷路〉变温试验) ‖ ~ pointing test 巴拉尼指向试验(检脑损害)/~ symptom 巴腊尼氏症状,巴腊尼氏征(即 ~ sign)/~ test 巴腊尼氏试验,冷热水试验(即 caloric test)
baraquet *n*. [法]流行性感冒
barasheh *n*. 足底灼痛,烧灼样足(即 buring feet)
Barb barbiturate 巴比妥酸盐
-barb [构词成分] 巴比(妥)(1998 年 CADN 规定使用此项名称,主要系指神经系统镇静催眠剂一类药物,如卡布比妥[Carbubarb]、依特比妥[Eterobarb]等)
barb *n*. ①倒钩 ②刺
barba *n*. 须
Barba Caprinus [拉;动药]羊须
Barbados *n*. 巴巴多斯[拉丁美洲]
Barbaloin *n*. 芦荟甙
Barbamil *n*. 阿密妥,异戊巴比妥
Barbaralalia *n*. 异国语言涩滞
barbaric *a*. 原始的;粗野的
barbarism *n*. 粗暴行为;原始状态;不规范
barbarity *n*. 残暴;暴行,粗俗
barbarous *a*. 野蛮的;粗俗的;不规范的 ‖ ~ly *ad*. /~ness *n*.
Barbary wolfberry [植药]宁夏枸杞
barbasco *n*. 巴巴克鱼毒草
barbased *n*. 仲丁比妥钠(butabarbital sodium)制剂的商品名
Barbastella darjielingensis Dobson [拉;动药]亚洲阔耳蝠
Barbastella leucomelas (Crtzschmar) [拉;动药]阔耳蝠
barbed steel coil 带钩钢圈
barbeiro *n*. [葡]六锥蝽
barber *n*. 理发师 *vt*. 理发剃须
barbering *n*. 剃毛
Barberio's test 巴伯里欧氏试验(检精液)
Barberry *n*. 刺檗[实]
Barberry root [植药]三棵针
Barber's psoriasis 巴伯氏银屑病,局限性脓疱银屑病
Barbeuiaceae 节柄科
Barbeyaceae 钩毛树科
Barbexaclone *n*. 巴比沙隆(抗癫痫病)
Barbiers *n*. 脚气[病](即 beriberi)
-barbital [构词成分]巴比妥(1998 年 CADN 规定使用此项名称,主要系指神经系统巴比妥一类的药物,如丁巴比妥[Butobarbital]、苯巴比妥[Phenobarbital]等)
Barbital *n*. 巴比妥(催眠镇静药)
Barbital Sodium *n*. 巴比妥药(催眠镇静药)
barbital *n*. 巴比妥 ‖ ~ sodium 巴比妥钠(即 ~ soluble; veronal sodium)
barbitalism *n*. 巴比妥中毒(即 barbituism)
Barbitone *n*. 巴比妥(催眠镇静药)
barbitone *n*. 巴比妥(即 barbital)
barbituism *n*. 巴比妥中毒
barbiturate *n*. 巴比土酸盐
barbituric acid 巴比土酸
barbiturism *n*. 巴比妥中毒(即 barbituism)
barbone *n*. [意 bearded]水牛[出血性]败血病
barbotage *n*. 往返吸注[脊髓]麻醉法
barbula hirsi *n*. [拉 goat's beard]耳毛
BARC Bhabha Atomic Research Centre 巴巴原子研究中心(印度)
Bar-cheeked moray blood [动药]花斑裸胸鳝血
Barclay's niche 巴克莱氏龛影
bar-code scanner 条线代码扫描器
Barcoo disease, rot 巴尔库病,沙漠疮(巴尔库为澳洲南部河名)
Barcroft's apparatus 巴克罗夫特氏仪器(一种测压差计)
Bard's sign 巴尔氏征(眼球震颤征)
Bardach's test 巴尔达赫氏试验(检蛋白质)
bardana *n*. 牛蒡(根)(即 lappa)
Bardan's operation (Otto Barkan) 巴尔坎氏手术,前房角切开术
Bardel's serum 巴德耳氏血清(一种由无机物组成的血清)
Bardeleben's bandage 巴德勒本氏绷带(用于烫伤)
Bardenheuer's extension 巴登霍伊厄氏牵伸术
Bardet-Biedl syndrome; Laurence-Biedl syndrome 巴—比二氏综合征,劳—比二氏综合征(肥胖、生殖机能减退等综合征)
Bardinet's ligament 巴迪内氏韧带(肘关节尺侧副韧带的后部)
Bard-Pic's syndrome 巴—皮二氏综合征(慢性进行性黄疸)
Bàrd's sign (Louis Bard) 巴尔氏征,眼球震颤征(器质性眼球震颤时,患者眼球随手指左右移动方向震颤增强,先天性眼球震颤时则无此现象)
bare *a*. 赤裸的;裸的,无屏蔽的,几乎空的;无修饰的;直率的;稀少的 *vt*. 露出,暴露 ‖ ~, area sign (肝)裸区征/~, counter 无屏蔽计数器/~, particle 裸粒子/~, source 裸源(无屏蔽源) ‖ ~ness *n*. 暴露,揭发;摊开
barefaced *a*. 不戴面具的;无胡须的;露骨的 ‖ ~ly *ad*.
barefoot *a*. 赤脚的 ‖ ~ed *a*.
barehanded *a*. 不戴手套的;赤手空拳的
barely *ad*. 赤裸裸地;仅仅,勉强;几乎没有
Bareggi's test 巴雷季氏试验(检伤寒)
baregin *n*. 黏胶质,胶素(即 glairin)
baresthesia *n*. 压觉,重觉(即 Baresthesis)
baresthesiometer *n*. 压觉计,压力计(即 piesometer) ‖ ~, electric 压觉电测计(即 baro-electroesthesiometer)
Barėty's method 巴累提氏[延长]法(一种治髋病及股骨骨折的牵伸法)
Barfoed's reagent, test 巴费德氏试剂、试验(检单糖)

bargain *n*. 合同;交易 *vi*. 讨价还价;商定 ‖ ~ for 指望;预期/in the ~, into the ~ 此外还,再者/It's(或 That's)a ~ 我同意/make the best of a bad ~ 尽力把损失减到最小,在困难情况下尽量做好

Bargen's serum 巴根氏血清,抗溃疡性结肠炎血清(用慢性溃疡性结肠炎病灶中分离的病原菌制备的血清)(治溃疡性结肠炎)‖ ~ streptococcus 巴根氏链球菌,牛链球菌/~ treatment 巴根氏疗法(治溃疡性结肠炎)

bariatrics *n*. 超体重学,肥胖病学(研究体重过度或肥胖的原因、预防和治疗)

baric *a*. 气压的;钡的,含钡的

barilla *n*. 苏打水,草灰

barite *n*. 重晶石

baritosis *n*. 钡尘沉着病,钡尘肺(即 barytosis)

barium(所有格 barii)*n*. [拉](缩 Ba)钡(56号元素)‖ ~ arsenate 砷酸钡/~ bolus 钡团/~ bromide 溴化钡/~ carbonate 碳酸钡/~ chloride 氯化钡/~ cholangiography 钡剂胆管造影(术)/~ column 钡柱/~ cream 钡膏/~ dilution 钡剂稀释/~ dioxide 过氧化钡/~ embolization 钡栓塞/~ embolus 钡栓子/~ emptying index 钡剂排空指数/~ enema(BE)钡灌肠(造影)/~ enema study 钡灌肠检查/~ examination 钡剂造影检查/~ flocculation 钡剂絮凝/~ granuloma(硫酸)钡肉芽肿/~ hydrate 氢氧化钡(即 ~ hydroxide)/~ infusion technique 钡剂灌注技术/~ meal 钡餐/~ mush 钡粥/~ nitrate 硝酸钡/~ oxide 氧化钡,重土(即 baryta)/~ peroxide 过氧化钡/~ platinocyanide(~ cyanoplatinate)铂氰化钡,氰亚铂酸钡,四氰铬亚铂酸钡(用于荧光屏面的涂料)/~ pool 钡潭,钡池/~ precipitation 钡剂沉淀/~ roentgen examination 钡剂 X 线(造影)检查/~ shadow 钡影/~ soaked sponge 浸钡海绵(征)/~ stream 钡剂流/~ sulfate 硫酸钡(消化道 X 线造影剂)/~ sulfate brochography 硫酸钡支气管造影(术)/~ sulfate meal 硫酸钡餐/~ sulfate suspension 硫酸钡混悬剂/~ sulfide 硫化钡/~ tablet 钡片,钡丸/~ titanate 钛酸钡

barium-filled *a*. 充盈钡剂的,钡充满的 ‖ ~ crater 充钡壁龛,充钡火山口/~ excavation 充钡壁龛,充钡火山口/~ niche 充钡龛影/~ view 充钡观察

bariumism *n*. 钡中毒(即 barium poisoning)

bariumize *n*. 加钡

Barium Sulfate *n*. 硫酸钡(诊断用药)

bark *n*. 树皮 ‖ ~, angustura 安古斯图腊树皮,卡罗尼树皮(即 Carony ~)/~, babul 阿拉伯胶树皮(即 babool)/~, bayberry 蜡果杨梅树皮/~, bitter 澳洲鸡骨常山皮,英鸭脚树皮/~, black cherry 野黑樱皮/~, buckthorn 弗朗鼠李皮/~, butternut 灰胡桃根皮/~, calisaya 黄金鸡纳皮,金鸡纳皮/~, Cartagena 披叶金鸡纳皮/~, casca 非洲围涎树皮/~, cassia 桂皮,肉桂,中国桂皮/~, chittem(bearberry ~, Persian ~)波希鼠李皮/~, chittimwood 美黄栌皮/~, cinchona 金鸡纳皮(即 cinchona)/~, clove 丁香皮/~, cocillana 柯西拉那楝皮(即 guapi ~)/~, coto 柯托皮(樟科植物柯托蜜蕊樟的树皮)/~, cotton root 棉根皮/~, cramp 雪球荚蒾树皮/~, crowm 棕金鸡纳皮(即 pale ~)/~, cuprea 铜色树皮/~, cusco 红金鸡纳皮/~, dita 印度鸡骨常山皮,迪塔皮/~, dogwood ①波希鼠李皮 ②美山茱萸皮/~, druggists' 药剂用皮(通常指长筒状的金鸡纳皮)/~, elm 赤榆皮,美榆皮/~, fringe tree 北美流苏树皮,老人须(根皮)/~, guapi 南美袪痰楝皮,柯西拉那楝皮(即 cocillana)/~, high-bush cranberry 雪球荚蒾皮/~, Honduras 洪都拉斯苦树皮,苦皮(包括南美苦木皮及巴拿马苦豆木皮(即 cascara amarga; Swertia panamensis)/~, inner 内皮/~, Jesuits' 金鸡纳皮(即 cinchona)/~, locust 刺槐皮/~, loxa 棕金鸡纳皮/~, Mancona 非洲围涎树皮(即 casca ~)/~, mangrove 红树皮/~, manufacturers' 药厂用皮(通常指形状不整齐的金鸡纳皮)/~, middle 中皮/~, morello cherry 酸樱皮/~, myrtle-wax 蜡果杨梅皮/~, outer 外皮/~, pale 棕金鸡纳皮/~, Panama 皂树皮(即 quillaja)/~, Peruvian 秘鲁皮,金鸡纳皮(即 cinchona)/~, pomegranate 石榴[树]皮/~, poplar 白杨皮,美国山杨皮/~, prickly ash 美花椒皮/~, quebracho 白坚木皮/~, red 红金鸡纳皮/~, red cinchona 红金鸡纳皮/~, sassafras 洋擦木根皮/~, sassy 非洲围涎树皮

Bark of ailanthus-like pricklyash [植药]浙桐皮
Bark of amur corktree [植药]黄柏
Bark of asian white birch [植药]桦木皮
Bark of axillary choerospondias [植药]五眼果树皮
Bark of baddhist bauhinia [植药]老白花树皮
Bark of barbadosnut [植药]麻疯树
Bark of beautiful sweetgum [植药]枫香树皮
Bark of bigleaf fig [植药]黄皮
Bark of botree fig [植药]印度菩提树皮
Bark of buerger lespedeza [植药]木本胡枝子皮
Bark of bunge ash [植药]小叶白蜡树皮
Bark of bunge hackberry [植药]棒棒木
Bark of burmann cinnamon [植药]阴香皮
Bark of chinaberry-tree [植药]苦楝皮
Bark of Chinacy press [植药]水松皮
Bark of Chinese albizzia [植药]楹树皮
Bark of Chinese aralia [植药]木白皮
Bark of Chinese aspen [植药]响叶杨
Bark of Chinese bayberry [植药]杨梅树皮
Bark of Chinese bretschneidera [植药]伯乐树
Bark of Chinese corktree [植药]黄柏
Bark of Chinese date [植药]枣树皮
Bark of Chinese deciduous cypress [植药]水松皮
Bark of Chinese elm [植药]榔榆皮
Bark of Chinese endospermum [植药]大树跌打
Bark of Chinese fir [植药]杉皮
Bark of Chinese golden larch [植药]土荆皮
Bark of Chinese hackberry [植药]朴树皮
Bark of Chinese holly [植药]枸骨树皮
Bark of Chinese larch [植药]红杉皮
Bark of Chinese maple [植药]五角枫根
Bark of Chinese redbud [植药]紫荆皮
Bark of Chinese stewartia [植药]帽兰
Bark of Chinese sumac [植药]盐麸木花,盐麸树白皮
Bark of Chinese tuliptree [植药]凹朴皮
Bark of Chinese wampee [植药]黄皮树皮
Bark of Chinese waxyrtle [植药]杨梅树皮
Bark of Chinese white poplar [植药]毛白杨
Bark of Chinese wingnut [植药]枫柳皮
Bark of cojeputree [植药]白千层
Bark of common anneslea [植药]红香树
Bark of common Bombax [植药]木棉皮
Bark of common guava [植药]番石榴皮
Bark of common jujube [植药]枣树皮
Bark of common schefflera [植药]鸭脚木皮
Bark of coromandel lannea [植药]厚树皮
Bark of dalmyo oak [植药]槲皮
Bark of david falsepanax [植药]刺五加
Bark of david gemiptelea [植药]刺榆
Bark of david poplar [植药]白杨树皮
Bark of delavay magnolia [植药]山玉兰皮
Bark of delavay oak [植药]黄栎
Bark of delavay schefflera [植药]大泡通皮
Bark of diversifolious osmanthus [植药]香木菌桂
Bark of divy tree [植药]鸭脚木皮
Bark of droughtdysenetry holarrhena [植药]止泻木皮
Bark of duhat [植药]野冬青皮
Bark of emblic leafflower [植药]油柑子皮
Bark of english walnut [拉,植药]胡桃树皮
Bark of european white birch [植药]白桦皮
Bark of false simon poplar [植药]小青杨
Bark of farges catalpa [植药]泡桐木皮
Bark of fortune paulawnia [植药]桐皮
Bark of foxglove tree [植药]桐皮
Bark of fragrant spicebush [植药]香叶子
Bark of french physicnut [植药]马疯树
Bark of garden millingonia [植药]姊妹树
Bark of gibbous fig [植药]斜叶榕
Bark of girald acanthopanax [植药]红毛五加皮
Bark of girals daphne [植药]祖司麻
Bark of glabrous tanoak [植药]柯树皮
Bark of glabrousleaf chinese corktree [植药]秃叶黄皮树
Bark of glossy privet [植药]女贞皮
Bark of golden larch [植药]土荆皮
Bark of guava [植药]番石榴皮
Bark of hairy waxmyrtle [植药]杨梅树
Bark of henry currant [植药]钻天杨
Bark of himalaya cinnamon [植药]三条筋
Bark of himalayan coralbean [植药]海桐皮
Bark of hollowed wampee [植药]山黄皮
Bark of hung sha [植药]红杉皮
Bark of indian jujube [植药]缅枣
Bark of indian pseudostreblus [植药]假鹊肾树
Bark of indian quassiawood [植药]苦树皮
Bark of indian Trumpetflower [植药]木蝴蝶树皮
Bark of jambolanplum [植药]野冬青皮

Bark of japanese alder [植药]赤杨树皮
Bark of japanese cinnamon [植药]桂皮
Bark of japanese mallotus [植药]野梧桐
Bark of japanese pagadatree [植药]槐白皮
Bark of japanese raisin tree [植药]枳椇木皮
Bark of japanese spicebush [植药]三钻风
Bark of japanese white birch [植药]桦木皮
Bark of java bishopwood [植药]秋枫木皮
Bark of largeleaf [植药]丁榔皮
Bark of largeleaf spicebush [植药]黑壳楠皮
Bark of laurel sweetleaf [植药]泡花子
Bark of lebbek albizzia [植药]黑心树
Bark of lily magnolia [植药]木兰皮
Bark of lindenleaf torricellia [植药]接骨丹
Bark of manchurian catalpa [植药]楸木皮
Bark of manchurian lilac [植药]暴马子皮
Bark of manchurian walnut [植药]核桃楸皮
Bark of manyflower garcinia [植药]山竹子皮
Bark of masson pine [植药]松木皮
Bark of miquel linden [植药]菩提树皮
Bark of mongolian oak [植药]柞树皮
Bark of mounaimash falsespiraea [植药]珍珠梅
Bark of nepal sauraula [植药]尼泊尔水东哥
Bark of obovateleaf actinodaphne [植药]七叶一把草
Bark of officinal magnolia [植药]厚朴
Bark of operculste cleistocalyx [植药]水翁皮
Bark of oppositeleaf fig [植药]牛奶树皮
Bark of oriental variegated coralbean [植药]海桐皮
Bark of ovateleaf holly [植药]救必应
Bark of pax ash [植药]秦岭白蜡树皮
Bark of peepul tree [植药]印度菩提树皮
Bark of persian walnut [植药]胡桃树皮
Bark of phoenix tree [植药]梧桐树皮
Bark of pohuashan mountain mountainash [植药]花楸皮
Bark of porgingnut [植药]麻疯树
Bark of potanin larch [植药]红杉皮
Bark of pubescent pricklyash [植药]浙桐皮
Bark of purpleflower holly [植药]冬青皮
Bark of purpus privet [植药]水白蜡树皮
Bark of retuseleaf daphne [植药]祖司麻
Bark of rock pittosporum [植药]野桂花皮
Bark of roxburgh engelhardtia [植药]黄杞
Bark of royal paulownia [植药]桐皮
Bark of russianolive [植药]沙枣树皮
Bark of sand willow [植药]沙柳
Bark of sawtooth oak [拉,植药]麻栎
Bark of septemlobate kalopanax [植药]川桐皮
Bark of shearer phoebe [植药]紫楠
Bark of shiningleaf birch [植药]亮叶桦皮
Bark of shortanther syzygium [植药]野冬青皮
Bark of shrubalthea [植药]木槿皮
Bark of siberian elm [植药]榆白皮
Bark of silktree albizzia [植药]合欢皮
Bark of spongetre [植药]鸭皂树皮
Bark of sweet acacia [植药]鸭皂树皮
Bark of szechwan chinaberry [植药]苦楝皮
Bark of tangut barkerry [植药]黄刺皮
Bark of tangut daphne [植药]祖司麻
Bark of tawny fig [拉,植药]黄毛榕皮
Bark of Tonkin elm [植药]大树皮
Bark of tree falsespiraea [植药]珍珠梅
Bark of tree-of heaven ailanthus [植药]椿皮
Bark of twolobed officinal magcolia [植药]厚朴
Bark of ural falsespiraea [植药]珍珠梅
Bark of wilson cinnamon [植药]桂皮
Bark of winterberry euonymus [植药]丝绵木皮
Bark of woollyleaf alder [植药]牛屎树
Bark of woollytwig tuan linden [植药]菩提树皮
Bark of yunnan pistache [植药]紫油木皮
Bark or flower of linden hibiscus [植药]黄槿
Bark or leaf of Chinese spicebush [植药]香叶树
Bark or leaf of pilose actinodaphne [植药]香胶木
Bark or leaf of spiceleaf tree [植药]香叶树
Bark or root of littleflower stringbush [植药]香构
Bark or stem of shagspine peashrub [植药]鬼箭锦鸡儿
Bark or twig of tianshan mountain mountainash [植药]天山花楸皮
barks, seven 绣球[根],八仙花[根](即 hydrangea)‖~,Simaruba 苦樗树/~,soap [肥]皂树皮(即 soap tree ~;quillaja)/~,sour cherry 酸樱皮/~,surinam 苏利南苦木皮/~,sweet 西印度巴豆皮,西印度苦香皮,苦香树皮(即 sweetwood ~; cascarilla)/~,sweet cherry 甜樱皮/~,tellicherry 获莉樱皮(倒吊笔属的一种)(即~ of Wrightia zeylanica)/~,tulip-tree 美鹅掌[楸]皮/~,wahoo 美卫矛皮/~,white ash 美梣皮/~,white oak 白槲皮/~,wild cherry 野黑樱皮/~,willow 柳皮(常指爆竹柳的皮)/~,witch-hazel 北美金缕梅皮/~,yellow 黄金鸡纳皮/~,yohimbé 育亨宾[树]皮
Barker's post-partum pill 巴克氏产后丸(含药西瓜、莨菪、芦荟等六种成分的轻泻丸)
Barkman's reflex 巴克曼氏反射(乳头下皮肤刺激引起)
Barkow's ligament 巴尔克夫氏韧带(肘关节前及后韧带)
barley *n.* 大麦‖~,pearl 去皮大麦粒,大麦米/~ water 大麦煎,大麦汤
Barley wireworm [动药]细克叩甲
barley-sugar *n.* 麦芽糖
Barlow's desease 巴洛氏病,婴儿坏血病(即 infantile scurvy)
Barlow syndrome 巴洛氏综合征(左房室瓣脱垂综合征)
barm *n.* 酵母,酿母(即 yeast)
Barmastine *n.* 巴马斯汀(抗组织胺药)
barn *n.* 谷仓;车棚;靶[恩](原子核断面单位 = $10^{-24}cm^2$)
Barnes's bag 巴恩斯氏袋(子宫颈扩张袋)‖~ curve 巴恩斯氏曲线(以骶岬为中心的曲线以示小骨盆腔的出口)/~ dilator 巴恩斯氏扩张袋(子宫颈扩张袋)/~ dystrophy 巴恩斯氏营养不良(肌病)
Barnes' vaginal speculum 巴恩斯氏阴道(窥)镜
Barnidipine *n.* 巴尼地平(血管扩张药)
baro- [希][构词成分]重量,压,压力
baro-agnosis *n.* 压觉缺失,失辨重能(即 baragnosis)
baroceptor *n.* 压力感受器
barochamber *n.* 压力舱
barodontalgia *n.* 气压牙痛,航空牙痛
baro-electroesthesiometer *n.* 压觉电测计(即 electric baresthesiometer)
barognosis *n.* 压觉,辨重能
barogram *n.* 气压图
barograph *n.* 气压描计器,气压自记器(即 barometrograph)
baromacrometer *n.* [新生儿]体重身长测定器
barometer *n.* 气压计,气压表;晴雨计;(反映变化的)标记‖barometric(al) *a.* 气压(计)的,测定气压的/~,air 空气气压计/~,aneroid 无液气压计/~,Fortin's 福廷氏气压计
barometrograph *n.* 气压描计器,气压自计器(即 barograph)
barometry *n.* 气压测量法
baro-otitis *n.* 气压耳炎‖~ media 气压中耳炎,航空性中耳炎
baropacer *n.* 血压调节器(一种电子装置埋藏入犬颈,用以不断刺激颈动脉窦)
baroreceptor *n.* 压力感受器
baroreflex *n.* 压力感受器反射
barophilic *a.* 嗜压的(菌)
baroreceptor *n.* 压力感受器
baroscope *n.* ①敏感气压计 ②脲定量器
barosinusitis *n.* 气压鼻窦炎,航空鼻窦炎
Barosma *n.* 布枯属‖~ betulina (Thunb) 短叶布枯(即 Bartling et Wendland)/~ crenulata (L)HK 卵叶布枯/~ pulchella (L)Bartl 茴香布枯/~ serratifolia (Curtis) Willdenow 长叶布枯
barosmin *n.* 布枯甙素(即 diosmin)
Barospirator *n.* 变压呼吸器(一种人工呼吸器)
barostat *n.* 恒压器
barotaxis *n.* 向压性,趋压性(生物对压力变化的反应)(即 barotropism)
barothermograph *n.* 气压温度计,气压温度记录器
barotitis *n.* 气压损伤性中耳炎‖~ media 气压中耳炎,航空性中耳炎
barotraumas *n.* 气压伤(耳鼓及咽骨管)‖odontalgia ~ 航空性牙痛/~,otitic 航空中耳炎/~,sinus 航空鼻窦炎,飞行员鼻窦炎(即 aerosinusitis)
barotropism *n.* 向压性(即 barotaxis)(生物对于压力刺激所引起的一种相对固定的反应,经常为一种运动)
BARR British Association of Rheumatology and Rehabilitation 英国风湿病学和康复协会
barrage *n.* 栅栏现象
Barraquer-Simons syndrome (J.A.R. Barraquer; Arthur Simons) 巴—西氏综合征,部分脂肪营养不良

Barraquer's disease 巴勒魁耳氏病,进行性脂肪营养不良(即 lipodystrophia progressiva)
Barraquer's method 巴勒魁耳氏手术,晶状体吸出法
Barr body 巴一尔小体,性染色质(见于女性体细胞的染色质,通常位于核膜的边缘,呈三角形、半圆形或长方形,是女性体细胞中一条X染色体的凝集(异固缩)所形成的)
barred *a*. 有线条的;上了闩的;被禁止或排除的
Barre's pyramidal sign 巴雷氏锥体征(使半身不遂患者俯卧屈膝,其换侧不能保持屈曲姿势)
Barré-Guillain syndrome 巴雷一吉兰综合征(急性感染性多神经炎)
Barré-Lieou syndrome 巴一吕氏综合征(后颈交感神经综合征)
barrel *n*. 牙冠[金属]环;桶;一桶(一种容量单位);管;筒 ‖ ~ distortion 桶状失真(闪烁照相术语)
barren *a*. 贫瘠的;无效的;不妊的
barrenness *n*. 不育症,不孕症
Barrett's syndrome 巴特雷氏综合征(慢性消化性溃疡及食管炎综合征)
Barret(t)er *n*. 镇流电阻器
barricade *n*. 隔板,屏蔽(板)
barrier *n*. 障,屏障,障壁,垒,位障,能障,阻障;障碍物 ‖ blood-air ~, blood-gas ~ 血气屏障/~, blood-brain 血脑屏障(即 blood-cerebral ~; hematoencephalic ~)/~, blood-cerebrospinal fluid 血脑障壁(即 blood-brain ~)/blood-thymus ~ 血胸腺屏障/~ contraceptive 屏障避孕法/filter ~ 阻挡滤片/filtration ~ 滤过屏障/gastric mucosal ~ 胃黏膜屏障/~, placental 胎盘障壁/~, potential 势垒/primary protective ~s 初级防护屏障/protective ~, radiation ~ 防护屏蔽,辐射屏蔽/secondary protective ~s 次级防护屏蔽/~, shield 屏障,屏蔽/~, shielding 屏蔽盾
barrier-film 阻挡层
Barrier's vacuoles 巴里安氏液泡(支气管周脓肿)
barring *prep*. 除……外
Barringtonia [**D. Barrington**] *n*. 玉蕊属 ‖ ~ speciosa 花玉蕊
Barringtoniaceae 金刀木科
barrow *n*. 手推车;担架
Barr's body 巴氏小体
Barry's retinacula 巴里氏支持带
barsati *n*. 马皮疽(马和骡的局限性皮肤病,由藻菌类 phycomycetes 的几种真菌引起)(即 leeches)
Bar's incision (**Paul Bar**)巴尔氏切口(剖宫产)
Barth's hernia 巴尔特氏疝(位于腹壁与残存的卵黄管之间)
Barthélemy's desease 巴太累米氏病,丘疹坏死性皮结核(即 tuberculosis papulonecrotica)
Bartholin's anus 巴多林氏管口,中脑水管口(即 aditus ad aquaeductum cerebri)
Bartholin's duct 巴多林氏管(舌下腺大管) ‖ ~ foramen 巴多林氏孔,闭孔/~ gland 巴多林氏腺(前庭大腺)/~ gland abscess 巴多林氏腺脓肿/~ gland cyst 巴多林腺囊肿
bartholinitis *n*. 前庭大腺炎
Barth's hernia 巴尔氏特疝(位于腹壁与残存的卵黄管之间)
Barton's bandage 巴尔通氏绷带(下颌双8字形绷带) ‖ ~ fracture 巴尔通氏骨折(桡骨下端骨折)/~ operation 巴尔通手术(关节强硬手术)
Bartonella *n*. 巴尔通氏体属 ‖ ~ bacilliformis 杆菌状巴尔通氏体/~ muris 鼠巴尔通氏体
Bartonellaceae *n*. 巴尔通氏体科
bartonellemia *n*. 巴尔通氏菌血(症)
bartonelliasis *n*. 巴尔通氏体病(秘鲁疣)(即 bartonellosis)
bartonellosis *n*. 巴尔通氏体病,卡里翁氏病(即 bartonelliasis; Carrion's desease) ‖ ~ generalisata 普遍性巴尔通氏体病
Bartonia 巴尔通氏菌属 ‖ ~ bacilliformis 杆状巴尔通氏菌
Bartonilla 巴尔通氏体属 ‖ ~ arvicola 欧洲仓鼠巴尔通氏体/~ bacilliformis 杆状巴尔通氏体/~ batrachorum 蛙巴尔通氏体/~ bovis 牛巴尔通氏体/~ canis 犬巴尔通氏体/~ caviae 豚鼠巴尔通氏体/~ doshiae 多氏巴尔通氏体(多斯氏巴尔通氏体)/~ elizabethae 伊氏巴尔通氏体(伊丽莎白巴尔通氏体,伊丽莎白罗卡利马氏体)/~ glis 睡鼠巴尔通氏体/~ grahamii 格氏巴尔通氏体(格雷厄姆氏巴尔通氏体)/~ henselae 汉氏巴尔通氏体(横塞氏巴尔通氏体,汉氏罗卡利马氏体)/~ melloi 食蚁兽巴尔通氏体/~ muris 鼠巴尔通氏体/~ nicollei 尼氏巴尔通氏体(尼高洛氏巴尔通氏体)/~ pavlovskii 巴氏巴尔通氏体/~ peromysci 跳鼠巴尔通氏体(跳鼠格拉汉氏体)/~ pertussis 百日咳巴尔通氏体(百日咳嗜血菌)/~ quintana 五日热巴尔通氏体(五日热罗卡利马氏体)/~ ranarum 蛭喉巴尔通氏体/~ sturmani 水牛巴尔通氏体/~ talpae 鼹巴尔通氏体(鼹鼠巴尔通氏体,鼹鼠格拉汉氏体)/~ taylorii 泰勒氏巴尔通氏体/~ tyzzeri 泰氏巴尔通氏体/~ ukrainica 乌克兰巴尔通氏体/~ vinsonii 文氏巴尔通氏体(文森氏巴尔通氏体,文氏罗卡利马氏体)/~ wenyonii 温氏巴尔通氏体
Bartramiaceae 珠癣科(一种癣类)
Bart's syndrome (B. J. Bart)巴特氏综合征(营养不良性大疱性表皮松解的一型,为常染色体显性遗传,特征为先天性局限性皮肤缺陷,伴大疱形成,系由机械性外伤和指甲营养不良所致)
Bartter's syndrome (Frederic Crosby Bartter)巴特氏综合征(近肾小球细胞肥大和增生,造成低血钾性碱中毒和醛固酮过多症,其特征为血浆肾素浓度明显增加,但不出现高血压,对血管紧张素的增加作用不敏感。儿童常患此症,可能是遗传性的,可伴发其他异常,如智力迟钝和身材矮小,亦称近肾小球细胞增生)
Bartter's syndrome, juxtaglomerular cell hyperplasia 肾小球旁细胞增生症
Barucainide *n*. 巴芦卡铵(抗心律失常药)
Baruch's law 巴鲁克氏定律(水疗时,当水温高于或低于皮肤温度,则起兴奋作用;当水温与皮肤温度相同时,则起镇静作用) ‖ ~ sign 巴鲁克氏征(见于伤寒)
baruria *n*. 高比重尿
Barverine *n*. 巴维林(催眠镇静药)
Barwell's operation 巴韦耳氏手术(矫正膝外翻的切骨术)
bary- [希][构词成分]①重的,沉重 ②困难 ③迟钝,重,笨重
baryacusia *n*. 听觉迟钝,轻性聋
baryccoia *n*. 听觉迟钝
barye *n*. 微巴(压强单位=每平方厘米1达因)
baryencephalia *n*. 智力迟钝
baryesthesia *n*. 压觉,重觉(即 baresthesis)
baryglosia *n*. 言语拙笨
barylalia *n*. 言语不清(由于发音缺陷,形成说话重浊不清)
barymastia *n*. 乳房加重,乳房增大
barymazia *n*. 乳房加重,乳房增大
baryodmia *n*. 嗅觉迟钝
baryodynia *n*. 剧痛
baryon *n*. 重子
baryopteris nepetaefolia [拉,植药]单花莸
baryphonia *n*. 语声涩滞
barysomatia *n*. 身体过重
baryta *n*. 钡氧,重土(包括氧化钡、氢氧化钡)(即 barytes) ‖ ~, caustic 氧化钡,苛性重土/~, synthetic 合成氧化钡
barythymia *n*. 忧郁症(即 melancholia)
barytic *a*. 氧化钡的
barytin *n*. 重晶石(不纯硫酸钡的矿石)
barytone *n*. 男中音
barytosis *n*. 钡尘沉着病,钡尘肺(即 baritosis)
barytron *n*. 介子,重电子
barium(barium) *n*. 钡
BAS basophil 嗜碱细胞/battalion aid station 营前线救护站 / benzyl analogue of serotonin 5-羟色胺的苄基同型物 / biological air sample 生物学空气采样器 / British Acoustical Society 英国声学会/ British Anatomical Society 英国解剖学会/ British Association of Standard 英国标准协会 / Bulletin of the Atomic Scientists 原子科学家通报(杂志名)
Bas basophil 嗜碱细胞
basad *a*. 向基底的
basal *a*. ①基底的 ②基础的 ‖ ~, angle 基底角,颅底角/~, bile flow 基础胆汁流/~, body 基体/~, body temperature (BBT)基础体温(又称静息体温,清晨醒后不说话,不喝水,不做任何活动所测得的体温)/~, body temperature method 基础体温法(根据月经周期中基础体温的变化判断安全期和受孕期的方法)/~, body temperature(BBT) method of contraception 基础体温避孕法/~, cell carcinoma 基底细胞癌/~, dose 基础剂量/~, dose rate 基础剂量率/~, foot 基足/~, fracture 颅底骨折/~, granule 基粒/~, laminae 基片/~, layer 基层/~, medium 基本培养基/~, metabolic rate 基础代谢率/~, metabolism 基础代谢/~, plasma membrane 基质膜/~, plate 基板/~, projection 基底位投照/~, septal line 基底间隔线/~, spiklet 基部小穗(指禾本科植物)
basalia *n*. 基板(即 basals)
basalioma *n*. 基底细胞癌(即 basaloma)
basaloid *a*. 基底细胞样的
basaloma *n*. 基底细胞癌
basculation *n*. ①后倾子宫悬吊术 ②心弹摆运动
base *n*. [拉] ①基底,基础,基线,基点,基地;片基 ②碱(旧名盐基),碱基;固色剂 ③基质,基 ④主剂(药) ⑤基托,基板(牙) *a*. 构成基础等的 *vt*. 把……基于,以……为根据(upon, on),据…… ‖ ~, acid 酸碱/~, acid-forming 成酸碱/~, acidifiable 可酸化碱/~, acrylic resin 丙烯酸树脂基板(牙科)/~, analogs 碱基

类似物/～, composition 碱基组成/～, frame U-stand U 型立柱底座/～, line 基线,眼耳线;扫描行/～, line discriminator 基线甄别器/～, line drift 基线漂移/～ment membrane 基底膜/～, mispairing 碱基失配/～, pair 碱基对/～, pairing 碱基配对/～, pairing mistades 碱基配对错误/～, pair ratio 碱基对比例/～, pairing rules 碱基配对规律/～, pair substitution 碱基对替换/～, population 基本群体,基底群体/～, ratio 碱基比/～, record 试用基板(牙科)(即 trial ～)/～ replacement 碱基置换/～, sequence 碱基顺序/～, stacking 碱基对集/～, substitution 碱基替换,碱基取代/～, tooty-borne 牙支持基板/～, transition 碱基转换/～, transversion 碱基颠换

bases, alloxur 嘌呤碱(即 alloxuric bases; purine bases) ‖ ～, ammono 氨基金属/～, animal 动物硷(一种尸碱)/～ of bladder 膀胱底(即 fundus vesicae urinariae)/～ of brain 大脑底(即 basis cerebri)/～, castmetal 铸金基托/～, cheoplastic 低熔铸型基板/～, denture 牙列基托/～, diacid 二酸碱/～, film 胶片基/～, gold 金基托/～ of heart 心脏基底(即 basis cordi)

bases, hexone 组蛋白碱,二氨基酸(即 histone bases; diaminoacids)

bases, histone 组蛋白碱,二氨基酸(即 hexone bases) ‖ ～ of lung 肺底/～, monacid 单酸碱

bases, nuclein 嘌呤碱(即 nucleinic bases; purine bases) ‖ ～, numoquin 乙基氢化叩卜林,奥普托欣(即 ethylhydrocupreine; optochin)/～, optochin 乙基氢化叩卜林(即 ethylhydrocupreine)/～, permanent 恒基托(牙)/～, pressor 压力物质(即 pressor substance)/～ of prism down (缩 B.D)棱底向下/～ of prism in (缩 B.I)棱底向内/～ of prism out (缩 B.O)棱底向外/～ of prism up (缩 B.U)棱底向上

bases, purine 嘌呤碱 ‖ ～, pyrimidine 嘧啶碱

bases, quaternary ammonium 季铵碱 ‖ record ～, temporary ～, trial ～ 记录基板,临时基板,试基板(即基板 baseplate)/～, Schreiner's 精胺,精子癸四胺/～, shellac 虫蜡基托(牙)

bases of skull 颅底(即 basis cranii) ‖ ～, temporary 暂基托(牙)/～, tetracid 四酸碱/～, of tongue 舌根(即 radix linguae)/～, triacid 三酸硷/～, trial 试基托(牙)/～, vegetable 植物碱

bases, xanthine 黄嘌呤碱,嘌呤碱(即 purine bases) ‖ off ～ 大错特错,完全错;冷不防地 ‖ ～less *a*. 无根据的

basedoid *n*. 类巴塞多氏病,假性毒性甲状腺肿(即 pseudobasedow)

Basedow's disease (Carl Avon Basedow)巴塞多氏病,突眼性甲状腺肿(即 exophthalmic goiter) ‖ ～ pseudo-paraplegea 巴塞多氏假截瘫/～ triad 巴塞多三征(甲状腺肿、突眼、心动过速)/～ syndrome 巴塞多综合征(甲状腺功能亢进、甲状腺毒症,突眼性甲状腺肿、中毒性甲状腺肿综合征)

basedowian *n*. 巴塞多氏病者(突眼性甲状腺肿患者)

basedowiform *n*. 类似巴塞多氏病的(类似突眼性甲状腺肿的)

baseline *n*. 基线;基准;扫描行 ‖ ～, curve 基线曲线/～, fetal heart rate 胎心基线/～, radiograph 基线 X 线摄影片/～, scan 基线扫描,平扫

Basel Nomina Anatomica (缩 BNA)巴塞尔解剖学名词(即 Basel anatomical nomenclature)

Basella L. 落葵属 ‖ ～ rubra L 落葵

Basellaceae *n*. 落葵科

Basement *n*. 基,底 ‖ ～, membrane 基底膜包绕曲细精管的内膜/～, tooth germ 牙胚基

baseosis *n*. 碱中毒(即 alkalosis)

baseplate *n*. 试用基板

basergin *n*. 酒石酸麦角新碱

bases (单 basis) *n*. [拉]基底,底

base sequence 碱基顺序

base stacking 碱基堆积

base substitution 碱基取代

base-tray *n*. 基底托盘

bas-fond *n*. [法][膀胱]底

BASH body acceleration synchronous with heartbeat 身体加速与心搏同步

Basham's mixture 贝善氏合剂(醋酸铁铵溶液)

bashful *a*. 害羞的 ‖ ～ly *ad*.

BASHP Bulletin of the American Society of Hospital pharmacists 美国医院药师协会通报

basi- basio- [拉][构词成分]底,基底

basial *a*. 颅底点的

basialis *a*. 底的,基底的

basialveolar *a*. 颅底牙槽的

basiarachnitis *n*. 颅底蛛网膜炎

basiarachnoiditis *n*. 颅底蛛网膜炎(即 basiarachnitis)

basiator *n*. 口轮匝肌(即 musculus orbicularis oris)

basibranchial *n*. 鳃基的

BASIC a computer programming language 电子计算机程序设计语言/Biological Abstracts' subject in Context《生物学文摘关键词轮排索引》(美)

basic *a*. ①盐基的,碱的 ②基本的,基础的,首要的 *n*. (常用复)基本因素 ‖ ～ amino acid 碱性氨基酸/～ cytochrome C 碱性细胞色素 C/～ cytoplasm 基胞质/～ dose 基础剂量/～ dye 碱性染料/～ fibroblast growth factor (BFGF) 碱性成纤维细胞生长因子,在前列腺内发现/～ field 基本射野/～ frequency 主频率/～ fuchsin 碱性品红,碱性复红/～ lens 基准镜头/～ nuclear medicine 基础核医学,实验核医学/～ number(x)(染色体)基数/～ protein 碱性蛋白/～ type 基型/～ x-ray unit 基本 X 线装置 ‖ ～ally *ad*.

basicaryoplastin *n*. 嗜碱副染色质(嗜碱胞核副网素)

basichromatin *n*. 嗜碱染色质

basichromiole *n*. 嗜碱染色微粒

basicity *n*. 碱度;碱性

basiconicum sensillum 锥形感器

basicosta *n*. 基缘,基内脊

basicranial *a*. 颅底的

basicyte *n*. 卵形结缔小体

basicytoparaplastin *n*. 嗜硷胞浆副网质

basidigital *a*. 指(趾)根的

Basidiobolacew 蛙粪霉科(一种菌类)

Basidiobolus *n*. 蛙粪霉属 ‖ ～ haptosporus, ～ meristosporus 固孢蛙粪霉,裂孢蛙粪霉

basidiogenetic *a*. 产生担子的(菌)

Basidiolichenes 担子地衣亚纲(植物分类学)

Basidiomycetes 担子菌纲(植物分类学)

basidiomycetous *a*. 担子菌的

Basidiomycotina *n*. 担子(真)菌亚门

basidiophore *a*. 担子柄(菌)

basidiospore *n*. 担子孢子 ‖ basidiosporous *a*.

basidium (复 basidia) *n*. 担子

basifacial *a*. 面基的,面下部的

basification *n*. 碱化

basifier 盐基化剂

basifix *a*. 基底的

basifugal *a*. 离基的(植)

Basifunging *n*. 巴西芬净(抗真菌药)

basify *vt*. 碱化

basigamy *n*. 基底受精

basigenous *a*. 成碱的,生盐基的

basihyal *n*. 舌骨体(即 basihyoid; corpus ossis hyoidei)

basikaryotype *n*. 基本核型

basil *n*. 罗勒,矮糠(即 sweet basil)

basilad *a*. 向底的,底面的

basilar *a*. 基底的 ‖ ～ angle 基底角,颅底角/～ impression 扁平颅底/～ invagination 颅底陷入/～ membrane 基底膜/～ membrane mechanics 基底膜力学/～ membrane model 基膜模型/～ membrane tuning 基底膜调/～ papilla 基乳突

basilaris *a*. 基底的(即 basilar) ‖ ～ cranii 颅底

basilateral *a*. 基侧的

basilemma *n*. 基膜(即 basement membrane)

basilic *a*. 极其重要的;显要的;贵要的(静脉)

basilicon *n*. 松脂蜡膏

basin *n*. 盆;一盆的容量;盆地;骨盆

basiiobregmatic *a*. 颅底前囟的

basiloma *n*. 基底细胞癌

basilomental *a*. 颅底颏的

basilopharyngeal *a*. 颅底咽的

basilysis *n*. 碎颅术(即 basiolysis)

basilyst *n*. 碎颅器

basilyst-tractor *n*. 碎颅牵引器

basimethrin *n*. 巨杆菌素(即 bacimethrin)

basin *n*. ①第三脑室 ②骨盆 ‖ ～, kidney 腰盘/～, pus 脓盆

basinasial *a*. 颅底鼻根的(指颅骨测量线:示颅底长度,即枕骨大孔前缘点到鼻根点的距离)(即 basinasal)

basio- basi- [构词成分]底,基底

basioalveolar *a*. 颅底牙槽的

basioccipital *a*. 枕骨底部的

basiogiossusn 舌骨舌肌舌骨部

basiolysisa 碎颅术(即 basilysis)

basion *n*. 颅底点(枕骨大孔前缘中点)

basion-torcular line 颅底点—窦汇线,斜坡—窦汇线

basiotic *n*. 耳底骨(胎)(即 Albrecht's bone)

basiotribea 碎颅器(即 basilyst; basiotriptor)

basiotripsy *n*. 碎颅术(即 basiolysis; basilysis)
basiotriptor *n*. 碎颅器(即 basiotribe)
basiparachromatin *n*. 嗜碱副染色质
basiparaplastin *n*. 嗜碱副网质
basipetal *a*. 向基的(如孢子)
basiphilic *a*. 嗜碱[染色]的(即 basophilic)
basiphobia *n*. 步行恐怖(即 basophobia)
basipresphenoid *a*. 颅底蝶骨前部的
basirhinal *a*. 脑底鼻的
basis *n*. [拉;希]基底,底;主要成分;基础;基本,基数,基准,基线;根据‖~ cartilaginis arytaenoideae 杓状软骨底/~ cerebri 大脑底/~ cochleae 蜗底/~ cordis 心底/~ cranii 颅底/~ cranii externa 颅底外面/~ cranii interna 颅底内面/~ encephali 大脑底(即~ cerebri)/~ function 基函数/~ glandulae suprarenalis 肾上腺底/~ mandibulae 下颌底/~ modioli 蜗轴底/~ nasi 鼻底/~ ossis sacri 骶骨底/~ patellae 髌底/~ pedunculi(cerebri)[大脑]脚底(即 pes pedunculi; cruscerebri)/~ phalangis 指(趾)骨底/~ prostatae 前列腺底/~ pulmonis 肺底/~ pyramidis [肾]锥体底/~ scapulae 肩胛[骨]底/~ set 基组,基集合/~ stapedis 镫骨底
basisphenoid *n*. 蝶骨底
basisylvian *a*. 大脑外侧裂底部的
basitemporal *a*. 颞骨底部的
basibertebral *a*. 椎骨体的
basket *n*. ①篮,筐 ②篮状细胞 ③阿尔茨海默氏篮(老年痴呆病神经细胞内的神经原纤维聚成网状)‖~ catheter 网篮导管/cell ~ 篮状细胞/cytopharyngeal ~ 胞咽篮(见 cyrtos)/fiber ~s 纤维篮(视网膜)/~ technique 网篮技术/~ type 篮型(活检钳)
Basking shark [动药]姆鲨
Basking shark gall [动药]姆鲨胆
Basking shark liver [动药]姆鲨肝
Basking shark muscle [动药]姆鲨
Basking shark swim-bladder [动药]姆鲨鳔
Basle (Basel) Nomina Anatomica (缩 BNA)巴塞尔解剖学名词(即 Basle anatomical nomenclature)(1895 年在瑞士巴塞尔会议决定的,现已为 Nomina Anatomica 所代替)
Baso basophil 嗜碱粒细胞,嗜碱的
bas(o)- 见 basi(o)-
basocyte *n*. 嗜碱粒细胞,嗜碱白血球
basocytopenia *n*. 嗜碱粒细胞减少[症]
basocytosis *n*. 嗜碱粒细胞增多[症]
baso-erythrocyte *n*. 含嗜碱点彩红细胞
baso-erythrocytosis *n*. 含嗜碱点彩红细胞增多症
basograph *n*. 异常步态描记器
basolateral *a*. 基(底外)侧的
basometachromophil *n*. 嗜碱性异染性(染色)
basommatophora *n*. 基眼亚目
Basop basophil 嗜碱粒细胞
basopenia *n*. 嗜碱粒细胞减少[症](即 basocytopenia)
basophil *n*. 嗜碱粒细胞 *a*. 嗜碱的
basophile *n*. 嗜碱粒细胞 *a*. 嗜碱的
basophilia *n*. ①嗜碱性 ②嗜碱细胞增多[症]
basophilic *a*. 嗜碱[染色]的(即 basiphilic; basophile)
basophilic stippling 嗜碱性颗粒
basophilism *n*. 嗜碱粒细胞增多,嗜碱粒细胞增殖‖~,Cushing's 垂体嗜碱细胞增殖(即 pituitary)
basophilous *a*. 嗜碱[染色]的(即 basophilic)
basophils *n*. 嗜碱性细胞,腺垂体中的细胞,可用碱性染料染色
basophobia *n*. 步行恐怖(即 basiphobia)
basophobiac *n*. 步行恐怖者
basophobic *a*. 步行恐怖的
basoplasm *n*. 嗜碱胞质
Basp Biomedical Analogue Signal Processor 生物医学模拟信号处理
Bassen-Kornzweig syndrome (Frank A. Bassen; Abraham L. Kornzeig) 巴—康氏综合征,β-脂蛋白缺乏血症
Basset's operation 巴塞氏手术(腹股沟淋巴结清除术,女外阴癌根治手术)
Bassia dasyphylla [拉;植药]雾冰藜
Bassini's operation 巴西尼氏手术(腹股沟疝根治手术)
Bassler's sign 巴斯勒氏征(见于慢性阑尾炎)
bassoran *n*. 巴索兰
bassorin *n*. 黄蓍胶素,巴索林(用作佐药)
basswood *n*. 美椴木(美民间药材,治胆、肝疾病)
BA-ST n-butyl acrylate-styrene 苯烯酸丁酯苯乙烯共聚物
bast *n*. 韧皮,内皮
bastard *n*. 私生子,杂种,非法(身份)者;品质低劣(者)*a*. 私生的;劣质的,假的
bastard merogony 杂种卵片发育
bastardize *vt*. 证明……为假(或谬误)的
Bastedo's rule (Walter A. Bastedo)巴斯特窦氏小儿药量计算规则(将成人剂量乘以儿童年龄再加 3,然后除以 30,即为小儿用量)
Bastedo's sign 巴斯特窦氏征(见于慢性阑尾炎)
Bastian-Bruns law 巴斯钦—布伦斯二氏定律(征)(关于脊髓疾患)(如从头部到腰膨大部的脊髓有完全横截损害,下肢腱反射就消失)
Bastianelli's method 巴斯蒂阿内利氏法(皮肤消毒法)
BASTP bis (2-aminoethyl) sulfidetetramethyl phosphinic acid 胺基二乙基硫四甲基次磷酸
bast-parenchyma *n*. 韧皮柔组织
basyl *n*. 碱基
basylous *a*. 碱性的,碱式的
BAT best available technology 最佳通用技术/ botulism antitoxin 肉毒抗毒素/ tropine benzylate 二苯醇酸托品,莨菪醇二苯乙醇酸酯
Bat battery 电池
bat *n*. 蝙蝠
Bat dung [动药]夜明砂
Bat feces [动药]夜明砂
bat flies *n*. 蝠蝇
Bat guano [动药]夜明砂
Batanopride *n*. 巴他必利(镇吐药)
Batavia powder 巴达维亚散(一种含乌贼骨的散剂)
batch *n*. 份,批,分批;程序组‖~ development 分批显影,成批显影|in ~es 分批地;成批地
bate *vt*. 抑制‖with ~d breath 屏息
Bates' operation 贝茨氏手术(治疗尿道狭窄)
Batebulast *n*. 巴布司特(抗过敏药,平喘药)
Batelapine *n*. 巴氮平(抗精神病药)
Bateman's disease 贝特曼氏病,触染性软疣(即 molluscum contagiosum)‖~ erythema iris 贝特曼氏环形红斑/~ herpes 贝特曼氏疱疹(环形红斑)/~ pectoral drops 贝特曼氏镇咳滴剂(含儿茶酊、樟脑鸦片酊等成分)
BATF Bureau of Alcohol, Tobaccoand Firearms 酒精,烟草与火器管理局
bath *n*. 浴;浴水;浴器;浴室 *vt*., *vi*. 洗澡,冲洗‖~,acid 酸性浴/~,air 空气浴/~,alcohol 酒精浴/~,alkaline 碱性浴/~,alum 矾水浴,明矾水浴/~,animal 动物组织敷贴(新杀动物的温暖组织敷贴人体某部/~,antipyretic 退热浴[疗]/~,antiseptic 抗菌浴,消毒浴/~,arc light 弧光浴,芬森氏浴(即 Finsen ~)/~,aromatic 芳香浴/~,arsenical 砷(砒)浴/~,astringent 收敛浴/~,Babo's sand 巴博氏沙浴/~,bed 床浴/~,bland 温和浴/~,blanket 湿毯浴/~,blood 血液浴/~,bog 尼浴/~,borax 硼沙浴/~,box [热水]箱浴/~,bran 糠浴/~,Brand 冷水按摩浴/~,brine 盐水浴/~,bubble 泡沫水浴,水泡浴/~,buff 裸体浴/~,cabinet [热气]室浴/~,cabinet vapor 蒸气室浴/~,camphor 樟脑浴/~,carbon dioxide 二氧化碳气浴/~,Charcot's 下科氏浴,冷水擦浴/~,chemical 化学浴[疗]/~,cold 冷水浴(0~21℃)/~,cold sponge 冷擦浴/~,colloid 胶体浴/~,constant temperature 恒温浴/~,continuous 流水浴/~,contrast 冷热交替浴/~,cool 凉浴(16~24℃)/~,creosote 木溜油浴/~,dipping 浸浴/~,douche 喷射浴,冲浴/~,double walled air 双重壁空气浴/~,Dowsing 道辛氏浴(电光热气浴)/~,drip-sheet 湿单浴/~,earth 沙土浴/~,effervescent 泡腾盐浴/~,Egyptian 埃及[式]浴/~,electric cabinet 电热箱浴/~,electric hot-air 电热气浴(即 Greville ~)/~,electric-light 电光浴(即 electric ~)/~,electrolysis 电解槽/~,electrotherapeutic 电疗浴/~,electrothermal 电热浴/~,emollient 润滑浴/~,faradic 感应电浴/~,fine spray 喷雾浴(即 spray ~)/~,Finnish 芬兰[式]浴/~,Finsen 芬森氏浴,弧光浴(即 arc light ~)/~,foam 泡沫浴/~,foot 足浴/~,fucus 海藻浴/~,full 全浸浴/~,full-length 躺卧浴/~,gas-bubble 气泡浴/~,gelatin 明胶浴/~,glycerin 甘油浴/~,graduated 温度递变浴/~,grease 油脂浴/~,Greville 电热气浴(即 electric hot-air ~)/~,gymnacolon 结肠灌洗浴/~,hafussi 手足二氧化碳气热浴/~,half 半身浴/~,herb 芳草浴/~,hip 坐浴(即 sitz ~)/~,hot 热水浴(37~44℃)/~,hot-air 热气浴,热汽浴(38~55℃)/~,hydroelectric 水电浴/~,hyperthermal 高温浴(41~49℃)/~,immersion 浸浴/~,iron 铁盐浴/~,kinetotherateutic [水下]体操浴/~,light 光浴/~,linseed 亚麻子油浴/~,liquid nitrogen 液体氮气浴/~,lukewarm 温水浴/~,magnesium sulphate 硫酸镁浴/~,medicated 药浴/~,melted wax 融蜡浴/~,mercurial 升汞浴/~,milk 乳浴/~,moor 沼土浴/~,mud 泥浴/~,mustard 芥末浴/~,Nauheim 热碳酸盐[水]浴/~,needle 针喷状浴/~,oil 油浴/~,ophthalmic 眼浴(即 eye-douche)/~,oxygen

氧气浴/～, pack 湿裹浴/～, paraffin 石蜡浴/～, peat 泥炭浴/～, Peng 泡沫浴/～, permanent 持久浴/～, pine 松叶[油]浴(即 pine-needle ～)/～, pool 池浴/～, public 公共浴室/～, radiant 辐射浴/～, radioactive ①放射性水浴 ②氡浴/～, rain ①雨浴 ②雨式淋浴/～, Russian 俄式浴/～, sand 沙浴/～, Sandor 泡沫浴/～, Sarason's ozet 过硼酸钠浴/～, Sauna 芬兰[式]浴(即 Finnish ～)/～, Schaum 泡沫浴(即 foam ～)/～, Schott 舍特氏浴疗, 舍特氏疗法(即 Schott treatment)/～, Scotch 苏格兰[式]浴/～, sea 海水浴(即 sea-water ～)/～, seaweed 海草浴/～, sedative 镇静性浴/～, sheet 湿单浴/～, shower ①淋浴 ②淋浴间;淋浴装置/～, sitz 坐浴(即 hip ～)/～, slime 河泥浴/～, slush 雪水浴/～, sponge 擦浴/～, spray 喷雾浴(即 fine spray ～)/～, starch 淀粉浴/～, steam 蒸汽浴/～, stimulating 刺激浴/～, stop 停止显影浴(显影后定影前的酸性浴)/～, sulfur 硫磺浴/～, sun 日光浴/～, sweat 发汗浴/～, temperate 微凉浴(24～29℃)/～, tepid 微温浴(29～33℃)/～, transcutan 透皮浴/～, tub 盆浴/～, Turkish 土耳其[式]浴/～, vapor 蒸汽浴(即 estuarium)/～, warm 温浴(32～40℃)/～, water 水浴/～, wax 石蜡浴/～, whirlpool 漩[水]浴/～, x-ray X线浴/～, Ziemssen 温度递降浴

bath bathroom 浴室,盥洗室

bathe *vt*. 浸,泡,冲洗,洗;把……浸在液体中;给……洗澡 *vi*. 洗澡;游泳 *n*. 海水浴;游泳

bathesthesia *n*. 深部感觉(即 bathyesthesia)

bathmic *a*. 变阈[力]的

bathmism *n*. 变阈力

bathmophbia *n*. 斜坡恐惧

bathmos *n*. 小窝

bathmotropic *a*. 变阈性的 ‖ ～, negatively 负变阈性的/～, positively 正变阈性的

bathmotropism *n*. 变阈性,变阈作用

batho- bathy- [构词成分]深,底

bathochrome *n*. 向红团(一原子或基团,它导入一个化合物时会将化合物的吸收峰移向一个较长的波长)

bathchromy *n*. 向红团作用,向红

bathoflore *n*. 减荧光物

bathometer *n*. 水深测量器

bathomorphic *a*. ①凹眼的 ②近视眼的

bathophobia *n*. 望下恐怖,望深恐怖(自高处下望或望深处恐惧坠落)

bathrocephaly *n*. 梯(形)头(颅骨后部梯状突出的发育异常)

bath-room *n*. 浴室,澡堂;盥洗室 ‖ ～, steam 蒸汽浴室

BATHY bathythermograph 深度温度计

bathy- batho- [构词成分]深,底

bathyanesthesia *n*. 深部感觉缺失

bathybic *a*. 最深海底(生物)的

bathycardia *n*. 低位心,悬垂心(由于解剖原因而并非由疾病引起)

bathycentesis *n*. 深穿刺法

bathyesthesia *n*. 深部感觉(即 bathesthesia)

bathygastria *n*. 低位胃,胃下垂

bathygastry *n*. 低位胃,胃下垂(即 bathygastria)

bathyhyperesthesia *n*. 深部感觉过敏

bathyhypesthesia *n*. 深部感觉迟钝

bathymetry *n*. 深部测量法

bathypelagic fauna 最深海动物区系;最深海动物志

bathyphotometer *n*. 深海光度计

bathypnea *n*. 深呼吸

bathyscaphe *n*. 深海探察器

bathysphere *n*. 球形潜水器

bathystixis *n*. 深部穿刺

Batidaceae 白楔科,肉穗果科

Batidales 白楔目(植物分类学)

Batilol *n*. 鲨肝醇(升白细胞药)

Batimastat *n*. 巴马司他(抗肿瘤药)

BATO a boronic acid adduct of technetium complex to 8-hydroxyquinoline (oxine)锝配合 8-羟基喹啉的硼酸加合物

Batocera Horsfieldi(Hope) [拉;动药]云斑天牛

batonet *n*. 假染色体(即 pseudcchromosome)

batonoma *n*. 高等菌瘤

batophobia *n*. 望高恐怖

Batoprazine *n*. 巴托拉嗪(促精神药)

batrachocephalus *n*. 蛙头畸胎

batrachoid *a*. 蛙状的

batrachoplasty *n*. 舍下囊肿修治术

batrachotoxin *n*. 南美蟾毒(一种极其强烈的类固醇毒液,自南美的一种蛙皮中提炼而得)

Batrachuperus Pinchonii [拉;动药]山溪鲵

batracin *n*. 虾蟆毒(系由南美产两栖动物 Phyllobates chocoensis 的皮肤中所得到的毒性成分,曾用作箭毒)

Batroxobin *n*. 巴曲醇(止血药)

batroxobin *n*. 巴曲酶,东菱精纯克栓酶(溶栓药)

bats, vampire 吸血蝠,魑蝠(美洲,传播马锥虫病)

bat sonar 蝙蝠声纳

batson's plexus 巴森氏丛,脊椎丛

BATT battery 蓄电池,电池(组)

battarism *n*. 口吃,结舌(即 battarismus)

battarismus *n*. 口吃,结舌(即 battarism)

batten *vi*. 长肥;养肥自己

batter[1] *vt*. 用旧;磨损

batter[2] *vt*., *vi*. (使)内倾;(使)上倾 *n*. 内倾度;上倾度

battery *n*. 电池[组];(仪器等的)一套;(试验)组合 ‖ solar ～ 太阳电池/～, caustic 电烙用电池[组]/～, dry 干电池[组]/～, dynamo 电机电池[组]/～, faradic 法拉第电池[组]/～, galvanic 流电池[组],伽伐尼电池[组]/～, primary 原电池组/～, secondary 蓄电池组/～, storage 蓄电池组

battery of tests 一组试验,成套测试

barrery-operated 电池控制的 ‖ ～ mobile x-ray unit 电池控制移动式 X 线机

battey bacilli *n*. 巴蒂杆菌(一种未分类的分支杆菌,使人产生类似结核的疾病)

batteyin *n*. 巴蒂杆菌素,细胞内分支杆菌素(一种巴蒂杆菌产物,类似结核菌素,用作皮肤过敏性试验)

Battey's operation 巴提氏手术(正常卵巢切除术,以达闭经之目的)

battle *n*. 战斗;斗争 *vi*. 战斗,搏斗

battledore placenta 浆状胎盘(脐带不是正常地连接在胎盘中央而是其边缘部,故看上去像木浆或板羽球拍)

battlefield *n*. 战场

Battle's operation 巴特尔氏手术(使腹直肌暂时移位的一种阑尾切除术) ‖ ～ sign 巴特尔氏征(颅底骨折时,耳后动脉沿线变色及近乳突端首先出现瘀斑)

Battley's sedative 巴特利氏镇静剂(由阿片浸膏、沸水、乙醇及凉水制成的一种液剂)

batty *a*. 发疯的;反常的

bat's wing oedema 蝙蝠翼样水肿,蝶翼样水肿

batyl-alcohol *n*. 鲨肝醇,3-十八烷氧-1,2-丙烷二醇(防治白细胞减少药)

Baudelocque's diameter 鲍德洛克氏径(骨盆外直径)

Baudelocque's operation 鲍德洛克氏术(经阴道后穹窿之宫外孕手术

Baueraceae 常绿棱枝树科

Bauhin's gland 鲍安氏腺(舌尖腺) ‖ ～ valve 鲍安氏瓣(回盲瓣,结肠瓣)

Bauhinia Championii (Benth.) [拉;植药]龙须藤

Bauhinia faberi Oliv. [拉;植药]马鞍羊蹄甲

Bauhinia hupehana Craib [拉;植药]湖北羊蹄甲

Bauhinia L 羊蹄甲属,田螺虎树属(植)

Bauhinia pernervosa L. Chen [拉;植药]多脉羊蹄甲

Bauhinia purpurea L. [拉,植药]紫羊蹄甲

Bauhinia varuegata L. [拉,植药]

Bauman's diet 鲍曼氏饮食(肥胖病饮食)

baume de San Salvador 白香脂,萨尔瓦多香脂(即 white balsam)

Baumé's scale 博梅氏比重标(测液体的密度)

Baumè's law 博梅氏定律(患先天梅毒之儿,其母无症状,亦不传染其母)

Baumès' sign (symptom) 博梅氏征(症状)(心绞痛征)

Baumgarten's method 包姆加滕氏法(压制麻风与结核杆菌染色法)

baunscheidtism *n*. 邦夏特氏针法(治慢性风湿病)

Bauru ulcer 包鲁溃疡(鼻咽黏膜利什曼病)

BAUS British Association of Urological Surgeons 英国泌尿外科医师协会

Bavarian splint 巴伐利亚夹,石膏夹

bauxite *n*. 铝土矿,矾土

BAX Baxter Laboratories code for experimental substances 巴克斯特实验室实验物质条例

Baxitozine *n*. 巴昔托秦(抗溃疡病药)

bay *n*. 湖,湾;海湾;凹入处;隐窝 ‖ lacrimal ～ 泪湖(即 lacus lacrimalis)/sick ～ 军舰卫生所,船上诊所

Bay a 1040 nifedipine 硝基吡啶,利心平,心痛定

Bay b 5097 chlorinated trity-limidazole 氯代三苯甲咪唑,克霉唑

Bayard's ecchymosis 巴雅尔氏瘀斑(新生儿窒息所引起之肋膜及心包膜上小出血点)
Bayaton's bandage 贝恩顿氏绷带(牵拉绷带,用绊创膏敷于腿部治疗无痛性溃疡)
bayberry *n*. ①月桂[树]果 ②蜡果杨梅 ③玉桂[果]
baycuru *n*. 巴西匙叶草根
BAYE 1353 mezlocillin 异咪唑青霉素,磺唑氨苄青霉素
Bayer 73 niclosamide licyanilide 氯硝柳胺(灭螺药)
Bayer 205 (suramin sodium) 拜耳二〇五,苏拉明钠,索拉明(治锥虫病与丝虫病药)
Bayer 9015 niclofolan, bileven, menichlopholan 联硝氯酚,硝氯酚
Bayes theorem (Thomas Bayes)贝斯定理
Bayle's disease 贝尔氏病(麻痹性痴呆,精神错乱者的进行性全身性麻痹)
Bayle's granulations 贝尔氏肉芽(肺内已有纤维样变性的灰色结核性结节)
Bayliss 贝利斯(生理学家)
bayluscid *n*. 氯硝柳胺,灭涤灵(灭螺及杀涤虫药)(即 niclosamide)
bayonet 卡口
bayonet-leg *n*. 枪刺状腿
bayonet-tooth-forceps *n*. 枪刺样牙钳
bay-rum *n*. 桂油香水
baytinal *n*. 贝替拿,5－烯丙基－5－异丁基－2－硫代巴比土酸钠(静脉麻醉药)
bay-tree *n*. 月桂树
Bazex's syndrome 巴赞克斯氏综合征(上呼吸道或消化道癌症患者,在耳、鼻、颊、手、足和膝部出现湿疹性和银屑病样损害。亦称副肿瘤性肢端角化病)
Bazillenemulsion *n*. [德]杆菌性乳剂
Bazin's disease 巴赞氏病,硬结性红斑,硬化性皮结核(即 tuberculosis indurativa)
bazin *n*. 触染性软疣(即 molluscum contagiosum)
Bazinaprine *n*. 巴嗪普令(抗抑郁药)
BB blood bank 血库/blood buffer 血液缓冲/blue bloaters 蓝色肿胀者(肺气肿患者)/body burden 身体负荷(放射性核素)/both bones 两骨/brain CPK isoenzyme (also known as CPK-1) 脑 CPK 同功酶(也称 CPK-1)/ breakthrough bleeding 穿破性出血/breast biopsy 乳房活检/buffer base 缓冲碱/Bureau of Biologics 生物制品处(食品与药物管理局)
bb bobbed 截毛(突变型)
BBA Behavioural Biology Abstracts 行为生物学文摘(杂志名)/Biochimica et Biophysica Acta 生物化学与生物物理学学报/born before arrival 早产
B.B.B. blood-brain barrier 血脑屏障/ blood buffer base 血缓冲碱 / bundle branch block 束支传导阻滞
BBBB bilateral bundle branch block 双侧束支传导阻滞
BBC brombenzylcyanide 溴苄睛,溴苄乙睛
BBD benign breast disease 良性乳房疾病 / benzylamino-nitrobenzoxadiazole 苄氨基硝基苯恶二唑
BbF fetal hemoglobin 胎儿血红蛋白
BBG big-big gastrin 巨大胃泌素
BBH benznen hexachloride 六氯化苯
BB-K8 amikacin 丁胺卡那霉素,氨丁卡霉素(抗菌素)
BBL Baltimore Biochemical Laboratory 巴尔的摩生物化学研究实验所
BBM break-before-make 先断后通,先开后合
BB-meter babies bilrubin meter 新生儿胆红质测定仪
BBMT Blood Bank Medical Technologist (ASCP) 血库医学技师(美国临床病理学家学会杂志)
BBO 2,5-di-(4-dibiphyenyly) oxazole 2,5－二－(4－联二苯基)恶唑
B-bomb benzedrine inhaler 苯齐巨林吸入器
BBOT butyl-benzoxazolyl thiophene 丁基苯并恶唑基噻吩(闪烁剂)
BBP butyl benzyl phthalate 邻苯二甲酸丁苄酯
BB powder potassium sorbate 山梨酸钾
BBRC Biochemical and Biophysical Research Communications 生物化学与生物物理研究通讯(杂志名)
BBS a commercial scabicide 一种商品灭疥剂/ barbifal buffer solution 巴比妥缓冲液/Bombesin 射击素(一种能强烈刺激胃窦 G 细胞分泌胃泌素的肽类)
BBSR Bermuda Biological Station for Research 百慕大生物学研究站
BBT basal body temperature 基础体温/ blood bank technologist 血库技师
B.C ①bone conduction, 骨传导;②buccocervical 颊颈的
BC Baby Care 婴儿护理(杂志名)/Bachelor of Surgery 外科学学士/bacitracin 杆菌肽,枯草杆菌抗生素/bacrtracin 杆菌肽/bactericidal concentration 杀菌浓度/battle casualty 战争伤亡,战伤(者)before Christ 公元前/beginning of curve 曲线起点/benign chondroblastoma 良性成软骨细胞瘤/benzoylchloride 氯化苯甲酰/bibliographic classification 书目分类法/bile canaliculus 毛细胆管/Biomedical Communications 生物医学通讯(杂志名)/biotin carboxylase 生物素羧酶/bipolar cell 双极细胞/Birth Certificate 出生证/birth control 节育,节制生育,计划生育/bladder carcinogen 膀胱致癌物/Blood Cell 血细胞(杂志名)/Blue Cross 蓝十字会/bone conduction 骨传导/bradycardia 心动过缓/breast cancer 乳腺癌,乳癌/breathing capacity 呼吸容量/buccocervical 颊颈的/Bureau of the Census 人口统计局/novobiocin 新生霉素
Bc B cell B (淋巴)细胞/B chain B 链,轻链/breathing capacity 呼吸容量
bc basal cell 基底细胞/between centres 中心距
b / c bulk cargo 最大负荷
BCA background-corrected absorbancs 干扰因素校正吸收(率)/Blue Cross Association 蓝十字协会/bovine carbonic anhydase 牛碳酸酐酶/breast cancer antigen 乳癌抗原/British Chiropractors Association 英国按摩技士协会/butyl-2-cyanoacrylate 丁苯－2－氰丙烯酸酯(一种生物降解化合物)
Bca B cell antigen B 细胞抗原
β1C, β_1CC$_3$ 补体第三成分
BCAA branched chain amino acid 分支氨基酸
BCAB Birth control Advisory Bureau 节制生育咨询处
β carotene *n*. β胡萝卜素(维生素类药)
B-CAVe bleomycin, CCNU, and vinblastine 博来霉素—环己亚硝脲—长春碱(联合化疗治癌方案)
BCB brilliant cresyl blue 煌甲苯蓝
BCBDC benign chronic bullous dematosis of childhood 儿童良性慢性大疱皮肤病
BCC basal cell carcinoma 基底细胞癌/birth control clinic 节育门诊部
BCCG British Co-operative Clinical Group 英国临床协作组织
BCCI British Columbia cancer Institute 英国哥伦比亚癌症研究所
BCCP biotin carboxyl-carrier protein 生物素羧基载体蛋白
BCD between comfort and discomfort 临界照度/binary-coded decimal 二十进制编码,二进制编码的十进制/border of comfortable dazzling 舒适眩晕界限
BCDF B cell differentiation factors B 细胞分化因子
BCdR bromocytidine deoxyri-botide 溴(化)胞嘧啶脱氧核甙酸
BCDS biliary cystic duct syndrome 胆囊管综合征
BCE basal cell epithelioma 基底上皮细胞癌
B cell bursa dependent cell 腔上囊依赖性细胞
B-cell B 细胞,骨髓产生细胞/bursa-dependent cell 腔上囊依赖性细胞
BCEM Bureau of Community Environmental Managemenm 公共环境管理局
BCF asophil chemotactic factor 嗜碱粒细胞趋化因子/bromochlorodifluoromethane 溴氯二氟代甲烷(灭火剂)
BCFABirth control Federation of America (now PPFA) 美国节育联合会(现称 PPFA)
BCFB blood cerebrospinal fluid barrier 血脑脊液屏障
BCG bacille Calmette Guérin 卡介苗/ballistocardiogram 心脏射血容量描记图/bicolor guaiac test 双色愈创树酯试验/bromcresol green albumin reagent 溴甲酚绿白蛋白试剂
BCG-CWS BCG-cell-wall skeleton 卡介苗细胞壁架
Bcgd (background) 本底,背景
BCGF B cell growth factors B 细胞生长因子
B, C. G. Vaccine *n*. 卡介苗(生物制品)
Bch Baltimore City Hospital 巴尔的摩市医院(美)
BCh, B Chir baccalaurius chirurgiae [拉]外科学学士
BCH basal cell hyperplasia 基底细胞增生/benign congenital hypotonia 良性先天性肌紧张低下症/Biosafety Clearing-House 生物安全资讯交换所
BChD baccalaurius dentalis chirurgiae [拉]牙外科学学士
B-chromosome *n*. B 染色体
BCHS Bureau of Community Health Services (HEW) 公共卫生服务局(美)
Bclc Birth Control Investigation Committee 节制生育研究委员会
BCIEP bidirectional cross immuno-electrophoresis 双向交叉免疫电泳
BCJ British Chiropody Journal (now British J of Chiropody) 英国手足医学杂志(现称 British J of Chiropody)
BCKD branched-chain a-kito acid dehydrogenase 支链 α－酮酸脱氢酶
BCL behavior checklist 行为检查记录表
BCLA Board of Certified Laboratory Assistants 持证实验室助理技士

委员会
B-CLL B cell leukemia B细胞白血病
BCM bicyclomycin 二环素/blood clotting mechanism 血液凝集原理,凝血机理/body cell mass 机体细胞总体/mannomustine 甘露醇氮芥
BCMA British Columbia Medical Association (加拿大)不列颠哥伦比亚医学协会
BCMD bis-chloromethyldurene 双氯甲基杜烯
BCME bis-chloromethyl ether 双氯甲醚(致癌物质)
BAMN Bureau Central de Mesures Nucleaires 中央核素检测局(法)
BCMu 3-(3,4-dichlorophenyl)-1,1-ddimethlurea 双氯苯(基)二甲脲
BCN basal cell nevus syndrome 基底细胞痣综合征/ bone conduction noise 骨导噪音
BCNU carmustine 卡莫司汀(抗肿瘤药)/bischloroethy-nitrosourea 氯乙亚硝脲,卡氮芥/bischloronitrosourea 双氯亚硝基脲
B-co vitamin B compound 复方维生素 B
B-color sonogram 彩阶图
BCP benzylchlorophenol 卡基氯酚/bromcresyl purple 溴甲酚紫(指标剂)/bucolome 布可龙
BCP-D bromcresol purple desoxy cholate culture medium 溴甲酚紫脱氧胆酸盐培养基
BCPE 1,1-bis-cp-chlorophenyl,ethanol 双对氯苯基乙醇,杀螨醇
BCR Beryllium Case Registry 铍病例登记处/biological cleaning room 生物洁净室/breakpoint cluster region 断裂点簇集区/bulbocavernous reflex 球海绵体肌反射
BCRC Baltimore Cancer Research Center Baltimere 癌症研究中心
BCRD British Council for Reha bilitation of the Disabled 英国残废者康复理事会
BCS battered child syndrome 痛打儿童综合征/breast carcinoma supernatant 乳癌上层清液/British Cardiac Society 英国心脏学会/British Computer Society 英国计算机学会
B-CS Budd-Chiari's syndrome 巴德—希阿里氏综合征
BCSAI Bulletin of the Calfornia Society of Anesthesiologists, Inc 加利福尼亚州麻醉学家学会通报
BCSL British Computer Society Limitted 英国计算机协会
BCT base channel threhold 碱频道阈/bromocriptine (Br) 溴麦角多环肽
BCTA benzayl methyl trimethylacetate 止血速,苯酰甲基特戊酸酯
bcteriochlorin *n*. 菌绿质
BCU buffer control unit 缓冲控制器
BCW biological and chemical warfare 生物学和化学战
B.D base deficit 碱缺乏/baseline duration 基线持续时间/base of prism down 棱底向下/basophilic degeneration 嗜碱细胞变性/beclomethasone dipropionate 二丙酸氯地米松/Behcet's disease 白塞氏病/benzidine 联苯胺/benzoylated DEAE 苯酰二乙氨基乙醇/bile duct 胆管/bis dier [拉] 一日两次/blastodisc 胚盘,胚层/blastomyces dermatitidis 皮炎芽生菌/buccodistal 颊侧远中的/Bureau of Drugs 药局
Bd board 委员会;局/butadiene 丁二烯
b.d bis die [拉]每天两次/bound 范围,界限
BDA beclometha sone diproprionate aerosol 二丙酸氯倍他米松气雾剂/N-苄基十二烷基胺/British Dental Association 英国牙科协会/British Diabetic Association 英国糖尿病协会/British Dietetic Association 英国饮食协会
BDAC Bureau of Drug Abuse Control 药物滥用控制协会
BDAPO benzyldiamyl phosphine oxide 苄基二戊基氧膦
BDB bis-diazotized-benzidine 双重氮联苯胺
BDBP butyl-dibutylphosphinate 丁基二磷酸二丁酯
BDC-OH bis-dimethylamino diphenyl calbinol 双二甲氨基二苯甲醇
Bdd bis de die [拉]一日二回
BDDA N-benzyldidodecylamine N-苄基双十二烷基胺/British Deaf and Dumb Association 英国聋哑协会
BDDV bean distortion dwarf virus 菜豆畸矮病毒
BDE bile duct exploration 胆管探查
bded bounded 许可的,允许的
Bdella [希]吸满属,蚌属
bdella *n*. 水蛭(即 leech)
bdellepithecium *n*. 人工吸血管
bdellium *n*. [拉]伪没药,非洲香胶 ‖ ~, opaque 不透伪没药,浑浊伪没药/~, perfumed 香伪没药(即 bissabol)
bdellometer *n*. 吸血器
bdellotomy *n*. 切蛭吸血法
Bdellovibrio *n*. 蛭弧菌属
bdellovibrio *n*. 蛭弧菌 ‖ ~ bacteriovorus 食菌蛭弧菌/~ chlorellavorus 噬小球藻蛭弧菌/~ starrii 斯氏蛭弧菌/~ stolpii 斯托氏蛭弧菌
bdelygmia *n*. 恶心,厌食
B Dent Sci Bachelor of Dental Science 牙科学士
BDF B cell differentiation factor B 细胞分化因子
bd ft board foot 板英尺(用于木材计量,相当于厚1英寸、面积为1平方英尺的木料)
BDG buffered desoxycholate glucose broth 缓冲的脱氧胆酸盐葡萄糖(肉汤)
BDI Beck Depression Inventory 贝克机能低下表/Bureau of Disability Insurance 残废保险处(社会安全管理局)
BDJ British Dental Journal (Brit Dental Asspc) 英国牙科杂志(英国牙科协会)
BDMA benzyldimethylamine 苄基二甲胺
BDN blood deficit nomogram 循环血量不足图解
B-DNA B-脱氧核糖核酸
B-DOPA bleomycin, dacarbazine, Oncovin, prednisone, and Adriamycin 博来霉素—达卡巴嗪—长春新碱—泼尼松—阿霉素(联合化疗治癌方案)
BDP beginning diastolic pressure 初始舒张压
BDR Bauchde ckenreflex 腹壁反射(德)
Bds boards 板;局,委员会
BDS Bachelor of Dental Surgery 牙外科学学士
BDSA bis-dimethylsilyl-acetamide 双—二甲基甲硅烷基乙酰胺/British Dental Surgery Assistant 英国口腔外科助理医师/British Dental Surgery Association 英国口腔外科学协会
BDT basophil degranulation test 嗜碱粒细胞脱粒试验/Beckmann differential thermometer 贝克曼氏差示温度计
bdth breadth 宽度;横幅
BDSc Bachelor of Dental Science 牙科学士
BDU basic display unit 基本显示装置
BDV blood dilution value 血液稀释值
bdy boundary 轮廓,边界,界限
BDZ benzodiazepine 苯二氮(治疗精神病药)
b&e beginning and ending 开始和结尾
BE barium enema 钡灌肠(造影)/Bacillen emulsion 细菌性乳剂,杆菌性乳剂/bacterial endocarditis 细菌性心内膜炎/base excess 过剩碱;碱剩余(血)/Beckeneingang 骨盆上口,骨盆入口(德)/Beckenendlage 臀位(胎儿的)(德)/Belgium 比利时/below elbow 肘下(截肢)/binding energy in ev 结合能(以电子伏特计)/Biomedical Electronics 生物医学电子学(杂志名)/Biomedical Engineering 生物医学工程学(杂志名)/blocking effect 封闭效应,阻断效应/bottom echo 底波(A型超声图)/bovine enteritis 牛肠炎/broncho-esophagology 气管食管学
BEBM-USSR Bulletin of Experimental Biology and Medicine of the USSR 苏联实验生物学和医学通报
BEC background equivalent concentration (spectroscopy) 背景当量浓度(分光镜检查)/bio-electro-chemistry 生物电化学
becanthone *n*. 贝甘宋(一种咕吨酮化合物,杀血吸虫药)
BECEC Board of Examiners for Clinical Engineering Certification 临床工程学证书检查者委员会
BEE Bücher's Enzymeinheit 比歇尔氏酶单位,磷酸甘油激酶单位(德)
Bee marijuana 大麻
BEEC Biomedical Engineering Education Committee 生物医学工程学教育委员会
BEEE basal energy expenditure equation 基础能量消耗方程式
Be beryllium 铍(4号元素)
Bé Beaumé (sp gr) 波美(比重计)
be (was 或 were, been; being) *vi*. 是;在;存在;发生;逗留;成为;来到 *v*. *aux* [构成被动语态、各种进行时态及虚拟语气等] ‖ ~ it that ……即使/~ it true or not 不管是否如此/~ that as it may 即使如此,尽管这样
β_1E, β_1EC$_4$补体第四成分
beach *n*. 海滩 ‖ on the ~ 失业的
beach flies *n*. 滨蝇
B.E Bacillen-emulsion 结核菌乳剂
BEA basic electric activity 基本电流节律活动/British Epilepsy Association 英国癫痫协会
bead *n*. 珠;水珠 *vt*. 使形成珠状,使形成串珠状 ‖ draw ~ (on) 瞄准/~, glass 玻璃珠
bead-chain 串珠链 ‖ ~ cystourethrography 串珠链膀胱尿道造影(术)
beaded *a*. 串珠状的 ‖ ~ septa sign 小叶间隔串珠征/~ ureter 念珠状输尿管/~ vas deferens 念珠状输精管/~ wing 蛎壳翅
beading of ribs 肋骨串珠(佝偻病体征之一)
beads, rachitic 佝偻病性串珠[肋]

beak ***n*.** 嘴,喙‖～ sign 鸟嘴征,角征(前列腺近似椭圆形,包膜光滑、连续、整齐、内部回声也因区带有所不同。中央区内可见射精管形成的管道,形似鸟嘴,故称为鸟嘴征,该征的消失提示射精管周围有癌肿侵犯)
beaker ***n*.** 烧杯‖～,conical 锥形烧杯/～,valve 杯状整流管
beak-like deformity 嘴样变形
Beale's ganglion cells 比耳氏神经节细胞(双极细胞)
Beals' syndrome (Rodney K. Beals) 比尔斯氏综合征,先天性挛缩性细长指(趾)
beam ***n*.** 束,柱(光学用);梁,道;射束,射线 ***vi*.** 发光;发热 ***vt*.** 发射;探测‖～ absorber 射线吸收器/～ acceptance 束流接受/～ adjustment 束流调节/～ alignment 线束校正,线束正对中心/～ amplitube 束流幅度/～ analysis system 束流分析系统/～ angulation 线束角度/～ aperture 束流孔径/～ area 束流区域/～ at equilibrium 平衡线束/～ attenuation 束流衰减/～ axis 束流轴线,声(束)轴/～ behaviour 束流特征/～ bend 束流弯转,束流偏转/～ bending magnet 束流弯转磁铁,束流偏转磁铁/～ boundary 射束界限,射束边界/～ buncher 聚束器/～ bunching 束流聚束/cantilever ～ 悬臂梁/～ centre 束流中心;束流轨道中心/～ centre line 束流中心线/～ centring 定束中心/～ centring device 线束中心/～ channel 束流孔道,束流通道/～ characteristic 束流特征/～ clipper 束流限制器/～ collector 束流收集器/collinmator 线束准直器/～ column 射束柱/～ component 束流成分,束流输运系统组件/～ composition 束流成分,束流组成/～ configuration 束流形状/～ contamination 束流污染/continuous ～ 连续架/～ coordinate 束流坐标/～ core 束流核心/～ cross section 束流截面,声束横切面面积/～ current limitation 束流限度/～ decay rate 束流衰减率/～ decentricity 束流偏心率/～ defining aperture 限定线束孔径/～ defining clipper 限束器/～ defing jaw 线束光阑/～ defining slit 限束缝隙/～ deflection 束流(电子束,光束)偏转;束流引出/～ deflector 束流偏转器/～ defocusing 束流散聚/～ density 束流密度/～ detector 束流探测器/～ diameter 束流直径/～ direction 束流方向/～ direction device 束流定向装置/～ direction indicator 束流定向指示器/～ display 束流显示器/～ distribution 束流分布/～ divergence 束流发散度/～ divergence angle 束流发散角/～ dosimetry 束流剂量学/～ ejection 束流引出/～,electron 电子柱,电子束/～ emittance 束流发射度/～ energy degradation 束能退降/～ energy degrader 束流降能器/～ energy degrading system 束能降压装置/～ energy loss 束能损失/～ energy maximization 束能最大化/～ energy subtraction 束流减影(法)/～ entrance 线束入口/～ excursion 束流偏移/～ exit channel 束流引出孔道/～ extraction 束流引出/～ extractor 束流引出装置/～ falloff 束流减弱/～ filter 束流过滤器;束能吸收片/～ flattener 束流拉平装置/～ flux 束流通量/～ focusing 束流聚焦/～,gamma-ray γ 射线束/～ generating function 束流生成函数/～ guide 波束制导,束流输流系统/～ handling 束流控制,束流调节/～ hardening 线束硬化现象/～ hardening artifact 线束硬化伪影,杯形伪影/～ hardening correction factor 线束硬化矫正因素/～ head 束流头/～ hole 束流孔/～ indicator 束流指示器/～ induced 束流激发的,束流引起的/～ inflection 束流偏转/～ intensity 束流强度/～ intensity profile 束流强度横截面分布/～ layout 束流配置图;束流分布图/～ level 束流水平,束流强级/～ limiting device 射线限制装置;限束器/～ loading 束流负载/～ modulation frequency 束流调制频率/～ monitor 束流监测器/～ monitoring 束流监测/～ observation port 束流观测窗/～ observation rack 束流观察仪表架/～ of homogeneous energy 单能线束/～,of light 光线,光束/～ element 束流成分/～ optics 束流光学/～ particle disintegration 束流粒子蜕变/～ path 束流轨道,束流路线/～ pattern 束流型;束流图/～ penumbra 束流半月影/～ performance goal 束流特性指标/～ phase 束流相位/～,polarized 偏振光束/～ positioning 束流定位/～ positioning flexibility 线束定位灵活性/～ power 束流功率/～ power tube 束流功率管/～ profile 束流截面/～ pulse (电子)束脉冲/～ purity 束流纯度/～ quality 束流质量/～ radius 束流半径/～ region 束流区/～ segment 束流段/～ shape 束形/～ shaping filter 束流成形滤线器/～ shaping kit 线束成形设备/～ shaping platform 线束成形台架/～ shield 线束屏蔽,线束遮挡/～ shutter 射束光闸,X 线遮线器/simple ～ 简单支架//～ spectrum 线束谱/～ splitter 分束器,,射束分离器/～ spot 线束点/～ spreading 线束分散/～ stacking 聚束/～ steering 束流导向,束流控制/～ storage tube 射束存储管/～ switching tube 射束开关管/～ target model 束－靶模型/～ therapy 射束治疗/～ time 有束流时间/～ trace 束流轨迹/～ tube 射束管/useful ～ 有用光束/～ width 射(声,波)束宽度/～ width effect 波束宽度效应/～ with microwave structure 微波结构束/～,reinforced 增力梁架/～,x-ray X 线束,X 线柱
beam-confining 聚束的
beam-control(led) 束流控制‖～ frequency system 束流控制调频装置/～ system 束流控制系统,调束系统
beam-defining 线束限‖～ diaphragm 线束限光栅
beam-focusing 射束聚焦的
beam-forming 射束形成(的)
beam-gas scattering 束流—气体散射
beam-guidance 波束制导
beam-limiting aperture 限束小孔,限束孔径
beam-loading 射束负载的
beamoff 射线束切断‖～ time 无束流时间
beam-out energy 引出束流能量
beam-shape 波束成形器
beamstopper 射线拦阻物
beamtherapy ***n*.** 光束疗法(①光谱疗法 ②远距镭疗法)
beamy ***a*.** 放光的;辐射的
bean ***n*.** 豆;豆形果实‖～,broad 蚕豆/～,Calabar 卡拉巴豆,毒扁豆(即 physostigmatis semen)/～,castor 蓖麻子/～,cocoa 可可豆/～,Ignatius 吕宋豆(解热豆)/～,jack 刀豆/～,lima 大棉豆(即 Phaseolus limensis)/～,ordeal 毒扁豆(即 physostigma)/～,snuff 香豆,香翅豆(即 tonka ～)/～,soy 大豆/～,tonco 香豆,香翅豆(即 tonka ～)/～,tonga 香豆,香翅豆(即 tonka ～)/～,vanilla 香荚[豆]
Bean blister beetle [植药]葛上亭长
Bean goose meat [动药]豆燕
Bean goose fat [动药]豆燕油
Bean goose [动药]豆燕
bear¹ ***n*.** 熊‖like a ～ with a sore head 脾气暴躁
bear² (bore, borne 或 born) ***vt*.** 带有,具有;生育;产生;负担;承受;忍受;举止;提供 ***vi*.** 结果实;指向;转向;忍受‖～ dowm 压倒;尽最大的力量;分娩(第二产程)/～ down on (或 upon)有关,有影响/～ out 证实;证明/～ up 支持;拥护;不气馁/～ with 耐心等待;忍受
bearable ***a*.** 支持得住的
bearberry ***n*.** 熊果[叶]
BEARC Biological Effects of Atomic Raadiation Committee 生物学原子辐射影响委员会(国家科学院—原子核调节委员会)
beard ***n*.** ①须 ②口髯 ***vt*.** 使长(胡)须‖～ed ***a*.** 有(胡)须的/～less ***a*.** 无(胡)须的
Bearded vulture 胡兀鹫
Bearded vulture crop [动药]胡兀鹫嗉囊
Bearded vulture meat [动药]胡兀鹫
Beardie mucus [动药]泥鳅滑液
Beardie [动药]泥鳅
Beard's disease 比尔德氏病,神经衰弱(即 neurasthenia)
bearer ***n*.** 带信人;负荷者;运载工具;托架;支座
bearing ***n*.** 支撑;忍受;关系;生育;结果实;举止;[复]方位,方向;轴承‖central ～ 中心支承(颌间)/～ down 下坠感(盆腔内);分娩屏气
bearing discrimination 方位识别
Bearn-Kunkel-Slater syndrome (Alexander Gordon Bearn; Henry George Kunkel; Robert James Slater)伯—孔—斯综合征,狼疮样肝炎
bearwood ***n*.** 波希鼠李皮(轻泻药)(即 cascara sagrada)
beast ***n*.** 兽;牲畜
beast LSD-25 麦角酰二乙胺
beastly ***a*.** 残忍的;讨厌的
beat (beat, beaten) ***vt*.** (接连地)打,敲;冲击;战胜;开辟;搅拌;搜索(for);打败 ***vi*.** (接连地)打;(心脏、脉搏等)跳动 ***n*.** (心脏)搏动;敲击(声)‖～,anomalous 异常搏动/～,apex 心尖搏动/～,coupled 二联搏动,二联律/～,dropped 脱漏搏动,脉搏短绌,间隙脉(即 intermittent pulse)/～,ectopic 异位搏动/～,forced 刺激性期外收缩/～,heart 心搏/～,idioventricular 特发性心室搏动/～,missed 脱漏搏动,脉搏短绌,间隙脉(即 intermittent pulse)/～,premature 过早收缩,期外收缩,额外收缩(即 extrasystole)/～ of pulse 脉搏(即 pulse)/～,retrograde 逆行搏动
beaten beat 的过去分词 ***a*.** (接连地)被打击的;锤薄的;被击败的;筋疲力尽的;精神沮丧的
beater ***n*.** 搅拌器
beating ***n*.** 打;搅拌;搏动
Beau's disease 博氏病,心功能不全(即 cardiac insufficiency)‖～ lines 博氏线(指甲在消耗性疾病时所显横线或横沟,但也由外伤、冠状动脉闭塞、血钙过多、皮肤病等所致)/～ syndrome 博氏综合征,心搏停止(即 asystolia)
Beaumontia grandiflora Wall. [拉,植药]清明花
Beauperthuy's treatment 博珀提氏疗法(治麻风)

beautiful *a*. 美的 ‖ ~ly *ad*.
Beautiful microhylid [动药]花姬蛙
beautify *vt*. 美化
beauty *n*. 美;美好的事物;妙处,优点
Beauveria *n*. 白僵菌属 ‖ ~ bassiana 巴西安白僵菌/~ tenella 纤细白僵菌
beauveria bassiana(bals)vuill *n*. 白僵菌(植)药用干燥因此菌致死家蚕(僵蚕)
bebeerine *n*. 比比林,甘蜜树皮碱(疟疾时用的补药)
bebeeru *n*.比比路,甘蜜树皮(疟疾时用的补药)
becalm *vt*. 使平静;使安静
became become 的过去式
Becanthone *n*. 贝恩酮(抗绦虫药)
Becantone *n*. 贝恩酮(抗绦虫药)
becanthone hydrochloride 盐酸贝恩酮,盐酸胺甲噻吨酮(抗血吸虫药)
because *conj*. 因为 ‖ ~ of 因为
Becaplermin *n*. 贝卡普勒明(生长因子类药)
Beccari's membrane 贝卡里氏膜(突触膜)
Beccari process 贝卡里氏垃圾处理法(利用封闭池内通过细菌发酵处理垃圾)
Beccaria's sign 贝卡里亚氏征(妊娠期枕部搏动性痛)
bechesthesia 咳嗽感觉,咳觉
bechic *a*. 咳嗽的 *n*. 镇咳药
Bechterew's (Bekhterev's) disease 别赫捷列夫氏病,强直性脊椎关节病(即 spondylarthrosis ankylopoletica) ‖ ~ layer (band) 别赫捷列夫氏层(带)(大脑皮质第三层内的纤维带)/~ nucleus 别赫捷列夫氏核(前庭神经上核)/~ reflex 别赫捷列夫氏反射(①深层反射 ②腹下部反射 ③瞳孔反射 ④鼻反射)/~ sign 别赫捷列夫氏征/~ symptom 别赫捷列夫氏症状(面肌麻痹)/~ test 别赫捷列夫氏试验(检坐骨神经痛)
Bechterew-Mendel reflelx 别—门二氏反射,跗趾反射,足背反射(即 tarsoiphalangeal reflex)
Beciparcil *n*. 贝昔帕西(抗血栓药)
Beck's gastrostomy 贝克氏胃造口术(从胃大弯到腹壁表面构成管道造胃瘘)
Beck's method 贝克氏法(注射铋剂治疗骨结核性瘘管及空洞)
Beck's triad 贝克氏三征(心脏受压时的三征:静脉压上升、动脉压下降、心脏缩小而收缩减弱,为心脏压塞三特征)
Becker's phenomenon (sign) 贝克尔氏现象(征)(突眼性甲状腺肿的视网膜动脉搏动增加现象) ‖ ~ test 贝克尔氏试验(①检印防己毒素 ②检散光)
Beckmann's apparatus 贝克曼氏仪器(借溶液的冰点的下降,或沸点的上升,以测定分子量)
Beckmannia erucaeformis (L.) Host. 茵草
beckon *vt*., *vi*. 示意,召唤 *n*. 召唤的表示
Beck's disease (E.V.Beck〈或 Bek〉)贝克氏病(即 Kashin-Bek disease)
Beckwith-Wiedemann syndrome (John Bruce Beckwith; Hans Rudolf Wiedemann)伯—韦综合征(表现程度不等的先天性常染色体显性遗传综合征,特征为脐疝、巨舌和巨大发育,常伴有内脏肥大、肾上腺皮质细胞肥大和肾髓发育不良,亦称脐疝—巨舌—巨大发育综合征)
beclamide *n*.贝克拉胺(抗癫痫药)
Béclard's amputation (Pierre A. Béclard)贝克拉尔氏切断术(髋关节处截断时先切割后瓣) ‖ ~ hernia 贝克拉尔氏疝(穿过大隐静脉孔的股疝)/~ triangle 贝克拉尔氏三角(界于舌骨舌肌后缘、二腹肌后腹与舌骨大角之间)
beclobrate *n*. 苄氯贝特(降脂药)
beclometasone *n*. 倍氯米松(肾上腺皮质类药)
beclomethasone dipropionate 二丙酸倍氯米松,倍氯美松双丙酸酯(糖皮质激素)
beclomethasone dipropionate nasal aerosol *n*. 丙酸倍氯米松鼻用气雾剂
Beclovent *n*. 二丙酸倍氯米松(beclomethasone dipropionate)制剂的商品名
become (became, become) *vi*. 成为;变得 *vt*. 适合,同……相称 ‖ ~ of 发生(用于人或事的情况或结果)
Beconase *n*. 二丙酸倍氯米松(beclomethasone dipropionate)制剂的商品名
becquerel *n*. 贝可(勒尔)(放射性强度单位)
Becquerel's rays 伯克勒耳氏射线(铀射线)
Becton-Dickenson needle 贝—迪针
Bectumomab *n*. 贝妥莫单抗(诊断用药)
bed *n*.褥,床;底座;床位;层(-dd-) *vt*. 使睡;安装,固定 *vi*. 上床;休息;分层 ‖ ~, air 气褥/~, Arnott's 阿诺特氏水褥(防止褥疮)/~, Bandeloux's 班德劳氏气褥/~, capillary 毛细血管床/~, cognate vascular 同源血管床/~, contact 接触滤床/~, ether 乙醚苏醒床/~, Fisher 费希尔氏悬吊床/~, fracture 骨折床/~, Gatch 活动靠背床/~, hoist 病人升降器,病人扶持器/~, hydrostatic 水褥/~, Klondike 避风床/~, metabolic 代谢测定床/~, nail 甲床(即 matrix unguis)/~, nucleus of the stria terminalis (BNST) 终纹的床核下丘脑的一个区,使男性易性症者女性化。/~, plaster 石膏床/~, revolving 旋转床/~, Sanders 山德斯氏摇床/~, surgical 外科床/~, swing 摇床/~, vascular 血管床/~, vasoscillator 血管振荡床(可以翻转的床,用作恢复血管功能)/~, water 水褥(防止褥疮用)(即 hydrostatic ~) | be brought to ~ of 分娩,生……/die in one's ~ (因年老、病)自然死亡/go to ~ 上床,去睡/keep the ~(因病)卧床/keep to one's ~ 卧病在床/make the ~(s)铺床/take to one's ~ 因病上床
bedbug *n*.臭虫
bedbugs *n*. 臭虫
bedclothes *n*.铺盖,被褥,床上用品
bedding *n*. 被褥,床上用品
bedfast *a*. 卧床不起的(即 bedridden)
bedim (-mm-) *vt*. 使(视力、思想等)模糊不清
bedlam *n*. ①精神病院;疯狂状态; ②精神病;喧闹
bedlamism *n*. 疯狂状态,精神病(即 mental illness)
bedlamite *n*. 精神病患者;疯子
bed-lift *n*. 床靠(使伤、病员能坐起的病床活动装置)
bed-making *n*. 铺床
Bednar's aphtha 贝德纳尔氏口疮,硬腭口疮(婴儿硬腭后部感染性创伤性溃疡)
bedpan *n*. 便盆(尤指病人在床上用的)
bed-rest ①床靠背 ②卧床休息
bedridden, bedrid *a*. (因病或衰老等而长期)卧床不起的(即 bedfast)
bedroom *n*. 卧室
bedside *n*. (尤指病人的)床侧;床旁 ‖ ~ teaching 临床教学/~ manner 医生对病人的态度/~ radiography 床旁 X 线摄影(术),床旁摄片
Bedsonia *n*.衣原体属,贝宗[氏]体属(旧名 Chlamydozoa) ‖ ~ bronchopneumoniae suis 猪支气管肺炎衣原体/~ lymphogranuloma inguinalis 腹股沟淋巴肉芽肿衣原体/~ oculogenitalis 眼阴部衣原体/~ ornithosis 鸟疫衣原体/~ pneumoniae felinae 猫肺炎衣原体/~, psittacosis 鹦鹉热衣原体/~ trachomatis 沙眼衣原体
bedsore *n*. 褥疮(即 decubitus ulcer)
bedtime *n*. 就寝时间
bed-wetting *n*. 溺褥,遗尿
bee *n*. 蜜蜂 ‖ have a ~ in one's bonnet 胡思乱想,神经有些失常
bee dances 蜜蜂舞蹈
Beebe's serum 毕比氏血清(由已切除甲状腺的动物中采取的血清,曾用于甲状腺机能亢进)
bee-bread *n*.琉璃苣
BEEC Biomedical Engineering Education Committee 生物医学工程学教育委员会
Bee-cell pessary 阴道避孕药栓
Beecham's pills 比彻姆氏丸(含芦荟等的泻药丸)
BEEE basal energy expenditure equation 基础能量消耗方程
Beef ([复]beeves 或 beefs) *n*. 牛肉;人的肌肉;体力 ‖ ~, iron, and wine 牛肉铁酒(以牛肉膏、枸橼酸铁铵和雪利酒制成,以前用作补血药)
Beef blood [动药]牛血
Beef bone [动药]牛骨
Beef brain [动药]牛脑
Beef heart [动药]牛心
Beef hoof [动药]牛蹄
Beef intestines [动药]牛肠
Beef kidney [动药]牛肾
Beef liver [动药]牛肝
Beef lung [动药]牛肺
Beef saliva [动药]牛口涎
Beef snout [动药]牛鼻
Beef spinal cord [动药]牛髓
Beef spleen [动药]牛脾
beef-suet *n*. 牛脂
Beef teeth [动药]牛齿
Beef tendon [动药]牛筋
Beef thyroid gland [动药]牛靥
Beef tripe [动药]牛肚
beefy *a*. 结实的;肌肉发达的
beehive 分离轨道回旋加速器

been be 的过去分词
beep *n*. 嘟嘟声
beer *n*. 啤酒
Beer's collyrium 贝尔氏洗眼液(含醋酸铅、玫瑰水、迷迭香酯)‖ ~ knife 贝尔氏刀(内障刀)/~ operation 贝尔氏内障手术(带结膜瓣的白内障摘出术)
Beer-heart *n*. 啤酒心(因饮啤酒过多所致的心脏扩大及肥大)
Beer Lambert law 比尔—兰伯特定律
Beer's law 贝尔氏定律(光线强度)
beerwort *n*. 麦芽汁(啤酒原料)
Beesia calthaefolia (Maxim.) Ulbr. [拉,植药]铁破锣,铁破锣(植)药用部分,根状茎(铁破锣),滇(山)豆根
beestings *n*. 初乳(母牛的)
beeswax *n*. 蜂蜡 ‖ ~, bleached 白[蜂]蜡(即 white ~)/~, yellow, unbleached ~ 黄[蜂]蜡
beet *n*. 忝菜,甜菜(糖萝卜)(即 Beta vulgaris)
Beet root [植药]忝菜根
beetle[1] *n*. 甲虫;近视眼的人 ‖ blind as a ~ 十分近视的
beetle[2] *vi*. 突出,凸出;伸出 *a*. 突出的;外伸的 ‖ ~, blister 斑蝥
beet-tongue *n*. 甜菜舌
Beevor's sign 比佛氏征(①功能性麻痹时,患者不能抑制对抗肌;②患者抬头时脐向上偏移,腹直肌下部麻痹的一种体征)
BEF best excitatory frequencies 最佳兴奋频率
beg begin 开始,发生
Befall (befell, befallen) *vt*., *vi*. 发生(于);降临(到)
befiperide *n*. 苄非哌胺(抗精神病药)
befit (-tt-) *vt*. 适合,适宜
befog (-gg-) *vt*. 把……笼罩在雾中;使混淆;使模糊
before *ad*. 以前;在前面 *prep*. 在……以前;在……前面;先于;与其……(宁愿……) *conj*. 在……前;与其……(宁愿……) ‖ ~ long 不久
beforehand *ad*., *a*. 预先(的),事先(的)
before-mentioned *a*. 上述的
befriend *vt*. 亲近;照顾
befuddlement *n*. 迷惘,迷糊
befunolol *n*. 苯呋洛尔(β受体阻滞剂)
befuraline *n*. 苯呋拉林(抗忧郁药)
beg (-gg-) *vt*., *vi*. 乞讨;请求
bega 千兆,10^9
began begin 的过去时
Begbie's disease 贝格比氏病(①突眼性甲状腺肿 ②癔病性舞蹈病,局限性舞蹈病)
beget (begot, begotten 或 begot; -tt-) *vt*. (男子)生(子女);产生,招致
begetting power 生殖力,性潜力
beggar *n*. 乞丐 ‖ emotional ~乞怜者,同情乞怜者
beggarly *a*. 非常贫困的;少得可怜的
Beggiatoa *n*. 贝日阿托氏菌属(贝氏硫菌属)‖ ~ alba 白色贝日阿托氏菌(白色贝氏硫菌)/~ arachnoidea 蛛网形贝日阿托氏菌(蛛网形贝氏硫菌)/~ gigantea 巨大贝日阿托氏菌(巨大贝氏硫菌)/~ leptomitiformis 水霉贝日阿托氏菌/~ marina 海洋贝日阿托氏菌(海洋贝氏硫菌)/~ maxima 最大贝日阿托氏菌/~ minima 最小贝日阿托氏菌/~ mirabilis 奇异贝日阿托氏菌/~ multiseptata 多隔贝日阿托氏菌/~ nivea 雪白贝日阿托氏菌/~ ochracea 赭色贝日阿托氏菌
Beggiatoaceae *n*. 贝日阿托氏菌科(贝氏硫菌科)
Beggiatoales *n*. 贝日阿托氏菌目(贝氏硫菌目)
Begg's appliance (Peter R Begg)贝格氏矫正器 ‖ ~ technique 贝格氏正牙术
begin (began, begun; -nn-) *vt*., *vi*. 开始;着手 ‖ to ~ with 首先,第一
beginner *n*. 创始人;初学者
beginning *n*. 开始,开端;起源;(常用复)早期阶段 ‖ from ~ to end 从头到尾,自始至终/the ~ of the end 预示结果的先兆
beginning-exposure 曝光开始
begma *n*. [希]①咳嗽 ②咳出物(痰)
Begoniaceae 秋海棠科
Begonia cavalerei Levl. [拉,植药]盾叶秋海棠
Begonia crassirostris Irmsch [拉,植药]粗喙秋海棠
Begonia evansiana Aadr 秋海棠
Begonia laciniata Roxb. [拉,植药]裂叶秋海棠
begonia pedalifida levl *n*. 掌裂秋海棠(植)药用部分,根状茎
Begonia sinensis A.DC. [拉,植药]中华秋海棠
Begonia Wilsonii Gagnep. [拉;植药]一点血秋海棠,网脉秋海棠(植)药用部分,根状茎(一点血)
Begonia yunnanensis Levl. [拉;植药]云南秋海棠
Begonia cathyana Hemsl. [拉,植药]花叶秋海棠
begoniaceae *n*. 秋海棠科(植)
begot beget 的过去式和过去分词
begotten beget 的过去分词
Bégues César disease (Antonio Bégues César)贝盖·赛萨病(即 Chédiak-Higashi syndrome)
beguile *vt*. 消磨(时间等);使高兴
begun begin 的过去分词
Beh behavior 行为/behaviourism 行为主义
BEHA N-benzyl-z-ethylhexyla mine N-苄基-2-乙基已基胺
behalf *n*. 支持;利益 ‖ on ~ of 代表……;为了……/on one's ~ 代表某人,为了某人
behave *vi*. 举动,举止;为人;(机器等)运转,开动 *vt*. ~ oneself 为人
behavior *n*. 行为;举止,态度,习性 ‖ ~, automatic 自动症,自动行为/~, flexibility 行为可动性/~, genetics 行为遗传学/~, invariable 固定性活动/operant ~ 操作性行为/respondent ~ 应答行为/~, variable 可变性活动 ‖ ~ al *a*. 关于行为的
behavioral auditory threshold 行为听觉阈值
behavioral genetics 行为遗传学
behavioral modification 行为矫正,行为调节
behavioral neurochemistry 行为神经化学
behaviorism *n*. 行为主义
behaviorist *n*. 行为主义者
Behçet's disease (syndrome) 贝切特氏病(综合征),眼、口、生殖器三联综合征(生殖器溃疡、口疮、及眼色素层炎、视网膜脉管炎、视神经萎缩)
beheld **behold** 的过去式和过去分词
behen *n*. 贝昂(俗名,一般指辣木 Moringa oleifera,有时也指一些不同属的植物)(即 ben)
behenic acid 山萮酸,二十二(烷)酸
behen-nut *n*. 辣木果,贝昂果
Béhier-Hardy symptom (sign) 贝希厄—哈迪二氏症状(征)(早期肺坏疽的一种嗓音体征)
behind *prep*. 在……后面;落后于;迟于;作……的后盾 *ad*. 在后;落后;不如
behindhand *ad*., *a*. 过期(的);迟(的);落后(的)
Behla's bodies 贝拉氏体,普利默氏体(癌细胞中小包涵体)(即 Plimmer's bodies)
behold (**beheld**) *vt*. 见到;注视 ‖ ~ er *n*. 观看者
Behring's law 贝林格氏定律,免疫转移(注射免疫者的血或血清于另一人,后者即获得免疫)‖ ~ serum 贝林格氏血清(白喉血清)/~ tuberculins 贝林格氏结核菌素(①结核菌浸剂 ②结核菌蜡)/~ tulase 贝林格氏结核菌蜡
BEI butanol-extractable iodine 丁醇提取碘/Biomedical Engineering and Instrumentation Branch (NIH) 生物医学工程与器械操作部(全国卫生学会)
BEIB Biomedical Engineering and Instrumentation Branch (NIH) 生物医学工程与器械操作部(全国卫生学会)
Beigel's disease 拜格耳氏病,[热带]毛孢子菌病(即 piedra)
BEIH nialamide 烟肼酰胺,尼亚酰胺(抗忧郁症药)
Beijerinckia 拜叶林克氏菌属 ‖ ~ congensis 同类拜叶林克氏菌/~ derxii subsp. derxii 德氏拜叶林克氏菌德氏亚种/~ derxii subsp. venezzuelae 德氏拜叶林克氏菌委内瑞拉亚种/~ fluminensis 弗留明拜叶林克氏菌/~ indica 印度拜叶林克氏菌/~ indica subsp. indica 印度拜叶林克氏菌印度亚种/~ indica subsp. lacticogenes 印度拜叶林克氏菌乳酸亚种/~ mobilis 运动拜叶林克氏菌/~ venezuelae 委内瑞拉拜叶林克氏菌
beikost *n*. [德]固体和半固体婴儿食物
being be 的现在分词 *n*. 存在,实在;特质,本性;人;生物;生命 ‖ bring (或 call) into ~使形成;使产生/come into ~出现,形成;产生;成立/for the time ~暂时;目前 / human ~人/in ~现有的/living ~生物
BEIR Biological Effects of Ionizing Raadiation (NAS report) 离子放射的生物学的报告效应(全国科学会)
bejel *n*. 非性病性梅毒(见于国外某些地区的儿童)
bekanamycin *n*. 卡那霉素 B
Békésy audiometry (Geory von Békésy)贝凯西测听法(患者按一信号按钮,描记他的单耳低音音域,音强在揿按钮时减少,放开时则增强,连续低音和中断钝音两者均可测听)
Bekhterev's (Bechterew's) arthritis (disease) (Vladimir M. Bekhterev)别赫捷列夫关节炎(病),类风湿性脊椎炎 ‖ ~ layer 别赫捷列夫层(大脑皮质外粒层的纤维层)/~ nucleus 前庭神经上核/~ reaction 别赫捷列夫反应(肌强直时,引起肌肉收缩所需电流最小量,在电流每次中断或密度变化时,应加以减少,

以防止强直性收缩)/ ~ reflex 别赫捷列夫反射(深层反射;下腹部反射;瞳孔反射;鼻反射)/ ~ symptom 面肌麻痹/ ~ test 别赫捷列夫试验(检坐骨神经痛)
Bekhterev-Mendel reflex (V. M. Bekhterev; Kurt Meadel) 别赫捷列夫—孟德尔反射(见 Mendel-Bekhterev reflex)
bel 贝[耳],贝尔(电平单位或声的响度单位)/below 在下,在……之下
BEL-7402 human liver carcinoma cell line 人体肝癌细胞 7402 系
bela *n*. [拉] 印度枸桔(芸香科)(即 bael)
belamcanda chinensis(L.)DC. *n*. 射干(植)药用部分,根状茎(射干)
Belamcanda sinensis (Linn.)DC.[拉,植药]射干
Belascaris *n*. 弓蛔虫属 ‖ ~ cati 猫弓蛔虫(即 Toxocara)/ ~ mystax 猫弓蛔虫(即 Ascaris mystax)
belated *a*. 迟的;延误的
belch *vt*., *vi*. 打嗝;嗳气;呕吐;猛烈喷射 *n*. 打嗝;嗳气;呕吐物
belching *n*. 嗳气(即 eructation)
belemnoid *a*. 刺状的 *n*. (尺骨或颞骨的)茎突
Belfield's operation 贝尔费尔德氏手术,输精管切断术(即 vasotomy)
Belgian *n*. 比利时人 *a*. 比利时的;比利时人的
Belgium *n*. 比利时[欧洲]
Belg P Belgian Pharmacopoeia 比利时药典
belie *vt*. 给人以……的假象;与……不符;使(希望等)落空
belief *n*. 相信;信心;信仰 ‖ beyond ~ 难以置信/to the best of my ~ 在我看来
believe *vt*. 相信;认为 *vi*. 相信;信任 ‖ make ~ 假装 ‖ believable *a*. 可相信的
belittle *vt*. 贬低,轻视
bell *n*. 铃;钟;钟声;钟状物 ‖ as sound as a ~(指人)无病;(指物)情况良好/ ~ gastrula 钟状囊胚,原囊胚/ ~ ,suction 吸钟
Bell's disease (mania) 贝耳氏病(噪狂)
Bell's law 贝耳氏定律(脊髓前根为运动根,后根为感觉根) ‖ ~ nerve 贝耳氏神经,胸长神经(即 nervus thoracalis longus)/ ~ palsy 贝耳氏麻痹(面神经麻痹)/ ~ phenomenon (sign) 贝耳氏现象(征)(面瘫患者闭眼时,患侧眼球向外、上方转动)/ ~ spasm 贝耳氏痉挛,面肌痉挛
Bell's muscle 贝耳氏肌,输尿管括约肌(在膀胱内)
Bell's treatment 贝耳氏疗法(治癌)
belladonna *n*. 颠茄;颠茄叶
Belladonna alkaloids 颠茄碱
Belladonna herb [植药]颠茄草
belladonnine *n*. 颠茄次碱,异衍阿托品
bellafoline *n*. 颠茄叶素(1-莨菪碱)
bellaradine *n*. 红古豆碱,古柯液碱(即 cuscohygrine)
Bell-Beuttuer operation 贝—博二氏手术,博伊特讷氏法(即 Beuttner method)
bell-crowned *a*. 钟形冠的(牙科)
belle indifférence [法]快意淡漠
bellied *a*. 大肚皮的;鼓起的;凸出的
Belling's hypothesis 贝林氏假说
Belling's stain 贝林氏染剂(含铁盐的乙酰卡红液)
Bellini's ducts 肾直小管 ‖ ~ ligament 贝利尼氏韧带(髂转子韧带)
bellite *n*. 二硝基苯炸药
bell-jar *n*. [玻璃]钟罩
Bell-Magendie law (Charles Bell; Francois Magendie)贝尔—马让迪定律(见 Bell's law)
Bellocq's cannula (sound, tube) 贝洛克氏套管(塞后鼻孔的套管,控制鼻出血)
bellond *n*. 牲畜铅中毒
bellones *n*. 息肉样瘤(马鼻)
Belloste's pill 伯洛斯特氏丸(含汞、白蜂蜜、芦荟、黑胡椒、大黄、司格蒙脂) ‖ ~ solution 伯洛斯特氏溶液(硝酸低汞溶液)
bellow *vi*., *vt*. 呼喊;吼叫
bellows (单复同) *n*. 风箱;肺 ‖ ~ ,foot 脚风箱/ ~ ,hand 手风箱/ ~ ,rubber 橡皮风箱
Bell's mania (disease) (Luther V. Bell)急性谵妄
Bell's muscle (John Bell)贝尔肌(输尿管口和膀胱悬雍垂之间的肌性索带,形成膀胱三角区的周界
belly *n*. 腹,肚;腹部;腹腔;胃;子宫;食欲 *vt*., *vi*. (使)鼓起 ‖ ~ ,big 上腹胀/ ~ ,drum 气臌,鼓胀(即 tympanites)/ ~ ,frog 蛙形腹/ ~ ,muscle 肌腹/ ~ ,pendulous 悬垂腹/ ~ ,spider 蛛状腹(即 arachnogastria)/ ~ ,swollen 膨胀腹(动物的鼓胀)/ ~ ,wooden 板样腹
bellyache *n*. 腹痛
belly-bound *a*. 便秘的
belly-button *n*. 脐(即 umbilicus)
bellyful *n*. 饱,过饱
beloid *a*. ①箭状的 ②茎状的
Beloidea Haeckel 针虫亚目
belong *vi*. 属,附属(to);应归入(in, with, under)
belonging *n*. (常用复)所有物;附属物
belonephobia *n*. 尖物恐怖
belonoid *n*. 茎突 *a*. 针形的;柱状的
belonoskiascopy *n*. 针形检影法(一种他觉视网膜镜检法)
belonospasis *n*. 针导法
Belonozoum Haeckel 针虫属
belonozoum italicum Haeckel 意大利针虫
Belousov-Zhabotinski reaction 贝龙索夫—扎巴津斯基反应
below *ad*., *a*. 在下面(的);在下端(的);在下文(的) ***prep***. 在……下面;底于;不值得
beloxamide *n*. 贝洛酰胺,苄氧苯丙醋胺(抗胆固醇血症药)
belt *n*. ①带,腰带。束带 ②地区,区 ‖ ~ ,abdominal 腹带/ ~ ,Beck's 贝克氏带(产后出血用的帆布腹带)/ ~ ,biotemperature 生物温度带/ ~ ,magnetic 磁气治病带/ ~ ,oxygen 氧气带/ ~ ,test 试验用束带 | hit below the ~ 用不正当的手段(或方法)打击(或攻击)
Belyando spew 青草病,胃螺旋体病(即 grass sickness)
belying belie 的现在分词
bemegride *n*. 贝美格,美解眠,甲基乙基戊二酰亚胺(中枢兴奋药,用于治疗巴比土酸盐中毒)
bemetizide *n*. 贝美噻嗪(利尿剂)
bemidone *n*. 羟基哌替啶,羟基度冷丁(曾用作麻醉药和镇痛药)
bemitradine *n*. 贝美曲啶(利尿,抗高血压药)
bemoan *vt*. 悲叹;哀泣
BEMP bleomycin, endoxan, 6-MP 博来霉素,环磷酰胺,6-巯基嘌呤(联合化疗方案)
bemuse *vt*. 使麻木;使出神
BEN eupaverine 去甲氧罂粟碱
ben 贝昂(俗名,一般指辣木 Moringa oleifera,有时也指一些不同属的植物)(即 behen)/bene [拉]合适,好
benactyzine *n*. 贝那替泰(抗组织胺药)
benactyzine *n*. 苯乃静,胃复康(安定药)
benactyzine-hydrochloride *n*. 盐酸贝那替嗪,盐酸苯纳嗪,胃康复(抗胆碱能药,用作安定药)
benadryl *n*. 苯那君、苯海拉明(抗组织胺药)(即 diphenhydramine)
Benadryl *n*. 盐酸苯海拉明(diphenhydramine hydrochloride)制剂的商品名
benafentrine *n*. 苯芬群(强心药)
benanserine *n*. 苄甲舍林(抗高血压药,5-羟色胺抑制剂)
benaprizine *n*. 贝那利泰(抗震颤麻痹)
benapryzine hydrochloride 盐酸贝那利嗪,盐酸苯醇酸胺已酯(抗胆碱能药,抗震颤麻痹药)
benapen *n*. 苄乙胺青霉素 G (即 benethamine penicillin G)
Benard instability 贝纳德不稳定性
benaxibine *n*. 贝那昔宾(抗肿瘤药)
benazapril *n*. 贝那普利(降压药)
benazepril hydrochlorede 盐酸贝那普利(血管紧张素转化酶抑制剂,口服治疗高血压)
Bence Jones albumosuria 本斯·琼斯氏际尿(见于多发性骨髓瘤) ‖ ~ bodies 本斯·琼斯氏体,本斯·琼斯氏蛋白(即 ~ protein)/ ~ cylinders 本斯·琼斯氏圆柱体(精囊内圆柱形胶状物)/ ~ protein 本斯·琼斯蛋白(多发性骨髓瘤患者尿中含轻链二聚体蛋白,在 45~55℃凝聚,沸点时部分或全部溶解)/ ~ proteinuria 本斯·琼斯蛋白尿(尿中出现本斯·琼斯蛋白)/ ~ reaction 本斯·琼斯氏反应(检蛋白)
bench *n*. 长凳,台,架,座
bencianol *n*. 苯西阿诺(改善血循环)
bencisteine *n*. 苯半胱(溶解黏液)
benclonidine *n*. 苯可乐定(抗高血压药)
bencyclane *n*. 苄环烷(解痉药)
bend (bent) *vt*. 使弯曲;使屈从;把(目光、精力等)集中于 *vi*. 弯曲;屈身;屈从;集中全力 *n*. 曲,弯(管);弯曲处;弯头 ‖ ~ of elbow 肘弯/ ~ ,head 头曲/ ~ ,neck 颈曲/ ~ of Varolius 瓦罗利乌斯氏(肠)曲[胚] | first order ~ s 第一步弯曲(水平面曲)/second order ~ s 第二步弯曲(垂直曲面)the ~ s 潜函病;高空病(亦称减压病,因空气栓塞所致的四肢关节、肌肉和腹腔的剧痛)/third order ~ s 第三步弯曲(维持式扭转牙的弓)/V ~ s V 形弯曲 ‖ ~ able *a*. 可弯曲的/ ~ er *n*. 弯曲物;弯曲者;弯曲器
bendamustine *n*. 奔达氮芥
bendazac *n*. 苄达酸,苄吲酸(抗炎药)

bendazol *n*. 地巴唑(血管扩张药)
bendazol [构词成分]苯达唑(1998年CADN规定使用此项名称,主要系指抗寄生虫药物,如双苯达唑[Bisbendazol]、芬苯达唑[Fenbendazol]等)
bender, arch 曲弓器
Bender Visual-Motor Gestalt test (Lauretta Bender)宾德尔视觉—运动完形测验(一种心理学测验,用于评估知觉—运动协调,评定人格动力学〈如器质性脑损伤试验〉以及检测神经系统发育程度。令受试者徒手照画分见于卡片上的9个简单的几何图形,或有时令其凭记忆复绘)
benderizine *n*. 苯地立嗪(抗心律失常药)
Bendictin *n*. 治疗孕妇早晨恶心的药物,有致畸作用。
Bendien's test 本甸氏试验(检癌及结核病预后)
bending 弯曲,折曲,偏移 ‖ ~ deuteron beem 折射氚(粒子)束/~ fracture 屈曲骨折/~ magnet system 磁性偏转系统/~ section 弯曲部,软性部
Bending frequencies 挠曲频率
Bending position 本丁位
bending, root 根曲
bendrofluazide *n*. 苄氟噻[嗪](利尿降压药)(即 bendroflumethiazide)
bendroflumethiazide *n*. 苄氟噻[嗪](利尿降压药)(即 bendrofluazide; trifluoromethyl thiazide)
bends *n*. 减压病(尤指减压痛,即因空气栓塞所致的四肢关节、肌肉和腹腔的剧痛) ‖ ~, diver's 潜水员减压病/~, flier's 高空减压病/~, workmen [煤矿]工人减压病
Bendylate *n*. 盐酸苯海拉明(diphenhydramine hydrochloride)制剂的商品名
bene *n*. [拉]佳适,无恙
beneath *ad*. 在下方 *prep*. 在……下方;低于;在……底下;连……也不值得
beneceptor *n*. 良性感受器
Beneckea *n*. 贝内克氏菌属 ‖ ~ chitinovora 蚀几丁贝内克氏菌(噬几丁质贝内克氏菌)/~ hyperoptica 侮慢贝内克氏菌/~ indolthetica 吲哚贝内克氏菌/~ labra 贪食贝内克氏菌(唇贝内克氏菌)/~ lipophaga 噬脂贝内克氏菌
Benedek's reflex 贝内德克氏反射(跖屈的一种反射)
Benedict's gastroscope 本尼迪克特氏(手术)胃镜
Benedict's operation gastroscope 本尼迪克特氏手术胃镜
Benedict's qualitative reagent 本尼迪特氏定性试剂(检糖)/~ quantitative test 本尼迪特氏定量试验(检葡萄糖)/~ solution 本尼迪特氏溶液(检糖)/~ test 本尼迪特氏试验(检糖、脲)
Benedict's test 本尼迪特氏试验(一种胃听诊试验)
Benedict-Hitchcock's uric acid reagent 本—希二氏尿酸试剂
Benedict-Roth apparatus 本—罗二氏[代谢测定]器
Benedict-Roth calorimeter 本—罗二氏热量计
Benedict-Theis method 本—太二氏法(检磷脂及血酚)
Benedikt's syndrome 本尼迪特氏综合征(一侧动眼神经麻痹,对侧运动过度,对侧肢体有轻瘫及震颤,一侧运动失调)
beneficial *a*. 有利的;有益的
benefit *n*. 利益;好处;(常作复)保险赔偿费,救济金 *vt*. 有益于 *vi*. 受益 ‖ for the ~ of 为……,为……的利益
Benelex collimator 本尼莱克斯准直仪
Benemid *n*. 丙磺舒(probenecid)制剂的商品名
benemid *n*. 本尼米德,丙磺舒,羟苯磺丙胺,对-(二丙磺酰氨基)苯甲酸
Benethamine *n*. 苯明青霉素(抗生素类药)
Benethamine penicillin *n*. 苯胺西林(抗生素)
Benett's laryngoscope 本尼特氏喉镜
Benett's laryngoscopy 本尼特氏喉镜检查术
Benexate *n*. 贝奈克酯(抗肿瘤药)
Benflumetol *n*. 苯芴醇(抗疟药)
Benfluorex *n*. 苯氟雷司(食欲抑制药)
Benfosformin *n*. 苄磷福明,苄磷双胍(降血糖药)
Benfotiamine *n*. 苯磷硫胺(维生素类药)
Benfurodil Hemisuccinate *n*. 琥珀苯呋地尔(血管扩张药)
beng *n*. 大麻,印度大麻(即 Cannabis indica)
Bengal gelatine 琼脂,洋粉,冻琼脂(即 agar; Bengal isinglass)
Bengal kino 孟加拉奇诺,紫铆树胶(即 bateae gummi)
Bengalese *a*. 孟加拉的;孟加拉人的;孟加拉语的 *n*. 孟加拉人
Bengali *n*. 孟加拉人;孟加拉语 *a*. 孟加拉的;孟加拉人的;孟加拉语的
Benger's food 本格尔氏食物(一种含有胰蛋白酶和胰淀粉酶德加工食品)
Benhepazone *n*. 苯庚宗,苯庚唑酮(消炎镇痛药)
Benian's stain 贝尼安氏染剂(染螺旋体)
Benidipine *n*. 贝尼地平(血管扩张药)
benign *a*. 慈祥的;温和的;有利的;良性的 ‖ ~ degeneration of myoma 肌瘤良性退行变(肌瘤的血供由其表面假包膜上血管供给,当肌瘤长大,包膜受压时可发生中央性血共不足,而使肌瘤失去其原有典型结构和外观,称为肌瘤的变性)/~ prostate hyperplasia (BPH) 良性前列腺增生/~ prostatic hyperplasia or hypertrophy (BPH) 前列腺肥大
benignant *a*. 慈祥的;温和的;有利的;良性的(即 benign) ‖ benignancy *n*.
benignity *n*. 温和;良性
Benincasa hispida (Thunb) Cogn. [拉,植药]冬瓜
Benincasa Savi 冬瓜属
Béniqué's sound 贝尼凯氏探子(扩尿道)
Benisone *n*. 苯甲酸倍他米松(betamethasone benzoate)制剂的商品名
benjamin *n*. 安息香(即 benzoin)
Benmoxin *n*. 苯莫辛(消炎解热镇痛药)
Bennet's large corpuscles 贝奈特氏大体(卵巢囊肿内经历高度脂肪变性的上皮细胞,小体,即卵巢液中所见的透明微小细胞)
Bennett's disease 贝奈特氏病,白血病
Bennett's fracture 贝奈特氏骨折(第一掌骨基底部骨折进入腕关节内及并发半脱位) ‖ ~ operation 贝奈特氏手术(治疗精索静脉曲张)
Bennettitaceae 亚凤尾松科(亦称亚苏铁科或本勒苏铁科)
Bennettitales 亚凤尾松纲(植物学分类,亦称亚苏铁纲或本勒苏铁纲)
Benny benzedrine pill 苯丙胺丸
benny *n*. 安非他明药片(一种兴奋药)
benodaine *n*. 本诺代因,哌扑罗生,哌啶甲基本并二噁烷(抗肾上腺素能药)
hen-oil *n*. 辣木油,贝昂油
Benoist penetrater 本诺伊透度计
Benoist penetrometer 本诺伊硬度计
Benoist's radiochrometer 本诺伊氏X线透度计
Benoist's scale 本诺伊氏标度(测X线硬度)
Benolizime *n*. 贝诺利嗪(安定药)
Benoquin *n*. 莫诺苯宗(monobenzone)制剂的商品名
Benorilate *n*. 贝诺酯(消炎镇痛药)
benorterone *n*. 贝诺睾酮,甲次睾酮(雄激素拮抗药),羟甲去甲雄烯酮
Benorylate *n*. 贝诺酯(消炎镇痛药)
benoxaprofen *n*. 苯恶洛芬,苯恶丙酸(消炎镇痛药)
Benoxinate *n*. 奥布卡因(局部麻醉药)
benoxinate hydrochloride 盐酸本诺克西纳特,盐酸3-正丁氧基-4-氨基苯甲酸-β-二乙氨基乙酯,盐酸奥布卡因,盐酸丁氧普鲁卡因(局部麻醉药)
Benoxyl *n*. 过氧苯甲酰(benzoyl peroxide)制剂的商品名
BENP bleomycin, endoxan, natulan, prednisolone 博来霉素,环磷酰胺,甲基苄肼,强的松龙(联合化疗方案)
Benpenolisin *n*. 苯培诺赖(诊断用药)
Benperidol *n*. 苯哌利多(抗精神病药)
benperidol *n*. 灭虫宁(抗蠕虫药)
Benproperine *n*. 苯丙哌林(镇咳药)
Bensalan *n*. 苯沙仑(消毒防腐药)
Bensaude's rectal speculum 本沙德氏直肠镜
benserazide *n*. 苄丝肼,羟苄丝肼(脱羧酶抑制药)
benserazide-levodopa *n*. 苄丝肼—左旋多巴,美多巴
Bensley's specific granules 本斯莱氏小粒,胰岛细胞小粒
Benson's disease 本逊氏病,星形 玻璃体炎(即 asteroid)
Bensuldazic Acid *n*. 苯硫嗪酸(抗真菌药)
Bensylyt = phenoxybenzamine *n*. 酚苄明(血管扩张药)
bent bend 的过去式和过去分词 *a*. 弯的;决心的 *n*. 弯曲,爱好;癖好 ‖ ~ back 躯干前曲症 ‖ follow one's ~ 凭兴趣办事,凭爱好办事
bentazepam *n*. 苯他西泮,苯塞氮(安定药)
Bentemazole *n*. 苯替马唑(排尿酸药)
benthic *n*. ①海底生物 ②海底生物的;海底的,水底的
benthograph *n*. 海深计录器
benthos *n*. 海底生物
Bentiamine *n*. 苯甲硫胺(镇痛药)
Bentipimine *n*. 苯替哌明(抗胆碱药)
bentiromide *n*. 苯替酪胺,苯酪肽,胺桂苯酸(用于对胰外分泌功能不全的非介入性筛选试验及对胰腺替代疗法的监护)
bentonite *n*. 皂黏土,皂土(用作充量轻泻剂及皮肤制剂的基质)
Bentyl *n*. 盐酸双环维林(dicyclomine hydrochloride)制剂的商品名
bentyl *n*. 双环胺(即 dicyclomine)

benumb *vt*. 使麻木;使僵化,使瘫痪
benumbedness *n*. 麻木
Benurestat *n*. 贝奴司他(尿酶抑制药)
benylate *n*. 苯甲酸苄酯(即 benzyl benzoate)
Benz benzidine 联苯胺
benz- [构词成分] ①苯 ②苯并
benzacetin *n*. 本扎西丁,乙酰氨基乙基水杨酸(即 acetamidoethylsalicylic acid)
benzaconine *n*. 苯甲酰乌头原碱,苦乌头碱(即 picraconitine)
benzacridine *n*. 苯并吖啶
benzal *n*. 苯亚甲基(即 benzylidene)
benzaldehyde *n*. 苯甲醛(用作口服药的调味剂)(即 benzoic aldehyde) ‖ ~ thiosemicarbazone 苯甲醛缩氨硫脲
benzaldoxime *n*. 苯醛肟,苄肟
benzalin *n*. 苯胺黑(即 nigrosin)
benzalkonium *n*. 苯扎氯铵(局部防腐杀菌药)苯甲烃铵,苄烷铵 ‖ ~ chloride 氯化苯甲烃铵,氯化苄烷铵
Benzalkonium Bromide *n*. 苯扎溴胺,新洁尔灭(消毒防腐药)
benzalkonium chloride *n*. 苯扎溴胺,新洁尔灭
benzamidase *n*. 苯甲酰胺酶
benzamide *n*. 苯甲酰胺
benzamine *n*. 苯扎明,优卡因(局部麻醉药)(商品名)(即 eucaine)
benzamon *n*. 苯扎蒙,苯磺酸糠三甲铵(用于青光眼)(即 furtrethonium benzenesulfonate)
benzanilide *n*. 苯甲酰基苯胺(即 phenylbenzamide)
benzanthracene *n*. 苯并蒽(碳氢化合物之一,其中一些具有致癌性)
Benzaprinoxide *n*. 苯扎丙氧(抗抑郁药)
Benzarone *n*. 苯扎隆(维生素类药)
benzathine *n*. 苯乍生,苄星青霉素 G(即 benzathine penicillin G) ‖ ~ benzylpenicillin 苄星青霉素 G (即 ~ penicillin G)/ ~ penicillin G 苄星青霉素 G
Benzatropine *n*. 苯扎托品(抗胆碱酯酶药)
benzazoline *n*. 苄咪唑啉,托拉佐林(即 tolazoline)
benzazoline hydrochloride 盐酸苄唑啉,盐酸妥拉唑啉(见 tolazoline hydrochloride)
benzbromarone *n*. 苯溴马隆,痛风利仙,苯溴香豆酮(促尿酸排泄药,用于治疗痛风患者的高尿酸血症)
benzcurine iodide 三碘季铵酚,加拉碘铵(见 gallamine triethiodide)碘化苯库林,弛肌碘(肌肉松弛药)(即 gallamine triethiodide)
Benzedrex *n*. 丙己君(propylhexedrine)吸入剂的商品名
Benzedrine *n*. 硫酸苯丙胺(amphetamine sulfate)制剂的商品名
benzedrine *n*. 苯齐巨林,苯异丙胺,安非他明(即 amphetamine)
benzene *n*. 苯(即 benzol) ‖ ~, acetyl 苯乙酮(即 acetophenone)/ ~ bromide 溴化苯/ ~ dimethyl 二甲苯(即 xylene)/ ~ hexachloride 六氯化苯,六氯环己烷,六六六(即 hexachlorocyclohexane)/ ~, medicinal 药用苯/ ~, methyl 甲苯(即 toluene)/ ~, methyl hydroxy 甲酚,苯甲醇(即 phenmethylol)/ ~ picrate 甲醛柯托甙,福托因(即 fortoin)
1,2-benzenedicarboxylic acid 1,2-苯二羧酸
benzenemethanol *n*. 苄醇,苯甲醇
benzenesulfonic acid 苯磺酸
benzenoid *a*. 苯环型的
benzenyl *n*. 苯次甲基
benzestrofol *n*. 苯甲雌二醇
benzestrol *n*. 苯雌酚,辛[烷]雌酚(即 actofollin)(雌激素类药)
Benzethidine *n*. 苄替啶(镇痛药)
benzethonium chloride 苄索氯铵,氯化苯甲乙氧铵(局部防腐杀菌剂)
Benzetimide *n*. 苄替米特(抗胆碱药)
Benzfetamine *n*. 苄非他明(食欲抑制药)
benzhexol = **trihexyphenidyl** *n*. 苯海索(治震颤麻痹药)
benzhexol hydrochloride 盐酸苯海索(抗胆碱能药,口服治疗震颤麻痹)
benzhydramine *n*. 苯海拉明,二苯甲氧二甲基乙胺(抗组胺药)(即 diphenhydramine)
benzhydramine hydrochloride 盐酸苯海拉明(抗组织胺药)
benzhydrol *n*. 二苯基甲醇(即 diphenylcarbinol)
benzidine *n*. 联苯胺(用于检血)(即 para-diamino-diphenyl)
benzilonium bromide 苯咯溴铵,溴苯醇咯啉(抗胆碱能药,用于治疗消化性溃疡和功能性胃肠紊乱)
benzimidazole *n*. 苯并咪唑,间二氮杂茚
benzimide *n*. 苯甲亚胺
benzin *n*. 石油精,苯精,汽油(即 benzine) ‖ ~, petroleum 石油精/ ~, purified 纯石油精
Benzindopyrine *n*. 苄吲吡林(安定药)
benzinomania *n*. 石油精癖(吸石油精成癖)
Benziodarone *n*. 苯碘达隆(抗心绞痛药,血管扩张药)
benzlkonium chloride *n*. 苯扎氯胺(消毒防腐药)
Benzmalecene *n*. 苯马来辛(抗痛风药)
benzmorphan *n*. 苯并吗啡烷(止痛剂)
Benznidazole *n*. 苄硝唑(抗原虫药)
benzo- [构词成分]苯并
benzoas *n*. [拉]苯甲酸盐,苯甲酸酯(即 benzoate)
benzoate *n*. 苯甲酸盐,苯甲酸酯(根据 1998 年 CADN 的规定,在盐或酯与加合物之命名中,使用此项名称)
benzoated *a*. 含苯甲酸的
Benzobarbital *n*. 苯佐巴比妥(催眠镇静药)
benzocaine *n*. 苯佐卡因,氨基苯甲酸乙酯(局部麻醉药)(即 ethyl aminobenzoate)
Benzoclidine *n*. 苯佐利定(抗高血压药)
Benzoctamine *n*. 苯佐他明(安定药)
benzodepa *n*. 苯佐替派,苄替派(抗肿瘤药)
benzodiazepine (简称 **BDZ**) *n*. 苯二氮(根据 1998 年 CADN 的规定,在盐或酯与加合物之命名中,使用此项名称)(任何一类弱安定药,均具有共同的分子结构和相似的药理作用,如抗忧虑、肌肉松弛、镇静和安眠作用)
benzodioxan *n*. 苯并二噁烷(α-肾上腺素能阻滞药)
Benzododecinium Chloride *n*. 苯度氯铵(消毒防腐药)
Benzoestrol *n*. 苯雌酚(雌激素类药)
benzo-eugenol *n*. 苯甲酸丁香酚酯(即 eugenol benzoate)
benzoflavine *n*. 苯并黄素(制菌剂)
benzofuran *n*. 苯并呋喃,氧茚,香豆酮
benzogynestryl *n*. 苯甲酸雌二醇
benzohydrol *n*. 二苯基甲醇
benzoic *a*. 苯甲酸的,安息香的 ‖ ~ acid 苯甲酸,安息香酸(消毒防腐药)
benzoic aldehyde 苯甲醛
benzoin *n*. 安息香,苯甲酰苯基甲醇,苯偶姻 ‖ ~, Sumatra 苏门答腊安息香
benzoinated *a*. 含安息香的
Benzoinum [拉,植药]安息香
benzoiodhydrin *n*. 氯碘苯甲酸甘油酯(即 chloriodobenzoic-acid glycerin ester)
benzol *n*. 苯(即 benzene)
Benzolamide *n*. 苯唑拉胺(碳酸酐酶抑制药)
benzoline *n*. 汽油
benzolism *n*. 苯中毒
benzonaphthalene *n*. 苯甲酸萘
benzonaphthalin *n*. 苯甲酸萘
benzonaphthol *n*. 苯甲酸萘酚,苯甲酰萘酚(即 bnezoylnaphthol)(肠道抗菌药)
Benzonaphtol *n*. 苯左萘酚(肠道抗菌药)
benzonatate *n*. 退嗽,对丁氨苯甲酸甲氧聚乙烯氧基乙酯,苯佐那酯(镇咳药)(即 benzononatine; tessalon; ω-methoxypoly (ethyleneoxy) ethyl-*p*-butylamiobenzoate)
benzonitrile *n*. 苯甲腈;氰化苯
benzoparacresol *n*. 苯甲酸对甲基苯[酚]酯
benzophenone *n*. 二苯甲酮,苯酮(即 diphenylketone)
Benzopropyl *n*. 戊胺卡因(amydricaine)制剂的商品名
benzopropyl *n*. 阿利平(局部麻醉剂)(即 alypin)
benzopurpurine *n*. 苯并红紫 ‖ ~ B 苯并红紫 B(pH 指示剂)/ ~ 4B 苯并红紫 4B,棉红 4B (即 cotton-red 4B)
benzopyrene *n*. 苯并芘
1,2-benzopyrene 1,2-苯并吡喃
benzopyrine *n*. 苯甲酸安替比林(解热镇痛药)(即 antipyrine benzoate)
benzopyrronium bromide 溴苯吡洛宁(抗胆碱能药)
benzoquinone *n*. 苯醌
benzoresin *n*. 安息香树脂
benzoresinol *n*. 安息香树脂醇
benzosalicin *n*. 苯甲酰水杨甙,杨甙(即 populin)
benzosalin *n*. 苯甲萨林,苯甲酰水杨酸甲酯(即 methyl benzoylsalicylate)
benzosol *n*. 苯甲酸愈创木[酚]酯
benzosulfimide *n*. 糖精,邻磺酰苯甲酰亚胺(即 saccharin)
benzotherapy *n*. 苯疗法(用苯甲酸盐类药物治疗,尤指静脉注射苯甲酸钠以治疗肺脓肿)
benzothiadiazine, **benzothiadiazide** 苯并噻二嗪
benzo-thiophene *n*. 苯并噻吩,硫茚(即 thionaphthene)
benzoxazole 苯噁唑
benzoxiquine *n*. 苯甲酰喹,8-苯酰氧喹啉(消毒防腐药)

Benzoxomium Chloride *n*. 苯佐氯铵(消毒防腐药)
benzoyl *n*. 苯甲酰基(俗名苯酰基)‖ ~ carbinol 苯甲酰基甲醇/ ~ chloride 氯化苯甲酰,苯甲酰氯/~ eugenol 苯甲酰丁香[油]酚/~ glycine 苯甲酰基甘氨酸(即~ glycocoll)/~ green 碱性孔雀绿,苯甲酰绿/~ hydrate 水合苯甲酰,苯甲酸/hydrous ~ peroxide, ~ peroxide 过氧化苯甲酰(治痤疮药,消毒防腐药)/~ methide 苯乙酮(即 acetophenone)/~ naphthol 苯甲酸萘酚/~ salicin 苯甲酰水杨甙
benzoyl-acetyl peroxide 过氧化乙酰苯甲酰
benzoylaconine *n*. 苯甲酰乌头原碱(即 benzaconine)
benzoylaminoacetic acid 马尿酸
benzoylation *n*. 苯甲酰化[作用]
benzoylecgonine *n*. 苯甲酰爱冈宁,苯甲酰芽子碱
benzoylglucuronic acid 苯甲酰葡糖醛酸
benzoylglycine *n*. 苯甲酰甘氨酸,马尿酸
benzoyl-guaiacol *n*. 苯甲酰愈创木酚
benzoylhydrazine *n*. 苯甲酰肼
benzoylnaphthol *n*. 苯甲酰萘酚(即 benzonaphthol)
benzoylpas calcium 苯沙酸钙,苯酰胺水杨酸钙(抗菌药,口服抗结核药)
benzoylpseudotropine *n*. 托派可卡因(即 tropacocaine)
N′-benzoylsulfanilamide N′-苯甲酰磺胺
Benzphetamine *n*. 苄非他明(食欲抑制药)
benzphetamine hydrochloride 盐酸苄非他明,盐酸苄甲苯丙胺(口服食欲抑制药)
benzpiperilone *n*. 苄哌立隆(消炎药)
benzpiperylon *n*. 苄哌立隆,苄哌吡酮(治结缔组织病药)
benzpiperylone = **benzpiperilone** *n*. 苯哌立隆
benzpyrene *n*. 苯并芘
3,4-benzpyrene *n*. 3,4 苯并芘
Benzpyrinium Bromide *n*. 苄吡溴铵(抗胆碱酯酶药)
benzpyrinium bromide 溴化苄吡啶宁,溴化-1-苄基-3-(二甲氨基甲酰氧)吡啶(拟副交感神经药),苄吡溴铵(胆碱能药,有抗胆碱酯酶作用)[即 1-benzyl-3 (dimethylcarbamyloxy) pyridinium bromide]
benzpyrrole *n*. 吲哚(即 indole)
Benzquercin *n*. 苯奎辛(血循环改善药)
benzquinamide *n*. 苯喹胺(止吐药)
benzquinonium Chloride *n*. 苄醌氯铵(抗高血压药)
benzthiazide *n*. 苄噻嗪(口服利尿、降压药)
benztropine *n*. 苯托品,3-二苯甲氧基托烷(抗胆碱药)(即 3-diphenylmethoxytropane)
benztropine = benzatropine 苯扎托品(抗胆碱药)
benztropine mesylate 甲磺酸苯扎托品(具有抗胆碱能、抗组织胺和局部麻醉作用,抗震颤麻痹药)
benzurestat *n*. 苯酰胺(尿素酶抑制剂)
Benzydamine *n*. 苄达明(消炎镇痛药)
benzydamine hydrochloride 苄达明,炎痛静,消炎灵(镇痛、退热、消炎药)(即 benzycin; 1-benzyl-3-[3-(dimethylamino)-propoxy]-1H-indazole)
benzydroflumethiazide *n*. 苄氟噻嗪(利尿降压药)
benzyl *n*. 苄基,苯甲基‖~ alcohol 苯甲醇(局部麻醉药,消毒防腐药)/~ benzoate 苯甲酸苄酯(灭疥、灭虱药)(即 vanzoate)/~ benzoate-chlorophenothane-ethyl amimobenzoate 苯甲酸苄酯—氯苯乙烷—氨基苯甲酸乙酯/~ benzoate, saponated 含皂苯甲酸苄酯/~ bromide 溴化苄(一种军用毒气)/~ caroinol 苄甲醇,苯乙醇(具有麻醉作用)/~ chloride 氯化苄/~ cinnamate 桂皮酸苄酯/~ fumarate 反丁烯二酸苄酯/~ glycocoll 马尿酸(即 hippuric acid)/~ mandelate 杏仁酸苄酯/~ morphine hydrochloride 盐酸苯甲基吗啡,珀郎宁/~ penicillin 苄青霉素/~ phenyl carbamate 氨基甲酸苄基苯酯(即 butolan)/~ succinate 丁二酸苄酯
benzyladenine(BA) *n*. 苄(基)腺嘌呤
benzyl alcohol *n*. 苯甲醇(局麻药)
6-benzyl aminopurine 6-苄氨基嘌呤
Benzyl Amygdalate *n*. 扁桃酸苄酯(解痉药)
Benzyl Benzoate *n*. 苯甲酸苄酯(抗疥螨药)
Benzyl Hydroxybenzoate *n*. 羟苯苄酯(消毒防腐药)
Benzyl Succinate *n*. 琥珀酸苄酯(解痉药)
Benzylephedrine *n*. 苄麻黄碱(升压药)
benzylic *a*. 苄基的
benzylidene *n*. 苄叉,苯亚甲基(即 benzal)‖~ aniline 苯亚甲基苯胺
Benzylidenebutyramide *n*. 苄烯丁胺(降压药)
2-benzyl-2-imidazoline hydrochloride 盐酸-2-苄基-2-咪唑啉
benzylmorphine hydrochloride 盐酸苯甲基吗啡,珀郎宁(即 peronin)
***p*-benzyloxybenzaldehyde** *n*. 对苄氧基苯甲醛
***P*-benzyloxyphenol** *n*. 对苄氧酚
benzylpenicillin *n*. 苄青霉素,青霉素 G(即 penicillin G)
benzylpenicilloyl polylysine 青霉噻唑酰多聚赖氨酸(一种皮肤试验抗原,用于通过抓痕试验和皮内试验评定青霉素过敏反应)
benzylsulfamide *n*. 苄磺胺(磺胺类药)
benphenium hydroxynaphthoate *n*. 苄芬宁羟萘酸盐(抗蠕虫药)
Beompheninamine *n*. 溴苯吡胺(用于逆行射精治疗)
BEP biologically false positivity 生物性假阳性/brain evoked potentials 脑诱发电位
Bepafant *n*. 贝帕泛(抗凝血药)
Beperidium Iodide *n*. 贝哌碘铵(抗胆碱药)
bephenium *n*. 苄酚宁,酚乙铵,灭虫宁(抗蠕虫药)
Bephenium Hydroxynaphthoate *n*. 羟萘苄芬宁(抗蠕虫药)
Bepiastine *n*. 贝匹斯汀(抗组织胺药)
BEPO 必扑,双(二甲氨基)氟磷酸酯(杀昆虫药)(即 bis (dimethylamino) fluorophosphate)
Bepridil *n*. 苄普地尔(血管扩张药)
bepti *n*. 疟疾流行因素(b-bionomics 生态; e-environment 环境; p-plasmodium 疟原虫; t-treatment 治疗; i-immunity 免疫)
bequeath *vt*. 把……传下
bequerel (Bq) 贝可(勒尔),(放射性强度单位)
bequest *n*. 遗产;遗物
BER basal electrical rhythm 基础电节律/brainstem electric response 脑干电反应/brain-stem evoked response 脑干诱发反应(听力测验法)
BERA Brain stem electric response audiometry 脑干电反应听力测验法/brainstem evoked reponse audiometry 脑干诱发反应测听法
Béraneck's tuberculin 贝兰埃克氏结核菌素,正磷酸提取结核菌素(结核杆菌在无蛋白胨的 5% 甘油肉汤培养后,过滤,然后将细菌用 1% 正磷酸长期连续振荡法提取,此提取物与等量滤液混合后备用)
Beraprost *n*. 贝前列素(前列腺素类药)
Bérard's aneurysm 贝腊尔氏动脉瘤(静脉外伤后发生的动静脉瘤)‖~ ligament 贝腊尔氏韧带,心包悬韧带(附着第三、四胸椎)
Béraud's valve 贝罗氏瓣(泪囊襞)
Berbamine *n*. 小檗碱(抗菌药)
berbamine *n*. 小檗胺
berbenalin *n*. 美马鞭草苦甙
Berberidaceae *n*. 小檗科
berberine *n*. 小檗碱(原名黄连素)‖~ bisulfate 重硫酸小檗碱/~ hydrochloride 盐酸小檗碱/~ sulfate 硫酸小檗碱
berberis aggregata schneid *n*. 锥花小果(植)(药用部分,根,根皮,茎,茎皮)
berberis amurensis rupr *n*. 黄芦木,大叶小果药用部分,根,根皮,茎,茎皮
Berberis birgetorum Schneid [拉,植药]庐山小檗
berberis braehypoda maxim *n*. 毛叶小果(植)(药用部分,根,根皮,茎,茎皮)
berberis chengit chen *n*. 鸡脚刺(植)(药用部分,根,根皮,茎,茎皮(小果),刺黄莲)
Berberis chingii Cheng [拉,植药]安徽小檗
Berberis dasystachya Maxim [拉,植药]直穗小檗,直序小果(植)(药用部分,根,根皮,茎,茎皮)
berberis diaphana maxim *n*. 歪头小果(植)(药用部分,根,根皮,茎,茎皮)
berberis dictyophylla franch *n*. 刺红珠(植)(药用部分,根,根皮,茎,茎皮)
berberis diclyophylla franch. Var. eprunosa schneid. *n*. 黑石珠(植)(药用部分,根,根皮,茎,茎皮)
Berberis Gagnepainii Schneid [拉,植药]湖北小檗
Berberis heteropoda Schrank [拉,植药]黑果小檗,瓜果小果(植)(药用部分,根,根皮,茎,茎皮)
Berberis Julianae Schneid [拉,植药]蠓猪刺,豪猪刺(植)(药用部分,根(三颗针),根皮、茎、茎皮(小柴,土黄连))
berberis kansuensis schneid *n*. 甘肃小粟(植)(药用部分,根、根皮、茎、茎皮)
berberis kunmingensis C. Y. Wu *n*. 昆明鸡脚黄连(植)(根、根皮、茎、茎皮(小柴))
Berberis L 小檗属‖~ aquifolium Nutt 冬青叶小檗/~ thunbergii 刺檗/~ vulgaris 刺檗
Berberis Poiretli Schneid [拉,植药]细叶小檗,细叶小柴[药用部分,根(三颗针),根皮、茎、茎皮]
Berberis pruinosa Franch [拉,植药]粉叶小檗,石株刺[药用部分,根、根皮、茎、茎皮(小柴)]

berberis sargentiana schneid *n*. 刺黑珠[药用部分,根、根皮、茎、茎皮(三颗针)]
Berberis Soulieana Schneid [拉,植药]拟蠔猪刺
berberis subacuminata schneid *n*. 尖叶小柴(药用部分,根、根皮、茎、茎皮)
Berberis Vernae Schneid [拉, 植药]匙叶小檗
berberis virgetorum schneid *n*. 长叶小柴(药用部分,根、根皮、茎、茎皮)
Berberis Wilsonae Hemsl [拉,植药]金花小檗, 小黄连刺[药用部分,根(三颗针),根皮、茎、茎皮(小柴)
berbine *n*. 小檗因
Berchemia floribunda Brongn [拉,植药]多花勾儿茶
Berchemia giraldiana Schneid [拉,植药]牛鼻拳
Berchemia hypochrysa Schneid [拉,植药]牛儿藤
Berchemia kulingensis Schndeid [拉,植药]牯岭勾儿茶
Berchemia lineata (L)DC [拉,植药]铁包金
Berchemia polyphylla Wall. Var. leioclada Hand. -Mazz. [拉,植药]光枝勾儿茶
Berchemia yunnanensis Franch [拉,植药]云南勾儿茶
Bercovitz test 贝科维茨氏试验(检孕)
bereave (bereaved 或 bereft) *vt*. 使失去;使丧失(of) ‖ ~d *a*. 死了……的;丧失……的
bereavement *n*. (亲人等的)丧失,居丧,配偶丧亡
Berefrine *n*. 贝瑞福林(散瞳药)
bergamol *n*. 醋酸沉香醇酯(即 linalyl acetate)
bergamot *n*. ①佛手柑,香柑,香柠檬油 ②薄荷(俗名) ‖ ~, wild 野薄荷
bergapten *n*. 香柑油内酯,香柑脑(即 bergaptene)
Bergenhem's opcration 贝根黑姆氏手术(移植输尿管于直肠的方法)
bergenia crassifolla(L.)fritsh *n*. 厚叶岩白棠(植)药用部分
Bergenia purpurascens (Hook. f. et Thoms.) Engl [拉, 植药]岩白菜
Bergenia purpurascens (Hook. f. et Thoms) Engl. var. Delavayi (Franch)Engl. et Irm [拉,植药]云南岩白菜
bergenia scopulosa T. P. Wang *n*. 盘龙七(植)药用部分,根状茎、全草(岩白菜)
Bergenin *n*. 岩白菜素(镇咳药)
bergenin *n*. 虎耳草素
bergeninum *n*. 虎耳草素
Berger cells 贝格尔氏细胞,[卵巢]门细胞
Berger's disease 贝惹氏病,免疫球蛋白 A 肾小球肾炎
Berger's method 贝惹氏法(髌骨横骨折缝合法) ‖ ~ operation 贝惹氏手术,肩胸间切断术
Berger's paresthesia 贝格尔氏感觉异常(青少年的一侧或两侧下肢感觉异常、无力,但无他觉症状)
Berger rhythm 贝格尔氏节律,α-节律(正常脑电图)
Berger's sign 贝格尔氏征(症状)(不规则或半月形瞳孔,见于脊髓痨、麻痹性痴呆症)
Bergeron's disease (chorea) 贝尔热隆氏病(电击样舞蹈病,其特征为激烈而有规律的痉挛,但为良性病程),癔病性舞蹈病,歇斯底里性舞蹈病(即 hysterical chorea)
Bergeyella 伯杰氏菌属 ‖ ~ zoohelcum 动物溃疡伯杰氏菌(动物溃疡威克氏菌)
Bergmann's cells 贝格曼氏细胞(小脑皮质分子层内的特殊神经胶质细胞,其树突通过该层向外延伸) ‖ ~ cords 第四脑室髓纹,听髓纹/~ fibers 贝格曼氏纤维(从小脑分子层放射并进入软脑膜的突)
Bergmann's cords 贝格曼氏索,听髓纹(第四脑室底中间部)(即 striae acusticae) ‖ ~ fibers 贝格曼氏纤维(小脑皮质内胶质细胞与软脑膜相接的突起)
Bergmann's incision 贝格曼氏切口(暴露肾脏的切口)
Bergmann's rule 贝格曼氏法则
Bergman's sign 伯格曼氏征
Berg's nodule 伯格氏结节
Bergonié method (treatment) 贝果尼埃氏[电]疗法,感应电减胖疗法
Bergonié-Tribondeau law 贝果尼埃—特立邦多定律(细胞对放射线的敏感性与细胞的繁殖力成正比,与细胞分化程度成反比
bergonization *n*. 感应电减胖疗法,贝果尼埃氏[电]疗法(即 Bergonié treatment)
beriberi *n*. 脚气[病](即 kakke; endemic multiple neuritis; polyneuritis endemica) ‖ ~, atrophic 萎缩性脚气病,干性脚气,麻痹性脚气病(即 dry ~)/~, cardiovascular 冲心脚气,心血管性脚气病/~ humida 湿性脚气病,水肿性脚气病(即 ~ oedematosa; wet ~)/~, cerebral 大脑性脚气病/~, infantile 婴儿脚气病/~, malignant 恶性脚气病/~, paralytic 麻痹性脚气病,萎缩性脚气病(即 atrophic ~)/~, ship 航行脚气病,舟船脚气(与热带脚气相似,但水肿较神经炎明显)/~, wet 湿性脚气病
beriberic *a*. 脚气病的
Berke operation 伯克手术(一种用于上睑下垂的手术)
Berkefeld filter 贝克费耳德氏滤柱
Berkeley cyclotron 伯克利回旋加速器
berkelium (缩 Bk) *n*. 锫(97 号元素)
Berlafenone *n*. 柏拉非农(抗心律失常药)
Berlin's disease (edema) 柏林氏病(视网膜水肿),视网膜震荡
Berlin-blue 柏林蓝
berlock *n*. 香料皮炎,伯洛克皮炎(即 berloque dermatitis)
berloque *n*. 伯洛克皮炎,香料皮炎(即 berloque dermatitis)
Bermastine *n*. 哌马斯汀(抗组胺药)
Bermixon *n*. 帕米松(是美国一种矮棕榈树果实中的乙烷(hexane)提取物,有抗雄激素作用)
Bermoprofen *n*. 柏莫洛芬(消炎镇痛药)
Bernard's canal(duct) 伯纳尔氏管(胰副管) ‖ ~ center 伯纳尔氏中枢(第四脑室底的糖尿中枢)/~ glandular layer 伯纳尔氏腺层(胰腺腺泡层)/~ puncture 伯纳尔氏穿刺术(实验医学时,在第四脑室特定点穿刺引起糖尿,亦称糖尿穿刺)
Bernard-Horner syndrome 伯—霍二氏综合征,霍纳尔氏综合征(颈交感神经麻痹)(即 Horner's syndrome)
Bernard-Sergent syndrome 伯—塞二氏综合征(阿狄森氏病特有的腹泻、呕吐及虚脱)
Bernard-Soulier disease (syndrome) 伯—苏病(综合征)(一种常染色体隐性遗传病,其特征为血小板的大小与形态的范围很大。血小板膜缺乏糖蛋白 Ib,而糖蛋白 Ib 可能是血浆冯维勒布兰德因子 von Willebrand Factor 〈vWF〉的受体;这种缺乏使血小板不能结合 vWF,因而不能黏附血管内皮下面。临床征象包括黏膜皮肤和内脏出血、紫癜和出血时间延长,亦称巨血小板病或巨血小板综合征)
Bernay's sponge 伯内氏海绵,膨胀止衄棉
Berneuxia thibetica Decne [拉;植药]岩匙
Bernhard reflex 伯恩哈特氏反射,施里佛氏反射(叩击足部以外区域引起足趾跖曲,为锥体束无病理变化的体症)(即 Schrijver reflex)
Bernhardt's disease, paresthesia, Bernhardt-Rot disease, syndrome 伯恩哈特氏病(感觉异常),感觉异常性股痛(即 meralgia paraesthetica)
Bernhardt-Roth disease (syndrome) 伯—罗二氏病(综合征),感觉异常性股痛)(即 meralgia paraesthetica)
Bernheim effect 伯恩海姆效应
Bernheimer's fibers 伯恩海默氏纤维(自视神经束至柳氏〈Luy〉体的一种脑神经纤维束)
Bernie cocaine 可卡因
Bernoulli distribution 伯努利分布(计算任何一组父母生男生女的理论分布的数学方程式) ‖ ~ trial 伯努利试验(统计学中,一系列独立试验里,每一试验只有两种互相排斥的结果,常称之为"成功"和"失败",因此成功的概率在整个试验中都是相同的)
Bernoulli's equation 伯努利方程
Bernreuter personality inventory 本罗伊特氏人格类型试验(心理测验)
Beronica arvensis L [拉;植药]直立婆婆纳
berry *n*. 浆果 ‖ ~, bear 熊果[叶](即 Uva ursi)/~, elder 接骨木果(即 sambucus)/~, fish 印防己[实](即 cocculus)/~, horse nettle 美洲野茄果/~, Indian 印防己[实]/~, juniper 杜松[实](即 juniper)/~, Levant 印防己[实](即 cocculu)/~, poke 商陆[果](即 phytolacca)/~, prickly ash 花椒(即 xanthoxylum)/~, saw palmetto 蓝棕果,锯叶棕果(即 serenoa)/~, spice 美槐木(白松糖浆成分之一)/~, sumac 阳葛[子](即 Rhus glabra) ‖ berried a 结浆果的
Berry's ligaments 贝里氏韧带(甲状腺外侧韧带)
berth *n*. 停泊地;(船、车、飞机等的)座(或铺)位
Berthollet's fluid 贝托莱氏液(氯及次氯酸钠的混合液) ‖ ~ law 贝托莱氏定律(由溶解度较高的二盐获得溶解度较底的盐)
Bertiella *n*. 伯特[绦虫]属 ‖ ~ mucronata 古巴伯特绦虫/~ satyri 萨[提尔]氏伯特绦虫(即~ studeri)
bertielliasis *n*. 伯特绦虫病
bertillonage *n*. 贝提雍氏罪犯外形记录
Bertin's bones 贝坦氏骨(小骨)蝶骨甲/~ column 贝坦氏柱,肾隔(肾柱)(即 septum renis)/~ ligament 贝坦氏韧带,坐骨囊韧带,髂股韧带(即 ischiocapsular ligament)
Bertosamil *n*. 柏托沙米(抗局部缺血药)
Bertrand's test (method) 贝特朗氏试验(检葡萄糖) ‖ ~ reagent

贝特朗试剂(铜溶液、碱溶液、铁溶液、高锰酸盐溶液等)
Berubigen *n*. 氰钴胺,维生素 B_{12}(cyanocobalamin)制剂的商品名
Berupipam *n*. 贝芦匹泮(抗精神病药)
Bervastatin *n*. 柏伐他汀(降血脂药)
berylliosis *n*. 铍中毒(尤指铍尘肺)‖ ~, acute 急性铍中毒/~, chronic 慢性铍中毒
beryllium(缩 Be)*n*. 铍(4 号元素)(即 glucinium)‖ ~ window tube
berythromycin *n*. 红霉素 B,去氧红霉素(抗阿米巴、抗菌药)
Berzelius's quantitative method 贝泽利乌斯氏定量法 ‖ ~ test 贝泽利乌斯氏试验(检白蛋白)
BES balanced electrolyte solution 平衡电解质溶液/Biomedical Engineering Society 生物医学工程学会/battery energy storage test 电池能贮积试验/breast examination through simultaneous temperature evaluation 温度检测乳腺检查法
beset *vt*. 困扰;侵袭;包围住 ‖ ~ment *n*.
besetting *a*. 不断侵袭的;老是缠着人的
besetment *n*. 强迫观念(即 obsession)
besiclometer *n*. [眼]镜架宽度计
beside *prep*. 在……旁边;与……相比;在……之外;与……无关 ‖ ~ oneself (with) 若狂,神态失常/~ the point 离题,不中肯
besides *ad*. 而且;还有 *prep*. 除……之外
besiege *vt*. 包围
Besigomsin *n*. 贝西冈新(保肝药)
Besipirdine *n*. 贝西吡啶(脑代谢改善药)
BESJ British Endodontic Society Journal 英国牙髓病学会杂志
besmear *vt*. 涂抹
Besnier-Boeck disease 贝—伯二氏病,伯克氏肉样瘤(即 Boeck's sarcoid)
Besnier-Boeck-Schaumann disease 贝—伯—肖三氏病(主要侵犯头和上肢的良性肉样瘤病)
Besnier's prurigo 贝尼埃氏痒疹(一种皮炎,儿科医师对婴儿和幼儿得此痒疹称为婴儿湿疹,皮肤科医师对婴儿、青少年和成人得此痒疹称为特应性皮炎)(伴有气喘、枯草热及荨麻疹的痒疹)
Besnier's rheumatism 贝尼埃氏风湿病,慢性关节滑膜炎(即 chronic arthrosynovitis)
besnoitia besnoiti Henry 贝氏贝诺虫
Besnoitia, Besnoitia Henry *n*. 贝西诺原虫属(以前亦称球虫属 Globidium)
besnoitia tarandi Hadwen 驯鹿贝诺虫
besnoitiosis *n*. 贝西诺原虫病(以前称球虫病 globidiosis)
besoin *n*. 需要,必需 ‖ ~ de respirer 呼吸需要[感觉]
besot (-tt-) *vt*. 使沉醉,使痴迷;使糊涂;使酒醉,(毒品)麻醉
bespeak (bespoke, bespoken 或 bespoke) *vt*. 预定;证明;表示,预示
bespectacled *a*. 带眼镜的;带护目镜的
bespoke bespeak 的过去式和过去分词 *a*. 定做的
bespoken bespeak 的过去分词
besprinkle *vt*. 洒;撒布
Besredka's antivirus 别兹列德卡氏细菌滤液(肉汤中细菌经过加热过滤的培养物,用以产生局部免疫性)‖ ~ reaction 别兹列德卡氏反应(结核病补体结合试验)/~ vaccine 别兹列德卡氏菌苗,敏感菌苗
Bessel function 贝塞耳函数
best *a*. [good, well 的最高级]最好的;最适合的;最大的 *ad*. [well 的最高级]最好地;最 *n*. 最好者;极限;优势 ‖ all for the ~(完全)出于好意;最好不过/as ~ one can 尽最大努力/at ~ 充其量;至多/at one's ~ 处在最好状态/~ of all 最/do one's ~ 尽力/get (或 have) the ~ of 胜过……/had ~ 应当,最好/make the ~ of 充分利用/the ~ part of 大部分,大多数/to the ~ of one's ability (或 power) 就自己能力所及,尽全力/to the ~ of one's knowledge (recollection) 就自己所知道(记起)的/try one's ~ 尽力/with the ~ 跟任何人一样好,不比任何人差
best frequency 最佳频率
bestial *a*. 野兽的;兽性的;残忍的
bestiality *n*. 兽性;兽行;兽欲,兽奸
bestiality *n*. 良性肿瘤
bestir (-rr-) *vt*. 激励;使(自己)发奋
bestow *vt*. 赠给,授予
bestrew (bestrewed, bestrewed 或 bestrewn) *vt*. 撒满,撒在……上
Best's operation 贝斯特氏手术(疝手术中腹环皮下缝合法)
Besulpamide *n*. 贝舒柏胺(利尿药)
Besunide *n*. 贝舒尼特,苄磺尼特(利尿药)
besylate *n*. 苯磺酸盐(或酯)(benzenesulfonate 的 USAN 缩约词)
BET Brunauer, Emmett and Teller (surface area test) 布鲁厄埃梅特—泰勒测定表面积的方法,BET 测定法
bet 打赌(bet 或-tt-) *vt*., *vi*. 打赌;敢断定
beta β(希腊文的第二个字母),乙种
beta- [希][构词成分](第二个字母 β 的读音)贝塔,乙,乙种,乙型;第二位的东西,第二位的,β 位的(用以区分两个或两个以上的异构体之一,或表示取代某些化合物中原子或基团的位置)‖ ~ absorber β 射线吸收片/~ absorption gauge β 吸收测量计/~(-ray) activity β(射线)放射性/~(-ray) applicator β(射线)敷贴器/~ background β(射线)本底/~ barrier β(射线)防护屏,β(射线)屏蔽/~ beam β(射线)束/~ contamination indicator β 污染指示器/~ counted β 计数的/~ counter tube β 计数管/~ decay β 衰变/~ decay electron β 衰变电子/~ decay energy β 衰变能量/~ decay scheme β 衰变方式/~ determination β(放射性)测定/~ disintegration β 衰变/~ disintegration of neutron 中子 β 蜕变/~ emitter β 放射性物质,β 发射体/~ endpoint energy β 谱最大能量/~ gauge β 测量计/~ ionization chamber β 射线电离室/~ irradiation β 辐射/~ lifetime β 寿命/~ maximum energy β 最大能量/~ particle β 粒子/~ plaque β-敷贴器/~ probe β 探头/~ radiation β 辐射/~ radiator β 辐射体/~ radioactivity β 放射性/~ ray β 射线,β 线/~ ray applicator β 射线敷贴器;β 射线施用器/~ ray isotope β 线同位素/~ ray radiator β 线放射源/~ ray source β 射线源/~ ray spectrum β 射线谱/~ ray therapy β 射线治疗/~ screen β 防护屏/~ sensitive ionization chamber β 射线敏感电离室/~ spectrometer β 射线谱仪/~ spectroscopy β(能)谱学/~ spectrum β 射线谱/~ stability β 稳定性/~ stable isotope β 稳定同位素/~ track β 径迹
beta-active β 放射性 ‖ ~ sample β 放射样品
beta-adrenergic *a*. β-肾上腺素能的
beta-adrenergic blocking agents 乙型肾上腺素受体阻断剂;肾上腺素乙型受体阻断药
beta-albumosease *n*. 肠肽酶(即 erepsin)
beta-aminobutyric acid β-氨基丁酸
beta-back scattering β 反向散射
Betabacterium *n*. 异形乳杆菌亚属,贝塔杆菌属 ‖ ~ breve 短贝塔杆菌/~ caucasicus 高加索贝塔杆菌/~ longum 长贝塔菌/~ vermiforme 蠕虫样贝塔杆菌(蚯蚓状贝塔杆菌)
beta-BHC 六六六乙种异构体
beta-blocker *n*. β-受体阻滞药
beta-blocking *a*. (药物)阻滞 β-受体的
Beta L *n*. 甜菜属 ‖ ~ vulgaris L 甜菜(糖萝卜)
betacaine *n*. β-卡因,优卡因(局部麻醉药)(即 eucaine)
beta-carotene *n*. β-胡萝卜素
Betacarotene *n*. 倍他胡萝卜素(防晒药)
betacell β 原子电池
Betacetylmethadol *n*. 倍醋美沙朵(镇痛药)
beta chain (**β chain**) β 链
Beta-Chlor *n*. 氯醛甜菜碱(chloral betaine)制剂的商品名
beta-cholestanol *n*. β-胆甾烷醇,二氢胆固醇
betacism *n*. (说话中)b 音过多
Betacoccus 贝塔球菌属 ‖ ~ arabinosaceus 阿拉伯糖贝塔球菌/~ cremoris 乳脂贝塔球菌
beta-conformation β 构形
betacyanin *n*. β-花青苷
betacytotropic *a*. 亲 β 细胞的
betadine *n*. 巨维酮碘(povidone-iodine)制剂的商品名
beta-eigon *n*. 溴化白蛋白(即 brominized albumin)
beta-endorphin *n*. β-内啡肽
beta-estradiol *n*. β-雌二醇
beta-eucaine hydrochloride 盐酸 β-优卡因,盐酸优卡因,三甲基苯甲酸派啶(即 eucaine hydrochloride)
beta-fluorography β 射线荧光摄影(术)
beta galactosidase β 半乳糖苷酶
beta-gamma emitter β-γ 发射体
beta-gamma monitor β-γ 监测
beta-gamma power β-γ 辐射强度
beta-gauging technique β(射线)测量技术
beta globulin β-球蛋白 ‖ pregnancy-specific ~ 妊娠特异性 β-球蛋白(由胎盘分泌,其功能不明)
beta-granule β 粒
betagraph β 影像图
betahemolytic *a*. 乙种溶血的
beta heterochromatin β 异染色质
Betahistine *n*. 倍他司汀(血管扩张药)
betahistine hydrochloride 盐酸倍他司丁,盐酸甲氨乙吡啶,盐酸陪他组啶(口服用作血管扩张药,以减少某些梅尼埃病〈耳性眩晕病〉患者眩晕发生的次数)
beta-hydroxybutyric acid β-羟丁酸

beta-hypophamine *n*. （后叶）加压素（亦称抗利尿激素（即 vasopressin））
beta-imidazolylethylamime *n*. 组胺（即 histamine）
Betaine *n*. 甜菜碱（利胆药）
betaine *n*. 甜菜碱，甘氨酸三甲内盐 ‖ ~ hydrochloride 盐酸甜菜碱
betake (betook, betaken) *vt*. 致力于（to）；到……去，前往
beta-ketobutyric acid β－丁酮酸，乙酰乙酸
beta-ketopalmitic acid β－酮软脂酸
beta-lactose *n*. β－乳糖
betalin *n*. 复合维生素 B（vitamin B complex）制剂的商品名
beta-lipoprotein *n*. β－脂蛋白，低密度脂蛋白
betalipotropin *n*. β－脂肪酸释放激素
beta-lutidine *n*. β－路提丁，3－乙基吡啶（麻醉解痉药）
betalysin *n*. β－溶菌素，乙型溶菌素
Betameprodine *n*. 倍他美罗定（镇痛药）
Betamerphalan *n*. 异芳芥（抗肿瘤药）
Betamethadol *n*. 倍他美沙朵（镇痛药）
betamethasone *n*. 倍他米松（糖皮质激素）（即 9α-fluoro-16β-methylprednisolone）‖ ~ acetate 醋酸倍他米松/~ benzoate 苯甲酸倍他米松/~ dipropionate 二丙酸倍他米松/~ sodium phosphate 倍他米松磷酸酯钠/~ valerate 戊酸倍他米松
Betamethasone acibutate *n*. 醋布倍他米松（肾上腺皮质激素类药）
Betamicin *n*. 倍他米星（抗生素类药）
betamicin sulfate 硫酸倍他米星，硫酸倍他霉素（抗生素类药）
beta2-microglobulin *n*. β2－微球蛋白
beta-minus decay 负 β 衰变
Betamipron *n*. 倍他米隆（氨基酸类药）
betanaphthol *n*. β－萘酚（抗菌药）‖ ~ benzoate 苯甲酸萘酚（即 benzonaphthol）/~ benzylamine 苯甲胺萘酚/~ bismuth β－萘酚铋（为氧化铋和 β－萘酚混合剂）/~ carbonate 碳酸 β－萘酚（肠内抗菌药/~ orange 金莲橙，苯胺黄/~ salicylate 水杨酸 β－萘酯，比妥耳（即 betol）/~ sodium β－萘酚钠
betanaphtholsulfonic acid β－奈酚磺酸
beta-naphthoquinone *n*. β－萘醌
betanaphthyl *n*. β－萘基 ‖ ~ amine β－萘胺，萘胺（即 naphthylamine）/~ benzoate 苯甲酸 β－萘酯/~ salicylate 水杨酸 β－萘酯，比妥耳（即 betol）
beta-naphthylamine *n*. β－萘胺
Betanidine *n*. 倍他尼定，二甲苄呱（抗高血压药）
betanin *n*. 甜菜红，甜菜苷
betaoxidation *n*. β－氧化作用
beta-oxybutyria *n*. β－羟酪酸尿，酮尿
beta-oxybutyric acid β－羟丁酸
Betapace *n*. 盐酸索他洛尔（sotalol hydrochloride）制剂的商品名
Betapar *n*. 甲泼尼松（meprednisone）制剂的商品名
beta-particle *n*. β－粒子
betapen-VK *n*. 青霉素 V 钾（penicillin V potassium）制剂的商品名
beta-phenylpropionic acid β－苯丙酸
beta-prodine *n*. β－普罗啶（镇痛药）（即 β-(±)-1,3-dimethyl-4-phenyl-4-propionoxypiperidine）
betaproiolactone *n*. 羟丙酸 β－内酯（移植物、菌苗、血浆的灭菌剂）（即 propiolactone；hydracrylic acid β-lactone）
Betaprone *n*. 丙内酯（propiolactone）制剂的商品名（消毒药）
Betapropiolactone *n*. β－丙内酯，丙内酯
beta-pyridine-aldehyde thiosemicarbazone （缩 G169）β－吡啶醛缩氨硫脲
betaquinine *n*. β－奎宁，奎尼丁（即 quinidine）
beta-radiation β 辐射 ‖ ~ survey β 辐射测量
beta-radioactive substance β 放射性物质
beta-ray counter β 射线计数器
beta-ray spectrometer β 射线谱仪
beta-receptor *n*. β－（肾上腺素）受体
beta-serolysin *n*. β－血清溶菌素
Betasizofiran *n*. 倍他西佐喃（导泻药）
beta-spectrometer *n*. β－分光计
beta-staphylolysin *n*. β－葡萄球菌溶血素
beta structure β 结构
beta-substance *n*. β－物质，海恩茨氏体（在红细胞内由毒物引起的圆形体）（即 Heinz bodies）
beta-teletherapy β 远距离治疗 ‖ ~ source β 远距离治疗源
beta-thalassaemia β 地中海贫血
beta-tocopherol *n*. β－生育酚
beta-transformtion β 转化
beta-transition β 跃迁
betatrex *n*. 戊酸倍他米松（betamethasone valerate）制剂的商品名
betatron *n*. 电子回旋加速器，电子感应加速器 ‖ ~ acceleration 电子感应加速器式加速器/~ betatron x-ray 电子感应加速器 X 射线/~ radiography 电子感应加速器放射摄影（术）/~ radius 电子感应加速器半径/~ type accelerator 电子感应加器型加速器/~ with air gap 气隙电子感应加速器/~ x-ray beam 电子感应加速器 X 线束
betatron-start(ing) 电子感应加速器起动
betatrontherapy 电子感应加速器疗法
beta-Val *n*. 戊酸倍他米松（betamethasone valerate）制剂的商品名
Beta vulgaris L ［拉，植药］甜菜
beta wave β 波
Betaxin *n*. 盐酸硫胺（thiamine hydrochloride）制剂的商品名
Betaxolol *n*. 倍他洛尔（β－受体阻滞药）
betaxolol hydrochloride 盐酸倍他洛尔，盐酸环丙甲氧心安（β－受体阻滞药）
Betazole *n*. 倍他唑（诊断用药）
betazole *n*. 氨乙吡唑（促胃液分泌药）（即 ametazole；3-(β-aminoethyl)pyrazole）
betazole hydrochloride 盐酸倍他唑，盐酸氨乙吡唑（促胃液分泌药，胃功能试验用）
BETE tropine benzylate 二苯醇酸托品
bête rouge 红恙螨
betel *n*. 蒌叶（用蒌叶卷一些槟榔子碎片及石灰，作为咀嚼剂，有强壮、收敛、兴奋作用）‖ ~ leaf 蒌叶
betelnut *n*. 槟榔子
Betelnut peel ［植药］大腹皮
Betelnutpalm ［植药］槟榔
bethanechol *n*. 氨基甲酰甲基胆碱（胆碱能药）（即 carbamylmethylcholine）
bethanechol chloride 氯贝胆碱（拟胆碱药）
bethanidine *n*. 苄二甲胍（神经节阻滞药）（即 1-benzyl-2,3-dimethylguanidine）
bethanidine sulfate 硫酸倍他尼定，硫酸苄二甲胍（肾上腺素能神经元阻滞药，用以治疗原发性高血压，尤其在恶性期）
Bethea's method (sign) 比塞氏法（征）（检胸部疾病，当检查者站在患者背后，将指尖置于两侧腋窝上部的肋骨上缘时，患侧肋骨呼吸运动减少则表示一侧胸廓吸气扩张受损））
betamic force （进化）控制力
bethroot *n*. 延龄草（即 birthroot；Trillium erectum L）
bestiality *n*. 恋兽症
Betiatide *n*. 贝硫肽（药用辅料）
betoken *vt*. 预示；表记，暗示
betol *n*. 比妥耳，水杨酸 β－萘酯（即 betanaphthyl salicylate；salinaphthol；naphthalol）
Betol *n*. 柳萘酯（消炎镇痛药）
Betonica *n*. ［拉］水苏属（即 Stachys）‖ ~ officinalis 欧水苏（即 Stachys officinalis）
betony *n*. 欧水苏
betook betake 的过去式
betoxicaine *n*. 贝托卡因（局部麻醉药）
betoxolol *n*. 贝托洛尔（β 受体阻滞剂）
betoxycaine *n*. 贝托卡因（局麻药）
betray *vt*. 背叛；泄漏；暴露，显示 ‖ ~al *n*.
Bettendorff's test 贝滕多夫氏试验（检砷）
better *a*. ［good，well 的比较级］较好的；大半的；有所好转的 *ad*. （well 的比较级）更好地；更；更多 *n*. 较好的事物；优势 *vt*. 超过；改善 *vi*. 改善 ‖ all the ~ 更加好/~ off 境况较好/for ~ for worse（或 for ~ or worse）不论好坏；不管怎么样/for the ~ 好转/get the ~ of 胜过；打败/had ~ 应该，还是……好/no ~ than 几乎等于，实际上和……一样/none the ~ for it 不因此而好些/not ~ than 并不比……好，顶多不过是/the ~ part of 一半以上
betterment *n*. 改善，改良，改进
Betula *n*. 桦属 ‖ ~ alba 白桦（即 white birch）/~ lenta 黑桦（即 black birch）
Betulaceae *n*. 桦木科
Betula luminifera h. Winkl ［拉；植药］亮叶桦
betula mar churica Nakai *n*. 东北白桦（植）药用部分，树皮
Betula papyrifera 北美白桦
Betula pendula Roth ［拉；植药］垂枝桦
Betula platyphylla Suk ［拉；植药］白桦，白桦（植）药用部分，树皮
Betula platyphylla Suk. Var. japonica (Sieb) Hara ［拉；植药］华北白桦
betula sendula Roth. *n*. 新疆白桦（植）药用部分，树皮（即 ~ verrucosa Ehrh.）
betulase *n*. 桦酶，冬绿酶（能分解冬绿甙）
betulin *n*. 桦木醇，桦木脑

between *prep*. 在……(两者)之间;在……中间;联系着……;由于……共同作用的结果;为……所共有 *ad*. 当中,中间 ‖ (few and) far ~ 稀少/in ~ 在中间;每间隔;介乎两者之间
betweenbrain *n*. 间脑(即 diencephalon)
betweenness *n*. 中间性
betweentimes, **betweenwhiles** *ad*. 有时,间或
betwixt *prep*., *ad*. 在两者之间 ‖ ~ and between 两者之间的
Betz's cells 贝茨氏细胞,巨锥体细胞(即 giant pyramidal cells) ‖ ~ cell area 贝茨细胞区,心理运动区,运动区
Beurmann's disease 伯尔曼氏病,播散性树胶状孢子丝菌病(即 disseminated gummatous sporotrichosis)
Beuttner's method 博伊特讷氏法(楔状切除子宫底,摘除子宫附件,保留部分卵巢)
BEV billion (10^9) electron volt (now GEV) 十亿电子伏(现简写为 GEV)
Bev billion electron volts 10 亿电子伏,千兆电子伏,10^9电子伏(现用 giga electron volt, GeV)
BEVA British Equine Veterinary Association 英国马科动物兽医协会
Bevan's incision 比万氏切口(沿右侧腹直肌外缘垂直切开暴露胆囊法) ‖ ~ operation 贝文手术(纠正未降睾丸术,使之回到阴囊)
Bevan-Lewis cells 比万·刘易斯氏细胞(大脑运动区皮质中的某种锥体细胞)
Bevantolol *n*. 贝凡洛尔(β 受体阻滞药)
bevatron *n*. 高功率质子回旋加速器,(高能质子)同步稳相加速器
bevel *n*. ①斜面;斜角 ②倾斜 *a*. 倾斜的 (-ll-) *vt*. 使成斜角,使成斜面 ‖ ~, cavosurface 洞面斜面/~, occluso-axial 殆轴斜面,咬合轴斜面
beveled electrode 研磨电极
beveling *n*. ①斜镶法 ②斜面
beveller *n*. 研磨仪
beverage *n*. 饮料
bevidox *n*. 维生素 B_{12}溶液(商品名)
Bevonium Methylsulfate *n*. 甲硫贝弗宁(解痉药)
Bevonium Metilsulfate *n*. 甲硫贝弗宁(解痉药)
bewail *vt*. 悲叹,哀悼
beware *vi*., *vt*. 谨防,当心(of)
bewilder *vt*. 迷惑;使为难 ‖ ~ment *n*. 迷惑状态,恍惚迷离状态
bewitch *vt*. 蛊惑;使着迷 ‖ ~ing *a*. /~ment *n*.
bex *n*. [希]咳嗽(即 cough)
bexanthone = becantone *n*. 贝恩酮(抗绦虫药)
Beyerinck's reaction 拜厄林克氏反应(霍乱红反应)
beyond *prep*. 在……的那边;迟于;超出;除……以外 *ad*. 在远处;向远处;另外 *n*. 远处
Bezafibrate *n*. 苯扎贝特,必降脂(降血脂药)
bezel *n*. 荧光屏,挡板;聚光圈
beziehungswahn *n*. [德]关系妄想
Bezitramide *n*. 贝齐米特(镇痛药,镇吐药)
bezoar *n*. [波斯]粪石(发生在人或其他动物的消化器官内,有四种类型:①毛粪石;②植物粪石;③植物毛粪石;④虫胶粪石。牛、马、羊的消化器官内的结石作中药时,分别称为牛黄、马宝、羊哀);牛黄(中药)
Bezoar from monkey [植药]猴枣
bezoars in stomach 胃内结块,胃石
Bezold's abscess 贝佐耳德氏脓肿(颞骨骨膜下脓肿) ‖ ~ mastoiditis 贝佐耳德氏乳突炎/~ perforation 贝佐耳德氏穿孔(颞骨乳突内面穿破)/~ sign 贝佐耳德氏征(乳突肿胀为乳突炎征)/~ triad 贝佐耳德氏三征(耳硬化)
Bezold's ganglion 贝佐耳德氏神经节(房中隔一群神经节细胞)
Bezold-Jarisch reflex 由 Bezold 及 Jarisch 两人发现,因心脏 sensory receptor 受刺激而使迷走神经兴奋之反射,使心跳变慢,血管扩张,血压下降
bezyl succinate *n*. 琥珀酸苄酯(解痉药)
BF back face 背面,反面/back-feed 反馈/beat frequency 拍频/blastogenic factor 母细胞生成因子,生殖因子/blood flow 血流量/bouillon filtrate 肉汤滤液/broth filtrate 肉汤滤液/buffered 缓冲的/Bureau of Foods (FDA) 食品局(食品与药物管理局)/bursa of Fa fabricius 腔上囊(胚胎学)/butterfat 乳脂
B.F. bouillon filter 肉汤滤液
B/F (bound/free) ratio (结合)/(游离)比率
BF or MF blastogenetic or mitogenic factor 母细胞(原始细胞)生成因子或致有丝分裂的因子
β1F, **$β_1FC_5$**补体第五成分
BFC benign febrile convulsion 良性热性惊厥
bFGF basic fibroblast growth factor 基础成纤维细胞生长(增殖)因子
BFHR basal fetal heart rate 基础胎儿心率
BFI butanol extractable iodine 丁醇提取碘
BFM blood flowmeter 血流量计
BFO beat-frequency oscillator 差频振荡器,拍频振荡器/blood-forming organ 造血器官
B-form DNA (**DNA-B**) B 型 DNA (DNA-B)
BFP basic fetoprotein 碱性胎儿蛋白/biologically false positivity 生物学假阳性
BFPR biological false postive reaction 生物学假阳性反应
BFR biologically false-positive reaction 生物假阳性反应/biologic false positive reactor 生物学假阳性反应器/blood flow rate 血流速度/bone forming rate 成骨速度
bfr before 在前面,在……以前
BfRS buffered Ringer's solution 缓冲林格氏液
BFT bentonite flocculation test 皂土絮状试验/biofeedback training 生物反馈训练
BFU-E burst-formign unit erythroid 红系爆式集落形成单位/erythropoietic burst forming units 幼红细胞群形成单位
BFVD British Federation Against Venereal Diseases 英国性病防治联合会
BG Behavior Genetics 行为遗传学(杂志名)/biguanide 缩二胍,乙双胍(降血糖药物)/blood glucose 血糖/blood group 血型/bone graft 骨移植/Bordet-Gengou bacillus 博—让二氏杆菌,百日咳(嗜血)杆菌/Bromo-geraminun 溴苄烷铵,新洁尔灭/bronchcenfric granulomatosis 支气管中心肉芽肿/buccogingival 颊龈的/Bulgaria 保加利亚
B.G. buccogingival 颊银的
B-G Bordet-Gengou (bacillus) 博—让二氏菌(百日咳杆菌)
BGA British Geriatrics Association 英国老年病学协会
BGC blood gas calculator 血液气体计算器/blood glucose concentration 血糖浓度/blood granulocyte clearance 血粒细胞廓清
B/GC blood / gas coefficient 血液/气体(吸收速度)系数
BGDN butylenes glycol dinitrate 丁二醇二硝酸酯
BGE butyl glycidyl ether 丁基缩水甘油醚
BGET biologic gastric emptying time 生物性胃排空时间
BGG bovine gamma globulin 牛丙种球蛋白
BGH bambur General Hospital 班巴总医院/bovine growth hormone 牛生长激素
β-GI β-glucuronidase β-葡萄糖醛酸酶
BGLB brilliant green lactose broth 煌绿乳糖肉汤
BGP beta-glycero-phosphatase β-甘油磷酸酶/biliary glycoprotein 胆汁糖蛋白/brain gastrin peptide 脑促胃液激素肽
BGP-1 biliary glycoprotein-1 胆汁糖蛋白-1
BGS British Geriatrics Society 英国老年病学学会
BGSA blood granulocyte-specific activity 血液粒细胞特殊活性
BGT Bender-Gestalt test 本德—杰斯塔特氏试验/between great trochanters 大转子间/borderline glucose tolerence 葡萄糖耐量边缘
BGTT borderline glucose tolerance test 边缘糖耐量曲线(试验)
BH Base Hospital 后方医院,基地医院/benzalkonium and heparin 苯甲烃铵(苄烷铵)及肝素/bill of health 健康证书/birth history 分娩史/brain hormone 脑激素/Bulletin of Hygiene 卫生学通报(杂志名)
BH_4tetrahydrobiopurine 四氢生物嘌呤
B/H bill of health 检疫证书/
B of H Board of Health 卫生部(局)
β1H, **β1H** H 因子
BHA bacterial hemagglutination (test) 细菌血凝试验/British Homeopathic Association 英国顺势疗法协会/butylated hydroxyanisole 丁羟茴醚/ butylhydroxyanizole 丁羟安尼唑(氧化阻止剂)
bhang *n*. [印度]大麻(即 bang)
Bharal [动药]岩羊
Bharal horn [动药]岩羊角
BHB Basic Hospital Benefits Program 基本医院福利计划/butropium bromide 溴化丁托品,溴化对丁氧苄莨菪碱(解痉药)
BHC benzene hexachloride 六六六,六氯化苯/body hematocrit 体(动脉)红细胞压积
BHCDA Bureau of Health Care Delivery and Assistance 卫生保健设施与辅助设备处(属美国公共卫生署卫生资源与卫生事业管理局)
BHCSA British Hospitals Contributory Scheme Association 英国医院捐助计划协会
BHD Bulletin of the History of Dentistry (AAHD journal) 牙科史通报(美国牙科史学会杂志)
BHET bis-hydroxyethyl terepnthalate 对苯二甲酸乙二醇酯

BHF British Heart Foundation 英国心脏基金会
BHHCC Bureau of Health and Hospital Careers Counseling 卫生与医院专业顾问局
BHI brain-heart infusion（小牛）脑心灌流/Bureau of Health Insurance 健康保险局
BHIB beef heart infusion broth 牛心浸出肉汤
bhilawanol *n*. 比拉万醇（一种儿茶酚，得自漆树科植物 Semecarpus anacardium 的坚果的壳液中；印度洗衣人用这种壳液来标记衣服，引起职业性皮炎，称为洗衣员癣 dhobie itch）
BHJ British Heart Journal 英国心脏学杂志/British Homeopathic Journal 英国顺势医疗杂志
BHL Bilaterale Hilus lymphdrusenanschwe Lung 两侧肺门淋巴结肿胀（德）/ bilateral hilar lymphoma 双侧肺门淋巴瘤/bilateral hilar lymphadenitis 双侧肺门淋巴结炎/biological half-life 生物半寿期
BHM Bulletin of the History of Medicine 医学史通报/Bureau of Health Manpower 卫生劳动局（美国卫生、教育与福利部）
BHME Bureau of Health Manpower Education 卫生劳动教育局
BHMP bis（hydroxymethyl）peroxide 双羟甲基过氧化物
BHN bephenium hydroxy-naph-thoate 羟萘酸苄酚宁
BHP blood hydrostatic pressure 血液流体静力压/Bureau of Health Professions 卫生专业局
BHPR Bureau of Health Professions 卫生专业处（属美国公共卫生署卫生资源与卫生事业管理局）
BHPW benign hupergammag lobulinemic purpura of Waldenstrom 瓦尔登斯特伦氏良性高球蛋白性紫癜
B-HR Bolton-Hunter Reageat 博尔顿—亨特试剂
BHRA Bureau of Health Resourcces Administration 保健资源管理局
BHRD Bureau of Health Resources Development 卫生资源发展处（属美国公共卫生署卫生资源与卫生事业管理局）
BHS beta-hemolytic streptococcus β－溶血性链球菌
3β-HSD 3β-hydroxy sterol dehydrogenase 3β－羟基固醇脱氢酶
BHT butylated hydroxytoluene 二叔丁对甲酚（食品抗氧化剂）
BHTD Bureau of Hygiene and Tropical Disease（UK）卫生和热带疾病局（英）
BH / VH（body hematocrit / venous hematocrit）ratio（体红细胞压积/ 静脉红细胞压积）比率
Bhutan *n*. 不丹［亚洲］‖ ~ese *n*. 不丹人；不丹语 *a*. 不丹的；不丹人的；不丹语的
B Hyg Bachelor of Hygiene 卫生学学士
BI bacteriological index 细菌学指数/base of prism in 棱镜基底内方/biffureation index 分类索引/biischial diameter 坐骨结节直径/bone imaging 骨显象/brain imaging 脑显象/Brookings Institution 布鲁金斯学会/buffer index 缓冲指数/burn index 烧伤指数
Bi bismuth 铋（83 号元素）
bi-［拉］［构词成分］二，两，双，二倍；重……（化学用语）；生，生命（见 bio-）
B/I battery inverter 蓄电池变流器
BIA bacterial intracranial aneurysm 细菌性颅内动脉瘤/Braille Institute of Americas 美国布莱尔研究所/British Institute of Acupuncture 英国针刺研究所
BIAC Bioinstrumentation Advisory Council 生物器械应用咨询委员会
biacromial *a*. 双肩峰间的
biacuminate *a*. 两尖的，有两尖端的
Bialamicol *n*. 比拉米可（抗原虫药）
bialamicol hydrochloride 盐酸比拉米可，盐酸卡马风（抗阿米巴药）
bialate *a*.（有）两翼的
bialkali photocathode 双碱光电阴极
Bial's reagent 比阿尔氏试剂 ‖ ~ test 比阿尔氏试验（检尿戊糖）
Bial's test 比阿尔氏试验（检尿戊糖）
bialuminate *n*. 重铝酸盐，酸性铝酸盐
biamniote *n*. 双羊膜儿
Bianchi's nodules 比昂基氏小结（半月瓣结），主动脉瓣小结 ‖ ~ valve 比昂基氏瓣（鼻泪管襞）
Bianchi's syndrome 比昂基氏综合征（左顶叶损伤综合征，为感觉性失语症，伴失用症及失读症，见于左顶叶损伤）
biangular *a*. 有两角的
biangulate *a*. 有两角的
biannual *a*. 一年两次的；半年一次的 ‖ ~ly *ad*.
Biapenem *n*. 比阿培南（抗生素类药）
biapiculate *a*. 有两尖顶的
biarsenate *n*. 重砷酸盐，酸性砷酸盐
biarticular *a*. 两关节的
biarticulate *a*. 两关节的
bias *n*. 偏见，偏性，偏因；倾向性；系统误差，偏倚（统计）；偏，位移，偏压 *a*. 斜的 *ad*. 斜（-s⟨s⟩-）*vt*. 使有偏见；使有倾向性 ‖ bias(s)ed *a*. 有偏见的；有偏性的
biased *a*. 附加励磁的，位移的 ‖ ~ betatron 附加激磁电子感应加速器
biasteric *a*. 双星体的
biastigmatism *n*. 双重散光（角膜散光和晶状体散光并存）
biastophilia *n*. 武力强暴癖（症）
biatrial *a*. 两心房的
biauricular *a*. 两耳的，双耳的
biaurite *a*. 有双耳的
biax *n*. 双轴磁心元件
biaxial *a*. 双轴的
BIB bibliographies 文献题录
Bib bibe［拉］饮/butene-isobutane 丁烯—异丁烷混合物
bib *n*. 红细胞碎片（恶性疟原虫新月状配子体在生长中出现）
bibasic *a*. ①二碱价的（指酸）；二元的 ②二代的（指盐）
Bibenzonium Bromide *n*. 比苯溴铵（镇咳药）
biberine *n*. 比比林，甘蜜树皮碱（即 bebeerine）
bibeveled *a*. 有双斜面的
bibl bibliography 文献题录
Bible *n*. 圣经
Bible frankincense［植药］乳香
Biblical *a*.《圣经》的；出于（或符合）《圣经》的
biblio bibliography 文献题录
biblioclasm *n*. 撕书癖
biblioclast *n*. 撕书癖者
Bibliofilm *n*.（图书）微缩胶卷（美国科学服务部注册的商标名）
bibliofilm *n*. 图书缩影胶片
bibliography *n*. 书目提要；文献目录
bibliography of medicine 医学图书
bibliokleptomania *n*. 偷书狂，偷书癖
bibliomania *n*. 集书狂，藏书癖 ‖ ~c *a*., *n*. 有藏书癖的（人）
bibliophobia *n*. 书籍恐怖
bibliotherapy *n*. 读书疗法，阅读疗法（治疗精神障碍或促进心理卫生）（即 biblotherapy）
biborate *n*. 重硼酸盐
BIBRA British Industrial Biological Research Association 英国工业生物研究协会
Bibrocathol *n*. 铋溴酚（消毒防腐药）
bibromide *n*. 二溴化物
Bibron's antidote 比布隆氏解毒剂（解蛇毒药）
BIBS built-in breathing system 固定式呼吸系统
bibulous *a*. 吸水的，吸收性的；喜欢喝酒的
BIC 5（4）-［3，3-bis（chloroethyl）-triazeno］imidazole-4（5）-carboxamide 双氯乙三氮烯咪唑酰胺（抗癌药）
bicalcrate *a*. 二距的
Bicalutamide *n*. 比卡鲁胺（抗雄激素类药）
bicamera *n*. 双镜头摄像机
bicameral *a*. 二室的，两室的
bicapitate *a*. 二头的
bicapsular *a*. 二囊的，两囊的 ‖ ~，blood 血液重碳酸盐/~，plasma 血浆重碳酸盐，血液重碳酸盐（即 blood bicarbonate）/~ of soda 碳酸氢钠，重碳酸钠，小苏打
bicarb bicarbonate 碳酸氢盐，重碳酸盐
bicarbonate *n*. 碳酸氢盐（根据 1998 年 CADN 的规定，在盐或酯与加合物之命名中，使用此项名称）
bicarbonatemia *n*. 重碳酸盐血
bicarbonyl *n*. 双重羧基
bicardiogram *n*. 二室性心电图，双心电图
bicathode *n*. 双阴极
bicaudal，bicaudate *a*. 双尾的（即 bicaudal）
bicavitary *a*. 两腔的
bicellular *a*. 两细胞的
bicephalic *a*. 双头的（即 bicephalous）
bicephalus *n*. 双头畸胎（即 dicephalus）
biceps *a*. ①二头的 ②二头肌 ③臂力 ‖ ~ brachii 肱二头肌/~ flexor cruris 股二头肌（即 musculus biceps femoris）
biceptor *n*. 双受体
bicharacteristics *n*. 双特征
Bichat's canal 比沙氏管，蛛网膜孔（连接蛛网膜下腔与第三脑室），蛛网膜管，大脑大静脉池 ‖ ~ fat-pad 比沙氏颊脂垫，颊脂体（即 corpus adiposum buccae）/~ fissure 大脑横裂，比沙氏裂，端脑间脑裂（即 fissura telodiencephalica）/~ foramen 比沙氏孔，蛛网膜孔（即 ~ canal）/~ fossa 比沙氏窝，翼上颌窝（即 pterygomaxillary fossa）/~ ligament 比沙氏韧带，骶髂后韧带下束/~ membrane 比沙氏膜，内弹性膜（动脉内膜中）/~ protuberance 颊脂体（即 corpus adiposum buccae）/~ tunic 比沙氏膜，血管内膜

(即 tunica intima)
bichloracetic acid 二氯乙酸
bichloralantipyrine *n*. 二氯醛安替比林(即 dichloralantipyrine)
bichloride *n*. ①二氯化物 ②升汞
bicho *n*. 流行性坏疽性直肠炎(即 epidemic gangrenous proctitis)
bichromate *n*. 重铬酸盐
bichrome *a*. 两色的
bichromogenic *a*. 产两色的
Bicifadine *n*. 比西发定(镇痛药)
biciliate *a*. 双纤毛的
bicillin *n*. 比西林,苄星青霉素 G(即 penicillinum G benzathinicum)
bicinctus *a*. [拉]有两带的(即 bicingulatus)
bicipital *a*. ①二头肌的 ②二头的
Biciromab *n*. 比西单抗(诊断用药)
bicisate *n*. 比西酯(根据 1998 年 CADN 的规定,在盐或酯与加合物之命名中,使用此项名称)
Bickel's ring 比克耳氏环(淋巴性咽环)
Bickerstaff's migraine 比克斯塔夫氏偏头痛,基底(动脉)偏头痛
biclavate *a*. 两端成棒状的
Biclodil *n*. 二氯地尔(血管扩张药)
Biclofibrate *n*. 二氯贝特(降血脂药)
BiCNU 卡莫司汀(carmustine)制剂的商品名
bicolor, **bicolored** *a*. 双色的
bicolorimeter *n*. 双层比色计
bicommutant *n*. 对换位阵
bicomponent *n*., *a*. 双组分(的)
biconcave *a*. 双凹[形]的
biconcave lens 双凹透镜
biconcave shape 双凹形
bicontaminated *a*. 双污染的
biconvex *a*. 双凸[形]的
biconvex lens 双凸透镜
bicoordinate navigation 双坐标导航
bicornate *a*. 双角的(即 bicornuate) ‖ ~ uterus 双角子宫
bicornous *a*. 双角的(即 bicornate)
bicornuate, **bicornate** *a*. 双角的
bicornuate uterus 双角子宫由于发育错误而形成的叉状子宫
bicorporate *a*. 双体的,双身的
bicoudate *a*. 双曲的
Bicozamycin *n*. 二环霉素(抗生素类药)
BICR Beatson Institue for Cancer Research (Glasgow) Beatson 癌症研究所(格拉斯哥)
bicrescentic *a*. 有两个隆起的,两隆的(牙)
BiCROS bilateral contralateral routing of signals 双侧(耳)信号对传线路
bicrural *a*. 两腿的,两脚的
bicuculline *n*. 荷包牡丹碱
bicuspid *a*. ①二尖的 ②二尖瓣, ③双尖牙 ‖ ~, second 第二双尖牙
bicuspid aortic stenosis *n*. 双瓣主动脉瓣狭窄
bicuspid aortic valve *n*. 主动脉瓣二瓣
bicuspid valve *n*. 二尖瓣
bicuspidal *a*. ①二尖的 ②双尖牙的
bicuspidate *a*. 二尖的
bicuspoid *n*. 双尖型
bicyanate *n*. 重氰酸盐,酸性氰酸盐
bicycle *n*. 自行车
bicyelic compound library 双环状(化学有机)分子库
BID brought in dead 送来时已死亡
bid (**bade** 或 **bid**, **bidden** 或 **bid**; **-dd-**) *vt*. [过去时一般用 bade] 祝;表示 *n*. 企图
b.i.d. bis in die[拉]每日两次
BIDA p-butylacetanilidoiminodiacetic acid 对丁基乙酰苯胺亚氨基双醋酸
bidacric *a*. 两泪穴的(泪穴为测颅术之名称)
bidactyly *n*. 一手二指畸形(仅有大指及小指)
Bidder's ganglia 比德尔氏神经节(心神经的神经节,位于房中隔的下端) ‖ ~ organ 比德尔氏器(雄蟾蜍性腺的前部,性质似卵巢)
Bidder's ganglion 比德尔氏神经节(蛙心)
Biddulphiaceae 盒形藻科(一种藻类)
Bidens bipinnata L [拉,植药]刺针草,鬼针草
Bidens biternata (**Lour**) **Merr. et Sherff** [拉,植药]金盏银盘
bidens frondosa L. *n*. 大狼把草(植)全草入药
Bidens L 鬼针草属 ‖ ~ tripartita L 狼把草/~ parviflora 小花鬼针草
Bidens parviflora Willd 小花鬼针草
Bidens pilosa L [拉,植药]三叶鬼针草, 三叶刺针草(植)全草入药
bidens pilosa L. var. minor Sherff *n*. 小三叶刺针草(植)全草入药(即 ~ pilosa L. var. radiata Sch.-Bip.)
Bidens tripartite L [拉,植药]狼把草, 狼把草(植)全草入药(狼把草)
bidental *a*. 双牙的(即 bidentate)
bidentate *a*. 双牙的(即 bidental)
bidermoma *n*. 双胚叶畸胎瘤(由两个胚层的细胞和组织所组成的一种畸胎瘤)
bidet *n*. 坐浴盆
bidigital *a*. 两指(趾)的
bidimensional *a*. 二维的 ‖ ~ echocardiography 二维超声心动扫描/~ image 二维影象
bidirectional *a*. 双向的 ‖ ~ trigger diode 双向触发二极管/~ UCG 双向超声心动图
bidirectional replication 双向复制,二向复制
Bidisomide *n*. 比地索胺(抗心律失常药)
BIDLB block in posterior-inferior division of the left branch 左束支后下分支处传导阻滞
biduotertian *n*. 持续型间日疟
biduous *a*. 持续两天的(如发热)
Biebersteinia heterostemon Maxim [拉,植药]熏倒牛
Biebrich scarlet 比布里希猩红
Biederman's sign 比德曼氏征(喉前壁呈暗红色〈而非正常的淡红色〉,见于梅毒患者)
Biedert's cream mixture 比德特氏奶油合剂(由奶油、温水及乳糖混成的一种婴儿食品)
Biedl's disease (**syndrome**) 比德耳氏病(综合征),劳—穆—比三氏综合征(肥胖、生殖机能减退、色素性视网膜炎、智能缺陷等综合征)
bielectrolysis *n*. 双极电解
Bielschowsky-Jansky disease 比—詹二氏病(婴儿型黑蒙性痴呆,幼儿型大脑神经鞘脂沉积病)
Bielschowsky's head tilting test 比尔肖夫斯基氏头倾斜试验(令患者头倾斜至右肩和左肩,注视远方固定装置,有可能区别上直肌轻瘫与对侧上斜肌轻瘫)
Bielschowsky's method 比耳朔夫斯基氏法(染轴索和神经原纤维,一种论证神经轴突及网状纤维的氨银染法)
Biemond syndrome, Ⅱ 比蒙综合征Ⅱ型(一种常染色体隐性遗传病,特征为虹膜缺损、肥胖、精神发育迟缓、性腺功能减退和轴后多指〈趾〉畸形)
biennial *a*. ①二年生的 ②二年生植物;年发生一次的事物 ‖ ~ly *ad*.
bier *n*. 棺材架;尸体架
Bier's anesthesia 比耳氏[局部]麻醉法,静脉麻醉(即~ local anesthesia; vein anesthesia) ‖ ~ cups 比耳氏杯(用以引起内充血)/~ hyperemia 比耳氏充血法,收窄性充血法(即~ passive hyperemia; constriction hyperemia)/~ spots 比耳氏斑,人工充血斑/~ suction 舌咬伤吸引法
Biermer's anemia 比尔默氏贫血(恶性贫血) ‖ ~ sign 比耳默氏征(水气胸时的一种叩诊体征,其音调随患者体位的变换而改变)
Bier's amputation 比尔氏切断术(腿骨成形性切断术) ‖ ~ anesthesia 静脉局部麻醉法/~ passive hyperemia, ~ treatment 比尔氏被动性充血疗法,收窄性充血法(用薄橡皮带导致静脉充血治关节病)
biermerin *n*. 胃造血素
Biernacki's sign 别尔纳斯基氏征(脊髓痨及麻痹性痴呆时的尺神经麻痹)
Biesiadecki's fossa 比阿萨迪斯基氏窝,髂筋膜下窝(即 iliacosubfascial)
Bietamiverine *n*. 比坦维林(解痉药)
Bietaserpine *n*. 比他舍平(抗高血压药)
biethiol *n*. 硫双二氯酚,比廷
Biett's disease 比埃特氏病,盘状红斑狼疮(即 lupus erythematosus) ‖ ~ solution 砷酸铵溶液
biface *n*. 双界面
bifacial *a*. 两面的[畸胎]
bifacial tension 双界面张力
bifarious *a*. 两列的,两重的
Bifemelane *n*. 二苯美伦(脑功能改善药)
Bifendate *n*. 联苯双酯(抗肝炎药)
Bifepramide *n*. 联苯普胺(解痉药)
Bifeprofen *n*. 联苯洛芬(消炎镇痛药)

bifid *a*. 两叉的,对裂的,两叉的‖～penis 叉状阴茎(由于发育错误而形成)/～ureter 叉形输尿管,不完全性重复输尿管/～urethra 尿道裂‖～ity *n*./～ly *ad*.
Bifid triple viable *n*. 培菲康
Bifidobacterium *n*. 双歧杆菌属‖～acidophilus 嗜酸双歧杆菌/～acidophilus var. pathogens 嗜酸双歧杆菌病原变种/～adolescentis 青春双歧杆菌/～angulatum 角双歧杆菌/～animalis 动物双歧杆菌/～asteroids 星状双歧杆菌/～bifidum 双歧双歧杆菌(两杈乳杆菌)/～bifidum subsp. pennsylvanicum 双歧双歧杆菌宾夕法尼亚亚种/～bifurcatus 双叉双歧杆菌/～boum 牛双歧杆菌/～breve 短双歧杆菌/～catenulatum 链状双歧杆菌/～choerinum 豚双歧杆菌(小猪双歧杆菌)/～coirinense 科依林双歧杆菌/～cornutum 角状双歧杆菌/～coryneforme 棒状双歧杆菌(棒形菌双歧杆菌)/～cuniculi 兔双歧杆菌/～dentium 齿双歧杆菌/～eriksonii 埃氏双歧杆菌/～gallicum 高卢双歧杆菌/～gallinarum 鸡胚双歧杆菌/～gallinurarium 雏鹑鸡双歧杆菌/～indicum 蜜蜂双歧杆菌/～infantis 婴儿双歧杆菌/～intestinalis 肠炎双歧杆菌/～liberorum 游离双歧杆菌/～longum 长双歧杆菌/～longum subsp. animalis 长双歧杆菌动物亚种/～longum subsp. longum 长双歧杆菌长亚种/～magnum 大双歧杆菌/～merycicum 瘤胃双歧杆菌(反刍动物双歧杆菌)/～minimum 最小双歧杆菌/～minimum group 最小双歧杆菌群/～odontolyticum 解齿双歧杆菌(解齿乳杆菌)/～parabifidum 副两歧双歧杆菌/～parvulorum 微小粒双歧杆菌/～pseudocatenulatum 假小链双歧杆菌(假链状双歧杆菌)/～pseudolongum subsp. globosum 假长双歧杆菌球形亚种/～pseudolongum subsp. pseudolongum 假长双歧杆菌假长亚种/～pullorum 小鸡双歧杆菌(雏双歧杆菌)/～ruminale 栖瘤胃双歧杆菌/～ruminantium 反刍双歧杆菌/～saeculare 波伦亚双歧杆菌/～subtile 纤细双歧杆菌(细长双歧杆菌)/～suis 猪双歧杆菌/～thermophilum 嗜热双歧
bifidobacterium ([复] bifidobacteria) *n*. 双歧杆菌
bifidus *a*. [拉]对裂的,两叉的
bifilar *a*. 双丝的
bifilar helix 双股螺旋
bifistular *a*. 有两管的,两管的(即 bifistulous)
biflagellate *a*. 有两个鞭毛的,双鞭毛的
bifn bifurcation 分枝,分叉
bifocal *a*. 双焦点的;双焦点镜的 *n*. [复]双光眼镜;双焦点镜
Bifonazole *n*. 联苯苄唑(抗真菌药)
biforate *a*. 双孔的
biform *a*. 有两形的;两体的;两形结合的
biformin *n*. 双形真菌素,双形蕈素
biformity *n*. 二形[性](即 dimorphism)
biformyl *n*. 二乙醛
biforous *a*. 双孔的
biforous spiracle *n*. 双室气门;双孔气门
bifoveate retina 双中央凹视网膜
bifunctional *a*. 双功能的‖～molecule 双官能分子/～radiopharmaceutic 双功能放射性药物
bifunctional attack 双功能攻击
bifurcate *a*. 叉状的;两枝的;两个尖端的,分叉的 *vt*., *vi*. (使)成两枝;(使)分叉‖～ly *ad*.
bifurcatio (复 bifurcationes) *n*. [拉]杈‖～tracheae 气管杈
bifurcation *n*. ①分歧 ②杈;分支点;分叉点‖～of trachea 气管杈
bifurcationes (单 bifurcatio) *n*. [拉]杈
big (-gg-) *a*. 大(的),巨大(的);怀着……的;充满着……的;重要的‖～duodenum 巨十二指肠/～rib sign 巨肋征
big-bellied *a*. 大肚皮的;怀孕的
Big Chief mescaline 麦司卡林,仙人球毒碱
Big D LSD-25 麦角酰二乙胺(致幻药)
bigaster *n*. 二腹肌(即 biventer)
Bigelow's ligament 比吉洛氏韧带,髂骨韧带(即 ligamentum iliofemorale)‖～operation 比吉洛氏手术,碎石洗出术(即～litholapaxy)/～septum 比吉洛氏隔(股骨颈的一层硬骨组织),股骨[颈]距(即 calcar femorale)
Bigelowia *n*. 盘花蒿属(菊科)
bigemina *n*. bigeminum 的复数;二联脉
bigeminal *a*. ①成对的,双的,二联的 ②成对构造的
bigeminum (复 bigemina) *n*. [拉 twin] 二迭体(指胎儿或鸟类的二迭体中的一个)
bigeminy *n*. ①二联,成对出现 ②二联律‖～,nodal (房室)结性二联律/bigeminal 二联的,成对的
bigener *n*. 属间杂种
bigeneric *a*. ①两属的 ②属间杂种
bigeneric cross 属间杂交
bigerminal *a*. 双胚的,双卵的
Biggaria Kahl 勺形虫属
biggaria caryoselaginelloides Tchang 卷柏核勺形虫
biggaria echinometris Kahl 刺帽勺形虫
biggers whitten and whittingham solution BBW 液
bighead *n*. ①动物头骨膨胀(动物头颅骨膨胀,由骨质软化病所致;幼小公羊的急性传染病;白面绵羊的光敏感;水貂的脑积水) ②[接]触[传]染性肺肠炎(稚火鸡)
bigheaded ant 大头蚁
bigheaded flies 大头蝇
Big-headed turtle [动药]平胸龟
Big-headed turtle meat [动药]平胸龟肉
bigjaw *n*. 大颌病(牛放线菌病)
bigleg *n*. 巨腿症(马腿部淋巴管炎)
Bignonia grandiflora 凌霄花(即 Campsis grandiflora)
Bignoniaceae *n*. 紫葳科
bigo *n*. 下唇溃疡
Bigonia fimbristipulata Hance [拉,植药]紫背天葵
bigonial *a*. 联颌角的(连结两下颌角点的)
bigot *n*. 抱偏见的人‖～ed *a*. 偏执的;顽固的/～ry *n*. 偏执;顽固
biguanide *n*. 双胍,缩二胍
bigumalum *n*. 比古马耳,盐酸氯胍,白乐君(即 proguanil hydrochloride; paludrine)
BIH benign intracranial hypertension 良性颅内高压
bihastate *a*. (有)两尖突的
Bi hebd bis in hebdomada [拉]每周 2 次
BIHM Bulletin of the Institute of the History Medicine 医史学会通报
bihor bihorium [拉]两小时期间
BII Basel Institute for Immunology 巴塞尔免疫学研究所/Beckman Instruments, Inc 贝克曼仪器公司(美)/butanol insoluble iodine 丁醇不溶性碘(血清中)
bi-ionic potentials 双离子电位
Bi Isch between ischial tuberosities 坐骨结节间
bijochinolum *n*. 碘化奎宁铋油剂(即 quinine bismuth iodide in oil)
BIL basic impulse leuel 基本脉冲电严/bilirubin (test) 胆红素(试验)
Bil bile 胆汁/blirubin 胆红素
bil bilateral 双侧的
bil- 前缀,意义为"胆汁"(来自拉丁语 billis)
bilabe *n*. 尿道异物钳
bilamellar *a*. 两片的(即 bilamellate)
bilaminar *a*. 二层的,两板的
bilan *n*. 胆色素核(即 hexahydrobilin; bilinogen)
bilanz *n*. 平衡
Bilarcil *n*. 美曲膦酯,敌百虫(metrifonate)制剂的商品名
bilat bilateral 双侧的
bilateral *a*. 两侧的,双边的;对向的,双向的‖～ly *ad*.
bilateral gynandromorph 两半雌雄嵌体
bilateral symmetry 左右对称
bilateralism *n*. 两侧对称
bilayer *n*. 双分子层
bilayer of phospholipid 双层磷脂膜
bilberry *n*. 越橘
bile *n*. 胆汁;暴躁‖～,A 总胆管胆汁/～,B 胆囊胆汁/～,C 肝胆汁/～acid 胆汁酸/～,cystic 胆囊胆汁/～duct scintigraphy 胆管闪烁成(显)像(术)/～duct speculum 胆管镜/～,limy 钙乳胆汁/～,milk of calcium 钙乳胆汁/～,Platner's crystallized 普拉特内氏胆石结晶/～plug syndrome 胆栓综合征/～,regurgitation 胆汁逆流/～salt 胆盐/～,white 白胆汁
bile-cyst *n*. 胆囊(即 vesica fellea)
bile-duct 胆小管(即 ductus biliferi)
bilestone *n*. 胆石
Bilharzia *n*. 裂体吸虫属,血吸虫属(即 Schistosoma)‖～haematobia 埃及裂体吸虫,埃及血吸虫(即 Schistosoma haematobium)/～japonica 日本裂体吸虫,日本血吸虫(即 Schistosoma japonicum)
bilharzial *a*. 裂体吸虫的,血吸虫的(即 bilharzic)‖～calcification 血吸虫钙化
bilharziasis *n*. 裂体吸虫病,血吸虫病(即 bilharziosis; schistosomiasis)
bilharzic *a*. 裂体吸虫的,血吸虫的(即 biharzial)
Bilharziella polonica 波兰小裂体吸虫
bilharzioma *n*. 裂体吸虫病,血吸虫瘤
bilharziosis *n*. 裂体吸虫病,血吸虫病(即 schistosomiasis)
bili- [拉][构词成分]胆汁
bili bilirubin 胆红素

biliary *a*. 胆汁的,胆的;胆管的;胆囊的 ‖ ~ atresia 胆道闭锁/~ calculography 胆石造影(术)/~ calculus 胆石/~ cirrhosis of liver 胆汁性肝硬化/~ contrast material 胆系造影剂/~ drainage catheter 胆汁引流导管/~ dyskinesia 胆系运动功能失调/~ endosprostheses 胆管内支撑导管/~ excretion rate 经胆排泄速度/~ obstruction 胆道阻塞/~ puncture cannula 胆管穿刺套管/~ sludge 胆汁淤渣/~ tract imaging 胆管显像胆管成像/~ tract prosthesis 胆管涵管,胆管支架/~ tract radiology 胆系放射学/~ tree 胆系,胆道系统/~ ultrasonography 胆系声像图检查/~ ultrasound 胆系超声
biliation *n*. 胆汁分泌
bilicyanin *n*. 胆青素,胆蓝素
bilidien *n*. 胆汁二烯,二烯胆色素核
bilidigestive *n*. 胆囊消化道的
bilien *n*. 胆汁烯,一烯胆色素核
bilifaction *n*. 胆汁生成,胆汁分泌(即 bilification)
bilifecia *n*. 粪胆汁
bilification *n*. 胆汁生成,胆汁分泌
biliflavin *n*. 胆黄素
bilifulvin *n*. 胆黄褐素
bilifuscin *n*. 胆褐素
biligenesis *n*. 胆汁生成
biligenetic *a*. ①胆汁生成的 ②生胆汁的
biligenic *a*. 生胆汁的
bilignost *n*. 比利诺斯特,碘啊芬酸,胆影钠(胆道造影剂)(即 iodoalphionic acid)
biligrafin *n*. 胆影葡胺(商品名,胆道造影剂)(即 meglumine iodipamide) ‖ ~ forte 浓胆影葡胺
biligram *n*. 碘甘葡胺,甘氨碘苯酸葡胺
biligulate *a*. 两舌的,双舌状的
bilihumin *n*. 胆土素(胆石中的一种不溶性成分)
bilimiro *n*. 碘普乐酸,口胆优
bilin *n*. 胆汁三烯,三烯胆色素核,后胆色素(即 bilitrien)
bilineal relatives 两侧亲缘
bilineurine *n*. 胆碱(即 choline)
bilinogen *n*. 胆汁烷,胆色素核(即 bilan)
bilious *a*. 胆汁的,胆汁质的;患胆病的;暴躁的;易怒的
biliousness *n*. 胆汁质
biliphein *n*. 胆橘黄素(即 cholepyrrhin)
biliprasin *n*. 胆翠质,胆翠素
biliprotein *n*. 胆蛋白质
bilipurpurin *n*. 胆紫素(即 cholehematin; bilipurpin)
bilipyrrhin *n*. 胆红杂素,胆橘黄素(即 biliphein)
bilirachia *n*. 胆汁脊液(即 bilirhachia)
bilirub bilirubin 胆红素
bilirubin *n*. 胆红素(破碎的红血球形成的黄色碎片) ‖ ~ diglucuronide 胆红素双葡萄糖醛酸酯/direct ~, conjugated ~ 直接胆红素,结合胆红素/indirect ~, unconjugated ~ 间接胆红素,非结合胆红素/~ monoglucuronide 胆红素单葡萄糖醛酸酯/~ sulfate 胆红素硫酸酯
bilirubinate *n*. 胆红素盐
bilirubinemia *n*. 胆红素血(症) ‖ ~, hereditary nonhemolytic 遗传性非溶血性胆红素血症
bilirubinic *a*. 胆红素的 ‖ ~ acid 胆红酸,胆红素
bilirubin UDP-glucuronyltransterase 胆红素 UDP-葡糖醛酸基转移酶,胆红素尿苷二磷酸葡糖醛酸基转移酶,葡糖苷酸(基)转移酶
bilirubinoid *n*. 胆红素类
bilirubinuria *n*. 胆红素尿
bilis *n*. [拉] 胆汁(即 bile) ‖ ~ bovina 牛胆汁(即 ~ bubata; fel bovis)/~ bubula 牛胆汁
biliscopin *n*. 碘托葡胺
biliselectan *n*. 比里西勒坦,碘阿芬酸(胆道造影剂)(即 iodoalphionic acid)
bilitherapy *n*. 胆汁疗法(即 choletherapy)
bilitrien *n*. 胆汁三烯,三烯胆色素核(即 bilin)
biliuria *n*. 胆汁尿(即 choluria)
bili-vaccine *n*. 胆汁菌苗
biliverdin *n*. 胆绿素
biliverdin reductase *n*. 胆绿素还原酶
biliverdinate *n*. 胆绿素盐
bilivistan *n*. 碘甘葡胺,甘氨碘苯酸葡胺
bilixanthine *n*. 胆黄素(即 bilixanthin; choletelin)
bill *n*. 账单;清单,发票;单子;招贴;议案;法案;票据;证明书 *vt*. 给……开帐单;用招贴、传单等通告,宣布;把……列成表 ‖ ~ of health (车、船、飞机等的)检疫证书,健康证书/clean ~ of health (船只经检疫后的)无疫证书
Billbergia pyramidalis Lindl [拉,植药]红苞凤梨
billboard *n*. 揭示牌,广告牌(张贴广告、传单、通知等的木板)
billi billion [美]十亿;[英]万亿/billionth [美]第十亿,十亿分之一;[英]第一万亿,一万亿分之一
billings' contraceptive method 自然避孕法
billion *n*., *a*. [美]10 亿(的),10^9(的);[英]万亿(的),10^{12}(的)(近年来英国日趋把 billion 当做"10 亿"用);大量(的),无数(的)
billion electron-volt (简作 Be V, GeV) 十亿电子伏(特),京电子伏(特)
Billroth's cords 比罗特氏索,红髓索(脾)(即 ~ tubes) ‖ ~ disease 比罗特氏病(①假性脑膜膨出 ②恶性淋巴瘤)/~ mixture 比罗特氏合剂(氯仿乙醇乙醚合剂)/~ operation 比罗特氏手术(①胃幽门切除术 ②结肠前胃前壁胃肠吻合术 ③舌切除术)/~ suture 比罗特氏缝术,纽扣缝术(即 button suture)/~ strands 比罗特氏丝条,脾小梁
bilobate *a*. 二叶的
bilobular *a*. 二小叶的 ‖ ~ stomach 葫芦胃,沙漏胃
bilocular *a*. 双房的,二格的
biloculate *a*. 双房的,二格的(即 bilocular)
biloma *n*. 胆汁瘤(腹腔包裹性积胆)
Bilopaque *n*. 酪泮酸钠,丁碘苄丁酸钠(tyropanoate sodium)制剂的商品名
Bilophila 嗜胆菌属 ‖ ~ wadsworthia 沃氏嗜胆菌
Bilophococcus 嗜胆球菌属 ‖ ~ magnetotacticus 向磁嗜胆球菌
bilophodont *a*. 两脊形牙的(动物)
biloptin *n*. 吡罗勃定,胺碘苯丙酸钠
Biltricide *n*. 吡喹酮(Praziquante)制剂的商品名
bi-lumen *a*. 双腔的 ‖ ~ cardiac catheter 双腔心导管
BIM Bachelor of Indian Medicine 印度医学士/beginning of information marker 信息起始标记/British Insulin Manufacturers 英国胰岛素制造商联合会
bimaculate *a*. 两斑点的
bimag *n*. 双磁心
Bimakalim *n*. 比卡林(钾通道激活药)
bimalar *a*. 两颊的
bimalate *n*. 酸性苹果酸盐,重苹果酸盐
bimanualness *n*. 双手操作
bimanous *a*. [有]双手的
bimanual *a*. 用双手的 ‖ ~ palpation for urinary bladder 膀胱双合诊/~ version (胎位)内外倒转术 ‖ ~ly *ad*.
bimastism *n*. 双乳房[畸形]
bimastoid *a*. 两乳突的
bimaxillary *a*. 两上颌的,两颌的
bimatron *n*. 毕玛管,电子束注入磁控管
bimembral *a*. 两肢的
bimester *n*. 两月
bimestrial *a*. 持续两月的;两月一次的
bimeter *n*. 双侧,双度(指双侧颌力计,见 gnathodynamometer)
bimethoxycaine lactate 乳酸二甲氧卡因(局部麻醉药)
bimitosis *n*. 双有丝分裂
Bimler's appliance 比姆勒矫正器(一种可摘正牙矫正器)
bimodal *a*. 双峰的(指图示的曲线) ‖ ~ tomograph 双态体层摄影机/~ tomography 双态体层摄影(术) ‖
bimodal *n*. 双峰,双横 ‖ ~ curve 双峰曲线/~ pacemaker 双峰起搏器/~ population 双峰群体/~ rhythm 双峰节律/~ unit 双模单位
bimolecular *a*. 两分子的,双分子的
bimolecular leaflet 双分子层
bimolecular lipid membrane (简作 BLM) 双分子脂膜
bimolybdate *n*. 酸性钼酸盐,重钼酸盐
bimonthly *a*., *ad*. 两月一次;一月两次 *n*. 双月刊
bimucous *a*. 两黏膜的
bimuscular *a*. 两肌的
BIN bis in nocte [拉]一夜两次
bin *n*. 贮藏器;精神病收容所,疯人院
bin- 见 bi-
BINAC binary automatic computer 二进制自动计算机
binal *a*. 两倍的
binangle *a*. 有双角的 *n*. 双角器(牙科用)
binary *a*. ①二,双;二均分的,二等分的 ②二元的,二进制的 *n*. 双(体) ‖ ~ acid 二元素酸/~ analog conversion 二进制模拟转换/~ coded decimal (BCD) 二进制编码的十进制/~ reaction 二元反应

binary fission 二分裂,二分割
binary information 二进制信息
binary integer 二进制整数
binary nomenclature 双名法
binasal *a*. 两鼻侧的
binasol *n*. 比纳索(成药,酒石酸铋纳制剂)
binate *a*. 成对的
binaural *a*. 两耳的 ‖ ~ clicks 双耳喀嗒声/~ compensator 双耳效应补偿器/~ effect 双耳效应/~ hearing 双耳听觉/~ intensity differences 双耳强度差/~ interference suppression 双耳干扰抑制/~ listening 双耳听音/~ localization 双耳定位/~ neurons 双耳神经元/~ pattern 双耳模式/~ processing 双耳加工/~ time differences 双耳时差/~ sonar 双耳声纳
binauricular *a*. ①两耳廓的 ②两心耳的
Bind binding 结合
bind (bound) *vt*. 捆;约束;束缚;用绷带包扎(伤口);使凝固;使便秘 *vi*.捆扎;变紧;限制;凝固;具有约束力 *n*. 捆绑物;困境 ‖ double ~ 矛盾性支配,对立性牵制 ‖ ~ oneself to do sth 保证做某事/~ sb over to (do) sth 使某人保证(做)某事/in a ~ 处于困境/~ the bowels 引起便秘
Bindarit *n*. 宾达利(抗关节炎药)
binder *n*. ①腹带,绷带②结合剂,粘合剂 ③包扎者;包扎工具(绳索,带子)③夹子
binding *n*. 捆绑;绷带;粘合剂 *a*. 捆绑的;有约束力的;粘合的;引起便秘的
binding assays 结合分析
binding constant 结合常数
binding site 结合位置
bindweb *n*. ①神经胶质 ②结缔组织或基质
Binedaline *n*. 苯奈达林(抗抑郁药)
binegative *a*. 二阴[电荷]的
binding site 结合点
binenten-electrometer *n*. 二象限静电器
Binet's test 比奈氏测验(检儿童智力)
Binet-Simon classification 比奈—西蒙二氏分类
Binet-Simon test 比奈—西蒙二氏测验(检儿童和青年智力,询问一连串问题,由被测人答复,按其所答而评定其智力年龄)
bineme chromosome 二线染色体
Binfloxacin *n*. 宾氟沙星(抗菌药)
Bing's bacterium 宾恩氏杆菌(伤寒,副伤寒簇中之不发酵乳糖者)
Bing's entotic test 宾恩氏耳内试验
Bing-Neel syndrome 宾—内综合征(瓦尔登斯特伦〈WaldenstrÖm〉巨球蛋白血症的中枢神经系统的表现,症状中包括脑病、出血、中风、惊厥、谵妄和昏迷)
Bing's reflex 宾恩氏反射(足)
Binifibrate *n*. 比尼贝特(降血脂药)
biniodide *n*. 二碘化物
biniramycin *n*. 比尼霉素,二硝霉素(获自比基尼链霉素 Streptomyces bikiniensis 的一种抗菌物质)
Binizolast *n*. 比尼司特(抗过敏药)
binocular *a*. ①双眼的;双筒的 ②双目镜;[复]双筒望远镜 ‖ ~ field 双眼视野/~ fusion 双眼融合/~ stereopsis 双眼体视/~ vision 双眼视觉
binoculus *n*. 双眼(看做一个器官)
binodal *a*. 双节点的
binode *n*. 双阳极
binomial *n*. 双名法;二项式 *a*. 双名的;二项式的 ‖ ~ coefficients 二项式系数/~ distribution 二项式分布/~ nomenclature 二名法/~ series 二项级数/~ variance 二项式变量(方差) ‖ ~ly *ad*.
binomial distribution 二项分布
binomial nomenclature 双名法
binomial system 双名法,二名法(无论动物或植物的命名均采用双名法,即学名,用拉丁文或拉丁化的文字,属名在前、种名在后;有时紧随其后还有亚种名或变种名。新发表的论文还有命名者之姓名及年份)
binophthalmoscope *n*. 双眼检眼镜(同时可检查患者的两侧眼底)
binoscope *n*. 双眼单视镜
Binospirone *n*. 比螺酮(抗焦虑药)
binotic *a*. 两耳的
binovular *a*. 双卵性的,双卵的
binovular twins 双卵双生
binoxide *n*. 二氧化物(即 dioxide)
Binswanger dementia 宾斯万格氏痴呆(脑炎)(早老性痴呆的一型,由大脑皮质下白质脱髓鞘作用所致,亦称慢性皮质下脑炎)
binuclear *a*. 双核的(即 binucleate)
Binucleata *n*. 双核目(鞭毛动物新设立的一目)
binucleate *a*. 双核的(即 binuclear)
binucleated *a*. 具双核的
binucleation *n*. 双核形成
binucleolate *a*. 双核仁的
binucleolated *a*. 具双核仁的
Binz's test 宾茨氏试验(检尿中奎宁)
BIO biological information processing organization 生物情报处理机构
bio- [希][构词成分] 生命,生物,生
Bioch biochemical 生物化学的/biochemist 生物化学家
bioaccumlation *n*. 生物积累(生物体内积累有毒化学物质)
bioacoustics *n*. 生物声学
bioactive *a*. 生物活性的
bioactivity *n*. 生物活性,生物活度
bio-aeration *n*. 生物曝气法,生物通气
bioamine *n*. 生物胺
bioaminergic *a*. 生物胺能的
bio-assay *n*. 生物鉴定,生物测定,活体检定(即 biological assay)
bioastronautics *a*. 生物宇航的,生物航天的
bioastronautics *n*. 生物天文学,生物宇宙航行学(研究宇宙航行对生物体的影响)
bioastrophysics *n*. 天体生物物理学
bioautograph *n*. 生物自显影(照)片 ‖ ~ic *a*./~y *n*.
bioavailability *n*. 生物利用率,生物药效率,生物利用度(药物或其他物质使用后对靶组织有效的程度)
biobattery *n*. 生物电池
bioblast *n*. 线粒体;原生粒;细胞质生活粒,原生质体
biocabina *n*. 生物舱
biocalorimetry *n*. 生物量热法
biocatalysis *n*. 生物催化(作用)
biocatalyst *n*. 酶(即 enzyme),生物催化剂
biocatalyzer *n*. 细菌催化剂,细菌维生素,细菌生长激素(即 bacterial vitamin)
biocell *n*. 生物电池
biocenosis *n*. 生物群落(即 biocenosis)
biocenotic *a*. 生物群落的
bioceramics *n*. 生物陶瓷
biocerin *n*. 蜡样杆菌素
biochanin-A 生原禅宁 – A (三个天然雌异黄酮之一,其余两个是 genistein 及 prunetin)
biochem biochemical 生物化学的
Biochem Biochemistry 生物化学(杂志名)
biochemical *a*. 生物化学的 ‖ ~ catalysis 生化催化反应/~ cytology 生化细胞学/~ evolution 生物化学进化/~ genetics 生化遗传学/~ mutant 生化突变型,生化突变体/~ mutation 生化突变/~ polymorphism 生化多型性/~ specificity 生化特异性/~ taxonomy 生化分类学/~ transducer 生物换能器 ‖ ~ly *ad*.
biochemics *n*. 生物化学,生化学
biochemiluminescence *n*. 生物化学发光
biochemist *n*.生物化学家
biochemistry *n*. 生物化学
biochemorphic *a*. 形态生物化学的
biochemorphology *n*. 形态生物化学(研究化学结构及生物活动之间的关系) ‖ biochemorphic *a*.
biochemy *n*. 生物化学
Biochimie (journal) 生物化学(杂志名)
biochore *n*. 生态域,生命圈区域界线
biochrome *n*. 生物色素
biochronometer *n*. 生物钟
biochronometry *n*. 生物钟学
biociation *n*. 亚生物群落
biocidal *a*. 杀生物的
biocide *n*. 杀生物的有毒化学物;杀虫剂
bioclean *a*. 无菌的,无病原体的
bioclimatics *n*. 生物气象学
bioclimatic zonation *n*. 生物气候分区
bioclimatograph *n*. 生物气候图
bioclimatology ,bioclimatics *n*. 生物气象学
bioclimatologist *n*. 生物气象学家 ‖ bioclimatic *a*.
biocoenology *n*. 生物群落学
biocoenosis *n*. 生物群落(即 biocenosis)
biocoenosium *n*. 生物群落
biocolloid *n*. 生物胶体
biocompatibility *n*. 生物学相容性
biocompatible *a*. 生物相容的

bio-computer *n*. 生物计算机
bioconnector *n*. 生理传感连接器
bio-control *n*. 生物控制
biocontrol system 生物控制系统
bioconversion *n*. 生物转化
biocosmonautics *n*. 生物宇宙航行学
biocrystallography *n*. 生物晶体学
biocurrent *n*. 生物电流
biocybernetic model 生物控制论模型
biocybernetics *n*. 生物控制论
biocycle *n*. 生活周期(生物体循环现象)
biocytin *n*. 生物胞素,生物素赖氨酸
biocytinase *n*. 生物胞素酶
biocytoculture *n*. 活细胞培养法
biod *n*. 生命力,生气
biodegradable *a*. 生物可降解的
biodegradation *n*. 生物递解,生物降解
biodemography *n*. 个体群统计学,群体生态学,生态统计
Bio-des *n*. 乙烯雌酚(diethylstilbestrol)制剂的商品名
biodetritus *n*. 生物碎屑,生物
biodialysate *n*. 生物透析液
biodialysis *n*. 生物透析
biodiversity 生物多样化(一般系指由于基因移植而带来的生物多样化)
biodynamic *a*. 生物动态的,生活力的(即 vitodynamic)
biodynamics *n*. 生物动态学,生物力学,生物动力学
biodyne *n*. 生命达因
bio-ecology *n*. 生态学(生物)
bioelectrical potential 生物电位
bioelectrical power 生物电源
bioelectric amplifier 生物电放大器
bio-electricity *n*. 生物电
bioelectrode *n*. 生物电极
bioelectrogenesis *n*. 生物电发生,生物电源学
bioelectronics *n*. 生物电子学
bio-element *n*. 生物元素(活组织成分中的化学元素)
bio-energetics *n*. 生物能量学,生物能学,生物能力学(研究生物体内能量的转换)
bioengineering *n*. (biomedical engineering) 生物工程学(生物医学工程学)(工程技术原理在生物学及医学上的应用)
bioenvironment *n*. 生物环境
bioenvironmental *a*. 与生物环境有关的
bioequivalence *n*. 生物等值,生物当量
bioequivalent *a*. 生物等值的
bioergonomics *n*. 生物功效学
bioethics *n*. 生物伦理学(研究器官移植等医学活动所涉及的人伦道德问题)
BIOETHICSLINE biomedical ethics on line 生物医学伦理学联机数据库
biofeedback *n*. 生物反馈 ‖ alpha ~ α. 生物反馈(亦称 α 反馈)
biofeedback control 生物反馈控制
biofermin *n*. 表飞明(成药,乳杆菌制剂)
bioflavonoid *n*. 生物黄酮类
biofluid dynamios 生物流体力学
biofluid mechanics 生物流体力学
biogalvanic cell 生物电池(以置入输精管的 Ag-Al 为电极板,以输精管内液体为电解质的半电池,其微电流可杀精子)
biogalvanic source 生物电源
biogen *n*. 生原体,生命素,初浆体
biogenesis *n*. ①生物发生,生物起源 ②生源说(认为一切生物均自生物发生);重演(即 recapitulation,见 theory 项下相应术语) ‖ biogenetic(al) *a*. / biogenetically *ad*.
biogenetic *a*. 生物发生的,生物起源的 ‖ ~ basic law 生物起源基本法则
biogenetic law 生物发生律,重演律
biogenic *a*. 起源于生物的(如生物胺 biogenic amine)
biogenous *a*. 生命产生的,产生生命的
biogeny *n*. 生原说,进化研究
biogeochemical disease 生物地理化学病
biogeochemistry *n*. 生物地理化学
biogeocoenology *n*. 生物地理群落学
biogeographic realm 生物地理分布区
biogeography *n*. 生物地理学
bioglass *n*. 生物玻璃
biognosis *n*. 生命论,生物论
biogradable delivery systems 生物降解释放系统
biograft *n*. 活移植物
biograph *n*. ①生物运动描计器(用作诊断某些神经病),生物运动摄影机 ②呼吸描计器
biographer *n*. 传记作者
biographic(al) *a*. 传记(体)的 ‖ biographically *ad*.
biography *n*. 传记;生物运动摄影术
biohazard *n*. 生物危害
biohelminth *n*. 生物原蠕虫
biohelminthiasis *n*. 生物原蠕虫病
bioholography *n*. 生物全息术
biohydraulic *a*. 生物水利学的
bioid *n*. 类生物体系
bioimagery *n*. 生物显像术
bioimplant *n*. 生物植入物,生物植入片
bio-information *n*. 生物信息
bioinorganic chemistry 生物无机化学
bio-instruments *n*. 生物仪器
bioinstrumentation *n*. 生物测试设备
bioisolation *n*. 生物隔离
bioisosterism *n*. 生物等排性
bioisotope *n*. 生物同位体
biokinetic 生物动力学的
biokinetics *n*. 生物运动学
Biol *n*. (biology) 生物学
boil biological 生物(学)的/biologist 生物学家
biolac *n*. 炼乳(婴儿食用)
biolipid *n*. 生物脂
biolite *n*. 红外线放散器
bio-logic *n*. 生物逻辑
biologic *a*. 生物学的(即 biological)
biological *a*. 生物学的 ‖ ~ accumulated elements 生物积累元素/~ accumulation 生物积累/~ active materials 生物活性分子/~ amplifier 生物放大器/~ assay 生物学鉴定/~ catalysis 生物催化/~ clock 生物钟/~ containment 生物学屏障/~ control 生物防治/~ cycle 生物循环/~ diversity 生物学多样化(一般系指由于动植物的基因移植而带来者)/~ dosage 生物学剂量/~ dosimeter 生物学剂量仪/~ effect 生物学效应/~ effect of ionizing radiation 电离辐射生物学效应/~ effect of radiation 辐射生物效应/~ effect ratio 生物效应比/~ effect of ultrasound 超声生物效应/~ effective dose 生物有效剂量/~ effectiveness 生物学有效性,生物学效应/~ equilibrium 生物平衡/~ exposure 生物照射/~ fitness 生物学适合性/~ fuel cell 生物燃料电池/~ half life 生物学半衰期/~ hazard 生物体危害性/~ homogeneity 生物学均一性/~ irradiation 生物照射/~ isodose 生物等剂量/~ isolation 生物隔离/~ libraries 生物学分子库,生物学资料库/~ mother 生物学母亲(包括遗传学母亲和妊娠母亲)/~ noise 生物噪声/~ order 生物序/~ oscillator 生物振荡器/~ oxidation 生物氧化(作用)/~ parent 生物学父母/~ products 生物制品/~ prototype 生物原型/~ races 生物族/~ radio communication 生物无线电通信/~ reductionism 生物还原说/~ response modifier 生物反应修饰剂/~ rhythm 生物节律/~ shield 生物防护屏/~ space probe 生物宇航试验,生物宇宙探测器/~ species 生物种/~ strain 生物品系/~ temperature unit 生物(学)温度测量系统/~ transducer 生物换能器/~ treatment 生物处理/~ clock 生物钟 ‖ biologically *ad*.
biologicals *n*. 生物制品,生物制剂,生物材料(包括血清、菌苗、抗原、抗毒素等)/~, lyophilized 冷冻干燥生物制品
biologics *n*. 生物制品
biologist *n*. 生物学家
biologization *n*. 生物学化
biologos *n*. 生物活力
biology *n*. 生物学 ‖ ~, dynamic 动态生物学,生物动态学,生物力学(即 biodynamics)/molecular ~ 分子生物学/radiation ~ 放射生物学/space ~ 宇宙生物学/~, static 静态生物学,生物机能结构学(即 biostatics)
bioluminescence *n*. 生物发光 ‖ bioluminescent *a*.
bioluminescent immunoassay (BLIA) 生物发光免疫测定法
biolysis *n*. 生物分解
biolytic *a*. 生物分解的,破坏生物的
biolytics *n*. 生物分解素
biomacromolecule *n*. 生物大分子
biomagnetic effect *n*. 生物磁效应
biomagnetics *n*. 生物磁学
biomagnetism *n*. 生物磁学,生物磁性,动物磁力
biomass *n*. 生物量,生物统计
biomaterial *n*. 生物材料(修复活组织用)

biomathematics *n*. 生物数学(把数学应用于生物学和医学)
biome *n*. 生物群落区
bio-measurement *n*. 生物测量
biomechanics *n*. 生物力学,生物机械学‖biomechanical *a*.
biomechanism *n*. 生物机制
biomedical *a*. 生物医学的‖~ computer program 生物医学计算机程序/~ transducer 生物医学换能器/~ ultrasonics (BMU) 生物医学超声学
biomedical engineering 生物医学工程学
biomedical transducer 生物医学换能器
biomedicine *n*. 生物医学(自然科学如生物学、生物化学及生物物理学在临床医学上的应用)‖biomedical *a*.
biomembrane *n*. 生物膜(如细胞膜)‖biomembranous *a*.
biometeorology *n*. 生物气象学 biometeorologist *n*. 生物气象学家
biometer *n*. 生物计(一种活组织微量二氧化碳测定仪)
biometrical character 生物性状
biometrical genetics 生物遗传学
biometrical variable 生统变量
biometrician *n*. 生物统计学家
biometrics *n*. ①生物统计学 ②寿命预测(平均余命算定)
biometrics biometry 生物统计学
biometry *n*. ①生物统计学 ②寿命预测(平均余命算定)(人寿保险)
biomicrominiaturization *n*. 生物微小型化
biomicroscope *n*. 活组织显微镜
biomicroscopy *n*. 活组织[显微]镜检查(亦指用裂隙灯和角膜显微镜作角膜或晶体检查)
biomedicine *n*. 生物医学
biometer *n*. 生物计
biomicroscope *n*. 生物显微镜
biomimesis *n*. 生物拟态
biomodulation *n*. 生物调节,生物调剂
biomodulator *n*. 生物调节剂,生物调质,生物反应调节剂
biomolecule *n*. 活质分子,生物分子(由活细胞产生的分子,如蛋白质、糖类或脂类)
biomonad *n*. 原生粒
biomone *n*. 活质粒
biomore *n*. 活质粒团
biomotor, spirophore 人工呼吸器(即 spirophore)
Biomphalaria *n*. 扁卷螺属(亦称澳卷螺属 Australorbis)
biomutation *n*. 生物变异
biomycin *n*. 金霉素
bion *n*. 生物个体,进化控制素,生物型
Biond magnolia [植药]望春花
Biondia henryi (Warb) Tsiang et P.T.Li [拉,植药]青龙藤
Biondi-Heidenhain stain 拜一海二氏染剂(螺旋体染色)(即 Ehrlich-Biondi-Heidenhainstain)
bionecrosis *n*. 渐进性细胞坏死(即 necrobiosis)
bionergy *n*. 生命力
bionic acid 生物酸
bionic computer 仿生计算计
bionic ear 仿生耳,人造耳
bionics *n*. 仿生物体机械学;仿生学
bionomics *n*. 个体生态学(即 autecology)
biopolymer *n*. 生体聚合物,生物聚合物(如多肽)
biopterin *n*. 生物蝶呤,2-氨基-4-羟基-6-(1,2-二羟丙基)蝶呤
biorhythm *n*. 生物节律(如生活周期、休眠周期等)
bioscience *n*. 生物科学
biotelemetry *n*. 生体遥测法
biotoxication *n*. 生体毒素中毒
biotransformation *n*. 生体[内]转化(指化学物质)
bisabuminemia *n*. 双白蛋白血,副白蛋白血(即 paralbuminemia)
bisatin *n*. 双醋酚汀,二乙酰二酚靛红,一轻松(泻药)(即 diacetyldiphenolisatin)
bisexuality *n*. (雌雄)两性
bisischiadic *a*. 两坐骨的(即 bisischiatic)
bismuth white *n*. 铋白,次硝酸铋(即 ~ subnitrate)
bismuthous *a*. 三价铋的
bispore *n*. 双孢子
bithionolate sodium *n*. 硫双二氯酚钠(杀菌药)
BIU basic intelligence unit 基本智力单位
biunial eye 独眼
bivalent 二价体(第一次减数分裂时,同源染色体联会所形成的复合体)
Bivalirudin *n*. 比伐卢定(抗凝药)
biventer (bigaster; bigastric muscle) 二腹肌‖~ mandibulae; musculus bigastricus 下颌二腹肌
biventral 二腹的,二腹肌 biventral cervicis; muscules spinalis capitis 颈二腹肌
bivittate *a*. (有)两条的,(有)两带的
bi-vue retinoscope 双孔检影镜
biyearly *a*. 两年一次的;一年两次的
bizarre *a*. 希奇古怪的,异乎寻常的,异的,奇怪的
bizarrerie [法] *n*. 奇特行为,怪脾气
Bizelesin *n*. 比折来新(抗肿瘤药)
bizygomatic *a*. 两颧的
Bizzozero's cells, corpuscles, platelets (Giulio Bizzozero) 比佐泽罗细胞,小体,小板;血小板
biw bis in week [拉] 每周两次
BJ Bence Jonce 本周氏, 本斯·琼斯 ‖Bence-Jone's protein test 轻链蛋白试验,凝溶蛋白试验 / biceps jerk 肱二头肌反射 / Biochemical Journal 生物化学杂志 / Biophysical Journal 生物物理杂志
B&J bone and joint
BJA British Journal of Addiction 英国成瘾学杂志 / British Journal of Anaesthesia 英国麻醉学杂志
BJC British Journal of Cancer 英国癌症杂志 / British Journal of Chiropody 英国手足医学杂志
BJCP British Journal of Clinical Practice 英国临床实践杂志
BJD British Journal of Dermatology 英国皮肤学杂志
BJDC British Journal of Disease of Chest 英国胸部疾病杂志 / British Journal of Disorders of Communication 英国传染病杂志
BJEP British Journal of Experimental Pathology 英国试验病理学杂志
Bjerrum's scotoma (sign) (Jannik P. Bjerrum) 布耶鲁姆氏盲点(征)(早期青光眼盲点,镰刀状暗点的进一步发展)
Bjerrum's screen (J. Bjerrum) 布耶鲁姆氏屏,正切暗点计屏(正面视野计屏)
BJH British Journal of Haematology 英国血液(病)学杂志
BJHM British Journal of Hospital Medicine 英国医院医学杂志
BJIM British Journal of Industrial Medicine 英国工业医学杂志
BJME British Journal of Medical Education 英国医学心理学杂志
BJMH British Journal of Medical Hypnotism 英国医学催眠术杂志
BJMP British Journal of Medicial Psychololgy 英国医学心理学杂志
BJMS British Journal of Mental Subnormality (BSSMS) 英国精神低常状态(发育不全)杂志(英国精神低常状态研究会)
BJN British Journal of Nutriton 英国营养学杂志
BJO British Journal of Ophthalmology 英国眼科学杂志 / 英国正牙学杂志(英国正牙学研究会)
BJOS British Journal of Oral Surgery 英国口腔外科学杂志
BJP Bence-Jone's protein 本周氏蛋白,本斯·琼斯蛋白 / British Journal of Pharmacology 英国药理学杂志 / British Journal of Psychiatry (RCP) 英国精神病学杂志(皇家精神病学杂志) / British Journal of Psychology 英国心理学杂志
BJPS British Joournal of Plastic Surgery 英国整形外科杂志
Bjǒrnstad's syndrome (R. Bjǒrnstad) 比翁施塔德氏综合征(一种常染色体隐性遗传性疾病,特征为先天性感音神经性聋和扭发)
BJPO British Journal of Plysiologial Optics (BOA) 英国生理光学杂志(英国光学杂志)
BJPS British Journal of Plastic Surgery 英国整形外科杂志
BJPSM British Journal of Preventive and Social Medicine 英国预防和社会医学杂志
BJR British Journal of Radiology (BIR) 英国放射学杂志(英国放射学会)
BJS British Journal of Surgery (ASGBI) 英国外科学杂志(大不列颠和爱尔兰外科医师协会)
BJT bipolar junction transistor 双极结式晶体管/ British Journal of Tuberculosis 英国结核病杂志
BJU British Journal of Urology 英国泌尿学杂志
BJVD British Journal of Venereal Disease 英国性病杂志
Bk 元素锫(berkelium)的符号 / bacillus Kochii 结核杆菌,郭霍氏杆菌 /below-kee (B/K) 膝下 / bradykinin 缓激肽
BK, BKA below the knee amputation 膝下截肢
BK-A basophille kallikrein of anaphyaxis 过敏性嗜碱性细胞激肽释放酶
BKC 流行性角膜结膜炎
BKD background 本底;背景
BKfst breafast 早餐
Bkg breakage 故障;损坏
BK prosthesis below-knee prosthesis 小腿假肢
Bkt bracket 托架;方括号

BKTT below knee to the toe 膝下至趾
BKV BK virus BK 病毒(一种人多瘤病毒)
BKWP below the knee walking plaster 膝下行走石膏
bl bleeding 出血 / blood 血 / blue 蓝色的
BL basal lamina 基底层/ baseline 基线/ baseline latency 基线隐伏 / Beinlange 下肢长度 / Bessey-Lowry unit 贝—娄氏单位 / bioluminescence 生物发光 / black mouse 黑色小鼠(小白鼠的黑色变种) / blood 血液 / blood loss 失血 / B lymphocyte B 淋巴细胞/ buccolingual 颊舌的 / bulletin 公报,通报 / Burkitt's lymphoma 伯基特氏淋巴瘤
BL-5 cyclocumattol cumopyran; anticoagulant 63 环香豆素 ,库呱喃,抗凝(血)剂 63
BL-139 aminopentamidi sulfas ; centrine 胃安,胃胺
BL 191 trentalum 己酮可可碱 / black beauty biphetamine capsule 苯丙胺—右旋苯丙胺胶囊
black ***a***. 黑的,黑人的,阴郁的 ***n***. 黑色,黑人
Black bean blister beetle [动药] 日本豆芫青
blackberry ***n***. 黑果莓
blackbird ***n***. [美]燕八哥,[英]画眉
blackboard ***n***. 黑板
Black canarytree [植药]乌榄
Black carp gall [动药]青鱼胆
Black carp [动药]青鱼
Black carp's occipital bone [动药]青鱼枕
black cataract 黑色内障
Black catechu [植药]儿茶
Black coucal meat [动药] 小毛鸡
Black coucal [动药] 小鸦鹃
blackdamp ***n***. 乌烟,窒息毒气(矿内煤源所产生的毒气)(即 chokedamp)
black-eye 睑瘀斑
Black falsehellebore [植药] 藜芦
blackhead ***n***. 黑头粉刺 ,盲肠肝炎
Black henbane [植药]天仙子
Black kite beak [动药]鸢嘴
Black kite bone [动药]鸢骨
Black kite fat [动药]鸢油
Black kite gall [动药]鸢胆
Black kite taloms [动药]鸢脚爪
Black kite [动药]鸢油
Black leaf monkey bone [动药]乌猿骨
Black leaf monkey hide [动药]乌猿皮
Black leaf monkey meat [动药]乌猿肉
Black leaf monkey [动药] 黑叶猴
blackleg ***n***. 黑腿病,气肿性炭疽(即 symptomatic anthrax)
Black olive [植药] 乌榄
blackout ***n***. 一时性黑矇(即 amaurosis fugax),黑视,熄灭灯光
blackout index 一次性黑矇指数
Black pepper [植药] 黑胡椒
black pill opium 阿片,鸦片
blackquarter ***n***. 黑腿病,气肿性炭疽(即 symptomatic anthrax
Black sesame [植药] 黑芝麻
Black-tipped sand shark [动药] 乌翅真鲨
blacktongue ***n***. 黑舌症,犬糙皮病
Black woolly bear [动药] 豹灯蛾
Black woolly bear [动药] 灯蛾
Black-banded sea snake [动药] 扁尾蛇
Black-banded sea snake blood [动药]扁尾蛇血
Black-banded sea snake gall [动药]扁尾蛇胆
Black-banded sea snake oil [动药] 扁尾蛇油
Black-banded sea snake skin [动药] 扁尾蛇皮
Black-banded sea snake vinom [动药] 扁尾蛇毒
Black-banded sea snake [动药] 扁尾蛇
Blackbird faeces [动药] 百舌鸟巢
Blackbird meat [动药] 百舌鸟
Blackbird neat [动药] 百舌鸟粪
Blackbird [动药] 百舌鸟,乌鸫
Black-bone silky fowl [动药] 乌骨鸡
Blackend swallowort [植药] 白薇
Blackhead ①黑头粉刺 ②盲肠肝炎
Black-headed gull meat [动药] 鸥
Black-headed gull [动药] 红嘴鸥
Blackleg symptomatic anthrax 黑腿病,气肿性炭疽
Blackout amaurosis fugax 一时性黑矇
Black's 布莱克氏
Black-snake [动药] 乌梢蛇
Blacktip reef shark [动药] 乌翅真鲨
Blacktip reef shark bone [动药] 乌翅真鲨骨
Blacktip reef shark fetus [动药] 乌翅真鲨胎
Blacktip reef shark gall [动药] 乌翅真鲨胆
Blacktip reef shark heart [动药] 乌翅真鲨心
Blacktip reef shark liver [动药] 乌翅真鲨肝
Blacktip reef shark muscle [动药] 乌翅真鲨
Blacktip reef shark swim-bladder [动药] 乌翅真鲨鳔
Black-tipped sand shark [动药] 乌翅真鲨
Black-tipped sand shark bone [动药] 乌翅真鲨骨
Black-tipped sand shark fetus [动药] 乌翅真鲨胎
Black-tipped sand shark gall [动药] 乌翅真鲨胆
Black-tipped sand shark heart [动药] 乌翅真鲨心
Black-tipped sand shark liver [动药] 乌翅真鲨肝
Black-tipped sand shark muscle [动药] 乌翅真鲨
Black-tipped sand shark swim-bladder [动药] 乌翅真鲨鳔
Blacktongue; melanotrichia linguae 黑舌[症]
bladder ***n***. 囊,膀胱 ‖ ~, air 气囊,气泡 / ~, allantoic 尿囊 / ~, atonic 弛缓性膀胱,无张力性膀胱 / ~, autonomic; denervaded ~ 自主性膀胱,失神经支配性膀胱 / ~, bilocular 双房性膀胱 / ~ brain 脑泡 / ~, cleft 膀胱裂 / ~, cord 脊髓病性膀胱[障碍]/ ~, duplicated 重复膀胱 / ~, excretory 排泄囊 / ~, fasciculated 条束化膀胱,肉柱膀胱 / ~, gall; vesica fellea 胆囊 / ~, bypertonic 高张性膀胱 / ~, irritable 膀胱过敏,刺激性膀胱 / ~, multilocular 多房性膀胱 / ~, nervous 神经性膀胱 / ~, neurogenic 神经原性膀胱[障碍]/ ~, sacculated 多囊性膀胱 / ~, spastic 痉挛性膀胱 / ~, stammering; urinary stammering 断续排尿 / ~, string; cord ~ 脊髓病性膀胱[障碍]/ ~, urinary; vesica urinaria 膀胱
bladder-plant ***n***. 泡果芥(十字花科)(即 vesicaria communis)
bladder-wrack ***n***. 墨角藻,囊褐藻(即 fucus vesiculosus)
bladdery ***a***. 囊状的;有囊的
blade ***n***. ①页[片],叶片 ②刀片 ③刀刃,刀口 ‖ ~, detachable 能卸页(钳,剪)/ ~, forceps 有孔钳页(即 fenestrated)/ ~, shoulder 肩胛骨(即 scapula)
blade-bone ***n***. 肩胛骨
BLADS Bell Laboratories automatic design system 贝尔实验室自动设计系统
Blagden's law ***n***. 布拉格登氏定律(溶液冰点的降低与溶解物质的量成正比)
blain ***n***. 疱(水疱,脓疱)
Blainville's ear ***n***. 布兰维耳氏耳(两耳不对称)
Blake's disk ***n***. 布雷克氏盘(鼓室纸)
Blakemore's operation ***n***. 布雷克莫尔氏手术(利用静脉片的动脉吻合术)
Blalock-Hanlon operation [Alfred Blalock;C. Rollios Hanlon] 布 – 汉氏手术(造成心房间隔缺寻损的大血管移位姑息性手术)
blame ***vt***. 责备 ***n***. (错误过失等的)责任,责备 ‖ be to ~ for 该受责备,应负责 / lay the ~ on the right (wrong)shoulders 责备应(不应)受责备的人,使应(不应)负责的人负责 / shift the ~ to other shoulders 把责任推到别人身上 ‖ ~less ***a***. 无可责难的
blameworthy ***a***. 该受责备的 ‖ blameworthiness ***n***.
blanc ***a***. [法] 白(色)的 ‖ ~ fixe 硫酸钡(造影剂)
blanch ***v***. 漂白,(使)变苍白,发白
blanco heroin 海洛因
Blancophor ***n***. 荧光增白剂(blankophores)的商品名
Blalock-Taussig operation [Alfred Blalock,美国外科医师,1899 年生;Helen B. Taussig,美国儿科医师,1898 年生] ***n***. 布—陶二氏手术(锁骨下动脉肺动脉吻合术)
Blancard's pills 布兰卡尔德氏丸(碘化低铁丸)
blanch [法] ***vt***., ***vi***.(使)变白,褪色;(使变)苍白;漂白
Blanchard's method ***n***. 布兰彻德氏[疗]法(用白蜡与石油填入结核骨腔中)
bland[拉] ***a***. 温和的,淡的 ;和蔼的;刺激性少的 ‖ ~ly ***ad***. / ~ness ***n***.
Blandin and Nuhn's glands (P. F. Blandin ; Anton Nuhn) 布—努二氏腺,舌尖腺
Blandin's ganglion ***n***. 布郎丹氏神经节,舌下神经节 ‖ ~, gland 布郎丹氏腺,舌尖腺
Blandlube ***n***. 矿物油(mineral oil)制剂的商品名
blank ***a***. 空白的;空虚的;无表情的;茫然的 ***n***. 空白;空白表格 ‖ draw a ~ 未成功 ‖ ~ly ***ad***.
blanket ***n***. 毯,毡 ***a***. 总括的 ***vt***. 盖,掩盖;妨碍 ‖ electric ~ 电(热)毯
blankophore ***n***. 荧光增白剂
Blasius's duct ***n***. 布拉西乌斯氏管(腮腺管)

Blaskovies operation 布拉斯科维奇手术
blast[希] *n*. ①胚细胞,未成熟细胞 ②分裂球丝(分裂球间的丝状纺锤体)③冲击波,气浪 *vi*. 发尖锐声;攻击;枯萎 *vt*. 摧毁 ‖ ~, bechic 咳嗽气浪(咳嗽时的空气震动)/ ~ cell 母细胞 / ~ form of red cells 有核红细胞 / in full ~ 最旺盛时/ ~, immersion 水下爆炸性震伤
-blast [希][构词成分]成……细胞
blastation 种质变异
blast-burner *n*. 喷灯
blastema (复 blastemata)[希] *n*. 胚基,芽基 ‖ ~, metanephric 后肾胚基
blastemata (单 blastema)[希] *n*. 胚基,芽基
blastemic *a*. 胚基的,芽基的
blastic *a*. 原始细胞的,芽细胞的
blasticidin *n*. 杀稻瘟菌素
blastid *n*. 胚痕
blastide *n*. 胚痕(即 blastid)
blastidium [希] *n*. 肉芽胞
blastin *n*. 胚素(刺激细胞增生的物质)
blastmycin *n*. 抗稻瘟霉素
balsto- [希][构词成分]胚,芽
Blastobacter *n*. 芽生杆菌属
blastocardia *n*. 胚斑(卵细胞核仁)(即 germinal spor)
Blastocaulis 芽柄菌属
Blastocaulis sphaerica *n*. 球形芽柄细菌
blastocele *n*. 囊胚腔,分裂腔(即 blastocoele)
blastocelic *a*. 囊胚腔的
blastocelis [希] *n*. 胚斑(卵细胞核仁)
blastoceloma *n*. 囊胚腔,分裂腔(即 blastocoelum; blastocele)
blastochyle *n*. 囊胚腔液
blastocoel *n*. 囊胚腔
blastocoele [希] *n*. 囊胚腔,分裂腔(即 segmental cavity; cleavage cavity) ‖ Blastoc(o)elic *a*.
blastocolysis *n*. 发育停止
blastocone *n*. 胚锥
Blastocrithidia *n*. 芽生短膜虫属
blastocyst *n*. 胚泡,囊胚
Blastocystis *n*. 酵母菌属 ‖ ~ hominis 人酵母菌
blastocyte *n*. 胚细胞
blastocytoma *n*. 胚细胞瘤
Blastodendrion *n*. 芽枝酵母属
blastodendriosis *n*. 芽枝酵母病
blastoderm *n*. 胚盘,胚层 ‖ ~, bilaminar 二层胚盘 / ~, embryonic 胎部胚盘 / ~, extraembryonic 膜部胚盘 / ~, sperm 精子胚层 / ~ trilaminar 三层胚盘
blastodermal *a*. 胚盘的,胚层的(即 blastodermic)
blastodisk *n*. 胚盘,胚层(即 blastodisc; blastoderm)
blastogenesis *n*. 芽生;种质遗传(通过生殖细胞将遗传性状传给后代);胚细胞样转变,母细胞化(小淋巴细胞接触植物血凝素后或接触用于免疫宿主的抗原后,变为较大的、相似于胚细胞样的过程)
blastogenetic *a*. 胚源[性]的 ;芽生的 ;种质遗传的;胚细胞样转变的
blastogenetic factor 母细胞形成因子
blastogeny *n*. 种质演变
Blastogregarinina *n*. 芽生簇虫亚目
blastokinesis *n*. 胚动(昆虫等的卵内头尾反转过程)
blastokinin *n*. 胚泡激肽(亦称子宫球蛋白,其可将雌激素携带给胚泡,激发其活力;反过来,胚泡又可产生多种激素和化学物质,其中有绒毛膜促性腺激素,它能刺激卵巢黄体,使黄体继续分泌孕酮,以维持子宫内膜,不致剥离)
blastolysis *n*. 种质破坏
blastolytic *a*. 种质破坏的,破坏种质的
blastoma (pl. blastomas; blastomata) *n*. 胚细胞瘤 ‖ ~, pluricentric 多中心性胚细胞瘤 / ~, unicentric 单中心性胚细胞瘤
blastomatoid [希] *a*. 胚细胞瘤样的
blastomatosis *n*. 胚细胞瘤形成
blastomatous *a*. 胚细胞瘤的
blastomere *n*. 裂球 ‖ ~, ectodermal 外胚层裂球 / ~, endodermal 内胚层裂球 / ~, formative 成形裂球
blastomertomy *n*. 裂球分离
blastomogen *n*. 致癌物质(即 carcinogen)
blastomogenic *a*. 生肿瘤的
blastomogenous *a*. 生肿瘤的(即 blastomogenic)
Blastomyces [希] *n*. (*pl*. blastomycetes)芽生菌属,芽酵母属,酵母菌属 ‖ ~, albicans 白色芽生菌,白色念珠菌(即 Oidium albicans)/ ~, brasiliensis 巴西芽生菌 / ~, coccidioides 粗球类芽生菌,粗球孢子菌(即 Coccidioides immitis)/ ~, dermatitidis 皮炎芽生菌 / ~, farciminosus 马淋巴管炎芽生菌
blastomyces (复 blastomycetes) *n*. 芽生菌
blastomycete *n*. 芽生菌,酵母样微生物
blastomycetic *a*. 芽生菌的
blastomycin *n*. 芽生菌素(诊断用药)
Blastomycoides *n*. 类芽生菌属 ‖ ~, dermatitidis *n*. 皮炎类芽生菌 / ~, immitis *n*. 粗球类芽生菌,粗球孢子菌(即 Coccidioides immitis)
blastomycosis *n*. 芽生菌病,酿母菌病 ‖ ~ Brazilian; South American ~; paracoccidioidal granuloma; Almei- da's disease; Lutz-Splendore- Almeida disease 巴西芽生菌病,南美芽生菌病 / ~ cutis 皮[肤]芽生菌病(即 dermatoblastomycosis)/ ~, European 欧洲芽生菌病,隐球菌病 / ~, keloidal 瘢痕瘤性芽生菌病,皮结节性芽生菌病 / ~, North America 北美芽生菌病 / ~, pulmonary 肺芽生菌病,支气管芽生菌病(即 bronchoblastomycosis)/ ~, purulenta profunda 深部化脓性芽生菌病 / ~, South American 南美芽生菌病,巴西芽生菌病,阿尔梅达氏病(即 Almeida's disease)/ ~, systemic 全身性芽生菌病
blastoneuopore *n*. 胚神经孔
blastophore [希] *n*. [精细胞]胚基(不变为精子的那一部分
blastophthoria [希] *n*. 胚种变性,胚细胞变性
blastophthoric *a*. 胚种变性的
blastophyllum [希] *n*. 胚层(即 blastophylle)
blastophyly [希] *n*. (生物体)家族史
blastopore *n*. 胚孔,鲁斯科尼氏肛门(即 protostoma; anus of Rusconi) ‖ ~, primordial 原胚孔 / ~, yolk 卵黄胚孔
blastoprolepsis *n*. 发育迅速
blastosphere *n*. 囊胚,囊胚泡
Blastosporaceae *n*. 芽生孢子菌亚科
blastospore *n*. 芽生孢子
blastostroma *n*. 囊胚基质
blastostyl *n*. 子茎
blastotomy *n*. 裂球分离(即 blastomerotomy)
blastotoxy *n*. 胚细胞中毒
blastozooid *n*. 芽生体
blastula (pl. blastulae)[拉] *n*. 囊胚,囊胚泡
blastular *a*. 囊胚的
blastulation *n*. 囊胚形成
Blastus cichinchinensis Lour. [拉,植物] 柏拉木
Blatin's syndrome *n*. 布拉坦氏综合征(棘球囊震颤)
Blatta *n*. 蠊属 ‖ ~, germanica 德国蠊(即 croton bug) / ~, orientalis 东方蠊,蟑螂
Blattabacterim *n*. 蟑螂杆状体属
blattella *n*. 小蠊属 ‖ ~, germanica *n*. 德国小蠊
blattic acid 蟑螂酸
Blattidae *n*. 蠊科
Blaud's pill [Pierre,法国医师,1774—1858] *n*. 布洛氏丸(碳酸低铁丸)
blautong *n*. 牛羊水胸病,牛羊水心胸病(即 blawtong; heartwater disease)
blaze[1] *n*. 火;火焰;强光;爆发;光辉 *vi*. 燃烧;发光;激发
blaze[2] *vt*. 传播;宣布
blaze[3] *n*. 头发白纹
blazer *n*. 燃烧物,传播者
blazing *a*. 烧得旺的;光辉的;强烈的
BLB Boothby Lovelace and Bulbulian mask (航空给氧用的一种) B-L-B 面罩
blc balance 天平;平衡
Blc, **Bl cult** blood culture 血液培养
Bld blood 血,血液
bleach *vt*. 漂白,使脱色 *vi*. 变白 *n*. 漂白;漂白度;漂白剂 ‖ ~er *n*. 漂白工人;漂白器;漂白剂
bleaching *n*., *a*. 漂白(的) ‖ coronal ~牙冠漂白
bleak *a*. 苍白的,暗淡的,阴森的
blear *a*. 眼花的;视线模糊的 *v*. 使(眼,头脑)迷糊
blear-eye *n*. 睑缘炎
blear-eyed *n*., bleary-eyed *a*. 视线模糊的
bleary *a*. 视线模糊的;轮廓模糊的
bleat *n*. (羊或牛犊的)叫声 *v*. 叫
bleb *n*. 疱,大疱 ‖ ~by *a*.
blechnum orientale L. *n*. 乌毛蕨(植)药用部分,根状茎及叶柄基部(贯众)
bleed (**bled**) *vi*. 出血;渗出 *vt*. 给……放血;放(气、液等)

bleeder *n*. ①易出血者 ②放血者
bleeding *n*. 出血 ‖ ~, breakthrough 突破性出血 / ~, functional 机能性出血 / ~, implantation 卵植入期出血 / ~ occult 潜出血 / ~, placentation 胎盘形成期出血 / ~, trial 试(放)血
blending-color 配色
blemish *vt*. 弄糟 *n*. 瑕疵;污点
blemmatrope [希] *n*. 眼位计
blenal *n*. 碳酸白檀油烯醇(即 santalol carbonate)
blench[1] *vt*. 使面部苍白 *vi*. 漂白
blench[2] *vi*. 退缩;畏缩
bleaches *n*. 漂白剂
blend (blended 或 blent) *vt*. *vi*. (使)混和; (使)混合; (使)交融 *n*. 混和;混合物 ‖ ~er *n*. 掺合者;搅拌器(搅拌或液化食物的电器)
blender, Waring *n*. 华林氏搅拌器
blending, color *n*. 配色
blenn- [构词成分]黏液(即 blenno-)
blenna narium [拉] *n*. 鼻液
blennadenitis *n*. 黏液腺炎(即 myxadenitis)
blennaphrosin *n*. 椒钾盐制剂(曾用于治疗淋病和膀胱炎)
blennelytria [拉] *n*. 阴道黏膜炎
blennemesis *n*. 黏液呕吐
blennenteria *n*. 黏液性腹泻
blennisthmia *n*. 咽黏膜炎
blenno- [希] [构词成分]黏液(即 blenn-)
blennochesia [希] *n*. 黏液性腹泻(即 blennochezia)
blennocystitis [希] *n*. 膀胱黏膜炎
blennogenic *a*. 生黏液的(即 blennogenous)
blennoid *a*. 黏液样的
blennometritis *n*. 子宫黏膜炎
blennometrorrhea *n*. 子宫脓溢,子宫淋病
blennophlogisma *n*. 黏膜炎,卡他
blennophthalmia *n*. ①卡他性结膜炎 ②眼脓溢
blennoptysis *n*. 黏液性痰
blennorrhagia [希] *n*. ①黏液溢出 ②淋病
blennorrhagia ocularis 淋病性眼炎
blennorrhagic *a*. ①黏液溢出的 ②淋病的
blennorrhagique a rechutes iritis 复发性前房积脓性虹膜炎
blennorrhea *n*. 脓性卡他,脓[性黏液]溢(即 mucopurulent discharge) ‖ ~, adultorum 成人淋病性眼炎(即 gonorrheal ophthalmia) / ~, alveolaris 牙槽脓溢(即 pyorrhoea alveolaris) / ~, conjunctivalis 脓溢性结膜炎 / ~, inclusion 包涵体脓溢 / ~, neonatorum 新生儿眼脓溢,新生儿眼炎(即 ophthalmia neonatorum) / ~, Stoerk's 施特尔克氏脓溢(肥厚性脓性卡他)
blennorrhea adultorum 成人淋病性眼炎
blennorrhea conjunctivalis 淋病性结膜炎
blennorrhea neonatorum 新生儿眼炎,新生儿脓溢
blennorrheal *a*. 脓性卡他的,脓溢的
blennorrheal dacryocystitis 脓性卡他性泪脓炎
blennorrhinia [希] *n*. 鼻黏膜炎,鼻卡他
blennosis *n*. 黏膜[分泌]病
blennostasis *n*. 黏液制止法
blennostatic *a*. 黏液制止的
blennothorax [希] *n*. 胸黏液蓄积,黏液胸
blennotorrhea *n*. 耳脓溢
blennurethria *n*. 尿道脓溢,尿道淋病
blennuria *n*. 黏液尿
blennymenerysipelas *n*. 黏膜丹毒
blennymenitis *n*. 黏膜炎
blenorrhagia 淋病的,溢脓的
Blenoxane *n*. 硫酸博来霉素(bleomycin sulfate)制剂的商品名
Blent blend 的过去式和过去分词
Bleomycin *n*. 博来霉素,争光霉素(抗肿瘤药) ‖ ~ sulfate 硫酸博来霉素(抗生素类药)
Bleomycin A_5 *n*. 平阳霉素(抗生素类)
blep- 构词成分,意义为"望"或"看"(来自希腊语 blepo)
Bleph *n*. 硫酸醋酰钠 (sulfacetamide sodium)制剂的商品名
blephar- [希] [构词成分]眼睑,睫(即 blepharo-)
blephara (单 blepharon) *n*. 眼睑
blepharadenitis *n*. 睑板腺炎
blepharal *a*. 眼睑的
blepharanthracosis *n*. 睑炭末沉着病(即 palpebral anthracosis)
blepharectomy *n*. 睑切除术
blepharedema *n*. 睑水肿(即 blepharoedema)
blepharelosis [希] *n*. ①倒睫 ②睑内翻
blepharemphysema 眼睑气肿
blepharis 睫毛
blepharism [拉] *n*. 睑痉挛
blepharitis *n*. 睑炎 ‖ ~, angularis 眦部睑炎 / ~, ciliaris; ~, marginalis 睑缘炎 / ~, gangraenosa 坏疽性睑炎 / ~, glandularis; ~, glandulosa 睑板腺炎 / ~, internus 睑内膜炎,睑结膜炎 / ~, parasitica 寄生虫性睑炎 / ~, phlegmonosa 蜂窝织炎性睑炎 / ~, scrofulosa 腺病质性睑炎 / ~, simplex 单纯性睑炎 / ~, squamosa 鳞屑性睑炎 / ~, ulcerosa 溃疡性睑炎
blepharo- [构词成分]眼睑,睫(即 blephar)
blepharo-adenitis *n*. 睑板腺炎(即 blepharadenitis)
blepharo-adenoma *n*. 睑腺瘤……
blepharo-atheroma *n*. 睑粉瘤
blepharoblennorrhea *n*. 睑脓溢 ‖ ~, gonorrhoica *n*. 淋病性睑脓溢 / ~, neonatorum *n*. 新生儿睑脓溢
blepharocarcinoma *n*. 睑癌
blepharochalasis *n*. 睑皮松垂[症](即 dermatolysis palpebrarum)
blepharochromidrosis *n*. 睑色汗症
blepharocleisis [希] *n*. 睑粘连
blepharoclonus *n*. 睑阵挛
blepharocoloboma *n*. 睑缺损
blepharoconiosis 睑尘埃沉着症
blepharoconjunctivitis *n*. 睑结膜炎,结膜眼睑炎
blepharoconjunctivitis angularis 眦部睑结膜炎
blepharoconjunctivitis rosacea 酒渣鼻性睑结膜炎
blepharocyanosis 睑发绀
blepharodenitis 睑板腺炎
blepharodiastasis *n*. 睑裂扩大
blepharodyschroia *n*. 睑变色
blepharoedema *n*. 睑水肿
blepharofacial 睑面的
blepharohematidrosis *n*. 睑血汗症
blepharokeratoconjunctivitis 睑角结膜炎
blepharolithiasis *n*. 睑石病
blepharomelasma *n*. 睑黑斑
blepharon (复 blephara) [希] *n*. 眼睑
blepharoncosis *n*. 睑瘤病
blepharoncus [希] *n*. 睑瘤(即 blepharophyma)
blepharonysis *n*. 睑内翻缝术
blepharopachynsis *n*. 睑肥厚
blepharophimosis *n*. 睑裂狭小
blepharophryplasty [希] *n*. 睑眉成形术
blepharophthalmia *n*. 睑结膜炎
blepharophthalmostat *n*. 睑球固定器
blepharophyma *n*. 睑瘤
blepharoplast *n*. 生毛体,毛基体
blepharoplasty *n*. 睑成形术(即 tarsoplasty)
blepharoplegia *n*. 睑瘫痪,睑麻痹
blepharoptosis *n*. 睑下垂
blepharopyorrhea *n*. 睑脓溢,化脓性眼炎(即 purulent ophthalmia)
blepharoraphia [拉] 睑缝合术
blepharorrhaphy *n*. 睑缝术(即 tarsorrhaphy)
blepharorrhoea 睑脓溢,化脓性眼炎
blepharoshortening 睑缩短
blepharosis 睑变形
blepharospasm *n*. 睑痉挛 ‖ ~, essential 自发性睑痉挛 / ~, symptomatic 症状性睑痉挛
blepharospath [希] *n*. 睑钳
blepharosphincterectomy *n*. 睑括约肌切除术
blepharostasis 睑停滞
blepharostat [希] *n*. 开睑器,睑牵开器(即 eyelid retractor)
blepharostenosis *n*. 睑裂狭窄
blepharosymphysis *n*. 睑粘连
blepharosynechia *n*. 睑粘连
blepharotomy *n*. 睑切开术
blepharoxysis [希] *n*. 睑摩擦法(沙眼)
blepharydatis [希] *n*. 睑包虫囊
blepsopathia [希] *n*. 眼疲劳(即 blepsopathy; eyestrain)
blepyaronysis 睑内翻缝术
bless (blessed 或 blest) *vt*. 为……祈神赐福,使……净化
BLESS bath, laxative, enema, shampoo and shower 盆浴、轻泄、灌肠、洗头和淋浴
blessed *a*. 神圣的;有幸的
Blessig's cysts *n*. 布累西格氏囊肿(视网膜周囊样变性) ‖ ~, groove 布累西格氏沟[胚] / ~, lacunae 布累西格氏窝(视网膜周囊样变性)

Blessing *n*. 祈神赐福;幸事;允准
Blest bless 的过去分词
Blether *v*. *n*. 胡说
Bletilla hyacinthine Reichb. [拉,植物] 白及
bletilla ochracea Schltr. *n*. 狭叶白及(植)药用部分,块茎
bletilla striata(Thunb.)Reichb. f. *n*. 白及(植)药用部分,块茎(白及)
blew blow 的过去式
BLG beta-lactoglobulin β-乳球蛋白
BLG A blood group A A 血型
BLG B blood group A B 血型
Blighia sapida *n*. 西非荔枝果
blight *n*. 枯萎病,挫折 *v*. 受挫,枯萎,摧残
blighted ovum 受精卵萎缩
Blighted wheat [植药] 浮小麦
blind *a*. 盲的,轻率的,鲁莽的 *v*. 使失明,蒙蔽 *n*. 遮光物,障眼物 *ad*. 盲目地,胡乱地
blind canals 胚胎期女性生殖系统的残留结构
blinder *n*. 障眼物
blindfold *vt*. 遮住视线;使不理解;*n*. 蒙眼的布或带;障眼物 *a*. 被蒙住眼的;*ad*. 盲目地;不留心地
blindgut *n*. 盲肠
blind headache 偏头痛
blind-loop *n*. 盲曲
blindness *n*. 盲,视觉缺失(即 abjepsia) ‖ ~, amnesic color 遗传性色盲 / ~, blue 蓝色盲 / ~, blue-yellow 蓝黄色盲 / ~, Bright's 布赖特氏盲(尿毒症时的失明)/ ~, cerebral 大脑性盲 / ~, color 色盲 / ~, concussion 震荡性盲 / ~, cortical 皮质性盲 / ~, cortical psychic 皮质精神性盲 / ~ day 昼盲[症](夜视)(即 hemeralopia)/ ~ eclipse 日蚀性盲 / ~, electric-light 电光性盲 / ~, flight 飞行性盲 / ~, functional 机能性盲 / ~, green 绿色盲,第二型盲(即 deuteranopia)/ ~, lactation 哺乳性盲 / ~, letter 字盲 / ~, mind 精神性盲,视觉性失认(即 psychic ~) / ~, moon 月光盲 / ~, night 夜盲[症](昼视)(即 nyctalopia)/ ~, note 乐谱盲 / ~, object 物体盲,视觉性失认(即 optical agnosia)/ ~, partial color 部分色盲,不全色盲 / ~ psychic 精神性盲,视觉性失认(即 optical agnosia)/ ~, red 红色盲 / ~, red-green 红绿色盲 / ~, snow 雪盲(即 niphablepsia) / ~, soul 精神性盲,视觉性失认(即 psychic ~)/ ~, syllabic 音节盲 / ~, taste 味觉缺失 / ~, text 文字盲(即 word ~)/ ~, total 全盲 / ~, total color 全色盲(即 achromatopsia)/ ~ twilight 黄昏盲(即 aknephascopia)/ ~, violet 紫色盲 / vocational 职业性盲 / ~, word 文字盲(即 optical alexia)/ ~, yellow 黄色盲(即 axanthopsia)/ ~, yellow-blue 黄蓝色盲
blind position 生理休息位
blind spot 盲点,暗点
blinding glare 暗点眩目
blindness 盲,失明,视觉缺失
blindness prevention 防盲
blindness-taste;ageusia 味觉缺失
blink *vi*. 瞬目,眨眼;闪烁 *vt*. 闭眼不顾;不睬 *n*. 眨眼;闪光;一瞥
blink reflex 瞬目反射
blinking *n*. 瞬目,眨眼
blinking center 瞬目中枢
blip *n*.(显示器屏幕上的)光点;尖锐、急促的声音(-pp-) *vi*. 发出尖锐、急促的声音 ‖ -scan ratio 光点—扫描比
blister [拉] *n*. ①水疱,疱 ②发疱,起疱 ‖ ~, ambulant 游走性水疱 / ~, blood 血疱 / ~, fever 热病性疱疹,单纯疱疹(即 herpes simplex)/ ~, fly 斑蝥水疱 / blisters, Marochetti's 马罗凯蒂氏水疱(狂犬病患者舌下的小水疱)/ ~, pus 脓疱 / ~, water 水疱
Blister beetle [动药] 芫青
blistering *n*. 发疱 *a*. 发疱的
blistering reaction 鼓泡反应
bloat *n*. ①胃气胀 ② 幼兔气胀病
blob *n*. 一滴,一团
Blocadren *n*. 吗来酸噻吗洛尔 (timolol maleate)制剂的商品名
Bloch's reaction *n*. 布洛赫氏反应(二羟苯丙氨酸反应)
Bloch's scale *n*. 布洛赫氏标(测蛋白混浊度)
block *n*. ①阻滞,阻塞,阻断 ②传导阻滞 ③块 ④区组 ‖ ~, air 空气阻滞 / ~, arborization 树状分支性传导阻滞 / ~, auricular 心房性传导阻滞 / ~, balanced incomplete 平衡缺项区组 / ~, bite 堤,块 / ~, brachial plexus 臂丛阻滞 / ~, bundle-branch 束支性传导阻滞 / ~, carving 雕刻块(作为雕刻牙模用的假象牙质块) / ~, caudal 骶管阻滞 / ~, comparator 比色架 / ~, coronary 冠状动脉性传导阻滞 / ~ diagram 方框图/~, dissection 大块解剖 / ~, dynamic 脊髓蛛网膜下[腔]阻滞(即 spinal subarachnoid) / ~ ear 咽鼓管阻塞性创伤(即 tubal ~) / ~, epidural 硬膜外阻滞 / ~, extrahepatic-bed 肝外血管[床]阻塞(脾静脉闭塞) / ~, field 区域阻滞 / ~, filing 锉台 / ~, gum 龈座 / ~, heart 心传导阻滞 / ~, heart, congenital 先天性心传导阻滞 /~, heart, intraatrial 房间隔性传导阻滞 / ~, heart, sinoatrial 窦房性传导阻滞 / ~, heart, unidirectional 单向性心传导阻滞 / ~ nerve 神经传导阻滞 / ~, parasacral 骶旁阻滞 / ~, paravertebral 脊柱旁阻滞 / ~, peri-infarction 梗死部周围性传导阻滞 / ~, scaling 定标器(定标部分) / ~, sino-auricular 窦房性传导阻滞 / ~, sinus 窦性传导阻滞 / ~, spinal subarachnoid 脊髓蛛网膜下[腔]阻滞 / ~, stellate 星状神经节阻滞 / ~, sympathetic 交感神经阻滞 / ~, teeth 牙块 / ~, transsacral 经骶阻滞 / ~ tubal 咽鼓管阻塞性创伤(即 ear ~) / ~, ventricular 心室性传导阻滞/ ~ vertebrae 椎体分节不全
blockade *n*. 阻滞,阻塞,阻断 ‖ ~, myoneural 神经肌接点阻滞 / ~, renal 肾阻塞(肾性无尿) / ~, reticuloendothelial 网状内皮细胞阻塞 /~, sympathetic 交感神经阻滞 / ~, virus 病毒干扰(即 virus interference; cell ~)
blockage *n*. 阻滞,阻滞,阻断
block anesthesia 阻滞麻醉 ‖ ~.of anterior palatine nerve 腭前神经阻滞麻醉 ~ of buccal nerve 颊神经阻滞麻醉 ~ of cervical plexus 颈丛神经阻滞麻醉 ~ of inferior alveolar nerve 下牙槽神经阻滞麻醉 ~ of infraorbital nerve 眶下神经阻滞麻醉 ~ of lingual nerve 舌神经阻滞麻醉 ~ of mandibular nerve 下颌神经阻滞麻醉 ~ of masseteric nerve 嚼肌神经阻滞麻醉 ~ of maxillary nerve 上颌神经阻滞麻醉 ~ of nasopalatine nerve 鼻腭神经阻滞麻醉 ~ of posterior superior alveolar nerve 上牙槽后神经阻滞麻醉
blocked fluorescence 荧光遮蔽
blocker *n*. ①阻滞物,阻滞剂 ②阻滞抗体
blocking *n*. ①阻滞,阻塞,阻断 ②传导阻滞 *a*. 阻滞的 ‖ ~, field 区域阻滞 / ~, nerve 神经阻滞 / ~, of thought 思维中断
blocking antibody 封闭抗体;阻断抗体
blocking-generator *n*. 间歇振荡器
blocking-oscillator *n*. 间歇振荡器
Block-resection *n*. 大块切除术
Blocq's disease *n*. 布劳克氏病,立行不能(即 astasia abasis)
blond *a*. 亚麻色的,浅黄色的
Blondlot rays *n*. 布朗罗氏线(n 线)
Blood *n*. 血液(杂志名)
blood *n*. 血 ‖ ~ calculus 静脉石,血石/~, citrated 枸橼酸盐血 / ~, cord 脐带血 / ~, defibrinated 去纤维蛋白血 / ~, dragon's 血竭,麒麟竭 / ~ flow display 血流显像/ ~flow ultrasonic detector 超声血流计,血流超声探测仪/ ~, hungry 饥饿血 / ~ laky 已溶血 / ~, live 睑跳 / ~, meionectic 低氧血 / ~, menstrual 月经血 / ~ occult 潜血 / ~, oxalated 草酸盐血 / ~, placental 胎盘血 / ~, plasma 血浆 / ~ pleonectic 高氧血 / ~ cast 血液管型 / ~ corpuscle 血球 / ~ film 血膜/ ~ picture 血像 / ~ pool image 血池影像/ ~ pressure 血压 / ~ sedimentation test 血沉试验 /~, shadow 红细胞影(即 shadow corpuscle) / ~, sludged 凝血块 / ~smear 血涂片 / ~, strawberry-cream 杨梅酱样血 /~ stream 血流/ ~transfusion 输血 / ~ typing 血型分类/ ~ urea 血尿素 / ~, venous 静脉血 / ~ vessel 血管 /~ vessel diameter 血管直径/ ~, whole 全血
blood-agar *n*. 血液琼脂
blood-aqueous barrier 血房水屏障
blood-bouillon *n*. 血[液]肉汤
blood-brain barrier 血脑屏障
blood cataract 血性内障(非真性内障)
blood-cerebrospinal *a*.血—脑脊髓的
blood-cerebrospinal fluid barrier 血脑脊液屏障
blood-chlorides *n*.血液氯化物
blood clotting factors 血液凝固因子
blood clotting system 血液凝固系统
blood coagulation 血液凝固
blood corpuscle 血细胞
blood cyst 血囊肿
blood-fat *n*. 血脂
bloodflow *n*. 内脏血流(即 visceral)
blood-glucose *n*. 血液葡萄糖
blood group 血型 ‖ ABO ~ ABO 血型(人类主要血型系) / high frequency ~高频率血型(99%以上个体中发现的红细胞抗原,故亦称常见抗原)/I ~ I 血型(包括最冷反应血凝素的受血者) / low frequency ~ 低频率血型(1%以下个体中发现的红细胞抗原,亦称稀有抗原)/ MN ~ MNSs(一种复杂的血型系,主要包括两对抗原,并为紧密的连锁基因决定的)/ P ~P 血型(一种

血型系,原来只包括 P (现为 P_1),但发现包括一种高频率抗原 P_2(Pj^a)及一种低频率抗原 P_3(P^k),P_1在黑人中最常见(90%),白人次之(75%),东方人最少见(30%)/ Rh~Rh 血型(人类血型系中最为复杂,主要抗原 Rh_1(Rh_0 D)具有高度免疫性,在被动免疫预防形成之前,是新生儿严重溶血病的原因)
blood group antigen 血型抗原
blood group substance 血型物质
bloodily *ad*. 出血地,残忍地
blood-index phenomenon 血液输入现象
bloodiness *n*. 血染,血污,残忍
bloodless *a*. 无血的
bloodletting *n*. 放血 ‖ ~, general 全身放血 / ~, local 局部放血
blood-lipoids *n*. 血脂类
blood-lymph *n*. 血淋巴
blood matching 配血试验
blood-ocular barrier 血眼屏障
blood pressure 血压
blood-relation *n*. 血缘
blood-retinal barrier 血视网膜屏障
bloodroot *n*. 血根,加拿大血根(即 Sanguinaria Canadensis)
blood serum *n*. 血清 ‖ ~, alkaline 碱性血清 / ~, coagulated 凝固[性]血清 / ~, Councilman and Mallory's 康—马二氏血清(血清在干热灭菌器中凝固后用蒸汽消毒) / ~, glycerin 甘油血清 / ~, inspissated 蒸浓血清 / ~, Loffler's 吕弗勒氏血清(滋养性肉汤培养基) / ~, Lorrain Smith's 洛雷恩·史密斯氏血清(含有氢氧化钠的血清)
bloodshot *a*. (眼)充血的
blood-supply *n*. 血(液)供给,供血
blood-stain *n*. 血迹 ‖ ~ed *a*. 有血迹的,沾染着血的
blood staining [角膜]血染
bloodstream *n*. 血流
blood-stroke *n*. 中风(即 apoplexy)
bloodsucker *n*. 吸血者
blood sugar 血糖
blood-supply *n*. 血[液]供给,供血
blood testis barrier 血睾屏障
blood-tests *n*. 血试验法
blood-transfusion *n*. 输血
blood urea nitrogen (简称 **BUN**)血中尿素氮
blood vessel 血管
blood viscosity 血液黏度
blood-vitreous barrier 血玻璃体屏障
blood-volume *n*. 血容量
bloody *a*. 血的;有血的;血一样的;出血的;血污的;血色的;残忍的 *vt*. 血污
bloody lochia 血性恶露
bloody show 见红
bloody tears 血泪
bloom *n*. 花;开花;青春时期;脸色红润;光圈 *vi*. 开花;进入青春时期;焕发青春活力 ‖ in (full)~ 盛开着花;正在(充分)发挥中
bloomer *n*. 开花植物;壮年人
Bloom's syndrome (David Bloom) 布卢姆氏综合征,蝴蝶状红斑综合征(为常染色体隐性遗传综合征,在婴儿期开始形成,包括面部红斑和毛细血管扩张呈蝴蝶状分布、对光敏感及出生前发生的侏儒症。染色体结构(姊妹染色单体交换)及免疫球蛋白有异常,而且恶性肿瘤发生率高,尤其是白血病。约有一半人为犹太人血统)
Bloor's test *n*. 布卢尔氏试验(检测脂肪及血中胆甾醇) ‖ ~, theory 布卢尔氏学说(关于体内脂质的移转)
Bloody clam shell [动药] 瓦楞子
blossom *n*. 花;开花期;兴旺时期 *vi*. 开花;繁盛;发展 ‖ nip in the ~ 把……消灭于萌芽状态
blossoms *n*. 红三叶(即 red clover)
blot *n*. 污渍;污点(-tt-) *vt*. 涂污;弄模糊; *vi*. 弄上污渍;吸收 ‖ ~ out 弄模糊;遮暗;消灭
blot hemorrhage 斑片状出血
Blot's perforator 1822—1888 *n*. 布洛氏穿颅器
blotting *n*. 印迹法
blotch *n*. 污点,斑点,(皮肤上的)斑,小脓疱 *v*. 弄脏 ‖ ~ palpebral 结膜黄斑(即 pinguecula) / ~, pelvic 骨盆斑点
blotchy *a*. 有疱的,斑斑点点的
blotting-paper *n*. 吸墨纸
blotto *a*. 大醉的
Blount's disease (w.p. Blount) 布伦特病,胫骨内翻
blouse *n*. 宽大短外套
blow[1] (blew, blown) *vi*. 吹;喘气;呼吸急促;爆炸;产卵 *vt*. 吹;通气;充气;发怒;产卵于 ‖ ~ hot and cold 摇摆不定 / ~ off 放出(热水、蒸汽等) / ~ one's nose 擤鼻涕 / ~ out 吹熄;突然爆裂;突然冒出 / ~ up 使充气;爆炸;放大
blow[2] *n*. 打;打击;冲撞;灾祸 ‖ at a (或 one) ~ 一下子 / without striking a ~ 毫不费力
blower *n*. ①吹器,气枪,螺旋浆 ②吹气机,吹风机,风扇 ‖ ~, centrifugal 离心吹风机 / ~, chip 牙孔吹洁器,气枪 / ~, cycloidal 摆旋吹风机 / ~, foot 脚风箱 / ~, powder 吹粉器
blowfly *n*. 丽蝇类
Blow fly noninclusion virus (**David**) 肉蝇无内含体病毒
blown (blow 的过去分词) *a*. 吹胀的;上气不接下气的;(食物等)有蝇卵(或蝇蛆)附着的
blowout *n*. 爆裂 ‖ ~ fracture 爆裂骨折
blowout orbital fracture 眼眶爆裂性骨折
blowpipe *n*. 吹管
blows *n*. 猪贫血[病](爱尔兰猪病)
BLROA British Laryngological, Rhinological, and Otological Association 英国耳鼻喉科协会
Blsck kite brain [动药] 弋脑髓
blubber *n*. 鲸脂;赘肉;啜泣 *vi*. 哭闹 *vt*. 哭诉 *a*. 肿胀的
blue *n*. 蓝 ‖ ~, A, Nile 尼罗蓝(即 Nile ~ sulfate / ~ A, patent A 字广蓝 / ~, acid 酸性蓝 / ~, acid alizarin 酸性茜素蓝 / ~, acid polychrome methylene 酸性多色甲烯蓝 / ~ afridol 邻二氯联苯氨重氮双-1-氨基-8-萘酚-3,6-二磺酸钠) / ~, alcian (一号)生染蓝(用于组织细胞和纤维细胞的活体染色)(即 ingrain blue Ⅰ) / ~, alizarin 茜素蓝 / ~, alkali 硷性蓝 / ~, aniline 苯胺蓝,阿尼林蓝(即 water ~) / ~, anthracene 蒽蓝,茜素蓝(即 alizarin ~) / ~, 3B. azidine 台盼蓝(即 trypan ~) / ~, 3B. benzamine 苯胺蓝,台盼蓝(即 trypan ~) / ~, benzo 苯并蓝,台盼蓝(即 trypan ~) / ~ Berlin 柏林蓝,普鲁士蓝(即 Prussian) / ~, Borrel's 包柔氏蓝 / ~, brilliant 煌蓝 / ~, brilliant cresyl 煌焦油蓝 / ~, bromchlorphenol 溴氯酚蓝(即 dibromdichlor-phenol-sulfon -phthalein) / ~, bromophenol 溴酚蓝,四溴酚酞(即 tetrabromophenolsulfonphthalein) / ~, bromothymol 溴麝香草酚蓝(即 dibromothymolsulfonphthalein) / ~, celestine 天青石蓝 / ~, Chicago 芝加哥蓝 / ~, China 中国蓝,苯胺蓝(即 aniline) / ~ chlorazol 氯氮毒蓝 / ~, Congo 刚果蓝 / ~, coomassie 库马西蓝(测血容量的指示剂)(即 sodium anazolene) / ~, cresyl 焦油蓝 / ~, cyanol 三苯甲烷蓝 / ~, diamine 二胺蓝,台盼蓝(即 trypan) / ~, dianil 双苯胺蓝 / ~, eosin-methylene 曙红美蓝 / ~, Evans 伊凡斯蓝 / ~, Helvetia 甲蓝(即 methyl) / ~, Hoffmann 霍夫曼氏蓝 / ~, indigo 靛蓝(即 indigotin) / ~, indophenol 亚胺醌蓝,靛酚蓝 / ~, isamine 衣胺蓝,硷性蓝(即 alkali ~) / ~, Janus 杰纳斯蓝 / ~, Kihoe's methylene 屈内氏甲烯蓝 / ~, lactophenol cotton 乳酸酚棉蓝 / ~, leukomethylene 无色甲烯蓝 / ~, light 淡蓝 / ~, Loffler's methylene 吕弗勒氏甲烯蓝 / ~, marine 苯胺蓝(即 aniline ~) / ~, methyl 甲蓝 / ~ methylene 亚甲蓝,甲烯蓝,美蓝 / ~ methylene, new 新亚甲蓝,新甲烯蓝,新美蓝 / ~, naphthalene 萘蓝 / ~, naphthamine 萘胺蓝 / ~, naphthol 萘酚蓝 / ~, Niagara 尼亚加拉蓝 / ~, Nile 尼罗蓝(染脂肪酸)(即 Nile blue sulfate) / ~, Paris 巴黎蓝 / ~, polychrome methylene 多色亚甲蓝,多色甲烯蓝,多色美蓝 / ~, Prussian 普鲁士蓝 / ~, pyoktanin 派奥克坦宁蓝,甲紫蓝 / ~, pyrrole 吡咯蓝 / ~, R, new R 字新蓝 / ~, soluble 可溶蓝 / ~, spirit 酒精蓝 / ~, Swiss 瑞士蓝,亚甲蓝,甲烯蓝,美蓝(即 methylene ~) / ~, thymol 麝香草酚蓝 / ~, toluidine 甲苯胺蓝 / ~, toluylene 甲苯蓝 / ~, trypan 台酚蓝 / ~, Victoria 维多利亚蓝 / ~, vitriol 蓝矾,硫酸铜(即 copper sulfate) / ~, water 阿尼林蓝,苯胺蓝(即 aniline ~)
blue, A, Nile, Nile blue sulfate *n*. 尼罗蓝
blue, acid *n*. 酸性蓝
blue acide LSD-25 *n*. 麦角酰二乙胺
blue, alkali *n*. 碱性蓝
blue, aniline *n*. 苯胺蓝,阿尼林蓝(即 water ~)
blue arc phenomenon *n*. 蓝色弧(光)现象
blue, alcian; ingrain blue Ⅰ *n*. (一号)生染蓝(用于组织细胞和纤维细胞的活体染色)
blue baby *n*. 新生儿青紫
Blue-bannded sea snake *n*. [动药] 青环海蛇
Blue-banded sea snake skin *n*. [动药] 青环海蛇皮
Blue-banded sea snake blood *n*. [动药]青环海蛇血
Blue-banded sea snake oil *n*. [动药] 青环海蛇油
Blue-banded sea snake venom *n*. [动药] 青环海蛇毒

Blue-banded sea snake *n*. [动药] 青环海蛇
Blue-banded sea snake gall *n*. [动药] 青环海蛇胆
blue, benzo *n*. 苯并蓝, 台盼蓝 (即 trypan ~)
blue, Berlin *n*. 柏林蓝, 普鲁士蓝(即 prussian)
blue blindness *n*. 蓝色盲
blue, bromophenol *n*. 溴酚蓝, 四溴酚蓝(即 tetrabromophenolsulfonphthalein)
blue cataract *n*. 蓝色内障
blue, celestine *n*. 天青石蓝
blue comb disease coronavirus *n*. 蓝冠病日冕形病毒
blue comb virus(Jungheer et Levine)(Pullet disease virus, Avian diarrhoea virus, infectious enteritis virus) *n*. 蓝冠病毒
blue cone *n*. 蓝锥细胞
Blue crab *n*. [动药]三疣梭子蟹肉
Blue crab carapace *n*. [动药] 三疣梭子蟹壳
Blue crab insides *n*. [动药] 三疣梭子蟹内脏
Blue crab meat *n*. [动药] 三疣梭子蟹肉
blue Cross *n*. 蓝十字会
blue dot cataract *n*. 蓝点状内障
blue drum *n*. 蓝鼓膜
blue, eosin-methylene *n*. 曙红美蓝
blue eye *n*. 眼蝇蛆病
blue field *n*. 蓝色视野
blue fish *n*. 海豚
blue-fluorescence *n*. 蓝色萤光
blue gas *n*. 液化气, 水煤气, 氰毒气
blue green algae virus (LPP-1)(Safferman et Morris)(cyano-bacteria virus) *n*. 蓝绿藻病毒(蓝细菌病毒)
blue heaven amytal capsule 异戊巴比妥胶囊
Blue hill pigeon egg *n*. [动药] 岩鸽卵
Blue hill pigeon meat *n*. [动药] 岩鸽
Blue hill pigeon *n*. [动药] 岩鸽
blue, marine *n*. 苯胺蓝 (即 aniline ~)
blue, methyl *n*. 甲蓝
blue phose *n*. 蓝光幻视
Blue pointer shark gall *n*. [动药] 灰鲭鲨胆
Blue pointer shark liver *n*. [动药] 灰鲭鲨肝
Blue pointer shark muscle *n*. [动药] 灰鲭鲨
Blue pointer shark swim-bladder *n*. [动药] 灰鲭鲨鳔
Blue pointer fetus *n*. [动药] 大青鲨胎
blue sclem *n*. 蓝色巩膜
blue sclera *n*. 蓝色巩膜
blue sclerotic *n*. 蓝色巩膜
blue sclerotics *n*. 蓝巩膜患者
Blue shark gall *n*. [动药] 大青鲨胆
Blue shark liver *n*. [动药] 大青鲨肝
Blue shark muscle *n*. [动药] 大青鲨
Blue shark swim-bladder *n*. [动药] 大青鲨鳔
Blue shark *n*. [动药] 大青鲨
Blue sheep horn *n*. [动药] 岩羊角
Blue sheep *n*. [动药] 岩羊
blue shift *n*. 蓝移
blue sighted *n*. 蓝视
Blue-tailed skink *n*. [动药] 石龙子
blue, toluene *n*. 甲苯蓝
blue tongue antigenic group *n*. 蓝舌抗原组
blue tongue orbivirus *n*. 蓝舌环状病毒
blue tongue virus (Cox)(Sore mouth virus, Ovine catarrhal fever virus) *n*. 蓝舌病病毒
blue, trypan *n*. 台盼蓝, 锥虫蓝(测验溶组织内阿米巴包囊死活染色试验)
blue valve *n*. 蓝色瓣膜
blue vision *n*. 蓝视症
blue vitriol *n*. [化学]胆矾
blue yellow blindness *n*. 蓝黄色盲
blueberry leaf mottle nepovirus *n*. 乌饭树叶斑点线虫传多角体病毒
blueberry shoestring sobemovirus *n*. 乌饭树鞋带样南方豆花叶病毒
bluebottle *n*. 丽蝇类
bluebottle fly *n*. ①红头丽蝇 ②黑颊丽蝇
bluecomb *n*. 火鸡冠紫绀病
bluegill virus *n*. 蓝腮病毒
blue-green algae *n*. 蓝绿藻
bluensomycin *n*. 布鲁霉素(抗生素类药)
blue-stone *n*. 胆矾, 硫酸高铜
blues *n*. 忧闷, 沮丧
bluey *a*. 带蓝色的
bluestone *n*. 硫酸酮
bluff *n*. 峭壁, 断崖 *a*. 陡峭的, 率直的, 粗率的
bluish *a*. 淡蓝的, 浅蓝色
Blum's reagent (test) *n*. 布路姆氏试剂(试验)(检验尿白蛋白)
Blumberg's sign *n*. 布隆堡氏征(腹膜炎时, 手压迫腹部后突然放手则有剧痛)
Blumea DC. *n*. 艾纳香属
Blumea aromatica DC. *n*. [拉, 植药]馥芳艾纳香
Blumea balsamifera(L.)DC. *n*. [拉, 植药] 艾纳香
Blumea Clarkei Hook. F. *n*. [拉, 植药] 七里明
Blumea hieraciifolia (D. Don)DC. *n*. [拉, 植药] 毛毡草
Blumea lacera(Burm. f.)DC. *n*. [拉, 植药] 见霜黄
Blumea laciniata(Roxb.)DC. *n*. [拉, 植药] 六耳铃
Blumea megacephala(Rander.)Chang et Tseng *n*. [拉, 植药] 东风草
Blumea mollis(D. Don)Merr. *n*. [拉, 植药] 柔毛艾纳香
Blumea sericans(Kurz)Hook. F. *n*. [拉, 植药] 拟毛毡草
Blumenau's nucleus *n*. 布路门奥氏核(楔核外侧部)
Blumenau's plaster test *n*. 布路门奥氏胶布试验(结核菌素皮肤试验)
Blumenau's process *n*. 布路门赫突, (筛骨)钩突
Blumenbach's clivus *n*. 布路门巴赫氏斜坡 ‖ ~ process 布路门巴赫氏突, 钩突(筛骨)
Blumenthal's disease *n*. 布路门塔耳氏病, 红白血病(即 erythroleukemia)
blunder *n*. 大错, 失策 *v*. 弄错
blunt *a*. 钝的, 率直的
blund-end ligation *n*. 平头连接
blunt injury *n*. 钝性外伤
blunt trauma *n*. 钝性外伤(损伤)
blunt traumatic intracardiac rupture *n*. 钝器伤心内破裂
blunthook *n*. 钝钩
blunt-pointed *a*. 钝头的
blur (-rr-) *vt*, *vi*. 涂污; 涂片(检验); 弄模糊; 变模糊 *n*. 模糊; 污迹 ‖ ~ ring of vision 视力模糊 / ~ ring of image 视力衰退 ‖ ~ ry *a*. / ~ -riness
blur image *n*. 模糊影像
blur point *n*. 模糊点
blur-free imaging *n*. 清晰成像
blurred *a*. 模糊的
blurred vision *n*. 视力模糊, 雾视
blurring *a*. 模糊(的) *n*. 影像位移 ‖ ~ artefact / ~ effect / ~ tomography / ~ trajectorie
blurt *vt*. 脱口而出
blush *vi*. 脸红; 羞愧; 呈现红色 *vt*. 把…… 弄成红色 *n*. 面红, 赧颜 ‖ spare sb's ~ 不让别人受窘 ‖ ~ ful *a*. 脸红的; 红色的
bluster *v*. (风)呼啸, (浪)汹涌, (人)咆哮
blutene *n*. 布鲁廷, 妥龙(即 tolonium) ‖ ~, chloride *n*. 氯化布鲁廷, 氯化妥龙, 甲苯胺蓝 O(肝素对抗剂)(即 tolonium chloride)
blutpunkte [德] *n*. 出血点
BLV boiled leptospiral vaccine 煮沸钩体菌苗
B-lymphocyte(s) *n*. ①囊依赖性淋巴细胞 ②B-淋巴细胞
Blyth's test *n*. 布莱思氏试验(检测水中铅)
BM Bachelor of Medicine 医学士
BM 06002 4-imino-1,3-diazo-bicyclo (3,1,0) hexan-2-on 4-亚氨基-1,3-重氮双环(3,1,0)乙烷-2-酮(免疫刺激剂)
Bm betamethazone *n*. 倍他米松
bm balneum maris [拉] 海水浴或咸水浴
B. M. (balneum maris, buccomesial) *n*. 海水浴; *a*. 颊(侧) 近中的
BMA Biomonitoring Applications 生物监护作用/British Medical Association 英国医学会/butyl methacrylate 甲基丙稀酸丁酯
B. M. A. British Medical Association *n*. 英国医学协会
BMB British Medical Bulletin 英国医学会会刊
BMBW Bundes Ministerium fur Bildung und Wissenschaft 联邦教育科学部(德)
BMC Beijing Medical College 北京医学院/bone marrow cell 骨髓细胞/bone mineral content 骨矿物质含量/British Medical Council 英国医学委员会/butymercuric chloride 丁基氯化汞
BMC/BWbone mineral content/bone mineral 骨矿物质含量 / 骨密度
BMDBecker muscular dystrophy 贝克尔氏(型)肌营养不良/Biomedical computer Program(UCLA) 生物医学计算机计划(洛杉矶加利福尼亚大学)/bone marrow depression 骨髓抑制/Bureau of Medical Devices (EHD, HPB)医疗设备局(环境卫生管理局, 保健局)
β-MD β-methyl digoxin β-甲基地高辛

BMDAO Biomaterials, Medical Devices, and Artificial Organs 生物材料,医疗装置
BMDDP Bureau of Medical Devices and Diagnostic Products (FDA) 医疗设备及诊断用品局(食品与药物管理局)
BME Eagles basal medium Eagle 氏基础培养基/ biomedical engineering 医学生物学工程/blood micro equipment 血液微量分析设备/brief maximal exercise 短促最大收缩练习(股四头练习方法)
B Med Biol Bachelor of Medical Biology 医学生物学学士/Bio-medical Engineering 生物医学工程(杂志名)
BMEI Biomedical Engineering and Instrumentation Branch(NIH) 医学生物学工程及器械操作部(全国卫生学会)
BMES Biomedical Engineering Society 医学生物学工程学会
BMET biomedical eletronic technician 医学生物学电气技师/ biomedical engineering technician 医学生物学工程技师/biomedical equipment technician 医学生物学设备技师
BMFT Bundes Ministerium fur Forschung und Technologie 联邦研究技术部(德)
BMG benign monoclonal gammopathy 良性单克隆性丙球蛋白病(多发性骨髓瘤)/ biomedical program 生物医学程序
BMH British Ministryof Health 英国卫生部/British Military Hospital 英国军队医院
BMHP bromomercurihydroxypro pane 溴汞羟基丙烷
BMHR basal metabolism heart rate 基础代谢心率
BMI Bio-Medical Insight 医学生物学透视(杂志名)/biomedical instrumentation 医学生物学器械操作/body mass index 体重指数[体重(kg) / 身长$(m)^2$;标准体重为 22×身长$(m)^2$,超过标准体重20%以上为肥胖症]/bone marrow imaging 骨髓显像/bone marrow index 骨髓指数/bone marrow involvement 骨髓受累
BMIH dimethyl trytamine (DMT) 二甲色胺(也称 DMT)/Isocarboxazid 异噁酰肼,异唑肼,闷可乐,马普兰(抗抑郁药)
BMJ British Medical Journal(BMA) 英国医学杂志(英国医学会)
B. M. J. British Medical Journal ***n.*** 英国医学杂志
Bmk birthmark 胎记
BMLD biaural maskinglevel dievel difference 双耳掩蔽级差,掩蔽级差
BMMP benign mucous membrane pemphigus 良性黏膜天疱疮
BMN bone marrow necrosis 骨髓坏死
BMO British Medical officer 英国陆军医官,军医主任
B-mode ***n.*** B 型 ‖ ~ diagnosis B 型超声诊断/ ~ display B 型显示/ ~ echocardiogram B 型超声心动图 / ~ instrument B 型超声诊断仪/ ~ scanning B 型扫描 / ~ senographic evaluation B 型声像图检查评价 / ~ transducer B 型超声换能器 / ~ ultrasonic B 型超声的,两维 B 型超声的 / ~ ultrasonic apparatus B 型超声仪 / ~ ultrasonography B 型超声检查,B 型超声成像(术)/ ~ ultrasound tomograph B 型超声断层显像仪
BMP (bone-morphagenetic protein) ***n.*** 骨形成蛋白
BMPAL Bureau of Medical Practioner Affairs Limited (UK) 医师事务局有限公司(英国)
BMR basal metabolism rate 基础代谢率/ Bibligraphy of Medical Reviews (contained in Index Medicus of NLM) 医学图书评论(包括全国医学图书馆医学索引)
BMS Bachelor of Medical Science 医学科学学士/biomedical mass spectrometry 生物医学质谱测定法/ blood micro system 血液微量分析系统/British Mycological Society 英国真菌学学会/ Bureau of Medicine and Surgery 内科及外科局(美国海军)
BMSA British Medical Student' Association 英国医学生协会
BMSB bis-methylstyryl benzene 二甲基苯乙烯苯(闪烁剂)
BMSJ Boston Medical and Surgical Journal (now NEJM) 波士顿医学与外科学杂志 (现称 NEJM)
BMT behavior modification therapy 行为改变治疗/Bibliography of Medical Translations《医学译文文献目录》/bone marrow transplant 骨髓移植
bmtr barometer 气压计
BMZ basement membrane zone 基底膜区
BN Bachelor of Nursing 护理学学士/Bedside Nurse 床边护理(杂志名)/Behavioral Neuropsychiatry 行为神经精神病学 (杂志名)/binomial nomenclature 二名法(生物拉丁文学名常用的形式之一,即属名+种名)/Biology of the Neonate 新生儿生物学 (杂志名)/Biomedical News 医学生物学新闻(杂志名)/boron nitride 氮化硼/Brain News 大脑新闻(杂志名)/bronchial neuritis 支气管神经炎 Bulletion on Narcotics (UN) 麻醉学通报(联合国)
bn barn 把 [恩](核反应截面单位,等于 10^{-24}厘米^2)/between 在……之间/ brown 褐色,棕色
BNA Basle anatomical nomenclature 巴基耳氏解剖学术语/Basle nomina anatomica 巴基耳氏解剖学术语
BNA Basle(Basel)Nomina Anatomica ***n.*** 巴赛尔解剖学名词(BNA 现已为 NA⟨Nomina Anatomica⟩所取代)
BNB British National Bibliography 英国国家目录(全国图书及其全部目录)
BNBAS Brazelton Neonatal Behavioral Assessment Scale Brazelton 新生儿行为评定指标
BNBC British National Book Centre 英国全国图书馆中心 (属英国国家图书馆,伦敦)
BNCDST British National Committee on Data for Science and Technology 英国科技数据全国委员会
BNCT boron neutron capture therapy 硼中子俘获治疗
bnd bound 界限,范围
BND Bulletin of Narcotic Drugs (now Bulletin on Narcotics) 麻醉药通报 (现为 Bulletin on Narcotics)
BNDD Bureau of Narcotics and Dangerous Drugs (now DEA) 麻醉剂及危险药品管理局 (现称 DEA)
Bnded krait ***n.*** [动药]金环蛇
BNF British National Formulary 英国国家处方集/British Nutrition Foundation 英国营养基金会
BNFC Bulletin of the National Formulary Committee 国家处方集委员会通报
BNFL British Nuclear Fuels Ltd 英国核燃料有限公司
bnh burnish 光泽,光滑;使光亮
BNIH Bulletin of the National Institute of Health 国立卫生研究院通报
BNMS British Nuclear Medicine Society 英国核医学学会
BNO bladder-neck obstruction 膀胱颈梗阻
BNP brain natriuretic peptide 脑钠素,脑钠利尿肽
BNPA binasal pharyngeal airway 两侧鼻咽气道
BNSc Bachelor of Nursing Science 护理学学士
BNSCC bronchogenic nonsmall carcinoma 支气管性非小细胞癌
bnzn benzoin 安息香,苯偶姻
Bo bowel 肠/ Rhenium 铼 (旧名,现为 Re,75 号元素)
Bo bad odor 臭味/ benzoxazole 苯噁唑/ body odour 身体气味/ bowel obstruction 肠梗阻/ bowel open 通便 /bucco-occlusal 颊牙合的,颊咬合的
B. O. base of prism out, buccoclusal ***a.*** 棱底向外;颊牙合的,颊咬合的
B&O belladonna and opium 颠茄和鸦片
BOA born on arrival 已生,既生/ British Optical Association 英国光学协会 / British Orthopaedic Association 英国矫形学协会 / British Osteopathic Association 英国整骨协会 / Butoxyacetanilode 丁氧乙酰苯胺
boar ***n.*** 公猪,野猪
board ***n.*** ①(仪表)盘,板,操纵台,板 ‖ ~, fracture 骨折板 / ~ medical 医学部,医委会 / ~, retiring 退伍部,退伍委员会
board, angle ***n.*** 角板(拍摄牙 X 线片定角设计板)
Board of Health ***n.*** 保健部
boarder ***n.*** 寄宿生,搭伴者
boardlike ***a.*** 板样的
Boardroom ***n.*** 会议室
Boas' algesimeter [Ismar I. Boas 德国医师,1858—1938] ***n.*** 博亚斯氏痛觉计(测腹上部敏感性) ‖ ~ point 亚斯点(胃溃疡病人第十二胸椎左侧的一个压痛点), ~ reagent 博阿斯氏试剂(检查游离盐酸)/ ~ sign 博阿斯氏征(①胃癌时胃液含有乳酸 ②胆囊炎时腰部感觉过敏)/ ~ test 博阿斯氏试验(①检查结肠张力 ②检查胃酸)
Boas-Oppler bacillus [Ismar Boas; Bruno Oppler, 德国医师] ***n.*** 博-奥二氏杆菌
boast ***vi.*** 自夸 ***vt.*** 夸口说,以……自豪 ***n.*** 自夸;可夸耀的事物
boastful ***a.*** 好夸口的;自负的 ‖ ~ ly ***ad.***
boat ***n.*** 小船 ***v.*** 乘船
boat-belly ***n.*** 舟状腹(即 scaphoid belly)
boat form ***n.*** 船式(形)
Boat shell eggs ***n.*** [动药]红螺塔
boatman ***n.*** 船工,赛艇选手
bob ***n.*** (钓鱼用的)浮子 ***v.*** 浮(振)动
Bobaya virus ***n.*** 博巴病毒
Bobbed(bb) ***n.*** 截毛(突变型,果蝇)
bobbery ***n.*** 骚动,吵闹 ***a.*** 吵闹的
bobbin ***n.*** 吻合管(即 anastomosis)
bobbing ***n.*** 上下快速摆动 ‖ ocular ~ 眼震(眼球快速向下偏斜,然后快速回到中间位置,见于昏迷患者)
bobbong method (Berta and Karel Bobath) ***n.*** 博巴特法(一种医疗体操法,此法的设计是为了通过改变姿势抑制痉挛状态,并有助于新反射反应及平衡反应的发展,从而在婴儿神经系统发育的基础上从简单的运动到复杂运动循序渐进)

Bobbs's operation ***n***. 鲍勃斯氏手术(胆囊切开取石术)
Bobia bunyavirus ***n***. 博比亚本扬病毒
Bobroff's operation ***n***. 鲍布罗夫氏手术(①脊柱裂成形术 ②肝囊肿内膜剥离和切除术)
BOC butyloxy carbazate 丁氧基咔巴肼
Bocas bunyavirus ***n***. 博卡斯本扬病毒
Bocas virus ***n***. 博卡斯病毒
Bocconia [Paolo Boccone, 意大利植物学家,1633—1704] ***n***. 李功树属
Bocconia, cordata ***n***. 博落回(即 Macleaya cordata R. Br.)
B Occup THY Bechelor of Occupational Therapy 职业疗法学士
Bochdalek's foramen (canal, gap) ***n***. 博赫达勒克氏孔,胸膜裂孔,膈裂(即 hiatus pleuroperitonealis) ‖ ganglion ~ 博赫达勒克氏神经节(上牙槽神经前支与中支结合部的膨大)/ muscle ~ 博赫达勒克氏肌,杓舌肌(喉杓状软骨至舌之肌)(即 musculus triticeoglossus)/ valve ~ 博赫达勒克氏瓣(泪点襞)
Bochdalek's ganglion ***n***. 博赫达勒可氏神经节(上齿槽神经与中支结合部的膨大)
Bochdalek's muscle ***n***. 博赫达勒可氏肌,杓舌肌
Bochdalek's valve ***n***. 博赫达勒可氏瓣,泪点襞
Bochmeria mivea(L.)Gaud. ***n***. [拉,植药] 苎麻
Bochmeria siamensis Craib ***n***. [拉,植药] 束序苎麻
Bockhart's impetigo ***n***. 博克哈特氏脓疱病
Bock's ganglion ***n***. 博克氏神经节,颈动脉神经节(即 carotid ganglion)
Bock's nerve ***n***. 博克氏神经,咽神经(即 pharygeal nerve)
BOD biochemical oxygen demand ***n***. 生化需氧量
BOD bacterial optical density 细菌光密度/ biochemical oxygen demand 生化需氧量/biological oxygen demand 生物需氧量
Bod Units Bodansky units (碱性磷酸酶的)博丹斯基单位
Bodal's test ***n***. 彩方试验(检查色觉)
Bodansky unit ***n***. 博丹斯基氏单位(一种磷酸酶效能单位)
bode[1] ***vt***. 预兆;预示 ‖ ~ ill (或 well) 主凶(吉) ‖ ~ful ***a***. / ~ment ***n***.
bode[2] bide 的过去式
Bodehanner's rectal speculum ***n***. 博登海默直肠镜
Bodenplatte [德] ***n***. 神经管底板(即 floor plate)
Bodianus perditio (Quoy et Gaimard) ***n***. 红普提鱼(隶属于隆头鱼科 Labridae)
bodied ***a***. 有躯体的;有形体的
bodies ***n***. ①(单 body)体,自体 ②尸体 ③物体 ‖ ~, alkapton 黑尿酸类 / ~, alloxur 嘌呤碱(即 purine bases)/ ~, Amato 阿马多氏体(猩红热病人白细胞内小体)/ ~, amylaceous 淀粉样体(即 amyloid bodies; corpora amylacea)/ ~, anaphylactic reaction sensibilin 过敏素 / ~, anococcygeal 肛尾韧带(即 ligamentum anococcygeum)/ ~, anti-immune 抗免疫体,抗介体(即 anti-intermediary ~; antiamboceptor)/ ~, anti-intermediary 抗介体 / ~, aortic 动脉球/ ~, apical 顶体(精子)(即 acrosome)/ ~, armor 护身服 / ~, Arnold's 阿诺德氏体(红细胞的碎片,易被误认为血小板)/ ~, asbestosis 石棉沉着病小体 / ~, Aschoff 阿孝夫氏小体(风湿性心肌炎时心肌间质中的小粟粒状细胞集团)/ ~, Auer's 奥尔氏体(白血病患者成髓细胞浆中的小杆状体)/ ~, Babes-Ernst 巴—恩二氏极小体,异染(颗)粒(即 metachromatic granules)/ ~, Balbiani's 巴比阿尼氏体,卵黄核(即 yolk nucleus)/ ~, Balfour 鸡埃及焦虫(即 Aegyptianella pullorum)/ ~, Bartonia 巴尔通氏体,杆菌状巴尔通氏体(即 Bartonella bacilliformis)/ ~, basal 基体(即 basal corpuscle)/ ~, Behla's Plimmers bodies 贝拉氏体,普利默氏体(癌细胞中小包涵体)(即 / ~, Bence Jones 本斯·琼斯氏小体(本斯·琼斯氏蛋白质)/ ~, Bender's 本德尔氏体,切萨里斯·德麦耳氏体(严重贫血时白细胞的退行变性所形成的小体,瑞氏染色呈空泡状)(即 Cesaris-Demel bodies)/ ~, between 介体 / ~, bigeminal 二迭体(动物)(即 corpora bigemina)/ ~, Bollinger 博林格尔氏体(鸡痘包涵体)/ ~, Borrel 柔氏包涵体(鸡痘原生小体)/ ~, Bracht-Wachter 布—韦二氏体(细菌性心内膜炎的灶性心肌坏死区,内含多形核白细胞和浆液性渗出物等)/ ~, brassy 黄铜色小体(疟疾时的一种皱缩红细胞)/ ~, brown 黑孢子(虐原虫在蚊体内的一型)(即 black spore)/ ~, Buchner's defensive proteins 布赫内氏体,防御蛋白/ ~, Cabot's ring 卡伯特氏环状体(见于严重贫血的红细胞内)/ ~, Call-Exner 卡—埃二氏小体(见于卵巢粒层细胞内)/ ~, cancer 癌小体/ ~, carotid 颈动脉球(即 intercarotid ~, carotid gland; intercarotid ganglion; glandula carotica; nodulus intercaroticus; glomus caroticum)/ ~, cavernous 海绵体(即 corpus cavernosum)/ ~, cell 细胞体 / ~, central 中心体 / ~, Cesaris-Demel 切萨里斯·德麦耳氏体(严重贫血时白细胞的退行性变所形成的小体,瑞氏染色呈空泡状 / ~, chromaffin 嗜铬体,副神经节 / ~, chromatinic 核染色质 / ~, chromatoid 拟染色体 / ~, chromophilous 虎斑小体,尼斯尔氏体(即 Nissl bodies)/ ~, ciliary 睫状体(即 corpus ciliare)/ ~, clasp 卡环体/ ~, coccobacillary Nelson 纳尔逊氏球杆状小体 / ~, coccoid 鹦鹉热小体(血中)/ ~, coccygeal 尾骨球(即 glomus coccygeum)/ ~, collective 集团 / ~, colloid 胶样体/ ~, colostrum 初乳(小体,初乳细胞(即 colostrum corpuscles)/ ~, Councilman 康西耳曼氏体(黄热病时肝细胞内玻璃样小块)/ ~, crescent 新月形小体 / ~, crystalloid 晶样体(见于细精管细胞核旁)/ ~, Deetjen's 德特烟氏小体,血小板(即 blood platelets)/ ~, demilune 半月体(见于疟疾和伤寒患者血液内的小体)/ ~, dentate 齿状核(即 denticulate ~; nucleus dentatus)/ ~ Dohle's inclusion 勒氏包涵体(见于猩红热等病的中性多形核细胞内的球状小体)/ ~, Donne's 多内氏体,初乳小体,初乳细胞(即 colostrum corpuscles)/ ~, elementary ①血小板 ②原生小体/ ~, Elschnig's 埃耳施尼希氏体(见于白内障)/ ~, Elzholz's 埃耳兹霍兹氏体(有髓神经纤维变性小体)/ ~, end 补体 / ~, endoglobar 原浆(即 archiplasm)/ ~, Enrlich's hemoglobinemic 欧利希氏血红蛋白血症小体/ ~, epithelial 甲状旁腺(即 glandula parathyreoidea)/ ~, epithelioid 上皮样体,上皮样遗迹(即 epithelioid vestige)/ ~, epithelioneural 上皮神经体 / ~, falciform 镰刀状体,孢子体,子孢子(即 sporozoite)/ ~, filling 充实体,胀大小体(神经胶质细胞呈营养不良性改变)(即 fullkorper)/ ~, fimbriate 伞状体,海马伞(侧脑室下角)(即 fringed ~; corpus fimbriatum)/ ~, first polar 第一极体 / ~, flagellated ***n***. 疟原虫配子体 / ~ of Flemming, intermediate 弗来明氏中间体(有丝分裂终期嗜酸性小桥)/ ~, foreign 异物,外物 bodies of fornix 穹窿体(即 corpus fornicis)/ ~, fuchsin 品红小体,鲁塞尔氏体(退化的浆细胞)(即 Russell's bodies)/ ~, gamma-Favre 法符雷氏 γ 包涵体 / ~, geniculate 膝状体(即 corpus geniculatum)/ ~, geniculate lateral 外侧膝状体 / ~, geniculate medial 内侧膝状体 / ~, Giannuzzi's 贾努齐氏新月形腺细胞(即 Giannuzzi's crescents)/ ~, glass 半月体(见于疟疾和伤寒患者血液内的小体)(即 demilune ~)/ ~, globoid 球样体 / ~, glomus 球腺 / ~, Golgi 高尔基氏体,网体(即 Golgi apparatus)/ ~, Gordon's elementary 戈登氏原始小体(曾被疑为霍奇金氏病的病原)/ ~, Guarnieri's 瓜尼埃里氏小体(天花包涵体)/ ~, hahenular 缰核(即 nucleus habenulae)/ ~, Harting 哈廷氏小体(脑毛细血管钙质沉着)/ ~, Hassall's 哈塞耳氏小体(胸腺小体)(即 Hassall's corpuscles)/ ~, Heinz 海恩茨氏体,异染粒,β-物质(在红细胞内由毒物引起的圆形体)(即 substantia metachromaticogranularis; β-substance)/ ~, Heinz-Ehrlich 海—欧二氏小体(苯肼中毒或脾切除后红细胞中的高度折光性球体)/ ~, Hensen's 亨森氏体(柯替氏器外毛细胞小皮下的圆形的高尔基氏网)/ ~, Hensen's spiral 亨森氏螺旋状体 / ~, Herring 赫林氏体(垂体后叶的透明胶质)/ ~, Highmore's 海默尔氏体,睾丸纵隔(即 mediastinum testis)/ ~, horny 角体 / ~, Howell's 豪威耳氏体,成熟红细胞核片(即 nuclear particles; nuclear fragments)/ ~, Howell-Jolly 豪—若二氏体(即 Howell's bodies)/ ~, hyaloid 玻璃体(即 corpus vitreum)/ ~, immune 免疫体 / ~, inclusion 包涵体 / ~, infundibular ***n***. 垂体后叶(即 lobus posterior hypophyseos)/ ~, inner 内含体(红细胞)/ ~, intercarotid 颈动脉球(即 carotid ~; glomus caroticum)/ ~, intermediary 介体(即 amboceptor)/ ~, interpeduncular 脚间核(即 ganglion interpedunculare)/ ~, interrenal 肾间体(鲨鱼)/ ~, intravertebral 椎骨骨化中心,椎骨体(即 centrum of vertebra)/ ~, joint 关节游动体 / ~, Jolly's 若利氏体,豪威耳氏体(成熟红细胞核片)(即 Howell's bodies)/ ~, juxtarestiform 附绳状体 / ~, ketone 酮体(即 acetone bodies)/ ~, Kurloff's 库尔洛夫氏体,豚鼠淋巴细胞原虫(即 Lymphocytozoon)/ ~, Lallemand-Trousseau 拉—特二氏体,本斯·琼斯氏圆柱体(即 Bence Jones cylinders)/ ~, Landolt's 朗多耳氏体(视网膜杆状体和锥体之间的小长形体)/ ~, Langerhans' 郎格罕氏体(胰脏小叶内和小叶间的一堆大而色浅的细胞)/ ~, Laveran's 莱佛兰氏体,疟原虫 / ~, L. C. L. L. C. L.小体,鹦鹉热小体(组织内)(即 Levinthal-Coles-Lillie bodies)/ ~, Leishman-Donovan 利—杜(二氏)体(黑热病小体)(即 L. D. ~)/ ~, lenticular 豆状核 / ~, Levinthal-Coles-Lillie L. C. L. 小体,鹦鹉热小体(组织内)(即 L. C. L. bodies)/ ~, Lieutaud's 膀胱三角(即 trigonum vesicae)/ ~, Linder's initial 林德氏原生小体(沙眼包涵体)/ ~, Lipschitz 利普许茨氏(包)体(见于带状疱疹)/ ~, Lostorfer's 洛斯托弗氏体,洛斯托弗氏颗粒体(见于梅毒血液中)(即 Lostorfer's corpuscles)/ ~, Luys' 吕伊斯氏体,丘脑下部核,丘脑下体(旧名)(即 nucleus hypothalamicus)/ ~, lyssa 狂犬病小体 / ~, Mallory's 马洛里氏小体(猩红热时皮肤上皮细胞及淋巴间隙内的原虫样小体)/ ~, Malpighian 马耳皮基氏小体,肾小体(即 Malpighian renal corpuscle)/ ~, mammillary 乳头体

(即 corpora mammillaria; corpora candicantia)/~, Marchal 马尔卡耳氏小体(见于先天缺肢畸形的细胞包涵体)/~, melon-seed 瓜子形体(腱鞘囊肿或关节内的小纤维块)/~, metachromatic 异染(颗)粒(即 metachromatic granules)/~, Michaelis-Gutmann 米一古二氏体(膀胱软化斑病时的小体)/~, Miller's dust 苗勒氏尘状体,血尘/~, molluscous 软疣小体/~, Mooser 莫塞尔氏小体(斑疹伤寒时鞘膜间皮细胞内立克次氏样体)/~, Morner's 梅尔内尔氏体,核白蛋白/~, muriform 桑葚胚(即 morula)/~, Negri Neurorrhyctes hydrophobiae 内格里氏小体,狂犬病包涵体(原虫样小体在狂犬病动物的神经细胞内)/~, Neill-Mooser 尼一穆二氏体/~, Nelson's 纳尔逊氏(球杆状)小体(即 coccobacillary bodies)/~, nigroid 黑色样小体(马的虹膜边缘褐或黑色的突起)/~, Nissl 尼斯耳氏体,虎斑小体(即 chromophilcus bodies; tigroid bodies)/~, Nothnagel's 诺特纳格耳氏小体(见于肉食者的粪便内)/~, no-threshold 无阈物质(即 no-threshold substances)/~, nuclear 核体/~, Oken's 奥肯氏体,中肾,午非氏体(即 mesonephros; Wolffian ~)/~ of Arantius 阿朗希乌斯氏体,半月瓣(即 corpora arantii)/~ of Retzius 雷济厄斯氏体(柯替氏器毛细胞下部有色素颗粒的原生质团)/~ of the pancreas 胰(腺)体(即 corpus pancreatic)/~, olivary 橄榄体(即 oliva)/~, onion 上皮珠(见于乳头状瘤及上皮癌)(即 epidermic pearls)/~, oryzoid 米粒样小体(见于关节腱水囊瘤)(即 rice bodies)/~, Pacchionian 帕基奥尼氏体,蛛网膜粒(即 granulationes arachnoidales)/~, pampiniform 卵巢冠(即 epoophoron)/~, papillary 乳头层(真皮)(即 corpus papillare corii; stratum papillare)/~, parabasal 副基体/~, paranephric 肾旁脂体/~, paranuclear 中心体(即 centrosome)/~, paraterminal 旁终板体,胼胝下回/~, parathyroid 甲状旁腺(即 glandula parathyreoidea)/~, parolivary 副橄榄核(即 nuclei olivarii accessorii)/~, Paschen 帕兴氏小体(天花牛痘所生包涵体)/~, pearly 上皮珠(见于乳头状瘤及上皮癌)(即 epidermic pearls)/~, perineal 会阴体(会阴中央结)/~, Perls' anemia 珀耳斯氏贫血性小体(恶性贫血患者血中一种小而活动的杆状小体)/~, phknotic 致密小体/~, pineal 松果体(即 pineal gland; conarium; epiphysis cerebri; corpus pineale)/~, pituitary (大脑)垂体(即 hypophysis cerebri)/~, Plimmer's 普利默氏体(癌细胞中小包涵体)/~, polar 极体/~, porcelain 瓷体/~, porcelain basal 瓷基体/~, postbranchial 后鳃体,鳃后体(即 ultimobranchial ~)/~, presegmenting 裂殖前体/~, primitive perineal 初会阴体/~, Prowazek's 普罗瓦泽克氏小体(①沙眼小体 ②天花牛痘小体)/~, Prowazek-Greeff 普一格二氏小体,沙眼小体(即 trachoma bodies)/~, psammoma 沙(粒)瘤小体/~, purine 嘌呤体,嘌呤碱/~, quadrigeminal 四迭体(即 corpora quadrigemina)/~, Renaut's 雷诺氏体(肌营养不良时坏变神经纤维中的灰色颗粒)/~, restiform 绳状体(即 corpora restiformia)/~, rice 米粒样小体(见于关节腱水囊瘤)/~, ring 环状体/~, Rosenmuller's 罗森苗勒氏体,卵巢冠(即 epoophoron)/~, Ross's Leukocytozoon pallidum 罗斯氏体,梅毒白细胞虫,梅毒淋巴细胞原虫(即 Lympho- cytozoon pallidum)/~, Russell's 鲁塞尔氏体(退化的浆细胞),品红小体(即 fuchsin bodies)/~, sand 沙状体,脑沙(即 corpora arenacea)/~, Schaumann's 绍曼氏体(见于肉样瘤病)/~, Schiller-Duvel's 上皮脉管套,席勒一杜佛小体/~, Schmauch's 猫红细胞圆形体/~, Schmorl 施莫耳氏体(椎间盘突入椎体)/~, second polar 第二极体/~, segmenting 裂殖体/~, Seidelin 赛德林氏体(黄热病人红细胞内的小体)(即 Paraplasma flavigenum)/~, semilunar 半月形体,贾努齐氏新月形腺细胞(即 Giannuzzi's crescents)/~, Spengler's immune 斯彭格勒氏免疫体(抗结核免疫动物红细胞提出物)(即 immunkorper I. K.)/~, spherical 球形体/~, spiculated 刺状体/~, spongy 海绵体/~, Stannius 斯坦尼乌斯氏体/~, striate 纹状体(即 corpus striatum)/~, superior quadrigeminal 上四迭体,上丘/~, supracardial 心上嗜铬体,主动脉副神经节(即 aortic paraganglia)/~, suprarenal 肾上腺(即 adrenal gland; glandula suprarenalis)/~, Symington's 薛明顿氏体,肛尾体,肛尾韧带(即 anococcygeal ~; ligamentum anococcygeum)/~, telobranchial 后鳃体,鳃后体(即 ultimobranchial ~)/~, thermostabile 耐热体,介体(即 amboceptor)/~, threshold (有)阈物质(即 threshold substances)/~, thyroid 甲状腺(即 thyroid gland; glandula thyreoidea)/~, tigroid 虎斑小体,尼斯耳氏体(即 Nissl bodies)/~, Todd 托德氏体(若干两栖动物的细胞内)/~, Torres-Teixeira 类天花包涵体/~, trachoma 沙眼小体/~, trapezoid 斜方体(即 corpus trapezoidcum)/~, Trousseau-Lallemand 特一拉二氏体,本斯·琼斯氏圆柱体(精囊内圆柱形胶状物(即 Bence Jones cylinders)/~, turbinate 鼻甲(即 concha nasalis)/~, ultimobranchial 后鳃体,鳃后体(即 postbranchial ~; telobranchial ~)/~, Verocay 维罗凯氏体(神经纤维瘤的细胞漩涡)/~, vertebral 椎骨体/~, vitelline 卵黄体(卵黄核)/~, vitreous 玻璃体(即 corpus vitreum)/~, Winkler's 温克勒氏体(见于梅毒)/~, Wolffian 午非氏体,中肾(即 mesonephros)/~, x ①普利默氏体 ②杆状巴尔通氏体/~, xanthine 黄嘌呤体,嘌呤碱(即 purine bases)/~, yellow 黄体(即 corpus luteum)/~, Zuckerkandl's 祖克坎德耳氏体(主动脉副神经节)

bodik *n*. 马来米酒

bodiless *a*. 无形体的

bodily *a*. 身体的;肉体的 *ad*. 整体,亲自,全部,肉体上

boding *n*./*a*. 预兆(的);预示(的) ‖ ~ly *ad*.

Bodo *n*. 波陀虫属,胞滴虫属(即 Cystomonas) ‖ caudatus ~ 尾状波陀虫/saltans ~ 跳跃波陀虫/urinaria ~ 尿波陀虫

Bodo angustus Dujardin *n*. 窄波豆虫

Bodo caudatus Dujardin *n*. 尾泥豆虫

Bodo cruzi Hartmann and chagas *n*. 克鲁氏波豆虫

Bodo edax Klebs *n*. 梨波豆虫

Bodo Ehrenberg (即 Prowazekia Hartmann and Chagas) *n*. 波豆虫属

Bodo globosus Stein *n*. 球波豆虫

Bodo gracilis stein *n*. 俏波豆虫

Bodo lens Klebs *n*. 扁形波豆虫

Bodo minimus Klebs *n*. 小波豆虫

Bodo mutabilis Klebs *n*. 易变波豆虫

Bodo ovatus Dujardin *n*. 卵形波豆虫

Bodo putrinus Stokes *n*. 腐波豆虫

Bodo repens Klebs *n*. 慢行波豆虫

Bodo saltans Krenberg *n*. 舞形波豆虫

Bodo uncinatus Stein *n*. 钩刺波豆虫

Bodo urinarius Künstler *n*. 尿生波豆虫

Bodonidae Bütschli *n*. 波豆虫科

Bodonina Hollande *n*. 波豆虫亚目

Bodonidae *n*. 波陀虫科,双鞭虫科

body *n*. 物体,躯体;躯干;尸体;物体;(一)群,(一)批;团体;主体,主要部分;质地 ‖ anaphylactic reaction ~ 过敏素/anococcygeal ~ 肛尾韧带/anti-immune ~, antiintermediary ~ 抗免疫体,抗中间体(抗抗体)/apical ~ 顶体(精子)/apoptotic ~ 自然死亡小体/basal ~ 基体/brassy ~ 黄铜色小体(一种皱缩红细胞,见于疟疾)/carotid x bodies 鹦鹉热小体(血中)/charred ~ 碳化尸体/crescent ~, demilune ~ 新月形小体,半月体(无色细胞)/dismembered ~ 碎尸/elementary ~ 血小板;原生小体(包涵体)/end ~ 末体(补体末段)/epithelial ~ 甲状旁腺/falciform ~ 镰刀状体,子孢子/flagekksted ~ 疟原虫配子体/filling bodies 肿大小体(神经胶质细胞退化)/foreign ~ 异物/glass ~ 半月体(无色细胞)/glomus bodies 球腺/habenular ~ 僵核/hyaloid ~ 玻璃体/immune ~ 抗体;免疫体/inclusion bodies 包涵体/infundibular ~ 漏斗体,垂体后叶/lamellar ~ 板层状小体/marchal ~ 缺肢畸形病毒包含体/metachromstic ~ 异染小体,异染粒/multivesicular ~ 多泡小体/myelinoid ~ 髓鞘样小体/neuroepithelial ~ 神经上皮体/nu ~ 核小体/paranuclear ~ 中心体/paro-aortic ~ 主动脉旁体,旁主动脉体/pheochrome ~ 嗜铬体,副神经节/pituitary ~ (大脑)垂体/psammoma ~ 砂砾体,砂砾小体/psedo-inclusion ~ 假包涵体/residual ~ 溶酶后体;残体/selenoid ~ 无色细胞/sex-chromatin ~ 性染色质小体,巴氏小体/Taniguchi's ~ 日本 B 病毒包涵小体/thermostabile ~ 耐热小体/thyroid ~ 甲状腺/vitelline ~ 卵黄体(卵黄核)/zebra ~ 斑状体 in a ~ 全体;一块儿/keep ~ and soul together 仅能维持生活

body, accessory *n*. 副体(精子),酮体(即 bodies acetone; ketone bodies; ketobodies)

body, adrenal *n*. 肾上腺(即 adrenal gland; glandula suprarenalis)

body aid *n*. 佩戴式助听器

body, albuminous *n*. 蛋白体

body, asteroid *n*. 星状小体

body, Barr *n*. 巴尔氏小体,性染色质(即 sex chromatin)

body barrier *n*. 身体屏障

body burden *n*. 人体含量,体内负荷(体内吸收的放射性或毒性物质)

body, calcareous *n*. 石灰小体

body, carotid; glomus caroticum *n*. 颈动脉球

body cavity *n*. 体腔

body cell *n*. 体细胞

body, central *n*. 中心体

body of cheek, adipose; fat of cheek; corpus adiposum buccae *n*. 颊脂垫

body, chromatinic *n*. 核染色体

body, chromatoid *n*. 拟染色体

body, clasp *n*. 卡环体

body clock *n*. 身体钟

body computed tomographic scanner *n*. 全身计算机体层摄影扫描机
body computed tomogrphy *n*. 全身计算机断层成像(术)
body, endobasal *n*. 内基体
body, eytoid *n*. 细胞样体
body fat *n*. 体脂肪
body fluid *n*. 体液
body fold *n*. 体褶
body, Golgi *n*. 高尔基体
body heat regulation *n*. 体温调节
body, helical ribonucleoprotein *n*. 螺旋核糖核蛋白体
body image *n*. 体像,身体意象
body in lingual tonsil, foreign *n*. 舌扁桃体异物
body language *n*. 身体语言
body, LD(Leishman-donovan) *n*. 利杜体
body, loose *n*. 游动体(关节或体腔内,如关节鼠)
body, Luschka's *n*. 尾骨球(即 glomus coccygeum)
body, mandibular; corpus mandibulae *n*. 下颌体
body, mark *n*. 体位标志,体部标记
body mass index *n*. 肥胖指数[体重(千克)÷身高(米)÷身高(米)标准指数≤26.4,如>26.4 就算肥胖]
body of axis *n*. 枢椎体
body of caleaneus *n*. 踵椎体
body of cervical vertebra *n*. 颈椎体
body of epididymis *n*. 附睾体
body of fibula *n*. 腓骨体
body of gall bladder *n*. 胆囊体
body of humerus *n*. 肱骨体
body of hyoid bone *n*. 舌骨体
body of ilium *n*. 髂骨体
body of ischium *n*. 坐骨体
body of lateral cerebral ventricle *n*. 侧脑室体部(中心部)
body of lumber vertebre *n*. 腰椎体
body of mandible *n*. 下颌体
body of maxilla; corpus maxillae *n*. 上颌体
body of nail *n*. 甲体
body of pancreas *n*. 胰(腺)体
body of penis *n*. 阴茎体
body of pubis *n*. 耻骨体
body of radius *n*. 桡骨体
body of stomach *n*. 胃体部
body of talus *n*. 距骨体
body of thoracic vertebre *n*. 胸椎体
body of tongue; corpus linguae *n*. 舌体
body of ulna *n*. 尺骨体
body of uterus *n*. 子宫体
body of vertebra *n*. 椎体
body of Vica d'Azyr *n*. 黑质(即 substantia nigra)
body, oral foreign *n*. 口腔异物
body, Pappenheimer's *n*. 巴本海姆氏小体(红细胞中嗜碱性的含铁小体)
body, parabasal *n*. 副基体
body plane *n*. 体平面
body plethysmograph *n*. 躯体容积描记器
body, porcelain *n*. 瓷体
body, porcelain basal *n*. 瓷基体
body position *n*. 体位
body, postbranchial; ultimobranchial body *n*. 后鳃体,鳃后体
body radiogram *n*. 全身放射性分布图
body radioactivity *n*. 体内放射性,全身放射性
body radiocartograph *n*. 全身放射性分布图
body radiograph *n*. 人体放射图,全身放射片
body, reaction *n*. 过敏素(即 sensibilisin)
body respirator *n*. 人体呼吸器
body-ring *n*. 身体环
body-rotation method *n*. 身体转位法
body, salivary *n*. 涎液小体(即 salivary corpuscle; corpusculum salivaria)
body scheme *n*. 体形图
body section radiography *n*. 体层 X 线摄影(术)
body section roentgenography *n*. 体层 X 线摄影(术)
body segment *n*. 体节
body, selenoid *n*. 新月形小体,无色红细胞(即 crescent ~; achromocyte)
body snatching *n*. 偷盗死尸,偷尸
body, spherical *n*. (疟原虫)环状体
body squeeze *n*. 全身挤压伤
body stalk *n*. 体蒂(随着胚外体,连接羊膜腔和滋养层之间的胚外中胚层也随之变窄变细,它是联系绒毛血管与胚体血管的唯一纽带)
body substance isolation *n*. 人体污染物隔离法(当处理病人血液与体液采用的自我保护措施)
body surface area burned *n*. 烧伤面积
body-tat trigger *n*. 体脂激发机制(通过调节体脂的办法控制女性的月经)
body, telobranchial; ultimobranchial body *n*. 后鳃体,鳃后体
body temperature *n*. 体温
body temperature rhythm *n*. 体温节律
body, tingible *n*. 着色体,碎片体
body tube *n*. (显微)镜筒
body, ultimobranchial; postbranchial body, telobranchial body *n*. 后鳃体,鳃后体
body wall *n*. 体壁
body waste disponsal *n*. 人体废物处理
BOEA ethyl biscoumacetate 新双香豆素
Boea clarkeana Hemsl. *n*. [拉,植药] 旋蒴苣苔
Boea hygrometrica(Bunge)R. Br. *n*. [拉,植药] 猫耳朵
Boeck's disease (sarcoid) [Caesar P. M., 挪威皮肤病学家, 1845—1917] *n*. 伯克氏病(肉样瘤)
Boeck's itch (scabies) [Carl William, 挪威皮肤病学家, 1808—1875] *n*. 伯克氏痒症(疥疮)
Boedeker's test [Carl Heinrich Detlef, 德国化学家, 1815—1895] *n*. 伯德克氏试验(检验白蛋白)
Boehmeria gracilis C.H.Wright *n*. [拉,植药] 细野麻
Boehmeria longispica Steud. *n*. [拉,植药] 长叶苎麻
boehmeria nivea(L.)Gaud. *n*. 苎麻(植)药用部分,根(苎麻根)
Boehmeria platanifolia Franch. Et Sav *n*. [拉,植药] 悬铃叶苎麻
Boehmeria spicata(Thunb.) Thunb. *n*. [拉,植药] 小赤麻根
Boehmeria nivea Gaudich *n*. 苎麻
Boeman *n*. 波音机器人(波音公司研制的仿生机)
Boencke's dysbacta *n*. 倍恩克氏痢疾预防(接种)液
Boenninghausenia albiflora Reichenb. *n*. [拉,植药] 臭节草
Boenninghausenia sessilicarpa Levl. *n*. [拉,植药] 石椒草
Boenninghausen's method [C. von, 19 世纪德国医师] *n*. 贝宁侯曾氏法(一种顺势疗法)
Boerema's anterior gastropexy *n*. 布来马氏胃前壁固定术(治疗胃食管裂孔疝)
Boerhaave's glands [Hermann, 荷兰医师, 1668—1738] *n*. 布尔哈夫氏腺,汗腺(即 sweat glands)
Boerhaavia diffusa *n*. 印度黄细心(紫茉莉科)
Boesemanichthys firmamentum (Temminck et Schlegel) *n*. 瓣鼻鲀(隶属于鲀科 Tetraodontidae)
Boettcher *n*. 伯特舍氏(即 Bottcher)
Boettcherisca *n*. 别麻蝇属 ‖ ~ chianshanensis 千山别麻蝇/ ~ peregrine 棕尾别麻蝇
Boettcher's cell *n*. 伯特舍氏细胞(耳蜗)
Boettger's test [Rudolf, 德国化学家, 1806—1881] *n*. 伯特格氏试验(检验一氧化碳) ‖ ~ test paper 伯特格氏试纸
Bofumustine *n*. 波呋莫司汀(抗肿瘤药)
bog *n*. 泥沼(-gg-) *vt*. / *vi*. 陷入泥沼 ‖ ~ down 陷入困境;停顿
βOG βhydroxyglutamic acid β-羟基谷氨酸
Bogomolets' serum [Aleksandr Alexsandrovich, 前苏联生物学家, 1881—1946] *n*. 抗网织细胞毒血清(即 antireticular cytotoxic serum)
Bogros's serous membrane [Antoine, 法国解剖学家, 约 1820 年生] *n*. 博格罗氏浆液膜
Bogros' space [Annet Jean, 法国解剖学家, 1786—1823] *n*. 博格罗氏间隙(腹股沟后间隙)
Bogrow's fibers [Sergei Livowitsch, 1878—1923] *n*. 鲍格罗夫氏纤维,视束丘脑纤维
Bogue's symptom [A. E., 美国牙科医师, 1838—1921] *n*. 博格氏症状(4~7 岁小孩,加两个第二乳磨牙间的上颌弓宽度小于 28 mm,即需要矫治)
bogus *a*. 伪造的,仿造的
BOH β-hydroxyethyl hydrazine β-羟基乙肼
Bohadschia argus (Jaeger) *n*. 蛇目白尼参(隶属于海参科 Holothuriidae)
Bohadschia bivittata (Mitsukuri) *n*. 二斑布氏参(隶属于海参科 Holothuriidae)
bohemium *n*. 铼(75 号元素)(即 rhenium, 缩写 Re)
Bohler splint [Lorenz, 奥地利外科医师, 1885 年生] *n*. 伯勒氏夹(上肢外展夹)

Bohmer's hematoxylin ***n.*** 伯默氏苏木素
Bohr effect ***n.***（Lorenz Bohler）玻尔氏效应（二氧化碳分压或 pH 改变导致氧合血红蛋白解离曲线的偏移）
Bohr magneton ***n.*** 玻尔磁子
Bohrium ***n.*** 名称未确定（1981 年发现的一种元素，原子序数 107，符号 Uns，半衰期 102 毫秒）
Bohr's atom ［Neils，丹麦物理学家，1885 年生］*n.* 玻尔氏原子 ‖ ~ theory ***n.*** 玻尔氏原理（关于放射线谱）
BOHS British Occupational Hygiene Society 英国职业卫生学会
Bohun upas ***n.*** 见血封喉（爪哇一种毒树的毒汁，用作箭毒）
BOI break of inspection 检查中断
Boidae ***n.*** 蟒科（隶属于蛇目 Serpentiformes）
Boiga angulata（peters） ***n.*** 环纹蟒蛇（隶属于蟒科 Boidae）
Boiga kraepelini（Stejneger） ***n.*** 绞花林蛇（隶属于游蛇科 colubridae）
Boiga multomaculatus（Boie） ***n.*** 繁花林蛇（隶属于游蛇科 colubridae）
boil ***vi.*** 达到沸点；汽化；激动；在沸水（或液体）中煮 ***vt.*** 煮沸；在沸水（或液体）中煮、加工或分离 ***n.*** 沸点；沸腾
boil ***n.*** 疖（即 furuncle）
boil Aleppo ***n.*** 东方疖，皮肤利什曼病（即 Biskra ~ ； cutaneous leishmaniasis）
boil away 蒸发，煮干
boil，blind ***n.*** 盲疖，无头疖
boil，date ***n.*** 东方疖（即 oriental ~）
boil down 熬浓，压缩
boil down to 简化为，归结为
boil，godovnik ***n.*** 皮肤利什曼病（即 cutaneous leishmaniasis）
boil，gum ***n.*** 龈脓肿（即 parulis）
boil，madura ***n.*** 足分支菌病（即 mycetoma）
boil，orienta ***n.*** 东方疖
boil over 沸溢，发怒
boil，shoe ***n.*** 肘水囊瘤，帽状肘（即 capped elbow）
boil，tropical ***n.*** 热带疖，东方疖
boiler ***n.*** 煮器；锅炉
boiling ***n.*** 沸腾，煮沸 ***a.*** 沸腾的；极热的；激昂的 ***ad.*** 达到沸点，达到沸腾的程度；极其，非常
boisterous ***a.*** 吵闹的，狂暴的
Bojanus's organ ［Ludwig Heinrich，立陶宛比较解剖学家，1776—1827］***n.*** 博江讷氏器官（软体动物的肾）
BOL beginning of life 寿命初期
BOL 148 bromolysergic acid diethylamide 溴麦角酰二乙胺（5 - 羟色胺抑制药）
Bol bolus［拉］大丸剂，球
bol-［构词成分］意义为"抛""射"（来自希腊语）
-bol-［构词成分］- 勃 -（1998CADN 年规定使用此项名称，主要是指同化激素一类的药物，如勃雄二醇［Bolandiol］、夫拉扎勃［Furazabol］等）
Bolandiol ***n.*** 勃雄二醇（雄激素）
Bolasterone ***n.*** 勃拉睾酮，7 *a*，17 - 二甲睾酮（同化物）
Bolazine ***n.*** 勃拉嗪（同化激素类药）
Bolbitiaceae ***n.*** 粪伞科（一种菌类）
Bolbostemma paniculatum（Maxim.）Franquet ***n.*** 假贝母，土贝母
bold ***a.*** 大胆的，勇敢的，冒失的
boldenone ***n.*** 勃地酮（雄激素）
boldin ***n.*** 波耳丁，波耳多甙（即 boldoglucin）
boldo ***n.*** 波耳多叶
boldoa［拉］***n.*** 波耳多叶（即 boldo）
boldoglucin ***n.*** 波耳多甙，波耳丁（即 boldin）
boldoin ***n.*** 波耳多因（波耳多叶中含有的一种甙）
boldu ***n.*** 波耳多叶（即 boldo；boldea；boldus）
boldus ***n.***［拉］波耳多叶（即 boldo）
bole ***n.*** 胶灰黏土
bole，Armenian ***n.*** 阿美尼亚黏土
bole，white ***n.*** 白陶土，高岭土（即 kaolin）
Bolen test ***n.*** 波伦氏试验（检验癌）
Bolenol ***n.*** 勃来诺 19 - 去甲 - 17α - 孕烯醇（同化激素类药）
Boleophthalmus maculates（Oshima） ***n.*** 细斑大弹涂鱼（隶属于弹涂鱼科 periophthalmidae）
Boletaceae ***n.*** 牛肝菌科（一种菌类）
boletiform ***a.*** 蕈状的，菌状的
Boletus ***n.*** 牛肝菌属（真菌）
Boletus potexvirus ***n.*** 博勒塔斯马铃薯 x 病毒
Boley gauge ***n.*** 博利氏测规（钟表制造工人用的测量器，用于口腔科）
Bolinichthys blacki（Fowler） ***n.*** 眶暗虹灯鱼（隶属鱼灯笼鱼科 Myctophidae）
Boliraenidae ***n.*** 单盘蛸科（隶属于八腕目 Octopoda）
Bolivian hemorrhagic fever ***n.*** 玻利维亚出血热
Bolivian hemorrhagic fever virus ***n.*** 玻利维亚出血热病毒
Bolivina compacta Sidebottom ***n.*** 紧密箭头虫
Bolivina d'Orbigny ***n.*** 箭头虫属
Bolivinitidae Cushman ***n.*** 箭头虫科
Bolk's retardation theory［Louis，荷兰解剖学家，1866—1930］***n.*** 博耳克氏发育停滞学说
Boll's cells［Franz Christian，德国组织学家和生理学家，1849—1879］***n.*** 波耳氏细胞（泪腺基细胞）
Bollinger's bodies［Otto von，德国病理学家，1843—1909］***n.*** 博林格尔氏体（鸡痘包涵体）
Bollinger's granules ***n.*** 博林格尔氏粒（①博林格尔氏体 ②葡萄状放射菌病浅黄小粒）
Bolmantalate ***n.*** 勃金刚酯（同化激素类药）
Bolognini's symptom ***n.*** 博劳尼尼氏症状（早期麻疹扪诊腹侧的摩擦感觉）
bolograph ***n.*** 辐射热记录器
bolometer ***n.*** ①放射热测定器，辐射热计 ②心搏力计
boloscope ***n.*** 金属异物探测器
BOLT beam of light-transistor 光束晶体管
bolt ***n.*** 支托钉（即 lug），螺栓
Bolton point ***n.*** 博尔顿氏点（枕骨髁后点）
Boltz reaction（test）［Oswald Herman，美国神经病学家，1895 年生］***n.*** 博尔茨氏反应（试验）（诊断麻痹性痴呆）
Boltzmann constant ***n.*** 玻尔兹曼常数
Boltzmann distribution ***n.*** 玻尔兹曼分布
bolus ***n.*** ①大丸剂 ②团，造影剂团，填充物 ‖ ~ alba 白陶土，高岭土（即 kaolin）/ alimentary ~ 食团 / ~ arrival time 造影剂团到达时间 / ~ injection 造影剂团注射 / ~ nephrotomography 造影剂团（注射法）肾体层摄影（术）/ ~ technique 造影剂团注射技术 / ~ transit parameter 造影剂团通过参数
bolus flow ***n.*** 团流
bolus injection ***n.*** 单次快速静脉注射
BOM bilateral otitis media 双侧中耳炎 biological oxygen mohitor 生物氧量探测器
bomb ***n.*** 弹，炮（含有大量镭或放射性元素的容器，应用于体外照射），γ 射线源容器 ‖ bombs，aerosol 烟雾弹 / atomic ~ 原子弹 / cobalt ~ 钴弹 / radium ~ 镭（放射）炮
Bombacaceae ***n.*** 木棉科
bombard ***n.*** 轰击（射线），照射 ‖ ~ target 受击靶
Bombardia ***n.*** 蚪孢壳（属）
bombardier ***n.*** 气步虫甲
Bombardier beetle ***n.***［动药］尸步甲，行夜
bombarding ***n.*** 轰炸 ‖ ~ radiation 辐照 / ~ stream 轰击流
bombardment ***n.*** 照射，轰击 ‖ ~ energy 轰击（粒子）能量 / ~ particle 轰击粒子 / ~ time 辐照时间，轰击时间
Bombax malabaricum DC. ***n.*** 红木棉树
Bombay nutmegs ***n.*** 孟买肉豆蔻
Bombay phenotype ***n.*** 孟买表型
Bomber ***n.*** 巴比妥盐或大麻的烟草
Bombesin ***n.*** 蛙皮素，铃蟾素（肽）
bombicesterol ***n.*** 蚕甾醇
bombifrons ***n.*** 泡额
Bombina orientalis（Boulenger） ***n.***［拉，动药］东方铃蟾
Bombing ***n.*** ①炮击 ②轰击 ③轰炸
bombous ***a.*** 泡形的
bombus ***n.*** ①耳鸣 ②腹鸣
Bombus atripes（smith） ***n.*** 黑足熊蜂（隶属于蜜蜂科 Apidae）
Bombycidae ***n.*** 蚕蛾科（隶属于鳞翅目 Lepidoptera）
bombykol ***n.*** 蚕蛾醇，裴醇
bombyx ***n.*** 蚕
bombyx batryticatus ***n.*** 僵蚕
Bombyx cytoplasmic polyhydrosis reovirus ***n.*** 家蚕胞质型多角体病毒呼肠孤病毒
Bombyx cytoplasmic polyhydrosis virus（Reoviridae） ***n.*** 家蚕胞质型多角体病毒（呼肠孤病毒科）
Bombyx densovirus ***n.*** 家蚕脓病毒
Bombyx mori（Linneaus） ***n.*** 家蚕（隶属于蚕蛾科 Bombycidae）
Bombyx mori cytoplasmic polyhedrosis virus ***n.*** 家蚕胞质型多角体病毒
Bombyx mori densonucleosis virus ***n.*** 家蚕脓核症病毒
Bombyx mori infectious flacheric virus ***n.*** 家蚕传染性软化病毒
bombyx mori L. ***n.*** 家蚕（动）药材，因白僵菌致死的虫体（僵蚕），粪便（蚕砂）

Bombyx mori midgut-nuclear polyhedrosis virus *n*. 家蚕中肠核型多角体病毒
Bombyx nuclear polyhedrosis baculovirus *n*. 家蚕核型多角体杆状病毒
Bombyx nuclear polyhedrosis virus(Baculoviridae) *n*. 家蚕核型多角体症病毒(杆状病毒科)
Bometolol *n*. 波美洛尔(β受体阻滞药)
BOMP(Buthus cocitanus mardochei peptide) 从摩洛哥蝎毒液中分离出的肽
BOMS Bulletin de l'Organnisation Mondiale de la Sante' *n*. 国家医疗组织通报
bonamine *n*. 波那明(抗组胺药)
bond *n*. ①价标 ②键‖disulfide ~ 双硫键/high energy phosphate ~ 高能磷酸键(即 energy-rich phosphate ~)/hydrogen ~氢键/interchain disulfide ~ 链间双硫键/intrachain disulfide ~ 链内双硫键/peptid ~ 肽键
bond angle *n*. 键角
bond energy *n*. 键能
bond length *n*. 键长
bond moment *n*. 键距
bond order *n*. 键序
Bondarzewiaceae *n*. 刺孢多孔(菌)科(一种菌类)
Bond's splint [Thomas, 美国内外科医师, 1712—1784] *n*. 邦德氏夹(桡骨下端骨折用)
bonduc *n*. 印度云实,大托叶云实(即 Caesalpinia)
bonducin *n*. 云实子素
bonduc-seeds *n*. 印度云实子,大托叶云实子(即 bonduc-nuts)
bone *n*. 骨‖~ absorption rate 骨吸收率/~, accessory 附骨(偶见邻接跗或腕骨的小骨)/~ age 骨龄/bones, Albers-Schonberg marble 阿耳伯斯·尚堡氏大理石[状]骨,骨硬化病,骨[质]石化病(即 osteopetrosis)/~, alveolar 牙槽骨/~, ankle 距骨(即 talus)/~, ankle, central 跗中央骨,足舟骨(即 os centrale tarsi)/~, astragaloscaphoid 距舟骨/~, back 脊柱(即 columna vertebralis)/~, basal 基骨(牙列)/~, basidigital ①掌骨 ②跖骨/~, basihyal 舌骨体(即 corpus ossis hyoidei)/~, basilar 底骨(枕骨底部)(即 basioccipital ~)/bones, Bertin's 贝坦氏骨,蝶骨甲(即 conchae sphenoidales)/~, breast 胸骨(即 sternum)/bones, brittle 脆骨,成骨不全(即 osteogenesis imperfecta)/~, bundle 纤维束骨/~, calf 腓骨(即 fibula)/~, cancellous 松质骨(即 spongy ~)/~, cannon 炮骨(有蹄类的中间掌骨或跖骨)/~, capitate 头状骨(即 os capitatum)/bones, carpal 腕骨(即 ossa carpi)/~, cartilage 软骨[成]骨/~, cartilaginous 软骨性骨/~, cavalry 骑马者骨(股内收大肌腱内的骨化)(即 riders' ~)/~, central wrist 腕中央骨(在腕背偶见于舟骨、头状骨与大多角骨间的一小骨,在胚胎早期原为一独立软骨,但不久便与舟骨融合,在猿猴则固定存在)/bones, chalky 白垩状骨,骨硬化病,骨[质]石化病(即 osteopetrosis)/~, cheek 颧骨(即 os zygomaticum)/~, chevron V形骨(犬第3~5尾椎)/~ chisel 骨凿/~, chondroid 软骨样骨/~, coffin 蹄骨(马第三节趾骨)/~, collar 锁骨(即 clavicula)/~, compact 密质骨/~, coronary 髎骨(马第一、二节趾骨)(即 pastern ~)/~, cortical 骨密质(即 substantia compacta)/bones, cranial 颅骨(即 ossa cranii)/~, cribriform 筛骨(即 ethmoid ~; os ethmoidale)/~, cuboid 骰骨(即 os cuboideum)/~, cuneiform 楔骨(即 os cuneiforme)/~, cuneiform, intermediate 第二楔骨(即 os cuneiforme secundum)/~, cuneiform, lateral 第三楔骨(即 os cuneiforme tertium)/~, cuneiform, medial 第一楔骨(即 os cuneiforme primum)/~, cuttlefish 墨鱼骨,乌贼骨/~, decalcified 脱钙骨/~, dermal 皮内骨/bones, ear 听小骨(即 auditory ossicles; ossicula auditus)/bones, ectethmoid 筛骨外侧部/~, endochondral 软骨成骨(即 cartilage ~)/~, epactal 缝间骨(即 wormian ~; ossa suturarum)/~, epihyal 舌骨上骨(骨化的茎突舌骨韧带)/~, epioteric 翼上骨(蝶骨大翼与顶骨间的缝间骨)/~, episternal 胸上骨(即 suprasternal ~; ossa suprasternalia)/~, ethmoid 筛骨(即 os ethmoidale)/~, exercise 运动器骨化/~, exoccipital 枕外骨(胚)/~, flat 扁骨(即 os planum)/~ of the foot, cuneiform [足]楔骨(即 os cuneiforme pedis)/~, froatal 额骨(即 os frontale)/~, funny 肱骨内髁部(尺神经沟)/~ graft 植骨/~, hamate 钩骨(即 os hamatum)/~, haunch 髋骨(即 os coxae)/~, heel 跟骨/~, hip 髋骨(即 innominate ~; os coxae)/~, hooked 钩骨/~, hyoid 舌骨(即 os hyoideum)/~ imaging 骨显像/~ imaging agent 骨骼成像剂/~, incarial 顶间骨(即 interparietal ~)/~, incisive 切牙骨,门齿骨(即 intermaxillary ~; os incisivum)/~, innominate 髋骨(即 os coxae)/~, intermaxillary 切牙骨,门齿骨(即 os incisivum)/~, interparietal 顶间骨/~, intrachondrial 软骨内骨,软骨岛(胚胎的耳被囊内)(即 cartilage islands)/~, irregular 异形骨/~, irritable 易激骨/~ island 骨岛/bones, ivory 骨硬化病,骨[质]石化病(即 osteopetrosis)/bones, jaw 颌骨(上颌骨及下颌骨)/~, jew 骶骨(即 os sacrum)/~, jugal 颧骨(即 malar ~; os zygomaticum)/~, lacrimal 泪骨/~, lamellar 板[层]骨/~, lenticular ①豆状突(砧骨)②豌豆骨(即 os orbiculare)/~, lentiform 豌豆骨(即 os pisiforme)/~, lingual 舌骨(即 os hyoideum)/~, long 长骨/~ loss 骨质缺失/~, lunar 月骨(即 os lunatum)/~, lunate 月骨(即 semilunar ~; os lunatum)/~, malar 颧骨(即 cheek ~; jugal ~; os zygomaticum)/bones, marble 大理石状骨,骨硬化病,骨[质]石化病(即 osteopetrosis)/~ morrow death 骨髓死亡/~ marrow depression 骨髓抑制/~ marrow imaging 骨髓显像/~ marrow scintigraphy 骨髓闪烁显像术/~, mastoid 颞骨乳突部(即 pars mastoidea ossis temporalis)/~, maxillary 上颌骨(即 maxilla)/~, membrane 膜[成]骨/bones, metacarpal 掌骨(即 ossa metacarpalia)/bones, metatarsal 跖骨(即 ossa metatarsalia)/~ mineral determination 骨矿物质测定/~, multangular, large 大多角骨(即 trapezium; os multangulum majus)/~, multangular, small 小多鱼骨(即 trapezoid ~; os multangulum minus)/bones, nasal 鼻骨(即 ossa nasalia)/~, navicular 舟骨(即 scaphoid ~; os naviculare)/~ nipper (咬)骨钳/~, nonlamellar 非板[层]骨/~, occipital 枕骨/~, orbicular ①豆状突(砧骨)②豌豆骨(即 os orbiculare)/~, palate 腭骨(即 os palatinum)/bones, parietal 顶骨(即 os parietale)/~, pastern 髎骨(马第一二节趾骨)/~, pedal 蹄骨(马第三节趾骨)/~, penis 阴茎骨(某些下等动物阴茎海绵体中的骨化,此迹象在人体偶亦见之)/~, perichondral 软骨膜骨/~, periosteal 骨膜骨/~, periotic 耳周围骨(颞骨岩部及乳突部)/~, petrosal 颞骨岩部(即 petrous ~; pars petrosa ossis temporalis)/~, ping-pong 乒乓球样骨/~, Pirie's 距舟骨(偶见于距骨头上之小骨)(即 astragaloscaphoid ~)/~, pisiform 豌豆骨(即 os pisiforme)/~, pneumatic 含气骨(即 os pneumaticum)/~, postular 豌豆骨(即 pisiform ~)/~, preinterparietal 前顶间骨(矢状缝前部内的缝间骨)/~, premaxillary 切牙骨,门齿骨(即 intermaxillary ~; os incisivum)/~, primary 初发骨,原发骨/~, primitive 原骨,初骨/~, pterygoid 翼状骨(蝶骨翼突内侧板)/~, pyramidal 三角骨(即 os triquetrum)/~ radiography 骨X线照相/~, replacement 软骨成骨(即 cartilage ~)/~ resorption 骨吸收/~, resurrection 骶骨(即 os sacrum)/~ reverberation artifact 骨骼混响伪影/~, riders' 骑马者骨(股内收大肌腱内的骨化)/bones, Riolan's 里奥朗氏骨(枕岩缝间骨)/~, rudimentary 残遗骨(仅部分发育者如髌骨)/~, sacral 骶骨(即 sacrum; os sacrum)/~ scan 骨扫描/~ scanning 骨扫描/~, scaphoid 舟骨(即 os naciculare)/~ scintigraphy 骨闪烁成像术/~ scintiscanning 骨闪烁扫描/bones, scroll 鼻甲(即 turbinate ~; concha nasalis)/~ seeking nuclide 亲骨性核素/~, secondary 续发骨,次发骨/~, semilunar 月骨(即 os lunatum)/~, sesamoid 籽骨(即 os sesamoideun)/~, shank 胫骨/~, shin 胫骨(即 tibia)/~, short 短骨(即 os breve)/~, sieve 筛骨(即 os ethmoidale)/~, sphenoid 蝶骨(即 os sphenoidale)/~ spicule 骨针/bones, splenial 夹板骨(胎儿头的膜内骨)/bones, splint 小掌骨(马类的第二或第四掌骨)/~, spoke 桡骨(即 radius)/~, spongy 松质骨/bones, spotted 斑点骨/~, squamooccipital 鳞枕骨/~, squamous 颞骨鳞部(即 pars squamosa ossis temporalis)/~, stifle 后膝骨,髌骨(马)/~, stirrup 镫骨(即 stapes)/~, subperiosteal 骨膜下骨/~, substitution 软骨[成]骨(即 cartilage ~)/~, supernumerary 附加骨,额外骨(如额外椎骨或颈肋)/~, suprainterparietal 上顶间骨(矢状缝后部内的缝间骨)/~, suprasternal 胸上骨(即 episternal ~; ossa suprasternalia)/bones, sutural 缝间骨(即 wormian bones; ossa suturarum)/~, tabular 扁骨(即 flat ~)/~, tail 尾骨(即 os coccygis)/bones, tarsal 跗骨(即 ossa tarsi)/~, temporal 颞骨(即 os temporale)/~, thigh 股骨(即 femur)/~, three-cornered 三角骨(即 os triquetrum)/~, trapezoid 小多角骨(即 os multangulum minus)/~, triangular 三角骨(变)(即 os trigonum)/~, triquetral 三角骨(即 pyramidal ~; os triquetrum)/~, turbinal 鼻甲(即 turbinate ~; concha nasalis)/~, tympanic 颞骨鼓部(即 pars tympanica ossis temporalis)/~, tympanohyal 鼓舌骨/~, unciform 钩骨(即 os hamatum)/~, vesalian 第五跖骨粗隆(即 tuberositas ossis metatarsalis)/~, wandering 游走骨,浮骨/~ within bone 骨内骨/bones, whettle, vertebrae thoracales 胸椎/~, whirl ①髌骨②股骨头/bones, Wormian 缝间骨(即 ossa suturarum)/~ of wrist, cuneiform 三角骨(即 pyramidal ~; os triquetrum)/~, zygomatic 颧骨(即 malar ~; os zygomaticum)
bone-black *n*. 骨碳,动物碳,巴黎骨碳(即 animal charcoal)
bone-chisel *n*. 骨凿(即 osteotome)

bone-formation *n*. 骨生成,成骨
bone-graft *n*. 骨移植片
bone-seeking 骨探查,亲骨的‖～ agent 骨探查剂／～ isotope 亲骨同位素／～ radiopharmaceuticals 亲骨性放射性药物
bone-setting *n*. 正骨法
bonelet *n*. 小骨(即 ossicula)
boneplasty *n*. 骨成形术,骨整形术(即 osteoplasty)
boneset *n*. 穿心佩兰
Bonfils' disease［Emile Adolphe, 19 世纪法国医师］*n*. 邦菲斯氏病,霍奇金氏病(即 Hodgkin's disease)
Bonhoeffer's symptom［Karl, 德国精神病学家,1868—1948］*n*. 博恩霍弗尔氏症状(舞蹈病肌张力减退)
bonita *n*. 奶糖稀释海洛因
Bonnaire's method［Erasme, 法国产科医师,1858—1918］*n*. 邦内尔氏法(扩张子宫颈引产法)
bonnemaisoniaceae *n*. 柏桉藻科(一种藻类)
bonnetiaceae *n*. 多子树科
Bonnet's capsule［Amedee, 法国外科医师,1809—1858］*n*. 邦内尔氏囊(眼球囊)‖～ operation 邦内氏手术(眼球摘除术)
Bonnier's syndrome［Pierre, 法国医师,1861—1918］*n*. 邦尼埃氏综合征(前庭神经外侧核损害的症状)
Bonnot's gland *n*. 邦诺氏腺,肩胛间腺(胚胎淋巴组织)(即 interscapular gland)
bonny, bonnie *a*. 美丽的,健康的,好的
BONP *n*. 博莱霉素(BLM, bleomycin),长春新碱(VCR),甲基苄肼(NAT),强的松(P)(联合化疗方案)
bony *a*. 骨的,多骨的,瘦的‖～ cataract 骨化性白内障
Bonwill crown［William Gibson Arlington, 美国牙科医师,1833—1899］*n*. 邦威耳氏冠(桩冠)‖～ triangle 邦威耳氏三角(下颌牙槽髁突三角)
Boo *n*. 大麻;牛孤儿原型病毒
book cassettes 多层体层摄影储片夹
book retinoscopy 阅读检影法
Book stereoscope 册式立体镜
bookoo *n*. 布枯［叶］(即 buchu)
Boolean algebra *n*. 布尔代数
boomslang *n*. 南非树蛇(一种毒蛇)
BOOP *n*. 闭塞性细支气管炎器质化肺炎(bronchiolitis obliterans organizing pneumonia)
Boophilus *n*. 牛蜱属,方头蜱属‖～ annulatus 具环牛蜱(即～ bovis)／～ australis 澳洲牛蜱／～ bispinosa 双棘牛蜱／～ caudatus 突尾牛蜱／～ decoloratus 消色牛蜱／～ distans 间隔牛蜱／～ microplus 微小牛蜱／～ sinensis 中华牛蜱
boopia *n*. 眼神沮丧
Booponus *n*. 牛螯蝇属
boost *n*. *v*. 升,提高,促进,增加,支援
boost *v*. 追加照射,追加剂量‖～ implant 追加植入
booster *n*. ①升压器,升压机 ②爆管 ③扩爆药 ④辅助剂 ⑤激发剂‖～ dose 加强剂量,增效剂／～ generator 辅助发生器／～ voltage 电压升高
boot *n*. 靴,套管,保护罩‖～, Junod's 朱诺氏靴(引血靴)／～, Unna's paste 乌纳氏糊靴／～ stage 孕穗／～ing 孕穗
boot-top fracture 靴尖骨折
booth, spray *n*. 喷台
booze *v*. 暴欢 *n*. 酒宴
boozy *a*. 好喝酒的,喝醉的
BOP *n*. 双极操作电源(bipolar operational power supply)
bopindolol *n*. 波吲洛尔(β受体阻滞剂)
BOR Board of Registry(ASCP)注册委员会(美国病理学家学会)／book of reference 参考书／bowels open regularly 按时大便
Bor *n*. 硼酸盐类(borate),硼(boron)
boracite *n*. 方硼酸矿(不纯的硼酸镁)
borage *n*. 琉璃苣(轻泻药,发汗药)(即 bee-bread)
Boraginaceae *n*. 紫草科
Borago officinalis L. *n*. 琉璃苣
borate *n*. 硼酸盐
borated *a*. 含硼酸的,含硼砂的
borax(所有格 boracis)［拉］*n*. 硼砂(消毒防腐药),硼酸钠(即 sodium borate)
borborygmus(复 borborygmi)［拉］*n*. 腹鸣
Borchardt's test［Leo, 德国化学家,1879 年生］*n*. 博夏特氏试验(检验尿内果糖)
border *n*. 缘,边缘‖～, amelodentinal 釉牙［本］质缘／～ body 边缘体／～, brush 刷状缘,纹缘(上皮细胞)(即 striated ～)／～ cell 边缘细胞／～, cuticular 小皮缘／～ echo 边界回声／～, gingival 龈缘／～, moulding(取印模时)肌肉修正边缘／～ ray 跨界射线,境界射线／～, ruffle 摺边,摺缘／～ sclerosis 边缘硬化／～, striated 纹缘(上皮细胞)／～ suppression 边缘抑制(视网膜对应区边缘)／～, vermilion 唇红缘
bordering ray 跨界射线,境界射线
borderline glaucoma 临界青光眼
Bordet-Gengou bacillus *n*. 博—让二氏杆菌,百日咳杆菌‖～ phenomenon 博—让二氏现象(补体结合)
Bordet's phenomenon(test)［Jules Jean Baptiste Vincent, 比利时细菌学家,1870—1961］*n*. 博代氏现象(试验),血清试验(即 serum test)
Bordetella *n*. 博代氏杆菌属‖～ bronchiseptica 支气管败血性博代氏杆菌／～ parapertussis 副百日咳博代氏杆菌／～ pertussis 百日咳博代氏杆菌,百日咳杆菌
BORE beryllium oxide reactor experiment 氧化铍实验性反应堆
bore *n*. ①孔,洞 ②内径,口径(管腔)③钻孔器
borescope *n*. ①管道镜,光学孔径仪 ②管道镜检查
borer *n*. ①钻孔器,钻 ②钻蛀虫
boreyocoaceae *n*. 葡萄藻科(一种藻类)
boric *a*. 硼的,含硼的‖～ acid 硼酸
boride *n*. 硼化物
borine *n*. 羟基硼
borism *n*. 硼中毒
borjom *n*. 博焦姆矿水(高加索的一种矿水)
bornaprine *n*. 波那普令(抗震颤药)
bornaprolol *n*. 波那洛尔(β受体阻滞剂)
bornate *n*. 杀虫酯,硫氰［基］乙醇异龙脑酯(即 isobornyl thiocyanoacetate)
borneene *n*. 龙脑烯,冰片烯
bornelone *n*. 波尼酮(防晒药)
borneol *n*. 龙脑,冰片,莰醇(即 camphol)
borneolum *n*. 冰片
Bornholm disease *n*. 流行性胸肌痛,流行性胸膜痛(即 epidemic pleurodynia)
bornyl *n*. 龙脑基,冰片基,莰醇基‖～ acetate 醋酸龙脑酯,乙酸龙脑酯／～ formate 蚁酸龙脑酯,甲酸龙脑酯／～ isovalerianate 异戊酸龙脑酯／～ salicylate 水杨酸龙脑酯
boro-［构词成分］硼(即 bor-)
boroborax *n*. 硝硼砂
borocaine *n*. 硼砂普鲁卡因(商品名)
borocalcite *n*. 硼砂方解石
borocitrate *n*. 硼枸橼酸盐
borogen *n*. 硼酸乙酯
boroglyceride *n*. 硼酸甘油
boroglycerin *n*. 硼酸甘油(即 boroglyceride)‖～ glycerite 硼酸甘油甘油剂
boroglycerol *n*. 硼酸甘油
borol *n*. 硼硫酸钠
boron(缩 B)*n*. 硼(5 号元素)‖～ carbide 碳化硼,一碳化六硼／～ trifluoride proportional counter 三氟化硼正比计数管
boron-loaded *a*. 载硼的‖～ rubber 含硼橡胶／～ scintillation counter 载硼闪烁计数器
boro's esophagogastroscope *n*. 布若氏食道胃镜
boro's esophagogastroscopy *n*. 布若氏食道胃镜检查
boroscope *n*. 食道镜,光学孔径仪
boroscopy *n*. 食道镜检查
borophenol *n*. 硼酚
borotartrate *n*. 硼酒石酸盐
Borraginaceae *n*. 紫草科
Borrel blue［J. Borrel, 法国细菌学家］*n*. 包柔蓝／～ bodies 包柔氏包涵体(鸡痘原生小体)
Borrelia［Amedee Borrel, 法国细菌学家,1867—1936］*n*. 包柔氏螺旋体属,疏螺旋体属‖～ aegypticum(Mühlens)Steinhaus 埃及疏螺旋体／～ afzelii 阿氏疏螺旋体(埃及包柔氏螺旋体,埃及螺旋体)／～ anserine 鹅包柔氏螺旋体／～ arminica Davis 美洲回归热疏螺旋体／～ babylonensis(Brumpt)Davis 巴比伦疏螺旋体(巴比伦包柔氏螺旋体)／～ baltazardii 巴氏螺旋体／～ berbera 北非洲回归热螺旋体(即 Spirochaeta berbera; Spironema berbera)／～ brasiliensis Davis 巴西疏螺旋体(巴西包柔氏螺旋体)／～ bronchialis 支气管包柔氏螺旋体／～ buccale 颊包柔氏螺旋体,口腔螺旋体(即 Spirochaeta buccalis)／～ burgdorferi 布氏疏螺旋体／～ carteri 卡特氏包柔氏螺旋体,印度回归热螺旋体／～ caucasica 高加索包柔氏螺旋体／～ chinensis 中国回归热疏螺旋体／～ cobayae Steinhaus 天竺鼠疏螺旋体／～ coriaceae 质革疏螺旋体／～ crocidurae 麝鼩疏螺旋体／～ dipodilli Davis 杜氏疏螺旋体(扁虱疏螺旋体)／～ duttonii 达顿氏包柔氏螺旋体,中非洲回归热螺旋体／～ equi 马包柔氏螺旋体／～ eurygyrata

大回包柔氏螺旋体 / ~ gallinarum 鹅包柔氏螺旋体(即 ~ anserine) / ~ garinii 嘎氏疏螺旋体 / ~ glossinae 舌蝇包柔氏螺旋体,采采蝇螺旋体(即 Spirochaeta glossinae)/ ~ graingeri 格氏疏螺旋体 / ~ haemophilus 嗜血疏螺旋体 / ~ harveyi 哈氏疏螺旋体 / ~ hemophilus 嗜血疏螺旋体 / ~ hermsii 赫姆斯氏包柔氏螺旋体 / ~ hispanica 西班牙包柔氏螺旋体 / ~ hyos 猪包柔氏螺旋体 / ~ japonica 日本疏螺旋体 / ~ kochii 郭霍氏包柔氏螺旋体,郭霍氏螺旋体 / ~ latyschewii 拉氏疏螺旋体 / ~ macrodenticum 大牙包柔氏螺旋体 / ~ mazzottii 马氏疏螺旋体 / ~ merionesi 跳鼠疏螺旋体 / ~ microti 小疏螺旋体 / ~ mucosa 黏膜包柔氏螺旋体 / ~ muris 鼠咬热螺旋体,小螺菌(即 Spirillum minus)/ ~ neotropicalis 巴拿马疏螺旋体 / ~ novyi 诺维氏包柔氏螺旋体,北美洲回归热螺旋体(即 Spirochaeta novyi)/ ~ obermeleri 奥伯迈尔氏螺旋体,回归热包柔氏螺旋体(即 ~ recurrentis)/ ~ ovinum 羊包柔氏螺旋体 / ~ parkeri 帕克氏包柔氏螺旋体,帕克氏螺旋体 / ~ persica 伊朗包柔氏螺旋体 / ~ phagedenae 蚀疮包柔氏螺旋体(~ phagedenis) / ~ pullorum 鹅包柔氏螺旋体(即 ~ anserine) / ~ recurrentis 回归热包柔氏螺旋体,回归热螺旋体,奥伯迈尔氏螺旋体(即 Spirochaeta recurrentis; Spirochaeta obermeieri)/ ~ refringens 屈折包柔氏螺旋体,软螺旋体(即 Spirochaeta refringens)/ ~ rossi 郭霍氏包柔氏螺旋体(即 ~ kocaii)/ ~ sinensis 中华疏螺旋体 / ~ sogdiana 索格底安疏螺旋体 / ~ stenogyrata 小回包柔氏螺旋体 / ~ Swellengrebel 疏螺旋体属(包柔氏螺旋体属,包柔体属) / ~ theileri 泰累尔氏包柔氏螺旋体,牛螺旋体(即 Spirochaeta theileri)/ ~ tick 蜱疏螺旋体 / ~ tillae 蒂氏疏螺旋体 / ~ turicatae 墨西哥包柔氏螺旋体(特里蜱疏螺旋体,北美回归热包柔氏疏螺旋体,西南美国回归热疏螺旋体) / ~ urethrae 尿道包柔氏螺旋体 / ~ usbekistanicum 乌兹别克回归热疏螺旋体 / ~ vaginalis 阴道包柔氏螺旋体 / ~ venezuelensis 委内瑞拉包柔氏螺旋体,委内瑞拉螺旋体 / ~ vincentii 奋森氏包柔氏螺旋体,奋森氏螺旋体(即 Spirochaeta vincentii)

Borsieri's line(sign) [Giovanni Battista, 法国医师,1725—1785] ***n***. 博西埃里氏线(征)(猩红热早期皮肤白色划痕)

borsten ***n***. 鸡皮病(新生儿皮脂腺病,见于芬兰)

Borthen's operation [Johan, 挪威眼科医师] ***n***. 博腾氏手术,虹膜展开术(即 iridotasis)

Borzia Cohn 博氏蓝细菌属

Borzia trilocularis Cohn 三胞博氏蓝细菌

borzinemataceae ***n***. 双线藻科(一种藻类)

Bos ***n***. 牛属 ‖ ~ primigenius 原始牛 / ~ Taurus 牛(通称 cattle) / ~ taurus domesticus Gmel. 牛(动)药材,胆囊中的结石(牛黄),胆汁

bos sinicus ***n***. 牛血吸虫病,牛裂体吸虫病

Bose's hooks [Heinrich, 德国外科医师,1840—1900] ***n***. 博塞氏钩(气管切开钩)

BOSH Bureau of Occupational Safety and Health (ECA) 职业安全与保健局(环境控制管理局)

bosom ***n***. 胸,胸状物,心腹

BOSS bioastronautics orbital space system 生物航天轨道空间系统

boss ***n***. ①圆凸,隆起 ②肿 ‖ ~, parietal 顶骨隆起,顶骨结节(即 parietal eminence)/ ~, sanguineous 淤血肿

bosselated ***a***. 有圆凸的

bosselation ***n***. ①小圆凸 ②圆凸形成

Bossi's dilator [Luigi Maria, 意大利妇科学家,1859—1919] ***n***. 博西氏子宫颈扩张器

Bostock's catarrh [John, 英国医师,1773—1846] ***n***. 博斯托克氏卡他(枯草热)

Boston's sign [L. Napoleon, 美国医师,1871—1931] ***n***. 波士顿氏征(突眼性甲状腺肿的一种眼征)

Bostroem's method [Eugen Waldemar, 德国医师,1850—1928] ***n***. 博斯特勒姆氏法(染放线菌法)

bostrycoidin ***n***. 葡萄孢镰菌素,卷旋镰刀菌素(得自 Fusarium bostrycoideum)

bostryx ***n***. 旋伞花序

Boswellia ***n***. 乳香属 ‖ ~ carterii Birdwood 乳香树

BOT Bechelor of Occupational Therapy 职业疗法学士

Bot ***a***. 植物学的(botanical) ***n***. 植物学(botany) ***n***. 底,底部(bottom)

bot ***n***. 肤蝇[类]幼虫

Botallo's duct [Leonardo, 意大利外科医师,1530 年生] ***n***. 博塔洛氏管,动脉导管(即 ductus arteriosus) ‖ ~ foramen 博塔洛氏孔,卵圆孔(即 foramen ovale) / ~ ligament 博塔洛氏韧带,动脉导管索,动脉韧带(即 ligamentum arteriosum)

botanic ***a***. ①植物界的 ②植物学的

botanical ***a***. 植物(学)的 ***n***. 植物性药材 ‖ ~ variety 植物变种,形态变种

botanist ***n***. 植物学家

botany ***n***. 植物学 ‖ ~, medical ***n***. 医学植物学

Botelho's test [Dr. 法国医师] ***n***. 波特尔约氏[血清]试验(检查癌)

botfly ***n***. 肤蝇[类]

both ***a***. 双(面,放),两(者,个) ‖ ~ sided emulsion film 双面涂乳胶层胶片

bothrenchyma ***n***. 孔纹组织

bothria (单 bothrium)[拉] ***n***. 吸沟,吸槽

bothriate ***a***. 有吸沟的,有吸槽的(吸虫)

bothridium ***n***. 裂片,吸叶

bothrio- [构词成分] 吸沟,小洼(即 bothri-)

bothriocephaliasis ***n***. 裂头绦虫病(即 diphyllobothriasis)

Bothriocephalus ***n***. 裂头属(即 Diphyllobothrium) ‖ ~ cordatus 心形裂头绦虫(即 Diphyllobothrium cordatum)/ ~ latus 阔节裂头绦虫(即 Diphyllobothrium latum)/ ~ linguloides 曼[森]氏裂头绦虫,猬裂头绦虫(即 ~ mansoni; Diphyllobothrium erinacei)

bothrioid ***a***. 凹洼状的

bothrion ***n***. 吸沟,吸槽(即 bothrium);角膜深溃疡

bothrium ***n***. 吸沟,吸槽

bothropase ***n***. 蝮蛇止血素

Bothrophera ***n***. 具窍蝮蛇属(即 Bothrops)

bothropic ***a***. 具窍蝮蛇的

bothropotoxin ***n***. 具窍蝮蛇[神经]毒素

Bothrops ***n***. 具窍蝮蛇属 ‖ ~ atrox 大具窍蝮蛇,枪蝰,矛头蛇(即 fer-de-lance) / ~ jararaca 巴西具窍蝮蛇(即 jararaca) / ~ neuwiedii 白尾具窍蝮蛇(即 white-tailed jararaca)/ ~ nummifer 跳动具窍蝮蛇(即 jumping pit viper)

botiacrine ***n***. 波替吖啶

Botkin's disease [S. P. 苏联医师] ***n***. 包特金氏病,传染性黄疸,传染性肝炎(即 infections jaundice; epidemic jaundice) ‖ ~ hepatitis epidemica 包特金氏流行性肝炎

botogenin ***n***. 薯吉宁,薯甙配基(得自墨西哥薯蓣,可用以部分合成甾类激素)

botroase ***n***. 巴特罗酶,立止血

boreyocoaceae ***n***. 葡萄藻科(一种藻类)

botrychiaceae ***n***. 阴地蕨科(植)

botrychium ternatum(Thunb.)Sweet ***n***. 阴地蕨(植)全草入药(阴地蕨)

botryococcaceae ***n***. 丛粒藻科(一种藻类)

botryoid ***a***. 葡萄簇状的

Botryomyces ***n***. 葡萄状菌属(旧名,现认为不存在这类菌,但外文病理名称中仍在用)

botryomycoma ***n***. 葡萄状菌肿

botrymycosis ***n***. 葡萄状菌病 ‖ ~ hominis ***n***. 脓性肉芽肿(即 granuloma pyogenicum)

botryomycotic ***a***. 葡萄状菌病的

botryophyma ***n***. 葡萄状瘤 ‖ ~ caeruleum 蓝色葡萄状瘤 / ~ rubrum 红色葡萄状瘤

botryosphaeriaceae ***n***. 葡萄座腔菌科(一种菌类)

botryotherapy ***n***. 葡萄疗法

botrytimycosis ***n***. 葡萄孢霉菌病

Botrytis ***n***. 葡萄孢属 ‖ ~ bassiana 蚕白僵病葡萄孢 / ~ tenella 柔弱葡萄孢

bots ***n***. 肤蝇[类]蛆病(即 botts)

Bottcher's cell [Arthur, 德国解剖学家,1831 ~ 1889] ***n***. 伯特舍氏细胞(耳蜗) ‖ ~ crystals 伯特舍氏结晶(前列腺液中加入磷酸胺液时出现的精胺结晶)/ ~ ganglion 伯特舍氏神经节,前庭神经节 / ~ space 膜迷路间隙,内淋巴囊,科图尼约氏间隙(即 Cotunnius' space)

Bottger's test [Wilhelm Carl, 德国化学家,1871 年卒] ***n***. 伯特格氏试验(①检验一氧化碳 ②检验尿葡萄糖)

Bottini's operation [Enrico, 意大利外科医师,1837—1903] ***n***. 博蒂尼氏手术(前列腺电灼术)

bottle ***n***. 瓶 ***v***. 装瓶,抑制,使陷入困境 ‖ ~, Babcock's 巴布科克氏乳脂瓶(测乳中的脂肪)/ ~, density 密度瓶 / ~, dispensing 投药瓶 / ~, dropping 滴瓶 / ~, graduated 刻度瓶 / ~ maker cataract 玻璃人工白内障 / ~, narrow-mouth 小口瓶 / ~, nursing 喂奶瓶 / ~, pressure 耐压瓶 / ~, reagent 试剂瓶,试药瓶 / ~, sample 样品瓶 / ~, Senoran's 塞诺朗氏瓶(用于试验餐后抽取胃液之用)/ ~, specific gravity 比重瓶 / ~, specimen 标本瓶 / ~, Spritz 洗瓶 / ~, staining 染色瓶 / ~, suction 吸滤瓶 / ~, tarred 涂焦油瓶 / ~, transfusion 输血瓶 / ~, wash 洗瓶(洗化学物质或气体)(即 washing ~)/ ~, wide mouthed 大口瓶,广口瓶 / ~, Woulfe's 渥耳夫氏瓶(三颈洗气瓶)

bottleneck effect *n*. 瓶颈效应
bottle-trap *n*. 瓶式曲管,瓶式存水弯
bottom plate *n*. 底板
bottom recessive 隐性基因纯合体
bottommost *a*. 最低的,最深的,最基本的
bottromycin *n*. 波卓霉素(得自 Streptomyces bottropensis)
botuliform *a*. 腊肠形的,腊肠状的(即 sausageshaped)
botulin *n*. 肉毒杆菌毒素(即 botulismotoxin)‖ ~ antitoxin 肉毒抗毒素
botulinogenic *a*. 产生肉毒杆菌毒素的
botulinus *n*. ~肉毒杆菌
botulism *n*. 肉毒中毒
botulismotoxin *n*. 肉毒杆菌毒素(即 botulin)
botz *n*. 肤蝇[类]蛆病(即 bots)
bouba *n*. 雅司病(即 boubas; yaws)
Bouchard's coefficient [Charles Jacques, 法国医师,1837—1915] *n*. 布夏尔氏系数(①尿固体比例 ②尿毒系数)‖ ~ disease 布夏尔氏病(胃扩张)/ ~ nodes 布夏尔氏结(近端指关节的结节形成,为关节变性的症状)/ ~ sign 布夏尔氏征(检验脓性尿)
Bouchardat's test [Apollinaire, 法国化学家,1806—1886] *n*. 布夏达氏试验(检验生物碱)
bouche [法] *n*. 口 ‖ ~ de tapir *n*. 貘嘴,突唇口,撅嘴(即 tapir mouth)
Boucheron speculum *n*. 布谢龙氏耳镜
bouchon [法] *n*. 内部凝块,血管内血块(即 internal clot)
Bouchut's method [Jean Antoine Eugene, 法国医师,1818—1891] *n*. 布许氏法(喉插管法)‖ ~ respiration 布许氏呼吸(小儿患支气管肺炎时吸气较呼气短)/ ~ tube 布许氏插管(喉插管)
Boudin's law [Jean Christian Marie Frangois Joseph, 法国医师,1806—1867] *n*. 布丹氏定律(疟疾与结核间的对抗定律)‖ ~ method 布丹氏法(砷剂小分剂分次量)
Bougard's paste [Jean Joseph, 法国医师,1815—1884] *n*. 布加尔氏糊(一种腐蚀性糊剂)
bough *n*. 大树枝
bougie [法] *n*. ①探条 ②杆剂 ③栓剂 ‖ ~, acorn-tipped 橡子头探条 / ~, armed 烧灼探条(即 caustic ~)/ ~ bellied 梭形探条(即 fusiform ~)/ ~ a boule 球头探条 / ~, bulbous 球头探条 / ~, caustic 烧灼探条(即 armed ~)/ ~, conic 锥形探条 / ~, cylindrical 圆柱形探条 / ~, dilatable 可张探条 / ~, dilating 扩张探条 / ~, ear 耳探条 / ~, elastic 弹性探条 / ~, elbowed 肘形探条 / ~, emplastic 铸形探条 / ~ a empreinte 铸形探条 / ~, esophageal 食管探条 / ~, exploring 探察探条 / ~, filiform 丝状探条 / ~, fusiform 梭形探条(即 bellied ~)/ ~, graduated 刻度探条 / bougies, Gruber's 格鲁伯氏探条(耳道药塞)/ ~, gum elastic 弹性树胶探条 / ~, medicated 含药杆剂,含药笔剂 / ~, olive-tipped 球头探条(即 bulbous ~)/ ~, rectal 直肠探条 / ~, rosary 念珠探条 / ~, soluble 可溶探条 / ~, ureteral 输尿管探条 / ~, urethral 尿道探条 / ~, wax 蜡探条 / ~, whalebone 鲸骨探条 / ~, whip 鞭形探条
bougienage *n*. 探条扩张术
bouginage *n*. 探条扩张术(即 bougienage)
Bouillaud's disease [Jean Baptiste, 法国医师,1796—1881] *n*. 布优氏病,风湿性心内膜炎(即 rheumatic endocarditis)‖ ~ tinkle *n*. 布优氏叮当音
bouillon [法] *n*. 肉汤 ‖ ~, ascitic 腹水肉汤 / ~, blood 血[液]肉汤 / ~, calcium carbonate 碳酸钙肉汤 / ~, calcium-salt 钙盐肉汤 / ~, carbolized 含石炭酸肉汤 / ~, dextrose 葡萄糖肉汤 / ~, Durham's inosite-free 达拉姆氏去鸡醇肉汤(即 inosite-free ~)/ ~, egg-albumen 蛋白肉汤 / ~ filter 肉汤滤液 / ~, fish 鱼肉汤 / ~, Gasperini's wheat 加斯佩里尼氏小麦肉汤 / ~, glucose 葡萄糖肉汤 / ~, glucose-formate 葡萄糖甲酸盐肉汤 / ~, glycerin 甘油肉汤 / ~, glycerin-potato 甘油马铃薯肉汤 / ~, haricot 扁豆肉汤 / ~, hydrocele 囊肿水肉汤 / ~, inosite-free 去鸡醇肉汤 / ~, iron 含铁肉汤 / ~, Kitasato's glucose-formate 北里氏葡萄糖甲酸盐肉汤 / ~, lactose-litmus 石蕊乳糖肉汤 / ~, lead 醋酸铅肉汤 / ~, litmus 石蕊肉汤 / ~, MacConkey's 麦康基氏肉汤(含胆盐及糖)/ ~, malachite green 孔雀绿肉汤 / ~, malt extract 麦芽肉浸液 / ~, mannite-peptone 甘露醇蛋白胨肉汤 / ~, Martin's 马丁氏肉汤 / ~, meal extract 肉浸液 / ~, meat infusion 肉汤(即 nutrient ~)/ ~, nitrate 硝酸盐肉汤 / ~, nutrient 肉汤(即 bouillon; broth)/ ~, Parietti's 帕里特氏肉汤 / ~, Peckham's 佩肯氏肉汤 / ~, pleuritic 胸水肉汤 / ~, Reddish's malt extract 雷迪希氏麦芽肉浸液 / ~, serum 血清肉汤 / ~, sugar 含糖肉汤 / ~, sugar-free 无糖肉汤 / ~, sulfindigotate 靛磺酸盐肉汤 / ~, Weyl's sulfindigotate 魏耳氏靛磺酸盐肉汤 / ~, Wheat 小麦肉汤
Bouilly's operation [Georges, 法国妇科学家,1848—1903] *n*. 布伊氏手术(子宫颈部分切除术)
Bouin's fluid [Paul, 法国解剖学家,1870 年生] *n*. 布安氏[固定]液
boulimia *n*. 善饥,食欲过盛(即 bulimia)
Boulton's solution *n*. 博耳顿氏溶液,酚制碘溶液(即 liquor iodi carbolatus)
bounce *v*. 反跳,弹起
bouncing *a*. 跳动,(示波器)图像跳动
bouncing power *n*. 可卡因(cocaine)
bouncy *a*. 有生气的,有弹性的,喜欢自吹的
bound *a*. 结合的 *n*. 境界,限度,束缚 ‖ ~ eledtron 束缚电子 / ~ radioactivity 结合放射性 / ~ ing mydriasis 交替性瞳孔开大,交替性瞳孔散大 / ~ ing pupil 弹跃性瞳孔(交替性瞳孔散大和缩小)
boundary *n*. 边界,界限,轮廓 ‖ ~ echo 界波,边界回声 / ~ layer yielding 界面屈服性 / ~ lipid 界面脂质/ ~ zone 分界带
boundedness *n*. 局限性,限度
bounden *a*. 义不容辞的
boundless *a*. 无限的,无边界的,无穷的 ‖ ~ ly *ad*. / ~ ness *n*.
bounteous *a*. 慷慨的,充足的 ‖ ~ ly *ad*. / ~ ness *n*.
bountiful *a*. 慷慨的,充足的 ‖ ~ ly *ad*. / ~ ness *n*.
bounty *n*. 恩惠,慷慨,赏金,赠物
bouquet [法] *n*. ①丛 ②酒香 ③末梢分极 ‖ ~ stage 花束期
Bourdin's paste [Claude Etienne, 法国医师,1815 年生] *n*. 布尔丹氏糊(含硝酸和硫)
bourdonnement [法] *n*. 嗡嗡声
Bourgery's ligament [Marc Jean, 法国外科及解剖学家,1797—1849] *n*. 腘斜韧带(即 ligamentum popliteum obliquum)
Bourget's test [Louis, 瑞士医师,1858—1913] *n*. 布尔惹氏试验(检验尿及唾液碘化物)
Bourn(e) *n*. ①边界,界线 ②目的
Bourneville's disease [Desire-Magloire, 法国神经病学家,1840—1909] *n*. 布尔讷维氏病(脑结节状硬化)
Bourquin-Sherman unit *n*. 布—薛二氏单位(测定核黄素)
bourse *n*. 囊状组织
boussarole *n*. 品他病(螺旋体性皮肤病)(即 pinta)
bout *n*. 回合;较量;(疾病等)发作(即 attack)‖ a ~ of illness 一场病
bouton [法] *n*. 疖,小结(哑铃状脓肿)‖ ~ de chemise 哑铃状脓肿(阿米巴痢疾的肠黏膜小脓肿)/ boutons terminaux 终钮,突触小结(即 end-feet)
boutonneuse *n*. 南欧斑疹热(南欧及北非的一种地方性蜱传立克次氏体病)(即 boutonneuse fever)
boutonniere [法] *n*. 钮孔状切开术(尿道)
Bouveret's disease [Leon, 法国医师,1850—1920] 布佛雷氏病,阵发性心搏过速(即 paroxysmal tachycardia)‖ ~ sign 布佛雷氏征(结肠梗阻时右髂凹及盲肠膨胀)/ ~ ulcer 布佛雷氏溃疡(咽扁桃体溃疡)
Bouveret's vaginal speculum 布佛雷氏阴道(窥)镜
Boveri's test [Piero, 意大利神经病学家,1879—1932] 博韦里氏试验(检验脑脊液球蛋白)
Bovidae *n*. 牛科
bovillae *n*. 麻疹
Bovimyces pleuropneumoniae 胸膜肺炎牛丝菌,霉菌样支原体(即 Mycoplasma mycoides)
Bovin-Stille vaginal speculum 博斯氏阴道镜
bovine *a*. 牛的 ‖ ~ achondroplasia 牛软骨发育不全
bovinoid *a*. 似牛型的,牛型样的(结核菌)
bovista *n*. 马勃
bovistella radicata(Mont.)Pat. *n*. 长根静灰球(植)药用部分,成熟子实体(马勃)
bovistella sinensis Lloyd *n*. 大口静灰球(植)药用部分,成熟子实体(马勃)
bovovaccination *n*. 牛结核菌苗接种
bovovaccine *n*. 牛结核菌苗
Bowditch Island ringworm 迭瓦癣(即 tinea imbricata)
BOW bag of water 羊膜(amniotic sac)
bow[1] *vi*. 点头;鞠躬(表示同意、赞扬、屈从等);服从 *vt*. 点(头),弯(身);压弯 ‖ ~ ed head sign 俯首征
bow[2] *n*. 弓,弓形物;弯曲,弧形物 *a*. 弯曲的;弓形的 *vt*., *vi*. (使)弯成弓形
Bowditch's law [Henry Pickering, 美国生理学家,1840—1911] *n*. 鲍迪奇氏定律(心肌刺激定律 、神经不疲劳性)
bowel *n*. (常用复)肠(即 intestine),内脏;内部 ‖ bind the ~ s 造成

便秘 / have loose ~s 腹泻 / keep one's ~s open 保持大便通畅 / loosen (或 move) the ~s 大便 / relax the ~s 通便 / relieve the ~s 大便

bowenoid *a*. 退行发育的,间变的

Bowen's disease [John T.,美国皮肤病学家,1857—1941] *n*. 博温氏病(癌前皮炎)

bower *n*. 亭子,树荫处

bowery *a*. 凉亭似的,有树荫的

bowie *n*. 羊羔佝偻病

bowl *n*. 碗;碗状物 ‖ ~, rubber 橡皮碗 / ~, rubber, plaster 橡皮石膏碗

bowleg *n*. 弓形腿,膝内翻(即 genu varum) nonrachitic ~ 非佝偻病性弓形腿,胫骨畸形骨软骨病 ‖ ~ged *a*.

Bowman's capsule [William,英国医师,1816—1892] 鲍曼氏囊(肾小球囊) ‖ ~ discs 鲍曼氏肌盘 / ~ glands 鲍曼氏腺(嗅腺)/ ~ membrane 鲍曼氏膜(角膜前弹性层)(即 lamina elastica anterior)/ ~ muscle 鲍曼氏肌,睫状肌(即 musculus ciliaris) / ~ operation 鲍曼氏手术(白内障手术;泪管狭窄切开术) / ~ probe 鲍曼氏探子(鼻泪管用)/ ~ root 鲍曼氏根(美吐根,去痰,催吐药)(即 gillenia)/ 鲍曼氏学说(关于泌尿)

bowssening *n*. 浸水[疗]法(过去用于精神病)

box *n*. 箱;盒;盒状物;框 *vt*. 把……装箱 ‖ anatomical snuff- ~ 鼻烟窝 / CAT ~ CAT 区(遗传学中,指基因转录起点上方约 80 个碱基对的一段保留的未编码"启动子"顺序)/ drain ~ 泄水箱 / filter ~ 滤箱 /fracture ~ 骨折箱 / Hogness ~ , TATA ~ 霍格内斯区,TATA 区(遗传学中,指基因转录起点上方约 30 个碱基对的一段保留的未编码"启动子"顺序)/in the same ~ 处在同样的困境 / in the wrong ~ 处于窘境,不得其所 / slide ~ 玻片盒 / ~ test 孔箱试验(检视觉优势) / ~ up 把……装入箱内;把……捆住 / viewing ~ 看片灯,读片灯(看 X 线片)

boxer *n*. 拳师,拳击家 ‖ ~'s dementia 拳击手(外伤性)痴呆

boxidinw *n*. 波克昔定(降脂药)

boxing *n*. 成盒型,围模(牙科);拳击,拳术,打拳

box-note *n*. 空盒音(扣诊肺气肿患者的胸部时所听到的空洞音)

boxwood *n*. 黄杨(即 buxus)

Boy *n*. 海洛因(heroin)

boy *n*. 男孩,少年

Boyce's sign (Frederick F. Boyce) 波依斯氏征(患食管憩室时,手压颈侧可听到的一种气过水声)

Boycott *vt*. 联合抵制,排斥,绝交

Boyd 88 *n*. 新城型痢疾杆菌(即 Newcastle-Manchester bacillus)

Boyden meal [Edward A.,美国解剖学家,1886 年生] 波伊登氏试餐(蛋黄与牛奶,检验胆囊排出力)

Boyer's bursa [Alexis,法国外科医师,1757—1833] 布瓦埃氏黏液囊(舌骨下囊) ‖ ~ cyst 布瓦埃氏囊肿(舌骨下囊肿)

boyhood *n*. 少年时代,男孩们,少年们

boyish *a*. 男孩似的 ‖ ~ly *ad*. / ~ness *n*.

Boyle's law [Robert,英国物理学家,1627—1691] 波义耳氏定律(关于气体压力与体积的关系)

Bozeman's catheter [Nathan,美国外科医师,1825—1905] 博斯曼氏导管(双流子宫导管) ‖ ~ operation 博斯曼氏手术,子宫膀胱缝术(即 hysterocystocleisis)/ ~ position 博斯曼氏位置(膝肘卧位)

Bozeman-Fritsch catheter [Nathan Bozeman; Heinrich Fritsch,德国妇科学家,1844—1915] 博—弗二氏导管(双流子宫导管)

Bozzi's foramen *n*. 博切氏孔(视网膜黄斑)

Bozzolo's sign [Camillo,意大利医师,1845—1920] 博佐洛氏征(胸主动脉瘤时的一种鼻孔内动脉体征)

BP Bachelor of Pharmacy 药学学士/ back pressure 反压,回压/ barometric pressure 大气压力/ base point 基点,原点/ Basic Protein 碱性蛋白质/ bathroom privileges 浴室/ bedpan 便盆/ before the present 胎露前/ behavior pattern 行为类型/ benzopyrene 苯并芘(致癌剂)/ benzoylpaeoniflorin 苯甲酰芍药甙/ benzoyl peroxide 苯甲酰过氧化物/ bichromatic photometry 重铬酸盐光度测量法/ Biochemical Pharmacology 生化药理学(杂志名)/ biological parent 生物起源/ Biological Psychiatry (SBP journal)生物精神病学(生物精神病学会杂志)/ biotic porential 生物电位/ biparietal 两头顶骨的/ biphenyl 联苯,联二苯,联苯基/ birth place 出生地/ blood pressure 血压/ boiling point 沸点/ boron plastic 硼化塑料/ B-power 阳极电源,乙电源/ British Phermacopoeia 英国药典/ bronchopleural 支气管胸膜的/ buccopulpal 颊髓的/ Bulletin of Pharmacy 药学通报/ bypass 分流,旁路

B6-p pyridoxal phosphate 磷酸吡哆醛

Bp British Pharmacopoeia 英国药典/ bronchopleural 支气管胸膜的/ buccopulpal 颊髓的/ Bulletin of Pharmacy 药学通报/ buprenorphine 合成长效镇痛剂/ bypass 旁路,支路,分流术(外科)

bp barometric pressure 大气压; below proof 标准以下(酒精含量)/ boiling point 沸点/ by-pass 旁路,支路,分流术(外科)

BP Add 英国药典补篇(British Pharmacopoeia addendum)

BPA Biological Photographic Association 生物光学协会; biphenol-A 双酚 – A; British Paediatric Association 英国儿科协会; British Patents Abstracts 英国专利文摘

B Paed 儿科学士(Bachelor of Paediatrics)

BPAS 苯甲酰胺水杨酸钠(benzamidosalicylic acid sodium salt)

BPB 溴酚蓝(bromophenol blue)

BPBD 丁苯基双苯噁二唑(闪烁剂)

BPC blood platelet counts 血小板计数 /bonded phase chromatography 结合色相层析法/ British Pharmaceutical Codex (PSGB) 英国副药典(大不列颠药学会)/ British Pharmaceutical Conference 英国药学会议/ British Pharmaceutical conference 英国药典委员会

BPCS 五氯硬脂酸丁酯(butyl pentachlorostearate)

BPD biparietal diameter 顶骨间径,双顶径/ bronchopulmonary dysplasia 支气管肺发育异常

BPDE 溴芪乙苯(合成雌激素)

BPE 丁基丙烯基醚(butyl propenyl ether)

BPF 带式滤过器(band pass filter)

BPH Bachelor of Public Health 公共卫生学士/benign prostatic hypertrophy 良性前列腺肥大

B Ph British Pharmacopoeia 英国药典

BPHA N – 苯甲酰 – N' – 苯基羟胺(N-benzoyl-N'-Phenylhydroxylamine)

B Pharm Bachelor of Pharmacy 药学士

B Phys Thy Bachelor of Physical Therapy (物)理疗(法)学士

bpi 彼特/英寸,位/英寸(磁带) (bits per inch)

BPL beta-propiolactone β – 丙内酯(消毒药,一种致癌物质)

BPM beats per minute (heart) 心跳次数/分钟/ bipiperidyl mustard 二哌啶氮芥/ blood Pump nodule 血泵组合单元/ breaths per minute 呼吸次数/分钟

BPMF British Postgraduate Medicl Federation 英国研究生医学联合会

BPMS blood prssure measuring system 血压测量系统

BPO basal pepsi output (胃)基础蛋白酶量/ benxoyl peroxide 过氧化苯醯/ benxylpenicilloyl 苄青霉酰/ 6PP bovine pancreatic polypeptide 牛的胰多肽

BPP bovine pancreatic polypeptide 牛胰多肽/ bradykinin potentiating peptide 缓激肽增强肽/ bursting pacemaker potential 爆发性起搏电位

BPPV benign paroxysmal positional vertigo 良性间歇性体位性眩晕

BPR boiling point raising 沸点升高

BPRS brief psychiatric rating scale 简易精神病评定量表

BPS black pigment stone 黑色素石/ British Pharmacological Society 英国药理学学会/ British Phychoanalytical Society 英国精神分析学会/ BPsS British Psychological Society 英国心理学学会

BPT bachelor of Physiotherapy 理疗学士/ brain blood pool transit 脑血池通过时间/ bronchial provocation test 支气管激发试验

BPV bovine papilloma virus 牛乳头瘤病毒

B. P. C. British Pharmaceutical Codex 英国副药典

BPCS butyl pentachlorostearate 五氯硬脂酸丁酯

BPD biparietal diameter 顶骨间径,双顶径/ bronchopulamonary dysplasia 支气管肺发育异常

BPDE broparoestrol 溴芪乙苯(合成雌激素)

BPE butyl propenyl ether 丁基丙烯基醚

BPF band pass filter 带式滤过器

B. Ph; B. P. British Pharmacopoeia 英国药典

BPH benign prostatic hypertrophy 良性前列腺肥大/ Bachelar of Public Health 公共卫生学士

BPIG bacterial polysaccharide immune globulin 细菌性多糖免疫球蛋白

BPHA N-benzoyl-N'-Phenylh-ydroxylamine N – 苯甲酰 – N' – 苯基羟胺

B Pharm Bachelar of Pharmacy 药学士

Bphys Thy Bachelar of Physical Therapy(物)理疗(法)学士

bpi bits per inch 比特/英寸,位/英寸(磁带)

BPL beta-proiolactone β – 丙内酯(消毒药,一种致癌物质)

BPM beats per minite (heart) 心跳次数/分钟/ bipiperidyl mustard 二哌啶氮芥/blood Pump module 血泵组合单元/breaths per minute 呼吸次数/分钟

BPMF British Postgraduate Medical Federation 英国研究生医学联合会

BPO basal pepsin output 胃基础蛋白酶量/ benzoyl peroxide 过氧化苯甲酰/benzylpenicilloyl 苄青霉酰/ 6PP bovine pancreatic polypeptide 牛的胰多肽

BPP bovine pancreatic polypeptide 牛胰多肽/bursting pacemaker potensial 爆发性起搏电位/bradykinin potentiating peptide 缓激肽增强肽

BPPV benign paroxysmal positional vertigo 良性间歇性体位性眩晕

BPR boiling point raising 沸点升高

BPRS brief psychaitic rating scale 简易精神病评定量表

BPS black pigment stone 黑色素石 / British Pharmacological Society 英国药理学学会/ British Phychoanalytical Society 英国精神分析学会/BPsS british Psychological Society 英国心理学学会

B pt base point 基点,原点/boiling point 沸点

BPT bachelar of physiotherapy 理疗学士/brain blood pool transit 脑血池通过时间/bronchial provocation test 支气管激发试验

BPV bovine papilloma virus 牛乳头瘤病毒

Bq becqurrel 贝可(勒尔),秒$^{-1}$≈2.703×10^{-11}(放射性强度单位)

BQA bureau of quality assurance(HEW) 质量保险局(美国卫生、教育和福利部)

BQC bibromoquinone chlory- mide 二溴醌氯亚胺

BQCS 2,6-bibromoquinone-chlorimide solution 2,6－二溴醌氯亚胺溶液

BQC sol 2,6-bibromoquinone-chlorimide solution 2,6－二溴醌氯亚胺溶液

br boiling range 沸腾范围,沸程/branch 分支,领域,学科/ breath 呼吸/ brown 褐色,棕色

Br bromine 溴(35 号元素)/bridge (dental)桥(牙桥)/British 英国/ brother 兄弟/ brucella 布鲁氏(杆)菌属

brace *vt*. 系紧;拉紧;支住;激励;振奋 *n*. 一双;支架;背带;(用以支架病体的)梏具;[复](正牙)固定器,矫正器 ‖ ~ oneself up 大打精神/ in a ~ of shakes 马上,立刻/ ankle ~ 踝梏具 / spinal ~ 背甲

bracelet *n*. 手镯,腕带 ,腕纹(掌侧横列腕部的线纹) ‖ Nageotte's bracelets 纳热奥特氏带(在轴索上)/ Nussbaum's ~ 努斯包姆氏腕带(防止书写痉挛)

brachelytra *n*. 短鞘翅

brachelytrous *a*. 短鞘翅的

brachia [拉](单 brachium)*n*. 臂

brachial *a*. 臂的,肱的 ‖ ~, artery 肱动脉/ ~, cavity 腕骨腔/ ~, cell 臂室/ ~, groove 腕沟/ ~, muscle 肱肌/ ~, nerves 臂神经/ ~, plate 腕板/ ~, plexus 臂从/ ~, plexus block 臂从阻滞(麻醉)/ ~, valve 腕瓣/ ~, vein 肱静脉,臂静脉,臂脉/

brachialgia *n*. 臂痛 ‖ ~ statica paraesthetica 睡眠性感觉过敏性臂痛

brachialis *n*. 肱肌(即 musculus brachialis)

bachiate 臂状物,具臂的

brachiation *n*. 臂力摆荡

brachidium *n*. 腕骨

brachiform *a*. 臂形的

brachio- [希][构词成分]臂(即 brachi-)

brachiocephalic *a*. 头臂的 ‖ ~, vein 头臂静脉/ ~, trunk 头臂(动脉)干

brachiocrural *a*. 臂腿的

brachiocubital *a*. 臂肘的

brachiocyllosis *n*. 臂弯曲(即 brachiocyrtosis)

brachiocyrtosis *n*. 臂弯曲

brachiofacial *a*. 臂[颜]面的

brachiofaciolingual *a*. 臂面舌的

brachiogram *n*. 肱动脉脉搏图

brachioneus 臂肿

brachiophore process *n*. 腕基突起

brachiophore support *n*. 腕基支柱

Brachiopoda *n*. 腕足类

brachioradialis *n*. 肱桡肌(即 musculus brachioradialis)

brachiorrhachidian *a*. 臂脊柱的

brachiorrheuma *n*. 臂风湿病

brachiostrophosis *n*. 臂扭转,臂歪转

brachiotomy *n*. 断臂术

brachiplex *n*. 臂丛(即 plexus brachialis)

brachistocephalic *a*. 短头的(即 brachistocephalous)

brachium (复 brachia)*n*. 臂 ‖ cerebelli ~ 结合臂(小脑上脚)(即 ~ conjunctivum cerebelli) / cerebri ~ 四迭体上臂(即 ~ conjunctivum anterius; ~ quadrigeminum superius)/ colliculi inferioris ~ 四迭体下臂(即 ~ quadrigeminum inferius)/ colliculi superioris ~ 四迭体上臂(即 ~ quadrigeminum superius)/ conjunctivum cerebelli ~ 结合臂(小脑上脚)/ conjunctivum posterius ~ 四迭体下臂(即 ~ quadrigeminum inferius)/ copulativum ~ 结合臂(小脑上脚)(即 ~ conjunctivum(cerebelli))/ ~ of the inferior colliculus 四迭体下臂(即 ~ quadrigeminum inferius)/ inferius cerebelli ~ 小脑下脚(连续蝇状体)/ opticum ~ 四迭体上臂(即 ~ quadrigeminum superius)/ pontis ~ 脑桥臂,小脑中脚(即 medipeduncle; processus cerebelli ad pontem)/ quadrigeminum anterius ~ 四迭体上臂(即 ~ quadrigeminum superius)/ quadrigeminum inferius ~ 四迭体下臂 / quadrigeminum posterius ~ 四迭体下臂(即 ~ quadrigeminum inferius)/ quadrigeminum superius ~ 四迭体上臂 / superius cerebelli ~ 结合臂(即 ~ conjunctivum)

Brachmann-de Lange's syndrome (w. Brachmann; Cornelia de Lange) 布—朗综合征(见 de Lange's syndrome)

brachy- [希][构词成分]短

Brachyarcus *n*. 短弓菌属

Brachyarcus thiophilus *n*. 嗜硫短弓菌

Brachybacterium *n*. 短状杆菌属

Brachybacterium conglomeratum *n*. 凝聚短状杆菌

Brachybacterium faecium *n*. 粪短状杆菌

Brachybacterium nesterenkoii *n*. 涅氏短状杆菌

Brachybacterium paraconglomeratum *n*. 副凝聚短状杆菌

Brachybacterium rhamnosum *n*. 鼠李糖短状杆菌

brachybasia *n*. [曳行]小步,短步

Brachybasidiaceae *n*. 座担菌科(一种菌类)

brachycardia *n*. 心搏徐缓(即 bradycardia)

brachycephalia *n*. 短头[畸形](即 brachycephaly; brachycephalism)

brachycephalic *a*. 短头的

brachycephalism *n*. 短头[畸形](即 brachycephaly)

brachycephalous *a*. 短头的(即 brachycephalic)

brachycephaly *n*. 短头

Brachycera *n*. 短角蝇类

brachycercic *a*. 短尾的

brachycerous *a*. 短角的

brachycheilia *n*. 短唇(即 brachychily)

brachycheirous *a*. 短手的(即 brachychirous)

brachychily *n*. 短唇(即 brachycheilia)

brachychronic *a*. 急性的,急促的

brachycnemic *a*. 短小腿的

brachycranic *a*. 短颅的

brachydactylia *n*. 短指(趾)[畸形](即 bradydactylia)

brachydactylic *a*. 短指(趾)的

brachydont *a*. 短牙的(即 brachyodont)

brachyesophagus *n*. 食管过短

brachyfacial *a*. 短面的

brachyglossal *a*. 短舌的

brachygnathia 短颌

brachygnathous *a*. 短颌的

brachyhieric *a*. 短骶的

brachykerkic *a*. 短前臂的,短腕的

brachyknemic *a*. 短小腿的,短胫的

brachymeiosis *n*. 简化减数分裂

brachymetacarpia, **brachymeracarpalism** *n*. 掌骨过短

brachymetapody *n*. 掌(跖)骨过短

brachymetatarsia *n*. 跖骨过短的

brachymetropia *n*. 近视(即 myopia; near-sightedness)

brachymetropic *a*. 近视的(即 near-sighted; myopic)

brachymorphic *a*. 短形的

brachymorphy *n*. 短形

brachynosis *n*. 短缩病(即 brachynsis)

brachyodont *a*. 短牙的

brachyotus *a*. 短耳的

brachypelvic *a*. 骨盆过短的

brachyphalangia *n*. 短指(趾)骨

brachypnoea *n*. 呼吸浅短

brachypodous *a*. 短脚的

brachyprosopic *a*. 短面的

brachyrhinia *n*. 短鼻

brachyrhynchus *n*. 短鼻短上颌

brachyskelic *a*. 短腿的

brachyskelous *a*. 短腿的

brachystaphyline *a*. 短腭的

brachystaphytic *a*. 短牙槽的

brachystasis *n*. 肌肉短滞

brachytely *n*. 弱速,低速

Brachytheciaceae *n*. 青藓科(一种藓类)

brachytherapy *n*. 近距(放射)治疗

brachytypical *a*. 短形的

brachyuranic *a*. 短腭的,短牙槽的

Brackett's probes [Charles A., 美国牙科医师,1850—1927]布莱克

特氏银探子
Bracing *a*. 振奋精神的;爽快的 *n*. 背带;支柱;支撑物;嚼力支柱(对咀嚼力水平部分的耐力)
Bracken *n*. 羊齿,欧洲蕨(一种有毒的蕨类植物)
bracket *n*. 托架;正牙托架;[复]括号(指[],《》,{},(),〈〉);等级;阶层 *vt*.给……装上托架;把……括在括号内;把……分类
brackish *a*. (水)含盐的;味道不好的;引起恶心的 ‖ ~ ness *n*.
bract *n*. 苞,苞片,托叶
bracteole *n*. 苞片,小苞
Bradbury-Eggleston syndrome 布—埃综合征(一种体位性低血压,无心动过速,但有视力障碍、少汗、阳痿、基础代谢率降低、眩晕、晕厥以及脉搏迟缓无变化。主要见于老年男性,在夏天清晨发生,系因周围血管收缩受损所致,通常病程是进行性的)
Bradford frame [Edward Hickling, 美国矫形外科医师,1848—1926] 布莱德福氏架(大腿骨折和脊柱结核患者的床架)
-bradine [构词成分] – 雷定(1998 年 CADN 规定使用此项名称,主要系指心血管系统抗心律失常剂(减缓心率)一类的药物)
Bradley's disease 布拉德利氏病,流行性恶心呕吐
bradsot *n*. 羊快疫
brady- [构词成分]徐缓,迟钝
bradyacusia *n*. 听觉迟钝
bradyarrhythmia 缓慢(性)心律失常
bradyarthria *n*. 言语徐缓(即 bradylalia; bradyphasis)
bradyauxesis *n*. 部分发育徐缓
Bradybaena *n*. 巴蜗牛属
bradybasia *n*. 行走徐缓
bradybolism *n*. 射精徐缓(即 bradyspermatism)
bradycardi *n*. 心搏徐缓(即 brachycardia) ‖ ~, Branham's 布兰汉氏心搏徐缓 / ~, cardiomuscular 心肌性心搏徐缓 / ~, central 中枢性心搏徐缓 / ~, clinostatic 卧倒性心搏徐缓 / ~, essential 自发性心搏徐缓 / ~, nodal 结性心搏徐缓 / ~, postinfective 传染病后心搏徐缓 / ~, sinus 窦性心搏徐缓 / ~, vagal 迷走神经性心搏徐缓
bradycardia-tachycardia syndrom *n*. 快慢综合征
bradycardic *a*. 心搏徐缓的 *n*. 减慢心率药
bradycauma *n*. 缓烙法(例如艾灸)
bradycinesia *n*. 运动徐缓(即 bradykinesia)
bradycrotic *a*. 脉搏徐缓的
bradydactylia *n*. 短指(趾)[畸形](即 brachydactylia)
bradydiastalsis *n*. 蠕动徐缓
bradydiastole *n*. [心]舒张期延长(即 bradydiastolia)
bradydiastolia *n*. [心]舒张期延长(即 bradydiastole)
bradyecoia *n*. 听觉迟钝
bradyesthesia *n*. 感觉迟钝
bradyfibrin *n*. 副纤维蛋白原(即 parafibrinogen)
bradygenesis *n*. 发育徐缓
bradyglossia *n*. 言语徐缓
bradykinesia *n*. 运动徐缓
bradykinetic *a*. 运动徐缓的
bradykinin *n*. 缓激肽
bradykininogen *n*. 缓激肽原
bradylalia *n*. 言语徐缓
bradylexia *n*. 阅读徐缓
bradylogia [希] *n*. [精神性]言语徐缓
bradymasesis *n*. 咀嚼困难
bradymenorrhea *n*. 经期延长
bradymetapody *n*. 掌(跖)骨过短(即 brachymetapody)
bradypepsia [希] *n*. 消化徐缓
bradypeptic *a*. 消化徐缓的
bradyphagia *n*. 慢食癖
bradyphalangia *n*. 指(趾)骨过短
bradyphasia *n*. 言语徐缓
bradyphemia *n*. 言语徐缓
bradyphrasia *n*. [精神性]迟语症
bradyphrenia *n*. 思想迟钝
bradypnea *n*. 呼吸徐缓(即 bradypnoea)
bradypragia *n*. 动作徐缓
bradypraxia *n*. 动作徐缓
bradypsychia *n*. 精神迟钝
Bradyrhizobium *n*. 短根瘤菌属
Bradyrhizobium elkanii *n*. 埃氏慢生根瘤菌
Bradyrhizobium japonicum *n*. 大豆慢生根瘤菌
Bradyrhizobium lupini *n*. 羽扇豆慢生型根瘤菌(羽扇豆根瘤菌)
Bradyrhizobium vigna *n*. 豇豆根瘤菌
bradyrhythmia *n*. 心搏徐缓(即 bradycardia)
Bradysia *n*. 尖眼蕈蚊
bradyspermatism *n*. 射精徐缓(即 bradybolism)
bradysphygmia *n*. 心搏徐缓
bradysporozoite *n*. 迟发型子孢子
bradystalsis *n*. 蠕动徐缓
bradytachycardia *n*. 心率快慢交替
bradyteleocinesia *n*. 运动终末徐缓(即 bradyteleokinesis)
bradyteleokinesis *n*. 运动终末徐缓(因运动共济机能障碍致有目的动作中途停止或迟缓)
bradytelic *a*. 缓速的,(生物)进化缓慢的 ‖ ~ evolution 缓慢进化
bradytocia *n*. 分娩延缓,滞产
bradytrophia *n*. 营养[作用]徐缓
bradytrophic *a*. 营养[作用]徐缓的
bradyuria *n*. 排尿徐缓
bradyzoite *n*. 缓殖子,缓殖体
brag (-gg-) *vt*. *vi*. 吹牛 *n*. 自夸
Bragada picta *n*. 印度吸血虫
Bragard's sign 布拉加德氏征(使膝关节伸直,抬腿屈髋直至感到疼痛为止,然后使脚背屈,如疼痛加重提示神经根疾患)
Bragg 布拉格 ‖ ~ curve 布拉格曲线/ ~ direction 布拉格方向/ ~ equation 布拉格方程/ ~ formula 布拉格公式/ ~ peak 布拉格峰 / ~ peak ionization 布拉格峰电离/ ~ peak irradiation 布拉格峰辐照/ ~ plane 布拉格平面/ ~ scattering 布拉格散射
Bragg-Paul pulsator *n*. 布—保二氏人工呼吸器(围绕于胸腹部之空气袋以电力吹胀或放松以维持呼吸)
Brahmachari's test [Upendranath, 印度医师,1870—1946] *n*. 布腊马加里氏试验(检验利什曼病人的球蛋白)
Brahn reaction *n*. 布兰氏反应(蛙皮吸水反应)
braid *n*. 带,穿线;调搅 *v*. 编辫子
Braidism [James Braid, 英国外科学家,1795—1860] *n*. 催眠术(即 hypnotism)
Brailey's operation [William Arthur, 英国眼科学家,1845—1915] 布雷利氏手术(滑车上神经伸展术,以止青光眼疼痛)
Braille [Louis Braille, 法国盲人教员,1809—1852] *n*. 点字法(盲人用)
Brailsford-Morquio's disease 布—莫二氏病,莫尔基奥氏病,离心性骨软骨营养不良
brain *n*. 脑(即 encephalon) ‖ ~, abdominal 腹腔丛(即 plexus coeliacus)/ ~, abscess 脑脓肿/ ~, after ①后脑 ②菱脑 / ~ angiography 脑血管造影(术)/ ~ angioscintigraphy 脑血管闪烁成像(术)/ ~, appendages 脑附器/ ~, between 间脑(即 diencephalon)/ ~, case 颅/ ~, concussion 脑震荡 / ~ computed tomography 脑计算机断层成像/ ~, death 脑死亡/ ~, electric activity map, BEAM 脑电活动图/ ~, end 终脑(即 telencephalon) / ~, eye 视脑(视网膜、视神经及脑内视器的总称)(即 ophthalmencephalon) / ~, fever 脑热病/ ~, fold 脑摺/ ~, fore 前脑(即 prosencephalon)/ ~, hind 菱脑(即 rhombencephalon) / ~ hormone 脑激素/ ~ imaging 脑成像 / ~, knife 脑手术刀/ ~, little 小脑(即 cerebellum)/ ~ location 脑定位术/ ~, mantle 大脑皮质/ ~ middle 脑中线/ ~, new 新脑(大脑皮质及其所属)(即 neencephalon) / ~, old 旧脑,原脑(即 paleencephalon; paleo-encephalon)/ ~, olfactory 嗅脑(即 rhinencephalon) / ~ perfusion imaging 脑灌注成像/ ~, railway 铁道脑病/ ~, rudiment 脑原基/ ~, sand 脑砂/ ~, scan 脑扫描/ ~ scintigraphy 脑闪烁成像/ ~ scrintiscanning 脑闪烁扫描/ ~, smell 嗅脑(即 rhinencephalon)/ ~ stain phase 脑染色期/ ~, stem 脑干/ ~, stem failure 脑干衰竭/ ~, thalamic 丘脑 / ~ tolerance 脑耐受性/ ~, tumor 脑肿瘤/ ~, tween 间脑(即 diencephalon)/ ~ ventricle scintigraphy 脑室闪烁成像(术)/ ~, vesicle 脑泡/ ~, water 蹒跚病 / ~ waves after filltration 滤波后脑电波曲线/ ~, wet 脑水肿
braincase, **brainpan** *n*. 脑壳
brain-gut axis *n*. 脑肠轴
brainia insignis(Hook.)J. Smith *n*. 苏铁蕨(植)药用部分,根状茎及叶柄基部(贯众)
brainless *a*. 愚蠢的
brainpower *n*. 智力
brain-stem *n*. 脑干 ‖ ~ evoked potential 脑干诱发电位/ ~ potential 脑干电位/ ~ response 脑干反应
brainsick *a*. 疯狂的,有精神病的,精神病引起的 ‖ ~ ly *ad*. / ~ ness *n*.
Brain's reflex [W. Russell, 英国医师,1895 年生] *n*. 布雷恩氏反射(四足伸直反射)
brainstorm *n*. 脑猝变,脑猝病
brainwashing *n*. 洗脑(强制改变思想)
brainy *a*. 聪明的 braininess *n*.
braise, **braize** *vt*. 炖,蒸
brake *n*. 制动器;闸;阻碍;制动机制 *vt*., *vi*. 制动 ‖ duodenal ~

十二指肠制动机制
brallobarbital *n*. 溴烯比妥(催眠镇静药)
bran *n*. 麸,糠 ‖ ~,rice 米糠
branalcane *n*. 雷琐辛硼酸甘油
branch *n*. 分支(即 ramus),分叉;支脉,支流,支线;分科,部门;支部 *vi*. 分支,分叉;分门 *vt*. 使分支;分割 ‖ bundle ~ 希氏束支,房室束支 / left bundle ~ 左束支 / ~ migration 分支移法 ~ off 分叉;岔开 / ~ out 扩大范围/ ~ out into 分成,分支成/ ~ ratio(衰变)分支比/ right bundle ~ 右束支 / ~ed calculus 分支状结石,鹿角样结石/ ~es, anterior superior alveolar; rami alveolares superiors anteriores 上牙槽前支/ ~es, buccal; rami buccales 夹支/ ~es, dental ; rami dentales 牙[神经]支/ ~es, digastric; ramus digastricus 二腹肌支/branch of glassopharyngeal nerve, stylopharyngeal; tamus musvuli stylopharyngei 茎突咽肌支/branches with hypoglossal nerve, communicating; rami communivantes (cumnervo) hypoglosso 舌下神经交通支 /branch of hypoglossal nerve, descending; tamus descendens nervi hypoglossi 舌下神经降支/ ~es, inferior dental; rami dentales inferiors 下牙支/ ~es, inferior gingival; rami gingivales inferiors 下牙龈支/ ~es, inferior labial; rami labials inferiors 下唇支/ branch, infrahyoid; ramus infrahyoideus 舌骨下支/ ~es, lingual; rami linguales 舌支/ ~es, lingual dorsal; rami dorsales linguae 舌背支/branch, marginal mandibular; ramusmarginalis mandibulae 下颌缘支/ ~es, mental; rami mentales 颏支 / ~, middle superior alveolar; ramus alveolaris superior medius 上牙槽中支/ ~, mylohyoid; ramus mylohyoideus 下颌舌骨肌支/ ~es, parotid; rami parotidei 腮腺支/ ~es, posterior superior alveolar; rami alveolares superiors postreriores 上牙槽后支/ ~, stylohyoid; ramus stylohyoideus 茎突舌骨肌支/ ~es, superior dental; rami dentales superiores 上牙支/ ~es, superior gingival; rami gingivales superiores 上牙龈支/ ~es, superior labial; rami labii superiores 上唇支/ ~, suprahyoid; ramus suprahyoideus 舌骨上支/ ~es, thyrohyoid; ramus thyreoideus 甲状舌骨支/branch of trigeminal ganglion; ramus ganglii trigemini 三叉神经节支/ ~es, Willis' ophthalmic 韦利斯氏眼支(三叉神经眼支)/ ~es, zygomatic; rami zygomatic 颧支/ ~es, zygomaticofacial; ramus zygomaticofacialis 颧面支
brancheae *n*. 书肺
branched-chain-amino-acid transaminase 分支氨基酸转氨酶
branched-chain-α keto acid decarboxylase 支链 α – 酮酸脱羧酶
branched chromosome *n*. 分支染色体
brancher deficiency 分支酶缺乏症,糖原储积病Ⅳ型
brancher enzyme , branching enzyme 分支酶,1,4-α – 葡聚糖分支酶
branches of inferior gluteal nerve *n*. 臀下神经
branches of left colic artery *n*. 左结肠动脉分支
branches of left principal bronchus *n*. 左主支气管分支
branches of left pulmonary artery *n*. 左肺动脉分支
branch of superior gluteal nerve *n*. 喉上神经喉内支
branch of medial pectoral nerve *n*. 胸神经内侧支
branches of recurrent laryngeal nerve *n*. 喉返神经分支
branches of right principal bronchus *n*. 右主支气管分支
branches of right pulmonary artery *n*. 右肺动脉分支
branchi- *n*. 腮
branchia *n*. (复,branchiae) 鳃 ‖ ~ appendage 鳃附肢/ ~ arch 鳃弓/ ~ artery 鳃动脉/ ~ bar 鳃条/ ~ basket 气管鳃瘘/ ~ cartilage 鳃软骨/ ~ cavity 鳃腔/ ~ cleft cyst 鳃裂囊肿/ ~ cyst 鳃原囊肿/ ~ filament 鳃丝/ ~ formula 鳃式/ ~ gland 鳃腺/ ~ groove 鳃沟/ ~ heart 鳃心/ ~ leaflets 鳃小叶/branchialis 肱肌/ ~ ray 鳃条/ ~ skeleton 鳃骨/ ~ system 鳃系 ‖ ~l *a*.
branchial cartilage *n*. 腮软骨
branchial fistula *n*. 腮瘘
Branchiata 有鳃类
branching *n*. ①分支 ②分支分布 ‖ ~ air collection 分支形气体限聚集(影像)/ ~ decay 分支衰变/ ~ effect 分支效应/ ~ ratio 分支比/ ~ prosses method 分支过程法
branchio- [构词成分] 鳃(即 branchi-)
branchiocardiac canal *n*. 鳃血管
branchiogenic *a*. 产生鳃弓的(即 branchiogenous)
branchiogenous *a*. 鳃弓[原]性的 ‖ ~ cyst 鳃原囊肿
branchioma *n*. 鳃原瘤
branchiomere *n*. 鳃节 ‖ branchiomeric *a*.
branchiomerism *n*. 鳃分节
Banchiopoda *n*. 鳃足亚纲
banchioradialis *n*. 肱桡肌
branchiostegal ray *n*. 鳃盖条
branchiostrgite *n*. 鳃盖
branchiostegum *n*. 鳃盖
branch retinal artery occlusion *n*. 视网膜动脉分支阻塞
branch retinal vein occlusion *n*. 视网膜静脉分支阻塞
brand *n*. 商标;牌子,烙印 *vt*. 在……上打烙印;铭记;侮辱 ‖ ~er *n*. 打烙印的人;烙器
Brand bath [Ernst, 德国医师,1827—1897]布兰特氏浴(冷水按摩浴) ‖ ~, method 布兰特氏法(降温)
Brande's test [William Thomas, 英国化学家,1788—1866] 布兰德氏试验(检验奎宁)
brandisia hancei Hook. f. *n*. 来江藤(植)全株入药(蜂糖罐)
Brand-new *a*. 崭新的,新制的
Brandt-Andrews maneuver (Thure Brandt; Henry R. Andrews) 布—安手法(于第 3 产程从子宫逼出胎盘的方法:右手置于产妇腹部,手指放在子宫前面,在右手轻轻地向后稍向上压时,右手轻轻牵引脐带)
Brandt's method [Thure, 瑞典医师,1819—1895] 布兰特氏法(输卵管排脓法)
brandy *n*. 白兰地
Branhamella *n*. (Sara Elizabeth Branham) *n*. 布兰汉球菌属 ‖ ~ catarrhalis 卡他布兰汉球菌
Branhamella catarrhalis *n*. 黏膜炎布兰汉氏球菌(卡他布兰汉氏球菌,卡他球菌,黏膜炎奈瑟氏球菌)
Branhamella caviae *n*. 豚鼠布兰汉球菌(豚鼠布兰汉氏菌)
Branhamella cuniculi *n*. 兔布兰汉球菌(兔布兰汉氏菌)
Branhamella ovis *n*. 羊布兰汉球菌(羊布兰汉氏菌)
Branham's branycardia(sign) [H. H., 19 世纪美国外科医师] 布兰汉氏心动徐缓(征)
branny *a*. 糠(麸)状的
Braquehaye's method [Jules Pie Louis, 法国妇科学家,1865 年生] *n*. 布腊克阿伊氏法(膀胱阴道瘘修补术)
Brasdor's method(operation) [Pierre, 法国外科医师,1721—1798] *n*. 布腊多尔氏法或手术(动脉瘤远端结扎法)
Brasenia purpurea Casp. *n*. 莼菜(即 ~ schreberi Gmel.)
brash *n*. 胃灼热 ‖ ~, water 胃灼热(即 pyrosis)/ ~, weaning 断奶腹泻
brass *n*. 黄铜 *a*. 黄铜制的
brassica *n*. 芥属,芸苔属 ‖ ~ campestris L. 油菜,菜苔 / ~ hirta Moench. 白芥 / ~ kaber Wheeler 野芥(即 charlock)/ ~ nigra (L.)Koch 黑芥(即 ~ sinapioides Roth.)/ ~ rapa L. 芜菁 / ~ sinensis L .青菜,小白菜
brassica acid , brassidic acid *n*. 顺芜酸,顺二十二碳烯 – 12 – 酸
brassica alba(L.)Boiss. *n*. 白芥(植)药用部分,种子(白芥子)(即 ~ hirta Moench; sinapis alba L.)
brassica juncea(L.)Coss. *n*. 芥(植)药用部分,种子(黄芥子)(即 sinapis juncea L.)
Brassicaceae *n*. 十字花科
brassicasterol *n*. 菜子甾醇,菜子固醇
brassiere *n*. 奶罩
brassilic acid *n*. 十三碳二酸
Brassolidae *n*. 大翅蝶科
brassy eye *n*. 黄铜屑眼(炎)
Brauer's method [Ludolf, 德国医师,1865—1951] *n*. 布劳尔氏法(肺结核的氮气人工气胸治疗) ‖ ~ operation 布劳尔氏手术(心包松解术)
Braulidae *n*. 蜂蝇科
Braun's anastomosis [Heinrich, 德国外科医师,1847—1911] *n*. 布朗氏吻合术(胃肠吻合术时,为防止胃和十二指肠内含物恶性循环,而在输出和输入肠襻间即在胃肠造口的远端施行手术)
Braun's canal [Maximilian Gustav Christian Carl, 德国解剖学家和寄生虫学家,1850—1930] *n*. 布朗氏管(神经肠管)
Braun's hook [Gustav von, 奥地利妇科学家,1829—1911] *n*. 布朗氏断头钩
Braune's muscle *n*. 布劳内氏肌,耻骨直肠肌
Braun's speculum *n*. 布朗氏阴道镜
Braun's test [Christopher Heinrich, 德国医师,1847—1911]布朗氏试验(检验尿葡萄糖)
Braune's valve *n*. 贲门瓣
Braun-Husler reaction(test) [Ludwig Braun, 德国医师,1881 年生] *n*. 布—胡二氏反应(试验)(检验脑脊液球蛋白)
Braune's canal [Christian Wilhelm, 德国解剖学家,1831—1892] *n*. 布劳内氏管(产道) ‖ ~ muscle 耻骨直肠肌(由耻骨下支至直肠壁的肌纤维)/ ~ valve 贲门瓣
Braunwald's sign 布劳恩怀尔德氏征(室性早搏后立即出现弱脉,而不是强脉)
Bravais-Jackson epilepsy [L. F. Bravais, 19 世纪法国医师; John Hughlings Jackson, 英国神经病学家,1834—1911] 布—杰二氏癫痫(皮质性癫痫)

Brawl *v*. &*n*. 吵闹,口角
brawn *n*. 肌质,肌肉
brawny *a*. 多肉的,肌性的
brawny tenonitis *n*. 硬化性眼球囊炎
brawny trachoma *n*. 硬化性沙眼
Braxton Hicks sign [John,英国妇科学家,1823—1897] 希克斯氏征(妊娠三个月后子宫的间歇性收缩)(即 Hick's sign)
braxy *n*. 羊快疫(即 redwater) ‖ ~, German 黑病(羊传染性坏死性肝炎)(即 black disease)/ ~, water 羊快疫
bray *v*. 捣碎,研碎
Brayera *n*. 苦苏属 ‖ ~ anthelmintica 苦苏
brayerin *n*. 苦辛,苦苏苦素(苦苏花的一种驱肠虫树脂)(即 koussin)
brazen *a*. 黄铜制的,黄铜色,无耻的
brazergoline *n*. 溴麦角林 5-羟色胺抑制剂
Brazil *n*. 巴西
brazilin *n*. 巴西灵,巴西木素(即 brasilin)
breach *n*. 破坏,违反; *v*. 攻破突破
bread *n*. 面包 ‖ ~, casoid 奶酪面包 / ~, Graham 格雷汉氏面包(用不过罗的面粉)/ ~, vitamin D enriched 维生素 D 强化面包
bread-crumb *n*. 面包屑
bread-paste *n*. 面包糊
breadth, bizygomatic *n*. 两颧距离
break *v*. 破坏,折,碎裂,违犯 *n*. 切断,中断,断(电路) ‖ ~ contact 断路结点/ ~ in 训练,闯入,插入/ ~ into 闯入/ ~ into tears 哇地一声哭起来/ ~ off 中断/ ~ out 爆发(战争,流行病),发生/ ~ point [集合]临界点/ ~ up 分裂,衰弱/ ~ with 同……决裂/ have a ~ 休息一会儿/ without a ~ 不停(不休息)地
breakable *a*. 易碎的 *n*. (常用复)易碎的东西
breakage *n*. [染色体]断裂 ‖ ~ first hypothesis [染色体畸变]先断假说
breakage-fusion-bridge cycle *n*. 裂合桥周期
breakdown *n*. 故障,击穿;损坏
breakdown gang *n*. 抢修队
breaker *n*. 断路器,开关
breaking-down *a*. 毁坏的,分解的
breakthrough *n*. (技术上的)突破;幸免者,杂种衰退 ‖ ~ bleeding 突破性出血
break up time [泪膜]破裂时间
breaker *n*. ①碎裂机 ②缓冲衬层 ③断路器 ‖ ~, contact 触断器
breakfast test 试验早餐
breakout *n*. 皮疹,皮炎
break-over *n*. 穿通,导通;转折
breakpoint chlorination *n*. 折点氯消毒
break-reunion hypothesis *n*. 断裂—复合假说
breast *n*. 胸,乳房 ‖ ~, barrel 桶状胸 / ~, bone 胸骨/ ~, broken 乳腺脓肿(即 gathered ~; mammary abscess)/ ~, caked 乳汁潴留性乳腺炎(即 stagnation mastitis / ~, cancer 乳腺癌/ ~, chicken 鸡胸(即 pigeon ~)/ ~, Cooper's irritable 库柏氏乳腺过敏(乳腺神经痛)/ ~, examination 乳腺检查/ ~, funnel 漏斗[状]胸(即 funnel chest)/ ~, gathered 乳房脓肿(即 mammary abscess)/ ~, hysterical 癔病性乳房,歇斯底里性乳房肿痛 / ~, irritable 乳腺过敏 / ~, keeled 船底[状]胸,鸡胸 / ~, pang 心绞痛/ ~, pigeon 鸡胸(即 chicken ~)/ ~, proemial 先兆乳腺病 / ptotic ~ 弛垂乳房/ ~, shoe-makers' 鞋工胸(胸骨下部及剑突因受压沉入)/ ~, shotty 弹丸状乳腺,席梅耳布施氏病(增生性乳腺炎)(即 Schimmelbusch's disease)/ ~, thrush 鹅口疮状心白班/ ~ ultrasonic tomography 乳腺超声切面成像术,乳腺超声断层摄影术/ ~ bridge 乳桥/ ~ ductography 乳腺腺管造影术/ ~ image 乳腺影像/ ~ scanner 乳腺超声扫描仪/ ~ scintigraphy 乳腺闪烁成像术/ ~ ultrasound scanner 乳腺超声扫描仪
breastbone *n*. 胸骨(即 sternum)
breast-feeding *n*. 人乳哺育
breast-pang *n*. 心绞痛(即 angina pectoris)
breath *n*. 呼气,呵气,口气;呼吸 ‖ ~, bad 口臭 / ~, fetid 口臭 / ~, foul 口臭 / ~, holding test 屏息试验/ ~, lead 铅中毒口臭 / ~, liver 肝病口臭(即 hepatic fetor)/ ~, offensive 口臭 / ~, picture 呼吸像/ ~, saturnine 铅中毒口臭 / ~, short 气促/ ~, sound 呼吸音/out of ~ 喘气,上气不接下气
breathable *a*. 可以吸入的,适宜于吸入的
breathalyse *n*. 呼吸测醉试验
breathalyser *n*. 测醉试验器
breathe *vi*., *vt*. 呼吸;发散;使喘息;歇口气;低声说;休息;喘气 ‖ ~ again 安下心来;宽心 / ~ one's last 断气;死 ‖ breathable *a*.
breathing *n*. 呼吸;呼吸音(即 respiration) ‖ ~, abdominal 腹式呼吸 / ~, amphoric 空瓮性呼吸音 / ~, apneustic 长吸呼吸(即 apneusis)/ ~, artificial 人工呼吸 /asthmatic, ~ 哮喘性呼吸音/ ~, Biot's 比奥氏呼吸(脑膜炎性呼吸)(即 Biot's respiration)/ ~, bronchial 支气管呼吸音 / ~, bronchovesicular 支气管肺泡呼吸音 / ~, Cheyne-Stokes 陈—施二氏呼吸,潮式呼吸(即 Cheyne-Stokes respiration)/ ~, cogwheel 间断呼吸 / ~, costal 肋式呼吸 / ~, diaphragmatic 膈式呼吸 / ~, driving power 呼吸动力/ ~, force 强力呼吸/ ~, glossopharyngeal 舌咽式呼吸 / ~, goose 鹅式呼吸 / ~, hazard 呼吸危害性/ ~, jerky 波状呼吸,间断呼吸(即 cogwheel ~)/ ~, laboured 勉力呼吸 / ~, machine 呼吸机/ ~, mouth 口呼吸 / ~, paradoxical 反常呼吸 / ~, periodic 周期性呼吸,陈-施二氏呼吸(即 cheyne-Stokes ~)/ ~, puerile 儿童呼吸音 / ~, rate 呼吸速率/ ~, shallow 浅呼吸/ ~, stertorous *n*. 鼾声呼吸 / ~, technique 呼吸技术/ ~, thoracic 胸式呼吸 / ~, tidal 潮式呼吸 /~, tube 呼吸管(在辅助呼吸时,通过口腔或鼻腔置入气管的呼吸管道)/ ~, tubular 支气管呼吸音 / ~, vesicular 肺泡呼吸音/bronchial ~ 支气管呼吸音/bronchovesicular ~ 支气管肺泡呼吸音/cavernous ~ 空洞性呼吸音/Cheyne-Strokes ~ 潮式呼吸,陈—施二氏呼吸/continuous positive pressure ~, CPPB 持续正压呼吸/controlled ~ 控制呼吸/inteinittent positive pressure ~, IPPB 间断加压呼吸,间歇正压呼吸/Kussmaul's ~ 库斯毛耳氏呼吸,深大呼吸/paradoxical ~ 反常呼吸/periodic ~ 周期性呼吸/positive pressure ~ 正(加)压呼吸/thoracic ~ 胸式呼吸/vesicular ~ 肺泡呼吸音/wheezy ~ 喘息呼吸/work of ~ 呼吸功
breathless *a*. 屏息的;气绝的;气喘的;透不过气的;闷热的 ‖ ~ly *ad*. / ~ness *n*.
breathometer *n*. 呼吸计
breath-sounds *n*. 呼吸音 ‖ ~, cavernous 空洞呼吸音 / ~, diminished 呼吸音减弱 / ~, exaggerated 呼吸音增强 / ~, high-pitched 高调呼吸音 / ~, low-pitched 低调呼吸音 / ~, prolonged 呼吸音延长 / ~, tubular 管性呼吸音,支气管呼吸音
breathtaking *a*. 惊险的,惊人的,使人透不过气来的 ‖ ~ly *ad*.
breathy *a*. 发出过多呼吸音的;带喘气声的 ‖ breathily *ad*. / breathiness *n*.
Breda's disease [Achille,意大利皮肤病学家,1850—1933] 布雷达氏病,雅司病(即 yaws)
Bredinin *n*. 优青糖苷(免疫抑制剂)
bredouillement [法] *n*. 词语缺落
breech *n*. 臀(即 buttocks) ‖ ~, birth 臀位产/ ~, extraction 臀位取胎术/ ~, frank 伸腿臀位/ ~ presentation 臀先露,倒置胎儿
breed *n*. 生育,繁殖,育种,饲养,品种 ‖ ~ variety 品种
breeder's seed, breeder's stock *n*. 原原种(植物)
breedin *n*. [新品种]作物育种(包括基因转殖植物等)
breeding *n*. 生育,繁殖,育种,饲养 ‖ ~, by crossing 杂交育种法 / ~, by separation 分离育种法/ ~ efficiency 配种效能,育种效能/ ~ habbit 生育习性/ ~ material 育种材料/ ~ plot 育种小区/ ~ season 生育季节/ ~ system 繁育系统,育种系统,育种方案/ ~ value 育种值(基因相加效应)
breeze *n*. 微风 ‖ ~, electric 静电火花[疗法]/ ~, head 头部火花[疗法]/ ~, static 静电火花[疗法]
breezes *n*. 虻
breezy *a*. 有微风的,通风的,快活的
Brefeldiellaceae *n*. 厚圆盾壳科(一种菌类)
bregenin *n*. 脑氨脂(一种氨基脂)
bregma [拉;希] *n*. 前囟(即 anterior fontanelle)
bregmatic *a*. 前囟的
bregmatodymia *n*. 前囟联胎畸形
Brehmer's method(treatment) [Herman,德国医师,1826—1889] 布雷默氏疗法(肺结核的膳食及物理疗法)
brei *n*. 糊,浆
Breisky's disease [August,德国妇科学家,1832—1889] 布赖斯基氏病,外阴干皱(即 kraurosis vulvae)
Breisky's double vaginal speculum *n*. 布赖斯基氏双头阴道镜
Breisky-Stille vaginal speculun *n*. 布—斯阴道(窥)镜
bremazocine *n*. 布马佐辛(镇痛药)
Bremer's test [Ludwig,美国医师,1844—1914] 布列默氏试验(检验红细胞染色变化诊断糖尿病)
3-bremoethyl cyanide *n*. 3-溴丙腈
bremsstrahlung [德] *n*. 韧致放射 ‖ ~ activity 韧致辐射活度/ ~ beam 韧致辐射束/ ~ continuum 韧致辐射连续区/ ~ counter 韧致辐射计数器/ ~ gauge 韧致辐射能/ ~ intensity 韧致辐射强度/ ~ intrnsity 韧致辐射测量计/ ~ loss 韧致辐射损失/ ~ source 韧致辐射源/ ~ spectrum 韧致辐射广谱
Brenneman's syndrome [Joseph,美国儿科学家,1872—1944] 布伦

尼曼氏综合征(肠系膜淋巴结炎及腹膜后淋巴结炎,为咽喉感染的后遗症)
Brenner's formula(test) [Rudolf, 德国医师,1821—1884] 布伦纳氏公式(声学公式)
Brenner operation [Alexander, 奥地利外科医师,1859 年生] 布伦纳氏手术(巴西尼氏疝修补术的改良法)
Brenner tumor [Fritz, 德国病理学家,1877 年生] 布伦纳氏瘤(卵巢纤维上皮瘤)
brenz- [构词成分] 焦,焦性
brenzcatechin *n*. 焦儿茶酚,邻苯二酚(即 brenzkatechin)
brenzcatechin sulfuric acid 邻羟苯硫酸脂
brenzcatechinuria *n*. 焦儿茶酚尿(即 pyrocatechinuria)
brenzkatechin *n*. 焦儿茶酚,邻苯二酚
brephic *a*. 胚胎期的,发育初期的
brepho- [构词成分]胚胎,新生儿
brephoplastic *a*. 胚胎期形成的
brephopolysarcia *n*. 婴儿过胖
brephotrophic *a*. 婴儿营养的
brephotrophium *n*. 育婴院(即 infant asylum)
brephyhydrocephalus *n*. 婴儿脑积水,婴儿水脑
Breschet's canals [Gilbert, 法国解剖学家,1784—1845] 板障管(即 canales diploici) ‖ ~ hiatus 蜗孔(即 helicotrema) / ~ sinus 蝶顶窦(即 sinus sphenoparietalis)/ ~ veins 板障静脉(即 venae diploicae)
Brescia-Ciminio fistula (Michael J. Brescia ; James E. Cimino) 布—西瘘(血液透析用的一种动静脉瘘,包括头静脉和桡动脉的端—端吻合口)
Brethaire *n*. 硫酸特布他林(terbutaline sulfate)制剂的商品名
Brethin *n*. 硫酸特布他林(terbutaline sulfate)制剂的商品名
Bretonneau's angina(disease) [Pierre, 法国医师,1778—1862] 布雷托诺氏咽白喉,布雷托诺氏病 ‖ ~ method 布雷托诺氏法(奎宁一次量治疟疾)
Bretschneideraceae *n*. 伯乐树科,钟萼木科
bretylium tosylate *n*. 溴苄铵,甲苯磺酸溴苄基乙二甲季铵(交感神经阻滞药,治心律紊乱)(即(O-bromobenzyl)-ethyldimethyl-ammonium tosylate)
Breus's mole [Carl, 奥地利产科学家,1852—1914] 布罗伊斯氏胎块,血肿性胎块(蜕膜下多发性血肿)(即 hematomole)
brevi- [构词成分] 短
Bravibacteriaceae *n*. 短颈细菌科
Bravibacterium *n*. 短杆菌[属]
Branha Bravibacteriaceae *n*. 短颈细菌
Branhamella alanicum *n*. 丙氨酸短杆菌
Branhamella albus *n*. 白色短杆菌
Branhamella ammoniaphilum *n*. 嗜氨短杆菌
Branhamella brunneum *n*. 棕色短杆菌
Branhamella casei *n*. 乳酸短杆菌
Branhamella cerinus *n*. 蜡状短杆菌
brevi- *pref*. 胚胎,新生儿
breviary *n*. 摘要,缩略
Brevibacterium crystalliodinum *n*. 碘晶短杆菌
Brevibacterium epidermidis *n*. 表皮短杆菌
Brevibacterium erythrogenes *n*. 产红短杆菌
Brevibacterium fermentans *n*. 发酵短杆菌
Brevibacterium flavum *n*. 黄色发酵短杆菌
Brevibacterium frigoritolerans *n*. 耐寒发酵短杆菌
Brevibacterium fulrum *n*. 暗褐色发酵短杆菌
Brevibacterium glrtamigens *n*. 产谷氨酸短杆菌
Brevibacterium halotolerans *n*. 耐盐短杆菌
Brevibacterium healii *n*. 希氏短杆菌
Brevibacterium immotum *n*. 静止短杆菌
Brevibacterium incertum *n*. 未定短杆菌
Brevibacterium iodinum *n*. 碘短杆菌
Brevibacterium kawisaki *n*. 川崎短杆菌
Brevibacterium ketoglutamicum *n*. 酮戊二酸短杆菌
Brevibacterium leucinophagum *n*. 噬亮氨酸短杆菌
Brevibacterium linens *n*. 扩展短杆菌
Brevibacterium lipolyticum *n*. 溶脂短杆菌
Brevibacterium liquefaciens *n*. 液化短杆菌
Brevibacterium lyticum *n*. 溶解短杆菌
Brevibacterium marinophiscosum *n*. 海鱼短杆菌
Brevibacterium maris *n*. 海洋短杆菌
Brevibacterium mcbrellneri *n*. 麦克布瑞德氏短杆菌
Brevibacterium minutiferula *n*. 小杆短杆菌
Brevibacterium oxydans *n*. 氧化短杆菌
Brevibacterium quale *n*. 何类短杆菌
Brevibacterium roseum *n*. 玫瑰色短杆菌
Brevibacterium rufescens *n*. 微红短杆菌
Brevibacterium saccharolyticum *n*. 解糖短杆菌
Brevibacterium sociovivum *n*. 伴生短杆菌
Brevibacterium stationis *n*. 停滞短杆菌
Brevibacterium tegumenticola *n*. 臭虫短杆菌
Brevibacterium thiogenitalis *n*. 生硫短杆菌
Brevibacterium tianjines *n*. 天津短杆菌
Brevibacterium viscogenes *n*. 产黏短杆菌
Brevibloc *n*. 盐酸艾司洛尔(esmolol hydrochloride)制剂的商品名
brevicollis *n*. 短颈
breviductor *n*. 短收肌(即 musculus adductor brevis)
breviflexor *n*. 短屈肌
brevilineal *a*. 短形的(即 brachymorphic)
brevin *n*. 短杆素
Brevinema *n*. 短螺旋体属
Brevinema andersonii *n*. 安氏短螺旋体属
breviradiate *a*. 短突的(神经胶质细胞)
brevirostris *a*. 短喙的
breviseptum *n*. 短隔板
brevissimus oculi *n*. 眼下斜肌(即 misculus obliquus inferior)
Brevital *n*. 美索比妥钠(methohexital sodium)制剂的商品名
brevitype *n*. 肥短型
brevium *n*. 镤的旧名(曾误为钼的同位素)
breynia fruticosa(L.)Hook. f. *n*. 黑面树(植)药用部分,根、叶
Brvundimonas *n*. 短波单胞菌属
Brvundimonas siminuta *n*. 缺陷短波单胞菌属
Brvundimonas vesicularis *n*. 泡囊短波单胞菌属
brexiscapine *n*. 灯盏花素
brew *vt*. 酿造;调制;图谋 *vi*. 酿酒;酝酿 *n*. 饮料;酿造
Brewer's infarcts [George Emerson, 美国外科医师,1861—1939] *n*. 布鲁尔氏梗塞(肾盂肾炎时类似梗死的病灶) ‖ ~ operation 布鲁尔氏手术(动脉创口缝术) / ~ point 布鲁尔氏点(肾脏感染时的压痛点)
Brewerton's projection *n*. 布鲁尔顿氏位投照
Brewerton's view *n*. 布鲁尔顿氏位观
bribe *n*. 贿赂,收买;诱饵
brick *n*. 砖 ‖ ~, BHC gypsum 六六六石膏砖 / ~, insecticidal gypsum 杀虫石膏砖 / ~, lead 铅砖
Bricker's operation (Eugene M. Bricker)布里克氏手术(手术造一个回肠通道形成扁平瘘口以收集尿,将回肠黏膜缝到皮肤上形成扁平外形)
Bricker's sign (Richard M. Bricker) 布里克纳氏征(面神经功能损伤时,眼耳的协调活动减弱)
brickpox *n*. 猪丹毒(即 swine erysipelas)
bridewell *n*. 监狱,感化院
bridge *n*. 桥 ‖ ~, amplifier 桥式放大器/~, arch 弓形桥(即 span ~) / ~, arterial 动脉桥 / ~, arteriolovenular 小动静脉桥 / ~, Bing 钉桥(牙) / ~, broken-stress fixed 应力中断式固定桥(牙) / ~, cantilever 悬臂,单端固定桥(牙) /bridges, cell 胞间桥(即 intercellular bridges)/~, corpuscle(desmosome)桥粒/~, cross vein 桥横脉 /~, cytoplasmic 胞质桥,细胞浆桥 / ~, direct bonding 直接粘结桥/ ~, etched casting resin bonded 蚀刻铸金树脂粘结桥/ ~, extension 延伸桥 / ~, fixed 固定桥 / ~, free-end 单端固定桥(牙) / ~, folds 桥形皱襞/ ~, Gaskell's 加斯克耳氏桥,希斯氏束,房室束(即 bundle of His) / ~, herpetic 束状角膜炎(即 fascicular keratitis) / bridges, hydrogen 氢桥 / bridges, intercellular *n*. 胞间桥 / ~ of nose *n*. 鼻梁,鼻背(即 dorsum nasi) / ~, one piece cast 整体铸造固定桥/~, porcelain 陶瓷桥/~, protoplasmic 原生质桥 / ~, removable 动桥 / ~, removable fixed 可摘固定桥/ ~, rigidly fixed 双端固定桥,硬固定桥/ ~, saddle 鞍桥 / ~, sanitary 卫生桥(牙) / ~, semifixed *n*. 半固定桥 / ~, single abutment 单基桥/~, span 弓形桥 / ~, stationary 固定桥(即 fixed ~) / ~, swing-on 悬体桥 / ~ of Varolius 脑桥(即 pons varolii) / ~, Wheatstone's 惠斯通氏电桥(用以测定电阻的器械)
bridge coloboma *n*. 桥装缺损
bridge flap *n*. 桥状瓣
bridgework *n*. 桥托(牙) ‖ ~, fixed 固定桥托 / ~, removable 活动桥托
bridging *n*. 架桥,桥接 ‖ ~ bronchus 桥形支气管/ ~ fibril 桥丝/ ~ nerve 神经架桥法/ ~ fold sign 桥梁皱襞征/ ~ septae 桥隔
bridle *n*. 系带;约束丝
bridou *n*. 传染性口角炎(即 perleche)
Brieger's bacillus [Ludwig, 德国医师,1849—1919] 布里格氏杆菌(杀豚鼠杆菌) ‖ ~ test 布里格氏试验(检验尿中焦儿茶酚及士的宁)

brier *n*. 欧石南(即 Erica arborea)
bright *n*. 光亮,明亮,亮度 ‖ ~ field 明视野/ ~ hyperecho 超声强回声/ ~ kappa 亮卡巴粒/ ~ liver 亮肝/~ zone 透明区
brightness *n*. 亮度,辉度 ‖ ~ contrast (明)亮度对比,辉度调节/ ~ controller 辉度调节器/ ~ difference 亮度差/ ~ flicker 亮度闪烁/ ~ level 亮度等级/ ~ mode 辉度调制型/~ modulated display 调辉式显示/ ~ modulation(BM) 辉度调制,B 型调制/~ value 亮度值,照亮值/ ~ vision 亮度视觉
Bright's blindness [Richard, 英国内科医师,1789—1858] 布赖特氏盲(尿毒症时的失明) ‖ ~ disease 布赖特氏病,肾炎(即 nephritis)/ ~ granulations 布赖特氏肉芽(大白肾时的肉芽)
brighten *vt*. *vi*. (使)发亮 ;(使)快活
brightic *a*. 布赖特氏病的 ;布赖特氏病患者的
brightism *n*. 肾炎(一般指慢性肾炎)
bright's disease (Richard Bright) 布赖特氏肾病(一般指肾小球肾炎) ‖ ~ eye 布赖特眼(慢性肾病眼)
brille *n*. 透明膜(蛇)
brilliance , brilliancy *n*. 光辉;鲜明;杰出
brilliance contrast *n*. [明]亮度对比
brilliant cresyl blue *n*. 亮甲酚蓝
Brill's disease [Nachan E., 美国医师,1860—1925] 布里耳氏病,再燃性斑疹伤寒(即 recrudescent typhus)
Brill-Symmers disease [Nathan E. Brill; Douglas Symmers, 美国病理学家,1879 年生] 布—西二氏病,巨滤泡性淋巴瘤(即 giant follicular lymphoma)
brim *n*. 缘,边 ‖ ~ of pelvis 骨盆上口(即 apertura pelvis superior)
brimstone 硫磺石,硫磺
brin *n*. 液丝
brinase *n*. 米曲霉菌酶,一种纤维素溶解酶
Brinckerhoff's rectal speculum *n*. 布林克霍夫氏直肠镜
Brinell hardness number (Johann A. Brinell)布氏硬度数(表示某物质相对硬度的数值)
brink *n*. 边;边缘
brinolase *n*. 纤维蛋白酶,纤维蛋白溶解酶,米曲溶纤维蛋白酶
Brinton's disease [William, 英国医师,1823—1867] 布林顿氏病,皮革状胃(即 linitis plastica)
Brion-Kayser disease [Albert Brion, 法国医师;Heinrich Kayser, 德国医师] 布—凯二氏病,甲种副伤寒(即 paratyphoid A)
Briquet's ataxia [Paul, 法国医师,1796—1881] 布里凯氏共济失调(癔病性共济失调,有皮肤及下肢肌肉感觉消失) ‖ ~ syndrome 布里凯氏综合征(由于癔病性膈麻痹所致的气促及失音)
brisement [法] *n*. 裂断,折断 ‖ ~ force 强力裂断法(用于关节粘连)
brise-pierre [法] *n*. 碎石器(即 stone-breaker)
brisk *a*. 活跃的;快速的;兴旺的 ‖ ~ ly *ad*.
Brissaud's bundle [Edouard, 法国医师,1852—1909] 布里索氏束(蝇状体内智力纤维束) ‖ ~ convolution 布里索氏回,顶横回(即 gyrus parietalis transverses) / ~ disease 布里索氏病(习惯性痉挛) / ~ infantilism 布里索氏幼稚型(婴儿黏液性水肿) / ~ reflex 布里索氏反射(刺激足底时引起股筋膜张肌的收缩) / ~ scoliosis 布里索氏脊柱侧凸(坐骨神经痛性脊柱侧凸)
Brissaud-Marie syndrome [Edouard Brissaud, 法国医师,1852—1909;Pierre Marie, 法国神经病学家,1853—1929] 布—马二氏综合征(癔病性偏侧舌唇痉挛)
Brissaud's dwarf (Edouard Brissaud)布里索氏侏儒(伴有黏液性水肿的侏儒) ‖ ~ infantilism 布里索氏幼稚型(婴儿黏液性水肿) / ~ reflex 布里索反射(轻搔足底引起阔筋膜张肌收缩) / ~ scoliosis 坐骨神经痛性脊柱侧突
Brissaud-Sicard syndrome (Edouard Brissaud; Jean A. Sicard) 布里索—西卡氏综合征(由脑桥病灶引起的痉挛性偏瘫)
Bristacycline *n*. 盐酸四环素(tetracycline hydrochloride)制剂的商品名
bristle *n*. 鬃,刚毛 ‖ ~, bacterial 细菌刚毛/ ~ brush 鬃毛刷/~ in ejaculatory duct 射精管
Bristowe's syndrome (John S. Bristowe) 布里斯托氏综合征(胼胝体瘤引起的一系列症状,其中包括偏瘫和运用不能)
Britannia metal *n*. 不列颠合金(一种锡合金)
British anti-lewisite(缩 BAL) *n*. 抗路易士药剂,二巯[基]丙醇,二硫氢基丙醇(即 dimercaprol; 2, 3-dimercapto-1- propanol)
Brittain's sign [Robert, 美国医师] 布里顿氏征(按压右下腹部引起右侧睾丸收缩,见于坏疽性阑尾炎)
brittle *a*. 易碎的,脆弱的 ‖ ~ bone 脆骨症
brittleness *n*. 脆性,脆弱
Brizalina Costa *n*. 点头虫属
Brizalina abbreviata Heron-Allen and Earland *n*. 短小点头虫
Brizalina zanzibrica Cushman *n*. 桑给巴尔点头虫
BRM biological response modifier 生物应答调节剂
broach *n*. 髓针(牙科用) ‖ ~, barbed 倒钩拔髓针 / ~, Donaldson's 唐纳逊氏拔髓针 / ~, nerve 拔髓针 / ~, root-canal 根管针 / ~, smooth 平滑髓针 / ~, watchmaker's 根管扩大针
broad *a*. 广的,宽的 ‖ ~ based 广基的/ ~ beam 宽线束/ ~ beam attenuation 宽束衰减/ ~ beam geometry 宽线束图形/ ~ beam irradiation 宽束辐照/ ~ filament 大灯丝/ ~ image 模糊图像/ ~ peak 宽峰/ ~ slit 宽裂隙/ ~ spectrum 广谱/ ~ spectrum antibiotic 广谱抗生素/ ~ spectrum fungicide 广谱杀真菌剂/ ~ spectrum herbicide 广谱除草剂/ ~ spectrum insecticide 广谱杀虫剂
broadband *a*. 频带,宽带 ‖ ~ light pump 宽带光泵/ ~ video detector 宽带视频检波器
Broadbent's apoplexy [William Henry, 英国医师,1835—1907] 布罗德本特氏卒中(脑出血,先自脑室外开始逐渐进入脑室中)
Broadbent's sign [William Henry, 英国医师,1835—1907] 布罗德本特氏征(由于心包粘连所引起的左后背第十一、十二肋骨退缩)
broadening *n*. 增宽,扩展 ‖ ~ of energy spectrum 能谱展宽
Broca's angle [Pierre Paul, 法国外科神经病学家及人类学家,1824—1880] 布罗卡氏角,底角(即 basilar angle) ‖ ~ aphasia 布罗卡氏失语(运动失调性失语) / ~ area 布罗卡氏区,旁嗅区(即 area parolfactoria) / ~ center 布罗卡氏中枢,言语中枢(即 speech center) / ~ convolution 布罗卡氏回,左额下回 / ~ fissure 布罗卡氏裂(第三左额回周裂) / ~ formula 布罗卡氏公式(成人理想体重应为其身高厘米数减去 100 的公斤数) / ~ plane 布罗卡氏平面,视平面(即 visual plane) / ~ pouch 布罗卡氏囊,女阴囊(大阴唇内梨状囊)(即 sac dartoique de la femme; pudendal sac) / ~ space 布罗卡氏间隙(前嗅叶中央部)
Brochoalveolar lavage fluid *n*. (简作 BALF) 支气管—肺泡灌洗液
Brochonema *n*. 环染色丝
Brochothrix *n*. 索丝菌属
Brochothrix campestris *n*. 野油菜索丝菌属
Brochothrix thermosphacta *n*. 热杀索丝菌属
Brochus (复, bronchi) *n*. 网胞
Brockenborough technique *n*. 布肯保罗氏技术(心血管造影技术)
Brockenbrough's sign (Edwin C. brockenbrough) 布劳肯布罗氏征(室性早搏后立即出现弱脉,而不是强脉,提示特发性肥厚性主动脉瓣下狭窄) / ~ operation 布洛克手术,经室封闭式瓣膜切开术 / ~ syndrome 布洛克综合征,中叶综合征(右肺中叶膨胀不全,兼有慢性肺炎)
Brocq's disease [Anne Jean Louis, 法国皮肤病学家,1856—1928] *n*. 布罗克氏病,牛皮癣样角化不全(即 parakeratosis psoriasiformis) ‖ ~ eczema *n*. 布罗克氏湿疹,脚癣
Brodel's white line [Max, 德国医学美术家,1870—1941] 布勒德耳氏白线(肾前面凸缘上的纵行白线)
Broders' classification(index) [Albert C., 美国病理学家,1885 年生] 布罗德斯氏分级(癌)
Brodie's abscess [Benjamin Collins, 英国外科医师,1783—1862] 布罗迪氏脓肿(干骺端脓肿) ‖ ~ bursa 布罗迪氏囊(腓肠肌内侧囊) / ~ disease 布罗迪氏病(慢性膝关节滑膜炎;癔病性脊柱假骨折) / ~ knee 布罗迪氏膝(慢性膝关节滑膜炎)
Brodie's ligament [J. Gordon, 英国解剖学家,1786—1818] 布罗迪氏韧带(肱骨横韧带)
Brodmann's area [Korbinian, 德国神经病学家,1868—1918] 布劳德曼氏皮质区(大脑皮质的不同细胞层排列的特殊区域)
Broesike's fossa [Gustav, 德国解剖学家,1853 年生] 空肠旁隐窝
broken-wind *n*. 马气喘病(即 heaves)
broil *vt*. *vi*. 烤;焙,炙 *n*. 烤; 灼热;被烤焙的东西
broken-down *a*. 衰弱之极的;发生故障的;无用的
broken wind 马气喘病
brom- [构词成分]溴,臭(即 bromo-)
bromacetone *n*. 溴丙酮(毒气)(即 bromoacetone)
bromal *n*. 三溴乙醛,溴醛(即 tribromacetaldehyde) ‖ ~ hydrate 水合三溴乙醛,水合溴醛
bromamphenlcol *n*. 溴代氯霉素
bromaniline *n*. 溴苯胺
bromate *n*. 溴酸盐
bromated *a*. 含溴的,溴化的
bromatherapy *n*. 饮食疗法(即 bromatotherapy)
bromation *n*. ①溴化[作用]②溴代[作用]
bromatography *n*. 食物论
bromatology *n*. 饮食学,食品学
bromatometry *n*. 饮食计算法
bromatotherapy *n*. 饮食疗法
bromatotoxin *n*. 食物毒
bromatotoxismus *n*. 食物中毒,食品中毒(即 bromatoxism)

bromatoxism *n*. 食物中毒,食品中毒
bromaurate *n*. 溴金酸盐
bromauric acid 溴金酸
bromazepam *n*. 溴西泮,溴吡二氮卓(弱安定类)
brombenzamide *n*. 溴苯甲酰胺
bromcamphor *n*. 溴代樟脑
bromdiethylacetylcarbamide *n*. 卡波麻,二乙基溴化乙酰脲(即 carbromal)
bromdiethylacetylurea *n*. 卡波麻,二乙基溴化乙酰脲(即 carbromal)
bromelain *n*. 菠萝蛋白酶(即 bromelin)
Bromelia *n*. 凤梨属,菠萝属
bromelin *n*. 菠萝蛋白酶
bromethol *n*. 三溴乙醇,阿佛丁(基础麻醉剂)(即 tribromoethanol; avertin)
bromethyl *n*. 溴乙烷(即 ethyl bromide)
bromethylene *n*. 溴乙烯,溴化乙烯(即 ethylene bromide)
brometone *n*. 三溴叔丁醇(镇静药)(即 tribromo-tert.-butanol)
bromhexine hydrochloride 必嗽平,盐酸溴黑辛,N-(2-氨基-3,5-二溴苄基)-N-环己基甲胺盐酸盐(溶黏液祛痰药)(即 bisolvon)
bromhidrosiphobia *n*. 臭汗恐怖,腋臭恐怖
bromhidrosis *n*. 臭汗,腋臭(即 fetie perspiration; bromidrosis; osmidrosis)
bromhydric *a*. 氢溴的(即 hydrobromic)
bromhydrocortisone *n*. 溴代氢化可的松
bromic *a*. 含溴的
bromide *n*. 溴化物
bromidrosiphobia *n*. 臭汗恐怖
bromidrosis *n*. 臭汗,腋臭
bromidum *n*. 溴化物
brominated *a*. 溴化的,加溴的
bromination *n*. 溴化[作用]
bromindione *n*. 溴茚二酮,溴苯茚满二酮(抗凝血药)
bromine(缩 **Br**) *n*. 溴(35号元素)‖~, radioactive 放射性溴
brominism *n*. 溴中毒(即 bromism)
brominized *a*. 溴化的,加溴的
bromiodide *n*. 溴碘化物
bromism *n*. 溴中毒(即 brominism)
bromisovalum *n*. 溴异戊酰脲,溴梦拉(即 bromisoval; monobromisovalery- lurea; bromural)
bromite *n*. 亚溴酸盐
bromium(缩 **Br**)[拉] *n*. 溴(35号元素)(即 bromine)
bromization *n*. 溴化[作用]
bromized *a*. 溴化的
bromnaphthalene *n*. 溴[代]萘
bromo- [构词成分] 溴;臭(即 brom-)
bromoacetanilid *n*. 溴乙酰苯胺
bromoacetone *n*. 溴丙酮(毒气)(即 bromacetone)
bromoacetophenone *n*. 溴苯乙酮
bromoaspirin *n*. 溴阿司匹林,乙酰溴水杨酸(即 acetylbromosalicylic acid)
bromobenzamide *n*. 溴苯甲酰胺
bromobenzene *n*. 溴苯
bromobenzylcyanide *n*. 溴苯甲腈(毒气)
bromocaffeine *n*. 溴咖啡因
bromocamphor *n*. 溴代樟脑
bromochlorotrifluoroethane *n*. 溴氯三氟乙烷,氟烷(吸入麻醉剂)(即 halothane)
bromocriptine *n*. 溴隐亭,溴麦角环肽,溴麦角隐亭(催乳激素抑制药,多巴胺拮抗剂)
bromocyanogea *n*. 溴化氢(即 cynogen bromide)
5-bromodeoxyuridine *n*. 5-溴脱氧尿核苷
bromoderma *n*. 溴疹
bromodiethylacetylurea *n*. 二乙基溴化乙酰脲,阿大林,卡波麻(即 adalin; carbromal)
bromodiphenhydramine *n*. 溴苯海拉明(抗组胺药,即 β-bromobenzhydryloxy ethyldimethylamine)
bromoform *n*. 溴仿,三溴甲烷
bromoformism *n*. 溴仿中毒
bromo-geramine *n*. 溴苄烷铵,新洁尔灭(表面活性剂)
bromography *n*. 食物论
bromohydric *a*. 氢溴的(即 hydrobromic)
bromohyperhidrosis *n*. 多臭汗症
bromohyperidrosis *n*. 多臭汗症(即 bromohyperhidrosis)
bromoiodism *n*. 溴碘中毒
bromoketone *n*. 溴酮,溴甲基乙基酮(毒气)(即 bromomethylethyl ketone)
bromol *n*. 三溴酚(即 tribromphenol)
bromomania *n*. 溴剂癖
bromomenorrhea *n*. 臭[性月]经
bromomethylethyl ketone *n*. 溴酮,溴甲基乙基酮(毒气)(即 bromoketone)
bromonaphthol *n*. 溴萘酚(驱钩虫药)
bromophenol *n*. 溴酚
bromophenylacetonitril *n*. 溴苄乙腈,溴苄氰(即 bromobenzylcyanide)
bromophenylmethyl ketone 溴苯乙酮(即 bromoacetophenone)
bromophosgene *n*. 溴化碳,溴光气
bromopnea *n*. 口臭(即 fetid breath)
bromopropane *n*. 溴丙烷
bromopropene *n*. 溴丙烯
α-bromopropionyl chloride *n*. α-溴丙酰氯
bromoprotein *n*. 溴蛋白[质]
bromopyrine *n*. 溴匹林,溴安替比林(即 antipyrine monobromide)
bromoseltzer *n*. 溴塞耳泽(成药,一种治头痛的泡腾盐)
bromosin *n*. 溴白蛋白(即 bromalbumin)
bromothen *n*. 布罗莫森(抗组胺药)
bromothymol blue *n*. 溴麝香草酚蓝
bromotolunitrile *n*. 氰化溴甲苯,溴苯甲腈(即 bromobenzylcyanide)
5-bromouracil *n*. 5-溴尿嘧啶
broperidol *n*. 溴哌利多,溴哌醇(安定药)
bromous *a*. 亚溴的
brompheniramine *n*. 溴苯那敏,溴苯比胺,溴非尼腊明(抗组胺药)
bromphenol *n*. 溴酚
bromphenyl-acetyl-cysteine *n*. 溴苯乙酰半胱氨酸,溴苯硫醇尿酸(即 bromphenylmercapturic acid)
bromquatrimycin *n*. 溴差向四环素
bromsaligenin *n*. 溴水杨醇
bromsalizol *n*. 一溴水杨醇
bromsulfalein *n*. 酚四溴酞磺酸钠,磺溴酞钠(试验肝功能)
bromsulphalein *n*. 酚四溴酞磺酸钠,磺溴酞钠(试验肝功能)(即 bromsulfalein; disodium phenoltetrabromphthaleinsulfonate)
bromtetracyclin *n*. 溴四环素
bromtetragnost *n*. 磺溴酞钠(即 sulfobromophthalein sodium)
bromum [拉] *n*. 溴(35号元素)(即 bromine)
bromural *n*. 溴梦拉,2-溴异戊酰脲(即 bromisovalum)
bromurated *a*. 含溴的
bromuret *n*. 溴化物
bronchadenitis *n*. 支气管淋巴结炎(即 broncho-adenitis)
broncheopyra *n*. 窒息性咳嗽
bronchi (单 bronchus)[拉] *n*. 支气管
bronchia [拉;希](单 bronchium) *n*. 小支气管
bronchiadenoscirrhus *n*. 支气管淋巴结硬化
bronchial *a*. 支气管的
bronchiarctia *n*. 支气管狭窄‖~, spasmodic 痉挛性支气管狭窄
bronchiectasia *n*. 支气管扩张(即 bronchiectasis)
bronchiectasic *a*. 支气管扩张的
bronchiectasis *n*. 支气管扩张‖~, capillary 细支气管扩张 / ~, cylindrical 圆柱状支气管扩张 / ~, sacculated 囊状支气管扩张
bronchiectatic *a*. 支气管扩张的
bronchiloquy *n*. 支气管语音(即 bronchophony)
bronchiocele *n*. 细支气管扩大
bronchiocrisis *n*. 支气管危象(脊髓痨时)(即 bronchial crisis)
bronchiogenic *a*. 支气管原的(即 bronchogenic)
bronchiole *n*. 细支气管‖~, alveolar 呼吸细支气管(即 respiratory ~; bronchioli respiratorii) / ~, respiratory 呼吸细支气管(即 alveolar ~) / ~, terminal 终末细支气管
bronchiolectasis *n*. 细支气管扩张
bronchioli (单 bronchiolus)[拉] *n*. 细支气管(即 bronchioles)
bronchiolitis *n*. 细支气管炎,毛细支气管炎(即 capillary bronchitis)‖~, acute obliterating 急性闭塞性细支气管炎 / ~, exudativa (Curschmann) 渗出性细支气管炎 / ~, fibrosa obliterans 闭塞性纤维性细支气管炎 / ~, vesicular 肺泡性细支气管炎,支气管肺炎
bronchiolus (复 bronchioli)[拉] *n*. 细支气管(即 bronchiole)‖bronchioli respiratorii 呼吸细支气管
bronchiospasm *n*. 支气管痉挛(即 bronchismus)
bronchiostenosis *n*. 支气管狭窄(即 bronchiarctia)
bronchiotetany *n*. 支气管痉挛(即 bronchotetany)
bronchisepticin *n*. 支气管败血菌素(用于犬温病的皮肤试验)

bronchismus *n*. 支气管痉挛(即 bronchiospasm)
bronchitic *a*. 支气管炎的
bronchitis *n*. 支气管炎 ‖ ~, acute 急性支气管炎 / ~, arachidic 花生仁吸入性支气管炎 / ~, asthmatic 气喘性支气管炎 / ~, capillary 细支气管炎,毛细支气管炎 / ~, Castellani's 卡斯太拉尼氏支气管炎,支气管螺旋体病(即 bronchospirochetosis) / ~, catarrhal 卡他性支气管炎 / ~, cheesy 干酪性支气管炎 / ~, chronic 慢性支气管炎 / ~, convulsive 痉挛性支气管炎 / ~, croupous 格鲁布性支气管炎,纤维蛋白性支气管炎(即 fibrinous ~; plastic ~) / ~ deformans anthracotica 炭末沉着性变形性支气管炎/ ~, dry 干性支气管炎 / ~, epidemic 流行性支气管炎,流行性感冒(即 influenza) / ~, epidemic capillary 流行性毛细支气管炎 / ~, ether 乙醚性支气管炎 / ~, exudative 渗出性支气管炎,格鲁布性支气管炎(即 croupous ~) / ~, fibrinous 纤维蛋白性支气管炎,格鲁布性支气管炎(即 croupous ~)/ ~, fusospirochetal 梭螺旋体性支气管炎 / ~, hemorrhagic 支气管螺旋体病(即 bronchospirochetosis) / ~, mechanic 机械性支气管炎 / ~, membranous 假膜性支气管炎,格鲁布性支气管炎(即 croupous ~) / ~, obliterans 闭塞性支气管炎 / ~, phthinoid 结核性支气管炎 / ~, plastic 格鲁布性支气管炎(即 croupous ~) / ~, polypold 息肉性支气管炎,格鲁布性支气管炎(即 croupous ~)/ ~, potter's 陶工支气管炎 / ~, productive 增生性支气管炎 / ~, pseudomembranous 假膜性支气管炎,格鲁布性支气管炎(即 croupous ~) / ~, putrid 腐败性支气管炎 / ~, secondary 继发性支气管炎 / ~, spirochetal 螺旋体性支气管炎 / ~, staphylococcus 葡萄球菌性支气管炎 / ~, streptococcus 链球菌性支气管炎 / ~, suffocative 窒息性支气管炎,毛细支气管炎(即 capillary ~) / ~, summer 夏季性支气管炎,枯草热(即 hay fever) / ~, verminous 蠕虫性支气管炎 / ~, vesicular 肺泡性支气管炎
bronchitis-kettle *n*. 支气管炎镬,支气管炎熏壶
bronchium (复 bronchia) *n*. 小支气管(介于支气管与细支气管之间)
broncho-adenitis *n*. 支气管淋巴结炎(即 bronchadenitis)
broncho-alveolar *a*. 支气管肺泡的(即 bronchovesicular)
broncho-alveolitis *n*. 支气管肺泡炎,支气管肺炎(即 bronchopneumonia)
broncho-aspergillosis *n*. 支气管曲菌病
bronchobilliary *a*. 支气管胆道的
bronchoblastomycosis *n*. 支气管芽生菌病,肺芽生菌病(即 pulmonary blastomycosis)
bronchoblennorrhea *n*. 支气管脓溢
bronchocandidiasis *n*. 支气管念珠菌病
bronchocavernous *a*. 支气管空洞的
bronchocele *n*. 支气管囊肿,甲状腺肿 ‖ ~, cystic 囊性甲状腺肿
bronchocephalitis *n*. 百日咳
bronchoclysis *n*. 支气管灌洗术
bronchoconstriction *n*. 支气管缩小
bronchoconstrictor *n*. 支气管收缩药
bronchodilatation *n*. 支气管扩张,支气管扩张术
bronchodilator *n*. 支气管扩张药,支气管扩张器
bronchoedema *n*. 支气管水肿
broncho-egophony *n*. 支气管羊音(即 egobronchophony)
broncho-esophageal *a*. 支气管食管的
broncho-esophagology *n*. 支气管食管病学
bronchoesophagoscope *n*. 支气管食管镜 ‖ ~, Jackson's *n*. 杰克逊氏支气管食管镜
broncho-esophagoscopy *n*. 支气管食管镜检查
bronchofiberscope *n*. (光导)纤维支气管镜检查
bronchogenic *a*. 支气管原的(即 bronchiogenic)
bronchogram *n*. 支气管造影照片
bronchography *n*. 支气管造影术(即 bronchoroentgenography)
bronchohemorrhagia *n*. 支气管出血
broncholite *n*. 支气管石
broncholithiasis *n*. 支气管结石病
bronchologic *a*. 支气管病学的
bronchology *n*. 支气管病学
bronchomalacia *n*. 支气管软化
bronchomoniliasis *n*. 支气管念珠菌病
bronchomotor *a*. 支气管舒缩的
bronchomuchotropic *a*. 促支气管分泌的
bronchomycosis *n*. 支气管真菌病,支气管霉菌病
bronchonocardiosis *n*. 支气管诺卡氏菌病
broncho-oidiosis *n*. 支气管卵状菌病
bronchopathy *n*. 支气管病
bronchophony *n*. 支气管[语]音 ‖ ~, pectoriloquous 胸语性支气管音 / ~, sniffling 鼻塞支气管音 / ~, whispered 耳语支气管音
bronchophthisis *n*. 支气管痨
bronchophyma *n*. 支气管肿块
bronchoplasty *n*. 支气管成形术
bronchoplegia *n*. 支气管麻痹
bronchopleural *a*. 支气管胸膜的
bronchopleurisy *n*. 支气管胸膜炎
bronchopleuropneumonia *n*. 支气管胸膜肺炎
bronchopneumonia *n*. 支气管肺炎,小叶性肺炎 ‖ ~, hiberno-vernal 冬春支气管肺炎 / ~, septic 脓毒性支气管肺炎 / ~, subacute 亚急性支气管肺炎 / ~, tuberculous 结核性支气管肺炎 / ~, virus 病毒性支气管肺炎,病毒肺炎(即 virus pneumonia)
bronchopneumonic *a*. 支气管肺炎的
bronchopneumonitis *n*. 支气管肺炎(即 bronchopneumonia)
bronchopneumopathy *n*. 支气管肺病
bronchopulmonary *a*. 支气管肺的
bronchoradiography *n*. 支气管 X 线照相术,支气管 X 线造影术
bronchoroentgenography *n*. 支气管造影术
bronchorrhagia *n*. 支气管出血
bronchorrhaphy *n*. 支气管缝术
bronchorrhea *n*. 支气管黏液溢
bronchoscope *n*. 支气管镜
bronchoscopic *a*. 支气管镜的
bronchoscopy *n*. 支气管镜检查
bronchosinusitis *n*. 支气管鼻窦炎
bronchospasm *n*. 支气管痉挛
bronchospirochetosis *n*. 支气管螺旋体病,卡斯太拉尼氏支气管炎(即 Castellani's bronchitis; hemorrhagic bronchitis)
bronchospirography *n*. 支气管肺量描记法,支气管呼吸描记法
bronchospirometer *n*. 支气管肺量计
bronchospirometry *n*. 支气管肺量测定法 ‖ ~, differential 对比支气管肺量测定法
bronchostaxis *n*. 支气管出血
bronchostenosis *n*. 支气管狭窄 ‖ ~, spasmodic 痉挛性支气管狭窄
bronchostomy *n*. 支气管造口术
bronchotetany *n*. 支气管痉挛(即 bronchiotetany)
bronchotome *n*. 支气管刀
bronchotomy *n*. 支气管切开术
bronchotracheal *a*. 气管支气管的
bronchotyphoid *n*. 支气管炎型伤寒
bronchotyphus *n*. 支气管炎型斑疹伤寒
bronchovesicular *a*. 支气管肺泡的
bronchus (复 bronchi) *n*. 支气管 ‖ ~, apical 肺尖[段]支气管 / ~, cardiac 肺底心段支气管 / ~, eparterial 动脉上支气管 / ~, extrapulmonary 肺外支气管 / ~, hyparterial 动脉下支气管 / ~ lingularis inferior 肺舌叶下支气管 / ~ lingularis superior 肺舌叶上支气管 / bronchi lobares et segmentales 叶[与]段支气管 / ~ lobaris inferior dexter 右肺下叶支气管 / ~ lobaris inferior sinister 左肺下叶支气管 / ~ lobaris medius dexter 右肺中叶支气管 / ~ lobaris superior dexter 右肺上叶支气管 / ~ lobaris superior sinister 左肺上叶支气管 / ~, primary 主支气管,初级支气管(由气管分出的左或右支气管)(即 ~ principalis) / ~, secondary 次[级]支气管(主支气管的分支,包括肺叶支气管和肺段支气管) / ~, segmental 肺段支气管 / ~ segmentalis anterior 肺前段支气管 / ~ segmentalis apicalis 肺尖[段]支气管 / ~ segmentalis apicalis superior 肺尖上[段]支气管 / ~ segmentalis apicoposterior 肺尖后段支气管 / ~ segmentalis basalis anterior 肺底前段支气管 / ~ segmentalis basalis cardiacus 肺底心段支气管 / ~ segmentalis basalis lateralis 肺底外侧段支气管 / ~ segmentalis basalis medius (cardiacus) 肺底内侧段支气管(心叶) / ~ segmentalis basalis posterior 肺底后段支气管 / ~ segmentalis lateralis 肺外侧段支气管 / ~ segmentalis medialis 肺内侧段支气管 / ~ segmentalis posterior 肺后段支气管 / ~ segmentalis subapicalis 肺尖下段支气管 / ~ segmentalis subsuperior 肺上段下支气管 / ~ segmentalis superior 肺上[段]支气管 / ~, stem 支气管干 / ~, tracheal 气管延续性[额外]支气管
brontophobia *n*. 雷电恐怖
bronze *n*. 青铜 ‖ ~, aluminum *n*. 铝青铜
bronzed *a*. 青铜色的
brood *n*. 同窝,一窝(同时孵出的),孵,育
brood-capsules *n*. 育囊
brood-chamber *n*. 育室
Brooke's disease [Henry Ambrose Grundy, 英国皮肤病学家, 1854—1919] 布鲁克氏病(鱼浆子虫病,囊状腺样上皮瘤,触染性毛囊角化病)
broom *n*. 金雀花(即 broom-tops; scoparius)
Brophy's operation [Truman William, 美国口腔外科医师, 1848—

1928] 布罗菲氏手术(腭裂手术)
brossage [法] *n*. 刷除法(沙眼)
Brossard's type *n*. 布罗萨氏型,艾克赫斯特氏型(有趾挛缩的股胫型进行性肌萎缩)(即 Eichhorst's type)
broth *n*. 肉汤(培养基)(即 bouillon) ‖ ~, bile salt 胆汁盐肉汤 / ~, carbohydrate 糖肉汤 / ~, Lipschutz's egg-albumen 利普舒茨氏卵白肉汤 / ~, MacConkey's bile salt 麦康基氏胆盐肉汤 / ~, nitrate 硝酸盐肉汤 / ~, Rosenow's veal-brain 罗塞诺氏犊脑肉汤
Brotia *n*. 川蜷螺属(即 Melania)
Brouha test [L. Brouha; Adele Brouha, 法国医师] 布鲁阿氏试验(检孕,尿氨定量)
Broussaisism [Francois Joseph Victor Broussais, 法国医师, 1772—1838] 布罗塞氏学说(认为消化道黏膜的敏感性是疾病的重要原因)
broussonetia papyrifera Vent. *n*. 构树(植)药用部分,果实(楮实子)
brow *n*. 额,眉,睫毛 ‖ ~, olympic [先天梅毒性]凸额
brown *n*. 棕色,褐色 ‖ ~, aniline 苯胺棕(即 Bismarck ~; vesuvin) / ~, Manchester 曼彻斯特棕,次酚基棕,苯胺棕(即 phenylene ~; Bismarck ~) / ~, Sudan 苏丹棕 / ~, Y, Bismarck 苯胺棕 Y
Brown's phenomenon [Robert, 英国植物学家, 1773—1858] 布朗氏现象,分子运动(即 Brownian movement)
Brown's reaction(test) [Thomas Kenneth, 美国妇科学家, 1898—1951] 布朗氏反应(试验)(检孕)
Brown's theory [John, 英国医师, 1735—1788] 布朗氏学说(疾病皆因刺激过分或不足所致)(即 brownism; brownianism; brunonianism)
Browne dilator [Donovan Clarence, 美国医师, 1898 年生] 布朗氏食管扩张器
Browne-Venning test [John S. L. Browne; Eleanor H. Venning, 加拿大医师] 布—文二氏试验(检验血内孕二醇)
Browning's phenomenon 布朗宁氏现象(化学治疗中,寄生物消失前其数目反增多)(即 therapia sterilisans divergens)
Browning's vein [William, 美国解剖学家, 1855—1941] 布朗宁氏静脉(大脑中静脉与上矢状窦间的连接支)
brownism *n*. 布朗氏学说(疾病皆因刺激过分或不足所致)(即 brunonianism)
Brown-Pearce tumor 布—皮二氏瘤(一种恶性皮癌)
Brown-Roberts-Wells apparatus (R. A. Brown; T. S. Roberts; T. H. Wells) 布—罗—韦三氏立体定向仪(用于立体定位性外科的布—罗—韦技术)
Brown-Sequard's epilepsy [Charles Edouard, 法国生理学家, 1817—1894] 布朗·塞卡尔氏癫痫(动物实验性脊髓损伤后所致的癫痫样抽搐) ‖ ~ injections 布朗·塞卡尔氏注射,睾丸浸出液注射 / ~ paralysis 布朗·塞卡尔氏麻痹(见于尿路疾患的反射性弛张性麻痹; 布朗·塞卡尔氏综合征) / ~ syndrome(disease, sign) 布朗·塞卡尔氏综合征(病,征)(脊髓偏侧损害时,身体同侧有运动麻痹,对侧有感觉缺失)
Brown's test (reaction) 布朗氏试验(反应)(检孕;检尿氨定量)
Brown-symmers disease (Charles L. Brown; Douglas Symmers) 布—西病,儿童致死性急性浆液性脑炎
Brown-Zsigmondy movements [Robert Brown; R. Zsigmondy] 布—希二氏运动,分子运动(即 Brownian movements)
Broxolin *n*. 甘铋胂(glucobiarsol)制剂的商品名
BRS British Roentgen Society 英国放射线学会
brucealin *n*. 鸦胆灵(甙类)
Brucea Mill. *n*. 鸦胆子属(苦木科) ‖ ~ amarissima(Lour.)Desv. 鸦胆子 / ~ javanica(L.)Merr. 鸦胆子(即 ~ sumatrana; ~ amarissima) / ~ sumatrana Roxb. 鸦胆子
brucea javanica(L.)Merr. *n*. 鸦胆子(植)药用部分,果实(鸦胆子)
Brucella [David Bruce] *n*. 布鲁氏[杆]菌属 ‖ ~ abortus 流产布鲁氏[杆]菌,流产杆菌 / ~ bronchiseptica 支气管败血性布鲁氏[杆]菌 / ~ fecalis 粪布鲁氏[杆]菌 / ~ melitensis 马尔他布鲁氏[杆]菌,波状热菌(即 melitococcus) / ~ para-abortus 副流产布鲁氏[杆]菌(即 ~ paramelitensis; ~ parasuis) / ~ suis 猪布鲁氏[杆]菌 / ~ tularensis 兔热病布鲁氏[杆]菌
Brucellaceae *n*. 布鲁氏[杆]菌科
brucellar *a*. 布鲁氏[杆]菌的
Brucelleae *n*. 布鲁氏[杆]菌族
brucellemia *n*. 波状热
brucellergen *n*. 布鲁氏[杆]菌过敏原
brucelliasis *n*. 波状热,布鲁氏[杆]菌病(即 brucellosis)
brucellin *n*. 布鲁氏[杆]菌素
brucellosis *n*. 波状热,布鲁氏[杆]菌病(即 undulant fever; Malta fever; Mediterranean fever; Cyprus fever; goat fever; Gibraltar fever; Neapolitan fever; rock fever; febris melitensis; febris undulans; Bruce's septicemia; melitensis septicemia; melitococcosis)
Bruce's septicemia [David, 英国外科军医, 1855—1931] 波状热,布鲁氏[杆]菌病(即 Malta fever)
Bruce's tract [Alexander, 英国解剖学家, 1854—1911] *n*. 隔缘束(即 septomarginal tract)
Bruch's glands [Karl Wilhelm Ludwig, 德国解剖学家, 1819—1884] 布鲁赫氏腺(下睑结膜淋巴小结)
brucine [由 J. Bruce 1730—1794 而得名] *n*. 马钱子碱,二甲氧番木鳖碱 ‖ ~ sulfate 硫酸马钱子碱
Bruck's disease [Alfred, 德国医师, 1865 年生] 布鲁克氏病(包括骨畸形、多发性骨折、关节强直及肌萎缩的综合征)
Bruck's reaction (Carl Bruck) 布鲁克氏(硝酸)反应(检梅毒)
Bruck's test [Carl, 德国皮肤病学家, 1879—1944] 布鲁克氏试验(检验梅毒的血清化学试验)
Brucke's muscle [Ernst Wilhelm Ritter von, 奥地利生理学家, 1819—1892] 布吕克氏肌(睫状肌纵行部,小肠绒毛肌纤维)
Brudzinski's reflex [Josef, 波兰医师, 1874—1917] 布鲁金斯基氏反射(脑膜炎体征) ‖ ~ sign 布鲁金斯基氏征(见于脑膜炎)
Brugia *n*. 布[鲁格]氏丝虫属 ‖ ~ malayi 马来丝虫 / ~ pahangi 彭亨丝虫
Brugsch's disease [Theodor, 德国医师, 1878 年生] 布鲁格施氏病,肢端过小症(即 akromikrie)
Bruhl's disease 布鲁耳氏病(伴有发热之脾性贫血)
bruise *n*. 挫伤,捣碎 ‖ ~, stone 石伤
bruissement [法] *n*. 猫喘样震颤
bruit [法] *n*. [杂]音 ‖ ~, aneurysmal 动脉瘤杂音 / ~ d'airain 金属音 / ~ de bois 木音 / ~ de canon 炮轰音(第一心音特高) / ~ de choc 冲击音 / ~ de calpotement 击水音 / ~ de claquement 拍打音 / ~ de craquement 爆裂音 / ~ de cuir neuf 辗轧音,摩革音,布赖特氏杂音(为心包炎或胸膜炎的一种体征)(即 Bright's murmur) / ~ de diable 地牛音,静脉哼鸣(即 venous hum) / ~ de drapeau 飘旗音,振羽音 / ~ de froissement 碰撞音 / ~ de frolement *n*. 轻擦音 / ~ de frottement 摩擦音 / ~ de froufrou 丝绸擦音(心包) / ~ de gallop 奔马心音,奔马律(即 cantering rhythm) / ~ de grelot 拨浪鼓音 / ~ de Leudet 勒代氏耳鸣杂音(即 Leudet's ~) / ~ de lime 锯音 / ~ de moulin 水车音(即 water-wheel sound) / ~ de parchemin 羊皮纸擦音 / ~ de piaullement 唏嘘音 / ~ de pluie 淅沥音,雨水音 / ~ de pot fele 破壶音 / ~ de rape 锉磨音 / ~ de rappel 击鼓音 / ~ de Roger 罗杰氏杂音(即 Roger murmur) / ~ de scie 锯木音 / ~ de soufflet 风箱音 / ~ de tabourka 金属音(即 timbre metallique) / ~, false 假杂音 / ~, halituous 哈气样音 / ~, Leudet's 勒代氏耳鸣杂音 / ~ placentaire 胎盘[杂]音,胎盘杂鸣 / ~ skodique 斯叩达氏叩响(即 skodaic resonance) / ~, systolic 收缩期杂音 / ~, uterine 子宫[杂]音 / ~, Verstraeten's 肝下界杂音
Brumptomyia *n*. 卜蛉属
Brunati's sign (M. Brunati) 布鲁纳蒂氏征(肺炎或伤寒时出现角膜浑浊)
Brunella Tourn. (Ex L. *n*.) 夏枯草属(即 Prunella L.) ‖ ~ vulgaris L. 夏枯草,滁州夏枯草(即 Prunella vulgaris L.)
Brunfelsia L. [O. Brunfels, 德国植物学家, 1464—1534] *n*. 番茉莉属(鸳鸯茉莉属,茄科) ‖ ~ hopeana 番茉莉(即 Franciscea hopeana)
Brunn's membrane [Albert von, 德国解剖学家, 1849—1895] *n*. 布龙氏膜(鼻嗅区上皮) ‖ ~ epithelial nests 布龙氏上皮细胞巢(健康输卵管内)
Brunner's glands [Johann Conrad, 瑞士解剖学家, 1653—1727] 布伦内氏腺(十二指肠腺)
Brunninghausen's method [Hermann J., 德国医师, 1761—1834] *n*. 布林宁豪森氏法(早产之扩张子宫颈引产法)
Brunonian system *n*. 布朗氏学说(即 brunonianism)
Brunonianism [John, 苏格兰医师, 1735—1788] *n*. 布朗氏学说(疾病皆因刺激过分或不足所致)(即 brownianism)
Bruns's disease [John Dickson, 美国医师, 1836—1883] 布伦斯氏病,肺型疟疾,疟性肺尖硬变(即 pneumopaludism)
Bruns's sign(syndrome) [Ludwig, 德国神经病学家, 1858—1916] 布伦斯氏征(综合征)(第四脑室棘球蚴病患者突然转头有眩晕发作)
Brunschwig's operation [Alexander, 美国外科医师, 1901 年生] 布朗希威格氏手术,胰十二指肠切除术(即 pancreatoduodenectomy)
brush *n*. 刷子 ‖ ~, bottle 洗瓶刷 / ~, camel's hair 驼毛刷,长毛笔刷 / ~, faradic 感应电梳刷 / brushes, Haidinger's 海丁格氏刷形象(注视于一偏极光源时所见形象) / ~, Kruse's 克鲁泽氏刷(细白金丝刷用于接种培养基表面) / brushes of Ruffini 鲁

菲尼氏终柱,鲁菲尼氏器(皮下神经终末器)(即 terminal cylinders; organ of Ruffini)/ ~, stomach 胃刷
Brushfield's spots (Thomas Brushfield) 布拉什菲尔德斑(虹膜周围的小白斑,通常呈月牙形,凹面向外,常见于患唐氏[Down]综合征的儿童,但并非特有)
Brushfield-Wyatt syndrome (Thomas Brushfield; W. Wyatt)布—怀综合征(为一种先天性综合征,包括广泛性单侧鲜红斑痣、影响两眼右或左半侧视野的偏盲、对侧偏瘫、大脑血管瘤及智力迟钝;本征可能与斯—韦[Sturge-Weber]综合征有关)
brushing *n*. 创面电灼术,干扰
Bruton's agammaglobulinemia, disease (Ogden C. Bruton) 布鲁顿氏丙球蛋白缺乏血症,布鲁顿病(X 连锁丙球蛋白缺乏血症)
bruxism *n*. 夜间磨牙,磨牙症
bruxomania *n*. 神经性磨牙症,磨牙癖(即 brycomania)
bryamycin *n*. 藓霉素
Bryant's ampulla [Thomas, 英国外科医师, 1828—1914] 布莱恩特氏膨大(血管于接扎处上方的膨大) ‖ ~ line 布莱恩特氏线(髂股三角的垂直边)/ ~ triangle 布莱恩特氏三角,髂股三角(即 iliofemoral triangle)
Bryce's test [James, 19 世纪英国医师] 布赖斯氏试验(检验天花免疫性)
Bryce-Teacher ovum [Thomas H. Bryce, 英国解剖学家; John Hammond Teacher, 英国病理学家, 1869—1930] 布—提二氏卵(一种病态卵)
brycomania *n*. 神经性磨牙症,磨牙癖(即 bruxomania)
brygmus 磨牙,咬牙(即 odontoprisis)
Bryobia praetiosa *n*. 苜宿苔螨
bryology *n*. 苔藓学
Bryonia *n*. 泻根属 ‖ ~ alba 白泻根
bryonia *n*. 泻根
bryonidin *n*. 泻根素
bryonin *n*. 泻根甙
bryony *n*. 泻根(即 bryonia)
Bryophyta *n*. 苔藓植物门
bryophyte *n*. 苔藓植物
bryozoatum *n*. 海浮石
Bryson's sign [Alexander, 英国医师, 1802—1860] 布莱逊氏征(突眼性甲状腺肿时的一种胸部体征)
B. S. breath sounds, blood sugar 呼吸音;血糖
BSA body surface area 体表面积/ bovine serum albumin 牛血清白蛋白
B-scan B 型[超声]扫描
BSP bromsulphalein *n*. 四溴酞酚磺酸钠,磺溴酞钠(试验肝功能)
B. T. U. British thermal unit 英国热单位(即 B. Th. U.)
B. U. base of prism up 棱底向上
buba *n*. 雅司病(即 bouba; yaws) ‖ ~ braziliana 皮肤黏膜利什曼病(即 espundia)
bubalus bubalis L. *n*. 水牛(动)药材,角(水牛角)
bubble *n*. 泡(水泡,气泡),水泡音 ‖ ~, amphoric *n*. 空瓮性水泡音
bubo *n*. 腹股沟淋巴结炎(俗名横痃,也可指其他部位的淋巴结炎) ‖ ~, bullet 初期梅毒性腹股沟淋巴结炎 / ~, chancroidal 软下疳性腹股沟淋巴结炎(即 virulent ~) / ~, climatic 腹股沟淋巴肉芽肿,性病性淋巴肉芽肿(即 inguinal lymphogranuloma) / ~, gonorrheal 淋病性腹股沟淋巴结炎 / ~, indolent 无痛性腹股沟淋巴结炎 / ~, liguinal 腹股沟淋巴结炎 / ~, malignant 恶性腹股沟淋巴结炎,鼠疫性腹股沟淋巴结炎 / ~, nonvenereal 非性病性腹股沟淋巴结炎 / ~, parotid 腮腺炎(即 parotitis) / ~, pestilential 鼠疫性腹股沟淋巴结炎 / ~, primary 原发性腹股沟淋巴结炎(即 bubon d'emblee) / ~, serpiginous 匐行性腹股沟淋巴结炎 / ~, strumous 腹股沟淋巴肉芽肿(即 inguinal lymphogranuloma) / ~, sympathetic 交感性腹股沟淋巴结炎,损伤性腹股沟淋巴结炎 / ~, syphilitic 梅毒性腹股沟淋巴结炎 / ~, tropical 热带腹股沟淋巴结炎,性病性淋巴肉芽肿(即 venereal lymphogranuloma) / ~, venereal 性病性腹股沟淋巴结炎
bubo-adenitis *n*. 腹股沟淋巴结炎
bubon d'emblee [法] 原发性腹股沟淋巴结炎
bubonalgia *n*. 腹股沟痛
bubonic *a*. 腹股沟淋巴结的
bubonocele *n*. 腹股沟突出(指在腹股沟部突起的腹股沟疝或股疝)
bubononcus *n*. 腹股沟瘤
bubonulus [拉] *n*. 阴茎背小结
bubophthalmia *n*. 球形角膜(即 keratoglobus)
bucainide maleate 马来酸布卡尼,马来酸己哌丁苄胺(具有抗心律失常作用的心脏抑制药)
bucardia *n*. 牛心症,巨心(即 corbovinum)
bucca [拉] *n*. 颊(即 cheek) ‖ ~, cavioris [拉] *n*. 口[腔]颊(颊内面)
buccal *a*. 颊的
buccally *ad*. 向颊
buccellation *n*. 布垫止血法
buccilingual *a*. 颊舌的
buccinator [拉] *n*. 颊肌(即 musculus buccinator)
bucco- [构词成分] 颊
buccoaxial *a*. 颊轴的
buccoaxiocervical *a*. 颊轴颈的
buccoaxiogingival *a*. 颊轴龈的
buccobranchial *a*. 颊腮的
buccocervical *a*. 颊颈的
buccoclination *n*. 颊向偏斜(后牙)
buccoclusal *a*. 颊咬合的
buccoclusion *n*. 颊咬合
buccodistal *a*. 颊[侧]远中的
buccofacial *a*. 颊面的
buccogingival *a*. 颊龈的
buccoglossopharyngitis sicca 干性颊舌咽炎
buccolabial *a*. 颊唇的
buccolingual *a*. 颊舌的
buccolingually *ad*. 自颊向舌地
buccomesial *a*. 颊[侧]近中的
bucconasal *a*. 颊鼻的
bucconasopharyngeal *a*. 颊鼻咽的
buccopharyngeal *a*. 颊咽的
buccoplacement *n*. 颊向移位
buccopulpal *a*. 颊髓的
buccostomy *n*. 颊造口术(马)
buccoversion *n*. 颊向位(牙)
buccula [拉] *n*. 双颊
Bucephalus *n*. 牛头[吸虫]属
Buchner funnel [Eduard, 德国化学家, 1860—1917] *n*. 布赫内氏漏斗(多孔瓷漏斗)
Buchner's bodies [Hans Buchner, 德国细菌学家, 1850—1892] 布赫纳氏体,防御性蛋白 ‖ buchner's stain 布赫纳氏芽胞染剂 / ~ theory 布赫纳氏学说(免疫学说) / ~ tuberculin 布赫纳氏结核菌素,结核菌原浆(即 tuberculoplasmin) / ~ zymase 布赫纳氏酿酶,酒化酶,醇酶
buchu *n*. 布枯[叶](即 bookoo) ‖ ~, Karoo *n*. 卡罗布枯[叶] / ~, oval 卵布枯[叶] / ~, short 短布枯[叶]
Buchwald's atrophy 进行性皮萎缩
Buck's extension [Gurdon, 美国外科医师, 1807—1877] 布克氏牵伸术(腿骨折) ‖ ~ fascia 布克氏筋膜,阴茎筋膜(会阴浅筋膜的延续) / ~ operation 布克氏手术(髌骨和胫腓骨端楔形切除)
buckbean *n*. 睡菜(即 Menyanthes trifoliate)
buckeye *n*. 七叶树[属植物]
buckhorn *n*. 王紫萁(即 Osmunda)
Buckley's syndrome (Rebecca H. Buckley) 巴克利氏综合征,高免疫球蛋白 E 血症(即 hyperimmunoglobulinemia E syndrome)
buckthorn *n*. 弗朗鼠李[皮] ‖ ~, purging*n*. 泻鼠李
buckwheat *n*. 荞麦
buckling *n*. 扣带 ‖ scleral ~ 巩膜扣带术,巩膜折叠术
Bucky diaphragm [Gustav P., 德国放射学家, 1880—1963] *n*. 布凯氏活动[X 线]滤线器 ‖ ~ rays 布凯氏射线,境界线(即 grenz rays)
buclizine *n*. 安其敏,丁苄基氯苯苄基哌嗪(抗组胺药,安定药)
bucnemia *n*. 腿肿大,牛腿征
bucrylate *n*. 丁氰酯,氰丙烯酸异丁酯(组织粘合剂)
bud *n*. 芽 ‖ ~, appendage 肢芽(即 limb ~) / ~, bronchial 支气管芽 / ~, cassia 桂萄 / ~, dorsal pancreatic 背侧胰芽 / ~, enamel 釉蕾(釉质器) / ~, end 终蕾(原结残余,由此发生躯干的尾部) / ~, fore-limb 前肢芽(即 anterior limb ~) / ~, gustatory 味蕾(即 taste ~) / ~, limb 肢芽(即 appendage ~) / ~, liver 肝芽 / ~, lung 肺芽(即 stem ~) / ~, metanephric 后肾芽,输尿管芽(即 ureteric ~) / ~, poplar 白杨芽 / ~, posterior limb 后肢芽(即 hindimb ~) / ~, primary taste 原味蕾 / ~, supernumerary 额外[牙]蕾 / ~, tail 尾芽,终蕾 / ~, taste 味蕾(即 gastatory bulb) / ~, tooth 牙蕾(即 primordial tooth) / ~, ureteric 输尿管芽 / ~, vascular 血管芽 / ~, wing 翼芽
BUD *n*. 丁地去炎松
budding 出芽
buddleia lindleyana Fort. *n*. 醉鱼草(植)药用部分,带根全草、叶、花(醉鱼草,闹鱼花)

buddleia officinalis Maxim. *n*. 密蒙树(植)药用部分,花序、花蕾(密蒙花,根、叶)
bud mutation 芽变
bud selection 芽条选择
bud-sport 芽变
bud stage 孕蕾阶段,出芽期
bud variability 芽变异性
bud variation 芽变
Budd-Chiari syndrome (disease) (George Budd; Hans Chiari) 巴德—希阿里综合征(肝静脉症状性闭塞,一般原因不明,或许由于各种情况造成,其中包括赘生物、狭窄、肝病、外伤、全身性感染以及血液病等,亦称闭塞性肝静脉内膜炎)
Budd's cirrhosis [George, 英国医师,1808—1882] *n*. 巴德氏肝硬变(慢性肝肿大) ‖ ~ jaundice 巴德氏黄疸(急性黄色肝萎缩)
Budde process [E., 丹麦卫生工程师] *n*. 博德氏[牛奶]消毒法
buddeize *n*. 博德氏法消毒(牛奶)
buddeized milk *n*. 博德氏消毒牛奶
budding *n*. 出芽,芽生 ‖ ~, nuclear *n*. 核芽生
Buddleia L. *n*. 醉鱼草属 ‖ ~ curviflora *n*. 闹鱼花
Buddleiaceae *n*. 醉鱼草科
Budesonide *n*. 布地奈德 (肾上腺皮质激素类药)
bud-fission *n*. 芽分裂
Budge's center [Julius Ludwig, 德国生理学家,1811—1888] 布奇氏中枢(脊髓散瞳中枢,性中枢)
budgerigar *n*. 澳洲长尾小鹦鹉(用于鹦鹉病实验)
Budin's joint [Pierre-Constant, 法国妇科学家,1846—1907] 布丹氏关节(出生时枕骨鳞部与髁部之间的软骨带) ‖ ~ rule 布丹氏[喂养]规则(每日喂牛奶量不得超过婴儿体重 1/10)
Budinger-Ludloff-Laewen disease [Konrad Budinger, 奥地利外科医师,1867 年生; Karl Ludloff, 德国矫形外科医师,1864 年生; Arthur Laewen, 德国外科医师,1876 年生] *n*. 毕—路—累三氏病(髌骨软骨自发性骨折)
Budipine *n*. 布地品 ,丁二苯啶 (抗抑郁药)
budlet *n*. 幼芽,小芽
BuDR bromodeoxyuracil *n*. 溴脱氧尿嘧啶
BUDR 5-bromodeoxyuridine 5 - 溴脱氧尿苷
Budotitane *n*. 布度钛 (抗肿瘤药)
Budralazine *n*. 布屈嗪 (抗高血压药)
Budu 5-bromouracial deoxyriboside *n*. 5 - 溴脱氧尿甙
Budvicia [拉] *n*. 布戴约维采菌属
Budvicia aquatica [拉] *n*. 水生布戴约维采菌
Buelau's method [Gotthard, 德国外科医师,1835—1900] 毕劳氏法(脓胸持续引流法)
Buelliaceae *n*. 黑疱衣科(一种地衣类)
Buerger's disease [Leo, 美国医师,1879—1943] 伯格氏病,血栓闭塞性脉管炎,闭塞性血栓[性]血管炎(即 thromboangiitis obliterans)
bufagin *n*. 蟾蜍精,南美蟾毒配质
bufalin *n*. 蟾蜍灵,蟾毒配质
-bufen [构词成分] - 布芬(1998 年 CADN 规定使用此项名称,主要系指神经系统消炎镇痛剂丁酸衍生物[butyric acid derivant]一类的药物,如呋罗布芬[Furobufen]、吲哚布芬[Indobufen]等)
Bufenadrine *n*. 丁苯那胺(镇吐药)
Bufeniode *n*. 丁苯碘胺 (抗高血压药,血管扩张药)
Bufetolol *n*. 布非洛尔 (β受体阻滞药)
Bufexamac *n*. 丁苯羟酸 (消炎镇痛药)
Bufezolac *n*. 丁苯唑酸 (消炎镇痛药)
Buffalo gnats *n*. 黑蚊
buffalo hump *n*. 水牛肩
buffelseuche 〈德〉 *n*. 水牛败血病,水牛巴斯德氏菌病(即 barbone)
buffer *n*. 缓冲剂 ,缓冲 ‖ ~, secondary 次级缓冲剂 / ~ value of blood 血液缓冲值
buffer base 缓冲
buffer base of blood, BBb 全血缓冲碱
buffer base of plasma, BBp 血浆缓冲碱
buffer counterion 缓冲配对离子
buffer-gradient polyacrylamide gel 缓冲液梯度聚丙烯酰胺凝胶
buffering *n*. 缓冲[作用] ‖ ~, osmotic 渗压缓冲[作用] / ~, secondary 继发缓冲[作用],次级缓冲[作用]
buffering gene 缓冲基因
buffy *a*. 缓冲作用
buffy coat (软层)全血离心后的白细胞血小板层,血沉棕黄色层
bufin *n*. 蟾鲤腺素
Buflomedil *n*. 丁咯地尔(血管扩张药)
Bufo *n*. 蟾蜍属 ‖ ~ agua 海蟾蜍 / ~ americanus 美洲蟾蜍
bufo gargarizans Cantor *n*. 中华大蟾蜍(动)药材,耳后腺及皮肤腺的分泌物(蟾酥)
bufo melanostictus schneid *n*. 黑眶蟾蜍(动)药材,耳后腺及皮肤腺的分泌物(蟾酥)
Bufogenin *n*. 布福吉宁 (平喘药)
bufogenins *n*. 蟾蜍配质[类],蟾毒配质[类]
Bufonidae *n*. 蟾蜍科
bufonin *n*. 蟾蜍素
Boformin *n*. 丁福明,丁双胍(口服降糖药)
bufotalien *n*. 蟾毒配质烯,蟾蜍他烯
bufotalienone *n*. 蟾毒配质烯酮
bufotalin *n*. 蟾毒配质,蟾蜍他灵
bufotalone *n*. 蟾毒配质酮
bufotenine *n*. 蟾蜍色胺
bufotherapy *n*. 蟾蜍毒疗法
bufotoxin *n*. 蟾蜍毒素,蟾蜍素,蟾毒素
Bufrolin *n*. 丁夫罗林 (抗组胺药)
Bufuralol *n*. 丁呋洛尔(β受体阻滞药)
Bufylline *n*. 安布茶碱 (利尿药)
bug *n*. 昆虫,虫 ‖ ~, assassin 猎蝽 / ~, barley *n*. 麦螨 / ~, bed 臭虫 / ~, blister 斑蝥(即 cantharis) / ~, blue 波斯锐绿蜱(即 Argas persicus) / ~, cone-nose 锥蝽(即 triatome ~) / ~, croton 德国蠊(即 Blatta germanica) / ~, harvest 秋蜱(恙虫之一种) / ~, hemophagous 吸血昆虫 / ~, kissing 猎蝽 / ~, Malay 菜末蝽 / ~, miana 波斯锐绿蜱(即 Mianeh ~ ; Argas persicus) / ~, red 秋蜱,秋恙螨 / ~, wheat 谷螨,虱螨
bugantia [拉] *n*. 冻疮(即 chilblain)
buggy *a*. 多臭虫的,神经有毛病的,着迷的
bughouse *n*. 疯人院 *a*. 疯狂的,发疯的
buginarium [拉] *n*. 鼻杆剂 ‖ buginaria cocamae 可卡因鼻杆剂
bugleweed *n*. 美洲地笋(即 Lycopus virginicus)
bugs *a*. 精神病的;疯狂的
buhach *n*. 除虫菊(即 pyrethrum; bukhacha)
Buhl's disease [Ludwig von, 德国病理学家,1816—1880] 布耳氏病(新生儿的皮肤黏膜肠道出血兼发绀与黄疸) ‖ ~ desquamative pneumenia 布耳氏脱屑性肺炎)
Buhl-dittrich law (Ludwig von Buhl ; Franz Dittrich) 布尔—迪特里希定律(一种假定的学说,认为急性粟粒性结核时,体内至少存在着一个干酪性坏死的旧病灶)
buiatrics *n*. 牛病疗法
build *vt*. 建造,建设;创立;增加 *vi*. 建造;增大;发展 *n*. 构造,造型;体格 ‖ ~ on(或 upon)依赖,指望;把……建立于 / ~ up 树立;组合,集结,积累;增进(健康) / (be) built up of 由……组成
builder *n*. 施工人员;建设者;(性格)培养者
building *n*. 建筑物;培养
building block 构筑组块,建构单元体(各种各样的最简单的化学结构
buildup *n*. 组合,集结,积累;造舆论
buildup response 集结反应
built (build 的过去式和过去分词) *a*. 建造的;组合的;固有的
built-in *a*. 嵌入的,内装的,内插的;固有的
Buist's method [Robert C., 英国产科医师,1860—1939] 布伊特氏法(一种人工呼吸法)
bukardia *n*. 牛心症,巨心(即 bucardia)
Bulau's treatment [Gotthard, 德国医师,1835—1900] 比劳氏疗法(脓胸持续引流法)
bulb *n*. 球 ,鳞茎,球茎 ‖ ~, auditory 听球 / ~, brachial 臂膨大(脊髓颈段) / ~ of corpus cavernosum 尿道球(即 bulbus urethrae) / ~ of corpus spongiosum 尿道球(即 bulbus urethrae) / ~, crural 脚膨大(脊髓腰段) / ~, dental 牙胚,牙蕾(即 bulbus dentis) / ~, duodenal 十二指肠冠,十二指肠球部(即 pileus ventriculi) / ~, end 终球 / ~ of eye 眼球(即 bulbus oculi) / ~, gustatory 味蕾(即 taste bud) / ~, hair 毛球 / ~ of jugular vein 颈静脉球 / bulbs of Krause 克劳泽氏小体,球状小体(一种感觉小体)(即 Krase's corpuscles) / ~ of lateral ventricle 后角球(侧脑室)(即 bulbus cornu posterioris)(即 ventriculi lateralis) / ~, nerve 神经球(与运动神经末梢相应的肌纤维膜膨大处) / ~, oesophageal 食管球 / ~, olfactory 嗅球 / ~ of ovary 鲁惹氏球(卵巢表面的静脉丛)(即 Rouget's ~) / ~ of penis 尿道球(即 bulbus urethrae) / ~, Rouget's 鲁惹氏球(卵巢表面的静脉丛) / ~, sinovaginal [尿生殖]窦阴道球 / ~, spinal 延髓(即 medulla oblongata) / ~, taste 味蕾(即 calyculus gustatorius) / ~, tooth 牙胚,牙蕾(即 dental ~) / ~, vaginal 阴道芽,[阴道]前庭球
bulb of ovary (卵巢表面静脉丛)卵巢球
bulb of penis 尿道球
bulb of vestibule 前庭球(相当于男子尿道球)

bulb, penile 尿道球
bulbar *a*. 延髓的，球的
bulbar center 延髓中枢
bulbar conjunctiva 球结膜
bulbar paralysis 延髓性麻痹，球麻痹
bulbi（单 bulbus）[拉]*n*. 球，鳞茎，球茎
bulbiform *a*. 球状的（即 bulb-shaped）
bulbil *n*. 珠芽
bulbitis *n*. 尿道球炎
bulblet *n*. 小鳞茎，副鳞茎
bulbo- [构词成分] 球
bulbo-atrial *a*. 心球与心房的
bulbocapnine *n*. 褐鳞碱（旧名紫堇碱）
bulbocavernosus *n*. 球海绵体肌（即 musculus bulbocavernosus）
bulbocavernosus muscle 球海绵体肌
bulbocavernosus reflex 球海绵体反射
bulbogastrone *n*. 球抑胃素（抑制犬胃酸分泌）
bulboid *a*. 球状的（即 bulb-shaped）
bulbonuclear *a*. 延髓神经核的
bulboparalysis *n*. 延髓性麻痹（即 bulbar paralysis）
bulbopetal *a*. 向延髓的
bulbophyllum inconspicuum maxin *n*. 麦斛（植）全草入药
bulbophyllum kwangtungense schltr. *n*. 广石豆兰（植）药用部分，假鳞茎
bulbopontinc *a*. 延髓脑桥的
bulbosacral *a*. 延髓骶[副交感系统]的，颅骶[副交感系统]的
bulbospinal animal 延髓动物
bulbospiral *a*. 球螺旋的（指某些心肌纤维束）
bulbospongiosus *n*. 球海绵体肌（即 musculus bulbocavernosus）
bulbospongiosus muscle 见 bulbocavernosus muscle
bulbostasis *n*. 十二指肠球部停滞
bulbotomy *n*. 延髓切断术
bulbourethral *a*. 尿道球部的
bulbourethral gland 尿道球腺（由单层柱状或立方上皮组成，分泌黏液，在射精前排出，起润滑尿道作用），即 cowper's gland
bulbous *a*. 球状的，球的
bulbous termination 球状末梢
bulboventricular *a*. 心球与心室的
bulbo-ventricular funnel（心）球室漏斗
bulbus（复 bulbi）[拉]*n*. 球，鳞茎，球茎（即 bulb）‖ ~ aortae 主动脉球 / ~ arteriosus 动脉球，心球（胚）（即 ~ cordis）/ ~ caroticus 颈动脉窦（即 carotid sinus）/ ~ cinereus 嗅球（即 ~ olfactorius）/ ~ cordis 心球，动脉球 / ~ cornu posterioris 后角球（侧脑室）（即 ventriculi lateralis）/ ~ corpuscle 球状小体（神经）/ ~ crinis 毛球 / ~ dentis 牙胚，牙蕾（即 dental bulb）/ ~ ejaculatorius 射精管球 / ~ glandis 阴茎头球，龟头球 / ~ medullae 延髓（即 medulla oblongata）/ ~ oculi 眼球（即 eyeball）/ ~ olfactorius 嗅球（即 olfactory bulb）/ ~ oris 口球 / ~ ovali 卵球 / ~ penis 尿道球（即 bulbus urethrae）/ ~ pili 毛球（即 hair bulb）/ ~ rhachidicus 延髓（即 medulla oblongata）/ ~ scillae 海葱（即 squill）/ ~ terminalis 终球 / ~ urethrae 尿道球 / ~ venae jugularis 颈静脉球 / ~ venae jugularis inferior 颈静脉下球 / ~ venae jugularis superior 颈静脉上球 / ~ vestibuli [阴道]前庭球（即 vaginae）/ ~ vitellinus 卵黄球，卵黄团（即 vitelline mass）
bulbus allii *n*. 薤白
bulbus fritillariae cirrhosae *n*. 川贝母
bulbus fritillariae pallidiflorae *n*. 伊贝母
bulbus fritillariae thunbergli *n*. 浙贝母
bulbus fritillariae ussurlensis *n*. 平贝母
bulbus lilii *n*. 百合
bulbus tulipae *n*. 光慈姑
bulesis *n*. 意志
Bulgaria *n*. 保加利亚（欧洲）‖ ~n *a*. 保加利亚的；保加利亚人的；保加利亚语的 *n*. 保加利亚人；保加利亚语
Bulgariaceae *n*. 胶鼓菌科（一种菌类）
bulge *n*. 膨出
bulgy *a*. 肿胀的，膨出的，隆起的，凸出的 ‖ bulginess *n*. 肿胀，隆起，凸出
bulia nervosa 精神性厌食
bulimia *n*. 善饥，食欲过盛（即 boulimia）‖ ~, periodic 贪食癖，间发性善饥
bulimiac *a*. 善饥的，食欲过盛的（即 bulimic）
bulimiasis *n*. 善饥，食欲过盛（即 bulimia；fames canina）
bulimic *a*. 善饥的，食欲过盛的
Buliminae *n*. 拟锥螺亚科
Buliminidae Jones 泡虫科
Buliminoides Cushman 拟泡虫属
Buliminoides williamsonianus Brady 扭拟泡虫
Bulimus *n*. 螺属 ‖ ~ fuchsianus 莲馨螺（华支睾吸虫和后睾吸虫的中间宿主）
Bulinus *n*. 泡螺属（埃及血吸虫的中间宿主）
bulk agents *n*. 充积性物（含不易消化纤维素物质或一些亲水性树脂，服用后在肠道内不被吸收，但可吸附水分使容积增加，促进排便）
bulk crossing 混合杂交
bulk flow 宏观流动
bulk laxatives *n*. 充积性轻泻剂
bulk method of emasculation 集团去雄法
bulk section 集团选择
bulk solution 总体溶液
bulk viscosity coefficient 体积黏度系数
bulkage *n*. 大体积物质（增加肠内容，从而促进蠕动的物质）
bulky *a*. 大量的，大块的，庞大的；大而笨拙的 ‖ bulkiness *n*. / bulkily *ad*.
Bull.（bulliat）*n*. 煮沸，任沸
bulla（复 bullae）*n*. 大疱，大泡 ‖ ~ ethmoidalis 筛骨泡 / ~ a frigore 冻伤大泡 / ~ ossea 耳骨泡
bullate *a*. 吹张的，有大泡的
bullation *n*. 吹张，大泡形成
Buller's bandage（shield）[Frank，加拿大眼科医师，1844—1905] 布勒氏护眼罩
bullet *n*. 弹，子弹；距节（马）
bulletin *n*. 公告，公报
bullet-shaped *a*. 弹形
bulliat [拉]（缩 Bull.）*n*. 煮沸，任沸
bulliform cell 泡状细胞
Bullinularia indica minor Penard 反唇泡壳虫
Bullinularia indica Penard 小型反唇泡壳虫
Bullinularia minor Hoogenraad and Groot 小泡壳虫
Bullinularia Penard 泡壳虫属
bullneck *n*. 牡牛颈
bullosis *n*. 大疱生成 ‖ diabetic ~ 糖尿病性大疱生成，糖尿病性大疱病
bullous *a*. 大疱的，大泡的
bullous epidermal necrolysis 大疱性表皮坏死松解症
bullous myringitis 大疱性鼓膜炎
bullous pemphifoid 大疱性类天疱疮
Bull's serum [Carroll Gideon，美国医师，1883 年生] 布尔氏血清（抗气性坏疽血清）
bulpiss *n*. 灰斑热（尼加拉瓜的一种发疹性传染病）
bulwark *n*. 堡垒；防御物；保障 *vt*. 防御，保护
bum *n*. 游民（-mm-）*vi*. 流浪；纵酒 *a*. 质量低的；谬误的；丧失劳动力的，残废的
Bumadizone *n*. 布马地宗（消炎解热镇痛药）
bumblefoot *n*. 禽掌炎
Bumecaine *n*. 布美卡因（局部麻醉药）
Bu Med（Bureau of Medicine and Surgery）美国海军军医局
Bumepidil *n*. 布美地尔（血管扩张药）
Bumetanide *n*. 布美他尼，丁苯氧酸（利尿药）
Bumetrizole *n*. 布美三唑（防晒药）
Bumex *n*. 布美他尼（bumetanide）制剂的商品名
Buminate *n*. 人白蛋白（human albumin）制剂的商品名
Bu Mines Bureau of Mines 矿务局
Bumke's pupil [Oswald Conrad Edward，德国神经病学家，1877—1950] 布姆克氏瞳孔（精神刺激时的瞳孔开大）
bump *vt*. 撞伤；撞击 *vi*. 冲撞 *n*. 撞击；肿块；（头盖骨上的）隆起部分；[复]球孢子虫病
bumper *a*. 特大的；丰盛的
bumping *n*. 濉沸
bumps *n*. 球孢子菌病（即 coccidioidomycosis）
bumptious *a*. 自以为是的，傲慢的，自负的 ‖ ~ly *ad*. / ~ness *n*.
BUN blood urea nitrogen 血液尿素氮
Bunaftine *n*. 丁萘夫汀（抗心律失常药）
Bunamidine hydrochloride 盐酸丁萘脒（抗螨虫药）
Bunamiodyl *n*. 丁碘桂酸（不透 X 线造影剂，用于胆道 X 线摄影）
Bunaprolast *n*. 布那司特（抗过敏药）
Bunapsilate *n*. 丁萘磺酸盐（根据 1998 年 CADN 的规定，在盐或酯与加合物之命名中，使用此项名称）
bunazlosin *n*. α－阻滞剂（为 α 2－肾上腺素能阻滞剂）
Bunazosin *n*. 布那唑嗪（抗高血压药）
bunch *n*. （一）球，束，串；一群；瘤 *vt*., *vi*. 捆成一束，隆起
bundle *n*. 束 ‖ ~, aberrant 迷行束（指穹窿回峡部之神经束）/

~, anterior ground 前固有束 / ~, anterior marginal 前缘束(脊髓)/ ~, Arnold's 额桥束 / ~, atrioventricular 房室束(心)(即 auriculoventricular ~ ; ~ of His; fasciculus atrioventricularis) / ~, Bachmann's 巴克曼氏束,心耳间横肌束 / ~, basis 固有束(即 fasciculus proprius) / ~ branch block 束支传导阻滞 / ~, Bruce's 角连合束(脊髓后固有束的一部)(即 cornucommissural ~) / ~, cauline [茎]维管束 / ~, Clarke's 克拉克氏束,侧副束(即 collateral ~) / ~, collateral 侧副束/ ~, cornucommissural 角连合束(脊髓后固有束的一部)(即 Bruce's ~) / ~ end 维管束末梢/ ~, of Forel 弗勒耳氏束 / ~, fundamental 固有束(即 fasciculus proprius) / ~, Gierke's respiratory 吉尔克氏呼吸束,孤束(即 solitary fasciculus) / ~, Gratiolet's 视辐射(即 radiatio optica) / ~, ground 固有束(即 fasciculus proprius) / ~, ground, lateral 侧固有束 / ~, Held's 顶盖脊髓束(即 tractus tecto-spinalis) / ~ of Helweg 黑耳维西氏束,橄榄脊髓束(即 tractus olivospinalis)/ ~, hemispheral 半球束 / ~ of His 希斯氏束,房室束(即 fasciculus atrioventricularis; auriculoventricular ~ ; a-v ~ ; Gaskell's bridge)/ ~, Hoeve's 下纵束,颞枕叶束(联合大脑颞叶与枕叶之索状束)(即 lemniscus temporalis et occipitalis) / ~, Keith's 基思氏束,窦房结(即 sino-atrial ~ ; nodus sinu-atrialis) / ~, Kent's 肯特氏束,房室束(哺乳类) / ~, Kent-His 肯—希二氏束,希氏束,房室束(即 ~ of His; fasciculus atrioventricularis) / ~, Krause's 克劳泽氏束,呼吸束,孤束(即 respiratory ~) / ~, Lenhossek's 伦霍塞克氏束(迷走舌咽神经升根) / ~, longitudinal medial 内侧纵束(即 fasciculus longitudinalis medialis) / ~, Lowenthal's marginal 勒文塔耳氏缘束,顶盖脊髓束 / ~, main 房室束主部 / ~, Marchi's 小脑脊髓[降]束 / ~, marginal 缘束 / ~, medial forebrain 前脑内侧束(丘脑下部内连接嗅中枢及视前区的纤维) / ~, Meynert's 迈内特氏束,后屈束(即 fasciculus retroflexus)/ ~, Monakow's 莫纳科夫氏束,红核脊髓束(即 rubrospinal tract; tractus rubrospinalis)/ ~, Munzer's 明泽尔氏束,顶盖脑桥束(即 tectopontine tract) / ~, muscle 肌束 / ~, olfactory 嗅束 / ~, oral 口腔束(胚) / ~, papillomacular 乳头黄斑束 / ~, Philippe-Gombault's triangular 费—岡二氏束,橄榄脊髓束 / ~, Pick's 皮克氏束(偶见于延髓中联接锥体束的纤维束) / ~, posterior longitudinal 内侧纵束(即 fasciculus longitudinalis medialis) / ~, predorsal 顶盖脊髓束(即 tractus tectospinalis) / ~, primitive 原束,初束(胎) / ~, reflecting 反射束 / ~, respiratory 呼吸束,孤束(即 solitary fasciculus) / ~, root 根束,根丝(即 filum radiculare) / ~ scar 维管束痕/ ~, Schultze's 舒尔策氏束,束间束(脊髓的)(即 fasciculus interfascicularis) / ~, sino-atrial 窦房结,基思氏束(即 Keith's ~ ; nodus sinuatrialis) / ~, solitary 呼吸束,孤束(即 solitary fasciculus) / ~, Spitzka's 斯皮茨卡氏束(自大脑皮质经大脑脚至对侧动眼神经核)/ ~ of Stanley Kent 房室束(即 ~ of His; fasciculus atrioventricularis) / ~, Stilling's 孤束,呼吸束 / ~, striated 纹束 / ~, thalamomammillary 乳头丘脑束(即 fasciculus thalamomamillaris; Vicq d'Azyri) / ~, Thorel's 托雷耳氏束(心脏内的肌纤维束) / ~, Turck's 颞[叶脑]桥束(即 temporopontile tract) / ~, vascular 维管束 / ~ of Vicq d'Azyr 乳头丘脑束(即 fasciculus mamillothalamicus)/ ~, Wallenberg 前脑内侧束(即 medial forebrain ~)/ ~, Weissmann's 魏斯曼氏束(肌梭的横纹肌束) / ~, Wenckebach's 温克巴赫氏束(偶见的肌束,自右心耳到上腔静脉口)

bunching *a*. 集拢

bundle-branch 束支(指心脏的终末传导系统)

bundle-sheath *n*. 维管束鞘

bundlin *n*. 束霉素

bung *n*. 塞子 *vt*. 塞住

bungalow *n*. 平房

bungarotoxin *n*. 金环蛇毒 ‖ α-~ α金环蛇毒(与乙酰胆碱受体结合产生神经肌肉阻滞

Bungarus *n*. 金环蛇属 ‖ ~ candidus 白色金环蛇 / ~ fasciatus 带状金环蛇

bungarus multicinctus blyth *n*. 银环蛇(动)药材,去内脏的干燥体(金钱白花蛇)

Bungarus (multicinctus) venom 银环蛇毒(干毒)

Bungarus (fasciatus) venom 金环蛇毒(干毒)

bungarus parvus *n*. 金钱白花蛇

Bunge's amputation [Richard, 德国外科医师,1870 年生] 崩格氏切断术,除骨膜性切断术(即 aperiosteal amputation)

Bunge's law [Gustav von, 瑞士生理学家,1844—1920] 崩格氏定律 ‖ ~ theory 崩格氏学说(乳腺细胞获取矿质的定律)

Bunge's spoon [Paul, 德国眼科学家,1853—1926] 崩格氏匙(取眼球匙)

Bunge-Trantenroth method *n*. 崩—特二氏法(区别结核与齿垢杆菌的染色法)

bungeye *n*. 眼蝇蛆病(即 blue-eye)

Bungner's bands (cell cordons) [Otto von, 德国神经病学家,1858—1905] 宾格内氏带(细胞层)(周围神经变性时鞘细胞融合带条)

bungpagga *n*. 西非洲的一种发热及肌肉内形成脓肿的流行病)

buninoid *a*. 丘状的,圆形的(肿瘤)

Buniodyl *n*. 丁碘桂酸(诊断用药)

buniodyl *n*. 丘状的,圆形的(指肿瘤)

bunion *n*. 拇指囊肿 ‖ ~, tailor's 小趾囊肿(即 bunionette)

bunionectomy *n*. 拇指囊肿切除术

bunionette *n*. 小趾囊肿(即 tailor's bunion)

Bunitrolol *n*. 布尼洛尔(β受体阻滞药)

bunk *n*. (车或船上的)床铺 *vi*. 睡在铺位上

Bunnell's test 邦内耳氏试验,保—邦二氏试验(异嗜抗体反应)(即 Paul-Bunnell's test)

bunodont *n*. 丘牙型

bunogaster *n*. 腹膨出

bunolol hydrochloride 盐酸布诺洛尔,盐酸丁萘酮心安(β-肾上腺素能阻滞剂)

bunolophodont *n*. 丘嵴牙型

bunoselenodont *n*. 丘月牙型

bunostomiasis *n*. 仰口线虫病

bunostomum *n*. 抑口(线虫)属,卵口[线虫]属

Bunsen burner [Robert Wilhelm Eberhard von, 德国化学家,1811—1899] 本生氏灯(一种煤气灯) ‖ ~ coefficient 本生氏吸收系数 / ~ element 本生氏元素(铯及铷)

Bunsen-Roscoe law 本—罗二氏定律(关于光化学效应)

bunt *n*. 腥黑穗病

Bunyan-Stannard envelope 本—斯二氏袋,防水密闭袋

Bunyaviridae *n*. 本雅病毒科

Bunyavirus *n*. 本雅病毒属

bunyavirus *n*. 本雅病毒

Bu OH (butyl alcohol) *n*. 丁醇

buoy *n*. 浮标;救命圈 *vt*. 用浮标指示;振作

buoyance, buoyancy *n*. 浮力,轻快

buoyancy density 浮力密度

buoyant *a*. 有浮力的;轻快的 ‖ ~ly *ad*.

Buparvaquone *n*. 布帕伐醌(抗梨浆虫药)

Buphane *n*. 非洲石蒜属

buphanine *n*. 非洲石蒜碱

Buphenine *n*. 布酚宁(血管扩张药)

buphthalmia *n*. 牛眼,水眼(即 buphthalmos)

buphthalmos *n*. 牛眼,水眼(即 hydrophthalmos)

buphthalmus *n*. 牛眼,水眼(即 buphthalmos)

Bupicomide *n*. 丁吡考胺,丁吡啶酰胺(抗高血压药)

bupivacaine hydrochloride 盐酸丁丙诺啡,盐酸叔丁啡(镇痛药)

bupropion hydrochloride 盐酸安非他酮,盐酸丁氨苯丙酮(抗抑郁药)

Bupleurum L. *n*. 柴胡属 ‖ ~ falcatum L. 柴胡 / ~ komarovianum Lincz. 长白柴胡 / ~ longicaule Wall. 长茎柴胡 / ~ longiradiatum Turcz. 大叶柴胡 / ~ multinerve DC. 多脉柴胡 / ~ sibiricum Vest. 兴安柴胡 / ~ sinenses DC. 北柴胡

bupleurum aureum fisch *n*. 金黄柴胡(植)药用部分,根

bupleurum bicaule helm *n*. 双茎柴胡(植)药用部分,根

bupleurum chinense DC *n*. 柴胡(植)药用部分,根(柴胡)(即 ~ falcatum auct. Sin. Non L.)

bupleurum densiflorum rupr. *n*. 密花柴胡(植)药用部分,根

bupleurum jucundum kurz *n*. 异叶柴胡(植)药用部分,根

bupleurum krylovianum schischk. *n*. 新疆柴胡(植)药用部分,根

bupleurum longicaule wall. ex DC. var. franchetii boiss. *n*. 空心柴胡(植)药用部分,根

bupleurum marginatum wall. ex DC. *n*. 膜缘柴胡(植)药用部分,根(即 ~ falcatum L. ssp. Marginatum(wall.)clarke)

bupleurum microcephalum diels *n*. 马尾柴胡(植)药用部分,根

bupleurum octoradiatum bunge *n*. 八伞柴胡(植)药用部分

bupleurum scorzonerifolium willd. *n*. 狭叶柴胡(植)药用部分,根(柴胡)[即 ~ falcatum L. var. scorzonerifolium(willd.)ledeb.]

bupleurum tenue buch.-ham. *n*. 小柴胡(植)药用部分,根

bupleurumol *n*. 柴胡醇

Bupranolol *n*. 布拉洛尔(β受体阻滞药)

Buprenorphine *n*. 丁丙诺啡(镇痛药)

Bupropion *n*. 安非他酮(抗抑郁药)

Buquineran *n*. 丁喹伦(强心药)

Buquinolate *n*. 丁喹酯(抗球虫药)

Buquiteran *n*. 布喹特林(支气管扩张药)

bur[1] *n*. 多刺果;粘附物
bur[2] *n*. [牙]钻,圆头锉 ‖ ~, carbide 碳化钨钢钻/~, cone 锥形钻/~, cross cut 横切钻/~, dentate [有]齿钻/~, end cut 端切钻/~, excavating 挖钻/~, finishing 精修钻/~, fissure 裂钻/~, inlay 嵌体钻/~, pivot [根]柱钻/~, plug-finishing 充填磨光钻/~, pulp chamber 髓腔钻/~, right angle 直角钻/~, root 根钻/~, surgical 外科钻/~, tapered 锥形钻
Buramate *n*. 布拉氨酯(安定药)
burble *vi*. 发汩汩声,发咯咯声 ‖ ~r *n*. 发咯咯声音
burbot *n*. 江鳕
burbulence *n*. 肠气(一组肠源性症状,其中包括饱满感,胃气胀或膨胀,腹鸣及气胀)
Burchard-Liebermann reaction 伯—李二氏反应(胆甾醇定量法的基础反应)(即 Liebermann-Burchard test)
Burchard's test 伯恰德氏试验,李—伯二氏试验(胆甾醇定量法的基础反应)(即 Liebermann-Burchard test)
Burckhardt's corpuscles 伯克哈特氏小体(沙眼分泌物中黄色小体)
Burd Burdick 氏吸引[术]
Burdach's columns [Karl Friedrich, 德国生理学家,1776—1847] 布尔达赫氏柱,楔束 ‖ ~ fibers 布尔达赫氏纤维,楔束(即 funiculus cuneatus)/~ nucleus 布尔达赫氏核,楔束核(即 nucleus funicali cuneati)/~ operculum 布尔达赫氏盖,岛盖(即 operculum)
burden *n*. 重负,负担;重担,精神负担;重点,要点 *vt*. 使负重,加负荷于,装载;烦扰
burdensome *a*. 难于负担的;压抑的;累赘的
burdo *n*. 体细胞杂种
burdock *n*. 牛蒡[根]
bureau ([复] bureaux 或 bureaus) *n*. 社;局;司;处;办公署 ‖ ~ health 卫生局
bureaucratic *a*. 官僚的,专横的
burese *n*. 可卡因(即 cocaine)
buret *n*. 滴定管(即 burette)
burette [法] *n*. 滴定管(即 buret) ‖ ~, automatic 自动滴定管/~, automatic pellet 自动附球滴定管/~, calibrating 校准用滴定管/~, certified 检定滴定管/~, gas 量气管/~, hydrotimetric 硬度滴定管;硬水滴定管/~, Morr's 摩尔氏滴定管/~, Schellback 谢耳巴克氏滴定管/~, weighing 称量滴定管
burgeon *vi*. 发芽;发展
Bürger-Grütz syndrome (Max Bürger; Otto Grütz) 比—格综合征,家族性高脂蛋白血症Ⅰ型
Burghart's symptom [Hans Gerny, 德国医师,1862—1932] *n*. 布格哈特氏症状(肺结核早期症状之一)
burial *n*. 埋葬;埋藏
Burimamide *n*. 布立马胺,丁咪胺(组胺拮抗剂)
Burkholderia [拉] *n*. 伯克霍尔德氏菌属(伯克氏菌属)
Burkholderia andropogonis [拉] *n*. 须芒草伯克霍尔德氏菌(须芒草伯克氏菌,高粱叶斑病伯克氏菌,高粱叶斑病假单胞菌)
Burkholderia caryophylli [拉] *n*. 石竹伯克霍尔德氏菌(麝香伯克氏菌,石竹假单胞菌,石竹伯克氏菌)
Burkholderia cepacia [拉] *n*. 洋葱伯克霍尔德氏菌(洋葱伯克氏菌,洋葱球茎病伯克氏菌,洋葱假单胞菌)
Burkholderia cocovenenans [拉] *n*. 椰毒伯克霍尔德氏菌(椰毒伯克氏菌,椰毒假单胞菌)
Burkholderia gladioli [拉] *n*. 唐菖蒲伯克霍尔德氏菌(唐菖蒲假单胞菌)
Burkholderia glumae [拉] *n*. 荚壳伯克霍尔德氏菌(荚壳伯克氏菌,荚壳假单胞菌)
Burkholderia mallei [拉] *n*. 鼻疽伯克霍尔德氏菌(鼻疽伯克氏菌,鼻疽假单胞菌)
Burkholderia pickettii [拉] *n*. 皮氏伯克霍尔德氏菌(皮氏伯克氏菌,皮氏假单胞菌)
Burkholderia plantarii [拉] *n*. 植物伯克霍尔德氏菌(植物伯克氏菌,植物假单胞菌)
Burkholderia pseudomallei [拉] *n*. 类鼻疽伯克霍尔德氏菌(类鼻疽伯克氏菌,类鼻疽假单胞菌)
Burkholderia solanacearum [拉] *n*. 茄伯克霍尔德氏菌(青枯伯克氏菌,茄植物杆菌,茄假单胞菌,茄黄单胞菌,茄伯克氏菌)
Burkholderia vandii [拉] *n*. 范氏伯克霍尔德氏菌(范氏伯克氏菌)
Burkholderia vietnamiensis [拉] *n*. 越南伯克霍尔德氏菌(越南伯克氏菌)
burking *n*. 伯克扼杀法,阻闭口鼻扼杀法
Burkitt's lymphoma (Denis P. Burkitt) 伯基特氏淋巴瘤(一种小而未分裂细胞的淋巴瘤,通常见于中非,但其他地区也有报道,最常表现为颌骨有一个大的溶骨性损害,或为一个腹部肿块。)
Burkitt's tumor *n*. 伯基特氏淋巴瘤(一种由病毒引起的恶性淋巴瘤)(即 Burkitt's lymphoma)
Burleo disc 浸浮石,橡皮轮
burly *a*. 强壮的;有节疤的
Burma *n*. 缅甸
Burmaniaceae *n*. 水玉簪科
Burmese *n*. [单复同]缅甸人;缅甸语 *a*. 缅甸的;缅甸人的;缅甸语的
burn *n*. 灼伤,烧伤 ‖ ~, antemortem 死前烧伤/~ and chemical injury of throat 咽喉部烧灼伤及化学伤/~, brush 擦伤(即 friction ~)/~, cement 混凝土灼伤(即 concrete ~)/~ center 烧伤中心/~, chemical 化学灼伤/~ combined injury 烧伤复合伤/~, cosmetic 整容灼伤/~ death 烧伤死亡/~, electrical 电灼伤/~, flash 闪光灼伤/~, friction 擦伤(即 brush ~)/~ index 烧伤指数/~, Kangri 烘炉灼伤(见于克什米尔的腹部灼伤,可致癌变)/~ kit (set) 烧伤包/~, Kromayer 紫外线灼伤/~, light radiation 辐射烧伤/~ of cornea 角膜烧伤/~ of special site 特殊部位烧伤/~, postmortem 死后烧伤/~, radiation 放射灼伤/~, retinal 视网膜灼伤/~ shock 烧伤休克/~, thermal 热灼伤/~, under clothing 衣下烧伤/~ wound sepsis 烧伤创面脓毒症/~, x-ray X 线灼伤
Burnam's test [Curtis Field, 美国外科医师,1877—1947] 伯讷姆氏试验(检验尿甲醛)
burner *n*. 灯,燃烧炉 ‖ ~, alcohol 酒精灯/~, alcohol blast 酒精喷灯/~, blast 喷灯/~, blue flame 蓝焰灯/~, Bunsen 本生氏灯(一种煤气灯)/~, gas 煤气灯/~, kerosene blast 石油喷灯/~, orthodontic 正牙用灯,矫形用灯
Burnett's solution [William, 英国外科医师,1779—1861] *n*. 伯纳特氏溶液(氯化锌溶液)
Burnett's syndrome [C. H., 美国医师,1913 年生] *n*. 伯纳特氏综合征(十二指肠溃疡患者长期服用大量碱盐或牛奶所致的肾机能不全)
Burning 炭化
burning-bush *n*. 美[紫]卫矛(即 euonymus)
burning-feet *n*. 足底灼痛,烧灼样足(可能为一种泛酸缺乏症)(即 barasheh; chacaleh)
burnisher *n*. 磨光器
burnishing *n*. 磨光
burnout 烧坏,烧尽,筋疲力尽,精神或心理上崩溃
Burns (ISBI journal) 烧伤(国际烧伤学会杂志)
Burns' amaurosis [John, 英国医师,1774—1850] *n*. 伯恩斯氏黑矇,婚后弱视(即 postmarital amblyopia)
Burns' ligament [Allan, 英国解剖学家,1781—1813] *n*. 伯恩斯氏韧带(阔筋膜镰缘) ‖ ~ space *n*. 伯恩斯氏间隙,颈静脉窝
Burow's operation [Karl August von, 德国外科医师,1809—1874] *n*. 布罗夫氏手术(切除肿瘤无痕成形术) ‖ ~ solution *n*. 布罗夫氏溶液(醋酸铝溶液)/~ vein *n*. 布罗夫氏静脉(腹壁下静脉连于门静脉的支)
burp *n*. 打嗝 *vi*. 打嗝 *vt*. 拍婴儿背使打嗝
Burquism [V. B. Burq, 法国神经病学家,1823—1884] *n*. 伯克氏疗法(贴用数种金属于患部,治疗癔病及其他精神病)
burr *n*. [牙]钻,圆头锉(即 bur)
Burri's method [Robert, 瑞士细菌学家,1867 年生] *n*. 布里氏法(用墨汁作背景而显影的显微镜检查)
burrow *n*. 穴,地洞
bursa (复 bursae) *n*. ①囊,黏液囊 ②伞(昆虫) ‖ ~, accidental *n*. 摩擦囊,偶发性黏液囊(即 adventitious ~)/~, Achilles' *n*. 跟腱囊(即 ~ tendinis calcanei)/~, acromial, external *n*. 肩峰外囊/~, acromial, internal *n*. 肩峰内囊/~, adventitious *n*. 摩擦囊,偶发性黏液囊/~ anserina *n*. 鹅趾囊(膝内侧)/~ atlantalis 寰椎(黏液)囊/~ of biceps brachii *n*. 肱二头肌囊/~ bicipitogastrocnemialis *n*. 股二头腓肠(浅)肌囊/~ bicipitoradialis *n*. 肱二头肌桡骨囊/~, Boyer's *n*. 舌骨下囊/~, Brodie's *n*. 布罗迪氏囊,腓肠肌内侧囊(即 ~ muscule gastrocnemii mediales)/~, Calori's *n*. 卡洛里氏囊(气管主动脉囊)/~ coccygea *n*. 尾骨囊/~ copulatrix *n*. 交合橵,交配囊(即 copulatory ~)/~ cordis *n*. 心包(即 pericardium)/~ cubitalis interossea *n*. 肘骨间囊/~, cystic *n*. 囊肿性囊/~ Fabricii 腔上囊/~, Fleischmann's *n*. 弗莱希曼氏水囊瘤,舌下囊/~ gastrocnemiosemimembranacea 腓肠半膜肌囊/~ of gastrocnemius *n*. 腓肠肌囊/~, gluteal *n*. 臀大肌囊/~, gluteofascial *n*. 臀筋膜囊/~, bursae gluteofemorales *n*. 臀肌股骨囊/~ of great toe *n*. 拇指囊/~, His's *n*. 希斯氏囊(原肠末端的膨大)/~ of hyoid *n*. 舌骨[下]囊(即 subhyoid ~)/~, iliac *n*. 髂腰肌囊(小转子处)/~ iliaca subtendinea *n*. 髂腱下囊/~ iliopectinea

n. 髂耻囊 / ~, iliopsoas n. 髂腰肌囊 / ~, infracardiac n. 心下囊(胚胎体腔之一部) / ~ infrahyoidea n. 舌骨下囊 / ~ infrapatellaris profunda n. 髌下深囊 / ~ infrapatellaris sybcutanea n. 髌下皮下囊 / ~ inguinalis 腹股沟囊(鼠蹊囊)/bursae intermetacarpophalaugeae n. 掌指间囊 / bursae intermetatarsophalangeae n. 跖趾间囊 / bursae intermusculares musculorum gluteorum n. 臀肌肌间囊,臀肌股骨囊(即 bursae gluteofemorales) / ~ intertubercularis 结[节]间[滑液]囊/~ intratendinea olecrani n. 鹰嘴腱内囊 / ~ ischiadica musculi glutaei maximi n. 臀大肌坐骨囊 / ~ ischiadica musculi obturatoris interni n. 闭孔内肌坐骨囊(即 ~ musculi obturatorii interni) / ~, Luschka's n. 路施卡氏咽囊,咽扁桃体(即 pharyngeal tonsil)/ ~, Monro's n. 门罗氏囊,鹰嘴腱内囊(即 ~ intratendinea olecrani) / ~ mucosa n. 黏液囊 / ~ mucosa subcutanea n. 皮下黏液囊 / ~ mucosa subfascialis n. 筋膜下黏液囊 / ~ mucosa submuscularis n. 肌下黏液囊 / ~ mucosa subtendinea n. 腱下黏液囊 / ~, multilocular n. 多腔囊 / ~ musculi bicipitis femoris n. 股二头肌囊 / ~ musculi bicipitis inferior n. 股二头肌下囊 / ~ musculi bicipitis femoris superior n. 股二头肌上囊 / ~ musculi coracobrachialis n. 喙肱肌囊 / ~ musculi extensoris carpi radialis brevis n. 桡侧腕短伸肌囊 / ~ musculi flexoris carpi radialis n. 桡侧腕屈肌囊,桡侧腕屈肌腱滑液鞘(即 vagina synovialis tendinis musculus flexoris carpi radialis)/ ~ musculi flexoris carpi ulnaris n. 尺侧腕屈肌囊 / ~ musculi gastrocnemii n. 腓肠肌囊 / ~ musculi gastrocnemii lateralis n. 腓肠肌外侧囊 / ~ musculi gastrocnemii medialis n. 腓肠肌内侧囊 / ~ musculi infraspinati n. 冈下肌囊 / ~ musculi infraspinati subtendinea n. 冈下肌囊(即 ~ musculi infraspinati) / ~ musculi latissimi dorsi n. 背阔肌囊 / ~ musculi latissimi dorsi subtendinca n. 背阔肌囊(即 ~ musculi latissimi dorsi) / bursae musculi lumbricalium pedis n. 足蚓状肌囊 / ~ musculi obturatorii interni n. 闭孔内肌囊 / ~ musculi pectinei n. 耻骨肌囊 / ~ musculi piriformis n. 梨状肌囊 / ~ musculi poplitei n. 腘肌囊 / ~ musculi recti femoris n. 股直肌囊 / ~ musculi sartorii propria n. 缝匠肌固有囊 / ~ musculi semimembranacei tibialis n. 半膜肌胫侧囊 / ~ musculi semimembranosi n. 半膜肌囊 / ~ musculi sternohyoidei n. 胸骨舌骨肌囊 / ~ musculi subscapularis n. 肩胛下肌囊 / ~ musculi subscapularis subtendinea n. 肩胛下肌囊(即 ~ musculi subscapularis) / ~ musculi tensoris veli palatini n. 腭帆张肌囊 / ~ musculi teretis majoris n. 大圆肌囊 / ~ musculi teretis majoris subtendinea n. 大圆肌囊(即 ~ musculi tertis majoris) / ~ musculi thyreohyoidei n. 甲舌骨肌囊 / ~ musculi trochlearis n. 滑车囊 / ~, obturatory n. 闭孔内肌囊(即 ~ musculi obturatorii intermi)/ ~, olecranon n. 鹰嘴囊 / ~ omentalis n. 网膜囊 / ~ ovarica n. 卵巢囊 / ~, patellar n. 髌骨囊 / ~ pharyngea n. 咽囊 / ~, plantar n. 跖囊 / ~ podotrochlearis 舟骨[黏液]囊/~, popliteal n. 半膜肌胫侧囊(即 ~ musculi semimembranacei tibialis) / ~ praepatellaris subcutanea n. 髌前皮下囊 / ~ praepatellaris subfasciatis n. 髌前筋膜下囊 / ~ praepatellaris subtendinea n. 髌前腱下囊 / ~, prepatellar n. 髌前囊 / ~ quadratus femoris n. 股四头肌囊 / ~ retrohyoidea n. 舌骨后囊,胸骨舌骨肌囊(即 ~ musculus sternohyoidei) / ~, riders' n. 骑者囊 / ~, sacral n. 骶部囊 / ~ of semimembranosus n. 半膜肌囊 / ~ sinus tarsi n. 跗骨窦囊 / ~ subacromialis n. 肩峰下囊 / ~, subclavian n. 锁骨下囊(肋锁韧带内) / ~ subcoracoidea n. 喙突下囊 / ~ subcutanea acromialis n. 肩峰皮下囊 / ~ subcutanea calcanea n. 跟皮下囊 / ~ subcutanea epicondyli(humeri)lateralis n. 外上髁皮下囊(肱骨) / ~ subcutanea epicondyli(humeri)medialis n. 内上髁皮下囊(肱骨)/ ~ subcutanea infrapatellaris n. 髌下皮下囊(即 ~ infrapatellaris subcutanea) / ~ subcutanea malleoli lateralis n. 外踝皮下囊 / ~ subcutanea malleoli medialis n. 内踝皮下囊 / ~ subcutanea olecrani n. 鹰嘴皮下囊 / ~ subcutanea praementalis n. 颏前皮下囊 / ~ subcutanea praepatellaris n. 髌前皮下囊(即 ~ praepatellaris subcutanea) / ~ subcutanea prominentiae laryngeae n. 喉结皮下囊 / ~ subcutanea sacralis n. 骶皮下囊 / ~ subcutanea tuberositatis tibiae n. 胫骨粗隆皮下囊 / bursae subcutaneae digitorum dorsales n. 指背皮下囊 / bursae subcutaneae metacarpophalangeae dorsales n. 掌指背侧皮下囊 / ~ subdeltoidea n. 三角肌下囊 / ~ subfascialis n. 筋膜下囊 / ~, subhyoid n. 舌骨下囊 / ~ sublingualis n. 舌下囊,弗莱希曼水囊瘤(即 Fleischmann's ~) / ~ submuscularis n. 肌下囊 / ~, subscapular n. 肩胛下肌囊 / ~ subtendinea n. 腱下囊 / ~ subtendinea iliaca n. 髂腱下囊(即 ~ iliaca subtendinea) / ~ subtendinea musculus gastrocnemii lateralis n. 腓肠肌外侧囊(即 ~ musculus gastrocnemii lateralis)/ ~ subtendinea musculus gastrocnemii medialis n. 腓肠肌内侧囊(即 ~ musculus gastrocnemii medialis) / ~ subtendinea musculus obturatoris interni n. 闭孔内肌囊 / bursae subtendineae musculus sartorii n. 缝匠肌腱下囊 / ~ subtendinea musculus tibialis anterioris n. 胫骨前肌腱下囊 / ~ subtendinea musculus tibialis posterioris n. 胫骨后肌腱下囊 / ~ subtendinea musculus tricipitis brachii n. 肱三头肌腱下囊 / ~ subtendinea olecrani n. 鹰嘴腱下囊 / ~ subtendinea praepatellaris n. 髌骨腱下囊(即 ~ praepatellaris subtendinea) / ~, supernumerary n. 附加囊,副囊,摩擦囊,偶发性黏液囊(即 adventitious ~)/ ~ suprapatellaris n. 髌上囊 / ~ synovialis n. 黏液囊,滑[液]囊(即 ~ mucosa)/ ~ synovialis subcutanea n. 皮下黏液囊(即 ~ mucosa subcutanea)/ ~ synovialis subfascialis n. 筋膜下黏液囊(即 ~ mucosa subfascialis)/ ~ synovialis submuscularis n. 肌下黏液囊(即 ~ mucosa submuscularis) / ~ synovialis subtendinea n. 腱下黏液囊(即 ~ mucosa subtendinea)/ ~ synovialis trochlearis n. 滑车[黏液]囊,滑车肌囊(即 ~ musculi trochlearis)/ ~ tendinis calcanei(Achillis) n. 跟腱囊 / ~, tibial intertendinous n. 胫骨腱间囊 / ~ of trapezius n. 斜方肌囊 / ~, trochanteric n. 大转子囊 / ~ trochanterica musculus glutaei maximi n. 臀大肌转子囊 / ~ trochanterica musculus glutaei medii profunda n. 臀中肌深转子囊(即 ~ trochanterica musculus glutaei medii posterior)/ ~ trochanterica musculus glutaei medii superficialis n. 臀中肌浅转子囊(即 ~ trochanterica musculus glutaei medii anterior)/ ~ trochanterica musculus glutaei minimi n. 臀小肌转子囊 / ~ trochanterica subcutanea n. 皮下转子囊 / ~ trochanterica subfascialis n. 筋膜下转子囊 / bursae et vaginae mucosae n. 黏液鞘及囊 / bursae et vaginae synoviales n. 滑液鞘及囊

bursacyte n. 黄细胞

bursa-equivalent n. 囊等动物

bursa of Fabricius 法氏囊,腔上囊

bursae subcutaneae digitorum dorsales 指背皮下囊

bursai a. 囊的,黏液囊的

bursal a. 囊的,黏液囊的

bursal abscess 滑液囊脓肿

bursal rays 肋柱,伞辐肋

bursal slit 囊裂

bursalogy n. 黏液囊论,黏液囊学

Bursaria Müller 袋形虫属

Bursaria truncatella Müller 平头袋形虫

Bursaridae n. 袋形科

Bursariidae Perty 袋形虫科

Bursata n. 交尾囊类(线形动物之一分部)

bursatti n. 夏疮(马)(即 bursautee; summer sores)

bursectomy n. 黏液囊切除术

Bursellopsidae Schmidt 袋坐虫科

Bursellopsis spumosa Schmidt 泡沫袋坐虫

Bursellopsis Schmidt 袋坐虫属

Bursellopsis truncata Kahl 截头袋坐虫

Burseraceae n. 橄榄科

burserine n. 香橄榄树脂

bursican n. 鞣化激素(在蜕皮后的昆虫血液中出现的一种激素,它能促使新的表皮变色和硬化)

bursiculate a. 小囊状的,袋状的

bursine n. 荠碱,荠菜碱

bursinic acid n. 荠菜酸

bursitis n. 黏液囊炎,滑囊炎(即 bursal synovitis) ‖ ~, Achilles n. 跟腱黏液囊炎(即 achillobursitis) / ~ calcarea n. 钙化性黏液囊炎 / ~, Duplay's n. 杜普累氏黏液囊炎,肩峰下黏液囊炎(即 subacromial ~) / ~ ischiadica n. 坐骨黏液囊炎(即 weavers' bottom) / ~, luetic n. 梅毒性黏液囊炎 / ~, omental n. 大网膜黏液囊炎 / ~, pharyngeal n. 咽部黏液囊炎(即 Thornwaldt's ~) / ~, popliteal n. 腘窝黏液囊炎 / ~, prepatellar n. 髌前黏液囊炎 / ~, radiohumeral n. 桡肱骨黏液囊炎(即 tennis elbow) / ~, retrocalcaneal n. 跟后黏液囊炎,跟腱痛(即 achillodynia) / ~, subacromial n. 肩峰下黏液囊炎,杜普累氏综合征(即 Duplay's syndrome) / ~, subdeltoid n. 三角肌下黏液囊炎 / ~, Thornwaldt's n. 托伦瓦耳特氏黏液囊炎(咽部黏液囊炎)(即 Tornwaldt's ~)

burso-(希;复合形)囊,黏液囊

bursoline n. 氢碘酸二甘氨酸碘(即 diglycocoll hydroiodide-iodine)

bursolith n. 黏液囊石

bursopathy n. 黏液囊病

bursotomy n. 黏液囊切开术

burst n. 爆裂;突然发作 ‖ air ~ n. 空中爆炸/ contact surface ~ n. 触地爆炸/ contained underground ~ n. 封闭式地下爆炸/ high-altitude nuclear ~ n. 高空核爆炸/land surface ~ n. 地面爆炸/ respiratory ~, metabolic ~ n. 突发性呼吸,突发性代谢(白细胞吞噬时氧耗量明显增加,超氧物和氧化物形成)/subsurface

~ **n**. 地表下爆炸/underground ~ **n**. 地下爆炸/underwater ~ **n**. 水下爆炸/water surface ~ **n**. 水面爆炸/ ~ augmentation **n**. 暴发性增强反应/ ~ noise **n**. 猝发噪声/ ~ pacing **n**. 短阵起搏/ ~ size **n**. (噬菌体)释放数量/ ~ suppression **n**. 暴发性抑制
bursting fracture **n**. 爆裂骨折;指(趾)端粉碎性骨折
bursting pain **n**. 撕裂痛
bursula [拉] **n**. 小囊,小黏液囊 ‖ ~ testium **n**. 阴囊(即 scrotum)
Burton's line [Henry, 英国医师,1799—1849] **n**. 伯顿氏线,蓝线,铅线(铅毒性龈缘)
Buruli ulcer **n**. (Buruli 为乌干达一地区)布路里溃疡(由溃疡分支杆菌引起的一种皮肤感染,表现为小而坚硬、无痛但可移动的皮下小结,可扩大有波动感,进而形成溃疡,留下一条潜行性边缘)
Burundi **n**. 布隆迪[非洲]
Bury **v**. 埋葬;埋藏;遮盖
Bury's disease [Judson S., 英国医师,1852—1944] **n**. 布厄里氏病,持久隆起红斑(即 erythema elevatum diutinum)
BUS Bartholin's, urethral & Skene's glands 前庭大腺、尿道及尿道旁腺 Busulfan 马利兰,白消安
BU-S B-model ultrasound scanning B 型超声扫描
Busacca's gelatin test [Attilio] **n**. 布萨卡氏明胶试验(①检验梅毒②检验婴儿结核病
BUSAMD Bulletin of the United States Army Medical Department 美国陆军医学部通报
Buscaino's reaction(test) [Vito Maria, 意大利神经病学家,1887 年生] **n**. 布斯卡伊诺氏[尿沉淀]反应(试验)(脑病时的尿反应)
Buschke-Löwenstein's tumor (**Abraham Buschke; Ludwig W. Löwenstein**) **n**. 布—列二氏瘤(巨大尖锐湿疣)
Buschke-Ollendorff syndrome (**Abraham Buschke; Helene Ollendorff**) **n**. 布—奥二氏综合征,播散性豆状皮肤纤维变性
Buschke's disease [Abraham, 德国皮肤病学家,1868—1943] **n**. 布施克氏病,隐球菌病(即 cryptococcosis)
buscopan **n**. 布斯寇潘,丁基溴东莨菪碱(即 scopolamine butylbromide)
Buselmeier shunt (**T. J. Buselmeier**) **n**. 布塞密尔分流(昆—斯〈Quinton-Scribner〉分流的一种改良:将硅橡胶管植入皮下,两个通道突出皮肤)
buserelin **n**. 布舍瑞林(促黄体素)
bush, belly-ache **n**. 木薯(即 wild cassava)
Bush's law **n**. 布希氏定律(计算儿童药量)
bushbuck **n**. 非洲羚羊(冈比亚锥虫宿主)
bushel **n**. 蒲式耳(计量谷物等的容量单位);大量
bushmaster **n**. 丛林王(南美热带大毒蛇)(即 Lachesis mutus)
bushy **a**. 浓密的
bushy stunt virus (BSV) **n**. 灌木矮丛病毒
busily **ad**. 忙碌地
business **n**. 事,事物;职业;职责;营业 ‖ ~ is ~ 公事公办 /get (或 come)to ~ 开始干正事,言归正传 /have no ~ to do(或 doing)sth 无权做某事 / know one's ~精通自己所干的一行 / like nobody's ~很好,很快 / mean ~ 是当真的 / on ~ 因事,因公
Buspar **n**. 盐酸丁螺环酮(buspirone hydrochloride)制剂的商品名
buspirone **n**. 丁螺环酮
buspirone hydrochloride **n**. 盐酸丁螺环酮,盐酸丁螺旋酮(安定药)
Busquet's disease [P., 法国医师] **n**. 布斯凯氏病(跖骨的骨膜炎所致的足背外生骨疣)
Buss disease **n**. (Buss 为一农场主的名字,他的牲畜首次被观察到患有此病)巴斯病(侵犯美国和日本牛的一种病毒性脑脊髓炎伴胸膜炎,亦称散发性牛脑脊髓炎)
Busse-Buschke disease [Otto Busse, 德国医师,1867—1922; Abraham Euschke, 德国皮肤病学家,1868—1943] **n**. 布—布二氏病,隐球菌病(即 cryptococcosis)
bust[1] **n**. 胸部(尤指妇女的)
bust[2] **vt**., **vi**. (使)爆裂
bustle **vt**., **vi**. 活跃;忙乱
busulfan **n**. 白消安,二甲磺酸丁酯(抗肿瘤药)
busy **a**. 忙的 **vt**. 使忙 ‖ be ~ at(或 with, over, about)忙于 / get ~ 开始工作,干起来 ‖ ~ness**n**. 忙碌
But. (butyrum; butter) **n**. 酪,奶酪,乳脂
BUT break up time **n**. 泪膜破裂时间/ Butanol **n**. 丁醇/ Butriptyline **n**. 丁替林,5-二甲胺异丁基-二苯丙环庚二烯(抗忧郁药)
but **prep**. 除了 **conj**. 但是;然而;除非;[常用于否定结构后,相当于(that)...not] 而不;[用于否定词和 doubt, deny 等之后相当于 that] **ad**. 只,仅仅;才;另一方面 **pron**. [关系代词,意义相当于 who not, , that not, which not] ~ for 倘没有,要不是 / ~ then(again)但,另一方面,然而
-butazone [构词成分] -泰宗(1998 年 CADN 规定使用此项名称,主要系指神经系统消炎镇痛保泰松[Phenylbutazone]一类的药物)
Butabarbital = secbutabarbital **n**. 仲丁比妥(催眠镇静药)
Butabarbital sodium **n**. 布塔巴比妥钠,5,5-乙基仲丁基巴比妥钠
butacaine **n**. 布大卡因,对氨基苯甲酸二丁氨基丙酯 ‖ ~ sulfate **n**. 硫酸布大卡因(即 butyn)
butacarb **n**. 畜虫威(农药)
butacetin **n**. 布他西丁(镇痛药)
butaclamol **n**. 布他拉莫(安定类药)
butadiazamide **n**. 布他酰胺(降血糖药)
butadiene **n**. 丁二烯
butadiene dioxide **n**. 氧化丁二烯
butadion **n**. 保泰其安,保泰松(退热止痛药,即 phenylbutazone)
1,3-butadiyne **n**. 丁二炔
butafosfan **n**. 布他磷(矿物质)
butalamine **n**. 布他拉铵(抗心绞痛药)
Butalan **n**. 仲丁比妥钠(butabarbital sodium)制剂的商品名
butalanine **n**. 氨基异戊酸
butalbital **n**. 布他比妥(催眠镇静药)
butallylonal **n**. 丁溴丙烯巴比土酸(催眠药)(即 5-sec-butyl-5-beta-bromallyl barbituric acid)
butamben **n**. 布坦本,氨基苯甲酸丁酯(表面麻醉药)
butamin **n**. 布塔明,盐酸图托卡因(即 tutocaine hydrochloride)
butamirate **n**. 布他米酯(镇咳药)
butamisole **n**. 布他米唑(抗蠕虫药)
butamoxane **n**. 布他莫生(安定类药)
butamoxane hydrochloride **n**. 盐酸布他莫生,盐酸丁氨噁烷(安定类药)
butamyrate = butamirate **n**. 布他米酯(镇咳药)
butane **n**. 丁烷 ‖ ~, normal **n**. 正丁烷
butanediol **n**. 丁二醇
1,3-butanediol **n**. 丁间二醇
1,4-butanediol **n**. 丁隔二醇
2,3-butanediol **n**. 丁二仲醇
butanilicaine **n**. 布坦卡因(局麻药)
butanixin **n**. 丁尼克辛(消炎镇痛药)
butanoic acid **n**. 丁酸
butanol **n**. 丁醇(即 butyl alcohol)
butanone **n**. 丁酮(即 methyl ethyl ketome)
butanoyl chloride **n**. 氯化丁酰
butanserin **n**. 布坦舍林(5-羟色胺抑制剂)
butantrone **n**. 布蒽酮(抗牛皮癣药)
butaperazine **n**. 丁吡啦嗪,布他哌嗪(抗精神病药)
butaprost **n**. 布他前列腺(前列腺素类)
butaverine **n**. 布他维林(解痉药)
butaxamine **n**. 布他沙明(降糖药)
butazolamide **n**. 布他唑胺(利尿药)
Butazolidin **n**. 苯丁唑啉,保泰松,苯丁唑酮(退热止痛药)(即 phenylbutazone)
Butcher **n**. 屠夫 **vt**. 屠宰 ‖ ~ly **a**. 屠夫般的,残忍的
Butcher's saw [Richard G., 爱尔兰外科医师] **n**. 布彻尔氏锯(刀片锯)
BUTE phenylbutazone **n**. 保泰松
Butea **n**. 紫铆属 ‖ ~, frondosa **n**. 紫铆,奇诺树(即 kino-tree)
Butedronic Acid **n**. 布替磷酸(诊断用药)
3-buten-2-one **n**. 3-丁烯-2-酮
buten-3-yne **n**. 乙烯基乙炔
Butenafine **n**. 布替萘酚 (抗真菌药)
Butenenitrile **n**. 2-丁烯 qing
butenolide **n**. 丁烯酸内脂(一种霉菌毒素)
-buteprate **n**. 丁丙酸酯(根据 1998 年 CADN 的规定在盐或酯与加合物之命名中,使用此项名称)
buterizine **n**. 布替利嗪(血管扩张药)
butesin **n**. 布特新,布坦本,氨基苯甲酸丁酯(商品名)(即 butamben; butylaminobenzoate)
butetamate **n**. 布替他硝(解痉药)
butethal **n**. 布特萨,丁巴比妥,5-n-丁基-5-乙基巴比土酸,新眠那(即 5-n-butyl-5-ethyl barbituric acid; neonal)
butethamate = butetamate **n**. 布替他硝(解痉药)
butethamine **n**. 布特撤明,对氨基苯甲酸异丁氨基乙酯(局部麻醉药)(即 2-(isobutylamino)ethyl p-aminobenzoate) ‖ ~ hydrochloride **n**. 盐酸布特撤明
buthalital sodium **n**. 丁硫妥钠(麻醉药)

buthalitone = buthalital sodium *n*. 丁硫妥钠(麻醉药)
buthiazide = butizide *n*. 布噻嗪(利尿剂)
buthidae *n*. 钳蝎科(动)
Buthus *n*. 钳蝎属 ‖ ~ cocitanus *n*. 北非钳蝎 / ~ maurus *n*. 南欧钳蝎 / ~ quinquestriatus *n*. 五纹钳蝎
buthus martensi kirsch *n*. 问荆蝎(动)药材,干燥虫体(全蝎)
Buticaps *n*. 仲丁比妥钠(butabarbital sodium)制剂的商品名
Butidrine *n*. 布替君(抗心绞痛药)
Butikacin *n*. 羧丁胺卡那霉素,布替卡星(抗生素)
butilfenin *n*. 丁苯宁(诊断用药)
butinazocine *n*. 布替佐辛(镇痛药)
butine *n*. 丁炔
butinoline *n*. 布替诺林(解痉药)
butirosin *n*. 丁酰甙菌素,布替罗星(抗生素)
butirosin sulfate *n*. 硫酸布替罗星,硫酸丁胺菌素,硫酸丁酰苷菌素(抗菌药)
butisol sodium *n*. 布塔巴比妥钠,5,5-乙基仲丁基巴比妥钠,布提索钠(商品名)(即 butabarbital sodium)
butixirate *n*. 布替西雷(消炎镇痛药)
butixocort *n*. 布替可特(肾上腺皮质激素类药)
butizide *n*. 布噻嗪(利尿剂)
butment *n*. 桥基,基牙(即 abutment)
butobarbital *n*. 丁巴比妥(催眠镇静药)
butobarbitone = butobarbital *n*. 丁巴比妥(催眠镇静药)
butoben *n*. 布托本,对羟基苯甲酸丁酯(即 butyl parahydroxybenzoate)
butobendine *n*. 布托苯定(扩冠)
butoconazole *n*. 布康唑(抗真菌药)
butoconazole nitrate *n*. 硫酸布康唑,硝酸氯苯碌丁唑(抗真菌药,阴道内用药,治疗外阴阴道念珠菌病)
butocrolol *n*. 布托洛尔(β受体阻滞剂)
Butoctamide *n*. 丁辛酰胺(抗焦虑药),N-乙己基羟基丁酰胺
Butofilolol *n*. 丁非洛尔(β受体阻滞剂)
butolan *n*. 布托兰,氨基甲酸苄基苯酯(即 butolen; benzylphenyl carbamate)
Butomaceae *n*. 花蔺科
Butonate *n*. 布托酯(抗蠕虫药)
butopamine *n*. 布托巴胺(升压药)
butopiprine *n*. 布托哌林(镇咳药)
butoprozine *n*. 布托丙茚(肾上腺受体阻滞药)
butoprozine hydrochloride *n*. 盐酸布托丙茚,盐酸丁丙吲嗪(心脏抑制药,抗心绞痛药)
butopyrammonium iodide *n*. 布托碘胺(镇痛药)
butopyronoxyl *n*. 丁基三甲苯基化氧(驱虫药)(即 butyl mesityl oxide)
butorphanal *n*. 布托啡诺(镇痛,镇咳药)
butoxamine = butaxamine *n*. 布他沙明(降糖药)
butoxyethyl acetate *n*. 醋酸-2-丁氧基乙酯
butoxyl *n*. 3-甲氧基丁基乙酸酯
butoxylate *n*. 布托苷酯(镇痛药)
butriptyline *n*. 布替林(抗忧郁药)
butropine *n*. 布托品(获自茄科 Duboisia leichhardtii)
butropium bromide *n*. 溴丁托品(解痉药)
Butschlia *n*. 比氏纤毛虫属
Butschli's nuclear spindle [Otto, 德国动物学家,1848—1920] *n*. 比奇利氏核纺锤体(细胞分裂)
Butschlia Schuberg *n*. 布契利虫属
Butschlis parva Schuberg *n*. 小布契利虫
butt[1] *n*. 粗端;根端 对接
butt[2] *vt* 抵触,碰撞;紧靠;使邻接,对接 *vi* 顶撞;突出;伸出;毗邻
butter *n*. 酪,奶油,乳脂 ‖ ~ of antimony *n*. 三氯化锑 / ~, arsenic *n*. 三氯化砷 / ~ of bismuth *n*. 氯化铋(即 chloride of bismuth) / ~, cacao *n*. 可可脂,可可豆油(即 cocoa ~; theobroma oil) / ~, orris *n*. 香菖油 / ~ of tin *n*. 氯化锡,四氯化锡(即 stannic chloride) / ~ of zinc *n*. 氯化锌(即 zinc chloride)
Butter's cancer *n*. 巴特氏癌(结肠肝曲部癌)
Butterfat *n*. 乳脂
butterfly *n*. ①蝶式棉块 ②翼形皮瓣 ③纸蝶(指麻醉时将一纸片置于患者口及鼻孔处以测知其是否呼吸)
butterfly bandage *n*. 蝶形胶布
butterfly corneal dystrophy *n*. 蝶形角膜营养不良
butterfly fracture *n*. 蝶形骨折
butterfly pigment dystrophy of macula *n*. 黄斑蝶形色素营养不良
butterfly rash *n*. 蝶形疹
buttermilk *n*. 酪乳
butternut *n*. 灰胡桃
butter-stools *n*. 酪样粪
butterweed *n*. 飞蓬(即 erigeron)
Buttiauxella Ferragut *n*. 布丘氏菌属
Buttiauxella agrestis Ferragut et al. *n*. 乡间布丘氏菌
buttock *n*. 臀(即 breech)
button *n*. 钮 ‖ ~, anastomosis *n*. 肠吻合钮 / ~, belly *n*. 脐钮 / ~, Boari *n*. 波阿利氏钮(尿道膀胱吻合钮) / ~, bromide *n*. 溴疖,溴疣 / ~, Chlumsky's *n*. 克路姆斯基氏钮(肠缝合钮) / ~, Corrigan's *n*. 科里根氏烙钮 / ~, dog *n*. 马钱子,番木鳖(即 nux vomica) / ~, exhaust *n*. ①清除按钮(放电按钮)②排气按钮 / ~, intestinal *n*. 肠钮 / ~, iodide *n*. 碘疖,碘疣 / ~, Jaboulay *n*. 雅布累氏钮(肠吻合钮) / ~, Lardennois's *n*. 拉德努瓦氏钮(肠吻合钮) / ~, meseal *n*. 威廉斯仙人球 / ~, Murphy's *n*. 墨菲氏钮(肠吻合钮) / ~, Muzzy's *n*. 马济氏钮(点) / ~, oriental *n*. 东方疖,皮肤科什曼病(即 cutancous leishmaniasis) / ~, peritoneal *n*. 腹膜钮 / ~, quaker *n*. 马钱子,番木鳖(即 nux vomica) / buttons *n*. 终钮,突触小结(即 terminal; endfeet) / ~, Villard's *n*. 维拉德氏钮(改良墨菲氏钮)
buttonhole *n*. 钮孔 ‖ ~, mitral *n*. 二尖瓣口钮孔状缩窄
buttonhole fracture *n*. 穿孔性骨折(常由枪弹伤导致)
buttress *n*. ①拱托 ②蹄心增厚(马)
butyl *n*. 丁基 ‖ ~ acctanilide *n*. 丁基乙酰苯胺 / ~ acetate *n*. 醋酸丁酯 / ~ alcohol *n*. 丁醇(即 butanol) / ~ aminobenzoate *n*. 氨基苯甲酸丁酯,布坦本(即 butamben) / ~ chloral *n*. 丁基氯醛 / ~ chloride *n*. 丁基氯,1-氯丁烷(即 1-chloro-butane) / ~ formate *n*. 甲酸丁酯 / ~ hydride *n*. 丁烷(即 butane) / ~ parahydroxybenzoate *n*. 对羟基苯甲酸丁酯 / ~ phenate *n*. 苯丁醚
butyl acetoacetate *n*. 乙酰乙酸丁酯
butyl adipate *n*. 肥酸丁酯
butyl aminobenzoate = butamben *n*. 氨苯丁酯(局麻药)
butyl benzoate *n*. 苯甲酸丁酯
butyl bromide *n*. 溴化正丁基
tert- butyl bromoacetate *n*. 溴乙酸叔丁酯
butyl carbitol acetate *n*. 二乙二醇单丁基醚醋酸酯
butyl chloride *n*. 正丁基氯
n- butyl chloroformate *n*. 氯甲酸丁酯
n- butyl cyclohexane *n*. 正丁基环已烷
n- butyl cyclopentane *n*. 正丁己环戊烷
butyl ether *n*. 二乙醚
butyl glycidyl ether *n*. 2,3-环氧丙基丁醚
tert-butyl hydroperoxide *n*. 过氧化叔丁醇
butyl hydroxybenzoate *n*. 羟苯丁酯(辅料)
tert- butyl iodide *n*. 叔丁基碘
2- butyl mercaptan *n*. 2-丁硫醇
n- butyl methacrylate *n*. 甲基丙烯酸正丁酯
tert- butyl methyl ether *n*. 甲基叔丁基醚
tert- butyl methyl ketone *n*. 甲基叔丁基(甲)酮
butyl nitrite *n*. 亚硝酸丁酯
tert- butyl perbenzoate *n*. 叔丁基过苯甲酸酯
tert- butyl peroxybenzoate *n*. 过苯甲酸叔丁酯
tert- butyl peroxyphthalic acid *n*. 叔丁基过苯二甲酸
butyl phosphate *n*. 二正丁基亚磷酸酯
butyl propionate *n*. 丙酸丁酯
butyl stearate *n*. 硬酯酸丁酯
butyl succinate *n*. 琥珀酸二正丁酯
butyl valerate *n*. 戊酸丁酯
butylacetanilide *n*. 乙酰丁苯胺(农药)
n- butylalcohol *n*. 正丁醇
butylamine *n*. 丁胺
butylated hydroxyanisole *n*. 丁羟茴醚(辅料)
butylated hydroxytoluene *n*. 丁羟甲苯(消毒防腐药)
butylcaine = butamben *n*. 氨苯丁酯(局麻药)
butylcarboxylic acid *n*. 戊酸缬草酸
butylchloral *n*. 丁基氯醛,三氯丁醛(即 trichlorbutylaldehyde) ‖ ~ hydrate *n*. 水合三氯丁醛
butylcinnamylpyrazinum (fortanodynum fortanodyn, AP-237) *n*. 强痛定
n-butyl-α-cyanoacrylate *n*. α-氰基丙烯酸正丁酸(止血黏合涂剂)
1,3- butylene glycol *n*. 1,3-丁二醇
1,4- butylene glycol *n*. 1,4-丁二醇
2,3- butylene glycol *n*. 2,3-丁二醇
butylene glycol monoethyl ether *n*. 丁二醇单乙基醚
butylene glycol monomethyl ether *n*. 丁二醇单甲基醚

butylenes *n*. 丁烯
butylethyl acetylene *n*. 3－辛炔
butylethylbarbituric acid *n*. 丁基乙基巴比土酸,丁巴比妥
butylhydroperoxid *n*. 过氧化氢叔丁醇
butyllithium *n*. 丁基锂
***n*-butylmethylamine** *n*. n－丁基甲胺
butylmercaptan *n*. 丁酸醇(即 thiobutyl alcohol)
butylparaben = butyl hydroxybenzoate *n*. 羟苯丁酯(辅料), 丁对苯,对羟基苯甲酸乙酯(防腐剂)
butylphenamide *n*. 丁苯柳胺(抗真菌药)
butylthiomethylpenicillin *n*. 丁酸甲基青霉素,青霉素 BT(即 butylmercaptomethylpenicillin; penicillin BT)
***n*-butylytimethylmathane** *n*. 正丁基三甲基甲烷
butyn *n*. 布丁,布大卡因(即 butacaine)
butynamine *n*. 布替那明(抗高血压药)
butyphus *n*. 牛疫(即 rinderpest)
butyr- [构词成分]酪,奶油,乳脂
butyraceous *a*. 含酪的,酪状的
butyraldehyde oxime *n*. 丁缩醛肟
butyraldoxime *n*. 丁醛肟
butyramide *n*. 丁酰胺
butyrase *n*. 酪脂酶,三丁酸甘油,酯水化酶(即 butyrinase)
butyrate *n*. 丁酸盐
butyrate-CoA ligase *n*. 丁酸辅酶 A 连接酶
Butyribacterlum *n*. 酪酸杆菌属
Butyribacterium Barker et Hass *n*. 丁酸杆菌属
Butyribacterium limosum (Eggerth) Moore et Cato *n*. 黏丁酸杆菌
Butyribacterium methylotrophicum Zeikus et al. *n*. 食甲基丁酸杆菌
Butyribacterium rettgeri Barker et Hass 见 Eubacterium limosum (Eggerth) Prévot
Butyric acid, vinyl ester *n*. 丁酸乙烯酯
Butyrivibrio (Bryant et Small) Moore et Holdeman *n*. 丁酸弧菌属
Butyrivibrio crossotus Moore, Johnson et Holdman *n*. 穗状丁酸弧菌属
Butyrivibrio fibrisolvens Bryant et Small *n*. 溶纤维丁酸弧菌
butyric *a*. ①丁酸的 ②酪的
butyrin *n*. 酪脂,三丁酸甘油酯(即 tributyrin)
butyrinase *n*. 酪脂酶,三丁酸甘油酯水化酶(即 butyrase)
butyrine *n*. α－氨基丁酸
Butyrivibrio *n*. 丁酸弧菌属
butyroid *a*. 酪状的
γ-butyrolactone *n*. γ－丁内酯
butyromel *n*. 酪蜜
butyrometer *n*. 乳脂汁
butyrone *n*. 二丙基甲酮,庚酮－[4]
butyrophenone *n*. 丁酰苯,丙基苯基甲酮
butyroscope *n*. 乳脂测定器
butyrous *a*. 酪样的
butyrum nucistae *n*. 肉豆脂
butyryl *n*. 丁酰
n-butyryl chloride *n*. 正丁酰氯
butyryl CoA synthetase *n*. 丁酰辅酶 A 合成酶, 丁酰辅酶 A 连接酶
butyrylcholinesterase *n*. 丁酰胆碱酯酶
butyrylthiocholine *n*. 碳化丁酰胆碱
Buxaceae *n*. 黄杨科
Buxbaumiaceae *n*. 烟杆藓科(一种藓类)
buxine *n*. 黄杨碱
Buxus L. *n*. 黄杨属 ‖ ～ sempervirens *n*. 黄杨
buxus *n*. 黄杨(即 boxwood)
buy (bought) *vt*., *vi*. 买
buyo *n*. 蚕叶(即 betel)
buzepide methiodide *n*. 甲碘布卓(抗胆碱药)
-buzone [构词成分] －布宗(1998 年 CADN 规定使用此项名称,主要系指神经系统消炎镇痛剂保泰松[Phenylbutazone]一类的药物,如凯布宗[Kebuzone]、琥布宗[Suxibuzone]等)
buzz *vi*. 嗡嗡叫,喊喳 *vt*. 使嗡嗡叫;用蜂鸣器传出信号 *n*. 嗡嗡声,嘈杂声; 蜂鸣 ‖ ～er *n*. 蜂鸣器
BV ball valve *n*. 球阀/balneum vaporis *n*. [拉] 蒸汽浴/basilica vein *n*. 贵要静脉/biological value *n*. 生物(价)值/biological valve *n*. 生物瓣/bleed valve *n*. 放气阀/blood vessel *n*. 血管/blood volume *n*. 血容量/brain ventricles *n*. 脑室/bronchovesicular *a*. 支气管肺泡的
BVA British Veterinary Assosiation *n*. 英国兽医协会
BVAD bi-ventricular assist device *n*. 双心室辅助装置
BVD blood volume determination *n*. 血容量测定
BVDU bromovinyl deoxyuridine *n*. 溴乙烯去氧尿啶
BVH biventricular hypertrophy *n*. 双侧心室肥大
BVI blood vessel invasion *n*. 血管侵袭
BVJ British Veterinary Jourual *n*. 英国兽医杂志
BVM broncho-vascular markings *n*. 支气管血管纹理, 肺纹理/ Bureau of Veterinary Medicine (FDA) *n*. 兽医局(食品和药品管理局)
BVRT Benton visual retention test *n*. 视觉保持测验
BV Sc Bachelor of Veterinary Science *n*. 兽医学士
BVU bromisovalum *n*. 溴异戊酰脲,溴米那(镇静安眠药)
BVV brovine vaginitis virus *n*. 牛阴道炎病毒
bw biweekly *n*. 双周刊(刊期代码,全年 26 期)
BW bacteriological warfare *n*. 细菌战/ band width *n*. (频)带宽(度)/ biological warfare *n*. 生物战/biological weapon *n*. 生物武器/ birth weight *n*. 出生体重/ blood Wassermann *n*. 血清梅毒补体结合反应,血清华氏反应/ bluish white *n*. 苍白色/ body water *n*. 体液/ body weight *n*. 体重/brain wave *n*. 脑波/ brustwirbel *n*. 胸椎
BW shell *n*. 生物弹
BW 5063 2: 4-diamino-5- (pchloropheny) -6-ethylpyrimidinei pyrimethamine; daraprim *n*. 2:4-2－胺－5－(对氯化苯)－6－乙基嘧啶,乙胺嘧啶
BWA backward wave amplifier *n*. 回波放大器
β-wave beta wave *n*. β 波
BWD bacillary white diarrhea *n*. 细菌性白色腹泻(小鸡的)
BWGS Bland-White-Garland-syndrome *n*. 布兰特—怀特—盖兰德三氏综合征(成人型左冠状动脉起始于肺动脉)
BWH Bureau of Water Hygiene *n*. 饮水卫生管理局
BWHO Bulletin of the World Health Organization *n*. 世界卫生组织通报
BWM Bulletin of War Medicine *n*. 军事医学通报
BWO backward-wave oscillator *n*. 返波振荡器
BWS brain wave synchronizer *n*. 脑波同步器
BWTA British Women's Temperance Association *n*. 英国妇女戒酒协会
BW Was biological warfare weapons *n*. 生物武器
Bx biopsy *n*. 活体组织检查/ bisector *n*. 二等分线
Bx factor para-aminobenzoic acid *n*. 对氨基苯甲酸
BY brilliant yellow *n*. 亮黄(指示剂)
by *prep* [表示空间关系]靠近,在……旁,在……身边;[表示时间关系]在……的时候;到……时;不迟于;[表示行动方向]穿过,经由,沿着;[表示努力的目的]为……的利益,对待;[表示方法、手段等]通过,用,靠,由;[表示态度、方式等]根据,按照;由于;[表示允许、认可等]许可;[表示量度、范围、倍数等]按;相差;乘 *ad*. 在近旁;经过;(搁)在一边,存放 ‖ ～ and ～ 不久以后;最后 / ～ and large 总的说来;大体上,基本上 / ～ oneself 单独;独立,自行 / ～ the by(e) 顺便说到
by-and-by *n*. 将来
b-y bloody 有血的;出血的
by-effect *n*. 副作用
by-end *n*. 附带目的
by-line *n*. 副业
by-pass *n*. ①旁通;旁路;旁通管 ②分流(自发或由手术)③造分流 ‖ ～, aortocoronary 主动脉冠状动脉分流 / ～, aortoiliac 主动脉髂动脉分流 / ～, cardiopulmonary 心肺分流(体外循环) / ～, complement 补体旁路 / ～, femoropopliteal 股动脉腘动脉分流
by-path valve *n*. 旁通阀
by-product *n*. 副产品
Byblidaceae *n*. 腺毛草科
bye *n*. 次要事物 *a*. 次要的
BYE Barile-Yaguchi-Eveland culture medium Barile-Yaguchi-Eveland *n*. 培养基
bygone *a*. 过去的,以往的;过时的 *n*. [复]往事
bymotive *n*. 隐藏的动机;暗中的打算
byname *n*. 姓;别名
bynin *n*. 麦芽醇溶蛋白
byp bypass *n*. 分路,旁路;旁通管;分流术(外科) *vt*. 绕过;忽视;回避 ‖ aortocoronary ～ 主动脉冠状动脉分流术 / aortoiliac ～ 主动脉髂动脉分流术 / cardiopulmonary ～ 心肺分流术(体外循环) / femoropopliteal ～ 股动脉腘动脉分流术 /vomplement ～ 补体旁路
bypath *n*. 小道,旁路;(学科的)次要分支
Byrd-Dew method [Harvey Leonidas Byrd, 美国医师, 1820—1884; James Harvie Dew, 美国医师, 1843—1914] *n*. 伯—恩二氏法(新生儿窒息人工呼吸法)

byroad *n*. 小路,支路
bysma *n*. 塞子
byssaceous *a*. 麻丝性的
byssinosis *n*. 棉屑肺,棉屑沉着病
byssinotic *a*. 棉尘肺的 *n*. 棉尘肺患者
bysso- (希;复合形) 絮,丝
byssocausis *n*. [艾]灸术(即 moxibustion)
byssoid *a*. 伞丝状的
Byssolomaceae *n*. 絮缘衣科(一种地衣类)
byssophthisis *n*. 棉屑[肺]痨
byssus [拉] *n*. ①麻布,棉花 ②足丝(动物)
byssus gland *n*. 足丝腺
bystander *n*. 旁观者(指只是偶尔卷入某一过程者) innocent ~ 无辜受殃者(指药物诱发的溶血性贫血或血小板减少)
byte a sequence of bits *n*. 控制程序(计算机)
Bythinella chinensis *n*. 中国小豆螺(作为斯氏狸殖吸虫的第一中间宿主而被重视)
Bythinella jianguoi *n*. 建国小豆螺(作为斯氏狸殖吸虫的第一中间宿主而被重视)
Bythnia *n*. 小沼螺属 ‖ ~ longicornus *n*. 长角小沼螺(即 Alocinma longicornis)
Bythnya *n*. 小沼螺属
bythus *n*. 下腹部
bywaters's syndrome *n*. (Eric G. L. Bywaters)拜沃特氏综合征,压挤综合征(即 crush syndrome, 见 syndrome 项下相应术语)
byway *n*. 偏僻小道;次要方面,次要部分
bywork *n*. 业余工作
BZ benzene *n*. 苯/benzoyl *n*. 苯甲酰/benzyl *n*. 苄基,苯甲基
BZ benzoin *n*. 安息香,二苯乙醇酮,苯呕姻/ benzoyl *n*. 苯甲酰基 / Blutzucker *n*. 血糖(德)/ buzzer *n*. 蜂鸣(音)器/ dimethoxymethyla, phetamine(same as DOM, STP) *n*. 二甲氧基甲基苯丙胺(= DOM, STP)
BZ55 carbutamide *n*. 氨磺丁脲(降血糖药)
BZ-alc benzyl alcohol *n*. 苯甲醇,苄醇
BZD benzidine *n*. 联苯胺
BzH benzaldehyde *n*. 苯(甲)醛
BzOH benzoic acid *n*. 苯甲酸,安息香酸
BZQ benzquinamide *n*. 苯喹酰胺(安定药,止吐药)

C c

C ①a symbol for any constant 代表任何常数的符号，罗马数字符号代表"①00" ②Rh gene Rh 基因 ③molecular heat（分子热容量号）④a vitamin 维生素 C

C carbon ①碳（6 号元素）电容（capacitance）的符号 ②顺应性（Cl lung compliance 肺顺应性，Cr thoracic complicance 胸顺应性，Clt total lung-thoracic compliance 肺胸总顺应性）③廓清率，清除率（Cin inulin clearance 局分扩清率，Ccr creatinine clearance 肌酐廓清率）④热容（heat capacity）

c cable 链（= 1/10 海里）；电缆/ cadle 烛光（光度单位）/calorie（small）卡，小卡（热量单位）/cancer 癌 /celiac arteria 腹腔动脉 /centi 厘，百分之一，10^{-2}/centre 中心 /centromere banding 着丝粒显带，C 显带 /centum［拉］100，百 /century 百年，世纪 /cervical 颈的，子宫颈的 /chapter 章，篇 /child 儿童 /cibus［拉］餐 /circa［拉］大约，近于 /circumference 圆周；周围 /click 喀喇音 /computer 计算机 /concisus［拉］挫切的，割切的 /conductance 导电；传导；热导 /contact 接触；接触者；可疑带菌的动物 /contrast 对比，对照 /control 对照组；控制 /contusus［拉］捣碎的/ copyright 版权，著作权 /coque［拉］煮沸 /correct 校正，改正 /counts 计数 /crystallin（眼）晶状体蛋白 /crystalline state 结晶状态 /cubic 立方的

C- C-terminal C 端（肽链）

C 罗马数字符号代表"10 万"

C & D cystoscopy and dilation 膀胱镜检查和扩张术

C / D cigarettes per day 每日吸烟量

c ampl cochleave amplum［拉］装满一匙

C antibody C（简作 Ca）（Rh 血型）抗体

C band（简作 CB；Cb）C 带

℃ degree Cesius 摄氏度，百分度（0℃ = 273.15K；℃ × 9 ÷ 5 + 32 = ℉）

C group buyavirus C 组本扬病毒

C group virus C 组病毒

C line mouse C 品系小鼠（致癌系小鼠）

C reactive protein（简作 CRP）C－反应蛋白

C sign C 征（X 线征象）

C type virus particles C 型病毒颗粒

C value C 值

C virus C 病毒

C yprus fever 马耳他热，波状热，布鲁氏杆菌病

C&H cocaine and heroin 可卡因和海洛因

C. A. cervicoaxial 颈轴的

C. contact，cum，curie，small calorie ①接触 ②接触人；以，用，和；居里（发射性强度单位）；［小］卡

C. V. cras vespere，conjugata vera 明晚；真直径（骨盆）

C. V. O. conjugata vera obstetrica 产科直径（骨盆入口最小的前后径）

c.b.c. complete blood count 全部血细胞计数

C.C chief complaint 主诉

C.C.1037 对脲苯基双（2 羧基苯硫醇）胂（治肠阿米巴病）

C.C.914；p-carbamido-phenyl-bis（carboxymethyl-mercapto）arsine 对脲苯基双（羧甲基硫醇）胂（治肠阿米巴病）

C.C.S. casualty clearing station 伤亡运输站

c.cm. cubic centimeter；c.c. 立方厘米

C.D. conjugata diagonalis 对角径

c.e.s. central excitatory state 中枢兴奋状态

c.f.f. critical fusion frequency 倏变临界频率

C.F.T. complement-fixaion test 补体结合试验

C.G.S. centimeter-gram-second 厘米克秒

C.H. crown-heel 顶踵长度（胎长）

C.H.U. centigrade heat unit 百分度热量单位

C.I. color index 血色指数

C.M.A. Chinese Medical Association，Canadian Medical Association 中华医学会；加拿大医学会

C.M.B. carbolic methylene blue 石碳酸亚甲蓝

C.M.R. cerebral metabolic rate 大脑代谢率

c.m.s. cras mane sumendus 明晨服用

C. N. cras nocte 明晚

C. N. S. central nervous system 中枢神经系统

c. n. s. cras nocte sumendus 明晚服用

C.P. chemically pure，candle power 化学纯［净］；烛光

C.P.C. clinico-pathological conference 临床病理讨论会

C.P.P. cyclopentenophenanthrene 环戊稀菲

C.P.S. cycles per second；cps；c/s 每秒周［波］数

C.R. crown-rump 顶臀长度

C.S.F cerebrospinal fluid 脑脊液

C.S.M. cerebrospinal meningitis 脑脊髓膜炎

C.V. cras vespere 真直径（骨盆）

C/ I certificate of insurance 保险证明书

c/c concentric 同心的；同轴的

C/cm² curie per square centimeter 居里/厘米²

C/cm³ curie per cubic centimeter 居里/厘米³

c/f carried forward 转入下页

c；cum（拉，相当于英 with）与，同，和

C' coefficient of partage 醚溶酸系数

C′ complement 补体（旧符号）

C0 acentric Chromosome 无着丝点染色体

CO_2 CP CO_2 combining power 二氧化碳结合力

C1 monocentric Chromosome 单着丝点染色体

c1 INH c1 抑制剂，补体 1 抑制剂

C1 podovirus C1 短尾病毒

C-1（algal）virus C-1（藻）病毒

C1，C2，C3，（etc） cervical nerves or cervical vertebrae No. ①，No. ②，No. ③，（etc）第一，第二，第三等颈椎神经或颈椎

C1，C2，C3， cytochromes 1、2、and 3 细胞色素 1、2、3

C_{10} decamethonium iodide 碘化十烃双铵，碘化十碳铵

C10 decamethonium iodide（amuscle relaxant）碘化十烃双铵，碘化十碳铵（肌肉松弛剂）

C12 geraminum；geramin 洁尔灭

C13；C^{13} carbon13 碳 13，天然同位素碳（原子量 13）

C14；C^{14} carbon14（radioactive isotope）碳 14，碳的放射性同位素（原子量，14）

C16 myovirus C16 肌病毒

C1a activated complement 1 活化了的补体第一成分

-C1C［构词成分］－西克（1998 年 CADN 规定使用此项名称，主要系指消化系统具有羧基的保肝药物）

C2 dicentric chromosome 双着丝点染色体

C^2 deficiency C^2 缺乏病（补体）

C27 virus C-27 病毒

C^2d C^2deficiency C^2 缺乏病（补体）

C3 capobenatum 克冠酸/tricentric chromosome 三着丝点染色体

C3 inactivator C^3 灭活剂

C3 proactivator C3 激活剂前体

C3b INA C3b inactivator C3b 灭活剂（补体第三部分的 B 分段灭活剂）

C3b inactivator（简作 C3bINA）C3b 灭活剂

C3Hm C3Hmouse C3H 系小鼠

C3I C3 inactivator C^3 灭活剂

C4 carbide 碳化物

C_5 pentamethonium bromide 溴化五烃季铵，溴化次戊季三甲基铵

C5 pentamethonium bromide；lytensium 溴化五甲季铵，五甲溴铵，（神经节阻断剂）

C5 deficient mouse（简作 C5dm）缺 C5（补体）小鼠

C5581 virus C5581 病毒

C56-mediated lysis 补体 56 介导的溶解

C57 brown mouse（简作 C^{57}Br）C57 品系褐色小鼠

C57 black mouse（简作 C^{57}BL）C57 品系黑色小鼠

C5968 l-hydrazinophthalazine（vasodilator）肼苯哒嗪（血管扩张剂）

C5dm C5 deficient mouse 缺 C5（补体）小鼠

C6 hexamethonium bromide 溴化六甲双铵，六甲溴铵（降压药）

C6 deficient rabbit（简作 C6dr）缺 C6（补体）家兔

C_6 hexamethonium bromide 溴化六烃季铵
C6dr C6 deficient rabbit 缺 C6（补体）家兔
C6I C6inactivator C^6 灭活剂
C6inactivator C^6 灭活剂
Ca calcareous 钙质,石灰质的/calcium 钙(20 号元素）/calomelas 甘汞,氯化亚汞 /cancer 癌(放射线符号）/C antibody C（Rh 血型）抗体 /C antigen C（血型)抗原;腺病毒触丝抗原 /carcinoma 癌 /cathode 阴极 /secretory canaliculus 分泌小管(壁细胞)
ca calcareous 石灰质的,钙质的/ candle 烛光 /centiare 平方米（1/100 公亩）/courant alternatif［法］交流电
CA bromobenzyl cyanide 溴苄基氰,溴苯乙腈 /Canada 加拿大 /carbonican hydrase 碳酸酐酶 /Carcinogenesis Abstracts（NCI + ISS iournal）致癌作用/文摘(全国癌症学会及科学情服部杂志）/ carcinoma 癌 /cardiac aneurysm 心动脉瘤 /carciac arrest 心脏停搏 /carotid artery 颈动脉 /catecholamine 儿茶酚胺,邻苯二酚胺 /cathode 阴极 /cellulose aceate 醋酸纤维素 /central catecholamine 中枢神经系统儿茶酚胺 /central respiratory arrest 中枢性呼吸暂停 /centrifugal analyzer 离心分析器 /cervicoaxial 颈轴的 /Chemical Abstracts（ACS journal）化学文摘(美国化学会的检索性期刊名）/chlormadinone acetate 醋酸氯地孕酮(避孕药）/cholic acid 胆酸 /chorioallantois 绒(毛)尿囊膜 /chromosomal abnormality 染色体异常/chronological age 实足年龄/condyloma acumlnata 肛生殖区尖锐湿疣/见 condyloma acumlnata
ca chlor calcaria Chlorinata［拉］漂白粉
CA HCL cytarabine hydrochloride 阿糖胞甙盐酸盐
C-A membrane（简作 C-Am）C-A 膜,绒毛膜尿囊膜
CA virus CA 病毒
C_{alb}. albumin clearance 白蛋白廓清率
Ca^{2+}-transporting ATPase 钙转运腺苷三磷酸酶(Ca^{2+}-ATPase 的 EC 命名法）
CAA Canadian Association of Anatomists 加拿大解剖学家协会/circulating anodie antigen 循环阳极抗原
CAAC cross-linked agarose beads entrapped active charcoal 交联琼脂糖活性碳珠
Ca-Acalcium antagonist 钙结抗剂
Caapi *n*. 南美卡皮木(金虎尾科植物)
CAAT computer-assisted axial tomography 计算机辅助向体层摄影(术)
CAB California Association of Bioanalysts 加利福尼亚生物分析学家协会 /cellulose acetate butyrate 醋酸丁酸纤维素 /Civil Aeronautics Board 民用航空局 /coronary artery bypass 旁路(搭桥)术
cab *n*. 出租马车,出租汽车,(卡车的)司机室
cabagin; vitamin U *n*. 卡白京,维生素 U
caballo heroin 海洛因
Cabassou alphavirus 卡巴苏 α 病毒
Cabastine *n*. 卡巴司丁(抗组胺药)
cabbage *n*. 卷心菜,甘蓝 ‖ ~ black ring spot virus（Turnip mosaic virus 株）甘蓝黑环斑病毒 / ~ virus A（Walker et al.）（Turnip mosaic virus 株 ）甘蓝病毒 A / ~ virus B（Walker et al.）（Caulfflower mosaic virus 株）甘蓝病毒 B
CABBS computer assisted blood background subtraction 计算机辅助血本底扣除
cabergoline *n*. 卡麦角林(抑制催乳)
CABG coronary artery bypass graft 冠状动脉旁路移植术
cabicidin *n*. 杀真菌素
cabin *n*. 舱 ‖ ~, hyperbaric 高压舱 / ~, pressure 加压舱 / ~, sealed 密封舱
cabinet *n*. ①小室 ②柜 ‖ ~, pneumatic 气疗箱,呼吸体操箱(病者坐于密闭铁箱中使空气压缩或变薄)/ ~, Sauerbruch's 索尔布鲁赫氏气压调节室(胸腔手术中用)
cable *n*. ①缆 ②电缆 ③索,簧; ‖ ~, arm 臂簧(牙机臂中之簧)/ ~, shielded 屏蔽电缆
Cabombaceae *n*. 莼菜科,专科
Cabot's ring bodies［Richard C. 美医师 1868—1939］卡伯特氏环状体(见于严重贫血的红细胞内)
Cabot's splint［Arthur Tracy 美外科医师 1852—1912］卡伯特氏夹(一种铁夹)
CaBP cacium-binding protein 钙结合蛋白
CAC cardiac-accelerator centre 心跳加速中枢 /chloroacetylchloride 氯乙酰氯 /Codex Alimentarius Commission（WHO）营养委员会处方集(世界卫生组织)
cac-; caco-［构词成分］恶,有病
ca-ca counterfeit heroin 假冒的海洛因
cacaerometer［cac- + 希 aer air + metron measure］*n*. 空气纯度测定器
cacaine; theobromine *n*. 卡卡因,可可［豆］碱
Cacalia aconitifolia Bunge 见 Syneilesis aconitifolia（Bunge）Maxim
Cacalia adenostyloides Franch. Et Sav. 蟹甲草［植药］;根—山紫菀
Cacaliatangutica（Franch.）Hand. - Mazz.［拉,植药］羽裂蟹甲草
cacanthrax; contagious anthrax *n*. 恶性炭疽
cacao *n*. 可可(树),可可豆 ‖ ~ bunyavirus 可可树本扬病毒 / ~ butter; oleum cacao; oleum theobromatis 可克脂,可可豆油 / ~（Costa Rica）mosaic virus（Hutchins）可可树(哥斯达黎加)花叶病毒 / ~（Java）mosaic virus（Seman-gum)可可树(爪哇)花叶病毒 / ~ mottle leaf virus（Posnette）可可树叶斑点病毒 / ~ narow dented leaf virus（Cifferi）可可树狭齿叶病毒 / ~ necrosis virus（Tinsley et Thresh）可可树坏死病毒 / ~ praeparata 精制可可 / ~ red mottle virus（Posnette）（ ~ trinidad virus 株）可可树红斑点病毒 / ~ swollen shoot virus（W .F. Stevens）可可树肿枝病毒 / ~（Trinidad）virus（Posnette）可可树(特立尼达)病毒 / ~（Venezuella）mosaic virus（Posnette et Palma）可可树(委内瑞拉)花叶病毒 / ~ vein clearing virus（Posnette）（ ~ Trinidad virus 株）可可树脉明病毒 / ~ virus 可可树病毒 / ~ yellow mosaic tymovirus 可可树黄花叶芜菁花叶病毒 / ~ yellow mosaic virus（Nixon et Gibbs)可可树黄花叶病毒 / ~ Valley bunyavirus 卡奇谷本扬病毒 / ~ valley virus 卡奇谷病毒
cacaphthae［希 kakos bad + aphthe eruption］*n*. 恶性口疮
cacation; defecation *n*. 排粪
cacatory *a*. 严重腹泻的
CaCC cathodal closure contraction 阴极通电收缩
caccagogue［希 kakos dung + agogos leading］*n*. 腹泻药,轻泻药
Cacco platypus（Temminck et Schlegel） 宽鳍鳗(隶属于鲤科 Cyprinidae)
cacemia *n*. 恶血症,血液恶病质
cacergasia［cac- + 希 ergon work］*n*. 部分精神障碍,精神整合,机能不良的
cacesthesia［cac- + 希 aisthesis percep-tion］*n*. 感觉异常
cache［法］*n*. 藏镭器
cachectie *a*. 恶病质的
cachectin *n*. 恶液质素(即 α 肿瘤坏死因子)
cachelcoma［cac- + 希 helkoma ulcer］*n*. 恶性溃疡
cachet［法］*n*. 扁囊剂
cachexia cachexia［cac- + 希 hexis habie + -ia］*n*. 恶病质,癌血症,癌性恶病质 ‖ ~ aphthosa 口疮恶病质/ ~ aqosa; anculwstomiasis; ~ verminosa 水肿贫血性恶病质,钩［口线］虫病,寄生虫性恶病质 / ~, canerous; carcinemia 癌性恶病质,癌血症 / ~ exophthalmica; exphthalmic goiter 突眼性甲状腺肿恶病质,突眼性甲状腺肿 / ~, fluoric; fluotosis 氟中毒,斑釉 / ~, Grawitz's 格腊维次氏恶病质(类似恶性贫血)/ ~, hypiphysopriva 垂体缺失性恶病质 / ~, hypopituitary 垂体机能减退性恶病质 / ~, lymphatic; pseudoleykemi; Hodgkin's disease 淋巴性恶病质,假白血病,何杰金氏病 / ~, malarial; malariocachexia; paludal ~ 疟疾恶病质 / ~ mercurialis; chronic mercurial poisoning 汞毒恶病质,慢性汞中毒 / ~ ostealis; osteocachexia 骨性恶病质,慢性骨病 / ~ ovariopriva 卵巢缺失性恶病质 / ~, pachydermic; myxedema 黏液性水肿 / ~, paludal; malarial / ~ 疟疾恶病质 / ~, pituitary; Simmonds' disease 垂体性恶病质,西蒙兹氏病 / ~, renal 肾病性恶病质 / ~, saturnine 铅毒恶病质,慢性铅中毒 / ~, splenica; spenic ~ 脾肿恶病质 / ~ strumipriva; ~ thyresidectomica 甲状腺切除后黏液性水肿,甲状腺切除后恶病质 / ~, strumous; scrofula 腺肿性恶病质,腺病质,淋巴结结核 / ~ suprarenalis; Addison's ~ disease 肾上腺性恶病质,阿狄森氏病 / ~, syphilitica; venereal ~ 梅毒恶病质,性病恶病质 / ~ thymoprica 胸腺缺失性恶病质 / ~ thyreoidectomica; ~ thyreopriva; ~ strumipriva 甲状腺切除后恶病质,甲状腺切除后黏液性水肿 / ~, thyroid; exophthalmic goiter 甲状腺性恶病质,突眼性甲状腺肿 / ~, tropical 热带恶病质 / ~, urinary 肾性恶病质 / ~, vermious 寄生虫性恶病质 / ~, virginum; chlorosis 处女恶病质,萎黄病,萎黄病贫血
cachexy; cachexia *n*. 恶病质
cachibou; chibou *n*. 美洲橄榄树脂,加西部树脂
cachinnation［拉 cachinnare to laugh aloud］*n*. 癔病狂笑,歇斯底里性狂笑
cacidrosis［希 kakos bad 恶的, ill 有病的］*n*. 恶,有病
cacium-binding protein（简作 CaBP）钙结合蛋白
CACMLE Colorada Association for Continuing Medical Laboratory Education 科罗拉多州继续医学实验室教育协会
cacocholia［caco- + 希 chole bile］*n*. 胆汁不良
cacochroia［caco- + 希 chymos chyme］*n*. 体液不良
cacocnemia［caco- + 希 kneme keg］*n*. 腿不良,腿过细
cacocolpia［caco- + 希 kolpos vagina］*n*. 阴道坏疽

cacodemoni *[kakos + 希 daimon spirit + mania adness]*; ***cacodemonomania*** ***n.*** 魔附妄想,凭魔妄想
cacodemonmania ***n.*** 魔附妄想,凭魔妄想
cacodes [希] ***n.*** 恶臭
cacodontia ***n.*** 病牙,牙不良
cacodylate ***n.*** 二甲胂酸盐
cacodyls [caco- + 希 ozein to smell + hyle matter]; **dimethylarsine**; **kakodyl** ***n.*** 二甲胂 ‖ ~ , cyanide 二甲胂腈
cacoepy ***n.*** 发育不良
cacoethes [希 kakoethes an ill habit or itch fou doing a thing] ***n.*** 恶习,恶癖 ‖ ~ operandi; tomomania 手术癖,手术狂
cacoethic ***a.*** 恶性的,不良的
cacogalactia [caco-bad + 希 gala milk] ***n.*** 乳汁不良
cacogastric ***a.*** 消化不良的
cacogenesis ***n.*** ①构造异常 ②畸形
cacogenic ***n.*** ①构造异常 ②种族退化的 ③畸形的
cacogenics [caco- + 希 gennan to pro- duce]; **dysgenics** ***n.*** 种族退化学,劣生学
cacogeusia ***n.*** 舌坏疽
cacolet ***n.*** 吊椅,抬椅(用以担运伤病员)
cacomelia [caco- + 希 melos limb] ***n.*** 肢畸形
cacomorphosis; malformation ***n.*** 畸形
Caconema ***n.*** 劣线虫属
caconychia ***n.*** 畸甲
cacopathia ***n.*** 恶性精神病
cacopharyngia ***n.*** 咽坏疽
cacophonia [caco- + 希 phone voice] ***n.*** 声音不驯,声音异常
cacophthalmia ***n.*** 恶性眼病
cacoplastic ***n.*** 成形不良的
cacopragia [ceco + 希 pragein to do] ***n.*** 机能异常,官能异常
cacoproctia [caco- + 希 proktos anus] ***n.*** 直肠坏疽,肛门坏疽
cacorhinia ***n.*** 鼻病态,鼻病
cacorhythmic [caco- + 希 rhythmis rhythm] ***a.*** 节律不齐的
cacosmia [caco- + 希 osme snell]; kalosmia ***n.*** ①恶臭 ②幻觉
cacosomium [soma body] ***n.*** 麻风院,恶疾收容所
cacospermia ***n.*** 精子异常,精子发育不良
cacosphyxia [希 sphyxis pulse] ***n.*** 脉搏异常
cacosplanchmia ***n.*** 脏腑病,脏腑不良
cacostomia ***n.*** 口臭
cacothanasia [希 **thanatos death**] ***n.*** 恶死,惨死
cacothenic ***a.*** 种族退化的
cacothenics; cacogenics ***n.*** 种族退化学,劣生学
cacothesis [caco-bad + 希 thesis a placing] ***n.*** 位置不良
cacothrichia ***n.*** 畸毛[发]
cacothymia ***n.*** ①心情恶劣 ②胸腺机能障碍
cacotrophy; cacotrophia; malnutrition ***n.*** 营养不良
cactaceae ***n.*** 仙人掌科
cactim ***n.*** 仙人掌素
cactinomycin ***n.*** 放线菌素 C(抗生素类药,以前用作抗肿瘤病)
cactinomycin; actinomycin C ***n.*** 放线菌素 C(抗肿瘤药)
cactoblastis cactorum cytoplasmic polyhedrosis virus 仙人掌螟蛾胞质型多角体病毒
cactus [希 kaktos a thorny plant] ***n.*** 仙人掌属 ‖ ~ , grandiflorus 夜花仙人掌 / ~ potexvirus 仙人掌马铃薯 X 病毒 / ~ virus X (Amelunxen) 仙人掌 X 病毒 / ~ virus 2 (Brandes et Uschdraweit) 仙人掌二号病毒 / ~ X potexvirus 仙人掌 X 马铃薯 X 病毒 / ~ Z carlavirus 仙人掌 Z 香石竹潜伏病毒
CACUL Canadian Association of College and University Libraries 加拿大大专院校图书馆协会
Cacumen Biotae ***n.*** [侧柏叶]
cacumen (复 **cacumina**) [拉] ***n.*** 尖端,顶 ‖ ~ Biotae [拉,植药] 侧柏叶 / ~ Cupressi Torulosae [拉,植药] 西藏柏木叶 / ~ Cupressi [拉,植药] 柏树叶 / ~ Et Folium Clerodendri Mandarinori [拉,植药] 海通 / ~ Et Folium Sabinae Przewalskii [拉,植药] 圆柏叶 / ~ Et Folium Sabinae Vulgaris [拉,植药] 臭柏 / ~ Et Folium Sageretiae [拉,植药] 雀梅藤 / ~ Myricariae Germanicae [拉,植药] 水柏枝 / ~ Tamaricis [拉,植药] 西河柳,亦称山川柳
Cacumin Tamarices 西河柳
cacuminal ***a.*** 尖端的
CAD Chorioadenoma dedestruens [拉] 绒毛膜腺瘤,恶性葡萄胎 / complex antigenic determinant 复合抗原决定簇 / computer-assisted diagnosis 计算机辅助诊断 /congenital alvevola dyplasia 先天性肺泡发育异常 /coronary artery disease 冠状动脉病 /ovstructive coronary artery disease 阻塞性冠状动脉疾病
cad cadmium 镉(化学元素)
cadav cadaver 尸体
cadaver [拉] ***n.*** 尸体 ‖ ~ aspongopi 九香虫
cadaver donor (简作 CD) 供尸体者
cadaveric ***n.*** 尸体的
cadaverine [拉 cadaver corpse] ***n.*** 尸胺
cadaverization ***n.*** 尸变,变成尸体
cadaverous ***n.*** 似尸体的,尸体样的(指皮色苍白)
CADC Canadian Army Dental Corps 加拿大陆军牙医队 /Colour analysis display computer 彩色分析显示计算机 /Committee on Ambulance Design Criteria 救护车设计标准委员会 /Committee on Alcoholisn and Drug Dependence (AMA) 酒癖与药瘾委员会(美国医学会)
caddia obtusifolia L. [拉,植药] 决明
caddis; caddis fly 毛翅蝇
Cadence (ASMT journal) ***n.*** 步调 (美国医学技术协会杂志)
caderas; mal de caderas [南美] 马锥虫病
cadet's fuming liquid [Louis Claude Cadet de Gassicourt 法化学家 1731—1799] 卡代氏发烟液体
Cadexomeriodine ***n.*** 卡地姆碘(外科用药)
cadherin ***n.*** 钙粘蛋白(钙依赖性细胞粘连分子一族中的任何一种)
cadinene ***n.*** 杜松萜烯
cadix Kaki [拉,植药] 柿蒂
cadle ***n.*** 烛光(光度单位)
cadmiferous ***a.*** 含镉的
cadmiosis ***n.*** 镉尘肺
cadmium binding protein (简作 CdBP) 镉结合蛋白
cadmium [希 kadmia earth] ***n.*** (缩 Cd)镉(48 号元素) ‖ ~ , bromide 溴化镉 / ~ , iodide 碘化镉 / ~ , oleate 油酸镉 / ~ , salicylate 水杨酸镉 / ~ , sulfate 硫酸镉 / ~ , sylfide 硫化镉
cadmium reaction (简作 CdR) 镉反应
cadmium shell (简作 CDS) 镉壳
cadmium sulphide (简作 Cds) 硫化镉
cadmium-propylxanthate ***n.*** 丙黄原酸镉
cadra cautella granulosis virus 粉斑螟(杏蛾)颗粒体病毒 / ~ cautella nuclear polyhedrosis virus 粉斑螟(杏蛾)核型多角体病毒 / ~ bunyavirus 克米托本扬病毒 / ~ phlebovirus 克米托静脉病毒 / ~ virus 克米托病毒 / ~ factor-A 钙血症因子 A, 甲状旁腺激素前体
cadre ***n.*** 干部;骨干,核心人员;机构,纲要,骨骼
CADs complex antigenic determinants 复合抗原决定簇
CADTe cathodal duration tetanus 阴极期肌强直
cadtor bean [植药] 蓖麻子
caduca ***n.*** 使者杖,神使杖(希神话中神使赫尔墨斯的杖,杖身有二蛇盘绕,杖头有二翼,作为医学的一种标志)
caduceus ***a.*** 脱落的
caducity ***n.*** 老衰
CAE carbon alcohol extract 碳乙醇提取物 /computer aided expedment 计算机辅助实验 /computer-assisted education 计算机辅助教育
cae- 前缀,意义为"坏"、"恶"、"患病"或"异常"(亦作 kak- 来自希腊语 kakos)
caecitas; blindmess ***n.*** 视觉缺失,盲
caecocolop; icopexia; cecoco; op; icopexy ***n.*** 盲肠升结肠折定术
caecoileostomia; cecoileostomy; ileocecostomy ***n.*** 回肠盲肠造口术
caecopexia; tuphlopexia; cecopexy ***n.*** 盲肠固定术
caecosigmoidosto, mia; cecosignoidostomy ***n.*** 盲肠乙状结肠吻合术
caecostomia; cecostomy; typhlostomy ***n.*** 盲肠造口术
Caecula longipinnis (Kner et Steindachner) 长鳍盲蛇鳗(隶属于蛇鳗科 Ophichthyidae)
caecum; cecum ***n.*** ①盲肠 ②盲端
caecus [拉] ***n.*** 盲囊 ‖ ~ minor ventriculi; pars cardiaca 贲门部
CaEDTA calcium disodium ethylene diamine tetraacetate 依地酸钙二钠,乙二胺四乙酸钙二钠
caelotherapy [拉 caaelum herven + thera-py] ***n.*** 宗教疗法,祈祷疗法
caementum zinci compositum et eugenolis; zinc compoumds and eugenol cement ***n.*** 复方锌丁香酚水泥剂
caen(o)- 见 cen(o)-(第一解)
caerul; caeruleus [拉] ***a.*** 天蓝色的 ***n.*** 蔚蓝色
caerulin ***n.*** 雨蛙肽,蛙皮素
caerulomycin ***n.*** 青蓝霉素
caesaiean; cesarean ***a.*** 剖腹产术的 ‖ ~ hysterectomy 剖腹产子宫切除术 / ~ section 剖腹产
Caesalpinia crista L. [拉,植药] 大托叶云实 ‖ ~ minax Hance [拉,植药] 南蛇 / ~ sappan L. [拉,植药] 苏木 / ~ sepiaria Roxb. [拉;植药] 云实
Caesalpinia sepiaria Roxb. Var. pubescens Tang et Wang 毛叶云实 [植药]; 根皮—[云实皮]
Caesalpinia sepiaria Roxb. 云实[植药]; 根皮—[云实皮]; 种子

Caesalpiniaceae *n*. 云实科
Caesalpinta sappanK 苏木[植药]; 心木—苏木
Caesalpomia L. 云实属 ‖ ~, bonducella 鹰叶刺 / ~, coriaria 卷果云实 / ~ crista; bonduc 大托叶云实,印度云实 / ~, echinata 猬毛云实 / ~, magnifoliata 大叶云实 / ~, millettii 小叶云实 / ~, mimosoides 草云实 / ~, nuga 华南云实 / ~, pulcherrima 金风花 / ~, szechuenensis 川云实 / ~, vernalis 春云实
caesarean delivery (简作 CD) 剖腹产分娩
caesarean derived barrier system (简作 CDBS) 剖腹取胎介导屏障系统(我国称为"超净生物层流室,培育无菌实验动物用")
caesium; cesium *n*. 铯(55 号元素)
CAF cardiac assessment factor 脏病评定因素 /cellulose-Acetafolic 醋酸纤维素薄膜 /chloramphenicol 氯霉素 /conglutinogen activating factor 胶固素原活化因子
caf caffeine 咖啡碱,咖啡因
cafard 精神沮丧
Cafedrine 咖啡君(中枢兴奋药)
caffea [拉]; **coffee** *n*. 咖啡,咖啡豆
caffeiate *n*. 咖啡酸盐(根据 1998 年 CADN 的规定,在盐或酯与加合物之命名中,使用此项名称)
caffeic *a*. 咖啡的 ‖ ~ acid 咖啡酸,二羟(基)肉桂酸
caffeidine *n*. 咖啡啶(用氢氧化钡处理咖啡因产生的一种生物碱结晶)
caffeine [拉 caffeina]; **trimethylxanthine** *n*. 咖啡因,咖啡碱,三甲黄嘌呤 ‖ ~, borocitrate 硼枸橼酸咖啡因 / ~, bromide 溴咖啡因 / ~, carbolate; ~, phenate 咖啡因苯酚盐 / ~, chloral 咖啡因氯醛 / ~, citrate 枸橼酸咖啡因 / ~, hydrobromide 氢溴酸咖啡因 / ~, nitrate 硝酸咖啡因 / ~, salicylate 邻苯二甲酸咖啡因,酞酸咖啡因 / ~ sodiobenzoate; ~ sodium benzoate 苯甲酸钠咖啡因 / ~, sodiocinnamate 桂皮酸钠咖啡因 / ~, sodiosalicylate 水杨酸咖啡因 / ~ sodium benzoate 苯甲酸钠咖啡因 / ~ tannate 鞣酸咖啡因 / ~ triiodide 三碘咖啡因 / ~ valerianate 戊酸咖啡因,缬草酸咖啡因
caffeinism *n*. 咖啡因中毒
caffetannic acid 咖啡鞣酸
Caffey's diseasa [John 美儿科学家 1895 生]; **infantilecortical hyperostosis** 卡菲氏病,婴儿骨外层肥厚病
caffuric acid 咖啡尿酸(咖啡因氧化后的产物)
CAG cardioangiography 心血管造影 /carotic angiography 颈血管造影/cerebral angiography 脑血管造影 /chronic atrophic gastritis 慢性萎缩性胃炎 /coronary angiography 冠状动脉血管造影 /Current Advances in Genetics 遗传学最近进展(杂志名)
CAg circumoval antigen 循环抗原
cage *n*. 护夹,支架 ‖ ~, bedk bed cradle 床上护夹,床上支架 / ~, Fuchs's wire 富克斯氏眼罩 / ~, resuscitation 复苏支架
CAH carbonic anhydrase 碳酸酐酶 /chronic active hepatitis 慢性活动性肝炎 /congenital adrenal hyperplasia 先天性肾上腺增生 / cyanacetic acid hydracid 氰基醋酸氢酸 /cyanacetic acid hydrazine 氰乙酰肼
CAHD coronary atherosclerotic heandisease 冠状动脉粥样硬化性心脏病
cahinca; cainca *n*. 卡英卡根,巴西雪莓根
cahincin; caincin; cahincic acid *n*. 卡英辛,卡因卡酸
CAI Canadian Astronautical Institute 加拿大宇宙航行研究所 /carbonic anhydrase inhibitor 碳酸酐酶抑制剂 /chronic alcohol intoxication 慢性酒精中毒 /Civil Aeromedical institute 民用航空医学研究所 /computer-assisted (computer-aided) instruction 计算机辅助教学;计算机辅助教学系统 /confused artificial insemination 人工授精混淆
Cai Capsula interna 内囊(丘脑)
CAID Convention of American Instructors of the Deaf 美国聋人教师会议
Caiico salmon [动药] 大麻哈鱼 ‖ ~ liver [动药] 大麻哈鱼肝 / ~ Roe [动药] 大麻哈鱼子
CAIM Cumulated Apfidged Index Medicus 医学文献索引摘要汇编
cain(o)- 见 cen(o)-(第一解)
cainca; cahinca *n*. 卡英卡根,巴西雪莓根
caincin; cahincin *n*. 卡英辛,卡因卡酸
cainogenesis; cenogenesis *n*. 新性发生
cainophobia [希 kainos new + phobos] *n*. 新事物恐怖
cainotophobia [希 kainotes novelty + phobia]; **cenotophobia** *n*. 新事物恐怖
CAIR 5-amino-4-imidazole carboxylate-5'-ribonucleotide 5 - 氨基 - 4 - 咪唑羧酸 - 5' - 核糖核甙酸
Cairina moschata Linnaeus [拉:动药] 疣鼻栖鸭
cairophobia *n*. 临时恐怖
caisson *n*. 沉箱
Cajal's cells [Ramony 西组织学家 1852—1934] *n*. 卡哈耳氏细胞(星形胶质细胞) ‖ ~ stain 卡哈尔氏染剂
Cajan [植药] *n*. 木豆
Cajanus cajan (L.) Millsp. [拉;植药] *n*. 木豆
cajeprtene; cajuputene *n*. 玉树油烯
cajeprtol; eucalyptol *n*. 胺油淳
cajeptu; cajuput *n*. 玉树,白千层
cajuputene, cajeputene, limonene *n*. 玉树油烯,柠檬烯
cajuputi *n*. 玉树叶,白千层叶
cajuputol; eucalyptol *n*. 桉油醇
cakcanodynia [calcaneus + 希 odyne pain]; **calcameodynia** *n*. 跟[部]痛
cake *n*. ①饼 ②饼状物 ‖ ~, filter; press ~ 滤饼 / ~, uterine, placenta 胎盘 / ~ kidney 饼状肾
caked *a*. 压扁的,压成饼状的 ‖ ~ breast 产褥期乳腺炎的俗称
cakexia 同 cachexia
CAKG computer assited kymography 计算机辅助计波摄影(术)
Cal calcareous 含钙的,石灰质的, 钙质的 /calcium 钙 /calibration 校准;刻度 /calomel 甘汞,氯化亚汞 /large calorie 大卡,千克卡
CAL calcium test (dentistry) 钙试验(牙科) /calculated average life 平均计算寿命 /calibrate 校准;刻度 /α-chloroacrolein α - 氯丙烯醛 /computer-assisted learning 计算机辅助学习
cal calibration 校准 /caliber; caliber 口径;量规 /small calorie 小卡,克卡 /calorific 热卡的 /average calorie 平均卡(1 克水从 0℃加热至 100℃所需热量的百分之一)
Cal Tech California Institute of Technology 加利福尼亚州技术研究所
cal val calorific value 发热值,发热量,热卡值
Cal. large calorie; kilocalori 大卡,千卡
cal. small calorie [小]卡
Cal/G calorie per gram 卡/克
cal[15] 15℃ calorie 15 摄氏度卡(指 1 克水在 1 个标准大气压下自 14.5℃升高至 15.5℃所需之热量。余皆类推)
cal[4] 4℃ calorie 在摄氏度卡(参见下条)
calaar bean; physostigma 卡拉巴豆,毒扁豆
calabarine *n*. 卡拉巴豆碱,毒扁豆碱 ‖ ~ sulfate 硫酸卡拉巴豆碱,硫酸毒扁豆碱
calabashine; calebassine *n*. 葫芦箭毒碱
calabazilla *n*. 南瓜
Caladiumbicolor(Ait) Vent. [拉,植药] 五彩芋
calage [法] *n*. 垫身防晕船法
Calamaria septentrionalis (Boulenger) 钝尾两头蛇(隶属于游蛇科 Colubridae)
Calamariales *n*. 芦木目(植物分类学)
calamina [拉,化学] *n*. 炉甘石 ‖ ~ praeparata 精制炉甘石,人造炉甘石
Calaminaluganshji *n*. [炉甘石](菱锌矿石主要含碳酸锌)
calamine *n*. 炉甘石,异极石 ‖ ~, siliceous 含硅炉甘石
Calamintha gracilis Benth. 见 **Clinopodiun gracile (Benth,) Matsum.**
calamitous *a*. 造成灾难的;不幸的
calamity *n*. 灾难;灾害
calamus [拉] *n*. ①羽根,翮 ②管茎(植物) ③菖蒲(根茎) ‖ ~, scriptorius 写翮 / ~ tetradactyloides Burret [拉,植药] 多刺鸡藤
Calamus L. 白藤属 ‖ ~, draco Wild. 麒麟竭[树]
Calamus tetradactyloides Burret [拉,植药] *n*. 多刺鸡藤
Calan *n*. 盐酸维拉帕米(verapamil hydrochloride)制剂的商品名
Calanidae *n*. 哲水蚤科(隶属于哲水蚤目 Calanoida)
Calanoida *n*. 哲水蚤目(隶属于桡足亚纲 Copepoda)
Calanus sinicus (Brodsky) 中华哲水蚤(隶属于哲水蚤科 Calanidae)
calathiform *n*. 碗形,杯形
Calathodes oxycarpa Sprague [拉,植药] 鸡爪草
Calb albumin clearance 白蛋白清除率
calbindin *n*. 钙结合蛋白
CALBR calibration 校准;刻度
calc *n*. 钙(质),微积分
calc - 前缀,意义为"石"或"足跟"(来自拉丁语 calcis)
calc(o)- 见 calci -
calcaean; calcaneal *a*. 跟骨的
calcaemia; calcemia *n*. 钙血症
calcamea *n*. 掣爪片
calcaneal *a*. 跟骨的
calcaneitis [拉 calcaneum heel 足跟] *n*. 跟骨
calcaneo-apophysitis *n*. 跟骨突炎

calcaneo-astragalar *a*. 跟距的
calcaneo-astragaloid *a*. 跟距的
calcaneocavus *n*. 仰趾弓形足
calcaneocuboid *n*. 跟骰的
calcaneodynia; calcanodynia *n*. 跟[部]痛
calcaneofibular *a*. 跟腓的
calcaneonavicular *a*. 跟舟的
calcaneoplantar *a*. 跟跖的
calcaneoscapgoid; calcaneonavicular *a*. 跟舟的
calcaneotalar *a*. 跟胫的
calcaneotibial *a*. 跟胫的
calcaneovalgocavus *n*. 仰趾外翻足
calcaneum [拉](复 calcanea); **calcaneus** *n*. 跟骨
calcaneus [拉]*n*. 跟骨
calcar (复 calcaria)[拉]*n*. ①距 ②禽距 ‖ ~, avis 禽距/ ~, femorale 股骨[颈]距/ ~, pedis 跟
calcarate *a*. 有距的
calcarea *n*. 钙质纲
calcarea [拉]*n*. 石灰,氧化钙 ‖ ~ carbonica 牡蛎壳质碳酸钙,碳酸钙 / ~ chlorata 含氯石灰,漂白粉 / ~ fluorica 萤石 / ~ hydrica; liquor calcis; lime water 石灰水,氢氧化钙溶液 / ~ phosphrica; precipitated calcium phosphate 磷化石灰 / ~ sulfurata 硫化石灰,硫化钙 / ~ usta; quichline; caustic lime; calcium oxide; unslaked lime 生石灰,氧化钙
Calcarea *n*. 钙质海绵纲 (隶属于多孔动物门 Porifera)
calcareous *a*. 石灰质的,钙质的 ‖ ~ body 石灰小体 / ~ corpuscle 钙颗粒
calcareous *n*. 石灰质的
calcaria (单 calcar)*n*. ①距 ②禽距
calcariferous *a*. 有距的
calcarifoum *a*. 距状的
calcarine *a*. ①距状的 ②距的
calcarious *a*. 石灰质的,钙质的;含钙的
calcariuria [拉 cakcarius containing lime + 希 ouron urine + -ia] *n*. 石灰盐尿,钙盐尿
calcaroid *a*. 钙样的
calcd calculated 计算的
calcemia *n*. 钙血症
-calcemia [构词成分] 意义为"钙血症"
calcex *n*. 钙克斯(氯化钙与乌洛脱品的复盐)
Calci- [拉] [构词成分] (亦作 calcico-) 钙;石,石灰
calci-; calc(o)- [构词成分] 钙;钙盐
calcibilia *n*. 钙胆汁
calcibind *n*. 磷酸纤维素纳(sodium cellulose phosphate)制剂的商品名
calcic *a*. 石灰的,钙的
Calcicol *n*. 愈创木酚磺酸钙(商品名)
calcicosilicosis *n*. 钙硅沉着病
calcicosis [拉 calx lime]*n*. 灰石沉着病,灰石肺
Calcidin *n*. 卡耳西丁(复方碘制剂,含石灰和淀粉)
calcidiol *n*. 25-羟胆钙化(甾)醇,25-羟维生素 D_3,
Calcif Tissue Res Calcified Tissue Research 钙化组织研究(杂志名)
calcifames; calcium hunger *n*. 钙饥饿,缺钙症
Calcifediol *n*. 维生素 D,骨化醇,麦角骨化醇(ergocalciferol)制剂的商品名
calciferol *n*. 维生素 D_2,骨化醇
calciferous *a*. 含钙的
calcific *a*. 钙化的,石灰化的
calcification [calcium + 拉 facere to make]*n*. 钙化,沉钙[作用] ‖ ~, annular 环形钙化/ ~ cartilaginea 软骨钙化 / ~, globular 球形钙化 / ~, linear 线形钙化 / ~, metastatic 转移性钙化 / ~, Monckeberg's 门克伯格氏硬化症 / ~, pathologic 病理性钙化 / ~ pulmonum 肺钙化
calcified *a*. 钙化的,石灰化的 ‖ ~ fetus 胎儿石化,石胎(同 1ithopedion)
calcifying *a*. (使)钙化 ‖ ~ cholecystitis 钙化性胆囊
calcifying epithelial odontogenic tumor (简作 CEOT) 牙源性钙化上皮瘤
calcigerous [calcium + 拉 gerere to bear]*a*. 含钙的
calcigtade [拉 calx heel + gradi to walk]*a*. 跟部步式的,跟部行走的
Calcijex *n*. 骨化三醇(calcitriol)制剂的商品名
calcilkinetic *a*. 激钙的
Calcimar *n*. 降钙素,鲑鱼降钙素(salmon calcitonin)制剂的商品名
calcimeter *n*. 钙定量器 ‖ ~, Blair Bell's 布莱尔·贝尔氏钙定量器
calcinations [拉 calcinare to char]*n*. 煅烧,灰化
calcinatory *n*. 煅烧器
calcine *n*. 煅烧
calcinosis; calcinosis universalis *n*. 钙质沉着,普遍性钙质沉着 ‖ ~ cutis circumscripta 局限性皮内钙质沉着 / ~, diffuse 弥漫性钙质沉着 / ~ interstitialis 间质性钙质沉着 / ~ intervertebralis 椎间盘钙质沉着 / ~ universalis 普遍性钙质沉着,全身性钙质沉着
Calciodol *n*. 卡耳西奥多(一种含有碘化钙,氢氧化钙、碘的祛痰制剂)
calciokinesis *n*. 钙移动,钙动用
calciokinetic *a*. 激钙的
calciorrhachia [calcium + 希 rhachissine + -ia]*n*. 含钙脊液
Calciosinter *n*. [石灰华](含碳酸钙的粉状块)
calcio-sodium edetate *n*. 依地酸钙钠,二乙胺四乙酸钙钠,解铅乐(解重金属中毒药)
calciotropism *a*. 向钙的
calcipectic *n*. 固定钙的
calcipenia [calcium + 希 penia poverty] *n*. 钙质减少(体内)
calcipenic *a*. 钙质减少的
calcipexic *a*. 固定钙的
calcipexy [calcium + 希 pexis fixation]*n*. 钙固定
calciphlia [calcium + 希 philein to love]*n*. 嗜钙性
calciphylaxis *n*. 钙化防御 ‖ systemic ~ 全身性钙化防御 / topical ~ 局部性钙化防御
calciphylaxis *n*. 钙化防御,钙化防卫
calciprivic [calcium + 拉 prins without] *a*. 缺钙的
calciprivus [拉]*a*. 缺钙的
calcipyelitis; calculous pyelitis *n*. 结石性肾盂炎
calcirivia *n*. 钙缺失
calcite *n*. 方解石
calcitiriol *n*. 骨化三醇,1,25-二羟胆钙化(甾)醇,1,25-二羟维生素 D_3
-calcitol [构词成分] 骨化醇(1998 年 CADN 规定使用此项名称,主要系指使用此项名称,主要系指维生素 D 类的药名,如来沙骨化醇 [Lexacalcit01]、马沙骨化醇 [Haxacalcit01]等)
Calcitonin *n*. 降钙素(钙代谢调节药,用以治疗重度高钙血症和佩吉特[Paget]骨病,亦称甲状腺降钙素) ‖ ~ gene-relatod peptide(CGRP) 降钙素基因相关肽
calcitonin; thyrocalcitonin *n*. 降钙素,甲状腺降钙素(一种甲状腺激素)
calcitum [拉;化学]*n*. 方解石
calcium (所有格 calcii)[拉 calx lime](缩 Ca) *n*. 钙(20 号元素) ‖ ~ acetate 醋酸钙,乙酸钙 / ~ acetylsalicylate 乙酰水杨酸钙,阿司匹林钙 / ~ alginate 藻酸钙 / ~ aminosalicylate 氨基水杨酸钙 / ~ ammoniam nirate (简作 CAN) 硝酸钙铵 / ~ antagonists 钙拮抗剂指抑制钙流入细胞钙通道抑制剂 / ~ arsenate 砷酸钙 / ~ arsenite 亚砷酸钙 / ~ aurothiomalate 硫代苹果酸金钙 / ~ benzamidosalicylate 苯沙醇钙(抗结核药)/ ~ benzoate 苯甲酸钙 / ~ betanapgthol sulfonate β-萘酚磺酸钙 / ~ bilirubinate stone (简作 CBS) 胆红素钙结石 / ~ bisulfite 酸式亚硫酸钙,亚硫酸氢钙 / ~ bisulfite, liquid 亚硫酸氢钙液 / ~, blood 血钙/ ~ borate 硼酸钙 / ~ bromide 溴化钙 / ~ bromoiodide 溴碘化钙 / ~ cacodylate 臭砷酸钙 / ~ carbide 碳化钙 / ~ carbimide 氰胺钙(抗酒精中毒) / ~ carbonate 碳酸钙 / ~ catbonaate, precipitated 沉淀碳酸钙 / ~ caseinate 酪蛋白钙 / ~ channel 钙通道 / ~ Channel blockers (简作 CCB) 钙通道阻滞剂 / ~ chloride 氯化钙 / ~ citrate 枸橼酸钙,柠檬酸钙 / ~ clofibrate 氯贝酸钙(降脂药) / ~ carbomate stone (简作 CCS) 碳酸钙结石 / ~ creosotate 木溜油酸钙 / ~ cresylate 甲酚钙 / ~ cresylsulfonate 甲苯磺酸钙 / ~ cyanamide 氰氨化钙(杀灭血吸虫卵药)/ ~ cyanamide citrated (简作 CCC) 枸橼酸氰氨化钙 / ~ cyclamate 环乙基氨基磺酸钙(糖的代用品)/ ~ dependent regulator (简作 CDR) 钙依赖性调节器 / ~ dibrombehenate 二溴榆树酸钙 / ~ disodium ethylene diamine tetraacetate (简作 CaEDTA) 依地酸钙二钠,乙二胺四乙酸钙二钠/ ~ disodium versenate 二乙胺四乙酸二钠钙,EDTA / ~ dithiocarbonaate 二硫代碳酸钙/ ~ dobesilate 羟苯硫酸钙(保护毛细血管药) / ~ ethylisopropylbarbiturate 乙基异丙基巴比土酸钙 / ~ fluoride 氟化钙 / ~ gluconate 葡萄糖酸钙 / ~ fatty acid stone (简作 CFAS) 脂酸钙结石(较少见胆石之一种) / ~ folinate 叶醛酸钙(解毒药) / ~ glubionate 葡乳醛酸钙(矿物质) / ~ glucoheptonate 葡庚糖酸钙(矿物质) / ~ glycerophosphate 甘油磷酸钙 / ~ hippurate 马尿酸钙 / ~ hydroxide 氢氧化钙 / ~ hypochlorite 次氯酸钙 / ~ hypophosphite 次磷酸钙 / ~ iodate 碘酸钙 / ~ iodide 碘化钙 / ~ iodobehen-

ate; calioben 碘榆树酸钙,卡利奥本 / ~ iodoricinaleate 碘蓖麻油酸钙 / ~ iodostearate 碘硬脂酸钙 / ~ lactate 乳酸钙 / ~ lactophosphate 乳磷酸钙 / ~ levulinate 块茎糖酸钙 / ~ mandelate 杏仁酸钙,苯乙醇酸钙 / ~ methionate 甲二磺酸钙 / ~ monohydrogen phosphate 磷酸氢钙 / ~ monoiodobehenate 一碘榆树酸钙 / ~ nesoxalate 丙酮二酸钙(降糖药) / ~ nitrate 硝酸钙 / ~ orthoguaiacol sulphonate; guaiacyl ~ 愈创木酚磺酸钙 / ~ ortho-iodoxybenzoate 碘氧苯甲酸钙 / ~ oxalate 草酸钙 / ~ oxide 氧化钙 / ~ pantothenate 泛酸钙 / ~ pantothenate, racemic 消旋泛酸钙 / ~ paracaseinte 衍酪蛋白钙 / ~ penicillin 青霉素钙 / ~ peerborate 过硼酸钙 / ~ [ermanganate 高锰酸钙,过锰酸钙 / ~ peroxide 过氧化钙 / ~ phenolsulfonate; ~ sulfocarbolate 酚磺酸钙 / ~ phosphate 磷酸钙 / ~ phosphate, dibasic 磷酸氢钙 / ~ phosphate, tribasic 三碱基磷酸钙 / ~ propiobate 丙酸钙 / ~ ptrophospgate 焦磷酸钙 / ~ pyroohosphate deposition disease (简作 CPDD) 焦磷酸钙沉积病 / ~ radioactive 放射性钙 / ~ saccharate; antacidin 含糖石灰 / ~ saccharate 糖二酸钙(矿物质) / ~ salicylate 水杨酸钙 / ~ santonate 山道酸钙 / ~ serum 血清钙 / ~ sodium ferriclate 铁葡酸钙钠(抗贫血药) / ~ steatate 硬脂酸钙 / ~ sulfate 硫酸钙 / ~ sulfhydtare 硫氢化钙 / ~ sulfide 硫化钙 / ~ sulfite 亚硫酸钙 / ~ sulfocarbalate 酚磺酸钙 / ~ sulfuricum ustum 干燥硫酸钙,熟石膏,煅制硫酸钙 / ~ sulphide; ~ sulfide 硫化钙 / ~ test (dentistry) (简作 CAL) 钙试验(牙科) / ~ thioglycolate 巯基乙酸钙 / ~ tolerance test (简作 CaTT) 钙耐量试验 / ~ tungstate 硫代硫酸钙 / ~ wxysulfide 氧硫化钙 / ~ X 钙 X(水溶性不解离钙化合物,由于甲状旁腺的作用所形成)

calciumedetate sodium 依地酸钙钠(用于诊断和治疗铅中毒)

calciuria; calcuria *n*. 钙尿

calcoglobulin *n*. 钙球蛋白

calcogolbule *n*. 钙小球

calcoid *n*. 牙髓息肉

calcophorius *a*. 含钙的

calcospherite *n*. 钙球

calcowarin *n*. (卵巢及肾上腺皮质)降血钙素

calcreose; calcium creosotate *n*. 木溜油酸钙(商品名)

calcspar *n*. 方解石,寒水石(碳酸钙)

cal-c-tose *n*. 卡耳克妥斯(成药,用巧克力调味的一种维生素营养品)

calculary *a*. 结石的

calculate *v*. 计算;预测;计划,打算;认为 ‖ ~ on (或 upon) 指望着,期待着

calculated average life (简作 CAL) 平均计算寿命

calculated date of confiniment (简作 CDC) 预产期

calculation *n*. 计算;打算;预测

calculative *a*. 计算的;打算的;预测的

calculator *n*. 计算者;计算表;计算机

calculi (单 calculus) *n*. 结石,石 ‖ ~ caprinus [拉;动药] 羊胲子

calculifragous [calculus + 拉 frangere to break]; **litho- tritic** *a*. 碎石的

calculogenesis *n*. 结石形成,生石

calculosis *n*. 结石病

calculous *a*. 结石的

calculus (复 calculi) [拉 **pebble**] *n*. 结石,石 ‖ ~, alternating 分层石(组成结石的化学物质各层不同) / ~, alvine 粪石 / ~, arthritic; articular ~; chalk stone 关节结石,痛风石 / ~, aural; orolite 耳石,耳沙 / ~, biliary; gallstone; cholelith 胆石 / ~ blood 血石,静脉石(凝血结石) / ~, bovis 牛黄 / ~ Bovis Artifactus (CalculusBovisFactitius) [拉;动药] 人工牛黄 / ~ Bovis Factitius [人工牛黄] / ~, bronchial 支气管结石 / ~, calcium oxalate 草酸钙结石 / ~, calcium phosphate 磷酸钙结石 / ~ canis [拉:动药] 狗宝 / ~ caprinus [拉:动药] 羊黄 / ~, cardiac; cardiolith 心石 / ~, chalky 石灰石 / ~, cholesterol 胆甾醇结石,胆固醇结石 / ~, combination 混合结石 / ~, coral 珊瑚状结石(肾盂) / ~, cutaneous, milium 粟粒疹 / ~, cystic 膀胱结石 / ~, cystine 胱氨酸结石 / ~, decubitus 久卧结石 / ~, dendritic; coral ~ 分支形结石,珊瑚状结石 / ~, dental 牙垢,牙积石 / ~, encysted 箝闭结石(尿石阻留于膀胱壁皱窝内箝闭而成) / ~ equi [拉;动药] 马宝 / ~, fattu 含脂石 / ~ felleus 胆石 / ~, fibrin 纤维蛋白结石 / ~, fusible 可熔性尿石 / ~, gastric; gastrolith 胃石 / ~, gonecystic 精囊石 / ~, hematofenic 血原性结石 / ~, gemic 血性结石 / ~, hemp seed 大麻子样结石(草酸钙石) / ~, hepatic; hepatolithus 肝石,肝胆管结石 / ~ inde (简作 CI) 结石指数 / ~, indigo 尿靛石 / ~, intestinal; enterolith 肠石 / ~, joint; articulaar ~ 关节结石,痛风石 / ~, lacteakl mammary ~ 乳石(乳腺管石) / ~, laminated 分层结石 / ~ lbicis [拉;动药] 北山羊石 / ~, lung; lung stones 肺石 / ~ macacae Mulatae [拉,植药] 猴枣 / ~, mammatu 乳石(乳腺管石) / ~, metabolic; cholesteol ~ 代谢性结石,胆甾醇结石,胆固醇结石 / ~, mulberry 桑椹状结石 / ~, nasal; rhinolith 鼻石 / ~, nephritic; renal ~ 肾石 / ~ of kidney 肾结石 / ~, organic 有机石 / ~, ovarian 卵巢石 / ~, oxalate; mulberry ~ 草酸盐结石,桑椹状结石 / ~, pancreatic; pancreolith 胰石 / ~, phosphate; phosphatic 磷酸盐结石 / ~, pineal 脑沙,松果体钙化 / ~, pocketed; encysted ~ 被囊性结石,箝闭结石 / ~, preputial; [ostho; oth; smegmolithus 包皮垢石 / ~, prostatic; prostatolith 前列腺石 / ~, pulmomary 肺石 / ~, pulp 牙髓石 / ~, renal; nephrolith 肾石 / ~, salirary ①涎石 ②牙石,涎性牙垢 / ~, scrotal 阴囊石 / ~, serumal 血清性牙垢,血清石 / ~, shellac 虫胶核结石(胃) / ~, spermatic 精囊石 / ~, stag-horn 鹿角样结石(肾盂) / ~, stomachic; gastrolith 胃石 / ~, struvite 鸟粪石(磷酸铵镁结石) / ~, subgingival 龈下积石 / ~, submorphous 亚晶形结石(具有晶形和胶质物质结石) / ~ Suillus [拉;动药] 肾精子 / ~, supragingival 龈上积石 / ~ surface index (简作 CSI) 牙面牙石指数 / ~ surface severity index (简作 CSSI) 牙面牙石硬度指数 / ~, tonsillar 扁桃体石 / ~, urate 尿酸结石 / ~, ureteral 输尿管石 / ~, urethral 尿道石 / ~, uric acid 尿酸石 / ~ urinary; urolith; urinary concretion 尿石 / ~ urostealith 尿脂石 / ~, uterine; hysterolith; uterolith 子宫石 / ~, vascular; angiolith 血管石 / ~, vesical; cystolith 膀胱石 / ~, vesicoprostatic 膀胱前列腺石 / ~, xanthic 黄嘌呤石

calcuria; calciuria *n*. 钙尿

CALD childhood adrenoleukedystrophy 儿童肾上腺脑白质营养不良症 / chronic active liver disease 慢性活动性肝脏疾病

Caldani's ligament [Leopolde Marco Antonio 意解剖学家 1725—1813] 卡耳达尼氏韧带(喙锁韧带)

caldarinmycin *n*. 温霉素

caldarium *n*. 热浴

caldcify *v*. (使)钙化,(使)骨化

Calduam sediment (简作 CaS) 钙质沉着

Caldwell's view 考德威尔位观(头颅投照位置)

Caldwell-Luc operation [Gerge W. Caldwell 美医师 1834—1918; Henry Lus 法喉科学家 1855—1925] 考—吕手术①[经上牙窝]②[经天牙窝]

Caldwell-Moloy classification [William E. Caldwell 美产科医师 1880—1943; H. C. Moloy 美产科医师 1903—1953] 考—莫二氏分类(对女子骨盆的分类)

calef calefac [拉] 使温暖

calef calefactus [拉] 加温的,加过热的

Calef. caiefactus, calefac 温,加温

calefac [拉] *v*. 使温暖

calefacient [拉 **calidus warm + facere to make**] *n*. 发暖剂

calefaction *n*. 发暖(作用);热污染

calefactor *n*. 温暖器

calefactory *a*. 温暖的;生热的

calefactus [拉] *a*. 加温的,加过热的

calendar method 日历法(见 rhythm method 根据女性月经周期判断安全期和受孕期时间的方法)

calendar method of birth control 日历法避孕

calendic acid 十八磷三烯酸

calendula; marigode *n*. 金盏花

Calendula L. 金盏花属 ‖ ~ officinalis L. 金盏花

calendulin *n*. 金盏花素

calentura [西 fever]; **calenture** *n*. ①中暑 ②热病

calenture [西 calentura] *n*. ①中暑 ②热病

calescened *n*. 变热,增温

calevate *n*. 拉累伐特,(成药,果糖酸钙的灭菌水溶液)

calf; sura *n*. 腓肠 ‖ ~, bull-dog 哈巴狗样小腿(见于先天性软骨形成不全) / ~ diarrheal coronavirus 小牛腹泻日冕形病毒 / ~ diarrhea reovirus 小牛腹泻病毒 / ~, gnome's 球形腿 / ~ neonatal diarrhea coronavirus 新生小牛腹泻日晚形病毒 / ~ rotavirus 小牛轮状病毒

calf-bone; fibula *n*. 腓骨

calglucon; calcium gluconate *n*. 葡萄糖酸钙(商品名)

CALIB calibration 校准;刻度

caliber; caliber *n*. 口径;量规

calibrate *v*. 校准; 测口径; 标定;刻度

calibration *n*. 校准;刻度 ‖ ~ error (简作 CE) 校准误差

calibrator [法 calibre the bore lf a gun] *n*. 管径测量器 ‖ ~, urethral ①尿道测量器 ②尿道扩张器

caliceal *a*. 盏的,杯状体的;[花]萼的

calicectasis *n*. 肾盏扩张

calicectomy *n*. 肾盏切除术
calices（单 calix）*n*. ①盏 ②[花]萼
calicine *a*. 盏的,盏状的,杯状的;萼的,萼状的
caliciviridae *n*. 杯状病毒科
calicivirus *n*. ①杯状病毒属 ②杯状病毒,嵌杯样病毒(RNA 级病毒的亚型,包括小疱疹病毒),萼状病毒
calicle *n*. 杯状小体
calico salmon [动药]*n*. 大麻哈鱼 ‖ ~ spermaries [动药]大麻哈鱼精巢 / ~ head [动药]大麻哈鱼头
calicular *a*. 杯状的;杯状小体的
caliculus，**calyculus** *n*. ①杯状器官 ②副萼 ‖ ~ ophthalmicus;optic cup 视杯
calid calidus [拉] 温的
calidus [拉]*a*. 温的
caliectases [calyx + 希 ektases dilatation]*n*. 肾盏扩张
caliectasis *n*. 肾盏扩张
caliectomy [calyx + 希 cktome excision]; **calycectomy***n*. 肾盏切除术
California *n*. 加利福尼亚 ‖ ~ antigenic group viruses 加利福尼亚抗原组病毒 / ~ Association of Bioanalysts (简作 CAB) 加利福尼亚生物分析学家协会 / ~ Association of Medical Laboratory Technologists (简作 CAMLT) 加利福尼亚州医学技术人员协会 / ~ burclover [植药]南苜蓿 / ~ encephalitis (简作 CE) 加利福尼亚脑炎 / ~ encephalitis bunyavirus 加利福尼亚脑炎本扬病毒 / ~ encephalitis virus (Hammon et Reeves) 加利福尼亚脑炎病毒 / ~ Institute of Technology (简作 Cal Tech) 加利福尼亚州技术研究所 / ~ myxoma virus 加利福尼亚黏液瘤病毒 / ~ green lacewing 加(利福尼亚)州草蛉 / ~ grey whale [动药]灰鲸 / ~ grey whale liver [动药]灰鲸肝 / ~ grey whale pancreas[动药]灰鲸胰脏 / ~ prlonus 加(利福尼亚)州地栖天牛 / ~ rabbit fibromatosis virus (Marshall et Regnery) 加利福尼亚兔纤维瘤病毒 / ~ saltmarsh mosqulto 加 (利福尼亚)州盐沼伊蚊 / ~ virus 加利福尼亚病毒
californium 锎 (98 号元素)
caligation ; **caligo** *n*. 视力不清,眼蒙
caligo *n*. 视力不清,眼蒙 ‖ ~ corneae 角膜云翳 / ~ lentis; cataract 内障,白内障 / ~ pupillae 瞳孔粘连
caligonidae *n*. 大翅蝶科
calioben; **calcium iodobehenate** *n*. 卡利奥本,碘俞树酸钙
caliomycin; **caryomycin** *n*. 核霉素
calipers *n*. ①双脚规 ②测径器
Calirornia Association of Pubic Health Laboratory Directors (简作 CAPHLD) 加利福尼亚州公共卫生实验室主任协会
calisaya *n*. 黄金鸡纳[树]皮
calisthenics [希 kalos beautiful + sthe-nos strength]*n*. 健美操练法
calix (复 calices)*n*. 盏;(花)萼
CALL common acute lymphocytic leukemia 普通急性淋巴细胞白血病
call, **sick**; **sick parade** 病号检阅
CALLA common acute lymphoblastic leukemia antingen 常见急性淋巴母细胞白血病抗原
Callahan's method [John R. 美牙科学家 1853—1918] 卡拉汉氏法(①根管酸处理法②根管胶填法)
Callander's amputation [C. L atimer 美外科医师 1892—1947] 卡冷德氏切断术(膝韧带成形切断术)
callase 1000 纤维素酶(cellulase)制剂的商品名
callaway's proog (**test**) [Thomas 英医师 1791—1848] 卡勒韦氏证明(试验)(检肩关节脱位)
Callechelys maculatus (**Chu, Wu et Jin**) 斑纹丽鳗(隶属于蛇鳗科 Ophichthyidae)
calleidic [希 kalos pretty + eidos form]; **cosmetic** *n*. 美容剂 *a*. 美容的
calleja's islands(**islets**) [Camilo Calleja y San- chez 西解剖学家 1913 卒] 卡耶哈氏岛(海马回)
callenders; **mallenders**; **malanders** *n*. 马膝湿疹
call-Exner bodies 卡—埃二氏小体(见于卵巢粒层细胞内)
Calliactis conchicola (**Parry**) 贝壳美丽海葵(隶属于链索海葵科 Hormathiidae)
Calliactis polypus (**Forskal**) 蝇形美丽海葵(隶属于链索海葵科 Hormathiidae)
Calliactis reticulata (**Stephenson**) 网状美丽海葵(隶属于链索海葵科 Hormathiidae)
Callianassa japonica (**Ortmann**) 日本美人虾(隶属于美人虾科 Callianassidae)
Callianassidae *n*. 美人虾科(隶属于蝼蛄虾总科 Thalassinoidea)
Callicarpa *n*. 紫珠属 ‖ ~ arborea Roxb. 乔木紫珠[植药]:叶,根 / ~ bodinieri Lenl. Var. ciraldii(Rehhd.) Rehd. ~ giraldii Hesse ex Rehd. 老鸦糊 [植药]:茎,叶,根—紫珠 / ~ bodinieri Levl. 珍珠风[植药]:茎,叶,根—紫珠 / ~ brevipes (Benth.) Hance 短柄紫珠[植药]:叶—尖尾枫 / ~ cathayana Chang 华紫珠[植药]:茎,叶,根 / ~ dichotoma (Lour.) K. Koch 白棠子树[植药]:茎,叶,根—紫珠 / ~ eriochona Schauer 滇南紫珠[植药]:茎,叶,根 / ~ kwangtungensis Chun 广东紫珠[植药]:茎,叶,根 / ~ longissina (Hemsl.) Merr. 长叶紫珠[植药]:叶—尖尾枫 / ~ loureiri Hok. Et Ar *n*.; ~ longiloba Merr. . 长 / ~ macrophylla Vahl 大叶紫珠[植药]:叶,根 / ~ nudiflora Hook. Et Ar *n*. 裸花紫珠[植药]:叶 —裸花紫珠;茎,根 / ~ pedunculata R. Brown 杜红花[植药]:叶—[紫珠叶];茎,根 / ~ rubella lindl. 红叶紫珠:茎,叶,根 / ~ rubella Lindl. F. crenata Pei 钝齿红紫珠[植药]:茎,叶,根
callicrein kallikrein *n*. 血管舒缓素
callidin; **kallidin** *n*. 卡里定(有两种: ~ Ⅰ缓激肽; ~ Ⅱ赖氨酸缓激肽)
calligonum mongolicum Turcz [拉,植药] 沙拐枣
Callimastix *n*. 丽鞭毛虫属
callinectes sapidus baculovirus; **Callinectes baculovirus** 蓝蟹杆状病毒 / ~ sapidus bunyavirus 蓝蟹本扬病毒 / ~ sapidus herpetovirus 蓝蟹疱疹病毒 / ~ sapidus paramyxovirus 蓝蟹副黏病毒 / ~ sapidus picornavirus 蓝蟹细小 RNA 病毒 / ~ sapidus reovirus 蓝蟹呼肠孤病毒 / ~ sapidus rhabdovirus 蓝蟹弹状病毒
calling device (简作 CD) 呼叫设备
callingposition *n*. (昆虫的)诱惑姿态
Calliophis kelloggi (**Pope**) 福建丽纹蛇(隶属于眼镜蛇科 Elapidiae)
Calliophis macclellandi (**Reinhardt**) 丽纹蛇(隶属于眼镜蛇科 Elapidiae)
Calliopiidae *n*. 厚皮钩虾科(隶属于端足目 Amphipoda)
callipedia [希 kallos beauty + pais chid] *n*. 美儿欲
Calliphora vicina (**Robineau-Desvoidy**) 红头丽蝇(隶属于蝇科 Muscidae)
calliphora [希 kallos beauty + phoros bearing]*n*. 丽蝇属 ‖ ~ azurea 天青丽蝇 / ~ erythrocephala 红头丽蝇 / ~ vomitoria 黑颊丽蝇
Calliphoridae *n*. 丽蝇科(隶属于双翅目 Diptera)
callisection *n*. 麻醉动物解剖
Callisen's operation [Hendrik 丹外科学家 1740—1824]*n*. 卡利森氏手术(腰式结肠切开术)
Callison's fluid [James S. 美医师 1873 生] 卡利森氏液(红细胞计数用)
callistephus chinensis chlorosis rhabdovirus 翠菊萎黄病弹状病毒
Callistoetopus arakawai (**Taki**) 丽蛸(隶属于章鱼科 Octopodidae)
callitrichaceae *n*. 水马齿科
callitrichid herpesvirus 1 卷尾猴病毒 1
callitris quadrivalvis Latreille 山达树(松柏科)
callitroga *n*. 锥蝇属 ‖ ~ Americana 美洲锥蝇 / ~ hominivorax 螺旋锥蝇 / ~ macellaria 腐败锥蝇
callomania *n*. 美貌狂,貌美妄想
Callorhinus ursinus (**Linnaeus**) 海狗(隶属于海狮科 Otariidae)
callosal *n*. 胼胝体
Callosciums Erythraeus [拉;动药] 红腹松鼠
Callosciuruserythraeus Palla [拉:动药] 红腹松鼠
callosity [拉 callositas from callus]*n*. 胼胝
Callosobruchus chinensis (**Linnaeus**) 绿豆象(隶属于豆象科 Bruchidae)
callosomarginal *n*. 胼胝体额上回的,扣带绿上回的
callosotomy *n*. 胼胝体切开术
callosum; **corpus callosum** *n*. 胼胝体
callous *a*. 胼胝状的,硬的
Callphoridae *n*. 丽蝇科
callus [拉]*n*. ①胼胝 ②骨痂 ‖ ~ , central; medullary ~ 中央骨痂,骨髓骨痂 / ~ , chauffeut's 司机胼胝,驾驶员胼胝 / ~ , definitive 永久骨痂 / ~ , ensheathing 鞘样骨痂,暂时骨痂 / ~ , inner; central ~ 中央骨痂 / ~ , intermedate; definitive ~ 中间骨痂,永久骨痂 / ~ , medullary; myelogenus ~ ; central ~ 骨髓骨痂,中央骨痂 / ~ , permanent; definitive ~ 永久骨痂 / ~ , pin 髓腔内骨痂 / ~ , provisional; temporary ~ 暂时骨痂
calm, **mental** 心气和平,镇定
calmative *a*. 镇静的 *n*. 镇静剂
calmette's reaction(**test**) [Alert Leon Charles 法细菌学家 1863—1933] 卡尔默特氏反应(试验)(眼反映) ‖ ~ serun; antivenomous serum 卡尔默特氏血清,[抗]蛇毒血清
calmette-Grerin bacillus [Albert Leon Charles Ca- mette 法细菌学家 1863—1933] 卡—介[二氏杆]菌,卡介杆菌
Calmitol *n*. 卡耳米托(成药,一种表面麻醉和止氧剂)
calmodulin *n*. 调钙蛋白, 钙调节蛋白, 钙调素
-calnlde [构词成份] 卡尼(1998 年 CADN 规定使用此项名称,主

要系指心血管系统利多卡因衍生物［Lidocaine derivant］一类的药物,如卡罗卡尼(Carocainide)、诺非卡尼(Nofecainide)等)
Calobata *n*. 躁蝇属
Calocedrus formosana 台湾肖楠(一种药用植物)
Caloglossa leprieurii（**Mont.**）**J. Ag.**［拉,植药］美舌藻 ‖ ~ Leprieurii［拉,植药］鹧鸪菜
Calogyne pilosa R .Br.［拉,植药］离根香
calomel *n*. 甘汞,氯化亚汞
calomel［拉 calomelas; 希 kalos fair + melas black］; **mercurous**
Calomelas［拉,植药］*n*. 轻粉
calomelas［拉］*n*. 甘汞,氯化亚汞
calomelol; **colloidal calomel** *n*. 胶态甘汞
calophyllum L. 红厚壳属,胡桐属(藤黄科) ‖ ~ inophyllum 胡桐(红厚壳)
calophyllum membranaceum Gard et Champ.［拉,植药］*n*. 薄叶胡桐
caloplacaceae *n*. 橙衣科(一种苔类)
calor［拉 heat］*n*. 灼热,热 ‖ ~ febrilis 发热 / ~ fervens 沸热 / ~ innatus 本体热 / ~ internus 内热 / ~ mordax; ~ mordicans 灼热(猩红热时红色灼热的皮肤)
caloradiance *n*. 热辐射［线］
calorescence *n*. 发光热线,热光
Calorhabdos cauloptera Hance 见 Veronicastrum caulopterum (Hance) Yamazaki
calori-［构词成分］热
Calori's bursa［Lrigi 意解剖学家 1807—1896］卡洛里氏囊(气管主动脉囊)
caloric *a*. 热的
caloric eye tracking pattern（简作 CETP）热能式眼动模型
caloric heat unit（简作 CHU）卡热单位
caloric heat unit/pound（简作 chu/lb）每磅卡热单位
caloricity *n*. 生热力
calorie *n*. 大卡(热量单位)
calorie（**small**）*n*. 卡, 小卡(热量单位)
calorie［法;拉 clor heat］*n*. 卡［路里］(热量单位) ‖ ~ ,gram 克卡(小卡) / ~ ,kilogram 千卡 / ~ ,large; kilocalorie 大卡,千卡 / ~ ,mean 平均卡 / ~ ,small［小］卡
calorie per grade（简作 Cal/Grad）卡/度
calorie per gram（简作 Cal/G）卡/克
calorifacient［拉 calor heat + facere to make］*a*. 生热的,产热的
calorific *a*. 热卡的. 生热的,产热的 ‖ ~ power（简作 CP）发热量,卡值 / ~ value（简作 cal val）发热值,发热量,热卡值
calorigenic［拉 calor heat + 希 gennan to produce］*a*. 发生热量的,增加热能的
calorigeonetie; **calorigenic** *a*. 发生热量的,增加热能的
calorimeter *n*. 测热计,热量计 ‖ ~ , adiabatic 绝热测热计 / ~ , Atwater-Benedict 阿—本二氏测热计 / ~ ,bomb 弹式测热计 / ~ , compensating 抵偿式测热计 / ~ , gas 气体测热计 / ~ , respiration 呼吸热量计 / ~ , vacuum 真空测热计
calorimetric *a*. 测热的,测热法的
calorimetry［拉 calor heat + 希 metron measure］*n*. 测热法 ‖ ~ ,direct 直接测热法 / ~ ,indirect 间接测热法
calorinesis *n*. 体温变异病
caloripuncture; **ignipuncture** *n*. 火针术
caloriscope *n*. 热量器
caloritropic; **thermotropic** *a*. 向热的,热转变的
calorization *n*. 热化,热之发生
calorose *n*. 转化糖
calory; **calorie** *n*. 卡［路里］(热量单位)
calostomataceae *n*. 丽口包科(一种菌类)
Calot's method（operation）［Jean-Francois 法外科医师 1861—1944］卡洛氏法(手术)(驼背复位术) ‖ ~ solution 卡洛氏溶液 / ~ treatment 卡洛氏疗法(用石膏背夹治疗脊椎结核) / ~ triangle 卡洛氏三角(胆囊动脉三角)
Calotomus carolinus（**Valenciennes**）卡罗绚鹦嘴鱼(隶属于鹦嘴鱼科 Scaridae)
calotropin *n*. 牛角瓜甙
calotropis *n*. 牛角属 ‖ ~ gigantean L. Dryander 牛角瓜
calotte［法 cap］*n*. ①小帽,线毛帽 ②颅顶
calotype *n*. 光力摄影法,光力照相法
calovo bunyavirus 卡罗沃本扬病毒 ‖ ~ virus 卡罗沃病毒
calpurate *n*. 葡萄糖酸钙可可豆碱(成药)
Cal^{IT} international steam table caloried 国际蒸汽表卡
calsequestrin *n*. 贮钙素,贮钙蛋白,收钙蛋白(一种结合蛋白,其作用为尬螯合和贮存钙离子)
calspermin *n*. 钙精蛋白,丸中的一种钙调蛋白结合蛋白
Calththermochemical calorie 热化学卡(= 4.184 焦耳)
Calthapalustris L.［拉;植药］蹄草
Calthapalustrisl. var. membranaces Turcz.［拉;植药］膜叶驴蹄草
Calthascaposa Hook. F. et .Thoms.［拉;植药］葶驴蹄草
calumba［拉］; **colomba**; **columbo** *n*. 非洲防己 ‖ ~ ,Ceylon 锡兰防已
calumbic acid 非洲防已酸
calumbin; **columbin** *n*. 非洲防已苦素
Calurin *n*. 卡巴匹林钙(carbaspirin calcium) 制剂的商品名
Calusterone *n*. 卡鲁睾酮,7β,17α－二甲睾铜(抗肿瘤药)
calutron *n*. 铀同位素分离器
calva［拉］*n*. 颅顶
calvacin *n*. 巨蘑菇素,马勃素
calvaria［拉］*n*. 颅盖
calvarial *a*. 颅盖的
calvarium; **calvaria** *n*. 颅盖
Calvatia *n*. 马勃属 ‖ ~ gigantean (Batsch et Pers.) Lloyd［拉;植药］大马勃 / ~ lilacina (Mont. Et Berk.) Lloyd［拉;植药］紫色马勃
Calvatia caelata（**Bull. Ex DC.**）**Morg.** 龟裂马勃:子实体
Calvatia gigantefa（**Batach. Ex Pers.**）**Lloyd.** 大
Calvatialilacina Lloud 紫色马勃:子实体—［马勃］
Calve-Perghea disease［Jacques Calve 法矫形医师 1875 生, Georg Clemens Perthes 德外科医师 1869—1927］卡—佩二氏病(骨股骺软骨病)
Calvert's test［E.G.B.英现代医师］卡耳佛特氏试验(检肾机能)
calves calf 的复数
Calvia quinquedcimguttata（**Fabricius**）(隶属于瓢虫科 Epilachninae)
Calvin cycle（Melvin Calvin）卡尔文循环(植物光合作用时发生的一种暗反应,在此反应中二氧化碳附着于五碳糖分子,继而还原而形成其他糖)
calvities; **calvitium**; **alopecia** *n*. 秃［发］,脱发
calvous［拉 **calvus bald**］*a*. 秃［发］的,脱发的
calx［拉］*n*. ①石灰,氧化钙 ②跟 ‖ ~ chlorata; ~ chlorinata 含氯石灰,漂白粉 / ~ natrica 钠石灰 / ~ sodica; soda lime 钠石灰,苏打石灰 / ~ sulfurate 含硫钙,粗制硫化钙
calycanthaceae *n*. 腊梅科
calycanthine *n*. 腊梅碱
Calycanthus chinensis Chenget S.T.［拉,植药］夏腊梅
calycanthus praecox; **Chimonanthus fragrans** 腊梅
calyceal *a*. ①肾［盏］的 ②萼的
calycectasis *n*. 肾盏扩张
calycectomy; **caliectomy** *n*. 肾盏切除术
calyceraceae *n*. 头花草科
calyces（单 calyx）*n*. ①盏 ②［花］萼 ‖ ~ renales 肾盏 / ~ renales majores 肾大盏 / ~ renales minores 肾小盏
calyciform *a*. ①杯状的 ②萼状的
calycine *a*. ①杯状的,盏的 ②萼状的
calycle; **calyculus** *n*. ①杯状器官 ②副萼
calyculi（单 calyculus)［拉］*n*. ①杯状器官 ②副萼
calyculi gustatorii; **taste-goblet** 味蕾 ‖ ~ opthalmicus 眼杯
calyculus（复 calyculi)［拉 a little cup, from 希 kalyx cup lf a flower］*n*. ①杯状器官 ②副萼
calyectasis *n*. 肾盏扩大
calymma *n*. 胶泡
Calymmatobacterium *n*. 鞘杆菌属 ‖ ~ granulomatis 肉芽肿荚膜杆菌
Calymperaceae *n*. 花叶藓科
Calypogilaceae *n*. 护蒴苔科(一种苔类)
calypteratae *n*. 有翅瓣类
calyptra［希 kalyptra a verl］*n*. 藓帽
Calystegia hederacea Wall.［拉,植药］打碗花 ‖ ~ japonica Chosiy［拉,植药］日本天剑 / ~ soldanella (L.) R. Pr.［拉,植药］肾叶打碗花
calystegia sepium 篱打碗花
Calysttegia hederacea Wall. 打碗花［植药］:根状茎,花
Calyx Kakl［柿蒂］
calyx(复 **calyces**) *n*. ①盏 ②［花］萼 ‖ ~ hibisci sabdariffae［拉,植药］玫瑰茄 / ~ kaki 柿蒂 / ~ of ovum 卵囊 / ~ physalis 酸浆(锦灯笼挂金灯)
Calyxand receptacle of a persimmo［拉,植药］柿蒂
CAM camphene 樟脑萜,樟脑烃,樟烯,莰烯 /Canadian Association of Manufacturers 加拿大制造商协会 /cell-associating molecule 连接

细胞的分子 /cellulose acetate methacrylate 醋酸甲基丙烯酸纤维素 /chloramphenicol 氯霉素 /chorioallantoic membrane 绒毛尿膜(鸟类胎生期的卵黄囊) /Committee on Acute Medicine (Am Soc Anesth) 急症医学委员会(美国麻醉协会) /Computer-aided manufacturing 计算机协助处理和控制 /contralateral axillary metastasis 对侧腋下转移
C-Am C-A membrane C-A 膜,绒毛膜尿囊膜
CaM calmodulin 钙调蛋白,钙调节素
CAM cell adhesion molecules 细胞粘连分子
Cam/Ccr amylase/creatinine clearance ratio 淀粉酶/肌酐清除比率
CAMAC computer-assisted measurement and control 计算机协助的测量和控制
camada-Cronkhite syndrome (Wilma J. Canada; Leonard W. Cronkhite, Jr.) 卡—克综合征(家族性胃肠息肉病,伴外胚层缺陷,如甲萎缩,脱发以及皮肤色素沉着等,见 Cronkhite- Canada syndrome)
camallanus *n*. 驼形丝虫属(寄生于鱼、爬虫类、两栖动物的肠内)
CAM-AQl amodiaquin 氨酚喹(抗疟药)
camara [希 kamara an arched roof or chamber] *n*. ①弓状屋顶 ②脑穹窿
Camarodonta *n*. 拱齿目(隶属于海胆纲 Echinoidea)
Cambaroides *n*. 笏蛄属(并殖吸虫的第二中间宿主)
cambaroides [拉 kammaros sea-crab + eidos resm- blance] *n*. 喇蛄属 ‖ ~ dauricus 东北喇蛄 / ~ japonicus 日本喇蛄 / ~ similes 朝鲜喇蛄
cambarus *n*. 螯虾属 ‖ ~ clarkii 克拉氏螯虾
cambiform *a*. 形成层样的
cambium [拉 exchange] *n*. 新生层,新生组织,形成层(植) ‖ ~, cork 栓皮形成层 / ~, interfascicular 束间形成层
Cambodia *n*. 柬埔寨[亚洲]
Cambodian *a*. 柬埔寨的;柬埔寨人的;柬埔寨语的 *n*. 柬埔寨人;柬埔寨语
cambogia[拉]; **gamboge** *n*. 藤黄 ‖ ~ indica 印度藤黄
cambric; **batiste** *n*. 细夏布
CAMC Canadian Army Medical Corps 加拿大陆军军医总队 /Canadian Association of Medical Clinics 加拿大内科临床协会
camdelate; **calcium mandelate** *n*. 苯乙醇酸钙(成药)
camel *n*. 骆驼 ‖ ~ orthopoxvirus 骆驼正痘病毒 / ~ pox virus (A-manschulow et al.) 骆驼痘病毒
Camelidae *n*. 驼科(隶属于偶蹄目 Artiodactyla)
Camellia L. 山茶属,茶属 ‖ ~ japonica L. [拉;植药] 山茶 / ~ meiocarpa Hu, ms. [拉,植药] 小油茶 / ~ oleifera 油茶 / ~ oleifera Abel [拉,植药] 油茶 / ~ oleosa seed cake 茶子饼(灭螺剂,灭蚴剂)/ ~ oleosa seeds 油茶子,茶子 / ~ sasanqua 茶梅[树] / ~ sinensi sO. Kuntae Var. assamica Kitamura [拉,植药] 普洱茶 / ~ thea; ~ theifera; Thea sinensis 茶 / ~ yellow mottle leaf virus (Milbrath et McWhort) 山茶叶黄斑病毒
cameloid *a*. 骆驼状的
camelote sign 驼峰征,水上百合征
camelpox *n*. 骆驼痘
Camelus bactrianus (Linnaeus) [拉, 动药] 双峰驼(隶属于驼科 Camelidae)
camenthol *n*. 卡门索耳(成药,樟脑和薄荷脑的化合物)
camera (复 camerae)[拉 chamber]; **chamber** *n*. 房,室 ‖ ~ aquosa 眼房 / ~ bulbi amterior; ~ oculi anterior 眼前房 / ~ bulbi pesterior; ~ oculi anterior 眼后房 / ~ cordis; pericardium 心包/ ~, electron diffraction 电子衍射照相机 / ~ lucida 投影描绘器 / ~, microphotographte 显微照相机 / ~ mictoscope 显微照相机 / ~ moving-film 电影照相机,活动片照相机 / ~ obscura 暗箱 / ~ oculi 眼房 / ~ oculi anterior 眼前房 / ~ oculi posterior 眼后房 / ~, powder 粉末照相机 / ~ pulpi 髓腔 / ~, reaction 反应池 / ~ recordingk photokymograph 纪录照相机,光转筒记录器 / ~ septi pellucidi 透明隔腔 / ~, single crystal 单晶照相机 / ~, spectrographic 光谱照相机 / ~, x-ray X 线照相机
cameracapture *n*. 摄像机俘获
camerae (单 camera)[拉] *n*. 房,室
Camere's law [Johann Friedrich Wilhelm] 德儿科医师 1842—1910] 凯麦勒氏定律(体重相同的儿童,不拘年龄,所需食物相同)
Cameroon *n*. 喀麦隆[非洲]
caminoids; **aminopiptodrate** *n*. 卡米诺伊德,水解蛋白
camisia foetus; **chorion** *n*. 绒毛膜
camisole *n*. 约束衣
camker *n*. [坏疽性]溃疡
camker-root; **coptis** *n*. 黄连
CAMLT California Association of Medical Laboratory Technologists 加利福尼亚州医学技术人员协会
CAMM computer assisted mietrizamide myelography 计算机(辅助)甲泛葡糖脊髓造影术
Cammann's stethoscope [George Philip 美医师 1804—1863]; **binaural stethoscope** 卡曼氏听诊器,双耳听诊器
CAMMD Canadian Association of Manufacturers of Medical Devices 加拿大医疗器械制造者协会(同 ACFEM)
Cammidge reaction [P.J 英医师] 卡米季氏反应(检胰腺病)
Camo- [构词成分] 肉
camoform *n*. 开母仿(人工合成抗阿米巴药)
camomile; **chamomile** *n*. 洋甘菊,白花母菊
camoquin; **amodiaquine** *n*. 卡莫奎,阿莫特喹 ‖ ~ hydrochloride 盐酸卡莫奎(成药,抗疟药)
Camostat *n*. 卡莫司他(酶抑制剂)
camouflage *n*. & *v*. 伪装
cAMP 3', 5'**-cyclic adenylic acidxx** 3', 5' – 环腺苷酸
Camp adenosine, 3^1, 5^1-cyclic phosphate 腺苷 3^1, 5^1 – 环磷酸, 环腺苷酸; cyclic AMP 环腺苷酸
CAMP camptothecine 喜树碱 /Canadian Association for the Mentally Retarded 加拿大精神发育不全者协会
C-AMP cyclic adenosine monophosphate 环磷酸腺苷
cAMP cyclic adenosine monophosphate 环磷腺甙
CAMP cyclophosphamide, Adriamycin, methotrexate, and Procarbazine 环磷酰胺 – 阿霉素 – 甲氨蝶呤 – 丙卡巴肼(联合化疗治癌方案)
cAMP acceptor protein (简作 CAP) 环磷腺甙受体蛋白质
cAMP cyclic adenosine monophosphate; 3', 5'-cyclic acid; adenosine-3', 5'-monophos (简作 CAMP) 环化腺甙酸,环一磷酸腺甙,环腺一磷
Camp Hospital (简作 CH) 营地医院
camp localizer 简易定位器
cAMP receptor protein cAMP 受体蛋白
CAMP; **cAMP** cyclic adenosine monophosphate; 3', 5'-cyclic acid; adenosine-3', 5'-monophosphote 环化腺甙酸,环一磷酸腺甙,环腺一磷
campani's test 坎帕尼氏试验(检尿葡萄糖)
campanula [拉 campana a bell] *n*. 钟形物 ‖ ~ colorata Wall. [拉,植药]西南风铃草
Campanulaceae *n*. 桔梗科
Campanulatae *n*. 钟花目(植物分类学)
Campanumoea Javanica Bl. [拉;植药] *n*. 大花金钱豹 ‖ ~ lancifolia (roxb.) merr [拉,植药]长叶轮钟草
Campanumoea javanica Blume 大花金钱豹[植药]:根—[土党参]
Campanumoea javanica Blume var. japonica Makino 金钱豹[植药]:根—[土党参]
Campbell's ligament [William Francis 美外科医师 1867—1926] 坎贝耳氏韧带(喙锁胸筋膜)
cAMP-dependent protein kinase 环腺苷酸依赖性蛋白激酶
campeachy; **campechy**; **hematoxylon** *n*. 苏木精,苏木紫 ‖ ~ hematoxylon 洋苏木
Camper's chiasm 坎珀尔氏交叉(指腱交叉) ‖ ~ fascia 坎珀尔氏筋膜(腹壁浅筋膜层)/ ~ facial angle (Pieter Camper) 坎珀尔颜面角(前鼻棘底所形成之角) / ~ ligament 坎珀尔氏韧带(会阴深筋膜)/ ~ line 坎珀尔氏线(由外耳道至鼻棘下的线)
campesterol *n*. 菜子甾醇
campestrin *n*. 洋蘑菇素
camp-fever *n*. 野营热
Camphamedrine *n*. 樟美君(中枢兴奋药)
camphene *n*. 樟脑萜,樟脑烃,樟烯,莰烯 ‖ ~, chlorinated 氯化莰烯(氯代烃类杀虫药)
camphenol *n*. 坎福诺耳(樟脑和酚的化合物)
campher [拉 camphora; 希 kamphora] *n*. 樟脑 ‖ ~, alant; helenin 土木香脑,土木香内酯 / ~, artificial 假樟脑(氯化蒎烯) / ~, bergamot; bergaptene 香柑脑,香柑油内酯 / ~, betula; betulin 白桦脑,白桦[脂]醇 / ~ birch; betulin 白桦脑,白桦[脂]醇 / ~, blumea 艾钠香脑,艾片 / ~, Borneo 龙脑,冰片 / ~ bromate 一溴樟脑 / ~ buchu; diophenol 布枯酚,布枯酚 / ~, carbolated 酚樟脑 / ~, cedrene 铅笔柏脑 / ~ cerate 樟脑腊剂 / ~ chloral 氯醛樟脑 / ~, chlorinated 氯化樟脑 / ~, cubeb 荜澄茄脑 / ~, Japan 樟脑 / ~, juniper 杜松脑 / ~ laurel 樟脑 / ~, liquid 液状樟脑 / ~ mace 肉豆蔻衣脑 / ~, mentholated 薄荷脑樟脑 / ~, monobromated 一溴樟脑 / ~, naphthol β – 萘酚樟脑(萘酚与樟脑的混熔物)/ ~ Ngai 艾纳香脑,艾片 / ~, orris 鸢尾脑 / ~, patsley 洋芫荽脑 / ~, phenol 酚樟脑 / ~, pine 松油脑 / ~, pulsatilla 白头翁脑 / ~, restrcinated 间苯二酚樟脑 / ~, Rubini's; spiritus camphorae fortioris 鲁比尼氏 / ~ salicylate 水杨酸

樟脑 / ~ ,salol 萨罗樟脑 / ~ ,Sumatra; Borneo ~ 龙脑,冰片 / ~ ,tar; naphthalin 萘 / ~ ,thymol 麝香草酚樟脑 / ~ ,turpentine 松节油脑,松油二醇
camphidine methosulfate 甲基硫酸康非亭
camphoglycuronic acid 樟脑葡萄糖醛酸
camphoid *n*. 樟脑和棉浆(火棉胶的代用品)
camphol; borneol *n*. 龙脑,冰片,莰醇
campholic acid 四甲基环戊烷羧酸,龙脑酸
campholyptus *n*. 莰福利普图斯(成药,樟脑和桉叶制剂)
camphomenthol *n*. 樟脑薄荷脑
camphonycin *n*. 樟霉素
camphopheniqye *n*. 莰福弗尼克(成药,樟脑酚合剂)
camphopyrazolon *n*. 莰福哌腊唑龙(樟脑羧酸与苯肼缩合物)
camphora [拉],**camphor** *n*. 樟脑
camphora officinarum; Laurus camphora Lin; Cinnamomumcamphora Nees 樟树
camphoraceous *a*. 樟脑样的,似樟脑的
camphorate *v*. 使与樟脑化合;加樟脑在……中
camphorate monochlorophenol (简作 CMCP) 樟脑氯酚
camphorated [拉 camphoratus] *a*. 含樟脑的
camphoric acid 樟脑酸
camphorism *n*. 樟脑中毒
camphoromania *n*. 樟脑瘾
camphoronic acid 分解樟脑酸,樟脑三酸
camphoroxol *n*. 莰福罗克索(由樟脑、酒精和过氧化氢制成)
camphortree [植药] *n*. 樟树 ‖ ~ root [植药] 香樟根
camphorwood [植药] *n*. 樟木
Camphotamide *n*. 樟吡他胺(抗心绞痛药)
campimeter [拉 campus field + metrum measure] *n*. 平面视野剂
campimetry *n*. 平面视野计检查法
campiodol *n*. 碘化菜子油(成药,X 线造影用)
campispasm [希 kampe a bending + spasm]; **capto-cormia** *n*. 躯干前曲症
campodeoidea *n*. 双尾总科
campotomy *n*. 区切开术(指在丘脑下方福雷尔[Forel]区造成损害的一种立体定向性外科手术,以治疗帕金森氏[Parkinson]病的震颤)
Campsis grandiflora (Thunb.) Lolsel; ~ chinensis Voss. 凌霄花 [植药]:花—[凌霄花];根
Campsis grandiflora (Thunb.)**K. Schum.** [拉,植药] 凌霄花
Campsis grandiflora; Bignonia grandiflora 凌霄花
Campsis radicans (L.) Seem. 硬骨凌霄[植药]:花
Campsisradicans(L) Seem [拉,植药]. 美洲凌霄花
Camptandrayunnanensis (Gagnep.) K. Schum. [拉,植药] 云南曲蕊姜
Camptandrium sexdentatum (Stimpson) 六齿猴面蟹(隶属于沙蟹科 Ocypodidae)
camptochironomus; entomopoxvirus; camptochironomus 昆虫痘病毒
camptocormia [希 kamptos bent + kormos trunk + -ia]; **comptocormy; camptospasm; back** *n*. 躯干前曲症,驼背
camptodactylia [希 kamptos bent + daktylis finger + -ia] *n*. 屈曲指
camptodactylism; camptodactylia; camptodactyly *n*. 屈曲指
camptomelia *n*. 肢变曲,弯肢
Camptosorus sibiricus Rupr. [拉;植药] *n*. 过山厥
camptospasm; camptocormia *n*. 躯干前曲症
Camptotheca acuminata Decne. [拉,植药] *n*. 旱莲木
Camptotheca acuminata deene. 喜树 [植药] 根,果,树皮,枝叶
Camptothecin *n*. 喜树碱(抗肿瘤药)
camptothecine (简作 CPT) *n*. 喜树碱(植物抗癌药)
campylobacter *n*. 弯曲菌属 ‖ ~ jejuni 弯曲空肠菌(为温带或工业化地区引起肠炎或腹泻的主要病因)
campylobacteriosis *n*. 弯曲菌病
campylochirus [希 kampylos curved + cheir hand] *n*. 手弯曲畸胎
campylogmathia [希 kampylos curved + gnathos jaw + -ia] *n*. 颌弯曲畸形
campylorrhachia [kampylos + 希 rhachis spine] *n*. 脊柱弯曲[畸形]
campylorrhinus [kampylos + 希 rhis nose] *n*. 鼻弯曲畸胎
Campylotropis hirtella(Franch.) Schindl. [拉;植药] 毛杭子梢 ‖ ~ macrocarpa(Bunge) Rehd. [拉,植药] 杭子梢/ ~ trigonoclada (Pranch.)Schindl. [拉,植药] 三棱枝杭子梢
Campylotropisdiavayi(Franch.) Schindl. [拉,植药] 西南杭子梢
campylotropous *a*. 弯生的(胚珠)
Campylotropts hirtella (Franch.) Schindl.; Lespedeza hirtella franch. 毛蔬子梢 [植药]:根—[大红袍]
CAMRL Canadian Axxociation for the Medical Record Librarians 加拿大病历馆馆员协会
CAMS Chinese Academ Of Medical Sciences 中国医学科学院
camsilate *n*. 樟磺酸盐(根据 1998 年 CADN 的规定,在盐或酯与加合物之命名中,使用此项名称)
camsylate *n*. 樟脑磺酸盐(samphorsulfonate 的 USAN 缩约词)
camurati-Engelmann disease (Mario Camurati; Guido Engel- mann) 卡—恩病,骨干发育异常
Camylofin *n*. 卡米罗芬(介痉药)
CAN Calcium ammoniam nirate 硝酸钙铵 /canoel character 消除符号 /chloroacrylonotrile 氯丙烯腈/ Current Articles On Neoplasia 现代肿瘤论著(杂志名)
Can Canada 加拿大 /Cancer 癌 (杂志名) /Candida 念珠菌属
can morphine 吗啡 /canto 篇
can 1 mastadenovirus 狗 1 乳腺病毒
can Cancer Conf Canadian Cancer Conference 加拿大癌症讨论会
Can Nur Canadian Nurse 加拿大护士(杂志名)
can; douche *n*. 冲洗罐
canabidiol *n*. 大麻二酚
Canad Canadian 加拿大的;加拿大人的;加拿大人
Canada *n*. 加拿大 ‖ ~ hemp; apocynum 夹竹桃麻[根],加拿大麻[根] ‖ ~ moonseed; Menispermun canadense 加[拿大]防己(用作利尿药,强壮药)/ ~ pitch; pix Canadensis 加拿大松脂 / ~ snakeroot; Asarum canadense L. 加拿大细辛 / ~ streak virus (Dykstra) (Potato aucuba mosaic virus 株) 加拿大线条病毒 / ~ thistle; Carduus arvensis 加[拿大]飞廉(呕吐药)/ ~ turpentine; Canada balsam 加拿大松脂,加拿大香脂 / ~ yellow-root; Hydrastes Canadensis 北美黄连
Canadian *a*. 加拿大的;加拿大人的;加拿大人 ‖ ~ Anensthetists' Society (简作 CAS) 加拿大麻醉学家学会 / ~ Army Dental Corps (简作 CADC) 加拿大陆军牙医队 / ~ Army Medical Corps (简作 CAMC) 加拿大陆军军医总队 / ~ Arthritis and Rheumatism Society (简作 CARS) 加拿大关节炎及风湿病学会 / ~ Association for the Mentally Retarded (简作 CAMP) 加拿大精神发育不全者协会 / ~ Association of Anatomists (简作 CAA) 加拿大解剖学家协会 / ~ Association of College and University Libraries (简作 CACUL) 加拿大大专院校图书馆协会 / ~ Association of Manufacturers (简作 CAM) 加拿大制造商协会 / ~ Association of Manufacturers of Medical Devices (简作 CAMMD) 加拿大医疗器械制造者协会 (同 ACFEM) / ~ Association of Medical Clinics (简作 CAMC) 加拿大内科临床协会 / ~ Association of Occupational Therapiste (简作 CAOT) 加拿大职业病治疗学家协会 / ~ Association of Optometrists (简作 CAO) 加拿大视力测定工作者协会 / ~ Association of Optometrists Bulletin (简作 CAOB) 加拿大视力测定工作者协会通报 / ~ Association of Pathologists (简作 CAP) 加拿大病理学家协会 / ~ Association of Physical Medidne and Rehabilitation (简作 CAPMP) 加拿大物理医与和康复协会 / ~ Association of Physicists (简作 CAP) 加拿大物理学家协会 / ~ Association of Radiologists Journal (简作 CARI) 加拿大放射学家协会杂志 / ~ Astronautical Institute (简作 CAI) 加拿大宇宙航行研究所 / ~ Axxociation for the Medical Record Librarians (简作 CAMRL) 加拿大病历馆馆员协会 / ~ Biochemical Society (简作 CBS) 加拿大生物化学学会 / ~ black marijuana 大麻 / ~ Cancer Conference (简作 can Cancer Conf) 加拿大癌症讨论会 / ~ Cancer Society (简作 CCS) 加拿大癌症学会 / ~ Chropractic Association (简作 CCA) 加拿大按摩疗法协会 / ~ Critical Care Society (简作 CCCS) 加拿大危急护理学会 / ~ Cystic Fibrosis Foundation (简作 CCFF) 加拿大囊性纤维变性基金会 / ~ Dental Association (简作 CDA) 加拿大牙科协会 / ~ Dental Association Journal (简作 CDAI) 加拿大牙科协会杂志 / ~ Dental Hygienist (CDHA journal) (简作 CDH) 加拿大牙科卫生学家(加拿大牙科卫生学家协会杂志名) / ~ Dental Hygienosts Association (简作 CDHA) 加拿大牙科卫生学家协会 / ~ Dental Corpus (简作 CDC) 加拿大牙医队/~ Dental Research Foundation (简作 CDRF) 加拿大牙科研究基金会 / ~ Department of National Health and Welfare (简作 CDNHW) 加拿大国家卫生和福利部 / ~ Diabetic Association (简作 CDA) 加拿大糖尿病协会 / ~ Dietetic Association (简作 CDA) 加拿大营养协会 / ~ Doctor (简作 CD) 加拿大医师(杂志名) / ~ Family Physician (journal) (简作 CFP) 加拿大家庭医师(杂志名) / ~ Federation of Biological Societies (简作 CFBS) 加拿大生物学会联合会 / ~ Food and Drug Act (简作 CFDA) 加拿大食品与药物法案 / ~ Foundation for the Advancement of Pharmacy (简作 CFAP) 加拿大药学促进基金会 / ~ Government Specifications Board (简作 CGSB) 加拿大政府技术规范局 / ~ Heart Foundation (简作 CHF) 加拿大心脏基金会 / ~ Hemophilia Society (简作 CHS) 加拿大血友病学会 / ~ Hospital Association (简作 CHA) 加拿大医院协会 / ~ Infectious Dis-

eases Society (简作 CIDS) 加拿大传染病学会 / ~ Nurse (简作 Can Nur) 加拿大护士(杂志名) / ~ vomiting and wasting disease of pigs virus 加拿大猪呕吐消瘦病病毒

Canadine *n*. 坎那丁(北美黄连生物碱)

Canadol *n*. 坎那多(局部冷冻麻醉剂)

canal [拉 **canalis**]; **canalis** *n*. 管道 ‖ ~ , abdominal; inguinal ~ ; canalis inguinglis 腹股沟管 / ~ , accessory palatine 副腭管 / ~ , accessory posterior palatine 后副腭管 / ~ , accessory root 副根管 / ~ , Alcock's; canalis pudendalis 阿耳科克氏管, 阴部管 / ~ , alimentary; canalis alimentarius; canalis digestorius 消化道 / ~ , alisphenoid 翼蝶骨管(动) / ~ , allantoid 尿囊管 / ~ , alveolodental 牙槽管, 齿管 / ~ , anal; canalis analis 肛管 / ~ , arachnoid 蛛网膜管(蛛网膜下的管道以容纳大脑静脉) / ~ of Arantius; ducuus venosus 静脉导管 / ~ , archenteric; neurenteric ~ 神经肠管(胚) / ~ , archinephric; archinephric duct 原肾管(胚) / ~ , Arnole's; canaliculus mastoideus 阿诺德氏管, 乳突[部]小管 / ~ , arterial; ductus arteriosus 动脉导管 / ~ , atrial 心房管 / ~ , atrioventricular 房室管 / ~ , auditory, external; meatus acusticus externus 外耳道 / ~ , auditory, internal; meatus acusticus internus 内耳道 / ~ , avant 男尿道下部 / ~ , Bartholin's; ductus sublinguais major 巴多林氏管, 舌下腺大管 / ~ Bernard's; ductus pancreaticus accessories 伯纳尔氏管, 胰副管 / ~ , Bichat's; arachnoid ~ 比沙氏管, 蛛网膜管 /canals, biliary, interlobular; ductuli biliferi interlobulares 小叶间胆管 / ~ , biliary, intralobular, canaliculus biliferus 小叶内单管, 胆小管 / ~ , birth 产道 / ~ , blastoporic; neurenteric ~ 神经肠管 / ~ of bone 骨小管 / ~ canals, bony(of ear); canales semicirculares ossei 骨性半规管 / ~ , Braun's; meurenteric ~ 布朗氏管, 神经肠管 / ~ , Braune's 布劳内氏管, 产道 / ~ , bullular; spatial zonularia 小带间隙 / ~ canals, calciferous 钙化管 / ~ , carinal 龙骨瓣孔(植) / ~ , caroticotympanic 颈鼓管 / ~ of cartilage 骨化软骨管 / ~ , central; ~ centralis 中央管 / ~ , cerebrospinal 脑脊髓管 / ~ , cervical; canalis cevicis uteri 子宫颈管 / ~ , cervicouterine; canalis cervicis uteri 子宫颈管 / ~ , for chorda tympani, central; canaliculus chordae tympani 鼓索小管 / ~ , chordal; notochordal ~ 脊索管 / ~ , ciliary; spatial anguli iridis 虹膜角间隙 / ~ , Civimimi's; Huguier's ~ ; canaliculus chordae tympani 契维尼尼氏管, 鼓索小管 / ~ , Cloquet's; central ~ of vitreous; canalis hyaloideus 克洛凯氏管, 玻璃体管 / ~ , cochlear 耳蜗管 / ~ , cochlear, central; canalis spiralis modioli 蜗轴螺旋管 / ~ , connecting 连合管(肾) / ~ of Corti; Corti's tunnel 柯替氏管, 螺旋管, 螺旋器 / ~ of Cotunnius; aquaeductus vestibuli 前庭小管 / ~ , craniopharyngeal 颅咽管 / ~ , craniovertebral; cerebrospinal ~ 脑脊髓管 / ~ , crural; femora; ~ ; canalis femoralis 股管 / ~ of Crvier; ductus venosus 居维叶氏管, 静脉导管 / ~ , cystic; ductus cysticus 胆囊管 / ~ of de Candolle; cavun nedullare 髓腔 / ~ , deferent; ductus deferens 输精管 / ~ , demicircular; canales semicirculares 半规管 / ~ , dental 牙根管, 齿管 / ~ , dental , anterior 前牙关, 前上颌管 / ~ , dental , inferior; canalis mandibulae 下颌管 / ~ , dental , posterior 后牙管, 牙槽管, 齿槽管 / ~ , dentinal 齿小管 / ~ , digestive; alimentary tract 消化道 / ~ , Dorello's 多勒洛氏管, 外展神经管(颞股) / ~ , ejaculatory , ductus ejaculatorius 射精管 / ~ , entodermal 原肠管 / ~ of the epididymis , ductus epididymidis 附睾管 / ~ , ethmoid , anterior 眶颅管 / ~ , ethmoid , posterior 眶筛管 / ~ , Eustachian; semicanalis tubae pharyngotym- panicae 咽鼓管半管 / ~ , excretory 排泄管 / ~ , Fallopian; canalis facialis (Falloppii) 面神经管 / ~ , Ferrein's 费蓝氏管, 泪河 / ~ flexor; canalis carpi 腕管 / ~ , Fontana's; Fontana's spaces; spatial anguliridis (Fontanae) 丰塔纳氏间隙, 虹膜角间隙 / ~ , galactophorous , ductus lactiferi 输乳管 / ~ , ganglionic 螺旋神经节管(内耳) / ~ , Gartner's; Gartner's duct 加特内氏管, 卵巢冠纵管 / ~ , genital 生殖管 / ~ , gubernacular 切牙引带管 / ~ of Guidi; Vidian ~ ; canalis pterygoideus (Vi- dii) 翼管 / ~ , gynecophoral; gymecophorus ~ 抱雌沟 / ~ , hair 毛管 / ~ , Hannover's 汉诺佛氏管腔(晶状体悬带间隙) / ~ , Haversian 哈弗氏管(骨) / ~ , hemal 脉弧管(胚) / ~ , Henle's 汉勒氏袢细尿管袢 / ~ , Hensen's; ductus reunions 亨森氏管, 连合管 / ~ , hepatic; ductus hepaticus 肝管 / ~ lf Hering 赫林氏管(肝小管) / ~ , Hirschfeld's; interdental canals 牙间管, 齿间管(营养管) / ~ , His's; ductus thyreoglossus 甲状舌管 / ~ ; Holmgren-Golgi; intracytoplasmic ~ 胞浆内小管 / ~ , Hovius' 霍费斯氏管(涡静脉衔接管, 见于某些动物) / ~ , Huguier's 于吉埃氏管, 鼓索小管 / ~ , Hunter's; canalis adductorius; subsartorisl ~ 亨特氏管, 收肌管 / ~ , Huschke's 鼓环管 / ~ , interdental; Hirschfeld's ~ 牙间管, 齿间管 / ~ , intestinal 肠管 / ~ , intracytoplasmic; Holmgren-Golgi canals 胞浆内小管 / ~ , Jacobson'sl canaliculus tympanicus 鼓室小管 / ~ , juice 毛细淋巴管 / ~ , Kovalevsky's; neurenteric ~ 科瓦列夫斯基氏管, 神经肠管 / ~ , lacrimal; dctus lacrimales 泪小管 / ~ , Laurer's 劳雷尔氏管(吸虫排卵管) / ~ , Lowenberg's 勒文伯格氏管 / ~ , malar 颧管, 颧颞管 / ~ , marrow 髓管(牙根管) / ~ , mastoid , canaliculus mastoideus 乳突[部]小管 / ~ , maxillary 上颌管 / ~ , median ①中央管(脊髓) ②中脑水管 / ~ , medullary , cavum medullare 髓腔 / ~ , membranous (cochlear) 膜性蜗管 / ~ , membranous semicircular 膜性半规管 / ~ , mental 颏管 / ~ of the modiolus , canalis spiralis modioli 蜗轴螺旋管 / ~ of the modiolus , central; canalis spiralis modioli 蜗轴螺旋管 / ~ , mucilage 黏液道 / ~ , Muller's; Muller's duct 苗勒氏管(副中肾管) / ~ of the myelon, central; canalis centralis 中央管(脊髓) / ~ , nasal; canalis nasolacrimalis 鼻泪管 / ~ , nasopalatine 鼻腭管 / ~ , nervous 神经管 / ~ , neural ①神经管 ②椎管 / ~ , neurenteric (of Kovalevsky) [科瓦列夫斯基氏]神经肠管 / ~ , notochordal 脊索管 / ~ , of Nuck 努克氏管, 腹膜鞘突(女) / ~ , obstetric; parturient ~ 产道 / ~ , olfactory 嗅管 / ~ , omphalomesenteric; yolk stalk 卵黄管 / ~ , optic; canalis opticus 视神经管 / ~ , orbital , anterior; anterior ethmoid ~ 眶颅管 / ~ , osseous cochlear 骨[性]蜗管 / ~ , palatine, anterior; canalis incisivus 腭前管, 切牙管, 门齿管 / ~ , palatine , descending; posterior palatine ~ 后管腭 / ~ , palatine , posterior 腭后管 / ~ , palatine , smaller; posterior palatine ~ 腭后管 / ~ , palatine, superior 腭上管 / ~ , palatomaxillaty; posterior palatine ~ 腭上颌管, 腭后管 / ~ , parturient; birth ~ 产道 / ~ , pelvic 小骨盆腔 / ~ , peritoneal; processus peritonaei vaginalis 腹膜鞘突 / ~ , perivascular 血管周隙(血管周围的淋巴隙) / ~ , Petit's; zonular spaces 波替氏管, 小带间隙, 悬器隙 / ~ , petromastoid 岩乳管 / ~ , petrosal; sulci nervi petrosi 岩神经沟 / ~ , pharyngotracheal 咽气管 / ~ , pharyngotympanic; tuba pharyngotympanica 咽鼓管(欧氏管) / ~ , piasmatie; Haversian ~ 哈弗氏管(骨) / ~ , pleural 胸管 / ~ , pleuropericardial 胸[管]心包管 / ~ , pleuroperitonesl 胸腹管 / ~ , pore; porous ~ 卵小管 / ~ , portal 门管 / ~ , pre-cirral 阴茎前道 / ~ , primitive 原管(神经管) / ~ , pseudostomatous 伪口道 / ~ , pulmoaortic; ductus arteriosus (Botalli) 动脉导管 / ~ , pulp; canalis radicis dentis 牙髓管, 牙根管, 齿根管 / ~ of Recklinghausen ①毛细淋巴管 ②角膜小管 / ~ of Reissner 膜性蜗管 / ~ , of Rivinus; ductus sublingualis 舌下腺导管 / ~ , root; canalis radicis dentis 牙根管 / ~ , root, accessory 副牙根管 / ~ , Rosenthal's; spiral ~ ; canalis spira; is cochleae 蜗螺旋管 / ~ , ruffed; Petit's ~ 小带间隙 / ~ , sacculocochlear; ductus reunions 连合管(耳蜗) / ~ , sacculi-utricular; ductus utriculosaccularis 椭圆球囊管 / ~ , Santorini's; ductus pancreaticus accessories (Santorini) 胰副管 / ~ , Saviotti's 萨维欧提氏小管(胰充血时腺细胞间所成的小道) / ~ , Schlemm's sinus venosus sclerae 施累姆氏管, 巩膜静脉囊 / ~ , scleral; scleroticochoroidal ~ ; optic ~ 巩膜管, 视神经管 / ~ , semicircular, membranous 膜性半规管 / ~ , seminal; tubuli seminiferi 细精管 / ~ , serous 微淋巴管, 浆液管 / ~ , sheathing; processus vaginalis peritoneal 腹膜鞘突 / ~ , spermatic; canalis inguinalis 腹股沟管(男) / ~ , sphenopalatine; canalis pterygopalatinus 翼腭管 / ~ , spinal medullary; canalis centralis [脊髓]中央管 / ~ , spiroid; canalis facialis (Falloppi) 面神经管 / ~ , of Steno; duct of Steno (Stensen); ductus paro- tideus (Stenonis) 斯滕森氏管, 腮腺管 / ~ , of Stilling ①玻璃体管 ②中央管 / ~ , suborbital; canalis infraorbitalis 眶下管 / ~ , Srcquet-Hoyer; Sucquet-Hoyer anastomosis 苏奥二氏吻合(手足的小动静脉吻合) / ~ , supraoptic 视束上管 / ~ , supraorbital 眶上管 / ~ , sweat; ductus sudoriferus 汗腺管 / ~ , tarsal; sinus tarsi 跗骨 / ~ , temporall; temporomalar ~ 颧颞管 / ~ , temporomalar 颧颞管 / ~ of the epididymis 附睾起始段 / ~ , Theile's; sinus transverses pericardii 心包横 / ~ , Tourtual's; canalis pterygopalatinus 翼腭管 / ~ , tuborympanal 咽骨管鼓氏管 / ~ , tympanic; scala tumpani 鼓阶 / ~ , uniting; ducyus reumiens 连合管 / ~ , urethral 尿道 / ~ , urogenital; sinus urogenitalis 尿生殖 / ~ , uterine; cavum uteri 子宫腔 / ~ , uterocervical; canalis cervicis rterri 子宫颈管 / ~ , uterovaginal 子宫阴道管 / ~ , utriculosaccular; ductus utriculosaccularis 椭圆球囊管 / ~ , vaginal 阴道腔 / ~ , vector; tuba uterine (Falloppii) 输卵管 / ~ , Verneuil's 韦尔讷伊氏管(静脉侧枝) / ~ , vesicourethral 膀胱尿道管 / ~ , vestibular ①尿生殖 ②前庭阶 / ~ , Vidian; canalis pterygoideus (Vidii) 翼管 / ~ , of vitreous, central; canalis hyaloideus 玻璃体管 / ~ , Volikmann's 福耳克曼氏管(骨板小管) / ~ , vomerine; canalis basipharyngeus 颅底咽管 / ~ , vomerobasilar 犁底管, 犁蝶管 / ~ , vomerovaginal; canalis vomerovaginalis canalis basipharyngeus 颅底咽管 / ~ , vulvar; vestibulum vaginae 阴道前庭 / ~ , vulvo-uteine; vaginal ~ 阴道腔 / ~ , of Wirsung; ductus pancreaticus (Wirsungi) 胰管 / ~ , zygomaticofa-

cial 颧管,颧面管 / ~, zygomaticotemporal; temporomalar ~ 颧颞管 ~ sinuosus 赛性小管/ ~ Thiersch's 提尔施氏小管(新形成的修补组织内供给营养液体循环的一种小管) / ~ tympanicus; Jacobson's canal 鼓 / ~ vasculosi 血管小管(室小管) / ~ vestibuli; apuaeductus vestibuli 前庭小管
canales (单 canalis)[拉]***n***. 管,道 ‖ ~ diploici (Brescheti) 板障管 / ~ facialis (Falloppii) 面神经营 / ~ femoralis 股管 / ~ fistulae 瘘管 / ~ herniali 疝管 / ~ hyaloideus; central canal of vitreous 玻璃体管/ ~ hypoglossi; anterior condyloid foramen 舌下神经营 / ~ incisivus 切牙管,门齿管 / ~ infraorbitalis 眶下管 / ~ inguinalis 腹股沟管 / ~ longitudinales modioli 蜗轴纵管 / ~ mandibulae 下颌管 / ~ nasolacrimalis 肌咽鼓管 / ~ nervi petrosi superficialis minoris; canaliculus nervi petrosi superficialis minoris 岩浅小神经管 / ~ nutrieius ossis; Haversian canal 滋养管,哈弗氏管 / ~ obturatorius 闭膜管 / ~ opticus 视神经营 / ~ orbitoethmoideus; foramen ethmoidale- poster- ius 眶筛管 / ~ palatini 腭管 / ~ palatinus major ; ~ pharyngeus 咽管 / ~ palatinus major 腭大管 / ~ pharyngeus 咽管 / ~ pterygoideus (Vidii); Vidian canal 翼管 / ~ pterygopalatinus; ~ palatinus major 翼 / ~ pudendalis 阴部管 腭管,腭大管 / ~ pyloricus 幽门管 / ~ radicis dentis 牙根管,齿根管
canalicular ***a***. 小管的
analiculated witeworm [动药]叩头虫
canaliculayus wireworm [动药] 够金针虫
canaliculi (**canaliculus**) [拉] ***n***. 小管 ‖ ~, accessory 副小管/ ~, auricular; ~ mastoideus 乳突[部]小管 / ~ biliferi; intralobular biliary canals; duc-tuli biliferi 胆小管,小叶内胆管 / ~ caroticotympanici 颈鼓小管 / ~, chordae tympani; Huguier's canal 鼓索小管 / ~, cochleae 蜗小管 / ~ communicationis 交通小管 / ~, cornea ***n***. 角膜小管 / ~, cytoplasm [细]胞浆小管 / ~ dentales 牙小管,齿小管 / ~, dentinal 牙本质小管 / ~, Haversian 哈弗氏小管 / ~, innominatrs 岩浅小神经孔(在蝶骨棘孔与卵圆孔之间,有无不定)/ ~, intercellular secretory 细胞间分泌小管 / ~, intracdllular 细胞内小管 / ~, intracellular secretory 细胞内分泌小管 / ~ lacrimalis; ductus lacrimales 泪小管 / ~ laqueiformis; Henle's canal 细尿管袢,汗勒氏袢 / ~ mastoideus 乳突[部]小管 / ~ nervi petrosi superficialis minoris 岩浅小神经管 / ~, pseudobile 假胆小管 / ~ reunions; ductus reunions 连合小管,连合管 / ~, secretory 分泌小管 / ~ reuniens; ductus reuniens (Henseni) 连合管,享森氏管 / ~ sacralis 骶管 / ~ semicirculares ossei 骨性半规管 / ~ semicircularis anterior ~ semicircularis superior 上半规管 / ~ semicircuiaris lateralis 外半规管 / ~ semicircularis posterior 后半规管 / ~ spinalis 椎管 / ~ spiralis modioli; spiral canal 蜗螺旋管 / ~ spiralis modioli 蜗轴旋管 / ~ subsartorialis; Hunter's canal; ~ adductorius (Hunteri) 收肌管,亭特氏管 / ~ ventriculi 胃道,胃管 / ~ vertebralis 椎管(颈椎横突孔所形成的管道以容椎动脉通过) / ~ auricularls; external auditory canal 外耳道 / ~ basipharyngeus; ~ vomerc-vagmalis 颅底咽管 / ~ caroticus 颈动脉管 / ~ carpi 腕管 / ~ centralis 中央管 / ~ cervicis uteri 子宫颈管
canaliculization ***n***. 小管形成,成管
canaliculodacryocystostomy ***n***. 泪管泪囊吻合术
canaliculorhinostomy; **dacryocystorhinostomy** ***n***. 泪管鼻腔吻合术,泪囊鼻腔造口术
canaliculus [复]; **canaliculi** [拉] ***n***. 管,道
canaline; **canalin** ***n***. 大豆氨基酸
canalis 参见 canal 条
canalization ***n***. ①穿通 ②造管术 ③成管
canaloplasty ***n***. 管道整复术,管道成形术(如外耳道)
cananeia bunyavirus 加拿尼亚本扬病毒
Canarium albun Raeusch. 橄榄[植药]:果实—[青果,橄榄]
Canarium L. 橄榄属 ‖ ~ album; Chinese olive 橄榄[树] / ~ album Raeusch [拉,植药]橄榄 / ~ nigrum 乌榄[树] / ~ pimela Koenig[拉;植药]乌榄
canary avipoxvirus 金丝雀禽痘病毒 ‖ ~ pox virus (Kihuth et Gollub) 金丝雀痘病毒
canarypox ***n***. 金丝雀痘
canavalia DC 刀豆属 ‖ ~ ensiformis 洋刀豆 / ~ gladiata DC 刀豆 / ~ maritima mosaic potyvirus maritime 刀豆花叶马铃薯 Y 病毒
Canavalia gladiata (**Jacq.**) **DC.** [植药]:种子—[刀豆]
canavalin ***n***. 刀豆素,刀豆抗菌素
canavaline ***n***. 刀豆球蛋白
canavan's disease (Myrtelle M. Canavan) 卡纳范病,中枢神 经系统海绵状变性
canavanase ***n***. 刀豆氨酸酶
canavanine ***n***. 刀豆氨酶
canavaninosuccinate; **canavanosuccinic acid** ***n***. 刀豆氨酸(基)琥珀酸
Canavan-van Bogaert-Bertramd disease (M. M. Canavan; Ludovan Bogaert; Ivan G. Bertrand) 卡—鲍—贝病,中枢
canbisol ***n***. 坎比醇(抗高血压药)
canceled stick majijuana cigarette 大麻烟
CANCELIT cancer literature 癌症文献联机数据库
cancellated ***a***. 网状的,网状结构的
cancelli (单 cancellus)[拉]***n***. 网状骨质
cancellous ***a***. 网状骨质的
cancellus (复 cancelli) [拉 a lattice]***n***. 网状骨质
cancer ***n***. 癌(放射线符号) ‖ attitude survey (简作 CAS) 癌症情况调查 / ~ Chemotherapy National Committee (简作 CCNS) 癌症化学疗法全国委员会 / ~ Chemotherapy National Service Center (简作 CCNSC) 全国癌症化疗服务中心 / ~ control program (NCL) (简作 CCP) 癌症控制计划(国家化学实验所) / ~ Cytology Foundation of America (简作 CCFA) 美国癌细胞学基金会 / ~ Family Syndrome (简作 CFS) 癌族综合征 / ~ free white mouse (简作 CFWM) 无癌白鼠 / ~ Institute Of the Chinese Acdemy of Medical Sciences (简作 CICAMS) 中国医学科学院肿瘤研究所 / ~ International Research Cooperative (简作 CANCIRCO) 国际癌症研究所 / ~ literature (简作 CANCELIT) 癌症文献联机数据库 / ~ of gastric remnant (简作 CGR) 残余胃癌 / ~ of gastric stump (简作 CGS) 胃残端癌 / ~ therapy facilities (简作 CTF) 癌治疗设备
Cancer ***n***.《癌》(杂志名) ‖ ~ (ACS journal)《癌》(美国癌症学会杂志名)/ ~ Biochomistry-Biophysics (UK journal) (简作 CBB) 癌症生物化学—生物物理学(英国杂志名) / Bulletin (简作 CB) 癌症通报(杂志名) / ~ Chemotherapy Reports (NCI journal) (简作 CCR) 癌症化疗报道(全国癌症学会杂志) / ~ Cytology (PACCS journal) (简作 CC) 癌细胞学(泛美癌细胞学会杂志) / ~ Immunology and Immunotherapy (简作 CII) 癌的免疫学和免疫疗治(杂志名) / ~ Research (简作 Cancer Res) 癌症研究(杂志名)
Cancer amphioetus(**Rathbun**) 黄道蟹(隶属于黄道蟹科 Cancridae)
cancer procoagulanl A (简作 CPA) 癌促凝剂 A
Cancer Res Cancer Research 癌症研究(杂志名)
cancer [拉 **crab**]; **carcinoma** ***n***. 癌 ‖ ~, acinous; acinous carcinoma 腺泡癌 / ~, adenoid 腺样癌 / ~ a deux [cancer in two] 配偶癌(夫妻或共同生活的两人同时或先后患癌) / ~, alveolar; collona 蜂窝状癌,胶样癌 / ~, aniline 苯胺癌 / ~ aquaticus; cancrum oris; gangrencus stomatitis 走马疳,坏疽性口炎 / ~, Aran's green 阿朗氏绿色瘤(白血病并发眼眶绿色瘤) / ~, areclar; colloid carcinoma 胶样癌 / ~ atrophicans 萎缩性癌 / ~, betel; buyo cheek ~ 槟榔癌,萎叶性颊癌 / ~, black; melanotic ~ 黑[色]素癌 / ~, boring 穿通性癌(面部) / ~, branchiogenous 鳃裂癌 / ~, Butter's 巴特氏癌(结肠肝曲部癌) / ~, buyo cheek 萎叶性颊癌(日常咀嚼使用萎叶或槟榔子等所至的颊黏膜癌肿) / ~, cavernous 海绵状癌 / ~, cellular; encephaloid ~ 髓样癌/ ~, cerebriform; encephaloid ~ 髓样癌 / ~, chimney-sweeps' 扫烟囱工人癌 / ~, chondroid 软骨样癌 / ~, claypipe 烟管癌(唇) / ~, colloid; colloma 胶样癌 / ~, conjugal 配偶癌 ~, contact 接触性癌 / ~, corset; ~ en cuirasse 铠甲状癌 / ~, cuirass 铠甲状癌 / ~, cystic 裹状癌 / ~, dendritic; papillma 乳头(状)瘤 / ~, dermoid 皮样癌 / ~, duct 管癌(乳腺) / ~, dye workers' 染工(膀胱)癌/ ~, encephaloid 髓样癌 / ~, encuirasse 铠甲状癌 / ~, endothelial; endothelioma 内皮癌,内皮瘤 / ~, epidermal; epithelioma 上皮癌,上皮瘤 / ~, epithelial; epithelioma 上皮癌,上皮瘤 / ~, fumgous; fumgus haematodes 草状癌,多血海绵肿 / ~, glandular 腺癌 / ~, green; chloroma 绿色癌,绿色瘤 / ~, hard 硬癌 / ~, hematoid; fungus haematodes 多血癌,多血海绵胀 / ~ in situ 原位癌 / ~, jacket; ~ encuirasse 铠甲状癌 / ~, kang; kangri ~ 热炕癌,火炉癌 / ~, lipomatous 脂瘤癌 / ~, Lobstein's; retroperitoneal sarcoma 洛布斯坦氏癌,腹膜后肉瘤/ ~, mammary 乳腺癌 / ~, medullary 髓样癌 / ~, melanotic 黑[色]素瘤 / ~, mollis 软癌 / ~, mule-spinners' 纺棉工癌 / ~ occultus 隐性癌 / ~, osteolytic 溶骨性癌 / ~, osteoplastic 成骨性癌 / ~, paraffin 石蜡癌 / ~, pitchworkers' 沥青癌 / ~, primary 原发癌 / ~, professional 职业癌 / ~, ramose 分支状癌 / ~, retrograde 退化癌,退行性癌 / ~, rodent; rodent ulcer 侵蚀性癌,基底细胞癌,侵蚀性溃疡/ ~, roentgenologist's 放射线工作者癌 / ~, scirrhous 硬癌 / ~, smoders' 吸烟者癌 / ~, soft 软癌 / ~, solanoid 马铃薯状癌 / ~, soot; chimney-sweeps' ~ 煤烟癌,扫烟囱工人癌 / ~, spider; nevus araneus 蛛状癌,蛛状癌 / ~ suppressor gene 抑癌基因 /

～ suppressor protein 抑癌基因产物、抑癌蛋白质 / ～ susceptibility 肿瘤易感性 / ～, tar 煤焦油癌,柏油癌 / ～, telangiectatic 血管扩张性癌 / ～, tubular 管癌(乳腺) / ～ - ulcer 癌性溃疡 / ～, villous duct 绒毛管癌 / ～, water; noma 走马疳,坏疽性口炎 / ～, withering; scirrhous carcinoma 硬癌
canceration *n*. 癌变
cancer-bodies *n*. 癌小体
canceremia *n*. 癌细胞血(症)
cancericidal [caner + 拉 caedere to kill] *a*. 灭癌的
cancerigenic; **carcinogenic** *a*. 致癌的
cancerism *n*. 癌体质
cancerization; **canceratlon** *n*. 癌变
cancerization; **canceration** *n*. 癌变
cancero- [拉] [构词成分] *n*. 癌
cancerocidal *a*. 灭癌的
canceroclast *n*. 破癌细胞
canceroderm *n*. 癌样血管瘤
cancerologist [cancet + 希 logosword] *n*. 癌学家
cancerology; **cancrology** *n*. 癌学
cancerolytic *a*. 溶癌的
cancerometastasis *n*. 癌转移
canceromyces *n*. 癌霉菌
cancerophobia, **carcinophobia**; **carcinom-atophobia** *n*. 癌病恐怖
cancerostatic *a*. 制癌的
cancerous; **carcinous** *n*. 癌性的
cancerphobia, **carcinophobia** *n*. 癌病恐怖
cancer-root *n*. 癌根
cancer-serum *n*. 癌血清
cancer-ulcer *n*. 癌溃疡
cancer-ulcer *n*. 癌性溃疡
canchasmus [loud laughter] *n*. 狂笑
CANCIRCO Cancer International Research Cooperative 国际癌症研究所
Cancridae 黄道蟹科(隶属于短尾次目 Brahyura)
cancriform *a*. 癌样的,似癌的
cancrocirrhosis *n*. 癌性硬化
cancrology; **cancerology** *n*. 癌学
cancrum [拉]; **cander** *n*. [坏疽性]溃疡 ‖ ～ nasi 鼻坏疽 / ～ oris; gangrenous stomatitis 走马疳,坏疽性口炎 / ～ pudendi 外阴溃疡
canctoid [cancer + 希 eidos form] *n*. ①角化癌 ②癌样的
candapoplar [植药] *n*. 加拿大杨
candela *n*. 坎德拉,简称"坎"[国际单位制(SI)和我国法定计量单位均将其定为发光强度的基本单位,与过去的"新烛光"相当]
candela per square centimetre (简作 cd / cm^2) 坎[德拉] / 厘米^2 (亮度单位)
candela/metre^2 坎[德拉]/米^2(亮度单位)
candelillas *n*. 钩虫皮炎
candeptin *n*. 杀念菌素(candicidin)杀念珠菌素(抗真菌抗生素)
candicans *n*. 杀念珠菌素
candicans [拉 to be whitish] *n*. 白体,脑白体
Candida [拉 candidus gliwing white]; **Monilia** *n*. 念珠菌属 ‖ ～ albicans 白色念珠菌 / ～ albicans vaginalis 阴道白念珠菌 / ～ albicans virus 白色假丝酵母病毒 / ～ guilliermondi; Monilia guilliermondi 吉利蒙氏念珠菌 / ～ krusei; Saccharomyces krusei; Monilia krusei 克鲁斯氏念珠菌 / ～ parakrusei; Monilia paradrusei 副克鲁斯氏念珠菌 / ～ tropicalis virus 热带假丝酵母病毒 / ～ utilis virus 产朊假丝酵母病毒
candidal *n*. 念珠菌的
candidemia *n*. 念珠菌血(症)
Candidia barbatus (**Regan**) 须鲻 (隶属于鲤科 Cyprinidae)
candidiasis *n*. 念珠菌病 ‖ ～ cutaneous 皮肤念珠菌病 / ～ endocardial 心内膜念珠菌病
candidid *n*. 念珠菌疹
candidin *n*. 制念珠菌素
candidulin *n*. 念珠菌素,白曲菌素
candiduria *n*. 念珠菌尿
candimycin *n*. 抑念珠霉素
candiru *n*. 亚马逊小鲶 ‖ ～ bunyavirus 坎第鲁本扬病毒 / ～ phlebovirus 坎第鲁静脉病毒 / ～ virus 坎第鲁病毒
canditoxin *n*. 假丝酵母毒素
candle *n*. ①烛 ②烛光 ‖ ～, filter 滤柱,滤棒 / ～, foot 烛光(照度单位) / ～, international 国际烛光 / ～, meter; lux 米烛光,勒[克司] / ～, standard 标准烛光 / ～ dripping appearance 蜡滴样表现(脑结节硬化脑室气造影征象)
Candle *n*. 烛光 (英国癫痫协会杂志)
candle foot (简作 cdl-ft) 烛光—英尺
candle-fish *n*. 烛鱼
candle-hour *n*. 烛光—小时
candle-power, international standard *n*. 国际标准烛光
candol *n*. 干麦芽浸膏(大麦芽的干抽提物)
Cane giant katydid [动药] 叫姑姑,亦称纺织娘 ‖ ～ long-horned locust[动药]叫姑姑,亦称蔗点翅螽
cane, English *n*. 英式扶杖(医疗用)
cane [**kein**] *n*. 扶杖,手杖
canea [拉] *n*. 跟骨
canei [拉] *n*. 跟骨;仰趾足
canella [拉] *n*. 白挂皮属(白桂皮科) ‖ ～, jamaica 牙买加白桂皮 / ～, winteranaL.; white cinnamon; ～ alba 白桂皮
canellaeeae *n*. 假樟科
caneotica *n*. 东方疖
canephora asiatica nuclear polyhedrosis virus 桑衰蛾核型多角体病毒
caner- [构词成分] 意义为癌 (来自拉丁语 cancer)
canerin; **cancerine** *n*. 尿癌素
canescin *n*. 微白青霉菌素
cane-sugar *n*. 蔗糖
canicaceous [拉 canicae a kind of bran] *a*. 糖状的,麸皮状的
canid (**alpha**) **hecanescent** [拉 canus gray]; **grayish** *a*. 带灰色的 ‖ ～ (alpha) herpesvirus 1 犬(α)疱疹病毒 1
Canidae [拉 canis dog] *n*. 犬科(隶属于食肉目 Carnivora)
canine [拉 caninus] *n*. 犬牙,尖牙 *a*. 犬的 ‖ ～ adeno-associated virus 犬腺病毒相关病毒,犬腺联病毒 / ～ adenovirus group (Kapsenberg) (Infectious canine hepatitis virus, Rubarth's disease virus, Fox encephalitis virus, Hepatitis infectiosa canis virus, Canine laryngotracheitis virus, Kenel cough virus) 犬腺病毒群 / ～ alpha-herpesvirus 犬(α)疱疹病毒 / ～ contagious rhinotonsillitis virus 犬接染性鼻扁桃体炎病毒 / ～ coronavirus 犬日冕形病毒 / ～ dependovirus 犬依赖病毒 / ～ dermal palilloma virus (Allison) 犬皮肤乳头瘤病毒 / ～ distemper morbillivirus 犬瘟热麻疹病毒 / ～ distemper virus = Dog distemper virus (Laidlow et Dunkin) 犬瘟热病毒 / ～ hepatitis virus 犬肝炎病毒 / ～ heresvirus (Carmichael et al.) (Canine tracheo-bronchitis virus) 犬疱疹病毒 / ～ laryngotracheitis virus = Canine adenovirus group (Kepsengerg) 犬腺病毒群 / ～ mastadenoviruses 犬乳腺病毒 / ～ oral papilllomatosis virus (WeMonbreun et Goodpasture) 犬口腔乳头瘤病毒 / ～ papilloma virus 犬乳头瘤病毒 / ～ parainfiuenza paramyxovirus 犬副流感副黏病毒 / ～ pancreatic polypeptide 狗胰多肽/～ parainfiuenza virus 犬副流感病毒 / ～ parvovirus (Binn et al.) 犬细小病毒 / ～ reoviruses 犬呼肠孤病毒 / ～ tracheo-bronchitis virus = Canine herpesvirus (Carmichae et al.) 犬疱疹病毒 / ～ venereal granuloma virus 犬性病肉芽肿病毒
canines; **incisorform** *n*. 切形犬牙
caniniform *a*. 犬牙样的
caninus musculus; **caninus**; **muscul-culus levator anguli oris** 犬齿肌,尖牙肌(口角提肌)
caninus; **cantho** [希 kanthos canthus] *n*. 眦,眼角
caniomeningocele *n*. 颅部脑膜膨出
canis familiaris 家犬
Canis familiaris(**Linnaeus**) 狗 (隶属于犬科 Canidae)
Canis lupus (**Linnaem**) 狼(隶属于犬科 Canidae)
canisters; **smoke** *n*. 发烟盒,发罐式发烟筒
canities [拉] *n*. 灰发[症] ‖ ～ unguium 白甲[病]
canlo caline *n*. 促成茎素
canna [拉] *n*. 小腿骨 ‖ ～ major; tibia 胫骨 / ～ 腓骨 / ～ mosaic virus (Fukushi) 昙花花叶病毒
canna [希 kanna a cane] *n*. 华属 ‖ ～ indicaL. 美人蕉
Cannabaceae *n*. 大麻科
cannabene *n*. 大麻萜,大麻烯
cannabi [法 kannabis hemq] *n*. 大麻属 ‖ ～ sativa linne; ～ indica 大麻,印度大麻
cannabichromene *n*. 大麻环萜酚
cannabichromenic acid (简作 CBCA) 大麻环萜酚酸
cannabicyclol *n*. 大麻环醇
cannabidiol *n*. 大麻二醇 ‖ ～ monomethylether (简作 CBDA) 大麻二醇单甲醚
cannabidiolic acic (简作 CBDA) 大麻二醇酸
cannabigerol *n*. 大麻萜酚
cannabigerolic acid (简作 CBGA) 大麻萜酚酸
cannabin *n*. ①大麻脂 ②大麻甙 ‖ ～ nate 鞣酸大麻脂
cannabinaceae *n*. 坎纳宾董

cannabine *n*. 大麻碱,大麻素
cannabinine *n*. 大麻次素
cannabinoids *n*. 大麻酚类(含于大麻中的化合物。如 cannabinol, cannabinolic acid, cann abidiol, ca nnabigerol, cannabicyclol 等)
cannabinol *n*. 大麻酚 ‖ ~ acid (简作 CBNA) 大麻酚酸
cannabinomania *n*. 大麻癖
cannabinone; **cannabinon** *n*. 大麻酮
Cannabis sativa L. 大麻[植药]:果实—[火麻仁]
cannabis streak virus (Roder) 大麻线条病毒
cannabism *n*. 大麻中毒
cannabitetanine *n*. 大麻碱
cannabol *n*. 异大麻二酚
cannaceae *n*. 美人蕉科
cannadinoid *n*. 大麻素(可指任何一种大麻的化学成分,如大麻醇,四氢大麻醇等)
cannibalism *n*. 同类相食(指恶性细胞互相吞噬作用)
cannibalistic *a*. 想食人肉的(精神病患者)
cannitracin *n*. 克念菌素(抗生素)
cannizzaro's reaction stanislao [意化学家 1826—1945] 康尼扎罗氏反应(醛反应)
cannon; **canon** *n*. ①规范 ②[加农]炮 ‖ ~, radium 镭炮,镭管
cannon's ring (point) (Walter B. Cannon) 坎农环(点)(钡剂造影时右半侧结肠的紧张性收缩环)
cannon'sring [Walter Bradford] 美生理学家 1826—1910]坎农氏环(右侧结肠的紧张性收缩环) ‖ ~ test 坎农氏试验(右侧结肠的紧张性收缩环) cannon-La Pax test 坎—拉二氏试验 Cannon-Bard theory (W. B. Cannon; Philip Bard) 坎—巴学说,应急学说(即 emergency theory,见 theory 项下相应术语)
cannul [dim. of canna reed]; **canula** *n*. 套管,插管 ‖ ~, angiostomy 血管开口[术]套管 / ~, arterial 动脉套管 / ~, Bellocp's 贝克氏套管,塞后鼻孔套管 / ~, Dupuis's T-shaped tracheal ~ 杜普伊氏插管,丁字气管插管 / ~, Gad's; t-shaped tracheal 加德氏插管 / ~, Gad's exepriment 哈恩氏插管(围以压缩海绵的插管,当海绵鼓胀时可以闭赛气管与插管间的空隙) / ~, intrathorac 胸腔插管 / ~, intraureteral 输尿管插管 / ~, intraurethral 尿道插管 / ~, Lindemann's 林德曼氏套管(输血套管) / ~, perfusion 灌流套管 / ~, Soresi 血管吻合套管 / ~, Strauss' 施特劳斯氏套管(放血套管) / ~, trachea 气管插管 / ~, transfusion 输血套 / ~, Trendelenburg's 特伦德伦伯格氏插管,附袋气管插管 / ~, venous 静脉套管 / ~, washoutuk 冲洗套管
cannulate *v*. 插套管
cannulation; **cannulization**; **cannulation** *n*. 套管插入术
Canoderma Lucidum Seu Japonecum [拉,植药] 灵芝草
canoel character (简作 CAN) 消除符号
canomyces *n*. 犬温热菌
canon; **cannon** *n*. ①规范 ②[加农]炮
canonical *a*. 规范的,典范的
Canopy shark [动药] 日本扁鲨 ‖ ~ fetus [动药] 日本扁鲨胎 / ~ gall [动药] 日本扁鲨胆 / ~ liver [动药] 日本扁鲨肝 / ~ muscle [动药] 日本扁鲨 / ~ swim-bladder [动药] 日本扁鲨鳔
Canquoin's paste [Alexandre 法医师 1795—1881] 康库安氏糊剂(含氧病饮锌)
canrenoate *n*. 坎利酸盐(根据 1998 CADN 的规定,在盐或酯与加合物之命名中,使用此项名称) ‖ ~ potassium 坎利酸钾,烯睾丙酸钾(醛固酮拮抗药)
Canrenoic acid 坎利酸(醛固酮拮抗剂)
Canscora lucidissima Hand.-Mazz. 穿心草(植)全草入药
canscora lucidissima (Levl. et Vant.) **Hand.-Mazz** [拉,植药] 穿心草
cant *n*. 斜面 *v*. (使)……倾斜,倒转 ‖ ~ of mandible 下颌骨斜面
cantaloupe mosaic virus (Freitag) (Melon mosaic virus 株) 意大利甜瓜花叶病毒
cantani's diet [Arnoldo 意医师 1837—1893] 康塔尼氏饮食(糖尿病饮食) ‖ ~ serum 康塔尼氏血清 / ~ treatment 康塔尼疗法(治霍乱)
Cantaxin *n*. 康塔克辛(成药,合成的维生素 C)
canthal *a*. 眦的,眼角的
cantharellaceae *n*. 鸡油菌科(一种菌类)
cantharíasis [希 kantharos beetle] *n*. 斑蝥虫病
canthardal *a*. 含斑蝥的,斑蝥制的,含芫青的
cantharidate *n*. 斑蝥酸盐
cantharides [拉] *n*. 斑蝥,芫青 ‖ ~ cerate 斑蝥蜡膏
cantharides; **Spanish fly** *n*. 斑蝥 (一通过激惹尿道而增强性欲的药物)
cantharidic *n*. 斑蝥酸
cantharidin *n*. 斑蝥素,芫青素
cantharidism *n*. 斑蝥中毒
cantharis *n*. 斑蝥属,芫青属 ‖ ~ vesicatoria DeGeer. 芫青,欧芫青 / ~ vittata Latreille 油带芫青,美州芫青
cantharis; **blister bug** *n*. 斑蝥
canthectomy [希 kanthos canthus + ekt-ome excison] *n*. 眦切除术
Cantherhines dumerili (**Hollard**) 棘尾前孔(隶属于革鲀科 Aluteridae)
Cantherhines fronticinctus(**Gu nther**) 额斑前孔鲀(隶属于革鲀科 Aluteridae)
Cantherhines pardalis(**Ru ppell**) 细斑前孔鲀(隶属于革鲀科 Aluteridae)
canthi (canthus) [拉] *n*. 眦,眼角
Canthidermis maculatus(**Bloch**) 卵圆疣鳞鲀(隶属于鳞鲀科 Balistidae)
Canthigaster amboinensis(**Bleeker**) 笨氏扁背鲀(隶属于鲀科 Tetraodontidae)
Canthigaster ceompressus (**Marion et Proce**) 扁背鲀(隶属于鲀科 Tetraodontidae)
Canthigaster coronata (**Vaillant et Sauvage**) 角扁背鲀(隶属于鲀科 Tetraodontidae)
Canthigaster jactator(**Jenkins**) 圆斑扁背鲀(隶属于鲀科 Tetraodonfidae)
Canthigaster Janthinopterus(**Bleeker**) 白斑扁背鲀(隶属于鲀科 Tetraodontidae)
Canthigaster rivulatus(**Temminck et Schlegel**) 水纹扁背鲀(隶属于鲀科 Tetraodontidae)
Canthigaster solandri(**Richardson**) 苏氏扁背鲀(隶属于鲀科 Tetraodontidae)
Canthigaster valentini(**Bleeker**) 横带扁背鲀(隶属于鲀科 Tetraodontidae)
canthitis *n*. 眦炎
canthomeatal line 眦耳线
canthoplasty *n*. 眦成形术 ‖ ~, provisional 暂时性眦切开术后盖 / ~, knee 髓,膝盖骨 / ~, metal 金属盖(盖髓用的)
canthorrhaphy [cantho- + rhaphe suture] *n*. 眦缝术
canthotomy *n*. 眦切开术
canthus (复 canthi) [拉; 希 kanthos] *n*. 眦,眼角 ‖ ~, inner 内眦 / ~, outer 外眦
Cantil *n*. 溴美喷酯(mepenzolate bromide)制剂的商品名
Cantlie's foot tetter [James 英医师 1851—1926] 坎特利民足水疱疹(足表皮癣)
canto *n*. 篇
cantor tube [Meyer 美医师 1907] 坎特尔氏管
cantus galli [cock-crowing]; **laryngismus stridulus** *n*. 喘鸣性喉痉挛
canula; **cannula** *n*. 套管,插管
canvas, **tarpaulin** *n*. 帆布
CAO Canadian Association of Optometrists 加拿大视力测定工作者协会 /central airway obsfruction 大气道阻塞 /chronic airway obstruction 慢性气道阻塞/ chronic arteria occlusion 慢性动脉闭塞
CAOB Canadian Association of Optometrists Bulletin 加拿大视力测定工作者协会通报
CaOC Cathodal opening contraction 阴极开放(断电)收缩
Caoguo [植药] *n*. 草果
CAOHC Council for Accreditation in Occupational Hearing Conservation 职业听力保护鉴定委员会
caoillary resistant test 毛细血管阻力试验
caolis Erycibes [拉;植药] 丁公藤
CAOT Canadian Association of Occupational Therapiste 加拿大职业病治疗学家协会
caoutchoue [拉] *n*. 橡皮,弹性树胶
CAP cAMP acceptor protein 环磷腺甙受体蛋白质 /Canadian Association of Pathologists 加拿大病理学家协会 /Canadian Association of Physicists 加拿大物理学家协会 /capacity 容量;能力;功率 /capiat [拉] 使其服用,应服用 /capreomycin 卷曲霉素,卷须霉素 /carotid artery pulse 颈动脉搏动(图) (与 CPW 义同) /catabolite gene-activator protein 分解代谢基因活化蛋白质 /cellagarplate 细胞琼脂平板 /cellulose acetate phthalate 醋酞纤维素,乙酸邻苯二甲酸纤维素(肠溶包衣剂) /cellulose acetate protionate 醋酸丙酸纤维素 /chloracetophenone 氯乙酰苯(毒气) /chloramphenicol 氯霉素 /chlorinated atacfic polypropylene 氯化无规聚丙烯 /chlorophenylalanine 氯苯丙氨酸 /ciliary artery pressure 捷状体动脉压 /College of American Pathologists 美国病理学家学会 /Copper associated protein 铜相关蛋白 /cyclic AMP-binding protein 环磷腺甙结合蛋白 /cystine aminopeptidase 胱氨酸氨基肽酶
Cap capacity 容积,容量 /capiat [拉] 服用,使服用 /capsule 囊,被

膜;胶囊(剂);荚膜 /carcinoma of prostate 前列腺癌
cap *n*. ①盖,帽 ②髓盖 ③宫颈帽 ‖ ~, abduction 外展帽 / ~, bishop's; duodenal ~; pileus ventriculi 十二指肠冠 / ~, cradle; crusta lactea 乳痂 / ~, dutch 阴道隔(避孕用) / ~, enamel 釉帽/ ~, head, anterior; acrosome 顶体(精子) / ~, head, posterior; postnuclear ~后帽,核 / ~s, metanephric 后肾帽 / ~, nuclear 核冠 / ~, petroleum 石油帽 / ~, phrygian 倒圆锥形帽(胆囊造影时表现的一种胆囊形式 / ~, postnuclear 核后盖,后帽 / ~, pyloric; pileus ventriculi 十二指肠冠 / ~, root 根盖/ ~, skull 前顶
cap [拉 capiat] *n*. 取服
Cap 1 mastadenovirus 山羊 1 乳腺病毒
Cap amyl capsula amylacea [拉] 淀粉胶囊
Cap Chart capsula chartacea [拉] 分包散剂
cap moll capsula mollis [拉] 软胶囊
cap quant vult capiat quantum vult [拉] 随意服用
cap, duodenal; duodenal bulb 十二指肠冠,十二指肠球部
capacidin *n*. 能霉素
capacigraph *n*. 人体电容记录本
capacitance *n*. 电容
capacitate *vt*. 使能够;使合适;使(精子)获能,催熟
capacitation *n*. 能力,合适;获能(精子达到输卵管壶腹部后能使卵受精的过程)
capacitive *a*. 电容的,容性的 ‖ ~ lag 电容性的残留图像 / ~ reactance 容抗 / ~ sound probe 电子式声探子 capacitometer 电容测量器
capacitor *n*. 电容器 ‖ ~ discharge x-ray generator 电容放电式 X 线发生器
capacity [拉 capacitas from capere to take] *n*. 功率;容量;能量;能力 ‖ ~, acid consuming 耗酸量 / ~, of condenser 容电器电容[量]/ ~ coupler 电容耦合元件 / ~ coupling 电容耦合 / ~, cranial 颅容积,颅容量 / ~, diffusing 弥散量 / ~ divider 电容分压器/ ~ factor 容量因数,功率 / ~, functional residual 有效余气量 / ~, heat; thermal ~ 热容量 / ~-input filter 电容输入滤波器 / ~, inspiratory 吸气量 / ~-limited process 限量过程 ~, electric 电容[量] / ~, maximal tubular excretory 肾小管最大排泄量 / ~ meter 电容测量器 / ~, normal 正常容量 / ~ operation 满载操作 / ~, oxygen 氧容量 / ~, precipitation 沉淀量 / ~, regenerative 再生力 / ~, respiratory 呼吸容量 / ~, testamentary 遗嘱能力(法医) / ~, thermal 热容量 / ~, total lung 肺总气量 / ~ value 电容值,荷载量 / ~, vital 肺活量
Capastat *n*. 硫酸卷曲霉素 (capreomycin sulfate)制剂的商品名
CAPD continuous ambulatory peritoneal dialysis 连续性非卧床腹膜透析
Cape Wrath orbivirus 凯普拉斯环状病毒 ‖ ~ Wrath virus 凯曾拉斯病毒
capelet [拉 capelletum]; **capulet** *n*. 马踝(肘)肿
capelin[法]; **capeline bandage** *n*. 帽式绷带,裹颅双头带
Capella gallinago(Linnaeus) 扇尾沙雉(隶属于鹬科 Seolopacidae)
Capella hardwickii (J, E. Gray) 澳南沙雉(隶属于鹬科 Scolopacidae)
Capella megala(Swinboe) 大沙雉(隶属于鹬科 Scolopacidae)
Capella nemoricola (Hodgson) 林沙雉(隶属于鹬科 Scolopaeidae)
Capella stenura(Bonaparte) 针尾沙雉(隶属于鹬科 Scolopaeidae)
Caper euphorbia [植药] 续随子
caper vein banding carlavirus 驴蹄草叶脉带香石竹潜伏病毒
Caperea marginata (Gray) 侏脊鲸(隶属于露脊鲸科 Balaenidae)
Caperidine *n*. 卡哌利定 (镇痛药)
Capet Galli [拉:动药] 鸡头
Capgel capsula gelatinosa [拉] 胶囊
Capgelel capsula gelalinosa elastica [拉] 软胶囊
capgelol capsula gelatinosa operculata [拉] 有盖的胶囊,胶囊剂
capgras syndrome (Jean M. J. Capgras) 卡普格拉综合征,易人错觉综合征(一种妄想,患者对面前的其他人,认为不是真的本人,而是替身)
caphaloglycin *n*. 先锋霉素Ⅲ,头孢菌格来新,7-(2-氨-2-苯乙酰胺)头孢菌烷酸
CAPHLD Calirornia Association of Pubic Health Laboratory Directors 加利福尼亚州公共卫生实验室主任协会
Caphyra laevis (A. Milne-Ewards) 光滑尖指蟹(隶属于梭子蟹科 Portunidae)
capia [拉 let it take] *n*. 腔内异物摘除器
capiat [拉] *v*. 使其服用,应服用
capiat quantum vult [拉] (简作 cap quant vult) 随意服用
Capiend capiendus [拉] 应服用的
capilary fragility test (简作 CFT) 毛细血管脆性试验
capillaire [法; 拉 capillaris] *n*. 铁线蕨
capillarectasia *n*. 毛细管扩张
capillaria *n*. 毛细线虫属 ‖ ~ hepatica 肝毛细线虫
capillariasis *n*. 毛细线虫病
capillaries [capillaris hairlike] *n*. 毛细管 ‖ ~, arterial 动脉毛细管 / ~, bile 毛细胆管 / ~, blood 毛细血管 / ~, erythrocytic 红细胞毛细管 / ~, lymph 毛细淋巴管 / ~, Meigs's 梅格斯氏毛细管(心肌毛细管) / ~, secretory 分泌毛细管 / ~, sinusoidal 状隙毛细管 / ~, venous 静脉毛细管
capillarimeter *n*. ①毛细管计(测毛细管径) ②毛细管测液计(验酒油等)
capillariomotor *a*. 毛细管运动的
capillarioscope *n*. 毛细血管显微镜
capillaritis; capillaroscopy *n*. 毛细管显微镜检查
capillaritis; trichodangiitis *n*. 毛细管炎
capillarity [capillary + 希 pathos disease] *n*. 毛细管病, 毛细作用, 毛细现象
capillaro- [拉, 亦作 capillo-] [构词成分] 毛细管;毛细血管;毛发
capillaropuncture *n*. 细管针刺术
capillaroscopy [capillary + skopeintoexamine]; **capillarioscopy** *n*. 毛细管显微镜检查
capillary *n*. 毛细管 ‖ ~ action 毛细血管作用 / ~ electrophoresis (简作 CE)毛细管电泳 / ~ tube sperm penetration assay 毛细管精子穿透试验 / ~ wormwood [植药] 茵陈蒿 / ~ - active substance 表面(张力)活性物质 / ~ -venous angiome 毛细血管—静脉血管瘤 / ~ - venus malformation 毛细血管—静脉畸形 / ~ llary basement membrane thickness (简作 CBMT) 毛细血管基底膜增厚 / ~ ciffusion capacity (简作 CDC) 毛细血管弥散容量 / ~ gel electrophesis (简作 CGE) 毛细管凝胶电泳技术 / ~ isoelectreic focusing (简作 CIEF) 毛细管等电聚胶技术 / ~ isotacho-electrophoresis(简作 CITP)毛细管等速电泳技术 / ~ zone electrophesis (简作 CZE) 毛细管区带电泳技术 / ~, true 真毛细血管(储备毛细血管)
capilli (单 capillus) *n*. 毛,发
capilliculture *n*. ① 疗秃法②护发术
capillitium [拉 head of hair] *n*. 黏液菌孢子系
capillomotor; capillariomotor *a*. 毛细管运动的
capillovenous *a*. 毛细[管]静脉的
capillurgy; depilation; epilation *n*. 脱毛法,拔毛术
capillus (复 capilli)[拉]; **hair** *n*. 毛,发
capim antigenic group viruses 卡平抗原组病毒 ‖ ~ bunyavirus 卡平本扬病毒 / ~ virus 卡平病毒
capistration [拉 capistratus masked]; **phimosis** *n*. 包茎
capit- [构词成分] 意义为"头"[拉 caput]
capita (caput) [拉] *n*. 头
capital *n*. 资本;首都;大写字母 *a*. 资本的;重要的,首要的;危及生命的;股骨头的
capital C sign 大写 C 字征 (胰头肿大的 X 线征象)
Capital Hospital (简作 CH) 首都医院
capitate [caput head] *a*. 头状的
capitation *n*. 按人计算,按人收费(每一个参加保健规划者付给医生的年费)
capitatum [having a head]; os capitatum *n*. 头状骨
Capitellida *n*. 小头虫目(隶属于多毛纲 Polychaeta)
capitellum; capitulum humeri *n*. 肱骨小头
capitiluvium [caput capitis head + luere to wash] *n*. 头浴
capitium *n*. 头绷带
capito- [拉] 头
capitones *n*. 巨头胎儿
capitonnage [法] *n*. 囊腔闭合
capitopedal *a*. 小头的
Capitrol *n*. 氯喔星,二氯羟喹(chloroxine)制剂的商品名
capitula (复 capitulum) [拉] *n*. 小头
capitular *a*. 小头的
capitulum (复 capitula) *n*. 小头 ‖ ~ costae; caput costae 肋骨小头,肋骨头 / ~, fibulae; caput fibulae 腓骨小头 / ~ humeri 肱骨小头/ ~ mallei; caput mallei 锤骨小头/ ~ mandibulae; condyloid process; caput mandibulae 下颌小头(髁突) / ~ radii; caput radii 骨小头 / ~ Santorininn; tuberculum corniculatum(Santorini) 小角结节/ ~ tapedis; caput stapedis 镫骨小头,镫骨头 / ~ ulnae; caput ulnae 尺骨小头
Capitulum; gnathosoma *n*. 假头
Capla *n*. 美布氨酯(mebutamate)制剂的商品名
caplan's syndrome (Anthony Caplan) 卡布兰综合征(尖肺伴类风湿性关节炎,X 线摄影显示边缘界线清晰的多个球形结节性损害遍及两肺.亦称风湿性尖肺)

CAPM computer-aided patient management 计算机辅助的病员管理
CAPMP Canadian Association of Physical Medidne and Rehabilitation 加拿大物理医与和康复协会
capn(o)- [构词成分] 烟的,煤烟状的
capneic *n*. 适二氧化碳的
capniidae *n*. 黑石蝇科
capnocytophage *n*. 噬二氧化碳细胞菌属
Capnodiaceae *n*. 煤炱科(一种菌类)
capnogram *n*. 二氧化碳描记图
capnograph *n*. 二氧化碳描记器
capnography *n*. 二氧化碳描记法
capnohepatography *n*. 肝二氧化碳充气摄影(术)
capnometer *n*. 二氧化碳测定计
capnometry *n*. 二氧化碳测定(法)
capnophilic [希 kapnos smoke + philein to love] *a*. 嗜二氧化碳的(菌)
CAPO computer aid to physician's office 医师办公室辅助计算机
capobenate sodium 卡泊酸钠,克冠酸钠(抗心律失常药)
capobenic acid 卡迫酸(抗心绞痛药,抗心律失常药)
capon *n*. 阉鸡
capotement [法] *n*. 胃振水声
capozide *n*. 巯甲丙脯酸—氢氯噻 (captopril and hydrochlor- othiazide) 复方制剂的商品名
cappa *n*. 四迭体带状层
Capparaceae *n*. 白花菜科
Capparidaceae *n*. 山柑科;白花菜科
Capparis bodinieri Levl. [拉,植药] 野香橼花 ‖ ~ masaikai Levi. [拉;植药] 水槟榔 / ~ membranacea Gardn. et Champ. [拉,植药] 独千里行 / ~ spinosa L. [拉,植药] 刺山甘
Capparis massaikai Levl. 马槟榔
capparis spinosa virus (Bija) 白花菜病毒
capped 5'-end 加帽的 5'端
capped uterus 帽状子宫
cappie *n*. (幼绵羊)薄颅骨病
capping *n*. ①髓盖 ②盖髓术 ③盖随物 ‖ ~, pulp 盖髓术
Capps' reflex (sign) [Joseph *a*. 美医师 1872 生] 卡普斯氏反射(征)(胸膜炎的血管运动反射)
Capra hircus L. 羊胆汁
Capra hircus Linnaeus [拉;动药] 山羊 ‖ ~ ibex Linnaeus [拉;动药] 北山羊
caprate *n*. 癸酸盐(十碳酸盐)
Caprelus capreolus Linnaeus [拉;动药] 狍
capreolary; capreolate *a*. 卷曲的
capreolate *a*. 卷曲的
Capreolus capreolus (Linnaeus) 狍(隶属于鹿科 Cervidae)
Capreolus capreolus ochracea Barclay 小角鹿(动)药材;角,肾(阴茎及睾丸),筋,尾,胎儿,血
Capreolus pygargus (Pallas) 四北小角鹿(动)药材;角,肾(阴茎及睾丸),筋,尾,胎儿,血
capreomycin; capromycin *n*. 卷曲霉素,卷须霉素,缠霉素(获自缠绕链霉菌 Streptomyces capreolus,抗结核药)
capri- [拉 caper goat] 山羊
capric acid 癸酸
caprice *n*. 突变,反复无常;任性
capriciousness *n*. 心理变态
Capricomis sumatraensia (Bechstein) 鬣羚(隶属于牛科 Bovidae)
Capriconis sumatraensis Bechstein [拉;动药] 羚
caprifoliaceae *n*. 忍冬科
caprifolium perfoliatum stripe mosaic virus (Boning) 忍冬条纹花叶病毒 ‖ ~ arthritis-encephalitis virus 山羊关节炎—脑炎病毒 / ~ dermatitis virus 山羊皮炎病毒 / ~ herpesvirus 1 山羊疱疹病毒 1
caprillic; goatlike *a*. 山羊样的(叫声)
capriloquism [拉 caper goat + loqut to speak]; **egophony; capriloquium** *n*. 羊普
Caprimugidae *n*. 夜鹰科(隶属于夜鹰目 Caprimulgiformes)
Caprimulgiformes *n*. 夜鹰目(隶属于鸟纲 Aves)
Caprimulgus europaeus (Linnaenus) 欧夜鹰(隶属于夜鹰科 Caprimugidae)
Caprimulgus indicus (Latham) [拉:动药] 普通夜鹰(隶属于夜鹰科 Caprimugidae)
caprin; tricaprin *n*. 三癸酸甘油酯
caprine *a*. ①羊的 ②正亮氨酸
caprinized *n*. [公山]羊化的(疫苗) ‖ ~ virus 适应于山羊的病毒
Caprinohydroxamic acid (简作 CHA) 癸基异羟肟酸,癸基氧肟酸
capripoxvirus *n*. 山羊痘病毒属 /
caprizant [caprizans from caper a goat] *a*. 羊跳式的
caproaldehyde; hexaldehyde *n*. 己醛
caproate *n*. 己酸盐
caprochlorone *n*. 己氯酮
caprochlorone; tricaproin *n*. 三己酸甘油酯
Caprodon schlegeli (Gu nther) 菱齿(隶属于鲳科 Serranidae)
caproic acid 乙酸
Caprokol *n*. 卡普罗科(成药,含己基间苯二酚)
caproleic acid 癸烯酸
caprone *n*. 卡普隆,聚己内酰胺纤维
Caproxamine *n*. 卡普罗胺(升压药)
caproy *n*. 己酰基十一[烷]酮,羊油酮
caproylamine *n*. 己胺
capryl *n*. 辛基,辛酰 ‖ ~ alcohol 辛醇
caprylate *n*. 辛酸盐(八碳酸盐)
caprylic acid *n*. 辛酸
caprylin; tricaprylin *n*. 三辛酸甘油酯
capryloy; octanoyl *n*. 辛酰
caprylyl; octanoyl *n*. 辛酰
caps- [构词成分] 意义为"容量"(来自拉丁语 capsa 囊)
caps capsula [拉] 囊,被膜;胶囊(剂);荚膜
caps amyl capsula amylacea [拉] 淀粉胶囊
caps gel capsulae gelatinosae [拉] 明胶囊
caps gel el capsulae gelatinosae elasticae [拉] 弹性胶囊
capsaicin *n*. 辣椒辣素
capsanthin; kapsanthin *n*. 辣椒黄素
capsanthinosis; kapsanthinosis *n*. 辣椒黄素着色
Capsebon *n*. 硫化镉(cadmium sulfide)制剂的商品名
Capsella Moench [拉 dim of capsa box] 荠属 ‖ ~ bursa-pastoris (L.) Medic 荠菜
capsic acid 辣椒酸
capsicin *n*. 辣椒素,辣椒胶
capsicism *n*. 辣椒嗜好,辣椒瘾
capsicol *n*. 辣椒[挥发]油
capsicum; chillies *n*. 辣椒
Capsicum L. 辣椒属 ‖ ~ annuum L. 辣椒 / ~ annuum L. var. conoides Irish. 圆锥辣椒 / ~ annuum L. var. fasciculatum Irish. 朝天[辣]椒 / ~ annuum L. var. grossum Sendt. 灯龙椒 / ~ annuum L. var. longum Sendt. 牛角椒 / ~ frutescens L. 非洲辣椒 / ~ (pepper) necrotic pod spot virus (Murakishi) (Tobacco mosaic virus 株) 辣椒坏死斑病毒
capsid; virocapsid *n*. (病毒)壳体,衣壳,壳膜,壳体 ‖ ~ filamentous 丝状壳体 / ~ icosahedral 廿面体壳体 / ~ polyhedral 多面体壳体 / ~ symmetry (病毒)衣壳对称
capsitis *n*. 晶状体囊炎
capsochrome *n*. 辣椒红呋喃素,辣椒色原素
capsome *n*. 壳微粒
capsomer; capsomere; virocapsomer *n*. (病毒)壳粒,衣壳单位,衣壳蛋白亚单位 ‖ ~ apical 顶部壳粒 / ~ vertex 顶角壳粒
capsomeric *a*. (病毒)壳微粒的,壳微体的
capsosilaceae *n*. 蒴链藻科(一种藻类)
capsotomy *n*. 辣椒红素
capsotomy; capsulotomy *n*. ①囊切开术 ②晶状体囊切开术
capstan *n*. 加压管道
capsul. (capsule) *n*. ①囊,被膜 ②胶囊[剂] ③荚膜
capsula (复 capsulae) [拉]; **capsule** *n*. ①囊,被膜 ②胶囊[剂] ③荚膜 ‖ ~ adiposa bulbi 眶内脂肪[囊] / ~ adiposa renis; adeps renis 脂肪囊[肾] / ~ amylacea [拉] (简作 caps amyl) 淀粉胶囊 / ~ articularis; joint capsule 关节囊 / ~ articularis crico-arytenoidea 环杓关节囊 / ~ articularis cricothyreoidea 环甲关节囊 / ~ bulbi; Tenon's capsule; vaginae bulbi 眼球囊,特农氏囊,眼球筋膜 / ~ chartacea [拉] (简作 Cap Chart) 分包散剂 / ~ cordis; pericardium 心包 / ~ externa; cxternal capsule 外囊 / ~ fibrosa (Glissoni); Glisson's capsule; ~ fibrosa perivascularis 肝纤维囊,格利森氏囊 / ~ fibrosa perivascularis; ~ fibrosa (Glissoni) 肝纤维囊 / ~ gelalinosa elastica [拉] (简作 Capgelel) 软胶囊 / ~ gelatinosa [拉] (简作 Capgel) 胶囊 / ~ gelatinosa operculata [拉] (简作 capgelol) 有盖的胶囊,胶囊剂 / ~ interna 内囊 / ~ glandulae thyreoideae 甲状腺囊 / ~ glomeruli; Bowman's capsule 肾小球囊,鲍曼氏囊 / ~ interma; interma l capsule (简作 Cai) 内囊(丘脑) / ~ lentis 晶状体囊 / ~ lienis; tunica fibrosa; tunica albuginea 脾囊,白膜 / ~ mollis [拉] (简作 cap moll) 软胶囊 / ~ nuclei dentati 齿状核囊 / ~ nuclei lentiformis 豆状核囊 / ~ ossium 骨囊 / ~ prostatae; fascia prostatae 前列腺囊 / ~ renis; ~ adiposa renis 肾囊,脂肪囊 / ~ vasculosa lentis 晶状体血管囊

capsulae gelatinosae [拉](简作 caps gel) 明胶囊
capsulae gelatinosae elasticae [拉](简作 caps gel el) 弹性胶囊
Capsulae Olel Artemisiae Argyf [艾叶油胶丸]
Capsulae Olel Rhododendri daurici [满山红油胶丸]
Capsulae Oleoresinae Lupull [三合素胶丸] ‖ ~ yunnanus 云南栉眼蚤
capsulae (单 capsula) [拉] ***n***. ①囊,被膜 ②胶囊[剂] ③荚膜
capsular ***a***. 囊的
capsulation ***n***. 装胶囊
capsule [拉 capsula a little box] ***n***. ①囊,被膜 ②胶囊[剂] ③荚膜 ‖ ~, acoustic 听囊(软骨) / ~, adherent 粘着囊 / ~, adrenal; adrenal gland 肾上腺 / ~, anterior 晶状体囊前部 / ~, apueous 水囊,角膜后弹力层 / ~ s, atrabiliary; adrenal glands 肾上腺 / ~, auditory 耳被囊,听囊(坏) / ~, bacterial 细菌荚膜 / ~, blood [抽]血囊 / ~, bonnet's; Tenon's ~ 邦内氏囊,特农氏囊,眼球囊 / ~, Bowman's 鲍曼氏囊,肾小球囊 / ~ s of the brain 脑被,脑囊(大脑的白质层) / ~ s, brood 青囊,雏囊 / ~, buccal 口囊(寄生虫) / ~, cartilage 软骨囊 / ~, of cartilage cell 软骨细胞囊 ~, cell 细胞被囊 / ~, crystalline; capsula lentis 晶状体囊 / ~, culture 培养皿 / ~, egg 卵囊,卵袋 / ~, escape 救生舱 / ~, eye 眼球囊 / ~, gamma-ray r 射线源弹丸 / ~, gelatin 胶囊 / ~, Gerota's; perirnal fascia 格罗塔氏筋,肾周筋膜 / ~, Glisson's; capsula fibrosa (Glissoni) 格利森氏囊,肝纤维囊 / ~, glomerular; ~ of glomerulus; Bowman's ~ 肾小球囊,鲍曼氏囊 / ~, Hearson's 赫森氏调温器 / ~, of heart; pericardium 心包 / ~, hepatobiliary 肝纤维囊 / ~, hyaloid 玻璃体囊 / ~, joint 关节囊 / ~ of kidney, fatty; capsula adiposa renis 肾脂肪囊 / ~ of kidney, fibrous 肾纤维囊 / ~ s, Krasnogordy's 克拉斯诺果尔斯基氏气鼓(收集唾液用漏斗) / ~ of the liver 肝囊(纤维囊) / ~, Malpighian; Bowman's ~ 肾小球囊,鲍曼氏囊 / ~, medicinal / ~, Miillcrian: Bowman's ~ 苗勒氏囊,鲍曼氏囊,肾小球囊 / ~, nasal 鼻被囊(胚) / ~, nerve cell 神经细胞囊 / ~, ocular: Tenon's ~ 眼球囊,特农氏囊 / ~, optic 眼被囊(胚) / ~, perinephric 肾筋膜 / ~, periotic 耳周囊 / ~, poppy 罌粟果,罌粟壳 / ~, posterior 晶状体囊后部 / ~, pronephritic 前肾囊 / ~, segment 节囊(用于记录压力改变或震颤) / ~, suprarenal; adrenal gland 肾上腺 / ~, synovial; joint ~ 关节囊 / ~, Tenon's; fascia bulbi(Tenoni) 特农氏囊,眼球囊,眼球筋膜 / ~ s, triasyn B 三种维生素 B 胶囊 / ~, renal 肾被膜剥除术
Capsule of weeping forsythia [植药] 连翘
capsulectomy ***n***. 囊切除术
capsulitis ***n***. 囊炎 ‖ ~, articular 关节囊炎 / ~, hepatic; perihepatitis 肝周炎 / ~ of the labyrinth; otosclerosis 米路周炎,耳硬化症 capsulectomia articularis 关节囊切除术
capsulize ***v***. 把……装入胶囊
capsulo- [拉] [构词成分] 囊,被膜
capsulociliary ***a***. 晶状体囊及睫状体的
capsulolenticular ***n***. [肾]被膜瘤
capsuloplasty [capsule + 希 plassein to-from] ***n***. 关节囊形成术
capsulorrhaphy [capsule + 希 rhaphe suture] ***n***. 囊缝合术,[关节]囊缝术
capsulorrhexis ***n***. 囊破裂
capsulotome; **cystitome**; **cibisotome** ***n***. 晶状体囊刀
capsulotomia; **capsulotomy**; **capsotomy** ***n***. ①囊切开术 ②晶状体囊切开术
capt caption 标题,题目;说明
CAPTA Child Abuse Prevention and Treatment Act (1974) 受虐儿童预防与治疗法案(1974)
captacula ***n***. 头丝
captamine hydrochloride 盐酸卡普他明,盐酸二甲氨乙硫醇(脱色素药)
Captan ***n***. 克菌丹,环已烯亚胺(杀菌药)
captation [captatio seizure] ***n***. 恍惚(催眠初期)
captivate ***n***. 迷住;强烈感染
captive ***a***. 俘虏;被监禁的人,被俘房的;被控制的;被迷住的
Captodiame ***n***. 卡普利胺(安定类药) ‖ ~ hydrochloride 盐酸卡普托胺,盐酸丁硫二苯胺(安定药,肌肉松弛药)
Captopril ***n***. 卡托普利,巯甲丙脯酸(抗高血压药)
capture ***n***. **&** ***vt***. 捕捉,捕获,俘获 ‖ ~ antigen 捕捉抗原(即 coating antigen。指酶免疫测定中用于捕获抗体的抗原) / ~, K-electron; K-capture K 电子俘获
capulet; **capelet** ***n***. 马骒(肘)肿
Capuride ***n***. 卡普脲,乙甲戊酰脲(催眠镇静药)
capuron's points 卡普隆氏点(小骨盆内的四点,即两骶髂关节及两髂耻隆凸点)
capusiaceae ***n***. 梨形果科
caput (复 capita) [拉]; **head** ***n***. 头 ‖ ~ Agkisttrodontis [拉;动药] 白花蛇头 / ~ angulare 内眦头(上唇方肌) / ~ Asini [拉:动药] 驴头 / ~ breve 短头(肱二头肌,股二头肌) / ~ coli 盲肠 / ~ cornu; apex columnae posterioris; apex cornu posterioris 后角尖,后柱尖(脊髓) / ~ costae; capitulum costae 肋骨头,肋骨小头 / ~ distortum; torticollis 斜颈,捩颈 / ~ epididymidis 股骨头 / ~ femoris 股骨头 / ~ fibulse; capitulum fibulae 腓骨小头 / ~ gallinaginis; colliculus seminalis 精阜 / ~ gelatinosum; ~ cornu 胶状质头,后角尖 / ~ humerale 肱头(肌) / ~ humeri 肱骨头 / ~ humero-ulnare (指浅屈肌)肱尺头 / ~ incuneatum 胎头嵌塞 / ~ infraorbitale 眶下头(上唇方肌) / ~ laterale 外侧头(腓肠肌及肱三头肌) / ~ longum 长头(股二头肌,肱二头肌及 肱三头肌) / ~ mallei; capitulum mallei 锤骨小头 / ~ mandibulae 下颌小头 / ~ mediale 内侧头(腓肠肌及肱三头肌) / ~ medusa sign 蛇发女怪征[脑血管造影征象] / ~ medusae 脐周静脉曲张 / ~ mortuum 铁丹 / ~ musculi 臀形头 / ~ natiforme 斜头 / ~ nuclei caudati 尾状核头 / ~ obliquum 斜头 / ~ obliquum musculi adductoris hallucis 姆收肌斜头 / ~ oblipuum musculi adductoris pollicis 拇收肌斜头 / ~ obliquum; torticollis 斜颈,捩颈 / ~ Oncorhychi Ketae [拉;动药] 大麻哈鱼头 / ~ ossis capitati 头状骨头 / ~ pancreatis 胰腺头 / ~ planum; osteochondritis deformans juvenilis 平头,青年期弯形性骨软骨炎 / ~ profundum 深头 / ~ progeneum 颌凸 / ~ quadratum 方颅,方头 / ~ radiale 头(指浅屈肌) / ~ stapedis; capitulum stapedis 镫骨头,镫骨小头 / ~ succedaneum 先锋头 / ~ tali 距骨头 / ~ transversum 横头(肌) / ~ tranxversum musculi adductoris hallucis 拇收肌横头 / ~ ulnare 尺头(旋前圆肌及尺侧腕屈机) / ~ Vulpis [拉:动药] 狐头 / ~ zygomaticum 颧头(上唇方肌)
caputer-gamma counting 俘获 γ 计数 ‖ ~ -produced isotpe 俘获产生(的)同位素 / ~ -radiation dose 俘获辐射剂量
CAR Canadian Association of Radiologists Journal 加拿大放射学家协会 /carotene 胡萝卜素 /carrageenan 角叉菜多糖 /Chaotic atrial rhythm 紊乱性心房律 /color autoradiography 彩色放射自显影术 / crossed acoustic response 交叉声反应,交叉听(肌)反应
Car carbonaceous 含碳的 /carcinogen 致癌物质 /carotene 胡萝卜素 /carrier 载体;递体
caraate; **pinta** ***n***. 品他病
carabelli cusp (**tubercle**) [Georg C. 奥牙科医师 1787—1842] 卡腊贝利氏尖(结节)(磨牙舌侧副尖)
carafate ***n***. (sucralfate)制剂的商品名
Caragana ***n***. 锦鸡儿 ‖ ~ brevifolia Kom. [拉,植药] 短叶锦鸡儿 / ~ franchetiana Kom. [拉,植药] 云南锦鸡儿 / ~ frutex(L.) Koch[拉;植药] 木锦鸡儿 / ~ jubata(Pall.)Poir. [拉,植药] 鬼箭锦鸡儿 / ~ microphyllaLam. [拉,植药] 小叶锦鸡儿 / ~ rosea Turcz. [拉,植药] 红花锦鸡儿 / ~ sinica(But'hoz)Rehd. [拉,植药] 锦鸡儿
caramel ***n***. 焦糖
caramelization ***n***. 焦糖化[作用]
caramiphen; **diethylaminoethy 1-phenylcyclopentane-carboxylate** ***n***. 卡腊米芬,1 - 苯基环烷竣酸二乙氨基乙酯(治疗震颤性麻痹) ‖ ~ hydrochloride 盐酸卡腊米芬
Carangidae ***n***. 鲹科(隶属于鲈形目 Perciformes)
caranna ***n***. 卡腊纳权脂
Caranx melampygus(**Cuvier et Valenciennes**) 黑尻鲹(隶属于鲹科 Carangidae)
Carapa guianensis 圭亚那楝权
carapace ***n***. 甲,甲壳,介
caraparu bunyavirus 卡拉帕鲁本扬病毒 ‖ ~ virus 卡拉帕鲁病毒
carapatos; **Ornithodoros moubata** ***n***. 毛白钝绿蜱
carapax ***n***. 甲壳,龟壳 ‖ ~ amydae 甲 / ~ eretmochelyos 玳瑁 / ~ Et Plastrum Testudinis [拉;动药] 龟甲(亦称龟板) / ~ Exetmochelydis [拉;动药] 玳瑁 / ~ Panuliri [拉:动药] 龙虾壳 / ~ Penaei [拉;动药] 对虾壳 / ~ Portuni Pelagici[拉:动药] 远海梭子蟹壳 / ~ portuni Trituberculati [拉;动药] 三疣梭子蟹壳 / ~ Trionychis Steindachneri [拉;动药] 山瑞鳖甲
Carapidae ***n***. 潜鱼科(隶属于鳕形目 Gadifomes)
Carapus homei (**Richardson**) 大牙潜鱼(隶属于潜鱼科 Carapidae)
carassini's spool 肠端吻合轴
carassius auratis 鲋鱼(华支吸虫的第二中间宿主)
Carassius auratus 鲫鱼(华支睾吸虫重要的第二中间宿主)
Carassius auratus (**Linnaeus**) 鲫鱼(隶属于鲤科 Cyprinidae)
carat ***n***. ①开(量金单位) ②克拉(重量单位 = 205.5 毫克)
carate; **pinta** ***n***. 品他病
caraway; **carum** ***n***. 藏茴香,黄蒿
carazolol ***n***. 卡拉洛尔(β受体阻滞药)
CARB carbon 碳/ carburator 汽化器

Carb carbohydrate 碳水化合物,糖类
carb carbon 碳 /carbonate 碳酸盐
Carbachol; carbamylcholine chloride; doryl *n*. 碳酰胆碱,氯化氨甲酰胆碱,多里耳,卡巴胆碱(拟胆碱药)
CarbacrylamineResins *n*. 卡巴明树脂(离子交换树脂)
Carbadox *n*. 卡巴多司,卡巴氧(兽用抗菌药,抗感染药)
Carbaldrate *n*. 卡巴铝(抗酸药)
carbamate *n*. 氨基甲酸酯 ‖ ～, ethyl; urethane 氨基甲酸乙酯,乌拉坦
carbamazepine *n*. 氨甲酰氮革,氨甲酰苯革,卡巴咪嗪,立痛定,酰胺咪嗪(止痛药)
Carbamazepine *n*. 卡马西平,氨甲酰氮草,酰胺咪嗪(用作抗惊厥和镇痛药)
carbamic acid 氨基甲酸
carbamide; urea *n*. 脲,尿素
carbamidine *n*. 胍
carbamino *n*. 氨甲酰基 ‖ ～ acid 氨基甲酸 / ～ alanine 氨甲酰丙氨酸
carbaminoalanine *n*. 氢基甲酰丙氨酸
carbaminohemoglobin *n*. 氨基甲酰血红蛋白
carbaminoylcholine chloride 氯化氨基酰胆碱
carbamoyl; carbamyl *n*. 氨甲酰基,氨甲酰 ‖ ～ ornithine 氨甲酰鸟氨酸,瓜氨酸 / ～ phosphate 氨甲酰磷酸 / ～ phosphate synthetase(简作 CPS)氨甲酰基磷酸合成酶(①氨甲酰基磷合酶(氨),亦可写成 carbamoyl phoa- phate synthetase I[CPSI];②氨甲酰基磷酸合酶(谷氨酰胺水解),亦可写成 carbamoyl phosphate synthetase II[CPSII])
carbamoylaspartate *n*. 氨甲酰天冬氨酸
Carbamoylphenoxyacetic Acid . 卡巴芬乙酸(消炎镇痛药)
carbamoyl-phosphate synthetase (glutamine-hydrolyzing) 氨甲酰基－磷酸合成酶(谷氨酰胺水解的)
carbamoyltransferase *n*. 氨甲酰基转移酶(亦称转氨甲酰酶)
carbamylaspartic dehydrase 氨甲酰天冬氨酸脱水酶,二氢乳清酸酶
carbamylation *n*. 氨甲酰化(作用)
carbamylcholine chloride; carbachol 氯化氨甲酰胆碱;碳酰胆碱
carbamylglutamic acid 氨甲酰谷氨酸
carbamyltaurine *n*. 氨甲酰牛磺酸
carbanion *n*. 负碳离子
carbantel *n*. 卡班太尔(抗蠕虫药) ‖ ～ lauryl sulfate 十二烷基硫酸卡班太尔,十二烷基硫酸氯苯戊氨脲(抗蠕虫药)
carbaoyl-phosphate synthase (ammonia) 氨甲酰基－磷酸合酶(氨)(此酶缺管为一种常染色体隐性状,可致高氨血症 II 型)
Carbaril *n*. 卡巴立,甲氨甲酸萘酯,胺甲萘(杀虫药)
Carbarsone; para-carbaminophenylarso-nic acid; aminarsone *n*. 卡巴胂,对脲基苯胂酸(抗阿米巴药)
Carbaryl; carbaril *n*. 卡巴立(杀虫药)
carbaryl; arylam; sevin *n*. 甲基氨甲酸萘[酯],胺甲萘,西维因(农药)
Carbasalate CalCium; Carbaspirin Calcium 卡巴匹林钙(解热镇痛药)
carbasus [拉;希 karpasos flax, cotton] *n*. 纱布 ‖ ～ absor bens; absorbent gaue 脱脂纱布,吸水纱布 / ～ absorbens adhaesivus; adhesive absorbent gauze 黏性脱脂纱布 / ～ absorbens sterilis; sterile absorbent gauze 无菌脱脂纱布 / ～ carbolata; carbolized gauze 石炭酸纱布,酚纱布 / ～ hydrargyri et zinci cyanidi 氰化汞及锌纱布 / ～ immedicata 无药纱布 / ～ iodoformata; iodoform gauze 碘仿纱布 / ～ salis alembroth 氯化氨汞纱布
Carbazeran *n*. 卡巴折伦 ,卡巴喹伦(强心药)
carbazide; carbodiazide *n*. 卡巴氮,二肼羰
Carbazochrome *n*. 卡巴克洛(止血药)
carbazochrome salicylate; adrenochrome monosemi-carbazone salicylate 肾上腺色素缩氨脲水杨酸钠
Carbazochrome Sodium Sulfonate 卡络磺钠,卡巴克络磺酸钠(止血药)
Carbazoeine *n*. 卡巴佐辛(镇痛药)
carbazole *n*. 咔唑,9－氮杂芴
carbazotate *n*. 苦味酸盐
Carbefmer *n*. 卡贝普姆(抗肿瘤药)
carbenarsone; carbarsone *n*. 卡巴胂,对脲基苯胂酸
carbenicillin *n*. 羧苄西林,羧苄青霉素二钠 ‖ ～ lndanyl 羧苄西林(抗生素类药) / ～ Phenyl 卡非西林(抗生素类药) / ～ phenriyl 卡非西林(抗生素)
carbenicillin; α-carboxybenzylpenicillin *n*. 羧苄青霉素
carbenoxalone; carbenoxolone; glycyrrhetic acid hydrogen succinate *n*. 氢琥珀酸甘草次酸 ‖ ～ sodium; biogastrone 氨琥珀酸甘草次酸钠,生胃同(消炎药,用于胃溃疡)
carbenoxolone *n*. 甘珀酸(抗溃疡药) ‖ ～ sodium 甘珀酸钠,甘草次酸琥珀酸氢酯二钠,生胃酮(抗溃疡病药)
Carbenzide *n*. 卡苯肼,卡巴肼(抗抑郁药)
carbesilate *n*. 羧苯磺酸盐(根据 1998 年 CADN 的规定,在盐或酯与加合物之命名中,使用此项名称)
Carbetapentane *n*. 喷托维林,枸环戊酯,咳必清(镇咳药) ‖ ～ citrate; toclase 枸环戊可拉斯(镇咳剂)
carbethyl salicylate 柳碳乙酯(镇痛药,抗关节炎药)
carbetmer *n*. 卡贝替姆(抗肿瘤药)
carbetocin *n*. 卡贝缩宫素(子宫收缩药)
carbhemoglobin; carbohemoglobin *n*. 碳酸血红蛋白
carbide; carburet *n*. 碳化物 ‖ ～, metallic 金属碳化物
Carbidopa *n*. 卡比多巴,甲基多巴肼(脱羧酶抑制药)
Carbidopa-levodopa *n*. 卡比多巴—左旋多巴
Carbifene *n*. 卡比芬(镇痛药)
Carbimazol(e) *n*. 甲亢平,卡比马唑(抗甲状腺素类药)
carbimides; carbonylamines *n*. 羰基胺类
carbinol *n*. ①甲醇 ②原醇 ‖ ～, acetylmethyl 乙酰甲基原醇 / ～, dimethyl; isopropyl alcohol 二甲醇,异丙醇
Carbinoxamine *n*. 卡比沙明(抗组胺药) ‖ ～ maleate 马来酸卡比沙明,马来酸氯苯吡醇胺,马来酸吡氯苄氧胺(抗组胺药)
carbipfene; carbifene *n*. 卡比芬(镇痛药)
carbitol *n*. 卡必醇,卡比醇
carbo- [构词成分] 意义为"煤"或"碳"[拉 carbo]
carbo [拉]; **charcoal** *n*. 炭,木炭 ‖ ～ activatus; activated charcoal 活性炭 / ～ animalis 动物炭,骨炭 / ～ animalis purificatus; purified animal chaarcoal 精制动物炭 / ～ ligni 木炭 / ～ medicinalis 药用炭
carbo-alcohol *n*. 石炭酸酒精
carboangiocargraphy *n*. 二氧化碳心血管造影(术)
carbobenzoxy *n*. 苯脂基,苄氧羰基
carbobenzoxy(Cbz)- 苄氧羧基
carbobenzoxy-glutamyl-tyrosine (简作 CGT) *n*. 苄酯基谷酰酪氨酸
carbobenzoxyglycine *n*. 苄氧羰甘氨酸
carbobenzoxyglycylphenylalanine (简作 CGP) *n*. 苄酯基甘氨酰苯丙氨酸
carbobenzoxyl chloride (简作 CBZCI) 氯化苯酯
carbocaine *n*. 卡抱卡因(麻醉药)氨甲酰
carbocholine *n*. 氨甲酰胆碱
Carbocisteine *n*. 羟甲半胱氨酸,羟甲司坦(祛痰药)
Carbocisteme *n*. 羧甲司坦(祛痰药)
Carbocloral *n*. 卡波氯醛,氯醛尿烷,氯醛氨甲酸乙酯(催眠药)
Carbocromen *n*. 卡波罗孟(抗心绞痛药)
carbocromen hydrochloride 盐酸卡波罗孟,盐酸乙胺香豆素
carbocyclic *a*. 碳环的
Carbocysteine *n*. 羧甲司胆,羧甲半胱氨酸(祛氮药)
carbodiazide; carbazide *n*. 二肼羰,卡巴氮
carbodiimide *n*. 碳化二亚胺
Carbofenotion *n*. 卡波硫磷(杀虫药)
carbogaseous *a*. 含二氧化碳气的
carbogen *n*. 卡波金(含 5%二氧化碳的氧)
carbohemia *n*. 碳酸血症,一氧化碳血症
carbohemoglobin; carbhemo- globin *n*. 碳酸血红蛋白
Carbohydrante library 糖分子库,糖资料库
carbohydrase *n*. 碳水化物酶,糖酶
carbohydrate *n*. 碳水化合物,糖类 ‖ ～ deficient glycoprotein syndrome(简作 CDGS)缺糖基团糖蛋白综合征(目前已有 300 例,主要在欧洲地区,CDGS 的患者会有许多神经,血液及其他器官有基部,其原因为糖蛋白上有碳水化合物缺乏或异常所导致) / ～-induced hyperglycehdemia(简作 CIH)糖类诱发性高甘油脂血症
carbohydrates reserve 贮存糖类
carbohydraturia *n*. 糖类尿,糖尿
carbohydrogenic *a*. 生糖的
carbolate *n*. 石炭酸盐
carbolfuchsin *n*. 卡宝品红
carbolic *a*. 石炭酸的 ‖ ～ acid 石炭酸 / ～ methylene blue(简作 C.M.B.)石炭酸亚甲蓝
carboligase *n*. 聚醛酶
carboline *n*. 咔啉,二氮芴
carbolism; phenol poisoning *n*. 石炭酸中毒,酚中毒
carbolization *n*. 加石炭酸;石炭酸处理(如外科用纯石炭酸烧灼疖的脓头处)
carbolize *v*. ①加石炭酸 ②石炭酸处理
carbollysoform *n*. 酚来苏仿(成药,含酚 3%的来苏仿)

carbolonium bromide；**hexcarbacholine bromide** 溴已氨胆碱(介痉药)
carbol-thionine *n*. 石炭酸硫柴
carboluria [拉 carbolic + 希 ouron urine + -ia] *n*. 石炭酸尿,酚尿
carbolxylene *n*. 石炭酸二甲苯混合液(制显微镜切片用)
carbomer *n*. 卡波姆(辅料)
carbometer；**carbonometer** *n*. 碳酸定量器，二氧化碳定量器
carbometry；**carbonometry** *n*. 碳酸定量法，二氧化碳定量法
carbomycin *n*. 碳霉素 ‖ ~ B 碳霉素 B
carbon [拉 carbo coal charcoal] *n*. (缩 C) 碳(6号元素) ‖ ~, activated 活性碳 / ~ alcohol extract (简作 CAE) 碳乙醇提取物 / ~ bisulfide 二硫化碳 / ~ dioxide 二氧化碳 / ~ dioxide cystogram 二氧化碳膀胱造影(照)片 / ~ dioxide digital subtraction arteriography 二氧化碳数字减影动脉造影(术) / ~ dioxide fixation 固定二氧化碳(糖代谢必经径路之一) / ~ dioxide laser 二氧化碳激光器 / ~ disulfide 二硫化碳 / ~ electrode 碳精电极 / ~ ion beam 碳离子束 / ~ ion irradiation 碳离子放射 / ~ laser 碳激光器 / ~ monoxide 一氧化碳 / ~ oxysulfide 氧硫化碳 / ~, radioactive 放射性碳 / ~ tetrachloride 四氯化碳 / ~ trichloride 六氯乙烷
Carbon tet carbon tetrachloride 四氯化碳
carbonaceous *a*. 碳的，含碳的
carbonas [拉]；**carbonate** *n*. 碳酸盐
carbonate *n*. 碳酸盐 ‖ ~ compensation depth (简作 CCD) 碳酸盐代偿深度 / ~ dehydratase 碳酸脱水酶
carbonator *n*. 碳酸化器
carbon-chloroform extract (简作 CCE) 碳—氯仿提取物
carbone *n*. 痈
carbonemia；**carbohemia** *n*. 碳酸血症，一氧化碳血症
carboneol *n*. 卡邦尼奥(煤焦油溶于四氯化碳中所得的黑色液体,治皮肤病)
carboneum [拉] *n*. 碳(6号元素)
carbonic *a*. 碳的 ‖ ~ anhydrase (简作 CAH) 碳酸酐酶(亦称碳酸脱水酶) / ~ anhydrase inhibitor (简作 CAI) 碳酸酐酶抑制剂
carbonican hydrase (简作 CA) 碳酸酐酶
carbonide *n*. 碳化物
carbonite；**oxalate** *n*. 草酸盐
carbonization *n*. 碳化[作用]
carbonize *v*. 碳化 ‖ ~ human hair [动药] 血余炭
carbonometer；**carbometer** *n*. 碳酸定量器,二氧化碳定量器
carbonometry；**carbometry** *n*. 碳酸定量法,二氧化碳定量法
carbonuria *n*. 碳酸尿[症] ‖ ~, dysoxidative 氧化不足性碳酸尿[症]
carbonyl [carbon + hyle matter] *n*. 羰基,碳酰 ‖ ~ chloride；phosgene 碳酰氯,光气 / ~ ferroheme；~ heme 碳氧[亚铁]血红素,羰络血红素 / ~ myoglobin 碳氧肌红蛋白,羰络肌红蛋白
carbonylamines；**carbimides** *n*. 羰基胺类
carbonyl-diimidazole *n*. 羰二咪唑
carbonylh(a)emoglobin *n*. 碳氧血红蛋白
Carbophenothion；**carbofenotion** *n*. 卡波硫磷(杀虫药)
carbophilic *a*. 嗜碳酸气的
Carboplatin *n*. 卡铂(抗肿瘤药)
Carboprost *n*. 卡前列素(催产药) ‖ ~ methl 卡前列素甲酯(催产药) / ~ Methylate 卡前列甲酯(前列腺素类药) ~ tromethamine 卡前列素 氨丁三醇(催产药)
carboquone *n*. 卡波醌 (抗肿瘤药)
carborundum *n*. 金刚沙(碳化硅)
carbosapol *n*. 碳酸肥皂
carbostibamide；**urea stibamine** *n*. 脲胺
carbostyril；**oxyquinoline** *n*. 羟基喹啉
carbosylate *n*. 羧化物;羧酸盐(或酯) *vt*. 使羧化
carbowax；**glycol polyeghylene** *n*. 碳蜡,多乙烯二醇,聚氧乙烯二醇
carboxide *n*. 卡博赛德(环氧乙烷和二氧化碳的混合物)
carboxybiotin *n*. 羧基生物素
carboxydismutase *n*. 羧基歧化酶,核酮糖二磷酸羧化酶
carboxydomonas *n*. 碳氧单胞菌属
carboxyhemoglobin；**carbon-ylhemoglobin** *n*. 碳氧血红蛋白,羧络血红蛋白
carboxyhemoglobinemia [carboxyhemoglobin + baima blood + -ia] *n*. 碳氧血红蛋白
carboxyl *n*. 羧基 ‖ ~ (acid) proteinase 羧基(酸)蛋白酶,天冬氨酸蛋白酶
carboxylase *n*. 羧酶 ‖ ~, amino acid 氨基酸脱羧酶 / ~, oxaloacetic 草酰乙酸羧酶
carboxylation *n*. 羧化[作用]
carboxylesterase *n*. 羧酸酯酶
carboxylic *a*. (含)羧基的 ‖ ~ ester hydrolase *n*. 羧酸酯水解酶,羧酸酯酶
carboxylol *n*. 石炭酸二甲苯
carboxyltransferase *n*. 羧基转移酶,转羧酶
carboxylyase *n*. 羧基裂解酶
carboxymethocel *n*. 羧甲基纤维素
carboxymethyl *n*. 羧甲基 ‖ ~ cellulose (缩 CMC) 羧甲基纤维素 / ~ Starch Sodium 羟甲淀粉钠(药用辅料) / ~ cysteine 羟甲纤维素(导泻药)
carboxymethylcellulose *n*. 羧甲基纤维素
carboxymethylcysteine；**carbocisteine** *n*. 羟甲半胱(祛痰药)
carboxymyoglobin *n*. 碳氧肌红蛋白
carboxypeptidase *n*. 羧[基]肽酶 ‖ ~ A 羧肽酶 A / ~ B 羧肽酶 B / ~ carboxypolypeptidase N 羧肽酶 N,精氨酸羧肽酶
carbro *n*. 彩色照片，碳溴印像法
carbromal；**a-bromdiethylacetylurea** *n*. 卡波麻,二乙基溴化乙酰脲
Carbubarb *n*. 卡布比妥 (催眠镇静药)
carbuncle [拉 carbunculus little coal] *n*. 痈 ‖ ~, malignant 恶性痈 / ~, renal 肾痈
carbuncular *a*. 痈的
carbunculoid *a*. 似痈的
carbunculosis *n*. 痈病
carburator *n*. 汽化器 ‖ ~ air temperature (简作 CAT) 汽化器空气温度
Carburazepam *n*. 卡布西泮(安定药)
carburet；**carbide** *n*. 碳化物
carburetter *n*. ①增碳器 ②汽化器(内燃机)
carbutamide；**invenlol** *n*. 磺胺丁脲,依凡诺
Carbuterol *n*. 卡布特罗(支气管扩张药) ‖ ~ hydrochloride 盐酸卡布特罗,盐酸脲喘宁 (肾上腺素能药,支气管扩张药)
carbylamine；**isocyanide** *n*. 胩,异腈,异氧化物
Carcainium chloride 卡氯铵(抗心律失常药)
carcass *n*. 屠体(宰后除脏的畜体)
carceag；**carciag** *n*. 绵羊巴贝虫病,绵羊梨浆虫病
Carcharhinidae *n*. 真鲨科(隶属于真鲨目 Carchahinidae)
Carcharhiniformes *n*. 真鲨目(隶属于软骨鱼纲 Chondrichthyes)
carcharhinus [拉;动药] *n*. 真鲨 ‖ ~ gangetieus (MullerEthenle) 恒河真鲨 / ~ albimarginatus (Ruppell) [拉;动药] 白边真鲨 / ~ longimanus (Poey) [拉;动药] 长鳍真鲨
carcharias arenarius Ogilby [拉;动药] *n*. 沙锥齿鲨
Carcharias owstoni (**Garman**) 欧氏锥齿鲨(隶属于锥齿鲨科 Odontaspididae)
Carchariidae *n*. 锥齿鲨科(隶属于鼠鲨目 Lamniformes)
Carcharodon carcharias (**Linnaeus**) 噬人鲨(隶属于鼠鲨科 Lamnidae)
carcholin；**carbachol** *n*. 卡巴胆碱卡可林,氯化氨甲酰胆碱(拟胆碱药)
Carcholinne's ligament [Bernard Gauderic 法外科医师 1728 生] 卡尔卡索思氏韧带(尿道三角韧带)
Carchsrhinuslatistomus (**FangetWang**) *n*. 阔口真鲨(隶属于真鲨科 Carchahinidae)
carciac arrest (简作 CA) 心脏停搏
carciag *n*. 羊巴贝西虫病
carcin- [希 karkinos]；carcino- [构词成分] 意义为"蟹"或"癌"
carcinectomy [carcinoma + 希 ektomeexcision]；**carcinomectomy** *n*. 癌切除术
carcinelcosis [希 karkinos cancer + heldosis] **ulceratrion**；**carcinomelcosis** *n*. 癌性溃疡
carcinemia [carcinoma + 希 haima blood + -ia]；**cancerous** *n*. 蟹，癌
carcinocidin；**carzinocidin** *n*. 消癌素
carcinoembryonic *a*. 癌胚的(抗原) ‖ ~ antigen (简作 CEA) 癌胚抗原
carcinogen *a*. 致癌物质
carcinogenesis [希 karkinoscan-cer + genesis production] *n*. 致癌作用，癌发生 ‖ ~, chemical 化学致癌作用
Carcinogenesis Abstracts (**NCI + ISS iournal**) (简作 CA) 致癌作用文摘(全国癌症学会及科学情报部杂志)
carcinogenic；**cancerigenic** *a*. 致癌的
carcinogenicity *n*. 致癌力，致癌性
carcinoid *n*. 类癌瘤 ‖ ~ tumor 类癌性肿瘤
carcinology [carcinoma + 希 lysis diss-olution] *n*. 癌学，溶癌素
carcinolysis *n*. 癌细胞溶解
carcinoma *n*. 癌
carcinoma [希 karkinoma from karkinos crab, cancer] (复 carcinomas or

carcinomata) *n*. 癌 ‖ ~acinosum 腺泡癌 / ~, acute; soft cancer 急性癌,软癌 / ~, adenoid 腺样癌 / ~ adenomatosum; adenocarcinoma 腺癌 / ~, alveolar 蜂窝状癌 / ~, aniline 苯胺癌 / ~ asbolicum 扫烟囱工人(阴囊)癌 / ~ atrophicans 萎缩性癌 / ~, basal cell; basal celled ~; ~ basocellulare; basa loma 基底细胞癌 / ~, branchial 鳃裂癌 / ~, bronchogenic 支气管癌 / ~, chimney-sweeps' 扫烟囱工人(阴囊)癌 / ~, chorionic 绒[毛]膜癌 / ~, chronic; scirrhous cancer 慢性癌,硬癌 / ~, colloid; gelatiniform ~; colloma 胶样癌 / ~, columnar-celled 柱状细胞癌 / ~, comedo 粉刺癌 / ~, contact 接触性癌 / ~, corium 真皮癌 / ~, corpus 子宫体癌 / ~, corset 铠甲状癌 / ~, cutaneum; epithelioma 皮肤癌,上皮瘤 / ~, cylindrical; cylindrical cell ~ 柱状细胞癌 / ~, duct 管癌(乳腺) / ~, ducto-acinar 管腺泡癌 / ~, durum; scirrhous ~ 硬癌 / ~, embryonal 胚胎性癌 / ~, encephaloid 髓样癌 / ~, epibulbar 眼球上癌 / ~, epidermoid 表皮样癌 / ~, epithelial; epithelioma 上皮癌,上皮瘤 / ~, epitheliale adenoides 腺样上皮癌 / ~, erectile; hematoid ~ 多血癌(富于血管的髓样癌) / ~ ex ulcere 溃疡性[胃]癌 / ~ fibromedullare 纤维髓样癌 / ~ fibrosum; scirrhous ~ 纤维癌,硬癌 / ~ gelatinosum; gelatiniform ~ 胶样癌 / ~ gigantocellulare 巨细胞癌 / ~, grandular 腺癌 / ~, granulosa cell 粒层细胞癌 / ~, hair-matrix; basal cell ~ 基底细胞癌 / ~, hematoid; erectile ~ 多血癌(富于血管的髓样癌) / ~, hyaline; colloid ~ 胶样癌 / ~ in situ 原位癌/ ~, intermediate-cell 中间型细胞癌 / ~, lenticular; ~ lenticulare 豆状癌(皮肤) / ~, lipomatodes; lipocarcinoma 脂瘤样癌,脂瘤癌 / ~, mastitoides; mastitis carcinosa 乳腺炎性癌,癌性乳腺炎 / ~ medullare; medullary cancer; ~ molle 髓样癌,软癌 / ~, melanotic; ~ melanodes 黑色素癌 / ~ metastaticum 转移癌 / ~ molle; medullary cancer 髓样癌,软癌 / ~, mucinous; colloid ~; gelatinous ~ 黏液癌,胶样癌 / ~ muciparum; ~ mucosum; mucous ~; colloid ~ 胶样癌,黏液癌 / ~ mucocellulare; Krukemdberg's tumor 黏液细胞癌,克鲁肯伯格氏瘤 / ~ mucosum 黏液癌,胶样癌 / ~ myxomatodex 黏液瘤样癌 / ~ nigrum; melanotic ~ 黑色素癌 / ~ of penis 阴茎癌 / ~ of spermatic cord 精索癌 / ~ of the fallopian tube 输卵管癌 / ~ of urinary bladder 膀胱癌 / ~ ossificans; osteoid ~ 骨化性癌 / ~, papillary 乳头状癌 / ~, papilliferous 乳头状癌 / ~, periportal 门脉周癌(肝) / ~, preinvasive 原位癌 / ~, primary 原发癌 / ~ psammosum 沙粒癌 / ~ pullulans 肉芽状癌 / c ~, pultaceous 脑样癌,髓样癌 / ~, sarcomatodes; sarcocarcinoma 肉瘤样癌,癌肉瘤 / ~, scirrhous; chronic ~; hard ~ 硬癌,慢性癌 / ~ scroti 阴囊癌 / ~, secondary 断发癌 / ~ simples 单纯癌 / ~ in situ 原位癌 / ~, solanoid 马铃薯状癌 / ~, spheroidal-cell 球状细胞癌 / ~ spongiosum; medullary caner 髓样癌,软癌 / ~ squamosum 鳞状癌 / ~, tar 煤焦油癌,柏油癌 / ~ telangicctaticum; ~ telangiectodes 血管扩张性癌 / ~, thymic 胸腺癌 / ~, transitiomal-cell 移行细胞癌,过渡型细胞癌 / ~, tuberous; ~ tuberosum 结节性皮癌 / ~ ventriculi 胃癌 / ~ villosum; maligant papilloma 绒毛状癌,恶性乳头状瘤 / ~ bearing animal (简作 CBA) 带癌动物;致癌系动物 / ~ of prostate (简作 Cap) 前列腺癌

carcinomatoid *n*. 癌样的

carcinomatophobia *n*. 癌病恐怖,恐癌症

carcinomatosis *n*. 癌病

carcinomatous *a*. 癌的

carcinomectomy; **carcinectomy** *n*. 癌切除术

carcinomelcosis [carcinoma + 希 helkosis ulceration]; **carcinelcosis** *n*. 癌性溃疡

carcinomycin *n*. 癌霉素

carcinophili [carcinoma + philein to love carcinophilic] *a*. 嗜癌的 *n*. 嗜癌性

carcinophobia; **cancerophobia** *n*. 癌病恐怖

carcinophylin *n*. 嗜癌素

Carcinoplax vestitus (**de Haan**) 泥脚隆背蟹(隶属于长脚蟹科 Coneplacidae)

carcinopolypus *n*. 癌性息肉

carcinosarcoma *n*. 癌内瘤 ‖ ~, embryonal; Whims' tumor; embryonal sarcoma; enbryonal; adenomyosarcoma; embryonal nephroma 胚胎性癌肉瘤(肾)

Carcinoscorpius rotundicauda (**Latreille**) 圆尾鲎(隶属于鲎科 Tachypleidae)

carcinosectomy; **carcincctomy** *n*. 癌切术

carcinosis *n*. ①多发性癌,癌病 ②癌除术 ‖ ~, acute 急性癌病 / ~, miliary 粟粒性癌病 / ~ pleurae 胸膜癌病 / ~, pulmonary 肺癌病 / ~ arcinostatic 致癌的

carcinostatin *n*. 致癌菌素

carcinotrn *n*. 返波管

carcinous; **cancerous** *a*. 癌性的

carcinus baculovirus 欧洲蟹杆状病毒

carcoma *n*. 树屑样颗粒(热带居民粪便中)

carcumaxile *a*. 环轴的

Card cardiology 心脏(病)学

cardamine *n*. 碎米荠属植物 ‖ ~ leucantha (Tausch) O. E. Schulz [拉;植药] 白花碎米荠 / ~ lyrata Bunge [拉;植药] 水田碎米荠

Cardamine, Nikethamide *n*. 尼可刹米

cardamom [拉 cardamonuun; 希 kardamomon] *n*. 豆蔻,小豆蔻 ‖ ~, Bengal; Amomum aromaticum 孟加拉豆蔻,印度小豆蔻 / ~ Ceylon-Malabar 锡兰马拉巴豆蔻,小豆劳蔻 / ~ Ceylon-Mysore 锡兰麦索豆蔻 / ~ Guatemala] 危地马拉豆蔻 / ~, Malabar; Elettaria cardamomum 马拉巴豆蔻,小豆蔻 / ~, Mysore 麦索豆蔻 / ~, Nepal 尼泊尔豆蔻

cardamomum; **cardamom** *n*. 豆蔻,小豆蔻 ‖ ~ (greater) mosaic streak virus (Raychaudhuroi et Chatterterjee) 白豆蔻花叶线条病毒 / ~ (lesser) mosaic virus (Uppal) 小豆蔻花叶病毒

Cardarelli's sign (symptom) [Antonio 意医师 1831—1926] 卡达雷利氏征(症状)(见于主动脉弓扩张或动脉瘤)

cardelmycin; **novbiocin** *n*. 新生霉素

Carden's amputation [Henry Douglas 19 世纪英外科医师] 卡登氏切断术(单瓣切断术)

cardene *n*. 盐酸尼卡地平(nicardipi:n hydrochloride)制剂的商品名

cardi- [希 kardia] [构词成分] 意义为"心脏"

cardia [kardia heart] *n*. ①贲门 ②心窝, 心口(旧名) ‖ ~ of stomach; ~ (ventriculi); ostium cardiacum 贲门

cardia-; **cardio-** [希;复合形] 心; 贲门

cardiac [cardiacus from 希 kardiakos] *a*. ①心的 ②心病患者 ③贲门的 ‖ ~ acoustic contrast 心脏声学造影 / ~ aneurysm (简作 CA) 心动脉瘤 / ~ assessment factor (简作 CAF) 脏病评定因素 / ~-accelerator centre (简作 CAC) 心跳加速中枢 / ~ blood pool 心脏血池 / ~ blood pool imaging (简作 CBPI) 心脏血池显像 / ~ calculus 心石 / ~ camera 心脏照相机 / ~ catheter 心导 / ~ catheterzation 心导管插管术,心导管检查术 / ~ compression (resuscitation) (简作 CC) 心脏加压(复苏术) / ~ cycle (简作 CC) 心搏(动)周期 / ~ disease (简作 CD) 心脏疾病 / ~ dullness (简作 CD) 心脏浊音 / ~ effort index (简作 CEI) 心脏工作系数 / ~ enlargment (简作 CE) 心脏扩大 / ~ failure (简作 CF) 心力衰竭 / ~ fissure 心裂 / ~ glycosides 强心配糖体,强心苷 / ~ impression 心脏压迹(肝显像用语) / ~ incisura 心切迹 / ~ index (简作 CI) 心指数,心排血指数 / ~ inotropes 心收缩力增强剂/ ~ (Orcoronary) insuffidency (简作 CI) 心脏(或冠状动脉)供血不足/ ~ laminagraphy 心脏 X 线体层摄影(术) / ~ output 心搏出量 / ~ probe system 心脏探测系统 / ~ scan(ning) 心脏扫描 / ~ silhouette 心影轮廓 / ~ tomography 心脏断层成像,心脏体层摄影(术)/ ~ waist 心腰

cardiacmyosin light chains (简作 CM-LC) 心肌肌浆球蛋白轻链

cardiagra [cardia- + 希 agra seizure] *n*. 心痛风

cardiagraphy; **cardiography** *n*. 心动描记法

cardial *n*. 贲门

cardialgia *n*. ①胃灼痛 ②心痛

cardialgic *a*. ①心痛的 ②胃灼痛的

cardiameter *n*. 贲门位置测量器

cardiamorphia *n*. 心畸形

cardianastrophe [cardia- + 希 anastrophe a turning upside down] *n*. 心异位,右位心

cardiandra moellendorffii (**Hance**) **Li** [拉;植药] 草绣球

cardianesthesia *n*. 心感觉缺失

cardianeuria [cardia- + 希 anearos without nerves + -ia] *n*. 心力不足

cardianeurysma *n*. 心动脉瘤

cardiant *n*. 心兴奋剂

cardiaplegia; **cardioplegia** *n*. 心麻痹,心瘫痪

cardiasthenia *n*. 心神经衰弱

cardiasthma; **cardiac asthma** *n*. 心病性气喘

cardiataxia *n*. 心搏失调

cardiatelia *n*. 心发育不全

cardiauxe *n*. 心扩大

Cardiazol; **metrazol**; **leotazol** *n*. 卡地阿唑, 米特腊唑,次戊基四唑(强心剂)

cardicentesis; **cardiocentesis** *n*. 心穿刺术

cardicin *n*. 卡氏菌素(由一种诺卡氏菌所得的抗菌素)

cardiechema [cardis- + 希 echema sound] *n*. 心音

cardiectomized *a*. 心[部分]切除的

cardiectomy *a*. ①心[部分]切除术 ②贲门切除术

cardielcosis [cardia- + 希 elkosis dilatation] 贲门溃疡; cardiectasias *n*. 心脏扩张
cardiemphraxis [cardia- + 希 emphraxis obstruction] *n*. 心脏阻塞
cardienrysma [caraia- + 希 eurys wide] *n*. 心扩大,心扩张
cardiethmoliposis [cardia- + 希 ethmos sieve + liposfat] *n*. 心脏纤维脂肪沉着症
cardiette [商品名] *n*. 轻便心电图描记器
cardigin; **digitoxin** *n*. 卡迪京,洋地黄毒甙;四硝酯(erythrityl tetranitrate)制剂的商品名
Cardiidae *n*. 鸟蛤科(隶属于帘蛤目 Venerodida)
cardin; **kardin** *n*. 三硝乙醇胺(血管扩张药)
cardinal [cardinalis from cardo a hinge] *a*. 主要的;基本的
cardio- [kardia heart]; **cardia-** 心
cardio-accelerator *n*. 心动加速剂
cardioactivator *n*. 心脏激活器
cardioangiographic *n*. 心血管造影的
cardioangiography (简作 CAG) *n*. 心血管造影
cardio-angiography; **angiocardiography** *n*. 心血管造影术
cardio-angiolong [cardio- + 希 angeion vessel + -logy]; **cardiovasology** *n*. 心血管学
cardio-aortic *a*. 心主动脉的
cardio-arterial *a*. 心动脉的
cardio-augmentor *a*. 心脏促进的
Cardiobacterium *n*. 心杆菌属
cardioblast *n*. 成心细胞
cardiocairograph [cardio- + 希 kairos time + graphein to write] *n*. 心选择性显影机
cardiocairography *n*. 心选择性显影(术)
cardiocele [cardio- + 希 kele tumor] *n*. 心突出
cardiocentesis; **cardicentesis** *n*. 心穿刺术
cardiochalasia *n*. 贲门松弛
cardiocinetic; **cardiokinetic** *a*. 促心动的 *n*. 强心剂
cardiocirculatory *a*. 心循环的
cardiocirrhosis *n*. 心性肝硬变
cardioclasis [cardio- + 希 klasis bresk] *n*. 心破裂
Cardiocondyla *n*. 脑踝蚁属(一种能传染 Raillietina celebensis 的蚂蚁)
Cardio-conray *n*. 卡迪欧康瑞,心脏康瑞(异影酸制剂)
Cardiocrinum eathayanum (**Wils.**) **Steam** [拉;植药] 荞麦叶大百合
Cardiocrinum giganteum (**Wall.**) **Makino** [拉;植药] 大百合
cardiocyte *n*. 心肌细胞,肌细胞
cardiodemia [cardio- + 希 demos fat] *n*. 脂肪心
cardiodiaphrag(r)matic *a*. 心[与]膈的
cardiodilatin *n*. 心扩张素
cardiodilator *n*. 贲门扩张器
cardiodiosis *n*. 贲门扩张术
cardiodynamics *n*. 心[脏]动力学
cardiodynia [cardio- + 希 odyne pain] 心痛
cardiodysesthesia [希 dys- + bad + aesthesis sense] *n*. 心[脏]感觉失调
cardiodysneuria *n*. 心[脏]神经机能失调
cardiodystrophia; **cardiodystrophy** *n*. 心营养不良
cardioesophagea *a*. 贲门食管的
cardiogenesis *n*. 心脏发生
cardiogenic *a*. ①心愿性的 ②心脏发生的
cardiogmus [希 ogmos furrow] *n*. ①心脏痛,心绞痛 ②心动脉瘤
Cardiografin *n*. 泛影葡胺(meglumine diatrizoate)的商品名
cardiogram *n*. 心动图,心动描记曲线 ‖ ~, esophageal 食管心动图 / ~, negative 负性心动图 / ~, vector; vectorcardiogram 心电向量[描记]图
cardiograph *n*. 心动描记器
cardiographic *a*. 心动描记的
cardiography; **cardiagraphy** *n*. 心动描记法
cardio-green *a*. 绿色心
Cardio-green *n*. 吲哚菁绿(indocyanine green)制剂的商品名
cardiohepatic *a*. 心肝的
cardiohepatomegaly *n*. 心肝肿大
cardiohyperplasia *n*. 心组织增生
cardioid *a*. 心状的
cardioinhibitor *n*. 心动抑制剂
cardio-inhibitory *a*. 心动抑制的
cardio-inhivitor center (简作 CIC) 心跳抑制中心
cardiokinetic; **cardiocinetic** *n*. ①促心动的 ②强心剂
cardiokymography *n*. 心动记波法
cardiolipin *n*. 心脂质,心肌磷脂
cardiolith [cardio- + 希 lithos stone] *n*. 心石
cardiologist *n*. 心[脏]病学家
cardiology *n*. 心[脏]病
cardiolysin *n*. 溶心肌素
cardiolysis *n*. ①心松解术 ②心崩解
cardiomalacia *n*. 心肌软化
cardiomegalia; **cardiomegaly** *n*. 心肥大
cardiomegaly [cardio- + 希 megas large]; **cardiac hypertrophy** *n*. 心肥大 ‖ ~, glycogenic 糖原储积性心肥大
cardiomelanosis *n*. 心[脏]黑变(心肌黑色素沉着)
cardiomensurator *n*. 测心仪
cardiomentopexy [cardio- + omentum omentum + 希 pexis a fixing] *n*. 心网膜固定术
cardiometer *n*. 心力测量器,心力计
cardiometry *n*. 心力测量法
cardiomotility *n*. 心脏活动,心脏移动
cardiomyogram *n*. 心肌造影(照)片
cardiomyography *n*. 心肌造影(术)
cardiomyoliposis *n*. 心肌脂变
cardiomyopathy *n*. 心肌病(常指原因不明的原发性心肌病)
cardiomyopexy *n*. 心肌固定术
cardiomyotomy *n*. 贲门肌切开术
cardionatrin *n*. 心钠素(亦称心房促钠尿排泄因子)
cardionecrosis *n*. 心坏死
cardionector [cardio- + 拉 nector joiner] *n*. 动调节结构
cardionephric *a*. 心肾的
cardioneural *a*. 心神经的
cardioneurosis; **pseudo-anginapectoris**; **cardiac neurasthenia** *n*. 心神经机能病,心神经衰弱
cardio-omentopexy *n*. 心网膜固定术
cardiopalmus [cardio- + 希 palmos palpitation]; **palpitation** *n*. 心悸,心跳
cardiopaludism *n*. 疟疾性心脏病
cardiopaludism *n*. 心脏病理学
cardiopath *n*. 心[脏]病患者
cardiopathiay palpitation *a*. 心[脏]病的
cardiopathic *a*. 心[脏]病的
cardiopathy *n*. 心[脏]病 ‖ ~, gastric; gastrocardiac syndrome 胃心综征
cardiopericardiopexy *n*. 心心包固定术
cardiopericarditis *n*. 心心包炎
cardiophobia *n*. 心脏病恐怖
cardiophone [cardio- + 希 phone voice] *n*. 心描记器
cardiophonogram *n*. 心音图
cardiophonography; **phonocardiography** *n*. 心音描记法
cardiophony *n*. ①心音听诊 ②心音扩大
cardiophrenia; **phrenocardia** *n*. 心血管
cardiophrenic angle *n*. 心膈角
cardioplasty *n*. 贲门成形术神经衰弱
cardioplegi [cardio- + 希 plege stroke] *n*. 心麻痹,心瘫痪
cardiopneumatic *a*. 心肺的
cardiopneumograph *n*. 心肺运动描记器
cardiopneumonopexy *n*. 心肺叶固定术
cardiopteridaceae *n*. 心翼果科
cardioptosia; **Rummo's disease**; **cardi-optosia**; **drop-heart** *n*. 心脏下垂,伦莫氏病
cardiopulmonary *a*. 心肺的 ‖ ~ arrest (简作 CPA) 心肺遏止 / ~ bypass (简作 CPB) 心肺转流 / ~ resuscitation (简作 CPR) 心肺复苏
cardiopuncture; **cardiocentesis** *n*. 心穿刺术
cardiopyloric *a*. 贲门幽门的
cardioquin *n*. 奎尼丁聚半乳糖醛酸盐(quinidine polygala-cturonae)制剂的商品名
cardiorenal *a*. 心肾的
cardiorespiratory *a*. 心脏呼吸的
cardioroentgenogram *n*. 心[脏]X线照片
cardioroentgenography *n*. 心[脏]X线照相术
cardiorrhaphy [cardio- + 希 rhaphe suture] *n*. 心[肌]缝合术
cardiorrhexis [cardio- + 希 rhexis rupture] *n*. 心破裂
cardioschisis *n*. 心松离术
cardiosclerosis *n*. 心硬化
cardioscope *n*. 心脏检查器,心脏镜
cardioselective *a*. 心选择性的(对心脏组织比对其他组织具有更大的活性)
cardioselectivity *n*. 心脏选择性
cardiospasm *n*. 贲门痉挛 ‖ ~, tropical; entalacao 热带贲门痉

挛,热带性咽下困难
Cardiospermum halicacabum L. [拉;植药] 假地铃
cardiosphygmogram *n*. 心动脉搏图
cardiosphygmograph; sphygmo-cardiograph *n*. 心动脉搏描记器
cardiosphygmography *n*. 心动脉搏描记法
cardiosplenopexy *n*. 心脾固定术
cardiostenosis; cardic stenosis *n*. 心腔狭窄
cardiosurgery *n*. 心脏外科学
cardiosymphysis *n*. 心粘合(心全部与胸壁黏合)
cardiotachometer [cardio- + 希 tachosspeed + metron measure] *n*. 心动计数器,心率计
cardiotachoscope *n*. 心电—心率示波器 ‖ ~-tambour 心搏记纹鼓
cardiotherapy *n*. 心[脏]病疗法
cardiothoracic ratio (简作 CTP) 心胸比例,心胸指数
cardiothyrotoxicosis *n*. 心甲状腺中毒病
cardiotocogram *n*. 胎儿心动图
cardiotocograph *n*. 心分娩力描记器
cardiotocography; cardiotokography *n*. 心分娩力描记法
cardiotomy *n*. ①贲门切开术 ②心切开术
cardiotonic *a*. 强心的 *n*. 强心剂
cardiotopometry [cardio - + 希 toposplace + metrom measure] *n*. 心浊音区测定法
cardiotoxic *a*. 心脏中毒的
cardiotrauma *n*. 心脏外伤
cardiovalvular *a*. 心瓣的
cardiovalvulitis *n*. 心瓣炎
cardiovalvulotome [cardio- + 拉 valvula valve + 希 tome cut] *n*. 心瓣刀
cardiovalvulotomy *n*. 二尖瓣切开术,心瓣膜分离术
cardiovascular *a*. 心血管的 ‖ ~ analog trainer (简作 CAT) 心血管病人模拟练习器 / ~ catheterization 心血管导管插管术 / ~ Diseases (简作 CD) 心脏血管疾病(杂志名) / ~ disease (简作 CD) 心脏血管疾病 / ~ nuclear medicine 心血管核医学 / ~-renal 心血管肾的 / ~ scanner 心血管扫描器
cardiovectogram *n*. 心电向量图
cardiovectograph *n*. 心电向量图机
cardiovectography *n*. 心电向量描记法
cardioversion *n*. 心律转变法,复律法(用电休克使窦性节律复位)
cardioverter *n*. 心律转变器,复律器(放出直流电震使心脏恢复正常节律)
cardiovirus *n*. 心脏病毒(脑心肌炎样病毒);心脏病毒属
cardioviruses *n*. 心病毒
cardioyraphy, apex 心尖区心动描记术 ‖ ~ ultrasonic; echocardiography 超声[波]心动描记术,心回波描记术 / ~ vector; vectorcardiography 心电向量描记术
cardipaludis; cardiopaludism *n*. 疟疾性心脏病
cardipericarditis *n*. 心心包炎
carditis *n*. 心炎 ‖ ~, internal 心内膜炎 / ~ phlegmonosa 心蜂窝织炎 / ~, Sterges' 斯特季氏心炎,心包心内膜炎
Cardium regozara fiavum (Linnaeus) 黄边鸟蛤(隶属于鸟蛤科 Cardiidae)
Cardizem *n*. 盐酸地尔硫卓(diltiazem hydrochloride)制剂的商品名
Cardnogenesis Bioassay Data System (简作 CBDS) 致癌作用生物检定数据系统
cardo *n*. ①轴节 ②阳[茎]基环(昆虫)
cardol *n*. 卡多耳(5-十五碳二烯间苯二酚,)
Cardralazine *n*. 卡拉嗪(抗高血压药)
cardrase; ethoxzolamide *n*. 乙氧苯唑胺
Carduelis spinus Linnaeus [拉;植药] 黄雀
Cardura *n*. 甲磺酸多沙唑嗪 (doxazosin mesylate)制剂的商品名
Carduus L. *n*. 飞廉属 ‖ ~ acanthoides L. 藏飞廉 / ~ arvensis; Canada thistle 加[拿大]飞廉(呕吐药) / ~ benedjctus 洋飞廉 / ~ crispus L. 飞廉 / ~ marianus; Silybum marianum Gaert 奶蓟,水飞蓟
Care today hope tomorrow 今天的照顾是明天的希望(一般安慰用语)
care, antenatal 产前保健,产前护理 ‖ ~, door-delivery medical 送医送药上门 / ~ labour-protection 劳保医疗 / ~ public medical 公费医疗
carebaria [kare head + barys heavy] *n*. 头重感
Carebastine *n*. 卡瑞斯汀(抗组胺药)
careotrypanosis; chagas' disease *n*. 南美洲锥虫病,恰加斯氏病
Caretta caretta olivacea (Eschscholtz) 蠵龟(隶属于海龟科 Chelonidae)
Carex *n*. 苔属植物 ‖ ~ kobomugi Ohwi 筛草 / ~ lanceolata Boott [拉;植药] 披针苔草 / ~ macrocephala 大头苔草 / ~ pachygyna 崖棕 / ~ Phacota Spreng [拉;植药] 镜子苔草 / ~ siderosticta Hance [拉;植药] 宽叶苔草
carey Island flavivirus *n*. 卡勒岛黄病毒 ‖ ~ Island virus 卡勒岛病毒
CARF Commission on Accreditation of Rehabilitation Facilities 康复设备鉴定委员会
Carfecillin *n*. 卡非西林,羧苄青霉素苯酯(抗生素类药) ‖ ~ sodium 卡非西林钠,羧苄青霉素苯酯钠(抗生素类药)
Carfenazine *n*. 卡奋乃静(抗精神病药,抗过敏药)
Carfentanil *n*. 卡芬太尼(镇痛药) ‖ ~ citrate 枸橼酸卡芬太尼,枸橼酸双苯哌酯(镇痛药和麻醉药)
Carfimate *n*. 卡非氨酯 (催眠镇静药)
carfusin *n*. 卡福辛,石炭酸品红涂剂
cargentos *n*. 弱蛋白银(成药)
cargile membrane [Charles H. 美外科工程师 1853—1930] *n*. 卡吉耳氏膜(加工过的牛腹膜)
cargo *n*. 重量
Cargutocin *n*. 卡古缩宫素(子宫收缩药)
CARI Civil Aeromedical Research Institute 民用航空医学研究所(美) /Canadian Association of Radiologists Journal 加拿大放射学家协会杂志
cariated [caries rottenness] *a*. 龋蛀的,骨疽的
Caribbean Food and Nutrition Institute (简作 CFNI) 加勒比地区食品与营养研究所
Caribbean Psychiatrk Association (简作 CARPA) 加勒比神经病学协会
caribi; epidemic gangrenous rectitis *n*. 流行性坏疽性直肠炎
caribou; Rangfer [动药] *n*. 北美产驯鹿 ‖ ~ bone [动药] 驯鹿骨 / ~ fetus [动药] 驯鹿胎 / ~ horn [动药] 驯鹿角 / ~ meat [动药] 驯鹿肉 / ~'s horn glue [动药] 驯鹿角胶 / ~ sinew [动药] 驯鹿筋 / ~ skin [动药] 驯鹿皮 / ~ tail [动药] 驯鹿尾 / ~'testes and penis [动药] 驯鹿鞭
Carica L. 番木瓜属 ‖ ~ papaya L. 番木瓜树 / ~ caricaceae 番木瓜科
caricin; papain *n*. 番木瓜蛋白酶,番木瓜酶
caricous [拉 carica fig] *n*. 无花果状的
Caridina nilotica gracilipes 细足米虾(华支睾虫重要的第二中间宿主)
caries [拉 rottenness] *n*. ①龋 ②骨疡,骨疽 ‖ ~, arrested 休止龋(阴止性龋) / ~ articulorum 关节骨疽 / ~ atonica 无力性骨疽 / ~, backward 逆性行龋 / ~ callosa 硬下疳 / ~ carnosa 肉牙性骨疽 / ~, central 中心性骨疽 / ~, dental 龋[牙] / ~, dentine 牙质龋 / ~, dry; ~ sicca 干性骨疽 / ~ fungosa 海绵肿骨疽,蕈状骨疽 / ~ gallica 硬下,法国疡 / ~ granulosa 肉芽性骨疽 / ~ humida 湿性骨疽 / ~ interna 内骨疽 / ~, lateral 侧延龋(牙颈侧方蔓延龋) / ~ mollis 软性骨疽 / ~, necrotic 坏死性龋 / ~, occlusal 面龋 / ~, primary 原发性龋 / ~, rampant 蔓延性龋 / ~, recurrent 复发性龋 / ~, root 根龋 / ~, secondary 继发性龋 / ~ sicca 干性骨疽 / ~, spinal 脊柱骨疽 / ~ tuberculosa 结核性骨疽 / ~, undermining 潜蚀性龋
carimbose *n*. 卡林糖
carina (复 carinae) [拉 keel] *n*. 隆凸 ‖ ~ baquaeductus (Sylvii) 中脑水管隆凸 /~ fornicis 穹窿隆凸 / ~ nasi 鼻隆凸 / ~ tracheae 气管杈隆凸 / ~ urethralis vaginae 阴道尿道隆凸
carinamide; caronamide; 4'-carboxy-phenylmethanesulfonanilide *n*. 卡林酰胺,对磺酰氨基苯甲酸,卡龙酰胺
carinat [**carina a keel**] *a*. 隆凸的,船骨状的
carination *n*. 船骨状
Carindacilli *n*. 卡茚西林,羧茚青霉素(抗生素类药) ‖ ~ sodium 卡茚西林钠,羧茚青霉素钠(抗生素类药)
carino- [希] [构词成分] 癌
carinolytic [carcinonma + 希 lytikos destroying] *a*. 溶癌的
cariogenesis; cariology *n*. 龋发生
cariogenic [caries + 希 gennan to produce] *a*. 生龋的
cariogenicity *n*. 生龋性
cariology *n*. 细胞核学;龋牙学
carionecrosis *n*. 骨疽性坏死
cariosity *n*. 龋蚀性
cariostatic *a*. 停龋的,止龋的
carious [拉 cariosus] *a*. 龋的
cariovasology; cardioangiology *n*. 心血管学
Cariporide *n*. 卡立泊来德(钠氢转输抑制药)
Carisoprodol *n*. 卡立普多,异丙安宁,肌安宁(安定药,骨骼肌松弛药) ‖ ~ mate 细胞核学
Carissa L. 假虎刺属(夹竹桃科) ‖ ~ ovata 卵叶假虎刺 / ~

schimperi；Ouabaio schimperi 箭毒假虎刺,乌亦盆木
carissin ***n***. 假虎刺甙
caritol ***n***. 卡里托耳(成药,一种含萝卜素的溶液)
carlavirus (**Carnation latent virus group**) ***n***. 香石竹潜伏病毒群
Carlemanniaceae ***n***. 香茜科
carlesia sinensis Dunn［拉;植药］山茴香
carlesian diver 浮菊子
Carleton's spots［Bukk G.美医师 1856—1914］卡尔顿氏斑(淋病骨中硬化斑)
carlis Lonicerae［拉;植药］忍冬藤
carlo-［拉］［构词成分］螨;骨痨
carlsbab salt 卡尔斯巴德泉盐
c-arm ***n***. C形臂 ‖ ~ system C形臂系统
carmacin ***n***. 卡马辛(成药,含碳酸钙镁等)
carmalum ***n***. 卡红明矾染液
Carman's sign (Russell D.Carman) 卡曼征,半月征(meniscus sign,见 sign 项下相应术语)
Carman-Kirkin sign (**meniscussign**) (R,D,Carman; Byrl R Kirklin) 卡—柯征(半月征)(即 meniscus sign,见 sign 项下 相应术语)
Carmantadine ***n***. 卡金刚酸,金刚吖丁酸(抗震颤麻痹药)
Carmellose ***n***. 羧甲纤维素(导泻药)
Carmetizide ***n***. 卡美噻嗪(利尿药)
Carmichael crown［J.P.美牙科医师 1856—1946］卡麦克尔氏冠(桥基部分冠)
carminate ***n***. 胭脂红酸盐
carminative［拉 carminare to card, to cleanse, *from carmen*, a card for-wool］***a***. 驱风的, 排气的 ***n***. 驱风剂
carmine ***n***. 卡红,胭脂红 ‖ ~, alizarin; alizarin red 茜素卡红,茜红 / ~, ammonia 氨卡红 / ~, borax 硼砂卡红 / ~, Greenacher's borax 格里纳赫尔氏硼砂红 / ~, indigo 靛卡红,靛胭脂 / ~, lithium 锂卡红［的溶液］/ ~, Schneider's 施奈德氏卡红(卡红在浓醋酸中的饱和液)
carminophil［carmine + 希 philein to love］***a***. 嗜卡红的
carminophile; **carminophilous** ***a***. 嗜卡红的
carminum［拉］; **carmine** ***n***. 卡红,胭脂红
carmofur ***n***. 卡莫氟(抗肿瘤药)
carmoxirole ***n***. 卡莫昔罗(多巴胺受体激动药)
carmus ***n***. 球茎
Carmustine ***n***. 卡莫司汀,卡氮芥,亚硝脲氮芥,双氯乙基亚硝脲(抗肿瘤药)
Carmustine ***n***. 异丙基甲丁双脲,肌安宁(镇痛及骨胳肌松弛药)
Carn carnosine 肌肽
carnal［拉 carnalis fleshy］***a***. ①肉的 ②肉欲的
carnality ***n***. 肉欲
carnallite［V.Carnall 德矿物学家 1804—1874］***n***. ①光卤石(矿) ②砂金卤石(钾与美的氯化物)
carnation［拉 carnatio］***n***. 肉色,天然肉色 荷兰石竹 ‖ ~ bacilliform rhabdovirus 香石竹杆菌形弹状病毒 / ~ etched ring caulimovirus 香石竹蚀环花椰菜花叶病毒 / ~ etched ring virus (Hollings) 香石竹蚀环病毒 / ~ I.R.virus (Hollings) 意大利香石竹环斑病毒 / ~ Italian ring spot tombusvirus 意大利香石竹环斑番茄丛矮病毒 / ~ latent carlavirus = Carnation latent virus (Kassanis) / ~ latent virus (Kassanis) = Carnation latent carlavirus 香石竹潜伏病毒 / ~ mottle virus (Kassanis) 香石竹斑点病毒 / ~ necrotic fleck closterovirus 香石竹坏死纹纺锤病毒 / ~ ring spot dianthovirus 香石竹环斑石竹病毒 / ~ ring spot virus group 香石竹环斑病毒群 / ~ streak virus (Jones) 香石竹线条病毒 / ~ vein-mottle potyvirus 香石竹脉斑点马铃薯 Y 病毒 / ~ vein-mottle virus (Kassanls) 香石竹脉斑点病毒
carnauba ***n***. 巴西棕榈
carnaubanol ***n***. 巴西棕榈醇,二十四烷醇
carnaubic acid 巴西棕榈酸,二十四(烷)酸
carnaubon ***n***. 肾磷脂
carnegine ***n***. 卡呢精,二甲基沙尔苏林碱
carneolutescin ***n***. 肉色青霉素
Carneophallus pseudogonotylus (**Chen**) 二叶肉茎吸虫(隶属于微茎科 Microphyallidae)
carneous［拉 carneus fron caro flesh］; **fleshy** ***a***. 肉的,性的
Carnett's sign (J.B.Carnett) 卡奈特征(显示腹壁触痛或腹内病损的试验)
Carnidae ***n***. 鸟蝇科
carnidazole ***n***. 卡硝唑,硫氨硝唑(抗原虫药)
carniferrin［拉 caro, carnis flesh + ferrum iron］***n***. 肉铁质
carniferrol ***n***. 卡尼佛罗耳(成药,含铁制剂)
carnifex ***n***. 刽子手
carnification［拉 caro flesh + facere to make］***n***. 肉质化
carnine［拉］［caro flesh］***n***. 次黄嘌呤核甙
carnism ***n***. 肉食癖,肉食过多
carnitine［novain trimethyloxybutyrobetain］***n***. 肉碱, 三甲基羟基丁酰甜菜碱 ‖ ~ acyltransferase 肉碱酰基转移酶,肉碱 O-棕榈酰基转移酶 / ~ O-palmitoyltransferase 肉碱 O-棕榈酰基转移酶(此酶缺管可致脂肪酸氧化作用缺损) / ~ palmityltransferase deficiency 肉碱棕榈酰基转移酶缺乏症(一种指质代谢病,已改变的酶经受异常调节,导致肌肉疼痛,容易疲劳和肌红蛋白尿,但经过长期锻炼,尤其是在冷天或禁食之后无脂质积贮。本症为一种常染色体隐性性状,妇女外显率减少) / ~-acetyltransferase (毒)碱—乙酰转移酶
Carnitor ***n***. 左卡尼汀(levocarnitine)制剂的商品名
Carnivora［拉 caro(carn-) flesh + voro to devour］***n***. 食肉目(隶属于哺乳纲 Mammalia)
carnivore ***n***. 食肉动物,食虫植物
carnivorous ***a***. 食肉的 ‖ ~ plant 食肉植物
Carnochan's operation［John M.美外科医师 1817—1887］卡诺坎氏手术(股动脉结扎术)
carnophobia ***n***. 肉食恐怖
carnosinase ***n***. 肌肽酶,氨酰基组氨酸二肽酶(即 X-His dipeptidase)
carnosine; **karnosin** ***n***. 肌肽
carnosinemia ***n***. 肌肽血
carnosinuria ***n***. 肌肽尿
carnosity［拉 carnositas fleshiness］***n***. 肉
Carnot's solution［Paul 法医师 1869］卡诺氏溶液 ‖ ~ test 卡诺氏试验(检胃弛张)
carnotite ***n***. 卡诺石,钾钒铀矿(昔时用为镭的原料)
carnoy's fixative (fluid, solution)［Jean Baptiste 1836—1899］卡诺依氏固定液(液,溶液)
carnutine; **alphaoxygammatrimethyl butyrobetaine** ***n***. 卡纽丁,α-羟基-γ-三甲基丁甜菜碱(肌组织中的尸碱)
caro (复 carnes)［拉］***n***. 肌,肉 ‖ ~ Aegypii Monachi［拉;动药］秃鹫肉 / ~ Alaudae Arvensis［拉;动药］云雀 / ~ Alaudae Gulgulae［拉;动药］小云雀 / ~ Alcedinis［拉;动药］鱼狗 / ~ Alcis［拉;动药］驼鹿肉 / ~ Anatis(anatina)［拉;动药］白鸭肉 / ~ Anatis Platyrhynchoris［拉;动药］凫肉 / ~ Anseris Fabaliis［拉;动药］豆燕 / ~ Ardeae Cinereae［拉;动药］苍鹭肉 / ~ Ardeolae Bacchi［拉;动药］池鹭 / Asini［拉;动药］驴肉 / Asionis［拉;动药］长耳 / ~ Bambusicolae Thoracicae［拉;动药］竹鸡/ ~ Bubulci lbidis［拉;动药］牛背鹭 / ~ Buteonis Hemilasii［拉;动药］大焉 / ~ Cairinae Moschatae［拉;动药］洋鸭(麝香鸭) / Cameli［拉;动药］骆驼肉 / ~ Canis(Canina, Catulina)［拉;动药］狗肉 / ~ Caprinus Seu Ovillus［拉;动药］羊肉 / ~ Ccuculi Micropteri［拉;动药］四声杜鹃 / ~ Centropodis Sinensis［拉;动药］毛鸡 / ~ centropodis Toulou［拉;动药］小毛鸡 / ~ Chrysolophi Amherstiae［拉;动药］白腹锦鸡 / ~ Cincli［拉;动药］河鸟 / ~ Citelli Daurici［拉;动药］达乌尔黄鼠肉 / ~ Columbae Rupestris［拉;动药］岩鸽 / ~ Corvi Coronis［拉;动药］小嘴乌鸦 / ~ Corvi Frugilegi［拉;动药］秃鼻乌鸦 / ~ Corvi Macrorhynchi［拉;动药］乌鸦 / ~ Corvi Torquati［拉;动药］白颈鸦肉 / ~ Cuculi Canori［拉;动药］大杜鹃 / Cuculi Poliocephali［拉;动药］杜鹃 / ~ Cuculi Saturati［拉;动药］中杜鹃 / ~ Cuniculi［拉;动药］兔肉 / ~ Egrettae Albae［拉;动药］大白鹭肉 / ~ Emberizae Spodocephalae［拉;动药］灰头鸦 / ~ Equi［拉;动药］马肉 / ~ Exetmochelydis［拉;动药］玳瑁肉 / ~ Galli［拉;动药］鸡肉 / ~ Gmis［拉;动药］灰鹤 / ~ Gypaeti Barbatl［拉;动药］胡兀鹫 / ~ Halcyonis Smymensis［拉;动药］白胸翡翠 / ~ Haliaeti Leucoryphi［拉;动药］玉带海雕 / ~ Jyngis Torquiliae［拉;动药］蚁 / ~ Lari Ridibundi［拉;动药］鸥 / ~ Lophurae Nycthemerae［拉;动药］白鹇 / ~ Megalobatrachi［拉;动药］大鲵 / ~ Mergi Merganseris［拉;动药］秋沙燕 / ~ Muntiaci［拉;动药］赤麂肉 / ~ Muntiaci Reevesi［拉;动药］小麂 / ~ Mustelae Altaicae［拉;动药］香鼬肉 / ~ Mustelae Eversmanni［拉;动药］艾鼬肉 / ~ Numenii Madagascariensis［拉;动药］红腰杓鹬 / ~ Oenopopeliae Tranquebaricae［拉;动药］火斑鸠 / ~ Otidis Tardae［拉;动药］鸨肉 / ~ Platystemi Megacephali［拉;动药］平胸龟肉 / ~ Podicipedis Ruficollis［拉;动药］油鸭 / ~ Portuni Trituberculati［拉;动药］三疣梭子蟹肉 / ~ Presbytis［拉;动药］乌猿肉 / ~ Pyrrhocoracis［拉;动药］红嘴山鸦 / ~ quadrata manus; musculus palmaris brevis 掌短肌 / ~ quadrata Sylvii; musculus quadra tus plantae 跖方肌 / ~ Rangiferi［拉;动药］驯鹿肉 / ~ Rhinopitheci［拉;动药］金丝猴肉 / ~ Syrrhaptis Paradoxi［拉;动药］突厥虫 / ~ Tesmdinis［拉;动药］龟肉 / ~ Tigis［拉;动药］虎肉 / ~ Tringae Ochropodis［拉;动药］白腰草鹬 / ~ Trionychis Steindachneri［拉;动药］山瑞鳖 /

~ Turdi Merulae [拉;动药] 百舌鸟 / ~ Vulpis [拉;动药] 狐肉
carob *n*. 卡罗布胶,角豆胶
caroba *n*. 玫瑰木叶
carobine *n*. 玫瑰木碱
Carocainide *n*. 卡罗卡尼,卡罗丁胺(抗心律失常药)
Caroid [拉 caro flesh] *n*. 卡罗伊德(成药,一种消化性散剂)
Caroli's disease (Jacques caroli) 卡洛里病(先天性肝内胆管扩张)
carolic acid 肉霉酸
caronamide; carinamide *n*. 卡龙酰胺,对苄磺酰氨基苯甲酸,卡林酰胺
carone *n*. 蒈酮
carong bark; angustura bark 安古斯图腊树皮,卡罗尼树皮
Caronia's organism [Giuseppe 意儿科学家 1884 生] 卡罗尼亚氏菌
carosis *n*. 熟睡
CAROT carotid pulse 颈动脉脉搏
carota (复 carotae) [拉]; **carrot** *n*. 胡萝卜
carotel *n*. 胡萝卜醇
carotenase; carotinase *n*. 胡萝卜素酶
carotene; carotin *n*. 胡萝卜素 ‖ ~ epoxide 表氧化胡萝卡素 / ~ oxygenase 胡萝卜素加氧酶
carotenemia [carotene + 希] *n*. 血[症]
carotenoderma; carotenodermia *n*. 胡萝卜素黄皮病
carotenoid; carotinoid *n*. 胡萝卜素类
carotenol *n*. 胡萝卜素醇
carotenosis; aurantiasis *n*. 胡萝卜素(色素)沉着,皮橙色病 ‖ ~ cutis 皮肤胡萝卜素沉着
carotic [希 **karos deep sleep**] *a*. 迷睡的 ‖ ~ angiography (简作 CAG) 颈血管造影
caroticoclinoid [希 karotikos stupefing + kline bed + eidos from] *a*. 颈动脉翼突的
caroticotympanic *a*. 颈[动脉]鼓的
carotid *n*. 颈动脉 *a*. 颈动脉的 ‖ ~ artery (简作 CA) 颈动脉 / ~ artery pulse (简作 CAP) 颈动脉搏动(图)(与 CPW 义同) / ~ arterography 颈动脉造影(术) / ~ bodies resected (简作 CBR) 颈动脉球切除 / ~ cavernous Sinus fistula (简作 CCF) 颈动脉海绵窦瘘 / ~ compression tonography (简作 CCT) 颈动脉压力描记法 / ~ endarterectomy (简作 CEAT) 动脉内膜剥离术 / ~ ganglion; Bock's ganglion 颈动脉神经节;博克氏神经节 / ~ insisural notch (简作 CIN) 颈动脉搏动切迹 / ~ phlebogram 动脉静脉造影(照) / ~ phonoangiography 颈动脉音描记法 / ~ siphon 颈动脉虹吸 / ~ pulse (简作 CAROT) 颈动脉脉搏 / ~ to carotid circalation (简作 CCC) 颈血管交叉循环
carotidynia; carotodynia *n*. 颈动脉痛
carotin; carotene *n*. 胡萝卜素
carotinase; carotenase *n*. 胡萝卜素
carotine; carotene; carotin *n*. 胡萝卜素
carotinemia; carotenemia *n*. 胡萝卜素类
carotinemia; cartinaemia *n*. 胡萝卜素血[症]
carotinoid; carotenoid rotinoidemia *n*. 胡萝卜素类血症
carotinosis; aurantiasis *n*. 皮橙色病
carotis *n*. 颈动脉
carotodynia; carotidynia *n*. 颈动脉痛
Caroverine *n*. 卡罗维林(解痉药)
Caroxazone *n*. 卡罗沙酮,醋胺苯恶酮(抗抑郁药)
carp *n*. ①子实体(真菌) ②鲤鱼 ‖ ~ infectious dropsy virus 鲤鱼传染性水肿病毒 / ~ louse [动药] 鱼怪(鱼虱子) / ~ pithelioma virus = Carp pox virus (Keysselitz) 鲤鱼痘病毒/ ~ pox herpesvirus 鲤鱼痘疱疹病毒 / ~ pox virus (Keysselitz) (Carp pithelioma virus) 鲤鱼痘病毒 / ~ virus 鲤鱼病毒
CARPA Caribbean Psychiatrk Association 加勒比神经病学协会
carpaine *n*. 番木瓜碱
carpal [拉 car palis] *a*. 腕的
carpale; ossa carpi *n*. 腕骨
carpectomy [car pus + 希 ektome excision] *n*. 腕骨切除术
carpel *n*. 心皮(植物)
carpenter bee [动药] *n*. 木蜂
carpenter's syndrome (George Carpenter) 卡彭特综合征,尖头,多及并指(趾)畸形Ⅱ型
Carperitide *n*. 卡培立肽(心兴奋药)
Carperone *n*. 卡哌隆(抗精神病药)
Carpesium abrotanoides L. 天名精
Carpesium cernuum L. [拉;植药] *n*. 烟管头草
Carpesium divaricatum Sieb. et Zucc. [拉;植药] *n*. 金挖耳
Carpesium lipskyi winkl. [拉;植药] 高原金挖耳
carpet *n*. ①地毯 ②电子干扰仪 ‖ ~ checker 频率输出检验器 / ~ tester 射频脉冲发生器 / ~ thyme [植药] 凯百里香
Carphenazine *n*. 咔吩那嗪,羟乙基派嗪丙基丙酰吩噻嗪(安定药) ‖ ~ maleate 马来酸卡奋乃静,马来酸丙酰奋乃静(抗精神病药)
Carphoborus telouchovi (Spessivtseff) 北方粉小蠹(隶属于小蠹科 Scolytidae)
carphologia; carphology *n*. 摸索,摸空,捉空摸床
Carpilius maculatus (Linnaeus) 红斑瓢蟹(隶属于扇蟹科 Xanthidae)
Carpindolol *n*. 卡吲洛尔(β受体阻滞药)
carpinus cordata BL. Var. chinensis Franch. [拉;植药] 华千金榆
carpinus cordata Bl. [拉;植药] 千金榆
Carpipramine *n*. 卡匹帕明(抗抑郁药)
carpitis; carpal arthritis *n*. 腕关节炎
carpo- [拉;复合形] 腕
carpocace [carpo- + 希 kakos bad] *n*. 腕病 ‖ ~ pomonella granulosis virus 苹果蠹蛾颗粒体病毒
carpocarpal *a*. 腕腕的
carpogenic; carpogenous *a*. 生果实的
carpoglyphus [希 karpor fruit + gonos a begelting] *n*. 果螨属 ‖ ~ passularum 干果虫
carpogonium; ascogonium *n*. 育胚器(子囊菌的雌性生殖器)
carpokyphosis *n*. 腕后弯
carpolith [希 karpos fruit + lithos stone] *n*. 果石,石化果实
carpometacarpal *a*. 腕掌的
carpopedal *a*. 腕足的
carpophalangeal *a*. 腕指的
carpophilous *a*. 蚀果的,寄生于果实的
carpophthora [希 karpos fruit + phthora decay] *n*. 毁果病毒属素
carpoptosis [carpus + ptosis]; **carpopto-sia; wristdrop** *n*. 腕下垂,手垂症
carposid *n*. 番木瓜素
carposina nipoensis nuclear polyhedrosis virus 桃小食心虫核型多角体病毒
carpospore *n*. 果孢子(植)
carppox; mushroom disease *n*. 鲤白斑病,鲤痘
Carprazidil *n*. 卡普地尔(抗抑郁药)
Carprofen *n*. 卡洛芬,氯咔唑丙酸(抗炎药)
Carpronium chloride 卡普氯胺(抗胆碱药,解痉药)
Carpue's oporation (method) [Joseph C. 英外科医师 1764—1846] 卡普氏手术(法)(鼻成 形术)
Carpule *n*. 卡普耳(商品名,一种装特制空针管中使用的安瓿,含有局部麻醉药)
carpus [拉 wrist; 希 karpos] *n*. 腕 ‖ ~ curvus; Madelung's deformity 曲腕畸形,马德隆氏畸 形(腕关节进行性半脱骱)
carr equipment carrier equipment 载波设备
carrageenan *n*. 角叉菜多糖
carrageenin *n*. 角叉菜胶,爱兰苔胶
carragheen; carrageen; chondrus *n*. 角叉菜,爱兰苔
carrasquilla's serum 抗麻风血清
carre's virus; dog distemper virus (laidlow et dunkin) 犬瘟热病毒
carreau [法] *n*. 腹肿硬
carrefour *n*. 十字路,交叉 ‖ ~ sensitif [sensitive crossway] 感觉较叉部,感觉十字路(内囊后肢末部)
carrel flask 病毒保存瓶
carrel's method [Alexis 法外科医师 1873—1944] 卡莱耳氏法(血管对端吻合法) ‖ ~ mixture 卡莱耳氏合剂 (植皮用) / ~ treatment 卡莱耳氏疗法(清创法)
Carrel-dakin fluid [Alexis Garrel; Henry Drysdale Dakin 美化学家 1880—1952] 卡—达二氏液(稀次氯酸钠溶液)
Carrel-Lindbergh flud [Alexis Carrel; Charles A. Lindbergh 美飞行家 1902 生] *n*. 卡—林二氏唧筒(培养器官时用)
carried forward (简作 c/f) 转入下页
carrier *n*. ①带菌者,病原携带者 ②媒介病期带菌者 ③载体;递体 ‖ ~, amalgam 汞合金输送器 / ~, bacilli; typhoid ~ 带杆菌者,伤寒带菌者 / ~, bacteria 带菌者 / ~, chronic 慢性带菌者,长期带菌者 / ~, closed 封闭性带菌者 / ~, contact 接触带菌者 / ~, convalescent 带菌者恢复期 / ~, foil 持箔器 / ~-free 无载体的,不含载体的/ ~ cultures 带菌体培养,载体培养 / ~-free tracer 无载体(同位素)指示剂 / ~, gamete; gametocyte ~ 带配子体者(疟原虫) / ~ glucose (简作 CGL) 载体葡萄糖 / ~, healthy 健康带菌者 / ~s, hemophiliac 血友病传递者 / ~, hydrogen 递氢体 / ~, incubatory; incubationary ~ 潜代期带菌者 / ~, intermittent 间歇性带菌者 / ~, intestinal 肠道带菌者 / ~, ligature 带线钳(输线器) / ~, needle; needle holder 持针器 / ~, oxygen 递氧体 / ~, passive 无病史带菌者 / ~, permanent 终身带菌者,永久带菌者/ ~ phage 载体噬菌体 / ~, tem-

porary; transitory ~ 暂时带菌者,短期带菌者 / ~, typhoid 伤寒带菌者 / ~, urinary 尿带菌者 / ~, vibrio 带弧菌者

carrierea calycina fransh. [拉;植药] 山羊角树

carrier-free *n*. 非携带者

carrion *n*. 腐肉 ‖ ~ crow [动药] 小嘴乌鸦 / ~ crow meat [动药]小嘴乌鸦

Carrion's disease [Daniel A. 1850—1886] *n*. 卡里翁氏病(巴尔通氏体病)

Carron oil; lime liniment 卡伦油,石灰搽剂

carrot [拉 carota] *n*. 胡萝卜 ‖ ~ fruit [植药] 胡萝卜子 / ~ latent rhabdovirus 胡萝卜潜伏弹状病毒 / ~ mosaic potyvirus 胡萝卜花叶马铃薯 Y 病毒 / ~ mosaic virus (Chod) 胡萝卜花叶病毒 /~ motley dwarf virus (Stubbs) 胡萝卜杂色矮缩病毒 / ~ mottle togavirus 胡萝卜斑点披膜病毒 / ~ red leaf luteovirus 胡萝卜红叶黄症病毒 / ~ red leaf virus (Watson et Searjeant) 胡萝卜红叶病毒 / ~ thin leaf potyvirus 胡萝卜薄叶马铃薯 Y 病毒 / ~ yellow leaf closterovirus 胡萝卜黄叶纺锤病毒

carrotene; carotene *n*. 胡萝卜素

carrotin; carotin; carotene *n*. 胡萝卜素

carrot-root *n*. 胡萝卜

Carr-Price test [Francis Howard Carr 英化学家 1874 生; E. A. Price] 卡—普二氏试验(检油中维生素 A) ‖ ~ unit 卡—普二氏单位(检维生素 A 含量)

CARS Canadian Arthritis and Rheumatism Society 加拿大关节炎及风湿病学会 /coherent anti-Stokes Raman scattering 抗斯托克斯·雷曼氏相干

Carsalam *n*. 卡沙兰 (镇痛药)

Carsatrin *n*. 卡沙群 (心脏兴奋药)

carsick *a*. 晕车的

Carswell's grapes [Robert 英医师 1793—1857] 卡斯韦耳氏葡萄状结核浸润(细支气管葡萄结核浸润)

cart cartography 制图学,制图法

cart *n*. [手推]车(医院设备) ‖ ~ dressing 敷料车 / ~ resuscitation; crash 抢救车,救生车

cartagena bark 披叶金鸡纳皮

Cartagena Protoco on Biosafet 卡塔赫纳生物安全议定书(主要是基因转殖方面)

Cartasteine *n*. 卡拉司坦(黏液溶解药)

Cartazolate *n*. 卡它唑酯(抗抑郁药)

Carteolol *n*. 卡替洛尔(β 受体阻滞药) ‖ ~ hydrochloride 盐酸卡替洛尔,盐酸喹酮心安(抗上腺素能药,β - 受体阴滞药)

Carter's fever [Henry Vandyke 英医师 1831—1907] 卡特氏热(亚洲回归热)

Carter's operation [William Wesley 美鼻科学家 1869] 卡特氏手术(①人造瞳孔术 ②鼻梁重建术) ‖ ~ intranasal splint 卡特氏鼻内夹

carthamic acid 红花苷

carthamin (acid) *n*. 红花素

Carthamus L. 红花属(菊科) ‖ ~ tinctorius L. 红花(草红花)

cartilage [拉 cartilago]; **cartilago** *n*. 软骨 ‖ ~, accessory quadrate; cartilagines alares minores 小翼软骨 / ~, alisphenoid 蝶翼软骨 / ~, annular; cricoid ~; cartilago 环状软骨 / ~, anonymous; cartilago cricoidea 环状软骨/ ~, aortic 主动脉软骨(右第二肋软骨) / ~, arthrodial; articular ~ 关节软骨 / ~, auditory; auditory capsule 听囊,耳被囊(胚) / ~, auricular 耳廓软骨 / ~, branchial 鳃软骨 / ~, bronchia 支气管软骨 / ~, calcified 钙化软骨 / ~, capped exostosis 骨软骨瘤 / ~, cariniform 龙骨状软骨(马) / ~, cellular 细胞软骨 / ~, central 晶状体中央混浊 / ~s; ciliary; palebral crtilages 睑板 / ~, circumferential; labrum glenoidale 关节盂唇,盂缘 / ~, conchal; cartilago auriculae 耳廓软骨 / ~, condylar 髁突软骨 / ~, connecting 连接软骨 / ~, dentinal ①牙质架 ②牙软骨 / ~, ectethmoid; paranasal ~ 外筛软骨,鼻旁软骨 / ~, elastic 弱性软骨 / ~, embryonal 胚胎软骨 / ~s, epactal; sesamoid cartilages 鼻副软骨,鼻籽状软骨 / ~, epiphysial; cartilago epiphysialis 骺软骨 / ~, epistapedial 上颌软骨 / ~, Eustachian; pars cartilaginea tubae auditivae 咽鼓管软骨部 / ~s, falciform; semilunar ~; meniscus articularis 关节半月板 / ~, fetal; temporary ~ 胚胎软骨,暂时性软骨,骨化软骨 / ~, fibroelastic 纤维弹力软骨 / ~, fibrous; fibrocartilage 纤维软骨 / ~, floating 浮游软骨(膝关节) / ~, gingival 牙龈软骨(复盖牙胚的纤维组织,此名今已废) / ~, hyaline 透明软骨 / ~, innominate; cartilago cricoidea 环状软骨 / ~, interarticular; articular ~ 关节软骨 / ~, interarytenoid 杓状间软骨 / ~s, interhemal 椎弓间软骨 / ~, intermediary 间价软骨 / ~s, interneural [椎]神经弓间软骨 / ~, interosseous; connecting ~ 骨间软骨,连接软骨 / ~, intersphenoidal 蝶间软骨 / ~s, intervertebral; fibrocartilagines intervertebra-les; disci intervertebrales 椎间盘(椎间纤维软骨) / ~, intrathyroid 甲状内软骨 / ~, investing; cartilago articularis 关节软骨 / ~s, Jacobson's; cartilago vomeronasalis(Jacobs-oni) 雅各布逊氏软骨,犁鼻软骨 / ~s, lateral; cartilago nasi lateralis 鼻背板,鼻梁板 / ~, loose; floating ~ 浮游软骨(膝关节半月板之一部) / ~, Luschka's; macula flava 黄斑(声带) / ~, Luschka's; subpharyngeal 咽下软骨 / ~, mandibular; Meckel's ~ 第一鳃弓软骨,美克耳氏软骨 / ~, Meckel's 美克耳氏软骨,第一鳃弓软骨(下颌骨由此变成) / ~s, minor; sesamoid cartilages 鼻副软骨,鼻籽状软骨 / ~, mucronate; processus xiphoideus 胸骨剑突 / ~s of nose, accessory; cartilagines sesamoideaenasi 鼻副软骨,鼻籽状软骨 / ~, obducent; cartilago articularis 关节软骨 / ~, ossifying; temporary ~ 骨化软骨,暂时性软骨 / ~s, palpebral 睑板 / ~s, parachordal 索旁软骨 / ~s, paraseptal 隔旁软骨 / ~, parenchymatous; cellular ~ 实质软骨,细胞软骨 /~ of the penis; septum glandis 阴茎头隔 / ~, periotic 耳周软骨 / ~, permanent 永久性软骨 / ~ of the pharyngotympanic tube; cartilago tubae auditivae 咽鼓管软骨 / ~, plexiform; fibroelastic ~ 纤维弹力软骨 / ~, precursory; temporary ~ 骨化软骨,暂时性软骨 / ~, primordial 骨化软骨,暂时性软骨 / ~, pulmonary 肺软骨(左第二肋软骨肺动脉起始处) / ~, quadrangular; cartilago septi nasi 鼻隔板,鼻中隔软骨 / ~s, quadrate; accessory quadrate ~ 小翼软骨 / ~, Reichert's 赖歇特氏软骨,舌弓软骨(胚胎) / ~, reticular; yellow ~ 网状软骨,黄色弹力纤维软骨 / ~, semilunar; meniscus articularis 关节半月板 / ~s, sesamoid; cartilagines sesamoideae nasi 鼻籽状软骨,鼻副软骨 / ~, sigmoid; meniscus carticularis 关节半月板 / ~, skeletal 骨胳软骨 / ~, slipping rib; Cyriax syndrome 肋软骨松动变形,西里阿克斯氏综合征 / ~, sphenobasilar; spheno-occipital ~ 蝶枕软骨 / ~, spheno-occipital ~ 蝶枕软骨 / ~, sternal 胸肋软骨 / ~, stratified; fibrocartilage 纤维软骨 / ~s subvomerine; cartilago vomeronasalis / (Jacobsoni) 犁鼻软骨 / ~, supra-arytenoid; cartijago corniculata 小角状软骨 / ~, synarthrodial 不动关节软骨 / ~s, tarsal; palpebral cartilages 睑板 / ~, temporary 暂时性软骨,骨化软骨 / ~, tendon 腱软骨 / ~ of the tongue; septum linguae 舌中隔 / ~s, trabecular 小梁状软骨 / ~, triangular 三角软骨(腕) / ~, true; hyaline ~ 透明软骨 / ~, tympanomandibular; Meckel's ~ 鼓室下颌软骨,美克耳氏软骨,第一鳃弓软骨 / ~, Weitbrecht's 屑锁关节盘 / ~, Wrisberg's; cartilago cuneiformis 楔状软骨 / ~, xiphoid; processus xiphoideus 胸骨剑突 / ~, Y Y 形软骨(髋白) / ~, yellow 黄软骨,黄色弹力纤维软骨

cartilage-hair hypoplasia (简作 CHH) 软骨毛发发育不全

cartilagin *n*. 软骨素原

cartilagines (单 cartilago) [拉] *n*. 软骨

cartilagineus; cartilagincus *a*. 软骨的

cartilaginification *n*. 软骨化

cartilaginiform *a*. 软骨样的

cartilaginoid *a*. 软骨样的

cartilaginous *a*. 软骨的

cartilago (复 cartilagines) [拉]; **cartilage** *n*. 软骨 ‖ ~ alaris major; greater alar cartilage 大翼软骨 / ~ alaris minor; lesser alar cartilage 小翼软骨 / ~ articularis 关节软骨 / ~, arytaenoidea 杓状软骨 / ~ auriculae 耳廓软骨 / ~ basilaris; fibrocartilago basalis 基底纤维软骨 / ~ clypcalis; ~ thyreoidea 甲状软骨 / ~ corniculata 小角状软骨 / ~ costalis; costal cartilages 肋软骨 / ~ cricoidea 环状软骨 / ~ cuneiformis (Wrisbergi) 楔状软骨 / ~ ensiformis; processus xiphoideus 剑突 / epiglottica; epiglottic cartilage 会厌软骨 / ~ falcata: semilunar cartilage; meniscus articularris 关节半月板 / ~ gutturalis; ~ arytaenoidea 杓状软骨 / cartilagines laryngis; laryngeal cartilages 喉软骨 / ~ meatus acustici 外耳道软骨 / cartilagines nasales accessoriae; cartijagines sesam oideae nasi 鼻副软骨,鼻籽状软骨 / cartilagines nasi; nasal cartilages 鼻软骨 / ~ nasi lateralis; lamina dorsi nasi 鼻背板,鼻梁板 / ~ ossescens 骨化软骨 / ~ peltata [拉 *pelta* a shield]; cartilago thyreoidea 甲状软骨 / ~ perennis; permanent cartilage 永久性软骨 / ~ santoriniana; cartilago corniculata (Santorini) 桑托里尼氏软骨,小角状软骨 / ~ scutiformis; ~ thyreoidea 甲状软骨 / ~ septi nasi; lamina septi 鼻中隔软骨,鼻隔板 / ~ septodorslis 隔背软骨 / ~ sesamoidea (laryngis) 喉籽状软骨 / cartilagines sesamoideae nasi; cartilagines nasales accessoriae 鼻籽状软骨,鼻副软骨 / ~ thyreoidea; thyroid cartilage 甲状软骨 / cartilagines tracheales 气管软骨 / ~ triquetra 三角软骨 / ~ triticea 麦粒软骨 / ~ tubae auditivae; ~ tubae pharyn gotympa anicae 咽鼓管软骨 / ~ vera; hyaline cartilage 透明软骨 / ~ vomeronasalis 犁鼻软骨

cartilagotropic *a*. 亲软骨的

cartogram *n*. 统计图
cartography *n*. 制图学,制图法
carton *n*. ①卡纸盒 ②纸板
cartonemataceae *n*. 彩花腺毛草科
Cartose[商品名]*n*. 卡尔透斯(为碳水化物混合液,用以辅助婴儿营养)
cartridge *n*. 药筒(注射用)
cartrol *n*. 盐酸卡替洛尔(carteolol hydrochloride)制剂的商品名
cartwheel amphetamine tablet 苯丙胺片
Carubicin *n*. 卡柔比星 ‖ ~ hydrochloride 盐酸卡柔比星(一种蒽环类抗生素,具有抗肿瘤效用,试验性用于治疗急性白血病和实体瘤)
caruigen *n*. 卡尔尼根(成药,肉组织浸膏)
carum[拉];**caraway** *n*. 藏茴香,黄蒿
Carum L. 黄蒿属 ‖ ~ ajowan; ~ copticum 印度藏茄香 / ~ buriaticum Turcz. 田黄蒿(马英子) / ~ carvi L. 黄蒿属 / ~ petroselinum 石蛇床
Carumonam *n*. 卡芦莫南 (抗生素类药)
caruncle[carumcula dim. of caro flesh] *n*. 小阜,肉阜
caruncula(复 carunculae)[拉];**caruncle** *n*. 小阜,肉阜 ‖ ~e hymenales 处女膜痕 / ~ innominata; glandula lacrimalis 泪腺 / ~ lacrimalis 泪泉 / ~ major; papilla duodeni major 十二指肠乳头 / ~ mammillaris 嗅结节,嗅球 / ~ minor; papilla duodeni minor 十二指肠小乳头 / ~ Morgagnii; lobus medius (prostatae) 莫尔加氏小阜,中叶(前列腺) / ~e myrtiformes; carunculae hymenales 处女膜痕 / ~ papillaris; papillae renales 肾乳头 / ~ salivaris; ~ sublingualis 舌下肉阜 / ~ urethrae 尿道肉阜
carunculae(复 caruncula)[拉]*n*. 小阜,肉阜
carus *n*. 昏厥 ‖ ~ cataleptica 强直性昏厥 ‖ ~ ecstasis 昏迷,强直昏厥 / ~ lethargus 嗜眠症
Carus circle(curve)[Karl Gustay 德产科医师 1789—1868]卡勒斯氏环(骨盆轴曲线)
carvacrol; methylisopropylphenol *n*. 香荆芥酚,甲基异丙基苯酚 ‖ ~ iodide; iodocrol 碘香荆芥酚
Carvallo sign (J. M. Rivero-Carvallo) 卡氏征(右房室瓣回流时,吸气可使全收缩期杂音增加)
Carvedilol *n*. 卡维地洛 (血管扩张,β受体阻滞药)
carvene[carvi caraway]*n*. 藏茴香烯 ,香芹烯
carvenone *n*. 香芹烯酮
carver *n*. 雕刻器
carvol; d-carvone *n*. 藏茴香酮,香芹酮
carvomenthol *n*. 香匠薄荷醇,异薄荷脑
carvone; d-carvone; carvol *n*. 藏茴香酮,香芹酮
carvotanacetone *n*. 香芹艾菊酮,异薜萝荷酮
Carvotroline *n*. 卡伏曲林(抗精神病药)
Carworth Farms (简作 CF) 卡沃思—法姆斯 (小白鼠)
Carworth Farms Mice, Webster Strain (简作 CFW) Carworth Farms 鼠,Webster 株
cary- 构词成分,意义为"核果,核仁"(来自希腊语 karyon)
carya[希 walnut-tree] *n*. 山核桃属 ‖ ~ tomentosa; hickory 毡毛山核桃 / ~ cathayensis Sarg. [拉;植药] 山核桃
caryclsatic; karyoclastic *a*. ①核破裂的 ②分裂中止的
caryenchyma; karyenchyma *n*. 核液
caryin[希 karyon nut]*n*. 山核桃素,毡毛山核桃素
caryo-; karyo- 核
caryoblast; karyoblast *n*. 成核红细胞
Caryocaraceae *n*. 多柱树科
caryochromatophil *a*. 核嗜色的,核嗜染性的
caryochrome; karyochrome *n*. 核[染]色细胞(神经细胞之一中)
caryocinesia; caryocinesis; caryokinesis caryocinetic; caryokinetic *n*. [间接]核分裂的,有丝分裂的,[间接]核分裂,有丝分裂
caryoclasis; karyoclasis *n*. 核破裂
Caryococcus *n*. 原虫核球菌属
caryogamic; karyogamic *a*. 核配合的
caryogamy *n*. 核配合
caryogenesis *n*. 核生成
caryogenic *a*. 核生成的,核原的
caryogonad *n*. 小核,生殖核
caryokinesis; mitosis *n*. [间接]核分裂, 有丝分裂
caryolmph *n*. 核液
caryolobic *a*. [细胞]核分叶的
caryolobism *n*. [细胞]核分叶
caryolysis *n*. [细胞]核溶解
caryolytic *a*. 核溶解的,溶核的
caryomicrosome *n*. 核微粒
caryomitome *n*. 核网丝
caryomitosis *n*. [间接]核分裂,有丝分裂
caryomitotic *n*. [间接]核分裂的,有丝分裂的
caryomorphism *n*. 核形
caryomycin; caliomycin *n*. 核霉素
caryon *n*. 细胞核,核
caryophag[希 karyon nut + phages a devourer]; **caryophage** *n*. ①噬核细胞 ②噬核体
caryophanaceae *n*. 显核菌科
Caryophanales *n*. 显核菌目
Caryophanon *n*. 显核菌属(核衣细菌属) ‖ ~ phage 核衣细菌属噬菌体 / ~ sublatum AI phage 次宽核衣菌噬菌体 AI / ~ sublatum Cs1 * 13a phage 次宽核衣菌噬菌体 Cs1 * 13a / ~ tenue Ct Kas phage 细核衣菌噬菌体 Ct Kas
caryophil *a*. 嗜噻嗪铵[染料]的
caryophyllaceae *n*. 石竹科
Caryophyllaeidae *n*. 核叶科(隶属于核叶目 Caryophyllaeidae)
Caryophyllaeus laticeps (**Pallas**) 鲤蠢核绦虫(隶属于核叶科 Caryophyllaeidae)
caryophyllene *n*. 石竹烯,丁香油烃
caryophyllic acid 丁香酸,丁香酚
Caryophyllidea *n*. 核叶目(隶属于绦虫纲 Cestoidea)
caryophyllin *n*. 丁香素,石竹素,齐墩果酸
caryophyllus[拉 from 希 karyon + phyllon leaf; clove]*n*. 丁香,丁子香,鸡舌香
caryophyllus aromaticus L.; Eugenia caryophyllata 丁香[树]
caryoplastin *n*. ①纺锤体丝质 ②副染色质
caryoplastin; karyoplasm *n*. 核质,核浆
caryopsis; karyopsis *n*. 颖果
Caryopteris incana (**Thunb.**) **Miq.** [拉;植药] 兰香草
caryopteris incana yellow spot virus (Schmelzer) 假菊黄斑病毒
Caryopteris terniflora Maxim. [拉;植药] 三花莸
caryorrhexis *n*. 核破裂
caryosome *n*. 染色质核仁
caryospherical *a*. 核球的
caryotheca *n*. 核膜
caryotin; chromatin *n*. 染色质,核染质
caryozoic *a*. 核内寄生的
Carysomyia *n*. 金蝇属(即 Chrysomyia)
Carzelesm *n*. 卡折来新(抗肿瘤药)
Carzenide *n*. 卡西尼特,对氨磺酰苯甲酸(碳酸酐酶抑制剂)
carzinocidin; carcinocidin *n*. 消癌素
carzinomycin *n*. 癌霉素
carzinophilin *n*. 嗜癌素
carzinostatin *n*. 制癌素
CAS Califonia Academy of Sciences 加利福尼亚科学院 /Canadian Anensthetists' Society 加拿大麻醉学家学会 /cancer attitude survey 癌症情况调查 /cerebral arteriosclersis 脑动脉硬化 /Chemical Abstract Service 化学文摘社 /chronic or cerebral arteriosclerosis 慢性或大脑动脉硬化 /coronary atherosclerotio score 冠状动脉粥样硬化斑 /Czechoslovak Academy of Sciences 捷克斯洛伐克科学院
CaS Calduam sediment 钙质沉着
casal's necklace[Gaspar 西班牙医师 1691—1759] 颈蜀黍红疹
casanthranol *n*. 鼠李蒽酚, 鼠李菌酚
cascade *n*. ①串联,级联,链锁,层叠 ②小瀑布,喷流 *vt*. 成瀑布落下 ‖ ~ chromatography 级联色谱法,级联层析 / ~ stomach 瀑布形胃 / ~ Townsend 汤生级朕放大 / ~ transformer type accelerator 级联变压器型加速器 / ~ tube 级联(X 线)管,高压 X 线管
cascara[西]*n*. 波希鼠李皮,美鼠李皮 ‖ ~ amarga [西 bitter bark] 苦皮,洪都拉斯苦树皮(包括南美苦术皮及巴拿马苦豆木皮) / ~ cordial 波希鼠李[香]酒 / ~ sagrada [西 sacred bark] 波希鼠李皮 / ~ cascara sagrada 美鼠李皮(为一种有下泻作用的生药) / ~ sagrada fluidextract, aromatic 芳香波希鼠李皮流膏
Cascarilla *n*. 苦香皮属(茜草科,皮可代替金鸡纳皮)
cascarilla[sweet bark]*n*. 西印度苦香皮,苦香树皮,西印度巴豆皮
cascarillin; cascarilline *n*. 西印度苦香碱, 苦香碱
cascarin *n*. 波希鼠李素
cascorbate *n*. 卡耳斯科贝特(成药,含抗坏血酸钙,苯甲醇、葡萄糖的安瓿)
case *n*. ①箱 ②修复体 ③病例,病案 ‖ ~, antennal 触角盒 / ~, baket 全肢断离者 / ~, borderline 疑似病例,非典型病例 / ~, brain; cranjum 颅 / ~, custodial 管制病例,监护病例 / ~, emergency 紧急病例 / ~, finding 病例追查 / ~, history 病历 / ~, holding 病例管制(性病患者) / ~, long-standing 久病,久病病例 / ~, medical 内科病例 / ~, midwifery 产科病例 / ~,

missed 误诊病例 / ~, notes 病例记录 / ~, surgical 外科病例 / ~, taking 病案记录 / ~, trial 试镜箱
casease [拉 caseus cheese] ***n***. 酪蛋白酶
caseate ***n***. ①干酪化 ②乳酸盐
caseation ***n***. 干酪性坏死,干酪化
casebook ***n***. 病案簿
casec; calcium caseinate ***n***. 钙西克(酪蛋白钙的商品名)
casectomy ***n***. 干酪样灶溶解(结核病)
caseidin ***n***. 酪蛋白免疫素
caseification; caseation ***n***. 干酪化,干酪性坏死
caseiform ***a***. 乳酷状的
casein ***n***. 酪蛋白 ‖ ~ dyspepton 乳胨 / ~, gluten 谷胶酪蛋白 / ~ iodine; iodocasein 碘酪蛋白 / ~, Panum's serum globulin 帕努姆氏酪蛋白,血溥球蛋白 / ~ saccharide 糖酪蛋白 / ~, saliva 唾液酪蛋白 / ~, serum; paraglobulin 血溥酪蛋白,副球蛋白 / ~, vegetable 植物酪蛋白
caseinate ***n***. 酪蛋白酸盐
casein-mercury ***n***. 酪蛋白汞
caseinogenate; casinogen ***n***. 酪蛋白原
casein-sodium ***n***. 酪蛋白钠
caseo- [拉][构词成分] 酪
caseogenous ***a***. 引起干酪化的
caseoiodine ***n***. 酪碘
caseoma ***n***. 干酪状结核瘤
caseose ***n***. 酪
caseoserum ***n***. 抗酪蛋白血清
caseous; cheesy ***a***. 干酪样的
case-reporting ***n***. 病例报告
caseum [拉] ***n***. 酷状碎屑(指细胞) ‖ ~ toideus 酪状碎屑(细胞的)
caseworm ***n***. 棘球绦虫
CASH cortical androgen stimulating hormone 皮质雄激素刺激素
cashe; cache ***n***. 藏镭器
cashew-nut ***n***. 如实,如坚果
Casimiroa [after Casimiro Gomez de Ortega 西植物学家 1740—1818] 掌叶瓜橘属(芸香科) ‖ ~ edulis 掌叶瓜橘 / ~ sapota 掌叶瓜橘
casing ***n***. 套管
casmino acid 酪蛋白氨基酸,酪蛋白水解物
casoid flour 酪蛋白粉
Casokefamide ***n***. 卡索胺(止泻药)
Casoni's intradermal test (reaction) (Tommaso casoni) 卡索尼皮内试验(反应)(检棘球蚴病:将棘球蚴囊泡液作皮内注射,接着速发或迟发产生风团潮红反应,即显示棘球蚴病)
Casoni's reaction [Tomaso 意医师 1880—1933] 卡索尼氏反应(检棘球囊病皮内试验)
caspad ***n***. 向牙尖
CASPR Central Application Services for Podiatric Residencies (ETS) 手足医实习医师中心申请处(教育考查处)
Cass sporozoea 孢子虫纲
cassaidine ***n***. 二氢围涎皮次碱
cassaine ***n***. 围涎皮次碱
cassamine ***n***. 围涎皮胺
cassareep; cassaripe ***n***. 卡萨里普(木薯根浸膏,可食或治眼病)
cassava [西 casabe] ***n***. 木薯 ‖ ~ brown streak virus (Storey) 木薯褐线条病毒 / ~ common mosaic potexvirus 木薯普通花叶马铃薯X病毒 / ~ common mosaic virus (Kitajima et Costa) 木薯普通花叶病毒 / ~ latent geminivirus 木薯潜伏双病毒 / ~ mosaic virus (Lefevre) 木薯花叶病毒 / ~ symptomless rhabdovirus 木薯无症状弹状病毒 / ~ vein mosaic caulimovirus 木薯叶脉花叶花椰菜花叶病毒 / ~ vein mosaic virus (Kitajima et Costa) 木薯叶脉花叶病毒 / ~ mild mosaic carlavirus 肉桂淡花叶香石竹潜伏病毒 / ~ mosaic virus (van Velsen) 肉桂花叶病毒 / ~ mosaic virus (Siervalcone) (Deighton et Tinsley) 西非肉桂花叶病毒
Casselberry position [William Evans 美喉科学家 1858—1916] 卡斯耳伯里氏位置(于喉管插管后,患者采取伏卧位,以防止饮水时水进入喉管)
Casser's fontanelle [Giulio Casserio 意解剖学家 1556—1616] 卡塞氏囟门(乳突囟) ‖ ~ ligament; ligamentum mallei laterale 卡塞氏韧带,锤骨外侧韧带 / ~ muscle; ligamentum mallei anterius 卡塞氏肌,锤骨前韧带 / ~ perforating nerve; nervus musculocutaneus 卡塞氏穿通神经,肌皮神经
Casserian (Giulio Casserio) 卡塞的(如 fontanelle 乳突囟)
cassette [a little box] ***n***. 箱,盒,片匣,贮片盒暗箱 ‖ ~ changer 储片夹式换片盒 / ~ holder 储片夹架 / ~ insert frame 储片夹式式插入框架 / ~, intra-oral 口内片夹 / ~ magnetic tape 盒式磁带 / ~ pass box 储片夹式传递箱 / ~ receiver 储片夹接收器 / ~ stand 立式储片夹架 / ~ transport 储片夹式传输 / ~ tray 储片夹托盘
cassia ***n***. 桂皮,肉桂,中国桂皮 ‖ ~ bark [植药] 肉桂 / ~ cinnamon 桂皮,肉桂,中国桂皮 / ~ laevigata Willd. [拉;植药] 光决明 / ~ mimosoides L. [拉;植药] 含羞草决明 / ~ nodosa L. [拉;植药] 节果决明 / ~ nomame(Sieb.)Kitag, [拉;植药] 豆茶决明 / ~, purging 清泻山扁豆 / ~, Saigon 西贡桂皮(肉桂) / ~ seed [植药] 决明子 / ~ sophera L. [拉;植药] 茳芒决明 / ~ tora L. [拉;植药] 小决明/ ~ twig [植药] 桂枝 / ~, zeylanicum 锡兰桂皮
cassia L. [拉; 希 kasia] ***n***. 山扁豆属 ‖ ~ acutifolia Delile 旃那,尖叶番泻树,尖叶番泻叶 / ~ alata 有翅决明,翼山扁豆 / ~ angustifolia Vahl 狭叶番泻树 / ~ auffmticosa Koe ***n***. Ex Roth [拉;植药] 黄槐决明 / ~ beareana 大果山扁豆 / ~ caryophyllata 巴西丁香树 / ~ fistula 清泻山扁豆 / ~ fistula L. [拉;植药] 腊肠树/ ~ marilandica L. 马利兰番泻树 / ~ mimosoides L. 山扁豆 / ~ obovata Colladon 犬番泻树,倒卵叶番泻树 / ~ occidentalis 望江南 / ~ occifentalis L. [拉;植药] 望江南/ ~ pulpa; ~ fistula 清泻山扁豆 / ~ senna L. 番泻树, 番泻叶 / ~ tora L. 决明 / ~-wood; xylocassia 决明木
cassiabarktree [植药] ***n***. 肉桂
Cassididae ***n***. 龟甲科, 冠螺科(隶属于中腹足目 Mesogastropoda)
cassilysidin ***n***. 决明皮素
cassilysin ***n***. 决明皮溶素
cassiopeium; lutetium lutetium ***n***. 71 号元素
Cassis cornuta (Linnaeus) 唐冠螺(隶属于冠螺科 Cassididae)
cassumunar ***n***. 印度姜
cassytha filiformis [拉;植药] 无根藤
cast ***n***. ①管型,圆柱 ②模型 ‖ ~, bacterial 菌管型 / ~, blood 血细胞管型,血球管型 / ~, cellular 细胞管型 / ~, coma; kulz's cylinder 昏迷[兆]管型,屈耳茨氏管型 / ~, decidual 蜕膜管型 / ~, duplicate 复制模型 / ~, epithelial 上皮管型 / ~, esophageal 食管管型 / ~, false; pseudocast 假管型 / ~, fatty 脂性管型 / ~, fibrinous 纤维蛋白管型 / ~, final 终模型 / ~, granular 粒性管型 / ~, hair; trichobezoar 毛团,毛粪石(胃肠内) / ~, hemoglobin 血红蛋白管型 / ~, hyaline 透明管型 / ~, investment 围模 / ~, Kiilz's; coma ~ 屈耳茨氏圆柱,昏迷[兆]管型 / ~, lipoid 类脂管型 / ~, master 主模型 / ~, mucus 黏液管型 / ~, plaster 筒形石膏夹,管型石膏夹 / ~, plaster of Paris 筒形石膏夹 / ~, pus 脓球管型 / ~, quarter 四分之一修掉(马蹄) / ~, renal; tube ~ 肾性管型,肾小管管型 / ~, sanguineous 血液管型 / ~, spiral 螺旋[状]管型 / ~, spurious; spurious tubc ~ 假管型 / ~, tracheal 气管管型 / ~, tube 肾小管管型 / ~, urate 尿酸盐管型 / ~, urethral 尿道管型 / ~, urinary; tube ~ 尿管型,尿圆柱,肾小管管型 / ~, vaginal 阴道管型 / ~, waxy 蜡样管型
castamargina ***n***. 卡斯塔马吉纳(墨西哥植物 castela tortuosa 的一种甙,可治阿米巴痢疾)
castanea Mill [拉;希 kastanea] ***n***. 粟属 ‖ ~ dentata 美粟 / ~ henryi (Skan) Rehe. et Wils. [拉;植药] 锥 / ~ mollissima Blume [拉;植药] 粟 / ~ seguinii Dode [拉;植药] 茅粟 ~ vulgaris; ~ sativa 欧粟
castaneda's rat lung method 卡斯塔湿达氏鼠肺法(斑疹伤寒菌苗制造法) ‖ ~ vaccine 卡斯塔湿达氏疫苗(鼠肺立克次氏体疫苗)
castanopsis tibetana Hance [拉;植药] 钩锥
Castellanella [Aldo Castellani] ***n***. 卡[斯太拉尼]氏锥虫属 ‖ ~ brucei 布鲁氏锥虫 / ~ castellani 卡斯太拉尼氏锥虫 / ~ equiperdum 媾疫锥虫 / ~ evansi 伊凡斯氏锥虫 / ~ gambiense; Trypanosoma gambiense 冈比亚锥虫 / ~ pulmonalis 肺锥虫 / ~ tropica 热带锥虫
Castellani's bronchitis [Aldo 意医师 1877]; bronc Hospirochetosis 卡斯太拉尼氏支气管炎,支气管螺旋体病 ‖ ~ mixture 卡斯太拉尼氏合剂(一种治雅司病的合剂) / ~ paint 卡斯太拉尼氏涂剂(含碱性品红、酚、硼酸、丙酮和间苯二酚的制剂) / ~ test 卡斯太拉尼氏试验(检蛋白尿)
Castellania [Aldo Castellani] ***n***. 卡[斯太拉尼]氏真菌属
Castellani-Low symptom [Aldo Castellam; George Carmichael Low 医师] 卡劳二氏症状(昏睡病时舌震颤)
Caster oil [植药] 蓖麻油
castex ***n***. 盒装石膏绷带(特制成品)
casting ***n***. 铸[造]法,熔铸法 ‖ ~, centrifugal force 离心铸法 / ~, disappearing corea 空隐铸法
castle ***n***. 铅制容器(盛放射物质) ‖ ~, lead 铅制容器(盛放射物质)

Castle's extrinsic factor [William Bosworth 美医师 1897 生]; vitamin B_{12} 卡斯乐氏外源因子,维生素 B_{12} ‖ ~ intrinsic factor 卡斯尔氏内源因子
Castle's factor (William B. Castle) 卡斯尔因子(内因子,胃液内因子,胃液内的黏蛋白为吸收氰钴胺即维生素 B_{12}(外因子)所必需)
Castniidae *n*. 蝶蛾科
Castor bean [植药] 蓖麻
Castor leaf [植药] 蓖麻叶
castor oil 蓖麻油,为一种泻药
castoreum [拉]; **castor** *n*. 海狸香
castoria *n*. 卡斯托里阿(成药,小儿轻泻剂)
castorin *n*. 海狸香素
castor-oil *n*. 蓖麻油 ‖ ~-plant [植药] 蓖麻
castrate *n*. 去生殖腺者,阉者 *vt*. 阉割
castratio *n*. 阉割
castration [拉 **castratio**] *n*. 阉,阉割(睾丸或卵巢切除术)‖ ~ cell 阉割后男子垂体前叶内的一种环形细胞 / ~, female 女性阉,卵巢切除术 / ~, functional 机能性阉 / ~, parasitic 寄生物性阉
castroid; **eunuchoid** *n*. 类阉者,类无睾者
castrophrenia [castrare + 希 phrenmind] *n*. 思想被摄妄想
casual [拉 casualis] *a*. 意外的,偶然的 *n*. 急救入院者 ‖ ~ sex 非常随便的和漫不经心的性行为
casualty *n*. 变故,伤亡 ‖ ~ clearing station (简作 CCS) 野战医院
Casuarina L. 木麻黄属
Casuarinaceae *n*. 木麻黄科
casuistics *n*. 病案讨论
CAT cardiovascular analog trainer 心血管病人模拟练习器 /carburator air temperature 汽化器空气温度 /Carnitine-acetyltransferase (毒) 碱—乙酰转移酶 /catalase 过氧化氢酶 /catalog 目录;一览表;总目 /catalyst 催化剂 /cellular atypism 细胞非典型度 /Chaotic atrial tachycardia 紊乱性房性心动过速 /Charcoal agglutination test 炭凝试验(检梅毒) /child's apperception test 儿童统觉测验 / choline acetyltransferase 胆碱乙酰转移酶/ chronic abdominal tympany 慢性腹胀 /cold agglutination test 冷凝集试验 /college ability tests 大学入学试验 /combined approach tympanoplasty 联合处理鼓室成形术 /computer-assisted tomograph 计算机断层 X 线照相术 / computer of average transient (EEG) 平均瞬时计算器(脑电图) / computerized axial tomography 计算机轴向层面 X 线照片术(同 CT)
cat *n*. 猫 ‖ ~ distemper virus [Cats panleucopenia virus (Lawrence et Syverton), Cat ferver virus, Cat plague virus] 猫白细胞减少病病毒 / ~ endogenous type C oncovirus 猫内源性 C 型肿瘤病毒 / ~ ferver virus; Cat distemper virus 猫瘟病毒 / ~ flu virus; Feline calicivirus 猫水流感病毒,猫嵌杯样病毒 / ~ follicle mlte 猫蠕形螨 / ~ plague virus = Cat distemper virus 猫瘟病毒 / ~ sarcoma virus 猫肉瘤病 / ~ scratch disease agent 猫抓病因 / ~-scratch disease virus (Warwick); Non-bacterial regional lymphadenitis virus 猫抓病病毒,非细菌区淋巴腺炎病毒 / ~ type C oncovirus 猫 C 型肿瘤病毒 / ~s leukaemia virus (Jarret et al.) 猫白血病病毒 / ~s panleucopenia virus (Lawrence et Syverton) (Feline infactious enteritis virus, Feline agranulocytosis virus, Cat fever virus, Cat distemper virus, Cat plague virus, show fever virus, Mink enteritis virus, Ataxla of cats virus) 猫白细胞减少病病毒,猫瘟病毒
cat no catalogue number 登记号
cat shark 长鳍斑竹鲨 ‖ ~ gall [动药]长鳍斑竹鲨胆 / ~ liver [动药]长鳍斑竹鲨肝 / ~ muscle [动药]长鳍斑竹鲨 / ~ swim-bladder [动药]长鳍斑竹鲨鳔 / ~ zebra shark [动药]长鳍斑竹鲨
cat(-)whisker *n*. 触须,针电极
cat, calico; **tortoise-shell** 卡塞氏囟,乳突囟
cat-, cata [希 Kata] [构词成分] 意义为"下","阴性","负的"
cat's-eye, amaurotic *n*. 黑蒙猫眼
cata- [希 kata down 降下] *n*. ①下,向下,在下 ②依,照 ③对抗
catabasial *n*. 颅底点低
catabasis [cata- + 希 baineinto go] *n*. 缓解期
catabatic *a*. 缓解的
catabhora [希 kataphora]; **coma** *n*. 昏迷,人事不省
catabiosis [cata- + 希 bios life] *n*. 分解代谢
catabiotic *a*. 异化消耗的
catabolergy [catabolic + ergon work]; **catabolic** *a*. 分解代谢的,异化的
catabolin; **catabolite** *n*. 分解代谢产物,异化产物
catabolis [希 katabole a throwing down]; **katabolism** *n*. 分解代谢,异化[作用]
catabolism *n*. 异化作用,分解代谢
catabolite; **catabolim** *n*. 分解代谢产物,异化产物 ‖ ~ gene-activator protein (简作 CAP) 分解代谢基因活化蛋白质
catabolize *v*. (使)发生分解代谢
catabythismomania *n*. 投水狂,自溺狂
catabythismus [希 katabythizo to make to sink] 投水自杀
catacausis [cata- + 希 kausis burning]; **spontaneous combustion** *n*. 自燃
catachronobiology *n*. ①玳瑁猫,斑猫 ②生物衰老学
cataclasis *n*. 骨折
catacleisis *n*. 眼睑封闭
cataclonus *n*. 齐整阵挛
cataclysm [希 kataklysmos deluge] ①渗出,渗液 ②猝变,骤变
catacoustice *n*. 回声学
catacrotic *a*. 降线一波[脉]的
catacrotism [cata- + 希 krotos beat] *n*. 降线脉[现象]
catadicrotic *a*. 降线二波[脉]的
catadicrotism [cata- + 希 dis twice + krotos beat] *n*. 降线二波脉[现象]
catadidymus; **katadidymus** *n*. 下身联胎,双上身联胎
catadioptric *a*. 折光兼反光的
catadioptrics *n*. 反折射学
catadrome [希 kata down + dromos a running] *n*. [病]减退
catagelophobia [希 katagelos derision + phobos fear] *n*. 嘲笑恐怖
catagen *n*. 毛发生长中期
catagen *n*. 生物衰老学
catagenesis *n*. 退化
catagenetic *a*. 退化的
catagma [希 fracture] *n*. 骨折
catagmatic [希 katagma fracture] *a*. 促使骨折愈合的
catalase *n*. 过氧化氢酶 ‖ ~-azide 过氧化氢酶迭氧物
catalatic *n*. 毛发生长中期
catalepsy [希 katalepsis] *n*. 僵住症,强直性昏厥,倔强症
cataleptic *n*. 僵住症的
cataleptiform *a*. 僵住[症]样的
cataleptoid *a*. 僵住[症]样的
cataleptorethargic *a*. 僵住状昏睡的
catalog *n*. 目录;一览表;总目 ‖ ~ on line (简作 CATLINE) 图书目录联机数据库
catalogia; **verbigeration** *n*. 言语重复
catalogue number (简作 cat no) 登记号
catalogued *v*. 编目,载入目录中
Catalpa L. 梓属 ‖ ~ bungei C. A. Mey. 楸树 / ~ fargesii Bureau [拉;植药] 灰楸 / ~ ovata Don 梓树 / ~ mosaic virus (Anon) 梓树花叶病毒
catalysagen *n*. 触媒原
catalysis [希 katalysis dissolution] *n*. 催化[作用] ‖ ~, contact 接触催化[作用] / ~, negative 负催化[作用] / ~, positive 正催化[作用] / ~, surface 表面催化[作用]
catalyst; **catalyzer** *n*. 催化剂 ‖ ~ complex (简作 CC) 催化剂复合物
catalytic [希 katalyein to dissolve] *a*. 催化的 ‖ ~ antibodies 触媒性抗体,催化性抗体(具有催化活性的抗体)
catalyzator; **catalyzer**; **acceletant** *n*. 催化剂
catalyze *n*. 催化
catalyzer; **catalyst** *n*. 催化剂 ‖ ~, negative 负催化剂 / ~, positive 正催化剂
catamenia [希 katamenia] *n*. 月经
catamenial *a*. 月经的
catamenogenic *a*. 促月经的
catamite *n*. 受鸡奸男童,娈童
catamnesis; **katamnesis** *n*. 诊后病历
catamnestic *a*. 诊后病历的
cataneomucosal *a*. 皮黏膜的
catapasm [希 katapasma] *n*. 扑粉
catapepsis *n*. 完全消化
cataphasia *n*. 言语重复
cataphoresis; **katapnoresis** *n*. 阴离子电泳
cataphoretic *a*. 阳离子电泳的
cataphoria [cata- + 希 pherein to bear]; **catatropia** *n*. 下隐斜视
cataphoric *n*. 下隐斜视的
cataphraxis; **kataphraxis** *n*. 器官定位支持术
cataphrenia *n*. [可逆性]痴呆
cataphrixis *n*. 极度恶寒
cataphyiaxis *n*. ①炎灶趋向性(指抗体、白细胞) ②[机体]防卫力

毁灭

cataphyll [希 kata down + phyllon lcaf]; **cataphyllum** *n*. 落叶

catapl cataplasma [拉] 泥敷剂, 泥罨剂

cataplasia [希 cata- + plassein to from]; **cataplasis** *n*. 退化(组织), 退变,返祖性组织变态

cataplasm [拉 cataplasma; 希 kata-plasma]; **cataplasma**; **poultice** *n*. 泥罨剂,泥敷剂 ‖ ~, kaolin 白陶土泥罨剂,白陶土敷剂

cataplasma [拉; 希 kataplasma]; **cataplasm** *n*. 泥罨剂,泥敷剂 ‖ ~ fermenti 酵素罨剂 / ~ kaolini; kaolin cataplasm 白陶土泥罨剂,白陶土敷剂

cataplectic *a*. ①猝倒的 ②暴发的

cataplexie [法]; **cataplexy** *n*. 猝倒 ‖ ~ dureveil 觉醒猝倒(猝倒时,神志觉醒在内体之前)

cataplexis; **cataplexy** *n*. 猝倒

cataplexy *n*. 猝倒

catapoint *n*. 回声点

catapophysis *n*. ①骨突 ②脑髓突起

cataposis *n*. 咽下

Catapres *n*. 盐酸可乐定(clonidine hydrochloride)制剂的商品名

cataptosis *n*. ①猝倒 ②中风

cataract [拉 cataracta from 希 katarrhegnynai to break down] *n*. 内障,白内障 ‖ ~, adherent 粘着性内障 / ~, adolescent 青年期内障 / ~, after 后发性内障 / ~, arborescent 树枝状内障 / ~, aridosiliculose; aridosiliquate ~; siliculose ~ 长荚形内障 / ~, axial; nuclear ~ 轴性内障,核性内障 / ~, axiliary; cpindle ~ 纺锤状内障 / ~, black 黑色内障 / ~, blood 血性内障 / ~, blue; cerulean ~ 蔚蓝色内障 / ~, bony; cataracta ossea 骨化内障 / ~, bottlemakers'; glassblower's ~ 玻璃工人内障 / ~, calcareous 石灰化内障 / ~, capsular 囊性内障 / ~, capsulolenticular 囊性皮质性内障 / ~, caseous; cheesy ~ 干酪性内障 / ~, central 中心内障 / ~, cerulean 蔚蓝色内障 / ~, chalky 石灰化内障 / ~, cholesterin 胆甾醇性内障 / ~, choroidal 脉络膜性内障 / ~, complete 完全内障 / ~, complicated 并发性内障 / ~, concussion 震荡性内障 / ~, congenital 先天性内障 / ~, concussion 挫伤性内障 / ~, coralliform 珊瑚状内障 / ~, coronary 冠状内障 / ~, cortical 皮质性内障 / ~, cystic 囊样内障 / ~, diadetic 糖尿病内障/ ~, discission of 内障刺开术 / ~, discoid 盘状内障 / ~, dry-shelled; siliculose ~ 长荚形内障 / ~, electric 电击性内障 / ~, embryonal nuclear 胚胎核性内障 / ~, extraction of 内障摘出术 / ~, fibrinous 纤维蛋白性内障 / ~, fibroid 纤维样内障 / ~, floriform 花状内障 / ~, fluid 液化内障 / ~, floriform 纺锤样内障 / ~, glassblowers' 玻璃工人内障 / ~, glaucomatous 青光眼内障,绿内障 / ~, gray 灰色内障,老年皮质性内障 / ~, green 绿内障 / ~, hard 硬内障 / ~, heat-ray 辐射热内障 / ~, hedger's 篱工内障 / ~, heterochromic 虹膜异内障 / ~, hypermature 过熟内障 / ~, immature; unripe ~ 未熟内障 / ~, incipient 初期内障 / ~, infantile 婴儿内障 / ~, inflammatory 炎性内障 / ~, interstitial 间质性内障 / ~, intumescent 肿胀期内障 / ~, irradiation 辐射性内障 / ~, juvenilve 幼年内障 / ~, lacteal; fluid ~ 液化内障 / ~, lamellar 绕核内障(板层间内障) / ~, lenticular 晶状体内障 / ~, lightning 电击性内障 / ~, lymph; lymphatic ~ 淋巴性内障 / ~, mature; ripe ~ 成熟内障 / ~, membranous; pseudoaphakia 膜性内障,假膜性内障 / ~, milky; fluid ~ 乳白色内障,液化内障 / ~, mixed; gencral ~ 混合内障 / ~, Morgagnian 莫尔加尼氏内障(硬核液化内障) / ~, naphthalinic 茶性内障 / ~, nuclear 核性内障 / ~, overripe; hypermature ~ 过熟内障 / ~, partial 部分内障 / ~, perinuclear 绕核内障 / ~, peripheral 周边性内障 / ~, pigmented 色素性内障 / ~, polar, anterior 前极性内障 / ~, polar, posterior 后极性内障 / ~, primary 原发性内障 / ~, progressive 进行性内障 / ~, pseudomenbranous 假膜性内障 / ~, puddler's 铁匠内障 / ~, punctate 点状内障 / ~ pupillary 瞳孔部内障 / ~, pyramidal 锥形内障 / ~, radiation 辐射性内障 ~, recurrent capsular 再发性囊性内障 / ~, reduplication 多重内障 / ~, ripe; mature ~ 成熟内障 / ~, sanguineous; blold ~ 血性内障 / ~, secondary 继发性内障 / ~, sedinentary 沉积性内障(软内障) / ~, senile 老年内障 / ~, siliculose; siliquose ~; dry-shelled ~; aridosili-culose ~; cataracta aridosiliquata 长荚形内障 / ~, snowflake; snowstorm ~ 雪花状内障 / ~, soft 软内障 / ~, spindle 纺锤状内障 / ~, spontaneous 自发性内障 / ~, stationary 静止性内障 / ~, stellate; cortical ~ 星形内障,皮质性内障 / ~, stony 石状内障 / ~, subcapsular 囊下内障 / ~, sunflower; chalcosis lentis 向日葵样内障,晶状体铜屑沉着病 / ~, sutural 缝性内障 / ~, total 完全内障 / ~, traumatic 外伤性内障 / ~, tremulous 震颤性内障 / ~, true 真性内障 / ~, unripe; immature ~ 未熟内障 / ~, zonular ①板层间内障 ②带状内障

cataracta [拉]; **cataract** *n*. 内障,白内障 ‖ ~ accreta; adherent cataract 粘着性内障 / ~ aridosiliquata 长荚形内障 / ~ brunescens; black cataract 黑色内障 / ~ cerulea; ~ coerulia; cerulean cataract 蔚蓝色内障 / ~ complicata; complicated cataract 并发性内障 / ~ congenita membranacea; congenital membranaceous ~ 先天性膜性内障 / ~ coronaria 冠状内障 / ~ electrica; electric cataract 电击性内障 / ~ membranacea accreta 粘着性膜性内障 / ~ mollis; soft cataract 软内障 / ~ neurodermatica 神经性皮炎内障 / ~ nigra; black cataract 黑色内障 / ~ ossea 骨化内障 / ~ syndermotica 皮肤病并发性内障 /~ viridis; green cataract 绿内障

cataract-needle *n*. 内障针

cataractogenic *a*. ①过氧化氢酶的 ②引起白内障的,致白内障的

cataractopiesis; **couching** *n*. 内障摘出术

cataractous *a*. 内障性的

cataract-spoon *n*. 内障匙

catarrh [拉 catarrhus from 希 katarrhein to flow down] *n*. 卡他,黏膜炎 ‖ ~, acute 急性卡他 / ~, alveolar 肺泡卡他,肺泡炎 / ~, atrophic 萎缩性鼻卡他 / ~, autumnal; hay fever 秋季卡他,枯草热 / ~, Bostock's; hay fever 博斯托克氏卡他,枯草热 / ~, bronchial 支气管卡他,支气管炎 / ~, of cattle, malignant 牲畜恶性卡他 / ~, dry 干性卡他,干性支气管炎 / ~, epidemin; influenza 流行性感冒,流感 / ~, epizootic 兽类流行性卡他 / ~, estival 夏季卡他,枯草热 / ~, follicular 滤泡性卡他 / ~, of fowls, contagious; roup 禽类接触传染性卡他,家禽白喉 / ~, Fruehjahr; vernal conjunctivitis 春季卡他,春季结膜炎 / ~, gastric 胃卡他 / ~, hemorrhagic 出血性卡他 / ~, hypertrophic [黏膜]肥大性卡他 / ~, infectious 感染性卡他 / ~, intestinal 肠卡他 / ~, Laennec's 拉埃奈克氏卡他,喘息性支气管炎 / ~, laryngeal 喉卡他 / ~, lightning 暴发性卡 / ~, lithogenic intestinal 成石性肠卡他 / ~, mycotic 真菌性卡他,霉菌性卡他 / ~, nasal 鼻卡他 / ~, papillary 乳头卡他 / ~, perennial 长年性枯草热 / ~, pharyngeal 咽卡他 / ~, pituitous 黏液性卡他 / ~, postnasal; chronic rhinopharyngitis 鼻咽卡他,慢性鼻咽炎 / ~, Russian; influenza 流行性感冒 / ~, serous 浆液性卡他 / ~, spring; venal conjunctivitis 春季卡他,春季结膜炎 / ~, suffocative; asthma 窒息性卡他,气喘 / ~, summer; hay fever 夏季卡他,枯草热 / ~, uterine 子宫卡他 / ~, vernal; vernal conjunctivits 春季卡他,春季结膜炎 / ~, vesical 膀胱炎(膀胱卡他)

catarrhal *a*. 卡他性的 ‖ ~ jaundice virus; Infectious hepatitis virus (Havens) *n*. 传染性肝炎病毒

catarrhectic [希 katarrhektikos] *n*. ①催泻的,泻的 ②泻药

catarrhina [希 kata down + rihis(rhin-)nose] *n*. 狭鼻炎

catarrhine *n*. 狭鼻的(动物)

catarrhus [拉]; **catarrh** *n*. 卡他,黏膜炎 ‖ ~ aestivus; hay fever; summer catarrh 夏季卡他,枯草热 / ~ perennialis; perennial hay fever 非季节性枯草热,长年枯草热

catastalsis [cata- + 希 lalsis contraction] *n*. 下行蠕动,下行收缩(消化道)

catastaltic [希 katastaltikos] *a*. 抑制的 *n*. 抑制剂

catastate [cata- + 希 histanai to stand] *n*. 分解代谢产物

catastatic *a*. 分解代射产物的

catastrophe *n*. (戏剧的)结局;大灾难;大变动;灾变

catatasis [希 katatasis a stretching] *n*. 牵伸术

catathermometer; **katathermometer** *n*. 干湿球温度计

catathmia *n*. 感情迸发,感情浮现

catathymic *a*. 感情迸发的,感情浮现的

catatonia; **katatonia**; **catatony** *n*. 紧张症 ‖ ~, late 晚期紧张症 / ~ mitis 轻性紧张症 / ~, periodic 周期性紧张症 / ~ protracta 稽延性紧张症

catatoniac; **catatonic** *a*. 紧张症的

catatonosis *n*. 张力减低

catatony; **catatonia** *n*. 紧张症

catatorulin; **vitamin B_1** *n*. 维生素 B_1

catatricrotism [cata- + 希 treisthree + krotos beat] *n*. 降线三波脉[现象]

catatrictotic *a*. 降线三波[脉]的

catatropia [cata- + 希 trepein to turn]; **cataphoria** *n*. 下隐斜视

cataxia [希 katagnynai to break in pieces] *n*. 细菌离散

catbolfuchsin *n*. 石炭酸品红液

catch *n*. 扣锁(器械)

catcher *n*. 除器 ‖ ~, coin 取钱币器 / ~, hair 除毛器

catching *n*. 传染性的,动人的;有感染力的

catch-word *n*. 关键字

catechin; **catechuic acid** *n*. 儿茶素,儿茶酸
catechol *n*. 儿茶酚(①焦儿茶酚,邻苯二酚 ②儿茶酸 b) ‖ ~ O-methyltransferase 儿茶酚-O-甲基转移酶 / ~ oxidase 儿茶酶氧化酶
catecholamine *n*. 儿茶酸胺,邻苯二酚胺
catecholaminergic *a*. 儿茶酚胺能的
Catecholamines *n*. 儿茶酚胺类
catecholase *n*. 儿茶酚酶,邻苯二酚酶
catechol-o-methyl transferase(简作 CCMT) *n*. 儿茶酚-O-甲基转移酶
catechu *n*. 儿茶 ‖ ~, pale 棕儿茶 / ~ scu gambier 儿茶
catechuic acid 儿茶酸,儿茶素
catechutannic acid 儿茶鞣酸
category *n*. 种类,范畴
catelectrode *n*. 阴极,负极
catelectrotonus [cata- + electro tonus] *n*. 阴极[电]紧张
catenabacterium *n*. 链状细菌
Catenariaceae *n*. 链枝菌科(一种菌类)
catenated molccules 连环分子
catenating [拉 catena a chain] *n*. 链接的
catenoid *a*. 链状的
catenulate; **catenoid** *a*. 链状的
catenulin *n*. 锁链菌素
catgut *n*. 肠线 ‖ ~, carbolized 石炭酸[制]肠线 / ~, chromic; chromicized ~ 铬肠线 / ~, formaldehyde 甲醛肠线 / ~, I.K.I 碘碘化钾肠线 / ~, iodine 碘肠线 / ~, iodochromic 碘铬肠线 / ~, silverized 银肠线 cath.(catharticus) 泻药,泻剂 / ~ suture(简作 CGS) 肠线,肠线缝合
Cath cathartic 泻剂 /catheter 导管 /cathode 阴极,负极
Catha *n*. 卡他属 ‖ ~ edulis Forsk. 阿拉伯茶[树](卫矛科)
cathaemoglobin; **kathaemoglobin**; **cathemoglobin** *n*. 变性正铁血红蛋白
cathaeresis; **catheresis** *n*. ①虚弱 ②轻作用
Cathaica faciola(**mavamaud**) 华蜗牛(隶属于蜗牛科 Fruticicolidae)
cathamplifier *n*. 电子管推挽放大器
catharanthus roseus(**L.**)**G.Don** [拉;植药] *n*. 长春花
catharma [希 katharma] *n*. 卡撒马(祭品残余,古希腊用于医疗)
catharmos [希 katharmos a cleansing] *n*. 驱病咒语
catharometer *n*. 导热析气计
catharsis [katharsis a cleansing] *n*. ①导泻,泻法 ②精神疏泄
Catharsium molossus(**Linnaeus**) 蜣螂虫(隶属于金龟子科 Scarabaeidae)
cathartate *n*. 泻酸盐
cathartic [希 kathartikos]; **purgativa** *n*. ①泻的 ②泻剂 ‖ ~ acid; cathartinic acid 泻酸
cathartics *n*. 泻剂,泻药
cathartin *n*. 苦味泻素
cathartocarpus fistula Persoon 清泻山扁豆
cathautograph *n*. 阴极自动记录器
cathect [希 kathektikos capable of holding]; **cathecticize** *n*. 聚精会神
cathectic *a*. 聚精会神的
cathelectrode; **cathode** *n*. 阴极,负极
cathelin's segregator(vesical divisor)[Fernand 法泌尿学家 1873] 卡特兰氏分[隔采]尿器
cathemoglobin *n*. 变性正铁血红蛋白
cathepsin; **kathepsin** *n*. 组织蛋白酶
cathepsis *n*. 细胞[组织]溶解
catheresis [希 kathairesis a reduction] *n*. ①虚弱 ②轻作用
catheretic *a*. ①虚弱的 ②轻腐蚀性的
Cathet Cardiovase Diagn- Cathe tefization and Cardiovascular Diagnosis 心导管与心血管诊断(杂志名)
Cathetehzation and Cardiovascular Diagnosis(简作 CCD) 心导管与心血管病诊断(杂志名)
catheter [希 katheret] *n*. 导管 ‖ ~, acorn-headed 橡子头导管 / ~ aortography(经)导管主动脉造影(术) / ~, bicoudate; ~ bicoude 双弯导管 / ~ bioptome 导管活检器 / ~, Bozeman's; Bozeman-Fritsch ~ 博—弗二氏导管,双流子宫导管 / ~, cardiac 心导管 / ~ coude; elbowed ~ 单弯导管,弯头导管 / ~ ademeure 留置导尿管 / ~, de Pezzer 蕈头导管 / ~, dilating 扩张导管 / ~, double channel 双腔导管 / ~, elastic 弹性导管 / ~, elbowed 弯头导管,单弯导管 / ~ en chemise 带罩导管 / ~, Eustachian 咽鼓管导管 / ~ exchange 导管调换 /~, faucial 咽尿管 / ~, female 女导尿管 / ~, flexible; Nelaton's ~ 软导管,内拉通氏导管 / ~, Fritsch's; Bozeman-Fritsch ~ 弗里契氏导管,双流子宫导管 / ~, Gouley's 古利氏导管(有钩的金属导尿管) / ~, gum-elastic 橡皮导管 / ~, indwelling 留置导管 / ~, instillation 滴药导管 / ~, intracardiac 心脏内导管 / ~, Itard's 伊塔尔氏导管(咽鼓管导管) / ~, lobster-tail 虾尾状导管 / ~, lung 肺导管 / ~, male 男导尿管 / ~, Mercier's 弯头软导管 / ~, meta 金属导管 / ~, negative pressure 负压导管,吸引导管 / ~, Nelaton's; soft ~ 内拉通氏导管,软导管 / ~, perineal 会阴导尿管 / ~, Pezzer's 蕈头导管 / ~, Phillips 丝状导管 / ~, prostatic 前列腺导尿管 / ~, railway 槽式导管 / ~, rat-tail 鼠尾状导管 / ~ recoil 导管退缩 / ~-related thrombosis 导管源性血栓形成 / ~, rubber; gum-elastic ~ 橡皮导管 / ~, Schrotter's laryngeal dilating ~ 施勒特尔氏导管(喉扩张导管) / ~, self rdtaining 自留导尿管,潴留导尿管 / ~, sigmoid 乙状导管 / ~, silk-webbing 丝织导管 / ~, Skene's 斯基恩氏导管(女用玻璃留置导尿管) / ~, soft; Nelaton's ~ 软导管,内拉通氏导管 / ~, Squire's; vertebrated ~ 斯快尔氏导管,分节导管 / ~ stopcock 导管活塞 / ~, suprapubic 耻骨上导尿管 / ~ tip 导管尖 / ~ tipped transducer 导管尖端换能器 / ~, two-way; double channel ~ 双腔导管 / ~, ureteral 输尿管导管 / ~, urethral 尿道导管 / ~, uterine 子宫导管 / ~, vertebrated 分节导管 / ~, whistle-tip 笛口样导管 / ~, winged 翼状导管
catheter-fever *n*. 插管后热,导管热
catheter-gauge *n*. 导管量计,导管尺
catheterism *n*. ①导管插入 ②滥用导管
catheterization *n*. 导管插入[术] ‖ ~, cardiac 心导管插入术 / ~, laryngeal; intubation 喉插管术 / ~, retro-urethral 逆行导尿管插入术 / ~, urethral 尿道导管插入术
catheterize *v*. 插入导管
catheterostat *n*. 导管保持器
cathetomater *n*. 高差计
cathexis [希 kathexis] *n*. 聚精会神
Cathine *n*. 去甲伪麻黄碱(中枢兴奋药)
Cathinone *n*. 卡西酮(中枢兴奋药,食欲抑制药)
cathisophobia [希 kathizen to sitdown + phobia]; **akathisia** *n*. 静坐恐怖,静坐不能
cathocin *n*. 新生霉素
cathodal *a*. 阴极的,负极的 ‖ ~ closure contraction(简作 CaCC) 阴极通电收缩 / ~ closure tetanus(简作 CCTe) 阴极通电(肌)强直 / ~ duration(简作 CD) 阴极持续时间 / ~ duration tetanus(简作 CADTe) 阴极期肌强直 / ~ duration tetanus(简作 CDT) 阴极期(肌)强直 / ~ opening contraction(简作 CaOC; COC) 阴极开放(断电)收缩
cathode; **kathode** *n*. 阴极,负极 ‖ ~ activity 阴极发射效率 / ~ assembly 阴极组,组合阴极 / ~ back-heating 阴极反加热 / ~ base 阴极基体 / ~ beam 阴极射束,电子束 / ~ bias circuit 阴极偏压电路 / ~ breakdown 阴极击穿/ ~ chamber 阴极室 / ~ closing contracdon(简作 CCC) 阴极闭合(通电)收缩 / ~ closing current(electrotherapy)(简作 CCC) 阴极闭合电流 / ~ closing tetanus(简作 CCT) 阴极通电肌强直 / ~ closure clonus(简作 CCCl) 阴极通电收缩 / ~, cold 冷阴极 / ~ current 阴极负反馈级 / ~ cylinder 阴极圆筒 / ~ darkspace 阴极暗区 / ~ -degenerated stage 阴极输出混频器 / ~ drive 阴极激励 / ~ end 阴极引出端 / ~ fall(drop) 阴极电压降(电位降) / ~ follower(简作 CF) 阴极输出器 / ~ -follower mixer 隐极输出混频器 / ~ glow 阴极辉光 / ~ -gird voltage 阴极栅间电压 / ~ grid 阴极栅,抑制栅 / ~ -heater 阴极加热器 / ~ -input amplifier 共栅放大器 / ~ leg 阴极引出线 / ~ luminescence 阴极场致发光 / ~ peaking 阴极高额补偿 / ~ photoemissive 光电发射极 / ~, propulsive [氢气]推液阴极/ ~ ray 阴极射线 / ~ -ray accelerator 阴极射线加速器 / ~ -ray beam 阴极射线束,电子射线束 / ~ -ray current 阴极射线电流 / ~ -ray excitation 阴极射线激励 / ~ -ray furnace 阴极射线炉 / ~ -ray indicator 阴极射线指示器 / ~ -ray lamp 阴极射线管 / ~ -ray luminescence 阴级射线发光 / ~ ray oscilloscope 阴极射线示波器 / ~ -ray oscillograph 阴极射线示波器 / ~ -ray oscilloscope tube 阴极射线示波管 / ~ -ray penetration distance 阴极射线透过距离 / ~ -ray readout screen 阴极射线读出屏 / ~ -ray storage tube 阴极射线存储器 / ~ -ray television tube 阴极射线电视管/ ~ ray tube 阴极射线管 / ~ ray tube display 阴极射线显示(器) / ~ -raytube memory 阴极射线管存储器 / ~ -ray tube oscillograph 阴极射线管示波器 / ~ -ray tube spot scanner 阴极射线管光点扫描器 / ~ -return circuit 阴极反馈电路 ~ shield 阴极屏蔽 / ~ spot 阴极辉点(斑) / ~ sputtering 阴极溅射
cathodegram *n*. 阴极射线示波图
cathodegraph *n*. X 线照片,阴极记录器
cathode-grid capacitance(简作 CGC) 阴极-栅极电容
cathodelectroluminescence *n*. 阴极电致发光
cathodic *a*. 阴极的,负极的

cathodograph *n*. ①阴极记录器 ②X线照片
cathodoluminescence *n*. (阴极)电子激发光,阴极射线致发光
cathodo-luminogram *n*. 阴极线发光图
cathodolyte; cation *n*. 阳离子,阴向离子
cathodophosphorescence *n*. 阴极磷光
catholic *a*. 一般的,广泛的 ‖ ~ Hospital Association of Canada (简作 CHAC) 加拿大天主教医院协会 / ~ Hospital Associaton (简作 CHA) 天主教医院协会
catholicity *n*. 一般(普遍,广泛)性
catholicon [希 katholikos general] *n*. 万能药
catholyte *n*. 阴极电解质
cathomycin *n*. 新生霉素
caticularizathm *n*. 表皮形成
caticulin *n*. 皮菌素
caticulum of Flechsig 弗累西格氏表皮神经胶质外的一层扁平细胞
catidure *n*. 冠状垫
cation *n*. 阳离子,阴向离子 ‖ ~ exchang column 阳离子交换(管)柱 / ~ exchange capacity (简作 CEC) 阳离子交换容量 / ~ exchange resin (简作 CER) 阳离子交换树脂
cationic *a*. 阳离子的,阴向离子的 ‖ ~ 99mTc myocardial imaging agent 阳离子 99mTc 心肌显影剂
cationogen *n*. 阳离子发生物
cativi *n*. 类品他病
catjang cowpea [植药] 白豆
catkin; amentum *n*. 柔荑花序
catlin; catling *n*. 两刃切断刀
CATLINE catalog on line 图书目录联机数据库
catling; cathn *n*. 两刃切断刀
catmint; cataria *n*. 樟脑草(潞州荆芥)
CATNIP computer-assisted technique for numerical indexing purposes 计算机辅助数字编码技术
catnip; cataria *n*. 樟脑草(潞州荆芥)
catochus *n*. ①醒状昏迷 ②迷睡
catodont *n*. 下颌牙者
catophoria; katotropia *n*. 下隐斜视,下斜视
catoptric [希 katoptrikos] *a*. 反射[光]的 ‖ ~ imaging 反射成像
catoptrics *n*. 反射光学
catoptrophobia *n*. 镜子恐怖
catoptroscope [希 katoptron murror + skopein to examine] *n*. 返光检查器
Catoptrus nitidus (**A. Milne-Ewards**) 镜蟹(隶属于梭子蟹科 Portunidae)
Catostomidae *n*. 胭脂鱼科(隶属于鲤形目 Cypriniformes)
catoteric [katoteirikos a carrying down-ward] *n*. 泻药 *a*. 泻的
catotropia *n*. 下隐斜视,下斜视
catramin *n*. 欧毒芹[挥发]油
catria [拉 catnip]; **catmint** *n*. 樟脑草(潞州荆芥)
CaTT Calcium tolerance test 钙耐量试验
Cattani's serum [Guiseppina 意病理学家 1915 卒] 卡塔尼氏血清
Cattell infant intelligence scale test 卡太耳氏婴儿智力等试验
cattle *n*. 牛,黄牛,家畜 ‖ ~ biting fly 牛血蝇 / ~ egret [动药] 牛背鹭 / ~ egret meat [动药] 牛背鹭 / ~ enzootic encephalomyelitis virus = Berna disease virus (Nicolau et Gallowy) 波尔纳病病毒 / ~ leukaemia virus (Bendixen) 牛白血病病毒 / ~ plague virus = Rinder pest virus (Nicolle et Adil-Bcy) 牛瘟病毒 / ~ snout [动药] 牛鼻 / ~ taillouse 牛尾盲虱 / ~ wart virus 牛疣病毒
Cattleva mosaic virus (Jensen) 卡特来兰花叶病毒
Catu-Bunyavirus 卡图本扬病毒 ‖ ~ virus 卡图病毒
catulotic [希 katoulyein to cause to cicatrize] *a*. 促进结瘢的,结瘢的
catus carlavirus 仙人掌香石竹潜伏病毒
Cau Caucasian 高加索人
Caucasian *n*. 高加索人,高加索语言;高加索的
Caud caudal 尾的,尾部的,尾侧 /cauda 尾的,尾部,尾侧
caud- [构词成分] 意义为"尾"[拉 cauda]
cauda (复 caudae) *n*. ①尾 ②尾片(昆) ‖ ~ Alcis [拉;动药] 驼鹿尾 / ~ Bubali [拉;动药] 水牛尾 / ~ cerebelli; vermis (cerebelli) 小脑蚓部 / ~ Cervi Albirostris [拉;动药] 白唇鹿尾 / ~ curve 尾曲,尾袢 / ~ epididymidis 附睾尾 / ~ equina 马尾 / ~ fasciae dentatae 齿筋膜尾 / ~ helicis 耳轮尾 / ~ medullae 尾脑(延髓与脊髓的总称) / ~ muliebris; clitoris 阴蒂 / ~ nuclei caudati 尾状核尾 / ~ pancreatis 胰[腺]尾 / ~ Rangiferi [拉;动药] 驯鹿尾 / ~ salax; penis 阴茎 / ~ striati; ~ nuclei caudati 尾状核尾
caudabactivirus *n*. (双 DNA)尾噬菌体
caudad *a*. 向尾(侧)的
caudae (单 cauda) [拉] *n*. ①尾 ②尾片(昆)
caudal *a*. ①尾的 ②尾侧的 ‖ ~ or coccygeal, with reference to vertebrae 尾侧的,尾骨的(尾椎)
caudalis [拉] *a*. 尾的;尾侧的
caudalward *n*. 向尾侧
caudamoeba sinensis 中华尾形阿米巴
Caudata *n*. 有尾目(隶属于两栖纲 Amphibia)
caudate [拉 caudatus] *a*. 有尾的 ‖ ~ lobe 尾叶
caudated paramecium [动药] 大草履虫
caudatolenticular *a*. 尾状核与豆状核的
caudatum [拉]; **nucleus caudatus** *n*. 尾状核(丘脑)
caudectomy *n*. 尾切除术(如切除狗的尾巴)
caudex (复 caudices or caudexes) [拉]; stem *n*. 茎干 ‖ ~ cerebri; pedunculus cerebri 大脑脚 / ~ dorsalis ①延髓 ②脊髓 / ~ encephali ①脑干 ②大脑脚 / ~ encephali pontilis 脑桥
caudiduct *n*. 牵向尾侧
caudo- [拉] [构词成分] 尾
caudocephalad *n*. ①从尾向头侧 ②向头及向尾侧
caudolysis *n*. 马尾松解术
caul *n*. ①大网膜 ②胎头羊膜 ‖ ~, pseudoperitoneal 假腹膜网,结肠假浆膜
Caulastrea furcata (**Dana**) 叉干星珊瑚(隶属于蜂巢珊瑚科 Faviidae)
Cauleptyilum robustum Maxim. [拉;植药] 威岩仙
Caules Et folium Elaeagni henryi [拉;植药] 红鸡踢香
Caules Seu Radix Kadsurae oblongifoliare [拉;植药] 吹风散
Caules Seufolium Euonymi Fortunei [拉;植药] 扶芳藤
caulicle [拉 cauliculus dim of caulis stalk] *n*. 幼茎,胚茎
Caulid Perillae Frutescentis [拉;植药] 白苏梗
Caulid Piperis Futokadsurae [拉;植药] 海风藤
cauliflower *n*. 花椰菜(菜花) ‖ ~ disease of eels virus 花椰菜鳗鱼病病毒 / ~ excrescence 尖锐湿疣(同 verruca acuminata) / ~ mosaic caulimovirus 花椰菜花叶病毒组 / ~ mosaic virus (Tompkins) [Brassica virus 3 (Smith), Marmor cruciferarum (Holmes)] 花椰菜花叶病毒
Cauliflower mosaic virus 花椰菜镶嵌病毒
cauliflowering *n*. 菊花形
caulimovirus *n*. 花椰菜花叶病毒组
cauline [希 kaulinos fr. kaulos a stalk] *n*. 生于茎上的,茎的
caulis *n*. 茎,主茎 ‖ ~ akebiae 木通 / ~ allii fistulosum 葱白 / ~ Aristolochiae Aristolochiae Manshuriensis [拉;植药] 关木通 / ~ Aristolochiae Moupinensis [拉;植药] 淮通 / ~ Bambusaeh In Taeniam [拉;植药] 竹茹 / ~ Bauhiniae Championii [拉;植药] 九龙藤 / ~ Celastri Orbiculati [拉;植药] 南蛇藤/ ~ Chonemorphae Megacalycis [拉;植药] 大萼鹿角藤 / ~ Cissi [拉;植药] 四方藤/ ~ Clematidis Apiifoliae [拉;植药] 女萎 / ~ clematidis armandi 川木通 / ~ clematidischrysocomae [拉;植药] 金毛木通/ ~ Clematidis Finetianae [拉;植药] 山木通/ ~ Dalbergiae Hancei [拉;植药] 红香藤/ ~ hocquartiae 关木通 / ~ Clematidis Leschenaultianae [拉;植药] 锈毛铁线莲 / ~ Cocculi Trilobi [拉;植药] 青檀香 / ~ Deu Folium Ampelopsis Brevipedunculatae [拉;植药] 蛇葡萄 / ~ Diploclisiae Glaucescentis [拉;植药] 苍白秤钩风 / ~ Echinopsis Multiplicis [拉;植药] 仙人球 / ~ Eleochartis [拉;植药] 通天草 / ~ Entadae [拉;植药] 过岗龙 / ~ Et Folium Actinidiae Latifoliae [拉;植药] 阔叶猕猴桃 / ~ Et Folium Ammopiptanthi Mongolici [拉;植药]沙冬青/ ~ Et Folium Arctii [拉;植药] 牛蒡茎叶 / ~ Et Folium Argyeiae Acutae [拉;植药] 白鹤 / ~ Et Folium Clematidis Brevicaudatae [拉;植药] 红钉耙藤 / ~ Et Folium Clerodendri Bungei [拉;植药] 臭牡丹 / ~ Et Folium Crepidis Ligneae [拉;植药] 万丈深茎叶 / ~ Et Folium Crotalariae Assamicae[拉;植药]自消容 / ~ Et Folium Crototaeniae Japonicae [拉;植药]鸭儿芹 / ~ Et Folium Cynanchi Auriculati[拉,植物] 飞来鹤 / ~ Et Folium Derridis Fordii[拉;植药]中南海藤 / Et Folium Desmodii gangetici [拉;植药] 红母鸡草 / ~ Et Folium Dioscoreae [拉;植药] 山药藤/ ~ Et Folium Euphorbiae Millii [拉;植药] 铁海棠 / ~ Et Folium Fici Tikouae [拉;植药] 地瓜藤/ ~ Et Folium Gastrodiae [拉;植药] 天麻茎叶 / ~ Et Folium Gaultheriae Yunnanensis [拉;植药] 透骨香 / ~ Et Folium Helianthi Tuberosi [拉;植药] 菊芋 / ~ Et Folium Leapedeza eFormosae [拉;植药] 美丽胡枝子 / ~ Et Folium Plucheae [拉;植药] 栾樨 / ~ Et Folium Polygalae Tenuifoliae [拉;植药] 小草 / ~ Et Folium Pothi Repemis [拉;植药] 飞天蜈蚣 / ~ Et Folium Pulsatillae [拉;植药] 白头翁茎叶 / ~ Et Folium Rubiae [拉;植药] 茜草茎 / ~ Et Folium Skimmia [拉;植药] 茵芋 / ~ Et Folium Stauntoniae [拉;植药] 野木瓜 / ~ Et Folium Vibumiichanfensis

[拉;植药]对叶散花 / ~ Et Folium Lactiycae Sative [拉;植药] 白苣 / ~ Euphorbiae Antiquori [拉;植药] 火秧/ ~ Exbucklandiae Populneae [拉;植药] 省雀花 / ~ Fibraureae [拉;植药] 黄藤 / ~ Fici Pumilae [拉;植药] 薜荔 / ~ Fissistigmatis [拉;植药] 黑风藤 / ~ Gneti [拉;植药] 买麻藤 / ~ Hederae Sinensis [拉;植药] 常春藤 / ~ Kadsurae Coccineae [拉;植药] 饭团藻/ ~ lonicerae 忍冬藤 / ~ Mahoniae [拉;植药] 功劳木 / ~ Mappianthilodoidis [拉;植药] 麦撇花藤 / ~ Marsdeniae Tenacissimae [拉;植药] 通关藤 / ~ Menispermi [拉;植药] 蝙蝠葛 / ~ Millettiae Dielsianae [拉;植药] 香花崖豆藤 / ~ Millettiae Nitidae [拉;植药] 光叶崖豆藤 / ~ Millettiae Reticulatae [拉;植药] 昆明鸡血藤 / ~ Miscanthi Floriduli [拉;植药] 五节芒 / ~ Miscanthi Sinensis [拉;植药] 芒茎 / ~ Momordicae Charantiae [拉;植药] 苦瓜藤 / ~ Mucunae Birdwoodianae [拉;植药] 白花油麻藤 / ~ Nandinae Domesticae [拉;植药] 南天竹梗 / ~ Parameriae Laevigatae[拉;植药] 金丝藤仲/ ~ Parthenocissi Laetivirentis [拉;植药]绿爬山虎 / ~ Perillae [拉;植药] 紫苏梗 / ~ perillae acutae 紫苏梗 / ~ Periplocae Calophyllae [拉;植药] 乌骚风 / ~ Phragmitis [拉;植药] 芦茎 / ~ Piperis Boehmeriaefolii [拉;植药] 芦子根 / ~ Piperis Hainanesis [拉;植药] 海南 / ~ Pothi Scandentis [拉;植药] 螳螂跌打/ ~ polygoni multiflori 首乌藤(夜交藤) Caulis Achnatheri Splendentis [拉;植药] 芨芨草 / ~ Roureae Mocrophyllae [拉;植药] 荔枝藤 / ~ Rubildaei [拉;植药] 珍珠杆 / ~ Sabiae Japonicae [拉;植药] 清风藤 / ~ Sargentodoxae [拉;植药] 大血藤,亦称红藤 / ~ Scheffierae Kwangsiensis [拉;植药] 汉桃叶 / ~ Seu Folium Callicarpae Kwan Stungensis [拉;植药] 金刀菜 / ~ Seu Folium Chloranthi Spicati [拉;植药] 珠兰 / ~ Seu Folium Hoyae Camosae [拉;植药] 球兰 / ~ Seu FoliumIndigoferae Suffruticosae [拉;植药] 假蓝靛 / ~ Seu Folium Lespedezae Bicoloris [拉;植药] 胡枝子 / ~ Seu Folium Rhaphidophorae Hongkongensis [拉;植药] 狮子尾 / ~ Seu Radix Berberidis Virgetori [拉;植药] 黄疸树 / ~ Seu Radixparabarii [拉;植药] 毛杜中藤 / ~ Seu Radix Prabafii Micranthi [拉;植药] 杜仲藤 / ~ Seu Radix Schisandrae Henryi [拉;植药] 血藤 / ~ Sinomenii [拉;植药] 青风藤 / ~ Spatholobi [拉;植药] 鸡血藤 / ~ Stauntoniae Hexaphyllae [拉;植药] 七姐妹藤 / ~ Trachelospermi [拉;植药] 络石藤 / ~ Vemoniae Andersonii[拉,植瑚发痧藤 / ~ Vibumi Dilatati [拉;植药] 荚 / ~ Vibumi Macrocephali [拉;植药] 木绣球茎 / ~ Viticis Cannabifoliae [拉;植药] 牡荆茎 / ~ Wisteriae Sinensis [拉;植药] 紫藤 / ~ Wt Radix Tetrastigmatis Planicoulis [拉;植药] 扁藤

caulix Pericampyli Glauci [拉;植药] 黑风散

Caulk punch [John R. 美泌尿学家 1881—1938] 考克氏烙孔凿(前列腺)

Caulobacter *n*. 茎菌属 ‖ ~ levivirus 柄细菌光滑病毒 / ~ phage 柄细菌噬菌体/ ~ vibrioides 弧形茎菌

Caulobacteriaceae [希 kaulos a stalk + bacterium + -aceae] *n*. 茎菌族

Caulobacteriales *n*. 茎菌目

Caulobacteriineae *n*. 茎菌亚目,柄球菌属

caulophylline; N-methyl cytisine *n*. 威严仙碱,N－甲基野靛碱

caulophyllum *n*. 威严仙[根],蓝升麻[根] ‖ ~ Michx. [希 kaulos stalk + phyllon leaf] 威严仙(小科) / ~ thalictroides; blue cohosh 威严仙,蓝升麻

cauloplegia *n*. 阴茎麻痢疾痹,阴茎痪

cauma [希 a burning] *n*. ①热,灼热 ②灼伤

caumesthesia [希 kauma burn + aisthesis perception] *n*. 触次序威热

causal *a*. 原因的

causalgia [希 kausos heat + -algia] *n*. 灼痛

causative *a*. 原因的,成因的

cause [拉 causa] *n*. 原因 ‖ ~, antecedent 前因,远因 ‖ ~, constitutiona 全身性原因,体质性原因 / ~ of death 死[亡原]因 / ~, determining 定因 / ~, efficient; essential ~ 基[本原]因 / ~, endopathic 内因,体内原因 / ~, essential 基[本原]因 / ~, exciting 激发原因,直接原因 / ~, exopathic 外因,体外原因 / ~, final 最终原因 / ~, formal 确切原因 / ~, herditary 遗传原因 / ~, immediate 直接原因,即刻原因 / ~, local 局部原因 / ~, material 主要原因 / ~, predisposing 素因 / ~, primary 原发性原因,主因 / ~, proegumenal 主要诱因 / ~, proximate 近因 / ~, remote 远因,诱因 / ~, secondary 继发性原因,主因 / ~, specific 特殊原因 / ~, tributary 附因,副因 / ~, ultimate 远因

causis *n*. 灼伤,腐蚀

Caust 苛性的;腐蚀性的;苛性药,腐蚀剂

caustic [拉 causticus; 希 kaustikos] *a*. 苛性的;腐蚀性的 *n*. 苛性药,腐蚀剂 ‖ ~, Churchill's iodine 丘吉尔氏碘腐蚀剂 / ~, Filhos's 菲耳霍斯氏腐蚀剂(含氯化锑、金、溴、锌) / ~, Lugol's 卢戈耳氏腐蚀剂(含碘及碘化钾) / ~, lunar; silver nitrate 银丹,销酸银 / ~, mitigated 弱银丹,弱硝酸根 / ~, Plunket's 普隆克特氏腐蚀剂(含砷、硫等) / ~, Rousselot's 鲁斯洛氏腐蚀剂(含红色硫化汞及三氧化二砷) / ~, toughened 硝酸银棒 / ~, Vienna 维也纳腐蚀剂,钾石灰 / ~, zinc 锌腐蚀剂(含氯化锌及面粉)

caustic-holder *n*. 腐蚀剂把持器

causticize *v*. 腐蚀,致腐蚀

causus *n*. 剧热

cauter [希 kauter] *n*. 烙器,烧灼器

cauterant *a*. 腐蚀的 *n*. 腐蚀剂

cauterantia *n*. 腐蚀剂,烧灼剂

cauterization *n*. 烙术,烧灼术 ‖ ~, chemical; chemicocautery 化学烙术 / ~, distant 远烙术 / ~, galvanochemical; chemogalyanocautery 电化烙术 / ~, inherent 深烙术 / ~, Neapolitan 切口深烙术 / ~, punctate 刺烙术 / ~, slow 慢烙术,艾灼法 / ~, solar 日光烙术 / ~, subcutaneous 皮下烙术

cauterize *n*. 烧灼,烙

cautery [拉 cauterium; 希 kauterion] *n*. ①烧灼术,烙术 ②烙器 ‖ ~, actual ①火烙术 ②烙铁 / ~, button; Corrigan's ~ 钮式烙器,科里根氏烙器 / ~, chemical; chemocautery 化学烙术 / ~, cold; cryocautery 冻烙术,碳酸霜烙术 / ~, Corrigan's 科里根氏烙器,钮式烙器 / ~, dento-electric 牙电烙器 / ~, electric; galvanic ~ 电烙器 / ~, gas 喷气烙术 / ~, linear streak 线痕烙术 / ~, Percy; cold iron method 佩西氏烙术,冷铁烙术(治子宫癌) / ~, potential 腐蚀剂烙术 / ~, solar 日光烙术 / ~, Souttar's 蒸汽烙器 / ~, steam; atmocausis 蒸汽烙术 / ~, sun 日光烙术 / ~, virtual; potential ~ 腐蚀剂烙术

CAV congenital absence of vagina 先天性阴道缺失 /congenital adrenal virilism 先天性肾上腺性男性化 /croup-associated virus 格鲁布相关病毒

cav cavity 腔,窝,洞

cav- 构词成分,意义为"穴"(来自拉丁语 cavus)

cava (单 cavum) [拉] *n*. ①腔,[空]洞 ②腔静脉

caval *a*. 腔静脉的

cavalry-bone *n*. 骑士骨(股部内收肌中新骨形成)

cavascope *n*. 窥腔镜,映腔镜

cavascopy *n*. 窥腔镜检查,检腔镜术

CAVB complete atrioventricular block 完全房室传导阴滞

CAVD completion, arithmetic, vocabulary, and direcdon following 填空,算术,词汇和听从指令(智力测验)

caveola (复 caveolae) [拉] *n*. 小凹,小腔

caveoli *n*. 膜性小腔

cavern *n*. 腔,[空]洞

caverna; cavity *n*. 腔,[空]洞,盂

cavernae corporis spongiosi 海绵体炎

cavernae corporum cavernosorum 海绵体腔

caverniloquy [拉 caverna cavity + loquito speak] *n*. 空洞语音

cavernitis *n*. (阴茎)海绵体炎 ‖ ~, fibrous; Peyronie's disease 纤维性海绵体炎,佩罗尼氏病,塑型阴茎

caverno- [拉] [构词成分] 空洞,腔;海绵

cavernogram (复 cavernomas); **cavernous angioma** *n*. ①(肺)空洞造影照片 ②海绵状[血管]瘤 ‖ ~ lymphatcum; lymphangioma cavernosum 海绵状淋巴管瘤

cavernosa (单 cavernosum) *n*. 阴茎海绵体

cavernoscope *n*. 肺空洞镜

cavernoscopy *n*. 肺空洞镜检查

cavernositis *n*. 海绵体炎

cavernosogram *n*. 阴茎海绵体造影(照)片

cavernostomy *n*. [肺]空洞造口术

cavernosum *n*. 阴茎海绵体(见 corpus cavernosum)

cavernous [拉 cavernosus] *a*. 空洞的 ‖ ~ angioma 海绵窦血管瘤 / ~ sinus venography 海绵窦静脉造影(术)/ ~ urethra 多孔子宫,见 spongy urethra

CAVH continuous arterio-venous hemofiltration 连续动－静脉血液滤过

cavia [法 cabia] *n*. 豚鼠属 ‖ ~ cobaya; guinea pig 豚鼠,天竺鼠,荷兰猪

caviar; caviare *n*. 鱼子酱

caviblen *n*. 萤光红钠银探条

caviid (beta) herpesvirus 1 豚鼠(β)疱疹病毒 1,豚鼠巨细胞病毒 ‖ ~ herpesvirus 1 豚鼠疱疹病毒 1,熊－克普卢病毒 / ~ herpesvirus 2 豚鼠疱疹病毒 2,豚鼠巨细胞病毒

caviidae *n*. 豚鼠科

cavilla; os sphenoidale *n*. 蝶骨

cavital (单 cavitas) *n*. 腔,[空]洞,盂

cavitary *a*. 腔的,空洞的 *n*. 腔肠虫

cavitas（复 cavitates）; cavity ***n***. 腔,[空]洞,盂 ‖ ～ glenoidalis; glenoid cauity 关节盂(肩胛骨) / ～ pulpae 牙髓腔
cavitation ***n***. 成洞,成腔 ‖ ～, encephalomyelic 脑脊髓空洞[症]
cavite fever 卡维太热,类登革热(卡维太为菲律宾一城市名)
cavitis; phlebitis cavae ***n***. 腔静脉炎
cavitron ***n***. 手提式超声波焊机
cavity［拉 cavitas］***n***. 腔,[空]洞,盂 ‖ ～ acceletator 空腔加速机 / ～, allantoic 尿囊腔 / ～, alveolar 牙槽 / ～, amniotic 羊膜腔 / ～, ankyroid; cornu, inferius (ventriculi lateralis) 侧脑室下角 / ～, arachnoid; subdural space; cavum subdurale 硬膜下腔 / ～, archenteric; primitive gut ～; archenteric pouch 原肠腔 / ～, atmospheric pressure [大]气压腔 / ～, axial 轴面[龋]洞 / ～, Baer's 贝尔氏腔,囊胚腔 / ～, blastular 囊胚腔 / ～, boby 体腔 / ～, brain 脑室 / ～, buccal ①颊面[龋]洞 ②口腔前庭 / ～ cap 高压帽,空腔帽 / ～s, cerebral 脑室 / ～, cleavage 囊胚腔,分裂腔 / ～, coelomic; body ～; coelom 复合[龋]洞 / ～, complex 髋臼 / ～, cranial 颅腔 / ～, cranial 马蹄凹 / ～, digital; cornu posterius (ventriculi lateralis) 后角(侧脑室) / ～, dorsal 背侧腔(颅腔及椎管的总称) / ～, ectoplacental; false amniotic ～ 胎盘外腔,假羊膜腔 / ～, false amniotic 假羊膜腔 / ～, fissure 裂[龋]洞 / ～, genital 生殖腔 / ～, glandular 腺腔 / ～, glenoid; cavitas glenoidalis 关节盂(肩胛骨) / ～, head 头腔 / ～, hemal; coelom 体腔 / ～, incisal 切缘[龋]洞 / ～, labial 唇面[龋]洞 / ～, lesser peritoneal 腹膜小腔 / ～, lingual 舌面[龋]洞 / ～s, lymph 淋巴腔 / ～ magnetron 谐振腔式磁控管 / ～ maser 腔体式量子放大器 / ～, mastoid 乳突腔 / ～, Meckel's 美克耳氏腔 / ～, mouth 口腔 / ～, mucilage 黏液腔 / ～, nerve; pulp ～ 髓腔 / ～, occlusal 面[龋]洞 / ～, ovarian 卵巢腔 / ～, pharyngonasal; pars nasalis (pharyngis) 鼻部(咽) / ～, pharyngotympanic; tuba auditiva 咽鼓管 / ～, pit 点龋 / ～, pleural 胸膜腔 / ～, pleuroperitoneal 胸腹膜腔(胚)/ ～ pocket 空腔(洞、泡) / ～, prepared 备填洞,制备洞 / ～, preperitoneal; prevesical space 膀胱前间隙 / ～, primary body 原体腔 / ～, primary nasal 原鼻腔 / ～, primary tympanic 原鼓室 / ～, primitive oral 初口 / ～, proximal 邻面[龋]洞 / ～, respiratory; thoracic ～ 胸腔 / ～, Rosenmtiller's; recessus pharyngeus (Rosenmiilleri) 罗森苗勒氏窝,咽隐窝 / ～, secondary body 后成体腔 / ～, secondary nasal 后成鼻腔 / ～, secretory 分泌室 / ～, segmental; cleavage ～ 囊胚腔,分列腔 / ～, sero-amnion 浆羊膜腔 / ～, serous 浆膜腔 / ～, sigmoid 乙状窝(指尺骨的半月切迹及骨切迹或骨的尺骨切迹) / ～, somatic; coelom 体腔/ ～, somite; myocoele 肌节腔 / ～, splanchnic; visceral ～ 内脏腔 / ～, subgerminal ①胚盘下腔 ②囊胚腔 / ～, thoracic 胸腔 / ～, tooth 牙腔 / ～, uterine 子宫腔 / ～, vacuum 真空腔 / ～, ventral 腹侧腔 / ～, visceral 内脏腔 / ～, vitelline 卵黄腔 / ～ wall 双层壁 / ～, yolk 卵黄腔
cavography ***n***. 腔静脉造影(术)
cavosurface ***n***. 洞面
cavovalgus; talipes cavovalgus ***n***. 空凹外翻足
cavum（复 cava）［拉］***n***. 腔,[空]洞 ‖ ～ abdominis 腹腔 / ～ articulare 关节腔/ ～ cartilaginum 软骨腔 / ～ conchae 耳甲腔 / ～ corporis uteri 子宫体腔 / ～ dentis 牙腔,齿腔 / ～ Douglasi; excavatio rectouterina (cavum Douglasi) 直肠子宫陷凹 / ～ epidurale 硬膜外腔 / ～ hyaloideum 玻璃状体腔 / ～ infraglotticum 声门下腔 / ～ griseum centrale 中央灰白腔 / ～ intestinale 肠腔 / ～ laryngis 喉腔 / ～ Mecklii; Meckel's cavity 美克耳氏腔(含半月神经节的硬膜腔) / ～ mediastinale anterius; pars ventralis (mediastini) 纵隔前腔 / ～ mediastinale medium 纵隔中腔 / ～ mediastinale posterius; pars dorsalis (mediastini) 纵隔后腔 / ～, mediastinale superius 纵隔上腔 / ～, medullare 髓腔 / ～, medullare 骨髓腔 / ～, nasi; ～ nasi ossei 骨[性]鼻腔,鼻窝 / ～, oris 口腔 / ～ oris proprium 固有口腔 / ～ prlvis 骨盆腔 / ～ pericardii 心包腔 / ～ peritonaei 腹膜腔 / ～ pharyngis 咽腔 / ～ pleurae; pleural cavity 胸膜腔 / ～ pleuropericar diacoperitoneale 胸膜心包腹膜腔,胚体腔 / ～ pleuropericardiale 胸膜心包腔 / ～ protovertebrae 原椎腔 / ～ pulpae; pulp cavity 髓腔 / ～ retzii; spatium retropubicum 膀胱前隙,耻骨扣隙 / ～ septi pellucidi; fifth ventricle; pseudocele 透明隔腔,假腔,第五脑室 / ～ subarachnoidale; subarachnoid space 蛛网膜下腔 / ～ subdurale; subdural space 硬膜下腔 / ～ thoracis; thoracic cavity 胸腔 / ～ tympani; middle ear 鼓室,中耳 / ～ uteri; uterine cavity 子宫腔 / ～ vesico-uterinum; vesicouterine pouch 膀胱子宫腔,膀胱子宫陷凹
cavus［拉 hollow］; **talipes cavus** ***n***. 弓形足
cavy ***n***. 豚鼠
CAW Commission on Atomic Weights (IUPAC) 原子量委员会(国际纯粹与应用化学联合会)
CAWIA Commission On Atomic Weights and Isotopic Abandance 原子量和同位素丰度委员会(属于 IUPAC 的一个组织)
Cayaponia ***n***. 泻瓜属(葫芦科) ‖ ～ globosa 圆果泻瓜
cayaponine ***n***. 泻瓜碱
cayenne; cayenne pepper ***n***. 红椒,辣椒 ‖ ～ tick 卡宴花蜱
Cayratia corniculata(Benth.)Gagnep. [拉;植药] 角花乌蔹莓
Cayratia iaponica(Thunb.)gagnep. [拉;植药] 乌蔹莓
Cayratia oligocarpa Gagnep. [拉;植药] 大叶乌蔹莓
Caytine ***n***. 盐酸普罗托醇(protokylol hydrochloride)制剂的商品名
Cazenave's disease [P.L Alpnce 法皮肤病学家 1795—1877] 卡泽内夫氏病(①红斑狼疮 ②叶状天疱疮) ‖ ～ lupus; lupus erythematcsus 卡泽内夫氏狼疮,红斑狼疮 / ～ vitiligo; alopecia areata 卡泽内夫氏白斑病,斑形脱发,斑秃
CB Bromocriptine 溴麦角环肽,溴隐亭 /Cancer Bulletin 癌症通报(杂志名) /carbobenzoxy 苯脂基 /centromere Ba $(OH)^2$ band 化钡着丝粒显带 /corebellum 小脑 /chest-back 胸部背面 /Child's Brain (ISPN journal) 儿童大脑(国际儿童神经外科杂志) / chirurgiae baccalaureus [拉] 外科学学士 /chlorambucil 苯丁酸氮芥,瘤可宁 /Chlorobromomethane 氯溴甲烷(毒气)/ chronic bronchitis 慢性支气管炎 /chronobiology 生物寿命学 /Ciba Pharmaceutical Co 汔巴制药公司 /Clinical Biochemistrv (Canada journal) 临床生物化学(加拿大杂志) /compound bodies 复合小体 /Conference Board 协商委员会/ conjuated billirubin 结合型胆红素 /critical band 临界带 /cyanogen bromide 溴化氰/ cytochalasin B 松胞菌素 B,细胞松弛素 B
Cb C band C 带 /Columvium (formerly niobium Nb) 钶(41 号元素,旧称 niobium,Nb)
CB Chirurgiae Baccalaureus [拉] 外科学士
Cb columbium 钶(41 号元素铌的旧名)
CB 1348 leukeran, Chlorambucilium 瘤可宁,苯丁酸氮芥(治淋巴系统肿瘤药)
CB 2041 myleran 马利兰,白消安,白血福恩
CB 3020 (hydroxy-2-nadhtyl-2-cyclo-hexane) 羟基－2－萘基－2－环己烷
CB 3025 phenylalanine nitrogenmustard 苯丙氨酸氮芥
CB-11 phenadoxone 苯吗庚酮(麻醉镇痛剂)
CBA carcinoma bearing animal 带癌动物;致癌系动物 /Chemical-Biological Activities 化学—生物学动态(杂志名);化学—生物情报检索系统 /Chlorobromomethane 氯溴甲烷(毒气)/ Chronic bronchitis and asthma 慢性支气管炎和哮喘 /congenital bile duct atresia 先天性胆道闭塞 /cost/benefit analysis 成本/受益分析
CBA line in Harwell Laboratory (简作 CBA/H) CBA 晶系的哈韦尔(实验室)亚系(实验动物)
CBA line in Jackson Laboratory (简作 CBA/J) CBA 晶系的杰克逊(实验室)亚系(实验动物)
CBA mouse (简作 CBAm) CBA 系小鼠
CBA/H CBA line in Harwell Laboratory CBA 晶系的哈韦尔(实验室)亚系(实验动物)
CBA/H subline in National Institute of Health (简作 CBA/HN) CBA/H 亚系的国立卫生研究所(美)连续亚系(实验动物)
CBA/HN CBA/H subline in National Institute of Health CBA/H 亚系的国立卫生研究所(美)连续亚系(实验动物)
CBA/J CBA line in Jackson Laboratory CBA 晶系的杰克逊(实验室)亚系(实验动物)
CbaAr 426 bunyavirus CbaAr426 本扬病毒
CBADAA Certifying Board of the American Dental Assistants' Association 美国牙科助理医师协会证明签发委员会
CBAH commonwealth Bureau of Animal Heanh 联邦动物卫生局(英)
CBAm CBA mouse CBA 系小鼠
C-band centromeric heterochromatic band C 带,即着丝粒异染色质带(遗传学)
CBB Cancer Biochomistry-Biophysics (UK journal) 癌症生物化学—生物物理学(英国杂志名) /complete blood count 全血细胞计数,全血球计数 /compressional bone conduction 挤压式骨传导 /conjugated bile acid 结合胆汁酸 /Coomassie brilliant blue 煌蓝
CBC cannabichromene 大麻环萜酚
CBCA cannabichromenic acid 大麻环萜酚酸
CBCC Chemical—Biological Coordination Center (美) 化学—生物学协作中心
cbcm cubi centimeter 立方厘米
CBD cannabidiol 大麻二醇 /closed bladder drainage 闭式膀胱引流 / common bile cuct 总胆管
CBD Convention on Biological Diversity 生物多样性公约(主要是基因转殖方面的)
CBDA cannabidiolic acic 大麻二醇酸 /cannabidiol monomethylether 大麻二醇单甲醚

CBDS Cardnogenesis Bioassay Data System 致癌作用生物检定数据系统
CBE Council of Biology Editors 生物学编辑委员会(美) /Current Bibliography of Epidemiology 流行病学现代文献(杂志名)
cbemopallidectomy *n*. 苍白球化学破坏术
CBF cerebral blood flow 脑血流(量) /clinical blood flowmeter 临床血流量计 /coronary blood flow 冠状血流量
CBG cannabigerol 大麻萜酚 /centromere Ba $(OH)_2$ Giemsa band 氢氧化钡吉姆萨着丝粒分带 /corticosteroid-binding globulin 皮质激素结合球蛋白 /corticosteroid-binding globulin; transcortin 皮质甾结合球蛋白 /cortisol-binding globulin 皮质醇结合球蛋白/coronary bypass grufting 冠状动脉旁路移植
CBGA cannabigerolic acid 大麻萜酚酸
CBH common bundle of His(heart) 总房室束(心脏) /cutaneous basophil hypersensitivity 皮肤嗜碱性粒细胞过敏反应
CBI Committee on Biological Information 生物情报委员会(英) /Cumulative book index 累计图书索引
C-bias *n*. 栅极偏压
CBL cannabicyclol 大麻环醇
Cbl cobalamin 钴胺
CBl54 bromocriptine 溴麦角环肽,溴隐定
CBM chlorobromomethane 氯溴甲烷 /Computer in Biology and Medicine 生物学与医学计算机(杂志名)
cbm cubic metre 立方米
CBMT capillary basement membrane thickness 毛细血管基底膜增厚
CBN cannabinol 大麻醇 /Commission on Biochemical Nomenclature 生物化学命名委员会
CBNA cannabinol acid 大麻酚酸
CBNS Center for the Biology of Natural Systems 自然系统生物学中心
CBO Congressional Budget Office 议会预算办公室
CBOC completion of bed occupancy Care 完全卧床护理
CBP Comparative Biochemistry and Physiology 比较生物化学和生理学(杂志名) /constant boiling point 恒沸点 /coryne-bacterium parvum 短小棒状杆菌 /cytosol-binding protein 细胞溶质结合蛋白
CBPA competitive protein binding assay 竞争蛋白结合测定
CBPC; CB-PC carbenicillin 羧苄青霉素
CBPI cardiac blood pool imaging 心脏血池显象
CBpp contagious bovine pleuropneumonia 牛感染性胸膜肺炎
CBR carotid bodies resected 颈动脉球切除 /Center for Brain Research 大脑研究中心/ chemical, bacteriological and radiological 化学/细菌学和放射学的 /chemical, biological and rediological 化学,生物和放射学的 /chemical, blological and radiological warfare 化学、生物学和放射学战争 /complete bed rest 绝对卧床休息
CBS calcium bilirubinate stone 胆红素钙结石 /Canadian Biochemical Society 加拿大生物化学学会 /Centralbureau voor Schimmelcultures 荷兰真菌培养中心 /chronic brain syndrome 慢性脑综合征
CBSI Council on Biological Sciences Information 生物科学情报委员会(美)
CBT computed body tomography 计算机全身体层摄影(术),全身计算机全身断层成像(术)
C-B-U chlorophyll-benzocainurea 叶绿素苯唑卡因尿素软膏
CBV central (circulatin, corrected) blood volume 中心循环血量 /cerebral blood volume 大脑血容量 /compliance of blood vessel 血管顺应性
CBW chemical and biological warfare 化学和生物战争
CBZ carbamazepine 氨甲酰氮革,氨甲酰苯革,卡巴咪嗪,立痛定,酰胺咪嗪(止痛药)
CBZCI carbobenzoxyl chloride 氯化苄酯
Cbzo carbobenzoxy 苯苯酯基
cc cubic centimeter 立方厘米
Cc choriocarcinoma 绒毛癌 /concave 凹陷的,凹的
CC Cancer Cytology (PACCS journal) 癌细胞学(泛美癌细胞学会杂志) /cardiac compression (resuscitation) 心脏加压(复苏术) /cardiac cycle 心搏(动)周期 /catalyst complex 催化剂复合物/ central control 中央控制 /centre to centre 中心之间 /chapters 章,节 /chest complaint 胸痛 /chief complaint 主诉 /choriocarcinoma (绒毛)膜癌 /circular chromatography 环形色谱法 /classification codes 分类代码 /Clinic Center (NIH) 临床中心(美国卫生/教育与福利部卫生研究院) /Clinical Chemistry 临床化学(杂志名) /clinical conference 临床讨论会 /clinical course 临床过程 /clomiphene citrate 枸橼酸克罗米芬 /closing capacity 闭合容量 /closing click 关闭性喀啦音 /coeffcient of correlation 相关系数 /collateral coronary 侧枝冠状动脉 /column chromatography 柱色(分离)法 /combinedcarbon 结合碳;化合碳 /commission certified 专业委员会发证的 /common cold 感冒 /complement consumption 补体消耗 /compound cathartic 复方泻剂 /compression constant 压缩常数 /concealed conductio 隐匿性传导(心电图) /concide contunde 细切捣碎 /congestive cardiomyopathy 充血性心肌病 /contract component 收缩性成分 /cord (umbilical) compression 脐带压迫 /corpora cardiaca 心侧体 /costochondral 肋骨(肋)软骨的 /creatinine clearance 肌酐清除率/ critical condition 危险状态,病危,危险期,临界状态 /crus cerebri 大脑脚 /current complaint 现主诉,现病史(病历的) /Current Contents 近期资料目录;近期期刊目次快讯(多分册周刊) /cyclocytidinam 环胞甙
CC/AB & ES Current Contents: AgriculturaL, Biological and Evironmental Sciences 近期期刊目次:农业、生物学、环境科学(分册)
CC/LS Current Contents; Life Science 近期期刊目次:生命科学(分册)
cc/min cubic centimetres perminute 厘米^3/分
cc/sec cubic cintimetres per second 厘米^3/ 秒
CC914 p-curbamido-phenyl-bis(car boxymethylmercapto) arise; thiocarbasone (an antiamoebic drug) 对脲苯基双(羧甲基硫醇)胂,硫卡巴胂(抗阿米巴药)
CCA Canadian Chropractic Association 加拿大按摩疗法协会 /cedhalin cholesterol antigen 脑磷脂胆固醇抗原 /chick cell agglutination 鸡(胚)细胞凝集(亚洲流感疫苗) /chimpanzee coryza agent 黑猩猩鼻炎因子 /Clinica Chimica Acta 临床化学文摘(杂志名) /closed colony animal 封闭群动物(实验动物的遗传学控制形式之一) /combining cholalic acid 血清结合胆酸 /common carodtid artery 颈总动脉 /critical care area 关键性保护区域/ cytidyl cytidyl adenyl 胞嘧啶核甙酸-胞嘧啶核甙酸-腺甙酸 /unit chick cell agglutination unit 鸡(红)细胞凝集反应单位
CCA pyrophosphorylase CCA 焦磷酸化酶
CCAM congenital cystic adenomatoid malformation 先天性囊状腺瘤样畸形
CCAT conglutinating complement absorption test 胶固补体吸水(吸附)试验,胶着补体吸收试验
CCB calcium Channel blockers 钙通道阻滞剂
CCBC Council of Community Blood Centers 公共血液中心委员会
CCC Calcium cyanamide citrated 枸橼酸氰氨化钙 /carotid to carotid circalation 颈血管交叉循环 /cathode closing contracdon 阴极闭合(通电)收缩 /cathode closing current (electrotherapy) 阴极闭合电流 /central counteradaptive change 中央反调和的改变 /chlorocholine chloride 氯化氯胆碱,矮壮素 /chronic calculous cholecystitis 慢性结石性胆囊炎 /citrated calcium carbamide 枸橼酸脲钙 /Commission on Clilnical Chemistry 临床化学委员会 /Comprehensive Cancer Center (NCI) 综合癌症中心(全国癌症学会) /consecutive case conference 病例讨论会 /continuing community care 持续性社会监护/ cytidylyl cytosine 嘧啶核甙,胞核嘧啶
CCC cat endogenous type C oncovirus CCC 猫内源性 C 型肿瘤病毒
CCCC Citizens'Committee for the Conquest of Cancer 居民癌症防治委员会
CCCCP comprehensive cardiovascular community control program 心血管病综合群防群治
CCCD Current Citations on Communication Disorders 现代传染病文献(杂志名)
CCCE Certification Commission for Clinical Engineering 临床工程学证书委员会
CCCI cathodal closure clonus 阴极通电/cathode closure clonus 阴极通电收缩
CCCP Current Contents: Clinical Practice 近期期刊目次:临床实践(分册)
CCCS Canadian Critical Care Society 加拿大危急护理学会
CCD carbonate compensation depth 碳酸盐代偿深度 /Cathetehzation and Cardiovascular Diagnosis 心导管与心血管病诊断(杂志名) /Charge coupled device 电荷耦合器件 /Computer controlled display 计算机控制显示器 /Counter current distribution 逆流分布,逆流分溶,逆流提取/counter current distribution method 逆流分布法
CCDN Central Council for District Nursing 地区护理中央理事会
CCE carboline-carboxylic acid ester 咔啉羧酸酶 / carbon-chloroform extract 碳一氯仿提取物
CCEPM Center for Continuing Education in Podiatric Medicine 手足医连续教育中心
CCF carotid cavernous Sinus fistula 颈动脉海绵窦瘘 /cephalin-cholesterol foccalation 脑磷脂胆固醇絮状(试验) /chronic cardiac failure 慢性心力衰竭 /compound comminuted fractue 复合粉碎性骨折 /congestive cardiac failure 充血性心力衰竭/crystal-induced chemotactic factor 结晶诱发趋化因子
CCFA Cancer Cytology Foundation of America 美国癌细胞学基金会 /Cycloserine, cefoxitin, fructose, agar 环丝氨酸,甲氧头孢霉,果糖,

玉脂培基
CCFAS compact colony forming active substance 致密集落形成活性物质
CCFF Canadian Cystic Fibrosis Foundation 加拿大囊性纤维变性基金会
CCFT cephalin-cholesteol flocculation test 脑磷脂胆固醇絮状试验
CCHD Committee to Combat Huntington's Disease 亨廷顿氏病(遗传性慢性舞蹈病)讨论会 /cyanotic congenital heart disease 发绀型先天性,心脏病
CCHE Central Council for Health Education 卫生教育中央理事会
CCI chronic coronary insufficiency 慢性冠状动脉供血不足
CCIC Chesapeake Casualty Insuance Company Chesapeake 事件保险公司
CCICM Council for the Co-ordination of International Congresses of Medicine 国际医学大会协调委员会
Ccinepazide *n*. 桂哌齐特 (冠脉扩张药)
CCK cholecystokinin (same as PZ) 缩胆囊素(同 PZ)
CCK-179 双氢麦角毒碱的三种生物碱(dihydroergocrnine, dihydroergocristine, dihydroergocryptine)的合剂(降压药和血管扩张药,用于治疗外周血管病)
CCK-OP Cholecystokinin octapeptide 八肽缩胆囊素
CCK-PZ cholecystokinin-pancreozymin 缩胆囊素—促胰酶素
CCl037 athioarsenite, an antiamoebic drug 硫代亚肿酸盐,(治肠阿米巴病药)
CCLF cephalin-cholesterolteci-thin flocculation 脑磷脂—胆固醇—卵磷脂絮状反应
CCLM colchicinamidum 秋裂碱胺,秋裂胺
CCLMTF Committe Chronic Leukemian-Myeloma Task Force 慢性白血病—骨髓瘤专门工作委员会
CCM choriomeningitis 脉络丛脑膜炎 /chromic chloride method 氯化铬法/ closed chest cardica massage 闭胸式心脏挤压(按摩) /congestive cardiomyopathy 充血性心肌病 /contralateral competing inessage 对侧竞争信息
ccm cubic centimeter 立方厘米 /cubic centimeters per minute 立方厘米/分
CCMC Committee on the Cost of Medical Care 医学临护价值会议
CCMd congenital cerebromuscular dystrophy 先天性脑性肌萎缩
CCME Coordinating Council on Medical Education 医学教育协调委员会
CCMG Charing Cross Medical Gazette (UK journal) Charing Cross 医学公报(英国杂志)
CCMS Clean catch midstream 清洁中段尿(尿标本) /Congress of County Medical Societies 州医学会会议
CCMT catechol-o-methyl transferase 儿茶酚 – 0 – 甲基转移酶
ccn correction 改正,校正;校正值
CCN cerebrocortical necrosis 脑皮质坏死 /coronary carenursing 冠心病护理
CCNS Cancer Chemotherapy National Committee 癌症化学疗法全国委员会
CCNSA cell cyclic nonspecific agent 细胞周期非特异性药物
CCNSC Cancer Chemotherapy National Service Center 全国癌症化疗服务中心
CCNU chlorethyl cyclohexyl nitrosourea 氯乙环己亚硝脲,环己亚硝脲,环己亚硝脲,罗氮芥,洛莫司汀(lomustine)(抗肿瘤药)
CCO comprehensive care organization 综合性监护组织 /cytochrome-oxydase 细胞色素氧化酶
CCP cancer control program (NCL) 癌症控制计划(国家化学实验所) /Children's cognition of parents 亲子关系心理学测定法 /chronic constrictive pericarditis 慢性缩窄性心包炎 /critical closing pressure 临界关闭压 /critical compression pressure 临界压缩压力 /cytidine cyclic phosphate 环磷酸胞甙
CCPA Committee on Chemistrv and Public Affairs (ACS) 化学及公共事务委员会(美国化学会)
CCPD continuous cycling peritoneal dialysis 持续循环腹膜透析
Ccphalopholis albomarginatus(Fowler et Bean) 白边九棘鲈(隶属于科(科 Serranidae)
Ccr creatinine clearance rate 肌酐清除率
ccr critical compression ratio 临界压缩比
CCR Cancer Chemotherapy Reports (NCI journal) 癌症化疗报道(全国癌症学会杂志) /Chemical Compound Rrgistry (systen) 化合物记录系统(美国化学文摘社) /common research center 公共研究中心 /creatinine clearance rate 肌酐清除率 /critical compression ratio 临界压缩比
CCRIS chemical carcinogenesis research information system 化学致癌研究情报系统联机数据库
CCRS 化合物记录系统(参见 CCR 条)
ccs cubic centimeters 立方厘米(复数)
CCS calcium carbomate stone 碳酸钙结石 /Canadian Cancer Society 加拿大癌症学会 /Cnandian Cardiolog Society 加拿大心脏学会 /casualty clearing station 野战医院 /Commettee on Chemical Safety (ACS) 化学安全委员会(美国化学会) /computer control system 计算机控制系统 /constant current source 恒定源 /contact coagulative system 接触性凝血系统
CCSA cell cycle specific agents 细胞周期特异性抗原
CCST Center for Computer Sciences and Technology 计算机科学与技术中心(美国国家标准局)
CCSTP cubic centimeters at standard temperature and pressure 在标准温度与压力下的立方厘米
CCT carotid compression tonography 颈动脉压力描记法 /cathode closing tetanus 阴极通电肌强直 /chocolate-coated tablet 巧克力糖衣片 /Coated compressed tablet 糖衣压片 /composite cyclic therapy 综合交替治疗 /computer compatible tape 兼容性计算机用带 /controlled cord traction 控制索牵引 /cortical collectintg tubules 肾皮质集合管 /cyclothiamine 环硫胺
cct circuit 电路;回路 /correct 改正,校正;正确的
CCTe cathodal closure tetanus 阴极通电(肌)强直
CCTM Center de Collection de Type Microbiens 典型微生物保藏中心(法)
CCTP coronary care training project 冠心病护理训练计划
CCTV closed circuit television 闭路电视
CCU Cherry-Crandall unit Cherry-Crandall 二氏单位(检脂肪酶) /color-changing units 色变单位 /community care unit 公共监护病房 /coronary (cardiac) care unit 冠心病监护病房
CCV chinese cakbage virus 大白菜病毒
CCW counterclockwise 反时针方向
CD cadaver donor 供尸体者 /caesarean delivery 剖腹产分娩 /calling device 呼叫设备 /Canadian Doctor 加拿大医师(杂志名) /canine distemper 犬温热 /canine dose 犬的剂量(药) /cardiac disease 心脏疾病 /cardiac dullness 心脏浊音 /cardiovascular disease 心脏血管疾病 /Cardiovascular Diseases 心脏血管疾病(杂志名) /cathodal duration 阴极持续时间 /caudal 尾的,尾侧的 /cesarean delivery 剖腹产 /chang of dressing 换药(换敷料) /The Chemist and Druggist 化学家和药学家(杂志名) /Child Development 儿童发育(杂志名) /childhood dermatomyositis 儿童皮肌炎/ choline-deficient 胆碱不足的 /Chronic Disease 慢性疾病(杂志名) /circular dichroism 循环二向色性 /circumference x diastolic dimension 超声心动图 /ciodrast clearance 碘吡啦啥(造影剂)廓清率 /clindamycin-2-phosphate 克林达霉素 – 2 – 磷酸脂 /Clinical Dentistry 临床牙科学(杂志名) /clusters of differentiation 分化群 /coefficient of digestion 消化吸收率 /coefficient of drag 阻力系数 /coeliac disease 腹部疾病,腹腔疾病 /colon disease 结肠疾病 /colorimetric determination 比色测定 /common duct 总胆管 /communicable diseases 传染性疾病 /conditioned dysphagia 条件性咽下困难 /conjugata diagonales [拉] 正中直径(真直径) /consanguineous donor 血亲供(血)者 /contagious disease 传染病 /convulsive disorder 惊厥性疾患 /convulsive dose 致惊厥剂量 /corrected depth 修正(改正)深度 /Crohn's disease 克罗恩氏病,局限性肠炎 /curative dose 治疗量,有效量 /current density 电流密度 /cystic duct (胆)囊管
cd candela 坎德拉,简称"坎"(国际单位制(SI)和我国法定计量单位均将其定为发光强度的基本单位,与过去的"新烛光"相当) /catalogued 编目,载入目录中 /caudal 尾的,尾侧的 /central distance 中心距;轴间距 /command 支配;控制 /conductance 电导;传导;热导
Cd cadmium 镉(48 号元素)
cd / cm^2 candela per square centimetre 坎德拉 / 平方厘米(亮度单位)
cd/m^2; CD/m^2 Candela/metre^{2}坎德拉/平方米(亮度单位)
CD^{50}median curative dose 半数治愈量
CD – $_{63}$chlordane 氯丹
CDA Canadian Dental Association 加拿大牙科协会 /Canadian Diabetic Association 加拿大糖尿病协会 /Canacian Dietetic Association 加拿大营养协会 /chenodeoxycholate 鹅去氧胆酸盐 /Complement-dependent antibody 补体依存性抗体 /Congenital-dyserythropoietic anemia 先天性红细胞生成不良性贫血
CDAA chlorodiallylacetamide 氯二丙烯乙酰胺
CDAI Crohn's disease activety index 克隆氏病活动性指数(判断病情程度的一种打分法) /Canadian Dental Association Journal 加拿大牙科协会杂志
CdBP cadmium binding protein 镉结合蛋白
CDBS caesarean derived barrier system 剖腹取胎介导屏障系统(我国称为" 超净生物层流室,培育无菌实验动物用")

CDBt cross-over double blind test 横向交叉双盲试验
CDC calculated date of confinement 预产期 /Canacian Dental Corpus 加拿大牙医队 /capillary ciffusion capacity 毛细血管弥散容量 /Center for Disease Control (USPHS Atlants) 疾病控制中心(美国公共卫生服务处,亚特兰大) /Centers for Disease Control and Prevention 疾病控制与预防中心/chenodeoxycholic acid 鹅去氧胆酸 /classification and diagnostic criteria 分类及诊断标准 /Communicable Disease Center (PHS, Atlanta) 传染病中心(美国公共卫生服务处,亚特兰大) / contral data corporation 控制数据/ cycloheptaamylose-dansyl chloride 环庚直链淀粉丹磺酰氯
CDC/AIDS Centers for Disease Control and Prevention for the diagnosis of AIDS 疾病控制与预防中心/艾滋病诊断
CDCA chenodeoxycholic acid 鹅去氧胆酸
CDCC complement dependent cell mediated cytotoxicity 补体依赖性细胞介导细胞毒性 (同 ADCC)
CDCP Council on Dental Care Programs (ADA) 牙科护理方案顾问处(美国牙科协会)
CDCR Renter for Cocumentaeion and Communication Reaearch 文献与通信研究中心
CDCTX complement dependent cytotoxicity 依赖性细胞毒性
CDD Certificate of Disability for Descharge 病残退伍证书 /Chemically defined diet 化学观点规定的食谱 /certificate of disability for discharge 退伍残废证明书
CD-DLE chronic disseminative discoidlupus erythematosus 慢性播散性盘状红斑狼疮
CDDP cis-diaminedichloroplatinum 氯氨铂;顺氯氨铂;顺二氯二氨铂(抗癌药)
CDE canine distemper encephalitis 犬温热性脑炎 /chlordiazepoxide 利眠宁;甲氨二氮革 /common duct exploration 总胆管探察 /Council on Dental Education (ADA) 牙科教育顾问处(美国牙科协会)
Cde three sllelic forms of Rh genes 三种等位型 Rh 基因
CDE (Rh) bf CDE (Rh) blood factors CDE(Rh)血型因子
CDE (Rh) blood factors (简作 CDE (Rh) bf) CDE(Rh)血型因子
CDEAE celllulose diethylaminoethyl 二乙氨乙基纤维素
CDF Childrents Defense Fund 儿童保护基金 /Contifuous-disk file 邻接圆盘式存储器(计算机) /Cumulative distribution function 累积分布函数
cdf cumulative distribution function 累积分布函数
CDH Canadian Dental Hygienist (CDHA journal) 加拿大牙科卫生学家(加拿大牙科卫生学家协会杂志名) /ceramide dihexoside 神经酰胺糖脂质 /congenital dislocation of the hip 先天性髋关节脱位
CDHA Canadian Dental Hygienosts Association 加拿大牙科卫生学家协会
CDI carbonyl-diimidazole 羰二咪唑 /Cell-directed inhibition 针对细胞的抑制作用/color Doppler imaging 彩色多普勒超声成像
cdl candle 烛光 /cardinal 主要的;基本的
CDL Chlordeoxy-lincomycin 林可霉素;氯洁霉素 /Curriculum Development Laboratory (TERC) 课程发展实验所(技术教育研究中心)
CDLE Chronic discoid luous erythematosus 慢性盘状红斑性狼疮
cdl-ft candle foot 烛光—英尺
CDM Chronic Disease Management (journal, now CD) 慢性疾病处理(杂志名,现称 CD) /cystine-deficient mediam 胱氨酸缺乏培养基
cdm cubic decimeter 立方分米
CDNA; cDNA complemeritary deoxyhbonucleic acid 互补或逆转录脱氧核糖核酸
cDNA cloning eDNA 克隆
cDNA library cDNA 文库
cDNA library 互补脱氧核糖核酸库
CDNHW Canadian Department of National Health and Welfare 加拿大国家卫生和福利部
CDO Centre de Documentation Ophtalmologique (法国巴黎大学)眼科文献中心 /common duct obstruction 胆总管梗阻
CDP Chronic Disease Program (USPHS) 慢性病防治方案(美国公共卫生服务处) /collagenase-digestible protein 可被胶原酶消化的蛋白质 /Communicative Disorders Program 传染病(防治)方案 /constant distending pressure 恒定膨胀压 /cord dorsum potential 背索电位 /coronary drug project 冠心病药物治疗方案 /cystine diphosphate 二磷酸胱氨酸,胱氨酸二磷酸酯 /cytidinediphosphate 二磷酸胞甙
CDP diacylglycerol-inositol 3-phosphatidyltransferase 胞苷二磷酸二酰基肌醇 3 - 磷脂酰转移酶
CDP dicylglycerol 胞苷二磷酸二酰基甘油
CDPC central data processing computer 中央数据处理计算机 /Computation and Data Processing Center 计算与数据处理中心 /cytidine diphosphate choline 胞甙二酸磷胆碱
cdpocytogram *n*. 阴道细胞涂片谱
CDQ Chronic Disease Quarterly 慢性病季刊
CDR calcium dependent regulator 钙依赖性调节器 /complement decay rate 补体衰变率 /Council On Dental Research (ADA) 牙科研究理事会(美国牙科学会)
CdR cadmiun reaction 镉反应
CDRF Canadian Dental Research Foundation 加拿大牙科研究基金会
CDRI Central Drug Research Institute 中央药品研究所(印)
CD-ROM compact disc-read only memory (密集式)只读光盘
CDRT Committee on Diagnostic Reading Tests 诊断性阅读试验委员会
CDS cadmium shell 镉壳 /cervical dry smear 颈管黏液干燥涂片 /Chemical Data Systems, Inc 化学资料系统有限公司 /Chicago Dental Society 芝加哥牙科学会(美) /chromatography data system 层析资料系统 /colistin-dextromycin-salve 黏菌素 - 右旋霉素软膏 /computer densitometer system 计算机光密度系统
Cds cadmium sulphide 硫化镉
CDSA conventional digital subtractiongiography 常规数字减影血管造影(术)
CDSPQ College of Dental Surgeons of the Province of Quebec 魁北克省牙外科医师学会(加拿大)
CDSS clinical decision support system 临床决定支持系统
cdstal (复 cristae) [拉]; **crest** *n*. 嵴
CDT cathodal duration tetanus 阴极期(肌)强直 /Council on Dental Therpeutics (ADA) 牙科治疗学委员会(美国牙科协会) / simazine[CET] 西玛嗪
C-Dt concentration-dilution text (尿)浓缩—稀释试验
CDTA cyclohexane-1, 2-diaminetet raacetic acid 1, 2 - 环己二胺四乙酸 /cyclohexane diamine-tetraacetic acid 环己烷二胺四乙酸(金属络合剂) /cyclonexylene diniteilotetraacetic acid 环己烷二胺四乙酸
CDU central dispay unit 中央显示装置 /crotonylidenediurea 巴豆叉二脲
CDV canine distemper virus 犬温热病毒
CDX cadmium-propylxanthate 丙黄原酸镉 /cefadroxil 头孢羟氨苄,羟氨苄头孢菌素
Cdyn dynamic compliance 动态顺应性
CE calibration error 校准误差 /California encephalitis 加利福尼亚脑炎 /Cardiac enlargment 心脏扩大 /chick embryo 鸡胚胎 /Childbirth Education (ASPO journal) 分娩教育(美国产科精神[心理]预防学会杂志) /mixture of Chloroform and ether 氯仿和乙醚的混合物 /cholesterol ester 胆固醇酯 /Clinicai Endocrinology 临床内分泌学(杂志名,英) /clear entry 清除一次输入(计算机) /clinical engineer 临床工程师 /compound eye 复眼 /condensing enzyme 缩合酶 /conjugated estrogen 结合雌激素 /constant error 恒定误差,常数误差/ continuing education 连续教育 /contractile element 收缩成分 /contrast enhancement 造影剂增强/ conversionelectron 转换电子 /crudeextract 粗提取物,粗浸膏/ cytopathiceffect 细胞病效应
Ce center median 正中中枢(丘脑) /centriole 中心粒(电镜) /cervical esophagus 颈部食管
Ce cerium 铈(58 号元素)
C-E chloroform-ether mixture 氯仿乙醚合剂 /mixture chloroform-ether-mixture 氯仿醚合剂
C-E mixture 氯仿醚,氯仿醚混合物
CEA carcinoembryonic antigen 癌胚抗原 /Childbirth Education Association 分娩教育协会 /Commissiona I'Energie Atomique (France) 法国原子能委员会 /crystalline egg albumin 结晶卵白蛋白
CEAE sephadex 葡聚糖凝胶
Ceanothus *n*. 敛茶树属,红根鼠李属 ‖ ~ americanus 红根鼠李
ceanothyn *n*. 红根鼠李浸膏,北美敛茶树浸膏
cearin *n*. 西阿林(一种用于软膏剂的地蜡混合物)
ceasma [希 keasma chip] *n*. ①裂片,断片 ②裂孔
ceasmic *a*. 裂开的
CEAT carotid endarterectomy 动脉内膜剥离术
Cebaracetam *n*. 西巴西坦(脑功能改善药)
cebid herpesvirus 1; Herpesvirus paltyrhinae, marmoset herpes virus (Holmes et al.) 狨疱疹病毒 ‖ ~ herpesvirus 2 = Herpesvirus M 卷尾猴疱疹病毒,疱疹病毒 M / ~ herpesvirus 3 = Herpesvirus ateles 蛛猴疱疹病毒 3 / ~ hrepesvirus 4 = Herpesviirus aotus 枭猴疱疹病毒
Cebione *n*. 西北昂(成药, 维生素 C 片)
cebocephalia [希 kebos monkey + kephale head + -ia]; **cebocephaly** *n*. 猴头畸形
cebocephalus; cebocephalic monster *n*. 猴头畸胎
CEC cation exchange capacity 阳离子交换容量 /cefacetrile 头孢乙氰,氰甲头孢菌素 /complete exchange capacity 全交换容量 /The

Council for Exceptional Children 天才儿童理事会
cec cation exchange capacity 阳离子交换容量
cec- 前缀,意义为"盲"(来自拉丁语 caecus)
ceca; intestinal *n*. 肠支(吸虫)
cecal [拉 caecalis] *a*. ①盲的 ②盲肠的 ‖ ~ stasis 盲(肠)郁滞
CECC Clinical Engineering Certification Commission 临床工程鉴定委员会 /Committee on Emergency Cardiac Care(AHA) 急症心脏病监护委员会(美国心脏病学会)
cecectomy *n*. 盲肠切除术
CeCG cross-edhocardiogram 切面超声心动声(即二维超声心动图)
CECH Center for the Enhancement of the Capabilities of the Handicap (FLRL) 残废人能力增进医疗中心(佛兰克林学会研究实验室)
cecidien *n*. 没食子,五倍子
cecidomydes *n*. 瘿蝇
Cecidomyiidae *n*. 瘿蚊科
cecidum *n*. 瘿,早瘿
Cecil's operation (Arthur B. Cecil) 塞西尔手术(①一种二期尿道成形术,以修补尿道下裂,即做一段新的尿道,并埋入阴囊,然后将新尿道与阴囊分离 ②一种三期尿道成形术,以修补尿道狭窄,即通过阴茎的腹面切口切除狭窄区,然后用上述手术步骤修补尿道下裂)
cecitas [拉 blindness] *n*. 视觉缺失,盲
cecitis *n*. 盲肠炎
cecity [拉 caecitas] *n*. 视觉缺失,盲
cecocele; caecocele *n*. 盲肠突出,盲肠症
cecocentral; centrocecal *n*. 中心盲点的
cecocolic *a*. 盲[肠]结肠的
cecocolon *n*. 盲[肠]结肠
cecocolopexy *n*. 盲肠结肠固定术
cecocoloplicopexy *n*. 盲肠升结肠折定术
cecocolostomy *n*. 盲肠结肠吻合术
cecofixation; cecopexy *n*. 盲肠固定术
cecograph [拉 cecum + blind + 希 graphein to write] *n*. 盲人写字机
cecoileostomy; ileocecostomy *n*. 回肠盲肠吻合术
cecon *n*. 锡康(成药,维生素 C 制剂)
cecopexy *n*. 盲肠固定术
cecoplication [cecum + 拉 plica fold] *n*. 盲肠折[迭]术
cecoptosis [cecum + 希 ptosis falling]; caecoptosis; typhloptosis *n*. 盲肠下垂
cecorrhaphy [cecum + 希 rhaphe suture] *n*. 盲肠缝术
cecosigmoidostomy *n*. 盲肠乙状结肠吻合术
cecostomy *n*. 盲肠造口术
cecotomy *n*. 盲肠切开术
Cecropiaceae *n*. 锥头麻科
cecum [拉 caecum blind, blind gut]; **caecum** *n*. ①盲肠 ②盲端 ‖ ~, cupulare 顶盲端(蜗管) / ~, hepatic 肝盲管(胚) / ~, high 高位盲肠 / ~ mobile 移动盲肠 / ~ vestibuli 前庭盲端
cecus minor ventriculi; cardiac portion of stomach 贲门部(胃)
cecutiency [拉 caecutire to become blind] *n*. 成盲,变盲
CED cefradine 头孢环己烯,头孢雷定,头孢菌素 VI,先锋霉素 VI
cedar [拉 cedrus; 希 kedros] *n*. 香柏,杉,雪松 ‖ ~, red; Juniperus virginiana 红刺柏,铅笔柏 / ~, white 白扁柏
CEDDA Center for Experiment Design & Data Analysis 实验设计和数据分析中心
-cede [拉] [构词成分] 进行
Cedefmgol *n*. 西地芬戈(抗银屑病药)
cedhalin cholesterol antigen 简作 CCA 脑磷脂胆固醇抗原
cedilanid *n*. 铅笔柏油烯,雪松烯
cedilanid; lanatoside C *n*. 毛花洋地黄甙 C
Cediopsylla *n*. 骚属
Cedrela L. 香椿属 ‖ ~ odorata 美州香椿 / ~ sinensis *a*. Juss 香椿,椿 / ~ toona 红椿
cedrin *n*. 苦香木苦素,策桩素
cedron *n*. 苦香木(苦木科)
Cedronell *n*. 香蜂叶属
Cedrus Mill. 雪松属
CEE central european encephalitis 中欧脑炎 /17-ethinylestradiol 3-cyclopentyl ether 炔雌醚
CEEB College Entrance Examination Board 大学入学考试委员会
CEEG Clinical Electroemcephalography (journal) 临床脑电图学(杂志名)
CeeNU *n*. 洛莫司汀(lomustine)制剂的商品名
Ceepryn; Cetyl pyridinium chloride *n*. 西波林,氯化十六烷基铵基吡啶
CEEV central European encephalitis Virus 中欧脑炎病毒
CEF centrifugation extractable fluid 可提取的离心液 /chick embryo fibroblast 鸡胚胎成纤维细胞
Cef- cephalospor- 头孢-(用于构成头孢菌素类药名)
cefa(pha)lexin *n*. 先锋霉素 IV,头孢菌素 IV,头孢氨苄
cefacetrile *n*. 头孢乙氰,氰甲头孢菌素
Cefaclomezine *n*. 头胞氯嗪(抗生素)
Cefaclor *n*. 头孢克洛,头孢氯,氯头孢菌素(抗生素类药)
Cefadole *n*. 头孢羟唑
Cefadroxil *n*. 头孢羟氨苄,羟氨苄头孢菌素(抗生素类药)
Cefadyl *n*. 头孢匹林钠(pirin sodium) 制剂的商品名
Cefalexin *n*. 头孢氨苄 (抗生素类药)
cefaloglycin *n*. 头孢甘酸
Cefaloglycin *n*. 头孢来星(抗生素)
Cefalonium *n*. 头孢洛宁 (抗生素类药)
Cefaloram *n*. 头孢洛仑 (抗生素类药)
Cefalorktine *n*. 头孢噻啶 (抗生素类药)
Cefalotin *n*. 头孢噻吩 (抗生素类药)
Cefamandole *n*. 头孢孟多,头孢羟唑(抗生素类药)
Cefaparole *n*. 头孢帕罗,氨羟苄噻二唑头孢菌素(抗生素类药)
Cefapirin *n*. 头孢匹林(同 CEP) (抗生素类药)
Cefatrizine *n*. 头孢曲嗪,头孢三嗪,氟唑头孢菌(抗生素类药)
Cefazaflur *n*. 头孢氮氟 (抗生素类药)
Cefazaflur sodium *n*. 头孢曲嗪,头孢三嗪,羟胺唑头孢素钠(抗生素类药)
Cefazedone *n*. 头孢西酮 (抗生素类药)
Cefazolin *n*. 头孢唑林,头孢唑啉菌素,头孢菌素 V(抗生素类药)
Cefbuperazone *n*. 头孢拉宗, 头孢布宗(抗生素类药)
Cefcanel *n*. 头孢卡奈 ‖ ~ daloxate 头孢卡奈达酯(抗生素类药)
Cefcapene *n*. 卡孢卡品(抗生素类药)
Cefclidin *n*. 卡孢克定(抗生素类药)
Cefdaloxime *n*. 头孢达肟(抗生素类药)
Cefdinir *n*. 头孢地尼(抗生素类药)
Cefditoren *n*. 头孢托仑(抗生素类药)
Cefedrolor *n*. 头孢屈洛(抗生素类药)
Cefempidone *n*. 头孢吡酮(抗生素类药)
Cefepime *n*. 头孢吡肟(抗生素类药)
Cefetamet *n*. 头孢他美(抗生素类药)
Cefetecol *n*. 头孢替考(抗生素类药)
Cefetrizole *n*. 头胞三嗪(抗生素)
Ceffibuten *n*. 头孢布坦(抗生素)
CEFIC Federations of the Chemical Industry 欧洲化学工业联合会中心(法国)
Cefivitril *n*. 头孢维曲(抗生素类药)
Cefizox *n*. 头孢哌酮钠 (ceftizoxime sodium) 制剂的商品名
Cefluprenam *n*. 头孢瑞福(抗生素类药)
Cefmepidium Chloride *n*. 头孢氯铵(抗生素类药)
Cefmetazole *n*. 头孢美唑(抗生素类药)
Cefminox *n*. 头孢米诺(抗生素类药)
Cefobid *n*. 头孢哌酮钠(cefoperazone sodium)制剂的商品名
Cefodizime *n*. 头孢地嗪(抗生素类药)
Cefonicid *n*. 头孢尼西(抗生素类药) ‖ ~ sodium 头孢尼西钠,头孢羟苄磺唑钠(抗生素类药)
Cefoperazone *n*. 头胞哌酮,先锋必(抗生素) ‖ ~ sodium 头孢哌酮钠(抗生素类药) / ~-sulbactam 头孢哌酮-舒巴坦(抗生素)
Ceforanide *n*. 头孢雷特,头孢苄胺四唑,氨苄四唑头孢菌素(抗生素类药)
Cefoselis *n*. 头孢噻利(抗生素类药)
Cefotan *n*. 头孢替坦二钠 (cefotetan disodium)制剂的商品名
Cefotaxime *n*. 头孢噻肟,头孢氨噻,噻肟脂头孢菌素(抗生素类药)
Cefotetan *n*. 头孢替坦(抗生素类药)
Cefotiam *n*. 头孢替安(抗生素类药)
Cefoxazole *n*. 头孢恶唑(抗生素类药)
Cefoxitin *n*. 头孢西丁,头孢噻吩,噻吩甲氧头孢菌素(抗生素类药)
cefoxitin- 7-methoxythiophenylcephalosporin *n*. 甲氧噻吩头孢菌素
Cefozopran *n*. 头孢唑兰(抗生素类药)
CEFP Continuing Education for the Family Physician 家庭医师连续教育(杂志名)
Cefpimizole *n*. 头孢咪唑(抗生素类药)
Cefpirome *n*. 头孢匹罗(抗生素类药)
Cefpodoxime *n*. 头孢泊肟(抗生素类药)
Cefprozil *n*. 头孢丙烯(抗生素类药)
Cefquinome *n*. .头孢喹肟(抗生素类药)
cefradine *n*. 头孢环己烯,头孢雷定,头孢菌素 VI, 先锋霉素 VI
Cefradine *n*. 头孢拉定(抗生素类药)
Cefrotil *n*. 头孢罗替(抗生素类药)

Cefroxadine *n*. 头孢沙定(抗生素类药),甲氧环烯氨头孢菌素,环己烯胺甲氧头孢菌素
Cefsulodin *n*.头孢磺啶(抗生素类药)头孢磺吡苄
Cefsumide *n*.头孢舒米(抗生素类药)
Ceftazidime *n*. 头孢他啶,头孢噻甲羧肟(抗生素类药)
Cefteram *n*. 头孢特仑(抗生素类药)
Ceftezole *n*. 头孢替唑 (抗生素类药)
Ceftibuten *n*. 头孢布烯 (抗生素类药)
Ceftiofur *n*. 头孢噻呋 (抗生素类药)
Ceftiolene *n*. 头孢噻林 (抗生素类药)
Ceftioxide *n*. 头孢噻氧 (抗生素类药)
Ceftizoxime *n*. 头孢唑肟 (抗生素类药) ‖ ~ sodium 头孢唑肟钠,头孢去甲噻肟钠(抗菌药)
ceftriaxone *n*. 头胞三嗪,头孢曲松,菌必治 (抗生素) ‖ ~ sodium 头孢曲松钠,头孢三嗪噻肟钠(抗菌药)
Cefuracetime *n*.头孢呋汀 (抗生素类药)
Cefuroxime *n*. 头孢呋辛头孢氨呋肟 ‖ ~ Cefuroxime axetil 头孢呋肟酯、新菌灵 广谱抗生素,治疗前列腺炎及淋球菌感染药物
Cefuzonam *n*.头孢唑南 (抗生素类药)
CEG cefaloglycin *n*.头孢甘酸
Cegka's sign (Josephus J. Cegka) 切卡征(呼吸不同时期心浊音不变,为粘连性心包的体征)
CEH cholesterol ester hydrolase 胆固醇酯水解酶
CEHA N-cyclohexyl-2-ethyl-hexylamine N-环已基-2-乙基已基胺
CEI cardiac effort index 心脏工作系数 /Clinical and Experimental Immunology 临床与实验免疫学(杂志名)/Committee on Environmental Improvement (ACS) 环境改善委员会(美国化学会)/converting enzyme inhibitors 转换酶抑制剂
CEID crossed electroimmunodiffusion 交叉电免疫弥散
ceiling *n*. 天花板,顶板 ‖ ~ floor column 天轨式立柱 / ~ height 吊架(天轨)高度 / ~ model 天轨型 / ~ rail 天轨 / ~ suspended dental unit 天轨悬吊牙用 X 线机 / ~ suspended image intensifier 天轨悬吊影像增强器 / ~ suspended tube column 天轨 X 线管吊架
CEJ cement-enamel junction 骨质釉质界
Cel celluloid *n*. 赛璐珞,假象牙 /Celsius *n*. 摄氏(温度计)/cellulose *n*. 纤维素
cel sel 厘米/秒(速度单位)
cel- [希 koilos] [构词成分] 穴,凹
cel(o)- [构词成分] 瘤,肿胀;腔,见 coel(o)-;腹,腹腔,见 celi(o)
cel. Celsius thermometric scale 摄氏[温度计]
celandine *n*. 白屈菜
celarium; **coelarium** *n*. 体腔膜
celasruts flagellarisRupr. [拉;植药] 刺苞南蛇藤
Celastraceae *n*. 卫矛科
celastrine *n*. 南蛇藤素
Celastrus L. *n*. 南蛇藤属 ‖ ~ angulatus Maxim. [拉;植药] 苦皮藤 / ~ articulatus 南蛇藤,蔓性落霜红 / ~ hypoleucus (Oliv.) Warb. [拉,植药] 粉背南蛇藤 / ~ orbiculatus Thunb. [拉,植药] 南蛇藤/ ~ paniculata 圆锥花南蛇藤 / ~ scandens 美南蛇藤
celation [拉 celare to conceal] *n*. 隐瞒妊娠,隐瞒分娩
celbenin; **BRL**-1241 *n*. 二甲氧苯基青霉素钠
-cele [希 Kele] [构词成分] 肿瘤,膨出,疝
-cele- [希 kele hernia 突出,疝] [希 koilia cavity 腔] ①腔 ②瘤 ③膨出,突出,疝,肿大,肿物,曲张,囊肿;slscelectome; kelectome 取瘤质刀,瘤组织剪钳
celenteron; **archenteron** *n*. 原肠
celery [希 selinon parsley] *n*. 芹菜,塘蒿 ‖ ~ stick appearance 芹菜枝样表现 / ~ crinkle leaf mosaic virus (Eritage et Severing) (Celery western mosaic virus 株) 芹菜皱叶花叶病毒 / ~ latent virus (Luisoni) 芹菜潜伏病毒 / ~ mosaic potyvirus 芹菜花叶马铃薯 Y 病毒 / ~ mosaic virus (Holmes) = Celery (western) mosaic virus (Sverin et Freitag) 芹菜(西部)花叶病毒 / ~ ring spot virus (Hollings) 芹菜环斑病毒 / ~ (western) mosaic virus (Severin et Freitag) [~ mosaic virus (Holmes), Apium virus 1 (Snuth), Marmor unbelliferarum (Holmes)] 匠菜(西部)花叶病毒 / ~ yellow mosaic potyvirus 芹菜黄花叶马铃薯 Y 病毒 / ~ yellow net virus (Hollings) 芹菜黄网病毒 / ~ yellow spot luteovirus 芹菜黄斑黄症病毒 / ~ yellow spot virus (Freitag et severin) 芹菜黄斑病毒 / ~ yellow vein virus (Hollings) (Tomato black ring virus 株) 芹菜黄脉病毒
celesticetin *n*. 天青菌素
celestite; **celestine**; **coelestin** *n*. 天青石
Celestone *n*. 倍他米松(betamethasone)制剂的商品名
celhmeth *n*. 甲基纤维索
celiac [希 koilia belly]; **coeliac** *a*. 腹的,腹腔的 ‖ celiac angiography *n*. 腹腔血管造影(术) ‖ ~ arterography 腹腔动脉造影(术)/ ~ trunk angiography 腹腔血管干造影(术) / ~ arteria (简作 c) 腹腔动脉 / ~ trunk 腹腔动脉[干]
celiaca *n*. ①腹腔疾病 ②腹脂痢
celiacography *n*. 腹腔动脉造影术
celiaco-mesenteric *a*. 腹腔肠系膜的
celiadelphus [koilia + 希 adelphos brother] *n*. 腹部联胎
celiagra [koilia belly + agra seizure] *n*. 腹痛风
celialgia; **coelialgia** *n*. 腹痛
celianeurysm *n*. 腹部动脉瘤
celiectasia [celio- + 希 ektasis distention] *n*. 腹腔膨大
celiectomy *n*. 内脏切除术;迷走神经腹支切除术(以缓解原发性高血压)
celiemia *n*. 腹脏充血
celiminator *n*. 栅(极)电源整流器
celio-; **coelio-**; **coeli-**; **celi-** *n*. 腹,腔,腹腔
celio-alytrotomy [celio- + 希 elytron sheath + tome cut]; **celiocolpotomy** *n*. 剖腹阴道切开术
celiocele; **coeliocele** *n*. 腹部突出,腹部疝
celiocentesis *n*. 腹腔穿刺术
celiocolpotomy [celio- + 希 kolpos vagina + tome cut]; **celicelytrotomy** *n*. 剖腹阴道切开术
celiocyesis [celio- + 希 kyesis pregnancy] *n*. 剖腹阴道切腹孕
celiodynia; **celialgia**; **coeliodynia** *n*. 腹痛
celio-enterotomy *n*. 剖腹肠切开术
celiogastrotomy *n*. 剖腹胃切开术
celiohemia; **celiemia** *n*. 腹脏充血
celiohystero-oothecectomy; **coeliohystero-oothecectomy** 剖腹子宫卵巢切除术
celiohysterosalpingo-oothecectomy; **coeliohystero-salpingo-oothceceto-my** 剖腹子宫卵巢输卵管切除术
celiohysterotomy *n*. 剖腹子宫切开术
celiolymph [希 oelia cavity + lympha water] *n*. 脑室液,脑脊髓液
celioma *n*. 腹瘤
celiomyalgia; **myocelialgia** *n*. 腹肌病
celiomyitis *n*. 腹肌炎
celiomyomectomy; **celiomyo-motomy** *n*. 剖腹肌瘤切除术
celiomyositis *n*. 腹肌炎
celioncus *n*. 腹瘤
celioparacentesis *n*. 腹腔穿刺术
celiopathy *n*. 腹病
celiophyma; **celioncus** *n*. 腹瘤
celioplegia [koilia + 希 plege a stroke]; **coelioplegia** *n*. 腹部麻痹
celiopyosis *n*. 腹腔化脓
celiorrhaphy [calio- + 希 rhaphe suture] *n*. 腹壁缝术
celiosalpingectomy *n*. 剖腹输卵管切除术
celioscope *n*. 腹腔镜
celioscopy; **coelioscopy** *n*. 腹腔镜检查
celiosits *n*. 腹寄生虫
celiothelioma; **mesothelioma** *n*. 间皮瘤
celiotomize; **coeliotomize** *n*. 剖腹
celiotomy *n*. 剖腹术 ‖ ~, vaginal 阴道式剖腹术 / ~, ventral 腹式剖腹术
celiprolol *n*.塞利洛尔 (β受体阻滞药)
c-ELISA Competitive enzyme-linked immunosorbent assy 竞争型酶免疫吸附测定
celitis *n*. 腹内器官炎,内脏炎
Cell 细胞(杂志名)
cell [拉 cella compartment] *n*. 细胞 ‖ ~, A; alpha ~ A 细胞 α 细胞 / ~, Abbe-Zeiss counting 阿—蔡二氏计数池(血细胞计数器) / ~, absorption 吸收匣,吸收池 / ~, accessory 辅助细胞 / ~, acid 壁细胞,酸细胞 / ~, acidophilic 嗜酸[性]细胞 / ~, acinous 腺泡细胞 / ~, acoustic hair 听器毛细胞 / ~, adelomorphous 隐形细胞 / ~ adhesion molecule CAM 细胞黏着分子,细胞黏附分子/ ~, adipose; fat ~ 脂肪细胞 / ~s, adventitial; perithelial cells 外膜细胞,周皮细胞 / ~s, agger nasi 鼻丘小房 / ~, air 气泡 / ~, albuminous [白]蛋白细胞 / ~s, algoid 藻洋细胞 / ~s, alpha α 细胞(胰岛或垂体前叶内) / ~, alveolar; pneumonocyte 肺泡细胞,肺细胞 / ~s, Alzheimer's 阿尔茨海默氏细胞(①变性星形细胞②巨胶质细胞) / ~, amacrine 无长突细胞 / ~, ameboid 变形细胞 / ~, ameboid blastodermic 变形胚盘细胞 / ~, amphophilic 两染细胞 / ~, anal 臀室 / ~, ancestral 祖细胞,初细胞 / ~-associated virus 与细胞关联的病毒 / ~, Auitschkow's 阿尼奇科夫氏肌细胞 / ~s, antipodal 反足细胞 / ~, apical 顶端细胞 / ~s, apocrine 顶[浆分]泌细胞 / ~, apolar 无极细胞 / ~, apoplectic 卒中性小房 / ~s, apotrophic

顶端滋养细胞 / ~s, argentaffine 嗜银细胞 / ~, argyrophil 嗜银细胞 / ~, arkyochrome 网[质]染[色]细胞(尼斯耳氏体成网的神经细胞) / ~s, Armanni-Ebstein 阿—埃二氏细胞(肾近端尿细管的上皮细胞) / ~s, Aschoff's 阿孝夫氏细胞(塔拉拉耶夫氏细胞,为风湿病的特异性细胞) / ~s, auditory 听细胞 / ~, autosynthetic 人工合成细胞 / ~, B; beta ~ B 细胞, β 细胞(胰岛) / ~, bacterial 菌细胞 / ~s, balloon 气球样细胞(带状疱疹水疱变性细胞) / ~s, banana 香蕉细胞 / ~, band 杆状核细胞 / ~, basal; basilar ~ 基底细胞 / ~, basket 篮状细胞 / ~, basophilic 嗜碱[性]细胞 / ~, battery 电池 / ~, beaker; goblet ~ 杯状细胞 / ~s, Beale's ganglion 比耳氏神经节细胞(双极细胞) / ~s, Berger; hilus ~ 贝格尔氏细胞[卵巢]门细胞 / ~s, Bergmann's 贝格曼氏细胞(小脑皮质分子层胶质) / ~s, beta β 细胞, β 细胞(胰岛)「细胞」/ ~s, Betz's; giant pyramidal ~ 贝茨氏细胞,巨锥体细胞 / ~s, Bevan-Lewis 比万·刘易斯氏细胞(大脑运动区皮质中的某种锥体细胞) / ~, bichromate; dichromate ~ 重铬酸钾电池 / ~, binary nerve 二分神经细胞 / ~, binucleate 双核细胞 / ~, bipolar 两极神经细胞 / ~s, bird's nest 鸟巢细胞(癌巢) / ~s, bladder 囊细胞 / ~, blast 胚细胞 / ~, blastoderm 胚盘细胞 / ~, bloated 肿胀星形细胞 / ~s, blood 血细胞 / ~, body 细胞体 / ~s, Boll's 波耳氏细胞(泪腺基细胞) / ~, bone 骨细胞 / ~ of bone marrow, giant 骨髓巨细胞 / ~s, border 边缘细胞 / ~s, Bottcher's 伯特舍氏细胞(耳蜗) / ~s, breviradiate 短突神经胶抽细胞 / ~s, bristle 毛细胞(耳蜗) / ~, bronchic 肺泡 / ~, brood; mother ~ 母细胞 / ~s, brush 刷状细胞 / ~, burr; crenated ~ 钝锯齿状细胞,棘红细胞 / ~s, C C 细胞(胰岛) / ~, Cajal 卡哈耳氏细胞(星形[胶质]细胞) / ~, calcigerous 钙化牙本质细胞 / ~, caliciform; goblet ~ 杯状细胞 / ~ call 子程序编码 / ~, cameloid; elliptocyte 椭圆形红细胞 / ~, capsule; amphicyte 被膜细胞,套细胞 / ~, carrier; phagocyte [吞]噬细胞 / ~s, cartilage 软骨细胞 / ~s, caryochrome 核[染]色细胞 / ~s, castcation 阉割细胞(性机能不足时垂体前叶中的一种细胞) / ~ coat; core 细胞外衣;核心体(电镜) / ~s, caudate; cometal cells 尾状细胞,彗星细胞(一种神经胶质细胞) / ~, central 中央细胞 / ~s, centro-acinar 泡心细胞 / ~, centro-alveolar 泡心细胞 / ~, chalice; goblet ~ 杯状细胞 / ~s, chief ①主细胞 ②隐形细胞 / ~s, chromaffin 嗜铬细胞 / ~, chromatophore 色素细胞 / ~s, chromophil 嗜色细胞 / ~, chromophobe 嫌色细胞 / ~, ciliated 纤毛细胞 / ~s, Clarke's 克拉克氏细胞(脊髓背核色素细胞) / ~s, Claudius 克劳迪厄斯氏细胞(耳蜗) / ~s, clear; water-clear cells 明细胞 / ~, cleavage 卵裂细胞 / ~s, clump 团块细胞(红膜括约肌内) / ~, of cochlea, Deiter's 代特氏耳蜗细胞 / ~, collapsed parenchymatous 缩陷柔组织细胞 / ~, colloid 胶质细胞 / ~, column; columnar ~; cylindric ~ 柱状细胞 / ~s, cometal; caudate cells 彗星细胞,尾状细胞(一种神经胶质细胞) / ~s, commissural; heteromeral cells 连合细胞,异侧细胞 / ~, complementary 补充细胞 / ~, compound granule 复粒细胞(巨噬细胞) / ~s, cone, retinal cone cells 圆锥细胞 / ~s, connective tissue 结缔组织细胞 / ~, constant 恒电池 / ~s, contractile fiber 平滑肌纤维细胞,可收缩纤维细胞 / ~, corneal 角膜细胞 / ~s of Corti 柯替氏细胞(外侧听细胞) / ~, councilman 康西耳曼氏细胞(黄热病时一种肝实质 / ~, counting 计数池[细胞] / ~, couer 盖油胞 / ~s, crescent; demilune cells 新月细胞 / ~, cribrose 筛细胞 / ~, cuboid 立方细胞 / ~s, Custer 卡斯特氏细胞(网织内皮系统病淋巴结内的一种有细长原浆突的细胞) / ~, cylindric; columnar ~ 柱状细胞 / ~, cytochrome 胞色细胞(一种神经细胞) / ~s, D D 细胞(胰岛) / ~, Daniell 丹尼耳氏电池 / ~, daughter 子细胞 / ~s, Davidoff's; Paneth's cells 达维多夫氏细胞,帕内特氏细胞(肠腺嗜酸性细胞) / ~s, decidual 蜕膜细胞 / ~, defense 防御细胞 / ~s, Deiters' 代特氏细胞(①听器的外指细胞 ②神经胶质细胞) / ~s, delomorphous; oxyntic cells; parietal cells 显形细胞,泌酸细胞,壁细胞 / ~, delta δ 细胞,丁细胞 / ~s, demilune 新月细胞 / ~, dentin; odontoblast 成牙质细胞 / ~ differentiation 解体细胞 / ~, disintegrated 解体细胞 / ~-dispersing agent 细胞分散剂 / ~-dispersing tecdhnique 细胞分散技术 / ~ division cycle gene, CDC gene 细胞分裂周期基因 / ~s, Dogiel's 多纪耳氏细胞(交感链或胃肠壁内丛的神经节细胞) / ~s, dome 圆顶细胞(构成胚胎皮上层的大细胞) / ~s, Dorothy Reed; Sternberg-Reed cells 道氏赛·李德氏细胞,斯—李二氏细胞(多核分叶状巨细胞,见于霍奇金氏病时的淋巴结内) / ~, dry 干电池 / ~s, dust 尘细胞(肺) / ~, egg 卵细胞 / ~, egg mother; oocyte; ovocyte 卵母细胞 / ~, electrolytic 电解池 / ~s, elementary; embryonal cells 原细胞,胚性细胞 / ~, emigrated 移出细胞 / ~, enamel; ameloblast 成釉细胞 / ~, encasing; cover ~ 盖细胞 / ~, endogenous 内原细胞 / ~, endothelial 内皮细胞 / ~s, endothelioid 内皮样细胞 / ~, entero-chromaffin 肠嗜铬细胞 / ~, ento-mesoderm 内中胚层细胞 / ~s, entoplastic 内质细胞 / ~, eosinophil 嗜曙红细胞,嗜酸性细胞 / ~s, ependymal 室管膜细胞 / ~s, epidermic 表皮细胞 / ~s, epithelial 上皮细胞 / ~s, epithelioid 上皮样细胞,似上皮细胞 / ~s, erythroid 红细胞样细胞 / ~, erythrosin 藻红细胞 / ~, ethmoidal 筛,筛房 / ~, excretory 排泄细胞 / ~, exposure 照射室 / ~, fat 脂肪细胞 / ~, fatty granule 脂肪颗粒细胞(一种神经胶质细胞) / ~, ferment 酶细胞 / ~, Ferrata's 费拉塔氏细胞,成血细胞 / ~, fiber 纤维细胞 / ~, flagellate 鞭毛细胞 / ~, flagellate epithelial 鞭毛上皮细胞 / ~, flame; solenocyte 焰细胞 / ~, flat 扁平细胞 / ~, flat epithelial 扁平上皮细胞 / ~s, floor 底细胞(耳蜗) / ~, Foa-Kurloff 福—库二氏细胞(豚鼠的含有杆状和粒状包涵体的无粒白细胞 / ~s, foam 泡沫细胞 / ~, follicle 卵泡细胞 / ~s, follicular 滤泡细胞 / ~, follicular epithelial 滤泡上皮细胞 / ~s, follicular lutein; lutein cells 卵泡黄体素细胞,黄体素细胞 / ~s, foot 足细胞 / ~, foreign-body giant 异物巨细胞 / ~, formative; embryonal ~ 胚性细胞 / ~s, Foulis' 福耳斯氏细胞(恶性卵巢囊肿液内所见 / ~, fuchsinophil 嗜品红细胞(的一种上皮细胞) / ~, Fuller 富勒氏电池 / ~, fusiform; spindle ~ 梭形细胞 / ~, galvanic 直流电池 / ~s, gametoid 生殖细胞样癌细胞 / ~, gamma γ 细胞(胰岛) / ~, ganglion 神经节细胞 / ~, gastric oxyntic 胃泌酸细胞 / ~s, Gaucher's 高歇氏细胞(见于高歇氏病的脾等) / ~s, Gegenbaur; osteoblasts 格根包尔氏细胞,成骨细胞 / ~, genital; germ ~ 生殖细胞,胚细胞 / ~s, genitaloid; primary germ cells 原生殖细胞 / ~s, germ 生殖细胞,性细胞 / ~, germinal 生发细胞 / ~, ghost 影细胞 / ~s of Giannuzzi; demilune cells 贾努剂氏新月形腺细胞,新月细胞 / ~, giant 巨细胞 / ~s, giant pyramidal 巨锥体细胞 / ~s, Gierke's 吉尔克氏细胞(组成胶状质的主要神经细胞) / ~, gitter 格子细胞 / ~s, Gley's 格累氏细胞(睾丸间质细胞) / ~, glia 神经胶质细胞 / ~s, globuliferous 含红细胞[白]细胞 / ~, goblet 杯状细胞 / ~s, Golgi's 高尔基氏细胞(轴突极端的神经细胞,于脑脊髓灰质中 / ~s, Goormaghtigh 古马夫提夫氏细胞(近血管球细胞) / ~, granular [颗]粒细胞 / ~s, granule; phagocytic microglia [颗]粒细胞,吞噬小神经细胞 / ~, granulosa 粒层细胞[卵巢] / ~s, granulosa-lutein 粒层黄体素细胞,粒层黄体细胞 / ~, gravity 重力电池 / ~, Grenet 格伦尼特氏电池,重铬酸钾电池 / ~, Grove 格罗夫氏电池 / ~, guanine 鸟嘌呤细胞 / ~, guard 保卫细胞 / ~s, gustatory; taste cells 味细胞 / ~, gyrochrome 环染细胞(一种神经细胞) / ~s, hair 毛细胞 / ~s, heart-disease; heart-failure cells; heart-lesion cells 心力衰竭细胞 / ~s, hecatomeral 两侧细胞(神经细胞轴索分支到脊髓两侧 / ~, heckle; prickle ~ 棘细胞 / ~s, Heidenhain's 海登海因氏细胞(胃腺的显形及隐形细胞 / ~s, Henle's 汉勒氏细胞(细精管大粒细胞) / ~s, Hensen's 享森氏细胞(耳蜗柯替氏器的外支持细胞/ ~s, hepatic 肝细胞 / ~s, heteromeral 异侧细胞,连合细胞 / ~, Hill's; gravity ~ 希耳氏电池,重力电池 / ~, hillus; Berger cells [卵巢]门细胞,贝格尔氏细胞 / ~s, Hodgkin's; Sternberg-Reed cells 霍奇金氏细胞,斯—李二氏细胞 / ~s, Hofbauer 霍夫包尔氏细胞(绒毛膜) / ~, horizontal 水平细胞(①大脑皮质水平细胞 ②视网膜水平细胞) / ~s, horn ①角质细胞 ②角细胞(脊髓角的节细胞) / ~, Hortega; microglia ~ 霍特加氏细胞,小神经胶质细胞 / ~s, Hiirthle 许特耳氏细胞(有时见于甲状腺内的大嗜酸性细胞) / ~, hyperchromatic 深染细胞 / ~, of hypophysis, oxyphilic 垂体嗜酸性细胞 / ~, hypoohysis pregnancy 垂体孕细胞 / ~s, ichthyoid; megaloblast 巨成红细胞 / ~, imbricated 迭瓦状细胞 / ~s, incasing 包装细胞(味蕾内) / ~, inclusions 细胞包涵体 / ~, indifferent 平凡细胞 / ~s, initial; germ cells 胚细胞,生殖细胞 / ~s, intercalary 闰细胞 / ~, interfollicular 滤泡间细胞(甲状腺) / ~, irritation; Turk's irritation-leukocyte 刺激细胞,提尔克氏刺激性白细胞(单核无粒白细胞) / ~s, islet 胰岛细胞 / ~, juvenile; metamyelocyte 幼稚[白]细胞,晚髓细胞 / ~, juxtaglomerular 近血管球细胞,近肾小球细胞 / ~s, karyochrome 核[染]色细胞(一种神经细胞) / ~s, of Kulchitsky 库尔契茨基氏细胞(胃肠嗜银细胞) / ~s, Kupffer's; stellate cells 枯否氏细胞,星形细胞(肝) / ~s, lacrimoethmoid 泪筛小房(位于泪骨下) / ~, lactiferous 输乳细胞 / ~, lamellar 环层细胞 / ~s, Langerhans' 郎格罕氏细胞(①表皮生发展深部的星形细胞 ②角膜细胞间隙中不规则的游走细胞) / ~s, Langhans' 郎罕氏细胞①表皮粒层内多角形细胞 ②结核性结节巨细胞) / ~, Langhans' giant 郎罕氏巨细胞 / ~, latex 乳汁细胞 / ~, L.E. 红斑狼疮细胞(见于斑狼疮患者的骨髓中) / ~, Leclanche 勒克朗谢氏电池 / ~s, Leishman's chrome 利什曼氏色素细胞(黑尿热时所见的嗜碱性颗粒白细胞) / ~, lepra 麻风细胞 / ~s, Leydig's

莱迪希氏细胞,间质细胞 / ~s, Leydig, interstitial 莱迪希氏间质细胞 / ~, lining; littoral ~ 衬细胞 / ~, Lipschutz; centrocyte 利普许茨氏细胞,中心细胞(见红色苔癣) / ~s, littoral 衬细胞 / ~s, liver; hepatic cells 肝细胞 / ~s, longiradiate 长突[神经胶质]细胞 / ~, luteal 黄体细胞 / ~s, lutein 黄体素细胞 / ~s, lymphadenoma; Sternberg-Reed cells 淋巴腺瘤细胞,斯—李二氏细胞(多核分叶状细胞,见于霍奇金氏病时的淋巴结内) / ~, lymphoid 淋巴样细胞 / ~s, lymphoid sten 淋巴样干细胞 / ~s, lymphoid wandering 淋巴样游走细胞 / ~, mantle 外膜细胞 / ~, Marchand's; adventitial ~ 外膜细胞 / ~s, marginal; demilune cells 绿细胞,新月细胞 / ~, Marie-Davy 马—戴二氏电池 / ~, marrow 骨髓细胞 / ~s, Martinotti's 马尔提诺蒂氏细胞(大脑皮质多形层内的梭形细胞) / ~s, mast 肥大细胞 / ~s, mastoid 乳突小房 / ~, matrix 基层细胞(毛球) / ~, Mauthner's 毛特讷氏细胞(在鱼类和两栖类后脑中分出毛特讷氏纤维的大细胞) / ~-mediated immunity, CMI 细胞介导的免疫 / ~-mediated lymphocy totoxity 细胞介导的淋巴细胞毒性 / ~, medullary 骨髓细胞 / ~s, Merkel-Ranvier 美—郎二氏细胞(成黑色素细胞) / ~, mesenchymal 间[充]质细胞 / ~, mesoglia 中神经胶质细胞 / ~s, mesothelial 间皮细胞 / ~s, Meynert's 迈内特氏细胞(大脑皮质距状裂内孤独的锥体细胞) / ~, microelectrophoretic 微电泳池 / ~, microglia 小神经胶质细胞 / ~s, midget bipolar 矮小两极细胞 / ~s, migratory 游走细胞 / ~s, Mikulicz's 米库利奇氏细胞(鼻硬结的细胞,内含病原体 / ~s, mitral 僧帽细胞 / ~, mononuclear 单核细胞 / ~, mosaic 镶工细胞 / ~, mossy 苔鲜细胞(一种神经胶质细胞) / ~, mother 母细胞 / ~, motor 运动(神经)细胞 / ~, mucilage 黏浆细胞(植) / ~, mucin; mucous ~ 黏液细胞 / ~s, mucoalbuminous; mucoserous cells; trophochrome cells 黏浆液细胞,拒染细胞 / ~s, mucous 黏液细胞 / ~s, mucous neck [胃腺]颈部黏液细胞 / ~, mulbery 桑葚形细胞(有空泡的浆细胞) / ~, multinucleate; polykaryocyte 多核细胞 / ~, multipolar nerve 多极神经细胞 / ~, muscle 肌细胞 / ~, myeloid; marrow ~ 骨髓细胞 / ~s, myo-epithelial 肌上皮细胞 / ~, myogenous 肌原细胞 / ~s, myoid 肌样细胞 / ~, myrosin 芥子酶细胞 / ~s, Nageotte's 纳热奥特氏细胞(脑脊液中的一种细胞) / ~, naked 裸细胞 / ~, nerve 神经细胞 / ~s, Neumann's 诺伊曼氏细胞(骨髓中的有核红细胞) / ~s, neuroepithelial; neuroglia cells 神经胶质细胞 / ~s, neuroglia 神经胶质细胞 / ~, neuromuscular 神经肌细胞 / ~, neurosecretory 神经分泌细胞 / ~, neurosensory 神经感觉细胞 / ~, neutophil 中性细胞 / ~, niche; pneumonocyte 肺泡细胞,肺细胞 / ~s, Niemann-Pick; Pick's cells 尼—皮二氏细胞,皮克氏细胞(见于尼—皮二氏病器官内) / ~s, noble 分化细胞 / ~, normal 正常细胞 / ~, nucleated 有核细胞 / ~s, nurse; nursing cells; Sertoli's cells 足细胞,塞尔利氏细胞 / ~, nutrient 滋养细胞 / ~s, oat; oat-shaped cells 燕麦形细胞 / ~, odontoblast 成牙质细胞 / ~, oil 油细胞 / ~s, olfactory 嗅细胞 / ~, oligodendroglia 少突神经胶质细胞 / ~, one-fluid 单液电池 / ~ of origin 起源[神经]细胞 / ~, osmotic 渗透池 / ~, osseous; bone ~ 骨细胞 / ~, osteochondrogenic 骨软骨原细胞 / ~, osteogenic 骨原细胞 / ~s, oxyntic; delomorphous cells 泌酸细胞,显形细胞,壁细胞 / ~s, oxyphil 嗜酸[性]细胞 / ~s, Paget's 佩吉特氏细胞(见于佩吉特氏病时乳头表皮内 / ~, palati ne 腭小房 / ~, palisade 栅状细胞 / ~s, Paneth's 帕内特氏细胞(肠腺的嗜酸性细胞) / ~s, parafollicular 滤泡旁细胞(甲状腺) / ~s, paralutein; paraluteal cells; theca-lutein cells 副黄体细胞,泡膜黄体细胞 / ~, parent; mother ~ 母细胞 / ~s, parietal; delomorphous cells 壁细胞,显形细胞 / ~, passage 通道细胞 / ~, pathologic 病理性细胞 / ~s, pavement 扁平细胞 / ~s, pediculated 有足[神经胶质]细胞 / ~s, peg; intercalary cells 闰细胞 / ~s, peptic 胃酶细胞 / ~s, pericapillary; perithelium 毛细管周细胞,周皮 / ~s, pericellular 神经无周细胞 / ~, perithelial; adventitial ~ 周皮细胞,外膜细胞 / ~s, perithral 血管周浆细胞 / ~s, perivascular 血管周[围]细胞 / ~, persensitized 超敏感性细胞 / ~, pessary 子宫托形红细胞 / ~, phaeochrome; chromaffin ~ 嗜铬细胞 / ~s, phalangeal 指细胞 / ~s, pheochrome 嗜铬细胞 / ~s, physaliferous 空泡细胞 / ~, Pick's; Niemann-Pick cells 皮克氏细胞,尼—皮二氏细胞 / ~, pigment 色素细胞 / ~s, pillar; pillar of Corti's organ 柱细胞,可替氏器柱细胞(耳蜗) / ~, pineal 松果体细胞 / ~, plasma 浆细胞 / ~, pluripotent 多潜能细胞,多种作用细胞 / ~s, pneumatic 气小房 / ~s, polar; polar bodies 极体 / ~s, polychromatic; polychromatophil cells 多染[性]细胞 / ~, polygonal 多角[形]细胞 / ~s, polyhedral 多面形细胞 / ~, polyhedral epithelial 多面形上皮细胞 / ~, polymorphonuclear 多形核细胞 / ~, polymorphous 多形细胞 / ~, polyplastic 多塑性细胞 / ~, polyploid 多倍体细胞 / ~, porous 素烧筒 / ~, pregnancy 妊娠细胞(垂体) / ~, prickle 棘细胞 / ~, primary 原电池 / ~, primary yolk 初级卵黄细胞 / ~, primitive wandering 原始游走细胞 / ~s, primordial; embryonal cells 原细胞,胚性细胞 / ~, primordial endoderm 原内胚层细胞 / ~s, primordial germ 原生殖细胞 / ~s, principal 主细胞 / ~, pro 前细胞 / ~s, prop; Purkinje cells 浦肯野氏细胞(小脑皮质中层内 / ~, protective 防卫细胞,被盖细胞 / ~s, pseudoplasma 假浆细胞 / ~, pscudoxanthoma 假黄瘤细胞 / ~s, psychic 精神细胞(大脑皮质的细胞) / ~s, pulp 髓细胞 / ~, pulpar 脾髓细胞 / ~s, Purkinje's 浦肯野氏细胞(小脑皮质中层内) / ~, pus 脓细胞 / ~, pyknotic 皱缩细胞 / ~, pyramidal 锥体细胞 / ~, pyrrol; pyrrhol ~ 吡咯细胞 / ~ quartz 多孔石英 / ~, radium 镭管 / ~, Ranvier's 郎飞氏细胞(腱内的结缔组织小体) / ~, Rauber's 功贝尔氏细胞 / ~, red blood 红[血]细胞 / ~s, Reed; Sternberg-Reed cells 李德氏细胞,斯—李二氏细胞(多核分叶状巨细胞,见于霍奇金氏病时的淋巴结内) / ~, Reed-Sternberg; Reed cells 李—斯二氏细胞,李德氏细胞 / ~, reserve 补充细胞 / ~, residential 居留细胞(非游走细胞) / ~, resting 休止细胞 / ~, resting wandering 休止游走细胞,破折细胞 / ~s, reticular 网状细胞 / ~, reticuloendothelial 网状内皮细胞 / ~, reticulum; reticular ~ 网状细胞 / ~s of retina, horizontal 视网膜水平细胞 / ~ of retina, pigment 视网膜色素细胞 / ~s, retinal 视网膜细胞 / ~ of Retzius 雷济厄斯氏细胞 / ~, rhagiocrine; histiocyte 含胶体[空泡]细胞,组织细胞 / ~, Rieder 里德尔氏细胞(多形核成髓细胞) / ~s, Rindfleisch's; granular eoxinophil leukocytes 林德弗莱施氏细胞,粒性曙红白细胞 / ~s, rod; retinal rods 视杆细胞 / ~, rod nuclear; stab ~ 杆状核细胞 / ~s, Rohon-Beard 罗—比二氏细胞(脊椎动物脊髓中的巨节细胞 / ~s, Rolando's 罗朗多氏细胞(胶质神经节细胞) / ~s, root 根细胞 / ~s, Rouget 鲁惹氏细胞(蛙毛细管壁的收缩细胞) / ~, round 圆形细胞 / ~, salivary 延细胞 / ~s, Sala's 萨拉氏细胞(心外膜感觉神经末梢纤维中间的结缔组织星形细胞) / ~ sap; hyaloplasm 透明质 / ~s, sarcogenic 肌原细胞 / ~s, satellite 卫星细胞 / ~s, sauroid 爬虫类样红细胞,正成红细胞 / ~, Schwann's 许旺氏细胞(神经鞘细胞) / ~, sclerotomal; osteoblast 成骨细胞 / ~, secondary yolk 次级卵黄细胞 / ~, secretory 分泌细胞 / ~, secretory epithelial 分泌上皮细胞 / ~s, segmentation; blastomere 分裂细胞,[分]裂球 / ~, segmented 争节核细胞 / ~s, seminal 精小管上皮细胞 / ~ senescence 细胞衰老(见 cell aging) / ~, sensory 感觉细胞 / ~, sensory epithelial 感觉上皮细胞 / ~, sensory nerve 感觉神经细胞 / ~s, sentinel 近肾小球细胞,近血管球体 / ~, septal; pneumonocyte 中隔细胞,肺细胞 / ~, sero-mucous 浆黏细胞 / ~, serous 浆液细胞 / ~, serozymogenic 浆酶原细胞 / ~s, Sertoli's; sustentacular cells; nurse cells; foot cells; trophocytes 塞尔利氏细胞,足细胞,支持细胞,滋养细胞 / ~s, sexual 性细胞 / ~s, shadow 影细胞(坏变的不染色细胞) / ~, sickle 镰状红细胞 / ~, Siemens-Halske 西—霍二氏电池 / ~, signet-ring 印指环状细胞 / ~s, silve; argentaffine cells 嗜银细胞 / ~, sister 姊妹细胞 / ~, skein; reticulocyte 网关细胞,网织红细胞 / ~, skeletogenous; osteoblast 成骨细胞 / ~ of skin, pigment 皮肤色素细胞 / ~, Smee 斯米氏电池 / ~s, smudge 破碎细胞 / ~, Snell 斯内耳氏电池 / ~s, somatic 体细胞 / ~, somatochrome [胞]体染色细胞 / ~, Sorby's 索比氏容器(血液分光镜检查用) / ~, sperm; spermatozoon 精子 / ~s, spermatogenic 精原细胞,生精细胞 / ~, spermatogonial; spermatogonium 精原细胞 / ~s, sphenoid; sinus sphenoidalis 喋窦细胞 / ~, spider; astrocyte 蛛形细胞,量形细胞 / ~, spindle 梭形细胞 / ~, spiral fiber 螺旋纤维细胞 / ~, splanchnic 脏层细胞 / ~, splenic 脾细胞 / ~, squamous 扁平细胞,鳞状上皮细胞 / ~, stab; staff ~ 杆状核细胞 / ~, staff; band form 杆状核细胞,带[状核]型 / ~s, star 星状空泡细胞 / ~, stellate 星形细胞(肝) / ~, stem 干细胞 / ~s, Sternberg's giant; Sternberg-Reed cells 斯特恩伯格氏巨细胞,斯—李二氏细胞(多核分叶状巨细胞,见于霍奇金氏病时的淋巴结内) / ~, stichochrome 纹[状]染[色]细胞 / ~, stickle; prickle ~ 棘细胞 / ~s, stipple 有粒红细胞 / ~, storage ①储藏细胞 ②蓄电池 / ~ strain 细胞株(从原代培养或细胞系获得,具有特定性质或标志并在随后培养期间始终保持) / ~, stroma 基质细胞 / ~ structure 格栅结构,胞状组织 / ~, subepidermal parenchymatous 表皮下柔组织细胞 / ~, subsidiary 副卫细胞 / ~, substituting 更代细胞 / ~s, supporting 支持细胞 / ~s, sustentacular; Sertoli's cells 足细胞,支持细胞,塞尔托利氏细胞 / ~s, swarm 游动细胞 / ~, sympathetic 交感细胞 / ~, sympathetic formative 成交感细胞 / ~s, sympathicotrophic 向交感神经性细胞 / ~s, sympathochromaffin [交感]嗜铬细胞 / ~, syncytial 合体细胞 / ~, tactile 触细胞 / ~, tannin 鞣质细胞 / ~, tapetal; tapetum ~ 毯状细胞 / ~, target 靶细胞 / ~s, taste; gustatory ~ 味细胞 / ~s, tautomeral 同侧细胞 / ~s, tegmental 被盖细胞 / ~s, tendon 腱细胞 / ~ of termination 终末细胞 / ~, thecal; theca-cell [卵囊]泡膜细胞 / ~s, theca-lutein 泡膜黄体素细胞 / ~ therapy 细胞治疗,如应用 LAK、TIL 细胞等进行治疗的方法 / ~, Thoma-Zeiss counting 托一蔡二氏计数池(血细胞计数器) / ~, totipotential 全[潜]能细胞(能演变成任何不同各类体细胞的细胞) / ~, touch; tactile corpuscle 触细胞,触觉小体 / ~s, Touton giant 托通氏巨细胞(见于黄瘤) / ~, transfusion 转输细胞 / ~, transitional 过滤细胞 / ~, trichogen 生毛细胞,毛原细胞 / ~s, trophochrome 拒染细胞 / ~ tropism 细胞嗜性 / ~s, tubal air 咽鼓管含气小房 / ~s, Tark's 提尔克氏细胞(单核无粒白细胞) / ~, two-fluid 两液电池 / ~s, tympanic 鼓室小房 / ~ type electrocardiograph 电池式心电图机 / ~ type trbe 电池式电子管 / ~, Tzanck 赞克氏细胞(贝于天疱疮) / ~, undifferentiated mesenchymal 未分化间叶细胞 / ~, unipolar 单级细胞 / ~, unipolar nerve 单极神经细胞 / ~, unit 晶胞 / ~s, Unna's plasma 乌纳氏浆细胞(结缔织中某些嗜碱性细胞) ~, vacuolated 空泡细胞 / ~s of van Gehuchten 范格胡克滕氏细胞(高尔基氏型细胞) / ~s, vasofactive; vasoformative cells 成血管细胞 / ~s, Vignal's 维尼阿耳氏细胞(胚) / ~s, Virchow's; Rouget cells 维姆特兰普氏细胞,鲁若氏细胞(蛙毛细管壁的收缩细胞) / ~s, Virchow's; lepra ~ 魏尔啸氏细胞,麻风细胞 / ~s, visual 视细胞 / ~, vortex 涡状细胞 / ~, wandering 游走细胞 / ~s, Warthin-Finkeldey giant 瓦一芬二氏巨细胞 / ~s, wasserhelle [德]; water-clear ~ 明细胞 / ~, water-clear 明细胞(甲状旁腺中大面透明的细胞) / ~, wheel 轮细胞 / ~, white blood 白[血]细胞 / ~s, wing 翼细胞(角膜上皮) / ~, xanthoma 黄瘤细胞 / ~, yolk 卵黄细胞 / ~s, Zander's; bladder cells 赞德氏细胞,囊细胞 / ~, Zehbc's 策贝氏细胞(癌病中的一种结缔组织细胞) / ~s, zymogenic 产酶细胞 / ~ celluloid (dentistry) 赛璐珞,假象牙(牙科) / ~ cycle specific agents (简作 CCSA) 细胞周期特异性抗原 / ~ cyclic nonspecific agent (简作 CCNSA) 细胞周期非特异性药物 / ~ immortalization 细胞无限增殖化 / ~ invagination (简作 CI) 细胞内陷 / ~, accessory 辅助细胞 B[淋巴]细胞, 腔上囊等同性细胞 / ~ antigen trapping 抗原捕获细胞 / ~ antigenic tumor 抗原性肿瘤细胞 / ~ B B-细胞(在胰岛或垂体内); B[淋巴]细胞,腔上囊等同性细胞 / ~ bast 韧皮细胞

cell- [拉 cella] [构词成分] 室, 房间, 细胞

cella (复 cellae) [拉 compartment] ***n***. ①小房,小室 ②细胞 ‖ ~, laterlis; ventriculus lateralis 侧脑室 / ~, modia; pars centralis (ventriculi lateralis) 侧脑室中央部

Cellaburate ***n***. 纤维醋丁酯 (药用辅料)

Cellacefat ***n***. 纤维醋法酯 (药用辅料)

cellagarplate ***n***. 细胞琼脂平板

cellano ***n***. 塞拉诺因子(血中的一种遗传因子,塞拉诺是病人的名,因首先从他身上获得此因子,故名)

cellase ***n***. 纤维二糖酶

Cellasin ***n***. 塞拉辛(成药,霉菌消化酶制剂)

cell-associating molecule (简作 CAM) 连接细胞的分子

cell-bridges ***n***. 细胞桥

cell-cell adhesion 细胞黏滞(表示细胞与细胞之间的黏滞作用)

Cell-directed inhibition (简作 CDI) 针对细胞的抑制作用

Cellfalciculs [cellulose + 拉 falcicular a little sickle] ***n***. 纤维镰状菌属

cellia [Angelo Celli 意医师 1857—1914] ***n***. 塞利氏蚊组(按蚊属一组)

cellicolous [拉 cella cell + colere to dwell] ***a***. 居留细胞内的

celliferous ***a***. 生细胞的,含细胞的

celliform; **cell-like** ***a***. 细胞样的

cellifugal; **cellulifugal** ***a***. 离细胞的

cellingtrack ***n***. 天轨

cellipetal; **cellulipetal** ***n***. 向细胞的

cellulose diethylaminoethyl (简作 CDEAE) 二乙氨乙基纤维素

cell-nests; **epithelial pearls** ***n***. 细胞巢,上皮

cello- [拉 cella compartment 小房] ***n***. ①细胞 ②小房

cellobiase ***n***. 纤维二糖酶 ‖ ~ cellose 纤维二糖

cellobiuronic acid 纤维二糖醛酸

cellocidin; **acetylenedicarboxamide** ***n***. 杀细胞素,纤落素

cellohexose ***n***. 纤维己糖

celloidin ***n***. 火棉液,棉胶

cellon; **acetylene tetrachloride**; **tetrachlorethane** ***n***. 四氯乙烷

cellona ***n***. 纤维素石膏绷带

cell-organ ***n***. 细胞器官

cellose; **cellobiose** ***n***. 纤维二糖

cellosilk ***n***. 纤维丝

cellosolve; **methyl chllulose** ***n***. 甲基纤维素

cellostatin ***n***. 抑细胞素

cellotetrose ***n***. 纤维四糖

cellotriose ***n***. 纤维三糖

cellotropin; **monobenzoyl-arbutin** ***n***. 西洛托品, 一苯基能果[叶]甙

cellphane ***n***. 透明纸, 璐玢

cells, **bursa-equivalent**; **B-lymphocytes** ***n***. B[淋巴]细胞,腔上囊等同性细胞 ‖ ~ carrier reactive 载体反应细胞 / ~ coated 包被细胞

cells, **T**; **T-lymphocytes**; **thymus-dependent cells T** ***n***. [淋巴]细胞,胸腺依赖性细胞 ‖ ~ tart 双核细胞 / ~ thymus-dependent 腺依赖性细胞

cells, **thymus-independent**; **B-lymphocyte B** [淋巴]细胞,非胸腺依赖性细胞 ‖ ~ transition 过渡型细胞

cell-substance ***n***. 细胞质

cell-to-cell recognition 细胞辨别分子

celluale pneumaticae tubariac; **tubal air cells** 咽鼓管含气小房

celluflor ***n***. 纤维素粉

cellulae (单 cellula) [拉] ***n***. ①细胞 ②小房 ‖ ~ mastoideae; mastoid cells 乳突小房 / ~ mucipara 黏液细胞 / ~ mastoideae; sinus ethmoidei; ethmoid cells 筛 / ~ fenestra 有窗细胞 / ~ tympanicae; tympanic cells 鼓室小房

cellular (复 cellulae) [拉 dim. of cella cell] ***a***. 细胞的 ***n***. ①细胞 ②小房 ‖ ~ acustica 听细胞 / ~ apuifera 浆液细胞 / ~ coli; haustra coli 结肠袋 / ~ adhesion molecule binding 细胞粘附分子结合 / ~ agglutination assay 细胞凝集检测方法 / ~ atypism (简作 CAT) 细胞非典型度 / ~ immunity deficiency syndrome (简作 CIDS) 细胞免疫缺陷综合征 / ~ retinoic acid binding protein (简作 CRABP) 细胞视黄酸结合蛋白 / ~ retinol binding protein (简作 CRBP) 细胞视黄醇结合蛋白

Cellular Immunology (简作 CI) 细胞免疫学(杂志名)

cellularity cellulosity 细胞构成

cellulase ***n***. 纤维素酶

cellule ***n***. ①细胞 ②小房

cellulicidal [拉 cellula cellule + caedere to kill] ***a***. 杀细胞的

celluliferous ***a***. 生成细胞的,含细胞的

cellulifugal [拉 cellula cellule + fugere to flee]; cellifugal ***a***. 离细胞的

cellulin ***n***. 动物纤维素

cellulipetal [拉 cellula cellule + petere to seek]; cellipetal ***n***. 蜂窝织炎

cellulitis; **phlegmona** ***n***. 蜂窝织炎 ‖ ~, ischiorectal 坐骨直肠窝蜂窝织炎 / ~, orbital; orbital phlegmon 眼眶蜂窝织炎 / ~, pelvic 盆腔蜂窝织炎 / ~, phlegmonous 蜂窝织炎 / ~, pneumococcus 肺炎球菌性蜂窝织炎 / ~, streptococcus 链球菌性蜂窝织炎

cellulocutaneous ***a***. 蜂窝织与皮肤的

cellulofibrous ***a***. 细胞与纤维的

celluloid ***n***. 赛璐珞,假象牙

cellulomonadeae ***n***. 纤维[单胞]菌族

Cellulomonas ***n***. 纤维[单胞]菌属

celluloneuritis ***n***. 神经细胞炎 ‖ ~, acute anterior 急性前角神经细胞炎

cellulosa ***n***. 细胞外层 ‖ ~ chorioideae 脉络膜外层

cellulose ***n***. 纤维素 ‖ ~, absorbable 可吸收[性]纤维素 / ~ acetate (简作 CA) 乙酸纤维素 / ~ acetate phthalate (简作 CAP) 醋酞纤维素,乙酸邻苯二甲酸纤维素(肠溶包衣剂) / ~ acetate butyrate (简作 CAB) 醋酸丁酸纤维素, 邻苯二甲酸纤维素 / ~ acetate methacrylate (简作 CAM) 醋酸甲基丙烯酸纤维素 / ~, acid 酸性纤维素 / ~ nitrate 硝酸纤维素 / ~, oxidized 氧化纤维素 / ~ acetate protionate (简作 CAP) 醋酸丙酸纤维素/ ~, recessive; lichenin 地衣淀粉,地衣聚糖,苔菜淀粉 / ~, starch; alph-amylose 淀粉粒纤维素,支链淀粉 / ~, wood 木纤维素

Cellulose Sodium Phosphate ***n***. 纤维素磷酸钠 (抗尿结石药)

cellulose-Acetafolic (简作 CAF) 醋酸纤维素薄膜

CelluloseAcetate ***n***. 醋酸纤维素 (药用辅料)

Cellulosic acid 纤维素酸,氧化纤维素(局部止血药)

cellulosity; **cellularity** ***n***. 细胞构成

cellulotoxic ***a***. 细胞毒的

cellulous ***a***. 细胞性的

cellvibrio [cellulose + 拉 vibrio] ***n***. 纤维弧菌属

Celmoleukin ***n***. 西莫白介莫 (免疫调节药)

CELO chicken embryo lethal Orphan virus 鸡胚致死性孤儿病毒

CELO virus Chicken embryo lethal orphan virus ***n***. 鸡胚致死孤儿病毒

celology [希 kele hernia + -logy] ***n***. 疝学,赫尼亚论

celom; **coelom**; **body-cavity** ***n***. 体腔

celomic; **coelomic** ***a***. 体腔的

Celontin *n*. 甲琥胺(methsuximide)制剂的商品名
celonychia; **koilonychia** *n*. 凹甲
celophlebitis[希 koilos hollow + phlebitis]; **phlebitis cavae** *n*. 腔静脉炎
celophthalmia[希 koilos hollow + ophthalmos eye]; **coelophthalmia** *n*. 凹眼,陷眼
celoscope[希 koilos hollow + skopein to examine] *n*. 体腔镜
celoscopy *n*. 体腔镜检查
Celosia L. *n*. 青葙属 ‖ ~ argentea L. 表葙 / ~ cristata L. 鸡冠花
celosomia *n*. 露脏畸形
celosomus *n*. 露脏畸胎
celostomia *n*. 声哑,喑
celothel; **coelothel** *n*. 体腔上皮,间皮
celothelioma; **mesothelioma** *n*. 间皮瘤
celothelium; **mesothelium** *n*. 间皮
celotome *n*. 疝刀
celotomy; **kelotomy** *n*. [绞窄性]疝切开术
celovirus *n*. 鸡胚致死孤病毒
celozoic[希 koilos hollow + zoon animal] *a*. 体腔寄生的
Cels Celsius *n*. 摄氏
Celsius *n*. 摄氏(温度计)
celsius scale[Anders 瑞典天文学家 1701—1744] *n*. 摄氏温度标 ‖ ~ thermometer 摄氏温度计
celsus quadrilateral (Aurelius Cornelius) *n*. 塞尔萨斯四症候(发炎的四个主要症状:红,肿,热,痛)
celsus's chancre[Aulus (Aurelius)Cornelius 罗巴人士,非医师,精于文学,有关医学之著作甚多] *n*. 塞耳萨斯氏下疳(软下疳) ‖ ~ kerion 塞耳萨斯氏脓癣(脓性发癣) / ~ operation 塞耳萨斯氏手术(①会阴膀胱取石术 ②碎胎断头术 ③唇上皮癌 V 形切除术 ④环状切肢术) / ~ papules; lichen agrius 塞耳萨斯氏丘疹,疱疹性苔癣,重湿疹 / ~ vitiligo; vitiligo capitis 塞耳萨斯氏白斑,头部白斑
celtis biondii Pamp, [拉;植药] 紫弹树
celtis bungeana Bl. [拉;植药] 黑弹树
celtis simensis Pers. [拉;植药] 朴树
celtis sinensis *n*. 青檀,朴[树] ‖ ~ leaf-curl virus (seliskar) 朴树曲叶病毒
celtium; **hafnium** *n*. 72 号元素铪的旧名
celtrus rosthornianus Loes. [拉;植药] 短柄南蛇藤
Celucloral *n*. 纤维氯醛 (催眠镇静药)
Celyphidae *n*. 甲蝇科
Cemadotin *n*. 西马多丁 (抗肿瘤药)
cement[拉 cementum] *n*. ①黏固粉 ②牙骨质 ③水泥剂 ‖ ~, adamantine 似釉黏固粉 / ~, Allen's 艾伦氏黏固粉,可熔硅黏固粉 / ~, copper ①铜水门汀 ②铜黏固粉 / ~, enamel 釉柱间质,牙釉间质 / ~, eugenol-oxide 丁氧黏固粉 / ~, germicidal 杀菌黏固粉 / ~, germicidal silver 杀菌银黏固粉 / ~, intercellular 细胞间胶质 / ~, interprismatic 釉柱间质 / ~, muscle; myoglia 肌胶质 / ~, nerve; neuroglia 神经胶质 / ~, oxychloride of zinc 氯氧锌黏固粉 / ~, oxyphosphate 磷氧酸黏固粉 / ~, oxyphosphate of copper 磷氧铜黏固粉 / ~, oxyphosphate of zinc 磷氧锌黏固粉 / ~, oxysulfate of zinc 硫氧锌黏固粉 / ~, plomb 充真黏固粉 / ~, porcelain 瓷黏固粉(硅黏固粉) / ~, red copper 铜黏固粉 / ~, silicate 硅黏固粉 / ~, silver 银黏固粉 / ~, surgical 外科黏固粉 / ~, synthetic ①合成黏固粉 ②硅黏固粉 / ~, tooth 牙骨质 / ~, zinc 锌黏固粉 / ~, zinc compoundas and eugenol 复方锌丁香酚水泥剂
cementaion *n*. 黏固[作用]
cement-enamel junction (简作 CEJ) 骨质釉质界
cementicle; **cemento-exostosis** *n*. 牙骨小体,牙骨质疣 ‖ ~, attached 连结性牙骨小体 / ~, embedded 包埋性牙骨小体 / ~, free 游离性牙骨小体
cementification *n*. 牙骨质形成
cementin *n*. 黏合质
cementitis *n*. 牙骨质炎
cementoblast *n*. 成牙骨质细胞
cementoblastoma *n*. 成牙骨质细胞瘤
cementoclasia; **cementoclasy** *n*. 牙骨质破坏
cementocyte *n*. 牙骨质细胞
cementodentinary *a*. 牙骨牙质的
cemento-exostosis; **cementicle** *n*. 牙骨质疣,牙骨小体
cementogenesis *n*. 牙骨质发生
cementoid *a*. 牙骨质样的 *n*. 前期牙骨质
cementoma *n*. 牙骨质瘤 ‖ ~, multiple 多发性牙骨质瘤
cementopathia *n*. 牙槽脓溢
cementoperiostitis; **pyorrhea alveolaris** *n*. 牙槽脓溢
cementosis *n*. 牙骨质增生
cementum[拉] *n*. ①黏固粉 ②牙骨质 ③水泥剂 ‖ ~, acellular 无细胞牙骨质 / ~ canaliculi 牙骨质小管 / ~, cellular 含细胞牙骨质 / ~, primary 原发性牙骨质 / ~, secondary 继发性牙骨质
CEMix chloroform-ether mixtrue 氯仿醚合剂
CEMS Committee on Emergency Medical Servic (AMA and NAS-NRC) 急诊服务委员会 (美国医学会及全国科学会,全国研究会)
Cemtonereis costae (**Grube**) 短须角沙蚕(隶属于沙蚕科 Nereidae)
CEN Center for Nuclear, Energy Studies 核能研究中心(比利时) / Centre d'Etudes Nucleaires 核研究中心(法国) /Comite Europeen de Normalisation 欧洲标准化委员会
cen central *a*. 中心的,中央的;中枢的 /center *n*. 中心,中央;中枢 /centralize *n*. 集中;集聚 /century *n*. 百年,世纪
cen-[希 Koinos][构词成分] 普通
cenadelphus[希 koinos common + adelphos brother] *n*. 完全对称性双畸胎
cenencephalocele *n*. 脑膨出
cenesthesia[希 koinos common + aisthesis perception]; **coenesthes** *n*. 普通感觉,存在感觉
cenesthesic *a*. 普通感觉的
cenesthesiopathy *n*. 普通感觉紊乱
cenesthetic; **cenesthesic** *a*. 普通感觉的
cenesthopathia *n*. 普通感觉紊乱
cenesthopathy *n*. 体觉违和,全身违和
Cenlrobervx lineatus (Cuvier et Valenciennes) 线纹拟棘鲷(隶属于金眼鲷科 olocentridae)
ceno-[希 Kenos][构词成分] 空,排空;新;共同特性或特征
cenobium *n*. 菌团
cenocyte; **coenocyte** *n*. 多核体
cenogenesis[希 kainos new + genesis production]; **caenogenesis**; **cainogenesis** *n*. 发生
cenogenous *a*. 卵胎互生的
Cenolate *n*. 西诺来特(成药,为维生素 C 的钠
cenophobia[希 kenos empty + phobia] *n*. ①广厅恐怖 ②新事物恐怖
cenopsychic[希 kainos new + psyche soul] *a*. 精神新发展的
cenosis *n*. ①[病理]排泄 ②[病理]排泄物
cenosite; **coenosite** *n*. 半自由寄生物
cenotic *a*. [病理] 排泄的
cenotophobia; **cainotophobia** *n*. 新事物恐怖
cenotoxin; **kenotoxin** *n*. 疲倦霉素
cenotrope(**coenotrope**) *n*. 一个生物群体的所有成员在共同环境下表现出的某种后天习得的行为
cenotype[koinos common + type] *n*. 共通初型
censor *n*. ①督察员,监察员 ②潜意识的抑制(分析) ‖ ~, freudian 潜意识的抑制(精神分析) / ~, psychic 潜意识的抑制(精神分析)
censorship *n*. 督察,监察
censur; **censor** *n*. ①督察员,监察员 ②潜意识的抑制(精神分析)
census *n*. 户口调查,人口普查 ‖ ~ of population 人口普查 / ~ method 种群调查法
cent centigrade *a*. 摄氏百分度的 /centimetre *n*. 厘米,公分 /century *n*. 百年,世纪
cent-[拉 centum][构词成分] 百
Cent. (centigrade, centimeter) *n*. 百分度;厘米
Centaurea *n*. 矢车菊属 ‖ ~ monanthos Georgi; Rhaponticum uniflorum 祁州漏芦
Centaurium Hill *n*. 百金花属
Centaurium;[拉] **centaury** *n*. 百金花属植物(龙胆科)
Centaury[希 centaurium; 拉 kentaureion] *n*. 矢车菊百金花属植物(龙胆科)
Centchroman *n*. 西替考马(雌激素拮抗药)
-cente[希 kentes][构词成分] 穿刺
centella asiatica(**L**) **Urb.** [拉;植药]积雪草
centenarian *a*. 百岁(或百岁以上)的;一百周年的 *n*. 百岁(或百岁以上的)老人
Center de Collection de Type Microbiens (简作 CCTM) 典型微生物保藏中心(法)
Center for Brain Research (简作 CBR) 大脑研究中心
Center for Computer Sciences and Technology (简作 CCST) 计算机科学与技术中心(美国国家标准局)
Center for Continuing Education in Podiatric Medicine (简作 CCEPM) 手足医连续教育中心
Center for Disease Cpntrol (**USPHS Atlants**) (简作 CDC) 疾病控制

中心(美国公共卫生服务处,亚特兰大)

Center for Epidemiologic Studies-Depression (简作 CES-D) 抑郁症流行病学研究中心

Center for Epidemiologic study-depression Scale (简作 CES-D) 流行病学研究中心抑郁症量表

Center for Experiment Design & Data Analysis (简作 CEDDA) 实验设计和数据分析中心

Center for futures Research (简作 CFR) 远景研究中心

Center for Nuclear, Energy Studies (简作 CEN) 核能研究中心(比利时)

Center for the Biology of Natural Systems (简作 CBNS) 自然系统生物学中心

Center for the Enhancement of the Capabilities of the Handicap (FLRL) (简作 CECH) 残废人能力增进医疗中心(佛兰克林学会研究实验室)

center [希 kentron 拉 centrum]; **centre** *n*. ①中心,中央 ②中枢 ‖ ~, abdominal ①腹[上区皮]反射中枢(脊髓) ②腹腔丛 / ~, accelerating 加速中枢 / ~, acoustic; auditory ~ 听[觉]中枢 / ~ of analysor 分析器中枢 / ~, ankle clonus 踝阵挛中枢 / ~, anospinal 肛脊中枢 / ~, apneustic 呼吸中枢 / ~, arm 臂运动中枢 / ~, associated sensory 联合感觉中枢 / ~, association 联合中枢,联络中枢 / ~, auditopsychic 认音中枢 / ~, auditory 听[觉]中枢 / ~, auditory speech 听言中枢 / ~, automatic 自动中枢 / ~, autonomic 自主中枢 / ~, blood donor 输血站 / ~, brain 脑中枢 / ~, Broca's; speech ~ 布罗卡氏中枢,言语中枢 / ~, Budge's 布厅氏中枢(①脊髓散瞳中枢 ②性中枢) / ~, bulbar 延髓中枢 / ~, calorific [脊髓]产热中枢 / ~, cardio-accelerating 心加速中枢,加速中枢 / ~, cardio-augmentor 心动加强中枢 / ~, cardio-inhibitory 心抑制中枢 / ~, cardiomotor 心活动中枢(房屋结) / ~, cerebrospinal 脑脊髓 / ~, cheirokinesthetic 书写中枢,手运动中枢 / ~, chondrification 软骨化中心 / ~, ciliospinal 脊髓散瞳中枢,睫脊中枢 / ~, color 色觉中枢 / ~, convergence 辐楼中枢,会聚中枢 / ~, convulsion 惊厥中枢 / ~, coordination 协调中枢 / ~, correlation 关联中枢 / ~, cortical 大脑皮质中枢 / ~, coughing 咳嗽中枢 / ~, cremasteric 提睾中枢 / ~, of curvature 曲线中心(眼晶状体) / ~ s, cutaneous reflex 皮肤反射中枢 / ~, defecation; anospinal ~ 排粪中枢,肛脊中枢 / ~, defecation, medullary 延髓排粪中枢 / ~, deglutition 吞咽中枢 / ~, dentary 下颌骨化中心 / ~, deputy 代理中枢,第二中枢 / ~, diabetic 致糖尿中枢 / ~, division 分裂中心 / ~, dominating 优势中枢 / ~, ejaculation 射精中枢 / ~, embryonic 胚中心 / ~, epigastric; abdominal ~ ①腹[上区皮]反射中枢(脊髓) ②腹腔丛 / ~, epiotic 乳突骨化中心 / ~, erection; ejaculation ~ 勃起中枢,射精中枢 / ~, eupraxic 协同动作中枢 / ~, excitomotor 兴奋运动中枢,激动中枢 / ~, expiratory 呼气中枢 / ~, facial 面[部运动]中枢 / ~, foot clonus 足阵挛中枢 / ~, ganglionic 神经节中枢(包括丘脑,纹状体及其他基底神经节) / ~, genital; genitospinal ~ 脊髓生殖中枢 / ~, genito-urinary 尿生殖中枢 / ~, germinal 生发中心 / ~, glossokinesthetic 舌运动中枢 / ~, gluteal 臀中枢(皮肤反射) / ~, glycogenic; diabetic ~ 致糖尿中枢 / ~, gustatory 味[觉]中枢 / ~, head and neck movement 头颈运动中枢 / ~, health 卫生院 / centers, heat 体温中枢 / centers, heat-regula ing; thermotaxic centers 体温调节中枢 / ~, higher 高级中枢 / ~, higher visual 高级视中枢 / ~, high-level 高级中枢 / ~, hospital 医院中心 / centers, hypothalamic 丘脑下部中枢 / ~, idea 概念中枢 / ~ s, ideomotor 意想运动中枢 / ~, independent; parenchymatous ~ 独立中枢,实质中枢 / ~, inhibitory 抑制中枢 / ~, intracardiac 心脏内中枢 / ~, kinesthetic 运动觉中枢 / ~, kinetic 受精卵中心球 / ~, knee jerk 膝反射中枢 / ~, Kronecker's 克罗内克尔氏中枢(心抑制中枢) / ~, Kupressoff's 库普雷索夫氏中枢(膀胱括约肌中枢) / ~, language 言语中枢 / ~, larngueal 喉中枢 / ~, leg 腿运动中枢 / ~, low-level 低级中枢 / ~, Lumsden's; pneumotaxic ~ 拉姆斯登氏中枢,呼吸调节中枢 / ~, mastication 咀嚼中枢 / ~, medullary 延髓中枢 / ~, memory 记忆中枢 / ~ median 简作 Ce 正中中枢(丘脑) / ~ of gravity 重心 / ~, mesencephalic 中脑中枢 / ~, micturition 排尿中枢 / ~, mid-level 中级中枢 / ~, mnemonic; memory ~ 记忆中枢 / ~, moderator 节制中枢 / ~, motor 运动中枢 / ~, motor coordinating 运动协调中枢 / ~ s, musculotendinous 肌腱反射中枢 / ~, musculotonic 肌紧张中枢 / ~, name 名词记忆中枢 / ~, nerve 神经中枢 / ~, nutrition 营养中枢 / ~, olfactory 嗅[觉]中枢 / ~, opisthotic 耳后骨化中心,岩部骨化中心 / ~, optic 光心 / ~, organization 机化中心(胚胎) / ~, ossification 骨化中心 / ~, oval; centrum ovale 半卵圆中心 / ~, panting 呼吸加速中枢 / ~, parenchymatous 实质中枢 / ~, parturition 分娩中枢 / ~, peripheral reflex 外周反射中枢 / ~, peristaltic 蠕动中枢 / ~, phrenic; centrum tendineum 中心腱(膈) / ~, plantar reflex 跖反射中枢 / ~, penumotaxic 呼吸调节中枢 / ~, polypneic; panting ~ 呼吸加速中枢 / ~, pressor 加压中枢 / ~, projection 投射中枢 / ~, proportionizing 比例中枢 / ~, psychocortical 随意运动中枢 / ~, psychomotor; psychocortical ~ 随意运动中枢 / ~, pteriotic 翼耳中心 / ~ s, pupillary 瞳孔中枢 / ~, pupillo-constrictor 缩瞳中枢 / ~ s, receptive 感受中枢 / ~, rectovesical 直肠膀胱反射中枢 / ~, reflex 反射中枢 / ~, reserve 备用中枢,备中枢 / ~, respiration 呼吸中枢 / ~ of rotation 眼球转动中心 / ~, salivary; salivation ~ 睡液[分泌]中枢 / ~, scapular 肩胛中枢(皮肤反射) / ~ s, Sechenoff's; Setschenow's centers 谢切诺夫氏中枢,反射抑制中枢 / ~, semioval; centrum semiovale 半卵圆中心 / ~, sensory 感觉中枢 / ~, sleep 睡眠中枢 / ~, smell; olfactory ~ 嗅[觉]中枢 / ~, sneezing 喷嚏中枢 / ~, somatic [大脑]垂体 / ~, spasm 痉挛中枢 / ~, speech 言语中枢 / ~, sperm 精子中心 / ~, sphenotic 蝶骨骨化中心 / ~, spinal 脊髓中枢 / ~, spinal cardioaccelerator 脊髓心加速中枢 / ~, spinal micturition 脊髓排尿中枢 / ~, splenial 下颌内板骨化中心 / ~, splenic; splenocyte 脾细胞 / ~, spoken-word 言语中枢 / ~, subsidiary respiratory 辅助呼吸中枢 / ~ s, sudorific; sweat centers 发汗中枢 / ~, suprasegmental 节上中枢 / ~, swallowing 吞咽中枢 / ~, tactile 触觉中枢 / ~, taster; gustatory ~ 味[觉]中枢 / ~, thermal cortical 皮质温觉中枢 / ~, thermogenic 生热中枢 / ~ s, thermo-inhibitory 产热抑制中枢 / ~ s, thermolytic 散热中枢 / ~ s, thermotaxic 体温调节中枢 / ~, thumb 拇指中枢 / ~, trophic 营养中枢 / ~, vasoconstrictor 血管收缩中枢 / ~, vasodilator 血管舒张中枢 / ~ s, vasomotor 血管舒缩中枢,血管运动中枢 / ~, vasomotor, accessory 附属血管舒缩中枢 / ~, vasotonic 血管紧张中枢 / ~, vesical; vesicospinal ~ 膀胱中枢,排尿中枢 / ~ s, visual 视[觉]中枢 / ~, visual speech 识字中枢 / ~, vital 生命中枢 / ~, vomiting 呕吐中枢 / ~, waking 觉醒中枢 / ~, Wernicke's; Wernicke's area; Wernicke's zone 韦尼克氏中枢,言语中枢 / ~, winking 眨眼中枢 / ~, word, auditory 听词中枢 / ~, word, visual 视词中枢 / ~, written-word 写词中枢

centering; centring *n*. 集中

centesimal [拉 centesimus hundredth] *n*. 百分之一的,分成百的,分成百份的

centesis [希 kentesis] *n*. 穿刺术

centesls [拉:复合形,办系独立词] *n*. 穿刺术

centi- 厘,百分 1/100 的前缀(10^{-2}或 0.01)

centi *n*. 厘,百分之一,10^{-2}

centiare *n*. 平方米(1/100 公亩)

centibar *n*. 厘巴(气压单位)

centig centigrade 摄氏百分度的(温度)计

centigrade [拉 centum hundred + gradus a step]; **Celsius centigrade scale** *n*. 百分温度计,摄氏温度计 *a*. 摄氏百分度的 ‖ ~ heat unit (简作 CHU) 摄氏热单位,百分度热量单位

centigram [法 centigramine] *n*. 厘克,公毫

centigray 厘戈(瑞),辐射吸收剂量戈瑞的分数单位,1 cGy = 0.01 Gy = 1 rad(拉德)

centihg *n*. 厘米汞柱

centiliter [法 centilitre] *n*. 厘升

centimeter [法 centimetre] *n*. 厘米 ‖ ~, cubic 立方厘米 / ~ wave 厘米波,特高频,超短波

centimeter-gram-second system of units (简作 cgs) 厘米—克—秒(单位制)

centimetre *n*. 厘米,公分

centimetre-gram (me)-second (system) (简作 CGS) 厘米—克—秒(单位制)

centimetre-gram (me)-second unit system (简作 CGSUS) 厘米—克—秒单位制

centimillimeter; centimillimetre *n*. 忽米,10^{-5}米

centimorgan *n*. 分摩(连锁基因间的图距单位,百分之一摩,亦称图单位)

centimormal [拉 centum hundred + norma rule] *a*. 厘规的,百分之一当量的(溶液)

centinem *n*. 厘能母

centiped *n*. 蜈蚣

centipeda minima(L.)A. Braunet Ascher. [拉,植药] 鹅不食草

centipose *n*. 厘泊(物黏度单位)

centistoke *n*. 厘沲(运动黏度单位)

centiunit *n*. 百分单位

centival *n*. 克当量/100 升

centra (单 centrum)[拉] *n*. ①中心 ②中枢 ③椎[骨]体

centrad *n*. ①厘弧度 ②向中心

centrage *n*. [折射]中心线
central *a*. 中心的,中央的;中枢的 ‖ ～(circulatin, corrected) blood volume (简作 CBV) 中心循环血量 / ～ airway obsfruction (简作 CAO) 大气道阻塞 / ～ alveolar hypoventilation (简作 CH) 中枢性肺泡换气不足 / ～ Application Services for Podiatric Residencies (ETS) (简作 CASPR) 手足医实习医师中心申请处(教育考查处) / ～ catecholamine (简作 CA) 中枢神经系统儿茶酚胺 / ～ circulating blood volume (简作 CCBV) 中心循环血量 / ～ control (简作 CC) 中央控制 / ～ Council for District Nursing (简作 CCDN) 地区护理中央理事会 / ～ Council for Health Education (简作 CCHE) 卫生教育中央理事会 / ～ counteradaptive change (简作 CCC) 中央反调和的改变 / ～ data processing computer (简作 CDPC) 中央数据处理计算机 / ～ dispay unit (简作 CDU) 中央显示装置 / ～ distance (简作 cd) 中心距;轴间距 / ～ Drug Research Institute (简作 CDRI) 中央药品研究所(印) / ～ european encephalitis (简作 CEE) 中欧脑炎 / ～ European encephalitis Virus (简作 CEEV) 中欧脑炎病毒 / ～ excitatory state (简作 CES) 中枢神经兴奋状态 / ～ fibrous body (简作 CFB) 中心纤维体 / ～ gray (简作 CG) 中央灰质(脑的分区) / ～ grey matter (spinal cord) (简作 CGM) 中央灰质(脊髓) / ～ Institute for the Deaf (简作 CID) (美)中央聋症研究所 / ～ nervous system (简作 C. N. S.) 中枢神经系统 / ～ nervous system (简作 CNS) 中枢神经系统 / ～ processing unit (简作 CPU) 中心处理装置 / ～ respiratory arrest (简作 CA) 中枢性呼吸暂停 / ～ venous pressure (简作 CVP) 中心静脉压 / ～ accelerating flux 中心加速通量 / ～ acceleration 中心加速度 / ～ acoustic shadow 中心声影 / ～ depressants 中枢神经抑制剂 / ～ echo 中心回声,中央回声 / ～ feed 中心供电 / ～ gate 中心控制级 / ～ intracavitary source 中心性腔内(照射)源 / ～ lucency sign 中心透明征(血管造影征象) / ～ muscular defect 中央肌性缺损 / ～ nervous system 中枢神经系统 / ～ placenta praevia 中央前置胎盘 / ～ radiolucency 中心透亮征 / ～ shaft 中心轴/ ～ slice theorem 中心部定理 / ～ stimulants 中枢神经系统兴奋剂/ ～ tap 中心引线,中线接头 / ～ trajectory 中心轨道 / ～ ventriculography 中心性脑室造影(术)
Centralbureau voor Schimmelcultures (简作 CBS) 荷兰真菌培养中心
centralism *n*. 集中制;中枢功能论
centrality *n*. 中央性,归中性
centralization *n*. 中央集合
centralize *vi*. 形成中心;集中 *vt*. 成为……的中心;把……集中起来 *n*. 集中;集聚
centranthra cochinchinensis (Lour.) Merr. [拉;植药] 麻草
centraphose *n*. 中枢性暗觉
Centrarchidae *n*. 刺臀鲈科(隶属于鲈形目 Perciformes)
centration *n*. 定心作用(不能每次注意一个以上的显著特点,这是人类发育的正常阶段)
centrax *n*. 普拉西泮(prazepam)制剂的商品名
centraxonial *a*. 中轴的
Centre d'Etudes Nucleaires (简作 CEN) 核研究中心(法国)
Centre de Documentation Ophtalmologique (简作 CDO) (法国巴黎大学)眼科文献中心
centre; center *n*. ①中心,中央 ②中枢 ‖ ～ of gravity (简作 cg) 重心 / ～ to centre (简作 CC) 中心之间
centre-coupled loop 中心耦合环
centrencephalic *n*. 脑中心的(系统)
centrescope *n*. 定点放大镜
centre-section *n*. 中心剖面,中间截面
centric *a*. ①中心的 ②中枢的 ‖ ～ fusion 粒处断裂并融合,形成一条染色体着丝粒融合:两个近端染色体的长臂在着丝。
centriciput *n*. 头中部
centrifugal *a*. 离心的,离中的,远中的,远心的 ‖ ～ analyzer (简作 CA) 离心分析器 / ～ force (简作 CF) 离心力
centrifugalization; centrifugation *n*. 远心沉淀,离心[法]
centrifugalize *v*.离心,离心分离
centrifugate *n*. 离心分离物
centrifugation *n*. 远心沉淀,离心[法] ‖ ～, differential 差示离心[法] / Fractional ～ 分段离心 / Intertface ～ 界面离心 / ～ extractable fluid (简作 CEF) 可提取的离心液 / ～, continuous flow 连续流离心法
centrifuge [center + 拉 fugere to flee] *n*. ①离心机 ②离心 ‖ ～, angle 斜角离心机 / ～, basket 篮式离心机 / ～, discontinuous 间歇离心机 / ～, hand 手摇离心机 / ～, high speed 高速离心机 / ～, human 人体实验离心机 / ～ separator 离心分离器 / ～, tube 管式离心机
centrilobular *a*. 小叶中心的
centrine; aminopentamide *n*. 生特灵,氨戊酰胺
centring *n*. 定(中)心,对中(点)
centriole *n*. 中心粒 ‖ ～, anterior 前中心粒 / ～, posterior 后中心粒
centripetal [center + 拉 petere to seek] *a*. 向心的,向中的,求中的
Centriscidae *n*. 玻甲鱼科(隶属于刺鱼目 Crasterosteiformes)
Centriscus scutus (Linnaeus) 玻甲鱼(隶属于玻甲鱼科 Centriscidae)
centritractaceae *n*. 顶刺藻科(一种藻类)
centrl- [希拉;复合形,亦作 centro-] *n*. 中心;中枢
centro- [希 kentron; 拉 centrum centre 中心] ①中心,中央 ②中枢
centro International de Investigaciones sobre et Cancer (简作 CIIC) 国际癌症研究中心
centroblast *n*. 中心母细胞
Centrobranchus andreae (Lu tken) 牡锦灯鱼(Myctophidae)
centrocecal; cecocentral *a*. 中心盲点的
Centrocestus *n*. 棘带[吸虫]属 ‖ ～ cuspidatus var caninus 台湾棘带吸虫 / ～ formosanus 台湾棘带吸虫(一种小型吸虫)
centrocinesia [center + 希 kinesis movement] *n*. 中枢性运动
centrocinetic *a*. 中枢性运动的
centrocyte; Lipschutz cell *n*. 中心细胞,利普茨氏细胞(见于红色苔癣)
centrodesmose; centrodesmus *n*. 中心体连丝(某些原虫在细胞分裂期核内中心粒之间的连结)
centrodesmus [centro- + 希 desmos a band] *n*. 中心体联丝
centrodontous *a*. 锐尖牙的
centrodorsal *a*. 背部中央的
centrofenoxine meclofenoxate *n*. 氯酯醒遗尿丁对苯氧基乙酸二甲氨基乙酯(中枢神经兴奋药治遗尿药)
centrohelida *n*. 中阳目
centroid track 电视中心跟踪,电视形体跟踪
centrokinesia; centrocinesia *n*. 中枢性运动
centrokinesis; centrocinesis *n*. 中枢性运动
centrolecithal *a*. 卵黄居中的,中黄的
centrolobular; centrilobular *n*. 小叶中心部分的
centrolprouncleus *n*. 中心原核,精卵受精后的卵子核
centromere; kinetochore *n*. 着丝点,着丝粒 ‖ ～ $Ba(OH)_2$ band (简作 CB) 氢氧化钡着丝粒显带 / ～ $Ba(OH)_2$Giemsa band (简作 CBG) 氢氧化钡吉姆萨着丝粒分带 / ～ banding (简作 c) 着丝粒显带,C 显带 / ～ fluorescence banding (简作 CF) CF 显带,着丝粒荧光显带
centromeric heterochromatic band (简作 C-band) C 带,即着丝粒异染色质带(遗传学)
centromeric sequence, CEN sequence *n*. 着丝粒序列(见于着丝粒的共有序列)
centron *n*. (淋巴结)中心球(在淋巴结皮质内); 原子核
centronervin *n*. 中枢神经素
centronucleus; amphinucleus *n*. 中心核,中央核,双质核
centro-osteosclerosis; centrosclerosis *n*. 骨髓腔骨化
Centropages mcmurrichi (**Willey**) 黑氏胸刺水蚤(隶属于胸刺水蚤科 Centeopagidae)
Centropagidae *n*. 胸刺水蚤科(隶属于哲水蚤目 Calarnoida)
centrophenoxine *n*. 甲氯芬酯(精神振奋药)
Centrophorus (**Garman**) 尖鳍刺鲨(隶属于角鲨科 Squalidae)
centrophose *n*. 中枢性光幻觉
centrophyten *n*. 麻疹病毒感染细胞出现的一种微小嗜碱性颗粒
centroplasm *n*. 中心质
centropus sinensis(**Stephens**) [拉;动药] 褐翅鸦鹃
centropus toulou(**P.L.S.Muller**) [拉:动药] 小鸦鹃
Centropyge bicolor (**Bloch**) 二色刺尻(隶属于蝴蝶鱼科 Chaetontidae)
centrosclerosis; centro-osteosclerosis *n*. 骨髓腔骨化
Centroscyllium fabricii (**Reinharat**) 法氏霞鲨(隶属于角鲨科 Squalidae)
Centroscymmus owstoni(**Garman**) 欧氏荆鲨(隶属于角鲨科 Squalidae)
centrosema mosaic potexvirus 中标草花叶马铃薯 X 病毒 ‖ ～ mosaic virus (van Velsen) 中标草花叶病毒
centrosome [centro- + 希 soma body]; **centrosphere; cytoc-entrum; microcentrum; attraction sphere** *n*. 中心体,中心球
centrospermae *n*. 中央子目 s 类学
centrosphere; centrosome *n*. 中心球,中心体
centrostaltic [centro- + 希 stellein to send] *a*. 运动中心的
centrostigma [centro + 希 stigma a point] *a*. 集中的
centrosymmetry *n*. 中心对称
centrotaxis [centro + 希 taxis arrangement] *n*. 趋中性

centrotheca; **idiosome** *n*. ①中心体,核旁体 ②初质,初浆
centrotherapy *n*. [趋]中枢疗法
centrum (复 centra or centrums)[拉;希 kentron] *n*. ①中心 ②中枢 ③椎[骨]体 ‖ ~ cinererum 中央灰质 / ~ commune[common center]; plexus coeliacus 腹腔丛 / ~ germinativum; embryonic center 胚中心 / ~ medianum 正中中枢 / ~ ovale; ~ semiovale 半卵圆中心 / ~ ovale majus; ~ semiovale 半卵圆中心 / ~ ovale minum 小卵圆中心 / ~ rubrum 红色中枢 / ~ semiovale 半卵圆中心 / ~ tendineum 中心腱(膈) / ~ of a vertebra 椎[骨]体
centruroides *n*. 刺尾蝎属
centtgram *n*. 厘克
centum [拉] *n*. 100,百
centuries *n*. 百年,世纪
centurium; **fermium** *n*. 钲(100 号元素镄的旧名)
century *n*. 百年,世纪
cenulation *n*. [红细胞]皱缩
Cenurus *n*. 多头(绦虫)蚴属(即 Coenurus) ‖ ~ cerebralis; Coenurus cerebralis 多头绦虫蚴
CEO chick embryo origin 鸡胚原
CEON Chronic entero-osteo-nephropathy 慢性肠 – 骨 – 肾病(慢性镉中毒引起)
ceoreopsin *n*. 紫铆因 – 4 – 葡糖苷,金鸡菊苷
CEOT calcifying epithelial odontogenic tumor 牙源性钙化上皮瘤
CEP cephapirin *n*. 头孢匹林,头孢吡硫,吡硫头孢菌素 /cerebral evoked potential 大脑诱发电位 /chronic eosinophilic pnenounia 慢性嗜酸细胞性肺炎 /circular error probabilit 圆形误差概率 /congenital erythropoietic porphria 先天性红细胞生成性卟啉症 /cortical evoked potential 皮质诱发电位 /counter-electrophoresis *n*. 对流电泳 /2-cyanoethylphosphate *n*. 氰乙酯磷酸盐 /cystic fibrosis protein 囊性纤维化蛋白质
CEP congenital erythropoietic porphyria 先天性红细胞生成性卟啉症
Cepacol *n*. 西帕科耳(成药,含漱消毒剂,内含氯化十六烷基铵基吡啶)
cepatectomy; **keratectomy** *n*. 角膜切除术
CEPC carfecillin *n*. 羧苄青霉素苯酯
CEP-C cephalosporin C 头孢菌素 C
Ceph cephalin *n*. 脑磷脂 /cephalometry *n*. 头测量法,测颅法 /Floc cephalin flocculation test 脑磷脂絮凝试验
Cephacetrile sodium 头孢乙氰钠(抗生素类药)
Cephadol *n*. 二苯哌丁醇(扩血管药)
Cephaeline *n*. 吐根酚碱
Cephaelis *n*. 吐根属 ‖ ~ acuminata Karsten; Uragoga granatensis Baillon 卡他今那吐根,尖叶吐根 / ~ ipecacuanha Richard; Uragoga ipecacuanha Baillo 吐根,巴西吐根
cephal-; **ce phalo-** *n*. 头
cephalad [kephale head] *n*. 向头侧
cephalagra [cephal + 希 agra seizure] *n*. 偏头痛,发作性头痛
cephalalgia; **cephalgia**; **cephalea** *n*. 头痛 ‖ ~, histamine 组胺性头痛 / ~, pharyngotympanic; Legal's disease 累加耳氏病,咽鼓室炎性痛 / ~, quadrantal 象限头痛 / ~, reflexa; reflex headache 反射性头痛
cephalanoplos segetum (**Bunge**) **Kitam**. [拉;植药] *n*. 刺儿菜
cephalanoplos setosum (**Willd**.) **Kitam**. [拉;植药] 叶刺儿菜
cephalanthin *n*. 风箱树素
Cephalanthus *n*. 风箱树属 ‖ ~ occidentalis L. 风箱树
Cephalaspidea Bullomorpha 头盾目(隶属于后鳃亚纲 Opisthobranchia)
cephalcia issiki nuclear polyhedrosis virus *n*. 卷叶锯蜂核型多角体病毒
cephalea; **cephalalgia** *n*. 头痛 ‖ ~ agitata; ~ attonita 暴发头痛
cephaledema; **cephaloedema** *n*. 头水肿
cephalematoma; **cephalhematoma** *n*. 头血肿
cephalemia *n*. 脑充血,头充血 ‖ ~ cephalhematocele 头血囊肿
Cephalexin *n*. 头孢氨苄(抗生素类药) 先锋霉素Ⅳ,头孢菌列辛 7 – (2 – 氨 – 2 – 苯乙酰胺),脱氧头孢菌烷酸
cephalgia; **cephalalgia** *n*. 头痛
cephalhematocele *n*. 头血囊肿 ‖ ~, Stromeyer's 施特罗麦耶氏头血囊(颅骨膜下血囊肿)
cephalhematometer *n*. 头部血量计
cephalhydrocele *n*. 头水囊肿
cephalic [拉 cephalicus; 希 kephalikos] *a*. 头的,头侧的 ‖ ~ presentation 头先露 / ~ version 胎头倒转术
cephalin [希 kephale head]; **kephalin** *n*. 脑磷脂
cephalin-cholesteol flocculation test (简作 CCFT) 脑磷脂胆固醇絮状试验
cephalin-cholesterol foccalation (简作 CCF) 脑磷脂胆固醇絮状(试验)
cephalin-cholesterolteci-thin flocculation (简作 CCLF) 脑磷脂—胆固醇—卵磷脂絮状反应
cephalitis; **encephalitis**; **cerebritis** *n*. 脑炎,大脑炎 ‖ ~ aegyptica 埃及脑炎 / ~ meningica 脑膜炎
cephalization *n*. ①头部优势发育 ② 头部形成(无脊椎)
cephalo-; **cephal-**; **kephal-** [希 kephale head 头] *n*. 头
cephalocathartic [cephalo- + 希 kathartikos purgative] *n*. ①清脑的 ②清脑药
cephalocaudad *n*. ①从头至尾 ②向头尾端
cephalocaudal *n*. 从头至尾
cephalocele [cephalo- + 希 kele hernia] *n*. 脑膨出
cephalocentesis [cephalo- + 希 kentesis puncture] *n*. 头颅穿刺术
cephalocercal [cephalo- + 希 kerkos tail]; cephalocaudal *a*. 从头至尾的
cephalochord [cephalo- + 希 chorde cord] *n*. 头索
Cephalochordata *n*. 头索动物纲(无头纲)
cephalochordate *n*. 头索动物
cephaloclasis [希 klaein to break]; **cephalotripsy** *n*. 碎颅术
cephaloclasis; **cephalotripsy** 碎颅术
cephaloclast; **cephalotribe** *n*. 碎颅钳
cephalocyst *n*. 绦虫
cephalodactyly *n*. 头指(趾)畸形
cephalodiprosopus [cephalo- + di-twice + pro opus face] *n*. 头部寄生胎
cephalodymia *n*. 头部联胎畸畸形
cephalodymus [cephalo- + 希 didymos twin] *n*. 头部联胎
cephalodynia [cephalo- + 希 odyne pain] *n*. 头痛
cephaloedema; **cephaledema** *n*. 头水肿
cephalofacial *a*. 头面的,颅面的
cephalogaster [cephalo- + 希 gaster belly] *n*. 头肠
cephalogenesis *n*. 头部形成
Cephaloglycin *n*. 头胞来星(抗生素)
cephalogram *n*. 测颅 X 线(照)片 ‖ ~ cephalometric roentgenogram 侧颅 X 线照片
cephalograph *n*. 头描记器
cephalography *n*. 测颅术
cephalogyric *a*. 头回旋的
cephalohaematoma neonatorum 新生儿头血肿
cephalohematocele; **cephalhematocele** *n*. 头血囊肿
cephalohematoma *n*. 头血肿
cephalohemometer *n*. 颅内血压计
cephalohydrocele *n*. 头水囊肿
cephaloid *a*. 头状的
cephalology [cephalo- + 希 logos science] *n*. 测颅学,头颅测定学
cephaloma; **encephaloid cancer** *n*. 髓样癌,软癌
cephalomelus [cephalo- + 希 melos limb] *n*. 头部寄生肢畸胎
cephalomenia [cephalo- + 希 menmonth] *n*. 头部倒经
cephalomeningitis *n*. 脑膜炎
cephalometer *n*. 头测量器,测颅器 ‖ ~, roentgenographic X 线测颅器
cephalometrics *n*. 头测量学,测颅学
cephalometry *n*. 头测量法,测颅法 ‖ ~, roentgenographic X 线测颅法
cephalometry *n*. 头测量法,测颅法
cephalomonodidymus *n*. 一头二体联胎
cephalomotor *a*. 头运动的
Cephalomycin *n*. 头霉素(抑病毒)
Cephalomyia; **Oestrus** *n*. 狂蝇属
cephalonasal *a*. 头鼻的,颅鼻的
cephalone *n*. 大头白痴
cephalonia *n*. 巨头症
Cephalonium *n*. 头孢洛宁(抗生素类药)
Cephalonium = cefalonium *n*. 头胞洛宁(抗生素)
cephalont *n*. 头胞体(簇虫发育的一个时期)
cephalo-orbital *a*. 头眶的
cephalopagus; **craniopagus**; **symphocephalus** *n*. 头部联胎,颅部联胎 ‖ ~ parietalis 头顶部联胎
cephalopagy *n*. 头部联胎畸形
cephalopathy *n*. 头[部]病
cephalopelvic *a*. 胎头骨盆的 ‖ ~ disproportion (简作 CPD) (胎)头(骨)盆不称
cephalo-pelvic disproportion 头盆不称(母体骨盆与胎头的大小比例不称)
cephalopelvimetry *n*. 胎头骨盆测量法
cephalopharyngeus; **musculus constictor pharyngissuperior** *n*. 咽上缩肌
Cephalopholis argus (Bl. et Sch *n*.) 斑点九棘鲈(隶属于鲈科 Per-

cidae)
Cephalopholis miniatus（Forskal）青星九棘鲈(隶属于鲈科 Percidae)
cephalophyma *n*. 脑血肿
cephalopin *n*. 脑脂质
cephaloplegia *n*. 头肌麻痹,头肌瘫痪
Cephalopoda *n*. 头足纲(隶属于软体动物门 Mollusca)
cephalorachidian *n*. 头[与]脊柱
cephalordine *n*. 头孢噻啶,头孢利素,头孢菌素Ⅱ,先锋霉素Ⅱ
Cephalorhynchus commersonii（Lace pe de）黑白驼背豚(隶属于海豚科 Delphinidae)
Cephalorhynchus entropia（Gray）黑海豚(隶属于海豚科 Delphinidae)
Cephalorhynchus heavisidii（Gray）赫氏驼背豚(隶属于海豚科 Delphinidae)
Cephalorhynchus hectori（Van Beneden）大西洋海豚(隶属于海豚科 Delphinidae)
Cephaloridine = cefaloridine *n*. 头孢噻啶(抗生素)
cephaloscope *n*. 头听诊器
cephaloscopy *n*. 头部听诊
Cephaloscyllium umbratile（Jordal et Fowler）阴影绒毛鲨(隶属于猫鲨科 Scyliorhinidae)
Cephalosporin *n*. 头孢菌素,先锋霉素
Cephalosporin C（简作 CEP-C）头孢菌素 C
cephalosporinase *n*. 头孢菌素酶,β-内酰胺酶
cephalosporins *n*. 头孢菌素类
cephalosporiosis *n*. 头孢子菌病
Cephalosporium *n*. 头孢子菌属 ‖ ~ granulonatis 肉芽肿头孢子菌 / ~ salmosinnematum 头孢子菌
cephalosporium acremonium virus 顶头孢病毒
cephalostat *n*. 头固定器
cephalostyle *n*. 脊索颅端
Cephalotaceae *n*. 囊叶草科
Cephalotaxaceae *n*. 粗榧科,三尖杉科
Cephalotaxin *n*.三尖杉碱（抗肿瘤药）
cephalotaxine *n*. 粗榧碱
cephalotaxus Saneness（Red. Et Wills.）Li［拉;植药］中国粗榧
cephalotaxus Sieb. et Zucc. *n*. 粗榧属 ‖ ~ fortunei Hook. 三尖杉
cephalotetanus; kopf-tetanus; tetanus cephalicus *n*. 头部破伤风
Cephalothecaeeae *n*. 黄丝菌科(一种菌类)
cephalothecin *n*. 头鞘菌素
Cephalothin *n*. 头孢噻吩(抗生素类药),先锋霉素Ⅱ,头孢菌新素,7-(噻吩-2-乙酰胺)头孢菌烷酸
cephalothoracic *a*. 头[与]胸廓的
cephalothoracopagus *n*. 头胸联胎 ‖ ~ disymmetros 对称性头胸联胎 / ~ monosymmetros 非对称性头胸联胎
cephalothoracoventropagus *n*. 头胸腹联胎
cephalothorax *n*. 头胸
cephalotome *n*. 胎头刀
cephalotomy［cephalo- + 希 temnein to cut］*n*. 胎头切开术,穿颅术
cephalotracter *n*. 产钳
cephalotribe［cephalo- + 希 tribein to crush］; cephaloclast *n*. 碎颅钳
cephalotridymus［kephale + 希 tridymos threefold］*n*. 三头畸胎
cephalotriptor *n*. 碎颅器
cephalotropic *a*. 向脑的
cephalotrypesis［cephalo + 希 trypesis a boring］*n*. 颅骨环锯术
cephalous *a*. 有头的
cephaloxia; torticollis *n*. 斜颈,捩颈
Cephaloziaceae *n*. 大萼菌科(一种苔类)
Cephaloziellaceae *n*. 拟大萼苔科(一种苔类)
cephalthematoma; cephalematoma *n*. 头血肿 ‖ ~ deformans 畸形性头血肿
cephalus quadratus; caput quadratum *n*. 方颅,方头
Cephamandole = cefapirin *n*. 头胞匹林(抗生素)
Cephamycin *n*. 头霉素
Cephapirin *n*. 头孢匹林,头孢吡硫(抗菌素类药)
Cepharanthine *n*. 千金藤素,西法安生
Cephazolin = cefazolin *n*.头胞唑林(抗生素)
Cephazoline *n*. 先锋唑啉,头孢唑啉,先锋霉素 V
Cephradine *n*. 头孢拉定,头孢环己烯(抗菌素类药)
Cepola schlegeli (Day) 赤刀鱼(隶属于赤刀鱼科 Cepolidae)
Cepolidae *n*. 赤刀鱼科(隶属于鲈形目 Perciformes)
CEPP Clinical and Experimental Pharmacology and Physiology 临床和实验药理学及生理学(杂志名)
CEPR cefapirin *n*. 头孢吡硫(同 CEP)
CEPs cephalosporins *n*. 头孢菌素类
cept-［拉 capio］［构词成分］取
ceptor; -ceptor［拉］［构词成分］*n*. ① 感受器 ②受体 ‖ ~, chemical 化学感受器 / ~, contact 接触感受器 / ~, distance 距离感受器 / ~, effector 效应感受器 / ~, nerve 感受器
CEQ council on Environmental Quality 环境质量委员会(美)
CER cation exchange resin 阳离子交换树脂 /cephalordine *n*. 头孢噻啶,头孢利素,头孢菌素Ⅱ,先锋霉素Ⅱ /cephapirin *n*. 头孢匹林,头孢吡硫(同 CEP) /conditioned emotional reaction 条件性情绪反应/ conditioned emotional response 条件性情绪应答
Cer ceramide *n*. N-酰基(神经)鞘氨醇,神经酰胺 /cerebroside *n*. 脑甙脂类
cer-［拉 cepa;希 keros］［构词成分］蜡
cera-［希 复合形,亦作 cerato-,并见 kerato-］*n*. 角质;角膜
cera［拉］**wax**; *n*. 蜂蜡,蜡 ‖ ~ alba; white wax 白[蜂]蜡 / ~ Chinensis［拉,植药］虫白蜡 / ~ flava; yellow wax 黄[蜂]蜡 / ~ japonica; Japanese wax; vegetable wax 日本蜡,植物蜡,日本漆虫蜡 / ~ sinensis; Chinese wax; insect wax 中国蜡,白蜡,虫蜡 / ~ vegetabilis 日本漆虫蜡,植物蜡
ceraceous［拉 era wax］*a*. 蜡状的
Cerambycidae *n*. 天牛科(隶属于鞘翅目 Coleoptem)
Ceramiaceae *n*. 仙菜科(一种藻类)
Ceramiales *n*. 仙菜目(植物分类学)
ceramica picta nuclear polyhedrosis virus *n*. 斑马纹夜蛾核型多角体病毒
ceramics, dental［希 eramos potter's clay］*n*. 牙科烤瓷学
ceramidase *n*. 酰基神经鞘氨醇酶,神经酰胺酶 ‖ ~ deficiency 神经酰胺酶缺乏症,法伯(Farber)病
ceramidc N- *n*. (脂)酰基(神经)鞘氨醇,神经酰胺
ceramide *n*. N-酰基(神经)鞘氨醇,神经酰胺 ‖ ~ dihexoside (简作 CDH) 神经酰胺糖脂质 / ~ phosphocholine transferase (简作 CMP) 酰基鞘氨醇转磷酸胆碱酶 / ~ trihexosidase 脂酰基鞘氨醇己三糖苷酶 / ~ cholinephosphotransferase 神经酰胺转磷酸胆碱酶 / ~ trihexodidase deficiency 神经酰胺三己糖苷酶缺乏症,法布莱(Fabry)病 / ~ trihexosidase 神经酰胺三己糖苷酶,α-D-半乳糖苷酶 A
ceramidosis *n*. 神经酰胺病
Ceramium *n*. 仙菜属
ceramodontia *n*. 瓷牙学
ceramodontics *n*. 牙科烤瓷学^
ceramuria［希 eramos potter's earth + ouron urine］*n*. 陶土尿,磷酸盐尿
cerase *n*. 蜡酶
cerasin *n*. ①樱胶素 ②角甙脂
cerasine *n*. 黄光油溶红
cerasinose *n*. 樱胶糖
Cerasus L. *n*. 樱属 ‖ ~ humilis (Bge.) Bar. et Liou. 欧李 / ~ japonica Lois. 郁李 / ~ nakaii (Levl.) Licu. 长梗郁李 / ~ tomentosa Wall. 山樱桃 / ~ triloba (Lindl.) Liou. Var. truncata Komar. 截形榆叶梅 / cerasus; cherry tree 樱[桃]树
cerat-［希 keratos］［构词成分］角
cerat ceratum［拉］*n*. 蜡膏,蜡剂
ceratalgia; keratalgia *n*. 角膜痛
cerate［拉 ceratum from cera wax］*n*. 蜡膏,蜡剂 ‖ ~, calamine 炉甘石蜡膏 / ~, camphor 樟脑蜡膏 / ~, camphor, compound 复方章脑蜡膏 / ~, cantharides; blistering ~ 斑蝥蜡膏,发疱蜡膏 / ~, Galen's 盖仑氏蜡膏 / ~, iodoform 碘仿蜡膏 / ~, lead subacetate; Goulard's ~ 次蜡酸铅蜡膏,古拉尔氏蜡膏 / ~, petroleum 石油蜡膏 / ~, red 红蜡膏 / ~, resin 树脂蜡膏 / ~, resin, compound; Deshler's salve 复方树脂蜡膏,德希勒氏油膏 / ~, rosin 松香蜡膏 / ~, simple 单蜡膏(安息香豚脂与白蜂蜡熔合而成) / ~, spermaceti 鲸蜡膏(鲸蜡、白蜂蜡及橄榄油的混合制品)
Ceratiaceae *n*. 角藻科(一种藻类)
Ceratias holboelli（Kroyer）角鮟鱇(隶属于角鮟鱇科 Ceratiidae)
ceratiasis; keratiasis *n*. 角质疣
Ceratiidae *n*. 角鞍鲸科(隶属于鼓镲目 Lophiiformes)
ceratin; keratin *n*. 角蛋白
Ceratina fiavipes（Smith）黄芦蜂(隶属于蜜蜂科 Apidae)
Ceratina hieroglyphica（Smith）拟黄芦蜂斑蜂(隶属于蜜蜂科 Apidae)
Ceratina smaragdula（Fabricius）缘芦蜂(隶属于蜜蜂科 Apidae)
Ceratina unimaculata（Smah）蓝芦烽(隶属于蜜蜂科 Apidae)
Ceratiomyxa *n*. 鹅绒黏菌属
Ceratiomyxaceae *n*. 鹅绒[黏]菌科(一种菌类)
ceratitis; keratitis *n*. 角膜炎 ‖ ~ capltata 地中海实蝇
Ceratium *n*. 角藻属,角甲藻虫属

cerato-; kerato- *n*. ①角质 ②角膜
Ceratobasidiaceae *n*. 角担菌科(一种菌类)
ceratocele; keratocele *n*. 角膜后层突出
ceratocentesis *n*. 角膜穿刺术
ceratoconus [希 konos a cone] *n*. 圆锥形角膜
Ceratocoryaceae *n*. 角甲藻科(一种藻类)
ceratocricoid *a*. 下角环状软骨的,环甲关节的
ceratocricoideus; musculus cratocricoideus *n*. 角环肌(变)
ceratoglossus *n*. 角舌肌(起自舌骨大角的肌纤维)
ceratohyal *a*. 舌骨角的
ceratohyalin *n*. 透明角质
ceratomalacia *n*. 角膜软化
Ceratomycetaceae *n*. 角霉科(一种菌类)
Ceratomyxa *n*. 角形虫属
Ceratonereis erythraeensis (Fauvel) 红角沙蚕(隶属于沙蚕科 Nereidae)
Ceratonereis marmorata (Horst) 石纹角沙蚕(隶属于沙蚕科 Nereidae)
Ceratonereis mirabilis (Kinberg) 奇异角沙虱(隶属于沙蚕科 Nereidae)
Ceratonia L. [希 eratonia carob tree] *n*. 长角豆属 / ~ siliqua L. 长角豆
ceratonosus [希 keras cornea + nosos disease] *n*. 角膜病
ceratopharyngeus; musculus cerato haryngeus *n*. 大角咽肌
Ceratophyllaceae *n*. 金鱼藻科
Ceratophyllidae *n*. 角叶蚤科
Ceratophyllum demersum L. [拉;植药] *n*. 金鱼藻
Ceratophyllus *n*. 角叶蚤属 ‖ ~ anisus; Monopsyllus amisus 横滨角叶蚤,不等单蚤 / ~ fasciatus; Nosopsyllus fasciatus *n*. 具带角吐蚤,具带病蚤 / ~ gallinae 鸡[角叶]蚤 / ~ idahoensis; Oropsylla idahoensis 受达荷角吐蚤,受达荷山蚤 / ~ montanus; Diamanus montanus 山角叶蚤,山穿手蚤 / ~ punjabensis 平乔角叶蚤 / ~ silantiewi; Oropsylla silantiewi 奇[兰奇耶夫]氏角叶蚤,西[兰奇耶夫]氏山蚤 / ~ tesquorum 黄鼠角叶蚤
Ceratophyllus *n*. 角叶蚤属
ceratoplasty; keratoplasty *n*. 角膜成形术,角膜移植术
Ceratopogonidae *n*. 蠓科
ceratopteris thalictroides brongn. [拉;植药] *n*. 水蕨
ceratoscope; keratoscope *n*. 角膜镜
Ceratoseopelus townsendi(Eigenmann et Eigenmann) 平角灯鱼(隶属于灯笼鱼科 Myctophidae)
ceratosis *n*. 角化病
ceratostigma minus Stapf [拉;植药] 小角柱花
ceratostigma plumbaginoides Bunge [拉;植药] 角柱花
ceratostigma willmottianum Stapf [拉;植药]紫金莲
Ceratostoma fournieri (**Crosse**) 钝角口螺(隶属于骨螺科 Muricidae)
Ceratostomataceae *n*. 长喙壳科(一种菌类)
ceratotomy; keratotomy *n*. 角膜切开术
ceratum[拉]; **cerate** *n*. 蜡膏,蜡剂
ceraunophobia; keraunophobia *n*. 闪电恐怖
cerbera manghas L. [拉;植药] 海果
cerberin; cerberine *n*. 海忙果甙(强心药)
cercaria (复 cercarie) *n*. 尾蚴 ‖ ~, cysticercous 囊尾尾蚴 / ~, encysted; metacercaria 囊蚴 / ~, gymnocephalus 裸头尾蚴 / ~, pleurolophocercous 鳍尾蚴
cercariaeum *n*. 无尾尾蚴
cercarial *a*. 尾蚴的 ‖ ~ dermatitis 尾蚴性皮炎
cercarian *a*. 尾蚴的 ‖ ~ hullen reaction (简作 CHR) 尾蚴膜反应
cercaricidal *a*. 杀尾蚴的
cercaricide *n*. 杀尾蚴剂
cercarienhullenreaction *n*. 尾蚴膜反庆(检曼氏裂体吸虫试验)
cerchnus [希 kerchnos hoarse] *n*. 声嘶
Cercidiphylaceae *n*. 连香树科
cercidiphyllum japonicum Sieb. et Zucc. var. sinense Rehd. et Wils. [拉;植物] *n*. 连香树
Cercopithecoidea *n*. 猕猴科
cercis sinensis Bge. 紫荆
cerclage [法 an encircling] *n*. [折骨端]环扎术 ‖ ~ of cervix 宫颈环扎(一种治疗宫颈机能不全,防止晚期习惯性流产的手术方法)
cerco- [构词成分] 尾
cercocyst *n*. 小似囊尾蚴
cercocystis *n*. 小似囊尾蚴
cercoid *n*. 似尾蚴
cercomer *n*. 小尾球
cercomonad *n*. 单鞭滴虫
cercomonas [kerkos tail monas monad] *n*. 单鞭滴虫属 ‖ ~ hominis 人单鞭滴虫 / ~ intestinalis; Giardia intesttinalis 肠单鞭滴虫,肠贾第虫 / ~ longicauda 长尾单鞭滴虫
cercomoniasis *n*. 单鞭滴虫病
cercoophaera addisoni; Microsporon audouini 阿狄森氏小孢子菌,奥社安氏小孢子菌
cercopithecid (alpha) herpesvirus 1 *n*. 猕猴(α)疱疹病毒 1 ‖ ~ hrepesvirus 2 猕猴疱疹病毒 2 / ~ hrepesvirus 4 = Herpesvirus papio 猕猴疱疹病毒 4 / ~ herpesvirus 5 = Simain varicella virus 猕猴疱疹病毒 5,猿猴带状疱疹病毒 / ~ herpesvirus 6 猕猴疱疹病毒 6 / ~ herpesviruses 1 and 3 猕猴疱疹病毒 1 型与 3 型
Cercopithecidae *n*. 猴科(隶属于灵长目 Primates)
Cercospora *n*. 尾孢霉属
cercosporamycosis *n*. 尾孢霉病
cercus *n*. 尾突,尾须
cerdbrosise sulfotransferase 脑苷脂转硫酸酶
cerea flexibilitas 蜡样屈曲
cereal [拉 cerealis] *n*. ①谷类的 ②谷类 ‖ ~ tillering reovirus 谷物分蘖病呼肠孤病毒 / ~ chlorotic mottle rhabdovirus 谷物绿斑点弹状病毒 / ~ striate rhabdovirus 谷物条纹状病毒 / ~ tillering disease fijivurus 谷物分蘖病斐济病毒
cerealin *n*. 谷淀粉酶
cerebell(o)- 小脑
cerebella *n*. cerebellum 的复数
cerebellar *a*. 小脑的
cerebellifugal; cerebellofugal *a*. 离小脑的,小脑传出的
cerebellipetal *a*. 向小脑的,传入小脑的
cerebellitis *n*. 小脑炎
cerebellocortex *n*. 小脑皮质
cerebello-olivary *a*. 小脑橄榄体的
cerebellopontile *a*. 小脑脑桥的
cerebellopontine; cerebellopotile *a*. 小脑脑桥的 ‖ ~ angle (简作 CPA) 小脑桥脑角
cerebellorubral *a*. 小脑红核的
cerebellorubrospinal *a*. 小脑红核脊髓的
cerebellospinal *a*. 小脑脊髓的
cerebellum [拉 dim. of cerebrum brain] *n*. 小脑
cerebr- [拉 cerebrum] [构词成分] 脑
cerebr(o)- 大脑
cerebra *n*. 大脑
cerebral *a*. 大脑的 ‖ ~ angiogram 脑血管造影图 / ~ angiraphy 脑血管造影(术) / ~ angiography equipment 脑血管造影设备 / ~ angiostratgraphy 脑血管体层摄影(术) / ~ computed tomography 脑计算机体层成像(术) / ~ cortex 大脑皮层 / ~ function imaging 脑功能成像 / ~ imaging 脑成像 / ~ index 脑指数 / ~ magnetic resonance angiography 经颅磁共振血管面像(术) / ~ palsy 大脑性麻痹, 脑瘫 / ~ pneumography 脑室充气造影(术)/ ~ phase 脑成影期/ ~ radiosotope angiography 放射性同位素脑血管造影(术) / ~ scintigraphy 脑闪烁成像(术)/ ~ stereoangiography 立本脑血管造影(术) / ~ stimulants 大脑兴奋剂 / ~ type sexual precocity 大脑型性早熟(下血脑异常所致)
cerebral *a*. 脑的 ‖ ~ angiography (简作 CAG) 脑血管造影 / ~ arteriosclersis (简作 CAS) 脑动脉硬化 / ~ blood volume (简作 CBV) 大脑血容量 / ~ evoked potential (简作 CEP) 大脑诱发电位 / ~ Function Monitor (简作 CFM) 大脑功能监视器 / ~ glucose metabolic rate (简作 CMRgl) 脑糖代谢率 / ~ glucose/oxygen quotient (简作 CG/OQ) 大脑需葡萄糖/需氧量之商 / ~ infarct with transient sign (简作 CITS) 一过性脑梗死征象 / ~ inhfarction (简作 CI) 脑梗塞 / ~ metabolic rate (简作 C.M.R.) 大脑代谢率 / ~ oxygen metabolic rate (简作 CMRO) 脑氧代谢率 / ~ perfusion pressurd (简作 CPE) 大脑灌注压 / ~ protein synthesis rate (简作 CPSR) 大脑蛋白质合成率
cerebralgia *n*. 头痛,脑痛
cerebralism *n*. 大脑中心学说
cerebrasthenia *n*. 脑病性衰弱
cerebrate *vt*. 用脑,思考
cerebration [拉 cerebratio] *n*. 脑活动,精神活动 ‖ ~, unconscious 无意识的精神活动
cerebriform *n*. 脑形的
cerebrifugal [拉 cerebrum brain + fugere to flee] *a*. 离大脑的,大脑传出的
cerebrin *n*. 脑素 / ~, alpha; cerebrinin 塞雷布利宁(成药,脱脂牛脑的干燥产物)
Cerebrinin *n*. 塞雷布利宁
cerebripetal [cerebrum + 拉 petere to seek] *a*. 向大脑的,传入大

脑的
cerebritis *n*. 大脑炎,脑炎 ‖ ~, saturnine 铅中毒性脑炎
cerebrocardiac [cerebrum + 拉 cardia heart] *a*. 大脑心脏的
cerebrocentric *a*. 大脑中枢的
cerebrocerebellar *a*. 大脑小脑的
cerebrocortical necrosis(简作 CCN)脑皮质坏死
cerebrocuprein *n*. 脑铜蛋白,超氧化歧化酶
cerebrocuprein *n*. 脑铜质
cerebrogalactose; **cerebrose** *n*. 脑半乳糖,脑糖
cerebrogalactoside; **cerebroside** *n*. 脑糖甙,脑甙[类]
cerebrohyphoid [cerebrum + 希 hyphewed + eidosform] *a*. 脑组织样的
cerebroid *a*. 脑[质]样的
cerebrol *n*. 脑油
cerebrolein *n*. 脑油脂
cerebrology *n*. 脑学
cerebrom *n*. 羟脑甙脂
cerebroma; **encephalophyma** *n*. 脑瘤
cerebromacular *a*. 脑黄斑的
cerebromalacia [cerebrum + 希 malakos soft] *n*. 脑软化
cerebromedullary; **cerebrospinal** *a*. 脑脊髓的
cerebromeningeal *a*. 脑膜的
cerebromeningitis *n*. 脑膜脑炎,脑与脑膜炎症
cerebrometer *n*. 脑搏动描记器,脑搏动计
cerebronic *a*. 脑酮的,脑甙脂的
cerebro-ocular *a*. 脑[与]眼的
cerebropathia; [拉] **cerebropathy** *n*. 脑病 ‖ ~ psychica toxemica; Korsakoff's psychosis 精神中毒性脑病,称尔萨科夫氏精神病(多神经炎性精神病)
cerebropathy *n*. 脑病
cerebrophysiology *n*. 大脑生理学
cerebropontile *a*. 大脑脑桥的
cerebropsychosis *n*. 脑病性精神病
cerebrorachidian; **cerebrospinal** *a*. 脑脊髓的
cerebrosclerosis *n*. 脑硬化
cerebroscope *n*. 脑病检眼镜(检查眼底血管以诊断脑血循环情况)
cerebroscopy *n*. ①脑病眼底检查 ②脑剖检[法]
cerebrose; **cerebrogalactose** *n*. 脑半乳糖,脑糖
cerebrosidase *n*. 脑甙脂酶
cerebroside *n*. 脑甙脂类 ‖ ~ sulfatase 脑苷脂硫酸酯酶(此酶缺乏,为一种常染色体隐性性状,是异染性脑白质营养不良的原因之一) / ~ β-galactosidase 脑苷脂 β 半乳糖苷酶,半乳糖(基)神经酰胺酶 / ~ β-glucosidase 脑苷脂 β-葡糖苷酶
cerebrosidosis *n*. 脑甙脂[沉积]病
cerebrosis; **encephalopathia**; **cerebropathy** *n*. 脑病
cerebrospinal *a*. 脑脊髓的 ‖ ~ fluid imaging 脑脊髓液成像 / ~ fluid(简作 C.S.F)脑脊液 / ~ fluid(简作 CF)脑脊髓液 / ~ meningitis(简作 C.S.M.)脑脊髓膜炎
cerebrospinant *n*. 脑脊髓药
cerebrospinase *n*. 脑脊液氧化酶
cerebrostimulin *n*. [脑脊液]脑刺激素
cerebrostomy *n*. 脑切开[造口]术
cerebrosuria *n*. 脑糖尿
cerebrotendinous *a*. 脑健的
cerebrotomy; **encephalotomy** *n*. 脑切开术
cerebrotonia *n*. 大脑紧张型,精神抑制型
cerebrovascular *a*. 脑血管的 ‖ ~ disease(简作 CVD)脑血管疾病 / ~ index 脑—脑室指数
cerebrum [拉] *n*. 大脑 ‖ ~ abdominal; plexus coeliacus 腹腔丛 / ~ exsiccatum 干燥脑质
cerecloth *n*. 蜡布
cerectomy; **kerectomy** *n*. 角膜[部分]切除术
cereiform *a*. 蜡烛状的,烛状的
cerein *n*. 蜡样菌素
cerelose *n*. 饴糖
cerement *n*. 蜡布;[复]寿衣
cerenkov radiation [P. A. 前苏物理学家] 契连科夫氏辐射
cereoli [拉 wax tapers] *n*. 药制杆剂,烛剂
cereolus(复 cereoil)*n*. 药制杆剂,烛剂
cereometer *n*. 蜡定量计
cereoriform intradermal nevus(简作 CIN)脑型真皮内痣
cereous *a*. 蜡的
ceresin [拉 cera wax]; **ozkerite**; **earth wax** *n*. 地蜡
cereus [拉 waxen] *n*. 仙人山属,仙影拳属 ‖ ~ divaricatus 分叉仙影拳 / ~ flagelliformis Mill. 鼠尾掌,倒挂仙人鞭 / ~ geometrizans; Myrtillocactus geometrizans 浆果仙人掌 / ~ grandiflorus; Cactus grandiflorus 大花仙人藤,夜花仙人掌 / ~ pectin 仙影拳果胶质 / ~, night blooming 夜花仙人掌类
cereviocidin *n*. 杀酿母素
cerevisia(复及所有格 cerevisiae)*n*. 啤酒,麦酒
cerevisiae(cerevisia 的所有格)[拉] *n*. 啤酒,麦酒 ‖ ~ fermentum; brewer's yeast 药用酵母,啤酒酵母 / ~ fermentum compressum; compressed yeast 药用酵母,压榨酵母
cerevisin *n*. 塞里维辛(成药,一种干酵母)
Cericlamine *n*. 西立氯胺(抗抑郁药)
cerin; **cerotic acid** *n*. 蜡酸,廿六酸
cerite *n*. 铈石
cerithidia *n*. 拟蟹守螺属
cerium [拉](缩 Ce)*n*. 铈(58 号元素) ‖ ~ nitrate 硝酸铈 / ~ oxalate 草酸铈
cerivastatin *n*. 西立伐他汀(降血脂药)
cermet *n*. 金属陶瓷,合金陶瓷(牙黏固粉及耐热固体物质的成分)
CERN European Center for Nuclear Research 欧洲核研究中心
cero-; **cer-** [拉 cera wax 蜡] *n*. 蜡
ceroid *n*. 蜡样质(肝硬化时肝间质内的一种不溶那色素)
cerolein *n*. 蜡油脂
cerolin *n*. 炼酵母
cerolipoid *n*. 蜡脂质
cerolysin [拉 cera wax + lysin] *n*. 溶蜡素
ceroma [希 keroma waxy mass] *n*. 蜡[样变]瘤
ceronapril *n*. 西罗普利(抗高血压药)
ceroplastic *a*. 成蜡型的
ceroplastics *n*. 蜡塑术、蜡像
ceroplasty *n*. ①蜡成形术 ②蜡型术
cerosin *n*. 蔗蜡
cerosis 蜡样变性
cerostoma; **cerostrosis**; **ichthyosis hystrix** *n*. 高起鳞癣
cerotate *n*. 蜡酸盐
cerotic acid, **cerotinic acid** *n*. 蜡酸,二十六(烷)酸
cerotin *n*. ①蜡醇,廿六[烷]醇 ②蜡精,甘油三蜡酸酯
cerous *a*. ①铈的 ②似蜡的
Cert certificate *n*. 证明(书),证件 /certified *a*. 有证明的,有保证的
certificate *n*. 证明(书),证件 ‖ ~, birth 出生证 / ~, death 死亡证 / ~, health 健康证 / ~ of disability for discharge(简作 CDD)退伍残废证明书 / ~ of Industrial Health(简作 CIG)工业保健证 / ~ of insurance(简作 C/I)保险证明书
Certification Commission for Clinical Engineering(简作 CCCE)临床工程学证书委员会
certified *a*. 有证明的,有保证的
certify [拉 certus certain + facio to make] *v*. 证明
Certifying Board of the American Dental Assistants' Association(简作 CBADAA)美国牙科助理医师协会证明签发委员会
certoparin Sodium 舍托肝素钠(抗凝药)
Cerubidine *n*. 柔红霉素(daunorubicin)制剂的商品名
cerulein *n*. 蛙皮缩胆囊肽
cerulenin *n*. 变蓝菌素
Ceruletide *n*. 蓝肽(诊断用药)
Ceruletine *n*. 蓝肽,蛙皮素(诊断用药)
ceruleus *a*. 蓝色的,蔚蓝色的
cerulin *n*. 蛙皮缩胆囊素
cerulomycin *n*. 天蓝霉素
ceruloplasmin *n*. 血浆铜蓝蛋白
ceruloplasmin *n*. 血浆铜蓝蛋白
cerumen [拉 from cera wax]; **ear wax** *n*. 耵聍,耳垢 ‖ ~, inspissated 干耵聍
ceruminal *a*. 耵聍的
ceruminolysis *n*. 耵聍溶解
ceruminolytic *a*. 溶耵聍的 *n*. 溶耵聍剂
ceruminoma *n*. 耵聍腺瘤
ceruminosis *n*. 耵聍分泌过多
ceruminous; **ceruminal** *a*. 耵聍的
cerura hermelina nuclear polyhedrosis virus 天社蛾核型多角体病毒 ‖ ~ vinula cytoplasmic polyhedrosis virus 银色天社蛾胞质型多角体病毒
ceruse [拉 cerussa]; **white lead** *n*. 铅白,碳酸铅白,碱性碳酸铅
cerussa [拉;植药] *n*. 铅粉,官粉
cervanthropy [拉 cervus deer + anthropos man] *n*. 变鹿妄想
cervical [拉 cervicalis from cervix neck] *a*. 颈的 ‖ ~ aorta 颈主动脉弓 / ~ crypts 子宫颈隐窝，子宫颈壁上的深窝,存放精子场

所 / ~ dry smear (简作 CDS) 颈管黏液干燥涂片 / ~ esophagus (简作 Ce) 颈部食管 / ~ intra-epithelial neoplasia (简作 CIN) 颈表皮内瘤形成 / ~ dystocia 宫颈难产 / ~ effacement 子宫颈消失 在分娩的第一阶段子宫颈壁变薄的现象 / ~ effacement and dilatation 子宫颈消失和扩张, 分娩的第一阶段 / ~ fistula 宫颈瘘管 / ~ incompetence 宫颈机能不全 / ~ inunction 宫颈涂擦剂 / ~ mucus aborization test 宫颈黏液结晶试验 / ~ muscus method 子宫颈黏膜法 (判断安全期和受孕期的方法,根据月经周期中子宫颈黏膜体况和硬度) / ~ mucus method of contraception 宫颈黏液避孕法 / ~ Os 宫颈口 / ~ rib 颈肋 / ~ scraping 宫颈刮片 / ~ smear 宫颈涂片/ ~ syndrome 颈椎综合征

cervicalcogram *n*. 子宫颈造(影)片

cervicalis [拉] *a*. 颈的 / ~ ascendens; musculus iliocostalis cervicis 项髂肋肌

cervicectomy [cervix + 希 ektome excision] *n*. 子宫颈切除术

cervices *n*. cervix 的复数

cervicicardiac *a*. 颈心的

cerviciplex; plexus cervicalis *n*. 颈丛

cervicitis *n*. 子宫颈炎

cervico-; cervic- [拉 cervix 颈] 颈

cervico-auricular *a*. 颈耳的

cervico-axial *a*. 颈轴的

cervico-axillary *a*. 颈腋的

cervicobasilar *a*. 颈颅底的

cervicobrachial *a*. 颈臂的

cervicobrachialgia *n*. 颈臂痛

cervicobuccal *a*. 颈颊的

cervicobucco-axial *a*. 颈颊轴的

cervicocolpitis *n*. 子宫颈阴道炎 ‖ ~ emphysematosa 气肿性子宫颈阴道炎

cervicodorsal *a*. 颈背的

cervicodynia [cervix + 希 odyne pain] *n*. 颈痛

cervicofacial *a*. 颈颜面的

cervicography *n*. 子宫颈造影(术)

cervicolabial *a*. 颈唇的

cervicolingual *a*. 颈舌的

cervicolinguo-axial *a*. 颈舌轴的

cervicomuscular *a*. 颈肌的

cervico-occipital *a*. 颈枕的

cervicoplasty [cervix + 希 plassein to form] *n*. 颈成形术

cervicoscapular *a*. 颈肩胛的

cervicothoracic *a*. 颈胸[廓]的

cervicotomy; hysterotrachelotomy *n*. 子宫颈切开术

cervicovaginal *a*. 子宫颈阴道的

cervicovaginitis *n*. 子宫颈阴道炎

cervicovesical *a*. 子宫颈膀胱的

Cervidae *n*. 鹿科(隶属于偶蹄目 Artiodactyla)

cervidae lndet [拉;动药] 鹿类

cervie- [拉 cervix, cervicis] [构词成分] 颈

Cervilaxin *n*. 松弛素(relaxin)制剂的商品名

cervimeter *n*. 子宫颈测量器

cervix (复 cervices) [拉] *n*. ①颈 ②子宫颈 ‖ ~ of axon 轴索颈 / ~ columnae posterioris; ~ cornu 后柱颈,后角颈(脊髓) / ~, conoid 锥状子宫颈 / ~ cornu 后柱颈,后角颈(脊髓) / ~ dentis 牙颈 / ~, double 双子宫颈 / ~ obstipa; torticollis 斜颈,捩颈 / ~, tapiroid 长唇子宫颈 / ~ uteri 子宫颈 / ~ vesicae 膀胱颈

cervus [拉;动药] *n*. 鹿 ‖ ~ albirostris Przewalski [拉;动药] 白唇鹿 / ~ eldi M'clelland [拉;动药] 坡鹿 / ~ macneilli Lydekker [拉;动药] 白臀鹿 / ~ unicolor Kerr [拉;动药] 水鹿 / ~ brasiliensis [拉] 巴西鹿

Cervus albirostrts (Przewalski) 白唇鹿(隶属于鹿科 Cervidae)

Cervus elaphus (Linnaeus) 马鹿(隶属于鹿科 Cervidae)

Cervus elaphus kansuensis (Pocock) 马鹿甘肃亚种(隶属于鹿科 Cervidae)

Cervus elaphus macneilli (Lydekker) 马鹿川西亚种(隶属于鹿科 Cervidae)

Cervus elaphus wallichi (Cuvier) 马鹿西藏亚种(隶属于鹿科 Cervidae)

Cervus nippon (Temminck) 梅花鹿(隶属于鹿科 Cervidae)

Cervus Rippon hortulorum (Swinhoe) 梅花鹿东北亚种(隶属于鹿科 Cervidae)

cerxosporalla vexans [皮肤]鞭毛孢子菌

ceryl *n*. 廿六烷基

CES central excitatory state 中枢神经兴奋状态

cesarean delivery (简作 CD) 剖腹产

cesarean section [拉 sectio caesarea; from 拉 caesus, p. of caedere to cut] (CS) *n*. 剖腹产术;剖宫产术 经腹切开子宫取出已达成活胎儿的手术 ‖ ~, Latzko's 腹膜外剖腹产术 / ~, low cervical 子宫颈下段剖腹产术 / ~, post-mortem 死后剖腹产术

cesarean; cesarean delivery *n*. 剖腹产

cesaris-Demel bodies [Antonio 意病理学家 1866 生] 切萨里斯.德麦耳氏体(严重贫血白细胞的退行性变所形成的小体,瑞氏染色呈空泡状)

cesarotomy; cesarean section *n*. 剖腹产术

CES-D Center for Epidemiologic Studies-Depression 抑郁症流行病学研究中心 /Center for Epidemiologic study-depression Scale 流行病学研究中心抑郁症量表

Cesd cholesteryl ester storage disease 胆固醇酯贮积病

cesium [caesium from caesius blue] *n*. (缩 Cs) 铯 (55 号元素) ‖ ~ and ammonium bromide 溴化铯铵 / ~ bitartrate 酒石酸氢铯 / ~ bromide 溴化铯 / ~ carbonate 碳酸铯 / ~ chloride[Cs] 氯化铯[Cs] (诊断用药) / ~ discharge tube 铯放电管 / ~ eosinate 曙红铯 / ~ fluoride 氟化铯 / ~ fluoride scintillator 氟化铯闪烁体/ ~ fluoride source 线状铯源 / ~ hydroxide 氢氧化铯 / ~ sulfate 硫酸铯

cessation *n*. 中止,终结

cess-pipe *n*. 下水管

cesspool *n*. ①污水坑 ②粪坑

cestan-Chenais syndrome [Raymond Cestan 法神经病学家 1972—1933] *n*. 塞—舍二氏综合征(锥体,小脑下脚,疑核,瞳孔中枢的病变)

cesticidal *a*. 杀绦虫的

Cestoda *n*. 多节绦虫亚纲

cestode *n*. 绦虫

cestodiasis *n*. 绦虫病

cestodology *n*. 绦虫学

cestoid *a*. 似绦虫的

Cestoidea *n*. 绦虫纲(隶属于扁形动物门 Platyhelminthes)

cestus [拉 a belt] *n*. 后脑带

CET cephalothin *n*. 头孢噻吩,先锋霉素 I,头孢金素,头孢菌素 I / corrected efiective temperature 矫正有效温度

Cetaben *n*. 西他苯 (降血脂药) ‖ ~ sodium 西他苯钠,棕胺苯酸钠(降血脂药)

Cetacea [希 ketos whale] *n*. 鲸目(隶属于哺乳纲 Mammalia)

cetaceum; spermaceti; sperm whale *n*. 鲸蜡

cetal konium chloride 西他氯铵,氯棕甲苄铵

Cetamolol *n*. 塞他洛尔 (β受体阻滞药)

cetanol; cetyl alcohol *n*. 鲸蜡醇,十六[烷]醇

Cetefloxacin *n*. 西替沙星 (抗菌药)

Cethexonium Bromide 西塞溴铵 (消毒防腐药)

Cetiddil *n*. 西替他尔(血管扩张药) ‖ ~ citrate 枸橼酸西替地尔,枸橼酸环己噻酯(周围血管扩张药,用于治疗动脉炎、雷诺 < Raynaud > 病和手足发绀)

cetin; cetyl palmitate *n*. 鲸蜡素,鲸蜡醇十六酸酯

Cetirizine *n*. 西替利嗪 (抗过敏药)

CETIS European Center for Processing Scientific Information 欧洲科学情报处理中心

Cetocycline hydrochloride 盐酸西托环素,盐酸四环林(抗菌药)

Cetocyline *n*. 西托环素 (抗生素类药)

Cetofenicol *n*. 乙酰氯霉素 (抗生素类药)

Cetohexazine *n*. 西托沙嗪,酮己嗪(即 Ketohexaine,催眠镇静药)

cetomacrogol 1000 聚乙二醇 1000 单鲸蜡基醚(药用辅料)

Cetomimiformes *n*. 鲸头鱼目(隶属于硬骨鱼纲 Actinopterygii)

Cetoniidae *n*. 花金龟科(隶属于鞘翅目 Coleoptera)

Cetophenicol *n*. 乙酰氯霉素 (抗生素类药)

Cetorhinidae *n*. 姥鲨科(隶属于鼠鲨目 Lamniformes)

Cetorhinus maximus (**Gunner**) 姥鲨(隶属于姥鲨科 Cetorhinidae)

Cetotiamine *n*. 西托硫胺 (维生素类药)

Cetoxime *n*. 西托肟 (抗组胺药)

CETP caloric eye tracking pattern 热能式眼动模型

Cetraria *n*. 冰岛衣属 ‖ ~ islandica Acharius; cetraria; Iceland lichen; Iceland moss 冰岛衣,冰岛苔

cetrarin; cetraric acid *n*. 冰岛衣苦素,冰岛衣酸

Cetraxate *n*. 西曲酸酯 (消炎镇痛药)

cetrimide *n*. 溴化十六烷基三甲胺 西曲溴铵,溴棕三甲铵(即 cetrimonium bromide)

Cetrimide = cetrimonium bromide *n*. 西曲溴胺(消毒防腐药)

Cetrimonium bromide 西曲溴铵(消毒防腐药)

Cetrorelix *n*. 西曲瑞克 (抗肿瘤药)

Cetrs trunk borer [动药] 星天牛

CETTA N-(B-carboxyethyl) dietylene-triamine tetracetic acid N-(B —

羟乙基)二乙撑三胺四乙酸

Cetulpyridinium chloride 西吡氯胺(消毒防腐药)

cetyl ***n*.** 鲸蜡基,十六[烷]基 ‖ ~ acetate 鲸蜡醇酸酯,醋酸十六[烷]酯 / ~ alcohol; cetanol 鲸蜡醇,十六[烷]醇 / ~ palmitate; cetin 鲸蜡素,鲸蜡醇十六酸酯 / ~ pyridinium chloride; ceepryn 氯化十六烷基铵基吡啶,西波林 / ~ trimethylamine bromide; cirrasol OD 溴化十六烷基三皿胺,西腊索耳 OD

Cetylpyridinium Chloride 西吡氯铵 (消防腐药)

cevadilla; sabadilla ***n*.** 沙巴达[子]

cevadilline; sabadilline ***n*.** 沙达碱

cevadine; veratrine ***n*.** 西伐子,藜芦碱

Cevalin ***n*.** 抗坏血酸, 维生素 C(ascorbic acid)制剂的商品名

cevine; sabadinine ***n*.** 西芬,水解藜芦碱

Ce-Vi-Sol ***n*.** 抗坏血酸,维生素 C(ascoric acid)制剂的商品名(用于校准滴管剂量)

cevitamic acid ***n*.** 维生素 C,抗坏血酸

CEX cefa(pha)lexin 先锋霉素 IV,头孢菌素 IV,头孢氨苄

Ceylancyclostoma ***n*.** 锡兰钩口线虫属,锡兰钩虫属(即巴西钩虫 Ancylostoma braziliense)

Ceylonocotyle longicoelium (Wang) 长肠锡叶吸虫(隶属于同盘科 Paramphistomidae)

ceyssatite ***n*.** 赛萨白土

CEZ cefazolin ***n*.** 头孢唑啉,唑啉头孢菌素

CF carbol fuchsin 卡宝品红 /cardiac failure 心力衰竭 /carrier-free ***n*.** 非携带者 /Carworth Farms 卡沃思—法姆斯 (小白鼠) /cathode follower 阴极输出器 /centromere fluorescence banding CF 显带,着丝粒荧光显带 /cerebrospinal fluid 脑脊髓液 /charactehstic frequency 特征频率,特性频率,特定频率(相当于耳蜗特定部位的频率) /centrifugal force 离心力 /chemotactic factor 趋化因子/ Chemotherapy Foundation 化疗基金会 /chest and left leg(ECG) 胸与左下肢导联(心电图) /Chiari-Frommelsyndrome ***n*.** 希—弗二氏综合征(哺乳期过长所致子宫萎缩) /Christmas factor(PTC) IX 因子(抗血友病因子 B) /Ciba Foundation 汽巴基金会 (瑞士汽巴化学制药公司) /circle filter 圆形过滤器 /citrovornm factor 柠胶因子,甲酰四氢叶酸,亚叶酸(叶酸拮抗药,解毒药抗贫血药) /cold finishing 冷加工精整 /colicin factor 大肠杆菌素因子/ color and form respones 颜色和形状反应 /complement fixation 补体结合 /complexity factor 复杂度系数 /concentration factor 浓缩因子 / Conservation Foundation 自然资源保护基金会 /contractile force 收缩力 /conversion factor 转换系数, 转换因数 /correction factor 修正因数,校正系数 /count fingers 辨指数(在眼前伸手指,能够辨别指数的能力) /counting finger 数手指 /cresol-formaldehyde ***n*.** 甲酚甲醛(树脂) /cubicfeet ***n*.** 立方英尺(气体) /cysticfibrosis ***n*.** 囊性纤维变性(胰腺等) /Cystic Fibrosis 囊性纤维变性(杂志名) /cytolyticfactor ***n*.** 溶细胞因子

Cf californium 锎(98 号元素) /coloured female 有色人种妇女;黑人妇女 collagen fibrils 胶元纤维 /confer 比较;参见 /cubicfeet 立方英尺 /free concentration 自由浓度

Cf inovirus ***n*.** Cf 丝形病毒

cf. confero ***n*.** 比较

CF/D cubic feet per day 立方英尺/日,每日立方英尺

CFA colonization factor antigen 移生因子抗原 /complement-fixing antibody 补体结合抗体 /complete Freund adjuvant 完全弗罗因德氏佐剂 /continuous flowanalysis 连续流体分析 /cryptogenic: fibrosing alveolitis ***n*.** 隐原性纤维化肺泡炎

C-fact cleverness factor 敏捷因子 (心理学试验)

CFANA complement fixing antinuclear antibody 补体结合性杭核抗体

CFAP Canadian Foundation for the Advancement of Pharmacy 加拿大药学促进基金会

CFAS calcium fatty acid stone 脂酸钙结石(较少见胆石之一种)

CFB central fibrous body 中心纤维体

CFBS Canadian Federation of Biological Societies 加拿大生物学会联合会

CFC chemical feed computer 化学馈给计算机 /colony-forming cell 集落形成细胞

CFC-C colony forming cell in culture 培养基群落(集落)形成细胞

CFCL continuous flow contrifugation leukapheresis 连续流式离心白细胞单采术

CFC-S colony forming cell in spleen 脾内群落(集落)形成细胞

CFD complement fixmation, diluent 补体固定稀释剂 /computational fluid dynamics 计算流体动力学

cfd cubic feet per day 立方英尺/日

CFDA Canadian Food and Drug Act 加拿大食品与药物法案

CFF critical fusion frequency 临界停闪频率,倏变临界频率

CFFA cystic fibrosis factor activity 囊性纤维变性因子活性

CFH Council on Family Health 家庭卫生委员会

cfh cubic feet per hour 立方英尺/时,每时立方英尺

CFI chemotactic factor inactivator 趋化性因子灭活剂 /chemotatic factor inhibitor 趋化因子抑制物 /Chronic false positive 慢性假阳性 / Committee on Food Protection (FNB of NRC) 食品保护委员会(全国研究会的食品及营养委员会) /coronary blood flow index 动脉血流指数 /corticofugal inhibition 离皮质(皮层)抑制作用 /cystic fibrosis of the pancreas 胰腺囊性纤维化 /Cystic Fibrosis Protein 囊性纤维蛋白

cficoarytenoideus ***n*.** 环杓肌

C-film 见 contraceptire film

CFL cephalexin ***n*.** 头孢菌素 IV

CFM Cerebral Function Monitor 大脑功能监视器

cfm cubic feet per minute 立方英尺/分

CFMI Cystic Fibrosis Mucociliary Inhibitor 囊性纤维变性黏液抑制剂

cfmn confirmation ***n*.** 确定;证实

CFN Council on Foods and Nutrition(AMA) 食品与营养委员会(美国医学会)

CFNI Caribbean Food and Nutrition Institute 加勒比地区食品与营养研究所

CFP Canadian Family Physician (Journal) 加拿大家庭医师(杂志名)

CFPI 3-carboxy-4-ferrocenyl phenyl isothiocyanate 苯异硫氰 3 – 羧 – 4 – 二茂络铁

CFQ Cystic Fibrosis Quarterly 囊性纤维化季刊

CFR Center for futures Research 远景研究中心 /Code of Federal Regulations 联邦条例法典 /cephaloridine ***n*.** 头孢噻啶,头孢利素,头孢菌素量

CFS Cancer Family Syndrome 癌族综合征/cefsulodin ***n*.** 头孢磺吡苄 /continuous flushing system 连续冲洗系统

cfs cubic feet per second 立方英尺/秒

CFSG charge-free spacer gel 不带电胶

CFSTI Clearinghouse for Federal Scientific and Technical Information 联邦科技情报交换所

CFT capilary fragility test 毛细血管脆性试验 /cefatrizine ***n*.** 头孢三嗪 /cephalothin ***n*.** 头孢菌素 1

cft cubic feet 立方英尺

CFU colony-forming unit ***n*.** (血细胞)群体形成单位 /complement fixation unit 补体结合单位

CFU-C colony-forming unit-culture 培养基集落形成单位

CFU-E colony forming unit-ery-throid serles 红细胞系群体形成单位 / colony-forming unit-erythroid 红细胞系集落形成单位

CFU-F colony-forming-unit of fibroblastoid cells 成纤维细胞群体形成单位

CFU-GEMM colony forming unit-granulocyte, erythroid, moncyte, megakaryocyte 粒细胞,红细胞、单核细胞、巨核细胞克隆形成单位

CFU-GM colony forming unit-granulomonocytic series 粒单系群体形成单位

CFU-M colny-forming-unit-macrophage 巨噬细胞群体形成单位(巨噬细胞前体组群)

CFU-S colony-forming unit-spleen 脾脏群落形成单位

CFW Carworth Farms Mice, Webster Strain Carworth Farms 鼠,Webster 株

CFWM cancer free white mouse 无癌白鼠

CFX cefoxitin ***n*.** 头霉噻吩

CG 吲哚菁绿(INDOCYANINE GREEN)制剂的商品名

CG cardio-green ***n*.** 绿色心 /center of gravity 重心 /centigram ***n*.** 厘克 /central gray 中央灰质(脑的分区) /choking gas 窒息性毒气 / cholesterin granuloma 胆固醇肉牙肿 /chorionic gonadotropin 绒毛膜促性腺激素 /chronic glomerulonephritis 慢性肾小球肾炎 /colloidal gold 胶体金 /computer graphics 计算机图学 /concentration gradient 浓度梯度/ control grid 控制栅 /control group 对照组 / cryoglobulin, cryoimmunoglobulin 冷球蛋白,冷免疫球蛋白 /chromosomal gonadal dysgenisis 染色体生殖腺发育不全

cg centigram ***n*.** 厘克 /centre of gravity 重心

CG/OQ (cerebral glucose/oxygen) quotient 大脑需葡萄糖/需氧量之商

CGA Compressed Gas Associations Inc 压缩气体协会联合会

CGC cathode-grid capacitance 阴极—栅极电容

CGD chromosomal gonadal dysgenesis 染色体性生殖腺发育不全 / chronic granulomatous disease 慢性肉芽肿性疾病

CGE Capillary gel electrophesis 毛细管凝胶电泳技术

CGFZ comgenital generalized 6-bromatosis 先天性广泛性(扩散性)纤维瘤病 /crude ganglioside 粗神经节甙脂

CGH chorionic gonadotrophic hormone 绒毛膜促性腺激素

CG-I carbimazole ***n*.** 甲亢平

CGI Clinieal Global Impression Scale 临床总体印象量表

CGL carrier glucose 载体葡萄糖 /chronic granulocytic leukemia 慢性粒细胞性白血病
cgm centigram ***n***. 厘克
CGM central grey matter (spinal cord) 中央灰质(脊髓)
CGMP cyclic guanosine monophosphate 环磷鸟甙 /cyclie guanylic acid 环鸟甙酸
C-GMP cyclic guanine monojphosphate ***n***. 环一磷酸鸟嘌呤
cGMP cyclic guanosine monophosphate ***n***. 环鸟苷酸,环磷鸟苷,环鸟苷一磷酸
CGN chronic glomerulonephritis 慢性肾小球肾炎 /chymotrypsinogen ***n***. 胰凝乳蛋白酶原 /crescentic glomerulonephritis 半月体肾小球肾炎
cgo cargo ***n***. 重量
CGP carbobenzoxyglycylphenylala nine 苄酯基甘氨酰苯丙氨酸 /choline glycerophosphatide 甘油磷酸胆碱 /circulative granulocyte part 循环粒细胞部分 /College of General Practice 开业医师学会(加拿大) /chorionic growth hormone prolactin 绒毛膜生长激素催乳激素 /circulating granulocyte pool 血循环粒细胞库
CGR cancer of gastric remnant 残余胃癌 /cefroxadine 甲氧环烯氨头孢菌素,环己烯胺甲氧头孢菌素 /cutaneo galvanic reaction 皮肤电流反应
CgRT Congored test 刚果红试验
CGS cancer of gastric stump 胃残端癌 /catgut suture 肠线,肠线缝合 /centimetre-gram (me)-second (system) 厘米-克-秒(单位制) /cholesterol gallstone 胆固醇胆石
CGS electromagnetic system (简作 CGSM) 厘米—克—秒电磁制,绝对电磁单位制
CGS electrostatic system (简作 CGSE) 厘米—克—秒静电制,绝对静电单位制
cgs; CGS centimeter-gram-second system of units 厘米-克-秒(单位制)
CGSB Canadian Government Specifications Board 加拿大政府技术规范局
CGSE CGS electrostatic system 厘米—克—秒静电制,绝对静电单位制
CGSM CGS electromagnetic system 厘米—克—秒电磁制,绝对电磁单位制
CGSUS centimetre-gram (me)—second unit system 厘米—克—秒单位制 /Council of Graduate Schools in the United States 美国大学研究生院委员会
CGT carbobenzoxy-glutamyl-tyrosine 苄酯基谷酰酪氨酸 /chorionic gonadotropin 膜毛膜促性腺激素
CGTE Compagnie Generale de Television et d' Electronique (法)电视电子总公司
CGTT cortisone glucose tolerance test 可的松葡萄糖耐量试验
cGY centigray ***n***. 厘戈瑞(=10 Gy,吸收剂量单位)
cGy centigray ***n***. 厘戈[瑞],辐射吸收剂量戈瑞的分数单位, 1 cGy = 0.01 Gy = 1 rad(拉德)
CH Camp Hospital 营地医院 /Capital Hospital 首都医院/ central alveolar hypoventilation 中枢性肺泡换气不足 /charcoal column hemoperfusion 碳柱吸附式人工肾 /China ***n***. 中国 /Chinese ***a***. 中国的;中国人的;中文的 /chloral hydrate 水合氯醛 /d-chlorohydrin d-氯丙二醇(男性抗生育药) /cholesterol ***n***. 胆固醇 /choline acetylase 胆碱乙酰化酶 /chronic hepatitis 慢性肝炎 /clearance rate of free water 自由水清除率 /clinical history 病历 /cocaine and heroin 可卡因和海洛因 /cold hemagglutination test 红细胞冷凝集试验 /common hepatic arteria 肝总动脉 /community health 公共卫生 /congenital hypothyroidism 先性甲状腺功能低下 /convalescent hospital 疗养院,休养所 /crown-heel length(of baby) 冠跟长度(婴儿) /cyclcheximide; cetidione ***n***. 放线菌酮 /50% hemolytic unit of complement 50%补体溶血单位 /50% complement haemolytic activity 50%补体溶血活性 /fifty percent hemolytic unit of complement 50%补体溶血单位
ch chapter ***n***. 章,篇 /chemistry ***n***. 化学 /chest ***n***. 胸 /chief ***n***. 主要的;主任 /child ***n***. 儿童 /chirurgery ***n***. 外科,外科学 /choke ***v***. 阻塞;阻止 /cholesterol ***n***. 胆固醇 /choline ***n***. 胆碱 /Christchurch chromosome 克里斯蒂丘奇染色体 /chromatin ***n***. 染色质
Ch constant region of the heavy chain 重链恒定区 /christchurch chromosome 克里斯丘奇染色体(指短臂缺失的 G 组染色体)
Ch Ac cholive acetyltransterase 胆碱乙酰转移酶 /Choline acetylase 胆碱乙酰化酶
Ch B Med Chief of the Bureau of Medicine and Surgery 军医局局长
ch c charta cerata [拉] 腊膏纸
ch'an su ***n***. 蟾酥(中国各种蟾酥的干毒素)
ch'ang Shan ***n***. 常山(对疟疾有杀虫及退热功效)
CH50, ***n***. CH 50%补体溶血单位
CHA Canadian Hospital Association 加拿大医院协会 /Caprinohydroxamic acid 癸基异羟肟酸,癸基氧肟酸 /Catholic Hospital Associaton 天主教医院协会 /The Chest and Heart Association (UK) 胸部和心脏协会(英) /cold hemagglutination test 血红细胞冷凝试验 /Community Health Association 公共卫生协会 /congenital hypoplastic anemia 先天性溶血性贫血 /cyclohexyl acetate 醋酸环己酯 /cyclohexylamine ***n***. 环己烷
ChA; Ch-A choline acetylase 胆乙酰化酶
chabert's disease [Philebert 法兽医 1737—1814]; **symptomatic anthrax** 夏贝尔氏病,气肿性炭疽
chabertia ***n***. 夏氏线虫属
chabertia ovina 绵羊夏氏线虫
CHAC Catholic Hospital Association of Canada 加拿大天主教医院协会
chacaleh; hurning feet ***n***. 足底灼痛,烧灼样足
chaco rhabdovirus 查可弹状病毒 ‖ ~ virus 查可病毒
Chactodon ephippium (Cuvier et Valenciennes) 鞭蝴蝶鱼(隶属于蝴蝶鱼科 Chaetontidae)
Chaddock's reflex (sign) (Charles G. Chaddock) 查多克反射(征)(锥体束损害时,刺激足外踝下部即引起 趾伸直)
Chaddock's sign [Charles Gilbert 美神经病学家 1861—1936] 查多克氏征(足外踝征)
Chadwick' s sign [James Read 美妇科学家 1844—1905]; **Jacpuemier's sign** 查德韦克氏征(妊娠四月后,尿道口下方的阴道粘膜出现紫色斑点)
Chaenomeles speciosa(Sweet)Nakai [拉;植药] 贴梗海棠
chaeraphrosyne [希 chaerein to rejoice + aphrosyne senseless]; **amenomania** ***n***. 欣快狂(一种躁狂状态)
chaeromania; cheromania ***n***. 快乐狂(一种躁狂状态)
chaetae ***n***. 体毛
Chaetangiaceae ***n***. 黏皮藻科(一种藻类)
Chaetoceraceae ***n***. 角刺藻科(一种藻类)
Chaetocladiaceae ***n***. 毛壳[茵]科(一种菌类)
Chaetodermis spinosissimus (Hollard) 棘皮姚(隶属于革纯科 Aluteridae)
Chaetodiadema japonicum (Mortense ***n***.) 日本毛冠海胆(隶属于冠海胆科 Diadematidae)
Chaetodon auriga (Forskal) 丝蝴蝶鱼 (隶属于蝴蝶鱼科 Chaetontidae)
chaetomin ***n***. 黑毛菌素
Chaetontidae ***n***. 蝴蝶鱼科(隶属于鲈形目 Perciformes)
Chaetopeltidaceae ***n***. 楯毛藻科(一种藻类)
Chaetophoraceae ***n***. 胶毛藻科(一种藻类)
Chaetopsylla homoea (Rothschild) 同鬃蚤(隶属于蚤科 Pulicidae)
chaetotaxy ***n***. 体毛序
Chaetothyriaceae ***n***. 刺盾炱科(一种菌类)
chafe [法 chauffer to heat; 拉 calefaciomak warm] ***n***. [摩擦] 刺激
chafers ***n***. 金龟子
chaff ***n***. 金属箔片 ‖ ~ communication system 偶极子反射条通信系统 / ~ element 干扰元,反射偶极子
chaffinch papilloma virus 查芬奇乳头瘤病毒
chafing ***n***. [摩擦]刺激
CHAG classical histocompatibility antigen 典型组织适合性抗原
chagas' disease [Carlos 巴西医师 1879—1934] 查加斯病,南美洲锥虫病
chagas-cruz disease [Carlos Chagas; Oswaldo Cruz 巴西医师 1871—1917] 恰—克二氏病,南美洲锥虫病
Chagasia [Carlos Chagas] ***n***. 恰加斯氏蚊属
chagasic ***a***. 恰加斯(Chagas)病的,南美洲锥虫病的
chagoma ***n***. 南美洲锥虫结节
Chagoma ***n***. 恰加斯肿(感染南美洲锥虫病一种炎症反应)
chagres fever ***n***. 恰格尔斯热,巴拿马热(巴拿马恰格尔斯河流的一种恶性疟疾)
CHAI cross hemagglutination inhibition (test) 交叉血凝抑制试验
Chailletia ***n***. 毒鼠子属
Chailletiaceae ***n***. 毒鼠子科
chain ***n***. 链 (长度单位, = 20.117m) ‖ ~, antigenic side 抗原侧链 / Chain carry 链锁进位 / ~ clip 链卡子 / ~ code 链式代码 / ~, closed 闭链 / ~ conformation 链构像 / ~ filter 链型滤波器 / ~, heavy 重链 / ~, hemolytic 溶血链 / ~, κ κ 链 (免疫球蛋白分子的一种轻链) / ~, λ λ 链 (免疫球蛋白分子的一种轻链) / ~, lateral 侧链 / ~, light 轻链 / ~ -mapping 链映像 / ~ of relays 继电器群 / ~, open 开链 / ~, peptide 肽链 / ~, side 侧链 / ~, sympathetic; truncus sympathicus 交感[神经]干
chain-initating 启动键

chair *n*. 椅 ‖ ~, dental 牙科手术椅
chairamidine *n*. 凯腊米丁(凯腊明的异构体)
chairamine *n*. 凯腊明（得自 Remijia purdieana 皮中的一种生物碱)
chairman *n*. 主席
chaksine *n*. 恰克辛（制自 Cassia absus 中的一种生物碱)
Chalara *n*. 横节霉菌属
chalarosis *n*. 横节霉菌病
chalasia [希 chalasis relaxation] *n*. 松弛,弛缓
chalasis *n*. 松弛,弛缓
chalastica; **emollient** *n*. 润滑药
chalastodermia; **dermatolysis** *n*. 皮肤松垂
chalaza [希 lump] *n*. ①合点(植物) ②卵带
chalazia *n*. 睑板腺囊肿,霰粒肿
chalazion [希]（复 chalazia; chalazions）*n*. 睑板腺囊肿,霰粒肿
chalazodermia; **dermatolysis** *n*. 皮肤松垂
chalazogamy *n*. 合点受精
chalazonephritis *n*. 粒状肾炎
chalcanthite *n*. 胆矾(天燃硫酸铜)
Chalcanthitum [拉,化学] *n*. 胆矾
chalcitis; **chalkitis** *n*. 黄铜屑眼炎
chalco—（希;复合形）*n*. 铜,铜黄色
chalcomycin *n*. 铜霉素
chalcone [希 chalkos] *n*. 查耳酮,苯乙烯基苯基甲酮
chalcophile *a*. 亲铜的
Chalcophora Japonica Gory [拉;动药] 日本吉丁
chalcosis *n*. 铜屑肺,铜屑沉着病 ‖ ~ lentis; sunflower cataract 晶体状铜屑沉着病,向日葵样内樟 / ~, ocular 眼铜屑沉着病 / ~ pulmonum 铜屑肺,肺铜屑沉着病
Chaleolema cinnamoni（Chen et Wang]）红胸樟叶甲(隶属于肖叶甲科 Eumolpidae)
Chalicodoma descrtorum（F. Morawitz）沙漠石蜂(隶属于切叶蜂科 Megachilidae)
chalicosis [希 halix gravel] *n*. 石末肺,石末沉着病
chalinoplasty [希 chalinos a corner of mouth + plassein to mold] *n*. 口角成形术
chalk [拉 calx; creta] *n*. 白垩 ‖ ~, French; magnesium silicate 滑石,硅酸镁 / ~, precipitated 沉淀白垩 / ~, prepared; precipitated calcium carbonate 精制白恶,沉淀碳酸钙 / ~ amphetamine tablet 苯丙胺片剂
chalkitis [希 chalkos brass]; **brassy eye** *n*. 黄铜屑眼炎
chalkstone *n*. ①白垩块 ②痛风石(痛风病之结块)
challenge *n*. 攻击,激发(免疫反应)
chalodermia; **dermatolysis** *n*. 皮肤松垂
chalone [希 chalan to relax]; **colyone** *n*. ①抑素 ②抑制激素
chalonic; **colyonic** *a*. 抑素的
chaluni; **keratodermia plantare sulcatum** *n*. 跖沟状角皮病
chalybeate [拉 chalybs; chalyps steel] *a*. 含铁的 *n*. 铁剂,含铁物 ‖ ~, sodic 钠铁矿水
chamaecephalic *n*. 扁头的
chamaecephaly *n*. 扁头[畸形]
chamaecrania; **chamecrania**; **platycrania** 扁颅
chamaecranial; **chamecranial** *a*. 扁颅的
Chamaecyparis formosensis 红桧(一种药用植物)
Chamaecyparis obtuse var. formosana 台湾扁柏(一种药用植物)
Chamaeleon; **chameleon** *n*. 避役属(蜴晰之一属)
chamaelirin; **chamelirin** *n*. 地百合毒甙
Chamaelirium [希 chamai low + leirion lily] *n*. 地百合属 ‖ ~ luteum 黄地百合
chamaeprosopic *a*. 扁脸的
chamaeprosopy [希 chamai low + prosopon face] *n*. 扁脸镜检
chamaerhodos erecta（**L.**）**Bunge** [拉;植药] 地蔷薇
chamaerops excelsa; **Trachycarpus excelsus Wendl**. 棕榈
chamaerrhine; **platyrrhine** *a*. 扁鼻的,阔鼻的
Chamaesiphonaeae *n*. 管胞藻科(一种藻类)
chamb chamber *n*. 室
chamber [拉 camera; 希 kamara]; **camera** *n*. 房,室,腔 ‖ ~, accelerating 加速真空箱 / ~, air; vacuum ~ 气腔,真空腔 / ~, air-wallionization 空气壁电离室 / ~, anterior 前房 / ~, aqueous; camera oculi 眼房 / ~, atmospheric pressure 气压室 / ~, cloud 雾室 / ~, compression ①气压匣,气压室 ②加压室 / ~, condenser ionization 电容器电离室 / ~, condensing 冷疑室 / ~-correction factor *n*. 电离室校正因素 / ~, counting 计数池 / ~, dark 暗室,暗箱 / ~, detonating 起爆箱,爆发室 / ~, Algire; diffusion 扩散盒 / ~ Boyden 趋化性试验装置 / ~ brood 孵育室 / ~ hyperbaric oxygen 高压氧室 / ~ s, digestive 消化腔(在变性的髓磷脂中有液体充满的大空隙) / ~, extraction 提取室 / ~, extrapolation 推导电离室 / ~ s of the eye 眼房 / ~, free-air ionization 自由[空]气电离室 / ~, grit 沉沙池,杂粒池 / ~, Haldane 霍尔登氏密封室 / ~ s of the heart 心腔 / ~, ionization 电离室 / ~, lethal 致死室 / ~, monitor ionization 控制电离室 / ~, posterior 后房 / ~, pronephritic 前肾室 / ~, pulp 髓室 / ~, resonance 共鸣箱 / ~, respiratory 呼吸室,代谢室 / ~, settling 沉降室 / ~, spherical 球形电离室 / ~, Storm wan Leeuwen 斯托姆.范勒文氏室（防变应室）/ ~, thimble 顶针形电离室 / ~, thimble, air-wall 空气壁顶针形电离室 / ~, thimble ionization 顶针形电离室 / ~, vacuum; air ~ 真空腔,气腔 / ~, vitreous 玻璃体腔 / ~, Wilson 威尔逊氏云雾室 / ~, Zappert's 扎佩特氏计数池
chamberian filter chamberland 氏细菌滤器,素陶瓷滤器
chamberlain method 钱伯林方法(髋髂关节投照方法之一)
chamberlain's line 钱伯林线
chamberlain-Towne view 钱汤氏位观[头部半轴位投照观]
chamberland filter [Charles Edouard 法细菌学家 1851—1908] S 尚伯郎氏滤柱(素瓷滤器)
chamberlen forceps [Peter（Pierre）英产科医师 1560—1631] 钱伯伦氏产钳
chamberlet *n*. 小房,小室
Chamciformes *n*. 脂鲤目(隶属于硬骨鱼纲 Actinopterygqi)
chamecephalic; **chamecephalous** *a*. 扁头的
chamecephalous [希 chamai low + kephale head] *a*. 扁头的
chamecephalus *n*. 扁头畸胎
chamecephaly; **chamaecephaly** *n*. 扁头畸形
chameconcha [希 chamai low + konche orbit] *n*. 低眶(测颅术名词)
chamecranial; **ciramaecranial** *a*. 扁颅的
chamelion [希 chamae ground + leonlion];
chamelirin; **chamaelirin** *n*. 地百合毒甙
chameprosopic; **chamaeprosopic** *n*. 扁脸的
chameprosopy chamaepr osopy 扁脸
chamfer, **gingival** *n*. 龈凹线
chamois *n*. 羚羊 ‖ ~ contagious ecthyma vparapoxvirus 羚羊接触传染性臁疮副痘病毒 / ~ papilloma virus 羚羊乳头瘤病毒 / ~ vesilcuvirus 钱迪普拉水泡病毒 / ~ virus 钱普拉病毒
chamois-skin *n*. 羚羊皮
chamomile [拉 chamomilla; 希 chamaiground + melon apple]; **camomile** *n*. 洋甘菊,白花母菊
champacol *n*. 黄兰醇
champagne *n*. 香槟酒
champetier de Ribes' bag（Camille L. *a*. Champetier de Ribes）尚普提埃·德里伯(宫颈锥形)扩张袋(一种装水的圆锥形丝袋或橡皮袋,扩张宫颈用)
champignon [法 mushroom] *n*. 蕈形炎肿(马精索)
champignon [植药] *n*. 香蕈,亦称香菇
championniere's disease [Lucas championnierem, just Marie Marcellin 法外科医师 1843—1913] 尚皮昂昵埃乐氏病
champy's fixing fluid 尚皮氏固定液(制作显微镜标本的一种混合液)
champy-Kull's staining method 尚—库二氏染色法(染线粒体)
chan channal *n*. 通道,槽,沟
chance *n*. ①机会,机率 ②偶然性 ‖ ~ example 随机样品 / ~ rate 机遇率 / ~ of ionizing 电离概率 / ~ variable 随机变量
chancr- [拉][构词成分] 下疳
chancre [法 canker from 拉 cancer crab] *n*. 下疳 ‖ ~, arsenical 砷性下疳 / ~, eating 软下疳 / ~, fungating 蕈样下疳 / ~, hard; Hunterian ~; indurated; true ~ 硬下疳,享特尔氏下疳,真下疳 / ~, mixed 混合性下疳 / ~, Nisbet's 尼斯比特氏下疳(软下疳性阴茎结节脓肿) / ~, noninfecting; simple ~; soft ~ 软下疳 / ~ redux 再发性下疳 / ~, Ricord's 里科尔氏下疳(羊皮纸样下疳) / ~, Rollet's; mixed ~ 罗累氏下疳,混合性下疳 / ~, simple 软下疳 / ~, soft; chancroid 软下疳 / ~, sporotrichotic 孢子丝菌性下疳 / ~, sulcus; true ~; hard ~ 硬下疳 / ~, tuberculous 结核性初疮
chancriform *a*. 下疳样的
chancroid *n*. 软下疳 ‖ ~, phagedenic 崩蚀性软下疳 / ~, serpiginous 行性软下疳
chancroidal *a*. 软下疳的 / ~ ulcer 软下疳,同 chancroid
chancrous *a*. 下疳的
chandu *n*. 禅社(鸦片制品)
change *n*. ①变化,改变,更迭 ②换,换车 ③突变,剧变 *v*. 变化 ‖ ~ in color 色泽的变化 / ~ in consistency 硬度的变化 / ~ in form 形态的变化 / ~ in lumen 管腔异常 / ~ in shape 形态变化,形态异常 / ~ in size 大小的变化 / ~ in tension 张力的变化 / ~ in the fold 皱襞的变化 / ~ in vascular pattern 血管象的

变化 / ～ in volume 容量的变化 / ～ in wall 壁异常 / ～ poles 换极 / ～ of life; menopause 绝经,绝经期 / ～, phenotypic 表型改变 / ～ of dressing (简作 CD) 换药 (换敷料)
change shark [动药] 日本扁鲨 ‖ ～ fetus [动药] 日本扁鲨胎 / ～ gall [动药] 日本扁鲨胆 / ～ liver [动药] 日本扁鲨肝 / ～ shark muscle [动药] 日本扁鲨 / ～ shark swim-bladder [动药] 日本扁鲨鳔
changeability *n*. 易变性,互换性
changeable optics 可置换光学装置
change-over *n*. ①重调 ②转换,改造 ‖ ～ contact 转换接点 / ～ switch 交换开关
changer *n*. 变能器,交换器,转换装置
changium smymioides Wolff [拉;植药]明党参
changuinola orbivirus 张格罗拉环状病毒 ‖ ～ virus 张格罗拉病毒
Chan..dae *n*. 遮目鱼科(隶属于鼠鱚目 Gonorhynchiformes)
channel [拉 canalis a water pipe] *n*. ①管,沟 ②经(针灸) ‖ ～ amplifier 分离放大器 / ～, auriculoventricular 房室沟(胚) / ～s, blood 血道管(见于新鲜鲜肉芽组织) / ～ catfish herpesvirus 水道猫鱼疱诊病毒 / ～ catfish virus 水道猫鱼病毒 / ～, central 中心管,小动静脉连合管 / ～, ear 洗耳槽 / ～ of infection 传染途径 / ～s, intercellular 细胞间管 / ～s, lymph; lymph spaccs 淋巴隙 / ～, perineural 神经周淋巴隙 / ～ selector 波道(频道)转换开关 / ～ separtion 声道(频道)分隔 / ～ shifter 信道移频器 / ～ time 信道宽度/ ～, thoroughfare 末端小动静脉间通路 / ～ wave 通道波 / ～ -width varation 信道频宽变化
channelization *n*. ①导流②管道化
channelled *a*. 槽形的(皮)
channing's solution [William 19 世纪美医师] 钱宁氏溶液(碘化汞钾溶液)
chanoclavine *n*. 裸麦角(菌)碱
Chanos (Forskal) *n*. 遮目鱼(隶属于遮目鱼科 Chanidae)
Chantemesse's reaction [Andre 法细菌学家 1951—1919] 尚特梅斯氏反应(伤寒病人的眼反应)
Chaoboridae *n*. 幽蚊科
Chaoborus *n*. 幽蚊属
chaos *n*. 大变形虫(即卡罗林多核变形虫 Pelomyxa carolinensis)
Chaotic atrial rhythm (简作 CAR) 紊乱性心房律
Chaotic atrial tachycardia (简作 CAT) 紊乱性房性心动过速
Chaoul therapy [Henri 德放射学家 1887 生]沙乌耳氏[X 线]疗法 ‖ ～ tube 沙乌耳氏管(X 线治疗用)
chap chapter *n*. 章,篇
chap *n*. 颚;面颊;(使皮肤等)皲裂,龟裂,变粗糙;皲裂(处)
chaparro amargoso 西印度虫痢草(苦木科)
chapasgar [an artificial word compounded of chapoteau, ascites, and agar] *n*. 沙帕斯噶(一种培养基)
chapenonada; dengue *n*. 登革热
chaplet *n*. ①颈饰 ②卵纽
Chapman's bag [John 英医师 1894 卒] 查普曼氏袋(细长冰袋)
Chapman's dinner pill [Nathanie 美医师 1780—1853] 查普曼氏丸(含熏陆香,芦荟,吐根,薄荷油或茴香油)
Chapoteau's peptone 沙波陶氏胨
chappa *n*. 查凰病(非洲西部的地方病,类似梅毒或雅司病)
chapped *a*. 皲裂的
chapter *n*. 章,篇
chapters *n*. 章,节
chaput's method [Henri 法外科医师 1857—1919] 夏浦氏法(抓刮术) ‖ ～ operation 夏浦氏手术(人造肛门术和肠吻合术)
char characteristic *a*. 特性的;
chara = charabanc ‖ ～ australis tobamovirus 澳大利亚查腊烟草花叶病毒 / ～ corllina (algal) tobamovirus 查腊珊瑚烟草花叶病毒 / ～ corallina virus (Gibbs, eial.) 珊瑚轮澡病毒
Characeae *n*. 轮藻科(一种藻类)
Characiaceae *n*. 小椿藻类(一种藻类)
Characidae *n*. 脂鲤科(隶属于脂鲤目 CharacIformes)
Characiopsiaceae *n*. 拟小椿藻科(一种藻类)
character *n*. ①性格 ②特性,特征,性质 ③字符,字 ④角色 ‖ ～, acquired 获得[性]特性 / ～, adaptation 适应特性 / ～, change of 性格变换 / ～, chronotropic 变时特性 / ～, compound 复合性特性 / ～ display 信息显示 / ～, dominant 优性,显性 / ～ generator 字符发生器 / ～ image 字符图像 / ～s, imvic 大肠菌分类的特征(指吲,甲基红,V-P 反应,枸 酸钠) / ～, inherent 固有特性,本性 / ～, inherited 遗传特性 / ～, inotropic 变力特性 / ～, macroscopical 巨观特征,肉眼观察特征 / ～s, Mendelian 孟[德尔]氏特性 / ～, microscopical 显微镜特征 / ～, nulliplex 无显特性 / ～s, primary sex 第一性征 / ～ reader 字符读出器 / ～ reading 字母读出 / ～ reatron 显字管/ ～, recessive 隐性 / ～s, secondary sex 第二性征,副性征 / ～, sex-linked 伴性特性 / ～, simple 简单特性 / ～, unit 单位特性
characteristic *a*. 特性的,特殊的,特异的,特征的 ‖ ～ admittance 特性导纳 / ～ conductance 特性导电 / ～ conductivity 特性导电率 / ～ element 特性要素 / ～ face 特征面 / ～ frequency (简作 CF) 特征频率,特性频率,特定频率(相当于耳蜗特定部位的频率) / ～ impedance 特性阻抗,波阻抗 / ～ instant 瞬时特性 / ～ radiation 标识幅射 / ～ ray 标识射线 / ～ roentgen rays 特征 X 射线 / ～ value 特征值 / ～ white 特征白色 / ～ width 固有行宽,特征宽度 / ～ x-ray 标识 X 射线,特征 X 射线,固有 X 射线 / ～s, primary 第一特征,第一性征
characterization denture 托牙特征化
characterology *n*. 性格论
charactron *n*. 显像(示)管,字码管
Charadriiformes *n*. 鹬形目(隶属于鸟纲 Aves)
charas *n*. 大麻树脂
charazogamy *n*. 合点受精
charbon [法 coal]; **anthrax** *n*. 炭疽,脾脱疽,恶性炭疽 ‖ ～ symptomatique; symptomatic anthrax 征状必炭疽,气肿性炭疽,黑腿病
charcoal *n*. 炭,木炭 ‖ ～, activated 活性炭 / ～, animal; bone-black; animal black 动物炭,骨炭,巴黎骨炭 / ～, blood 血炭 / ～, vegetable 炭,木炭 / ～, wood 木炭
Charcoal agglutination test (简作 CAT) 炭凝试验(检梅毒)
charcoal column hemoperfusion (简作 CH) 碳柱吸附式人工肾
Charcot's artery [Jean Martin 法神经病学家 1825—1893]; **lenticulostriate artery** 夏科氏动脉,豆核纹状体动脉 ‖ ～ bath 夏科氏浴(冷水檫浴) / ～ cirrhosis; Hanot's cirrhosis 夏科氏肝硬变,阿诺氏肝硬变 / ～ disease; neurogenic arthropathy 夏科氏病,神经原性关节病 / ～ fever 夏科氏热(肝病性间歇热) / ～ ioint 夏科氏关节(神经原性关节病) / ～ muscular atrophy 夏科氏肌萎缩(背髓后索及周围运动神经变性所致进行性肌萎缩) / ～ pains 夏科氏痛(睾丸风湿病) / ～ sensory crossway; carrefour sensitif 夏科氏感觉十字路,感觉交叉部,内囊后肢末部 / ～ sign 夏科氏征(①面神经麻痹时,眉毛上提;面神经痉挛时则下降 ②间歇性跛行) / ～ syndrome 夏科氏综合征(①间歇性跛行 ②肝病性间歇热) / ～ triad 夏科氏三征(眼球震头,意向震,断音言语) / ～ vertigo; laryngeal vertigo 夏科氏眩晕,喉性眩晕
Charcot' sarthritis (arthropathy, arthrosis, disease, joint) (Jean M. Charcot) 神经源性并节病管内,受高血压影响,据认为并非出血所致)
Charcot-Bouchardaneury (J. M. Charcot; Ernstv. von Lleyden) 夏—布动脉瘤(一型粟粒动脉瘤,见于小血管)
Charcot-Leyden crystals [J. M. Charcot; Ernst Victor von Leyden 德医师 1853—1910] 夏—莱二氏晶体(气喘晶体)
Charcot-Marie type [Jean Martin charcot; Pierre Marie 法医师 1853—1940; Howard Henry Tooth 英医师 1856—1926]; **Charcot-Marie-Tooth type** 夏—马—图三氏型(进行性神经性腓骨肌萎缩)
Charcot-Neumann crystals 夏—诺二氏晶体(精液中的磷酸精胺结晶)
Charcot-vigouroux sign [J. M. Charcot; Romain Vigouroux 19 世纪法医师] 夏—维二氏征(突眼性甲状腺肿时,皮肤对电流刺激的抵抗减少)
Charcot-Weiss-Barber syndrome; carotid sinus syndrome 夏—魏—巴三氏综合征,颈动脉 综合征
Chargaff's rule 查盖夫氏定律,碱基对比例定律
charge *n*. ①装粒 ②电荷 ③充电,起电 *v*. 充电;装料 ‖ ～ carriers 载荷子 / ～ characteristic 充电特性 / ～ coupled device (CCD) 电荷耦合器件 / ～ coup 电荷耦合摄像器件 / ～ -coupled device(CCD) 电荷耦合器件 / ～ density 电荷密度 / ～ drive 电荷传动 / ～ exchange cross section 电荷交换截面 / ～ exchange electrostatic accelerator 电荷交换静电加速器 / ～ helium 氦离子 / ～ hydrogen 氢离子 / ～ image 电像,电荷图像 / ～ indicator 充电指示器 / ～, negative 阴电荷,负电荷 / ～ particle 带电粒子 / ～ particle radiation 带电粒子辐射 / ～ -particle resonance 带电粒子共振(反应) / ～ particle (motion) stability 带电粒子运动稳定性 / ～ particle trajectory 带电粒子轨道 / ～ pattern 电荷分布图,充电曲线,电子像 / ～ plastic powder 充电塑胶粉末 / ～, positive 阳电荷,正电荷 / -reader 电荷读出装置 / ～ sensitivity 电荷灵敏度 / ～, space [管内]空间电荷 / ～ spectrometer 电荷谱仪 / ～ -storage dioder 阶跃二极管电荷存储二极管 / ～ -storage mosaic 电荷嵌镶幕 / ～ wire detector 荷电丝探测器 / ～ -volume 电荷容积,体电荷
Charge coupled device (简作 CCD) 电荷耦合器件
Charge-charge interaction 电荷与电荷间之作用

charged parcticle activation analysis（简作 CPAA）带电粒活化分析
charge-free spacer gel（简作 CFSG）不带电胶
charger *n*. 变换器,交换器,转换装置
charges bunyavirus 查格雷斯本扬病毒 ‖ ～ phiebovirus 查格雷斯静脉病毒 / ～ virus 查格雷斯病毒
chargistor *n*. 电荷管
Charing Cross Medical Gazette（UK journal）（简作 CCMG）医学公报（英国杂志）
charlatan *n*. 庸医,江湖医
charlatanism; quackery *n*. 江湖医术
charlatanry; charlatanism *n*. 江湖医术
Charles cocaine *n*. 可卡因
charles' law［Jacques Alexandre Cesar 法物理学家 1746—1823］查理氏定律(气体)
charleville virus 查里维勒河病毒
charleyhorse *n*. 四头肌僵痛(过劳所致)
Charlin's syndrome 查林综合征(眼眶疼痛、虹膜炎、角膜炎和鼻部疼痛,为鼻睫神经神经痛的结果。亦称鼻睫部神经痛)
charlock; Brassica kaber Wheeler *n*. 野芥
Charlouis's disease［M 荷医师］; **yaws** 夏路伊氏病,雅司病
Charlton blanching test 查尔顿氏褪色试验
Charon［希 Charon the ferryman of the river Styx］*n*. 黄热病毒属 ‖ ～ evagatus 黄热病病毒 / ～ vallis 裂谷热病毒
Charonaceae *n*. 黄热病病毒科
Charonia tritonis（Linnaeus）法螺(隶属于嵌线螺科 Cymatiidae)
Charophyta *n*. 轮藻植物门(植物分类学)
charpie［法］*n*. 绒布
charred human hair［植药］*n*. 血余炭
Charriere scale［Joseph Frederic Benoit 法仪器制造商 1803—1876］夏里埃尔氏尺度制
Charrin's disease［Albert 法病理学家 1857—1907］; **pyocyaneus infection** 夏林氏病,绿脓杆菌感染
charring *n*. 烧焦,炭化[作用]
chart *n*. 图,表 ‖ ～, climate 气候图 / ～, color 比色图表 / ～, conversion 换算表 / ～, exposure 曝光表 / ～, fusing 熔度表 / ～, Gibson's 吉布逊氏血细胞表 / ～, Guibor's 圭博尔氏图(正位视训练用) / ～, isodose 等量表 / ～, porcelain fusing 瓷熔度表 / ～, Ringelmann 林格耳曼氏图(用以检查烟的浓度) / ～, Snellen's 斯内伦氏视力表 / ～, temperature 体温单,浓度图
chart charta［拉］*n*. 纸
chart bib charta bibula［拉］吸水纸,吸墨纸
chart cerat charta cerata［拉］蜡纸
chart.（charta）*n*. ①纸剂 ②药纸
charta（复 chartae）［拉;希 chatres］*n*. ①纸剂 ②药纸 ‖ ～ antasthmatica 治喘纸 / ～ cantharidis 斑蝥纸 / ～ epispastica 发疱纸 / ～ exploratoria coeruiea; blue litmus paper 蓝石蕊试纸 / ～ exploratoria lutea; turmeric paper 姜黄试纸 / ～ exploratoria rubra; red litmus paper 红石蕊试纸 / ～ nitrata 硝酸盐纸 / ～ potassii nitratis 硝酸钾纸 / ～ sinapisata; mustard paper 芥末[泥]纸 / ～ bibula［拉］（简作 chart bib）吸水纸,吸墨纸 / ～ cerata［拉］（简作 ch c）腊膏纸 / ～ cerata［拉］（简作 chart cerat）蜡纸
chartaceous; papyraceous *a*. 纸状的
charting *n*. 记录表格
chartreuse［法］*n*. 滋补药酒
chartreusin *n*. 教酒菌素
chartul chartula［拉］*n*. 分包散剂
chartula（复 chartulae）［拉 dim. Of charta paper］*n*. 分包散剂,纸剂 ‖ ～ amylacea 糯米纸
Charybdis bimaculata（Miers）双斑蟳(隶属于梭子蟹科 Portunidae)
Charybdis japonica（A . Milne-Edards）日本蟳(隶属于梭子蟹科 Portunidae)
Charybdis variegata（Fabricius）变态蟳(隶属于梭子蟹科 Portunidae)
Chascanopsetta lugubris（Alcock）大口鲆(隶属于鲆科 Bothidae)
chase chondroitin lyase 软骨素溶酶
Chase's sign［Ira C. 美医师 1868—1933］蔡斯氏征(检盲肠)
Chase-Lain-Goldstein syndrome; Lain's disease 蔡—累—戈三氏综合征,累恩氏病
chasma［希 chasma a cleft］*n*. 呵欠
chasmatoplasson *n*. 膨大无核胞浆
Chasmichthys gulosus（Cuichenot） 大口锻虎鱼(隶属于锻虎鱼科 Gobiidae)
chasmus; chasma *n*. 呵欠
Chassaignac's space［Charles Marie E. 法外科医师 1805—1879］夏炎亚克氏间隙,胸大肌乳房间隙
Chassaignac's tubercle（C M.E. Chassaignac harl es）夏桑亚克结节(第六颈椎横突的颈动脉结节)
Chassard-Lapine view 夏—莱氏位投照［钡灌肠后的坐位投照方法］
chassis *n*. ①底盘,底板 ②机架,框架
Chastek paralysis 查斯特克麻痹(狐缺乏维生素 B1 所致进行性共济失调及麻痹,查斯特克为美国的地名)
ChAT choline acetyltransferase 胆碱乙酰转移酶
chatter *n*. ①喋喋不休;(牙齿)打战 ②震颤,振动 ③振荡,间歇电震 ④跳跃现象
chaude-pisse［法］*n*. 尿灼热
chauffage［法 chauffer to heat］*n*. 烘烙法
Chauffard'ssyndrome［Anatole-Marie-Emile 法医师 1855—1932］肖法尔氏综合征(非人型结核菌感染后发生热性多数性关节炎,脾大,淋巴结肿大)
chauffie; ancylostome dermatitis *n*. 钩虫皮,钩[口线]虫痒病
chaulinoplasty *n*. 口角成形术
Chauliodontidae *n*. 鲑鱼科(隶属蛙于鲑形目 Salmoniformes)
Chauliodus sloani（Schneider） 鲑鱼(隶属于鲑鱼科 Chauliodontidae)
chaulmestrol; ethyl chaulmoograte *n*. 大风子油酸乙酯
chaulmoogra *n*. 晁模子 ‖ ～ seed［植药］大风子
chaulmoograte *n*. 晁模酸盐
chaulmoogratree［植药］*n*. 大风子
chaulmoogric acid 大风子油酸,环戊－2－烯十三(烷)酸
chaulmoogrol *n*. 晁模油
chaulmosulfone *n*. 乔莫砜(抗麻风药)
chaulphosphate *n*. 甘油磷酸晁模油
Chaunacanthida *n*. 松棘目
Chaussier's areola［Francois 法外科医师,解剖学家 1746—1828］*n*. 肖西埃氏晕(皮肤炭疽硬晕) ‖ ～ great muscular artery 肖西埃氏动脉(旋股外侧动脉之一支) / ～ line 肖西埃氏线(胼胝体内侧纵纹) / ～ sign 肖西埃氏征(子发作前的上腹痛) / ～ tube 肖西埃氏管(肺充气用喇叭型管)
Chautard's test 肖塔尔氏试验(检尿丙酮)
chauvaei *n*. 肖活氏梭状杆菌,鸣疽[梭状芽胞]杆菌
chavibetol *n*. 蒌叶醇
Chavica; Piper L. *n*. 胡椒属 ‖ ～ betel; Piper betle L. 蒌叶 / ～ roxburghii; Piper longum 荜拨
chavicine *n*. 异胡椒碱
chavicol *n*. 蒌叶酚,对丙烯基苯酚 ‖ ～ methyl ether 甲基醚蒌叶酚,对丙烯基酚甲醚
chawstick; chewstick *n*. 口香藤(鼠李科)
chaya; choy; chay *n*. 驱虫苋(苋科)
chaya-var; Oldenlandia umbellata *n*. 茜草
CHB complete heart block 完全性房室传导阴滞 /congenital heart block 先天性心脏传导阻滞
ChB chirurgiae baccalaureus［拉］外科学士 /Chirurgiae Baccalaureus 外科学士
CHC cyclohexylamine carbonate 碳酸环已胺
Ch-ca choriocarcinoma *n*. 绒毛癌
chcmosterilant *n*. 化学绝育剂
ChD chirurgiae doctor［拉］外科医师 /Chediak-Higashi disease Chediak-Higashi（切—齐）二氏病 /childhood disease 儿童疾病 /common hepatic duct 肝总管 /congestive heart disease 充血性心脏病 /conventional hemodialialysis 常规血液透析 /coronary heart disease 冠状动脉性心脏病,冠心病 cyclohexadiene *n*. 环已二烯
Chd child *n*. 儿童,婴孩
CHD congenital heart disease 先天性心脏病 /coronary heart disease 冠状动脉性心脏病(冠心病)
ChD Chirurgiae Doctor 外科博士
ChE chemicalengineer *n*. 化学工程师 /cholesterolesters *n*. 胆固醇酯 /cholinesterase *n*. 胆碱酯酶
Che; CHE cholinesterase *n*. 胆碱酯酶
Cheadle's disease［Walter Buter 英儿科学家 1835—1910］; **infantile scurvy** 契德耳氏病,婴儿坏血病
chearance rate of free water（简作 CH）自由水清除率
check *n*. ①校核,核对 ②抑制 *v*. 核对;抑制;检查 ‖ ～-bike 正法,正咬合法 / ～ colour receiver 彩色电视监视接收机 / ～ consistency 一致性检验 / ～ experiment 对照试验 / ～ indicator 检查指示器 / ～, protrusive 前伸正法 / ～ routine 检验程序 / ～ timer 校正计时器 / ～ and store（简作 CHST）校验与存贮
checkback *n*. 检验返回(信号)
checker *n*. 检验器,检验装置
checkerberry; wintergreen *n*. 冬绿[树]
checkerboard image 黑白格图像
checking beam alignment 校正,检查
checkpoint *n*. 检验点,检查部位

checmic *n*. 电流强度单位
chediak reaction(test) [Alejandro 古巴医师] *n*. 切迪阿克氏应(试验)(检梅毒)
Chediak-Higashi disease Chediak-Higashi (简作 ChD) (切—齐)二氏病
chediak-Higashi syndrome (Alejandro chediak; otakata Higashi) 谢迪亚克—东综合征一种致命的常染色体隐性全身性疾病,伴眼皮肤白化病、大量白细胞包涵体 <巨大溶酶体>、身体多种器官组织细胞浸润、各类血细胞减少的形成,以及可能患恶性淋巴瘤)
Chediak-Higashi syndrome Chediak-Higashi (简作 CHS) 综合征(眼—皮肤白化病)
Chediak-Steinbrinck-Higashianomaly (M. Chediak; W. Steinck; O. Higashi) 切—施—东异常(见 Chediak-Higashi syndrome)
cheek [拉 ucca] *n*. 颊 ‖ ~, biting 咬颊 / ~, cleft 颊裂[畸形] / ~, sucking 吸颊[症]
cheek-bone; os zygomaticum *n*. 颧骨
cheese *n*. 干酪 ‖ ~ mite 干酪螨
cheesy; caseous *a*. 干酪样的
Cheifiodipterus macrodon (Lace pe de) 巨牙天竺鲷(隶属于天竺鲷科 Apogonidae)
cheil-; cheilo- *n*. 唇
cheilalgia *n*. 唇痛
cheilectomy *n*. ①唇切除术 ②关节唇切除术 ‖ ~, articular 关节唇切除术
cheilectropion [cheil- + ectropion] *n*. 唇外翻
Cheilinus fasciatus (Bloch) 横带唇鱼(隶属于隆头鱼科 Labridae)
Cheilinus trilobatus (Laceprde) 三叶唇鱼(隶属于隆头鱼科 Labridae)
Cheilio inermis (forsko l) 管唇鱼(隶属于隆头鱼科 Labridac)
cheilion; angulus oris *n*. 口角
cheilitis; chilitis *n*. 唇炎 ‖ ~, actinic; ~ actinica 光化性唇炎 / ~, acute 急性唇炎 / ~, apostematous; ~ glandularis apostematosa 脓肿性唇炎,脓肿性腺性唇炎 / ~, commissural 口角炎 / ~ exfoliativa 剥脱性唇炎 / ~ glandularis 腺性唇炎 / ~ glandularis apostematosa; myxadenitis labialis 腺性脓肿性唇炎 / ~ granulomatosa 肉芽肿性唇炎 / ~, impetiginous 脓疱性唇炎 / ~, migrating; perleche 传染性口角炎 / ~ venenata 化学性唇炎
cheilo-; chilo-; cheil- [希 cheilos lip 唇] *n*. 唇
cheiloangioscope; angiocheiloscope *n*. 唇血管镜
cheiloangioscopy *n*. 唇血管镜检查
cheilocarcinoma *n*. 唇癌
cheilognathopalatoschisis [cheilo- + 希 gnathos jaw + 拉 palatum palate + schisis cleft] *n*. 唇颌腭裂[畸形]
cheilognathouranoschisis [cheilognathus + 希 ouranos palate + schisis cleft]; **chilognathopalatoschisis** *n*. 唇颌腭裂[畸形]
cheilognathus [cheilo- + 希 gnathos jaw]; **harelip; clef lip** *n*. 唇裂[畸形]
cheilognatoschisis [cheilo- + 希 gnathos jaw + schisis cleft] *n*. 唇颌裂[畸形]
cheilogramma [cheilo- + 希 gramma mark]; **Jadelot's furrows** *n*. 唇纹,雅德洛氏面纹(指示儿病的面部线纹)
cheiloncus *n*. 辰瘤
Cheilonereis cyclums (Harrington) 环唇沙蚕(隶属于沙蚕科 Nereidae)
cheilopalatognathus [cheilo- + 拉 palatum palate + 希 gnathos jaw] *n*. 唇腭裂[畸形]
cheilophagia; chilophagia *n*. 啮唇癖
cheiloplasty; labioplasty *n*. 唇成形术
Cheilopoda; Chilopoda *n*. 唇足亚纲
cheilopodiasis; chilopodiasis *n*. 唇足虫病
Cheilorrhagia *n*. 唇足亚纲
cheilorrhaphy [cheilo- + 希 rhaphe suture]; **labiorrhaphy** *n*. 唇缝术
cheiloschisis [cheilo- + 希 schisis cleft]; **harelip; chiloschisis** *n*. 唇裂[畸形]
cheiloscopy *n*. 唇检术,唇镜检查
cheilosis *n*. 唇干裂,唇损害 ‖ ~, angular 口角干裂
Cheilospirura hamulosa (Diesing) 钩头饰带线虫(隶属于线虫纲 Nematoda)
cheilostomatoplasty; chilostomatoplasty *n*. 唇口成形术
cheilotomy *n*. ①骨唇切开术 ②部分唇切除
cheimaphobia [希 cheima winter + phobia] *n*. 寒冷恐怖
cheir- 构词成分,意义为"手"(来自希腊语 cheir)
cheir-; cheiro- [希 cheir hand 手] *n*. 手
Cheiracanthium *n*. 红螯蛛属(即 Chiracanthium)
Cheiracanthus; gnathostoma *n*. 颚口[线]虫属
cheiragra [cheir- + 希 agra seizure] *n*. 手痛风
cheiralgia *n*. 手痛
cheiranthin *n*. 桂竹香甙,手花甙
Cheiranthus L. *n*. 桂竹香属 ‖ ~ cheiri Lin *n*. 桂竹属
cheirapsis; chirapsia *n*. 按摩
cheirarthritis *n*. 手关节炎
cheiro-; cheir- [希 cheir hand 手] *n*. 手
cheirobrachialgia *n*. (感觉异常性)手臂痛 ‖ ~ paresthe-(感觉异常性)手臂痛
cheirocinesthesia; cheirokinesthesia *n*. 手运动觉
cheirognomy [cheiro- + 希 gnomos judge]; **chirognomy** *n*. 相手术
cheirognostic [cheiro- + 希 gnostikos knowing] *n*. 能辨别左右的
cheirokinestheisia *n*. 手运动觉
cheirokinesthetic *a*. 手运动觉的
cheiroline *n*. 桂竹香素,粪菜菔子素
cheirology [cheiro- + 希 logos treatise]; **chirology** *n*. 手语
cheiromania [cheiro- + 希 mania madness] *n*. 手淫
cheiromegaly; macrocheiria *n*. 巨手
cheirometer; chirometer *n*. 量手器(骨盆手测法用)
cheiropelvimetry; manual pelvimetry *n*. 骨盆手测法
cheiroplasty; chiroplasty *n*. 手成形成术
cheiropleuriaceae *n*. 燕尾蕨科
cheiropodagra [cheiro- + 希 pousfoot + agra seizure] *n*. 手足痛风
cheiropodalgia *n*. 手足痛
cheiropodist *n*. 治鸡眼者,手足医
cheiropomopholyx [cheiro- + 希 pompholyx a bubble]; **chiropompholyx** [掌跖] *n*. 汗疱
cheiropractic [cheiro- + 希 prassein to do]; **cheiropraxis; chiropractic** *n*. 按摩疗法
cheiropractor; chiropractor *n*. 按摩技士,手治疗者
cheiroschisis; cleft-hand *n*. 手裂[畸形],龙虾爪手
cheiroscope; chiroscope *n*. 手导镜,斜视手
cheirospasm *n*. 手痉挛
Cheirostrobaceae *n*. 高等楔叶科
cheirotheca [cheiro- + 希 theke case]; **chirotheca** *n*. 矫器,手实体镜
cheken; Eugenia chequen; cheken leaves 南美丁香
chekenin *n*. 恰凯宁(南美丁香叶中的一种结色结晶体成分)
chekenon *n*. 恰凯宁(南美丁香叶中的一种结晶性成分)
chekiang buckeye [植药] *n*. 浙江七叶树
chelate [希 chele claw] *n*. ①合 ②合物
chelation *n*. 螯合作用(化学)
chele Tigris [拉;动药] *n*. 虎爪
chelen; ethyl chloride *n*. 氯乙烷
chelerythrine *n*. 白屈菜红
chelicera *n*. 肢
chelidon [希 chelidon a swallow]; **fossa cubitalis** *n*. 肘窝
Chelidonichthys kumu (Lesson et Garnot) 绿鳍鱼(隶属于鲂鮄科 Triglidae)
chelidonine *n*. 白屈菜碱 ‖ ~ sulfate 硫酸白屈菜碱
chelidonism *n*. 白屈菜中毒
Chelidonium L. [拉; 希 chelidon a swallow] *n*. 白屈菜属 ‖ ~ majus L. 白屈菜
Chelidoperca hirundinacea(Cuvier et Valenciennes) 燕赤舶(隶属于 QS 科 Serranidae)
chelidoxanthin *n*. 白屈菜黄素
cheliped [希 chele claw + 拉 pes , pedisfoot] *n*. 螯足
Chel-Iron *n*. 铁胆盐(ferrocholinate)制剂的商品名
chell- [希 cheilos] [构词成分] 唇
Chelmon rostratus (Linnaeus) 劝钻鱼(隶属于蝴蝶鱼科 Chaetontidae)
chelocardin *n*. 螯霉素
cheloid [希 chele claw + eidos form]; **keloid** *n*. 瘢痕瘤,瘢痕疙瘩
cheloma; keloid *n*. 瘢痕瘤,瘢痕疙瘩
Chelone [chelone tortoise] *n*. 蛇头草属 ‖ ~ glabra; balmony 窄叶蛇头草
Chelonia [希 chelone a tortoise] *n*. 海龟属 ‖ ~ mydas (Linnaeus) 海龟(隶属于海龟科 Cheloniidae)
chelonian [希 chelone tortoise] *a*. 海龟类的
chelonid herpesvirus 1 *n*. 绿海龟灰斑病病毒,海龟疱疹病毒 1
Cheloniidae *n*. 海龟科(隶属于龟繁目 Testudinata)
chelonin *n*. 蛇头草素,北美龟草素
Chelonodon patoca (Hamilton) 凹鼻鲀(隶属于鲀科 Tetraodontidae)
chelotomy; kelotomy *n*. (绞窄性)疝切开术
chem chemical *a*. 化学的;化学药品 /chemical method 化学法 / chemistry *n*. 化学
Chem Abs chemical Abstracts 化学文摘
chem anal Chemical analysis 化学分析
chem ind chemically induced 化学诱导

chem pure chemically pure 化学纯(的)
chem syn chemical synthesis 化学合成
chemabrasion; chemexfoliation *n*. 化学脱皮法,化学整平法(如用苯酚、三氯乙酸等化学药品蚀平皮肤) ‖ ~ chemical planing 化学脱皮法,化学整平法(用化学药品蚀平皮肤)
chemamnesia *n*. 药物性健忘
chemasthenia *n*. [身体] 化学过程减弱
chematropism; chemotropism *n*. 趋化性,趋药性
chemesthesis; chemaesthesis *n*. 物质感觉
chemexfoliation chemical plan- *n*. 化学脱皮法,化学整平法(用化学药品蚀平皮肤)
chemiatric *a*. 化学医学派的
chemiaty [希 chemeia chemistry + iatreia treatment]; **iatrochemistry** *n*. 化学医学家
chemical *a*. 化学的;化学药品 ‖ ~ Abstract Service (简作 CAS) 化学文摘社 / ~ Abstracts (简作 Chem Abs) 化学文摘 / ~ Abstracts (ACS journal) (简作 CA) 化学文摘(美国化学会的检索性期刊名) / ~ analysis (简作 chem anal) 化学分析 / ~ and biological warfare (简作 CBW) 化学和生物战争 / ~ carcinogenesis research information system (简作 CCRIS) 化学致癌研究情报系统联机数据库 / ~ Compound Rrgistry (systen) (简作 CCR) 化合物记录系统(美国化学文摘社) / ~ Data Systems, Inc (简作 CDS) 化学资料系统有限公司 / ~ dictionary on line (简作 CHEMLINE) 化学辞典联机数据库 / ~ feed computer (简作 CFC) 化学馈给计算机 / ~ Industry Institute of Toxicology (简作 CIIT) 化学工业毒理学研究所 / ~ Information Retrieval Service (NLM) (简作 CHEMLINE) 化学资料检索处(国家医学图书馆) / ~ ion generator (简作 CIG) 化学离子发生器 / ~ ionization mass spectrometry (简作 CIMS) 化学电离质谱测定法 / ~ ionizatoin (简作 CI) 化学电离 / ~ library 化学分子库 / ~ method (简作 chem) 化学法 / ~ shift 化学位移 / ~ shift index 化学位移指数 / ~ synthesis (简作 chem syn) 化学合成 / ~, bacteriological and radiological (简作 CBR) 化学/细菌学和放射学的 / ~, biological and rediological (简作 CBR) 化学,生物和放射学的 / ~, blological and radiological warfare (简作 CBR) 化学、生物学和放射学战争
chemical *a*. ①化学的 ②化学药品,化学制剂 ‖ ~ development 化学显影剂 / ~ fog 化学模糊(X 线胶片定影术语) / ~ Laser 化学激光器 / ~ sensitizer 化学增敏剂 / ~ shift 化学位移 / ~ stain 化学污染 / ~ sympathectomy 化学性交感神经切除术 / ~ transfer laser 化学转移激光(器) / ~ tracer 示踪原子,化学示踪物
Chemical-Biological Activities (简作 CBA) 化学—生物学动态(杂志名);化学—生物情报检索系统
Chemical—Biological Coordination Center (简作 CBCC) 化学—生物学协作中心(美)
chemicalengineer *n*. 化学工程师
Chemically defined diet (简作 CDD) 化学观点规定的食谱
chemically induccd (简作 CI) 化学诱导
chemically induced (简作 chem ind) 化学诱导
chemically pure (简作 chem pure) 化学纯(的)
chemically pure, candle power (简作 C.P.) 化学纯[净];烛光
chemico- [希] [构词成分] *n*. 化学
chemicobiological *a*. 化学生物学的
chemicocautery *n*. 化学烙术
chemicogenesis *n*. 化学授精法,化学发生
chemicophysical *a*. 化学物理的
chemicophysics *n*. 化学物理学
chemicophysiologic *a*. 化学生理学的
chemicovital *a*. 生物化学的
Chemieal Hazards Response Information System (**USCG**) (简作 CHRIS) 化学危害反应情报系统(美国海岸警戒处)
chemiluminescence *n*. 化学萤光,化学发光
chemiluminescent immunoassay (简作 CLIA) 化学发光免疫分析法
cheminisis [chemistry + 希 nosos disease] *n*. 化学因素[疾]病
chemiotaxis; chemotaxis *n*. 趋化性,趋药性 ‖ ~, negative 阴性趋化性,负趋化性 / ~, positive 阴性趋化性,向性趋化性
chemiotherapy; chemotherapy *n*. 化学疗法,化学治疗
chemipen; penicillin-152 *n*. 青霉素 – 152(α – 苯氧乙基菁霉素)
chemise [法 shirt] *n*. 塞布
chemism *n*. 化学[反应]历程,化学机制,化学作用
chemisorb *vt*. 化学吸附,化学吸着
chemisorption *n*. 化学吸附,化学吸着
chemist *n*. 化学家
chemistry [希 chemeia] *n*. 化学 ‖ ~, actinic 光化学 / ~, analytical 分析化学 / ~, animal 动物化学 / ~, applied 应用化学 / ~, atomic 原子化学 / ~, biological; physiologic ~ 生物化学,生理化学 / ~, colloid 胶体化学 / ~, dental 牙科化学 / ~, empirical; experimental ~ 实验化学 / ~, fermentation 发酵化学 / ~, food 食物化学 / ~, forensic 法[医]化学 / ~, gross; macrochemistry 常[大]量化学 / ~, histological 组织化学 / ~, industrial; applied ~ 工业化学,应用化学 / ~, inorganic 无机化学 / ~, medical 医化学 / ~, metabolic; physiologic ~ 代谢化学,生理化学 / ~, mineral; inorganic ~ 矿质化学,无机化学 / ~ modification 化学修饰 / ~, nuclear 核化学 / ~, organic 有机化学 / ~, pathological 病理化学 / ~, pharmaceutical 药物化学 / ~, physical 物理化学 / ~, physiologic 生理化学 / ~, pneumatic 气体化学 / ~, sanitary 卫生化学 / ~, structural 结构化学 / ~, subatomic 次原子化学 / ~, synthetic 合成化学,综合化学 / ~, toxicological 毒物化学
chemixo-analytic *a*. 化学分析的
CHEMLINE chemical dictionary on line 化学辞典联机数据库 / Chemical Information Retrieval Service (NLM) 化学资料检索处(国家医学图书馆)
Chemnclzia acosmia (Dall et Bartsch) 无饰红泽螺子(Pyramidellidae)
Chemo Chemotherapy *n*. 化学疗法(杂志名)
chemo- [希 chemeia chemistry 化学] [构词成分] 化学
chemo-antigen *n*. 化学抗原
chemoattractant *n*. 化学吸引剂,化学引诱剂 *a*. 化学趋化的
chemoattracting cytokine 趋化细胞因子
chemoautotroph *n*. 化学自养菌
chemo-autotrophic *n*. [化学]自养的(细菌)
chemoautotrophism, chemoautotorphy *n*. 化能自养(生物)
chemobiotic *n*. 化学抗菌素(化学治疗剂和抗菌素的合并应用)
chemocarcinogenesis *n*. 化学生癌作用
chemocautery *n*. 化学烙术
chemocephalia *n*. 扁头
chemocephaly; chemocephalia *n*. 扁头
chemoceptorl; chemoreceptor *n*. 化学感受器,化学受体
chemocoagulation *n*. 化学凝固法
chemodectoma *n*. 化学感受组织瘤(非嗜铬性副神经节瘤)
chemodifferentiation *n*. 化学分化
chemodynesis *n*. 药物致原生质流动,化学性胞质流动
chemoemboliztion *n*. 化疗性栓塞
chemogalvanocautery *n*. 电化烙术
chemography *n*. 化学摄影(术)
chemoheterotroph *n*. 化学异养菌
chemoheterotrophic *n*. 化学异养(细菌)
chemohormonal *a*. 化学激素的
chemo-immunity *n*. 化学免疫性
chemoimmunoconjugate *n*. 化学免疫轭合物(抗癌剂等化学药物与单克隆抗体结合物)
chemo-immunology *n*. 化学免疫学
chemokinesis [chemo- + 希 kinesis motion] *n*. 化学促活现象,化学促进[作用]
chemokinetic *a*. 化学促活的,化学促进的
chemolithotroph *n*. 化能无机营养菌
chemolithotrophic *a*. 化能无机营养的
chemoluminescence *n*. ①化学放射 ②化学光
chemonucleolysis *n*. 髓核化学溶解法(如注射木瓜凝乳蛋白酶溶解椎间盘髓核,以治椎间盘突出)
chemoorganotroph *n*. 化能有机营养菌
chemoorganotrophic *a*. 化能有机营养的
chemopallidectomy *n*. 苍白球化学破坏术
chemopallidothalamectomy *n*. 苍白球丘脑化学破坏术
chemopharmacodynamic *n*. 药理化学的
chemophysiology; physiologic chemistry *n*. 生理化学
chemoprophylaxis *n*. 化学预防
chemopsychiatry; psychopharmacology *n*. 化学精神病学,精神药理学
chemoradiotherapy *n*. 化学放射疗法
chemoreception *n*. 化学受纳,化学感受,化学感应(作用)
chemoreceptor *n*. 化学感受器,化学受体 ‖ ~ trigger zone 化学感受器激发区(指延脑第四脑室底部受化学物刺激而引发呕吐的区域)
chemoreflex *n*. 化学反射
chemoresistance *n*. 化学抵抗力
chemosensitive *a*. 化学敏感的
chemosensory *a*. 化学感觉的
chemoserotherapy *n*. 血清化学疗法
chemosis [希 chemosis] *n*. 球结膜水肿
chemosmosis *n*. 化学渗透作用
chemosorption *n*. 化学吸附,化学吸着
chemosorption chomisorption 化学吸附,化学吸着

chemosphere *n*. 光化层,臭氧层(大气的一个区层,30～80km)
chemostat *n*. 化学(环境)恒定器,恒化器
chemosterilant *n*. 化学绝育剂(用于控制昆虫和害虫)
chemosurgery *n*. 化学外科
chemosynthesis *n*. 化学合成
chemotactic *a*. 趋化性的 ‖ ～ factor (简作 CF) 趋化因子 / ～ factor for eosinophils (简作 ChFE) 嗜酸粒细胞趋化因子 / ～ factor for lymphocytes (简作 ChFL) 淋巴细胞趋化因子 / ～ factor for neurotrophils (简作 ChFN) 中性粒细胞趋化因子 / ～ factor inactivator (简作 CFI) 趋化性因子灭活剂 / ～ index (简作 CI) 趋化指数 / ～ factor inhibitor (简作 CFI) 趋化因子抑制物
chemotaxin *n*. 化学吸引素(即趋化因子 chemotacticfactor)
chemotaxis; chemiotaxis *n*. 趋化性,趋药性
chemothalamectomy *n*. 丘脑化学破坏术
chemotherapeutic *a*. 化学治疗的 ‖ ～ agents 化学治疗剂 / ～ index (简作 CI) 化疗指数
chemotherapeutical *a*. 化学治疗的
chemotherapeutics; chemotherapy *n*. 化学疗法 ,化学治疗
chemotherapy *n*. 化学疗法,化学治疗 ‖ ～ lung 化疗肺
Chemotherapy *n*. 化学疗法 (杂志名) ‖ ～ Foundation (简作 CF) 化疗基金会
chemotic *a*. 球结膜水肿的
chemotrophy *n*. 氧化营养,化学营养
chemotropis *n*. 向化性,向药性
chemurgy [chemo- + 希 ergon work] *n*. 农艺化学
Chenix *n*. 鹅二醇(chenodiol)制剂的商品名
chenocholic acid 鹅(脱氧)胆酸
chenodeoxycholate *n*. 鹅脱氧胆酸盐,3,7,－二羟胆酸盐
Chenodeoxycholic acid (简作 CDCA) 鹅脱氧胆酸(胆石溶解药)
chenodeoxycholylglycine *n*. 鹅脱氧胆酰甘氨酸(亦称甘氨鹅脱氧胆酸)
chenodeoxycholyltaurine *n*. 鹅脱氧胆酰牛磺酸(亦称牛磺鹅脱氧胆酸)
Chenodiol = chenodeoxycholicacid *n*. 鹅二醇, 鹅去氧胆酸(溶解胆石药)
Chenopodiaceae *n*. 藜科
Chenopodium L. [拉 from 希 chen goose + pous foot] *n*. 藜属 ‖ ～ album Lin *n*. 藜 / ～ ambrosoides L. 土荆芥 / ～ ambrosioides L var. anthelminticum *a*. Gray 美洲土荆芥 / ～ aristatum L.[拉;植药] 刺藜 / ～ hybridum L.[拉;植药] 杂配藜 / ～ Oil 土荆芥油 (驱肠虫药) / ～ scoparia L. 地肤 / ～ serotinum L.[拉;植药] 小藜 / ～ star mottle virus (Kado) (Sowbanc mosaic virus 株) 蕨星斑点病毒
chenotaurocholic acid 鹅牛磺胆酸
chenuda orbivirus 秦纽达环状病毒 ‖ ～ virus 秦纽达病毒
cheoplastic [希 chein to pour + plassein to form] *a*. 低熔[金属]铸型的
cheoplasty *n*. 低熔[金属]铸型
Ch-ep chorionepithelioma *n*. 绒毛膜上皮癌
cheracol *n*. 切腊科耳(成药,液体祛痰剂)
cherchevski's (Cherchewski's) disease [Michae 苏医师] *n*. 谢尔舍夫斯基氏病, 神经性肠梗阻
cheromania *n*. 快乐狂
cheron's serum [Jules 法妇科学家 1837—1900] *n*. 舍隆氏血清
cherophobia *n*. 快乐恐怖
cherry [cerasus] *n*. 樱桃 ‖ ～,black 黑樱桃 / ～,choke 野樱桃 / ～,laurel 月桂樱 / ～,rum; Prunus serotina [黑]野樱[树] / ～,wild; Prunus serotina [黑]野樱[树] / ～ bark blister virus (Stout) (～ necrotic rusty mottle virus 株)樱桃疱皮病毒 / ～ black canker virus (Zelleret al.) (cherry neerotic rusty mottle virus 株)樱桃黑溃疡病毒 / ～ bud abotion virus (Milbrathet Willianms) (cherry necrotie rusty mottle virus 株)樱档空芽病毒 / ～ chlorotic ring mollte virus(kegler)樱桃退绿环斑点病毒 / ～ destructive canker virus (cherry necrotic rusty (Crowley)樱桃烈性溃疡病毒 / ～ drosophila 樱桃果蝇 / (～)Eola rasp lesf virus (Milbrath et Reyholas) (Tomato ring spot virus 株)樱桃埃欧拉锉叶病毒 / ～(flowering) rough bark virus (Milbrath et Zeller)花樱桃粗皮病毒 / ～ (Frogmore)canker virus (Posnette et Cropley) (cherry necrotic rusty mottle virus 株) 弗络格莫尔樱桃溃疡病毒 / ～ (Germany) chorotic-necrotic ring spot virus (Kegler)樱桃退绿—坏死环斑病毒 / ～ (Lambert) mottle virus (Lott) (Cherry necrotic rusty mottle virus 株)兰勃特樱桃斑点病毒 / ～ latent virus (Milbrath et Swenson) 樱桃潜伏病毒 / ～ leaf enation virus (Lotte et Kean) (Prum dwarf virus株)樱桃叶耳突病毒 / ～ leaf roll enation virus(Lotte et Kean)(Prune dwarf virus 株)樱桃卷叶线虫多角体病毒 / ～ leaf roll virus (Posnette et Cropley)樱桃卷叶病毒 / ～ little cherry virus (Foster et Lott) 樱桃小实病毒 / ～ midleaf necrosis virus (Milbrath)樱桃叶肋坏死病毒 / ～ (Montmorency) gummosis virus (Blodgett et al .)蒙莫伦赛樱桃流胶病毒 / ～ mottle leaf virus (Zeller)樱桃叶斑点病毒 / ～ necrotic rusty mottle virus (Kienholz)樱桃叶坏死锈斑病毒 / ～ pinto leaf virus (Kienholz) 樱桃叶黄点病毒 / ～ raspberry leaf nepovirus 红悬钩子叶线虫传多角体病毒 / ～ rasp leaf nepovirus 樱桃锉叶病毒 / ～ ring and band mosaic virus (Sfchuch)(cherry necrotic rusty mottle virus 株)樱桃环条花叶病毒 / ～ ring mottle virus (Posnette) (Prunus necrtic ring spot virus 株) 樱桃丛簇病毒 / ～ rugose mosaic ilarvirus 樱桃粗花叶等轴不稳环斑病毒 / ～ rugose mosaic virus (Thomax et Rawlins)(Prunus necrotic ring spot virus 株)樱桃粗花叶病毒 / ～ rusty mottle virus (European)(Posnette et Cropley) 欧洲樱桃锈斑点病毒 / ～ rusty mottle virus (mild)(Zeller et Milbrath) 樱桃轻性锈斑点病毒 / ～ rusty mottle virus (severre) (Reeves) 樱桃烈性锈斑点病毒 / ～ sickle leaf virus (Kegler) 樱桃镰叶病毒 / ～ small bitter cherry virus (Lott) 樱桃苦小实病毒 / ～ (sour) green ring mottle virus(Barksdale) 酸樱桃绿环斑点病毒 / ～ (sour) bline mottle virus Baumann et Kinkowski) (Prunus necrotic ring spot virus 株) 史德克伦堡酸樱桃病毒 / ～ (sweet) fruit necrosis virus (Weber) 甜樱桃果坏死病毒 / ～ (sweet) mora virus (Mibrath) 甜樱桃粗果病毒 / ～ (sweet) short stem virus (Afanasiey et Hamilton) 甜樱桃短茎病毒 / ～ twisted leaf virus (Left) 樱桃扭叶病毒 / ～ vein E. (Fulton) (Prunus necrotic ring spot virus 株) 樱桃病毒 E / ～ white mosaic mosaic virus (Khristov) 樱桃白花叶病毒 / ～ white spot virus (Mallach) 樱桃白斑病毒 / ～ yellow mosaic virus (Nemeth)樱桃黄花叶病毒
Cherry-Crandall unit (简作 CCU) 彻—克二氏单位(检脂肪酶)
cherry-Crandall's test 彻—克二氏试验(检脂肪酶)
cherubism *n*. 颌骨增大症
chervil [拉 caerefolium, chaerophyllum; chairephyllon] *n*. 香叶芹
Chervin's method (treatment) [Claudius 法教师 1824—1896] 舍万氏疗法(治疗口吃法)
Chesapeake Casualty Insuance Company Chesapeake (简作 CCIC) 事件保险公司
CHESS Community Health and Environmental Surveillance System (EPA) 公共卫生和环境监督系统(环境保护公司)
Chest (ACCP journal) 胸科(美国心脏学会杂志)
chest; thorax *n*. 胸,胸廓 ‖ ～, alar; phthinoid ～ 翼状胸,痨型胸 / ～, barrel 桶状胸 / ～, blast 爆炸性肺震荡 / ～, cobblet's 鞋匠胸 / ～, emphysematous 肺气肿胸 / ～, fissured 胸裂 / ～, flat 扁平胸,平胸 / ～, foveated; funnel ～ 漏斗[状]胸 / ～, funnel; funnel breast; pectus excavatum; koilo-sternia; chonechondrosternon; trichterbrust 漏斗[状]胸 / ～, keeled; pigeon breast 鸡胸 / ～, paralytic 麻痹胸 / ～, phthinoid 痨型胸,扁平胸 / ～, pigeon 鸡胸 / ～, pterygoid; phthinoid ～ 翼状胸,痨型胸 / ～, rachitic 佝偻病性胸 / ～ roentgenogram 胸部 X 线(照)片/ ～, tetrahedron 菱形胸(鸡胸) / ～ (precaridal) lead (in eletrocardiography) 胸(心前)导联(心电图) / ～ and left leg (ECG) (简作 CF) 胸与左下肢导联(心电图) / ～ complaint (简作 CC) 胸痛
chest-back *n*. 胸部背面
chestnut *n*. ①粟 ②马腿部内侧的角质胼胝 ‖ ～, horse; Aesculus hippocastanum 马粟树 / ～, water 荸荠 / ～ die back virus (Seliskar) 板粟死顶病毒 / ～ mosaic virus (Seliskar) 板粟花叶病毒
chetivism *n*. 整体幼稚型
chevon [法 chevre goat] *n*. 羊肉
chewing *n*. [咀]嚼
chewstick; chawstick *n*. 口香藤(鼠李科)
cheyletiella *n*. 姬螯螨属 ‖ ～ blakei 布氏姬螯螨 / ～ parasitovorax 寄食姬螯螨 / ～ yasguri 牙氏姬螯螨
Cheyne's disease [George 英医师 1671—1743] 陈恩氏病,疑病
Cheyne's operation [William Watson 英外科医师] 陈恩氏手术(根治股疝术)
Cheyne-Stokes asthma [John Cheyne 英医师 1777—1836; William Stokes 英医师 1804—1878] 陈—施二氏喘息(心病性气喘) ‖ ～ nystagmus 陈—施二氏眼球震颤(节律眼球震颤) / ～ psychosis 陈—施二氏精神病 / ～ respiration; ～ sign 陈—施二氏呼吸,陈—施二氏喘息(心病性气喘)
CHF canadian Heart Foundation 加拿大心脏基金会 /chronic congestive heart failure 慢性充血性心力衰竭 /congestive heart failure 充血性心力衰竭 /Crimean Haemorrhagic Fever 克里米亚出血热病 / free cholesterol 游离胆固醇 /chronic heart failure 慢性心力衰竭
CHF-Congo virus = Crimean-congo hemorrhagic pever virus: 克—刚出血热病毒
ChFE chemotactic factor for eosinophils 嗜酸粒细胞趋化因子

ChFL chemotactic factor for lymphocytes 淋巴细胞趋化因子
ChFN chemotactic factor for neurotrophils 中性粒细胞趋化因子
CHFV combined hieh freguency ventilation 联合高频通气法
chg change *v*. 变化 /charge *n*. 电荷
CHH cartilage-hair hypoplasia 软骨毛发发育不全
CHI creatinine height index 肌酐身高指数
Chi *n*. 希腊语的第 22 个字母(X,x)
chian turpentine 希活斯岛松脂,笃香
Chiari's disease [Hans 德病理学家 1851—1916]; endophlebitis obliterans hepatica 希阿里氏病,闭塞性肝静脉内膜炎 ‖ ~ network 希阿里氏网
Chiari's network (reticulum)(Hans von Chiari) 希阿利网(从冠状窦瓣和下腔静脉瓣穿过右心房内部延伸至界嵴的纤维网)
Chiari-Arnold syndrome (Hans von Chiari; Julius Arnold) 希阿利—阿诺尔德综合征(见 Arnold-Chiari deformity)
Chiari-Frommel disease (Johann B. Chiari; Richard Frommel) 希阿利—弗罗梅尔病(综合征)(见 Frommel's disease)
Chiari-Frommel syndrome 溢乳—闭经综合征
Chiari-Frommelsyndrome 希—弗二氏综合征(哺乳期过长所致子宫萎缩)
chiasm [拉;希 chiasma] *n*. 交叉 ‖ ~, Camper's chiasma tendinum digitorum manus 坎珀尔氏交叉,指腱交叉
chiasma (复 chiasmata) *n*. [拉;希] 交叉 ‖ ~ opticum; optic chiasm 视交叉 / ~ tendinum 腱交叉 / ~ tendinum (digitorum manus) 指腱交叉
chiasmal; chiasmatic *a*. 交叉的
chiasmata (单 chiasma)[拉; 希] *n*. 交叉
chiasmatic *a*. 交叉的
chiasmatypy *n*. 交换(染色体)
chiasmic; chiasmatic *a*. 交叉的
Chiasmodon niger (**Johnson**) 叉齿鱼科(隶属于鲈形目 Perciformes)
chiastometet [希 chiastos crossed + metron measure] *n*. 视轴偏歪测量器
chiastron *n*. 十字带
Chiazzi's operation 加济手术(网膜固定术)
Chiba needle [日本千叶(Chiba)大学] 千叶针(日本千叶大学创用的抽吸细针,用于经皮经肝胆管造影。即细针 fine needle)
chibou; cachibou *n*. 美洲橄榄树脂,加西而布树脂
chica *n*. 契卡(中美洲玉米制造的一种饮料)
Chicago Dental Society (简作 CDS) 芝加哥牙科学会(美)
chich chiche; chinch-bug *n*. 麦蝉
chichism *n*. 糙皮病(南美北部)
chick heroin *n*. 海洛因
chick cell agglutination (简作 CCA) 鸡(胚)细胞凝集(亚洲流感疫苗)
chick embryo (简作 CE) 鸡胚胎
chick embryo fibroblast (简作 CEF) 鸡胚胎成纤维细胞
chick embryo origin (简作 CEO) 鸡胚原
chick infeetive dose (简作 CID) 鸡感染剂量
chicken *n*. [动药] 家鸡,鸡 ‖ ~ blood [动药] 鸡血 / ~ brain [动药] 鸡脑 / ~ craw [动药] 鸡嗉 / ~ embryo lethal orphan virus = Avian adenovirus (Yates et al.) 禽腺病毒 / ~ gall [动药] 鸡胆 / ~ head [动药] 鸡头 / ~ herpetoviruses 鸡疱疹病毒 / ~ intestines [动药] 鸡肠 / ~ leukosis oncoviruses 鸡白血病肿瘤病毒 / ~ leukosis sarcoma virus 鸡造白细胞组织增生肉瘤病毒 / ~ liver [动药] 鸡肝 / ~ meat [动药] 鸡肉 / ~ reminges [动药] 鸡翮羽 / ~'s gizzard-membrane [动药] 鸡内金 / ~'s gizzard-skin [动药] 鸡内金 / ~ syncytial oncovirus 鸡合胞病毒 / ~ tumour No.1 virus = Avian sarcomata virus(Sabin) 鸡肉瘤病毒/
chicken embryo lethal Orphan virus (简作 CELO) 鸡胚致死性孤儿病毒
chicken-breast *n*. 鸡胸
chicken-cholera *n*. 鸡霍乱
chickenpest; fowl plague *n*. 家禽疫,鸡瘟;新城病(见 Newcastle disease)
chickenpox; varicella *n*. 水痘
chickn *n*. 鸡 ‖ ~ helper factor *n*. 鸡帮助者因子 / ~ syncytial virus *n*. 小鸡合胞病毒
chick-pea *n*. 鹰嘴豆
chicle [西] *n*. 糖胶树胶(南美北榄胶)
chicory *n*. 菊苣 ‖ ~ blotch carlavirus 菊苣斑痕香石竹潜伏病毒 / ~ yellow mottle nepovirus 菊苣黄斑点线虫传多角体病毒
Chidren's Hospital of Los Angeles (简作 CHLA) 洛杉矶儿童医院
chief *a*. 主要的 *n*. 主任
Chief LSD-25 麦角酰二乙胺(致幻药)
chief complaint (简作 CC) 主诉
Chief of the Bureau of Medicine Med and Surgery (简作 Ch B) 军医局局长
Chiene's lines [John 英外科医师 1842—1923] 契恩氏线(脑的术时,为判定部位而设的假想线) ‖ ~ operation 契恩氏手术(①大腿内髁楔形切除以矫正膝外翻 ②颈部沿胸锁乳突肌后绿切开暴露咽后部)
Chievitz's layer [Johan Henrik 丹解剖学家 1850—1901] 契维茨氏层(视怀) ‖ ~ organ 契维茨氏器官
Chievitz's layre (Johan H. Chievitz) 契维茨层(分隔视杯内外成神经细胞层的纤维层)
Chievitz's layer organ 契维茨器官(指腮腺后的胚胎赘疣)
chigger *n*. 恙螨,沙螨,沙蚤,恙虫
chignon [法 nape of the neck]; **Beigel's disease** *n*. [热带]毛孢子菌病,拜格耳氏病 ‖ ~ fungoid 蕈状发结节病,蕈状球发
chigo; chigoe; chigere *n*. 沙蚤,穿皮潜收
chigoe *n*. 沙蚤,穿皮潜蚤
chikungunya *n*. (东非斯互希里语意为屈曲)基孔肯雅病(一种甲病毒引起的热病,类似登革热,但无头痛,基孔肯雅为坦桑尼亚地名) ‖ ~ virus (Ross) 屈曲病毒
chikungunya *n*. 切昆贡亚热(类似登革热,切昆贡亚是坦桑尼亚地名)
Chil P Chilean Pharmacopoeia 智利药典
Chilaiditi's sign (Demetrios Chilaiditi) 奇氏征(结肠定位,见 hepatoptosis 第二解) ‖ ~ syndtome 奇氏综合征(①膈肌下结肠嵌入:肝与膈之间置有结肠,本病征在成人一般无症状,但儿童则症状明显,包括呕吐、腹痛、食欲缺乏、便秘和吞气症,体征包括腹膨胀及肝部浊音消失;②结肠定位,见 hepatoptosis 第二解)
chilalgia; cheilagia *n*. 唇痛
chilblain [拉 pernio] *n*. 冻疮 ‖ ~, chronic 慢性冻疮 / ~, necrotized; lupus pernio 坏死性冻疮,冻疮样狼疮
child *n*. 儿童 ‖ ~, posthumous 遗腹子 / ~, preschool 学龄前儿童 / ~, school 学龄儿童 / ~ psychiatry (简作 ChP) 儿童精神病 / ~'s apperception test (简作 CAT) 儿童统觉测验
Child Abuse Prevention and Treatment Act (1974)(简作 CAPTA) 受虐儿童预防与治疗法案(1974)
Child Development (简作 CD) 儿童发育(杂志名)
Child's Brain (ISPN journal)(简作 CB) 儿童大脑(国际儿童神经外科杂志)
childbearing *n*. 分娩,生产
childbed *n*. 产褥
childbirth *n*. 分娩,生产 ‖ ~ fear 分娩畏惧,阵痛恐怖
Childbirth Education (**ASPO journal**)(简作 CE) 分娩教育(美国产科精神[心理]预防学会杂志)
Childbirth Education Association (简作 CEA) 分娩教育协会
child-crowing *n*. 小儿鸦鸣(喘鸣性喉痉挛时的呼吸气声)
childhood *n*. 儿童期 ‖ ~ fibrous tumor with psanmomabodies 伴有砂粒体形成的儿童纤维性肿瘤
childhood adrenoleukedystrophy (简作 CALD) 儿童肾—上腺脑白质营养不良症
childhood dermatomyositis (简作 CD) 儿童皮肌炎
childhood disease (简作 ChD) 儿童疾病
childlessness *n*. 不育症
Children's cognition of parents (简作 CCP) 亲子关系心理学测定法
Children's Hopital Notes (简作 CHN) 儿童医院文摘(杂志名)
Children's Hospital Medical Center (简作 CHMC) 儿童医院医学中心
Children's hospital of Philadelphia (简作 CHP) 费城儿童医院
Childrents Defense Fund (简作 CDF) 儿童保护基金
child-welfare *n*. 儿童福利
chile saltpeter; sodium nitrate 智利硝石,硝酸钠
Chilean Pharmacopoeia (简作 Chil P) 智利药典
chilectomy; cheilectomy *n*. ①唇切除术 ②关节唇切除术
chilectropion *n*. 唇外翻
Chilesteric lipuid crystal 胆固醇液晶(依照分子之特性及排列顺序可显示"液晶数字的一种")
chilibre bunyavirus 奇尼布热本扬病毒 ‖ ~ phlebovirus 奇尼布热静脉病毒 / ~ virus 奇尼布热病毒
chilitis; cheilitis *n*. 唇炎 ‖ ~ exfoliativa 剥脱性唇炎 / ~ glandularis 腺性唇炎
chill *n*. ①受寒 ②寒战 ‖ ~, brass; brazier's ~; metal fume fever 铸工热,金属烟热 / ~, congestive 充血性寒战(恶性疟疾) / ~, creeping 寒冷感 / ~s and fever 寒热 / ~, nervous 神经性寒战 / ~, shaking 恶寒战粟 / ~s, spelter 锌中毒性寒战 / ~, urethral 排尿寒战 / ~, zine 锌中毒性寒战
chilli *n*. 红辣椒 ‖ ~ (Capsicum) little leaf virus (Celon)(Abeygu-

nawardena) 锡兰辣椒小叶病毒 / ～(Capsicum) soil-borne virus (Calif.)(Paulus et al.) 辣椒加州土传病毒 / ～(Capsicum) virus A (Myamoto et al.) 辣椒病毒 A / ～(pepper) mosaic virus (Puerto Rico)(Potato virus Y 株) 辣椒波多黎各花叶病毒 / ～ pepper mosaic virus(Roque et Adsuar)(Potato virus Y 株) 辣椒镶花脉花叶病毒

Chillomastigidae *n*. 唇鞭毛虫科

chillomatsigiasis *n*. 唇鞭毛虫病

chilo irridescent virus (Fukay et Nasu) *n*. 稻螟虹彩病毒 ‖ ～ irridovirus 二化螟虹彩病毒 / ～ suppressalis cytoplasmic polyhedrosis virus 二化螟虹胞质型多角体病毒 / ～ suppresslis granulosis virus 二化螟虹颗粒型病毒

chilo-; cheilo- *n*. 唇

chilocace *n*. 硬性唇肿

Chilodon *n*. 唇纤毛虫属

Chiloeorus rubidus (Hope) 黑缘红瓢虫(隶属于瓢虫科 Epilachninae)

Chilognatha *n*. 唇颚目

Chilognatha *n*. 唇足纲(隶属于节肢动物门 Arthropoda)

chilognathouranoschisis [希 cheilos lip + gnathos jaw + ouranos sky, the roof of mouth + schisis fissure] *n*. 唇颌腭裂

chilognatnopalatoschisis [希 cheilos lip + gnathos jaw + 拉 palatum palate + 希 schisis fissure] *n*. 唇颌颚裂

Chilomastix *n*. 唇鞭毛虫属 ‖ ～ hominis; Cyanthomastix hominis 人唇鞭毛虫 / ～ mesnili 迈[斯尼耳] 氏唇鞭毛虫

chilomastixiasis; chilomastigiasis *n*. 唇鞭毛虫病

chilomastosis; chilomastigiasis *n*. 唇鞭毛虫病

Chilomycterus affinis (Gu nther) 瘤短刺鲀(隶属于刺鲀科 Diodontidae)

Chilomycterus orbicularis (Bloch) 眶短刺鲀(隶属于刺鲀科 Diodontidae)

Chilomyeterus echinatus (Cronow) 刺额短刺鲀(隶属于刺鲀科 Diodontidae)

chilopa; onyalai *n*. 奥尼赖病(血小板减少性紫癜的一型,见于非洲)

chiloplasty *n*. 唇成形术

chilopod *n*. 蜈蚣

chilopoda [希 cheilos lip + pous foot] *n*. 唇足亚纲

chilopodiasis *n*. 唇足虫病

chiloschisis *n*. 唇裂

chiloscyllium colax(Meuschen) [拉:动药] *n*. 长鳍斑竹鲨

Chiloscyllium plagiosum (Bemett) 条纹斑竹鲨(隶属于天竺鲨科 Hemiscylliidae)

chilostomatoplasty; cheilostomatoplasty *n*. 唇口成形术

chilotomy *n*. ①部分唇切除术 ②骨唇切除术

chimabache fagella nuclear polyhedrosis virus 织草哦核型多角体病毒

Chimaera jordani (Tanaka) 乔氏银鲛(隶属于银鲛科 Chimaeridae)

chimaera; chimera *n*. 嵌合体

chimaeric virus 奇麦里克病毒

Chimaeridae *n*. 银鲛科(隶属于银鲛目 Chimneriformes)

Chimaeriformes *n*. 银鲛目(隶属于软骨鱼纲 Chondrichthyes)

Chimaphila Pursh [希 cheima winter + philein to love] *n*. 梅笠草属

chimaphilin *n*. 莓笠草素

chimera *n*. 嵌合体

chimeric DNA 嵌合 DNA

chimeric embryo 嵌合胚

chimeric gene 杂种基因

chimerism *n*. 嵌合性(在遗传学上指个体中出现异源细胞的情形,如来自双卵双生的血细胞)

chimonanthus fragrans; Calycantbus praecox; Meratia praecox 腊梅

chimonanthus nitens Oliv [拉;植药] 山腊梅

chimonanthus praecox(L.)1ink [拉,植药] 腊梅

chimpanzee *n*. 黑猩猩 ‖ ～ adenovirus 黑猩猩腺病毒 / ～(gamma) herpesvirus 1 黑猩猩(γ)疱疹病毒 1 / ～ Coryza agent = Respiratory syncytial virus (Morris et al.) = Human respiratory syncytial virus (Hilleman) 人呼吸道合胞病毒 / ～ cabbage mosaic virus (Schultz)(Turnip mosaic virus 株) 中国大白菜孤丁病毒

chimpanzee coryza agent (简作 CCA) 黑猩猩鼻炎因子

Chin P Chinese Pharmacopoeia 中国药典

chin; mentum *n*. 颏 ‖ ～, double 双颏 / ～, galoche 凸颏

CHINA chronic infectious neuropathic agents 慢性感染性神经病因子

China *n*. 中国 ‖ ～ Medical Team 中国医疗队(援外的) / ～ Welfare Institute 中国福利会

china; cinchona; Peruvian bark *n*. 金鸡纳皮,秘鲁皮

Chinaberry tree [植药] 楝

chinacrine; quinacrine *n*. 奎纳克林,阿的平 ‖ ～ hydrochloride *n*. 盐酸阿的平

chinaphthol *n*. 奎萘酚,磺酸β-萘酚奎宁

china-root *n*. 菝葜根

chinaseptoi; quinaseptol *n*. 奎纳西普妥 , 间磺酸邻氧喹啉

chincap *n*. 颏帽,颏兜,颏托

chinchilla *n*. 真灰鼠,秘鲁克

chincofon *n*. 喹碘方 (抗阿米巴药)

chin-cough; whooping cough 百日咳

chincumbi; chiufa *n*. 坏疽性直肠结肠炎

Chinemys reevesii (Gray) [拉;动药] 乌龟(隶属于龟科 Testudinidae)

chineonal *n*. 鸡纳奥那耳,二乙巴比土酸奎宁

chinese *a*. 中国的 ‖ ～ aloe [植药] 芦荟 / ～ angilica [植药] 当归 / ～ Approved Drug Names (简作 CADM) 中国药品通用名称(隶属中国卫生部药典委员会) / ～ Academy of Medical Sciences 中国医学科学院 / ～ aralia [植药]木 / ～ asafetida [植药] 阿魏 / ～ ash [植药]白蜡树 / ～ atrylodes [植药] 北苍术 / ～ bamboo paaridge [动药] 灰胸竹鸡 / ～ bamboo partridge [动药] 竹鸡 / ～ bamboo rat [动药] 竹鼠 / ～ blister beetle [动药]芫菁 / ～ box [植药] 黄杨 / ～ buckeye [植药] 七叶树 / ～ bushcherry [植药] 郁李 / ～ cabbage Kwuting virus 1 = Turnip mosaic (Gardner et Kendrick) 芜菁花叶病毒 / ～ cabbage mosaic virus (Schultz)(Turnip mosaic virus 株) 中国白菜花叶病毒 / ～ clenatis [植药] 威灵仙 / ～ copper pheasant meat [动药] 白腹锦鸡 / ～ copper pheasant [动药] 白腹锦鸡 / ～ copper head [动药] 尖吻蝮 / ～ copperhead cephalosome [动药] 白花蛇头 / ～ copperhead eyes [动药] 白花蛇目睛 / ～ corktree [植药] 黄皮树 / ～ date[拉;植药]大枣 / ～ date [植药] 枣 / ～ dodder [植药] 菟丝子 / ～ dwarf cherry [植药] 欧李 / ～ ephedra [植药] 草麻黄 / ～ forest frog [动药] 中国林蛙 / ～ fresh-water crab [动药] 方海,亦称螃蟹 / ～ gall [动药] 五倍子 / ～ gall aphid [动药] 五倍子蚜 / ～ gambirplant [植药] 华钩藤 / ～ getian [植药] 龙胆 / ～ giantamm [植药] 疏魔芋 / ～ goldthread [植药] 黄连 / ～ gooseberry [植药] 猕猴桃 / ～ green mantid [动药] 中华绿螳螂 / ～ Ground Beetle[拉;动药]地鳖 / ～ hawthorn [植药] 山楂 / ～ helwingia [植药] 中华青荚叶 / ～ knotweed [植药] 火炭母 / ～ lake dolphin oil [动药] 白暨豚脂 / ～ lake dolphin [动药] 白暨豚脂 / ～ land salamander [动药] 中国小鲵 / ～ ligusticum [植药] 藁本/ ～ Magnoliavine [植药] 五味子 / ～ mahonia [植药] 十大功劳 / ～ mantid [动药] 大刀螂 / ～ massoniana Lamb 荡 [拉,植药] 马尾松/ ～ Medical Association 中华医学会 / ～ Medical Journal 中华医学杂志英文版 / ～ mole cricket [动药]大蝼蛄 / ～ mole cricket [动药] 华北蝼蛄 / ～ mountain viper [动药] 山竹叶青 / ～ nardostachys [植药] 甘松 / ～ newt [动药] 中国瘰螈 / ～ nut-gall [植药] 五倍子 / ～ pangolin [动药] 穿山甲 / ～ paris [植药] 七叶一枝花 / ～ pine [植药] 油松 / ～ pink [植药] 石竹 / ～ podocarpus [植药] 短叶罗汉松 / ～ pond heron meat [动药] 池鹭 / ～ pond heron [动药] 池鹭 / ～ restaurant syndrome 中国料理症;中国餐馆症候群[为食品中味精(monosodium glutamate)添加过量所引起的症状] / ～ river dolphin [动药] 白暨豚脂 / ～ river dolphin oil [动药] 白暨豚脂 / ～ rock squirrel bone [动药] 岩松鼠骨 / ～ rock squirrel [动药] 岩松鼠 / ～ shart-homed grasshopper [动药] 中华蚱蜢 / ～ skink [植药] 石龙子 / ～ spicebush [植药] 香果树 / ～ stachyurus [植药] 中国旌节花 / ～ star anise [植药] 八角茴香 / ～ sumac aphid [动药] 五倍子蚜 / ～ sumac egg-shaped gall aphid [动药] 桔蛋蚜 / ～ sumac homed gallaphid [动药] 五倍子蚜 / ～ sumac rosy gall aphid [动药] 盐肤木红仿桔蚜 / ～ sumac round-homed gall aphid [动药] 圆角仿桔蚜 / ～ tamarisk [植药] 柽柳 / ～ textile bamboo [植药] 青皮竹 / ～ thorowax [植药] 柴胡 / ～ toad [动药] 中华大蟾蜍 / ～ tree frog [动药] 金蛤蟆 / ～ tree toad [动药] 中国雨蛙 / ～ trumpetcreeper [植药] 凌霄花 / ～ waxgourd [植药] 苦冬瓜 / ～ white olive [植药] 青果 / ～ white popular [植药] 毛白杨 / ～ white-wax scale [动药] 白蜡虫 / ～ wolfberry [植药] 枸杞 / ～ woodfrog oviduct [动药] 哈蟆油 / ～ wood frog [动药] 中国林蛙

Chinese 中国的;中国人的;中文的 ‖ ～ Academ Of Medical Sciences (简作 CAMS) 中国医学科学院 / ～ cakbage virus (简作 CCV) 大白菜病毒 / ～ hamster ovary (简作 CHO) 中国地鼠卵巢细胞(制造肝炎疫苗等用) / ～ Medical Association, Canadian Medical Association (简作 C.M.A.) 中华医学会;加拿大医学会 / ～ Pharmacopoeia (简作 Chin P) 中国药典 / ～ white concentrated heroin 浓缩海洛因

chinidine; quinidine *n*. 奎尼丁

chinine; quinine *n*. 奎宁
chininum; [拉]; **quinine** *n*. 奎宁 ‖ ~ aethylcarbonicum 优奎宁,碳酸乙酯奎宁 / ~ bisulfuricum 重硫酸奎宁 / ~ ferrocitricum; iron and quinine citrate 柠檬酸铁奎宁,檬酸铁奎宁 / ~ hydrochloricum 盐酸奎宁 / ~ sulfuricum 硫酸奎宁
chiniofon; yatren *n*. 喹碘方,安痢生,药特灵(抗原生动物药,治阿米巴痢疾)
chinkumbi; chiufa *n*. 坏疽性直肠结肠炎
chino-; chin- [西 quina 金鸡纳皮] *n*. 奎诺,鸡纳
chinocide *n*. 奎诺奇特(人工合成抗疟药,作用与伯氨喹啉相似,在化学上它是伯氨喹啉的异构物)
Chinoform *n*. 奎诺仿(①氯碘喹啉 ②甲酸奎宁)
chinoidine; quinoidine *n*. 奎诺伊丁(制奎宁时,母液中残余碱的混合物)
chinol; quinol; hydrochinone *n*. 醌醇,[二]氢醌,鸡纳酚,对苯二酚
chinoline; quinoline *n*. 喹啉
chinone; quinone *n*. 醌
chinook salmon virurs 奇洛克鲑鱼病毒
Chinoplasmin; quinoplasmine *n*. 奎诺扑疟(成药,含萘酸疟喹和硫酸奎宁)
Chinopyrine *n*. 奎诺比林(抗疟药)
chinoral; quinochloral *n*. 奎宁合氯醛
chinosol; hydroxyquinoline sulfale; quinosol *n*. 奎诺索尔,硫酸羟基喹啉
chinotoxine; quinotoxine *n*. 毒奎宁(奎宁的有毒异构物)
chinotropin; quinotriopine *n*. 奎诺托品,奎尼酸乌洛托品
chinovic acid 鸡纳斐酸
chinovin *n*. 奎诺温,金鸡纳[树皮]甙
Chiodectonaceae *n*. 座盘衣科(一种地衣科)
chionanthin *n*. 北美流苏树
chionanthus *n*. 北美流苏树根皮
Chionanthus L. [希 chion snow + anthos flower] *n*. 流苏树属 ‖ ~ virginica 北 美流苏树
chionophobia [希 chion snow + phobos fear] *n*. 雪恐怖
Chionyphe [希 chion + yphe texture] *n*. 雪花形菌属
Chioranthus oldham Solms [拉,植药]东南金粟兰
CHIP Coalition of Independent Health Professionals 独立卫生专业人员联盟 /Comprehensive Hospital Infection Project 医院感染全面计划
chip *n*. 碎片 ‖ ~ fracture *n*. 碎片骨折
chip-blower *n*. 气枪,牙孔吹洁器
Chir chirurgery *n*. 外科 /Doc chirurgiae doctor [拉] 外科医师
chir chirurgery [拉] *n*. 外科 /Chirurgical [拉] *n*. 外科的
chir- [希 cheir] [构词成分] 手
chir-; chiro- *n*. 手
Chiracanthium *n*. 红螯蛛属
Chiracanthus [希 cheir band akantha thorn]; Gnathostoma *n*. 颚口[线]虫属
chiragra [希 chir + agra seizure] *n*. 手痛风
chiral *a*. 手(征)性的 ‖ ~ ity 手征性,手性(在镜像上不能重叠的手性;一个不对称分子的手性)
Chiral selector 选择剂
chiralgia *n*. 手痛 ‖ ~ paraesthetica 感觉异常性手痛
chirality *n*. 偏光力
chirapsia; cheirapsis; massage *n*. 按摩
chirarthritis *n*. 手关节炎
chirata [印地 chiraeta]; chirayta *n*. 印度当药
chiratin; chirettin *n*. 印度当药苦素
chirayta; chirata *n*. 印度当药
chiretta; chirata *n*. 印度当药
chirettin; chiratin *n*. 印度当药苦素
Chiridotidae *n*. 指参科(隶属于锚参科 Synaptidae)
chirismus *n*. ①手法,按摩 ②手痉挛
Chirita fimbrisepala Hand.-Mazz. [拉;植药] 蚂蝗七
chiro- [希 cheir hand 手]; **chir-** 手
chirobrachialgia *n*. 手臂麻痛
Chirocentridae *n*. 宝刀鱼科(隶属于鲱形目 Clupeiformes)
Chirocentrus dorab (**Forskal**) 宝刀鱼(隶属于宝刀鱼科 Chirocentridae)
chirocinesthetic; chirocinaesthetic *a*. 手运动觉的
chirognomy [chiro- + 希 gnomon judge]; **cheirognomy** *n*. 相手术
chirognostic *a*. 能辨别左右的 ‖ ~ feeling 辨别左右感觉
chirokinesthesia *n*. 手运动觉
chirokinesthetic *a*. 手运动觉的
chirol [希 cheir hand + oleum oil] *n*. 开洛尔(多种树脂及油类溶于乙醚与乙醇,供洗手消毒用)
chirology; dactylology *n*. 手语
chiromegaly [chiro- + 希 megaleia bigness]; **cheiromegaly** *n*. 巨手
chirometer; cheirometer *n*. 量手器(骨盆手测法用)
Chironomidae *n*. 摇蚊科
Chironomus *n*. 摇蚊属 ‖ ~ attenuatus pox virus 弱摇蚊痘病毒 / ~ cytoplacmi-polyhedrosis virus (STOLT ET Hilsenhoff) 摇蚊虹彩病毒 / ~ luridus pox virus 淡色摇蚊痘病毒 / ~ plumosus pox virus 飞羽摇蚊痘病毒
Chirop Chiropodist 手足医生(杂志名)
chiroplsaty *n*. 手成形术
chiropodalgia *n*. 手足痛
Chiropodist *n*. (podiatrist)手足医生(杂志名)
chiropodist; cheiropodist *n*. 治鸡眼者,手足医
chiropody [希 cheir hand + pous foot] *n*. 足医术
chiropompholyx *n*. [掌跖]汗疱
chiropractic [chiro- + 希 prattein to do] *n*. 按摩疗法
chiropractor *n*. 按摩技士,手治疗者
chiropraxis; chiropractic *n*. 按摩疗法
Chiroptera [希 cheir hand + pteron wing] *n*. 翼手目(隶属于哺乳纲 Mammalia)
chiroscope [chiro- + 希 skopein to examine]; **cheiroscope** *n*. 手导镜,斜视手矫器,手实体镜
chiroscopy *n*. 手纹检查法
chirospasm; writers' caramp; telegraphers' cramp 书写痉挛,电报员痉挛
Chiroteuthidae *n*. 手乌贼科(隶属于枪形目 Teuthoidae)
Chiroteuthis imperator (**Chun**) 元帅手乌贼(隶属于手乌贼科 Chiroteuthidae)
chirotheca; cheirotheca *n*. 手指卷带
chirurg chirurigicalis [拉] *a*. 外科的
chirurgenic *a*. 外科源的,外科手术所致的
chirurgeon; surgeon *n*. 外科医师
chirurgery [拉] *n*. 外科
chirurgey [拉 chirurgia from 希 cheirhand + ergon work]; **surgeon** *n*. 外科学,外科
chirurgiae baccalaureus [拉] (简作 CB) 外科学学士
chirurgiae baccalaureus [拉] (简作 ChB) 外科学士
chirurgiae doctor [拉] (简作 ChD) 外科医师
chirurgiae magister [拉] (简作 ChM) 外科硕士
chirurgic *n*. 外科的
Chirurgical [拉] *n*. 外科的
chirurgico-gynecological *a*. 妇外科的
chirurigicalis [拉] *a*. 外科的
chisel *n*. 凿 ‖ ~, alveolar 牙槽骨凿 / ~, discoid 平圆头凿 / ~, enamel 釉[质]凿 / ~, periodontal 牙周凿 / ~, skull 颅骨凿
chisel-fracture *n*. 凿骨折
chisel-mallet *n*. 凿锤
chiso-mallet *n*. 锤凿
chi-square *n*. 卡方
Chi-squared *a*. 卡方的, x^2 的
chitin [希 chiton tunic] *n*. 壳质,甲壳质
chitinase *n*. 壳质酶,甲壳酶
chitinitis *n*. 被膜炎
chitinization *n*. 壳质化
chitinous *a*. 壳质的
Chitinous lyyer 壳质层(某些寄生生物如线虫特有的一种组织结构)
chitobiose *n*. 壳二糖
chitoneure [希 chiton tunic + neuron nerve] *n*. 神经膜鞘
chitonic acid 缩小甘露糖酸
chitonitis *n*. 包膜炎
chitosamine; glucosamine; aminoglucose *n*. 氨基葡萄糖
chitosan *n*. 壳聚糖
chitose *n*. 壳糖,2,5 - 缩水甘露糖
chitotriose *n*. 壳三糖
chittem; chittim *n*. 波希鼠李树
chittenden's diet [Russell Henry 美生理化学家 1856—1943] 契滕登氏饮食(一种含 47 ~ 55 克蛋白质的饮食)
chittim; chittem *n*. 波希鼠李树 ‖ ~ bark; cascara sagrada; chittem bark *n*. 波希鼠李波
chittoor(CHIT) virurs *n*. 奇图尔(CHIT) 病毒
chittue *n*. [动药]青环海蛇 ‖ blood ~ [动药]青环海蛇血 / ~ oil [动药]青环海蛇油 / ~ skin [动药]青环海蛇皮 / ~ venom [动药]青环海蛇毒
chiufa; kanyemba *n*. 坏疽性直肠结肠炎

Chive *n*. [植药] 细香葱
Chizothorax davidi (**Sauvage**) 重口裂腹鱼(隶属于鲤科 Cyprinidae)
ChJ cholestatic jaundice 胆汁郁积性黄疸,胆汁阻塞性黄疸
Chk check *v*. 核对;抑制;检查
Chl chloramphenicol *n*. 氯霉素 /chloroform *n*. 氯仿 /cholesterol *n*. 胆固醇
CHL chondromatous namartoma of the lung 肺软骨瘤性错构瘤
CHLA Chidren's Hospital of Los Angeles 洛杉矶儿童医院 /clinolamide *n*. 亚油环己酰胺 /Chlb chlorobutanol 三氯叔丁醇
Chlainydia; **Bedsonia** *n*. 衣原体属 ‖ ~ oculogenitalis 眼阴部衣原体 / ~ trachomatis 沙眼衣原体
Chlamisus setosus (**Bowditch**) 毛瘤叶甲(隶属于肖叶甲科 Eumolpidae)
chlamydemia *n*. 衣原体血症
Chlamydia *n*. 衣原体属 ‖ ~ psittaci 鹦鹉热衣原体 / ~ trachomatis 沙眼衣原体(分 15 个血清型,旷 K 共 8 型为眼生殖尿道型衣原体)/ ~ tymphogranutoma venereum 性病性淋巴肉芽肿衣原体
chlamydia (复) **chlamydiae** *n*. 衣原体
chlamydiaceae *n*. 衣原体
chlamydiae (以下简写 C.) *n*. 衣原体 ‖ ~ bovine encephalomyelitis 牛脑脊髓炎衣原体 / ~ feline pneumonitis 猫肺炎衣原体 / ~ guinca pig conjunctivitis 豚鼠结膜炎衣原体 / ~ Lymphogranuloma venereum (CLGV) 性病淋巴肉芽肿衣原体 / ~ meningo-pneumonitis 鼠肺炎衣原体 / ~ ornithosis 鸟疫衣原体 / ~ pittacosis 鹦鹉热衣原体 / ~ trachomatis 沙眼衣原体
Chlamydiales *n*. 衣原体目
chlamydiosis *n*. 衣原体病
Chlamydobacteria [希 chlamys cloak + bacteria] *n*. 衣菌属
Chlamydobacteriaceae *n*. 衣菌科
Chlamydobacteriales *n*. 衣菌目
chlamydoblastomycosis *n*. 厚膜芽生菌病
chlamydoboea sinensis (**Oliv.**) **Stapf** *n*. [拉,植药] 宽萼苣苔
Chlamydodontina *n*. 戎装虫亚目
Chlamydomonadaceae *n*. 衣藻科(一种藻类)
Chlamydomonas *n*. 衣滴虫目
Chlamydophrys *n*. 足衣虫属 ‖ ~ anchelys, ~ stercorea 粪池足衣虫
Chlamydoselachidae *n*. 皱鳃鲨科(隶属于六鳃鲨目 Hexanchiformes)
Chlamydoselachus anguineus (**Garman**) 皱鳃鲨(隶属于皱鳃鲨科 Chlamydoselachidae)
chlamydospore [希 chlsmys cloak + spore] *n*. 厚膜孢子 ‖ ~, intercalary 菌丝内厚膜孢子
chlamydosporin *n*. 厚膜菌素
Chlamydothrix *n*. 纤毛菌属,披毛菌属 ‖ ~ ferruginea 铁锈色纤毛菌 / ~ ochracea 赭色纤毛菌
Chlamydozo varolae *n*. 天花衣原体,伯斯特小体
Chlamydozoa [希 chlamys cloak + zoon animal] *n*. 衣原体纲 ‖ ~ oculogenitale 眼阴部衣原体 / ~ trachomatis 沙眼衣原体
Chlamydozoaceae *n*. 衣原体科
chlamydozoan *n*. 衣原体
Chlamydozoon *n*. 衣原体属
Chlamys farreri (Jones et Preston) 栉孔扇贝(隶属于扇贝科 Pectinidae)
Chlamys islandica (Muller) 欧洲扇贝(隶属于扇贝科 Pectinidae)
Chlamys nobilis (Reeve) 华贵栉孔扇贝(隶属于扇贝科 Pectinidae)
Chlamys radula (Linnaeus) 齿舌栉孔扇贝(隶属于扇贝科 Pectiniae)
chlana (复 cboanae)[拉;希 choane funnel] ①漏斗 ②鼻后孔 ‖ ~ cerebri; infundibulum (hyopothalami) 大脑漏斗(下丘脑) / ~ narium 鼻后孔 / ~, primary 初鼻后孔 / ~, secondary 次鼻后孔
Chlb chlorobutanol (简作 CHLA) 三氯叔丁醇
chlf chloroform *n*. 氯仿,三氯甲烷(麻醉剂)
chliasma *n*. 热罨剂,热敷
chloanoid [希 choane funnerl + eidos form]; *a*. 漏斗状的
Chloanththaceae *n*. 连药科
chloasma [希 chloazein to be green] *n*. 褐黄斑 ‖ ~, bronze; ~ bronzinum; tropical mask [热带] 日晒褐黄斑 / ~ cachecticorum 恶病质性褐黄斑 / ~ gravidarum 妊娠褐黄斑 / ~ hepaticum 肝性褐黄斑,肝斑 / ~, idiopathic 自发褐黄斑 / ~ phthisicorum 结核病褐黄斑 / ~ traumaticum 外伤性褐黄斑 / ~ uterinum 子宫性褐黄斑,孕斑
chloopexia *n*. 氯结合
chloopia [chloro- + 希 opsis vision + -ia]; **green vision**; **chloropsia** *n*. 绿视症
chlophedianol = **clofedanoln** *n*. 氯苯达诺(镇咳药)
chlor-; **chloro-** [希 chloros green 绿] *n*. ①绿 ②氯
Chloracetic acid *n*. 氯乙酸
chloracetization *n*. 氯仿冰醋酸局部麻醉
chloracetophenone *n*. 氯乙酰苯(毒气) ‖ ~ Solution (简作 CHS) 氯乙酰苯溶液
chloracetyl *n*. 氯乙酰基
chloracetylalanine *n*. 氯乙酰丙氨酸
chloracne *n*. 氯痤疮
Chloracyzine *n*. 氯拉西嗪(冠脉扩张药)
chloraemia; **chloremia** *n*. 氯血症
chloraiamide *n*. 氯醛酰胺
chloral hydrate (简作 CH) 水合氯醛
chloral; **trichloracetic aldehyde** *n*. 氯醛,三氯乙醛 ‖ ~ amylene hydrate 水合戊烯氯醛 / ~, anhydrous 无水氯醛 / ~ Betaine 氯醛甜菜碱(催眠镇静药) / ~, butyl 丁基氯醛 / ~, camphorated 樟脑氯醛 / ~ carmine 氯醛卡红 / ~ chloralacetaldoxime 氯醛乙醛肟 / ~ hydrate 水合氯醛 / ~ menthol 薄荷醇氯醛
chloralacetoxime *n*. 氯醛丙酮肟(催眠药)
chloralamine *n*. 氨合氯醛
chloralammonia *n*. 氯醛氨
chloralamylene hydrate; **dormiol** *n*. 水合戊烯氯醛,多米奥耳
chloralantipyrine; **hypnal** *n*. 氯醛安替比林,海卜那
chloralbacid *n*. 氯蛋白(一种氯与蛋白的制品)
chloralcaffeine *n*. 氯醛咖啡因
chloralcamphoroxim *n*. 氯醛樟脑肟
chloralformamide; **chloramide** *n*. 氯醛甲酰胺
chloralimide *n*. 氯醛酰亚胺
chloral-iodine *n*. 氯醛碘
chloralis; **chloral** *n*. 氯醛,三氯乙醛
chloralnitrosobetanaphthol *n*. 氯醛亚硝基 β－萘酚(有催眠、消毒作用)
Chloralodol *n*. 氯醛己醇(催眠药)
Chloralodol *n*. 氯醛乙醇(催眠药)
chloralomania *n*. 氯醛瘾
chloralose; **gluco-chloral** *n*. 氯醛糖,氯醛缩葡萄糖
Chloraloxime *n*. 氯醛肟[类]
Chloralsalicylamide *n*. 氯醛柳胺(催眠镇静药)
chloralum *n*. ①氯化铝混合剂(成药,消毒杀菌剂) ②氯醛
Chloralurethan; **ural** *n*. 氯醛乌拉坦,氯醛氨基甲酸乙酯(催眠药)
Chlorambucil; **leukeran** *n*. 苯丁酸氮芥,瘤可宁
chloramide; **chloralformanide** *n*. 氯醛甲酰胺
chloramine *n*. 氯胺,氯阿明 ‖ ~ B 氯胺 B,氯阿明 B / ~ T 氯胺 T,氯阿明 T / ~-T 氯胺 T
Chloraminophenamide *n*. 氯米非那胺(利尿药)
chloramphenicol *n*. 氯霉素,氯胺苯醇 ‖ ~ palmitale 棕榈酸氯霉素,无味氯霉素 / ~ sodium succinate 丁二酸钠氯霉素
chloranemia; **chlorosis**; **chlorotic anemia** *n*. 萎黄病,绿色贫血,萎黄病贫血 ‖ ~, idiopathic; idiopathic hypochromic anemia 特发性绿色贫血,特发性低色[指数]性贫血
chloranemic; **chlorotic** *a*. 萎黄病的
Chlorangiaceae *n*. 绿囊藻科
chloranilic acid 氯醌酸,2,5－二羟基－3,6－二氯苯醌
chloranin T (简作 C-T) 氯胺 T
Chloranthaceae *n*. 金粟兰科
chloranthus fortunei (*a*. Gray) **Solms.** [拉,植药] 丝穗金粟兰
chloranthus henryi Hemsl [拉,植药] 宽叶金粟兰
chloranthus japonicus Sieb. [拉,植药] 银线草
chloranthus multistachys Pei *n*. [拉,植药]多穗金粟兰
chloranthus serratus(**Thunb.**)**Roem. Et Schult.** [拉;植药] 及已
chloranthus spicatus(**Thunb.**)**Makino** [拉,植药] 金粟兰
Chloranthus Sw. [拉;希 chloros green + anthos flower] *n*. 金粟兰属 ‖ ~ inconspicuus; ~ spicatus Mak. 金粟兰 / ~ serratus 及已 / chlorarsen; phenarsine; dichlorophenarsine hydrochloride 盐氯苯胂
chlorarsenol *n*. 氯胂铵
chloras; **chlorate** *n*. 氯酸盐
chlorate *n*. 氯酸盐
chlorauric acid 氯金酸
Chlorazanil *n*. 氯拉扎尼(利尿药) ‖ ~ hydrochloride 盐酸氯拉扎尼,盐酸氯苯三嗪胺(利尿药)
chlorazene; **chloramine-T** *n*. 氯胺 T,氯阿明 T
Chlorazodin; **chloroazodin** *n*. 氯阿唑丁,氯化偶氮胍(消毒剂)
chlorazol *n*. 氯唑,氯氮毒 ‖ ~ black E 氯唑黑 E,多偶氮酸性染料(一种活性染料) / ~ fast pink BKS 氯唑坚牢红 BKS,直接耐光玫瑰红

Chlorbenzoxamlne *n*. 氯苄沙明（抗胆碱药）
Chlorbetamide *n*. 氯倍他胺（抗寄生虫药）
chlorbromide *n*. 氯溴化物
chlorbutauol; chlorobutanol *n*. 三氯叔丁醇，氯丁醇
chlorbutinpenicillin *n*. 氯丁基青霉素
chlorbutol; chlorobutanol *n*. 三氯叔丁醇，氯丁醇
chlorcamphor *n*. 氯樟脑
Chlorcoccaceae *n*. 绿球藻科（一种藻类）
chlorcosane; paraffinum chlorinatum *n*. 氯化石蜡
chlorcresol *n*. 氯甲酚
chlorcyelizine; 1-(4-chlorobenzhydry)-4-methylpiperazine *n*. 氯环嗪 ‖ ~ hydrochloride 盐酸氯环嗪（抗组胺药）
chlordane *n*.（缩 CD-66）氯丹
Chlordantain = clodantoin *n*. 氯登妥因（抗真菌药）
Chlordantoin *n*. 氯登妥因，氯海因（抗真菌药）
Chlordeoxy-lincomycin（简作 CDL）林可霉素；氯洁霉素
Chlordiazepoxide *n*. 氯氮，利眠宁，甲氨二氮（安定药）
chlordiazepoxide, librium 破坏性绒（毛）膜腺瘤，葡萄胎破坏性恶性葡
Chlordimeform = ehlorphenamidine *n*. 氯苯甲脒（抗寄生虫药）
Chlordimorine *n*. 氯地吗啉（抗真菌药）‖ ~ hydrochloride 盐酸氯地吗啉，盐酸氯联苯吗啉（抗真菌药）
Chlordrolone *n*. 氯雄酮（雄激素，同化激素类药）
chloreinated lime *n*. 漂白粉
Chlorella *n*. 小球藻属 ‖ ~ viurs *n*. 小球藻病毒，绿藻病毒
chlorellaceae *n*. 小球藻科（一种藻类）
chlorellin *n*. 绿藻素，小球藻素
chloremia［希 chloros green + haima blood + -ia］*n*. 氯血症
chlorenchyma *n*. 绿色组织
chlorephidrosis［希 chlorosgreen + ephidrosis perspitation］*n*. 绿汗症
Chloresium *n*. 叶绿酸铜复合体（chlorophyllin copper complex）制剂的商品名，叶绿素 A 制剂
chlor-ethamin *n*. 氯乙胺
chlorethyl; ethyl chloride *n*. 氯乙烷 ‖ ~ cyclohexylnitrosourea（简作 CCNU）环己亚硝脲
chlorethylene *n*. 氯乙烯
chlorethylidene *n*. 氯亚乙基
Chloretic *n*. 利胆药
chloretone; chlorobutanol *n*. 三氯叔丁醇，氯丁醇
Chlorfenvinphas *n*. 氯苯烯磷（杀虫药）
chlorformobacillin; chloroformin *n*. 氯仿结核毒，氯仿明
Chlorguanide; paludrine *n*. 氯胍，白乐君 ‖ ~ hydrochloride 盐酸氯胍
chlorhematin; chlorhaematin *n*. 氯化血红素
chlorhepatitis *n*. 萎黄病肝炎
Chlorhexadolchloralodol *n*. 氯醛乙醇（催眠药）
Chlorhexidine *n*. 氯己定，双氯苯双胍己烷，洗必泰 ‖ ~ acetate 醋酸洗必泰（抗菌药）/ ~ gluconate 葡萄糖酸洗必泰 / ~ hydrochloride 盐酸洗必泰
Chlorhexidinum *n*. 氯己定，洗必泰（消毒防腐药）
chlorhistechia［chloride + 希 histos tissue + echein to hold + -ia］*n*. 组织内氯物］过多
chlorhydria *n*.［胃内］盐酸过多，胃酸过多症
chlorhydric acid 盐酸，氢氯酸
chloric［拉 chloricus］*a*. 氯的 ‖ ~ acid 氯酸
chlorid chloridum［拉］*n*. 氯化物
chloridaemia; chloraemia; chloridemia; chloremia *n*. 氯血症
Chloridanol *n*. 氯茚酚（杀精子药）
chloride *n*. 氯化物 ‖ ~, acid 酰基氯 / ~, colloidal; calomelol 胶态甘汞 / ~, lime 氯石灰，漂白粉 / ~, mercurous; calomel ①甘汞，氯化亚汞 ②［植药］轻粉 / ~ shift 氯［离子］转移 / ~, vegetable; podophyllym root 鬼臼根，普达非伦根
chloridemia *n*. 氯血症
chloriden; ethylidene chloride *n*. 1,1-二氯［代］乙烷，乙叉二氯
chloridimeter［chloride + 希 metron measure］; *n*. 氯化物定量器（尿）
chloridimetry *n*. 氯化物定量法
chloridion *n*. 氯离子
chloridometer; chloridimeter *n*. 氯化物定量器（尿）
chloridum［拉］*n*. 氯化物
chloridum; chloride *n*. 氯化物
chloriduria *n*. 氯尿［症］
chlorimetry; chlorometry *n*. 氯定量法
Chlorin *n*. 克络林，叶绿素母体（绿色，在 670 nm 波长有强烈的吸收峰）
chlorinate *vt*. 使氯化 ‖ ~d *a*. 含氯的，氯化了的，加氯的
chlorinated atacfic polypropylene（简作 CAP）氯化无规聚丙烯
chlorinated lime *n*. 氯碳（消毒防腐药）
chlorination *n*. 氯化［作用］，加氯［消毒］法 ‖ ~, double 两次氯消毒，两次加氯法 / ~ of water 水加氯消毒法
chlorinator *n*. 加氯器 ‖ ~, pressure 压力加氯器，两次加氯法 / ~, vacuum 真空加氯器
Chlorindanol *n*. 氯茚酚，（杀精子药）
chlorine［拉 chlorum or chlorinum from 希 chloros green］（简作 Cl）*n*. 氯（17 号元素）‖ ~, active 有效氯，活性氯 / ~, available 有效氯 / ~ dioxide 二氧化氯 / ~, gaseous 气态氯 / ~, liquid 液态氯 / ~, mineral 矿物性氯 / ~, radioactive 放射性氯 / ~, residual［剩］余氯 / ~ water 氯水
Chlorine Institute（简作 CI）（美国）氯学会
chlorinism; chlorine poisoning *n*. 氯［气］中毒
chlorinum;［拉］; **chlorine** *n*. 氯（17 号元素）
chloriodized *a*. 含氯碘的 ‖ ~ oil 氯碘油（诊断用药）
chloriodoquinum *n*.［拉］氯碘喹，氯碘奎
chloriridovirus *n*. 绿虹彩病毒
chloris striate mosaic geminivirus *n*. 虎尾草条纹花叶双病毒
Chlorisondamine; ecolid *n*. 氯异吲哚锭，氯化异大朋，依可里 ‖ ~ chloride 松达氯铵，氯化氯异吲哚铵（抗高血压药）
chlorite *n*. 亚氯酸盐 ‖ ~-schist［植药］青礞石
Chlormadinone *n*. 氯地孕酮（曾用作口服避孕药）‖ ~ acetate（简作 CA）醋酸氯地孕酮（避孕药）
Chlormerodrin *n*. 氯汞君，氯汞丙脲，氯汞甲氧丙脲（利尿药），氯默罗毛林（3-氯汞基-2-甲氯基现代基脲）‖ ~ Hg197 氯汞甲汞 197（诊断用药）/ ~ Hg203 氯汞君 203（诊断用药）
Chlormethiazole *n*. 氯美噻唑（催眠镇静药）
Chlormethine *n*. 氯芥（抗肿瘤药）
chlormethyl; methylchoride *n*. 氯甲烷
Chlormethylenecycline = meclocycline *n*. 甲氯环素（抗生素类药）
Chlormezanone chlormethazanone *n*. 氯美扎酮，氯甲噻酮，芬那露（肌肉松弛药，安定药）
Chlormidazole *n*. 氯米达唑（抗真菌药）
Chlornaphazine *n*. 萘氮芥（抗肿瘤药）
chloro chloroform *n*. 氯仿 / chlorophyl *n*. 叶绿素，三氯甲烷
chloro-［希 chloros green 绿的］*n*. ①绿 ②氯
chloroacetaldehyde *n*. 氯乙醛
chloroacetic acid *n*. 氯醋酸，一氯醋酸
chloro-acetone *n*. 氯丙酮
chloro-acetophenone *n*. 氯苯乙酮，氯乙酰苯
chloro-acetyl chloride *n*. 氯［代］乙酰氯
chloroacetylchloride（简作 CAC）氯乙酰氯
chloroacrylonotrile 氯丙烯腈
chloro-anemia; chlorosis *n*. 萎黄病，绿色贫血，萎黄病贫血
chloroazodin; chlorazodin *n*. 氯阿唑丁，氯化偶氮胍（消毒剂）
Chlorobacteriaceae *n*. 绿菌科
Chlorobacterium *n*. 绿硫杆菌属
chlorobenzene *n*. 氯苯
chlorobenzol *n*. 氯苯
Chlorobiaceae *n*. 绿菌科
Chlorobium *n*. 绿菌属
chloroblast; erythroblast *n*. 成红细胞，有核红细胞
chlorobrightism *n*. 萎黄病（性）肾炎（萎黄病伴蛋白尿）
Chlorobromomethane *n*. 氯溴甲烷（毒气）
Chlorobutanol; chloretone *n*. 三氯叔丁醇，氯丁醇（局部麻醉药，催眠镇静药）
Chlorocaine *n*. 盐酸普鲁卡因
Chlorocholine chloride（简作 CCC）氯化氯胆碱，矮壮素
Chlorochromatium *n*. 染绿菌属
Chlorocodon wheiteii 非洲绿钟草（萝原料）
chlorocosane; chlorinated paraffin 氯化石蜡
chlorocresol *n*. 氯甲酚
Chlorocresol *n*. 氯代甲苯酚，氯甲酚（消毒防腐药）
chlorocruorin *n*. 血绿蛋白
chlorocyte *n*. 苍白红细胞，苍白红血球
Chlorodiallylacetamide *n*. 氯二丙烯乙酰胺
chloro-dioxide *n*. 二氧化氯
Chlorodyne *n*. 哥罗丁（氯仿吗啡酊）
chloro-erythroblastoma *n*. 绿色成红细胞细胞瘤，绿色成红细胞瘤
chloroethane *n*. 氯乙烷
Chloroflagellida *n*. 绿鞭毛虫（藻）类
chloroflavin *n*. 氯黄素
Chloroform *n*. 氯仿，三氯甲烷（麻醉剂）
chloroform［拉 chloroformun; from chlorine + formyl］*n*. 氯仿，三氯

甲烷（溶剂,驱风药,防腐药）‖ ～, acetone; chlorobutanol 三氯叔丁醇,氯丁醇／～, alcoholized 含醇氯仿,氯仿醇／～, ammoniated 含氨氯仿／～, anaesthetic 麻醉氯仿／～, Anschiitz's; salicylide ～ 安许茨氏氯仿／～, colloidal; desalgin 胶体氯仿／～, gelatinized 明胶氯仿／～, methyl 甲基氯仿／～, Pictet's 精制氯仿
chloroform-ether mixtrue（简作 CEMix）氯仿醚合剂
chloroform-ether mixture（简作 C-E）氯仿乙醚合剂
chloroformin; chloroformobacillin *n*. 氯仿明,氯仿结核
chloroformism *n*. ①氯仿[慢性]中毒 ②氯仿麻醉
chloroformization *n*. 氯仿麻醉
chlorofucin *n*. 氯富辛,氯绿素
Chlorogenaceae *n*. 花草病毒科
chlorogenic acid *n*. 绿原酸,氯原酸
chlorogenin *n*. 美皂甙原
Chlorogenus *n*. 共草病毒属 ‖ ～ australiensis（Holmes）= Beet curly top virus（Carsner）甜菜曲项病毒／～ solanl（Holmes）= Potato witches broom agent（Hungertato et Dana）马铃薯丛枝病毒
chloroglobin *n*. 绿球蛋白
Chloroguanide *n*. 氯胍(抗疟药)
chloroguanide hydrochloride; guanatol hydrochloride *n*. 盐酸氯盐酸氯胍,盐酸瓜那托
Chloroiodoquin *n*. 氯碘喹(抗阿米巴药)
chlorolabe *n*. 感绿色素,视绿素
chloroleukemia; chloromatous leukemia *n*. 绿色瘤性白血病
Chlorolin *n*. 克罗罗林(成药,含氯酚类,防腐消毒用)
chlorolymphoma *n*. 绿色淋巴瘤
chlorolymphosarcoma *n*. 绿色淋巴肉瘤,淋巴肉瘤性绿色瘤
chloroma; chlorosarcoma; green cancer *n*. 绿色[肉]瘤,绿色瘤
chloromethapyrilene *n*. 氯甲吡楞 ‖ ～ citrate;
chloromethylchloroformate *n*. 氯甲酸氯甲脂
chlorometry *n*. 氯定量法
chloromonad *n*. 绿滴虫
Chloromonadales *n*. 绿色鞭毛目(植物分类学)
Chloromonadida *n*. 绿滴虫目
chloromorphine; chloromorphide *n*. 氯吗啡
chloromoter *n*. 氯量计(尿)
chloromycetin; chloramphenicol *n*. 氯霉,氯胺苯醇,左旋霉素
chloronyeloma *n*. 绿色骨髓瘤
chloronaphthalene *n*. 氯萘
chloropenia [chlorine + 希 penia poverty];
chloropenic *a*. 氯化物减少的
chloropercha *n*. 氯仿牙胶
chlorophane [chloro- + 希 phainein to show] *n*. 视网膜绿色素
chlorophenol *n*. 氯酚 ‖ ～ salicylate 水杨酸氯酚
chlorophenothane *n*. 滴滴涕(地地涕)
chlorophenylalanine *n*. 氯苯丙氨酸
chlorophenylarsine *n*. 氯苯胂
chlorophenylmethylketone; chloro-acetophenone *n*. 氯葳乙酮,氯乙酰苯
chlorophillins *n*. 水溶性叶绿素
chlorophorin *n*. 带氯菌素
chlorophos; dipterex *n*. 敌百虫,甲基敌百虫
Chlorophthalmidae *n*. 青眼鱼科(隶属于灯笼鱼目 Scopeliformes)
Chlorophthalmus acutifrons（**Hiyama**）隆背青眼鱼(隶属于青眼鱼科 Chlorophthalmidae)
chlorophtum comosum(**Thunb**)**Baker** [拉,植药] 吊兰
chlorophyceae *n*. 绿藻植物门(植物分类学)
chlorophyl; chlorophyll *n*. 叶绿素，三氯甲烷 ‖ ～ A 叶绿素 A／～ B 叶绿素 B
chlorophylase; chlorophyllase *n*. 叶绿素酶
chlorophyll [chloro- + 希 phyllon leaf] *n*. 叶绿素 ‖ ～, crystalline 晶状叶绿素／～, water-soluble 水溶性叶绿素
chlorophyll-benzocainurea（简作 C-B-U）叶绿素苯唑卡因尿素软膏
chlorophyllin *n*. 叶绿酸
chlorophytam capense(**L.**) **Ktze**. [拉,植药] 硬叶吊兰
chlorophytum Laxum R. Br. [拉;植药] 小品兰花
chloropicrin; nitrochloroform; vomiting gas *n*. 氯化苦,硝基氯仿,催吐毒气
chloropicronism; chloropicrin posoning *n*. 氯化苦中毒
Chloropidae *n*. 黄潜蝇科
Chloroplast *n*. 叶绿粒
chloroplastid; chlooplast *n*. 叶绿粒
chloroplastin *n*. 叶绿蛋白
chloroplatinic acid 氯铂酸
Chloroprednisone *n*. 氯泼尼松（肾上腺皮质激素类药）
Chloroprocaine *n*. 氯普鲁卡因(局麻药) ‖ ～ hydrochloride 盐酸氯普鲁卡因(局部麻醉药)／～ penicillin O 氯普鲁卡因青霉素 O
chloroproivic [chlorine + 拉 privare to deprive] *a*. 氯化物缺失的,缺氯的
chloropropane *n*. 氯丙烷
chloropropham *n*. 间氯苯氨甲酸异丙酯
chloropropylene oxide 氯环氧丙胺,表氯醇(见 epichlorohydrin)
Chloropseudomonas *n*. 绿假单胞菌属
chloropsia; chloropia *n*. 绿视症
chloroptic *n*. 氯霉素(chloramphenicol) 制剂的商品名
chloropurine *n*. 氯嘌呤
Chloropyramine *n*. 氯吡拉敏(抗组胺药)
Chloropyrilene *n*. 氯吡林 (抗组胺药)
Chloroquine; nivaquine B; aralen *n*. 氯奎,氯喹 ‖ ～ hydrochloride 盐酸氯奎／～ phosphate 磷酸氯奎
chloroquinone *n*. 氯醌
chlororaphin *n*. 色菌绿素
chlorosalol; chlorsalol *n*. 氯萨罗,氯代水杨酸苯酯
chlorosarcolymphadeny; chlorolymphosarcoma *n*. 绿色淋巴肉瘤,淋巴肉瘤性绿色瘤
chlorosarcoma; chloroma *n*. 绿色[肉]瘤,绿色瘤
chlorosarcomyeloma *n*. 绿色骨髓肉瘤
Chloroserpidine *n*. 氯舍平 (抗精神病药)
chlorosis *n*. 萎黄病,绿色贫血,萎黄病贫血 ‖ ～, achylic 胃液缺乏性萎黄病／～ gigantea 肥胖性萎黄病／～, late; idiopathic hypochromic anemia 特发性低色[指数]性贫血／～ rubra 红色萎黄病／～, rtopical; ancylostomiasis 热带萎黄病,钩虫病
Chlorostigma [希 chloros green + stigmaspot] *n*. 萝属 ‖ ～ stuckertianum 绿蕊萝,阿根廷塔西草(催乳药)
Chlorostigmine *n*. 绿蕊萝碱,塔西草碱(催乳药)
Chlorostoma argyrostoma（**Gmelin**）银口凹螺(隶属于马蹄螺科 Trochidae)
Chlorostoma rustica（**Gmelin**）锈凹螺(隶属于马蹄螺科 Trochidae)
chlorosulfonic acid 氯磺酸
Chlorotheciaceae *n*. 绿匣藻科(一种藻类)
Chlorothen; chloromethapyrilene *n*. 氯森,氯甲吡楞(抗组胺药) ‖ ～ citrate 枸橼酸氯森,枸橼酸氯森,抱橼酸 – N, N – 二甲 – N –（2 – 吡啶基）– N –（5 – 氯 – 2 – 甲基噻吩)乙二胺(抗组胺药)
Chlorothymol *n*. 氯麝酚,氯麝香草酚(抗菌药)
chlorotic *a*. 萎黄病的
chlorotrianisene *n*. 三茴香基氯乙烯,三对甲氧苯基氯乙烯(合成的雌激素)
chlorous *a*. 亚氯的
chlorovinglaichloroarsine; lewisite *n*. 氯乙烯基二氯胂,路易士毒气
Chloroxine *n*. 氯喔星,二氯羟喹(抗菌药,抗皮脂溢药)
chloroxylenol *n*. 氯二甲苯酚
chloroxylon; swietenia *n*. 缎木
chloroxylonine *n*. 缎木碱
Chlorphenacemide *n*. 苯氯乙酰脲 (抗癫痫药)
Chlorphenamidine *n*. 氯苯甲脒 (抗寄生虫药)
Chlorphenamine *n*. 氯苯那敏 (抗组胺药)
Chlorphenesin *n*. 氯苯甘醚 (氯苯甘醚,氯酚甘油醚,氯酚醚 (抗菌药,抗真菌药,抗滴虫药,抗真菌药) ‖ ～ Carbamate 氯苯甘油氨酯(肌肉松弛药)
Chlorphenethazine *n*. 氯芬乙嗪 (抗精神病药)
Chlorpheniramine; chlor-trimeton *n*. 马来酸氯非那敏,氯屈米通,氯苯吡胺(抗组胺药) ‖ ～ maleatechlo = henaminemaleate 扑尔敏(抗组胺药)
Chlorphenoctium amsonate *n*. 氯芬铵安棠酸盐(消毒防腐药)
chlorphenol; monochlorphenol; chlorophenol *n*. 氯酚,一氯酚
Chlorphenoxamine *n*. 氯苯沙明 (抗震颤麻痹药,抗胆碱药) ‖ ～ hydrocloride 盐酸氯苯沙明,盐酸氯苯氧胺(抗胆碱能药,用作骨骼肌松弛药,治疗帕金森 Parkinson 病,口服)
Chlorphentermine *n*. 对氯苯丁胺 (食欲抑制药)
chlorphenyl *n*. 氯苯基
chlorpicrin; chloropicrin *n*. 氯化苦
Chlorproethazine *n*. 氯丙沙嗪 (抗精神病药)
Chlorproguanil *n*. 氯丙胍 (抗疟药)
Chlorpromazine; wintermin（简作 CPZ）*n*. 氯丙嗪,氨普马嗪 ‖ ～ hydrochloride 盐酸氯丙嗪,盐酸氯普马嗪
chlorpropamide; diabinese *n*. 氯磺丙脲
chlorpropene *n*. 氯丙烯

Chlorpropham *n*. 氯普芬（防莠药）
chlorprophenpyridamine; chlorpheniramine; chlortrimeton *n*. 氯非尼腊明，氯苯吡胺，氯屈米通 ‖ ~ maleate; chlor-trimeton maleate 顺丁烯二酸氯非尼腊明，顺丁烯二酸氯苯吡胺，顺丁烯二酸氯屈米通，扑尔敏
Chlorprothixene *n*. 氯普噻吨，氯丙硫蒽（强安定药）
chlorquatrimycin *n*. 差向金霉素
Chlorquinaldol *n*. 氯喹那多，二氯甲羟喹，双氯甲喹啉（皮病时用作局部角质促成剂，杀菌药和杀真菌药）
chlorsalol; chlorosalol *n*. 氯代水杨酸苯酯，氯萨罗
Chlortalidone *n*. 氯噻酮（利尿药）
chlortetracycline *n*. 金霉素，氯四环素 ‖ ~ calcium 金霉素钙 / ~ hydrochloride; aureomycin hydrochloride 盐酸金霉素
Chlorthalidone; hygroton *n*. 氯噻酮（利尿药），2－氯 5－（1－羟基－3－氧－1－异吲满基）苯磺酰胺（利尿降压药）
Chlorthenoxazine *n*. 氯西诺嗪（解热镇痛药）
chlorthiazide; diuril *n*. 氯噻，氯噻嗪
chlorthymol; monochlorthymol *n*. 氯香草酚
Chlortrianisoestrol = chlorotrianisene *n*. 氯烯雌醇（雌激素）
chlor-trimeton; chlorpheniramine *n*. 氯非尼腊明，氯屈米通，氯苯吡胺 ‖ ~, aaleate 顺丁烯二酸氯非尼腊明，顺丁烯二酸氯屈米通，扑尔敏
chlorum; ［拉］; **chlorine** *n*. 氯（17 号元素）
chloruremia ［chloride + 希 ouronurine + haima blood + -ia］; **chloridemia** *n*. 氯血症
chloruremic *a*. 氯血症的
chloruresis *n*. 尿氯排泄
chloruretic *a*. ［促］尿氯排泄的 *n*. 促尿氯排泄药
chloruria; chloriduria *n*. 氯尿［症］
Chlorylen *n*. 氯里联（成药，含三氯乙烯）
Chlorzoxazone *n*. 氯唑沙宗，氯羟苯哑唑（骨骼肌松弛药）
Chlumsky's button ［Vitezslav 捷外科医师 1867 生］ *n*. 克路姆斯基氏钮（肠缝合钮） ‖ ~ solution 克路姆斯基氏溶液
chlyus *n*. 乳糜
Chm chairman *n*. 主席
ChM chirurgiae magister ［拉］ 外科硕士
CHM cyclohexylmercaptan *n*. 环己硫醇
CHMA Comprehensive Health Manpower Act of 1971 综合卫生人力条例（1971）
chmation ［希 cheimu winter］ *n*. 冻疮，冻伤 ‖ ~, mild; chilblain ［轻］冻疮 / ~, severe; frost-bite 重冻伤，冻伤
CHMC Children's Hospital Medical Center 儿童医院医学中心
CHMD clinical hyaline membrane disease 临床透明膜疾病
chmolysis; chemical decomposition *n*. 化学分解
CHN Children's Hopital Notes 儿童医院文摘（杂志名） /community health nurse 公共卫生护士 /elemental analysis for carbon 碳元素分析 /hydrogen and nitrogen 氢与氮
chn chain *n*. 链（长度单位，= 20.117 m）
Chnoosporaceae *n*. 毛孢藻科（一种藻类）
CHO carbohydrate *n*. 碳水化合物，糖类 /Chinese hamster ovary 中国地鼠卵巢细胞（制造肝炎疫苗等用） /total hemolytic complement 总溶血补体 /free-water clearance 游离水清除率，自由水清除率 /cyclohexane oxide 环已烷氧化物
CHO *n*. 中国仓鼠卵巢（细胞）
choana ［拉］; **choane** ［希］; **funnel** ［英］: *n*. 漏斗，鼻后孔 ‖ ~ narium 鼻后孔 / ~ primary 初鼻后孔 / ~ secondary 次鼻后孔
choanal *a*. ①漏斗的 ②鼻后孔的
choanate *a*. 具漏斗轮的，有领的
Choanephoraceae *n*. 笄霉科（一种菌类）
choano- ［构词成分］漏斗
choanocyte *n*. 领细胞，襟细胞（海绵动物等）
Choanoehenia hwananensis （**Young**） 华南领囊吸虫（隶属于双穴科 Diplostomidae）
Choanoflageliata *n*. 襟鞭毛虫类
choanoflagellate *n*. 领鞭毛虫
choanomastigote *n*. 领鞭毛体
choanotaenia infundibuliformis; choanotaenia infun-Dibulum *n*. 漏斗状带绦虫
chobar Gorge virus *n*. 乔巴峡病毒
choc; ［法］; **chock** *n*. ①休克 ②震落，震扰 ③扼流圈，阻塞 ‖ ~ coupling 扼流圈（电感）耦合 / ~ en dome 圆顶状心搏动（主动脉瓣闭锁不全时） / ~ filter 扼流圈滤波器 / ~ input 电感输入 / ~ en retour ①冲击触诊浮球感（胎） ②反传染（孕妇）被父系遗传梅毒性胎儿所传染 / ~ voiding cystourethrography 阻塞排尿式膀胱尿道造影（术）
chockon *n*. 高频隔直流电容器
chocolate ［拉 chocolata; 墨 chocolatl］ *n*. 巧克力 ‖ ~ whale［动药］抹香鲸 / ~ whale liver［动药］抹香鲸肝 / ~ whale bone［动药］抹香鲸骨
chocolate-coated tablet （简作 CCT） 巧克力糖衣片
chodzko's reflex 乔兹科氏反射（叩胸骨柄时，肩胛带及上壁肌内收缩）
choeradology ［希 choeras scrofula + logos treatise］ *n*. 腺病质学，瘰疬体质学
Choerodon anchorago （**Bloch**） 鞍斑猪齿鱼（隶属于隆头鱼科 Labridae）
Choerodonides japonicus （**Kamohara**） 拟猪齿鱼（隶属于隆头鱼科 Labridae）
Choeroichthys sculptus （**Gu nther**） 雕纹海龙（隶属于海龙科 Syngnathidae）
choerospondias axillaries （**Roxb.**） **Burtt et Hill** ［拉；植药］南酸枣
choke 阻塞；阻止
choke; choking *n*. 气哽，气阴 ‖ ~, ophthalomovascular 视网膜血管扼阻 / ~, thoracic 食管［胸段］梗阻（草食动物） / ~, water 吸水性气哽
chokedamp; blackdamp *n*. 乌烟，窒息毒气（矿内煤源所产生的毒气）
chokes *n*. 气窒（呼吸困难，咳嗽，窒息感，为潜水员病或高空的症状）
choking gas （简作 CG） 窒息性毒气
chol cholesterol *n*. 胆固醇
chol-; chole- *n*. 胆汁
cholaemia; cholemia; cholehemia *n*. 胆血症
cholagogic *a*. 利胆的 *n*. 利胆药
cholagogue *n*. 利胆药
cholalic; cholic *a*. 胆的 ‖ ~ acid 牛磺胆酸
cholaligenic ［cholalic acid + 希 gennan to rioduce］ *a*. 胆酸生成的
cholamine; colamine; ethanolamine *n*. 氨［基］乙醇
cholan-DH *n*. 去氢胆酸
cholane *n*. 胆烷
cholaneresis *n*. 胆酸类物质排出增多
cholangeitis; cholangitis *n*. 胆管炎
cholangi(o)- ［构词成分］胆管
cholangia; cholangie *n*. ［非炎性］胆管病
cholangiectasis *n*. 胆管扩张
cholangioadenoma *n*. 胆管腺瘤
cholangiocarcinoma *n*. 胆管癌
cholangiocholecystocholedochectomy *n*. 肝胆道切除术（肝管胆总管胆囊切除术）
cholangio-enterostomy *n*. 胆小肠吻合术
cholangiofiberscope *n*. 纤维胆管镜
cholangiofiberscopy *n*. 纤维胆管镜检查
cholangiogastrostomy *n*. 胆管胃吻合术
cholangiogram *n*. 胆管造影照片
cholangiography *n*. 胆管造影术 ‖ ~, operative 手术时胆管造影术
cholangiohepatitis *n*. 胆管肝炎
cholangiohepatoma *n*. 胆管肝细胞瘤（胆管上皮与肝索细胞的混合瘤）
cholangiojejunostomy *n*. 胆管空肠吻合术 ‖ ~, intrahepatic 肝内胆管空肠吻合术
cholangiolar *a*. 胆小管的
cholangiole *n*. 毛细胆管
cholangiolia *n*. 胆小管病
cholangiolitis *n*. 胆小管炎
cholangioma ［chol- + 希 angeion vessel + -oma］ *n*. 胆管瘤
cholangiopancreat （**ic**） *n*. 胰胆管镜检查
cholangiopancreatography *n*. 胰胆管镜造影（术）
cholangiosarcoma *n*. 胆管肉瘤
cholangioscope *n*. 胆管镜
cholangioscopic *a*. 胆管镜的 ‖ ~ lithotripsy 胆管镜下碎石术
cholangioscopy *n*. 胆管镜检查
cholangiotomy *n*. 胆管切开术
cholangio-venous fistulas *n*. 胆管静脉瘘
cholangitis *n*. 胆管炎 ‖ ~, catarrhal; catarrhal jaundice 卡他性胆管炎，卡他性黄疸 / ~, lenta 慢性感染性胆管炎
cholanic acid 胆（甾）烷酸
cholanopoiesis *n*. 胆酸盐生成
cholanopoietic *a*. 胆酸盐生成的
cholascos ［chol- + 希 askos bag］ *n*. 腹腔胆汁渗入
cholate *n*. 胆酸盐
cholathrene *n*. 胆蒽

choldech［希 choledochos containing bile, fr. chole bile + dochomai to receive］*n*. 胆总管
chole-; chol-; cholo-［希 chole bile 胆汁］胆汁
cholebilirubin *n*. 直应胆红素
cholebrine *n*. 碘西他酸[口服胆囊造影剂]
cholecalciferol *n*. 维生素 D_3,胆骨化醇,胆钙化醇
cholechromeresis *n*. 胆色素排出增多
cholechromopoiesis *n*. 胆色素生成
cholecyaniu; bilicyanin *n*. 胆青素,胆蓝素
cholecyst［chole- + 希 kystis bladder］; **vesica fellea** *n*. 胆囊
cholecystagogic *a*. 促胆囊排空的,排胆的
cholecystagogue *n*. 利胆剂,排胆剂
cholecystalgia *n*. 胆囊痛,胆绞痛
cholecystatony *n*. 胆囊弛缓
cholecystectasia［cholecyst + 希 ektasis distension］*n*. 胆囊扩张
cholecystectomy *n*. 胆囊切除术
cholecystelectiocoagulectomy *n*. 电凝固法胆囊 切除术
cholecystendysis［cholecyst + 希 endysis entrance］*n*. 胆囊造口术
cholecystenteric *a*. 胆囊小肠的
cholecystentero-anastomosis; cholecystenterostomy *n*. 胆囊小肠吻合术
cholecystenterorrhaphy *n*. 胆囊小肠缝术
cholecystenterostomy; enterocholecystostomy *n*. 胆囊小肠吻合术
cholecystgastrostomy; eholecystogastrostomy *n*. 胆囊胃吻合术
cholecystic *a*. 胆囊的
cholecystis *n*. 胆囊 ‖ ~ mobilis［拉］; wandering gallbladder 游动胆囊
cholecystitis *n*. 胆囊炎 ‖ ~, emphysematous 气肿性胆囊炎 / ~ glandularis proliferans 腺样增生性胆囊炎
cholecystnephrostomy; cholecystopyelostomy *n*. 胆囊肾盂吻合术
cholecysto—［希;复合形］*n*. 胆囊
cholecysto-angiography *n*. 胆囊－血管造影(术)
cholecystocele *n*. 胆囊囊肿
cholecystocholangiogram *n*. 胆囊十二指肠吻合术
cholecystocol *n*. 胆囊柯耳(成药,胆囊造影剂)
cholecystocolonic *a*. 胆囊结肠的
cholecystocolostomy *n*. 胆囊结肠吻合术
cholecystocolotomy *n*. 胆囊结肠切开术
cholecystoduodenal *n*. 胆囊十二指肠的
cholecystoduodenostomy; duodenocystostomy *n*. 胆囊十二指肠吻合术
cholecystoelectrocoagulectomy *n*. 电凝固法胆囊切除术
cholecysto-enterostomy; cholecystenterostomy *n*. 胆囊小肠吻合术
cholecystogastic *a*. 胆囊胃的
cholecystogastrostomy *n*. 胆囊胃吻合术
cholecystogogic *a*. 促胆囊收缩的
cholecystogram *n*. 胆囊照片
cholecystography *n*. 胆囊照片相术,胆囊造影 术
cholecysto-ileostomy; lieocysto-stomy *n*. 胆囊回肠吻合术
cholecystointestinal *a*. 胆囊小肠的
cholecystojejunostomy *n*. 胆囊空肠吻合术
cholecystokinase *n*. 缩胆囊素酶
cholecystokinetic *a*. 促胆囊收缩的
cholecystokinin *n*. 缩胆囊素
cholecystokinin (same as PZ)［cholecyst + 希 kinein to move］(简作 CCK) *n*. 缩胆囊素(同 PZ) ‖ ~ cholecystography 缩胆囊素胆素胆囊造影(术) / ~ octapeptide (简作 CCK-OP) 八肽缩胆囊素
cholecystokinin-pancreozymin (简作 CCK-PZ) 缩胆囊素—促胰酶素
cholecystolithiasis *n*. 胆囊石病
cholecystolithotripasy *n*. 胆囊碎石术
cholecystom; cholecystotomy *n*. 胆囊切开术
cholecystoncus *n*. 胆囊瘤
cholecystonephrostomy; cholecystopyelostomy *n*. 胆囊肾盂吻合术
cholecysto-opaque *n*. 阳性胆囊造影剂
cholecystopathy *n*. 胆囊病
cholecystopexy *n*. 胆囊固定术
cholecystoptosis *n*. 胆囊下垂
cholecystopyelostomy *n*. 胆囊肾盂吻合术
cholecystorrhaphy［cholecyst + 希 rhaphe suture］*n*. 胆囊缝术
cholecystoscope *n*. 胆囊镜
cholecystoscopy *n*. 胆囊镜检查
cholecystosis *n*. 胆囊病
cholecystosonography *n*. 胆囊声像图检查
cholecystostomy *n*. 胆囊造口术
cholecystotomy; cholecystomy; cystifellotomy *n*. 胆囊切开术 ‖ ~, ideal 理想胆囊切开术
cholecystotyphoid *n*. 胆囊型伤寒
choledoch(o)-［构词成分］胆总管
choledochal *a*. 胆总管的
choledochectasia *n*. 胆总管扩张
choledochectomy *n*. 胆总管部分切除术
choledochendysis; choledchotomy *n*. 胆总管切开术
choledochitis *n*. 胆总管炎
choledocho - enterostomy *n*. 胆总管小肠吻合术
choledochocele *n*. 胆总管囊肿
choledochocholangiography *n*. 胆总管胆管造影(术)
choledochocholedochostomy *n*. 胆总管对口吻合术
choledochocyst *n*. 胆总管囊肿
choledochodochorrhaphy *n*. 胆总管对端缝术
choledochoduodenostomy *n*. 胆总管十二指肠吻合术
choledochofiberscope *n*. 胆(总)管纤维镜,纤维胆管镜
choledochofiberscopy *n*. 纤维胆管镜检查,胆总管纤维镜检查
choledochogastrostomy *n*. 胆总管胃吻合术
choledochogram *n*. 胆总管造影照片
choledochography *n*. 胆总管照相术,胆总管造影术
choledochohepatostomy *n*. 胆总管肝管吻合术
choledocho-ileostomy *n*. 胆总管回肠吻合术
choledochojejunostomy *n*. 胆总管空肠吻合术
choledocholangiography *n*. 胆总管造影(术)
choledocholith *n*. 胆总管石
choledocholithiasis *n*. 胆总管石病
choledocholithotomy *n*. 胆总管石切除术 ‖ ~, transduodenal 经十二指肠胆总管石切除术
choledocholithotripsy; choledocholithotrity *n*. 胆总管碎石术
choledochoplasty *n*. 胆总管成形术
choledochorrhaphy *n*. 胆总管缝术
choledochoscope *n*. 胆总管(窥)镜
choledochoscopy *n*. 胆总管镜检查
choledochostomy *n*. 胆总管造口术
choledochotomy; choledochendysis *n*. 胆总管切开术 ‖ ~, transduodenal 经十二指肠胆总管切开术
choledochous *a*. 胆总管的
choledochus; ductus choledochus *n*. 胆总管
choledyl; choline theophyllinate *n*. 茶碱胆碱
choleglobin; verdohemoglobin *n*. 胆珠蛋白,胆绿蛋白
cholegraphy *n*. 胆系造影(术)
cholehaemia; cholehemia; cholemia *n*. 胆血症
cholehematin; bilipurpurin *n*. 胆紫素
cholehemia; cholemia *n*. 胆血症
cholehemochromogen *n*. 胆血色原
cholehemothorax *n*. 胆血胸
choleic *a*. 胆的
cholelith［chole- + 希 lithos stone］; **gallstone; biliary calculus** 胆石
cholelithiasis *n*. 胆石病
cholelithic *a*. 胆石的
cholelithophone *n*. 胆石测听仪
cholelithotomy *n*. 胆石切除术
cholelithotripsy; cholelithotrity *n*. 碎胆石术
cholelithotrity［cholelith + 希 tribein to crush］*n*. 碎胆石术
cholemesia *n*. 呕胆
cholemesis［chole- + 希 emein to vomit］*n*. 呕胆
cholemia *n*. 胆血症 ‖ ~, congenital familial 先天家族性胆血症 / ~, familial; Gilbertis ~ 家族性胆血症,先天胆血症,吉耳伯特氏胆血症
cholemic *a*. 胆血症的
cholemimetry *n*. [血]胆色素定量法
choleophosphatase *n*. 胆碱磷酸酶
cholepathia; cholepathy *n*. 胆管病 ‖ ~ spastica 胆管痉挛
cholepathy *n*. 胆管病
choleperitoneum; biliary peritonitis *n*. 胆汁性腹膜炎
choleperitonitis; choleperitoneum *n*. 胆汁性腹膜炎
choleplania *n*. 黄疸
cholepoiesis; cholopoiesis *n*. 胆汁生成
cholepoietic［chole- + 希 poiein to make］; **cholepoietic** *n*. 胆汁生成的
choleprasin *n*. 胆翠质
cholepyrrhin［chole- + 希 pyrrhos yellowish red］; **biliphein** *n*. 胆桔黄素
cholera［希 cholera from chole bile］*n*. 霍乱 ‖ ~, algia; Asiatic ~; asphyctic ~ 冷霍乱 / ~ asiatica; ~ indica; epidemic ~ 亚

洲霍乱,印度霍乱,流行性霍乱 / ~, automatic 自动症性霍乱(伴有不自主的运动) / ~, barbel 白须鱼霍乱,白须鱼中毒(食物中毒的一种,非真霍乱) / ~, bilious; European ~; ~ nostras; simple ~; sporadic ~ 胆汁性霍乱,欧洲霍乱,假霍乱 / ~, chicken 鸡霍乱 / ~, diarrhea 霍乱样腹泻,假霍乱 / ~, dry; ~ sicca 暴发性霍乱,干性霍乱 / ~, English; ~ morbus 假霍乱,欧洲霍乱 / ~, epidemic; Asiatic ~ 流行性霍乱,亚洲霍乱 / ~, fowl 禽霍乱 / ~ fulminans; ~ sicca 暴发性霍乱,干性霍乱 / ~, hog 猪霍乱 / ~ indica 印度霍乱 / ~ infantum 婴儿吐泻病,婴儿假霍乱 / ~, intermittent 间歇性霍乱(疟疾时的霍乱现象) / ~, malignant; Asiatic ~ 恶性霍乱,亚洲霍乱 / ~ motbus 假霍乱,欧洲霍乱 / ~ nostras 假霍乱,欧洲霍乱 / ~ nostras paratyphosa; gastro-enteritis paratyphosa 霍乱型副伤寒 / ~ orientalis 东方霍乱,亚洲霍乱 / ~ pandomic; Aaiatic ~ 大流行性霍乱,亚洲霍乱 / ~ of sheep 羊霍乱 / ~ sicca; ~ siderans 干性霍乱,暴发性霍乱 / ~ siderans; ~ sicca; dry ~ 暴发性霍乱,干性霍乱 / ~, spasmodic; Asiatic ~ 痉挛性霍乱,亚洲霍乱 / ~ spirillum; ~ vibrio 霍乱弧菌 / ~, sporadic 散发性霍乱 / ~, summer; ~ morbus 夏季吐泻,假霍乱 / ~ suppressa; ~ sicca 不泄泻霍乱,干性霍乱 / ~, swine 猪霍乱 / ~, typhoid 伤寒型霍乱 / ~, waterborne 水传霍乱 / ~, winter 冬季吐泻 / ~ Vaccine 霍乱菌苗(生物制品)

choleragen *n*. 霍乱原,霍乱肠菌素

choleraic *a*. 霍乱的

choleraphage *n*. 霍乱[弧菌]嗜菌体

choleraplasmin *n*. 霍乱弧菌胞浆素

cholerase *n*. 霍乱弧菌酶

choleresis [chole- + 希 halresis a taking] *n*. 胆汁分泌

choleretic *a*. 促胆汁分泌的 *n*. 利胆剂

choleric *n*. ①胆汁质的 ②急躁的

choleriform [cholera + 拉 forma form] *a*. 霍乱样的

cholerigenic cholerigenous 引起霍乱的,传播霍乱的

cholerigenous *a*. 引起霍乱的

cholerine *n*. 轻霍乱

cholerization *n*. 霍乱预防接种

choleroid *a*. 霍乱样的

choleromania *n*. 霍乱躁狂[症]

cholerophobia *n*. 霍乱恐怖

cholerrhagia [chole- + 希 rhegnynai to bust forth]; **cholorrhagia** *n*. 胆汁流出

cholerythrin [chole - + 希 arythros rde]; **bilirubin** *n*. 胆红素

cholerythrogen C *n*. 胆红素原 C

cholescintigram *n*. 胆管闪烁图

cholescintigraphic *a*. 胆系造影的 ‖ ~ agent 胆管造影剂 / ~ CT 胆系造影计算机断层成像

cholest cholesterol esters 胆固醇酯 /cholinesterase *n*. 胆碱酯酶

cholestadienone *n*. 胆甾二烯酮

cholestane *n*. 胆甾烷

cholestanetriol 26-monooxygenase *n*. 胆甾烷三醇 26 - 单(加)氧酶(此酶缺乏,为一种常染色体隐性性状,可致脑腱黄瘤病.亦称 26 - 羟化酶)

cholestanol *n*. 胆甾烷醇

cholestanone *n*. 胆甾烷酮

cholestantriol *n*. 胆甾烷三醇

cholestasia; **cholestasis** *n*. 胆汁郁积,胆汁阻塞

cholestatic *a*. 胆汁郁积的,胆汁阻塞的 ‖ ~ hepatitis 胆囊阻塞性肝炎,同 cholangiolitic hepatitis / ~ jaundice 阻塞性黄疸,胆汁淤滞性黄疸(浓缩的胆汁或胆栓,在肝脏的小胆管内淤滞,而引起的黄疸) / ~ jaundice (简作 ChJ) 胆汁郁积性黄疸,胆汁阻塞性黄疸

cholesteatoma *n*. 胆脂瘤,珠光瘤 ‖ ~ verum tympani 鼓室真性胆脂瘤

cholesteatomatous *a*. 胆脂瘤的

cholesteatosis; **cholesterol sateatosis** 胆甾醇沉着性变性

cholestene *n*. 胆甾烯

cholestenol *n*. 胆甾烯醇

cholestenone *n*. 胆甾烯酮

cholesteraemia; **cholesteremia**; **cholesterinemia** *n*. 胆甾醇血

cholesteral lowering lipid (简作 CLL) 降胆固醇脂类

cholesterase *n*. 胆甾醇酶

cholesterin; **cholesterol** *n*. 胆甾醇,胆固醇 ‖ ~ granuloma (简作 CG) 胆固醇肉牙肿

cholesterinemia; **cholestermia** *n*. 胆甾醇血

cholesterinosis; **cholesterosis** *n*. 胆甾醇沉着[病]

cholesterinuria; **cholesteroluria** *n*. 胆甾醇尿

cholestermia [cholesterol + 希 haimablood + -ia] *n*. 胆甾醇血

cholesteroderma; **xanthoderma** *n*. 黄肤,皮肤变黄

cholesterogenesis *n*. 胆固醇产生

cholesterohistechia [cholesterol + 希 histos tissue + echein to hold + -ia] *n*. 组织胆甾醇沉着

cholesterohydrothorax *n*. 胆甾醇性水胸

cholesterol; **cholesterin** *n*. 胆甾醇,胆固醇 ‖ ~ ester 胆固醇酯 / ~ ester hydrolase (简作 CEH) 胆固醇酯水解酶 / ~ esters (简作 cholest) 胆固醇酯 / ~ gallstone (简作 CGS) 胆固醇胆石 / ~ hydrogen phthalate (简作 CHP) 邻苯二甲酸胆固醇氢酯 / ~ saturation index (简作 CSI) 胆固醇饱和指数 / ~ acyltransferase 胆甾醇酰基转移酶,甾醇 O - 酰基转移酶 / ~ calcuslus 胆固醇结石 / ~ desmolase 胆固醇碳链(裂解)酶,胆固醇单(加)氧酶(裂解侧链的) / ~ digitonide 胆甾醇洋地黄皂甙[化物] / ~ esterase 胆甾醇酯酶,甾醇酯酶 / ~ esters 胆固醇酯类 / ~, irradiated 照射胆甾醇 / ~ monooxygenase (sidechain cleaving) 胆固醇单(加)氧酶(裂解侧链的) / ~ solvent 胆固醇(结石)溶剂 / ~ stone 胆固醇结石 / ~ sulfatase 胆固醇硫酸酯酶,类固醇硫酸酯酶

cholesterolemia [cholesterol + 希 haima blood + -ia]; **cholesteremia** *n*. 胆固醇血

cholesteroleresis *n*. 胆汁内胆甾醇增多

cholesterolerol desmolase deficiency *n*. 胆甾醇碳链(裂解)酶缺乏症,脂质肾上腺增生

cholesterolesters *n*. 胆固醇酯

cholesterolestersturz [德] *n*. 血内胆甾醇酯减少

cholesterolopoiesis *n*. 胆甾醇生成

cholesterolosis; **cholesterosis** *n*. 胆甾醇沉着[病]

cholesteroluria [cholesterol + 希 ouron urine + -ia]; **cholesterinura** *n*. 胆固醇尿

cholesterone *n*. 胆甾酮

cholesterosis *n*. 胆甾醇沉着[病] ‖ ~ cutis; xanthomatosis 皮肤胆甾醇沉着,黄瘤病 / ~, extracellular 细胞外胆甾醇沉着

cholestognosis [希 chole bile + stegnosis making close] *n*. 胆汁郁滞,胆汁浓缩

cholestryl *n*. 胆甾醇基

choletelin [chole - + 希 telos end]; **bilixanthine** *n*. 胆黄素

choletherapy; **bilitherapy** *n*. 胆汁疗法

Choletyramine *n*. 考来烯胺,消胆胺(降血脂药)

choleuria; **choluria** *n*. 胆汁尿

choleverdin; **bilicyanin** *n*. 胆青素,胆蓝素

choleverminosis *n*. 胆道蠕虫病

cholgogue *n*. 利胆药

cholic *a*. 胆的 ‖ ~ acid (简作 CA) 胆酸

Cholic acid *n*. 胆酸(利胆药)

cholindrlla juncen stunting rhabdo-virus 灯心草粉苞芒矮弹状病毒 ‖ ~ sulfate 硫酸软骨素

choline; **bilineurine** *n*. 胆碱 ‖ ~ acetylase; ~ acetyltransferase (简作 CH) 胆碱乙酰化酶,胆碱乙酰基转移酶/ ~ acetyltransferase (简作 CAT) 胆碱乙酰转移酶 / ~ acetyltransferase (简作 ChAT) 胆碱乙酰转移酶 / ~ glycerophosphatide (简作 CGP) 甘油磷酸胆碱 / ~ Alfoscerate 甘磷酸胆碱(保肝药) / ~ bicarbonate 重碳酸胆碱 / ~ borate 硼酸胆碱 / ~ chloride 氯化胆碱 / ~ dihydrogen citrate 枸酸二氨胆碱 / ~ ester 胆碱酯类 / ~ esterase 胆碱酯酶 / ~ esterase Ⅱ (un specific) 胆碱酯酶 Ⅱ(非特异性的),胆碱酯酶 / ~ gluconate 葡萄糖酸胆碱 / ~ glycerephosphoryl 甘油磷酸胆碱 / ~ Glycerophosphate 甘磷酸胆碱(保肝药) / ~ hydrochloride 盐酸胆碱 / ~ kinase 胆碱激酶 / ~ oxidase 胆碱氧化酶 / ~ phosphatase 胆碱磷酸酶 / ~ phosphate 磷酸胆碱 / ~ Salicylate 水杨酸胆碱(拟胆碱药保肝药) / ~ theophyllinate 茶碱胆碱 / ~ theophylline 胆茶碱(利尿剂) / ~ transacetylase 胆碱转乙酰酶

choline-deficient *a*. 胆碱不足的

cholinephosphate cytidylyltransferase *n*. 磷酸胆碱转胞苷酰酶

cholinephotransferase *n*. 转磷酸胆碱酶

cholinergic; **colinergic** *a*. 胆碱能的 ‖ ~ crisis 胆碱激发性危机(指因服用乙酰胆碱分解酶抑制剂过量,导致乙酰胆碱作用加大所引起的症状,如腹痛、腹泻、发汗、流泪、流口水、痰液增加、心跳变慢、肌肉酸痛、瞳孔缩小)

cholinester *n*. 胆碱酯

cholinesterase *n*. 胆碱酯酶 ‖ ~, serum; paeudo-cholinesterase 假胆碱酯酶

cholinoceptor *n*. 胆碱能受体

cholinolytic *a*. 抗胆碱(作用)的 *n*. 胆碱阻滞的抗胆碱药,胆碱阻滞药

cholinomimetic *a*. 类胆碱(作用)的 *n*. 拟胆碱(作用)的类胆碱药,拟胆碱药

cholive acetyltransterase（简作 Ch Ac）胆碱乙酰转移酶
cholo-; chole- *n*. 胆汁
cholochrome *n*. 胆色素
cholocyanin; bilicyanin *n*. 胆青素,胆蓝素
chologenetic *a*. 生胆汁的
chologon; decholine *n*. 脱氢胆酸
chlografin; sodium idipamide *n*. 碘胆胺钠,胆影钠(胆道影剂) ‖ ~ lithium 胆影锂 / ~ methylgucamine 胆影葡胺 / ~ sodium 胆影钠
cholohematin; cholehematin; bilipurpurin *n*. 胆紫素
cholohemothorax *n*. 胆血胸
choloidanic acid 胆丹酸,破－AC－四羧胆酸
chololith; cholelith *n*. 胆石
chololithiasis; cholelithiasis *n*. 胆石病
chololithic; cholelithic *a*. 胆石的
choloplania［cholo- + 希 plane wandering］*n*. 黄疸
cholopoiesis; cholepoiesis *n*. 胆汁生成
cholorrhagia; cholerrhagia *n*. 胆汁流出
cholorrhea *n*. 胆汁分泌过多
choloscopy *n*. 胆系检查
cholothorax *n*. 胆汁胸
cholovue *n*. 胆影优
choloxin *n*. 右甲状腺素钠
cholruia; choleuria; biliuria *n*. 胆汁尿
choluric *a*. 胆汁尿的
cholyglycine *n*. 胆酰甘氨酸（亦称甘胆酸,甘氨胆酸）
chonablepsia［希 chion snow + ablepsia blindness］; **chionablepsy; snow blindness** *n*. 雪盲
chondodendrine *n*. 甘密树皮碱,比比林
Chondodendron *n*. 南美防已属
chondr-［希 chloros］［构词成分］意义为“软骨”
chondr-; chondro- *n*. 软骨
chondral *a*. 软骨的
chondralgia *n*. 软骨痛
chondralloplasia［chondr- + 希 allosother + plassein to form］; **chondrodysplasia** *n*. 软骨发育异常,软骨发育不全
chondrectomy *n*. 软骨切除术
chondri-; chondro- *n*. 软骨
chondric; cartilaginous *a*. 软骨的
Chondrichthyes *n*. 软骨鱼纲（隶属于脊椎动物亚门 Vertebrata）
chondrichthyes［希 chondros cartilage + ichthys a fish］*n*. 软骨鱼网
chondrification［chondri- + 拉 facere to make］*n*. 软骨化,软骨形成
chondrify *n*. 软骨化
chondrigen; chondrogen; cartilagin *n*. 软骨素原
chondriglucose *n*. 软骨葡萄糖
chondrin *n*. 软骨胶
chondrina *n*. 软蛹螺属
chondriocont *n*. 杆状线粒体
chondriokont; chondriocont *n*. 杆状线粒体
chondriome *n*. 线粒体系
chondriomere; plastomere *n*. 线粒体区
chondriomite *n*. 丝状线粒体
chondriosome［chondrio- + 希 somabody］*n*. 线粒体
chondriosphere *n*. 球状线粒体
chondritis *n*. 软骨炎 ‖ ~, costal 肋软骨炎 / ~ intervertebralis calcanea; calcinosis intervertebralis 椎间盘钙质沉着
chondro-; chondr-; chondri-; chondrio-;［希 chondros cartilage 软骨］［构词成分］软骨
chondro-adenoma *n*. 软骨腺瘤
chondro-albuminoid *n*. 软骨硬蛋白
chondro-angioma *n*. 软骨血管瘤
chondroangiopathia *n*. 软骨血管病
chondroblast *n*. 成软骨细胞
chondroblastoma *n*. 成软骨细胞瘤
chondrocalcinosis *n*. 软骨钙质沉着病(如伴有痛风样症状发作时,称为假痛风)
chondrocarcinoma *n*. 软骨癌（间质内有软骨形成的癌）
chondrocele *n*. 软骨状睾丸肉肿
chondroclasis［chondro - + 希 klasis fracture］*n*. 软骨破裂
chondroclast［chondro - + 希 klan to break］*n*. 破软骨细胞
Chondrococcus *n*. 粒球黏细菌属
chondroconia［chondro- + 希 konisdust］; **Schridde's granules** 软骨微粒,施里迪氏粒
chondrocoracoid *a*. 肋软骨喙突的
chondrocostal *a*. 肋与肋软骨的
chondrocranium *n*. 软骨颅
chondrocyst *n*. 软骨囊肿
chondrocyte *n*. 软骨细胞
chondrocytes, isogenous *n*. 同源软骨细胞
Chondrodendron *n*. 南美防已属 ‖ ~ tomentosum 南美防已
chondrodermatitis *n*. 软骨皮炎 ‖ ~ nodularis chronica helicis 慢性结节性耳轮软肌皮炎
chondrodialysis *n*. 软骨分离
chondrodynia *n*. 软骨痛
chondrodysplasia; dyschondroplasia *n*. 软骨发育异常,软骨发育不良 ‖ ~ calcificans congenita 先天性钙化性软骨发育不良 / ~ ectodermica 外胚层性软骨发育不良 / ~, hereditary deforming; dyschondroplasia 遗传畸形性软骨发育异常,软骨发育异常
chondrodystrophia; chondrodystrophy *n*. ①软骨营养障碍 ②脂肪软肌营养不良 ‖ ~ calcarea 钙化性软骨营养障碍 / ~ deformans herditaria 遗传性软肌营养障碍 / ~ foetalis 胎我软骨营养障碍 / ~ hyperplastica 增生性软骨营养障碍 / ~ hypoplastica 发育不全性软骨营养障碍 / ~ malacia 软化性软骨营养障碍 / ~ punctata 点状软骨营养障碍 / ~ tarda 迟发软骨营养障碍 /
chondrodystrophy *n*. ①软骨营养障碍 ②脂肪软骨营养不良 ‖ ~, asymmetrical 非对称性软骨营养障碍 / ~, fetal 胎儿软骨营养障碍 / ~, hereditary deforming; dyschondroplasia 遗传变形性软骨营养障碍,软骨发育异常 / ~, hyperplastic 增生性软骨营养障碍 / ~, hypoplastic 发育不全性软骨营养障碍 / ~, malacic 软化性软骨营养障碍
chondroectoderm *n*. 软骨外胚层
chondro-endothelioma *n*. 软骨内皮瘤(含有软骨组织有内皮瘤)
chondro-ependymoma *n*. 软骨室管膜瘤
chondro-epiphysial *a*. 软肌骺的
chondro-epiphysitis *n*. 软骨骺炎
chondrofibroma *n*. 软骨纤维瘤
chondrofixation *n*. 软骨固定术
chondrogen *n*. 软骨素原
chondrogenesis *n*. 软骨形成
chondrogenetic *a*. 软骨形成的
chondrogenous *a*. 软骨形成的
chondroglossus; musculus chondroglossus 小角舌肌
chondroglucose *n*. 软骨葡萄糖
chondrography［chondro- + 希 graphein to write］*n*. 软骨论
chondroid *a*. 软骨样的
chondroine *n*. 软骨碱
chondroitic *a*. 软骨的
chondroitin *n*. 软骨素 ‖ ~ A 软骨素 A（降血脂药）/ ~ sulfatase 软骨素硫酸酯酶, N－乙酰(基)半乳糖胺－6－硫酸酯酶 / ~ sulfate 硫酸软骨素 / ~ lyase（简作 chase）软骨素溶酶 /~ sulfuric acid（简作 ChS）硫酸软骨素
chondroitin-sulfuric acid 硫酸软骨素
chondroituria *n*. 软骨酸尿
chondrolipoma *n*. 软骨脂瘤
chondrology *n*. 软骨学
chondrolysis *n*. 软骨溶解
chondroma［希］; **cartilage tumor** *n*. 软骨瘤 ‖ ~ of jaw 颌骨软骨瘤 / ~, palatal; ~ of palate 腭软骨瘤 / ~ of tongue 舌软骨瘤/ ~ sarcomatosum; chondrosarcoma 软骨肉瘤 / ~, true 真性软骨瘤
chondromalacia［chondro- + 希 malakia softness］*n*. 软骨软化 ‖ ~ foetalis 胎儿软骨软化
chondromatosis *n*. 软骨瘤病 ‖ ~, Reichel's 赖黑耳氏软骨瘤病（膝关节囊内多数软骨瘤形成）/ ~, synovial 滑膜性软骨瘤病
chondromatous *n*. 软骨瘤的
chondromatous namartoma of the lung（简作 CHL）肺软骨瘤性错构瘤
chondromatrix *n*. 软骨母质
chondromere［chondro - + 希 meros part］*n*. 软骨节
chondrometaplasia *n*. 软骨化生,软骨组织变形
chondromucoid; chondromucin *n*. 软骨黏蛋白
chondromucoprotein *n*. 软骨黏蛋白质
chondromyces *n*. 粒杆黏细菌属
chondromyoma *n*. 软骨肌瘤
chondromyxoid *n*. 软骨[样]黏液样的
chondromyxoma *n*. 软骨黏液瘤
chondromyxosarcoma *n*. 软骨黏液肉瘤
chondronecrosis *n*. 软骨坏死
chondronectin（简作 CN）软骨黏连蛋白
chondrooalcinosis; pseudogout *n*. 假痛风,软骨钙质沉着病
chondro-osseous *n*. 软骨与骨的
chondro-osteodystrophy *n*. 软骨骨营养障碍

chondroosteoma *n*. 软骨骨瘤
chondropathia tuberosa 结节状软骨病
chondropathology *n*. 软骨病理学
chondropathy *n*. 软骨病
chondroperiosteoma *n*. 软骨骨膜瘤
chondropharyngeus; musculus chondropharyngeus 小角咽肌
chondrophyma *n*. 软骨瘤
chondrophyte [chondro- + 希 phyton a growth] *n*. 软骨疣
chondrophyton; chondrophyte *n*. 软骨疣
chondroplasia *n*. 软骨生成
chondroplast; chondroblast *n*. 成软骨细胞
chondroplastic *a*. 软骨形成术的
chondroplasty *n*. 软骨形成术
chondroporosis *n*. 软骨疏松
chondroproteid; chondroprotein *n*. 软骨蛋白
chondrosamine; galactosamine *n*. 软骨糖胺,氯基半乳糖
chondrosaminic acid 软骨氨酸,氨基半乳糖酸
chondrosarcoma *n*. 软骨肉瘤
chondrosarcomatosis *n*. 软骨肉瘤病
chondrosarcomatous *a*. 软骨肉瘤的
chondroseptum; pars cartilaginea septi nasi 鼻中隔软骨部
chondrosin *n*. 软骨胶素(软骨素水解产的)
chondrosis [希 chondros cartilage] *n*. 软骨形成
chondroskeleton *n*. 软骨骼
chondrosome [chondro- + 希 soma body]; **mitochondria** 线粒体 ‖ ~ sheath 线粒体鞘(见于形成过程中线粒体重新排列而形成)
chondrosteoma *n*. 软骨骨瘤
chondrosternal *a*. 肋软骨胸骨的
chondrosternoplasty *n*. 漏斗胸矫正术,肋软骨胸骨成形术
chondrosulphatase *n*. 软骨素硫酸酶
chondrosyndesmus; synchondrosis *n*. 软骨结合
chondrotome; ecchondrotome *n*. 软肌刀
chondrotomy *n*. 软骨切开术
chondrotrophic *a*. 软骨营养的
chondrousia *n*. 软骨母质
chondroxiphoid *a*. 剑突的
Chondrus *n*. 角叉菜属,爱兰苔属 ‖ ~, crispus Stackhouse 角叉菜
chondrus; carragheen *n*. 角叉菜,爱兰苔
chonechondrosternon; funnel chest *n*. 漏斗[状]胸
chonemorpha megacalyx Pierre [拉;植药] *n*. 长萼鹿角藤
chonemorpha valvata Chatt. [拉,植药] *n*. 毛叶藤仲
CHOP ADM, VCR, EX, P 亚德里亚霉素,长春新碱,环磷酰氨,强的松(联合化疗方案)
chopart's amputation [Francois 法外科医院 1743—1795] 肖帕尔氏切断术(跗中切断术) ‖ ~ joint; articulatio tarsi transversa 肖帕尔氏关节,横关节
chopass *n*. 高频隔直流电容器
CHOP-Bleo BLM, ADM, VCR, EX, P 博来霉素,长春新碱,环磷酰氨,强的松(联合化疗方案)
chopper *n*. ①限制器 ②斩波器 ③断续器 ④捣碎器 ‖ ~ amplifier 斩波放大器
chopping *n*. 斩,斩波 ‖ ~ phase 调制相,斩波相
choralism *n*. 氯醛瘾
choralization *n*. ①氯醛麻醉 ②氯醛瘾
chorangioma; chorioangioma *n*. 绒[毛]膜血管瘤
CHORD critical human organ radiation dosimetry 人体重要器官射线剂量计算
chord- [希 chorde] [构词成分] 意义为"带"或"索"
chord chirurg chorda chirurgiealis [拉] 外科缝合线
chord; cord *n*. 索,带
chorda (复 chordae) [拉;希 chorde cord]; **cord** *n*. 索,带 ‖ ~ arteriae umbilicalis; ligamentum umbilicale laterale 脐动脉索,脐侧韧带 / ~ chirurgicalis; catgut suture 肠线 / ~ dorsalis; notochord 脊索 / ~ ductus arteriosi; ligamentum arteriosum 动脉导管索,动脉韧带 / ~ ductus venosi; ligamentum venosum (Arantill) 静脉导管索 / ~ gubernaculum 睾丸引带 / ~ magna; tendo calcaneus (Achillis) 跟腱 / ~ obliqua 斜索 / ~ saliva 鼓索性垂液(刺激鼓索神经所引起的唾液分泌) / ~ serica chirurgicalis 外科缝线,丝线 / ~ serica chirurgicalis sterilis 无菌丝线 / ~ spermatica; funiculus spermaticus; spermatic cord 精索 / ~ spinalis; medulla spinalis; spinalcord 脊髓 / ~ tomentosa virus (To the et Wile) 毛绳藻病毒
chorda chirurgiealis [拉] (简作 chord) chirurg 外科缝合线
chordablastopore *n*. 索胚孔
chordaceae *n*. 绳藻科(一种藻类)
chordae (单 chorda) [拉] *n*. 索,带
chordae tendineae (cordis) *n*. 腱索(心) ‖ ~ tympani 鼓索 / ~ umbilicalis; funiculus umbilicalis; umbilical cord *n*. 脐带 / ~ urachi; ligamentum umbilicale medium 脐尿管索 / ~ uteroovarica; ligamentum ovarii proprium 卵巢子宫索 / ~ venae umbilicalis; ligamentum teres hepatis 脐静脉索 / ~ venerea; chordurethritis; chordee 痛性阴茎勃起 / ~ vertebralis 脊索
chordae vocales; plica vocalis; vocal cords 声带,声襞
chordae willisii; Willis' cords 上矢状宝横索(横过上矢状宝的纤维索)
chordal *a*. 索的
chordamesoblast *n*. 脊索中胚层
chorda-mesoderm *n*. 脊索中胚层
chordapsus [希 chordo- + aptein to tie up]; **acuteenteritis** *n*. 急性肠炎
chordariaceae *n*. 索藻科(一种藻类)
chordastoff [德] *n*. 鼓索性物质(刺激鼓索时所生物质,大约即乙酰胆碱)
Chordata *n*. 脊索动物门
chordata *n*. 脊索门,脊索动物门
chordate *n*. 脊索动物
chordectomy *n*. 声带切除术
chordee [法 cordee corded] *n*. 痛性阴茎勃起
chorditis *n*. ①声带炎 ②精索炎 ‖ ~ cantorum 歌者声带炎 / ~ fibrinosa 纤维蛋白性声带炎 / ~ nodosa; ~ tuberosa 结节性声带炎 / ~ vocalis 声带炎 / ~ vocalis inferior; chronic subglottic laryngitis 慢性声门下喉炎
chordo- [希 chorde cord 索,带] [构词成分] 索,带
chordoblastoma *n*. 成脊索细胞瘤
chordocarcinoma; chordoma *n*. 脊索瘤
chordo-epithelioma; chordoma; chordocarcinoma; notochordoma *n*. 前索上皮瘤,脊索瘤
chordoid *a*. 脊索状的
chordom *n*. 脊索瘤
chordopexy; cordopexy *n*. 声带固定术
chordopoxvirinae *n*. 脊椎动物痘病毒亚科
chordosarcoma; chordoma *n*. 脊索肉瘤,脊索瘤
chordoskeleton *n*. 脊索骨骼(脊索四围的骨骼)
chordotomy *n*. 脊髓[前侧柱]切断术
chordurethritis; chordee *n*. 痛性阴茎勃起
chorea [拉;希 choreia dance]; **St. Vitus' dance** 舞蹈病 ‖ ~, automatic 自动性舞蹈病 / ~, Bergeron's 贝尔热隆氏舞蹈病(预后良好的舞蹈病) / ~, bilateral 双侧舞蹈病 / ~, button-makers' 钮加工舞蹈病 / ~, cardiac 心脏型舞蹈病 / ~, chromic; Huntington's ~ 慢性舞蹈病,杭廷顿氏舞蹈病 / ~, congenital 先天性舞蹈病 / ~, cordis 心脏性舞蹈病 / ~, dancing; saltatory ~ 跳跃性舞蹈病 / ~, degenerative; chronic ~ 变性舞蹈病,慢性舞蹈病 / ~ demonomania 魔附妄想性舞蹈病 / ~, diaphragmatic 膈痉挛 / ~ dimidiata; hemichorea 偏身舞蹈病 / ~, Dubini's; electric ~ 杜比尼氏舞蹈病,电击样舞蹈病 / ~, epidemic; dancing mania 流行性舞蹈病,舞蹈狂 / ~, essential 自发性舞蹈病 / ~ facial 面肌抽搐 / ~ festinans 急速舞蹈病,震颤麻痹 / ~, fibrillary 肌阵挛 / ~ general 全身性舞蹈病 / ~ gravidarum 妊娠性舞蹈病 / ~, habit; tic 习惯性舞蹈病,抽搐 / ~, hammering 拳击样舞蹈病(由于手肌的节律性痉挛) / ~, hemilateral; hemichorea 偏身舞蹈病 / ~, Henoch's; spasmodic tic 享诺赫氏舞蹈病,痉挛性抽搐 / ~, hereditary; chromic ~ 遗传性舞蹈病,慢性舞蹈病 / ~ Huntington's; chronic ~ 杭廷顿氏舞蹈病,慢性舞蹈病 / ~, hyoscine 莨菪碱中毒性舞蹈病 / ~, hysterical; ~ major 病性舞蹈病,歇斯底里性舞蹈病,大舞蹈病/ ~, imaginary; choromania 想象舞蹈病,舞蹈狂 / ~, imitative 摹仿性舞蹈病 / ~, infantile 幼儿舞蹈病 / ~ infectiosa 传染性舞蹈病 / ~ insaniens; maniacal ~ 躁狂性舞蹈病 / ~, juvenile; ~ minor [小]舞蹈病 / ~, laryngeal; diaphragmatic ~ 喉头舞蹈病,膈痉挛 / ~, limp; ~ mollis 瘫痪性舞蹈病 / ~, local; occupation neurosis 局部舞蹈病,职业性神经机能病 / ~ major; hysterical ~ 大舞蹈病,病性舞蹈病,歇斯底里性舞蹈病/ ~, amlleatory 拳击样舞蹈病 / ~, maniacal; ~ insaniens 躁狂性舞蹈病 / ~, methodic; rhythmic ~ 节律性舞蹈病 / ~, mimetic 摹仿性舞蹈病 / ~ minor; Sydenhamis ~; simple ~ 舞蹈病,小舞蹈病,西登哈姆氏舞蹈病 / ~ mollis; limp ~ 瘫痪性舞蹈病 / ~, Morvan's 莫旺氏舞蹈病(腓肠部及股后部的微纤维性收缩) / ~ neuralgica; convulsive tic 面肌抽搐 / ~ nocturna 夜发性舞蹈病,睡时舞蹈病 / ~ nutans 点头舞蹈病 / ~ oculi 眼性舞蹈病,眼抽搐 / ~, one-sided; hemichorea 偏身舞蹈病 / ~, paralytic 瘫痪性舞蹈病 / ~, partial 部分舞蹈病,局部舞蹈病 / ~, pos-

themiplegic; athetosis 偏瘫后舞蹈病,手足徐动症,/~, prehemiplegic 偏瘫前舞蹈病 /~, procursive; paralysis agitans 震颤麻痹指痉病 /~ progressiva hereditaria 遗传进行性舞蹈病 /~, progressive, chronic 慢性进行性舞蹈病 /~, progressive hereditary, chronic 慢性进行性遗传舞蹈病 /~, progressive nonhereditary, chronic 慢性进行性非遗传舞蹈病 /~ rheumatica 风湿性舞蹈病 /~, rhythmic 节律性舞蹈病 /~ rotary 旋转性舞蹈病(病性)/~, saltatory; dancing ~ 跳跃性舞蹈病 /~, school-made 学校舞蹈病 /~, Schrotter's; diaphragmatic ~ 施勒特尔氏舞蹈病,膈痉挛 /~ scriptorum; writers' cramp 书定痉挛 /~ semilateralis; hemichorea 偏侧舞蹈病,偏身舞蹈病 /~, senile 老年性舞蹈病 /~, simple; ~ minor 舞蹈病 /~, Sydenham's; ~ minor 西登哈姆氏舞蹈病,舞蹈病 /~, tetanoid; progressive lenticular degeneration 手足搐搦样舞蹈病,进行性豆状核变性 /~, tic; tic 抽搐性舞蹈病,抽搐 /~, unilateral; hemichorea 偏侧舞蹈病,偏身舞蹈 /~ variabilis 易变舞蹈病

choreal *a*. 舞蹈病的

choreatic *a*. 舞蹈病性的

choree salutante [法] *n*. 敬礼舞蹈病

choreic; choreal *a*. 舞蹈病的

choreiform *a*. 舞蹈病样的

choreoacanthocytosis *n*. 舞蹈样运动棘红细胞症

choreo-athetoid *a*. 舞蹈病手足徐动症样的

choreo-athetosis *n*. 舞蹈病手足徐动症

choreoid *a*. 舞蹈病样的

choreomania; dancing mania; epidemic chorea *n*. 舞蹈狂,流行性舞蹈病

choreophrasia *n*. 片语重覆症

chori- [希 chorion] [构词成分] 意义为"保护性胎膜"

chorial *a*. 绒[毛]膜的

Choriaster granulatus (Lu tken) 淞皮海星(隶属于瘤海星科 Oreasteridae)

Choridactylus multibarbis (Richardson) 三丝鲉(隶属于毒鲉科 Synanceidae)

chorio- [希;复合形] *n*. 脉络膜;绒毛

chorioadenom destrens 恶性或破坏性绒毛膜腺瘤(以水泡状绒毛侵入子宫壁肌层为特征)

Chorioadenoma dedestruens [拉] (简作 CAD) 绒毛膜腺瘤,恶性葡萄胎

chorioadenoma destruens 甲氨二氮,利眠宁

chorio-adenoma; chorio-adenoma destruens; invasive mole; malignant mole 绒[毛]膜腺瘤,恶性葡萄胎

chorio-allantoic *a*. 绒[毛]膜尿囊的 ‖ ~ gonadotrop(h)in 绒毛膜促性腺激素 /~ somatomammotropin 绒毛膜生长激素

chorioallantoic membrane (简作 CAM) 绒毛尿膜(鸟类胎生期的卵黄囊)

chorioallantois *n*. 绒(毛)尿囊膜

chorio-allantois *n*. 绒[毛]膜尿囊

chorioamnionitis *n*. 绒(毛)膜羊膜炎

chorio-angiofibroma *n*. 绒[毛]膜血管纤维瘤

chorio-angioma; chorangioma *n*. 绒[毛]膜血管瘤

chorioangiopagus [chorion + 希 aggeion vessel + pagosthat which is] *n*. 一卵双胎,单卵孪生 ‖ ~ parasiticus 同胎盘寄生胎

chorioblastosis *n*. 绒[毛]膜增殖

chorioblsatoma; chorioma *n*. 成绒[毛]膜细胞瘤,绒[毛]膜瘤,绒[毛]膜上皮癌

choriocapillaris [chorioid + 拉 capillaris capillary] *n*. 脉络膜血管层

choriocarcinoma (简作 CC) (绒毛)膜癌

choriocele [chorion + 希 kele hernia] *n*. 豚络膜膨出

choriodpapilloma *n*. 脉络膜乳头[状]瘤

chorio-epithelioma; chorioma; chorionic epithelioma *n*. 绒[毛]膜上皮癌,绒[毛]膜瘤 ‖ ~ benignum 良性绒[毛]膜上皮癌 /~ malignum; syncytiom malignum 恶性绒[毛]膜上皮癌,恶性合胞体瘤

choriogenesis *n*. 绒[毛]膜发生

choriogonadotropin-alfa *n*. 绒促性素 α (激素类药)

choriogonin; chorionic gonadotrophin *n*. 考里奥果宁,绒[毛]膜促性腺激素

chorioid *n*. 脉络膜

chorioidcarcinoma *n*. 脉络膜癌

chorioidea *n*. 脉络膜

chorioidepithelioma *n*. 脉络膜上皮瘤

chorioiditis; choroiditis *n*. 脉络膜炎

chorioido-; choroido- 脉络膜

chorioidoiritis *n*. 脉络膜虹膜炎

chorioido-retinitis; choroido-retinitis *n*. 脉络膜视网膜炎

chorioma; chorioepithelioma *n*. 绒[毛]膜瘤,绒[毛]膜上皮癌 ‖ ~ benignum 良性绒[毛]膜瘤 /~ malignum 恶性绒[毛]膜瘤

choriomammotropin *n*. 绒毛膜催乳激素,人胎盘催乳素

choriomeningitis *n*. 脉络丛脑膜炎 ‖ ~, lymphocytic 淋巴细胞性脉络丛脑膜炎 /~, pseudo-lymphocytic 假淋巴细胞性脉络丛脑膜炎

chorion; [希] **chorionic membrane** *n*. 绒[毛]膜 ‖ ~ allantoideum 绒[毛]膜尿囊 /~ avillosum; ~ leve 平滑绒[毛]膜 /~ frondosum; ~ villosum 丛密绒[毛]膜 /~ leve 平滑绒[毛]膜 /~ omphaloideum 卵黄囊绒[毛]膜 /~ ovi 凤凰衣 /~, primitive 原绒[毛]膜 /~ Ovi Galli (Cortex Ovi Gall) [拉;动药] 鸡蛋壳 /~, shaggy; ~ frondosum 丛密绒[毛]膜 /~, smooth 平滑绒[毛]膜

chorionepithelioma; chorioepithelioma *n*. 绒[毛]膜上癌

chorionic *a*. 绒[毛]膜的 ‖ ~ gonadotropin 绒毛膜促性腺激素 /~ gonadotropin (简作 CG 或 CGT) 胎盘分泌的绒毛膜促性腺激素 /~ gonadotrophic hormone (简作 CGH) 绒毛膜促性腺激素 /~ gonadotropin hormone test 绒毛膜促性腺激素试验 ‖ ~ gonadotropin unit 绒毛膜促性腺激素单位 /~ growth hormone prolactin (简作 CGP) 绒毛膜生长激素催乳激素 /~ plate 绒毛板 /~ somatotropin (简作 CS) 绒(毛)膜生长激素 /~ somatomammotropin 绒毛膜生长催乳素 /~ thyrotropin 绒毛膜促甲状腺素 /~ villi 绒毛膜绒毛 /~ villi biopsy or sampling (CVB 或 CVS) 绒毛膜绒毛活检 /~ villi chorionic villus 的复数 /~ villi sampling 绒毛标本采取,见 chorionic villus sampling /~ villus 绒毛 /~ villus sampling (CVS) 绒毛标本采取 用于采集和检查胎儿细胞的方法

chorionitis *n*. ①真皮炎 ②硬皮病 ③绒毛膜炎

chorioplacntal *a*. 绒[毛]膜胎盘的

chorioplaque *n*. 真皮斑(一种多核巨细胞,见于皮肤细胞浸润)

chorioptes *n*. 皮螨属

chorioretinal *a*. 脉络膜视网膜的

chorioretinitis *n*. 脉络膜视网膜炎

chorioretinopathy *n*. 脉络膜视网膜病

choriotrope *n*. 科里奥特罗普(成药,胶体铅制剂)

Choripetalae *n*. 离瓣花亚纲(植物分类学)

choripetalous [希 choris asunder + petalon leaf] *a*. 离瓣的

choriphyllous *a*. 分离花被的

chorisepalous *a*. 离萼的

chorisis *n*. 分离

chorismic acid *n*. 分支酸 ‖ ~ biensis pox virus 卷叶蛾痘病毒 /~ diversand entomepox virus 异样螟虫昆虫痘病毒 /~ diversana pox virus 异样螟虫痘病毒 /~ entomopoxvirus 云杉卷叶蛾昆虫痘病毒 /~ granulosis cytoplsmic polyhedrosis 云杉卷叶蛾(虎尾松卷叶蛾)胞质型多角体病毒 /~ granulosis baculovirus (~ fumiferana granulosis virus) 云杉卷叶蛾(虎尾松卷叶蛾)颗粒体病毒

chorista [希 choristos separated] *n*. 基质异位性发育异常

Chorististium japonicum (Bo derlein) 日本粗尾鲈(隶属于鮨科 Serranidae)

choristoblastoma [希 choristos separated + blastos germ + -oma]; **choristoma** *n*. 成迷芽细胞瘤,迷芽瘤

choristoma [希 choristos separated + -oma] *n*. 迷芽瘤

choristoneura muriana granulosis virus (Bergold) 云杉卷叶蛾颗粒体病毒

choristoneura murinana granulosis virus 紫色卷叶蛾颗粒体病毒 ‖ ~ murinana nuclear polyhedrosis virus 紫色卷叶蛾核型多角体病毒 /~ rosaceana nuclear polyhedrosis virus 蔷薇斜条卷叶蛾核型多角体病毒

chorizagrotis entomopoxvirus chorizagrotis 昆虫痘病毒

chorogenic australiensis (**Holmes**) = **Tomato big bud top virus** (**Carsner**) 番茄巨芽病毒

choroid *n*. 脉络膜 ‖ ~, ocular 眼脉络膜

choroidal *a*. 脉络膜的

choroidal-retina blush 脉络膜视网膜充盈

choroidea *n*. 脉络膜

choroidectomy *n*. 脉络膜切除术

choroideremia [choroid + 希 eremia destitutio] *n*. 无脉络膜(眼)

choroiditis; chorioiditis *n*. 脉络膜炎 ‖ ~, anterior 前脉络膜炎 ‖ ~, areolar 晕状脉络膜炎(由黄斑区或其附近开始)/~, areolar central; Forster's ~ 晕状中心性脉络膜炎,弗斯特氏脉络膜炎 /~, central 中心性脉络膜炎 /~, circumscribed 局限性脉络膜炎 /~, diffuse; disseminated ~ 弥散性脉络膜炎.播散性脉络膜炎 /~, Doyne's familial honeycombed 多英氏家族性蜂窝状脉络膜炎 /~, exudative 渗出性脉络膜炎 /~, Forster's 弗斯特氏脉络膜炎,晕状中心性脉络膜炎 /~ guttata senilis; Tay's ~ 老年性点状脉络膜炎,泰氏脉络膜炎 /~, metastatic

转移性脉络膜炎 / ~, myopic 近视性脉络膜炎 / ~ serosa; glaucoma 青光眼(绿内障) / ~, suppurative 化脓性脉络膜炎 / ~, Tay's; ~ guttata senilis 泰氏脉络膜炎,老年性点状脉络膜炎 / choroido-; choroid- *n*. 脉络膜
choroidocyclitis *n*. 脉络膜睫状体炎
choroido-iritis *n*. 脉络膜虹膜炎
choroidopathy [choroid + 希 pathosdisease] *n*. 脉络膜视网膜炎
choroidoretinitis *n*. 脉络膜视网膜炎
choroids *n*. 脉络膜 ‖ ~ blush 脉络膜丛充盈 / ~ excavation 脉络膜陷凹征
chorologic *a*. 生物分布的
chorology [希 choros place + -logy] *n*. 生物分布学,分布学;生物地理学
choromania *n*. 舞蹈狂
choronosology [希 choros regino + nosos disease + logos science] *n*. 疾病分布学
chortosterol [希 chortis grass] *n*. 草甾醇
Chotzen's syndrome *n*. 科曾综合征[为常染色体显性遗传病,性为尖头并指(趾)畸形,其中并指(趾)畸形为轻度的,器官距离过远,睑下垂,有时智力迟钝。亦称尖头并指(趾)畸形 III 型]
choy; choya; chay; chaya *n*. 驱虫苋(苋科)
CHP child psychiatry 儿童精神病 /children's hospital of Philadelphia 费城儿童医院 /cholesterol hydrogen phthalate 邻苯二甲酸胆固醇氢酯 /chrome alum hematoxylin phloxinc(stain) 铬矾苏木精玫瑰红(染料) /common human pattern 普通人的类型 /Division of Comprehensive Health Planning (HRD) 综合卫生计划处(卫生资源发展局)
CHPP comprehensive health planning program 综合卫生计划纲要
Chpx chickenpox *n*. 水痘
CHQ halquinol *n*. 三合氯喹啉(局部抗感染药)
CHR cercarian hullen reaction 尾蚴膜反应 /chromatographically pure 色谱纯
Chr chromatography *n*. 色谱法 /Chromobacterium *n*. 色素杆菌属 / chronic *a*. 慢性的
CHr candle-hour *n*. 烛光—小时
chr. Chromobacterium *n*. 色素杆菌属
chrematophobia [希 chrema money + phobia] *n*. 金钱恐怖
CHRIS Chemieal Hazards Response Information System (USCG) 化学危害反应情报系统(美国海岸警戒处)
chrisma; salve *n*. 软膏,油膏
chrismaline; liquid paraffin *n*. 液状石蜡
christchurch chromosome (简作 ch) *n*. 克里斯丘奇染色体(指短臂缺失的 G 组染色体,最早是在患有慢性淋巴细胞白血病病人中发现)
christensen-krabbe disease *n*. 克—克病
Christian *n*. 基督教徒
Christian's disease (syndrome) [Henry *a*. 美医师 1876—1951] 克里斯琴氏病(综合征)(慢性特发性黄瘤病)
Christian-Schiiller disease; Schiiller-Christian disease 克—许二氏病,慢性特发性黄瘤病
Christian-Weber disease 克—韦病,复发性发性性结节性非化脓性脂膜炎
Christiaobcordate(poir.)Bahn.f. [拉,植药] *n*. 铺地蝙蝠草
Christiavespertilionis(L.f.)Bah *n*. f. [拉;植药] *n*. 蝙蝠草
Christison's formula [Robert 英医师 1797—1882] *n*. 克里斯提森氏公式(计算尿内固形物)
Christmas factor 克里斯马氏因子,抗血友病因子,血小板辅因子 Ⅱ
Christmas factor (PTC) (简作 CF) Ⅸ因子(抗血友病因子 B)
Christ-Siemens-Touraine syndrome 克 - 西 - 图综合征,无汗性外胚叶发育不良
Chrita ebumean Hance [拉;植药] 牛耳朵
CHRM chromomycin *n*. 色霉素(抗癌抗菌素)
chroatol; terpin iodohydrate *n*. 克罗阿托耳,碘水合萜二醇
Chrobak pelvis [Rudolph 奥妇科学家 1840—1910] 克罗巴克氏骨盆(髋关节病性骨盆,一侧性斜径狭窄)
chrochtron *n*. 摆线管
chrodopoxvirinae *n*. 脊椎动物痘病毒亚科
chrom-; chromo- 色
chroma *n*. 色品(度),色饱和度 ‖ ~ amplifer stage 彩色(色度)信号放大级 / ~ circuit 彩色信号电路 / ~ coder 色度(信号)编码器 / ~ colour 黑底彩色显像管 / ~ gain 彩色增益 / ~ scale 色标
chroma-clear raster 白色光栅
chromacoder *n*. 信号变换装置,彩色编码器
chromacontrol *n*. 色度调整
chromaesthesia; chromesthesia *n*. 色联觉,牵连色觉,假色觉
chromaffin [chrom- + 拉 affinis having affinity for] *a*. 嗜铬的 ‖ ~ cells 嗜铬性细胞
chromaffinity *n*. 嗜铬性
chromaffinoblastoma; pheochromoblastoma *n*. 成嗜铬细胞瘤
chromaffinoma; paraganglioma *n*. 嗜铬细胞瘤,副神经节瘤
chromaffinopathy *n*. 嗜铬器官病
chromagogue *a*. 色素排除的
chromagram *n*. 色谱图
chroma-key *n*. 色度键 ‖ ~ -key generator 色度键控信号发生器 / ~ -lminance 色彩亮度
chromalum; chrome alum *n*. 铬明矾
chroman; chromane *n*. 色满,氧杂萘满(维生素 E 的母质)
Chromanar = carbocromen *n*. 卡波罗孟(抗心绞痛药)
chromaphil [chrom- + 希 philein to love]; **chromaffin** *n*. 嗜铬的
chromargentaffin [chrom- + 拉 argentum silver + 拉 affinis having affinity for] *a*. 嗜铬及嗜银的
chromas; [拉] **chromate** *n*. 铬酸盐
chromasia *n*. 色幻视
-chromasia [希 chroma colour 色] [构词成分] 色
chromasie *n*. 染色质增加
chromasomes *n*. 染色体
chromate *n*. 铬酸盐
chromatelopsia [chrom- + 希 ateles imperfect + opsis + -ia] *n*. 色盲,色觉不全
chromathidrosis; chromhidrosis *n*. 色汗症
chromatiaceae *n*. 着色菌科
chromatic *a*. ①色的,易染的 ②核染质的 ‖ ~ difference 色差 / ~ rendition 彩色再现,颜色重现 / ~ subcarrier 彩色副载波
chromaticity *n*. 色品(度),染色性,色彩质量 ‖ ~ bandwidth 色度信号带宽 / ~ modulator 色品信号调制器 / ~ subcarrier sideband 彩色副载波边带 / ~ type (简作 C-type) 易染色类型
chromatid *n*. 染色半体,染色单体 ‖ ~, daughter 子染色半体 / ~, sister 姊妹染色半体
chromatieae *n*. 色素菌族
chromatin *n*. 染色质,核染质 ‖ ~, distributed; extranuclear ~; chromidia 核外染色质 / ~ granules 单层染色质粒/ ~ -negative *a*. 染色质阴性的(正常雄性个体的细胞核中缺乏性染色质) / ~ -positive *a*. 染色质阳性的(正常雌性个体的细胞核中具有性染色质) / ~, sex 性染色质
chromatinic *a*. 染色质的
chromatinolysis [chrommatin + 希 lysis dissolution]; **chromatolysis** *n*. 染色质溶解
chromatinorganization *n*. [复制]染色质组织
chromatinorrhexis [chromatin + 希 rhexis rupture] *n*. 核染质碎裂
chromatism *n*. ①异常着色 ②色幻觉
chromatium *n*. 色素菌属
chromatize *n*. 加铬,铬处理
chromato-; chromo- *n*. 色
chromatoblast *n*. 成色素细胞
chromatocinesis [chromatin + 希 kinesis movement] *n*. 染色质移动
chromatocyt chromatocinesis [chromatin + 希 kinesis movement] *n*. 嗜铬细胞
chromatodermatosis *n*. 皮肤着色症
chromato-disk *n*. 色谱圆盘
chromatodysopia *n*. 色盲
chromatogenesis *n*. 色素形成
chromatogenous *a*. 产色的
chromatograph *n*. 色谱仪
chromatographia *n*. 色谱学
chromatographically pure (简作 CHR) 色谱纯
chromatography *n*. 色谱法,色谱仪,层析仪 ‖ ~ data system (简作 CDS) 层析资料系统 / ~, displacement 顶替色谱法,排代色谱法 / ~, filter paper 纸色谱法 / ~, liquid 液相色谱法 / ~, paper 纸色谱法 / ~, partition 分配色谱法 / ~, two dimensional 两向色谱法
chromatoid *a*. 浓染的 *n*. 拟染色体 ‖ ~ body 拟染色体(在阿米巴滋养体囊前期内,内有时在胞质内可出现一种特殊营养储存结构,经分析是由 90% 以上的核糖蛋白体聚合而成)
chromatokinesis *n*. 染色质移动
chromatology *n*. 色彩学
chromatolysis *n*. 染色质溶解
chromatolysm *n*. 染色质溶解
chromatolytic *a*. 染色质溶解的
chromatomap *n*. 色谱(层析)图形
chromatometer *n*. ①色觉计 ②比色计

chromatometry; colorimetry *n*. ①比色法 ②色觉检查
chromaton *n*. 改进型栅控彩色显像管
chromatopathy; chromopathy *n*. 皮肤着色症
chromatopectic; chromopectic *a*. 色素固定的
chromato-pencil *n*. 色谱笔
chromatopexis; chromopexis *n*. 色素固定
chromatophagous *a*. 破坏色素的,噬色素的
chromatophil *n*. 嗜染细胞,易染细胞
chromatophile *a*. 嗜染的 *n*. 嗜染细胞,易染细胞
chromatophilia [chromato- + 希 phillein to love + -ia] *n*. 嗜染性,易染性
chromatophilic *a*. 嗜染的,易染的
chromatophilous; chromatophilic *a*. 嗜染的,易染的
chromatophobia *n*. 颜色恐怖
chromatophore [chromato- + 希 pherein to bear] *n*. ①色素细胞 ②载色体
chromatophoroma *n*. 色素细胞瘤
chromatophoromatosis; melanomatosis *n*. 黑素瘤病,黑瘤病
chromatophorotropic *a*. 向色素细胞的
chromatophorous *a*. ①色素细胞的 ②载色体的
chromatoplasm *n*. 色素质
chromatoplast *n*. ①色素体 ②成色素细胞
chromatopolarograph *n*. 色谱极谱仪
chromatopseudopsis [chromato- + 希 pseudes false + opsis vision] **color hallucination** 色幻视
chromatopsia [chromato- + 希 opsis vision + -ia] *n*. ①色视症 ②部分色盲
chromatoptometer; chriomatometer *n*. ①色觉计 ②比色计
chromatoptometry; chromoptometry *n*. 色觉检查
chromatorgram *n*. 色谱图
chromatoroentgenography *n*. 染色 X 线造影术
chromatorrhexis *n*. 染色质碎裂
chromatoscenner *n*. 层析扫描仪
chromatoscope *n*. 有色光线折射[率]计,彩光折射[率]计
chromatosis *n*. 着色,[皮]色素沉着
chromatoskiameter *n*. 色觉测量计
chromatosome [chromato- + 希 somabody] *n*. 染色体
chromatostrip *n*. 色谱带
chromatotaxis *n*. 趋核染质性
chromatotropism *n*. 向色性,亲色性
chromatron *n*. 栅控彩色显像管,彩色电视摄像管
chromaturia *n*. 色素尿
chromatype *n*. 铬盐(彩色)相片,铬盐片照相法
-chrome [希][构词成分]色,色素
chrome; chromium *n*. 铬(24 号元素) ‖ ~ alum 铬明矾 / ~ alum, ammonium; ammonium chrome sulfate 氨铬矾,硫酸铬铵 / ~ alum fixer 铬矾定影剂 / ~ green 铬绿(氧化铬与氧化钴的混合物) / ~ alum hematoxylin phloxinc (stain) (简作 CHP) 铬矾苏木精玫瑰红(染料) / ~ red 铬红 / ~ yellow 铬黄,贡黄(铬酸铅)
chromesthesia *n*. 色联觉,连带色觉,假色觉
chromhidrosis; chromidrosis *n*. 色汗症
-chromia [希 chroma colour 色] *n*. 色
chromic *a*. 铬的 ‖ ~ chloride method (简作 CCM) 氯化铬法
chromicize *n*. 加铬,铬处理
chromidia (单 chromidium) *n*. 核外染色粒
chromidial *a*. 核外染色粒的
chromidiation; chromidiosis *n*. 核染质溢出
chromidien [德] *n*. 非生殖性核外染色粒
chromidiosis *n*. 核染质溢出
chromidium (复 chromidia) *n*. 核外染色粒
chromidrosis; chromhidrosis *n*. 色汗症
chromin *n*. 色菌素
chrominance *n*. 色度,彩色信号 ‖ ~ carrier 彩色载波 / ~ channel 彩色信道,色度通道 / ~ detector 彩色信号检波器 / ~ gain control 色度增益调整 / ~ primary 色度基色,基色信号 / ~ vide signal 色度视频信号
chromiole *n*. 染色微粒
Chromis analis (Cuvier) 长臀光鳃鱼(隶属于雀鲷科 Pomacentridae)
chromism *n*. 着色异常
chromite *n*. 铬铁矿
chromium [拉;希 chroma color] *n*. (缩 Cr)铬(24 号元素) ‖ ~ sulfate 硫酸铬 / ~ trioxide; chromic acid 三氧化铬,铬酸
Chromo Chromosoma *n*. 染色体(杂志名)
chromo-; chrom-; chromato- [希 chroma, chromatos color 颜色] 色
Chromobacterium [希 chroma, chromatos color 颜色] *n*. 色素杆菌属 ‖ ~ amethysticum 紫水晶色素杆菌 / ~ indicum 印度色素杆菌 / ~ kielense 基耳色素杆菌 / ~ lactis 乳色素杆菌 / ~ mycoides roseum 玫瑰色蕈状色素杆菌 / ~ prodigiosum; Serratia marcescens 灵色素杆菌,黏质沙雷氏菌 / ~ rubricum 红色素杆菌 / ~ violaceum 青紫色素杆菌
chromoblast *n*. 成色素细胞
chromoblastomycosis; chromomycosis *n*. 着色真菌病,黄色酿母菌病
chromocarb *n*. 色烯卡(毛细血管保护药)
chromocenter *n*. ①染色质核仁,核粒 ②染色中心
chromocholoscopy [chromo- + 希 chole bile + skopein to exa-mine] *n*. 排色[素]检胆法
chromoclastogenic *a*. 染色体诱裂的
chromocrater *n*. 火山口状血细胞
chromocrinia [chromo- + 希 krinein to separate] *n*. 泌色作用
chromocystoscopy *n*. [尿]染色膀胱镜检查
chromocyte *n*. 色素细胞
chromocytometer *n*. 血红蛋白计
chromocytometry *n*. 血红蛋白测定法
chromodacryorrhea [chromo- + 希 dacryon tear + rhoia flow] *n*. 血泪症
chromodermatosis; chromatodermatosis *n*. 皮肤着色症
chromodiagnosis *n*. ①色泽诊断[法] ②色素[排泄]诊断[法]
chromoflavine; acriflavine *n*. 啶黄
chromogen *n*. 色原
chromogene *n*. 染色体基因,色素基因
chromogenesis *n*. 色素形成
chromogenic *a*. 产色性的
chromogranin *n*. 嗜铬粒蛋白
chromogranin *n*. 嗜铬粒蛋白
chromo-isomerism *n*. 异色异构[现象]
chromolipoid; lipochrome *n*. 脂色素
chromolume *n*. 色光灯
chromolysis; chromatolysis *n*. 染色质溶解
chromoma *n*. 色素细胞癌,恶性黑[色]素瘤
chromomere *n*. ①染色粒 ②血不板染色部
chromomere *n*. 染色粒
chromometer *n*. 比色计
chromometry *n*. ①比色法 ②色觉检查 ‖ ~, mental 心理性色觉检查
chromometry *n*. ①比色法 ②色觉检法
chromomycin *n*. 色霉素(抗癌抗菌素)
chromomycosis; chromoblasto mycosis *n*. 着色真菌病,黄色酿母菌病
Chromonar *n*. 卡波罗孟(抗心绞痛药) ‖ ~ hydrochloride 盐酸延痛心,盐酸乙胺香豆素(亦称盐酯卡波罗孟 carbocromen hydrochloride,冠状动脉扩张药)
chromoncma (复, chromoncnmata) *n*. 染色线
chromone *n*. 色酮,对氧萘酮
chromonema (复 chromonemata) [chromo- + 希 nema thread] *n*. 染色线
chromonemata (单 chromonema) *n*. 染色线
chromoneme; chromonema *n*. 染色线
chromonucleic acid 染色质核酸,脱氧核糖核酸
chromonucleoprotein *n*. 染色[质]核蛋白
chromoparic [chromo- + 拉 parere to produce] *a*. 产色的
chromopathy; chromatopathy *n*. 皮肤着色症
chromopectic; chromatopectic *a*. 色素固定的
chromopertubation *n*. 彩色输卵管灌气法诊断性腹腔镜检查用于判断输卵管情况的技术
chromopexic *a*. 色素固定的
chromopexis; chromatopexis *n*. 色素固定
chromopexy *n*. ①色素原吞噬[作用] ②色素固定
chromophage; pigmentophage *n*. 噬色细胞固定
chromophane [chromo- + 希 phainein to show] *n*. 视色质
chromophibic *a*. 难染的,嫌色的,拒染的
chromophil [chromo- + 希 phileni to love] *n*. 嗜染细胞,易染细胞
chromophile *n*. 嗜染细胞,易染细胞 *a*. 嗜染的,易染的
chromophilia [希 chroma color + phileo to love] *n*. 嗜染性,易染性
chromophilic *a*. 嗜染的,易染的
chromophilous; chromophilic *a*. 嗜染的,易染的
chromophobe *a*. 难染的,嫌色的,拒染的 *n*. 嫌色细胞,难染细胞,拒染细胞
chromophobia *n*. ①难染性,嫌色性 ②颜色恐怖
chromophore; color radical *n*. 色基,生色团,发色团 *a*. ①发色的

②发色团的 ‖ ~ electrons 发色电子
chromophorous; **chromophoric** *a*. ①发色的 ②发色团的
chromophose *n*. 色幻视
chromophotograph *n*. 彩色照相,多色(照)片
chromophotometer *n*. 比色计
chromophototherapy *n*. 色光疗法,光谱疗法
chromophre *n*. 发色团
chromophytosis [chromo- + 希 phyton plant + -osis]; pityriasis versicolor *n*. 变色性皮癣,花斑癣
chromoplasm *n*. 易染浆,染色浆
chromoplast; **chromoplastid** *n*. 有色粒,有色体
chromoplastid *n*. 有色粒,有色体
chromoprotein *n*. 色蛋白 ‖ ~, visual 视色蛋白
chromopsia; **chromatopsia** *n*. ①色幻视 ②部分色盲
chromopsy; **chophysiology** *n*. 时间心理生理学
chromoptometer; **chromatoptometer** *n*. ①色觉计 ②比色计
chromoptometry; **chromatoptometry** *n*. 色觉检查
chromoradiometer *n*. X线量感色计 ‖ ~, Holzknecht's 霍耳茨克内希特氏 X 线量感色计
chromoretinography *n*. [视]网膜彩色照相术
chromorhinorrhea *n*. 有色鼻液溢
chromosaccharometer *n*. 糖量比色计
chromosantonin *n*. 黄色山道车,有色山道车
chromoscope *n*. ①色觉检查器 ②彩色显像管,显色管 ③加色法看片器 ④验色器
chromoscopy *n*. ①色觉检查 ②染色检查(肾功能) ‖ ~, gastric 染色胃液检查(检胃酸缺乏症)
chromosin *n*. 胞核去氧核糖核蛋白
Chromosoma *n*. 染色体(杂志名)
chromosomal *a*. 染色体的 ‖ ~ aberrations 染色体畸变(见 chromosome aberration) / ~ detetion 染色体缺失,见 chromosome disorders / ~ gender 染色体性别,见 chromosomal sex / ~ mosaic 染色体嵌合体 / ~ sex 染色体性别 / ~ translocation 染色体易位 / ~ abnormality (简作 CA) 染色体异常 / ~ gonadal dysgenesis (简作 CGD) 染色体性生殖腺发育不全 / ~ gonadal dysgenisis (简作 CG) 染色体生殖腺发育不全
chromosome [chromo- + 希 soma body] *n*. 染色体 ‖ ~, accessory; sex chromosomes 副染色体,性染色体 / ~, acrocentric 近端着丝点染色体 / ~ analysis 染色体分析 / ~ banding technique 染色体显带技术 / ~, bivalent 二价染色体 / ~ blotting 染色体印迹(通过脉冲电场凝胶电泳分离染色体 DNA,并进行 Southem 印迹)/ ~ breakage 染色体断裂 / ~ conjugation 染色体结合(同源染色体的配对) / ~, daughter 子染色体 / ~s, giant 巨染色体(①多线染色体 ②刷形染色体) / ~, heterotropic; sex ~s 异向染色体,性染色体 / ~ leakage syndrome 染色体断裂综合征(一种常染色体遗传的疾病,细胞内有大量自发的或病毒诱发的染色体断裂片断。例如 Fanconi 贫血、Bloom 综合征等)/ ~ polymorphism 染色体多态(在健康人群中,其核型内有一条或数条染色体表现比较恒定的微小形态变异,按孟德尔定律方式遗传) / ~, salivary 唾腺染色体 / ~s, inversions of 染色体逆位 / ~s, lampbrush 刷形染色体 / ~s, odd; sex chromosomes 奇染色体,性染色体 / ~, plurivalent 多价染色体 / ~s, sex 性染色体 / ~, small, m ~ 小染色体 / ~ translocation 染色体易位 / ~, X X 染色体 / ~, Y Y 染色体 / ~s, nucleolar 核仁染色体 / ~s, polytene 多线染色体
chromosomesm, heterotypical; **sex chromoaomes** *n*. 异型染色体,性染色体 ‖ ~, homologous 同原染色体
chromosomin *n*. 染色体酸蛋白,染色体蛋白
chromosomoid *n*. 拟染色体,类染色体
chromosonema *n*. 染色全丝,染色体螺旋
chromospermism *n*. 精子着色
chromospire *n*. 核粒纽丝
chromotherapy *n*. 色光疗法,光谱疗法
chromotoxic [chromo- + 希 toxikon poison] *n*. 损害血红蛋白的,破坏血红蛋白的
chromotrichia [chromo- + 希 thrix hair + -ia] *n*. 毛[发]着色
chromotrichial *a*. 毛[发]着色的
chromotrichomycosis *n*. 色毛菌病
chromotubation *n*. 输卵管通色素法
chromo-ureteroscope *n*. 染色输尿管镜
chromo-ureteroscopy *n*. 染色输尿管镜检查
chromo-urinography *n*. 染色检尿法
chromous *a*. ①亚铬的,二价铬的 ②铬的
chromtropic *a*. 向色的,亲色的
Chromulinaceae *n*. 单鞭金藻科(一种藻类)
chron- [希 chronos] [构词成分] 时间

chron-; **chrono-** *n*. 时
chronaxia; **chronaxy** *n*. 时值
chronaximeter *n*. 时值计
chronaximetric *a*. 时值计的
chronaximetry *n*. 时值测量[法]
chronaxy [chron- + 希 axios fit] *n*. 时值
chroncyclegraph *n*. 操作性活动轨迹的灯光示迹摄影记录(法) ‖ ~ camera 定时摄影机
chronic [拉 chronicus from 希 chronos time] *a*. 慢性的 ‖ ~ abdominal tympany (简作 CAT) 慢性腹胀 / ~ active hepatitis (简作 CAH) 慢性活动性肝炎 / ~ active liver disease (简作 CALD) 慢性活动性肝脏疾病 / ~ airway obstruction (简作 CAO) 慢性气道阻塞 / ~ alcohol intoxication (简作 CAI) 慢性酒精中毒 / ~ alcoholism 慢性酒精中毒 / ~ arteria occlusion (简作 CAO) 慢性动脉闭塞 / ~ atrophic gastritis (简作 CAG) 慢性萎缩性胃炎 / ~ brain syndrome (简作 CBS) 慢性脑综合征 / ~ bronchitis (简作 CB) 慢性支气管炎 / ~ bronchitis and asthma (简作 CBA) 慢性支气管炎和哮喘 / ~ calculous cholecystitis (简作 CCC) 慢性结石性胆囊炎 / ~ cardiac failure (简作 CCF) 慢性心力衰竭 / ~ congestive heart failure (简作 CHF) 慢性充血性心力衰竭 / ~ constrictive pericarditis (简作 CCP) 慢性缩窄性心包炎 / ~ coronary insufficiency (简作 CCI) 慢性冠状动脉供血不足 / ~ discoid luous erythematosus (简作 CDLE) 慢性盘状红斑性狼疮 / ~ Disease (简作 CD) 慢性疾病(杂志名) / ~ Disease Management (journal, now CD) (简作 CDM) 慢性疾病处理(杂志名,现称 CD) / ~ Disease Program (USPHS) (简作 CDP) 慢性病防治方案(美国公共卫生服务处) / ~ Disease Quarterly (简作 CDQ) 慢性病季刊 / ~ disseminative discoidlupus erythematosus (简作 CD-DLE) 慢性播散性盘状红斑狼疮 / ~ entero-osteo-nephropathy (简作 CEON) 慢性肠-骨-肾病(慢性镉中毒引起) / ~ eosinophilic pnenounia (简作 CEP) 慢性嗜酸细胞性肺炎 / ~ false positive (简作 CFI) 慢性假阳性 / ~ glomerulonephritis (简作 CG) 慢性肾小球肾炎 / ~ glomerulonephritis (简作 CGN) 慢性肾小球肾炎 / ~ granulocytic leukemia (简作 CGL) 慢性粒细胞性白血病 / ~ granulomatous disease (简作 CGD) 慢性肉芽肿性疾病 / ~ granulomatous disease (formely FGD) 慢性肉牙肿病(旧称 FGD) / ~ hepatitis (简作 CH) 慢性肝炎 / ~ idiopathic intestinal pseudo-obstruction (简作 CIIp) 慢性特发性假性肠梗阻 / ~ idiopathic intestinal pseudoobstruction syndrome (简作 CIIPOS) 慢性特发性假性肠梗阻综合征 / ~ infectious neuropathic agents (简作 CHINA) 慢性感染性神经病因子 / ~ interstitial nephritis (简作 CIN) 慢性间质性肾炎 / ~ intestianl psendo-obstruction (简作 CIOMS) 慢性小肠假性梗阻 / ~ irradiation 慢性照射 / ~ lymphocytic leukemia (简作 CLL) 慢性淋巴(细胞)性白血病 / ~ mucocuraneous candidiasis (简作 CMC) 慢性皮肤黏膜念珠菌病 / ~ obstructive pancreatitis (简作 COP) 慢性阻塞性胰腺炎 / ~ obstructive pulmonary disease (简作 COPD) 慢性阻塞性肺疾病 / ~ or cerebral arteriosclerosis (简作 CAS) 慢性或大脑动脉硬化 / ~ otitis media (简作 COM) 慢性中耳炎 / ~ radiation 慢性辐射 / ~ renal failure (简作 CRF) 慢性肾功能衰竭 / ~ venous stasis syndrome (简作 CVSS) 慢性静脉郁滞综合征 / ~ Immunology and Immunopathology (简作 CIIp) 临床免疫学和免疫病理学(杂志名) / ~ atrophic gastritis 慢性萎缩性胃炎 / ~ calculous cholecystitis 慢性结石性胆囊炎 / ~ duodenal stasis 慢性十二指肠郁滞 / ~ granulomatous disease 慢性肉芽肿病/ ~ hyperestrogenic syndrome(chronic hyperestrogenism) 慢性高雌激素综合征,男子乳房女性化的常见原因之一 / ~ progressive pneumonia virus = Jaagsiekte virus (Marsh) 慢性进行性肺炎病毒,南非羊肺炎病毒 / ~ progressive pneumonia virus of sheep = Maedi virus = zwoegerziekte virus 绵羊慢性进行性肺炎病毒,梅迪病毒,泽沃格齐克特病毒 / ~ radiation disease 慢性放射病/ ~ vutvardystrophy 慢性外阴营养不良 ‖ ~ icity *n*. 慢性
chroniosepsis *n*. 慢性脓毒病
chrono-; **chron-** [希 chronos time 时] [构词成分] 时
chronobiology [chrono - + 希 bios life + - logy] *n*. 生物寿命学,时间生物学
chronognosis [chrono- + 希 gnosis knowledge] *n*. 时觉
chronograph *n*. 微时计 ‖ ~, electrical 电微时计,电记时器
chronokymograph *n*. 记时描波器
chronological age 实龄,实足年龄
chronology *n*. 生物年代学 ‖ ~ of dentistry 牙医年代学
chronometer *n*. 记时计 ‖ ~ correction 精密记时计校正
chronometry *n*. 记时法 ‖ ~, mental 精神记时法
chronomyometer *n*. 时值计,时值测定器
chronon *n*. 定时转录子(遗传信息持久性单位)
chronophobia *n*. 时间恐怖(见于长期拘禁的囚犯)

chronophotograph *n*. 连续照相
chronoscope *n*. 微时测定器
chronosphygmograph *n*. 记时脉搏描记器
chronotaraxis [chrono- + 希 taraxis confusion] *n*. 定时不能
chronothermal *n*. 寒温交替的，周期性体温变化的
chronotoxicology *n*. 生物钟毒理学，慢性毒理学
chronotron *n*. 摆线管，脉冲叠加测时仪
chronotropic [chrono- + 希 tropikos turning] *n*. 变时[性]的
chronotropism *n*. 变时现象 ‖ ~, negative 阴性变时现象 / ~, positive 阳性变时现象
Chroococcaceae *n*. 色球藻科(一种藻类)
Chrosaora helvola (**Brandt**) 金黄水母(隶属于游水母科 Pelagiidae)
chrotoplast [希 chros skin + plassein to form] *n*. [表]皮细胞
chrotopsia; **chromatopsia** *n*. ①色幻视 ②部分色盲
chrysalis *n*. 蛾蛹，蛹
chrysamthemum *n*. 菊 ‖ ~ aspermy virus (Brlerly et al.) (Tomato aspermy virus 株) 菊无子病毒 / ~ B carlavirus 菊 B 香石竹潜伏病毒 / ~ flower distortion virus (Brierley) 菊畸花病毒 / ~ frutescens rhabdovirus 灌木菊弹状病毒 / ~ green flower virus (Hollings) 菊绿花病毒 / ~ latent virus (Hollings) 菊潜伏病毒 / ~ mild mottle cucumovirus 菊轻性斑点黄瓜花叶病毒 / ~ monocarboxylic acid 菊一酸，除虫菊一羧酸 / ~ ring spot virus (Brlerley et Smith) 菊环斑病毒 / ~ rosette virus (Brierley et Smith) 菊丛簇病毒 / ~ stunt virus (Brierley et Smith) 菊矮化病毒 / ~ vein chlorosis rhabdovirus 菊叶脉缺绿病弹状病毒 / ~ vein mottle virus (Hollinngs) 菊脉斑点病毒 / ~ virus B (Noordam) 菊病毒 B / ~ virus C (Noordam) 菊病毒 C / ~ virus D (Prentice) 菊病毒 D / ~ virus E (Hollings) 菊病毒 E / ~ virus Q (Keller) 菊病毒 Q
chrysaniline *n*. 柯苯胺(3-氨基-9-(对氨苯)硝酸啶)
chrysanthemum L. *n*. 菊属 ‖ ~ cinerariaefolium (Trev.) Bocc. 除虫菊，白共除虫菊 / ~ coccineum Willdenow; ~ roseum Web. et Mohr. 红花除虫菊 / ~ coronarium L. 茼蒿 / ~ indicum Lin *n*. 野菊 / ~ avandlaefolium (Fisch.) Makino [拉，植药] 裂野菊 / ~ leafminer 菊潜叶蝇 / ~ marshallii Aschers 马歇尔氏除虫菊 / ~ morifolium Ramat. 菊[花] / ~ roseum Web. et Mohr. 红花除虫菊
chrysarobin [拉 chrysarobinum from 希 chrysos gold + araroba] *n*. 柯桠素
Chrysazin *n*. 1,8-二羟蒽醌，丹蒽醌(即 danthrom，导泻药)
chrysenic acid *n*. 屈酸，苯萘甲酸
chrysiasis [希 chrysos gold]; **gold deposition** *n*. 金质沉着病
Chrysididae *n*. 青蜂科
chrysitis; **gold litharge**; **red litharge** *n*. 红蜜陀僧，金色蜜陀僧
chryso- [希 chrysos gold 金] *n*. 金
Chrysocapsaceae *n*. 金囊藻科(一种藻类)
Chrysochares aeneocupreus (Chen) 罗布麻绿叶甲(隶属于肖叶甲科 Eumolpidae)
Chrysochus chinensis (Baly) 中华萝藦叶甲(隶属于肖叶甲科 Eumolpidae)
chrysocreatinine *n*. 金黄肌酐
chrysocyanosis *n*. 金剂性皮变色
chrysoderma *n*. 金沉着性皮变色
chrysoflagellida *n*. 金色鞭毛属
chrysoidine *n*. 盐酸二氨基偶氮苯，碱性菊橙染料 ‖ ~ Y 2,4-盐酸二氨基偶氮苯，橘橙 Y
Chrysolampra splmdens (Baly) 亮叶甲(隶属于肖叶甲科 Eumolpidae)
chrysolgan; **krysolgan** *n*. 克里索耳干(4-氨基-2-金硫代水杨酸钠)
Chrysolophus amherstiae (Laedbeater) [拉；动药] *n*. 白腹锦鸡
Chrysolophus pictus (Linnaeus) 红腹锦鸡(隶属于雉科 Galliformes)
chrysomonad *n*. 金滴虫
Chrysomonadales *n*. 黄色鞭毛目(植物分类学)
Chrysomonadida *n*. 金滴虫目
chrysomycin *n*. 金色霉素
Chrysomyia [chryso- + 希 myia fly] *n*. 金蝇属 ‖ ~ albiceps 白头金蝇 / ~ bezziana 倍[赞]氏金蝇 / ~ macellaria; cochliomyia macellaria 腐败金蝇，腐败锥蝇 / ~ megacephala 大头金蝇
Chrysomyia megacephala (**Fab.**) 大头金蝇(隶属于丽蝇科 Calliphoridae)
chrysomyia megacephala (Fabricius) [拉；动药] *n*. 大头金蝇
Chrysomyia phaonis (**Sesuy**) 广额金蝇(隶属于蝇科 Muscidae)
Chrysomyxaceae *n*. 金锈菌科(一种菌类)
chrysopa *n*. 草蛉，绿草蛉 ‖ ~ californica 加(利福尼亚)州草蛉 / ~ Slnlca 中华草蛉 / ~ perla cytoplasmic polyhedrosis virus 绿草蛉胞质型多角体病毒 / ~ perla nuclear polyhedrosis virus 绿草蛉核型多角体病毒
chrysophan; **chrysoretin** *n*. 大黄酚甙
chrysophanol; **chrysophanic acid** 大黄酚，大黄酸
chrysophoresis *n*. 金渗散(金剂治疗后，由于巨噬细胞及多形核白细胞的作用，使金微粒渗散在身体各器官内)
Chrysophyllum L. *n*. 金叶树属(赤铁科)
Chrysopogon aciculatus (**Retz.**) **Trin.** [拉，植药] 竹节草
Chrysops *n*. 斑虻属 ‖ ~ dimidiata 分斑虻 / ~ discalis 中室斑虻 / ~ dispar Mg. 人纹斑虻 / ~ dissactus Lw. 异位斑虻 / ~ molsiewizci 穆氏斑虻 / ~ relictus Mg. 弃斑虻 / ~ silacea 静斑虻 / ~ sinensis 中华斑虻 / ~ van der Wulpi Kr. 范德伍耳皮氏蛀虻 / ~ vanderwulpi 广斑虻
chrysoretin; **chrvsorrhetin**; **chrysophan** *n*. 大黄酚甙
chrysosis; **chrysiasis** *n*. 金质沉着病
Chrysosplenium macrophyllum Oliv. [拉，植药] 大叶金腰
Chrysosplenium sinicum Maxim. [拉，植药] 中华金腰
chrysotherapy; **aurotherapy**; **Mollgaard treatment** *n*. 金疗法，默耳加德氏疗法
Chrysothrichaceae *n*. 金絮衣科(一种地衣类)
chrysotile *n*. 纤蛇纹石，温石棉(吸入其粉尘可致石棉肺，间皮瘤和其他肺癌型则少见)
chrysotilum *n*. 阳起石
chrysotoxin *n*. 麦角黄毒素
Chrysozona [chryso- + 希 zone girdle] *n*. 麻虻虻属 ‖ ~ atvata Szil 黑衫麻虻 / ~ pulvialis L. 两麻虻 / ~ sinensis Ric. 中华麻虻 / ~ turkestanica Kr. 土耳其斯坦麻虻
CHS Canadian Hemophilia Society 加拿大血友病学会 /Chediak-Higashi syndrome Chediak-Higashi 综合征(眼—皮肤白化病) /Chloracetophenone Solution 氯乙酰苯溶液
ChS chondroitin sulfuric acid 硫酸软骨素
CHSS Cooperative Health Statistics system 合作卫生统计系统
CHST check and store 校验与存贮
cht chart *n*. 图，表
Ch-T chloramine-T *n*. 氯胺 T
chthonophagia [希 chthon earth + phagein to eat]; **chthonophagy**; **chthonophagia** *n*. 食土癖
chttue gall [动药] *n*. 青环海蛇胆
CHU caloric heat unit 卡热单位 /centigrade heat unit 摄氏热单位，百分度热量单位
chu/lb caloric heat unit/pound 每磅卡热单位
chuchuarine *n*. 漆榛碱
chum salmon [动药] *n*. 大麻哈鱼 ‖ ~ head [动药] 大麻哈鱼头 / ~ liver [动药] 大麻哈鱼肝 / ~ Roe [动药] 大麻哈鱼子 / ~ spermaries [动药] 大麻哈鱼精巢
chunk *n*. 记忆单位(指在学习学说中的一种信息单位，在开始学习包括该单位在内的新材料之前，该信息单位已经储存在记忆之中)
Churchill's iodine caustic. 丘吉尔氏腐蚀用碘(苛性碘溶液) ‖ ~ tincture of iodine 丘吉尔氏碘酊(系 16.5%的碘酊)
Churg-Strauss syndrome (**vasculitis**) 丘—施综合征(脉管炎)，变应性肉芽肿性脉管炎
churn *n*. 搅乳器
churrus *n*. 大麻树脂
churus *n*. 大麻树脂
Chutro's stirrup [Pedro 阿根廷外科医师 1880—1937] 丘特罗氏牵引镫
Chvostek's anemia [Franz 奥外科医师 1835—1884] 沃斯特克氏贫血(胰腺性贫血) ‖ ~ sign (symptom) 沃斯特克氏征(症状)(击面神经，面肌痉挛)
Chvostek-Weiss sign *n*. 丘—魏征
CHW Community Health Week 公共卫生周
CHX cyclohexane *n*. 环己烷
chy- [构词成分] 放出
chyladenectasis *n*. 乳糜管扩张 ‖ ~, mesenteric 肠系膜乳糜管扩张
chylaemia *n*. 乳糜血[症]
chylamydia *n*. 衣原体(如沙眼或花柳行淋巴肉芽肿，均由此病原菌感染。为介于细菌与病毒之间的微生物，但较似细菌)
chylangioma [chyle + 希 angioma] *n*. 乳糜管瘤
chylaqueous [chyle + 拉 uqua water] *a*. 乳糜水样的
chyle [拉 chylus juice]; **chylus** *n*. 乳糜
chylectasia *n*. 乳糜管扩张
chylemia [chyle + 希 haima blood + -ia] *n*. 乳糜血[症]，质浆
-chylia [希 chylo juice 液，汁] *n*. 液，乳糜
chylidrosis [chyle + 希 hidros sweat + -osis]; **chylous perspir perspirationation** *n*. 乳糜汗
chylifacient *a*. 形成乳糜的

chylifaction [chyle + 拉 facere to make] *n*. 乳糜形成[作用]
chylifactive *a*. 形成乳糜的
chyliferous [chyle + 拉 ferre to bear] *a*. ①形成乳糜的 ②输送乳糜的
chylific ventricle *n*. (昆虫的)中肠,胃
chylification *n*. 乳糜形成,乳糜生成
chyliform *a*. 乳糜样的
chylo-; chyl- [希 chylos juice 汁] *n*. 乳糜
chylocele [chyle + 希 kele tumor] *n*. 阴囊乳糜囊肿 ‖ ~, parasitic 寄生虫性阴囊乳糜囊肿,阴囊象皮病
chylocyst [chyle + kystis bladder]; **cisterna chyli**; **teceptaculum chyli** 乳糜池
chylocystis *n*. 乳糜池
chyloderma; **lymph scrotum**; **elephantiasis scroti** *n*. 阴囊象皮病,阴囊淋巴管扩张,阴囊淋巴肿
chyloid *a*. 乳糜样的
chylology *n*. 乳糜学
chylomediastinum *n*. 纵隔乳糜症
chylomicrograph *n*. 乳糜微粒
chylomicron *n*. 乳糜微粒(血尘)
chylomicronemia [chylomicron + 希 haima blood + -ia] *n*. 乳糜微粒血[症]
chylopericarditis *n*. 乳糜性心包炎
chylopericardium [chyle + pericardium] *n*. 乳糜心包,乳糜性心包积液
chyloperitoneum *n*. 乳糜性水腹
chylophoric [chyle + 希 phoros bearing] *a*. 带乳糜的
chylopleura *n*. 乳糜胸,乳糜性水胸
chylopneumothorax *n*. 乳糜气胸
chylopoiesis [chyle + 希 poiesis formation]; **chylification** *n*. 乳糜形成,乳糜生成
chylopoietic *n*. 乳糜形成的
chyloptyalism *n*. 乳糜涎症
chylorrhea *n*. 乳糜溢
chylosis *n*. 乳糜化[作用]
chylostomach *n*. (昆虫的)中肠,胃
chylothorax *n*. 乳糜性水胸,乳糜胸
chylous *a*. 乳糜的
chyluria *n*. 乳糜尿
chymar *n*. 糜蛋白酶(chymotrypsin)制剂的商品名
chymase *n*. 胃促胰酶
chyme [希 chymos juice] *n*. 食糜
chyme-mass *n*. 食糜团
chymex *n*. 苯替酪胺,苯酪肽(bentiromide)制剂的商品名
chymification [chyme + 拉 facere to make] *n*. 食糜生成
chymopapain *n*. 木瓜凝乳蛋白酶
chymopoiesis [希 chymos juice + poieo make] *n*. 食糜生成
chymorrhea [chyme + 希 rhoia flow] *n*. 食糜溢
chymosin; **rennin** *n*. 凝乳酶
chymosingogen; **renninogen** *n*. 凝乳酶原
chymotrypsin *n*. 胰凝乳蛋白酶,糜蛋白酶
chymotrypsinogen *n*. 胰凝乳蛋白酶原,糜蛋白酶原
chymous *a*. 食糜的
chymus; **chyme** *n*. 食糜
Chytridiaceae *n*. 壶菌科(一种菌类)
Chytridiales *n*. 壶菌目
Chytridiomycetes *n*. 壶菌亚纲
Chytridium *n*. 壶菌属
ci cubicinch *n*. 立方英寸
Ci curie *n*. 居里(3.70×10^{10}蜕变/秒;新单位用"贝可勒尔"(Bq),$1Ci = 3.7 \times 10^{10}Bq$)
CI calculus inde 结石指数 /cardiac index 心脏指数 /cardiac (Orcoronary) insuffidency 心脏(或冠状动脉)供血不足 /cell invagination 细胞内陷 /Cellular Immunology 细胞免疫学(杂志名) /cerebral inhfarction 脑梗塞 /chain-initating *n*. 启动健 /chemical ionizatoin 化学电离 /chemically inducd 化学诱导 /chemotactic index 趋化指数 /chemotherapeutic index 化疗指数 /Chlorine Institute (美国)氯学会 /class interval 组距 /clearing index 净化指数 /clinical investigator 临床调查员(研究员) /clonus index 阵挛指数 /coefficient of intelligence 智力系数,智商 /colloidal iron 胶体铁 /color index 血色指数 /Committee on Injuries (AAOS) 创伤委员会(美国整形外科学会) /combined index 联合指数 /concentraction index 浓度指数 /congo-red index 冈口果红指数 /contamination idex 污染指数 /continuity index 连续索引 /contrast index 反差指数 /convergence insufficiency 辐辏不全(眼科) /cornification index 角化指数 /coronary insufficiency 冠状动脉供血不足 /correlation index 相关指数 /crystalline insulin 结晶胰岛素 /cytoxocity index 细胞毒指数 /inorganic carbon 无机碳
CI, CII, CIII, (etc) cranial nerves Ⅰ, Ⅱ, Ⅲ. etc 第一,第二,第三对等颅神经
CI501 cyclochloroguanide pamoate 环氯胍双萘水杨酸盐,双羟萘酸环氯胍
CI583 meclofenamic acid 甲氯灭酸,抗炎酸
CIA coefficient of intellectual ability 智力系数 /Collegium Internationale Allergologicum (Switzerland) 国际变态反应学会(瑞士)
Ciaccio's glands [Guiseppe Vincenzo 意解剖学家 1824—1901] *n*. 恰乔腺(副泪腺)
Ciaccio's method [Carmelo 意病理学家 1877] *n*. 恰乔氏法(细胞内指质固定染色法)
Ciadox *n*. 氰多司 (抗菌药)
Ciadribine *n*. 克拉屈滨 (抗白血病药)
Ciaftalan Zinc *n*. 赛他兰锌 (光致敏药)
Ciagl Ciaftalan Zinc 赛他兰锌 (光致敏药)
Ciamexon *n*. 腈美克松 (免疫促进药)
Cianergolme *n*. 氰麦角林 (抗高血压药)
Cianidanol *n*. 西阿尼醇 (保肝药)
Cianidol *n*. 西阿尼多(保肝药)
Cianopramine *n*. 氰帕明 (抗抑郁药)
CIAP Climatic Impact Assessment Program 气候影响评价规划
Ciarrocchi's disease [Gaetano 意皮肤病学家 1857—1924] *n*. 恰尔奥基氏病(第三指间隙皮炎)
CIAT International Center of Tropical Agricultute 国际热带农业中心(哥伦比亚)
cib cibus [拉] *n*. 食物
CIB method CIB 法
cib. cibus *n*. 食物
Ciba doriden *n*. 导眠能,苯乙哌啶酮
Ciba 1906 thiambutasinum *n*. 丁氨苯脲
Ciba Foundation (简作 CF) 汽巴基金会 (瑞士汽巴化学制药公司)
Ciba Limited Basle 汽巴化学(制药)公司(瑞士)
Ciba Pharmaceutical Co (简作 CB) 汔巴制药公司
Ciba-32644-Ba niridazolum 硝唑脒
Cibalgine *n*. 西巴耳京(成药,丙烯基巴比妥和氨基比林制剂)
cibarian [拉 cibus food] *a*. 食物的
cibation *n*. 摄食
Cibazol; **sulfathiazole** *n*. 西巴唑 (成药,即磺胺噻唑)
Cibenzoline *n*. 西苯唑啉 (抗心律失常药)
CIBHA congenital inclusion body hemolytic anemia 先天性包涵体性溶血性贫血
cibisotome [希 kibisis pouch + tome cut]; **capsulotome** *n*. 晶状体囊刀
cibophobia [拉 cibus food + phobia] *n*. 厌食症,摄食恐怖
Cibotium *n*. 金毛狗属 ‖ ~ barometz (L.) J.Sm. 金毛狗脊
cibus; [拉] food *n*. 食物
CIC cardio-inhivitor center 心跳抑制中心 /chemoimmunoconjugate 化学免疫轭合物(抗癌剂等化学药物与单克隆抗体结合物) /circulating immune complex 循环免疫复合物
CICA collagen induced coagulant activity 胶原诱导的促凝活性
cicada slough [动药] *n*. 蝉蜕
Cicadidae *n*. 蝉科(隶属于半翅目 Hemiptera)
CICAMS Cancer Institute Of the Chinese Acdemy of Medical Sciences 中国医学科学院肿瘤研究所
Cicaprost *n*. 西卡前列素 (前列腺素类药)
Cicarperone *n*. 西卡哌隆 (抗精神病药)
cicatrectomy *n*. 瘢痕切除术
cicatrices (单 cicatrix) *n*. 瘢痕
cicatricial *a*. 瘢痕的
cicatricle *a*. 瘢痕的
cicatricotomy *n*. 瘢痕切开术
cicatrisantia *n*. 结瘢剂
cicatrisotomy; **cicatricotomy** *n*. 瘢痕切开术
cicatrix (复 cicatrices); [拉] **scar** *n*. 瘢痕 ‖ ~, cystoid 囊状瘢痕 / ~, filtering 过滤性瘢痕,漏液瘢痕 / ~ gravidarum 妊娠自线 / ~, hypertrophic 肥大性瘢痕 / ~, leaking 漏液瘢痕 / ~, manometric 压动性瘢痕(鼓膜) / ~, uloid 假性瘢痕 / ~, umbilical 脐带瘢痕 / ~, vibratory 振动性瘢痕 / ~, vicious 不良瘢痕,恶性瘢痕
cicatrizant *a*. 结瘢的 *n*. 结瘢剂
cicatrization; **synulosis** *n*. 瘢痕形成,结瘢
cicatrize *n*. 结瘢

Cicborium L. *n*. 菊苣属
Cicerarietinum L. [拉,植药] *n*. 鹰嘴豆
Cichlidae *n*. 丽鱼科(隶属于鲈形目 Perciformes)
Cichorium [拉,植药] *n*. 菊苣属 ‖ ~ glandulosum Boiss. et Hout 毛菊苣 / ~ intybus L. [拉,植药] 菊苣
cicinnus [希 kikinnos curled hair] *n*. 卷毛
Ciclacillin *n*. 环已西林 (抗生素类药),环青霉素,氨环己青霉素
Ciclafrine *n*. 环拉福林 (升压药) ‖ ~ hydrochloride 盐酸环拉福林,盐酸螺环酚(升压药)
Ciclesonide *n*. 环索奈德 (肾上腺皮质激素类药)
Cicletanine *n*. 西氯他宁 (利尿药)
Ciclobendazole *n*. 环苯达唑 (抗蠕虫药)
Ciclofenazine *n*. 环丙奋乃静 (抗精神病药)
Cicloheximide *n*. 环己米特 (抗真菌药)
ciclolate *n*. 环他酸盐(根据 1998 年 CADN 的规定,在盐或酯与加合物之命名中,使用此项名称)
Ciclonicate *n*. 环烟酯 (血管扩张药)
Ciclonium Bromide *n*. 环隆溴铵 (银痉药)
Ciclopirox *n*. 环吡酮,环吡司(抗真菌药) ‖ ~ olamine 环吡司胺,环已吡酮乙醇胺(抗真菌药)
Ciclopramine *n*. 环帕明 (抗抑郁药)
Cicloprofen *n*. 环洛芬,茐丙酸 (解热消炎镇痛药,抗痛风药)
Cicloprolol *n*. 环丙洛尔 (β受体阻滞药)
Ciclosidomine *n*. 环西多明 (血管扩张药)
Ciclosporin *n*. 环孢素 (免疫抑制药)
Ciclotizolam *n*. 环氯唑仑 (安定类药)
Ciclotropium bromide *n*. 环托溴胺(抗胆碱药)
Cicloxilic Acid *n*. 环昔酸 (利胆药)
Cicloxolone *n*. 环克索龙 (消炎药)
CICMB Conference International du Cenie Medical et Biologique (ICMBE) 国际医学和生物学大会(亦称 ICMBE)
Ciconia ciconia (Linnaeus) 白鹳(隶属于鹳科 Ciconiidae)
Ciconia nigra (Linnaeus) 黑鹳(隶属于鹳科 Ciconiidae)
Ciconiidae *n*. 鹳科(隶属于鹳形目 Ciconiiformes)
Ciconiiformes *n*. 鹳形目(隶属于鸟纲 Aves)
Cicortonide *n*. 西可的松 (肾上腺皮质药)
CICP chloropropham *n*. 间氯苯氨甲酸异丙酯
cicraticine *n*. 西克腊替辛 (丙烯基硫脲和安替比林的水溶液)
Cicrotoic Acid *n*. 环丁烯酸 (利胆药)
CICU coronary intensive care unit 冠心病重症监护病房
Cicuta *n*. 毒芹属 ‖ ~ maculata 毒[水]芹 / ~ virosa L. 毒芹
cicutine *n*. 毒芹碱
cicutism *n*. 毒芹中毒
cicutoxin *n*. 毒芹[毒]素
CID central Institute for the Deaf(美)中央聋症研究所 /chick infeetive dose 鸡感染剂量 /combined immunodeficiency disease 联合免疫缺陷病 /Cytomegalic inclusion disease 巨大细胞包涵体病
-cid(e) [拉 caedo] [构词成分] 割,杀
CIDCOM Council for Interdiisciplinary Communication in Medicine 医学各科联系理事会
-cide [拉 caedere to kill 杀] *n*. 杀
Cideferron *n*. 枸糖铁 (抗贫血药)
Cidex *n*. 戊二醛(glutaraldehyde)制剂的商品名
cidin *n*. 杀细胞粒体
-cidin [构词成分] *n*. 一西定(1998 年 CADN 规定使用此项名称,主要包括不属于其他类的天然抗生素)
Cidofovir *n*. 西多福韦(抗病毒药)
Cidoxepine *n*. 西多塞平 (抗抑郁药)
CIDS cellular immunity deficiency syndrome 细胞免疫缺陷综合征 / Canadian Infectious Diseases Society 加拿大传染病学会 /counter-current immunoelectrophoresis 对流免疫电泳 /counter immurloelectrosm ophoresis 逆向免疫电泳
CIE ciliary immobilizing effect (病毒对气管的)纤毛致动效应/countercurrent immunoelectrophoresis 对流免疫电泳
CIEBM Committtee on the Interplay of Engineering with Biology and Medidne (NAE) 生物学和医学工程相互联系委员会(全国工程学会)
CIEF capillary isoelectreic focusing 毛细管等电聚胶技术
CIEP counter immunoelectrophoresis 对流免疫电泳
CIES Council for International Exchange of Scholars 国际学者交换委员会
CIF colony inhibitory factor 菌落抑制因子 /competent inducing factor 活性诱发因子
CIFC Council for the Investigation of Fertility Control 控制生育研究委员会
Cifostodine *n*. 胞磷托定 (视力改善药)
Cifuna eurydice (Butler) 苔肾毒蛾(隶属于毒蛾科 Lymantriidae)
Cifuna jankowskii (Oberthv r) 白线肾毒蛾(隶属于毒蛾科 Lymantriidae)
Cifuna locuples (Walker) 肾毒峨(隶属于毒蛾科 Lymantriidae)
CIG chemical ion generator 化学离子发生器 /Certificate of Industrial Health 工业保健证 /Coordinate Indexing Group 组配标引研究组(英专业图书馆与情报局联合会所属) /course in hospital 住院经过
cigarettae asthmaticae *n*. 治喘烟草
cigarettes per day (简作 C/D) 每日吸烟量
cigarettes, medicinal *n*. 药用香烟,含药卷烟
Ciglitazone *n*. 环格列酮 (降血糖药)
cignolin; anthralin *n*. 西格诺林,蒽林
ciguatera [西(orig. Taino) cigua a poisonous snail + -era 西 noun suffix] *n*. 鱼肉毒
ciguatoxin *n*. 鱼肉毒素
CIH carbohydrate-induced hyperglycehdemia 糖类诱发性高甘油脂血症
ci-hr *n*. 居里小时(旧放射性强度单位)
CII Cancer Immunology and Immunotherapy 癌的免疫学和免疫疗治(杂志名) /Conscil International des Infirmieres 国际护士委员会
CIIC centro International de Investigaciones sobre et Cancer 国际癌症研究中心
CIINH circulating immune inhibitor 循环免疫抑制剂
CI-inhibitor *n*. CI – 抑制剂,补体髓—脂酶韵抑制剂 eQ
Ciinopodium polycephalum (Vaniot) C. Y. Wu et Hsuan ex Hsu [拉;植药] 多头灯笼草
CIIp Chronic idiopathic intestinal pseudoobstruction 慢性特发性假性肠梗阻 /chronical Immunology and Immunopathology 临床免疫学和免疫病理学(杂志名)
CIIPOS chronic idiopathic intestinal pseudoobstruction syndrome 慢性特发性假性肠梗阻综合征
CIIT Chemical Industry Institute of Toxicology 化学工业毒理学研究所
Ciladopa *n*. 西拉多巴 (抗震颤麻痹药)
Cilansetron *n*. 西兰司琼 (5 – 羟色胺受体拮抗药)
Cilastatin *n*. 西司他丁 (酶抑制药)
Cilazapril *n*. 西拉普利 (抗高血压药)
Cilazaprilat *n*. 西拉普利拉 (抗高血压药)
cilia (单 cilium)[拉] *n*. ①睫 ②纤毛 ‖ ~, adoral 傍口纤毛 / ~, fixed 固定纤毛
ciliariscope [ciliary + 希 skopein to examine] *n*. 睫区镜
ciliarisl musculus ciliaris *n*. 睫状肌
ciliarotomy *n*. 睫状体切开术
ciliary [拉 ciliaris from cilium] *a*. 睫状的,睫的 ‖ ~ immobilizing effecl (CIE) (病毒对气管的)纤毛致动效应 / ~ artery pressure (简作 CAP) 捷状体动脉压 / ~ immobilizing effect (简作 CIE) (病毒对气管的)纤毛致动效应 / ~ motion 纤毛运动 / ~ muscle 睫状肌 / ~ photoreceptor 纤毛型光感受器 / ~ region 睫状体区
Ciliata *n*. 纤毛纲
Ciliata pacifica (Temminck et Schlegel) 太平洋五须岩鳕(隶属于鳕科 Gadidae)
ciliate *a*. 纤毛状的(叶边)
ciliated *a*. 具纤毛的
ciliates *n*. 纤毛虫 ‖ ~, intestinal 肠纤毛虫
ciliectomy; cyclectomy *n*. ①睫状体切除术 ②睑缘切除术
ciliog ciliogenesis *n*. 纤毛形成,纤毛发生
ciliogenesis *n*. 纤毛形成,纤毛发生
Ciliophira *n*. 纤毛门(寄生虫分类学)
ciliophoran *n*. 纤毛虫
cilioretinal *a*. 睫状体视网膜的
cilioscleral *a*. 睫状体巩膜的
ciliospinal *a*. 睫状体(与)脊髓的 ‖ ~ center 睫状脊髓中枢,散瞳中枢 / ~ reflex 睫状脊髓反射
ciliotomy *n*. 睫状神经切断术
ciliovitreal *a*. 睫状体(与)玻璃体的
ciliovitreolenticular *a*. 睫状体玻璃体(与)晶状体的
cilium [拉](复,cilia) *n*. ① 睫毛 ②纤毛 ‖ ~ inversum 反向睫毛
cilivitreal block 睫状体玻璃体阻滞
cilivitreolenticular block 睫状体玻璃体晶状体阻滞
cillariscope *n*. 睫状体镜
cilli- [拉 cilium] [构词成分] 眼睑
cilliary epithelium 睫状体上皮
-cillin [构词成分] *n*. – 西林(1998 年 CADN 规定使用此项名称,主要系指青霉素 CPenlclllin) 一类的药物,如非布西林 CFibracillin)、环已西林[Ciclacillin]等]

cillo; cillosis *n*. 痉挛性睑抽动
Cillohacterium *n*. 乳酸杆菌属 ‖ ~ multiforme (Distaso) Privot 多形运动杆菌 / ~ tenue (Bergey et al.) Clise 纤细运动杆菌
Cillopasteurella *n*. 运动巴斯德氏菌属 ‖ ~ intermedia 中间运动巴斯德氏菌(中间巴斯德氏菌) / ~ pseudotuberculosis rodentium 啮齿假结核运动巴斯德氏菌
cillosis *n*. 痉挛性睑抽动
cillotic *a*. 痉挛性睑抽动的
Cilmostin *n*. 西莫司亭 (免疫调节药)
Cilnidipine, Cilnildipine *n*. 西尼地平 (钙通道阻滞药)
Cilobamme *n*. 西洛巴明 (抗抑郁药)
Cilobradine *n*. 西洛雷定 (减缓心率药)
Cilofungin *n*. 西洛芬净 (抗真菌药)
cilometer *n*. 调节测量计
Ciloprost *n*. 伊洛前列素 (前列腺素类药)
Cilostamide *n*. 西洛酰胺 (抗凝药)
Cilostazol *n*. 西洛他唑 (抗凝药)
Cilutazoline *n*. 西鲁唑啉 (血管收缩药)
CIM crystal impedanc mete 晶体阻抗计
Cimaterol *n*. 西马特罗 (支气管扩张药)
Cimbia [拉] *n*. 大脑脚横束
Cimemoxin *n*. 西美莫辛 (单胺氧化酶抑制药)
Cimepanol *n*. 西美帕醇 (利胆药)
Cimetidine *n*. 西咪替丁, 甲氰咪胍(组胺 H_2 受体拮抗药, 治疗消化性溃疡尤为有效)
Cimetropium bromide *n*. 西托溴胺(抗胆碱药)
cimex (复 cimices)[拉] *n*. 臭虫
Cimex [拉 oug] *n*. 臭虫属 ‖ ~ boueti 卜[埃特]氏臭虫 / ~ ciliatus 纤毛臭虫 / ~ hemipterus 热带臭虫 / ~ lectularius 温带臭虫 / ~ marcocephalus 巨头臭虫 / ~ pilosellus 蝠臭虫 / ~ pipistrella 小蝠臭虫 / ~ rotundatus; ~ hemipterus 热带臭虫 / ~ columbarius 鸽臭虫(隶属于臭虫科 Cimicidae) / ~ hemipterus 热带臭虫(隶属于臭虫科 Cimicidae) / ~ lectularius 温带臭虫(隶属于臭虫科 Cimicidae) / ~ pipistrelli 蝙蝠臭虫(隶属于臭虫科 Cimicidae)
cimices (单 cimex) *n*. 臭虫
cimicid *n*. 臭虫
Cimicidae *n*. 臭虫科(隶属于异翅目 Heteroptera)
Cimicifuga L. [拉 cimex bug + fugare to put to flight] *n*. 升麻属 ‖ ~ Acerina(Sieb. Et Zucc.) Tanaka[拉; 植药] 小升麻 / ~; back cohosh 美升麻, 黑升麻 / ~ dahurica Maxim 北升麻 / ~ fluidextract 美升麻流浸膏/ ~ foetida L. 升麻 / ~ heracleifolia Komar. 大三叶升麻 / ~ racemosa; cohosh bugbane 美类叶升麻 / ~ simplex Wormsk[拉, 植药]单穗升麻
cimicifugin *n*. 美升麻脂
cimicosis *n*. 臭虫痒症
Cimoxatonc *n*. 西莫沙酮(抗忧郁药)
cimplement-binding site 补体结合部位, 参见免疫球蛋白分子
CIMS chemical ionization mass spectrometry 化学电离质谱测定法
CIN carotid insisural notch 颈动脉搏动切迹 /cereoriform intradermal nevus 脑型真皮内痣 /cervical intra-epithelial neoplasia 颈表皮内瘤形成 /chronic interstitial nephritis 慢性间质性肾炎 /insulin clearance 胰岛素清除率
Cin insulin clearance 胰岛素清除率
cin-; cine- *n*. 运动
cina [拉] *n*. 山道年花, 山道年蒿
cinaesthesia; kinesthesia *n*. 运动觉, 动觉
Cinalukast *n*. 西那司特 (平喘药)
Cinametic acid *n*. 桂美酸 (利胆药)
Cinamiodil Sodium *n*. 碘桂酸钠 (诊断用药)
Cinamolol *n*. 西那洛尔 (β受体阻滞药)
cinanaesthesia; kinanesthesia *n*. 运动觉缺失
Cinanserin *n*. 辛那色林(5 羟色胺拮抗剂) ‖ ~ hydrochloride 盐酸辛那色林, 盐酸胺硫桂苯胺(5-羟色胺拮抗药)
Cinaproxen *n*. 西萘普生 (消炎镇痛药)
cinch *n*. [影片]卷绕不均, 松动
cinchamidine; hydrocinchonidine *n*. 氢化辛可尼丁
cinching *n*. 眼肌折迭术
cinching *n*. 眼外肌折叠术
cinchocaine; sovcaine *n*. 辛可卡因, 苏夫卡因
cinchol *n*. 金鸡纳甾醇
cinchona *n*. 金鸡纳[树]皮 ‖ ~ bark [植药] 金鸡纳皮 / ~ calisaya Weddell 黄金鸡纳树 / ~ lancifolia 披针叶金鸡纳树 / ~ ledgeriana Moen *a*. [拉, 植药] 金鸡纳树 / ~ ledgeriana Moens. Et Trimen 累哲氏金鸡纳树 / ~ officinalis HK. Fil. 正金鸡纳树 / ~, pale 棕金鸡纳皮 / ~ pallida 棕金鸡纳皮 / ~ robusta 大金鸡纳树 / succirubra Pa *v*. [拉, 植药]鸡纳树 / ~ succirubra Pavon et Klotzsch 红金鸡纳树 / ~, yellow 黄金鸡纳皮
Cinchona L. *n*. 金鸡纳树属
cinchonamine *n*. 辛可纳明(一种金鸡纳生物碱)
cinchonate *n*. 金鸡纳酸盐
cinchonic *a*. 金鸡纳皮的 ‖ ~ acid 辛可宁酸, 金鸡宁酸
Cinchonidine; cinchonidina; cinchotoxin *n*. 辛可尼芬, 异辛可丁碱, 异脱甲氧基奎宁碱 ‖ ~ bisulfate 重硫酸辛可尼丁 / ~ hydrobromide 氢溴酸辛可尼丁 / ~ salicylate 水杨酸辛可尼西丁 / ~ sulfate 硫酸辛可丁 / ~ tannate 鞣酸辛可尼丁
Cinchonifine; cinchotine *n*. 辛可尼芬, 辛可丁
Cinchonine [拉 cinchonina] *n*. 辛可宁, 脱甲氧基奎宁碱 ‖ ~ hydrochloride 盐酸辛可宁 / ~ iodosulfate 碘硫酸辛可宁 / ~ salicylate 水杨酸辛可宁 / ~ sulfate 硫酸辛可宁 / ~ tannate 鞣酸辛可宁
cinchonism *n*. 金鸡纳中毒
cinchonize *n*. 金鸡纳化
cinchonology *n*. 金鸡纳学
cinchophen; atophan *n*. 辛可芬, 阿托方
cinchotannic acid; quinotannic acid 金鸡纳鞣酸
cinchotannin *n*. 辛可丁, 辛可尼芬, 氢化辛可宁
cinchotoxin; cinchonicine *n*. 辛可尼毒素, 辛可尼辛
cinclisis [希 kinklisis a wagging] *n*. ①急速眨眼 ②呼吸促迫
cincture *n*. 围绕; 束带, 腰带, 柱带
cin-duction *n*. 大肠杆菌素诱导
cine- [希 Kineo] [构词成分] 移动
cine-; kine- [希 ki] **cine** *n*. 萤光电影照相术, X 线活动间接照相术, 电影 ‖ ~-analyser 电影分析仪 / ~ cardiac imaging 心脏电影成像 / ~ coronary arteriography 冠状动脉电影摄影(术) / ~ endoscope 电影内镜 / ~ endoscopy 电影内镜检查 / ~ fluorgraphic equipment 荧光电影摄影设备 / ~ fluorography 荧光电影摄影(术) / ~ pulse control X 线脉冲发射控制
cineangiocardiography *n*. 心血管电影摄影(术)
cineangiogram *n*. 电影脉搏描记图
cineangiograph *n*. 血管造影用电影摄像机, 血管荧光电影照相机
cineangiography *n*. 血管电影照相术
cinearteriography *n*. 电影动脉造影(术)
cinecamera *n*. 电影摄影机
cine-cameragum *n*. 照相枪
cinecolo(u)r *n*. 彩色电影
cine-coronary arteriography *n*. 冠状动脉电影摄影(术)
cinecromen *n*. 辛克罗孟 (冠脉扩张药)
cineesophagogram *n*. 食管连续摄影片, 食管电影(照)片
cineesophagography *n*. 食管电影摄影(术), 食管连续造影(术)
cinefluorography *n*. 荧光电影摄影(术), X 线活动间接摄影(术)
cineframe *n*. 电影画面
cineholomicroscopy *n*. 显微全息电影摄影术, 全息电影显微术
cinekodak *n*. 小型电影摄影机, 柯达电影机
cinelaryngoscopy *n*. 喉电影摄影(术)
cinemascope *n*. 宽银幕电影
cinemascopia *n*. 人体运动电影照相术
cinemascopy; cinemascopia *n*. 人体运动电影照相术
cinematics; kinematics *n*. 运动学
cinematization; kineplasty *n*. 运动成形切断术
cinematographic pupiilometry 电影照相瞳孔测量法
cinematography *n*. (外科手术)电影照相术
cinematoradiography; cineroentgenography *n*. X 线电影照相术
cinemicrography *n*. 显微镜电影摄影(术), 动脉显微电影照相术
cinemicroscopy *n*. 显微电影术
cinene; dipentene *n*. 消旋宁, 苦艾萜, 二戊烯
cineol; eucalyptol *n*. 桉树脑, 桉油醇
Cinepaxadil *n*. 桂帕地尔 (血管扩张药)
Cinepazet *n*. 桂哌酯 (冠脉扩张药)
Cinepazet maleate *n*. 马来酸桂哌酯, 马来酸肉桂哌乙酯(冠状动脉扩张药)
Cinepazic Acid *n*. 桂哌酸 (冠脉扩张药)
cinephlebography *n*. 电影 X 线摄影(术)
cinephoptomicrography *n*. 显微电影, 显微电影制片术
cinephotomicrography *n*. 显微电影照相术
cineplastics; kineplasty *n*. 运动成形切断术
cineplasty; kineplasty *n*. 运动成形切断术
cinepulse unit *n*. 电影脉冲装置
cinepyelographic study *n*. 肾盂电影摄影检查
cineraceous [拉 cinereus ashen] *a*. 灰色的
cineradiography; cinerogentgenography *n*. X 线电影照相术

Cineraria *n*. 雪叶莲属(菊科) ‖ ~ maritima 雪叶莲 / ~ repanda; Senecio scandens Ham. 千里光(九里明) / ~ mosaic virus 望江南花叶病毒
cinerary *n*. 灰的;骨灰的
cinerator *n*. (尸体或垃圾的)焚化炉
cinerea [拉 cinereus ashen hued] *n*. 灰质
cinereal *a*. 灰质的
cinereus vulture [动药] *n*. 秃鹫 ‖ ~ vulture bone [动药] 秃鹫骨 / ~ vulture meat [动药] 秃鹫肉
cinerin *n*. 白花除虫菊素
cineritious [拉 cineritius] *a*. 灰色的,烬灰色的
cineroentgenography cineradiography *n*. X 线电影摄影术
cineroentgenofluorography *n*. 电影 X 线荧光摄影(术) 相术
cinerolone *n*. 白花除虫菊醇酮,瓜叶除虫菊醇酮
cinerubin *n*. 烬灰红菌素
cinesalgia *n*. 动作性[肌]痛,肌动痛
cinescintigraphy *n*. 活动闪烁扫描法
cinesi-; **kinesi-** *n*. 运动
cinesia *n*. 晕动病(包括晕车晕船)
cinesiatrics *n*. 运动疗法
cinesiesthesiometer; **cinesiaes thesiometer** *n*. 肌动觉测量器
cinesimeter *n*. ①运动测量器 ②皮肤感觉计
cinesiology [希 kinesis movement + -logia]; **kinesiology** *n*. 运动学
cinesiometer *n*. ①运动测量器 ②皮肤感觉计
cinesioneurosis; **kinesioneurosis** *n*. 运动[性]神经肌能病 ‖ ~ externa 外部运动神经机能病,躯体运动神经机能病 / ~ interna; ~ visceralis 内脏运动神经机能病 / ~ vascularis; angioneurosis 血管运动神经机能病,血管神经病
cinesiotherapy; **kinesiotherapy**; **kine sitherapy**; **kineto-therapy** *n*. 运动疗法
cinesipathist *n*. 运动疗法技士
cinesipathy *n*. ①运动障碍 ②运动疗法
cinespectrograph *n*. 电影摄谱仪
cinesthesia; **cinaesthesia** *n*. 运动觉,动觉
cinesthesiometer *n*. 肌动觉测量器
cinesthetic; **kinesthetic** *a*. 运动觉的,动觉的
cinet(o)- 以 cinesi - 起始的词,同样见以 kinet(o) - 起始的词
cinetheodolite *n*. 高精度光学跟踪,电影经纬仪
cinetic; **kinetic** *a*. 运动的,动的,动力的
cineto-; **kineto-** *n*. 运动
cinetocytosis; **cinetocythemia**; **kinetocythemia** *n*. 活动细胞增多
cinetographic *a*. 描记运动的
cinetography *n*. 运动描记法
cinetonucleus *n*. 动核,动基体
cinetoplasm; **cinetoplasma** *n*. 动质,动浆
cineurethrography *n*. 尿道电影摄影(照)片
cineurography *n*. 电影尿路造影(术)
cineventriculogram *n*. 心室电影摄影(术)
cinevideodensitometry *n*. 电影录像密度分析法
Cinfenine *n*. 桂非宁 (抗抑郁药)
Cinfenoac *n*. 辛芬酸 (消炎镇痛药)
Cinflumide *n*. 环桂氟胺 (肌肉松弛药)
Cingestol *n*. 烯孕醇,异炔诺(孕激素类药)
cingule *n*. ①带 ②扣带
cingulectomy *n*. 扣带回切除术(脑)
Cingulina cingulata (**Duner**) 腰带螺(隶属于小塔螺科 Pyramidellidae)
cingulum (复 cingula) [科 girale] [拉]; **cingule** [英] *n*. ①带 ②扣带 ③[牙]舌面隆突 ‖ ~ athleticum 运动员带 / ~ extremitatis inferioris; pelvic girdle 肢带,骨盆带 / ~ extremitatis superioris; shoulder girdle 上肢带,肩胛带 / ~ membri inferioris; ~ extremitatis inferioris 下肢带 / ~ membri superioris; ~ extremitatis superioris 上肢带
cingulumotomy *n*. 扣带回切开术(脑)
cinidial *a*. 分生孢子的
ciniselli's method [Luigi 意外科医师 1830—1878] 契尼塞利氏法(动脉瘤静电穿刺法)
cinitapride *n*. 西尼必利 (镇吐药)
cinnabar [拉 cinnabaris;希 kinnabari] *n*. 朱砂,银朱,硫化汞,(果蝇)朱砂色眼
cinnabaris [拉,植药] *n*. 朱砂
cinnaldehydum; **cinnamaldehyde**; **cinnamylaldehyde** *n*. 桂皮醛,肉桂醛
cinnamaldehyde; **cinnamylaldehyde** *n*. 桂皮醛,肉桂醛,3 - 苯丙烯醛
cinnamate *n*. 桂皮酸盐
Cinnamaverine *n*. 桂马维林 (解痉药)
Cinnamedrine *n*. 桂美君 (解痉药)
cinnamein *n*. 辛那敏,桂皮酸酯(秘鲁香胶中所含的一种挥发油)
cinnamene; **styrol** *n*. 桂皮烯,苯乙烯
cinnamic *a*. 桂皮的,肉桂的
cinnamol; **styrol** *n*. 桂皮烯,苯乙烯
Cinnamomum L. *n*. 樟属 ‖ ~ bodinieri Levi. [植药] 猴樟/ ~ burmanni 阴香 / ~ camphora Nees et Ebermaier; Camphora officinarum 樟树 / ~ camphora (L.) Presl [拉,植药]樟树/ ~ cassia Blume 肉桂, 桂皮 / ~ cassia Presl [拉,植药]肉桂/ ~ japonicum Sieb.; ~ pedunculatum 天竺桂 / ~ loureirii Nees 牡桂 / ~ oliveri Bailey 檫木桂 / ~ pedatinervium Meiss *n*. 野桂 / ~ pedunculatum Nees 天竺桂 / ~ saigonicum 西贡肉桂,越南肉桂 / ~ Tamala(Ham,)Nees Et Eberm. [拉;植药] 紫樟/ ~ wilsonii Gamble [拉,植药] 川桂 / ~ zeylanicum Nees 锡兰桂 / ~ osmophloeuml 台湾土肉桂(一种药用植物) / ~ cassia Presl [拉,植药] *n*. 肉桂
cinnamon [拉; 希 kinnamon] *n*. 桂皮,肉桂 ‖ ~, Cayenne 南美桂皮,克恩桂皮 / ~, Ceylon 锡兰桂皮 / ~, Java 爪哇桂皮,爪哇肉桂 / ~ oil [植药]肉桂油 / ~, Saigon 西贡桂皮,越南肉桂 / ~ sparrow [动药]山麻雀 / ~, white 白桂皮
cinnamycin *n*. 肉桂霉素
cinnamyl *n*. 桂皮酰[基],肉桂酰[基] ‖ ~ benzoate 苯甲酸桂皮酯 / ~ cinnamate 桂皮酸桂皮酯
cinnamylaldehyde; **cinnamaldchyde** *n*. 桂皮醛,肉桂醛,3 - 苯丙烯醛
cinnamyl-cocaine *n*. 桂皮酰古柯碱,桂皮酰可卡因
cinnamylephedrine *n*. 桂皮酰麻黄碱
cinnamyl-eugenol *n*. 桂皮酸丁香酚酯
cinnapyrinum; **elbon** *n*. 辛纳比林,厄耳邦,桂皮酰对氧基苯基脲
Cinnarizine *n*. 桂利嗪,肉桂苯哌嗪,脑益嗪(抗组胺药) ‖ ~ clofibrate 桂利嗪贝特(降脂药)
Cinnofuradione *n*. 辛呋二酮 (镇痛药)
Cinnopentazone *n*. 辛喷他宗,噌戊唑酮(抗炎药)
cinobufagin *n*. 华蟾蜍毒素(一种心脏毒)
cinocentrum; **centrosome** *n*. 中心体
Cinolazepam *n*. 西诺西潘 (催眠药)
cinology; **kinesiology** *n*. 运动学
cinometer; **kinesimeter** *n*. ①运动测量器 ②皮肤感觉计
cinoplasm; **kineplasm** *n*. 动质,动浆,初浆
Cinoquidox *n*. 氰喹多司(抗菌药)
Cinoxacin *n*. 噌酸, 西诺沙星(抗生素)
Cinoxate *n*. 西诺沙酯,甲氧桂乙脂,对甲氧肉桂酸乙氧乙酯(防晒药)
Cinoxolone *n*. 桂克索龙 (消炎药)
Cinoxopazide *n*. 西诺哌嗪 (脑循环改善药)
Cinperene *n*. 桂哌林 (安定药)
Cinprazole *n*. 桂拉唑 (抗溃疡病药)
Cinpropazide *n*. 桂丙齐特 (冠脉扩张药)
Cinromide *n*. 桂溴胺 (抗惊厥药)
Cinski's tract 契河林斯基氏束(脊髓灰质后连合中的痛与温度感觉纤维束)
Cint international coulomb 国际库仑(电荷量单位,Cint = 0.999 85 C)
Cintazone *n*. 辛喷他宗,噌戊唑酮 (抗炎药)
Cintriamide = cintramide *n*. 辛曲胺 (安定药)
Cinul nulin clearance 菊粉清除率
Cinul/Cpah filtration fraction 滤过分数 (%) C 两种清除率之比,分见各条)
Cinuperone *n*. 西奴哌隆 (抗精神病药)
CINX Cinoxacin *n*. 噌酸
ciodrast clearance (简作 CD) 碘吡啦啥(造影剂)廓清率
Ciomipramine *n*. 氯米帕明(抗抑郁药)
CIOMS Council for International Organizations of Medical Sciences 国际医学科学组织理事会(世界卫生组织)
cion; **kion** [希]; **uvula** [拉]; **staphyle** [英] *n*. ①悬雍垂 ②小脑悬雍垂,蚓垂
Ciona intestinalis (**Linnaeus**) 玻璃海鞘(隶属于玻璃海鞘科 Cionidae)
cionectomy [希 kion uvula + ektome excision]; **kionectomy** *n*. 悬雍垂切除术
Cionella *n*. 解果螺属
Cionellidae *n*. 解果螺科
Cionidae *n*. 玻璃海鞘科(隶属于内性海鞘目 Enterogona)
cionitis; **kionitis**; **staphylitis**; **uvulitis** *n*. 悬雍垂炎
cionoptosis; **staphyloptosis**; **uvuloptosis** *n*. 悬雍垂下垂(过长)

cionorrhaphy; staphylorrhaphy *n*. 悬雍垂缝术
cionotome; staphylotome; uvulotome *n*. 悬雍垂刀
cionotomy *n*. 悬雍垂部分切除术
Clostridium papyrosolvens Madden, Bryder et Poole 溶纸莎草梭菌(溶大伞莎草梭菌)
Cioteronel *n*. 塞奥罗奈(抗雄激素药)
CIP continuous inflating pressure 持续正压呼吸
cipadessa cinerascens(Pell.) Hand.-Mazz. [拉,植药] 灰毛浆果楝
Cipamfylline *n*. 西潘茶碱(白细胞调节药)
cipangopaludina [拉;动药] *n*. 圆田螺 ‖ ~ cathayensis(Heude)[拉;动药] 中华圆田螺 / ~ chinensis(Gray)[拉;动药]中国圆田螺 / ~ ussuriensis(Grestfeldt)[拉;动药] 乌苏里田螺
Cipangopaludina cathyensis (Heude) 中华圆田螺(隶属于田螺科 Viviparidae)
Cipangopaludina chinensis (Gray) 中国圆田螺(隶属于田螺科 Viviparidae)
Cipangopaludina ussuriensis (Gerstfeldt) 乌苏里圆田螺(隶属于田螺科 Viviparidae)
CIPC carindacillin *n*. 羧苗青霉素 /chloropropham *n*. 间氯苯氨甲酸异丙酯
cipher *n*. 零(0);无价值之物,计算,算出(out)
-cipient [拉 capio] [构词成分] 取,得到
cipionate *n*. 环比酸盐(环戊丙酸盐)(根据 1998 年 CADN 的规定,在盐或酯与加合物之命名中,使用此项名称)
Cipollina's test 契波利纳氏试验(检尿糖)
Ciprazafone *n*. 环丙扎封(抗心绞痛药)
Ciprefadol *n*. 环丙法朵(镇痛药)
cipro *n*. 盐酸环丙沙星
Ciprocinonide *n*. 环丙奈德,肤轻松环丙酯(肾腺皮质激素类药)
Ciprofibrate *n*. 环丙贝特,环丙降脂酸(降血脂药)
Ciprofloxacin *n*. 环丙沙星(抗菌药)
Ciprokiren *n*. 环丙吉仑(肾素抑制药)
Cipropride *n*. 环丙必利(镇吐药)
Ciproquazone *n*. 环丙喹宗(消炎镇痛药)
Ciproquinate *n*. 环丙喹酯(抗球虫药)
Ciprostene *n*. 西前列烯(前列腺素类药)
Ciproximide *n*. 环丙米特(安定药,抗抑郁药)
Cir Circa [拉] *ad*. 大约(用在年代前面) /circulate *v*. 循环 /circular *a*. 圆形的,轮状的 /circulation *n*. 循环
CIR Commnee of Interns and Residents 实习医师与住院医师委员会 /cumulative incidence rate 累积发病率
cirac *n*. 环形加速器 ‖ ~ diagram 圆图 / ~ vector diagram 矢量圆图
Ciramadol *n*. 西拉马朵(镇痛药)
cirannual *a*. 年节律的,以一年为周期的
Cirazoline *n*. 西拉唑啉(肾上腺素受体激动剂)
Cirazoline *n*. 西拉唑啉(血管收缩药)
circa [拉] *a*. 近似的,大约
Circa [拉] 大约(用在年代前面)
circadian *a*. 昼夜节律的,(24h)生理节奏的 ‖ ~ rhythm 廿四小时节奏
circaea cordata Royle [拉;植药] 牛泷草
circaea quadrisulcata(Maxim) Franch. et Savat. [拉;植药] 露珠草
Circaeasteraceae *n*. 星叶科
circamensual *a*. 月周期节律的
circannual *a*. 年周期节律的
circannual, circannian rhythm *n*. (周期)似年节律
circellus venosus hypoglossi; aete canalis hypoglossi 舌下神经管网
circellus venosus hypoglossi; rete canalis hypoglossi 舌下神经管网
circinate *a*. 环状的 ‖ ~ degeneration (视网膜)环状变性 / ~ exudation 环状渗出物 / ~ retinitis 环状视网膜炎 / ~ retinopathy 环状视网膜病变
circle [拉 circulus] *n*. 环,圈 ‖ ~s, Berry's 贝里氏立体视力表 / ~ of confusion 混乱圈(显示透镜理论上某点之圆盘) / ~, defensive 防御环 / ~, diffuson 弥散圈(蒙胧圈) / ~ of dispersio; ~ of disspation 分散圈 / ~ of Haller ①视神经血管环 ②乳晕静脉环 ③心纤维环 / ~, Huguier's 于吉埃氏环(左右子宫动脉在峡部的吻合) / ~, Latham's 累瑟姆氏圈(心包浊音区) / ~s, Minsky's 明斯基氏耳(记录眼损害的一种图表) / ~, Pagenstecher's 帕根斯特赫尔氏环 / ~, Robinson's 罗宾森氏动脉环(由腹主,髂总,髂内,子宫及卵巢动脉所成的环) / ~ sensory 感觉点环 / ~, vascular 口唇动脉环 / ~, vicious 恶性循环 / ~s, of Weber 韦伯氏点环(皮肤触觉点环) / ~ filter (简作 CF) 圆形过滤器 / ~ of diffusion 弥散圈
circlecuf *n*. 环形抽带
circlet *n*. 小环 ‖ ~ Zinn's; circulus arteriosus Halleri 视神经血管环
circline *n*. 环形 ‖ ~ block 电路块,电路部件 / ~ breaker 电路断路器 / ~ changer 转接器 / ~ code 闭路码 / ~ component 电路元件 / ~ diagram 电路图,线路图 / ~ element 电路元件 / ~ image 线路图像 / ~ pattern 电路图 / ~ unit 电路单元,电路组件
circling *n*. 羊利斯特氏菌病
circsmvascular [circum- + 拉 vasculum vessel] *a*. 血管周[围]的
circuflexion *n*. 弯曲,变成圆形
circuit [拉 circuitus] *n*. ①回路 ②电路 ‖ armstrong ~ 回授电路,反馈回路 / caudato-nigro-thalamo-cortical ~ 尾核—黑质—丘脑—皮质回路 / ~, closed 通路,闭合电路 / ~, Cockcroft-Walton 考—瓦二氏电路 / ~, coincidence 复合电路 / ~, constant-potential 恒势电路 / ~, electronic 电子线路,电子回路 / ~, full-wave 全被电路 / ~, Greinacher 格雷因纳契氏电路(一种倍压电路) / ~, half-wave 半波电路 / ~, Latour 拉图氏电路 / ~, magnetic 磁 / ~, Marx; impulsr generator; cascade generator 马克思氏电路,脉冲发电机,级联发电机 / ~, open 断路,切断电路 / ~, organic; reflex ~ 反射 / ~, primary 原电路 / ~, quench 猝灭电路 / ~, quenching electronic 猝灭电子线路 / ~, rectified three-phase 三相整流电路 / ~, reflex 反射路 / ~, scaling 定标电路 / ~ secondary 次电路 / ~, short 捷径,短路 / ~, six-vale 六整流管电路 / ~, Villard 维拉德氏电路(倍压电路) / ~, Witka 维补加氏电路
circular *a*. 圆形的,轮状的 ‖ ~ birefringence 圆双折射 / ~ chromatography 环形色谱法 / ~ chromosome 环状染色体 / ~ dichroism (简作 CD) 循环二向色性 / ~ error probabilit (简作 CEP) 圆形误差概率 / ~ fiber 环形纤维 / ~ fold 环形皱褶,环形皱襞 / ~ furrow 环状沟(虹膜后面) / ~ linkage group 环状连锁图 / ~ linkage map 环状连锁图 / ~ permutation 环状排列 / ~ sinus 环状窦 / ~ synechia 虹膜环形粘连
circular [拉 circularis] *a*. 环状的,循环的,圆的 / ~ compression cap 圆形压迫帽(X 线检查辅助装置) / ~ cyclotron 圆形回旋加速器 / ~ DNA. 环状 DNA / ~ electrode 盘状电极 / ~ field 圆形射野,圆磁 / ~ grid 圆形滤线栅 / ~ guide 圆(形)波导 / ~ linear scanning converter 圆直扫描变换器 / ~ movable grid 圆形活动滤线栅 / ~ projection 圆形投影 / ~ ray 圆弧射线 / ~ synchrotron 圆形同步加速器 / ~ scale 圆刻度,圆标尺 / ~ scan 周围型扫查(描) / ~ sweep 圆(螺旋)扫描 / ~-sweep phase shifter 圆扫描移相器 / ~ tomography 圆形断层成像,圆形体层摄影(术)
circularly polarized light 圆偏振光
circulate *v*. 循环,环流
circulating *n*. 循环,环流,流通 ‖ ~ beam 回旋电子束 / ~ electron 循环电子,环形电子 / ~ memory 循环储存器 / ~ particle 循环粒子 / ~ proton 循环质子,环形质子 / ~ time 循环时间
circulating andoic antigen (简作 CAA) 循环阳极抗原(在血吸虫感染者血内可能检出主要的循环抗原之一)
circulating antigen (简作 CAg) 循环抗原
circulating cathodie antigen (简作 CCA) 循环阴极抗原
circulating granulocyte pool (简作 CGP) 血循环粒细胞库
circulating immune complex (简作 CIC) 循环免疫复合物
circulating immune inhibitor (简作 CIINH) 循环免疫抑制剂
circulation [拉 circulatio] *n*. 循环 ‖ ~, allantoic 尿囊循环 / ~, bile 胆汁循环 / ~, blood 血[液]循环 / ~, capillary 毛细管循环 / ~, chorionic 绒[毛]膜循环 / ~, collateral 侧支循环 / ~, compensatary; collateral ~ 侧支付循环 / ~, coronary 冠状循环 / ~, cross 交叉循环 / ~, derivativ 动静脉吻合(动静脉血不经过毛细管而流通) / ~, embryonic 胚循环 / ~, enterohepstic [胆盐]循环 / ~, extracopereal 体外循环 / ~, fetal; foetal ~ 胎循环 / ~, first; primitive ~ 原始循环 / ~ general 大循环,周身循环,体循环 / ~, greater; systemic ~ 大循环,体循环 / ~, hypophsioportal 垂体门循环 / ~, intervillous 绒是循环 / ~, intracranial 颅内循环 / ~, lesser; pulmonary ~ 小循环,肺循环 / ~, lymph 淋巴循环 / ~, omphalomesenteric; vitelline ~ 卵黄区循环 / ~, peripheral 外周循环 / ~, placental; fetel 胎盘循环,胎循环 / ~, portal 门脉循环 / ~, pulmonary; lesser ~ 肺循环,小循环 / ~, renal 肾血循环 / ~, sinusoidal 血宝循环 / ~, systemic 体循环 / ~, Thebesian 心最小静脉循环 / ~, umbilical; allantoic ~ 尿囊循环 / ~, vitelline 黄区循环
circulative granulocyte part (简作 CGP) 循环粒细胞部分
circulator *n*. 循环器
circulatory *a*. 循环的
circulatory failure 循环衰竭
circulatory fluid mechanics 循环流体力学

circulatory mechanics 循环力学
circulatory system 血循环系统
circulin *n*. 环[状]杆菌素,圈杆菌素,多肽菌素
circulizer *n*. 循环器
circulus (复 circuli)[拉 a ring]; **circle** *n*. 环,圈 ‖ ~ arteriosus cerebri; ~ arteriousus(Willisi) 大脑动脉环 / ~ arteriosus Halleri; ~ Zinnii; ~ vasculosus nervi optici (Haller) 视神经血管环 / ~ arteriosus iridis 虹膜动脉环 / ~ arteriosus major 动脉大环(虹膜) / ~ arteriosus minor 动脉小环(虹膜) / ~ articuli vasculosus 关节血管网 / ~ callosus Halleri 心纤维环 / ~ tonsillaris 扁桃体神经丛 / ~ umbilicalis 脐动脉丛 / ~ vasculosus nervi optici (Halleri); ~ vasculosus fasciculi opeici 视神经血管环 / ~ venosus Halleri 乳晕静脉环 / ~ venosus Hovii 虹膜静脉环 / ~ venosus of Hailer 乳晕环形静脉 / ~ venosus Ridleyi 蝶鞍静脉环 / ~ Willisii; ~ arteriosus cerebri 大脑动脉环 / ~ Zinnii; ~ arteriosus Haller; ~ vasculosus nervi optici 秦氏环,视神经血管环
circum- [拉 circsus circle 环,回] [构词成分] 周围环
circum; circinus [拉]; **circle** [英] *n*. 周[围],环
circumambiency *n*. 环绕,周围
circumambient *a*. 围绕的,周围的
circumanal *a*. 肛周的,围肛的
circumarticular *a*. 关节周[围]的
circumaxillary *a*. 腋周[围]的
circumbuccal *a*. 颊周[围]的
circumbulabar *a*. 眼球周[围]的
circumbulbar *a*. 眼球周围的
circumcallosal 胼胝体周[围]的
circumcise *v*. 割除……的包皮;对……进行环切术
circumcision *n*. 包皮环切术 ‖ ~ clamp 包皮环切夹
circumclusion [拉 circumcludere to shut in] *n*. 环压止血法
circumcorneal *a*. 角膜周围的 ‖ ~ congestion 周围充血 / ~ injections 周围充血(睫状充血)
circumcrescent [circum- + 拉 crescere to grow] *a*. 环形生长的
circumduction *n*. 环行[运动]
circumference [circum- + 拉 crescere to bear] *n*. ①周缘,环状面 ②轮廓,外形 ‖ ~, articular 环状关节面 / ~, pelvic 骨盆周缘,盆周 / ~, wire 线围 / ~ diastolic dimension (简作 CD) 超声心动图 / ~, wire 丝围
circumferentia; [拉] **circumference** *n*. ①环状面 ②周缘 ‖ ~ articularis capituliulnae 尺骨小头环状关节面 / ~ articularis radii 桡骨环状关节面 / ~ articularis 环状关节面 / ~ articularis; articular circumference 环状关节面 / ~ articularis (capituli ulrae) 尺骨头环状关节面 / ~ articularis (radii) 骨环状关节面
circumferential *a*. 周缘的,环状面的 ‖ ~ articular surface 环状关节面 / ~ buckling 圆周状巩膜外垫压,巩膜环扎术
circumflex [拉 circumflexus bent about] *a*. 卷曲的,旋绕的 ‖ ~ branch 旋支 / ~ scapular artery 旋肩胛动脉
circumflexus; [拉] **circumflex** *a*. 卷曲的,旋绕的 ‖ ~ palati; musculus tensorveli palatini 腭帆张肌 / ~ artery 旋肩胛动脉
circumfusion *n*. 周围照射,四散
circumgemmal [circum- + 拉 emma bud] *a*. 芽周的(丝)
circumgyration *n*. ①旋转,圆周回转 ②眩晕
circuminsular [circum- + 拉 insula island] *a*. 脑岛周[围]的
circumintestinal *a*. 肠周[围]的
circumlental *a*. 晶状体周围的 ‖ ~ space 晶状体周隙,小带间隙
circumlnsular *a*. 脑岛周[围]的
circumlunar *a*. 环绕月球的
circummedullary *a*. 环髓的
circumnuclear *a*. 核周[围]的,围核的
circumocular *a*. 眼周的,围眼的
circumoral *a*. 四周的,口周的
circumorbital *a*. 眶周的,周眶的
Circumoval antigen (简作 CAg) 循环抗原
Circumoval precipitin test (简作 COPT) 环卵沉淀试验(沉淀率 > 5%时即为阳性)
circumpapillary *a*. 视(神经)乳头周围的 *n*. 乳头周[围] ‖ ~ choroiditis 视(神经)乳头周围脉络膜炎 / ~ glaucomatoushalo 视(神经)乳头周围青光眼环
circum-papillary atrophy (神经)乳头周围萎缩
circumpharyngeal ring 周咽环
circumplanetary space 行星周围空间
circumpolarization *n*. 圆偏振[光]
circumpulpar dentine 围髓牙质
circumrenal [circum- + 拉 ren kidney] *a*. 肾周围的
circumscissile [circum- + 拉 scissus to cut around] *a*. 环周裂开的
circumscribe *vt*. 在……周围画线;限制;使外切,使外接。
circumscribed [circum- + 拉 scribere to write] *a*. 局限的 ‖ ~ amnesia 界限性遗忘 / ~ choroiditis 局限性脉络膜炎 / ~ keratoplasty 部分角膜移植术,部分角膜成形术
circumscription *n*. ①界线,限界,区域通渠道 ②定义 ③轮廓
circumscriptus; [拉] **circumscribed** *a*. 局限的
circumspect *a*. 谨慎小心的,慎重的
circumspection *n*. 谨慎小心,慎重
circumspectly *ad*. 谨慎小心地,慎重地
circumsporozoite protiem (简作 CSP) 环子孢子蛋白(为疟原虫所特有,具有明显的抗原性)
circumstance *n*. [常用复]情况,情形,环境 ‖ in (under) the ~s (情况)既然这样,在这种情形下
circumstantial *a*. 按照情况的,偶然的,详尽的 ‖ ~ly *ad*. 按照情况地,偶然地,详尽地
circumstantiality *n*. 详尽;偶然性;琐谈症(一种精神症状)
circumstantiate *vt*. (提供证据来)证明;证实
Circumstraint *n*. 婴儿包皮切除装置(商品名)
circumstriate belt 纹皮层周围带
circumtonsillar *n*. 扁桃体周[围]的
circumtractor *n*. 环形拉钩,环形牵引器
circumumbilical *n*. 围绕脐的
circumvallate [circum- + 拉 vallare to wall] *a*. 轮廓状的 ‖ ~ papilla 轮廓乳头
circumvascular *a*. 血管周围的
circumvent *vt*. 围绕;包围;防止……发生
circumvention *n*. 围绕;包围;防止……发生
circumvolute [circum- + 拉 olutus rolled] *a*. 搓合的,绕的
circumvolutio *n*. ①包绕 ②回 ‖ ~ cristata; gyrus fornicatus 穹窿回
circutry *n*. 电路,电路系统
cireadian clock (周期近)似昼夜钟
cireadian oscillator (周期近)似昼夜振荡器
cireadian rhythm (周期近)似昼夜节律
cireumbulbar *a*. 眼周的
cireumcision [拉 circumcisio a c utting around]; **posthetomy** *n*. 包皮环切术 ‖ ~, female; clitoridotomy 阴蒂切开术 / ~, pharaonic; infibulation 锁阴术
Cirolemycin *n*. 西罗霉素(抗肿瘤和抗菌物质)
cirphis non-occluded virus (**Steinhaus**) *n*. 黏虫无内含体病毒
cirphis unipuncta non-occludcd virus *n*. 一星黏虫非封闭型病毒
cirramycin *n*. 卷须霉素
cirrasol OD; cetyl trimethylamine bromide *n*. 西腊索耳 OD,溴化十六烷基三甲胺
Cirrhigaleus barbifer (**Tanaka**) 须角鲨(隶属于铠鲨科 Dalatiidae)
Cirrhimuraena chinensis (**Kaup**) 中华须鳗(隶属于蛇鳗科 Ophichthyidae)
cirrhogenous *a*. 致硬变的
cirrhongenous *a*. 致硬变的
cirrhonosus [希 kirrhos orange yellow + nosos direase] *n*. 胸腹膜黄变病(胎儿)
Cirrhoscylliidae *n*. 橙黄鲨科(隶属于须鲨目 Orectolobiformes)
Cirrhoscyllium expolitum (**Smith et Radcliffe**) 橙黄鲨(隶属于斑鳍鲨科 Parascyllidae)
cirrhose [拉 cirrus tendril] *a*. 有触须的,有蔓的
cirrhosis *n*. ①硬变,硬化 ②肝硬变,肝硬化 ‖ ~ alcoholic 酒精性肝硬变 / ~ atrophic 萎缩性肝硬变 / ~ bacterial 细菌性肝硬变 / ~ biliary 胆汁性肝硬变 / ~ diffuse nodula 弥漫性结节性肝硬变 / ~ of liver 肝硬化 / ~ periportal; atrophic ~ 门脉周肝硬变,萎缩性肝硬变 / ~ pigmentary 色素性肝硬变 / ~ pipe stem 门脉周性肝硬变 / ~ portal 门脉性肝硬变 / ~ toxic 中毒性肝硬变 / ~, annular 环状肝硬变 / ~, atrophie 萎缩性肝硬变 / ~, bacterial 细菌性肝硬变 / ~ basedowiana 甲状腺毒性肝硬变 / ~, biliary 胆汁性肝硬变 / ~, Budd's 巴德氏肝硬变(慢性肝肿大) / ~, calculus 胆石性肝硬变 / ~, capsular; Glisson's ~; lymphatic ~ 纤维囊性肝硬变,格利森氏肝硬变 / ~, cardiac 心病性肝硬变 / ~, cardiotuberculous; Hutinl's disease 心病结核性肝硬变,伊廷内耳氏病 / ~, Charcot's 夏科氏肝硬变(肥大性肝硬变) / ~ of children, biliary; infantile liver 儿童胆汁性肝硬变 / ~, Cruveilhuer-Baumgarten 克—鲍二氏肝硬变(先天性肝硬变) / ~, diffuse mdular 弥温性结节性肝硬变 / ~, fatty 慢性肝硬变 / ~ Glisson's capsular ~ 格利森氏肝硬变,纤维囊性肝硬变 / ~, Hanot's; hypertrophic ~ 阿诺氏肝硬变,肥大性肝硬变 / ~, hypertrophic 肥大性肝硬变 / ~, infectious 感染性肝硬变 / ~, irritative 刺激性肝硬变 / ~, juvenile 青年肝硬变 / ~, of kidner; granular kidney 肾硬变,[颗]粒状肾 / ~, Laenner's 拉埃奈克氏肝硬变(萎缩性门脉性肝硬变) /

~ of liver; biliary ~ 肝硬变,胆汁性肝硬变 / ~ of lung; interstitial pneumonia 肺硬变,间质性肺炎 / ~, malarial 疟疾性肝硬变
cirrhotic *a*. (肝)硬变的 ‖ ~ echo patttern 肝硬变回声图像(型) / ~ pattern 肝硬变图像
cirri anales 肛[门]须
cirri dorsales 背须,背触须
Cirri Equi [拉,动药] 马鬃
Cirripedia *n*. 蔓足亚纲(隶属于甲壳纲 Crustacea)
cirrus (复, cirri) *n*. ① 刚毛 ②阴茎 ‖ ~ porch 阴茎袋(某些生物所特有)/ ~ sac 阴茎囊
cirsectomy *n*. 曲张静脉切除术
cirsenchysis *n*. 曲张静脉注射疗法
Cirsium belingshanicum [拉,植药]罗平蓟
Cirsium esculentum (Sievers) [拉,植药]莲座蓟
Cirsium japonicum DC [拉;植药] 蓟
Cirsium vlassovianum [拉,植药] 绒背蓟
cirso- 静脉曲张,曲张静脉
cirsocele *n*. 精索静脉曲张
cirsodesis *n*. 曲张静脉结扎术
cirsoid *a*. 曲张的
cirsomphalos *n*. 脐周静脉曲张
cirsophthalmia *n*. ①静脉曲张性结膜炎 ②结膜静脉曲张 ③静脉曲张性角膜葡萄肿
cirsotomy *n*. 曲张静脉切开术
cirtisol *n*. 皮质醇
CI-S simplified calculus index 简化牙石指数
cis dominant effect 顺式显性效应
cis vection effect 顺反式位置效应
Cisapride (**prepulsid, unipride**) *n*. 西沙必利,普瑞博思,西沙普雷特(镇吐药)
Cisatracurium besilate 苯磺顺阿曲库胺(神经肌肉阻断药)
cis-butene dioic acid 顺丁烯二酸
Cisclomifene *n*. 恩氯米芬(抗不育症药)
Cisconazole *n*. 顺康唑(抗真菌药)
cis-control *n*. 顺式控制
CISD critical incident stress debriefing 严重事故精神压力解除
cis-diaminedichloroplatinum (简作 CDDP) 氯氨铂; 顺氯氨铂; 顺二氯二氨铂(抗癌药)
cis-effect *n*. 顺位效应
cis-elimination *n*. 顺位消除
cis-heterozygote *n*. ①顺式杂合子,顺式杂合体 ②顺式异型接合子,顺式异接合体
cis-isomer *n*. 顺式异构体
cislunar flight 月地间飞行
Cismadinone *n*. 西地孕酮(孕激素类药)
Cisplatin *n*. 顺铂(抗肿瘤药)
Cisplatin DDP *n*. 顺铂
cis-platinum *n*. 顺铂,顺氯氨铂
cissa (**citta, cittosis**) *n*. 异食癖
Cissampelos pareira L. var. Hirsuta (Buch. ex DC) **Froman** [拉,植药] 锡生藤
cissing *n*. 收缩
Cissus assamica (Laws.) **Craib** [拉,植药] 苦郎藤
Cissus javana DC. [拉,植药]青紫葛
Cissus kerrii Craib [拉,植药] 鸡心藤
Cissus pteoclada Hayata [拉,植药] 四方藤
Cistaceae *n*. 半日花科
Cistanche deserticola Y. C. Ma [拉,植药] 肉苁蓉
cistern [拉, cirsterna] *n*. 腔,池,潴泡(亚显微结构,内质网的液泡) ‖ ~ of lateral sulcus 大脑外侧 窝池 / ~ of Pecquet 乳糜池
cisterna (复, cisternae) *n*. 池 ‖ ~ ambiens 环池 / ~ basalis 基底池 / ~ cerebellomedullaris 小脑 延髓池 / ~ chiasmatica 交叉池 / ~ chyli 乳糜池 / ~ corporis callosi 胼胝体池 / ~ cruralis [大] 脑脚间池 / ~ fossae lateralis cerebri 大 脑外侧窝池 / ~ intercruralis profunda 脚间深池 / ~ intercruralis superficialis 脚间浅池 / ~ interpeduncularis [脑]脚间池 / ~ lteralis pontis 脑桥外侧池 / ~ magna 小脑延髓池 / ~ perilymphatica 外淋巴池 (镫骨底部) / ~ pontis [脑]桥池 / ~ sulci lateralis 大脑外侧窝池 / ~ venae magnae cerebri 大脑大静脉池
cisternae subarachnoidales 蛛网膜下池
cisternal *a*. 脑池的 ‖ ~ pneumoencephalography (经)脑池气脑造影(术)/ ~ pneumography 脑池气造影(术)
cisternogram *n*. 脑池显像图
cisternography; shuntography *n*. 脑池分流造影(术)
Cistinexine *n*. 西替克新(祛痰药)
cistoblil *n*. 碘泛酸
Cistopus indicus (**Orbigny**) 小孔蛸(隶属于章鱼科 Octopodidae)
cis-trans *n*. 顺反式 ‖ ~ effect 顺反效应 / ~ test 顺反式测验 / ~ isomcrization 顺(式)—反(式)异构化
cistron *n*. 作用子,顺反子
Citalopram *n*. 西酞普兰(抗抑郁药)
Citatepine *n*. 西他替平(抗抑郁药)
Citeitenazone *n*. 氰噻腙(抗病毒药)
Citellus dauricus [拉,动药] 达乌尔黄鼠(隶属于松鼠科 Sciuridae)
Citellus dauricus obscurus 尔黄鼠甘肃亚种(隶属于松鼠科 Sciuridae)
Citenamide *n*. 西夫酰胺 (抗惊厥药)
citerpillar hair ophthalmia 蛾虫性眼炎,结节性眼炎
Citeus aueantium L. [拉,植药] 酸橙
Citharidae *n*. 棘鲆科(隶属于鲽形目 Pleuronectiformes)
Citharoides macrolepidotus (**Hubbs**) 大鳞拟棘鲆(隶属于棘鲆科 Citharidae)
citicolin (nicholin, audes, brassel) *n*. 胞二磷胆碱,尼可灵,胞胆碱
Citicoline *n*. 胞磷胆碱 (精神振奋药)
Citiolone *n*. 西替沃酮 (保肝药)
Citizens' Committee for the Conquest of Cancer (简作 CCCC) 居民癌症防治委员会
CITP capillary isotachoelectrophoresis 毛细管等速电泳技术
citrated calcium carbamide (简作 CCC) 枸橼酸脲钙
citraturia *n*. 枸橼酸盐尿症
Citric Acid 枸橼酸 (调味药)
citric acid assay 柠檬酸测定
citric acid cycle 柠檬酸循环
citrine *n*. 柠檬色,柠檬色的 ‖ ~ acid 枸橼酸
Citrobacter *n*. 柠檬酸杆菌属(枸橼酸杆菌属,柠檬酸细菌属) ‖ ~ amalonatieus 无丙二酸柠檬酸杆菌(非丙二酸柠檬酸杆菌) / ~ braahi 布氏柠檬酸杆菌 / ~ diversum 差别柠檬酸杆菌 / ~ diversus 差异柠檬酸杆菌 / ~ farmeri 法氏柠檬酸杆菌 / ~ freundii 弗氏柠檬酸杆菌(弗劳地柠檬酸杆菌,弗氏柠檬酸细菌,中间柠檬酸杆菌,中间埃希氏菌) / ~ intermedium 见 Citrobaeter freundii (Braak) Werkman et Gillen / ~ sedlakii 塞氏柠檬酸杆菌 / ~ werkmanii 魏氏柠檬酸杆菌 / ~ koseri Frederiksen 见 Citrobacter diversus (Burkey) Citrobacter diversus (Burkey) Werkman et Gilllen / ~ youngae 杨氏柠檬酸杆菌
Citron daylily [植药] 黄花菜
Citron fruit [植药] 香橼
citrovornm factor (简作 CF) 柠胶因子,甲酰四氢叶酸,亚叶酸(叶酸拮抗药,解毒药抗贫血药)
citruiline *n*. 瓜氨酸
citruilinemia *n*. 瓜氨酸血症
Citrullus lanstus(**Thunb.**)**Mansfeld** [拉,植药] 西瓜
Citrullus vulgaris 西瓜
Citrus *n*. 柑橘(属) ‖ ~ (Lemon) latent virus (yra-wood) 柠檬潜伏病毒 / ~ (Lemon) sieve tube necrosis virus (Schneider) 柠檬筛管坏死病毒 / ~ (Satsuma) dwarf virus (Yamada et Sawamura) 萨摩柑矮缩病毒 / ~ (Sour orange) stem pitting virus (Vogel et Bove) 酸橙麻茎病毒 / ~ bargamia 巴柑(芸香科植物,产于我国的柑橘之一)/ ~ grandis (L.) Osbeck [拉;植药] 柚 / ~ grandis'Tomentosa' [拉;植药] 化州柚 / ~ leaf rugose ilarvlrus 柑橘叶皱等轴不稳环斑病毒 / ~ leaf-mottle-yellows virus (Martlnez et Wallace) 柑橘叶斑黄病毒 / ~ leprosis rhabdoviru 柑橘麻风弹状病毒 / ~ limon 柠檬(芸香科植物,产于我国的柑橘之一)/ ~ limon(L.) Burm. f. [拉;植药] 柠檬 / ~ limonia 洋柠檬(芸香科植物,产于我国的柑橘之一) / ~ maxima 大柑橘(芸香科植物,产于我国的柑橘之一) / ~ medica L. [拉;植药] 枸橼 / ~ medica L. var. Sarcodactylis swingle [拉;植药] 佛手 / ~ nobilis 赫柑(芸香科植物,产于我国的柑橘之一) / ~ paradisi 台湾山柑(芸香科植物,产于我国的柑橘之一) / ~ psorsis virus (Fawcett) 柑橘鳞皮病毒 / ~ reticulata Blanco [拉;植药] 橘 / ~ reticulata'Dahongpao' [拉;植药] 大红袍 / ~ reticulata'tangerina' [拉;植药] 福橘 / ~ ring spot virus (Wallace et Drake) 柑橘环斑病毒 / ~ seedling yellows (Fraser) 柑橘苗黄病毒 / ~ sinensis 甜柑(芸香科植物,产于我国的柑橘之一) / ~ sinensis Osbeck [拉; 植药] 甜橙 / ~ stubborn disease agent (Fawcett et al.) (MLOS) 柑橘僵化病毒 / ~ tancan 蕉柑(芸香科植物,产于我国的柑橘之一) / ~ tatter leaf virus (Wallace et Drake) 柑橘碎叶病毒 / ~ temple 庙柑(芸香科植物,产于我国的柑橘之一) / ~ tristeza closterovirus 柑橘速衰纺锤病毒 / ~ tristeza virus (Meneghini) 柑橘特里斯得察病毒 / ~ trunk borer [动药] 天牛 / ~ variegation ilarivirus 柑橘斑色等轴不稳环斑病毒 / ~ vein enation virus (Wallact et Drake) 柑橘脉突病毒 / ~ vein-phioem

degeneration-virus (Tirtawidjaja et al.) 柑橘脉韧皮退化病毒 / ~ wilsonii Tanaka [拉;植药] 香圆 / ~ xyloporosis virus (Relchert et Perlberger) 柑橘干坚病毒 / ~ yellow shoot virus (Lin) 柑橘黄梢病毒 / ~ yellow vein virus(Weathers) 柑橘黄脉病毒
Citrusgrandis(L.)Osbeck [拉;植药] 柚
citryI-CoA *n*. 柠檬酰辅酶 A
CITS cerebral infarct with transient sign 一过性脑梗死征象
city fatigue 城市疲劳
Civa-36278-Ba cephacetrium *n*. 头孢菌素Ⅵ;头孢乙氰
Civet *n*. 灵猫香 [动药]
Civil Aeromedical institute (简作 CAI) 民用航空医学研究所
Civil Aeromedical Research Institute (简作 CARI) 民用航空医学研究所(美)
Civil Aeronautics Board (简作 CAB) 民用航空局
C-J virus C-J 病毒
$C_{J\text{-}1824}$ clearance of Evans blue 伊凡斯蓝廓清率
Cjinese pine 油松 [植药]
C^{1-9}complement 第一至第九补体成分
clack *n*. 瓣
clade *n*. 进化枝
cladenchyma *n*. 有细胞组织
Cladocera *n*. 枝角目(隶属于鳃足亚纲 Branchiopoda)
Cladochytriaceae *n*. 歧壶菌科(一种菌类)
cladogenesis *n*. 系枝发生,分枝进化
cladogram *n*. 进化分枝图
Cladonaceae *n*. 石蕊科(一种地衣类)
Cladophoraceae *n*. 刚毛藻科(一种藻类)
Cladothrix *n*. 枝芽发菌属 ‖ ~ actinomyces (Trevisan) Mace 放线茵状枝芽发菌 / ~ asteroides Eppinger 星状枝芽发菌 / ~ Cohn 枝芽发菌属 / ~ dichotoma (Mace)Chalmers et Christopherson 分叉枝芽发菌 / ~ farcinica (Trevisan) Mace 皮枝芽发菌 / ~ lingualis (Guigen) Mace 舌部枝芽发菌 / ~ liquefaciens Hesse 液化枝芽发菌 / ~ madurae (Vincent) Mace 见 Streptomyces / ~ matruchoti Mendel 马氏枝芽发菌 / ~ natans (Kützing) Migula 游泳枝芽发菌 / ~ ochracea (Roth) Chester 赭色枝芽发菌 / ~ odorifera Rullmann 气味枝芽发菌 / ~ putridogena Vezspremi 生腐枝芽发苗 / ~ reticularis Naumann 网状枝芽发菌 / ~ rubra (Kruse) Mace 红色枝芽发菌 / ~ saprae (Silberschmidt) Mace 山羊枝芽发菌 / ~ thermophila (Girbort) Mace 见 Streptomyces thermophilus (Gilbrrt) Waksman et Henrici / ~ violacea (Rossi—Dotia) Mace 见 Streptomyces violacea (Rossi-Doria) Waksman
clairvoyance *n*. 神视,聪视,千里眼
Clamidoxic Acid 克拉度酸 (消炎镇痛药)
Clamoxyquine *n*. 氯胺羟喹 (抗阿米巴药)
clamp *n*. 夹;夹具,成形片夹 ‖ ~, band 带环夹 / ~, check 咬合校正夹,正胎夹/ ~ connection 锁状连合 / ~, flask 盒夹 / ~, rubber dam 橡皮障夹 / ~, soldering 焊夹 / ~, tooth 取牙夹
clams *n*. 放线菌病(牛)
clan *n*. 支
clandestine evolution 新生进化
Clanfenur *n*. 克兰氟脲 (抗肿瘤药)
clang *n*. 音质,音响 ‖ ~ association 声音联想,音响联想
Claoxylon polot (Burm.)Merr. [拉;植药] 白桐树
clap *n*. ①淋病 ②拍打法
clapotage; clapotement *n*. 振荡音
clapotement *n*. 振荡音
Clappa *n*. 克拉帕病(古巴语,用于麻风合并孢子丝菌病时)
clapping *n*. 拍打法(按摩的一种手法)
Clapton's line 克拉普顿氏线,绿线(铜中毒)
claquement *n*. ①掌拍(按摩)法 ②毕剥声(心瓣膜闭时的)
clara cell 无纤毛分泌细胞
clarase *n*. 澄解酶
claret *n*. 红葡萄酒
claret-cheek *n*. 面部毛细血管痣
Claria fuscus (Lacepede) 胡子鲇 (隶属于胡子鲇科 Clariidae)
clarificant *n*. 澄清剂
clarification *n*. 澄清
clarify [拉 clarificare to render clear] *vi*. 使澄清
clarifying *a*. 澄清的
Clariidae *n*. 胡子鲇科(隶属于鲇形目 Siluriformes)
Clarite *n*. 克拉来特(商品名,人工合成的封固剂)
Clarithromycin *n*. 克拉霉素(抗生素类药)
clarity *n*. 澄明度
Clark's rule 为小儿科用药剂量之基本法则 (小儿用药剂量 = 成人用量 × 小孩体重(公斤)/70 或小儿用药剂量 = 成人剂量 × 体重(磅)/150)
Clark's sign *n*. 克拉克氏征(腹部气胀时的一种肝脏叩诊体征)
Clarke's bundle [Jacob Augustus Lockhart 英解剖学家、医师 1817—1889] 克拉克氏束(侧副束) ‖ ~ cells 克拉克氏细胞(脊髓背核色素细胞) / ~ column 克拉克氏柱(背核) / ~ nucleus 克拉克氏核(背核)
Clarke's tongue [Charles Mansfield 英内科医师 1782—1857] 克拉克氏舌(梅毒硬化性舌炎) ‖ ~ ulcer 克拉克氏溃疡(子宫颈米腐蚀性溃疡)
Clarke-Hadfield syndrome [Cecil Clarke; Geoffrey Hadfield 英病理学家 1889 年生] 克—哈二氏综合征(先天性胰腺性幼稚型)
Clark-II *n*. 二苯氰[化]胂(毒气的一种)
Clark-Lubs indications 克—路二氏指示剂
-clasia; -clasis [希 klasis a breaking 破坏,摧折] [构词成分]破坏,折断
clasmatoblast; mast cell *n*. 肥大细胞
clasmatocyte [希 klasma a piece broken off + kytos hollow vessel] *n*. 破折细胞
clasmatocytic *a*. 破折细胞的
clasmatocytosis *n*. 破折细胞增多
clasmatodendrosis [希 klasma a piece broken off + dendron] *n*. 星形细胞突破折
clasmatosis *n*. 细胞破碎
clasp *n*. 卡环 ‖ ~, Adam's 亚当氏卡环 / ~, arrowhead 箭头卡环 / ~, backaction 回力卡环 / ~, band 带卡环 / ~, bar 闩状卡环,杆状卡环 / ~, bending 弯制卡环 / ~, casting 铸造卡环 / ~, circumferential 环状卡环 / ~, continuous 连续卡环 / ~, curved 弯形卡环 / ~, denture 义齿卡环 / ~, double-arm 双臂卡环 / ~ Dujarier's 跟骨钩/ ~, half and half 对半卡环 / ~, interdental 牙间卡环 / ~, invisible 隐卡环 / ~, Jackson's 杰克森氏卡环(箭头卡环) / ~, molar 磨牙卡环 / ~, one arm 单臂卡环 / ~, rest proximal-plate l bar 支托邻部卡环 / ~, rigid 硬卡环(第一型卡环) / ~, ring 环形卡环 / ~, Roach 罗赫氏卡环 / ~, separated 分臂卡环(第二型卡环) / ~, shoulder of 卡体 / ~, single(one)arm 单臂卡环 / ~, spring arch 弹簧卡环 / ~, stainless steel 不锈钢丝卡环 / ~, three-arm 三臂卡环 / ~, two-arm 双臂卡环 / ~, wrought wire 锻造卡环
clasper *n*. 抱握器,交接突起,鳍脚
claspette *n*. 小抱握器
Class *n*. 纲(分类学,如植物的纲可以分成双子叶植物纲及单子叶植物纲,见(Dicotyledoneae) ‖ ~ crystal 晶类 / ~ trematoda 吸虫纲
class interval (简作 CI) 组距
class switching 类别转换(指 B 细胞分化成熟过程中,重链 C 基因的表达发生转换)
Class's coccus [W. J. 美医师 1874—1906] 克拉斯氏球菌(伤寒病人喉中发现)
classic *a*. ①古典的 ②标准的,典型的
classical *a*. ①古典的 ②标准的,典型的 ‖ ~ angina pectoris 典型心绞痛 / ~ fowl plague virus = Avian orthomyxovirus type A(Maggiora et Valenfl) 禽流感正黏病毒 A 型 / ~ hemophillia 典型血友病 血友病 A - 性边锁隐性遗传 histocompatibility antigen (简作 CHAG) 典型组织适合性抗原 / ~ pathway of complement 补体经典途径 / ~ preexcitation syndrome 典型预激综合征 / ~ reovlrus (Stanley et al.) (Hepto-encephalomyelltls) 经典呼肠孤病毒群 / ~ trajectory 经典轨道
classification *n*. 分类[法] ‖ ~, Angle's 安格耳氏分类法(共分四类:第一类为中性胎,第二类为远中胎,第三类为近中胎,第四类为一侧远中胎及另一侧近中骀) / ~, Black's 布莱克氏[龋洞]分类法(共分五类:第一类为在后牙之胎面,第二类为在牙之邻面,第三类为在前牙之邻面,第四类为在切牙之邻面及切角,第五类为在牙之唇颊面) / ~, Kennedy's 肯尼迪氏分类法 / ~ of disasters 灾害分类 / ~ of malocclusion 错胎分类 / ~ of toothcavity 龋洞分类 / ~ and diagnostic criteria (简作 CDC) 分类及诊断标准 / ~ codes (简作 CC) 分类代码 / ~ of spermatozoal morphology 精子形态分类
classifier, double-cone 双锥选粒机
clast [希 klastos breaking 碎] *v*. 破碎,破裂
clastic *a*. 分裂的 ‖ ~ enzyme 分解酶
Clastidiaceae *n*. 裂孢蓝细菌科
Clastidium *n*. 裂孢蓝细菌属 ‖ ~ rivulare Hansgirg 溪生裂孢蓝细菌 / ~ setigerum 集刺裂孢蓝细菌
Clastodermataceae *n*. 碎皮菌科(一种菌类)
clastogen *n*. 诱裂剂,诱变剂;能诱导染色体断裂的物质,如丝裂霉素 C
clastogenesis *n*. (染色体)诱裂发生

clastogenisity *n*.（染色体）诱裂性
clastothrix［希 klastos broken + thrix hair］；**trichorrhexis nodosa** *n*. 结节性脆发病，发结节病
Clathraceae *n*. 笼头菌科（一种菌类）
clathrates *n*. 笼形包含物
clathrate compound 笼形（化合）物
clathrin *n*. 笼形蛋白
Clathrochloris *n*. 格状绿菌属（格状绿硫细菌属）‖ ~ suphurica 硫格状绿菌
Clathrocystis［希 klethron bar for closing a door + kystis bladder］*n*. 厚被球藻属
Clauberg unit 克劳伯格氏单位（一种激素单位）
Clauberg's culture medium［Karl Wm. 德细菌学家 1893 年生］克劳伯格氏培养基（碲盐培养基）‖ ~ test 克劳伯格氏试验（黄体激素试验）
Clauberg's unit 克拉伯格单位（一种孕酮单位）
Claude's agent 克劳德氏因子
Claude's hyperkinesis sign［Henri 法精神病学家 1869—1945］克洛德氏运动增强征（疼痛刺激时瘫痪肌肉的反射性动作）‖ ~ syndrome 克洛德氏综合征（一侧动眼神经麻痹，对侧协同不能合并讷吃）
clauden *n*. 类凝血激酶
claudication［拉 claudicatio］*n*. 跛行 ‖ ~ intermittent；dysbasia angiosclerotica intermittens；angina cruris 间歇性跛行 / ~ venous 静脉性跛行
claudicatory *a*. 跛行的
Claudius' cell［Friedrich Matthias 奥解剖学家 1822—1869］克劳迪厄斯氏细胞（耳蜗螺旋柱弓两侧大而有核细胞）‖ ~ fossa 克劳迪厄斯氏窝（卵巢窝）
Claudius's fossa 克劳迪厄斯氏窝（卵巢窝）
Claudius's method 克劳迪厄斯氏法（线消毒法）
Clausena excavata［拉；植药］假黄皮
Clausena lansium［拉；植药］黄皮
Clausena wampi 黄皮
Clausinella calophylla（Philippi）美叶血蛤（隶属于帘蛤科 Veneridae）
claustra（单 claustrum）［拉］*n*. 屏状核
claustral *a*. 屏状核的
claustrophilia *n*. 幽居癖
claustrophobia［拉 claudere to shut + phobia］；**cleithrophobia** *n*. 幽闭恐怖
claustrum（复 claustra）［拉 a barrier］*n*. 屏状核 ‖ ~ gutturis；~ oris；velum palatinum 腭帆 / ~ virginale；hymen 处女膜
claustrumoris；claustrum gutturis；palatum molle *n*. 软腭，聘帆
clausura［拉 closure］；**atresia** *n*. 闭锁（畸形），无孔，不通
clava［拉 stick］；**tuberculum nuclei gracilis** *n*. 棒状体，薄束核结节
clavacin；tercinin *n*. 棒曲霉素
claval *a*. ①棒状的 ② 棒状体的
Clavariaceae *n*. 珊瑚菌科（一种菌类）
clavate［拉 clavatus club］*a*. ①棒状的 ②棒状体的
clavatine *n*. 石松碱
clavatin；clavacin；patulin *n*. 棒曲霉素
Clavelee virus = Sheep pox virus（Borrel）Clavelee 病毒，绵羊痘病毒
clavelization［法 clavelee sheep pox］；**ovination** *n*. 羊痘接种
Clavibacter *n*. 棍状杆菌属 ‖ ~ iranicus（Davis et al.）Zgurskaya et al.（见 Rathayibacter iranicus Zgurskaya et al.）/ ~ iranicus Davis et al. 伊朗棍状杆菌（伊朗棒杆菌）/ ~ michiganensis Davis et al. 密执安棍状杆菌 / ~ michiganensis subsp. michiganensis（Smith）Davis et al. 密执安棍状杆菌密执安亚种 / ~ michiganensis subsp. nebraskenis Davis et al. 密执安棍状杆菌内布拉斯加亚种（密执安棒杆菌内布拉斯加亚种，内布拉斯加棒杆菌）/ ~ michiganensis subsp. tessellarius Davis et al. 密执安棍状杆菌棋盘状亚种（密执安棍状杆菌花叶亚种，密执安棒杆菌棋盘状亚种）/ ~ rathayi（Smith）Zgurkaya et al. 见 Rathayibacter rathayi Zgurskaya et al. / ~ toxicus Riley et Ophal 产毒棍状杆菌 / ~ xyli Davis et al 木棍状杆菌 / ~ xyli subsp. cynodontica Davis et al. 木质棍状杆菌犬齿亚种 / ~ xyli subsp. xyli Davis et al. 木质棍状杆菌木质亚种 / ~ michiganensis subsp. sepedonicum（Spieckerman et Kotthoff）Davis et al. 密执安棍状杆菌坏腐亚种（密执安棒状杆菌马铃薯坏腐病亚种）/ ~ tritici'（Carson et Vidaver）zgurkaya et al. 见 Rathayibacter tritici Zgurskaya et al.
Claviceps［拉 clava club + caput head］*n*. 麦角菌属 ‖ ~ purpurea Tulasne 麦角菌［拉；植药］
clavicepsin *n*. 麦角甘露醇甙
Clavicipitaceae *n*. 麦角（菌）科（一种菌类）
clavicle［拉 clavicula, dim. of clavis key］*n*. 锁骨
clavicotomy；cleidotomy *n*. 锁骨切断术
clavicular *a*. 锁骨的 ‖ ~ notch 锁骨切迹
claviculectomy *n*. 锁骨切除术
claviculus（复 claviculi）［拉 dim. of clavus nail］*n*. 钉合纤维
claviform *a*. 棒状的
claviformin *n*. 棒曲霉素
clavin *n*. 克累文（亮氨酸天门冬氨酸混合物）
clavine *n*. 棒麦角素
clavipectoral［拉 clavis clavicle + pectus breast］*a*. 锁骨胸部的
Clavipurin *n*. 克拉维普林（成药，一种麦角制剂）
clavis；turnkey；tooth-key *n*. 牙钥，拔牙起 ‖ ~ uteri；womb key 子宫钥（用于子宫内的一种电疗装置）
clavisepsin *n*. 麦角糖甙
clavitol；gravitol *n*. 克拉维托，格腊维托（2-甲氧-6-丙烯基酚的二乙氨基乙醚）
Clavlbacter michiganensis subsp. insidiosum（McCulloch）Davis et al. 密执安棍状杆菌诡谲亚种（密执安棒杆菌诡谲亚种，诡谲棒杆菌，密执安棒杆菌）
Clavulinaceae *n*. 灰瑚菌科
clavus［拉 nail］（复 clavi）*n*. 钉胼，鸡眼 ‖ ~ hard 硬钉胼，硬鸡眼 / ~ hystericus 癔病性钉脑痛，歇斯底里性钉脑感 / ~ soft 软钉胼，软鸡眼 / ~ secalinus 麦角 / ~ syphiliticus 梅毒性钉胼，梅毒性鸡眼
claw *n*. ①爪 ②牙钥爪 ‖ ~ lobster ①螯状指 ②螯趾
clawfoot；griffe des orteils *n*. 爪形足，弓形足
clawhand *n*. 爪形手
clay *n*. 土，黏土 ‖ ~ potters；argilla 黏土，陶土 / ~ pure 纯土，纯白陶土
Claybrooks sign 克来布鲁克氏征（见于腹腔内脏破裂）
Clayibacter *n*. 棍状杆菌属
Clayton gas 克莱顿氏气（船上灭虫用的气体混合物，主要为亚硫酸）
Clayulanic Acid *n*. 克拉维酸（抗生素类药）
Clazolam *n*. 克拉唑仑（安定药）
Clazuril *n*. 克拉珠利（抗球虫药）
Clean Air Act（1970）空气净化法案（1970 年）
Clean catch midstream（简作 CCMS）清洁中段尿（尿标本）
cleaner *n*. 洗洁剂 ‖ ~，denture 义齿洗洁剂 / ~，impression tray 印模托盘洗洁剂 / ~，pulp-canal 髓管洗洁剂 / ~，root canal 根管洗洁剂 / ~，ultrasonic tooth 超声［波］洁牙器
cleaning *n*. 清除，清洗，净化
cleansing；ablution *n*. 洗净，清洗法 ‖ ~ enema 清洁灌肠
clear *vi*. 清除，澄清 *a*. 澄明的 ‖ ~ cell carcinoma（of the endothelium）透明细胞癌（内皮）/ ~ cell carcinoma of ovary 卵巢透明细胞癌 / ~ cell carcinoma（of the endothelium）透明细胞癌（内皮）/ ~ entry（简作 CE）清除一次输入（计算机）/ ~ intermittent self-catheterization 保洁间歇自我插管法 / ~ lens extraction 透明晶状体摘出术 / ~ zone 亮区
clearance *n*. ①清除，清除率（药物从体液、血液或尿液中分布至其他组织或排出之速率。每分钟肾脏能完全清除血中某一物质的血液体积数），廓清率 ②间隙 ‖ ~ albumin（缩 Calb.）白蛋白廓清率 / ~ blood-urea 血脲清除率 / ~ creatinine 肌酐廓清率 / ~ of Evans blue 伊凡斯蓝廓清率 / ~ interocclusal 休止胎间隙 / ~ inulin 菊粉廓清率 / ~ maximum urea 最大脲量清除率 / ~，occlusal 胎间隙 / ~ plasma 血浆清除率 / ~ rate 清除率，廓清率 / ~ renal 肾清除率 / ~ standard urea 标准脲量清除率 / ~ urea；blood-urea ~ 脲清除率，血脲清除率 / hepatic cyte ~ 肝细胞清除率 / plasma-iron ~ 血浆铁清除率
clearer *n*. ①澄清剂，透明剂 ②洗剂（牙）‖ ~ denture 托牙洗剂，义齿洗剂
clearing factor 清除因子（即影响清除率之不同因素）
clearing- fluid，Eycleshymers *n*. 艾克景希默氏澄清剂
clearing index（简作 CI）净化指数
Clearinghouse for Federal Scientific and Technical Information（简作 CFSTI）联邦科技情报交换所
cleavage *n*. & *vi*. ①裂，分裂 ②卵裂 ‖ ~ accessory 副裂 / ~ adequal 近等裂 / ~ anarchial 不规则［卵］裂 / ~ asynchronous 不同时裂 / ~ bilateral 对称卵裂 / ~ complete；holoblastic ~ 全裂 / ~ cavity 分裂腔 / ~ cell 卵裂细胞 / ~ furrow 卵裂沟 / ~ mass 卵裂细胞团 / ~ nucleus 卵裂核 / ~ determinate 定裂 / ~ discoidal 盘［状卵］裂 / ~ enamel 釉裂 / ~ equal 等裂 / ~ equatorial 中纬［卵］裂 / ~ gastrular 原肠分裂 / ~ holoblastic；total ~ 全裂 / ~ hydrolytic 水解分裂 / ~ incomplete；meroblastic ~ 部分分裂，不全［卵］裂 / ~ indeterminate 不定裂 / ~ latitudinal 纬线裂 / ~ meridional 经线裂 / ~ meroblastic；incomplete ~ 部

分分裂,不全[卵]裂 / ~ mosaic 镶嵌[卵]裂 / ~ partial; meroblastic ~ 部分分裂,不全[卵]裂 / ~ spiral 旋裂 / ~ superficial 表[面卵]裂 / ~ synchronous 同时裂 / ~ total; holoblastic ~ 全裂 / ~ unequal 不等裂 / ~ yolk cells 卵黄分裂
cleavage-cavity *n*. 分裂腔
cleavage-cell *n*. 卵裂细胞
cleavage-mass *n*. 卵裂细胞团(卵黄分裂形成的细胞团)
cleavage stages 卵裂阶段
cleavage, enamel 釉质分裂
cleavage-cavity *n*. 分裂
cleavage-cell *n*. 卵裂细胞
cleaver *n*. 劈刀 ‖ ~ enamel 釉质[劈]刀,釉凿
cleavers *n*. 猪殃殃
Clebopride *n*. 氯波必利 (镇吐药)
Cleemans sign 克累曼氏征(髌骨上皮肤皱褶,见于股骨骨折)
Clefamide *n*. 克立法胺 (抗阿米巴药)
cleft [英]; **fissum** [拉]; **schisis** [希] *n*. 裂,裂口 ‖ ~ alveolar 槽裂 / ~ anal; rima ani 肛裂,臀裂 / ~ bilateral alveolar 双侧槽裂 / ~ branchial; gill slit; gill cleft 鳃裂 / ~ chin 颏裂 / ~ cholesterol 胆甾醇裂隙,胆固醇裂隙 / ~ clunial; rima ani 肛裂,臀裂 / ~ corneal; rima cornealis 角膜裂(巩膜缘沟承接角膜缘)/ ~ facial 面裂 / ~ facial, oblique 面斜裂 / ~ facial, transverse; macrostomia 面横裂,巨口,颊横裂 / ~ false median 假中裂(上唇双侧裂)/ ~ foot 裂足 / ~ lip 唇裂 / ~ palat 腭裂,列口盖 / ~ tongue 舌裂/ ~ uvula 悬雍垂裂~ genal 颊裂 / ~ genital 生殖裂 / ~ hyobranchial 舌鳃裂 / ~ hyoid; hyomandibular ~ 舌颌裂 / ~ hyomandibular 舌颌裂 / ~ interdigital 指叉 / ~ internatal 臀间裂 / ~ intratonsillar 扁桃体隐窝 / ~ Larreys; sternocostal triangle 拉雷氏裂,胸肋三角 / ~ lateral 侧裂 / ~ olfactory 嗅裂 / clefts, Maurers; Maurers dots 毛雷尔氏小点 / ~ maxillary lip 上唇裂 / ~ median mandibular 下颌中裂 / ~ nose 鼻裂 / ~ oblique 斜裂 / ~ postalveolar 牙槽后裂 / ~ posthyoidean; hyobranchial ~ 舌鳃裂 / ~ pudendal; rima pudendi 外阴裂 / ~ traumatic 创伤性裂 / clefts, visceral; branchial 鳃裂 / ~ vulval; rima pudendi 外阴裂 / ~, alveolar 牙槽裂 / ~, bilateral 双侧唇裂 / ~, bilateralalveolar 双侧齿槽裂 / ~, branchial; gill slit; gill ~鳃裂 / ~, cheek 颊裂 / ~, chin 颏裂 / ~, complete 全唇裂 / ~, complicated 复合唇裂 / ~, double 双唇裂 / ~, facial 面裂 / ~, facial, lateral 面侧裂 / ~, facial, oblique 面斜裂 / ~, facial, transverse; lateral facial ~; macrostomia 面横裂,颊横裂,巨口 / ~, false median 假中裂(上唇双侧裂) / ~, genal 颊裂 / ~, gingival 龈裂 / ~ hand 裂手 / ~, hyobranchial; posthyoidean ~ 舌鳃裂 / ~, hyoid 舌骨裂 / ~, hyomandibular 舌颌骨裂 / ~, incomplete 不全唇裂 / ~, interdental; diastema 牙间隙 / ~, lateral 侧裂 / ~ lip 兔唇 / ~, maxillary lip 上颌唇裂 / ~, median mandibular 下颌中裂 / ~, nasal; rhinoschisis 鼻裂[畸形] / ~, notched 凹唇裂 / ~, oblique facial 面斜裂 / ~, partial 部分唇裂 / ~, postalveolar 牙槽后裂 / ~, posthyoidean; hyobranchial ~ 舌鳃裂 / ~, single 单唇裂 / ~ of soft palate 软腭裂 / ~, suture 缝唇裂 / ~, transverse facial 面横裂,颊横裂,巨口 / ~, unilateral 单侧唇裂 / ~ of upper lip, median 上唇正中裂 / ~s, visceral; branchial ~s 鳃裂
Cleft palate 腭裂症(有些人会伴有兔唇之症状)
cleft-tongue *n*. 舌裂
cleftlip; harelip[英]; **labium leporinum**[拉] **L cheiloschisis** [希] *n*. 唇裂 ‖ ~, bilateral 双侧唇裂 / ~, complete 全唇裂 / ~, complicated 复合唇裂 / ~, double 双唇裂 / ~, incomplete 不全唇裂 / ~, notched 凹唇裂 / ~, partial 部分唇裂 / ~, single 单唇裂 / ~, suture 缝唇裂 / ~, unilateral 单侧唇裂
cleftpalate [英]; **palatoschisis**; **uranoschism** [希]; **palatum fissum** [拉] *n*. 腭裂 ‖ ~, alveolar 牙槽腭裂 / ~, aquired 后天性腭裂 / ~, biparbite 双腭裂 / ~, complete 完全腭裂 / ~, congenital 先天性腭裂 / ~, partial 部分腭裂
cleft-tongue *n*. 舌裂
cleg *n*. 虻
Cleg [动药]*n*. 虻虫
Clegs *n*. 虻类(美洲虻的俗称)
cleid-; cleido- [构词成分] 锁骨
cleidagra *n*. 锁骨痛风
cleidal *a*. 锁骨的
cleidarthritis *n*. 锁骨痛风
cleido-; cleid-; clid- [希 kleis clavicle 锁骨] [构词成分] 锁骨
cleidocostal *a*. 锁骨的,肋骨的
cleidocranial [cleido- + 希 kranion head]*a*. 锁骨头颅的
cleidocranialialiasis; cleidocranial dysostosis *n*. 锁骨颅骨发育不全
cleidocranialiasis; cleidocranial dysostosis *n*. 锁骨颅骨发育不全
cleidoepitrochlearis *n*. 锁骨滑车上肌
cleidohyoid *a*. 锁骨舌骨的
cleidoic *a*. 闭锁的 ‖ ~ egg 封闭式卵
cleidomastoid *a*. 胸锁乳突的
cleidooccipital *a*. 锁骨枕骨的,锁枕的
cleidorrhexis [cleido- + 希 rhexsis rupture] *n*. 锁骨切断术(助产用)
cleidoscapular *a*. 锁骨肩胛骨的
cleidosternal *a*. 锁骨胸骨的
cleidotomy *n*. 锁骨切断术
cleidotripsy [cleido- + 希 tribein to rub] *n*. 锁骨压碎术
cleisagra; cleidagra *n*. 锁骨痛风
cleisiophobia [希 kleisis closure + phobia]; **claustrophobia** *n*. 幽闭恐怖
-cleisis [希 kleisis closure 闭] [构词成分] 闭
Cleisthenes herzensteini (**Schmidt**) 高眼鲽(隶属于鲽科 Pleuronectidae)
Cleistocalyx operculatus (**Roxb.**) **Merr. et Perry** [拉; 植药] 水翁
cleistogamy *n*. 闭花授粉
cleistothecium *n*. 闭囊壳
cleithrophobia; claustrophobia; clithrophobia *n*. 幽闭恐怖
Clemastine *n*. 吡咯醇铵(H1 受体拮抗剂)
Clematidis huchouensis Tamura [拉; 植药] 吴兴铁线莲
Clematis L. [希 klematis] 铁线莲属 ‖ ~ angustifolia 山蓼 / ~ apiifolia DC. 女萎 / ~ armandi Franch 山木通 / ~ biondiana Pavolini 大木通 / ~ florida Thunb. 铁线莲 / ~ graveolens; ~ orientalis 东方铁线莲 / ~ hexapetala Pall. 棉团铁线莲 / ~ lasiandra Maxim. 丝瓜花 / ~ manchurica Rupr. 东北铁线莲 / ~ minor 小威灵仙 / ~ paniculata Thunb. 锥花铁线莲 / ~ pavoliniana Pamp. 皮翁铁灵仙 / ~ sinessis Osbeck. 铁脚威灵仙 / ~ aethusaefolia Turcz. [拉; 植药] 芹叶铁线莲 / ~ apiifolia DC. *n*. [拉; 植药] 女萎 / ~ argentilucida (Levl. Et Vant.)W, 丁. Wang [拉; 植药]粗齿铁线莲 / ~ armandii Franch. [拉; 植药]小木通 / ~ brevixaukata DC. [拉; 植药] 短尾铁线莲 / ~ buchananiana DC. [拉; 植药] 毛木通 / ~ chinensis Osbeck [拉; 植药] 威灵仙 / ~ chrysocoma Franch. [拉; 植药] 金毛铁线莲 / ~ clarkeana Le *vi*. et Vant. [拉; 植药] 平坝铁线莲 / ~ finetiana Le *vi*. Et Vant. [拉; 植药] 山木通 / ~ florida Thunb. [拉; 植药] 铁线莲 / ~ glauca Willd. [拉; 植药] 粉绿铁线莲 / ~ gourianab Roxb ex DC. var. finetii Rebd. et Wils. [拉; 植药] 钝萼铁线莲 / ~ henryi Oliv. [拉; 植药] 单叶铁线莲 / ~ heracleifolia DC. [拉, 植药] 大叶铁线莲 / ~ intricata Bunge [拉; 植药]黄花铁线莲 / ~ lasiandra Maxim. [拉; 植药] 毛蕊铁线莲 / ~ leschenaultiana DC. [拉; 植药] 锈毛铁线莲 / ~ manshurica Rupr. [拉; 植药] 东北铁线莲 / ~ paniculata Thunb. [拉; 植药] 黄药子 / ~ quinquefoliolata Hutch. [拉; 植药] 五叶铁线莲 / ~ ranunculoides Franch. [拉; 植药] 毛茛铁线莲 / ~ uncinata Champ. [拉; 植药]柱果铁线莲 / ~ yunnanensisFranch. [拉; 植药] 云南铁线莲 / ~ meyeniana Walp. [拉; 植药] 毛柱铁线莲 / ~ montanna Buch.-Ham. [拉; 植药] 绣球藤
Clemens solution 克莱门氏溶液
Clemeprol *n*. 氯美醇(抗抑郁药)
Clemizole *n*. 克立咪唑(抗组胺药) ‖ ~ Penicillin 克米西林(抗生素类药)
Clemmys mutica (**Cantor**) 黄喉水龟(隶属于龟科 Testudinidae)
Clenatis hexapetala Pall. [拉; 植药]棉团铁线莲
Clenbuterol *n*. 克仑特罗(黏液溶解药) ‖ ~ hydrochloride (spiropent, entipulmin, ventipulmin) 盐酸克伦特罗(盐酸双氯醇胺,克喘素,氨双氯喘通)
clendomycin *n*. 竹桃霉素
Clenpirin *n*. 克仑吡林(杀虫药)
Clentiazem *n*. 克仑硫卓(冠脉扩张药)
cleoid [安 cle claw + 希 eidos form] *n*. 爪状挖匙
cleolum *n*. 复方松香酯
Cleomaceae *n*. 白花菜科
Cleome gynandra L. [拉; 植药] 白花菜
Cleoporus variabilis (**Baly**) 李叶甲(隶属于肖叶甲科 Eumolpidae)
Cleorina janthina (**Lefe vre**) 堇色突肩叶甲(隶属于肖叶甲科 Eumolpidae)
clepsydra *n*. ①水泻 ②铜壶滴漏(古代计时器)
cleptolagnia *n*. 偷窃色情
cleptomania; kleptomania *n*. 偷窃狂
cleptophobia; kleptophobia *n*. 偷窃恐怖
Clerambault-Kandinsky complex (syndrome) [Gatian de Clerambault 法精神病学家 1872—1934] 克—坎二氏复征(综合征)
clerical spectacles 双焦点眼镜
Clerodendron L. 臭牡丹属,海州常山属 ‖ ~ cyrtophyllum Turcz.

路边青,大青 / ~ trichotomum Thunb. 海州常山,臭梧桐 / ~ yunnanensis Hu 滇常山 / ~ (thomsoniae) (Bleeding Heart) zonate ring spot virus (Barnett et Youtsey) 海州常山同心环斑病毒 / ~ bungei Steud. [拉;植药] 臭牡丹 / ~ cytrophyllum Turcz. [拉;植药] 大青 / ~ fragrans Vent. [拉;植药] 臭茉莉 / ~ indicum (L.)Kuntze [拉;植药] 长管大青 / ~ inerme(L.)Gaertn. [拉;植药] 苦郎树 / ~ Japonicum (Thunb.) Sweet [拉;植药] 赪桐 / ~ mandarinorum Diels [拉;植药] 海通 / ~ nfortunatum L. [拉;植药] 红萼灯笼草 / ~ Serratum (L.) Spreng. Var. Amplexifolium Moldenke [拉;植药] 三台花 / ~ Serratum(L.)Spreng. [拉;植药] 三对节 / ~ trichotomum Thunb. [拉;植药] 海州常山

Clerodenranthus spicatus (Thunb.)C. Y. Wu [拉; 植药] 肾茶

Clethra barbinervis Sieb. Et Zuce. [拉; 植药] 华东叶树

Clethraceae *n*. 山柳科

Cletoquine *n*. 氯托喹 (抗阿米巴药)

Clevedon positive-pressure respirator 克累韦东氏正压呼吸器

Clevelandina Bermudes, Chase et Margulis 克里夫兰氏菌属

Clevelandina reticulitermitidis Bermudes, Chase et Margulis 白蚁网样克里夫兰氏菌

Clevengers fissure [Shobal Vail 美神经病学家 1843—1920]; **sulcus temporalis inferior** 克莱文格氏裂,颞下裂

cleverness factor (简作 C-fact) 敏捷因子 (心理学试验)

Clevidipine *n*. 氯维地平(钙通道阻滞药)

Clg cold-insoluble globulin 不溶性冷球蛋白

CLIA chemiluminescent immunoassay 化学发光免疫分析法

Clibanarius clibanarius (Herbst) 下齿细螯寄居蟹(隶属于活额寄居蟹科 Coenobitoidea)

Clibucaine *n*. 氯丁卡因 (局部麻醉药)

cliche radiographique [法] X 线片

click, early 早期弹响(颞下颌关节)

click, systolic 收缩期卡嗒音

clid-; cleido- [构词成分] 锁骨

Clidafidine *n*. 氯达非定 (镇静药,镇痛药)

clidagra *n*. 锁骨痛风

Clidanac *n*. 环氯茚酸 (消炎镇痛药)

clidarthritis *n*. 锁骨痛风

clide *n*. 放射性核素浓度

Clidinium Bromide 克利溴铵(抗胆碱药,解痉药)

clidocranial *a*. 锁骨颅骨的

Clidoderma asperrima (Temminck et Schlegel) 粒鲽(隶属于鲽科 Pleuronectidae)

clidorrhexis [希 kleis(kleid-)calvicle + rhexis rupture] *n*. 锁骨折术

clidotomy *n*. 锁骨切断术

clidotripsy [kleis(kleid-)calvicle + tripsiss a rubbing] *n*. 锁骨压碎术

clier *n*. 牛瘰疬,牛皮肤腺肿

Cliffords sign 克利福德氏征(突眼性甲状腺肿患者上唇翻转困难)

Climaciaceae *n*. 万年藓科(一种藓类)

Climacophobia [希 klimax a ladder, staircase + phobia] *n*. 阶梯恐怖

climacter [希 klimakter the round of a ladder] *n*. 更年期

climacteric *n*. 更年期 *a*. 更年期的 ‖ ~ dentition 更年期出牙 / ~ grand 老年更年期 / ~ male 男性更年期 / ~ psychosis 更年期精神病 / ~ melancholia 更年期抑郁 / ~ psychosis 绝经期精神病

climacterium [拉]*n*. 更年期 ‖ ~ praecox; premature menopause 早发更年期 / ~ virile 男性更年期

climate *n*. 气候 ‖ ~ cold 冷气候 / ~ continental 大陆气候/ ~ damage 气候灾害/ ~ mild 温和气候 / ~ mountain 高山气候 / ~ plain 平原气候 / ~ sea 海洋气候 / ~ stern 严酷气候 / ~ stimulating 兴奋性气候 / ~ temperate 温带气候 / ~ warm 暖气候

climatic droolet keratopathy 气候性滴状角膜病变

Climatic Impact Assessment Program (简作 CIAP) 气候影响评价规划

climatic races 气侯族

climato- [希 klima climate 气候] 气候

climatology [希 klima climate + -logy] *n*. 气候学,风土学

climatopathology *n*. 气候环境病理学

climatotherapeutics; climatotherapy *n*. 气候疗法

climatotherapy [climate + 希 therapeia treatment]*n*. 气候疗法

climatype *n*. ①气候型 ②生态型

climax [希 klimax a ladder, staircase] *n*. ①极期 ②情欲高潮

Climazolam *n*. 氯马唑仑(抗焦虑药)

Climbazole *n*. 氯米巴唑(抗真菌药)

Climiqualine *n*. 氯米喹啉(降血脂药)

climograph [climate + 希 grahein to write] *n*. 气候[对人体]影响图

Clinacanthus nutans (Burm.)Lindau [拉; 植药] 扭序花

Clinafloxacin *n*. 克林沙星(抗菌药)

Clinclus cinclus(Linnaeus) [拉;动药] 河鸟

Clindamycin *n*. 克林霉素(抗生素类药)

clindamycin-2-phosphate (简作 CD) 克林达霉素 – 2 – 磷酸脂

C-line *n*. C 系,化学杀雄的母本品系

clinestrol *n*. 克利内斯特罗(成药,己烯雌酚制剂)

clinic [希 klinikos pertaining to a bed] *n*. ①诊所(门诊部) ②临床[讲解] ③临床[学]科 ‖ ~ ambulant 门诊部 / ~ Center (NIH) (简作 CC) 临床中心(美国卫生/教育与福利部卫生研究院) / clinics, birth control 节育门诊部,避孕门诊部 / ~ dry 无病例临床讲解 / ~ medical ① 内科门诊部 ②内科临床讲解 ③内科 / ~ surgical ①外科门诊部 ②外科临床讲解 ③外科

Clinica Chimica Acta (简作 CCA) 临床化学文摘(杂志名)

clinical *a*. 临床的,临证的 ‖ ~ death 临床死亡 / ~ epidemiology 临床流行病学 / ~ information system 临床信息系统 / ~ manifestation 临床表现 / ~ microbiology 临床微生物学 / ~ monitoring 临床监测 / ~ pharmacology 临床药理学 / ~ pharmacy 临床药学 / ~ thermometer 体温计/ ~ Allergy 临床变态反应(杂志名) / ~ and Experimental Immunology (简作 CEI) 临床与实验免疫学(杂志名) / ~ and Experimental Pharmacology and Physiology (简作 CEPP) 临床和实验药理学及生理学(杂志名) / ~ Anesthesia 临床麻醉学(杂志名) / ~ associate 与临床相关的 / ~ Biochemistrv (Canada journal) (简作 CB) 临床生物化学(加拿大杂志) / ~ blood flowmeter (简作 CBF) 临床血流量计 / ~ Chemistry (简作 CC) 临床化学(杂志名) / ~ conference (简作 CC) 临床讨论会 / ~ course (简作 CC) 临床过程 / ~ decision support system (简作 CDSS) 临床决定支持系统 / ~ Dentistry (简作 CD) 临床牙科学(杂志名) / ~ Electroemcephalography (journal) (简作 CEEG) 临床脑电图学(杂志名) / ~ engineer (简作 CE) 临床工程师 / ~ Engineering Certification Commission (简作 CECC) 临床工程鉴定委员会 / ~ genetics 临床遗传学 / ~ history 病历 / ~ hyaline membrane disease (简作 CHMD) 临床透明膜疾病 / ~ investigator (简作 CI) 临床调查员(研究员) / ~ pharmacology 临床药理学 / ~ refraction 临床屈光 / ~ try 临床实验 / ~ unit 临床单位(一种雌激素效能单位)

clinically useful limit criterica (简作 CUL) criterica 临床有效范围标准

clinician; clinicist *n*. 临床医师,临证医师

clinicohematologic *a*. 临床血液病学的

clinicopathologia; clinicopathology *n*. 临床病理学

clinicopathologic *a*. 临床病理的

clinico-pathological conference (简作 C.P.C.) 临床病理讨论会

clinicoroentgenologic *a*. 临床放射学的

Clinieal Global Impression Scale (简作 CGI) 临床总体印象量表

clinism *n*. 倾斜

clinistix *n*. 尿糖试纸

clino-; klino- ①床 ②卧 ③鞍

clinocephalia; clinocephalism; clinocephaly *n*. 鞍形头

clinocephalic; clinocephalous *a*. 鞍形头的

clinocephalus *n*. 鞍形头者

clinocephaly; clinocephalism *n*. 鞍形头

clinocoris [希 kline bed + koris bug]; **cimex** *n*. 臭虫

clinodactylism; clinodactyly *n*. 指(趾)弯曲

clinodactyly [希 klinein to bend + daktylos finger] *n*. 指(趾)弯曲

clinodiagonal *a*. 斜对角的

clinoeephalic; clinocephalous *a*. 鞍形头的

Clinofibrate *n*. 克利贝特(降血脂药)

clinography [希 kline bed + graphein to write] *n*. 临床记录

clinoid *a*. 床形的

clinolamide *n*. 亚油环己酰胺

clinology [希 klinein to recline + -logy] *n*. 动物退化学

clinomania [希 klinein to recline + mania] *n*. 恋床癖,躺卧癖

clinometer [希 klinein to recline + skopein to examine] *n*. 旋斜视计

Clinopodium chinense (Benth.) Kuntze [拉;植药] 风轮菜

Clinopodium confine (Hance) kuntze [拉;植药] 邻近风轮菜

Clinopodium megalanthum(Diels)C. Y. Wu et Hsuan [拉;植药] 寸金草

clinoscope *n*. 旋斜视计,旋转力计

clinostat [clino- + 希 stasis position]*n*. 植物曝光调节器,回转器

clinostatic *a*. 卧位的

clinostatism *n*. 卧位

Clinostomatidae *n*. 弯口料(隶属于复殖目 Digenea)

Clinostomum complanantum (Rudolphi) *n*. 扁弯口吸虫(隶属于弯

口科 Clinostomatidae)
clinotechny *n*. 铺床法
clinotherapy *n*. 卧床疗养
Clinprost *n*. 克林前列素(前列腺素类药,抗血小板聚集药)
clins *n*. 渐变群(单向渐变群),倾群
Cliona celata (Grant) 隐居穿贝海绵(隶属于穿贝海绵科 Clionidae)
Cliona euryphylla (Topsent) 阔叶穿贝海绵(隶属于穿贝海绵科 Clionidae)
Cliona lobata (Hancock) 裂片穿贝海绵(隶属于穿贝海绵科 Clionidae)
Cliona schmidti (Ridley) 施氏穿贝海绵(隶属于穿贝海绵科 Clionidae)
Cliona vastifica (Hancock) 中空穿贝海绵(隶属于穿贝海绵科 Clionidae)
Cliona vermifera (Hancock) 蠕针穿贝海绵(隶属于穿贝海绵科 Clionidae)
Clionidae *n*. 穿贝海绵科(隶属于韧海绵目 Hadromerida)
Clioquinol *n*. 氯碘羟喹(抗阿米巴药)
Clioxanide *n*. 氯碘沙尼(抗蠕虫药)
CLIP corticotropin-like Intermediate lobe peptide 促肾上腺皮质素样中叶肽
clip *n*. 小夹 ‖ ~ dura 硬膜夹
clipe-over occluder *n*. 带夹遮眼器
clipper *n*. 削波器,限幅器
Cliprofen *n*. 克利洛芬(消炎镇痛药)
clips, Michels 密歇尔氏小夹
Cliropamine *n*. 克利巴胺(强心药)
cliseometer [希 klisis incllination + metron measure] *n*. 骨盆斜度计
clisis [希 klisis inclination] *n*. ①摄吸 ②倾斜
clistogamy *n*. 闭花授粉
clithridium [希 kleithria a keyhole] *n*. 钥孔状菌,8 字形菌
clithrophobia; claustrophobia *n*. 幽闭恐怖
clition [希 kleitys slope, clivus] *n*. 斜坡前中点
clitocybine *n*. 杯伞菌素
clitoral *a*. 阴蒂的 ‖ ~ glans 阴蒂头 / ~ hood 阴蒂包皮 / ~ hypertrophy 阴蒂肥大 / ~ orgasm 阴蒂性欲高潮 / ~ prepuce 阴蒂包皮 / ~ shaft 阴蒂体 / ~ stimulation 阴蒂刺激
clitoralgia [希 kleitoris clitoris + algos pain] *n*. 阴蒂痛
Clitoria mariana L [拉;植药] 三叶蝴蝶花豆
Clitoria yellow vein tymovirus 蝶豆黄脉芜菁黄花叶病毒
clitoridauxe [clitoris + 希 auxe increase] *n*. 阴蒂增大
clitoridean *a*. 阴蒂的
clitoridectomy *n*. 阴核切除(见 circumcision)
clitoriditis; clitoritis *n*. 阴蒂炎
clitoridotomy; female circumcision *n*. 阴蒂切开术
clitoris [希 kleitoris] *n*. 阴蒂
clitorism *n*. ①阴蒂肥大 ②阴蒂异常勃起
clitoritis *n*. 阴蒂炎
clitoromania; nymphomania *n*. 慕男狂
clitoromegaly *n*. 阴蒂增大(同 clitorimegaly)
clitoroplasty *n*. 阴蒂成形术
clitorotomy [clitoris + 希 tome a cut]; **clitoridotomy** *n*. 阴蒂切开术
clitorrhagia *n*. 阴蒂出血
clival *a*. 斜坡的
clivas *n*. ①小脑山坡 ②坡,山坡
cliver-disease; trifoliosis *n*. 香草木樨中毒,三叶草病(牲畜)
clivil *a*. 斜坡的
clivis; declive *n*. ①小脑山坡 ②坡,山坡
clivus *n*. 斜坡 ‖ ~ blumenbachii [蝶骨]斜坡 / ~ monticuli; declive cerebelli 小脑山坡,小脑小山 / ~ of fovea (黄斑)中心窝
CLL cholesteral lowering lipid 降胆固醇脂类 /chronic lymphocytic leukemia 慢性淋巴(细胞)性白血病
Clo Mor nairovirus 克罗摩内罗病毒 /Mor bunyavirus 克罗摩本杨病毒 /Mot virus 克罗摩病毒
clo *n*. 克漏(航空医学测量绝热的单位)
cloaca [拉 drain] *n*. ①泄殖腔,穴肛 ②骨瘘 ‖ ~ congenital; persistent ~ 先天性泄殖肛,残留性泄殖肛 / ~ ectodermal 外胚层性泄殖腔 / ~ endodermal 内胚层性泄殖腔 / ~ entodermal 内胚层性泄殖腔 / ~ external 外泄殖腔 / ~ persistent 残留性泄殖肛 / ~ urogenital 泌尿生殖器泄殖腔 / ~ vesicorectovaginal 膀胱直肠阴道泄殖腔
cloacal *a*. 泄殖腔的,泄殖的 ‖ ~ aperture 泄殖孔 / ~ chamber 泄殖腔 / ~ endoblast 泄殖腔内胚层 / ~ gland 泄殖腔腺 / ~ membrane 泄殖腔膜 / ~ opening 泄殖孔 / ~ orifice 泄殖孔 / ~ papilla 泄殖腔乳突 / ~ plate 泄殖腔膜 / ~ tubercle 泄殖结节
cloacitis *n*. 泄殖腔炎,一穴肛炎
cloain *n*. 阴沟肠道菌素
cloasma; chloasma *n*. 褐黄斑
Clobazam *n*. 氯巴占(安定药)
Clobenzepam *n*. 氯苯西泮(安定药)
Clobenzorex *n*. 氯卡雷司(食欲抑制药)
Clobenztropine *n*. 氯苯托品(抗组胺药)
Clobetasol *n*. 氯倍他索(肾上腺皮质激素类药)
Clobetasone *n*. 氯倍他松(肾上腺皮质激素类药)
Clobutinol *n*. 氯丁替诺(镇咳药)
Clobuzarit *n*. 氯丁扎利(抗关节炎药)
Clocanfamide *n*. 氯坎法胺(抗关节炎药)
Clocapramine *n*. 氯卡帕明(抗抑郁药)
Clochinate *n*. 氯喹那特(抗疟药)
Clocinizine *n*. 氯西尼嗪(抗组胺药)
clock dial chart 钟面散光表
clockwise *n*. 顺时针,顺时针方向
Cloconazole *n*. 氯康唑(抗真菌药)
Clocortolone *n*. 氯可托龙(肾上腺皮质激素类药)
Clocoumarol *n*. 氯香豆素(抗凝药)
Clodacaine *n*. 氯达卡因(局部麻醉药)
Clodantocide *n*. 氯登妥因(抗真菌药)
Clodantoin *n*. 氯登妥因(抗真菌药)
Clodazone *n*. 氯达酮(抗抑郁药)
Clodoxopone *n*. –氯氧喷(降血脂药)
Clodronic Acid 氯膦酸(钙代谢调节药)
Cloettas digitoxin [Max 瑞士药理学家 1868—1940] 克累塔氏洋地黄毒甙
Clofazimine *n*. 氯法齐明(抗麻风药,抗结核药)
Clofedanol *n*. 氯苯达诺(镇咳药)
Clofenamic Acid 氯芬那酸(消炎镇痛药)
Clofenamide *n*. 氯非那胺(利尿药)
Clofenciclane *n*. 氯苯环仑(精神振奋药)
Clofenetamine *n*. 氯苯他明(抗胆碱药)
Clofenotane *n*. 滴滴涕(杀虫药)
Clofenoxyde *n*. 氯苯醚特(抗真菌药)
Clofenvinfos *n*. 氯芬磷(杀虫药)
Clofeverine *n*. 氯苯维林(解痉药)
Clofexamide *n*. 氯非沙胺(消炎镇痛药)
Clofezone *n*. 氯非宗(消炎镇痛药)
Clofibrate *n*. 氯贝丁酯(降血脂药)
Clofibric Acid 氯贝酸(降血脂药)
Clofibride *n*. 氯贝胺(降血脂药)
Clofilium Phosphate 磷酸氯非铵(抗心律失常药)
Cloflucarban *n*. 卤卡班(抗真菌药,消毒防腐药)
Clofluperol *n*. 氯氟哌醇(抗精神病药)
Clofoctol *n*. 氯福克酚(抗感染药)
Cloforex *n*. 氯福雷司(食欲抑制药)
Clofurac *n*. 氯呋酸(消炎镇痛药)
Clogestone *n*. 氯孕酮(孕激素类药)
Cloguet's canal 克洛凯氏管,玻璃体管
Cloguet's ganglion 克洛凯氏神经节,鼻腭神经节
Cloguet's hernia 克洛凯氏疝,股疝
Cloguet's septum 克洛凯氏隔,股环隔
Cloguet's sign 克洛凯氏征
Cloguet's space 克洛凯氏间隙
Clomacrane *n*. 氯马克仑(抗抑郁药)
Clomegeston *n*. 氯美孕酮(孕激素类药)
Clometacin *n*. 氯美辛(消炎镇痛药)
Clometerone *n*. 氯甲孕酮(雌激素拮抗药)
Clometherone *n*. 氯甲孕酮(雌激素拮抗药)
Clomethiazole *n*. 氯美噻唑(催眠镇静药)
Clometocillin *n*. 氯甲西林(抗生素类药)
Clomifene *n*. 氯米芬(抗不育症药)
Clomifenoxide *n*. 氧氯米芬(抗不育症药)
Clomiphene *n*. 氯米芬(抗不育症药)
clomiphene citrate (简作 CC) 枸橼酸克罗米芬
clomiphene stimulation test 克罗米酚刺激试验
Clomipnene *n*. 克罗米酚(雌激素药物,通常用于治疗女性不育)
Clomipramine *n*. 氯丙咪嗪(可治疗早泄的抗抑郁药)
clomiterone *n*. 氯甲酮睾
Clommorex *n*. 氯氨雷司(食欲抑制药)
Clomocycline *n*. 氯莫环素(抗生素类药)
Clomoxir *n*. 氯莫克舍(保心药)
clon; clone [希 klon young shoot; twig] *n*. 无性系,纯系(植物、细胞、细菌等)

clonal *a*. 无性系的 *n*. 纯系 ‖ ~ deletion 克隆缺失 / ~ selection 无性(繁殖)系选择,克隆选择 / ~ selection theory 无性(繁殖)系选择学说
Clonazepam (rivotrit, klonopin) *n*. 氯硝去甲安定,氯硝西泮 (抗惊厥药)
Clonazoline *n*. 氯萘唑啉(血管扩张药)
clone [希 klon young shoot or twig]; **clon** *n*. 无性系,纯系(植物、细胞、细菌等) ‖ ~ aberrent 失常细胞系
clonic *a*. 阵挛性的 ‖ ~ blepharospasm 阵挛性睑痉挛 / ~ contraction 阵挛性收缩 / ~ convulsion 障发性抽搐
clonicity *n*. 阵挛性
clonicotonic *a*. 阵挛紧张的
Clonidine (**catapres, catapreson**) *n*. 可乐宁,可乐定,氯压定,血压得平(抗高血压药)
cloning *n*. 无性繁殖化系
cloning by expression 表达克隆(同 expression cloning)
clonism *n*. 连续阵挛
clonismus; clonism *n*. 连续阵挛
Clonitazene *n*. 氯尼他秦(镇痛药)
Clonitrate *n*. 氯硝甘油(抗心绞痛药)
Clonixeril *n*. 氯尼塞利(镇痛药)
Clonixin *n*. 氯尼辛(消炎镇痛药)
clonograph [clonus + 希 graphein to write] *n*. 阵挛描记器
clonorchiasis; clonorchiosis *n*. 支睾吸虫病(支睾吸虫病。由中华肝蛭引起的疾病)
clonorchis [希 klon branch + orchis testicle] *n*. 支睾吸虫属 ‖ ~ endemicus; ~ sinensis; Distoma sinensis; ~ japonicum; Opisthorchis sinensis 华支睾吸虫
clonospasm [希 klonos turmoil + spasmos spasm]; clonic spasm *n*. 阵发痉挛 ‖ ~ zygomatic; margo zygomaticus 颧缘
Clonothrix *n*. 厚膜菌属 ‖ ~ fusca Roze 褐色细枝发菌 / ~ gracimma West et West 最细细枝发菌 / ~ putealis (Kirchner) Beger 井生细枝发菌 / ~ Roze 细枝发菌属 / ~ tenuis Kolkwitz 纤细细枝发菌
clonotomy; staphylotomy; uvulotomy *n*. 悬雍垂[部分]切除术
clonotype *n*. 克隆表型(克隆细胞的表现型或其均一产物)
Clontridium sporogenes HM3 phage 产孢子梭状芽胞杆菌噬菌体 HM3
clonus *n*. 阵挛 ‖ ~ ankle; foot ~ 踝阵挛,足阵挛 / ~ anodal closure (简作 ACC) 阳极通电阵挛 / ~, anodal opening (简作缩 AOC) 阳极断电阵挛 / ~, cathodal closure (简作 CCCL) 阴极通电阵挛 / ~ cathodal opening (简作 COCL) 阴极断电阵挛 / ~ index (简作 CI) 阵挛指数 / ~ jaw 颌阵挛 / ~ patellar 膝阵挛 / ~ toe 趾阵挛 / ~ wrist 腕阵挛
Clopenthixol (clopixol sordinol ciatyl zuclopenthixol) *n*. 氯噻吨,氯哌噻吨,高抗素(抗精神病药)
Cloperastine *n*. 氯哌斯汀(镇咳药)
Clopidogrel *n*. 氯吡格雷(抗凝药)
Clopidol *n*. 氯吡多(抗球虫药)
Clopimozide *n*. 氯哌莫齐(抗精神病药)
Clopipazan *n*. 氯哌帕生(抗精神病药)
Clopirac *n*. 氯吡酸(消炎镇痛药)
Cloponone *n*. 氯泊酮(抗感染药)
Cloprednol *n*. 氯泼尼醇(肾上腺皮质激素类药)
Cloprostenol *n*. 氯前列醇(前列腺素类抗不育症药)
Cloprothiazole *n*. 氯普噻唑(抗真菌药)
Cloquet's canal 克洛凯氏管(玻璃体管)
Cloquet's ganglion 克洛凯氏神经节(鼻腭神经节)
Cloquet's hernia 克洛凯氏疝(股疝)
Cloquet's septum; septum femorale 克洛凯氏膈,股环膈
Cloquet's sign 克洛凯氏征
Cloquet's space 克洛凯氏间隙
Cloquets canal 玻璃体管,Cloquets 管
Cloquinate *n*. 氯喹那特(抗疟药)
Cloracetadol *n*. 氯西他朵(镇痛药)
Cloral Betaine 氯醛甜菜碱(催眠镇痛药)
Cloranolol *n*. 氯拉洛尔(B 受体阻滞药)
clorarsen; dichlorophenarsine hydrochloride *n*. 克洛拉胂,盐酸二氯苯胂
clorazepate; dipotassium (**tranxene**) *n*. 安定羧酸钾盐
Cloretate *n*. 氯乙双酯(催眠镇静药)
Clorethate *n*. 氯乙双酯(催眠镇静药)
Clorexolone *n*. 氯索隆(利尿药)
Clorgiline *n*. 氯吉兰(抗抑郁药)
Clorgyline *n*. 氯吉兰(抗抑郁药)
Cloricromen *n*. 氯克罗孟(抗凝药)
Clorida microphthalma (**H. Milne-Ewards**) 小眼绿虾蛄(隶属于虾蛄科 Squillidae)
Cloridarol *n*. 氯达香豆素(冠脉扩张药)
Clorindanic Acid 氯茚酚酸(利胆药)
Clorindanol *n*. 氯茚酚(杀精子药)
Clorindione *n*. 氯茚二酮(抗凝药)
Clormecaine *n*. 氯美卡因(局部麻醉药)
Clorofene *n*. 氯卞酚(消毒防腐药)
Cloroperone *n*. 氯哌隆(安定药)
Clorophene *n*. 氯卞酚(消毒防腐药)
Clorotepine *n*. 氯替平(抗精神病药)
clorox *n*. 次氯酸钠
Clorprenaline *n*. 氯丙那林(气管扩张药)
clorprenaline hydrochloride (**isoprophenamine hydrochloride, asthone**) 盐酸氯喘,氯喘通,邻氯喘息定,邻氯异丙肾上腺素
Clorsulon *n*. 氯舒隆(抗蠕虫药)
Clortermine *n*. 氯特胺(食欲抑制药)
closal *a*. 胎的
Closantel *n*. 氯生太尔(抗蠕虫药)
close *v*. 关闭,封闭 ‖ ~ breeding 近亲繁殖 / ~ pollination 株内异花授粉 / ~ population 闭锁群体,密集群体
closebite *n*. 闭锁验
closed *a*. 闭合式的,关闭的 ‖ ~ angle glaucoma 闭角型青光眼 / ~ bladder drainage (简作 CBD) 闭式膀胱引流 / ~ cardiac injuries 闭合性心脏伤 / ~ chest (cardiac) massage 胸外心脏按压 / ~ chest cardica massage (简作 CCM) 闭胸式心脏挤压(按摩) / ~ chromosome 闭合染色体 / ~ circuit television (简作 CCTV) 闭路电视 / ~-circular DNA 闭环 DNA / ~ colony animal (简作 CCA) 封闭群动物(实验动物的遗传学控制形式之一) / ~ cross 近亲杂交 / ~-cycle system 密闭循环系统 / ~ ecological system 密闭生态系统 / ~ eye surgery 闭合式眼手术 / ~ gland 无管腺,内分泌腺 / ~ pneumothorax 闭合性气胸 / ~ population 闭锁种群 / ~ respiratory gas system 密闭呼吸的气体系统 / ~-shell system 闭壳体系 / ~ vascular injuries 闭合性大血管伤 / ~ vitrectomy 闭合式玻璃体切割术 / ~ volume (简作 CV) 闭合气容量
closet *n*. 便桶,厕所箱 ‖ ~, cold 冷藏箱,冷藏室 / ~, drying 干燥箱 / ~, earth 装土便桶 / ~, pail- 便桶 / ~, short-hopper 短漏斗式便桶 / ~, wash-down 下冲式便桶 / ~, water- 冲水便桶
Closfridium botulinum type D phage 肉毒梭状芽胞杆菌噬菌体 D 型
closing capacity (简作 CC) 闭合容量
closing click (简作 CC) 关闭性喀啦音
Closiramine *n*. 氯西位敏(抗组胺药)
closo-; clus- 胎的,咬合的
Closridium lentoputrescens Hartshell et Rettger 缓腐梭菌(缓腐梭状芽孢杆菌)
Closs liver-function test 克洛斯式肝功能试验
Clostebol *n*. 氯司替勃(雄激素,同化激素类药)
Closterovirus *n*. 纺锤病毒群
Closteroviruses *n*. 纺锤病毒组
clostridia (**clostridium**) *n*. 梭状芽胞杆菌
Clostridiaceae Pribram 梭菌科
clostridial *a*. 梭状芽胞杆菌的 ‖ ~ myonecrosis 梭菌性肌坏死,气性坏疽
Clostridiales Prevot 梭菌目
Clostridiopeptidase A 梭菌肽酶 A,胶原酶
Clostridium *n*. 梭状芽胞杆菌属 ‖ ~ acetibutyricum 醋酪酸梭状芽胞杆菌 / ~ acidi urici 尿酸发酵梭状芽胞杆菌 / ~ aerofoetodum 腐气梭状芽胞杆菌 / ~ agni; ~ welchii type B 魏氏 B 型梭状芽胞杆菌,B 型产气荚膜[梭状芽胞]杆菌 / ~ alcaligenes 产碱梭状芽胞杆菌 / ~ angulosum 钩型梭状芽胞杆菌 / ~ Beijerinckii 贝[季尔林斯基]氏梭状芽胞杆菌 / ~ Belfantii 贝[耳凡特]氏梭状芽胞杆菌 / ~ bellonense 鼻息肉梭状芽胞杆菌 / ~ bifermentans 双酶梭状芽胞杆菌 / ~ botulinum 肉毒梭状芽胞杆菌,肉毒杆菌 / ~ butyricum 酪酸梭状芽胞杆菌 / ~ caloritolerans 耐热梭状芽胞杆菌 / ~ capitovale 卵圆头梭状芽胞杆菌 / ~ carbonei 卡伯氏梭状芽胞杆菌 / ~ carnis 肉梭状芽胞杆菌 / ~ cellulosolvens 溶纤维梭状芽胞杆菌 / ~ centrosporogenes 产中位梭状芽胞杆菌 / ~ chauvaei 鸣疽梭状芽胞杆菌 / ~ chromogenes 产色梭状芽胞杆菌 / ~ cochlearium 匙形梭状芽胞杆菌 / ~ cylindrosporum 柱形芽胞梭状芽胞杆菌 / ~ dissolvens 溶解梭状芽胞杆菌 / ~ fallax 谲诈梭状芽胞杆菌 / ~ feseri; ~ chauvaei 鸣疽梭状芽胞杆菌 / ~ filamentosum 丝丛梭状芽胞杆菌 / ~ filiforme 丝形梭状芽胞杆菌 / ~ fissum 裂缝梭状芽胞杆菌 / ~ hastiforme 矛形梭状芽胞杆菌 / ~ hemolyticum 溶血梭状芽胞

杆菌 / ~ histolyticum 溶组织梭状芽胞杆菌 / ~ innominatum 无名梭状芽胞杆菌 / ~ lentoputrescens 缓腐梭状芽胞杆菌 / ~ lucillae; ~ botulinum type C C 型肉素梭状芽胞杆菌 / ~ Lustigii 拉[斯蒂格]氏梭状芽胞杆菌 / ~ nigrificans 致黑梭状芽胞杆菌 / ~ Novyi 诺维氏梭状芽胞杆菌 / ~ oedematiens; ~ Novyi 水肿梭状芽胞杆菌,诺维氏梭状芽胞杆菌 / ~ oedematis-maligni; ~ sporogenes 恶性水肿梭状芽胞杆菌,产胞子梭状芽胞杆菌 / ~ Omelianskii 奥[梅连斯基]氏梭状芽胞杆菌 / ~ Ottolenghii 奥[透伦]氏梭状芽胞杆菌 / ~ ovalare 卵形梭状芽胞杆菌 / ~ ovitoxicus; ~ welchii type D 绵羊素梭状芽胞杆菌,魏氏 D 型梭状芽胞杆菌 / ~ paglianii 帕[格连尼]梭状芽胞杆菌 / ~ paludis; ~ Welchii type C 魏氏 C 型梭状芽胞杆菌 / ~ parabifermentans 副双酶梭状芽胞杆菌 / ~ parabotulinum equi; ~ botulinum type D 马副肉毒梭状芽胞杆菌,D 型肉毒梭状芽胞杆菌 / ~ paraputrificum 副腐化梭状芽胞杆菌 / ~ parasporogenes 副产芽胞梭状芽胞杆菌 / ~ pastorianum; ~ pasteurianus 巴斯德氏[固氮]梭状芽胞杆菌 / ~ perfringens 产气荚膜梭状芽胞杆菌 / ~ polymixa 多黏梭状芽胞杆菌 / ~ pruchii 普鲁契氏梭状芽胞杆菌 / ~ putrefaciens 腐化梭状芽胞杆菌 / ~ regulare 直梭状芽胞杆菌 / ~ roseum 红色梭状芽胞杆菌 / ~ saccharolyticum 化糖梭状芽胞杆菌 / ~ septicum; ~ septique 败血梭状芽胞杆菌 / ~ sordellii; ~ bifermentans 污泥梭状芽胞杆菌,双酶梭状芽胞杆菌 / ~ sphenoides 楔样梭状芽胞杆菌 / ~ sporogenes 产芽胞梭状芽胞杆菌 / ~ spumarum 泡沫梭状芽胞杆菌 / ~ subterminale 偏端梭状芽胞杆菌 / ~ tertium 第三梭状芽胞杆菌 / ~ tetani; Bacillus tetani 破伤风梭状芽胞杆菌,破伤风杆菌 / ~ tetanoides; Bacillus pseudotetanus 类破伤风梭状芽胞杆菌,假破伤风梭状芽胞杆菌 / ~ tetanomorphum 破伤风形梭状芽胞杆菌 / ~ thermosaccharolyticum 嗜热化糖梭状芽胞杆菌 / ~ Venturelli 文图勒氏梭状芽胞杆菌 / ~ viscifaciens 胶质梭状芽胞杆菌 / ~ Welchii 魏氏梭状芽胞杆菌 / ~ Werneri 魏尔纳氏梭状芽胞杆菌 / ~ zoogleicum 动物胶梭状芽胞杆菌 / ~ clostridium(复 clostridia) 梭状芽胞杆菌 / ~ closure, anodal 阳极通电 / ~ absonum Nakamura et al. 不同梭菌 / ~ aceticum (Wiednga) Gottschalk et Braun 醋酸梭菌 / ~ acetobutylicum McCoy et al. 丙酮丁醇梭菌(丙酮丁醇杆菌,醋酪酸梭状芽孢杆菌) / ~ aciduric (Lieberty) Barker 尿酸梭菌(尿酸发酵梭状芽孢杆菌) / ~ aerogenes Ling 产气梭菌(产气梭状芽孢杆菌) / ~ aerotolerans van Gylswyk et van der Toorn 耐氧梭菌 / ~ agni Kennedy et al. 羔羊梭苗(魏氏 B 型梭菌,魏氏 B 型梭状芽孢杆苗,B 型产气[梭状芽孢]杆菌) / ~ alcaligenes Bergey et al. 产碱梭苗(产碱梭状芽孢杆菌,产碱厌氧杆菌) / ~ aldrichii Yang et al. 阿氏梭菌 / ~ am omclianskii (Henneberg)Spray 奥氏梭菌(奥梅连斯基氏梭状芽孢杆菌) / ~ americanum Pringsheim 美洲梭菌 / ~ aminobutyricum Hardman et Stadtman 氨基丁酸梭菌 / ~ aminophilum Paster et al. 嗜胺梭菌 / ~ aminovalerieum Hardman et Stadtman 氨基戊酸梭菌 / ~ amylolyticum Prevot et Saissac 溶淀粉梭菌 / ~ amylobacter (Bredemann) Prevot 淀粉梭菌(淀粉杆菌) / ~ amylosaccharobutylpropylicum Spary 糖化淀粉丁基丙酯梭菌 / ~ angulosum (Distaso) Hauduroy et al. 钩形梭菌(有角梭菌,钩形梭状芽孢杆菌,钩形杆菌,钩形拟杆菌) / ~ arcticum (Jordan et McNicol) Cato, George et Finegold 北极梭菌 / ~ argentinense Suen et al. 阿根廷梭菌 / ~ aurantibutyricum Hellinger 金黄丁酸梭菌 / ~ baratii (Prevot) Holdeman et Moore 巴氏梭菌(霸氏梭菌) / ~ barkeri Stadtman et al. 见 Eropedobacter barkeri Collins et al. / ~ beijerinckii Donker 拜氏梭菌(贝氏梭状芽孢杆菌,贝季尔林斯基氏梭状芽孢杆菌,丁酸梭菌) / ~ belfantii (Prevot) Spray 贝氏梭菌(贝氏梭状芽孢杆菌,贝耳凡特氏梭状芽孢杆菌) / ~ bellonensis (Sacquepee) Prevot 鼻息肉梭菌(鼻息肉梭状芽孢杆菌) / ~ bifermentans (Weinberg et Seguin) Bergey et al. 双酶梭菌(双酶梭状芽孢杆菌) / ~ bolulinum type C phage 肉毒梭状芽胞杆菌噬菌体 C 型 / ~ bombycis (Macchiati) Hauduroy et al. 蚕病梭菌(蚕病杆菌) / ~ botulinum (Van Ermengem) Bergey et al. 肉毒梭菌(肉毒杆菌,肉毒梭状芽孢杆菌) / ~ botulinum 肉毒杆菌 / ~ botulinum type F phage 肉毒梭状芽胞杆菌噬菌体 F 型 / ~ brevifaciens Bucher 变短梭菌 / ~ bryantii Stieb et Schink 布氏梭菌 / ~ bubalorum Prevot 野牛梭菌 / ~ butylicum (Beijerinck) Donkey 见 Clostridium beijerinckii Donker / ~ butyricum Prazmowski 丁酸梭菌(酪酸梭状芽孢杆菌,糖丁酸梭菌) / ~ butyricum var. americanum Prevot 丁酸梭菌美洲变种 / ~ cadaveris (Klein) McClung et MeCoy 尸毒梭菌(尸胺梭苗,尸毒杆菌,尸毒槌形苗) / ~ caloritolerans Meyer et Lang 见 Plectridium caloritolerans (Meyer et Lang) Prevot / ~ capitovale (Snyder et Hall) Snyder 卵头梭菌(卵圆头梭状芽孢杆菌) / ~ caproicum Prevot 己酸梭菌(厌氧杆菌,己酸厌氧杆菌) / ~ carbonei Arnaudi 卡氏梭菌(卡伯氏梭状芽孢杆菌) / ~ carnis (Klein) Spray 肉梭菌(肉梭状芽孢杆菌) / ~ celatum Hauschild et Holdeman 隐藏梭菌 / ~ celerecrescens Palop et al. 速生梭菌 / ~ Cellobioparum Hungate 见 Terminosporus cellobioparus (Hungate) Prevot / ~ cellulofermentans He, Ding et Long 发酵纤维梭菌 / ~ celluloflavum He, Ding et Long 纤维黄梭菌 / ~ cellulolyticum Petitdemange et al. 解纤维梭菌 / ~ cellulosi He, Ding et Long 纤维素梭菌 / ~ cellulosolvens Cowles et Rettger 见 Bacillus cellulosolvens (Cowles et Rettger) Krasil'nikov / ~ cellulovorans Sleat, Mah et Robinson 噬纤维 梭菌(噬纤维杆菌) / ~ centrosporogenes (Hall) Bergey et al. 中孢梭菌(产中位梭状芽孢杆菌,中孢杆菌) / ~ cepae (Bassalik et Edelsztein) Prevot 葱梭菌 / ~ chauvoei (Arloing, Cornevin et Thomas) Scott 肖氏梭苗(气肿疽梭菌,鸣疽梭状芽孢杆菌) / ~ chromogenes Prevot 产色梭菌(产色梭状芽孢杆菌) / ~ clostridioforme (Burri et Ankersmit) Kaneuchi et al. 梭状梭菌 / ~ collulosi He, Ding et Long 纤维素梭菌 / ~ collagenovorans Jian et Zeikus 噬胶梭菌(食胶原梭菌) / ~ coccoides Kaneuchi, Benno et Mitsuoka 球形梭菌 / ~ cochlearium (Blloch, Fleming et Colebrook) Bergey et al. 匙形梭菌(匙形梭状芽孢杆菌) / ~ cocleatum Kaneuchi et al. 耳蜗形梭菌 / ~ colinum (Berkhoff, Campbell et Nayler) Berkhoff 鹌鹑梭菌 / ~ corallinum Prevot et Raynaud 珊瑚红梭菌 / ~ cylindrosporum Barker et Bock 柱孢梭菌(团柱 孢梭菌,柱形梭状芽孢杆菌) / ~ derosii (Carbone et Venlurelli) Spray 德氏梭菌 / ~ difficile 艰难梭状芽胞杆菌 / ~ difficile (Hall et O'Toole) Prevot 艰难梭菌(难辨梭菌) / ~ disporicum Horn 双孢梭菌 / ~ dissolvens Bergey et al. 溶介梭菌(溶解梭状芽孢杆菌) / ~ durum Smith et Cato 见 Paenibacillus durum (Smith&Cheyne) Collins et al. / ~ esterthecticum Collins et al. 酯化梭菌 / ~ fallax (Weinberg et Seguin) Bergey et al. 谲诈梭菌(谲诈梭状芽孢杆菌) / ~ felsineum (Carbone et Tombolato) Bergey et al. 费新尼亚梭菌(费地浸麻梭状芽孢杆菌) / ~ fervidus Patel et al. 见 Caloramator fervidus (Patel et al.)Collins et al. / ~ feseri Trevisan 费氏梭菌(鸣疽梭状芽孢杆菌) / ~ filamentosum Bergey et al. 丝丛梭苗(丝丛梭状芽孢杆菌) / ~ filiformes Bergey et al. 线状梭苗(丝形梭状芽孢杆菌) / ~ fissum (Debono) Bergey et al. 裂缝梭菌(裂缝梭状芽孢杆菌) / ~ flavum McClung et McCoy 黄色梭苗 / ~ foetidum Liborius 恶臭梭菌 / ~ formicoaceticum Andreesen, Gottshalk et Schlegel 蚁酸醋酸梭菌 / ~ galleriae Hauduroy et al. 蜡螟梭菌 / ~ gelatinosum (Migula) Laxa 胶质梭菌 / ~ ghoni Prevot 戈氏梭菌 / ~ gigas (Zeissler et Rassfeld) Prevot 巨型梭菌(巨型杆菌) / ~ glycolicum Gaston et Stadtman 乙二醇梭菌 / ~ gummosum Spray 胶样梭菌(胶梭菌) / ~ haemolyticum (Hall) Scott, Turner et Vauter 溶血梭苗 / ~ halophilum Fendrich, Hippe et Gottschalk 嗜盐梭菌 / ~ hastiforme MacLennan 矛形梭菌(矛形梭状芽孢杆菌) / ~ haumanni (Soriano) Prevot 豪氏梭菌(豪氏杆菌) / ~ hemolyticus (Hall) Scott et al. 溶血梭菌(溶血梭状芽孢杆菌,溶血杆菌) / ~ histolyticum (Weinberg et Seguin) Bergey et al. 溶组织梭菌(溶组织梭状芽孢杆菌,溶组织杆菌) / ~ histolycum C phage 溶组织梭状芽胞杆菌噬菌体 C 型 / ~ homopropionicum Dorner et Schink 同型丙酸梭菌 / ~ hyalinum Killiun et Feher 透明梭菌 / ~ hydroxybenzoicum Zhang et al. 羟基苯甲酸梭菌 / ~ indolis McClung McCoy 吲哚梭菌(吲哚端孢菌) / ~ innocuum Smith et King 无害梭菌 / ~ innominatum prevot 无名梭菌(无名梭状芽孢杆菌) / ~ intestinalis Lee et al. 肠梭菌 / ~ iodophilum Svartz 嗜碘梭菌 / ~ josui Sukhumavasi et al. 约氏梭菌 / ~ kaneboi Nakahama et Harada 未知梭苗 / ~ kluyveri Barkef et Taha 见 Terminosporus kluyveri (Barker et Taka) Prevot / ~ lactoacetophilum Bhat et Barker 嗜乳酸醋酸梭菌 / ~ lactobutyricum (Tissier) Prevot 乳丁酸梭菌 / ~ lacunalum Robin 咸水湖梭苗 / ~ laniganii McClung et McCoy 拉氏梭菌 / ~ lentocellum Murray et al. 缓纤维梭苗 / ~ leptinotarsae Sartory et Meyer 甲虫梭菌 / ~ leptum Moore, Johnson et Holdeman 柔嫩梭菌 / ~ licheniforme Weigmann 地衣梭菌 / ~ limosum Andfe 泥渣梭菌 / ~ litorale Fendrich, Hippe et Gottschalk 海滨梭菌 / ~ lituseburense (Laplanche et Saissac) McClung et McCoy 象牙海岸梭菌 / ~ ljungdahlii Tanner et al. 扬氏梭菌 / ~ lortetii Oren 见 Sporohalobacter lortetii (Oren) Oren et al. / ~ lucillae Bergey et al. C 型肉毒梭菌 / ~ lustigii (Prevot) Spray 勒氏梭菌 / ~ macerans Schardinger 浸麻梭菌(软化梭菌) / ~ madisonii McCoy 麦氏梭苗 / ~ maggiorai (Carbone et Venturelli) Spray 马氏梭苗 / ~ magnum Schink 大梭菌 / ~ malacosomae Bucher 天幕虫梭菌 / ~ malenorainatum (Weinberg, Nativelle et Prevot) Spray 坏名梭苗(恶名梭菌,坏名副锤形苗) / ~ mangenotii (Prevot etZimmes—Chaverou) McClung et McCoy 芒氏梭苗 / ~ mayombei Kane, Brauman et Breznak 马犹姆贝梭菌 / ~ methylpentosum Himelbloom et Canale—Parola 甲基戊糖梭菌 / ~ microsporum Spray 小孢梭菌 / ~ mucosum (K1ein) Bergeyet al. 黏液梭菌 / ~ muelleri McClung et McCoy 米氏梭菌 / ~ multifermentans Bergey et al. 多酶梭菌(多酶梭状芽孢杆菌,多酶杆菌) / ~ myxogenies Simola 产黏梭菌(黏液梭菌) / ~ nauseum Spray 疾病梭菌 / ~ naviculum (Reinke et Berthold) Prevot 船形梭菌 / ~ nexile Holdeman et Moore 系结梭菌 / ~ nigrmcans Werkman et Weaver 致黑梭菌(致黑梭状芽孢杆菌) / ~ novyi (Migula) Bergey et al. 诺氏梭菌(诺维氏 梭状芽孢杆菌) / ~ oceanicum Smith 海梭菌(海洋梭菌) / ~ oedematiens Bergey et al. 水肿梭菌(水肿梭状芽孢杆菌,水肿杆菌) / ~ oedematis maligni (Zopf) Bergey et al. 恶性水肿梭菌(恶性水肿梭状芽孢杆菌) / ~ oedematoides Meleneyet al. 类水肿梭菌 / ~ oncolyticum Subsp. butyricum Gerickeetal. 溶瘤梭苗丁酸亚种 / ~ oncolyticum Brantner et Schwager 溶瘤梭菌 / ~ ottolcnghii (Carbone et Venturelli) Spray 奥氏梭菌(奥托氏梭菌,奥透伦氏梭状芽孢杆菌) / ~ ovaleris Bergey et al. 见 Clostridium ovitoxicum (Bennetts) Spray 绵羊毒梭菌(绵羊 肠毒血症梭状芽孢杆菌,绵羊毒梭状芽孢杆菌,产气芽孢梭菌 D 型) / ~ oxalicum Dehning et Sehink 见 Oxalophagu oxalicus (Dehning et Schink) Collins et al. / ~ pagliauii (Prevot) Spray 帕氏梭菌(帕格连尼氏梭状芽孢杆菌) / ~ parabifermentans Spray 副双酶梭菌(副双酶梭状芽孢杆菌) / ~ parabotulium (Seddon) Ford 类肉毒梭菌(副肉毒梭状芽孢杆菌) / ~ parabotulium bovis Theiler et Robinson 牛类肉毒梭菌 / ~ paradoxum Li et al. 争论梭菌(奇异梭菌) / ~ paraperfringens Nakamura, Tamai et Nishida 类产气荚膜梭茵 / ~ paraputrificum (Bienstock) Snyder 类腐败梭菌(腐化梭状芽孢杆菌,副腐化梭状芽孢杆菌) / ~ pasteurianum Winogradsky 巴氏梭菌(巴氏芽孢梭菌,巴氏固氮梭状芽孢杆菌,巴斯德氏[固氮]梭状芽孢杆菌,巴氏杆菌) / ~ pectinovorum (Stormer) Donker 蚀果胶梭菌(食果胶梭菌) / ~ perfringens (Veillon et Zuber) Hauduroy et al. 产气荚膜梭菌(产气荚膜梭状芽孢杆菌) / ~ perfringens 80 phage 产气荚膜梭状芽胞杆菌噬菌体 60 / ~ perfringens Q16 phage 产气荚膜梭状芽胞杆菌噬菌体 Q16 / ~ perfringens WA phage 产气荚膜梭状芽胞杆菌噬菌体 WA / ~ pfennigii Krumholz et Bryant 见 Oxobacter pfennigii (Krumholz et Bryant) Collins et al. / ~ phage 梭状芽胞杆菌属噬菌体 / ~ piliforme Duncan et al. 毛状梭菌 / ~ plagarum (Prevot) Smith et Hobbs 海滨梭茵(创伤梭茵) / ~ polysaccharolyticum (van Gylswyk) van Gylswyk, Morris et Els 解多糖梭菌 / ~ populeti Sleat et May 波氏梭菌(普鲁契氏梭状芽孢杆菌) / ~ Prazmowski 梭菌属(梭状芽孢杆菌属) / ~ propionicum Cardon et Barker 丙酸梭菌 / ~ proteolyticum Jain et Zeikus 解朊梭菌 / ~ pruchii (Buchanan et Hammer) Bergey et al. 普氏梭菌(普氏杆菌) / ~ pseudotetanicum (Prevot) Smith et Hobbs 类破伤风梭菌 / ~ puniceum Lund, Brocklehurst et Wyatt 紫色梭茵 / ~ purinolyticum Durre, Andersch et Andreesen 解嘌呤梭菌 / ~ putrefaciens (McBryde) Sturges et Drake 腐化梭菌(腐化梭状芽孢杆菌) / ~ putrificum (Trevisan) Reddish et Rettget 腐败梭菌 / ~ quericolum Stankewich, Cosenza et Shigo 橡树梭菌 / ~ ramosum (Veillon et Zuber) Holdeman, Cato et Moore 多枝梭菌 / ~ rectum (Heller) Smith et Moore 直肠梭菌 / ~ regulare Bergey et al. 固定梭菌(规则梭菌,直梭状芽孢杆菌) / ~ roseum (McCoy et McClung) Cato, george et Finegold 玫瑰色梭菌 / ~ rubrum Cummins et Johnson 红色梭菌(红色梭状芽孢杆菌) / ~ saccharoacetoperbutylicum Shongo et Murata 糖乙酸多丁醇梭菌 / ~ saccharobutyricum (Beijerinck) Donker 见 Clostridium butyricum Prazmowski / ~ saccharolyticum Bergey et al. 解糖梭菌(化糖梭状芽孢杆菌) / ~ saccharoper butylaceto nicum HM2 phage 糖丁酸梭状芽胞杆菌噬菌体 HM2 / ~ saccharoper butylaceto- nicum HM3 phage 糖丁酸梭状芽胞杆菌噬菌体 HM3 / ~ saccharoper butylaceto nicum HM7 phage 糖丁酸梭状芽胞杆菌噬菌体 HM7 / ~ saccharophilicum Partansky et Henry 嗜糖梭菌 / ~ saprogenes (Salus) Pribram 生腐梭菌 / ~ sardiniensis Prevot 萨尔迪纳梭菌 / ~ sartagoformum Partansky et Henry 煎盘梭菌 / ~ saturnlrubrum Prevot 铅丹梭菌 / ~ scatol Fellers et Clough 粪梭菌 / ~ scatologenes (Weinberg et Ginsbourg) Pfevot 粪味梭菌 / ~ scindens Morris et al. 闪烁梭菌 / ~ sclavoi (Carbone et Venturelli) Spray 司氏梭菌 / ~ septicum (Mace) Ford 败毒梭菌(败血梭状芽孢杆菌) / ~ septiqu (Le Blaye et Guggenheim) Topley et Wilson 腐烂梭菌 / ~ setiense (Prevot et Raynaud) McClung et McCoy 塞蒂河梭菌 / ~ sextum (Heller) Prevot 第六梭茵 / ~ sordellii (Hall et Scott) Prevot 索氏梭菌(污泥梭状芽孢杆菌) / ~ spermoides (Ninni) Bergey et al. 精子状梭菌 / ~ sphaeroides Killian et Feher 类球梭菌(类球槌形菌) / ~ sphenoides (Bulloch, Fleming et Colebrook) Bergey et al. 楔形梭菌(楔样梭状芽孢杆菌) / ~ spiroforme Kaneuchi et al. 螺状梭菌 / ~ sporogenes (Metchinikoff) Bergey et al. 生孢梭菌(产芽孢梭状芽孢杆菌) / ~ sporogenes F1 phage 产孢子梭状芽胞杆菌噬菌体 F1 / ~ sporogenes HM2 phage 产孢子梭状芽胞杆菌噬献体 HM2 / ~ sporogenes HM7 phage 产孢子梭状芽胞杆菌噬菌体 ltM7 / ~ sporogenes M phage 产孢子梭状芽胞杆菌噬菌体 M / ~ sporogenes Ms phage 产孢子梭状芽胞杆菌噬菌体 Ms / ~ sporogenes S2 phage 产孢子梭状芽胞杆菌噬菌体 S2 / ~ sporosphaeroides Soriano et Soriano 球孢梭菌 / ~ spumarum (Prevot et Pochon) Spray 泡沫梭菌(泡沫梭状芽孢杆菌) / ~ stercorarium Madden 粪堆梭菌 / ~ subterminale (Hall et Whitehead) Spray 近端梭菌(偏端梭状芽孢杆菌) / ~ succinogenum Tan et Wang 产琥珀酸梭菌 / ~ symbiosum (Stevens) Kaneuchi et al. 共生梭菌(共生拟杆菌) / ~ tale (Prevot) McClung et McCoy 优秀梭菌 / ~ tartarivorum Mercer et al. 见 Clostridium thermosaccharolyticum McClung / ~ tartarivorum Mercer et Vaughn 酒石酸梭菌(食酒石酸梭菌) / ~ tennuis Hauduroy et al. 纤细梭菌 / ~ termitidis Hethener et al. 白蚁梭菌 / ~ tertium (Henry) Bergey et al. 第三梭菌 / ~ tetani 破锡凰杆菌 / ~ tetani (Flugge) Bergey et al. 破伤风梭菌(破伤风梭状芽孢杆菌,破伤风梭状芽孢杆菌) / ~ tetani phage 破伤风梭状芽胞杆菌噬菌体 / ~ tetanoides Hauduroy et al. 类破伤风梭菌(类破伤风梭状芽孢杆菌,假破伤风梭状芽孢杆菌) / ~ tetanomorphum (Bulloch et al.) Bergey et al. 假破伤风梭菌 / ~ thermaceticum (Corrig) Fontaine et al. 见 Moorella thermoacetica (Fontaine et al.) Collins et al. / ~ thermautotrophicum Wiegel, Braun et Gattschalk 见 Moorella thermoacetica (Fontaine et al.) Collins et al / ~ thermoacidophilus Damon et Feirer 热嗜酸梭菌 / ~ thermoaerogenes Damon et Feirer 热产气梭菌 / ~ thermoalcaliphilum Li et al. 嗜热碱梭菌 / ~ thermobutyricum Wiegel, Kuk et Kohring 热丁酸梭菌 / ~ thermocellulaseum Enebo 热介纤维素梭菌 / ~ thermocellum Viljoen, Fred et Peterson 见 Terminosporus thermocellus (Viljoen et al.) Prevot / ~ thermocopriae Jin, Yamasato et Toda 见 Thermoanaerobacter thermocopriae (Jin, Yamasato et Toda) Collins et al. / ~ thermohydrosulfuricum (Klaushofer et Parkkinen) Lee et al. 见 Thermoanaerobacter thermohydrosulfuricus Lee et al. / ~ thermolacticum Le Ruyet et al. 热乳梭菌 / ~ thermopalmarium Hoh et al. 帕姆酒耐热梭菌(热棕榈梭菌) / ~ thermopapyrolyticum Mendez et al. 嗜热解纸莎草梭菌 / ~ thermophilum (Voiloon) Prevot 嗜热梭菌 / ~ thermoputrificum Damon et Feirer 热腐梭苗 / ~ thermosaccharolyticum McClung 见 Thermoanaerobacterium thermosaccharolyticum (McClung) Collins et al. / ~ thermosulfuricum Lee et al. 见 Thermoanaerobacter thermohydrosulfuricus Lee et al. / ~ thermosulfurogenes (Schink et Zeikus) Lee et al. 见 Thermoanaerobacter thermosulfurigenes Lee et al. / ~ thiaminolyticum Kimula 解硫胺累梭菌 / ~ toanum Baba 未识梭菌 / ~ tumefaciens (Wilson) Hauduroy et al. 生癌梭菌 / ~ tyrobutyricum van Beynum et Pette 酪丁酸梭菌 / ~ ureolyticum prevot 解脲梭苗 / ~ venturellii (de Tommasi) Spray 文氏梭菌(文图勒氏梭状芽孢杆菌) / ~ viilosum Love, Jones et Bailey 见 Filifactor villosus (Love, Jones et Barley) Collins et al. / ~ virens (prerot) McClung et McCoy 变绿梭菌(变绿槌形菌) / ~ viscifaciens (Mez) Breed 产黏梭菌(胶质梭状芽孢杆菌) / ~ welchii (Migula) Holland 韦氏梭菌(魏氏梭菌,魏氏梭状芽孢杆菌) / ~ werneri (Werner) Bergey et al 维氏梭菌(魏尔纳氏梭状芽孢杆菌) / ~ xylanolyticum Rogers et Baecker 解木素梭菌(解木聚糖梭菌) / ~ zoogloeacum Bergey et al. 菌胶团梭苗(动物胶梭状芽孢杆菌) / ~ parasporogenes (Bulloch et al.) Bergeyet al. 伴孢梭菌(副产芽孢梭状芽孢杆菌)

closure ***n***. 闭合,关闭 ‖ ~, apical 根尖闭合术 / ~ of cleft palate, two stages 腭裂修复分期手术 / ~, flask 型盒闭合 / ~, flask, final 型盒最后闭合 / ~, flask, trial 型盒初步闭合 / ~ of oroantral fistula 口腔上颌瘘封闭 / ~, palatopharyngeal 腭咽闭合 / ~ of pharyngeal fistula 咽瘘闭合术 / ~, trial; trial flask ~ 型盒试盖 / ~, velopharyngeal 咽腭闭合

clot ***n***. 凝块,血[凝]块阻塞 ‖ amicar-mixed antogenous blood ~ 6—氨基己酸混合的自身血凝块 / amicar-modified antogenous blood ~ 6—氨基己酸处理的自身血凝块 / autologous ~ 自身(血)凝块(可用作短期血管栓塞物) / ~ agony 濒死期心脏内血块 / ~ antemortem 死前血块(心脏及大血管内) / ~ blood 血块 / ~ chicken fat 鸡脂状血块 / ~ currant jelly 果酱状血块 / ~ distal 远侧血块 / ~ external 血管外血块 / ~ fibrin 纤维蛋白凝块 / ~ heart 心内血块,心脏血栓 / ~ internal 血管内血块,血栓 / ~ laminated 层状血块(动脉瘤腔内) / ~ marantic 消耗性血块,衰弱性血栓 / ~ muscle 肌浆凝块 / ~ passive 被动性血块(动脉瘤腔内) / ~ plastic 成形性血块 / ~ postmortem 死后血块 / ~ proximal 近侧血块 / ~ Schede's 谢德氏凝块 / ~ stratified 层状血块,层状血栓 / ~ washed 冲积性血块 / ~ white 白色血栓

Clothiapine ***n***. 氯噻平 (抗精神病药)

clothing, protective ***n***. 防护衣

Clotiapine ***n***. 氯噻平 (抗精神病药)

Cloticasone ***n***. 氯硫卡松 (肾上腺皮质激素类药)

Clotixamide *n*. 氯噻吨胺(抗精神病药)
clotogen *n*. 克洛托珍(成药,维生素 K 制剂)
Clotrimazole *n*. 克霉唑(抗真菌药)
clottage *n*. 血[凝]块阻塞
clotting *n*. 凝固 ‖ ~ factor 凝血因子,同 blood coagulation factor / ~ factor IX 凝血因子 IX / ~ factor XI 凝血因子 XI / ~ factors 血液凝固因子 / ~ inhibitor factor IX 凝血抑制因子 IX / ~ inhibitor factor XI 凝血抑制因子 XI / ~ of blood 血凝固 / ~ intravascular; intravascular coagulation 血管内血凝固 / ~ of plasma 血浆凝固 / ~ time(简作 CT)凝血时间
clou hemostatique [法]; **white thrombus** *n*. 白色血栓
cloud baby 浑浊婴儿(指携带有细菌或病毒的外观正常的新生儿)
cloud, positive ion 正离子云
Clouded leopard [动药] 云豹
Clouded leopard bone [动药] 云豹骨
cloudiness *n*. 混浊,云雾状
clouding *n*. 混浊,模糊 ‖ ~ of consciousness 意识混浊
cloudy urine 混浊尿
Clove *n*. [植药]丁香 ‖ ~ fruit [植药] 母丁香 / ~ oil [植药] 丁香油
Clover (alsike) mosaic virus (Zaumeyer et Wade) 欧洲杂种三叶草(车轴草)花叶病毒
Clover (Croatian) potyvirus 克罗地亚三叶草马铃薯 Y 病毒
Clover (red) mottle virus (Sinha) 红三叶草斑点病毒
Clover (red) vein mosaic virus (Osborn) 红三叶草叶脉花叶病毒
Clover (subterranean) Stunt virus (Grylls et Butler) 三叶草地下矮化病毒
Clover (white) mosaic Virus (Pierce) 白三叶草花叶病毒
Clover club leaf Virus 三叶草(车轴草)棒叶病毒
Clover dwarf virus (Musil) 三叶草矮小病毒
Clover enation rhabdovirus 三叶草耳突弹状病毒
clover leaf 三叶草
clover leaf model 三叶草叶模型
clover leaf pattern 三叶草图形
Clover phyllody agents (Frazier et Posnette) (MLOS) 三叶草变叶病毒
Clover proliferation, virus (Chiykowskl) 三叶草串生病毒
Clover witches broom agent (Prazier et Posnette) (MLOS) 三叶草丛枝病原
Clover wound tumour virus (Black) 三叶草伤瘤病毒
Clover yellow mosaic potexvirus 三叶草黄花叶马铃薯 X 病毒
Clover yellow mosaic virus (Pro! il eobamle acid 钴胺酸三叶草黄花叶病碌
Clover yellow vein potyvirus 三叶草黄叶脉马铃薯 Y 病毒
Clover yellow vein virus (Hollings et Nariani) 三叶草黄叶脉病毒
Clover yellows closterovirus 三叶草黄色纺锤病毒
clover, yellow sweet; king's clover 黄香草木犀
cloverleaf pattern 三叶草图形
Clovetree *n*. [植药] 丁香油
Clovoxamine *n*. 氯伏胺(抗抑郁药)
clownism *n*. 丑态(歇斯底里性怪异动作)
Cloxacepride *n*. 氯沙必利(抗过敏药)
Cloxacillin *n*. 氯唑西林(抗生素类药)
Cloxazolam *n*. 氯噁唑仑(安定药)
Cloxestradiol *n*. 氯克雌醇(雌激素类药)
Cloxotestosterone *n*. 氯索睾酮(雄激素类药)
Cloxypendyl *n*. 氯羟喷地(抗精神病药)
Cloxyquine *n*. 氯羟喹(消毒防腐药)
Clozapine (cleponex clozaril) *n*. 氯氮平,氯札平(抗精神病药)
clrcum- 周环,周绕,周围
club *n*. 棒节(蚤触角) ‖ ~ foot 内外足,畸形足 / ~ hand 内外手,畸形手
clubbed-finger *n*. 杵状指
clubbing *n*. 杵状指样增生(输卵管伞炎症所致)
clubfoot *n*. 畸形足,杵状足
clubhand *n*. 畸形手
club-leaf virus 棒叶病毒
club-moss, common *n*. 石松
clump *n*. 凝块(细菌) ‖ ~ cell 团状细胞(虹膜基质)
clumping *n*. 团集,凝集 ‖ ~ test of pregnancy 尿妊娠试验
cluneal *a*. 臀的
clunis (复 clunes); **buttock** *n*. 臀
Cluoeidae *n*. 鲱科(隶属于鲱形目 Clupeiformes)
Clupanodon punctatus (Temminck et Schlegel) 斑鰶(隶属于鲱科 Clupeidae)
clupanodonlc acid 鲜鱼酸,廿二碳五烯—4,8,12,16,19 - 酸
Clupea *n*. 鲱属
Clupea harengus pallasi (Valenciennes) 太平鲱(隶属于鲱科 Clupeidae)
Clupeiformes *n*. 鲱形目(隶属于硬骨鱼纲 Actinopterygii)
clupein(e) *n*. 鲱精蛋白
clusal *a*. 牙合的,咬合的
Clusia *n*. 猪胶树属(藤黄科) ‖ ~ rosea 红猪胶树
Clusiaceae *n*. 山竹子科
cluster *n*. 聚集,菌落,簇 ‖ multiple gene ~ 多基因簇 / ~ vision 杂乱视觉
cluster mutation 束状突变,簇状突变
clustered monoecious 丛生雌,雄同株的
Clusters of differentiation (简作 CD) 分化群集性(一种用于白细胞表面表达的抗原在分类上的数字系统)
clutch *n*. ①窝 ②离合器
cluttering *n*. 言语急促
clutton's joint 克洛顿氏关节(见于先天梅毒)
clyer *n*. 牛瘰疬瘤
clyers *n*. 放线菌病(牛)
clypeal hair 唇基毛
clypeal sulcus 唇基沟
clypealia [复 clypealiae] *n*. 侧唇基
Clypeaster reticulatus (Linnaeus) 网盾海胆(隶属于盾海胆科 Clypeasteridae)
Clypeaster virescens (Do derlein) 缘盾海胆(隶属于盾海胆科 Clypeasteridae)
Clypeasteridae *n*. 盾海胆科(隶属于盾形目 Clypeasteroida)
Clypeasteroida *n*. 盾形目(隶属于海胆纲 Echinoidea)
clypeate head 盾形头
clypeocephalic prolongment 唇基头突
clypeofrontal suture 额唇基沟
clypeolabral *a*. 唇基上唇的 ‖ ~ suture 唇基上唇缝
clypeolar *a*. 略似盾状的
clypeole *n*. 盾状体
clypeolus *n*. 前唇基
clypeus *n*. ①盾部 ②盾状体 ③唇基
clypofrons *n*. 唇基后线
clysis *n*. 灌肠;冲洗;补液,补液法
clysma *n*. 灌肠法,灌肠剂
clyster *n*. 灌肠法,灌肠剂
clysterize *n*. 施行灌肠
clytocybine *n*. 杯伞菌素
Clytra duodecimmaculata (Fabricius) 十二斑锯角叶甲(隶属于肖叶甲科 Eumolpidae)
Clytrasoma palliatum (Fabricius) 梳叶甲(隶属于肖叶甲科 Eumolpidae)
Cm centimeter 厘米 /cubic centimeter 立方厘米 /curium 锔(96 号元素)
CM cochlear microphonics 耳蜗微音电位/coconut milk 椰乳
Cmazepam *n*. 卡马西祥(安定类药)
CMC carboxymethylcellulose 羧甲基纤维素
CMC chronic mucocuraneous candidiasis 慢性皮肤黏膜念珠菌病
CMCP camphorate monochlorophenol 樟脑氯酚
C-meiosis; colchicine meiosis *n*. C 减数分裂,秋水仙效应减数分裂(简称秋减数分裂)
CMHC community mental health center 社区精神卫生中心
CMI comparative mortality index 标准化死亡指数
C-mitosis *n*. 秋水仙效应有丝分裂(简称秋有丝分裂或秋裂)
cmixture of Chloroform and ether (简作 CE) 氯仿和乙醚的混合物
CM-LC cardiacmyosin light chains 心肌肌浆球蛋白轻链
Cmmtizide *n*. 卡美噻嗪(利尿药)
cmnpetence *n*. 感受态,感受性 ‖ ~ in enzymatic adaptation 酶适应的胜任性 / ~ in recombination 重组合的胜任性
Cmopsis fierasfer (Jordan et Snyder) 丝尾草鳗(隶属于鸭嘴鳗科 Nettastomidae)
CMP cytidine monophosphate 胞苷一磷酸,胞苷酸
CMP-ceramide phosphocholine transferase CMP 酰基鞘氨醇转磷酸胆碱酶
CMRgl cerebral glucose metabolic rate 脑糖代谢率
CMV controlled mechanical ventilation 控制式机械通气
CN chondronectin 软骨粘连蛋白
Cnandian Cardiolog Society (简作 CCS) 加拿大心脏学会
cncotracheotomy *n*. 环状软骨气管切开术
CNDO molecular orbital approximation CNDO 分子轨道近似法
-cnemia; -cnemius 腿,胫骨

cnemiall *a*. 胫的
Cnemidocoptes *n*. 脚螨属 ‖ ~ gallinae 鸡脚螨
cnemis *n*. ①小腿 ②胫骨
cnemitis *n*. 胫骨炎
cnemitiscnemoscoliosis *n*. 腿侧弯
cnemoscoliosis *n*. 腿侧弯
Cneoraceae *n*. 叶柄花科
CNFP cortical near field potential 皮质近场电位
cnicin *n*. 蓟苦素
Cnicus; Cirsium *n*. 蓟属 ‖ ~ japonicus; Cirsium japonicum 蓟,大蓟
Cnidian school 尼达斯学派
Cnidium Cusson 蛇床属 ‖ ~ jeholense Nak. et Kitaga; Ligusticum jeholense NaK. et Kitaga 辽藁本 / ~ monnieri Cuss. 蛇床 / ~ officinale 日本芎
Cnidium monnieri(L.)Cuss. [拉;植药] 蛇床
Cnidocampa flavescens (Walker) [拉;动药] 黄刺蛾
Cnidocampa flavescens nuclear polyhedrosis virus 黄刺蛾核型多角体病毒
cnidosis; urticaria *n*. 荨麻疹
Cnidosporales *n*. 丝孢菌目
Cnidus *n*. 尼达斯
CNS central nervous system 中枢神经系统/sulfocyanate 硫氰酸盐
CNS depressat 中枢神经系统抑制剂
CNS stimulant 中枢神经系统兴奋剂
Co cobalt 钴(27 号元素)
Co- 一同,合并
Co hnistreptothrix neschezadimenski Chalmers et Christopherson 耐氏科氏链丝菌
Co I coenzyme I 辅酶 I
Co II coenzyme II 辅酶 II
co-linear *a*. 同线的,共线的
CO_2 content (简作 CO_2 Ct) 二氧化碳总量
CO_2 capacity (简作 CO_2Cy) 二氧化碳容量
CO_2 combining power (简作 CO_2 CP) 二氧化碳结合力
CO_2 CP CO_2 combining power 二氧化碳结合力
CO_2 Ct CO_2 content 二氧化碳总量
CO_2Cy CO_2 capacity 二氧化碳容量
CoA coenzyme A 辅酶 A
coacervate *n*. ①凝聚层 ②团聚体
coacervation *n*. 凝聚,团聚
coacetylase *n*. 乙酰化辅酶
coacetylaseddd *n*. 化辅酶
coaction *n*. (种间)相互作用
coactivation *n*. 同(协)激活
coactivator *n*. 共活化物
coadaptation *n*. 相互适应
coadunition *n*. 联合(成一体)
coadunition; coadunation *n*. 联合(成一体)
coagglutination *n*. 协同凝集(一种抗原使两种抗体都凝集的现象)
coagglutinin, partial agglutinin; para-agglutinin *n*. 副凝集素
coagula (coagulum) *n*. 凝块,血块
coagula [拉]*n*. 凝块,血块
coagulability *n*. 凝固性
coagulable *a*. 可凝固的
coagulant *a*. 促凝的,促凝剂,凝血剂
coagulantol; sodium 4-aminoaphthalene-1-sulfonate *n*. 血凝妥(肝素对抗物)
coagulase *n*. 血浆凝固酶(金黄色葡萄球菌能产生,并被认为可能与金黄色葡萄球菌化脓性感染的局限性有关)
coagulase; coagulative ferment *n*. 凝固酶,促凝酶
coagulate *v*. 凝固
coagulation *n*. 凝结,凝固,血凝固 ‖ ~ blood 血凝固 / ~ electric 电凝固 / ~ intravascular; intravascular clotting 血管内凝固 / ~ massive 脑液凝固 / ~ sedimentation 凝集沉淀/ tests 血液凝固试验
coagulative *a*. 可凝固的,促凝固的
coagulator *n*. 凝固剂,凝固器
coagulen *n*. 科阿古伦(成药,由血小板中提制的止血制剂)
coagulin *n*. 凝血致活酶,凝血活素,凝固素
coagulinoid *n*. 类凝固素
coagulogram *n*. 凝血时间表
coagulometer *n*. 血凝度计
coagulopathy *n*. 凝血病
coagulose *n*. 科阿古洛司(成药,凝血剂)
coagulotomy *n*. 凝切术
coaguloviscosimeter *n*. 血凝固时速计
coagulum *n*. 凝块,血块 ‖ ~ closing 闭性凝块(子宫内)
Coakley's operation 寇克利氏手术
Coal worker's pneumoconiosis 煤矿工矿尘沉着病[长期吸入煤渣之肺部矿尘沉着病。又称 black lung disease (黑肺病)]
coalesce *v*. 并合,融合,连合
coalescence *n*. 融合,愈合
coalitus *a*. 并合的,并合
Coalotion of Independent Health Professionals (简作 CHIP) 独立卫生专业人员联盟
coal-tar *n*. 煤焦油
Coan *a*. 寇斯的(指的或当地医学学说的)
coancestry *n*. 共祖率
CoA-psyehoslne acyltransferase *n*. 辅酶 A 鞘氨醇半乳糖苷转酰基酶
coapt *n*. 接合
coaptation *n*. 接合;接骨术 ‖ ~ splint 接骨夹板
CoAr 1071 bunyavirus 科阿 1071 本扬病毒
CoAr 3624 bunyavirus 科阿 3624 本扬病毒
CoAr 3627 bunyavirus 科阿 3627 本扬病群
coarct *v*. 紧压
coarctate *v*. 紧压的,缩小的 ‖ ~ retina 紧压性视网膜,漏斗状视网膜
coarctation *n*. 缩窄 ‖ ~ of the aorta 主动脉缩窄 / ~ reversed 反向[主动脉]缩窄
coarctotomy *n*. 狭窄切开术
coarse *a*. 粗大的(细菌菌落) ‖ ~ adjustment 粗调 / ~ nystagmus 显明眼球震颤 / ~ papillary adenofibroma 粗乳头状腺纤维瘤 / ~-wave atrial fibrillation 粗波型房颤 / ~-wave ventricular fibrillation 粗波型室颤
coarticulation *n*. 不动关节
coastal zone disaster *n*. 海岸带灾害
coat *n*. 衣,膜,层 ‖ ~ adventitial; adventitious ~; tunica advertitia 外膜 / ~ albugineous; tunica albuginea 白膜 / ~ buffy 血沉棕黄层 / ~ conjunctival; tunica conjunctiva 结膜 / ~ dartos; tunica dartos 肉膜 / ~ fibrous; tunica fivrosa 纤维层,纤维膜 / ~ internal elastic 内弹性膜 / ~ middle 中层 / ~ mucous; tunica mucosa 黏膜 / ~ muscular; tunica muscularis 肌层 / ~ of pharynx of Luschka, internal: tela submucosa pharyngis 路施卡咽内膜,咽黏膜下组织 / ~ of pharynx, proper; tela submucosapharyngis 咽固有膜,咽黏膜下组织 / ~ operating 手术衣 / ~, pharyngobasilar; fascia pharyngobasilaris 咽底筋膜 / ~ proper; tunica propria 固有膜 / ~ protein (病毒)外壳蛋白 / ~ serous; tunica serosa 浆膜 / ~ subendothelial 内皮下层 / ~ subepithelial 上皮下层 / ~ submucous; tunica submucosa (urethrae mukiebris) 黏膜下层(女尿道)/ ~ uveal 眼球中膜,葡萄膜 / ~ vaginal 鞘膜
coat protein (病毒)外壳蛋白
Coat protein pIII 外套蛋白 pIII(其中亦包括 PvI, pVII, pVIII, pIX 等)
coat's disease 外层渗出性视网膜病变
Coated compressed tablet (简作 CCT) 糖衣压片
coated vacuole 被膜液泡
coated vesicl 被哄小泡
coating *n*. 包被,包衣,包埋 ‖ ~, first; innercoating 第一层包埋,内层包埋 / ~, inner 内层包埋
coating *n*. 包被,包衣,外衣 ‖ ~ antigen 包被抗原 / ~ enteric 肠溶衣 / ~ of pill 丸剂包衣 / ~ protective 保护[丸]衣 / ~ of tongue 舌苔
coats's disease (retinitis); exudative retinopathy 寇茨氏病,渗出性视网膜病
coaxial *a*. 同轴的,共轴的 ‖ ~ cable 同轴电缆 / ~ illumination 同轴照明 / ~ needle electrode 同轴针电极
coaxiality *n*. 同轴性,共轴性
Cobaeaceae *n*. 电灯花科(多译为 Polemoniaceae)
cobalamin *n*. 钴胺素
cobalt (缩 Co)*n*. 钴(27 号元素) ‖ ~ acetate 醋酸钴 / ~ chloride 氯化钴 / ~ radioactive 放射性钴 / ~ salipyrine 撒利比林钴(水杨酸钴和安替比林)/ ~ staining 硫化钴染色法
Cobamamide *n*. 腺苷钴胺 (维生素类药); 辅酶维生素 B_{12}
cobamic acid 钴胺酸
cobamide *n*. 钴胺酰胺 ‖ ~ coenzyme 钴胺酰胺辅酶,钴胺素辅酶
cobaya; guineea-pig *n*. 豚鼠,天竺鼠,荷兰猪

Cobb's pigmentary fever 柯布氏色素沉着热(为印度一种地方病)
cobblestone *a*. 卵石样的 ‖ ～ degeneration (视网膜)卵石样变性 / ～ papillae (结膜)卵石样乳头
cobefrin; 1-(3,4-dihydroxyphenyl)-2-aminopropanol; corbasil *n*. 可贝弗林,异肾上腺素,3,4-二羟基苯基丙醇胺[2],柯巴西尔 ‖ ～ hydrochloride; 3,4-dihydroxyphenylpropanol-aminehydrochloride 盐酸可贝弗林,盐酸-3,4-二羟基苯基丙醇胺[2]
Cobelli's glands 柯贝利氏腺,食管贲门腺
cobinamide *n*. 钴宾酰胺
cobione *n*. 晶状维生素 B_{12}
Cobitidae *n*. 鳅科(隶属于鲤形目 Cypriniformes)
Cobitis taenis (**Linnaeus**) [拉;动药] 花鳅(隶属于鳅科 Cobitidae)
coboglobin *n*. 钴球蛋白
cobolamin *n*. 钴胺素,维生素 B_{12}
cobra *n*. 眼镜蛇 ‖ ～ herpesvirus 眼镜蛇疱疹病毒 / ～ king; Naja hannah 扁颈眼镜蛇 / ～ venom 眼镜蛇毒
cobraism *n*. 眼镜蛇毒中毒
cobra-lecithid *n*. 眼镜蛇卵磷脂
cobralysin *n*. 眼镜蛇毒溶血素
cobra-monil; ticpolonga *n*. 鲁塞尔氏蝰蛇
cobratoxin *n*. 眼镜蛇毒素
cobra-venom *n*. 眼镜蛇
cobrotoxin *n*. 眼镜蛇毒素,眼镜蛇毒蛋白
cobweb *n*. 蜘蛛网
COC cathodal opening contraction 阴极断电收缩
coca *n*. 古柯
Coca's fluid(solution) 柯卡氏溶液
Cocaine; Cocain *n*. 可卡因,古柯碱 ‖ ～ aluminum citrate 枸橼酸铝可卡因,枸橼酸铝古柯碱 / ～ benzoate 苯甲酸可卡因,苯甲酸古柯碱 / ～ carbolate 石炭酸可卡因,石炭酸古柯碱 / ～ citrate 枸橼酸可卡因,枸橼酸古柯碱 / ～ hydrochloride 盐酸可卡因,盐酸古柯碱 / ～ lactate 乳酸可卡因,乳酸古柯碱 / ～ nitrate 硝酸可卡因,硝酸古柯碱 / ～ phosphate 磷酸可卡因,磷酸古柯碱 / ～ tartrate 酒石酸可卡因,酒石酸古柯碱
cocainidine *n*. 可卡因尼定,甲基可卡因
cocainine *n*. 聚桂酰可卡因,组丝可卡因
cocainism *n*. 可卡因瘾,可卡因慢性中毒
cocainist *n*. 可卡因瘾者,可卡因慢性中毒者
cocainization *n*. 可卡因麻醉法 ‖ ～ spinal; rachiococainization 椎可卡因麻醉法
cocainize *n*. 可卡因化
cocainomania *n*. 可卡因瘾
cocainomaniac *n*. 可卡因瘾者
Cocal virus (**Ditchfield et Almeida**) 巨接螨病毒
cocancerogen *n*. 辅致癌因素
cocarboxylase; diphosphothiamine *n*. 辅羧酶,二磷酸硫胺
co-carcinogen *n*. 辅致癌物质
Coccaceae *n*. 球菌科
coccal *a*. 球菌的
coccerin *n*. 胭脂虫蜡
cocci (复 coccus) *n*. 球菌
Coccidae *n*. 介壳虫科
coccidia *n*. 球虫类
coccidial *a*. 球虫的
Coccidiidea *n*. 球孢子菌目
coccidioidal *a*. 球孢子菌的
Coccidioides *n*. 球孢子菌属 ‖ ～ immitis; Blastomyces coccidioides 粗球孢子菌,厌酷球孢子菌,粗球芽生菌
coccidioidin *n*. 球孢子菌素
coccidioidomycosis *n*. 球孢子菌病 ‖ ～ primary 原发性球孢子菌病 / ～ progressive 进行性球孢子菌病 / ～ secondary 继发性球孢子菌病
coccidioidosis; coccidiodomycosis *n*. 球孢子菌病
coccidiosis; human coccidosis *n*. 球虫病,人体球虫病
Coccidium (复 **coccidia**) *n*. 球虫类 ‖ ～ bigeminum; Isospora bigemina 双孢子球虫,二联等孢子球虫 / ～ cuniculi; Eimeria stiedae 兔艾美球虫,啮齿艾美球虫 / ～ hominis; Isospora hominis 人等孢子球虫 / ～ oviforme; Eimeria stiedae 卵形球虫,啮齿艾美球虫,兔艾美球虫 / ～ perforans 穿孔性球虫 / ～ syphilidis; Leukocytozoon syphilidis 白细胞[球]虫 / ～ tenellum; Eimeria tenellum 鸡艾美球虫
Coccidula rufa (**Herbst**) 红背粗眼瓢虫(隶属于瓢虫科 Epilachninae)
coccigenis *a*. 球菌原的,球菌引起的
coccillana; cocillana; guapi bark *n*. 南美祛痰栋皮,柯西拉那栋皮(治哮喘,咳嗽)
coccinella; cochineal *n*. 胭脂虫,胭脂虫体粉
Coccinella septempunctata (**Linnaeus**) 七星瓢虫(隶属于瓢虫科 Epilachninae)
coccinellid *n*. 瓢虫
coccinellin; carmine *n*. 卡红,胭脂红
coccineous *a*. 胭脂色的
cocco-; cocc-; cocci- *n*. 球菌
coccobacillary *a*. 球杆菌的
coccobacillus (复 coccobacilli) *n*. 球杆菌 ‖ ～ ducreyi Neveu—Lemaire 杜氏球杆菌 / ～ foetidus ozenae 臭鼻球杆菌 / ～ mycetoides Casterani 类真菌球杆菌(类真菌微球菌) / ～ perfoetens Tissier 极臭球杆菌 / ～ pestis Lehmann et Neumann 鼠疫球杆菌 / ～ praeacutus Tissier 锐利球杆菌 / ～ yersini Neveu—Lemaire 耶尔森氏球杆菌
Coccobacillus; Asterococcus *n*. 球杆菌属,星球菌属 ‖ ～ Tissier 球杆菌属
coccobacteria *n*. 球菌
coccode; globular granule *n*. 球状小粒
coccogenic; coccogenous *a*. 球菌原的
coccogenous *a*. 球菌原的
coccoid *a*. 球菌样的
Coccolithaceae *n*. 钙板金藻科(一种藻类)
Coccoloba *n*. 海葡萄树属,牙买加奇诺树
coccomelasma *n*. 粒状黑变病
Coccorella atrata (**Alcock**) 柯氏鱼(隶属于齿口鱼科 Evemannellidae)
Coccotrypes dactyliperda (**Fabricius**) 枣核椰小蠹(隶属于小蠹科 Scolytidae)
cocculin; picrotoxin *n*. 印防己毒素
Cocculus *n*. 木防己属 ‖ ～ diversiforlius Miq. 汉防己 / ～ indicus 印防己 / ～ trilobus DC. 木防己
cocculus; cocculus indicus; Levant nut *n*. 印[度]防己[实] ‖ ～ Indicus 印[度]防己[实]
Cocculusiaurifolius DC. [拉;植药] 樟叶木防己
Cocculustrilobus (**Thunb.**) **DC.** [拉;植药] 日本木防己
Coccus *n*. 胭脂虫属,球菌属 ‖ ～ cacti L. 胭脂虫 / ～ zigzag 锯齿状球菌
coccus (复 cocci) *n*. 球菌
coccyalgia; coccygodynia *n*. 尾骨痛
coccycephalus *n*. 喙形头
coccygalgia; coccygodynia *n*. 尾骨痛
coccygeal *a*. 尾骨的 ‖ ～ body 尾骨体,尾骨球 / ～ cornu 尾骨角 / ～ gland 尾骨体,尾骨球,尾腺(昆虫) / ～ nerve 尾神经 / ～ vertebra 尾椎
coccygectomy *n*. 尾骨切除术
coccygerector *n*. 伸尾肌,立尾肌
coccygeus; musculus coccygeus *n*. 尾骨肌
coccygodynia; coccyodynia *n*. 尾骨痛
coccygotomy *n*. 尾骨切开术
cocencerogen, cocarcinogen *n*. 辅致癌因素
cochia pills 寇契阿泻丸,复方药西瓜丸
cochieograms *n*. 耳蜗图
Cochinchina cudrania [植药] 构棘
cochineal *n*. 胭脂虫,胭脂虫体粉 ‖ ～ silver grain 银粒胭脂虫体粉
Cochiobolus miyabenus virus 宫部旋孢腔菌病毒
cochl. *n*. 匙
Cochl. amp. cochleare amplum 大匙
Cochl. mag. cochleare magnum 大匙,汤匙
Cochl. med. cochleare medium 中匙
Cochl. parv. cochleare parvum 茶匙
cochlcotopic cortical organization 耳蜗皮层结构
Cochlea *n*. [耳]蜗 ‖ ～ membranous; ductus cochlearis 蜗管(耳)/ ～ osseous; canalis sporalis cochleae 蜗螺旋管 / ～ tibiae 胫蜗
cochleaovestibular *a*. 耳蜗前庭的
cochlear *a*. 耳蜗的,螺状的 ‖ ～ aqueduct [耳]蜗小管 / ～ area [耳]蜗区 / ～ artery [耳]蜗动脉 / ～ branch [耳]蜗管 / ～ canaliculus [耳]蜗小管 / ～ duct [耳]蜗管 / ～ ganglion [耳]蜗神经节 / ～ mechanics 耳蜗力学 / ～ microphonic potential 耳蜗微音器电位 / ～ microphonics (简作 CM) 耳蜗微音电位 / ～ nerve [耳]蜗神经 / ～ nucleus 耳蜗核 / ～ potential [耳]蜗电位 / ～ prosthesis 耳蜗修复术 / ～ recess [耳]蜗隐窝 / ～ reflex 耳蜗反射 / ～ response 耳蜗反应 / ～ window 蜗窗
cochleare; spoon; spoonful *n*. 匙;一匙[量] ‖ ～ amplum; heaping spoonful 大匙,汤匙 / ～ magnum; tablespoon; tablespoonful 大匙,

汤匙(15 毫升)/ ~ medium; dessertspoon; dessertspoonful 中匙(8 毫升)/ ~ minimum; teaspoon 茶匙(4 毫升)/ ~ parvum; teaspoon; teaspoonful 茶匙(4 毫升)
cochlearform *a*. ①匙状的 ②螺状 ‖ ~ process 蜗状突
Cochlearia *n*. 辣根属(十字花科)‖ ~ armoracia 西洋山菜,香辣根 / ~ officinalis 辣根菜 / ~ scapiflora 喜马拉耶辣根菜
Cochlearia vein chlorosis(**Ano** *n*.)西洋山榆菜叶脉退绿病毒
cochleariform *a*. 匙形的
cochleate[拉 **cochleatus**] *a*. 螺旋状的,蜗形的
cochleave amplum[拉](简作 c ampl) 装满一匙
cochleitis *n*. 耳蜗炎
cochleo-orbicular reflex 耳蜗眼睑反射
cochleopupillary reflex 耳蜗瞳孔反射
cochleosacculotomy *n*. 耳蜗球囊切开
cochleovestibular *a*. 耳蜗前庭的
Cochlidiidae *n*. 刺蛾科(隶属于鳞翅目 Lepidoptera)
cochliobolus *n*. 旋孢腔菌
Cochliomyia *n*. 锥蝇属 ‖ ~ americana 美洲锥蝇 / ~ hominovorax 嗜人锥蝇 / ~ macellaria 腐败锥蝇
cochlitis; cochleitis *n*. 耳蜗炎
Cochlosoermaceae *n*. 弯胚树科(种)
cochromatography *n*. 混合色谱分析法
cocillana; coccillana; guapi bark *n*. 南美祛痰楝皮,柯西拉那楝皮
cocinin; cocostearin *n*. 椰子硬脂
Cock's operation 柯克氏手术(尿道切开术)
cockle *n*. 稗 ‖ ~ agent 鸟蛤因子
cocklebur *n*. 苍耳属植物
cockles; cocculus Indicus *n*. 印度防己实
cockroach *n*. 蟑螂
Cockroach feculae[动药] 油虫砂
Cockscomb flower[植药] 鸡冠花
cockscomb papilloma 鸡冠状乳头状瘤(常见于妊娠期子宫颈的很小的,良性的红色损伤,分娩后自行消退)
cockscomb polyp 鸡冠状息肉
Cockscomb seed[植药] 鸡冠子
Cocksfoot mosaic virus(**Slykhuis**); Cocksfoot streak virus (Smith) 鸭茅花叶病毒,鸭茅线条病毒
Cocksfoot mottle sobemovirus 鸭茅斑点南方豆花叶病毒
Cocksfoot mottle virus(**Sergeant**) 鸭茅斑点病毒
Cocksfoot streak potyvirus 鸭茅线条马铃薯 Y 病毒
Cocksfoot streak virus(**Smith**)[**Coeksfoot mosaic virus Slykhuis**] 鸭茅线条病毒,鸭茅花叶病毒
cocktail *n*. 鸡尾酒(一种合剂)‖ ~ lytic 抗植物神经合剂,冬眠合剂 / ~ McConckey 麦基氏鸡尾酒(由鱼肝油及蕃茄汁制成的乳剂)/ ~ Philadelphia; Rivers' ~ 费城鸡尾酒,里佛斯氏鸡尾酒 / ~ River's 里佛斯氏鸡尾酒(用于醇急性中毒的解救)
COCl 阴极断电阵挛
coco; coko disease *n*. 斐济群岛类雅司病
cocoa *n*. 可可,可可豆 ‖ ~ Brazilian; guarana 巴西可可,瓜拉那 / ~ necrosis nepovirus 可可坏死线虫传多角体病毒
cocoanut; coconut *n*. 椰子实
cococarde *n*. 半透明型突变噬菌斑
coconscious *a*. 并存意识的
coconsciousness *n*. 并存意识
cocontraction *n*. 协同收缩
coconut *n*. 椰子[实] ‖ ~ milk (简作 CM) 椰乳
cocoon *n*. 茧
Cocos nucifera L.[拉;植药] 椰子
cocostearin; cocinin *n*. 椰子硬脂
coco-vitamin *n*. 可可维生素
Coct.(**coctio**) 煮沸
coction *n*. 煮沸,消化
cocto-immunogen *n*. 煮沸免疫原
coctolabile *a*. 不耐煮沸的
coctoprecipitation *n*. 煮沸沉淀,热沉淀
coctoprecipitin *n*. 煮沸沉淀素,热沉淀素
coctoprecipitinogen *n*. 煮沸沉淀原,热沉淀原
coctostabile *a*. 耐煮沸的
coctostable; coctostabile *a*. 耐煮沸的
co-cultivatio *n*. co-culture 联合培养,共同培养,混合细胞培养
coculture system 共培养体系
cocytotaxin *n*. 协同细胞趋化素
Cod *n*. [拉;动药] 大头鳕胰脏
cod *n*. 鳕鱼
Codactide *n*. 可达克肽(促皮质素类药)
Codalltoin *n*. 可达托因(成药,含鱼肝油、苯酚等的油膏剂)
Codamine *n*. 可达明(一种鸦片生物碱)
codase *n*. 密码酶
code *n*. ①码,编码 ②法典,法规 ‖ ~s, health; sanitary 卫生法典,卫生章则 / ~ of medical ethics 医师道德
Code of Federal Regulations(简作 CFR) 联邦条例法典
codeaminase *n*. 辅脱氨酶
codecarboxylase *n*. 辅脱羧酶
coded instruction 编码指令
codegenerate codon 简并密码子
codehydrase *n*. 辅脱氢酶
codehydrogenase; phosphopyridine nucleotide *n*. 辅脱氢酶,磷酸吡啶核甙酸 ‖ ~ I; coenzyme I; diphosphopyridine nucleotide 辅脱氢酶 I,辅酶 I,二磷酸吡啶核甙酸 / ~ II; coenzyme II; triphosphopyridine nucleotide 辅脱氢酶 II,辅酶 II,三磷酸吡啶核甙酸
Codeine *n*. 可待因 ‖ ~ hydrobromide 氢溴酸可待因 / ~ phosphate 磷酸可待因 / ~ sulfate 硫酸可待因
Codeonal *n*. 可待恩纳(可待因、巴比妥和可溶性巴比妥的一种制剂,具有催眠镇静作用)
coder *n*. 编码器
codex *n*. 药方集
Codex Alimentarius Commission(**WHO**)(简作 CAC) 营养委员会处方集(世界卫生组织)
Codiaceae *n*. 松藻科(一种藻类)
coding ratio 密码比
coding site 编码位置
coding triplet 密码三联组,密码三联体
Codivilla's extension 科迪维拉氏牵伸术(肢骨折牵伸术) ‖ ~ operation 科迪维拉氏手术(一种假关节的手术)
Cod-live Oil 鱼肝油(维生素类)
Codman's sign 科德曼氏征(见于岗上肌腱破裂)
Codman's triangle 科德曼氏三角
codogenic(**DNA**) *a*. 编码的,有密码意义的 ‖ ~ strand (DNA) 编码链
codol *n*. 松香油
codominance *n*. 等显性
codominant *n*. 共显性(常染色体的一对等位基因之间没有显隐性之分,在杂合体中两个等位基因都独立产生基因产物,表现由其所决定的性状,这种遗传方式称共显性)
codon *n*. 密码(子);生殖因子型 ‖ ambiguous ~ 双关密码子 / degenerate ~ 退化生殖基因 / initiation ~ 起始密码 / misreading ~ 误读密码子 / nonsense ~ 无意义密码子 / ~ recognition 密码子识别/termination ~ 终止密码(UAA, UAG, UGA) / terminator ~ 终止密码子(UAA, UGA, UAG) / triplet ~ 三联密码于
Codoniaceae *n*. 小叶苔科(一种苔类)
Codonopsis cardiophylla Diels ex Kom.[拉;植药] 光叶党参
Codonopsis convolvulacea Kurz[拉;植药] 鸡蛋参
Codonopsis lanceolata(**Sieb. et Zucc.**) **Trautv**[拉;植药] 羊乳
Codonopsis nervosa(**Chipp.**) **Nannf.**[拉;植药] 脉花党参
Codonopsis Pilosula(**Franch.**)**Nannf.**[拉;植药] 党参
Codonopsis purpurea Wall.[拉;植药] 紫花党参
Codonopsis tangshen Oliv.[拉;植药] 川党参
Codonopsis tsinlingensis Pax et K. Hoffm.[拉;植药] 秦岭党参
Codonopsis tubulosa kom.[拉;植药] 管花党参
Codonopsis viridiflora Maxim.[拉;植药] 绿花党参
Codonopsis Wall 党参属 ‖ ~ clematidea clarke 新疆党参 / ~ lanceolata 羊乳,土党参 / ~ nervosa (chiff.) Nannf. 绿花党参 / ~ pilosula (Franch.) Nannf.; ~ silvestris 党参 / ~ silvestris Komar. 党参 / ~ tangshen Oliv. 川党参
Codoxime *n*. 可多克辛(镇咳药)
Codrenin *n*. 可德伦宁(盐酸卡因和肾上腺素的液体制剂)
Coe virus 科病毒,埃柯病毒 21 型
coecum mobile dolorosum 移动性痛性盲肠
coefficient *n*. 系数 ‖ ~ absorption; Bunsen ~ 吸收系数,本生氏系数 / ~ absorption, effective 有效吸收系数 / ~ activity 活性系数 / ~ Amann's 阿曼氏系数 / ~ Ambard's; Ambard's formula 昂巴尔氏系数,昂巴尔氏公式(计算肾脏病脲指数的公式)/ ~ availability 可用系数,资用性系数 / ~ bactericidal 杀菌系数 / ~ Baumann's 鲍曼氏系数 / ~ biological 生物学系数 / ~ Bouchard's 布夏尔氏系数(尿固体比例,尿毒系数)/ ~ Bunsen 本生氏吸收系数 / ~ callier 卡莱尔氏系数 / ~ of conductivity 导率系数 / ~ of correlation 相关系数 / ~ creatinine 肌酸酐系数 / ~ of demineralization 矿盐滤过系数 / ~ of diffusion 扩散系数 / ~ digestibility 消化系数 / ~ distribution; partition ~ 分配系数 / ~ of expansion 膨胀系数 / ~ of extinction (抗体作用)消退系数 / ~ Falta's 法耳塔氏系数(糖排除系数)/ ~ of fecundity 生殖力系数 / ~ of gas amplification 气体放大系数 / ~

Haeser's 黑泽尔氏系数 / ~ hemoglobin 血红蛋白系数 / ~ hygienic laboratory 卫生化验系数(杀菌率)/ ~ of induction 诱导系数 / ~ isotonic 等渗系数 / ~ of lactic acid, isometric 乳酸等容系数 / ~ Lancet 兰塞特系数(与苯酚消毒能力的比较值)/ ~ lethal 致死系数 / ~ of light extinction 消光系数 / ~ lipolytic 脂解系数 / ~ Long's; Long's formula 朗氏系数,朗氏公式 / ~ Maillard's 梅拉德氏系数 / ~ mass absorption 质量吸收系数 / ~ olfactory 嗅觉系数 / ~ oxygen utilization 耗氧系数 / ~ of partage 醚溶酸系数(酸在水醚系统中分配系数)/ ~ partition; distribution ~ 分配系数 / ~ phenol 石碳酸系数 / ~ precipitation 沉淀系数 / ~ reduction 减弱系数 / ~ regression 回归系数 / ~ respiratory; respiratory quotient 呼吸系数,呼吸商 / ~ Rideal-Walker; phenol ~ 里沃二氏系数,石碳酸系数 / ~ of solubility of a gas 气体溶度系数 / ~ temperature 温度系数 / ~ Trapp's; Trapp's formula 特腊普氏系数,特腊普氏公式(计算尿内固形物)/ ~ urohemolytic 尿溶血系数 / ~ urotoxic 尿毒性系数 / ~ utilization 利用系数 / ~ of variability 可变性系数 / ~ of variation 变异系数,变更系数 / ~ velocity 速率系数 / ~ of viscosity 黏滞系数 / ~ volume 容积系数 / ~ work 工作量系数 / ~ Yvon's 伊冯氏系数(尿中脲与磷酸盐含量的比率)

coefficient ***n.*** 系数 ‖ accommodation ~ 调节系数 / atomic absorption ~ 原子吸收系数 / capillary transport ~ 毛细血管转运系数 / extrapolation ~ 外推系数 / inbreeding ~ 近交系数,近婚系数 / intraassay ~ of variation 批间变异系数 / ~ of amplification 放大系数 / ~ of analysis 分析系数 / ~ of coancestry 共祖系数 / ~ of consanguinity 亲缘系数 / ~ of continency 列联系数 / ~ of coparentage 共亲系数 / ~ of correlation 相关系数 / ~ of determination 决定系数 / ~ of digestion (简作 CD) 消化吸收率 / ~ of drag (简作 CD) 阻力系数 / ~ of gene differentiatlon 基因分化系数 / ~ of inbreeding 近交系数 / ~ of inbreeding 近交系数(即"Wright 近交系数",也称"近婚系数",符号为"F"。指近亲婚配(或近交)所生的子女,从其共同的祖先获得一对等位基因的概率)/ ~ of intellectual ability (简作 CIA) 智力系数 / ~ of intelligence (简作 CI) 智力系数,智商 / ~ of kinship 亲缘系数 / ~ of mortality 死亡系数 / ~ of natural mortality 自然死亡系数 / ~ of ocular rigidity 眼壁硬度系数 / ~ of outflow facility (简作 C-value) C 值,房水流畅系数 / ~ of parentage 亲缘系数 / ~ of racial likeness 品种相似系数 / ~ of regression 回归系数 / ~ of relationship 或 coefficient of consanguinity 近亲系数(也称"近缘系数"符号为"R":是两个有亲缘关系个体之间的相关性,表示两个个体从他们共同的祖先获得相同基因的可能性。如一卵双生子之间的近亲系数为 1。表兄妹间的近亲系数为 1/8) / ~ of variability 变异性系数 / ~ of variation 变异系数 / ~ of destruction 死亡系数 / ~ of coincidence 并发系数 / reflection ~ 反映系数 / selection ~ 选择系数

coel- 腔,穴,孔

Coelacanth ***n.*** 空棘鱼

coelarium; mesothelium; coelom epithelium ***n.*** 体腔膜,间皮,体腔上皮

Coelastraceae ***n.*** 星藻科(一种藻类)

coelectron ***n.*** 原子核心

Coelenterata ***n.*** 腔肠动物门

coelenterate ***a.*** & ***n.*** ①腔肠动物的 ②腔肠动物

coelenteron; archenteron (复 coelentera) ***n.*** 原肠

coelestin; celestine; celestite ***n.*** 天青石

coeliac; celiac ***a.*** 腹的,腹腔的 ‖ ~ disease (简作 CD) 腹部疾病,腹腔疾病

coeliadelphus ***n.*** 腹部联胎

coelial plexus 腹腔[神经]丛

coelialgia; celialgia ***n.*** 腹痛

coelicolorin ***n.*** 蓝链丝菌素

coeliectomy ***n.*** 内脏切除术,迷走神经切除术

coelio-; coeli-; celio-; celi- 腹,腔,腹腔

coeliocyesis; celiocyesis ***n.*** 腹腔妊娠,腹孕

coeliodynia; celiodynia ***n.*** 腹痛

coeliogastrotomy ***n.*** 剖腹胃切开术

coeliorrhaphy; laparorrhaphy ***n.*** 腹壁缝术

coelioscope; celioscope ***n.*** 体腔镜

coelioscopy; celioscopy ***n.*** 体腔镜检查

coeliotomize; celiotomize ***n.*** 剖腹

coeliotomy; celiotomy ***n.*** 剖腹术

Coelioxys afra (Lepeleetier) 宽板尖腹蜂(隶属于切叶蜂科 Megachilidae)

coelitis; encelitis ***n.*** 内脏炎,腹内器官炎

coeloblastula ***n.*** 有腔囊胚

coeloconic sensillum 腔锥感器

Coeloglossum viride (L.) Hartm. var. Bracteatum (Willd.) Richter [拉;植药] 凹舌兰

coelom; coelomis cavity; body cavity; splanchnocoele ***n.*** 体腔 ‖ ~ extraembryonic 胚外体腔 / ~ intraembryonic 胚内体腔 / ~ of prosoma 前体腔

coeloma; coelom ***n.*** 体腔

Coelomata ***n.*** 体腔动物门

coelomate ***n.*** 体腔动物

coelomation ***n.*** 体腔形成

coelome ***n.*** 体腔

coelomgarian ***n.*** 体腔肌

coelomic gland 体腔腺

coelomic nervous system 体腔神经系统

coelomic sac 体腔囊

coelomiccavity ***n.*** 体腔

coelomicepithelium ***n.*** 体腔上皮

coelomicmesoderm ***n.*** 体腔中胚层

coelomoduct ***n.*** 体腔管

Coelomomycetaceae ***n.*** 雕蚀菌科(一种菌类)

coelomoporus ***n.*** 体腔孔

coelomostoma ***n.*** 体腔口

coelomula ***n.*** 体腔胚

coelomyarian ***n.*** 体腔肌(线虫的下皮下层之下的皮肌层)

coelongate ***a.*** 等长的,同长的

coelonychia ***n.*** 反甲

coelophthalmia ***n.*** 凹眼,陷眼

Coelorhynchus formosanus (Okamura) 台湾腔吻鳕(隶属于长尾鳕科 Macrouridae)

coeloschisis; celoschisis ***n.*** 腹裂

Coeloseris mayeri (Vaughan) 西沙珊瑚(隶属于铁星珊瑚科 Siderastreidae)

coelosis ***n.*** 成腔,腔洞形成

coelosomia; celosomia ***n.*** 露脏畸胎

coelosomus; celosomus ***n.*** 露脏畸胎

coelosos; celosis ***n.*** 成腔,腔洞形成

coelothel; mesothelium ***n.*** 体腔上皮,间皮

coelothelium; coelothel ***n.*** 体腔上皮,间皮

coenesthesia; cenesthesia ***n.*** 普通感觉,存在感觉

coenesthesis ***n.*** 普通感觉

Coenobita rugosus (H. Milne) 灰白陆寄居蟹(隶属于陆寄居蟹科 Coenobitidae)

Coenobitidae ***n.*** 陆寄居蟹科(隶属于陆寄居蟹总科 Coenobitoidea)

Coenobitoidea ***n.*** 活额寄居蟹科(隶属于陆寄居蟹总科 Coenobitoidea)

coenobium ***n.*** 菌团

Coenobius longicomis (Chi jo) 长角接眼叶甲(隶属于肖叶甲科 Eumolpidae)

coenoblast ***n.*** 胚层

coenocentrum ***n.*** 卵器中央体

coenocyte; cenocyte ***n.*** 多核体

coenocytic ***a.*** 多核的,多核体的

coenocytism ***n.*** 多核结构

coenogamete ***n.*** 多核配子

coenogenesis ***n.*** ①新性发生 ②同胞,血缘 ③后生变态

Coenogoniaceae ***n.*** 绒衣科(一种地衣类)

coenogonimus heterophyes; heterophyes heterophyes ***n.*** 异形吸虫

coenogony ***n.*** 多核体增殖

coenomonoecious ***a.*** 三性[花]同株的

coenosite; coenurus ***n.*** 多头绦虫蚴

coenospecies ***n.*** 近群种

coenozygote ***n.*** 多核合子

coensthesia ***n.*** 普通感觉,存在感觉

coenurosis ***n.*** 多头绦虫蚴病

Coenurus ***n.*** 多头蚴(专指囊尾蚴的幼虫其囊内有多个"头节"者) ‖ ~ cerebralis 脑多头绦虫蚴

coenzyme; coferment ***n.*** 辅酶 ‖ ~ A (CoA); coacetylase 辅酶 A,乙酰化辅酶 / ~ I(NAD; Co Ⅰ; DPN); cozymase; codehydrogenase I; diphosphopytidine nucleotide 辅酶 I,辅脱氢酶 I,烟酰胺腺嘌呤二核苷酸磷酸,二磷酸吡啶核甙酸 ‖ ~ II (NADP; Co II; TI'N); codehydrogenase II; triphosphopytidine nucleotide 辅酶 II,辅脱氢酶 II,烟酰胺腺嘌呤二核苷酸磷酸,三磷酸吡啶核甙酸 / ~ labelling 辅酶标记 / ~ Q 辅酶 Q,泛醌 / ~ Q10 泛癸利酮(强心药) / ~ R; vitamin H; biotin 辅酶 R,维生素 H,生物素

coercible ***a.*** 可凝结的,可压凝的(气体)

coeruleum bromocresolis 溴甲酚蓝 ‖ ~ bromophenolis 溴酚蓝 / ~ bromothymolis 溴麝香草酚蓝 / ~ methylenum; methylthione chlo-

ride; methylene blue 亚甲蓝,甲烯蓝,美蓝 / ~ thymolis 麝香草酚蓝
coerulomycin *n*. 浅蓝霉素
coeruloplasmin *n*. 血浆铜兰蛋白
coesite *n*. 柯石英(一种呈四面体的石英)
coetaneous *a*. 同年龄的
coeur; heart; cor *n*. 心脏,心 ‖ ~ en sabot 靴状心
coevolution *n*. 共同进化
coexcitation *n*. 同时兴奋
cofactor *n*. 协调因子,辅助因子
Cofal test 科福尔试验(鸟白细胞增多症病毒共同组特异性抗原的一种补体结合试验)
coferment; coenzym *n*. 辅酶 ‖ ~ Warburg's 辅酶
Coffea L. 咖啡属 ‖ ~ arabica L. 咖啡[树] / ~ liberica Bulliard 大咖啡树
coffee *n*. 咖啡,咖啡豆 ‖ ~ blister spot virus (Wellman) 咖啡疱斑病毒 / ~ cereal 有壳咖啡 / ~ Soudan 苏丹咖啡 / ~ ring spot rhabdovirus 咖啡环斑弹状病毒 / ~ ring spot virus (Bitancourf) 咖啡环斑病毒
coffein amblyopia 咖啡因毒性弱视
coffeinism *n*. 咖啡中毒,咖啡滥用
coffeinum *n*. 咖啡因,咖啡碱 ‖ ~ natrio-benzoicum; coffein sodiobenzoate 苯甲酸钠咖啡因 / ~ natrio-salicylicum 水杨酸钠咖啡因
coffeol *n*. 咖啡醇
coffer-dam (rubber dam) *n*. 橡皮障
coffeurin *n*. 咖啡尿质
Coffey-Humber treatment 科—杭二氏疗法(治癌)
coffin *n*. 蹄槽 ‖ ~ bone 蹄骨 / ~ joint 蹄关节,舟关节
coffin-bone *n*. 蹄骨(马足第三节趾骨)
coffin-joint *n*. 舟关节(马)
Cofiett's pyosis [william Thomas 美皮肤病学家 1854—1948]; impetigocontagiosabul-losa 科利特氏化脓病,大疱触染性脓疱病
Co-formycin *n*. 科福霉素
cog *n*. 齿突,齿轮 ‖ ~ region 识别区(内切酶核酸)/ ~ respiratory 齿轮状呼吸
Cogazocine *n*. 可加佐辛(镇痛药)
cognac [法] *n*. 法国白兰地 ‖ ~ amino acid 关连氨基酸
cognation *n*. 同血族,近亲
cognition *n*. 认识,识别
cognitron *n*. 认识机
cognominal *a*. 姓氏的,族名的
cogwheel *a*. 齿轮状的 ‖ ~ movement of pupil 瞳孔齿轮样运动 / ~ pupil 齿轮状瞳孔
cohabitation *n*. 同居
Cohen's test 寇因氏试验(检白蛋白)
coherence *n*. 联接,连贯内聚性,内聚力
coherent *a*. ①相干的 ②黏附的
coherent anti-Stokes Raman scattering (简作 CARS) 抗斯托克斯·雷曼氏相干
coherin *n*. 协调素
cohesion *n*. ①内聚性,内聚力,凝集力 ②黏合
cohesive *a*. 内聚的,黏合的 ‖ ~ end; ~ terminus 黏性末端,黏着末端 / ~ terminus 黏性末端(可联结末端)
Cohn's stomaya 孔恩氏小孔(肺泡壁小孔)
Cohn's test 孔恩氏试验(检色觉)
Cohnheim'areas (field) [Julius Friedrich 德病理学家 1839—1884] 孔海姆氏区(肌原纤维的小多边形区)
Cohnheim's areas 孔海姆氏区(肌原纤维的小多边形区)/ ~ frog; salt frog 孔海姆氏蛙,盐水蛙 / ~ theory 孔海姆氏学说(白细胞渗出为炎症的特征,肿瘤发生于胚胎性剩余
Cohnistreptothrix americana Chalmers et Christopherson 见 Streptomyces americanus (Chalmers et Christop-her-son) Mudller
Cohnistreptothrix anarobie Handuroy et al. 厌氧科氏链丝菌
Cohnistreptothrix bifidus (Tissier) Negroni et Fischer 两歧科氏链丝菌
Cohnistreptothrix canis (Baudet) Baudet 犬科氏链丝菌
Cohnistreptothrix cuniculi (Schmorl) Chalmers et Christopherson 疥虫科氏链丝菌
Cohnistreptothrix israeli (Kruse) Pinoy 以色列科氏链丝菌
Cohnistreptothrix Pinoy 科氏链丝菌属
Cohnistreptothrix silberschmidti Chalmers et Christopherson 西氏科氏链丝菌
Cohnistreptothrix tenuis (Castell) Chalmers et Christopherson 细小科氏链丝菌
Cohnistreptothrix thibiergei (Ravaut et Pinoy) Pinoy 蒂氏科氏链丝菌(替别尔氏科氏链丝菌)
cohobation *n*. 回流蒸溜
cohonema *n*. 胶样变脂肪瘤
co-hormone *n*. 辅激素
cohort *n*. 群(具有相同特征的一组个体,如同龄、同性别)
Cohort analysis 群组分析,队列分析
cohosh *n*. [印第安]升麻类药草(指多种毛茛科植物) ‖ ~ black; cimicifuga 黑升麻,美升麻 / ~ blue; Caulophllum thalictroides 蓝升麻,葳严仙 / ~ bugbane; Cimicifuga racemosa 美类叶升麻 / ~ red; Actaea rubra 红果类叶升麻 / ~ white; Actaea alba 白果类叶升麻
cohydrogenase; coenzyme *n*. 辅氢化酶,辅酶
coidsore; herpeslabialis *n*. 唇疱疹
coil *n*. ①线圈,镍蟠,蟠管,旋管,螺旋 ②宫内节育器(见 IUD) ‖ ~ choke 抗流线圈,抗流镍蟠 / ~ gland 曲腺,汗腺 / ~ heating 加热旋管,加热蟠管 / ~ ice 冰蟠管 / ~ induction 感应圈 / ~ Leiter's; Leiter's tube 莱特尔氏降温水蟋管 / ~ multiple 复圈螺簧 / ~ primary 原线圈 / ~ refrigerating 致冷旋管 / ~ relic 残留螺旋 / ~ resistence 电阻线圈 / ~ Ruhmkorff 鲁姆可夫氏感应圈 / ~ secondary 副线圈 / ~ spark; induction ~ 电花线圈,感应圈 / ~ tempering 调温旋管 / ~ Tesla 特斯拉氏感应圈
coila *n*. 关节点
coiled body 螺旋小体
coiled coil 螺旋式盘旋
coiled coil model 卷曲螺旋模型
coiled tubular gland 曲[管]腺,汗腺
Coilia brachygnathus (Kreyenberg et Pappenheim) 短额鲚(隶属于鳀科 Engraulidae)
Coilia ectenes (Jordan et Seale) 刀鲚(隶属于鳀科 Engraulidae)
Coilia grayii (Richardson) 七丝鲚(隶属于鳀科 Engraulidae)
Coilia Mystus (Linnaeus) [拉;动药] 风鲚(隶属于鳀科 Engraulidae)
coiling *n*. 卷曲,螺旋
coilonychia; koilonychia *n*. 匙状甲
coimmune *n*. 并发免疫性
coincidence *n*. (交叉)并发 ‖ ~ adjustment (影像)吻合调整,焦点距离调整
coin-counting *n*. 数钱动作
coindication *n*. 副适应证
coinducer *n*. 去阻遏诱导物
coinfection *n*. 共感染
coinosite; cenosite *n*. 半自由寄生物
cointegrate *n*. 共联体
co-ion *n*. 协同离子
coisogenic *a*. 同类系的
co-isogenic, congenic, congeneic *a*. 同类系的
coital *a*. 性交的,交媾的 ‖ ~ aninsertia 性交不能 / ~ endurance 性交耐久力 / ~ exanthema alphaherpesvirus 性交疹 α 疱疹病毒 / ~ exanthema virus; Equid herpesvirus 3 性交疹病霉,马疱疹病毒 3 / ~ frequency 性交频率
Coiter's muscle; musculus corrugator supercilii 皱眉肌
coition; coitus *n*. 性交,交媾
coitophobia *n*. 性交恐怖
coitus *n*. 性交 ‖ ~ condomatus 带避孕套性交 / ~ incompletus; ~ interruptus 不完全性交,中断性交 / ~ obstructus 性交阻断 / ~ prolongatus 性交延长 / ~ reservatus; karezza 含蓄性交,忍精不射 / ~ saxonicus 尿道压迫避孕 / ~ sine ejaculatione 射精不能(包括自然的、衰老、病理性逆行射精或不射精)
Coix L. 薏苡属 ‖ ~ lachryma-jobi L. 薏苡 / ~ lachrymi-jobi mosaic virus (Espeleta et Nuque) 薏苡花叶病毒 / ~ lachryma-jobi L. Var. Ma-yuen Stapf. 川谷 / ~ lacryma-jobi L. Var. ma-yuen (Roma *n*.) Stapf [拉;植药] 薏苡 / ~ seed [植药] 薏苡仁
cokicinogeny *n*. 大肠杆菌素生产性
coko *n*. 斐济群岛类雅司病
col *n*. 龈谷
Col factors Col (科尔)因子
Col SK enterovirus Col SK 肠道病毒
Col. 滤过,漉过
Col. (cola) 漉过,滤过
cola; kola *n*. 柯拉子 ‖ ~ nut 柯拉子
Colaciaceae *n*. 柄裸藻科,胶柄藻科(一种藻类)
colalgia *n*. 结肠痛
colamine; cholamine *n*. 氨[基]乙醇
ColAn 57389 bunyavirus 科尔安 57389 本扬病毒
colaspase *n*. 左旋天冬酰胺酶
Colaspoides opaca (Jacoby) 刺股沟臀叶甲(隶属于肖叶甲科 Eu-

molpidae)
Colasposoma dauricum (Mannerheim) 甘薯叶甲(隶属于肖叶甲科 Eumolpidae)
Colat. colatus 漉过的,滤过的
colatein *n.* 柯拉酚
colation *n.* 滤过,漉液
colatorium *n.* 漉药器,[脑]垂体
colature *n.* 滤液
colauxe *n.* 结肠扩张
colcemid *n.* 乙酰甲基秋水仙碱
Colchiceinamide *n.* 秋裂胺(抗肿瘤药)
colchiceine *n.* 秋水仙裂碱
colchici cormus; colchicum corm 秋水仙球茎
colchicinamidum *n.* 秋裂碱胺,秋裂胺
Colchicine; Colchicin *n.* 秋水仙碱(抗肿瘤药),秋水仙素 ‖ ~ salicylate 水杨酸秋水仙碱
colchicoresin *n.* 秋水仙脂
Colchicum *n.* 秋水仙属 ‖ ~ autumnale L. 秋水仙
colchiploid *n.* C 倍体(指秋水仙碱诱导的多倍体)
colchisal *n.* 水杨酸秋水仙碱
colcothar; ferri oxidum rubrum *n.* 铁丹,红氧化铁
cold *a.* 寒冷的 *n.* 寒冷;感冒,伤风 ‖ ~ agglutination test (简作 CAT) 冷凝集试验 / ~ agglutinin 冷凝集素 / ~ air 冷风;冷空气 / ~ allergic; hay fever 枯草热 / ~ chest 支气管炎 / ~ common 感冒 / ~ compress 冷敷 / ~ endurance 耐寒力,耐寒性 / ~ finishing (简作 CF) 冷加工精整 / ~ head 头伤风,鼻伤风 / ~ hardiness 耐寒力,抗寒力 / ~ hemagglutination 冷凝集反应 / ~ hemagglutination test (简作 CH) 红细胞冷凝集试验 / ~ June; hay fever 枯草热 / ~ light 冷光 / ~ mortality 冻死率 / ~ punch 经尿道前列腺切除术 / ~ receptor 冷感受器 / ~ resistance 抗寒性 / ~ resistant 抗寒的,抗寒性的 / ~ resistant variety 抗寒性品种 / ~ rose 枯草热(由玫瑰花粉引起)/ ~ sore 感冒疮,唇疱疹 / ~ stage 发冷期(疟疾) / ~ sweat 冷汗 / ~ turkey 发抖之雏皮疙瘩(鸦片上瘾者戒药时之禁断症状)
cold-adapted mutant 低温适应性突变型
cold-blooded *a.* 冷血的
cold-insoluble globulin (简作 Clg) 不溶性冷球蛋白
coldsore *n.* 唇疱疹,单纯性疱疹
cold-storage *n.* 冷藏
coldwater *n.* 冷水
Cole latent carlavirus 芸苔潜伏香石竹潜伏病毒
Cole's dinner pill 柯尔氏丸
Cole's sign 柯尔氏征
Colecalciferol *n.* 维生素 D3 (维生素类药)
colectasia *n.* 结肠扩张
colectomy *n.* 结肠切除术
coleitis *n.* 阴道炎
Coleman diet 科尔曼氏饮食
Coleman-Shaffer diet 科—谢二氏饮食(伤寒病饮食)
coleo-; cole- 阴道,鞘
coleocele; vaginal hernia *n.* 阴道疝
Coleochaete scutara virus (Matox Stewart et Floyd) 盾鞘藻病毒
Coleochartaceae *n.* 鞘毛藻科(一种藻类)
coleocystitis *n.* 阴道膀胱炎
coleogen *n.* 鞘原
Coleolaelaps liui (Samsinak) 刘鞘厉螨(隶属于厉螨科 Laelaptidae)
Coleomitus Duboscq et Grasse 鞘丝菌属
Coleomitus pruvotii (Duboscq et Grasse) Duboscq et Grasse 普氏鞘丝菌
Coleophora laricella nuclear poly hedrosis virus 落叶松鞘蛾核型多角体病毒
Coleoptera *n.* 鞘翅目(隶属于昆虫纲 Insecta)
coleoptile; coleoptilum *n.* 胚芽鞘
coleoptosis *n.* 阴道脱垂
coleospastia; vaginismus *n.* 阴道痉挛
coleostenosis *n.* 阴道狭窄
coleotomy *n.* 阴道切开术
coles *n.* 阴道 ‖ ~ femininus 阴蒂
coles; penis *n.* 阴茎 ‖ ~ , femininus; clitoris 阴蒂
Colesiota *n.* 柯赖氏体属 ‖ ~ conjunctivae; Rickettsia conjunctivae 结膜 柯赖氏体 / ~ conjunctivae-gallii 鸡结膜 柯赖氏体
Colesiota conjunctivae (Coles) Rake 结膜科尔斯氏小体(羊传染性结膜炎科尔斯氏小体,结膜炎立克次氏体)
Colesiota Rake 科尔斯氏小体属
Colestilan *n.* 考来替兰(降血脂药)
Colestipol *n.* 考来替泊(降血脂药)
Colestolone *n.* 考来酮(降血脂药)
Colestyramine *n.* 考来烯胺(降血脂药)
Colet. coletur 滤过,漉过
Colettsia pecoris Rake 牛群科尔次氏体
Colettsia Rake 科尔次氏体属
Coleus mosaic virus (Creager) 锦紫苏花叶病毒
Coleus pumilus Blanco [拉;植药] 洋紫苏
Colextran *n.* 考来糖酐(降血脂药)
Coley's fluid 科利氏液(丹毒及灵杆菌毒素混合液,治恶性瘤) ‖ ~ toxin 科利氏毒素
Colfenamate *n.* 考芬那酯(消炎镇痛药)
Colforsin *n.* 考福新(抗高血压药)
Colfosceril Palmitate 棕榈胆磷(肺表面活性药)
coli-aerogenes group; coliform bacteria *n.* 大肠产气杆菌群
Colias electo nuclear polyhedrosis virus 紫花苜蓿粉蝶核型多角体病毒
Colias eurytheme cytoplasmic poly hedrosis virus 苜蓿粉蝶胞质型多角体病毒
Colias eurytheme nuclear poly hedrosis virus 苜蓿粉蝶核型多角体病毒
colibacillary *a.* 大肠杆菌的
colibacillemia *n.* 大肠杆菌菌血症
colibacillosis *n.* 大肠杆菌病 ‖ ~ gravidarum 妊娠期大肠杆菌病
colibacilluria *n.* 大肠杆菌尿
colibacillus; Escherichia coli *n.* 大肠杆菌,大肠埃希氏杆菌
colic *a.* 结肠的,绞痛的,急腹痛 ‖ ~ appendicular; vermicular ~ 阑尾绞痛 / ~ biliary; hepatic ~ 胆石绞痛,肝绞痛 / ~ bilious 吐胆性绞痛 / ~ copper 铜绞痛,铜工绞痛 / ~ crapulent 过饱性绞痛 / ~ cystic 膀胱绞痛 / ~ Devonshire; lead ~ 铅绞痛 / ~ endemic 地方性绞痛(在热带的一种危险性绞痛)/ ~ flatulent; tympanites 气绞痛,气鼓,鼓胀 / ~ gallstone; biliary ~ 胆石绞痛 / ~ gastric; gastralgia 胃绞痛,胃痛 / ~ hemorrhoidal 痔绞痛 / ~ hepatic; biliary ~ 肝绞痛,胆石绞痛 / ~ hill 山区绞痛(在印度山区一种发热腹泻病)/ ~ inflammatory 炎性绞痛 / ~ intestinal; acute abdominal pain 肠绞痛,急性腹痛 / ~ lead 铅绞痛,铅中毒性绞痛 / ~ meconial 胎粪绞痛 / ~ menstrual 痛经,经期绞痛 / ~ mucous; pseudomembranous ~ ; pseudomembranous enteritis 黏液性绞痛,假膜性肠炎 / ~ nephritic 肾绞痛 / ~ ovarian 卵巢绞痛 / ~ painters'; lead ~ 画家绞痛,铅绞痛 / ~ pancreatic 胰绞痛 / ~ Poitou; lead ~ 铅绞痛 / ~ renal 肾绞痛 / ~ saburral 胃积食绞痛 / ~ salivary 涎腺绞痛 / ~ sand 砂粒绞痛 / ~ saturnine; lead ~ 铅绞痛 / ~ stercoral 便秘绞痛 / ~ tubal 输卵管绞痛 / ~ ureteral 输尿管绞痛 / ~ uterine 子宫绞痛 / ~ vermicular 阑尾绞痛 / ~ verminous 蠕虫性绞痛 / ~ wind 气绞痛 / ~ worm; verminous ~ 蠕虫性绞痛 / ~ zinc 锌绞痛
colic *n.* & *a.* ①绞痛,急腹痛 ②结肠的 / biliary ~ 胆绞痛 / copper ~ 铜绞痛 / esophageal ~ 食管绞痛 / ~ impression 结肠压迹 / intestinal ~ 肠绞痛 / lead ~ 铅绞痛 / menstrual ~ 痛经 / renal ~ 肾绞痛 / tubal ~ 输卵管绞痛 / zinc ~ 锌绞痛
colic [英]; **colica** [拉], **kolikos** [希] *n.* 绞痛 ‖ ~ , saburral 口臭绞痛 / ~ , salivary 涎腺绞痛
colica [拉]; **colic** *a.* & *n.* ①结肠的 ②绞痛,急腹痛 ‖ ~ aeruginis 铜绞痛 / ~ band 结肠带 / ~ cholelithiaca; gallstone colic; biliary colic 胆石绞痛 / ~ dextra; arteria ~ dextra 结肠右动脉 / ~ figulorum 铅绞痛,陶器工绞痛 / ~ media; arteria ~ media 结肠中动脉 / ~ mucosa; mucous enteritis 黏液性绞痛,黏液性肠炎 / ~ passio 绞痛 / ~ pictonum; lead colic 画家绞痛,铅绞痛 / ~ pituitosa; mucous colitis 黏液性绞痛,黏液性结肠炎 / ~ rachialgia; lead colic 脊痛性绞痛,铅绞痛 / ~ scortorum 输卵管炎性绞痛 / ~ sinistra; arteria ~ sinistra 结肠左动脉
colicin(e) *n.* 大肠(杆)菌素 ‖ ~ factor (简作 CF) 大肠杆菌素因子
colicinoduction *n.* 细菌素因子转导
colicinogenic factor 产大肠杆菌素因子
colicinogenic strain 大肠杆菌素原菌株
colicodynia *n.* 结肠痛
colicolitis *n.* 大肠杆菌性结肠炎
colicoplegia *n.* 绞痛麻痹
colic-root *n.* 肺筋草根
colicystitis *n.* 大肠杆菌性膀胱炎
colicystopyelitis *n.* 大肠杆菌性膀胱肾盂炎
coli-dysentery phage 大肠杆菌 - 痢疾杆菌噬菌体
colied artery 螺旋动脉(子宫动脉分支通过肌层的中间层后,又发出放射状分支进入内膜分出一些短而直的小支营养基底层,其主干行走于功能层,弯曲呈螺旋状)
coliform *a.* 筛状的,大肠杆菌状的

coliformin *n*. 类大肠杆菌素
coli-group *n*. 大肠杆菌群
coli-index *n*. 大肠杆菌指数
coli-infection *n*. 大肠杆菌性感染
coli-Lisbonne *n*. 大肠杆菌带噬菌体株
colilysin *n*. 大肠杆菌溶素
Colimba rupestris Pallas [拉;动药] 岩鸽
Colimecycline *n*. 多黏环素(抗生素类药)
colimycin *n*. 黏杆菌素
colincarity *n*. 线性相关(性)
colinearity *n*. 线性对应(指核苷酸序列与氨基酸序列的对应关系),同线性
colinephritis *n*. 大肠杆菌性肾炎
colinergic; cholinergic *a*. 胆碱能的
colipase *n*. 共脂肪酶;辅脂肪酶
coliphage *n*. 大肠杆菌噬菌体 ‖ ~ T2 69 T2 大肠杆菌噬菌体 69 / ~ T70 70 T7 大肠杆菌噬菌体 70 / ~ td 大肠杆菌噬菌体 td / ~ λ69 λ 大肠杆菌噬菌体 69
coliplication; coloplication *n*. 结肠折术
colipuncture; colocentesis *n*. 结肠穿刺术
colipyelitis *n*. 大肠杆菌性肾盂炎
colipyuria *n*. 大肠杆菌性脓尿
colisepsis *n*. 大肠杆菌性脓毒病
colistatin *n*. 制大肠杆菌素
Colistimethate Sodim 多黏菌素 E 甲磺酸钠(抗生素类药)
Colistin *n*. 多黏菌素 E(抗生素类药) ‖ ~ Sulphomethate 多黏菌素 E 甲磺酸钠 (抗生素类药)
colistin-dextromycin-salve (简作 CDS) *n*. 黏菌素—右旋霉素软膏
colitis *n*. 结肠炎 ‖ ~, acute 急性结肠炎 / ~, amebic 阿米巴性结肠炎 / ~, balantidial 小袋虫性结肠炎 / ~, gravis; ulcerative ~ 溃疡性结肠炎 / ~ membranous 膜性结肠炎 / ~, mucous; myxomembranous ~; mucocolitis; intestinal myxoneurosis; tubular diarrhea 黏液膜性结肠炎,黏液性结肠炎 / ~ myxomembranous; mucous ~ 黏液膜性结肠炎,黏液性结肠炎 / ~ polyposa 息肉状结肠炎 / ~ pseudomembranous 假膜性结肠炎 / ~ spastic 痉挛性结肠炎 / ~ ulcerative 溃疡性结肠炎
colititre *n*. 大肠杆菌值
colitose *n*. 可立糖,3—脱氧 – L – 岩藻糖
colitoxemia *n*. 大肠杆菌毒血症
colitoxicosis *n*. 大肠杆菌毒素中毒
colitoxin *n*. 大肠杆菌毒素
coliuria *n*. 大肠杆菌尿
colla *n*. 颈 ‖ ~ piscium; isinglass; ichthyocolla 鱼胶
Colla Alopiatis Pwlagici [拉;动药] 浅海长尾鲨鳔
Colla Alopiatis Vulpini [拉;动药] 狐形长尾鲨鳔
Colla Carapacis Et Plastri Testudinis [拉;动药] 龟甲胶(龟板胶)
Colla Carcharhini Albimarginati [拉;动药] 白边真鲨鳔
Colla Carcharhini Gangetici [拉;动药] 恒河真鲨鳔
Colla Carcharhini Longimani [拉;动药] 长鳍真鲨鳔
Colla Carcharhini Melanopteri [拉;动药] 乌翅真鲨鳔
Colla Carchariadis Arenarii [拉;动药] 沙锥齿鲨鳔
Colla Cetorhini Maximi [拉;动药] 姆鲨鳔
Colla chiloscyllii colacis 妇女妇女
Colla Comus Alcis [拉;动药] 驼鹿角胶
Colla Comus Cervi [拉;植药] 鹿角胶
Colla Comus Cervi Albirostris [拉;动药] 白唇鹿角胶
Colla Comus Rangiferi [拉;动药] 驯鹿角胶
Colla Corii Asini [拉;动药] 阿胶
Colla Corii Asini [拉;植药] 君迁子
Colla Corii Bovis [拉;动药] 明胶
Colla Gadi Macrocephali [拉;动药] 大头鳕鳔
Colla Galei Eastmani [拉;动药] 伊氏锯尾鲨鳔
Colla Hapalogenydis Mucronati [拉;动药] 条纹髭鲷鳔
Colla Heptranchiatis Perlonis [拉;动药] 尖吻七鳃鲨鳔
Colla Heterodonti Zebrae [拉;动药] 狭纹虎鲨胆
Colla Hexanchi Grisei [拉;动药] 灰六鳃鲨鳔
Colla Isuri Glauci [拉;动药] 灰鲭鲨鳔
Colla Musteli Grisei [拉;动药] 灰星鲨鳔
Colla Mustell Manazonis [拉;动药] 白斑星鲨鳔
Colla Notorhynchi Platycephali [拉;动药] 扁头哈那鲨鳔
Colla Orectolobi Japonici [拉;动药] 日本须鲨鳔
Colla Ossis Muntiaci [拉;动药] 赤麂骨胶
Colla Ossis Muntiaci Reevesi [拉;动药] 小麂骨胶
Colla Ossis Tigris [拉;动药] 虎骨胶
Colla Piscis [拉;动药] 鱼鳔
Colla Prionaces Glaucae [拉;动药] 大青鲨鳔
Colla Pristiophori Japonici [拉;动药] 日本锯鲨鳔
Colla Scoliodontis Walbeehmi [拉;动药] 瓦氏斜齿鲨鳔
Colla Scyliorhini Torazamis [拉;动药] 虎纹猫鲨鳔
Colla Squali Acanthiatis [拉;动药] 白斑角鲨鳔
Colla Squali Mitsukurii [拉;动药] 长吻角鲨鳔
Colla Squatinae Japonicae [拉;动药] 日本扁鲨鳔
collacin; collastin *n*. 胶质素(皮肤胶样变性时产生)
collaemia; collemia *n*. 胶血症
collagen *n*. 胶原(蛋白) ‖ ~ fiber 胶原纤维 / ~ fibrils (简作 Cf) 胶元纤维 / ~ induced coagulant activity (简作 CICA) 胶原诱导的促凝活性 / ~ shield 胶原罩
collagenase *n*. 胶原酶,梭菌肽酶 A ‖ ~-digestible protein (简作 CDP) 可被胶原酶消化的蛋白质
collagen-clastin ratio 胶原—弹性蛋白比
collagenic; collagenous *a*. 胶原的,产生胶原的
collagenolytic *a*. 溶胶原的
collagenosis *n*. 胶原性疾病
collagenous micronodules 胶原性小体
collagenous; collagenic *a*. ①胶原的 ②产生胶原的 ‖ ~ fibril 胶原纤维 / ~ tissue 白纤维组织
collapse *n*. 虚脱,萎陷 ‖ ~ circulatory 循环性虚脱 / ~ of the lung 肺萎陷 / ~ massive [肺]大块萎陷 / ~ parenchymatous cell 塌缩柔组织细胞/ ~ pulmonary 肺萎陷
collapsible tube 可压瘪管
collapsotherapy; collapse therapy *n*. 萎陷疗法(治疗肺结核)
collar *n*. 颈圈,假牙颈 ‖ ~ Biett's 比埃特氏颈圈(沿颈圈之豆状丘疹样梅毒疹)/ ~ Casal's 蜀黍红疹颈圈 / ~ periosteral bone 骨领 / ~ of Stokes 颈圈状水肿 / ~ venereal; ~ of Venus; melanoleukoderma colli 颈部梅毒白斑病,颈部黑白皮病
collarbone; clavicula *n*. 锁骨
collare *n*. 后颈
Collared crow [拉;植药]
Collared crow meat [拉;动药] 白颈鸦肉
collarette *n*. ①睫状区 ②蜀黍红疹颈圈
collargol; Crede's soluble silver *n*. 胶体银,克勒德氏溶性银
collastin; collacin *n*. 胶质素
collateral *a*. 侧的,副的 *n*. ①侧突(轴索) ②络(针灸) ‖ ~ channel 侧枝管/ ~ circulation 侧枝循环 / ~ coronary (简作 CC) 侧枝冠状动脉 / ~ eminence 侧副隆突 / ~ hyperemia 侧支性充血 / ~ inheritance 旁亲遗传 / ~ kin 旁系亲属 / ~ ligament 侧副韧带 / ~ relatives 平行亲属 / ~ slip 侧副索,副索 / ~ trigone 侧副三角 / ~ vein 连结静脉
collaterial *a*. 黏腺的
collatoral *a*. 并列的
collatoria *n*. 黏管腺
collaurum *n*. 胶体金
collect *v*. 收集
collecting duct 收集管
collecting tubule 收集小管,集合小管
collection *n*. 收集,收集品,标本 ‖ ~ of fossils 化石标本 / ~ of sperm sample 精液标本的收集 / ~, Hippocratic 希波克拉底氏集
collective *a*. ①共同的,集体的 ②聚集的,集合的 ‖ ~ species 综合种
collectomania *n*. 搜集癖
collector *n*. ①收集者 ②收集器 ③集电极 ‖ ~ channel 集合管 / ~ dust 聚尘器
College of American Pathologists (简作 CAP) 美国病理学家学会
College of Dental Surgeons of the Province of Quebec (简作 CDSPQ) 魁北克省牙外科医师学会(加拿大)
College of General Practice (简作 CGP) 开业医师学会(加拿大)
college, medical 医学院
Collegium Internationale Allergologicum (Switzerland) (简作 CIA) 国际变态反应学会(瑞士)
Collemataceae *n*. 胶衣科(一种地衣类)
collemia *n*. 胶血症
collenchyma *n*. ①厚角组织 ②胶充质 ‖ ~ cell 厚角细胞
Colles' fascia [Abraham 爱外科医生 1773—1843] 科勒斯氏筋膜(会阴浅筋膜深层)
Colles' fracture 科勒斯氏骨折(桡骨下端骨折)
Colles' law 科勒斯氏定律(患先天梅毒之儿,其母无症状,也不转染其母)
Colles' ligament; ligamentum reflexum (Collesi) 科勒斯氏韧带,反转韧带
Colles' space 科勒斯氏隙,会阴筋膜下隙
Colles-Baumes law; Colles' law 科—博二氏定律,科勒斯氏定律
collet *n*. 颈圈

Collet's syndrome; Villaret's syndrome 科累氏综合片,维拉雷氏综合征(第九、十、十一、十二脑神经麻痹时出现偏侧舌、咽、喉、肩胛麻痹)
colleter *n*. 黏液毛
colleterial gland 黏腺
colleterium *n*. 黏腺
Colletes gigas (Cockerell) 大分舌蜂(隶属于分舌蜂科 Collefidae)
Colletidae *n*. 分舌蜂科(隶属于膜翅目 Hymenoptera)
Colletotrichum atramentarium virus 墨色刺盘孢病毒
Colletotrichum lindemuthianum virus 豆刺盘孢病毒
Collichthys lucidus (Richardson) 棘头梅童鱼(隶属于石首鱼科 Sciaenidae)
colliculectomy *n*. 精阜切除术
colliculi (单 **colliculus**) *n*. 丘,小阜
colliculitis; vemmontanitis *n*. 精阜炎
colliculose *a*. 具圆突起的,具小丘状隆起的
colliculus (复 colliculi) [拉]; **mound** [英] *n*. 丘,小阜 ‖ ~ buibi 尿道球丘(男尿道膜部周勃起组织层)/ ~ caudalis; ~ inferior 下丘(四迭体)/ ~ cervicalis 膀胱颈小阜 / ~ cranialis; ~ superior 上丘(四迭体)/ ~ facialis; ~ ,facial 面神经丘 / ~ inferior 下丘(四迭体)/ ~ nervi optici 丘脑 / ~ seminalis 精阜 / ~ superior 上丘(四迭体)/ ~ urethralis; ~ seminalis 精阜(尿道)
collidine *n*. 可力丁,4-乙-2-甲氮[杂]苯,三甲(基)吡啶(混合物) ‖ ~ , aldehyde 醛可力丁(一种由醛蒸馏所得的可力丁)/ ~ alpha 4-乙-2-甲氮[杂]苯
Collier's tract 柯立尔氏束(内侧纵束顶盖部)
collifixation; collopexia *n*. 子宫颈固定术
colligate *a*. 固着的,连接一起的
colligation *n*. 综合,总括
colligative *a*. 依数性的 ‖ ~ proterty 综合性 / ~ substance 综合性物质 Combinational synthisis
collilongus; musculus longus colli *n*. 颈长肌
collimated light beam 平行光束
collimating lenses 准直透镜
collimation *n*. 准直,瞄准 ‖ ~ error 视准误差
collimator *n*. 准直仪,平行光管
Collin's osteoclast 柯林氏碎骨器
collineality *n*. 同晶现象
collinear *a*. 同一直线的(光学)
collinomycin *n*. 覆盖霉素
Collinsonia *n*. 二蕊紫苏属 ‖ ~ canadensis 二蕊紫苏
Collip unit 科利普氏单位(一种甲状旁腺浸膏的剂量单位)
colliquation; liquefactive degeneration *n*. 液化,溶液化,液化变性 ‖ ~ ballooning 肿大性液化 / ~ reticulating 网状液化
colliquative *a*. 液化的,溶化的
colliquefaction *n*. 溶合,熔合
collision *n*. ①碰撞,冲击 ②截击 ‖ ~ photoelectric 光电碰撞 / ~ scattering 散射碰撞
collisional process 碰撞过程
collitis; trigonitis *n*. 膀胱三角炎
colloxylin; pyroxylin *n*. 火棉,低氮硝化纤维素
Collobactrum Borman et al. 结肠杆菌属
Collobactrum freundii Borman et al. 费氏结肠杆菌
colloblast *n*. 黏细胞
Collocalia brevirostris (McClelland) [拉;动药] 短嘴金丝燕
collochemistry *n*. 胶体化学
collochore *n*. 配对区
collocystis *n*. 胶囊
Collodermataceae *n*. 胶皮菌科(一种菌类)
collodiaphysial *a*. 颈及骨干的
collodion (collodium) *n*. 火棉胶 ‖ ~ acetone 丙酮火棉胶 / ~ baby 火棉胶婴儿(与鱼鳞病有关的新生儿皮肤表现)/ ~ blistering 发疱火棉胶 / ~ cantharidal 斑蝥火棉胶 / ~ croton oil 巴豆油火棉胶 / ~ elastique; flexible ~ 弹性火棉胶 / ~ flexible 弹性火棉胶 / ~ hemostatic 止血火棉胶 / ~ iodized 碘化火棉胶 / ~ iodoform 碘仿火棉胶 / ~ salicylic acid 水杨酸火棉胶 / ~ styptic 止血火棉胶 / ~ of sulfonated bitumen 磺化沥青火棉胶
collogen *n*. 胶原
colloicopexy *n*. 胶体吞噬作用
colloid *n*. & *a*. 胶体,胶质,胶态的 ‖ ~ amyl; anodyne ~ 戊基胶体,止痛胶 / ~ association 联合胶体 / ~ bodies 胶质小体 / ~ bovine; conglutinin 胶固素,黏合素 / ~ cyst 胶样囊肿 / ~ dispersion 分散胶体 / ~ emulsion 乳胶体 / ~ equilibrium 胶体膜平衡 / ~ goiter 胶样甲状腺肿 / ~ hydrophil; lyophilic ~ 亲液胶体 / ~ hydrophobic; suspension ~ 疏液胶体,悬胶体 / ~ irreversible 不可逆性胶体 / ~ lyophobic; emulsion ~ 亲液胶体,乳胶体 / ~ protective 保护胶体 / ~ reversible 可逆性胶体 / ~ stable 稳定胶体 / ~ struma 胶样甲状腺肿 / ~ styptic 止血[火棉]胶 / ~ suspension 悬胶体 / ~ thyroid 甲状腺胶体 / ~ tumor 胶样瘤,黏液瘤
colloidal *a*. 胶体的,胶态的,胶样的 ‖ ~ bismuth subcitrate (tripotassium dicitrate bismuth) 胶态次枸橼酸铋(三钾二枸橼酸铋) / ~ bismuth subcltrate 胶体碱式枸橼酸铋(治溃疡病) / ~ cadmium 胶样镉 / ~ tissue 胶体样组织
colloidal gold (简作 CG) 胶体金
colloidal iron (简作 CI) 胶体铁
colloides *n*. 胶状菌 ‖ ~ anoxydana de Bord 不氧化胶样菌 / ~ de Bord 胶样菌属
colloidin *n*. 胶[体]变[性]质,胶体素
colloidoclasia; colloidoclastic crisis; colloidoclastic shock *n*. 胶体性猝衰,胶体平衡障碍性休克
colloidoclasis; colloidoclasia *n*. 胶体性猝衰
colloidogen *n*. 胶态原(使体内无机质保持胶态)
colloidopexic *a*. 胶体固定的
colloidopexy *n*. 胶体固定(作用)
colloidophagy *n*. 胶体吞噬
colloidoplasmatic *a*. 血浆[与]胶体的
colloma; colloid cancer *n*. 胶样癌
collonema *n*. 胶样变脂肪瘤
collopexia; trachelopexia; collopexy; collifixation *n*. 子宫颈固定术
collophony; colophohy *n*. 松香,透明松香
collosol *n*. 溶胶
collum (复 colla) [拉]; **dere** [希]; **neck** [英]: *n*. 颈 ‖ ~ anatomicum; anatomic neck 解剖性颈 / ~ distortum; torticollis; wryneck / colla clinica; clinical neck 临床性颈 / ~ dentis; cervix dentis; dental neck, neck of teeth 牙颈 / ~ chirurgicum; surgical neck 外科颈,斜颈,捩颈 / ~ glandis 阴茎颈 / ~ mandibulae; nesk of mandible 下颌[骨]颈 / ~ femoris 股骨颈 / ~ folliculi pili 毛囊颈 / ~ humeri 肱骨颈 / ~ mallei 锤骨颈 / ~ mandibulae 下颌颈 / ~ radii 桡骨颈 / ~ scapulae 肩胛骨颈 / ~ tali 距骨颈 / ~ valgum; coxa valga 髋外翻 / ~ vesicae felleae 胆囊颈
collumn *n*. 柱
collunaria (单 collunarium) *n*. 洗鼻剂
collunarium (复 collunaria) *n*. 洗鼻剂
collus germinalis 生殖缘
Collut (collutorium) *n*. 漱口剂
collutoria (单 collutorium) [拉]; **garagrisma** [拉,希]; **gargle** [英] *n*. 漱口剂,含漱剂
collutorium (collutoria, collutory) *n*. 漱口剂
collutorium [拉]; **collutory** [英] *n*. 漱口剂,念漱剂 ‖ ~ aluminis; mouth-wash of alum 明矾漱口剂 / ~ phenolis alkalinum; alkaline mouth-wash of phenol 碱性酚漱口剂
collutory *n*. 漱口剂 ‖ ~ Miller's 米勒氏漱口剂(含苯甲酸、薄荷油等)
collyr. collyrium *n*. 洗眼剂
collyri *a*. (单 collyrium) *n*. 洗眼剂,洗眼液
Collyriculum faba 鸟瘤吸虫
collyrium (复 collyria) *n*. 洗眼剂,洗眼液
collyrium; eye lotion 洗眼剂,洗眼液 ‖ ~ acidi borici 硼酸洗眼液 / ~ , Beer's 贝尔氏洗眼液(含醋酸铅、玫瑰水、迷迭香酯) / ~ boracis compositum; compound eye lotion of borax 复方硼砂洗眼液 / ~ hydrargyi oxycyanide; eye lotion of mercuric oxycyanide 氧氰化汞洗眼液
colny-forming-unit-macrophage (简作 CFU-M) 巨噬细胞群体形成单位(巨噬细胞前体组群)
coloboma (复 colobomas or colobomata) *n*. 缺损 ‖ ~ atypical 非典型缺损 / ~ bridge 桥形缺损 / ~ chorioidene 脉络膜缺损 / ~ corporis vitrei 玻璃状体缺损 / ~ facial 脸缺损 / ~ Fuchs's 富克斯氏脉络膜缺损 / ~ iridis; iridoschisis; iridoschisma 虹膜缺损 / ~ lentis 晶状体缺损 / ~ lobuli 耳垂裂(畸形) / ~ macular 黄斑缺损 / ~ of optic nerve 视神经缺损 / ~ palpebrale; blepharocoloboma 睑缺损 / ~ of retina 视网膜缺损 / ~ of vitreous 玻璃状体缺损 / ~ tous microphthalmia 缺损性小眼球
Colocasia antiquorum Schott [拉;植药] 野芋
Colocasia bobone disease rhabdo-virus bobone 芋病弹状病毒
Colocasis esculenta Schott 芋
colocecostomy; cecocolostomy *n*. 结肠盲肠吻合术
colocentesis; colipuncture *n*. 结肠穿刺术
colocholecystostomy (cholecystocolostomy) *n*. 结肠胆囊吻合术
colocleisis *n*. 结肠阻塞
coloclysis (coloclyster) *n*. 结肠灌洗,灌肠
colocolic *a*. 结肠[与]结肠的

colocolostomy *n*. 结肠结肠吻合术
colocynth *n*. 药西瓜瓤
colocynthein *n*. 药西瓜瓤脂
colocynthidis pulpa *n*. 药西瓜瓤
colocynthidism *n*. 药西瓜中毒
colocynthis(colocynthidis); colocynth *n*. 药西瓜瓤
colodyspepsia *n*. 结肠性消化不良
coloeimetry *n*. 比色法
colo-enteritis *n*. 小肠结肠炎
Coloeonger scholesi (Chan) 南海短尾康吉科(隶属于康吉鳗科 Congridae)
colofixation *n*. 结肠固定术
colohepatopexy *n*. 结肠肝固定术
Cololabis saira (Brevoort) 秋刀鱼(隶属于竹刀鱼科 Scombresocidae)
colòlysis *n*. 结肠松解术
colomba; calumba; columbo *n*. 非洲防己
Colombian datura potyvirus 哥伦比亚蔓陀萝马铃薯 Y 病毒
Colombia-SK virus (Col-SK) 哥伦比亚 – SK 病毒
colometrogram *n*. 结肠测计图
colometrometer *n*. 结肠活动测定器
colominic acid 多聚乙酰神经氨(糖)酸
colon (复 cola) *n*. 结肠 ‖ ~ ascendens 升结肠 / ~ descendens 降结肠 / ~ dialysis 结肠透析/ ~ giant 巨结肠 / ~ hungry 饥饿结肠(大肠自粪便中吸收过多水份致大便干燥)/ ~ iliac 髂部结肠(即乙状结肠的首段)/ ~ irritable 过敏性结肠,结肠过敏 / ~ lead-pipe 结肠强直 / ~ pelvic 盆部结肠(即乙状结肠深部的结肠)/ ~ redundant 过长结肠 / ~ sigmoideum 乙状结肠 / ~ thrifty [水分]吸收过旺性结肠 / ~ transversum 横结肠
colon disease (简作 CD) 结肠疾病
colonalgia *n*. 结肠痛
colonic *a*. 结肠的 ‖ ~ fistula 结肠瘘
colonies, psakadic; small dustlike colonies 微尘状菌落 ‖ ~ rough (缩 R.c.) 粗糙型菌落 / ~ smooth (缩 S.c.) 光滑型菌落 / ~ surface 表面菌落 / ~ yeast-like 酵母样菌落
colonitis; colitis *n*. 结肠炎
colonization *n*. 移生,移地发育,集中护理(精神病人)
colonization factor antigen (简作 CFA) 移生因子抗原
colonizing period 定居时期
colonna's operation 科隆纳氏手术
colonofiberscope *n*. 纤维结肠境
colonometer *n*. 菌丛计算器
colonopathy *n*. 结肠病
colonopexy; colopexy *n*. 结肠固定术
colonorrhagia *n*. 结肠出血
colonorrhea; mucous colitis *n*. 结肠黏液溢,黏液性结肠炎
colonoscope *n*. 结肠镜
colonoscopy *n*. 结肠镜检查
colony *n*. 菌[集]落,菌丛,移民区 ‖ ~ bank 菌落库 /~ beaten-copper 多凹菌落 / ~ bitten 缺蚀菌落 / ~ butyrous 奶油样菌落 / ~ daughter 子菌落 / ~ deep 深层菌落 / ~ disgonic 微弱菌落 / ~ dwarf (缩 D.c.) 侏儒菌落 / ~ effuse 弥散菌落 / ~ formation 菌落形成,集落形成 / ~ forming unit 集落形成单位 / ~ gonidial (缩 G.c.) 分生子菌落 / ~ H H 菌落 / ~ hybridization 菌落杂交 /~ inhibition test(sl) 细胞集落抑制试验 / ~ matte 无光泽菌落 / ~ mucoid(缩 M.c.) 黏稠菌落 / ~ nibbled; bitten ~ 缺蚀菌落 / ~ O O 菌落(不动型菌落)
colony forming cell in culture (简作 CFC-C) 培养基群落(集落)形成细胞
colony forming cell in spleen (简作 CFC-S) 脾内群落(集落)形成细胞
colony forming unit (简作 CFU) 集落形成单位
colony forming unit -granulocyte, erythroid, moncyte, megakaryocyte (简作 CFU-GEMM) 粒细胞,红细胞、单核细胞、巨核细胞群体形成单位
colony forming unit-ery-throid serles (简作 CFU-E) 红细胞系群体形成单位
colony forming unit-granulomonocytic series (简作 CFU-GM) 粒单系群体形成单位
colony immunoblotting 菌落免疫印迹,集落免疫印迹
colony inhibitory factor (简作 CIF) 菌落抑制因子
colony stimulating factor (简作 CSF) 集落刺激因子[主要包括粒细胞巨噬细胞集落刺激因子(GM-CSF),粒细胞集落刺激因子(G-CSF)和巨噬细胞集落刺激因子(M-CSF)等几种细胞因子]
colonychia; koilonychia *n*. 匙状甲,反甲,凹甲
colony-forming cell (简作 CFC) 集落形成细胞
colony-forming unit (简作 CFU) (血细胞)群体形成单位
colony-forming unit-culture (简作 CFU-C) 群体形成单位—人工培养
colony-forming unit-spleen (简作 CFU-S) 群落形成单位—脾脏
colony-forming-unit of fibroblastoid cells (简作 CFU-F) 成纤维细胞群体形成单位
colony-stimulating factor (简作 C-SF) 集落刺激因子,细胞团刺激因子
colopathy; colonopathy *n*. 结肠病
colopathy; colopexy *n*. 结肠病
colopexia; colopexy *n*. 结肠固定术
colopexostomy *n*. 结肠固定造口术
colopexotomy *n*. 结肠固定切开术
colopexy; xolofixation; colonopexy *n*. 结肠固定术
colophene *n*. 松节烃
colophonium [拉]; **resin** [英] *n*. 松香
colophony; collophony *n*. 松香,透明松香
coloplication; coliplication *n*. 结肠折术
coloproctectomy *n*. 结肠直肠切除术
coloproctia *n*. 结肠造口术
coloproctitis *n*. 结肠直肠炎
coloproctostomy; colorectostomy *n*. 结肠直肠吻合术
coloptosis *n*. 结肠下垂
colopuncture; coloeentesis *n*. 结肠穿刺术
color; colour *n*. 颜色,色 ‖ ~ aberration 色像差,牛顿像差 / ~ adaptation 色觉适应 / ~ adaptometer 色适应计 / ~ amblyopia ①色弱 ②部分色盲 / ~ anomalopia 色觉异常 / ~ and form respones (简作 CF) 颜色和形状反应枢 / ~ autoradiography (简作 CAR) 彩色放射自显影术 / ~ contrast 色对比 / ~ center 色觉中/~.(coloretur) 须着色 / ~ development reaction 显色反应 / ~ development reagent 显色剂 / ~ deviant 色觉不正常的 /~ diagram 比色图表 / ~ difference 彩色差 / ~ display 彩色显示 / ~ equilibrium 色平衡 / ~ fatigue 色疲劳 / ~ field 色视野 /~ flicker 颜色闪烁 / ~ fusion 色融合 / ~ index (简作 CI) 血色指数 / ~ matching 配色 / ~ matching test 色对比试验(检色觉) / ~ perception 色觉 / ~ perimetry 色视野检查法 / ~ pyramid 色锥 / ~ response 色反应 / ~ scotoma 色盲暗点,色觉缺失暗点 / ~ sensation 色觉 / color sense 色觉 / ~ shadow 色影 / ~ spectacles 有色眼镜 / ~ spot 色斑 / ~ stereoscopy ①彩色立体镜检查 ②色彩立体视觉 / ~ table ①色盲表 ②彩色表 / ~ threshold 色阈 / ~ threshold test 色阈试验 / ~ triangle 色三角 / ~ vision 色觉 / ~ vision deviant 色觉不正常[者] / ~ vision plate 色觉检查图 / ~ vision test 色觉试验 / ~ visual field 色视野 / ~ weakness 色弱 / ~ zone 颜色区(视野)
Colorada Association for Continuing Medical Laboratory Education (简作 CACMLE) 科罗拉多州继续医学实验室教育协会
Colorado tick fever 科罗拉多蜱热
Colorado tick fever orbivirus 科罗拉多蜱传热环状病毒
Colorado tick fever virus (Cox) 科罗拉多蜱传热病毒
coloration *n*. ①颜色 ②着色,显色
color-blindness *n*. 色盲
color-changing units (简作 CCU) 色变单位
colorcomparison tube 比色管
color-denial *n*. 颜色否定
colorectitis *n*. 结肠直肠炎
colorectostomy; coloproctostomy *n*. 结肠直肠吻合术
Colored vision 带有色彩之视觉(即服药后产生带有色彩之幻觉或错觉)
colorgustation; color-taste *n*. 尝味觉色,色味[联觉]
color-hearing *n*. 闻声觉色,色听[联觉]
colorimeter *n*. 比色计
colorimeter; chromometer *n*. 比色计 ‖ ~ Duboscq 杜博斯克氏比色计 / ~ Parr 帕尔氏比色计 / ~ photoelectrical 光电比色计 / ~ universal light electrical 万能电比色计
colorimetric determination (简作 CD) 比色测定
colorimetry; chromatometry; chromometry *n*. 比色法,色觉检查
color-index *n*. 血色指数
coloring, burnt sugar *n*. 焦糖[着]色
color-radicle *n*. 色基,发色团
colorrhaphy *n*. 结肠缝术
colorrhea; mucous colitis; colonorrhea *n*. 结肠黏液溢,黏液性结肠炎
color-taste; colored gustation *n*. 色味[联觉]
colosigmoidostomy *n*. 结肠乙状结肠吻合术
colosrum *n*. 初乳
Colossoma (Piaractus) brachypomus (Cuvier) 短盖巨脂鲤(隶属于脂鲤科 Characidae)

colostomy *n*. 结肠造口术 ‖ ~ transverse 横结肠造口术
colostration *n*. 初乳病
colostric *a*. 初乳的
colostrokinin *n*. 初乳激肽
colostrorrhea *n*. 初乳溢
colostrous *a*. 初乳的
colostrum *n*. 初乳 ‖ ~ gravidarum 妊娠初乳 / ~ puerperarum 产褥初乳
colotomy *n*. 结肠切开术 ‖ ~ abdominal; laparocolotomy 剖腹结肠造口术 / ~ inguinal 腹肌沟部结肠切开术 / ~ lateral 腹侧部结肠切开术 / ~ Littre's; inguinal ~ 利特雷氏结肠切开术,腹肌沟部结肠切开术 / ~ lumbar 腰部结肠切开术
colotyphoid *n*. 结肠型伤寒
Colour analysis display computer (简作 CADC) 彩色分析显示计算机
coloured *a*. 有色的 ‖ ~ female (简作 Cf) 有色人种妇女;黑人妇女
colouredsense *n*. 色觉
colp-; colpo- *n*. 阴道
colpal *a*. 沟的,阴道的
colpalgia *n*. 阴道痛
colpatresia *n*. 阴道闭锁
colpecace *n*. 阴道坏疽
colpecele *n*. ①阴道疝 ②阴道脱垂
colpectasis; colpectasia *n*. 阴道扩张
colpectomy *n*. 阴道切除术
colpecystosyrinx *n*. 阴道膀胱瘘
colpedema *n*. 阴道水肿
colpemphraxis *n*. 阴道阻塞
colpeurynter; elytreurynter *n*. 阴道扩张袋
colpeurysis *n*. 阴道扩张术
colpismus; vaginismus *n*. 阴道痉挛
colpitic *a*. 阴道炎的
colpitis; vaginitis *n*. 阴道炎 ‖ ~ emphysematosa 气肿性阴道炎 / ~ granulosa; vaginitisverrueosa 疣状阴道炎 / ~ mycotica 霉菌性阴道炎,真菌性阴道炎
colpitismycotica *n*. 真菌性阴道炎
colpmycosis; colpitis mycotica *n*. 霉菌性阴道炎,真菌性阴道炎
colpo-; colp-; kolpo-; kolp- [构词成分] 阴道
colpocace *n*. 阴道坏疽
colpocele *n*. 阴道疝;阴道脱垂
colpoceliocentesis *n*. 阴道式腹腔穿刺术
colpoceliotomy *n*. 阴道式剖腹术
colpocleisis *n*. 阴道闭合术
colpocystitis *n*. 阴道膀胱炎
colpocystocele *n*. 阴道内膀胱膨出
colpocystoplasty; cysto-elytroplasty *n*. 阴道膀胱成形术
colpocystosyrinx *n*. 阴道膀胱瘘
colpocystotomy *n*. 阴道膀胱切开术
colpocysto-ureterocystotomy *n*. 阴道膀胱壁切开输尿管露出术
colpocysto-ureterotomy *n*. 阴道膀胱输尿管切开术
colpocytogram *n*. 阴道细胞涂片谱
colpocytology *n*. 阴道细胞学
colpodesmorrhaphy *n*. 阴道括约肌缝术
colpodynia *n*. 阴道痛
colpoepisiorrhaphy; episio-elytrorrhaphy *n*. 外阴阴道缝术
colpography *n*. 阴道摄影,阴道造影术
colpohyperplasia; colpohyperplasy *n*. 阴道黏膜增生 ‖ ~ cystica 囊肿性阴道黏膜增生 / ~ emphysematosa 气肿性阴道黏膜增生
colpohysterectomy *n*. 阴道式子宫切除术
colpohysteropexy *n*. 阴道式子宫固定术
colpohysterorrhaphy; vaginal hysteropexy *n*. 阴道式子宫缝术
colpohysterotomy *n*. 阴道式子宫切开术
colpolaparotomy *n*. 阴道式剖腹术
colpomycosis; colpitis mycotica *n*. 霉菌性阴道炎,真菌性阴道炎
colpomyomotomy *n*. 阴道[式]子宫肌瘤切除术
colpomyornectomy (colpomyomotomy) *n*. 阴道式子宫肌瘤切除术
colponhagia; vaginal hemorrhage *n*. 阴道出血
colpoovariectomy *n*. 阴道式卵巢切除术
colpo-parovariocystectomy *n*. 阴道式卵巢冠囊肿切除术
colpopathy *n*. 阴道病
colpoperineal laceration 阴道会阴裂伤
colpoperineoplasty *n*. 阴道会阴成形术
colpoperineorrhaphy; vaginoperineorrhaphy *n*. 阴道会阴缝术
colpoperineotomy *n*. 阴道会阴切开术
colpopexy; vaginopexy *n*. 阴道固定术
colpoplasty (colpopoiesis); **vaginoplasty; elytroplasty** *n*. 阴道成形术
colpopoiesis *n*. 阴道成形术(用整形手术建立或重建阴道,如两性畸形或男变女易性症)
colpopolypus; elytropolypus *n*. 阴道息肉
colpoptosis *n*. 阴道下垂
colporectocele *n*. 阴道直肠膨出
colporectopexy *n*. 阴道直肠固定术
colporrhagia; vaginal hemorrhage *n*. 阴道出血
colporrhaphia anterior-posterior 阴道前后壁修补术
colporrhaphy; elytrorrhaphy *n*. 阴道缝术
colporrhexis; vaginal rupture *n*. 阴道破裂
colporrhoea; elytrorrhoea; colporrhea; elytrorrhea *n*. 阴道黏液溢
colposalpingectomy *n*. 阴道[式]输卵管切除术
Colposcelis signata (Motschulsky) 斑鞘豆叶甲(隶属于肖叶甲科 Eumolpidae)
colposcope *n*. 阴道镜
colposcopy; vaginoscopy *n*. 阴道镜检查,阴道窥器检查
colpospasm; vaginal spasm *n*. 阴道痉挛
colpospathy *n*. 阴道病
colpospisiorrhaphy; colpocleisis *n*. 阴道闭合术
colpostat *n*. 阴道插物保持器
colpostegnosis *n*. 阴道狭窄
colpostenosis *n*. 阴道狭窄
colpostenotomy *n*. 阴道狭窄切开术
colposynizesis *n*. 阴道狭窄
colpotherm *n*. 阴道电热器
colpotomy; vaginotomy, elytrotomy *n*. 阴道切开术
colpotystotomy *n*. 阴道膀胱切开术
colpo-ureterocystotomy *n*. 阴道膀胱输尿管切开术
colpo-ureterotomy *n*. 阴道输尿管切开术
colpoxerosis *n*. 阴道干燥
colpscopy *n*. 阴道镜检查
colpus *n*. 乳间,胸前(左右乳间的部位)
Col-SK = Encephalomyocartdis virus (Jungebut et Saunders) 脑炎-心肌炎病毒
colsulanyde; sulfanilamide *n*. 磺胺,氨苯磺胺
Colsymola buxeunnea (Gould) 肥大细口螺(隶属于小塔螺科 Pyramidellidae)
Colsyrnola ornate (Gould) 美丽细口螺(隶属于小塔螺科 Pyramidellidae)
colt's-tail; erigeron *n*. 飞蓬
Colter's muscle; muaculus corrugator supercilii 柯以特氏肌,皱眉肌
colt-ill *n*. 腺疫[幼马]
Coltrol *n*. 可尔特罗(支气管扩张药)
coltsfoot *n*. 款冬 ‖ ~ false 伪款冬
colture medium 培养基,培养液
Coluber spinalis (Peters) 黄脊游蛇(隶属于游蛇科 Colubridae)
Colubridae *n*. 游蛇科(隶属于蛇目 Serpentiformes)
Colubrinae *n*. 游蛇亚科
colubrine *n*. 蛇的
Columba livia 野鸽
Columba livia domestica 家鸽(隶属于鸠鸽科Columbidae)
Columba rupestris Pallas [拉;动药] 岩鸽
columbamine *n*. 非洲防己碱
Columbicola *n*. 长虱属 ‖ ~ columbae 鸽长虱
Columbid herpesvirus 鸽疱疹病毒 1
Columbidae *n*. 鸠鸽科(隶属于鸽形目 Columbiformes)
Columbiformes *n*. 鸽形目(隶属于鸟纲 Aves)
columbin; calumbin *n*. 非洲防己苦素
columbium *n*. 钶(41 号元素铌的旧名) ‖ ~ pentachloride 氯化钶
columbo; calumba *n*. 非洲防己
columbrin *n*. 可伦布林(一种番木鳖生物碱)
columella (复 columellae) *n*. ①小柱,柱 ②囊轴 ③基粒棒 ‖ ~ cochleae 蜗轴 / ~ fornicis 穹窿柱 / ~ nasi 鼻小柱 / ~ ures 耳柱骨
columellar chain 耳柱链
columellate *a*. 具囊轴的
Columelliaceae *n*. 弯药树科
columelliform *a*. 柱状的
Columim livla domstica 家鸽
column [英]; [拉 columna] *n*. 柱 ‖ ~s of abdominal ring 腹股沟管皮下环脚 / ~ absorption; absorption tower 吸收柱,吸收塔 / ~ anterolateral 前外侧柱(脊髓)/ ~ auditolateral afferent 听外侧传入柱 / columns of Bertin; septum renis; columnae renales 贝坦氏

柱,肾柱,肾隔 / ~ branchial efferent; special visceral efferent ~ 鳃外柱 / ~ bubble cap 泡罩塔 / ~ of Burdach; fasciculus cuneatus 布尔达赫氏束,楔束 / ~ Clarke'sl; nucleus dorsalis (Clarkii) 克拉克氏束;背核 / ~ commisural ascendiog; Gower's ~; tractus spinocerebellaris anterior 脊髓小脑前束 / ~ crosed pyramidal; fasciculus cerebrospinalis lateralis (pyramidalis lateralis) 锥体交叉束,皮质脊髓侧束 / ~ direct cerebellar; tractus sponocerebellaris dorsalis 脊髓小脑后束 / ~ direct pyramidal; fasciculus cerebrospinalis anterior (pyramidalis anterior); tractus corticospinalis (pyramidalis) anterior 锥体前束,皮质脊髓前束 / ~ distilling 蒸馏柱,蒸馏塔 / ~ dorsal; columna vestebralis 脊柱 / ~ enamel; enamel rod 釉质柱 / ~s, fat 皮下脂肪柱 / ~ Flechsig's; Flechsig's tract; trectus spinocerebellaris dorsalis 弗累西格氏束,脊髓小脑后束 / ~s of fornix, posterior 穹窿后柱 / ~ fundamental; fasciculus proprius 固有束 / ~ general somatic afferent 一般体壁传入柱 / ~ general somatic efferent 一般体壁传出柱 / ~ general visceral efferent 一般内脏传出柱 / ~ of Goll; fasciculus gracilis 果耳氏柱,薄束 / ~ of Gowers; tractus spinocerebellaris anterior 高尔斯氏柱,脊髓小脑前束 / columns, gray 灰柱 / ~ gray, anterior 前灰柱,前角 / ~ gray, posterior 后灰柱,后角 / ~ hydrostatic 静水柱,圆柱形容器 / ~ intermedio-lateral cell 中间外侧细胞柱,侧灰柱,侧角 / ~ of Koelliker; sarcostyle 克利克尔氏柱,肌柱,肌原纤维 / ~ of Lissauer; fasciculus dorsolateralis 利骚厄氏柱,背外侧束 / ~s of medulla oblongata, anterior 延髓前柱 / columns of medulla oblongata, lateral 延髓外侧柱 / ~ mixed lateral 侧索混合柱,外侧柱(脊髓) / ~s of Morgagni; columnae tectales 莫尔加尼氏柱,直肠柱 / ~ muscle; sarcostyle 肌柱,肌原纤维 / ~ plate 多层[蒸馏]柱 / ~ positive 阳极区 / ~ posterior 后[灰]柱 / ~ postero-external 后外柱(脊髓)/ ~ posteromedian 后内柱(脊髓)/ ~ postero-vesicular; Clarke's ~; nucleus dorsalis 背核,克拉克氏柱 / columns, Rathke's 腊特克氏柱(脊索前端的两块软骨)/ ~ renal, primary 原肾柱 / ~ respiratory; fasciculus solitarius 孤束 / ~ Rolando's; tubercukum cinereum 罗朗多氏柱,灰结节(延髓) / ~ of Sertoli 塞尔托利氏[细胞]柱(由足细胞所组成的细胞柱)/ ~ spinal; columna vertebralis 脊柱 / ~ of Spitzka-Lissauer 背外侧束 / ~ Stilling's Clarke's ~; nucleus dorsalis 施提林氏柱,克拉克氏柱,背核 / ~ Turck's 提尔克氏柱(皮质脊髓前束,皮质脑桥束)/ ~ of the vagina, posterior; columna rugarum posterior 后皱褶柱 / ~ ventral; columna anterior 前灰柱(脊髓)/ ~ vesicular; nucleus dorsalis 背核 / ~ water 水柱 / ~ equilibration 柱平衡 / ~ of Koelliker 克利克尔氏柱,肌柱,肌原纤维 / ~ of Lissauer 利骚厄氏束,背外侧束 / ~ of Sertoli 塞尔托利氏[细胞]柱[由足细胞组成的细胞柱] / ~ of Spitzka-Lissauer 背外侧束 / ~ packings 柱填充物 / ~s, cnamel; enamel rods; prismataadamantina 釉质柱,釉棱柱 / ~ of fauces, anterior; arcus palatoglossus 咽门前柱,舌腭弓 / ~ of fauces, posterior; arcus palatopharyngeus 咽门后柱,咽腭弓 / columns of folds of tongue; papillae folicatae 舌皱柱 / ~ of nose; septuj nasi 鼻柱,鼻中隔 / ~ chromatography (简作 CC) 柱色(分离)法

columna (复 columnae) [拉]; **column** *n*. 柱 ‖ ~ papillares 乳头[状]肌 / ~ posterior 后[灰]柱 / ~ rectales 直肠柱,肛柱 / ~ renales 肾柱 / ~ rugaram anterior 前皱褶柱 / ~ rugarum 阴道皱褶柱 / ~ vaginalis 阴道皱褶柱 / ~ vertebralis 脊柱褶柱 / ~ rugarum posterior 后皱褶柱 / columnae adiposae; fat columns 皮下脂肪柱 / ~ albae chordae spinalis; funiculi medullae spinalis 脊髓白质柱,脊髓索 / columnae ananles; ~ rectales 肛柱,直肠柱 / ~ anterior; anterior column 前灰柱(脊髓)/ columnae Bertini; columns of Bertin 肾柱,贝坦氏柱,肾隔 / columnae carneae; trabeculae carneae cordis [心]肉柱 / ~ carneopapillaris anterior; ~ rugarum anterior 前皱褶柱 / ~ carneopapillaris posterior; ~ rugarum posterior 后皱褶柱 / columnae cinereae; columnae griseae 灰柱 / columnae cordis; trabeculae carneae; musculi pectinati [心]肉柱,梳状肌 / columnae cristarum vaginae; columnae rugarum (vaginae) 阴道皱褶柱 / ~ extremitatis inferioris 下肢柱(脊髓腰膨大部内) / ~ extremitatis superioris 上肢柱(脊髓颈膨大部内) / ~ fornicis 穹窿柱 / columnae griseae; gray columns 灰柱 / ~ intermediolaterlis 中间外侧柱 / ~ lateralis; lateral column 侧灰柱(脊髓)/ ~ medinlis; ~ intermediolateralis 内侧柱,中间外侧柱 / ~ nasi; septum nasi 鼻中隔 / columnae papillares; musculi papillares 乳头[状]肌 / ~ posterior; posterior column 后灰柱(脊髓)/ columnae rectales (Morgagni); columae anales 直肠柱,肛柱 / columnae renales 肾柱 / ~ ragarum anterior 前皱褶柱 / ~ rugarum posterior 后皱褶柱 / columnae rugarum (vaginae) 阴道皱褶柱 / ~ vaginalis 阴道皱褶柱 / ~ vertebralis; spinal column 脊柱

columnaerenales (Bertini) *n*. 肾柱

columnar *a*. 柱状的 ‖ ~ epithelial cell 柱状上皮的 / ~ epithelium 柱状上皮 / ~ structure 柱状构造 / ~ layer 杆体锥体层 / ~ organization 柱状组织

columnella [拉]; **columella** *n*. 小柱 ‖ ~ nasi; nasal column 鼻小柱

columning; columnization *n*. 棉塞支托法(对子宫脱垂)

columnization *n*. 棉塞支托法(对子宫脱垂)

columns of Morgagni 莫尔加尼氏柱,直肠柱

columns of vagina 阴道皱褶柱(前后壁纵行黏膜隆起,内有静脉丛)

Columvium (简作 CB, Cb) 钶 (41 号元素,旧称 niobium, Nb)

colummaerectales (**Morgagni**); **columae anales** *n*. 肠柱,肛柱

Colwellia *n*. 科尔韦尔氏菌属 ‖ ~ hadaliensis 赫达利科尔韦尔氏菌 / ~ psychroerythrus 冷红科尔韦尔氏菌(冷红弧菌)

colymycin; colistin *n*. 黏菌素

colyone; chalone *n*. 抑素

colyonic; chalonic *a*. 抑素的

colypeptic; kolypeptic *a*. 抑制消化的,调整消化的

colyphrenia; kolyphrenia *n*. 精神过度抑制

colyseptic; kolyseptic *a*. 防腐的

colytic; inhivitory *a*. 抑制的

colytropia *n*. 非共同性斜视,非共转性斜视

colza, Chinese *n*. 油菜子

colzae olzum chloriodisatum 氯碘化芸子油(线造影剂)

COM chronic otitis media 慢性中耳炎

coma *n*. ①昏迷 ②斜射球面象差 ‖ hypoglycemic ~ 低血糖昏迷 / hyperglycemic hyperosmolar nonketonic ~ 高血糖高渗性非酮性昏迷 / myxedema ~ 黏液性水肿昏迷 / ~ agrypnodal; ~ vigil 醒状昏迷,睁眼昏迷 / ~ alcoholic 醒状昏迷 / ~ ~ apoplectic 醇毒性昏迷 / ~ carcinomatosum 癌性昏迷 / ~, diabetic 糖尿病性昏迷 / ~ hepatic; ~ hepaticum 肝性昏迷 / ~ hypochloraemicum 低氯性昏迷 / ~ Kussmaul's 库斯毛耳氏昏迷(糖尿病性昏迷)/ ~ pyloricum 幽门痉挛性昏迷(乳婴)/ ~ thyrotoxic 甲状腺中毒性昏迷 / ~ trance; hypnotic lethargy 催眠性昏睡 / ~ uremic 尿毒症昏迷 / ~ vigil 睁眼昏迷,醒状昏迷 / ~ aberration 彗形像差

Comanonadaceae *n*. 丛毛单胞菌科

comate *a*. ①具毛的,多毛的 ②丛生的,簇生的

comatic aberration 彗形像差

comatose *a*. 昏迷的

comb *n*. 鸡冠,肉冠,栉(昆虫) ‖ ~ honey 巢室 / ~ genal 颊栉 / ~ pollen 花粉梳 / ~ pronotal 前胸栉/ ~ shape ①鸡冠状 ②栉状

comb-filtered noise 梳状滤波后噪声

combination *n*. ①结合 ②复合 ③化合 ‖ ~ tumor 复合性肿瘤,联合肿瘤 / ~ tone 复合音 / ~ oral contraceptive pill 复合口服避孕药片 / ~ pill 复合药片,口服避孕药,成份为合成的雌激素和孕激素

combinatorial antibody 组合抗体文库

Combinatorial chemistry 组合(式)化学(法)(即用一种类似衍生物不断地提高药物的疗效之方法)

combinatorial joining 组合连接

Combinatorial library 组合式资料库,分子库(即用于组合式化学的分子库,例如氨基酸,单糖,核苷酸等有资料库,并逐渐其在药物发展上的潜力)

Combinatorial repertoires 组合群(例如抗体组合群等)

combined approach tympanoplasty (简作 CAT) 联合处理鼓室成形术

combined cell type carcinoma 联合细胞性癌

combined energy 结合能

combined estimation 联合推定

combined extraction (白内障)联合摘出术

combined field 联合视野(双眼注视时)

combined hieh freguency ventilation (简作 CHFV) 联合高频通气法

combined immunodeficiency disease (简作 CID) 联合免疫缺陷病

combined index (简作 CI) 联合指数

combined injury 复合伤

combined mechanism glaucoma 混合型青光眼

combined nystagmus 混合性眼球震颤

combined procedure 联合术

combined selection 综合选择

combined standard deviation (简作 CSD) 综合标准差

combined therapy 综合治疗

combined version (胎位)内外倒转术

combinedcarbon *n*. 结合碳;化合碳

combining ability 配合力

combining cholalic acid (简作 CCA) 血清结合胆酸

combining heat 化合热

combining site 结合部位,结合点

Combretaceae *n*. 使君子科
Combretum *n*. 风车子属(植) ‖ ~ alfredii [拉;植药] 风车子 / ~ pilosum 柔毛风车子 / ~ sundiacum 马来风车子
combustible *a*. 可燃的,易燃的
combustion *n*. 燃烧 ‖ ~ fat 脂肪燃烧 / ~ spontaneous; catacausis 自燃 / ~ value 热值,卡值
Comby's sign [Jules 法儿科学家 1853—1847]孔比氏征(早期麻疹颊龈黏膜白斑)
comedo (复 comedones) *n*. 粉刺,黑头粉刺
comedocarcinoma *n*. 粉刺状癌,管内癌[乳腺]
comedomastitis *n*. 粉刺状乳腺炎
comedones (单 comedo) *n*. 粉刺,黑头粉刺
comeoscleral *a*. 角膜巩膜的
comes (复 comites) [拉 companion] *n*. 伴血管,并行血管(伴同神经的动脉或静脉)
comessatti test 科梅萨提氏试验(检肾上腺素)
comestible *a*. 可食的
comet *n*. 彗星
cometophobia *n*. 彗星恐怖
comeum *n*. 角质层
comfimeter *n*. 空气冷却力计
comfortization *n*. 使舒适
comfrey *n*. 西门肺草
comgenital generalized 6-bromatosis (简作 CGFZ) 先天性广泛性(扩散性)纤维瘤病
comification; keratinization *n*. 角[质]化
comirin *n*. 柯密菌素
comitans (复 comitantes) [拉]*a*. 伴的,并行的
Comite Europeen de Normalisation (简作 CEN) 欧洲标准化委员会
comites (单 comes) *n*. 伴血管,并行血管
comma-bacillus *n*. 霍乱弧菌,逗点形菌
comma-free code 无逗点密码标点密码
command *v*.& *n*. 支配;控制 ‖ ~ module 指挥舱,指令舱 / ~ signal 指令信号
commasculation *n*. 男性互恋,男子同性恋爱
comma-tract *n*. 逗点形束,束间束
Commelina L. *n*. 鸭跖草属 ‖ ~ bengalensis L. [拉;植药] 饭包草 / ~ communis L. 鸭跖草 / ~ diffusa Burm. F. [拉;植药] 竹节花 / ~ mosaic potyvirus 鸭跖草花叶马铃薯 Y 病毒 / ~ paludosa BL. [拉;植药] 大苞鸭跖草 / ~ polygama 碧蝉花 / ~ x potexvirus 鸭跖草 X 马铃薯 X 病毒
Commelinacene *n*. 鸭跖草科
commemorative sign 后遗征
commensal *a*. 共生的,共栖的,共生体,共栖体
commensalism *n*. 共栖,两种生物一起生活,其中一方受益,另一方既无益也无害的现象。
commentary, medical *n*. 病案附注
Commettee on Chemical Safety (ACS) (简作 CCS) 化学安全委员会(美国化学会)
Comminee of Interns and Residents (简作 CIR) 实习医师与住院医师委员会
comminntion *n*. 粉碎,捣碎
comminuted *a*. 粉碎的,捣碎的 ‖ ~ fracture 粉碎性骨折
comminuter *n*. 粉碎器,捣碎器
comminution *n*. 粉碎,捣碎 ‖ ~ of food 嚼碎食物
Commiphora *n*. 没药属 ‖ ~ abyssinica (Berg) Engler; ~ molmol 没药树 / ~ africanum 非洲没药树 / ~ agallocha 印度百代留 / ~ kataf 卡他夫没药树,阿拉伯没药树 / ~ molmol Engler 没药树 / ~ myrrha Baillon 没药树 / ~ myrrha Eng. [拉;植药] 没药
commiscuum *n*. 可杂交群(种内)
Commission a I'Energie Atomique (France) (简作 CEA) 法国原子能委员会
commission certified (简作 CC) 专业委员会发证的
Commission on Accreditation of Rehabilitation Facilities (简作 CARF) 康复设备鉴定委员会
Commission on Atomic Weights (IUPAC) (简作 CAW) 原子量委员会(国际纯粹与应用化学联合会)
Commission on Atomic Weights and Isotopic Abandance (简作 CAW-IA) 原子量和同位素丰度委员会 (属于 IUPAC 的一个组织)
Commission on Biochemical Nomenclature (简作 CBN) 生物化学命名委员会
Commission on Clilnical Chernistry (简作 CCC) 临床化学委员会
commissnre *n*. 连合
commissura (复 **commissurae**) [拉]; **commissure** [英] *n*. 连合 ‖ ~ ansata 襻连合 / ~ anterior (cerebri) 前连合(大脑)/ ~ anterior alba (medullae spinals) 白质前连合(脊髓)/ ~ anterior grisea (medullae spinalis) 灰质前连合(脊髓)/ ~ arcuata; ~ inferior 弓状连合,下连合 / ~ basalis; ~ superior (Mrynerti) 上连合 / ~ brevis 短连合 / ~ bulborum [前庭]球连合 / ~ cerebeili; pons 脑桥 / ~ cinerea; ~ gresea 灰质连合 / ~ fornicis; ~ hippocampi 穹窿连合,海马连合 / ~ grisea; massa intermedia 灰质连合,中间块 / ~ habenularum 缰连合 / ~ hippocampi; ~ fornicis 海马连合,穹窿连合 / ~ labiorum anterior 阴唇前连合 / ~ labiorum (oris) 口角,唇连合 / ~ labiorum posterior 阴唇后连合 / ~ labiorum pudendi 阴唇连合 / ~ laborum oris 口角,唇连合 / ~ palpebrarum nasalis; ~ palpehrarum medialis 睑内侧连合,内眦 / ~ palpebrarum temporalis; ~ palpebrarum lateralis 睑外侧连合 magna cerebri; corpus callosum 胼胝体 / ~ media cerebri; ~ mollis; massa intermedia 中间块 / ~ olivarum 橄榄连合 / ~ optica; chiasma opticum 视交叉 / ~ palpebrarum lateralis 睑外侧连合,外眦 / ~ palpebrarum medialis 睑内侧连合,内眦 / ~ palpebrarum nasalis; ~ palpebrarum medialis 睑内侧连合,内眦 / ~ palperarum temporalis; ~ palpebrarum lateralis 睑外侧连合,外眦 / ~ posterior (cerebri) 后连合(大脑)/ ~ posterior grisea 灰质后连合(脊髓)/ ~ posterior (medullae spinalis) 灰质后连合(脊髓)/ commissurae supraopticae 视上连合 / ~ tecti; commissure of tectum 顶盖连合 / ~ ventralis alba; ~ anterior alba 白质前连合
commissurae (单 commissura) *n*. 连合
commissural (复 commissurae) *n*. [神经]连合,接合缘 *a*. 连合的,联接的 ‖ ~ adenoma 连合性腺癌 / ~ bundles 联接维管束 / ~ fiber 连合纤维 / ~ flange 联接边 / ~ furrow 联接沟 / ~ neuron 连合神经元 / ~ nucleus 连合核 / ~ tracheal trunks 接索气管干
commissure [英]; **commissura** [拉] *v*. 连合 ‖ ~ of the cerebral hemispheres 大脑半球连合 / ~ circumesophageal 食管神经环 / ~, dorsal 背侧连合 / ~ Forel's 福雷耳氏连合,丘脑下部核连合 / ~ gray 灰连合(脊髓)/ ~ Gudden's; arcuate ~ 弓状连合,下连合 / ~ inferior; postoptic ~ 下连合,视交叉后连合 / ~ interthalamic; massa intermedia 中间块 / ~ laryngeal 喉连合 / ~ of lips; commissura labiorum oris 唇连合,口角 / ~ Meynert's 迈内特氏连合(从第三脑室底经视束至丘脑下体的神经纤维)/ ~ middle; massa intermedia 中间块 / ~ postoptic 视交叉后连合,下连合 / ~ soft; massa intermedia 中间块 / ~ spinal 脊髓连合 / ~ supraopticae [拉] 视上连合 / ~ superior; habanular ~ 上连合,缰连合 / ~ ventral 腹侧连合 / ~ Werneking's (Wernekink's) 结合臂交叉 / ~ white, anterior; commissura anterior alba 白质前连合(脊髓)/ ~ white, posterior 白质后连合(脊髓)/ ~ of eyelids, lateral; commissura palpebrarum lateralis 睑外侧连合,外眦 / ~ of eyelids, medial; commissura palpehrarum medialis 睑内侧连合,内眦 / ~ of lips; commissura labiorumoris 唇连合,口角
commissurorrhaphy *n*. 连合部缝术
commissurotomy *n*. 连合部切开术 ‖ ~ mitral 二尖瓣分离术(心)
commitment *n*. 院禁
Committe Chronic Leukemian-Myeloma Task Force (简作 CCLMTF) 慢性白血病—骨髓瘤专门工作委员会
committed *n*. 定型细胞 ‖ ~ cell 定型细胞 / ~ diploid 二倍细胞 / ~ effector 效应细胞 / ~ end 终末细胞 / ~ HeLa 希拉细胞,人子宫颈癌传代细胞 / ~ helper 协助者细胞 / ~ hematopoietic 生血基干细胞 / ~ hyperphagocytic 超吞噬细胞 / ~ step 关键步骤,关键反应
Committee on Acute Medicine (Am Soc Anesth) (简作 CAM) 急症医学委员会(美国麻醉协会)
Committee on Alcoholisn and Drug Dependence (AMA) (简作 CADC) 酒癖与药瘾委员会(美国医学会)
Committee on Ambulance Design Criteria (简作 CADC) 救护车设计标准委员会
Committee on Biological Information (简作 CBI) 生物情报委员会(英)
Committee on Chemistrv and Public Affairs (ACS) (简作 CCPA) 化学及公共事务委员会(美国化学会)
Committee on Diagnostic Reading Tests (简作 CDRT) 诊断性阅读试验委员会
Committee on Emergency Cardiac Care (AHA) (简作 CECC) 急症心脏病监护委员会(美国心脏病学会)
Committee on Emergency Medical Servic (AMA and NAS-NRC) (简作 CEMS) 急诊服务委员会 (美国医学会及全国科学会,全国研究会)
Committee on Environmental Improvement (ACS) (简作 CEI) 环境改善委员会(美国化学会)
Committee on Food Protection (FNB of NRC) (简作 CFI) 食品保护委员会(全国研究会的食品及营养委员会)

Committee on Injuries (AAOS) (简作 CI) 创伤委员会(美国整形外科学会)
Committee on the Cost of Medical Care (简作 CCMC) 医学临护价值会议
Committee to Combat Huntington's Disease (简作 CCHD) 抗亨廷·顿氏病(遗传性慢性舞蹈病)讨论会
Committtee on the Interplay of Engineering with Biology and Medicine (NAE) (简作 CIEBM) 生物学和医学工程相互联系委员会(全国工程学会)
commixture *n*. 混合,混合物
common *a*. ①共同的,总的 ②普通的 ③通常的 ‖ ~ antigen 普通抗原 / ~ bile duct (简作 CBD) 胆总管 / ~ bundles 共同维管束 / ~ cardinal vein 总主静脉 / ~ bundle of His(heart) (简作 CBH) 总房室束(心脏) / ~ carodtid artery (简作 CCA) 颈总动脉 / ~ ciliary artery 睫状总动脉 / ~ cochlear artery 耳蜗总动脉 / ~ cold (简作 CC) 感冒,伤风,着凉 / ~ duct (简作 CD) 总胆管 / ~ facial vein 面总静脉 / ~ hepatic artery 肝总动脉 / ~ hepatic duct 肝总管 / ~ iliac artery 髂总动脉 / ~ iliac vein 髂总静脉 / ~ mole 寻常痣,皮内痣 / ~ peroneal nerve 腓总神经 / ~ palmar digital artery 指掌侧总动脉 / ~ palmar digital nerve 指掌侧总神经 / ~ vitelline duct 总卵黄管 / ~ wart 寻常疣 / ~ acute lymphocytic leukemia (简作 CALL) 普通急性淋巴细胞白血病 / ~ duct exploration (简作 CDE) 总胆管探察 / ~ duct obstruction (简作 CDO) 胆总管梗阻 / ~ field 共有视野(双眼注视时的重叠视野部分) / ~ hepatic arteria (简作 CH) 肝总动脉 / ~ hepatic duct (简作 ChD) 肝总管 / ~ human pattern (简作 CHP) 普通人的类型 / ~ logarithm 常用对数,普通对数 / ~ pili 普通伞毛 / ~ research center (简作 CCR) 公共研究中心 / ~ variable immuno deficiency (简作 CVID) 常见变异型免疫缺陷病 / ~ ventricular tachycardia 普通型室性心动过速
Common Adder's tongue Fern [植药] 瓶尔小草
Common apricot [植药] 杏
Common Atropa [植药] 颠茄
Common aucklandia [植药] 木香
Common averrhoa [植药] 阳桃
Common baphicacanthus [植药] 马蓝
Common beet [植药] 甜菜
Common cephalanoplos [植药] 刺儿菜
Common chicory [植药] 菊苣
Common clubmoss [植药] 欧洲石松子
Common cockscomb [植药] 鸡冠花
Common cold virus group 伤风病毒群
Common cold virus = Human rhinovirus 人鼻病毒群
Common cowpwa [植药] 豇豆
Common crane [动药] 灰鹤
Common crane faeces [动药] 灰鹤粪
Common crane meat [动药] 灰鹤
Common devilpepper [植药] 萝芙木
Common flax [植药] 亚麻
Common foxglave [植药] 紫花洋地黄
Common ginger [植药] 姜
Common heron's bill [植药] 牧牛儿苗
Common hogfennel [植药] 紫花前胡
Common jasmine [植药] 素方花
Common jointfir [植药] 买麻藤
Common jujube [植药] 枣
Common kingfisher [动药] 普通翠鸟
Common kingfisher Bone [动药] 鱼狗骨
Common kingfisher meat [动药] 鱼狗
Common marshmarigold [植药] 驴蹄草
Common minnow [动药] 石鲅鱼
Common monnow [动药] 宽鳍
Common muntjac [动药] 小麂
Common muntjac meat [动药] 小麂
Common Muntjac Osseocolla [动药] 小麂骨胶
Common nutmeg [植药] 肉豆蔻
Common orient clam [动药] 丽文蛤
Common orient clam shell [动药] 丽文蛤壳
Common oyster [动药] 长牡蛎
Common parpermulberry [植药] 构树
Common peony [植药] 芍药
Common pyrola [植药] 卵叶鹿蹄草
Common red fox [动药] 赤狐
Common red fox feet [动药] 狐四足
Common red fox gall [动药] 狐胆
Common red fox head [动药] 狐头
Common red fox heart [动药] 狐心
Common red fox intestines [动药] 狐肠
Common red fox meat [动药] 狐肝
Common red fox meat [动药] 狐肉
Common reed [植药] 芦苇
Common roequal [动药] 长须鲸
Common roequal liver [动药] 长须鲸肝
Common roequal pancreas [动药] 长须鲸胰脏
Common rush [植药] 灯心草
Common spiderflower [植药] 白花菜
Common spiny whelk [动药] 蝾螺
Common trumpetcreeper [植药] 美洲凌霄花
Common turmeric [植药] 姜黄
Common valeriana [植药] 缬草
Common vladimiria [植药] 川木香
Common wart virus = Human infectious warts virus (Strauss) 人乳头瘤病毒
Common watershield [植药] 莼菜
Common white jasmien [植药] 素方花
commonwealth Bureau of Animal Heanh (简作 CBAH) 联邦动物卫生局(英)
commotio; concussion *n*. 震荡 ‖ ~ cerebri; cerebral concussion 脑震荡,脑震伤 / ~ labyrinthi 迷路震荡 / ~ retinae 视网膜震荡 / ~ spinalis; railway spine; spinal concussion 脊椎震荡,铁道脊椎 / ~ thoracis 胸震荡
commotion *n*. 震荡
communal connubium 杂婚
communicability *n*. 传染性
communicable *a*. 有传染性的 ‖ ~ diseases(简作 CD) 传染病 / ~ period 传染期
Communicable Disease Center (PHS, Atlanta) (简作 CDC) 传染病中心(美国公共卫生服务处,亚特兰大)
communicans (复 communicantes) *a*. 交通的
communicating branch 交通支
communicating hydrocele testis 交通性鞘膜积液
communication *n*. 通讯 ‖ ~ theory 通讯理论 / ~s center 通讯中心 / ~s network 通讯网络 / ~s technician 通讯技术员
Communicative Disorders Program (简作 CDP) 传染病(防治)方案
communis; common *a*. 普通的
community *n*. 团体,社区 ‖ ~ care 社区保健,群体保健 / ~ care unit (简作 CCU) 公共监护病房 / ~ health (简作 CH) 群体卫生,社区卫生 / ~ medical disaster planning 社区灾难医疗计划 / ~ medicine 公众医学,社区医疗
Community Health and Environmental Surveillance System (EPA) (简作 CHESS) 公共卫生和环境监督系统(环境保护公司)
Community Health Association (简作 CHA) 公共卫生协会
community health nurse (简作 CHN) 公共卫生护士
Community Health Week (简作 CHW) 公共卫生周
community mental health center (简作 CMHC) 社区精神卫生中心
commutation *n*. ①转换,换向 ②整流
commutator *n*. ①换向器 ②整流器
comolecule *n*. 同型分子
Comolli's sign 科莫利氏征(见于肩胛骨折)
comonomer *n*. 共聚用单体
comophage *n*. 噬尘细胞
comose [拉] *a*. 多发的,多毛的
comosis *n*. 粉尘病,尘埃沉着病
Comovirus *n*. 豇豆花叶病毒组
comp [拉 compositus] *a*. 复合的,复方的
compact *a*. 致密的,紧密的 ‖ ~ substance 骨密质 / ~ colony forming active substance (简作 CCFAS) 致密集落形成活性物质 / ~ disc-read only memory (简作 CD-ROM) (密集式) 只读光盘 / ~ nucleus 突核
Compagnie Generale de Television et d'Electronique (简作 CGTE) (法)电视电子总公司
companion cell 伴(细)胞
company *n*. 队,公司 ‖ ~ ambulance 战地医疗队 / ~, life-insurance 人寿保险公司
comparascope *n*. 比片对比显微镜
comparate chiasmate 成双交叉,偶线交叉
comparative anatomy 比较解剖学
Comparative Biochemistry and Physiology (简作 CBP) 比较生物化学和生理学(杂志名)
comparative cytology 比较细胞学
comparative embryology 比较胚胎学(通过分析研究各类不同动物胚胎发育的过程,并加以比较,为动物系统发生和进化规律提

供重要证据,也为动物分类学提供理论基础)
comparative exophthalmometry 比较性眼球突出测量法
comparative mortality index (简作 CMI)标准化死亡指数
comparator *n*. ①比较器 ②比色器 ③比长仪 ‖ ~ Cole-Onslow's 柯一昂二氏双色器 / ~ color 比色器 / ~, hydrogen-ion; pH value ~ 氢离子浓度比值器
comparer *n*. 比较器
comparison test 比较试验
comparium *n*. 可杂交群
comparomicroscope; comparascope *n*. 双片对比显微镜
compartment *n*. 隔室,隔间 ‖ ~ muscular; lacuna musculorum 肌腔隙 / ~ vascular; lacuma vasorum 血管腔隙 / compatibility 适合性,相容性,可配伍性 / ~ sexual 性感适合 / ~ syndrome 骨筋膜间隔区综合征 / ~ transit time (简作 CTT) 细胞库(池)经过时间
compartmentalization, compartmentation *n*. 分室作用
compass *n*. ①罗盘,指南针 ②音域(乐)
compatibility *n*. 相容性,适合性,可配伍性
compatible *a*. 可相容的,可协调的,可亲和的
compazine; prochlorperazine *n*. 甲哌氯丙嗪
compensated acidosis 代偿性酸中毒
compensated heart failure 代偿性心衰
compensating action 补偿作用
compensating chiasma 补偿交叉
compensation *n*. 补偿作用,代偿功能,代偿[机能],补偿 ‖ ~ broken 代偿机能不全 / cardiac ~ 心脏代偿功能 / dosage ~ 剂量补偿 / ~ workmen's 工人补偿
compensator *n*. ①补偿器 ②补偿棱镜 ③补助器 ‖ ~ gene 补偿基因
compensatory *a*. & *n*. 代偿的,代偿性 ‖ ~ glaucoma 代偿性青光眼 / ~ heterophoria 代偿性隐斜 / ~ manometer 代偿性压力计(测眼内压) / ~ nystagmus 代偿性眼球震颤 / ~ operation 代偿性手术 / ~ refixation 代偿性再注视
compensatory *n*. 代偿性 *a*. 代偿的 ‖ ~ mating 补偿交配 / ~ stage of renal insufficiency 肾功能不全代偿期
competence *n*. 能力,活性 ‖ ~ embryonic 胚反应能力 / ~ immunological 免疫活性
competent inducing factor (简作 CIF) 活性诱发因子
Competent National Authorities 国家主管当局(例如我国的中央卫生部)
competition *n*. 竞争 ‖ binding ~ 结合竞争性 / binocular ~ 双眼竞争 / ~ cell 细胞竞争 / sequential ~ 时序竞争
Competitive antagonists 竞争性拮抗药
competitive binding 竞争性结合
competitive conjugation 竞争联会
competitive ELISA 竞争 ELISA
competitive enzyme-linked immunosorbent assys (简作 c-ELISA) 竞争型酶联免疫测定
competitive inhibition 竞争阻碍作用
competitive inhibitor 竞争性抑制物
competitive PCR 竞争性 PCR
competitive protein binding assay (简作 CPBA) 竞争性蛋白结合分析法
competitive selection 竞争选择
competitive shunt mechanism 竞争性短路机制
compiler *n*. 编译程序
compimeter *n*. 视野计
complain *v*. 抱怨,控诉,叫苦
complaint *v*. & *n*. ①主诉 ②陈诉 ③抱怨 ④病 ‖ ~ investigation 意见调查,危害性调查
complanar *a*. 共面的
complcmentoid *n*. 类补体
compleexenvelop *n*. (病毒)胞膜复合体
complement *n*. ①补体 ②组分(染色体) ‖ ~ deviation 补体偏差 / ~ fixation 补体结合 / ~ fixation test 补体结合试验 / ~ receptor 补体受体 / ~ C1 estrase inhibitor 补酶 C1 酯酶因子 / ~ C3a 补体 C3a 因子 / ~ C4a 补体 C4a 因子 / ~ consumption (简作 CC) 补体消耗 / ~ decay rate (简作 CDR) 补体衰变率 / ~ dependent cell mediated cytotoxicity (简作 CDCC) 补体依赖性细胞介导细胞毒性(同 ADCC) / ~ dependent cytotoxicity (简作 CDC-TX) 依赖性细胞毒性 / ~ factor 补体因子 / ~ fixation (简作 CF) 补体结合,补体固定 / ~ fixation unit (简作 CFU) 补体结合单位 / complement fixing antinuclear antibody (简作 CFANA) 补体结合性杭核抗体 / ~ fixmation, diluent (简作 CFD) 补体固定稀释剂 / ~, alexine 补体 / ~ al *a*. 补偿的
complementarity *n*. 互补性
complementary *a*. 补偿的 ‖ ~ action 互补作用 / ~ after-image 补色后像 / ~ area 补价面 / ~ assay 互补实验 / ~ base 互补碱基 / ~ base sequence 互补碱基顺序 / ~ chiasma 互补交叉 / ~ color 补色 / ~ color test 补色试验(检诈盲) / ~ colors 互补色 / ~ CRNA CRNA 互补 / ~ DNA (简作 cDNA) 互补 DNA,反向转录 DNA / ~ gene 互补基因 / ~ mutation 互补突变 / ~ pairing 互补配对 / ~ replacement 辅助置换(双眼单视觉置换) / ~ sex factor theory 互补性因子说 / ~ strand 互补链 / ~ structure 互补结构 / ~ transcription 互补转录
complementation *n*. 互补作用 ‖ ~ group 互补群,互补基因 / ~ map 互补图 / ~ test 互补试验 / ~ group 互补群 / ~ unit 互补单位 / ~ map 互补图 / ~ test 互补测验
complement-dependent cytotoxicity (简作 CDC) 依赖补体的细胞毒性
complement-dependent antibody cytotoxicity 补体依赖抗体细胞毒性
Complement-dependent antibody (简作 CDA) 补体依存性抗体
complemented *a*. 补体致活的
complement-fixing antibody (简作 CFA) 补体结合抗体
complementoid *n*. 类补体
complementology *n*. 补体学
complementophile *a*. 嗜补体的
complemeritary deoxyhbonucleic acid (简作 CDNA) 补偿脱氧核糖核酸
completary deoxyribonucleic acid library 互补脱氧核糖核苷酸库
complete *a*. 完全的 ‖ ~ abortion 完全流产妊娠物全部排出体外 / ~ antibody 完全抗体 / ~ antigen 完全抗原 / ~ bed rest (简作 CBR) 绝对卧床休息 / ~ block 完全性(传导)阻滞 / ~ blood count (简作 CBB) 全血细胞计数,全血球计数 / ~ breech 完全臀位(胎儿双髋关节及双膝关节均屈曲,如同盘膝坐,先露为胎儿臀部和双足) / ~ cataract 完全性白内障 / ~ dislocation 全脱位 / ~ dominance 完全显性 / ~ exchange capacity (简作 CEC) 全交换容量 / ~ Freund adjuvant (简作 CFA) 完全弗罗因德氏佐剂 / ~ heart block (简作 CHB) 完全性房室传导阴滞 / ~ hemianopia 完全偏盲 / ~ herimbility 完全遗传力 / ~ hysterectomy 全子宫切除术 / ~ iridoplgia 完全性虹膜麻痹 / ~ lethal 完全致死 / ~ linkage 完全连锁 / ~ luxation (晶状体)全脱位 / ~ medium 完全培养基 / ~ metamorphosis 全变态(指医学昆虫) / ~ mutant 完全突变型 / ~ ophthalmoplegia 完全性眼肌麻痹 / ~ penetrance 完全外显 / ~ penetrance 完全外显率 / ~ precocious puberty 完全性早熟 / ~ protein 完善蛋白质 / ~ recovery 完全康复 / ~ remission (简作 CR) 完全缓解 / ~ selection 完全选择 / ~ sex linkage ①完全伴性(遗传) ②完全性连锁 / ~ suppression 完全抑制 / ~ symblepharon 睑球全粘连 / ~ transduction 完全转导 / ~ transposition of greatvessels 完全性大血管错位
completion of bed occupancy Care (简作 CBOC) 完全卧床护理
completion, arithmetic, vocabulary, and direcdon following (简作 CAVD) 填空,算术,词汇和听从指令(智力测验)
complex *a*. ①复杂的,复合的 ②络合物的,络合的 *n*. ①复合体,络合物 ②复数 ③复合波(心电图) ④情结,情综 ⑤复征,综合征 ⑥染色体群 ‖ ~ aberrant 异常复合波(心电图) / acceptor-donor ~ 受体一供体复合体 / AIDS-related ~ 艾滋病有关征候群 / ~ anomalous 异常复合波 / ~ anxiety 焦虑情结 / ~ auricular 心房复合波 / ~ autonomous 自主情结 / ~ calcarine; calcar avis 禽距 / ~ castration 阉割情结 / ~ caudal pharyngeal; ultimobranchial body 后鳃体,鳃后体 / ~ cell 复杂细胞 / ~ anion 络合阴离子 / ~ cation 络合阳离子 / ~, caudal pharyngeal; ultimobranchial body 后鳃体,鳃后体/ ~ character 复杂性状 / ~ drunkenness 复杂性醉酒 / ~ dynamic 动力复合体 / ~ dynamic structure 动力结构复合体 / ~ EAHF 湿疹气喘枯草热复征 / ~ Eisenmenger 艾森门格氏复征(先天性心脏病)/ ~ flatus 排气情结 / ~ Friedmann's; Friedmann's vasomotor syndrome 弗里德曼氏血管舒缩综合征 / ~ inferiority 自卑感,自卑情结 / ~ Lutembavher's 鲁藤巴赫氏复征(二尖瓣狭窄伴有房间隔缺损) / ~ hapten 复合半抗原 / ~ heterozygote 复合杂合子 / histo compatibility ~ 组织拥容性复合物 / ~ inheritance 综合遗传/ junctional ~ 联结复合体 / labelled antigen-antibody 标记抗原抗体复合物 / light-harvesting ~ 获光复合物 / ~ loci 复合座位 / ~ malignant neoplasms 复合性恶性肿瘤 / ~, maxillary 上颌复合体 / ~ nevus 复合痣/ ~ modulus of elasticity 复弹性模量 / ~ molecule ①复杂分子 ②络合分子 / neutral lipid soluble 99mTc 中性脂溶性 99m 锝络合物 / ~ persecution 迫害情结 / ~ primary 原发复征,初期复合体 / ~ QRS QRS 复合波(心电图)/ ~ sex 性复合体 / supramolecular ~ 超分子复合体(物) / synaptonemal ~ 联会复合体 / ~ stimuli 复杂刺激 / ~ tail phage group 复尾噬菌

体群 / ~ superiority 自尊情结 / ~ symptom; syndrome 综合征 / ~ urobilin 尿胆素络合物 / ~ ventricular 心室复合波 / ~ vitamin B 维生素 B 复体,复合维生素 B / ~ zymase 酿酶复体 / ~ antigenic determinant (简作 CAD) 复合抗原决定簇 / ~ antigenic determinants (简作 CADs) 复合抗原决定簇 / ~ astigmatism 综合性散光 / ~ symmetry 复合对称 /~ trait 特质丛

Complex partial epilepsy 複合型局部痫

complexing agents 络合剂

complexion [英]; **complexio** [拉] ***n***. ①体质 ②面色,面容

complexity factor (简作 CF) 复杂度系数

Complextoothed flying squirrel [动药] 复齿鼯鼠

complexus; musculus semispinalis capitis ***n***. 头半棘肌 ‖ ~ minor; musculus longissimus capitis 头最长肌

compliance ***n***. ①遵守医嘱;顺从 ②顺应性,依从(性) ‖ acoustic ~ 声顺应性 / specific ~ 比顺应性/~ of blood vessel (简作 CBV) 血管顺应性

Compliance 按指示用药(服从性。容量伸缩性:容量弹性)

complicated ***a***. 并发的 ‖ ~ cataract 并发性白内障 / ~ hypermetropia 并发性远视,非典型性远视 / ~ microphthalmia 并发性小眼球 / ~ myopia 并发性近视

complication ***n***. 并发症,并发病 ‖ ~ cardiac 心并发症 / ~ ocular 眼并发症 / ~ respiratory 呼吸系并发症

complimentary ***a***. 补合的

complmentation ***n***. 互补作用

complmnentary factor 互补因子

complon; cistron ***n***. 互补子,顺反子,作用子(遗传)

complotype ***n***. 补体单倍型

componen, anterior ***n***. 骀向前动力

component ***n***. ①成分,组分 ②组元(神经元组) ‖ ~ active 有功成份 / ~ cell 细胞成份 / ~ centrie 正中成份 / ~ nerve 神经成份 / ~ somatic motor 躯体运动组元 / ~ somatic sensory 躯体感觉组元 / ~ splanchnic motor 内脏运动组元 / ~ splanchnic sensory 内脏感受觉组元 / ~ therapy 成分治疗,成分输血/~ s of variance 方差的分量

Compositae ***n***. 菊科

composite crossing 复合杂交,复杂杂交

composite cyclic therapy (简作 CCT) 综合交替治疗

composite membrane 混和膜(见 acrosome reaction 顶体反应)

composite strain 复合晶系

composite variety 多系品种,混系种

composition ***n***. 组成,成分 ‖ ~ blood transfusion 成分输血

compositus [拉]***a***. 复方的,复合的

composmentis ***n***. 精神健全

compost ***n***. 堆肥 ‖ ~ garbage 垃圾堆肥

compound [英]; **componere** [拉] ***a***. & ***n***. 复方的,复合的,化合物,复合物 ‖ ~ A; 11-dehydrocorticosterone 化合物 A,11-脱氢皮质酮 / compounds, acetone 丙酮 化合物 / ~ acyclic 无环化合物,开链化合物 / ~ addition 加合物,加成化合物(两种简单的化合物或二元化合物结合而成的化合物)/ ~ additive 加成物(借使双链或三键饱和而成的化合物)/ ~ aliphatic 脂肪族化合物 / ~ anti-hemorrhagic 抗出血化合物 / ~ APC 复方 APC 制剂 / ~ aromatic 芳香族化合物 / ~ arsenic 砷化物 / ~ B; corticosterone 化合物 B,皮质酮 / compounds, benzene; aromatic compounds 苯化合物,芳香族化合物 / ~ binary 二元化合物 / ~ carbamino 氨基甲酰化合物 / ~ carbethoxy 闭链化合物 / ~ closed-chain 闭链有机化合物 / ~ closed-chain organic / ~ coaltar 煤焦油化合物 / ~ colloidal impression 胶体印膜膏 / ~ condensation 缩合物 / ~ cyclic 环状化合物,闭链化合物 / ~ diazo 偶氮化合物 / ~ E; 17-hydroxy-11-dehydrocorticosterone; cortisone 化合物 E,17-羟-11-脱氢皮质酮,可的松 / ~ endothermic 吸收性化合物 / ~ exothermic 放热性化合物 / ~ F; 17-hydroxycorticosterone; hydrocortisone; cortisol 化合物 F,17-羟皮质酮,氢化可的松,可的索,皮质醇 / ~ fatty 脂肪族化合物 / ~ heterocyclic 杂环化合物 / ~ inorganic 无机人化合物 / ~ iodopyracet 碘吡啦啥化合物 / ~ isocyclic 碳环化合物,纯环化合物,等[原子数]环化合物 / ~ metallic 金属化合物 / ~ modelling 印膜膏 / ~ open-chain 开链化合物 / ~ open-chain organic 开链有机化合物 / ~ organic 有机化合物 / ~ paraffin 烷属化合物 / ~ plastic molding 成形化合物 / ~ polar 极性化合物 / ~ propionate 丙酸盐类 / ~ quaternary 四元化合物 / compounds, quaternary ammonium 季铵化合物 / ~ ring 环状化合物 / ~ S; desoxycortisone; 17-hydroxy-11-desoxycorticosterone 化合物 S,脱氧可的松,17-羟-11-脱氧皮质酮 / ~ saturated 饱合化合物 / ~ substitution 取代化合物 / compounds, sulfonamide 磺酰胺化合物 / compounds, tautomeric 互变异构物 / ~ ternary 三元化合物 / ~ tertiary 三元化合物 / ~ unsaturated 不饱和化合物 / ~ arrhythmia 复合性心律失常 / biphenol ~ 联苯化合物 / chromogenic ~ 生色化合物 / ~ impression 印模膏 / ~ isotopically labelled 同位素标记化合物 / microcrystalline calcium hydroxyapatite ~ 羟磷灰石微结晶钙复合物 / mutiply labelled ~ 多标记化合物 / thermohardening ~ 热凝化合物 / tritiated ~ 氚标记化合物 ‖ ~ alveolar gland 复泡腺 / ~ chromosome 复合染色体 / ~ cyst 多房性囊肿 / ~ embryosac 复胚囊 / ~ exocrine gland 复外分泌腺 / ~ eye 复眼 / ~ ganglion 复神经节 / ~ gland 复腺 / ~ grain structure 复粒结构 / ~ marking 复斑 / ~ microscope 复式显微镜 / ~ nevi 复合性痣 / ~ oosphere 复合卵球 / ~ protien 复合蛋白 / ~ sieve plate 复筛板 / ~ tubular gland 复管腺[复合管状腺] / ~ tubulo-acinous gland 复管泡腺 / ~ X-chromosomes 复 X 染色体 / ~, arsenic 砷化物 / ~, colloidal impression 胶体印模膏 / ~, impression 印模膏 / ~, investment 包埋料化合物 / ~, modelling 印模膏 / ~, plastic molding 成形化合物 / ~, thermohardening 热凝成形化合物(印模膏) / ~, thermoplastic 热熔成形化合物(印模膏) / ~, thermosetting 热凝成形化合物(印模膏) / ~, universal investment 通用包埋料化合物 / ~ action potential 复合动作电位 / ~ astigmatism 复性散光 / ~ bodies (简作 CB) 复合小体 / ~ cathartic (简作 CC) 复方泻剂 / ~ comminuted fractue (简作 CCF) 复合粉碎性骨折 / ~ determiners ①复定子 ②复因子 / ~ eye (简作 CE) 复眼 / ~ histogram 复合直方图 / ~ hyperopic astigmatism 复性远视散光 / ~ lens 复合透镜 / ~ melanosome 复合黑素体 / ~ myopic astigmatism 复性近视散光 / ~ presentation 复合先露:是指先露部除头或臀之外,沿有肢体同时进入骨盆入口 / ~ spectacles 复合眼镜 / ~ X-chromosomes 复合 X 染色体

compral; antipyrine acetylsalicylate ***n***. 康普拉,乙酰水杨酸氨替比林

comprcession ***n***. 压缩

Comprehensive Cancer Center (NCI) (简作 CCC) 综合癌症中心(全国癌症学会)

comprehensive cardiovascular community control program (简作 CCCCP) 心血管病综合群防群治

comprehensive care organization (简作 CCO) 综合性监护组织

Comprehensive Drug Abuse Prevention and Control Act (1970) 全面性药物滥用防止与管制法规(美国於 1970 年制定之。又叫 Controlled Substances Act 管制药法规)

Comprehensive Health Manpower Act of I971 (简作 CHMA) 综合卫生人力条例(1971)

comprehensive health planning program (简作 CHPP) 综合卫生计划纲要

Comprehensive Hospital Infection Project (简作 CHIP) 医院感染全面计划

comprehensive medicine 综合医学

comprehensive psychopathological raing scale (简作 CPRS) 综合性精神病理学评价指标

compress ***n***. & ***v***. 敷布,压布,敷,压缩 ‖ ~ cold 冷敷布,冷敷法 / ~ cold wet; Priessnitz ~ 冷湿敷布,普里斯尼茨氏敷布 / ~ cribriform 筛形敷布 / ~ electrothermic 电热敷布 / ~ fango 泥敷 / ~ fenestrated 开孔敷布 / ~ graduated 梯形敷布,分级敷布 / ~ hot 热敷布,热敷法 / ~ hydropathic 湿敷 / ~ ice 冰敷 / ~ pressure 加压敷布 / ~ Priessnitz 普里斯尼茨氏敷布(冷湿敷布)/ cold ~ 冷敷 / cold wet ~ 冷湿敷布;冷湿敷法 / electrothermic ~ 电热敷布 / hot ~ 热敷布;热敷法 / ice ~ 冰敷 / pressure ~ 加压敷布

compressed air 压缩空气

Compressed Gas Associations Inc (简作 CGA) 压缩气体协会联合会

compressed petroleum gas 压凝汽油

compressed-air illness 压缩空气病,减压病

compressed-air sickness (**decompression sickness**) 压缩空气病,减压病

compressibility ***n***. ①压缩性 ②压缩系数

compression ***n***. 压迫,加压,压缩 ‖ ~ of the brain 脑受压 / ~ cold 冷压,冷榨 / ~ digital 指压法(止血) / ~ direct 直接压迫 / ~ instrumental 器械压[迫]法(止血) / ~ Leriche's 斜角肌综合征 / cardiac ~ 心脏按压 / ~ arthrodesis 加压关节固定术 / chamber 加压舱 / ~ fracture 压缩骨折 / digital ~ 指压法(止血) / elastic ~ 弹性压迫 / ~ cough 压迫性咳 / dry ~ 干咳 / ear ~ 耳性咳 / irritable ~ 刺激性咳嗽 / moist ~ 湿咳 / paroxysmal ~ 阵发性咳,发作性咳 / pleuritic ~ 胸膜性咳 / productive ~ 排痰性咳 / reflex ~ 反射性咳 / spasmodic ~ 痉挛性咳 / throat ~ 咽性咳 / wet ~ 湿性咳嗽,湿咳 / whooping ~ 百日咳 / winter ~ 冬季咳 / ~ atrophy 压迫性萎缩 / ~ bandage 压迫绷带 / ~ constant (简作 CC) 压缩常数

compressional bone conduction (简作 CBB) 挤压式骨传导
compressive nystagmus 气压性眼球震颤
compressor *n*. ①压肌 ②压迫器 ‖ ~ Deschamps'压动脉器 / ~ filter 压榨瓶,滤饼压榨器 / ~ labri 上唇压肌 / ~ naris 鼻肌横部 / ~ naris muscle 鼻孔压肌 / ~ urethrae 尿道膜部括约肌 / ~ vaginae 阴道括约肌,球海绵体肌/ ~ naris; pars transversus (musculus nasalis) 鼻肌横部 / ~ screw 螺旋压迫器 / ~ shot 缝线珠镊 / ~ urethrae; musculus sphincter urethtae 尿道膜部括约肌 / ~ vaginae; musculus bulbocavernosus 球海绵体肌(女),阴道括约肌 / ~,air 压气机,空气压缩机
compressorium (复 compressoria) *n*. 压迫装置(显微镜检查)
compromised host 受损机体(可能由于免疫系统缺陷或严重贫血致机体不能抵抗感染)
compsomyia macekkaria; Cochaomyia macellaria *n*. 腐败锥蝇
Compsopogonaceae *n*. 弯枝草科(一种藻类)
comptocormia; camptocormia *n*. 躯干弯曲,躯干前屈症
comptodacytylism *n*. 弯硬小指
compton effect 康普顿效应
comptonia asplenifolia; Myrica asplenifolia 香蕨木,蕨叶杨梅
compulsion *n*. 强迫
compulsive *a*. 强迫性的
compulsive idea (**imperative idea**) 强迫观念
computation *n*. 计算[技术]
Computation and Data Processing Center (简作 CDPC) 计算与数据处理中心
computational fluid dynamics (简作 CFD) 计算流体动力学
computed *a*. 计算机的 ‖ ~ tomography 断层摄影[法],CT
computed body tomography (简作 CBT) 计算机 X 线身体断层扫描
computed tomography 计算层析 X 射线照相术
computed tomography, computerized tomography, computer tomography (简作 CT) 计算(辅助)体层摄影(术),计算体层摄影(术)
computed tomoraphy (简作 CT) 计算机体层成像装置 (简作 CT,由美国物理学家 Hounsfield 于 1969 年设计。它使普通 X 线摄影不能显示的组织和器官得以显示,检查方便,无痛苦。Hounsfield 于 1979 年获诺贝尔医学生物学奖金)
computer *n*. ①计算机 ②计数器 ③计量器 ④计算员 ‖ ~ language 计算机语言 / ~ diagnosis 计算机诊断 / ~ module 计算机样机 / ~ program 计算机程序 / ~ simulation 计算机模拟 / ~ terminal 计算机终端/ ~ aid to physician's office (简作 CAPO) 医师办公室辅助计算机/ ~ aided expedment (简作 CAE) 计算机辅助实验 / ~ aided treatment 计算机辅助治疗 / ~ assisted blood background subtraction (简作 CABBS) 计算机辅助血本底扣除 / ~ assisted diagnosis 计算机辅助诊断 / ~ assisted mietrizamide myelography (简作 CAMM) 计算机(辅助)甲泛葡糖脊髓造影术 / ~ compatible tape (简作 CCT) 兼容性计算机用带 / ~ control system (简作 CCS) 计算机控制系统 / ~ controlled display (简作 CCD) 计算机控制显示器 / ~ densitometer system (简作 CDS) 计算机光密度系统 / ~ graphics (简作 CG) 计算机图学 / ~ identification of virus 病毒的计算机鉴定 / ~ in Biology and Medicine (简作 CBM) 生物学与医学计算机(杂志名) / ~ instruction 计算机指令 / ~ modeling 电脑计算模拟分子动态结构/ ~ assisted instruction 简作 CAI 电脑辅助教学 / ~ of average transient (EEG) (简作 CAT) 平均瞬时计算器(脑电图) / ~ operation 计算机操作 / ~ processing of electron micrographs 电镜图像计算机处理(整理) / ~ program 计算机程序 /
computer-aided analysis 电子计算机分析
computer-aided dispatch 计算机辅助通讯调度(系统)
computer-aided instruction (简作 CAI) 电脑辅助教学
Computer-aided manufacturing (简作 CAM) 计算机协助处理和控制
computer-aided patient management (简作 CAPM) 计算机辅助的病员管理
computer-aidid instruction computer-assisted (**computer-aided**) **instruction** (简作 CAI) 计算机辅助教学;计算机辅助教学系统
computer-assisted dual-nuclides background subtraction 计算机双核素本底清除术
computer-assisted education (简作 CAE) 计算机辅助教育
computer-assisted learning (简作 CAL) 计算机辅助学习
computer-assisted measurement and control (简作 CAMAC) 计算机协助的测量和控制
computer-assisted technique for numerical indexing purposes (简作 CATNIP) 计算机辅助数字编码技术
computer-assisted tomograph (简作 CAT) 计算机断层 X 线照相术
computer-assisted: radionuclide angiography (简作 CRNA) 计算机放射性核素血管显像(术)
computer-based hazard 计算机模拟灾害
computerized axial tomography (简作 CAT) 计算机轴向层面 X 线照片术(同 CT)
computerized diagnostic consult 计算机诊断咨询
computerized tomography (简作 CT) 电子计算机断层摄影术
computerized tomography number (简作 CTN) CT 值
computerized transaxial tomography (简作 CTT) 计算机(辅助)轴向体层摄影(术),计算体层摄影(术)
Comul test 科马尔试验(小鼠白血病毒抗原补体结合试验)
comus *n*. 近视弧形斑
co-mutagen *n*. 促诱变原
comutation *n*. 并发突变
comvining site 结合点,结合部位
con- ①圆锥 ②视锥 ③合同 ④虱卵,蚤卵
conalbumin *n*. 伴白蛋白(一种糖蛋白)
conamen *n*. 自杀企图
conarachin *n*. 伴花生球蛋白
conarial *a*. 松果体的
conario-hypophyseal *a*. 松果体垂体的
conarium; corpus pineale *n*. 松果体
conation *n*. 意志,意图
conative *a*. 意志的,意图的
conavanine *n*. 豆氨酸
conbing; hersage *n*. 神经纤维松解术
C-onc (cellular oncogen) *n*. 细胞癌基因
concameration *n*. 房腔连系
concanavalin; concanavallin *n*. 刀豆球蛋白
concanavalin (**con**) *n*. 伴刀豆球蛋白
concanavalin A 伴刀豆球蚕白 A
concassation *n*. 捣碎,摇碎
concatemer *n*. 连环体(核苷酸)
concatemerization *n*. 连环化
concatenate *n*. 多连体 *a*. ①链状结合的 ②连结的
concatenate, concatemer *n*. 连环(连环体),多连体
concatenation *n*. 链状结合,连结
concateric *a*. 连环的
Concato's disease [Luisi Mafia 意医师 1825—1882]孔卡托氏病(进行性多发性浆膜炎)
concave *a*. 凹的,凹面的 ‖ ~ cylindrical lens 凹柱镜片 / ~ horopter 凹向双眼单视界 / ~ leaf 凹状叶 / ~ lens 凹透镜,凹球镜片,近视镜片 / ~ vein 凹脉/ ~ mirror 凹镜
concave-convex *a*. 凹凸的
concaviclivate fovea 凹透镜型中央凹
concavity *n*. ①凹,凹面 ②凹度
concavocanvex *a*. 凹凸的
concavoconcave *a*. 对凹的,双凹的
concavoconvex *a*. 凹凸的
concavum pedis *n*. 足底凹
conceal coloration 隐匿色
conceale mutation 潜伏突变
concealed abruption 隐性剥离(胎盘)
concealed antigen 隐蔽抗原
concealed conductio (简作 CC) 隐匿性传导(心电图)
concealed conduction 隐匿性传导
concealed hemorrhage 隐性出血
concealed infarction 隐匿性梗死
concealed iunctional prematurebeat 隐匿性交接区早搏
concealed ovulation 隐蔽排卵
concealed pre-excitation 隐匿性预激
concealed preexcitation syndrome 隐匿性预激综合征
concealed sinus rhythm 隐匿性窦性心律
concealed ventricular premature beat 隐匿性室性早搏
concealment *n*. 隐伏,隐蔽 ‖ ~ of vein 静脉隐伏
conceive *n*. 受孕
concentraction index (简作 CI) 浓度指数
concentrate *v*. & *n*. 浓缩,浓缩物,集中 ‖ ~ vitamin 浓缩维生素 / ~ action 浓缩作用
concentration *n*. ①集中 ②浓度 ③浓缩,浓缩物 ‖ ~ cell 浓差电 / ~ depolarization 浓度消偏振 / ~ gradient 浓度梯度 / ~ quenching 浓度猝熄 / ~ of excitation 兴奋集中 / ~ hydrogen ion 氢离子浓度 / ~ of inhibition 抑制集中 / ~ ionic 离子浓度 / ~ maximum permissible 最大容许浓度 / ~ MC 生长密度浓度(细菌)/ ~ radioisotope 放射性同位素浓度 / ~ urea 脲浓度 / ~ limit 限制浓度 / ~ method 浓缩法 / ~ factor (简作 CF) 浓缩因子 / ~ gradient (简作 CG) 浓度梯度
concentration-dilution text (简作 C-Dt) (尿)浓缩—稀释试验
concentrator *n*. ①集中者 ②浓缩器

concentric *a*. ①同心的 ②同心环纹的 ‖ ~ bundle 同心维管束 / ~ fibroma 子宫纤维瘤 / ~ field 同心感受域 / ~ mictoelectrode 同轴微电极
concentricity *n*. ①同心 ②同心环纹
concept *n*. 概念,学说 ‖ ~ formation 概念形成 / ~ of pseudo-elasticity 拟弹性概念(用于生物组织)
conceptacle *n*. 生殖器巢
conception *n*. ①妊娠,受孕 ②概念妊娠,受孕,概念(见 fertilization 受孕) ‖ ~ imperative 优势概念 / ~ rate 受孕率 / ~ control 同 contraception / ~ ratio 妊娠比(植入后男胎与女胎之比为 160:110)
conceptional age 孕龄
conceptional weeks 孕龄周数计算法
conceptive *a*. ①能使受精的 ②能使结实的 ‖ ~ phase 性爱关系的三阶段(以受孕、妊娠、为人父母为特点)
conceptual *a*. 概念的
conceptus *n*. 孕体 ‖ ~ interferon 妊娠干扰素
concerted feedback inhibition 协同反馈抑制
concha (复 **conchae**)[拉]; **konche**[希]; **turbinate**[英] *n*. 甲,蛤壳 ‖ ~ arcae 瓦楞子 / ~ auriculae 耳甲 / ~ bullosa 泡状鼻甲 / ~ cypraeae 紫贝齿 / ~ hallotidis 石决明 / ~ labyrinthi; cochlea 耳蜗 / ~ meretricis 蛤壳 / ~ nasalis inferior 下鼻甲 / ~ nasalis media 中鼻甲 / ~ nasalis superior 上鼻甲 / ~ nasalis suprema 最上鼻甲 / ~ ostreae 牡蛎 / ~ santorini; ~ nasalis suprema 最上鼻甲 / ~ sphenoidalis 蝶骨甲 / ~ bullosa 泡状鼻甲 / ~ of eye; orbita 眼眶 / ~, inferior ethmoidal; ~ nasalismedia 中鼻甲 / ~, inferior nasal; nasalisinferior 下鼻甲 / ~, middle nasal: nasalismedia 中鼻甲 / ~, nasalis media; ~ 中鼻甲 / ~ nasalis superior; nasal ~ 上鼻甲 / ~ nasalis suprema; nasal ~ 最上鼻甲 / ~, nasoturbinal; agger nasi 鼻甲,鼻丘 / ~ Santorini; ~ nasalis suprema 桑托里尼氏甲,最上鼻甲 / ~ sphenoidalis; sphenoidal ~ 蝶骨甲 / ~, superior ethmoidal; nasalissuperior 上鼻甲 / ~, superior nasal; nasalissuperior 上鼻甲 / ~, supreme ethmoidal; nasalissupremae 最上鼻甲
Concha Arcae[拉;植药] 瓦楞楞子
Concha Cypraeae Tigris[拉;动药] 虎斑宝贝
Concha Haliotidis[拉;动药] 石决明
Concha Mactrae Sulcatariae[拉;动药] 珂
Concha Mallei[拉;动药] 丁蛎
Concha Margaritifera Usta[拉;动药] 珍珠母
Concha Meretricis Lusoriae[拉;动药] 丽文蛤壳
Concha Monetatriae[拉;动药] 白贝齿
Concha Muricis[拉;动药] 骨螺壳
Concha Neptuneae[拉;动药] 香螺
Concha Ostreae[拉;动药] 牡蛎
Concha Pinnae[拉;动药] 栉水瑶
Concha solenis[拉;动药] 马刀
Concha Thais[拉;动药] 荔枝螺壳
Concha Tridacnae[拉;动药] 砗磲
Concha Vivirart Seu Cipangopaludinae[拉;动药] 田螺壳
conchae (单 concha) *n*. 甲,蛤壳
conchairamidine *n*. 康凯腊米丁
conchairamine *n*. 康凯腊明(凯腊明的异构体)
conchate *a*. 甲壳形的,贝形
conchiform *a*. 甲壳形的
conchinine; **quinidine** *n*. 奎尼丁
conchiolin *n*. 贝壳硬蛋白
conchiolinosteomyelitis *n*. 真珠工骨髓炎
conchitis *n*. 鼻甲炎
conchoclination *n*. 两眼内旋
conchoidal *a*. 甲状的,甲介形的
conchoporphyrin *n*. 贝卟啉
conchoscope *n*. 鼻腔镜
conchotome; **turbinotome** *n*. 鼻甲刀
conchotomy; **turbinotomy**; **conchotomia**; **turbinotomia** *n*. 鼻甲切开术
concide contunde (简作 CC) 细切捣碎
concietion *n*. ①妊娠 ②受胎,受精
concis. (concisus) *n*. 割切伤
concisus[拉] *a*. 挫切的,割切的
conclination *n*. 两眼内旋
conclusion iridis 虹膜闭锁,瞳孔闭锁
concoction *n*. ①加热合剂(药物) ②消化
concomitant *a*. 伴随的,共同的 ‖ ~ deviation 共同性偏斜 / ~ esotropia 共同性内斜 / ~ exotropia 共同性外斜 / ~ heterophoria 共同性隐斜 / ~ hyperphoria 共同性上隐斜,解剖性上隐斜 / ~ immunity 伴随免疫,相伴免疫(机体内存在某一抗原时对再次侵入的同种抗原具有免疫力) / ~ squint 共同性斜视,共转性斜视 / ~ strabismus 共同性斜视,共转性斜视
conconscious *a*. 分离意识的
concordance *n*. 一致性
concordant twin 相似双生
concrement *n*. 凝结物,凝结体,结石
concrescence *v*. ①结合 ②结合牙
concrete[拉 concretus] *n*. ①混凝土 ②凝结体,凝结物
concretio[拉] **concretion** *n*. ①结石,凝结构 ②粘连 ③凝结[作用] ‖ ~ cordis 心包腔粘连 / ~ silicea bambusae 天竺黄
concretion[英]; **concretio**[拉] *n*. ①结面,凝结物 ②粘连 ③凝结[作用] ‖ ~ alvine 粪石,胃肠结石 / ~ calculous; arthritic calculus 关节结石,痛风石 / ~ cutaneous 皮下结石 / ~ preputial 包皮垢结石 / ~s, prostatic 前列腺凝结体 / ~ tophic 痛风石 / ~ urethral gland 尿道腺凝结体 / ~ urinary; urinary calculus 尿石
concretism *n*. 具体思维
concubitus *n*. 交合
concupiscence; **lust** *n*. 色欲
concurrent *a*. 同时的,并行的 ‖ ~ disinfection 合并消毒 / ~ infection 合并感染 / ~ infection 合并传染 / ~ inhibition 并发抑制
concusconine *n*. 康卡斯可宁(卡斯可宁的异构体)
concussion *n*. 震荡 ‖ ~ air 空气震荡 / ~ of the brain; cerebral ~ 脑震荡,脑震伤 / ~ hydraukic abdominal 潜水性腹震伤 / ~ of the labyrinth 迷路震荡 / ~ pulmonary 肺震荡 / ~ of the retina; commotio retinae 视网膜震荡 / ~ of the spine; spinal ~ 脊柱震荡 / ~ tooth 牙震荡 / ~ blindness 震荡性盲 / ~ cataract 震荡性白内障 / cerebral ~ 脑震荡 / ~ glaucoma 震荡性青光眼 / hydraulic abdominal ~ 潜水性腹震荡 / ~ hypotony 震荡性低眼压 / ~ of the brain 脑震荡 / ~ of the labyrinth 迷路震荡 / spinal ~ 脊柱震荡 / ~, tooth 牙震荡
concussor *n*. 震荡按摩器
condensability *n*. 凝缩性
condensation *n*. 冷凝,凝缩,缩合,凝聚 ‖ ~ after 后凝 / ~ bulb 球形冷凝 / ~ fractional 分凝
condensation[英]; **Lcondensatm**[拉]; *n*. 凝缩,凝聚作用 ‖ ~, after 后凝缩 / ~ of gutta-percha, lateral 牙胶侧压法 / ~ clicks 缩合的喀嗒声
condensed chromatin 凝缩染色质
condenser *n*. 冷凝器,聚光器,蓄电器,电容器 ‖ ~ Abbe's; Abbe's illuminator 阿贝氏聚光器 / ~ air 空气冷凝器 / ~ amalgam 汞合金充填器 / ~ barometric 气压冷凝器 / ~ cardioid 心形聚光器 / ~ coil 旋管冷凝器 / ~ current 收电容器 / ~ darkfield 暗视野聚光器 / ~ for dark-field illamination 暗视野照明聚光器 / ~ discharge 容电器放电 / ~ fractional 分凝器 / ~ gas 气体电容器 / ~ jet 注水凝气器 / ~ paraboloid dark-field 抛物面暗视野聚光器 / ~ reflecting; mirror ~ 反射聚光器,镜面聚光器 / ~ reflux 回流冷凝器 / ~ Staedeler 司氏冷凝器 / ~ universal 通用聚光器 / ~, amalgam 汞合金充填器
condensing agent 冷凝剂
condensing enzyme (简作 CE) 缩合酶
condensing lens 聚光透镜
condensor *n*. 集光器
condiment *n*. 调味品
condition *n*. 情况,状态,条件 ‖ ~ mental 精神情况 / ~s, standard 标准情况 / ~ typhoid 伤寒状态
conditional after-image 条件性后像
conditional dominance 条件显性
conditional fatal trauma 条件致命伤
conditional gone 条件基因
conditional lethal 条件致死
conditional lethal mutant 条件致死突变型
conditional mutant 条件突变型
conditional probability 条件概率
conditioned abstinence 有条件的节制(禁戒)
conditioned dysphagia (简作 CD) 条件性咽下困难
conditioned emotional reaction (简作 CER) 条件性情绪反应
conditioned emotional response (简作 CER) 条件性情绪应答
conditioned medium 条件培养基
conditioned reflex 条件反射
conditioner *n*. 调节器,空调器 ‖ ~, tooth 牙面处理剂
conditioning *n*. 条件形成,改善 ‖ ~ air 空气调节 / ~, root surface 牙根面处理
condivergent nystagmus 集散性眼球震颤
condltione(s) *n*. 制约剂
condom *n*. 阴茎套

conduct *n*. ①导管 ②管道
conductance *n*. & *v*.①电导 ②传导 ③热导
conductibility *n*. 传导性 ‖ ~ centrifugal 向心传导性 / ~ centripetal 离心传导性
conduction *n*. ①传导 ②导电 ‖ ~ aberrant ventricular 心室差异性传导 / ~ aerial 空气传导 / ~ aerotympanal 空气传导 / ~ air 空气传导 / ~ antidromic 逆向传导 / ~ avalanche 雪崩状传导 / ~ bone 骨传导 / ~ band 导带 / ~ blockage 传导障碍 / bidirectional ~ 双向传导 / ~ cranial; bone ~ 骨传导 / ~ decrementless 不递减传导 / ~ delayed [心]传导减慢 / ~ heat 热传导 / ~ isolated 绝缘性传导,隔绝性传导 / ~ nerve 神经传导 / ~ osteotympanic; bone ~ 骨传导 / ~ reflex 反射传导 / ~ successive 相继传导 / ~ synaptic 接头传导 / ~ tissue; bone ~ 骨传导 / ~ anesthetic 传导麻醉 / ~,voice 语言传导
conductive hearing loss 传导性听觉损失
conductivity *n*. 传导性,传导度 ‖ ~ electrical 导电性,导电度 / ~ heat; thermal ~ 导热性,导热系数 / ~ irreciprocal 单向传导性 / ~ specific 特殊传导性
conductoneter *n*. ①热导计 ② 电导计
conductor *n*. 导体,导管 ‖ ~ electrolytic 电解质导[电]体
conductron *n*. 光电导摄象管,导象管
conduit *n*. ①导管 ②导线管 ③管道
conduplicate *a*. 折合状的,纵迭的
conduplicato corpore 胎体屈迭
condurangin *n*. 康德郎皮甙,南美牛奶菜皮甙
condurango *n*. 康德郎皮,南美牛奶菜皮
condy's fluid 康迪氏液(高锰酸钾钠溶液)
condylar *n*. ①髁 ②骨突 ‖ ~ canal 髁管 / ~ process 髁突
condylar; condylicus *a*. 髁的,下颌髁状突的
condylarthrosis; articulation condylaris *n*. 髁状关节(椭圆关节)
condyle *n*. 髁 ‖ ~ exterual; condylus lateralis 外侧髁 / condyles of femur 股骨髁 / condyles of humerus 肱骨髁 / ~ internal; condylus medialis 内侧髁 / condyles of tibia 胫骨髁
condyle [英]; **condylus** [拉]; **condylos** [希] *n*. 髁,髁状突 ‖ ~ of mandible 下颌骨髁[状]突/ ~ of femur 股骨髁 / ~ of humerus 肱骨髁 / ~ of tibia 胫骨髁 / ~, destruction of 髁状突破坏 / ~, mandibular 下颌骨髁状突 / ~, neck of 髁状突颈
condylectomy; condlectomia *n*. 髁切除术,髁状突切除术 ‖ ~ on high site; high site condylectomy 髁状突高位切除术 / ~ on low site; low site condylectomy 髁状突低位切除术
condylicus; condylar *a*. 髁的,下颌骨髁状突的
condylion *n*. 髁状突外点(下颌骨)
condylo-; condyl- [希] 髁
condyloid *a*. 髁状的
condyloin *a*. 髁状的
condyloma (复 condylomas; condylomata) *n*. 湿疣 ‖ flat 扁头湿疣,梅毒湿疣 / ~ pointed 尖锐湿疣 / ~ acuminatum; verruca acuminata; pointed ~; venereal wart 尖锐湿疣,是指由病毒感染引起的良性赘物,往往由性接触传播,累及生殖器官 / ~ flat; ~ latum 扁头湿疣,梅毒湿疣 / ~ latum; ~ syphiliticum; flat ~ 扁头湿疣,梅毒湿疣 / ~ pointed; ~ acuminatum 尖锐湿疣 / ~ subcutaneum; molluscum epitheliale 上皮软疣 / ~ syphilitic 梅毒湿疣 / giant ~ acuminata 巨形尖锐湿疣 / ~ latum 扁平湿疣 / ~ acuminatum 尖锐湿疣 / ~ acumlnata (简作 CA) 肛生殖区尖锐湿疣 / ~ acumlnata, (简作 CA) 肛生殖区尖锐湿疣 / ~ latum 扁平湿疣(丘疹性梅毒的特殊类型,常出现在皱褶多汗部位,约 10%的二期梅毒患者有此湿疣。多发生于女性)
Condyloma virus = Human infection warts virus (**Strauss**) 人尖锐湿疣病毒,人乳头瘤病毒,人传染性疣病毒
condylomata acuminata 尖锐湿疣(见 genital warts.)
condylomatoid *a*. 湿疣样的
condylomatosis *n*. 湿疣病
condylomatous *a*. 湿疣性的
condylotomy; condylotomia *n*. 髁切开术,髁切断术
condylus (复 **condyli**) [拉]; **condyle** [英] *n*. 髁,髁状突 ‖ ~ lateralis femoris 股骨外侧髁 / ~ lateralis humeri 肱骨外侧髁 / ~ lateralis tibiae 胫骨外侧髁 / ~ mandibulae 下颌小头[髁状突] / ~ medialis femoris 股骨内侧髁 / ~ medialis tibiae 肱骨内侧髁 / ~ medialis tibiae 胫骨内侧髁 / ~ occipialis 枕骨髁 / ~ supraoccipitalis 上枕髁 / ~ temporalis 颞髁 / ~ mandibulae; caput mandibulae 下颌骨小头(髁状突) / ~ lateralis femoris 股骨外侧髁 / ~ lateralis humeri 肱骨外侧髁 / ~ lateralis tibize 胫骨外侧髁 / ~ mandibulae; caput mandibulae; capitulum mandibulae 下颌小头(髁状突)/ ~ medialis femoris 股骨内侧髁 / ~ medialis humeri 肱骨内侧髁 / ~ medialis tibiae 胫骨内侧髁 / ~ occipitalis 枕骨髁
cone [英]; conus [拉]; Lkonos [希] *n*. ①锥体,锥 ②圆锥 ③球果 ‖ ~, attrition 磨损锥 / ~, felt 绒锥,毡锥 / ~ bipolar 锥体双极细胞 / ~ cell 锥体细胞 / ~ dysfunction 锥体技能障碍 / ~ dystrophy 锥体营养不良 / ~ fiber 锥体纤维 / ~ lens 圆锥形晶状体 / ~ monochromat 锥体全色盲者 / ~ monochromatism 锥体全色盲 / ~ pedicle 锥细胞蒂,锥细胞足 / ~ pigment 锥体色素 / ~ threshold 锥体阈 / ~ vision 锥体视觉 / ~ of light 光锥,波利泽尔氏锥 / ~ neurone 圆锥神经元 / ~ nuclei 圆锥核 / ~ shape 圆锥状的 / ~ sheath 锥鞘 / cones, adjusting 调节锥(测量眼轴距离)/ ~, antipodal 反极锥 / ~ attraction 受精锥 / ~ attrition 磨耗锥 / ~ bifurcation 分歧锥 / ~ bipolars [视网膜]锥体两极细胞 / ~ cell 上皮珠,角化珠 / ~ cephalic 头锥 / ~ cerebellar pressure 小脑压迫圆锥 / ~ ectonlacental 绒[毛]膜锥 / ~ ether 乙醚罩 / ~ felt 绒锥 / ~ fertilization; attraction ~ 受精锥 / ~ graduated 计量圆锥 / ~ growth 生长锥 / cones, Haller's; lobuli epididymidis; coni epididymidis 附睾小叶,附睾圆锥 ‖ ~ heart 量心圆锥 / ~ implantation 轴索丘 / cones, keratosic 角化性圆锥(见于脓性卡他角化病)/ ~ lead 铅锥体 / ~ of light; Politzer's ~ [鼓膜]光锥,波利泽尔氏锥 / ~ ocular 视锥 / cones, penicillin dental 青霉素牙锭 / ~ Politzer's; ~ of light 波利泽尔氏锥,[鼓膜]光锥 / ~ porcelain 锥形瓷漏斗 / ~ pressure, tentorial 小脑幕压迹,小脑幕压迫圆锥 / ~ primitive 原锥 / cones, retinal 视网膜 锥体 / ~ sarcoplasmic 肉浆锥 / ~ terminal; conus medullarisie 脊髓圆锥 / ~ theca interna 内膜锥 / ~, twin [视网膜]双锥[体] / ~ visual 视锥,视网膜锥[体] / ~ biopsy 锥切活检 / ~ pigment 视锥色素
Cone of bunge pine [植药] 松塔
Cone of chinese weeping cypress [植药] 柏树果
Cone of farges fir [植药] 朴松实
Cone of lacebark pine [植药] 松塔
Cone of mourning cypress [植药] 柏树果
Cone of needle junipet [植药] 杜松实
Cone of stiffieafiuniper [植药] 杜松实
Cone of tabularformde pine [植药] 松塔
cone -rode dystrophy 锥杆体营养不良
cone-fiber *n*. 圆锥纤维
cone-granules *n*. 锥体小粒
conehitis *n*. 鼻甲炎
cone-nose *n*. 猎蝽
coneo-iritis *n*. 角膜虹膜炎
conessi *n*. 锥丝,抗痢夹竹桃皮
conessimine *n*. 锥丝亚胺
Conessine *n*. 可内新(抗原虫药)
conessine; wrightine *n*. 锥丝碱,抗痢夹竹桃碱,倒吊笔碱
conestron *n*. 康内斯特朗(制自孕马尿中的水溶性雌激素制剂的商品名)
confabulation *n*. 虚谈症,虚构症 ‖ ~ phantastic 幻想性虚谈症,幻想性虚构症
Confectant *n*. 康费克坦(一种含酚类药物的消毒剂)
confectio; confection 糖膏剂 ‖ ~ amygdalae 苦扁桃糖膏 / ~ aromatica 芳香糖膏 / ~ guaiaci composita 复方愈创木糖膏 / ~ piperis 胡椒糖膏 / ~ rosae; ~ rosae gallicae 玫瑰糖膏 / ~ sennae 番泻叶糖膏 / ~ dennae et sulphuris 番泻叶硫磺糖膏 / ~ sulfuris 硫磺糖膏
confection *n*. 糖膏[剂] ‖ ~ Damocrates' 达莫克拉底氏糖膏
confer *v*. 比较;参见
Conference Board (简作 CB) 协商委员会
Conference International du Cenie Medical et Biologique (**ICMBE**) (简作 CICMB) 国际医学和生物学大会(亦称 ICMBE)
confero *v*. (缩 Cf.) 比较
conferted *a*. 密集的,紧密的
confertim *a*. 密集的,紧密的
confertus [拉] *a*. 融合的,汇合的
confervaceous *a*. 丝状的
confervoid *a*. 丝状的
confidence interval 置信区间
confidence level 置信水平
confidence limit 置信界限
configuration *n*. 构型 ‖ ~ interaction 组态相互作用/ ~ surface 地势
confinement; labor; childbirth *n*. 分娩,生产
confirmation *n*. 确定;证实
confirmatory test 确证试验,证实试验
confirmed test 确定试验
conflagration *n*. 焚烧
conflict *n*. 冲突,矛盾

confluence *n*. 融合,会合,汇合,聚合
confluens *n*. 融合,会合,汇合 ‖ ~ sinus 窦汇
confluens; confluence *n*. 融合,汇合 ‖ ~ sinuum; torcular Herophili 宝汇
confluent *a*. 融合的,会合的,汇合的
confluent culture 会合培养
confocal *a*. 同焦点的
conformation *n*. ①外形,体形,体胎 ②构象
conformational analysis 构象分析
conformational energy 构象能
conformational isomer 构形异构物
conformator *n*. 头轮廓测量器
conformer *n*. [结膜囊]填充物
confoundint *n*. 混杂
confract bone 密质骨
confrication *n*. 磨碎
confricatrix *n*. 手淫妇人
confrontation *n*. 对诊法 ‖ ~ method 面对面视野检查[法],对照法(查视野)/ ~ test 面对面视野检查[法]
confused artificial insemination(简作 CAI)人工授精混淆
confused stage 混淆期
confusing coloration 混淆色
confusion *n*. 意识模糊,精神错乱 ‖ ~ test 混淆试验(检诈盲)/ ~ state 意识模糊状态
confusional *a*. 精神混乱的
cong.(congius); gallon *n*. 加仑
congelation *n*. 冻伤,凝冻
congelleric *a*. 同源的
congeneal graft 亲和嫁接
congeneic *a*. 同基因异系的,异系同基因的(一个基因不同系的)
congenemus *a*. 协同的
congener *n*. ①协同肌 ②同类的
congeneric *a*. 同属的
congenerous *a*. 协同的 ‖ ~ muscle 协同肌
congenital *a*. 先天的 ‖ ~ character 先天性状 / ~ defect 先天性缺陷 / ~ VIII factor deficiency 先天性第八因子缺失症,血友病 / cingenital IX factor deficiency 先天性第九因子缺失症,血友病 B / ~ XI factor deficiency 先天性第十一因子缺失症 PTA 缺失症,血友病 C / ~ lactose intolerance 先天性乳糖不耐症 / ~ malformation 先天性畸形 / ~ methemoglobinemia 先天性高铁血红蛋白血症 / ~ night blindness 先天性夜盲症 / ~ pentosuria 先天性戊糖尿症 / ~ pyloric stenosis 先天性幽门狭窄症 / ~ absence of uterus 先天性无子宫 / ~ absence of vagina(agenesis of vagina) 先天性无阴道 / ~ adrenal hyperplasia 先天性肾上腺增生,见 adrenogenital syndrome / ~ adrenal hyperplasia 见 Adrenogenital syndrome / ~ agenesis of ovaries 先天性卵巢发育不全 / ~ anomaly of kidney 肾先天性异常 / ~ anorchia 先天性无睾症 / ~ birth defect 先天性出生缺陷 / ~ dicerticulum 先天性憩室 / ~ hydrocele of tunica vaginalis 先天性鞘膜积液 / ~ hypertrophy of the verumontanum 先天性精阜增生 / ~ infection 先天性感染 / ~ lipoid adrenal hyoerplasia-cholesterol 20,22-desomolase deficiency 先天性类脂肾上腺增生(胆醇 20,22 – 碳链酶缺陷)/ ~ maldevelopment of the vas deferens 先天性输精管为发育 / ~ syphilis 先天性梅毒 / ~ umbilical hernia 先天性脐疝 / ~ amaurosis 先天性黑蒙 / ~ amblyopia 先天性弱视 / ~ arteriovenous communication 先天性动静脉交通 / ~ absence of thymus 先天性无胸腺 / ~ absence of vagina 先天性无阴道 / ~ atresia of the esophagus 先天性食管闭锁 / ~ bronchiectasis 先天性支气管扩张 / ~ complete A-V block 先天性完全性房室传导阻滞 / ~ disease 先天病 / ~ dislocation of the hip 先天性髋关节脱位 / ~ facial diplegia 先天性双侧面瘫 / ~ heart disease 先天性心脏病 / ~ incontinentia urinae 先天性尿失禁 / ~ infections 先天感染 / ~ malformation 先天性畸形 / ~ megacolon 先天性巨结肠 / ~ pulmonary arteriovenous fistula 先天性肺动静脉瘘 / ~ pulmonic insufficiency 先天性肺动脉瓣关闭不全 / ~ absence of vagina(简作 CAV)先天性阴道缺失 / ~ adrenal hyperplasia(简作 CAH)见 congenital virilizing adrenal hyperplasia(CVAH) 先天性男性化肾上腺增生 / ~ adrenal hyperplasia(简作 CAH)先天性肾上腺增生 / ~ adrenal virilism(简作 CAV)先天性肾上腺性男性化 / ~ alvevola dyplasia(简作 CAD)先天性肺泡发育异常 / ~ bile duct atresia(简作 CBA)先天性胆道闭塞 / ~ blindness 先天性盲 / ~ cataract 先天性白内障 / ~ cerebromuscular dystrophy(简作 CCMd)先天性脑性肌萎缩 / ~ corneal opacity 先天性角膜混浊 / ~ cystic adenomatoid malformation(简作 CCAM)先天性囊状腺瘤样畸形 / ~ dislocation of the hip(简作 CDH)先天性髋关节脱位 / ~ entropion 先天性睑内翻 / ~ erythropoietic porphria(简作 CEP)先天性红细胞生成性卟啉症 / ~ glaucoma 先天性青光眼 / ~ heart block(简作 CHB)先天性心脏传导阻滞 / ~ hypoplastic anemia(简作 CHA)先天性溶血性贫血 / ~ hypothyroidism(简作 CH)先性甲状腺功能低下 / ~ inclusion body hemolytic anemia(简作 CIBHA)先天性包涵体性溶血性贫血 / ~ nystagmus 先天性眼球震颤 / ~ orbital varix 先天性(眼)眶静脉曲线 / ~ ptosis 先天性上眼睑下垂 / ~ retinal fold 先天性视网膜皱襞 / ~ virilizing adrenal hyperplasia(简作 CVAH)先天性男性化肾上腺增生
Congenital-dyserythropoietic anemia(简作 CDA)先天性红细胞生成不良性贫血
Conger myrizaster(**Brevoort**)星康吉鳗(隶属于康吉鳗科 Congridae)
congested *a*. 充血的 ‖ ~ ovaries 卵巢充血 / ~ testes 睾丸充血
congestin *n*. 海葵毒[素] ‖ ~ of lingual fungiformpapilla 舌菌状乳头充血
congestion; hyperaemia *n*. 充血 ‖ ~ active 自动充血 / ~ arterial 动脉性充血 / ~ functional 机能性充血 / ~ hypostatic 沉下性充血,沉积性充血 / ~ mechanical 机械性充血 / ~ neuroparalytic 神经麻痹性充血 / ~ neurotonic 神经紧张性充血 / ~ passive 被动充血,郁血 / ~ physiologic 生理性充血 / ~ pleuropulmonary; Woillez' disease 胸膜肺充血,急性特发性肺充血 / ~ venous; passive ~ 静脉性充血,被动充血
congestive *a*. 充血的 ‖ ~ cardiac failure(简作 CCF)充血性心力衰竭 / ~ cardiomyopathy(简作 CCM)充血性心肌病 / ~ cardiomyopathy(简作 CC)充血性心肌病 / ~ glaucoma 充血性青光眼 / ~ heart disease(简作 ChD)充血性心脏病 / ~ heart failure(简作 CHF)充血性心力衰竭 / ~ proptosis 充血性眼球突出 / ~ splenomegaly 充血性脾大
congius [拉](缩 **cong.**); **gallon** *n*. 加仑(古罗马液量单位,约为英美衡制的 6 品脱,小于液加仑的容积)
conglobate *a*. 成团的,成块的
conglobation *n*. 成团,成块
conglomerate *a*. 堆积的 ‖ ~ choroiditis 团状脉络膜炎
conglutin *n*. 羽扇豆球蛋白
conglutinant *a*. 黏合的,促创口愈合的
conglutinating complement absorption test(简作 CCAT)胶固补体吸水(吸附)试验
conglutinatio [拉] *v*. & *n*. 黏合,胶着 ‖ ~ orificii externi 子宫颈外口黏合
conglutination *n*. 共凝集作用,胶固,黏附
conglutinin *n*. 胶固素,黏合素
conglutinogen activating factor(简作 CAF)胶固素原活化因子
Congo antigenic group viruses 刚果抗原组病毒
Congo bunyavirus 刚果本扬病毒
Congo fever virus 刚果热病毒
Congo hemorrhagic fever nairovirus 刚果出血热内罗病毒
Congo Red 刚果红(诊断用药)
Congo senna [植药] 狭叶番泻叶
Congo virus(**Crimian baemorrhagic fever virus**)刚果病毒
congocidin *n*. 刚果杀菌素
congo-floor-maggot *n*. 刚果地板蛆
congo-red *n*. 刚果红,茶红
congo-red index(简作 CI)刚果红指数
Congored test(简作 CgRT)刚果红试验
congo-root *n*. 洋补骨脂根(芳香性苦性强壮药)
congress *n*. 会议,会合 ‖ ~ sexual 性交
Congress of County Medical Societies(简作 CCMS)州医学会会议
Congressional Budget Office(简作 CBO)议会预算办公室
congressus; coitus *n*. 性交
Congridae *n*. 康吉鳗科(隶属于鳗鲡目 Aunsuilliformes)
Congrina retrotincta(**Jordan et Snyder**)黑边康吉鳗(隶属于康吉鳗科 Congridae)
Congriscus megastomus(**Gu nther**)尾深康吉鳗(隶属于康吉鳗科 Congridae)
congrssion *n*. 中板集合(指染色体)
congruous diplopia 一致性复视,调和性复视
congruous hemianopia 对称性偏盲,同侧偏盲
congruousscotoma *n*. 一致性暗点
conhydrine *n*. 毒芹羟碱,闳基欧毒芹碱
coni(单 conus)*n*. 圆锥,锥体,球果
-conia *n*. 尘
coniasis *n*. 胆沙病
conic; conical *a*. 圆锥形的
conical *a*. 圆锥的,圆锥形的 ‖ ~ astigmatism 圆锥散光 / ~ cornea 圆锥角膜
coniceine *n*. 毒芹侧碱,去氢毒芹碱

Conidae *n*. 芋螺科(隶属于狭舌目 Stenoglossa)
Conidens laticephalus (**Tanaka**) 黑纹头锥齿喉盘鱼(隶属于喉盘鱼科 Gobiesocidae)
conidia (单 conidium) *n*. 分生孢子
conidiophore *n*. 分生孢子柄
Conidiosporales *n*. 球孢子菌属
conidiospore; conidium *n*. 分生孢子
conidium (复 conidia); **conidiospore** *n*. 分生孢子
Coniferae *n*. 松柏纲(植物分类学)
coniferase *n*. 松甙脂
coniferin *n*. 松甙
coniferol; coniferyl alcohol *n*. 松柏醇
coniferyl benzoate 苯甲酸松脂
coniine *n*. 欧毒芹碱 ‖ ~ hydrobromide 氢溴酸欧毒芹碱 / ~ hydrochloride 盐酸欧毒芹碱
coniism *n*. 欧毒芹中毒
conimeter *n*. 测角器
coniofibrosis *n*. 肺尘性纤维变性,纤维 性肺尘病
coniology *n*. 尘埃学
coniolymphstasis *n*. 淋巴阻塞性尘肺(煤尘肺,铁末沉着肺)
coniometer; konometer *n*. 尘埃计算器
coniophage *n*. 噬尘细胞
Coniophoraceae *n*. 粉抱革菌科(一种菌类)
conioselinum univittatum Turcz. *n*. 川芎
Coniosis *n*. 粉尘病,尘埃沉着
coniotomy *n*. 喉弹力圆锥切开术(气管切开术)
coniotoxicosis *n*. 肺尘中毒症
Conium *n*. 欧毒芹属,毒茴属 ‖ ~ maculatum 欧毒芹,斑毒茴
coniunctival telangiectasia 结膜毛细血管扩张
conization; Sturmdorf's operation *n*. 锥形切除术,司徒姆道夫氏手术 ‖ ~ of cervix 宫颈锥切术
conizing of the cervix 宫颈锥形切术
conjioined *n*. 联体双胎
conjoint tendon 结合腱
conjuated billirubin (简作 CB) 结合型胆红素
conjugal *a*. 夫妇的,婚姻的 ‖ ~ transfer 接合转移
conjugan *n*. 接合子
conjugant *n*. 接合体
conjugase *n*. 轭合酶(分解叶酸轭合物)
conjugata; median diameter *n*. 正中直径(真直径)‖ ~ anatomice; anatomic conjugate 解剖学直径,真直径(骨盆入口)/ ~ diagonalis; diagonal conjugate 对角径 / ~ vera 真直径(骨盆)/ ~ vera obstetrica 产科直径(骨盆入口最小的前后径)/ ~ diagonales (简作 CD) (拉)正中直径(真直径) / ~ vera obstetrica (简作 C. V. O) 产科直径(骨盆入口最小的前后径)
Conjugatae *n*. 接藻植物门(植物分类学)
conjugate *a*. ①共同的 ②共轭的,轭合的 ③成对的,对生的 *n*. ①轭合物 ②[骨盆]直径 ③接合,结合 ‖ ~ deviation 共同性斜视,同向偏斜 / ~ disparity 共同性视差 / ~ distance 共轭距 / ~ fixation 共同注视 / ~ focal distance 共轭焦距 / ~ gaze 共同注视 / ~ movement 共同运动 / ~ nystagmus 共同性眼球震颤 / ~ plane 共轭平面 / ~ point 共轭焦点 / ~ palsy 共同麻痹 / ~ paralysis 共同性麻痹,同向性麻痹 / ~ surface 共轭面 / ~ effective 有效直径 / ~ external 外直径 / ~ false 假直径 / ~ folic acid 叶酸轭合物 / ~ of the inlet 入口前后径(骨盆)/ ~ internal 内直径,真直径 / ~ obstetric; conjugata vera obstetrica 产科直径(骨盆入口最小的前后径)/ ~ of the outlet 出口前后径(骨盆)/ ~ true; conjugata 真直径(骨盆)/ conjugation 接合[生殖],[共]轭[缀]合,结合 / ~ cytoplasmic 胞质接合 / ~ nuclear 胞核接合 / ~ parallel 平行接合 / ~ partial 局部接合 / ~ total 全接合 / ~ complex 共轭复数 / ~ division ①双核分裂 ②接合分裂 / ~ gradient 共轭梯度
conjugated antigen 结合抗原
conjugated bile acid (简作 CBB) 结合胆汁酸
conjugated bilirubin 结合胆红素
conjugated estrogen (简作 CE) 结合雌激素
conjugated estrogens 聚合型雌激素 (制剂由 estrone sulfate 与 equilin sulfate 两种雌激素混合而成)
conjugated protein 结合蛋白(质)
conjugated structure 共轭结构
conjugater bond system 共轭键系统
conjugater systen 共轭体系
conjugates *n*. 接合物
conjugation *n*. ①接合[生殖] ②接合,结合 ③[共]轭[缀]合 (指两个交配型细胞通过接合使供体细胞的遗传物质转移到受体细胞) ‖ ~ of chromosomes 染色体接合 / ~ tube 接合管
conjugational DNA synthesis 接合性 DNA 合成
conjugative plasmid 转移性质粒
conjugon *n*. 促接合因子
conjunct *a*. ①联合的,结合的 ②混生的
conjuncted twins 联体双生/联孪
conjunction *n*. ①连接,结合 ②逻辑乘法
conjunctiva (复 conjunctivae) *n*. ①结膜 ②节间膜 ‖ ~ adnata 球结膜 / ~ arida 结膜干燥 / ~ bulbar 球结膜 / ~ fornical 穹窿结膜 / ~ palpebral 睑结膜 / ~ bulbi 球结膜 / ~ palpibrae [眼] 睑结膜
conjunctival *a*. 结膜的 ‖ ~ abscess 结膜脓肿 / ~ adhesion 结膜粘连 / ~ aneurism 结膜动脉瘤 / ~ angioma 结膜血管瘤 / ~ artery 结膜动脉 / ~ asthenopia 结膜性视疲劳 / ~ bleb 结膜水肿 / ~ coat 结膜层 / ~ coenurosis 结膜多头绦虫蚴病 / ~ concretion 结膜结石 / ~ congestion 结膜充血 / ~ corpuscle 结膜(触觉)小体 / ~ covering procedure 结膜遮盖术 / ~ crypt 结膜隐窝 / ~ epithelium 结膜上皮 / ~ gland 结膜腺 / ~ petechia 眼结膜出血点 / ~ cul-de-sac 结膜穹窿 / ~ cyst 结膜囊肿 / ~ dermolipoma 结膜皮肤脂瘤 / ~ edema 结膜水肿 / ~ epithelium 结膜上皮 / ~ flap 结膜瓣/ ~ fold 结膜皱褶,结膜皱襞,结膜穹窿,睑褶/ ~ follicle 结膜滤泡 / ~ folliculosis 结膜滤泡症 / ~ forceps 结膜镊 / ~ fornix 结膜穹窿 / ~ gland 结膜腺 / ~ graft 结膜移植片 / ~ injection 结膜主充血 / ~ keratoplasty 结膜型角膜移植术,结膜型角膜成形术 / ~ myiasis 结膜蝇蛆病/ ~ neurofibroma 结膜神经纤维瘤/ ~ oedema 结膜水肿 / ~ papilla 结膜乳头 / ~ phlyctenule 结膜小水泡 / ~ reaction 结膜反应 / ~ reflex 结膜反射 / ~ ring 结膜环 / ~ sac 结膜囊 / ~ scraping 结膜刮除术 / ~ secretion 结膜分泌物 / ~ teratoma 结膜畸胎瘤 / ~ transplantation 结膜移植术 / ~ tumor 结膜肿瘤 / ~ ulcer 结膜溃疡 / ~ varicosity 结膜静脉曲张 / ~ vein 结膜静脉 / ~ xerosis 结膜干燥
conjunctivalisation *n*. 角膜结膜化
conjunctive *a*. 结合的,连接的
conjunctivides *n*. 结膜炎
conjunctiviplasty; conjunctivoplasty *n*. 结膜成形术
conjunctivitis *n*. 结膜炎 ‖ ~ actinic 光化性结膜炎 / ~ acute contagious; epidemic ~ 急性触染性结膜炎,流行性结膜炎 / ~ allergic; anaphylactic ~; hay fever 过敏性结膜炎,枯草热 / ~ angular 眦结膜炎 / ~ arc-flash 电光性结膜炎 / ~ artificial silk 人造丝结膜炎 / ~ atropine 阿托品结膜炎 / ~ blennorrheal; gonorrheal ~ 淋病性结膜炎 / ~ calcareous; ~ petrificans 结膜结石,结石性结膜炎 / ~ catarrhal 卡他性结膜炎 / ~ catarrgalis sestiva 春季卡他性结膜炎 / ~ croupous 格鲁布性结膜炎 / ~ diphtheritic 白喉性结膜炎 / ~ diplobacillary; Morax-Axenfeld's ~ 双杆菌结膜炎,摩—阿二氏结膜炎 / ~ eczematous; phlyctenular ~ 湿疹性结膜炎,小疱性结膜炎 / ~ epidemic; acute contagious ~ 流行性结膜炎,急性触染性结膜炎 / ~ follicular 滤泡性结膜炎 / ~ gonorrheal 淋病性结膜炎 / ~ granular; trachoma 颗粒性结膜炎,沙眼 / ~ hemorrhagic 出血性结膜炎 / ~ hypertrophic 肥大性结膜炎 / ~ inclusion 包涵体结膜炎 / ~ infantile purulent 婴儿脓性结膜炎 / ~ klieg 电光性结膜炎 / ~ larval 结膜蛆病 / ~ lithiasis 结石性结膜炎 / ~ medicamentosa 药物性结膜炎 / ~ meningococcus 脑膜炎双球菌结膜炎 / ~ molluscum 软疣性结膜炎 / ~ Morax-Axenfeld's 摩—阿二氏结膜炎(双杆菌结膜炎)/ ~ necroticans infectiosus 感染坏死性结膜炎 / ~ Parinaud's 帕里诺氏结膜炎(结膜纤毛菌病)/ ~ Pascheff's; ~ necroticans infectiosus 帕舍夫氏结膜炎,感染坏死性结膜炎(伴有单侧性腮腺及颌下腺肿大的结膜炎)/ ~ petrificans 结石性结膜炎 / ~ phlyctenular 小疱性结膜炎 / ~ prairie 白点状慢性结膜炎 / ~ pseudomembranous 假膜性结膜炎 / ~ purulent 脓性结膜炎 / ~ pustular 脓疱性结膜炎 / ~ Samoan 萨莫安双球菌结膜炎 / ~ scrofular; phlyctenular ~ 瘰疬性结膜炎,小疱性结膜炎 / ~ shipyard; epidemic keratoconjunctivitis 流行性角膜结膜炎 / ~ spring; vernal ~ 春季[卡他性]结膜炎 / ~ subacute 亚急性结膜炎 / ~ swimming pool 游泳池结膜炎 / ~ trechomatous; granular ~; trachoma 颗粒性结膜 炎,沙眼 / ~ tularensis 土拉热杆菌性结膜炎 / ~ uratic 尿酸盐沉着性结膜炎 / ~ vernal; Fruchjahr catarrh 春季结膜炎,春季卡他 / ~ welder's 电焊工结膜炎(电光性眼炎)/ ~ Widmark's 韦德马尔克氏结膜炎(下睑结膜充血,偶有角膜小点)/ ~ arida 结膜干燥 / ~ artefacta 假性结膜炎 / ~ catyarrhalis aestiva 夏季卡他性结膜炎 / ~ ectropion 结膜炎性睑外翻 / ~ ichthyotoxica 鱼毒性结膜炎 / ~ medicamentosa 药物性结膜炎 / ~ meibomiana 睑板腺性结膜炎 / ~ nodosa 结节性结膜炎 / ~ petrificans 结石性结膜炎 / ~ sicca 干性结膜炎
conjunctivochalasis *n*. 结膜松弛[症]
conjunctivo-cytology *n*. 结膜细胞学

conjunctivodacryocystor hinostomy 结膜泪囊鼻腔吻合术
conjunctivodacryocystostomy 结膜泪囊吻合术
conjunctivoma *n.* 结膜瘤
conjunctivoplasty *n.* 结膜成形术
conjunctivorhinostomy *n.* 结膜鼻腔吻合术
conjunctivo-urethro-sysnovial syndrome 结膜—尿道—滑膜综和征
conjuntivoplasty; conjunctiviplasty *n.* 结膜成形术
conlunctivitis *n.* 结膜炎
Conn's syndrome 吸钠排钾激素过多症(因肾上腺皮质肿瘤而使吸纳排钾激素分泌遇多之症状。同 primary aldosteronism)
Conn's technic for soil bacteria *n.* 康恩氏土壤细菌染法
Connaraceae *n.* 牛拴藤科
connatal *a.* 出生时的(在生产时发生的)
connate; connatal *a.* 出生时的(在生产时发生的)
connectin *n.* 连接蛋白
connecting cilium 连接纤毛
connecting peptide (简作 CP) 连接肽
connecting stalk 同 body stalk
connection *n.* 连接,联系;结合 ‖ ~, major 主要连接 / ~, minor 次要连接 / ~, slip-joint 滑动连接 / ~, wrist-joint 腕状连接 / accessory atrioventricular ~ 房室旁路连接 / atriofascicular accessory ~ 房束支旁路连接 / axo-axonic ~ 轴—轴型连接 / axo-dendritic ~ 轴—树型连接 / axo-somatic ~ 轴—体连接 / slip joint ~ (牙机)滑动连结体 / ~ artificial conditioned 人工条件联系 / ~ conditioned 条件联系 / ~ constant 固定联系 / ~ cross 交叉接管 / ~ handpiece 手机连接体 / ~ hereditary 遗传联系 / ~ inhibitory 抑制联系 / ~ natural conditioned 自然条件联 / ~ pathological conditioned 病理条件联系 / ~ positive conditioned 阳性条件联系 / ~ sero-amnion; sero-amnion raphe 浆羊膜缝[际] / ~ switching 接通联系电键联系 / ~ temporary 暂时联系 / ~ unconditioned 非条件联系 / ~ wrist-joint 腕状连接体(牙机)/ ~ young conditioned 新建条件联系 / ~ juncture 耻骨联合
connective *n.* ①连接,连接物 ②连索 ‖ ~ band 连接带 / ~ tissue 连结组织,结缔组织 / ~ tissue sheath 结缔组织鞘 / ~ tissue mast cells (简作 CTMC) 结缔组织肥大细胞
connectivum [拉]; **connective tissue** *n.* 结缔组织
connectome *n.* 连接体
connector *n.* ①(噬菌体)颈圈 ②接合体,连接体,连接器 ‖ ~, general type 普通连接体 / ~, major 大连接体 / ~, minor; bar connector 小连接体 / ~ modified type 改良连接体 / ~, nonrigid 可动连接体 / ~, rigid 不动连接体 / ~, semifixed 半固定连接体
Connellan-King diplococcus [John J. Connellan 美医师; James Joseph King 美医师 1882—1935] 康—金二氏双球菌
connells suture [F. Gregory 美外科医师 1875 身生] 康奈尔氏全层内翻缝合(胃肠)
connexin *n.* 连接蛋白,连接子
connexus *n.* 结合质 ‖ ~ intertendineus; juncturate tendinum 腱结合 / ~ interthalamicus; massa intermedia 中间块,丘脑间结合[质]
connivens [拉 connivere to wink at] *a.* ①辐辏的,聚合的 ②环状的
connivent *a.* 辐辏的,聚合的
connubial 见 conjugal
Conocephalaceae *n.* 蛇苔科(一种苔类)
Conocephalus Bl 锥头麻属 ‖ ~ conica 尖锥头麻
Conoffone *n.* 考诺封 (镇痛药)
conoid [希 Konoeides] *a.* 锥形的 *n.* 类圆锥体 ‖ ~ ligament 锥状韧带,圆锥韧带 / ~ tubercle 锥状韧带结节 / ~ Sturm's 斯图姆氏类圆锥体
conoides *n.* 单尖牙
Conolly's system [John 英精神病医院 1795—1866] 康诺利氏制,不约束疗法(精神病开放治疗制)
conomyoidin [希 Konos cone + mys muscle + eidos form] *n.* 视网膜锥体原生质
Conopholis american [希 konos cone + pholis scaie]
Conophthalmus; corneal staphyloma 角膜葡萄肿
Conorhinus [希 konos cone + rhis nose] 锥蝽属 ‖ ~ megistus 大锥蝽 / ~ sanguisuga [拉 sanguis blood + sugere to suck] 吸血锥蝽
conplaint *n.* 陈诉,病 ‖ ~ bowel 腹泻 / ~ chief 主诉 / ~ summer; cholera morbus 假霍乱,欧洲霍乱 / complement; alexin 补体 / ~ dominant 主补体 / ~ endocellular; endocomplement 细胞内补体,红细胞内补体 / ~ insulin 胰岛素补体 / ~ lyophile 冻干补体,亲液补体 / ~ non-dominant 次要补体 / ~ subordinate 从属补体
conquassant *a.* 剧重的
conquassation *n.* 压溃,挫伤
conquinamine *n.* 康奎胺,异奎胺(金鸡纳皮生物碱)
conquinine; qumidine *n.* 康奎宁,奎尼丁
conr, conus *n.* ①锥体,圆锥形 ②视锥细胞 ③晶锥
Conradi-Drigalskl agar [Heinrich Conradi 德细菌学家] 1876 生; W. V. Drigalski 德细菌学家] ‖ ~ medium 康—德二氏培养基(石蕊钠酪蛋白琼脂)
Cons conserv *a.*, *v.* 保存
consanguine group 血族群
consanguineal; consangeous *a.* 血亲的
consanguineous *n.* 近亲结婚 ‖ ~ cross 血亲杂交 / ~ donor (简作 CD) 血亲供(血)者 / ~ marriage 血亲婚姻,近亲结婚 / ~ mating 近亲婚配
consanguinity [拉 consanguinitas] *n.* 血亲,亲缘,近亲结婚
Conscil International des Infirmieres (简作 CII) 国际护士委员会
conscious *a.* 有意识的,清醒的 ‖ ~ selection 有意识选择
consciousness [拉 conscius aware] *n.* 有意识,清醒 ‖ ~ collective 集体意识 / ~ colon 结肠意识 / ~ double 双重意识 / ~ of ego 自我意识,自觉 / ~ of identity 证同意识,证同觉 / ~ noetic 理智意识 / ~ of object 对象意识,客体意识,物觉 / ~ of personality 人格意识,人格觉
consciousness-threshold *n.* 意识阈,神志阈
consecutive *a.* ①相邻的 ②连续的,接连的 ‖ ~ atrophy 连续性萎缩 / ~ detachment 继发性脱离 / ~ divergence 继发性偏斜 / ~ strabismus 接连性斜视 / ~ case conference (简作 CCC) 病例讨论会 / ~ hermaphroditism 连续的雌雄同体 / ~ sexuality 连续性别
consenescence [拉 consenescere to grow old] 衰老
consensual [拉 consensus agreement] *a.* 交感的,同感的 ‖ ~ accommodation 同感性调节 / ~ reflex 同感性反射,交叉性反射
consensus [拉] *n.* 同意
consent *v.* 同意,允诺
conseration *n.* 保守,守恒,不灭
conservancy *n.* ① 保存 ② 保护,管理
conservant *n.* 保存剂
conservation *v.* 保存 ‖ ~ of energy 能量不灭 / ~ of mass 质量不灭 / ~ of heredity 遗传性的保守性
Conservation Foundation (简作 CF) 自然资源护基金会
conservatism *n.* 保守性
conservative [拉 conservare to preserve] *n.* 防腐剂 *a.* ①防腐的 ②保守的,保存的 ‖ ~ replication 保守复制,保留复制 / ~ substitution 保守置换,存性置换 / ~ character 保守性状 / ~ inheritance 保守遗传性
conserve [拉 conserva] *n.* 糖剂,糖膏剂
conservtive replication 保留复制
consilia *n.* 医案(古代)
consistence [拉 consistere to stand still] *n.* 稠合,协合
consistency *n.* 稠度,坚松度 ‖ ~ pilular 丸块稠度
consociation *n.* 单优种群落
consocies *n.* 演替系列单优种群落
console *n.* 控制台,仪表板
Consolida ajacis (L.) **Schur** [拉;植药] 飞燕草
consolidant [拉 consolidare to make firm] *a.* 促创的口愈合的,收创的 *n.* 愈合剂
consolidation [拉 consolidatio] *n.* 实变
consolidine *n.* 黑草素,黑草碱
consolute; perfectly miscible *a.* 完全可混合的
consonation *n.* 谐和
conspecific *a.* 同种的
conspersi; dusting-powders *n.* 撒布粉,扑粉
constancy *n.* 稳定性
constant [拉 constans standing together] *n.* 常数,常量 *a.* 恒定的,不变的 ‖ ~ aberration 固定像差 / ~ occlusion [眼]固定遮闭 / ~ region 恒定区 / ~ strabismus 恒定性斜视,绝对性斜视 / accommodation ~ 适应常数 / ~ atomic mass 原子适应常数 / ~ rate enteral nutrition (简作 CREN) 稳定流量胃肠道营养 / ~ Ambard's 昂巴尔氏常数(计算肾脏病指数的公式)/ ~ Avogadro's 阿伏伽德罗氏常数 / ~ back scatter 反向散射常数 / ~ decay 蜕变常数,衰变常数(放射性物质) / ~ dielectric 介电常数,电容 / ~ diffusion 扩散常数,弥漫常数 / ~ disintegration 蜕变常数 / ~ dissociation 离解常数,电离常数 / ~ equilibrium 平衡常数 / ~ Faraday's 法拉第氏常数 / ~ gravltation 引力常数 / ~ Lapicque's 拉皮克氏常数 / ~ Planck's; quantum ~ 普朗克氏常数,量子常数 / ~ proportionality 正比常数 / ~ quantum 量子常数 / ~ radiation 辐射常数 / ~ radioactive 放射性常数 / ~ statistical 统计常数 / ~ transformation 蜕变常数 / ~ uren 常数,尿素常数 / ~ boiling point (简作 CBP) 恒沸点 / ~ current source (简作 CCS) 恒定源 / ~ distending pressure (简作 CDP) 恒

定膨胀压 / ~ error（简作 CE）恒定误差，常数误差 / ~ hybrid 定型杂交 / ~ parent regression（简作 CPR）常数亲本回归法，定亲回归 / ~ rate enteral nutrition（简作 CREN）稳定流量胃肠道营养 / ~ region of the heavy chain（简作 Ch）重链恒定区 / ~ region, C region 指免疫球蛋白等分子的 C 区，恒定区 / ~ ，elastic 弹性常数(牙本质)

constantan；constantin *n*. 康铜(铜合金)

conteilation *n*. ①相互影响因素 ②兴奋丛

constipate *v*. 便秘

constipated *a*. 便秘的

constipation *n*. 便秘 ‖ ~ atonic 无力性便秘 / ~ gastrojejunal 胃空肠性便秘 / ~ proctogenous 直肠性便秘 / ~ spastic 痉挛性便秘

constituens ［拉］*a*. 组成的，构形的

constituent *n*. 组分；成分

constitution ［拉 con together + stringere to draw］［拉 constitutio *n*. ①狭窄，缩窄 ②紧窄感 ③体质 ④结构，组织 ‖ ~ duodenopyloric 十二指肠幽门狭窄 / ~ allergic 变应性体质 / ~ arterial 动脉体质 / ~ carbonitrogen 碳氮体质(顺势疗法派的名词) / ~ hydrogenoid 湿体质，畏湿体质(顺势疗法派的名词) / ~ ideo-obsessional 固执观念体质 / ~ lymphatic 淋巴体质 / ~ neuropathic 神经病体质 / ~ oxygenoid 氧化过度体质(顺势疗法派的名词)/ ~ psychopathic 精神病体质 / ~ vasoneuroyic 血管神经病体质

constitutional *a*. ①全身的 ②体质的 ‖ ~ disease 体质性疾病 / ~ preadaption 本能性预先适应 / ~ type 体型

constitutive enzyme 组成酶，固有酶

constitutive gene 组成基因

constitutive heterochromatin 组成型异染色质

constitutive mutant 组成性突变型，构成性突变型

constitutive mutation 组成性突变，使基因得到组成型表达的突变。

constitutive protein 结构蛋白

constrained peptide libraies（结构）限制性肽分子库，（结构）限制性肽资料库，

constriction *n*. ①狭窄，缩窄 ②紧窄感 ③缢痕 ‖ ~ of Ranvier 郎飞氏结 / ~ of visual field 视野缩小 / primary ~ 主缢痕，初级缢痕 / secondary ~ 副缢痕 / ~ ring 缩窄环（在子宫上下段交界处子宫环肌不协调性过强收缩于胎儿较小部位，如颈、腰或肢体，持续不放松，产生原因多为精神过度紧张，胎儿产道梗阻，异常操作及宫缩剂使用不当）/ ~ s, Ranvier's; Ranvier's nodes 朗飞氏结节(脊髓神经纤维绞扼所致)

constrictive *a*. 狭窄的，缩窄的 ‖ ~ stenosing carcinoma 缩窄性癌

constrictor *n*. ①缩窄器 ②缩肌 ‖ ~ isthmi faucjum; musculus palatoglossus musculus glossopalatinus 舌腭肌 / ~ naris; ~ pharyngis: musculus constrictor pharyngis 咽缩肌 / ~ urethrae; sphincter urethrae; musculus sphincter urethrae membranaceae 尿道膜部括约肌 / ~ vaginae; musculus bulbocavernosus 阴道括约肌，球海绵体肌(女)/ ~ denervation 收缩肌去神经支配 / ~ pharyngis inferior muscle 咽下缩肌 / ~ isthmi faucium 舌唇肌 / ~ naris（constrictor pharyngis）咽缩肌 / ~ uretherae 尿道膜部括约肌 / ~ vaginae 阴道括约肌，球海绵体肌（女）/ ~ naris; constrictor pharyngis; musculus constrictor pharyngis 鼻狭肌，咽缩肌 / ~ vaginae 阴道括约肌

construction *n*. 构成，结构 ‖ ~ of vagina 阴道再造术 / ~ , denture, partial 部分义齿构造术

constructional apraxia 结构性运用失能

constructive *n*. 构成的

consubstantiate *a*. 同物的，同质的

consult ［拉 consultus］*v*. 会诊

consultant ［拉 consultare to counsel］*v*. 问医师顾问

consultation ［拉 consultatio］*n*. 会诊

consulting staff 会诊医师

consumer research 消费研究

consumption ［拉 consumptio a wasting］*n*. ① 消耗，消费 ②痨病，结核 ‖ ~ cell 细胞消费(血细胞生理变性)/ ~ coagulopathy 消耗性凝血病 / ~ galloping 奔马痨 / ~ iodine 耗碘量 / ~ luxus 过量消耗 / ~ oxygen 耗氧量 / ~ potter's; silicosis 矽肺，硅肺，石末沉着病 / ~ water 好水量

consumptive *a*. 消耗性的 *n*. 痨病患者 ‖ ~ coaguiopathy 消耗性凝血病

Cont. contusus *a*. ①搓伤的 ②捣碎的

Cont. Rem. continuetur remedium 继续使用此药

conta- ［拉 contra against 逆，反］反，抗，逆，对

contact ［英］；［拉 contactus a touching together］*n*. ①接触 ②接触人(传染病)*v*. 接触 ‖ ~ blepharitis 接触性睑炎 / ~ dermatitis 接触性皮炎 / ~ dermatoconjunctivitis 接触性皮肤结膜炎 / ~ glass 接触镜 / ~ inhibition 接触抑制 / ~ lens 接触镜，隐形眼镜 / ~ receptor 接触感受器 / ~ stimulus 接触刺激 / ~ transmission 接触传染，接触传播 / ~ absence of 无接触 / ~ balancing 平衡接触 / ~ complete 全邻面接触 / ~ direct 直接接触 / ~ immediate 直接接触 / ~ indirect 间接接触 / ~ initial 初接触 / ~ mediate 间接接触 / ~ metal 金属接触点 / ~ premature 早接触 / ~ proximal; proximate ~ 邻面接触 / ~ proximate; proximal ~ 邻面接触 / ~ weak 弱接触 / ~ , absenc of 无接触 / ~ , balancing 平衡接触 / ~ , complete 全邻面接触 / ~ , deflective occlusal 偏侧咬合接触 / ~ , direct; immediate ~ 直接接触 / ~ ; immediate; direct ~ 直接接触 / ~ , indirect; mediate 间接接触 / ~ , initial 初接触 / ~ , initial occlusal 初咬合接触 / ~ , interceptive occlusal 阻隔性咬合接触 / ~ , mediate; indirect ~ 间接接触 / ~ , metal 金属接触点 / ~ , occlusal 牙面接触 / ~ , occlusal premature 胎面接触 / ~ , proximal; proximate ~ 邻面接触 / ~ , tooth premature 牙过早接触 / ~ , weak 弱接触 / ~ , working 工能性接触 / ~ chemoreceptor 接触化学感受器 / ~ coagulative system（简作 CCS）接触性凝血系统 / ~ dermatitis 接触性皮肤炎(与药物直接接触所引起之过敏性皮肤炎) / ~ hypothesis（染色体变异）接触说 / ~ inhibition 接触抑制 / ~ laxatives 触发性泻剂（即药品與肠道接触刺激引起腹泻）/ ~ lens 接触透镜，贴眼透镜 / ~ point 接触点 / ~ promotion 接触促进 / ~ receptor 接触感受器/ ~ shift 接触移位 / ~ zone 接触区

contactant *n*. 接触物

contact-glasses *n*. 接触镜片

contactologist *n*. 接触镜技师

contactology *n*. 接触镜学

contactor *n*. 接触器，开关

contactprism *n*. 接触棱镜

contagion ［拉 contagio contact, infection］*n*. ①［接］触［传］染 ②［接］触［传］染物 ‖ ~ immediate 直接触染 / ~ mediate 间接触染

contagiosity *n*. ［接］触［传］染性

contagious ［拉 contagiosus］*a*. ［接］触［传］染的 ‖ ~ bovine pleuropneumonia（简作 CBpp）牛感染性胸膜肺炎 / ~ disease（简作 CD）传染病 / ~ granular vaginitis 触染性粒状阴道炎，疣状阴道炎

Contagious ecthym a virus（of sheep）= Contagiou pustular dermatitis virus(of sheep). Orf virus（Glover）接触性脓疱皮炎病毒，口疮病毒

Contagious pustular dermatitis virus（of horses）= Horse pox virus（F. A . O.）马接触性脓疱皮炎病毒，口疮病毒

Contagious pustular dermatitis virus（of sheep）= Orf virus（Glover）绵羊接触性脓疱皮炎病毒；口疮病毒

Contagious pustular stomatitis virus of horses 马接触性脓疱口炎病毒

Contagious pustular stomatitis virus of sheep 绵羊接触性脓疱口炎病毒

Contagious pustular stomatitis virus = Horse pox virus（F. A . O.）马痘病毒

contagiousness *n*. ［接］触［传］染性

contagium（复 contagia）［拉］*n*. ［接］触［传］染物 ‖ ~ animatum; ~ vivum 活的触染物 / ~ virum fluidum 传染活液(烟草花叶病毒旧称)

container *n*. 容器 ‖ ~ dressing 敷料容器 / ~ gamma-ray source γ 射线容器 / ~ hermetically sealed 熔逢容器 / ~ matching 比合容器，配比容器 / ~ original 原有容器 / ~ radium 镭容器 / ~ radon 氡容器

contaminant; contamint *n*. 污染物 ‖ ~ air 空气污染物 / ~ pion 夹杂 π 介子 / ~ radioactive 放射性污染物

contaminate *v*. 污染

contaminated wound 污染伤口

contamination ［拉 contaminatio from con together + tangere to touch］*n*. 污染，沾染 ‖ ~ of mother's milk 母乳污染 / internal ~ 体内污染 / mechanical ~ 机械污染 / radioactive ~ 放射性污染 / skin ~ 皮肤染毒 / special ~ 特殊污染 / ~ idex（简作 CI）污染指数

conteben; tibione; TB1-698 *n*. 结核安，替比昂

contemplative *a*. 沉思的

contemporary comparison 同代比较

content *n*. ①含量 ②内容，内容物 ‖ ~ blood-sugar 血糖含量 / ~ dust 尘含量 / ~ effective radium 有效镭含量 / ~ equivalent radium 等效镭含量 / ~ estimated actual radium 估计真实镭含量 / ~ latent 潜伏内容(梦) / ~ manifest 梦情显义 / ~ oxygen 氧含量 / ~ radium 镭含量 / ~ radon 氡含量 / ~ validity 内容真

实性
Contifuous-disk file（简作 CDF）邻接圆盘式存储器(计算机)
contigency table 偶然表
contignous［拉 contiguus］*a*. 接触的
contiguity［拉 contiguus in contact］*n*. 接触 ‖ ～ solution of 接触部分开(脱臼)
contiguous *a*. ①紧接的,临近的无隔的 ②连续的,会合的 ‖ ～ cortex 连续皮层 / ～ coefficient 相关系数 / ～ fiber 连续丝,连续纤维 / ～ microtubule 连续微管
contin（continuetur）*v*. 继续
Conti *n*. continuetur *n*. 继续
continence［拉 continentia］*n*. ①节制 ②节欲 ‖ ～ fecal 排便节制 / ～ urinary 排尿节制
continent ileostomy *n*. 自制性回肠造口术
contingence *n*. 偶然事故,意外费用
contingency（**emergency**）**planning** 意外事故紧急抢救计划
continous cortex 连续皮层
continous fiber 连续丝,连续纤维
continous microtubule 连续微管
continua *n*. 持续状态
continuation *n*. 连续
continued *a*. 连续的
continuing community care（简作 CCC）持续性社会监护
continuing education（简作 CE）连续教育
Continuing Education for the Family Physician（简作 CEFP）家庭医师连续教育(杂志名)
continuity［拉 continuitas uninterrupted succession］*n*. 连续 ‖ ～ amputation in 关节外切断术 / ～ restoration of 连续体恢复 / ～ solution of 连续体分开(骨折,切开)/ ～ index（简作 CI）连续索引 / ～ of germ plasm 配子的自我复制特性
continuous［拉 continuus］*a*. 连续的 ‖ ～ ambulatory peritoneal dialysis（简作 CAPD）连续性非卧床腹膜透析 / ～ arterio-venous hemofiltration（简作 CAVH）连续动-静脉血液滤过 / ～ arterio-venous hemofiltration（简作 CAVH）连续动-静脉血液滤过 / ～ ascending 连续上升音 / ～ cell culture 传代细胞培养物,指试管内连续传代的细胞 / ～ cell line 传代细胞系 / ～ cultivation 连续培养 / ～ culture 连续培养物 / ～ distribution 连续分布 / ～ endothelium 连续式内皮膜 / ～ fiber 连续丝 / ～ flow contrifugation leukapheresis（简作 CFCL）连续流式离心白细胞单采术 / ～ flowanalysis（简作 CFA）连续流体分析 / ～ flushing system（简作 CFS）连续冲洗系统 / ～ inflating pressure（简作 CIP）持续正压呼吸 / ～ performance test（简作 CPT）连续作业测验 / ～ performance test 连续作业测验 / ～ phase culture 连续周相培养 / ～ positive airway pressure,（简作 CPAP）持续气道正压 / ～ positive alveolar pressure 持续肺泡内正压 / ～ positive alveolar pressure（简作 CPAP）持续肺泡内正压 / ～ positive pressure ventilation（简作 CPPV）持续正压通气 / ～ selection 连续选择 / ～ strabismus ①连续性斜视 ②恒定性斜视 / ～ suture 连续缝合[术] / ～ synchronous culture 连续同步培养 / ～ variation 连续变异 / ～ wave method 连续波法
continuum *n*. 连续体
contologist *n*. 接触镜技师
contology *n*. 接触镜学
Contortae *n*. 捩花目(植物分类学,亦称回旋花目)
contorted *a*. 扭曲的,扭转的,旋转的
contortion［拉 contortio from contorquere to twist］*n*. 扭斜,扭转
contour［法］*n*. 轮廓,外形 ‖ ～ line 轮廓线 / ～ length 核酸链电镜轮廓长度 / ～ rivaly 外形拮抗 / ～ arch 躬形 / ～ buccolingual arch 颊舌躬形 / ～ facial 面[外]形 / contours, isocount 等计数曲线 / ～ isodose 等量曲线 / ～ lingual 蛇形 / ～ mesiodistal 近中远中形 / ～ proximal; proximate ～ 邻接外[形] / ～ ridge 嵴形 / ～ waxing 蜡形 / ～, flange 义齿翼缘外形 / ～, gingival 义齿牙龈外形 / ～, gingival denture 义齿基底外形 / ～, height of 牙外形高度 / ～, lingual 舌形 / ～, mesiodistal 近中远中形 / ～, occlusal 验面形,胎[外]形 / ～, proximal; proximate ～ 邻接[外]形 / ～, reconstruction of face 重建面容 / ～, ridge 嵴形 / ～, waxing 蜡形 / ～ length 周长
contoured *a*. 波状外形的,波状轮廓的(细菌菌落)
contouring *n*. 外形修复,成型
contra- 反,抗,逆,对
contra-angle *n*. 反角 ‖ ～, binangle 双角反角器 / ～, quadrangle 四角反角器 / ～, triple-angle 三角反器
contra-aperture *n*. 对口
contraception; birth control *n*. 节[制生]育,避孕
contraceptire film（简作 C-film）*n*. 避孕膜,
contraceptive; anticonceptive *n*. 避孕药,避孕工具 *a*. 避孕的 ‖ ～ diaphragm 避孕隔膜 / ～ effectiveness 避孕有效率 / ～ jelly 避孕胶冻 / ～ suppository 避孕栓 / ～ technology 避孕技术 / chlormadione-quingestanol oral ～ 氯地孕酮氢炔雌醚口服避孕药 / ～ film 避孕药膜 / long-acting injectable 长效避孕针剂 / post-coital ～ 性交后避孕药 / ～ vaginal ring（简作 CVR）避孕阴道环
contraceptives *n*. 避孕药
contract［拉 contractus from contrahere to draw together］*n*. ①收缩 ②感染 ‖ ～ fiber 收缩纤维 / ～ component（简作 CC）收缩性成分
contracted pelvis 骨盆狭窄,骨盆结构,(形态异常或径线较正常为短,通常称骨盆狭窄)
contracted pupil 瞳孔缩小
contracted socket［眼］窝收缩
contractibility, contractibleness *n*. 收缩性
contractile［拉 con together + trahere to draw］*a*. 收缩的 ‖ ～ protein 收缩蛋白(质) / ～ tail（噬菌体)可收缩尾部 / ～ element（简作 CE）收缩成分 / ～ force（简作 CF）收缩力 / ～ protein 收缩蛋白(质) / ～ system 收缩系统 / ～ vacuole 收缩泡
contractility *n*. 收缩性,收缩力 ‖ ～ faradic 感应电收缩性 / ～ galvanic; galvanocontractility 流电收缩性 / ～ idiomuscular 肌自身收缩性 / ～ neuromuscular 神经肌肉收缩性(正常收缩性)
contractinogen *n*. 促红细胞沉降[率]纤维蛋白原
contraction［英］; contractio［拉］*n*. ①收缩 ②挛缩 ③牙弓内缩 ‖ ～ entropion 收缩性睑内翻 / ～ folds［虹膜］卷缩轮 / ～ membrane 收缩膜 / ～ aerobic 需氧收缩 / ～ allasotonic 变张[力性]收缩 / ～ anodal closure 阳极通电收缩 / ～ anodal opening 阳极断电收缩 / ～ arch 牙弓内缩 / ～ automatic ventricular 心室自动收缩 / ～ auxotonic 增张[力性]收缩 / ～ carpopedal 手足挛缩(因婴儿手足及肘膝挛缩) / ～ cathodal closure 阴极通电收缩 / ～ cathodal opening 阴极断电收缩 / ～ cicatricial 瘢痕收缩 / ～ clonic 阵挛性收缩 / ～ closing 通电收缩 / ～ compound 复合收缩 / ～ contralateral 对侧收缩 / ～ Dupuytren's; Dupuytren's contracture 杜普伊特伦氏挛缩,掌挛缩病 / ～ Dupuytren's false 假性杜普伊特伦氏挛缩,假性挛缩病 / ～ escaped ventricular; automatic ventricular ～ 心室自动收缩 / ～s, fibrillary［原］纤维性收缩 / ～ fixation; Westphal's ～ 固定收缩,韦斯特法尔氏收缩 / ～ fractionate 部分收缩 / ～ front tap 前叩性收缩 / ～ gaivanotonic 电紧张性收缩 / ～ Gower's; front tap ～ 高尔斯氏收缩,前叩性收缩 / ～ heat 热挛缩 / ～ hourglass 葫芦状收缩(胃或子宫) / ～ hunger 饥饿收缩 / ～ idiomuscular 肌自身收缩 / ～ isometric 等长收缩 / ～ isometric muscular 肌肉等长收缩 / ～ isotonic 等张收缩 / ～ myoclonic 肌阵挛性收缩 / ～ myotatic 肌伸张性收缩 / ～ opening 断路收缩,断电收缩 / ～ palmar; Dupuytren's contracture 掌挛缩病,杜普伊特伦氏挛缩 / ～ paradoxical 反常收缩 / ～ premature 先期收缩,过早收缩 / ～ reflex 反射性收缩 / ～ rheumatic; tetany 手足抽搐 / ～ rhythmic 节律性收缩 / ～ ring 环状收缩 / ～ secondary 继发收缩 / ～ simple 单收缩 / ～ spasmodic 进挛性收缩 / ～ spontaneous 自发性收缩 / ～ sustained 持久性收缩 / ～ tetanic 强直性收缩 / ～ thermal 温度收缩,冷缩 / ～ tone 张力性收缩 / ～ tonic; tetani ～ 紧张性收缩,强直性收缩 / ～ uterine 子宫收缩 / ～ vermicular 蠕虫状收缩 / ～ voluntary 随意收缩 / ～ Westphal's 韦斯特法尔氏收缩(触及震颤麻痹和脊髓病变患者肢体时引起反射性肌收缩) / ～ of wound 伤口收合,伤口缩合 / ～, arch 牙弓内缩 / ～ of dental arch 牙弓内收 / ～, intermaxillary 颌间挛缩 / ～ of lip, cicatrical 唇瘢痕挛缩 / ～ figure 收缩象 / ～ stress test（简作 CST）宫缩应激试验
contraction-remainder *n*. 收缩残余[部分]
contractions, fibrillary［原］纤维性收缩
contractive cell 收缩细胞
contractor puillae muscle 瞳孔括约肌
contractura, -re *n*. 挛缩
contracture［英］［拉 contractura］*n*. 挛缩 ‖ ～ barium 钡毒性挛缩 / ～ congenital 先天性挛缩 / ～ Dupuytren's 杜普伊特伦氏挛缩(掌挛缩病) / ～ extension 伸直挛缩 / ～ fatigue 疲劳挛缩 / ～ functional 机能性挛缩 / ～ hypertonic 高张性挛缩 / ～ idiomuscular 肌自身挛缩 / ～ ischemic 缺血性挛缩 / ～ of joints 关节挛缩 / ～ myostatic 肌禁止性挛缩 / ～ myotatic 肌伸张性挛缩 / ～ nurses' 哺乳妇挛缩 / ～ organic 器质性挛缩 / ～ post-poliomyelitic 脊髓灰质炎挛缩 / ～ Tiegel's 提格耳氏挛缩 / ～ veratrine 藜芦碱挛缩 / ～ Volkmann's 福耳克曼氏手挛缩 / ～ of masseteric muscle 嚼肌挛缩 / ～ of mouth, cicatrical 口瘢痕挛缩 / ～ of mouth, traumatic cicatrical 外伤性口瘢痕挛缩 / ～ of neck, cicatrical 口瘢痕挛缩 / ～, intermaxillary; contracturaintermaxillaris 颌间挛缩

contradolin *n*. 康特蜡多体(成药,止痛用)
contraetfie *n*. 收缩环
contraextension; counterextension *n*. 对抗牵伸术
contrafissura; contrafissure *n*. 对裂
contragonists *n*. 反作用药(即作用与致效剂相反之药物)
contra-incision; counteropening *v*. 对口切开
contraindicant *a*. 禁忌的
contraindication *n*. 禁忌症
contra-insular *a*. 抑胰岛分泌的
contral data corporation(简作 CDC)控制数据
contralateral *a*. 对侧的 ‖ ~ antagonist 对侧拮抗肌 / ~ fixation 对侧注视 / ~ masking 对侧掩蔽 / ~ axillary metastasis(简作 CAM)对侧腋下转移 / ~ competing inessage(简作 CCM)对侧竞争信息
contraocular *a*. 对侧眼的
contraparetic *a*. 抗麻痹性痴呆的 *n*. 抗麻痹性痴呆剂
contrapolarization *n*. 反极化
contraria; contrariis[拉]*n*. 对抗性治疗
contraseption *n*. 节[制生]育,避孕
contra-sexuality *n*. 异性性欲
contrast *n*. ①对比,对照,反衬,交替 ②差异 ‖ ~ bath 冷热交替浴 / ~ color 对比色,对照色 / ~ factor 对比系数 / ~ flicker 对比闪烁 / ~ media 造影剂/ ~ micrometer 反差测微计 / ~ orbitography 对比眶照相术 / ~ phase microscope 相差显微镜 / ~ phenomenon 对比现象 / ~ ratio 对比率,照比 / ~ sensitivity 对比敏感度 / ~ sensitivity function 对比敏感度函数 / ~ stain 对比染色 / ~ detector 反差检测器 / ~ color 色对比 / ~ film X 线[照]片对比 / ~ image 影象对比 / ~ radiation 辐射对比 / ~ radiographic X 线照相对比 / ~ simultaneous 同时对比 / ~ subject 物体对比 / ~ subjective 主观对比 / ~ successive 相继对比 / ~ enhancement(简作 CE)造影剂增强 / ~ index(简作 CI)反差指数
contrastimulant *a*. 抗兴奋的 *n*. 抗兴奋剂
contrastimulation contrastimulism *n*. 抗刺激法,抗兴奋疗法
contrastimulism *n*. 抗刺激法,抗兴奋疗法
contrastimulus *n*. 抗兴奋剂
contrast-media *n*. ①对比剂,反差剂 ②造影剂
contrast-medium *n*. 造影剂,对比剂
contrastol *n*. 碘化油造影剂
contrast-stain *n*. 对比染剂
contrasuggestion *n*. 反暗示
contrasuppression *n*. 反抑制
contrated pupil 瞳孔缩小
contratoxin *n*. 对毒素(一类成品药,为具有自然免疫力的血清)
contravolitional *a*. 非自愿的,不随意的
contrayerva *n*. 草麻科植物(Dorstenia brasiliensis 的根,有强壮、兴奋、发汗作用)
contrecoup[法];**counterblow** *n*. 对侧伤,对侧外伤
contrecoup injury 对冲伤
contrecoup injury of brain 对冲性脑损伤
contrectation[拉 contrectare to handle]*n*. 接触异性欲
contribution *n*. 供量(生统)
contributory cause of death 辅助死因
control[法 controle a register]*v*. & *n*. ①对照 ②控制,节制 ③管理 ‖ ~ animal 对照动物 / alimentary ~ 饮食控制 / biofeedback ~ 生物反馈控制 / ~ experiment 对照实验 / ~ group 对照组 / negative ~ 负控制 / ~ of medical defects 医疗缺陷控制方法/ radiopharmaceutical quality ~ 放射性药物质量控制 / ~ associative automatic 联合性自动控制(自纹状体发出的调节肌肉运动的刺激) / ~ biological 生物防制 / ~ birth 节[制生]育,避孕 / ~ communicable diseases 传染病管理 / ~ differential 差压调节 / ~ dual 双重控制 / ~ of feves 粪便管理 / ~ numidity 湿度控制 / ~ idiodynamic 肌营养神经控制 / ~ isobaric 等压调节 / ~ mosquito 蚊虫防制 / ~ reflex[肌]反射控制 / ~ resistance 纯阻控制 / ~ sanitary 卫生监督,卫生管理 / ~ sex 性别控制(人工控制胎儿性别) / ~ synergic 协同控制 / ~ tonic 肌紧张控制 / ~ vestibulo-equilibratry 前庭平衡控制 / ~ volitional 随意控制 / ~ voluntary 随意控制 / ~ experiment 对照实验 / ~ grid(简作 CG)控制栅 / ~ group(简作 CG)对照组 / ~ plant 对照植物 / ~ plot 对照区 / ~ releasing agents 缓释削 / ~ variable 控制变量 / ~, plaque 控制牙菌斑
control-animal *n*. 对照动物
control-experiment *n*. 对照实验
controlled cord traction(简作 CCT)控制索牵引
controlled mechanical ventilation(简作 CMV)控制式机械通气
controlled ovarian hypertimulation(简作 COH)控制超排卵
controlled pollination 控制授粉,人工授粉
controlled tenonotomy 控制性腱切断术
controlled wound 挫伤
Controlled—release preparations 缓释剂型
controller *n*. ①控制器,操纵杆 ②检验员,管理员
controlling elements 控制因子
controlling gene 控制基因
control-table *n*. 调节台,控制台
contrude *n*. [牙]丛积
contrusion *n*. 丛积[现象]
contunding *a*. ① 挫伤的 ② 捣碎的
Conturex *n*. 碘甲磺酸钠(造影剂)
contuse[拉 contundere to bruise] *v*. 挫伤
contusio[拉]*n*. 挫伤 ‖ ~ bulbi 眼球挫伤
contusion *n*. 挫伤 ‖ ~ cataract 挫伤性白内障 / cerebral ~ 脑挫伤 / ~ collar 挫伤轮 / ~ glaucoma 挫伤性青光眼 / ~ of cornea 角膜挫伤 / ~ of eyeball 眼球挫伤 / ~ of lens 晶体挫伤 / ~ of opticnerve 视神经损伤 / ~ of retina 视网膜挫伤 / ~ retinopathy 挫伤性视网膜病变 / teeth ~ 牙挫伤 / ~ oedema 挫伤性水肿 / ~, tooth 牙挫伤
contusion-laceration of brain 脑挫裂伤
contusive *a*. 挫伤的
contusus[拉]*a*. 捣碎的
conucleus *n*. 辅助核
conui epididymidis 附罩小叶
conui tubulosi 脊锥体
conular *a*. 圆锥形的
conunctivoma *n*. 结膜瘤
Conus *n*. 芋螺属 ‖ ~ betulinus(Linnaenus)桶形芋螺(隶属于芋螺科 Conidae) / ~ catus(Hwass)猫芋螺(隶属于芋螺科 Conidae) / ~ eburneus(Hwass)象牙芋螺(隶属于芋螺科 Conidae) / ~ episcopus(Hawss)主教芋螺(隶属于芋螺科 Conidae) / ~ fiavidus(Lamarck)黄芋螺(隶属于芋螺科 Conidae) / ~ generalis(Linnaenus)将军芋螺(隶属于芋螺科 Conidae) / ~ geographus(Linnaenus)地纹芋螺(隶属于芋螺科 Conidae) / ~ imperalis(Linnaenus)堂皇芋螺(隶属于芋螺科 Conidae) / ~ lividus(Hwass)疣缟芋螺(隶属于芋螺科 Conidae) / ~ magus(Linnaenus)幻芋螺(隶属于芋螺科 onidae) / ~ medullaris 脊髓圆锥 / ~ mustelinus(Hwass)龄鼬芋螺(隶属于芋螺科 Conidae) / ~ striatus(Linnaeus)线纹芋螺(隶属于芋螺科 Conidae) / ~ tessulatus(Born)红砖芋螺(隶属于芋螺科 Conidae) / ~ textile(Linnaeus)织锦芋螺(隶属于芋螺科 Conidae) / ~ tulipa(Linnaeus)马兰芋螺(隶属于芋螺科 Conidae)
conus(复 coni)[拉;希 konos] *n*. ①弧形斑 ②圆锥,锥 ③后葡萄肿 ④视锥,锥体 ⑤芋螺 ‖ ~ papillaris 视(神经)乳头圆锥 / ~ scleralis 巩膜后葡萄肿 ‖ ~ arterisus 动脉圆锥 / ~ buccalis 口锥 / ~ cochleae 蜗轴 / ~ cordis 心室 / ~ elasticus 弹性圆锥(喉) / ~ arteriosus 动脉圆锥 / ~ conchlexe; modiolus 蜗轴 / ~ cordis; ventriculus cordis 心室 / ~ distraction 视神经乳头颞侧弧形斑 / ~ elasticus(laryngis)弹性圆锥(喉) / coni epididymidis 附睾小叶/ ~ inguinalis 腹股沟圆锥,鼠蹊圆锥 / ~ meduilaris 脊髓圆锥 / ~ myopic; myopic crescent 近视性圆锥,眼后葡萄肿 / ~ supertraction 视神经乳头鼻侧弧形斑 / ~ terminalish; ~ medullaris 脊髓圆锥 / coni tubulosi; Malpighian pyramid 肾锥体 / coni vasculosi; lobuli epididymidis; coni epididymidis 附睾小叶 / ~ terminalis 脊髓圆锥
convalescence[拉 convalescentia] *n*. 恢复[期],康复[期]
convalescent[拉 convalescens] *a*. 恢复[期]的 *n*. 恢复期病人 ‖ ~ serum 恢复期血清 / ~ hospital(简作 CH)疗养院,休养所
convallamarin[convallaria + 拉 amarus bitter] *n*. 铃兰苦甙
convallaretin[convallaria + 希 rhetine resin] *n*. 铃兰毒素
Convallaria L.[拉]*n*. 铃兰属 ‖ ~ keiskei Miq. 铃兰 / ~ majalis L. 铃兰,君影草
convallariae radix *n*. 铃兰根,君影草根
convallarin *n*. 铃兰甙
Convallatoxol *n*. 铃兰醇苷(强心药)
convariety *n*. 晶类
convection[拉 convectio from convehere to convey] *n*. 对流 ‖ ~ current(房水)对流
Convention of American Instructors of the Deaf(简作 CAID)美国聋人教师会议
Convention on Biological Diversity(简作 CBD)生物多样性公约(主要是基因转殖方面的)
conventional agent 通常病原体
conventional hemodialialysis(简作 ChD)常规血液透析
conventional occlusion 常规遮盖法

convergence *n*. ①会聚,集合 ②会聚点 ‖ ~ amplitude of 会聚幅度 / ~ angle of 会聚角,集合角 / ~ negtive 负会聚,正集合 / ~ insufficiency (简作 CI) 辐辏
convergent [拉 con together + vergere to incline] *a*. 集合的,会聚的 ‖ ~ accommodation 集合调节 / ~ center 集合中枢,集合中枢 / ~ deviation ①集合性偏斜 ②内斜视 / ~ excess 集合过度 / ~ excess esophoria 集合过强型内隐斜 / ~ fatigue 集合疲劳 / ~ insufficiency exophoria 集合不足型外隐斜 / ~ meniscus 会聚透镜,凸透镜 / ~ movement 集合运动 / ~ nystagmus 集合性眼球震颤 / ~ palsy 集合麻痹 / ~ paralysis 集合麻痹 / ~ point 集合点 / ~ power 集合力 / ~ prism 集合性棱镜 / ~ ray 会聚射线 / ~ reaction 集合反应 / ~ reflex 集合反射 / ~ spasm 集合痉挛 / ~ squint 集合性斜视,内斜视 / ~ strabismus 集合性斜视,内斜视 / ~ test 集合试验 / ~ adaptation 趋同适应 / ~ evolution 趋同进化 / ~ improvement 辐合改进
convergiometer *n*. 隐斜[眼]计
conversation-tube *n*. 通话管
conversion *n*. ①转化,转变 ②[胎儿]倒转术 ‖ ~ iuternal 内倒转术 / ~ Mantoux 结核菌素试验转阳
conversion *n*. ①转化,转变 ②[胎儿]转术 ③周转;床位周转 ④噬菌体转变 ⑤基因转变 ‖ analogue-to-digital ~ 模(拟)—数(字)转换 / gene ~ 基因转变 / ~ factor (简作 CF) 转换系数,转换因数
conversionelectron *n*. 转换电子
convertant *n*. 基因转变产物
convertase *n*. 转化酶
converter *n*. ①转化器,转换器,变频器 ②变流机,变流器 ‖ acoustical ~ 声转化器 / AD-(analog to digital) 模(拟)—数(字)转换器 / ~ Bessemer 贝塞默尔氏转化器 / ~ frequency 换频器
convertin *n*. (血清凝血酶原)转变加速因子
Converting enzyme inhibitor 转化酶抑制剂
converting enzyme inhibitors (简作 CEI) 转换酶抑制剂
convertogenic *n*. 致(基因)转变剂
converzyme *n*. 转化酶
convex [拉 convexus] (简作 Cx) *a*. 凸的 ‖ ~ cylindrical lens 凸柱镜片 / ~ horopter 凸向双眼单视界 / ~ lens 凸球镜片,会聚透镜 / ~ lens test 凸透镜试验(检诈盲) / ~ edge detector 凸边检测器
convexiclivate fovea 凸透镜型中央凹
convexity [拉 convexitas] *n*. 凸,凸面
convexobasia *n*. 颅骨隆凸畸形
convexoconcave *a*. 凸凹的
convexoconvex *a*. 对凸的,双凸的
convexo-plane *a*. 凸平的
conveyer *n*. 运输器 ‖ ~ band 带式运输器 / ~ bucket 斗式运输器 / ~ chain 链式运输器
convicine; convicin *n*. 伴蚕豆嘧啶核甙
convivum *n*. 地理隔离种
convolute *a*. 卷曲的,回旋的 ‖ ~ convolute seminiferous tubules 曲细精管
convolute(d), -tus *a*. & *n*. 卷曲(的)
convoluted [拉 convolutus] *a*. 卷曲的,回旋的 ‖ ~ seminiferous tubles 精曲小管
convolution *n*. ①卷曲,回旋 ②回,脑回 ‖ ~ abrupt 楔叶(大脑) / ~ angular; gyrus angularis 角回 / ~ annectant 连结回 / ~ anterior central; gyrus centralis anterior 中央前回 / ~ ascending frontal; gyrus centralis anterjor 中央前回 / ~ ascending parietal; gyrus centralis posterior 中央后回 / ~ Broca's 左额下回 / ~ callosal; gyrus cinguli 扣带回 / ~ cuneate 楔叶 / ~ dentate; gyrus dentatus 齿状回 / ~ fornicate; gyrus fornicatus 穹窿回 / ~ Heschl's; gyri temporales transversi 颞横回 / ~ hippocampal; gyrus hippocampi 海马回 / ~ insular; gyri insulae 岛回 / ~ marginal; gyrus frontalis superior 额上回 / ~ occipitotemporal; gyrus fusiformis 梭状回 / ~ paracentral; lobulus paracentralis 旁中央小叶 / ~ rolandic 中央前回 / ~ subtemporal; gyrus temporalis inferior 颞下回 / ~ superfrontal; gyrus frontalis superior 额上回 / ~ supramarginal; gyrus supramarginalis 环曲回 / ~ transisthmian; isthmus gyri fornicati 穹隆回峡 / ~ uncinate; uncus gyri hippocampi 海马回钩 / ~ Zuckerkandl's; gyrus subcallosus
convolutional *a*. 脑回的 ‖ ~ integration 卷积积分
convolutionary; convolutional *a*. 脑回的
convolvine *n*. 旋花碱
Convolvulaceae *n*. 旋花科
Convolvulin *n*. 旋花甙
Convolvulus L. *n*. 旋花属 ‖ ~ altheoides 蜀葵叶旋花 / ~ arvensis L. [拉;植药] 田旋花 / ~ pandurata 提琴叶旋花 / ~ purga; ~ jalapa 泻薯,旋花 / ~ scammonia 司格蒙旋花 / ~ turpethum 印度旋花,锡兰旋花
convulsant *a*. 引起惊厥的 *n*. 惊厥剂 ‖ ~ drugs 痉挛剂
convulsibility *n*. 惊厥性
convulsion [拉 convulsio from convellere to pull together] *n*. 惊厥,抽搐 ‖ ~ audiogenic 听源性惊厥 / ~ central 中枢性惊厥 / ~ choreic 舞蹈病性惊厥 / ~ clonic 阵挛性惊厥 / ~ coordinate 协调性惊厥 / ~ crowing; laryngismus stridulus 喘鸣性喉痉挛 / ~ in dentition 生牙惊厥 / ~ epileptic 癫痫性惊厥 / ~ epileptiform 癫痫样惊厥 / ~ essential; central ~ 中枢性惊厥 / ~ external 躯体性惊厥 / ~ hysterical 癔病性惊厥,歇斯底里性抽搐 / ~ hysteroid; hystero-epilepsy 癔病样惊厥,歇斯底里样癫痫 / ~ infantile; infantile eclampsia 婴儿惊厥,惊风 / ~ internal 清醒性惊厥,轻惊厥 / ~ local 局限性惊厥 / ~ mimetic; mimic ~; facial spasm; facial tic 面肌痉挛,面肌抽搐 / ~ oscillating 摆动性惊厥 / ~ puerperal 产惊,子痫 / ~ reflex; reflex twitching 反射性惊厥,反射性抽搐 / ~ salaam; nodding spasm 点头状痉挛 / ~ spontaneous; central ~ 自发性惊厥,中枢性惊厥 / ~ static; palmus 跳跃状痉挛 / ~ suffocative 窒息性惊厥 / ~ tetanic 强直性惊厥 / ~ tonic 强直性惊厥 / ~ traumatic 外伤性惊厥 / ~ uremic 尿毒症性惊厥
convulsivant *n*. 惊厥剂
convulsive *a*. 惊厥的 ‖ ~ disorder (简作 CD) 惊厥性疾患 / ~ dose (简作 CD) 致惊厥剂量
convutson *n*. 抽搐
Cony *n*. [动药] 家兔 ‖ ~ Blood [动药] 兔血 / ~ bone [动药] 兔骨 / ~ Brain [动药] 兔脑 / ~ fur [动药] 兔皮毛 / ~ Liver [动药] 兔肝 / ~ meat [动药] 兔肉 / ~ skull 兔头骨
Conyza japonica Less. [拉;植药] 白酒草
Cooke's count [William Edmond 1881—1939] 库克氏分类计数 ‖ ~ criterion 库克氏标准 / ~ formula; ~ index 库克氏公式,库克氏指数 / ~ index; ~ formula 库克氏指数,库克氏公式
Cooktown salmon [动药] 四指马鲅
coolant *n*. 冷却剂
cooler *n*. 冷却器 ‖ ~ air 空气冷却器 / ~ tubular 管式冷却器 / ~ water 水冷器
Cooley's anemia (disease) [Thomas Benton 美儿科医师 1871—1945] 库利氏贫血(病)(地中海贫血)
coolhouse *n*. 低温室
Coolidge tube [William David 美医师 1863 年生] 库里吉氏管(热阴极 X 线管)
coolie-itch *n*. 钩虫皮病
cooling *v*. 冷却,降温 ‖ ~ peritoneal 腹腔降温 / ~ pleural 胸腹腔降温
Coomassie brilliant blue (简作 CBB) 煌蓝
coomb's antiglobulin test 血清抗球蛋白试验
Coomb's test Coomb 试验,抗球蛋白试验
Coombs test 红血球抗球蛋白抗体测定试验(同 antiglobulin test)
Coombs' test [R. R. A. 英现代医师] 库姆斯氏试验(检血中抗体)
Cooper's disease [Astley Paston 英外科医师 1768—1841] 库柏氏病(慢性囊性乳腺病) ‖ ~ herniotome 库柏氏疝刀 / ~ irritable breast 库柏氏乳腺过敏(乳腺神经痛) / ~ irritable teaticle 库柏氏睾丸过敏(睾丸神经痛) / ~ ointment 库柏氏软膏
Cooper's fascia 库柏氏筋膜,提睾筋膜
Cooper's hernia 库柏氏疝,两囊性股疝
Cooper's ligament 库柏氏韧带,耻骨韧带
Cooper's tendon 库柏氏腱(腹横肌腱膜月形部)
cooperative effect 协同效应
cooperative feedback inhibition 累积反馈抑制
Cooperative Health Statistics system (简作 CHSS) 合作卫生统计系统
cooperative polymerization 协同聚合
cooperative site 协同部位
cooperativity *n*. 协同性
Cooperia erschovi (Wu) 叶氏古柏线虫(隶属于线虫纲 Nematoda)
Cooperia laterouniformis (Chen) 等侧肋古柏线虫(隶属于线虫纲 Nematoda)
Cooperia punctata (Linstow) 栉状古柏线虫(隶属于线虫纲 Nematoda)
Cooperia punctata 点状库柏绦虫(牛)
Coopernail's sign [George P. 美医师 1876 年生] 库柏内耳氏征(见于盆骨折)
cooptation *n*. 接合
coordinate *a*. ①同等的 ②配价的 *n*. 坐标 ‖ ~ axis 坐标轴 / ~ repression 协同阻遏 / ~ bond 配位键 / ~ enzymes 协调酶

Coordinate Indexing Group (简作 CIG) 组配标引研究组(英专业图书馆与情报局联合会所属)
Coordinating Council on Medical Education (简作 CCME) 医学教育协调委员会
coordination *n*. ①协调 ②配位 ③同位 ‖ ~ number 配位数 / ~ postural 姿势协调 / ~ centre 协同中心
coordinatograph *n*. 坐标制图器, 坐标仪
coordinator *n*. 协调器, 共济器(神经系统中具有协调机能的部分)
co-orientation *n*. ①互定向 ②成对取向
Coortex Cinnamomi Bodinnier Radicis [拉; 植药] 猴樟
coossification *n*. 协同骨化[作用]
coossify *v*. 协同骨化
cootie; body louse *n*. 体虱
COP chronic obstructive pancreatitis 慢性阻塞性胰腺炎
Cop. coquev. 煮沸
Cop. In s. a coque in sufficiente aqua 煮沸于足够的水中
Cop.s. *a*. coque secundum artem 适当煮沸
copaiba; copaiba of balsam *n*. 骨湃香脂, 骨湃香胶 ‖ ~ solidified 固化骨湃香脂
Copaifera *n*. 骨湃香脂树属(豆科)
copal *n*. 骨湃脂, 岩树脂
copalchi *n*. 柯帕尔奇(解热马钱皮, 雪巴豆树皮)
copal-ether *n*. 岩树脂醚, 骨湃醚
coparaffinate; iso-par *n*. 科帕腊芬内特, 艾索帕尔(一种不溶于水的异石蜡酸与羟苄基二烷基胺的混合物)
copavin *n*. 可帕文(成药, 由硫酸可待因及盐酸罂粟碱制成)
COPD chronic obstructive pulmonary disease 慢性阻塞性肺疾病
cope, root *n*. 根端盖, 根冠
Copepoda *n*. 桡足亚纲(隶属于甲壳纲 Crustacea)
copepods [希 kope oar + pous foot] *n*. 挠足虫
cophosis *n*. 聋
copigment *n*. 辅色素
coping *n*. ①心理应对; 应付 ②盖, 型盒盖 ‖ ~ mechanism 心理应对机理 / ~ strategy ~ 心理应对策略 / ~, transfer 转移盖
copiopia [希 **kopos fatigue + opsis sight**]; **copiopsia** *n*. 眼疲劳
Copis *n*. 黄连属 ‖ ~ anemonaefolia S. et Z. 菊叶黄连 / ~ brachypetala S. et Z. 芹叶黄连 / ~ brachypetala S. et Z. var. pygmaca Mio. 细叶黄连 / ~ chinensis Franch. 黄连 / ~ groenlandica 格林兰黄连 / ~ japonica Makino 日本黄连 / ~ omeiensis C. Y. Cheng. Mss 峨嵋野连 / ~ quinquefolia Miq. 五加叶黄连 / ~ teeta Wall.; ~ occidentalis Auct. 家黄连 / ~ trifolia Salisbury 三叶黄连
Coplin jar *n*. 玻片染色缸
copmrrhea; diarrhea *n*. 腹泻
copmulsion *n*. 强迫
copodyskinesia [希 kopos fatigue + dys- + kinesis motion] *n*. 疲劳性运动困难
copolymer *n*. 异分子聚合物
copolymerisation *n*. 共聚作用
copolymerization *n*. 异分子聚合, 共聚[作用]
coporphyrin; protoporphyrin Ⅸ *n*. 初卟啉Ⅸ, 原卟啉Ⅸ
copos *n*. ①病后衰弱 ②腓肠肌痉挛
copper [英]; cuprum [拉], kypros [希] *n*. 铜 *n*. (缩 Cu) 铜 ‖ ~ abietinate 松香酸铜 / ~ acetate 醋酸铜 / ~ acetate, neutral 中性醋酸铜 / ~ aceto-arsenite 巴黎绿, 乙酰亚砷酸铜 / ~ acetophosphate 乙酰磷酸铜 / ~ alum; aluminated ~ 铜矾 / ~ amalgam 铜汞合金 / ~ ammoniosulfate 硫酸铵铜 / ~ arsenite 亚砷酸铜 / ~ carbonate 碳酸铜 / ~ chloride 氯化铜 / ~ citrate 枸橼酸铜 / ~ iodide; cuprous iodide 碘化亚铜 / ~ lactate 乳酸铜 / ~ monoxide 一氧化铜 / ~ nitrate 硝酸铜 / ~ nucleinate 核酸铜 / ~ oleate 油酸铜 / ~ oxide 氧化铜 / ~ oxide, black 黑氧化铜 / ~ oxyphosphate 氧磷酸铜 / ~ phenolsulfonate; ~ suffocarbolute 酚磺酸铜 / ~ phosphate 磷酸铜 / ~ porphyrin 铜卟啉 / ~ subacetate 碱式醋酸铜, 次醋酸铜 / ~ sulfate 硫酸铜 / ~ sulfoczrbolate 酚磺酸铜 / ~ undecylenate 十一碳烯酸铜 / ~ 3-phenylsalicylate 水杨铜(农药) / ~ 7 IUD 铜 7 字形宫内节育器 / ~ ammonia acetate 醋酸酮氨 / ~ ammonium carbonate 铜铵合剂(农药) / ~ cataract 铜质性白内障 / ~ fungicide 含铜杀真菌剂(农药) / ~ hydroxide phosphate sulfate 硫磷酸铜(农药) / ~ intrauterine devices (简作 Cu-IUDs) 铜(质)宫内节育器 / ~ IUD 铜质子宫内装置(避孕环)一 intrauterine device, 一个可弯曲的塑料装置, 用铜线包绕。/ ~ oxychloride 王铜(农药) / ~ poisoning 铜中毒, 铜毒 / ~ sulfate 硫酸铜
Copper associated protein (简作 CAP) 铜相关蛋白
copperas *n*. 路矾, 硫酸亚铁
copperband *n*. 铜[托]圈
copperhead *n*. 铜头蛇(腹属)
Coppet's law [Louis Cas de 法医师 1841—1911] 科佩氏定律(冰点相同的溶液其分子数相等)
copr-; copro- *n*. 粪
copra *n*. 椰子核, 椰子肉
copracrasia [希 Kopros dung + akrasia want of self control]; scoracratia *n*. 大便失禁, 肛门失禁
copragogue *n*. 泻剂
copraol *n*. 椰子脂
co-precipitation *n*. 联合沉淀
coprecipitin *n*. 联合沉淀素
copremesis [希 Kopros dung + emesis vomiting] *v*. 呕粪, 吐粪
copremia [希 kopros dung + 希 haima blood + -ia] *n*. 粪毒血症, 粪中毒症
Coprinaceae *n*. 鬼伞科(一种菌类)
coprinus lagopus virus 白绒鬼伞病毒
copro-; copr-; kopr-; kopro- [希 kopros dung 粪] *n*. 粪
copro-antibody *n*. 粪抗体
coproctic *a*. 粪的
coprocytogram *n*. 粪便细胞象
coprodaeum [copro- + 希 hodiaos on the way]; **coprodeum** *n*. 粪道, 排粪道
coprohematology *n*. 粪便血液学
coprolagnia *n*. 粪性色情
coprolalia; aeschrolalia *n*. 秽亵言语
coprolalomaania *n*. 秽亵言语癖
coprolith [copro- + 希 lithos a stone] *n*. 粪石
coprology *n*. 粪便学
coproma; stercoroma *n*. 粪结, 粪瘤(肠内积粪)
Copromastix prowazeki 普罗瓦策克氏粪便毛虫
Copromonas subtilis *n*. 枯草粪滴虫
Coprophagia; coprophagy *n*. 食粪癖
coprophagous *a*. 食粪的
coprophagy [copro- + 希 phagein to eat] *n*. 食粪癖
coprophemia [kopros + 希 phemis speech] *n*. 秽语症
coprophil *n*. 嗜污菌
coprophile *a*. 嗜污的 *n*. 嗜污菌
coprophilia *n*. 嗜粪癖
coprophilic *a*. 嗜粪的
coprophilous; coprophilic *a*. 嗜粪的
coprophitia *n*. 嗜粪症(癖)(观看伴侣解大便而产生性兴奋的性变态)
coprophobia *n*. 粪便恐怖
coprophrasia; coprolalia *n*. 秽亵言语, 秽语症
coproplanesis [copro- + 希 planesis wandering] *n*. 粪溢
coproporphyrin; stercoporphyrin *n*. 粪卟啉
coproporphyrinogen *n*. 粪卟啉原 ‖ ~ oxidase 粪卟啉原氧化酶
coproporphyrinuria *n*. 猥亵行为
copropraxia *n*. 秽亵行为
coprorrhea; diarrhea *n*. 腹泻
coprostane; allocholestane *n*. 粪甾烷, 别胆甾烷
coprostanol; coprosterol; stercorin *n*. 粪甾烷醇, 粪甾醇
coprostanone; allocholestanone *n*. 粪甾烷酮, 别胆甾烷酮
coprostasia *n*. 便结, 粪积
coprostasis [copro- + 希 stasis stop-page] *n*. 便结, 粪积
coprostasophobia [coprostasis + phobia] *n*. 便秘恐怖
coprostenol *n*. 粪甾稀醇
coprostenone *n*. 粪甾稀酮
coprosterol coprostanol *n*. 粪甾烷醇; 粪甾醇
coprosterone; coprostanone *n*. 粪甾烷酮; 粪甾酮
coprozoa *n*. 粪内寄生动物
coprozoic *n*. 粪内寄生的
Cops owl [动药] 红角鸭
COPT Circumoval precipitin test 环卵沉淀试验(沉淀率 > 5% 时即为阳性)
coptine *n*. 黄连次碱
coptis *n*. 黄连 ‖ ~ Coptis chinensis Franch. [拉; 植药] 黄连 / ~ chinensis Franch. var. brevisepala W. T. Wang et Hsiao [拉; 植药] 短萼黄连 / ~ deltoidea C. Y. Cheng et Hsiao [拉; 植药] 三角叶黄连 / ~ root [植药] 黄连 / ~ teetoides C. Y. Cheng [拉; 植药] 云连
coptisine *n*. 黄连碱
Coptocephala asiatica (Chu jo) 亚洲切头叶甲(隶属于肖叶甲科 Eumolpidae)
coptosystole [希 koptein to cut + systole] *n*. 心室收缩中断

Coptotermes lacteus non-occluded virus 澳洲土垅家白蚁非封闭型病毒
copula［拉］*n*. & *v*. ①介体 ②［舌］联衔 ③交配 ‖ ~ linguae 舌联衔
copula linguae *n*. 舌联衔
copulation［拉 copulatio］*v*. & *n*. ①接合 ②交配 ③交媾 ④接合(植物) ‖ ~ tube 接合管
copulatory *a*. 交媾的 ‖ ~ signal 交媾信号
copulins *n*. 性诱引剂
copy *v*. 拷贝 *n*. 副本，复本 ‖ ~ choice 样板选择 / ~ choice hypothesis 样板选择假说 / ~ error 复制差错 / ~ error lag 复制差错延迟
copy DNA 复制 DNA
copyright *n*. 版权，著作权
coque［拉］*n*. 煮沸
coque in sufficiente aqua（简作 Cop. In s. a）煮沸于足够的水中
coque secundum artem（简作 Cop. s.）*a*. 适当煮沸
coquille［法］*n*. 有色眼镜罩
Cor（所有格 cordis）［拉］；**heart** *n*. 心脏，心 ‖ ~ adiposum 脂肪心 / ~ arteriosum 左心 / ~ biloculare; bilocular heart 二腔心 / ~ bovinum; ox heart 巨心，牛心 / ~ dextrura; ~ venosum 右心 / ~ hirsutum; ~ villosum 绒毛心 / ~ juvenum 幼稚型心 / ~ mobile; wandering heart 游动心 / ~ neurasthenicum 心神经衰弱 / ~ pendulum 摆动心 / ~ pulmonale 肺［原］性心［脏］病 / ~ sinistrum; ~ arteriosum 左心 / ~ strumosum; thyroid heart; goiter heart 甲状腺肿性心［肌障碍］/ ~ taurinum; ~ bovinum 巨心，牛心 / ~ tomentosum; ~ villesum 绒毛心 / ~ triloculare; trilocular heart 三腔心 / ~ triloculare biatriatum; ~ triloculare biauriculare 两房一室三腔心 / ~ triloculare biventriculare 一房两室三腔心 / ~ venosum 右心 / ~ villosum; bairy heart; ~ hirsutum 绒毛心 / ~ Bovis Seu Bubali［拉；动药］牛心 / ~ Canis［拉；动药］狗心 / ~ Caprinus［拉；动药］山羊心 / ~ Carcharhini Melanopteri［拉；动药］乌翅真鲨心 / ~ Equi［拉；动药］马心 / ~ pulmonale 肺性右心室肥大(衰竭)症 / ~ Vulpis［拉；动药］狐心
coracidium *n*. 钩球蚴
Coraciiformes *n*. 佛法僧目(隶属于鸟纲 Aves)
coraco-［希 korax crow 乌鸦］*n*. 喙，喙突
coraco-acromial *a*. 喙肩的，喙突肩峰的 ‖ ~ ligament 喙突峰韧带，喙肱韧带
coracobrachialis; musculus coracobrachialis *n*. 喙肱肌
coracoclavicular *a*. 喙锁的 ‖ ~ ligament 喙锁韧带
coracohumeral *a*. 喙肱的 ‖ ~ ligament 喙肱韧带
coracoid *a*. & *n*. ① 喙状的 ②喙突
coracoid［希 korakoeides crowlike］*a*. 喙状的 *n*. 喙突 ‖ ~ bar 喙杆 / ~ plate 喙板 / ~ process 喙突
coracoiditis *n*. 喙突炎
coracoradialis; caput breve musculus bicipitis brachii *n*. 肱二头肌短头
coracoscapula *n*. 喙肩胛骨
coracoscapular *a*. 喙突肩胛的
coraco-ulnaris; lacertus fibrosus (musculus bicepsbrachii) *n*. 肱二头肌腱膜
coralliform［拉 corallum coral + forma shape］*a*. 珊瑚状的
coralliform cataract 珊瑚状白内障
corallin *n*. ①珊瑚精 ②玫红酸 ‖ ~ red; peonin 玫红酰胺，蔷薇红酰胺 / ~ yellow; sodium rosolate 玫红酸钠
Corallinaceae *n*. 珊瑚藻科(一种藻类)
Corallium nobile (Pallas)［拉；动药］红珊瑚
Corallium nobile［拉；动药］红珊瑚
Coralliun Japonicum［拉；动药］珊瑚
Coralliun japonicum Kishinouye［拉；动药］桃色珊瑚
Corallodiscus cordatulus (Craib) Burtt［拉；植药］珊瑚苣苔
Corallodiscus flabellatus (Fuanch.) Burtt［拉；植药］石花
Corallodiscus kingianus (Craib) Burtt［拉；植药］苦苣苔
coralloid; coralliform *a*. 珊瑚状的
Corallorhiza Hall.［希 korallion coral + rhiza root］*n*. 珊瑚兰属
Coralsnake *n*. 珊瑚蛇(美国一类毒蛇的总称)
Coramine; nikethamide *n*. 可拉明，尼可刹米，烟酰二乙胺
corana *n*. 放射冠
Corasthma; hay fever *n*. 枯草气喘，枯草热
Corazol; cardiazol *n*. 戊四氮，可拉佐，次戊基四唑，戊四唑
Corbadrine *n*. 可巴君(血管收缩药)
Corbasil; cobefrin *n*. 异肾上腺素，柯巴西尔，可贝弗林
corbel *n*. 胫窝
corbranchialis *n*. 鳃心
Corbulidae *n*. 篮蛤科(隶属于海螂目 Myoida)
Corbus' disease［Budd C. 美泌尿学家 1876 生］；**gangrenous balanitis** 科巴斯氏病，坏疽性龟头炎
Corchoropsis *n*. 田麻属 ‖ ~ crenata 田麻
Corchorus *n*. 黄麻属 ‖ ~ capsularis 黄麻 / ~ olitorius 长蒴黄麻 / ~ 梨形黄麻 / ~ acutangulus［拉；植药］假黄麻
corcula *n*. 背室管
cord［拉 chorda；希 chorde］*n*. 索，带 ‖ ~ amniotic navel 羊膜脐带 / ~ axis; primitive streak 轴带，原条，原线 / ~s, Bergmann's; striae acusticae 贝格曼氏索，听髓纹(第四脑室底中间部) / ~s, Billroth's; red pulp cords 比罗特氏索，红脊索(脾) / ~ bioglasson 原浆索 / ~, Braun's 布朗氏索(胚肾中的细胞索) / ~s, cortical 皮质索 / ~ dental 牙索 / ~ embryonic 胚索 / ~ enamel; enamel septum 釉索，釉质隔 / ~s, Ferrein's; plica vocalis 费蓝氏带，声带，声襞 / ~ gangliated 交感［神经］干 / ~ ganglionated; truncus sympathicus 交感［神经］干 / ~ genital 生殖索 / ~ corda, germinal 胚索 / ~ gubernacular; gubernaculum testis 睾丸引带 / ~ cords, hepacic; hepatic cell cords 肝索 / ~ of Hippocrates; Achilles tendon; tendo calcane-us (Achillis) 希波克拉底氏索，跟腱 / ~ lumbosacral; truncus lumbosacralis 腰骶干 / ~ cords, medullary 髓索 / ~ muscular 肌索 / ~ nephrogenic 生肾索 / ~ nerve 神经干 / ~ oblique; chorda obliqua 斜索 / cords, ovigerous 产卵索 / ~ psalterial; stria vascularis 血管纹 / cords, red pulp 红髓索(脾) / cords, rete 网索 / cords, sex; sex cell 生殖细胞索 / ~ cords, sexual 生殖索 / ~ spermatic; funiculus spermaticus 精索 / ~ cords, splenic; red puip cords 脾索，红髓索 / ~ spinal; medulla spinalis 脊髓 / ~ tendinous; chordae tendineae 腱索 / ~ transverse colic 横结肠索 / ~ umbilical; umbilical stalk 脐带 / ~ vocal; plica vocalis 声带，声襞 / ~ vocal, false; plica ventricularis 假声带，室襞 / ~ vocal, true; plica vocalis 声带，声襞 / ~ Weitbrecht's; ligamentum annulare radii 魏特布雷希特氏索，桡骨环韧带 / cords, Wilde's; striae transversae (corporis callosi) 王尔德氏索 / cords, Willis 上矢状窦横索(横过上矢状窦的纤维索) / ~ stripping 声带剥脱 / ~ (umbilical) compression (简作 CC) 脐带压迫 / ~, dental 牙索，牙机绳 / ~, dentalengine 牙机绳 / ~, enamel; enamel septum 釉索，釉质隔 / ~, Ferrein's; plica vocalis 费兰氏带，声带，声襞 / ~, vocal, false 假声带 / ~, vocal, true 真声带 / ~ around neck 脐带绕颈 / ~ dorsum potential (简作 CDP) 背索电位
Cordaitalts *n*. 亚松柏纲(植物分类学，亦称苛得狄纲或科达树纲)
Cordalis esquirolii［拉；植药］籽纹紫堇
cordate［拉 cor heart］；heart-shaped *a*. 心形的 ‖ ~-hastate 心形戟形的 / ~-ovate 心形卵圆形的 / ~ -sagittate 心形箭头形的
cordectomy *n*. 索带切除术
cordein; methyltribromsalol *n*. 科尔迪因，甲基三溴萨罗，甲基三溴水杨酸苯酯(防腐剂)
Cordia dichotoma［拉；植药］破布木
cordial *a*. 强心的 *n*. 香酒 ‖ ~ Godfrey's 戈弗雷氏香酒 / ~ Warner's gout 大黄番泻叶酊
Cordial *n*. ①香酒 ②强心的
cordiale［拉］*n*. 香酒 ‖ ~ rubi fructus 黑莓香酒
cordiamine; coramine *n*. 可地阿明，可拉明
cordiform; heart-shaped *a*. 心形的
corditis *n*. 精索炎 ‖ ~ nodosa 结节性声带炎
corditis *n*. 精索炎，见 epididymitis
cordocentesis *n*. 脐穿刺
cordoftympanum *n*. 鼓索
cordol; tribromsalol *n*. 科多耳，水杨酸三溴苯酯
cordopexy; chordopexy *n*. 声带固定术
cordotomy *n*. ①脊髓前侧柱切断术 ②声带切开术 ‖ ~ bilateral; Sicard treatment 两侧脊髓前侧柱切断术，西卡尔氏疗法
cordremis *n*. 科德雷米斯(成药，治虚脱，慢性循环代偿机能失调)
cords, germinal *n*. 胚索 ‖ ~ gubernacular; gubernaculum testis ~ hepatic; hepaticcellcords 肝索 / ~ medullary 髓索 / ~ sexual 生殖索 / ~ splenic; redpulpcords 脾索，红髓索
cordycepin *n*. 虫草苷，冬虫夏草菌素，蛹虫草菌素，3' - 脱氧腺甘
Cordyceps［拉；动药］冬虫夏草
Cordyceps Cicadae［拉；动药］蝉花
Cordyceps (Fr.) Link 冬虫夏草属 ‖ ~ sinensis (Berk.) Sacc. 冬虫夏草 / ~ sobolifera 蝉花，蝉茸
cordyl *n*. 科迪耳(乙酰水杨酸三溴苯酯)
Cordyline fruticosa (L.) A. Cheval［拉；植药］朱蕉
Cordyline terminalis; Dracaena terminalis 朱蕉
Cordylobia［希 kordyle bump + bios life］*n*. 瘤蝇属 ‖ ~ anthro-

pophaga 噬人瘤蝇
core *n*. ①核[心] ②轴,中心 ③肝虫病(羊) ④乳房瘤肿病(牛) ‖ ～ alnalgam 汞合金核[心] / ～ atomic;coelectron 原子核心 / ～ cast 铸模核心 / ～ cast-gold 铸金核 / ～ disappearing 蜡核 / ～ enzyme 核心酶 / ～ granule 核心颗粒/ ～ plaster 石膏核 / ～ sheath 芯鞘(鞭毛,亚显微)
core-;coro-;kore- [希 kore pupil 瞳孔] [构词成分] 瞳孔
core- [构词成分] 瞳,瞳孔
corebellum *n*. 小脑
corebral blood flow (简作 CBF) 脑血流(量)
corecleisis *n*. 瞳孔闭合
coreclisis;iridencleisis *n*. 瞳孔闭合,虹膜嵌顿术
corectasis;mydriasis *n*. 瞳孔开大,瞳孔散大,瞳孔扩大
corectome *n*. 虹膜刀
corectomedialysis [core- + 希 ektemnein to excise + dialysis separating] *n*. 虹膜根部分离术,人造瞳孔术,假瞳术
corectomy;iridectomy *n*. 虹膜切除术
corectopia *n*. 瞳孔异位
corectopis *n*. 瞳孔异位
coredialysis *n*. 虹膜根部分离术(假瞳术)
corediastasis *n*. 瞳孔散大
corediastole *n*. 瞳孔散大
coreductase *n*. 辅还原酶
coregonin *n*. 白鳟精蛋白
Coregonus ussuriensis (**Berg**) 乌苏里白鲑(隶属于鲑科 Salmonidae)
Coreius septentrionalis (**Nichols**) 北方铜鱼(隶属于鲤科 Cyprinidae)
corelysis [core- + 希 lysis dissolution] *n*. 虹膜后黏着分开术
coremetamorphos *n*. 瞳孔变形
coremetamorphosis *n*. 瞳孔变形
coremorphosis [core- + 希 morphosis formation] *n*. 瞳孔形成
corenclisis [core- + 希 enkleiein to inclose];iridencleisis *n*. 虹膜嵌顿术
corenis *n*. 角膜炎
coreometer;corometer *n*. 瞳孔计
coreometry *n*. 瞳孔测量法,测瞳法
coreoncion [kore + 希 ogkos barb] *n*. 虹膜镊
coreoplasty *n*. 瞳孔成形术,造瞳术
corephthisis *n*. 瞳孔痨,痨性瞳孔缩小
coreplasty *n*. 瞳孔成形术,造瞳术
corepraxia *n*. 瞳孔整复(术)
corepraxy *n*. 瞳孔整复(术)
corepressor *n*. 辅抑制物,辅阻遏物
corepus cardiacum 心侧体
corepus luteum 黄体
corestenoma *n*. 瞳孔缩小,狭瞳症
corestenoma; congenitum [core- + 希 stenoma contrac-tion] *n*. 先天性瞳孔部分狭窄
Corethra *n*. 短嘴蚊属
Corethrinae *n*. 短嘴蚊亚科
coretomedialysis [core- + 希 tem-nein to cut + dialysis separation] *n*. 假瞳术,造瞳术
coretomy;iridotomy *n*. 虹膜切开术
corex *n*. 透紫外线玻璃(商品名)
Corhormone *n*. 心激素(心肌功能恢复药)
Cori cycle [Carl Ferdinand Cori 美生物化学家 1896 生;Gerty Theresa Cori 美生物化学家 1896 生] 柯里氏循环(葡萄糖乳酸盐循环)
Cori ester 柯里氏酯(1 – 磷酸葡萄糖)
coria (复 coriae) *n*. 节间膜
coriaceous [拉 corium leather] *a*. 革样的
coriamyrtin *n*. 马桑甙
coriander [拉 coriandrum] *n*. 芫荽,胡荽
Coriander herb [植药] 胡荽
Coriander seed [植药] 胡荽子
coriandrol;linalol;linalool *n*. 芫荽油醇,沉香醇
Coriandrum L. 芫荽属 ‖ ～ sativum L. 芫荽
Coriandrum sativum L. [拉;植药] 芫荽
coriandrum;coriander *n*. 芫荽,胡荽
Coriaria L. *n*. 马桑属 ‖ ～ myrtifolia 欧马桑 / ～ ruscifolia 新西兰毒空木
coriaria sinica 马桑
Coriaria sinica Maxim. [拉;植药] 马桑
Coriariaceae *n*. 马桑科
coriariamyrtin;coriamyrtin *n*. 马桑甙
coricallergosis *n*. 真皮过敏症
coridice *n*. 骨溜胺
coriin *n*. 柯里因(用碱处理纤维结缔组织所生成的物质)
corioallergosis *n*. 真皮过敏症
coriolin *n*. 革盖菌素(免疫调节剂)
Coris gaimard (Quoy et Gaimard)露珠盔鱼(隶属于隆头鱼科 Labridae)
corium *n*. ①真皮 ②节间膜 ‖ ～ elephatis 象皮 / ～ erinacei 刺猬皮 / ～ phlogisticum;crustr phlogistica 凝血膜,血块黄层 / ～ Alcis [拉;动药] 驼鹿皮/～ Corium Bubali [拉;动药] 水牛皮 / ～ Caprinus [拉;动药] 山羊皮 / ～ Cervi Albirostris [拉;动药] 白唇鹿皮 / ～ Equi [拉;动药] 马皮 / ～ Erinacei [拉;动药] 刺猬皮 / ～ Erinacei Seu Hemiechini [拉;动药] 刺猬皮 / ～ Presbytis [拉;动药] 乌猿皮
Corium [拉 leather] *n*. 革化病毒属
Corium betae (**Holmes**) = **Beet yellows virus**(**Watson**) 甜菜黄化病病毒
cork *n*. ①软木塞 ②木栓,栓皮
cork-borer *n*. [木塞]穿孔器,[木塞]钻孔器
corkscrew artery (黄斑)螺旋状(小)动脉
Corlett's pyosis [William Thomas 美皮肤病学家 1854—1948];imprtigo contagiosa bullosa 科利特氏化脓病,大疱触染性脓疱病
Corium solanil (**Holmes**) = **Potato leaf roll virus** (**Quanjer**) 马铃薯卷叶病毒
corm [拉 cormus] *n*. 球茎
Corm stigma [植药] 玉米须
Cormetasone *n*. 可米松(肾上腺皮质激素类药)
cormophyte *n*. 异节植物
Cormorant herpesvirus 1 鸬鹚疱疹病毒 1
Cormorant virus, (French) 鸬鹚病毒,鱼鹰病毒
Cormus Gladioli Gandavensis [拉;植药] 搜山黄
corn [拉 cornu horn] *n*. ①鸡眼 ②钉胼 ‖ ～ cob 穗状结构(菌斑),玉米芯 / ～ cockle; Agrostemma githago 麦仙翁 / ～ hard 硬鸡眼 / ～ soft 软鸡眼 / ～ squirrel 加拿大荷包花[根] / ～ turkey; Dicentra canadensis 加拿大荷包花[根]
Corn gromwell [植药] 麦家公
Corn leaf stripe virus (**Stahl**) = **Maize** (**corn**) **mosaic virus** (**Kunkel**) 玉米花叶病毒
Corn mosaic virus (**Brandes**) = **Sugarcane mosaic virus**(**Brandes**) 甘蔗花叶病毒
Corn virus 1 (**J. Johnson**) = **Maize** (**corn**) **mosaic virus** (**Kunkel**) 玉米花叶病毒
Corn virus 2 (**J. Jonson**) = **Maize streak disease virus** (**Storey**) 玉米线条病毒
Cornaceae *n*. 山茱萸科
cornage [法] *n*. 马喘声
Cornaro's method [Luigi 意大利人 1464—1566] 科纳罗氏法
cornea [拉 corneus horny] *n*. 角膜 ‖ ～ applanatio 扁平角膜 / ～ cruenta 角膜血染 / ～ dyskeratosis 角膜角化不良 / ～ farinata 角膜粉屑样变性 / ～ forceps 角膜镊 / ～ globosa 球形角膜 / ～ grafting 角膜移植术,角膜成形术 / ～ guttata 角膜内皮滴状突变性,角膜内皮营养不良 / ～ opaca 巩膜 / ～ plana 扁平角膜 / ～ propria 角膜基质 / ～ softing 角膜软化 ‖ ～ conical; keratoconus 圆锥形角膜 / ～ farinata 角膜粉样变性 / ～ flat 扁平角膜 / ～ globosa; buphthalmia 牛眼 / ～ guttata 角膜点状变性 / ～ guttata senilis et praesenilis 老年及早期老年角膜点状变性 / ～ opaca; sclera 巩膜 / ～ plana 扁平角膜 / ～ sugar-loaf; keratoconus 圆锥形角膜 / ～ canaliculi 角膜小管 / ～ globosa 牛眼 / ～ guttata 角膜点状变性 / ～ opaca 巩膜 / ～ plana 扁平角膜
corneagen layer 角膜生成层
corneagenous cell 角膜生成细胞
corneal *a*. 角膜的 ‖ ～ abrasion 角膜擦伤 / ～ abscess 角膜脓肿 / ～ abscission 角膜切除术 / ～ amyloidosis 角膜淀粉样变性 / ～ anesthesia 角膜知觉缺失 / ～ angiogenesis 角膜血管发生 / ～ apex 角膜顶端 / ～ apoplexy 角膜内出血 / ～ astigmatism 角膜性散光 / ～ axis 角膜轴 / ～ burn 角膜灼伤 / ～ calcification 角膜钙化 / ～ canal 角膜小管 / ～ cell 角膜细胞 / ～ cleft 角膜裂 / ～ clouding 角膜混浊 / ～ complication 角膜并发症 / ～ conjunctiva 角膜缘(球)结膜 / ～ contact lens 角膜接触镜 / ～ corpuscle 角膜小体 / ～ curette 角膜刮匙 / ～ curvature 角膜曲率 / ～ curvature radius 角膜曲率半径 / ～ cyst 角膜囊肿 / ～ degeneration 角膜变性 / ～ dehydration 角膜脱水 / ～ dellen 角膜浅凹 / ～ dermoid 角膜皮样肿 / ～ diameter 角膜直径 / ～ drying 角膜干燥 / ～ dystrophy 角膜营养不良 / ～ ectasia 角膜膨隆,角膜扩张 / ～ edeme 角膜水肿 / ～ endothelial dystrophy 角膜内皮营养不良 / ～ endothelial transplantation 角膜内皮移植 / ～ endotheliomoscope 角膜内皮镜 / ～ endothelitis 角膜内皮炎 / ～ endothelium 角膜内皮 / ～ epithelium 角膜上皮 / ～ erosion

角膜糜烂 / ~ facet 角膜小面 / ~ fissure 角膜裂 / ~ fistula 角膜瘘 / ~ flap 角膜瓣 / ~ foramen 角膜孔(与巩膜沟相接处) / ~ forceps 角膜镊 / ~ foreign body 角膜异物 / ~ graft 角膜移植片 / ~ graft rejection 角膜移植排斥反应 / ~ graft turbidity 角膜移植片混浊 / ~ graft vascularization 角膜移植片血管形成 / ~ grafting 角膜移植(术) / ~ gutata 角膜小滴 / ~ heterograft 异种角膜移植物 / ~ homograft 同种角膜移植片 / ~ hydrops 角膜浮肿,角膜水肿 / ~ hypothermal injury 角膜冻伤 / ~ image 角膜像 / ~ infiltration 角膜浸润 / ~ keloid 角膜蟹足肿,角膜瘢痕疙瘩 / ~ laceration 角膜裂伤 / ~ layer rupture 角膜层间断裂 / ~ lens 角膜接触镜 / ~ leucoma 角膜白斑 / ~ leukoma 角膜白斑 / ~ light scattering 角膜光散射 / ~ limbus 角膜缘 / ~ loupe 角膜放大镜 / ~ macula 角膜斑翳 / ~ meshwork 角膜小梁,角膜滤帘 / ~ microscope 角膜显微镜 / ~ myopia 角膜性近视 / ~ nebula 角膜薄翳 / ~ necrosis 角膜坏死 / ~ neovascularization 角膜新生血管(形成) / ~ nodule 角膜小结 / ~ oedema 角膜水肿 / ~ opacity 角膜混浊 / ~ pachymeter 角膜测厚仪 / ~ paracentesis 角膜穿刺术 / ~ perforating injury 角膜穿孔伤 / ~ perforation 角膜穿孔 / ~ phlyctenule 角膜小疱 / ~ protractor 角膜分度计,角膜钳取器 / ~ punch 角膜冲切器 / ~ radius 角膜曲率半径 / ~ reflection method 角膜反光点法(测斜视角) / ~ reflex 角膜反射,闭睑反射 / ~ reflex test 角膜反射试验 / ~ rupture 角膜破裂 / ~ scar 角膜瘢痕 / ~ scarring 角膜瘢痕形成 / ~ scissors 角膜剪 / ~ sensation 角膜知觉 / ~ sensitivity 角膜知觉 / ~ space 角膜间隙 / ~ specular microscope 角膜内皮镜 / ~ specular microscopy 角膜内皮镜检查 / ~ spot 角膜混浊斑 / ~ staphyloma 角膜葡萄肿 / ~ storage 角膜贮存 l / ~ stroma 角膜基质,角膜实质 / ~ stromal dystrophy 膜基质营养不良 / ~ sulcus 角膜沟 / ~ swelling 角膜肿胀 / ~ tattooing 角膜染色术,角膜墨针术 / ~ temperature 角膜温度 / ~ tonometer 角膜眼压计 / ~ topograph 角膜地形图 / ~ topographic device 角膜地形图检测仪 / ~ topography 角膜地形图检查 / ~ transplantation 角膜移植术 / ~ trephination 角膜环钻术 / ~ trephine 角膜环钻 / ~ trephining 角膜环钻术 / ~ ulcer 角膜溃疡 / ~ xenogran 异种角膜移植片 / ~ reflex 角膜反射

corneascope *n*. 角膜检查镜

corneitis; keratitis *n*. 角膜炎

cornell unit riboflavin 柯纳尔氏核黄素单位

Cornell-Coxe test [Ethel Letitia Cornell 美心理学家 1892 生; Warren Winfred Coxe 美心理学家] 柯—柯二氏试验

corneoblepharon [cornea + 希 blepharon eyelid] *n*. 角膜睑粘连

corneo-conjunctival *a*. 角膜结膜的

corneo-conjunctivoplasty *n*. 结膜成形术

corneo-iritis; Kerato-iritis *n*. 角膜虹膜炎

corneo-mandibular *a*. 角膜下颌的 ‖ ~ reflex 角膜下颌反射

corneoprerygoid reflex 角膜翼状反射

corneoretianl potential 角膜视网膜电位

corneoscleeeera *n*. 角巩膜

corneosclera *n*. 角巩膜

corneoscleral *a*. 角巩膜的 ‖ ~ cyst 角巩膜囊肿 / ~ junction 角巩膜缘,角巩膜交界 / ~ laceration 角巩膜裂伤 / ~ limbus 角巩膜缘 / ~ meshwork 角巩膜小梁,角巩膜滤帘 / ~ scatter illumination 角巩膜缘分光照明法 / ~ scissors 角巩膜剪 / ~ suture 角巩膜缝合(术) / ~ trabecula 角巩膜小梁,角巩膜滤帘 / ~ trabeculam 角巩膜小梁,角巩膜滤帘 / ~ trephining 角膜巩膜环钻术

corneo-trabeculae *n*. 角膜小梁,角膜滤帘

corneous [拉 corneus] *a*. 角样的

corneouslayer *n*. 角质层

corner *n*. 角齿,侧门牙[马] ‖ ~ s of mouth; angle of lips, commissura laborum 嘴角

Corner's tampo [Edred Moss 英外科医师 1873—1950] 康纳氏塞子(网膜塞)

Corner-Allen 康纳—艾伦单位:孕酮的计量单位

Corner-Allen test [George Washington Corner 美解剖学家 1889 生; Willard Myron Allen 美妇科学家 1904 生] 康—艾二氏试验(鉴定黄体酮或黄体制剂) ‖ ~ unit 康—艾二氏单位(一种黄体激素单位)

cornet [法 dim. Of corne a horn]; **cornette** *n*. 小助听筒

Cornet's forceps [George 德细菌学家 1858—1915] 科内特氏钳(盖片钳)

corneum *n*. 角质层

cornicle *n*. 腹管

corniculate *a*. 小角状的 ‖ ~ cartilage 小角状软骨

corniculi maxillaris 下颌角

cornicult *n*. 角突

corniculum *n*. 小角 ‖ ~ laryngis; cartilago corniculata 小角状软骨

cornification [拉 cornu horn + facere to make]; **keratinization** *n*. 角[质]化

cornification index (简作 CI) 角化指数

cornified *a*. 角[质]化的

corniform *a*. 角形,角状

Corning's anesthasia (method) [James Leonard 美神经病学家 1855—1923] 康宁氏麻醉(脊髓麻醉)

cornobasilar *a*. 冠状基底的

cornu [拉 horn] (复 cornua) *n*. ‖ ~ Ammonis 海马角 / ~ antelopis 羚羊角 / ~ anterius 前角(舌骨) / ~ cartilaginis thyroidea 甲状软骨角 / ~ cervi pantotrichum 鹿茸 / ~ coccygea 尾骨角 / ~ cutaneum 皮角 / ~ dentale 牙髓角 / ~ inferior 下角 / ~ laterale 侧角(脊髓) / ~ majus 大角(舌骨) / ~ medium 中角(侧脑室) / ~ minus 小角(舌骨) / ~ nemorhaedi 羚羊角 / ~ occipitale 后角,枕角(侧脑室) / ~ ossis hyoidei 舌骨角 / ~ posterius 后角 / ~ posterius ventriculi 后角,侧脑室后角 / ~ rhinoceri asiatici 犀角 / ~ rhinoceri pallidum 广角(大马角) / ~ sacralia 骶骨角 / ~ thyroidea 甲状软骨角 / ~ uteri 子宫角 / ~ ventrale 侧腹角 cornua cartilaginis thyroideae; horn of thyroid cartilage 甲状软骨角 / ~ dentale; pulp horn 牙髓角 / ~, ethmoid; conchanasalis 中鼻甲 / ~, greater counu majus(os hyoideum) 大角(舌骨) / ~ inferius cartilaginis thyroideae; inferior horn of thyroid cartilage 甲状软骨下角 / ~, lesser; ~ minus (os hyoideum) 小角(舌骨) / ~ majuts (ossis hyoidei); great horn of hyoid bone 大角(舌骨) / ~ minus(ossis hyoidei); lesser horn of hyoid bone 小角(舌骨) / cornua ossis hyoidei; horn of hyoid bone 舌骨角 / cornua superius cartilagines thyroideae; superior horn of thyroid cartilage 甲状软骨上角 / ~ alcis [拉;动药] 驼鹿角 / ~ Alcis Pantotrichum [拉;动药] 驼鹿茸 / ~ Bovis [拉;动药] 牛角 / ~ Bovis Grunnientis [拉;动药] 牦牛角 / ~ Bubali [拉;动药] 水牛角 / ~ Capreoli Pantotrichum [拉;动药] 狍茸 / ~ Caprinusb [拉;动药] 山羊角 / ~ cervi alibirostris [拉;动药] 白唇鹿角霜 / ~ Cervi Degelatinatum [拉;植药] 鹿角霜 / ~ Cervi Eldi [拉;动药] 坡鹿角 / ~ Cervi Eldi Pantotrichum [拉;动药] 坡鹿茸 / ~ Cervi Macneilli Pantotrichum [拉;动药] 白臀鹿茸 / ~ Cervi Unicoloris Pantotrichum [拉;动药] 春茸 / ~ Muntiaci Pantotrichum [拉;动药] 赤麂茸 / ~ Muntiaci Reevesi Pantotrichum [拉;动药] 小麂茸 / ~ Naemorhedi [拉;动药] 山羊角 / ~ rangiferi [拉;动药] 驯鹿角 / ~ Rangiferi Pantotrichum [拉;动药] 驯鹿茸 / ~ Rhinocerotis Africani [拉;动药] 广角

cornua *n*. ①角,角状突起 ②距 ③基突 ‖ ~ coccygea 尾骨角 / ~ cutaneum; ~ humanum 皮角 / ~ dentale 牙髓角 / ~ dorsal; ~ posterius 后角 / ~ ethmoid; concha nasalis media 中鼻甲 / ~ greater; ~ majus (os hyoideum) 大角(舌骨) / ~ inferrius 下角 / ~ laterale 侧角(脊髓) / ~ lesser; ~ minus (os hyoideum) 小角(舌骨) / ~ majus 大角(舌骨) / ~ medium; medicornu 中角(侧脑室) / ~ minus 小角(舌骨) / ~ nemorhaedi 羚羊角 / ~ occipitale; postcornu; ~ posterius 后角侧脑室 / ~ ossis hyoidei 舌骨角 / ~ posterius 后角 / ~ posterius ventriculi lateralis 后角(侧脑室) / ~ rhinoceri pallidum 广角(天马角) / ~ sacralia ; ~ sacrale 骶骨角 / ~ of saphenous opening 卵圆窝角 / ~ of spinal cord 脊髓角 / ~ superius 上角 / ~ ustum [拉 burnt horn] 煅制兽角,煅鹿角,鹿角炭 / ~ ventral; ~ anterius 前角

cornual *a*. 角的 ‖ ~ pregnancy 输卵管壶腹妊娠

cornucommissural *a*. 角连合的

cornucopia [拉 cornu copioe horn of plenty] *n*. 外侧隐窝(第四脑室)

Cornus macrophylla Wall. [拉;植药] 椋子

Cornus mosaic virus (Atanasov) 山茱萸花叶病毒

Cornus officinalis Sieb. Et Zucc. [拉;植药] 山茱萸

Cornus paucinervis Hance [拉;植药] 小梾木

cornutine *n*. 科纽延(麦角中一种有毒的生物碱) ‖ ~ nitrate 硝酸科纽延

Coro Terpsiphonis [拉;动药] 练鹊

coro-; core- [构词成分] 瞳孔

corocleisis *n*. 瞳孔闭合

coroclisis; coreclisis *n*. 瞳孔闭合

corodialysis; coredialysis *n*. 虹膜根部分离术(假瞳术)

corodiastasis; corediastasis *n*. 瞳孔扩大

corola *n*. 花冠

corolla [拉 little crown] *n*. ①卵冠 ②花冠

corometer; coreoweter *n*. 瞳孔计

corona (复 coronae) [拉 crown; 希 korone] *n*. 冠 ‖ ~ capitis 头顶 / ~ ciliaris: zona ciliaris 睫状冠,睫状区 / ~ dentis 牙冠,齿冠 / ~ dentis sublinggualis; plica sublingualis 舌下襞 / ~ glandis (penis) 阴茎头冠 / ~ radiata 辐射冠,放射冠 / ~ seborrhoeica 额皮脂溢疹 / ~ veneris 额[发绿]梅毒疹 / ~ Zinn's; circulus arteriosus Halleri; circulus vasculosus nervi optici (Halleri) 视神经血管环

coronad *n*. ①向冠 ②向头顶

coronae (单 corona)[拉] *n*. 冠

coronal [拉 coronalis] *a*. 冠的 ‖ ~ plate ①冠板 ②壳板(棘皮动物) / ~ process 冠状突[起] / ~ section 冠状切面/ ~ suture 冠状缝

coronale *n*. ①额骨 ②冠状缝[额径端]点

coronamen *n*. 马蹄冠

coronaradita *n*. 放射冠(排卵后卵透明带外侧的细胞)

coronaria ventriculi [拉]; **arteria gastrica dextra** 胃右动脉

coronarism *n*. 冠状动脉病态,心绞痛

coronaritis *n*. 冠状动脉炎

coronarius [拉]*a*. ①冠的 ②冠状的

coronarospasm *n*. 冠状动脉痉挛

coronary *a*. 冠的,冠状的 ‖ ~ arteriovenous fistula 冠状动静脉瘘 / ~ artery 冠状动脉/ ~ artery disease 冠状动脉疾病 / ~ artery spasm 冠状动脉痉挛/ ~ bone 冠状骨 / ~ circulation 冠状循环 / ~ cushion 蹄垫 / ~ groove 冠[状]沟 / ~ heart disease 冠心病 / ~ thrombosis 冠状动脉血栓形成 / ~ odontoma 牙冠牙瘤/ ~ occlusion 冠状动脉闭塞 / ~ vasodilator 冠状动脉舒张药 / ~ vasospasm 冠状动脉痉挛 / ~ (cardiac) care unit (简作 CCU) 冠心病监护病房 / ~ angiography (简作 CAG) 冠状动脉血管造影 / ~ artery 冠状动脉 / ~ artery bypass (简作 CAB) 旁路(搭桥)术 / ~ artery bypass graft (简作 CABG) 冠状动脉旁路移植术 / ~ artery Calcification 冠状动脉钙化 / ~ artery disease (简作 CAD) 冠状动脉病 / ~ atherosclerotic heandisease (简作 CAHD) 冠状动脉粥样硬化性心脏病 / ~ atherosclerotio score (简作 CAS) 冠状动脉粥样硬化斑 / ~ blood flow (简作 CBF) 冠状血流量 / ~ blood flow index (简作 CFI) 动脉血流指数 / ~ care training project (简作 CCTP) 冠心病护理训练计划 / ~ care unit (简作 CCU) 冠心病监护病房 / ~ carenursing (简作 CCN) 冠心病护理 / ~ cataract 花冠状白内障 / ~ drug project (简作 CDP) 冠心病药物治疗方案 / ~ function 冠状动脉功能 / ~ heart disease (简作 ChD) 冠状动脉性心脏病,冠心病 / ~ insufficiency (简作 CI) 冠状动脉供血不足 / ~ intensive care unit (简作 CICU) 冠心病重症监护病房 / ~ perfusion pressure (简作 CPP) 冠状动脉灌注压 / ~ punctate cataract 花冠点状白内障 / ~ sinus flow (简作 CSF) 冠状窦血流 / ~ steal 指缺血心肌冠状血流量减少的现象,通常是由于正常部位心肌冠状血管舒张而引起 / ~ vascular resistance (简作 CVR) 冠状血管阻力 / ~ vasodilators 冠状动脉扩张剂 / ~ vessel 冠状血管/ ~ perfusion pressure 冠状动脉灌注压

Coronaster volsellatus (**Sladen**) 座冠海星(隶属于海盘车科 Asteriidae)

coronate *a*. ①具冠的,冠状的 ②冠端的

Coronaviridae, Coronavirus family *n*. 日冕形病毒科(冠状病毒科)(日冕形病毒科成员及其血清学关系 见表 7)

Coronavirus *n*. 日冕形病毒属,冠状病毒属

Coronavirus enteritis of turkeys 火鸡日冕形病毒性肠炎

corone [拉;希 korone anything hooked or curved]; processus coronoideus (mandibulae) *n*. 下额冠状窦

corone; processus coronoideus (**mandibulae**) *n*. 冠状突(下颌骨)

coroner *n*. 验尸官,检验员

coroner's inquest 死因调查

coroner's jury (**jury of inquest**) 验尸陪审员

coronet *n*. ①冠 ②小(纤毛)冠 ③蹄冠(马)

coroniform *a*. 冠形的

Coronilla L. 小冠花属 ‖ ~ glauca 蓝绿小冠花,灰小冠花 / ~ scorpioides 蝎尾小冠花 / ~ varia 变色小冠花,多变小冠花

coronillin *n*. 小冠花素

coronion *n*. 冠状突尖

coronitis *n*. 冠状垫炎(马)

coronium [拉 corora crown] *n*. 白光环质,光轮质

coronobasilar *a*. 冠状基底的

coronofacial *a*. 冠[状颜]面的

coronoid *a*. ①冠状的 ② 喙状的 ‖ ~ fossa 冠状窝 / ~ sulcus 冠状沟 / ~ process 喙状突,冠状突 / ~ process of ulna 尺骨喙[状]突

coronoidectomy *n*. [下颌骨]冠[状]突切除术

Coronophoraceae *n*. 冠囊菌科(一种菌类)

coronula *n*. ①冠,小冠 ②棘环

coronular cell 冠细胞

coronule *n*. ①小冠 ②冠毛

coroparelcysis [coro- + 希 parelkein to draw aside]; **iridoparelkysis** *n*. 瞳孔旁移术

Corophiidae *n*. 蜾蠃蜚科(隶属于端足目 Amphipoda)

Corophium sinensis (**Zhang**) 中华蜾蠃蜚(隶属于端足目 Amphipoda)

corophthisis *n*. 瞳孔痨,萎缩性瞳孔缩小

coroplasty; **coreoplasty** *n*. 瞳孔成形术,造瞳术

coropraxy *n*. 瞳孔整复[术]

coroscopy *n*. 瞳孔检影法

corotomy; **iridotomy** *n*. 虹膜切开术

Corper-Cohn method 科—孔二氏法(痰结核菌培养)

corpora [拉] (单 corpus) *n*. 体 ‖ ~ allata 咽侧体 / ~ quadrigemina 四叠体 / ~ arantii 半月瓣结 / ~ arenacea 胸沙 / ~ atretica 闭锁卵泡 / ~ bigemina 二叠体 / ~ cardiaca ①变态腺 ②心侧体 / ~ globosa cervicis uteri 子宫颈囊肿,纳博特氏囊肿 / ~ lutea atretica 闭锁卵泡 / ~ mammillaria 乳头状 / ~ oryzoidea 米粒样小体(关节水囊瘤) / ~ para-aortica 主动脉囊体 / ~ quadrigemina 四叠体 / ~ santoriana 小角状软骨 / ~ sesamoides 籽骨 / ~ amylacea [starchy bodies] 淀粉样体 / ~ aorticum; aortic body 主动脉体 / corpora arantii; bodies of Arantius; noduli valvularum semilunarium 半月瓣结 / corpora arenacea; brain sand; acervulus 脑沙 / corpora atretica 闭锁卵泡 / corpora bigemina (单 ~ bigeminum) 二迭体 / ~ calcanei 跟骨体 / ~ candicans (复 corpora candicantia); ~ mamillare 乳头体 / ~ carcinosus 癌体 / ~ caudatum; nucleus caudatus 尾状核 / ~ cavernosum(复 corpora cavernosa) 海绵体 / ~ cavernosum clitoridis 阴茎海绵体 / ~ cavernosum conchae; plexus cavernosi concharum 鼻甲海绵丛 / ~ carvernosum penis 阴茎海绵体 / ~ cavernosum urethrae 尿道海绵体 / ~ ciliare; ciliary body 睫状体 / ~ clitoridis 阴蒂体 / ~ costae 肋骨体 / ~ dentatum; nucleus dentatus 齿状核 / ~ denratum olivae; nucles olivaris inferior 下橄榄核 / ~ epididymidis 附睾体 / ~ femoris 股骨体 / ~ fibrosum 白体 / ~ fibrosum albicans 纤维白体,白体 / ~ fibrosum simplex 单纤维体 / ~ fibulae 腓骨体 / ~ fimbriatum [fringed body]; fimbria hippocampi 橄状体,海马橄(侧脑室下角) / corpora flava 黄色体 / ~ fornicis 穹隆体 / ~ geniculatum; geniculate body 膝状体 / ~ geniculatum externum; ~ geniculatum laterale 外侧膝状体 / ~ geniculatum internum; geniculatum mediale 内侧膝状体 / ~ geniculatum laterale 外侧膝状体 / ~ geniculatum medinale 内侧膝状体 / ~ glandulae sudoriferae 汗腺体 / ~ glandulae bulbourethralis 尿道球腺体 / ~ glandulae (prostatae) 前列腺体 / ~ glandulosum; glandula prostata muliebris 前列腺体(女) / corpora globosa cervicis uteri; Nabothian cyst 子宫颈囊肿,纳博特氏囊肿 / ~ haemorrhagicum 红体,[出]血体(卵巢) / ~ heterogrnium 异质体 / ~ Highmorianum; mediastinum testis 睾丸纵隔 / ~ humeri 肱骨体 / ~ hypothalamicum; nucleus hypothalamicus (~ Luysi); nucleus subthalamicus 丘脑下部核,丘脑下体 / ~ interprdunculare; nucleus interprdunculare 脚间核(大脑) / ~ liberum pericardii 心包腔游离体 / ~ linguae 舌体 / corpora lutea atretica; corpora atretica 闭锁卵泡 / ~ luteum(复 corpora lutea) [yellow body] 黄体 / ~ luteum graviditatis 妊娠黄体,真黄体 / ~ luteum liberum 分离黄体 / ~ luteum menstrualis 月经黄体,假黄体 / ~ luteum spurium 假黄体,月经黄体 / ~ luteum verum 真黄体,妊娠黄体 / ~ Luysi; nucleus subthalamicus; nucleus hypothalamicus 丘脑下部核,丘脑下体 / ~ Malpighii; Malpighian body 肾小体,马耳皮基氏小体 / ~ mammae 乳房体 / corpora mammillaria (单 corpus mamillare) 乳头体 / ~ mandibulae 下颌[骨]体 / ~ maxillae 上颌[骨]体 / ~ medullare 髓体(小脑) / ~ mucosum; rete mucosum; stratum germinativum 生发层 / ~ nigricans 黑体 / ~ Okense; Wolffian body; mesonephros 中肾,午非氏体 / ~ olivare 橄榄体 / corpora oryzoidea (单 corpus oryzoideum); rice bodies 米粒样小体(见于关节腱水囊瘤) / ~ ossis hyoidei 舌骨体 / ~ ossis ilium; ~ ossis ilii 髂骨体 / ~ ossis ischii 坐骨体 / ~ ossis metacarpalium 掌骨体 / ~ ossis pubis 耻骨体 / ~ ossis sphenoidalis 蝶骨体 / ~ pampiniforme; epoophoron 卵巢冠 / ~ pancreatis 胰[腺]体 / ~ papillare (corium); stratum papil-lare 真皮乳头 / corpora para-aortica 主动脉旁体 / ~ paraterminale 旁终[板]体 / ~ penis 阴茎体 / ~ phalangis 指(趾)骨体 / ~ pineale; epiphyseal gland 松果体 / ~ polare 极体 / ~ pontobulbare 脑桥延髓体 / ~ psalloides ①穹隆 ②海马连合 / ~ pyramidale; pyramis 锥体(延髓)/ corpora quadrigemina (单 corpus quadrigemi-num); quadrigeminal bodies 四迭体 / ~ radii 桡骨体 / corpora restiformia(单 corpus restiforme); pedun-culus cerebellaris inferior 绳状体,小脑下脚 / ~ reticulare 网状层 / ~ rhomboidale; nucleus dentatus 齿状核(小脑)/ ~ rubrum; nucleus ruber 红核 / corpora santoriana; corniculum laryngis; cartilago corniculata 小角状软骨 / corpora sesamoides; ossa sesamoidea 籽骨 / ~ spongiosum; ~

cavernosum urethrae; ~ spongiosum penis 尿道海绵体 / ~ spongiosum penis; ~ cavernosum urethrae 尿道海绵体 / ~ spongiosum pili 毛海绵体 / ~ spongiosum urethrae(muliebris) 尿道海绵体(女)(女尿道的黏膜下层)/ ~ sterni; gladiolus 胸骨体 / ~ striatum (复 corpora striata)纹状体 / ~ subthalamicum; subthalamus 丘脑底部 / ~ tali 距骨体 / ~ tibiae 胫骨体 / ~ trapezoideum 斜方体 / ~ triticeum; cartilago triticea 麦粒软骨 / ~ uinae 尺骨体 / ~ unguis 甲体 / ~ uteri 子宫体 / ~ ventriculi 胃体 / corpora versicolorata; corpora amylacea 淀粉样体 / ~ vertebrae 锥体 / ~ vesicae (urinariae) 膀胱体 / ~ vesicae felleae 胆囊体 / ~ vesiculae seminalis 精囊体 / ~ vitreum; vitreous body 玻璃体 / ~ Wolffianum[Wolffian body]; mesonephros 午非氏体,中肾

corporapara-aortica ***n***. 主动脉旁体

corporeal plication 阴茎海绵体摺迭术

corporic [拉 corpus body] ***a***. 体的

corporin ***n***. 黄体素,孕酮

corporis vitrei nivea 玻璃体雪球状混浊

corporl; corporeal ***a***. 体的

corpotendons ***n***. 幕骨腱

corps [法 from 拉 corpus] ***n***. ①队,团 ②体,物体 ‖ ~ medical 医疗队(部队中的) / ~ nurse 护士队 / ~ ronds 圆形双边细胞(见于毛囊角化症)

corpse [拉 corpus body] ***n***. 尸体

corpsman ; aidman ***n***. 战斗部队医务员

corpsman; hospital ***n***. 医院工作人员

corpsround ***n***. 圆小体

corpulence; ventrosity ***n***. 肥胖

corpulency [拉 corpulentia] ***n***. 肥胖

corpulent ***a***. 肥胖的

corpus (复 corpora) [拉]; **soma** [希]; **body** [英] ***n***. 体 ‖ ~ allata 咽侧体 / ~ callosum 胼胝体 / ~ candicans 乳头体 / ~ carcinosus 癌体 / ~ caudatum 尾状核 / ~ cavernosum 海绵体 / ~ cavernosum conchae 鼻甲海绵丛 / ~ cavernosum penis 阴茎海绵体 / ~ cavernosum urethrae 尿道海绵体 / ~ ciliare 睫状体 / ~ clitoridis 阴蒂体 / ~ costae 肋骨体 / ~ dentatum 齿状核 / ~ dentatum olivae 下橄榄核 / ~ epididymidis 附睾体 / ~ femoris 股骨体 / ~ fibrosum 纤维体 / ~ fibrosum albicans 纤维白体,白体 / ~ fibrosum simplex 单纤维体 / ~ fibulae 腓骨体 / ~ fimbriatum 海马伞,伞状体 / ~ fonicis 穹窿体 / ~ geniculatum 膝状体 / ~ geniculatum externum 外侧膝状体 / ~ geniculatum internum 内侧膝状体 / ~ geniculatum laterale 外侧膝状体 / ~ geniculatum mediale 内侧膝状体 / ~ glandulae 前列腺体 / ~ glandulae bulbourethralis 尿道球腺 / ~ glandulae sudoriferae 汗腺体 / ~ glandulosum 前列腺体(女) / ~ haemorrhagicum 红体,(出)血体(卵巢) / ~ heterogenium 异质体 / ~ highmorianum 睾丸纵隔 / ~ humeri 肱骨体 / ~ hypothalamicum 丘脑下部核,丘脑下体 / ~ incudis 砧骨体 / ~ interpedunculare 脚间核(大脑) / ~ liberum pericardii 心包腔游离体 / ~ linguae 舌体 / ~ luteum 黄体 / ~ Luysi 丘脑下部核,丘脑下体 / ~ Malpighii 马耳皮基尔小体,肾锥体 / ~ mammae 乳房体 / ~ mandibulae 下颌[骨]体 / ~ maxillae 上颌[骨]体 / ~ medullare 髓体(小脑) / ~ mucosum 生发层 / ~ nigricans 黑体 / ~ Okense 中肾,奥肯斯氏体 ~ olivare 橄榄体 / ~ ossis hyoidei 舌骨体 / ~ ossis ischii 坐骨体 / ~ ossis metacarpalium 掌骨体 / ~ ossis pubis 耻骨体 / ~ ossis sphenoidalis 蝶骨体 / ~ pancreatis 胰腺体 / ~ paraterminale 旁终体 / ~ phalangis 指[趾]骨体 / ~ pineale 松骨体 / ~ polare 极体 / ~ psalloides ①穹窿 ②海马连合 / ~ pyramidale 锥体(延髓) / ~ radii 桡骨体 / ~ reticulare 网状层 / ~ rhomboidale 齿状核 / ~ rubrum 红核 / ~ spongiosum 尿道海绵体 / ~ spongiosum penis [阴茎]尿道海绵体 / ~ spongiosum pill 毛海绵体 / ~ spongiosum urethrae 尿道海绵体(女) / ~ sterni 胸骨体 / ~ striatum 纹状体 / ~ subthalamicum 丘脑底部 / ~ tali 距骨体 / ~ tibiae 胫骨体 / ~ trapezoideum 斜方体 / ~ ulnae 尺骨体 / ~ unguis 甲体 / ~ uteri 子宫体 / ~ ventriculi 胃体 / ~ vertebrae 椎体 / ~ vesicae 膀胱体 / ~ vesicaefelleae 胆囊体 / ~ vesiculaeseminalis 精囊体 / ~ Wolffianum 午非氏体,中肾 / ~ adiposum buccae; sucking pad 颊脂体,颊脂垫,吸垫 / ~ linguae; body of tongue 舌体 / ~ mandibulae; body of mandible 下颌[骨]体 / ~ maxillae; body of maxilla 上颌[骨]体 / ~ ossis hyoidei; body of hyoid bone 舌骨体 / ~ ossis sphenoidalis; body of sphenoidbone 蝶骨体 / ~ allatum 咽侧体 / ~ callosum 胼胝体 / ~ eardlacum 心侧体 / ~ luteum 黄体 / ~ striatum 纹状体,线条体

corpuscle [拉 corpusculum little body] ***n***. ①细胞 ②小体 ③微粒,粒子 ‖ ~ of Grandry 格朗德里氏小体 / ~ of Hassall 哈塞尔小体,胸腺小体 / ~ of Herbst 赫伯斯特氏小体,小环层小体 / ~ Alzheimer's 阿尔茨海默氏小体(少突胶质中的粒小体) / ~ amylaeeous; amyloid corpuscles; corpora amylacea 淀粉样体 ‖ ~ articular 关节[神经]小体 / ~ axile; axis ~ 轴小体(触觉小体的中心部分) / ~ Babes-Ernst; metachromatic granules 巴—恩——氏小体,异染[颗]粒 / ~ Bizzozero's; blood platelets 比佐泽罗氏小体,血小板 / ~ blood 血细胞 / ~ blood, red 红细胞 / ~ blood, white; leukccyte 白细胞 / ~ bone; bonecell 骨小体,骨细胞 / ~ calcareous 钙粒 / ~ cancmid 癌样小体 ‖ ~ cartilage; cartilage cell 软骨细胞 / ~ cement 牙骨质细胞 / ~ concentric; Hassall's ~ 哈塞耳氏小体,胸腺小体 ‖ ~ coniunctival 结膜小体 / ~ corneal 角膜小体 / ~ fertilizing; spermatozoon 精子 / ~ germ; ovum 卵 / ~ ghost; phantom ~ 红细胞影 / ~ giant 巨细胞 / ~ inflammatory 炎症细胞,渗出细胞 / ~ lymph 淋巴细胞,淋巴球 / ~ lymphoid 淋巴样细胞 / ~ muscle 肌细胞核 / ~ nuclear; nucleolus 核仁 / ~ paterson's; molluscous bodies 软疣小体 / ~ pavement 内皮细胞 / ~ plastic; exudation ~ 渗出细胞 / ~ pus 脓细胞 / ~ red; erythrocyte 红细胞 / ~ reticulated 网织红细胞 / ~ splenic; eorpusculum Malpidlii lienis 脾小结 / ~ starch; corpusamylaceum 淀粉样体 / ~ stellate 星状小体 / ~ third; blood latelet 血小板 / ~ white; leukocyte 白细胞 / ~ s, Alzheimer's 阿尔茨海默氏小体(少突胶质中的粒小体)/ ~ s, amylaceous; amyloid corpuscles; corpora amylacea 淀粉样体 / ~ articular 关节[神经]小体 / ~ axile; axis ~ 轴小体(触觉小体的中心部分) / ~ s, Babes-Ernst; metachromatic granules 巴—恩二氏小体,异染[颗]粒 / ~ basal; basal body 基体 / ~ s, Bennett's large; Nunn's gorged corpus-cles 贝奈特氏大体,纳恩氏饱食小体(卵巢囊肿内呈脂变的上皮细胞)/ ~ s, Bennett's small; Drysdale's ~ s 贝奈特氏小体,德莱斯戴尔氏小体(卵巢囊肿中的透明细胞)/ ~ s, Bizzozero's; blood platelets 比佐泽罗氏小体,血小板 / ~ s, blood 血细胞 / ~ blood, red 红细胞 / ~ blood, white; leukccyte 白细胞 / ~ bone; bone cell 骨小体,骨细胞 / ~ bridge; desmosome 桥粒 / ~ s, Burckhard's 布克哈特氏小体(沙眼分泌物中的黄色小体) / ~ calcareous 钙粒 / ~ s, cancroid 癌样小体 / ~ cartilage; cartilage cell 软骨细胞 / ~ s, cement 牙骨质细胞 / ~ s, chorea 舞蹈病小体 / ~ chromophil; Nissl's body 尼斯耳氏体 / ~, chyle 乳糜小体 / ~ s, colloid; corpora amylacea 胶状小体,淀粉样体 / ~ s, colostrum 初乳小体,初乳细胞 / ~ s, concentric; Hassall's corpuscles 哈塞耳氏小体,胸腺小体 / ~ conjunctival 结膜小体 / ~ s, corneal 角膜小体 / ~ s, cylindrical 柱状小体 / ~ Dogiel's 多记耳氏小体(一种感觉小体) / ~ s, Donne's; colostrum ~ s 多内氏小体,初乳小体,初乳细胞 / ~ s, Drysdale's 德莱斯戴尔氏小体(卵巢囊肿中的透明细胞) / ~ s, dust; hemokonia 血尘 / ~ s, Eichhorst's 艾克霍斯特氏小体(见于恶性贫血血液内的特殊小细胞) / ~ exudation 渗出细胞 / ~ fertilizing; spermatozoon 精子 / ~ s, genital 生殖器神经小体(外生殖器的一种感觉小体) / ~ germ; ovum 卵 / ~ ghost; phantom ~ 红细胞影 / ~ giant 巨细胞 / ~ s, Gierke's 吉尔克氏小体(神经系统内圆形小体) / ~ s, Gluge's 格路格氏小体(颗粒状细胞,见于脂变的神经组织) / ~ s, Golgi's; tendon spindles 高尔基氏肌腱小体,腱梭 / ~ s, Golgi-Mazzoni 高—马二氏小体(一种感觉小体) / ~ s, Grandry's; Grandry-Merkel ~ s; Merkel's ~ s 格朗德里氏小体,美克耳氏小体 / ~ s, Hassall's 哈塞耳氏小体(胸腺小体) / ~ s, Hayem's elementary; blood platelets 阿杨氏原始小体,血小板 / ~ s, Herbst's 赫伯斯特氏小体(一种感觉小体) / ~ inflammatory 炎症细胞,渗出细胞 / ~ s, Jaworski's 雅沃尔斯基氏小体(由黏液形成的螺旋型小体,存在于胃酸过多的胃液中) / ~ s, Krause's; corpuscula bulboidea 克劳泽氏小体,球状小体(一种感觉小体) / ~ s, Krause's bulbous [克劳泽氏]球状小体(一种感觉小体) / ~ s, Langerhans's stellate 郎格罕氏星状小体(神经末梢) / ~ Laveran's; Laverania 莱佛兰氏体,疟原虫 / ~ s, Leber's; Hassall's ~ s 利伯氏小体,哈塞耳氏小体(胸腺小体) / ~ s, Lostorfer's 洛斯托弗氏颗粒体(见于梅毒血液中) / ~ s, lymph 淋巴细胞,淋巴球 / ~ s, lymphoid 淋巴样细胞 / ~ Malpighian; 马耳皮基氏体(①肾小体 ②脾小结)/ ~ Malpighian splenic 马耳皮基氏脾小结 / ~ marginal 边缘小体(红细胞年内) / ~ s, Mazzoni's 马佐尼氏小体(触觉小体) / ~ s, meconium 胎粪小体 / ~ medullary; odontoblast 成牙质细胞 / ~ s, Meissner's; tactile ~ s; corpusculatactus 麦斯纳氏小体,触觉小体(皮肤乳头内) / ~ s, Merkel's 美克耳氏小体(舌及口内黏膜下的触觉小体) / ~ s, Miescher's; Rainey's ~ s 米舌尔氏小体,雷尼氏小体(鼠肉孢子虫的孢子囊)/ ~ migratory 游走细胞 / ~ s, milk 乳脂微粒 / ~ s, molluscous; molluscous bodies 软疣小体 / ~ s, mucous 黏液小体 / ~ muscle 肌细胞核 / ~ s, nerve ①神经细胞,神经元 ②神经膜细胞 ~ s, Norris' 诺里斯氏小体(血清中无色透明小体) / ~ nuclear; nucleolus 核仁 / ~ Negri 内格里氏体,狂犬病包涵体 / ~ s, Nunn's gorged; bennet's large ~ s 纳恩氏饱食小体,贝奈特氏大体(卵巢囊肿内呈脂变的上皮细胞) / ~ s, Pacini's; Pacinian ～s; corpuscula lamellosa 帕西尼氏小体,环层小体 / ～s, Paterson's; molluscous bodies 软疣小体 / ～ pavement 内皮细胞 / ～ pessary 子宫托形红细胞 / ～ phantom; shadow ～ ; blood shadow; achromacyte 红细胞影,无色红细胞 / ～ plastic; exudation ～ 渗出细胞 / ～ polar; centrosome 中心体 / ～s, Purkinje's 浦肯野氏细胞(存在于小脑皮质的中层内) / ～ pus 脓细胞 / ～s, Rainery's 雷尼氏小体(鼠肉孢子虫的孢子囊) / ～ red; erythrocyte 红细胞 / ～s, reticulated 网织红细胞 / ～s, Rohl's marginal 娄耳氏边缘小体(见于投用化学药物的动物红细胞) / ～s, Ruffini's 鲁篚尼氏小体(皮下神经终末器官) / ～s, salivary 唾液小体,涎细胞 / ～s, Schwalbe's; taste buds 施瓦耳贝氏小体,味蕾 / ～ sensitized 敏感血细胞 / ～ shadow; phantom ～ 红细胞影 / ～ spienic; corpusculum Malpighii lienis 脾小结 / ～ starch; corpus amylaceum 淀粉样体 / ～ stellate 星状小体 / ～s, tactile; Meissner's ～s 触觉小体,麦斯纳氏小体 / ～s, taste; taste cells 味细胞 / ～s, tendon 腱细胞 / ～ third; blood platelet 血小板 / ～s, thymus; Hassall's ～s 胸腺小体,哈塞耳氏小体 / ～s, Timofeew's 提莫费夫氏小体(环层小体的一种) / ～s, touth; Meissner's ～s 触觉小体,麦斯纳氏小体 / ～s, Toynbee's; corneal ～ 托因比氏小体,角膜小体 / ～s, Traube's; phantom ～ 特劳伯氏小体,红细胞影 / ～s, typhic 伤寒细胞 / ～s, Valentin's 法伦延氏小体(神经组织内的淀粉状蛋白小体) / ～s, Vater's; Pacinian ～s 法特氏小体,环层小体(皮肤内感觉神经终端) / ～s, Virchow's; corneal ～s 魏尔啸氏小体,角膜小体 / ～s, von Troltsch's [冯]特勒耳奇氏小体(耳鼓膜结缔组织中具有内皮间隙) / ～s, Wagner's; Meissner's ～s 华格纳氏小体,触觉小体 / ～s, washed 分离血细胞 / ～ Weber's; sinus pocularis 韦伯氏小体(前列腺囊) / ～ white; leukocyte 白细胞 / ～ Zimmermann's 济默曼氏小体(新月形小体,红细胞影) / ～s, cement; cementocyte 牙骨质细胞 / ～, medullary; odontoblast 成牙质细胞 / ～s, Merkel's 美克耳氏小体(舌及口内黏膜下的触角小体) / ～s, salivary 唾液小体,涎小体 / ～s, Schwalbe's; taste buds 施瓦耳贝氏小体,味蕾 / ～s, taste, taste cells 味细胞

corpuscula (单 corpusculum) [拉] ***n***. 小体,细胞 ‖ ～ lamellosa 环层小体 / ～ nervosa articularia 关节神经小体 / ～ nervosa genitalia 生殖器神经小体 / ～ nervosa terminalia 神经末梢小体 / ～ tactus 触觉小体,麦斯纳氏小体

corpuscular ***a***. 小体的,细胞的 ‖ ～ lamellosa 环层小体,帕希尼氏小体 / ～ ossea 骨小体 / ～ Wrisbergii 里斯伯格氏小体,楔状软骨 / ～ system of heredity 颗粒遗传系统 / ～ theory 微粒说

corpusculum (复 corpuscula) [拉 dim. Of corpus body]; **corpuscles** ①小体,细胞 ②颈卵器 ‖ ～ renis 肾小体 / ～ articulare mobile 关节石,关节内游离体 / corpuscula bulbodidea ; Krause's corpuscle [克劳泽氏]球状小体 / corpuscula lamellosa (Vateri, Pacini); Pacini's corpuscles 环层小体,帕西尼氏小体 / corpuscula nervosa articularia 关节神经小体 / corpuscula nervosa genitalia ; genital corpuscles 生殖器神经小体 / corpuscula nervosa terminalia 神经[末]梢小体 / corpuscula ossea 骨小体 / ～ renis (Malpighii) 肾小体 / corpuscula tactus (Meissneri) ; Meissner's corpuscles 触觉小体,麦斯纳氏小体 / corpuscula Wrisbergii; cartiago cuneiformis (Wrisbergi) 里斯伯格氏小体

corpuspapilare ***n***. 真皮乳头

corradiation 协同放射

corrclator ***n***. ①相关器 ②关联子

correct ***v***. 改正,校正 ***a***. 正确的

correctant; corrective; corrigent ***a***. 矫正的 ***n***. 矫味剂

corrected depth (简作 CD) 修正(改正)深度

corrected efiective temperature (简作 CET) 矫正有效温度

corrected vision 矫正视力

correcter ***n***. ①校正者 ②校正器 ③校正电路

Correct-Eye-Graph ***n***. 眼矫正图 (手描立体镜用)

Correct-Eye-Scope ***n***. 眼矫正镜 (手描立体镜)

correcting ***n***. 矫正,校正,改正 ‖ ～ glasses 矫正眼镜 / ～ lens 矫正镜片 / ～ prism 矫正棱镜,测量棱镜 / ～ table 矫正表

correction ***n***. ①矫正,校正,改正 ②校正数 ‖ ～ of dentofacial, surgical 牙面的外科矫正 / ～ of labial fremun 唇系带矫正 / ～ of lingual frenum 舌系带矫正 / ～ of mandibular prognathism 下颁前突的矫正 / ～ of mandibular retrognathia 下颌退缩的矫正 / ～ of microgenia, surgical 小颊矫正 / ～ of microstomia, surgical 小口畸形的外科矫正 / ～, occlusal 胎改正 / ～, self 自我改正 / ～ of ectropion 睑外翻矫正术 / ～ of entropion 睑内翻 / ～ factor (简作 CF) 修正因数,校正系数

corrective ***a***. 矫正的 ***n***. 矫味药

correctophone ***n***. 语言矫正器

corrector, function; Frankel appliance ***n***. 功能矫正器,弗朗克耳氏矫正器(正牙用)

correlate ***v***. 相关,联系 ‖ ～ response 相关反应

correlated character 相关性状

correlated response 相关反应

correlated variables 相关变数

correlated varlabfilty 相关变异性

correlated γ-ray emission 相关 γ 线辐射

correlation ***n***. 相关 ‖ ～ analysis 相关分析 / ～ between relatives 亲缘间相关 / ～ coefficient 相关系数 / ～ curvilinear 曲线相关,曲线联系 / ～ functional 机能相关 / ～ interneuronal 神经元间联系 / ～ linear 直线相关,线形相关 / ～ rank 等级相关/ ～ facctor 相关因子,相关因素 / ～ matrix 相关系数矩阵,相关矩阵 / ～ of breeding value 育种值的相关 / ～ pleiade 相关性状群 / ～ ratio 相关比 / ～ diagram 相关图/ ～ function 相关函数 / ～ index (简作 CI) 相关指数 / ～ length 相关长度

correlatogram ***n***. 相关图

correlator ***n***. 相关仪

correlogram ***n***. 相关图

correndonuclease ***n***. 校正内切酶

correspondence ***n***. 对应,相对 ‖ ～ anomalous; secondary ～ 异常对应(视网膜) / ～ retinal 视网膜对应 / ～ retinal, abnormal 视网膜异常对应 / ～ retinal, normal 视网膜正常对应

corresponding ***n***. 对应 ‖ ～ diplopia 对应性复视 / ～ retinal points 对应性视网膜对应点

Corrigan's button [Dominic John 爱医师 1802—1880] 科里根氏烙钮 ‖ ～ cautery 可里根氏烙器(钮式烙器) / ～ diease; aortic incompetency 可里根氏病,主动脉瓣闭锁不全 / ～ hammer 可里根氏椎 / ～ line 可里根氏线,紫线(铜中毒) / ～ pulse 可里根氏脉(水冲状脉) / ～ respiration 可里根氏呼吸(大脑性呼吸) / ～ sign 可里根氏征(慢性铜中毒龈绿紫线, 腹主动脉瘤时搏动特别扩张)

corrigent [拉 corrigens correcting] ***a***. 矫正的 ***n***. 矫味剂

corrin ***n***. 柯啉环

corrinoid ***n***. 类咕啉

Corriparta orbivlrus 科里帕塔环状病毒

Corriparta virus 科里帕塔病毒

corrode ***v***. 腐蚀

corrogated ***a***. 波纹的,皱状的

corrosion ***n***. 腐蚀[作用]

corrosive ***a***. 腐蚀的 ***n***. 腐蚀剂 ‖ ～ acid poisoning 腐蚀性酸中毒,强酸 / ～ gastritis 腐蚀性胃炎 / ～ sublimate 升汞,氯化汞

corroval ***n***. 科罗伐耳(南美的一种箭毒)

corrovaline ***n***. 科罗伐林(来自克罗伐耳的有毒生物碱)

corrugated ***a***. 波纹的,皱状的

corrugation ***n***. 起皱,起波纹

corrugativus ***a***. 皱缩的

corrugator cutis ani 肛门皱皮肌

corrugator ***n***. 皱眉肌 ‖ ～ cutis ani 肛门皱皮肌 / ～ supercilii; ～ glabellae 皱眉肌

Corsaiaceae ***n***. 美丽腐生草科

corselet ***n***. ①胸甲(鱼类) ②前胸(鞘翅目)

corset ***n***. 围腰,胸衣 ‖ ～ spinal; spinal brace 背甲 / ～ cancer 女人胸衣状癌,铠甲状癌

Corsiniaceae ***n***. 花地钱科(一种菌类)

Cort. cortex ***n***. ①[树]皮 ②皮质,皮层

cortalex ***n***. 可塔累克斯(成药,肾上腺皮质和抗坏血酸片剂

cortancyl ***n***. 可坦齐耳(成药,治炎症和风湿病)

cortate ***n***. 可塔特(成药,醋酸去氧皮质酮油剂)

Cortes Phyllanthi [拉;植药] 油柑子皮

cortex (所有格 corticis,复 cortices) [拉] ***n***. ①[树]皮 ②皮质,皮层 ③脑皮质 ④外衣,外层 ‖ ～ adrenal 肾上腺皮质 / ～ ailanthi 椿皮 / ～ ailanthi seu toonae 椿白皮 / ～ albizziae 合欢皮 / ～ aurantii amari 苦橙皮 / ～ aurantii dulcis 柑皮,柑橙皮,甜橙皮 / ～ calcarine 距状裂皮质 / ～ cascarillae 西印度苦香皮 / ～ cerebellar; ～ cerebelli 小脑皮质 / ～ cerebral; ～ cerebri ; pallium 大脑皮质 / ～ cereis 紫荆皮 / ～ cinnamomi 肉桂,桂皮,宫桂 / ～ corticis 肾皮质外层 / ～ dictam 白鲜皮 / ～ erythrinae 海桐皮 / ～ eucommiae 杜仲 / ～ fraxini 秦皮 / ～ gossypii radicis; ～ gossypii 棉根皮 / ～ granati; pomegranate bark 石榴树皮 / ～ granular 粒状皮质 / ～ hair shaft 毛干 / ～ laminated 分层皮质 / ～ laricis 落叶松皮 / ～ lentis; substantia corticalis lentis 晶状体皮质 / ～ lipo-adrenal 脂肾上腺(成药,为猪肾上腺皮质油溶物) / ～ lycii radicis 地骨皮 / ～ magnoliae officinalis 朴厚 / ～ meliae 苦栋皮(一种驱蛔虫中药) / ～ mori radicis 桑白皮 / ～ ovary 卵巢皮质 / ～ primary 初生皮层 / ～ provvisional 临时皮质(肾上腺) / ～ renis; substanttia corticalis renis 肾皮质 / ～ retinal 视网膜皮层 / ～ secondary 次生皮层 / ～ somatic; neopallium 新老皮层 /

~ spongy 海绵皮层 / ~ suprarenal; adrenal ~ 肾上腺皮质 / ~ of thymus 胸腺皮质 / ~ unlaminated 不分层皮质 / ~ visual; area striata 视皮质,纹状区 / ~ cinnamomi 肉桂/ ~ corticis 肾皮质外层 / ~ lentis 晶状体皮质 / ~ renis 肾皮质 / ~ of thymus 胸腺皮质 / ~ Abutili Sinensis Radicis [拉;植药] 华茼麻 / ~ Acaciae Famesianae [拉;植药] 鸭皂树皮 / ~ Acanthopanacis Giraldii [拉;植药] 红毛五加皮 / ~ Acanthopanacis Radicis [拉;植药] 五加皮 / ~ Aceris Sinensis [拉;植药] 五角枫根 / ~ Aceris Truncati Radicis [拉;植药] 元宝槭 / ~ Actinodaphnes Obovatae [拉;植药] 七叶一把草 / ~ Ailanthi [拉;植药] 椿皮 / ~ Albizziae [拉;植药] 合欢皮 / ~ Albizziae chinensis [拉;植药] 楹树皮 / ~ Albizziae Kalkorae [拉;植药] 黑心树 / ~ Alchomeae Davidii [拉;植药] 山麻杆 / ~ Alni Lanatae [拉;植药] 牛屎树 / ~ AlniJaponicae [拉;植药] 赤杨树皮 / ~ Ampelopsis Acnitifoliae Radicis [拉;植药] 过山龙 / ~ Ampelopsis Bodinieri [拉;植药] 上山龙 / ~ Ampelopsis Humulifoliae Radicis [拉;植药] 小接骨丹 / ~ Annesleae Fragrantis [拉;植药] 红香树 / ~ Araliae Chinensis [拉;植药] 楤木白皮 / ~ Araliae Echinocaulis Radicis [拉;植药] 红楤木 / ~ Araliae Elatae Radicis [拉;植药] 刺老鸦 / ~ Argyreiae Seguinii Radicis [拉;植药] 山牡丹 / ~ Bauhiniae Variegatae [拉;植药] 老白花树皮 / ~ Berberidis Dasystachyae [拉;植药] 黄刺皮 / ~ Betulae Luminiferae [拉;植药] 亮叶桦皮 / ~ Betulae Pendulae [拉;植药] 白桦皮 / ~ Biotae Radicis [拉;植药] 柏根白皮 / ~ Bischofiae Javanicae [拉;植药] 秋枫木皮 / ~ Bretschneiderae Sinensis [拉;植药] 柏乐树 / ~ Broussonetiae [拉;植药] 楮树白皮 / ~ Camelliae Oleiferae Radicis [拉;植药] 油茶根皮 / ~ Capparis Bodinieri Radicis [拉;植药] 猫胡子花 / ~ Capparis Spinosae Radicis [拉;植药] 老鼠瓜 / ~ Carpini Chinensis Radicis [拉;植药] 小果千金榆 / ~ Caryae Cathayensis Radicis [拉;植药] 山核桃根皮 / ~ Catalpae Bungei [拉;植药] 楸木皮 / ~ CatalpaeOvataeRadicis [拉;植药] 梓白皮 / ~ Catalpai Fargisii [拉;植药] 泡桐木皮 / ~ Celastri Rostromiani Radicis [拉;植药] 短柄南蛇藤 / ~ Celtis Biondii Radicis [拉;植药] 紫弹树 / ~ Celtis Bungeanae [拉;植药] 棒棒木 / ~ Celtis Sinensis [拉;植药] 树皮 / ~ Cercis Chinensis [拉;植药] 紫荆皮 / ~ Cercis Chinensis Radicis [拉;植药] 紫荆根皮 / ~ Choerospondiatis [拉;植药] 五眼果树皮 / ~ Cinchonae [拉;植药] 金鸡纳皮 / ~ Cinnamoma Burmannii [拉;植药] 阴香皮 / ~ Cinnamomi [拉;植药] 肉桂 / ~ Cinnamomi Japonici [拉;植药] 桂皮 / ~ Cleistocalycis Operculati [拉;植药] 水翁皮 / ~ Clusenae Excavatae [拉;植药] 山黄皮 / ~ Cocois Radicis [拉;植药] 椰子皮 / ~ Corni Macrophyllae [拉;植药] 丁榔皮 / ~ Corylopsis Sinensis Rdicis [拉;植药] 蜡瓣花 / ~ Cotoneastri Harrowiani Radicis [拉;植药] 华西恂子 / ~ Cryptomeriae Fortunei Radicis [拉;植药] 柳杉 / ~ Cunninghamiae Lanceolatae [拉;植药] 杉皮 / ~ Cunninghamiae Lanceolatae Radicis [拉;植药] 杉木根 / ~ Cunninghamiae-LanceolataeRadicis [拉;植药] 杉木节 / ~ Cyclobalanopsisdelavayi [拉;植药] 黄栎 / ~ Cymbidii Faberi Radicis [拉;植药] 化气兰 / ~ Cynoglossi Zeylanici Radicis [拉;植药] 铁箍散 / ~ Dalbergiae Hupeanae Radicis [拉;植药] 檀根 / ~ Daphnes [拉;植药] 祖司麻 / ~ Dictamni Radicis [拉;植药] 白鲜皮 / ~ Elaeagni Angustifoliae [拉;植药] 沙枣树皮 / ~ Endospermi Chinensis [拉;植药] 大树跌打 / ~ Engelhardtiae Roxbughianae [拉;植药] 黄杞 / ~ Eriolaenae Spectabilis Radicis [拉;植药] 接骨草 / ~ Erythrinae [拉;植药] 海桐皮 / ~ Eucalypti Globuliradicis [拉;植药] 蓝桉根皮 / ~ Euonymi Grandiflori Radicis [拉;植药] 野杜仲 / ~ Euxommiae [拉;植药] 杜仲 / ~ Fici Fulvae [拉;植药] 黄毛榕皮 / ~ Fici Gibbosae [拉;植药] 斜叶榕 / ~ Fici Hispidae [拉;植药] 牛奶树皮 / ~ Fici Lacoris [拉;植药] 黄榄皮 / ~ Fici Religiosae [拉;植药] 印度菩提树皮 / ~ Firmianae [拉;植药] 梧桐白皮 / ~ Fraxini [拉;植药] 秦皮 / ~ Fraxini Bungeanae [拉;植药] 小叶白蜡树皮 / ~ Fraxini Malacophullae Tadicis [拉;植药] 白枪杆 / ~ Fraxini Paxianae [拉;植药] 秦岭白蜡树皮 / ~ Garciniae Multiflorae [拉;植药] 山竹子皮 / ~ Glyptostrobi Pensilis [拉;植药] 水松皮 / ~ Gossampini [拉;植药] 木棉皮 / ~ HemipteleaeDavidii [拉;植药] 刺榆 / ~ Heyneae Velutinae Tadicis [拉;植药] 绒果海木 / ~ Hibisci [拉;植药] 木槿皮 / ~ Holarrhenae Antidysentericae [拉;植药] 止泻木皮 / ~ Hoveniae [拉;植药] 枳椇木皮 / ~ Ilicii Difengpi [拉;植药] 地枫皮 / ~ Ilicis Corutae [拉;植药] 枸骨树皮 / ~ Ilicis Purpureae [拉;植药] 冬青皮 / ~ Ilicis Potundae [拉;植药] 救必应 / ~ IlicisPurpureae [拉;植药] 冬青皮 / ~ Jatrophae [拉;植药] 麻疯树 / ~ Juglandis [拉;植药] 胡枝子根 / ~ Jujubae [拉;植药] 枣树皮 / ~ Kalopanacis [拉;植药] 川桐皮 / ~ Keteleeriae Fortunei Radicis [拉;植药] 油杉 / ~ Lanneae Coromandelicae [拉;植药] 厚皮树 / ~ Laricis Potaninii [拉;植药] 红杉皮 / ~ Lespedezae Buergeri [拉;植药] 木本胡枝子皮 / ~ Ligustri Lucidi [拉;植药] 女贞皮 / ~ Ligustri Quihoui [拉;植药] 水白蜡树皮 / ~ Linderae Fragrantis [拉;植药] 香叶子 / ~ Linderae Megaphyllae [拉;植药] 黑壳楠皮 / ~ Linderae Obtusilobae [拉;植药] 三钻风 / ~ Liquidambaris [拉;植药] 枫香树皮 / ~ Liriodendri Chinensis [拉;植药] 凹朴皮 / ~ Lithocarpi Glabri [拉;植药] 柯树皮 / ~ Litseae Pungentis Radicis [拉;植药] 钓樟根皮 / ~ Longan [拉;植药] 龙眼树皮 / ~ Lycii Radicis [拉;植药] 地骨皮 / ~ Machili Thunbergii Radicis [拉;植药] 红楠皮 / ~ Magnoliae Delavayi [拉;植药] 山玉兰皮 / ~ Magnoliae Officinalis [拉;植药] 厚朴 / ~ MagnoliaeLiliflorae [拉;植药] 木兰皮 / ~ Malloti Japonici [拉;植药] 野梧桐 / ~ Melaleucae Leucadendrae [拉;植药] 白千层 / ~ Meliae [拉;植药] 苦楝皮 / ~ Millingtoniae Hortensis [拉;植药] 姊妹树 / ~ Mngiferae Indicae [拉;植药] 檬果树皮 / ~ Mori Australis Radicis [拉;植药] 小叶桑根 / ~ Mori Radicis [拉;植药] 桑白皮 / ~ Moutan Radicis [拉;植药] 牡丹皮 / ~ Myricae Esculentae [拉;植药] 杨梅树 / ~ MyricaeRubrae [拉;植药] 杨梅树皮 / ~ Nnmu [拉;植药] 楠木皮 / ~ Nothapodytis Radicis [拉;植药] 马比木 / ~ Nothopanacis Davidii [拉;植药] 五加 / ~ Oroxyli [拉;植药] 木蝴蝶树皮 / ~ Osmanthi Heterophylli [拉;植药] 香木菌桂 / ~ Paeoniae Luteae Radicis [拉;植药] 黄牡丹 / ~ Paulowniae [拉;植药] 桐皮 / ~ Periplocae Radicis [拉;植药] 香加皮 / ~ Phellodendri [拉;植药] 黄柏 / ~ Phellodendri G! abriusculi [拉;植药] 秃叶黄皮树 / ~ Philadephi Sericanthi Radicis [拉;植药] 山梅花根皮 / ~ Phoebes Sheareri [拉;植药] 紫楠 / ~ Picrasmae [拉;植药] 苦树皮 / ~ Pini Massoneanae [拉;植药] 松木皮 / ~ Pistaciae Weinmannifoliae [拉;植药] 紫油木皮 / ~ Pittospori Hterophylli [拉;植药] 野桂花皮 / ~ Podocarpi Macrophylli radicis [拉;植药] 罗汉松根皮 / ~ Podocarpii Szechuenensis Radicis [拉;植药] 红土子皮 / ~ Ponciri Trifoliatae Radicis [拉;植药] 枳根皮 / ~ Populi Adenopodae [拉;植药] 响叶杨 / ~ Populi Davidianae [拉;植药] 白杨树皮 / ~ populi davidianae Radicis [拉;植药] 白杨树根皮 / ~ Populi Italicae [拉;植药] 钻天杨 / ~ Populi Tomentosae [拉;植药] 毛白杨 / ~ Populipseudo-simonii [拉;植药] 小青杨 / ~ Pruni Salicinae Radicis [拉;植药] 李根皮 / ~ Pseudolaricis [拉;植药] 土荆皮 / ~ Pseudostrebli Indicae [拉;植药] 假鹊肾树 / ~ Psidii Guajavae [拉;植药] 番石榴皮 / ~ Pterocaryae stenopterae [拉;植药] 枫柳皮 / ~ Pyri [拉;植药] 梨木皮 / ~ Querci Mongolicae [拉;植药] 柞树皮 / ~ Querci Acutissimae [拉;植药] 橡木皮 / ~ Querci Dentatae [拉;植药] 槲皮 / ~ Querci Liaotungensis Radicis [拉;植药] 辽东栎皮 / ~ Rapaneae Neriifoliae Radicis [拉;植药] 密花树根 / ~ Rhamni Globosae Radicis [拉;植药] 冻绿刺 / ~ Rhois Chinensis [拉;植药] 盐麸树白皮 / ~ Rhois Chinensis Radicis [拉;植药] 盐麸根白皮 / ~ Rosae Normalis Radicis [拉;植药] 香花刺 / ~ Salicis Babylonicae Radicis [拉;植药] 柳白皮 / ~ Salicis Cheilophilae [拉;植药] 沙柳 / ~ Sapii Japonici Radicis [拉;植药] 白木乌桕皮 / ~ Sapii Radicis [拉;植药] 乌桕 / ~ Saurauiae Napaulensis [拉;植药] 尼泊尔水东哥 / ~ Scheffierae Delavayi [拉;植药] 大泡通皮 / ~ Scheffierae Octophyllae [拉;植药] 鸭脚木皮 / ~ Schizophragmatis Integrifolii Radicis [拉;植药] 钻地风 / ~ Seu Cacumen Sorbi Tianschanicae [拉;植药] 天山花楸 / ~ Seu Caulis Caraganae Jubatae [拉;植药] 鬼箭锦鸡儿 / ~ Seu Flos Hibisci Tiliacei [拉;植药] 黄槿 / ~ Seu Folium Actinodaphnes Pilosae [拉;植药] 香胶木 / ~ Seu Folium Linderae [拉;植药] 香叶树 / ~ Seu Radix Wikstroemiae Micranthae [拉;植药] 香构 / ~ Sophorae [拉;植药] 槐白皮 / ~ Sorbariae Arboreae [拉;植药] 珍珠梅 / ~ Sorbi Pohuashanensis [拉;植药] 花楸皮 / ~ Stewartiae Sinensis [拉;植药] 帽兰 / ~ Symplocoris Laurinae [拉;植药] 泡花子 / ~ Syringae [拉;植药] 暴马子皮 / ~ Syzygii Cumini [拉;植药] 野冬青皮 / ~ Tiliae Miquelianae [拉;植药] 菩提树皮 / ~ Toonae Sinensis Radixis [拉;植药] 椿白皮 / ~ Torricelliae Tiliifoliae [拉;植药] 接骨丹 / ~ Trematis Cannabinae Radicia [拉;植药] 光叶山黄麻 / ~ Tripterygii Hypoglauci Radicis [拉;植药] 紫金皮 / ~ Ulmi Parvifoliae [拉;植药] 榔榆皮 / ~ Ulmi Pumilae [拉;植药] 榆白皮 / ~ Ulmi Tonkinensis [拉;植药] 大树皮 / ~ Viburni Ceanothoidis [拉;植药] 珍珠迷皮 / ~ Vitis Balansesnae Radicis [拉;植药] 假葡萄 / ~ Vitis Qunquangularis Radicis [拉;植药] 五角叶葡萄 / ~ Wuonyml Bungeani [拉;植药] 丝棉木皮 / ~ Zanthoxyli Ailanthoidis [拉;植药] 浙桐皮 / ~ Zelkovae Schneideianae [拉;植药] 榉树皮 / ~ Ziziphi Mauritianae [拉;植药] 缅枣

cortexolone ***n.*** 11－脱氧皮(甾)醇

Corti's arch [alfonso 意解剖学家 1822—1888] 柯替氏弓(螺旋柱弓)

Corti's canal 柯替氏管,螺旋管,螺旋器隧道
Corti's cells 柯替氏细胞,外侧听细胞
Corti's ganglion 柯替氏神经节,蜗螺旋神经节
Corti's membrane 柯替氏膜,耳蜗覆膜
Corti's organ 柯替氏器
Corti's pillars 柯替氏器柱细胞,柯替氏杆
Corti's rods 柯替氏杆
Corti's teeth 听牙(耳蜗螺旋板游离缘牙形突起)
Corti's tunnel 螺旋器隧道,柯替氏器,螺旋管
cortiadrenal *n*. 肾上腺皮质的
cortical [拉 corticalis] *a*. ①皮质的,皮层的 ②皮的 ‖ ~ adenoma 皮质腺瘤 / ~ alexia 皮质性失读症 / ~ areas 皮层区,皮质区 / ~ bundle 皮层维管束 / ~ carcinoma 皮质癌 / ~ cell 皮层细胞 / ~ centre 大脑皮层中枢 / ~ cytoplasm 周细胞质 / ~ death (大脑)皮层死亡 / ~ desynchronization 皮质去同步化 / ~ fibroma 皮质纤维瘤 / ~ field 皮层场,皮层区 / ~ hormone (肾上腺)皮质激素 / ~ inhibition 皮质抑制 / ~ labyrinth 皮质迷路(肾) / ~ layer 皮层 / ~ lewy body dementia 皮质路维小体痴呆症 / ~ lipoma 皮层脂肪瘤 / ~ neuron 皮质神经元 / ~ nodule 皮质小结 / ~ pore 皮孔,皮质孔 / ~ process 皮质突 / ~ pyramid 皮质锥体 / ~ reaction 皮质反应 / ~ sinus 皮质窦 / ~ substance 皮质 / ~ synchronization 皮质同步化 / ~ tumor 皮质瘤/ ~ blindness 皮质盲 / ~ cataract 皮质性白内障 / ~ diplopia 皮质性复视 / ~ image (视)皮质像 / ~ inhibition 皮质抑制 / ~ nystagmus 皮质性眼球震颤 / ~ ptosis 皮质性上睑下垂 / ~ response 皮质反应 / ~ retina 视网膜皮质投射区 / ~ vision 皮质视觉 / ~ ablation 皮层切除 / ~ androgen stimulating hormone (简作 CASH) 皮质雄激素刺激素 / ~ bone 皮质骨,密质骨 / ~ collectintg tubules (简作 CCT) 肾皮质集合管 / ~ column 皮层柱 / ~ cord 皮质索:胚胎第 10 周,原始性索退化而生殖的表面上皮继续增生并伸入间充质内,形成新的细胞索,称皮质索。/ ~ cytoarchitecture 皮层细胞结构 / ~ cytoplasm 周细胞质 / ~ evoked potential (简作 CEP) 皮质诱发电位 / ~ field 皮层域 / ~ granules 皮层颗粒—卵泡浆外层皮层小泡中的颗粒,精于的穿入使之释放 / ~ inductor substance 皮质诱导物质 / ~ near field potential (简作 CNFP) 皮质近场电位 / ~ neuron 皮层神经元 / ~ potential 皮层电位 / ~ reaction 皮层反应 / ~ vesicles 皮层小泡
corticalization 皮质形成
corticate *a*. ①具皮层的,具皮质的 ②有皮的
corticated *a*. 具皮层的,具皮质的
corticating *a*. 皮层的,皮质的
corticectomy *n*. 脑皮质切除术
cortices (单 cortex)[拉] *n*. ①皮质,皮层 ②树皮
corticesuprarenoma; corticosuprarenaloma *n*. 肾上腺皮质瘤
Corticiaceae *n*. 伏革菌科(一种菌类)
corticiform *a*. 皮层状的,皮质状的
corticifugal [cirtex + 拉 fugere to flee] *a*. 离皮质的,离皮层的
corticipetal [cortex + 拉 petere to seek]; **corticopetal** *a*. 向皮质的,象皮层的
Corticium rofsii virus 罗耳伏革伞病毒
corticoadrenal *a*. 肾上腺皮质的
corticoafferent *a*. [间]皮质传入的,[间]皮层传入的
corticoautonomic *a*. 皮质自主的,皮层自主的
corticobulbar *a*. 皮质延髓的 ‖ ~ fibre 皮质延髓束 / ~ tract 皮质延髓束
corticocerebral *a*. 大脑皮质的
corticodiencephalic *a*. 皮质间脑的
corticoefferent *a*. (从)皮质传出的,[从]皮质传出的
corticofugal *a*. 离皮质的,离皮层的
corticofugal inhibition (简作 CFI) 离皮质(皮层)抑制作用
corticofugal; cortifugal *a*. 离皮质的,离皮层的
corticohyperplassia *n*. 皮质增生
corticoid *n*. 肾上腺皮质素
corticoids *n*. 类皮质激素
cortico—integration *n*. 皮层整合(作用),皮质整合(作用)
corticointegration *n*. 皮质整合[作用],皮层[整合]作用
corticoliberin *n*. 促肾上腺皮质素释放素
corticoliberin-binding protein *n*. 促肾上腺皮质素释放素结合球蛋白
corticomesencephalic *a*. 皮质中脑的
corticopeduncular *a*. 皮质大脑角的
corticopetal; corticipetal *a*. 向皮质的,向皮层的
corticopleuritis *n*. 胸膜壁层炎
cortico-pontile fibre 皮质脑桥纤维,皮质脑桥束
cortico-pontiletract *n*. 皮质脑桥束
corticopontine *a*. 皮质脑桥的
corticopupillary reflex 大脑瞳孔反射
Corticorelin *n*. 可的瑞林(促肾上腺皮质激素释放药)
corticoslteroids *n*. 皮质类固醇,皮质酮
corticospinal *a*. 皮质脊髓的
corticoste roid-binding globulin; transcortin (简作 CBG) 皮质甾结合球蛋白
corticosteroid *n*. 皮质甾[类](化学),皮质类固醇(生化) ‖ ~ cataract 皮质类固醇性白内障 / ~ glaucoma 皮质类固醇性青光眼 / ~ retinopathy 皮质内固醇性视网膜病变 / ~ therapy 皮质类固醇疗法
corticosteroid-binding globulin (简作 CBG) 结合皮质甾类球蛋白,结合皮质类固醇球蛋白
Corticosteroids *n*. 皮质类固醇
corticosterone *n*. 皮质酮,皮质甾酮
Corticosterones *n*. 皮质类固酮
corticostriate *a*. 皮质纹状体的
corticosuprarenaloma *n*. 肾上腺皮质瘤
corticosuprarenoma; corticosuprarenaloma *n*. 肾上腺皮质瘤
corticothalamic *a*. 皮质丘脑的
corticotrop(h)in *n*. 促肾上腺皮质激素
corticotrophic *a*. 促肾上腺皮质的
corticotrophin *n*. 促肾上腺皮质素(同 corticotropin)
Corticotrophin Zinc Hydroxide 促皮质素锌(垂体前叶激素类药)
corticotrophin; corticotropin; adrenocorticotropic hormone *n*. 促皮质素,促肾上腺皮质激素
corticotropic; corticotrophic *a*. 促肾上腺皮质的 ‖ ~ hormone 促肾上腺皮质素(同 corticotropin)
Corticotropin *n*. 促肾上腺皮质激素,促肾皮质素 ‖ ~ releasing factor 促肾上腺皮质激素释放因子 / ~ releasing hormone (简称 CRH) 皮质激素释放素
corticotropin (ACTH) *n*. 促皮质激素
corticotropin releasing factor (简作 CRF) 促(肾上腺)皮质(激素)释放因子,促皮质释放素
corticotropin releasing hormone (简作 CRH) 促肾上腺皮质素释放激素(下丘脑释放的多肽,能增加促皮质激素的释放)
corticotropin; adrenocorticotropin *n*. 促皮质素,促肾上腺皮质激素
corticotropin-like Intermediate lobe peptide (简作 CLIP) 促肾上腺皮质素样中叶肽
corticotropinoma *n*. 促肾上腺皮质素病,ACTH 病
corticoviridae *n*. 被脂病毒科
corticovisiceral *a*. 皮质内脏的
corticrocin *n*. 黄皮菌色素
cortieostriate *a*. 皮质纹状体的
cortieovirus *n*. 被脂病毒
cortilymph *n*. 柯蒂器淋巴液
cortin *n*. 皮质[激]素
Cortinariaceae *n*. 丝膜菌科(一种菌类)
Cortiphyron *n*. 促皮质素(商品名)
Cortiron; desoxycorticosterone acetate *n*. 醋酸脱氧皮质酮(商品名)
cortis arch 柯替氏弓,螺旋粒弓
cortisol *n*. 氢化可的松
cortisol; hydrocortisone *n*. 可的松,皮质醇,氢化可的松 ‖ ~ receptor 皮质(甾)醇受体
cortisol-binding globulin (简作 CBG) 皮质醇结合球蛋白
cortisone *n*. 可的松,17-羟-11-脱氢皮质酮 ‖ ~ acetate 醋酸可的松 / ~ glucose tolerance test (简作 CGTT) 可的松葡萄糖耐量试验 / ~ hormones 可的松类激素
cortisone glucose tolerance test (简作 CGTT) 可的松葡萄糖耐量试验
Cortisuzol *n*. 可的磺唑(肾上腺皮质激素类药)
Cortix Betulae Platyphyllae [拉;植药] 桦木皮
cortlcopleufifis *n*. 胸膜壁层炎
Cortodoxone *n*. 可托多松(肾上腺皮质激素类药)
cortol *n*. 可妥尔(一种可的松的还原产物)
cortolone *n*. 可妥龙(一种可的松的还原产物)
Corton tiglium L. [拉;植药] 巴豆
Cortone *n*. 可通,醋酸可的松的商品名
Cortrophin; adrenocorticotropic hormone *n*. 促皮质素(商品名)
corttcosterone *n*. 皮质甾酮
Cortwx Juglandis Mandshurcae [拉;植药] 核桃楸皮
Corun Capreoli [拉;动药] 狍角
Corun Pseudois [拉;动药] 岩羊角
corundum *n*. 钢砂,金刚砂

coruscation *n*. 闪光感
Corvidae *n*. 鸦科(隶属于雀形目 Hirundinidae)
Corvisart' disease [Jean Nicolas 法医师 1755—1821]; **chronic hypertrophic myoearditis** 科维扎尔氏病,慢性肥大性心肌炎
Corvisart's disease [Jean Nicolas 法医师 1755—1821]; **chronic hypertrophic myocarditis** 科维扎尔氏病,慢性肥大性心肌炎 ‖ ~ facies 科维扎尔氏面容(心力衰竭时的特殊面部表情)
Corvus corone linnaeus [拉;动药] 小嘴乌鸦
Corvus frugilegus (Linnaeus) 秃鼻乌鸦(隶属于鸦科 Coruidae)
Corvus frugilegus Linnaeus [拉;动药] 秃鼻乌鸦
Corvus macrorhynchus Wagler [拉;动药] 大嘴乌鸦
Corvus macrorhynchus (Wagler) 大嘴乌鸦(隶属于鸦科 Coruidae)
Corvus torquatus Lesson [拉;动药] 白颈鸦
corybantism [希 korybas a reveller]; corybantiasm *n*. 狂乱
Corycaeidae *n*. 大眼剑水蚤科(隶属于剑水蚤目 Cyclopoida)
Corycaeus affinis(**Mcmurrichi**) 近缘剑水蚤(隶属于大眼剑水蚤科 Corycaeidae)
corydaline *n*. 延胡索碱,紫茧碱
Corydalis ambigua Cham. et Schlecht. Var. amurensis Maxim. [拉;植药] 东北延胡索
Corydalis bungeana Turcz. [拉;植药] 苦丁草
Corydalis decumbens (**Thumb.**) **Pers.** [拉;植药] 伏生紫堇
Corydalis edulis Maxim. [拉;植药] 紫堇
Corydalis linearioides Maxim. [拉;植药] 条裂黄堇
Corydalis pallida (**Thunb.**) **Pers.** [拉;植药] 黄堇
Corydalis racemosa (**Thumb.**) **Pets.** [拉;植药] 小花黄堇
Corydalis remota Fisch. ex Maxim. [拉;植药] 齿瓣延胡索
Corydalis stricta Steph. [拉;植药] 直立紫堇
Corydalis Thalictrifolia Franch. [拉;植药] 岩黄连
Corydalis turtschaninovii Bess. f. Yanhusuo Y. H. Chou et C. C. Hsu [拉;植药] 延胡索
Corydapis *n*. 紫董属 ‖ ~ ambigua Ch. et Schl 延胡索
Corydiidae *n*. 鳖蠊科(隶属于蜚蠊目 Blattaria)
corydine *n*. 紫董定
coryfin *n*. 可力芬,乙基乙醇酸薄荷酯
Corylaceae *n*. 榛科
corylin *n*. 可里芬,已氧基乙酸薄荷酯
corylophiline; notatin *n*. 葡萄糖氧化酶
Corylus colurna mosaic virus (**Blattny**) 棒树花叶病毒
coryna; bifurcatio tracheae *n*. 气管杈
corynantheine *n*. 柯楠因
Corynebacteriaceae *n*. 棒状杆菌科
Corynebacterium *n*. 棒状杆菌属 ‖ ~ acnes 座疮棒状杆菌 / ~ agropyri 麦禾棒状杆菌 / ~ bovis 牛棒状杆菌 / ~ commune 假白喉棒状杆菌 / ~ diphtheriae; Bacterium diphtheriae 白喉棒状杆菌,白喉杆菌 / ~ enzymicum 产酶棒状杆菌 / ~ equi 马棒状杆菌 / ~ fascians 扁阔棒状杆菌 / ~ filamentosum 丝丛棒状杆菌 / ~ fimi 肥料棒状杆菌 / ~ flavidum 黄色棒状杆菌 / ~ fusiforme 梭形棒状杆菌 / ~ helvolum 栗色棒状杆菌 / ~ hoagii 何克氏棒状杆菌 / ~ hodgkinil 霍奇金氏棒状杆菌 / ~ Hofmannjj; ~ pseudodiphtheriticum 霍夫曼氏棒状杆菌,假白喉棒状杆菌 / ~ kutscheri 库彻氏棒状杆菌 / ~ lacticum 乳棒状杆菌 / ~ lymphophilum 淋巴棒状杆菌 / ~ mallel 妈鼻疽棒状杆菌 / ~ michiganense 密西根棒状杆菌,番茄溃疡病棒状杆菌 / ~ murisepticum 鼠败血棒状杆菌 / ~ necrophorum 犊棒状杆菌,坏疽热棒状杆菌 / ~ ovis; ~ pseudotuberculosis 绵羊棒状杆菌,假结核棒状杆菌 / ~ paurometabolum 微代谢棒状杆菌 / ~ pesudodiphtheriticum; Hofmann's bacillus 假白喉棒状杆菌,霍夫曼氏棒状杆菌 / ~ pseudotuberculosis 假结核棒状杆菌 / ~ pseudotuberculosis murium 鼠假结核棒状杆菌 / ~ pseudotuberculosis ovis 绵羊假结核棒状杆菌 / ~ pyogenes 化脓棒状杆菌 / ~ rathayi 雷塞氏棒状杆菌 / ~ renale 肾棒状杆菌 / ~ sepedonicum 腐烂棒状杆菌 / ~ simpiex 单纯棒状杆菌 / ~ tumescens 肥肿棒状杆菌 / ~ typhi 伤寒棒状杆菌 / ~ ulcerogenes 溃疡棒状杆菌 / ~ xerose 干燥棒状杆菌 / ~ (McBeth et Scales) Jensen 粪肥棒杆菌(肥料棒状杆菌) / ~ diphtheriae B phage 白喉棒状杆菌噬菌体 B 系 / ~ diphtheriae var. ulcerans Henriksen et Grelland 白喉棒杆菌溃疡变种 / ~ diphtheroides Prevot 见 Mycobacterium diphtheroides (Prevot) Krasil'nikov / ~ endocarditis Jimenez, Diaz et Arjona 心内膜炎棒杆菌 / ~ enzymicum (Mellon) Eberson 见 Mycobacterium flavum var. enzymicum (Mellon) Krasil'nikov / ~ equi Magnusson 见 Rhodococcus equi (Magnusson) Goodfellow et Alderson / ~ equi subsp. mucilaginosus Takeda 马棒杆菌胶质亚种 / ~ erythrogenes Kisskalt et Berent 产红棒杆菌 / ~ erythropolis (Gray et Thornton) Waksman et Henrici 红城棒杆菌 / ~ ethanolaminophilum Harada, Murooka et lzumi 嗜氨基乙醇棒杆菌 / ~ f1accumfaciens subsp. betae (Keyworth et al.) Carlson et Vidaver 见 Cortobacterium flaccumfaciens pv. betae (Keyworth et al.) Collins et. Jones / ~ fascians (Tilford) Dowson 见 Rhodococcus fascians (Tilford) Goodfelow / ~ ferrosiliceum Brussoff 见 Mycobaterium ferrosiliceum (Brussoff) Krasil'nikov / ~ filamentosum Jesen 丝状棒杆菌(丝丛棒状杆菌) / ~ flaccumfaciens subsp. Flaccumfaciens (Hodges) Dowson 见 Curtobacterium flaccumfaciens pv. flaccumfaciens (Hodges) Collins et Jones / ~ flaccumfaciens (Hedges) Dowson 见 Curtobacterium flaccumfaciens (Hedges) Collins et Jones / ~ flaccumfaciens pv. Betae (Keyworth et al.) Dye et Kemp 萎蔫棒杆菌甜菜致病变种 / ~ flaccumfaciens pv. flaccumfaciens (Hodges) Dowson 萎蔫棒杆菌萎蔫致病变种 / ~ flaccumfaciens pv. oortii (Saaltink et Mass geesteranus) Dye et Kemp 萎蔫棒杆菌奥氏致病变种 / ~ flaccumfaciens pv. poinsettiae (Starr et Piron) Collins et Jones 萎蔫棒杆菌星星木致病变种 / ~ flaccumfaciens subsp. aurantiacum (Yamada et Komagata) Schuster et Christianson 萎蔫棒杆菌桔色亚种 / ~ flaeeumfaciens subsp. Poinsettiae (Starret Piron) Carlson et Vidaver 见 Curtobacterium flaccumfaciens pv. poinsettiae (Starr et Piron) Collins et Jones / ~ flaeeumfaciens subsp. violacecum Schuster 萎蔫棒杆菌紫色亚种 / ~ flaeeumfaciens subsp. oortii (Saaltink et Maas geesteranus) Carlson et Vidaver 见 Curtobacterium flaccumfaciens pv. oortii (Saaltink et Maas geestera) Collins et Jones / ~ flaeeumfaciens var. non-myxogenes Sasaki et Shiio 萎蔫棒杆菌不产黏变种 / ~ flavescens Barksdale et al. 微黄棒杆菌 / ~ flavoraurantiacum Takyama et al. 橘黄棒杆菌 / ~ fulrum (Zimmermann) Pribram 深黄棒杆菌 / ~ gallinarum Bergey et al. 见 Mycobacterium gallinarumte (Bergey et al.) Krasil'nikov / ~ glutamicum (Kincshite, Nakayama et Akita) Abe, Takayama et Konoshita 谷氨酸棒杆菌乳发酵短杆菌,百合花棒杆菌) / ~ granulosum Prevot 见 Mycobacterium granulosum (Prevot) Krasil'nikov / ~ haemolydcum Leibow 见 Arcanobacterium haemolyticum (Maclean et al.) Collins et al. / ~ hepatodystrophicans (Kuczynski) Prevot 见 Mycobacterium hepatodystrophicans (Kuczynski) Krasil'nikov / ~ herculis Dunn et al. 力士棒杆菌 / ~ histidinolovorans Adams 见 Arthrobacter histidinolovorans Adams / ~ hoagie (Morse) Eberson 霍氏棒杆菌(何克氏棒状杆菌) / ~ hodgkinii Bunting et Yates 何氏棒杆菌(何杰金氏棒状杆菌) / ~ hoffmanii (Holland) Holland 霍氏棒杆菌(霍夫曼氏杆菌) / ~ humiferum Seliskar 土生棒杆菌黑杨湿木病棒杆菌) / ~ hydrocarboclastus Iizuka et Komagata 解烃棒杆菌(裂烃棒杆菌) / ~ hypertrophicans (Stahel) Brukholder 增生棒杆菌(扫帚病杆菌,扫帚病植物单胞菌,增生假单胞菌) / ~ ilicis Mandel et al. 见 Arthrobacter ilicis (Mandel et al.) Collins et al. / ~ insidiosum (McCulloch) Jensen 见 Clavibacter michiganensis subsp. Insidiosum (McCulloch) Davis et al. / ~ insidiosum var. saprophyticum Jensen 诡谲棒杆菌腐生变种(苜蓿萎蔫病腐生变种) / ~ iranicum Carlson et Vidaver 见 Clavibacter iranicus Davis et al. / ~ jeikeium Jackman et al. 杰氏棒杆菌(约一卡二氏棒杆菌) / ~ kutscheri (Migula) Bergey et al. 库氏棒杆菌(库彻氏棒状杆菌) / ~ lacticum (Orla-Jensen) Jensen 乳酸棒杆菌(乳棒状杆菌) / ~ laevaniformans (Davis et Bhat) Collins, et Kemp 密执安棒杆菌拉氏致病变种 / ~ laevaniformans (Davis et Bhat) Collins, Jones et Kroppenstedt 果聚糖棒杆菌(产左旋糖棒杆菌) / ~ lilium Lee et Good 见 Corynebacterium glutamicum (Kincshite, Nakayama et Akita) Abe, Takayama et Konoshita / ~ liparis (Paillot) Hauduroy et al. 利帕里棒杆菌(利帕里双球菌,利帕里假杆菌) / ~ lipoptenae Steinhaus 见 Mycobacterium lipoptenae (Steinhaus) Krasil'nikov / ~ luteum (Sohngen) Krasil'nikov 藤黄棒杆菌 / ~ lymphophilim (Torrey) Eberson 见 Mycobacterium lymphophilum (Torrey) Krasil'ni / ~ macginleyi Riegel et al. 麦氏棒杆菌 / ~ maculates (Graham-Smith) Ford 污斑棒杆菌(斑点棒杆菌,污斑杆菌) / ~ mallei (Zopf) Lehmann et Neumann 马鼻疽棒杆菌(马鼻疽棒状杆菌) / ~ manihot Collard 木薯棒杆菌 / ~ matruchotii (Mendel) Collins 马氏棒杆菌 / ~ mediolanum Mameli 中毛棒杆菌 / ~ metritis Hauduroy et al. 子宫内膜棒杆菌 / ~ michiganense var. saprophyticum Jensene 密执安棒杆菌腐生变种(番茄溃疡病棒杆菌腐生变种) / ~ michiganense McCulloch 见 Clavibacter michiganensis subsp. Insidiosum (McCulloch) Davis et al. / ~ michiganense subsp. insidiosum (McCulloch) Carlson et Vidaver 见 C1avibacter michiganensis subsp. insidiosum (McCulloch) Davis et al. / ~ michiganense subsp. michiganense (Smith) Carlson et Voidaver 密执安棒杆菌密执安亚种 / ~ michiganense subsp. nebraskense (Vidaver et Mandel) Carlson et Vidaver 见 Clavibacter michigansubsp. nebraskensis Davis et al. / ~ michiganense subsp. sepedonicum (Spieckrmann et Kotthoff) Carlson et Vidaver 密执安棒杆菌腐朽亚种 / ~ michiganense subsp. tessellarius Carlson et Vidaver 见 Clavibacter michiganensis subsp. tessellarius Davis et al; / ~ michiganensis (Smith) Jensen

密执安棒杆菌(密执安植物单胞菌,密执安假单胞菌)/ ~ michiganensis pv. michiganensis (Smith) Dye et Kemp 密执安棒杆菌密执安致病变种 / ~ michiganensis pv. nebraskense (Vidaver et Mandel) Dye et Kemp 密执安棒杆菌尼布拉斯加致病变种 / ~ michiganensis pv. insidiosum (McCul loch) Dye et Kemp 密执安棒杆菌诡谲致病变种 / ~ michiganensis pv. iranicus (Scharif) Dye et Kemp 密执安棒杆菌伊朗致病变种 / ~ michiganensis pv. sepedonicum (Spieck-ermman et Kotthoff) Dye et Kemp 密执安棒杆菌腐朽致病变种(密执安棒杆菌环腐致病变种)/ ~ minutissimum (Sarkany, Taplin et Blank) Collins Jones 极小棒杆菌 / ~ muris (Klein) Hauduroy 鼠棒杆菌 / ~ murisepticum von Holzhausen 见 Mycobacterium murisepticum (von Holzhausen) Krasil'nikov / ~ murium Bergey 耗子棒杆菌 / ~ musae (Gaumann) Hauduroy et al. 蕉麻棒杆菌(蕉麻植物单胞菌;蕉麻假单胞菌)/ ~ mycetoides (Ortali et Capocacci) Collins 类真菌棒杆菌 / ~ nebraskense Vidavar et Mandel 见 Clavibacter michiganense subsp. nebraskense Davis et al. / ~ necrophorum (Flugge) Lehmann et Neumann 坏疽热棒杆菌(坏疽热棒状杆菌,犊白喉杆菌)/ ~ nephridii Busing et al. 肾棒杆菌 / ~ nodosus parvus (Migula) Ebersen 小结节状棒杆菌 / ~ nubilus (Frankland et Frankland) Jensen 见 Mycobacterium flavum var. nubilus Krasil'nikov / ~ nubilus var. nanum Jensen 多云棒杆菌短小变种 / ~ oleophilus Ajinomoto 嗜油棒杆菌 / ~ oortli Saaltink et Mass Geesteranus 见 Curtobacterium flaccumfaviens pr. oortli (Saaltink et Maas geestera) Collins et Jones / ~ ovis Bergey et al. 绵羊棒杆菌(绵羊棒状杆菌,假结膜棒状杆菌)/ ~ parabotulinus (Seddon) Ford 副内毒棒杆菌(副内毒杆菌)/ ~ paraldehydinm Takayma 三聚乙醛棒杆菌 / ~ parvum (简作 CBP) 短小棒状杆菌 / ~ parvum Prevot 小棒杆菌 / ~ paurometabolum Steinhaus 稍变棒杆菌(少代谢棒状杆菌)/ ~ pekinense Chenet al. 北京棒杆菌 / ~ periplaneticum (Glaser) 见 Mycobacterium periplaneticum (Glaser) Krasilnikov / ~ petrophilum Hirsch et Engel 嗜石油棒杆菌 / ~ phocae Svenkerud, Rosted et Thorsaug 海豚棒杆菌 / ~ pilosum Yanagawa et Honda 多毛棒杆菌 / ~ plumosus (Fox) Ford 羽状棒杆菌 / ~ poinsettiae (Starr et Pirone) Burkholder 见 Curtobacterium flaccumfaciens subsp. poinsettiae (Starr et Pirone) Collins et Jones Corynebacterium propinquum Riegel et al. 接近棒杆菌(紧密棒杆菌)/ ~ pseudodiphtheriticum Lehmann et Neumann 假白喉棒杆菌(假白喉棒状杆菌,霍夫曼氏[棒状]杆菌)/ ~ pseudotuberculosis (Buchanan) Eberson 假结核棒杆菌(假结核棒状杆菌,假结核杆菌)/ ~ pseudotuberculosis murium Krasil'nikov 小鼠假结核棒杆菌 / ~ pseudotuberculosis ovis (Lehmann et Neumann) Hauduroyet al. 绵羊假结核棒杆菌 / ~ pseudotuberculosis rodentium (Preisz) Kelser 啮齿类假结核棒杆菌 / ~ pyogenes (Glage) Eberson 化脓棒杆菌(化脓棒状杆菌,化脓杆菌)/ ~ pyogenes bovis (Prevot) Prevot 见 Mycobacterium pyogenes bovis (Prevot) Krasil'nikov / ~ rathayi (Smith) Dowson 见 Clavibacter rathayi (Smith) Davis et al. / ~ renale (Migula) Ernst 牛肾盂炎棒杆菌(肾棒状杆菌,牛肾盂炎杆菌)/ ~ renale cuniculi Prevot 兔肾棒杆菌 / ~ roseum lizuka et al. 玫瑰色棒杆菌 / ~ rubrum Crowle 见 Rhodococcus globerulus Goodfellow et al. / ~ sanguinis Getzel 血色棒杆菌 / ~ sepedonicum (Spieckermann et Kotthoff) Skaptason et Burkholder 见 Mycobacterium sepedonica (Spieckermann et Kotthoff) Krasil'nikov / ~ simplex Jensen 见 Nocardioides simplex (Jensen) O'Donnell, Goofellow et Minnikin / ~ striatum (Chester) Eberson 纹带棒杆菌 / ~ suis Hauduroy et al. 见 Pasteurella suis Hauduroy et al. / ~ tenuis (Castellani) Pillsbury et Rebell 纤细棒杆菌 / ~ thermophilum Zavagli 嗜热棒杆菌 / ~ tremelloides (Tils) Pribram 银耳状棒杆菌 / ~ tritici (Hutchinson) Carlson et Videver 见 Clavibacter tritici (Carson et Vidaver) Davis et al. / ~ tulipae Maas geesteranus 郁金香棒杆菌 / ~ tumescens Jensen 见 Pimelobacter tumescens Suzuki et Komagata / ~ typhi Topley et Wlison 伤寒棒杆菌(伤寒棒状杆菌)/ ~ ulcerans Gilbert et Stewart 溃疡棒杆菌(溃疡棒状杆菌)/ ~ ulcerogenes Bergey et al. 见 Mycobacterium ulcerogenes (Bergey et al.) Krasil'nikow / ~ uratoxidans Sugisaki et al. 尿酸棒杆菌(尿酸盐毒症棒状杆菌)/ ~ ureafaciens Krebs et Eggleston 产尿素棒杆菌 / ~ urealydcum Pitcher et al. 解脲棒杆菌 / ~ vaginale 阴道棒状杆 / ~ vaginale Kruse 阴道棒杆菌 / ~ variabilis (Muller) Collins 变异棒杆菌 / ~ vesiculare Busing et al. 泡囊棒杆菌 / ~ vitarumen (Bechdel et al.) Laneelle et al 居瘤胃棒杆菌(居瘤胃短杆菌)/ ~ xerosis canis (Graham—Smith) Ford 犬干燥棒杆菌(犬结膜干燥棒杆菌)/ ~ xerosis Lehmann et Neumann 见 Mycobacterium xerosis (Lehmann et Neumann) Krasil'nikov / ~ liquefaciens (Okabayashi et Masuo) Laneele et al. 液化棒杆菌 / ~ gummiferum Wang et Yang 产胶棒杆菌 / ~ flavidum Holland 黄棒杆菌 / ~ Corynebaeterium glycinophilum Kubat et al. 嗜甘氨酸棒杆菌 / ~ michiganensis pv. tritici (Hutchinson) Dye et Kemp 密执安棒杆菌小麦致病变种 / ~ molassecola Goto et al. 栖废糖蜜棒杆菌(栖糖蜜棒杆菌)

Coryneliaceae *n*. 棒囊菌科(一种菌类)

Corynocarpaceae *n*. 棒果木科

Coryphaena hippurus (**Linnaeus**) 鲯鳅(隶属于鲯鳅鱼科 Coryphaenidae)

Coryphaenidae *n*. 鳞鳅鱼科(隶属于鲈形目 Perciformes)

Coryphaenoides marginatus (**Steindachnner et Do derlein**) 粗棘突吻鳕(隶属于长尾鳕科 Macrouridae)

Corythoichthys crenulatus (**Weber**) 刺冠海龙(隶属于海龙科 Syngnathidae)

Corythoichthys fasciatus (**Cray**) 冠海龙(隶属于海龙科 Syngnathidae)

Corythoichthys flavofasciatus (**Ru ppell**) 黄带海龙(隶属于海龙科 Syngnathidae)

coryza common cold 感冒,伤风

coryza *n*. 鼻卡他,鼻炎 ‖ ~ allergic; hay fever 花草气喘,枯草热 / ~ bacterial 细菌性鼻卡他 / ~ caseosa 干酪样鼻炎 / ~ foetida; ozena 臭鼻症 / ~ of horse; strangles 马鼻卡他,腺疫,传染性卡他(幼马呼吸道传染病)/ ~ idiosyncratic; hay fever 特应性鼻炎,枯草热 / ~ oedematosa 水肿性鼻卡他 / ~ spasmodica 枯草热

Coryza viruses = Human rhinovirus (Pelton et al.) (common cold virus. Respiro virus) 人鼻病毒属(人鼻病毒属的血清型分类见表 8)

COS cell COS 细胞

cosaprin; sodium acetylsulfanilate *n*. 科沙普林,乙酰氨基苯磺酸钠

cosa-teracine; tetracycline glucosamine *n*. 葡胺四环素

Coschwkz duct 科施维茨氏管,舌背管

Coscinaraea exesa (**Dana**) 吞蚀筛珊瑚(隶属于铁星珊瑚科 Siderastreidae)

Coscinodiscaceae *n*. 圆筛藻科(一种藻类)

coseasonal *a*. 合季节的

cosecant *n*. 余割

cosensitize *n*. 共同敏感,多敏感

cosfiform *a*. 肋状的

cosin; coussin; koussin *n*. 苦辛,苦苏苦素(苦苏花的一种驱肠虫树脂)

cosine *n*. 余弦

cosmene *n*. 波斯菊萜,2-6-二甲—1,3,5,7—辛四烯

cosmesis [希 kosmesis] *n*. 美容术

cosmetic [英]; **cosmetica** [拉] *a*. 美容的 *n*. 美容剂 ‖ ~ contact lens 美容接触镜 / ~ correction 美容矫正 / ~ operation 美容手术 / ~ surgery 整形外科

cosmetology *n*. 美容学

cosmic [希 kosmikos pertaining to the world] *a*. 宇宙的 ‖ ~ radiation 宇宙辐射

cosmic rays 宇宙线

cosmid *n*. 黏粒载体;黏尾质粒

cosmine *n*. 齿鳞质 ‖ ~ layer 齿鳞质层

cosmobia (单 cosmobion) *n*. [左右]对称生物,匀称生物

cosmobiology *n*. 宇宙生物学

cosmobion (复 cosmobia) [希 kosmos a set form or order + bios life] *n*. [左右]对称生物,匀称生物

cosmodrome *n*. 宇航发射场

cosmoid-scale *n*. 齿鳞

Cosmolaelaps mices (**Berlese**) 兵广厉螨(隶属于厉螨科 Laelaptidae)

cosmolin; vaseline *n*. 凡士林

cosmonaut *n*. 宇航员

cosmonautics *n*. 宇宙航行学

cosmopathology *n*. 宇宙病理学

cosmopolitan species 世界种

cosmopolitanism theory 宇宙泛生学说

cosmos *n*. 大波斯菊

cosmotron *n*. 同步稳相加速器

cosmozoan *n*. 宇宙生物

cosotoxin; kosotoxin *n*. 苦苏毒素

Cossio's operation 考锡歌手术(下腔静脉结扎治疗失代偿性心脏病)

Cossus cossus pox virus 柳木蠹蛾痘病毒

cost/benefit analysis (简作 CBA) 成本/受益分析

costae (单 costa) [拉]; **ribs** *n*. ①肋,肋纹 ②前缘线 ③抱器背 ‖ ~ arcuariae; ~ spuriae 弓肋,假肋 / ~ arcuariae affixae 附着弓肋 / ~ arciariae fluctuantes 浮动弓肋 / ~ fluctuans 浮肋 / ~ fluctuans decima; Stiller's sign 浮动第十肋,浮肋,斯提勒尔氏征 /

～ moniliformis; rachitic beads 念珠状肋,佝偻病性串珠[肋] / ～ spuriae; false ribs 假肋,弓肋 / ～ sternales 胸骨肋 / ～ verae ; true ribs 真肋,椎胸肋 / ～ aeguatoriales 赤道向缘 / ～ arcuariae 弓肋,假肋 / ～ arcuariae affixae 附着弓肋 / ～ arcuariae fluctuantes 浮动弓肋 / ～ cervicales 颈肋 / ～ clichocephali 双头肋 / ～ haemalis 脉肋 / ～ moniliformis 念珠状肋,佝偻病性串珠(肋) / ～ pori 孔缘 / ～ spuriae 假肋,弓肋 / ～ sternales 胸(骨)肋 / ～ verae 真肋,椎胸肋

costal [拉 costalis] ***a***. ①肋(骨)的 ②前缘的 ③中腺的 ‖ ～ angle 肋[骨]角 / ～ arch 肋[骨]弓 / ～ cartilage 肋软骨 / ～ capital joint 肋骨头关节 / ～ collumn 肋骨颈 / ～ demifacet 肋骨半关节面 / ～ facet 肋凹 / ～ fold ①膜垂 ②前缘褶 / ～ groove 肋沟 / ～ head 肋骨头 / ～ hinge 结脉槽 / ～ joint ①前缘关节 ②肋关节 / ～ margin ①肋缘 ②肋[骨]弓缘 ③前缘(肋) / ～ tubercle 肋骨结节

costalgia ***n***. 肋痛

costalis [拉] 肋的

costalla (复 costallae) ***n***. 前缘底片

costate [拉 costatus] ***a***. ①肋骨状的 ②具肋的 ③具前缘脉的

costatectomy; costectomy ***n***. 肋骨切除术

costatis ***a***. ①肋的 ②前缘基突

cost-benefitanalysis ***n***. 成本—效益分析

costectomy ***n***. 肋骨切除术

cost-efficiency ***n***. 成本—效率

costellate ***a***. 具小肋的

Costelytra iricovirus (Costelytra) 草金龟虹彩病毒

Costelytra zealandica iridescenf virus 新西兰草金龟虹彩病毒

Costen's syndrome [James Bray 美耳鼻喉科学家 1895 生] 柯斯顿氏综合征(颞下颌关节综合征)

Costicartilage; cartilago costalis ***n***. 软肋骨

costicervical ***a***. 肋颈的

costiferous ***a***. 有肋的

costiform ***a***. 肋状的,前缘脉形

cost-imulalorymolecules ***n***. 共刺激分子

costimulator ***n***. 辅助刺激因子

co-stimulatory molecule 协同刺激分子

costing ***n***. 成本计算

costispinal ***a***. 肋椎的

costive ***a***. 便秘的

costiveness; constipation ***n***. 便秘

costo- [拉 costa rib 肋骨,肋] 肋骨,肋

costocentral ***a***. 肋椎的,肋骨[与]椎体的 ‖ ～ artery 肋颈动脉

costocervicalis ***n***. 颈髂肋肌

costochondral ***a***. 肋骨[肋]软骨的 ‖ ～ joint 肋骨—肋软骨连结

costoclavicular ***a***. 肋锁的 ‖ ～ ligament 肋锁韧带

costocolic ***a***. 肋骨结肠的

costocoracoid ***a***. 肋[骨]喙突的

costodiaphragmitis ***n***. 膈肋膜炎

costogenic ***a***. 肋骨性的

costo-inferior ***a***. 下肋的

costophrenic ***a***. 肋膈的(胸膜)

costopleural ***a***. 肋胸膜的

costopneumopexy ***n***. 肋骨肺固定术

costoscapular ***a***. 肋骨肩胛的

costoscapularis; musculus ser-ratus anterior ***n***. 前锯肌

costosternal ***a***. 肋胸(骨)的

costosternoplasty ***n***. 肋骨胸骨成形术(漏斗胸成形术)

costosuperior ***a***. 上肋的

costotome; rib-cutter ***n***. 肋骨刀,断肋器 ‖ ～ guillotine 肋骨铡刀

costotomy ***n***. 肋骨切开术

costotransverse ***a***. 肋[椎骨]横突的 ‖ ～ bar 肋横突板,肋椎骨横突板 / ～ joint 肋横突关节 / ～ ligament 肋横突韧带

costotransversectomy ***n***. 肋骨椎骨横突切除术

costovertebral ***a***. 肋椎的

Costus speciosus (Koenig) Smith [拉;植药] 闭鞘姜

Costusroot [植药] 木香

cosynthesis ***n***. 伴生合成

cosynthetase ***n***. 同合成酶

Cosyntropin ***n***. 替可克肽(促皮质素类药)

cot ***n***. ①指套 ②小床 ‖ ～ finger 指套 / ～ Kibbee's; fever ～ 热病床(用于行冷水疗法)

Cot ***n***. 浓度时间常数(DNA 复性)

cot plot 浓[度]时[间]乘积图

cotangent ***n***. 余切

Cotard's syndrome [Jules 法神经病学家 1840—1887] 科塔尔氏综合征(妄想狂之一型,伴有否定妄想,自杀倾向等)

Cotarnine ***n***. 可他宁(收敛剂,止血剂) ‖ ～ chloride 氯化可他宁 / ～ hydrochloride; stypticin 盐酸可他宁,止血素 / ～ phthalate; styptol 二苯二甲酸可他宁,止血醇

COTe. cachodal opening tetanus 阴极短电强直

co-thromboplastin ***n***. 辅凝血致活酶

Cotia body 科蒂亚小体

Cotia virus 科蒂亚病毒

cotification ***n***. 皮肤形成,成皮

Cotinine ***n***. 可替宁(精神振奋药)

Cotinus coggygria Acop. [拉;植药] 黄栌

Cotinus coggygria Scop. var. cinema Engl. et Wils [拉;植药] 红叶

Cotinus coggygria Scop. var. pubeacens Engl. [拉;植药] 毛黄栌

Cotoneadter harrowianus Wils. [拉;植药] 华西栒子

Cotoneaster acutifolius Turcz. [拉;植药] 灰栒子

Cotoneaster coriaceus Franch . [拉;植药] 厚叶栒子

Cotoneaster horizontalis Decne. [拉;植药] 平枝栒子

Cotoneaster horizontalis Decne. Var. perpusilla Schneid. [拉;植药] 小叶平枝灰栒子

Cotoneaster microphyllus Wall. [拉;植药] 小叶栒子

Cotoneaster salicifolius Franch. [拉;植药] 柳叶栒子

cotransaminase ***n***. 辅转氨酶

cotransduction ***n***. 并发转导

cotransformation ***n***. 并发转化

co-transmitter ***n***. 辅递质

cotransport ***n***. 协同输运

Cotriptyline ***n***. 考曲替林(抗抑郁药)

cottage-hospital ***n***. 小医院(医院的分院)

Cotte's operation [Gaston 法外科医师 1879—1951] 科特氏术(骶前神经切除术)

Cottidae ***n***. 杜父鱼科(隶属于蚰形目 Scorpaeniformes)

Cotting's operation [Benjamin E 美外科医师 1812—1898] 科延氏手术(嵌甲手术)

cotton [拉 gossypium] ***n***. 棉,棉花 ‖ ～ absorbent 脱脂棉,吸水棉 / ～ glass 玻璃棉 / ～ gum; pyroxylin 火棉 / ～ salicylated 水杨酸棉 / ～ styptic 止血棉

Cotton "virescence" agent (MLOS) (Delattre) 棉绿化病原因子

Cotton anthocyanosis virus (Cost) 棉花红叶病毒

Cotton anthocyanosls luteovirus 棉花花色素病黄症病毒

Cotton effect 科顿效应

Cotton leaf crumple virus (Dickson et al.) 棉皱叶病毒

Cotton leaf curl virus (Jones et Mason) [Gossyplum virus (Smith), Ruga gossypli (Holmes) 棉曲叶病毒

Cotton leaf mottle virus (Nour) 棉叶斑点病毒

Cotton leaf roll virus (Ryjkoff) [(Ryzkhov) et Ovcharova] 棉卷叶病毒

cotton rolls 棉卷

Cotton small leaf (stenosis) virus (Kottur et Patel) 棉小叶(狭化)病毒

Cotton Vein (al) mosaic virus (Costa et Forster) 棉叶脉花叶病毒

cottonpox ***n***. 乳白痘,类天花

cotton-red 4B; benzopurpurin 4B ***n***. 棉红 4B,苯红紫 4B

Cottonseed [植药] ***n***. 棉花子

Cottontail rabbit herpesvirus (Hinze) = Cotton-tail herpesvirus 棉尾兔疱疹病毒

cotton-wool ***n***. 棉絮状 ‖ ～ exudate 棉絮状渗出物 / ～ patch 棉絮斑 / ～ spot 棉絮斑

Co-Tui treatment [Frank Wang 美外科医师 1896 生]科图伊氏疗法(治疗溃疡病)

Cotunnius' aqueduct [Domenico Cotugno 意解剖学家 1736—1822] 科图尼约氏水管(前庭小管) ‖ ～ canal; aquaeductus vestibuli 科图约氏管,前庭小管 / ～ columns 科图尼约氏柱(在蜗螺旋板上)/ ～ diseas; sciatica 科图尼约氏病,坐骨神经痛 / ～ liquid 科图尼约氏液 / ～ nerve 科图尼约氏神经(鼻腭神经) / ～ space; saccus endolymphaticus 科图尼约氏间隙,内淋巴囊 / ～ columns 科图尼约氏柱(在蜗螺旋板上) / ～ disease 科图尼约氏病,坐骨神经痛 / ～ nerve 科图尼约氏神经,鼻腭神经 / ～ space 科图尼约氏间隙,内淋巴囊 / ～ aqueduct 科图尼约氏水管,前庭小管 / ～ canal 科图尼约氏水管,前庭小管 / ～ nerve 科图尼约氏神经(鼻腭神经)

Coturnix coturnix Cotumix 鹌鹑(隶属于雉科 Galliformes)

cotwin ***n***. 双胎

co-twin control 同对双生对照

cotyle; acetabulum ***n***. 臼,髋臼

cotyledon ***n***. ①绒毛叶 ②子叶植物 ‖ ～ foetal 胎绒毛叶 / ～ maternal 母体绒毛叶 / ～ uterine 子宫绒毛叶

Cotylogonimus; heterophyes *n*. 异形吸虫属
cotyloid *a*. ①臼状的,杯状的 ②髋臼的 ‖ ~ cavity ①髋臼 ②杯状窝
cotylopubic *a*. 髋臼耻骨的
cotylosacral *a*. 髋臼骶骨的
cotype *n*. 总模式标本
couature［法］*n*. ①肌肉痛 ②潜水员病
Couca lmeat［动药］毛鸡
Coucal［动药］褐翅鸦鹃
couching *n*. 内障摘除术 ‖ ~ of lens 晶状体针拨术
Couchioplanes caeruleus (Horan et Brodsky) Tamura et al. 青蓝科氏游动菌
Couchioplanes caeruleus subsp azureus Tamura et al. 青蓝科氏游动菌远青亚种
Couchioplanes caeruleus subsp caeruleus Tamura et al. 青蓝科氏游动菌青蓝亚种
Couchioplanes Tamura et al. 科氏游动菌属
cough［拉 tussis］*v*. & *n*. 咳嗽 ‖ ~ aneurysmal 动脉瘤性咳 / ~ Balme's 巴姆氏咳(躺下时咳嗽,见于鼻咽堵塞) / ~ barking 犬样咳 / ~ chin; whooping ~ 百日咳 / ~ compression 压迫性咳 / ~ dog; compression ~ 犬样咳,压迫性咳 / ~ dry 干咳 / ~ ear 耳性咳 / ~ extrapulmonary 肺外性咳 / ~ gander 鹅鸣样咳 / ~ hacking 频咳 / ~ hard 苦咳 / ~ hebetic; cynobex hebetica 青春期咳 / ~ irritable 刺激性咳 / ~ mechanical 机械性咳 / ~ minute gun 密接真阵发性咳 / ~ moist 湿咳 / ~ Morton's 摩顿氏咳(肺结核的巨咳引起呕吐) / ~ paroxysmal 阵发性咳,发作性咳 / ~ pleuritic 胸膜性咳 / ~ privet 水蜡树划分过敏颗咳 / ~ productive 排痰性咳 / ~ reflex 反射性咳 / ~ spasmodic 禁脔性咳 / ~ stomach 胃咳,胃病性咳 / ~ Sydenham's 西登哈姆氏咳(呼吸肌的癔病性痉挛)/ ~ tea taster's 尝茶者咳 / ~ throat 咽性咳,咽咳 / ~ trigeminal 三叉神经咳 / ~ uterine 子宫性咳(女生殖器疾患引起的反射性咳)/ ~ weaver's 纺织工咳 / ~ wet 湿咳 / ~ whooping 百日咳 / ~ winter 冬季咳,慢性支气管炎
cough-demedy *n*. 镇咳剂
coughing sign 咳嗽征
cough-mixture *n*. 镇咳合剂
cough-remedy *n*. 镇咳剂
cough-syncopesyndrome *n*. 咳嗽—晕厥综合征
Couillard's sign 库雅尔氏征(蛔虫病时舌间乳头发红肿胀)
coulomb［C. A. de Coulomb 法国物理学家 1736—1806］*n*. 库仑(电量单位) ‖ ~ integral 库仑积分 / ~ interaction 库仑相互作用
Coulomb's law［Charles Augustin de 法物理学家 1736—1806］库仑氏定律
coulombmeter *n*. 库伦表,电量计
coumachlor *n*. 氯杀鼠灵(农药),比猫灵(农药)
Coumafos *n*. 库马磷(抗蠕虫药)
coumafuryl *n*. 克灭鼠(农药)
Coumamycin *n*. 库马霉素(抗生素类药)
Coumaphos *n*. 库马磷(抗蠕虫药)
coumaric acid 香豆酸,对羟苯丙烯酸
coumarin *n*. 香豆素
coumarin derivants pigment 香豆素衍生物颜料
coumatetralyl *n*. 杀鼠迷(农药)
Coumazoline *n*. 库巴唑啉(血管收缩药)
Coumermycin *n*. 库马霉素(抗生素类药)
Coumetarol *n*. 库美香豆素(抗凝药)
Coumingidine *n*. 库明吉啶(生物碱,取自 erythrophleum)
coumingine *n*. 库明京
coumithoate *n*. 畜虫磷(农药)
Council for Accreditation in Occupational Hearing Conservation (简作 CAOHC) 职业听力保护鉴定委员会
Council for Interdiisciplinary Communication in Medicine (简作 CIDCOM) 医学各科联系理事会
Council for International Exchange of Scholars (简作 CIES) 国际学者交换委员会
Council for International Organizations Of Medical Sciences (简作 CIOMS) 国际医学科学组织理事会(世界卫生组织)
Council for International Organizations of Medical Sciences (简作 CIOMS) 国际医学组织理事会
Council for the Advancement of Science Writing (简作 CASW) 科学著作促进委员会
Council for the Co-ordination of International Congresses of Medicine (简作 CCICM) 国际医学大会协调委员会
Council for the Investigation of Fertility Control (简作 CIFC) 控制生育研究委员会
Council of Biology Editors (简作 CBE) 生物学编辑委员会(美)
Council of Community Blood Centers (简作 CCBC) 公共血液中心委员会
Council of Graduate Schools in the United States (简作 CGSUS) 美国大学研究生院委员会
Council on Biological Sciences Information (简作 CBSI) 生物科学情报委员会(美)
Council on Dental Care Programs (ADA) (简作 CDCP) 牙科护理方案顾问处(美国牙科协会)
Council on Dental Education (ADA) (简作 CDE) 牙科教育顾问处(美国牙科协会)
Council On Dental Research (ADA) (简作 CDR) 牙科研究理事会(美国牙科学会)
Council on Dental Therpeutics (ADA) (简作 CDT) 牙科治疗学委员会(美国牙科协会)
council on Environmental Quality (简作 CEQ) 环境质量委员会(美)
Council on Family Health (简作 CFH) 家庭卫生委员会
Council on Foods and Nutrition (AMA) (简作 CFN) 食品与营养委员会(美国医学会)
Councilman bodies 考西尔曼小体
Councilman Bodies (lession)［William Thomas 美病理学家 1854—1933］康西耳曼氏体(损害)(黄热病时肝细胞内玻璃样小块)
Councilmania［William Thomas Councilman］*n*. 康西耳曼变形虫属 ‖ ~ dissimilis 异物样变形虫 / ~ lafleuri 拉夫勒尔氏变形虫 / ~ tenuis 纤细变形虫
counseling *n*. 咨询 ‖ directive genetic ~ 指导性遗传咨询 / prospective genetic ~ 前瞻性遗传咨询 / psychological ~ 心理咨询
count［拉 computare to reckon］*n*. 记数 ‖ a-b total ridge ~ a-b 总嵴纹数 / subeschar bacterial ~ 焦痂下菌落计数 / ~ absolute blood 绝对血细胞记数 / ~ Addis 艾迪氏记数(尿沉淀中的细胞数) / ~ Arneth's; differential blood ~ 阿内特氏记数,白细胞分类记数 / ~ background 本底记数 / ~ bacteria 细菌记数 / ~ blood 血细胞记数 / ~ complete blood 全部血细胞记数 / ~ differential blood 白细胞分类记数 / ~ direct platelet 血小板间接记数 / ~ dust 灰尘记数 / ~ filament-nonfilament 白细胞分核记数 / ~ indirect platelet 血小板间接记数 / ~ leucocyte; white-cell ~ 白细胞记数 / ~ parasite 寄生虫记数 / ~ phagocytic 吞噬细胞指数 / ~ red-cell 红细胞记数 / ~ Schilling blood; staff ~ 希林特氏记数(血细胞分类计算法的一种,将中性白细胞分为四型)/ counts, spurious 乱真记数 / ~ total bacterial 细菌总数记数
count fingers (简作 CF) 辨指数(在眼前伸手指,能够辨别指数的能力)
countefindieation *n*. 禁忌症
countegrate *n*. 共合体
countemtain *n*. 复染剂
counter *n*. 计数器 ‖ ~ alpha α 粒子计数器 / ~ "atomic" scintillation "原子"闪烁计数器 / ~ beta β 粒子计数器 / ~ current multiplication 逆流倍增作用 / ~ current distribution apparatus 逆流分泳装置 / ~ diffusion 逆向弥散 / ~ immunoelectrophdresis 对流免疫电泳 / ~ immunoelectrophoresis 对流免疫电泳 / ~ tube 计数管
counter current distribution method (简作 CCD) 逆流分布法
counter immunoelectrophoresis (简作 CIEP) 对流免疫电泳
counter immurloelectrosm ophoresis (简作 CIDS) 逆向免疫电泳
counteraction *n*. 对抗作用
counterbalance *n*. 等衡,抗衡
counterblow; contrecoup *n*. 对侧伤,对侧外伤
countercarrent distribution (简作 CCD) 逆流分布,逆流分溶,逆流提取
counterclockwise *n*. 反时针方向
counter-current *a*. 逆流式,反流式
countercurrent immunoelectrophoresis (简作 CIDS) 对流免疫电泳
counterdepressant *n*. 抗抑制剂,抗阻抑剂
counterdie *n*. 反代型 ‖ ~, metal 金属反代型
counter-electrophoresis *n*. 对流电泳
counterextension; contraextension *n*. 对抗牵伸术
counterfeit heroin (简作 ca-ca) 假冒的海洛因
counterfissure *n*. 对裂
counterforce, muscular 肌肉对抗力
counterincision; counteropening *n*. 对口切开
counterindication *n*. 禁忌症
counterion *n*. 平衡离子
counterirritant *a*. & *n*. ①抗刺激的 ②抗刺激剂
counterirritation *n*. 对抗刺激作用

countermeasure *n*. 防护措施,对策
counteropening;contra-incision *n*. 对口切开
counterpoise *n*. ①平衡器 ②配重
counterpoison *n*. 抗毒剂
counterpressure *n*. 对抗压力
counterpulsation *n*. 反搏术,反相搏动法
counterpuncture *n*. 对口穿刺术
counters,colony *n*. 菌落计数器 ‖ ~ crystal 晶体计数器 / ~ crystal scintillation 晶体闪烁计数器 / ~ directional 定向计数器 / ~ electro-mechanic 电动机械计数器 / ~ end-window 一端窗户式计数器 / ~ gamma-ray γ射线计数器 / ~ gas-discharge 气体放电式计数器 / ~ gaseous-flow 气体流动计数器 / ~ gas-filled 充气计数器 / ~ jet dust 喷射测尘计 / ~ liquid 液体计数器 / ~ liqiud-flow 液体流动计数器 / ~ neutron 中子计数器 / ~ non-proportional 非正比计数器 / ~ proportional 正比计数器 / ~ scintilation 闪烁计数器 / ~ self-quenching 自猝灭计数器
countershock *n*. 重复性电击
countersink *n*. 钻孔,钉孔
counter-smbt *n*. 复染色
countersoleetion *n*. 反选择
counterstain *n*. 复染剂
counterstrike *n*. 对侧外伤
countersuggestion *n*. 反暗示
countersunk *n*. 钉孔,钻孔(牙)
countertraction *n*. 对抗牵引
countertransferwnce *n*. 反转移法,反移情作用
counterweight ①砝码 ②抗衡
counting *n*. 计数 ‖ ~ anti-coincidence 非符合计数 / ~ coincidence 符合计数 / ~ delayed coincidence 延迟符合计数 / ~ scintillation 闪烁计数 / ~ finger(简作 CF)数手指 / ~ fingers 数指 / ~ rate 计数率
counting-cell *n*. 计数池
counting-meter *n*. 计数器
counting-plate *n*. 计数盘
counts per second(简作 CPS)每秒计数
counts *v*. 计数
coup[法];**stroke** *v*. 发作,中,击 ‖ ~ de fouet[storke of the whip]足骤伤 / ~ injury 冲击伤 / ~ de sabre[saber stroke]军刀状头面伤 / ~ de sang 中风 / ~ de soleil;sunstroke 日射病,中暑 / ~ sur coup(缩 C.S.C.)[blow on blow]相继服药法
couple[拉 copula band] *n*. ①联结,连接 ②一对,配偶
coupled action 偶联反应
coupled phosphorylation 偶联磷酸化(作用)
coupled reaction 偶合反应
coupling *a*. 相引,偶联 ‖ ~ factor 偶联因子 / ~ phase 相引相,偶联相 / ~ series 相引组
coupling *n*. ①联结器,偶联器 ②联结剂 ‖ chemo-mechanical ~ 化学机械耦联 / ~ constant 偶联常数 /excitation contraction ~ 兴奋收缩耦联 / excitation secretion ~ 兴奋分泌耦联 / ~ factor 偶联因子 / ~ interval 配对间距 / ~ medium 传递体 / ~ of heart-beats 二联心律 / ~ reaction 偶联反应
courant alternatif(French)(简作 ca)交流电
courap *n*. 库腊普病(印度的一种皮肤病)
courbature[法] *n*. ①肌肉痛 ②潜水员病
courbometer[courbe curve + 希 metron a measure] *n*. 交流电波描记器
course *n*. 疗程;病程,过程,经过 ‖ ~ of disease 病程 / ~ of treatment 疗程
course in hospital(简作 CIG)住院经过
courses;menses *n*. 月经
court-plaster *n*. 鱼胶硬膏
courtship behaviors 求婚行为
courtship dance 求偶舞蹈
courtship habit 求偶习性
courtship interruption signals 求爱中止信号
courtship pattern 求偶类型
courtship ritual 求偶行为
courtship signals 求爱信号
Courvoisier's law[Ludwig J.法外科医师 1843—1918] *n*. 库瓦济埃氏定律(征) ‖ ~ sign 库瓦济埃氏征(①胆石闭塞胆总管时,胆囊多缩小,如出于其他原因,则扩大 ②胰头癌引起胆囊扩张)
Courvoisier-Terrier syndrome[L. J. Courvoisier; Lou-is-Felix Terrier 法外科医师 1837—1908]库—太二氏综合征(法特氏壶腹瘤梗塞征)
cousin marriage 表亲结婚
coussein;koussein *n*. 苦苏素
coussin;koussin *n*. 苦辛,苦苏苦素
cousso;kousso *n*. 苦苏花
constitutive heteroehromatin 结构异染色质,组成异染色质
Coutard's method[Henri 法放射学家 1876—1950]库塔氏法(X 线照射)
Couton's disease;tuberculous spondylosis 库顿氏病,结核性椎关节强硬
Couvelaire uterus[Alexandre 法产科医师 1873—1948]库弗赖尔氏子宫(胎盘剥离性子宫猝出血)
couvercie[法] *n*. 血管外凝血块
couveuse[法];**incubator** *n*. 孵化器,保温箱
covalem dosed clrcular DNA 共价闭合环状 DNA
covalence *n*. 共价
covalent bond 共价键
covalent closed relaxed DNA 共价闭合松弛 DNA
covariance *n*. 协方差,协变量
covariant *n*. 共变,共变式
covarious *n*. 伴变密码子,趋利变异密码子
covarition *n*. 相关变异,并发变异
covarlation *n*. 协同变异,相关变异,并发变异
Covdria dermacentroxenus(**Steinhaus**)**Macchiavello** 见 Wolbachia dermacentroxenus(Steinhaus)Philip
Covdria ruminantium(**Cowdry**)**Moshkovski** 反刍类考德里氏体(牛羊水胸病考德氏体,牛羊心水病考德氏体,反刍类立克次氏体)
Covdria Zhdanov 猪考德里氏体
cover *n*. ①盖 ②囊盖 ③孔盖 ‖ ~ cell 盖细胞 / ~ glass 盖片 / ~ ,crucible 坩埚盖 / ~ membrane 盖膜 / ~ pore 盖孔 / ~ test 遮盖试验 / ~ uncover test 遮盖—不遮盖试验
coverglass *n*. 盖玻片
covering *n*. 覆盖物,套,罩 ‖ ~ effect 覆盖效应 / ~ egg;eggmembrane 卵膜
coverins sene(factor) 覆盖基因
cover-like *a*. 盖状的
covermark *n*. 涂饰剂(皮肤污点掩盖剂)
cover-slip *n*. 盖玻片
coverslip culture 盖片培养
co-vidarabine(**R**) - 3 - (2 - 脱氧 - β - D - 红 - 戊呋喃糖基) - 3,6,7,8, - 四氢咪唑 - [4,5-d][1,3]二氮杂卓 - 8 - 醇
cow *n*. ①奶牛,母牛 ②放射性同位素发生器 ‖ ~ orthopoxvirus 牛正痘病毒 / ~ pox 牛痘 / ~ milk[动药]牛乳 / ~ placenta[动药]牛胞衣 / ~ shar kmuscle[动药]灰六鳃鲨 / ~ shark[动药]灰六鳃鲨 / ~ shark gall[动药]灰六鳃鲨胆 / ~ shark liver[动药]灰六鳃鲨肝 / ~ shark swim-bladder[动药]灰六鳃鲨鳔
Cowberry fruit[植药]越橘果
Cowberry leaf[植药]越橘叶
Cow-bezoar[动药]牛黄
Cowbone Ridge(**CR**)**virus** = Cow-bone ridge virus(Sulking et al.)牛骨山脊病毒
Cowbone Ridge flavivirus 牛骨山脊黄病毒
Cowdria[Edmund v. Cowdry 美解剖及动物学家 1888 生]考德里氏体属,考德里氏立克次氏体属 ‖ ~ ruminantium 反刍动物考德里氏体
Cowdria Moshkovski 考德里氏体属
Cowdry type A Inclusion bodies 考德里氏 A 型包涵体
cow-hocked *a*. 牛样脚踝关节的
Cowie's test;guaiac test 考伊氏试验,愈创木脂试验(验粪血)
Cowl;pileus *n*. 帽
Cowling's rule 考林氏规则(计算儿童用药量法)
cowl-muscle;musculus trapezius *n*. 斜方肌
Cowparsnip mosaic rhabdovirus 白芷花叶弹状病毒
Cowparsnip ring spot virus(Cadman)白芷环斑病毒
Cowparsnip veinbanding virus(Kristensen)白芷镶脉病毒
Cowpe's glands 库珀腺,尿道球腺(见 bulbourethral glands)
Cowpea[植药]豇豆 ‖ ~ aphid-borne mosaic potyvirus 豇豆蚜传花叶马铃薯 Y 病毒 / ~ aphid-borne mosaic virus(McLean)(Marmor vignae Holmes)豇豆蚜传花叶病毒 / ~ chlorotic mottle bromovirus 豇豆褪绿斑点雀麦花叶病毒 / ~ chlorotic mottle virus(Kuhn)豇豆褪绿斑点病毒 / ~ leaf[植药]豇豆叶 / ~ mild mottle carlavirus 豇豆轻性斑点香石竹潜伏病毒 / ~ mosaic comovirus 豇豆花叶病毒 / ~ mosaic virus(Ceylon)(Abeygunwardena et Petera)锡兰豇豆花叶病毒 / ~ mosaic virus group 豇豆花叶病毒群 / ~ mosaic viruses A and B(Klesser)豇豆花叶病毒 A 与 B / ~ mosaic vitrus(Dale)豇豆花叶病毒 / ~ mottle virus(Robert-

son）豇豆斑点病毒 / ～ ring spot cucumovirus 豇豆环斑黄瓜花叶病毒 / ～ root［植药］豇豆根
Cowper's eyst［William 英外科医师 1666—1709］库铂氏囊肿（尿道球腺囊肿）
Cowper's gland 库珀腺，尿道球腺
Cowperian *a*. 库铂氏的
Cowperitis；anteprosstatitis *n*. 尿道球腺炎
cowpox *n*. 牛痘
Cowpox virus（Jehner）（Poxvirus bovis） 牛痘病毒
Cowry shell［动药］白贝齿
Cox［拉］*n*. ①髋 ②髋关节 ‖ ～ adducta；～ flexa；～ vara 髋内翻 / ～ magna 髋膨大 / ～ plana 扁平髋 / ～ valga 髋外翻 / ～ vara 髋内翻 / ～ vara，false 假性髋内翻 / ～ vara luxans 脱骱性髋内翻
cox vaccine cox 疫苗
Cox's treatment 柯克斯氏疗法（治霍乱）
coxa［拉］（复 coxae）*n*. ①髋 ②髋关节 ③基节 ‖ ～ adducta 髋内翻 / ～ genuina 基前节 / ～ plana 扁平髋 / ～ valga 髋外翻 / ～ vara 髋内翻 / ～ vara luxans 脱臼性髋内翻
coxacava *n*. & *v*. ①髋臼 ②基节的
coxacoila *n*. 基节突，髋关节突
coxacoria *n*. 基节膜
coxafossa *n*. 髋臼，基节臼
coxagra *n*. 髋关节痛风
coxal cavity ①髋臼 ②基节臼
coxalgia；coxalgy *n*. ①髋痛 ②髋关节结核
coxankylometer［拉 coxa hip ＋ 希 ankylos bent ＋ metron measure］*n*. 髋关节翻度计
coxarthritis；coxarthria；coxitis *n*. 髋关节炎
coxarthrocace *n*. 髋关节真菌病
coxarthropathy；hip joint disease *n*. 髋关节病
Coxiella *n*. 柯克斯氏体属，柯克斯氏立克次氏体属 ‖ ～ burnetii 伯纳特氏柯克斯氏体，伯纳特氏立克次氏体
Coxiella Philip 考克斯氏体属
coxitis *n*. 髋关节炎 ‖ ～ cotyloidea 髋臼性髋关节炎 / ～ fugax；transient benign ～ 暂时性髋关节炎，良性髋关节炎 / ～ senile 老年髋关节炎，风湿样髋关节炎
coxodynia；coxalgia *n*. ①髋痛 ②髋关节结核
coxofemoral［拉 coxa hip ＋ femur thigh］*n*. 髋骨的
coxopodite *n*. 基节，底节
coxotomy *n*. 髋关节切开术
coxotuberculosis；hip-joint tuberculosis *n*. 髋关节结核
Coxsackie A enteroviruses 1-24 柯赛基 A 型肠道病毒 1-24 型
Coxsackie B enteroviruses 1-6 柯赛基 B 型肠道病毒 1-6 型
Coxsackie virus 柯赛基病毒群（柯赛基病毒 A.B 两组的血清型见表 9）
Coxsackie virus A14 柯赛基病毒群 A14
Coxsackie virus A16 柯赛基病毒群 A16
Coxsackie virus A21 柯赛基病毒群 A21
Coxsackie virus A23 柯赛基病毒群 A23
Coxsackie virus A7 柯赛基病毒群 A7
Coxsackie virus A9 柯赛基病毒群 A9
Coxsaekie virus A10 柯赛基病毒群 A10
cozymase；coenzyme I；diphosphopyridine nucleotide *n*. 辅酶 I，辅脱氢酶 I，二磷酸吡啶核苷酸
CP calorific power 发热量，卡值 connecting peptide 连接肽
cp chemically pure 化学纯
CP1 myovirus CP1 心病毒
CP-20，961 = N，N-dioctadecyl-N'，N-bis（2-hydroxyethyl）propanediamine 丙二胺，N，N－双十八烷基－N'，N'－二（2－羟乙基）丙烷二胺
CPA cancer procoagulanl A 癌促凝剂 A /cardiopulmonary arrest 心肺遏止 /cerebellopontine angle 小脑桥脑角
CPAA charged parcticle activation analysis 带电粒活化分析
C-pair *n*. C－对，秋对（秋水仙素处理后的染色体对）
CPAP continuous positive airway pressure 持续气道正压
CPB cardio-pulmonary bypass 心肺转流
CPBA competitive protein binding assay 竞争性蛋白结合分析法
CPDD calcium pyroohosphate deposition disease 焦磷酸钙沉积病
CPE cerebral perfusion pressurd 大脑灌注压
cpho-；kypho-［构词成分］驼背
CPJ Cleft Palate Journal 腭裂杂志
CPPV continuous positive pressure ventilation 持续正压通气
CPR cardio-pulmonary resuscitation 心肺复苏/constant parent regression 常数亲本回归法，定亲回归
CPR training 心肺复苏训练
CPRS comprehensive psychopathological raing scale 综合性精神病理学评价指标
CPS counts per second 每秒计数
CPSR cerebral protein synthesis rate 大脑蛋白质合成率
CPU central processing unit 中心处理装置
CPZ chlorpromazine 氯丙嗪
CR complete remission 完全缓解
crab *n*. ①蟹 ②山查子
crab-louse *n*. 阴虱
CRABP cellular retinoic acid binding protein 细胞视黄酸结合蛋白
crabs'-eyes *n*. 蟹石（生于蟹胃中的结石机）
Crabtree effect 克莱布特里氏肿瘤呼吸抑制效应
crachotement *n*. 唾吐不能
crack *n*. ①裂缝 ②裂化 ③古柯碱（cocaine）之黑市名
crack，quarter *n*. 马蹄裂
crackbrain *n*. 精神错乱的人，狂人
crackbrained *a*. 精神错乱的，癫狂的
cracked root 牙根裂
cracking *n*. 破裂 ‖ ～，baseplate 基托折裂 / ～ of crown 牙冠破裂
crackle *n*. 爆破声
crackles，pleural *n*. 胸膜捻发音
crackling，parchment *n*. 纸裂感
cracks *n*. 裂隙；裂纹
cradin；ficoin *n*. 无花果酶
cradle *n*. ①支架 ②摇床 ‖ ～ bed；bed cage 床上支架，床上护架 / ～ electric；heat ～ 光电温床，加热温床 / ～ fracture 骨折支架 / ～ ice 冰床套
Crafts' test［Leo M. 美神经病学家 1863—1938］克拉夫茨氏试验（检锥体束病）
crag *n*. 颈
Craibiodendron stellatum（Pierre）Smith［拉；植药］金叶子
Craibiodendron yunnanense Smith［拉；植药］云南金叶子
Craigia［Charles F. Craig 美军队外科医师 1872—1950］*n*. 克雷格氏鞭毛虫属 ‖ ～ hominis 人体克雷格氏鞭毛虫
craigiasis *n*. 克雷格氏鞭毛虫病 ‖ ～ intestinalis 肠道克雷格氏鞭毛虫病
Cramer's splint［Friedrich 德外科医师 1847—1903］克腊默氏夹（可弯曲的钢丝夹）
cramometry *n*. 颅测量法
Cramomycin *n*. 乳霉素
cramospinal *a*. 颅脊柱的
cramotympanic *a*. 颅鼓［室］的
cramp *n*. ①痛性痉挛 ②绞痛 ③夹，钳 ‖ ～ accessory 副神经性痉挛性斜颈 / ～ auctioneer's 拍卖商痉挛 / ～ ballet-dancers' 舞蹈演员痉挛 / ～ bricklayer's 砖瓦工痉挛 / ～ dactylographers'；typists' ～ 打字员痉挛 / ～ hairdressers' 理发员手痉挛 / ～ harpists' 竖琴师手痉挛 / ～ heat 中暑性痉挛 / ～ intermittent 间歇性痉挛 / ～ money counters' 点钞票手痉挛 / ～ musician's 音乐家痉挛 / ～ occupational 职业性痉挛 / ～ pianist's；piano-piayers' ～ 钢琴家手痉挛 / ～ reader's 阅读者痉挛 / ～ saddlers' 骑马者手痉挛 / ～ seamstress's 女缝纫工痉挛 / ～ shaving 修面痉挛 / ～ tailor's 缝纫工痉挛 / ～ telegrapher's 电报员痉挛 / ～ tonic 强直性痉挛 / ～ twisters' 捻纱工痉挛 / ～ typists' 打字员痉挛 / ～ violinist's 提琴手痉挛 / ～ waiters' 服务员痉挛 / ～ watchmaker's 钟表工痉挛 / ～ writers' 书写痉挛
cramp-bark *n*. 雪球荚蘼皮
cramps *n*. 子宫痉挛
Crampton's line［Philip 爱外科医师 1777—1858］克兰顿氏线（髂总动脉投影线）‖ ～ muscle 克兰顿氏肌（睫状肌止于巩膜部）
Crampton's muscle 克兰顿氏肌（止于巩膜部的睫状肌）
Crampton's test［C. Ward 美医师 1877 生］克兰顿氏试验（体格测验）
cramtis *n*. 颅骨炎
Cranchia scabra（Leach） 小头乌贼（隶属于小头乌贼科 Cranchiidae）
Cranchiidae *n*. 小头乌贼科（隶属于枪形目 Teuthoidae）
Crandall's test 克兰多尔氏试验
Crandonoidea *n*. 褐虾总科（隶属于腹胚亚目 Pleocyamata）
Crangon cassiope（de Man） 圆腹褐虾（隶属于褐虾科 Carngonidae）
Crangonidae *n*. 褐虾科（隶属于褐虾总科 Crandonoidea）
crania［拉］；**kranion**［希］；**skull**［英］*n*. 头颅
-crania［希 kranion skull 头颅］［构词成分］头颅［畸形］
craniad［拉 cranium head ＋ ad toward］*n*. 向颅
cranial *a*. 颅的，颅侧的，头侧的 ‖ ～ bone 颅骨 / ～ capacity 颅容积，颅容量 / ～ cavity 颅腔 / ～ costal demifacet 肋骨前半关节面 / ～ flexure 颅曲，头曲 / ～ half-sclerofome 前半（生骨）节 /

~ hypertension 脑血压过高症 / ~ nerve 脑神经 / ~ nerve placode 脑神经板 / ~ roof 颅盖 / ~ wall 颅壁
cranialis; cranial *a*. 头颅的
cranialization *n*. 颅化,颅形成
craniamphitomy *n*. 颅周切开术
Craniata; Vertebrata *n*. 有头类,脊椎动物门
Craniectomy *n*. 颅骨切除术 ‖ ~ linear 线状颅骨切除术 / ~ osteoplastic 骨成形性颅骨切除术
craniencephalometer [cranium + 希 enkephalos brain + metron measure] *n*. 颅外测脑器
cranio- [拉]; **kranion** [希]; **skull** [英] *n*. 头颅
cranioacromial *a*. 颅肩峰的
cranioaural *a*. 颅骨的
craniobuccal *a*. 颅颊的
craniocele *n*. 脑膨出
craniocerebral *a*. 颅脑的 ‖ ~ injury 颅脑损伤
craniocervical *a*. 颅颈的
cranioclasis [cranio- + 希 klasis fracture]; **cephatotripsy** *n*. 碎颅术
cranioclast *n*. 碎颅钳
cranioclasty; cranioclasis *n*. 碎颅术
craniocleidodysostosis; cleidocranial dysostosis *n*. 锁骨颅骨发育不全
craniodiaclast *n*. 碎颅器
craniodidymus [cranio- + 希 didymos twin] *n*. 双头畸胎
craniofacial *a*. 颅面的 ‖ ~ dysostosis; Corouzon's disease 颅面骨发育不全,克鲁宗氏病
cranio-facio-plasty *n*. 颅面整形术
craniofenestria [cranio- + 拉 fenestra an opening] *n*. 颅顶骨多孔(畸形)
craniognomy [cranio- + 希 gnomon aninterpreter or judge] *n*. ①颅形学 ②相颅术
craniography *n*. 颅形论
craniohydrorrhea *n*. 脑脊液鼻漏
craniolacunia [cranio- + lacuna a hollow + -ia] *n*. 颅顶骨内面凹陷
craniology *n*. 颅骨学
craniomalacia *n*. 颅骨软化
craniomaxillary *a*. 颅颌的
craniomeningocele *n*. 颅部脑膜膨出
craniometer *n*. 颅测量器
craniometric *a*. 颅测量的,测颅的
craniometrics *n*. 颅测量学
craniometry *n*. 颅测量法
craniopagus [cranio- + 希 pagos a thing fixed] *n*. 颅部联胎 ‖ ~ frontalis 前额颅部联胎 / ~ occipitalis 枕部颅部联胎 / ~ parasiticus 枕部寄生胎联胎 / ~ parietalis 顶部颅部联胎
craniopathia neuroendocrinica 神经内分泌性颅病
craniopathy *n*. 颅病 ‖ ~ metabolic 代谢性颅病
craniopathy; craniopathia *n*. 头颅病
craniopharyngeal *a*. 颅咽的
craniopharyngioma; craniopharyngeal duct tumor; Rathke's pouch tumor; suprasella cyst *n*. 颅咽管瘤,腊特克氏瘤 ‖ ~ cystic papillomatous 乳头囊状颅咽管瘤 / ~ maligant 恶性颅咽管瘤
craniophore *n*. 颅位保持器
cranioplasty *n*. 颅成形术
craniopuncture *n*. 颅穿刺术
craniorachischisis [cranio- + 希 rhachis spine + schisis fissure] *n*. 颅脊柱裂畸形
craniorrhachidian *a*. 头颅脊柱的
craniosacral *a*. 颅骶的
cranioschisis [cranio- + 希 rhachis spine + schisis fissure] *n*. 颅脊柱裂畸形
craniosclerosis *n*. 颅骨硬化
cranioscope *n*. 颅检查器
cranioscopy *n*. 颅检查术
craniospinal *a*. 颅脊柱的
craniostat *n*. 颅支持器
craniostenosis *n*. 颅狭小
craniostosis [cranio- + 希 osteonbone] *n*. 颅缝先天骨化
craniosynostosis *n*. 颅缝骨接合,颅缝早闭
craniotabes *n*. 颅骨软化
craniotome *n*. 开颅器
craniotomy *n*. ①颅骨切开术 ②穿颅术(为在某些情况下将胎儿头颅穿破,排出颅内组织,以减少其体积,便于牵出胎儿的手术) ‖ ~linear 线状颅骨切开术
craniotonoscope; craniotonometer *n*. 颅叩听诊器
craniotonoscopy *n*. 颅叩听诊法
craniotopography *n*. 颅脑局部解剖学
craniotractor *n*. 牵引碎颅器
craniotripsotome [kranion + 希 tripsis a rubbing + tomos cutting] *n*. 碎颅刀
craniotrypesis; cephalotrypesis *n*. 颅骨环锯术
craniotympanic *a*. 颅鼓[室]的
craniovertebral *a*. 颅椎[骨]的
cranitis *n*. 颅骨炎
cranium (复 **crania**) [拉]; **kranion** [希]; **skull** [英]: *n*. 颅 ‖ ~, basalplate of 颅底板 / ~ bifidum 颅裂[畸形] / ~ bifidumocultum 隐性颅裂 / ~ cerebrale 脑颅 / cranium viscerale [骨性]面颅
-cranius [拉] 头颅畸胎
crankous *a*. 急躁的,易怒的,胡思乱想的
Cranlata *n*. 有头类(脊椎动物)
cranlognomy *n*. 颅形学,相颅术
cranlograph *n*. 颅形描记器
cranlography *n*. 颅形论,颅形描记术
cranlomandibular *a*. 颅下颌的
cranlopagus *n*. 颅部联胎 ‖ ~ frontalis 前额颅部联胎 / ~ occipitalis 枕部颅部联胎 / ~ parietalis 顶部颅部联胎
cranlostenosis *n*. 颅狭小
cranlostosis *n*. 颅缝[先天]骨化
cranlosynostosis *n*. 颅缝骨接合颅缝早闭
cranter; wisdom tooth *n*. 智牙
crapaudine [法 crapaud toad] *n*. 马蹄冠溃疡
crapulence *n*. 酗酒;暴饮暴食
crapulent [拉 crapulentus, crapulosus drunken]; **crapuious** *a*. 酗酒的,酒精中毒的
crapulosa amblyopia 酒精中毒性弱视
craquement [法 cracking] *n*. 爆裂声
cras mane sumendus (简作 c.m.s.) 明晨服用
cras nocte (简作 C. N.) 明晚
cras nocte sumendus (简作 c.n.s.) 明晚服用
cras vespere (简作 C.V.) 真直径(骨盆)
cras vespere, conjugata vera (简作 C.v.) 明晚;真直径(骨盆)
craseology [希 krasis mixture + logos treatise]; **crasiology** *n*. ①气质论,体质论 ②液体混合论
crash *n*. 坠毁,坠落,碰撞 ‖ ~ boat 救生艇 / ~ convoy 事故飞机警卫队 / ~ helmet 安全帽,头盔 / ~ pad 防震垫 / ~ program 应急计划 / ~ rescue boat 救生艇
crasis [拉;希 krasis mixture] (复 crases) *n*. 体质 ‖ ~ parasitic 寄生虫性体质
Craspedolobium schochi Harms [拉;植药] 巴豆藤
Craspidaster hesperus (Muller et Troschel) 镶边海星(隶属于槭海星科 Astropectinidae)
crassamentum [拉] *n*. ①凝块 ②血块
Crassinarke dormitor (**Takagi**) 坚皮单鳍电鳐(隶属于单鳍电鳐科 Narkidae)
Crassostrea belcheri (**Sowerby**) 热带牡蛎(隶属于牡蛎科 Ostreidae)
Crassostrea gigas (**Thunberg**) 长牡蛎(隶属于牡蛎科 Ostreidae)
Crassostrea rivularis (**Gould**) 近江牡蛎(隶属于牡蛎科 Ostreidae)
Crassostrea virginica (**Cmline**) 东方牡蛎(隶属于牡蛎科 Ostreidae)
Crassostrea virginica herpes-type virus 美国牡蛎疱疹型病毒
Crassulaceae *n*. 景天科
crassulae *n*. 眉条
crassus *a*. 厚的
Crast. crastinus *n*. 明日
crataegin *n*. 山楂素
Crataegus L. *n*. 山楂属 ‖ ~ cuneata Sieb. And Zucc. 野山楂
Crataegus cuneata Sieb. Et Zucc. [拉;植药] 山楂
Crataegus hupehensis Sarg. [拉;植药] 湖北山楂
Crataegus pinnatifida Bunge [拉;植药] 山楂
Crataegus pinnatifida Bunge var. major *n*. **E. Br.** [拉;植药] 山里红
crater *n*. 瓮,壁瓮;火山口
cratera *a*. 杯状的
crateriform *n*. ①杯形的 ②漏斗状的 ③火山口状的
craterization *n*. 火山口状切除术
Crateva unilocularis Buch. -Ham. [拉;植药] 树头菜
cratomania *n*. 力大妄想
Cratoxylum ligustrinum (**Spach**) **Bl.** [拉;植药] 黄牛木
Cratteva unilocularis Buch. Ham. [拉;植药] 树头菜
craunology; crenology *n*. 矿泉疗养学
craunotherapy; crenotherapy *n*. 矿泉疗法

cravat *n*. 三角布绷带
craving *n*. 瘾,嗜好
craw-craw *n*. 罗科病,盘尾丝虫病
Crawley reovirus 克劳利呼肠孤病毒
crawley-root *n*. 珊瑚兰
craziness *n*. 疯狂;狂热;着迷
crazing *n*. 裂纹(如牙齿包括瓷牙、塑料牙及天然牙)
CRBP cellular retinol binding protein 细胞视黄醇结合蛋白
Crcuma zedoaria Rosc. [拉;植药] 莪术
CRE cumulative radiation effect 累积放射效应
crealbin; creolalbin *n*. 煤焦油蛋白
cream [拉 cremor] *n*. ①乳油,乳皮 ②乳膏 ‖ ~ aluminum hydroxide 氢氧化铝乳膏 / ~ leukocytic 白细胞层 / ~ of tartar; potassium bitartrate 酒石,酒石酸氢钾
creamalin 克里马林(成药,含氢氧化铝制酸剂)
creamometer *n*. 乳油测定器
crease *n*. 皱痕 ‖ ~ gluteofemoral 臀股皱痕 / ~ iliofemoral 髂股皱痕
creasote *n*. 木馏油,杂酚油
Creategus sanguinea Pall. [拉;植药] 红果山楂
creatinase; kreatinas *n*. 肌酸脱水酶
creatine [希 kreas flesh]; kreatine *n*. 肌酸 ‖ ~ dehydrated 脱水肌酸 / ~ phosphate; phcsphocreatine 磷酸肌酸
creatinemia [creatin + 希 haimablood + -ia] *n*. 肌酸血
creatininase; kreatininase *n*. 肌酸酐酶
creatinine *n*. 肌酸酐 ‖ ~ (kreatinin) 肌酐,肌酸内酰胺 / ~ coefficient 肌酸酐系数
creatinine clearance (简作 Ccr) 肌酐清除率
creatinine clearance rate (简作 CCR) 肌酐清除率
creatinine height index (简作 CHI) 肌酐身高指数
creatinine renal clearance 清除率
creatinkinase *n*. 肌酸激酶
Creatinolfosfate *n*. 肉醇磷酯(强心药,抗绞痛药)
creatinuria; kreatinuria *n*. 肌酸尿
creative evolution 创世进化
creative selection 创造性选择
creatone *n*. a-羟肌酸
creatorrhea [希 kreas flesh + rhoiaflow] *n*. 肉质下泄,肉质溢出
creatotoxism; meat poisoning *n*. 肉中毒
creatoxicon; kreotoxicon *n*. 肉毒质
creatoxin; kreotoxicon *n*. 肉毒素,尸碱
creature *n*. 家畜,动物
creche *n*. 托儿所 ‖ ~ regular 长设托儿所 / ~ seasonal 农忙托儿所,季节托儿所
Crede procedure Crede 法(新生儿滴硝酸银溶液预防眼炎)
Crede's antiseptic [Benno C. 德外科医师 1847—1929] 克勒德氏防腐剂(枸橼酸银) ‖ ~ ointment 克勒德氏软膏(含胶体银软膏,擦用治白血病) / ~ soluble silver; collargol 克勒德氏溶性银,胶体银 /rede's method (Karl Sigmund Franz 德妇科学家 1819—1892) 克勒德氏法(①新生儿硝酸银滴眼法 ② 腹外用手压出胎盘法)
creep *n*. 蠕变
creeper fowl 匍匐鸡
creeping *n*. 蚁走感(如虫在皮下爬行的感觉,古柯酸慢性中毒之一种症状) ‖ ~ eruption 匐行疹
Creeping rockfoil [植药] 虎耳草
creeping ulcer 匍行性(角膜)溃疡
cremains *n*. (人体火化后的)骨灰
cremaster [拉;希 kremasthai to suspend]; **musculus cremaster** *n*. ① 睾提肌 ② 臂棘睾提肌 ‖ ~ bool-pad 臀棘垫 / ~ of Henle, internal 汗勒氏内睾提肌
cremaster muscle, musculus cremaster 提睾肌
cremasteric *a*. 睾提肌的 ‖ ~ fascia 睾提肌筋膜 / ~ reflex 提睾反射
Cremastra appendiculata (D. Don) Makino [拉;植药] 杜鹃兰
cremastra apppendiculate 毛慈姑
cremastral *a*. 臀棘的
cremation [拉 crematio a burning] *n*. 火葬
crematorium; crematory *n*. 火葬场
cremnocele; labialhernia *n*. 阴唇疝
cremnophobia *n*. 悬崖恐怖
cremo-bismuth; bismuth magma *n*. 铋乳膏(成药,含氢氧化铋和次碳酸铋)
cremo-carbonates *n*. 碳酸盐乳膏(成药,含碳酸镁、次硝酸铋、碳酸钙和氯器仿水)
cremocarp *n*. 双悬果
cremometer [拉 cremor cream + metram measure] *n*. 乳油剂
cremor [拉]; **cream** *n*. ①乳油,乳皮 ②乳膏,霜 ‖ ~ penicillini sterilisatus; sterilized cream of penicillin 灭菌青霉素乳膏 / ~ proflavinae; cream of proflavine 普鲁黄乳膏 / ~ tartari; cream of tartar; potassium bitartrare 酒石,酒石酸氢钾
CREN constant rate enteral nutrition 稳定流量胃肠道营养
crena (复 crenae) [拉] *n*. 裂,裂隙 ‖ ~ ani 臀裂 / ~ clunium; / ~ cordis; sulcus longitudinalis anterior (cordis) 前室间沟
crenafion *n*. ①钝锯齿形 ②皱缩(红细胞)
crenate [拉 crenatus]; **crenated** *a*. 钝锯齿形的,有小裂口的(叶缘)
crenated *a*. 钝锯齿形的,有小裂口的 ‖ ~ erythrocyte 皱缩红细胞
crenation *n*. ① 皱缩 ② 钝锯齿状,圆齿状 ‖ ~ of erythrocyte 红细胞皱缩
crenel *n*. 圆齿
crenellate *a*. ① 具小圆齿的 ② 小圆齿状的
crenelling *n*. 圆齿
crenetled *a*. 具圆齿的
crenilabrin *n*. 厚唇隆头鱼精蛋白
Crenimugil crenilabis (Forska l) 粒唇鲻(隶属于鲻科 Mugilidae)
creno- [构词成分] 矿泉
crenocyte *n*. 皱缩红细胞
crenocytosis *n*. 皱缩红细胞症
crenology; craunology *n*. 矿泉疗养学
crenotherapy; craunotherapy; crounotherapy *n*. 矿泉疗法
Crenothrichaceae *n*. 铁细菌科
Crenothrix *n*. 铁细菌属 ‖ ~ polyspora 多孢子铁细菌
Crenothrix ochracea (Roth) Juckson 赭色泉发菌
Crenothrix polyspora Cohn 多孢泉发菌(多孢铁细菌)
crenulation *n*. 红细胞皱缩
crenule *n*. 小圆齿
creode *n*. 发育定径
creoform; geoform *n*. 次甲基二愈创木酚
creolalbin; crealbin *n*. 煤焦油蛋白
creolin; cyilin *n*. 克勒奥林,塞林(成药,即煤酚皂溶液)
creophagism; creophagy *n*. 肉食
creorcin *n*. 2,7-二甲基荧光素(一种黄色染料,pH 指示剂)
creosoform; creosote formaldehyde *n*. 木溜油仿,甲醛木溜油(含杂酚油和甲醛的混合物)
creosol [creosote + 拉 oleum oil] *n*. 甲氯甲酚,2-甲氧基-4-甲基苯酚,木溜油酚
creosomagnesol *n*. 克雷镁索
creosotal; creosote carbonate *n*. 碳酸木溜油
creosote *n*. 木溜油,杂酚油 ‖ ~ beechwood 山毛榉木溜油 / ~ benzoate 苯甲酸木溜油 / ~ carbonate 碳酸木溜油 / ~ formaldehyde; creosoform 甲醛木溜油,木溜油仿 / ~ iodide 碘化木溜油 / ~ magnesia 木溜油碘 / ~ oleate 油酸木溜油 / ~ phenylpropionate; proposote 本丙酸木溜油 / ~ phosphate; phosote 磷酸木溜油 / ~ phosphite; phosphotal 亚磷酸木溜油 / ~ water 木溜油水
creosote (coal tar) *n*. 煤焦油 ‖ ~ oil 杂酚油
creotoxin; kreotoxin *n*. 肉毒素
creotoxism; kreotoxism *n*. 肉中毒
crepe *n*. 皱布
crepenynic acid 还阳参油酸,顺十八碳-9-烯-12-炔酸
Crepidotaceae *n*. 靴菌科(一种菌类)
Crepis *n*. 还阳参(属)
Crepis lignea (Vant.) Babc. [拉;植药] 万丈深
Crepis napifera (Franch.) Babc. [拉;植药] 芫菁还羊参
crepitation *n*. 捻发音 ‖ ~ subcutaneous 皮下捻发音
crepitin *n*. 沙箱树毒素
crepitus [拉] *n*. 捻发音,捩轧音 ‖ ~ articular; false ~ 关节捩轧音,假捩轧音 / ~ bony 骨捩轧音,骨摩擦音 / ~ dentium 牙捩轧音,牙震声 / ~ false; joint ~ 假捩轧音,关节捩轧音 / ~ indux [肺炎] 渐重期捩轧音,[肺炎] 渐重期捻发音 / ~ joint 关节捩轧音 / ~ redux [肺炎] 消退期捩轧音,[肺炎] 消退期捻发音 / ~ silken 丝绸样捩轧音 /crepuscular [拉 crepusculum twilight] 黄昏的
cresalol; cresyl salicylate *n*. 水杨酸甲苯酯
cresamine *n*. 克里萨明(乙二胺和甲酚的混合物,消毒杀菌剂)
cresatin; metacresol avetate *n*. 醋酸间甲酚酯
crescent *n*. ①新月,半月体 ②新月形的 *a*. 新月形的,新月形区 ‖ ~ articular 关节半月板 / ~ epithelial 上皮新月 / crescents of Glannuzzi; demilunes of Heidenham 贾努齐氏新月形腺细胞,海登海因氏新月细胞 / ~ gray 灰质新月(脊髓) / ~ myopic 眼后葡萄肿,近视性圆锥 / ~ s of the spinal cord 脊髓灰质新月 /~

serous; ~ of Giannuzzi 浆液性新月,贾努齐氏新月形腺细胞 / ~, sublingual 舌下新月形区 / ~, traumatic 新月形损伤 / ~ thaumatic 新月形损伤
crescentic *a*. 新月形的
crescentic glomerulonephritis（简作 CGN）半月体肾小球肾炎
crescograph *n*. 植物生长记录器
cresegol *n*. 克里塞果耳(甲酚对磺酸汞钾衍生物)
cresin *n*. 克里辛(消毒剂,含甲酚和甲酚乙酸钠)
cresol（kresol）*n*. 甲酚,煤酚(消毒防腐药) ‖ ~ acetate 乙酸甲酚酯 / ~ crude 粗制甲酚 / ~ naphthol 甲酚萘酚(甲酚和萘酚的混合物,用作杀菌剂 / ~ phthalein 甲酚酞
cresolase *n*. 甲(苯)酚酶
cresol-formaldehyde *n*. 甲酚甲醛(树脂)
cresolin *n*. 克里索林(成药,一种含甲酚的消毒剂)
cresolphthalein *n*. 甲酚酞
cresomania *n*. 富豪妄想
Cresotamide *n*. 甲酚酰胺(解热镇痛药)
cresotate; **cresylate** *n*. 甲酚盐
crest［英］; **crista**［拉］*n*. 嵴 ‖ ~ acusticofacial 听面神经嵴(胚)/ ~ alveolar 齿槽嵴 / ~ alevolar process 齿槽突嵴 / ~ bulboatrial 球房嵴(心脏发生)/ ~ bulboventricular 球室嵴(心脏发生)/ ~ cross 横嵴 / ~ deltoid; tuberositas deltoidea 三角肌粗隆(肱骨) / ~ dental 齿嵴 / ~ free gingival 龈游离嵴 / ~ ganglion 神经节嵴 / ~ genital; genital ridge 生殖嵴 / ~ gingival 龈嵴 / ~ gluteal; gluteal ridge 臀肌嵴,臀肌粗隆 / ~ incisor 切牙嵴,门齿嵴 / ~ infundibuloventricular; crista supraventricularis 室上嵴 / ~ inguinal 腹股沟嵴(胚) / ~ malar; margo zygomaticus 颧缘 / ~ neural 神经嵴(胚)/ ~ obturator; anterior obturator ~; crista obturatoria 闭孔嵴 / ~ orbital; margo supraorbitalis 眶上嵴 / ~ ridge 嵴顶 / ~ sacral 骶骨嵴 / ~ of scapular spine 肩胛圆嵴 / ~ sphenofrontal; processus frontosphenoidalis 额蝶突 / crests, superficial epidermal; cristae cutis 皮嵴 / ~ supinator; crista musculi supinatoris 旋后肌嵴 / ~ supramastoid 乳突上嵴 / ~ tibial; crista anterior (tibiae) 胫骨前嵴,旋后肌嵴 / ~ trigeminal 三叉神经嵴(胚) / ~ trochanteric; crista intertrochanterica 转子间嵴 / ~ turbinated; crista conchalis 鼻甲嵴 / ~ urethral, female; crista urethralis (muliebris) 尿道嵴(女)/ ~ urethral, male; crista urethralis(virilis) 尿道嵴(男)
crestalline cataract 结晶性白内障
crested *a*. ①具脊突的,有隆线的 ②具鸡冠状突起的
Crested wheat grass 扁穗冰草
crestiform *a*. 脊形的
crest-like *a*. 象脊形的,鸡冠状突起的
cresyl *n*. 甲苯基,甲酚基 ‖ ~ acrylate 丙烯酸甲苯酯 / ~ blue 甲苯蓝,焦油蓝 / ~ diphenyl phosphate 磷酸二苯甲苯酯 / ~ salicylate 水杨酸甲苯酯
cresylate *n*. 甲酚盐
creta［拉］; **chalk**［英］*n*. 白垩,碳酸钙 ‖ ~ gallica 滑石 / ~ praeparata 精制白垩
cretaceous *a*. 白垩的 ‖ ~ cataract 白垩性白内障
Cretan fever 克里特岛热,波状热
cretefaction［拉 creta chalk + facere to make］*n*. 白垩变性
cretin［法］*n*. 呆小病者,愚侏病者,克汀病者
cretinine *n*. 甲状腺呆小素
cretinism *n*. 呆小病,愚侏病,克汀病 ‖ ~ fetal; achondroplasia 胎儿呆小病,软骨发育不全 / ~ spontaneous; sporadic ~ 散发性呆小病
cretinistic *a*. 呆小病的,愚侏病的,克汀病的
cretinoid *a*. 呆小病样的,愚侏病样的
cretinous *a*. 呆小病的,愚侏病的 ‖ ~ cataract 愚侏病性白内障,肌酸性白内障
Creutzfeld-Jacoh-disease virus（**Gibbs et al.**）= Spongiform encephalopathy virus (Gibbs et Gadjusek) 海绵状脑症病毒
crevice *n*. 缝[隙] *vt*. 缝 ‖ ~, cemental 牙骨质沟隙 / ~, gingival; subgingival space 龈缝,龈下隙
crevicular *a*.［龈］缝的
crewels［法 ecrouelles scrofula］; **scrofula** *n*. 淋巴结结核,瘰疬
CRF chronic renal failure 慢性肾功能衰竭 corticotropin releasing factor 促(肾上腺)皮质(激素)释放因子,促皮质释放素
CRH corticotropin releasing hormone 促肾上腺皮质素释放素
crib *n*. ①槽 ②栏床 ‖ ~ clinical 病院栏床 / ~ occlusal 咬合槽 ‖ ~, occlusal 骀[面]槽,咬合槽 / ~, tongue 舌槽
crib death 床上死亡(见婴儿猝死综合征 sudden infant death syndrome)
Cribariaceae *n*. 筛菌科(一种菌类)
cribbing; **crib-biting**; **windsucking** *n*. 咬槽摄,气癖
cribble *n*. 筛子
cribellate *a*. 具筛孔的,多孔的
cribellum *n*. 筛板
cribra（单 cribrum）［拉］*n*. 筛板
cribral *a*. 筛的,筛状的
cribrate［拉 cribratus］*a*. ①具密孔的 ②筛状的,多孔的
cribration *n*. ①过筛 ②多孔性
cribriform *a*. ①筛形的,筛状的 ②多孔的 ‖ ~ adenocareinoma 筛状腺癌 / ~ carcinoma 筛状癌 / ~ area 筛区 / ~ plate 筛板 / ~ field 筛形视野 / ~ hymen 筛状处女膜 / ~ plate 筛板
cribrose *a*. 筛状的(生物)
cribrum［拉 sieve］; **lamina cribrosa** *n*. ①筛板(筛骨) ②筛 ‖ ~ orbitalis 眶筛
Cricemlus migratorius（**Pallas**）灰仓鼠(隶属于仓鼠科 Cricetidae)
Cricemlus triton（**de Winton**）大仓鼠(隶属于仓鼠科 Cricetidae)
Cricetid herpesvirus 1 仓鼠疱疹病毒 1
Cricetid herpesvirus 2 仓鼠疱疹病毒 2
Cricetid herpesvirus 3 仓鼠疱疹病毒 3
Cricetidae *n*. 仓鼠科(隶属于啮齿目 Rodentia)
Cricetulue griseus（**C. barabeusis**）花背仓鼠(中国仓鼠)
Cricetulus *n*. 田鼠属 ‖ ~ griseus 灰地鼠,灰仓鼠 / ~ triton 硕大田鼠
Cricetulus barabensis（**Pallas**）黑线仓鼠(隶属于仓鼠科 Cricetidae)
Cricetulus eversmanni（**Brandt**）短尾仓鼠(隶属于仓鼠科 Cricetidae)
Cricetulus kamensis（**Statunin**）藏仓鼠(隶属于仓鼠科 Cricetidae)
Cricetulus longicaudatus（**Milne-Ewards**）长尾仓鼠(隶属于仓鼠科 Cricetidae)
Cricetus *n*. 仓鼠属
Crichton-Brownes sign［James 英医师 1842—1938］克赖顿—布朗氏征(早期麻痹性痴呆的外眦及唇连合震颤)
crick *n*.［颈或背］痛性痉挛,痛经
Cricket paralysis enterovirus 蟋蟀麻痹鼻病毒
Cricket paralysis picornavirus 蟋蟀麻痹小核梢核酸病毒
crico-［希 krikos a ring 指环］环状软骨,环状
cricoarytenoid *a*. 环杓[软骨]的
cricoarytenoideus *n*. 环杓肌
cricoderma［希 krikos ring + derma skin］*n*. 环状浸润皮病
crico-hyo-epiglottopexy *n*. 环,舌骨,会厌固定术
crico-hyoidopexy *n*. 环,舌骨固定术
cricoid *a*. 环状的 *n*. 环状软骨 ‖ ~ cartilage 环状软骨
cricoidectomy *n*. 环状软骨切除术
cricoidynia［希 krikos ring + odyne pain］*n*. 环状软骨痛
cricoliths *n*. 环鳞
cricondenbar *n*. 临界凝结压力
cricondentherm *n*. 临界冷凝温度
cricopharyngeal *a*. 环咽的
cricopharyngeus *n*. 环咽肌
cricothyreoideus *n*. 环甲肌
cricothyreotomy; **cricothyreotomy**［希 krikos ring + thyreos shield + tome a cut］*n*. 环甲软骨切开术
cricothyroid *a*. 环甲[软骨]的
cricotomy *n*. 环状软骨切开术
cricotracheal *a*. 环[状软骨]气管的 ‖ ~ membrane 环状声带膜
cricotracheotomy *n*. 环状软骨气管切开术
Cri-du-chat syndrome 5 号染色体、缺失引起的综合征(使新生儿生理功能异常哭声像猫叫)
crieothyroid *a*. 环甲[软骨]的 ‖ ~ joint 环甲关节 / ~ muscle 环甲肌
crieotracheal *a*. 环[状软骨]气管的
Crigler-Najjar syndrome 克奈二氏综合征
Crilanomer *n*. 克立诺姆(外科用药)
Crilvastatin *n*. 克伐他汀(降血脂药)
crime *n*. 罪行 ‖ ~ investigation 犯罪侦查
Crimean Haemorrhagic Fever（简作 CHF）克里米亚出血热病
Crimean hemorrhagic fever virus = Congo virus(Simpson et al.) N 刚果病毒
Crimean yellows agent（**MLOS**）（**Valenta**）克里米亚黄化病因子
Crimean-Congo hemorrhagic fever nairovirus 克里米亚—刚果出血热内罗病毒
Crimean-Congo hemorrhagic fever group bunyavirus 克里米亚—刚果出血热群本扬病毒
crimidine *n*. 杀鼠嘧啶,鼠立死
criminal［拉 crimen a crime］*a*. 违法的 ‖ ~ responsibility 犯罪责任能力
criminaloid *a*. 似犯罪的 *n*. 嫌疑犯
criminology［拉 crimen crime + -logy］*n*. 犯罪学

criminosis *n*. 犯罪精神病
crimper [荷;德 krimpen] *n*. 压折器 ‖ ~ foil *n*. 卷箔器
Crimson clover latent nepovirus 克里姆森三叶草潜伏线虫传多角体病毒
Crinalium Crow 发毛针蓝细菌属(细毛菌属)
Crinalium epipsammum De Winder, Stal et Mur 沙居发毛针蓝细菌
crinate *a*. 具毛的,具冠毛的
crinin [希 krinein to separate] *n*. 激泌素
Crinis Carbonisatus [拉;植药] 血余炭
crinis (复 crines)[拉];**hair** *n*. 毛,发 ‖ ~ capitis 发 / ~ carbonisatus 血余炭 / ~ pubis 阴毛 / ~ ustus 血余(血余炭)
crinite (复 crinitus) *a*. 具长毛的
crinkle *n*. 皱,波状
crinkling *n*. 皱曲
crinogenic [希 krinein to separate + gennan to produce] *a*. 促分泌的
crinolysosome *n*. 分泌溶酶体
crinome *n*. (胞质内)染色性小网
crinophagy *n*. 噬泌作用
crinose *a*. 多毛的,多发的
crinosin [拉 crinis hair] *n*. 脑[毛]丝质
crinosity; hairiness *n*. 多毛,多发
Crinum asiaticum L. var. Sinicum (Roxb. ex Herb.) Baker [拉;植药] 文殊兰
Crinum potyvirus 克里兰坶马铃薯 Y 病毒
Crinum 文殊兰属 ‖ ~ sinensis; ~ asiaticum L. 文殊兰
Crioceridae *n*. 负泥虫科(隶属于鞘翅目 Coleoptera)
Crioceris quatuordecimpunctata (Scopoli) 十四点负泥虫(隶属于负泥虫科 Crioceridae)
cripple *n*. 跛者;残废者;残缺
crippled *a*. 跛废的,残废的
crippling fibulosis 腓骨伤害之残疾
Crippss obturator [William Harrison 1850—1923] 克利浦斯氏[胃瘘]填塞器 ‖ ~ operation 克利浦斯氏手术(髂部结肠切开术)
crisco *n*. 假猪油
Crisdspira spiculifera (Schellack) Gross 针脊螺旋体
crisis (复 crises) *n*. 危象,骤退;临界,极期 ‖ acute blastic ~ 急性原始细胞危象 / ~ Addisonian 阿狄森氏危象,肾上腺皮质危象 / adolescent ~ 青春期(适应)危机 / adolescent ~ 青少年适应危象 / adrenal ~ 肾上腺危象 / ~ allergic 变[态反]应性危象 ~ anaphylactoid 过敏性样危象,类过敏性危象 / ~ asthmatic; status asthmaticus 气喘危象,气喘状态 / asthmatic ~ 气喘危象,气喘状态 / blastic ~ 胚危象;骤变 / blood ~ 血液危象 / bronchial ~ (bronchio ~) 支气管危象 / cardiac ~ 心危象 / catathymic ~ 激情性危机 / cerebral ~ 脑危象 / cholinergic ~ 胆碱能危象 / colloidoclastic ~ (colloidoclasia) 胶体性猝衰 / extremepyrexic ~ 超高热危象 / febrile ~ 热危象 / gastric ~ 胃危象 / hemolytic ~ (deglobuization ~) 溶血危象 / hepatic ~ 肝危象 / hypertension ~ 高血压危象 / ~ intervention 危机干预 / intervention ~ 精神病危象干预 / intestinal ~ 肠危象 / laryngeal ~ 喉危象 / myasthenic ~ 肌无力危象 / myelocytic ~ 骨髓细胞危象 / nitritoid ~ (nitritoid syndrome) 亚硝酸盐样危象(亚硝酸盐样综合征) / ocular ~ 眼危象 / oculogyric ~ 眼动危象 / pheochromocytoma ~ 嗜铬细胞瘤危象 / pituitary ~ 垂体危象 / psychogenic ~ (急性)精神危象 / psychosocial ~ 心理社会危机 / renal ~ 肾危象 / spastic vasoconstrictive ~ 痉挛性血管收缩危象 / tabetic ~ 脊髓痨危象 / thrombocytic ~ 血小板危象 / thyroid ~ (thyrotoxic ~) 甲状腺(中毒)危象 / vagal ~ 迷走神经危象 / visceral ~ 内脏危象 / ~ vesical 膀胱危象
crisis (复 crises)[拉;希 krisis] *n*. ①危象 ②骤退,临界,极期 ‖ ~ blood 血液危象 / ~ bronchial; bronchiocrisis 支气管危象(脊髓痨时)/ ~ cardiac 心危象 / ~ celiac 腹危象,粥样泻危象 / ~ cerebral 脑危象 / ~ clitoris 阴蒂危象(女性脊髓痨患者发作性性欲兴奋)/ ~ colloidoclastic; colloidoclasia 胶体性猝衰 / ~ deglobulization 溶血危象 / ~ Dietls 迪特耳氏危象,游走肾危象 / ~ enteralgic 腹痛危象 / ~ febrile 热危象 / ~ hematic 血性危象 / ~ hemoclastic 血液崩解性危象 / ~ hemolytic 溶血危象 / ~ hepatic 肝危象 / ~ intestinal 肠危象 / ~ laryngeal 喉危象 / ~ Lundvalls blood 伦德瓦耳氏血危象(早发性痴呆时,白细胞减低又突然增高的现象)/ ~ myelocytic 髓细胞危象 / ~ nefast 实验性钩端螺旋体病危象 / ~ nephralgic 肾痛危象 / ~ nitritoid; nitritoid syndrome 亚硝酸盐样危象,亚硝酸盐样综合征 / ~ ocular 眼危象 / ~ oculogyric 动眼神经危象 / crises, Pels 佩耳氏危象(脊髓痨性眼危象)/ ~ pharyngeal 咽危象 / ~ rectal 直肠危象 / ~ renal 肾危象 / ~ spastic vasoconstrictive 痉挛性血管收缩危象 / ~ tabetic 脊髓痨危象 / ~ thoracic 胸危象 / ~ thrombocytic 血小板危象 / ~ thyroid; thyrotoxic ~ 甲状腺中毒危象
Crismers test [Leon 比化学家 1858 生] 克里斯默氏试验(检葡萄糖)
crisp *a*. ①有皱褶的,皱波状的 ②易碎的,松脆的 *n*. 卷缩(茁丝突变型)
crispate [拉 crispatus] *a*. ①卷曲的具皱缘的,皱波状的
crispation [拉 cris pare to curl] *n*. 卷缩,短缩
crispatura *n*. 卷缩,短缩 ‖ ~ tendinum; Dupuytrens contracture 腱短缩,杜普伊特伦氏挛缩,掌挛缩病
crispature *n*. ①卷曲 ②皱波
crisped [拉 cripus] *a*. ①卷曲的 ②皱波状的
Crisps aneurysm 克里斯普氏动脉瘤(脾动脉瘤)
criss-cross inheritance 交叉遗传
criss-crossing *n*. 交叉杂交
crissum *n*. ①肛周 ②围肛羽
crista (复 cristae) [拉]; **crest** [英] *n*. ①脊,嵴 ②冠,鸡冠状突起 ③卵鞘脊 ‖ ~ buccinatoria; buccinator crest 颊肌嵴 / ~ conchalis maxillae; conchal crest of maxilla 上颌骨鼻甲嵴 / ~ conchalis ossis palatini; conchal crest of palatine bone 腭骨甲嵴 / ~ ethmoidalis maxillae; ethmoidal crest of maxilla 上颌骨筛骨嵴 / ~ dthmoidalis ossis palatini; ethmoidal crest of palatine bone 腭骨筛[骨]嵴 / ~ frontalis 内额骨嵴 / ~ frontalis frontal crest 额[骨嵴] / ~ galli 鸡冠 / ~ infratemporalis; infratemporal crest 颞下嵴 / ~ infrazygomatica; infrazygomatic crest 颧下嵴 / ~ nasalis maxillae; nasal crest of maxilla 上颌骨鼻嵴 / ~, malar; nargo zygomaticus 颧嵴,颧缘 / ~ of great wing of sphenoid bone, jugular; margo zygomaticus alae majoris 蝶大翼之颈嵴,大翼颧缘 / ~ of maxilla, conchal; crista conchalis maxilla 上颌骨甲嵴 / ~ of maxilla, ethmoid; crista ethmoidalis maxillae 上领骨筛嵴 / ~ of maxilla, inferior turbinal; crista conchalis maxillae 上颌骨下鼻甲嵴 / ~ of maxilla, nasal; nasalis maxillae 上颌骨鼻嵴 / ~ of maxilla, superior turbinal; crista ethmoidalis maxillae 上颌骨上鼻甲嵴,上颌骨筛嵴 / ~, nasal; crista nasalis 鼻嵴 / ~, palatine; crista palatina 腭嵴 / ~ of palatine bone, conchal; crista conchalis ossis palatini 腭骨甲嵴 / ~ of palatine bone, ethmoid; crista ethmoidalis ossis palatini 腭骨筛嵴 / ~ of palatine bone, inferior turbinal; crista conchalis maxillae 腭骨下鼻甲嵴 / ~ of palatine bone, nasal; nasalis ossis palatini 腭骨鼻嵴 / ~ of palatine bone, palatine; crista palatina ossis palatini 腭骨腭嵴 / ~ of palatine bone, superior turbinal; crista ethmoidalis ossis palatini 腭骨上鼻甲嵴,腭骨筛嵴 / ~, ridge 嵴顶 / ~, sphenoidal; processus frontosphenoidalis 额蝶突 / ~, sphenoidal; crista sphenoidalis 蝶骨嵴 / ~, supramastoid; linea temporalis ossis frontalis 乳突上嵴,额骨颞线 / ~, trigeminal; crista trigeminalis 三叉神经嵴 / ~, turbinal; crista conchalis 鼻甲嵴 / ~, zygomatlc; margo zygomticus 颧骨嵴,颧缘 / ~ lacrimalis anterior [拉] 前泪嵴 / ~ lacrimalis posterior [拉] 后泪嵴 / ~ nasalis ossis palatini; nasal crest of palatine bone 腭骨鼻嵴 / ~ obliqua; oblique crest 斜嵴 / ~ palatina; palatine crest 腭[骨]嵴 / ~ sphenoidalis; sphenoid crest 蝶骨嵴 / ~ tempoalis, linea temporalis ossis frontalis; temporal crest 颞嵴,颞线(额骨)
cristae; cutis (单 crista)[拉] *n*. 皮嵴 ‖ ~ dividens 分嵴(心脏) / ~ ethmoidalis(maxillae)[上颌骨]筛骨嵴 / ~ ethmoidalis(ossis palatini)[腭骨]筛骨嵴 / ~ falciformis; ~ transversa [内耳道底]横嵴 / ~ femoris; linea aspera 股骨嵴(粗线)/ ~ fenestrae cochleae 蜗窗嵴 / ~ frontalis 额嵴 / ~ galli 鸡冠 / ~ helicis; crus helicis 耳轮脚 / ~ iliaca; ~ ilii 髂嵴 / ~ infratemporalis 颞下嵴 / ~ infrazygomatica 颧下嵴 / ~ interossea(fibulae); margo interossea[腓骨]骨间嵴 / ~ interossea(radii)[桡骨]骨间嵴 / ~ interossea(tibiae); margo interossea [胫骨]骨间嵴 / ~ interossea (ulnae); margo interossea [尺骨]骨间嵴 / ~ intertrochanterica 转子间嵴 / ~ lacrimalis anterior 泪前嵴 / ~ lacrimalis posterior 泪后嵴 / ~ lateralis(fibulae); margo posterior [腓骨]外侧嵴 / ~ matricis unguis 甲床嵴 / ~ medialis(fibulae)[腓骨]内侧嵴 / ~ mitochondriale 线粒体嵴 / ~ musculi supinatoris 旋后肌嵴 / ~ nasalis(maxillae)[上颌骨]鼻嵴 / ~ nasalis(ossis palatini)[腭骨]鼻嵴 / ~ obliqua 斜嵴 / ~ obturatoria 闭孔嵴 / ~ occipitalis externa 枕外嵴 / ~ occipitalis interna 枕内嵴 / ~ palatina 腭嵴(腭骨)/ ~ phallica; ~ urethralis 尿道嵴 / ~ pubis; pubic crest 耻骨嵴 / ~ quarta 第四嵴(在外半规管后端)/ ~ Reissneri; ~ fenestrae cochleae 蜗窗嵴(鼓室)/ cristae sacrales articulares; ~ sacralis intermedia 骶关节嵴 / cristae sacrales laterales; ~ sacralis lateralis 骶外侧嵴 / ~ sacralis intermedia; sacralis articularis 骶关节嵴 / ~ sacralis media 骶中嵴 / ~ sacralis mediana; ~ sacralis media 骶中嵴 / ~ sphenoidalis; sphenoidal crest 蝶骨嵴 / ~ spinarum; ~ tympanica; spina tympanica 鼓棘 / ~ spiralis; labium vestibulare; labium limbi vestibulare 前庭唇 / ~ supraventricularis; infundibuloventricular

crest; supraventricular crest 室上嵴 / ~ tegmentalis 鼓盖嵴 / ~ tegminis tympani; ~ tegmentalis 鼓盖嵴 / ~ temporalis; linea temporalis 颞线(额骨)/ ~ terminalis(atrii dextri)[右心房]界嵴 / ~ transversa 横嵴 / ~ tuberculi majoris 大结节嵴 / ~ tuberculi minoris 小结节嵴 / ~ tympanica; spina tympanica 鼓棘 / ~ ulnae; ~ interossea(ulnae)尺骨骨间嵴 / ~ urethralis(muliebris)尿道嵴(女)/ ~ urethralis(virilis)尿道嵴(男)/ ~ vestibuli 前庭嵴

cristal membrane (线粒体)脊膜

cristal; cristalis *a*. 嵴的

Cristaria plicata (**Leach**) [拉;动药] 褶纹冠蚌

cristiform *n*. 鸡冠形

Cristispira [crista + 希 speira a coil] *n*. 脊膜螺旋体属,鸡冠波体属 ‖ ~ balbianii 巴氏脊膜螺旋体,巴氏鸡冠波体

Cristispira acuminata (**Schellack**) **Ford** 尖脊螺旋体

Cristispira anodontae (**Keysselitz**) **Gross** 淡菜脊螺旋体

Cristispira balbianii (**Certer**) **Gross** 巴氏脊螺旋体(巴氏螺旋体)

Cristispira cardii-papillosi (**Schellack**) **Ford** 乳头乌哈脊螺旋体(心乳头脊螺旋体,乳头乌哈螺旋体)

Cristispira chamae (**Schellack**) **Noguchi** 哈脊螺旋体(哈螺旋体)

Cristispira gastrochaenae (**Schellack**) **Ford** 贝胃脊螺旋体(贝胃螺旋体)

Cristispira Gross 脊螺旋体属

Cristispira helgolandica Collier 赫戈兰脊螺旋体

Cristispira interrogationis Gross 质讯脊螺旋体

Cristispira limae (**Schellack**) **Gross** 蓑蛤脊螺旋体

Cristispira mactrae (**von Prowazek**) **Ford** 马珂脊螺旋体(蛤蜊脊螺旋体)

Cristispira mina Dimitroff 蛎脊螺旋体

Cristispira modiolae (**Schellack**) **Gross** 鹦蛤脊螺旋体

Cristispira ostreae (**Schellack**) **Noguchi** 牡蛎脊螺旋体(牡蛎螺旋体)

Cristispira pachelabrae de Mello 甲壳螺旋体

Cristispira parvula Dobell 小脊螺旋体

Cristispira pectinis Gross 海扇脊螺旋体

Cristispira polydorae Mesnil et Caullery 海蠕虫脊螺旋体

Cristispira pusilla (**Schellack**)**Gross** 细小脊螺旋体

Cristispira saxicavae (**Schellack**) **Ford** 穿石蜊脊螺旋体

Cristispira solenis (**Fantham**) **Kuhn** 竹蛏脊螺旋体

Cristispira tapetos (**Schellack**)**Gross** 蛤仔脊螺旋体

Cristispira tenua Dimitroff 细脊螺旋体

Cristispira termitis (**Leidy**) **Hollande** 白蚁脊螺旋体(白蚁螺旋体)

Cristispira veneris Dobell 帘蛤脊螺旋体

Cristispirapinnae (**Gonder**)**Gross** 鱼翅脊螺旋体

cristobalite *n*. 白硅石

cristo-reticulate 具嵴[合成的]网

Cristsria plicata (**Leach**) 褶纹冠蚌别名湖蚌(隶属于蚌科 Unionidae)

cristula *n*. ①小嵴 ②小缘毛

Critchetts operation [George 英眼科医师 1817—1882] 克里彻特氏手术(前半眼球切除)

criteria (单 criterion) *n*. 标准,准则,判据;标准值 ‖ ~ for hospital admission 入院标准

criterion *n*. 标准 ‖ ~ validity 标准真实性

crith [希 krithe barleycorn] *n*. 克立司(重量单位)

Crithidia *n*. 短膜虫属 ‖ ~ cunninghami; Leishmania tropica 热带利什曼原虫

critical *a*. ①危象的 ②临界的,极期的 ‖ ~ angle 临界角 / ~ cold point 临界冷点 / ~ care 重症监护 / ~ care medicine 危重病医学 / ~ care support system 危重患者抢救支持系统 / ~ emergency 重大紧急事件 / ~ factor 临界因子 / ~ fusion frequency 临界融合频率 / critical illness 危重症 / ~ level 临界面,临界水平 / ~ organ 关键器官 / ~ reaction 危急反应 / ~ supplies and materials 紧急救援物资 / ~ band (简作 CB) 临界带 / ~ body fat hypothesis 临界体脂理论(关于月经初潮或月经周期所必须的脂肪重量占全体重的最小比例的理论) / ~ care area (简作 CCA) 关键性保护区域 / ~ closing pressure (简作 CCP) 临界关闭压 / ~ compression pressure (简作 CCP) 临界压缩压力 / ~ compression ratio (简作 CCR) 临界压缩比 / ~ condition list (简作 CC list) 病危名单 / ~ condition (简作 CC) 危险状态,病危,危险期,临界状态 / ~ distance 临界距离 / ~ fusion 临界融合 / ~ fusion frequency (简作 CFF) 临界停闪频率,倏变临界频率 / ~ fusion frequency 临界融合频率 / ~ human organ radiation dosimetry (简作 CHORD) 人体重要器官射线剂量计算 / ~ incident stress debriefing (简作 CISD) 严重事故精神压力解除 / ~ micelle concentration (c. m. c.) 临界胶束浓度 / ~ period 临界期(激素分泌至不可逆地发挥效应之间的窗口期) / ~ point 临界点 / ~ ratio 临界比例 / ~ temperature of collagen 骨胶无变性温度 / ~ volume 临界体积

crista mitochondriales 线粒体嵴

CRM cross reacting material 交叉反应物质

CRNA computer-assisted: radionuclide angiography 计算机放射性核素血管显像(术)

cRNA *n*. 互补 RNA

crocated [拉 crocatus] *a*. 含藏红花的,加藏红花的

crocein *n*. 藏花精

croceomycin *n*. 藏花霉素

croceous *a*. ①番红花色的 ②含番红花色的

crocetin *n*. 番红花酸

crocidismus [希 kroke a tuft of wool]; **carphology** *vi*. 摸索,摸空,捉空摸床

crocidolite *n*. 青石棉

crocin *n*. 番红花素

Crocisa emarginata (**Lepeletier**) 凹盾斑烽(隶属于蜜蜂科 Apidae)

crocodile tears *n*. ①鳄鱼泪 ②假泪

Croconazole *n*. 氯康唑(抗真菌药)

crocose *n*. 番红花糖

Crocq's serum 克罗克氏血清(2%磷酸钠溶液)

Crocus sativus L. [拉;植药] 番红花

Crocus [拉;希 krokos] *n*. 番红花属 ‖ ~ sativus L; saffron 番红花

croesomania; cresomania; plutomania *n*. 豪富妄想,豪富狂

Crohn's disease; regional ileitis 克罗恩病,节段性回肠炎

Crohn's disease activety index (简作 CDAI) 克罗恩氏病活动性指数(判断病情程度的一种打分法)

Crombie's ulcer 后龈区溃疡(见于口炎性腹泻)

Cromieptes altivelis (**Cuvier et Valenciennes**) 驼背鲈(隶属于 08 科 Serranidae)

Cromitrile *n*. 色满卡林 (抗高血压药)

Cromkalim *n*. 克罗米腈 (平喘药)

Cromoglicate lisetil 赖色甘酯 (抗过敏药,平喘药)

Cromoglicic Acid 色甘酸 (抗过敏药)

Cromolyn Sodium 色甘酸钠 (抗过敏药)

Crompton's line 克兰顿氏线,髂总动脉投影线

Cronartiaceae *n*. 柱秀菌科(一种菌类)

Cronidipine *n*. 氯硝地平(血管扩张药)

Cronin Lowe reaction (**test**) 克罗宁,娄氏反应(试验)(检癌)

Crooke's changes 克鲁克氏变化(垂体前叶嗜碱性细胞胞质的透明变性) ‖ ~ granules 克鲁克氏颗粒(垂体前叶嗜碱性细胞胞质内颗粒)

Crookes's space 克鲁克斯氏间隙(阴极暗区) / ~ tube 克鲁克斯氏管(X 线真空管)

crop *n*. ① 嗉囊 ② 收获

Cropropamide *n*. 克罗丙胺(兴奋中枢药)

crops *n*. 分批出现(疹)

Croscarmellose *n*. 交联羧甲纤维素 (药用辅料)

cros-linking *n*. 交联

Crospovidone *n*. 交聚维酮(药用辅料)

cross *n*. ①交叉的,互交钓 ②十字,十字形 ③异种交配 *v*. 杂交,交叉 ‖ ~ ability 可交配性 / ~ absorption 交叉吸收 / ~ agglutination 交叉凝集 / ~ breed 杂交育种 / ~ breeding 杂交育种,杂交繁育 / ~ classification 交叉分类 / ~ clavicular 锁骨十字形绷带 / ~ combination 杂交组合 / cross-compatlhiilty 杂交亲和性 / ~ fecundation = ~ fertilization / ~ fertilization 异花受精,异体受精,杂交受精 / cros-fruitful 杂交可实的 / cross-fruitfulness 杂交结实性 / ~ green 绿十字 / ~ homology 残余同源性 / cross-incompatibility 杂交不亲和性,杂交不相容性 / ~ induction (= zygote induction) 接合诱导 / cross-infertility 杂交不孕的,杂交不结实的 / ~, infertility 杂交不孕性,杂交不结实性 / ~ linking 交联 / ~ cylinder lens 交叉柱镜 / ~ cylinder method 交叉柱镜法 / ~ cylinder test 交叉柱镜试验 / ~ eyes 内斜视 / ~ hemagglutination inhibition (test) (简作 CHAI) 交叉血凝抑制试验 / ~ occipital [枕骨]十字隆起 / ~ phenylcarbylamine chloride 氯化苯胩(毒气) / ~ pollination 异花授粉,异花传粉 / ~ product 乘积 / ~ protection 交叉保护作用 / ~ reacting material (简作 CRM) 交叉反应物质 / ~ reaction 交叉反应 / ~ resistance 交互抗药性

Cross stain 克罗斯氏染剂(染噬细胞及细菌)

crossability *n*. 可交配性

cross-absorption *n*. 交叉吸收

Crossaster papposus (**Linnaeus**) 轮海星(隶属于太阳海星科 Solasteridae)

crossbill *n*. 交嘴鸟

crossbite *n*. 反胎 ‖ ~, anterior 前反胎 / ~, buccal 颊反胎 / ~,

lingual 舌反胎 / ～, posterior 后反胎 / ～, scissors-bite 剪式反胎 / crossbite, telescoping; scissors-bite 套迭式反胎，剪式反胎
crossbreeding *n*. 杂交繁育
cross-bridge *n*. 横桥，交联桥
cross-clamp *n*. 横跨钳闭(或十字钳闭)
cross-cotrelation *n*. 交互相关
cross-current *n*. 横流式
crossed *a*. 交叉的 ‖ ～ extensorreflex 交叉伸肌反射 / ～ mmuno-electrophoresis 交叉免疫电泳 / ～ jerk 交叉［性］反射 / ～ pyramidal tract 交叉椎体束 / ～ acoustic response (简作 CAR) 交叉声反应，交叉听(肌)反应 / ～ amblyopia 交叉性弱视 / ～ cylinder 交叉柱镜 / ～ diplopia 交叉性复视 / ～ disparation 交叉性差异(交叉性复视) / ～ disparity 交叉性视差 / ～ dominance (眼，手)交叉优势 / ～ electroimmunodiffusion (简作 CEID) 交叉电免疫弥散 / ～ eye 内斜眼 / ～ hemianopia 交叉偏盲，异侧偏盲 / ～ laterality 交叉偏利 / ～ parallax 交叉性视差，异侧性视差 / ～ point 交叉点 / ～ reflex 交叉性反射性反射
cross-edhocardiogram (简作 CeCG) 切面超声心动声(即二维超声心动图)
Crosses, Ranvier's 郎飞氏十字(郎飞氏结内的十字形构造，用硝酸银染色显著)/ ～ silver 银十字(神经纤维束) / ～ yellow 黄十字 / ～ dichlorodiethyl sulfide 二氯二乙硫醚，芥子气(毒气)
cross-fire *n*. 交叉放射
crossfixation *n*. 交叉注视
crossfoot *n*. 内翻足，足内翻
crossgraphy *n*. 断面造影术 ‖ ～ direct 直接断面造影术 / ～ indirect 间接断面造影术 / ～ rotatory 旋转断面造影术
cross-infection *n*. 交叉感染
cross-infertility *n*. 杂交不育性
crossing *n*. 交叉 ‖ ～ synapsis 交叉突触 / crossing over 染色体交换 / zero ～ 零交叉法
crossing *n*. 杂交，杂交繁育 ‖ ～ over 交换
crossing-over *n*. 交换(同源染色体相对片断之间交换，交换是遗传物质重组的基础) ‖ ～ map 交换图 / ～ modifier 交换频度变更因子 / ～ region 交换区 / ～ value 交换值
cross-knee ［拉 genu valgum］ 蹂外翻
cross-legged *a*. 交叉腿的
crosslink *n*. 交联
cross-linked agarose beads entrapped active charcoal (简作 CAAC) 交联琼脂糖活性碳珠
crossmatching *n*. 交叉配血(试验)
Crossopterygii *n*. 总鳍类，总鳍亚纲
Crossosomataceae *n*. 流苏亮籽科
Crossostephium chinense (L.) Makino ［拉；植药］芙蓉菊
cross-over *n*. ①交换(染色体) ②交叉型，交叉组
crossover *n*. ①跨接 ②交岔 ‖ ～ interference 交换干涉 / ～ position. Interference 交换位置干涉 / ～ reducer 交换减退因子 / ～ suppressor 交换抑制因子 / ～ suppressor lethal bar technique (CIB technique) 交换抑制因子—致死－棒眼技术，CIB 技术 / crossover-type gamete 交换型配子 / cross-over unit 交换单位 / cross-over value(C. O. V.) 交换值 / ～ wavelength 交叉波长
cross-over double blind test (简作 CDBt) 横向交叉双盲试验
crossover test 交叉试验
cross-pollination *n*. 异花受粉
cross-protection *n*. 交叉保护(作用)
cross-reacting antibody 交叉(反应)抗体
cross-reacting antigen 交叉反应抗原
cross-reacting determinant (简作 CRD) 交叉反应决定族
cross-reacting material (简作 CTM) 交叉反应物
cross-reaction *n*. 交叉反应
cross-reactivation *n*. 交叉复活作用
cross-reactive idiotope 交叉反应性独特型决定位
cross-section *n*. ①断面，横切面，截面 ②横切片
cross-sterile *a*. 交叉不育的，异种不育的
cross-sterility *n*. 杂交不育，杂交不育性
cross-striation of enamel 釉质横纹
cross-unfruitful 杂交不实的
cross-unfruitfulness 杂交不实的
crossway *n*. 感觉交叉路(内囊后部)
Crotalaria (Sann Hemp) mosaic virus (Raychaudhuri) (Tobacco mosaic virus 株) 野百合花叶病毒
Crotalaria (Sann-Hemp) phyllody virus (Bose et misra) 野百合变叶病毒
Crotalaria albida Heyne ［拉；植药］响铃豆
Crotalaria assamica Benth. ［拉；植药］大猪屎豆
Crotalaria ferruginea Grah. ［拉；植药］假地兰
Crotalaria linifolia L. f. ［拉；植药］条叶猪屎豆
Crotalaria mucronata Desv. ［拉；植药］猪屎豆
Crotalaria sessiliflora L. ［拉；植药］兰花猪屎豆
Crotalaria witches, broom agent (liadiwijaja) 野百合丛枝病原
crotalid venoms 响尾蛇毒
Crotalidae *n*. 蝮科(隶属于有鳞目 Squamata)
Crotamiton *n*. 克罗米通(抗疥满药)
crotaphion *n*. 颞穴
Crotarbital *n*. 丁烯比妥(催眠镇静药)
crotchet *n*. ①趾钩 ②钩毛
Crotethamide *n*. 克罗乙胺(中枢兴奋药)
Crotex Caesalpiniae Radicis ［拉；植药］云实皮
Crotex Cinnamomi Tamalae ［拉；植药］三条筋
Crotex Clausenae Lansii ［拉；植药］黄皮树皮
crotin *n*. 巴豆毒蛋白
Croton crassifolius Geisel. ［拉；植药］鸡骨香
Croton lachnocarpus Benth. ［拉；植药］毛果巴豆
Croton oil ［植药］巴豆油
Croton seed ［植药］巴豆
Croton tigliumL. ［拉；植药］巴豆
crotonaldehyde acetal 丁烯缩醛
crotonase *n*. 巴豆酸酶，烯酰水合酶
Crotoniazide *n*. 丁烯烟肼(抗结核药)
crotonic acid 巴豆酸，丁烯酸
crotonic anhydride 丁烯酸酐
crotonyl-CoA *n*. 巴豆酰辅酶 A，丁烯酰辅酶 A
crotonylidenediurea (简作 CDU) 巴豆叉二脲
croup[1] *n*. 格鲁布，哮吼
croup[2] *n*. 臀部
croup-associated (virus) (简作 CAV) 与格鲁布相关的(病毒)
Croup-associated virus 致哮吼病毒
Croup-associated virus = Parainfluenza type b virus (Chanock) 副流感病毒 2 型
croupous conjunctivitis 假膜性结膜炎
Crouzon's disease 克鲁宗氏病，颅骨面骨发育不全
crow *n*. 鸦，乌鸦
Crow pheasant ［动药］褐翅鸦鹃
Crow pheasant meat ［动药］毛鸡
crowding *n*. 拥挤(牙) ‖ ～ phenomenon 拥挤现象
crown ［英］; **corona** ［拉］ *n*. ①冠 ②根颈 ‖ ～, acrylic 丙烯酸脂冠 / ～, acrylic resin 丙烯酸树脂冠 / ～, acrylic veneer 丙烯酸树脂罩冠 / ～, Alexander's 亚历山大氏冠(桥基金属冠) / ～, anatomical; corona dentis 解剖性牙冠 / ～, artificial; corona artificialis 人造冠 / ～, baked-porcelain-veneer 烤瓷罩冠 / ～, Bean; split-dowel 比因氏冠，分桩冠 / ～, Beer's; Morrison ～ 比尔氏桩冠，摩里逊氏冠(带环金冠) / ～, bell 钟状冠 / ～, bifid; corona bifida 两歧冠 / ～, Black's 布莱克氏冠(前牙的瓷冠，借螺钉固定于金衬里的根管中) / ～, Bonwill 邦威耳氏冠(桩冠) / ～, Brown 布朗氏冠(凸底桩冠) / ～, Buttner 布特纳氏冠(瓷面带领桩冠) / ～, cap; shell ～ 帽冠，壳冠 / ～, Carmicael; partial veneer ～ 卡麦克尔氏冠，桥基部分冠 / ～, cast-gold 铸金冠 / ～, casting 铸造冠 / ～, casting alloy 铸造合金冠 / ～, clinical; extra-alveolar ～ 临床性冠，牙槽外冠 / ～, collar; Richmond ～ 颈圈冠，带环人工牙冠，李氏冠 / ～, complete 全冠 / ～, complete veneer 全罩冠 / ～, counter-sink tooth 钉孔冠 / ～, Davis; post ～ 大卫斯氏冠，桩冠《利用冠桩固定于牙冠及牙根上的人造冠》/ ～, Daviscast-base 大卫斯氏铸基冠 / ～, detached dowel 分桩冠 / ～, dowel 桩冠 / ～, dental; corona dentis 牙冠 / ～, extra-alveolar 外齿槽冠 / ～, full; full veneer ～ 全冠，全罩冠 / ～, gold 金冠 / ～, half 半冠 / ～, half-cap; open-face ～ 半帽冠，开面冠 / ～, Howe 豪氏冠(加钉桩冠) / ～, incisor form seamless 切牙形无缝冠 / ～, jacket 甲冠 / ～, jacket shoulderless 无肩甲冠 / ～, Logan 洛根氏冠，桩冠 / ～, metal 金属冠 / ～ ethers 冠状醚类 / ～ gall tumor 冠瘿肿瘤 / ～ rump length 顶臀长度(从胚胎头顶至臂部的长度) / ～ streacle ［植药］蒜 / ～, metal-plastic 金属塑料联合冠 / ～, Morrison 摩里逊氏冠(带环金属) / ～, nonmetallic 非金属冠 / ～, one-half veneer 半罩冠 / ～, openface; half-cap ～ 开面冠，半帽冠 / ～, openface gold 开面金冠，露面金冠 / ～, partial; corona partialis 部分冠 / ～, partial; corona partialis 部分金冠 / ～, partial veneer Carmichael ～, three-quater ～ 部分罩冠，卡麦克尔氏冠，四分之三冠 / ～, physiological 生理学牙冠 / ～, pivot 柱冠 / ～, plastic; corona plastica 塑料冠 / ～, polycarbonate 聚碳酸套冠 / ～, porcelain cusp 瓷尖冠 / ～, porcelain jacket 瓷套冠 / ～, porcelain jacket 瓷罩冠 / ～, post; Davis ～ 桩冠，大卫斯氏冠 / ～, residual; corona residualis; ～, Richmond, collar ～ 李

氏冠,颈圈冠 / ~, seamless 无缝冠 / ~, semiveneer 半罩冠 / ~, shell; cap ~ 壳冠,帽冠 / ~, shoulder [有]肩台冠 / ~, shoulder veneer [有]肩台罩冠 / ~, shoulderless 无肩台冠 / ~, shoulderless type acrylic 无肩台丙烯酸脂 / ~, soldered 焊接冠 / ~, split-dowel 分桩 / ~, stainlesssteel 不锈钢冠(牙) / ~, staple-half 肘钉形冠 / ~, telescope 套筒冠 / ~, three-quarterveneer 四分之三冠(3/4 冠) / ~, tooth; corona 牙冠 / ~, two-piece 二部冠,二分冠, 分离冠 / ~, veneer 罩冠 / ~, Weston 韦斯顿氏冠(双钉冠) / ~, window; veneered ~ 开窗冠,罩冠 / ~, Wood 伍德氏冠(双钉冠) / ~ wrought 锤造冠 / ~, wrought full 锤造全冠

crown-heel *n*. 顶踵长度(胎长)

crown-heel length (of baby)(简作 CH) 冠跟长度(婴儿)

crown-holder *n*. 持冠器,冠柱

crowning *n*. 儿头出露

crowning *n*. 造冠术(牙)

crown-rump(简作 C.R.) 顶臀长度

crown-setting; pivoting crown *n*. 牙冠定着术,定桩法

crownwork *n*. 牙冠成形术,牙冠术

crozier cell 钩状细胞

CRP Creactive protein C-反应蛋白

CRP 见 C reactive protein

CRP (crp) factor CRP 因子

Crstor root [植药] 红蓖麻根

Cruchet's disease [Rene 法医师 1875 生]; **epidemicencephalomyelitis** 克律歇氏病,流行性脑脊髓炎

cruciata amblyopia 交叉性弱视

cruciate *a*. 十字形的

crucible [英]; **crucibulum** [拉] *n*. 坩埚 ‖ ~ former 坩埚成形器 / ~, Gooch 古奇氏坩埚 / ~, platinum 白金坩埚 / ~, porcelain 瓷坩埚

Crucifer mosaic virus (Claythin) (Turnip mosaic virus(株) 十字花叶病毒

Crucifer mosaic virus (Clayton) = Turnip mosaic virus (Gardner et Kendrick) 芜菁花叶病毒

Cruciferae *n*. 十字花科

crude *a*. ①生的 ②粗制的 ‖ ~ birth rate 自然出生率(在一定时间内出生的人数) / ~ birthrate (简作 CBR) 粗出生率 / ~ death rate 自然死亡率 / ~ ganglioside (简作 CGFZ) 粗神经节甙脂 / ~ survival rate (简作 CSR) 自然存活率,粗存活率

crudeextract *n*. 粗提取物,粗浸膏

cruentate *a*. 血色的,暗紫红色的

cruentation *n*: 受害尸体出血

cruenturesis *n*. 血尿

Crufomate *n*. 克芦磷酯(抗蠕虫药)

cruor (复 cruores) [拉] *n*. 血块

cruorin *n*. 血红蛋白

crupper *n*. 马臀

crura cerebelli 小脑脚

crura corporis cavernosi penis 阴茎海绵体角

crural *a*. ①脚的 ②腿的 ③腕钩的 ‖ ~ base 腕钩基 / ~ fossette 腕钩窝 / ~ trough 腕钩槽

crureus *n*. 股间肌

crurogenital *a*. 股生殖器的

cruro-inguinal *a*. 股腹股沟的

crus (复 crura) *n*. ①脚 ②腿,胫 ③腕钩 ‖ ~ anthelicis 对耳轮脚 / ~ breve 短脚(砧骨) / ~ cerebri (简作 CC) 大脑脚 / ~ clitoridis 阴蒂脚 / ~ commune 总脚 / ~ curvilineum 由(后)脚[镫骨]

crush *v*. 压碎,碾碎 ‖ ~ injury 挤压伤 / ~ syndrome 挤压综合征

crushing action 致命打击

crust *n*. ①壳,甲壳 ②痂

crusta (复 crustae) [拉]; **crust** [英] *n*. ①壳,甲壳 ②[大脑]脚底 ③痂 ‖ ~ adamantina dentium; enamel 牙釉质 / ~ fibrosa; cementum 牙骨质 / ~ osteoides radicis; radica cementum 根骨质 / ~ petrosa dentis; cementum 牙骨质

Crustacea *n*. 甲壳纲(隶属于节肢动物门 Arthropoda)

crustacean plankton 浮游甲壳动物

crustal *a*. ①壳的 ②痂的

crustosus [拉] *a*. 结痂的

crutch glasses 支撑眼镜

crutch spectacles 支撑眼镜,上睑下垂支撑眼镜

crutchfield clamp 螺旋动脉夹

Cruveilhier's atrophy [Jean 法病理学家 1791—1874] 克律韦利埃氏萎缩(进行性肌萎缩)

Cruveilhier's fascia 克律韦利埃氏筋膜,会阴浅筋膜

Cruveilhier's fossa 克律韦利埃氏窝,舟状窝(蝶骨)

Cruveilhier's joint 克律韦利埃氏关节,寰枢关节

Cruveilhier's ligaments 克律韦利埃氏韧带,掌指关节掌侧韧带

cryalgesia *n*. 冷痛觉

cryanesthesia *n*. 冷觉缺失

Crydalis incisa (Thunb.) Pers. [拉;植药] 刻叶紫堇

cryglobulin *n*. 冷球蛋白

cryoadhesion *n*. 冷冻黏结法(视网膜)

cryoapplication *n*. 冷冻法

cryobiology *n*. 低温生物学

cryocautery *n*. ①冷冻器 ②冷冻术

cryocoagulation *n*. 冷凝术

cryodamage *n*. 冷冻损伤

cryoelectronics *n*. 低温电子学

cryoextraction *n*. 冷冻摘除术 ‖ ~ of catatact 白内障冷冻摘除术 / ~ of lens 晶状体冷冻摘除术

cryoextration *n*. 低温摘除术

cryofiltration *n*. 冷却过滤法

cryofixation *n*. 冷冻黏结术

Cryofluorane *n*. 克立氟烷(麻醉药)

cryofresh plasma 冷冻新鲜血浆

cryogen *n*. 冷冻剂

cryogenic *a*. 致冷冻的

cryogenic Technology Ltd Ripley *n*. UK 液氦冷冻机

cryoglobulin *n*. 冷沉(淀)球蛋白

cryoglobulin, cryoimmunoglobulin (简作 CG) 冷球蛋白,冷免疫球蛋白

cryohemorrhoidectomy *n*. 冷冻痔疮切除术

cryoinstrument *n*. 冷冻手术器械

cryolysis *n*. 冷冻破坏法

cryomanipulator *n*. 冷冻手术器

cryometer *n*. 低温计,低温温度表

cryomicroscope *n*. 低温显微镜

cryomicrotomy *n*. 低温切片术

cryonics *n*. 人体冰冻学

cryo-ophthalmic *a*. 眼冷冻的

cryoophthalmology *n*. 冷冻眼科学

cryopathic hemolytic syndrome 寒冷性溶血综合征

cryopathy *n*. 寒冷病

cryopencil *n*. 冷冻笔,冷冻头

cryopexor *n*. 冷冻器

cryopexy *n*. 冷冻黏结术(视网膜)

cryophake *n*. 晶状体冷冻摘除术

cryophilia *n*. 嗜冷性[细菌]

cryophllic *a*. 嗜冷的

cryophytes *n*. 冰雪植物

cryopreservation *n*. 冷冻保存 ‖ ~ of cornea 角膜冷冻保藏,角膜保存

cryoprobe *n*. 冷冻器,冷冻探子

cryoprotectants *n*. 低温保护剂

cryoprotective *n*. 冷冻保护,低温保护

cryoprotective medium (简作 CPM) 冷冻保护剂

cryoprotector *n*. 低温防护剂

cryoreduction *n*. 冷冻复位术

cryoretinopexy *n*. 视网膜冷凝固定术

cryosar *n*. 低温雪崩开关

cryoscope *n*. 冰点测定器

cryoscopy *n*. 冰点降低测定法

cryoslide *n*. 冷冻(内障)拉出术

cryostat *n*. 恒冷箱

cryosurgery *n*. 冷冻手术

cryotherapeutics *n*. 冷冻疗法

cryotherapy; cryotherapia *n*. 冷疗法

cryothermy *n*. 冷烙术 ‖ ~ coagulation 冷(冻)凝固

Cryotobranchus alleganiensis (Daudin) 隐鳃鲵(隶属于隐鳃鲵科 Cryptobranchidae)

Cryotocephalus agnus (Weise) 黑魔隐头叶甲(隶属于肖叶甲科 Eumolpidae)

cryotolerant *a*. 耐冷的

cryoultramicrotome *n*. 冷冻超薄切片机

cryo-unit *n*. 冷冻装置,冷冻器

Cryphacaceae *n*. 隐蒴藓科(一种藓类)

Cryphalus exignus (Blandford) 桑梢小蠹(隶属于小蠹科 Scolytidae)

crypt [英]; **crypta** [拉]; **kryptos** [希] *n*. ①隐窝 ②小囊 ③滤泡,腺泡 ‖ ~, alveolar, crypta alveolaris 牙槽隐窝 / ~, dental;

cryptadentalis 牙囊 / ~, enamel 牙釉质隐窝 / crypts of palatine tonsil; fossulae tonsillarae 腭扁桃体隐窝 / crypts of pharyngeal tonsil; fossulae tonsillares pharyngeae 咽扁桃体隐窝 / crypts of tongue 舌[滤泡]隐窝
cryptae tonsillares 扁桃体隐窝
cryptand *n*. 穴状配体
Cryptenamine *n*. 绿藜安(抗高血压药)
Crypteroniaceae *n*. 隐翼科
cryptic coloration 隐藏色
cryptic contamination 隐藏混杂
cryptic plasmid 隐蔽质粒
cryptic polymorphism 隐藏多态现象
cryptic prophage 隐性前噬菌体
cryptic species 同形种,隐蔽种
cryptic structural hybridity 隐藏结构杂种,隐微结构杂种
cryptic variation 隐微变异
Crypticus latiusculus (Men) 瘦隐甲(隶属于拟步行虫科 Lacordaire)
cryptitis *n*. 隐窝炎
cryptobiosis *n*. 隐生现象
Cryptoblabes lariclana nuclear polyhedrosis virus 穗螟核型多角体病毒
Cryptobranchidae *n*. 隐鳃鲵科(隶属于有尾目 Caudata)
cryptocephalus *n*. 隐头畸胎
cryptochism *n*. 隐睾
Cryptococcaceae *n*. 隐球酵母科(一种菌类)
Cryptococcus *n*. 隐球菌属 ‖ ~ neoformans meningitis 新型隐球菌性脑炎 / ~ Kutzing 隐球菌属 / ~ roseus Kutzing 玫瑰色隐球菌
cryptocrystalline *a*. 隐晶体的
cryptodidymus; endadelphos; fetus in fetu *n*. 隐联胎,体内联胎畸胎,胎内胎
crypto-empyema *n*. 隐性积脓
cryptoendomitosis; cryptogamae *n*. 隐秘核内有丝分裂,隐花植物
cryptogenetic; cryptogenic *a*. 隐原性的,原因不明的
cryptogenetics *n*. 隐性遗传学
cryptogenic pyemia 隐源性脓毒症
cryptogenic; fibrosing alveolitis (简作 CFA) 隐原性纤维化肺泡炎
cryptogenin *n*. 隐配基,延令草苷配基
cryptoglioma *n*. (视网膜)隐神经胶质瘤
cryptogonomery *n*. 隐藏分核现象
Cryptogonus blandus (Mader) 黄滑瓢虫(隶属于瓢虫科 Epilachninae)
cryptogram *n*. 暗码
cryptohaplomitosis *n*. 隐单有丝分裂
Cryptolaemus montrouzieri (Mulsant) 孟氏隐唇瓢虫(隶属于瓢虫科 Epilachninae)
cryptoleukemia *n*. 隐白血病
cryptolith *n*. 隐窝结石
cryptolithiasis *n*. 隐窝结石病
cryptomemrachischisis; spina bifida occulta *n*. 隐性脊柱裂
cryptomenorrhea *n*. 阴道积血,隐经
cryptomere *a*. 隐窝状,囊状 *n*. 隐微粒
Cryptomeria fortunei Hooibrenk [拉;植药] 柳杉
Cryptomeria japonica 柳杉(一种药用植物)
cryptomerism *n*. 隐微粒现象
cryptomerorachischisis *n*. 隐性脊柱裂
cryptomitosis *n*. 隐有丝分裂
Cryptomonadaceae *n*. 隐鞭藻科(一种藻类)
Cryptomonadales *n*. 淀粉鞭毛目(植物分类学)
Cryptomonas compressa Pascher 扁隐蓝细菌
Cryptomonas erosa Ehrenb 啮蚀隐蓝细菌
Cryptomonas onomals Fritsch 异隐蓝细菌
Cryptomonas ovata Ehrenb 卵形隐蓝细菌
Cryptomonas Skuja 隐蓝细菌属
Cryptomycetaceae *n*. 鲜色盘(菌)科(一种菌类)
Cryptonemiaceae *n*. 隐丝藻科(一种藻类)
Cryptonemiales *n*. 布海苔目(植物分类学)
cryptophthalmus *n*. 隐眼[畸形]
Cryptophthalmus smaragdinus (Ru ppel et Luckart) 隐肺螺(隶属于阿地螺科 Atyidae)
cryptophthalmus; cryptophthalmos *n*. 隐眼[畸形]
cryptoplasm *n*. 匀布胞质
cryptoplasmic *a*. 隐伏的(感染)
cryptopodia *n*. 隐足病,足肿病
cryptoporous *a*. 隐孔的,隐隙的
cryptoporphyrin *n*. 隐卟啉
cryptopyic *a*. 隐脓的
cryptopyrrole *n*. 隐吡咯,2,4-二甲基-3-乙基吡咯
cryptorachisis; spina bifida occulta *n*. 隐性脊柱裂
cryptorchid; cryptorchis *n*. 隐睾者
cryptorchid testes 隐睾(儿童期保留在体腔内未降入阴囊的睾丸)
cryptorchidectomy *n*. 隐睾丸切除术
cryptorchidism; cryptorchism *n*. 隐睾(呈多基因遗传。临床表现为新生儿睾丸未下降,可停留于腹膜后、腹股沟或阴囊入口处。双侧者占 10% ~ 20%,约半数发生在右侧。未下降睾丸的曲细精管可萎缩,发生肿瘤的机会也增多)
cryptorchidopexy *n*. 隐睾固定术
cryptorrhea *n*. 内分泌异常
cryptorrhetic *n*. ①内分泌的 ②内分泌异常的
cryptospermia *n*. 少精子症
Cryptosporidium *n*. 隐孢子虫病 ‖ ~ baileyi 贝(利)印孢子 / ~ muris 鼠隐孢子虫
cryptostructural change 微小染色体结构变化
Cryptotaenia japonica Hassk. [拉;植药] 鸭儿芹
Cryptothelea variegata nuclear polyhedrosis virus 大蓑蛾核型多角体病毒
Cryptotympana pastulata (Fabricius) 蚱蝉(隶属于蝉科 Cicadidae)
Cryptotympana pustulata fabricius [拉;动药] 黑蝉
cryptovirogenic *a*. 隐性病毒基因的
cryptoxanthis *n*. 隐黄质,玉米黄质
cryptozygous *a*. 隐颧的,颧弓不显的
Crypturgus pusillus (Gyllenhal) 寡毛微小蠹(隶属于小蠹科 Scolytidae)
crystal *n*. 晶体,结晶 ‖ ~ bring-up 晶体培育 / ~ cell 含晶细胞 / ~ diffraction 晶体衍射 / ~ field theory 晶体场理论 / ~ idioblast 含晶异细胞 / ~ impedanc mete (简作 CIM) 晶体阻抗计 / ~ lattice 晶体点阵,晶格 / ~ transducer 晶体换能器 / ~ triode 晶体(三极)管 / ~ Violet 甲紫(消毒防腐药) / ~ violet 结晶紫
crystallin *n*. (眼)晶状体蛋白
crystalline *a*. 晶状的,结晶的 ‖ ~ birefringence 晶状双折射 / ~ capsule 晶状体囊 / ~ cone 晶状体圆锥 / ~ corneal dystrophy 结晶状角膜营养不良 / ~ degeneration 结晶样变性 / ~ enzyme 结晶酶 / ~ humor ①晶状体 ②玻璃体 / ~ lens 晶(状)体 / ~ lens capsule 晶状体囊
crystalline egg albumin (简作 CEA) 结晶卵白蛋白
crystalline insulin (简作 CI) 结晶胰岛素
crystalline state (简作 c) 结晶状态
Crystalline-array virus (Jutila) 列晶病毒
crystallint; inclusion *n*. 晶状内涵体
crystallite *n*. 微晶
crystallitis *n*. 晶状体炎
crystallizability *n*. 可结晶性
crystallizable fragment (简作 FC) 可结晶片段,FC 段
crystallizer *n*. 结晶器
crystallogram *n*. 晶体衍射图
crystallography *n*. 结晶学
crystalloid *n*. & *a*. ①类晶体 ②晶样的 ③凝晶质
crystalloiditis; phakitis *n*. 晶状体炎
crystallon *n*. 籽晶,晶子
crystalluria *n*. 结晶尿(结晶性物质排泄至尿中)
crystals, rock *n*. 晶体石,石英(二氧化硅)
crystobolite *n*. 方石英
Crytopsaras couesi (Gill) 驼背角鮟鱇(隶属于角鮟鱇科 Ceratiidae)
crytosporidiosis *n*. 隐孢子虫病
CS chorionic somatotropin 绒(毛)膜生长激素
CSA cyclosporin A 环孢素 A
C-scan C 型(超声)扫描
CSD combined standard deviation 综合标准差
C-section 剖腹产
C-SF colony-stimulating factor 集落刺激因子,细胞团刺激因子/ coronary sinus flow 冠状窦血流
CSF *n*. 对比敏感度函数
CSI calculus surface index 牙面牙石指数 /cholesterol saturation index 胆固醇饱和指数
CSP Circumsporozoite protein 环子孢子蛋白
CSR crude survival rate 自然存活率,粗存活率
CSSI calculus surface severity index 牙面牙石硬度指数
CST contraction stress test 宫缩应激试验
Csulis Arcangelisiae [拉;植药] 古山龙
CT clotting time 凝血时间 /computed tomography, computerized tomography, computer tomography 计算(辅助)体层摄影(术),计算体层摄影(术) /computerized tomography 电子计算机断层摄影术
C-T chloranin T 氯胺 T

CT4 myovirus CT4 心病毒
CTCL cutaneous T cell lymphoma 皮肤 T 细胞淋巴瘤
Ctdicoides omogensis (Arnaud) 面河库蠓(隶属于蠓科 Heleidae)
ctDNA *n*. 叶绿体 DNA
Ctenocephalides (Stiles & Collins) 犬栉首蚤(隶属于蚤科 Pulicidae)
Ctenochaetus binotatus (Randall) 双魔栉齿刺尾鱼(隶属于刺尾鱼科 Acanthuridae)
Ctenodactylus gondii 疏趾鼠
Ctenolepisma Villosa [拉;动药] 东方衣鱼
Ctenolepisma villosa Escherch [拉;动药] 东方衣鱼
Ctenolophonaceae *n*. 垂籽树科
Ctenopharyngodom idellus 白鲩,草鱼(华支睾吸虫重要的中间宿主)
Ctenopharyngodon idellus (Cuvier et Valenciennes) 草鱼(隶属于鲤科 Cyprnidae)
Ctenoplectra kellogi (Cockerell) 蓝栉距蜂(隶属于准蜂科 Melittidae)
Ctenopsyllus *n*. 细蚤属 ‖ ~ segnis; Leptopsylla musculi 鼷细蚤
Ctenopteryx siculus (Ve rany) 栉鳍乌贼(隶属于栉鳍乌贼科 Ctenopterygidae)
Ctenoptetygidae *n*. 栉鳍乌贼科(隶属于枪形目 Teuthoidae)
C-terminal *n*. C 末端
ctetology *n*. 获得性生物学(研究获得性状的生物学分支)
ctetosome *n*. 超数染色体;异染色体,性染色体
CTF cancer therapy facilities 癌治疗设备
Ctfliooides tenuipalpis (Wirth et Hubert) 窄须库蠓(隶属于蠓科 Heleidae)
CTL cytotoxic T lymphocyte 细胞毒 T 淋巴细胞
CTMC connective tissue mast cells 结缔组织肥大细胞
CTN computerized tomography number CT 值
CTOMS Computed Tomography in Oral and Maxillofacial Surgery 口腔颌面外科电子计算 X 线断层照相术
CTP cytidine triphosphate 胞苷三磷酸
CTR cardiothoracic ratio 心胸比例,心胸指数
CTS Computed Tomography and Sialography 电子计算 X 线断层照相术及涎腺造影术
CTT compartment transit time 细胞库(池)经过时间 /computerized transaxial tomography 计算机(辅助)轴向体层摄影(术),计算体层摄影(术)
ctton seed oil 棉花子油
C-tumour *n*. C 瘤肿(秋水仙瘤肿)
ctyoultramicrotomy *n*. 冷刀超薄切片术
C-type chromaticity type 易染色类型 ‖ ~ virus C 型病毒
Cu (cuprum) *n*. 铜(29 号元素)
cu. Cm. cubic centimeter 立方厘米
Cu. mm. *n*. 立方毫米
Cu/Zn SOD cuprozinc-superoxide dismutase 铜锌趋氧化物歧化酶
Cuajani *n*. 夸哈尼(成药祛痰剂)
Cuban itch; alastrim 乳白痘,类天花
Cubeb; cubeba 荜澄茄 ‖ ~ olecresin 荜澄茄油树脂
Cubeba officinalis Miq. 荜澄茄
Cubebene *n*. 荜澄茄油萜
Cubebin *n*. 荜澄茄素
Cubebism *n*. 荜澄茄中毒
cubic *a*. 立方的;容积的;体积的
cubic centimeter (简作 Cm) 立方厘米
cubic centimeters at standard temperature and pressure (简作 CC-STP) 在标准温度与压力下的立方厘米
cubic centimetres per minute (简作 cc/min) 立方厘米/分
cubic cintimetres per second (简作 cc/sec) 立方厘米 / 秒
cubic contents 立方体容量
cubic decimeter (简作 cdm) 立方分米
cubic difference tone 三次差别音调
cubic feet (简作 cft) 立方英尺
cubic feet per day (简作 CF/D) 立方英尺/日,每日立方英尺
cubic feet per hour (简作 cfh) 立方英尺/时,每时立方英尺
cubic feet per minute (简作 cfm) 立方英尺/分
cubic feet per second (简作 cfs) 立方英尺/秒
cubic metre (简作 cbm) 立方米
cubic summetor 方体对称,又称立体对称
cubic symmetry 立体对称,三度对称
cubic symmetry groups 立方对称群
Cubiceps squamices (Lloyd) 鳞首方头鲳(隶属于双铺鲳科 Nomeidae)
cubicfeet *n*. 立方英尺(气体)
cubicinch *n*. 立方英寸
Cubicle *n*. 小隔间(宿舍或病室中的)
Cubiform *a*. 骰子形的,立方形的
Cubilose *n*. 燕窝
cubital *a*. ①肘的 ②尺骨的,前臂的 ‖ ~ area 肘域,肘区 / ~ cell 肘室 / ~ cellule 肘小室 / ~ fork 肘脉叉
cubitale *n*. 楔骨
cubitalis *n*. 尺侧肌 ‖ ~ anterilr; ~ internus; musculus flexor carpi ulnaris 尺侧腕屈肌 / ~ gracilis; musculus palmaris longus 掌长肌 / ~ posterior; ~ externus; musculus extensor carpi ulnaris 尺侧腕伸肌 / ~ Riolani; musculus anconaeus 肘[后]肌
cubitocarpal *a*. 尺腕的
cubitoradial *a*. 尺桡的
cubitus *n*. 肘,前臂 ‖ ~ valgus 肘外翻(前臂内翻) / ~ varus 肘内翻(前臂外翻)
cubocuneiform *a*. 骰楔的
cuboidal *a*. 似立方形的;骰状的 ‖ ~ bone 骰骨 / ~ cell 立方细胞 / ~ epithelium 立方上皮
cuboideonavicular *a*. 骰舟的
cuboides; os cuboideum *n*. 骰骨
Cuckoo [动药] 大杜鹃
Cuckoo meat [动药] 大杜鹃
Cuclotogaster *n*. 头虱属 ‖ ~ heterographus 鸡头虱
Cucubalus baccifer L. [拉;植药] 狗筋蔓
cucularis; musculus trapezius *n*. 斜方肌
Cuculate *a*. 帽状的
Cuculidae *n*. 杜鹃科(隶属于鹃形目 Cuculiformes)
Cuculiformes *n*. 鹃形目(隶属于鸟纲 Aves)
cuculla *n*. ①斜方肌下部 ②鼻软骨之一
cucullar *a*. 勺状的,兜形的
Cucullaris; musculus trapezius 斜方肌
cuculate *a*. 帽状的
Cuculus canorus (Linnaeus) 大杜鹃(隶属于杜鹃科 Cuculidae)
Cuculus canorus bakeri (Hariert) 大杜鹃华西亚种(隶属于杜鹃科 Cuculidae)
Cuculus canorus Linnaeus [拉;动药] 大杜鹃
Cuculus micropterus (Gould) 四声杜鹃(隶属于杜鹃科 Cuculidae)
Cuculus micropterus Gould [拉;动药] 四声杜鹃
Cuculus poliocephalus (Latham) 小杜鹃(隶属于杜鹃科 Cuculidae)
Cuculus poliocephalus Latham [拉;动药] 小杜鹃
Cuculus saturatus Blyth [拉;动药] 中杜鹃
Cucumaria chronhjelmi (The el) 柯氏瓜参(隶属于瓜参科 Cucumariidae)
Cucumaria echinatav (Marenzeller) 刺瓜参科(隶属于瓜参科 Cucumariidae)
Cucumaria multipes (The el) 丛足瓜参(隶属于瓜参科 Cucumariidae)
Cucumariidae *n*. 瓜参科(隶属于枝手目 Dendrochirota)
Cucumber *n*. 黄瓜,胡瓜 ‖ ~ squirting; Ecballium elaterium 喷瓜 / ~ (wild) mosaic virus (Freitag) 野黄瓜花叶病毒 / ~ 3 tobamovirus 黄瓜烟草花叶病毒 3 型 / ~ 4 tobamovirus 黄瓜烟草花叶病毒 4 型 / ~ aucuba mosaic virus (Bewley) (Cucumber green mottle mosaic virus 株) 奥古巴黄瓜花叶病毒 / ~ brown bug [动药] 九香虫 / ~ green mottle mosaic virus (Ainsworth) [Cucumber virus 3 (Ainsworth), Cucumis virus 2 (Smith), Marmor astrictum var. chlorogenum (Holmes)] 黄瓜绿斑点花叶病毒 / ~ mosaic cucumovirus 黄瓜花叶病毒 / ~ mosaic virus (Doolittle) [~ virus 1 (Johnson), Cucumis virus 1 (Smith), Marmor cucumeris (Holmes). Aphidophilus / ~ mosaic virus group 黄瓜花叶病毒组 / ~ necrosis virus (Canada) (McKeen) 加拿大黄瓜坏死病毒 / ~ necrosis virus (van, Kootet van Dorst) (Tobacco necrosisvirus A 株) 黄瓜坏死病毒 / ~ ring spot virus (Canada) (McKeen) 加拿大黄瓜环斑病毒 / ~ ring spot virus (France) (Spire et al.) 法国黄瓜环斑病毒 / ~ vein yellowing virus (Harpaz et Cohen) 黄瓜脉黄化病毒 / ~ virus 1 (Johnson) = Cucumber mosaic virus (Doolittle) 黄瓜花叶病毒 / ~ virus 3 (Ainsworth) = Cucumber green mottle mosaic virus (Ainsworth) 黄瓜绿斑点花叶病毒
cucumeris (Ryzhkov) 黄瓜花叶病毒
Cucumis L. 黄瓜属 ‖ ~ melo L. 甜瓜,香瓜 / ~ myriocarpus 南非吐瓜 / ~ sativus L. 黄瓜,胡瓜
cucumis melo 瓜蒂
Cucumis melo. L. [拉;植药] 甜瓜
Cucumis sativus 黄瓜
Cucumis virus 1 (Smith) = Cucumber mosaic virus (Doolittle) 黄瓜花叶病毒
Cucumis virus 2 (Smith) = Cucumber green mottle mosaic virus

(**Ains-worth**) 黄瓜绿斑点花叶病毒
cucumovirus *n*. 黄瓜花叶病毒组
cucurbit *n*. 南瓜;葫芦
Cucurbit latent virus (**Webb et Bohn**) 南瓜潜伏病毒
Cucurbit mosaic virus (**India**) (**Harikarasubramanian et Badsni**) 印度南瓜花叶病毒
Cucurbita *n*. 南瓜属 ‖ ～ maxima Duch 笋瓜,番南瓜 / ～ moschata Duch. 南瓜 / ～ pepo L. 西葫芦
Cucurbita moschata Duch. [拉;植药] 南瓜
Cucurbitaceae *n*. 葫芦科
Cucurbitae semina; pumpkin seeds *n*. 南瓜子,西葫芦子
Cucurbitales *n*. 葫芦目(植物分类学)
Cucurbitariaceae *n*. 葫芦霉科
Cucurbitol *n*. 南瓜子甾醇
Cucurbitula; cupping-glass *n*. 吸[疗]杯,吸罐 ‖ ～ cruenta; wet cup 湿吸杯 / ～ sicca 干吸杯,吸罐
cucurbocitrin *n*. 西瓜子素(用以降低血压)
cud *n*. ①瘤胃 ②(反刍时的)食团 ‖ ～ chewer 反刍动物
cudbear; red indigo *n*. 地衣紫
Cudrania cochinchinensis (**Lour.**) **Kudoet Masam.** [拉;植药] 构棘
Cudrania tricuspidata (**Carr.**) **Bur.** [拉;植药] 柘树
Cudrania triloba *n*. 柘[树]
cue stimuli 暗示刺激
cue-lure *n*. 诱蝇酮(农药)
cuff *n*. 袖口,袖套(血压计),套囊
Cuffing *n*. 成套(如血管周围白细胞聚集如套状)
Cuffs Diodontis Holacathi [拉;动药] 刺纯皮
Cuffs Enhydris [拉;动药] 水蛇皮
Cuffs Hydrophis Cyanocincti [拉;动药] 青环海蛇皮
Cuffs Laticaudae Laticaudatae [拉;动药] 扁尾蛇皮
Cuffs Pelamidis Platuri [拉;动药] 长吻海蛇皮
Cuffs Rannae Limnocharitis [拉;动药] 虾蟆皮
cufraneb *n*. 硫杂灵(农药)
Cuguilere's methd [Ferdinand Louis Joseph]; **retinoscopy** 曲伊涅氏法,视网膜镜检查,视网膜检影法
Cuguillere's serum *n*. 居吉叶尔氏血清(一种抗结核病制剂)
cuichunchuli *n*. 小花绿堇(吐剂、泻药)
Cullen's sign 卡伦氏征(脐周皮肤变色常见于宫外孕及急性胰腺炎)
Cuilcoides sp. Iridescent virus 拟蚊蠓属虹彩病毒
Cuirass *n*. 护胸甲(皮革制) ‖ ～ tabetic 骨髓痨性护胸甲状麻木
Cu-IUDs copper intrauterine devices 铜(质)宫内节育器
CUL criterica clinically useful limit criterica 临床有效范围标准
Culcita novae-guineae (Mu ller et Troschel) 面包海星(隶属于瘤海星科 Oreasteridae)
Culcula panterinaria nuclear polyhedrosis virus 木撩尺蠖核型多角体病毒
cul-de-sac [法] *n*. 盲管,陷凹 ‖ ～ of mouth, inferior 口下前庭 / ～ of mouth, superior 口上前庭 / ～, conjunctival; fornix conjunctivae 结膜穹窿 / ～ Douglas'; excavatio recto-uterina 道格拉斯氏陷凹,直肠子宫陷凹 / ～ dural 硬膜腔终部 / ～ greater; fundus ventriculi 胃底 / ～ lesser; antrum pylori 幽门窦
cul-de-sac [拉] *n*. ①陷凹,盲管 ②结膜穹窿
culdocentesis *n*. 后穹窿穿刺术
culdoscope *n*. 陷凹镜,后穹窿镜
culdoscopic tubal sterilization 后穹窿镜输卵管绝育术
culdoscopy *n*. 陷凹镜检查,后穹窿镜检查
culdotomy *n*. 子宫直肠陷凹切开术
Culex *n*. 库蚊属 ‖ ～ bitaeniorhynchus 二带喙库蚊 / ～ fuscanus 褐尾库蚊 / ～ fuscocephalus 褐首库蚊 / ～ hayashii 林氏库蚊 / ～ malayi 马来库蚊 / ～ mimeticus 拟态库蚊 / ～ mimulus 小拟库蚊 / ～ orientalis 东方库蚊 / ～ pallidothorax 白胸库蚊 / ～ pipiens 尖音库蚊 / ～ pipies fatigans (wiedemann) 尖音库蚊致乏亚种(隶属于蚊科 Culicidae) / ～ pipiens pallens 淡色库蚊,尖音库蚊淡色变种 / ～ quinquefasciatus; ～ fatigans 致乏库蚊 / ～ rubithoracis 红胸库蚊 / ～ sinensis 中华库蚊 / ～ sitiens 口渴库蚊 / ～ tarsalis 跗斑库蚊 / ～ tritaeniorhynchus 三带喙库蚊 / ～ vagans 迷走库蚊 / ～ vishnui 魏仙库蚊 / ～ vorax 贪食库蚊 / ～ whitmorei 惠[特莫尔]氏库蚊 / ～ tarsalis cytoplasmic polyhedrosis virus 环附库蚊胞质型多角体病毒 / ～ tarsalis cytoplasmic polyhedrosis virus (Kelten) 库蚊胞质型多角体病毒 / ～ tritaeniorhynchus (Giles) 三带库蚊(隶属于蚊科 Culicidae) / ～ vishnui (Theobald) 杂鳞库蚊(隶属于蚊科 Culicidae)
culicicide; culicide *n*. 杀蚊剂
Culicidae *n*. 蚊科(隶属于双翅目 Diptera)
culicidal *a*. 杀蚊的,灭蚊的
culicide *n*. 杀蚊剂 ‖ ～ Mimm's 米姆氏杀蚊剂
culicide (culicicide) *n*. 杀蚊剂
culicifuge *n*. 驱蚊剂
Culicinae *n*. 蚊亚科
Culicini *n*. 库蚊族
Culicoicles gemellus (**Macfie**) 同库蠓(隶属于蠓科 Heleidae)
Culicoicles helveticus (Callot, Kremer et Deduit) 淡黄库蠓(隶属于蠓科 Heleidae)
Culicoide simulator (Edwards) 仿库蠓(隶属于蠓科 Heleidae)
Culicoides *n*. 库蠓属 ‖ ～ furens 毛库蠓 / ～ grahami 格[雷姆]氏库蠓 / ～ oxystoma 尖喙库蠓 / ～ sugimotonis 杉本氏库蠓 / ～ actoni (Smith) 琉球库蠓(隶属于蠓科 Heleidae) / ～ alatavicus (Gutsevich et Smatov) 薄明库蠓(隶属于蠓科 Heleidae) / ～ albicans (Winnetz) 浅色库蠓(隶属于蠓科 Heleidae) / ～ albifascia (Tokunaga) 白带库蠓(隶属于蠓科 Heleidae) / ～ alexandrae (Dzhafarov) 肋库蠓(隶属于蠓科 Heleidae) / ～ alishanensis (Chen) 阿里库蠓(隶属于蠓科 Heleidae) / ～ amamiensis (Tokunaga) 奄美库蠓(隶属于蠓科 Heleidae) / ～ anophelis (Edwards) 嗜蚊库蠓(隶属于蠓科 Heleidae) / ～ arakawai (Arakawa) 哮库蠓(隶属于蠓科 Heleidae) / ～ arcuatus (Winnertz) 豫库蠓(隶属于蠓科 Heleidae) / ～ aterinervis (Tokunaga) 黑脉库蠓(隶属于蠓科 Heleidae) / ～ austeni 奥[斯廷]氏库蠓 / ～ baisasi (Wirth et Hubert) 巴沙库蠓(隶属于蠓科 Heleidae) / ～ brevipalis (Delfnado) 短须库蠓(隶属于蠓科 Heleidae) / ～ brevitarsis (Kieffer) ～ 洲库蠓(隶属于蠓科 Heleidae) / ～ bubalus (Delfinado) 野牛库蠓(隶属于蠓科 Heleidae) / ～ buckleyi (Macfie) 巴库蠓(隶属于蠓科 Heleidae) / ～ chagyabensis (Lee) 察雅库蠓(隶属于蠓科 Heleidae) / ～ charadraeus (Aamud) 纹库蠓(隶属于蠓科 Heleidae) / ～ chengduensis (Zhou et Lee) 成都库蠓(隶属于蠓科 Heleidae) / ～ cheni (Kitaoka et Tanaka) 锦库蠓(隶属于蠓科 Heleidae) / ～ chiopterus (Meigen) 雪翅库蠓(隶属于蠓科 Heleidae) / ～ chitinous (Gutsevich et Smatov) 甲库蠓(隶属于蠓科 Heleidae) / ～ circumscriptus (Kieffer) 明斑库蠓(隶属于蠓科 Heleidae) / ～ clavipalpis (Mukerji) 棒须库蠓(隶属于蠓科 Heleidae) / ～ comosioculatus (Tokunaga) 毛眼库蠓(隶属于蠓科 Heleidae) / ～ continualis (Qu et Liu) 连阳库蠓(隶属于蠓科 Heleidae) / ～ corniculus (Liu et Chu) 角突库蠓(隶属于蠓科 Heleidae) / ～ cylindratus (Kitaoka) 多孔库蠓(隶属于蠓科 Heleidae) / ～ dendrophilus (Amosovs) 树洞库蠓(隶属于蠓科 Heleidae) / ～ dentiformis (McDonald et Lu) 齿库蠓(隶属于蠓科 Heleidae) / ～ desertorum (Gutsevich) 沙库蠓(隶属于蠓科 Heleidae) / ～ dispersus (Gutsevich et Smatov) 簇感库蠓(隶属于蠓科 Heleidae) / ～ distinctus (Sen et Das Gupta) 显库蠓(隶属于蠓科 Heleidae) / ～ dunhuaensis (Chu) 软化库蠓(隶属于蠓科 Heleidae) / ～ duodenarius (Kieffer) 指库蠓(隶属于蠓科 Heleidae) / ～ dzhafarovi (Remm) 高加索库蠓(隶属于蠓科 Heleidae) / ～ effusus (Delfinado) 粗大库蠓(隶属于蠓科 Heleidae) / ～ elbeli (Wirth et Hubert) 暗背库蠓(隶属于蠓科 Heleidae) / ～ elongatus (Chu et Liu) 长斑库蠓(隶属于蠓科 Heleidae) / ～ erairai (Kono et Takahashi) 伊库蠓(隶属于蠓科 Heleidae) / ～ fascipennis (Staeger) 单带库蠓(隶属于蠓科 Heleidae) / ～ flavescens (Macfie) 金库蠓(隶属于蠓科 Heleidae) / ～ flaviscutatus (Wirth et Hubert) 黄盾库蠓(隶属于蠓科 Heleidae) / ～ flavitibialis (Kitaoka et Tanaka) 黄胫库蠓(隶属于蠓科 Heleidae) / ～ fordae (Wirth et Hubert) 涉库蠓(隶属于蠓科 Heleidae) / ～ fukienensis (Chen et Tsai) 福建库蠓(隶属于蠓科 Heleidae) / ～ fulvithorax (Austen) 金胸库蠓(隶属于蠓科 Heleidae) / ～ furcillatus (Callot, Kremer et Paradis) 梯库蠓(隶属于蠓科 Heleidae) / ～ gentilis (Macfie) 孪库蠓(隶属于蠓科 Heleidae) / ～ gentiloides (Kitaoka et Tanaka) 宗库蠓(隶属于蠓科 Heleidae) / ～ grisescens (Edwards) 渐灰库蠓(隶属于蠓科 Heleidae) / ～ guttifer (Meijere) 滴斑库蠓(隶属于蠓科 Heleidae) / ～ hainanensis (Lee) 海南库蠓(隶属于蠓科 Heleidae) / ～ hamiensis (Chu, Qian et Ma) 哈密库蠓(隶属于蠓科 Heleidae) / ～ hengduanshanensis (Lee) 横断山库蠓(隶属于蠓科 Heleidae) / ～ holcus (Lee) 凹库蠓(隶属于蠓科 Heleidae) / ～ homotomus 同体库蠓 / ～ homotomus (Kieffeer) 原野库蠓(隶属于蠓科 Heleidae) / ～ huffi (Causey) 威库蠓(隶属于蠓科 Heleidae) / ～ hui (Wirrth et Hubert) 扎库蠓(隶属于蠓科 Heleidae) / ～ humeralis (Okada) 肩库蠓(隶属于蠓科 Heleidae) / ～ impunctatus (Goetghebuer) 光胸库蠓(隶属于蠓科 Heleidae) / ～ indianus (Macfie) 印度库蠓(隶属于蠓科 Heleidae) / ～ insignipennis (Macfie) 标库蠓(隶属于蠓科 Heleidae) / ～ iphthimus (Zhou et Lee) 强库蠓(隶属于蠓科 Heleidae) / ～ iridovirus 库蚊虹彩病毒 / ～ jacobsoni (Macfie) 加库蠓(隶属于蠓科 Heleidae) / ～ japonicus (Arnaud) 大和库蠓(隶属于蠓科 Heleidae) / ～

kelinensis (Lee) 格林库蠓(隶属于蠓科 Heleidae) / ~ kepongensis (Wirth et Hubert) 克彭库蠓(隶属于蠓科 Heleidae) / ~ kibunensis (Tokunaga) 舟库蠓(隶属于蠓科 Heleidae) / ~ kirinensis (Lee) 吉林库蠓(隶属于蠓科 Heleidae) / ~ koreensis (Arnaud) 朝鲜库蠓(隶属于蠓科 Heleidae) / ~ kureksthaicus (Dzhafarov) 河谷库蠓(隶属于蠓科 Heleidae) / ~ kusaiensis (Tokunaga) 库塞库蠓(隶属于蠓科 Heleidae) / ~ laimargus (Zhou et Lee) 婪库蠓(隶属于蠓科 Heleidae) / ~ lanyuensis (Kitaoka et Tanaka) 兰屿库蠓(隶属于蠓科 Heleidae) / ~ lasaensis (Lee) 拉萨库蠓(隶属于蠓科 Heleidae) / ~ lieni (Chen) 连库蠓(隶属于蠓科 Heleidae) / ~ lingshuiensis (Lee) 陵水库蠓(隶属于蠓科 Heleidae) / ~ lini (Kitaoka et Tanaka) 线库蠓(隶属于蠓科 Heleidae) / ~ liui (Wirth et Hubert) 倦库蠓(隶属于蠓科 Heleidae) / ~ liukueiensis (Kitaoka et Tanaka) 近缘库蠓(隶属于蠓科 Heleidae) / ~ longiporus (Chu et Liu) 长囊库蠓(隶属于蠓科 Heleidae) / ~ lulianchengi (Chen) 吕库蠓(隶属于蠓科 Heleidae) / ~ lungchiensis (Chu et Tsai) 龙溪库蠓(隶属于蠓科 Heleidae) / ~ macfiei (Causey) 棕胸库蠓(隶属于蠓科 Heleidae) / ~ maculatus (Shiraki) 斑库蠓(隶属于蠓科 Heleidae) / ~ majorinus (Chu) 硕大库蠓(隶属于蠓科 Heleidae) / ~ malayae (Macfie) 马来库蠓(隶属于蠓科 Heleidae) / ~ mamaensis (Lee) 麻麻库蠓(隶属于蠓科 Heleidae) / ~ manchuriensis (Tokunaga) 东北库蠓(隶属于蠓科 Heleidae) / ~ marginus (Chu et Liu) 缘斑库蠓(隶属于蠓科 Heleidae) / ~ matsuzawai (Tokunaga) 明边库蠓(隶属于蠓科 Heleidae) / ~ menghaiensis (Lee) 勐海库蠓(隶属于蠓科 Heleidae) / ~ menglaensis (Chu et Liu) 勐腊库蠓(隶属于蠓科 Heleidae) / ~ miharai (Kinoshita) 木浦库蠓(隶属于蠓科 Heleidae) / ~ mihunensis (Chu) 迷魂库蠓(隶属于蠓科 Heleidae) / ~ minutissimus (Zetterstedt) 微小库蠓(隶属于蠓科 Heleidae) / ~ mongolensis (Yao) 蒙古库蠓(隶属于蠓科 Heleidae) / ~ monticolus (McDonald) 高山库蠓(隶属于蠓科 Heleidae) / ~ morisitai (Tokunaga) 北京库蠓(隶属于蠓科 Heleidae) / ~ motoensis (Lee) 墨脱库蠓(隶属于蠓科 Heleidae) / ~ musajevi (Dzhafarov) 梨库蠓(隶属于蠓科 Heleidae) / ~ nagarzensis (Lee) 浪卡子库蠓(隶属于蠓科 Heleidae) / ~ neopalpifer (Chen) 大黄库蠓(隶属于蠓科 Heleidae) / ~ nigritus (Fei et Lee) 暗端库蠓(隶属于蠓科 Heleidae) / ~ nipponensis (Tokunaga) 日本库蠓(隶属于蠓科 Heleidae) / ~ obsoletus (Meigen) 陈旧库蠓(隶属于蠓科 Heleidae) / ~ odibilis (Austen) 边库蠓(隶属于蠓科 Heleidae) / ~ okinawensis (Arnaud) 冲绳库蠓(隶属于蠓科 Heleidae) / ~ orientalis (Macfie) 东方库蠓(隶属于蠓科 Heleidae) / ~ palauensis (Tokunaga) 巴涝库蠓(隶属于蠓科 Heleidae) / ~ pallidicornis (Kieffer) 淡角库蠓(隶属于蠓科 Heleidae) / ~ pallidus (Khalaf) 斯库蠓(隶属于蠓科 Heleidae) / ~ palpifer (Das Gupta et Ghosh) 抚库蠓(隶属于蠓科 Heleidae) / ~ paraflavescens (Wirth et Hubert) 趋黄库蠓(隶属于蠓科 Heleidae) / ~ parroti (Kieffer) 肾库蠓(隶属于蠓科 Heleidae) / ~ pastus (Kitaoka) 牧库蠓(隶属于蠓科 Heleidae) / ~ pelilioensis (Tokunaga) 帛硫库蠓(隶属于蠓科 Heleidae) / ~ peregrinus (Kieffer) 异域库蠓(隶属于蠓科 Heleidae) / ~ pictipennis (Staeger) 锈库蠓(隶属于蠓科 Heleidae) / ~ pseudosalinarius (Chu) 伪盐库蠓(隶属于蠓科 Heleidae) / ~ pulicaris pulicaris (Linnaeus) 蚤库蠓(隶属于蠓科 Heleidae) / ~ punctatus (Meigen) 孔库蠓(隶属于蠓科 Heleidae) / ~ puncticollis (Becker) 刺库蠓(隶属于蠓科 Heleidae) / ~ putianensis (Chen) 莆田库蠓(隶属于蠓科 Heleidae) / ~ qabdoensis (Lee) 昌都库蠓(隶属于蠓科 Heleidae) / ~ qianshanensis (Fei) 千山库蠓(隶属于蠓科 Heleidae) / ~ qinghaiensis (Fei et Lee) 青海库蠓(隶属于蠓科 Heleidae) / ~ quqiaoensis (Chen) 渠桥库蠓(隶属于蠓科 Heleidae) / ~ riethi (Kieffer) 里库蠓(隶属于蠓科 Heleidae) / ~ ruiliensis (Lee) 瑞丽库蠓(隶属于蠓科 Heleidae) / ~ saevus (Kieffer) 蛮库蠓(隶属于蠓科 Heleidae) / ~ salinarius (Kieffer) 盐库蠓(隶属于蠓科 Heleidae) / ~ schultzei (Enderlein) 虚库蠓(隶属于蠓科 Heleidae) / ~ segnis (Camppell et Pelham-Clinton) 迟缓库蠓(隶属于蠓科 Heleidae) / ~ sejtadinei (Dzhafarov) 三袋库蠓(隶属于蠓科 Heleidae) / ~ similis (Carter, Ingran et Macfie) 似同库蠓(隶属于蠓科 Heleidae) / ~ sinanoensis (Tokunaga) 华库蠓(隶属于蠓科 Heleidae) / ~ sphagnumensis (williams) 卡库蠓(隶属于蠓科 Heleidae) / ~ stagetus (Lee) 点库蠓(隶属于蠓科 Heleidae) / ~ subfascipennis (Kieffer) 亚单带库蠓(隶属于蠓科 Heleidae) / ~ subpalpifer (Wirth et Hubert) 亚须库蠓(隶属于蠓科 Heleidae) / ~ sumatrae (Macfie) 苏门库蠓(隶属于蠓科 Heleidae) / ~ suspectus (Zhou et Lee) 疑库蠓(隶属于蠓科 Heleidae) / ~ suzukii (Kitaoka) 铃库蠓(隶属于蠓科 Heleidae) / ~ taiwanensis (Kitaoka et Tanaka) 台湾库蠓(隶属于蠓科 Heleidae) / ~ tayulingensis (Chen) 大禹库蠓(隶属于蠓科 Heleidae) / ~ tentorius (Austen) 篷库蠓(隶属于蠓科 Heleidae) / ~ tianmushanensis (Chu) 天目库蠓(隶属于蠓科 Heleidae) / ~ tibetensis (Chu) 西藏库蠓(隶属于蠓科 Heleidae) / ~ tienhsiangensis(Chen) 天祥库蠓(隶属于蠓科 Heleidae) / ~ toshiokai (Kitaoka) 冈库蠓(隶属于蠓科 Heleidae) / ~ toyamaruae (Arnaud) 泊库蠓(隶属于蠓科 Heleidae) / ~ trimaculatus (McDonald et Lu) 三斑库蠓(隶属于蠓科 Heleidae) / ~ tritenuifasciatus (Tokunaga) 三黑库蠓(隶属于蠓科 Heleidae) / ~ turanicus (Gutsevich et Smatov) 卷曲库蠓(隶属于蠓科 Heleidae) / ~ verbosus (Tokunaga) 神库蠓(隶属于蠓科 Heleidae) / ~ vexans (Staeger) 骚扰库蠓(隶属于蠓科 Heleidae) / ~ wadai (Kitaoka) 和田库蠓(隶属于蠓科 Heleidae) / ~ wushenensis (Lee) 乌审库蠓(隶属于蠓科 Heleidae) / ~ wuyiensis (Chen) it 武夷库蠓(隶属于蠓科 Heleidae) / ~ xiguitensis (Cao et Chen) 喜桂图库蠓(隶属于蠓科 Heleidae)/ ~ xinjiangensis (chu, Quan et Ma) 新疆库蠓(隶属于蠓科 Heleidae) / ~ xinpingensis (Qu et Liu) 新平库蠓(隶属于蠓科 Heleidae) / ~ yadongensis (Chu) 亚东库蠓(隶属于蠓科 Heleidae) / ~ yunnanensis (Chu et Liu) 云南库蠓(隶属于蠓科 Heleidae) / ~ zhongningensis (Yu) 中宁库蠓(隶属于蠓科 Heleidae)

cull *v*. 淘汰

culling levels 淘汰水平

culm *n*. 杆,竹竿

culmen (复 culminic) *n*. 山顶 ‖ ~ monticuli 山顶(小脑小山) / ~ of monticulum 山顶(小脑)

culmina *n*. 山顶

cult *n*. 迷信,巫术

Cultellidae *n*. 刀蛏科(隶属于帘蛤目 Venerodida)

Cultellus scapellum (Sowerby) 剖刀蛏(隶属于刀蛏科 cultellidae)

Culter alburnus (Basilewsky) 翘嘴鲌(隶属于鲤科 Cyprinidae)

cultigen *n*. 栽培种,家养种

cultivar *n*. 栽培品种

cultivated variety 栽培品种

cultivation *n*. 培养[法] ‖ ~ fractional 分离培养,分种培养 / ~, surface 表面培养 / ~ surface streak 表面划线培养

cultivator *n*. 孵卵器 / ~ Koch's 郭霍氏孵卵器

Cultrichthys erythropterus (Basilewsky) 红鳍圆鲌(隶属于鲤科 Cyprinidae)

cultural *a*. 培养的 ‖ ~ character 培养特性 / ~ deprivation 文化隔绝

culture *n*. ①培养 ②培养物 ‖ ~ agar stab; agar stab 琼脂针刺培养 / ~ agar streak; agar streak 琼脂划线培养 / ~ anaerobic 厌氧培养 / ~ artificial 人工培养 / ~ attenuated 减弱培养[物] / ~ bouillon 肉汤培养[物] / ~ chorio-allantoic [鸡胚]绒毛膜尿囊培养[物] / ~ dish 培养皿,培养碟/ ~ direct 直接培养 / ~ drop 滴量培养物 / ~ Esmarch's, roll plate ~ 埃斯马赫氏培养[物] 旋皿培养[物] / ~ flask 玻瓶培养 / ~ gelatin stab; gelatin stab 明胶针刺培养 / ~ hanging-block 悬块培养物 / ~ hanging-drop 悬滴培养物 / ~ isolated 分离培养物 / ~ liquid 液体培养物 / ~ mixed 混合培养物 / ~ nail 钉形培养物, / ~ needle; stab ~ 针刺培养 / ~ permanent 恒久培养物 / ~ plate 平皿培养物 / ~ puncture 针刺培养 / ~ pure 纯培养 / ~ race 种培养[物] / ~ roll plate; Esmarch's ~ 旋皿培养[物],埃斯马赫氏培养[物] / ~ roll-tube 旋管培养[物]/ ~ shake 震荡培养[物] / ~ slant 斜面培养 / ~ slide 玻片培养/ ~ shock 文化休克(由于明显的文化环境改变引起的精神反应,表现为失望、不适、困惑) / ~ solution 培养液/ ~ smear 涂抹培养 / ~ solid 固体培养[物] / ~ stab 针刺培养物 / ~ stock 存储培养[物] / ~ thrust 针刺培养 / ~ tissue 组织培养 / ~ tube 试管培养 / ~ type 标准培养[物]

culture medium *n*. 培养基 ‖ ~ Abe's 阿贝氏培养基(培养淋球菌)/ ~ agar 琼脂培养基 / ~ animal tissue 动物组织培养基 / ~ Aronson's 阿龙森氏培养基(分离霍乱弧菌)/ ~ ascitic fluid 腹水培养基 / ~ Ashby's; Ashby's agar 阿希比氏培养基,阿希比氏琼脂 / ~ asparagin 天门冬酰胺培养基 / ~ Avery's 埃佛里氏培养基 / ~ Avery's sodium oleate; sodium oleate agar 埃佛里氏油酸钠培养基(培养肺炎球菌)/ ~ Bariekow's 巴里科夫氏培养基 / ~ beer wort 麦芽汁培养基 / ~ Besredka-Jufille's 别—儒二氏培养基(含液体蛋白质及肉)/ ~ Beyerinck's 拜厄林克氏培养基 / ~ bile 胆汁培养基 / ~ bile salt 胆盐培养基 / ~ Blaxairsill's English proof agar 布拉克萨耳氏培养基,陈甘露醇麦芽糖琼脂 / ~ blood agar 血液琼脂培养基 / ~ blood serum 血清培养基 / ~ Boeck-Drbohlav's 伯—德二氏培养基(培养阿米巴原虫)/ ~ Bordet-Gengou 博—让二氏培养基(含甘油、血液、琼脂,培养百日咳杆菌)/ ~ bouillon 肉汤培养基 / ~ Braun's; fuchsin agar 布朗氏培养基,品红琼脂 / ~ bread paste 面包糊培养基/ ~ brilliant green-bile salt; brilliant green-bile salt agar 煌绿

胆盐培养基(分离沙门氏菌)/ ~ brilliant green-eosin; brilliant green-eosin agar 煌绿曙红培养基(琼脂平皿)/ ~ calcium carbonate; calcium carbonate bouillon 碳酸钙培养基(肉)/ ~ Capaldi-Proskauer 卡一普二氏培养基 / ~ carbolized 石炭酸[制]培养基(琼脂、肉汤或明胶)/ ~ China green; China green agar 中国绿培养基 / ~ chocolate 巧克力培养基,熟血培养基 / ~ Clark-Lubs 克一路二氏培养基 / ~ Clauberg's 克劳伯格氏培养基,碲盐培养基(白喉杆菌选择培养基)/ ~ Cohn's; Cohn's solution 孔恩氏培养基(培养酵母菌)/ ~ Conradi's 康拉迪氏培养基(琼脂平皿含煌绿)/ ~ Conradi-Drigalski's; litmus nutrose agar 康一德二氏培养基石蕊钠酪蛋白琼脂 / ~ Corper's 科珀氏培养基(甘油马铃薯培养管,培养结核杆菌)/ ~ Councilman-Mallory's 康一马二氏血清培养基 / ~ Craig's 克雷格氏培养基(培养场道原生动物)/ ~ Czapek-Dox 察一多二氏培养基(含葡萄糖及硝酸盐)/ ~ dextrose 葡萄糖培养基 / ~ Dieudonne's; Dieudonne's alkaline blood agar 迪厄多内氏培养基,迪厄多内氏碱性血[液]琼脂 / ~ Dorset's egg 多塞特氏蛋培养基(培养结核杆菌)/ ~ Drigalski-Conradi; litmus nutrose agar 德一康二氏培养,石蕊钠酪蛋白琼脂 / ~ Dubos' 杜博氏培养基(培养结核杆菌)/ ~ Dunham's 登纳姆氏培养基(含蛋白胨水)/ ~ Durham's; inosite-free bouillon 达拉姆氏培养基,去肌醇肉汤 / ~ egg 鸡蛋培养基(斜面)(培养结核菌或白喉杆菌)/ ~ egg albumin 卵蛋白培养基 / ~ egg meat 蛋肉培养基(培养厌氧细菌)/ ~ egg yolk; egg yolk agar 卵黄培养基,卵黄琼脂 / ~ Eisenberg's milk-rice; milk-rice ~ 埃森伯格氏乳米糊培养基,乳米糊培养基 / ~ Elsner's; potato gelatin 埃耳斯内氏培养基,马铃薯明胶 / ~ Endo's; fuchsin sulfite agar 原藤氏培养基,品红琼脂(分离肠道革兰氏阴性杆菌用)/ ~ eosin-methylthionine chloride; eosin-methylene blue agar 曙红美兰培养基,曙红美兰琼脂 / ~ esculin 七叶甙培养基(大肠杆菌现黑色集落)/ ~ Eyre's nutrose; nutrose agar 埃尔氏钠酪蛋白培养基,钠酪蛋白琼脂 / ~ Fawcus's; brilliant green-bile salt agar 福克斯氏培养基,煌绿胆盐琼脂 / ~ Fildes 法耳兹氏培养基(含消化血液培养流感杆菌)/ ~ fish 鱼肉培养基 / ~ Fleming's; oleic acid agar 弗来明氏培养基,油酸琼 / ~ Frankel-Voges' asparagin 弗一沃二氏天门冬素培养基 / ~ French mannite; French proof ~; French proof agar 法国甘露醇培养基,胨甘露醇麦芽糖琼脂 / ~ fuchsin; fuchsin sulfite ~; fuchsin agar 品红培养基(琼脂)/ ~ Gasperini's; wheat bouillon 加斯佩里尼氏培养基,小麦肉肠 / ~, gelatin 明胶培养基 / ~ gelatin agar; gelatin agar 明胶琼脂[培养基] / ~, glucose formate 甲酸葡萄糖培养基,蚁酸葡萄糖培养基 / ~, glycerin 甘油培养基(琼脂,血清或肉汤)/ ~ glycerinated potato 甘油马铃薯培养基 / ~ Goadsby's 戈德斯比氏培养基(含马铃薯与明胶)/ ~ Guarnieri's 瓜尼埃里氏培养基(含琼脂与明胶)/ ~ Guy's; blood agar 盖氏培养基,血琼脂 / ~ haricot 扁豆培养基(琼脂,肉汤)/ ~ Heiman's 海曼氏培养基(血清琼脂)/ ~ Heller's; urine gelatin 海勒氏培养基,鲜尿明胶 / ~ Hershell's; malt extract solution 赫舍耳氏培养基,麦芽浸出液 / ~ Hiss's 希斯氏培养基(半固体血清葡萄糖水)/ ~ Hitchens's; Hitchens's agar 希钦斯氏培养基(琼脂)/ ~ Holt-Harris-Teague's; E. M. B. Agar 霍一哈一蒂三氏培养基,曙红美兰琼脂 / ~ Holz's; potato gelatin 霍耳兹氏培养基,马铃薯明胶 / ~ hormone 激素培养基(原液培养基)/ ~ hydrocele 囊肿液培养基 / ~ indicator 鉴别培养基 / ~ inosite-free; inosite-free bouillon 去肌醇培养基 / ~ iron; iron bouillon 含铁培养基,含铁肉汤 / ~, Kanthack-Stephens' 坎一斯二氏培养基(血清琼脂)/ ~ Kendall's 肯达耳氏培养基 / ~ Kitasato's 北里氏培养基(葡萄糖甲酸盐琼脂)/ ~, Krumwiede's 克鲁姆维德氏培养基(煌绿琼脂)/ ~ iactose bile 乳糖胆汁培养基 / ~ lactose litmus 乳糖石蕊培养基(琼脂,肉汤,明胶)/ ~ lead; lead bouillon 含铅培养基,醋酸铅肉汤 / ~ lead acetate; lead acetate agar 醋酸铅培养基 / ~ Les; Boeck-Drbohlav's ~ 累斯氏培养基,伯一德二氏培养基(培养阿米巴原虫)/ ~ Libman's 利布曼氏培养基(血清琼脂)/ ~ Lipschuetz's; egg albumin bouillon 利普许茨氏培养基,蛋白肉汤 / ~ Li-Rivers 李一里二氏培养基(提罗德氏液含剪碎鸡胚以培养病毒)/ ~ litmus 石蕊培养基(肉汤明胶)/ ~ litmus milk 石蕊牛奶培养基 / ~ litmus nutrose; litmus nutrose agar 石蕊钠酪蛋白培养基(琼脂)/ ~ litmus whey; litmus whey gelatin 石蕊乳清培养基,石蕊清胶 / ~ Loffler's 吕弗勒氏培养基(血清加煌绿琼脂)/ ~, Lorrain Smith's 洛雷恩一史密斯氏培养基(血清)/ ~ Lowenstein's 勒文斯坦氏培养基(培养结核杆菌)/ ~, Lubenau's egg 路伯诺氏鸡蛋培养基 / ~, MacConkey's bile salt 麦康基氏胆盐培养基 / ~, malachite green 孔雀绿培养基(琼脂,肉汤)/ ~ malt extract; malt extract bouillon 麦芽浸出液培养基,麦牙肉浸液 / ~, meat extract 肉浸膏培养基(琼脂,肉汤,明胶)/ ~ meat infusion 肉浸液培养基(琼脂,肉汤,明胶)/ ~ milk 牛奶培养基(脱脂)/ ~ milk-rice 乳米糊培养基 / ~ Moor's; nitrogen-free agar 穆尔氏培养基,无氮琼脂 / ~ Naegeli's; Naegeli's solution 内格利氏培养基 / ~, neutral red 中性红培养基 / ~ nitrate 硝酸盐培养基 / ~ nitrogen-free; nitrogen-free agar 无氮培养基(琼脂)/ ~ *n. n.* N *n. n.* N 培养基(含琼脂,盐,兔血,用以培养黑热病病原体)/ ~ Noguchi's tissue 野口氏组织培养基 / ~ nutrient 营养培养基 / ~, nutrose; nutrose agar 钠酪蛋白培养基(琼脂)/ ~ Omeliansky's nutritive 奥麦连斯基氏营养培养基 / ~ Pai's 白氏培养基(蛋斜面)(培养白喉杆菌)/ ~ Parietti'; Parietti's bouillon 帕里特氏培养基 / ~, Park-Williams' chocolate; chocolate culture medium 帕一威二氏巧克力培养基,熟血培养基 / ~, Pasteur's 巴斯德氏培养基 / ~, peptone water 胨水培养基 / ~ Petroff's egg 彼德罗夫氏鸡蛋斜面(培养结核杆菌)/ ~, Petroff's synthetic 彼德罗夫氏合成培养基(培养结核杆菌)/ ~, Petruschky's; litmus whey 佩特鲁希基氏培养基,石蕊乳清 / ~, Piorkowski's 皮奥尔科夫斯基氏培养基(含尿,蛋白胨,明胶)/ ~, pleuritic 胸水培养基 / ~ potato 马铃薯培养基 / ~, protein-free 无蛋白质培养基 / ~ rabbit's blood 兔血培养基 / ~, Reddish's; malt extract bouillon 雷迪希氏培养基,麦芽肉浸液 / ~ Rettger's egg-meat 雷特格氏蛋肉培养基 / ~ Robertson's 罗伯逊氏培养基(牛心肌浸液)/ ~ rosolic acid-peptone 蔷薇酸蛋白胨水培养基 / ~ Russell's double sugar 鲁塞尔氏双糖琼脂培养基 / ~ Sabouraud's French proof agar 萨布罗氏培养基,胨甘露醇麦芽糖琼脂(培养真菌)/ ~ Sabouraud's conservation 萨布罗氏保存培养基 / ~ Sabouraud's maltose; French proof agar 萨布罗氏麦芽糖培养基,胨甘露醇麦芽糖琼脂 / ~ saccharose-mannitol; saccharose-mannitol agar 蔗糖甘露醇培养基(琼脂)/ ~ selective 选择培养基 / ~ semisolid 半固体培养基 / ~ serum 血清培养基 / ~ silicate jelly 硅酸胶质培养基 / ~ sodium oleate; sodium oleate agar 油酸钠培养基(琼脂)/ ~ Soyka's milk-rice; milk-rice ~ 索伊卡氏乳米糊培养基 / ~ starch; starch agar 淀粉培养基,淀粉琼脂 / ~ sugar; sugar bouillon 糖培养基,含糖肉汤 / ~ sugar-free 无糖培养基 / ~ sulfindigotate 靛磺酸[盐]培养基 / ~ Tarchanoff-Kolesnikoff's egg albumin 塔一科二氏蛋白培养基 / ~ Teague-Travis's 蒂一特二氏培养基 / ~ tellurite; Clauberg's ~ 碲盐培养基,克劳伯格氏培养基(白喉杆菌选择培养基)/ ~ tissue 组织培养基 / ~ urine 鲜尿培养基(琼脂,肉汤)/ ~ Uschinsky's 乌斯钦斯基氏培养基(无蛋白质肉汤)/ ~ Vedder's; starch agar 维德氏培养基,淀粉琼脂 / ~ Washbourn's 沃希伯恩氏培养基(血液琼脂)/ ~ Wassermann's; ascitic agar 乏色曼氏培养基,腹水琼脂 / ~ Werbitski's; China green agar 韦比茨基氏培养基,中国绿琼脂 / ~ Wertheimer's 沃撒默氏培养基(血清琼脂)/ ~ wheat; wheat bouillon 小麦培养基,小麦肉汤 / ~ Weyl's 魏耳氏培养基(靛磺酸[盐]培养基)/ ~ whey 乳清培养基(琼脂,明胶)/ ~ Winogradsky's 维诺格拉兹基氏培养基(硅酸胶质培养基)/ ~ wort 新麦酒培养基(麦曲培养基)/ ~ Wurtz's; lactose litmus agar 沃尔茨氏培养基,乳糖石蕊琼脂 / ~ yeast autolysate 酵母自溶物培养基 / ~ yeast water; yeast wate 酵母水培养基,酵母水

culture-dish *n*. 培养碟,培养皿

culture-flask *n*. 培养瓶

culture-medium *n*. 培养基

culus *n*. 肛门孔

Culver's physic; **leptandra** 黑根,北美草本威灵仙

cum [拉] *n*. 用,和

Cumachlor *n*. 库马克洛(抗凝药)

Cumamycin *n*. 库马霉素(抗生素类药)

cumarin; **coumarin** *n*. 香豆素,氧杂萘邻酮

cumene *n*. 异丙基苯,枯烯

cumene hydroperoxide 过氧化羟基异丙苯

Cumetarol *n*. 库美香豆素(抗凝药)

Cumetharol *n*. 库美香豆素(抗凝药)

cumidine *n*. 对导丙基苯胺,枯胺

cumin *n*. 枯茗,小茴香

cumol *n*. 异丙基苯,枯烯

cumopyran; **anticoagulant 63**; **cyclocumarol** *n*. 库哌喃,抗凝[血]剂六三

Cumotocopherol; **β-tocopherol** *n*. β-生育酚

Cumulated Apfidged Index Medicus (简作 CAIM) 医学文献索引摘要汇编

Cumulated Index Medicus 累积医学索引

cumulation *n*. 蓄积(长期服用一药物,因排泄量低于服用量,致药物在体中含量逐渐升高之现象)

cumulative *a*. 蓄积的,累积的 ‖ ~ action of divergent alleles 分化等位基因的累积作用(关于杂种优势)/ ~ book index (简作 CBI) 累计图书索引 / ~ distribution function (简作 CDF) 累积分

布函数 / ~ factor 累积因子 / ~ feedback inhibition 累积反馈抑制 / ~ function 累积函数 / ~ genes 累积基因 / ~ incidence rate（简作 CIR）累积发病率 / ~ labelling method 积累标记法 / ~ mass selection 多次混合选择 / ~ radiation dose 累积辐射剂量 / ~ radiation effect（简作 CRE）累积放射效应 / ~ selection 累积选择
cumulus = oophorus［拉］（复 cumuli）*n*. 丘 ‖ ~ oophorus; ovarian ~; ~ ovaricus; discus proligerus, germ hillock［载］卵丘 / ~ primitive 原丘 / ~ proligerus; discus proligerus［载］卵丘
cuneal; cuneiform *a*. 楔状的
cuneate scotoma 楔形暗点
cuneate tubercle 薄束核结节
cuneate; wedge-shaped *a*. 楔状的
cunei（单 cuneus）*n*. 楔叶(大脑)
cuneiform *a*. 楔状的 ‖ ~ cataract 楔状白内障 / ~ cartilage 楔状软骨
cuneihysterectomy; cuneohysterectomy *n*. 楔形子宫切除术
cuneo-［构词成分］楔骨,楔
cuneocuboid *a*. 楔骰的
cuneonavicular *a*. 楔舟的
cuneoscaphoid; cuneonavicular *a*. 楔舟的
cuneus（复 cunei）*n*. 楔叶(大脑)
cunicular *a*. 有隧道的,穿掘的
cuniculus（复 cuniculi）*n*.［疥虫］隧道
Cunila *n*. 白鲜属(唇形科) ‖ ~ origanoides 白鲜
Cunisset's test 屈尼塞氏试验(检尿胆汁)
cunjah; cannabis *n*. 大麻,印度大麻
cunnilinctus; cunnilingus *n*. 舔阴(以唇或舌刺激外阴或阴蒂的行为)
Cunningbamia sinensis; Cunninghamia lanceolata Hook 杉
Cunninghamella *n*. 小克银汉霉属 ‖ ~ albida 白小克银汉霉
Cunninghamellaceae *n*. 小克银汉霉科
Cunninghamia konishii 峦大杉(一种药用植物)
Cunninghamia lanceolata（Lamb.）Hook.［拉;植药］杉木
cunnlinction *n*. 舐阴癖
cunnus［拉］; **vulva** *n*. 外阴,阴门
Cunoniaceae *n*. 火把树科
cunratin; albuminate of copper *n*. 铜白蛋白(含铜的硬蛋白制剂)
Cuon alpinus（Pallas）豺(隶属于犬科 Canidae)
Cuora flavomarginata（Gray）黄缘闭壳龟(隶属于龟科 Testudinidae)
cuorin *n*. 心磷脂
cuoxam; cuprammonia *n*. 铜氨液,氢氧化铜氨溶液
cup *n*. 杯 ‖ ~ Bier's; Bier's suction ~ 比尔氏［吸］杯 / ~ bitter 苦水杯(用苦木制的杯)/ ~ Diogenes; poculum Diogenis 迪奥尼斯氏掌杯(手掌凹)/ ~ depth 凹陷深度/ ~, dividing-mold 分模杯 / ~, dry 干吸杯 / ~ enamel 釉杯,釉质器 / ~ favus 黄癣痂 / ~, glaucomatous 青光眼杯(青光眼性视神经乳头陷凹)/ ~, impression 印模杯 / ~, Montgomery's 子宫陷凹 / ~ ocular 视杯(胚)/ ~, ophthalmic; optic ~ 视杯 / ~ optic 视杯 / ~ physiologic 生理凹(视神经乳头陷凹)/ ~, polishing 磨杯 / ~ quassia 苦木杯 / ~ retinal 视神经乳头陷凹 / ~, rubber polishing 橡皮磨光杯 / ~ wet 湿吸杯
cup-disc ratio 杯盘比
cupiliform *n*. 顶盆状
cupola; cupula *n*. 顶
cupped *a*. 杯状的
cupping *n*. 杯吸法;杯状陷凹形成 ‖ ~ dry 干杯吸法 / ~ of disc 视［神经］盘凹陷 / ~ wet 湿杯吸法,放血杯术
cupping-glass *n*. 吸［疗］杯,吸罐
cupramate *n*. 二甲基二硫代氨基甲酸铜(农业杀真菌药)
cuprammonia; cuoxam *n*. 铜氨液,氢氧化铜氨溶液
cuprea-bark *n*. 铜色树皮
cuprein *n*. 铜蛋白
cupreine *n*. 叩卜林,铜色金鸡钠碱,去甲奎宁
cupremia; cupraemia *n*. 铜血
cuprescent *a*. 铜状的,似铜的
Cupressaceae *n*. 柏科
cupressin *n*. 柏树油
Cupressus funebris Endl.［拉;植药］柏木
Cupressus torulosa D. Don［拉;植药］西藏柏木
Cupressus Tourn ex L. 柏属 ‖ ~ funebris Endl. 扁柏
Cuprex *n*. 库普雷克斯(成药,一种灭虱的铜制剂)
cupriaseptol *n*. 酚磺酸铜
Cupriavidus Makkar et Casidam 贪铜菌属
Cupriavidus necator Makkar et Casidam 钩虫贪铜菌
cupric *a*. 高铜的,二价铜的 ‖ ~ formate 甲酸铜 / ~ hydroxide 氢氧化铜(农药)/ ~ meta-arsenite 偏亚砷酸铜(农药)/ ~ sulfate 蓝矾,硫酸铜
cupric-3-phenylsalicylate *n*. 3-苯基水杨酸铜
Cuprimyxin *n*. 铜迈星(抗感染药)
cupriuria *n*. 铜尿
cuprohemol *n*. 去氧血红蛋白铜
cuprol *n*. 核酸铜
cuprosulfate *n*. 亚铜硫酸盐
cuprotartrate *n*. 亚铜酒石酸盐
cuprous *a*. 亚铜的,一价铜的
Cuproxoline *n*. 铜克索林(营养药)
cuprozinc-superoxide dismutase（简作 Cu/Zn SOD）铜锌趋氧化物歧化酶
cuprum; copper *n*. 铜(29号元素) ‖ ~ aceticum 醋酸铜 / ~ aluminatum 铜矾 / ~ ammoniatum 含氨铜 / ~ chloratum 氯化铜 / ~ citricum 枸橼酸铜 / ~ sulfuricum 硫酸铜 / ~ sulfuricum siccum 干燥硫酸铜
cup-shaped *a*. 杯状的
cupula（复 cupulae）*n*. 顶 ‖ ~ cochleae 蜗顶 / ~ cristae ampullaris 壶腹嵴顶 / ~ pleurae; cervical pleura 胸膜顶 / ~ radii; fovea capital; fovea capituli radii 桡骨小头凹 / ~ pleurae 胸腹顶 / ~ radii 桡骨小头凹
cupula［拉］*n*. 杯 ‖ ~ oculi［拉］眼杯,视杯 / ~ optica［拉］眼杯,视杯
cupulacochleae *n*. 蜗顶
cupulae *n*. 顶
cupule; cupula *n*. 顶
Cupuliferae *n*. 壳斗科,山毛榉科
cupuliform *n*. 盘状,皿状 ‖ ~ cataract 圆顶状白内障
cupulolithiasis *n*. 壶嵴结石症
curable *a*. 可愈的,能治愈的
curacao *n*. 库腊索酒,柑规酒,柑香酒 ‖ ~ aloe 库腊索芦荟
curage; curattage［法］*n*. 刮除术
curalethaline *n*. 毒马钱碱
curangin *n*. 苦兰加苦甙(解热,驱虫)
curara; curare *n*. 箭毒
curare; curari *n*. 箭毒
curariform *a*. 箭毒样的
curarimimetic *n*. 箭毒样［神经］阻断剂;箭毒样作用的
curarine *n*. 箭毒碱
curarization *n*. 箭毒化(使用箭毒,直至产生其生理作用) ‖ ~ spontaneous 自体箭毒中毒,自体箭毒化
curarize *v*. 用箭毒处理
curatio paraffini 石蜡敷料
curative *a*. 治愈的,治疗的 ‖ ~ dose（简作 CD）治疗量,有效量 / ~ importance 医疗意义,疗效
curb *n*. 马后脚硬瘤
Curcas *n*. 泻果属 ‖ ~ purgans 泻果［树］
curcin *n*. 泻果素
Curculigo capitulata（Lour.）O. Kuntze［拉;植药］大叶仙草
Curculigo orchioides Gaert *n*.［拉;植药］仙茅
curcuma *n*. 姜黄
Curcuma *n*. 郁金属,姜黄属 ‖ ~ aromatica Salisb.［拉;植药］郁金 / ~ longa L.［拉;植药］姜黄 / ~ zedoaria（Berg.）Roscoe 山姜黄 / ~ kvangsiensis S. G. Lee et C. F. Liang［拉;植药］广西莪术 / ~ zedoaria Root［拉;植药］莪术
curcumene *n*. 姜黄烯
curcumin *n*. 姜黄色素,酸性黄
Curcurnenol *n*. 莪术醇(抗肿瘤药)
curd *n*. 凝乳 ‖ ~ alum 明矾乳 / ~ of Riverius, alum 蛋白明矾乳 / ~ soap 兽脂肥皂
cure *v*. & *n*. 治愈;疗法;治疗 ‖ ~ Banting; bantingism 班廷氏疗法,忌食碱瘦疗法 / ~ climbing 登高疗法 / ~ dew; kneippism 践露疗法,克奈普氏法 / ~, dental 牙加工处理 / ~, denture 义齿加工处理 / ~ diet 饮食疗法 / ~ economic 经济疗法 / ~ faith 信仰疗法 / ~ gold; Keeley ~ 金疗法,基利氏疗法 / ~ grape 葡萄饮食疗法 / ~ hunger 饥饿疗法 / ~ Karell's 卡列耳氏疗法(用牛乳治心脏及肾病)/ ~ Keeley 基利氏疗法(用氯化金治疗酒精或鸦片中毒的秘方)/ ~ lead 铅疗法 / ~ liman 咸水浴疗法 / ~ milk 乳疗法 / ~ mind; psychotherapy 精神疗法,心理疗法 / ~ movement; kinesitherapy 运动疗法,体育疗法 / ~ natural; spontaneous ~ 自愈 / ~ potato 马铃薯疗法 / ~ radical 根治,根本疗法 / ~ rest; Weir-Mitchell treatment 休养疗法,魏—密二氏疗法 / ~ spontaneous 自愈 / ~ starvation 禁食疗法,绝食疗法 / ~ terrain; Oertel's treatment 运动节食疗法,厄尔特耳氏疗法 /

~ thirst 节饮疗法 / ~ water; hydrotherapy 水疗法 / ~ whey 乳清疗法 / ~ work 工作疗法
cureless *a*. 无法医治的
curet (curette) [法] *n*. 刮匙,刮器 ‖ ~ adenoid; Hartmann's ~ 增殖腺刮匙,哈特曼氏刮匙 / ~ antrum 宝刮匙 / ~ aural 耳刮匙 / ~, dental 牙刮匙 / ~ flushing 冲洗匙/ ~, gingival pocket 龈袋刮匙 / ~ mastoid 乳突刮匙 / ~, maxillary sinus 上颌窦刮匙 / ~, periodontal 牙周刮匙 / ~ suction 吸引刮匙 / ~ uterine 子宫刮匙
curettage [法]; **apoxesis** [希]; **scaling** [英] *n*. 刮除术,刮治术 ‖ ~, flap 翻瓣刮治术 / ~, gingival reattachment 龈再附着刮治术 / ~ of infrabony pocket 牙周骨下袋刮治术 / ~ of jaw cyst 颌骨囊肿刮治术 / ~, open 开放刮治术(龈翻瓣) / ~, periapical 牙根周刮治术 / ~ of periodontal pocket; internal wall curettage 牙周袋内壁刮治术 / ~, root [牙]根刮治术 / ~, sublingual 龈下刮治术 / ~, supragingival 龈上刮治术 / ~, ultrasonic 超声波刮治术 / ~ of chalazion 睑板腺囊肿刮除术
curette [拉]; **curet** [法] *n*. 刮匙,刮器 ‖ ~, periodontal 牙周刮器 / ~, spoon 匙形刮器
curettement; curettage *n*. 刮除术
curie *n*. (缩写 C)居里(放射性强度单位) ‖ ~ equivalent 居里当量 / ~ therapy 镭疗法
curie per cubic centimeter (简作 C/cm^3) 居里/立方厘米
curie per square centimeter (简作 C/cm^2) 居里/平方厘米
curiegram *n*. 氡[射]线照片
curietherapy; radium therapy *n*. 镭疗法
curine *n*. 筒箭毒次碱
curing *n*. ①食物加工法(用腌,熏等方法) ②消除,(干酪)成熟,(噬菌体)自愈
curing, denture; dentureprocess 义齿加工法(如义齿基板由软变硬的加工法)
curium *n*. 锔(96 号元素)
curled tail sperm 卷尾精子
Curling's ulcer 柯林氏溃疡(严重烧伤时并发十二指肠溃疡)
Curly *n*. (果蝇)翘翅
curral; allobarbital *n*. 科拉耳,二丙烯巴比妥
current *n*. 流;电流 ‖ ~ abnerval 离神经电流 / ~ action 动作电流 / ~ after 后电流(恒电流通过后断流时肌感生之电流)/ ~ air 气流 / ~ alternating 交电流,交变电流 / ~ anelectrotonic 阳极紧张电流 / ~ anionic 阳离子流 / ~ ascending; centripetal ~ 上行电流,向心电流 / ~ axial 轴流(血流中部之有色部分)/ ~ battery; galvanic ~ 电池电流,化电流,伽伐尼电流 / ~ blaze 激发电流 / ~ catelectrotonic 阴极紧张电流 / ~ centrifugal; descending ~ 离心电流,下行电流 / ~ centripetal; ascending ~ 向心电流,上行电流 / ~ compensating 补偿电流 / ~ constant; continuous ~ ; direct ~ 直电流 / ~ convection 对流,运流(液体,气体)/ ~ damped 减衰电流 / ~ d'Arsonval 达松伐尔氏电流(高频低压电流)/ ~ demarcation; ~ of injury 损伤电流 / ~ derived; branch ~ 导出电流,支流 / ~ descending; centrifugal ~ 下行电流,离心电流 / ~ De Watteville; combined ~ 德瓦特氏围路电流,化[电流]应电[流]并合流 / ~ diphasic action 二相动作电流 / ~ direct; galvanic ~ 直电流,化电流,伽伐尼电流 / ~ direct vacuum tube 直接真空管电流 / ~ electric 电流 / ~ electrostatic 静电流 / ~ electrotonic 紧张电流 / currents, etectrovital; neuro-electric currents 生物电流,神经电流 / ~ extra 额外电流,附加电流 / ~ eye 眼电流 / ~ faradic 应电流,法拉第电流 / ~ fulguration; high-frequency ~ 闪耀电流,高频[率]电流 / ~ galvanic 化电流,伽伐尼电流 / ~ gas discharge 气体放电电流 / ~ high-frequency 高频[率]电流 / ~ high potential; high tension ~ 高压电流 / ~ induced 应电流,感生电流 / ~ inducing 施感电流 / ~ induction [感]应电流 / ~ of injury; demarcation ~ 损伤电流 / ~ interaxonal 轴突间电流 / ~ interrupted 断续电流 / ~ inverse 倒流,反向电流 / ~ ionic 离子电流 / ~ ionization 电离电流 / ~ katelectrotonic 阴极紧张电流 / ~ labile 易变电流 / ~ Leduc 勒杜克氏电流(等强断续直流)/ ~ low-frequency 低频率电流 / ~ low-tension 低压电流 / ~ magnetoelectric 磁电电流 / ~ make and break 接及断电流 / ~ monophasic action 单相动作电流 / ~ Morton's 摩顿氏电流(莱登瓶充放电流)/ ~ nerve-action; action 神经动作电流,动作电流 / ~ oscillating 振荡电流,振动电流 / ~ Oudin 奥丁氏电流(高压的高频电流)/ ~ of polarization 极化电流 / ~ primary 原电流 / ~ pulsating 脉动电流 / ~ resting 休止电流 / ~ return 回流 / ~ reversed 反向流 / ~ saturation 饱和电流 / ~ secondary; induced ~ 副电流,应电流 / ~ sine wave; sinusoidal 正弦[波动]电流 / ~ sinusoidal 正弦电流 / ~ spark gap; static ~ 电花隙电流,静电流 / ~ stabile 驻极电流 / ~ static 静电流,静电机电流 / ~ static induced 静电感生电流 / ~ static wave 静电波感生电流 / ~ surgical 外科用高频电流 / ~ swelling 涨落电流 / ~ Tesla's 忒斯拉氏电流,高频电流 / ~ tetanic induced 强直应电流 / ~ tetanizing 强直电流 / ~ undamped 非减衰电流 / ~ uniform 均匀电流 / ~ voltaic; galvanic ~ 伏打电流,化电流,伽法尼电流
Current Advances in Genetics (简作 CAG) 遗传学最近进展(杂志名)
Current Articles On Neoplasia (简作 CAN) 现代肿瘤论著(杂志名)
Current Bibliography of Epidemiology (简作 CBE) 流行病学现代文献(杂志名)
Current Citations on Communication Disorders (简作 CCCD) 现代传染病文献(杂志名)
current complaint (简作 CC) 现主诉,现病史(病历的)
Current Contents (简作 CC) 近期资料目录;近期期刊目次快讯(多分册周刊)
Current Contents: AgriculturaL, Biological and Evironmental Sciences (简作 CC/AB & ES) 近期期刊目次:农业、生物学、环境科学(分册)
Current Contents; Clinical Practice (简作 CCCP) 近期期刊目次:临床实践(分册)
Current Contents; Life Science (简作 CC/LS) 近期期刊目次:生命科学(分册)
current density (简作 CD) 电流密度
curriculum *n*. 课程,学程
Curriculum Development Laboratory (**TERC**) (简作 CDL) 课程发展实验所(技术教育研究中心)
Curschmann's disease; frosted liver 库施曼氏病,糖衣肝 ‖ ~ mask 吸药罩 / ~ spirals 库施曼氏螺旋物(支气管性气喘患者的痰内)/ ~ trocar 库施曼氏套针(皮下水肿穿刺套针)
Curschmann's sign 库施曼氏征
Curschmann's solution 库施曼氏溶液
cursor *n*. 指示器,指针,游标
curtasal *n*. 库尔塔萨耳(无盐饮食的食盐代用品)
Curtislaceae *n*. 南非茱萸科
curtisone; kursone *n*. 威尔松
Curtobacterium luteum (**Komagata et Iizuka**) **Yamada et Komagata** 藤黄短小杆菌(藤黄短杆菌)
Curtobacterium albidum (**Komagata et Iizuka**) **Yamada et Komagata** 白色短小杆菌(白色短杆菌)
Curtobacterium flaccumfaciens pv. oortii (**Saaltink et Maas geestera**) **Collins et Jones** 萎蔫短小杆菌奥氏致病变种(萎蔫棒杆菌奥氏亚种,奥特氏棒杆菌)
Curtobacterium flaccumfaciens (**Hedges**) **Collins et Jones** 萎蔫短小杆菌(萎蔫棒杆菌)
Curtobacterium flaccumfaciens pv. flaceumfaciens (**Hodges**) **Colliins et Jones** 萎蔫短小杆菌萎蔫致病变种
Curtobacterium flaccumfaciens pv. betae (**Keyworth et al.**) **Collins et Jones** 萎蔫短小杆菌甜菜致病变种(萎蔫棒杆菌甜菜亚种)
Curtobacterium flaccumfaciens pv. poinsettiae (**Starr et Piron**) **Collins et Jones** 萎蔫短小杆菌星星木致病变种(星星木棒杆菌)
Curtobacterium insectiphilium (**Steanhaus**) **Yamada et Komagata** 嗜虫短小杆菌
Curtobacterium plantarum Dunleavy 植物短小杆菌
Curtobacterium psychorophilum Inoue et Komagata 嗜冷短小杆菌
Curtobacterium pusillum (**Iizuka et Komagata**) **Yamada et Komagata** 极小短小杆菌
Curtobacterium saperdae (**Lysenko**) **Yamada et Komagata** 见 Aureobacterium saperdae (Lysenko) Collins et al.
Curtobacterium testaceum (**Komagata et Iizuka**) **Yamada et Komagata** 见 Aureobacterium testaceum (Komagata et Iizuka) Coilins et al.
Curtobacterium Yamada et Komagata 短小杆菌属
Curtobaeterium citreum (**Komagata et Iizuka**) **Yamada et Komagata** 柠檬色短小杆菌(柠檬色短杆菌)
curtometer; cyrtometer *n*. 曲面测量计,曲度计
curvatura (复 curvaturae) *n*. 弯,曲 ‖ ~ ventricull major 胃大弯 / ~ ventricull minor 胃小弯
curvature [英]; **curvatura** [拉] *n*. ①弯,曲 ②曲率,曲度 ‖ ~ aberration 曲率性像差 / ~ ametropia 曲率性屈光不正 / ~ angular. Pott's ~ [脊柱]角状弯曲,驼背 / ~ anterior[脊柱]前弯,脊柱后凸 / ~ astigmatism 曲率性散光/ ~ backward [脊柱]后弯,脊柱前凸 / ~, cervical; curvatura cervicalis 颈曲 ~ compensatory 代偿性弯曲 / ~ contrast 弯曲[线]对比 / ~ hypermetropia 曲率性远视/ ~ of cornea 角膜曲度(角膜凸度) / ~ gingival 龈曲线 / ~, gingival; curvatura gingivalis 龈曲 / ~ lateral [脊柱]侧

弯,脊柱侧凸 / ~ myopia 曲率性近视 / ~, occlusal' curvatura occlusalis 胎曲/ ~ oflens 晶状体曲率/ ~ of lens 晶状体曲度(晶状体凸度) / ~ of the microscopic field 微观场曲率 / ~ Pott's; angular ~ 波特氏弯曲,[脊柱]角状弯曲,驼背 / ~ spinal 脊柱弯曲 / ~ of stomach, greater; curvatura ventriculi major 胃大弯 / ~ of stomach, lessen curvatura ventriculi minor 胃小弯

curve *n*. 曲线 ‖ ~ alignment 排列曲线,整列曲线 / ~ alinement 排列曲线 / ~ attenuation 减弱曲线 / ~ Auditory; audiometric 听力曲线 / ~ Barnes's 巴恩斯氏曲线(以骶岬为中心的曲线以示小骨盆腔的出口)/ ~ base 基础曲度(托力克镜片后面的标准曲度)/ ~ blood-cell 血细胞大小曲线 / ~ buccal 颊侧曲线(齿弓)/ ~ camel, dromedary ~ 驼峰曲线(急性脊髓前角炎)/ ~ of Carus 卡勒斯氏曲线,骨盆轴曲线 / ~ cervical 颈曲 / ~ characteristic 特性曲线 / ~ colloidal-gold 胶体金曲线 / ~ compensating 代偿曲线,补偿曲线 / ~ Damoiseau's; Ellis's line 达莫瓦索氏曲线,艾利斯氏线(胸膜积液的胸部 S 形线) / ~ dental 牙列曲线 / ~ diphasic 双相曲线 / ~ dissociation 解离曲线 / ~ distribution 分布图,分布曲线 / ~ of distribution, normal 常态分布曲线 / ~ dromedary 驼峰曲线(急性脊髓前角炎)/ ~ electrocardiographic 心[动]电[流]描记曲线,心电图 / ~ of Ellis-Garland; Ellis' line 艾加二氏曲线,艾利斯氏曲线(胸膜积液的胸部 S 形线) / curves, epidemic 流行曲线 / ~ fatigue 疲劳曲线 / ~ fitting 曲线配定(变数曲线方程式) / ~ frequency 频率曲线 / ~ frequency, cumulative 累积次数曲线 / ~ Gaussian 高斯氏曲线(常态分布曲线) / ~ growth 生长曲线(繁殖曲线) / ~ Harrison's 哈里逊氏曲线,肋下缘沟 / ~ isodose 等量曲线 / ~ labial 唇侧曲线(尖牙间牙列曲线)/ ~ labiomental 唇颏曲线 / ~ logistic 天算曲线(再生物统计学上表示生物繁殖的曲线)/ ~ luetic 梅毒曲线(胶体金实验)/ ~ lumbar 腰曲 / ~ muscle 肌肉收缩曲线 / ~ normal 常态曲线 / ~ of occlusion 咬合曲线 / ~ oxygen dissociation 氧离曲线 / ~ paretic 麻痹性痴呆曲线(胶体金试验)/ ~ pelvic 盆曲 / ~ pressure 压力曲线 / ~ pressure, intracardiac 心内压曲线 / ~ Price-Jones 普赖斯琼斯氏曲线(表示红细胞直径大小的曲线) / ~ probability; frequency ~ 概率曲线,频率曲线 / ~ probability, normal 正常概率曲线 / ~ pulse; sphygmogram 脉搏描记图,脉搏曲线 / ~ saddleback temperature 鞍状温度曲线 / ~ Spee's 施佩氏曲线,牙列颌面曲线 / ~ spinal 脊柱曲线 / ~ staircase 阶梯状曲线 / ~ standard 标准曲线 / ~ temperature 温度曲线 / ~ temperature variation 温度变化曲线 / ~ s, tension 张力曲线 / ~ thoracic 胸曲 / ~ s, Traube's; Traube-Hering curves 特劳伯氏曲线,特—赫二氏曲线(血压曲线因受呼吸中枢兴奋性升降的影响呈有节律的变异并与呼吸运动平行) / ~ volume 容积曲线 / ~, Wunderlich's 温德利希氏曲线,伤寒典型热型

curve [英]; **curvum** [拉] *n*. 曲线,曲线图表;弯曲 ‖ ~, alignment 排列曲线(牙) / ~, anti-Monson 反莫恩逊氏曲线(胎面突起高曲线) / ~, antimonson transverse 反莫恩逊氏横验曲线(排牙法) / ~, buccal 颊侧曲线(齿弓) / ~, cervical 颈曲线 / ~, compensating 代偿曲线,补偿曲线 / ~, dental 牙列曲线 / ~, diphasic 双相曲线 / ~ fitting 曲线配合,安配曲线 / ~, labial 唇侧曲线(尖牙间牙列曲线) / ~, labiomental 唇颏曲线 / ~ s, milled-in; milled-in paths 磨成曲线 / ~, Monson 莫恩逊氏曲线(验面曲线下凹) / ~ of occlusal 验曲线,咬合曲线 / ~, Pleasure 普列苏尔氏曲线(验面曲线突起) / ~, reverse 反曲线(胎面曲线突起) / ~, Spee's(~ of Spee) 斯丕氏曲线(牙列胎面曲线)

curved beistle 曲毛(某些生物的一种超微结构)

curved-edge detector 曲边检测器

curvidentate *a*. 具弯齿的

curviform *a*. 弯曲的

curvilinear *a*. 曲线的 ‖ ~ correlation 曲线相关

curvilinear regression 曲线回归

curvularin *n*. 弯孢霉菌素

cuscamidine *n*. 卡斯凯米丁(一种金鸡纳生物碱)

cuscamine *n*. 卡斯凯明(一种金鸡纳生物碱)

cusco bark 红金鸡纳皮

Cusco's speculum 曲斯科氏窥器(检阴道)

Cuscohygrine *n*. 红古豆碱 (抗胆碱药)

cusconidine *n*. 卡斯可尼丁(一种金鸡纳生物碱)

cusconine *n*. 卡斯可宁(一种金鸡纳生物碱)

Cuscuta australis R. Br. [拉;植药] 南方菟丝子

Cuscuta chinensis Lam. [拉;植药] 菟丝子

Cuscuta japonica Choisy [拉;植药] 金灯藤

Cuscuta L. *n*. 菟丝子属 ‖ ~ japonica Choisy 大菟丝子,金灯藤 / ~ sinensis Lam. 菟丝子,豆寄生

Cuscuta latent virus (Briefly) = Dodder latent mosaic virus(Bennet) [Cuscuta virus 1 (Bennet)] 菟丝子潜伏花叶病毒

Cuscutaceae *n*. 菟丝子科

Cushaw seed [植药] 南瓜子

Cushing's disease 库欣病(肾上腺皮质机能亢进所致疾病,通常由垂体肿瘤引起)

Cushing's law 库兴氏定律(颅内张力增高定律)

Cushing's reaction 库兴氏反应(体温反应检垂体机能)

Cushing's suture 库兴氏缝术

Cushing's syndrome 库兴氏症(可的松过多症)[此病人可能是脑下垂体肿瘤或肾上腺皮质瘤,而有过多可的松分泌,引起脸、颈、腹部肥胖,腹部皮肤有紫色纹,骨质疏松(皮质醇过多症;小脑脑桥角及听神经生瘤时,引起耳鸣、重听及同侧第六、七脑神经麻痹)]

cushion *n*. 垫 ‖ ~ atrioventricular 房室垫 / ~ coronary; coronary band; coronary ring; cutidure; cutiduris 冠状垫 / ~ s, endocardial 心内膜垫 / ~ endothelial, lateral 侧内皮垫 / ~ endothelial, median 正中内皮垫 / ~ of the epiglottis 会厌垫(喉腔内)/ ~ Eustachian; torus tubarius 咽鼓管圆枕 / ~ of glomerulus, polar 近小球体 / ~ gold 金垫 / ~ intima 内膜垫 / ~ Passavant's 帕萨凡特氏隆起(吞咽时咽上缩肌收缩引起之隆起)/ ~ plantar 跖垫 / ~ septem 心内膜垫,垫隔/ ~ sucking; corpus adiposum buccae 颊脂体,吸垫,颊脂垫

cusp [英]; **cuspis** [拉] *n*. 尖(牙) ‖ ~, anatomical; cuspis afiatomicalis 解剖性尖 / ~, bifid; cuspisbifida 两歧尖 / ~, canine; cuspiscanina 犬牙尖 / ~, Carabelli; Carabilli tubercle 卡腊贝利氏结节(磨牙舌侧副尖) / ~, dental; cuspisdentis 牙尖 / ~, functional; cuspis functionalis 功能性尖 / ~, interstitial; cuspis interstitialis 间质尖 / ~, locked 锁尖 / ~, mesiobuccal; cuspis mesiobuccalis 近中颊侧尖 / ~, mesiolingual; cuspis mesiolingualis 近中舌侧尖 / ~, pseudo 假尖 / ~, single 单尖 / ~, steep 陡尖 / ~, supernumerary; cuspis supernumeraria 额外牙尖,多生尖 / ~, supplementary; cuspis supplementaria 附尖 / ~, wedge-shaped 楔形牙尖

cuspad *n*. 向牙尖

cusparia; angusiura *n*. 安古斯图拉[树]皮(苦补药,兴奋药)

cusparioe *n*. 克斯巴林(得自安古斯图拉树的一种生物碱)

cuspid *n*. 尖牙,犬齿 ‖ ~, deciduous; deciduous canine 乳尖牙 / ~, impacted 阻生尖牙

cuspidate [英]; **cuspidatus** [拉] *n*. [有]尖牙

cuspidatus *n*. 单尖牙

cuspidor; spittoon *n*. 痰盂

cuspis (复 cuspides) [拉]; **cusp** [英] *n*. 尖 ‖ ~ anterior (valvula bicuspidalis) 二尖瓣前尖 / ~ anteriw (valvula tricuspidalis) 三尖瓣前尖 / ~ medialis (valvula tricuspidalis) 三尖瓣隔侧尖 / ~ molaris 臼齿尖/ ~ posterior (valvula bicuspidalis) 二尖瓣后尖 / ~ posterior (valvula tricuspidalis) 三尖瓣后尖 / ~ promarius 原尖 / ~ of aortic valve 主动脉瓣(尖) / ~ of mitral valve 二尖瓣(僧帽瓣) / ~ of pulmonary valve 肺动脉瓣膜

cusso *n*. 苦苏花

Custer's staining method 卡斯特氏染色法染骨髓切片

custodial *a*. 监护的 ‖ ~ care 非医疗性护理

cut *n*. 切伤,刀伤;切磨牙;切面 *v*. ①截断,切口 ②(果蝇)截翅 ‖ ~ and patch repair 切补修复 / ~ incisal 切面切磨 / ~ lingual 舌面切磨

cutaneo galvanic reaction (简作 CGR) 皮肤电流反应

cutaneous *a*. 皮肤的 ‖ ~ (cutis) amyloidosis 皮肤淀粉样变性 ~ antebrachii lateralis nerve 前臂外侧皮神经 / ~ antebrachii medialis nerve 前臂内侧皮神经 / ~ antebrachii posterior nerve 前臂后皮神经 / ~ basophil hypersensitivity (简作 CBH) 皮肤嗜碱性粒细胞过敏反应/ ~ branch of femoral nerve 股神经皮支 / ~ branch of femoral nerve 股神经皮支 / ~ larva migrans 皮下移行性幼虫疹/ ~ surae lateralis nerve 腓肠外侧皮神经 / ~ cancer 皮肤癌 / ~ cyst 皮肤囊肿 / ~ dorsalis lateralis nerve 足背外侧皮神经 / ~ dorsalis medialis nerve 足背内侧皮神经 / ~ hemangioma 皮肤血管瘤 / ~ leiomyoma 皮肤平滑肌瘤 / ~ T cell lymphoma (简作 CTCL) 皮肤 T 细胞淋巴瘤 / ~ ureterostomy 输尿管皮肤造口术

Cutch [植药] *n*. 儿茶

cutdown, temporal artery *n*. 颞动脉供血停止

cute *n*. 品他病

Cuterebra *n*. 黄蝇属

Cuterebridae *n*. 黄蝇科

cuticle [英]; **cuticula** [拉] *n*. ①表皮 ②角质层[植] ③护膜 ④角皮毛 ⑤小皮 ‖ ~ dental; enamel ~ 牙护膜 / ~ dentis; Nasmyth's membrane 牙护膜,内斯密斯氏膜 / ~, enamel 釉护膜 / ~ horny 角质护膜/ ~, horny tooth 角质牙护膜 / ~, inner; primary enamel ~ 内护膜,原发性釉护膜 / ~ keratose 角化小皮眼的色素细胞外表面层 / ~ liquid; collodion 火棉胶/ ~, outer;

secondary enamel ～ 外护膜,继发性釉护膜 / ～ of root sheath 毛根鞘小皮/ ～ primordialis 原基皮膜 / ～, secondary enamel 继发性釉护膜 / ～ viscosa 黏皮膜
cuticolor *a*. 肤色的
cuticular *a*. ①表皮的 ②角质层的 ③护膜的 ‖ ～ appendage 表皮附器 / ～ crest 角质脊 / ～ crown 角质冠 / ～ epithelium 角化上皮 / ～ layer ①表皮层 ②角化层 / ～ ridge 角质脊 / ～ plate 角皮层
cuticularization *n*. 表皮形成
cuticulate *a*. 角质化的,具破皮的
cuticulin *n*. 壳脂蛋白
cutidure *n*. 冠状垫
cutification *n*. 皮肤形成,成皮
cutin *n*. ①角质(植物) ②角质素
cutinization *n*. 表皮埋植术
cutipunctor *n*. 穿皮器
cutireaction *n*. 皮肤反应 ‖ ～ differential 鉴别性[结核菌素]皮肤反应
Cutis Lapemis Hardwickii [拉;动药] 平颏海蛇皮
Cutis Laticaudae Semifasciatae [拉;动药] 半环扁尾蛇皮
cutis laxa 皮肤松垂
Cutis Microcephalophis Gracilis [拉;动药] 小头海蛇皮
Cutis Zaocydis [拉;动药] 乌蛇皮
Cutis; skin *n*. 皮肤 ‖ ～ anserina; goose flesh 鹅皮,鸡皮(因冷和惊吓时皮乳头勃起) / ～ eiastica; ～ hyperelastica 弹力性皮肤,弹力过度性皮肤 / ～ erinacei 刺猬皮 / ～ hyperelastica; elastic skin; ～ elastica 弹力性皮肤,弹力过度性皮肤,象皮病 / ～ laxa; dermatolysis 皮肤松弛 / ～ marmorata; marmorated skin 大理石色皮(冷冻所引起的皮肤改变) / ～ pendula [hanging skin] 皮肤松垂 / ～ pensilis; dermatolysis 皮肤松垂 / ～ testacea 全身性皮脂溢 / ～ unctuosa; seborrhea 皮脂溢 / ～ vera 真皮 / ～ verticis gyrata 头皮松垂,回状头皮
cutisector *n*. 取皮器
cutitis *n*. 皮炎
cutization *n*. [黏膜]皮肤化
cutizon *n*. 枯替宗抗病毒药
cutlefish *n*. 乌贼,墨鱼
Cutler's solution 卡特勒氏溶液
Cutleriaceae *n*. 马鞭藻科(一种藻类)
Cutleriales *n*. 马鞭藻目(植物分类学)
Cutler-Power-Wilder test 卡鲍魏三氏实验辅助诊断阿迪森氏病
cut-off filter ①截止滤波器 ②截止滤光片
cutoff frequency of cochlea 耳蜗的截止频率
cutosine arabinoside 阿糖胞苷
cut-out *n*. ①中止,阻断 ②断路器,中断器
cutter *n*. 刀 ‖ ～ ligature 缚线刀 / ～ wedge 剪锲料器
cutting *n*. 切 ‖ ～ heroic 开朗割切 ‖ ～ block 切割枕(角膜移植时切供体角膜) / ～ tooth 门齿,切齿 / ～, heroic 猛烈割切,开朗割切
Cutting's colloidal mastic test 卡丁氏胶体乳香试验检脑脊液
cuttle-bone *n*. 乌贼骨,海螵蛸
Cuttlefish [动药] 金乌贼
Cuttlefish Liver [动药] 乌贼肝
Cuttlefishliver oil [动药] 乌贼肝油
Cuttlefishs nidamental gland [动药] 乌贼卵
cutweed Fucus vesiculosus 墨角藻,囊褐藻
cuvette *n*. 小杯;边沟
Cuvier's canal 居维叶氏管,居维叶氏窦(静脉导管) ‖ ～ ducts; ～ veins, 居维叶氏管,居维叶氏静脉(胚胎期开口于心耳的两个短的静脉) / ～ sinuses (canal) 居维叶氏管(胚) / ～ veins; ～ ducts 居维叶氏静脉,居维叶氏管
Cuvier's sinuses 居维叶氏管,居维叶氏窦,静脉导管
Cuvier's vein 居维叶氏静脉(胚胎期开口于心耳的两个短静脉)
Cuvier'sduct 居维叶氏管,总主静脉(低等脊椎动物),居维叶氏静脉
CV closed volume 闭合气容量
C-value *n*. C值(染色体组的 DNA 量值)
C-value coefficient of outflow facility C值,房水流畅系数
CV-ara-U = 1-β-D-arabinofuranosyl-E-5-(2-chlorovinyl) uracil 1-β-D-阿拉伯呋喃糖基-E-5-(2—氯乙烯基)尿嘧啶
cvariable deceleration 散发性胎心变慢
cvclopentyl alcohol 羟基环戊烷
CVD cerebrovascular disease 脑血管疾病
CVDU = 5-(1-chlorovinyl)—2'-deoxyuridine 5-(1-氯乙烯基)-2'-脱氧尿苷
cvex *n*. 抗坏血酸,维生素 C (ascorbic acid) 溶液制剂的商品名
CVID common variable immuno deficiency 常见变异型免疫缺陷病
CVP central venous pressure 中心静脉压
CVR cerebral vascular resistance 脑血管阻力 / contraceptive vaginal ring 避孕阴道环 / coronary vascular resistance 冠状血管阻力
CVSS chronic venous stasis syndrome 慢性静脉郁滞综合征
cvstadenosarcoma; sarcoma cystadenosum 囊腺肉瘤
Cvtophaga aprica (Lewin) Reichenbach 喜光噬纤维菌(流散嗜纤维菌喜光亚种)
CW microtron 连续波电子回旋加速器
Cwt. hundredweight 百磅
Cx. convex 凸的,凸面的
Cyacetacide *n*. 氰乙酰肼(抗结核药)
cyacrin *n*. 氰阿克林(外科用胶)
Cyamepromazine *n*. 氰美马嗪(抗精神病药)
cyan-; cyano- [构词成分] 青紫,干,蓝,氰
cyanacetic acid hydracid (简作 CAH) 氰基醋酸氢酸
cyanacetic acid hydrazine (简作 CAH) 氰乙酰肼
cyanacezidum; cyanoaethydrazide *n*. 氰乙肼
cyanalcohol *n*. 氰醇
cyanaldehyde *n*. 氰醛
cyanamide; carbamic acid nitril *n*. 氰酰胺
cyanate *n*. 氰酸盐,氰酸酯
cyancaethysidrazide; cyanacezidum *n*. 氰乙肼
Cyanea nozakii (Kishinouye) 白色霞水母(隶属于霞水母科 Cyaneidae)
Cyaneidae *n*. 霞水母科(隶属于旗口水母目 Semaeostomeae)
cyanein *n*. 蓝菌素
cyanemia *n*. 青血症,绀血症
cyanephidrosis *n*. 青汗症
cyanformic *a*. 氰甲酸的,氰乙酸的
cyanh(a)emoglobin *n*. 氰血红蛋白
cyanhematin *n*. 氰化高铁血红素
cyanhemoglobin *n*. 氰血红蛋白
cyanhidrosis; cyanephidrosis *n*. 青汗症
cyanhydrin; cyanalcohol *n*. 氰醇
cyanide *n*. 氰化物 ‖ ～ double 双氢化物,重氰化物 / ～ kit 氰化物中毒急救包 / ～ poisoning 氰化物中毒 / ～ toxicant 氰类毒剂 / ～ vinyl; acrylonitrile 氰化乙烯,丙烯晴
cyanin *n*. 花青苷,矢车菊色素苷
cyanmethemoglobin *n*. 氰化正铁血红蛋白
cyanmethemoglobin; cyanomethemoglobin *n*. 氰化正铁血红蛋白
cyano (methyimercuri) guanidine 氰胍甲汞(农药)
cyano- [构词成分] 青紫,绀,蓝
cyanoacetamide *n*. 氰基乙酰胺
cyanoacrylate *n*. 氰基丙烯酸酯 ‖ ～ resin 氰基丙烯酸树脂
Cyanobacteria virus = Blue green algae virus (Safferman et Morris) 蓝细菌病毒,蓝绿藻病毒
Cyanobacterium Lefevre 蓝细菌属
Cyanobium Gerloff 蓝菌属
cyanochroia *n*. 发绀,青紫
cyanochroic; cyanochrous *a*. 发绀的,绀色的
Cyanocobalamin *n*. 氰钴胺素,维生素 B_{12}(维生素类药)
cyanocobalamin; vitamin B_{12} 氰钴胺,维生素 B_{12} cyanocrystallin 蓝晶质(由虾蟹等十足类动物外壳所得的一种蓝色物质)
Cyanocuprol *n*. 塞阿诺库普洛(成药,含钾及氰化铜,曾用以治疗结核)
Cyanocystis Komarek et Anagnostidis 蓝囊胞菌属
cyanoderma; cyanosis *n*. 发绀,青紫
cyanoform *n*. 氰仿
cyanogas *n*. 方氰毒粉(成药)
cyanogen bromide (简作 CB) 溴化氰
cyanogen iodide 碘化氰
cyanogen; dicyanogen *n*. 氰 ‖ ～ bromide 溴化氰 / ～ chloride 氯化氰 / ～ iodide 碘化氢
cyanogenesis *n*. 生氰作用
cyanogenetic *a*. 生氰的
cyanoguanidine *n*. 氰基胍
cyanol; aniline *n*. 苯胺,阿尼林
cyanolabe *n*. 蓝敏素
cyanolophia; avian pest *n*. 鸟疫病
Cyanomethemoglobin *n*. 氰化正铁血红蛋白
Cyanomorphae Reichenbach et Dworkin 蓝形菌属
cyanomycin *n*. 氰霉素
cyanomycosis *n*. 绿脓杆菌病
cyanopathy *n*. 发绀病

cyanophage *n*. 蓝藻噬菌体
Cyanophage = Algophage *n*. 蓝绿藻噬菌体
cyanophenphos *n*. 苯腈硫磷
cyanophil *a*. 嗜蓝的,痴青的;嗜蓝细胞,嗜青细胞
cyanophilic *a*. 嗜青紫色的
cyanophilous *a*. 嗜蓝的,痴青的
cyanophoric *a*. 氰基的
cyanophose *n*. 蓝光幻视
Cyanophyceae *n*. 蓝藻纲(与 S chizophyceae 相同)
Cyanophyceae Pringsheim 蓝细菌纲
cyanophycin *n*. 藻青素
cyanophyll *n*. 叶青素
cyanopia *n*. 蓝视症
cyanopsia *n*. 蓝视症
cyanopsin *n*. 视蓝质(动物的视网膜)
cyanose *n*. 发绀,青紫
cyanosed; cyanotic *a*. 发绀的,青紫的
cyanosis *n*. 发绀,青紫 ‖ ~ bulbi 先天巩膜紫斑;眼球发干 / ~ congenital 先天性青紫,先天性发干 / ~ ,enterogenous 肠性发绀 / ~ false 假性发绀 / ~ heliotrope 淡紫色发绀 / ~ hereditary methemoglobinemic 遗传性正铁血红蛋白血性发绀 / ~ lienis 脾性发绀,郁血脾 / ~ local 局部发绀 / ~ retinae 视网膜发绀 / ~ tardive ;tardive cyanosis 迟发性发绀 / ~ taxic 中毒性发绀
cyanosis, clubbing or edema *n*. 紫绀杵状变或水肿
cyanosls, clubbing or edema *n*. 紫绀 杵状变或水肿
Cyanospira Florenzano et al. 蓝螺菌属
cyano-sulfanilamide *n*. 氰[胺苯]磺[酰]胺
Cyanothece Roger 蓝丝菌属
cyanotic *a*. 发绀的,青紫的
cyanotic congenital heart disease (简作 CCHD) 发绀型先天性,心脏病
cyanthoate *n*. 果虫磷(农药)
Cyanthomastix hominis; Chilomastix hominis *n*. 人唇鞭毛虫
cyanuria *n*. 蓝色尿,青色尿
cyanuric acid 三聚氰酸
cyanuric chloride 氰尿酰素, 三聚氰酰氯
cyanurin *n*. 尿靛蓝
cyaophose; blue phose *n*. 蓝光幻视
cyarsal *n*. 对氰汞基水杨酸(抗梅毒剂)
cyasma *n*. 妊娠斑
Cyath. cyathus *n*. 杯;垂体漏斗
Cyath. vin cyathus vinarius 一酒杯(两盎司,流体制剂计量单位)
cyath. (cyathus) ①杯 ②垂体漏斗
Cyatheaceae *n*. 桫椤科(一种蕨类)
Cyathidiaceag *n*. 光苔科(一种苔类)
Cyathium *n*. 大戟花序,杯状聚傲花序
Cyathocotyle chungkee (Tang) 崇变杯叶吸虫(隶属于杯叶科 Cyathocotylidae)
Cyathoeotylidae *n*. 杯叶科(隶属于复殖目 Digenea)
Cyathula capitata Moq. 川牛
Cyathula capitata Moq. [拉;植药] 头花杯苋
Cyathula officinalis Kuan [植药] 川牛膝
Cyathula prostrata (L.) Blume [拉;植药] 杯苋
Cyathus *n*. 杯;垂体漏斗
Cyatoxylum ligustrinum (Spach) Bi [拉;植药] 黄牛木
cybernetics *n*. 控制论
cybertron *n*. 控制机
Cybidium ring spot virus 建兰环斑病毒
Cybiidae *n*. 鲅科(隶属于鲈形目 Perciformes)
Cybister *n*. [拉;动药] 龙虱 ‖ ~ japonicus sharp 日本吸盘龙虱 / ~ tripunctatus olivier [拉;动药] 三点龙虱
Cybister japanicus (Sharp) 黄边大龙虱(隶属于龙虱科 Dytiscidae)
Cybister tripunctatus orientalis (Gschwendth) 三星龙虱(隶属于龙虱科 Dytiscidae)
cyborg (cybernetic organism) *n*. 生控体系统
cyborgian *a*. 生控体系统的
cybrid *n*. ①胞浆融合杂交 ②胞质杂种细胞(用一个无核细胞与一个有核细胞融合得到的含有两种胞质的细胞)
Cycadaceae *n*. 苏铁科
Cycadales *n*. 凤尾松纲(植物分类学,亦称苏铁纲)
Cycadofilices *n*. 凤尾松蕨纲(植物分类学,亦称苏铁羊齿植物纲)
Cycas leaf [植药] 凤尾蕉叶
Cycas revoluta Thunb. 苏铁
Cycas revolute Thunb. [拉;植药] 苏铁
cycasin *n*. 苏铁苷
Cycetazide *n*. 氰乙酰肼(抗结核药)
Cycinchophen *n*. 环辛可芬(消炎镇痛药)
cyciochoroidectomy *n*. 睫状体脉络膜切除术
cyciocoagulation *n*. 睫状体凝固术
cycioheptene *n*. 环庚烯
cycioscopy *n*. 睫状体镜检查
Cyclaine *n*. 塞克莱因(麻醉药)
Cyclamen (Tour *n*.**) L.** *n*. 仙客来属 ‖ ~ europaeum L. 仙客来
Cyclamic Acid 环拉酸 (甜味药)
Cyclamidomycin *n*. 赛拉霉素(抗生素类药)
cyclamin *n*. 仙客来甙(有泻和催吐作用)
cyclamycin; triacetyloleandomycin *n*. 三乙酰夹竹桃霉素
Cyclandelate *n*. 环扁桃酯(周围血管扩张)
Cyclanthaceae *n*. 巴拉马草科
Cyclarbamate *n*. 环拉氨酯(安定药)
cyclarthrodial *a*. 车肘关节的
cyclarthrosis; rotatory diarthrosis; lateral ginglymus; articulatio trochoidea *n*. 车肘关节,屈戌关节,回旋关节
cyclase *n*. 环化酶
Cyclasterion scarlatinale 猩红热环状体(存于皮肤上皮细胞内的小体,昔被视为猩红热的病原体)
cyclative voltammetry 循环电位伏安法
Cyclazocine *n*. 环佐辛(镇痛药)
cyclcheximide; cetidione (简作 CH) 放线菌酮
cycle *n*. ①循环 ②环,周期 ③周波数 ‖ ~ aberrant 迷行循环 / ~ anovulatory 无排卵周期 / ~ asexual 无性生殖周期 / ~ biliary 胆汁循环 / ~ carbohydrate 碳水物变化循环,糖变化循环 / ~ carbon 碳循环 / ~ carbon dioxide 二氧化碳循环 / ~ cardiac 心搏周期 / ~ cardiaco-vascular 循环周期 / ~ citric acid 枸橼酸循环 / ~, Cori; glucose-lactate 柯里氏循环,葡萄糖乳酸盐循环 / ~ cytoplasmic 胞质内生活寄生物 / ~ diestrous 间动情周期 / ~ endoerythrocytic 红细胞内环 / ~ endogenous 内生环,内生期(原生动物)/ ~ estrous 动情周期 / ~ exoerythrocytic 红细胞外环 / ~ exogenous 外生环,外生期(原生动物)/ ~ forced 强迫周期 / ~ gastric 胃周期(蠕动)/ ~ genesial 生殖周期 / ~ germcell 生殖细胞周史,生殖细胞周期 / ~ glucose-lactate; Cori 葡萄糖乳酸盐循环,柯里氏循环 / ~ Golgi's 高尔基氏环(原虫)/ ~ gonotrophic 生殖成熟周期(昆虫)/ ~ ,human 人体内生环(原生动物在人体内的裂殖周期)/ ~ intranuclear 细胞核内生长环 / ~ Kreb's; tricarboxylic acid 克雷布氏循环,三羧酸循环 / ~ life 生活史,生活环,生活周期 / ~ menstrual 月经周期 / ~ Meyerhof; Emden-Meyerhof scheme 麦耶霍夫式循环(糖代谢)/ ~ mosquito 蚊体内生环
cycle *n*. 周期;环;循环;周波数
cycle, masticating; masticatory cycle; chewing cycle 咀嚼周期
Cyclea barbata Miers [拉;植药] 毛叶轮环藤
Cyclea hypoglauca (Schauer) Diels [拉;植药] 粉叶轮环藤
cycleanine dimethobromide 环轮宁(中药降压药)
cyclectomy *n*. ①睫状体切除术 ②睑缘切除术
Cyclemys amboinensis (Dumeril et Bibron) (隶属于龟科 Testudinidae)
Cyclemys schultzei (Griffin) 黄缘闭壳龟(隶属于龟科 Testudinidae)
Cyclemys trifasciata (Bell) 三带闭壳龟(隶属于龟科 Testudinidae)
Cyclemys yunnanensis (Boulenger) 云南闭壳龟(隶属于龟科 Testudinidae)
cyclencephalus *n*. 并脑畸胎([大脑]两半球并合畸胎)
cyclencephaly *n*. 并脑畸形([大脑]两半球并合畸形)
cycles per second ; cps; c/s (简作 C.P.S.) 每秒周[波]数
Cyclexanone *n*. 环沙酮(镇咳药)
cyclic *a*. ①循环的 ②环的,周期的 ‖ ~ addiction 周期性嗜酒癖,周期性嗜食 / ~ adenosine monophosphate (简作 cAMP) 环腺苷酸 / ~ AMP (Adenosine 3':5'-cyclic monophosphate) 环化 AMP (腺苷 3',5'—环化单磷酸) / ~ AMP receptor protein (CRP) cAMP 受体蛋白,分解代谢基因活化蛋白 / ~ antidepressants 环类抗抑郁药 / ~ coil 环状卷曲 / ~ DNA 环(状)DNA / ~ membrane 睫状膜 / ~ nucleoslde-2',3'-phosphate2',3'—环核苷酸 / ~ phosphorylation 循环磷酸化(作用) / ~ photophosphorylation 循环光合磷酸化(作用) / ~ strabismus 周期性斜视 / ~ terminal nucleotides 环状末端核苷酸
cyclic adenosine monophosphate (简作 C-AMP) 环磷酸腺苷
cyclic adenosine monophosphate (简作 cAMP) 环磷腺甙
cyclic AMP (简作 cAMP) 环 AMP,环腺一磷
cyclic AMP receptor protein (简作 CAP) 环腺苷酸受体蛋白质,环(化)AMP 受体蛋白质
cyclic AMP-binding protein (简作 CAP) 环磷腺甙结合蛋白
cyclic center in hypothalamus 下丘脑周期中枢

cyclic coil 环状盘绕
cyclic DNA 环状 DNA
cyclic guanosine monophosphate（简作 CGMP）环磷鸟甙
cyclic headache 月经周期性头痛
cyclic peptide 环状肽
cyclic phosphorylation 循环磷酸化
cyclical parthenogenesis 周性单性生殖,周性孤雌生殖
cyclicopropagative; cyclopropagative *a*. 周期繁殖的
cyclie guanylic acid（简作 CGMP）环鸟甙酸
cyclieity *n*. 月经周期
cyclin *n*. 细胞周期调节蛋白
Cyclina sinensis（**Gmelin**）青蛤(别名黑蚬,隶属于帘蛤科 Veneridae)
cycline *n*. 环化素
Cycliramine *n*. 赛利拉敏(抗组胺药)
cyclitis *n*. 睫状体炎
cyclitol *n*. 环多醇
Cyclizine（**marezine**）*n*. 赛克利嗪,盐酸吗嗪,苯甲嗪(抗组胺药)
cyclizine HCI 盐酸赛克利嗪
cyclo- [构词成分] ①环,圆形 ②睫状体
cyclo(de)hydrase *n*. 环化脱水酶
cycloalliin *n*. 环蒜氨酸
cycloanemization *n*. 睫状体贫血术
cycloartenol *n*. 环阿屯醇,9,19－环－24－羊毛甾—3β 醇
Cyclobacterium marinus Raj 海圆杆菌(海微环菌,海黄杆菌)
Cyclobacterium Raj 圆杆菌属
Cyclobalanopsis delavayi（**Franch.**）**Schott** [拉;植药] 黄青冈
Cyclobalanopsis myrsinaefolia（**Bl.**）**Oerst.** [拉;植药] 小叶青
Cyclobarbital *n*. 环已巴比妥(催眠镇静药)
Cyclobenzaprine *n*. 环苯扎林(抗抑郁药)
cyclobutadipyrimidine *n*. 环丁二嘧啶
Cyclobutyrol *n*. 环丁酸醇（利胆药）
cyclocephalia *n*. 并脑独眼畸形,[大脑]两半球并合独眼畸形
cyclocephalus *n*. 并脑独眼畸形,[大脑]两半球并合独眼畸形
cyclocephaly *n*. 并脑独眼畸形,[大脑]两半球并合独眼畸形
cycloceratitis *n*. 睫状体角膜炎
cyclochloroguanide pamoate（简作 CI501）环氯胍双萘水杨酸盐,双羟萘酸环氯胍
cyclochoroiditis; cyeloehorioiditis *n*. 睫状体脉络膜炎
Cyclocoumarol *n*. 环香豆素（抗凝药）
cyclocryoapplication *n*. 睫状体冷凝术
cyclocryosurgery *n*. 睫状体冷凝术
cyclocryotherapy *n*. 睫状体冷冻疗法
cyclocryothermy *n*. 睫状体冷烙术
cyclocytidinam *n*. 环胞甙
Cyclocytidine *n*. 安西他滨（抗肿瘤药）
cyclodamia *n*. ①睫状肌松弛(屈光不正检查)法 ②调节抑制
cyclodeaminase *n*. 环化脱氨酶
cyclodeviation *n*. ①旋转 ②旋转隐斜 ③旋转斜视
cyclodextrin *n*. 球糊精
cyclodialysis *n*. 睫状体分离术
cyclodiastereomerism *n*. 环键间异构[现]象
cyclodiathermy *n*. 睫状体透热术,睫状体热凝术
cyclodisparity *n*. 旋转视差
Cyclodrine *n*. 环戊君(抗胆碱药,散瞳药)
cycloduction *n*. 眼球旋转
cycloeeratitis; cyelokeratitis *n*. 睫状体角膜炎
cycloelectrolysis *n*. 睫状体电解法
cycloenantiomerism *n*. 键映环异构[现]象
Cyclofenil *n*. 环芬尼（抗不育症药）
cyclofusion *n*. 旋转融合
cyclofusional *a*. 旋转融合的 ‖ ～ amplitude 旋转融合幅度 / ～ movement 旋转融合运动
cyclogenic theory（细菌)周期发育学说
cyclogeny *n*. 发育周期,生活周期
cyclogoniotomy *n*. 前房角睫状体分离术
cyclogram *n*. ①视野图 ②睫状体照片
Cycloguanil Embonate *n*. 恩波环氯胍（抗疟药）
cycloheptaamylose-dansyl chloride（简作 CDC）环庚直链淀粉丹磺酰氯
cycloheptane *n*. 环庚烷
cyclohexadiene *n*. 环已二烯
cyclohexane *n*. 环已烷
cyclohexane oxide（简作 CHO）环已烷氧化物
cyclohexane-1,2-diaminetet raacetic acid（简作 CDTA）1,2－环已二胺四乙酸
cyclohexanediamine-tetraacetic acid（简作 CDTA）环已烷二胺四乙酸(金属络合剂)
cyclohexanhexol *n*. 环已六醇,肌醇
cyclohexanol *n*. 环已醇 ‖ ～ acetate 环已基乙酸酯
cyclohexanone ; pimelic ketone *n*. 环已酮 ‖ ～ peroxide 过氧化环已酮
Cyclohexemal *n*. 环已巴比妥（催眠镇静药）
cyclohexenone *n*. 环已烯酮
cycloheximide *n*. (戊二酰)亚胺环已酮,放线菌酮
cyclohexyl acetate（简作 CHA）醋酸环已酯
cyclohexyl benzene 环已基苯
cyclohexyl bromide 环已基溴
cyclohexyl formate 甲酸环已酯
cyclohexyl mercaptan 环已(基)硫醇
cyclohexyl trichlorosilane 环已三氯硅烷
cyclohexylamine *n*. 环已烷 ‖ ～ carbonate（简作 CHC）碳酸环已胺
cyclohexylmercaptan *n*. 环已硫醇
cyclohexyt chloride 环已基氯
cycloid *a*. ①环状的 ②引起循环精神病的
cyclokeratitis *n*. 睫状体角膜炎
Cyclolasricus pugetii Doksterhouse et al. 皮氏解环菌(皮盖特氏解环菌)
Cyclolasticus Doksterhouse et al. 解环菌属
cyclomastopathy *n*. 乳腺(结缔组织及上皮)增生症
Cyclomenol *n*. 环美酚（消毒防腐药）
Cyclomethycaine *n*. 环美卡因（局部麻醉药）
cyclomorphosis *n*. 形态周期变化,周期形变
cyclomunine *n*. 新月环六肽(免疫调节剂)
cyclonexylene diniteilotetraacetic acid（简作 CDTA）环已烷二胺四乙酸
cyclooctane *n*. 环辛烷
cyclooctatetraene *n*. 环辛四烯
cyclooctene *n*. 环辛烯
cyclo-octylamine *n*. 环辛胺
Cycloopentolate *n*. 环喷托酯(抗胆碱药,散瞳药)
Cyclooxygenase *n*. 环氧化酶
cyclooxygenase land 2 inhibitor library 环氧合酶抑制剂分子库
cycloparesis *n*. 睫状体不全麻痹
cyclopean *a*. 独眼的 ‖ ～ eye 独眼 / ～ projection 单视投影 / ～ vision 独眼视觉
Cyclopelta parva（**Distana**）小皱蝽(隶属于蝽科 Pentatomidae)
cyclopenin *n*. 圆弧(青霉)菌素
Cyclopentamine *n*. 环喷他明(升压药)
cyclopentanol *n*. 环戊醇
cyclopentanoperhydrophenanthrene *n*. 环戊烷多轻菲
cyclopentenophenanthrene *n*. 环戊稀菲
Cyclopenthiazide *n*. 环戊噻嗪（利尿药）
Cyclopentobarbital *n*. 环戊巴比妥（催眠镇静药）
cyclopentyacetic acid 环戊基乙酸
cyclopentyl bromide 环戊基溴
cyclopentyl hloride 氯化环戊烷
cyclopentylpropionate ester of testosterone 睾酮环戊丙酸酯(长效,每三周注射一次)
Cyclophenazine *n*. 环丙奋乃静(抗精神病药)
cyclophilin *n*. 亲环蛋白,亲环素,其可与环孢菌
cyclophoria *n*. 旋转隐斜
cyclophoric asthenopia 旋转隐斜性视疲劳
cyclophorometer *n*. 旋转隐斜计
Cyclophosphamide *n*. 环磷酰胺（抗肿瘤药）
cyclophotocoagulatien *n*. 睫状体光凝固
Cyclophragma undans fasciatella nuclear polyhedrosis virus 黄斑波纹杂毛虫核型多角体病毒
Cyclophyllidea *n*. 圆叶目(膜壳科、带科、囊宫科、代凡科等寄生虫属于此)
cyclopia *n*. 独眼[畸形],并眼[畸形]
cyclopic *a*. 独眼的 ‖ ～ image 单眼像 / ～ monster 独眼畸胎
cycloplegia *n*. 睫状肌麻痹
cycloplegic *a*. & *n*. ①睫状肌麻痹的 ②睫状肌麻痹剂 ‖ ～ examination 睫状肌麻痹检查法 / ～ retinoscopy 睫状肌麻痹检影法 / ～ test 睫状肌麻痹试验
Cyclopoida *n*. 剑水蚤目(隶属于桡足亚纲 Copepoda)
cycloposition *n*. 旋转位
Cyclopregnol *n*. 环孕醇(甾体激素类药)
Cyclopropane *n*. 环丙烷(麻醉药)
cyclo-provera *n*. 环甲孕酮

cyclops *n*. 独眼畸胎 ‖ ~ hypognathus 下颌不全独眼畸胎
cycloretraction *n*. 睫状体撑开术
cyclorotation *n*. 旋转
Cyclorrhapha *n*. 环裂亚目
cycloscope *n*. ①视野计 ②睫状体镜
cycloscopy *n*. 睫状体镜检查
Cycloserine *n*. 环丝氨酸(抗结核药)
Cycloserine, cefoxitin, fructose, agar (简作 CCFA) 环丝氨酸,甲氧头孢霉,果糖,玉脂培基
Cycloseris cyclolites (**Lamarck**) 圆饼珊瑚(隶属于石芝珊瑚科 Fungiidae)
cyclosis *n*. 胞质环流(细胞)
Cyclosorus acuminatus (**Hour.**) **Nakai** [拉;植药] 渐尖毛蕨
Cyclosorus dentatu s (**Forsk.**) **Ching** [拉;植药] 齿牙毛蕨
cyclospasm *n*. 睫状体痉挛,调节痉挛
Cyclospora caytanensis 圆孢子虫
cyclosporin A (简作 CSA) 环孢素 A
cyclosporine *n*. 环孢霉素
cyclostasis *n*. 旋转静止位(遮盖试验时的)
Cyclostomata *n*. 圆口纲(隶属于脊椎动物门 Vertebrata)
cyclothiamine *n*. 环硫胺
Cyclothiazide *n*. 环噻嗪(利尿药)
Cyclothone acclinidens (**Garman**) 齿圆帆鱼(隶属于钻光鱼科 Gonostomatidae)
cyclotome *n*. 睫状体刀
cyclotomy *n*. ①睫状肌切开术 ②睫状肌分离
cyclotorsion *n*. 旋转
cyclotrabeculospasis *n*. 睫状体小梁牵张术
cyclotron *n*. 迴旋加速器
cyclotron resonance absorption 回旋共振吸收
cyclotropia *n*. 旋转斜视
cyclotus *n*. 并耳独眼畸形
Cyclovalone *n*. 环香草酮(利胆药)
cyclovergence *n*. 旋转倾向 ‖ ~ movement 旋转运动
cycloversion *n*. 旋转 ‖ ~ movement 旋转运动
cycloxygenase; cyclo-oxygenase *n*. 环加氧酶;环氧合酶
Cyclozanin *n*. 胍那克林(抗高血药)
Cycotiamine *n*. 赛可硫胺(维生素类药)
Cycrimine *n*. 赛克立明(抗震颤麻痹药)
cycteine protease 半胱氨酸蛋白酶
cycteine protease inhibitor 半胱氨酸蛋白酶抑制剂
cycteine protease inhibitor library 半胱氨酸蛋白酶抑制剂分子库
cyctin *n*. 细胞周期蛋白
cyctozozine; cyclozocine *n*. 环唑新
cydeanine dimethobromide *n*. 轮环宁
Cydonia oblonga Mill. [拉;植药] 榅桲
Cyelemys mouhotii (**Gray**) 琼崖闭壳龟(隶属于龟科 Testudinidae)
cyema *n*. 胚胎
cyemology; embryology *n*. 胚胎学
cyesedema *n*. 妊娠水肿
cyesis *n*. 妊娠
cyeurnetics *n*. 神经电子反馈治疗术
Cygnus columbianus (**Ord**) 小天潮(隶属于鸭科 Anatidae)
Cygnus cygnus (**Linnaeus**) 大天鳅(隶属于鸭科 Anatidae)
Cygnus olor (**Gmelin**) [拉;动药] 哑声天鹅
Cyheptamide *n*. 环庚米特 (抗惊厥药)
cyl *n*. 柱镜片
Cylichnatys angusta (**Gould**) 角杯阿地螺(隶属于阿地螺科 Atyidae)
Cylicocyclus *n*. 杯环线虫属 ‖ ~ adersi (Boulenger) 安德斯杯环线虫(隶属于线虫纲 Nematoda) / ~ auriculatum (Looss) 耳状杯环线虫(隶属于线虫纲 Nematoda) / ~ nassatum (Looss) 鼻状杯环线虫(隶属于线虫纲 Nematoda) / ~ radiatum (Looss) 辐射杯环线虫(隶属于线虫纲 Nematoda)
Cylicodontophorus bicoronatum (**Looss**) 双冠圆齿线虫(隶属于线虫纲 Nematoda)
cylicotomy *n*. ①睫状肌切开术 ②睫状肌分离术
cylidylic acid CMP 胞[嘧啶核]苷酸
cylinder *n*. ①圆柱体 ②量筒 ‖ ~ retinoscopy 圆柱轴(测定)检影法
cylinder-prism *n*. 圆柱棱镜
cylindrarthrosis *n*. 柱状关节
cylindraxile *n*. 轴索,轴突,神经轴
cylindreform *a*. 圆柱状的
cylindric *a*. ①圆柱的 ②圆柱状的
cylindrical *a*. ①圆柱的 ②圆柱状的 ‖ ~ axis 柱轴 / ~ coordinator 圆柱形坐标测定器/ ~ lens 柱镜片 / ~ surface 圆柱面
cylindriform *a*. 圆柱状的
cylindro-adenoma *n*. 圆柱腺瘤
Cylindrocapsaceae *n*. 筒藻科(一种藻类)
cylindrocellular *a*. 柱状细胞的
cylindrodendrite *n*. 高轴索,轴索侧支
Cylindrogioea bacterifera Perfil' eiv 杆状柱胶绿硫杆菌(杆状柱胶菌)
Cylindrogloea Pefil' eiv 柱胶绿硫杆菌属(柱胶菌属)
cylindroid *a*. & *n*. ①圆柱状的 ②圆柱状体
cylindroma *n*. 圆柱瘤 ‖ ~ of palate 腭圆柱瘤 / ~ of tongue 舌圆柱瘤 / ~ of lacrimal gland 泪腺圆柱瘤
cylindrosis *n*. 旋缝关节,嵌缝关节
Cylindrospermum *n*. 孢蓝细菌属 ‖ ~ alatosporum Fristch 翅胞筒孢蓝细菌 / ~ catenatum Ralfs 链形筒孢蓝细菌 / ~ comatum Wood 密贴筒孢蓝细菌 / ~ gorakhpurense Wood 格拉筒孢蓝细菌 / ~ Kutzing 筒孢蓝细菌属 / ~ licheniforme (Bory) Kutzing 地衣形筒孢蓝细菌 / ~ majus Kutzing 大型筒孢蓝细菌 / ~ minutum Wood 微小筒孢蓝细菌 / ~ musicola Kutzing 栖藓筒孢蓝细菌 / ~ pumiceum Wang 微红筒孢蓝细菌
cylindro-spherometer *n*. 圆柱球径计
cylindrus decussatus 交叉柱镜
cylinndroma; syphonoma; siphonoma *n*. 圆柱瘤
cylinndrosareoma; sarcoma cylindromatosum *n*. 圆柱肉瘤
cyliopodia *n*. 跛足(畸形)
cyllosis *n*. 畸形足
cyllosoma *n*. 下侧腹露脏下肢不全畸胎
cyllum *n*. 膝外翻
Cylmdrospermum sphaerica Kutzing 球筒孢蓝细菌
Cylmdrospermum stagnale (**Kutzing**) **Bornet et Flahault** 静水筒孢蓝细菌(迟缓筒孢蓝细菌)
cyloplast *n*. 胞质体
cylosis *n*. 细胞核情况
cylotmchn *n*. (毒素)亲胞体簇
cymarose *n*. 磁麻糖,加拿大麻糖
Cymatiidae *n*. 嵌线螺科(隶属于中腹足目 Mesogastropoda)
cymba *n*. 艇,舟状物 ‖ ~ conchae 耳甲艇
Cymbidium ensifolium(L.)Sw. [拉;植药] 建兰
Cymbidium faberi Rolfe [拉;植药] 蕙兰
Cymbidium floribundum Ldl. [拉;植药] 多花兰
Cymbidium goeringii (**Rchb. F.**)**Rchb. f.** [拉;植药] 春兰
Cymbidium mosaic potexvirus. 建兰花叶马铃薯 x 病毒
Cymbidium mosaic virus (**Jensen**) 建兰花叶病毒
Cymbidium pendulum (**Roxb.**) **Sw.** [拉;植药] 硬叶吊兰
Cymbidium ring spot tombusvirus 建兰环斑番茄束矮病毒
cymbiform *a*. 舟形的,舟状的
Cymbium melo (**Solander**) [拉;动药] 瓜螺
cymbo- [构词成分] 凹,舟形
cymbocephalia; scaphocephaly *n*. 舟状头[畸形]
cymbocephalic; scaphocephalic *a*. 舟状头[畸形]的
cymbocephalous; scaphocephalic *a*. 舟状头[畸形]的
cymbocephaly; scaphocephaly *n*. 舟状头[畸形]
Cymbopogon Spreng. 香茅属 ‖ ~ citratus Stapf.; Andropogon citrats DC. [拉;植药] 香茅(柠檬茅)/ ~ distans (Nees) A. Camus [拉;植药] 芸香草 / ~ goeringii Steud. [拉;植药] 桔草 / ~ iwarancusa 喜马拉耶香茅 / ~ nardus Rendle 精香茅[草]
cymda conchae 耳甲艇
cyme *n*. 聚伞花序 ‖ ~ biparous 两轴聚伞花序 / ~ helicoids 螺旋状聚伞花序 / ~ scorpioid 蝎尾状聚伞花序
cymene; cymol *n*. 对异丙基甲苯,伞花烃
cymenyl; cymyl *n*. 伞花基
Cymodoceaceae *n*. 角果藻科,海神草科
cymograph; kymograph *n*. 记波器
cymol; cymene *n*. 对异丙基甲苯,伞花烃
cyn-; cyno- [构词成分] 犬
Cynachum atratum Bunge [拉;植药] 白薇
Cynachum wallichii Wight [拉;植药] 昆明杯冠藤
cynanche *n*. 锁喉,咽峡炎 ‖ ~ maligna 坏疽性咽峡炎 / ~ sublingualis 颌下蜂窝织炎 / ~ suffocative; croup 窒息性锁喉,格鲁布,哮喉 / ~ tonsillaris; quinsy 扁桃体周脓肿
Cynanchum L. 牛皮消属 ‖ ~ amplexicaule Hemsl. [拉;植药] 合掌消 / ~ atratum Bge.; Vincetoxicum atratum(Bge.) Morr. et Dcne. 白薇 / ~ auriculatum Royle [拉;植药] 耳叶牛皮消 / ~ bungei Dcne. 白首乌[植药] / ~ caudatum Maxim. 牛皮消 / ~ corymbosum Wight [拉;植药] 刺瓜 / ~ glaucescens (Dcne.) Hand. Mazz. [拉;植药] 芫花叶白前 / ~ hancockianum (Max-

im.) Al. Iljinski [拉;植药] 华北白前 / ~ lightii Dunn 芫花叶白前 / ~ linearifolium Hemsl. 柳叶白前 / ~ mooreanum Hemsl. [拉;植药] 毛白前 / ~ officinale (Hemsl.) Tsiang et Zhang [拉;植药] 朱砂藤 / ~ otophyllum Schneid. [拉;植药] 青羊参 / ~ paniculatum (Bunge) Kitag [拉;植药] 徐长卿 / ~ stauntoni (Dcne.) Hand. Mazz. [拉;植药] 柳叶白前 / ~ thesioides (Freyn) K. Schum. [拉;植药] 地梢瓜 / ~ versicolor Bge.; Vincetoxicum versicolor Dcne. [拉;植药] 蔓生白薇 / ~ wilfordii Hemsl. [拉;植药] 隔山牛皮消

cynanthropy *n*. 变犬妄想

cynapine *n*. 荷兰芹碱

Cynara rhabdovirus 赛纳拉弹状病毒

cynarase *n*. 洋蓟酶

Cynarine *n*. 西那林(利胆药)

cynarrhodion *n*. 蔷薇果

cyniatria; cyniatrics *n*. 犬医学

cynic; doglike *a*. 似犬的,犬的

cynicism *n*. 厌世,玩世不恭

Cynips gallae-tinctoriae Olivier [拉;动药] 阿勒颇没食瘿蜂

Cynips tinctoria J. 没食子峰,瘿蜂

cynnematin; synnematin *n*. 共霉素

cyno- [构词成分] 犬,狗

cynobex *n*. 犬吠样咳 ‖ ~ hebetica 青春期咳

cynocephalic *a*. 狗[状]头的

cynocephalus *n*. 狗头畸胎

Cynocrambaceae *n*. 假繁缕科

cynoctonine *n*. 西诺克托宁(制自狼毒乌头的一种生物碱)

Cynodon dacttylon (L.) Pars. [拉;植药] 狗牙草

Cynodon mosaic carlavirus 狗牙根花叶香石竹潜伏病毒

cynodont *n*. 犬齿,尖牙

cynodont; canine tooth; cuspid *n*. 尖牙,犬齿

cynodontin *n*. 狗牙根,人牙根

Cynoglossidae *n*. 舌鳎科(隶属于鲽形目 Pleuronectiformes)

Cynoglossum L. 倒提壶属(柴草科) ‖ ~ anabile Stapf et Drumm. [拉;植药] 倒提壶 / ~ divaricatum Steph. [拉;植药] 大果琉璃草 / ~ lanceolatum Forsk. [拉;植药] 小花琉璃草 / ~ officinale L. [拉;植药] 药用倒提壶 / ~ zeylanicum (Vahl) Thunb. [拉;植药] 琉璃草

Cynoglossus arel (Shneider) 印度舌鳎(隶属于舌鳎科 Cynoglossidae)

Cynolyssa; cynomania *n*. 狂犬病

Cynomorium songaricum Rupr. [拉;植药] 锁阳

Cynomyia mortuorum (Linnaeus) 尸蓝蝇(隶属于蝇科 Muscidae)

Cynomys *n*. 草原犬属

cynophobia *n*. 犬恐怖;假狂犬病

Cynops orientalis (David) [拉;动药] 东方蝾螈

Cynops orientalis (David) 东方蝾螈(隶属于蝾螈科 Salamandridae)

Cynops Orientalis [拉;动药] 东方蝾螈

cynopsin *n*. 视紫[质]

cynorexia *n*. 食欲过盛,贪食;犬样善饥

cynorexia; bulimia *n*. 善饥,食欲过盛

cynospasmus *n*. 犬状痉挛,露牙痉挛

cynothyrotoxin *n*. 犬甲状腺毒素

cynotoxin *n*. 加拿大麻毒素

cynurin *n*. 犬尿碱(由犬尿酸和辛可宁制得的一种化合物)

cyogenec; producing pregnancy *a*. 引起妊娠的,致孕的

cyogenic *a*. 引起妊娠的,致孕的

cyolohexanone *n*. 环己酮

Cyon' experiment 齐翁氏试验(神经生理)

Cyon's nerve 齐翁氏神经(减压神经,为迷走神经分支)

cyonin *n*. 胎盘促性腺激素

cyonketone *n*. 氰酮(用阻断孕酮合成剂氰酮后,不发生排卵)

cyophoria; pregnancy *n*. 妊娠,受孕

cyophorie *a*. 妊娠的,怀孕的

cyophorin; gravidin *n*. 孕尿翳,孕尿皮(孕征)

cyopin *n*. 绿脓色素

cyotrophy *n*. 胎儿营养

Cypenamine *n*. 苯环戊胺(抗抑郁药)

Cyperaceae *n*. 莎草科

Cyperus L. 莎草属 ‖ ~ articulatus 节莎草/ ~ Altemifolius L. Subsp. Flabelliformis (Rottb.) Kukenth [拉;植药] 风车草 / ~ diffirmis L. [拉;植药] 异型莎草 / ~ glomeratus L. [拉,植药] 头状穗莎草 / ~ Iria L. [拉;植药] 碎米莎草 / ~ ritundus Lin *n*. 莎草,香附子 / ~ malaccensis Lam. var. brevifolius Bocklr. [拉;植药] 短叶茳芏 / ~ michelianus (L.) Link [拉;植药] 旋鳞莎草 / ~ rotundus L. [拉;植药] 莎草

Cyphastrea serailia (Forskal) 锯齿刺星珊瑚(隶属于蜂巢珊瑚科 Faviidae)

Cyphelaceae *n*. 挂钟菌科(一种菌类)

Cyphogenia funesta (Fald) 砚王(隶属于拟步行虫科 Lacordaire)

cyphosis; kyphosis *n*. 脊柱后凹,驼背

cyphotic *a*. 脊柱后凹的,驼背的

Cypionate *n*. 赛普诺特;环戊丙酸睾酮,作用于附睾的化学药物,可能有干扰附睾功能

Cypraea (lyncina) vitellus (Linnaeus) 卵黄宝贝(隶属于宝贝科 Cypraeidae)

Cypraea tigris (Linnaeus) 虎斑宝贝(隶属于宝贝科 Cypraeidae)

Cypraea tigrisLinnaeus [拉;动药] 虎斑宝贝

Cypraeidae *n*. 宝贝科(隶属于中腹足目 Mesogastropoda)

Cyprazepam *n*. 环丙西泮(安定药)

cyprenin *n*. 鲤精蛋白乙,鲤精朊乙

Cyprenorphine *n*. 环丙诺啡(镇痛药)

Cypridol *n*. 西普利多(1%碘化汞油溶液,用与治疗梅毒)

cypridology; venereology *n*. 性病学

cypridopathy *n*. 性病

cypridophobia *n*. 性交恐怖;性病恐怖

Cyprinid herpesvirus 1 鲤鱼疱疹病毒 1

Cyprinid rhabdoviruses 鲤鱼弹状病毒

Cyprinidae *n*. 鲤科(隶属于鲤形目 Cypriniformes)

Cypriniformes *n*. 鲤形目(隶属于硬骨鱼纲 Actinopterygii)

cyprinin *n*. 鲤精蛋白甲,鲤精朊甲

cyprinus carpio 鲤鱼(华支睾吸虫重要的第二中间宿主)

Cyprinus carpio (Linnaeus) 鲤(隶属于鲤科 Cyprinidae)

cypripedin *n*. 勺兰素

Cypripedium L. 勺兰属 ‖ ~ fasciculatum Franch. [拉;植药] 大叶杓兰 / ~ henryi Rolfe [拉;植药] 绿花杓兰 / ~ japonicum Thunb. [拉;植药] 扇脉杓兰 / ~ margaritaceum Franch [拉;植药] 斑叶杓兰 / ~ necrotic leaf stripe virus (Bestagno) 兰双叶草坏死条纹叶病毒

Cypriphobia; cypridophobia *n*. 性交恐怖;性病恐怖

Cypripidium; Valerian American *n*. 毛勺兰根,美缬草

Cyprodenate *n*. 赛普罗酯(精神夸振奋药)

Cyproheptadine (periactin, derideca, antegan) *n*. 赛庚啶(偏痛定)

Cyprolidol *n*. 环丙利多(中枢兴奋药)

Cyproquinate *n*. 环丙喹酯(抗球虫药)

Cyproterone *n*. 环丙孕酮(雄激素拮抗药) ‖ ~ acetate (简作 CPA) 醋酸环甲氯地孕酮(俗称赛普隆乙酸酯,是一种人工的具有抗雄激素与孕激素活性的甾类化合物)

Cyproximide *n*. 环丙米特(安定药,抗抑郁药)

Cypselurus [拉;动药] 文鳐鱼 ‖ ~ agoo (Temminck et Schlegel) [拉;动药] 燕鳐鱼 / ~ angusticeps (Nichols et Breder) 细头燕鳐(隶属于飞鱼科 Exocoetidae) / ~ arcticeps (Gumher) [拉;动药] 弓头燕鳐鱼 / ~ bahiensis (Ranzani) [拉;动药] 背斑燕鳐鱼 / ~ oligolepis (Bleeker) [拉;动药] 少鳞燕鳐鱼 / ~ spiloptems (Cuvier et Valenciennes) [拉;动药] 斑鳍燕鳐鱼

cyren *n*. 塞伦(成药,含己烯雌酚)

Cyrillaceae *n*. 翅萼树科

Cyriospirifer Sp. [拉,动药] 弓石燕

Cyromazine *n*. 环丙马秦(抗寄生虫药)

Cyrtiospirifer sinensis (Graban) [拉;动药] 中华弓石燕

cyrto- [构词成分] 弯,曲,凸

cyrto; -kyrtos [希]; **curved; protrusion** [英]; **protrusio** [拉] *n*. 弯,曲,凸

cyrtocephalus *n*. 头颅变形者

cyrtograph *n*. 胸动描记器

cyrtoid *a*. 驼峰状的

cyrtometer; curtometer *n*. 曲面测量计,曲度计

cyrtometopus *n*. 前额突出者

cyrtometry *n*. 曲面测量法

cyrtomium *n*. 贯众属 ‖ ~ fortunei J. Sm. 贯众

Cyrtomium falcatum (L.) Presl [拉,植药] 全缘贯众

cyrtopisthocranius *n*. 枕部突出者

cyrtosis *n*. 脊柱后凸,胃弯曲

Cyrtotrachelus longimsnus [拉;动药] 长足弯颈象

Cyrtotrachelus longimsnus Fsbricius [拉;动药] 长足弯颈象

cyrturanus *n*. 腭弓过高者

cysrine *n*. 胱氨酸结石

cyst *n*. ①囊肿 ②[包]囊[有时与卵囊(oocyst)相同] ‖ ~ adgenic 附颏囊肿 / ~ adhyoid 附舌骨囊肿 / ~ adventitious 异物周围囊肿 / ~ air 含气囊肿 / ~ allantoic; urachal ~ 脐尿管囊肿 / ~ alveolodental 牙槽囊肿 / ~ amebic 阿米巴包囊 / ~ apoplectic 中风性囊肿(脑出血灶周围形成的囊肿)/ ~ arachnoid 蛛网膜囊

肿 / ~ atheromatous 粉瘤囊肿 / ~ Baker's 贝克氏囊肿(膝部囊肿)/ ~ balloon 气球样囊肿,气囊 / ~ bile; gallbladder; vesica fellea 胆囊 / ~ biliary 胆道囊肿(肝内或肝外)/ cysts, Blessig'; cystoid degeneration; Iwanoff's retinal edema 布累西格氏囊肿(视网膜周囊样变性)/ ~ blood 血囊肿 / ~ blue dome 蓝顶囊肿(乳腺)/ ~ bone 骨囊肿 / ~ Boyer's 布瓦埃氏囊肿 / ~ branchial; branchial cleft ~ ; branchiogenetic ~ ; branchiogenous ~ 腮裂囊肿 / ~ of broad ligament 阔韧带囊肿 / ~ brood; brood capsules 育囊,雏囊 / ~ bursal 黏液囊肿 / ~ butter 黄油样囊肿;乳腺潴留囊肿 / ~ cervical 颈部先天性囊肿 / ~ chocolate 巧克力样囊肿(卵巢)/ ~ choledochus 胆总管囊肿 / ~ chyle 乳糜管囊肿 / ~ ciliated epithelial 纤毛上皮囊肿 / ~ colloid 胶样囊肿 / ~ compound; multilocular ~ 多房性囊肿 / ~ conjunctival 结膜囊肿 / ~ coronodental 牙冠囊肿 / ~ corpus luteum 黄体囊肿 / ~ Cowper's 库珀氏囊肿(尿道球腺囊肿)/ ~ craniobuccal 颅颊囊肿 / ~ cutaneous; cuticular ~ 皮样囊肿 / ~ daughter 子囊 / ~ degneration; evolution ~ 变性囊肿 / ~ dental 牙囊肿 / ~ dental root 牙根囊肿 / ~ dentigerous 含牙囊肿 / ~ dermoid 皮样囊肿 / ~ dilatation 扩张性囊肿 / ~ destention 膨胀性囊肿 / ~ echinococcus; hydatid ~ 棘球囊,棘球幼囊 / ~ embryonic 胚性囊肿 / ~ endogenous 内生囊 / ~ endometrial; chocolati ~ 子宫内膜囊肿,巧克力样囊肿 / ~ endometrial implantation; chocolate ~ 子宫内膜异位囊肿,巧克力样囊肿 / ~ endothelial 内皮囊肿 / ~ enteric; enterogenous ~ 肠囊肿,肠原性囊肿 / ~ ependymal 室管膜囊肿 / ~ epidermoid 表皮样囊肿 / ~ epithelial; dermoid ~ 上皮囊肿,皮样囊肿 / ~ exsudation 渗出液囊肿 / ~ extravasation 渗血囊肿 / ~ facial cleft 面裂囊肿 / ~ false; adventitious ~ 假囊肿,异物周围囊肿 / ~ fissural 裂囊肿 / ~ follicular 毛囊囊肿;滤泡囊肿 / ~ gall 胆囊 / ~ ganglion 腱鞘囊肿 / ~ Gartnerian 加特内氏囊肿(卵巢冠纵管囊肿)/ ~ gas 含气囊肿 / ~ globulomaxillary 球颌突囊肿 / ~ grand-daughter 孙囊 / ~ hemorrhagic 出血性囊肿 / ~ hydatid 棘球囊,棘球蚴囊 / ~ hypophyseal 垂体囊肿 / ~ I; iodine ~ 嗜碘阿米巴囊,布[奇利]氏嗜碘变形虫囊 / ~ implantation 植入性囊肿 / ~ incisive canal 切牙管囊肿 / ~ inclusion 封入囊肿,包涵囊肿(上胚叶的一小部分被包封于中胚叶所致的囊肿)/ cysts, intra-epithelial 上皮内囊肿(见于输尿管、膀胱及尿道)/ ~ intraligamentous 阔韧带囊肿 / ~ involution 退化性囊肿 / ~ iodine 嗜碘阿米巴囊,布[奇利]氏嗜碘变形虫囊 / ~ junctional 结合囊肿 / ~ lacteal; lactocele 乳腺囊肿 / ~ lutein 黄体囊肿 / ~ mandibular 下颌囊肿 / ~ maxillary 上颌囊肿 / ~ medial alveolar 槽中囊肿 / ~ median 正中囊肿 / ~ median maxilary 上颌正中囊肿 / ~ median palatal 腭中囊肿 / ~ Meibomian; chalazion 迈博姆氏囊肿,睑板腺囊肿,霰粒肿 / ~ milk 乳汁囊肿 / ~ Morgagnian 莫尔加尼氏囊(睾丸附件或输卵管伞附件)/ ~ mother 母囊 / ~ mucoid 黏液样囊肿 / ~ mucous 黏液囊肿 / ~ of mucous gland 黏液腺囊肿 / ~ mucous retention 黏液滞留性囊肿 / ~ Mullerian 苗勒氏管囊肿 / ~ multilocular 多房性囊肿 / ~ multiple 多囊肿 / ~ multiple follicular 多滤泡性囊肿 / cyst, Nabothian; ~ of Nabothian follicles 纳博特氏囊肿,子宫颈腺滤泡囊肿 / ~ nasoalveolar 鼻槽囊肿 / ~ nasopalatine 鼻腭囊肿 / ~ necrotic; softening ~ 坏死物质囊肿,软化囊肿 / ~ neural 神经系统囊肿 / ~ nevoid 痣样肿(囊壁富含血管的囊肿)/ ~ odontogenic 牙原囊肿 / ~ oil 油脂性囊肿 / ~ oophoritic 卵巢囊肿 / ~ of rete ovarii 卵巢网囊肿 / ~ of papatine papilla 腭乳头囊肿 / ~ pancreatic 胰腺囊肿 / ~ paradental 牙周囊肿 / ~ paranephric 肾旁囊肿 / ~ parasitic 寄生虫囊 / ~ parent; mother ~ 母囊 / ~ paroophoritic; parovarian ~ 卵巢冠囊肿 / ~ pearl 珍珠状囊肿 / ~ periodontal 牙周囊肿 / ~ piliferous; pilonidal ~ 藏毛囊肿,毛窝囊 / ~ porencephalic 脑穿通性囊肿 / ~ proliferous 增生性囊肿 / ~ proligerous; adenocarcinoma 腺癌 / ~ pseudomucinous 假性黏液囊肿 / ~ psorospermial 胶孢子虫囊肿,鱼浆子虫囊 / ~ pyelogenic renal; calyceal diverticulum 肾盏囊肿,肾盏憩室 / ~ radicular 牙根端囊肿 / ~ radiculodental; radicular ~ 牙根端囊肿 / ~ s, Rathke's 腊特克氏囊肿(垂体中间叶内含胶体的小囊肿)/ ~ retention 潴留囊肿 / ~ root 牙根囊肿 / ~ of salivary gland 涎腺囊肿 / ~ Sampson's; chocolate ~ 桑普森氏囊肿,巧克力样囊肿 / ~ sanguineous 血囊肿 / ~ sebaceous 皮脂囊肿,粉瘤 / ~ secondary; daughter ~ 次生囊,子囊 / ~ secretory 分泌性潴留囊肿 / ~ seminal 精液囊肿(附睾或精索)/ ~ sequestration 隔离性囊肿,胚皮遗留性囊肿 / ~ serous 浆液囊肿 / ~ sessile 无蒂囊肿,广基囊肿 / ~ simple follicular 单纯滤泡囊肿 / ~ soap 黄油样囊肿;乳腺潴留囊肿 / cysts, soapsuds 肥皂液样囊肿,脑皮质肥皂沫样囊肿(新型隐球菌病)/ ~ sterile 不育囊(棘球蚴)/ ~ sublingual; ranula 舌下囊肿 / ~ subsynovial 滑膜下囊肿 / ~ suprasellar; craniopharyngioma 蝶鞍上囊肿,颅咽管瘤 / ~ synovial 滑囊囊肿 / ~ tarry 柏油样囊肿(由出血入黄体形成)/ ~ tarsal; chalazion 睑板腺囊肿,霰粒肿 / ~ thecal 腱鞘囊肿 / ~ theca-lutein 泡膜黄体囊肿 / ~ thyrolingual; thyroglossal ~ 甲状舌管囊肿 / ~ traumatic 创伤性囊肿 / ~ traumatic bone 创伤性骨囊肿 / ~ true 真性囊肿 / ~ tubo-ovarian 输卵管卵巢 / ~ tubular; tubulocyset 管囊肿 / ~ umbilical; vitellointestinal ~ 脐囊肿,卵黄管囊肿 / ~ unilocular 单房性囊肿 / ~ urachal; allantoic 脐尿管囊肿 / ~ urinary 尿液囊肿 / ~ vitellointestinal 脐囊肿,卵黄管囊肿 / ~ white-domed 白顶囊 / ~ Wolffian 午非氏管囊肿

cyst-; cysto- [构词成分] ①囊,囊肿 ②膀胱

cyst; kystis [希]; **cysta** [拉]; **sac; bladder** [英] *n*. 囊,囊肿,膀胱 ‖ ~, adgenic; cysta adgenica 附颏囊肿 / ~, adhyoid; cysta adhyoidea 附舌骨囊肿 / ~, alviolodental; cysta alveolo dentalis 牙槽囊肿 / ~, apical; cysta apicalis [牙]根尖囊肿 / ~, Boyer's 波伊尔氏囊肿(舌骨下囊肿)/ ~, branchial; cysta branchialis 鳃裂囊肿 / ~, bursal; cysta bursalis 黏液囊囊肿 / ~, calcified odontogenic 钙化牙原性囊肿 / ~, cervical; cysta cervicalis 颈部[先天性]囊肿 / ~, coronodental; cysta coronodentalis 牙冠囊肿 / ~, craniobuccal; cysta craniobuccalis 颅颊囊肿 / ~, dental; cysta dentalis 牙囊肿 / ~, dental follicular; cysta follicularis dentalis 牙滤泡囊肿 / ~, dental root; radiculodental ~; cysta radiculodentalis 牙根囊肿 / ~, dentigerous; cysta dentigerosa 含牙囊肿 / ~, dermoid; cysta dermoidea 皮样囊肿 / ~, developmental lateral periodontal 发育性根周侧囊肿 / ~, eruption; cysta eruptiva 出牙囊肿 / ~, facial; cysta facialis 面部囊肿 / ~, facial cleft 面裂囊肿 / ~, facial sebaceous 面部皮脂腺囊肿 / ~, follicular; cysta follicularis 滤泡[性]囊肿 / ~, gingival; cysta gingivalis 龈囊肿 / ~, globulomaxillary; cysta globulomaxillaris 球上颌囊肿, / ~, globulomaxillary 球突颌囊肿 / ~, Gorlin 戈林氏囊肿(牙原性钙化囊肿)/ ~, incisive canal; cysta canalis incisiva 切牙管囊肿 / ~, intraoral lymphoepithelial 口内淋巴上皮囊肿 / ~ of jaw 颌骨囊肿 / ~ of jaw, aneurysmal bone 颌骨动脉瘤性骨囊肿 / ~ of aw, fissural 下颌裂囊肿 / ~, lateral; cysta lateralis [牙根]侧囊肿 / ~, lingual; ~ of tongue; cysta lingualis 舌囊肿 / ~, mandibular; cysta mandibularis 下颌囊肿 / ~, maxillary; cysta maxillaris 上颌囊肿 / ~ of maxillofacial region, exudation 颌面外渗性囊肿 / ~, medial alveolar; cysta alveolaris mediana 齿槽正中囊肿 / ~, median; cysta mediana 正中囊肿 / ~, median anterior maxillary; cysta maxillaris anterior mediana 中前上颌囊肿 / ~, median mandibular; cysta mandibularis mediana 下颌正中囊肿 / ~, median maxillary; cysta maxillaris mediana 上颌正中囊肿 / ~, median palatall cysta palatina mediana 腭正中囊肿 / ~ of mouth, dermoid 口皮样囊肿 / ~, mucous; cysta mucosa 黏液囊肿 / ~ of mucous gland 黏液腺囊肿 / ~, mucous retention 黏液潴留性囊肿

cystadegoma *n*. 囊腺瘤

cystadenocarcinoma *n*. 囊腺癌 ‖ ~ of parotid, papillary 腮腺乳头状囊腺癌 / ~ of salivary gland, papillary 涎腺乳头状囊腺瘤

cystadenofibroma of the ovary 卵巢囊腺纤维瘤

cystadenolymphoma; papillary cystadenoma lymphomatosum *n*. 囊腺淋巴瘤,乳头状淋巴性囊腺瘤

cystadenoma *n*. 囊腺瘤 ‖ ~ adamantinum; adamantinoma 釉质[上皮]瘤 / ~ lymphomatosum, papillary 乳头状淋巴性囊腺瘤(腮腺)/ ~ mammae 乳房囊腺瘤 / ~ of parotid gland 腮腺囊腺瘤 / ~ partim simplex partim papilliferum 乳头状单纯性混合囊腺瘤 / ~ pseudomucinous 假黏液性囊腺瘤 / ~ serous 浆液囊腺瘤

cystadenosarcoma; sarcoma cystadenosum *n*. 囊腺肉瘤

cystalgia; cystodynia *n*. 膀胱痛

cystamin; hexamine *n*. 塞斯塔明,乌洛托品

cystamine *n*. 胱胺

cystanastrophe *n*. 膀胱内翻

cystanchenitis *n*. 膀胱颈炎

cystanstropbe *n*. 膀胱内翻

cysthathionase *n*. 胱硫醚酶

cystathionine *n*. 胱硫醚,丙氨酸丁氨酸硫醚

cystathionuria *n*. 丙氨酸丁氨酸硫醚尿症

cystatins *n*. 胱蛋白

cystatrophia; cystatrophy *n*. 膀胱萎缩

cystauchenitis *n*. 膀胱颈炎

cystauchenotomy *n*. 膀胱颈切开术

cystauehenitis *n*. 膀胱颈炎

cystauxe *n*. 膀胱增大

cysteamine *n*. 巯基乙胺,半胱胺

cysteamine hydrochloride (**mercaptamine hydrochloride mercamine-hydrochloride**) 盐酸巯乙胺,盐酸卜巯基乙胺,盐酸半胱胺

cystectasy *n*. 膀胱扩大术

cystectomy *n*. 囊切除术;胆囊切除术;膀胱切除术
cysteic acid 磺基丙氨酸
cysteic acid decarboxylase 磺基丙氨酸脱羧酶
cysteinamine *n*. 半胱胺酸胺
Cysteine *n*. 半胱氨酸(氨基酸类药)
cysteine (**Cys**) *n*. 半胱氨酸 ‖ ～ acid decarboxylase 磺基丙氨酸脱羧酶 / ～ desulfhydrase 半胱氨酸脱醇基酶 / ～ hydrochloride 盐酸半胱胺酸/ ～ proteinase 半胱氨酸蛋白酶 / ～ sulfenate 半胱次磺酸 / ～ sulfenic acid 半胱次磺酸 / ～ sulfinate 半胱亚磺酸 / ～ sulfinic acid 半胱亚磺酸
cysteinyl-[构词成分] 半胱氨酰(基)
cystelcosis *n*. 膀胱溃疡
cystelminth *n*. 棘球囊
cystencephalus *n*. 囊状脑畸胎
cystendesis *n*. 胆囊缝合术,膀胱缝合术
cysterethism *n*. 膀胱过敏
Cysternaviridae *n*. 膀胱核糖核酸病毒科
cysthemorrhagia; **cystorrhagea** *n*. 膀胱出血
cysthitis *n*. 女阴炎
cysthus *n*. 女阴
cysthypersarcosis *n*. 膀胱肌肥厚
cysti-; **cysto-**[构词成分] 囊,囊肿;膀胱
cystic *a* . ①囊的 ②胆囊的 ③膀胱的 ‖ ～ artery 胆囊动脉 / ～ arteria 胆囊动脉 / ～ bleb 囊样水泡/ ～ breast 见 fibrocytitis / ～ carcinoma 乳腺或卵巢的囊状癌 / ～ cataract 囊性白内障,Morgagnian 氏白内障/ ～ degeneration 囊性变(玻璃样变以后进一步液化形成囊腔称为囊性变性) / ～ duct (简作 CD) 胆囊管 / ～ eye 囊状眼 / ～ fibrosis factor activity (简作 CFFA) 囊性纤维变性因子活性 / ～ Fibrosis Mucociliary Inhibitor (简作 CFMI) 囊性纤维变性黏液抑制剂 / ～ fibrosis of the pancreas (简作 CFI) 胰腺囊性纤维化 / ～ fibrosis protein (简作 CEP) 囊性纤维化蛋白质 / ～ follicle 囊性卵泡/ ～ hyperptasia of endometrium 子宫内膜腺囊型增生过长 / ～ mastitis 囊性乳腺炎/ ～ vein 胆囊静脉
Cystic Fibrosis (简作 CF) 囊性纤维变性(杂志名)
Cystic Fibrosis Quarterly (简作 CFQ) 囊性纤维化季刊
cysticercoid *n*. 似囊尾蚴
cysticercosis *n*. 囊尾蚴病 ‖ ～ acanthotrias 三钩囊尾蚴病 / ～ bovis 牛囊尾蚴病 / ～ cellulosae 猪囊尾蚴病 / ～ cellulosae cutis 皮肤猪囊尾蚴病
cysticercus *n*. 囊尾蚴 ‖ ～ acauthrotrias 三钩囊尾蚴 / ～ botryoides; ～ cellulosae 猪囊尾蚴 / ～ bovis 牛囊尾蚴 / ～ cellulosae 猪囊尾蚴 / ～ cerebralis; Coenurus cerebralis 脑多头蚴 / ～ fasciolaris 束状囊尾蚴 / ～ inermis; ～ bovis 牛囊尾蚴 / ～ multilocularis 多房囊尾蚴 / ～ pisiformis 豆状囊尾蚴 / ～ racemosus 葡萄状囊尾蚴 / ～ subretinalis 视网膜下囊尾蚴/ ～ tenuicollis 细颈囊尾蚴
cysticfibrosis *n*. 囊性纤维变性(胰腺等)
cysticoectomy *n*. 胆囊管切除术
cysticolithectomy *n*. 胆囊石切除术
cysticolithotripsy *n*. 胆囊管碎石术
cysticorrhaphy *n*. 胆囊管缝合术
cysticotomy *n*. 胆囊管切开术
cystid *n*. 囊状体
cystido-; **cysto-**[构词成分] 囊,囊肿;膀胱
cystidoceliotomy; **cystidolaparotomy** *n*. 剖腹膀胱切开术
cystidoplegia *n*. 膀胱麻痹
cystidotrachelotomy; **cystotrachelotomy** *n*. 膀胱颈切开术
cystifellotomy; **cholecystotomy** *n*. 胆囊切开术
cystiferous; **cystigerous** *a*. 含囊的
cystiform *a*. 囊样的
cystigerous *a* . 含囊的
cystinamine *n*. 胱胺酸胺
cystine *n*. 胱胺酸,双硫丙氨酸
cystine aminopeptidase (简作 CAP) 胱氨酸氨基肽酶
cystine diphosphate (简作 CDP) 二磷酸胱氨酸,胱氨酸二磷酸酯
cystine disulfoxide 胱氨酸二亚砜
cystine-deficient mediam (简作 CDM) 胱氨酸缺乏培养基
cystinemia *n*. 胱胺酸血
cystinosis *n*. 胱胺酸病
cystinuria *n*. 胱胺酸尿
cystinuric *a*. 胱胺酸尿的
cystipathy *n*. 膀胱病
cystirrhagia; **cystorrhagia** *n*. 膀胱出血
cystirrhea; **cystorrhea** *n*. 膀胱黏液溢,膀胱卡他
cystis (复 cystides) *n*. ①囊肿 ②囊 ‖ ～ bursalis extra-articularis 关节外滑囊囊肿 / ～ ductus epoophori longitudinalis; Gartnerian cyst 卵巢冠纵管囊肿,加特内氏囊肿 / ～ epithelialis 上皮囊肿/ ～ fellea; vesica fellea 胆囊 / ～ implantationis 植入性囊 / ～ retentionis 潴留囊肿 / ～ tarsalis 睑板腺囊肿,霰粒肿/ ～ urinaria; vesica urinaria 膀胱 / ～ vesiculae seminalis; seminal cyst 精囊囊肿,精液囊肿(附睾或精索)
cystistaxis; **cystostaxis** *n*. 膀胱渗血
cystites *n*. 膨大细胞
cystitis; **urocystitis** *n*. 膀胱炎 ‖ ～ acute catarrhal 急性卡他性膀胱炎 / ～ chronic 慢性膀胱炎 / ～ colli 膀胱颈炎 / ～ croupous; diphtheritic ～ 白喉性膀胱炎 / ～ cystic; ～ cystica 膀胱[黏膜]囊肿 / ～ diphtheritic 白喉性膀胱炎 / ～ eosinophilic 嗜酸细胞性膀胱炎 / ～ exfoliative 剥脱性膀胱炎 / ～ follicularis 滤泡性膀胱炎 / ～ glandularis 腺性膀胱炎 / ～ incrusted 结痂性膀胱炎 / ～ interstitial; Hunner's ulcer 间质性膀胱炎,杭纳氏溃疡 / ～ papillomatosa 乳头状瘤性膀胱炎 / ～ senilis feminarum 老年女性膀胱炎 / ～ tuberculosa 结核性膀胱炎
cystitome; **capsulotome** *n*. 晶状体囊刀
cystitomy; **capsulotomy** *n*. 囊切开术;晶状体囊切开术
cysto-; **cyst-**; **cysti-**; **cystido-**[构词成分] ①囊,囊肿 ②膀胱
cysto-adenoma; **cystadenoma** *n*. 囊腺瘤
Cystobacter *n*. 孢囊杆菌属 ‖ ～ aureum (Thaxter) Thaxter 金色孢囊杆菌 / ～ disciformis (Thaxter) Brockman et McCurdy 盘状孢囊杆菌 / ～ ferrugineus (Krzemieniewska et Krzemieniewski) McCurdy 锈色孢囊杆菌 / ～ fuscus Schroeter 深褐孢囊杆菌(深褐多囊菌) / ～ minus (Krzemieniewska et Krzemienlewski) McCurdy 小孢囊杆菌 / ～ Schroeter 孢囊杆菌属 / ～ simplex (Thaxter) Thaxter 简单孢囊杆菌 / ～ violaceus (Krzemieniewska et Krzemieniewski) McCurdy 紫孢囊杆菌 / ～ vitellinum Link 卵黄状孢囊杆菌
Cystobacteriaceae McCurdy 孢囊杆菌科
Cystobacterinea Ludwig et al. 孢囊杆菌亚目
cystoblast *n*. ①囊层 ②羊膜腔细胞层 ③成包囊细胞
cystobubonocele *n*. 膀胱腹股沟疝
cystocarcinoma *n*. 囊性癌 ‖ ～ of salivary gland ,adenoid 涎腺腺样囊性癌
cystocarp; **sporocarp** *n*. 孢子果;子实体
cystocele *n*. 膀胱膨出
cystochrome *n*. 尿着色合剂(肾机能膀胱镜检查用)
cystochromoscopy; **chromocystoscopy** *n*. [尿]染色膀胱镜检查(肾机能)
cystoclyster *n*. 膀胱灌洗法
cystocolostomy; **cholecystocolostomy** *n*. 胆囊结肠吻合术
cystocyte *n*. 包囊细胞
cystodiaphanoscopy *n*. 膀胱透照检查
cystodynia *n*. 膀胱痛
cysto-elytroplasty; **colpocystoplasty** *n*. 阴道膀胱成形术
cysto-enterocele *n*. 膀胱肠疝
cysto-epithelioma *n*. 囊性上皮瘤
cystofibroma [拉] *n*. 囊性纤维瘤
Cystoflagellata *n*. 囊鞭毛虫亚纲
cystogastrostomy *n*. 胰腺囊肿胃吻合引流术
cystogenia; **cystogenesis** *n*. 囊肿生成
cystogram *n*. 膀胱照片,膀胱造影照片
cystography *n*. 膀胱照相术,膀胱造影术
cystohemia *n*. 膀胱充血
cystohysteropexy *n*. 膀胱子宫固定术
cystoid *a* . ①囊样的 ②囊肿样的 ‖ ～ degeberation 囊样变性 / ～ degeneration of retina 视网膜囊样变性 / ～ macular edema 囊样黄斑水肿 / ～ maculopathy 囊样黄斑病变
cystolith; **vesical calculus** *n*. ①膀胱石 ②钟乳体
cystolithectomy *n*. 膀胱石切除术
cystolithiasis *n*. 膀胱石病,膀胱结石
cystolithic *a* . 膀胱石的
cystolithotomy; **cystolithectomy** *n*. 膀胱石切除术
cystolutein *n*. 囊肿黄素(卵巢)
cystoma *n*. 囊瘤(旧名) ‖ ～ colloides 胶样囊瘤 / ～ mesonephric 中肾囊瘤 / ～ multilocular 多房性囊瘤 / ～ myxoid 黏液性囊瘤 / ～ papillare 乳头状囊瘤 / ～ parovarian 卵巢冠囊瘤 / ～ serosum simplex 单纯性浆液性囊瘤 / ～ Simple 单纯性囊瘤 / ～, tubo-ovarian 输卵管卵巢囊肿
cystomanometry *n*. 膀胱内压测定
cystomatitis *n*. 囊瘤炎
cystomatosis *n*. 囊瘤病
cystomatous *a* . 囊瘤的
cystomerocele *n*. 膀胱股环疝
cystometer *n*. 膀胱内压测量器
cystometrogram *n*. 膀胱内压[测量]图

cystometrography *n*. 膀胱内压描记法
cystometry *n*. 膀胱测压(测定膀胱内压与尿液量之间关系的一种方法,用来研究膀胱的功能)
Cystomonas; Bodo *n*. 胞滴虫属,波陀虫属
cystomorphous *a*. 囊形的
cystomyoma *n*. 囊性肌瘤
cystomyxo-adenoma *n*. 囊性黏液腺瘤
cystomyxoma *n*. 囊性黏液瘤
Cystonectae *n*. 囊泳目(隶属于管水母亚纲 Siphonophorae)
cystonephrosis *n*. 肾囊状肿大
cystoneuralgia *n*. 膀胱神经痛
cystoparalysis *n*. 膀胱麻痹
cystopexy; vesicofixation *n*. 膀胱固定术
cystophlegmatic *a*. 膀胱黏液的
cystophorous; cystigerous *a*. 含囊的
cystophotography *n*. 膀胱内照相术
cystophthisis *n*. 膀胱结核
cystoplasty *n*. 膀胱成形术
cystoplegia *n*. 膀胱麻痹
cystoproctostomy; cystorectostomy *n*. 膀胱直肠吻合术
cysto-prostatectomy *n*. 膀胱前列腺切除术
cystoptosis *n*. 膀胱下垂
Cystopurin *n*. 西司托普林(成药,乌洛托品醋酸钠分子化合物)
cystopyelitis; pyelocystitis *n*. 膀胱肾盂炎
cystopyelography *n*. 膀胱肾盂 X 线照相术,膀胱肾盂造影术
cystopyelonephritis *n*. 膀胱肾盂肾炎
cystopyic *a* . 膀胱化脓的
cystoradiography *n*. 膀胱(X 线)照相术,膀胱造影术
cystorectostomy; cystoprociostomy *n*. 膀胱直肠吻合术
cystorrhagia; cysthemorrhagia *n*. 膀胱出血
cystorrhaphy *n*. 膀胱缝合术
cystorrhea *n*. 膀胱黏液溢,膀胱卡他
cystorrhexis *n*. 膀胱破裂
cystorrhoea; cystorrhea *n*. 膀胱黏液溢,膀胱卡他
cystosarcoma *n*. 囊性肉瘤 ‖ ~ phylloides 叶状囊性肉瘤 / ~, telangiectatic 血管扩张性囊性肉瘤
cystoschisis *n*. 膀胱裂
cystoscirrhus *n*. 膀胱硬癌
cystosclerosis *n*. 囊肿硬化
cystoscope *n*. 膀胱镜
cystoscopic *a*. 膀胱镜检查的
cystoscopy *n*. 膀胱镜检查 ‖ ~ air 充气膀胱镜检查 / ~, water 灌水膀胱镜检查
cystoscopy and dilation (简作 C & D) 膀胱镜检查和扩张术
cystose *a* . ①囊的 ②含囊的
Cystoseriaceae *n*. 囊链藻科(一种藻类)
cystosigmoidoplasty *n*. 乙状结肠代膀胱术
cystosigmoidostomy; vesicosiemoidostomy *n*. 膀胱乙状结肠吻合术
cystoskeleton *n*. 细胞骨架
cystospasm *n*. 膀胱痉挛
cystospermitis *n*. 精囊炎
cystostaxis; cystistaxis *n*. 膀胱渗血
cystosteatoma *n*. 粉瘤,皮脂囊瘤
cystostomy *n*. 膀胱造口术,膀胱造瘘术
cystotome *n*. 截囊刀,晶状体囊刀,截囊针
cystotomy *n*. 晶状体囊切开术
cystotomy; vesicotomy *n*. 膀胱切开术 ‖ ~ abdominal 剖腹膀胱切开术 / ~ perineal; hypocystotomy 经会阴膀胱切开术 / ~ suprapubic; epicystotomy 耻骨上膀胱切开术
cystotrachelotomy; cystidotrachelotomy *n*. 膀胱颈切开术
Cystotrypaneae *n*. 胞囊锥[体]虫族
Cystotrypanosoma *n*. 胞囊锥[体]虫属
cystoureteritis *n*. 膀胱输尿管炎
cystoureterogram *n*. 膀胱输尿管照片,膀胱输尿管造影照片
cystoureteropyelitis; cystodreteropyelonephritis *n*. 膀胱输尿管肾盂肾炎
cystourethritis *n*. 膀胱尿道炎
cystourethrocele *n*. 膀胱尿道突出(女)
cystourethrogram *n*. 膀胱尿道造影照片
cystourethrography *n*. 膀胱尿道照相术
cystourethroscope *n*. 膀胱尿道镜
cystourethroscopy *n*. 膀胱尿道镜检查
cystous; cystose *a*. ①囊的 ②含囊的
Cystoviridae *n*. 囊病毒科
cystovirus *n*. 囊病毒
cystozoite *n*. 囊殖子,又称缓殖子
cystpherous; cystigerous *a*. 含囊的
cysts, intra-epithelial 上皮内囊肿(见于输尿管、膀胱及尿道)
cysts, Nabothian ‖ ~ of Nabothian follicles 纳博特氏囊肿,子宫颈腺滤泡囊肿
cysts, soapsuds 肥皂液样囊肿,脑皮质肥皂沫样囊肿(新型隐球菌病)
cystyl-[构词成分] 胱氨酰(基)
cyt cytochrome *n*. 细胞色素
cytagenin *n*. 血细胞生成素(抗贫血质)
cytameba; cytamoeba *n*. 胞内阿米巴,红细胞内变形体(例如疟原虫内一个时期)
Cytarabine *n*. 阿糖胞苷 (抗病毒药,抗肿瘤药)
cytarabine hydrochloride (简作 CA HCL) 阿糖胞甙盐酸盐
cytarme *n*. 分裂球变扁
cytase *n*. 溶半纤维素酶,溶胞酶,细胞溶[解]酶
cytaster; aster *n*. 星体
cytax *n*. 血细胞比例计
-cyte [构词成分] 细胞
cytectasia; cystectasy *n*. 膀胱扩张术
cytemia *n*. 异细胞血症
cytes *n*. 细胞
cytheiomania; nymphomania *n*. 慕男狂
cythemolysis; hemocytolysis *n*. 血细胞溶解
cythenolytic *a*. 血细胞溶解的
cytherean *a*. 性病的
cytidin; cytidine *n*. 胞[核]嘧啶核苷
cytidine (C; Cyd) *n*. 胞甙,胞(嘧啶核)甙
cytidine cyclic phosphate (简作 CCP) 环磷酸胞甙
cytidine diphosphate choline (简作 CDPC) 胞甙二酸磷胆碱
cytidine diphosphate ethanolamine 胞苷二磷酸乙醇胺,CDP 乙醇胺
cytidine diphosphate (简作 CDP) 胞苷二磷酸
cytidine diphosphocholine 胞苷二磷酸胆碱,CDP 胆碱
cytidine monophosphate (简作 CMP) 胞苷一磷酸,胞苷酸
cytidine triphosphate (简作 CTP) 胞苷三磷酸
cytidyl cytidyl adenyl (简作 CCA) 胞嘧啶核甙酸—胞嘧啶核甙酸—腺甙酸
cytidylate *n*. 胞(嘧啶核)苷酸
cytidylic acid 胞嘧啶核苷酸
cytidylyl cytosine (简作 CCC) 嘧啶核甙,胞核嘧啶
cytimidine *n*. 胞嘧啶
Cytinaceae *n*. 大花草科
Cytisine *n*. 野靛碱(中枢兴奋药)
cytisine; ulexme; eulexine *n*. 金雀花碱,野靛碱
cytisism *n*. 金雀花中毒
Cytisus L. *n*. 金雀花属 ‖ ~ scoparius Link 金雀花
cytitis *n*. 皮炎
cytiton *n*. 齐提通(成药呼吸中枢刺激剂)
cyto- 细胞
cytoarabine = cytosine arabinoside = Ara-C *n*. 阿糖胞苷
cytoarchitectonic *a*. 细胞构筑的
cytoarchitectonics *n*. 细胞构筑学
cyto-architecture *n*. 细胞结构
cytobiology *n*. 细胞生物学
cytobios *n*. 细胞生物学
cytobiotaxis *n*. 细胞互应性
cytoblast *n*. ①细胞核 ②原生体
cytoblastema *n*. 细胞形成质
cytocannibalism *n*. 细胞互噬
cytocentrum *n*. 中心体,中心球
cytocerastic; cytokerastic *a*. 细胞发育的
cytochalasin *n*. 细胞分裂抑素
cytochalasin B (简作 CB) 细胞松弛素 B(一种从真菌长蠕孢的代谢产物中提取的生物碱,能破坏细胞中的微丝结构,能使动物细胞核脱离细胞)
cytochemical properties 化学性质
cytochemical staining ①细胞化学染色 ②细胞
cytochemieal methods 细胞化学方法
cytochemistry *n*. 细胞化学
cytochemistry staining 细胞化学染色法
cytochimera *n*. 细胞嵌合体
cytochome reductase *n*. 细胞色素还原酶
cytochondriome *n*. 线粒体
cytochromase *n*. 细胞色素水解酶
cytochrome *n*. ①胞色细胞(一种神经细胞) ②细胞色素(细胞呼吸)(一种以铁卟啉复合体为辅基的血色素蛋白,可作为电子载体,在细胞呼吸和氧化磷酸化过程中起重要作用) ‖ ~ C 细胞色素 C (细胞呼吸激活药) / ~ oxidase 细胞色素氧化酶 / ~

peroxidase 细胞色素过氧化物酶/ ~ reductase 细胞色素还原酶
Cytochrome P-450 细胞色素 P-450
cytochrome-oxydase *n*. 细胞色素氧化酶
cytochromoid C 类细胞色素 C
cytochylema *n*. 细胞液
cytochyma; cytochyme *n*. 胞液
cytocidal *a*. 杀细胞的
cytoclasis *n*. 细胞破碎
cytococcus（复 cytococci）*n*. 受精卵核
cytocyst *n*. 细胞囊
cytode *n*. 无核(原始)细胞
cytodeme *n*. 细胞同类群
cytodendrite *n*. 胞体树突
cytoderm *n*. 细胞壁
cytodersma *n*. 细胞桥
cytodiaeresis *n*. 胞体分裂
cyto-diagnosis *n*. 细胞诊断
cytodieresis *n*. 细胞分裂
cytodifferentlation *n*. 细胞分化
cytodistal *n*. 远离细胞的(轴索远端)
cytodynamics *n*. 细胞动力学
Cytoecetes microti Tyzzer 田鼠栖胞菌
Cytoecetes ovis Raghavarhari et Reddy 羊栖胞菌
Cytoecetes Rousselot 栖胞菌属
cytoecology *n*. 细胞生态学
cytoempsis *n*. 细胞排空作用
cyto-energetics *n*. 细胞能力学
cytofertilizin *n*. 细胞受精素
cytofibril *n*. 胞质原纤维
cytofila *n*. 叶状突起
cytofluorometer *n*. 细胞荧光计
cytofluorometry *n*. 细胞荧光光度木
cytogamy *n*. ①细胞配合 ②细胞质结合
cytogene *n*. 细胞基因,细胞质基因
cytogenesis *n*. 细胞发生
cytogenetics *n*. 细胞遗传学
cytogenic *a*. 产生细胞的,细胞发生的 ‖ ~ map 细胞遗传图
cytogeography *n*. 细胞地理学
cytogony; cytogenic reproduction *n*. 细胞性繁殖,细胞性生殖
cytohet *n*. 胞质基因杂合细胞
cytohistogenesis *n*. 细胞[组织]发生
cytohistology *n*. 细胞组织学
cytohormone *n*. 细胞激素
cytohyaloplasm *n*. 细胞网质,细胞透明质
cytohydrolist *n*. 细胞膜水解酶
cytoid *a*. 细胞状的,细胞样的
cyto-inhibition *n*. 细胞抑制
cytokelet *n*. 细胞骨架
cytokerastic *a*. 细胞发育的
cytokine *n*. 细胞因子 ‖ ~ network 细胞因子网络 / ~ therapy 细胞因子治疗
cytokine gene therapy 细胞因子基因治疗 ‖ ~, tumorcell—targeted 肿瘤细胞靶向的细胞因子基因治疗
cytokinesis; cytocinesis *n*. [细]胞质变动
cytokinetic analysis 细胞动力学分析,细胞周期动态分析
cytokinin *n*. 细胞分裂素类[植]
cytokinin-auxin interaction 细胞分裂素与生长素相互作用
cytolemma *n*. 细胞膜,质膜
cytolergy *n*. 细胞活动
cytolipin *n*. [细]胞糖[苷]脂
cytologic *a*. 细胞学的
cytological (numerical) nondisjunction 细胞的(数量)不离开
cytological interference 细胞学干涉
cytological map 细胞学图
cytologist *n*. 细胞学家
cytology *n*. 细胞学 ‖ ~ exfoliative 脱落细胞学,剥脱细胞学诊断
cytolymph; hyaloplasm *n*. 细胞浆,细胞透明质,细胞液
cytolysin *n*. 细胞溶素
cytolysis *n*. 细胞溶解
cytolysome *n*. ①细胞溶体 ②自体吞噬泡
cytolysosome *n*. 细胞溶酶体
cytolyticfactor *n*. 溶细胞因子
cytoma; tumorcellularis *n*. 细胞瘤
cyto-mechanics *n*. 细胞力学
cytomegalic inclusion disease（简作 CID）巨大细胞包涵体病
Cytomegalic inclusion disease virus (of man) (Smith) (Salivary gland virus, Submaxillary virus, Giant-cell pneumonia virus) 人巨细胞包含体病病毒
cytomegalic indusion disease 原细胞包涵体病
Cytomegalo herpetoviruses 巨细胞疱疹病毒
cytomegalovirus *n*. 巨细胞病毒 ‖ ~ retinitiss 巨细胞病毒性视网膜炎
Cytomegalovirus (Weller et al.) 巨细胞病毒
Cytomegalovirus group 巨细胞病毒组
cytomegatovirus（简作 CMV）*n*. 巨细胞病毒
cytomembrane *n*. 细胞膜
cytomere *n*. ①[精子]胞质区 ②裂殖子胚
cytometaplasia *n*. 细胞变异
cytometer *n*. 血细胞计数器
cytomexis *n*. 细胞融合
cytomicmsome; mitochondria *n*. 线粒体,细胞浆微粒
cytomin *n*. 细胞分裂素
cytomitome *n*. 胞质网丝
cytomixis *n*. 细胞融合
cytomorphology *n*. 细胞形态学
cytomorphosis *n*. ①细胞形成 ②细胞变态
cytomotome *n*. 胞质网丝
cytomycin *n*. 胞霉素
cyton *n*. 细胞体
cyton; cytone *n*. 神经细胞体
cytopathic agent 细胞病变物
cytopathic effect（简作 CPE）细胞致变作用,细胞病变效应
cytopathogenic *a*. 致细胞病变的
cytopathology *n*. 细胞病理学
cytopathy *n*. 细胞病
cytopema *n*. 血细胞减少[症]
cytopempsis *n*. 细胞内摄外排作用,胞饮泡排出
cytopenia *n*. 细胞减少(症),血球减少
Cytophaga *n*. 噬纤维菌 ‖ ~ allerginae Liebert et al. 变态噬纤维菌 / ~ agarovorans (Veldkamp) Reichenbach 食琼脂噬纤维菌(鲑色噬纤维菌食琼脂亚种) / ~ albogilva Fuller et Norman 黄白噬纤维菌(黄白纤维黏细菌) / ~ anitrata (Schaub et Hauber) Lautrop 无硝噬纤维菌 / ~ antarctica Inoue et Komagata 南极噬纤维菌 / ~ anularis Stapp et Bortels 环噬纤维菌 / ~ aquatilis Strohl et Tait 水生噬纤维菌 / ~ arvensicola Oyaizu et al. 栖地噬纤维菌(地生噬纤维菌) / ~ aurantiaca (Winogradsky) Reichenbach 橙黄嗜纤维菌(橙黄纤维黏细菌) / ~ caryophila Preer, Preer et Jurand 嗜核噬纤维菌 / ~ columnaris (Garnjobst) Reichenbach 柱状噬纤维菌(柱状纤维黏细菌) / ~ crocea Stapp et Bortels 番红噬纤维菌(番红纤维黏细菌) / ~ deprimata Fuller et Normann 凹陷噬纤维菌(凹陷纤维黏细菌) / ~ diffluens var. carnea Lewin 流散嗜纤维菌肉变种 / ~ diffluens Stanier 流散噬纤维菌(流散纤维黏细菌) / ~ diffluens subsp. aprica Lewin 见 ~ aprica (Lewin) Reichenbach / ~ diffluens var. apriea Lewin 流散嗜纤维菌喜光变种 / ~ flavieula Stapp et Bortels 淡黄色噬纤维菌(淡黄色嗜纤维黏细菌) / ~ flevensis van der Meulen, Harder et Veldkamp 内海噬纤维菌 / ~ fermentans Bachmann 发酵噬纤维菌(发酵纤维黏细菌) / ~ fermentans subsp, agarovorans Veldkamp 发酵噬纤维菌噬琼脂亚种 / ~ fermentans subsp. fermentans Bachmona 发酵嗜纤维菌噬发酵亚种 / ~ haloflava Kadota 盐黄噬纤维菌 / ~ haloflava var. nonreductans Kadota 盐黄噬纤维菌非还原变种 / ~ heparina (Payza et Korn) Christensen 见 Sphingobacterium heparinum Takeuehi et Yokota / ~ hutchinsonii Winogradsky 哈氏噬纤维菌(哈氏纤维黏细菌) / ~ johnsonae Stanier 约氏嗜纤维菌(强生氏嗜纤维菌) / ~ johnsonae var. denitrificans Stanier 约氏嗜纤维菌反硝化变种(强生氏噬纤维菌反硝化变种) / ~ keratolytica Kitaminato et Ito 解角质噬纤维菌 / ~ krzemienkwskae Stanier 克氏噬纤维菌(克氏纤维黏细菌) / ~ lutea Winogradsky 藤黄噬纤维菌(黄纤维黏细菌) / ~ lwoffi Lautrop 路氏噬纤维菌(沃氏噬纤维菌,沃夫氏噬纤维菌) / ~ lytica Lewin 溶解噬纤维菌 / ~ marina (Hikida et al.) Holmes 海洋噬纤维菌(海洋黄杆菌,海洋屈挠杆菌) / ~ marinoflava (Colwell, Citarella et Chen) Reichenbach 海黄噬纤维菌 / ~ myxococcoides Krzemieniewska 类黏球菌状噬纤维菌 / ~ pectinovora (Dorey) Reichenbach 食果胶噬纤维菌 / ~ pectinovorum Bauwens et De Lay 噬果胶噬纤维菌 / ~ psychropha Li et Cui 冷育噬纤维菌 / ~ psychrophila (Borg) Reichenbach 嗜冷噬纤维菌 / ~ rosea Kadota 玫瑰噬纤维菌 / ~ rubra Winogradsky 红噬纤维菌(红色纤维黏细菌) / ~ saccharophila (Agbo et Moss) Reichenbach 噬糖噬纤维菌 / ~ salmonicolor subsp. agarovorans Veldkamp 见 Cytophaga agarovorans (Veldkamp) Reichenbach / ~ salmonicolor var. agarovorans Veldkamp 鲑色噬纤维菌食琼脂变种 / ~ salmonicolor Veldkamp 鲑色噬纤维菌(鲑色纤维黏细菌) /

~ sensitiva Humm 敏感噬纤维菌(敏感纤维黏细菌) / ~ silvestris Stapp et Bortel 树纹噬纤维菌 / ~ succinicans (Anderson et Ordal) Reichenbach 琥珀噬纤维菌(琥珀纤维黏细菌) / ~ succinogenes Ko et al. 产琥珀酸噬纤维菌 / ~ sylvestris Stapp et Bortels 森林噬纤维菌(森林纤维黏细菌) / ~ tenuissima Winogradsky 最细噬纤维菌(最细纤维黏细菌) / ~ uliginosa (ZoBell et Upham) Reichenbach 潮湿噬纤维菌(黏滑噬纤维菌,潮湿琼脂杆菌,潮湿黄杆菌) / ~ uliginosum Bauwens et De Lay 潮气噬纤维菌 / ~ ureae Thayer 尿素噬纤维菌 / ~ winogradskii Verona 维氏噬纤维菌 / ~ Winogradsky 噬纤维菌属(纤维黏细菌属) / ~ wolffi (Audureau) Lautrop 沃氏噬纤维菌 / ~ xantha Inoue et Komagata 黄噬纤维菌 / ~ xylanolytica Haack et Breznak 解木聚糖噬纤维菌

Cytophagalatercula Lewin 砖红噬纤维菌

Cytophagalwoffi subsp. nonliquefaciens Piechaud 路氏噬纤维菌非液化亚种

Cytophagaceae Stanier 噬纤维菌科(纤维黏细菌科)

Cytophagales Leadbetter 噬纤维菌目(纤维黏细菌目)

Cytophage phage 纤维黏菌属噬菌体

cytophagous *a*. 吞噬细胞的

cytophagy *n*. 细胞吞噬作用

cytophargnx *n*. 胞咽

cytopharmacology *n*. 细胞药理学

cytopharynx *n*. (细)胞咽(有的原虫如结肠小袋鞭毛虫等身体的器官之一,因此均可吞食营养物质)

cytophil *n*. 嗜细胞体

cytophile *a*. 细胞的

cytophilic *a*. 嗜细胞的 ‖ ~ antibody 嗜细胞抗体,亲细胞抗体

cytophilous *a*. 亲细胞的

cytophore *n*. 被寄生细胞

cytophotometer *n*. 细胞光度计

cytophotometry *n*. 细胞光度测定法,细胞分光光度法

cytophylactic *a*. 细胞防御的

cytophylaxis *n*. 细胞防御

cytophyletic *a*. 细胞谱系的

cytophysical *a*. 细胞物理学的

cytophysics *n*. 细胞物理学

cytophysiology *n*. 细胞生理学

cytopigment *n*. 细胞色素

cytoplasm *n*. [细]胞质,[细]胞浆

cytoplasmec DNA 细胞质 DNA

cytoplasmic *a*. 细胞质的,细胞浆的 ‖ ~ amphibian viruses 胞质型两栖病毒 / ~ bridge 胞质桥,胞浆分离,胞浆间桥 / ~ bubbling 胞质小泡形成 / ~ conjugation 胞质结合 / ~ connection 胞质联丝 / ~ cycle 胞质周期 / ~ DNA 胞质 DNA / ~ factor 细胞质遗传因子,细胞质基因 / ~ filament ①胞质小泡形成 ②胞质丝 / ~ genetic male sterility (细)胞质遗传雄性不育/ ~ genome 胞质基因组 / ~ ground substance 胞质基质 / ~ inclusion 细胞质内含物 / ~ incompatibility 细胞质不亲和性/ ~ island 胞质岛 / ~ inheritance 细胞质遗传 / ~ lag 细胞质(表型)迟延 / ~ male sterility 胞质雄性不育/ ~ mass 胞质团 / ~ matrix 胞质基质 / ~ membrane 细胞质膜 / ~ membrane associated DNA 质膜附着 DNA / ~ movement 胞质运动 / ~ mutation 细胞质突变 / ~ nuclear interaction 细胞质—细胞核相互作用 / ~ nuclear ratio 质核比率 / ~ polyhedrosis types 1-12 reoviruses 胞质型多角体呼肠弧病毒 1-12 型 / ~ polyhedrosis virus (Reovirid) 胞质型多角体病毒(呼肠弧病毒科) / ~ polyhedrosis virus group 胞质型多角体病毒群 / ~ process 胞质突 / ~ ray 胞质射线/ ~ sterfiity 胞质不育 / ~ strand 胞质丝 / ~ streaming 胞质运动 / ~ structure 胞质结构 / ~ variation 细胞质变异 / ~ vesicle 细胞质囊

cytoplasmon *n*. 细胞质基因组

cytoplast *n*. 胞质体,无核细胞

cytoplastin *n*. 胞质素

cytopoiesis *n*. 细胞生成

cytoproct, cytopyge *n*. [细]胞肛

cytoproximal *a*. 近细胞的

cytopumy *n*. ①细胞配合 ②细胞质结合

cytoreticulum *n*. 胞质网

cytoron C *n*. 细胞色素 C

cytorrhyctes; cytorhyctes[希] *n*. 包涵体,包涵小体 ‖ ~ aphtharum 口疮包涵体 / ~ vaccinae 牛痘小体 / ~ variolae 天花小体

cytoscopy *n*. 细胞检查

cytosegresome *n*. 细胞分离小体

cytosiderin *n*. 胞铁色素

cytosin2(Cyt), 2-hydroxy-6-aminopyrimidine 胞嘧啶,2-羟基-6-氨基嘧啶

cytosine (Cyt) *n*. 胞嘧啶 ‖ ~ arabinoside 阿糖胞苷 / ~ arabinoside hydrochloride 盐酸阿糖胞苷 / ~ deoxyriboside (dC; dCyd) 脱氧胞苷

cytosis *n*. 细胞核情况

cytoskelelton *n*. 细胞骨架

cytoskeletal filament 细胞骨骼细丝,细胞支架细胞

cytoskeleton *n*. 细胞支架

cytosol *n*. 细胞溶质,胞液,胞浆质

cytosol-binding protein (简作 CBP) 细胞溶质结合蛋白

cytosome *n*. 细胞质体

cytospectrophotometry *n*. 细胞分光光度测定法

cytospongium *n*. [细胞]海绵质

cytost *n*. 细胞损伤毒素

cytostasis *n*. 白细胞郁滞(炎症初期)

cytostatic *a*. 抑制细胞的 *n*. 细胞抑制剂 ‖ ~ agent 细胞生长抑制剂 / ~ assay 细胞抑裂分析

cytostatlc *a*. ①抑制细胞的 ②细胞抑制剂

cytosteatonecrosis; adiponecrosis neonatorum *n*. 新生儿脂肪坏死

cytostome *n*. 胞口(有的原虫如结肠小袋鞭毛虫等身体的器官之一,因此均可吞食营养物质)

cytostromatic *a*. 细胞基质的

cytotactic *a*. 细胞趋性的

cytotaxigen *n*. 细胞趋化素原

cytotaxin *n*. 细胞趋化素

cytotaxis *n*. 细胞趋性(细胞朝刺激源移动和排列)

cytotaxonomy *n*. 细胞分类学

cytotechenologist *n*. 细胞技术家

cytotherapy *n*. 细胞疗法

cytothesis *n*. 细胞再生

cytothexapy *n*. 细胞疗法

cytotmphy *n*. 细胞营养

cytotmpic *a*. 向细胞的,亲细胞的(抗体等)

cytotmpism *n*. ①向细胞性,亲细胞性 ②细胞向性

cytotoxic *a*. 细胞毒素的 ‖ ~ antibody 细胞毒抗体 ‖ ~ antibody 细胞毒性抗体,胞毒抗性 / ~ drugs 细胞毒性药物

cytotoxic T lymphocyte (简作 CTL) 细胞毒 T 淋巴细胞

cytotoxicity *n*. 细胞毒害性 ‖ ~ T lymphocyte 细胞毒杀 T 淋巴细胞

cytotoxin *n*. 细胞毒素

cytotoxinic *a*. 毒害细胞的

cytotrochin *n*. 亲胞体簇

cytotropal; cytotmpic *a*. 向细胞的,亲细胞的(抗体等)

cytotrophoblast *n*. 细胞滋养层

cytotrophy *n*. 细胞营养

cytotropic *a*. 向细胞的,亲细胞的(抗体等)

cytotropism *n*. 向细胞性;亲细胞性;细胞向性

cytotrpic *a*. 嗜细胞的

cytotype *n*. 细胞型

Cytoxan; cyclophosphamide *n*. 环磷酰胺[商品名]

cytoxocity index (简作 CI) 细胞毒指数

cytozoic *a*. 细胞内寄生的

cytozoon *n*. 细胞内寄生物

cytozyme; thromboplastin; thrombokinase *n*. 凝血酶致活酶,凝血激酶

cyttarhagia; alveolar hemorrhage *n*. 牙槽出血

Cyttariaceae *n*. 瘿果盘菌科(一种菌类)

cyttarrhagia *n*. 牙槽出血

cyttkinin *n*. 细胞激动素

cytula *n*. ①合子 ②受精卵

cytuloplasm *n*. 受精卵胞质

cyturia *n*. 细胞尿症

Czdiodine *n*. 西地碘(抗感染药)

CZE Capillary zone electrophesis 毛细管区带电泳技术

Czechoslovak Academy of Sciences (简作 CAS) 捷克斯洛伐克科学院

Czermak's lines 策马克氏线(牙)

Czermak's spaces 策马克氏间隙(球间隙)

Czerny's anemia 策尔尼氏贫血(婴儿营养性贫血)

Czerny's diathesis 策尔尼氏素质(渗出性素质)

Czerny's operation 策尔尼氏(手术腹股沟疝根治术)

Czerny's suture 策尔尼氏缝术(肠管缝术;筋膜末端修补术)

Czerny-Lembcrl suture 策—郎二氏缝术(肠环形缝术)

D d

D ***n***. 罗马数字符号代表"50万"

D a vitamin 维生素 D / an Rh gene 一种 Rh 基因 / antigen diffusion constant 抗原扩散常数 / aspartic acid (also Asp) 天冬氨酸 / at diagnosis 在诊断时 / da ***n***. 给予 / da detur [拉] 请给予 / dalton ***n***. 道尔顿 / date ***n***. 日期 / datum ***n***. (复 data)数据,资料 / daughter ***n***. 女儿 / day ***n***. 日,天 / dead *a*. 死的 / deaf *a*. 聋的 / deca- [构词成分] 表示 10 / deci- [构词成分] 分,十分之一 / deciduous *a*. ①脱落的 ②暂时的 / deciduous teeth 乳牙 / decimal reduction time 拾一存活时间 / degree ***n***. 度,级,次 / deka- [构词成分] 表示 10 / density ***n***. 密度 / depression ***n***. 抑郁 / dermatologist ***n***. 皮肤病医师,皮肤病学家 / dermatology ***n***. 皮肤病学 / details ***n***. 详细 / detur ***n***. 须给予 / deuterium ***n***. 氘,重氢 / deuteron ***n***. 氘核,重氢核 / developed *a*. ①显现出来的 ①成熟了的 / deviation ***n***. 偏位,斜位,离差,偏向 / dexter *a*. 右的 / dextran ***n***. 右旋糖酐,葡聚糖 / dextro ***n***. 右 / dextrorotatory *a*. 右旋的 / di- [构词成分] 两个,二 / dialysance (ml / min) ***n***. 透析度 / diameter ***n***. 直径 / diaphragm ***n***. 膈,膈膜,光阑 / diastole ***n***. 舒张[期] / didymium ***n***. 钕镨混合物 / died *a*. 已死的 / Dientamoeba ***n***. 双核阿米巴属 / diffusing capacity 弥散量 / diffusion coefficient 扩散系数 / diffusion constant 扩散常数 / digit ***n***. 数字,位数 / digoxin ***n***. 地高辛 / Dinopsyllus ***n***. 怖蚤属 / diopter ***n***. 屈光度 / diplomate ***n***. 证书,文凭持有者 / Dirofilaria ***n***. 恶丝虫属 / disease ***n***. 疾病 / display ***n***. ①显示,显像 ②显示器 / distal *a*. 远侧的,远中的 / distance ***n***. 距离,间隔 / divasid ***n***. 羊角拗甙 / divorced *a*. 离婚的 / doctor ***n***. 博士,医生 / dog ***n***. 狗 / doriden ***n***. 导眠能,苯乙哌啶酮 / dorsal *a*. 背的,背侧的 / dorsal vertebrae 胸椎 / dose ***n***. 剂量 / dosis ***n***. 剂量 / draft ***n***. ①饮料 ②顿服剂 / drag ***n***. 阻力 / drained *a*. 已引流的 / dream ***n***. 梦 / drive ***vt.***, ***vi.*** 传动,推动 / drop ***n***. 滴,降落 / dry *a*. 干的 / duration ***n***. 持续时间 / dust ***n***. 灰尘 / dwarf ***n***. 侏儒 / dwarf colony 侏儒型菌落 / unit of vitamin D potency 维生素 D 效能单位

D_L 肺弥散量(见 diffusing capacity of the lung)

D-1 [algal] **virus** D-1[藻]病毒(见 LPP-1)

D1, D2... 胸椎 1, 2, ……等(见 first, second etc dorsal vertebea)

D3 stylovirus D 3 长尾病毒

D13 amicetin 别霉速,友菌素

D_{37} ***n***. D_{37}剂量(使细胞存活部分减少至 e^{-1}或 0.37 所需的剂量)

D40 uroselectan 碘吡酸钠,5 – 碘 – 2 – 氧吡啶 – N – 醋酸钠(尿路造影剂)(见 iopax)

D-40 ***n***. 低分子右旋糖酐(见 dextran-40)

D860 ***n***. 甲苯磺丁脲,甲糖宁(见 tobutamide, orinase)

D- ***a***. 右旋的, D[构]型的(见 dextrorotatory)

2D ***a***. 二维的(见 2-dimensional)

2,4-D 二四滴, 2,4 – 二氯苯氧乙酸(植物生长刺激素)(见 2,4-dichlorophenoxyacetic acid)

3D ***a***. 三维的,立体的(见 3-dimensional) ‖ ~ display 三维显示 / ~ image 三维影像 / ~ image reconstruction 三维影像重建 / ~ imaging 三维成像

17D 一种减毒的黄热病疫苗(见 a modified yellow fever vaccine)

"D" component D 成分(蔗糖密度梯度离心分离法中最大速度的沉淀成分)

d. allelic form of Rh gene Rh 等位基因型 / da ***n***. [拉] 给,给予 / da detur [拉] 请给予 / daily ***n***. 日刊 / date ***n***. 日期 / day ***n***. 日 / deci- [构词成分] 分,十分之一 / deciduous ***a***. 脱落的 / decompose ***vt.***, ***vi.*** 分解,腐解 / deformation ***n***. 变形,畸形 / delivery ***n***. 流量,输出量 / density ***n***. 密度 / deoxyribose ***n***. 脱氧核糖 / depth ***n***. 深度 / derivation ***n***. 衍生,引出,导出 / dermatologist ***n***. 皮肤科医生,皮肤病专家 / dermotology ***n***. 皮肤 / deuteron ***n***. 氘核 / dexter [拉] ***n***. 右 / dextro ***n***. 右[旋] / dextrorotatory ***a***. 右旋的 / diameter ***n***. 直径 / died ***a***. 死去的 / differential ***a***. 差别的,鉴别的 / diopter ***n***. 屈光度 / direct ***a.***, ***vt.***, ***vi.*** 直接的,引导 / distal ***a***. 远心的,末端的 / distant ***a***. 远的,远隔的 / dominant ***n***. 显性性状,显性基因 / dorsal ***a***. 背的,背部的 / dose ***n***. 剂量,用量,剂 / double ***a***. 双的,两重的,加倍的 / doubtful ***a***. 可疑的 / duration ***n***. 期间 / dyne ***n***. 达因(力的单位) / thickness ***n***. 厚度

d- [构词成分] 右型(见 dextro-)

3d ***n***. 三日刊

10d ***n***. 十日刊

δ (Δ, delta) ***n***. ①希腊语的第四个字母 ②Ig D 重链和血红蛋白 δ 链的符号

DA da [拉] ***n***. 给予 / data acquisition 数据获取,数据采集 / data analysis 数据分析 / date of admission 入院日期 / degenerative arthritis 变性关节炎 / degree of analgesia 痛觉缺失的程度 / delayed action 延迟作用 / Dental Abstracts 牙医文摘 / Dental Assistant (ADAA journal) 牙科助理医师(美国牙科协会杂志) / dental assistant 牙科助理医师 / depth average 平均深度 / Deutsches Arzneibuch 德国药典 / developmental age 发育年龄 / diacetamide ***n***. 二乙酰基胺 / diameter ***n***. 直径 / diastolic amplitude 舒张期振幅 / dietetic assistant 助理营养师 / differential analyzer 微分分析器 / digital to analog 同功指 / diopter ***n***. 屈光度 / diphenylchlorarsine ***n***. 二苯氯胂(一种毒气) / diphtheria antitixin 白喉抗毒素 / Diploma in Anesthetics 麻醉学证书 / direct action 直接作用,瞬发作用 / direct agglutination 直接凝集 / direct ascent 直接上升 / disaggregation ①感觉综合不能 ②解集作用 / disintegration atomic 原子裂变 / dissociated ammonia 解离氨 / dissolved acetylene 液化乙炔 / Documentation Abstracts 文献工作文摘(刊名) / dopamine ***n***. 多巴胺 / double-acting ***n***. 双重作用 / double-antibody ***n***. 双抗体 / drug addict 药瘾 / ductus arteriosus 动脉导管

D-A ***a***. 数字—模拟的(见 digital-to-analog)

Da 氯化二苯胂(毒气)(见 diphenyl-arsine chloride)

dA ***n***. 脱氧腺苷(见 deoxyadenosine)

da (简作 d) [拉] ***n***. 给予

da. day *n*. 日 deca- [构词成分] 十,癸 / decastere ***n***. 十立方米 / direct-acting ***n***. 直接作用 / double acting 双重作用 / phenylenebis ***n***. 苯撑二甲胂(见 dimethylarsine)

da- [构词成分] 十(米制前缀 deka-的罕用符号)

da detur (简作 D, d) [拉] 请给予,给予

Da Fano bodies 达范诺小体

da or detur doses tales (简作 ddt) [拉] 须给与[数个]同量

da signa (简作 Da, da) [拉] 给予并标明用法

Da virus 达病毒

DAA data access arrangment 数据存取装置 / diacetone acrylamide 双丙酮丙烯酰胺 / diacetone alcohol 双丙酮醇 / diacetone amine 双丙酮胺

DAAM 双丙酮丙烯酰胺(见 diacetone acrylamide)

DAAO d – 氨基酸氧化酶(见 d-amino acid oxidase)

DAAP 戊基膦酸二戊酯(见 diamyl amyl phosphonate)

DAB Deutsches Apothekerbuch 德国药典 / 3,3'-diaminobenzidine ***n***. 3,3' – 二氨基联苯胺 / diamino-butyric acid 二氨基丁酸 / dimethylaminoazobenzene ***n***. 二甲氨基偶氮苯 / double antibody 双抗体 / p-dimethylaminoazobenzene ***n***. 对—二甲氨基偶氮苯

DAB-6 石油醚(见 petroleum benzine)

dab ***vt.***, ***vi.*** **&** ***n***. 轻触,轻抚,轻敷,轻拍

DABA 丁基膦酸二戊酯(见 diamyl butyl phosphonate)

dabble ***vi.***, ***vt***. 弄湿,溅湿

Dabelotine [商名] ***n***. 达贝洛汀(益智药)

Dabney's grip [William Cecil 美医师 1849—1894] 达布尼尔流行性感冒,流行性胸膜痛(见 Bamble disease, epidemic pleurodynia) ‖ ~ grippe 达布尼尔流行性胸膜痛(见 Bamble disease)

Daboia ***n***. 蝰属,大蒲蛇属(见 Daboya) ‖ ~ elegans (Vipera russelli) 鲁塞尔氏蝰[蛇] / ~ resselli (Vipera russelli) 鲁塞尔氏蝰[蛇] / ~ russelli 鲁氏大蒲蛇

DAC data acquisirtion and control system 数据采集和控制系统 / decitabine ***n***. 地西他滨 / digital analog converter 数模转换器 / Drug Abuse Council 药物滥用理事会

DACA 1965 年药物滥用控制修正案(见 Drug Abuse Control Amendment of 1965)

Dacarbazine (简作 DTIC) [商名] ***n***. 达卡巴嗪,氮烯咪胺(抗肿瘤

药)
DACAS 药物滥用近期文献题录系统(见 Drug Abuse Current Awareness System)
DACB 药物滥用控制局(见 Drug Abuse Control Bureau)
Dacemazine [商名] ***n*.** 达西马嗪(介痉药,镇咳药)
DACH ***n*.** 二氨基环己烷(见 diamino-cyclohexane)
dacibel (简作 db, dB) ***n*.** 分贝
Dacisteine [商名] ***n*.** 达西司坦,达西半胱(溶解黏液药)
Dacliximab [商名] ***n*.** 达昔单抗(免疫调节药)
DACOM 数据显示计算机输出缩微胶片装置(见 datascope computer output microfilmer)
Dacopafant [商名] ***n*.** 达考帕泛(抗凝药)
DaCosta's disease [Jacob M. 美医师 1833—1900] 达科斯塔氏病(①异位性痛风 ②神经性循环衰竭) ‖ ~ syndrome (neurocirculatory) 达科斯塔氏综合征,神经性循环衰竭
DACP ***n*.** 二甲乙酰基环戊烯基(见 dimethylacetylcyclopentenyl)
dacrocystitis ***n*.** 泪囊炎(与 dacryocystitis 同)
dacron ***n*.** 涤纶(聚苯二甲酸乙二酯纤维)
dacry- [构词成分] 泪(见 dacryo-)
dacryadenalgia ***n*.** 泪腺痛(与 dacryoadenalgia 同)
dacryadenectomy ***n*.** 泪腺切除术
dacryadenitis ***n*.** 泪腺炎(与 dacryoadenitis 同)
dacryadenoscirrhus ***n*.** 泪腺硬化
dacryagoga ***n*.** 催泪剂
dacryagogatresia ***n*.** 泪管闭塞
dacryagogic ***a*.** ①催泪的 ②排泪的(管)
dacryagogue ***n*.** ①催泪剂 ②排泪管
dacrycystalgia ***n*.** 泪囊痛(与 dacryocystalgia 同)
dacrycystitis ***n*.** 泪囊炎(与 dacryocystitis 同)
dacryelcosis ***n*.** 泪器溃疡(泪囊或泪管溃疡)(与 dacryohelcosis 同)
dacrygelosis ***n*.** 涕笑(笑得满脸是泪)
dacryhemorrhysis ***n*.** 血泪溢
dacryma ***n*.** 泪,泪液
Dacrymycetaceae ***n*.** 花耳科(一种藻类)
dacryo- [希] [构词成分] ([希] dakryon tears) 泪,泪囊,泪管
dacryoadenalgia ***n*.** 泪腺痛(与 dacryadenalgia 同)
dacryoadenectomy ***n*.** 泪腺切除术
dacryoadenitis ***n*.** 泪腺炎(与 dacryadenitis 同)
dacryoadenotomy ***n*.** 泪腺切除术
dacryoblennorrhea ***n*.** 泪管黏液溢
dacryocanalicular ***a*.** 泪管的,泪小管的
dacryocanaliculitis ***n*.** 泪小管炎
dacryocele ***n*.** 泪囊突出(与 dacryocystocele 同)
dacryocyst ***n*.** 泪囊
dacryocystalgia ***n*.** 泪囊痛(与 dacrycystalgia 同)
dacryocystectasia ***n*.** 泪囊扩张
dacryocystectomy ***n*.** 泪囊切除术
dacryocystenosis ***n*.** 泪囊狭窄
dacryocystis ***n*.** 泪囊
dacryocystitis ***n*.** 泪囊炎 ‖ ~, blennorrheal 脓性卡他性泪囊炎 / ~, chronic (dacryocystoblennorrhea) 慢性(卡他性)泪囊炎 / ~, phlegmonous 蜂窝织炎性泪囊炎
dacryocystitome ***n*.** 泪囊刀(与 dacryocystotome 同)
dacryocystoblennorrhea ***n*.** 泪囊黏液溢,脓泪囊肿胀性卡他性泪囊炎
dacryocystocele ***n*.** 泪囊突出,(与 dacryocele 同)
dacryocystoethmoidotomy ***n*.** 泪囊筛窦吻合术
dacryocystogram ***n*.** 泪囊造影照片
dacryocystography (简作 DCG) ***n*.** 泪囊造影术
dacryocystomycosis ***n*.** 泪囊真菌病
dacryocystoptosis ***n*.** 泪囊脱垂,泪囊下垂
dacryocystorhinostenosis ***n*.** 鼻泪管狭窄
dacryocystorhinostomy; dacryocystorhinotomy ***n*.** 泪囊鼻腔造口术,泪囊鼻腔造孔术,泪囊鼻腔吻合术
dacryocystostenosis ***n*.** 泪囊狭窄
dacryocystostomy ***n*.** 泪囊造口术
dacryocystosyringotomy ***n*.** 泪囊泪管切开术
dacryocystotome ***n*.** 泪囊刀(与 dacryocystitome 同)
dacryocystotomy ***n*.** 泪囊切开术(与 lacrimotomy 同)
dacryoectasia ***n*.** 泪囊扩张
dacryoendoscope ***n*.** 泪道内窥镜
dacryoendoscopy ***n*.** 泪道内窥镜检查
dacryogenic ***a*.** 催泪的
dacryohelcosis ***n*.** 泪器溃疡(与 dacryelcosis 同)
dacryohemorrhea ***n*.** 血泪溢
dacryohemorrhysis ([希] haema blood + rhysis flow) ***n*.** 血泪溢
dacryohinocystomy ***n*.** 泪囊鼻腔造孔术(与 dacryocystorhinotomy 同)
dacryohinocystotomy ***n*.** 泪囊鼻腔吻合术
dacryoid ***a*.** 泪状的,似泪的
dacryolin ***n*.** 泪蛋白,泪白蛋白
dacryolite ***n*.** 泪器结石,泪石
dacryolith (dacryo- + [希] lithos stone) ***n*.** 泪器结石,泪[囊或泪管结]石 ‖ dacryoliths, Desmarres' 代马尔氏泪[腺]石
dacryolithiasis ***n*.** 泪[囊或泪管结]石病
dacryolithus ***n*.** 泪器结石,泪[腺]石(与 dacryolith 同)
dacryoma ***n*.** ①泪管瘤 ②泪管肿大
dacryon ([希] dakryon tear) ***n*.** 泪点,泪穴(泪骨及额骨与上颌骨的回合点)(见 lacrimal point)
dacryopericystitis ***n*.** 泪囊周围炎
dacryophlegmon ***n*.** 泪囊蜂窝织炎
dacryops (dacry- + [希]ōps eye) ***n*.** ①泪眼 ②泪管积液 ③泪腺管囊肿
dacryoptosis ***n*.** 泪囊脱垂,泪囊下垂
dacryopyorrhea ***n*.** 脓泪溢
dacryopyosis ***n*.** 泪器化脓
dacryorrhea ***n*.** 流泪,泪溢
dacryoscintigraphy ***n*.** 泪囊闪烁显像[术]
dacryosialoadenopathia atrophicans 泪腺涎腺萎缩病
dacryosinusitis ***n*.** 筛窦泪管炎
dacryosolen ***n*.** 泪管
dacryosolenitis (dacryo- + [希] sōlēn duct + -itis) ***n*.** 泪管炎(与 dacrysolenitis 同)
dacryostegma ***n*.** 泪溢
dacryostenosis ***n*.** 泪管狭窄
dacryostomy ***n*.** 泪囊切开术
dacryosyringe ***n*.** 泪小管注射器
dacryosyrinx ***n*.** ①泪管瘘 ②泪管注射器
dacryotransillumination ***n*.** 泪囊透照法
dacryrrhea ***n*.** 泪溢,流泪
dacrysolenitis ***n*.** 泪管炎
dacryuria (dacry- + [希]ouron urine + -ia) ***n*.** 哭时遗尿,哭尿
DACT ***n*.** 放线菌素 D(见 dactinomycin)
dactil ***n*.** 代克泰耳,二苯哌酯,盐酸哌立度酯(抗痉挛药)(见 piperidolate)
Dactinomycin (简作 DACT) [商名] ***n*.** 放线菌素 D,更生霉素(抗生素,抗肿瘤药)(见 actinomycin D)
dactyl ([希] daktylos a finger) ***n*.** ①指 ②趾 ③指节 ④附节
dactyl- [构词成分] 指,趾
dactylagra ***n*.** 指(趾)痛风
dactylar ***a*.** 指(趾)的
dactylate ***a*.** 指状的
dactyledema ***n*.** 指(趾)水肿
Dactylicapnos root [植药] 紫金龙 ‖ ~ scandens (D. Don) Hutch. [拉,植药] 攀援指叶紫堇(植),紫金龙 药用部分:根—紫金龙[植药]
dactyliferous (dactyl + [拉] ferre to bear) ***a*.** 有指的
dactylion ***n*.** 并指(趾)
dactylitis ***n*.** 指(趾)炎 ‖ ~ strumosa (~ tuberculosa) 结核性指(趾)炎 / ~ syphilitica 梅毒性指(趾)炎 / ~ tuberculosa 结核性指(趾)炎
dactylium ***n*.** 并指(趾)(与 dactylion 同)
dactylo- [希] [构词成分] ([希] daktylos a finger) 指(趾)
dactylocampsodynia ***n*.** 指(趾)曲痛
Dactylococcopsis ***n*.** 拟指球菌属 ‖ ~ salina 盐拟指球菌
dactylogram ***n*.** ①指印,指纹 ②指纹谱(见 finger print)
dactylograph ***n*.** 打字机
dactylography ***n*.** 打字机,指纹学
dactylogryposis ***n*.** 弯指(趾)
Dactylogyridae ***n*.** 枝环科(隶属于单殖目 Monogena)
Dactylogyrus ***n*.** 枝环[吸虫]属
dactyloid ***a*.** 指样的
dactylology ***n*.** 手语(见 chirology, cheirology)
dactylolysis ***n*.** ①指(趾)脱落 ②指(趾) ③并指(趾)分离术 ‖ ~ spontanea 自发性指(趾)脱落
dactylomegaly ***n*.** 巨指(趾),巨蹼分离术(见 macrodactylia)
Dactylomyia ***n*.** 趾蚊属(按蚊的一属)
dactylophasia (dactylo- + [希]phasis) ***n*.** 指(趾)
Dactylopius coccus Costa 胭脂虫
dactylopodite ***n*.** ①指节 ②趾肢节(昆虫)
dactyloscopy ***n*.** 指纹鉴定法
dactylose ***a*.** 指状的,具指的
Dactylosoma ***n*.** 指状虫属

dactylospasm *n*. 指(趾)痉挛
Dactylosporangium *n*. 指孢囊菌属 ‖ ~ aurantiacum 橘橙指孢囊菌 / ~ aurantiacum subsp. gifuense 橘橙指孢囊菌歧阜亚种 / ~ fulvum 暗黄指孢囊菌 / ~ fuscoaurantiacum 褐橙指孢囊菌 / ~ fuscoaurantiacum var. ailaoshanicum 褐橙指孢囊菌哀牢山变种 / ~ matsuzakiense 松崎指孢囊菌 / ~ roseum 玫瑰指孢囊菌 / ~ salmoneum 鲑色指孢囊菌 / ~ thailandense 泰国指孢囊菌 / ~ variesporum 变孢指孢囊菌 / ~ vinaceum 酒红指孢囊菌
Dactylosymphysis *n*. 并指(趾)(见 syndactylism)
dactylotheca *n*. 指套(见 fingercoat)
dactylotomy *n*. 指(趾)切开术
dactylus ([希]daktylos finger) *n*. ①指 ②趾 ③指节 ④附节
Dacuronium bromide [商名] 达库溴胺(神经肌肉阻断剂)
Dacus zonalus 桃实蝇
DAD 延缓后去极化(见 delayed after depolarization)
dad *n*. 爸爸(见 dada)
DADA 肝乐,二氯醋酸异二丙胺(治肝炎药,血管扩张药)(见 diisopropylamine dichloroacetate)
DADDS *n*. 二乙酰氨苯砜(治麻风药)(见 diacetyldiaminodiphenylsulfone)
dadeleum *n*. 动态镜计
dAdo *n*. 脱氧腺苷(见 deoxyadenosine)
dADP 脱氧腺苷二磷酸(见 deoxyadenosine diphosphate)
DADPS 氨苯砜(见 diamino-diphenyl sulfone)
DADS 陆军牙科医疗主任(见 Director of Army Dental Services)
DADSG 直接取数扫描发生器(见 direct access digital scan generator)
DAdW 德国科学院(见 Deutsche Akademie der Wissenschaften)
DAE 资料收集装置(见 data acquisition equipment)
daemonophobia *n*. 魔鬼恐怖(与 demonophobia 同)
Daemonorops ([希]daimōn devil + rhōps shrub) *n*. 白藤属 ‖ ~ draco Blume (Calamus draco Willd) [拉,植药] 麒麟竭
DAEA 药癖教育条例(见 Drug Abuse Education Act)
DAEC 丹麦原子能委员会(见 Danish Atomic Energy Commission)
DAF decay accelerating factor 退变加速因子 / delayed auditory feedback 延迟听音反馈 / drug admixed food 药物—食物伴饲法
daffodil *n*. 水仙
Daffy's elixir [Thomas 17 世纪英牧师] 达菲氏酏,复方番泻叶酊
daft *a*. 傻的,疯的
DAG defence against gas 防毒气,防化学 / dianhydro galactitol 脱水半乳糖醇,环氧乳醇 / dihydroxy alminium glutaminate 谷酰胺二羟铝
Dagapamil [商名] *n*. 达加帕米(血管扩张药)
DAGC 延迟自动增益控制(见 delayed automatic gain control)
dagenan *n*. 大健风,磺胺嘧啶(见 sulfapyridine)
dagga *n*. 狮耳草
daguerrectype *n*. 银板照相
D'Aguilar orbivirus 达阿格那环状病毒 ‖ ~ virus 达阿格那病毒
DAH 弥漫性肺泡出血(见 diffuse alveolar hemorrhage)
D. A. H. 神经性循环衰竭(见 disordered action of the heart ,neurocirculatory asthenia)
dahlia [A. Dahl 瑞典植物学家] *n*. ①大丽花 ②大丽紫 ‖ ~ B (gentian violet) 龙胆紫 / ~ paper 大丽紫试纸(遇酸性变红,遇碱性变绿) / ~ violet (Hoffmann's violet) 大丽紫,霍夫曼氏紫
Dahlia Cav. N. 大丽花属 ‖ ~ mosaic caulimovirus 大丽菊花叶花椰菜花叶病毒 / ~ mosaic virus 大丽菊花叶病毒 / ~ pinnata 大丽花,大丽菊,天竺牡丹
dahlin *n*. ①菊粉,土木香粉 ②达林(从苯胺紫产生的一种苯胺染料)
dahllite *n*. 磷碳酸钙
Dahoman *a*. 达荷美的
Dahomean *a*. 达荷美人的
Dahomey *n*. 达荷美(非洲)
Dahomeyan *n*. 达荷美人
DAHP 联合卫生同业公会(卫生资源管理局)(见 Division of Associated Health professions)
Dahuria falsehellebore [植药] 兴安藜芦 ‖ ~ gentian [植药] 小秦艽
Dahurian angelica [植药] 白芷 ‖ ~ bugbane [植药] 兴安升麻 / ~ patrinia [植药] 黄花龙牙
DAI 事故受伤死亡(见 death from accidental injuries)
Daidzein [商名] *n*. 黄豆甙原,7,4' 二羟基异黄酮(抗高血压药)
daidzeini *n*. 葛根素
daidzin *n*. 黄豆甙,异黄酮甙(见 isoflavone glucoside)
Daikon mosaic virus 日本萝卜(大根)花叶病毒,芜菁花叶病毒(见 Turnip mosaic virus)
daily (简作 d) *a*., *ad*. & *n*. 每日的,每日,日报 ‖ ~ fetal motion count (简作 DFMC) 每天胎动数 / ~ replacement factor (of lymphocytes) (简作 DRF) 每日置换因子(淋巴细胞) / ~ secretion rate (简作 DSR) 一日分泌量 / ~ transaction reporting (简作 DTR) 日常处理报告,每日处理报告 / ~ volume turnover (简作 DVT) 一日容量周转率
dailygraph *n*. 磁录放机
DAIN drug-induced acute interstitial nephritis 药原性急性间质性肾炎
dainty *a*. & *n*. ①精致的,美味的 ②美味的食物
DAIP diallyl isophthalate 异酞酸己二烯
dairy *n*. 牛奶房,乳品店
Dairy and Food Industries Supply Association (简作 DFISA) 制酪与食品工业供应协会(美)
dais *n*. 台,讲台
daisy *n*. 雏菊体(成熟期三日疟原虫)
Dakar bat flavivirus 达卡尔蝙蝠黄病毒 ‖ ~ bat virus 达卡尔蝙蝠病毒
Dakin-Carrel method (Henry D. Dakin; Alexis Carrel) 达金卡莱尔法(清创法)
Dakin's fluid (solution) [Henry Drysdale 美化学家 1880—1952] *n*. 达金氏液(次氯酸钠的水溶液)
dakinization *n*. 达金氏液处理
dakryon *n*. 泪点,泪穴
dakryops *n*. ①泪腺管囊肿 ②泪眼 ③泪管积液
Dal *n*. 道尔顿(见 dalton)
dal. *n*. 十升(见 decaliter)
DALA δ – 氨基乙酰丙酸(见 delta-aminolevulinic acid)
dalacin *n*. 达拉辛,曲张链丝菌素(见 streptovaricin)
D-Ala-Mephe-Met(o)-enkephalinol (简作 DAMME) *n*. D – 丙 – 甲苯丙 – 甲硫(o) – 脑啡肽一醇
Dalatias licha (Bonnatere) 铠鲨(隶属于铠鲨科 Dalatiidae)
Dalatiidae *n*. 铠鲨科(隶属于角鲨目 Squaliformes)
Dalbergia L. f. 黄檀属 ‖ ~ hancei Benth. [拉,植药] 藤黄檀 / ~ hupeana Hance [拉,植药] 黄檀 / ~ mimosoides Franch. [拉,植药] 含羞草叶黄檀 / ~ odorifera J. Chen 降香檀(植)药用部分:心材 – 降香[植药] / ~ sissoo Roxb. [拉,植药] 印度黄檀 / ~ yunnanensis Franch [拉,植药] 滇黔黄檀
Dalbraminol [商名] *n*. 达布米诺(β 受体阻滞剂)
Dalby's carminative 多耳比氏驱风合剂(见 carminative mixture)
Dale's reaction [Henry Hallett 英生理学家,药理学家 1875—1968] 戴尔氏反应(体外过敏反应)
Daledalin [商名] *n*. 达来达林(抗忧郁药)
daledalin tosylate 托西酸达来达林,甲苯磺酸苯吲丙胺(抗抑郁药)
dalfatol *n*. 维生素 E
Dalfopristin [商名] *n*. 达福普汀(抗菌药)
Dalkon shield 盾形宫内节育器 ‖ ~ shield IUD 盾形宫内节育器,硅橡胶盾形节育器
dalliance *n*. 嬉戏,调戏
dally *vt*, *vi*, 嬉戏,调戏
Dalmane [商名] *n*. 盐酸氟西泮(flurazepam hydrochloride) 制剂的商品名
Dalmattan pyrethrum [植药] 除虫菊
Daloxate *n*. 达洛酯
Dalrymple's disease [John 英眼科医生 1804—1852] 达尔林普尔氏病(睫状体角膜炎 ‖ ~ sign 达尔林普尔氏征(突眼性甲状腺肿时,上睑退缩,睑孔增大)
Dalt *n*. 道尔顿(见 dalton)
Dalteparin Sodium [商名] 达肚素钠(抗凝药)
dalton [John Dalton] (简作 Dal, Dalt) *n*. 道尔顿(质量单位)
Dalton-Henry law [John Dalton; Joseph Henry 美物理学家 1797—1878] 道亨二氏定律(液体吸收气体定律)
Dalton's law [John 英化学家,物理学家 1766—1844] 道尔顿氏定律(气体混合物的总压力等于各气体的分压之和)
daltonism [John Dalton] *n*. ①红绿色盲 ②色盲
Daltroban [商名] *n*. 达曲班(抗凝药)
Dalvastatin [商名] *n*. 达伐他汀(降脂药)
DAM data association message 数据相关信息 / degraded amyloid 淀粉样降解 / diacetyl monoxide 二乙酰氧化物
dam[1] *n*. ①水坝,堤 ②屏障,障碍物,橡皮障 ‖ ~, coffer 橡皮障,堤 / ~, palate post 腭后堤 / ~, post 后堤 / ~, rubber(coffer ~) 橡皮障,堤
dam[2] *n*. ①雌亲 ②母畜 ③蜂王 ‖ ~ - offspring covariance 母子协变量
dam. *n*. 十米(见 decameter)
Dam unit [Carl Peter Henrik 丹麦生物化学家 1895 生] 达姆氏单

位(维生素 K)
damage *n*. & *vt*. 损伤 ‖ ~ by fire 火灾 / ~ by snow 雪害 / ~ by storm 暴风雨损害 / ~ by vibration 震动损害 / ~ by wind 风害 / ~, radiation 放射性损伤 / ~ report 灾情报告,损坏情况报告 / ~ risk 受损危险[性]
Damage risk criterion (简作 DRC) 听力保护标准,噪声损伤标准
Damalinia *n*. 啮虱属 ‖ ~ caprae 山羊啮虱 / ~ equi 马啮虱 / ~ hermsi 赫姆斯啮虱 / ~ pilosus 马啮虱
Daman Runyon Memorial Fund for Cancer Research, Inc (简作 DRMFCR) *n*. 丹蒙鲁尼恩癌症研究基金
damar *n*. 达玛脂(与 dammar 同)
damascenine *n*. 黑种草碱,大马[士革]宁
D'Amato's sign 达马托征(胸膜腔积液患者由坐位改为健侧卧位时,浊音由脊柱区移向心脏区)(见 Luigi D'Amato)
Dametralast [商名] *n*. 达美司特(抗过敏药)
damiana *n*. 达米阿那,特纳草叶(见 turnera)
d-amino acid oxidase (简作 DAAO) d – 氨基酸氧化酶
Damman's bacillus [Karl 德兽医师 1839—1914] 达曼氏杆菌,坏死放线菌(见 Actinomyces necrophorus)
dammar *n*. 达玛脂,达玛树脂(与 damar 同)
DAMME D-Ala-Mephe-Met(o)-enkephalinol *n*. D – 丙 – 甲苯丙 – 甲硫(o) – 脑啡肽一醇
dammerschlaf [德] *n*. 朦胧麻醉(用吗啡及东莨菪碱引起的半麻醉状态)(见 twilight sleep)
damn *vt*., *vi*. 谴责
Damnancanthus indicus (L.) Gaertn. f. [拉,植药] 虎刺 全株入药—虎刺[植药]
Damocrates' confection [Servilius 1 世纪希腊医师] 达莫克拉底氏糖膏 (含鸦片、乳香、没药等 30 多种药)
Damoiseau's curse [Louis Hyacinthe celeste 法医师 1815—1890] 达莫瓦索氏曲线(征) (胸膜积液的胸部 S 形线)
Damotepine [商名] *n*. 达莫替平(抗精神病药)
DAMP bisacodyl *n*. 双醋苯啶,双[乙酰氧苯基] – 甲基吡啶 double antibody magnetic particle 双抗体磁粒子
dAMP *n*. 脱氧一磷酸腺苷(见 deoxyadenosine monophosphate)
damp *n*., *a*. & *vt*. ①矿内毒气,矿井恶气 ②阻尼,挫抑,减幅 ③有湿气的 ④使潮湿 ⑤沮丧 ⑥抑制 ‖ ~, after 爆炸后毒气 / ~, black (choke ~) 乌烟,窒息毒气(矿内煤源所产生的毒气) / ~, cold 冷毒气 (二氧化碳) / ~, fire 引火毒气(碳氢化物,主要是沼气) / ~ off 腐坏,枯萎 / ~, stink (hydrogen sulfide) 臭毒气,硫化氢 / ~, white (carbon monoxide) 白色毒气(一氧化碳)
damped *a*. 有阻尼的 ‖ ~ elasticity 阻尼弹性 / ~ oscillation 阻尼振荡,减幅振荡 / ~ waves 阻尼波,减幅波
dampen *vi*. ①使潮湿,变潮湿 ②使衰减 ③沮丧
damper *n*. 气闸,抑制因素,阻尼器,减震器 ‖ ~ tube 阻尼管
damping *n*. 阻尼,减幅,衰减 ‖ ~ resistor 阻尼电阻
dampish *a*. 微湿的
damply *ad*. 微湿地
dampness *n*. 潮湿
DAMPS 应用医学职业与服务部(见 Department of Allied Medical Professions and Services (AMA))
damsel *n*. 少女,处女
DAN diabetic autonomic neuropaphy 糖尿病植物神经病 diacetyl nivalenol 二乙酰雪腐镰刀菌醇
Dan *a*. 丹麦的,丹麦人的,丹麦语的(见 Danish)
-dan [构词成分] 旦
Dana's operation [Charles Loomis 美神经病学家 1852—1935] 达纳氏手术(脊神经后根切除术,治疗痉挛性麻痹)
Danaparoid sodium [商名] 达那肝素钠(抗血栓药)
Danaus plexippus 大红斑蝶 ‖ ~ plexippus cytoplasmic polyhedrosis virus 普累克希普斑蝶胞质型多角体病毒
Danazol *n*. 达那唑,炔羟雄烯唑(垂体前叶抑制药)
Danbolt-Closs syndrome [Niels C. Danbolt; Karl Closs] 丹—克综合征,肠病性肢端皮炎
DANC 非腐蚀性去污染剂(见 non-corrosive decontaminating agent)
dance *n*. & *vi*. 舞蹈,跳舞 ‖ ~, brachial 肱动脉扭曲 / ~, hilar 肺门剧跳,肺门血管搏动过度 / ~ of arteies 动脉舞蹈,动脉搏动过度 (主动脉关闭不全时所见) / ~ of voice, St. Vitus' (stammering) 口吃,讷吃 / ~, St. Anthony's (St. Guy's ~; St. John's ~; St. Vitus' ~: chorea) 圣安东尼舞蹈,舞蹈病
Dance's sign [Jean Baptiste Hippolyte 法医师 1797—1832] 丹斯氏征(见于肠套迭)
Dancel's treatment [Jean Francois Dancel] 丹塞尔疗法
D and C [宫颈]扩张,[子宫]刮术(见 dilatation and curettage)
dandelion *n*. 蒲公英
Dandelion yellow mosaic virus 蒲公英黄花叶病毒
dander *n*. 皮屑,头皮屑
dandruff *n*. 皮屑(尤指头皮屑)
dandy *n*. & *a*. ①花花公子 ②服装华丽的
Dandy fever virus 登革热病毒
Dandy's operation [Walter E. Dandy] 丹迪手术(使用经颅后窝的切口施行三叉神经脊神经根切除术)
Dandy-Walker syndrome (deformity) [Walter E. Dandy; Arthur E. Walker] 丹迪—沃克综合征(先天性脑积水,由于第四脑室正中孔及第四脑室外侧孔阻塞所致)
Dane *n*. 丹麦人
Dane particle [D. S. Dane] 戴恩颗粒(完整的乙型肝炎病毒颗粒)
Danelius-Miller position 丹—米氏位(髋关节侧位投照位)
Danex [商名] *n*. 敌百虫
Danforth equilibrium 邓福司平衡
danger *n*. 危险 ‖ ~ area 危险区域 / ~ exposure 危险照射 / ~ light 危险信号灯光 / ~ list (简作 DL) 危险一览表 / ~ message 危险信息 / ~ signal 危险信号,停止信号
dangerous *a*. 危险的 ‖ ~ area 危险区(指睫状体)
Dangerous Drug Act (简作 DDA) 危险药品条例
Dangerous Pathogens Advisory Group (简作 DPAG) 危险病原体咨询组
dangerously ill (简作 d / i, DI) 重病,病危
dangle *vi*. 摇晃地悬挂着,摇晃,悬挂,尾随
daniell [John Frederick Daniell 英物理学家 1790—1845] *n*. 丹尼耳(电动势单位)
Daniell' cell [J. F. Daniell] 丹尼耳氏电池
Danielssen's disease [Daniel Cornelius 挪医师 1815—1894] 丹尼耳森氏病,麻木性麻风(见 anesthetic leprosy)
danilone *n*. 丹尼龙,苯茚二酮 (2 – 苯基 – 1, 3 – 茚二酮(见 phenindione)
Daniquidone [商名] *n*. 达尼喹酮(抗肿瘤药)
Danish (简作 Dan) *a*. & *n*. ①丹麦的,丹麦人的,丹麦语的 ②丹麦语
Danish Atomic Energy Commission (简作 DAEC) 丹麦原子能委员会
Danish plum line pattern ilarvirus 丹麦李线斑等轴不稳环斑病毒
dank *a*. 阴湿的
Danlos' disease(syndrome) [Henri-Alexandre 法皮肤病学家 1844—1912] 当洛斯氏病(综合征)(四联症,包括关节松弛、皮弹性增加、皮脆弱、外伤后假性瘤形成)
Danofloxacin [商名] *n*. 达氟沙星(抗菌药)
Danosteine [商名] *n*. 达诺半胱(溶解黏液药)
DANS 1-dimethy laminona-phthalene-5-sulphonyl chloride 1 – 二甲氨基萘 – 5 – 磺酰氯 / 5-dimethylamino-1-naphthelenesulphonic acid 5 – 二甲氨基 – 1 – 萘磺酸
dansyl chloride 丹磺酰氯,5 – 二甲氨基萘磺酰氯
Danthron [商名] *n*. 丹蒽醌(泻药)
danthron *n*. 1,8 – 二羟蒽醌,丹蒽醌(泻药)(见 1,8-dihydroxyanthraquinone; dantron)
Dantrolene [商名] *n*. 丹曲林(骨骼肌松弛药)
dantrolene *n*. 丹曲林(骨骼肌松弛药) ‖ ~ sodium 丹曲林钠,硝苯呋海因钠(骨骼肌松弛药)
Dantron [商名] *n*. 丹蒽醌(泻药)
Danysz bacillus [Jean 波病理学家 1860—1928] *n*. 丹尼什氏杆菌 (鼠伤寒杆菌) ‖ ~ phenomenon 丹尼什氏现象(菌素抗毒素中和现象) / ~ vaccine 丹尼什氏菌苗(用肠内多种细菌制成的菌苗)
DAO 二氨氧化酶(见 diamine oxidase)
DAP data acquisition and processing 数据获取处理系统 / data analysis and processing 数据分析和处理 / Deutsches Apotheker buch 德国药典 / diallyl phthalate 酞酸二烯丙酯 / diaminopimelic acid 二氨基庚二酸 / di-amylphosphoric acid 二戊基磷酸,磷酸二戊酯 / diastolic arterial pressure 动脉舒张压 / diazepam *n*. 安定 / dihydroxy-acetone phosphate 磷酸二羟丙酮 / direct agglutination pregnacy (test) 妊娠直接凝集试验 / draw-a-person-test *n*. 画人测验 / dry absorption process 干吸附法
DAP test 画单人像测验(见 draw a person test)
DAP therapy 柔红霉素 – 阿糖胞苷 – 强的松疗法(见 daunomycin, arabinosyl cytosine and prednisone therapy)
Dapabutan [商名] *n*. 达帕布坦(消毒防腐药)
Daphne L. *n*. 瑞香属 ‖ ~ genkwa Sieb. et Zucc. [拉,植药] 芫花 药用部分:花蕾 – 芫花;根白皮 – 浮胀草[植药] / ~ giraldii Nitsch. [拉,植药] 黄瑞香 药用部分:根皮、茎皮 – 祖师麻[植药] / ~ gnidium L. 亚麻叶瑞香 / ~ laureola L. 桂叶瑞香 / ~ mezereum L. 欧亚瑞香 / ~ odora Thunb. [拉,植药] 瑞香 / ~

papyracea Wall.［拉,植药］白瑞香 / ~ retusa Hemsl.［拉,植药］凹叶瑞香(植) 药用部分:茎皮及根皮—祖师麻［植药］/ ~ tangutica Maxim.［拉,植药］陕甘瑞香(植)药用部分:根皮、茎皮—祖师麻［植药］/ ~ X potexvirus 月桂 X 马铃薯 X 病毒 / ~ y potyvirus 月桂 Y 马铃薯 Y 病毒
Daphnetin［商名］*n*. 瑞香素(瑞香甙的配基),祖司麻甲素(镇痛药,血管扩张药)
Daphnia *n*. 蚤属, 水蚤属
Daphnidium *n*. 山胡椒属, 钓樟属(见 Lindera) ‖ ~ cubeba (Litsea citrata) 山鸡椒(中药荜澄茄原植物) / ~ myrrha (~ strychnifolium; Lindera strychnifolium) 乌药
daphnin *n*. 瑞香甙
Daphniphyllaceae *n*. 交让木科,虎皮楠科
Daphniphyllum calycinum Benth［拉,植药］牛叶枫 ‖ ~ macropodum Miq.［拉,植药］交让木
daphnism *n*. 瑞香中毒
DAPI *n*. 二脒苯基吲哚(见 diamidino-phenyl-indole)
Dapiprazole［商名］*n*. 达哌拉唑(抗青光眼药,抗溃疡病药)
Dapitant［商名］*n*. 达匹坦(神经激肽受体阻滞药)
Daplasa irrorata (Moore) 露毒娥(隶属于毒娥科 Lymantriidae)
Dapoxetine［商名］*n*. 达泊西汀(抗忧郁药)
dapper *a*. 干净利落的,整洁的
dapple *a*. *n*. & *vi*. ①有斑点的,有花纹的, 有斑点 ②斑点 ③［使］有斑纹
dapropate *n*. 达普酸盐
Dapsone (4, 4'**-diaminodiphenyl sulfone(F.** 1358))(简作 DDS)［商名］*n*. 普宋, 4, 4' - 二氨二苯砜,氨苯砜 ‖ ~ ,diacetyl 二乙酰氨苯砜(抗麻风药)
-dapsone［构词成分］［氨］苯砜
DAPT *n*. 二氨苯噻唑(中枢兴奋药) (见 2, 4-diamino-5-phenylthiazole; amiphenazole)
DAPT amiphenazole *n*. 氨苯唑 direct agglutination pregnacy (test) 妊娠直接凝集试验
DaPt *n*. 氨苯唑(见 daptazole)
daptazole (简作 DaPt) *n*. 二氨苯噻唑, 氨苯唑(中枢兴奋药) (见 amiphenazole)
Daptomycin［商名］*n*. 达托霉素(抗生素类药)
DAR 分散剂需要量(见 dispersing agent requirement)
daraclor *n*. 氯喹·乙胺嘧啶合剂
daranide *n*. 达拉奈, 二氮苯磺胺, 双氯非那胺 (见 dichlorphenamide)
Darányl's test［ Julius von 匈细菌学家 1888 生］达腊尼伊氏试验(检结核病)
daraprim *n*. 达拉匹林, 乙氨嘧啶 (抗疟药), 息疟定 (见 pyrimethamine)
darbid *n*. 异丙碘铵
d'Arcet's metal 达塞氏合金(由铋铅溪锡合成, 供牙科充填用)
Dardanus megistos (Herbst) 斑美真寄居蟹(隶属于活额寄居蟹科 Coenobitoidea)
DARE 文献自动化检索设备(见 documentation automated retrieval equipment)
dare *vt*. & *n*. ①敢 ②大胆,冒险,激将
Dare'S method［Arthur Dare］ 戴尔法(检血红蛋白)
darenthin *n*. 大仑新, 溴苄胺 (交感神经阻滞剂, 用于心律紊乱)(见 bretylium tosylate)
Darenzepine［商名］*n*. 达仑西平(抗溃疡病药)
Daresbury accelerator 达雷斯伯里加速器
Dar-es-Salaam bacterium 达雷斯萨拉姆(沙门氏)杆菌
Darglitazone［商名］*n*. 达格列酮(降血糖药)
DARIAS 放射免疫化验分析系统(见 Digico Automated Radio-Immunoassay Analy-tical System)
Daricon［商名］*n*. 盐酸羟苄利明(oxyphencyclimine hydrochloride 制剂的商品名)
Darie Pautrier *n*. 微小脓肿
Darier-Roussy sarcoid［F. J. Darier; Gustave Roussy］达—罗肉样瘤
Darier-White disease［F. J. Darier; James Clarke White］达—怀病, 毛囊角化病
Darier's disease［ Jean 法皮肤病学家 1856—1938］达里埃氏病, 毛囊角化病(见 keratosis foloculiaris) ‖ ~ sign 达里埃征
Darifenacin［商名］*n*. 达非那新(毒蕈碱受体阻滞药)
daring *a*. & *n*. ①大胆的 ②大胆,勇敢
dark (简作 dk) *a*. & *n*. ①黑暗的,深色的, ②黑暗 ‖ ~ adaptated eye 暗适应眼 / ~ adaptation 暗适应 / ~ adaptation electroretinogram 暗适应视网膜电图 / ~ adaptation test 暗适应试验 / ~ -adapted retina 暗适应视网膜 / ~ adaptometer 暗适应计 / ~ area 暗区 / ~ atom 暗原子 / ~ band 暗带 / ~ box 暗盒 / ~ brown 暗褐色 / ~ burn 烧暗 / ~ -burn 烧暗,(荧光屏)发光效率降低 / ~ cathode 暗色阴极 / ~ cell 暗细胞 / ~ ceuadenocarcinoma 黑色细胞腺癌 / ~ chamber 暗室,暗箱 / ~ colour 暗色 / ~ coloured 暗黑色的 / ~ conduction 无照电导率 / ~ conductivity 无照电性 / ~ contrast 暗反差,正反差 / ~ current 暗电流 / ~ -current 暗电流 / ~ discharge 无光放电 / ~ drosophila 酱油果蝇 / ~ face 暗面,灰色荧光屏 / ~ field (简作 DF) 暗场,暗视野 / ~ -field 暗视野,暗场 / ~ -field condenser 暗视野聚光器 / ~ -field element 暗视野配件 / ~ field illumination 暗视野照明法 / ~ -field illumination 暗视野光源 / ~ -field microscope 暗视野显微镜 / ~ -field microscopy 暗视野［显微］镜检术 / ~ -field stop 暗视野光阑 / ~ holding recovery 暗存贮复活 / ~ hypoecho 弱回声 / ~ light 不可见光,暗光 / ~ lightning 黑闪电效应 / ~ line 暗线 / ~ -line spectrum 暗线光谱 / ~ radiation 暗辐射 / ~ ray 暗射线 / ~ reactivation 暗复活 / ~ -reactivation 暗激化 / ~ red (简作 DR) 深红色 / ~ repair 暗修复 / ~ room 暗室 / ~ room examination 暗室检查 / ~ room prone test 暗室俯卧试验 / ~ sac 射囊 / ~ -slide 片式暗盒 / ~ space 暗区 / ~ spot 黑斑,暗点 / ~ -spot 黑斑 / ~ spot signal 黑斑信号 / ~ -spot signal 黑斑信号 / ~ test 暗室试验 / ~ -tint valve 深色彩电视管 / ~ trace 暗迹,暗行扫描 / ~ -trace 暗行扫描 / ~ trace tube 暗迹电子射线管,黑迹管 / ~ trough potential 暗谷电位 / ~ trough time 暗谷时间
Dark Plim［植药］乌梅
darken *vi*. & *vt*. 使暗,变深色
Darkgerrn spotted moray［动药］豆点裸胸鳝 / ~ spotted moray blood［动药］豆点裸胸鳝血
darkground (简作 DG) *n*. 暗视野
darkness *n*. 黑暗 ‖ ~ nystagmus 暗光眼球震颤 / ~ tremor 暗光眼球震颤
darkroom *n*. 暗室 ‖ ~ camera 暗室式照相机
Darkschewitsch's fibers［ Liverij Osipovich 苏神经病学家 1858—1925］达克谢维奇氏纤维(大脑神经纤维) ‖ ~ nucleus 达克谢维奇氏核(在中脑水管和第三脑室交界处)
darkspace *n*. 暗区 ‖ ~ ,cathode 阴极暗区 / ~ ,Crookes 克鲁克斯氏暗区(X 线)
darling *a*. & *n*. ①心爱的,漂亮的 ②心爱的人
Darling's disease［ Samuel Taylor 美医师 1872—1925］达林氏病, 组织胞浆菌病(见 histoplasmosis)
Darlington's relational coiling 达令顿氏关系螺旋
darmous *n*. 氟中毒(北非俗名)
darn *vt*., *vi*. & *n*. 织补
Darna trima virus 刺蛾病毒 ‖ ~ trima non-occluded virus 刺蛾非封闭型病毒
darnel *n*. 毒麦(见 Lolium temulentum)
Darodipine［商名］*n*. 达罗地平(血管扩张药)
-darone［构词成分］达隆
DARR 直接抗球蛋白玫瑰花反应(见 direct antiglobulin resetting reaction)
Darsidomine［商名］*n*. 达西多明(抗心绞痛药)
d'Arsonval［Jacques A. d'Arsonval］*n*. 达松伐耳电流(高频低压电流)
d'arsonvalism［ A. d'Arsonval 法物理学家 1851—1940］*n*. 达松伐氏电疗法, 高频电疗法(与 d'arsonvalization 同)
DART 数据获取正确时间(见 data acquisition real time)
dart *n*. & *vi*., *vi*. ①射器 ②针刺 ③标枪 ④猛冲 ⑤突然急速前冲
dartal *n*. 大尔泰, 二盐酸硫普哌嗪(安定药) (见 thiopropazate dihydrochloride)
dartoic *a*. 肉膜状的(见 dartoid)
dartos (希 dartos flayed) *n*. 肉膜(见 tunica dartos) ‖ ~ coat 肉膜 / ~ muscles 肉膜(阴囊)
dartre［法］*n*. 皮肤病(尤指疱疹)
dartrous *a*. 肉膜的
darvon *n*. 达尔丰, 盐酸丙氧吩(镇痛药) (见 propoxyphene hydrochloride)
darwin *n*. 达(进化速率单位)
Darwinian fitness 达尔文氏适合度 ‖ ~ mutation 达尔文型突变 / ~ selection 达尔文氏选择
darwinism［ Charles Robert Darwin 英博物学家 1809—1882］*n*. 达尔文主义, 达尔文学说(生物演化学说)
darwinist *a*. 达尔文主义的
darwinistic *a*. & *n*. 达尔文主义的, 达尔文主义者
DAS data acquisition system 数据集合系统 / dextrose aminogen solution 氨基葡萄糖溶液 / diacetoxyscirpenol *n*. 双醋酸基藨草镰刀

菌醇

DA & S 数据分析与综合(见 data analysis and synthesis)

DASAR 数据存储与检索(见 data acquisition storage and retrieval)

Dascyllus aruanus (Linnaeus) 宅泥鱼(隶属于雀鲷科 Pomacentridae)

Dase *n*. 去氧核糖核酸酶(见 deoxyribonuclease)

daseinsanalyse [德] *n*. 存在分析

dasetherapy [希 dasos thicket, copse + therapeia treatment] *n*. 森林[气候]疗法

dash *vt*., *vi*. & *n*. ①使猛撞,冲撞,破灭 ②撞击 ③仪表板,控制板 ④阴影线,破折号 ⑤短条 ‖ ~ -board 仪表板

dashed *a*. 有阴影的 ‖ ~ area 阴影部分 / ~ line 阴影线

Dasheen mosaic potyvirus 芋花叶马铃薯 Y 病毒

dashout *vi*. 删去,除掉

dashpot *n*. 减振器,阻尼器

DASL 资料输入系统语言(见 data access system language)

DASO *n*. 二戊亚砜(见 diamylsulfoxide)

DASP 固相双抗体(见 double antibody solid phase)

DASS 限量抗原底物珠,特定抗原基质球系统(见 defined antigen substrate spheres)

dastard *n*. & *a*. ①懦夫 ②卑怯的

Dastre-Morat's law [Albert Dastre 法生物学家 1844—1917; Jean-Pierre Morat 法生理学家 1846—1920] 达莫二氏定律(内脏血管扩张多伴以体表血管收缩,反之亦然)

Dasyaceae *n*. 绒线藻科(一种藻类)

Dasyatidae *n*. 魟科(隶属于鲼形目 Myliobatiformes)

Dasyatis akajei 赤魟(隶属于鲼科 Dasyatidae)

Dasychira glaucinoptera nuclear polyhedrosis virus 蔚茸毒蛾核型多角体病毒 ‖ ~ plagiata nuclear polyhedrosis virus 松毒毒蛾核型多角体病毒 / ~ pseudabietis nuclear polyhedrosis virus 拟杉毒蛾核型多角体病毒 / ~ pudibunda cytoplasmic polyhedrosis virus 茸毒蛾(苹毒蛾)胞质型多角体病毒 / ~ pudibunda nuclear polyhedrosis virus 茸毒蛾(苹毒蛾)核型多角体病毒

Dasychira abictis (Schiffermu ller & Denis) 杉茸毒蛾(隶属于毒蛾科 Lymantriidae) ‖ ~ abictis nuclear polyhedrosis virus 冷杉毒蛾核型多角体病毒 / ~ angulata (Hampson) 点茸毒蛾(隶属于毒蛾科 Lymantriidae) / ~ aurifera (Scriba) 栎茸毒蛾(隶属于毒蛾科 Lymantriidae) / ~ axutha (Collenette) 栎茸毒蛾(隶属于毒蛾科 Lymantriidae) / ~ baibarana (Matsumura) 茶茸毒蛾(隶属于毒蛾科 Lymantriidae) / ~ catocaloides (Leech) 霉茸毒蛾(隶属于毒蛾科 Lymantriidae) / ~ chekiangensis (Collenette) 铅茸毒蛾(隶属于毒蛾科 Lymantriidae) / ~ chinensis (Swinhoe) 华茸毒蛾(隶属于毒蛾科 Lymantriidae) / ~ chloroptera (Hampson) 绿茸毒蛾(隶属于毒蛾科 Lymantriidae) / ~ complicata (Walker) 火茸毒蛾(隶属于毒蛾科 Lymantriidae) / ~ confusa nuclear polyhedrosis virus 毒蛾核型多角体病毒 / ~ conjuncta (Wileman) 连茸毒蛾(隶属于毒蛾科 Lymantriidae) / ~ costalis (Walker) 棕茸毒蛾(隶属于毒蛾科 Lymantriidae) / ~ cyrteschata (Collenette) 角茸毒蛾(隶属于毒蛾科 Lymantriidae) / ~ fascelina (Linnaeus) 霜茸毒蛾(隶属于毒蛾科 Lymantriidae) / ~ feminula likiangensis (Collenette) 丽江茸毒蛾(隶属于毒蛾科 Lymantriidae) / ~ glaucinoptera (Collenette) 蔚茸毒蛾(隶属于毒蛾科 Lymantriidae) / ~ grotei (Moore) 线茸毒蛾(隶属于毒蛾科 Lymantriidae) / ~ hoenei 缨茸毒蛾(隶属于毒蛾科 Lymantriidae) / ~ Kibarae (Matsumura) 刻茸毒蛾(隶属于毒蛾科 Lymantriidae) / ~ lunulata (Burler) 结茸毒蛾(隶属于毒蛾科 Lymantriidae) / ~ melli (Collenette) 雀茸毒蛾(隶属于毒蛾科 Lymantriidae) / ~ mendosa (Hu bner) 沁茸毒蛾(隶属于毒蛾科 Lymantriidae) / ~ nox(Collenette) 白斑茸毒蛾(隶属于毒蛾科 Lymantriidae) / ~ olga (Oberthur) 白齿茸毒蛾(隶属于毒蛾科 Lymantriidae) / ~ pennatula (Fabricius) 钩茸毒蛾(隶属于毒蛾科 Lymantriidae) / ~ pseudabietis (Butler) 拟茸毒蛾(隶属于毒蛾科 Lymantriidae) / ~ pudibunda (Linnaeus) 茸毒蛾(隶属于毒蛾科 Lymantriidae) / ~ simiolus (Collenette) 纹茸毒蛾(隶属于毒蛾科 Lymantriidae) / ~ tenebrosa (Walker) 暗茸毒蛾(隶属于毒蛾科 Lymantriidae) / ~ thwaitesi (Moore) 大茸毒蛾(隶属于毒蛾科 Lymantriidae)

Dasycladaceae *n*. 绒枝藻科(一种藻类)

dasymeter *n*. 气体密度计

Dasyphora *n*. 毛蝇属 ‖ ~ albofasciata (Macquart) 白纹毛蝇(隶属于蝇科 Muscidae) / ~ apicotaeniata 缘带毛蝇 / ~ asiatica 亚洲毛蝇 / ~ cyanicolor 青色毛蝇 / ~ gansuensis 甘肃毛蝇 / ~ huiliensis 曾理毛蝇 / ~ qinghaiensis 青海毛蝇 / ~ quadrisetosa 四齿毛蝇 / ~ tianshanensis 天山毛蝇 / ~ trichosterna 毛腹毛蝇

Dasypoda plumipes (Pzanzer) 毛足蜂(隶属于准蜂科 Melittidae)

Dasyponyssidae *n*. 毛刺螨科

Dasypsilus *n*. 篷松毛蝇 ‖ ~ gallinulae 禽篷松蚤

Dasypus *n*. 犰狳属

Dasytricha Tuffrau 厚毛虫属

DAT delayed action tablet 慢作用片剂 / Dental Admission Test 牙科入学考试 / desk-top analysis tool (TSL) 桌面分析工具 / diet as tolerated 可耐受的饮食 / differential agglutination titer 鉴别凝集效价 / differential aptitude test 不同适应性测量,能力鉴别测验 / diphtheria antitoxin 白喉抗毒素 / thiocarlide *n*. 双异戊氧苯硫脲

dat. *n*. 资料,数据(见 datum(复 data))

data (单 datum) [拉] *n*. 材料, 资料, 论据 ‖ ~ access arrangement (简作 DAA) 数据存取装置 / ~ access method 数据存取法 / ~ access system language (简作 DASL) 资料输入系统语言 / ~ accumulation 数据积累 / ~ acquisition (简作 DA) 数据获取 / ~ acquisition and control system (简作 DAC) 数据采集和控制系统 / ~ acquisition and processing (简作 DAP) 数据获取处理系统 / ~ acquisition electronics 资料获得电子设备 / ~ acquisition equipment (简作 DAE) 资料收集装置 / ~ acquisition real time (简作 DART) 数据获取正确时间 / ~ acquisition storage and retrieval (简作 DASAR) 数据存储与检索 / ~ acquisition system (简作 DAS) 数据集合系统 / ~ acquisition time-sharing (简作 DATS) 数据获得时间的划分 / ~ analysis (简作 DA) 数据分析 / ~ analysis and processing (简作 DAP) 数据分析和处理 / ~ analysis and synthesis (简作 DA & S) 数据分析与综合 / ~ association message (简作 DAM) 数据相关信息 / ~ bank (简作 DB) 资料库,数据库 / ~ -base 基本数据 / ~ base administration (简作 DBA) 资料基本管理 / ~ base analysis (简作 DBA) 资料基本分析 / ~ base management system (简作 DBMS) 资料基本处理系统 / ~ base system (简作 DBS) 数据库系统 / ~ code conversion 数据转换码 / ~ collection (简作 DC) 资料收集 / ~ collection and analysis system (简作 DCAS) 数据收集和分析系统 / ~ collection system (简作 DCS) 资料收集系统 / ~ communication equipment (简作 DCE) 数据传递装置 / ~ communication system (简作 DCS) 数据通信系统 / ~ concentrator 数据汇集器 / ~ conversion 数据转换 / ~ definition (简作 DD) 数据定义 / ~ display module 数据显示模件 / ~ distribution center (简作 DDC) 数据分配中心 / ~ entry system 资料输入系统 / ~ error 数据误差 / ~ exchange control (简作 DXC) 数据交换控制 / ~ exchange unit (简作 DEU) 数据交换设置,数据转换装置 / ~ handling 数据处理 / ~ handling equipment (简作 DHE) 数据处理设备,数据处理装置 / ~ in 数据输入 / ~ -in 输入数据 / ~ input (简作 DI) 数据输入 / ~ -line 数据传输线 / ~ -link 数据传输器 / ~ management system (简作 DMS) 数据处理系统 / ~ management unit (简作 DMU) 资料处理系统 / ~ out 数据输出 / ~ -out 数据输出 / ~ output interface 数据输出接口 / ~ printer 数据打印机 / ~ processing (简作 DP) 数据处理 / ~ processing and information retrieval (简作 DPIR) 数据处理与情报检索 / ~ processing center (简作 DPC) 数据处理中心 / ~ processing division (简作 DPD) 数据处理分布 / ~ processing equipment (简作 DPE) 数据处理装置 / ~ processing machine (简作 DPM) 数据处理机 / ~ processing system (简作 DPS) 数据处理系统 / ~ processor 数据处理机 / ~ recorder (简作 DR) 数据记录器 / ~ register 数据寄存器 / ~ retrieval system 资料回收系统 / ~ scanner 数据扫描装置 / ~ set (简作 DS) 数据组,数据装置,调制解调器 / ~ storage equipment (简作 DSE) 数据存贮设备,数据存贮器 / ~ survey report (简作 DSR) 资料调查报告 / ~ switch 数据开关 / ~ synchronization (简作 DS) 数据(脉冲)同步 / ~ synchronization unit (简作 DSU) 数据同步装置 / ~ system (简作 DS) 资料系统 / ~ terminal equipment (简作 DTE) 资料终端装置 / ~ transmission (简作 DT) 数据传输 / ~ -transmisson system (简作 DTS) 信息传递系统,数据信息传递系统

Data Collection Directorate (简作 DCD) 数据收集管理处(美)

Data Processing Management Association (简作 DPMA) 数据处理管理协会

Dataphone Digital Service (简作 DDS) 数字数据送话处

datascope computer output microfilmer (简作 DACOM) 数据显示计算机输出缩微胶片装置

datatron *n*. 数据处理机(见 data processor)

DATC *n*. 二丙烯酸盐(见 diallate)

DATD *n*. 二烯丙酒石二酰胺(见 diallxl-tartardiamide)

DATDA *n*. 二烯丙基—酒石酸联胺(见 diallyl-tartardiamide)

Date *n*. [植药] 无漏子

date[1] (简作 D,d) *n*. & 日期, 年代,约会,注(明)日期 ‖ ~, expiry 失效期,有效期 / ~ of adimission (简作 DA) 入院日期 / ~ of birth (简作 DB, D / B, DOB) 出生日期 / ~ of death (简作 DoD) 死亡日期 / ~ of menarche 初经平均年龄 / ~ of surgery (简作 DOS) 手术日期 / ~ -time group (简作 DTG) 日时组,日期时间组

date² *n*. 海枣，椰枣
date-cavity *n*. 齿凹(马，表示年龄)
date- fever *n*. 登革热(见 dengue)
Dateliptium Chloride［商名］达替氯胺(抗肿瘤药)
DATI 舒张期振幅时间指数(见 diastolic amplitude time index)
Datiscaceae *n*. 四数木科
datiscetin *n*. 剃刀草素(得自剃刀草 Datisca cannabina 的根)
dative bond 配价键
datom *n*. 氘原子,重氢原子
dATP 脱氧腺苷三磷酸(见 deoxyadenosine triphosphate)
DATS 数据获得时间的划分(见 data acquisition time-sharing)
Dattner's needle［Bernhard 现代德医师］达德纳氏针(一种套管针,用以做腰椎穿刺)
datum［拉］(简作 D,dat) *n*. ①材料，资料，论据 ②已知数
Datura distortion mosaic virus 曼陀罗扭曲花叶病毒(见 Datura virus 3) ‖ ~ enation mosaic virus (Datura distortion mosaic virus 株) 曼陀罗耳突花叶病毒 / ~ malformation virus 曼陀罗畸形病毒 / ~ mosaic potyvirus 曼陀罗花叶马铃薯 Y 病毒 / ~ necrosis virus 曼陀罗坏死病毒 / ~ 437 potyvirus 曼陀罗 437 马铃薯 Y 病毒 / ~ quercina virus 曼陀罗橡叶纹病毒 / ~ shoestring potyvirus 曼陀罗鞋带马铃薯 Y 病毒
Datura L. *n*. 曼陀罗属 ‖ ~ alba Nees(~ metel L. 白花曼陀罗，光曼陀罗 / ~ fastuosa L. 白花曼陀罗 / ~ ferox 多刺曼陀罗 / ~ flower［植药］洋金花 / ~ inermis Jacq.［拉,植药］无刺曼陀罗 / ~ innoxia Mill. 毛曼陀罗(植) 药用部分:花 - 洋金花［植药］/ ~ inoxia Mill.［拉,植药］毛曼陀罗 / ~ leaf［植药］曼陀罗叶 / ~ metel L.［拉,植药］白曼陀罗(植) 药用部分:花 - 洋金花,风茄花［植药］/ ~ meteloides Dunal 香曼陀罗 / ~ root［植药］曼陀罗根 / ~ sanguinea 红花曼陀罗 / ~ seed［植药］曼陀罗子 / ~ stramonium［拉,植药］欧曼陀罗 / ~ tatula L.［拉,植药］紫花曼陀罗
daturine *n*. 莨菪碱，曼陀罗碱(见 hyoscyamine)
daturism *n*. 莨菪碱中毒，曼陀罗中毒
DAU 数据收集装置(见 data acquisition unit)
Dau *n*. 女儿(见 daughter)
daub *vt*., *vi*. & *n*. ①涂抹 ②涂料
Daubenton's angle［Louis Jean Marie 法医师 博物学家 1716—1800］多邦通氏角(枕角) ‖ ~ line 多邦通氏线(由枕骨大孔前缘中点至枕骨大孔后缘中点的线 / ~ plane 多邦通氏平面(后头框下平面)
daucarine *n*. 胡萝卜子素
daucine *n*. 胡萝卜碱
Daucus L. 胡萝卜属 ‖ ~ carota 胡萝卜 / ~ carota L.［拉,植药］野胡萝卜 药用部分:果实—南鹤虱［植药］/ ~ carota L. var sativa DC.［拉,植药］胡萝卜
dauermodification *n*. 持久饰变
Dauermodifikation［德］*n*. 持久变异
dauernarkose［德］*n*. 持续麻醉法，持续睡眠法(见 dauerschlaf)
dauerschlaf［德］*n*. 持续麻醉法，持续睡眠法
daughter (简作 D,Dau) *n*. & *a*. 女儿,子体,子核,女儿的 ‖ ~ activity 子体放射性 / ~ bulb 子鳞茎 / ~ -cell 子细胞 / ~ chromatid 子染色单体 / ~ chromosome 子染色体 / ~ -cyst 子囊 / ~ isotope 子同位素 / ~ neutron 子体中子 / ~ nucleus 子核 / ~ product 子体产物 / ~ radioisotope 派生放射性同位素,子放射性同位素 / ~ spore 子孢子 / ~ star 子星体
Dauno *n*. 正定霉素,柔毛霉素,柔红霉素,红比霉素,多诺霉素(见 daunomycin)
Daunomycin (简作 Dauno) *n*. 正定霉素,柔毛霉素,柔红霉素,红比霉素,多诺霉素,道诺霉素(见 daunorubicin; rubidomycin)
daunomycin (简作 DNM) *n*. 正定霉素,柔红霉素,柔毛霉素,红比霉素,多诺霉素(治疗急性淋巴性白血病药)(见 daunorubicin)
daunomycin, arabinosyl cytosine and prednisone therapy (简作 DAP therapy) 柔红霉素—阿糖胞苷—强的松疗法
Daunorubicin (简作 DNR)［商名］*n*. 柔红霉素,柔毛霉素,红比霉素,多诺霉素,道诺红菌素(抗生素类药)(见 daunomycin)
daunorubicinol *n*. 道诺红菌素醇
daunorubicinum (简作 DRN) *n*. 柔红霉素,柔毛霉素,正定霉素,红比霉素,多诺霉素
daunosamine *n*. 六碳氨糖
daunt *vt*. 威吓
Daurian ground squirrel［动药］达乌尔黄鼠 ‖ ~ fat［动药］达乌尔黄鼠脂 / ~ meat［动药］达乌尔黄肉 / ~ pika［动药］达乌尔鼠兔
dauricine *n*. 蝙蝠葛碱
DAV diamond anvil cell 菱状铁砧细胞 / Disabled American Veterans 美国残废退伍军人局
Davaine's bacillus［Casimir Joseph 法医师 1812—1882］戴文氏杆菌，炭疽杆菌(见 Bacillus anthracis)
Davainea［Casimir Joseph Davaine］*n*. 戴文氏绦虫属，斧钩绦虫属 ‖ ~ medagascarlensis 马达加斯加戴文氏绦虫 / ~ proglottina (Davaine) 节片戴维绦虫,节戴文氏绦虫，舌形斧钩绦虫(隶属于戴维科 Davaineidae) / ~ taiwana 台湾戴文氏绦虫
Davaineidae *n*. 戴文氏绦虫科,戴维科(隶属于圆叶目 Cyclophyllidae)
Davaineinae *n*. 代凡亚科
Davaineoides *n*. 副代凡［绦虫］属
Davallia mariesii Moore 海州骨碎补(植)药用部分:根状茎［植药］‖ ~ orientalis C. Chr. 大叶骨碎补(植) 药用部分:根状茎［植药］/ ~ tenuifolia 乌蕨，乌韭(见 stenoloma chusanum)
Davalliaceae *n*. 骨碎补科(植)
Davenport phenomenon Davenport 现象,流感回忆反应现象
David larkspur［植药］四川飞燕草 ‖ ~ peach［植药］山桃
David's disease［1. Jean Pierre David 法外科医师 1738—1784; 2. W. David 德医师 1890 生］戴维氏病(①脊椎结核病 ②龈及黏膜大量出血)
Davidoff's cell［M. von 德组织学家 1904 卒］达维多夫氏细胞(在肠腺的底部)
Davidsohn differential absorption test［Israel Davidsohn］戴维森鉴别吸收试验
Davidsohn's sign［Hermann 德医师 1842—1911］达维逊氏征(上颌窦积液或瘤的一种征)
Davidson syringe 达维逊氏注射器(舒缩注射器)
Daviel's operation［Jacques 法眼科医师 1696—1762］达维耳氏手术(晶状体囊切开术，治眼内障 ‖ ~ spoon 达维耳氏匙(晶状体匙)
Davis needle lifter 达维针升降杆
Davis's graft［John Staige 美外科医师 1872—1946］戴维斯氏移植皮片，颗粒状移植皮片
Davisia Laird 戴维虫属
Davy's lever［Richard 英外科医师 1838 生］戴维氏杆(直肠止血杆)
Davy's test［Edmund William 爱医师 1826—1899］戴维氏试验(检酚) ‖ ~ yellow fluid 戴维氏黄色溶液，复方氯溶液
DAWB 柏林德国科学院(见 Deutsche Akademie der Wissenschaften zu Berlin)
Dawbarn's sign［Robert Hugh Mackay 美外科医师 1860—1915］道巴恩氏征(见于急性肩峰下滑囊炎)
dawdle *vt*. & *vi*. 游荡，偷懒
DAWN 药物滥用警告网(见 Drug Abuse Warning Network)
dawn *vi*. & *n*. ①开始出现 ②黎明
Day's test［Richard Hance 美医师 1813—1892］戴伊氏试验(检血)
day (简作 D,d,da) *n*. ①日(一昼夜) ②昼，白天 ‖ ~ -blindness 昼盲症 / ~ -care 日托的 / ~ -dream 昼梦,白日梦 / ~, green (vegetable ~) 绿色日，蔬菜日(一种治疗糖尿病的饮食日) / ~ health care services 日间医疗保健服务 / ~ hospital 日托医院 / ~, hunger 饥饿日(糖尿病治疗饮食) / ~ -light fluorescent pigments 日光莹光颜料 / ~ light vision 明视觉,白昼视觉 / ~ -night rhythm 昼夜节律 / ~ -nurse 日班护士 / ~ -nursery 托儿所(见 crèche) / ~ patient 接受日间治疗的病人,随诊病人 / ~ -sight 昼视症，夜盲 / ~ sighting 白昼可见度 / ~ vision 明视觉，白昼视觉 / ~ -vision 昼视症，夜盲
Daya jordani (Rutter) 乔氏台雅鱼(隶属于雀鲷科 Pomacentridae)
daylight *n*. 日光,黎明 ‖ ~ loader 明室装片设备 / ~ loader cassette 明室装片储片夹 / ~ -saving time (简作 DST) 经济时(即夏令时)
Daylily root［植药］萱草根
daymare *n*. 醒魇，白日梦魇
Day's test 戴伊试验(检血)(见 Richard H. Day)
daytime *n*. 白天
dazadrol maleate 马来酸苯唑吡醇(抗忧郁药)
daze *vi*. 使迷乱,使眼花
dazed *a*. 茫然的，迷乱的
Dazepinil［商名］*n*. 氮尼尔(抗忧郁药)
Dazidamine［商名］*n*. 达齐胺(消炎药)
Dazmegrel［商名］*n*. 达美格雷(抗凝药)
Dazolicine［商名］*n*. 达唑利辛(抗心律失常药)
Dazopride［商名］*n*. 达佐必利(改善胃肠功能药)
Dazoquinast［商名］*n*. 达唑司特(抗过敏药)
Dazoxiben［商名］*n*. 达唑氧苯(抗凝药)
dazzle *n*. 眩耀，眩光，眩目(见 glare) ‖ ~ -free 不眩目的 / ~

reflex 眩目反射
dazzling *n*. 眩目，眩光‖ ~ glare 眩目
DB Baudelocque's diameter 鲍德洛克氏径(骨盆外直径)／data bank 资料库／date of birth 出生日期／dense body 致密体／Developmental Biology 发展生物学／dextran blue 葡聚糖蓝／dialysate bath 透析液／di-n-butylamide *n*. 二正丁酰胺／disability *n*. 劳动能力丧失，病废／distobuccal *a*. 远中颊的／double blind 双盲法／double bonding 双键／dropping bottle 输液瓶，滴瓶／dry bulb temperature 干球温度／dye baseline 染料基线
D. B. *a*. 远中颊的(见 distobuccal)
D/B 出生日期(见 date of birth)
Db *n*. 镱(70 号元素，罕用 Db)(见 dubhium，ytterbium)
db. *n*. 分贝[耳](响度单位)(见 decibel)
d-b 双盲，双盲法，双盲组(见 double blind)
DB1 苯乙双胍，降糖灵(见 phenformini hydrochloridum)
DBA data base administration 资料基本管理／data base analysis 资料基本分析／dibenamine *n*. 氯乙双胺／dibenzanthracene *n*. 二苯蒽／dibromoanthracene *n*. 二溴蒽／dibutylamine *n*. 二丁胺／dihydroxycholate *n*. 二羟胆酸盐／dilute brown A line mouse A 品系浅棕色小鼠／direct bruit analysis 杂音直接分析
dbA *n*. 分贝－A(见 decibel-A)
DBA／2 mouse DBA／2 系小鼠
D-band *n*. D 带(柔毛霉素带)
DBAS 二苯并蒽内琥珀酸酯(见 1,2,5,6-dibenzanthracene endosuccinate)
DBBP 丁基膦酸二丁酯(见 dibutyl butylphosphonate)
DBC dibutylcarbitol *n*. 二丁基卡必醇／dibutylcellosolve *n*. 二丁基溶纤剂／dibutyryl cyclic AMP 双丁酰环磷酸甙／dye binding capacity 染料结合能力
dbcAMP 二丁酰环腺甙酸(见 dibutyryl cyclic adenylic acid)
db-cAMP 双环磷酸腺苷(见 double cyclic adrenosine monophosphate)
DBCC 辅酶 B12(见 dimethylbenzimidazolyl cobamide coenzyme)
DBCL 稀释性血块溶解(见 dilute blood clot lysis)
DBCP *n*. 二溴氯丙烷(见 dibromo-chloropropane)
DBD *n*. 二溴卫矛醇(见 dibromodulcitol)
DBDA *n*. N,N－二苄基十二烷胺(见 N,N－dibenzyldodecylamine)
DBDECMP N,N－二乙氨基甲酰甲撑膦酸二丁酯(见 dibutyl-N,N-diethylcarbamoyl-methylene phosphonate)
DBDECP *n*. N,N－二乙氨基甲酰膦酸二丁酯(见 dibutyl-N,N-diethyl-carba-moylphosphonate)
DBDP *n*. 磷酸癸基二丁基酯(见 dibutyldecylphosphate)
DBE A synthetic estrogen 一种合成雌激素／dibutyl ether 二丁醚
DBED 双苄乙撑二胺(见 dibenzyl ethylenediamine)
DBEP 酞酸二丁氧基乙酯(见 di (butoxyethy) phthalate)
DBF 富马酸二丁酯(见 dibutyl fumarate)
DBH benzene hexachloride 六六六／Dopamine beta-hydroxylase 多巴胺－β－羟化酶
DBHA N-N-dibenzylhexylamine *n*. 二苄基乙基胺／direct bacterial hemagglutination(test) 细菌直接血凝试验
dbHL 听力级分贝(见 decibel hearing level)
DBI development-at-birth index 出生时发育指数／diazepam binding inhibitor 安定结合抑制剂，苯甲二氮革结合抑制剂／phenformin *n*. 苯乙双胍
DBI-PT 长效苯乙双胍胶囊(见 long-acting (prolonged-time) capsule of DBI)
DBIR 生物技术情报源指南联机数据库(见 directory of biotechnology information resources)
DBI-TD 长效苯乙双胍商品名(见 trade name for longacting (timed disintegration) DBI)
dbk. *n*. 千瓦分贝(见 decibel-kilowatt)
dbl. *a*. 两倍的，双的(见 double)
DBM diabetic management 糖尿病患者的管理／dibenzoyl methane 二苯酰甲烷／dibromomannitol *n*. 二溴甘露醇
DBMC *n*. 双特丁基间甲酚(见 di-tert-butyl-m-cresol)
DBMP dibutyl methyl phosphate 磷酸二丁基一甲基酯／dibutyl methyl phosphonate 甲基膦酸二丁酯／di-tertiary butyl cresol *n*. 二叔丁基甲酚(见 di-tertiaty butyl methyl phenol)
DBMS 资料基本处理系统(见 data base management system)
DBO *a*. 远颊侧与咬合面的，远中颊的(见 distobucco-occlusal)
DBOA N,N－二苄基辛胺(见 N,N,-dibenzyloctyl amine)
DBP diastolic blood pressure 舒张期血压／dibutylphthalate *n*. 酞酸二丁酯，邻苯二甲酸二丁酯／distobuccopulpal *a*. 远颊侧髓的
D. B. P. *a*. 远中颊髓的(见 distobuccopulpal)
DBPC *n*. 二叔丁对甲酚(见 butylated hydroxytoluene (也作 BHT))
DBPH 盲人和残废者管理处(见 Division for the Blind and Physically Handicapped)
DBPP dibutyl phenyl phosphonate 苯基膦酸二丁酯／dibutyl pyrophosphoric acid 二丁基焦磷酸
DBS data base system 数据库系统／despeciated bovine serum 去种特异性牛血清／dibrom-salicil *n*. 二溴水杨酸／dibutyl sebacate 癸二酸二丁酯／Division of Biological Standards 生物学标准处
DBSP *n*. 二溴酚磺肽(见 dibromsulfoph-thalein)
dBSPL 声压级分贝(见 decibal sound pressure level)
DBT 干球温度(见 dry-bulb temperature)
DBt 双盲试验(见 double-blind test)
DBTP 硫代亚磷酸二丁酯(见 dibutyl thiophosphite)
DBTPha 硫代磷酸二丁酯(见 dibutyl thiophosphoric acid)
DBV *n*. 丁二胍(见 buformin)
DC data collection 资料收集／death certificate 死亡证明书／decimal classification 十进分类法／decontamination *n*. 消毒，去污／density controller 密度控制器／Dental Corps 牙医队／deoxycholate *n*. 去氧胆酸盐／desoxycholate-citrate *n*. 去氧胆酸盐－枸橼酸盐／developed country 发达国家／diagnostic cardiology 诊断心脏病学／diagnostic center 诊断中心／diagnostic code 诊断准则／diagonal conjugate of the pelvic inlet(CD) 骨盆入口对角径／differential count 分类计数／diffuse constant 扩散常数／digital comparator 数据比较器／digital computer 数字计算机／dilation and curettage [宫颈]扩张和刮除术／diphenylcyanoarsine *n*. 二苯氰[化]胂／diphenylarsine cyanide 氰化二苯胂／direct Coomb's test 直接抗球蛋白试验／direct current 直流电／direct cycle 正循环／disaster control 灾祸控制／discontinue *vt*., *vi*. 停止／disto-cervical *a*. 远侧齿颈部的／distocervical *a*. 远中颈的／distribution change 分布变化／distribution coefficient 分配系数／Doctor of Chiropractic 按摩医师／donor's cells 供体细胞／double contrast 双重对比／drain cock 排泄开关／dressing change 交换绷带／dust collector 吸尘器
D.C. direct current 直流电／distocervical *a*. 远中颊的／Doctor of Chiropractic 按摩医师
D & C [宫颈]扩张，[子宫]刮术(见 dilatation and curettage)
dC *n*. 脱氧胞苷(见 deoxycytidine)
dc. deoxycytidine *n*. 脱氧胞甙(见 cytosine deoxyriboside)／direct coupled 直接耦合的／direct current 直流电／discharge *n*. ①放电 ②出院／discontinue *vt*., *vi*. 停止／discrete *a*. 分立的，分离的／dispersion coefficient 分散系数／drag coefficient 阻力系数
DCA deoxycholate-citrate agar 去氧胆酸盐—柠檬酸琼脂／deoxycholate citrate sugar 去氧胆酸盐—柠檬酸盐糖／deoxycholic acid 去氧胆酸／deoxycorticosterone acetate 醋酸去氧皮质酮／dichloroacetate *n*. 双氯醋酸／Digital Computers Association 数字计算机协会／Dosimeter Corporation of America 美国剂量仪器公司
DCAA *n*. 缓脉灵双氯乙酯(见 ritmos)
DCAS 数据收集和分析系统(见 data collection and analysis system)
DCB dichlorobenzidine *n*. 二氯联苯胺／dichlorobenzonitrile *n*. 二氯苯基氰／dilutional cardio-pulmonary bypass 稀释性心肺分流
DCBP *n*. 磷酸二甲苯基一丁基酯(见 dicresylbutylphosphate)
DCC Deleted in colorectal carcinoma 结直肠癌缺失基因／dextran-coated charcoal 葡聚糖包裹的炭末／dicyclohexylcarbodiimide *n*. 双环已基碳二亚胺／double concave 双凹面的／droplet counter-current chromatography 液滴逆流层析
DCCP 癌症病因及预防局(见 Division of Cancer Cause and Prevention (NCI))
DCD Data Collection Directorate 数据收集管理处(美)／digital computing densitometer 数字计算光密度计／Division of Chronic Diseases 慢性病科
dCDP 脱氧胞苷二磷酸(见 deoxycytidine diphosphate)
DCE data communication equipment 数据传递装置／desmosterol-to-cholesterol enzyme 24－去氧胆固醇至胆固醇酶／double-contrast enema 双重对比灌肠法
D Ce 双凹的(见 double concave)
DCET *n*. 乙氧羰硫胺(见 cetotiamine)
DCF direct centrifugal flotation 直接离心浮选[法]／dural carotid cavernous sinus fistulse 硬脑膜动脉—海绵窦动静脉瘘
dcf. [拉]附处方给与(见 detur cum formula)
DCFI 彩色多普勒血流成像(见 Doppler color flow imaging)
DCG dacryocystography *n*. 泪道 X 线造影术／desoxycorticosterone glucoside 去氧皮质酮葡萄糖甙／disodium cromoglycate 色苷酸[二]钠／displacement cardiograph 置换心动描记器／dynamic electrocardiogram 动态心电图
DCH delayed cutaneous hypersensitivity 迟发性皮肤过敏反应／Diploma in Child Health 儿童保健学文凭
DCh dietary cholesterol 膳食胆固醇 Doctor Chirurgiae [拉]外科医师
DCHFB *n*. 二氯六氟丁烷(见 dichlorohexafluorobutane)
DCHHE 公共卫生及卫生教育科[见 Department of Community Health

and Health Education (DS-EA)]
DCHN 双环己胺亚硝酸盐(见 dicyclohexylamine nitrite)
DCHP 邻苯二甲酸二环己酯(见 dicyclohexyl phthalate)
DCHR 延缓皮肤过敏性反应(见 delayed cutaneous hypersensivity reaction)
DCI decarboxylase inhibitor 脱羧酶抑制剂 / dichloroisoprenaline ***n.*** 二氯异丙基肾上腺素 / dichloroisoproterenol ***n.*** 二氯异丙去甲肾上腺素,二氯苯异丙氨乙醇 / Drug and Cosmetic Industry 药品和化妆品工业
DCIP ***n.*** 双氯酚靛酚(见 dichlorophenol-indophenol)
Dck ***n.*** 鸭(见 duck)
DCL Division of Chemical Literature (ACS)(美国化学学会)化学文献部 / extract of malt and cod liver oil 麦芽浸膏及鱼肝油
DCLS deoxycholate citrate lactose saccharose culture medium 脱氧胆酸[钠]、枸橼酸[钠]、乳糖、蔗糖琼脂培养基 / droxycholate citrate lactose sacharose agar 脱氧胆酸[钠]、枸橼酸[钠]、乳糖、蔗糖琼脂
DCM 扩张型心肌病(见 dilated cardiomyopathy)
DCMI 去甲氯丙咪嗪(见 desmethylclomi pramine)
dCMP 脱氧胞苷一磷酸(见 deoxycytidine monophosphate)
dCMP ***n.*** 脱氧胞苷酸脱氨酶(见 deaminase)
DCMX ***n.*** 二氯二甲酚(见 dichloroxylenol)
DCN 迟发性条件性坏死(见 delayed conditioned necrosis)
DCNA 北美牙科临床(杂志名)(见 Dental Clinics of North America)
DCNU ***n.*** 氯脲菌素,氯乙链脲菌素(见 chlorozotocin)
DCO 5,7-dichloro-8-hydroxyquinoline ***n.*** 5,7-二氯-δ-羟基喹啉 / double crossing over 双交换
DCOG 妇产科医师学位证书(英国)(见 Diploma of the College of Obstetricians and Gynaecologists)
DCP dicalcium phosphate 磷酸二钙 / dicapryl phthalate 邻苯二甲酸二辛酯 / dicetyphosphate ***n.*** 磷酸二鲸蜡酯 / dichloropropanol ***n.*** 二氯丙醇 / Diploma in Clinical Pathology 临床病理学毕业文凭 / dynamic compression plate 动力性加压接骨板
DCPA 化学与公共事务部(美国化学会)(见 Department of Chemistry and Pubic Affairs (ACS))
DCPC ***n.*** 二氯苯甲基甲醇(同 DMC)(见 dichlorophenyl-methylcarbinol (same as DMC))
DCR direct cortical response 直接皮质反应 / Disease of the Colon and Rectum 结肠与直肠疾病(杂志名)
DCRT 计算机研究与技术部(国立卫生研究院)(见 Division of Computer Research and Technology (NIH))
DCS data collection system 数据收集系统 / data communication system 数据通信系统 / dorsal column stimulator 脊索刺激剂
DCSM 流行性脑脊髓膜炎(见 epidemic cerebrospinal meningitis)
D.C.T. dihydrochlorothiazide ***n.*** 双氢克尿噻,二氢氯噻 / direct Coomb's test 直接库姆氏试验 / distal convoluted tubule 远曲小管
Dct ***n.*** 煎剂(见 decoctum [拉])
DCTL 直接耦合晶体管逻辑(电路)(见 direct-coupled transistor logic)
DCTMA 特戊酸去氧皮质酮(见 desoxycorticosterone trimethylacetate)
dCTP 脱氧胞苷三磷酸(见 deoxycytidine triphosphate)
DCTPA 三苯醋酸脱氧皮质酮(见 desoxycorticosterone triphenylacetate)
DCU decade counting unit 十进计数器 / dichloral urea 氯全隆 / dicyclohexyl urea 二环己脲 / digital-counting unit 数字计数器,数字计算装置
DCV 直流电压(见 direct current voltage)
DCX 直流电实验(见 direct-current experiment)
DCx 双凸镜(见 double convex (lens))
D. Cx 双凸的(见 double convex)
Dcyd ***n.*** 脱氧胞嘧啶核甙(见 deoxycytidine, cytosine deoxyriboside)
DCYH ***n.*** d-胱硫醚(见 d-cystathonine)
d-cystathonine (简作 DCYH) ***n.*** d-胱硫醚
DD data definition 数据定义 / degree-day ***n.*** 户外每日平均温度单位 / dependent drainage 重力引流 / detur ad [拉] 给予 / died of the disease 死于本病 / differential diagnosis 鉴别诊断 / diffuse cerebral damage 弥散性脑损伤 / digital data 数字数据 / digital display 数字显示 / di Guglielmo's disease 迪古格列耳莫氏病 / diploma in dermatology 皮肤病学毕业文凭 / disk diameter 视乳头直径 / double deck 双层 / dry dressing 干敷料
D.D. 给予(detur ad)
Dd 不常见的清晰度反应(见 unusual detail response)
dd. 白天(见 de die [拉])
d.d. 给予(见 detur ad [拉])
Dd myovirus Dd 心病毒
DDA an acetic derivation of DDT excreted in urine 一种由尿中排出的 DDT 醋酸衍生物 / Dangerous Drug Act 危险药品条例 / dichlorodiphenyl acetate 二氯二苯醋酸(DDT 的代谢物) / dichoro diphenyl acetic acid 二氯二苯乙酸 / Disabled Driver's Association 残废驾驶员协会 / drug dependent antibody 药物依赖性抗体
DDAS 数字数据收集系统(见 digital data acquisition system)
DDAVP 去氨基-d-精氨酸加压素(见 desamino-d-arginine vasopressin)
DDC data distribution center 数据分配中心 / Dewey Decimal Classification system 杜威十进分类法 / diethyl dithiocarbamate 二乙硫代胺甲酸钠 / diethyldithio-carbamic acid 二乙二硫氨基甲酸 / digital data converter 数字数据转换器 / dopa decarboxylase 多巴脱羧酶
DDCE 数字数据转换装置(见 digital data conversion equipment)
DDD dense deposit disease 致密沉积物病 / Diagnostic Devicse Division (BMD of HPB) 诊断设备部(保健医学设备局) / dichlorodiphenyl-dichloroethane ***n.*** 二二二,二氯二苯二氯乙烷 / Dilute, Disperse and Decontaminate 废物稀释、弥散和去污系统 / 6,6'-dithiobis 二硫双萘酚(见 2-naphthol)
o,p'-DDD ***n.*** 米托坦(见 mitotane)
DDDC 二乙基二硫代氨基甲酸二乙基胺(见 diethylammonium diethyldithiocarbamate)
DDDIC 国防部疾病与创伤标记(见 Department of Defense Disease and Injury Code)
DDDS 牙科副主任(见 Deputy Director of Dental Servic(s)
DDE ***n.*** 二氯苯二氯乙烯(见 dichlorophenyl-dichloro-ethylene)
DDG 数字显示发生器(见 digital display generator)
DDGC 非连续密度梯度离心(见 discontinuous density gradient contrifugation)
DDH 牙科保健处(联合国公共卫生部)(见 Division of Dental Health (USPHS))
DDH & DS 数字数据处理和显像系统(见 digital data handling and display system)
dd ind d 每日,日日(见 de die in diem [拉])
DDJE 十二指肠引流液检查(见 deodenal drain juice examination)
DDL 数字数据登记器(见 digital data logger)
DDM diamino diphenylmethane 二氨基二苯甲烷 / p,p'-dichlorodiphenylmethane ***n.*** 二氯二苯基甲烷 / Diploma in Dermatological Medicine 皮肤病学毕业文凭 / doctor of dental medicine 牙科博士
DDMS Deputy Director of Medical Services 军医局副局长(英国,副官署) / dichlorodiphenylmonochloroethane ***n.*** 二氯二苯氯乙烷
DDMU ***n.*** 二氯二苯氯乙烯(见 dichlorodiphenylmonochloroethene)
DDNU ***n.*** 二氯二苯乙烯(见 dichlorodiphenylethene)
DDO Development Disabilities Office 发育伤残局(美国卫生、教育与福利部) / Diploma in Dental Orthopaedics 正牙学学士文凭
DDOH ***n.*** 二氯二苯乙醇(见 dichlorodiphenylethanol)
DDP cis-diamine-dichloro-platinum ***n.*** 顺二氨二氯化亚铂(见 cisplatin) / cis-dichlorodiamineplatinum II ***n.*** 顺式二氯二胺铂 II / declaration of design performance 设计性能说明 / digital data processor 数字数据处理机
DDp 药物依赖性(见 drug dependence)
DDPA Delta Dental Plans Association δ 牙设计协会 / dodecyl phosphoric acid 十二烷基磷酸
DDQ ***n.*** 二氯氰苯醌(见 dichloro-dicyanobenzoquinone)
DDR diastolic descent rate 舒张期下降速度 / digital data receiver 数字数据接受机 / Diploma in Diagnostic Radiology 放射诊断学文凭
DDRW 右耳听到手表声的距离(见 distance at which a watch sound is detected by the right ear)
DDS dapsone ***n.*** 氨苯砜 / Dataphone Digital Service 数字数据送话处 / detrusor dyssynergic syndrome 逼尿肌不协调综合征 / dialysis disequilibrium syndrome 透析平衡失调综合征 / diaminodiphenylsulfone ***n.*** 二氨二苯砜,氨苯砜 / diphenyl sulfone 二苯砜 / Doctor of Dental Surgery 牙外科博士 / dystrophy-dystocia syndrome 营养障碍难产综合征
D.D.S. 牙外科博士(见 Doctor of Dental Surgery)
DDSA 十二[碳]琥珀酸酐(见 dodecenyl succinic anhydride)
DDSc 牙科博士(见 Doctor of Dental Science)
DDSD 二氨基二苯亚砜(见 diaminodiphenylsulphoxide medapol)
DDSO diaminodiphenylsulfoxide ***n.*** 氨苯亚砜 / didecylsolfuxide ***n.*** 二癸亚砜
DDST 丹佛[人体染色体]发育筛选试验(见 Denver Developmental screening Test)
DDT dichloro-diphenyl-trichloro-ethane ***n.*** 滴滴涕,二二三,二氯二苯三氯乙烷 / digital data transceiver 数字数据收受装置 / digital data transmitter 数字数据发送器 / Doctor of Drugless Therapy 无麻醉药治疗博士 / dusting chlorophenothane dusting 滴滴涕撒布 /

dutus deferens tumor 输精管肿瘤
ddt. [拉]须给予[数个]同量(见 da or detur doses tales)
DDTC *n*. 二乙基二硫代氨基甲酸酯(见 diethyldithiocarbamate)
DDV 地黄退化病毒(见 dihuang degeneration virus)
DDVF *n*. 敌敌畏(见 dichlorvos)
DdVI myovirus *n*. DdVI 心病毒
DDVP 敌敌畏,二甲基二氯乙烯基磷酸酯(见 diethyl dichlorovinyl phosphate)
DE Department of the Environment (Canada) 环境部(加拿大) dextrose eguivalent 糖化率 / diagnostic evaluation 诊断评价 / dialysis encephalopathy 透析性脑病 / dialyzed encephalopathy 透析性脑病 / diethylaminoethyl *n*. 二乙氨乙基 / digestive energy 消化能力 / digitalis effect 洋地黄作用 / disc electrophoresis 圆盘电泳 / distal erythema 末端红斑 / doming effect 圆顶效应 / dose equivalent 等价剂量 / dream element 梦的成分 / drug effect 药物作用,药物疗效 / duration of ejection 射血时间
De denebium *n*. 钲(69 号元素铥的别名, 1916 年 Eder 的假想元素)(见 thulium) / desmosome *n*. 桥粒
de. diciduous *a*. 脱落的 / edge detail 边缘清晰度
de- [拉][构词成分][拉 de from 离]脱,去,除,离,解除,反转,移除,向下,下降,完全地
D & E 扩张和排泄(见 dilatation and evacuation)
2DE 二维超声心动图(见 two dimension echocardiography)
DEA dehydroepiandrosterone *n*. 去氢表雄酮 / diethanolamine *n*. 二乙醇胺 / diethylamine *n*. 二乙胺 / Drug Enforcement Administration (Dept of Justice) 药品管理处(司法部)
DEAB *n*. 二乙基氨基偶氮苯(见 N,N,-diethylaminoazobenzene)
DEACE diethylaminochloroenthane *n*. 二乙氨氯乙烷 / diethylaminoethyl *n*. 二乙氨乙基
deacetylation *n*. 脱乙酰[基]作用
deacetyl-lanatoside C *n*. 脱乙酰丙种毛花洋地黄甙
deacidification *n*. 去酸[作用], 脱酸[作用]
deacidite *n*. 碱性类型离子交换树脂
deactivate *vt*. 使灭活,使无效
deactivation *n*. ①灭活性,钝化 ②活动性消失,失活,灭活
deactivator *n*. 去活化剂 ‖ ~, arsenic trioxide 三氧化二砷失活剂
deacylase *n*. 脱酰基酶
deacylation *n*. 脱酰基作用
dead (简作 D, DECD) *a*. & *n*. ①死亡的 ②麻木的 ③无放射性的,已衰变完的 ④呆板的 ⑤贫瘠的 ⑥死者 ‖ ~-air space (简作 DS) 死腔(呼吸对分布于呼吸道而不能达到肺泡的空气容积,约 140 毫升) / ~ band 静带 / ~-birth 死产 / ~ body 死体 / ~ cell stain 死细胞染色 / ~-end 死角(肿瘤学用语) / ~ fetus in uterus (简作 DFU) 子宫内死胎 / ~ of disease (简作 DoD) 疾病死亡,病死 / ~ of intercurrent disease (简作 DID) 死于间发病 / ~ on arrival (简作 DOA) 到达时已死 / ~ pulp (necrotized pulp)坏死牙髓 / ~ seed 无放射性金属粒 / ~ space (简作 DS) 无效腔,死腔,死隙(创伤缝合后) / ~ space air (简作 DSA) 死腔气体 / ~ space heparin (简作 DSH) 肝素死腔 / ~ time (简作 DT) 失效时间,停滞时间 / ~ volume 死体积 / ~ with disease (简作 DWD) 疾病死亡 / ~ with tumour (简作 DWT) 肿瘤死亡
deadaptation *n*. 去适应
deaden *vt*. & *vi*. 减弱,缓和,麻木
deadenylylating enzyme 脱酰苷酰酶
deadlimb *n*. 死肢感, 手足麻木
deadly *a*. & *ad*. 致命的(地)
Deadrolimus Sibiricus granulosis virus 西伯亚利松毛虫颗粒体病毒
deadtime *n*. 空载时间 ‖ ~ loss 空载时间损耗
DEAE cellulose diethylaninrethyl 二乙氨乙基纤维素 / diethylaminoethanol *n*. 二乙氨乙醇 / diethylaminoethyl *n*. 二乙基氨基乙醇 / diethyl-amino ethyl dextran 二乙氨乙基葡聚糖
DEAE-cellulose 二乙氨乙基纤维素(用于阴离子交换色谱法)(见 diethylaminoethyl cellulose) ‖ ~-D 二乙氨乙基葡聚糖(见 diethylaminoethyl dextran) / ~-dextran 二乙氨乙基葡萄聚糖(见 diethylaminoethyl dextran)
DEAF *n*. 乙氨芴酮,泰洛龙(见 tilorone)
deaf (简作 D) *a*. ①聋的 ②不实的 ‖ ~-aid 助听器 / ~, congenital 先天性聋哑 / ~, endemic 地方性聋哑 / ~ -mute 聋哑者(见 partimute; surdomute) / ~-mutism 聋哑症
deafen *vt*. 使聋
deafener *n*. 减音器,消音器
deafferentate *n*. 传入神经阻滞
deafferentation *n*. 传入神经阻滞
deafness *n*. 聋[症] ‖ ~, adventitious 单纯聋 / ~, apoplectiform (Meniere's syndrome) 中风样聋, 梅尼埃尔氏综合征 / ~, aviator's 飞行员聋 / ~, bass 低音聋 / ~, boilermakers' 锅炉制造工聋 / ~, central 中枢性聋 / ~, cerebral 大脑性聋 / ~, ceruminous 耵聍性聋 / ~, clang 音质聋, 辨音不能 / ~, conduction 传导性聋 / ~, cortical 皮质性聋 / ~, eustachian 咽鼓管性聋 / ~, explosion 爆炸性聋, 震聋 / ~, functional 机能性聋 / ~, hysterical 癔病性聋, 歇斯底里性聋 / ~, labyrinthine 迷路性聋 / ~, malarial 疟疾性聋 / ~, mental (mind ~) 精神性聋 / ~, midbrain 中脑性聋 / ~, mind(psychic) 精神性聋 / ~, music 音乐聋 / ~, nerve(nervous ~) 神经性聋, 感音性聋 / ~, occupational 职业性聋 / ~, organic 器质性聋 / ~, paradoxic 听觉倒错性聋 / ~, perceptive 感受性聋 / ~, pocket handkerchief 手帕性聋, 咽鼓管性压力聋 / ~, postlingual 学语后聋 / ~, prelingual 学语前聋 / ~, progressive 进行性聋 / ~, psychic (sensory ~; soul ~; mental ~) 精神性聋 / ~, psychogenic 精神性聋 / ~, sensorineural 感觉神经性聋, 耳蜗神经性聋 / ~, speech 听语聋 / ~, throat 扁桃体肥大性聋 / ~, tone(sensory amusia) 音乐聋, 感觉性乐歌不能 / ~, toxic 中毒性聋 / ~, transmission(conduction) 传导性聋 / ~, vascular 血管性聋 / ~, word 辨语聋
Deafness Research Foundation (简作 DRF) 耳聋研究基金会
deaggregated human gamman-globulin (简作 DHGG) 去凝集人丙种球蛋白
de-airing *n*. 除气
deal *vt*. & *vi*. 分配,对付,处理,论述
deälate *a*. 脱翅的
deälation *n*. 脱翅
dealbate [拉 dealbare to whitewash] *n*. ① 白蒙(生物) ②漂白
dealbation *n*. 漂白(见 bleaching)
dealcoholization *n*. 脱醇[作用]
dealkalization *n*. 脱碱[作用]
dealkylation *n*. 脱烃作用
N,(O,S)-dealkylation *n*. 去氮(氧或硫)原子上烷基之作用
deallergization *n*. 脱变[态反]应化作用, 脱过敏
deallergize *vi*. 脱变态反应, 脱过敏
deambulation *n*. 步行锻炼法, 轻运动
deamidase *n*. 脱酰胺酶, 酰胺酶(见 amidase, desamidase)
deamidation *n*. 脱酰胺[作用] (与 deamidization 同)
deamidinase *n*. 脱脒基酶, 脒基酶(见 amidinase)
deamidination *n*. 脱脒基作用
deamidization *n*. 脱酰胺[作用]
deamidize *vi*. 脱酰胺基(与 desamidize 同)
deaminase *n*. 脱氨[基]酶 ‖ ~, adenosine 腺甙脱氨酶 / ~, adenylic acid 腺甙酸脱氨酶 / ~, cytidine 胞[核]嘧啶甙脱氨酶 / ~, guanosine 鸟[嘌呤核]甙脱氨酶, 鸟甙脱氨酶 / ~, guanylic acid 鸟[嘌呤核]甙酸脱氨酶, 鸟甙酸脱氨酶
deaminate *vt*. 脱氨[基] (与 deaminize 同)
deaminated-O-methyl metabolite (简作 DOM) *n*. 去氨基-氧-甲基代谢物
deamination *n*. 脱氨基作用, 去胺基作用 ‖ ~, reductive 还原脱氨基作用(与 deaminization 同)
deaminization *n*. 脱氨基作用(与 deamination 同)
deaminize *vi*. 脱氨[基]
deammoniated *a*. 脱氨的
deamplification *n*. 衰减
dean *n*. 院长, 系主任, 教务长
deandrogenization *n*. 去雄激素化作用(见 feminization)
Deaner [商名] *n*. 醋氨苯酸地阿诺(与 deanol acetaminobenzoate 同)
deanesthesiant *n*. 麻醉苏醒物
Deania aciculate (Garman) 田氏鲨(隶属于角鲨科 Squalidae)
deanil *n*. 地尼[基]
Deanol (简作 DMAE) [商名] *n*. 丹醇, 二甲氨乙醇, 地阿诺(振奋精神药)(见 2-dimethylaminoethanol) ‖ ~ aceglumate [商名] 地阿诺醋谷酸盐, 醋谷地阿诺(振奋精神药)
deanol acetaminobenzoate 醋氨苯酸地阿诺, 醋氨苯酸二甲氨乙醇
deaquation [拉 de from + aqua water] *n*. 脱水[作用], 去水[作用]
Dearg pil 包银衣(丸剂)(见 deargentur pilulae)
deargentation [拉 deargentare to plate with silver] *n*. 镀银[法]
deargentur pilulae (简作 Dearg pil) 包银衣(丸剂)
dearterialization *n*. 血液动脉性消失(动脉血变为静脉血)
dearticulation *n*. 脱位, 关节脱骱
DEAS *n*. 脱氢表雄酮(见 dehydroepiandrosterone)
de-ashing *n*. 脱灰[作用]
death *n*. 死亡 ‖ ~, accidental 事故死, 不测死 / ~, apparent 装死 / ~, biological 生物学死亡 / ~, black 黑死病, 鼠疫 / ~, bone marrow 骨髓死亡 / ~, brain 脑死亡 / ~ by poisoning 中毒死亡 / ~ by suffocation 窒息死亡 / ~, cell 细胞死亡 / ~, central ner-

vous system 脑型死亡,中枢神经系统型死亡 / ~ certificate(简作 DC)死亡证明书 / ~,clinical 临床死亡 / ~ control 死亡控制 / ~,cot 卧床死亡(婴儿) / ~ count 死亡数 / ~ due to trussing up 捆绑死 / ~,fetal 胎死 / ~,fetal, early 早期胎死(妊娠 20 周前) / ~,fetal, intermediate 中期胎死(妊娠 21-28 周) / ~,fetal, late 晚期胎死(妊娠 28 周后) / ~ from accidental injuries 简作 DAI 事故受伤死亡 / ~ from aging 老(衰)死 / ~ from asphyxia 窒息死 / ~ from burn 烧死 / ~ from cold 冻死 / ~ from cruelty 虐待死 / ~ from drowning 溺死 / ~ from electricity 电击死 / ~ from hanging 缢死 / ~ from hemorrhage 失血死亡 / ~ from lightning 雷击死 / ~ from manual strangulation 扼死 / ~ from neglect 遗弃死 / ~ from scald 烫死 / ~ from starvation 饿死 / ~ from strangulation by ligature 勒死 / ~,genetic 遗传死亡 / ~,heart 心脏死亡 / ~,homicide 他杀死亡 / ~ in the ambulance 救护车中死亡 / ~,individual 个体死亡 / ~ inquiry 死因调查 / ~,instantaneous 瞬时死 / ~ instinct 死亡本能 / ~,interphase 间期死亡 / ~,intrauterine 宫内死亡 / ~,liver 肝性死亡 / ~,local 局部死亡 / ~,mitotic 分裂死亡 / ~,molecular 细胞死亡 / ~,muscular 肌肉死亡 / ~,natural 自然死亡,寿终 / ~,non-reproductive 非生殖死亡 / ~,nonviolent 非暴力死 / ~,organic 器官死亡 / ~,pathological 病理性死亡 / ~ phase 死亡期 / ~,physiological 生理性死亡 / ~ point 死亡温度 / ~,pulmonary 肺死亡 / ~-rate 死亡率 / ~-rate, age-specific 年龄别死亡率 / ~ ray 死光,杀伤性射线 / ~,reproductive 生殖死亡 / ~,respiratory 呼吸死,呼吸性死亡 / ~,serum 血清过敏性死亡 / ~,somatic 整体死亡 / ~,sudden 猝死 / sudden ~ in water 水中猝死 / ~,sudden infant 婴儿猝死 / ~,suicidal 自杀死 / ~-survival table 死亡生存表 / ~ -throe 濒死挣扎 / ~,thymus 胸腺性死亡 / ~,total 完全死亡 / ~ -trance 死状迷睡 / ~,unnature 非自然死 / ~,violent 暴力死 / ~ wish 求死愿

deathbed *n*. 临终床

deathblow *n*. 致命的一击

deaths total ratio(简作 D/T)死亡率

deaur pil 包金衣(见 deaurentur pilulae)

deauration[拉 deaurare to gild] *n*. 镀金色,镀光

deaurentur pilulae(简作 deaur pil)包金衣

Deaver's incision[John B. 美外科医师 1855—1931]迪维尔氏切口(阑尾手术的一种切口) ‖ ~ window 迪维尔氏窗(肠系膜的无脂肪区)

DEB Dental Examining Board 牙科检查委员会 / diepoxybutane *n*. 双环氧丁烷 / diethylbenzene *n*. 二乙苯 / diethylbutanediol *n*. 二乙基丁二醇 / dystrophic epidermolysis bullosa 营养不良性大疱性表皮松懈症

deb spis 适当的稠度(见 debita spissitudine[拉])

DEBA 巴比土酸(见 diethylbarbituric acid)

deba. 迪巴,二乙基巴比土酸(见 diethylbarbituric acid)

debanding *n*. 去[除]带环,去[除]圈(正牙法)

debar *vt*. 阻止,排除

Debaryomyces neoformans(~ **hominis**)新型隐球菌(见 cryptococcus neoformans)

debase *vt*. 降低

debasement *n*. 降低

debatable *a*. 可争辩的

debate *vi*. & *vt*. 争论

Debil *n*. 虚弱(见 debility)

debilitant[拉 debilis weak] *a*. 致虚弱的

debilitate *vt*. 使衰弱

debilitating *a*. 使人体弱的

debility(简作 Debil) *n*. 虚弱 ‖ ~,general 全身虚弱

debita spissitudine(简作 Deb. spis.)按适当稠度

deblocking *n*. 去封闭

deblooming *n*. 脱荧光

debouch[法 bouche mouth] *n*. 开口

débouchment[法] *n*. 开口

Debout's pills[Emile 法医师 1811—1865]德布氏丸(含秋水仙、硫酸奎宁和洋地黄)

Debove's disease[Maurice Georges 法医师 1845—1920]德博夫氏病,脾大(见 splenomegaly) ‖ ~ membrane 德博夫氏膜(呼吸道、小肠黏膜的上皮与固有膜之间的一层薄膜) / ~ tube 德博夫氏管(划度洗胃管)

Deboxamet[商名] *n*. 地波沙美(抗溃疡病药)

debrancher enzyme 脱支酶 ‖ ~ enzyme deficiency 脱支酶缺乏症,糖原贮积病 III 型

debranching enzyme 脱支酶,淀粉-1,6-葡糖苷酶 ‖ ~ factor 脱支因子,脱支酶,淀粉-1,6-葡糖苷酶

Debré-Sémélaigne syndrome(Robert Debré; Georges Sémélaigne)德-塞综合征

Debré's phenomenon 德博夫氏现象(注射麻疹恢复期血清后局部不发疹)

Debregeasia edulis[Sieb. et Zucc. Wedd.][拉,植药]水麻

Débride *vt*. 清创

débridement[法] *n*. 清创术 ‖ ~,enzymatic 酶促清创 / ~ of cavity 龋洞去腐术 / ~,streptococcal enzymatic 链球菌酶清创术 / ~,surgical 外科清创术

débris[法] *n*. 碎屑 ‖ ~,food 食物碎屑 / ~ index(简作 DI)软垢指数 / ~ index, simplified(简作 DI-S)简化软垢指数 / ~ of Malassez 马拉色氏碎屑(由上皮余块构成) / ~,word 碎语(失语症患者发出的无意义音调)

Debrisan[商名] *n*. 聚糖酐(见 dextranomer)

Debrisochin[商名] *n*. 导喹胍(降压药)(见 debrisoquine)

debrisoquin *n*. 脒基四氢异喹啉(降压药)(见 2-amidino-1,2,3,4-tetrahydroisoquinoline)

debrisoquin sulfate 硫酸异喹胍(抗高血压药)

Debrisoquine[商名] *n*. 导喹胍(降压药)

debromination *n*. 脱溴作用

Deb. spis. 按适当稠度(见 debita spissitudine)

debt *n*. 债 ‖ ~,oxygen *n*. 氧债

debug *n*. ①计算机故障排除 ②调谐

debugger *n*. 调谐程序

debulking *n*. 缩小体积手术

debuncher *n*. 散束器

debunching *n*. 散焦,散束

debye *n*. 德拜

Debye-Hückel theory 德拜休克耳理论

Debye-Sears ultrasonic cell 德拜—席尔斯超声成像

DEC decant[拉] *n*. 缓慢排出 / deciduous *a*. 脱落的 / decimal *a*. 十进制的 / decompose *n*. 分解,腐败 / decrease *vt*., *vi*., *n*. 减少,缩小,减退 / decreased *a*. 减少的,缩小的,减退的 / Department of Environmental Conservation 环境保护部 / diethylcarbamazine *n*. 乙胺嗪 / Dynamic exchange capacity 动态交换容量,动力学交换容量

Dec Decalin *n*. 氢萘 / decanta *n*. 倾泻,倾析 / December *n*. 十二月 / dynamic electrocardiography 动态心动描记法

dec. decant[拉] *n*. 缓慢倒出 / decimeter *n*. 分米 / declination *n*. 偏差,磁偏角,偏转 / decoctum[拉] *n*. 煎剂(见 decoction) / decompose *n*. 分解,腐败 / decrease *vt*., *vi*. *n*. 减少,缩小,减退

dec-[希][构词成分]十

dec(R) *vt*., *vi*., *n*. 下降(相对)(见 decrease (relative))

deca-(简作 da)[希][希 deka ten +][构词成分]十,十倍,十重,癸(101)

decacanth *n*. 十钩蚴

decacurie *n*. 十居里

decade *n*. 十,十年 ‖ ~ counter 十进制计数期 / ~ counting unit(简作 DCU)十进计数器

decadence *n*. 堕落,颓废

decadent *a*. 颓废的

Decaderm[商名] *n*. 地塞米松(见 dexamethasone)

Decadron[商名] *n*. 地塞米松(见 dexamethasone) ‖ ~ -LA[商名] *n*. 醋酸地塞米松(见 dexamethasone acetate)

Deca-Durabolin *n*. 癸酸南诺龙(nandrolone decanoate)制剂的商品名

decag. *n*. 十克(见 decagram)

decagram(简作 decag) *n*. 十克

Decaisnea fargesii Franch[拉,植药]猫儿屎

Decaject[商名] *n*. 地塞米松(见 dexamethasone)

decahedron *n*. 十面体

decahydronaphthalene *n*. 十氢萘,萘烷(见 decalin)

decal *n*. 十升(见 decaliter)

Δ-decalactone *n*. Δ 癸内酯

decalcification *n*. ①脱钙[作用]②除石灰质[作用] ‖ ~,dentine 牙本质脱钙 / ~,enamel[牙]釉质脱钙 / ~ of bone 骨脱钙 / ~ of dentine 牙[本]质脱钙 / ~,teeth 牙脱钙

decalcified granulated bone(简作 DGB)脱钙骨颗粒

decalcify *vt*. ①脱钙 ②除石灰质

decalcifying *a*. ①脱钙的 ②除石灰质的

Decalin(简作 Dec) *n*. 氢萘

decalin[商名] *n*. 十氢萘(一种溶剂)

decaliter(简作 dal,decal) *n*. 十升

decalvant *a*. 除毛的,脱发的

decameter(简作 dam) *n*. 十米

decamethonium *n*. 十羟季铵,十甲季铵,十烷双胺,癸烷双胺十甲鎓(骨骼肌弛缓药)(见 decamethylenebis; trimethylammonium)

Decamethonium bromide［商名］溴化十羟季铵，十烃溴铵（神经肌肉阻断药）‖ ～，iodide 碘化十羟季铵
decamethylene diguanidine 十甲烯二胍
decancellation *n*. ①骨松质脱失 ②松质骨除去法
decane *n*. 癸烷，十碳烷
decannulation *n*. 除套管［法］
decanoate *n*. 癸酸，癸酸盐、酯或根
deca-n-octylheptabut ylene octaphosphine oxide（简作 DOHBOPO）十正辛基七丁撑八氧膦
decanoic acid 癸酸
decanoin *n*. 癸酸脂，［三］癸酸甘油酯
1-decanol *n*. 1－癸醇
decanormal *a*. 十当量的（溶液）
decanoyl-［构词成分］癸酰（基）
Decanoylacetaldehyde［商名］*n*. 癸酰乙醛（抗菌药）
decant（简作 dec，DEC）*n*. 倾泻，倾析
decantation *n*. 倾泻［法］，倾析，滗析，倾滗
decanter *n*. 倾泻器，倾析器，滗析器
decapacitation *n*. 除能（精子在女性生殖道内）‖ ～ factor 去获能因子
decapeptid *n*. 十肽（与 decapeptide 同）
Decapeptyl［商名］*n*. 曲普瑞林（见 triptorelin）
Decapinol［商名］*n*. 地卡匹醇（抗凝药）
decapitate *vt*. 将……断头
decapitation *n*. 断头术（见 decollation；detruncation）‖ ～ factor（简作 DF）首端切断因素／～ form（简作 DF）断头术形式
decapitator *n*. 断头器
decaploid *n*. 十倍体
decaploidy *n*. 十倍性
decapod *a*.，*n*. ①十足的 ②十足类 ③十腕类
Decapoda *n*. 十足目（隶属于软甲亚纲 Malacostraca）
decapryn *n*. 狄卡普林，杜克西拉明（抗组胺药）（见 doxylamine）
decapsidation *n*. 脱壳作用
decapsulation *n*. 被膜剥除术 ‖ ～，renal 肾被膜剥除术
Decapterus maruadsi［Temminck et Schlegel］蓝圆鲹（隶属于鲹科 Carangidae）
decarbonate *vt*. 使除去二氧化碳
decarbonation *n*. 除去二氧化碳
decarbonization *n*. 脱碳［作用］，去碳［作用］，（肺血去碳换氧）
decarbonize *vt*. 使脱碳
decarboxylase *n*. 脱羧酶，羧酶（见 carboxylase）‖ ～，amino acid 氨基酸脱羧酶／～，cysteic 磺基丙氨酸脱羧酶／～，dopa 多巴脱羧酶，二羟苯基丙氨酸脱羧酶／～，histidine 组氨酸脱羧酶／～ inhibitor（简作 DCI）脱羧酶抑制剂／～，ornithine 鸟氨酸脱羧酶／～，tryptophane 色氨酸脱羧酶
decarboxylation *n*. 脱羧［作用］
decarboxylization *n*. 脱羧［作用］（与 decarboxylation 同）
Decaspray［商名］*n*. 地塞米松（见 dexamethasone）
decastere（简作 da）*n*. 十立方米
decationizing *n*.，*a*. ①除阳离子（作用）②除阳离子的
decaton *n*. 第十节
decatron *n*. 十进制计数管，十进管
decavalvifer *n*. 负瓣片
decavitation *n*. 十维他，复合维生素
decay［de- 拉 cadere to fall］（简作 DK）*n*. ①腐蚀，腐烂 ②衰变，蜕变，衰退 ③余辉 ‖ ～ accelerating factor（简作 DAF，CD55）退变加速因子（DAF 又称为 CD55，是控制 C3／C5 补体转换酶的因子，是膜性补体控制因子之一）／～，alpha α［质子］衰变／～，beta β［质子］衰变／～，branching 分支衰变／～，cemental 牙骨质腐蚀／～ chart 衰变图表／～ constant 衰变常数／～ curve 衰变曲线／～ daughter 衰变产物／～，dental 龋齿／～ energy 衰变能／～ factor 衰变因素／～ law 衰变定律／～ length 衰变长度／～ mode 衰变模数／～ of variability 变异性的减退／～ particle 衰变粒子／～ path 衰变程／～，per second 衰变／秒／～ period 衰变周期／～，positron 正电子衰变／～ process 衰变过程／～ pulse 衰变脉冲／～，radioactive 放射衰变／～ rate 衰变率／～ sequence 衰变序列／～ source 衰变源／～ time 衰变时间／～，tone（阈）音衰减
decayed *a*. 腐蚀的，腐烂的 ‖ ～ and filled of teeth（简作 DFT）龋补［乳牙］数／～，extracted and filled teeth（简作 DEF）腐烂，拔掉和补过的牙齿／～，missing or filled surfaces（简作 DMFS）龋失补牙面／～，missing or filled teeth（简作 DMFT）龋失补牙／～ tooth 龋齿
decease *n*. & *vi*. 死亡，亡故
deceased（简作 decd）*a*. 已死的
decedent *n*. 死者（刚去世者，法律用语）
deceit *n*. 欺骗 ‖ ～，facial 假表情
Decel *n*. 减速（见 deceleration）
decelerate *vt*. & *vi*.（使）减速
deceleration（简作 Decel）*n*. 减速［度］，负加速度 ‖ ～ half-time（简作 DHT）半减速时间／～ phase 减速期（分娩中宫颈扩张 9cm 至 10cm，约需 30 分钟）
decelerator *n*. ①减速期 ②减速电极
decem-［拉］［构词成分］*n*. 十分之一
December（简作 Dec）*n*. 十二月
decemfid［拉 decem ten ＋ findere to divide］*a*. 分成十分的
decending pathway 下行途径，下行通路
decennial *a*. & *n*. ①持续 10 年的，每 10 年一次的 ②10 周年
decenoyl-［构词成分］癸烯酰［基］
decenter *vt*.（使）偏心
decentered *a*. 偏心的 ‖ ～ spectacles 偏心眼镜
decentralization *n*. 节前神经切除
decentration *n*. 偏心
deception *n*. ①欺骗，迷惑 ②装病，诈病
deceptive *a*. 骗人的，靠不住的
deceration［de- ＋ 拉 cera wax］*n*. 除蜡法
decerebellation *n*. 去小脑［法］，小脑切除［法］
decerebrate *vt*. *n*. ①去脑，切除大脑 ②去脑动物 ③去脑样病人
decerebration *n*. 去脑［法］，大脑切除［法］
decerebrator *n*. 去脑器，切脑器 ‖ ～，Sherrington's 谢灵顿氏去脑器
decerebrize *vt*. 去脑，切除大脑
deceresol OT 迪塞勒素耳 OT，磺基琥珀酸二辛钠（一种湿润剂）
decessit sine prole（简作 dsp）［拉］死后无子女
DECG 动态心电图（见 dynamic electrocardiogram）
dechloridation *n*. ①除盐 ②脱氯，除氯
dechlorination *n*. ①除盐 ②脱氯，除氯（与 dechloridation 同）
dechlorurant *n*. 减尿氯药
dechloruration *n*. 减尿氯［作用］
decholesterinization *n*. 除胆固醇［作用］（与 decholesterolization 同）
decholesterolization *n*. 除胆固醇［作用］
decholin *n*. 迪科林，脱氢胆酸（见 dehydrocholic acid）
deci-（简作 D，d）［拉］［拉 decem ten 十］［构词成分］十分之一，分
decibel（简作 dB，db）*n*. 分贝（响度单位）‖ ～ -A（简作 dbA）分贝－A／～ hearing level（简作 dBHL）听力级分贝／～ -kilowatt（简作 dbk）千瓦分贝／～ sound pressure level（简作 dBSPL）声压级分贝
decibel／gray scale assignment 分贝／灰阶测定
decide *vt*. & *vi*. 决定，解决，下决心，判定
decided *a*. 决定了的，坚决的，明显的，明确的
decidua *n*. 蜕膜 ‖ ～，basalis 基蜕膜，蜕膜板胎盘的母体面／～，capsularis 包蜕膜，蜕膜囊／～，circumflexa 旋蜕膜／～，graviditatis 孕期蜕膜，妊娠蜕膜／～，interuteroplacentalis（～ basalis）基蜕膜／～，marginalis 缘蜕膜／～，menstrualis 经期蜕膜／～，parietalis 壁蜕膜，真蜕膜／～，placentalis subchorialis（～，subchorialis）绒［毛］膜下蜕膜／～，polyposa 息肉状蜕膜／～，pseudocapsularis 假包蜕膜／～，reflexa（～，capsularis）包蜕膜／～，serotina（～，basalis）基蜕膜／～，subchorialis 绒［毛］膜下蜕膜／～，tuberosa 节状蜕膜／～，vera（～，parietalis；true ～）真蜕膜，壁蜕膜
decidual *a*. 蜕膜的 ‖ ～ cell 蜕膜细胞
decidualitis *n*. 蜕膜炎
deciduata *n*. 蜕膜动物
deciduate *a*. 有蜕膜的
deciduation *n*. 蜕膜脱落
deciduitis *n*. 蜕膜炎
deciduoma *n*. 蜕膜瘤 ‖ ～，Loeb's 洛勃氏蜕膜瘤（用人工方法产生的蜕膜瘤样变化）／～，malignum（syncytioma malignum）恶性蜕膜瘤，恶性合胞体瘤／～ response 蜕膜瘤反应
deciduomatosis *n*. 蜕膜异常形成（在非孕期）
deciduosarcoma *n*. 恶性蜕膜瘤，恶性合胞体瘤（见 syncytioma malignum）
deciduosis *n*. 蜕膜病（子宫以外的局部出现异位的子宫蜕膜或类妊娠期的子宫内膜组织）
deciduous（简作 D，d，de，DEC）［拉 deciduus from decidere to fall off］*a*.，*n*. ①脱落的 ②脱落性 ‖ ～ teeth 乳牙
decigram（简作 dg，dgm）*n*. 分克
decile *n*. & *a*. 十分位数（的）
deciliter（简作 dl）*n*. 分升
decim. *n*. 分米（见 decimeter）
decimal（简作 DEC）*a*. & *n*. ①十进的，小数的 ②小数，十进分

数‖ ~ classfication（简作 DC）十进分类法 / ~ degree（简作 DEG）十进制的 / ~ digit 十进制数位 / ~ notation 十进制记数法
decimate *vt*. 大批毁坏（或杀死）
decimega-（简作 dM-）［构词成分］十万
decimegadyne（简作 dMdyn）*n*. 十万达因
decimeter（简作 dm, dec, decim）*n*. 分米
decimillimeter（简作 dmm）*n*. 丝米
decimolar *a*. 十分之一克分子的
decinem（简作 dn）*n*. 分母能，十分之一能母（相当于己于 1/10 克母乳的营养价）
decinormal［拉 decimus tenth + norma rule］*a*. 十分之一当量的
decipara［拉 decem ten + parere to produce］*n*. 十产妇
decipherator *n*. 译码机
decision *n*. 决定，决议，判决，判定
decisive *a*. 决定性的，明确的，果断的
Decitabine［商名］*n*. 地西他滨（抗肿瘤药）
decitellization［de- + 拉 citellus ground squirrel］*n*. 灭田鼠
Decitropine［商名］*n*. 地西托品（抗胆碱药）
deckplate *n*. 顶板
deckplatte［德］*n*. 顶板（见 roof plate）
Decl *n*. 偏差，磁偏角，偏转（见 declination）
declamping shock 去夹休克
declaration *n*. 宣布，宣言，声明，说明‖ ~ of design performance（简作 DDP）设计性能说明
declare *vt*. & *vi*. 宣布，断言，声称，声明，表明态度‖ ~ oneself 发表意见，表明态度
Declenperone［商名］*n*. 地林哌隆（抗精神病药）
declination［拉 declinare to decline］（简作 dec, Decl, declin）*n*. ①偏角，偏差 ②偏转（眼球）
declinator *n*. ①［脑膜］牵开器 ②测斜仪，偏转测量计
decline *n*. & *vt*., *vi*. ①衰退，减退 ②衰退期（人），减退期（病）③拒绝，下降，衰弱‖ ~ phase 衰退期
declinograph *n*. 偏转描记器
declinometer *n*. 测斜仪，偏转测量计
declive［法 déclive; 拉 declivis］*n*. ①坡，山坡 ②小脑山坡‖ ~ of monticulus 小山山腹
declivis［拉］*n*. 小脑山坡‖ ~ cerebelli［拉］小脑山坡
declomycin［商名］*n*. 脱甲氯四环素，脱甲金霉素（见 demethylchlotetracycline）
Decloxizine［商名］*n*. 去氯羟嗪，克敏嗪（抗过敏药，支气管扩张药）‖ ~ hydrochloride 盐酸去氯羟嗪
decn. decoct decoctus［拉］煎剂 / decompose *n*. 分解，腐败 / decontamination *n*. 去污，消毒，消除污染
decoagulant *a*. & *n*. ①脱凝血质的 ②脱凝血质剂
Decoct. *n*. 煎［剂］（见 decoctum, decoctus）
decoct *vt*. 煎，熬
decoction［拉 decoctum］*n*. ①煎［剂］②煎法‖ ~ of barley 大麦煎［剂］/ ~ of words（Zittmann's ~）齐特曼氏煎剂（含洋菝葜，甘汞，明矾，番泻叶等）/ ~, Zimmermann's 济默曼氏煎剂（含有大黄等的泻药）/ ~, Zittmann's 齐特曼氏煎剂（含洋菝葜、甘汞、朱砂、明矾、番泻叶等）
decoctum［拉］（简作 Dct, dec, decoct）*n*. 煎［剂］‖ ~ acaciae corticis 阿拉伯胶树皮煎［剂］/ ~ aloes compositum 复方芦荟煎［剂］/ ~ arecae 槟榔煎［剂］/ ~ cinchonae 金鸡纳煎［剂］/ ~ granati radicis 石榴根煎［剂］/ ~ pinelliae compositum 复方半夏煎［剂］/ ~ scoparil concentratum 浓金雀花煎［剂］
Decoctum Ilicis Chinensis 四季青药水
decoctus（简作 decoct）*n*. 煎［剂］
decoder *n*. 译码器
decoding *n*. 解码，译［密］码
decoic acid 癸酸
decollate *vt*. & *vi*. 使断头
decollation［de- + 拉 collum neck］*n*. 断头术
decollator *n*. 断头器
décollement［法 ungluing］*n*. 剥离，剥除
decolorant *a*. & *n*. ①脱色的 ②脱色剂
decoloration *n*. ①脱色［作用］，漂白 ②色消失，失色
decolorimeter *n*. 脱色计
decolorization *n*. 脱色，漂白
decolorize *vt*. & *vi*. 脱色，失色（见 decolorise）
decolorizer *n*. 脱色剂
Decominol［商名］*n*. 地考米醇（消毒防腐药）
decompensation *n*. 代偿失调，代偿机制障碍‖ ~, cardiac 心代偿失调 / ~, dental 牙去代偿
decomplementation *n*. 脱补体［作用］
decomplementize *vt*. 去补体
decompn *n*. 分解（见 decomposition）
decomposable *a*. 可分解的
decompose（简作 d, dec, DEC, decomp）*vt*. ①分解 ②腐解，腐败
decomposed product 分解产物
decomposer *n*. 分解槽，分解器，分解装置
decomposition（简作 decompn, DT）*n*. ①分解［作用］②腐解，腐败‖ ~, anaerobic 无氧分解 / ~, double 双分解［作用］，复分解［作用］/ ~ of movement 动作分解（因共济失调，致肢体动作时的关节相继屈伸不整齐）/ ~ temperature（简作 DT）分解温度 / ~, thermal 热分解［作用］
decompound *vt*., *vi*. & *n*. ①分解，再混合② 再混合物
decompress *vt*., *vi*. 使减压
decompression *n*. 减压，解压‖ ~ by removal of a cranial bone flap 去颅骨瓣减压术 / ~, cardiac 心减压术 / ~, cerebral 脑减压术 / ~, explosive 暴发性减压 / ~, facial nerve 面神经减压术 / ~ of heart 心减压术 / ~ of pericardium 心包减压术 / ~, orbital 眼框减压术 / ~ of optic canal 视神经管减压术 / ~ of rectum 直肠减压术 / ~ of spinal 脊髓减压术 / ~, rapid 急速减压 / ~ sickness 减压病 / ~, subtemporal 颞下减压术 / ~, trigeminal ganglion 三叉神经减压术
decompressor *n*. 减压器
decon. *vi*., *vt*. 去污染，消毒，去污（见 decontaminate）
deconditioning *n*. 除适应［作用］，去适应［作用］（指长期失重后，心血管机能的一种改变）
DECONEQ 消毒装置（见 decontamination equipment）
decongestant *a*. & *n*. ①减轻充血的 ②减充血剂
decongestive *a*. 减轻充血的
deconjugation *n*. ①早期解离 ②［成对染色体］早期分开
decontaminant *n*. 去污剂，消毒剂
decontaminate（简作 decon）*vt*. 清除污垢；去除（毒气、放射性等）污染
decontamination（简作 DC, decn）*n*. 去污染［作用］，净化，消毒‖ ~ device 清除放射性设备 / ~ equipment（简作 DECONEQ）消毒装置 / ~ factor（简作 DF, d f）净化系数 / ~ index（简作 DI）去污染指数
deconvolution *n*. 重叠合法，［光谱的］退褶合
Decoquinate［商名］*n*. 地考喹酯，癸氧喹酯（抗球虫药，用于家禽）
decorate *vt*. 装饰，修饰
decorated vesicle 装饰小泡
decoration *n*. 装饰，勋章
decorative *a*. 装饰的，装潢的
decorous *a*. 有礼貌的
decorporation *n*. 脱参作用
decorticate *vt*. ①剥外皮，去皮 ②剥除皮质，去皮质‖ ~ rigidity 去皮质僵直
decortication *n*. ①皮质剥除术，去皮质术（器官）②剥外皮，去皮‖ ~, arterial（periarterial sympathectomy）动脉外层剥除术，动脉周交感神经切除术 / ~, cerebral 脑皮质剥除术 / ~, chemical（enxymatic ~）化学去皮质术，酶去皮质术 / ~ of lung 胸膜外纤维层剥除术 / ~, renal 肾被膜剥除术
decorticator *n*. 剥皮器
decorum *n*. 礼貌，正派，体面
decoyinine *n*. 德夸菌素
DECR *n*. 减量，衰减量（见 decrement）
decr *vt*., *vi*. 减少，减退，缩小（见 decrease）
decrease（简作 dec, DEC, decr）*n*. & *vi*., *vt*. 减少‖ ~ in beam 束流减弱 / on the ~ 在减少中 / ~（relative）（简作 dec（R））*vt*., *vi*. & *n*. 下降（相对）/ ~, vertical demension 垂直距离减少
decreased（简作 DEC）*a*. 减少的，缩小的，减退的‖ ~ logarithmic phase 对数减少期 / ~ radiolucent lung 肺透光度减低（X 线）/ ~ tension 眼压下降
decree *n*. 命令，法令
decrement［拉 decrementum］（简作 DECR）*n*. ①减退，减少 ②减退期‖ ~, mass 质量减少
decremental conduction 递减性传递
decrepit *a*. 老弱的，衰老的
decrepitate *vt*. & *vi*.（使）烧爆
decrepitation［拉 decrepitare to crackle］*n*. ①烧爆［作用］②烧爆声
decrepitude *n*. 老弱，衰老
decrescent *a*. ①渐小的 ②（月亮）下弦的
decrial *n*. 诽谤，诋毁，大声反对
decrier *n*. 诽谤者

decrudescence *n*. 减退(症状)
decrustation *n*. 痂皮脱落，脱痂
decry *vt*. 诋毁,大声反对
dectaflur *n*. 氢氟酸十八烯胺(牙龋预防剂)
Decub. *n*. 卧位，卧,褥疮(见 decubitus)
decub hor 临睡时(见 decubitus hora [拉])
decubation *n*. 恢复期
decubital *a*. 褥疮的
decubitus [拉 a lying down](简作 decub) *n*. ①卧位，卧，水平卧位 ②褥疮 ‖ ~ acutus 急性褥疮 / ~, Andral's 昂德腊耳氏卧位(限于健侧，为早期胸膜炎的一种卧位) / ~ chronicus 慢性褥疮 / ~, dorsal 仰卧位 / ~ hora (简作 decub hor) [拉]临睡时 / ~, lateral 侧卧位 / ~ ulcer 褥疮性溃疡 / ~, ventral 腹卧位, 伏卧位
decumbin *n*. 斜卧菌素(获自斜卧青霉菌 Penicillium decumbens)
decuple *a*., *n*. & *vt*. 十倍的,以十计的；十倍;使增加到十倍
decuraization *n*. 除箭毒[作用]，去箭毒[作用]
decurrent [拉 decurrere to run down] *a*. 向下的
decursus fibrarum cerebralium 大脑纤维降路
decurtate [拉 decurtatus cut short] *vt*. 切短，缩短
decurtation [拉 decurtare to curtail] *n*. 切短，缩短
decurvature [拉 decurvatus bent back] *n*. 下弯
decurved *a*. 下曲的,下弯的
decussate [拉 decussare] *n*. & *a*., *vt*., *vi*. ①交叉 ②交叉的 ③使交叉
decussating fiber 交叉纤维
decussatio (复 decussationes) [拉] (见 decussation) *n*. 交叉 ‖ ~ brachil conjunctivi 结合臂交叉 / ~ diplopia 交叉性复视 / ~ fontinalis 被盖后交叉(顶盖脊髓束交叉) / ~ lemnisci (~ lemnisorrum) 丘系交叉 / ~ nervorum trochlearium 滑车神经交叉 / ~ pedunculorum cerebellarium superionum (~ brachii conjunctivi) 结合臂交叉 / ~ pyramidum 椎体交叉
decussation [拉 decussatio] *n*. 交叉 ‖ ~, fillet (decussatio lemniscorum) 丘系交叉 / ~, Forel's 被盖前交叉(红核脊髓束交叉) / ~, fountain 被盖后交叉(顶盖脊髓束交叉) / ~ of pyramide 锥体交叉 / ~ of superior cerebellar peduncles (decussatio brachii conjunctivi) 结合臂交叉，小脑上脚交叉 / ~, optic (optic chiasm) 视交叉 / ~, pyramidal 椎体交叉 / ~, rubrospinal 红核脊髓束交叉，被盖前交叉 / ~, superior pyramidal (decussatio lemniscorum) 丘系交叉 / ~, tectospinal 顶盖脊髓束交叉，被盖后交叉 / ~, tegmental 被盖交叉 / ~, ventral tegmental 被盖前交叉
decussationes tegmenti 被盖交叉(见 decussationes tegmentorum)
decussorium *n*. 硬脑膜压下器
decyanation *n*. 脱氰作用
decyclization *n*. 解环作用
decyl-[构词成分] 癸基
n-decyl alcohol 正癸醇
DED 迟发性红斑量(见 delayed erythema dose)
DEDD *n*. 二氟二苯二氯乙烷(见 difluoro-diphenyl-dichloro-ethane)
dedentitio [拉] *n*. 脱牙
dedentition [de- + 拉 dens tooth] *n*. 脱牙
dedicate *vt*. 献给，献身于,致力
dedication *n*. 贡献,献身
de die (简作 dd) [拉] *n*. 白天
de die in diem (简作 dd ind d, de d in d) *ad*. [拉]每日,日日
dedifferentiation *n*. ①退行发育,退分化[作用],间变(指组织) ②解除分化(指条件反射),反分化
dedihydroergotamine (简作 DHE) *n*. 去二氢麦角胺
de d. in d. *ad*. 天天(见 de die in diem)
dedolation *n*. ①伤肢感 ②斜切开(皮片)
DEDTC *n*. 二乙基二硫代氨基甲酸盐(见 diethyldithiocarbamate)
deduce *vt*. 推断,由……获得结论
deduct *vt*. ① 扣除,减法 ②演绎
deduction *n*. ①演绎 ②推论
deductive *a*. 推断的，演绎的
DEE diethyl ether 二乙醚 digital evaluation equipment 数字计算机
dee *n*. D形电极(回旋加速器内)
Deeban's typhoid reaction 迪汉氏伤寒反应(检伤寒皮内试验)
deed *n*. 行为,行动 ‖ in ~ 事实上,真正
Deeda LSD-25 *n*. 麦角酰二乙胺(见 lysergide)
deelectronation *n*. 去电子[作用]
deem *vt*. 认为,相信
deemanate *vt*. 去射气
de-embryonated egg 去胚卵
deemphasis *n*. 降低重要性
deemphasize *vt*. 使不重要，降低……的重要性
deemulsification *n*. 脱乳化[作用]
de-energised *a*. 切断电流的
Deen's test [Izaak Abrabamszoon van 荷生理学家 1804—1869] *n*. 迪恩氏试验，范迪恩氏试验(检胃液血)(见 van Deen's test)
deep *a*., *n*. & *ad*. 深的,非常的；深处；深,迟 ‖ ~ anterior temporal nerve 前额深神经 / ~ breath 深呼吸 / ~ cerebral phlebography 大脑深静脉造影 / ~ cervical artery 颈深动脉 / ~ choroiditis 深层脉络膜炎 / ~ corneal dystrophy 深部角膜营养不良 / ~ cubital lymph gland 肘深淋巴结 / ~ facial lymph gland 面深淋巴结 / ~ facial of neek 颈深筋膜 / ~ femoral artery 股深动脉 / ~ femoral vein 股深静脉 / ~ -fissured 深裂纹的 / ~ hazy fluorescence 深层朦胧荧光 / ~ hemorrhage 深层出血 / ~ iliac circumflex artery 旋髂深动脉 / ~ keratitis 深层角膜炎 / ~ medial temporal nerve 中颞深神经 / ~ peroneal nerve 腓深神经 / ~ petrosal nerve 岩深神经 / ~ posterior temporal nerve 后颞神经 / ~ pseudopupil 眼内伪瞳 / ~ pulse (简作 DP) 深部脉搏,沉脉 / ~ red (简作 dr) 深红色 / ~ retinal hemorrhage 深层视网膜出血 / ~ -rooted 根深蒂固的 / ~ scattering layer (简作 DSL) 深部水声散射层(海洋) / ~ scleritis 深层巩膜炎 / ~ -seated 深位的 / ~ second degree burn 深二度烧伤 / ~ sensation 深感觉 / ~ septal line 深间隔线 / ~ temporal artery 颞深动脉 / ~ temporal nerve 颞深神经 / ~ tendon reflex (简作 DTR) 腱反射 / ~ therapy 深部治疗 / ~ vascularization 深层血管形成 / ~ venae comitant (简作 DVC) 伴随深静脉 / ~ venous thrombosis (简作 DVT) 深部静脉血栓形成 / ~ x-ray (简作 DXR)深部 X 线 / ~ X-ray therapy (简作 DXRT, DXT) 深部 X 线治疗
deepen *vt*., *vi*. [使]加深,[使]深化
de-epicardialization *n*. 除心外膜[法]
de-epithelization *n*. 剥去表皮
Deer adenovirus 鹿腺病毒 ‖ ~ epizootic haemorrhagic disease virus 鹿流行性出血病病毒 / ~ fibroma virus 鹿纤维瘤病毒 / ~ mouse adenovirus 鹿小鼠腺病毒 / ~ papillomavirus 鹿乳头瘤病毒
Deerhorn glue [植药] 鹿角胶
deesterify *vt*. & *vi*. 去酯化
de-etherization *n*. 脱醚法，减醚法
deet *n*. 避蚊胺
Deetjen's bodies [Hermann 德医师 1867—1915] 德特烟氏小体(血小板)
DEF decayed, extracted and filled teeth 腐烂,拔掉和补过的牙齿 / diethylformamide *n*. 二乙基甲酰胺 / diethyl fumarate 富马酸二乙酯
Def deficiency *n*. 缺乏,不足 / definition *n*. 定义
def. defaecation *n*. 排便 / defence *n*. 防御,保卫 / deficient *n*. 缺乏,不足 / definition *n*. 定义 / definitive *a*. 确定的,终局的
def *n*. 乳牙龋数(率) (d = 需补牙数，c = 需拔牙数，f = 已拔牙数)
deface *vt*. 损伤……外观
defaecation (简作 def) *n*. 排便
defalcate *vi*. 盗用公款,侵吞公款
defame *vt*. 破坏……名誉,诽谤
defat *n*. 脱脂
defatigatio mentis (**brain-fag**)神经衰弱，脑力过劳
defatigation *n*. 过劳,疲劳
defatted *a*. 脱脂的
Defatted croton seed powde [植药]巴豆霜
default *n*. & *vi*. 不履行;欠缺,违约 ‖ in ~ of 在缺少……时
defaunate [de- + 拉 fauna animal life] *vt*. 灭虫,除虫
defaunated *a*. & *n*. ①失去动物区系的 ②在白蚁中专指肠中消化纤维的原生动物 + 区系
defeat *vt*. & *n*. 战胜,打败
defeature *vt*. 损坏……的外貌
defecalgesiophobia *n*. 便痛恐怖，排粪痛恐怖
defecate *vt*. & *vi*. 澄清,净化；排粪
defecation [拉 defaecare to deprive of dregs] *n*. ①排粪 ②澄清(化学) ‖ ~ centre 排粪中枢 / ~, chemical 化学澄清法 / ~, fragmentary 断续性多次排粪
defecography *n*. 排粪造影
defect *n*. ①缺损,缺陷 ②缺乏 ‖ ~, acquired 后天缺损 / ~, alar 鼻翼缺陷 / ~, aortic septal 主动脉中隔缺损 / ~, aorticopulmonary septal 主动脉肺动脉中隔缺损 / ~, buccal 颊部缺损 / ~, congenital 先天缺损，先天缺陷 / ~, congenital cranial nerve 先天性颅神经缺陷 / ~, craniofacial 颅面缺损 / ~, dental 牙体缺损 / ~ disappearing 消失型缺损 / ~, ectodermal, congenital 先天性外胚层缺损 / ~, endocardial cushion 心内膜垫缺损 / ~, filling 充盈缺损 / ~, full-thickness cheek 颊全厚缺损 / ~, gun-

shot mandibular 下颌枪伤缺损 / in ~ 缺乏 / in ~ of 因无…… / ~, jaw 颌缺损 / ~, lip 唇缺损 / ~, mandibular 下颌骨缺损 / ~, mass 质量亏损 / ~, neural-tube 神经管缺损 / ~, nonreversible 不可逆型缺损 / ~ of mandible, development bone 下颌骨发育缺损 / ~ of maxilla (maxillary bone defect) 上颌骨缺损 / ~, ostium primum 第Ⅰ房间孔缺损 / ~, ostium secundum 第Ⅱ房间孔缺损 / ~, palatal 腭缺损 / ~, physical 身体缺陷 / ~, retention 记忆缺损 / ~, salt-losing 失盐缺陷 / ~, septal, auricular [心]房中隔缺损 / ~, septal, ventricular [心]室中隔缺损 / ~, speech 言语缺陷 / ~, subperiosteal cortical 骨膜下皮质缺陷 / ~, three-wall infrabony 三壁骨下缺损 / ~, total nose 全鼻缺损 / ~, two-wall infrabony 二壁骨下缺损

defection *n*. 背叛,背信

defective *a*. ①缺损的,不全的 ②有缺点的,不健全的 ‖ ~ filling 充盈缺损 / ~ gas resorption 气体吸收不良 / ~ incomplete (unmature) particles 缺损的(不成熟的)[病毒]颗粒 / ~ interfering (简作 DI) 缺陷干扰 / ~ interfering (DI) virus 缺陷干扰(DI)病毒 / ~ lysogenic bacteria 缺陷性溶源细菌 / ~ phage 缺陷性噬菌体 / ~ pistil 残缺雌蕊 / ~ prophage 缺陷性原噬菌体 / ~ transducing phage 缺陷性导噬菌体 / ~ virus 缺陷性病毒 / ~ vision (简作 DV) 有缺陷视觉,视觉障碍

defectogram *n*. 探伤图

defectoscope *n*. 探伤仪

defectoscopy *n*. 探伤[法]

defemination *n*. 失女性态,女态脱失(与 defeminization 同)

defence *n*. 防御,保卫 ‖ ~ against gas (简作 DAG) 防毒气,防化学 / ~ reaction 保护反应,防御反应 / ~ reflex 防御反射

Defence Mapping Agency, Aerospace Center (简作 DMAAC) 宇航中心防护测绘局

defenceless *a*. 无防御的,没有保护的

defend *vt*. 防御,保护

defender *n*. 防御者,保护人

defense (简作 def) *n*. 防御,保卫 ‖ ~, character 性格防御 / ~, insanity 精神障碍防御 / ~ mechanism 防御机制 / ~, muscular 肌性防御(局限性炎症时) / ~ reflex 防御反射 / ~, ur 原始信念,基本信念

defensible *a*. 能防御的,能辩护的

defensive *a*. 防御的,防卫的 ‖ ~ reflex 防御反射

defer[1] *vt*. & *vi*. 推迟;[使]延期

defer[2] *vi*. 遵从,听从

deference *n*. 听从,敬重

deferens [拉] *n*. 输精管(见 ductus deferens)

deferent [拉 deferens carrying away] *a*. 输出的,输送的,传送的,输精的 ‖ ~ duct 输精管

deferentectomy *n*. 输精管切除术(见 vasectomy, gonangiectomy)

deferential *a*. 输精管的 ‖ ~ plexus 输精管丛

deferentioepididymectomy *n*. 附睾输卵管切除术

deferentiovestical *a*. 输精管膀胱的

deferentitis *n*. 输精管炎

Deferiprone [商名] *n*. 去铁酮(解毒药)

deferoxamine (简作 DFM, DFO, DFOM) [商名] *n*. 去铁胺(螯合剂,解毒药) ‖ ~ hydrochloride 盐酸去铁胺 / ~ mesylate 甲磺酸去铁胺

deferrable *a*. 能延期的

deferral *n*. 延期

deferred *a*. 延缓的 ‖ ~ reaction 缓慢反应

defervescence [拉 defervescere to cease boiling] *n*. 热退期,退热期

defervescent *a*. & *n*. ①退热的 ②退热药

defetilide *n*. 杜弗利特(抗心律失常药)

defiance *n*. 挑战,蔑视 ‖ bid ~ to 蔑视,与……相对抗 / in ~ of 不顾,无视 / set at ~ 蔑视,与……相对抗

defiant *a*. 挑战的,对抗的

defib. *vi*. 除纤颤(见 defibrillate)

defibrillate (简作 defib) *vt*. 去纤颤

defibrillation (简作 DF) *n*. ①去纤颤,除纤颤(使纤维性颤动停止) ②组织纤维分离[法] ‖ ~ pad 除颤垫

defibrillator *n*. 去纤颤器,除纤颤器

defibrinated *a*. 去纤维蛋白的 ‖ ~ blood 脱纤维蛋白血

defibrination *n*. 去纤维蛋白法 ‖ ~ syndrome (简作 DFS) 去纤维蛋白综合征

defibrinogenase *n*. 去纤酶(去纤维蛋白酶)(见 defrine)

defibrinogenation *n*. 致去纤维蛋白法

Defibrotide [商名] *n*. 去纤苷(抗凝药)

defic deficiency *n*. 缺乏,不足 / deficit *n*. 缺少

Deficience Mentale (**CAMR journal**) (简作 DM) 精神缺陷,智力缺陷(加拿大精神发育不全协会杂志)

deficiency (简作 Def, defic, DF) *n*. ①缺乏,不足,营养缺乏症 ②缺失,缺少 ‖ ~, B12 维生素 B12 缺乏 / ~, congenital sucraseisomaltase 先天性蔗糖酶-异麦芽糖酶缺乏 / ~, debrancher 脱支酶缺乏 / ~ disease 营养缺乏病 / ~, glucosephosphatase 葡萄糖磷酸酶缺乏 / ~, glucosephosphate dehydrogenase 葡萄糖磷酸脱氢酶缺乏 / ~, green acyldehydrogenase 绿色[酯]酰[基]脱氢酶缺乏症 / ~, 17-hydroxylase 17-羟化酶缺乏 / ~, 3β-hydroxysteroid dehydrogenase 3β-羟类固醇脱氢酶缺乏症 / ~, immune 免疫缺陷 / ~, immunoglobulin 免疫球蛋白缺陷 / ~, immunoglobulin G 免疫球蛋白 G 缺陷 / ~, immunologic 免疫[力]缺乏 / ~, intestinal sucrase-α-dextrinase 肠蔗糖酶-α-糊精酶缺乏 / ~, iron 铁缺乏 / ~, isolated follicular stimulating hormone 单一性促卵泡素缺乏症 / ~, isolated gonadotropin 单一性促性腺素缺乏症 / ~, isolated Ig A 孤立性 Ig A 缺乏 / ~, isolated luteinizing hormone 单一性促黄体素缺乏症 / isolated ~ of anterior pituitary hormone 单一性垂体前叶功能不全 / ~, kapa-chain κ 链缺乏 / ~, labile factor 不稳定因子缺乏 / ~, leukocyte G6PD 白细胞葡糖-6-磷酸脱氢酶缺乏 / ~, lipoprotein 脂蛋白缺乏症 / ~ loop 缺乏环 / ~, lysomal acid phosphatase 溶酶体酸性磷酸酶缺乏症 / ~, mental (feeblemindedness) 智能缺陷,低能,智力薄弱 / ~ of testosterone biosynthesis 睾酮生物合成缺陷 / ~, oxygen 缺氧 / ~, 18-oxylase 18-氧化酶缺乏症 / ~ pattern 营养缺乏型图像 / ~, proaccelerin (Owren's syndrome) 前加速因子缺乏,不稳定因子缺乏 / ~ ratio (简作 DR) 缺乏比值(食物) / ~, R-binder R-结合剂缺乏,运钴胺蛋白缺乏病 / ~, 5α-reductase 5α-还原酶缺乏症 / ~, riboflavin 核黄素缺乏 / ~ serum restoring factor (简作 DSRF) 缺陷血清恢复因子 / ~, taste 味觉缺乏 / ~, thymus-dependent 非胸腺依赖性缺陷 / ~, thymus-independent 不依赖胸腺的缺陷 / ~, transcobalamin Ⅱ 运钴胺Ⅱ缺乏症 / ~, vitamin 维生素

deficient (简作 def) *a*. 缺乏的,不足的

deficit *n*. 短缺 ‖ ~, oxygen (anoxia) 缺氧 / ~, pulse 脉搏短缺 / ~, saturation 饱和不足

defier *n*. 挑战者,对抗者

defilade *vt*. & *n*. ①遮蔽 ②遮蔽物,障碍物

defile *vt*. 污损

definable *a*. 可限定的,有界限的,可下定义的

Definate [商名] *n*. 多库酯钠(见 docusate sodium)

define *vt*. 解释,规定,限定,分辨 ‖ ~ ... as... 把……定义为……,把……规定为…… / ~ symbol (简作 DS) 定义符号

defined antigen substrate spheres (简作 DASS) 限量抗原底物珠 ‖ ~ beam 限定线束 / ~ medium 合成培养基

defining baffle 限制挡板(光栅)

definite *a*. 明确的,限定的,肯定的

definition (简作 def, Def, d f) *n*. ①明度 ②定界 ③定义

definitive (简作 def) *a*. ①确定的,决定的 ②最后的,终局的(宿主) ‖ ~ callus 永久骨痂 / ~ host 特定寄主,终寄主 / ~ nucleus 胚乳原核 / ~ variation 确定变异,一定变异

definitude *n*. 明确,精确

deflagrate *vt*. & *vi*. 爆燃,使突然燃烧

deflagration [拉 deflagrare to be conumed by fire] *n*. 爆燃[作用]

deflagrator *n*. 爆燃器

deflasking *n*. 开盒

deflate *vt*. & *vi*. 放气,缩小

deflation *n*. 放气,解除气胀

Deflazacort [商名] *n*. 地夫可特,去氟可特(合成糖皮质激素)

deflect *vt*. & *vi*. [使]偏斜,[使]转向,[使]弯曲

deflected *a*. ‖ ~ beam 偏转束 / ~ beam current 偏转束流

deflecting plate 折射板

deflection *n*. ①偏向,偏离,偏差,偏转度 ②偏转(光) ③偏转波(心电图) ④挺度 ⑤挠曲(见 deflexion) ‖ ~, auricle 心房偏转,心房波 / ~ coil 偏转线圈 / ~, extrinsic 外偏转,本位偏转 / ~, final 末波 / ~, initial 初波 / ~, intrinsic 内偏转,非本位偏转 / ~, QRS QRS 偏转,QRS 复合波 / ~-type storage tube 射线偏转存储管

deflective *a*. 偏斜的,偏离的

deflector *n*. 致偏器,致偏板 ‖ ~, tongue (tongue depressor) 压舌器

deflexion *n*. 偏斜,挠度

deflocculation *n*. 反絮凝[作用]

deflorate *a*. 过了开花期的,已开过花的

defloration [拉 defloratio] *n*. 处女膜破裂

deflorescence *n*. 皮疹消退

defluent *a*. 向下流的

defluorination *n*. 脱氟作用

defluvium *n*. ①脱落 ②流下(见 defluxion)‖ ~, capillorum 脱发 / ~ defluxion 脱落,落下 / ~, postpartum 产后脱发 / ~, unguium 脱甲
defluxio［拉］*n*. ①脱落 ②流下 ‖ ~, capillorum 脱发 / ~, cilio-rum 睫毛脱落
defluxion［拉 defluxio］*n*. ①脱落 ②流下
defoam *vt*. 去泡沫
defoamer *n*. 消泡剂,消沫剂
defocus *vt*. & *vi*.［使］散焦
defocusing *n*. 散焦,去焦 ‖ ~ effect 散焦作用
defoliant *n*. 脱叶剂,落叶剂
defoliate *vt*., *vi*. & *a*. ①落叶 ②落叶的
deforest *vt*. 开伐……的森林
Deform *n*. 变形,畸形(见 deformity)
deform *vt*. & *vi*. 损坏……的形状;变形
deformability *n*. 变形性(细胞)
deformable *a*. 可变形的
deformation(简作 d) *n*. 变形, 畸形,失真(见 deformity)
deformational *a*. 变形的, 畸形的 ‖ ~ hypermetropia 畸形性远视
deformative *a*. 使形状损坏的
deformed *a*. 变形的,残废的 ‖ ~ pupil 瞳孔畸形,瞳孔变形
deforming *a*. 使变形的, 致畸形的
deformitas［拉］*n*. 变形, 畸形
deformity(简作 Deform) *n*. 变形, 畸形,变形性 ‖ ~, acron 橡树子畸形 / ~, Akerlund 阿克隆德氏变形(十二指肠 X 线片上) / ~, anterior (lordosis) 脊柱前凸 / ~, apron 下垂畸形 / ~, Arnold-Chiari (Arnold-Chiari syndrome) 阿希二氏畸形(一种脑各部畸形综合征) / ~, boutonnière 钮孔状变形(一种手指变形,特征为近侧指间关节屈曲及远侧关节过度伸展) / ~, button-hole 钮孔状变形(一种手指变形,特征为近侧指间关节屈曲及远侧关节过度伸展) / ~, craniofacial (deformitas craniofacialis) 颅面畸形 / ~, craniofacial mandibulocular(deformitas mandibulocularis craniofacialis)颅面下颌眼畸形综合征 / ~, denti-jaw 牙颌畸形 / ~ dentognathic(deformitas dentognathica) 牙颌畸形 / ~, dentomaxillary(deformitas dentomaxillaris) 牙颌畸形 / ~, double lip (dicheilia) 双唇［畸形］/ ~ facial (deformitas facialis) 面部畸形 / ~, gun stock (cubitus varus) 枪托状变形, 肘内翻 / ~, Ilfeld-Holder 伊霍二氏畸形(肩胛骨) / ~, jaw(deformitas maxillaris) 颌骨畸形 / ~, jaw-facial (maxillofacial deformity) 面颌畸形,颌面畸形 / ~, labial frenum 唇系带畸形 / ~, linguifrenum(deformitas linguifreni) 舌系带畸形 / ~, lobster claw 虾螯状畸形(手指) / ~, macromandibular (deformitas macromandibularis) 大下颌畸形 / ~, Madelung's 马德隆氏畸形(桡骨下 1 / 3 弯曲, 尺骨头向背侧移位) / ~, micromaxillary (deformitas micromaxillaris) 小上颌畸形 / mitten ~ of hand 连指手套样手畸形 / ~ of bladder 膀胱畸型 / ~ of ear, congenital 先天性耳畸形 / ~ of kidney (anomalis of kidney) 肾畸型 / ~ of nose, infective 感染性鼻畸形 / ~ of skull, congenital 先天性颅畸形 / ~ of urethra 尿道畸型 / ~, reduction 短缺畸形 / ~, rocker-bottom 摇椅底变形 / ~, rolled edge 卷边变形 / ~, seal fin 海豹鳍状畸形(手指) / ~, silverfork 银叉样变形 / ~, Sprengel's 海普伦格氏畸形(先天性翼状肩胛畸形) / ~, thumb-in-palm 拇指内收畸形 / ~, tooth 牙畸形 / ~, Velpeau's (silver fork) 维耳波氏变形, 银叉样变形 / ~, Volkmann's (congenital tibio-tarsal dislocation) 福耳克曼氏畸形,先天性胫附关节脱位 / ~, webbed neck 蹼颈畸形
Defosfamide［商名］*n*. 地磷酰胺(抗肿瘤药)
defraud *vt*. 诈取,欺骗
defray *vt*. 支付,付出
deft *a*. 灵巧的,熟练的
defunct *a*. 已死的,不再存在的
defunctionalization *n*. ①除机能［法］②机能消失
defundation［de- + 拉 fundus］*n*. 子宫底切除术(见 hysterofundusectomy)
defundectomy *n*. 子宫底切除术(见 defundation)
defurfuratin *n*. 糠样脱屑
defuse *vt*. 去掉……的信誉,使变得无害(见 defuze)
defy *vt*. 蔑视,公然反抗
DEG decimal degree *a*. 十进制的 / diethylene glycol 二甘醇
Deg degeneration *n*. ①变形 ②退化,变质 / degree *n*. ①度 ②程度
deg. *n*. ①度 ②程度(见 degree)
deg cent 摄氏度数,百分度(见 degree centigrade)
deg c / ft C / 英尺,每英尺摄氏度数(见 degrees centigrade perfoot)
deg F 华氏度数(见 degrees Fahrenheit)
deg K 开氏度数,绝对温度(见 degree Kelvin)
DEGA 己二酸二乙二醇酯(见 diethylene glycol adipate)
deganglionate *n*. 除神经节, 去神经节
degas *vt*. 排除……有害的气,消除……的毒气
degasification *n*. 除气, 脱气
degassing *n*. ①除气, 脱气 ②解毒气 ‖ ~ method 排气法
degelatinize *vt*. & *vi*. 脱胶
degen. *n*. 变性,退化,变质(见 degeneration)
degeneracy *n*. ①退化,变质 ②精神变质 ③简并性 ④简并度 ‖ ~, criminal 犯罪堕落 / ~ of code 简并密码
degenerate *n*. & *a*. ①退化,变质 ②精神变质者 ③堕落 ④退化的,变质的,变性的 ‖ ~ code 简并密码 / ~ form 退化类型,退化型
degeneratio［拉］*n*. ①变性 ②退化,变质(见 degeneration)‖ ~ amyloidea conjunctivae 结膜淀粉样变性 / ~ corneae adiposa 角膜脂肪变性 / ~ corneae calcarea 角膜石灰变性 / ~ corneae hyalina 角膜透明变性 / ~ disciformis macula luteae 黄斑盘状变性 / ~ fibrinosa 纤维蛋白变性 / ~ hyaloideoretinalis 玻体视网膜变形 / ~ maculae luteae senilis 老年性黄斑变性 / ~ micans (glistening degeneration) 闪光［性］变形(神经胶质) / ~ pigmentosa retinae 视网膜色素变性 / ~ punctata albescens 白点状视网膜变性,白点状视网膜炎
degeneration［拉 degeneratio］(简作 Deg, degen) *n*. ①变性 ②退化,变质 ③简并化 ‖ ~, Abercrombie's (amyloid ~) 阿伯克龙比氏变性,淀粉样变性 / ~, abiotrophic (primary ~) 生活力缺乏性变性,原发性变性 / ~, adipose (fatty ~)脂肪变性 / ~, adiposogenital 肥胖性生殖器退化 / ~, albuminoid (albluminous ~; cloudy swelling) 蛋白样变性, 浊肿 / ~, amyloid 淀粉样变性 / ~, anemic (polychromatophilia) 贫血性变性, ［红细胞］多染性 / ~, angiolithic 血管石变性, 血管壁钙化 / ~, Armani-Ehrlich 阿 – 欧二氏变性(糖尿病时肾亨利氏袢上皮细胞的透明变性) / ~, ascending 上行性变性 / ~, atheromatous (atheromasia) 动脉粥样变性 / ~, atrophic pulp 萎缩性牙髓变性 / ~, axonal 轴索变性 / ~, bacony (amyloid ~) 淀粉样变性 / ~, basic (basophilic ~)嗜碱性变性 / black ~ of brain 大脑黑变病 / ~, blastophthoric (blastophthoria) 胚种变性, 胚细胞变性 / ~, calcareous 石灰变性 / ~, caseous (cheesy ~; caseation)干酪变性,干酪化,干酪性坏死 / ~, cellulose (amyloid ~) 淀粉样变性 / ~, cerebromacular (cerebroretinal ~) 大脑黄斑变性, 大脑视网膜变性 / ~, chitinous(amyloid ~) 淀粉样变性 / ~, circinate［视网膜］环状变性 / ~, cobblestone［视网膜］圆石样变性 / ~, colloid 胶样变性 / ~, combined 混合变性(脊髓侧后索) / ~, comma［脊髓］束间束变性 / ~, congenital macular (Best's disease) 先天性［视网膜］黄斑变性,贝斯特氏病 / ~, cortical 皮质变性 / ~, corticostriatal-spinal 皮质纹状体 – 脊髓变性症 / ~, crenation 皱缩变性(见于蕈样肉芽肿时) / ~, cystic 囊样变性 / ~, cystoid (Blessig's cysts) 囊样变性, 布累西格氏囊肿(视网膜周囊样变性) / deep crocodile shagreen ~ of cornea 角膜深层鳄鱼皮革样变性 / ~, descending 下行性变性 / ~, diffuse calcific 弥漫性钙化 / ~, disciform macular 盘状黄斑变性 / ~, dystrophic 营养不良性变性 / ~, earthy (calcareous ~)石灰变性 / ~, elastoid 弹力组织变性 / ~, endoglobular［血］细胞内变性(见于巨红细胞) / ~, fascicular 肌束变性 / ~, fatty 脂肪变性 / ~, fibrinous 纤维蛋白变性 / ~, fibrofatty 纤维脂肪变性 / ~, fibroid 纤维样变性 / ~, fibrous (fibrosis) 纤维变性,纤维化 / ~, gelatiniform (colloid ~) 胶样变性 / glancomatous ~ of choroid 青光眼性脉络膜变性 / ~, glassy (hyaline ~) 透明变性, 玻璃样变性 / ~, glistening 闪光样变性(见于神经胶质组织) / ~, glycogenic 糖原变性 / ~, granular (cloudy swelling) 粒状变性, 浊肿 / ~, granulovacuolar 粒状空泡变性(神经节细胞) / ~, Grawitz's 格腊维茨氏变性(红细胞内出现嗜碱性颗粒) / ~, gray 灰色变性(脊髓白质失去髓质而成灰色) / ~, Haab's 哈布氏变性(角膜的网状变性) / ~, hematohyaloid 血栓玻璃样变性 / ~, hemoglobinemic 血红蛋白血性变性(血红蛋白堆积在红细胞中央部) / ~, hepatolenticular 肝豆状核变性 / ~, Holmes's (primary progressive cerebelar ~)霍姆斯氏变性,原发进行性小脑变性 / ~, Horn's 霍恩氏变性(横纹肌变性伴有核增殖) / ~, hyaline 透明变性, 玻璃样变性 / ~, hyaloid (amyloid ~) 淀粉样变性 / ~, hydatidiform 水泡状变性 / ~, hydrocarbonaceous 碳氢变性, 烃变性 / ~, hydropic 水肿样变性 / ~, keratoid 角质样变性 / ~, lardaceous (amyloid ~) 淀粉样变性 / ~, lenticular 豆状核变性 / ~, lenticular, progressive 进行性豆状核变性 / ~, lipoid (lipoidal ~)类脂变性 / ~, liquefactive 液化变性 / ~, macular 黄斑变性(视网膜) / ~, Maragliano's endoglobular 马腊格利阿诺氏［血］细胞内变性(红细胞内出现空泡区) / ~, Mönckeberg's 门克伯格氏变性(动脉中层钙化) / ~, mucinoid 类黏蛋白变性 / ~, mucoid (mucinous ~)黏液样变性 / ~, mucous (mucinous ~)黏液样变性 / ~, myelinic 髓磷脂变性 / ~, myxomatous (mucinous ~)黏液样变性 / ~, neurosomatic 神经躯

体性变质(癫痫持续发作后)/ ~, Nissl 尼斯耳氏变性(神经断离后神经细胞所引起的变性)/ ~ of cornea, lattice (lattice keratitis) 角膜格状变性,格状角膜炎 / ~ of macula 黄斑变性 / ~ of placenta, fibrofatty 胎盘纤维脂肪变性, 胎盘脂肪性坏死 / ~ of spinal cord, subacute combined 亚急性脊髓混合变性 / ~ of tongue, amyloid 舌淀粉样变性 / ~, olivopontocerebellar 橄榄体脑桥小脑变性 / ~, palissade 栅状变性(视网膜格子变性)/ ~, pallidal 苍白球变性 / ~, palpebral 眼睑变性 / ~, parenchymatous (cloudy swelling) 实质[性]变性, 浊肿 / ~, paschutin's 帕舒廷氏变性(见于糖尿病)/ ~, pigmental (pigmentary ~) 色素变性 / ~, polychromatophilic 多染[色]性变性 / ~, polypoid 息肉样变性 / ~, primary 原发性变性 / ~, primary progressive cerebellar 原发进行性小脑变性 / ~, progressive lenticular 进行性豆状核变性 / ~, proteinaceous corneal 蛋白质性角膜变性 / ~, psychical 精神变质 / ~, pulp 牙髓变性 / ~, pulp regrade 牙髓退行性变 / ~, Qualin's 奎因氏变性,心肌脂肪变性 / ~ reaction (简作 DeR, DR) 变性反应 / ~, red 红色变性(妊娠时子宫平滑肌瘤的红色软化)/ ~, reticular 网状变性(表皮或角膜上皮)/ ~, retrograde 退行性变性 / ~, rim 边缘变性(脊髓周围部变性)/ ~, Rosenthal's (glistening ~) 罗森塔尔氏变性, 闪光性变性 / ~, sarcomatous 肉瘤性变性 / ~, sclerotic 硬化变性 / ~, secondary (Wallerian ~) 继发性变性,华勒氏变性 / ~, senile 老年性变性 / ~, senile exudative macular 老年渗出性黄斑变性 / ~, snail track 蜗牛迹变性 / spongy ~ of central nervous system 中枢神经系统海绵状变性 / ~, theroid 兽性变性(精神病)/ ~, trabecular 小梁状变性 / ~, traumatic 外伤性变性 / ~, Türck's 提尔克氏变性,脊髓神经束继发性变性 / ~, uratic 尿酸盐性变性 / ~, vascuolar 空泡变性 / ~, Virchow's (amyloid) 魏尔啸氏变性, 淀粉样变性 / ~, vitelliform macular 卵黄状黄斑变性 / ~, vitrectapetoretinal 玻璃体毯层视网膜变性 / ~, vitreous (hyaline ~) 玻璃样变性,透明变性 / ~, wallerian 华勒氏变性(断离神经纤维的脂肪变性)/ ~, waxy (amyloid ~) 淀粉样变性 / ~, Wilson's 威尔逊氏变性(进行性豆状核变性)/ ~, Zenker's 岑克尔氏变性(横纹肌透明变性)

degenerative *a*. ①变性的 ②退化的,变质的 ③负反馈的 ‖ ~ arthritis (简作 DA) 变性关节炎 / ~ atrophy 变性性萎缩 / ~ cataract 变性性白内障 / ~ feedback system 负反馈系统 / ~ joint disease (简作 DJD) 变性关节病 / ~ myopia 变性近视 / ~ pannus 变性血管翳 / ~ primer 退化引子 / ~ retinoschisis 变性视网膜劈裂

dégénéré supérieur [法] 超智变质者(病态超常智慧)

degenerescence *n*. ①退化,变质 ②变性

degenitality *n*. 去性表现(唯心的精神分析用词,指性本能表现为非性征象)

degenitalize *vt*. 去性表现

degerm *vt*. 去细菌,消毒

degermation *n*. 去细菌[作用],消毒[作用]

degerming *n*. 除菌,灭菌

Degkwitz's serum [Rudolf 德儿科学家 1889 生] 德克维茨氏血清(麻疹免税血清,用于麻疹的预防和治疗)

deglabration *n*. 变秃,秃

degloving *n*. 下颌骨颏部口腔内显露法

Deglued white-lipped deer's horn power [动药] 白唇鹿角霜

deglut. *n*. [拉]咽下(见 deglutiatur)

deglutiatur (简作 Degiut., deglut) *n*. [拉]咽下,吞服

deglutible *a*. 可吞服的,可咽下的

deglutitio [拉] *n*. 吞咽

deglutition [拉 deglutitio] *n*. 吞咽 ‖ ~ centre 吞咽中枢

deglutitive *a*. 吞咽的(与 deglutitory 同)

deglutitory *a*. 吞咽的

Degos' disease (syndrome) 德戈斯病(综合征)(即恶性萎缩性丘疹病 malignant atrophic papulosis)

degradable starch microsphere (简作 DSM)降解性淀粉中心体(栓塞术用剂)

degradation *n*. ①降解[作用],递降分解[作用] ②退化,劣化 ‖ ~ phase 崩解期 / ~ reaction (简作 DeR, DR) 降解

degradative plasmid 降解质粒

degrade *vt*. 使降解,使退化

degraded *a*. 下降的,退化的 ‖ ~ amyloid (简作 DAM) 淀粉样降解 / ~ colours 减退的色彩 / ~ image 模糊的图像 / ~ primary beam 减量原射线

degranulation *n*. 去粒, 失粒, 脱粒

degrease *vt*. 脱脂, 去脂

degree (简作 D, deg, Deg, dg, dr) *n*. ①度 ②程度,次数 ③学位 ‖ ~, average 平均程度 / by ~s 逐渐地 / ~ centigrade (简作 deg cent) 摄氏度数,百分度 / ~ centigrade perfoot (简作 deg c / ft) C / 英尺,每英尺摄氏度数 / ~ -day (简作 DD) 户外每日平均温度单位 / ~ Fahrenheit (简作 deg F) 华氏度数 / in a ~ 有一点儿 / in a great ~ 大半,大部分 / in a greater ~ 更加 / in a marked ~ 非常 / in a small ~ 稍微 / in no ~ 决不 / ~ Kelvin (简作 deg K) 开氏度数,绝对温度 / ~ of analgesia (简作 DA) 痛觉缺失的程度 / ~ of dominance 显性度 / ~ of freedom (简作 DE, d f, DF) 自由度(统计)/ ~ of heritability 遗传度 / ~ of polarization 偏振度 / ~ of substitution (简作 DS) 置换程度 / ~, prism 棱镜度 / to a certain ~ 在一定程度上,相当 / ~ to a considerable 在很大程度上,显著地 / to a high ~ 在很大程度上 / to the last ~ 极端,非常

degree / minute / second (简作 DMS) *n*. 度,分,秒

degree / radian / grad (简作 DRG) *n*. 度 / 弧度 / 梯度

degression *n*. 下降

degressive double crossing over 消减性双交换 ‖ ~ mutation 归先突变,返祖突变

degrowth *n*. 生长度减退

DEGS 二甘醇琥珀酸酯(见 diethylene glycol succinate)

deguelin *n*. 鱼藤素

degum *vt*. 使脱胶,使去胶

degustation [拉 degustatio] *n*. 尝味

dehab (surra) *n*. 苏拉病,伊[凡士]氏锥虫病(马类恶性贫血病,由伊氏椎虫引起)

dehalogenate *vt*. & *vi*. 脱卤素

DEHCLMP 氯甲基膦酸-二-2-乙基己基酯(见 di-c2-ethylhexylo-chloromethyl phosphonate)

dehematize [de- + 希 haima blood] *vt*. 去血, 除血

dehemoglobinize *vt*. 去血红蛋白

dehepatized *a*. 去肝的

Dehio's test [Karl Konstantinovitch 苏医师 1851—1927] 杰希奥氏试验(检心功能)

dehisce *vt*. & *vi*. 裂开

dehiscence [拉 dehiscere to gape] *n*. 裂开 ‖ ~, iris 虹膜裂开 / ~, wound 伤口裂开 / ~, Zuckerkandl's 筛骨框板裂开

dehiscent *a*. 裂开的 ‖ ~ by pore 孔裂的

dehistonized chromatin antigen (简作 DHCAg) 去组蛋白染色质抗原

dehorn *vt*. 除去[动物]的角

DEHS 应急卫生服务科(美国公共卫生服务处)[见 Division of Emergency Health Services (USPHS)]

dehumanize *vt*. 使失人性,使成兽性

dehumidifier *n*. 减湿器

dehumidify *vt*. 除去……的湿气,使干燥

dehydr *n*. 脱水作用(见 dehydration)

dehydracholic acid 去氢胆酸(利胆药)

dehydrant *a*. & *n*. ①脱水的 ②脱水剂

dehydrase *n*. 脱水酶(从前又指脱氢酶)

dehydratase *n*. 脱水酶

dehydrate *vt*. & *n*. 脱水,去水;脱水物

dehydrated phosphoric acid (简作 DPA)脱水磷酸

dehydration (简作 Dehydr) *n*. ①脱水[作用],去水[作用] ②失水(病理)

dehydrator *n*. 脱水器, 除水器

dehydro- [构词成分] 脱氢, 去氢

dehydro freezing 脱水冷冻法

dehydroacetic acid (简作 DHA) *n*. 甲醋吡喃酮(见 methylacetopyronone)

dehydroandrosterone *n*. 脱氢雄甾酮

dehydroanthracene (简作 DHA) *n*. 脱氢蒽

dehydroascorbic acid (简作 DHAA) 脱氢抗坏血酸

dehydrobez-perideol or droperidol (简作 DHBP) 达哌醇

dehydrobilirubin *n*. 脱氢胆红素, 胆绿素

dehydrochalcone (简作 DHC) *n*. 二氢查耳酮(见 biliverdin)

dehydrochlorinase *n*. 脱氯化氢酶

dehydrochlorination *n*. 脱氯化氢(作用)

dehydrochlorophyll *n*. 脱氢叶绿素

dehydrocholaneresis *n*. 脱氢胆酸排出增加(胆汁中)

dehydrocholate *n*. 脱氢胆酸盐

dehydrocholesterol *n*. 脱氢胆甾醇

7-dehydrocholesterol *n*. 7-脱氢胆甾醇 ‖ ~, activated 活化 7-脱氢胆甾醇

Dehydrocholic Acid (简作 DH) [商名] 脱氢胆酸(利胆药)

dehydrocholin *n*. 脱氢胆酸(利胆药)(见 dehydrocholic acid)

11-dehydrocorticosterone *n*. 11-脱氢皮质甾酮, 肯达耳氏化合物 A(见 Kendall's compound A)

dehydrocorydaline *n*. 脱氢紫堇碱

dehydrocyclization *n*. 脱氢环化[作用]
dehydrodigallic acid *n*. 脱氢双没食子酸
dehydroemetine(简作 DHE) *n*. 去氢依米丁,去氢叶根碱(抗原虫药,抗阿米巴药)
dehydroepiandrosterone(简作 DEA, DEAS, DHA) *n*. 脱氢表雄甾酮
dehydroepiandrsterone sulfate(简作 DHAS, DHEAS, DS)硫酸去氢表雄酮
dehydrofreezing *n*. 脱水冷冻(法)
dehydrofrozen *a*. 脱水冷冻的
dehydrogenase(简作 DH) *n*. 脱氢酶 ‖ ~, acetaldehyde 乙醛脱氢酶 / ~, aerobic 需氧脱氢酶 / ~, alcohol 醇脱氢酶 / ~, aldehyde (aldehyde oxidase) 醛脱氢酶 / ~, anaerobic 无氧脱氢酶 / ~, aspartic 天门冬氨酸脱氢酶 / ~, beta hydrozybutyric β-羟丁酸脱氢酶 / ~, choline (choline oxidase) 胆碱脱氢酶 / ~, citric 枸橼酸脱氢酶 / ~, 1-3-diphosphoglyceric aldehyde 1,3-二磷酸甘油醛脱氢酶 / ~, fatty acid 脂肪酸葡萄糖脱氢酶 / ~, formic 甲醛脱氢酶 / ~, glucose 葡萄糖脱氢酶 / ~, glucose-6-phosphate (zwischenferment) 6-磷酸葡萄糖脱氢酶,间酶 / ~, l-glutamic l-谷氨酸脱氢酶 / ~, glutamic acid 谷氨酸脱氢酶 / ~, glycerophosphate 磷酸甘油脱氢酶 / ~, hexose 已糖脱氢酶 / ~, hexosephosphate 磷酸已糖脱氢酶 / ~, β-hydroxybutyric β-羟丁酸脱氢酶 / ~, isocitric 异枸橼酸脱氢酶 / ~, lactic 乳酸脱氢酶 / ~, malic 苹果酸脱氢酶 / ~, phosphogluconic 磷酸葡萄糖酸脱氢酶 / ~, pyruvic 丙酮酸脱氢酶 / ~, Robison ester 6-磷酸葡萄糖脱氢酶 / ~, succinic 琥珀酸脱氢酶 / ~, triosephosphate 磷酸丙糖脱氢酶 / ~, xanthine 黄嘌呤脱氢酶
dehydrogenate *vt*. 脱氢(见 dehydrogenize)
dehydrogenated mixture(简作 DM)脱氧混合物
dehydrogenation *n*. 脱氢[作用]
dehydrogenize *vt*. 脱氢
11-dehydro-17-hydroxycorticosterone *n*. 11-脱氢-17-羟皮质[甾]酮,可的松
dehydroisoandrosterone(简作 DHA, DHIA) *n*. 脱氢异雄甾酮
dehydrolysis *n*. 反水解作用
dehydromorphine *n*. 脱氢吗啡,氧化吗啡(见 pseudomorphine, oxymorphine)
dehydropeptidase *n*. 脱氢肽酶
5-dehydroquinate *n*. 5-脱氢奎尼酸
dehydroquinic acid 脱氢奎尼酸
dehydroretinol *n*. 脱氢维生素 A 醇,脱氢瑞叮醇,瑞叮醇$_2$,脱氢视黄醇(见 retinol$_2$)
6-dehydroretoprogestin(简作 DHRP) *n*. 6-脱氢黄体激素
dehydrorotenone *n*. 脱氢鱼藤酮
7-dehydrositosterol *n*. 7-脱氢谷甾醇
dehydrotachysterol *n*. 脱氢速甾醇
dehydrotestosterone *n*. 去氧睾酮
dehydrothiamine *n*. 脱氢硫胺,脱氢硫胺素
dehydroxymandelic acid(简作 DHMA)去羟扁桃酸
dehydroxyphenylglycol(简作 DHPG) *n*. 去羟苯乙二醇
dehypnotization *n*. 解除催眠[作用]
dehypnotize *vt*. 解除催眠
Dehyroemetine[商名] *n*. 去氢依米丁(抗阿米巴药)
deice *vt*. 防……冻,防止……结冻
deictic *a*. 直接指出的,指示的
deification *n*. 神化,奉若神明
deign *vi*. & *vt*. 降低自己的身份,屈尊
deinebriating *a*. 解醉的,解酒毒的
Deinobacter *n*. 异常杆菌属 ‖ ~ grandis 大异常杆菌
Deinococcaceae *n*. 异常球菌科
Deinococcus *n*. 异常球菌属 ‖ ~ erythromyxa 红黏液异常球菌 / ~ proteolyticus 解蛋白异常球菌 / ~ radiodurans 耐放射异常球菌(耐放射微球菌) / ~ radiophilus 嗜放射异常球菌(嗜放射微球菌) / ~ radiopugnans 抗放射异常球菌
deinsectization *n*. 灭虫,除虫
deintoxication *n*. 解毒[作用]
deiodination *n*. 脱碘(从化合物中)
deionization *n*. 除离子[作用],消电离[作用](见 deionisation)
deionize *vt*. 消除电离
deionizer(简作 DI) *n*. 离子交换树脂装置
Deiteral *a*. 代特氏核的,前庭神经外侧核的
Deiters' cells[Otto Friedrich Carl 德解剖学家 1834—1863]代特氏细胞(①听器的外指细胞 ②神经胶质细胞) ‖ ~ nucleus 代特氏核(前庭神经外侧核) / ~ phalanges 代特氏指节(听器外指细胞的末端) / ~ process (axis-cylinder process) 代特氏突,轴突,轴索 / ~ terminal frame 代特氏终末装置(听器内) / ~ tract 前庭脊髓束
Deity *n*. 神性
dej. 牙骨质釉质界(见 dentoenamel junction)
déjà entendu[法] *n*. 似曾听闻症 ‖ ~ éprouve[法]似曾实践症 / ~ fait[法]似曾从事症 / ~ pensé[法]似曾思及症 / ~ raconté[法]似曾听说症 / ~ vecu[法]似曾经历症 / ~ voulu[法]似曾要求症 / ~ vu[法]似曾看见症,似曾相识症
Dejean's syndrome[M. C. Dejean] *n*. 德让综合征,眶底综合征
deject *vt*. 使沮丧,使气馁
dejecta *n*. 排泄物,粪便
dejectamenta *n*. 排泄物
dejected *a*. 沮丧的
dejection[拉 dejectio] *n*. ①排泄物,粪便 ②排粪 ③沮丧
dejecture *n*. 排泄物,粪便
Déjerine's disease[Joseph Jules 法神经病学家 1849—1917]代热林氏病(进行性肥大性间质性神经病) ‖ ~ hand phenomenon (Déjerine-Lichtheim phenomenon) 代热林氏手现象,代利二氏现象 / ~ peripheral neurotabes 代热林氏周围神经性假脊髓痨(多神经炎伴有共济失调 / ~ sign 代热林氏症(咳嗽,喷嚏及用力大便时神经根炎症状加重) / ~ syndrome 代热林氏综合征(①皮质型实体感觉缺失 ②延髓上部病灶产生同侧舌麻痹及对侧偏瘫,下部病灶产生软腭及喉麻痹 ③神经根炎症状 ④脊髓后索病灶症状)
Déjerine-Klumpke paralysis[Madame Augusta Déjerine-Klumpke 法神经病学家 1859—1927]克隆普克氏麻痹(臂麻痹的下丛型)(见 Klumpke's paralysis)
Déjerine-Landouzy type 代—兰二氏型,兰杜兹氏型(肌营养不良的面肩肱型)(见 Landouzy type)
Déjerine-Lichtheim phenomenon 代—利二氏现象(皮质下运动性失语,但可用手示意)
Déjerine-Roussy syndrome 代—罗二氏综合征(丘脑综合征)
Déjerine-Sottas disease[J. J. Déjerine; Jules Sottas 法神经病学家 1866 生]代—索二氏病,进行性肥大性间质性神经病(见 progressive hypertrophic interstitial neuropathy)
Dejerine-Thomas syndrome[J. J. Dejerine; André A. H. Thomas]代—托综合征,橄榄体脑桥小脑萎缩
deka-(简作 D, da (deca-))[构词成分]十,癸(10^1)
dekagram(简作 Dg, dkg) *n*. 十克
dekalin *n*. 十氢萘(一种溶剂)(见 dekahydronaphthalin)
dekaliter(简作 dkl) *n*. 十升
dekameter(简作 dkm) *n*. 十米
dekanem(简作 Dn) *n*. 十能母(营养价单位)
dekanormal *a*. 十当量的
dekastere(简作 dks) *n*. 十立方米
Del deletion *n*. 缺失 / delivery(room) *n*. 分娩(室) / delusion *n*. 妄想
Del Castillo syndrome 唯支持细胞综合征(系男性限性常染色体显性遗传)
delacerate *vt*. 撕裂
delacrimation *n*. 泪液过多,多泪
delactation *n*. ①断乳 ②停乳,泌乳停止(见 ablactation)
Delafield's fluid[Francis Delafield 美病理学家 1841—1915]德拉菲尔德液 ‖ ~ hematoxylin 德拉菲尔德氏苏木精染剂(染核)
Delafondia vulgaris(looss)普通带拉线虫(隶属于线虫纲 Nematoda)
delalutin *n*. 迪拉路亭,羟孕酮已酸酯,已酸孕酮(见 hydroxyprogesterone caproate)
delamination *n*. ①分层,离层,起鳞 ②剥离 ③离层术
de Lange's syndrome 朗日综合征,德兰吉氏综合征(精神发育阻滞伴有多种先天畸形)
Delanterone[商名] *n*. 地仑雄酮(雌激素拮抗药)
Delapril[商名] *n*. 地拉普利(降压药)
delate *vt*. 控告,告发
delatestryl *n*. 庚酸睾酮(见 testosterone enanthate)
Delavay fritillary[拉,植药]梭砂贝母 ‖ ~ larkspur[植药]滇川翠雀花
Delavayellaceae *n*. 倒囊苔科(一种苔类)
Delavirdine[商名] *n*. 地拉韦啶(抗病毒药)
delay *n*. & *vt*., *vi*. 迟缓;推迟,耽搁 ‖ ~ division 延迟分裂 / ~ equalizer 延迟均衡器 / ~ imaging 延迟显像 / ~ line(简作 DL) 延迟线 / ~-line memory 延迟线存储器 / ~-line storage 延迟线存储器 / ~ screen 延迟式荧光屏 / ~, synaptic 突触性迟缓 / ~ trigger 延迟触发器 / without ~ 立刻,毫不迟延地
delayed *a*. ‖ ~ action(简作 DA)(照相机)自拍装置 / ~ action

tablet（简作 DAT）慢作用片剂 / ~ after depolarization（简作 DAD）延缓后去极化 / ~ amniotic fluid embolism 迟发性羊水栓塞 / ~ auditory feedback（简作 DAF）延迟听音反馈 / ~ automatic gain control（简作 DAGC）延迟自动增益控制 / ~ conditioned necrosis（简作 DCN）迟发性条件性坏死 / ~ cutaneous hypersensitivity（简作 DCH）迟发性皮肤过敏反应 / ~ cutaneous hypersensivity reaction（简作 DCHR）延缓皮肤过敏性反应 / ~ decay 缓发衰变 / ~ detachment 延迟性脱离 / ~ digital image 延迟数字图像 / ~ diode 阻尼二极管 / ~ dominant 缓发显性，迟延显性 / ~ early transcription 延迟早期转录，后早期转录 / ~ effect 延迟效应（射频消融时）/ ~ ejaculation 射精困难 / ~ enhancement 延迟增强 / ~ enrichment 延迟补给法 / ~ erythema dose（简作 DED）迟发性红斑剂量 / ~ excretory urogram 延迟排泄尿路造影照片 / ~ expression［表型］迟延表现 / ~ fertilization 受精延迟 / ~ filling 迟充盈 / ~ fluorescence 延迟荧光 / ~ footpad reaction（简作 DFR）延缓脚跟试验 / ~ gamma-camera image（简作 DGCI）γ 照相延迟显像 / ~ heat 延迟热 / ~ hypersensitivity（简作 DH）迟发型超敏反应 / ~ hypersensitivity reaction（简作 DHR）迟发性高敏反应 / ~ hypersensitivity skin test（简作 DHST）皮肤延迟过敏反应试验 / ~ implantation 延迟移植 / ~ inheritance 延迟遗传 / ~ mutation 延迟突变 / ~ pollination 延迟授粉 / ~ primary closure（简作 DPC）延迟一次闭合 / ~ primary suture（简作 DPS）延迟性初期缝合术 / ~ puberty 青春期延迟 / ~ pulse oscillator（简作 DPO）延迟脉冲振荡器，延迟脉冲发生器 / ~ pyelogram 延迟肾盂造影片 / ~ reaction 延迟反应，缓慢反应 / ~ reflex 延迟反射 / ~ regional lymphadonectomy 延迟局部淋巴结清扫术 / ~-release 延迟释放 / ~ retrograde pyelogram 延迟逆行肾盂造影片 / ~ scan 延迟扫描 / ~ side tone test（简作 DSTT）缓速侧音检查法 / ~ silicosis 迟发性矽肺 / ~ traumatic apoplexy 迟发性外伤性脑卒中 / ~ traumatic intracephalic hematoma（简作 DTICH）迟发性外伤性颅内血肿 / ~ type hypersensitivity（简作 DTH）迟发性超敏反应

Delbet's sign［Paul 法外科医师 1866—1924］德尔贝氏征（肢体主要血管发生动脉瘤时的体征

del Castillo's syndrome 戴尔·卡斯蒂育综合征（溢乳闭经综合征，不伴有妊娠）

Delcopex *n*. 医用 X 光缩影装置

de-lead *n*. & *vt*. 脱铅（从化合物中），除铅（从组织中）

delectable *a*. 使人愉快的，美味的

delectation *n*. 欢娱，享乐

De Lee catheter［Joseoh B. De Lee］*n*. 德李导管 ‖ ~ forceps 德李产钳 / ~ -Hillis obstetric stethoscope［J. B. De Lee; David S. Hillis］德李 - 希利斯产科听诊器

delegable *a*. 可以委托的

delegate *n*. & *vt*. ①代表 ②委派……为代表

delegation *n*. 代表团

Delequamine［商名］*n*. 地来夸明（α2 受体阻滞药）

Delergotrile［商名］*n*. 地麦角睛（多巴胺兴奋药）

Delesseriaceae *n*. 红叶藻科（植）

Delestrogen［商名］*n*. 雌二醇戊酸酯（见 estradiol valerate）

delete *vt*. 删去，勾销

deleted *a*. 删去的 ‖ ~ in colorectal carcinoma（简作 DCC）结直肠癌缺失基因 / ~ species 残遗种

deleterious［希 dēlētērios］*a*. 有害的 ‖ ~ gene 有害基因

deletion *n*. 缺失，删去，中间缺失（染色体）‖ ~, antigenic 抗原定子缺失 / ~ heterozygote ①缺失杂合体，缺失杂合子 ②缺失异型接合子，缺失异型接合体 / ~, interstitial 中间缺失 / ~ loop 缺失环 / ~ mapping 缺失定位法（见 deficiency mapping）/ ~ method 缺失法 / ~ mutant 缺失型突变体，缺失型突变型 / ~, terminal 末端缺失

Deleya *n*. 德莱氏菌属 ‖ ~ aesta 海潮德莱氏菌 / ~ aquamarine 海水德莱氏菌（海水产碱菌）/ ~ cupida 渴望德莱氏菌 / ~ halophila 嗜盐德莱氏菌 / ~ marine 海洋德莱氏菌（海洋假单胞菌）/ ~ pacifica 太平洋德莱氏菌（太平洋产碱菌）/ ~ salina 盐德莱氏菌 / ~ venusta 迷人德莱氏菌（迷人产碱菌）

Delfaprazine［商名］*n*. 地发哌嗪（抗忧郁药）

DELFIA 分解增强镧系荧光免疫分析（见 dissociation-enhanced lanthanide-fluimmunoassay）

Delia *n*. 地种蝇属 ‖ ~ antiqua 地种蝇 / ~ bisetosa 双毛地种蝇 / ~ bracata 黄基地种蝇 / ~ cana 灰地种蝇 / ~ flabellilera 三条地种蝇 / ~ floralis 罗卜地种蝇 / ~ floricola 蓟地种蝇 / ~ florilega 毛跗地种蝇 / ~ lavata 沐地种蝇 / ~ longitheca 三刺地种蝇 / ~ nigribasis 黑基地种蝇 / ~ planipalpis 毛尾地种蝇 / ~ platura 灰地种蝇 / ~ quadrilateralis 梯叶地种蝇 / ~ subnigribasis 亚黑基地种蝇 / ~ tenuipenis 细阳地种蝇 / ~ vetula 毛腹地种蝇

deliberate *vi*., *vt*. & *a*. ①仔细考虑，研讨 ②深思熟虑的，有意的

deliberation *n*. 考虑，评议

deliberative *a*. 慎重的

delicacy *n*. ①细软，病弱 ②灵敏 ③精致，美味

delicate［拉 delicatus］*a*. 柔软的，精致的，巧妙的

delicatessen *n*. 现成食品

Delichon urbica (Linnaeus)［拉，动药］毛脚燕（隶属于燕科 Hirundinidae）

delicious *a*. 美味的，妙的，可口的

deligation *n*. 结扎

delight *vt*., *vi*. & *n*. 使高兴，喜爱，愉快

delighted *a*. 高兴的，欢乐的

delightful *a*. 令人愉快的，可爱的

De Lima's operation 德利马氏手术，经上颌筛房切除术（见 transmaxillary ethmoidectomy）

delimit *vt*. 定……的界限

delimitation *n*. 立界，定界，限定

delineascope *n*. 投射灯（幻灯），映画器

delineate *vt*. 描绘，叙述

delineation *n*. 描绘，叙述

delineative *a*. 描绘的，叙述的

delinquency *n*. 失职，过失，少年犯罪，违法，反社会行为

delinquent *a*. & *n*. ①失职的，有过失的，违法的 ②失职者，违法者 ‖ ~, juvenile 少年犯罪

Deliphinium candelabrum Ostenf. Var. monanthum［Hand.-Mazz. W. T. Wang］［拉，植药］单花翠雀花 ‖ ~ davidii Franch.［拉，植药］四川飞燕草 / ~ delavayi Franch.［拉，植药］滇川翠雀花 / ~ Diles［拉，植药］秦岭翠雀花 / ~ fargeaii Franch.［拉，植药］峨山飞燕草 / ~ yunnanense［拉，植药］云南翠雀花

deliq. *a*. 融解的，易潮解的（见 deliquescent）

deliquation *n*. 冲谈，稀释

deliquesce［拉 de- liqueso melt away, liqueo be fluid］*n*. 潮解，融解

deliquescence［拉 deliquescere to grow moist］*n*. ① 潮解［作用］② 融解

deliquescent（简作 deliq）*a*. 潮解的

deliquiation *n*. 潮解［作用］

deliquium［拉］*n*. ①晕厥 ②潮解 ‖ ~ animi 晕厥

delirament［拉 deliramentum delirium］*n*. ①谵妄 ②发狂，妄想

délire de toucher［法］触物癖

deliria（单 delirium）［拉］*n*. ①谵妄 ②发狂，妄想

deliriant *a*. & *n*. ①致谵妄的 ②谵妄者 ③致谵妄药

delirifacient［拉 delirium + facere to make］*a*. & *n*. ①致谵妄的 ②致谵妄药

delirious *a*. ①谵妄的 ②发狂的，妄想的

delirium（复 deliria）［拉］*n*. ①谵妄 ②发狂，妄想 ‖ ~, active 躁狂性谵妄，活动性谵妄 / ~, acute 急性谵妄 / ~, afebrile 无热谵妄 / ~ alcohol withdrawal 酒精脱瘾性谵妄 / ~ alcoholicum（~ ebriositatis; ~ tremens）酒毒性谵妄，震颤性谵妄 / ~ ambitiosum 夸大妄想，夸大狂 / ~, anxious 焦虑［性］谵妄 / ~, Bell's（acute ~）贝耳氏谵妄，急性谵妄 / ~, chronic alcoholic（Korsakoff's psychosis）慢性酒毒性谵妄，科尔萨夫氏精神病 / ~, cocain 可卡因谵妄 / ~, collapse 虚脱谵妄 / ~ convergens 关系妄想 / ~ cordis（auricular fibrillation）心房纤维性颤动 / ~ depressivum 抑郁性谵妄 / ~ eclampticum 惊厥性谵妄，子痫谵妄 / ~, exhaustion 衰竭性谵妄 / ~, febrile 热病谵妄 / ~ furiburdum 狂暴性谵妄 / ~ grandiosum 夸大妄想，夸大狂 / ~, grave（acute ~）重症谵妄，急性谵妄 / ~ hystericum 癔病性谵妄，歇斯底里性谵妄 / ~, initial 初期谵妄 / ~, inotoxication 中毒性谵妄 / ~, lingual 呓语性谵妄，舌谵妄 / ~, low 迟钝谵妄 / ~, macromaniacai（macroptic ~）体大谵妄 / ~, macroptic 体大妄想 / ~, micromaniacal（microptic ~）体小妄想 / ~, microptic 体小妄想 / ~ mussitans 呢喃谵妄 / ~ nervosum 神经性谵妄 / ~, noisy 喧嚷谵妄 / ~ of persecution 迫害妄想 / ~, oneiric（oneirism）梦样谵妄，梦样状态，醒梦状态 / ~ post epilepticum 癫痫后谵妄 / ~ post-traumaticum 外伤后谵妄 / ~ potatorinum 震颤性谵妄，酒毒性谵妄 / ~, residual 残留谵妄 / ~ schizophrenoides 精神分裂样谵妄 / ~, senile 老年性谵妄 / ~, sensory 感觉性谵妄 / ~ sine delirio 无幻觉性［震颤性］谵妄 / ~, specific febrile（febrile ~）热病谵妄 / ~, toxic 中毒性谵妄 / ~ transitorium 一时性谵妄 / ~, traumatic 外伤后谵妄 / ~ tremens（简作 dt, DT, Dt's）震颤性谵妄 / ~ uraemicum 尿毒症谵妄 / ~ vesanicum 精神错乱性谵妄

d-ELISA 直接型酶联免疫吸附测定（见 direct enzyme-linked immunosorbent assays）

delitescence［拉 delitescere］*n*. ①骤退，突然消退 ②隐伏期（毒物

或致病因子的)
delitescent *a*. 潜伏期的
deliver *vt*. ①解救,解除 ②使……分娩 ③发表,投递,传送 ④除去,摘除
deliverance *n*. ①传达 ②分娩 ③释放 ④运送
delivered horsepower (简作 DHP) 输出功率
delivery (简作 d,Dy) *n*. ①分娩,生产 ②除去 ③传递 ‖ ~, abdominal 剖腹产 / ~, breech 臀位分娩 / ~ flask 分液瓶 / ~, forceps 产钳分娩 / ~, forceps high 高位产钳分娩 / ~, forceps, low 低位产钳分娩 / ~, midforceps 中位产钳分娩 / ~ of baby 胎儿娩出 / ~ of lens 晶状体娩出 / ~ of placenta 胎盘娩出 / ~, postmature 逾期分娩, 过期分娩 / ~, postmortem 死后分娩 / ~, premature 早产
delivery(room) (简作 Del, DR) *n*. 分娩(室)
dell *n*. 小凹,浅窝
delle *n*. 小凹(染色红细胞的中央透明区)
dellen *n*. 角膜浅凹,富克斯氏角膜凹(见 Fuchs' dimples) ‖ ~ of cornea 角膜小凹
delling *n*. 小凹形成
Delmadinone [商名] *n*. 地马孕酮(孕激素)
delmadinone *n*. 氯羟孕三烯二酮, 6-氯-17-羟孕-1,4,6-三烯-3,20-二酮 ‖ ~ acetate 去氢氯地孕酮
Delmege's sign [Jean A. Delmege] 戴尔梅惹征
Delmetacin [商名] *n*. 地美辛(消炎镇痛药)
Delmopinol [商名] *n*. 地莫匹醇(抗凝药)
delocalization *n*. 离域作用
delocalize *vt*. 使离开原位
delomorphic [希 dēlos evident + morphē form] *a*. 显影的(见 delomorphous)
Delorazepam [商名] *n*. 地洛西泮(抗惊厥药)
Delore's method [Xavier 法医师 1828—1916] 德劳尔氏法(膝外翻矫正手法)
Délorme's operation [Edmund 法外科医师 1847—1929] 代洛姆氏手术(心包切除术)
delouse *vt*. 灭虱
delouser *n*. 灭虱器
delousing *n*. 灭虱
Deloxolone [商名] *n*. 地洛索龙(抗溃疡药)
Delpech's abscess [Jacques Mathieu 法外科医师 1777—1832] 德耳北希氏脓肿 ‖ ~ operation 德耳北希氏手术(胸大肌三角肌间腋动脉结扎)
Delphinaterus leucas (Pallas) 白鲸(隶属于一角科 Monodotidae)
delphine *n*. 翠雀宁,翠雀碱(见 delphinine)
Delphinidae *n*. 海豚科(隶属于齿鲸亚目 Odontoceti)
delphinidin *n*. 花翠素,飞燕草色素
delphinin *n*. 花翠苷, 飞燕草色素苷
delphinine *n*. 翠雀碱
Delphinium chlorotic line pattern virus 飞燕草退绿症线纹病毒
Delphinium L. *n*. 翠雀草属 ‖ ~ ajacis 飞燕草 / ~ copnsolida 矮飞燕草 / ~ net mosaic 飞燕草网花叶病毒 / ~ ring spot virus 飞燕草环斑病毒 / ~ staphisagria 虱草 / ~ yellows virus 飞燕草黄化病毒
delphinoidine *n*. 翠雀次碱
Delphinus delphis (Linnaeus) 真海豚(隶属于海豚科 Delphinidae) ‖ ~ tropicalis (van Bree) 热带海豚(隶属于海豚科 Delphinidae)
delphisine *n*. 异翠雀碱
Delprostenate [商名] *n*. 地前列脂(前列腺素类药)
delsterol [商名] *n*. 德尔斯特罗(维生素 D_3)
delta (简作 δ) *n*. ①δ(希腊文的第四个字母),丁种 ②三角,三角形区 ‖ ~ A inovirus δ 丝形病毒(见 δ A inovirus) / ~ -aminolevulinic acid (简作 DALA) δ-氨基乙酰丙酸 / ~-BHC 丁种六六六(六六六丁种异构体) / ~ chain δ 链 / ~-Cortef [商名] 泼尼松龙(见 prednisolone) / ~ EEG-inducing peptide 睡眠肽 / ~ fornicis 穹窿三角(指穹窿后柱间的连合,即海马连合) / ~ Galton's 戈耳顿氏三角(指纹三角) / ~ index (简作 δ-index) δ[波]指数 / ~ mesoscapulae 肩胛冈三角 / ~ ray δ 线 / ~-ray track δ 线轨迹 / ~-sleep inducing peptide (简作 DSIP) δ 睡眠诱导肽 / ~-staphylolysin δ-葡萄球菌溶血素 / ~ wave δ 波
delta- [拉] [构词成分] 德耳塔,丁,丁种,丁型
deltacortisone *n*. δ-可的松, 脱氢可的松, 泼尼松(见 dehydrocortisone; prednisone)
deltaic *a*. 三角的 ‖ ~ mesoscapulae 肩胛冈三角
Deltalin [商名] *n*. 合成维生素 D_2, 德耳塔林(见 synthetic vitamin D2)
Deltasone [商名] *n*. 泼尼松,强的松(见 prednisone)
delthyrial cavity 三角腔
delthyrium *n*. 三角孔
deltoid [拉 deltoides triangular] *a*. & *n*. ①三角形的 ②三角肌 ③枪尖形 ④三角板 ‖ ~ ligament 三角韧带 / ~ muscle 三角肌
deltoideus *n*. 三角肌(见 musculus deltoideus) ‖ ~ muscular artery 三角肌动脉
deltoiditis *n*. 三角肌炎
deltopectoral flap (简作 DF) 胸三角皮瓣
delude *vt*. 欺骗,哄骗
deluge *n*. 洪水,大雨
de lunatico inquirendo [拉] 精神鉴定委员会
delusion [拉] (简作 Del) *n*. 妄想,幻想 ‖ ~, abortive 顿挫型妄想 / ~, autochthonous 原发性妄想 / ~, bizarre 奇异妄想 / ~, depressive 抑郁性妄想 / ~, encapsulated 包藏妄想 / ~, expansive 张大妄想,夸大妄想 / ~, fragmentary 不连贯妄想 / ~, mood-congruent 心境协调妄想 / ~, mood-in-congruent 心境不协调妄想 / ~, nihilistic 虚无妄想 / ~ of being controlled 受控妄想 / ~ of grandeur 夸大妄想 / ~ of negation 否认妄想 / ~ of persecution 迫害妄想 / ~ of possession 神鬼附体妄想 / ~ of reference 关系妄想, 牵涉妄想 / ~, poverty 贫穷妄想 / ~, somatic 器官变异妄想 / ~, systematized 系统化妄想 / ~, unsystematized 非系统化妄想
delusional *a*. 妄想的 ‖ ~ mood 妄想心境 / ~ zoopathy 妄想性虫兽寄生感
delusive *a*. 欺骗的,妄想的,虚妄的
delve *vt*. & *vi*. 挖,掘,钻研
Delvinal *n*. 戊烯比妥(见 vinbarbital)
delvinal sodium [商名] (见 vinbarbital sodium) 戊烯巴比妥钠
DEM 直接电镜检查(见 direct electron microscopy)
Dem *n*. 哌替啶,度冷丁(见 Demerol, meperidine hydrochloride)
demagnetism *n*. 去磁
demagnetization *n*. 去磁, 退磁(见 demagnetisation) ‖ ~ factor 去磁化因子
demagnetize *vt*. 去磁, 退磁
demagnification *n*. 缩微
demand *n*. & *vt*., *vi*. 需要, 要求 ‖ ~, biochemical oxygen (简作 B. O. D.) 生化需氧量 / ~, chlorine 需氧量 / in ~ 需要 / meet a ~ for 满足……的需要 / on ~ 提出要求时 / ~, oxygen 需氧量 / ~ pacing 按需起搏 / ~ signal 需求信号,指令信号
demandable *a*. 可要求的
Demansia *n*. 褐眼睛蛇属
demarcate *vt*. 区别,分开
demarcation [拉 demarcare to limit] *n*. 分界, 划界 ‖ ~, membrane system (简作 DMS) 分界膜系统 / ~ potential 损伤电位 / ~ ring 分界环 / ~ surface 表面分界(划分坏死与生存的肌肉)
Demarquay's sign [Jean Nicholas 法外科医师 1811—1875] 德马凯氏征(气管梅毒的一种喉部体征)
demasculinization *n*. 男性征丧失
demasking *n*. 解蔽
dematerialize *vi*., *vt*. [使]非物质化
Dematiaceae *n*. 暗色孢科(一种菌类)
dematiacious *a*. 丛霉的
Dematium *n*. 暗色孢属
dematron *n*. 代码管,分布放射磁控放大器
Dembrexine [商名] *n*. 登溴克新(黏液溶解药)
Dembroxol [商名] *n*. 登溴克新(溶解黏液药)
deme *n*. 同类群混交群体
demean *vt*. 降低[身份]
demeanour *n*. 作为,举止,品行
demecarium *n*. 癸二胺苯酯 ‖ ~ bromide [商名] 地美溴铵(拟胆碱药), 溴化德美卡灵,溴化邻羟苯基三甲胺(眼科用胆碱能药)
Demeclocycline (简作 DMCT) [商名] *n*. 脱甲金霉素, 脱甲氯四环素, 地美环素(抗生素) (见 demethylchlortetracycline) ‖ ~ hydrochloride 盐酸去甲金霉素
Demecolcine [商名] *n*. 秋水仙胺,脱乙酰甲基秋水仙碱,地美可辛(抗肿瘤药)
demecolcine *n*. 脱羰秋水仙碱
Demecycline [商名] *n*. 脱甲四环素,去甲环素(抗生素) (见 demethyltetracycline)
demedication *n*. 除药法(排除体内药物) ‖ ~, catalytic (cataphoretic ~) 催化除药法, 电泳除药法
Demegestone [商名] *n*. 地美孕酮(孕激素)
Demelverine [商名] *n*. 地美维林(解痉药)
dement *n*. & *vt*. ① 痴呆者 ②使发狂
demented *a*. 痴呆的

dementia ***n*.** 痴呆(见 aphrenia) ‖ ~, acquired 后天痴呆 / ~, acute 急性痴呆 / ~, adolescent 青春期痴呆 / ~, agitata 激越性精神分裂症 / ~, alcoholic 酒毒性痴呆 / ~, Alzheimer's 阿尔茨海默氏痴呆(早老性痴呆) / ~, apathetic 淡漠性痴呆 / ~, apoplectic 卒中性痴呆 / ~, apperceptive 统觉异常性痴呆 / ~, arteriosclerotica 动脉硬化性痴呆 / ~, Binswanger 宾斯万格氏痴呆(早老性痴呆的一型) / ~, catatonic 紧张症型精神分裂症 / ~, childlike (moria) [儿]童样痴呆, 诙谐状痴呆 / ~, chronic (~ praecox; schizophrenia) 慢性痴呆, 精神分裂症 / ~, circular 循环性痴呆 / ~, congenital 先天痴呆 / ~, curable 可愈性痴呆 / ~, depressive 抑郁性精神分裂症 / ~, dialysis 透析性痴呆 / ~, epileptic 癫痫性痴呆 / ~, hebephrenic 青春型精神分裂症 / ~, moral 悖德痴呆 / ~, multiinfarc 多梗死性痴呆 / ~ myoclonica 肌阵挛性痴呆 / ~, naturalis (epileptic ~) 癫痫性痴呆 / ~, paralytic (~ paralytica; general paresis) 麻痹性痴呆 / ~, paranoides 妄想性精神分裂症 / ~, paretic (~ paralytica) 麻痹性痴呆 / ~, phantastica (~ paranoides) 妄想性精神分裂症 / ~, polysclerotica 多发硬化性痴呆 / ~, postfebrilis 热病后痴呆 / ~, posttraumatica 外伤后痴呆 / ~, praecox (schizophrenia) (简作 DP) 精神分裂症, 早发性痴呆 / ~, praesenilis (presenile ~) 早老性痴呆 / ~, primary 原发性痴呆 / ~, primary degeneration 原发性退变性痴呆 / ~, pugilistica 拳击员痴呆 / ~, secondary 继发性痴呆 / ~, semantic 词义性痴呆(见于某些精神变态者) / ~, senile 老年性痴呆 / ~, simplex 单纯性精神分裂症 / ~, syphilitic 梅毒性痴呆 / ~, tabetic 脊髓痨痴呆 / ~, terminal 末期痴呆 / ~, toxic 中毒性痴呆 / ~, traumatic 外伤性痴呆

dementing ***a*.** 痴呆的

dementoia paralytica 麻痹性痴呆(见 paresis)

demephion ***n*.** 田乐磷(农药)

demerit ***n*.** 缺点, 过失

demerol (简作 Dem) ***n*.** 德美罗, 杜冷丁(哌替啶的商品名, 镇痛药)(见 dolatin)

demesh ***vi*.** 分离

5-demethoxyubiquinone-9 ***n*.** 5-脱甲氧泛醌-9

N-demethylated carbachol (简作 **DMC**) **N**-脱甲基氯甲酰胆碱

demethylation ***n*.** 脱甲基[作用]

Demethylchlortetracyclin (简作 DMC, DMCT, DMCTC) [商名] ***n*.** 脱甲金霉素, 脱甲氯四环素, 地美环素(抗生素)(见 declomycin, demeclocycline)

demethylvancomycin ***n*.** 去甲万古霉素

demethyyetracyclin ***n*.** 脱甲四环素

demeton ***n*.** 1059 内吸磷, 地灭痛, 一〇五九, 二乙基乙巯乙基硫代磷酸酯, E 一〇五九(杀虫剂)(见 systox; E1059) ‖ ~-methyl 甲基内吸磷

Demexiptiline [商名] ***n*.** 地美替林(抗忧郁药)

demi- [法] [法 demi; 拉 dimidus half 半] [构词成分] 半, 部分

Demianoff's sign [G. S. Demianoff] 德米阿诺夫征

demibain [法] ***n*.** 半身浴, 坐浴

demic ***a*.** 人体的, 人的

demicolpus (复 **demicolpi**) ***n*.** 半沟

demidiate ***a*.** 半圆的

demifacet ***n*.** 半面(关节) ‖ inferior ~ for head of rib 下肋凹 / superior ~ for head of rib 上肋凹

demigauntlet ***n*.** 半手套状绷带

demilune ***n*. & *a*.** ①半月体, 新月[细胞]②新月形的 ‖ ~ cell 新月细胞

demilunes of Adamkiewicz 阿当凯维奇氏新月细胞(神经膜细胞) ‖ ~ of Giannuzzi 贾努齐氏新月形腺细胞(见 crescents of Giannuzzi) / ~ of Heidenhain 海登海因氏新月细胞, 贾努齐氏新月形腺细胞(见 crescents of Giannuzzi)

demimonstrosity ***n*.** 半畸形

Demin vignae sinensis [拉, 植药] 豇豆

demineralization ***n*.** ①脱矿质[作用], 去矿质[作用] ②失矿质(矿质排除过多)

demineralized water (简作 DMW) 软化水, 去矿质的水

demipenniform ***a*.** 半羽形的

demiperiod ***n*.** 半衰期

Demi-Regroton [商名] ***n*.** 氯噻酮—利血平(chlorthalidon and reserpine)

demisable ***a*.** 可转让的

demise ***n*. & *vt*.** 让位, 转让

demissine ***n*.** 垂茄碱

demixing ***n*.** 分层, 分开(指混合液分开为二层)

demobilize ***vt*.** 复员, 遣散

Democonazole [商名] ***n*.** 地莫康唑(抗真菌药)

democracy ***n*.** 民主

democrat ***n*.** 民主主义者, 民主人士

Democratic ***a*.** 民主党的

democratic ***a*.** 民主的

demodectic ***a*.** 脂螨的, 蠕形螨的

demoded ***a*.** 过时的, 老式的

Demodema entomopoxvirus 昆虫痘病毒

Demodex ***n*.** 脂螨属, 蠕形螨属 ‖ ~ antechini 袋鼩蠕螨 / ~ apodemi 姬鼠蠕螨 / ~ arvicolae 田鼠蠕螨 / ~ aurati 金鼠蠕螨 / ~ bovis (Stiles) 牛脂螨, 牛蠕形螨(隶属于蠕行螨科 Demodicidae) / ~ brevis 皮脂蠕螨 / ~ cafferi 菲牛蠕螨 / ~ canis (Leydig) 犬脂螨, 狗蠕行螨(隶属于蠕行螨科 Demodicidae) / ~ caprae (Railliet) 山羊蠕行螨(隶属于蠕行螨科 Demodicidae) / ~ carolliae 短尾蝠蠕螨 / ~ cat (Me gnin) 猫蠕行螨(隶属于蠕行螨科 Demodicidae) / ~ cati 猫脂螨 / ~ criceti 仓鼠蠕螨 / ~ cuniculi (Pfeiff.) 兔蠕形螨, 穴兔蠕螨(隶属于蠕行螨科 Demodicidae) / ~ equi (Railliet) 马蠕形螨, 马脂螨(隶属于蠕行螨科 Demodicidae) / ~ folliculorum (Owen) 毛囊蠕形螨, 毛囊脂螨(隶属于蠕行螨科 Demodicidae) / ~ gapperi 野鼠蠕螨 / ~ ghanaensis 加纳蠕螨 / ~ gliricolens 睡鼠蠕螨 / ~ longior 长蠕螨 / ~ longissimus 最长蠕螨 / ~ melanopteri 黑翼蝠蠕螨 / ~ molossi 犬吻蝠蠕螨 / ~ muscardini 榛睡鼠蠕螨 / ~ musculi 鼷蠕螨 / ~ myotidis 鼠耳蝠蠕螨 / ~ myotis 鼠耳蝠蠕螨 / ~ nanus 矮蠕螨 / ~ odocoilei 白尾鹿蠕螨 / ~ ovis (Railliet) 盘羊蠕螨, 羊蠕形螨(隶属于蠕行螨科 Demodicidae) / ~ phylloides (Csokor) 猪蠕形螨(隶属于蠕行螨科 Demodicidae) / ~ ratti 鼠蠕螨 / ~ saimiri 松猴蠕螨 / ~ sciurinus 松鼠蠕螨 / ~ sylvilagi 棉尾鼠蠕螨 / ~ transitionalis 迁棉鼠蠕螨

Demodicidae ***n*.** 脂螨科, 蠕形螨科(隶属于蜱螨目 Acarina)

demodicidosis ***n*.** 脂螨病, 蠕形螨病

demodicosis ***n*.** ①犬毛囊蠕形螨病 ②脂螨病, 蠕形螨病

demodulation ***n*.** 解调[制], 检波

demodulator ***n*.** 解调[制]器, 检波器

demogram ***n*.** 人口统计图

demographic ***a*.** 人口统计的 ‖ ~ parameter 人口统计参数

demography [希 dēmos people + graphein to write] ***n*.** 人口学, 人口统计学, 种群统计学 ‖ ~, dynamic 动态人口学 / ~, static 静态人口学

demolish ***vt*.** 破坏, 推翻, 拆除, 摧毁

demolition ***n*.** 破坏, 拆毁, 爆破

demon ***n*.** 鬼魂, 恶魔

Demon's-Meigs' syndrome 代—麦二氏综合征

demoniac ***a*. & *n*.** ①魔凭的, 精神错乱的 ②精神错乱者

demonmia ***n*.** 魔凭妄想, 魔附妄想(与 demonomania 同)

demono- [希 daimōn demon 鬼] [构词成分] 魔鬼, 鬼(见 demon-)

demonolatry ***n*.** 精灵崇拜

demonology ***n*.** 魔凭论

demonomania ***n*.** 魔凭妄想, 魔附妄想(见 demonopathy)

demonomelancholia ***n*.** 魔凭性忧郁病, 魔凭性忧郁症

demonopathy ***n*.** 魔凭妄想, 魔附妄想(见 demonomania)

demonophobia ***n*.** 魔鬼恐怖

demonstrable ***a*.** 可论证的, 可表明的

demonstrate (简作 dmst) ***vt*.** 论证, 表明, 表示, 证明

demonstration (简作 Dem) ***n*.** 示教, 实物教授, 表示, 证明 ‖ ~ ophthalmoscope 示教检眼镜

demonstrative ***a*.** ①论证的 ②易动感情的

demonstrator [拉] ***n*.** 示教者

demoralize ***vt*.** ①败坏风纪 ②丧失功能 ③陷入混乱(与 demoralise 同)

De Morgan's spots [Campbell 英医师 1811—1876] 德摩根氏症(红色的痣样斑, 多见于老年人)

demorphinization ***n*.** 吗啡脱瘾法

Demospongae ***vt*.** 寻常海绵纲(隶属于多孔动物门 Porifera)

demote ***vt*.** [使]降级

Demotina tuberosa (**Chen**) 瘤壳茶叶甲(隶属于肖叶甲科 Eumolpidae)

demotion ***n*.** 降级

demount ***vt*.** 把……卸下

Demours' menbrane [Pierre 法眼科学家 1702—1795] ***n*.** 迪莫耳氏膜, 角膜后弹性层(见 lamina elastica posterior)

Demoxepam [商名] ***n*.** 地莫西泮, 去甲氧安定(安定类药)

Demoxytocin [商名] ***n*.** 去氨缩宫素(子宫收缩药)

Demucosatio [拉] ***n*.** 黏膜剥离术(见 demucosation) ‖ ~ intestini 肠黏膜剥离术

demucosation ***n*.** 黏膜剥离术

demulcent ***a*. & *n*.** ①缓和的, 减轻刺激的, 润的 ②缓和药, 润药

demulsibility ***n*.** ①反乳化性 ②反乳化率

demulsifier ***n***. 反乳化剂
demultiplication ***n***. 倍减
demur ***vi***. 反对,迟疑
demure ***a***. 拘谨的,假正经的
de Mussy's point (sign) [Noel Francois Odon Gueneau de Mussy] 德米西点
demustardization ***n***. ①除芥子气[作用] ②解芥子毒气法
demutation ***n***. 复生
demutization [de- + 拉 mutus mute] ***n***. 聋哑教练法(教练唇读或手语)
demyelinate ***vt***. 脱髓鞘 ‖ ~ optic neuritis 脱髓鞘性视神经炎
demyelination ***n***. 髓鞘[作用](与 demyelinization 同)
DEN Department of Energy (UK) 能源部(英) / N-diethylnitrosamine ***n***. N-二乙基亚硝胺
den ***n***. 兽穴,窝,贼窝
den. denotation ***n***. 表示,名称,符号 / density ***n***. 密度 / dental ***a***. 牙齿的,牙科的
DENA ***n***. 二乙基亚硝胺(见 diethylnitrosamine)
denarcotization ***n***. 麻醉药瘾戒断
denarcotize ***n***. 脱麻醉药(用以解除麻醉药理)
denary ***a***. 十进的,十的,十倍的
denasality ***n***. 去鼻音,鼻音过少
denat ***a***. 变性的(见 denatured)
denatality ***n***. 出生率降低
Denatonium Benzoate [商名] 苯甲地那铵,苯甲酸变性宁,苯甲酸苄二乙[(2,6-二甲苯基氨基甲酰)甲基]胺(酒精的变性剂),地那铵苯甲酸盐(药用辅料)
denaturalization ***n***. 变性作用(与 denaturation 同)
denaturant ***n***. 变性剂
denaturation ***n***. 变性[作用] ‖ ~ mapping 变性定位 / ~, protein 蛋白质变性(见 denaturization)
denature ***vt***. ①使失去自然属性 ②使变性
denatured (简作 denat) ***a***. 变性的 ‖ ~ alcohol 变性酒精 / ~ protein ***n*** 变性蛋白
Denaverine [商名] ***n***. 地那维林(解痉药)
Denbufylline [商名] ***n***. 登布茶碱(血管扩张药)
dendr- [构词成分] 树
dendraxon ***n***. 短轴索细胞
dendric ***a***. ①树状的 ②树突的
dendriceptor ***n***. 树突受体
Dendrid [商名] ***n***. 碘苷,疱疹净(见 idoxuridine)
dendriform ***a***. 树状的
dendrinmer ***n***. 树枝状聚合物
dendrite ***n***. ①树突 ②枝蔓晶体
dendritic ***a***. 树状的 ‖ ~ calculus 分支型结石 / ~ cataract 树枝状白内障 / ~ cells 树枝状细胞 / ~ evolution 树状进化 / ~ field 树突域 / ~ keratitis 树枝状角膜炎 / ~ phagocytic cell (简作 DPC) 树突状吞噬细胞 / ~ potential 树突电位 / ~ spike 树突锋电位 / ~ spine 树突棘 / ~ ulcer 树枝状[角膜]溃疡
Dendritina d'Orbigny 树口虫属 ‖ ~ striata Hofker 纹树口虫
dendro- [希] [构词成分] 树,树状
dendroarcheology ***n***. 树木年代学(见 dendrochronology)
Dendroaspis [dendron + 希 aspis asp] ***n***. 树眼镜蛇属 ‖ ~ angusticeps (common mamba) 窄头树眼镜蛇
Dendrobenthamia angustata (Chun) Fang [拉,植药] 狭叶四照花
Dendrobilharzia ***n***. 枝睾属 ‖ ~ pulverulenta 粉尘枝睾吸虫 / ~ sinica 中华枝睾吸虫
Dendrobium aduncum Wall. ex Lindl. [拉,植药] 钩状石斛 ‖ ~ bellatulum Rolfe [拉,植药] 矮石斛 / ~ candidum Wall ex Lindl. [拉,植药] 铁皮石斛 / ~ chrysanthum Wall. ex Linti. [拉,植药] 黄草石斛(植) 药用部分:茎—石斛 / ~ clavatum Lindl. 棍棒石斛(植) 药用部分:茎 / ~ clavatum Lindl. var. aurantiacum (Rchb. f.) Tang et Wang 黄花棍棒石斛(植) 药用部分:茎 / ~ fimbriatum Hook. Var. oculatum Hook. [拉,植药] 马鞭石斛 药用部分:茎—石斛; 新鲜全草—鲜石斛[植药] / ~ hancockii Rolfe [拉,植药] 细叶石斛药用部分:茎 / ~ hercoglossum Rchb. f. (~ wangii Tso) [拉,植药] 重唇石斛 网脉唇石斛(植) 药用部分:茎 / ~ leaf streak rhabdovirus 树兰叶线条弹状病毒 / ~ linawianum Reichb. F. [拉,植药] 短唇石斛金石斛(植) 药用部分:全草—鲜石斛[植药] / ~ loddigesii Rolfe [拉,植药] 环草石斛 药用部分:茎—石斛[植药] / ~ loddigesii Rolfe var. album Tang et Wang 白花石斛(植) 药用部分:茎 / ~ lohohense Tang et Wang [拉,植药] 黄花石斛,罗河石斛 药用部分:茎 / ~ moniliforme (L.) Sweet (~ crispulum K. Kimura et Migo [拉,植药] 细茎石斛 药用部分:茎 / ~ mosaic potyvirus 树兰花叶马铃薯 Y 病毒 / ~ mosaic virus 树兰花叶病毒 / ~ nobile Lindl. [拉,植药] 金钗细茎石斛 药用部分: 全草—石斛[植药] / ~ officinale K. Kimura et Migo 铁皮石斛(植) 药用部分:茎—石斛[植药] / ~ stem [植药] 石斛 / ~ Sw. 石斛属 / ~ wilsonii Rolfe (~ kwangtungense Tso) [拉,植药] 广东石斛 药用部分:茎
Dendrobranchiata ***n***. 枝鳃亚目(隶属于十足目 Decapoda)
Dendrochirota ***n***. 枝手目(隶属于海参纲 Holothurioidea)
Dendrocometes paradoxus Stein 奇异枝吸管虫 ‖ ~ Stein 枝吸管虫属
Dendrocometidae Fraipont 枝吸管虫科
Dendrocopos canicapillus (Blyth) [拉,动药] 星头啄木鸟 ‖ ~ leucotos (Bechstein) [拉,动药] 白背啄木鸟 / ~ Major (Linnaeus) [拉,动药] 大斑啄木鸟
Dendroctonus micans (Kugelann) 云杉大小小蠹(隶属于小蠹科 Scolytidae)
dendrodendritic ***a***. 树状树实的
dendrodochiotoxicosis ***n***. 毒性半知真菌病
Dendrodochium ***n***. 半知菌属
dendrograms ***n***. 系统发育树
dendroid [希 dendrom tree + eidos form] ***a***. 树状的
Dendrolaelaps ***n***. 枝厉螨属
Dendrolimnus ***n***. 松毛虫属 ‖ ~ punctatus 马尾松毛虫
dendrolimus osteoarthrosis 松毛虫性骨关节炎
Dendrolimus pinl cytoplasmic polyhedrosis virus 欧洲松毛虫胞质型多角体病毒 ‖ ~ punctatus nuclear polyhedrosis virus 马尾松毛虫核型多角体病毒 / ~ spectabilis cytoplasmic polyhedrosis virus 赤松毛虫胞质型多角体病毒 / ~ superans cytoplasmic polyhedrosis virus 铁杉松毛虫胞质型多角体病毒 / ~ tabulaejormis cytoplasmis polyhedrosis virus 油松毛虫胞质型多角体病毒 / ~ undans cytoplasmic polyhedrosis virus 栎毛虫(斜纹枯叶蛾)胞质型多角体病毒 / ~ undans nuclear polyhedrosis virus 栎毛虫(斜纹枯叶蛾)核型多角体病毒 / ~ yamadai cytoplasmic polyhedrosis virus 山田松毛虫胞质型多角体病毒 / ~ yamadai nuclear polyhedrosis virus 山田松毛虫核型多角体病毒
Dendrolobium triangularare (Retz.) Schindl. [拉,植药] 假木豆
Dendromonas Stein 树滴虫属 ‖ ~ virgaria Weisse 树滴虫
dendron [希] ***n***. 树突
Dendronanthus indicus (Gmelin) 山鹡鸰(隶属于鹡鸰科 Motacillidae)
Dendropanax chevaliert (Vig.) Merr. Et Chun 树参(植) 药用部分:根、枝叶—枫荷梨 ‖ ~ ferrugineus Li 锈毛树参(植) 药用部分:根、枝叶—枫荷梨 / ~ protens (Champ.) Benth. [拉,植药] 窄叶树参,变叶树参 药用部分:根、枝叶—枫荷梨
dendrophagocytosis ***n***. [吞]嗜胞突作用(神经胶质的)
dendrophilia [希 dendron tree + philein to love] ***n***. 恋树欲
Dendrophyllidae ***n***. 木珊瑚科(隶属于石珊瑚目 Scleractinia)
Dendrosoma Ehrenberg 树吸管虫属 ‖ ~ radians Ehrenberg 辐射树吸管虫
Dendrosomatidae Fraipont 树吸管虫科
Dendrosomidae Fraipont 枝管虫科
dendrous, extracapsular 被膜外树突 ‖ ~, intracapsular 被膜内树突
denebium ***n***. 铥(69 号元素)(见 thulium)
Deneke's spirillum (vibrio) [Theodor 德微生物学家 1860 生] 德内克氏螺菌,乳酪弧菌(见 Vibrio tyrogenus)
denematize ***n***. 去线虫
denervate ***vt***. 去神经,除神经支配
denervated ***a***. 去神经的
denervation ***n***. ①去神经[法],除神经支配[法] ②神经切除术 ‖ ~ supersensitivity 切断神经后之过度敏感性
D Eng 工程学博士(见 Doctor of Engineering)
dengue [西] (~ fever) ***n***. 登革热 ‖ ~ fever 登革热 / ~ fever virus (简作 DFV) 登革热病毒 / ~, hemorrhagic 出血性登革热 / ~ h(a)emorrhagic fever (简作 DHF) 登革出血热 / ~, Mediterranean 地中海登革热 / ~ types 1-4 flaviviruses 登革热 1-4 型黄病毒 / ~ virus 登革热病毒(见 Break-bone fever virus; Dandy fever virus) / ~-2 virus vaccine (简作 D-II. V. V.) 登革热 II 型病毒减毒疫苗
deniable ***a***. 可否定的,可拒绝的
denial ***n***. 否定,拒绝
denicotinization ***n***. 除烟碱
denicotinize ***vt***. 除烟碱
denicotinized ***a***. 除烟瘾的
denidation ***n***. 卵床脱落,落床(经期的子宫黏膜脱落)
denier ***n***. 登尼尔(合成纤维的规格单位)
Denigès's test [Georges 法化学家 1859—1951] 代尼罗氏试验(检尿酸、尿丙酮、吗啡)

denigrate *vt*. ①使黑,抹黑 ②贬低
denigration［拉 denigrare to blacken utterly］*n*. 涂黑,变黑
Denipride［商名］*n*. 地尼必利(抗青光眼药)
Denis' method［Wiley Glover 美生物化学家 1879 生］丹尼斯氏法规(检血清镁)
Denisonia *n*. 铜头蛇属 ‖ ～ superba 铜头蛇(见 copperhead)
denitration *n*. 脱硝[作用],脱硝酸盐[作用]
denitrification *n*. 脱氮[作用]
denitrifier *n*. 脱氮菌
denitrify *vt*. 脱氮
Denitrobacterium *n*. 反硝化杆菌属 ‖ ～ agilis 活泼反硝化杆菌 / ～ halophila 嗜盐反硝化杆菌 / ～ thermophilum 嗜热反硝化杆菌
denitrogenation *n*. 除氮法
denizen *n*. ①居民,外籍居民 ②外来语
Denman's spontaneous evolution［Thomas 英产科医师 1733—1815］登曼氏式自然旋出(横产倒转术)
Denmark(简作 DK) *n*. 丹麦
Dennie-Marfan syndrome(C. C. Dennie; Antoine B. J. Marfan)丹—马综合征(痉挛性麻痹和智力迟钝,伴先天性梅毒)
Dennstaediaceae *n*. 碗蕨科(一种蕨类)
Denny-Brown's sensory neuropathy syndrome［Derek E. Denny-Brown］丹尼·布朗感觉神经病变(感觉根性神经病变)、综合征,遗传性感觉根性神经病变(见 sensory radicular neuropathy syndrome)
Denofungin *n*. 地奴真菌素
Denom denomination *n*. 命名,名称,种类 denominator *n*. 分母
denominate *vt*. 给……命名,称呼……为
denomination(简作 Denom) *n*. 命名,命称,种类
denominator(简作 Denom) *n*. ①分母 ②共性 ③标准 ④命名者
Denonvillier's aponeurosis［Charles Pierre 法外科医师 1808—1872］德农维利叶氏腱膜(筋膜),直肠膀胱隔(见 fascia, septum rectovesicale) ‖ ～ fascia 直肠膀胱隔 / ～ ligament 德农维利叶氏韧带(耻骨前列腺韧带) / ～ method 德农维利叶氏法(人工肛门闭合法) / ～ operation 德农维利叶氏手术(鼻成形术)
Denopamine［商名］*n*. 地诺帕明(强心药)
denotable *a*. 可表示的,可指示的
denotation(简作 den) *n*. 表示,指示,意义
denotative *a*. 指示的,表示的
denote *vt*. 指示,表示
denounce *vt*. 谴责,揭发
de novo 新生,新形成,从新,从头 ‖ ～ novo synthesis 从无到有合成,从头合成,全程合成
dens(复 dentes)［拉］*n*. 牙,齿
dentes acustici 听牙,听齿(见 ductus cochlearis) ‖ ～ acutus (incisor tooth) 切牙,门齿 / dentes adulti (单 dens adultus)(adult tooth; permanent tooth) 恒牙 / ～ adversus (incisor) 切牙,门齿 / ～ angularis (cuspid tooth)尖牙,犬齿 / ～ bicuspidatus (bicuspid tooth; premolar) 双尖牙,前磨牙,前臼齿 / dentes caduci (temporary teeth, milk teeth) 暂牙,乳牙 / ～ caninus (canine tooth; cuspid tooth)尖牙,犬齿 / ～ cariosus (carious tooth)龋牙,龋齿 / ～ columellaris (molar tooth) 磨牙,臼齿 / ～ cuspidatus (cuspid tooth; canine tooth)尖牙,犬齿 / dentes decidui(milk teeth; primary teeth; temporary teeth) 乳牙 / ～ draconis 龙齿(中药名) / ～ epistrophei 枢椎齿突 / ～ exsertus (exsert tooth) 突牙 / dentes fixi (fixed teeth) 恒牙 / ～ impactus(impacted tooth) 阻生牙 / ～ in dents (dentes invaginatus; invaginate tooth) 牙中牙 / dentes incisivi (incisor teeth)切牙,门齿 / ～ lacteus (～ deciduus; milk tooth; deciduous tooth) 乳牙 / dentes lemiarii (cuspid tooth) 单尖牙 / dentes molares (molar teeth) 磨牙,臼齿(见 molar teeth) / ～ multicuspidatus (multicuspid tooth)多尖牙(磨牙) / ～ of axis 枢椎齿突 / dentes permanentes 恒牙(见 permanent teeth) / dentes premolares (premolar teeth; bicuspids; bicuspid teeth) 前磨牙,双尖牙,前臼齿(见 premolar teeth) / ～ primoris (incisor tooth)切牙,门齿 / ～ sapientiae (～ serotinus; wisdom tooth; third molar tooth) 智牙,智齿,第三磨牙 / ～ serotinus (dentes saientia; wisdom tooth) 智齿 / ～ sophroneticus (wisdom tooth) 智牙,智齿 / ～ succedaneus (succdaneous tooth)继承牙 / ～ tomici (incisor tooth)切牙,门齿
Dens Draconis［拉,动药］龙齿(哺乳动物齿化石)(见 Fossilia, Dentis Mastodi)
dense *a*. 稠密的,浓厚的 ‖ ～ annulus 致密环(末板)(见 terminal plate) / ～ body (简作 DB) 致密体 / ～ deposit disease (简作 DDD) 致密沉积物病 / ～ echo 强回声,密实回声 / ～ granule 致密颗粒 / ～ metaphyseal band 干骺端致密带 / ～ sclerosis 致密硬化 / ～ shadow 致密阴影 / ～ tubular system (简作 DTS) 致密管道系统 / ～ type (简作 DT) 致密型 / ～ virus particles 致密病毒颗粒
densify *vt*. 使增加密度
densimeter［拉 densus dense + metrum measure］*n*. [液体]密度计(一种比重计)
densitometer *n*. ①[液体]密度计 ②细菌[生长]密度计(检抗菌药对细菌生长的作用) ③光密度计,暗度计(检底片的深浅度) ‖ ～, gas 气体密度计 / ～ output 密度计输出
densitometric *a*. 密度计的 ‖ ～ measurement 密度计测试 / ～ resolution 密度计分辨力 / ～ scan 光密度扫描 / ～ window 密度计窗
densitometry *n*. 密度测定法,显像测密法
density［拉 densitas］(简作 D, d, den) *n*. 密度,致密度 ‖ ～, absolute 绝对密度 / ～, air 空气密度 / ～, anopheline 按蚊密度 / ～, arciform 弓形致密 / ～, background 背景密度 / ～ balance 密度平衡 / ～-concentration 密度与浓度 / ～-concentration transformation 密度与浓度转换 / ～ controller (简作 DC) 密度控制器 / ～ curve 密度曲线 / ～-dependent inhibition 密度依赖抑制 / ～ difference 密度差 / ～ effect 密度效应 / ～, electron 电子密度 / ～ functional theory 密度泛函数理论 / ～ gradient 密度梯度 / ～ gradient centrifugation 密度梯度[平衡]离心(见 equilibrium) / ～ gradient separation 密度梯度分离 / ～ gradient zonal centrifugation 密度梯度区带离心 / ～, inherent 固有密度 / ～-inhibition 细胞过密性抑制(见 density-dependent inhibition) / ～, ion 离子密度 / ～, ionization 电离密度 / ～ matrix 密度矩阵 / ～ measurement 密度测定 / ～, mosquito 蚊[子]密度 / ～ of particle 微粒密度 / ～, optical (OD) 光密度 / ～, parasite 寄生物密度 / ～, photographic transmission 照相传导密度 / ～, probability 机率密度 / ～ recorder (简作 DR) 密度记录器 / ～, reflection 反射密度 / ～ resolution 密度分辨力 / ～ selection 密度选择 / ～ (optical) standard (简作 DS) 标准光密度 / ～ step-procedure 密度分级 / ～ (optical) unknown (简作 DU) 未知光密度 / ～, vapor 蒸气密度
densography *n*. [X线]底片密度检定法
densometer *n*. 密度计
densonucleosis *n*. 致密核增生
Densonucleosis virus 密核病病毒,浓核症病毒
densoscope *n*. [X线片]密度检定法
densovirus *n*. 浓病毒,浓病毒属
Dent dental *a*. 牙科的,牙齿的 / dentist *n*. 牙科医生 / dentistry *n*. 牙科学 / Dentistry-A Digest of Practice 牙医学,临床实践摘要(杂志名) / dentition *n*. 出牙,牙列 / denture *n*. 一副牙齿,假牙
dent *n*. & *vt*., *vi*. ①凹部,压缩 ②使凹 ③凹进 ‖ ～ corn 马齿型玉米
dent. *n*. 给(见 dentur［拉］)
dent-[构词成分] 牙,齿(见 denta; dento)
Dent Abst 牙科文摘(杂志名)(见 Dental Abstracts)
Dent Clin North Am 北美牙科临床学(杂志名)(见 Dental Clinics of North America)
dent tal dos 给予等量(见 dentur tales doses［拉］)
dentagra［dent- + 希 agra seizure］*n*. ①拔牙钳 ②牙痛
dental［拉 dentalis］(简作 den, Dent) *a*. & *n*. ①牙的,齿的 ②齿音 ③齿音字母 ‖ ～ amblyopia 牙感染性弱视 / ～ assistant (简作 DA) 牙科助理医师 / ～ auxiliary 牙科辅助人员 / ～ cavity 牙腔 / ～ excavation 龋质挖除 / ～ exostosis 牙骨 / ～ film 牙片 / ～ film clip 牙片夹 / ～ film processing unit 牙片洗片装置 / ～ fluoroscope 牙科荧光屏 / ～ fluoroscopic screen 牙用X线荧光屏 / ～ fluoroscopy 牙投视检查 / ～ follicle 牙泡 / ～ formula 牙式,齿式 / ～ germ 牙胚 / ～ groove 牙沟 / ～ implant (简作 DI) 牙植入物 / ～ lamina 牙板 / ～ neck 牙颈 / ～ nucleus 牙状核 / ～ office (简作 DO) 牙科医疗处 / ～ osteoma 牙骨瘤 / ～ papilla 牙乳头 / ～ pattern 牙型,齿型 / ～ periosteum 牙骨膜 / ～ processing equipment 牙片冲洗设备 / ～ (research) project (简作 DENTALPROJ) 齿科研究项目联机数据库 / ～ pulb 牙髓 / ～ radiation protection device 牙片照射防护装置 / ～ radiography 牙X线摄影[术] / ～ radiology 牙科放射学 / ～ ridge 牙脊,齿脊 / ～ roentgenogram 牙X线照片 / ～ roentgenograph 牙X线片 / ～ root cyst 牙根囊肿 / ～ sac 牙囊,齿囊 / ～ sclerite 齿片 / ～ shelf 牙脊,齿脊 / ～ skiascope 牙科X线透视机 / ～ strategy review group (简作 DSRG) 牙医战研究小组 / ～ surgery (简作 DS) 牙科,牙外科 / ～ therapeutics 牙病治疗学 / ～ unit 牙科[X线]摄影机 / ～ X-ray 牙科X线机
Dental Abstracts(简作 Dent Abst, DA) 牙科文摘(杂志名)
Dental Admission Test(简作 DAT) 牙科入学考试
Dental Assistant(ADAA journal)(简作 DA) 牙科助理医师(美国牙科协会杂志)
Dental Clinics of North America(简作 DCNA, Dent Clin North Am) 北美牙科临床(杂志名)

Dental Corps（简作 DC）牙医队
Dental Corps Reserve 牙医后备队
Dental Examining Board（简作 DEB）牙科检查委员会
Dental Hygiene（**ADHA journal**）（简作 DH）牙齿卫生（美国牙科卫生学家杂志）
Dental hygienist（简作 DH）牙科卫生学家（杂志名）
Dental Industry News（简作 DIN）牙科工业新闻（杂志名）
Dental Journal Dentaire（**Canadian Dental Assoc**）（简作 DJD）牙科杂志（加拿大牙科协会）
Dental Laboratory Review（简作 DLR）牙医实验综论（美杂志）
Dental Management（简作 DM）牙科治疗
Dental Outlook（简作 DO）齿界展望（日本杂志）
Dental Practice（**UK journal**）（简作 DP）牙科实践（英国杂志名）
Dental Practitioner（**journal, new J of Dentistry**）（简作 DP）牙科开业医师（杂志名，现为牙科杂志）
Dental Products Report（**Journal**）（简作 DPR）牙科产品报道（杂志名）
Dental Products Report with Annual Issue（简作 DPRAI）牙医医疗用品导报（美杂志）
Dental Radiography（简作 DR）牙医放射照相术（美杂志）
Dental Radiography and Photography（简作 DPR）牙科放射照相术（杂志名）
Dental Record（**journal, now J of Dentistry**）（简作 DR）牙科病史（杂志名，现称牙科杂志）
Dental Research Information Center（简作 DRIC）牙科研究情报中心（美）
Dental student（简作 DS）牙科学生（杂志名）
Dental student News（简作 DSN）牙科医学生新闻（杂志名）
Dental Student News（**AADS journal**）（简作 DSN）牙科学生新闻（美国牙科学校协会杂志）
Dental Student Newsleter（简作 DSN）牙科学生通讯
Dental Students' society（简作 DSS）牙医学生会
Dental Surgery Assistants Association（**UK**）（简作 DSAA）牙外科助理医师协会（英）
Dental Survey（简作 DS）牙科观察（杂志名）
Dental Technician（简作 DT）牙科技术员（英国杂志）
Dental World（简作 DW）牙科世界（杂志名）
dentale *n*. 牙骨，齿骨
dentalgia *n*. 牙痛（见 toothache; odontalgia）
dentalis *a*. 牙的 ‖ ～ lapis（dental calculus）牙垢，牙积石
dentalloy *n*. 牙合金（见 dental alloy）
DENTALPROJ 齿科研究项目联机数据库（见 dental（research）project）
dentaphone *n*. 牙助听器（与 dentiphone 同）
dentarpage *n*. 拔牙器
dentary *n*. 齿骨，牙骨
dentata *n*. 枢椎（见 epistropheus）
dentate［拉 dentatus］*a*., *n*. ①有齿的，齿状的（叶边）②配位基 ‖ ～ gyrus 齿状回 / ～ nucleus 齿状核
dentatorubral and pallidoluysian atrophy（简作 DRPLA）齿状红核苍白球萎缩症
dentatothalamic *a*. 齿状核丘脑的
dentatum［拉 toothed］*n*. 齿状核（见 nucleus dentatus）
dentelated *a*. 齿状的，牙形的
dentelation *n*. 齿状构造
dentes（单 dens）［拉］*n*. 牙，齿
Dentes Bovis Seu Bubali［拉，动药］牛齿 ‖ ～ Canis［拉，动药］狗齿 / ～ Equi［拉，动药］马齿 / ～ Rhizmpydis［拉，动药］竹鼠齿 / ～ Tigris［拉，动药］虎牙
denti-（**dentia-; dento-**）［拉］［构词成分］牙，齿
dentia *n*. ①出牙 ②牙列（与 dentition 同）‖ ～ praecox（precocious dentition）早出牙，乳牙早出 / ～ tarda（retarded dentition; delayed dentition）迟出牙
dentiaskiascope *n*. 口腔科 X 线透视机（见 dental skiascope）
dentibuccal *a*. 牙颊的
denticle［拉 denticulus a little tooth］*n*. ① 髓石 ②小牙 ‖ ～，adherent（attached denticle）附着髓石 / ～，embedded 包藏性髓石 / ～，false 假髓石 / ～，free 游离髓石 / ～，interstitial 包藏性髓石，组织间隙小牙 / ～，true 真髓石
denticotic acid 十二［碳］-5-烯酸
denticular *a*. 小齿状的
denticulate *a*. 有小牙的，具细牙齿的，锯齿状的 ‖ ～ hinge 锯牙铰缘 / ～ ligament 齿状韧带 / ～ pores 具齿孔
denticulated［拉 denticulatus］*a*. 有小牙的，锯齿状的
denticulation *n*. 细牙齿
denticuligerous *a*. 具细齿的
denticulus *n*. ① 髓石 ②小牙（见 denticle）
dentificatio［拉］*n*. 牙形成
dentification *n*. 牙形成
dentiform *a*. 齿状的，牙形的
dentifr *n*.［拉］牙粉（见 dentifricius）
dentifrice［拉 dentifricium］*n*. 牙粉
dentifricius（简作 dentifr）*n*.［拉］牙粉
dentigerous［denti + 拉 gerere to carry］*a*. 含牙的 ‖ ～ cyst 含牙囊肿
dentilabial *a*. 牙唇的
dentilated *a*. 形成齿状的
dentilingual *a*. 牙舌的
dentilinimentum［拉］*n*. 牙搽剂（见 dental liniment）‖ ～ aconiti compositum 复方乌头牙搽剂 / ～ aconiti et iodi compositum 复方乌头碘牙搽剂
dentimeter *n*. 牙测量器 ‖ ～，exact 精确牙测量器
dentin［拉 dens tooth］*n*. 牙［本］质（见 dentine）‖ ～，adventitious（secondary ～）次生牙［本］质，附加牙［本］质，继发性牙［本］质 / ～ blastoma 成牙本质细胞瘤 / ～，circumpulpar 髓周牙［本］质 / ～，cover 罩牙［本］质，覆被牙本质 / ～，decalcified allogenetic 脱钙牙本质 / ～，eburnated 象牙质，硬牙 / ～，hereditary opalescent 遗传性乳光牙［本］质（见于遗传性牙质生长不全）/ ～，hypersensitive 过敏牙［本］质，牙［本］质过敏 / ～，interglobular（interglobular spaces）球间牙［本］质 / ～，intermediate 中间牙［本］质（前期牙本质的软基质）/ ～，irregular 不规则牙［本］质，次生牙［本］质 / ～，mantle（cover dentin）罩牙［本］质，套膜牙［本］质，被覆牙［本］质 / ～，modified secondary 变形次生牙［本］质 / ～，neonatal line of 牙［本］质新生线 / ～，opalescent 乳色牙［本］质 / ～，osteo- 骨性牙［本］质 / ～，postnatal 生后牙［本］质，后天牙［本］质 / ～，prenatal 生前牙［本］质，先天牙［本］质 / ～，primary 初生牙［本］质 / ～，reparative 弥补性牙［本］质 / ～，rickety 软牙［本］质 / ～，sclerotic（transparent ～）硬化牙［本］质，透明牙［本］质 / ～，secondary 次生牙［本］质，继发性牙［本］质 / ～，sensitive 过敏牙［本］质，牙［本］质过敏 / ～，soft（decalcified dentin）软化牙本质 / ～，tertiary（reparative ～）弥补性牙［本］质 / ～，transparent 透明牙［本］质 / ～，vascular 血管性牙［本］质
dentinal *a*. 牙［本］质的 ‖ ～ bulb 牙质球 / ～ canaliculi 牙质小管 / ～ fibers 牙质纤维 / ～ sheath 牙质鞘 / ～ tubule 牙质小管
dentinalgia *n*. 牙［本］质痛
dentine *n*. 牙［本］质（见 dentin）‖ ～ layer 牙质层 / ～- matrix 牙基质
dentinification *n*. 牙［本］质形成
dentinitis *n*. 牙［本］质小管炎
dentino-enamel junction 牙质釉质界
dentinoblast *n*. 成牙［本］质细胞
dentinoblastoma *n*. 成牙［本］质细胞瘤
dentinodontoma *n*. 牙［本］质牙瘤
dentinogenesis *n*. 牙［本］质形成 ‖ ～ hypoplastica hereditaria（Capdepont syndrome）遗传性牙［本］质生长不全，卡普德庞特氏综合征 / ～ imperfecta 牙［本］质生长不全，牙［本］质发育不全
dentinogenic *a*. 牙质生成的
dentinoid *a*. & *n*. ①牙［本］质样的，似牙［本］质的 ②前期牙［本］质，原牙［本］质 ③牙［本］质瘤
dentinoma *n*. 牙［本］质瘤
dentinosteoid *n*. 牙［本］质骨质瘤
dentinum *n*. 牙［本］质（与 dentine 同）
dentiparous *a*. 成牙的
dentiphone *n*. 牙助听器（与 dentaphone 同）
dentiscalprum *n*. ①牙刮 ②牙签 ③龈刀
dentist（简作 Dent）*n*. 牙医师 ‖ ～，surgeon 牙外科医师
dentistria［拉］*n*. 牙医学
dentistry（简作 Dent）*n*. ①牙科学 ②牙科技术 ‖ ～，axiation（aerodontia）航空牙医学 / ～，ceramic（dentistria ceramica）陶瓷牙医学 / ～，clinical 临床牙医学（杂志名）/ ～，cosmetic（esthetic ～；dentistria cosmetica）整容牙科学 / ～，esthetic（dentistria aesthetica）美容牙医学 / ～，forensic（legal ～；dentistria forensis）牙法医学 / ～，geriatric（dentistria geriatrica; gerodontics）老年牙科学，老年牙医学 / ～，industrial（dentistria industrialis）工业牙科学 / ～，nechanic（dentistria mechanica）机械牙医学 / ～，operative（dentistria operativa）牙外科学，手术牙医学，牙体外科学 / ～，orthopedic（dentistria orthopedica; pedodontics）矫形牙科学 / ～，pediatric（pedodontics; dentistria pediatrica）儿童牙科学 / ～，preventive（dentistria preventiva）预防牙科学 / ～，prosthetic（dentistria prosthetica；prosthodontia）牙修复学，假牙修复术 / ～，

psychosomatic(dentistria psychosomatica) 心身牙科学 / ~, restorative(dentistria restorativa) 牙修复学,修复牙医学
Dentistry-A Digest of Practice (简作 Dent) 牙医学,临床实践摘要(杂志名)
dentition [拉 dentitio] (简作 Dent) ***n.*** ①出牙 ②牙列 ‖ ~, artificial (dentitio artificialis) 人工牙列, 托牙 / ~, climacteric (dentitio climacterica) 更年期出牙 / ~, crowded (dental crowding) 牙列拥挤 / ~, deciduous (dentitio decidua)乳牙列 / ~, defect of 牙列缺损 / ~, delayed (retarded dentition; dentitio tarda) 出牙迟延,迟出牙 / ~, difficult(dentitio difficilis) 出牙困难 / ~, disordered 出牙紊乱 / ~, first (deciduous ~ ; dentitio decidua) 乳牙列,第一牙列 / ~, formula 公式牙列 / ~, manufactured artificial 预成牙列 / ~, mixed (transitional dentition; dentitio mixta)混合牙列,过渡牙列 / ~, natural (dentitio naturalis) 天然牙列 / ~, permanent (dentitio permanens)恒牙列 / ~, postpermanent (dentitio postpermanens)恒牙后出牙 / ~, precocious (dentitio praecox)出牙过早 / ~, predeciduous (dentitio praedecidua)乳牙前出牙 / ~, primary (deciduous ~ ; dentitio primaria)乳牙列,初次牙列 / ~, retarded (delayed ~) 出牙延迟,延生牙,滞生牙 / ~, secondary (permanent ~ ; dentitio secunda) 恒牙列 ,二次牙列 / ~, succedaneous (permanent ~ ; dentitio succedanea) 恒牙列,继生牙列 / ~, tertiary (third ~ ; dentitio tertiaria) 三次出牙, 补充牙生出; 三次牙列 / ~, transitional (mixed ~ ; dentitio mixta)混合牙列, 过渡牙列
dentium ***n.*** 牙质,牙本质 ‖ ~ caverna (dental cavity) 牙槽, 牙洞 / ~ cortex (enamel)牙釉质 / ~ crepitus 牙震声 / ~ nitor(enamel) 牙釉质 / ~ sculptura 牙龈切开 / ~ vacillatia 松动牙
dento- [拉 dens tooth 牙,齿] [构词成分] 牙,齿(见 dent-; denti-)
dentoalveolar ***a.*** 牙槽的
dentoalveolitis ***n.*** 牙槽炎
dentoenamel junction (简作 dej) 牙骨质釉质界
dentofacial ***a.*** 牙面的
dentoform ***n.*** 牙型
dentograph ***n.*** 牙图解
dentography ***n.*** 牙符记法
dentoid ***a.*** 齿状的, 牙形的, 似牙的
dentoidin ***n.*** 牙基质
dentolegal ***a.*** 牙法医学的
dentoliva ***n.*** 橄榄核(见 olivary nucleus)
dentology ***n.*** 牙科学(见 odontology; dentistry)
dentoma ***n.*** 牙[本]质瘤(与 dentinoma 同)
dentomechanical ***a.*** 牙科机械学的
dentomental ***a.*** 牙颏的,牙颌的
dentometer ***n.*** 牙测量计
dentonasal ***a.*** 牙鼻的
dentonomy ***n.*** 牙科学名词, 牙科命名法
dentoosteitis ***n.*** 牙槽骨炎
dentophobia ***n.*** 害怕牙科治疗, 牙科治疗恐怖[症]
dentosocketitis ***n.*** 牙槽炎(见 dentoalveolitis)
dentosurgical ***a.*** 牙外科的
dentotropic ***a.*** 亲牙的,向牙的
dentritic pellicle 牙护膜
dentulous ***a.*** 有自牙的,有天然牙的
dentur (简作 dent) [拉] ***n.*** 给
dentur tales doses (简作 dent tal dos, dtd) [拉]给予等量
debtur usui noto (简作 dun) [拉]按已知用法
dentural ***a.*** ①托牙的 ②牙列的
denture [法; 拉 dens tooth] (简作 Dent) ***n.*** ①托牙 ②牙列 ‖ ~, acrylic 丙烯酸脂托牙 / ~, acrylic resin 丙烯酸树脂托牙 / ~, artificial (dentura artificialis)人造托牙 / ~, basal surface of (impression surface) 义齿基面,印模面 / ~ base 义齿基托 / ~ bearing area 义齿承托 / ~, Berry nonstress partial 贝里氏无压部分托牙 / ~ -blank 托牙基型 / ~ -cast 托牙铸模 / ~, cast metal 铸金托牙 / ~, clasp 卡环托牙 / ~ clearer 义齿清洗剂 / ~, combination 联合托牙 / ~, complete (full denture) 全口托牙,总托牙 / ~, conditioning 调试托牙 / ~, continuous gum 连龈托牙 / ~, distal extension partial 远中延伸性部分托牙 / ~, duplicated 复制义齿 / ~ esthetic 美容义齿 / ~, fixed partial 固定部分托牙, 固定桥 / ~ foundation 义齿承托区 / ~, full (complete denture) 全口托牙,总托牙 / ~, immediate 临时托牙 / ~, immediate-insertion(dentura immediata) 即时托牙 / ~, implant 栽植托牙 / ~, implant, substructure 结构下种植托牙 / ~, implant, superstructure 结构上种植托牙 / ~, impression surface of 脱牙印模面 / ~, interim (provisional denture; temporary denture; dentura temporaria) 暂时托牙 / ~, mandibular(dentura mandibularis) 下颌托牙, 下托牙 / ~, mandibular single complete 下[颌]单颌全口托牙 / ~, maxillary(dentura maxillaris) 上颌托牙,上托牙 / ~, maxillary single complete 上[颌]单颌全口托牙 / ~, mounted 装上托牙 / ~, natural (dentura naturalis)自然托牙 / ~, occlusal surface 托牙颌面 / ~, overlay 覆盖托牙 / ~, partial (dentura partialis)部分托牙 / ~, permanent (dentura permanens)持久托牙,恒托牙 / ~, polished surface of 托牙磨光面 / ~, porcelain 瓷托牙 / ~, porcelain base 瓷托托牙 / ~, provisional (interim denture; temporary denture) 暂时托牙 / ~, relining 垫底托牙 / ~, removable 可摘义齿 / ~, removable partial 可摘部分托牙 / ~, retention of 托牙固位 / ~, single complete 单颌全口托牙 / ~, single complete, mandibular 下[颌]单颌全口托牙 / ~, single complete, maxillary 上[颌]单颌全口托牙 / ~ sore 托牙所致溃疡 / ~, surface, basal(impression surface) 基面托牙,印模面 / ~, surface of 托牙表面 / ~, temporary (interim denture; dentura temporaria) 暂时托牙 / ~, transional(dentura transitiva) 过渡托牙 / ~, treatment 治疗用托牙 / ~, trial 试用托牙 / ~, unilateral (dentura unilateralis) 单侧托牙 / ~, unilateral partial(dentura partialis unilateralis) 单侧部分托牙 / ~, wax model 蜡型托牙
denturism ***n.*** 假牙业
denturist ***n.*** 假牙技师
Denucé's ligament [Jean Henri Maurice 法外科医师 1859—1924] 德努塞氏韧带(在腕关节中连接桡骨与尺骨的宽带)
denucleated ***a.*** 失核的, 除核的
denucleation ***n.*** 去核作用
denucleination ***n.*** 核酸减少
denudate ***vt.*** 剥露,剥脱(见 denude)
denudation [拉 denudare to make bare] ***n.*** 剥露, 剥脱, 磨剥
denude [拉 denudare to denude] ***vt.*** 剥露, 剥脱,去牙垢
denunciation ***n.*** 痛斥
denunciator ***n.*** 斥责者,告发者
denutrition ***n.*** 营养缺乏
Denver Developmental screening Test (简作 DDST) 丹佛(人体染色体)发育筛选试验
Denver international system 人体染色体国际体制
Denver Research Institue (简作 DRI)丹佛研究所(美)
Denver system 丹佛体制(染色体组型)
Denver Wildlife Research center (简作 DWRC)丹佛野生生物研究中心(渔业与野生生物局)
deny ***vt., vi.*** 否定,拒绝,克制 ‖ ~ oneself 节制,戒绝 / ~ oneself to 谢绝会见
Denys- Leclef phonomenon [G. Denys; Leclef 比生理学家] 丹 - 累二氏现象(试管内吞噬作用)
Denys' tuberculin [Joseph 比细菌学家 1932 卒] 丹尼斯氏结核菌素(肉汤滤液结核菌素)
Denzimol [商名] ***n.*** 登齐醇(抗癫痫药)
denzodiazepines ***n.*** 苯二氮草类
deobstruent [拉 de priv. + obstruere to block up] ***a. & n.*** ①通阻的 ②通阻药
deobstruentia [拉; 复] ***n.*** 通阻药
deodorant [拉 de from + odorare to perfume] ***a. & n.*** ①除臭的 ②除臭剂, 解臭剂
deodorantia [拉; 复] ***n.*** 除臭剂, 解臭剂
deodoriferant ***n.*** 除臭剂
deodorise ***vt.*** 除臭,解臭
deodorization ***n.*** 除臭[作用] ‖ ~ of air 空气的除臭
deodorize [拉 de from + odor odor] ***vt.*** 除臭
deodorizer ***n.*** 除臭剂
deoiling ***a. & n.*** ①去油的 ②去油
deolepsy [拉 deus god + 希 lēpsis seizure] ***n.*** 神凭发作, 神附发作
deontology ***n.*** 职责学, 义务学(伦理学的一门) ‖ ~, medical 医生职责学
deoppilant ***a. & n.*** ①疏通的 ②疏通药
deoppilation ***n.*** 疏通, 去阻塞
deoppilative ***a. & n.*** ①疏通的 ②疏通药
deorsum [拉] ***ad.*** 向下(见 downward)
deorsumduction [拉 deorsum downward + ducere to lead] ***n.*** 下转[眼]
deorsumvergence ***n.*** 下转[眼]
deorsumversion ***n.*** 下转[眼]
deossification ***n.*** 除骨质, 骨质丧失
deoxidation ***n.*** 脱氧[作用], 去氧[作用]
deoxidize ***vt.*** 脱氧, 去氧
deoxidizer ***n.*** 去氧剂
deoxy- (desoxy -)[构词成分] 脱氧, 去氧
deoxyadenosine (简作 dA, dAdo) ***n.*** 脱氧腺苷 ‖ ~ diphosphate (简作 dADP) 脱氧腺苷二磷酸 / ~ monophosphate (简作 dAMP) 脱

氧腺苷一磷酸 / ~ triphosphate（简作 dATP）脱氧腺苷三磷酸
5'-deoxyadenosyl transferase 5'－脱氧腺苷转移酶
deoxyadenosylcobalamin *n*. 脱氧腺苷钴胺素
5-deoxyadenosylcobalamin *n*. 5－脱氧腺苷钴胺素
deoxyadenylate *n*. 脱氧腺苷酸
deoxyadenylic acid（简作 dAMP）脱氧腺苷酸
deoxyadenylyl *n*. 脱氧腺苷酰
deoxycholaneresis *n*. 脱氧胆酸排出增多（胆汁中）
deoxycholate（简作 DC, DOC）*n*. 脱氧胆酸 ‖ ~-citrate（简作 DC）去氧胆酸盐—枸橼酸盐 / ~ -citrate agar（简作 DCA）去氧胆酸盐—柠檬酸琼脂 / ~ citrate lactose saccharose culture medium（简作 DCLS）脱氧胆酸[钠]、枸橼酸[钠]、乳糖、蔗糖琼脂培养基 / ~ citrate sugar（简作 DCA）去氧胆酸盐—柠檬酸盐糖
Deoxycholic Acid（简作 DCA）[商名] 脱氧胆酸
deoxycholic acid 脱氧络胆酸
deoxycholylglycine *n*. 脱氧胆酰甘氨酸
deoxycholytaurine *n*. 脱氧胆酰牛磺酸
deoxy-corticoids（简作 DOCS）*n*. 去氧肾上腺皮质激素
deoxycorticosterone（简作 DOC）*n*. 脱氧皮质[甾]酮（与 desoxycorticosterone 同）‖ ~ acetate（简作 DCA）醋酸去氧皮质酮 / ~ glucoside（简作 DOCG）去氧皮质酮葡萄糖甙
11- deoxycorticosterone *n*. 11－脱氧皮质[甾]酮
11-deoxycortisol *n*. 11－脱氧皮质醇，11－脱氧皮质[甾]酮
deoxycortone *n*. 脱氧皮质酮（与 desoxycorticosterone 同）‖ ~ acetate 醋酸脱氧皮质酮
deoxycytidine（简作 de, Dcyd）*n*. 脱氧胞苷 ‖ ~ diphosphate（简作 dCDP）脱氧胞苷二磷酸 / ~ monophosphate（简作 dCMP）脱氧胞苷一磷酸 / ~ triphosphate（简作 dCTP）脱氧胞苷三磷
deoxycytidinephosphate deaminase 脱氧胞苷酸脱氨酶
deoxycytidylate *n*. 脱氧胞苷酸（解离型）‖ ~ hydroxymethylase 脱氧胞苷酸羟甲基化酶
deoxycytidylic acid 脱氧胞苷酸
deoxycytidylyl *n*. 脱氧胞苷酸
deoxydation *n*. 脱氧[作用]
deoxyephedrine（简作 DOE）*n*. 去氧麻黄碱
(R)-3-(2-deoxy-B, D-erythro-pento-furanosyl)-3, 6, 7, 8-tetrahydroimidazo-[4,5-d][1,3] diazepin-8-al *n*.（R）-3-（2－脱氧－B-D-红－戊呋喃糖基）－3,6,7,8－四氢咪唑－[4,5-d][1,3]二氮杂卓－8－醇
deoxygenate *vt*. 脱氧，去氧
deoxygenated *a*. 血红蛋白还原的
deoxygenation *n*. 脱氧[作用]，去氧[作用]
deoxyglucose（简作 DG, DOG）*n*. 去氧葡萄糖
2-deoxy-D-glucose *n*. 2－脱氧－D－葡萄糖
deoxyguanosine（简作 dG, dGuo）*n*. 脱氧鸟苷 ‖ ~ diphosphate（简作 dGDP）脱氧鸟苷二磷酸 / ~ monophosphate（简作 dGMP）脱氧鸟苷一磷酸 / ~ triphosphate（简作 dGTP）脱氧鸟苷三磷酸
deoxyguanylate *n*. 脱氧鸟苷酸（解离型）
deoxyguanylic acid 脱氧鸟苷酸
deoxyguanylyl *n*. 脱氧鸟苷酰
deoxyhemoglobin *n*. 脱氧血红蛋白
deoxyhexose *n*. 脱氧己糖
deoxyinosine-5'-monophosphate（简作 diMP）*n*. 一磷酸脱氧次黄（嘌呤核）甙，一磷酸脱氧肌甙
deoxyinosine triphosphate（简作 dITP）三磷酸脱氧次黄（嘌呤核）甙
deoxyketo-steroid（简作 DKS）*n*. 去氧酮类固醇
deoxymethyleytidylic acid 脱氧甲[基]胞苷酸
deoxynivalenol *n*. 脱氧雪腐镰刀菌烯醇，脱氧瓜萎镰菌醇
deoxynucleoside diphosphate 脱氧核苷二磷酸 ‖ ~ triphosphate 脱氧核苷三磷酸
deoxynucleotidyl transferase (terminal) 脱氧核苷酸[基]转移酶[末端]，DNA 核苷酸基外转移酶
deoxynupharidine *n*. 脱氧萍蓬定
deoxyoxytetracycline（简作 DOTC）强力霉素，去氧土霉素（见 doxycyline）
deoxypentose *n*. 脱氧戊糖
deoxypentosenucleic acid 脱氧戊糖核酸
deoxypyridoxine *n*. 脱氧吡哆醇
deoxyriboaldolase *n*. 脱氧核糖醛缩酶
deoxyribonuclease（简作 DNase, Dase, DNA）*n*. 脱氧核糖核酸酶（见 desoxyribonuclease）
deoxyribonucleic acid（简作 DNA）DNA，脱氧核糖核酸 ‖ ~，complementary（copy DNA（cDNA））互补脱氧核糖核酸，复制脱氧核糖核酸 / ~ content per genome（简作 DNA/G）去氧核糖核酸含量 / 染色体组 / ~ polymerase（简作 DNAP）脱氧核糖核酸聚合酶（DNA 核苷酰转移酶，脱氧核苷三磷酸－DNA 脱氧核苷酰转移酶，EC2,7,7,7；复制酶，科恩伯格酶或 DNA 聚合酶）（见 DNA Nucletidyltransferase, Deoxynucleoside triphosphate-DNA deoxynucleotidyltransferase; EC 2,7,7,7; Duplicase; kornberg enzyme）/ ~ viruses 脱氧核糖核酸病毒，DNA 病毒
Deoxyribonucleic acid ligase 脱氧核糖核酸连接酶（DNA 连接酶，DNA 接合酶，多核苷酸合成酶，EC6,5,1,1 和 2）（见 DNA ligase, DNA joinase, polynucleotide synthetase, EC6,5,1,1and 2）
deoxyribonucleoproteid *n*. 脱氧核[糖核]蛋白
deoxyribonucleoprotein（简作 DNP）脱氧核糖核蛋白
deoxyribonucleoside *n*. 脱氧核糖核甙 ‖ ~ diphosphate kinase 脱氧核糖二磷酸激酶 / ~ monophosphate（简作 dNMP）一磷酸去氧核糖核甙 / ~ triphosphate（简作 DNTP）三磷酸去氧核糖核甙
deoxyribonucleotide *n*. 脱氧核糖核甙酸 ‖ ~ diphosphate（简作 dNDP）二磷酸去氧核糖核甙酸
deoxyribose（简作 d Rib）*n*. 脱氧核糖 ‖ ~-1-phosphate 脱氧核糖－1－磷酸
deoxyriboside *n*. 脱氧核（糖核）苷
2'-deoxy-ribosyladenosine（简作 dA）*n*. 脱氧腺甙
deoxyribotide *n*. 脱氧核（糖核）苷酸
deoxyribovirus *n*. DNA 病毒，脱氧核糖核酸病毒（见 Deoxyribonucleic acid（DNA）virus）
deoxysugar *n*. 脱氧糖
deoxythymidine（简作 dT）*n*. 脱氧胸苷 ‖ ~ diphosphate（简作 dTDP）脱氧胸苷二磷酸 / ~ monophosphate（简作 dTMP, dtmp）脱氧胸苷一磷酸 / ~ triphosphate（简作 dTTP）脱氧胸苷三磷酸
deoxythymidylate *n*. 脱氧胸苷酸（解离型）
deoxythymidylic acid 脱氧胸苷酸
deoxythymidylyl *n*. 脱氧胸苷酰
deoxyuridine（简作 DU）*n*. 脱氧尿苷 ‖ ~ diphosphate（简作 dUDP）脱氧尿苷二磷酸 / ~ kinase 脱氧尿苷激酶 / ~ monophosphate（简作 dUMP）脱氧尿苷一磷酸 / ~ phosphorylase 去氧尿核苷磷酸酶 / ~ triphosphate（简作 dUTP）脱氧尿苷三磷酸
deoxyuridylate *n*. 脱氧尿苷酸（解离型）
deoxyuridylic acid 脱氧尿苷酸
deozonize *vt*. 脱臭氧，去臭氧
DEP diethyl fluorophosphate 氟磷酸二乙酯 / diethylpropanediol *n*. 二乙基丙二醇 / dipterex *n*. 敌百虫
Dep dependent *a*. 依赖的，依靠的，从属的 / depuratus *a*. 纯化的，精制的
dep. depilatory *n*. 脱毛剂 / depressed *a*. 抑郁的，阻抑的，扁平的 / depuratus *a*. [拉]提纯的，纯化的，纯的
DEPA 二乙烯磷酸酰胺（见 diethylene phosphoramide）
Depakene [商名] *n*. 丙戊酸（见 valproic acid）
depancreatize *vt*. 除胰腺
deparaffinage *vt*. & *vi*. 脱蜡
deparaffinization *n*. 去石蜡化
depart *vi*. 离开，脱离 ‖ ~ from 不合，脱离，违反
department（简作 Dept）*n*. 部，科 ‖ ~, hydrotherapy 水疗科 / ~, hydrothermotherapy 水热治疗科 / ~, in-patient 住院部 / ~, medical 医务部 / ~ of emergency 急诊科 / ~ of health 卫生科 / ~ of medicine and surgery（简作 DMS）内外科 / ~, out-patient（缩 O.P.D.）门诊部 / ~ store 百货店
Department of Allied Medical Professions and Services (AMA)（简作 DAMPS）应用医学职业与服务部
Department of Chemistry and Pubic Affairs (ACS)（简作 DCPA）化学与公共事务部（美国化学会）
Department of Commerce（简作 Doc）商务部（美）
Department of Community Health and Health Education (DS-EA)（简作 DCHHE）公共卫生及卫生教育科
Department of Defense（简作 DoD）国防部（美）
Department of Defense Disease and Injury Code（简作 DDDIC）国防部疾病与创伤标记
Department of Energy (UK)（简作 DEN）能源部（英）
Department of Environmental Conservation（简作 DEC）环境保护部
Department of Health（简作 DH）卫生部
Department of Health and Human Services（简作 DHHS）卫生和人类服务部
Department of Health and Social Security (UK)（简作 DHSS）卫生和社会安全部（英）
Department of Health and Welfare (Canada)（简作 DHW）卫生福利部（加拿大）
Department of Health, Education and Welfare（简作 DHEW）卫生，教育和福利部（美）

Department of Hospital Nursing（简作 DHN）医院护理部
Department of Medicine and Surgery Supply Service（VA）（简作 DMSSS）内科和外科供应服务处(美国退伍军人管理局)
Department of Mental Health（简作 DMH）精神卫生科
Department of National Health and Welfare（Canada）（简作 DNHW）国家卫生福利部(加拿大)
Department of Public Dispensary（简作 DPD）公共医务所管理处
department of public health（简作 DPH）公共卫生部
Department of Public Health Nursing（简作 DPHN）公共卫生护理部
Department of Stomatology 口腔科
Department of the Environment（Canada）（简作 DE）环境部(加拿大)
Department of the Interior（简作 DI, Doi）内务部
Department of Veterans Affairs（简作 DVA）退伍军人事务部
departmental *a*. 部门的
Departmental Science Development Program（NSF）（简作 DSD）科学发展规划(全国科学基金会)
departure *n*. 启程,动身 ‖ ~ from 偏离,违背
depasture *vt*. & *vi*. 放牧
depauperate *vi*. & *a*. ①使贫穷,使衰弱 ②发育不全的,萎缩的,衰弱的
depauperation *n*. 发育不全,萎缩,衰弱
DEPC 焦碳酸二乙酯(见 diethylyro carbonate)
DEPE 双环氧丙醚(见 diepoxypropyl ether)
Depen [商名] *n*. 青霉胺(见 penicillemine)
depend *vi*. 依靠,相信
dependable *a*. 可靠的
dependence *n*. ①依赖(如对药物的依赖,即瘾或癖),依赖性 ②从属 ③偏依共生 ④瘾 ‖ ~, correlative 相互依赖 / ~, drug (drug addiction) 药瘾 / ~, psychoactive substance 精神作用物质依赖 / ~, substance 物质依赖
dependency（简作 depn）*n*. ①从属 ②从属部 ‖ ~, cortical [大脑]皮质从属部 / ~-prone *a*. [对毒品]有依赖心理倾向的
dependent（简作 Dep）*a*. 依靠的,依赖的 ‖ ~ differentiation 依赖分化 / ~ drainage（简作 DD）重力引流 / ~ mutant 依赖突变株 / ~ variable（简作 DV）因变量,依赖变量
Dependovirus *n*. 依赖病毒
depepsinized *a*. 除胃蛋白酶[作用]的
depeptidoactinomycin *n*. 脱肽放线菌素
depersonalization *n*. 人格解体
de Pezzer catheter [Oscar M. B. de Pezzer] 德·佩赞导管
dephanofilariasis *n*. 冠丝虫病
dephasing *n*. 相移
dephlegmation *n*. 分溜,分凝
dephlegmator *n*. 分溜器,分溜柱
dephospho-CoA kinase 脱磷酸辅酶 A 激酶 ‖ ~ pyrophosphorylase 脱磷酸辅酶 A 焦磷酸化酶
dephosphorylate *vt*. 脱去磷酸
dephosphorylation *n*. 脱磷酸[作用]
depict *vt*. 描绘,描述
depiction *n*. 描绘,描述
depicture *vt*. 描绘,描述
depigmentation *n*. ①除色素 ②失色素
depilate [拉 de away + pilus hair] *vt*. 脱毛[发],除毛[发]
depilation *n*. 脱毛[发]法,拔毛[发]术
depilatory [拉 de from + pilus hair]（简作 dep）*a*. & *n*. ①脱毛[发]的 ②脱毛[发]剂
depilous [拉 depilus without hair] *a*. 无毛[发]的
depl. *n*. 减液,放血(见 depletion)
deplasmolysis *n*. 胞质皱缩解除(胞质皱缩后恢复原来的容积),质壁分离复原
deplasmolyze *vt*. 使胞质皱缩解除
deplete [拉 deplere to empty] *vt*. 排除,减少,使空虚,用尽,缺失,衰竭
depletion [拉 deplere to empty]（简作 depl）*n*. ①排除,缺失(液体) ②衰竭[状态](由于缺液) ‖ ~ layer 过渡层 / ~, plasma (plasmapheresis) 血浆除去法,去血浆法 / ~, response 减液反应 / ~, salt 缺盐 / ~, water 缺水
depletive *a*. 减少的,放血的,引起枯竭的
depletor *n*. 耗竭剂
deplore *vt*. 哀痛,悔恨
deploy *vt*. & *vi*. 部署,调度
deplumation [拉 de from + pluma down] *n*. 睫毛脱落
depn. *n*. 从属,依赖(见 dependency)
depo-insulin *n*. 贮存胰岛素(精蛋白锌胰岛素悬液)
depoisoning effect 解毒作用,解毒效能
depolariser *n*. ①去极化剂 ②消偏[振]镜(见 depolarizer)
depolarization *n*. ①去极化(电学) ②消偏[振](光学) ‖ ~ bipolar cell 去极化型双极细胞 / ~ ratio 消偏振率
depolarize *vt*. ①去极化 ②消偏[振]
depolarizer *n*. ①去极化剂 ②消偏[振]镜
depolarizing *a*. 去极化的 ‖ ~ bipolar cell（简作 DPBC）去极化两极神经细胞 / ~ phase 去极化期
depollute *vt*. 清除……污染
depollution *n*. 清除污染,防止污染
depolymerase *n*. 解聚酶
depolymerization *n*. 解聚[合作用]
depolymerize *vt*. 解聚[合]
Depo-Medrol [商名] *n*. 醋酸甲泼尼龙(见 methylprednisolone acetate)
depomedroxy-progesterone acetate（简作 DMPA）醋酸甲孕酮混悬剂
depontination *n*. 除脑桥[法]
Depo-Provera [商名] *n*. 甲羟孕酮醋酸酯(见 medroxyprogesterone acetate)
depopulate *vt*. 使人口减少
depopulation *n*. 使人口减少
deport *vt*. 举止,放逐
deportment *n*. 行为,举止
deposit [拉 de down + ponere to place]（简作 dpst, dpts）*n*. & *vt*., *vi*. ①沉积物,沉淀[物],沉着物 ②沉积,沉着 ‖ ~, active 放射性淀质 / ~, brick-dust 砖末状沉淀,红砖灰状沉淀 / ~, calcareous 钙质沉着,石灰质沉淀 / ~, dental 牙垢 / ~, uratic 尿酸盐沉淀
depositary *n*. 受托人,保管人,仓库
deposition *n*. 沉积,沉着,沉淀[物] ‖ ~, dental calculus 牙石沉积
depositive *a*. 沉淀的,沉着的
depositor *n*. 存户,存放者
depository *n*. 沉积性
Depositum Urinae Preparatum [拉,植药] 淡秋石
depot *n*. ①仓库 ②贮存,积存 ‖ ~ antipsychoties 长效抗精神病药 / ~, blood 血液贮存处(循环血液暂时滞留的场所) / ~ fat 储存脂肪 / ~, fat 脂肪储存 / ~ lipid 储存脂类 / ~-medroxyprogesterone acetate 长效醋酸甲基酮,长效甲孕酮
Depo-Testosterone *n*. 环戊丙酸睾酮
DEPP 二乙基焦磷酸,焦磷酸二乙酯(见 diethylpyrophosphoric acid)
Depramine [商名] *n*. 地帕明(抗忧郁药)
depravation [拉 depravare to vitiate; de down + pravus bad] *n*. 恶化,变坏
deprave *vt*. 使堕落,使恶化
depraved *a*. 恶化的,变坏的
depravity *n*. 堕落,腐败,恶化
Deprc *n*. 减值,贬值,折旧(见 depreciation)
deprecate *vt*. 反对,轻视
deprecation *n*. 反对
deprecatory *a*. 表示反对的
depreciate *vt*. 轻视,贬低
depreciation（简作 Deprc）*n*. 跌价,贬值,贬低
depreciatory *a*. 贬值的,贬低的
depredate *vt*. & *vi*. 掠夺,劫掠
depredation *n*. 劫掠,毁坏
depredator *n*. 掠夺者
depredatory *n*. 掠夺的
deprementia *n*. 精神抑郁
L-deprenyl *n*. 司来吉兰
depress *vt*. 降低,抑制
depressant *a*. & *n*. ①阻抑的,抑制的 ②生活力减低的 ③抑制药,镇静剂 ‖ ~, cardiac 心抑制药 / ~, cerebral 大脑抑制药
depressed（简作 dep）*a*. ①抑郁的 ②阻抑的,压低的 ③凹[陷]的 ④扁平的 ‖ ~ field 阻抑视野 / ~ fracture 凹陷骨折 / ~ patient 抑郁病人
Depressed plantain [植药]平车前
depressible *a*. 可降低的,可压低的
depressing *a*. 压抑的,使人沮丧的
depression [拉 depressio; de down + premere to press]（简作 D）*n*. ①抑郁[症] ②阻抑,压低,抑制作用 ③凹,窝 ④衰退 ⑤俯角 ‖ ~, agitated 激越性抑郁[症] / ~, anaclitic 情感依赖性抑郁 / ~, anodal 阳极性阻抑 / ~, antidropmic 逆向阻抑 / ~, apathetic 淡漠性抑郁[症] / ~, auricular 心房凹(静脉搏曲线上) / ~, aversion 嫌恶性抑郁[症] / ~, cathodal 阴极性阻抑 / ~,

congenital chondrosternal 先天性肋软骨胸骨凹陷 / ~, drug-induced 药源性抑郁 / ~, endogenous 内因性抑郁症 / ~, facial 触角凹 / ~, freezing point 冰点降低 / ~ gonioscopy 压迫房角检查法 / ~, involutional 更年期抑郁 / ~, libiomental 唇颏凹 / ~, linear 线凹 / ~, major 重性抑郁症 / ~ movement 下转运动 / ~, neuritic 官能性抑郁症 / ~ of cataract (couching) 内障摘除术, 针拨术 / ~ of corpus callosum 胼胝体压迹 / ~, otic 听凹 / depressions, Pacchionian (foveolae granulares) 帕基奥尼氏凹陷, 颗粒小凹 / ~, paranoid 偏执性抑郁症 / ~, physiological 生理凹陷 / ~, postdormital 醒后抑郁[症] / ~, precordial 心窝, 胸口 / ~, psychogenic 心理性抑郁症 / ~, psychotic 精神病性抑郁症 / ~, pterygoid (pterygoid pit) 翼凹 / ~, radial (fossa radialis) 桡骨窝(肱骨) / ~, reactive 反应性抑郁[症] / ~, retarded 后抑郁 / ~ scale 抑郁量表 / ~ sine depression (简作 DSD) 非典型抑郁表现的忧郁症 / ~ spectrum 抑郁症谱系 / ~ spectrum disease (简作 DSD) 抑郁性疾病 / ~, supratrochlear 转子上凹(股骨) / ~, systolic 收缩期[胸部]凹陷 / ~, tooth 牙内突 / ~, ventricular 心室凹(静脉搏曲线上)

depressive *a*. ①抑郁的 ②阻抑的, 压低的 ‖ ~ equivalence 抑郁等位症

depressomotor [拉 deprimere to press down + motor mover] *n*. & *a*. ①运动抑制剂 ②运动抑制的

depressor [拉] *n*. ①降肌 ②压器,压制作用 ③抑制剂 ④减压神经 ‖ ~ alae nasi 鼻翼降肌 / ~ anguli oris (musculus triangularis) 三角肌, 口角降肌 / ~ anguli oris muscle 降口角肌 / ~ effect 抑制剂效应 / ~ epiglottidis 会厌降肌(甲状会厌肌的一部分) / ~, glass tongue 玻璃压舌板 / ~ labii inferioris (musculus quadratus labii inferioris) 下唇方肌 / ~, metal tongue 金属压舌板 / ~ muscle of angle 降口角肌 / ~ muscle of septum 降鼻中隔肌 / ~ nerve 减压神经 / ~ oculi 下直肌 / ~ reflex 减压反射 / ~ scleral 巩膜压迫器 / ~, Sims's 西姆斯氏阴道前壁压器 / ~ supersilii muscle 眉降肌 / ~, tongue (tongue spatula) 压舌板, 压舌器 / ~, urethrae 尿道压肌(尿道膜部括约肌的一部分)

depressurize *vt*. & *vi*. 减压,使降压

deprimens oculi [拉] 眼下直肌

deprival *n*. 剥夺

deprivation [拉 de from + privare to remove] *n*. 丧失, 剥夺, 缺乏 ‖ ~ amblyopia 形觉剥夺性弱视

deprive *vt*. 夺去,使丧失

deprived *a*. 被夺去的 ‖ ~ vision 视觉缺陷,视觉障碍

Deprodone [商名] *n*. 地哌罗酮(肾上腺皮质类药)

Deprostil [商名] *n*. 地前列素,羟甲氧前列腺烷酸(抑制胃酸分泌的前列腺素)

deproteinate *vt*. 除去……中的蛋白质

deproteinization *n*. 脱蛋白[作用], 除蛋白[作用]

depsid *n*. 缩酚[羧]酸

depside *n*. 缩酚酸类

depsidone *n*. 缩酚酸环醚

Dept *n*. 部,局,处,科(见 department)

depth (简作 d, dpth) *n*. 深度 ‖ ~ attenuation 深度衰减 / ~ average (简作 DA) 平均深度 / ~ compensation 深度补偿 / ~ compensation curve 深度补偿曲线 / ~ contrast 深度对比 / ~ dose 深部剂量 / ~ dose measurement 深部剂量测定 / ~ dose peak 深部剂量峰区 / ~ dose profile 深部剂量图形 / ~ dose ratio 深部剂量比 / ~ dose value 深部剂量值 / ~, focal 焦点深度 / ~ horopter 深度双眼单视界 / ~ measuring device 深部测量装置 / ~ of burn 烧伤深度 / ~ of field 视野深度 / ~ of focus 焦深 / ~ perception 深度觉 / ~ perceptometer 深度觉计 / ~ resolution 深度分辨力 / ~ sounding (简作 DS) 测深

depthometer *n*. 深度计

depthoscope *n*. ①深度计 ②深度觉计

Deptropine [商名] *n*. 地普托品(支气管扩张药)

depula [拉;希 depas goblet] *n*. 初原肠胚,凹叠胚囊

depulization [拉 de away + pulex flea] *n*. 除蚤, 灭蚤

depurant *a*. ①纯化的, 净化的 ②纯化剂

depurate *vt*. 净化,提纯

depurated [拉 depurare to purify] *a*. 纯化的, 净化的, 精制的

depuration *n*. 纯化[作用], 净化[作用] ‖ ~, automatic (self-cleaning)自净[作用]

depurative *a*. 纯化的, 净化的

depurator *n*. 纯化剂

depuratus [拉] (简作 dep) *a*. 纯化的,精制的

depurination *n*. 脱嘌呤作用

deputation *n*. 委派代表,代表团

depute *vt*. 将……委托给……

deputize *vt*. & *vi*. 授权……为代表;担任代表(见 deputise)

deputy *n*. & *a*. ①代表 ②副的, 代理的

Deputy Director of Dental Services (简作 DDDS) 牙科副主任

Deputy Director of Medical Services (简作 DDMS) 军医局副局长(英国,副官署)

Deputy Medical Director General of the Navy (简作 DMDGN) 海军军医副总监

Deputy Regional Veterinary Officer (简作 DRVO)地区兽医副主任

Dequalinium Chloride [商名] 克菌定,特快灵, 地喹氯胺, 1,1 – 癸烷双(4 – 氨基奎纳丁氯)(外用抗菌药)

De R. degeneration reaction 变性反应 / degradation reaction 降解

der. *n*. 导数,微商(见 derivative)

der- [希 derē neck 颈] [构词成分] 颈(见 dero-)

Dera Ghazi Khan antigenic group viruses 德拉格齐克恩抗原组病毒 ‖ ~ Ghazi Khan nairovirus 德拉格齐克恩内罗病毒 / ~ Ghazi Khan virus 德拉格齐克恩病毒

deracil *n*. 德腊西耳, 硫脲嘧啶(见 thiouracil)

deracinate *vt*. 根除,灭绝

deracination *n*. 根除,灭绝

deradelphus [der- + 希 adelphos brother] *n*. 并头联胎,单颈联胎

deradenitis *n*. 颈部腺炎

deradenoncus *n*. 颈部[淋巴]腺肿大

derail *vt*. & *vi*. 出轨,使出轨

Deramciclane [商名] *n*. 德伦环烷(抗焦虑药)

deranencephalia [der- + an neg. + 希 enkephalos brain] *n*. 无脑有颈畸形

derange *vt*. 打乱,使……紊乱

derangement *n*. ①[精神]狂乱 ②紊乱 ‖ ~, Hey's internal 黑氏膝关节不全脱位 / ~, immunologic 免税紊乱

derate *vt*. 减低(或取消)对……征收的税

deratization *n*. 除鼠, 灭鼠

deratol *n*. 德腊托耳, 维生素 D_2(见 vitamin D2)

Derbesiaceae *n*. 德氏藻科(一种藻类)

Dercum's disease [Francis Zavier 美神经病学家 1856—1931] (见 adiposis dolorosa) 德尔肯氏病, 痛性肥胖症

DErE *n*. 去脑啡呔 r 内啡肽(见 des-enkephalin-r-endorphi)

derealization *n*. 现实解体(见 disrealization)

dereism [拉 de away + res thing] *n*. 空想癖

dereistic *a*. 空想癖的

derelict *a*. & *n*. ①被抛弃的 ②抛弃物 ③乞丐

dereliction *n*. 抛弃,错误,缺点,玩忽职守

derencephalocele *n*. 颈椎脑突出

derencephalus [der- + 希罕 enkephalos brain] *n*. 颈脑畸胎(见 derencerhalic monster)

derencephaly *n*. 颈脑畸形

derepress *vt*. & *vi*. 去阻遏

derepression *n*. 脱抑制[作用], 消抑制[作用], 除抑制[作用] ‖ ~, gene 基因消阻遏作用

derestrict *vt*. 取消对……的限制

deric [希 deros skin] *a*. 外胚叶的

dericin *n*. 德里辛(得自蓖麻油的一种浅色油)

deride *vt*. 嘲笑

Derifil [商名] *n*. 叶绿酸铜复合物(见 chlorophyllin copper complex)

Deriglidole [商名] *n*. 德格列哚(降血糖药)

derision *n*. 嘲笑

derism *n*. 空想癖

Deriv *n*. 衍生物,衍化物(见 derivative)

derivable *a*. 可引出的,可诱导出来的

derivant *a*. & *n*. ①衍化的 ②诱导的 ③衍化物 ④诱导剂 ⑤导出数(见 derivate)

derivation [拉 derivatio] (简作 d) *n*. ①衍化 ②诱导

derivative (简作 der, Deriv) *a*. & *n*. ①衍化的 ②诱导的 ③衍化物 ④诱导剂 ⑤导数,纪数,微商 ⑥变形,方案 ‖ ~ hybrid 衍生杂种 / ~ phase 诱导期 / ~ thermogravimetry (简作 DTG) 衍化热解重量分析法

derive *vi*. 取得,衍生,派生;起源,由来,推论,推究

derived *a*. 衍生的 ‖ ~ gene effect 引发的基因作用 / ~ line 衍生系 / ~ lipid 衍生脂类 / ~ protein 衍生蛋白质

Derm *n*. 皮肤病学(见 dermatology)

derm. [希 derma] *n*. 皮, 皮肤(尤指真皮),皮膜 (见 derma)

derm- [希] [构词成分] 皮,皮肤,外壳

-derm [希] [构词成分] 皮,皮肤,外壳

derma [希] *n*. 皮(尤指真皮),皮肤

derma- (**dermato-**) [构词成分] 皮, 皮肤

Dermabacter *n*. 皮杆菌属 ‖ ~ hominus 人皮杆菌

dermabrader *n*. 擦皮器(如钢丝刷,砂纸锉)

dermabrasion *n*. 擦皮法,手术整平法(用擦皮器擦平皮肤)(见 surgical planing)

Dermacentor [derma- + 希 kentein to prick] *n*. 草蜱属(旧名矩头蜱属) ‖ ~ abaensis (Teng)阿坝革蜱(隶属于硬蜱科 Ixodidae) / ~ albipictus 棕色蜱 / ~ andersoni 安[德逊]氏革蜱 / ~ asper (Arthur)糙盾革蜱(隶属于硬蜱科 Ixodidae) / ~ auratus (Supino) 金泽革蜱(隶属于硬蜱科 Ixodidae) / ~ bellulus 钟形革蜱 / ~ coreus(Itagaki, Noda & Yamaguchi) 朝鲜革蜱(隶属于硬蜱科 Ixodidae) / ~ daghestanicus 达格斯坦革蜱 / ~ everestianus (Hirst) 西藏革蜱(隶属于硬蜱科 Ixodidae) / ~ halli 黄棕色蜱 / ~ hunteri 棕色蜱 / ~ marginatus (~ modestus) (Sulzer)边缘革蜱,边缘璧虱(隶属于硬蜱科 Ixodidae) / ~ maturatus 致脓革蜱 / ~ nitens 明暗眼蜱 / ~ niveus (Neumann)银盾革蜱,银白革蜱(隶属于硬蜱科 Ixodidae) / ~ nuttalli (Olenev)纳[塔耳]氏革蜱,草原革蜱(隶属于硬蜱科 Ixodidae) / ~ occidentalis 西方革蜱 / ~ parumapertus 红棕色蜱 / ~ pavlovskyi (Olenev) 巴氏革蜱,胫距革蜱(隶属于硬蜱科 Ixodidae) / ~ pictus 花纹革蜱 / ~ reticulatus 网纹革蜱 / ~ silvarum (Olenev)森林革蜱(隶属于硬蜱科 Ixodidae) / ~ sinicus (Sinicus)中华革蜱(隶属于硬蜱科 Ixodidae) / ~ taiwanensis(Sugimoto) 台湾革蜱(隶属于硬蜱科 Ixodidae) / ~ variabilis 变异革蜱 / ~ venustus (~ andersoni) 安[德逊]氏革蜱

Dermacentroxenus *n*. 立克次氏体属(旧名) ‖ ~ orientalis (Rickettsia orientalis) 东方立克次氏体(恙虫病立克次氏体) / ~ rickettsi (Rickettsia rickettssi) 立氏立克次氏体 / ~ sibiricus 北亚立克次氏体 / ~ typhi 地方性斑疹伤寒立克次氏体

Dermacentroxenus *n*. 外皮心菌属 ‖ ~ conorii 康氏外皮心菌(斑疹热外皮心菌) / ~ orientalis 东方外皮心菌(恙虫热外皮心菌) / ~ reckettsii 立氏外皮心菌 / ~ typhi 伤寒外皮心菌(斑疹伤寒立克次体,壁虱传染性伤寒,斑点热病原体)

dermad *ad*. 向皮肤

dermadrome [derma- + 希 dromos a running] *n*. 内病性皮疹

dermagraph *n*. ①皮肤划界器 ②皮肤划纹

dermagraphism *n*. 划皮现象

dermahemia *n*. 皮肤充血(与 dermathemia 同)

dermal *a*. 皮肤的 ‖ ~ acanthoma 皮肤棘皮瘤 / ~ bone 皮内骨 / ~ dendrocytoma 真皮树突细胞瘤 / ~ fin ray 皮质鳍条 / ~ gland 皮腺 / ~ melanocytoma 皮肤恶性黑色素瘤 / ~ myiasis 皮肤蝇蛆病 / ~ nevus 皮肤痣 / ~ organ 皮器 / ~ over grafting 重叠植皮术 / ~ popilla 真皮乳头 / ~ ridge 纹线,皮纹 / ~ sinus 皮样窦 / ~ sultures out (简作 DSO) 皮肤拆线 / ~ system 皮系统 / ~ tissue 皮组织 / ~ tooth 真牙,真齿

dermalatrophia *n*. 皮肤萎缩

dermalaxia *n*. 皮肤软化

dermalgia *n*. 皮痛(见 dermatagia)

dermamyiasis [derma- + 希 myia fly] *n*. 皮肤蝇蛆病(见 myiasis dermatosa) ‖ ~ linearis migrans 游走性皮肤蝇蛆病

Dermanyssidae *n*. 皮刺螨科(隶属于蜱螨目 Acarina)

Dermanyssus [derma- + 希 nyssein to prick] *n*. 皮刺螨属 ‖ ~ avium et gallinae 乌鸡皮刺螨 / ~ gallinae (Degeer)鸡皮刺螨(隶属于皮刺螨科 Dermanyssidae) / ~ hirundinis 燕皮刺螨 / ~ muris (Hirst) 鼠皮刺螨(隶属于皮刺螨科 Dermanyssidae)

dermapostasis *n*. 皮肤脓肿

dermaskeleton *n*. 外骨骼(见 exoskeleton)

dermat- [构词成分] 皮,皮肤(见 dermato-)

dermatalgia *n*. 皮痛(见 dermalgia)

dermatan sulfate (简作 DS) 硫酸软骨素 B(见 chondroitin sulfate B)

dermatape *n*. 取皮用两面胶胶膜

dermatatrophia *n*. 皮肤萎缩(与 dermatrophia 同)

dermatauxe *n*. 皮肤肥厚

Dermateaceae *n*. 皮盘菌(一种菌类)

dermatergosis [dermat- + 希 ergon work] *n*. 职业性皮肤病

dermathemia [dermat- + 希 haima blood + -ia]皮肤充血(与 dermahemia 同)

dermatic *a*. 皮肤的(见 dermal)

Dermatinaceae *n*. 隔壳衣科(一种地衣类)

dermatitides (单 dermatitis) *n*. 皮炎

dermatitis (复 dermatitides) *n*. 皮炎 ‖ ~, actinic 光化性皮炎,光激性皮炎 / ~ aestivalis 夏令皮炎 / ~, allergic 变应性皮炎 / ~, allergic contact 过敏性接触性皮炎 / ~ ambustionis 灼伤性皮炎 / ~, ammonia 氨皮炎(一种尿布皮炎) / ~, ancylostome (ground itch) 钩虫皮炎,钩虫痒病 / ~, arsphenamine 胂凡纳明皮炎 / ~ artefacta 人为性皮炎 / ~, ashy (erythema dyschromicum perstans) 灰色皮炎,持久性变色红斑 / ~, atopic (allergic eczema) 特应性皮炎,变应性湿疹 / ~ atrophicans 萎缩性皮炎 / ~ atrophicans lipoides (necrobiosis lipoidica diabeticorum) 糖尿病脂性渐进性坏死 / ~, berlock (berloque ~ ; berlock) 伯洛克皮炎,香料皮炎 / ~, beryllium 铍皮炎 / ~, bhilawanol (dhobie itch) 比拉万醇皮炎,洗衣员癣,朵比癣 / ~, bhiwanol 洗衣员癣 / ~, blastomycetic 芽生菌性皮炎 / ~, brown-tail moth 褐尾蠹皮炎 / ~, brucella 波状热皮炎,布鲁氏菌皮炎 / ~ bullosa 大疱性皮炎 / ~, bullosa striata pratensis 草地线状大疱性皮炎, / ~ calorica 热激性皮炎 / ~, cane 甘蔗皮炎 / ~, caterpillar 毛虫皮炎 / ~, cement 水泥皮炎 / ~, cercarial 尾蚴虫皮炎 / ~ coccidioides (~ coccidiosa; coccidioidal granuloma) 球孢子菌性皮炎,球孢子菌性肉芽肿 / ~ combustionis (~ ambustionis 灼伤性皮炎 / ~ congelationis 冻伤性皮炎 / ~, contact (~ contacta; ~ venenata) 接触性皮炎,毒性皮炎 / ~, contagious pustular (contagious acne) 触染性脓疱性皮炎,传染性痤疮,马痘 / ~ continuée (~ repens) 连续性皮炎,匐行性皮炎 / ~ contusiformis (erythema nodosum) 结节性红斑 / ~, cosmetic 化妆性皮炎 / ~, cotton seed 棉子皮炎 / ~ desquamativa generalisata subacute 亚急性泛发脱屑性皮炎 / ~ desquamativa Leineri 莱内氏脱屑性皮炎 / ~, dhobie mark (dhobie itch) 比拉万醇皮炎,洗衣员癣,朵比癣 / ~, diaper (napkin area ~) 尿布皮炎 / ~ Ditropenotus aureoviridis (grassitch) 草痒症 / ~, dye 染料皮炎 / ~ dysmenorrhoeica 痛经性皮炎 / ~ eczematosa 湿疹性皮炎 / ~ epidemica 流行性皮炎 / ~ erythematosa (erythema) 红斑皮炎,红斑 / ~ escharotica 焦痂性皮炎,腐蚀性皮炎 / ~ excoriativa infantum 婴儿脱屑性皮炎 / ~ exfoliativa (exfoliative ~) 剥脱性皮炎 / ~ exfoliativa epidemica (~ epidemica) 流行性剥脱性皮炎,流行性皮炎 / ~ exfoliativa infantum 婴儿剥脱性皮炎 / ~ exfoliativa neonatorum (Ritter syndrome) 新生儿剥脱性皮炎 / ~, exudative discoid and lichenoid 渗出性盘状苔藓样皮炎 / ~ factitia 人为性皮炎 / ~, ficta 人为性皮炎 / ~, flannel moth 绒蠹皮炎 / ~, fruit 果实皮炎 / ~ fungoides (mycosis fungoides) 蕈样真菌病 / ~, fusospirillary 梭形螺菌性皮炎 / ~ gangraenosa 坏疽性皮炎 / ~ gangraenosa infantum 婴儿坏疽性皮炎 / ~ gestationis (herpes gestationis) 妊娠皮炎,妊娠疱疹 / ~ glandularis erythematosa (lupus erythematosus) 红斑狼疮 / ~, glue 胶皮炎 / ~, grass 青草皮炎 / ~ guayule 银胶菊皮炎 / ~, halowax 氯萘性皮炎 / ~ hemostatica (~ hypostatica) 坠积性皮炎 / ~ herpetiformis (简作 DH) 疱症样皮炎 / ~ hiemalis 冬令皮炎 / ~ hyphomycetica 丝菌皮炎 / ~ hypostatica 坠积性皮炎 / ~ impetiginosa 脓疱性皮炎 / ~, industrial 工业性皮炎 / ~ infectiosa eczematoides (Engman's disease) 传染性湿疹样皮炎,恩格曼氏病 / ~, insect 昆虫皮炎 / ~, iomoth 巨斑刺蛾幼虫皮炎 / ~, irritant 刺激性皮炎 / ~, Jacquet's 尿布皮炎 / ~, Leiner 莱内氏皮炎 / ~ lichenoides chronica atrophicans (lichen sclerosus et atrophicus) 慢性萎缩性苔癣样皮炎,萎缩硬化苔癣 / ~ lichenoides purpurica pigmentosa (Gougerot-Blum syndrome) 着色紫癜性苔癣样皮炎 / ~ linearis migrans 游走性线状皮炎,匐行疹 / ~, livedoid 青斑状皮炎 / ~, malignant (malignant papillary ~) 恶性皮炎 / ~, marine (seabather's eruption) 海水皮炎,海水浴疹 / ~, meadow (meadow-grass ~ ; grass ~ ; ~ striata pratensis bullosa) 草地皮炎 / ~ medicamentosa 药物皮炎 / ~, metol 甲氨基酚皮炎 / ~ micropapulosa erythematosa hyperidrotica nasi (granulosis rubra nasi) 鼻红粒病 / ~, mosquito 蚊皮炎 / ~, moth 蛾皮炎 / ~ multiformis (~ herpetiformis) 疱疹样皮炎 / ~, mycotic 真菌性皮炎 / ~ napkin area 尿布皮炎 / ~ nodosa 结节性皮炎 / ~ nodularis necrotica 坏死结节性皮炎 / ~, nummular eczematous 钱币状湿疹性皮炎 / ~, occupational 职业性皮炎 / ~, onion mite 洋葱螨皮炎 / ~, Oppenheim's (~ atrophicans) 萎缩性皮炎 / ~ papillaris capillitii (~ folliculitis keloidalis 发部乳头状皮炎,瘢痕瘤性毛囊炎 / ~ pediculoides ventricosus (straw itch) 袋形虱螨皮炎,谷痒病 / ~, perfume (berlock ~) 香料皮炎,伯洛克皮炎 / ~, periocular 眼周皮炎 / ~, perioral 口周皮炎 / ~, photoallergic contact 光变应性接触性皮炎 / ~, photocontact 光接触性皮炎 / ~, photographers' 照相师皮炎 / ~, phytophototoxic 植物性光毒性皮炎 / ~, pigmented purpuric lichenoid 着色紫癜性苔癣样皮炎 / ~, poison ivy 野葛皮炎,毒漆树皮炎 / ~, poison oak 野葛皮炎,毒漆树皮炎 / ~, poison sumac 野葛皮炎,毒漆树皮炎 / ~ precancerosa (Bowen's disease) 癌前皮炎,博温氏皮病 / ~, primary irritant 原发性刺激性皮炎 / ~, primrose (primula ~) 樱草皮炎 / ~ psoriasiformis nodularis 牛皮癣样结节性皮炎 / ~, purpuric pigmented lichenoid 着色紫癜性苔癣样皮炎 / ~, pustular (impetigo) 脓疱性皮炎,脓疱病 / ~, radiation (radiodermatitis) 放射性皮炎 / ~, radium 镭射线皮炎 / ~, rat-mite 鼠螨皮炎 / ~ repens 匐行性皮炎 / ~ rhus 漆树皮炎 / ~ rimosa (tinea cruris) 股癣 / ~, roentgen-ray X 线皮炎 / ~, sabra 仙人掌皮炎 / ~, satin wood 缎木皮炎 / ~, Schambergi grain itch) 谷痒病 / ~, schistosome 血吸虫皮炎 / ~, schistosome cercarial 血吸虫尾

蚴性皮炎 / ~, seborrheic (~ seborrheica) 皮脂溢性皮炎 / ~ simplex (erythema) 单纯皮炎,红斑 / ~ skiagraphica X 线皮炎 / ~ solaris 日晒性皮炎 / ~, stasis (~ hemostatica; ~ hypostatica; stasis eczema) 停滞性皮炎,坠积性皮炎,停滞性湿疹 / ~, straw-mat (grain itch) 谷痒病 / ~, striata pratensis bullosa (~ bullosastriata pratensis) 草地线状大疱性皮炎 / ~, swimmer (schistosome ~) 血吸虫皮炎 / ~, tetryl 三硝基苯甲硝胺皮炎 / ~ traumatica 外伤性皮炎 / ~, ulcerating 溃烂性皮炎 / ~, uncinarial 钩虫皮炎 / ~ uncinarialis 钩虫皮炎 / ~, vanilla 香草皮炎 / ~ variegata (maculopapular erythroderma) 斑丘疹性红皮病 / ~ vegatans 增殖性皮炎 / ~ venenata 毒性皮炎 / ~, verminous (stephanofilariasis) 蠕虫皮炎,冠丝虫病(牛) / ~ verrucosa (chromoblastomycosis) 疣状皮炎,着色真菌病,黄色酿母菌病 / ~, verrucose mycotic 疣状真菌性皮炎 / ~, vesicular (sod disease) 水疱性皮炎,草地病(幼禽) / ~, weeping (eczema) 湿疹 / ~ X-ray (roentgen-ray ~) X 线皮炎 / ~, yellow rice borer 三化螟虫皮炎

dermato- [希 derma; dermatos skin 皮] [构词成分] 皮,皮肤(见 derma-; dermat-; dermo-)

dermato-autoplasty *n*. 自皮成形术 ‖ ~ glyphic pattern 纹样,皮纹型 / ~-ophthalmitis 皮肤眼炎

dermatoarthritis *n*. 皮肤病关节炎 ‖ ~, lipid (lipoid ~ ; multicentric reticulohistiocytosis) 脂质性皮肤病关节炎,多中心性网状(内皮系统)组织细胞瘤病

Dermatobia *n*. 皮蝇属 ‖ ~ hominis 人皮蝇

dermatobiasis *n*. 皮蝇[蛆]病

dermatoblast *n*. 成皮细胞

dermatoblastomycosis *n*. 皮[肤]芽生菌病

dermatocandidiasis *n*. 皮肤念珠菌病(见 cutaneous candidiasis)

Dermatocarpaceae *n*. 皮果衣科(一种地衣类)

dermatocele *n*. 皮肤松垂(与 dermatolysis 同) ‖ ~ lipomatosa 脂瘤性皮肤松垂

dermatocelidosis *n*. 皮斑病(见 dermatokelidosis)

dermatocellulitis *n*. 蜂窝织炎

Dermatocentor *n*. 革螨属(与 Dermacentor 同)

dermatochalasis [dermato- + 希 chalasthai to become slack] *n*. 皮肤松垂

dermatochalazia *n*. 皮肤松垂

dermatococcus *n*. 皮肤球菌

dermatoconiosis [dermato- + 希 konis dust] *n*. 皮肤尘病

dermatoconjunctivitis *n*. 结膜皮肤炎

dermatocyst *n*. 皮[肤]囊肿

dermatodynia *n*. 皮痛(见 dermatalgia)

dermatodyschroia [希 dys bad + chroia color] *n*. 皮肤变色

dermatodysplasia *n*. 皮肤发育不良

dermatofibroma *n*. 皮肤纤维瘤 ‖ ~ lenticulare (fibroma durum) 豆状皮肤纤维瘤,硬性纤维瘤 / ~ lenticulare disseminata 播散性豆状皮肤纤维瘤 / ~ protuberans 隆凸性皮肤纤维瘤

dermatofibrosarcoma *n*. 皮肤纤维肉瘤 ‖ ~ protuberans (dermatofibroma protuberans) 隆凸性皮肤纤维肉瘤

dermatofibrosis *n*. 皮肤纤维变性,皮肤纤维化,皮肤纤维组织增生,播散性豆状皮肤纤维瘤病 ‖ ~ lenticularis disseminata 播散性豆状皮肤纤维变性

dermatogen *n*. 皮肤抗原

dermatogenic *a*. 皮肤源性的

dermatogenous *a*. 皮肤源性的 ‖ ~ cataract 皮源性白内障

dermatoglyph *n*. 皮纹,肤纹

dermatoglyphics [dermato- + 希 glyphein to carve] *n*. 皮纹学,肤纹学

dermatograghia *n*. 划皮现象,皮肤划痕症(见 dermatographism; dermographia)

dermatographism *n*. 皮肤划痕症 ‖ ~, black 黑色皮肤划痕症 / ~, white 白色皮肤划痕症

dermatography *n*. ①皮肤划界器 ②皮肤划痕,划皮现象,皮肤划痕症

dermatoheteroplasty *n*. 异皮成形术

dermatohypertrophia *n*. 皮肤肥厚[症]

dermatoid [dermato- + 希 eidos form] *a*. 皮状的,皮样的(见 skin-like)

dermatokeras [希 keras a horn] *n*. 皮角(见 cornu cutaneum)

dermatokoniosis *n*. 皮肤尘病(与 dermatoconiosis 同)

dermatologic(al) *a*. 皮肤病学的 ‖ ~ agents 涂肤剂

dermatologist (简作 D, d) *n*. 皮肤病学家,皮肤科医师

dermatology (简作 D, d, Derm) *n*. 皮肤病学 ‖ ~ and syphilology (简作 D&S) 皮肤病学和梅毒学

Dermatology Foundation (简作 DF) 皮肤病学基金会

Dermatology in Practice (简作 DP) 皮肤病学实践(杂志名)

dermatolysis *n*. 皮肤松垂(见 dermatocele) ‖ ~ palpebrarum (blepharochalasis) 睑皮松垂[症]

dermatoma *n*. 皮肤瘤

dermatome [derma- + 希 temnein to cut] *n*. ①皮区(指某一脊神经后根感觉纤维的皮肤分布区) ②皮板,生皮节(中胚层体节的外侧部) ③植皮刀,皮刀(见 dermatotome) ‖ ~, Padgett 帕杰特氏植皮刀 / ~, Reese 里斯氏植皮刀

dermatomegaly *n*. 皮肤松垂(见 cutis laxa)

dermatomere *n*. 皮[肤]节(胚)

dermatometry *n*. 皮肤电阻测量法

dermatomic *a*. ①皮区的 ②皮板的 ③植皮刀的,皮刀的

dermatomucosomyositis *n*. 皮肤黏膜肌炎

dermatomyces *n*. 皮真菌,皮霉菌(见 dermatophyte)

dermatomycin *n*. 皮霉菌素

dermatomycosis [dermato- + 希 mykes fungus] *n*. 皮真菌病,皮霉菌病,癣 ‖ ~, acborina (favus) 黄癣,毛囊癣 / ~, blastomycetie 皮[肤]芽生菌病 / ~ diffusa (tinea imbricata) 迭瓦癣 / ~ favosa 黄癣,头癣 / ~ furfuracea (pityriasis versicolor) 花斑糠疹 / ~ microsporina (tinea versicolor) 花斑癣 / ~ podis 脚癣

dermatomyiasis *n*. 皮肤蝇蛆病(与 dermamyiasis 同)

dermatomyoma *n*. 皮肤[平滑]肌瘤

dermatomyositis (简作 DM, DMS) *n*. 皮肤肌炎 ‖ ~ -like syndrome (简作 DLS) 皮肌炎样综合征

dermatonecrotic *a*. 皮肤坏死的(见 dermonecrotic)

dermatoneuritis *n*. 神经性皮炎,皮肤神经炎

dermatoneurology *n*. 皮肤神经机能病 ‖ ~, hysterical 癔病性皮肤神经机能病

dermatonosis *n*. 皮肤病(与 dermatopathy 同)

dermatonosology *n*. 皮肤病分类学

dermatonosus *n*. 皮肤病

dermatopathia *n*. 皮肤病(与 dermatopathy 同)

dermatopathic *a*. 皮肤病的 ‖ ~ lympadenopathy (简作 DL) 皮肤淋巴结病

dermatopathology *n*. 皮肤病理学

dermatopathophobia *n*. 皮肤病恐怖

dermatopathy *n*. 皮肤病

Dermatophagoides *n*. 表皮螨属 ‖ ~ aureliani 奥氏尘螨 / ~ farinae 美洲家刺皮螨,粉尘螨 / ~ halterophilus 衡棒尘螨 / ~ microceras 微角尘螨 / ~ neotropicalis 新热尘螨 / ~ pteronyssinus 屋尘螨,欧洲尘螨 / ~ saitol 斋藤氏表皮螨 / ~ scheremetewskyi 舍雷梅托斯基尘螨 / ~ takecuchii 竹内氏表皮螨

dermatopharmacology *n*. 皮肤药理学

Dermatophilaceae *n*. 嗜皮菌科

dermatophiliasis *n*. 潜蚤病

Dermatophilus[1] *n*. 潜蚤病 ‖ ~ penetrans (chigoe) 穿皮潜蚤,沙蚤

Dermatophilus[2] *n*. 嗜皮菌属 ‖ ~ chelonae 海龟嗜皮菌 / ~ congolensis 刚果嗜皮菌 / ~ dermatonomus 皮肤嗜皮菌 / ~ pedis 足嗜皮菌

dermatophobe *n*. 皮肤病恐怖患者

dermatophobia *n*. 皮肤病恐怖(与 dermatosiophobia 同)

dermatophylaxis *n*. 皮肤病预防

dermatophyma *n*. 皮肤瘤

dermatophyte [dermato- + 希 phyton plant] *n*. 皮真菌,皮霉菌(见 dermatomyces) ‖ ~ test medium (简作 DTM) 皮霉菌试验培养基

dermatophytes *n*. 皮肤丝状菌,浅部真菌

dermatophytic *a*. 皮肤寄生虫的

dermatophytid *n*. 皮真菌疹

dermatophytosis *n*. 皮真菌病

dermatoplasm *n*. 胞壁质

dermatoplast *n*. 具壁胞体

dermatoplastic *a*. 皮成形的,植皮的

dermatoplasty *n*. 皮成形术,植皮术(见 dermoplasty)

dermatopolyneuritis *n*. 皮肤多神经炎,红皮水肿性多神经病(见 erythredema polyneuropathy)

dermatopic *a*. 皮肤视力的(如蛤)

dermatorrhagia *n*. 皮肤出血 ‖ ~ parasitica [马] 寄生性皮肤出血

dermatorrhea *n*. 汗出多,汗溢

dermatorrhexis *n*. 皮肤毛细管破裂

dermatosclerosis *n*. 硬皮病(见 scleroderma)

dermatoscopy *n*. 皮血管镜检查

dermatoses (单 dermatosis) *n*. 皮肤病

dermatosiophobe *n*. 皮肤病恐怖患者(见 dermatophobe)

dermatosiophobia *n*. 皮肤病恐怖(见 dermatophobia)

dermatosis (复 dermatoses) *n*. 皮肤病 ‖ ~, acarine 螨性皮肤病 /

～, acute febrile neutrophilic 急性发热性中性粒细胞皮病[亦称斯威特(sweet)综合征]/～, angioneurotic 血管神经性皮肤病/～, Auspitz's (granuloma fungoides) 奥斯皮茨氏皮肤病, 蕈样肉芽肿, 蕈样真菌病/～, Bowen's precancerous (Bowen's disease) 博温氏癌前皮肤病, 博温氏病/～, chick nutritional 鸡营养性皮肤病/～ cinecienta (～ cinerea perstans; erythema dyschromicum perstans; ashy dermatitis) 持久性变色红斑, 灰色皮炎/～, dermatolytic bullous 营养不良性大疱性表皮松解(即 epidermolysis bullosa dystrophica)/～, industrial (occupational dermatitis) 工业皮肤病, 职业皮肤病/～, Kaposi's (xeroderma pigmentosum) 着色性干皮病/～, lichenoid 苔癣样皮肤病/～, neurotic 神经机能性皮肤病/～, occupational 职业性皮肤病/～ papulosa nigra 黑色丘疹性皮肤病/～, parasitic 寄生性皮肤病/～, pigmented 着色皮肤病/～, postvaccinal 接种后皮肤病/～, precancerous 癌前[期]皮肤病/～, professional 职业性皮肤病/～, progressive pigmentary 进行性着色皮肤病/～ route 皮肤进入途径/～, Schamberg's (progressive pigmentary ～) 山伯格氏皮肤病, 进行性着色皮肤病/～, stasis [血液]停滞性皮肤病/～, subcorneal pustular (Sneddon-Wikinson disease) 角质层下脓疱性皮肤病/～, transient acantholytic 暂时性棘层松解性皮病/～, Unna's (seborrheic eczema) 乌纳氏皮肤病, 皮脂溢性湿疹/～, vegetans 增殖性皮肤病(幼猪)

dermatoskeleton ***n*.** 外骨骼(见 exoskeleton)

dermatosome [dermato- + 希 sōma body] ***n*.** 中纬板小体

dermatosparaxis ***n*.** 皮肤脆裂症(指牛、羊)

dermatostomatitis ***n*.** 皮肤口炎, 多形糜烂性红斑(多形红斑的一种)(见 ectodermosis erosiva pluriorificialis)

dermatosyphilis ***n*.** 皮肤梅毒(见 syphilis cutanea)

dermatotherapy ***n*.** 皮肤病疗法

dermatothlasia ***n*.** 捻皮癖

dermatotome ***n*.** ①皮区(指某一脊神经后根感觉纤维的皮肤分布区) ②皮板, 生皮节(中胚层体节的外侧部) ③植皮刀, 皮刀(见 dermatome)

dermatotomy ***n*.** 皮肤切开术(见 dermotomy)

dermatotropic ***a*.** 亲皮的, 向皮的(微生物)(见 dermotropic)

dermatoxerasia ***n*.** 皮肤干燥病, 干皮病

dermatoxerasis ***n*.** 皮肤干燥病, 干皮病(见 xeroderma)

dermatozoiasis ***n*.** 皮肤寄生虫病(与 dermatozoonosis 同)

dermatozoon ***n*.** 皮肤寄生虫

dermatozoonosis ***n*.** 皮肤寄生虫病

dermatozooplasty ***n*.** 动物皮成形术

dermatrophia ***n*.** 皮肤萎缩(与 dermatatrophia 同)

dermatrophy ***n*.** 皮肤萎缩(与 dermatrophia 同)

dermectasia ***n*.** 皮肤松垂

dermenchysis [derma- + 希 enchysis pouring in] ***n*.** 皮下投药法

dermepenthesis [derma- + 希 epenthesis insertion] ***n*.** 皮移植术, 植皮术(见 skin grafting)

dermerethistica (复) [拉] ***n*.** 皮肤刺激药

Dermestes vulpinus 狐皮蠹

dermexanthesis ***n*.** 发疹

-dermia [希] [构词成分] 皮肤病(症)

dermiatrics [希 derma skin + iatreia cure] ***n*.** 皮肤病治疗学

dermic ***a*.** 皮的(见 dermal)

dermis [拉] ***n*.** 真皮

dermitis ***n*.** 皮炎

dermo- (**dermato-**)[希] [构词成分]皮,皮肤

dermo-abdominal ***a*.** 腹皮的

dermoactinomycosis ***n*.** 皮肤放线菌病(见 skin actinomycosis)

dermoanergy ***n*.** 皮肤无反应

dermoblast ***n*.** 成皮细胞(中胚层的)

Dermocarpa ***n*.** 皮果蓝细菌属‖～ cyanosphaera 蓝球皮果蓝细菌(青球皮果蓝细菌)/～ fucicola 棍棒皮果蓝细菌/～ plectonematis 织线皮果蓝细菌/～ prasina 草绿皮果蓝细菌/～ proteolyticus 解蛋白皮果蓝细菌/～ radiodurans 耐辐射皮果蓝细菌/～ radiophilus 喜辐射皮果蓝细菌/～ radiopugnans 抗辐射皮果蓝细菌/～ smaragdina 宝蓝皮果蓝细菌/～ sphaerica 球形皮果蓝细菌/～ violacea 紫色皮果蓝细菌

Dermocarpaceae ***n*.** 皮果蓝细菌科,皮果藻科(一种藻科)

Dermocarpales ***n*.** 皮果蓝细菌目

Dermocarpella ***n*.** 小皮果蓝细菌属‖～ incrassata 肿胀小皮果蓝细菌

Dermocarpellaceae ***n*.** 小皮果蓝细菌科

dermochalasis ***n*.** 皮肤松垂症

Dermochelyidae ***n*.** 棱皮龟科(隶属于龟鳖目 Testudinata)

Dermochelys coriacea (**Linnaeus**) 棱皮龟(隶属于棱皮龟科 Dermochelyidae)

dermochrome [dermo- + 希 chrōma color] ***n*.** 皮肤病彩色图

dermocyma [dermo- + 希 kyma fetus] ***n*.** 皮下寄生胎(见 dermocymus)

dermocymus ***n*.** 皮下寄生胎(与 dermocyma 同)

Dermocystidium kwangtungeasis Chen and Hsieh 广东肤孢虫‖～ percae Reichenbach-Klink 鲈肤孢虫

dermoepidermal ***a*.** 真皮表皮的(移植物)

dermoglyphics ***n*.** 皮纹学(与 dermatoglyphics 同)

Dermoglyphidae ***n*.** 皮螨科

dermograph ***n*.** 皮肤划痕

dermographia ***n*.** 划皮现象, 皮肤划痕症(见 dermographism; dermography; autographism; dermatographia)‖～ alba 白色划皮现象/～, black 黑色划皮现象

dermographic ***a*.** 划皮现象的

dermohemia ***n*.** 皮肤充血(与 dermathemia 同)

dermohygrometer ***n*.** 皮肤湿度计(测定皮肤电阻)

dermoid [derma- + 希 eidos form] ***a*. & *n*.** ①皮样的, 皮状的 ②皮样囊肿‖～ cyst 皮样囊肿/～ cyst of eyelid 眼睑皮样囊肿/～, implantation 植入性皮样囊肿/～, inclusion 包涵性皮样囊肿/～, sequestration 遗留性皮样囊肿/～, thyroid 甲状腺管皮样囊肿/～, tubal 输卵管皮样囊肿

dermoidectomy ***n*.** 皮样囊肿切除术

dermojet ***n*.** 无针[高压]喷射注射器

dermolabial [derma + 拉 labia lip] ***a*.** 皮唇的

Dermolepide entomopoxvirus 昆虫痘病毒

dermolipectomy ***n*.** 皮肤脂切除术

dermolipoma ***n*.** 皮肤脂瘤‖～ of conjunctiva 结膜皮脂瘤

dermology ***n*.** 皮肤病学(见 dermatology)

dermolysin ***n*.** 溶皮素

dermolysis ***n*.** 皮肤溶解

dermomastopexy ***n*.** 乳房真皮固定术

dermometer ***n*.** 皮肤电阻计

dermometry ***n*.** 皮肤电阻测量法

dermomuscular ***a*.** 皮肌的

dermomycosis ***n*.** 皮真菌病, 皮霉菌病

dermomyotome ***n*.** 生皮肌节

dermonecrotic ***a*.** 皮肤坏死的

dermoneurosis ***n*.** 皮肤神经机能病(见 dermatoneurosis)

dermoneurotropic ***a*.** 亲皮肤[与]神经的,向皮肤[与]神经的

dermonosology ***n*.** 皮肤病分类学

dermopapillary ***a*.** 真皮乳头层的

dermopathic ***a*.** 皮肤病的

dermopathy ***n*.** 皮肤病‖～, diabetic 糖尿病性皮肤病/～, infiltrative 胫前黏液性水肿

dermophlebitis [dermo- + 希 phleps a vein + -itis] ***n*.** 皮肤静脉炎

dermophobe ***n*.** 皮肤病恐怖患者(与 dermatophobe 同)

dermophylaxis ***n*.** 皮肤病预防(与 dermatophylaxis 同)

dermophyma ***n*.** 皮肤瘤

dermophyte ***n*.** 皮真菌, 皮霉菌(与 dermatophyte 同)

dermophytosis ***n*.** 皮真菌病

dermoplasty ***n*.** 皮成形术, 植皮术(与 dermatoplasty 同)

dermoreaction ***n*.** 皮肤反应(见 cutireaction)

dermorrhagia ***n*.** 皮肤出血(与 dermatorrhagia 同)

dermoskeleton ***n*.** 外骨骼(见 exoskeleton)

dermostenosis ***n*.** 皮肤收紧

dermostosis ***n*.** 皮肤骨化(见 osteodermia)

dermosynovitis ***n*.** 皮肤黏液囊炎

dermosyphilopathy ***n*.** 皮肤梅毒病

dermotactile ***a*.** 皮肤触觉的

dermotherapy ***n*.** 皮肤病疗法(与 dermatotherapy 同)

dermotomy ***n*.** 皮肤切开术(与 dermatotomy 同)

dermotoxin ***n*.** 皮肤坏死毒素(葡萄球菌的)

dermotropic [dermo- + 希 tropos a turning] ***a*.** 亲皮的, 向皮的

dermovaccine ***n*.** 皮肤疫苗

Dermovaccinia virus 皮肤兜苗病毒

dermovascular ***a*.** 皮肤血管的

dermovirus ***n*.** 皮肤疫苗(与 dermovaccine 同)

dero-[构词成分] 颈(见 der-)

derodidymus ***n*.** 双头畸形(见 dicephalus)

derogate ***vt*. & *vi*.** 毁损,贬低

Derogatic Sexual Functioning Inventory (简作 DSFI)性功能减退记录

Derogenes ***n*.** 颈源[吸虫]属

deromelus [dere + 希 melos limb] ***n*.** 颈部寄生肢畸胎

deroncus ***n*.** 颈部肿大

Deronil [商名] ***n*.** 地塞米松(见 dexamethasone)

derotation *n*. ①反旋,退旋 ②扭转位矫正法
Derpanicate［商名］*n*. 德帕烟酯(降血脂药)
derrengadera［西 crooked］*n*. 马锥虫病(见 murrina)
derrid *n*. 鱼藤脂
Derrien's test［Eugène 法化学家 1879—1931］德廉氏试验(检尿 α-二硝基酚)
derriengue［西］*n*. 狂牛病(牛的麻痹性狂犬病,由南美洲一种蝙蝠传播)
derriere *n*. 后部
derris *n*. 鱼藤(杀虫用药) ‖ Derris fordii Oliv.［拉,植药］中南鱼藤 / ~ root powder 鱼藤根(粉) / Derris trifoliata Lour.［拉,植药］鱼藤
Derris Lour. 鱼藤属 ‖ ~ elliptica (Roxb.) Benth. 毛鱼藤
Derxia［H. G. Derx］*n*. 戴克斯菌属 ‖ ~ gummosa 胶德克斯氏菌 / ~ peritricha 周毛德克斯氏菌
DES diethylstibestrol *n*. 己烯雌酚 / diethylsulphate *n*. 硫酸二乙酯 / diffuse (dispered) endocrine system 弥漫性内分泌系统 / Doctor's Emergency Service 医师急诊服务处 / Izard's differential emotional scale 伊扎德氏鉴别情感指标
des. *vt*., *vi*. 去饱和(见 desaturate)
des-［拉］［拉 de- away 离; 法 dis- away 离］［构词成分］脱,去,除,离,解除,不
desacetylmethylcolchicine *n*. 脱乙酰甲基秋水仙碱
Desaglybuzole［商名］*n*. 格列丁唑(降糖药)(见 glybuzole)
desalination *n*. 脱盐［作用］,去盐［作用］
desalinization *n*. 脱盐［作用］,去盐［作用］
desalivation *n*. 除涎,除唾液
desalt *vt*. 除去……的盐分,脱盐,去盐
desalting *n*. 脱盐
desamidase *n*. 脱酰胺酶,酰胺酶(与 deamidase 同)
de[s]amidation *n*. 脱酰胺作用
desamidization *n*. 脱酰胺［作用］(与 deamidization 同)
desamidize *vt*. 脱酰胺
desamido-NAD *n*. 脱氨基 NAD^+(即 deaminated- NAD^+)
desaminase *n*. 脱氨［基］酶
de[s]amination *n*. 脱氨作用
de[s]aminocanavanine *n*. 脱氨刀豆氨酸
desamino-d-arginine vasopressin(简作 DDAVP)去氨基-d-精氨酸加压素
De Sanctis-Cacchione syndrome［Carlo De Sanctis; Aldo Cacchione］德·桑蒂斯-卡基奥尼综合征
desanimania［拉 dis- neg. + animus mind + mania madness］①精神错乱 ②痴呆
Desapidine［商名］*n*. 地沙匹定(抗蠕虫药)
desaspidin *n*. 去甲绵马素,异磷毛蕨素
desat. *a*. 去饱和的(见 desaturated)
desaturase *n*. 去饱和酶,脱氢酶
desaturate(简作 des) *vt*., *vi*.［使］去饱和
desaturated(简作 desat) *a*. 去饱和的
desaturation *n*. 减饱和［作用］
Desault's bandage［Pierre Joseph 法外科医师 1744—1795］戴佐氏绷带(锁骨折固定绷带) ‖ ~ ligature 戴佐氏扎法(腘动脉瘤固定绷带 / ~ sign 戴佐氏征(见于股骨囊内骨折)
desc. descendant *n*. 子孙,后裔 / descending *a*. 下行的
Descartes' law 笛卡儿氏定律(关于光的折射)
descemetitis *n*.［角膜］后弹性层炎
descemetocele *n*.［角膜］后弹性层突出
descemetopexy *n*. 角膜后弹性层黏结术
Descemet's membrane［Jean Descemet 法解剖学家 1732—1810］*n*. 德斯密氏膜,角膜后弹力层,角膜后界膜(见 lamina elastica posterior)
descend *vi*. ①下降,下行,传下 ②遗传
descendance *n*. 后裔
descendant(简作 desc) *n*. 子孙,后裔
descended *a*. 下降的
descendens［拉］*a*. 下行的,降的 ‖ ~ cervicis (~ hypoglossi; ~ noni) 舌下神经降支
descendent *a*. 下行的,降的
descending［拉 descendere to go down］(简作 desc) *a*. 下行的,降的 ‖ ~ aorta 降主动脉 / ~ branch 降支 / ~ branch of hypoglossal nerve 舌下神经降支 / ~ chromatography 下行色谱法,下行层析 / ~ colon 降结肠 / ~ current 下行电流 / ~ genecal artery 膝降动脉 / ~ of presenting part 先露部下降 / ~ optic atrophy 下行性视神经萎缩 / ~ optic neuritis 下行性视神经炎 / ~ part of duodenum 十二指肠降部 / ~ perineum syndrome (简作 DPS) 会阴下降综合征 / ~ process［泪骨］降突 / ~ urography 下行性尿路造影 / ~ vestibular nucleus 前庭束核
descensus(复 descensus) *n*. 下垂,下降 ‖ ~ aberrans testis 睾丸异位下降 / ~ paradoxus testis 睾丸错位下降 / ~ testis 睾丸下降 / ~ uteri 子宫脱垂 / ~ ventriculi (gastroptosis) 胃下垂
descent［拉 descendere to descend］*n*. ①下降 ②世代,血统 ‖ ~ group 血统群体 / ~ of man 人类由来
Deschampe' needle［Joseph Francois Louis 法外科医师 1740—1824］德尚氏针(深部动脉缝扎针)
Deschamps' compressor［Joseph F. Deschamps］德尚压迫器
Desciclovir［商名］*n*. 地昔洛韦(抗病毒药)
Descinolone［商名］*n*. 21-脱氧氟羟泼尼松龙,21 脱氧氟羟强的松龙,地西龙(肾上腺皮质类药)(见 21-desoxytriamcinolone)
desclerotization *n*. 去骨化［作用］
describe *vt*. 描写,叙述,形容,作画
describing function 描述函数
description *n*. 描述,说明书,作图
descriptive *a*. 描述的,说明的
descry *vt*. 看到,辨别
Descurainia sophia (L.) Schur 播娘蒿(植)药用部分:种子—南葶苈子［植药］‖ ~ sophia (L.) Webb. Ex Prantl［拉,植药］播娘蒿(见 Sisymbrium sophia L.)
Desdanine［商名］*n*. 赛拉霉素(抗生素)(见 cyclamidomycin)
desecrate *vt*. 污辱
des-enkephalin-r-endorphi(简作 DerE) *n*. 去脑啡呔 r 内啡肽
desensitisatio［拉］*n*. 脱敏［感作用］
desensitivity *n*. 脱敏感性
desensitization *n*. 脱敏［感作用］,失敏［感作用］‖ ~, systematic 系统［精神］脱敏疗法 / ~ test (简作 DST) 脱敏试验
desensitize *vt*. 脱敏［感］,失敏［感］
desensitizer *n*. 脱敏［感］剂
desequestration *n*. 隔离解除(指原来被隔离的血液或其他物质获得释放,再与其他部分汇合)
Deserpidine［商名］*n*. 脱甲氧利血平,地舍平(抗精神病药)(见 desmethoxyreserpine)
desert *n*. & *vt*., *vi*. ①沙漠 ②抛弃,逃亡 ‖ ~ blindness 沙漠性盲 / ~-sore 沙漠疮(见 veldt sore)
desertion *n*. 舍弃,遗弃,背弃
Desertliving cistanche［植药］肉苁蓉
Desertthron *n*. 枸杞属
deserve *vt*. 值得,应受
deserved *a*. 应得的,理所当然的
deserving *a*. 该受的
desethylamiodarone *n*. 去乙基胺碘酮
desetope *n*. (决定簇)选择位
desex *vt*. 除性征,使无性欲
desexualization *n*. 除性征［法］,去睾［法］
desexualize *vt*. 除性征,去睾
Desferal［商名］*n*. 甲磺酸去铁胺(见 deferoxamine mesylate)
Desferrioxamine(简作 DF, DFOA)［商名］*n*. 去铁敏,去铁胺(解毒药)(见 desferalmesylate, deferoxamine)
Desflurane［商名］*n*. 地氟烷(吸入麻醉药)
Desglugastrine［商名］*n*. 去谷胃泌素(诊断用药)
desglycinamide arginine vasopressin(简作 DGAVP)去氧氨酰胺精氨酸血管加压素
deshydremia *n*. 浓缩血(血液水分减少)
desiccant *a*. ①干燥的 ②干燥剂
desiccate［拉 desiccare to dry up］*vt*. 使干燥
desiccated thyroid tablet 干甲状腺片
desiccation *n*. 干燥［作用］,干燥法 ‖ ~, electric 电干燥法 / ~ keratitis 干燥性角膜炎
desiccative *a*. 干燥的
desiccator *n*. 干燥器 ‖ ~, balance 天平干燥器 / ~, vacuum 真空干燥器
desiderate *vt*. 需求,渴望得到
desideratum *n*. 迫切需要的东西
desidua *n*. 蜕膜
Desig *n*. 指示,选定,命名(见 designation)
design *vt*., *vi*. & *n*. ①计划,设计,预定 ②图样,计划,设计 ‖ ~, denture 义齿设计 / ~, factorial 析因设计 / ~, orthogonal 正交设计 / ~, principle of 设计原则
Design Research Division(简作 DRD)设计研究室
designable *a*. 可被区分的,可被识别的
designate *vt*. 指明,标示,指定
designation(简作 Desig) *n*. ①指明,指示,指定 ②名称
designative *a*. 指明的,指定的

designator *n*. 指示者,指示物
designed *a*. 事先计划好的,故意的‖ ~ horsepower (简作 DHP) 设计功率
designee *n*. 被选派者,被指定者
designer *n*. 设计者,制图者
desinfection chamber 消毒室,无菌室
desintegration *n*. ①裂变,蜕变 ②分裂 ③去整合(作用)
desiodothyroxine *n*. 脱碘甲状腺素,甲状腺氨酸(见 thyronine)
Desipramine [商名] *n*. 去郁敏,脱甲丙咪嗪,地昔帕明(抗抑郁药)‖ ~ hydrochloride 盐酸去甲丙咪嗪(抗抑郁药)(见 norimipramine)
desirability *n*. 需要性,愿望,希求
desirable *a*. 称心的,合乎需要的,值得的,可取的
desire *vt*. & *n*. ①想望 ②欲望,要求,性欲
desirous *a*. 想望的,渴望的‖ be ~ of 渴望某物
desirousness *n*. 想望,渴望
Desirudin [商名] *n*. 地西卢定(抗凝药)
-desis [构词成分] 固定,固定术
desist *vi*. 停止,断念
desivac *n*. 冰冻干燥法,冻干法
Desjardine' point [Abel 法现代外科医师] *n*. 代雅丹氏点(胸腺头点)
desk *n*. 书桌,写字台,工作台‖ ~-top analysis tool (TSL) (简作 DAT) 桌面分析工具
Deslanoside [商名] *n*. 去乙酰毛花苷,脱乙酰基毛花洋地黄甙 C (强心药),西地兰 D(见 desacetyl-lanatoside C, cedilanid D)
Deslorelin [商名] *n*. 地洛瑞林(垂体激素释放兴奋药)
desm- [构词成分] 带,韧带
desmalgia *n*. 韧带痛
Desmanthos *n*. 花丛菌属‖ ~ thiocrenophilum 嗜硫泉花丛菌
Desmarestiaceae 酸藻科 *n*. (一种藻类)
Desmarres' dacryoliths [Louis Augusta 法眼科医师 1810—1882] 代马尔氏泪石
desmectasia [desmo- + 希 ektasis stretching] *n*. 韧带伸展(与 desmectasis 同)
Desmeninol [商名] *n*. 地美尼诺(氨基酸药)
desmepithelium *n*. 中胚叶上皮层
desmethylclomi pramine (简作 DCMI) 去甲氯丙咪嗪
desmethylimipramine (简作 DMI) *n*. 去甲丙咪嗪
desmid *n*. 鼓藻
Desmidaceae *n*. 鼓藻科(一种藻类)
desmin *n*. 结合蛋白,结合素,肌间线蛋白
desmiognathus [希 desmios binding + gnathos jaw] *n*. 下颌(颈)部寄生头畸胎,系颌畸胎
desmitis *n*. 韧带炎
desmo- [希] (desm- [希 desmos band, ligament 带,韧带]) [构词成分] 带,韧带,纤维,连接物,链式的
Desmobacteria *n*. 丝状细菌属
Desmobacteriaceae *n*. 丝状细菌科
desmocranium *n*. 颅胚(中胚层的)
desmocyte *n*. 成纤维细胞(见 fibroblast)
desmocytoma *n*. 成纤维细胞瘤,韧带细胞瘤
Desmodema polystictum (Ogilby) 多斑带粗鳍鱼(隶属于粗鳍鱼科 Trachipteridae)
Desmodillus auricularis 非洲鼰鼠
desmodium *n*. 金钱草
Desmodium blandum Van Meeuwen (~ **elegans (Lour.) Benth.; Phyllodium elegans Desv.**) 毛排钱树(植) 药用部分:根、叶‖ ~ caudatum (Thunb.) DC. [拉,植药] 小槐花 药用部分:根、全株 / ~ comovirus 山蚂蝗缸豆花叶病毒/ ~ elegans DC. [拉,动药] 雅致山蚂蝗 / ~ gangeticium (L.) DC. [拉,植药] 钩毛荚山蚂蝗 / ~ Gyrans (l.f.) dc. [拉,植药] 舞草 / ~ heterocarpum (L.) DC. [拉,植药] 假地豆 全株入药—山花生 / ~ microphyllum (Thunb.) DC. [拉,植药] 小叶三点金草 药用部分:根、全草 / ~ mosaic potyvirus 山蚂蝗花叶马铃薯 Y 病毒 / ~ multiflorum DC. [拉,植药] 多花山蚂蝗 / ~ pulchellum (L.) Bench. 排钱树(植) 药用部分:根、叶(见 Phyllodium pulchellum (L.) Desv.) / ~ sequax Wall. [拉,植药] 波叶山蚂蝗 / ~ styracifolium (Osbeck) Merr. [拉,植药] 广金钱草 药用部分:地上部分—广金钱草 / ~ Triflorum (L.) DC. [拉,植药] 三点金草 / ~ triquetrum (L.) DC. [拉,植药] 葫芦茶 全株入药—葫芦茶(见 Pteroloma triquetrum (L.) Desv.) / ~ yellow mottle tymovirus 山蚂蝗黄色斑点芜菁黄花叶病毒
Desmodontium *n*. 牙周韧带
Desmodus *n*. 叶口蝠属‖ ~ rotundus 圆形叶口蝠 / ~ rufus 魑蝠
desmodynia *n*. 韧带痛
desmoenzyme *n*. 不溶酶,结合酶
desmoenzymes *n*. 黏附酶,细胞内酶,不溶性酶,固定酶(见 intracellular enzymes)
desmogen *n*. 维管束原
desmogenous [desmo- + 希 gennan to produce] *a*. 韧带[原]性的
desmography *n*. 韧带学
desmohemoblast *n*. 间[充]质(见 mesenchyme)
desmoid [desmo- + 希 eidos form] *a*. & *n*. ①纤维样的,纤维性的 ②硬纤维瘤‖ ~ tumor 硬纤维瘤
desmolase *n*. 碳链酶‖ 17,20- ~ 17α 羟黄体酮醛缩酶 / 20,22- ~ 胆固醇单氧酶
desmolipase *n*. 黏附脂酶,不溶性脂酶
desmology *n*. ①绷带学 ②韧带学
desmolysis (复 desmolyses) *n*. 解链作用
desmolytic *a*. 解链作用的
desmoma *n*. 硬纤维瘤(见 desmoid tumor)
Desmomonadaceae *n*. 纵裂甲藻科(一种藻类)
desmon [希 desmos band] *n*. 介体
desmone *n*. 介体(见 desmon)
Desmonema *n*. 带线蓝细菌属‖ ~ wrangelii 郎氏带线蓝细菌
desmoneoplasm *n*. 结缔组织肿瘤
desmopathy *n*. 韧带病
desmopexia *n*. 圆韧带固定术(见 ligamentopexy)
desmoplasia *n*. 结缔组织生成
desmoplastic *a*. 促结缔组织增生的(引起粘连的)‖ ~ fibroma 成纤维细胞性纤维瘤 / ~ small cell tumor of childhood 促结缔组织增生的儿童小细胞瘤
Desmoplastic small round cell tumor with divergent differentiation 多向分化的促纤维生成性小圆细胞肿瘤
Desmopressin [商名] *n*. 去氨加压素(抗利尿剂)
desmopressin acetate 醋酸去氨加压素
desmopyknosis *n*. 圆韧带缩短术
desmorrhexis *n*. 韧带破裂
Desmos cochinchinensis Lour. [拉,植药] 假鹰爪
desmose *n*. 连接纤丝,连丝
desmosine *n*. 锁链[赖氨]素
desmosis *n*. 结缔组织病
desmosome [desmo- + 希 sōma body] (简作 De) *n*. 桥粒(见 bridge corpuscle)
desmosterol *n*. 24-脱氢胆甾醇‖ ~ -to-cholesterol enzyme (简作 DCE) 24-去氧胆固醇至胆固醇酶
Desmothorachida Hertwig and Lesser 结球目
Desmothoracida *n*. 链胸目
desmotomy *n*. 韧带切开术(见 syndesmotomy)
desmotrope *n*. 稳变异构体
desmotropism *n*. 稳变异构
desmotroposantonin *n*. 稳变山道年(山道年异构物)
desmotrypsin *n*. 黏附胰蛋白酶
desmotropy *n*. 稳变异构(与 desmotropism 同)
desmurgia [desmo- + 希 ergein to work] *n*. 绷扎法,结扎法(见 desmurgy)
Desnos' disease [Louis Joseph 法医师 1828—1893] 德诺氏病,脾样变性肺炎(见 splenopneumonia)
desocialization *n*. 脱离社会
desocodeine *n*. 二氢脱氧可待因(见 dihydrodesoxycodeine)
Desocriptine [商名] *n*. 地索隐亭(抗心绞痛药)
Desogestrel [商名] *n*. 去氧孕烯,地索高诺酮(孕激素)
desolate *a*. 荒凉的,孤独的
desolation *n*. 荒芜,凄凉,颓败
desoleolecithin *n*. 脱油酸卵磷脂
desolution *n*. 脱溶[解作用]
Desomorphine [商名] *n*. 二氢脱氧吗啡,地索吗啡(镇痛药)(见 dihydrodesoxymorphine)
Desonide [商名] *n*. 地奈德,地缩松(肾上腺皮质类药)
desonucleosis *n*. 溶核病毒‖ ~ virus (简作 DNV) 浓核症病毒
desorb *vt*. 使解除吸附
desorption *n*. 解吸[作用]
desosamine *n*. 脱氧糖胺
desose *n*. 脱氧糖
DesOwen [商名] *n*. 地奈德(见 desonide)
Desoximetasone [商名] *n*. 去羟米松,去氧米松(肾上腺皮质类药)
desoxy- [构词成分] 脱氧,去氧(见 deoxy-)
desoxyadenosine *n*. 脱氧腺甙
desoxycholaneresis *n*. 脱氧胆酸排出增多(胆汁中)
Desoxycorticosterone [商名] *n*. 脱氧皮质[甾]酮(肾上腺皮质类

药)(见 desoxycortone)‖ ~ acetate(简作 DCA,DOCA)醋酸脱氧皮质酮 / ~ pivalate 特戊酸去氧皮质酮 / ~ propionate 丙酸脱氧皮质酮 / ~ trimethylacetate(简作 DCTMA)特戊酸去氧皮质酮 / ~ triphenylacetate(简作 DCTPA)三苯醋酸脱氧皮质酮
desoxycorticosterone glucoside(简作 DCG)去氧皮质酮葡萄糖甙
desoxy-corticosterone trimethyl-acetata(简作 DTMA)特戊酸去氧皮质甾酮
desoxycortisone *n*. 脱氢可的松,17-羟-11-脱氧皮质[甾]酮,化合物 S(见 17-hydroxy-11-desoxycorticosterone; compound S)
Desoxycortone[商名] *n*. 脱氧皮质[甾]酮(肾上腺皮质类药)(与 desoxycorticosterone 用)‖ ~ acetate(desoxycorticosterone acetate)醋酸脱氧皮质酮
desoxycytidine *n*. 脱氧胞啶,脱氧胞嘧啶核甙‖ ~ triphosphate(简作 dCTP)脱氧胞苷三磷酸
desoxydate *vt*. 除去……的氧,脱氧
desoxyephedrine *n*. 脱氧麻黄碱‖ ~ hydrochloride(简作 DOE)盐酸脱氧麻黄碱
desoxymorphine *n*. 脱氧吗啡
desoxyn[商名] *n*. 盐酸脱氧麻黄碱
de[s]oxynupharidin *n*. 脱氧萍蓬碱
desoxyphenobarbital *n*. T 脱氧苯巴比妥,扑痫酮(镇痉药)(见 primidone)
desoxypyridoxal *n*. 脱氧吡哆醛
desoxypyridoxine(简作 DOP) *n*. 脱氧吡哆醇(维生素 B_6)
desoxyriboflavin 脱氧核黄素
desoxyribofuranose *n*. 脱氧呋喃核糖
Desoxyribonuclease[desoxyribonucleic acid + -ase](简作 DNase)[商名] *n*. 脱氧核糖核酸酶(溶解黏液药)
Desoxyribonucleic Acid[商名]脱氧核糖核酸(见 DNA)(营养药)
desoxyribose *n*. 脱氧核糖‖ ~ nucleic acid(简作 dorna,DRNA)脱氧核糖核酸
d-2-desoxyribose *n*. d-2-脱氧核糖
desoxyriboside *n*. 脱氧核糖甙
desoxy-sugar *n*. 脱氧糖
despair *vi*. & *n*. 绝望,丧失信心
despatch *vt*. & *n*. 发送,办理,派遣(与 dispatch 同)
despeciate *vt*. 使种特性丧失
despeciated bovine serum(简作 DBS)去种特异性牛血清
despeciation *n*. 种特性丧失
despecification *n*. 去种特性作用
desperate *a*. ①危急的 ②极度渴望的,极端的 ③拼命的,不顾死活的
desperation *n*. 绝望,拼命
despicable *a*. 可鄙的
D'Espine's sign[Jean Henri Adolphe 法医师 1844—1931]德斯平氏征(支气管淋巴结结核体征)
despiralization *n*. 解螺旋化[作用],螺旋消失
despise *vt*. 藐视,轻视
despite *n*. & *prep*. ①憎恶,轻视 ②不管,任凭
despoil *vt*. 掠夺,剥夺
despoliation *n*. 抢劫,掠夺
despond *vi*. 沮丧,失望
despondence *n*. 忧郁,丧气
despondency *n*. 忧郁,丧气
despondent *a*. 沮丧的,泄气的,失望的
despotism *n*. 专制国家,专制统治
despumate *vt*. 除去……的泡沫
despumation *n*. 除沫[法]
desquamate *vi*. 脱屑,脱皮
desquamation[拉 de from + squama scale] *n*. 脱屑,脱皮‖ ~, furfuraceous(branny ~)糠样脱屑 / ~, membranous(exfoliation)糠片样脱屑,表皮脱落 / ~ of the newborn 新生儿层板状脱屑 / ~, oral 口腔脱屑 / ~, silliquose 荚壳样脱屑
desquamative *a*. 脱屑的,脱皮的(见 desquamatory)‖ ~ interstitial pneumonia(简作 DIP)脱屑性间质性肺炎
dessert *n*. 正餐最后所上的食品‖ ~-spoonful 中匙(8 毫升)
dest. destilla *n*. 蒸馏 / destillatus *a*. 蒸馏的
destabilize *vt*. 使不稳定,使失去平衡
destain *vt*. 使[标本]脱色
destainer *n*. 脱色液(见 destaining solution)
desternalization *n*. 胸骨分离法
desthio-[构词成分]脱硫
desthiobiotin *n*. 脱硫生物素
destil. *n*. 蒸馏(见 destilla)
destilla(简作 dest,destil) *n*. & *a*. 蒸溜,蒸溜的
destination(简作 destn,dstn) *n*. 目的地,目标
destine *vt*. 注定,预定
destiny *n*. 命运
destitute *a*. 没有的,缺乏的
destitution *n*. 没有,缺乏
destn. *n*. 目标,目的地(见 destination)
destroy *vt*. 破坏,消灭
destroyer *n*. 破坏者
Destroys infectivity *n*. 灭活,灭能
destruction *n*. 破坏,消灭‖ ~ of temporomandibular joint, organic 颞下颌关节器质性破坏
destructive *a*. 破坏的,毁坏的,有害的‖ ~ dose 有害剂量 / ~ metabolism 分解代谢,能源代谢 / ~ operation 毁胎术(包括断头、穿颅及除脏) / ~ phase 破坏期(月经周期第三阶段)
destructure *n*. 变性
destrudo[拉 destruere to destroy + -do as in libido] *n*. 破坏欲
des-tyr'-γ- endorphin(简作 DT-γ-E) *n*. 去酪氨酸-γ-内啡肽
desudation[拉 de away + sudare to sweat] *n*. 剧汗,出汗过多
desuetude *n*. 废弃,不用
Desulfacinum *n*. 脱硫状菌属‖ ~ infernum 地下脱硫状菌
desulfhydrase *n*. 脱硫化氢酶,脱硫酶(与 desulfurase 同)
desulfinase *n*. 脱亚磺酸酶
Desulfitobacterium *n*. 脱亚硫酸菌属‖ ~ dehalogenans 脱卤脱亚硫酸菌
Desulfobacter *n*. 脱硫杆菌属‖ ~ curvatus 弯曲脱硫菌 / ~ giganteus 巨大脱硫菌 / ~ hydrogenophilus 嗜水脱硫菌 / ~ latus 阔脱硫菌 / ~ postgatei 波氏脱硫杆菌
Desulfobacterium *n*. 脱硫杆菌属‖ ~ anilini 苯胺脱硫杆菌 / ~ autotrophicum 自养脱硫杆菌 / ~ catecholicum 儿茶酚脱硫杆菌 / ~ cetonicum 花金龟脱硫杆菌 / ~ indolicum 吲哚脱硫杆菌 / ~ macestii 梅氏脱硫杆菌 / ~ niacini 烟酸脱硫杆菌 / ~ phenolicum 酚脱硫杆菌
Desulfobulbus *n*. 脱硫球茎菌属,脱硫叶菌属‖ ~ elongatus 延伸脱硫叶菌 / ~ propionicus 丙酸脱硫叶菌
Desulfococcus *n*. 脱硫球菌属‖ ~ biacutus 双尖脱硫球菌 / ~ multivorans 杂食脱硫球菌 / ~ niacini 烟酸脱硫球菌
Desulfohalobium *n*. 脱硫盐菌属‖ ~ retbaense 雷特巴湖脱硫盐菌
Desulfomicrobium *n*. 脱硫微菌属‖ ~ baculatus 杆状脱硫微菌(杆状脱硫弧菌)
Desulfomonas *n*. 脱硫单胞菌属‖ ~ pigra 惰性脱硫单胞菌
Desulfomonile *n*. 脱硫念珠菌属(脱硫项圈菌属)‖ ~ tiedjei 蒂氏脱硫念珠菌(蒂杰氏脱硫项圈菌)
Desulfonema *n*. 脱硫线菌属‖ ~ limicola 居泥脱硫线菌(泥生脱硫线菌) / ~ maganum 巨大脱硫线菌
Desulforistella *n*. 脱硫立克次氏体属‖ ~ hydrocarbonoblastica 羟芽脱硫立克次氏体
Desulfosarcina *n*. 脱硫叠球菌属‖ ~ variabilis 可变脱硫八叠球菌
Desulfotomaculum *n*. 脱硫肠状菌属‖ ~ acetoxidans 醋酸氧化脱硫肠状菌 / ~ antarcticum 南极脱硫肠状菌 / ~ australicum 澳大利亚脱硫肠状菌 / ~ geothermicum 地热脱硫肠状菌 / ~ guttoideum 滴状脱硫肠状菌 / ~ kuznetsovii 库氏脱硫肠状菌 / ~ nigrificans 致黑脱硫肠状菌 / ~ orientis 东方脱硫肠状菌 / ~ ruminis 瘤胃脱硫肠状菌 / ~ thermobenzoicum 热苯脱硫肠状菌 / ~ thermosapovorans 热嗜皂脱硫肠状菌
Desulfovibrio *n*. 脱磺弧菌属,脱硫弧菌属‖ ~ aestuarii 河口脱硫弧菌 / ~ africanus 非洲脱硫弧菌 / ~ baarsii 巴氏脱硫弧菌 / ~ baculatus 杆状脱硫弧菌 / ~ desulfuricans 脱硫脱硫弧菌(脱硫微螺菌,脱硫螺菌,脱硫杆菌,脱硫芽孢弧菌,脱硫弧菌) / ~ desulfuricans subsp. aestuarii 脱硫脱硫弧菌河口亚种 / ~ desulfuricans subsp. azotovorans 脱硫脱硫弧菌固氮亚种 / ~ desulfuricans subsp. desulfuricans 脱硫脱硫弧菌脱硫亚种 / ~ fructosovorans 食果糖脱硫弧菌 / ~ furfuralis 糠醛脱硫弧菌 / ~ gigas 巨大脱硫弧菌 / ~ halohydrocarboclasticus 裂解卤代羟脱硫弧菌 / ~ halophilus 嗜盐脱硫弧菌 / ~ hydrocarboclasticus 裂解羟脱硫弧菌 / ~ longus 长脱硫弧菌 / ~ orientis 东方脱硫弧菌 / ~ salexigens 需盐脱硫弧菌 / ~ sapovorans 食皂脱硫弧菌 / ~ simplex 简单脱硫弧菌 / ~ sulfodismutans 硫歧化脱硫弧菌 / ~ termitidis 白蚁脱硫弧菌 / ~ themophilus 嗜热脱硫弧菌 / ~ vulgaris 普通脱硫弧菌 / ~ vulgaris subsp. oxamicus 普通脱硫弧菌草氨酸亚种 / ~ vulgaris subsp. vulgaris 普通脱硫弧菌普通亚种
Desulfurase *n*. 脱硫酶(与 desulphurase 同)
desulfuration *n*. 脱硫[作用]
Desulfurella *n*. 硫还原菌属‖ ~ acetivorans 食醋硫还原菌

Desulfurization-hydrogenation（简作 DSH）*n*. 脱硫加氢(作用)
desulfurize *vt*. 使脱硫
Desulfurococcaceae *n*. 硫还原球菌科
Desulfurococcus *n*. 硫还原球菌属 ‖ ～ mobilis 运动硫还原球菌 / ～ mucosus 黏硫还原球菌
Desulfurolobus *n*. 硫还原叶菌属 ‖ ～ ambivalens 强壮硫还原叶菌
Desulfuromonas *n*. 脱硫单胞菌属 ‖ ～ acetexigens 需乙酸脱硫单胞菌 / ～ acetoxidans 乙酸氧化脱硫单胞菌
Desulfuromusa *n*. 硫还原弯形菌属 ‖ ～ bakii 巴氏硫还原弯形菌 / ～ kysingii 科瑟硫还原弯形菌 / ～ succinoxidans 琥珀酸氧化硫还原弯形菌
desulphurization *n*. 脱硫
desultory *a*. 散漫的,杂乱的,随意的
desumvergence *n*. 下转(眼)(见 deorsumvergence)
Desvoidea obturbans 骚扰代蚊,骚扰阿蚊
desynapsis *n*. 联合消失
desynchronization *n*. 去同步化[作用]
desynchronize *vi*. & *vt*. 非同步化
desynchronized sleep（简作 DS)去同步化睡眠
Desyrel［商名］*n*. 盐酸曲唑酮(见 trazodone hydrochloride)
DET *n*. 二乙色胺(致幻觉药)(见 diethyltryptamine)
Det. *vt*. 给予(见 detur)
det. detail *n*. 细目,详图 / detective *n*. 检查,探测 / detector *n*. 探波器,探测器 / determine *vt*., *vi*. 鉴定,测定 / detur *n*.［拉］须给予,应给予
DETA diethylenetriamine *n*. 二乙撑三胺 / disodium ethylene diamine tetraacetic acid 乙二胺四乙酸二钠
Deta herpesvirus 德塔疱疹病毒
detach *vt*. 分开,分离,派遣
detachable *a*. 可分开的
detached *a*. ‖ ～ choroid 脉络膜脱离 / ～ iris 虹膜[根部]脱离 / ～ macula 黄斑脱离 / ～ retina 视网膜脱离 / ～ X 脱离 X 染色体
detacher *n*. 剥离器 ‖ ～, periosteum 骨膜剥离器
detachment *n*. ①脱离,分离 ②支队 ‖ ～, annular 环状脱离 / aphakic ～ of retina 无晶状体性视网膜脱离 / ～, choroidal 脉络膜脱离 / ～, cilio-choroidal 睫状体脉络膜脱离 / delayed ～ of choroid 迟延性脉络膜脱离 / ～, medical 医疗队 / ～ of choroid 脉络膜脱离 / ～ of retina 视网膜剥离 / ～ of vitreous 玻璃体脱离 / rhegmatogenous ～ of retina 孔源性视网膜脱离 / tractional ～ of retina 牵引性视网膜脱离
detail（简作 D, det）*n*. & *vt*. ①细节,详情 ②详述,细说 ‖ ～ examination 精细检查 / go into ～ 详述 / in ～ 详细地,在细节上 / in considerable ～ 非常详细地 / in more ～ 比较详细地,更详细地 / in some ～ 相当详细地,略为详细地 / ～ scan technique 精细扫描技术 / without going into ～ 不作详细叙述,不作详细讨论
detailed *a*. 详细的 ‖ ～ test objective（简作 DTO）详细的试验目的
detain *vt*. 阻住,拘留
detainee *n*. 被拘留者
detainer *n*. 他人物体的拘留
Detajmium Bitartrate［商名］重酒石酸地他义铵,地他铵重酒石酸盐(抗心律失常药)
Detanosal［商名］*n*. 地他诺柳(消炎镇痛药)
detassling *n*. 去雄(指玉米)
detect *vt*. 察觉,发现,检查,检出,探测,检波
detectability *n*. 鉴别率
detectable *a*. 可察觉的,易发现的
detecting element 检波元件 ‖ ～ head 探测头,探针 / ～ instrument 探测仪器 / ～ system 探测系统
detection *n*. 察觉,发现,检查,检出,探测 ‖ ～ apparatus 探测仪器 / ～ confidence 探查可信度 / ～ device 检波器件 / ～ of defects 探伤 / ～ sensitivity 探测灵敏度 / ～ time 探测时间 / ～ unit picture 图像检波器
detective（简作 det）*a*. 探测的 ‖ ～ interfering particles 探测干扰粒子 / ～ quantum efficiency（简作 DQE）检测量子效率
detectivity *n*. 探测率,探测能力
detector（简作 det）*n*. ①检验器,指示器 ②探测器,探波器 ‖ ～-converter 检波变频器 / ～ electronics 探测电子学 / ～ response（简作 DR）指示器反应 / ～, sterility 灭菌指示器 / ～ tube 探测管
detectors *n*. 检定仪器 ‖ ～ flame ionization 火焰离子化检定仪 / ～ polarography 极谱检定仪 / ～ radioactivity 放射性检定仪
detelectasis *n*. 膨胀不能,萎陷
detention［拉 detinere to detain］*n*. ①隔离,拘留 ②滞留,停滞
deter *vt*. 阻止,防止
Deterenol［商名］*n*. 地特诺(抗青光眼药)
deterenol hydrochloride 盐酸 3－去羟异丙肾上腺素
deterge *vt*. 洗净(伤口等)
detergency *n*. 去垢性,去垢力
detergent［拉 detergere to cleanse］*a*. & *n*. ①去污的 ②去污剂,去垢剂 ‖ ～s, anionic 阴离子去污剂 / ～s, cationic 阳离子去污剂 / ～ micelles 去污剂微团
deteriorate *vt*., *vi*.［使］恶化,［使］变坏,［使］变质,［使］衰退,［使］退化
deterioration *n*. ①变坏,变质 ②颓废,衰退,劣化 ‖ ～, emotional 情绪颓废 / ～ index（简作 DI）恶化指数 / ～, mental 精神颓废 / ～ of vision 视力衰退 / ～ quotient（简作 DQ）痴呆商数
deteriorative *a*. ①变坏的 ②颓废的 ‖ ～ change 变质
Determ *n*. 测定,确定,决定(见 determination)
determent *n*. 制止,威慑,制止物
determinable *a*. 可决定的,可确定的,可限定的
determinacy *n*. 确定性,坚定性
determinant［拉 determinare to bound, limit or fix］*n*. & *a*. ①定子 ②决定因素 ③确定种 ④决定性的,限定性的 ‖ ～, antigenic 抗原定子 / ～ cleavage 预定式卵割 / ～, germ-cell (oosome) 生殖细胞决定体,卵小体 / ～, hidden 隐蔽决定簇 / ～, immunogenic 免疫原决定簇 / ～, sequential 顺序决定簇
determinate *a*. 明确的,限定的 ‖ ～ variation 预定变异,定向变异
determination［拉 determinatio］（简作 Determ）*n*. 决定,测定,试验 ‖ ～, embryonic 胚胎决定 / ～, sex 性别决定
determinative *a*. 有决定作用的,鉴定的
determine（简作 det）*vt*., *vi*. 决定,确定,测定
determined *a*. 决意的,已决定了的
determiner *n*. ①定子 ②决定因素(见 determinant)
determining（简作 detg）*a*. 鉴定的,测定的
determinism *n*. 决定论 ‖ ～, psychic 精神决定论
deterrence *n*. ①制止,威慑 ②制止物
deterrent *a*. & *n*. ①制止的 ②制止物
detersive *a*. & *n*. ①去污的,有清洁力的 ②去污剂,去垢剂
detest *vt*. 嫌恶,讨厌
DETF *n*. 敌百虫(见 metrifonate)
detg. *a*. 鉴定的,测定的(见 determining)
dethyroidism *n*. 甲状腺机能缺失症
dethyroidize *vt*. 除甲状腺机能,失甲状腺机能
detigon *n*. 敌退咳
Detirelix［商名］*n*. 地肽瑞里(垂体激素释放抑制药)
Det. in dup. 给予两倍(见 detur in duplo)
det in 2 plo 加倍给予(见 detur in duplo)
d et n［拉］日与夜(见 die et nocte)
Detomidine［商名］*n*. 地托咪定(安定类药)
detonable *a*. 能爆炸的,可爆炸的(与 detonatable 同)
detonate *vi*. & *vt*. 爆炸,起爆
detonation *n*. 爆燃,爆鸣
de Toni-Fanconi syndrome［Giovanni de Toni; Guido Fanconi］戴—范综合征
detorque *n*. 反转力矩
detorsion *n*. ①扭转矫正法 ②扭转不全
Detorubicin［商名］*n*. 地托比星(抗生素)
detour *n*. & *vt*., *vi*. ①弯路,迂道 ②[使]绕道
Detox *n*. 去毒作用(见 detoxification)
detoxicate *vt*. 解毒,去毒
detoxication（简作 Detox, DTX）*n*. 解毒[作用],去毒[作用],去除放射性污染(见 detoxification) ‖ ～, metabolic 代谢性解毒
detoxify *vt*. 解毒,去毒(与 detoxicate 同)
detract *vt*. & *vi*. 毁损,贬低,转移 ‖ to ～ from...有损于,降低
Detre's reaction［Ladislaus 匈医师 1875—1939］德特尔氏反应(鉴别人或牛型结核病的皮肤反应)
detriment *n*. 损害,伤害,危害
detrimental *a*. 有害的 ‖ ～ gene 有害基因
detritiation *n*. 除氚
detritio［拉］*n*. 磨耗
detrition *n*. 磨耗
detritivorous *a*. 食腐质的(生物)
detritus［拉］*n*. 腐质,碎屑
Detroit-6 cells（CCL3）Detroit-96 细胞(来源于肺癌病人胸骨骨髓的异倍体细胞系) ‖ ～-96 cells（CCL 18）Detroit-6 细胞(来源于非癌成人胸骨骨髓的异倍体细胞系)
detrude *vt*. 推倒,仍掉
detruncate *vt*. 截短,削去……的一部分
detruncation *n*. 断头术

detrusion［拉］*n*. 压出，逼出
detrusor *n*. ①压出器 ②逼肌‖ ~ dyssynergic syndrome（简作 DDS）逼尿肌不协调综合征 / ~ urinae（musculus pubovesicalis）逼尿肌，耻骨膀胱肌 / ~ urinae of bladder 膀胱逼尿肌
D. et s. 给予并标记（见 detur et signetu）
detubation *n*. 除管法
detuberculization *n*. 消灭结核病
detumescence *n*. 退肿，消肿
detumescent phase 阴茎软化相
Detumomab［商名］*n*. 地莫单抗（免疫调节药）
detur［拉］（简作 det）*vt*. 给予‖ ~ ad（简作 DD）［拉］给予 / ~ cum formula（简作 dcf, dt c for, dtr c for）［拉］附处方给予 / ~ dentur（简作 dtr）［拉］给予 / ~ et signetur（简作 d et s）给予并标记 / ~ in duplo（简作 det in dup, det in 2 plo）给予两倍，同量给两次 / ~ suo nomine（简作 dsn, dt s n）［拉］写明药名后给与 / ~ tales doses, numero quattuor（简作 dtd No iv）［拉］给予同量四倍
DEU 数据交换设置，数据转换装置（见 data exchange unit）
deu *n*. 次卵
deuced *a*. 非常，极度，异常
Deuel's halo sign 德氏征，德氏晕轮征，光环征，晕轮征‖ ~ sign 德氏征，光环征
Deursil［商名］*n*. 熊去氧胆酸（见 ursodiol）
deutan *n*., *a*. 绿色觉异常者，绿色觉异常的‖ ~ gene 绿色盲基因
deutanomal *a*. 绿色觉异常的
deutanomaly *n*. 绿色觉异常
deutanopia *n*. 绿色盲，第二色盲
deutencephalon *n*. 间脑（见 diencephalon）
deutenteric roof 后起原肠盖
deutenteron *n*. 后起原肠
deuteranoid *n*., *a*. 绿色觉异常者，绿色觉异常的
deuteranomal *n*. 绿色弱视者，第二色弱者
deuteranomalia *n*. 绿色弱，第二色弱
deuteranomalopia［希 deuteros second + anōmalos irregular + opsis vision］*n*. 绿色弱视，第二色弱（见 deuteranomalopsia）
deuteranomalous *a*. 绿色弱视的，第二色弱的‖ ~ trichromatism 绿色弱 / ~ vision 绿色弱
deuteranomaly *n*. 绿色弱视，第二色弱（见 deuteranomalopia）
deuteranope *n*. 绿色盲者，第二色盲
deuteranopia *n*. 绿色盲，第二型色盲
deuteranopic *a*. 绿色盲的，第二型色盲的‖ ~ vision 绿色盲
deuteranopid *n*. 绿色盲，第二型色盲
deuteranopsia *n*. 绿色盲，第二型色盲（见 deuteranopia）
deuterate *vt*. 氘化
deuterencephalon *n*. 后脑
deuterion *n*. 氘核，重氢核（见 deuteron）
deuteripara *n*. 二产妇
deuterium［希 deuteros second］（简作 D）*n*. 氘（音刀），重氢‖ ~ exchange 氘交换，重氢交换 / ~ hydrogen oxide（简作 DHO）氧化氘，重水 / ~ oxide（heavy water）氧化氘，重水 / ~-tritium reaction（简作 D-T）氘—氚反应 / ~ tritium reactor（简作 DT）reactor 氘氚反应堆
deuterize *vt*. 氘化
deutero-［希］［希 deuteros second 第二］［构词成分］第二，次，亚，副，继（见 deuto-）
deutero-aetioporphyria *n*. 次初卟呤‖ ~-albumose 次［蛋白］（见 deuteroproteose）
deuterocaseose *n*. 次酪［蛋白］
deuterocone *n*. 上第二尖（上近中颊尖）
deuteroconid *n*. 下第二尖（下近中颊尖）
deuteroconidium *n*. 半分生孢子
deutero-elastose 次弹性［蛋白］
deuterofat *n*. 氘［化］脂
deuterofibrinose *n*. 次纤维［蛋白］
deutero-fluoro-alanine（简作 DFA）*n*. 氘氟丙氨酸
deuterogenesis *n*. 后期发生
deuterogenic *a*. 衍生的
deuteroglobulose *n*. 次球［蛋白］
deuterohemin *n*. 次氯血红素
deuterohemophilia *n*. 亚血友病
deuterohydrogen *n*. 氘（音刀），重氢（见 deuterium）
deuterology *n*. 胞衣论
Deuteromyces *n*. 半知菌纲，不［完］全菌纲
Deuteromycetae *n*. 半知菌纲，不［完］全菌纲
Deuteromycete *n*. 半知菌，不［完］全菌
Deuteromycetes *n*. 半知菌纲，不［完］全菌纲（见 Fungi imperfecti）
Deuteromycotina *n*. 半知菌亚门，不［完］全菌亚门
deuteromyosinose *n*. 次肌浆球［蛋白］
deuteron（简作 D, d）*n*. 氘核，重氢核‖ ~ beam 氘束 / ~ capture 氘核俘获 / ~ energy 氘核能 / ~ magnetic resonance（简作 DMR）氘核磁性共振
deuteropathic *a*. 继发病的
deuteropathy *n*. 继发病
deuterophallic phase 亚生殖器期（3～7 岁儿童将首次注意到男女生殖器的差别）
deuteropine *n*. 丢特罗平，鸦片次碱（一种鸦片生物碱）
deuteroplasm *n*. 滋养质，副浆，副质（见 deutoplasm）
deuteroporphyrin *n*. 次卟呤
deuteroproteose *n*. 次［蛋白］（见 secondary proteose; deutero- albumose）
deuterosome *n*. 次胞质体（纤毛上皮细胞内）
deuterostoma *n*. 后孔，次胚孔
Deuterostomia *n*. 后口动物
deuterosyncytium *n*. 卵黄合胞体
deuterotocia *n*. 产两性孤雌生殖（见 deuterotoky）
deuterotoky *n*. 雌雄单性生殖
deuterotoxin *n*. 次强亲和毒素
deuteroxide *n*. 重水
deuterythrom *n*. 绿色盲，第二型色盲
deuterythron *n*. 绿色盲者，第二型色盲者
deuterythrous *a*. 绿色盲的，第二型色盲的
deuthyalosome［希 deuteros second + hyalos glass + sōma body］*n*. 成熟卵核
deutiodide *n*. 二碘化物
deutipara *n*. 二产妇（见 secundipara）
deuto-［构词成分］第二，次，亚（见 deutero-）
deutobroch *n*. 后网期
deutobrochal *a*. 后网期的（卵发生）
deutobromide *n*. 二溴化物
deutocerebral segment ①中脑节 ②触角节
deutocerebrum *n*. 中脑
deutochloride *n*. 二氯化物
deutohydrogen *n*. 氘（音刀），重氢（见 deuterium）
deutomerite *n*. 簇虫后胞，后节
deuton *n*. 氘核，重氢核（见 deuteron）
deutonephron *n*. 中肾
deutonymph *n*. 第二若节
deutoplasm *n*. 滋养质，副浆，副质，卵黄，卵黄质
deutoplasmic *a*. 滋养质的‖ ~ granule 滋养粒 / ~ zone 滋养质带
deutoplasmolysis *n*. 滋养质溶解
deutorostral seta 第二喙毛
deutosclerous *a*. 继发性硬化的
deutoscolex *n*. 次头节，幼头节
deutosomes *n*. 核仁粒
deutospermatoblast *n*. 后精细胞
deutosternum *n*. ①第二胸板 ②口下板
deutostoma *n*. 后口
deutovarial membrane 次卵膜
deutovum *n*. 次卵
deutron *n*. 氘核
Deutsch's maneuver［Eugeen 德产科医师 1866 生］多伊奇氏手法（娩出法）
Deutsche Akademie der Wissenschaften（简作 DAdW）德国科学院
Deutsche Akademie der Wissenschaften zu Berlin（简作 DAWB）柏林德国科学院
Deutsche Zahnarztliche Zeischrift（简作 DZZ）西德牙医杂志
Deutscher hartegrad（简作 DH）德国硬度（德）
Deutsches Apothekerbuch（简作 DAB, DAP）德国药典
Deutsches Arzneibuch（简作 DA）德国药典
Deutsches Krebsforschungszentrum Institut fur Nuklearmedizin（简作 DKINM）核医学学会（西德）
Deutschhorizontale（简作 DH）德国水平（德）
Deutschlander's disease［Karl Ernst Wilhelm 德外科医师 1872—1942］多伊奇兰德氏病 ①趾骨瘤 ②行军足病
Deutzia Thunb. 溲疏属‖ ~ ningpoensis Rehd.［拉，植药］宁波溲疏 / ~ scabra Thunb.［拉，植药］溲疏 / ~ sieboldiana 异形叶溲疏
DEV duck embryo rabies vaccine 鸭胚狂犬病疫苗 / duck embryo vaccine 鸭胚疫苗
dev. developer *n*. 显影剂 / development *n*. 发展，发育，显影，显象，显层 / deviate *vt*., *vi*. 脱离，违背 / deviation *n*. 偏差，偏

斜,偏向,差数 / device n. 装置,仪表,设备
devagation, verbal n. 言语散漫,言语散乱(见 incoherent speech)
devalgate a. 弓形腿的,膝内翻的
devaluate vt., vi. [使]降低价值
devalue vt., vi. [使]降低价值
Devapamil [商名] n. 地伐帕米(钙拮抗剂)
devaporation n. 去蒸发,蒸汽凝聚
devasation [拉 de away + vas vessel] n. ①血管破坏 ②血供应阻断,血行阻断 ‖ ~, senile cortical 老年性脑皮质血管破坏
devascularization n. 血供应阻断,血行阻断
devastate vt. 毁坏
Devazepide [商名] n. 地伐西匹(缩胆囊素拮抗药)
devegan n. 德维根(含乙酰胂胺的杀滴虫药)
devel. develop n. 发展,展开 / development n. 发展,发育,显影,显象,显层
develop (简作 devel) vt. ①发育 ②显影,显像 ③显层(色谱法) ‖ ~ from 由……发展起来的 / ~ grain 显影颗粒 / ~ into 发展成为
developed (简作 D) a. 显现出来的,成熟了的 ‖ ~ country (简作 DC) 发达国家
developer (简作 dev) n. ①显影液,显影剂②显色剂 ‖ ~ activator 显影活化剂 / ~ antifoggant 显影液防雾化剂 / ~ apparatus 显影机 / ~ box 显影槽 / ~ contrast 显影剂对比 / ~ exhaustion 显影剂消耗 / ~ formula 显影剂配方 / ~ stain 显影污痕
developing n. 显影,显像 ‖ ~ agent 显影剂 / ~ country 发展中国家 / ~ fog 显影模糊 / ~ hanger 显影[胶片]架 / ~ -out paper (简作 DOP) 显像纸 / ~ powder 显影粉[末] / ~ speed 显影速度 / ~ time 显影时间
development (简作 dev, decel) n. ①发育,发展 ②显影,显像 ③显层(色谱法) ‖ ~ activator 显影活化剂 / ~, ametabolous 无变态发育 / ~, arrested 发育停顿 / ~ -at-birth index (简作 DBI) 出生时发育指数 / ~ center 显影中心 / ~, cognitive 识知发展 / ~ density 显影密度 / ~, dento-occlusal 牙发育 / ~, direct 直接发育 / ~, displacement 置换显层(色谱法) / ~, excentric 偏心发育,远心性发育 / ~, hemimetabolous 半变态发育 / ~, heterogenic 异性生殖发育 / ~, heterometabolous 不全变态发育 / ~ insanity 青春期痴呆 / ~, mosaic 镶嵌式发育 / ~ of chromatogram 色谱显层 / ~ of sperm cytology 精液细胞学的发展 / ~, postembryonal 胚后发育 / ~, postnatal 产后发育 / ~, precocious 早熟发育 / ~, prenatal 产前发育 / ~ process 显影处理 / ~, psychosexual 性心理发育 / ~, regulative 规律性发育 / ~ time 显影时间 / ~, tooth 牙发育
Development Disabilities Office (简作 DDO) 发育伤残局(美国卫生,教育与福利部)
developmental a. 发育的 ‖ ~ age (简作 DA) 发育年令 / ~ arrest 胚胎发育停滞 / ~ balance theory 发育平衡说 / ~ capacity 发育能力 / ~ cataract 发育性白内障 / ~ center 发育中心 / ~ cycle 发育周期 / ~ disability 精神发育不全 / ~ excess 胚胎发育过度 / ~ genetics 发育遗传学 / ~ glaucoma 发育性青光眼 / ~ homeostasis 发育自动调节 / ~ hypermetropia 发育性远视 / ~ malformation 发育畸形 / ~ myopia 发育性近视 / ~ phase 发育期 / ~ polymorphism 发育多态现象 / ~ quotient (简作 DQ) 发育商数 / ~ rate 发育率
Developmental Biology (简作 DB) 发展生物学
Developmental Medicine and Child Neurology (**Spastics Society Journal**)(简作 DMCN) 发育医学及儿童神经病学(痉挛病学会杂志)
Developmental Psychology (简作 DP) 发育心理学(杂志名)
Deventer's diameter [Hendrik van 荷产科医师 1651—1724] 德文特氏直径(骨盆斜径) ‖ ~ pelvis 德文特氏骨盆(前后径缩短的骨盆)
Devergie's attitude [Marie Guillaume 法医师 1798—1879] 德佛札氏姿势(尸体姿势) ‖ ~ disease (pityriasis rubra pilaris) 德佛札氏病,毛发红糠疹
devernalization n. 去春化作用
deviancy n. 偏离性状,变异性
deviant a. ①偏离标准的 ②偏离标准者,不正常者 ‖ ~, color 色觉不正常者 / ~ eye 偏斜眼 / ~, sexual 性欲不正常者
deviate (简作 dev) vi., vt. [使]背离,[使]偏离 ‖ ~ from 脱离,背离
deviated lysis 偏移溶解
deviatio septi nasi (简作 DSN)[拉]鼻中隔弯曲
deviation [拉 deviare to turn aside] (简作 D, dev) n. ①偏差,离差 ②偏斜,偏向 ③个体发育(中途歧异) ‖ ~, animal 动物诱离法(用动物诱使蚊子离开人) / ~, average (mean ~) 平均偏差,均差 / ~, axis 轴偏向(心电图) / ~, child development 儿童发育不全 / ~, conjugate 同向偏斜 / ~, convergent 集合性偏斜,内斜视 / ~, divergent 散开性偏斜,外斜视 / ~, ferment 酶偏向(指胰腺病时血和尿内胰酶增加) / ~, Hering-Hellebrand 赫-黑二氏偏斜(任何双眼单视界的偏斜) / ~, immune 免疫偏差 / ~ intelligence quotient 差异智 / ~, latent 隐斜视 / ~, manifest 斜视,斜眼 / ~, mean 平均偏差,均差 / ~, minimum 最小偏向 / ~ nonparalytic 非麻痹性偏斜 / ~ of complement 补体偏向 / ~ of nasal septum 鼻中隔偏斜,鼻中隔弯曲 / ~ of nose 鼻歪斜 / ~, optical phase 光相位偏差 / ~, primary 原偏斜 / ~, quartile 四分差 / ~, sample standard 样本标准差 / ~, secondary 副偏斜 / ~, sexual 性欲倒错 / ~, skew [眼球]反侧偏斜 / ~, squint (squint angle) 斜视角 / ~, standard 标准偏差 / ~, strabismic 斜视偏向 / ~ to left (shift to left) 偏左 / ~ to right (shift to right) 偏右 / ~, ulnar 尺骨偏向
deviational a. 偏差的 ‖ ~ nystagmus 终末位注视性眼球震颤
Devic's disease [Eugène 法医师 1930 卒] 德维克氏病,视神经脑脊髓病(见 optic neuroencephalomyelopathy)
device (简作 dev) n. ①装置,器械,设备 ②设计 ‖ ~, anti-bumping 防撞装置 / ~, artificial speech 人工语言器 / ~, automatic field light termination 自动射野光线终止设备,射野光栏目停装置 / ~, automatic film changing 自动换片机 / ~, central-bearing 中支器(牙科) / ~, central-bearing tracing 中支描记器(牙科) / ~, contraceptive 避孕器 / ~, intrauterine (intrauterine contraceptive ~) (缩 IUD; IUCD; ICD) 子宫内避孕器 / ~, retaining 固位器 / ~, superconducting quantum interference 超导量子干涉仪
Devic's disease [Eugène Devic] 德维克病,视神经脊髓炎
Devifish [动药] n. 灰鲸肝
devil n. & vt. vi. ①魔鬼鲉,恶魔 ②折磨
Devil stinger [动药] 鬼鲉
Devil's clutch 流行性胸膜痛(见 Devill's grip (grippe), Bamble disease)
Devilfish [动药] n. 日本蝠鲼,日本蝠鲼腮,灰鲸 ‖ ~ brain [动药] 日本蝠鲼脑 / ~ gills [动药] 日本蝠鲼鳃 / ~ liver [动药] 灰鲸肝 / ~ pancreas [动药] 灰鲸胰肝
Devilpepper root [植药] 萝芙木
deviograph n. 斜视描记计
deviometer n. 斜视计,偏向计
devious a. 远离大路的,偏僻的
devisceration [拉 de away + viscus viscus] n. 去脏术,脏器切除术(见 evisceration)
devise vt. 设计,设想
devitalisatio [拉] n. 失活[作用]
devitalise vt. 失活,去生机
devitalization [拉 de off + vita life] n. 失活,去生机,丧失活动,伤元气 ‖ ~, pulp (devitalisatio pulpae dentis) 牙髓失活
devitalize [拉 de from + vita life] vt. 失活,去生机
devitalizer, pulp 杀髓剂,牙髓失活剂
devitalizing n. 失活
devitrification n. 透明消失
devoid a. 缺乏,没有
devolution [拉 de down + volvere to roll] n. ①退化 ②异化
devolutive a. ①退化的 ②异化的
devolve vt. & vi. 转移,移交 ‖ ~ ...to... 把……贡献给,把……用来
Devonian period 泥盆纪
devorative [拉 devorare to devour] a. 吞下的
devorativus [拉] a. 吞下的
devote vt. 把……奉献,专心于
devotion n. 献身,从事,专心
devotional a. 忠诚的,专心的
devour vt. 吞没,吞食
De Vries' theory [Huge 荷植物学家 1848—1935] 德符里氏学说(突变学说)
dew n. 露水
dewater vt. 使脱水,使浓缩
Dew's method [James Harvie 美医师 1843—1914] 迪尤氏法(新生儿窒息急救法)
Dewar flask [James 英化学家 1842—1923] 迪尤尔氏瓶,真空瓶
dewatered a. 脱水的,去水的
dewaterer n. 脱水器
dewax vt. 使脱蜡
dewclaw n. 残留趾,悬蹄
Dewees' carminative [William Potts 美产科医师 1768—1841] 迪威斯氏驱风剂(含氧化镁、阿魏及鸦片) ‖ ~ sign 迪威斯氏征(孕妇吐白色黏痰)
Dewey Decimal Classification system (简作 DDC) 杜威十进分类法

dewily *ad*. ①带露水地 ②纯洁地
deweiness *n*. 带露,露湿,清新
dewlap *n*. 垂肉
deworming *n*. 除蠕虫
Dew's sign [Harold R. Dew] 迪尤征
Dex Dexedrine *n*. 右旋苯丙胺 / dexedrine tablet 右旋苯丙胺片
Dexacen [商名] *n*. 地塞米松(见 dexamethasone)
Dexamethasone (简作 DM, DX, DXM) [商名] *n*. 地塞米松,氟美松,氟甲强的松龙,9α-氟-16α-甲基强的松龙(肾上腺皮质激素类药) ‖ ~ Acefurate [商名]乙呋地塞米松(肾上腺皮质激素类药) / ~ acetate 醋酸地塞米松 / ~ sodium phosphate 醋酸钠地塞米松 / dexamethasone suppressible hyperaldosteronism (简作 DSH) 地塞米松抑制性醛固酮增多症 / dexamethasone suppression test (简作 DST) 地塞米松抑制试验
Dexamfetamine [商名] *n*. 右苯丙胺(振奋精神药)
Dexamisole [商名] *n*. 右旋咪唑,地旋咪唑(抗忧郁药)
dexamphetamine *n*. 右旋苯丙胺
Dexasone [商名] *n*. 地塞米松(见 dexamethasone)
Dexbrompheniramine [商名] *n*. 右溴苯那敏,右旋溴苯吡胺(抗组胺药) ‖ ~ maleate 马来酸右溴苯那敏,马来酸右旋溴苯吡胺
Dexchlorpheniramine [商名] *n*. 右氯苯那敏,右旋氯苯吡胺(抗组胺药) ‖ ~ maleate 马来酸右氯苯那敏,马来酸右旋氯苯吡胺
dexclamol hydrochloride 盐酸环庚吡喹醇(镇静药)
Dexecadotril [商名] *n*. 右卡多曲(止泻药)
Dexedrine [商名] *n*. 硫酸右苯丙胺(见 dertroamphetamine sulfate)
dexedrine (简作 Dex) [商名] *n*. 右旋苯异丙胺(见 dextro-amphetamine) ‖ ~ tablet (简作 Dex, dexie) 右旋苯丙胺片
Dexetimide [商名] *n*. 右苄替米特,右旋苄哌苯哌酮(抗胆碱能药,抗帕金森病药)
Dexetozoline [商名] *n*. 地西唑林(降压药)
Dexfenfluramine [商名] *n*. 右芬氟拉明(抑制食欲药)
Dexfosfoserine [商名] *n*. 右磷丝氨酸(脑代谢改善药)
Dexibuprofen [商名] *n*. 右布洛芬(消炎镇痛药)
dexicardia *n*. 右位心
dexie. 右旋苯异丙胺片(见 dexedrine tablet)
deximafen *n*. 苯双咪唑(抗忧郁药)
Dexindoprofen [商名] *n*. 右吲哚洛芬(消炎镇痛药)
dexio- [希] [构词成分] 右
dexiocardia *n*. 右位心(与 dextrocardia 同)
Dexiotrichides Kahl 右毛虫属
dexiotropic [希 dexios on the right + tropos a turning] *a*. 右旋的,右位的
Dexivacaine [商名] *n*. 地昔卡因(局部麻醉药)
Dexketoprofen [商名] *n*. 右酮洛芬(消炎镇痛药)
Dexlofexidine [商名] *n*. 右洛非西定(降压药)
Dexloxiglumide [商名] *n*. 右氯谷胺(缩胆囊素受体阻滞药)
Dexmedetomidine [商名] *n*. 右美托米定(安定类药)
Dexnafenodone [商名] *n*. 右萘苯诺酮(抗抑郁药)
Dexniguldipine [商名] *n*. 右尼古地平(抗肿瘤药)
Dexon *n*. 代克松,聚乙交酯纤维
Dexone [商名] *n*. 地塞米松(见 dexamethasone)
Dexormaplatin [商名] *n*. 右奥马铂(抗肿瘤药)
Dexoval [商名] *n*. 盐酸去氧麻黄碱(见 methamphetamine hydrochloride)
Dexoxadrol [商名] *n*. 右苯噁啶(抗忧郁药)
Dexpanthenol [商名] *n*. 右泛醇右[旋]泛酰醇(胆碱能药,维生素类)
Dexpemedolac [商名] *n*. 右培美酸(镇痛药)
Dexpropranolol [商名] *n*. 右普萘洛尔右[旋]心得安,d-1-异丙氨基-3-(1-萘氧基)-2-丙醇(治心律失常的心脏抑制药) ‖ ~ hydrochloride 盐酸右[旋]心得安
Dexrazoxane [商名] *n*. 右雷佐生(抗肿瘤药)
Dexsecoverine [商名] *n*. 地司维林(解痉药)
Dexsotalol [商名] *n*. 右索他洛尔(抗心律失常药)
dext. *a*. 右旋的(见 dextro-)
dexter [拉] (简作 D, d) *a*. 右的
dexterity *n*. ①灵巧,聪明伶俐 ②惯用右手
dexterous *a*. 灵巧的,聪明的,敏捷的
dextr- [构词成分] 右
dextrad *ad*. 向右,向右侧
dextral *a*. ①右的,右侧的 ②右利的,善用右侧器官的
dextrality [拉 dexter right] *n*. 右利,善用右侧器官,右卷性
Dextran (简作 D, DX) [商名] *n*. 葡萄聚糖,葡聚糖(血浆代用品,原名右旋糖酐) ‖ ~, low molecular 低分子葡萄聚糖
dextran *n*. ‖ ~-40 (简作 D-40) *n*. 低分子右旋糖酐 / ~ blue (简作 DB) 葡聚糖蓝 / ~-coated charcoal (简作 DCC) 葡聚糖包裹的炭末 / ~ sulfate (简作 DS) 硫酸右旋糖酐
dextranase *n*. 葡聚糖酶
Dextranomer [商名] *n*. 聚糖酐,右旋糖树脂(外科用药)
dextransucrase *n*. 葡萄聚糖生成酶,葡聚糖蔗糖酶,蔗糖-6-葡糖基转移酶
dextrase *n*. 右旋糖酶
dextrates *n*. 葡萄糖结合剂(一种制片剂用的结合剂兼稀释剂,主要成分为葡萄糖一水合物)
dextraural *a*. 右利耳的,善用右耳的
Dextriferron [商名] *n*. 糊精铁(氢氧化铁和部分水解的糊精的络合物,用以缺铁性贫血)
dextrimaltose *n*. 糊精麦芽糖
Dextrin [拉 dexter right] [商名] *n*. 糊精(药用辅料) ‖ ~, animal (glycogen) 糖原,动物淀粉,牲粉 / ~, liver (glycogen) 糖原,动物淀粉,牲粉
dextrinase *n*. 糊精酶
α- dextrinase *n*. α-糊精酶
dextrinate *vt*. 糊精化(见 dextrinize)
dextrin-1,6-glucosidase *n*. 糊精-1,6-葡萄糖酶,脱支链酶(见 amylo-1,6-glucosidase; debranching enzyme)
dextrinogenic *a*. 生糊精的
dextrinose *n*. 糊精糖,异麦芽糖(见 isomaltose)
dextrinosis *n*. 糖原贮积病,糖原病(见 glycogenosis) ‖ ~, limit (glycogen storage disease type III) 糖原贮积病第三型
dextrinuria *n*. 糊精尿
dextro (简作 D, d) *n*. 右,右旋 ‖ ~-arabinose 右旋阿拉伯糖 / ~-depressor 右下转肌 / ~-elevator 右上转肌 / ~-levo (简作 d-l) 右旋-左旋的 / ~-rotator 右旋肌,右旋转肌 / ~-thyroxin (简作 DT-4) 右旋甲状腺素
dextro- [拉] [拉 dexter right 右] [构词成分] 右,右旋
Dextroamfetamine [商名] *n*. 右苯丙胺(振奋精神药)(见 dexamfetamine)
dextroamphetamine *n*. 右旋苯异丙胺 ‖ ~ phosphate 磷酸右旋苯异丙胺 / ~ sulfate 硫酸右旋苯异丙胺(中枢神经兴奋药)
dextrocardia *n*. 右位心(见 dexiocardia) ‖ ~, mirror-image 镜影右位心 / ~, secondary 继发性右位心
dextrocardiogram *n*. 右位心电图
dextrocerebral *a*. 右脑的,右脑优势的
dextroclination [拉 dexter right + 希 klinein to bend] *n*. 右旋(眼)
dextrocompound *n*. 右旋物
dextrocular *a*. 右利眼的,善用右眼的
dextrocularity [拉 dexter right + oculus eye] *n*. 右利眼,善用右眼
dextrocycloduction *n*. 右旋(眼)(与 dextroclination 同)
dextrocycloversion *n*. 右旋
dextroduction [拉 dexter right + ducere to draw] *n*. 右旋(眼)
Dextrofemine [商名] *n*. 右非明(子宫解痉药)
dextroform *n*. 右旋型
dextrogastria *n*. 右旋胃,右位胃
dextroglucose *n*. 葡萄糖,右旋糖(见 dextrose)
dextrogram *n*. ①右心电图 ②轴右偏心电图
dextrogyral [拉 derter right + gyrare to turn] *a*. 右旋的(见 dextrorotatory)
dextrogyrate *a*. 右旋的(见 dextrogyrous)
dextrogyration *n*. 右旋
dextrogyre *n*. 右旋物
dextrogyrous *a*. 右旋的
dextroisomer *n*. 右旋异构体
dextromanual *a*. 右利手的,善用右手的
dextromanuality *n*. 右利手,善用右手
dextromenthol *n*. 右旋薄荷脑
Dextromethorphan [商名] *n*. 右甲吗南,右旋甲氧甲基吗啡喃,右美沙芬(镇痛镇咳药) ‖ ~ hydrobromine 氢溴酸美沙芬
Dextromoramide [商名] *n*. 右吗拉胺(镇痛药)
dextronorgestrol *n*. 右旋18甲基炔诺酮
dextropedal *a*. 右利足的,善用右足的
dextrophobia *n*. 右侧恐怖
dextrophoria *n*. 右侧斜视
dextroposition *n*. 右移位
dextroprapaxyphene *n*. 右丙氧芬,达尔丰(镇痛药)
Dextropropoxyphene [商名] *n*. 右丙氧芬,右旋丙氧吩,丙氧吩(镇痛药)(见 propoxyphene)
dextrorotation *n*. 右旋,右旋心
dextrorotatory (简作 D, d) *a*. 右旋的(见 dextrogyral)
Dextrorphan [商名] *n*. 右啡烷(镇痛镇咳药)
dextrosaccharin *n*. 葡萄糖糖精

dextrosamine *n*. 氨基葡萄糖(见 glucosamine)
dextrosazone *n*. 葡萄糖脎(见 glucosazone)
Dextrose[商名] *n*. 葡萄糖,右旋糖(营养药)(见 glucose)‖ ~,anhydrous 无水右旋糖
dextrose *n*. 葡萄糖‖ ~ aminogen solution(简作 DAS)氨基葡萄糖溶液 / ~ and saline(简作 D/S)葡萄糖与食盐之比 / ~ eguivalent(简作 DE)糖化率 / ~ - gelatin-veronal solution(简作 DGV)葡萄糖,明胶,佛罗那溶液 / ~ in Hartman's solution(简作 DHS)哈特曼氏葡萄糖溶液 / ~(5%)in Hartman's solution(简作 D-5-HS)5%葡萄糖哈特曼氏液 / ~(5%)in saline(简作 D-5-S)5%葡萄糖盐水(溶液) / ~ in saline solution(简作 D/S)葡萄糖盐水溶液 / ~ in water(简作 D/W)葡萄糖水溶液 / ~ - saline solution(简作 DS)葡萄糖盐水溶液 / ~ solution mixture(简作 DSM)葡萄糖液合剂 / ~-to-nitrogen ratio(简作 D/N R)葡萄糖与氮之比
dextrose, gelatin, veronal buffer(简作 DGVB)葡萄糖,明胶,佛罗那缓冲液
5% dextrose in water(简作 D5/W)5%葡萄糖水溶液
dextrose / nitrogen ratio(简作 DN)葡萄糖 / 氮比率
dertrosinistral *a*. 从右至左的
dextrosozone *n*. 葡萄糖脎
Dextrostix[商名] *n*. 血糖检查试纸
dextrosum[拉] *n*. 葡萄糖,右旋糖(见 dextrose)
dextrosuria *n*. 葡萄糖尿,右旋糖尿
dextrotartaric acid 右旋酒石酸
Dextrothyroxine Sodium 右旋甲状腺素钠(见 d-thyroxine sodium)
dextrotorsion *n*. 右旋(眼)(见 dextroclination)
dextrotropic *a*. 右旋的(见 dextrotropous)
dextrotropous *a*. 右转的
dextroversion *n*. 右旋,右旋心,右转心
dextroverted *a*. 右旋的
Dexverpamil[商名] *n*. 右维拉帕米(钙通道阻滞药)
dezaguanine *n*. 地扎胍宁(抗肿瘤药)
Dezguanine[商名] *n*. 地扎胍宁(抗肿瘤药)
Dezinamide[商名] *n*. 地秦胺(抗惊厥药)
Dezocine[商名] *n*. 地佐辛,氨甲苯环癸醇(镇痛药)
dezymotize *vt*. 除酶
DF dark field 暗视野 / decapitation factor 首端切断因素 decapitation form 断头术形式 / decontamination factor 净化因子 / defibrillation *n*. 除颤,去颤 / deficiency *n*. 缺乏 / degrees of freedom 自由度 / deltopectoral flap 胸三角皮瓣 / Dermatology Foundation 皮肤病学基金会 / desferrioxamine *n*. 去铁敏,去铁胺 / diabetic father 有糖尿病的父亲 / digital fluorography 数字荧光摄影[术] / dilution factor 稀释因素 / discrimination function 辨别功能 / disseminated foci 播散性病灶 / dissociation factor 解离因子 / Doppler flowmeter 多普勒流量计 / dyskinesia folliculi 卵泡运动障碍
df. decontamination factor 净化系数 / definition *n*. 定义,确定 / degrees of freedom 自由度
DF-2 *n*. DF-2 杆菌‖ ~ dysgonic fermenter type-2 缓生杆菌,Ⅱ型生长不良酵菌
DFA deutero-fluoro-alanine *n*. 氘氟丙氨酸 / diet for age 老年饮食 / diffuse fibrosing alveolitis 弥漫性纤维性肺泡炎 / direct fluorescent antibody(test)直接荧光抗体试验 / duodenal fluid analysis 十二指肠液分析
DFBP *n*. 二氟联苯(见 difluorobiphenyl)
DFC 干填充的胶囊(见 dry-filled capsules)
dfcs. 经过透析的牛胎血清(见 dialyzed fetal calf serum)
DFD *n*. 二甲酰氨苯砜(见 diformyldapsone)
DFDD 二氟二苯二氯乙烷(见 difluoro diphenyl dichloroethane)
DFDS *n*. 二甲酰氨苯砜(见 difformyldapsone)
DFDT *n*. 二氟二苯三氯乙烷(强烈杀虫剂)(见 difluoro-diphenyl-trichloroethane)
DFGE *n*. 异常纤维蛋白原血症(dysfibrinogenemia)
DFH 登革出血热(见 dengue haemorrhagic fever)
DFISA 制酪与食品工业供应协会(美)(见 Dairy and Food Industries Supply Association)
DFLC 干膜润滑剂(见 dryfilm lubricant)
DFM *n*. 去铁敏,去铁胺(见 deferoxamine)
DFMC 每天胎动数(见 daily fetal motion count)
DFO(DFOM) *n*. 去铁敏,去铁胺(见 deferoxamine)
DFOA *n*. 去铁敏,去铁胺(见 desferrioxamine)
D-form(简作 D-) *n*. D 型
D-forms *n*. 侏儒型,侏儒菌落(见 dwarf colonies)
DFP diastolic filling period 舒张充血期 / diisopropyl flurophosphate 氟磷酸二异丙脂,异丙氟磷 / double filtration plasmapheresis 两次过滤血浆置换疗法
DF ^{32}P ^{32}p-di isopropylfluorophoaphate 磷^{32}二异丙基氟磷酸
DFR 延缓脚跟试验(见 delayed footpad reaction)
DFS defibrination syndrome 去纤维蛋白综合征 / differential fluorescent staining 鉴别性荧光染色
DFT decayed and filled of teeth 龋补[乳牙]数 / diagnostic function test 诊断功能测试 / dialyzable free thyroxine 可透析的游离甲状腺素 / di-deoxyfluoro-uridine *n*. 二脱氧氟尿甙 / discrete Fourier transform 离散型傅里叶变换
DFU dead fetus in uterus 子宫内死胎 / di-deoxyfluorouridine *n*. 双去氧氟尿甙
DFV 登革热病毒(见 dengue fever virus)
DG darkground *n*. 暗视野 / deoxyglucose *n*. 去氧葡萄糖 / diagnosis *n*. 诊断 / diastolic gallop 舒张期奔马律 / diglyceride *n*. 二脂酸甘油酯 / distogingival *a*. 远中龈的
Dg dekagram *n*. 十克 / glyceraldehyde *n*. 甘油醛
Dg-[构词成分] 右式结构(g 表示以甘油醛为标准)
dG *n*. 脱氧鸟苷(见 deoxyguanosine)
dg. decigram *n*. 分克 / degree *n*. 度,程度 / diagnose *n*. 诊断
DGA 播散性环状肉芽肿(见 disseminated granuloma annulare)
D-Gal *n*. D-氨基半乳糖,D-半乳糖胺(见 D-galactosamine)
D-galactosamine(简作 D-Gal) *n*. D-氨基半乳糖,D-半乳糖胺
DGAVP 去氧氨酰胺精氨酸血管加压素(见 desglycinamide arginine vasopressin)
DGB 脱钙骨颗粒(见 decalcified granulated bone)
DGBM 犬肾小球基底膜(见 dog glomerular basement membrane)
DGCI γ 照相延迟显像(见 delayed gamma-camera image)
dGDP 脱氧鸟苷二磷酸(见 deoxyguanosine diphosphate)
DGEC 儿苯酚二缩水甘油醚(见 diglycidyl ether of catechol)
DGI 播散性淋球菌感染(见 Disseminated Gonococcal Infection)
dgm. *n*. 分克(见 decigram)
dGMP 脱氧鸟苷一磷酸(见 deoxyguanosine monophosphate)
DGMS 医疗服务处总经理(见 Director General of Medical Services)
DGN *n*. 无性细胞瘤(见 dysgerminoma)
DGO 妇产科毕业证书(见 Diploma in Gynaecology and Obstetrics)
dGOPOPCP 三磷酸 β,γ-甲撑去氧鸟甙(见 β,γ-methylenedcoxyguanosine triphosphate)
DGS diabetic glomerulosclerosis 糖尿病性肾小球硬化症 / diffusable granulopoietic substance 弥散性粒细胞增生物质
dGTP 脱氧鸟苷三磷酸(见 deoxyguanosine triphosphate)
DGV 葡萄糖,明胶,佛罗那溶液(见 dextrose-gelatin-veronal solution)
DGVB 葡萄糖,明胶,佛罗那缓冲液(见 dextrose, gelatin, veronal buffer)
DH dehydrocholic acid 去氧胆酸 / dehydrogenase *n*. 脱氢酶 / delayed hypersensitivity 迟发型超敏反应 / Dental Hygiene(ADHA journal)牙齿卫生(美国牙科卫生学家杂志)/ Dental hygienist 牙科卫生学家(杂志名)/ Department of Health 卫生部 / dermatitis herpetiformis 疱疹样皮炎 / Deutscher hartegrad 德国硬度(德)/ Deutschhorizontale *n*. 德国水平(德)/ disseminated histoplasmosis 播散性组织浆菌病 / diuretic hormone 利尿激素 / dyshaematopoiesis *n*. 病态造血,造血机能不全
DH245 去脂舒,呋咱甲氢龙(降血脂药)(见 adrofurazanol, frazalon, miotolom)
DH-581 *n*. 丙丁酚(见 probucol)
DHA dehydroacetic acid 甲醋吡喃酮(见 methylacetopyronone) / dehydroanthracene *n*. 脱氢蒽 / dehydroepiandrosterone *n*. 去氢表雄酮 / dehydroisoandrosterone *n*. 脱氢异雄酮 / 2,8-dihydroxyadenin *n*. 二羟基腺甙 / droxyacetone *n*. 二羟基丙酮
DHAA 脱氢抗坏血酸(见 Dehydro-Ascorbic Acid)
DHAP 二羟基丙酮磷酸酯(见 dihydroxyacetone phosphate)
DHAS 硫酸去氢表胸酮(见 dehydroepiandrsterone sulfate)
DHBP dehydrobez-perideol or droperidol 达哌醇 / 4,5-dihydroxycoumarin *n*. 4,5-二氢基香豆素
DHBV DNA 鸭乙型肝炎病毒去氧核糖核酸(见 duck hepatitis B virus DNA)
DHC *n*. 二氢查耳酮(见 dehydrochalcone)
DHCAg 去组蛋白染色质抗原(见 dehistonized chromatin antigen)
1,25-DHCC *n*. 1,25-二羟胆骨化醇
DHCT *n*. 双氢氯噻嗪(见 dihydrochlorothiazide)
DHDS 双肼苯砜(见 di-(p-hydrazinophenyl) sulphone)
DHDT *n*. 5,6-二氢-5-氮,-2'-脱氧胸苷(见 5,6-dihydro-5-aza-2'-deoxy-thymidine)
DHE data handling equipment 数据处理设备,数据处理装置 / dedihydroergotamine *n*. 去二氢麦角胺 / dehydroemetine *n*. 去氢叶根碱 / dihydrocortisone *n*. 二氢皮质素 / dihydroemetine *n*. 二氢吐根碱 / dihydroergotamine mesylate 双氢麦角受甲磺酸盐

DHE45 *n*. 二氢麦角胺(见 dihydroergotamine)
DHEA *n*. 脱氢表雄甾酮(见 dehydroepiandrosterone)
DHEAS *n*. 硫酸去氢表雄酮(见 dehydroepiandrosterone)
d'Herelle phenomenon［Felix Hubert 法细菌学家 1873—1949］代列耳氏现象(噬菌现象)
DHEW 卫生、教育和福利部(美)(见 Department of Health, Education and Welfare)
DHF dihydrocortisol, dihydrohydrocortison 二氢皮质醇 / dihydrofolate or dihydrofolic acid 二氢叶酸
DHFR 二氢叶酸还原酶(见 dihydrofolate reductase)
DHg (Dhy) 卫生学博士(见 Doctor of Hygiene)
DHGG 去凝集人丙种球蛋白(见 deaggregated human gamman-globulin)
DHHP *n*. 庚基膦酸二庚酯(见 diheptylheptylphosphonate)
DHHS 卫生和人类服务部(见 Department of Health and Human Services)
DHIA *n*. 去氢表胸酮(见 dehydroisoandrosterone)
DHIC *n*. 二氢异可待因(见 dihydrisocodeine)
DHL 弥漫性组织细胞淋巴瘤(见 diffuse histiocytic lymphoma)
D-HL 达拉姆—汉弗莱定律(见 Durham-Humphery Law)
DHLY *n*. 右旋羟赖氨酸(见 d-hydroxylysine)
DHM99 *n*. 双氢埃托啡(见 dihydroetrophine)
DHMA 去羟扁桃酸(见 dehydroxymandelic acid)
DHN 医院护理部(见 Department of Hospital Nursing)
DHO ase dihydroorotase 二氢乳清酸酶 / deuterium hydrogen oxide 氧化氘,重水 / dihydroergocornine *n*. 二氢麦角柯宁碱 / Dihydrogen Oxide 二氢氧化物
DHO180 *n*. 双氢麦角考宁(见 dihydroergocornine)
Dhorl bunyavirus 多理本杨病毒 ‖ ~ virus 多理病毒
DHP delivered horsepower 输出功率 / designed horsepower 设计功率 / di-n-hexylphosphoric acid 二正己基磷酸,磷酸二己醋
DHPG dehydroxyphenylglycol *n*. 去羟苯乙二醇 / 3,4-dihydroxyphenylglycol *n*. 3,4-二羟[基]苯乙二醇
DHPR 双氢蝶啶还原酶(见 dihydropteridine reductas)
DHpSO *n*. 二庚亚砜(见 diheptylsulfoxide)
DHR 迟发性高敏反应(见 delayed hypersensitivity reaction)
DHRP *n*. 6-脱氢黄体激素(见 6-dehydroretoprogestin)
DHS dextrose in Hartman's solution 哈特曼氏葡萄糖溶液 / Division of Health and Safety 卫生安全处(美) / Doctor of Health Sciences 保健学博士
D-5-HS 5%葡萄糖哈特曼氏液(见 dextrose (5%) in Hartmen's solution)
DHSM *n*. 双氢链霉素(见 dihydrostreptomycin)
DHSS 卫生和社会安全部(英)(见 Department of Health and Social Security (UK))
DHST 皮肤延迟过敏反应试验(见 delayed hypersensitivity skin test)
DHT deceleration half-time 半减速时间 / dihydrotachysterol *n*. 双氢速甾醇 / dihydrotestosterone *n*. 双氢睾酮 / dihydrothymine *n*. 双氢胸腺嘧啶 / dihydroxytryptamine *n*. 二羟色胺
DHT deficiency syndrome 双氢睾酮缺乏综合征(见 dihydrotestosterone deficiency syndrome)
dhurra *n*. 蜀黍(见 durra)
dhurrin *n*. 蜀黍氰甙
DHW 卫生福利部(加拿大)(见 Department of Health and Welfare (Canada))
DHxP 二正已基磷酸(见 di-n-hexylphosphoric acid)
DhxSO *n*. 二已基亚砜(见 dihexylsulfoxide)
D Hy (D Hyg) 卫生学博士(见 Doctor of Hygiene)
d-hydroxylysine (简作 DHLY) *n*. 右旋羟赖氨酸
DI dangerously ill 重病,病危 / data input 数据输入 / debris index 软垢指数 / decontamination index 去污染指数 / defective interfering 缺陷干扰 / deionizer *n*. 离子交换树脂装置 / dental implant 牙植入物 / Department of the Interior 内务部 / deterioration index 恶化指数,智力衰退指数 / diabetes insipidus 尿崩症 / diagnosis *n*. 诊断 / dichlorphenamide *n*. 二氯苯二磺胺(见 daranide) / diffusion index 扩散指数 / directirity index 指向性指数 / dispersing information 配方指数 / distoncisal *a*. 远中切的 / divisional index 分裂指数 / drug information 药物情报 / dry ice 干冰 / duodenitis *n*. 十二指肠炎 / dye index 染料指数 / dyspnic index 呼吸困难指数
Di didymium *n*. 钕镨混合物 / Diego blood group 戴格氏血型 / Disse's space 狄氏间隙(电镜)
di. diameter *n*. 直径 / inside detail 内部清晰度(罗尔沙赫氏试验)(见 Rorschaxh test) / marked distortion of intrathoracic organs 胸内器官显著变形
di-[希][希 dis two 二,两,双](简作 D)[构词成分]二,两,双,联
d/i 重病,病危(见 dangerously ill)
DIA Drug-induced asthma 药物性哮喘 / Drug Information Association 药物情报协会
Dia *n*. 透热疗法(见 diathermy)
dia. diathermy *n*. 透热疗法 / dimeter *n*. 直径
dia-[希][希 dia through 透,离][构词成分]通过,透过,横过,分离,回,贯穿,完全
Dia Beta［商名］格列本脲(见 glyburide)
Diab diabetes *n*. 糖尿病 / Diabetes *n*. 糖尿病(杂志名) / Diabetologia *n*. 糖尿病学(杂志名)
diabasis *n*. 移行
Diabetes (简作 Diab) *n*. 糖尿病(杂志名)
diabetes (简作 Diab) *n*. ①糖尿病 ②多尿症 ‖ ~ adult-onset 成年起病型糖尿病 / ~, albuminicus 蛋白性多尿症 / ~ albuminurinicus 蛋白尿性多尿症 / ~, alimentary 饮食性糖尿病 / ~, alloxan 四氧嘧啶糖尿病 / ~, alternans 更替性糖尿病 / ~, artificial 人为性糖尿病,实验性糖尿病 / ~, azotic (azoturic ~) 氰尿性糖尿病,尿脲过多性糖尿病 / ~, biliary (Hanot's disease) 胆汁性糖尿病,肥大性肝硬变,阿诺氏病 / ~, bronze (bronzed ~; hemochromatosis) 青铜色糖尿病,血色病,血色素沉着[症] / ~, calcinuric 钙尿性糖尿病 / ~, cerebral 脑性糖尿病 / ~, composite 混合糖尿病 / ~, conjugal 配偶者糖尿病 / ~ decipiens (masked ~) 隐蔽性糖尿病(无多尿多饮的糖尿病) / ~, experimental 实验性糖尿 / ~, fat 肥胖性糖尿病 / ~, gouty 痛风性糖尿病 / ~, growth-onset 生长期糖尿病 / ~, hydruric 稀尿性糖尿病 / ~ innocens 非胰腺性糖尿病 / ~ inositus (inositruria) 肌糖性糖尿病,肌糖尿 / ~ insipidus (简作 DI) 尿崩症 / ~, insulin-dependent (IDD) 胰岛素依赖性糖尿病 / ~ intermittens 间隙性糖尿病 / ~, juvenile 青少年糖尿病 / ~, ketosis-prone 趋酮症性糖尿病 / ~, ketosis-resistant 抗酮症性糖尿病 / ~, Lancereaux's 郎瑟罗氏糖尿病(伴有胰腺疾病及消瘦) / ~, latent 隐性糖尿病 / ~, lean 消瘦型糖尿病 / ~, levis 轻型糖尿病 / ~, lipoatrophic 脂肪缺乏性糖尿病 / ~, lipogenous 脂肪性糖尿病,肥胖性糖尿病 / ~, lipoplethoric 多脂性糖尿病,储脂性糖尿病 / ~, lipuric 脂尿性糖尿病 / ~, masked 隐蔽性糖尿病 / ~, maturity-onset 成熟期突发型糖尿病 / maturity-onset ~ youth 青年成熟期突发型糖尿病 / ~, mellitus (Willis' disease) (简作 DM) 糖尿病 / ~, Mosler's 莫斯勒氏糖尿病(肌醇性糖尿病) / ~, neurogenous 神经性糖尿病 / ~, nitrogenuric (azoturic ~) 氰尿性糖尿病 / ~, non-insulin-dependent (NIDD) 非胰岛素依赖性糖尿病 / ~ of bearded women (Achard-Thiers syndrome) 有须妇女糖尿病,多毛妇女糖尿病 / ~, overflow 溢出性糖尿病(过量静脉注射糖而引起的糖尿) / ~, pancreatic (true ~) 胰腺性糖尿病,真糖尿病 / ~, phlorhizin 根皮甙糖尿病 / ~, phosphate 磷酸盐性多尿症 / ~, piqure (puncture ~) 穿刺性糖尿病 / ~, preclinical 前临床糖尿病 / ~, renal 肾性糖尿病 / ~, skin 高糖皮肤病 / ~, starvation 肌饿性糖尿病 / ~, steroid 甾类糖尿病 / ~, subclinical 亚临床糖尿病 / ~, temporary 一时性糖尿病 / ~, thiazide 噻嗪性糖尿病 / ~, toxic 中毒性糖尿病 / ~, true 真糖尿病,胰腺性糖尿病
Diabetes in the News (简作 DN) 糖尿病新闻(杂志名)
Diabetes Mellitus Literature Index (简作 DMLI) 糖尿病文献索引
Diabetes Outlook (简作 DO) 糖尿病展望(杂志名)
Diabetes Research Detection Therapy (简作 DRDT) 糖尿病检查治疗研究(杂志名)
diabetic *a*. & *n*. ①糖尿病的 ②糖尿病患者 ‖ ~ amaurosis 糖尿病性黑蒙 / ~ autonomic neuropaphy (简作 DAN) 糖尿病植物神经病 / ~ cataract 糖尿病性白内障 / ~ coma 糖尿病昏迷 / ~ diarrhea 糖尿病性腹泻 / ~ father (简作 DF) 有糖尿病的父亲 / ~ foot 糖尿病足 / ~ gangrene 糖尿病坏疽 / ~ glaucoma 糖尿病性青光眼 / ~ glomerulosclerosis (简作 DGS) 糖尿病性肾小球硬化症 / ~ hypotony 糖尿病性低眼压 / ~ iridocyclitis 糖尿病性虹膜睫状体炎 / ~ iritis 糖尿病性虹膜炎 / ~ ketoacidosis (简作 DKA) 糖尿病酮症酸中毒 / ~ lactoacidosis 糖尿病性乳酸酸中毒 / ~ maculopathy 糖尿病性黄斑病变 / ~ management (简作 DBM) 糖尿病患者的管理 / ~ mononeuropathy 糖尿病单一神经病变 / ~ mother (简作 DM) 有糖尿病的母亲 / ~ myopia 糖尿病性近视 / ~ polyneuritis 糖尿病性多神经炎 / ~ polyneuropathy (简作 DPN) 糖尿病多神经病 / ~ retinitis 糖尿病性视网膜炎 / ~ retinopathy (简作 DR) 糖尿病性视网膜病 / ~ rubeosis (简作 DR) 糖尿病性颜面发红 / ~ urine 糖尿 / ~ vulvitis 糖尿病性外阴炎
Diabetic Retinopathy Study (简作 DRS) 糖尿病视网膜病研究
diabetid *n*. 糖尿病疹
diabetin *n*. 果糖
diabetogenic *a*. 致糖尿病的,糖尿病源性的 ‖ ~ allele (简作 Dm)

致糖尿病基因(见 diabetogenic gene)
diabetogenous ***a*.** 糖尿病[原]性的
diabetograph [diabetes + 希 graphein to write] ***n*.** 尿糖计
Diabetologia (简作 Diab) ***n*.** 糖尿病学(杂志名)
diabetometer [diabetes + 希 metron measure] ***n*.** 旋光尿糖计
diabetophobia ***n*.** 糖尿病恐怖
diabetotherapy ***n*.** 糖尿病疗法
diabinese [商名] ***n*.** 氯磺丙脲(见 chlorpropamide)
diabolepsy [希 diabolos devil + lēpsis seizure] ***n*.** 鬼凭妄想，魔凭发作(见 diabolepsia)
diabrosis ***n*.** 溃破，腐蚀
diabrotic [希 diabrōtikos] ***a*. & *n*.** ①溃破的，腐蚀的 ②腐蚀剂
DIAC 双碘甲腺乙酸(见 diiodothyroacetic acid)
diacele ***n*.** 第三脑室(见 diacoele; ventriculus tertius)
Diacerein [商名] ***n*.** 双醋瑞因(解热镇痛药)
Diacesalyl [商名] ***n*.** 二醋水杨酸(消炎、解热、镇痛药)
diacetamide (简作 DA) ***n*.** 二乙酰基胺
diacetanilid ***n*.** 二乙酰苯胺
diacetate ***n*.** 乙酰乙酸盐，二醋酸盐
Diacetazotol [商名] ***n*.** 双醋佐托(消毒防腐药)
diacetemia [diacetic acid + 希 haima blood + -ia] ***n*.** 乙酰乙酸血
diaceticaciduria ***n*.** 乙酰乙酸尿(与 diaceturia 同)
diacetic acid 乙酰乙酸
diacetin ***n*.** 二乙酰甘油酯，甘油二醋酸酯(见 glyceryl diacetate)
Diacetolol [商名] ***n*.** 二醋洛尔(β受体阻滞剂)
diacetone acrylamide (简作 DAA, DAAM) 双丙酮丙烯酰胺 ‖ ~ alcohol (简作 DAA) 双丙酮醇 / ~ amine (简作 DAA) 双丙酮胺
diacetonuria ***n*.** 乙酰乙酸尿(与 diaceturia 同)
Diacetophthalein [商名] ***n*.** 双醋肽(导泻药)
Diacetoxyscirpenol (简作 DAS) [商名] ***n*.** 双醋酸基蔗草镰刀菌醇，蛇形菌素(抗肿瘤药)
diaceturia ***n*.** 乙酰乙酸尿
diacetyl ***n*.** 二乙酰，双乙酰，丁二酮 ‖ ~ methane 二乙酰基甲烷 / ~ peroxide 过氧化二乙酰
diacetylamidoazotoluene ***n*.** 二乙酰氨基偶氮甲苯
diacetylaminodiphenylsulfone (简作 DADDS) ***n*.** 二乙酰氨基二苯砜
Diacetyldihydromorphine [商名] ***n*.** 双醋氢吗啡(麻醉药)(见 dihydroheroine)
diacetyldioxyphenylisatin ***n*.** 二乙酰二酚靛红，双醋酚丁(见 isaphenin)
diacetyldiphenolisatin ***n*.** 双醋酚丁
diacetylene ***n*.** 二乙炔
diacetyl monoxide (简作 DAM) 二乙酰氧化物
Diacetylmonoxime [商名] ***n*.** 二乙酰一肟，丁酮肟(解毒药)
diacetylmorphine ***n*.** 二乙酰吗啡，海洛因 ‖ ~ hydrochloride 盐酸二乙酰吗啡(见 heroin)
Diacetylnalorphine [商名] ***n*.** 二醋纳洛啡(吗啡拮抗剂)
diacetyl nivalenol (简作 DAN) 二乙酰雪腐镰刀菌醇
diacetyltannic acid 乙酰鞣酸
diachesis [德] ***n*.** 混乱
Diachlorus ***n*.** 细虻属
diachorema ***n*.** 粪便(见 feces)
diachoresis ***n*.** 排粪(见 defecation)
diachylon ***n*.** [油酸]铅硬膏(见 lead plaster)
diacid [希 dis twice + acid] ***n*.** 二酸(二分子一价酸)
diaclasis ***n*.** 折骨术(见 osteoclasis)
diaclast ***n*.** 穿颅器
diacoele ***n*.** 第三脑室(见 diacoelia; ventriculus tertius)
diacolation ***n*.** 渗滤
diacope [希 dia through + kope a cut] ***n*.** 深创伤，重切伤
diacoustics ***n*.** 折声学
diacranlerian ***a*.** 具齿间隙的
diacrinous [希 diakrinein to separate] ***a*.** 单纯分泌的，透泌的(腺细胞)
Diacris a virginica granulosis virus 黄毛灯蛾颗粒体病毒
diacrisis [希 diacrisis separation] ***n*.** ①诊断 ②分泌异常 ③窘迫排泄
diacritic [dia- + 希 krinein to judge] ***a*.** 诊断的，辨别的(见 diagnostic)
diacritical ***a*.** 诊断的，辨别的
diactinic ***a*.** 透[过]光化线的
diactinism [dia- + 希 aktis ray] ***n*.** 光化线透性
diacylglycerol ***n*.** 二酰基甘油 ‖ ~ O-acyltransferase 二酰基甘油 O-酰基转移酶 / ~ kinase 二酰基甘油激酶
diad ***a*. & *n*.** ①二价的 ②二价元素 ③二分体(染色体) ④二重轴 ⑤单价染色体
diadduct ***n*.** 双加合物，二[基团]加成物，二元加成物
diadelphous [希 di- two + adelohos brother] ***a*.** 二体雄蕊的
Diadema setosum (**Leske**) 刺冠海胆(隶属于冠海胆科 Diadematidae)
Diadematidae ***n*.** 冠海胆科(隶属于管齿目 Aulodonta)
Diademichthys lineatus (**Sauvage**) 线纹喉盘鱼(隶属于喉盘鱼科 Gobiesocidae)
diaderm ***n*.** 二胚层胚，间胚盘
diadermic ***a*.** ①经皮的，透皮的 ②二胚层胚的，间胚盘的
diadexis ***n*.** 转移，迁徙(见 metastasis)
diadochocinesia ***n*.** 轮替运动
diadochocinetic ***a*.** 轮替运动的
diadochokinesia ***n*.** 轮替运动
diadochokinesis ***n*.** 轮替运动(见 diadochokinesia)
diadochokinetic ***a*.** 轮替运动的
Diadol [商名] ***n*.** 阿洛巴比妥(见 allobarbital)
diadric ***a*.** 雄异配性的
diaeresis ***n*.** ①分开，分离 ②切开(见 dieresis)
Diafen [商名] 盐酸二苯拉林(见 diphenylpyraline hydrochloride)
diafiltration ***n*.** 透[析]滤[过]法
Diag diagnosis ***n*.** 诊断 / diagnostician ***n*.** 诊断医生，诊断学家 / diagonal ***a*.** 对角线的 / diagram ***n*.** 图解，图表 / diallyl-barbituric acid 二烯丙巴比妥
Diag use 诊断应用(见 diagnostic use)
diagenic ***a*.** 雄性异型的
diageotropism ***n*.** 横向地性
diagnose (简作 dg) ***vt*.** 诊断
diagnosis (简作 DG, DI, Diag, DX) ***n*.** 诊断，鉴定 ‖ ~, anatomic 解剖学诊断 / ~, bacteriological 细菌学诊断 / ~, biological 生物学诊断 / ~, blind 盲式诊断 / ~ by exclusion 除外诊断 / ~, chemical 化学诊断 / ~, clinical 临床诊断 / ~, cytohistologic (cytologic ~) 细胞组织学诊断，细胞学诊断 / ~, cytologic 细胞学诊断 / ~, deductive 推论诊断 / ~, differential 鉴别诊断 / ~, direct 直接诊断 / ~ ex juvantibus 治疗诊断 / ~, functional 机能诊断 / ~, laboratory 实验[室]诊断 / ~, level 定位诊断，平准诊断 / ~, mass 集团诊断 / ~, medical 内科诊断 / ~, microscopical 显微镜诊断 / ~, niveau [法] (level ~) 定位诊断，平准诊断 / ~, pathologic 病理诊断 / ~, physical 物理诊断 / ~, postmortem 剖尸诊断，死后诊断 / ~, prenatal 产前诊断 / ~, provocative 激发诊断 / ~, regional 局部诊断 / ~ -related group (简作 DRG) 诊断相关组 / ~, roentgen X[射]线诊断 / ~, serological 血清学诊断 / ~, serum 血清学诊断 / ~, surgical 外科诊断 / ~, tentative (provisional ~) 临时诊断 / ~, tissue 组织诊断 / ~, topical 部位诊断，局灶诊断 / ~, topographic 部位诊断，局灶诊断 / ~ undetermined (简作 DU) 未确定的诊断
Diagnosis News (简作 DN) 诊断新闻(见 IMNDN)
diagnostic ***a*.** 诊断的 ‖ ~ angiography 诊断性血管造影[术] / ~ arteriogram 诊断性动脉造影片 / ~ bronchoscopy 诊断性支气管镜检查 / ~ cardiology (简作 DC) 诊断心脏病学 / ~ center (简作 DC) 诊断中心 / ~ character 鉴别性状，诊断性状 / ~ code (简作 DC) 诊断准则 / ~ colonoscopy 诊断性结肠镜检查 / ~ curettage 诊断性刮宫 / ~ cystoscopy 诊断性膀胱镜检查 / ~ dose 诊断剂量 / ~ endoscopy 诊断内镜检查 / ~ error 误诊 / ~ evaluation (简作 DE) 诊断评价 / ~ function test 诊断功能测试程序 / ~ gastroscopy 诊断性胃镜检查 / ~ imaging 诊断性影像学，影像诊断 / ~ interview schedule (简作 DIS) 诊断用检查提纲 / ~ laparoscopy 诊断性腹腔镜检查 / ~ larynoscopy 诊断性喉镜检查 / ~ logout 诊断记录 / ~ paracentesis 诊断性穿刺术 / ~ radiology(简作 DR) 放射诊断术 / ~ radiology 放射诊断学 / ~ roentgenology (简作 D Rnt) X 线诊断学 / ~ routine 诊断程序 / ~ scan 诊断扫描 / ~ serology 血清学诊断 / ~ technique 诊断技术 / ~ test 诊断性试验 / ~ thermograph 医用热像仪，诊断热像仪 / ~ ultrasonic equipment 超声诊断仪器 / ~ ultrasound 诊断性超声 / ~ ultrasound scanning 诊断性超声扫描 / ~ unit 诊断设备 / ~ use (简作 Diag use) 诊断应用 / ~ venography 诊断性静脉造影[术] / ~ vitrectomy 诊断性玻璃体切割术 / ~ x-ray apparatus 诊断 X 线装置 / ~ x-ray system 诊断用 X 线系统 / ~ x-ray unit 诊断用 X 线机
Diagnostic and Statistical Manual (**Am Psychiat Assn**) (简作 DSM) 诊断和统计手册(美国精神病学会)
Diagnostic Devicse Division (**BMD of HPB**) (简作 DDD) 诊断设备部(保健医学设备局)
Diagnostic electronmicroscopy 电子显微镜诊断
Diagnostic Radiology Information System (**ACR**) (简作 DRIS) 放射诊断学情报系统(美国放射学会)

Diagnostic Treatment and Research Unit（简作 DTRU）诊断,治疗与研究单位
diagnosticate *vt*. 诊断
diagnostician（简作 Diag）*n*. 诊断医生,诊断学家
diagnostics *n*. 诊断学 ‖ ~, oral 口腔病诊断学 / ~, polydimensional 多元诊断法
diagnosticum *n*. 诊断液 ‖ ~, Ficker's 菲克尔氏诊断液(检伤寒) / ~, glanders 鼻疽诊断液 / ~, thermoprecipitin 热沉淀诊断液
diagnostolite *n*. 口诊断灯
diagnostor *n*. 诊断程序
diagometer *n*. 电导针
diagonal（简作 Diag）*a*., *n*. ① 对角线的,对顶的,斜的,斜纹的 ②对角线 ‖ ~ cleavage 对角卵裂 / ~ clivision 对角卵裂 / ~ conjugate（简作 DC）骶耻内径 / ~ conjugate of the pelvic inlet（简作 DC）骨盆入口对角径 / ~ electrophoretic technique 对角电泳技术 / ~ element［矩阵］对角元 / ~ nystagmus 斜性眼球震颤 / ~ position 对角 / ~ symmetry 对角对称
diagram（简作 Diag）*n*. 图, 线图 ‖ ~, column 条［形］图, 柱形图 / ~, ladder 阶梯图 / ~ of integration 累积曲线图 / ~ of respiration 呼吸［描记］图 / ~, pie 圆图 / ~, scatter 点图 / ~, vector 矢量图
diagrammatic *a*. 图表的, 图解的 ‖ ~ drawing 示意图,草图 / ~ figure 模型图 / ~ sketch 示意图
diagrammatical *a*. 图表的, 图解的
diagraph *n*. 描界器
diagynic *a*. 雌异配性的
diahydric *a*. 水传的, 水导的, 水源性的
Diai *n*. 二丙烯基巴比妥(见 allobarbital)
diakinesis *n*. 终变期,浓缩期
Dial［商名］*n*. 阿洛巴比妥(见 allobarbital)
dial *n*. ①刻度表,标度,钟面 ②地阿尔,二丙烯巴比妥 ‖ ~, astigmatic 散光盘表
dialect *n*. 方言
dialectic *a*. & *n*. ①辩证的 ②辩证,论证
dialectical *a*. 辩证的 ‖ ~ meterialism 辩证唯物主义
dialectics *n*. 辩证法
Dialister *n*. 小杆菌属(嗜血杆菌族),戴阿利斯特杆菌属 ‖ ~ bacterium 小杆菌 / ~ granulifoemans 颗粒形小杆菌,生颗粒戴阿利斯特杆菌 / ~ pneumosintes 害肺小杆菌,侵肺戴阿利斯特杆菌(侵肺杆菌)
diallate（简作 DATC）*n*. 二丙烯酸盐
diallel cross ①成双轮配杂交,双列杂交 ②两雄同雌异时交配(动物育种) ③双因子杂交 ‖ ~ crossing 双列杂交
diallele *n*. 双等位基因
diallelic *a*. ［多倍体］双等位基因的
diallxl-tartardiamide（简作 DATD）*n*. 二烯丙酒石二酰胺
diallyl *n*. ①二丙烯基 ②联丙烯 ‖ ~, disulfide 二硫化二丙烯, 蒜臭素
diallylamine *n*. 二丙烯胺
diallylbarbituric acid（简作 Diag）二丙烯巴比土酸
diallylbisnortoxiferin dichloride 阿库氯铵
diallylcyanamide *n*. 二丙烯基代氰氨
diallyl isophthalate（简作 DAIP）异酞酸已二烯
diallyl maleate 马来酸二丙烯酯
diallyl-o-phthalate *n*. 邻苯二甲酸二烯丙酯
diallyl phthalate（简作 DAP）酞酸二烯丙酯
diallyl-tartardiamide（简作 DATDA）*n*. 二烯丙基 - 酒石酸联胺
diallyl thioether 二丙烯基硫醚
Diallymal［商名］*n*. 阿洛巴比妥(催眠镇静药)(见 allobarbital)
Dialog［商名］*n*. 阿洛巴比妥对乙酰氨基酚(见 allobarbital and acetaminophen)
Dialog 对话(加拿大护士联合会杂志)(见 Dialogue（United Nurses Journal, Canada))
Dialogue（简作 Dialog）*n*. 对话(加拿大护士联合会杂志)(见 United Nurses Journal, Canada)
dialogue *n*. 对话,问答
Dialume［商名］*n*. 干燥氢氧化铝凝胶(见 dried aluminum hydroxide gel)
dialurate *n*. 5 - 羟巴比土酸盐
dialuric acid 5 - 羟巴比土酸
Dialypetalanthaceae *n*. 毛枝树科
dialypetalous *a*. 离瓣的(见 polypetalous)
dialysance（简作 D）*n*. 透析率
dialysate *n*. 透析液(见 dialyzate) ‖ ~ bath（简作 DB）透析液 / ~ pressure monitor 透析液压力监测器 / ~ proportionating pump 透析液配料泵
dialyse *n*. 透析, 渗析
dialysepalous *a*. 离萼片的(见 polysepalous)
dialyser *n*. ①透析器 ②渗析膜 ‖ ~ washout device 透析器冲洗装置
dialysis *n*. ①透析, 渗析 ②［组织］断离 ‖ ~, Abderhalden's（abderhalden's reaction 阿布德豪登氏透析［法］, 阿布德豪登氏反应(血清酶反应) / ~ cross 交叉透析 / ~ disequilibrium syndrome（简作 DDS）透析平衡失调综合征 / ~ encephalopathy（简作 DE）透析性脑病 / ~ equilibrium 平衡透析 / ~ lymph 淋巴透析 / ~ of ora serrata 锯齿缘断离 / ~ peritoneal 腹膜透析 / ~ retinae 视网膜断离
Dialysis and Transplantation（简作 DT）透析和移植(杂志名)
Dialysis & Transplantation; Journal of Renal Technology（简作 D & T）透析与移植; 肾脏技术学杂志
dialytic *a*. 透析的
dialyzable *a*. 可透析的 ‖ ~ enzyme 辅酶 / ~ free thyroxine（简作 DFT）可透析的游离甲状腺素
dialyzate *n*. 透析液(见 dialysate)
dialyzator *n*. 透析器
dialyze *vt*. & *vi*. ［使］透析
dialyzed *a*. 透析了的 ‖ ~ encephalopathy（简作 DE）透析性脑病 / ~ fetal calf serum（简作 dfcs）经过透析的牛胎血清
dialyzer（简作 dz）*n*. ①透析器 ②透析膜
Diam *n*. 直径(见 diameter)
diamacaine cyclamate 环已氨磺酸二胺卡因
diamagnet *n*. 抗磁体,反磁体
diamagnetic *a*. & *n*. ①抗磁的 ②抗磁体 ‖ ~ shift 逆磁位移
diamagnetism *n*. 抗磁性,反磁性,抗磁学
Diamanus *n*. 穿手蚤属 ‖ ~ mandarinus 桔穿手蚤 / ~ montanus 山穿手蚤
Diamesoglyphus *n*. 重嗜螨属
diameter（简作 D, d, DA, di, dia, Diam）*n*. 径, 直径 ‖ ~, anteroposterior 前后径 / ~, anterotransverse（temporal ~）前横径, 颞间径 / ~, Baudelocque's（external conjugate ~）鲍德洛克氏径, 外直径(骨盆) / ~, biischial 坐骨结节间径(骨盆) / ~, bimastoid 乳突间径 / ~, biparietal 顶骨间径 / ~, bisacromial 肩峰间径 / ~, bisiliac 髂间径 / ~, bispinous 坐骨棘间径(骨盆) / ~, bitemporal（temporal diameter）颞间径 / ~, bitrochanteric［股骨］转子间径 / ~, buccolingual 颊舌径 / ~, cervicobregmatic 颈前囟径 / ~, coccygeopubic 尾耻径(骨盆下口直径) / ~, conjugate［骨盆］直径 / ~, conjugate, anatomic 解剖学直径, 真直径(骨盆) / ~, conjugate, diagonal 对角径 / ~, conjugate, external 外直径(骨盆) / ~, conjugate, internal（true conjugate ~）内直径, 真直径(骨盆) / ~, conjugate, obstetric 产科直径 / ~, conjugate, true（conjugate vera）真直径(骨盆) / diameters, cranial 颅径 / ~, cranial, fetal 胎儿颅径 / ~, craniometric 测颅径 / ~, dental 颊舌径, 牙径 / ~, Deventer's（~ obliqua）德文特氏直径,［骨盆］直径 / ~, diagonal conjugate 对角径 / ~ diagonalis 对角径 / ~, frontomental 额颏径 / ~, fronto-occipital（occipitofrontal ~）额枕径 / ~, inferior longitudinal 下纵径 / ~, intercanthic 眦间径 / ~, intercristal 髂嵴间径 / ~, interspinous 髂前上棘间径 / ~, intertrochanteric［股骨］转子间径 / ~, intertuberal 结节间径(坐骨) / ~ length（简作 DL）直径长度 / ~, Lohlein's 勒来因氏径(从耻骨下韧带中部到坐骨大孔的前上角) / ~, longitudinal, inferior 下纵径(从盲孔到枕内隆凸) / ~, median（~ medianus; true conjugate ~; conjugate vera）正中直径, 真直径 / ~, mento-occipital（occipitomental ~）颏枕径 / ~, mentoparietal 颏顶径 / ~ obliqua［骨盆］斜径 / ~, occipitofrontal 枕额径 / ~, occipitomental 枕颏径 / ~ of cranium, vertical 颅垂直径 / ~ of particle 微粒直径,颗粒直径 / ~, parietal 顶骨间径 / ~, pelviv 骨盆径 / ~, posterotransverse（parietal ~）后横径, 顶骨间径 / ~, pubosacral（true conjugate ~）真直径 / ~, pubotuberous 耻结节径(坐骨结节至耻骨上支) / ~, sacrocotyloid 骶髋臼径 / ~, sacropubic 骶耻径 / ~, sacro-suprapubic 骶耻上径 / ~, sagittal 矢状径(眉间至枕外隆凸) / ~, sagittal, superior 上矢状径(额骨内嵴中点至枕外粗隆) / ~, submentobregmatic 骸下前囟径 / ~, suboccipitobregmatic 枕下前囟径 / ~, suboccipito-frontal 枕下额径 / ~, temporal 颞间径 / ~, trachelobregmatic 颈前囟径 / ~, transverse 横径 / ~, vertical 垂直径 / ~, vertico-podalic 顶足径
diametrical *a*. ①直径的 ②正好相反的
diametros［希］*n*. 直径,径
Diamfenetide［商名］*n*. 地芬尼太(抗蠕虫药)
diamide *n*. 二酰胺
diamidine *n*. ①二脒 ②联脒
4'-6' Diamidino-a-phenylindol dihydrochloride 联脒苯基吲哚试验

4,4'-diamidinodimethylstilbene *n*. 4,4' - 二脒基二甲基芪
diamidino-phenyl-indole（简作 DAPI）*n*. 二脒苯基吲哚
diamido-［希 di two 二，amido amido 氨基］［构词成分］二氨基
diamine *n*. ①二胺 ②肼，联胺 ‖ ~ oxidase（简作 DAO，DO）二胺氧化酶
diaminoacetic acid 二氨基乙酸
diamino-acid *n*. 二氨基酸
diamino-acridine *n*. 二氨基吖啶，普鲁黄（见 proflavine）
2,7-diaminoacridine *n*. 2,7 - 二氨基吖啶
3,3'-diaminobenzidine（简作 DAB）*n*. 3,3' - 二氨基联苯胺
3,5-diaminobenzoic acid（简作 DAB-6）3,5 二氨基苯甲酸
diaminobutane tetraacetic acid（简作 DIMEDTA）1,4 - 丁二胺四乙酸
α,γ-diaminobutyric acid（简作 DAB）α,γ - 二氨基丁酸
α,ε-diaminocaproic acid 二氨己酸
diamino-cyclohexane（简作 DACH）*n*. 二氨基环己烷
diaminodihydroxyarsenobenzene *n*. 二氨基二羟联胂苯
diamino-diphenoxyalkanes *n*. 氨苯氧烷类药物（对血吸虫有作用的非锑药物）
p-diaminodiphenyl *n*. 对二氨［基］二苯，联苯胺
diamino diphenylmethane（简作 DDM）二氨基二苯甲烷
diaminodiphenylsulfone（简作 DDS，DADPS）*n*. 氨苯砜，二氨二苯砜 ‖ ~，diacetyl 双已酰氨苯砜
diaminodiphenylsulphoxide medapol（简作 DDSO）二氨基二苯亚砜
diaminodiphosphatide *n*. 二氨［基］二磷脂
3,8-diamino-5-ethyl-6-phenylphen-thridinium bromide *n*. 3,8 - 二氨 - 5 - 乙基 - 6 - 溴化苯菲啶
diaminomonophosphatide *n*. 二氨［基］磷脂
diaminon *n*. 迪阿米农，美沙酮（镇痛药）（见 methadone）
diaminopimelic acid（简作 DAP）二氨基庚二酸
α,ε-diaminopimelic acid α,ε - 二氨基庚二酸
diaminopropane *n*. 二氨基丙烷，二元丙烷
2，6-diaminopurine *n*. 2,6　二氨［基］嘌呤
diamino-stilbene *n*. 二氨基芪
diamino stilbene disulfonic acid（简作 DSD）DSD 酸（亦作 DSDA，即 4,4 - '二氨基二苯乙烯二磺酸）
α,δ-diaminovaleric acid α,δ - 二氨基戊酸
diaminuria *n*. 二胺尿
diamniotic *a*. 双羊膜囊的
Diamocaine［商名］*n*. 二胺卡因（局麻药）
diamond *n*. 金刚钻 ‖ ~ anvil cell（简作 DAV）菱状铁砧细胞 / ~ knife 金刚钻刀 / ~-shaped 菱形的（叶）
Diamond's method 戴蒙德氏法（检尿胆素原）
Diamond-Blackfan anemia 戴—布二氏贫血，先天再生障碍性贫血（见 congenital aregenerative anemia）
diamonds *n*. 荨麻疹样丹毒（猪）
Diamorphine［商名］*n*. 二醋吗啡，二乙酰吗啡，海洛因（镇痛镇咳药）‖ ~，hydrochloride 盐酸二乙酰吗啡（见 diacetylmorphine）
diamorphism *n*. 二形现象
diamorphosis *n*. 正型发育
diamox *n*. 迪啊莫克斯，乙酰唑胺，酮唑磺胺（利尿剂）（见 acetazolamide）
Diamphenethide［商名］*n*. 地芬尼太（抗蠕虫药）（见 diamfenetide）
Diampromide［商名］*n*. 地恩丙胺（镇痛药）
Diamthazole［商名］*n*. 地马唑（抗真菌药）（与 dimazole 同）
diamthazole dihydrochloride 盐酸地马唑
diamyl amyl phosphonate（简作 DAAP）戊基膦酸二戊酯
diamylbenzene *n*. 二戊基苯
diamyl butyl phosphonate（简作 DABP）丁基膦酸二戊酯
diamylene *n*. 二戊烯（见 dipentene）
diamylose *n*. 二直链淀粉（见 bisamylose）
di-amylphosphoric acid（简作 DAP）二戊基磷酸，磷酸二戊酯
diamylsulfoxide（简作 DASO）*n*. 二戊亚砜
Dianabol［商名］*n*. 美雄酮（见 methandrostenolone）
Dianamaceae *n*. 实线菌科（一种菌类）
diandric *a*. 雄异配性的
diandry *n*. ①雄性异型 ②双雄受精
Dianella ensifolia（L.）DC.［拉，植药］桔梗兰
dianhydro-antiarigenin *n*. 双脱水见血封喉甙配基
Diahydrodulcitol［商名］*n*. 去水卫矛醇（抗肿瘤药）
dianhydro galactitol（简作 DAG）脱水半乳糖醇，环氧乳醇
dianhydro-gitoxigenin *n*. 双脱水羟基洋地黄毒甙配基
dianion *n*. 双阴离子，二价阴离子
o-dianisidine *n*. 邻联（二）茴香胺
dianoetic［dia- + 希 nous mind］*a*. 智力的，推理的
diantebrachia *n*. 双前臂畸形
Dianthovirus *n*. 石竹病毒
Dianthus L. *n*. 石竹属 ‖ ~ amtifolia Fisch. 线叶瞿麦（植）全草入药 / ~ amurensis Jacq.［拉，植药］东北石竹 全草入药—瞿麦 / ~ caryophyllus 康乃馨，洋石竹 / ~ chinensis L.［拉，植药］石竹 药用部分：带花果的全草—瞿麦［植］/ ~ orientalis Adams 东方石竹（植）全草入药—瞿麦 / ~ sinensis L. 石竹 / ~ superbus L.［拉，植药］瞿麦 药用部分：带花果的全草—瞿麦［植］/ ~ superbus L. var. longicalycinus（Maxim.）Williams 长萼瞿麦（植）全草入药
diaoptric aberration 屈光像差，球面像差
Diapamide［商名］*n*. 氯氨磺苯酰胺，硫米齐特（利尿，降压药）（见 tiamizide）
diaparene *n*. 迪阿帕伦（杀菌药）‖ ~ chloride（methylbenzethonium）氯化迪阿帕伦，甲基苯扎松
diapason［dia- + 希 pasōn all］*n*. 检耳音叉
diapause *n*. 滞育，停育 ‖ ~ hormone 滞育激素
diapedesis［dia- + 希 pēdan to leap］*n*. 血细胞渗出
diapedetic *a*. 血细胞渗出的
Diapensiaceae *n*. 岩梅科
diaper *n*. 尿布，兜布
diaphane［希 diaphanēs transparent］*n*. 透明灯
diaphaneity *n*. 透明性，透明［度］（见 transparency）
diaphanography *n*. 透照摄影［术］
diaphanol *n*. 第阿泛诺
diaphanometer *n*. 透明度计
diaphanometry *n*. 透明度测定法
diaphano-ophthalmoscopy *n*. 透照检眼镜检查［法］
diaphanoscope *n*.［电光］透照镜
diaphanoscopy *n*.［电光］透照检查（见 electrodiaphany）
diaphanous *a*. 透明的，精致的
diaphanousness *n*. 半透明度
diaphanus *a*. 半透明的
diaphany *n*. 透照检查
diaphax *n*. 敏感 X 线片
diaphemetric［dia- + 希 haphē touch + metron measure］*a*. 测量触觉的
diaphorase *n*. 黄递酶，心肌黄酶，硫辛酰胺脱氢酶
diaphoresis［dia- + 希 pherein to carry］*n*. 出汗，发汗
diaphoretic *a*. & *n*. ①发汗的 ②发汗剂 ‖ ~，sedative 镇静性发汗剂
diaphot *n*. 血滴比色法
diaphotoscope *n*. 透射镜
diaphragm［dia- + 希 phragma fence］（简作 D）*n*. ①膈 ②膈膜 ③光阑 ‖ ~，accessory 尿生殖隔 / ~，Akerlund 阿克隆德氏隔板（X 线）/ ~，Bucky（Bucky-Potter ~；Potter-Bucky ~）布凯氏 X 线滤器，活动滤器，波布二氏 X 线滤器 / ~，central stop 停心光阑 / ~，condensing 聚光 X 线滤器 / ~，contraceptive 阴道隔膜，子宫帽 / ~ control 光栅The控制 / ~，cylindrical 圆柱形光阑 / ~，dive-bomb 飞行员膈肌破裂 / ~，epithelial 上皮膈 / ~，graduating 分度光阑 / ~，iris 虹膜状光阑 / ~，lead 铅阑 / ~ of mouth（musculus mylohyoideus）下颌舌骨肌，口隔［膜］/ ~ of nuclear pore 核孔隔膜 / ~ of sella turcica 鞍膈 / ~，oral（diaphragma oris）口膈膜（在舌下区与上颌下区间，由下颌舌骨肌同舌骨舌肌所成之膈）/ ~，pelvic 盆膈 / ~，plate 板形光阑，隔板，遮光板 / ~，secondary 尿生殖隔 / ~ system 遮光系统 / ~，thoracoabdominal 胸腹膈，膈 / ~，tube 球管隔栅 / ~，urogenital 尿生殖隔 / ~，vaginal 阴道隔膜
diaphragma［拉］*n*. ①膈 ②膈膜 ‖ ~ auris（membrana tympani 鼓膜）/ ~ cerebri（septum pellucidum 透明隔 / ~ hypophyseos（~ sellae）鞍膈 / ~ oris 口膈 / ~ pelvis 盆膈 / ~ pharyngis 咽膈 / ~ sellae 鞍膈 / ~ urogenitale 尿生殖隔 / ~ ventriculorum lateralium（septum lucidum）透明隔
Diaphragma juglandis Fructus 分心术
diaphragmalgia *n*. 膈痛
diaphragmata *n*. 膈，膈膜
diaphragmatic *a*. 膈的 ‖ ~ dome 膈顶 / ~ eventration 膈膨出 / ~ hump 膈区驼峰 / ~ muscle 膈肌 / ~ myocardial infarction 膈面心肌梗死 / ~ myocardial ischemia（简作 DMI）膈面心肌缺血 / ~ pump 膜片泵（玻切器）/ ~ respiration 膈式呼吸
diaphragmatitis *n*. 膈炎（与 diaphragmitis 同）
diaphragmatocele *n*. 膈疝（见 diaphragmatic hernia）
diaphragmodynia *n*. 膈痛
diaphtherine *n*. 酚磺酸双羟基喹啉（见 hydroxyquinaseptol）
diaphthol *n*. 迪阿索耳，奎纳西普妥，间磺酸邻氧喹啉（尿道消毒剂）（见 quinaseptol）
Diaphus adenomus（Gilbert） 眶灯鱼（隶属于灯笼鱼科 Myctophidae）

diaphysary *a*. 骨干的
diaphyseal *a*. 骨干的(与 diaphysial 同)
diaphysectomy *n*. 骨干切除术
diaphyses(单 diaphysis)[希] *n*. 骨干
diaphysial *a*. 骨干的
diaphysis(复 diaphyses)[希] *n*. 骨干
diaphysitis *n*. 骨干炎 ‖ ～, tuberculous 结核性骨干炎
Diapid[商名] *n*. 赖氨加压素(见 lypressin)
diapiresis[希 diapeirein to drive through] *n*. 血细胞渗出(与 diapedesis 同)
diaplacental *a*. 经由胎盘的
diaplasis[希] *n*. 复位术(脱位或骨折)
diaplastic *a*. 复位的
diaplex *n*. 第三脑室脉络丛(见 diaplexus; plexus chorioideus ventriculi tertii)
diaplexal *a*. 第三脑室脉络丛的
diapnoic[dia- + 希 pnein to breathe] *a*. 微汗的
diapophysis *n*. [椎骨]横突关节面
Diaporthaceae *n*. 间座壳科(一种菌类)
diapositive *n*. 反底片
Diapromorpha pallens(**Fabricius**)黄毛额叶甲(隶属于肖叶甲科 Eumolpidae)
diapsida *n*. ①双弓型 ②双弓类 ③双弓颊
diapsidian skull 双弓颅
Diaptomus *n*. 螵水蚤属 ‖ ～, gracilis 优雅螵水蚤
diapyema *n*. 脓肿(见 abscess)
diapyesis *n*. 化脓(见 suppuration)
diapyetic *a*. 化脓的
Diarbarone[商名] *n*. 地阿巴隆(抗凝药)
diarch *n*. 二极型,二原型
diarhemia[希 diarrhein to flow through + haima blood + -ia](diarrhemia) *n*. 绵羊水血病
diarrhea *n*. 腹泻 ‖ ～ ablactatorum 断乳腹泻 / ～, acute 急性腹泻 / ～, acute summer (cholera infantum) 婴儿吐泻病, 婴儿假霍乱 / ～ alba ①白色泻 ②鸡白痢 / ～ and vomiting (简作 D & V) 腹泻及呕吐 / ～, atonic 无力性腹泻 / ～, cachectic 恶病质腹泻 / ～, catarrhal 卡他性腹泻 / ～, choleraic 霍乱性腹泻 / ～, chronic bacillary (Johne's disease) 牛慢性痢疾, 约内氏病 / ～, chylosa 乳糜性腹泻 / ～, Cochin-china ①口炎性腹泻 ②类圆线虫病 / ～, colliquative [致]脱水性腹泻 / ～, crapulous 过饱性腹泻, 醉酒性腹泻 / ～, critical 骤变性腹泻 / ～, dientameba 双核阿米巴腹泻 / ～, dysenteric 痢疾性腹泻 / ～, enteral 肠性腹泻 / ～, epidemic 流行性腹泻 / ～, fatty 脂肪性腹泻 / ～, fermental (fermentative ～) 发酵性腹泻 / ～, flagellate 鞭毛虫性腹泻 / ～, gastrogenic 胃原性腹泻 / ～, green 绿色腹泻 / ～, hill 高山腹泻 / ～, infantile (summer ～)幼儿腹泻, 夏季腹泻 / ～, inflammatory [肠] 炎性腹泻 / ～, irritative 刺激性腹泻 / ～, lienteric 消化不良性腹泻 / ～, mechanical 机械性腹泻, 门静脉阻塞性腹泻 / ～, membranous 膜性腹泻 / ～, morning 晨[起腹]泻 / ～, mucous 黏液性腹泻 / ～, neonatal 新生儿[流行性] 腹泻 / ～, nervous 神经性腹泻 / ～ of chicks, white 鸡白痢 / ～ of newborn, epidemic 新生儿流行性腹泻 / ～, osmotic 渗透性腹泻 / ～ pancreatica 胰性腹泻 / ～, pancreatogenous fatty 胰原性脂性腹泻 / ～, paradoxical (stercoral ～) 积粪性腹泻 / ～, parasitic 寄生虫性腹泻 / ～, parenteral 肠外性腹泻 / ～, putrefactive 腐败性腹泻 / ～, Reimann's epidemic 赖曼氏流行性腹泻(一种病毒性腹泻) / ～, serous 浆液性腹泻 / ～, simple 单纯性腹泻 / ～, stercoral 积粪性腹泻 / ～, summer 夏季腹泻 / ～, symptomatic 症状性腹泻 / ～, traveler's 旅行者腹泻 / ～, trench 战壕腹泻 / ～, tropical 热带腹泻, 口炎性腹泻, 脂肪痢 / ～, tubercular 结核性腹泻 / ～, tubular (mucous colitis) 管状腹泻, 黏液性结肠炎 / ～, vicarious 代偿性腹泻 / ～, virus 病毒性腹泻(儿童) / ～ virus of bovines 牛腹泻病毒, 瘟病毒腹泻病毒(见 Pestivirus diarrhea virus) / ～, watery (serous ～) 水泻, 浆液性腹泻 / ～, white ①白色痢 ②鸡白痢
diarrheal *a*. 腹泻的
diarrheic *a*. 腹泻的(与 diarrheal 同)
diarrhemia *n*. 绵羊水血病(与 diarhemia 同)
diarrheogenic *a*. 致泻的
diarrhoea *n*. 腹泻 ‖ ～ dysenterica 痢疾性腹泻
diarthric *a*. 两关节的
diarthrodial *a*. 动关节的
Diarthrophallidae *n*. 箭毛螨科
Diarthrophalloidea *n*. 箭毛螨总科
diarthrosis *n*. 动关节 ‖ ～, rotatory 旋动关节
diarticular *a*. 两关节的
diary *n*. 日记, 日记簿
dias *a*. 舒张期的, 舒张的(见 diastolic)
diaschisis *n*. ①神经机能联系不能 ②双价染色体分离
diaschistic *a*. ①神经机能联系不能的 ②双价染色体分离的, 纵横分裂的
Diaschistorchis *n*. 瓣睾[吸虫]属
diascleral *a*. 透过巩膜的
diascope[dia- + 希 skopein to examine] *n*. 透皮玻片, 透照片
diascopy *n*. ①玻片压诊法 ②透照法
diasone *n*. 迪阿宋, 硫福宋钠(4,4'－二氨基二苯砜甲醛次硫酸二钠)(见 sulfoxone sodium)
diasonograph *n*. 超声诊断仪
diasostic *a*. 卫生的(见 hygienic)
diaspicera *n*. 蜡管细胞群(介壳虫)
diaspirin *n*. 琥珀酸水杨酸(见 succinylsalicylic acid)
diaspironecrobiosis[dia- + 希 speirein to sow + necrobiosis] *n*. 播散性渐进性坏死
diaspironecrosis *n*. 播散性坏死
diaspore *n*. 散布孢子
diast. *a*., *n*. 舒张期的, 舒张期(见 diastolic or diastole)
diastalsis *n*. 间波蠕动
diastaltic *a*. ①间波蠕动的 ②反射性的
Diastase(简作 DIS)[商名] *n*. 淀粉酶(助消化药) ‖ ～, animal 动物性淀粉酶 / ～, pancreatic 胰淀粉酶 / ～, salivary 涎酶, 唾液淀粉酶 / ～, taka 高峰淀粉酶 / ～, vegetable 植物淀粉酶 / ～ vera 胰酶
diastase pepsin et pencreatini(简作 DPP)多酶丸
diastasemia[希 diastasis separation + 希 haima blood + -ia] *n*. 红细胞分解
diastasic *a*. ①淀粉酶的 ②分解淀粉的
diastasimetry *n*. 淀粉酶测定法
diastasis[希] *n*. ①脱离, 分离 ②心舒张后期 ‖ ～ cordis 心舒张后期 / ～ epiphysealis (epiphyseolysis; epiphysiolysis) 骺脱离 / ～, iris (iridodiastasis) 虹膜[根部]脱离 / ～ periostalis (periosteolysis) 骨膜脱离 / ～ recti abdominis 腹直肌分离 / ～ vertebralis 椎骨脱离
diastasum[拉] *n*. 淀粉酶(见 diastase)
diastasuria *n*. 淀粉酶尿
diastatic *a*. ①分离的 ②淀粉酶的 ③分解淀粉的 ‖ ～ fracture 分离性骨折
diastem *n*. 间隙, 裂, 纵裂, 分裂面(见 diastema)
diastema(复 diastemata)[希 diastēma an interval] *n*. 间隙, 裂, 纵裂 ‖ ～, solatary 孤立间隙
diastematelytria[diastema + 希 elytron vagina] *n*. 阴道纵裂
diastematenteria *n*. 肠裂, 肠纵裂
diastematia *n*. 纵裂
diastematic *a*. 间隙的, 齿隙的
diastematocheilia *n*. 唇纵裂
diastematocrania[希 diastēma an interval + kranion cranium] *n*. 颅纵裂
diastematoglossia *n*. 舌纵裂
diastematognathia *n*. 颌纵裂
diastematometria *n*. 子宫纵裂
diastematomyelia[希 diastēma an interval + myelos marrow] *n*. 脊髓纵裂
diastematopyelia[希 diastēma an interval + pyelos pelvis] *n*. 骨盆纵裂
diastematorrhachia *n*. 脊髓纵裂
diastematorrhinia *n*. 鼻纵裂[畸形]
diastematostaphylia *n*. 悬雍垂纵裂
diastematosternia *n*. 胸骨纵裂
diaster *n*. ①双星[体]②两星期(见 amphiaster; dyaster)
diastereoisomer *n*. 非对映[立体]异构物
diastereoisomeric *a*. 非对映异构的
diastereoisomerism *n*. 非对映[立体]异构[现象]
diastimeter *n*. 距离测定计
diastin *n*. 代阿斯丁(一种淀粉酶)
Diastix[商名] *n*. 尿糖定量测定试纸
diastole[希 diastolē dilatation](简作 D) *n*. 舒张[期](心) ‖ ～, arterial 动脉舒张 / ～, auricular 心房舒张 / ～, cardiac 心舒张 / ～, gastric 胃舒张 / ～, ventricular 心室舒张
diastolic(简作 dias) *a*. 舒张的 ‖ ～ amplitude (简作 DA) 舒张期振幅 / ～ amplitude time index (简作 DATI) 舒张期振幅时间指数 / ～ arterial pressure (简作 DAP) 动脉舒张压 / ～ blood pressure (简作 DBP) 舒张期血压 / ～ descent rate (简作 DDR) 舒张期下降速度 / ～ filling period (简作 DFP) 舒张充血期 / (hemo-

dynamic) ~ filling period (简作 DPF Hemo) 舒张充盈期(血液动力学) / ~ gallop (简作 DG) 舒张期奔马律 / ~ length (简作 DL) 舒张期长度 / ~ murmur (简作 DM) 舒张期杂音 / ~ or diastole (简作 diast) ①舒张期的 ②舒张期 / ~ pressure (简作 DP) 舒张压 / ~ pressure time index (简作 DPTI) 舒张压时间指数 / ~ synchronized coronary sinus retroperfusion (简作 DSCR) 舒张期同步冠状窦逆灌注 / ~ thrill 舒张期震颤 / ~ time interval (简作 DTI) 心脏舒张间期 / ~ work index (简作 DWI) 舒张工作指数

diastolization *n*. ①舒张 ②扩张术(与 diastolisation 同)

diastomotris *n*. 开口器

diastomyelia *n*. 脊髓纵裂(与 diastematomyelia 同)

diastrephia *n*. 虐狂

diastrophic *a*. 弯曲变形的,畸形的

diastrophometry [希 diastrophe distorsion + metron a measure] *n*. 测畸形法

diatactic [希 diatassein to make ready] *a*. 准备的

Diataraxia oleracea cytoplasmic polyhedrosis virus 菜园夜蛾(番茄夜蛾)胞质型多角体病毒

diataxia *n*. 两侧共济失调 ‖ ~, cerebral (~ cerebralis infantilis) 大脑性两侧共济失调

diatela *n*. 第三脑室顶(与 diatele 同)

diateretic *a*. 卫生的, 预防的

diaterma *n*. 第三脑室底

Diath *n*. 透热疗法(见 diathermy)

diathermal *a*. 透热的(与 diathermanous 同)

diathermancy *n*. 透热性

diathermanous *a*. 透热的

diathermia *n*. 透热法(与 diathermy 同)

diathermic *a*. 透热的

diathermocoagulation *n*. 透热电凝法, 电烙法

diathermometer *n*. 导热计

diathermy (简作 dia, Dia, Diath) *n*. 透热法 ‖ ~-coagulation 透热凝固疗法 / ~, conventional 习用透热[疗]法 / ~, medical 内科透热法, 医用透热疗法 / ~, short wave 短波透热法, 短波透热电疗法 / ~, surgical 外科透热法, 外科电烙法, 透热电凝法 / ~, ultrashort wave 超短波透热法, 超短波电疗法

diathesin *n*. 邻羟基苯甲醇(解热、镇痛剂)(见 ortho-oxybenzyl alcohol)

diathesis [希 arrangement, disposition] *n*. 素质 ‖ ~, aneurysmal 动脉瘤素质 / ~, asthenic 虚弱素质 / ~, bilious 胆汁素质 / ~, calculous 结石素质 / ~, carcinomatous (cancerous ~) 癌素质 / ~, catarrhal 卡他素质 / ~, congestive 充血素质 / ~, contractural 挛缩素质 / ~, cystic 囊肿素质 / ~, cystine (Abderhalden-Franconi's syndrome) 胱氨酸素质,阿范二氏综合征 / ~, Czerny's (exudative ~) 策尔尼氏素质, 渗出性素质 / ~, dartrous (rhemic ~) 皮肤病素质 / ~, eosinophil 嗜曙红细胞素质 / ~, exudative 渗出性素质, 渗出性体质 / ~, fibroplastic 产纤维素质, 纤维形成性素质 / ~, furuncular (furunculosis) 疖病素质, 疖病 / ~, gouty 痛风素质 / ~, hemorrhagic 出血素质 / ~, hypoesterase 低胆碱酯酶性素质 / ~, inopectic (thrombophilia; thrombotic ~) 血栓素质, 血栓形成倾向 / ~, insane 精神病素质 / ~, lymphatic 淋巴素质 / ~, neuropathic 神经病素质 / ~, ossifying 骨化素质 / ~, oxalic 草酸素质 / ~, phthisic (tuberculous ~) 痨瘵素质, 结核病素质 / ~, psychopathic (insane ~) 精神病素质 / ~, rheumatic 风湿素质 / ~, scorbutic 坏血病素质 / ~, spasmodic (spasmophilic ~) 痉挛素质 / ~, strumous 瘰疬素质, 腺病素质 / ~, tuberculous 结核病素质 / ~, uric acid 尿酸素质 / ~, varicose 静脉曲张素质

diathetic *a*. 素质的

Diathymosulfone [商名] *n*. 地百星砜(抗菌药)

diatom *n*. 硅藻, 矽藻

Diatomaceae *n*. 硅藻科

diatomaceous *a*. 硅藻的

Diatomaceous earth 硅藻土(与 diatomite 同)

diatomic *a*. ①二原子的 ②二价的 ③硅藻的

diatomics-in-molecules (简作 DIM) *n*. 双原子分子

diatomine *n*. 硅藻素

diatomite *n*. 硅藻土

diatoric [希 diatoros pierced] *n*. 带孔假牙, 无钉假牙(见 pinless teeth)

Diatraea densovirus Diatraea 浓病毒

diatrast *n*. 碘司特, 新斯基奥当(见 neeskiodon)

diatretyne *n*. 杯伞菌炔素

diatribe *n*. 谩骂,讽刺

diatrine hydrochloride 盐酸迪亚纯(抗组胺药)

diatrizoate (简作 DTX) *n*. 泛影酸盐,二乙酰胺基三碘苯甲酸盐 ‖ ~ meglumine 泛影葡胺(造影剂) / ~ sodium 泛影酸钠(造影剂)

Diatrizoic Acid (见 amidotrizoic acid) [商名] 泛影酸,二乙酰胺基三碘苯甲酸

Diatrypaceae *n*. 蕉孢壳科(一种菌类)

diatussin *n*. 迪阿图辛(成药, 治咳)

diauchenos *n*. 双颈双头畸胎

diauxie *n*. 两期生长(细菌),二阶段生长,两度生长,两峰生长,两次生长现象

Diaveridine [商名] *n*. 二氯黎芦嘧啶(抗原虫药和抗菌药)

diaxon *n*. 二轴突细胞

diaxone *n*. 二轴突细胞(与 diaxon 同)

DIAZ *n*. 氯甲苯噻嗪(见 Diazoxide)

Diazepam (简作 DAP) [商名] *n*. 安定,氯甲苯基苯并二氮草酮,待捷盼,地西泮(见 valium)

diazepam binding inhibitor (简作 DBI) 安定结合抑制剂,苯甲二氮草结合抑制剂

diazine *n*. 二氮[杂]苯

Diazinon 敌匹硫磷 [商名] *n*. 二嗪农(有机磷杀虫剂)(见 dimpylate)

Diaziquone (**AZQ**)[商名] *n*. 地吖醌,亚胺醌氨酯(抗肿瘤药)

diazo- [希][希 dis two 二 + 法 azote nitrogen 氮][构词成分] 重氮基

Diazo Blue [商名] 伊文思蓝(诊断用药)(见 Evans blue)

α-diazoacetyl-l-serine *n*. 邻重氮乙酰 - 1 - 丝氨酸

diazoamino benzene 重氮氨基苯

diazobenzene *n*. 重氮苯

diazobenzenesulfonic acid 重氮苯磺酸

diazodinitrophenol *n*. 二硝基重氮酚

θ-diazo-α-ketonorleucine *n*. 重氮酮基正亮氨酸

diazoma *n*. ①膈 ②隔膜

diazomethane *n*. 重氮甲烷

diazomycin *n*. 重氮霉素

diazonal *a*. ①横过二区的 ②暗带的

diazone *n*. 暗带,牙釉质之横断面

diazonitrophenol (简作 DINO) *n*. 重氮硝基酚

6-diazo-5-oxo-l-norleucine (简作 DON) *n*. 重氮氧代正亮氨酸

diazo-reaction *n*. 重氮反应

diazoresorcinal *n*. 刃天青(见 resazurin)

diazo salt 重氮盐

p-diazosulfanilic acid 对重氮奔磺酸

diazosulfobenzol *n*. 重氮磺苯

diazotization *n*. 重氮化[作用]

diazotize *vt*. 重氮化

diazouracil (简作 DU) *n*. 重氮尿嘧啶

5- diazouracil *n*. 5 - 重氮尿嘧啶

Diazoxide (简作 DIAZ) [商名] *n*. 二氮嗪,氯甲苯噻嗪(抗高血压药)

DIB butyldiiodohydroxybenzoate *n*. 二碘羟基苯甲酸丁酯 / diisobutylene *n*. 二异丁烯

DIBAN 二碱硝酸铝(见 dibasic aluminum nitrate)

dibasic *a*. & *n*. ①二元的 ②异源多倍体 ‖ ~ aluminum nitrate (简作 DIBAN) 二碱硝酸铝 / ~ aminoacid 氨基二羧酸 / ~ lead phosphite 二盐基亚磷酸铅 / ~ polyploid 二基数多倍体 / ~ potassium phosphate (简作 DKP) 磷酸氢二钾 / ~ sodium phosphate (简作 DSP) 磷酸氢二钠

Dibazol [商名] *n*. 地巴唑(血管扩张剂)(见 bendazol)

dibazole *n*. 地巴佐

dibazolum *n*. 地巴佐(扩张血管及抗痉挛药)

Dibekacin [商名] *n*. 双去氧卡那霉素,地贝卡星(抗生素)

Dibemethine [商名] *n*. 双苄甲胺(中枢兴奋药)

dibenamine (简作 DBA) *n*. 地苯那明, 双苄胺, 氯乙双胺(解交感性药物, 治高血压病)

dibenzanthracene (简作 DBA) *n*. 二苯蒽

1,2,5,6-dibenzanthracene endosuccinate (简作 DBAS) 二苯并蒽内琥珀酸酯

dibenzazepine *n*. 二苯扎西平

dibenz-dibutyl anthraquinol 二苯二丁对蒽二酚

dibenzepin hydrochloride 盐酸二苯西平

Dibenzepine [商名] *n*. 二苯西平(抗忧郁药)

dibenzocycloheptadiene *n*. 二苯环庚二烯

dibenzothiazine *n*. 吩噻嗪(见 phenothiazine)

dibenzoxepin *n*. 二苯多塞平

dibenzoxepine *n*. 二苯多塞平

dibenzoyl methane (简作 DBM) 二苯酰甲烷

dibenzoyl-stilbene *n*. 二苯甲酰芪
dibenzyl *n*. 二苄基
dibenzylamine *n*. 二苄胺
Dibenzylchlorethamine［商名］*n*. 二苄氯乙胺，苄氯西胺(α-肾上腺素能阻滞药)
N, N-dibenzyl-β-chloroethylamine *n*. N,N-二苄基-β-氯乙胺
dibenzyl-β-chloroethylammonium chloride 氯化二苄基-β-氯乙基胺
N, N-dibenzyldodecylamine（简作 DBDA）*n*. N,N-二苄基十二烷胺
dibenzyl ethylenediamine（简作 DBED）*n*. 双苄乙撑二胺
N-N-dibenzylhexylamine（简作 DBHA）*n*. 二苄基乙基胺
dibenzyline *n*. 台苯齐林，苯氧苯乍明(α-受体阻滞药)
N, N-dibenzyloctyl amine（简作 DBOA）N,N-二苄基辛胺
diblastula *n*. 二叶性囊胚
diborane *n*. 二硼烷
diborated *a*. 二硼酸的
Dibothridiata *n*. 裂头类，双槽类
dibothriocephaliasis *n*. 裂头绦虫病(见 diphyllobothriasis)
Dibothriocephalidae *n*. 裂头科，双槽头科(隶属于假叶目 Pseudophyllidae)
Dibothriocephalus［di- + 希 bothrion pit + kephalē head］(Diphyllobothrium) *n*. 裂头属 ‖ ~ latum (Linnaeus) 阔节裂头绦虫(隶属于双槽头科 Dibothriocephalidae) / ~ latus (Bothriocephalus latus; Diphyllobothrium latum) 阔节裂头绦虫
Dibothrium *n*. 裂头属 ‖ ~ latum (Bothriocephalus latus; Diphyllobothrium latum) 阔节裂头绦虫
dibrachia *n*. 复臂(畸形)
dibrachius *n*. 二臂联胎
dibrom *n*. 二溴磷
dibromated *a*. 二溴化的
dibromethane *n*. 二溴乙烷，溴化乙烯(见 ethylene bromide)
dibromide *n*. 二溴化物
dibromin *n*. 迪布罗明(二溴巴比土酸)
dibromoanthracene（简作 DBA）*n*. 二溴蒽
1, 2-dibromo-3-butanone *n*. 1,2-二溴-3-丁酮
3, 4-dibromobutanone *n*. 3,4-二溴丁酮
dibromo-chloropropane（简作 DBCP）*n*. 二溴氯丙烷
1, 2-dibromo-3-chloropropane *n*. 1,2-二溴-3-氯丙烷
2, 6-dibromo-4-cyanophenol *n*. 2,6-二溴-4-羟基苯腈
3, 5-dibromo-4-hydroxybenzonitrile *n*. 3,5-二溴-4-羟基苯腈
dibromodulcitol（简作 DBD）*n*. 二溴卫矛醇(抗肿瘤药)
1, 2-dibromoethane *n*. 1,2-二溴乙烷
dibromoketone *n*. 二溴丁酮
dibromomannitol（简作 DBM）*n*. 二溴甘露醇
2, 3-dibromopropene *n*. 2,3-二溴丙烯
Dibromotyrosine［商名］*n*. 3, 5-二溴酪氨酸(抗甲状腺药)(见 bromogorgoic acid)
Dibrompropamidine［商名］*n*. 双溴丙咪(消毒防腐药) ‖ ~ Isethionate［商名］双溴丙咪依西酸盐(消毒防腐药)
Dibromsalan［商名］*n*. 二溴沙仑(消毒防腐药)
Dibrom-salicil（简作 DBS）［商名］*n*. 二溴水杨酸(消毒防腐药)
3-5-dibromsulfanilamide *n*. 3,5-二溴磺胺
dibromsulfoph-thalein（简作 DBSP）*n*. 二溴酚磺肽
Dibrospidium Chloride［商名］二溴螺氯铵(抗肿瘤药)
Dibucaine［商名］*n*. 狄布卡因，辛布卡因(局麻药)(见 cinchocaine)
dibucaine hydrochloride 盐酸狄布卡因，盐酸奴白卡因，辛可卡因(见 nupercaine hydrochloride; cinchocaine) ‖ ~ number（简作 DN）地布卡因值
dibudinate *n*. 泛影酸盐，地布二酸盐
dibuline *n*. 双丁妥林(见 dibutoline; β-dimethylaminoethyl N, N-dibutylcarbamate ethiodide)
dibunate *n*. 地布二酸盐
Dibupyrone［商名］*n*. 地布匹隆(解热镇痛药)
Dibusadol［商名］*n*. 地布沙朵(解热镇痛药)
dibutoline *n*. 双丁妥林(扩瞳药)
Dibutoline Sulfate［商名］硫酸双丁妥林，地布托林硫酸盐(抗胆碱药)
dibutycellosolve（简作 DBC）*n*. 二丁基溶纤剂
dibutyl *n*. 二丁基 ‖ ~ adipate 己二酸二丁酯 / ~ azelate 壬二酸二丁酯 / ~ butylphosphonate（简作 DBBP）丁基膦酸二丁酯 / ~ ether（简作 DBE）二丁醚 / ~ fumarate（简作 DBF）富马酸二丁酯 / ~ maleate 马来酸二丁酯 / ~ methyl phosphate（简作 DBMP）磷酸二丁基一甲基酯 / ~ phenyl phosphonate（简作 DBPP）苯基膦酸二丁酯 / ~ phosphite 亚磷酸二丁酯 / ~ phthalate 邻苯二甲酸二丁酯(一种驱逐剂和防蚴剂) / ~ pyrophosphoric acid（简作 DBPP, DBTPha）二丁基焦磷酸 / ~ sebacate（简作 DBS）癸二酸二丁酯 / ~ succinate 丁二酸二丁酯 / ~ thiophosphite（简作 DBTP）硫代亚磷酸二丁酯
dibutylamine（简作 DBA）*n*. 二丁胺
dibutylaminoethanol *n*. 二丁氨基乙醇
di-n-butylcarbamylcholine sulfate 硫酸二-n-丁基氨甲酰胆碱
dibutylcarbitol（简作 DBC）*n*. 二丁基卡必醇
dibutyldecylphosphate（简作 DBDP）*n*. 磷酸癸基二丁基酯
dibutyl-N, N-diethylcarbamoyl-methylene phosphonate（简作 DBDECMP）*n*. N,N-二乙氨基甲酰甲撑膦酸二丁酯
dibutyl-N, N-diethyl-carba-moylphosphonate（简作 DBDECP）*n*. N,N-二乙氨基甲酰膦酸二丁酯
dibutylphosphate *n*. 二丁基磷酸盐
dibutylphthalate（简作 DBP）*n*. 酞酸二丁酯，邻苯二甲酸二丁酯
dibutyryl cyclic adenylic acid（简作 dbcAMP）二丁酰环腺甙酸 ‖ ~ cyclic AMP（简作 DBC）双丁酰环磷酸甙
DIC differential interference contrast (microscope) 不同干扰对比(显微镜) / diffuse intravascular coagulation 弥漫性血管内凝血 / 5-(3,3-dimethyl-1-trizeno) imidazole-4-carboxamide, dacar-bazine 氮烯唑胺，三嗪咪唑胺 / disseminated intravascular coagulation 播散性血管内凝血 / drip infusion cholangiography 滴注法胆道造影［术］ / drug-induced colitis 药物性结肠炎
DIC-FL 弥漫性血管内凝血(见 disseminated intravascular coagulation)
dicacodyl *n*. 四甲二胂，双二甲胂
dicacuran *n*. 狄卡古伦(一种类箭毒制剂)
dicaine *n*. 地卡因(商品名，即潘妥卡因)
dicalcic *a*. 二钙的
dicalcium *n*. 二钙 ‖ ~ phosphate（简作 DCP）磷酸二钙
dicamba *n*. 敌草威(见 banvel)
dicamphendion *n*. 二樟脑萜二酮，二莰烯二酮
dicamphor *n*. 二莰酮
dicapryl phthalate（简作 DCP）邻苯二甲酸二辛酯
dicarbonate *n*. 碳酸氢盐，重碳酸盐(见 bicarbonate)
o-dicarboxybenzene *n*. 酞酸
dicarboxylicaciduria *n*. 二羧酸尿［症］
Dicarfen［商名］*n*. 地卡芬(抗震颤麻痹药)
dicaryon *n*. ①双核 ②双核体(与 dikaryon 同)
dicaryoparaphasis *n*. 双核化侧丝
dicaryophase *n*. 双核期，双核阶段
dicaryotic *a*. 双核的 ‖ ~ diploid cell 双核二倍体细胞 / ~ nuclear division 双核分裂 / ~ phase 双核期
dicaryotize *vt*. 双核化
Dicauda Hoffman 双尾虫属
dice *n*. & *vt*., *vi*. ①骰子 ②掷骰子
dicelous［di- + 希 koilos hollow］*a*. ①双凹的 ②有双腔的
Dicentra canadensis 加拿大荷包牡丹 ‖ ~ speciabilis virus 荷色牡丹病毒 / ~ spectabilis (L.) Lem.［拉，植药］荷包牡丹
dicentric *a*. 有双中心的，具双着丝粒的
Dicentrine［商名］*n*. 荷包牡丹碱(镇痛药)
dicephalia *n*. 双头(畸形)(见 diplocephalia; diplocephaly)
dicephalism *n*. 双头(畸形)(见 dicephaly)
dicephalous *a*. *n*. 双头(畸形)的
dicephalus［di- + 希 kephalē head］*n*. 双头畸胎(见 bicephalus) ‖ ~ diauchenos 双颈双头畸胎 / ~ dipus dibrachius 二臂二腿双头畸胎 / ~ dipus tetrabrachius 四臂二腿双头畸胎 / ~ dipus tribrachius 三臂二腿双头畸胎 / ~ dipygus (anakatadidymus) 躯干部联胎，中腰联胎 / ~ monauchenos 单颈双头畸胎 / ~ parasiticus (desmiognathus) 双头寄生胎儿，下颌［颈］部寄生头畸胎 / ~ tetrabrachius 四臂双头畸胎 / ~ tripus tribrachius 三臂三腿双头畸胎
dicephaly *n*. 双头［畸形］
Diceratias bispinosus (Gu nther) 细瓣双角鮟鱇(隶属于双角鮟鱇科 Diceratiidae)
Diceratiidae *n*. 双角鮟鱇科(隶属于鮟鱇目 Lophiiformes)
di-c2-ethylhexylo-chloromethyl phosphonate（简作 DEHCLMP）氯甲基膦酸-二-2-乙基己基酯
dicetyphosphate（简作 DCP）*n*. 磷酸二鲸蜡酯
dichaetae *n*. 二叶喙类
Dichaetomyia *n*. 重毫蝇属 ‖ ~ bibax 铜腹重毫蝇 / ~ flavipalpis 黄须重毫蝇 / ~ quadrata 方形重毫蝇
Dichapetalaceae *n*. 毒鼠子科
dichasium *n*. 歧繖花，歧繖花序
dichastasis *n*. 自行分裂
dicheilia *n*. 复唇(畸形)

dicheilus [dis + 希 cheilos lip] ***n***. 复唇(畸胎)(与 dichilus 同)
dicheiria [di- + 希 cheir hand] ***n***. 复手(畸形)
dicheirus ***n***. 复手(畸形)者
Dichelobacter ***n***. 偶蹄形菌属 ‖ ~ nodosus 节瘤偶蹄形菌
Dichilum cuneiforme Schewiakoff 楔形双膜虫 ‖ ~ platessoides Faure-Fremiet 极口双膜虫 / ~ Schewiakoff 双膜虫属
dichilus ***n***. 复唇(畸胎)
dichirus ***n***. 复手畸形,手分裂畸形
dichlamidius chimaera 二层周缘嵌合体(见 dichlamydeous chimaera)
dichlamydeous ***a***. 二被的,重被的(花)
dichlone ***n***. 二氯萘醌
dichloracetic acid 二氯乙酸
dichloral urea (简作 DCU) 氯全隆
dichloralantipyrine ***n***. 二氯醛安替比林(见 bichloralantipyrine)
Dichloralphenazone [商名] ***n***. 氯醛比林(催眠药)
Dichloramine [商名] ***n***. 二氯胺,二氯胺 T(消毒防腐药) ‖ ~ M (methyl-diphenyl-methyldichloramine) 二氯胺 M / ~ T (dichloramine) 二氯胺 T, 二氯胺
Dichlorbenzalkonium Chloride [商名] 二氯苄氧铵(消毒防腐药)
dichlorbenzene ***n***. 二氯苯(见 dichlorbenzol)
Dichlorbenzyl Alcohol [商名] 二氯苯甲醇(消毒防腐药)
dichlordioxydiamidoarsenobenzol ***n***. 二氯二氧二氨联胂苯,胂凡纳明(见 arsphenamine)
dichlorethane ***n***. 二氯乙烷
dichlorethylarsine ***n***. 二氯乙胂(见 ethyldichlorarsine)
dichlorfos ***n***. 敌敌畏(杀虫药)
dichlorhydrin ***n***. 二氯丙醇
dichloride ***n***. 二氯化物
Dichlorisone [商名] ***n***. 双氯松, 9α,11β - 二氯 - 1,4 - 孕二烯 - 17α,21 - 二醇 - 3,20 - 二酮(肾上腺皮质类药,外用止痒药)
dichlormethane ***n***. 二氯甲烷(见 methylene dichloride)
dichlormethylether ***n***. 二氯甲基醚
Dichlormezanone [商名] ***n***. 二氯嗪酮(安定类药)
dichloroacetate (简作 DCA) ***n***. 双氯醋酸
1,3-dichloroacetone ***n***. 1,3 - 二氯丙酮
2,2-dichloroacetyl chloride 2,2 - 二氯乙酰氯
dichloroacetylene ***n***. 二氯乙炔
α-dichlorobenzene ***n***. 邻二氯苯
o- dichlorobenzene ***n***. 邻二氯苯
p- dichlorobenzene ***n***. 对二氯苯
dichlorobenzidine (简作 DCB) ***n***. 二氯联苯胺
3,3-dichlorobenzidine ***n***. 3,3 - 二氯联苯胺
dichlorobenzonitrile (简作 DCB) ***n***. 二氯苯基氰
4,4'-dichlorodibutyl ether 4,4' - 二氯二丁基醚
dichloro-dicyanobenzoquinone (简作 DDQ) ***n***. 二氯氰苯醌
dichlorodiethyl sulfide 二氯二乙硫醚,芥子气(见 yperite)
dichlorodifluoroethane ***n***. 二氯二氟乙烷
1,2-dichloro-1,1-difluoroethane ***n***. 1,1 - 二氯 - 1,2 - 二氟乙烷
dichlorodifluoromethane ***n***. 二氯二氟甲烷,氟利昂(冷却剂)(见 freon)
dichloro-diphenyl acetate (简作 DDA) 二氯二苯醋酸(DDT 的代谢物) ‖ ~ acetic acid (简作 DDA) 二氯二苯乙酸 / ~ oxide 二氯氧化二苯
dichlorodiphenyldichloroethane (简作 DDD) ***n***. 二氯二苯二氯乙烷,滴滴滴,二二二
dichlorodiphenylethanol (简作 DDOH) ***n***. 二氯二苯乙醇
dichlorodiphenylethene (简作 DDNU) ***n***. 二氯二苯乙烯
p,p'-dichlorodiphenylmethane (简作 DDM) ***n***. 二氯二苯基甲烷
P,P-dichlorodiphenylmethyl carbinol (简作 DMC) 二氯苯乙醇
dichlorodiphenylmonochloroethane (简作 DDMS) ***n***. 二氯二苯氯乙烷
dichlorodiphenylmonochloroethene (简作 DDMU) ***n***. 二氯二苯氯乙烯
dichlorodiphenyltrichloroethane (简作 DDT) ***n***. 二氯二苯三氯乙烷,滴滴涕,二二三
dichloroethane ***n***. 二氯乙烷
1,1-dichloroethane ***n***. 1,1 - 二氯乙烷,亚乙基二氯
1,2-dichloroethane ***n***. 1,2 - 二氯乙烷,二氯化乙烯
dichloroethanoyl chloride 2,2 - 二氯乙酰氯
dichloroethyl ether 二氯乙醚
dichloroethyne ***n***. 二氯乙炔
dichloroformoxime ***n***. 二氯甲醛肟
dichloroformylacrylic acid 二氯醛基丙烯酸,黏氯酸
dichlorohexafluorobutane (简作 DCHFB) ***n***. 二氯六氟丁烷
2,3-dichlorohexafluoro-2-butylene ***n***. 2,3 - 二氯六氟 - 2 - 丁烯
5,7-dichloro-8-hydroxyquinoline (简作 DCO) ***n***. 5,7 - 二氯 - δ - 羟基喹啉
dichloroindophenol sodium 二氯靛酚钠
dichloroisoprenaline (简作 DCI) ***n***. 二氯异丙基肾上腺素
dichloroisopropyl carbamate 氨基甲酸二氯异丙酯
dichloroisoproterenol (简作 DCI) ***n***. 二氯异丙去甲肾上腺素,二氯苯异丙氨乙醇
dichloromalealdehydic acid 二氯代丁烯醛酸
dichloromethane ***n***. 二氯甲烷
dichloromethyl phenyl silane 二氯甲基苯基硅烷
1,5-dichloropentane ***n***. 1,5 - 二氯戊烷
Dichlorophen [商名] ***n***. 二氯芬(2,2 - 二羟 - 5,5' - 二氯联苯甲烷)(抗蠕虫药)(见 anthiphen)
Dichlorophenarsine [商名] ***n***. 二氯苯胂(抗寄生虫药)
dichlorophenol indophenol (简作 DCIP) 二氯酚靛酚 ‖ ~ indophenol sodium 二氯酚靛酚钠
2,4-dichlorophenoxyacetic acid (简作 2,4-D) 2,4D,二四滴,2,4 - 二氯苯氧乙酸
dichlorophenyl-dichloro-ethylene (简作 DDE) ***n***. 二氯苯二氯乙烯
dichlorophenyl-methyl-carbinol (简作 DCPC,DMC) ***n***. 二氯苯甲基甲醇
di-p-chlorophenylmethyl carbinol 二对氯苯乙醇
dichloropropane ***n***. 二氯丙烷(农药)
dichloropropanol (简作 DCP) ***n***. 二氯丙醇
2,3-dichloropropionaldehyde ***n***. 二氯丙醛
dichloropropionanilide (简作 DPA) ***n***. 二氯丙酰苯胺
dichloro-ribofuranosylbenzimi dazole (简作 DRB) 二氯核糖苯咪唑
dichlorotetrafluoroacetone ***n***. 二氯四氟丙酮
Dichlorotetrafluoroethane ***n***. 二氯四氟乙烷,克立氟烷(麻醉药)(见 cryofluorane)
1,3-dichloro-1,1,3,3,-tetrafluoro-2-propanone ***n***. 敌锈酮
dichlorototriazinylaminofluorescein (简作 DTAF) ***n***. 二氯三嗪基氨基荧光素
Dichloroxylenol (简作 DCMX) [商名] ***n***. 二氯二甲酚(消毒防腐药)
Dichlorphenamide (简作 DI) [商名] ***n***. 二氯苯二磺胺,二氯非那胺(利尿药,抗青光眼药)(见 daranide,diclofenamide)
dichlorphos ***n***. 敌敌畏(与 dichlorvos 同)
dichlortetracycline ***n***. 双金霉素,二苄基乙二胺二氯四环素(见 dibiomycin; N,N'-dIbenzylethylenediaminedichlortetracycline)
Dichlorvos (简作 DDVF, DDVP) [商名] ***n***. 敌敌畏(杀虫药),二甲基二氯乙烯基磷酸酯(见 dichlorphos)
Dichocarpum dalzielii [Drumm. Et Hutch. W. T. Wang et Hsiao] [拉,植药] 蕨叶人字果 ‖ ~ fargesii (Franch.) W. T. Wang et Hsiao [拉,植药] 纵肋人字果
Dichocrocis punctiferais nuclear polyhedrosis virus 桃蛀螟核型多角体病毒
dichogamy [希 dicha asunder + gamos marriage] ***n***. & ***a***. 两蕊异[时成]熟,雌雄蕊异[时成]熟,雌雄蕊异[时成]熟的
dichogeny [希 dicha in two + gennan to produce] ***n***. 两向发育
dichomat ***n***. 二色视者
Dichondra repens G. Forst. (~ **evolvulacea** (**L. f.**) **Britton**) [拉,植药] 马蹄金 全草入药
dichoptic ***a***. 离眼的(昆虫)
dichorial ***a***. 双绒[毛]膜的(见 dichorionic) ‖ ~ twins 双绒膜双胎
dichoric ***a***. 双绒膜的
dichorionic ***a***. 双绒[毛]膜的
Dichothrix ***n***. 双须蓝细菌属 ‖ ~ chungii 钟氏双须蓝细菌 / ~ gypsophila 喜石膏双须蓝细菌 / ~ handelli 汉氏双须蓝细菌 / ~ hemisphaerica 半球形双须蓝细菌 / ~ sacconemoides 囊丝双须蓝细菌 / ~ sinenesis 中华双须蓝细菌
dichotome ***n***. 双冠牙
dichotomic method 二分法,二歧法
Dichotomicrobium ***n***. 双歧微菌属 ‖ ~ thermohalophilum 嗜盐热双歧微菌
dichotomization ***n***. ①二分(一分为二) ②二[分]叉,二歧(见 dichotomy)
dichotomize ***vt***., ***vi***. [将]分成二部分
dichotomizing ***a***. 二分叉的
Dichotomosiphonaceae 双管藻科 ***n***. (一种藻类)
dichotomous ***a***. ①二分的 ②二[分]叉的,二歧的
dichotomy [希 dicha in two + temnein to cut] ***n***. ①二分(一分为二) ②二[分]叉,二歧 ‖ ~, anterior (cephalic) 双上身[联胎]畸形 / ~, posterior 双下身[联胎]畸形
Dichotophyma renale ***n***. 肾膨结线虫(见 Dioctophyma renale; Eustrongylus gigas)
Dichroa febrifuga Lour. [拉,植药] 常山 药用部分:根—常山[植

药];嫩枝叶—蜀漆
Dichrocephala auriculata (Thunb.) Druce[拉,植药]鱼眼草‖~ benthamii Clarde[拉,植药]小鱼眼草
dichroic *a*. ①二向色性的 ②二色性的‖~ ratio 二色比
dichroine *n*. 黄常山碱
β-dichroine *n*. β-常山碱
dichroism[di- + 希 chroa color] *n*. ①二向色性 ②二色性
dichromasia *n*. ①二色性 ②二色视,二色性色盲
dichromasy *n*. ①二色性 ②二色视,二色性色盲(见 dichromasia)
dichromat *n*. 二色视者
dichromate *n*. 重铬酸盐‖~ salt 重铬酸盐
dichromatic *a*. ①二色性的 ②二色视的
dichromatism *n*. ①二色性 ②二色视,二色性色盲 ③二色变异
dichromatopsia *n*. 二色视,二色性色盲
dichromic[di- + 希 chrōma color] *a*. 二色性的
dichromism *n*. 二色性
dichromophil *a*. & *n*. ①两染性的 ②两染细胞(与 dichromophile 同)
dichromophilism[di- + 希 chrōma color + philein to love] *n*. 两染性(能染酸性和碱性色素)
dichromous *a*. 二色性的
Dichrostachys glomerata (Forsk) Chiov. 柏勒树(植) 药用枝的浸膏-柏勒儿茶
dichrous *a*. 二色性的
dichuchwa *n*. 非性病性梅毒
dicibate *n*. 地西酯
Diciferron[商名] *n*. 地西铁,地西铁铜(抗贫血药)
Dicirenone[商名] *n*. 地西利酮(醛固酮拮抗剂)
dick *n*. 二氯乙胂(见 ethyldichlorarsine)
Dick method[George F. Dick 美医师 1881—1967; Gladys H. Dick 美医师 1881—1961]狄克氏法(猩红热预防注射)‖~ serum 狄克血清/~ test 狄克氏试验(检猩红热感受性)/~ test for susceptibility to scarlet fever 猩红热易感性试验/~ toxin 狄克氏毒素,红疹毒素(检猩红热)
Dickey's fibers[John Stewart 爱医师 1882—1912]迪基氏纤维(由前斜角肌腱至胸膜顶的纤维)
Dicksoniaceae *n*. 蚌壳蕨科(植)(一种蕨核)
Dicktropfenpraparat(简作 DT) *n*. 浓涂标本,厚滴标本(德)
Diclazuril[商名] *n*. 地克珠利(抗球虫药)
dicliditis[希 diklis double door] *n*. 瓣炎(尤指心瓣炎)(见 valvulitis)
Diclidophora *n*. 八铗属
Diclidophoridae *n*. 八铗科
diclidostosis[希 diklis double door + osteon bone + -osis] *n*. 静脉瓣骨化
diclidotomy[希 diklis double door + tomē a cut] *n*. 瓣切开术
dicling *n*. 雌雄异花
diclinous[希 di- two + klinē a bed] *a*. 雌雄蕊异花的,雌雄异丝的
Dicliptera chinensis (L.) Ness[拉,植药]狗肝菜 全草入药—狗肝菜[植药]‖~ crinita (Thunb.) Nees 见 Peristrophe japonica (Thunb.) Makino/~ japonica (Thunb.) Makino 见 Peristrophe japonica (Thunb.) Makino
Diclofenac[商名] *n*. 双氯芬酸,扶他林(消炎镇痛药)
diclofenac sodium 双氯芬酸钠
Diclofenamide[商名] *n*. 二氯非那胺(利尿,抗青光眼药)
Diclofurime[商名] *n*. 二氯呋利(扩冠药)
Diclometide[商名] *n*. 二氯美泰(影响行为药)
Diclonixin[商名] *n*. 二氯尼克辛(消炎镇痛药)
dicloralurea *n*. 双氯醛脲
dicloran *n*. 氯硝胺(农药)
Dicloxacillin[商名] *n*. 双氯西林,双氯青霉素,二氯苯甲异噁唑青霉素钠(见 BRL 1702)
Dicobalt Edetate[商名]依地酸二钴(解毒药)
Dicodid[商名] *n*. 重酒石酸氢可酮(见 hydrocodone bitartrate)
dicoelous *a*. ①双凹的 ②有两腔的(见 dicelous)
dicofol *n*. 开乐散(农药),三氯杀螨醇(农药)
Dicolinium Iodide[商名]地库碘铵(降压药)
diconchinine *n*. 二奎尼丁,二康奎宁(见 diquinidine)
dicondylic *a*. 二髁的,双突的‖~ joint 双突关节
Dicophan[商名] *n*. 滴滴涕(见 dicophane; DDT)
dicoria[di- + 希 korē pupil] *n*. 重瞳,双瞳孔
dicotyledon *n*. 双子叶植物
Dicotyledoneae *n*. 双子叶植物纲
dicough *n*. 敌咳(祛痰镇咳药)
dicoumarin *n*. 双香豆素(见 dicumarin)
Dicoumarol[商名] *n*. 双香豆素(抗凝药)
DICP 药物情报及临床药理学(杂志名)(见 Drug Intelligence and Clinical Pharmacy)
Dicranaceae *n*. 曲尾藻科(一种藻类)
Dicranostigma leptopodum (Maxim.) Fedde[拉,植药]秃疮花
dicranus *n*. 双头畸胎(见 dicephalus)
Dicresulene[商名] *n*. 地瑞舒林(消毒防腐药)
dicresylbutylphosphate(简作 DCBP) *n*. 磷酸二甲苯基一丁基酯
dicroceliasis *n*. 双腔吸虫病
dicrocoeliasis *n*. 双腔吸虫病
Dicrocoeliidae *n*. 双腔科(隶属于复殖目 Digenea)
Dicrocoelium[希 dikroos forked + koilia bowel] *n*. 双腔吸虫属‖~ chinensis (Tang et Tang) 中华双腔吸虫(隶属于双腔科 Dicrocoeliidae)/~ dendriticum (lancet fluke) 支双腔吸虫,枪状双腔吸虫/~ hospes 牛双腔吸虫/~ lanceotum (~ dendriticum) 枪状双腔吸虫,支双腔吸虫/~ macrostomum 巨口双腔吸虫/~ platynosomum (Tang et al) 扁体矛叶双腔吸虫(隶属于双腔科 Dicrocoeliidae)
dicrocystitis *n*. 泪囊炎
dicrotic[希 dikrotos beating double] *a*. 二波[脉]的,重波[脉]的‖~ notch (简作 DN) 重搏切迹
dicrotism *n*. 二波脉[现象]
dicrotophos *n*. 百治磷(农药)
Dicrumenia *n*. 倍盘属
Dict *n*. 字典,辞典(见 dictionary)
dictamnine *n*. 白藓碱
Dictamnus angustifolius G. Don 狭叶白鲜(植) 药用部分:根皮‖~ dasycarpus Turcz.[拉,植药]白鲜 药用部分:根皮—白鲜皮[植药]
dictate *vt*., *vi*. & *n*. 口述,命令,支配
dictation *n*. 默写,听写
dictatorship *n*. 专政
dictionary(简作 Dict) *n*. 字典‖~, genetic code 遗传密码字典
dictiosome *n*. 分散型高尔基体
dictum[1] *n*. 宣言,声明,格言
dictum[2](简作 do)[拉] *n*. 如前
dicty *a*. 高级的,漂亮的
dicty(o)-[构词成分]网,网状结构
Dictyacantha tabulata Haeckel 板骨网棘虫‖~ tetragonopa Haeckel 四角网棘虫
Dictyaspis furcata Harckel 分叉网盾虫‖~ Haeckel 网盾虫属
dictyate stage 核网期
dictyitis *n*. 视网膜炎
dictyocauliasis *n*. 网尾线虫病
Dictyocaulidae *n*. 网尾科
Dictyocaulus *n*. 网尾[线虫]属‖~ filaria (Rudolphi) 丝状网尾线虫(隶属于线虫纲 Nematoda)/~ viviparus (Bloch) 胎生网尾线虫(隶属于线虫纲 Nematoda)
Dictyoceras Haeckel 网触属‖~ prismaticum Tan and Tchang 棱网角虫/~ virchowii Haeckel 锥网角虫
Dictyocha *n*. 硅鞭藻属
Dictyochaceae *n*. 硅鞭藻科(一种藻类)
Dictyocodon Haeckel 网铃虫属
Dictyocoryne Ehrenberg 棒网虫属‖~ profunda Ehrenberg 棒网虫/~ trimaculatum Tan and Tchang 三斑棒网虫
dictyodromous *a*. 网状脉的
dictyogenous *a*. 网脉的
Dictyoglomus *n*. 网状菌属‖~ thermophilum 嗜热网状菌
dictyoid *a*. 网状的
dictyokinesis[希 diktyon net + kinēsis movement] *n*. 高尔基氏体分裂,网体分裂
dictyoma[希 diktyon net (retina) + -oma] *n*. 视网膜胚瘤(见 diktyoma)
Dictyonemaceae 云片衣科 *n*. (一种地衣类)
Dictyophimus arabicus Ehrenberg 亚拉伯网杯虫‖~ Ehrenberg 网杯虫属
Dictyoplopca japonica cytoplasmic polyhedrosis virus 樟蚕(日本天蚕蛾)胞质型多角体病毒‖~ japonica nuclear polyhedrosis virus 樟蚕(日本天蚕蛾)核多角体病毒
dictyopsia[希 diktyon net + opsis view] *n*. 网视症(眼前似有网张开的感觉)
Dictyoptera *n*. 网翅目(隶属于昆虫纲 Insecta)
Dictyosiphonaceae *n*. 网管藻科(一种藻类)
dictyosome[希 diktyon net + sōma body] *n*. 高尔基氏体,网状高尔基氏体,网体,高尔基囊泡群,(分散)高尔基体‖~ vesicle

网体小泡
dictyosorus *n*. 网体囊群
Dictyosphaeriaceae *n*. 网球藻科(一种藻类)
Dictyospyris Ehrenberg 网蓝虫属
dictyostele *n*. 网状中柱 ‖ ~, siphonic 管形网状中柱
Dictyosteliaceae *n*. 网柱[黏]菌科(一种菌类)
Dictyosteliia *n*. 网状原虫亚纲
Dictyosteliida *n*. 网状原虫目
Dictyosteliidea Listewr 纲星总目
Dictyostelium discoideum 盘基网柄菌
Dictyotaceae *n*. 网地藻科(一种藻类)
Dictyotales *n*. 纲地藻目
dictyotene *n*. 核网期
dictyotic stage 核网期
dicumarin *n*. 双香豆素(与 dicoumarin 同)
dicumarol *n*. 双香豆素(与 dicoumarin 同)
dicurin *n*. 迪汞林(利尿剂)
dicyanodiamide *n*. 双氰胺
2,3-dicyano-5,6-dichlorobenzoquinone *n*. 2,3-二氰-5,6-二氯苯醌
dicyanogen *n*. 氰(见 cyanogen)
1,6-dicyanohexane *n*. 1,6-二氰基己烷
1,5-dicyanopentane *n*. 1,5-二氰戊烷
dicyclic *a*. ①双环的(化学) ②二周期的
dicycloheptadiene *n*. 二环庚二烯
dicyclohexylamine nitrite (简作 DCHN) 双环己胺亚硝酸盐
dicyclohexylammonium *n*. 二环己氨
dicyclohexylcarbodiimide (简作 DCC) *n*. 双环己基碳二亚胺
dicyclohexyl phthalate (简作 DCHP) *n*. 邻苯二甲酸二环己酯 ‖ ~ urea (简作 DCU) 二环己脲
Dicyclomine [商名] *n*. 双环胺,双环维林(解痉药) ‖ ~ hydrochloride 盐酸双环胺(见 bentyl, dicycloverine)
dicyclopentadiene *n*. 二聚环戊二烯 ‖ ~ dioxide 二氧化二聚环戊二烯
Dicycloverine [商名] *n*. 双环维林(解痉药)
Dicyema *n*. 二胚虫属
Dicyemide *n*. 二胚虫类
Dicylomine *n*. 双环维林
dicymida *n*. 二胚虫类
dicynone *n*. 止血敏,二羟苯磺酸乙胺(见 dicynene; ethamsylate)
Dicypellium caryophyllatum 丁香桂(樟科)
dicysteine *n*. 胱氨酸(见 cystine)
dicytosis *n*. 两种细胞情况(指血内单核细胞及多核白细胞而言)
DID dead of intercurrent disease 死于间发病 / diffuse interstitial disease 弥漫性间质性疾病 / digital information detection 数字信息检测 / digital information display 数字信息显示器 / double immunodiffusion 双向免疫扩散
d id [拉] 每日(见 dies in dies)
did not attend (简作 DNA) 不参加
did not test (简作 DNT) 未做试验
didactic [德 didaktikos] *a*. 教导的
didactyl *a*. 有二指的,有二趾的
didactylia *n*. 两指(趾)畸形(见 didactylism)
didactylism [di- + 希 daktylos finger] *n*. 两指(趾)畸形
didactylous *a*. 两指(趾)畸形的
Didanosine [商名] *n*. 去羟肌苷,双去氧肌苷(抗病毒药)
didecylsolfuxide (简作 DDSO) *n*. 二癸亚砜
didelphia [di- + 希 delphys uterus] *n*. 双子宫
didelphic *a*. 双子宫的
Didelphis *n*. 负鼠属
2',3'-dideoxyadenosine *n*. 2',3'-二脱氧腺苷
2',3'-dideoxycytidine *n*. 2',3'-二脱氧胞苷
di-deoxyfluoro-uridine (简作 DFT, DFU) *n*. 二脱氧氟尿甙
2',3'-dideoxyinosine *n*. 2',3'-二脱氧肌苷
dideoxykanamycin B (简作 DKB) *n*. 二脱氧卡那霉素 B
dideoxynucleoside *n*. 二脱氧核苷
2,3-dideoxynucleoside triphosphate 2,3-双脱氧核苷三磷酸
didermic embryo 双层胚
didermoma *n*. 双胚叶[畸胎]瘤(见 bidermoma)
dideuteroethylene *n*. 二氘(代)乙烯
Didiereaceae *n*. 刺戟科
Didimacar tenebrica (Reeve) 褐蚶(隶属于蚶科 Arcidae)
1,2-di (dimethylamino) ethane 四甲基乙撑二胺
Didiniidae Poche 栉毛虫科
Didinium *n*. 栉毛虫[属] ‖ ~ balbianii Fabre-Domergue 单环栉毛虫 / ~ balbianii nanum Kahl 小单环栉毛虫 / ~ balbianii roatratum Kahl 吻单环栉毛虫 / ~ nasutum Müller 双环栉毛虫 / ~ Stein 栉毛虫属
didiploid *n*. 双二倍体
Didissandra sesquifolia Clarke [拉,植药] 大叶锣
Didrex [商名] *n*. 盐酸苄非他明(见 benzphetamine hydrochloride)
didromic *a*. 双扭曲的
Didronel [商名] *n*. 羟乙二磷酸二钠(见 etidronate disodium)
Didrovaltrate [商名] *n*. 地戊曲酯(催眠镇静药)
DIDS 数字信息显示系统(见 digital information display system)
diductor muscle 展肌 ‖ ~ scar 展肌痕
didym- [构词成分] 双胎,双生儿
didymalgia [希 didymos testis + algos pain] *n*. 睾丸痛(见 orchialgia; orchidalgia; didymodynia)
didymitis [希 didymos testis + -itis] *n*. 睾丸炎
didymium (简作 D, Di) *n*. 钕镨混合物 ‖ ~ salicylate (dymal) 水杨酸钕镨
Didymocarpus hancei Hemsl. [拉,植药] 东南长蒴苣苔
Didymocystis *n*. 泡双[吸虫]属
didymodynia *n*. 睾丸痛
Didymohelix [希 didymos a twin + helix a coil] *n*. 双旋属
Didymosperma caudatum (Lour.) H. Wendl. et Drude [拉,植药] 双籽棕
Didymosphaera *n*. 球双[吸虫]属
didymous [希 didymos twin] *a*. 双的, 双生的
Didymozoidae *n*. 囊双科
Didymozoon *n*. 囊双[吸虫]属
didymus [希 didymos twin] *n*. 睾丸
-didymus [希] *n*. 联胎
didynamous [希 di- two + dynamis power] *a*. 二强的(雄蕊) ‖ ~ flower 二强雄蕊花 / ~ stamens 二强雄蕊
DIE 在急诊室死亡(见 died in emergency room)
die *vi*. 死,减弱,消失,灭亡 ‖ ~ away 变弱,平息,消失,熄灭 / ~ of 因……而死 / ~ off 死亡 / ~ out 消逝,灭绝
Die *n*. 代型,模 ‖ ~-alloy 代型合金 / ~, amalgam 汞合金代型 / ~, artificial stone 人造石代型 / ~, counter- 反代型 / ~, electrodeposited copper 电沉铜代型 / ~, electroformed 电制代型 / ~, female 阴代型 / ~, male 阳代型 / ~, plaster 石膏代模 / ~, plate 板代型
die et nocte (简作 d et n) [拉] 日与夜
Dieb. alt. 隔日(见 diebus alternis)
Dieb. sec [拉] 每二日(见 diebus secundis)
Dieb. secund [拉] 每二日[一次](见 diebus secundis)
Dieb. tert. 每三日(见 diebus tertiis)
diebus alternis (简作 dieb alt) 隔日 ‖ ~ secundis (简作 dieb sec, dieb secund) [拉] 每二日 / ~ tertiis (简作 dieb tert) 每三日
diecdysis *n*. 连续脱皮
diechoscope *n*. 两音听诊器
diecious [di- + 希 oikos house] *a*. 雌雄异体的(株)(见 dioecious)
died (简作 d) *a*. 死去的,逝世的 ‖ ~ a natural death (简作 DND) 自然死亡 / ~ in emergency room (简作 DIE) 在急诊室死亡 / ~ of other causes (简作 DOC) 死于其他原因 / ~ of the disease (简作 DD) 死于本病
DIEDI 二氯醋酸二异丙胺(见 diisopropylamine-dichlor oacetate)
Dieffenbach's operation [Johann Friedrich 德外科医师 1792—1847] *n*. 迪芬巴赫氏手术(① 髋关节环状切除术 ②三角状缺损修补法)(见 amputation)
Diego blood group (简作 Di) 狄哥血型, 戴格氏血型
Diel *n*. 二十四小时周期
diel *n*., *a*. ①电解质 ②绝缘的(见 dielectric)
Dieldrin [商名] *n*. 迪厄耳丁,氧桥氯甲桥萘,狄氏剂(杀虫剂)
dielectric (简作 diel) *n*. 电介体, 电介质 ‖ ~ constant 介电常数 / ~ dispersion 介电色散 / ~ loading factor (简作 DL) 电介质负荷系数 / ~ waveguide 介质波导[管]
dielectrography *n*. 心电阻描记术(见 rheocardiography)
dielectrolysis *n*. 电解渗入法
dielectrophoresis *n*. 双向电泳
Dielektrische Konstante (简作 DK) 介质常数
Diemal [商名] *n*. 巴比妥(催眠镇静药)(见 barbital)
diembryony [di- + embryon embryo] *n*. 双胎生成,双生儿,二胎现象
diencephalic *a*. 间脑的
diencephalohypophysial *a*. 间脑垂体的
diencephalon *n*. 间脑
diencephalosis *n*. 间脑病
-diene [构词成分] 二烯
diener [德 man-servant] *n*. 实验室勤杂员

Dienestrol［商名］*n*. 双烯雌酚,已二烯雌酚(雌激素)
Dienoestrol［商名］*n*. 双烯雌酚,已二烯雌酚(雌激素)(见 dienestrol)
Dienogest［商名］*n*. 地诺孕素(雌激素)
Dienst's test［Arthur 德妇科学家 1871 生］*n*. 迪恩斯特氏试验(检孕的抗凝血酶试验)
Dientamoeba(简作 D) *n*. 双核阿米巴属‖～ Denus 双核阿米巴属／～ fragilis 脆弱双核阿米巴／～ fragilis Jepps and Dobell 脆弱双核变形虫／～ Jepps and Dobell 双核变形虫属
dientomophily *n*. 虫媒两型
die-plate *n*. 板代型
diepoxybutane(简作 DEB) *n*. 双环氧丁烷
diepoxypropyl ether(简作 DEPE) 双环氧丙醚
dieresis［希 diairesis a taking］*n*. ①分开, 分离 ②切开
dieretic *a*. ①分开的, 分离的 ②切开的
Dierk's layer (**zone**)迪尔克氏层(区)(阴道上皮角化层)
Diervilla versicolor 路边花(见 Diervilla floribunda)
dies in dies(简作 d id)［拉］每日
diesel *n*. 内燃机,柴油机‖～ fuel (oil) 柴油
diesophagus *n*. 双食管(与 dioesophagus 同)
diester *n*. 二酯
diesterase *n*. 二酯酶
diestrous *a*. 间［动］情期的‖～ stage 非发情期
diestrum *n*. 间［动］情期,发情间期(与 diestrus 同)
diestrus *n*. 间［动］情期‖～, gestational 妊娠间情期／～, lactational 授乳间情期(见 dioestrus)
diet. dietary *n*. 每日规定食物 dietetics *n*. 饮食学,营养学 dietician or dietitian *n*. 饮食学家,营养学家
diet［希 diaita way of living］*n*. 饮食, 食物‖～, absolute (fasting) 禁食,绝食／～, acid-ash 酸化饮食／～, aciduric 生酸尿饮食／～, addition 附加饮食／～, adequate 适当饮食／～, alkali-ash 碱化饮食／～, Andresen 安德烈森氏溃疡病饮食／～, anemia (Minot-Murphy ～) 贫血饮食, 迈－墨二氏饮食(恶性贫血肝疗法)／～, antidiabetic 抗糖尿饮食／～, antiketogenic 抗生酮饮食／～, antiretentional 抗潴留饮食／～ as tolerated (简作 DAT) 可耐受的饮食／～, balanced 均衡饮食／～, Banting (bantingism) 忌食减瘦疗法／～, basal 基础饮食／～, basic 碱性饮食／～, Bauman's 鲍曼氏饮食(肥胖病饮食)／～, bland 清淡饮食／～, Caesar's 凯撒氏痛风病饮食／～, Cantani's 康塔尼氏饮食(糖尿病饮食)／～, cardiac 心［脏］病饮食／～, Chittenden's 契滕登氏饮食(一种含 47-55 克蛋白质的饮食)／～, Coleman-Shaffer 科－谢二氏饮食(伤寒病饮食)／～, convalescent 恢复期饮食／～, dally (Schmidt ～) 施米特氏饮食／～, Dennett's 丹内特氏饮食(用去脂乳、烤番薯及藕粉等喂腹泻病婴)／～, detergent 洁牙饮食／～, diabetic 糖尿病饮食／～, dissociate (dissociated ～) 分类进食, 氮醣分进饮食／～, DuBois 杜波依斯氏饮食(乳品)／～, Ebstein's 埃布斯坦氏肥胖病饮食／～, elimination 排除饮食(不含致过敏性食物的饮食)／～, eucaloric 适当热量饮食／～ fads 饮食癖好／～, fat-free 无脂饮食／～, faulty 不全食物, 不适当饮食／～, fever 热病饮食／～ for age (简作 DFA) 老年饮食／～, full 全食, 普通饮食／～, Garton 戈顿氏伤寒病饮食／～, Gerson (Gerson-Herrmannsdorfer ～) 格尔森氏饮食, 格－赫二氏饮食(少脂及蛋白质无盐饮食, 治狼疮及结核病)／～, Goldberger's 戈耳德伯格氏饮食(蜀黍红斑病饮食)／～, gouty 痛风饮食／～, Guelpa 圭耳帕氏饮食(糖尿病饮食)／～, half 半食／～, Harrop 哈罗普氏饮食(一种治疗肥胖用的饮食)／～, high caloric 高热量饮食／～, high-carbohydrate 高糖类饮食, 碳水化物丰富饮食／～, high fat (ketogenic ～) 多脂饮食, 高脂肪饮食, 生酮饮食／～, high-sodium 多钠饮食, 高钠饮食／～, inadequate 不适当饮食／～, invalid 病弱者饮食／～, Jarotzky 雅若茨基氏饮食(胃溃疡饮食)／～, Karell 卡列耳氏肾炎饮食／～, Keith's low ionic 基思氏低离子饮食／～, Kempner's 肯普纳氏饮食(高血压病饮食)／～, ketogenic 生酮饮食, 生酮食物／～, Lenhartz 伦哈茨氏胃溃疡饮食／～, light (regular ward ～) 易消化饮食／～, liquid 流质饮食／～, liver 肝炎饮食／～, low 素淡饮食／～, low caloric 低热量饮食／～, low fat 少脂饮食／～, low-oxalate 少草酸盐饮食／～, low-protein 少蛋白饮食／～, low-residue 少渣饮食／～, low-salt 少盐饮食／～, low-sodium 少钠饮食／～, meat 肉食／～, Meulenfracht 莫伊伦格腊赫特氏饮食(胃溃疡饮食)／～, Minot-Murphy 迈墨二氏饮食(恶性贫血肝疗法)／～, mixed 混合饮食／～, Moro-Heisler 莫海二氏婴儿腹泻饮食／～, nephritic 肾炎饮食／～, nourishing 滋补饮食／～, obesity 肥胖病饮食／on ～ 限制饮食／～, optimal 最适合饮食／～, Petrén's 佩特伦氏饮食(糖尿病饮食)／～, prenatal 孕期饮食／～, Prochownick 普罗霍夫尼克氏饮食(产前节食饮食)／～, protective 防卫性饮食, 保护性饮食／～, provocative 激发性饮食／～, purine-free 无嘌呤饮食／～, rachitic 致佝偻病饮食／～, rachitogenic 致佝偻病饮食／～, reducing 减重饮食／～, regimens 规定食谱／～, rheumatic 风湿病饮食／～, rich 米食／～, rice-fruit, Kempner 肯普纳氏米水果饮食／～, salt-free 无盐饮食／～, Sauerbruch-Herrmannsdorfer (Gerson ～) 骚赫二氏饮食, 格尔森氏饮食／～, Schemm 舍姆氏心［脏］病饮食／～, Schmidt 施米特氏饮食(试验餐)／～, Schmidt-Strassburger (Schmidt ～) 施—施二氏饮食, 施米特氏饮食／～, semiliquid 半流质饮食／～, S. H. G. (Sauerbruch, Herrmannsdorfer, Gerson) 骚—赫—格三氏饮食(无盐, 少脂肪, 少蛋白, 治结核病)／～, Sippy (Sippy ulcer ～) 西弼氏［溃疡病］饮食／～, smooth 细食／～, soft 软食／～, solid 固体食物／～, sour-milk 酸乳饮食／～, standard 标准饮食／～, subsistence 生存饮食／～, Taylor's 泰勒氏［试验］饮食／～, test 试验饮食／～, Tufnell's 塔弗内耳氏饮食(限制液体)／～, typhoid fever (Coleman-Shaffer ～) 伤寒病饮食, 科谢二氏饮食／～, vegetable (green ～) 蔬食, 植物性饮食／～, Wilder's 魏耳德氏低钾饮食
diet ther 饮食疗法(见 diet therapy)
diet therapy(简作 diet ther) 饮食疗法
dietary(简作 diet) *n*. & *a*. ①食谱 ②饮食的‖～, balanced 平衡食谱／～ cholesterol (简作 DCh) 膳食胆固醇／～ deficiency 缺食, 营养不良
dietetic［希 diaitētikos］*a*. 饮食的‖～ assistant (简作 DA) 助理营养师／～ myopia 营养性近视／～ technician (简作 DT) 营养学技术员
dietetics(简作 diet) *n*. 饮食学
Diethadione［商名］*n*. 地诺双酮(中枢兴奋药)
diethanolamine(简作 DEA) *n*. 二乙醇胺
Diethazine［商名］*n*. 地撒嗪, 二乙嗪(副交感神经阻滞药, 抗震颤麻痹药)
Diethelm's method 迪特耳姆氏法(测血中溴化物)
diethlene glycol 二乙二醇
diethltin *n*. 二乙基锡
diethoxin *n*. 迪厄托辛(局部麻醉药)
diethoxydimethylsilane *n*. 二乙氧基二甲基硅烷
diethoxymethylphentlsilane *n*. 苯基甲基二乙氧基硅烷
diethoxyphosphinylthiocholine *n*. 二乙氧代乙烯(见 echothiophate)
diethoxy-triphenyl bromoethylene 二乙氧基三苯基溴
diethyl *n*. 二乙基‖～, acetone 二乙酮／～ adipate 已二酸二乙酯／～ azelate 壬二酸二乙酯／～ benzyl malonate 苄基丙二酸二乙酯, 苯［异］丁二酸二乙酯／～ cyanamide 氰化二乙胺／～ decanedicate 癸二酸二乙酯／～ dithioisophthalate (etisul) 酞乙硫, 异酞酸二乙二硫酯／～ ether (简作 DEE) 二乙醚／～ fluorophosphate(简作 DEP)氟磷酸二乙酯／～ fumarate (简作 DEF) 富马酸二乙酯／～ ketone (propion) 二乙酮, 戊酮／～ phthalate 酞酸二乙酯／～ sebacate 癸二酸二乙酯／～ succinate 丁二酸二乙酯
diethylacetaldehyde *n*. 二乙基乙醛
diethylacetic acid *n*. 二乙基醋酸
Diethylallylacetamide［商名］*n*. 二乙烯丙醋铵(催眠镇静药)
diethylaluminium chloride 氯化二乙基铝
diethylamine(简作 DEA) *n*. 二乙胺
Diethylamine Salicylate［商名］二乙胺水杨酸盐(消炎镇痛药)
5-diethylamino-2-pentanone *n*. 5－二乙氨基－2－戊酮
4-(diethylamino) toluene *n*. 4－(二乙胺基)甲苯
N, N, -diethylaminoazobenzene(简作 DEAB) *n*. 二乙基氨基偶氮苯
diethylaminochloroenthane(简作 DEACE) *n*. 二乙氨氯乙烷
diethylaminoethanol(简作 DEAE) *n*. 二乙氨乙醇
2-diethylamino-ethoxybiphenyl *n*. 2－二乙氨基乙氧基联二苯(降压药)
diethylaminoethyl(简作 DE, DEACE, DEAE) *n*. 二乙氨乙基‖～ cellulose (DEAE-cellulose) 二乙氨乙基纤维素, DEAE 纤维素／～ dextran (简作 DEAE, DEAE-D, DEAE-dextran) 二乙氨乙基葡聚糖
diethylammonium diethyldithiocarbamate(简作 DDDC) 二乙基二硫代氨基甲酸二乙基胺
diethylbarbituric acid(简作 DEBA, deba) 二乙巴比土酸, 巴比土酸
diethylbenzene(简作 DEB) *n*. 二乙苯
o, o-diethyl-s-benzylthiophosphate *n*. o, o－二乙基－s－卞基硫代磷酸酯
diethylbutanediol(简作 DEB) *n*. 二乙基丁二醇
Diethylcarbamazine(简作 DEC)［商名］*n*. 二乙碳酰嗪, 海群生, 乙胺嗪(治丝虫病药物)(见 hetrazan)‖～ Citrate［商名］枸橼酸二乙碳酰嗪, 枸橼酸乙胺嗪, 海群生

diethyl-2-chlorovinyl phosphate 磷酸二乙－2－氯乙烯酯
diethyl dichlorovinyl phosphate（简作 DDVP）敌敌畏，二甲基二氯乙烯基磷酸酯
3,3-diethyl-2,4-dioxotetrahydropyridine *n*. 3,3－二乙基－2,4－二氧四氢吡啶
diethyl-disulfur-dicarbothionate *n*. 二黄原酸乙酯（灭疥癣药）（见 dixanthogen）
diethyl dithiocarbamate（简作 DDC，DDTC，DEDTC）二乙硫代胺甲酸钠
diethyldithio-carbamic acid（简作 DDC）二乙二硫氨基甲酸
diethylene *n*. 二乙烯，二乙次基 ‖ ～ diamine（piperazine）（简作 DPD）二乙烯二胺，胡椒嗪 / ～ dioxide 二氧化二乙烯 / ～ glycol（简作 DEG）二甘醇 / ～ glycol adipate（简作 DEGA）己二酸二乙二醇酯 / ～ glycol divinyl ether 二乙二醇二乙烯基醚 / ～ glycol monobutyl ether acetate 二乙二醇单丁基醚醋酸酯 / ～ glycol monomethyl ether 二乙二醇单甲基醚 / ～ glycol monomethyl ether acetate 二乙二醇单甲基醚醋酸酯 / ～ glycol succinate（简作 DEGS）二甘醇琥珀酸酯 / ～ phosphoramide（简作 DEPA）二乙烯磷酰胺
1,4-diethylene dioxide 二噁烷
N,N-diethyl ethylene diamine N,N－二乙基乙烯二胺
diethylenetriamine（简作 DETA）*n*. 二乙撑三胺 ‖ ～ pentaacetic acid（简作 DPTA，DTPA）二亚乙基三胺五乙酸 / ～ pentamethylene phosphonic acid（简作 DTPMP）二乙撑三胺五甲撑膦酸 / ～ pentamethylphosphinic acid（简作 DTPP）乙三胺五甲基次膦酸
diethylformamide（简作 DEF）*n*. 二乙基甲酰胺
di(2-ethylhexyl) azelate 壬二酸二－2－乙基己酯
di(2-ethylhexyl)-pyrophosphoric acid（简作 DOPP）二（2－乙基己基）焦磷酸
N, N-diethyl-lauramide *n*. 十二酰二乙胺（灭蚴剂，驱逐剂）
diethylmalonate *n*. 丙二酸二乙酯
diethylmalonylurea *n*. 二乙基丙二酰脲，巴比妥（见 barbital）
5-diethylmethyl-2-sulfanilamido-1, 3, 4-thiadiazole *n*. 5－二乙甲基－2－磺胺－1,3,4－噻二唑
diethyl-p-nitrophenylthiophosphate（**parathion; E 605; alkron**）（简作 DNTP）*n*. 对硫磷，二乙基对硝基苯硫代磷酸酯
diethylnitrosamine（简作 DENA）*n*. 二乙基亚硝胺
N-diethylnitrosamine（简作 DEN）*n*. N－二乙基亚硝胺
Diethyl-oxatricarbo-cyanine（简作 DOTC）*n*. 二乙氧杂三碳花氰
diethyloxyacetylurea *n*. 二乙基氧基乙酰脲
N,N-diethylphenylamine *n*. N,N－二乙基苯胺
o,o-diethyl phosphorochlorido-thionate *n*. o,o－二乙基氯硫代磷酸酯
diethyl-o-phthalate *n*. 邻苯二甲酸二乙酯
Diethylpropanediol（简作 DEP）［商名］*n*. 二乙基丙二醇（解痉药）
Diethylpropion［商名］*n*. 乙胺苯丙酮，安非拉酮（抑制食欲药）（见 amfepramone）
diethylpropion hydrochloride 盐酸安非拉酮
diethylpyrocarbonate *n*. 焦碳酸二乙酯
diethylpyrophosphoric acid（简作 DEPP）二乙基焦磷酸，焦磷酸二乙酯
Diethylstilbestrol（简作 DES）［商名］*n*. 己烯雌酚（见 stilbestrol）‖ ～ dipropionate 二丙酸己烯雌酚
diethylsulphate（简作 DES）*n*. 硫酸二乙酯
diethylthiambuteme *n*. 二乙噻丁（镇痛药）
1,3-diethylthiourea *n*. 1,3－二乙基硫脲
Diethyltoluamide［商名］*n*. 间苯甲酰二乙胺，二乙基甲苯酰胺，避蚊胺（驱逐剂，灭蚴剂）
N.N diethyl-m-toluamide *n*. N,N－二乙基间甲苯酰胺
N,N-diethyl-p-toluidine *n*. N,N－二乙基对甲基苯胺
diethyltryptamine（简作 DET）*n*. 二乙色胺（致幻觉药）
diethylyro carbonate（简作 DEPC）焦碳酸二乙酯
dietician; dietitian（简作 diet）*n*. 饮食学家，营养学家
Dietl's crisis［Joseph 波医师 1804—1878］迪特耳氏危象，游动肾危象
dietotherapy *n*. 饮食疗法（见 dietetic treatment）
dietotoxic *a*. 食物毒性的
dietotoxicity *n*. 食物毒性
Dietzia *n*. 迪茨氏菌属 ‖ ～ maris 海洋迪茨氏菌（海洋黄杆菌，海洋红球菌）
Dietziella *n*. 达芝［吸虫］属
Dieudonné's medium［Adolf 德血清学家 1864—1945］迪厄多内氏培养基，迪厄多内氏碱性血［液］琼脂基
Dieulafoy's aspirator［Georges 法医师 1839—1911］迪厄拉富瓦氏吸引器（双管吸引器）‖ ～ erosion 迪厄拉富瓦氏溃疡（溃疡性胃炎并发肺炎）/ ～ theory 迪厄拉富瓦氏学说（阑尾阻塞学说）/ ～ triad 迪厄拉富瓦氏三征（阑尾炎时，麦克伯尼氏点的反射性肌收缩、感觉过敏、压痛）
DIF differentiation inducing factor 诱导分化因子 / diffuse interstitial fibrosis 弥漫性间质纤维化 / diiodofluorescein *n*. 二碘荧光素 / direct immunofluoresence 直接免疫荧光
dif diag 鉴别诊断（见 differential diagnosis）
difarnesylnaphthoquinone *n*. 二金合欢酰萘醌
Difebarbamate［商名］*n*. 苯巴氨酯（安定类药）
Difemerine［商名］*n*. 双苯美林（解痉药）
Difemetorex［商名］*n*. 苯托雷司（抑制食欲药）
Difenamizole［商名］*n*. 二苯米唑（解热镇痛药）
Difencloxazine［商名］*n*. 二苯沙秦（安定类药）
Difenfpi［植药］*n*. 地枫皮 ‖ ～ bark［植药］地枫皮
Difenidol［商名］*n*. 二苯哌丁醇，地芬尼多（镇吐药）
difenoxamide hydrochloride 盐酸氰苯哌酰胺（抗肠蠕动药）
Difenoxin［商名］*n*. 地芬诺辛，氰苯哌酸（抗肠蠕动药，止泻药）
Difenpiramide［商名］*n*. 联苯吡胺（消炎镇痛药）
Difetarsone［商名］*n*. 双苯他胂（抗阿米巴药）
Difeterol［商名］*n*. 二奔特罗（支气管扩张药）
diff. different *a*. 不同的，差异的 / differential blood count 白细胞分类计数
diff amp 差动放大器（见 differential amplifier）
diff calc 微分学（见 differential calculus）
differ *vi*. 不同，相异 ‖ agree to ～ 各自保留不同意见 / ～ by 相差 / ～ from 不同于 / ～ from ...by... 和……不同之处在于 / ～ from ...in... 和……不同之处在于 / ～ in 在……方面有差别
difference *n*. 差，差别 ‖ ～, arteriovenous oxygen 动静脉氧分压差 / ～, cellular transmembrane potential 细胞跨膜电位差 / ～ in potential（简作 DP）势差，电位差 / ～ in pressure（简作 DP）压差 / ～, just perceptible visual colour 恰能视辨彩色差 / ～ limen（简作 DL）辨别阈 / ～ limen method dosis（简作 DLM）差阈试验法 / ～ limen of frequency（简作 DLF）周波辨别阈（听觉）/ ～ limen of intersity（简作 DLI）强度辨别阈（听觉）/ ～ limen test（简作 DL）test 辨别阈试验 / make a ～ 有区别 / make a ～ between 区别对待 / make a great ～ 差别很大 / make all the ～ 关系重大 / ～, make no 没有关系 / make no ～ to 与……无差别 / ～, make some 有些关系 / ～, minimum perceptible brightness 最小辨别亮度差 / ～, potential［电］位差，［电］势差 / ～, significant 有效差量 / ～ spectra 差示谱，差光谱
different（简作 diff）*a*. 不同的，差异的 ‖ be ～ from 与……不同 / be ～ from ...in ... 与……区别在于……
differential［拉 differre to carry apart］（简作 d）*a*. & *n*. ①鉴别的 ②［有］差别的 ③微分 ‖ ～ affinity 差别亲和力，不等亲和力 / ～ agglutination titer（简作 DAT）鉴别凝集效价 / ～ amplifier（简作 diff amp）差动放大器 / ～ analyzer（简作 DA）微分分析器 / ～ aptitude test（简作 DAS）不同适应性测量 / ～ blood count 血细胞分类计数 / ～ calculus（简作 diff calc）微分学 / ～ centrifugation 差速离心［分离］/ ～ count（简作 DC）白细胞分类计数 / ～ density sign 密度差异征（心包积液 X 线征象）/ ～ diagnosis（简作 DD，dif diag）鉴别诊断 / ～ distance［交叉］差别距离 / ～ equation 微分方程［式］/ ～ fluorescent staining（简作 DFS）鉴别性荧光染色 / ～ host 鉴别寄主 / ～ inhibition 分化抑制 / ～ interference contrast（简作 DIC）不同干扰对比（显微镜）（见 microscope）/ ～ labelling 差示标记法 / ～ medium 鉴别性培养基 / ～ migration 差别性迁移 / ～ molecular weight distribution（简作 DMWD）微分克分子重量分布（函数）/ ～ mortality 死亡率差别 / ～ optometer 鉴别视力计 / ～ output 产生率差别 / ～ overlap 微分重叠 / ～ parallax 差异性视差 / ～ perpetuation 基因的区分繁殖 / ～ precocity 差别早熟现象 / ～ pressure（简作 dp，DP）分压 / ～ refractive index（简作 DRI）曲光鉴别诊断指数 / ～ reinforced clostridial medium（简作 DRCM）鉴别增强梭状芽胞杆菌培养基 / ～ scanning calorimeter（简作 DSC）差示扫描量热器 / ～ sedimentation 差示沉降 / ～ segment［染色体］相异段，差别区段 / ～ species 识别种，区别种 / ～ spectra 差光谱 / ～ spectrofluorometer（简作 DSF）鉴别式荧光分度计 / ～ spectrometer 微分谱仪 / ～ staining 鉴别染色，区别染色 / ～ survival 生存率差别 / ～ systematics 差别分类学，分析分类学 / ～ thermal analysis（简作 DTA）差示热分析法 / ～ tonometry（简作 DA）差示眼压测定法 / ～ uptake ratio（简作 DUR）（肿瘤灶）微分摄取比值
Differential Interference Microscopy（简作 DIM）微分干扰显微镜
differentiate *vt*. ①鉴别 ②分化
differentiated *a*. ①鉴别的 ②分化的 ‖ ～ adenocarcinoma 分化性腺癌 / ～ pulse 微分脉冲 / ～ race［性］分化型族，分化种

differentiating circuit 微分电路
differentiation *n*. ①鉴别，区别 ②分化[作用] ③微分法‖ ~ antigen 分化抗原 / ~, cell 细胞分化 / ~ center 分化中心 / ~, class 阶级分化 / ~, correlative 相关分化 / ~, dependent (correlative ~) 相关分化 / ~, functional 机能分化 / ~, histological 组织分化 / ~, independent 主动分化 / ~ inducing factor (简作 DIF) 诱导分化因子 / ~, invisible 难见分化 / ~, morphological 形态分化 / ~ of inhibition 抑制分化 / ~ period 分化期 / ~ phase 分化期 / ~, regional 局部分化 / ~, self 本身分化
differentiator *n*. 微分器
differone *n*. 分化子,分化素
difficult *a*. 困难的‖ be ~ to 难于做某事
"difficult" group "困难"群(分类学)
difficulty *n*. 困难,难点,异议‖ have ~ with 感到……有困难 / have no ~ with 不感到……有困难
diffidence *n*. 缺乏自信,羞怯‖ make a ~ 反对
diffident *a*. 缺乏自信的,羞怯的
diffluence *n*. 液化，溶化
diffluent [拉 diffluere to flow off] *a*. 易溶的，液化的
Difflugia *n*. 沙壳虫属‖ ~ acuminata Ehrenberg 尖端砂壳虫 / ~ amphora Leidy 拱砂壳虫 / ~ arcula Leidy 弧形砂壳虫 / ~ avellana Penard 褐砂壳虫 / ~ bacillariarum Perty 硅片砂壳虫 / ~ bacillifera Penard 硅砂壳虫 / ~ bidens Penard 双叉砂壳虫 / ~ capreolata bomiensis Wang 波密颈砂壳虫 / ~ constricta Ehrenberg 偏孔砂壳虫 / ~ corona Wallich 冠砂壳虫 / ~ elegans Penard 巧砂壳虫 / ~ fallax Penard 伪砂壳虫 / ~ glans Penard 橡子砂壳虫 / ~ globulosa Dujardin 球形砂壳虫 / ~ gramen Penard 叉口砂壳虫 / ~ hydrostatica lithophila Penard 砾静火砂壳虫 / ~ lebes Penard 壶形砂壳虫 / ~ Leclerc 砂壳虫属 / ~ limnetica Levander 湖沼砂壳虫 / ~ lobostoma Leidy 片口砂壳虫 / ~ lucida Penard 明亮砂壳虫 / ~ mammillaris Penard 乳头砂壳虫 / ~ oblonga acuminata Ehrenberg 尖顶长圆砂壳虫 / ~ oblonga brevicolla Cash 微颈长圆砂壳虫 / ~ oblonga clariformis Penard 棒形长圆砂壳虫 / ~ oblonga curvicaulis Penard 弯角长圆砂壳虫 / ~ oblonga Ehrenberg 长圆砂壳虫 / ~ oblonga oblonga Ehrenberg 弯圆长圆砂壳虫 / ~ pristis Penard 鳐颌砂壳虫 / ~ pulex Penard 蚤砂壳虫 / ~ tuberculata Wallich 结节砂壳虫 / ~ urceolata Carter 瓶砂壳虫 / ~ urceolata chayüeunsis Wang 察隅瓶砂壳虫 / ~ varians Penard 变异砂壳虫
Difflugiidae Wallich 砂壳虫科
Difflugiinae Wallich 砂壳虫亚科
Diff-Quik [商名] *n*. 吉姆萨型染剂(见 Giemsa-type stain)
Diffracted ware bundle 衍射光束
diffraction [希 dis- apart + frangere to break] *n*. 衍射，绕射，散射‖ ~ fringe 衍射条纹 / ~ grating 衍射[光]栅，绕时[光]栅 / ~ pattern 衍射图 / ~ spot 衍射斑 / ~ X-ray X 线衍射，X 线绕射 / ~ X-ray tube 衍射用 X 线管
diffractogram *n*. 衍射图
diffractometer *n*. 衍射表，绕射表，衍射计‖ ~, neutron 中子衍射表，中子绕射表 / ~, X-ray X 线衍射表，X 线绕射表
diffractometry *n*. 衍射学
diffu. *n*. 扩散,弥散,渗滤(见 diffusion)
diffusable granulopoietic substance (简作 DGS) 弥散性粒细胞增生物质
diffusate *n*. 扩散物，弥散物
diffuse [拉 dis- apart + fundere to pour] *vt*. & *vi*. 扩散，弥散，弥漫‖ ~ alveolar hemorrhage (简作 DAH) 弥漫性肺泡出血 / ~ anterior scleritis 弥漫性前巩膜炎 / ~ atrophy 弥漫性萎缩 / ~ calcinosis 弥漫性钙质沉着 / ~ cataract 弥漫性白内障 / ~ centromere 漫散着丝粒 / ~ cerebral damage (简作 DD) 弥散性脑损伤 / ~-chamber 弥散小室 / ~ chorioretinitis 弥漫性脉络膜视网膜炎 / ~ choroidal sclerosis 弥漫性脉络膜硬化 / ~ choroiditis 弥漫性脉络膜炎 / ~ constant (简作 DC) 扩散常数 / ~ cutaneous systemic sclerosis (简作 dSSc) 弥漫性全身性硬皮病 / ~ (dispered) endocrine system (简作 DES) 弥漫性内分泌系统 / ~ esophageal spasm 弥漫性食道痉挛 / ~ fibrosing alveolitis (简作 DFA) 弥漫性纤维性肺泡炎 / ~ haze 弥漫性模糊 / ~ histiocytic lymphoma (简作 DHL) 弥漫性组织细胞淋巴瘤 / ~ idiopathic skeletal hyperostosis (简作 DISH) 广泛性特发性骨质增生 / ~ illumination 弥散光线照明法 / ~ infiltrative lung disease (简作 DILD) 弥漫性浸润性肺部疾病 / ~ inflammation 弥漫性炎症 / ~ interstitial disease (简作 DID) 弥漫性间质性疾病 / ~ interstitial fibrosing pneumonia (简作 DIFP) 弥漫性间质性纤维性肺炎 / ~ interstitial fibrosis (简作 DIF) 弥漫性间质纤维化 / ~ interstitial lung disease (简作 DILD) 弥漫性间质性肺部疾病 / ~ interstitial pneumonia (简作 DIP) 弥漫性间质性肺炎 / ~ interstitial pulmonary calcification (简作 DIPC) 弥漫性间质性肺钙化 / ~ interstitial pulmonary fibrosis (简作 DIPF) 弥漫性间质性肺纤维化 / ~ intravascular coagulation (简作 DIC) 弥漫性血管内凝血 / ~ low-density shadows 弥漫性低密度影 / ~ nucleus 扩散核 / ~ obstructive lung disease (简作 DOLD) 弥漫性阻塞性肺疾病 / ~ obstructive pulmonary syndrome (简作 DOPS) 弥散性阻塞性肺综合征 / ~ osteoperiostitis virus 硬骨症病毒,脆性骨质硬化症病毒 (见 Osteopetrosis virus) / ~ panbronchiolitis (简作 DPB) 弥漫性全细支气管炎 / ~ projection system (简作 DPS) 弥漫性(非特异性)投射系统(神经) / ~ proliferative lupus nephritis (简作 DPLN) 弥漫增生型狼疮性肾炎 / ~ pulmonary calcification 弥漫性肺钙化 / ~ pulmonary disease (简作 DPD) 弥漫性肺部疾病 / ~ retinitis 弥漫性视网膜炎 / ~ retinochoroiditis 弥漫性视网膜脉络膜炎 / ~ spectrum 绕射光谱 / ~ stage 漫散期 / ~ surface (简作 DS) 扩散面积 / ~ thalamocortical projection system (简作 DTPS) 弥漫性丘脑皮层投射系统 / ~ type 弥散型 / ~ unilateral subacute neuroretinitis (简作 DUSN) 弥漫性单侧亚急性视神经视网膜炎 / ~ uptake 弥漫性摄取
diffused light 漫射光
diffusely *ad*. 扩散地‖ ~ scattered neutron 漫散射中子
diffuser *n*. ①扩散器 ②浸提器 ③洗料器
diffusibility *n*. ①扩散性 ②扩散率‖ ~ of gases 气体扩散率
diffusible *a*. 可扩散的‖ ~ substance 扩散物质
diffusing capacity of a membrane (简作 DM) 膜弥散功能‖ ~ capacity of the lung (简作 DL, DL) 肺弥散功能 / ~ capacity of the lungs for carbon monoxide (简作 DLCO) 肺 - 氧化碳弥散功能
diffusiometer *n*. 扩散率测定器,弥散率测定器
diffusion (简作 diffu) *n*. ①扩散，弥散 ②漫射(光) ③渗滤‖ ~, agar 琼脂扩散 / ~ canal 扩散小管 / ~ coefficient (简作 D) 扩散系数 / ~, double 双扩散[法] / ~, free 自由扩散 / ~, gel 凝胶扩散 / ~, impeded 障阻扩散 / ~ index (简作 DI) 扩散指数 / ~ potential 扩散电位 / ~ pressure (简作 DP) 弥散压,扩散压 / ~ pump (简作 DP) 扩散泵 / ~, single 单向扩散 / ~, single radial 单向放射扩散
diffusional transfer 扩散性转移
diffusiophoresis *n*. 扩散电泳
diffusive *a*. 扩散开的,弥散的
diffusivity *n*. 扩散性,扩散能力,扩散系数
diflavin *n*. 二弗拉芬，盐酸 2,7 - 二氨基吖啶(见 2,7-diamino-acridine monochloride)
Diflorasone [商名] *n*. 二氟拉松(局部用皮质类甾醇)
diflorasone diacetate 双醋二氟拉松，双醋二氟松(局部用皮质类甾醇)
Difloxacin [商名] *n*. 二氟沙星(抗感染药)
Difluanazine [商名] *n*. 二氟那嗪,二氟可龙(肾上腺皮质类药)
difluanine hydrochloride 盐酸二氟嗪
Diflucan [商名] *n*. 氟康唑(见 fluconazole)
Diflucortolone [商名] *n*. 二氟可龙,二氟米松‖ ~ pivalate 特戊酸二氟可龙，特戊酸二氟米松
Diflumidone [商名] *n*. 二氟米酮(消炎镇痛药)
diflumidone sodium 二氟米酮钠(抗炎药)
Diflunisal [商名] *n*. 二氟尼柳,二氟苯水杨酸(抗炎药)
difluorine monoxide 二氟化氧
difluorobiphenyl (简作 DFBP) *n*. 二氟联苯
1,1-difluoro-1-chloroethane *n*. 1,1 - 二氟 - 1 - 氯乙烷
difluorodichloromethane *n*. 二氟二氯甲烷
4,4'-difluoro-3,3'-dinitrodiphenylsulfone *n*. 4,4' - 二氟 - 3,3' - 二硝基二苯基砜
difluorodiphenyl *n*. 二氟二苯
difluoro-diphenyl-dichloro-ethane (简作 DEDD, DFDD) *n*. 二氟二苯二氯乙烷
difluoro-diphenyl-trichloroethane (简作 DFDT) *n*. 二氟二苯三氯乙烷(强烈杀虫剂)
1,1-difluoroethylene *n*. 1,1 - 二氟乙烯
Difluprednate [商名] *n*. 二氟泼尼酯，醋丁二氟龙(肾上腺皮质类药)
diformyldapsone (简作 DFD, DFDS) *n*. 二甲酰氨苯砜
DIFP biisopropyl fluorophosphate 二异丙氟磷酸酯 / diffuse interstitial fibrosing pneumonia 弥漫性间质性纤维性肺炎
Diftalone [商名] *n*. 地弗酞酮,双酞嗪酮(消炎镇痛药)
difunctionality *n*. 双功能
Dig digeratur *n*. 蒸煮/ digitalis *n*. 洋地黄属
dig. digeratur *n*. [拉]温浸 / digest *n*. 消化,蒸煮,煮解/ digestive *a*. 消化的,易消化的
dig *vt*., *vi*. & *n*. 挖,掘,探究,发掘; 挖掘,刺‖ ~ for 探求,寻求 / ~ in 挖入 / ~ into 钻研 / ~ out 发掘出 / ~ through 开通

/ ~ up 发现
digallic acid 双没食子酸,鞣酸
Digamasellidae ***n.*** 双革螨科(隶属于蜱螨目 Acarina)
Digamasellus ***n.*** 双革螨属
digametic ***a.*** ①雌雄性配子的,二性配子的 ②异型配子的 ‖ ~ sex 异配子型性别
digamety ***n.*** 异配子型
digamous ***a.*** 雌雄同丛的,两性同序的
digastric ***a.*** **&** ***n.*** ①二腹的 ②二腹肌 ‖ ~ fossa 二腹肌窝 / ~ muscle (musculus digastricus)二腹肌
digastricus ***n.*** 二腹肌(见 musculus digastricus)
Digenea ***n.*** 复殖亚纲,复殖目(隶属于吸虫纲 Ttrematoda)
digenesis ***n.*** 世代交替
digenetic ***a.*** 复殖的,二殖的,两性[生殖]的 ‖ ~ propagation 两性繁殖 / ~ reproduction 两性生殖 / ~ trematode 复殖吸虫
digeneutic ***a.*** 有两繁殖季的
digenia ***n.*** 鹧鸪菜,海人草
Digenia simplex Agardh 鹧鸪菜,海人草
digenic ***a.*** 二基因的 ‖ ~ inheritance 二基因遗传
digenomic species ***n.*** 双染色体组种(即四倍体种)
DiGeorge's syndrome 迪乔治综合征,胸腺不发育症
digeratur (简作 dig) ***n.*** [拉]温浸
digest (简作 dig) ***n.*** **&** ***vt.***, ***vi.*** ①消化 ②蒸煮 ③摘要,汇编
digestant ***a.*** **&** ***n.*** ①助消化的 ②消化药
digester ***n.*** 蒸煮器
digestibility ***n.*** 可消化性
digestible ***a.*** 可消化的 ‖ ~ protein (简作 DP) 可消化的蛋白质
digestio ***n.*** 消化 ‖ ~ extracellularis 细胞外消化 / ~ intracellularis 细胞内消化
digestion [拉 digestio] ***n.*** ①消化,吸收 ②蒸煮 ‖ ~, artificial 人工消化 / ~, bacterial 细菌消化 / ~, biliary 胆汁消化 / ~, extracellular 细胞外消化 / ~, gastric 胃消化 / ~, gastro-intestinal 胃肠消化 / ~, intercellular 细胞间消化 / ~, intestinal 肠消化 / ~, intracellular 细胞内消化 / ~, pancreatic 胰[酶]消化 / ~, parenteral 胃肠外消化 / ~ pattern 消化图谱 / ~, pepsin 胃蛋白酶消化 / ~, peptic (gastric ~) 胃消化 / ~, primary (gastro-intestinal ~) 第一度消化,胃肠消化 / ~, salivary 唾液消化 / ~, secondary 第二度消化(乳糜管内消化) / ~, sludge 污泥消化法 / ~, trypsin 胰蛋白酶消化 / ~ vacuole 消化液泡
digestive (简作 dig) ***a.*** **&** ***n.*** ①消化的 ②消化药 ‖ ~ endoscope 消化道内镜 / ~ endoscopy 消化道内镜检查 / ~ energy (简作 DE) 消化能力 / ~ enzyme 消化酶 / ~ epithelium 消化上皮 / ~ gland 消化腺 / ~ juice 消化液 / ~ ultrasonography 消化系统超声检查
digger ***n.*** 挖掘者,矿工
Dighton syndrome 戴顿氏综合征,戴一阿二氏综合征(一种家族性综合征)(见 Dighton-Adair syndrome)
Digico Automated Radio-Immunoassay Analy-tical System (简作 DARIAS) 放射免疫化验分析系统
digilanide ***n.*** 毛花洋地黄甙(见 digilanid)
diginigenin ***n.*** 狄吉宁配基
diginin ***n.*** 狄吉宁(制自紫花洋地黄的一种无效甙)
diginorm ***n.*** 狄吉诺姆,洋地黄甙(见 digitalin)
diginose ***n.*** 狄吉糖(狄吉宁水解后产生的一种 α-脱氧糖)
digiplot ***n.*** 数字图
digiralt ***n.*** 高清晰度雷达测高系统
digisplay ***n.*** 数字显示
digit [拉 digitus] (简作 D) ***n.*** ①数字,数序,位数 ②指(趾) ‖ ~ symbol display generator 数字符号显示发生器 / ~ symbol substitution test (简作 DSST) 数字符号置换试验
digit- [构词成分] 指(趾)
digital ***a.*** **&** ***n.*** 指(趾)的,数字的,计数的,数控 ‖ ~-analog converter (简作 DAC) 数—模转换器 / ~ automation 数字式自动装置 / ~ camera 数字式相机 / ~ cardiovascular imaging 数字心血管成像 / ~ coding 数字编码 / ~ comparator (简作 DC) 数据比较器 / ~ computer (简作 DC) 数字计算机 / ~ computing densitometer (简作 DCD) 数字计算光密度计 / ~ control computer 数字控制计算机 / ~-counting unit (简作 DCU) 数字计数器,数字计算装置 / ~ cushion 指(趾)垫 / ~ data (简作 DD) 数字数据 / ~ data acquisition system (简作 DDAS) 数字数据收集系统 / ~ data conversion equipment (简作 DDCE) 数字数据转换装置 / ~ data converter (简作 DDC) 数字数据转换器 / ~ data handling and display system (简作 DDH & DS) 数字数据处理和显像系统 / ~ data logger (简作 DDL) 数字数据登记器 / ~ data processing 数字数据处理 / ~ data processor (简作 DDP) 数字数据处理机 / ~ data readout 数字式数据读出 / ~ data receiver (简作 DDR) 数字数据接受机 / ~ data transceiver (简作 DDT) 数字数据收受装置 / ~ data transmitter (简作 DDT) 数字数据发送器 / ~ detector 数字式探测器 / ~ display (简作 DD) 数字显示 / ~ display generator (简作 DDG) 数字显示发生器 / ~ echo information 数字回声信息 / ~ electronic universal computer 通用数字电子计算机 / ~ evaluation equipment (简作 DEE) 数字计算机 / ~ examination of rectum 直肠指诊 / ~ film analysis system 数字式胶片分析系统 / ~ fluorography (简作 DF) 数字荧光摄影 / ~ form ①指形 ②指状的 / ~-guided 数字引导的 / ~-guided transrectal biopsy 数字引导经直肠活检 / ~ image 数字影像 / ~ image memory 数字影像存储器 / ~ image-processing 数字图像加工,数字图像处理 / ~ image representation 数字图像表示 / ~ image storage 数字图像存储 / ~ information detection (简作 DID) 数字信息检测 / ~ information display (简作 DID) 数字信息显示器 / ~ information display system (简作 DIDS) 数字信息显示系统 / ~ intravenous angiography 数字静脉血管造影[术] / ~ intravenous angiography system (简作 DIVAS) 数字静脉血管造影系统 / ~ intravenous ventriculography 数字静脉心室造影[术] / ~ marking 指压迹,脑回压迹 / ~ message entry device (简作 DMED) 数字信息输入装置,数字信息记录设备 / ~ multimeter (简作 DMM) 数字万用表 / ~ opposition 对指 / ~ optical disc (简作 DODs) 数字光盘(密集式只读光盘) / ~ optical disc recorder 数字光学磁盘记录仪 / ~ optical disc store 数字光学磁盘存储 / ~ optical recording 数字光学记录 / ~ pad 指(趾)垫 / ~ panel meter (简作 DPM) 数据平板计量器 / ~ perfusion image 数控灌注显像 / ~ phase control system 数字相控系统 / ~ picture matrix 数字影像矩阵 / ~ processing system 数字处理系统 / ~ processor 数字处理器 / ~ pulse 数字脉冲 / ~ pulse-code modulation (简作 DPCM) 数字脉冲码变换 / ~ quadrature detection (简作 DQD) 指(趾)方肌测定 / ~ quantization 数字量子化,数字量化 / ~ radiography (简作 DR) 数字 X 线摄影[术] / ~ radiology 数字放射学 / ~ readout 子显示(读出) / ~ rectal examination 直肠指诊 / ~ resolver (简作 DR) 数字分解器 / ~ scan 数字扫查 / ~ scan converter 数字扫查转换器 / ~ scanner 数字扫描机 / ~ set point control (简作 DSC) 数字给定值控制 / ~ signal 数字信号 / ~ signal analyzer (简作 DSA) 信号分析器 / ~ signal processing 数字信号处理 / ~ sonographic equipment 数字声像图装置 / ~ spectrum analyzer (简作 DSA) 数字光谱分析器 / ~ sphygmomanometer 数字式血压计 / ~ static B-mode scanner 数字静态 B 型超声扫描仪 / ~ storage unit (简作 DSTT) 数字存贮装置 / ~ subtraction 数字减影 / ~ subtraction angiography (简作 DSA) 数字减影血管造影[术] / ~ subtraction macrodacryocystography 数字减影泪囊造影术 / ~ technique (简作 DT) 数字技术 / ~ telemetering register (简作 DTR) 数字式遥测记录器 / ~ television 数控电视 / ~ thermogram 数字热像图 / ~ thermometer 数字体温表 / ~ time subtraction 数字时间减影法 / ~ to analog (简作 DA, D-A) 同功指 / ~ to analog converter 数模转换器 / ~ to image conversion 数字图像转换 / ~ to video display 数字视像显示,数字-视频转换式显示 / ~ tonometry 指触眼压测量[法] / ~ ultrasound unit 数字超声装置 / ~ vascular imaging 数字血管成像 / ~ video arteriogram 数字视频动脉造影[照]片 / ~ video arteriography 数字视频动脉造影[术] / ~ video densitometry 数字视频密度测量 / ~ video image processing technique 数字视频影像处理技术 / ~ video imaging 数字视频成像 / ~ video radiography system 数字视频 X 线摄影系统 / ~ video subtraction 数字视频减影[法] / ~ video subtraction radiography 数字视频减影 X 线摄影[术] / ~ video subtraction x-ray imaging system 数字视频减影 X 线成像系统 / ~ voltmeter (简作 DVM) 数字电压表 / ~ volt-ohmmeter (简作 DVOM) 数字式电压电阻表,数字式伏特欧姆表 / ~ x-ray imaging 数字 X 线成像
Digital Computers Association (简作 DCA) 数字计算机协会
Digitales purpurea L. [拉,植药] 紫花洋地黄
digitaliformis ***a.*** 指状的
digitalin [拉 digitalinum] ***n.*** 洋地黄甙 ‖ ~, crystalline (digitoxin) 洋地黄毒甙 / ~, true (digitalin) 洋地黄甙
digitaline nativelle 洋地黄毒甙(见 digitoxin)
Digitalis ***n.*** 洋地黄属,毛地黄属 ‖ ~ ambigua Marray (~ grandiflora Lam.) 大花洋地黄 / ~ ferruginea L. (~ aurea Lindl) 铁锈色洋地黄 / ~ lanata Ehrh 毛花洋地黄 / ~ lutea L. 黄花洋地黄 / ~ mosaic virus 毛地黄花叶病毒(见 Tobacco mosaic virus 株) / ~ purpurea L. 紫花洋地黄 / ~ thapsi L. 西班牙洋地黄
digitalis [拉 digitus finger] (简作 Dig) ***n.*** 洋地黄,毛地黄(见 foxglove) ‖ ~ effect (简作 DE) 洋地黄作用 / ~ folia 洋地黄叶 / ~ intoxication (简作 D Intox) 洋地黄中毒 / ~, powdered 洋地黄粉 / ~ toxication 洋地黄中毒
digitalisation ***n.*** 数字化

digitalism *n*. 洋地黄中毒
digitalization *n*. ①数字化 ②洋地黄化，洋地黄处理[法]
digitalizer *n*. 数字器，数字变换器
digitaloid *a*. 洋地黄样的
digitalose *n*. 洋地黄糖
digitalyzer *n*. 数字转换装置
digitar *n*. 数字变换器
Digitaria sanguinalis mosaic virus 马唐花叶病毒 ‖ ~ sanguinalis (L.) Scop. [拉，植药]马唐 / ~ Scop. 马唐属 / ~ striate rhabdovirus 马唐条点弹状病毒 / ~ violascens Link 紫马唐
digitarized CT 数字计算体层摄影[术]
digitate *a*. ①指状[突]的 ②指状的 ③掌状复出的 ‖ ~ wart 指状疣
digitatio（复 digitationes）[拉] *n*. 指状突 ‖ ~ digitationes hippocampi *n*. 海马趾
digitation *n*. ①指状突 ②指叉形切断术 ‖ ~ of hippocamps 海马趾
digitationes（单 digitatio）[拉] *n*. 指状突
digiti（单 digitus）*n*. 指(趾)
digiti-[构词成分] 指(趾)
digitiform *a*. 指状的
digitigrade *a*. 趾行的
digitimanus *n*. 指
digitin *n*. 洋地黄皂甙(见 digitonin)
digitinervate *a*. 具指状脉的
digitinervius *a*. 掌状脉的
digitization *n*. 数字化
digitize *vt*. 数字化
digitizer *n*. 数字转换器
digitizing surfaces 体表数字化 ‖ ~ video signal 数字视频信号
digito-[拉][构词成分] 指，趾；洋地黄
digitogenin *n*. 洋地黄皂甙配基
digitometatarsal *a*. 趾跖的
digitonide *n*. 洋地黄皂甙化物
digitonin *n*. 洋地黄皂甙
digitophyllin *n*. 洋地黄毒甙(见 digitoxin)
digitoplantar *a*. 趾跖的
digitoxigenin *n*. 洋地黄毒甙配基
Digitoxin（简作 DT）[商名] *n*. 洋地黄毒甙(强心药)
digitoxose *n*. 洋地黄毒糖
digitules *n*. 趾毛
digitus（复 digiti）[拉] *n*. ①指(趾) ②跗节 ③报器，背突 ‖ ~ annularis (ring finger) 环指，无名指 / ~ hippocraticus (drum-stick finger) 杵状指 / ~ malleus 槌状指 / digiti manus (finger) 指 / ~ medius (middle finger) 中指 / ~ minimus (little finger) 小指 / ~ minimus pedis 小趾 / ~ mortuus 手指坏疽，死指 / digiti pedis (toe) 大脚趾 / ~ quintus 小指，小趾 / ~ recellens (trigger finger) 扳机状指 / ~ valgus 指外翻 / ~ varus 指内翻
diglossia *n*. 双舌(畸形)，舌裂(畸形)(见 bifid tongue; clift tongue)
diglossus *n*. 双舌畸形，舌裂畸形
diglutathione *n*. 二谷胱甘肽，氧化谷胱甘肽
diglyceride *n*. 甘油二酸酯 ‖ ~ acyltransferase 甘油二酯酰基转移酶 / ~ kinase 甘油二酯激酶，二酰基甘油激酶
diglycidyl ether of catechol（简作 DGEC）儿苯酚二缩水甘油醚
diglycocoll hydroiodide-iodin 碘氢碘酸二甘氨酸(见 bursoline)
diglycol *n*. 二甘醇
diglycoldisalicylic acid 双缩甲醇酰二水杨酸
diglycolstearate *n*. 二甘醇硬脂酸酯
dignathus *n*. 双[下]颌畸胎
dignified *a*. 有威严的，尊严的，高贵的
dignity *n*. 威严，尊严
digolil *n*. 地利[基]
digoxigenin *n*. 地高辛配基，异羟基洋地黄毒甙配基
Digoxin（简作 D）[商名] *n*. 地高辛，异羟基洋地黄毒甙
digoxin immune antibodies 地高辛免疫抗体
Digramma brauni 双线绦虫 ‖ ~ interupta (Rudophi) 间隔双线绦虫(隶属于双槽头科 Dibothriocephalidae)
digress *vi*. 离开主题
Di Guglielmo's disease (syndrome)（简作 DD）*n*. 迪·古利莫病(综合征)(①巨红细胞性骨髓增殖 ②红白血病)
digyny *n*. 双卵受精
DIH diiodohydroxyquinoline *n*. 双碘羟喹啉，双碘喹啉 / Diploma in Industrial Health 工业卫生学毕业证书
di-H *a*. 二氢的(见 dihydrogen)
dihaploid *n*. 双单倍体
dihedral angle 二面角
diheptylheptylphosphonate（简作 DHHP）*n*. 庚基膦酸二庚酯
diheptylsulfoxide（简作 DHpSO）*n*. 二庚亚砜
diheterozygote *n*. 二因子杂种，二因子杂合体，两对等位基因杂种，杂交(接)合子(见 dihybrid)
dihexose *n*. 二[己]糖(见 disaccharide)
dihexylsulfoxide（简作 DHxSO）*n*. 二己基亚砜
Dihexyverine [商名] *n*. 双己维林(解痉药)
dihexyverine hydrochloride 盐酸双己维林，盐酸联环己哌乙酯(抗胆碱能药，解痉药)
dihomocinchonine *n*. 二高辛可宁(制自金鸡纳皮的一种生物碱)
dihuang degeneration virus（简作 DDV）地黄退化病毒
dihybrid *n*. 二因子杂种，二因子杂合体
Dihydralazine [商名] *n*. 二肼苯哒嗪，双肼酞嗪，血压哒嗪(降压药)
dihydrate *n*. ①二水合物 ②二羧化物
dihydrated *a*. 二水合的
dihydric *a*. 二氢的
dihydrisocodeine（简作 DHIC）*n*. 二氢异可待因
1,2-dihydroaceno-phthylene *n*. 萘己环
dihydroanhydrovitamin A *n*. 二氢脱水维生素 A
dihydroascorbate *n*. 二氢抗坏血酸
5,6-dihydro-5-azathymidine *n*. 5,6 - 二氢 - 5 - 氮胸苷
dihydrobilirubin *n*. 二氢胆红素
dihydrobiopterin *n*. 二氢生物蝶呤 ‖ ~ synthetase deficiency 二氢生物蝶呤合成酶缺乏症，高丙氨酸血症 V 型
dihydrocalciferol *n*. 二氢骨化醇
dihydrochlorothiazide（简作 DCT, DCTH）*n*. 二氢氯噻，双氢克尿塞(利尿降压药)(见 hydrochlorothiazide)
dihydrocholesterol *n*. 二氢胆甾醇
Dihydrocodeine [商名] *n*. 双氢可待因(镇痛镇咳药)
dihydrocodeinone *n*. 二氢可待因酮 ‖ ~ bitartrate (dicodid) 重酒石酸二氢可待因酮，地可待(见 hycodan)
dihydrocoenzyme *n*. 二氢辅酶，二氢辅脱氢酶 ‖ ~ I (diphosphopyridine nucleotide) 二氢辅酶 I，二磷酸吡啶核甙酸 / ~ II 二氢辅酶 II(与 dihydrocodehydrogenase 同)
dihydrocollidine *n*. 三氢三甲吡啶，二氢可力丁
dihydrocortisol（简作 DHF）*n*. 二氢皮质醇(与 dihydrohydrocortison 同)
dihydrocortisone（简作 DHE）*n*. 二氢皮质素
dihydrodaunomycin *n*. 二氢柔毛霉素，二氢红比霉素，二氢红必霉素(与 dihydrorubidomycin 同)
dihydrodeoxymorphine *n*. 双氢脱氧吗啡
dihydrodeoxystreptomycin *n*. 二氢脱氧链霉素，脱氧二氢链霉素(见 deoxydihydrostreptomycin)
dihydrodesoxymorphine-D *n*. 二氢脱氧吗啡 - D(见 desoxymorphine)
dihydrodesoxystreptomycin（简作 DOSM）双氢脱氧链霉素
dihydrodiethylstilbestrol *n*. 二氢二乙基二羟，己[烷]雌酚(见 hexestrol)
dihydroemetine（简作 DHE）*n*. 二氢吐根碱
dihydroequilenin *n*. 二氢马萘雌酮
dihydroergocornine（简作 DHO, DHO180）*n*. 二氢麦角科尔宁，二氢麦角柯宁碱
Dihydroergocristine [商名] *n*. 双氢麦角汀二氢麦角克[烈斯汀]碱，二氢麦角嵴亭(交感神经阻滞药)
dihydroergocryptine *n*. 二氢麦角隐亭
dihydroergosterol *n*. 二氢麦角甾醇
dihydroergotamine（简作 DHE 45）*n*. 二氢麦角胺(抗偏头痛药)
Dihydroergotamine mesylate（简作 DHE）[商名] 二氢麦角胺甲磺酸盐
dihydroergotoxine *n*. 二氢麦角胺 ‖ ~ mesilate 甲磺酸二氢麦角胺
dihydroerythroidine *n*. 二氢刺桐丁
Dihydroetorphine（简作 DHM99）[商名] *n*. 双氢埃托啡
dihydrofolate *n*. 二氢叶酸 ‖ ~ reductase（简作 DHFR）二氢叶酸还原酶 / ~ reductase (DHFR) deficiency 二氢叶酸还原酶缺乏症
dihydrofolic acid 二氢叶酸
dihydrofolliculin *n*. 雌二醇(见 estradiol)
dihydrofuscin *n*. 二氢卵丝霉褐素
dihydrogen（简作 di-H）*a*. 二氢的
Dihydrogen Oxide（简作 DHO）二氢氧化物
Dihydroheroine [商名] *n*. 双醋氢吗啡(麻醉药)
dihydrohydroxycodeinone 二氢羟基可待因酮，优可达(见 eucodal)
dihydroindolone *n*. 二氢吲哚酮
dihydrol *n*. 二聚水

dihydrolipoamide *n*. 二氢硫辛酰胺‖ ~ S-acetyltransferase 二氢硫辛酰胺 S－乙酰[基]转移酶 / ~ acyltransferase 二氢硫辛酰胺酰基转移酶 / ~ dehydrogenase 二氢硫辛酰胺脱氢酶 / ~ S-succinyltransferase 二氢硫辛酰胺 S－琥珀酰[基]转移酶
dihydrolipoic acid dehydrogenase 二氢硫辛酸脱氢酶,硫辛酰胺脱氢酶
dihydrolipoyl *n*. 二氢硫辛酰胺酰基
dihydrolipoyltransacetylase *n*. 二氢硫辛酰胺转乙酰酶
dihydrolutidine *n*. 二氢路提丁, 2,6－二氢二甲基吡啶
dihydromenformon *n*. 雌二醇(见 estradiol)
Dihydromorphine [商名] *n*. 二氢吗啡(镇痛药)
dihydromorphinone *n*. 二氢吗啡酮 ‖ ~ hydrochloride (dilaudid) 盐酸二氢吗啡酮, 地劳迪德
dihydroneopterin *n*. 二氢新蝶呤
dihydroorate dehydrogenase 二氢乳清酸脱氢酶
dihydroorotase *n*. 二氢乳清酸酶,氨甲酰天冬氨酸脱水酶
dihydroorotate *n*. 二氢乳清酸盐
dihydroporphyrin *n*. 二氢卟啉
dihydroprogesterone *n*. 二氢孕酮
dihydropteridine reductase (简作 DHPR) 二氢蝶啶还原酶
dihydropyridine *n*. 二氢吡啶类 ‖ ~ reductase (DHPR) deficiency 二氢蝶啶还原酶缺乏症,高苯丙氨酸血症 IV 型
dihydropyrimidinase *n*. 二氢嘧啶酶
dihydropyrimidine dehydrogenase (**NADP**) 二氢嘧啶脱氢酶(NADP)
Dihydroquinidine [商名] *n*. 二氢奎尼丁(抗心律失常药)
dihydroresorcin *n*. 二氢雷琐辛
dihydroresorcinol *n*. 二氢雷琐辛
dihydroriboflavin *n*. 二氢核黄素
dihydrosphingosine *n*. 二氢[神经]鞘氨醇
dihydrostigmasterol *n*. 二氢豆甾醇
Dihydrostreptomycin (简作 DHSM, DSM, DST) [商名] *n*. 二氢链霉素(抗生素) ‖ ~ sulfate 硫酸二氢链霉素
Dihydrotachysterol (简作 A. T. 10, DHT, DT-10) [商名] *n*. 二氢速甾醇
dihydrotestosterone (简作 DHT) *n*. 二氢睾酮 ‖ ~, propionate 丙酸二氢睾酮
dihydrotheelin *n*. 雌二醇(见 estradiol; oestradiol)
dihydrothiouracil *n*. 二氢硫脲嘧啶
dihydrothymine (简作 DHT) *n*. 双氢胸腺嘧啶
Dihydrotriazine [商名] *n*. 双氢三嗪(抗感染药)
dihydrouracil dehydrogenase 二氢尿嘧啶脱氢酶
dihydrouridine *n*. 二氢尿嘧啶核苷
dihydroxyacctone *n*. 二羟丙酮 ‖ ~ phosphate (简作 DAP, DHAP) 磷酸二羟丙酮, 二羟基丙酮磷酸酯
dihydroxyacctonemono-12-methyl-hexanoate *n*. 二羟基丙酮甲基己酮单酯
dihydroxyadenin (简作 DHA) *n*. 二羟基腺甙
2,8-dihydroxyadenine *n*. 2,8－二羟腺嘌呤
dihydroxyaluminum *n*. 二氢氧化铝
Dihydroxyaluminum Aminoacetate [商名] 氨基乙酸二氢氧化铝, 甘羟铝(抗酸药)
dihydroxy aluminium glutaminate (简作 DAG) 谷酰胺二羟铝
dihydroxyanthranol *n*. 二羟蒽醇
dihydroxyanthraquinone *n*. 二羟蒽醌
2,4-dihydroxybenzaldehyde *n*. 2,4－二羟基苯甲醛
2,5-dihydroxybenzoic acid 2,5－二羟基苯甲酸
dihydroxybenzyl alcohol 二羟基苯甲醇
dihydroxy-2-butyne *n*. 电镀发光剂
3,6-dihydroxycholanic acid 3,6－二羟基胆烷酸,猪脱氧胆酸
dihydroxycholate (简作 DBA) *n*. 二羟胆酸盐
1,25-dihydroxycholecalciferol *n*. 1,25－二羟基胆骨化醇
dihydroxycoumarin *n*. 二羟基香豆素
4,5-dihydroxycoumarin (简作 DHBP) *n*. 4,5－二氢基香豆素
dihydroxydiethylstibene *n*. 二羟二乙基, 己烯雌酚(见 diethylstibestrol)
dihydroxy-1,2-dihydroanthracene *n*. 二羟二氢蒽
dihydroxydiphenylhexane *n*. 二羟二苯己烷, 己[烷]雌酚(见 hexestrol)
dihydroxy-estratriene *n*. α－雌二醇(见 α-estradiol)
dihydroxyestrin *n*. 雌二醇(见 estradiol)
dihydroxyfluorane *n*. 二羟基萤烷, 萤光素(见 fluorescein)
dihydroxymandelic acid (简作 DOMA) 二羟扁桃酸
dihydroxymorphinone *n*. 双氢羟吗啡酮
2,5-dihydroxyphenylacetic acid (简作 DOPAC) 2,5－二羟苯乙酸, 尿黑酸
dihydroxyphenylalanine (简作 DOPA) *n*. 二羟苯基丙氨酸, 多巴
3,4-dihydroxyphenylalanine *n*. 3,4－二羟苯丙氨酸 ‖ ~ reaction (简作 DOPA reaction) 多巴反应, 3,4－二羟基苯基丙氨酸反应
dihydroxy-phenyleth ylamine (简作 DOPAMINE) 二羟基苯基乙胺, 多巴胺
dihydroxyphenylethylmethylamine *n*. 二羟基苯乙基甲胺(见 epinine)
3,4-dihydroxyphenylglycol (简作 DHPG) *n*. 3,4－二羟[基]苯乙二醇
dihydroxyphenylpyruvic acid 二羟[基]苯酮酸
dihydroxyphenylserine (简作 DOPS) *n*. 二羟苯基丝氨酸
dihydroxyphthalophenone *n*. 二羟酞酚酮, 酚酞(见 phenolphthalein)
4,8-dihydroxyquinaldic acid 4,8－二羟基喹啉甲酸
dihydroxypropane *n*. 二羟基丙烷
1,3- dihydroxypropane *n*. 1,3－丙二醇
dihydroxypropyl bismuthate 二羟丙基铋酸酯
dihydroxypropyltheophylline (**dyphylline**; **diprophylline**; **neothylline**) *n*. 二羟丙基茶碱, 新氨茶碱, 喘定(平滑肌弛缓药, 强心利尿药)
dihydroxystearic acid 二羟硬脂酸
dihydroxytheelin *n*. 雌二醇(见 estradiol)
dihydroxytoluene *n*. 二羟基甲苯, 苔黑素(见 orcin)
dihydroxytryptamine (简作 DHT) *n*. 二羟色胺
dihydroxyvitamin D_3 *n*. 二羟维生素 D_3
1,25-dihydroxyvitamin D_3 *n*. 1,25－二羟维生素 D_3
dihypercytosis *n*. 中性白细胞过多性白细胞增多(见 hyperhypercytosis)
Dihyprylone [商名] *n*. 地海哌酮(镇咳药)
dihysteria *n*. 双子宫
diiodide *n*. 二碘化物
diiodoaniline *n*. 二碘苯胺
diiodobetanaphthol *n*. 二碘 β－萘酚
diiodocarbazol *n*. 二碘咔唑
diiodoeosin *n*. 二碘曙红, 孟加拉玫红(见 rose bengal)
diiodofluorescein (简作 DIF) *n*. 二碘萤光素 ‖ ~, radioactive 放射性二碘萤光素
diiodoform *n*. 二碘仿
diiodohydroxypropane *n*. 二碘羟基丙烷
diiodohydroxyquin *n*. 二碘羟基喹啉
Diiodohydroxyquinoline (简作 DIH) [商名] *n*. 双碘喹啉,二碘羟基喹啉(抗阿米巴药)(与 diiodohydroxyquin 同)
diiodomethane *n*. 二碘甲烷(见 methylene iodide)
diiodo-nitrophenol (简作 DNP) *n*. 双碘硝基酚
diiodopyridine *n*. 二碘吡啶
diiodoquin *n*. 二碘喹(抗阿米巴药)
diiodosalicylic acid 二碘水杨酸
diiodosalol *n*. 二碘萨罗, 二碘水杨酸苯酯
Diiodothymol [商名] *n*. 双碘麝酚(消毒防腐药)
diiodothyroacetic acid (简作 DIAC) 双碘甲腺乙酸
diiodothyronine *n*. 二碘甲状腺氨酸
3,5-diiodothyronine *n*. 3,5－二碘甲状腺氨酸(制备甲状腺素的原料)
Diiodotyrosine (简作 DIT) [商名] *n*. 二碘酪氨酸(甲状腺类药)
diisoamylamine *n*. 二异戊胺
diisobutyl carbonate 碳酸二异丁酯
di-isobutylene (简作 DIB) *n*. 二异丁烯
diisocctyl adipate (简作 DOA) 己二酸二异辛酯
diisocyanate *n*. 二异氰酸
1,6-diisocyantohexane *n*. 异氰酸六亚甲基醇
diisodecyl-o-phthalate *n*. 邻苯二甲酸二异癸酯
di-isooctyl adipate (简作 DIOA) 己二酸二异辛酯 ‖ ~ azelate (简作 DIOZ) 壬二酸二异辛酯 / ~ -phthalate (简作 diop) 邻苯二甲酸二异辛酯 / ~ sebacate (简作 DIOS) 癸二酸二异辛酯
diisopentylmethylphosphonate (简作 DPMPA) 二异戊基甲基磷酸酯
Diisopromine [商名] *n*. 地索普明(解痉药)
diisopropanolamine (简作 DIPA) *n*. 二异丙醇胺
Diisopropylamine [商名] *n*. 二异丙胺(抗心绞痛药, 血管扩张药) ‖ ~ Ascorbate [商名] 维丙肝, 抗坏血酸二异丙胺(治肝炎药, 血管扩张药) / ~ dichloroacetate (简作 DADA, DIEDI, DIPA) 肝乐, 二氯乙酸二异丙胺(治肝炎药, 血管扩张药)
di-isopropyl benzene (简作 DIPB) 二异丙苯, 对二异丙苯 ‖ ~ benzene hydroperoxide 过氧化氢二异丙苯 / ~ carbinol (简作 DIPC) 二异丙基甲醇 / ~ carbonate 碳酸二异丙酯 / ~ ester (简作 DIP, DIPE) 二异丙酯 / ~ ether (简作 DIPE) 二异丙醚 /

~ fluorophosphate（简作 DPFP）二异丙基氟代磷酸酯 / ~ flurophosphate（简作 DFP）氟磷酸二异丙脂，异丙氟磷 / ~ methylphsopho-nate（简作 DIMP）甲基膦酸二异丙酯 / ~-o-phthalate 邻苯二甲酸二异丙酯 / ~ phosphate（简作 DIP）磷酸二异丙酯 / ~ phosphofluoridate（简作 DIPF）二异丙基磷酸荧光素 / ~ pyrophosphoric acid（简作 DIPPP）二异丙基焦磷酸 / ~ thiourea（简作 DIPTU）二异丙基硫脲

diisopyramide *n*. 双异丙吡胺

DIJ 药物情报杂志（药物情报协会）（见 Drug Information Journal（DIA））

dikaryocyte *n*. 双核细胞

dikaryolization *n*. 双核形成

Dikaryomycota *n*. 双核菌素

dikaryon *n*. ①双核型 ②双核体，双核菌丝

dikaryophase *n*. 双核期

dikaryophyte *n*. 双核植物体

dikaryote *n*. 双核细胞

dikaryotic *a*. 双核的，双核细胞的 ‖ ~ hybrid 双核杂种 / ~ stage 双核期

dikaryotization *n*. 双核化［过程］

dikephobia［希 dikē right, justice + phobia］*n*. 正义恐怖

diketone *n*. 二酮，乙酰乙烯酮

diketopiperazine（简作 DKP）*n*. 二酮哌嗪

2,5-diketopyrrolidine *n*. 琥珀酸二酰亚胺

dikey *n*. 女同性恋者

diktyoma［希 diktyon net + -oma］*n*. 视网膜胚瘤（与 dictyoma 同）

dikwakwadi *n*. 头皮白痂病（黄癣）（见 witkop）

dil. dilute *n*., *a*. ①稀释，冲淡 ②稀释的 / unit of dilution ratio 稀释比例单位

-dil［构词成分］地尔

dilacerated cataract 裂纹状白内障

dilaceration［拉 dilaceratio］*n*. ①撕开，撕除（如内障）②弯曲（牙）③裂痕（牙）

Dilacor［商名］*n*. 盐酸地尔硫（见 diltiazem hydrochloride）

Dilaenaceae *n*. 溪苔科，带叶苔科（一种苔类）

dilan（简作 DNP）*n*. 硝滴涕

dilantin *n*. 大仑丁，苯妥因，二苯乙内酰脲（抗癫痫药）（见 diphenylhydantoin）‖ ~ sodium 大仑丁钠，苯妥因钠，二苯乙内酰脲钠

dilapidate *vt*. & *vi*. 损毁

dilapidated *a*. 损毁的，失修的

dilat. dilatation *a*., *n*. ①扩张的 ②扩张术 dilatationed *a*. 扩张的，扩张术的

dilatability *n*. 膨胀性

dilatancy *n*. 扩张性，膨胀性，扩容现象

dilatant *a*. 膨胀的，扩张的

dilatate *a*. 膨大的

dilatatio［拉］*n*. ①扩张 ②扩张术 ‖ ~ pupillae［拉］瞳孔散大，瞳孔扩大

dilatation（简作 dilat）*n*. ①扩张，膨胀 ②扩张术（见 dilation）‖ ~ and curettage（简作 D and C, DC, D&C）刮宫术 / ~ and evacuation（简作 D&E）扩张和排泄，扩张排出术 / ~ contractions 扩张收缩 / ~, digital［用］指扩张术 / ~, gastric 胃扩张 / ~ glaucoma 散瞳性青光眼 / ~, hydrostatic 水压扩张术 / ~ of cervix 宫口扩张 / ~ of colon, congenital 先天性巨结肠 / ~ of heart 心［脏］扩张 / ~ of lacrimal puncta 泪点扩张术 / ~ of pupil 瞳孔开大 / ~ of stomach 胃扩张 / ~ of the cervix 宫口扩张术 / ~ parenchyma 扩张薄壁组织 / ~, prognathion（prognathic ~）幽门端扩张 / ~, tubal 输卵管扩张

dilatationed（简作 dilat）*a*. 扩张的，扩张术的

dilatator［拉］*n*. 扩张肌，开大肌 ‖ ~ iridis 瞳孔散大肌，瞳孔扩大肌 / ~ pupillae 瞳孔散大肌，瞳孔扩大肌

dilate *vt*., *vi*.（使）膨胀，（使）扩大

dilated *a*. 鼓胀的，膨胀的 ‖ ~ cardiomyopathy（简作 DCM）扩张型心肌病 / ~ pupil 瞳孔散大

dilating *a*. & *n*. 扩张的，膨胀 ‖ ~ balloon catheter 扩张胶囊导管 / ~ catheter 扩张导管 / ~ circular scan 圆形扩张扫查（描）/ ~ force 扩张力

dilation *n*. ①扩张 ②扩张术

dilative *a*. 引起膨胀的，膨胀的

dilato-［拉］［构词成分］扩张

dilatometer *n*. 膨胀计

dilatometry *n*. 膨胀测定法

dilator *n*. ①扩张器 ②扩张肌，开大肌（见 dilatator）‖ ~, anal 肛门扩张器 / ~, Arnott's 阿诺特氏扩张器，油绸尿道扩张器 / ~, Bailey 贝利氏扩张器，主动脉瓣扩张器 / ~, balloon 扩张袋 / ~, Barnes's（Barnes's bag）巴恩斯氏袋（子宫颈扩张袋）/ ~, Bossi's 博西氏子宫颈扩张器 / ~ buccalis 口腔开肌 / ~ canaliculus 泪点扩张器 / ~ cibarii 食窦开肌 / ~, conchae 耳甲开大肌（耳甲与耳屏之间的肌束）/ ~, De Seigneux's 德塞涅氏子宫颈扩张器 / ~, Frommer's 弗罗默耳氏子宫颈扩张器 / ~s, Hegar's 黑加氏子宫颈扩张器 / ~, hydrostatic 水压扩张袋 / ~, intra-uterine 水压扩张袋 / ~, iridis（~ pupillae）瞳孔开大肌 / ~, irrigating 灌注扩张器 / ~, Kollmann's 科曼氏扩张器（可由尿道扩张器）/ ~, laryngeal 喉扩张器 / ~ muscle of iris 瞳孔散大肌，瞳孔扩大肌 / ~ muscle of pupil 瞳孔开大肌 / ~ naris 鼻孔开大肌 / ~ pharyngis frontalis 额咽开肌 / ~ pharyngis postfrontalis 后额咽开肌 / ~ postpharyngealis 后咽开肌 / ~ pupillae 瞳孔开大肌 / ~ pupillae muscle 瞳孔扩大肌，扩瞳肌 / ~ tubae（musculus tensor veli palatini）腭帆张肌 / ~ tubae eustachii（musculus tensor veli palatini 腭帆张肌

dilatory *a*. 拖拉的

dilaudid（简作 Dillie）*n*. 地劳迪德，盐酸二氢吗啡酮（见 dihydromorphinone dihydrochloride）

dilaurylamine（简作 DLA）*n*. 二月桂基胺

dilaurylthiodipropionate（简作 DLT(D)）*n*. 硫代二丙酸二月桂醇酯

Dilazep［商名］*n*. 地拉齐普，地拉（扩冠药）

DILD diffuse infiltrative lung disease 弥漫性浸润性肺部疾病 / diffuse interstitial lung disease 弥漫性间质性肺部疾病

dild. *a*. 稀释的，冲淡的（见 diluted）

dild soln 稀释溶液（见 diluted solution）

dildo *n*. 人造阴茎

dilecanus *n*. 双臀畸胎（见 dipygus）

dilemma *n*. 困境，窘迫，进退两难

Dilepididae *n*. 囊宫（绦虫）科（隶属于圆叶目 Cyclophyllidae）

Dilepidinae *n*. 囊宫亚科

Dilepis *n*. 囊宫［绦虫］属

Dileptus Dujardin 长颈虫属 ‖ ~ alpinus Kahl 高山长颈虫 / ~ amphileptoides Kahl 裂口长颈虫 / ~ anser Müller 鹅长颈虫 / ~ binucleatus Kahl 双核长颈虫 / ~ conspicus Kahl 明显长颈虫 / ~ cygnus Claparede and Lachmann 天鹅长颈虫 / ~ falciformis Kahl 镰形长颈虫 / ~ monilatus Stokes 念珠长颈虫

Dilevalol［商名］*n*. 地来洛尔（血管扩张药）

Dilhrssen's operation 迪尔森手术（阴道式子宫固定术，经阴道子宫切开取胎术）

diligence *n*. 发奋，努力，用力，勤奋

diligent *a*. 勤勉的，努力的

dilipoxanthine *n*. 二脂黄质

dill［植药］*n*. 莳萝（见 garden dill）

Dilleniaceae *n*. 五垭果科

Dillie Dilaudid *n*. 盐酸二氢吗啡酮（见 dihydromorphinone hydrochloride）

Dilmefone［商名］*n*. 地尔美封（血管扩张药）

diln. *n*. 稀释［物］，稀度（见 dilution）

-dilol［构词成分］地洛

diloxan *n*. 二氯散

Diloxanide［商名］*n*. 二氯散，二氯尼特，2,2－二氯－4'－羟基甲基乙酰胺，安特酰胺（抗阿米巴药）‖ ~ furoate 安特酰胺糠酸酯，二氯散糠酸酯

diltg. *a*. 稀释的（见 diluting）

Diltiazem［商名］*n*. 地尔硫，硫氮酮（钙拮抗剂，冠脉扩张药）

diltiazem hydrochloride 盐酸地尔硫

diluat. *n*.［拉］应予稀释（见 diluatur）

diluatur（简作 diluat）*n*.［拉］应予稀释

Diluc *n*. 天明时（见 diluculo）

diluculo（简作 Diluc）*n*. 天明时

diluent *a*. & *n*. ①稀释的 ②稀释剂

dilupine *n*. 芒羽扇豆碱（从 Lupinus barbiger 中得到的一种油性生物碱）

dilut. *a*. 稀释的（见 dilutus）

dilute（简作 dil）*vt*. & *a*. ①稀释 ②稀释的 ‖ ~ blood clot lysis（简作 DBCL）稀释性血块溶解 / ~ brown A line mouse（简作 DBA）A 品系浅棕色小鼠 / ~ dilute strength（简作 DS）稀释度 / ~ volume（简作 DV）（溶液的）稀释容积

Dilute, Disperse and Decontaminate（简作 DDD）废物稀释、弥散和去污系统

diluted（简作 dild）*a*. 稀释的，冲淡的 ‖ ~ solution（简作 dild soln）稀释溶液

diluting（简作 diltg）*a*. 稀释的 ‖ ~ factor 稀释因子

dilution（简作 diln）*n*. ①稀释 ②稀释法 ③淡度，稀度 ‖ ~ cloning 稀释克隆法 / ~, doubling 二倍稀释 / ~ effect 稀释效

应 / ~ end point 稀释终点 / ~ factor (简作 DF) 稀释因素 / ~, high 高稀释度 / ~, isotope 同位素稀释 / ~, master 主稀释, 基苯稀释 / ~, nitrogen 氮烯稀 / ~ phenomenon 稀释效应 / ~, serial 连续稀释法
dilutional cardio-pulmonary bypass (简作 DCB) 稀释性心肺分流
dilutor *n*. 稀释者(基因)
dilutus [拉] (简作 dilut) *a*. 稀释的(见 dilute)
diluvial *a*. 大洪水的,引起洪水的(与 diluvian 同)
DIM diatomics-in-molecules *n*. 双原子分子 / Differential Interference Microscopy 微分干扰显微镜 / Display Image Manipulation 显示影像处理 / divalent ion metabolism 二价铁代谢
Dim dimension *n*. 量纲,尺度
dim. dimidius *a*. 半的(二分之一的) / diminutive *a*. 小的,小型的 / diminutus *n*., *a*. [拉] ①减少,减低 ②减退的 / dimmer *n*. 遮光器
dim *a*. & *vt*., *vi*. *n*. ①暗淡的,模糊的,无光泽的 ②(使)变暗淡,(使)变模糊,(使)失去光泽 ③暗淡,模糊,无光泽
Dimadectin [商名] *n*. 地马待克丁(抗寄生虫药)
Dimantine [商名] *n*. 地孟丁(抗蛲虫药)
dimargarin *n*. 二珠脂,二珠脂酸甘油酯,十七酸甘油二酯
Dimastiamoebidae *n*. 双鞭阿米巴科
Dimastigamoeba *n*. 双鞭变形虫属,双鞭阿米巴属 ‖ ~ gruberi 格[鲁伯]氏双鞭变形虫,格氏双鞭阿米巴
Dimazole [商名] *n*. 地马唑(抗真菌药)
dimazon *n*. 迪马宗,二乙酰氨基偶氮甲苯(见 diacetylamidoazotoluene)
DIMC 抑制肌电复合波持续时间(见 the duration of inhibition of the myoelectric complex)
DIME 国际医学教育局(见 Division of International Medical Education)
dime *n*. 一角 ‖ ~ novel 廉价小说 / ~ store 出售廉价商品的商店
dimecamine *n*. 二甲氨异莰(神经节阻滞药)(见 dimethylaminoisocamphane)
Dimecrotic Acid [商名] 地美罗酸(利胆药)
dimedrol *n*. 地麦德洛尔,苯海拉明(抗组胺药)(见 diphenhydramine)
DIMEDTA 1,4-丁二胺四乙酸(见 diaminobutane tetraacetic acid)
Dimefadane [商名] *n*. 二甲苯茚满胺,二甲法登(镇痛药)
Dimefline [商名] *n*. 二甲弗林回苏灵,8-二甲氨甲基-7-甲氧-3-甲基黄醇(中枢神经兴奋药) ‖ ~ hydrochloride 盐酸二甲弗林
dimefox *n*. 甲氟磷,四甲氟(农药)
dimegaly *a*., *n*. 卵(或精子)两型的,二种大小[状态](精子或卵)
dimeglumine *n*. 双葡甲胺(诊断用药) ‖ ~ gadopentetate 钆喷酸二葡甲胺(诊断用药)
N, N-dimehyl ethanolamine N,N-二甲基乙醇胺
Dimelazine [商名] *n*. 二甲拉嗪(抗组胺药)
dimelia *n*. 复肢(畸形)
dimelus *n*. 复肢畸胎
Dimemorfan [商名] *n*. 二甲啡烷(镇咳药)
dimenformon *n*. 迪门福芒,雌二醇(见 estradiol)
Dimenhydrinate [商名] *n*. 晕海宁,茶苯海明,氯茶碱苯海拉明(抗组胺药)(见 theohydramine; dramamine)
Dimensio [拉] *n*. 尺度,距离
dimension (简作 Dim, dmn) *n*. ①尺度,尺寸 ②量纲,因次(物理) ③维,度 ‖ ~ of occlusion, vertical 垂直距离 / ~, vertical (vertical opening) ①垂直尺度 ②垂直距离(牙) / ~, vertical, occlusal 垂直距离 / ~, vertical, rest 休止垂直距离
Dimenoxadol [商名] *n*. 地美沙朵(镇痛药)
dimensional *a*. 维的,度的,尺寸的 ‖ ~ analysis 量纲分析
2-dimensional echocardiograph 二维超声心动图仪 ‖ ~ echocardiography 二维超声心动图检查 / ~ gradient echo 二维梯度回波
3-dimensional fast spin echo 三维快速自旋回波 ‖ ~ gradient echo 三维梯度回波 / ~ image 三维影像 / ~ imaging 三维成像 / ~ irradiation 立体照射,三维照射
dimensionality *n*. 维数,度数
dimensionless *a*. 无维的,无因次的
Dimepheptanol [商名] *n*. 地美庚醇,美沙醇(镇痛药)
Dimepranol [商名] *n*. 二甲氨丙醇(抗病毒药)
Dimepropion [商名] *n*. 甲胺苯丙酮(抑制食欲药)(见 metamfepramone)
Dimeprozan [商名] *n*. 地美丙蒽(镇静药)
dimer *n*. ①二聚物(化学) ②二壳粒(病毒) ‖ ~, thymine 胸腺嘧啶二聚体 / ~ -X 碘卡明,双碘酞葡胺
Dimercaprol (简作 DMP) [商名] *n*. 二巯[基]丙醇,二硫氢基丙醇,抗路易士药剂(解砷及金属中毒药)(见 British anti-lewisite)
dimercaptomandelic acid (简作 DMMA) 二巯基扁桃酸
dimercaptopropanol *n*. 二巯[基]丙醇,二硫氨基丙醇(见 dimercaprol)
dimercaptosuccinate *n*. 二巯基丁二酸酯
dimercaptosuccinic acid (简作 DMSA) 二巯基丁二酸
dimercurion *n*. 高汞离子,二价汞离子
Dimeriactjae *n*. 二孢苔科(一种菌类)
dimeric *a*. 双节显性的,两侧对称的
dimerization *n*. 二聚体形成,二聚作用
dimerous *a*. 二部组成的
Dimesna [商名] *n*. 地美司钠双硫乙磺钠(溶解黏液药)
dimestrol *n*. 二甲己烯雌酚(见 dimoestrol)
dimetallic *a*. 二[原子]金属的
Dimetamfetamine [商名] *n*. 二甲非他明(振奋精神药)
Dimetane [商名] *n*. 马来酸溴苯那敏,马来酸溴苯吡胺,地脉威,地麦丹,二甲蓝(见 brompheniramine maleate)
Dimetarine [商名] *n*. 二甲他林(抗忧郁药)
dimethachlon *n*. 纹枯利(农药)
dimethacrylate *n*. 二甲基丙烯酸
Dimethadione (简作 DMO) [商名] *n*. 二甲噁唑烷二酮,二甲双酮(抗惊厥药)
dimethandmercaptobenzimidazole (简作 DMI) *n*. 二甲醇巯基并咪唑
dimethane sulfonoxybutane 二甲磺酸丁酯(见 myleran)
Dimethazan [商名] *n*. 二甲沙生(利尿剂)
Dimethicone [商名] *n*. 二甲聚硅氧烷,二甲硅油(消泡剂)(见 dimethylpolysiloxane, dimeticone)
Dimethindene [商名] *n*. 二甲茚啶(抗组胺药)(见 dimetindene, forhistal)
dimethindene maleate 马来酸二甲茚定,马来酸吡啶茚胺
Dimethiodal Sodium [商名] 二碘甲磺钠(诊断用药)
dimethirimol *n*. 甲菌定(农药)
Dimethisoquin [商名] *n*. 二甲异喹,喹坦,奎尼卡因(局麻药) ‖ ~, hydrochloride 盐酸二甲异喹(见 quotane; 1-(β-dimethylaminoethoxy)-3-n-butylisoquinoline, quinisocaine)
Dimethisterone (简作 DMS) [商名] *n*. 地美炔酮,二甲炔睾酮(孕激素)
dimethoate *n*. 乐果(杀虫剂)(见 rogor)
Dimethocaine [商名] *n*. 二甲卡因(局麻药)
Dimetholizine [商名] *n*. 二甲利嗪(抗组胺药)
Dimethothiazine [商名] *n*. 二甲替嗪(抗组胺药)(见 dimetotiazine)
Dimethoxanate [商名] *n*. 地美索酯,二甲氧酯(镇咳药)
dimethoxanate hydrochloride 咳散,咳舒,盐酸吩嗪-10-羧酸-β-二甲氨基乙氧乙酯(镇咳药)
1,4-dimethoxybenzene *n*. 1,4-二甲氧基苯
1,3-dimethoxybutane *n*. 1,3-二甲氧基丁烷
dimethoxycoumarin *n*. 东喘宁,二甲香豆素(见 scoparone; esculetin dimethylether)
Dimethoxydiethylstilbene [商名] *n*. 二甲雌酚
1,1-di (2-methoxy ethoxy) ethane 1,1-二(2-甲氧基乙氧基)乙烷
dimethoxymethane *n*. 二甲氧[基]甲烷,甲缩醛(见 methylal)
2,5-dimethoxy-4-methylamphetamine (简作 DOM; STP) *n*. 2,5-二甲氧基-4-甲基苯异丙胺(致幻觉药)
3,4-dimethoxyphenylacetonitrile *n*. 3,4-二甲氧基苯乙腈
3,4-dimethoxyphenylethylamine (简作 DMPE) *n*. 3,4-二甲氧基苯乙胺
dimethoxyphenyl penicillin (简作 DMP-Pc, DPO, DPP) 二甲氧苯青霉素
dimethoxypropane (简作 DMP) *n*. 二甲氧基丙烷
2,2-dimethoxypropane *n*. 2,2-二甲氧基丙烷
dimethrin *n*. 敌灭灵
dimethyguanosine *n*. 二甲基鸟嘌呤核苷
dimethyl *n*. 二甲基 ‖ ~ acetylamide (简作 DM) 二甲基乙酰胺 / ~ aniline 二甲苯胺 / ~ azelaate (简作 DMZ) 壬二酸二甲酯 / ~ carbate 驱蚊灵(农药) / ~ carbonate 碳酸(二)甲醇 / ~ chloroacetal 二甲基氯乙缩醛 / ~ cyanamide 二甲基氨基氰 / ~ dioxane 二甲基二噁烷 / ~ disulfide (简作 DMDS) 二甲基二硫化物 / ~ ether (简作 DME) 甲醚,二甲醚 / ~ isophthalate (简作 DMI) 异酞酸二甲酯,间苯二酸二甲酯 / ~ maleate (简作 DMM) 马来酸二甲酯 / ~ methyl phosphonate (简作 DMMP) 甲基膦酸二甲酯 / ~ pyridine N-oxide (简作 DMPO) 二甲基吡啶 N-氧化物 / ~ sarcosine (betaine) 二甲基氨酸,甜菜碱 / ~ se-

bacate 癸二酸二甲酯 / ~ selenide 二甲基硒 / ~ sulfate 硫酸二甲酯 / ~ sulfide (简作 DMS) 二甲硫醚 / ~ sulphide 甲硫醚 / ~ sulphoxide 二甲亚砜 / ~ terephthalate (简作 DMT) 对苯二甲酸二甲酯
N,N-dimethyl acrylamide N,N－二甲基丙烯酰胺
dimethyl-adenosine (简作 DM,DMABA) *n*. 二甲基腺甙
dimethylacetal (简作 DMA) *n*. 二甲缩醛
dimethylacetamide (简作 DMAC) *n*. 二甲基乙酰胺(一种溶媒)
dimethylacetylcyclopentenyl (简作 DACP) *n*. 二甲乙酰基环戊烯基
o,s-dimethylacetylphosphoroamidothioate *n*. 杀虫灵
6,7-dimethylalloxazine *n*. 光色素, 6,7－二甲基咯嗪(见 lumichrome)
dimethylamidoantipyrine *n*. 二甲氨基安替比林, 氨基比林(见 amidopyrine)
dimethylamidophenyl-dimethylpyrazolone *n*. 二甲氨苯基二甲基吡唑酮, 氨基比林(见 amidopyrine)
dimethylamine (简作 DM) *n*. 二甲胺
2-dimethylaminoacetonitrile *n*. 2－(二甲胺基)乙腈
dimethylaminoazobenzene *n*. 二甲氨基偶氮苯, 甲基黄(见 butter yellow)
p- dimethylaminoazobenzene (简作 DAB) *n*. 二甲氨基偶氮苯, 甲基黄
dimethylaminobenzaldehyde (简作 DMABA) *n*. 二甲氨基苯甲醛
p- dimethylaminobenzaldehyde *n*. 对二甲氨基苯甲醛
dimethyl-amino-ethanol (简作 DMAC,DMAE) *n*. 二甲氨基乙醇
2-dimethylamino ethyl alcohol 2－二甲基氨基乙醇
dimethylamino-methylene (简作 DMAM) *n*. 二甲基氨基甲叉
1-dimethy laminona-phthalene-5-sulphonyl chloride (简作 DANS, DNS) *n*. 1－二甲氨基萘－5－磺酰氯
dimethylamino-naphthyl isothiocyanate (简作 DNTC) 二甲基氨基萘基异硫氰酸
1-(dimethylamino)-2-propanol *n*. 1－(二甲胺基)－2－丙醇
3-(dimethylamino)-1-propanol *n*. 3－(二甲胺基)－1－丙醇
N-N-dimethylamino-2-propanol-p-acetamidobenzoate *n*. N－N－二甲基氨基－2－丙醇对乙酰氨基苯甲酸盐
dimethylaminopropionitrile (简作 DMAPN) *n*. 二甲氨基丙晴
dimethylamthracene (简作 DM) *n*. 二甲基蒽
dimethylamylamine *n*. 二甲戊胺(见 forthane)
dimethylan *n*. 二甲兰(肌肉松弛药, 安定药)(见 dimethylane; 2,2-diisopropyl-4-hydroxymethyl-1,3-dioxolane)
Dimethylane [商名] *n*. 普罗索仑(见 promoxolane)
dimethylarsine *n*. 二甲胂(见 cacodyl)
dimethylarsinic acid 二甲胂酸
dimethylated *a*. 二甲基的, 二甲基化的
dimethylbenzanthracene (简作 DMBA) *n*. 二甲基苯并蒽
7,12-dimethylbenz[a]anthracene (简作 DMBA) *n*. 7,12－二甲基苯并蒽
dimethylbenzene *n*. 二甲苯(见 zylene)
2,3-dimethylbenzene bromide *n*. 邻溴化二甲苯
3,3'-dimethylbenzidine *n*. 3,3－二甲基联苯胺
5,6-dimethylbenzimidazole *n*. 5,6－二甲[基]苯并咪唑
dimethylbenzimidazolyl cobamide coenzyme (简作 DBCC) 辅酶 B_{12}
dimethyl-benzylamine (简作 DMBA) *n*. 二甲基苄胺
dimethylbenzyl tauryl ammonium chloride (简作 DS12) DS 十二, 氯化二甲基苄基牛磺酰铵
dimethylbiguanide (简作 DMBG) *n*. 二甲双胍(见 melbinum) ‖ ~ hydrochloride 二甲双胍, 美迪康
2,2-dimethyl butane 2,2－二甲基丁烷
1,3-dimethylbutanol *n*. 1,3－二甲基丁醇
3,3-dimethyl-2-butanone *n*. 3,3－二甲基－2－丁酮
1,3-dimethylbutylamine *n*. 1,3－二甲基丁醇
Dimethylcaramiphen [商名] *n*. 甲卡拉芬二甲卡芬(解痉药)(见 metcaraphen)
dimethylcarbamyl chloride 二甲基氨基甲酰氯
dimethylcarbinol (简作 DMC) *n*. 异丙醇(见 isopropyl alcohol)
dimethyl-chloro-silane (简作 DMCS) *n*. 二甲基氯硅烷
dimethylcocaurine (简作 DMC) *n*. 去甲乌药碱
dimethylcolchicinic acid 二甲秋水仙酸
dimethylcyclobutanone (简作 DMCB) *n*. 二甲基环丁酮
1,1-dimethyl cyclohexane 1,1－二甲基环己烷
1,2-dimethylcyclopentane *n*. 1,2－二甲基环戊烷
dimethylcyclopentene (简作 DMCP) *n*. 二甲基环戊烯
dimethyl-dichloro-silane (简作 DMCS, DMDCS) *n*. 二甲基二氯矽甲烷
dimethyldiethoxylsilane *n*. 二甲基二乙氧基硅烷
dimethyldiguanide *n*. 二甲双胍(降血糖药)
dimethyldisulfanilamide *n*. 二甲基二磺胺
dimethylene methane 丙二烯
dimethylethylene diamine (简作 DMED) 二甲基乙二胺
2,2-dimethylethynyl carbinol 2,2－二甲基乙炔甲醇
dimethylethylpyrrol *n*. 二甲基乙基吡咯
dimethylformamide (简作 DMF,DMFA) *n*. 二甲基甲酰胺(一种溶媒)
2,5-dimethylfuran *n*. 2,5－二甲基呋喃
N,N-dimethylglycine *n*. N,N－二甲基甘氨酸
dimethylglycine dehydrogenase 二甲基甘氨酸脱氢酶
dimethylglyoxime *n*. 二甲基乙二肟, 丁二酮二肟
dimethylguanidine *n*. 二甲胍
2,6-dimethyl-3-heptene *n*. 2,6－二甲基－3－庚烯
2,5-dimethyl-2,4-hexadiene *n*. 2,5－二甲基－2,4－己二烯
2,2-dimethylhexane *n*. 2,2－二甲基己烷
2,3-dimethylhexane *n*. 2,3－二甲基己烷
2,4-dimethylhexane *n*. 2,4－二甲基己烷
2,5-dimethylhexane *n*. 2,5－二甲基己烷
dimethylhydrazine (简作 DMH) *n*. 二甲肼, 偏二甲肼
dimethylhydrazine (symmetrical) *n*. 1,2－二甲基肼
dimethylhydrazine (unsymmetrical) *n*. 1,1－二甲基肼
1,1-dimethyl hydrazine 1,1－二甲基肼
1,2-dimethyl hydrazine 1,2－二甲基肼
N,N-dimethyl-iso-propanolamine *n*. N,N－二甲基异丙醇胺
dimethylketone *n*. 二甲酮, 丙酮(见 acetone)
dimethylmercury (简作 DMM) *n*. 二甲汞
2,2-dimethyl-3-methylenenorborhane *n*. 樟脑萜
2,6-dimethyl morphaline 2,6－二甲基吗啡啉
dimethylmorphine *n*. 二甲基吗啡
dimethylmyleran (简作 DMM) *n*. 二甲马利兰
dimethylnitrosamine (简作 DMNA) *n*. 二甲基亚硝胺, N－亚硝基二甲胺
N,N-dimethyl-p-nitrosoaniline *n*. N,N－二甲基对亚硝基苯胺
dimethylnornarcotine *n*. 二甲基去甲那可汀
dimethylolurea (简作 DMU) *n*. 二甲醇脲, 二羟甲基脲
dimethyl-o-phthalate *n*. 邻苯二甲酸二甲酯
dimethyloxazolidinedione (简作 DMO) *n*. 二甲唑烷二酮
3-[2-(3, 5-dimethyl-2-oxocyclohexyl)-2-hydroxyethyl] glutarimide *n*. 3-[2-(3,5－二甲基－2－氧环己基)－2－羟乙基]谷氨酰胺盐, 环己亚胺
dimethylparaphenylene-phenyloxazole (简作 DMPOPOP) *n*. 二甲－对－苯基－苯唑, 对苯基甲苯基唑(见 paraphenylene methylphenyl oxazole, scintillator)
2,2-dimethylpentane *n*. 2,2－二甲基戊烷
2,3-dimethylpentane *n*. 2,3－二甲基戊烷
2,4-dimethylpentane *n*. 2,4－二甲基戊烷
3,3-dimethylpentane *n*. 3,3－二甲基戊烷
2,2-dimethyl-4-pentenal *n*. 2,2－二甲基－4－戊烯醛
2,2-dimethyl-4-penteneal *n*. 2,2－二甲基－4－戊烯醛
dimethylphenanthrene *n*. 二甲菲
dimethyl-ρ-phenylenediamine *n*. 二甲基对苯二胺
dimethylphenylpiperazinium (简作 DMPP) *n*. 二甲－苯－哌嗪
dimethylphosphate (简作 DMP) *n*. 磷酸二甲酯
dimethylphosphine *n*. 二甲膦
o,s-dimethylphosphoramidothioate *n*. 多灭灵
dimethylphthalate (简作 DMP) *n*. 邻苯二甲酸二甲酯, 酞酸二甲酯, 驱蚊酯
dimethylpiperazine (简作 DMP) *n*. 二甲基哌嗪
dimethyl-ρ-pohthalate *n*. 1,4－苯二甲酸二甲酯
dimethylpolisiroxan (简作 DMPS) *n*. 二甲基聚硅烷
dimethylpolysiloxane (简作 DPS) *n*. 二－甲聚硅氧烷
2,2-dimethylpropane *n*. 新戊烷
N,N-dimethyl-1,3-propanediamine *n*. N,N－二甲基－1,3－丙二胺
N,N-dimethylpropanolamine *n*. N,N－二甲基丙醇胺
N,N-dimethyl-2-propenamide *n*. N,N－二甲基丙烯酰胺
Dimethyl-p-toludine *n*. 二甲基对甲苯氨
dimethylpurine *n*. 二甲[基]嘌呤
2,4-dimethylpyridine *n*. 2,4－二甲基吡啶
2,6-dimethylpyridine *n*. 2,6－二甲基吡啶
3,5－dimethylpyridine *n*. 3,5－二甲基吡啶
dimethylselenium *n*. 二甲硒
N,N-dimethylseleniumurea *n*. N,N－二甲基硒脲
2,4-dimethyl styrene 2,4－二甲基苯乙烯
dimethyl-suberimi-date (简作 DMS) *n*. 辛二亚胺酸二甲酯

dimethylsulfanilamidoisoxazole *n*. 二甲磺胺异噁唑
Dimethyl Sulfoxide（简作 DMS, DMSO, DSMO）［商名］二甲［基］亚砜（溶媒及消炎止痛药）
Dimethylthiambutene［商名］*n*. 二甲噻丁（镇痛药）
dimethylthianthrene *n*. 二甲基噻蒽（灭疥油的有效成分）
2,6-dimethyl-2,3,5,6-thtrahydro-4h-oxazine *n*. 2,6－二甲基吗啡啉
dimethyl-tocol *n*. 二甲［基］母生育酚
dimethyltriazenoimidazol carboxamide; dacarbazine（简作 DTIC）氮烯咪胺，甲嗪咪唑胺，二甲三氮烯咪唑草酰胺
dimethyltriazino acetanilide（简作 DTA）二甲基三连氮基乙酯替苯胺
5-(3, 3-dimethyl-1-trizeno) imidazole-4-carboxamide, dacar-bazine（简作 DIC）氮烯唑胺，三嗪咪唑胺
dimethyltryptamine（简作 DMT）*n*. 二甲色胺
dimethyltubocurarine *n*. 二甲筒箭毒碱 ‖ ～ chloride 氯二甲箭毒（神经肌肉阻断药）／～，iodide（metubine iodide）碘化二甲筒箭毒碱
Dimethyltubocurarinium Chloride［商名］*n*. 氯二甲箭毒（神经肌肉阻断药）
dimethylxanthine *n*. 二甲黄嘌呤，可可［豆］碱（见 theobromine）
dimethyoxyethane（简作 DME）*n*. 二甲氧基乙烷
dimethyoxy-ethyl amphet amine（简作 DOET）二甲氧乙基苯丙胺
Dimeticone［商名］*n*. 二甲硅油（消泡剂）
dimetilan *n*. 敌蝇威（农药）
Dimetindene［商名］*n*. 二甲茚定，二甲替嗪（抗组胺药）（见 dimetotiazine）
Dimetiotazine［商名］*n*. 二甲替嗪（抗组胺药）
Dimetipirium Bromide［商名］地吡溴胺（解痉药）
Dimetofrine［商名］*n*. 二甲福林（血管收缩药）
Dimetotiazine［商名］*n*. 磺酰异丙嗪，胺磺异丙嗪，二甲替嗪，头痛灵（抗组胺药）（见 migristene, banistyl, fonazine）
dimetria *n*. 双子宫（见 uterus duplex）
dimetric *a*. 二聚的，正方的
Dimetridazole［商名］*n*. 地美硝唑，二甲硝咪唑（抗感染药）
Dimevamide［商名］*n*. 地美戊胺（抗组胺药，抗胆碱药）
dimidiate *a*. 半的，对开的，半圆的 ‖ ～ fascia 半横带
dimidiato-cordate *a*. 半心形的
dimidius（简作 dim）［拉］（one half）*a*. 半的，二分之一的
dimilin *n*. 敌灭灵
dimimilli-; decimilli-（简作 dm-）［构词成分］毫的十分之一
Diminazene［商名］*n*. 二咪那秦（抗寄生虫药）
diminish *vt*., *vi*. 减小，缩减，变小，缩小
diminuendo *a*., *ad*. 渐弱的（地）
diminution *n*. 减少，减小，核质减少 ‖ ～ of vision 视力急剧减退
diminutive（简作 dim）*a*. 小的，小型的 ‖ ～ uterus 小子宫［畸形］
diminutus（简作 dim）*n*., *a*. ［拉］减少，减低，减退的
Dimiracetam［商名］*n*. 地来西坦（益智药）
dimistilb; decimillistilb（简作 dmsb）*n*. 万分之一熙提，十分之一毫熙提（亮度单位）
dimixis *n*. 两型核融合
dimly *ad*. 暗谈地，模糊地，隐约地
dimmer（简作 dim）*n*. 遮光器，调光器 ‖ ～ control 亮度调节
Dimmer corneal dystrophy 网格状角膜营养不良
Dimmer's keratitis［Friedrich 奥眼科学家 1855—1926］迪默尔氏角膜炎，钱币状角膜炎（见 keratitis nummularis）
dimming detector 变暗检测器
dimmish *a*. 暗淡的，朦胧的
Dimocillin［商名］*n*. 甲氧西林钠（sodium methicillin）
dimoestrol *n*. 二甲己烯雌酚（见 dimestrol）
dimolecular reaction 双分子反应
di-mon mating 双核－单核体接合
dimonoecious *a*. 雌雄同体的［株］
dimorphic *a*. 二形的，二态的（见 dimorphous）
dimorphism *n*. ①二形［性］，二态［现象］②双晶现象 ‖ ～, physical 物理二态／～, sexual ①雌雄二形，雌雄二态②两性差别（见 biformity）
dimorphobiotic *a*. 二态生活的
dimorphous *a*. 二形的，二态的
dimothylester（简作 DMT）*n*. 二甲酯
dimoxamine hydrochloride 盐酸地莫沙明，双氧酸盐酸盐
Dimoxaprost［商名］*n*. 地莫前列腺（前列腺素类药）
Dimoxyline［商名］*n*. 地莫昔林（解痉药）
dimoxyline phosphate 磷酸地莫昔林，磷酸甲基高罂粟碱
DIMP 甲基膦酸二异丙酯（见 diisopropyl methylphsopho-nate）
diMP *n*. 一磷酸脱氧次黄（嘌呤核）甙，一磷酸脱氧肌甙（见 deoxyinosine-5'-monophosphate）
dimple *n*. ①小凹，浅凹 ②颊窝 ‖ ～ dimples, Fuchs' 角膜浅凹，富克斯氏角膜凹／～, postanal（foveola coccygea）尾小凹／～ sign 微凹征
dimpling *n*. 小凹形成
Dimpylate［商名］*n*. 敌匹硫磷（杀虫药）
dimsightedness *n*. 弱视
DIN 牙科工业新闻（杂志名）（见 Dental Industry News）
din *n*. & *vt*., *vi*. ①噪杂声 ②喧嚣，吵闹
DINA 二硝基氧乙基硝胺（见 dinitrooxyethyl nitramine）
Dinaline［商名］*n*. 地那林（抗肿瘤药）
Dinatys monodonta（**A. Adams**）单齿漩阿地螺（隶属于阿地螺科 Atyidae）
Dinazafone［商名］*n*. 地那扎封（抗焦虑药）
di-n-butylamide（简作 DB）*n*. 二正丁酰胺
δ-index δ［波］指数（见 delta index）
D-indicator *n*. D 型显示器
Dindrobenthamia capitata（**Wall**）**Hutch**.［拉，植药］头状四照花
dine *vi*. 吃饭，进餐
dineopentyl acetal（简作 DNPA）二新戊乙缩醛
dineric *a*. 二媒液的
dineuric *a*. 二轴突的
dinex *n*. 消螨酚，二硝环己酚（农药）
dinezin *n*. 地尼嗪，地撒嗪（副交感神经阻滞药）（见 diethazine）
dingbat *n*. 疯子，狂人，怪人
dingily *ad*. 暗淡地，肮脏地
dinginess *n*. 暗淡，肮脏
dingy *a*. 脏的，黑暗的，失去光泽的
di-n-hexylphosphoric acid（简作 DHP, DHxP）*n*. 二正己基磷酸，磷酸二己醋
dinical *a*. 眩晕的
Diniferida *n*. 腰鞭毛目
dining *n*. 吃饭 ‖ ～ -room（简作 DR）食堂／～ -table 餐桌
Diniprofylline［商名］*n*. 地尼茶碱（抗心绞痛药）
Dinitolmide［商名］*n*. 二硝托胺（抗球虫药）
dinitramine *n*. 敌乐胺（农药）
dinitrate *n*. 二硝酸盐
dinitrated *a*. 二硝化的
dinitroaminophenol *n*. 二硝基氨基酚，氨基二硝基酚，氨基苦味酸（见 aminodinitrophenol; picramic acid）
dinitroaminotoluene *n*. 二硝基氨基甲苯
dinitroanizole（简作 DNA）*n*. 二硝基茴香醚
dinitrobenzene（简作 DNB）*n*. 二硝基苯，二亚硝基苯
2,4-dinitro-1,3-benzene diol *n*. 2,4－二硝基间苯二酚
dinitrobenzoyl chloride（简作 DNBC）二硝基苯甲酰氯
2,4-dinitrobenzyl chloride *n*. 2,4－二硝基氯化苯
1,2-dinitro-4-bromobenzene *n*. 1,2－二硝基－4－溴化苯
1,3-dinitro-4-bromobenzene *n*. 1,3－二硝基－4－溴化苯
2,4-dinitrobromobenzene *n*. 2,4－二硝基溴苯
dinitrobutylphenol（简作 DNBP, DNOBP）*n*. 二硝基丁基苯酚
dinitro-carbanilide（简作 DNC）*n*. 二硝二苯脲
dinitrocellulose（简作 DNC）*n*. 硝基纤维素，火棉（见 pyroxylin）
dinitrochlorobenzene（简作 DNCB）*n*. 二硝基氯苯
dinitrocresol（简作 DN, DNOC）*n*. 二硝基甲酚
dinitrocyclohexylphenol（简作 DNCHP）*n*. 消螨酚，二硝基环己酚（灭螺药）
4,4-dinitrodiphenyl carbazide 4,4－二硝基二苯基二氨基脲
dinitro-fluoroaniline（简作 DNFA）*n*. 二硝基氟苯胺
dinitrofluorobenzene（简作 DNFB）*n*. 二硝基氟苯
2,4-dinitro-1-fluorobenzene *n*. 2,4－二硝基－1－氟苯
dinitrogen *n*. 二氮 ‖ ～ monoxide（见 nitrous oxide）氧化二氮，一氧化氮，笑气／～ tetrafluoride 四氟（代）肼
2,4-dinitronaphthol *n*. 2,4－二硝基萘酚
dinitro-o-cyclohexylp-henol（简作 DNOCHP）*n*. 二硝基－邻－环己烷酚
dinitro-ortho-cresol（简作 DNOC）*n*. 二硝基邻甲酚
dinitrooxyethyl nitramine（简作 DINA）二硝基氧乙基硝胺
dinitrophenol（简作 DNP, DNT）*n*. 二硝基酚（试剂，指示剂），二硝基苯酚 ‖ ～ cataract 二硝基酚性白内障
2,4- dinitrophenyl group（简作 DNP）2,4 二硝基苯基
dinitrophenylated human serum albumin（简作 DNP-HSA）二硝基苯基化人类血清白蛋白
dinitrophenylation（简作 DNP）*n*. 二硝基苯基化
dinitrophenylhydrazine（简作 DNPH, DPNH）*n*. 二硝基苯肼
dinitrophenylmorphine（简作 DNPM）*n*. 二硝基苯基吗啡
1,3-dinitropropane *n*. 1,3－二硝基丙烷

dinitroresorcin *n*. 二硝基间苯二酚，二硝基二羟苯
dinitroresorcinol *n*. 二硝基间苯二酚(试剂,染剂)
2,4- dinitroresorcinol *n*. 2,4 二硝基间苯二酚
dinitro-salicylate(简作 DNS) *n*. 二硝基水杨酸盐
1,4-dinitrosobenzene *n*. 二亚硝基苯
2,4-dinitroso-1,3-benzenediol *n*. 1,3 – 二羟基 – 2,4 – 二亚硝基苯
dinitrosopiperazine(简作 DNP) *n*. 二哌嗪亚硝胺
dinitrosorbide *n*. 硝异梨醇,消心痛
2,4-dinitrosoresorcinol(简作 DNR) *n*. 2,4 – 二亚硝基间苯二酚
dinitrotoluene(简作 DNT) *n*. 二硝基[甲]苯
dinner *n*. 正餐
DINO *n*. 重氮硝基酚(见 diazonitrophenol)
Dinobdella *n*. 恐蛭属 ‖ ~ ferox 恐蛭
Dinobryaceae *n*. 锥囊藻科(一种藻类)
Dinobryon Ehrenberg 维囊鞭虫属 ‖ ~ balticum Lemmermann 巴罗德海维囊鞭虫 / ~ bavaricum Imhof 细长维囊鞭虫 / ~ borgei Lemmermann 波希维囊鞭虫 / ~ cylindricum Imhof 圆柱维囊鞭虫 / ~ cylindricum var. palustre Lemmermann 沼泽圆柱维囊鞭虫 / ~ divergens Imhof 叉开维囊鞭虫 / ~ marssonii Lemmermann 马氏维囊鞭虫 / ~ pediforme steinecke 足形维囊鞭虫 / ~ sertularia Ehrenberg 花环维囊鞭虫 / ~ sertularia var. protuberans Lemmermann 有突维囊鞭虫 / ~ sociale Ehrenberg 集群维囊鞭虫 / ~ spirale Iwan 螺旋维囊鞭虫 / ~ stipitatum Stein 树枝维囊鞭虫 / ~ suecicum Lemmermann 瑞典维囊鞭虫
dinobuton *n*. 敌螨通,消螨通(农药)
dinocton-o *n*. 邻敌螨消(农药)
dinocton-p *n*. 对敌菌消(农药)
di-(n-octyl n-decyl) adipate(简作 DNODA) 正己二酸二辛癸酯
di-n-octyl-2-oxopropan-phonate(简作 DOOPP) *n*. 2 – 氧丙基膦酸二正辛酯
Dinodon rufozonatum (Cantor) 赤链蛇(隶属于游蛇科 Colubridae)
Dinoflagellata *n*. 腰鞭毛目
Dinoflagellatae *n*. 双鞭植物门
dinoflagellate *a*. & *n*. ①腰鞭毛目的②腰鞭毛虫 ③甲藻
dinoflagellates *n*. 涡鞭毛虫类
Dinoflagellida *n*. 腰鞭毛目 ‖ ~ Bütschli 腰鞭目
Dinogamasus *n*. 瞪革螨属
dinogunellin *n*. 鲫毒蛋白
dinokaryon *n*. 涡鞭毛虫核
dinol *n*. 重氮二硝基苯酚
dinomania *n*. 舞蹈狂
dinonyl adipate(简作 DNA) 己二酸二壬酯 ‖ ~ phthalate (简作 DNP) 邻苯二甲酸二壬酯,酞酸二壬酯 / ~ sebacate 癸二酸二壬酯
dinonyl-1,2-benzenedicarboxylate *n*. 酞酸二壬酯
dinonyl-o-phthalate *n*. 邻苯二甲酸二壬酯
dinonylsuifoxide(简作 DNSO) *n*. 二壬基亚砜
dinophobia *n*. 眩晕恐怖
Dinophysiaceae *n*. 鳍藻科(一种藻类)
dinoprop *n*. 硝丙酚(农药)
Dinoprost[商名] *n*. 地诺前列素,前列腺素 F_{2a}(子宫收缩药) ‖ ~ tromethamine (trometanol) 前列腺素 F_{2a}缓血酸胺盐
Dinoprostone[商名] *n*. 地诺前列酮,前列腺素 E_2(子宫收缩药)
Dinopsyllus(简作 D) *n*. 怖蚤属
dinormocytosis *n*. 等比例白细胞正常(见 isonormocytosis)
dinoryl sebacate(简作 DNS) 癸二酸二壬酯
dinosam *n*. 戊硝酚,二硝戊酚(农药)
di-n-ostylamine sulpnace(简作 DNOAS) 二正辛胺硫酸盐
dinosulfon *n*. 硝辛酯(农药)
Dinotrichaceae *n*. 丝甲藻科(一种藻类)
D. in p. aeq. 分成等分,分为同量(见 divide in partes aequales)
Dinsed1[商名] *n*. 定磺胺,双硝苯磺酰胺(抗球虫药)
Dinsed2[商名] *n*. 多库酯钠(导泻药)
dint *n*. & 迹 *vt*. ①陷痕,凹痕 ②把……打出凹痕 ‖ by ~ of 凭,靠,借
D Intox 洋地黄中毒(见 digitalis intoxication)
dinucleoside tetraphosphate 双核苷四磷酸
dinucleotide *n*. 二核甙酸
Dinuridae *n*. 巨尾科
Dinurus *n*. 巨星[吸虫]属
dinus *n*. 眩晕(见 vertigo)
DIO *n*. 二极管(见 diode)
DIOA 己二酸二异辛酯(见 di-isooctyl adipate)
diocoele *n*. 第三脑室(见 ventriculus tertius)
N,N-dioctadecyl-N',N'-bis (2-hydro-xyethyl) propanediamine *n*. N,N – 双十八烷基 – N',N' – 二(2 – 羟乙基)丙烷二胺,丙二胺(见 CP20,961)
dioctahedral smectite 思密达(见 smecta)
Dioctophyma *n*. 膨结线虫属 ‖ ~ renale 肾膨结线虫
Dioctophymatidae *n*. 膨结科
Dioctophymatina *n*. 膨结亚目
Dioctophymidae *n*. 膨结科
dioctyl *n*. 二辛基 ‖ ~ calcium sulfosuccinate 磺琥辛酯钙,丁二酸二辛酯磺酸钙,多库酯钙 / ~ phthalate (简作 DOP) 邻苯二甲酸二辛酯(人工合成驱逐剂) / ~ sebacate 癸二酸二辛酯 / ~ sodium sulfosuccinate 磺琥辛酯钠,硫代丁二酸二辛钠
dioctylaminoethylene diphenylphophine oxide(简作 DOAEDPPO) 氧化二辛基胺乙撑二苯基磷
dioctyl-N,N-diethylcar bamyl phosphonate(简作 DODECP) N,N – 二乙氨基甲酰膦酸二辛酯
dioctyl fumarate(简作 DOF) 富马酸二辛酯 ‖ ~ maleate (简作 DOM) 马来酸二辛酯
dioctylmethylenebisphosp honate(简作 DOMPA) 甲撑二膦酸二辛酯
di-p-octylphenyl phosphoric acid(简作 DOPPA) 二对辛基苯基磷酸,磷酸二[对辛基苯基]酯
dioctylpyrophosphoric acid(简作 DOPP) 二辛基焦磷酸,焦磷酸二辛酯
dioctyl sebacate(简作 DOS) 癸二酸二辛酯 ‖ ~ sodium sulphosuccinate (简作 DSS) 磺琥辛酯钠
diode(简作 DIO) *n*. 二极管 ‖ ~ laser 二极管激光器 / ~ x-ray tube 二极管 X 线管
diode-transistor logic(简作 DTL) 二极管 – 晶体管逻辑
Diodon *n*. 刺鲀属 ‖ ~ bleekeri (Gu nther) 布氏刺鲀(隶属于刺鲀科 Diodontidae) / ~ eydiuxii (Birssout et Barneville) 爱氏刺鲀(隶属于刺鲀科 Diodontidae) / ~ holacanthus linnaeus [拉,动药] 刺鲀,六斑刺鲀(隶属于刺鲀科 Diodontidae) / ~ hystrix (Linnaeus) 密斑刺鲀(隶属于刺鲀科 Diodontidae) / ~ liturosus (Shaw) 柴氏刺鲀(隶属于刺鲀科 Diodontidae) / ~ novemmaculatus (Bleeker) 九刺鲀鲀(隶属于刺鲀科 Diodontidae)
Diodone[商名] *n*. 碘奥酮,碘司特(造影剂)(见 diodrast)
Diodontidae *n*. 刺鲀科(隶属于鲀形目 Tetraodontiformes)
diodoquin *n*. 二碘羟基喹啉,双碘喹(见 diiodohydroxyquinoline)
diodrast *n*. 碘司特,碘吡啦啥(造影剂)(见 iodopyracet)
dioecious *a*. 雌雄异体的(株)(见 diecious)
dioecism *n*. ①雌雄异株 ②雌雄异体
dioecy *n*. ①雌雄异株 ②雌雄异体
dioesophagus *n*. 双食管(见 diesophagus)
diestrus *n*. 间[动]情期,发情间期(见 dioestrum; diestrus)
Diogenes edwardsii (de Haan) 艾氏寄居蟹(隶属于活额寄居蟹科 Coenobitoidea)
Diogenichthys atlanticus (Ta ning) 西明灯鱼(隶属于灯笼鱼科 Myctophidae)
diogenism *n*. 迪奥杰尼斯主义
diolamine *n*. 二乙醇胺(diethanolamine 的 USAN 缩约词)
dioldehydrase *n*. 二醇脱水酶
Dioloxol[商名] *n*. 美芬新(见 mephenesin)
diomorphine *n* 狄奥吗啡
diomphalus *n*. 双脐畸胎(见 ensomphalus)
Dion *n*. 分裂,切开,切断(见 division)
dionin *n*. 狄奥宁,盐酸乙基吗啡(见 ethylmorphine hydrochloride)
dionism *n*. 异性性欲,异性恋爱(见 heterosexuality)
Dionosil[商名] *n*. 丙碘酮(见 propyliodone)
Dionosil *n*. 狄奥诺西尔(支气管造影剂)
diop. di-iso-octyl-phthalate *n*. 邻苯二甲酸二异辛酯 / diopter *n*. 屈光度 / dioptrics *n*. 屈光学 / isopropylidene-dihydroxybis-diphenylphosphino butane 异亚丙基 – 二羟基 – 双二苯磷基丁烷
diophthalmus *n*. 双眼畸胎
diopsimeter *n*. [描绘]视野计
diopter(简作 D,d ,DA,diop) *n*. 曲光度(见 dioptre) ‖ ~, prism 棱镜曲光度
diopterin *n*. 狄奥普特灵, 碟酰二谷氨酸(抗肿瘤药)(见 pteroyldiglutamic acid)
dioptic strength(简作 DS) 屈光度
dioptoeikonometer *n*. 屈光影像计, 镜片影像计
dioptometer *n*. 屈光计(见 dioptrometer)
dioptometry *n*. 屈光测量
dioptoscopy *n*. 检眼镜屈光检查(见 dioptroscopy)
dioptrate *a*. 分瞳的
dioptre(简作 dpt,dptr) *n*. 屈光度(见 diopter)
dioptric *a*. 屈光的, 折射的 ‖ ~ apparatus 屈光器 / ~ glass 屈光

镜 / ~ imaging 折射成像 / ~ media 屈光介质,屈光间质 / ~ power 屈光力 / ~ strength 屈光度 / ~ system 屈光系统
dioptrics(简作 diop) *n*. 屈光学 ‖ ~ of eye 眼屈光学
dioptrometer *n*. 屈光计(与 dioptometer 同)
dioptrometry *n*. 屈光测量(与 dioptometry 同)
dioptroscopy *n*. 检眼镜屈光检查,屈光测量法(与 dioptoscopy 同)
dioptry *n*. 屈光度(与 diopter 同)
diorate *a*. 具双孔的
diorchic *a*. 具二睾丸的
Diorchis *n*. 双睾[绦虫]属
diorthosis *n*. 整复术, 矫正术
DIOS 癸二酸二异辛酯(见 di-iso-octyl sebacate)
dioscin *n*. 薯蓣素
Dioscorea *n*. 薯蓣属 ‖ ~ bulbifera L. [拉,植药] 黄独 药用部分:块茎:黄引子 / ~ cirrhosa Lour. [植药] 薯莨(植) 药用部分:块根—薯莨,红孩儿 / ~ collettii Hook. F. [拉,植药] 叉蕊薯蓣 / ~ deltoidea Wall. [拉,植药] 三角叶薯蓣 / ~ futschauensis R. Kunth [植药] 福州薯蓣,福建绵草薢(植) 药用部分:根状茎—绵草薢 / ~ futschauensis Uline [拉,植药] 福州薯蓣 / ~ gracillima Miq. [拉,植药] 纤细薯蓣 药用部分:根状茎—绵草薢 / ~ green-bonding potyvirus 薯芋绿镶边马铃薯 Y 病毒 / ~ green-bonding virus 薯芋绿镶边病毒 / ~ hispida Dennst. [拉,植药]白薯莨 / ~ hypoglauca Palibin [拉,植药] 粉背薯蓣,黄草薢(植) 药用部分:根状茎—粉草薢 / ~ japonica Thunb. [拉,植药]日本薯蓣 / ~ latent potexvirus 薯芋潜伏马铃薯 X 病毒 / ~ mexicana 墨西哥薯蓣 / ~ nipponica Makino [植药] 穿龙薯蓣(植) 药用部分:根状茎—穿山龙, 山常山 / ~ nipponica Makino var. rosthani Prain et Burk. [植药] 柴黄姜(植) 药用部分:根状茎—穿山龙 / ~ officinalis Tsi, mss. [植药] 绵草薢(植) 药用部分:根状茎—绵草薢 / ~ opposita Thunb. (~ batatas Decne.) [拉,植药]薯蓣 药用部分:块根—山药 / ~ panthaica Prain et Burk. 黄山药(植) 药用部分:块根—白药子 / ~ septemloba Thunb. [拉,植药]绵草薢 / ~ subcalva Prain er Burk [拉,植药]毛胶薯蓣 / ~ trifida potyvirus 三裂薯芋马铃薯 Y 病毒 / ~ zingiberensis C. H. Wright [拉,植药] 盾叶薯蓣(植)药用部分:根状茎
Dioscoreaceae *n*. 薯蓣科
Dioscorides's granule [Pedacius 一世纪希腊医学家和植物学家] 迪奥斯科里德氏粒剂(制自乳糖、阿拉伯胶及亚砷酸)
dioscorrine *n*. 薯蓣碱
diose *n*. 乙糖,二糖(见 biose)
diosgenin *n*. 薯芋皂甙配基
Diosma *n*. 布枯属 ‖ ~ succulenta (karoo buchu) 卡罗布枯
diosma *n*. 布枯(见 buchu)
Diosmin [商名] *n*. 布枯甙,地奥司明(毛细血管保护药)
diosmosis *n*. 渗透
diosphenol *n*. 布枯酚, 布枯脑(见 buchu camphor)
diospyrobezoar *n*. 柿[纤维]粪石
Diospyros L.柿属 ‖ ~ ebenum koeing [拉,植药]乌木 / ~ embryopteris 椑柿, 漆柿 / ~ hirsuta 毛柿 / ~ kaki L. f. [植药] 柿(植) 药用部分: 宿萼—柿蒂 / ~ lotus L. [拉,植药]黑枣,君迁子 / ~ morrisiana Hce. 罗浮柿(山柿) / ~ virginiana 美国柿
diostosis *n*. 骨移位
diothane *n*. 狄奥生, 狄珀洛东(表面麻醉药)(见 diperodon)
diotic *a*. 两耳的, 双耳的(见 binaural)
diotroxin *n*. 双甲腺素(含甲状腺素及三碘甲状腺氨酸)
Diotyrosine [商名] *n*. 放射性碘络氨酸(诊断用药)
di-oval twin 二卵双生
diovulatory *a*. 排二卵的
diox *n*. 二氧杂环己烷(见 dioxane)
Dioxadilol [商名] *n*. 地奥地洛(血管扩张药)
Dioxadrol [商名] *n*. 地奥沙屈(抗忧郁药)
Dioxamate [商名] *n*. 地奥氨酯(抗惊厥药)
dioxane (简作 diox,do) *n*. 二噁烷, 1'4 – 二氧六环
Dioxaphetyl Butyrate [商名] 吗苯丁酯(镇痛药)
Dioxathion [商名] *n*. 敌杀磷,敌噁磷(农药)(见 dioxation)
Dioxation [商名] *n*. 敌噁磷(杀虫药)
Dioxethedrine [商名] *n*. 二羟西君(支气管扩张药)
dioxide *n*. 二氧化物 ‖ ~, nitrogen 二氧化氮
Dioxifedrine [商名] *n*. 二羟非君(平喘药)
dioxin *n*. 二噁英(一种致突变物质)
dioxine *n*. 二噁英(一种致突变物质)
Dioxopromethazine [商名] *n*. 二氧丙嗪(抗组胺药)
dioxyacetone *n*. 二羟基丙酮
dioxyanthranol *n*. 二羟基蒽酚, 蒽三酚(见 anthralin)
dioxyanthraquinone *n*. 二羟基蒽醌
dioxybenzene *n*. 二羟基苯, 间苯二酚
Dioxybenzone [商名] *n*. 二羟苯宗,二羟苯酮(防晒药)
dioxydemeton-S-methylc *n*. 磺吸磷(农药)
dioxydiaminoarsenobenzol *n*. 二羟基二氨基联砷苯, 胂凡纳明(见 arsphenamine)
dioxyfluoran *n*. 二羟基萤烷, 萤光素(见 dioxyfluorane; fluorescein)
dioxygen *n*. 分子氧
dioxygenase *n*. 二氧化酶
dioxyline *n*. 二氧林(冠状血管及外周血管扩张药)(见 1-(4-ethoxy-3-methoxybenzyl)-6, 7-dimethoxy-3-methylisoquinoline) ‖ ~ phosphate 磷酸二氧林
dioxynaphthalene *n*. 二羟基萘
dioxynaphthylmethane *n*. 二羟基萘甲烷
dioxyphenylalanine *n*. 二羟苯基丙氨酸, 多巴(见 dihydroxyphenylalanine; dopa)
dioxystreptomycin (简作 DOSM) *n*. 二羟链霉素
dioxytoluene *n*. 二羟基甲苯, 苔黑素(见 orcin)
DIOZ 壬二酸二异辛酯(见 di-iso-octyl azelate)
DIP desquamative interstitial pneumonia 脱屑性间质性肺炎 / diffuse interstitial pneumonia 弥漫性间质性肺炎 / di-isopropyl ester 二异丙酯 / diisopropyl phosphate 磷酸二异丙酯 / distal interphalangeal 远位指(趾)节间的 / drip infusion pyelography 滴注法肾盂造影[术] / drip intravenous pyelography (-DIVP) 静脉肾盂造影术(同 DIVP) / drug-induced parkinsonism 药物诱发的帕金森氏综合症
dip *n*. & *vt*., *vi*. ①[磁]倾角 ②浸 ‖ ~,4000-cycle 四千周倾度, 四千赫兹谷
dip. *n*. 复视(见 diplopia)
Dip Microbiol 微生物学文凭(见 Diploma in Microbiology)
DIPA diisopropanolamine *n*. 二异丙醇胺 / diisopropylamine dichloroacetate 二异丙胺二氯乙酸盐,肝乐
dipalmitoyl lecithin (简作 DPL) 二棕榈酰卵磷脂 ‖ ~ phosphatidyl choline (简作 DPPC) 双十六酰磷脂酰胆碱(一种肺表面活性物质) / ~ phosphatidyl lipid (简作 DPL) 二棕榈基磷脂酰类脂[化合]物
Dip Amer Bd P & N Diplomate, American Board of Psychiatry and Neurology美国精神病学和神经病学委员会执照持有者
diparalene *n*. 狄帕腊伦, 盐酸氯环嗪(抗组胺药)(见 chlorcyclizine hydrochloride)
diparcol *n*. 狄帕可, N – 二乙氯乙基吩嗪(副交感神经阻滞药)(见 N-diethylaminoethyl phenothiazine)
Dipaxin [商名] *n*. 二苯茚酮(见 diphenadione)
DIPB 二异丙苯(见 di-isopropyl benzene)
Dip Bact 细菌学文凭(见 Diploma in Bacteriology)
DIPC diffuse interstitial pulmonary calcification 弥漫性间质性肺钙化 / di-iso-propylcarbinol *n*. 二异丙基甲醇
DIPE diisopropyl ester 二异丙酯 / diisopropyl ether 二异丙醚
dipentene *n*. 二戊烯, 苦艾萜
Dipenine Bromide [商名] 地泊溴胺(解痉药)(见 diponium bromide)
dipentene dioxide 二氧化二戊烯
Dipentodontaceae *n*. 十萼花科
dipentylamine *n*. 二戊胺
dipentylbenzene *n*. 二戊基苯
dipeptidase *n*. 二肽酶
dipeptide *n*. 二肽
dipeptidyl carboxypeptidase 二肽酰[基]羧肽酶(亦称血管紧张肽 I 转化酶) ‖ ~ -peptidase 二肽[基]肽酶 / ~ -peptidase I 二肽酰[基]肽酶 I(亦称组蛋白酶 C)
Diperodon [商名] *n*. 狄珀洛东, 地哌冬(表面麻醉剂)(见 3-piperidino-1,2-propanediol dicarbanilate) ‖ ~ hydrochloride 盐酸地哌冬
Dipetalonema *n*. 棘唇[线虫]属 ‖ ~ perstans 常现棘唇[线]虫,盖头丝虫(见 Acanthocheilonema perstans) / ~ recondium 隐现棘唇线虫 / ~ streptocerca 链尾棘唇线虫 / ~ viteae 魏氏棘唇线虫 / ~ witei 砂鼠棘唇线虫
Dipetalonematidae *n*. 双瓣科,盖头虫科
Dipetalonematinae *n*. 双瓣亚科
dipetalonemiasis *n*. 棘唇虫病
dipetalous *a*. 两瓣的
DIPF diffuse interstitial pulmonary fibrosis 弥漫性间质性肺纤维化 / diisopropyl phosphofluoridate 二异丙基磷酸荧光素
Diph *n*. 白喉(见 diphtheria)
Diph-Tet *n*. 白喉—破伤风[类毒素](见 diphtheria-tetanus)
Diph-Tox (普通) 白喉类毒素(见 diphtheria toxoid)
Diph-Tox AP 明矾沉淀白喉类毒素(见 diphtheria toxoid alum precipitated)
Diphacinone [商名] *n*. 敌鼠(农药)

diphacinone-N *n*. 敌鼠钠盐
diphallia *n*. 双阴茎畸形
diphallus *n*. 双阴茎畸胎
diphamine *n*. 痛痉平
diphase *a*. 二相性的
diphasic *a*. 二相性的(见 biphasic) ‖ ~ pulse 双相脉冲 / ~ strain 双相区系
Diphasic fever virus 双波热病毒 ‖ ~ milk fever virus 蜱传脑炎病毒(东方亚型)(见 Tickborne encephalitis (Eastern subtype) virus)
diphebuzol *n*. 保泰松
Diphemanil［商名］*n*. 双苯马尼(抗胆碱药) ‖ ~ Methylsulfate［商名］二苯马尼甲硫酸盐,甲硫酸二苯甲哌(抗胆碱药)
diphemin *n*. 通痉平, 二苯乙醇酸 - 2 - 二甲氨基乙酯(见 2-dimethylaminoethyl benzilate)
Diphenadione(简作 DP,DPA)［商名］*n*. 二苯乙酰茚满二酮,二苯茚酮(抗凝血药)(见 2-diphenylacetyl-1,3-indandione)
Diphenan［商名］*n*. 地芬南,迪芬南, 氨甲酸对苄苯酯(驱虫药)(见 diphenane ; p-benzylphenyl carbamate)
Diphenazoline［商名］*n*. 二苯唑啉(抗组胺药)
Diphenhydramine［商名］*n*. 苯海拉明,苯那君,可他敏,苯那坐尔(抗组胺药)(见 benadryl) ‖ ~, hydrochloride (benadryl hydrochloride) 盐酸苯海拉明(抗组胺药)
diphenicillin *n*. 联苯青霉素(见 biphenylpenicillin)
Diphenidol［商名］*n*. 地芬尼多,二苯哌啶丁醇(止吐药)(见 difenidol) ‖ ~ hydrochloride 盐酸二苯哌啶丁醇 / ~ pamoate 双羟萘酸二苯哌啶丁醇
Diphenmethanil［商名］*n*. 双苯马尼(抗胆碱药)(见 diphemanil)
diphenol oxidase 二酚氧化酶
diphenolic acid(简作 DP,DPA)二酚酸
Diphenoxylate［商名］*n*. 地芬诺酯(止泻药)
diphenoxylate hydrochloride 盐酸地芬诺酯,盐酸氰苯哌酯(止泻药)
diphenyl *n*. ①二苯基 ②联苯 ‖ ~ acetylene (简作 DPA) 二苯乙炔 / ~ carbazone (简作 DPC) 二苯基卡巴腙 / ~ diselenide 二苯基二硒 / ~ ether 二苯醚 / ~ iodonium 二苯碘(黄素类抑制剂) / ~ methene-4,4′diisocyanate 二苯甲撑二异氰酸酯 / ~ phosphoryl azide (简作 DPPA) 联苯磷酰基叠氮化物 / ~ sulfone (简作 DDS, DPS) 二苯砜 / ~ sulphone 二苯酚(农药) / ~ sulphoxide (简作 DPSO) 二苯亚砜 / ~ tolyl phosphate 磷酸甲苯二苯酯
diphenylacetic acid(简作 DPAA)二苯醋酸
diphenylamine(简作 DPA) *n*. 二苯胺 ‖ ~ chlorarsine 二苯胺氯胂
diphenylaminearsine chloride(简作 DM) 氯化二苯胺胂(喷嚏性毒气)
diphenylaminechloroarsine *n*. 二苯胺氯胂
diphenylamino-azo-benzene *n*. 二苯氨[基]偶氮苯
diphenyl-arsine chloride(简作 Da) 氯化二苯胂 ‖ ~ cyanide (简作 DC) 氰化二苯胂
1,4-diphenylbenzene *n*. 二苯基苯
diphenylbenzidine *n*. 二苯联苯胺
diphenylbenzoquinone(简作 DPQ) *n*. 二苯基苯醌
diphenylbutylpiperidine *n*. 二苯丁基哌啶
diphenylcarbinol *n*. 二苯基甲醇
diphenylchlorarsine(简作 DA; AD) (Clark I) *n*. 二苯氯[化]胂(一种毒气)
diphenylcyanarsine *n*. 二苯氰[化]胂(一种毒气)
diphenylcyanoarsine(简作 DC) (Clark II) *n*. 二苯氰[化]胂(一种毒气)
diphenyldiimide *n*. 二苯基偶氮
1,3-diphenyl-2(5′,5-dimethyloxazoli-dinyl-N-oxyl) propane 1,3 - 双苯基 - 2(5′,5 - 二甲基噁唑烷基 - N - 氧基)丙烷
diphenylethane *n*. 二苯乙烷
1,2- diphenylethane *n*. 1,2 - 二苯乙烷
diphenyl-2-ethylhexyl phosphate 磷酸二苯辛酯
diphenylguanidine(简作 DPG) *n*. 二苯胍,促进剂 D
1,6-diphenyl-1,3,5-hexatriene(简作 DPH) *n*. 1,6 二苯 - 1,3,5 - 己三烯
diphenylhydantoin(简作 DPH) *n*. 二苯乙内酰脲, 苯妥因, 大仑丁(见 dilantin) ‖ ~ sodium (phenytoin sodium; dilantin sodium) (简作 DPH) 二苯乙内酰脲钠, 苯妥因钠, 大仑丁钠
diphenylmethane(简作 DPM) *n*. 二苯甲烷
Diphenylmethansulfonamide［商名］*n*. 双苯甲磺胺(利尿剂)
diphenylnitrosamine *n*. 二苯亚硝胺,N - 亚硝基二苯胺
diphenyloxazole(简作 DPO) *n*. 二苯噁唑
Diphenyl-phenylene-diamine(简作 DPPD) *n*. 联苯基苯二胺
diphenylphophine(简作 DOO) *n*. 二苯膦
Diphenylpyraline［商名］*n*. 二苯拉林(抗组胺药)(见 diafen)
diphenylpyraline hydrochloride 盐酸二苯拉林,盐酸二苯甲氧甲哌啶(抗组胺药)
diphenylsulfide *n*. 杀螨好,二苯硫醚(农药)
diphenylthiocarbarzone *n*. 二苯硫卡巴腙, 双硫腙(见 dithizone)
diphenylthiourea(简作 DPT) *n*. 二苯硫脲, 丁氨苯硫脲(治麻风药)
Diphenyltropine［商名］*n*. 二苯托品(抗胆碱药)
diphenylurea *n*. 二苯脲
Diphepanol［商名］*n*. 二苯帕诺(镇咳药)
diphetarsone *n*. 双苯胂, 双胂羧苯基乙二胺二钠(抗阿米巴药)
diphonia *n*. 复音, 双音
diphoponate *n*. 二磷酸化合物
diphosgene(简作 DP) *n*. 双光气, 聚光气, 氯甲酸三氯甲酯(一种毒气)
diphosgenism *n*. 双光气中毒
diphosphate(简作 DP) *n*. 二磷酸盐
diphosphatidylglycerol(简作 DPG) *n*. 双磷脂甘油［1,3-diphosphatidylglycerol 为心脂(cardiolipin)］
1,3-diphosphoglyceraldehyde (flyceraldehyde-1,3-diphosphate) *n*. 1,3 - 二磷酸甘油醛
diphospho-glycerate(简作 DPG,DPGA) *n*. 二磷酸甘油酯 ‖ ~ mutase 二磷酸甘油酸变位酶 / ~ phosphatase (简作 DPGP) 二磷酸甘油酸磷酸酶
1,3-diphosphoglycerate(简作 1,3-DPG) *n*. 1,3 - 二磷酸甘油酸酯
2,3-diphosphoglycerate(简作 2,3-DPG) *n*. 2,3 - 二磷酸甘油酸酯
2,3-diphosphoglycerate *n*. 2,3 - 二磷酸甘油酸
diphosphoglyceric acid(简作 DPC,DPG)二磷酸甘油酸
2,3-diphosphoglyceric acid(简作 2,3-DPG) 2,3 - 二磷酸甘油酸
diphospho-glycero-mutase(简作 DPGM) *n*. 二磷酸甘油酯变位酶
diphosphoinositide *n*. 二磷酸肌醇磷脂,磷脂酰肌醇磷酸
diphospho-2-methyl-1,4-naphthohydroquinone *n*. 二磷酸 - 2 - 甲基 - 1,4 - 萘氢醌
diphosphonate *n*. 二膦酸盐(或脂) ‖ ~, methylene (MDP) 亚甲基二膦酸(用于骨扫描)
diphosphonic acid 二膦酸
diphosphopyridine nucleotidase(简作 DPNase) 二磷酸吡啶核甙酸酶 ‖ ~ nucleotide (简作 DPN) 二磷酸吡啶核甙酸 / ~ nucleotide reduced (now NADH) (简作 DPNR) 还原型二磷酸吡啶核甙酸(现称 NADH)
diphosphothiamine(简作 DPT) *n*. 二磷酸硫胺, 辅羧酶, 焦磷酸硫胺素,脱羧辅酶(见 cocarboxylase)
diphosphotransferase *n*. 二磷酸转移酶(亦称焦磷酸转移酶)
Diphoxazide［商名］*n*. 地福沙肼(安定类药)
di (butoxyethy) phthalate(简作 DBEP) 酞酸二丁氧基乙酯
diphthamide *n*. 白喉酰胺
diphtheria［希 diphthera membrane + -ia］(简作 Diph) *n*. 白喉(与 diphtheritis 同) ‖ ~ and pertussis vaccine (简作 Dper/Vac) 白喉百日咳疫苗 / ~ and tetanus toxoids and pertussis vaccine mixture (简作 DTP) 白喉、破伤风类毒素、百日咳菌苗混合制剂 / ~ and tetanus vaccine (简作 DT/Vac) 白喉—破伤风疫苗 / ~, avian (fowlpox) 鸟痘, 家禽白喉 / ~, Bretonneau's 布雷托诺氏白喉,咽白喉 / ~, calf 牛白喉 / ~, circumscribed 局限性白喉 / ~, cutaneous 皮肤白喉 / ~, dermal (diphtheria cutis) 皮肤白喉 / ~, false 假白喉 / ~ fauci (pharyngeal ~) 咽白喉 / ~ faucial 咽白喉 / ~, gangrenous 坏疽性白喉 / ~ gravis (malignant ~) 恶性白喉, 坏疽性白喉 / ~, laryngeal (membranous croup) 喉白喉,膜性白喉 / ~, latent 隐性白喉 / ~, malignant 恶性白喉, 坏疽性白喉 / ~, nasal 鼻白喉 / ~, nonmembranous (löffleria) 无假膜性白喉, 无症状白喉, 非典型白喉 / ~, pharyngeal 咽白喉 / ~ phosphate toxoid (简作 DPT) 白喉类毒素磷酸盐 / ~, scarlatinal 猩红热性白喉 / ~, septic 脓毒性白喉 / ~ sore-throat 白喉 / ~ spuria (pseudodiphtheria; Epstein's disease) 假白喉, 爱泼斯坦氏病 / ~, surgical (wound ~) 伤口假膜 / ~, swine (hog cholera) 猪白喉猪霍乱 / ~ -tetanus (简作 Diph-Tet, DT) 白喉 - 破伤风[类毒素] / ~ -tetanus toxoid (简作 DTT) 白喉破伤风类毒素 / ~ toxin normal (简作 DTN) 标准白喉毒素 / ~ toxin normal solution + M^{250} Meerschweinchen guinea-pig, weighing 250 grams (简作 DTN^1M^{250}) 标准白喉毒素单位(指对 250g 重的豚鼠) / ~ toxin sensitivity (简作 DTS) 白喉毒素敏感性 / ~ toxoid alum precipitated (简作 Diph-Tox AP) 明矾沉淀白喉类毒素 / ~, umbilical 脐带白喉 / ~ vaccine 简作 Dip / Vac 白喉疫苗
Diphtheria Antitoxin(简作 DA,DAT)［商名］白喉抗毒素(生物制品)

diphtheria pertussis and tetanus vaccine(简作 DPT)白喉,百日咳,破伤风疫苗,白百破三联疫苗
diphtheria / tetanus / poliomyelitis(简作 DTP) ***n***. 白喉 / 破伤风 / 脊髓灰质炎
Diphtheria Toxoid(简作 Diph-Tox)[商名](普通)白喉类毒素(生物制品)
diphtherial ***a***. 白喉的
diphtheriaphor ***n***. 白喉带菌者
diphtheric ***a***. 白喉的(与 diphtheritic 同)
diphtherin ***n***. 白喉菌素
diphtheriolysin ***n***. 溶白喉菌素
diphtheritic ***a***. 白喉的 ‖ ~ blepharitis 白喉性睑炎 / ~ conjunctivitis 白喉性结膜炎 / ~ vaginitis 白喉性阴道炎
diphtheritis ***n***. 白喉
Diphtheroglyphus ***n***. 嗜革螨属
diphtheroid ***n***. **&** ***a***. ①假白喉 ②白喉样的,类白喉
diphtherotoxin ***n***. 白喉毒素(与 diphtheria toxin 同)
diphthong ***n***. 双元音
diphthongia[di- + 希 phthongos sound] ***n***. 复音,双音(见 diplophonia)
di-(p-hydrazinophenyl) sulphone(简作 DHDS) ***n***. 双肼苯砜
diphygenic[希 diphyes of double form + genesthai from gignesthai to be produced] ***a***. 二型发育的
diphyletic ***a***. 二源的
Diphylets[商名] ***n***. 硫酸右苯丙胺(见 dextroamphetamine sulfate)
Diphylleia grayi Fr. Schmidt 东北山荷叶(植)药用部分:根状茎 ‖ ~ Michx. 山荷叶属 / ~ sinensis Li 山荷叶(植)药用部分:根状茎
diphyllidea ***n***. 三叶类
diphyllobothriasis ***n***. 裂头丝虫病
Diphyllobothriidae ***n***. 裂头科
Diphyllobothrium[di- + 希 phyllon leaf + bothrion pit] ***n***. 裂头属 ‖ ~, cordatum 心形裂头绦虫 / ~ erinacei 猬裂头绦虫,曼[森]氏裂头绦虫 / ~ fuhrmanni (Hsu) 富氏双叶绦虫(隶属于双槽头科 Dibothriocephalidae) / ~ latum 阔节裂头绦虫 / ~ mansoni (~ erinacei) 曼[森]氏裂头绦虫,猬裂头绦虫 / ~ mansonoides 类曼[森]氏裂头绦虫 / ~ pacificum 太平洋裂头绦虫 / ~ parvum 小裂头绦虫 / ~ taenioides (~ latum) 阔节裂头绦虫
diphyodont[di- + 希 phyein to produce + odous tooth] ***a***. 双套牙[列]的 ‖ ~ dentition 双套牙列,双套牙系
Diphysdaceae ***n***. 短颈藻科(一种藻类)
dipicolinic acid(简作 DPA)二吡啶甲酸,联吡啶羧酸
-dipine[构词成分] 地平
Dipipanone[商名] ***n***. 地匹哌酮(镇痛药)
dipipanone hydrochloride 盐酸地匹哌酮,盐酸二苯哌已酮(镇痛药)
Dipiproverine[商名] ***n***. 双哌维林(解痉药)
dipivalyl epinephrine(简作 DPE)双三甲基乙酰肾上腺素,二特戊肾上腺素,特戊肾上腺素
Dipivefrin[商名] ***n***. 地匹福林,双特戊酰肾上腺素(眼科用肾上腺素能药,抗青光眼药)
DIPJ 远位指(趾)关节(见 distal interphalangeal joint)
dipl. ***n***. 位移(见 displacement)
Diplacanthus nanus 短膜壳绦虫,微小膜壳绦虫(见 Hymenolepis nana)
displacement(简作 dipl) ***n***. 位移
diplacin ***n***. 季普拉嗪(类箭毒制品)
diplacusia ***n***. 复听(与 diplacusis 同)
diplacusis[希 diplous double + akousis hearing] ***n***. 复听 ‖ ~, binaural 双耳复听 / ~ binauralis 双耳复听 / ~ binauralis dysharmonica 双耳不协商性复听 / ~ binauralis echoica 双耳回声性复听 / ~, disharmonic [双耳]不协商性复听 / ~, echo [双耳]回声性复听 / ~, monaural 单耳复听 / ~ monauralis 单耳复听 / ~ uniauralis 单耳复听
diplasiocoelous vertebra 双凹椎
diplasmatic ***a***. 含二要质的(细胞)
diplastic ***a***. 含二种物质组成的(细胞)
Dipledidae ***n***. 囊宫科
diplegia ***n***. 双侧瘫,双瘫 ‖ ~, atonic-astatic 弛缓性双瘫 / ~, cerebral 大脑性双瘫 / ~ facial 两侧面瘫 / ~, infantile (birth palsy) 婴儿双瘫,产伤瘫痪 / ~, masticatory 两侧嚼肌瘫 / ~, spastic (Little's disease) 痉挛性双瘫,李特耳氏病
diplegic ***a***. 两侧瘫的,双瘫的
diplo-[希][构词成分][希 diploos double 双倍]双,两,重,复,二倍
diplo-albuminuria ***n***. 双蛋白尿
diplobacillary ***a***. 双杆菌的 ‖ ~ conjunctivitis 眦部结膜炎,双杆菌性结膜炎
diplobacillus(复 diplobacilli) ***n***. 双杆菌 ‖ ~, Friedländer 弗里德兰德氏双杆菌,肺炎杆菌 / ~ liquefaciens petiti 陪替氏液化性双杆菌 / ~, Morax's (Moraxella lacunata) 摩拉克氏双杆菌,结膜炎摩拉克氏菌
diplobacterium ***n***. 双杆菌
diplobiont ***n***. 两类体,两类(有性和无性)个体生物
diplobivalent ***n***. 双二价体
diploblastic ***a***. 二胚层的,双体层的
Diplocalyx ***n***. 双环菌属 ‖ ~ calotermitidis 热白蚁双环菌
diplocardia ***n***. 心裂(畸形),双心(畸形)(见 cardiac fissure)
diplocephalia ***n***. 双头(畸形)(见 diplocephaly)
diplocephalus[diplo- + 希 kephalē head] ***n***. 双头畸形
diplocephaly ***n***. 双头(畸形)
diplochromosome ***n***. 双分染色体
Diploclisia chinensis Merr. 中华秤钩风(植)药用部分:根茎及根—秤钩风[植药],藤茎—青风藤 / ~ glaucescems (Bl.) Diels [拉,植药] 苍白秤钩风
diplococcal ***a***. 双球菌的
diplococcemia ***n***. 双球菌血症
diplococcin ***n***. 双球菌素
diplococcoid ***a***. **&** ***n***. ①双球菌样的 ②类双球菌
diplococcosis ***n***. 双球菌病
Diplococcus ***n***. 双球菌属 ‖ ~ albicans tardissimus 缓生白色双球菌(最懒性变白色双球菌) / ~ butyri 丁酸双球菌 / ~ catarrhalis 黏膜炎双球菌(卡他双球菌) / ~ citreus 柠檬黄双球菌 / ~ citreus conglomeratus 凝聚性柠檬黄双球菌 / ~ citreus liquefaciens 液化性柠檬黄双球菌 / ~ claviformis 钉斑形双球菌 / ~ commensalis 互生双球菌 / ~ constellatus 星形双球菌 / ~ coryzae 鼻黏膜炎双球菌 / ~ crassus 肥双球菌 / ~ flavus 黄色双球菌 / ~ flavus liquefaciens 液化性黄色双球菌,黄色溶胶性双球菌 / ~ flavus tardigradus 缓育性黄色双球菌 / ~ fluorescens foetidus 臭萤光双球菌 / ~ foetidus aerobius 需氧臭双球菌 / ~ gonorrhoeae (Neisseria gonorrhoeae) 淋[病双] 球菌,淋病奈瑟氏菌 / ~ intracellularis (~ intracellularis meningitidis; Neisseria meningitidis)胞内双球菌 脑膜炎双球菌,脑膜炎奈瑟氏菌 / ~ intracellularis equi 马胞内双球菌 / ~ intracellularis meningitidis 脑膜炎胞内双球菌 / ~ lacteus faviformis 蜜块状乳白色双球菌 / ~ lanceolatus (~ pneumoniae) 肺炎双球菌 / ~ lanceolatus capsulatus 肺炎双球菌 / ~ luteus 卵黄色双球菌 / ~ magnus 大双球菌 / ~ meningitidis (Neisseria meningitidis) 脑膜炎双球菌,脑膜炎奈瑟氏菌 / ~ minimum 最小双球菌 / ~ morbillorum 麻疹双球菌 / ~ morrhuae 鳕双球菌 / ~ mucosus 黏液双球菌 / ~ non-pyogenes trifoliatus 膀胱炎不化脓双球菌 / ~ orbiculus 轮形双球菌 / ~ orchitidis 睾丸炎双球菌 / ~ ozaenae 臭鼻双球菌 / ~ paleopneumoniae 厌氧肺炎双球菌 / ~ pemphigi acutus 急性天疱疮双球菌 / ~ pharyngis 咽炎双球菌 / ~ pharyngis communis (Neisseria catarrhalis) 黏膜炎细球菌,黏膜炎奈瑟氏菌,普通咽炎双球菌 / ~ pharyngis flavus (Neisseria flava) 黄色咽炎双球菌,黄色奈瑟氏菌 / ~ pharyngis sicca 干燥咽炎双球菌 / ~ pituitoparus 生黏液双球菌 / ~ plagarum-belli 战伤双球菌 / ~ pluti 蜂蚴病双球菌(蜂蚴病菌) / ~ pluton 蜂蚴病菌,冥王双球菌 / ~ pneumoniae (pneumococcus)(简作 DP) 肺炎双球菌(胸膜炎双球菌) / ~ pyogenes 酿脓双球菌 / ~ pyogenes ureae 尿酿脓双球菌 / ~ pyogenes ureae flavus 黄色尿酿脓双球菌 / ~ reniformis 淋病双球菌,肾炎双球菌 / ~ rheumaticus 风湿病双球菌 / ~ roseus 蔷薇色双球菌,玫瑰色双球菌 / ~ scarlatinae (Streptococcus pyogenes) 腥红热双球菌,酿脓链球菌 / ~ semilunaris 半月形双球菌 / ~ siccus (Neisseria sicca) 干燥双球菌,干燥奈瑟氏菌 / ~ subflavus 浅黄色双球菌 / ~ ureae 脲双球菌 / ~ ureae trifoliatus 膀胱炎脲双球菌 / ~ viscosus 稠性双球菌
diplococcus(复 diplococci) ***n***. 双球菌 ‖ ~ of Morax-Axenfeld (Moraxella lacunata) 摩—阿二氏双球菌,结膜炎摩拉克氏菌 / ~ of Neisser (Neisseria gonorrhoeae) 淋病双球菌,淋病奈瑟氏菌 / ~, Weichselbaum's (Neisseria meningitidis) 脑膜炎双球菌,脑膜炎奈瑟氏菌
Diploconus Haeckel 双锥虫属 ‖ ~ fasces Haeckel 囊扦双锥虫 / ~ nitidus Popofsky 光亮双锥虫
Diplocoria[diplo- + 希 korē pupil] ***n***. 重瞳(畸形)(见 double pupil)
Diplocyclas Haeckel 双带虫属 ‖ ~ bicorona Haeckel 两冠双带虫
diplocyte ***n***. 具偶核的细胞
diplodemicolpate ***a***. 具双半沟的
Diplodia ***n***. 色二孢属
diplodiatoxicosis ***n***. 色二孢霉菌中毒[症]

Diplodinium *n*. 两腰纤毛虫属 ‖ ～ anacanthum Dogiel 无棘双毛虫／～ bubalidis Dogiel 野牛双毛虫／～ cristagalli Dogiel 鸡冠双毛虫／～ dentatum Stein 具齿双毛虫／～ ecaudatum Fiorentini 无尾双毛虫／～ elongatum Dogiel 伸长双毛虫／～ flabellum Kofoid and Maclennan 小扇双毛虫／～ laeve Dogiel 光滑双毛虫／～ monacanthum Dogiel 单棘双毛虫／～ psittaceum Dogiel 鹦鹉双毛虫／～ quinquecaudatum Dogiel 五尾双毛虫／～ quinquespinosum Dogiel 五棘双毛虫／～ Schuberg 双毛虫属／～ tetracanthum Dogiel 四棘双毛虫／～ triacanthum Dogiele 三棘双毛虫
Diplodiscidae *n*. 重盘科(隶属于复殖目 Digenea)
Diplodiscus *n*. 重盘[吸虫]属 ‖ ～ japonicus 日本重盘吸虫／～ melanosticti 黑斑蛙重盘吸虫／～ minutus 微小重盘吸虫／～ sinicus (Li)中华重盘吸虫(隶属于重盘科 Diplodiscidae)／～ subclavotus 似棒重盘吸虫
diplodization *n*. 二倍化
diplodnabactivirus *n*. 双脱噬菌体,对脱氧核糖核酸噬菌体
Diplodontidae *n*. 双齿[水]螨科
diploë [希 diploë fold] *n*. 板障(骨)
diploetic *a*. 板障的(见 diploic)
Diplogaster *n*. 双胃属
diplogen *n*. 氘,重氢(见 deuterium)
diplogenesis *n*. 联胎成长,联胎产生
Diplogenoporus [diplo- + 希 gonos seed + poros passage] *n*. 复殖孔属 ‖ ～ brauni (～ grandis) 大复殖孔[绦]虫
Diplogenotypic sex-determination 二倍基因型的性决定
diplogram *n*. 重复 X 线[照]片
Diplogyniidae *n*. 双雌螨科
diplo-haploid twinning 二倍单倍双生
diplo-haplont *n*. 双单性生物,双单倍体
diplohaplontic life cycles 二倍单倍生活周期
diplohydrogen *n*. 氘,重氢(见 deuterium)
diploic *a*. 板障的
diploicin *n*. 抗双球菌素
diploid [希 diploos twofold] *n*. & *a*. ①二倍体 ②二倍的(染色体) ‖ ～ apogamy 二倍无配生殖／～ cell 二倍体细胞／～ generation 二倍世代／～ number 二倍体／～ parthenogenesis 二倍单性生殖／～ phase 二倍期
diploidization *n*. 二倍化,双核化
diploidized haploid 二倍化的单倍体(加倍的单倍体)
diploidy *n*. 二倍性
diplokarya *n*. 核成对
diplokaryon *n*. 二倍核
diploma *n*. 文凭 ‖ ～, medical 医学文凭
Diploma in Anesthetics (简作 DA) 麻醉学证书
Diploma in Bacteriology (简作 Dip Bact) 细菌学文凭
Diploma in Child Health (简作 DCH) 儿童保健学文凭
Diploma in Clinical Pathology (简作 DCP) 临床病理学毕业文凭
Diploma in Dental Orthopaedics (简作 DDO) 正牙学学士文凭
Diploma in Dermatological Medicine (简作 DDM) 皮肤病学毕业文凭
Diploma in dermatology (简作 DD) 皮肤病学毕业文凭
Diploma in Diagnostic Radiology (简作 DDR) 放射诊断学文凭
Diploma in Gynaecology and Obstetrics (简作 DGO) 妇产科毕业证书
Diploma in Industrial Health (简作 DIH) 工业卫生学毕业证书
Diploma in Laryngology and Otology (简作 DLO) 咽,耳科学文凭
Diploma in Medical Radio-Diagnosis (简作 DMRD) 医疗放射诊断学文凭
Diploma in Medical Radio-Therapy (简作 DMRT) 医疗放射治疗学文凭
Diploma in Medical Radiology (简作 DMR) 医学放射学文凭
Diploma in Medical Radiology and Electrology (简作 DMRE) 医疗放射学和电子学文凭
Diploma in Microbiology (简作 Dip) Microbiol 微生物学文凭
Diploma in Nursing (简作 DN) 护理学文凭
Diploma in Ophthaimic Medicine and Surgery (简作 DOMS) 眼科和外科文凭
Diploma in Ophthalmology (简作 DO) 眼科学毕业文凭
Diploma in Physical Medicine (简作 D phys Med) 物理医学文凭
Diploma in Psychological Medicine (简作 DPM) 心理医学文凭
Diploma in Public Dentistry (简作 DPD) 公共牙科文凭
Diploma in Public Health (简作 DPH)公共卫生学文凭
Diploma in Radiology (简作 DR) 放射学文凭
Diploma in Sanitary Science (简作 DSSc)环境卫生学学位证书
Diploma in Tropical Hygiene (简作 DTH) 热带卫生学证书
Diploma in Tropical Medicine (简作 DTM)热带医学证书
Diploma in Tropical Medicine and Hygiene (简作 DTM & H) 热带医学和卫生学文凭(英)
Diploma in Tropical Veterinary Medicine (简作 DTVM) 热带兽医学证书
Diploma in Tuberculosis and Chest Diseases (简作 DTCD)结核病和胸科疾病文凭
Diploma in Veterinary Hygiene (简作 DVH)兽医卫生学证书
Diploma of the College of Obstetricians and Gynaecologists (简作 DCOG) 妇产科医师学回证书(英国)
Diplomate of the National Board (简作 DNB) 持有全国委员会开业资格证书医师
Diploma of Veterinary State Medicine (简作 DVSM)国家兽医学证书
Diploma Royal College of Obstetricians and Gynaecologists (简作 DRCOG)皇家妇产科学院文凭
diplomacy *n*. 外交,交际手段
diplomate (简作 D) *n*. 有文凭者
diplomatic *a*. ①外交的,外交上的 ②圆滑的,有策略的
diplomellituria *n*. 复性糖尿,双糖尿
diplometer *n*. 复视计
diplomometer *n*. 复视计
diplomonad *n*. & *a*. 双滴虫, 双滴虫的
Diplomonadida *n*. 双滴虫目 ‖ ～ Wenyon 双滴虫目
Diplomonadina *n*. 双滴虫亚目 ‖ ～ Wenyon 双滴虫亚目
diplomycin *n*. 双球菌霉素
diplomyelia *n*. 脊髓纵裂[畸形]
diplon [希 diploos double] *n*. 氘核,重氢核(见 deuteron)
diplonema *n*. 双丝[体],双线,双线期
Diplonemataceae *n*. 双线藻科(一种藻类)
diploneural *a*. 双重神经支配的
diplont [希 diploō to double + ōn being] *n*. 二倍体,二倍体生物(只有二倍体世代的生物)
diplontic *a*. 二倍体的 ‖ ～ selection 二倍期选择／～ sterility 二倍体不育
diplopagus [希 diploos double + pagos a thing fixed] *n*. 对称性联胎
diploparastomius *a*. 双齿层的
diplophase *n*. 二倍期
diplophonia *n*. 复音,双音(见 diphthongia)
Diplophos pacificus (**Gu nther**)多光鱼(隶属于钻光鱼科 Gonostomatidae)
diplopia [diplo- + 希 opsis vision] (简作 dip) *n*. 复视(见 ambiopia; double vision) ‖ ～, binocular 双眼性复视／～, crossed (heteronymous ～; heteronomous ～; paradoxical ～) 交叉性复视／～, direct (homonymous ～; homonomous ～) 同侧性复视／～ field 复视区／～, hysterical 癔病性复视／～, incongruous 非一致性复视／～, intermittent 间歇性复视／～, introspective (physiologic ～) 生理性复视／～, monocular 单眼性复视／～, physiologic 生理性复视／～, simple (homonymous ～) 同侧性复视／～ test 复视试验／～, uniocular (monocular ～) 单眼性复视／～, vertical 垂直复视
diplopiaphobia *n*. 复视恐怖
diplopic *a*. 复视的
diplopiometer *n*. 复视计
Diplopod [动药] *n*. 马陆
Diplopoda *n*. 倍足亚纲
diplopore *n*. 双孔
Diploporus *n*. 双门[吸虫]属
Diploposthidae *n*. 双阴科
Diploprion bifasciatum (**Kuhl et van Hasselt**)黄鲈(隶属于鮨科 Serranidae)
Diploproctodaeidae *n*. 双肛科(隶属于单殖目 Monogena)
Diploproctodaeum *n*. 双肛[吸虫]属
Diplopylidium *n*. 复孔[绦虫]属(见 Dipylidium) ‖ ～ no lleri (Skrjabin) 诺氏倍孔绦虫(隶属于囊宫科 Dilepididae)
Diplorchis *n*. 双睾[吸虫]属 ‖ ～ nigromaculatus (Lee) 蛙双睾吸虫(隶属于双肛科 Diploproctodaeidae)
diplornavirus *n*. 双核糖核酸病毒,双 DNA 病毒,呼吸道肠道病毒,呼肠病毒(见 reovirus)
diplosal *n*. 水杨酰水杨酸(见 salysal)
Diploscapter coronata 冠双悍线虫
Diploschistaceae *n*. 双缘衣科(一种地衣类)
diploscope *n*. 两眼视力检器, 两眼视力计
diplosis *n*. 倍加作用(染色体)
diplosomatia [diplo- + 希 sōma body] *n*. 双躯[畸形] (与 diplosomia 同)
diplosome [diplo- + 希 sōma body] *n*. 双心体
diplosomia [希 diplous double + sōma body] *n*. 双躯[畸形]

diplospondyly *n*. 双体锥型
diplospory *n*. 二倍性孢子形成
diplostemonous *a*. 二轮雄蕊的,外轮对萼的,具外轮对萼雄蕊的
Diplostomidae *n*. 双穴科(隶属于复殖目 Digenea)
diplostomulum *n*. 囊蚴
Diplostomum *n*. 双穴[吸虫]属
diplostreptococcus *n*. 双链球菌
diplotene *n*. 双线期 ‖ ~ stage 双线期
diploteratography *n*. 联胎畸形论，联胎论
diploteratology *n*. 联胎畸形学，联胎学
Diplotriaena *n*. 双三齿属
diploxylic *a*. 双维管束的
Diplozoa *n*. 孪虫亚目(原虫)
Diplozoon *n*. 双身[吸虫]属
Diplura *n*. 双尾目
Dipluridae *n*. 长尾蛛科
Dipnoi *n*. 肺鱼类
Dipodascaceae *n*. 双足囊菌(一种菌类)
dipodia *n*. 复足(畸形)
Dopodidae *n*. 跳蚤科(隶属于啮齿目 Muridae)
Dipodipus sagitta 箭形飞鼠
Dipolaelaps *n*. 地厉螨属 ‖ ~ hoi (Chang et Hsü) 何氏地厉螨(隶属于厉螨科 Laelaptidae) / ~ ubsunaris (Zemskaya et Piontkovskaya) 乌苏地厉螨(隶属于厉螨科 Laelaptidae)
dipolar *a*. **&** *n*. ①偶极的 ②两极的 ③双极 ‖ ~ interaction 磁偶矩作用/ ~ interactions 偶极相互作用/ ~ ion 偶极离子/ ~ molecule 偶极分子/ ~ relaxation 偶极驰豫
dipolarity *n*. 偶极性
dipole *n*. 偶极,偶极子,二极 ‖ ~ layer 偶极层/ ~ molecule 偶极分子/ ~ moment 偶极矩/ ~ orientation 偶极取向/ ~ strength 偶极强度
Diponium Bromide [商名] 地泊溴胺(解痉药)
Dipopoda *n*. 倍虫纲
Diporaspis costata Müller 圆筐刺太阳虫
diporpa *n*. 幼虫期(专指合体吸虫)
Dipotassium Clorazepate [商名] 氯酸钾(安定类药)
dipotassium phosphate 磷酸氢二钾(见 potassium phosphate)
Dippel's animal oil [Johann Konrad 德炼丹家 1734—1783] 狄佩耳氏动物油
dipper *n*. 显像液槽
Dipper [动药] *n*. 河乌 ‖ ~ meat [动药] 河乌
dipping *n*. 急压触诊(检肝)
dippoldism [Dippold 德一学校教师] *n*. 鞭挞,鞭打
DIPPP 二异丙基焦磷酸(见 di-isopropyl pyrophosphoric acid)
Diprafenone [商名] *n*. 地西苯酮(抗心律失常药)
diprazin *n*. 地普拉岑(抗组胺药)
Diprenorphine [商名] *n*. 二丙诺啡(镇痛药)
Diprion hercyniae nuclear polyhedrosis virus 欧洲杉锯角叶蜂(欧洲虎尾松锯角叶蜂)核型多角体病毒 ‖ ~ nipponica nuclear polyhedrosis virus 松黑点锯角叶蜂核型多角体病毒/ ~ pallida nuclear polyhedrosis virus 苍白锯角叶蜂核型多角体病毒/ ~ pini nuclear polyhedrosis virus 松叶蜂核型多角体病毒/ ~ polytome nuclear polyhedrosis virus 多音锯角叶蜂核型多角体病毒/ ~ rufus nuclear polyhedrosis virus 金黄锯角叶蜂核型多角体病毒
Diprobutine [商名] *n*. 二丙丁胺(抗震颤麻痹药)
Diprofene [商名] *n*. 地普罗芬(解痉药)
Diproleandomycin [商名] *n*. 二丙竹桃霉素(抗生素)
diproparasitism *n*. 二重寄生
diprophen *n*. 地普罗芬,丙硫解痉素(末梢血管解痉药)
Diprophylline [商名] *n*. 二羟丙基茶碱,喘定,甘油茶碱,丙羟茶碱(平滑肌弛缓药,强心利尿药)(见 dyphylline; dihydroxypropyltheophylline; glyphylline; neothylline)
dipropionate (简作 DP) *n*. 二丙酸氢盐(酯)
dipropyl acetate (简作 DPA) 醋酸二丙酯 ‖ ~ amine (简作 DPA) 二丙胺/ ~ ether (简作 DPE) 丙醚/ ~ ketone (简作 DPK) 二丙基甲酮,庚酮/ ~ maleate 顺丁烯二酸二丙酯/ ~ sebacate 癸二酸二丙酯/ ~ succinate 丁二酸二丙酯/ ~-tryptamine (简作 DPT) 二丙基色胺
dipropylene glycol 二丙二醇 ‖ ~ glycol methyl ether 二丙二醇甲醚 / ~ glycol monomethyl ether 二丙二醇甲醚
Diproqualone [商名] *n*. 地普喹酮(镇痛药)
Diprosone [商名] *n*. 二丙酸倍他米松(见 betamethasone dipropionate)
diprosopia *n*. 双面(畸形)
diprosopic monster 双面畸胎
diprosopus [di- + 希 prosōpon face] *n*. 双面畸胎(见 diprosopic monster) ‖ ~ diophthalmus 两眼双面畸胎/ ~ distomus 两口双面畸胎/ ~ parasiticus 不对称性双面畸胎/ ~ tetrophthalmus 四眼双面畸胎/ ~ triophthalmus (triophthalmic monster) 三眼双面畸胎
diprosopy *n*. 双面(畸形)(与 diprosopia 同)
Diproteverine [商名] *n*. 二丙维林(解痉药)
diprotodont *n*. 双门牙型,双门齿型
Diprotodontia *n*. 双切牙类
diproton *n*. 双质子
diprotrizoate *n*. 尿影酸盐, 3,5 - 二丙酰胺基 - 2,4,6 - 三碘苯甲酸盐(尿路造影剂)
Diproxadol [商名] *n*. 地丙沙朵(镇痛药)
Dipsacaceae [希 dipsakos teasle] *n*. 山萝卜科,川续断科
Dipsacus asper Wall. [拉,植药] 川续断(植) 药用部分:根—续断
Dipsacus L. *n*. 川续断属 ‖ ~ asper Wall. 川续断/ ~ fullonum L. [拉,植药] 拉毛草 / ~ japonicus Miq. [拉,植药] 续断
dipsector *n*. 俯角针
dipsesis [希 dipsa thirst] *n*. 善渴,烦渴(见 dipsosis)
dipsetic *a*. 致渴的
dipsia *n*. 口渴
dipso. *n*. 酗酒病患者,嗜酒狂人(见 dipsomaniac)
dipsogen *n*. 致渴剂,致渴物
dipsogenic *a*. 致渴的
dipsomania *n*. 间发性酒狂
dipsomaniac (简作 dipso) *n*. 酗酒病患者,嗜酒狂人
dipsopathy *n*. 酗酒病
dipsophobia *n*. 饮酒恐怖
dipsorrhexia *n*. 慢性醇中毒(见 chronic alcoholism)
dipsosis *n*. 善渴,烦渴(见 morbid thirst)
dipsotherapy [希 dipsa thirst + therapeia treatment] *n*. 节饮疗法,限饮疗法(见 thirst cure)
dipstick *n*. 浸渍片,测验片(浸过试剂的纤维素片,用以测尿中的蛋白质,葡萄糖等)
Diptera [希 dipteros two winged] *n*. 双翅目(隶属于昆虫纲 Insecta)
Dipteracanthus repens (**L.**) **Hassk.** [拉,植药] 楠草
dipterex (简作 DEP) *n*. 敌百虫(一种有机磷杀虫药) (见 o, o-dimethyl-1-hydroxy-2,2,2-trichloromethyl phosphonate; trichlorophon)
Dipteridaceae *n*. 双扇蕨科(一种蕨类)
Dipterocarpaceae *n*. 龙脑香科
Dipterocarpus [希 dipteros two winged + kar pos fruit] *n*. 古云香属,羯布罗香属
dipterous *a*. ①双翅的 ②双翅目的
Dipterus *a*. **&** *n*. ①双翅目的 ②双百方鳍鱼
Dipteryx *n*. 香豆属(见 Tonka)
diptosopus *n*. 双面畸胎 ‖ ~ diophthalmus 两眼双面畸胎/ ~ tetrophthalmus 四眼双面畸胎/ ~ triophthalmus 三眼双面畸胎
DIPTU 二异丙基硫脲(见 di-isopropyl thiourea)
dipus *n*. 双足联胎
Dipus allactaga 跳鼠 ‖ ~ sagitta (Pallas) 三趾跳鼠(隶属于跳鼠科 Dipodidae) / ~ sagitta sowerbyi (Thomas) 三趾跳鼠邵氏亚种(隶属于跳鼠科 Dipodidae)
Dip/Vac 白喉疫苗(见 diphtheria vaccine)
dipygus [di- + 希 pygē rump] *n*. 双臀畸胎(见 dipygic monster) ‖ ~ parasiticus (gastrothoracopagus ~) 不对称性双臀畸胎/ ~ tetrapus 四足双臀畸胎/ ~ tripus 三足双臀畸胎
Dipyidamole [商名] *n*. 双嘧达莫(冠状动脉扩张药)
dipylidiasis *n*. 复孔绦虫病
Dipylidiinae *n*. 复孔亚科
Dipylidium [希 dipylos having two entrances] *n*. 复孔[绦虫]属 ‖ ~ buencaminoi 菩因复孔绦虫/ ~ caninum (Linnaeus)犬复孔绦虫(隶属于囊宫科 Dilepididae)/ ~ otocyonis 非洲复孔绦虫/ ~ sexcoronatum 六冠复孔绦虫
dipyridamole *n*. 双嘧啶氨醇,配生丁,潘生丁, 2,6 - 双(二乙醇氨基) - 4,8 - 二哌啶基嘧啶 - (5,4 - d -)嘧啶(冠状动脉扩张药)(见 persantine)
α,α'-dipyridyl *n*. α,α' - 双吡啶(见 bipyridine)
Dipyrithione [商名] *n*. 双吡硫翁,双硫氧吡啶(抗菌、抗真菌药)
Dipyrocetyl [商名] *n*. 地匹乙酯(消炎镇痛药)
Dipyrone [商名] *n*. 安乃近,去甲氨基比林(退热镇痛药)(见 sodium (antipyrinylmethylamino)-methanesulfonate hydrate; metamizole sodium; methylmelubrine; noramidopyrine; analgin)
diquanyl *n*. 百叶君
diquat *n*. 敌草快
Dir *n*. 所长,院长,指导者(见 director)
dir. direct *a*. 直接的 / directione [拉] *n*.说明,指示,用法
dir prop [拉]按适当的用法(见 directione propria)
Dirachmaceae *n*. 八瓣果科

diradical *n*. 双自由基,双游离基
Dirck's fibrils 迪尔克氏原纤维
dire *a*. 可怕的,悲惨的,急迫的
direct［拉 directus］(简作 d,dir) *a*. & *vt*., *vi*. ①直接的,直的②指引,指导,指挥 ‖ ~ access digital scan generator (简作 DADSG) 直接取数扫描发生器/ ~-acting (简作 da) 直接作用/ ~ action (简作 DA) 直接作用,瞬发作用/ ~ adaptation 直接适应/ ~ agglutination (简作 DA) 直接凝集/ ~ agglutination pregnacy (test) (简作 DAP,DAPT) 妊娠直接凝集试验/ ~ antagonist 直接拮抗肌/ ~ antiglobulin resetting reaction (简作 DARR) 直接抗球蛋白玫瑰花反应/ ~ ascent (简作 DA) 直接上升/ ~ astigmatism 合例散光,顺规性散光/ ~ autogamy 直接自花受精/ ~ bacterial hemagglutination(test) (简作 DBHA) 细菌直接血凝试验/ ~ beam 直束,直接射线/ ~ bruit analysis (简作 DBA) 杂音直接分析/ ~ cannulation 直接插管/ ~ cannulation and injection lymphangiography 直接插管注射淋巴管造影[术] / ~ cause of death 直接死因/ ~ cell division 直接细胞分裂/ ~ centrifugal flotation (简作 DCF) 直接离心浮选[法]/ ~ cerebellar tract 脊髓小脑束/ ~ cholangiography 直接胆管造影[术] / ~ cholangioscopy 直接胆管镜检查/ ~ cholegraphy 直接胆系造影[术] / ~ continuous wave Doppler sonography 直接连续波多普勒声像图检查/ ~ Coomb's test (简作 DC,DCT) 直接抗球蛋白试验/ ~ coronal CT 直接冠状计算断层成像[术] / ~ cortical response (简作 DCP, DCR) 直接皮质反应/ ~ coupled (简作 dc) 直接耦合的/ ~-coupled transistor logic (简作 DCTL) 直接耦合晶体管逻辑(电路) / ~ cross 直接杂交/ ~ crossgraphy 直接断面造影[术] / ~ current (简作 dc,DC) 直流电/ ~ current erasing 直接清洗/ ~-current experiment (简作 DCX) 直流电实验/ ~ current voltage (简作 DCV) 直流电压/ ~ cycle (简作 DC) 正循环/ ~ diplopia 同侧性复视/ ~ division 直接分裂/ ~ electron microscopy (简作 DEM) 直接电镜检查/ ~ endoscopic vision［直接］内镜下目视/ ~ enhancement 直接增强/ ~ enlargement arteriography 直接放大血管造影[术] / ~ enlargement radiography 直接放大 X 线摄影[术] / ~ enzyme-linked immunosorbent assays (简作 d-ELISA) 直接型酶联免疫吸附测定/ ~ exposure film 直接曝光胶片/ ~ exposure radiography 直接曝光 X 线摄影[术] / ~ field 直接视野,中心视野/ ~ fluorescent antibody (test) (简作 DFA) 直接荧光抗体试验/ ~ focal illumination 直接焦点照明法/ ~ gas flow anesthesia machne 直流式麻醉机/ ~ glare 直接眩目,中央性眩目/ ~ illumination 直接照明法,彻照法/ ~ image 直接像/ ~ image storage (SEM) (简作 DIS) 直接录像(扫描式电子显微镜) / ~ immunofluoresence (简作 DIF) 直接免疫荧光/ ~ infection 直接感染/ ~ insert 顺向插入/ ~ intracardiac angiocardiography 直接心内心血管造影[术] / ~ intra-peritoneal injection 直接腹腔内注射/ ~ laryngoscopy intubation 直接喉镜插管/ ~ lymphadenography 直播淋巴结造影[术] / ~ macroradiography 直接放大 X 线摄影[术] / ~ magnification angiography 放大血管直接造影[术] / ~ matrix 直接矩阵法,逆矩阵法/ ~ memory access (简作 DM) 直接存取器/ ~ metamorphosis 直接变态/ ~ method 直接法/ ~ migration inhibition index 简作 DMII 直接游走抑制指数/ ~ myocardial imaging 心肌直接成像/ ~ nuclear division 直接核分裂/ ~ observed treatment short-course 简作 DOTS 短程直接观察治疗法/ ~ ophthalmoscope 直接检眼镜/ ~ ophthalmoscopy 直接检眼镜检查[法] / ~ or reverse (简作 D/R) 正面的或反面的,正向的或反向的,直向或反转/ ~ oxidation (简作 DO) 直接氧化[作用] / ~ pancreatoscopy 直接胰腺镜检查/ ~ parallax 直接视差,同侧性视差/ ~ portal phlebography 门静脉直接造影[术] / ~ preparation of human spermatozoal chromosome 精子细胞染色体的制备/ ~ projection 直接投影/ ~ puncture technique 直接穿刺技术/ ~ radiation 直接照射/ ~ radiographic enlargement 直接放大 X 线摄影[术] / ~ radiographic magnification 直接放大 X 线摄影[术] / ~ radiography 直接 X 线摄影[术] / ~ radionuclide cystography 直接放射核素膀胱成像[术] / ~ ray 直接射线/ ~ reaction calculation (简作 DRC) 直接反应计算/ ~ reckoning (简作 DR) 直接计算/ ~ reflex 直接光反射/ ~ repeat 正向重复,同向重复/ ~ roentgenographic magnification 直接放大 X 线摄影/ ~ serial magnification angiography 直接连续放大血管造影[术] / ~ serial magnification renal arteriography 直接连续放大肾动脉造影[术] / ~ serial magnification technique 直接连续放大技术/ ~ sign 直接征象/ ~ slice 直接断面/ ~ solids nebulizer (简作 DSN) 直接固体喷雾器/ ~ suggestion under hypnosis (简作 DSUH) 催眠状态下的直接暗示/ ~ transhepatic catheter obliteration 直接经肝导管闭塞[术] / ~ transmission 直接传送,正透视/ ~ venography 静脉直接造影[术] / ~ view irradiation 直视照射/ ~-viewing ①直视的②直观/ ~-vision (简作 DV) 直视/ ~-vision spectroscope 直视分光镜/ ~ x-ray analysis 直接 X 线分析/ ~ x-ray enlargement 直接放大 X 线摄影[术] / ~ x-ray radiography X 线直接摄影[术]
directed dominance 定向显性 ‖ ~ mutation 定向突变/ ~ variability 定向变异性/ ~ variation 定向变异
directing *a*. ‖ ~ eye 定向眼/ ~ tube 引流管
direction (简作 dir) *n*. 方向,方面,指导,指示,用法说明 ‖ in all ~s 四面八方/in the ~ of 朝……方向/ ~ of gaze 注视方位/under the ~ of 在……指导下
directional *a*. 定向的,有方向性的 ‖ ~ convergence 近注视性集合/ ~ deprivation 定向剥夺/ ~ dominance 定向显性/ ~ Doppler probe 定向多普勒探头/ ~ hearing 定向听觉/ ~ movement 定向运动/ ~ preponderance (简作 DP) 方位性优势/ ~ selection 定向选择/ ~ selectivity 定向选择/ ~ variation 定向变异
directione propria (简作 dir prop,DP) 适当用法
directirity index (简作 DI) 指向性指数
directive *n*. & *a*. 指示,指示的 ‖ ~ breeding 定向培育/ ~-organic psychiatrist (简作 D-O) 主管器质性精神病学家
directly *ad*. 直接地,正好地
directness *n*. 指引,指导,指挥
director［拉 dirigere to direct］(简作 Dir) *n*. ①导子, 导针,探针,指导者②局长,主任,董事,导演,指挥 ‖ ~, grooved (grooved guide; gorget) 有槽导子/ ~, medical 医用导子/ ~ of development (简作 DoD) 发展处处长/ ~ of medical education (简作 DME) 医学教育主任
Director General of Medical Services (简作 DGMS) 医疗服务处总经理
Director of Army Dental Services (简作 DADS) 陆军牙科医疗主任
Director of Medical and Health Services (简作 DMHS) 医学和卫生服务处主任
Director of Medical and Sanitary Services (简作 DMSS) 医学和疗养服务处主任
Director of Medical Services (简作 DMS) 医疗服务处主任
Director of nursing (简作 DN) 护理主任
Director of Nursing Education (简作 DNE) 护理教育主任
Directorate of Scientific Information Services (简作 DSIS) 科学情报服务委员会
directoscope *n*. 直接检喉镜
directoscopy *n*. 直接检喉镜检查
directory *n*. 索引簿,手册,指南 ‖ ~ of biotechnology information resources (简作 DBIR) 生物技术情报源指南联机数据库/ ~ of information resources on line (简作 DIRLINE) 情报机构指南联机数据库
directpath *n*. 直接波束(路径)
direful *a*. 可怕的,悲痛的
diremption *n*. 分离,分割
Diretmidae *n*. 洞鲭鲷科(隶属于金眼鲷目 Beryciformes)
Diretmus argenteus (**Johson**) 银色洞鲭鲷(隶属于洞鲭鲷科 Diretmidae)
dirge *n*. 挽歌
dirhinia *n*. 双鼻(畸形)(见 double nose)
dirhinic *a*. 双鼻腔的, 两鼻腔的
dirhinus［希 dis twice + rhis nose］*n*. 双鼻(畸形)(见 dirhynus)
dirigation［拉 dis- apart + rigare to turn］*n*. 控制,机能练习
dirigomotor［拉 dirigere to direct + motor mover］*a*. 控制肌活动的
Dirithromycin［商名］*n*. 地红霉素(抗生素)
DIRLINE 情报机构指南联机数据库(见 directory of information resources on line)
Dirofilaria (简作 D) *n*. 恶丝虫属 ‖ ~ conjunctivae 结膜恶丝虫/ ~ corynodes 猴恶丝虫/ ~ immitis 犬恶丝虫/ ~ louisianensis 路易斯恶丝虫/ ~ magalhaesi 麦[加耳黑斯]氏恶丝虫/ ~ repens 匍行恶丝虫/ ~ uniformis 常型恶丝虫
dirofilariasis *n*. 恶丝虫病 ‖ ~ of conjunctiva 结膜恶丝虫病
Dirofilariinae *n*. 恶丝虫亚科
Dir. Prop 适当用法(见 directione propria)
dirt *n*. 污物,污垢
dirt-eating *n*. 食污癖, 食土癖
dirty *a*. 污秽的
DIS diagnostic interview schedule 诊断用检查提纲 / diastase *n*. 淀粉酶 / direct image storage (SEM) 直接录像(扫描式电子显微镜 / disorientation *n*. 定向力障碍,定向力消失
Dis discharge *n*. 出院,排出 / disease *n*. 疾病 / distance *n*. 距离
dis. disabled *a*. 残废的 / disease *n*. 病,疾病 / dissolve *vt*. *vi*. 溶解,分解 / distance *n*. 距离 / distribute *vt*., *vi*. 分布,分配 / district *n*. 地区 / disturbance *n*. 干扰,障碍,失调
DI-S *n*. 简化软垢指数(见 debris index, simplified)
dis-［拉］［拉 dis- apart 分, 离; 希 dis two 二, 两, 双］［构词成分］

①分，离 ②二，两，双，复，加倍 ③非，无，不，相反 ④除去，移除，取消
Dis Chest 胸部疾病(杂志名)(见 Diseases of the Chest)
Dis Colon Rectum 结肠与直肠疾病(杂志名)(见 Diseases of the Colon and Rectum)
dis tdx [拉]给于十个同量(见 dispensetur tales doses decem)
disab. *n*. 无力，伤残(见 disability)
disability (简作 DB, disab) *n*. 劳动能力丧失，病废
disability pension (简作 DP)残废者抚恤金
disable *vt*. 使无能，使残疾
disabled (简作 dis) *a*. 残废的
Disabled American Veterans (简作 DAV) 美国残废退伍军人局
Disabled Driver's Association (简作 DDA) 残废驾驶员协会
disabled person 残疾人
disablement 残废，无能
disabling illness 致残性疾病
disabuse *vt*. 去掉，纠正
disaccharidase *n*. 二糖酶 ‖ intestinal ~ deficiency 肠二糖酶缺乏/ small-intestinal ~s 小肠二糖酶
disaccharide *n*. 二糖
disaccharides, reducing 还原性二糖
disacchariduria *n*. 二糖尿
disaccharose 二糖(见 disaccharide)
disaccord *n*. & *vi*. 不同意，不一致，不协调
disaccredit *vt*. 对……不再信任
disacidify *vt*. 脱酸，去酸
disadvantage *n*. & *vt*. ①不利，损害 ②使不利
disadvantageous *a*. 不利的
disaffect *vt*. 使疏远，使不满
disaffiliate *vt*., *vi*. 分离，拆，使脱离
disaffinity *n*. 不和合性
disaffirm *vt*. 否认，反驳
disaggregation (简作 DA) *n*. ①感觉综合不能 ②解团聚[作用]，解集[作用]
disagree *vi*. 不同意，不一致，不适合
disagreeable *a*. 讨厌的，不合意的，息怒的
disagreement *n*. 不同意，不一致，不适合
Disalcid [商名] *n*. 双水杨酯(见 salsalate)
disalicylalaminopropane *n*. 双水杨醛丙二胺
disallergization *n*. 脱[过]敏，去过敏
disallow *vt*. 拒绝承认，不允许，否决
disamidize *vt*. 脱酰胺基(见 deamidize)
disannul *vt*. 取消，废除
disappear *vi*. 不见，消失
disappearness *n*. 不见，消失
disappoint *vt*. 使失望，使受挫折
disappointing *a*. 使人失望的
disappointingly *ad*. 使人失望地
disappointment *n*. 失望
disapprobation *n*. 不赞成
disapproval *n*. 不赞成，不同意
disapprove *vt*., *vi*. 不赞成，不同意 ‖ ~ of 不赞成，反对
disarm *vt*., *vi*. 解除……的武装
disarmament *n*. 解除武装
disarrange *vt*. 使混乱，紊乱，扰乱
disarrangement *n*. 混乱，紊乱，扰乱
disarray *vt*. & *n*. ①弄乱，扰乱 ②混乱，杂乱，服装不整齐
disarthrial [希 dis two + arthron joint] *a*. 二个关节的
disarticulate *vt*., *vi*. (使)关节断离
disarticulated *a*. 脱节的，脱臼的
disarticulation *n*. 关节切断术，关节断离术
disassemble *vt*. 拆卸，分解
disassembly *n*. 拆卸，分解
disassimilate *vt*. 异化，使进行分解代谢(与 dissimilate 同)
disassimilation *n*. 异化[作用] (与 dissimilation 同)
disassociation *n*. 分解，分离 ‖ ~ of eye 双眼[融合]分离
disassortative mating 非选型交配，非相似个体交配
disaster *n*. 灾难，祸患，天灾，事故，故障 ‖ ~ assistance center 救灾中心/ ~ control (简作 DC) 灾祸控制/ ~ hardship 灾难/ ~ knowledge 灾害知识/ ~ management 灾难管理/ ~ medicine 灾害医学/ ~ mitigation 减轻灾害，减灾/ ~ of human origin 人为灾害/ ~ of natural origin 自然灾害/ ~ plan 灾难计划/ ~ preparedness 灾前准备，灾害防御/ ~ prevention 防灾/ ~ radiation monitoring 事故辐射监测/ ~ reduction 减轻灾害，减灾/ ~ relief 救灾/ ~ resistance 抗灾/ ~ science 灾害科学/ ~ warning 灾害警报
Disaster Medical Assistance Team (简作 DMAT) 灾难医疗救援队
disastrous *a*. 灾难性的
disaturated phosphatidylcholine (简作 DSPC)双饱和卵磷脂，双饱和磷脂酰胆碱
disavow *vt*. 不承认，抵赖
disazo- [构词成分] 重氮基(见 diazo-)
disband *vt*. & *vi*. 解散，遣散
disbelieve *vt*., *vi*. 不相信，怀疑
disbranch *vt*. ①从……剪去树枝 ②切断，分开
disburden *vt*. 解除……的负担，卸除
DISC *n*. 鉴别器(见 discrimination)
disc *n*. 盘，板，[圆]片(见 disk) ‖ ~, acromioclavicular (discus articularis; articulatio acromioclavicularis) 肩锁关节盘/ ~, adhesive ①吸盘 ②黏着盘/ ~, adoral 口[下]吸盘，口[旁]吸盘/ ~, articular(discus articularis)关节盘/ ~, Bidwell's rotating 比德韦耳氏旋转盘/ ~, blood 血小板/ ~ calcification 椎间盘钙化/ ~, carborundum 金刚砂片/ ~, contractile (sarcous ~) 肌小板/ ~, copulatory 交合盘/ ~, crucible 坩埚盘/ ~ diameter 视神经盘直径/ ~ electrophoresis (简作 DE) 园盘电泳/ ~ gel electrophoresis 圆盘凝胶电泳/ ~, germinal (blastoderm) 胚盘，胚层/ ~ hypoplasia 视神经盘发育不全/ ~, intercalated 间盘，闰盘/ ~, interstitial 间板/ ~, lateral 侧板/ ~, mandibular (discus articularis; articulatio mandibularis) 下颌关节[关节]盘/ ~, median (middle ~) 中间板/ ~ neovascularization 视[神经]盘新生血管[形成] / ~ of temporomandibular joint (discus articularis temporomandibularis) 颞下颌关节盘/ ~ of wrist, triangular (discus articularis; articulatio radioulnaris distalis) 桡尺远侧关节[关节]盘/ ~, optic (optic papilla) 视神经盘，视神经乳头/ ~, oral 口盘/ ~, polishing paper 磨光纸片/ ~, radio-ulnar (discus articularis; articulatio radioulnaris distalis) 桡尺远侧关节[关节]盘/ ~, safe-side 单面砂片/ ~, sand paper 砂纸片/ ~, sarcrococcygeal 骶尾骨间关节盘/ ~-shaped cataract 盘状白内障/ ~, sternoclavicular (discus articularis; articulatio sternoclavicularis) 胸锁关节[关节]盘/ ~, striated muscle 横纹肌盘/ ~ swelling 视[神经]盘水肿/ ~, tactile 触盘
disc. discontinue *n*. 停止，中断 / discover *n*. 发现，发现物，显露
disc- [构词成分] 盘，盘形，盘状
disca *n*. 肌附盘
discal *a*. ①盘状的 ②中域的 ‖ ~ area 中域/ ~ bristle 腹背鬃/ ~ cell 中室，盘状细胞/ ~ crossvein 中横脉/ ~ patch 中条
discalced *a*. 没穿鞋的，赤脚的，穿着凉鞋的
Discanthus *n*. 分刺[吸虫]属
discard *vt*. & *n*. 丢弃，抛弃，清除，排出
discern *vt*., *vi*. 看出，辨出，辨别，辨明，分清
discernible *a*. 看得清的，辨别得出的
discerning *a*. 有眼力的，有洞察力的
discernment *n*. 区别
discerptible *a*. 可分解的，可剖析的
discerption *n*. 分离，割断，断片
disch. discharge *n*. 出院，溢液，放电，流量 / discharged *a*. 出院的，溢液的
discharge (简作 dc, Dis, disch) *vt*. & *n*. ①放，放电 ②排出物，溢液 ③排出，出院 ‖ ~, brush 刷形放电，电刷疗法/ ~, conductive 传导放电/ ~, convective 对流放电，静电疗法/ ~, disruptive 迅烈放电，电容放电疗法/ ~, disrupto-convective 迅烈对流放电，静电电容疗法/ ~, epileptic 癫痫放电/ ~, gaseous 气体放电/ ~, muco-purulent 脓性卡他，脓性黏液溢/ ~, nervous (neural ~) 神经[冲动]发放/ ~ of pus 排脓/ ~ pattern 放电模式/ ~, sudden gaseous 猝发气体放电/ ~ summary 出院小结/ ~, systolic 收缩期射血
discharged (简作 disch) *a*. 出院的，溢液的 ‖ ~ to sick quarters (简作 DSQ) 已送病房
discharger *n*. 放电器
discharging *a*. 放电的
Dischidia australis Tsiang et P. T. Li [拉，植药] 尖叶眼树莲 ‖ ~ chinensis Champ. Ex Benth. [拉，植药] 眼树莲
dischromatopsia *n*. 色觉障碍
dischromatopsy *n*. 色觉障碍(见 dyschromatopsia)
dischronation *n*. 时间觉障碍
disci [拉] (单 discus) *n*. 盘，板，[圆]片
disciform [disc + 拉 forma shape] *a*. 盘状的 ‖ ~ cataract 盘状白内障/ ~ degeneration of macula 盘状黄斑变性/ ~ detachment 盘状脱离/ ~ keratitis 盘状角膜炎/ ~ macular degeneration 黄斑盘状变性/ ~ macular detachment 黄斑盘状脱离/ ~ retinitis 盘状视网膜炎
discigerous *a*. 具盘的

discinesia *n*. 运动障碍
disciple *n*. 弟子,门徒
disciplinarian *n*. & *a*., *vi*. ①实施纪律者 ②有关纪律的 ③成为追随者
discipline *n*. & *vt*. 纪律,训练,学科
discissio［拉］*n*. 刺开,切开‖ ~ cataractae［拉］白内障刺开术,白内障刺囊术
discission［拉 discissio; dis- apart + scindere to cut］*n*. 刺开,切开‖ ~ cataractae 内障刺开术/ ~ knife 白内障穿刺刀/ ~ needle 截囊针/ ~ of cataract 白内障截囊术/ ~ of cervix uteri 宫颈切开/ ~ of pleura 脓胸十字形切开/ ~,posterior 后路刺囊术
discitis *n*. 关节盘炎(与 diskitis 同)
disclaim *vt*., *vi*. 放弃,否认
disclination *n*. 两眼外转,外旋
disclose *vt*. 揭开,揭发,透露
disclosure *vt*. 揭露
Disco *n*. 椎间盘造影术(见 discography)
disco-［希］［希 diskos disk 盘］［构词成分］盘, 盘形, 盘状
discoblastic［disco- + 希 blastos germ］*a*. ①盘形囊胚的 ②盘形卵裂的
discoblastula *n*. 盘形囊胚
discocarp *n*. 盘状囊果
discocellulares *n*. 中室端脉
Discocotylidae *n*. 盘杯科
discocyte *n*. 盘状细胞
discogastrula *n*. 盘形原肠胚
discogenetic *a*. 椎间盘性的(与 discogenic 同)
discogenic *a*. 椎间盘性的
discogram *n*. 椎间盘 X 线［照］
discography(简作 Disco)*n*. 椎间盘造影术
discoid［disco- + 希 eidos form］*a*. & *n*. ①盘形的,盘状的 ②盘形挖器(牙) ③盘形药丸‖ ~ cataract 盘状白内障/ ~ or disseminated lupus erythematosis(简作 DLE)盘状或播散性红斑狼疮
discoidal cleavage 盘状卵割
Discoidea Haeckel 盘虫亚目
discoidectomy *n*. 椎间盘切除术
Discollaceae *n*. 裂壳孢科(一种菌类)
discolor *vt*., *vi*. (使)变色,(使)退色,(使)污染
discoloratio *n*. 变色‖ ~ cutis 皮肤变色(见 discoloration)/ ~ of cervix 宫颈着色
discolour *vt*. & *vi*. 变色
Discomegistus *n*. 盘硕螨属
discomfit *vt*. 打乱,使狼狈
discomfort *n*. ①不舒适,不舒 ②烦闷,不快活‖ ~ relief quotient (简作 DRQ)不适减轻指数
discommode *vt*. 使不方便,使为难
discompose *vt*. 使不安,使烦恼
discomposure *n*. 不安,烦乱,失常
Discomyces *n*. 盘状菌属‖ ~ appendicis 阑尾盘状菌/ ~ asteroides 星状盘状菌/ ~ berestneffi 别氏盘状菌(别列斯特涅夫盘状菌)/ ~ bovis 牛盘状菌/ ~ brasiliensis 巴西盘状菌/ ~ bronchialis 支气管炎盘状菌/ ~ buccalis 颊盘状菌/ ~ candidus 白亮盘状菌/ ~ caprae 山羊盘状菌/ ~ carnea 肉色盘状菌/ ~ convoluta 盘卷盘状菌/ ~ cylindroea 柱形盘状菌/ ~ enteritidis 肠炎盘状菌/ ~ equi 马盘状菌/ ~ farcinica 皮盘状菌/ ~ freeri 福氏盘状菌(福利尔氏盘状菌)/ ~ fusca 褐色盘状菌/ ~ hominis 人盘状菌/ ~ indicus 印度盘状菌/ ~ israeli 衣氏盘状菌/ ~ krausei 克氏盘状菌(克劳兹氏盘状菌)/ ~ lasserei 拉氏盘状菌(拉赛尔氏盘状菌)/ ~ leishmanii 莱氏盘状菌(莱士曼盘状菌)/ ~ lignieresi 利氏盘状菌(利涅尔氏盘状菌)/ ~ lingualis 舌部盘状菌/ ~ liquefaciens 液化盘状菌/ ~ londinensis 郎定盘状菌/ ~ luteolus 藤黄盘状菌/ ~ maduarae 马杜腊盘状菌,足分枝盘状菌/ ~ minutissimus 微小盘状菌/ ~ pelletieri 白乐杰盘状菌/ ~ pleuriticus 胸膜炎盘状菌/ ~ ponceti 彭氏盘状菌(彭赛氏盘状菌)/ ~ pulmonalis 肺部盘状菌/ ~ rubra 红色盘状菌/ ~ tenuis 柔盘状菌,细薄盘状菌/ ~ thibiergei 替氏盘状菌(替别尔氏盘状菌)
Discomycetales *n*. 盘状菌目
Discomycetes *n*. 盘菌纲
discomycosis *n*. 盘状菌病
disconcert *vt*. 使困窘,使为难,挫败
disconcordance *n*. 相异
disconcordant twin 相异双生
disconexion *n*. 分离
disconnect *vt*. & *n*. 分离,断开
disconnecting swith(简作 DS)切断开关
disconsolate *a*. 忧郁的,令人不快的
discontent *a*., *n*. & *vt*. ①不满的 ②不满意 ③令不满
discontented *a*. 不满的
discontinuance *n*. 停止,中断,中止
discontinuation *n*. 停止,中断,中止
discontinue(简作 de, DC, disc)*vt*., *vi*. 停止,中断,中止
discontinued(简作 dxd)*n*. 停止,停药
discontinuity *n*. 间断性,不连续性
discontinuous *a*. 间断的,不连续的‖ ~ constant 衰变常数(见 decay constant)/ ~ density gradient contrifugation(简作 DDGC)非连续密度梯度离心/ ~ distribution 不连续分布,间断分布/ ~ electrophoresis 不连续电泳/ ~ endothelium 间隙式内皮膜/ ~ synthesis 不连续合成/ ~ variance 非连续性变量/ ~ variation 不连续变异
discopathy *n*. 椎间盘病
discophile *n*. 唱片收藏家
discophorous［disco- + 希 phoros bearing］*a*. 有盘的
Discophrya elongata Claparede and Lachmann 伸长盘吸管虫‖ ~ Lachmann 盘吸管虫属
Discophryidae Collin 盘吸管虫科
discoplacenta *n*. 盘形胎盘(见 discoid placenta)
discoplasm *n*. 红细胞浆质
Discorbidae Ehrenberg 圆盘虫科
Discorbis Lamarck 圆盘虫属‖ ~ patelliformis Brady-Sidebottom 盘形圆盘虫/ ~ rugosus d'Orbigny 皱圆盘虫/ ~ subvesicularis Collins 亚泡圆盘虫
discord［拉 discordia］*n*. 音混杂,音不调和,不和,不调和
discordance *n*. 不一致［性］(遗传)
discordant *a*. 不一致的,相异的
Discorea cirrhosa Lour.［拉,植药］薯莨
discoria *n*. 瞳孔变形
discostroma *n*. 红细胞基质
discotic liquid crystal 碟状液晶
Discotrema crinophila(**Briggs**)盘孔喉盘鱼(隶属于喉盘鱼科 Gobiesocidae)
discount *vt*. & *n*. ①打折扣,不全信,看轻② 折扣
discountenance *vt*. 不支持,不赞成,使尴尬
discourage *vt*. 使沮丧,使失去信心
discouragement *n*. 沮丧,失去信心
Discourellidae *n*. 尘盘尾螨科
discourse *n*. 讲话,演讲
discourteous *a*. 不礼貌的,失礼的
discourteousness *n*. 不礼貌,失礼
discourtesy *n*. 无礼,失礼
discover(简作 disc)*vt*. 发现,暴露,显示
discovery *n*. 发现,显像,显示‖ ~ interval 发现时间(从急救事故现场的发生到该事故被发现的时间间期)/ ~ of spermatozoa 精子的发现
Discozercon *n*. 盘穴螨属
discredit *n*. & *vt*. 怀疑,不信
discreet *a*. 谨慎的,考虑周到的
discrepancy *n*. 差异, 不一致,不符合
discrepant *a*. 差异的, 不一致的,不符合的
discrete［拉 discretus; discernere to separate］(简作 de)*a*. 稀疏的,分散的,不连续的,间歇的,独立的,无联系的‖ ~ Fourier transform(简作 DFT)离散型傅里叶变换/ ~ frequency audiometer 分频式听力计/ ~ sample analyzer(简作 DSA)分散样品分析器/ ~ variable 不连续变异
discretion *n*. 分离, 谨慎,自由处理的能力
DISCRIM *n*. 鉴别器(见 discriminator)
discriminance analysis 识别分析
discriminant *n*. 判别式‖ ~ analysis 判别式分析法/ ~ function 判别函数
discriminate *vt*., *vi*. 区别,辨别,歧视
discrimination *n*. ①歧视 ②辨别,区别‖ ~ function(简作 DF)辨别功能/ ~,hue 色彩辨别 / ~,mating 交配偏向/ ~,one-point 一点辨别/ ~,saturation 饱和度辨别/ ~ score(简作 DS)辨音得分(听力测验)/ ~,spatial 空间辨别/ ~,spectral 光谱区分/ ~,tactile 触觉辨别/ ~ threshold 辨别阈/ ~,tonal 音辨别/ ~, two-point 两点辨别
discriminator(简作 DISC, DISCRIM)*n*. ①鉴别器,甄别器 ②鉴频器
discursive *a*. 散漫的,推论的
discus(复 disci)［拉］*n*. 盘, 板,［圆］片(见 disk)‖ ~ articularis (articular disk)关节盘/ ~ articularis articulationis mandibularis(articular disk of mandibular joint)下颌关节关节盘/ ~ articularis ar-

ticulationis temporomandibularis (articular disk of temporomandibular joint) 颞下颌关节关节盘/ ~ interpubicus (lamina fibrocartilaginea interpubica) 耻骨间盘, 耻骨间纤维软骨板/disci intervertebrales (intervertebral disk) 椎间/ ~ lentiformis(subthalamic nucleus) 丘脑底核,丘脑下体/ ~ nervi optici 视神经乳头/ ~ oophorus(cumulus oophorus) [载]卵丘/ ~ opticus (optic papilla) 视神经盘,视神经乳头/ ~ ovigerus (~ proligerus; cumulus oophorus) [载]卵丘/ ~ proligerus (cumulus oophorus) [载]卵丘/ ~ terminalis 终盘

discuss *vt*. 讨论, 辩论

discussion *n*. 讨论, 辩论 ‖ open ~ into 把讨论深入到/ under ~ 讨论中的

discussive *a*. & *n*. ①消散的 ②消散剂(见 discutient)

discutient *a*. & *n*. 消散的,消散剂

disdain *vt*. & *n*. 轻视

disdiaclast [希 dis twice + diaklan to break through] *n*. 双折射物质(肌肉)

disdiadochokinesia *n*. 轮替性运动障碍

disdifferentiation *n*. 分化异常

disease [法 des neg + aise ease] (简作 D, dis, Dis) *n*. [疾]病 ‖ ~, A A A 钩[口线]虫病 ancylostomiasis)/ ~, Abrami's 阿布勒米氏病(后天性溶血性黄疸) / ~, accumulation (thesaurismosis) 贮积病,沉着病/ ~, Acosta's(mountain sickness)阿科斯塔氏病,高山病/ ~, acquired 后天病/ ~, acute 急性病/ ~, acute demyelinating(postinfection encephalitis) 急性髓鞘脱失病, 急性脱髓鞘病,传染病后脑炎/ ~, Adams' (Adams-stokes ~; Stokes-Adams ~) 亚当斯氏病, 亚斯二氏病(突然神志丧失合并传导阻滞) / ~, adaptation 适应病/ ~, Addison's (melasma suprarenale; bronzed skin) 阿狄森氏病, [肾上腺素]青铜色皮病/ ~, adnexal 子宫附件疾病/ ~, adrenal, mixed (Debré-Fibiger's syndrome) 混合性肾上腺病,德菲二氏综合征(矿物质不足性肾上腺皮质病) / ~, adult celiac 成人乳糜泻 / ~, advanced 病沉重期,沉疴/ ~, akamushi (tsutsugamushi) 恙虫病/ ~, Albarran's (colibacilluria) 阿尔巴兰氏病,大肠杆菌尿/ ~, Albers-SchÖnberg (osteopetrosis) 阿尔伯斯, 尚堡氏病, 骨硬化病/ ~, Albert's (achillobursitis) 阿尔伯特氏病,跟腱[黏液]囊炎/ ~, Albright's (Albright's syndrome) 奥耳布赖特氏综合症/ ~, Aleutian mink 阿留申貂病/ ~, Alibert's (mycosis fungoides) 阿利贝尔氏病,蕈样真菌病/ ~, Alibert-Bazin 阿巴二氏病(关节病性牛皮癣) / ~, alkali ①兔热病 ②家畜硒中毒/ ~, allergiamorphous Paget's 无定形帕杰病 c 变应性疾病/ ~, alligator-skin (ichthyosis) [鱼]鳞癣/ ~, allogeneic 同种[异基因]病/ ~, Almeida's (south American blastomycosis) 阿尔梅达氏病,南美芽生菌病/ ~, alpha chain α 链病/ ~, altitude 高空病/ ~, alveolar hydatid 泡状棘球蚴病/ ~, Alzheimer's (presenile dementia) 阿尔茨海默氏病,早老性痴呆/ ~, amyloid 淀粉样病/ ~, Anders' (adiposis tuberosa simplex) 安德斯氏病,单纯结节性肥胖症/ ~, Andes [南美洲]安第斯山地病(红细胞增多症) / ~, Andrews' (pustular bacterid) 安德鲁斯氏病,脓疱性细菌疹/ ~, angiospasmodic 血管痉挛病/ ~, anserine 鹅掌样病/ ~, anti-glomerular basement membrane antibody 抗肾小球基底膜抗体病/ ~, α1 antitrypsin deficiency α1 抗胰蛋白酶缺乏症/ ~, Apert's (acrocephalosyndactylia) 阿佩尔氏病,尖头并指(趾)(畸形) / ~, Aran-Duchenne (myelopathic muscular atrophy) 阿杜二氏病,脊髓病性肌萎缩/ ~, arc-welder's (siderosis) 铁质[末]沉着病/ ~, atopic 异位性疾病/ ~, attic 隐窝[耳鼓]病/ ~, Aufrecht's 奥夫雷希特氏病(钩端螺旋体所致肝肾实质改变) / ~, Aujeszky's (pseudohydrophobia) 奥耶斯基氏病,假狂犬病/ ~, Australian X 澳洲 X 脑炎/ ~, autogenous 自生性病/ ~, autoimmune 自身免疫病/ ~, autoimmune polyendocrine 自身免疫性多内分泌腺病/ ~, aviators' 航空病,飞行员病/ ~, Ayerza's 阿耶萨氏病(肺细动脉狭窄所致的心脏病) / ~, Baastrup's 棘突间骨关节病,吻状棘突/ ~, bacillary (bacillosis) 杆菌病/ ~, Baelz's 贝耳茨氏病(脓肿性腺样唇炎) / ~, Balfour's (chloroma; chlorosarcoma) 巴耳弗氏病,绿色[肉]瘤/ ~, Ballet's (ophthalmoplegia externa) 巴累氏病,眼外肌麻痹 / ~, Ballingall's (mycetoma) 巴林格耳氏病,足分支菌病/ ~, balloon 高空病/ ~, Balo's 巴娄氏病(婴儿脑白质变性病) / ~, Bamberger's 班伯格氏病(①跳跃性痉挛 ②慢性多发性浆膜炎) / ~, Bamberger-Marie (hypertrophic pulmonary osteoarthropathy) 班马二氏病,肥大性肺性骨关节病/ ~, Bamle (epidemic diaphragmatic pleurodynia) 班欧氏病,流行性膈胸膜痛/ ~, Bang's 班格氏病,传染性流产(牛,羊) / ~, Bannister's (angioneurotic edema) 班尼斯特氏病,血管神经性水肿/ ~, Banti's 班替氏病(脾性贫血) / ~, Barcoo (desert sore) 巴尔库病,沙漠疮(巴尔库为澳洲南部河名) / ~, Barlow's (infantile scurvy) 巴洛氏病,婴儿坏血病/ ~, barometer-makers'气压计制造者病(慢性汞中毒) / ~, Barraquer's (lipodystrophia progressiva) 巴勒魁耳氏病,进行性脂肪营养不良/ ~, Barsony's 髂骨致密性骨炎/ ~, Barthélemy's (tuberculosis papulonecrotica)巴太累米氏病,丘疹坏死性皮结核/ ~, basal ganglia 基底神经节疾病/ ~, Basedow's (exophthalmic goiter) 巴塞多氏病,突眼性甲状腺肿/ ~, Basel 毛囊角化病/ ~, Bateman's (molluscum contagiosum) 贝特曼氏病,触染性软疣/ ~, Batten's 少年型神经元腊样脂褐质症/ ~, Batten-Mayou 巴—梅二氏病(少年型黑蒙性痴呆) / ~, bauxit workers (Shaver's syndrome) 铁矾土矿工病,谢弗氏综合症/ ~, Bayle's 贝耳氏病(麻痹性痴呆) / ~, Bazin's (tuberculosis indurativa) 巴赞氏病,硬化性皮结核,硬红斑/ ~, Beard's (neurasthenia) 比尔德氏病,神经衰弱/ ~, Beau's (cardiac insufficiency) 泊氏病,心机能不全/ ~, Beauvais' (chronic articular rheumatism) 博维氏病,慢性关节风湿病/ ~, Bechterew's (spondylarthritis ankylopoietica) 别提列夫氏病,强直性脊椎关节炎/ ~, Beck's 贝克氏病(全身关节肿大与发育障碍) / ~, beetle (scarabiasis) 肠蜣螂病/ ~, Begbie's 贝格比氏病(①突眼性甲状腺肿 ②癔病性舞蹈病,局限性舞蹈病) / ~, Behr's 贝尔氏病(成人黄斑变性) / ~, Beigel's (piedra) 拜格耳氏病,[热带]毛孢子菌病/ ~, Bell's 贝耳氏病(躁狂) / ~, Bennette's (leukemia) 贝奈特氏病,白血病/ ~, Benson's (asteroid hyalitis) 本逊氏病,星形玻璃状体炎/ ~, Bergeron's (hysterical chorea) 贝尔热隆氏病,癔病性舞蹈病,歇斯底里性舞蹈症/ ~, Berlin's (Berlin's edema) 柏林氏病(视网膜震荡) / ~, Berphardt's (meralgia paraesthetica) 伯恩哈特氏病, 感觉异常性股痛/ ~, beryllium 铍病/ ~, Besnier-Boeck (Boeck sarcoid) 贝—恩二氏病,伯克氏肉样瘤/ ~, Best's (congenital macular degeneration) 贝斯特氏病,先天性[视网膜]黄斑变性/ ~, Beurmann's (disseminated gummatous sporotrichosis) 伯尔曼氏病, 播散性树胶状孢子丝菌病/ ~, Biedl's (Laurence-Moon-Biedl syndrome) 比德耳氏病, 劳—穆—比三氏综合症/ ~, Bielschowsky-Jansky 比—江二氏病(婴儿型黑蒙性痴呆) / ~, Biermer's (pernicious anemia) 比尔默氏病,恶性贫血/ ~, Biett's (lupus erythematosus) 比埃特氏病,红斑狼疮 / ~, Billroth's 比罗特氏病(①假性脑膜膨出 ②恶性淋巴瘤) / ~, Bird's (oxalic diathesis) 伯尔德氏病,草酸素质/ ~, black 黑病(羊传染性坏死性肝炎) / ~, black lung 肺煤尘沉着病 / ~, black-tongue 黑舌病(犬) / ~, bleeder's (hemophilia) 血友病/ ~, blinding filarial 旋盘尾丝虫病/ ~, Blocq's (astasia-abasia) 布劳克氏病,立行不能/ ~, blood 血液病/ ~, Blount's 胫骨畸形性骨软骨病/ ~, blue ①青紫病(先天心病) ②落矶山斑疹热/ ~, blue nose 蓝鼻病(马) / ~, Blumenthal's (erythroleukemia) 布路门塔耳氏病/ ~, Boeck's 伯克氏病(肉样瘤) / ~, boiler-maker's 汽锅工病/ ~, Bonfils' (Hodgkin's ~) 邦菲斯氏病,霍奇金氏病/ ~, Borna 博纳病(德国博纳地方性牲畜脑炎) / ~, Bornholm epidemic pleurodynia) 流行性胸肌痛,流行性胸膜痛 / ~, borreliotal (borreliotosis) 痘病毒病/ ~, Bostock's (hay fever) 博斯托克氏病,枯草热/ ~, Botkin's 包特金氏病(传染性肝炎) / ~, bottom 洼地病,野百合中毒(马因食野百合而中毒,多见于洼地,故名) / ~, Bouchard's 布夏尔氏病(胃扩张) / ~, Bouchet's (swineherds' ~) 布谢氏病,猪饲养员病毒性脑膜炎/ ~, Bouillaud's (rheumatic endocarditis) 布优氏病,风湿性心内膜炎/ ~, Bourneville's 布尔讷维氏病(脑结节状硬化) / ~, Bouveret's (paroxysmal tachycardia) 布佛雷氏病,阵发性心动过速/ ~, Bowen's 博温氏病(癌前皮炎) / ~, Bozzolo's (multiple myeloma) 博佐洛氏病,多发性骨髓瘤/ ~, Bradley's 布莱德雷氏病(流行性恶心呕吐) / ~, bran 小马佝偻病/ ~, brancher glycogen storage (glycogen storage ~ (type IV); amylopectinosis) 支链淀粉病,糖原贮积病第四型/ ~, brass-founder's 黄铜铸造工病/ ~, braziers' 黄铜铸造工病/ ~, Breda's (yaws) 布雷达氏病,雅司病/ ~, Breisky's (kraurosis vulvae) 布赖斯基氏病,外阴干皱/ ~, Bretonneau's 布雷托诺氏病(咽白喉) / ~, bridegrooms' 新郎病(蔓状静脉丛血栓形成) / ~, Bright's (nephritis) 布赖特氏病,肾炎/ ~, Brill's 布里耳氏病,再燃性斑疹伤寒/ ~, Brill-Symmers (giant follicular lymphadenopathy) 布西二氏病,巨滤泡性淋巴瘤/ ~, Brinton's (linitis plastica) 布林顿氏病,皮革状胃/ ~, Brion-Kayser (paratyphoid A) 布凯二氏病,甲种副伤寒/ ~, brisket 牛犊胸病(病象类似人的高山病) / ~, Brissaud's (habit spasm) 布里索氏病,习惯性痉挛/ ~, broad-beta 宽 β 脂蛋白病/ ~, Brocq's (parakeratosis psoriasiformis) 布罗克氏病,牛皮癣样角化不全/ ~, Brodie's 布罗迪氏病(①慢性膝关节滑膜炎 ②癔病性脊柱假骨折/ ~, bronzed (Addison's ~) 青铜色皮病,阿狄森氏病/ ~, Brooke's 布鲁克氏病(①鱼浆子虫病 ②囊状腺样上皮瘤 ③触染性毛囊角化病) / ~, Brown-Séquard's 布朗·塞卡尔氏病(脊髓偏侧损害) / ~, Brown-Symmers 布西二氏病(小儿急性浆液性脑炎) / ~, brucellic 波状热,布鲁氏[杆]菌病/ ~, Bruck's 布鲁克氏病(包括骨畸形,多发性骨折,关节强

直及肌萎缩的综合症)/～,Brugsch's(akromikrie)布鲁格施氏病,肢端过小症/～,Bruhl's 布鲁耳氏病(伴有发热之脾性贫血)/～,Bruns's(pneumopaludism)布伦斯氏病,肺型疟疾,疟性[性]肺尖硬变/～,Brushfield-Wyatt(nevoid amentia)痣性精神错乱/～,Bruton's(sex-linked hypogammaglobulinemia)伴性隐性遗传性先天性低丙种球蛋白血症/～,Budd's(Budd's cirrhosis)巴德氏病,巴德氏肝硬变(慢性肝肿大)/～,Büdinger-Ludloff-Laewen 毕路累三氏病(髌骨软骨自发性骨折)/～,Buerger's(thromboangiitis obliterans)伯格氏病,闭塞性血栓[性]血管炎/～,buffalo ①水牛败血病 ②水牛脑炎/～,Buhl's 布耳氏病(新生儿之皮肤黏膜肠道出血兼发绀与黄疸)/～,Bury's(erythema elevatum diutinum)布厄里氏病,持久隆起红斑/～,Buschke's(cryptococcosis)布施克氏病,隐球菌病/～,bush 丛林病(新西兰牛羊进行性贫血)/～,Busquet's 布斯凯氏病(跖骨的骨膜炎所致足背外生骨疣)/～,Busse-Buschke(cryptococcosis)布-布二氏病,隐球菌病/～,button 口角结节性寄生虫病(热带雏鸡)/～,Caffey's(infantile cortical hyperostosis)卡菲氏病,婴儿骨外层肺厚病/～,caisson(compressed air illness)潜水员病/～,California(coccidiodomycosis)球孢子菌病/～,caloric 高温病/～,Calvé-Pethes 卡—佩二氏病(股骨骺骨软骨病)/～,camp 宿营病/～,Camurati-Engelman's 骨干发育不全症/～,canine parvovirus 犬细小病毒病/～,carapata 非洲回归热(热带非洲一种钝绿蜱所传播的病)/～,carcinoid heart 类癌心脏病/～,cardio-renal 心肾病/～,Caroli's 肝内胆管扩张症/～,Carrión's 卡里翁氏病,巴东虫病(巴尔通氏体病)/～,Castellani's(spirochetal hemorrhagic bronchitis)卡斯太拉尼氏病,螺旋体性出血性支气管炎/～,Castleman's 巨大淋巴结增生症/～,cat-bite 猫咬病/～,cat-scratch 猫抓病,猫抓热/～,Cavare's(familial periodic paralysis)卡魏尔氏病,家族周期性瘫痪/～,celiac 乳糜泻/ central core ～ of muscle 肌肉中心核病/～,cerebrovascular moyamoya 脑血管云雾病/～,certifiable 法定病,具报病/～,Chabert's(symptomatic anthrax)夏贝尔氏病,气肿性炭疽/～,Chagas'(Brazilian trypanosomiasis; thyroiditis parasitaria; careotrypanosis)恰加斯氏病,南美洲椎虫病/～,Chagas-Cruz(Chagas'～)恰—克二氏病,恰加斯氏病,南美洲椎虫病/～,Charcot's(neurogenic arthropathy)夏科氏病,神经原性关节病/～,Charcot-Marie-Tooth(progressive neuropathic (peroneal) muscular atrophy 夏—马—图三氏病,进行性神经[病]性[腓骨]肌萎缩/～,Charlouis's(yaws)夏路伊氏病,雅司病/～,Charrin's(pyocyaneus infection)夏林氏病,绿脓杆菌感染/～,Cheadle's(infantile scurvy)契德耳氏病,婴儿坏血病/～,Cherchevski's 谢尔舍夫斯基氏病(神经性肠梗阻)/～,Chester's 切斯特氏病(长骨黄瘤病伴有自发性骨折)/～,Chiari's(endophlebitis obliterans hepatica)希阿里氏病,闭塞性肝静脉内膜炎/～,Chiari-Frommel(Frommel's～)希—弗二氏病,弗罗梅耳氏病(哺乳期过长所致子宫萎缩)/～,Chicago(American blastomycosis)美洲芽生菌病/～,Chiffonnier's(anthrax)奇冯尼尔氏病,炭疽/～,chigger 恙螨病/～,Chignon(piedra)毛孢子菌病,发结节病/～,Choleraic 霍乱状病,假霍乱/～,cholesterin 胆甾醇病,胆固醇病/～,cholesteryl ester storage 胆固醇酯贮积病/～,Christian's(Schüller-Christian～)克里斯琴氏病,许—克二氏病(慢性特发性黄瘤病)/～,Christian-Weber(nonsuppurative nodular panniculitis)克—韦二氏病,结节性非化脓性脂膜炎/～,Christmas 克里斯马斯病,[凝血]第九因子缺乏(克里斯马斯是第一个病人的姓)/～,chronic 慢性病/～,chronic granulomatous 慢性肉芽肿性疾病/～,chronic obstructive pulmonary(COPD)慢性阻塞性肺部疾病/ chronic respiratory ～ of poultry 家禽慢性呼吸系统病/～,chylopoietic 消化器官[疾]病/～,Ciarrocchi's 恰尔奥基氏病(第三指间隙皮炎)/～,circling(listeriosis in sheep)绕圈病,羊李司忒氏菌病/～,Civatte's 西瓦特氏病,西瓦特氏皮肤异色病/～,climatic 气候病/～,coal-miners' 肺炭末沉着病,矿工肺病/～,coast(bush sickness)缺铜钴病,牛羊缺钴病,地方性牛羊消瘦病/～,Coats's(exudative retinopathy 寇茨氏病,渗出性视网膜病/～,Cogan's 寇甘氏病(角膜间质炎)/～,Cohmorl's 家兔坏死杆菌病/～,cold agglutinin 冷凝集素病/～,collagen 胶原[疾]病/～,comb 鸡冠癣病/～,combined immunodeficiency 联合免疫缺陷病/～,combined system 联合系统病(恶性贫血病的脊髓亚急性混合变性)/～,communicable 传染病/～,complicating 并发病/～,compressed-air 压缩空气病/～,Concato's 孔卡托氏病(进行性多发性浆膜炎)/～,concealed 匿病/～,conditional 条件激发病/～,congenerous 同类病,同源病/～,congenital 先天病/～,Conor-Bruch's(boutonneuse fever)康—布二氏病,南欧斑疹热(南欧及北非的一种地方性蜱传立克次氏体病)/～,Conradi's 骨骺点状发育不良,胎儿钙化软骨营养障碍/～,constitutional 体质病/～,contagious 接触传染病/～,Cooley's(Cooley's anemia)库利氏病,库利氏贫血/～,Cooper's 库柏氏病(慢性囊性乳腺病)/～,Corbus'(corrosive balanitis; gangrenous balanitis)科巴斯氏病,腐蚀性龟头炎,坏疽性龟头炎/～,cornstalk 玉米杆病(马)/～,corridor 走廊病,科立多病(一种蜱传原虫病)/～,Corrigan's(aortic incompetency)科里根氏病,主动脉瓣闭锁不全/～,Corvisart's(chronic hypertrophic myocarditis)科维扎尔氏病,慢性肥大性心肌炎/～,Cotugno's(sciatica)坐骨神经痛/～,Couton's(tuberculous spondylosis)库顿氏病,结核性椎关节强硬/～,covering(dourine)马类性病,马类锥虫病/～,crazy(Borna ～)疯狂病,博纳病/～,crazy chick 鸟狂病(①鸟脑软化 ②鸟脑脊髓炎)/～,creeping 颚口线虫蚴病/～,Creutzfeldt-Jakob 亚急性海绵状脑病/～,Crohn's(regional ileitis)克罗恩氏病,节段性回肠炎/～,Crouzon's(craniofacial dysostosis)克鲁宗氏病,颅骨面骨发育不全/～,Cruchet's(epidemic encephalomyelitis)克律歇氏病,流行性脑脊髓炎/～,Cruveilhier's 克律韦利埃氏病(①进行性肌萎缩 ②胃溃疡)/～,Cruz-Chagas(Chagas'～)克—恰二氏病,恰加斯氏病,南美洲锥虫病/～,Csillag's(chronic atrophic lichenoid dermatitis)慢性萎缩性苔癣样皮炎/～,Curschmann's(frosted liver)库施曼氏病,糖衣肝/～,Curtis' 柯蒂斯氏病(皮肤酿母菌所致假粘液瘤)/～,Cushing's 库兴氏病(①垂体嗜碱细胞增殖 ②肾上腺皮质机能亢进)/～,cyclic 周期性病/～,cystic 囊性病/ cystic ～ of breast 乳腺囊性病/ cystic ～ of lung 肺囊性病/～,cysticercus 囊尾蚴病/～,cystine storage 胱氨酸贮积病/～,cytomegalic inclusion(cytomegalic syndrome)细胞肥大包涵体病/～,Czerny's 策尔尼氏病(周期性膝关节积水)/～,Daae's(Daae-Finsen ～; epidemic pleurodynia)德氏病,流行性胸膜痛/～,DaCosta's 达科斯塔氏病(①异位性痛风 ②神经性循环衰弱)/～,Dalrymple's(cyclokeratitis)达尔林普尔氏病,睫状体角膜炎/～,dancing(tarantism; dancing mania)舞蹈狂,毒蛛病/～,Danielssen's(anesthetic leprosy)丹尼耳森氏病,麻木性麻风/～,Danlos'(Danlos' syndrome)当洛斯氏病,当洛斯氏综合征(四联症)/～,Darier's(keratosis follicularis)达里埃氏病,毛囊角化病/～,Darling's(histoplasmosis)达林氏病,组织胞浆菌病/～,David's 戴维氏病(①脊髓结核病 ②龈及黏膜大量出血)/～,Debove's(splenomegaly)德博夫氏病,脾大/～,debrancher glycogen storage(glycogen storage ～(type II); generalized glycogenosis)脱支链糖原贮积病,糖原贮积病第二型,全身糖原贮积病/～,de Bruns'(pneumopaludism)布伦斯氏病,肺型疟疾,疟性肺尖硬变/～,decompression(decompression injury)减压病/～,deer fly(tularemia)土拉热,突热病/～,deficiency(～, deprivation)营养缺乏病/～,degenerative 变性疾病/～,degenerative joint 关节变性疾病/～,Déjerine's 代热林氏病(进行性肥大性间质性神经病)/～,Déjerine-Sottas(progressive hypertrophic interstitial neuropathy)代-索二氏病,进行性肥大性间质性神经病/～,dematophilus 恙螨病/～,demyelinating 脱髓鞘病/～,dense deposit 致密沉淀物病(II型膜性增生性肾小球性肾炎)/～,deprivation(deficiency ～)营养缺乏病/～,de Quervain's(Quervain's ～)奎尔万氏病(狭窄性腱鞘炎)/～,Dercum's(adiposis dolorosa)德尔肯氏病,痛性肥胖症/～,dermatophilus(chigger ～)潜蚤病/～,dermopathic herpesvirus 皮肤病性疱疹病毒病/～,Desnos'(splenopneumonia)德诺氏病,脾样变性肺炎/～,Deutschländer's 多伊奇兰德氏病(①跖骨瘤 ②行军足病)/～,Devergie's(pityriasis rubra pilaris)德佛札氏病,毛发红糠疹/～,Devic's(optic neuro-encephalomyelopathy)德维克氏病,视神经脑脊髓病/～,diamond-skin 轻型猪丹毒/～,Dieulafoy's(exulceratio simplex)迪厄拉富瓦氏病,胃浅表性溃疡,单纯性溃疡/～,diffuse [脊髓]弥漫性病/～,Dighton's 迟发性成骨不全症/～,Dimitri's(nevoid amentia)迪米特里氏病,痣性神经错乱/～,displaced persons' 战时游民病(萎缩性胃炎并发维生素 B 缺乏)/～,diver's 潜水员病/～,doctor's(angina pectoris)心绞痛/～,DÖhle(syphilitic aortitis 窦勒氏病,梅毒性主动脉炎)/～,Down's mongolism 道恩氏病,伸舌样痴呆/～,Dressler's(intermittent hemoglobinuria)德雷斯勒氏病,间歇性血红蛋白尿/～,drug 药物病/～,Dubini's 杜比尼尔氏病(电击样舞蹈病的一型)/～,Dubois' 杜布瓦氏病(梅毒性胸腺多发性脓肿)/～,Duchenne's 杜兴氏病(①脊髓病性肌萎缩 ②延髓麻痹 ③运动性共济失调,脊髓痨)/～,Duchenne-Aran(myelopathic muscular atrophy)杜—阿二氏病,脊髓病性肌萎缩/～,Duchenne-Griesinger 杜—格二氏病(伴有假性肥大的小儿肌萎缩/～,Duhring's(dermatitis herpetiformis)杜林氏病,疱疹样皮炎/～,Dukes'(exanthema subitum)杜克氏病,幼儿急疹/～,Duplay's(subacromial bursitis)杜普累氏病,肩峰下黏液囊炎/～,Durand's 杜朗氏病(病毒病伴有头痛,上呼吸道及脑膜刺激症状)/～,Durand-Nicolas-Favre(venereal lymphogranuloma)杜—尼—法三氏病,腹股沟淋巴肉芽肿/～,Durante's(fragilitas ossium)杜朗特氏病,骨脆症/～,Duroziez's(congenital mitral stenosis)

杜罗济埃氏病,先天性二尖瓣狭窄/ ~,dust 尘病(尤指尘肺)/ ~,Dutton's(trypanosomiasis)达顿氏病,锥虫病/ ~,dynamic 机能性病/ ~,Eales's 伊耳斯氏病(青年复发性视网膜出血)/ ~,Ebstein's 埃布斯坦氏病(①肾小管上皮透明变性及坏死,见于糖尿病 ②三尖瓣畸形,常伴有房中隔缺损)/ ~,echinococcus(hydatid ~)棘球蚴病,包虫病/ ~,Economo's(encephalitis lethargica)埃科诺莫氏病,昏睡性脑炎/ ~,Eddowes' 埃窦斯氏病(家族遗传性综合征,包括蓝色巩膜,耳硬化,骨脆弱)/ ~,Edsall's(heat cramp)埃德塞耳氏病,中性痉挛/ ~,Ehlers-Danlos(Danlos' syndrome)埃—当二氏病,当洛斯氏综合症(四联症)/ ~,Eichhorst's(neuritis fascians)艾克霍斯特氏病,筋膜性神经炎/ ~,Eichstedt's(pityriasis versicolor)艾克斯特德氏病,花斑癣/ ~,elevator 谷仓工人尘肺/ ~,Ellis-Van Creveld's 软骨外胚层发育不良症/ ~,endemic 地方病/ ~,endodontal-periodontal 牙髓牙周联合病/ ~,Engel-Recklinghausen(osteitis fibrosa cystica)恩—雷二氏病,囊状纤维性骨炎/ ~,Engelmann's 骨干发育不全/ ~,English 英国病(佝偻病)/ ~,English sweating 英国黑汗病/ ~,Engman's(dermatitis infectiosa eczematoides)恩格曼氏病,传染性湿疹样皮炎/ ~,enthetic 外因病/ ~,enzootic 地方性动物病/ ~,eosinophilic endomyocardial 嗜酸性心内膜心肌病/ ~,epidemic 流行病/ ~,epiphytotic 植物流行病/ ~,epizootic 兽疫[流行]病/ ~,eponymic 人名[命名]疾病/ ~,Epstein's(pseudodiphtheria)爱泼斯坦氏病,假白喉/ ~,Erb's(progressive muscular dystrophy)欧勃氏病,进行性肌营养不良/ ~,Erb-Charcot 欧—夏二氏病,梅毒性痉挛性脊髓麻痹/ ~,Erb-Goldflam(myasthenia gravis pseudoparalytica)欧—戈哦氏病,假麻痹性重症肌无力/ ~,Erb-Landouzy(progressive muscular dystrophy)欧—兰二氏病,进行性肌营养不良/ ~,Erichsen's(railway spine)埃里克森氏病,铁道脊椎/ ~,Eulenburg's(paramyotonia congenita)尤兰柏格氏病,先天强直性肌阵挛病/ ~,experimental 实验病/ ~,extensor process 锥突部骨炎/ ~,Fabry's(alpha-galactosidase A deficiency)脂沉积症,α-半乳糖苷酸酶 A 缺乏症/ ~,Fahr's 家族性基底节钙化症/ ~,Fahr-Volhard(malignant nephrosclerosis)法—福二氏病,恶性肾硬变病/ ~,Fairbank's 多发性骨骺发育不良/ ~,falling 牛缺铜病/ ~,Fallot's 法乐氏四联症/ ~,familial 家族性病/ ~,Fanconi's 范康尼氏病(胱氨酸病)/ ~,Farber's 弥散性脂肪肉芽肿/ ~,Fardyce's 黏膜皮质腺肿大/ ~,fat-deficiency 脂肪缺乏病/ ~,fatigue ①疲劳病,过劳 ②职业性神经机能病/ ~,Fauchard's(periodonitis, pyorrhea alveolaris)福夏尔氏病,牙周炎齿槽脓溢/ ~,Favre-Durand-Nicolas(venereal lymphogranuloma)法—杜—尼三氏病,腹股沟淋巴肉芽肿/ ~,Fede's(Riga-Fede disease)小儿舌系带肉芽肿,费代氏病,舌下纤维瘤/ ~,Feer's(erythredema polyneuropathy)费尔氏病,红皮水肿性多发性神经病/ ~,fellmongers'(anthrax)皮货商病,炭疽/ ~,Fenwick's 芬威克氏病(原发性胃萎缩)/ ~,Fernels'(aortic aneurysm)费内耳氏病,主动脉[动脉]瘤/ ~,fetomaternal immunologic 母儿免疫病/ ~,F1 hybrid 第一代杂种病/ ~,fibrocystic 纤维性囊肿病/ ~,Fiedler's(leptospiral jaundice)菲德勒氏病,钩端螺旋体性黄疸/ ~,Fiessinger-Leroy's(conjunctivo-uretro-synovial syndrome)黏膜—尿道滑膜综合征/ ~,fifth(erythema infectiosum)第五病,传染性红斑/ ~,fifth venereal(venereal lymphogranuloma)第五性病,性病性淋巴肉芽肿,腹股沟淋巴肉芽肿/ ~,Filatow-Dukes(fourth ~)费—杜二氏疹热病,第四病(副腥红热)/ ~,filecutters' 锉刀工病(铅中毒)/ ~,filth 肮脏病(由于不洁习惯所致)/ ~,finger and toe(stump root)指趾病(甘蓝根肿菌所致的一种植物病)/ ~,fish-handler's(erysipeloid)渔民病,类丹毒/ ~,fish skin(ichthyosis)[鱼]鳞癌/ ~,fish slime 鱼黏质病(被鱼棘刺伤后引起的败血症)/ ~,flagellate 鞭毛虫病/ ~,Flajani's(exophthalmic goiter)弗拉亚尼氏病,突眼性甲状腺肿/ ~,Flatau-Schilder(progressive subcortical encephalopathy)弗—谢二氏病,进行性皮质下脑病/ ~,Flateu's 弥漫性轴周性脑炎/ ~,flax-dressers' 亚麻肺炎/ ~,Fleischner's 费莱希内氏病(手指第二指节的骨软骨炎)/ ~,flesh-worm(trichinosis)旋毛虫病/ ~,flint(chalicosis)石末沉着病,石末肺/ ~,floating 宽β脂蛋白病/ ~,fluke 吸虫病/ ~,focal 病灶性病,局灶病/ ~,Foix-Julien Marie's 轴周性脑炎/ ~,Fölling's(phenylpyruvic oligophrenia)费林氏病,苯丙酮酸性精神幼稚病/ ~,Fontoynont's 地方性慢性双侧性腮腺炎/ ~,food-and-mouth(aftosa)口蹄疫/ ~,food-deficiency 养料缺乏病,食物缺乏病/ ~,Forbes's 肝脏肌肉糖尿累积病/ ~,Fordyce's 福代斯氏病(①口腔黏膜内异位皮脂腺发育 ②腋窝阴阜顶泌腺慢性发炎)/ ~,Förster's(areolar central choroiditis)弗斯特氏病,晕状中心性脉络膜/ ~,Fothergill's 法沙吉尔氏病(①猩红热咽峡炎 ②三叉神经痛/ ~,Fournier's 富尼埃氏病(生殖器的爆发性坏疽)/ ~,fourth(exanthema subitum)第四病,杜克氏疹热病,猝发疹(副猩红热)/ ~,fourth venereal 第四性病(①特殊坏疽溃疡性龟头包皮炎 ②腹股沟肉芽肿)/ ~,Fox's(Fox-Fordyce ~)福克斯氏病,福—福二氏病/ ~,Fox-Fordyce 福—福二氏病(腋窝阴阜顶泌腺慢性发炎)/ ~,Francis'(tularemia)弗朗西斯氏病,土拉菌病,兔热病/ ~,Frankl-Hochwart's(polyneuritis cerebralis menieriformis)弗·霍希瓦特氏病,梅尼埃氏病样多发性脑神经炎/ ~,Franklin's(heavy chain ~)重链病/ ~,Frei's(venereal lymphogranuloma)弗莱氏病,性病性淋巴肉芽肿,腹股沟淋巴肉芽肿/ ~,Freiberg's 弗莱伯氏病(第二跖骨骨软骨炎)/ ~,Friedländers(arteritis obliterans)弗里德兰德氏病,闭塞性动脉炎/ ~,Friedreich's 弗里德赖希氏病(①多发性肌阵挛 ②遗传性共济失调)/ ~,frien(friente)伐木工皮炎/ ~,fright 犬惊病,犬癔病/ ~,Frommel's 弗罗梅耳氏病(哺乳期过长所致子宫萎缩)/ ~,functional 机能病,官能病/ ~,functional cardiovascular(neurocirculatory asthenia)机能性心血管病,神经性循环衰竭/ ~,fungal lung 真菌性肺疾病/ ~,Fürstner's 菲斯特内氏病(假痉挛性瘫痪伴发震颤)/ ~,Gaisböck's(polycythemia hypertonica)盖斯伯克氏病,高血压性红细胞增多症/ ~,Gamna's(siderotic splenogranulomatosis)加姆纳氏病,铁质沉着性脾肉芽肿病/ ~,Gandi-Nanta's 遗传性发作性无力症/ ~,Gandy-Nanta(siderotic splenomegaly)甘—南二氏病,铁质沉着性脾大/ ~,gannister[肺]硅石末沉着病/ ~,garapata 回归热/ ~,Garré's(sclerotic nonsuppurative osteitis)加雷氏病,硬化性非化脓性骨炎/ ~,Gaucher's 高歇氏病,家族性脾性贫血/ ~,Gayet's 加叶氏病(类似非洲睡眠病)/ ~,Gayet-Wernicke's 急性出血性脑上部灰质炎 / ~ Gee's(Gee-Herter;Gee-Herter-Heubner ~;intestinal infantilism)季氏病,幼儿乳糜泻/ ~,Gee-Thaysen 季—塞二氏病(成人乳糜泻)/ ~,general 全身病/ ~,generalized membrane 泛发性膜病/ ~,genetotrophic 遗传性营养失调病/ ~,Gensoul's(Ludwig's angina)让苏耳氏病,路德维希氏咽峡炎(脓性颌下炎)/ ~,geochemical 地球化学性疾病 / ~,Gerhardt's(erythromelalgia)格哈特氏病,红斑性肢痛病/ ~,Gerlier's(endemic paralytic vertigo)惹利埃氏病,地方性麻痹性眩晕/ ~,giant platelet 巨血小板病/ ~,Gibert's(pityriasis rosea)吉伯特氏病,玫瑰糠疹,蔷薇糠疹/ ~,Gibney's(perispondylitis)吉布尼氏病,椎骨周炎/ ~,Gierke's(glycogenosis)吉尔克氏病,糖原病/ ~,Gilbert's 吉耳伯氏病(家族性非溶血性黄疸)/ ~,Gilchrist's(North American blastomycosis)吉耳克里斯特氏病,北美芽生菌病/ ~,Gilles de la Tourette's 图雷特氏病(表现共济失调,言语障碍及搐搦的一种神经病)/ ~,Giovannini's 焦旺尼尼氏病,结节性毛发真菌病/ ~,glass-blowers' 吹玻璃工病/ ~,Glénard's(splanchnoptosis)格累纳氏病,内脏下垂/ ~,Glisson's(rickets)格利森氏病,佝偻病/ ~,glucose-6-phosphate dehydrogenase(G6PD)葡萄糖-6-磷酸脱氢酶病/ ~,glycogen(glycogenosis)糖原病/ ~,glycogen-storage(glycogenosis)糖原贮积病,糖原病/ ~,glycogen storage(type I)(von Gierke's ~;hepatorenal glycogenosis)糖原贮积病第一型,[冯]吉尔克氏病,肝肾型糖原贮积病/ ~,glycogen storage(type II)(Pompe's ~;generalized glycogenosis)糖原贮积病第二型,庞珀氏病,全身糖原贮积病/ ~,glycogen storage(type III)(Forbes' ~;limit dextrinosis)糖原贮积病第三型,福布斯氏病/ ~,glycogen storage(type IV)(Andersen's ~;amylopectinosis)糖原贮积病第四型,安德森氏病,支链淀粉病/ ~,glycogen storage(typeV)(McArdle's ~;myophosphorylase deficiency glycogenosis)糖原贮积病第五型,麦卡德尔氏病,肌磷酸化酶缺乏型糖原贮积病/ ~,glycogen storage(type VI)(Hers' ~)糖原贮积病第六型,赫斯氏病/ ~,Goldflam's(Goldflam-Erb ~;myasthenia gravis pseudoparalytica)戈德弗拉姆氏病,假麻痹性重症肌无力/ ~,Goldscheider's(epidermolysis bullosa)果耳德筛德氏病,大疱性表皮松解/ ~,Goldstein's 戈耳茨坦氏病(家族遗传性毛细血管扩张症)/ ~,Gougerot's 古热罗氏病,古热罗氏综合征/ ~,Gowers'(saltatory spasm)高尔斯氏病,跳跃性痉挛/ ~,Graefe's(progressive ophthalmoplegia)格雷费氏病,进行性眼肌麻痹/ ~,graft versus host 移植物抗宿主病/ ~,Grancher's(splenopneumonia)格朗歇氏病,脾样变性肺炎/ ~,grass(grass sickness)青草病(马)/ ~,Graves'(exophthalmic goiter)格雷夫斯氏病,突眼性甲状腺肿/ ~,greasy pig 油猪病,猪皮脂溢(小猪)/ ~,Greenfield's 格林费尔德氏病(婴儿脑白质变性病)/ ~,Greenhow's(vagabond's ~)格林豪氏病,寄生性黑皮病/ ~,Griesinger's(ancylostomiasis)格里津格氏病,钩虫病/ ~,grinders'(silicosis)磨工病,矽肺/ ~,Grindon's(ecbolic folliculitis)格林登氏病,逼出性毛囊炎/ ~,Gross's(encysted rectum)格罗斯氏病,直肠囊样扩大/ ~,Gruby's 格鲁比氏病(①筛状秃发 ②秃发癣)/ ~,Guglielmo's(malignant erythrocytosis)恶性红细胞增多/ ~,guinea worm(dracontiasis)麦地那龙线虫病/ ~,Guinon's(Gilles de la Tourette's ~)吉农氏病,图雷特氏病(共济失调、言语障碍

及搐搦）/～，Guiteras’吉特拉斯氏病（类芽生菌病）/～，Gull’s 加耳氏病（甲状腺萎缩并有黏液性水肿）/～，Gull-Sutton’s（arteriosclerosis）加—萨二氏病，动脉硬化/～，Gunther’s（congenital erythropoietic porphyria）先天性红细胞生成性卟啉症（紫质症）/～，Habermann’s 哈伯曼氏病（急性痘状苔癣样糠疹）/～，habit 习惯[性]病/～，Haff 哈夫病（波罗的海—海湾渔民由于摄入工业废水中砷化氢所致的病）/～，Haglund’s 黑格隆德氏病（跟腱黏液囊炎）/～，Hagner’s 哈格纳氏病（原因不明的类似肢端肥大症的骨病）/～，Hailey’s（chronic benign familial pemphigus）黑利氏病，慢性良性家族天疱疮/～，Hall’s（spurious hydrocephalus）霍尔氏病，假性脑积水/～，Hallervorden-Spatz 哈—斯二氏病（淡苍球和黑质网状部的进行性变性）/～，Hallopeau’s 哈洛漂氏病，萎缩硬化性苔癣，顽固性肢皮炎/～，Halstern’s（endemic syphilis）哈耳斯坦氏病，地方性梅毒/～，Hamman’s 黑曼氏病（自发性间质性肺气肿）/～，Hammond’s（athetosis）哈孟氏病，手足徐动症/～，hand-foot-and-mouth（Robinson’s syndrome）手足口病，罗宾森氏综合症（柯萨奇病毒 A16 型引起）/～，Hand’s（Hand-Schüller-Christian ～；Schüller-Christian ～）汉德氏病，汉—许—克三氏病，许—克二氏病（慢性特发性黄瘤病）/～，Hanot’s（biliary cirrhosis）阿诺氏病，胆汁性肝硬变/～，Hanot-MacMahon’s 小胆管及其周围炎性慢性胆汁郁积性黄疸/～，Hansen’s（leprosy）汉森氏病，麻风/～，hard pad（paradistemper）硬爪垫病，副瘟热（犬）/～，Harley’s（paroxysmal hemoglobinuria）哈利氏病，阵发性血红蛋白尿/～，Hartnup 色胺酸加氧酶缺乏症/～，Hashimoto’s（struma lymphomatosa）桥本氏病，慢性甲状腺炎，淋巴瘤性甲状腺肿/～，Hayem’s 卒中性脊髓炎/～，heart 心脏病/～，heartwater（blautong）牛羊水胸病，牛羊水心胸病/～，heavy chain（Franklin’s ～）重链病（一种丙种球蛋白病）/～，Heberden’s 希伯登氏病（①小关节风湿病 ②心绞痛）/～，Hebra’s（erythema multiforme exudativum 黑布腊氏病，渗出性多形性红斑/～，Heck’s 局部上皮增生病/～，Heerfordt’s（uveoparotid fever）黑福特氏病，眼色素层腮腺炎/～，Heine-Medin 海—梅二氏病（脊髓灰质炎）/～，Heller-Döhle（syphilitic aortitis）海—窦二氏病，梅毒性主动脉炎/～，helminthic 蠕虫病/～，hematopoietic 造血器官病/～，hemoglobin C-thalassemia（Zuelzer-Kaplan syndrome）血红蛋白 C 型地中海贫血/～，hemoglobin Sc 血红蛋白镰状细胞病// hemolytic ～ of newborn 新生儿溶血病，胎儿成红血细胞增多症/～，hemorrhagic 出血性疾病/～，hemorrhagic，epidemic（epidemic hemorrhagic fever）流行性出血热/～，Henderson-Jones 汉—琼二氏病（伴有关节或腱鞘内软骨性异物的一种骨软骨瘤病）/～，Henoch’s（Henoch’s purpura 亨诺克氏病，亨诺克氏紫癜，神经性紫癜/～，hepatolenticular（progressive lenticular degeneration）肝豆状核病，进行性豆状核变性/～，hepatorenal glycogen storage（glycogen storage ～（type I））肝肾型糖原贮积病，糖原贮积病第一型/～，hereditary 遗传性[疾]病/～，heredoconstitutional 遗传体质性疾病/～，heredodegenerative 遗传性[中枢神经]变性病/～，Herter-Heubner（intestinal infantilism）赫—霍二氏病，幼儿乳糜泻/～，Heubner’s（syphilitic endarteritis of the cerebral vessels）霍伊布内氏病，梅毒性大脑动脉内膜炎/～，hip-joint 髋关节病/～，Hippel’s 希培耳氏病（视网膜血管瘤病）/～，Hirschfeld’s（acute diabetes mellitus）赫希费耳德氏病，急性糖尿病/～，Hirschsprung’s（megacolon）赫希施普龙氏病（巨结肠）/～，His’s（His-Werner ～；trench fever）战壕热/～，hock（perosis）骨短粗病/～，Hodara’s 霍达腊氏病（结节性脆发病的一种）/～，Hodgkin’s（infectious granuloma；malignant granuloma；malignant lymphoma；lymphomatosis granulomatosa；lymphadenoma；lymphogranulomatosis；granulomatosis maligna；lymphosarcoma；anemia lymphatica；pseudoleukemia）霍奇金氏病，恶性淋巴肉芽肿病/～，Hodgson’s 霍季森氏病（主动脉起端部动脉瘤样扩张）/～，Hoffa’s 霍法氏病（膝关节创伤性脂肪组织增生）/～，Holla 霍拉病（霍拉地方性复发性溶血性黄疸）/～，holoendemic 全地方性疾病/～，homologous wasting 同种消耗病/～，hoof-and-mouth（foot-and-mouth ～）口蹄疫/～，hookworm 钩虫病/～，Horton’s 霍顿氏病（组胺性头痛）/～，Huchard’s 于夏氏病（持续性动脉压过高）/～，Hueppe’s 出血性败血症（头痛）/～，Huguier’s ①外阴狼疮 ②子宫纤维肌瘤/～，hunger（hungry ～）饥饿病，胰岛素分泌过多症/～，Hunt’s（dyssynergia cerebellaris myoclonica）亨特氏病，肌阵挛性小脑协同失调/～，Huntington’s（Huntington’s chorea）杭廷顿氏舞蹈病/～，Huppert’s（multiple myeloma）赫珀特氏病，多发性骨髓瘤/～，Hurler’s（lipochondrodystrophy）脂肪软骨营养不良/～，Hutchinson’s 郝秦生氏病（点状脉络膜炎）/～，Hutchinson-Boeck（generalized sarcoidosis）郝—伯二氏病，全身性内样瘤病/～，Hutchinson-Gilford（progeria）郝—吉二氏病，早老，早衰/～，Hutinel’s 于廷内耳氏病（结节性心包炎伴有肝硬变）/～，hyaline membrane 透明膜病（新生儿呼吸道病变引起肺不张/～，hydatid（echinococcosis）棘球蚴病/～，Hyde’s（prurigo nodularis）结节性痒疹/～，hydrocephaloid 脑积水样病/～，hydroxylapatite deposition 羟磷酸灰石沉积病/～，hyperendemic 高度地方性疾病/～，hypopigmentation-immunodeficiency 色素减退—免疫缺陷病/～，iatrogenic 医原病/～，Iceland（～，Icelandic）冰岛病，流行性神经肌无力症/～，I-cell I－细胞病，黏脂病第二型/～，idiopathic 特发病/～，immune-complex 免疫复合物病/～，immune deposit 免疫[复合物]沉着病/～，immunodeficiency 免疫[力]缺乏病/～，immunologically mediated 免疫[参与]疾病/～，immunoproliferative small intestine 免疫增生性小肠病/～，imported 输入疾病/ inborn lysosomal ～s 先天性溶酶体病，溶酶体贮积病/～ incidence 发病率/～，inclusion 包涵体病/～，infantile celiac 婴儿乳糜泻（非热带性口炎性腹泻）/～，infectious 传染病/～，infectious bursal 传染性黏液囊病/～，inhalation 吸入病（尘埃）/～，inherited 遗传病/～，insect 昆虫病/ diseases，insect-borne 昆虫传疾病/～，insufficiency（deficiency ～）营养缺乏病/～，intercurrent 间发病/～，internal 内科病/～，interstitial 间质病/～，iron storage（hemochromatosis）铁贮积病，血色素沉着[症]/～，Isambert’s 伊桑贝尔氏病，急性粟粒性咽喉结核/～，island（Japanese river fever）羌虫病，丛林型斑疹伤寒/～，Isle of Wight 蜜蜂双翅瘫痪病/～，itai-itai（ouch-ouch ～）痛痛病（日本发生的镉中毒）/～，itch 痒病（马新月孢子菌性痒病）/～，Jacquet’s 惹凯氏病，反射性斑秃/～，Jaffe-Lichtenstein（cystic osteofibromatosis）雅—利二氏病，囊状骨纤维瘤病/～，Jakob’s（Jakob-Creutzfeldt ～；spastic pseudosclerosis）雅各布氏病，痉挛性假硬化/～，Jaksch’s（anemia infantum pseudoleukaemica）雅克什氏病，婴儿假白血病性贫血/～，Janet’s（psychasthenia）惹奈氏病，精神衰弱/～，Jansen’s（metaphyseal chondrodysplasia）扬森氏病，干骺端软骨发育不良/～，jeep 吉普车病（鼻窦炎）/～，Jensen’s（retinochoroiditis juxtapapillaris）晏森氏病，近视乳头性视网膜脉络膜炎/～，Johne’s 约内氏病（牛慢性痢疾）/～，Johnson-Stevens 约—斯二氏病（多形红斑的一型）/～，Jourdain’s 儒丹氏病（牙槽脓炎）/～，jumping（jumping）跳跃病/～，Jüngling’s（osteitis tuberculosa multiplex cystica）荣格林氏病，囊状多发性结核性骨炎/～，Kahler’s（multiple myeloma）卡勒氏病，多发性骨髓瘤/～，Kaiserstuhl 凯泽斯杜[地方]砷中毒/～，Kalischer’s（nevoid amentia）卡利歇氏病，痣性精神错乱/～，Kaposi’s（xeroderma pigmentosum）卡波济氏病，着色性干皮病/～，Kaposi’s varicelliform 卡波济氏水痘样疹（急性水肿并有大凹陷脓疱和肿大淋巴结）/～，Kaschin-Beck 卡—贝二氏病（大骨节病，柳拐子病）/～，Katayama（schistosomiasis japonica）片山病，日本裂体吸虫病，日本血吸虫病，亚洲裂体吸虫病/～，Kawasaki 黏膜皮肤淋巴结综合症（川崎病）/～，Kayser’s 凯泽氏病（包括皮肤色素沉着，角膜变绿，意向性震颤，糖尿病，脾肿大，肝硬化的综合症）/～，kedani（tsutsugamushi ～）恙虫病/～，Kienböck’s 金伯克氏病（①腕半月骨慢性进行性骨软骨病 ②脊髓外伤性空腔形成）/～，Kimberley horse（walk-about ～）金伯利马病，踯躅病（马）/～，Kimmelstiel’s（intercapillary nephrosclerosis）基默斯提氏病，毛细管间性肾硬化/～，Kirkland’s 柯克兰氏病，急性咽喉感染/～，kissing（infectious mononucleosis）传染性单核细胞增多[症]，接吻病（俗名）/～，Klebs’（glomerulonephritis）克雷白氏病，血管球性肾炎/～，Klein’s（fowl typhoid）克莱因氏病，家禽伤寒病/～，Klemperer’s（Banti’s ～）克伦珀勒氏病，班替氏病/～，knife-grinder’s 磨刀工病（由灰尘引起的慢性气管炎）/～，knight’s 骑马者病（肛周感染及皮肤擦伤，常发生于骑马者，故名）/～，Köbner’s（epidermolysis bullosa）科布内氏病，大疱性表皮松解/～，Koenig-Wichman（chronic bullous ～；pemphigus）克—威二氏病，天疱疮/～，Köhler’s 足舟状骨缺血性坏死/～，Köhler’s bone 科勒氏骨病（①足舟状骨病 ②第二跖骨病/～，Köhler-Pellegrini-Stieda（Pellegrini-Stieda ～）科—佩—施三氏病（膝内、外侧韧带骨化）/～，Kohlmeier-Degos 原发性进行性动脉闭塞症/～，Kokka（epidemic hemorrhagic fever）流行性出血热/～，Korsakoff’s（Korsakoff’s psychosis）科尔萨科夫氏精神病（多神经炎性精神病）/～，Krabbe’s 克腊伯氏病（婴儿家族性弥漫性脑硬化）/～，Krishaber’s 克里萨贝氏病（表现为心跳过速，眩晕感觉过敏及错觉等症状）/～，Kufs’s 库福斯氏病（大脑黄斑变性的晚期青年型）/～，Kukuruku 库库鲁库病（非洲尼日利亚地方流行的黄疸发热症，与黄热病相似，但病原不同）/～，Kümmell’s 坎梅耳氏病，创伤性脊椎病/～，Kümmell-Verneuil（Kümmell’s ～）坎—韦二氏病（创伤性脊椎病）/～，Kussmaul’s 库斯毛耳氏病（结节性动脉外膜炎）/～，Kyasanur Forest 夸赛纳森林病（猴）/～，Laennec’s 拉埃奈克氏病（①萎缩性肝硬变 ②夹层动脉瘤）/～，Lagleyze-von Hippel 视网膜血管瘤病/～，Lain’s 累恩氏病，流电[性]口病/～，Lancereaux-Mathieu（Weil’s ～）朗—马二氏病，外耳氏病（钩端螺旋体性黄疸）/～，

Landry's (acute ascending spinal paralysis) 兰德里氏病,急性上行性脊髓麻痹/ ~, Lane's (chronic intestinal stasis) 累恩氏病,慢性肠停滞/ ~, lardaceous (amyloid degeneration) 淀粉样变性/ ~, Larrey-Weil (leptospiral jaundice) 拉—外二氏病, 钩端螺旋体性黄疸/ ~, Larsen's (Larsen-Johansson ~) 拉森氏病,拉—约二氏病(髌骨下极副骨化中心形成) / ~, Lasègue's 拉塞格氏病(迫害狂) / ~, laughing 强笑病/ ~, leaf-curl 缩叶病,卷叶病/ ~, Leber's 利伯氏病(家族遗传性视神经萎缩) / ~, Lederer's 莱德勒氏病(急性溶血性贫血的一种) / ~, Legal's 累加耳氏病(咽鼓室炎性头痛) / ~, Legg's (Legg-Calvé ~; Legg- Calvé-Waldenström ~)幼年变形性骨软骨炎/ ~, legionnaires' 军团病/ ~, Leiner's 婴儿脱屑性红皮病/ ~, Leloir's (lupus vulgaris erythematodes (李洛尔氏病, 红斑样寻常狼疮/ ~, Leriche's (Sudeck's atrophy) 勒里施氏病,外伤性急性骨萎缩/ ~, Letterer-Siwe 累—赛二氏病(非类脂组织细胞增多病) / ~, Lewandowsky's (rosacea-like tuberculid) 酒渣鼻样结核疹,丘疹坏死性皮结核疹/ ~, Lewandowsky-Lutz (epidermodysplasis verruciformis) 疣状表皮发育不良/ ~, Leyden's 莱登氏病(周期性呕吐) / ~, Libman-Sacks' 利—萨二氏病(疣状心内膜炎,见于播散性红斑狼疮) / ~, Lichtheim's 利什特海姆氏病(亚急性脊髓混合变性) / ~, Lindau's 林道氏病(中枢神经系血管瘤病) / ~, Lindau-von Hippel 林—希二氏病(视网膜血管瘤病) / ~, lipid storage 脂质贮积病/ ~, Lipschütz's (ulcus vulvae acutum) 急性外阴溃疡/ ~, Little's (spastic diplegia) 李特耳氏病,痉挛性双瘫/ ~, Lobo's (keloidal blastomycosis) 洛伯氏病(瘢痕瘤性芽生菌病) / ~, Lobstein's (osteogenesis imperfecta) 洛布斯坦氏病,骨脆症,成骨不全/ ~, local (topical ~) 局部病/ ~, loco (locoism) 洛苛草中毒/ ~, Lorain's 洛蓝氏病,垂体性幼稚型/ ~, Loriga's (pneumatic hammer ~) 气锤工病/ ~, Lucas-Championnière (chronic pseudomembranous bronchitis) 吕卡·尚皮奥尼埃尔氏病,慢性假膜性支气管炎/ ~, lumpy skin 团块皮肤病(马) / ~, lung fluke 肺吸虫病, 寄生虫性咯血/ ~, Lutembacher's 鲁藤巴赫氏病(二尖瓣狭窄伴有房间隔缺损/ ~, Lutz-Splendore-Almeida (south American blastomycosis) 南美芽生菌病/ ~, Lyme 莱姆病/ ~, lysomal 溶酶体缺陷症/ ~, lysosomal storage 溶酶体贮积病/ ~, Mackenzie's 麦肯齐氏病(呼吸、心脏、消化机能紊乱,对冷过敏等的综合症/ ~, MacLean-Maxwell 麦—马二氏病(跟骨后部慢性肿大) / ~, Madelung's ①先天性腕关节脱位②对称性脂肪过多症/ ~, Magitot's (periodontoclasia) 牙槽骨膜炎,马吉托氏病/ ~, Maher's(paracolpitis) 阴道旁组织炎/ ~, Majocchi's (purpura annularis telangiectodes) 马约基氏病,毛细管扩张性环状紫癜/ ~, Malassez's 马拉色氏病(睾丸囊肿) / ~, Malignant ①恶性病 ②癌/ ~, Manson's (schistosomiasis mansoni) 曼森氏病,曼森氏血吸虫病/ ~, maple bark 槭皮病的孢子/ ~, maple syrup urine (branched-chain ketoaciduria; ketoaminoacidemia) 槭树糖浆气味尿病,支链酮酸尿,酮氨基酸血[症]/ ~, marble bone 大理石状骨病,骨硬化病/ ~, Marburg 马尔堡病/ ~, Marchiafava-Bignami 胼胝体变性/ ~, Marchiafava-Micheli 马—米二氏病(阵发性夜间血红蛋白尿并有贫血) / ~, Marek's (avian lymphomatosis) 马莱克氏病,鸟类淋巴瘤病/ ~, Marfan's 马方氏病(进行性痉挛性截瘫) / ~, margarine 人造黄油病(人造黄油乳化剂引起的多形红斑) / ~, Marie's ①肢端肥大症 ②肥大性肺性骨关节病/ ~, Marie-Bamberger (hypertrophic pulmonary osteoarthropathy) 肥大性肺性骨关节病/ ~, Marie-Strümpell (spondylitis ankylopoietica) 马-施二氏病,关节强硬性脊椎炎/ ~, Marie-Tooth (progressive neuropathic (peroneal) muscular atrophy) 进行性神经[病]性肌萎缩/ ~, Marsh's (exophthalmic goiter) 马希氏病,突眼性甲状腺肿/ ~, Martin's 马丁氏病(过劳性足骨膜关节炎) / ~, Massai 马萨病(东非的一种发热、呕吐、腹痛病,可能由丝虫所致) / ~, mast cell (urticaria pigmentosa) 肥大细胞病,着色性荨麻疹/ ~, Mathieu's (Weil's ~) 马提厄氏病,钩端螺旋体性黄疸/ ~, Mauriac's (erythema nodosum syphiliticum) 莫里阿克氏病,梅毒结节性红斑/ ~, Maxcy's 马克西氏病(美国东南部的地方性斑疹伤寒) / ~, McArdle 糖原沉积病 V 型/ ~, Medin's (anterior poliomyelitiis) 梅丁氏病,脊髓前角灰质炎/ ~, Mediterranean 地中海病/ ~, Mediterranean-Cooley's anemia) 地中海病,库利氏贫血/ ~, Mediterranean-hemoglobin E 地中海血红蛋白 E 病/ ~, medullary cystic 髓质囊肿病/ ~, Meige's (Milroy's ~) 遗传性下肢水肿/ ~, Meleda 梅勒达病,家族性掌跖角化过度[症]/ ~, Menière's 梅尼埃尔氏病,耳性眩晕病/ ~, mental (psychosis) 精神病/ ~, Merzbacher-Pelizaeus (familial centrolobar sclerosis) 梅—佩二氏病,家族性脑中叶硬化/ ~, metazoal 复细胞动物病/ ~, Meyer's 腺样增殖病/ ~, Meyer-Schwickerath 眼—牙—指(趾)综合征/ ~, mianch 伊朗回归热/ ~, miasmatic 瘴气病/ ~, Mibelli's (porokeratosis) 汗孔角化[病] / ~, microdrepanocytic (sickle cell-thalassemia ~) 小镰状细胞病,镰状红细胞地中海贫血[病]/ ~, Mikulicz's 米库利奇氏病,淋巴细胞性泪腺涎腺慢性肿大/ diseases, milk-borne 乳传播病,乳原性病/ ~, Miller's (osteomalacia) 骨软化/ ~, Mills's (progressive ascending hemiplegia) 米耳斯氏病,进行性上行性偏瘫/ ~, Milroy's 米耳罗伊氏病(遗传性下肢水肿) / ~, Minamata 水俣病(日本水俣地方所发生的汞中毒) / ~, Miner's 矿工病/ ~, Minor's (central hematomyelia) 中央性脊髓出血/ ~, Minot's 迈讷特氏病(新生儿自限性出血病) / ~, mish 密施病(叙利亚的一种痢疾,因食杏子致病) / ~, Mitchell's (erythromelalgia) 红斑性肢痛病/ ~, mitral 二尖瓣病/ ~, mixed adrenal (Debré-Fibiger syndrome) 混合性肾上腺病/ ~, mixed connective tissue 混合性结缔组织病/ ~, Moebius' 默比厄斯氏病(周期性偏头痛兼眼肌麻痹) / ~, Moeller-Barlow 默—巴二氏病,婴儿出血性骨病(佝偻病骨膜下血肿) / ~, molecular 分子病(遗传性的代谢缺陷) / ~, Molten's (Pictow ~) 肝硬变(牛、马) / ~, Monge's (Andes ~) [南美洲]安第斯山地病(高山病) / ~, Morand's 莫朗氏病(肢体轻瘫) / ~, Morel-Kraepelin (dementia praecox) 早发性痴呆,精神分裂症/ ~, Morgagni's (endocranial hyperostosis) 颅内性骨肥厚/ ~, Morquio's (eccentro-osteochondrodysplasia) 莫尔基奥氏病,离心性骨软骨发育不良/ ~, Mortimer's (lupus vulgaris multiplex nonulceranset nonserpignosus) 非匍行性非溃疡性多数性寻常狼疮/ ~, Morton's (metatarsalgia) 摩顿氏病,跖[骨]痛/ ~, Morvan's 莫旺氏病,无痛性瘭疽(脊髓空洞症的一型) / diseases mosaic 花叶病(一种植物的病毒性病) / ~, Moschcowitz's 血栓形成性血小板减少性紫癜,莫斯科维茨病/ ~, motor neuron 运动神经元病/ ~, mountain 高山病/ ~, moyamoya 烟雾病,脑底异常血管网病/ ~, Moynihan's 消化性溃疡合并胃炎/ ~, Mozer's (myelosclerosis in adults) 莫泽氏病(成人脊髓硬化) / ~, Mucha's (pityriasis lichenoides et varioliformis acuta) 急性痘样及苔癣样糠疹/ ~, mu chain μ 链病/ ~, mucosal 黏膜病(牛的一种病毒病,主要表现为口腔黏膜溃疡) / ~, mule spinner's 纺纱工病(由锭子油引起的疣、溃疡或癌) / ~, multiglandular 多发性内分泌腺病/ ~, Münchmeyer's 弥漫性进行性骨化性肌炎/ ~, Munk's (lipoid nephrosis) 脂性肾变病/ ~, Murri's (paroxysmal hemoglobinuria 穆里氏病,阵发性血红蛋白尿/ ~, mushroom picker's (mushroom worker's ~) 采蕈者病,蕈农病(一种变应性肺病) / ~, mushy chick (omphalitis of birds) 小鸟脐炎/ ~, mutual graft versus host 移植物宿主相互排斥/ ~, Myà's 迈阿氏病(先天结肠扩张) / ~, Nairobi 内罗毕病(内罗毕地区羊急性出血性胃肠炎) / ~, nanukayami (nanukayami) 七日热(日本的一种钩端螺旋体病) / ~, naronian 纳伦塔病(纳伦塔 Narenta 流行的间隙热) / ~, navicular 舟状骨病(马) / ~, Neapolitan 波状热(布鲁氏[杆]菌病) / ~, nervous 神经病/ ~, Nettleship's (urticaria pigmentosa) 着色性荨麻疹/ ~, Neumann's (pemphigus vegetans) 增殖性天疱疮/ ~, Newcastle 新城鸡(鸡的病毒性肺炎及脑脊髓炎) / ~, Nicolas-Favre (venereal lymphogranuloma) 尼—法二氏病,性病性淋巴肉芽肿,腹股沟淋巴肉芽肿/ ~, Nidoko (epidemic hemorrhagic fever) 流行性出血热/ ~, Niemann's (Niemann-Pick ~; lipoid histiocytosis) 尼曼氏病,尼—皮二氏病,类脂组织细胞增多病/ ~, nodule 结节线虫病/ ~, Nordau's (degeneracy) 变质症,精神变质/ ~, nosema [蜂]小孢子虫病/ ~, notifiable 法定传染病(须报告的传染病) / ~, nutritional 营养病/ ~, oasthouse urine (methionine malabsorption syndrome) 烟叶烘房气味尿病,蛋氨酸吸收障碍综合征/ ~, occupation 职业病/ occupational ~ 职业病/ ~ of fish, lymphocystic 鱼淋巴囊肿病/ ~ of newborn, hemolytic (erythroblastosis fetalis) 新生儿溶血病,胎儿成红细胞增多病/ ~ of newborn, hemorrhagic 新生儿出血病/ ~ of oral cavity, occupation 口腔职业病/ ~, Oguchi's 小口氏病(日本先天性夜盲症) / ~, Ohara's 大原氏病,日本兔热病/ ~, oid-oid (由 discoid 和 lichenoid 的词尾组成) (Sulzberger-Garbe syndrome; chronic exudative discoid and lichenoid dermatitis syndrome) 慢性渗出性盘状苔癣样皮炎综合征,萨—加二氏病/ ~, Ollier's (dyschondroplasia) 奥利埃氏病,软骨发育异常/ ~, Olmer's (Mediterranean exanthematous fever) 地中海疹热/ ~, oospore 卵孢子菌病/ ~, opisthorchis 后睾吸虫病/ ~, Opitz's (thrombophlebitic splenomegaly) 血栓静脉炎性脾大/ ~, Oppenheim's (amyotonia congenita) 奥本海姆氏病,先天肌弛缓/ ~, Oppenheim-Urbach (necrobiosis lipoidica diabeticorum) 奥—乌二氏病,糖尿病脂性渐进性坏死/ ~, Oppenheim-Zienem 变形肌肉张力障碍/ ~, oral 口腔疾病/ ~, organic 器质性病/ ~, Osgood-Schlatter 奥—施二氏病(胫骨粗隆骨软骨病/ ~, Osler's 奥斯勒氏病(①慢性青紫合并脾肿大及红细胞增多 ②遗传性鼻衄伴发出血性毛细血管扩张) / ~, Osler-Rendu 毛细管扩张,遗传性出血性疾病/ ~, Osler-Vaquez 真性红细胞增多症/ ~, Otto's 髋臼骨关节突出/ ~, Owren's 奥伦氏病,副血友病/ ~, Paas's 遗

传性骨畸形症/ ~, Page's (railway spine) 佩季氏病, 铁道脊椎/ ~, Paget's ①变形性骨炎 ②乳头乳晕炎性癌变/ ~, Paltauf-Sternberg (Hodgkin's ~) 帕—施二氏病, 霍奇金氏病, 淋巴肉芽肿/ ~, pandemic 大流行病/ ~, Panner's (juvenile deforming metatarsophalangeal osteochondritis) 青年畸形性跖趾骨软骨炎/ ~, parallelism of 疾病平行现象, 疾病类似现象/ ~, parasitic 寄生物病, 寄生虫病/ ~, parenchymatous 主质病, 器官实质病/ ~, Parkinson's (paralysis agitans) 帕金森氏病, 震颤麻痹/ ~, paroxysmal 阵发性疾病/ ~, parrot (psittacosis) 鹦鹉病/ ~, Parrot's (syphilitic pseudoparalysis) 帕罗氏病, 梅毒性假麻痹/ ~, Parry's (exophthalmic goiter) 帕里氏病, 突眼性甲状腺肿/ ~, Parson's (exophthalmic goiter) 帕森氏病, 突眼性甲状腺肿/ ~ pattern 致病模式/ ~, Pavy's 佩维氏病, 复发性生理性蛋白尿/ ~, Paxton's (tinea nodosa; trichorrhexis nodosa) 发结节病, 结节性脆发病/ ~, Payr's 脾曲综合症/ ~, pearl 牛结核病(牛腹膜及肠系膜结核) / ~, pearl-workers 珍珠工病(珍珠工骨髓炎) / ~, Pel-Ebstein 佩—埃二氏病(伴有周期性发热的霍奇金氏病) / ~, Pelizaeus-Merzbacher 佩—梅二氏病, 家族性脑中叶硬化/ ~, Pellegrini's (Pellegrini-Stieda ~) 佩莱格利尼氏病(膝内、外侧韧带骨化) / ~, pelvic inflammatory 盆腔炎症性疾病/ ~, Pepet's 畸形性骨炎/ ~, periapical 根尖周病/ ~, periodical 周期性疾病/ ~, periodontal (periodontosis) 牙周病/ ~, perna 全氯萘皮病/ ~, Perrin-Ferraton (snapping hip) 髋关节弹响/ ~, Perthes' 佩拉兹氏病(骨骺骨软骨病) / ~, Petit's 腰三角疝/ ~, Peyronie's (fibrous cavernitis; penis plasticus) 佩罗尼氏病, 纤维性海绵体炎, 塑型阴茎/ ~, Pfeiffer's (infectious mononucleosis) 传染性单核细胞增多[症] / ~, Philippine fowl (Newcastle ~) 菲律宾家禽病, 新城病/ ~, Phocas's 福卡斯氏病(伴有多数纤维结节形成的慢性乳腺炎) / ~, phytanic acid storage 植物酸贮积病/ ~, Pick's ①脑叶萎缩(A. 皮克氏病) ②红肢病(F. J. 皮卡氏病) ③心包性假性肝硬变(F. 皮克氏病) ④类脂组织细胞增多症(尼—皮二氏病) / ~, Pictow (Winton ~) 肝硬变(马, 牛) / ~, pink (erythredema polyneuropathy) 红皮水肿性多发性神经病/ ~, Pinkus' (lichen nitidus) 光泽苔癣/ ~, plaster-of Paris 石膏病/ ~, Plummer's 毒性甲状腺腺瘤/ ~, pneumatic hammer (dead fingers; white fingers; traumatic vasospastic ~ of the hands; Loriga's ~) 汽锤工病/ ~, policeman's (tarsalgia) 跗痛/ ~, pollen (hay fever) 花粉病, 枯草热/ ~, Pollitzer's hidrosadenitis destruens suppurativa) 波利策氏病, 化脓性破坏性汗腺炎, 坏死性痤疮样结核疹/ ~, polycystic 多囊肿病/ ~, polyendocrine autoimmune) 多内分泌自身免疫病/ ~, polyhedral 多角体病(碟蛾类幼虫的病毒性疾病) / ~, Pompe 糖原沉积病 II 型/ ~, Poncet's (tuberculous rheumatism) 蓬塞氏病, 结核性风湿病/ ~, porcupine (ichthyosis) [鱼]鳞癌/ ~, Posada-Wernicke's (coccidioidomycosis) 球孢子虫病/ ~, Potain's 波坦氏病(肺胸膜水肿) / ~, Pott's (spinal caries) 波特氏病, 脊柱骨疽(脊椎结核病) / ~, Poulet's (rheumatic osteoperiostitis) 风湿性骨膜炎/ ~, pregnancy (pregnancy toxemia in ewes; twinlamb ~; lambing paralysis) 母羊妊娠毒血症, 羊双胎病, 产羔麻痹/ ~, Preiser's 普赖泽氏病(外伤后腕舟骨骨质疏松及萎缩) / ~, primary (principal ~) 原发病, 主要病/ ~, Pringle's (adenoma sebaceum) 普林格耳氏病, 皮脂腺腺瘤/ ~-process 病演变, 病程/ ~-producing 致病的/ ~, Profichet's 普罗菲歇氏病(大关节旁皮下结节, 伴有溃疡形成) / ~, protozoal 原虫病/ ~, pseudo-Hurler's 黏脂储积症 III 型/ ~, pseudo-Menière's 假性梅尼埃尔氏病(耳性眩晕病) / ~, psychosomatic 心身病 / ~, Puente's (simple glandular cheilitis) 普恩特氏病, 单纯性腺性唇炎/ ~, pullet (pyelonephritis of young hens) 小母鸡肾盂肾炎/ ~, pullorum (white diarrhea) 鸡白痢/ ~, pulpy (tuberculous arthritis) 髓样病, 结核性关节炎/ ~, pulpy kidney 髓样肾病(羊羔) / ~, pulseless 无脉病/ ~, puppy 摩洛哥小狗病(以消化、呼吸、神经障碍为显著) / ~, Purtscher's 普尔夏氏病(外伤性血管性视网膜病)/ ~, pyramidal (buttress foot)椎突部骨炎(马)/ ~, pyridoxine dependency 维生素 B_6 依赖症/ ~, Quervain's 奎尔万氏病(痛性腱鞘炎) / ~, quiet hip 无炎性髋关节痛/ ~, Quincke's (angioneurotic edema) 昆克氏病(血管神经性水肿) / ~, Quinquaud's (acne decalvans) 坎科氏病, 脱发性痤疮/ ~, ragpicker's (anthrax) 炭疽/ ~, rag-sorters' (anthrax) 炭疽, 褴褛病, 恶性炭疽/ ~, railroad (railroad sickness; transit tetany; transport tetany) 铁道病, 运输性肢体搐搦(母家畜)/ ~, rat-bite 鼠咬热/ ~ rating index 病害分级指数/ ~, Rauzier's (blue edema) 劳济埃氏病, 蓝色水肿/ ~, Rayer's (xanthoma) 黄瘤/ ~, Raynaud's 雷诺氏病(①两侧特发性坏疽 ②腮腺炎后咽肌麻痹) / ~, rayon-worker's 人工丝工人病(二硫化碳中毒) / ~, Recklinghausen's 雷克林霍曾氏病(①多发性神经纤维瘤 ②囊状纤维性骨炎 ③畸形性关节炎) / ~, Recklinghausen-Applebaum (hemochromatosis) 雷—阿二氏病, 血色素沉着[症] / ~, Reclus' 雷克吕氏病(①无痛性乳腺囊性增大症 ②[颈部慢性]板状蜂窝织炎) / ~, Reed-Hodgkin (Hodgkin's ~) 淋巴肉芽肿, 霍奇金氏病/ ~, Refsum's (heredopathia atactica polyneuritiformis) 雷弗素姆氏病, 多神经炎型遗传性运动失调病/ ~, Reichmann's 赖希曼氏病(持续性胃液分泌过多) / ~, Reiter's 莱特尔氏病, 关节炎性波体病(包括腹泻、多发性关节炎、尿道炎、结膜炎等的综合征) / ~, Rendu-Osler-Weber 伦—奥—韦三氏病, 遗传性鼻衄伴有出血性毛细血管扩张/ ~, Renikhet (Newcastle ~) 新城病(鸡的病毒性肺炎及脑脊髓炎) / ~, rheumatic heart 风湿性心瓣膜病/ ~, rheumatoid 类风湿病/ ~, Rhodesian cattle 罗得西亚牛病/ ~, Ribas-Torres (alastrim) 里—托二氏病, 类天花/ ~, rice (beriberi) 稻米病, 脚气[病] / ~, rickettsia 立克次氏体病/ ~, Riedel's (ligneous thyroiditis) 板样甲状腺炎/ ~, Riga's (cachectic aphthae) 里加氏病, 恶病质性口疮/ ~, Riga-Fede 里—费氏病小儿舌系带肉芽肿/ ~, Riggs' (alveolar pyorrhea, compound periodontitis) 里格斯氏病, 牙槽脓溢, 混合性牙周炎/ ~, Ritter's (dermatitis exfoliativa infantum) 婴儿剥脱性皮炎/ ~, Rivalta's (actinomycosis) 里瓦耳塔氏病, 放线菌病/ ~, Robinson's (hydrocystoma) 汗腺囊瘤/ ~, Robles' (ocular onchocerciasis) 眼盘尾丝虫病/ ~, Roger's 罗惹氏病(先天性心室间隔缺损) / ~, Rokitansky's 罗基坦斯基氏病(急性黄色肝萎缩) / ~, rolling 鼠滚转病/ ~, Romberg's (facial hemiatrophy) 罗姆伯格氏病, 半面萎缩/ ~, Rose (swine erysipelas) 猪丹毒/ ~, Rosenbach's ①类丹毒(A. J. F. 罗森巴赫氏病) ②希伯登氏结节(O. 罗森巴赫氏病) / ~, Rossbach's (hyperchlorhydria) 罗斯巴赫氏病, 胃酸过多[症] / ~, Roth's 感觉异常性股痛/ ~, Roth-Bernhardt (meralgia paraesthetica) 罗—伯二氏病, 感觉异常性股痛/ ~, round heart 圆心病(家畜猝死后可见心脏特别大) / ~, Roussy-Lévy's 罗—雷二氏病(家族性运动失调的一种) / ~, Rowland's (xanthomatosis) 黄瘤病/ ~, Rummo's (cardioptosis) 伦莫氏病, 心脏下垂/ ~, Runneberg's (type) 缓解型恶性贫血/ ~, runt (graft versus host reaction) 发育阻碍病, 移植物抗宿主反应/ ~, Rust's 结核性颈椎炎/ ~, Ruysch's (megacolon) 鲁伊施氏病, 巨结肠/ ~, Sachs' (amaurotic family idiocy) 黑蒙性家族性白痴/ ~, sacred 癫痫/ ~, sacroiliac 骶髂关节结核/ ~, salivary gland (cytomegalic inclusion)涎腺病, 细胞扩大, 包涵体病/ ~, Sander's 山德尔氏病(妄想狂的一种) / ~, Sanders' 山德斯氏病(流行性角膜结膜炎) / ~, sandworm (larva migrans) 游走性幼虫病, 皮肤幼虫移行症/ ~, San Joaquin Valley (coccidioidal granuloma) 球孢子菌性肉芽肿/ ~, sartian (Turkestan ulcer)苏联东部地方性皮病, 沙特氏病, 东方疖/ ~, Saunders' 桑德斯氏病(婴儿胃肠病) / ~, Savill's (dermatitis epidemica) 流行性皮炎/ ~, Schamberg's (progressive pigmentary dermatosis) 进行性着色皮肤病/ ~, Schanz's 山茨氏病(外伤性跟腱炎/ ~, Schaumann's (Boeck's sarcoid) 伯克氏肉样瘤/ ~, Schenck's (sporotrichosis) 孢子丝菌病/ ~, Scheuermann's 脊柱骨软骨病/ ~, Schilder's (periaxial encephalitis) 谢耳德氏病, 弥漫性轴周性脑炎/ ~, Schimmelbusch's 席梅耳布施氏病(增生性乳腺炎) / ~, Schlatter's 施莱特氏病(胫骨粗隆骨软骨病) / ~, Schlatter-Osgood (Schlatter's ~) 施—奥二氏病(胫骨粗隆骨软骨病) / ~, Schmorl's 施莫耳氏病(①髓样核突出病 ②家兔坏死菌病) / ~, Scholz's 休耳兹氏病(家族性脱髓鞘性脑病) / ~, Schönlein's (purpura rheumatica) 舍恩莱因氏病, 风湿性紫癜/ ~, Schönlein-Henoch 舍—亨二氏病, 过敏性紫癜(紫癜合并关节炎及腹痛) / ~, Schottmüller's (paratyphoid) 肖特苗勒氏病, 副伤寒/ ~, Schridde's 施里迪氏病(先天性全身水肿) / ~, Schroeder's 施勒德氏病(子宫内膜肥厚出血) / ~, Schüller's 许累尔氏病(①慢性特发性黄瘤病 ②局灶性颅骨骨质疏松) / ~, Schüller-Christian (Hand's ~) 许—克二氏病, 汉德氏病(慢性特发性黄瘤病) / ~, Schultz's (agranulocytosis) 舒耳茨氏病, 粒细胞缺乏症/ ~, scythian 塞西亚病(阴茎萎缩) / ~, secondary 继发病/ ~, Secretan's (severe traumatic edema) 塞克雷汤氏病, 重伤性水肿/ ~, self-limited 自限性疾病/ ~, Senear-Usher (pemphigus erythematosus) 红斑性天疱疮/ ~, senecio 千里光病(千里光属植物中毒) / ~, septic 脓毒性病/ ~, serum 血清病/ ~, Sever's 跟骨骺炎/ ~, severe combined immunodeficiency 严重联合免疫缺陷病 / ~, sexual 性病/ ~, sexually transmitted 性传播疾病/ ~, Shaver's 谢弗氏病(由硅酸铝灰尘所引起的尘肺) / ~, shimamushi (Japanese river fever) 恙虫病, 丛林型斑疹伤寒/ ~, shipyard (epidemic keratoconjunctivitis) 船坞病, 流行性角膜结膜炎/ ~, shoulder-rotator cuff 肩腱袖病/ ~, shuttlemaker's 制梭工病(由于吸入有毒木屑所致呼吸道过敏) / ~, sickle cell-hemoglobin C 镰状红细胞血红蛋白 C 病(一种遗传性贫血, 红细胞含有血红蛋白 S 和血红蛋白 C) / ~, sickle cell-hemoglobin D 镰状红细胞血红蛋白 D 病(一种遗传性贫血, 红细胞含有血红

蛋白 S 和血红蛋白 D) / ～, sickle cell-thalassemia (microdrepanocytosis; microdrepanocytic ～; hemoglobin S-thalassemia; sickle cell-thalassemia; thalassemia-sickle cell ～) 镰状红细胞地中海贫血[病], 小镰状细胞病, 血红蛋白 S 地中海贫血 / ～, silage (staggers) 蹒跚病/ ～, silent 无症状病/ ～, silk stocking (erythrocyanosis crurum) 丝袜病, 小腿绀红皮病/ ～, silo-filler's 青贮饲料病(吸入地窖内青贮饲料产生的氧化氮等刺激性气体所引起的肺炎及肺水肿)/ ～, Simmonds' (hypophysial cachexia; pituitary cachexia) 西蒙兹氏病, 垂体性恶病质/ ～, Simons' (lipodystrophia progressiva) 西蒙斯氏病, 进行性脂肪营养不良/ ～, sixth (exanthema subitum) 第六病, 猝发疹, 杜克氏[疹热]病/ ～, sixth venereal (lymphogranuloma venereum) 性病性淋巴肉芽肿 / ～, Sjögren's (sicca syndrome) 干燥综合征, 斯耶格伦氏病/ ～, Skevas-Zerfus (sponge-divers' ～) 采海绵潜水员病/ ～, sleeping (narcolepsy) 发作性睡眠, 昏睡病/ ～, sleepy foal 驹昏睡病(新生驹的一种脐病)/ ～, Smith's (mucous colitis) 史密斯氏病, 黏液性结肠炎/ ～, Smith-Strang (methionine malabsorption syndrome; oasthouse urine ～) 斯—斯二氏病, 蛋氨酸吸收障碍综合症/ ～, social (venereal) 性病/ ～, sod 水疱皮炎/ ～, special 特殊病(具有特定病原的疾病) / ～, Spencer's (polytropous enteronitis) 斯潘塞氏病, 急性传染性胃肠炎/ ～, Spielmeyer-Stock 施—施二氏病(幼年型家族黑蒙性白痴的视网膜萎缩) / ～, Spielmeyer-Vogt (juvenile amaurotic familial idiocy) 家族黑蒙性白痴(少年型) / ～, sponge-divers' 采海绵潜水员病/ ～, sponge-fisher's 采海绵潜水员病(海绵内海葵类的毒素所致潜水员的发热、疼痛及溃疡等的综合征) / ～, sponge-gatherer's 采海绵潜水员病/ ～, sporadic 散发病/ ～, St. Agatha's (mammitis) 圣阿格瑟病, 乳腺炎/ ～, St. Aignan's (tinea favosa) 圣安兰病, 黄癣/ ～, St. Aman's (pellagra) 圣阿曼病, 糙皮病/ ～, St. Anthony's 圣安东尼病(①舞蹈病 ②流行性坏疽) / ～, St. Apolonia's (toothache) 圣阿波罗尼亚病, 牙痛/ ～, St. Avertin's (epilepsy) 圣阿佛廷病, 癫痫/ ～, St. Avidus (deafness) 圣阿维德斯病, 聋[症] / ～, St. Blasius' (Saint Blaizs ～; quinsy) 圣布莱茨病, 扁桃体周脓肿/ ～, St. Clair's (ophthalmia) 圣克莱氏病, 眼炎, 结膜炎/ ～, St. Dymphna's (insanity) 圣迪姆夫纳病, 精神病/ ～, St. Erasmus' (colic) 圣伊腊兹马斯病, 绞痛/ ～, St. Fiacre's (hemorrhoids) 圣菲阿克病, 痔疮/ ～, St. Francis' (erysipelas) 圣弗朗西斯病, 丹毒/ ～, St. Gervasius' (rheumatism) 圣哲伐西厄斯病, 风湿病/ ～, St. Gete's (carcinoma) 圣格特病, 癌/ ～, St. Giles' 圣季耳斯病(①麻风②癌) / ～, St. Gottard's tunnel (ancylostomiasis) 圣哥达隧道病, 钩虫病/ ～, St. Hubert's (hydrophobia) 圣休伯特病, 狂犬病/ ～, St. Job's (syphilis) 圣乔布病, 梅毒/ ～, St. Main's (scabies) 圣梅因病, 疥疮/ ～, St. Mathurin's (idiocy) 圣马图蓝病, 白痴/ ～, St. Modestus' (chorea) 圣莫迪斯特病, 舞蹈病/ ～, St. Roch's (plague) 圣罗克病, 鼠疫/ ～, St. Sement's (syphilis) 圣西门特病, 梅毒/ ～, St. Valentine's (epilepsy) 圣瓦伦丁病, 癫痫/ ～, St. Zachary's (dumbness, mutism) 圣扎卡赖病, 哑[症] / ～, stalk 玉蜀黍茎病(牛马) / ～, Stargardt's 发身期前[视网膜]黄斑变性/ ～, steel-grinders' 磨铁工病(肺)/ ～, Steele-Richardson-Olszewsky's 进行性核上性眼肌瘫痪/ ～, Steinert's (myotonia dystrophica) 营养不良性肌强直/ ～, Sterbe 南非马病/ ～, sterility 不育症(维生素 E 缺乏) / ～, Sternberg's (tuberculous pseudoleukenia) 施特恩伯格氏病, 结核性假白血病(淋巴肉芽肿) / ～, Stieda's (Pellegrini-Stieda ～) 施提达氏病(膝内、外侧韧带骨化) / ～, stiff lamb 僵羔病(羊羔) / ～, Still's 斯提耳氏病(儿童多发性关节炎伴有脾及淋巴结肿大) / ～, Still's (juvenile rheumatoid arthritis) 青少年类风湿性关节炎/ ～, Stiller's (asthenia universalis) 全身衰弱 / ～, Stokes's (exophthalmic goiter) 斯托克斯氏病, 突眼性甲状腺肿/ ～, Stokes-Adams (Adams-Stokes ～) 斯—亚二氏病(突然神志丧失合并传导阻滞) / ～, Stokvis' 斯托克维斯氏病(肠原性青紫, 肠原性紫绀) / ～, stomach worm 胃蠕虫病/ ～, stone-cutter's 凿石工病/ ～, stone-masons' (silicosis) 石工病, 矽肺/ ～, storage (thesaurismosis) 贮积病/ ～, storage pool 贮存池病/ ～, Strachan's 斯特朗氏病(糙皮病) / ～, straw mattress (straw itch) 草席病, 谷痒病/ ～, structural 器质性病/ ～, Strümpell's (polioencephalomyelitis) 施特吕姆佩耳氏病, 脑脊髓灰质炎/ ～, Strümpell-Marie (spondylitis ankylopoietica) 关节强直性脊椎炎/ ～, Stühmer's (balanitis xerotica obliterans) 施图默氏病, 干燥性龟头炎/ ～, Sturge's (Sturge-Weber-Dimitri ～; nevoid amentia) 斯特季氏病, 痣性精神错乱/ ～, Stuttgart 无黄疸性钩端螺旋体病/ ～, subacute 亚急性病/ ～, subchronic 亚慢性病/ ～, Sudeck's 祖德克氏病(外伤性急性骨萎缩) / ～, suprarenal-capsule 肾上腺病/ ～, Sutton's (leukoderma acquisitum centrifugum) 萨顿氏病, 离心性后天白斑病/ ～, Sutton-Gull's (arteriosclerosis) 萨—加二氏病, 动脉硬化/ ～, Swediaur's 跟骨黏液囊炎/ ～, sweet-clover 香草木樨中毒, 凝血酶原过低症(牲畜) / ～, Swift's (erythredema polyneuropathy) 斯维夫特氏病, 红皮水肿性多神经病/ ～, Swift-Feer (swift's ～) 斯—费二氏病/ ～, swineherd's 猪饲养员[病毒性脑膜炎/ ～, Sylvest (epidemic pleurodynia) 流行性胸膜痛/ ～, Symmers' 西默斯氏病(巨滤泡性淋巴瘤) / ～, symptomatic 症状性病/ ～, systemic 系统病/ ～, systemic mast cell (systemic mastocytosis) 全身性肥大细胞病/ ～, systemic membrane 全身性膜病/ ～, Taenzer's (ulerythema ophryogenes) 眉部瘢性红斑病/ ～, Talma's (myotonia acquisita) 塔耳马氏病, 后天性肌强直/ ～, tanner's 制革工病/ ～, tarabagan 土拨鼠[流行]病/ ～, tartaric (gout and calculus) 痛风结石症/ ～, Tay's 泰氏病(点状脉络膜炎, 黄斑部出现黄色小点) / ～, Tay-Sachs (amaurotic familial idiocy) 家族黑蒙性白痴/ ～, Taylor's 自发弥漫性皮萎缩/ ～, teart 下泻疾病(牛羊慢性钼中毒病) / ～, teataster's 茶癖病 / ～, Teschen 猪病毒性脑炎/ ～, Theiler's 泰累尔氏病, 鼠脊髓灰质炎, 鼠脑脊髓炎/ ～, Thomsen's (myotonia congenita) 托拇生氏病, 先天性肌强直/ ～, Thomson's 汤姆森氏病, 先天性皮肤异色病/ ～, Thornwaldt's 黏液囊炎/ ～, thyrotoxic heart 甲状腺功能亢进性心脏病/ ～, Tietze's (costal chondritis) 肋软骨炎(肋软骨疼痛性非化脓性肿胀) / ～, Tillaux's 提奥氏病(结节性乳腺炎) / ～, Tommaselli's 托马塞利氏病(过量奎宁引起发热及血尿) / ～, Tooth (progressive neuropathic muscular atrophy) 进行性神经病性肌萎缩/ ～, topical (local ～) 局部病/ ～, Tourette's 图雷特氏病(表现共济失调, 言语障碍及抽搐的一种神经病) / ～, Traum's 猪波状热, 猪布鲁氏菌病/ ～, Traumatic 创伤[性]病/ ～, trench 战壕病/ ～, Trevor's (dysplasia epiphysealis hemimelica) 半肢骨骺发育不全/ ～, tricuspid 三尖瓣病/ ～, tropical 热带病/ ～, Trousseau's 特鲁索氏病(胃性眩晕) / ～, Trovor's (dysplasia epiphysealis hemimelica) 半肢骨骺发育不良 / ～, tsetse-fly 非洲锥虫病/ ～, tsutsugamushi (scrub typhus; mite-borne typhus; Japanese river fever; flood fever; island fever; kedani ～; akamushi ～; shimamushi ～; yochubio; shashitsu) 恙虫病/ ～, tunnel 隧道病(①钩虫病 ②减压病) / ～, Tyzzer's 日本小鼠肝炎/ ～, ultrashort-segment Hirschsprung's 超短段型赫什朋病(先天性巨结肠) / ～, Underwood's (sclerema neonatorum) 安德伍德氏病, 新生儿硬化病/ ～, Unna's (seborrheic eczema) 乌纳氏病, 皮脂溢性湿疹/ ～, Unverricht's (myoclonus epilepsy) 翁韦里希特氏病, 肌阵挛性癫痫/ ～, Urbach-Oppenheim (necrobiosis lipoidica diabeticorum) 乌—奥二氏病, 糖尿病脂性渐进性坏死/ ～, Urbach-Wiethe 皮肤黏膜类脂蛋白沉积症/ ～, vagabond's (vagrant's ～) 寄生性黑皮病/ ～, Vallee's (equine infectious anemia) 马感染性贫血/ ～, Valsuani's 瓦耳苏阿尼氏病(孕期及哺乳期进行性恶性贫血)/ ～, valvular 心瓣膜病/ ～, Vaquez' (erythremia) 瓦凯氏病, 红细胞增多/ ～, veld (veldt ～; heartwater) 牛羊水胸病/ ～, venereal 性病/ ～, vent 家兔密螺旋体病/ ～, Verneuil's 韦尔讷伊氏病(梅毒性黏液囊病) / ～, Verse's (calcinosis intervertebralis) 椎间盘钙质沉着/ ～, vibration 振动病(手臂由于连续应用振动工具所引起的病变) / ～, Vidal's (neurodermatitis) 维达耳氏病, 神经性皮炎/ ～, Vincent's (ulceromembranous stomatitis) 奋森氏口炎, 溃疡假膜性口炎/ ～, Virchow's (leontiasis ossium) 魏尔啸氏病, 骨性狮面/ ～, virus-X X 病毒病 / ～, Vogt's (Vogt's syndrome; syndrome of corpus striatum) 伏格特氏病, 伏格特氏综合征, 纹状体综合征/ ～, Vogt-Spielmeyer (juvenile amaurotic familial idiocy) 家族黑蒙性白痴(少年型) / ～, Volkmann's (Volkmann's deformity) 福耳克曼氏畸形(先天性胫跗关节脱位) / ～, Voltolini's 伏耳托利尼氏病(急性化脓性内耳炎) / ～, Van Buchen's 全身性骨皮质肥厚、颅骨过度生长、伴发面瘫和传导性聋兼有感觉神经性聋 / ～, von Gierke's (glycogenosis) [冯]吉尔克氏病, 糖原贮积病/ ～, von Hippel's (Lindau-von Hippel ～) [冯]希培耳氏病, 林—希二氏病(视网膜血管瘤病) / ～, von Jaksch's (anemia infantum pseudoleukaemica) [冯]雅克什氏病, 婴儿假白血病性贫血/ ～, von Recklinghausen's [冯] 雷克林霍曾氏病(①多发性神经纤维瘤 ②囊状纤维性骨炎③畸形性关节炎) / ～, Von Willebrand's 血管性假血友病/ ～, Voor-Hoeve's (osteopathia striata) 纹状骨病/ ～, Wagner's (colloid milium) 胶样粟粒疹/ ～, Waldenström's 瓦尔登斯特伦氏病(股骨小头的骨软骨病) / ～, walking-about (Kimberley horse ～) 踯躅病(马) / ～, Wardrop's onychia maligna 恶性甲床炎/ ～, Wartenberg's 华滕伯格氏病(①手感觉异常性神经痛 ②睡眠性臂部感觉异常 ③掌肌不全萎缩) / ～, Wassilieff's (Weil's ～) 瓦西利耶夫氏病, 外耳氏病(钩端螺旋体性黄疸) / ～, wasting 消耗病/ ～, water-borne 水消耗病/ ～, waxy (amyloidosis; Abercrombie syndrome) 淀粉样变性/ ～, Weber's (Weber-Dimitri ～; nevoid amentia) 韦伯氏病, 痣性神经错乱/ ～, Weber-Christian (nodular nonsuppurative panniculitis) 韦—克二氏病, 结节性非化脓性脂膜炎/ ～, Wegner's 韦格内氏病(遗传性梅毒骨

软骨炎所致的骨骺分离)/ ~,Weil's (leptospiral jaundice) 外耳氏病,钩端螺旋体性黄疸/ ~,Weingartner's (tropical eosinophilia) 温加滕内氏病,热带嗜曙红细胞增多/ ~,Weir Mitchell's (erythromelalgia) 红斑性肢痛病/ ~,Werdnig-Hoffmann 韦—霍二氏病(遗传性肌萎缩的一型)/ ~,Werlhof's (purpura haemorrhagica) 韦耳霍夫氏病,出血性紫癜/ ~,Werner-His (trench fever) 战壕热/ ~,Werner-Schultz (agranulocytosis) 粒细胞缺乏症/ ~,Wernicke's (acute hemorrhagic polioencephalitis) 韦尼克氏病,急性出血性脑灰质炎/ ~,Westberg's 皮肤白斑病/ ~,Westphal -Strümpell 肝豆状核变性/ ~,Whipple's (intestinal lipodystrophy) 惠普耳氏病,肠原性脂肪代谢障碍/ ~,White's (keratosis follicularis) 毛囊角化病/ ~,white muscle 白肌病(①小牛肌营养不良 ②僵羔病)/ ~,white-spot (lichen sclerosus et atrophicus) 皮肤白点病,硬化萎缩苔癣/ ~,Whitmore's (melioidosis) 惠特莫尔氏病,类鼻疽/ ~,Whytt's 怀特氏病(结核性脑膜炎引起的脑内积水)/ ~,Widal-Abrami (acquired hemolytic jaundice) 后天溶血性黄疸/ ~,Wilks' (chronic parenchymatous nephritis) 威尔克斯氏病,慢性主质性肾炎/ ~,Willis' (diabetes mellitus) 糖尿病/ ~,Wilson's ①剥脱性皮炎(W.J.E.威尔逊氏病)②进行性豆状核变性(S.A.K.威尔逊氏病) Wilson-Brocq 威—布二氏病,剥脱性皮炎/ ~,wilt 萎蔫病/ ~,Winckel's 文克耳氏病(流行性血红蛋白尿)/ ~,Windscheid's 文夏德氏病(伴有动脉硬化的神经症状/ ~,Winiwarter-Buerger's 栓塞性脉管炎/ ~,Winkelman's (progressive pallidal degeneration) 进行性苍白球变性/ ~,Winkler's (chondrodermatitis nodularis chronica helicis) 慢性结节性耳轮软骨皮炎/ ~,Winokel's 文克耳氏病(流行性血红蛋白尿)/ ~,winter vomiting 冬季呕吐病/ ~,Winton (Pictow ~) 肝硬变(牛马)/ ~,Wissler's (subsepsis allergica) 变应性亚脓毒病/ ~,Woillez's 瓦累氏病(急性特发性肺充血)/ ~,Wolman's 家族性黄瘤伴肾上腺钙化,酸性脂酶缺乏病/ ~,woolsorters' 拣毛工病,肺炭疽/ ~,Woringer-Kolopp's 湿疹样癌样网状细胞增生症/ ~,x X 病(①一种不明原因的严重疾病,包括全身衰弱,对冷敏感,气短,肠、心、肺机能紊乱 ②[牲畜]角化过度症)/ ~,X-linked lymphoproliferative X-连锁淋巴[细胞]增生症/ ~,yellow 黄[疸]病/ ~,Zagari's (xerostomia) 扎加里氏病,口腔干燥/ ~,Zahorsky's (exanthema subitum) 幼儿急症/ ~,Ziehen-Oppenheim (dystonia musculorum deformans 变形性肌张力障碍/ ~,zymotic [酶性]传染病

Disease-A-Month (简作 DM) *n*. 疾病一月谈(杂志名)

Diseases of the Chest (简作 Dis Chest) 胸部疾病(杂志名)

Disease of the Colon and Rectum (简作 DCR, Dis Colon Rectum) 结肠与直肠疾病(杂志名)

Diseases of the Nervous System (**EPA journal**)(简作 DNS) 精神系统疾病杂志(东方精神病协会杂志)

diseased *a*. 害了病的 ‖ ~ kidney (简作 DK) 病肾

Disecocestidae *n*. 异体科

dis-eff *n*. ①双极体 ②偶极子

disembark *vt*. & *vi*. 使上岸,使登楼

disembodied *a*. 脱离躯壳的

disembody *vt*. 使脱离肉体,使脱离现实

disembosom *vt*. 透露,说出

disenabling *n*. 失能

disencumber *vt*. 使摆脱

disengage *vt*., *vi*. 解除,解脱,使离析,脱出,松出

disengagement *n*. 解除,解脱,分离,离析,解脱(分娩)

disentangle *vt*. & *vi*. 解开,清理

diseptal *n*. 迪塞普妥,二甲基双磺胺(见 dimethyldisulfanilamide)

disequilibration *n*. 平衡不稳

disequilibrium *n*. 平衡不稳

disesteem *vt*. & *n*. 轻视,厌恶

disesthesia *n*. 感觉迟钝

disestimation *n*. 轻视,厌恶

disfacilitation *n*. 失易化

disfavor *n*. & *vt*. 不赞成,不喜欢

disfiguration *n*. 破相,毁形,变形

disfigure *vt*. 损害,毁损……的外形

disfigurement *n*. 损形 ‖ ~,dental 牙损形/ ~ disaster 损毁性灾难/ ~,facial 面损形

disfunction *n*. 机能变常

disgerminoma *n*. 无性细胞瘤(见 dysgerminoma)

disgorge *vt*., *vi*. 呕出,呕吐

disgrace *n*. & *vt*. 耻辱,污蔑

disgraceful *a*. 可耻的,丢脸的,不名誉的

disgregation [拉 disgregare to separate] *n*. 分散

disgruntle *vt*. 使不满,使不高兴

disguise *vt*. & *n*. 隐蔽,假装

disguisement *n*. 隐蔽,假装

disgust *n*. & *vt*. 发呕,厌恶;使作呕,使厌恶

DISH 广泛性特发性骨质增生(见 diffuse idiopathic skeletal hyperostosis)

dish *n*. 皿,碟 ‖ ~,crystallizing 结晶皿/ ~,culture 培养皿/ ~,draining 漏[滴]皿/ ~,evaporating 蒸发皿/ ~,Petri 陪替氏培养皿/ ~,porcelain 瓷皿/ ~-shaped 盘状的,碟状的/ ~,staining 染色皿/ ~,tared 秤定皿

disharmonious *a*. 不和谐的,不调和的

disharmony *n*. 不和谐,失谐,失调 ‖ ~,dental 牙失调/ ~,dentofacial 牙面失调/ ~,facial 面失调/ ~,occlusal 失调,咬合失调

dishearten *vt*. 使失去勇气,使沮丧

dishevelled *a*. 散乱的

dishonest *a*. 不诚实的,不忠实的,狡猾的

dishonesty *n*. 不正直,不诚实

dishonour *n*. 不名誉,耻辱

disillusion *vt*. & *n*. 使醒悟,使幻灭;醒悟,幻灭

disimmune *a*. 免疫性消失的

disimmunity *n*. 免疫性消失,脱免疫

disimmunize *vt*. 脱免疫

disimpaction *n*. 嵌塞解除[法]

disin *n*. 消毒剂,杀菌剂(见 disinfectant)

disincentive *a*. 阻止的,抑制的

disincline *vt*. 使不愿,使无意于

disinfect *vt*. 消毒

disinfectant (简作 disin) *a*. & *n*. ①消毒的②消毒剂 ‖ ~,coal-tar (creosote) 煤焦油消毒剂,木溜油/ ~,complete 完全消毒剂/ ~,incomplete 不完全消毒剂/ ~,legal 法定消毒剂

disinfection *n*. 消毒,消毒作用 ‖ ~ by ultraviolet light 紫外线消毒/ ~,cavity 窝洞消毒/ ~,concomitant (concurrent ~) 随时消毒,即时消毒/ ~ root canal 根管消毒/ ~,steam 蒸气消毒/ ~,terminal 终末消毒,终结消毒

disinfector *n*. 消毒器

disinfest *vt*. 灭除害虫

disinfestation *n*. 灭病媒[法],灭昆虫[法](杀灭疾病媒介昆虫或啮齿类等动物)

disinhibition *n*. 抑制解除

disinomenine *n*. 双青藤碱

disinsected *a*. 无昆虫的

disinsection *n*. 灭[昆]虫法(与 disinsectization 同)

disinsectization *n*. 灭[昆]虫法

disinsector *n*. 杀[昆]虫器

disinsertion *n*. ①视网膜剥离 ②腱断裂

disintegrant *n*. 崩解剂(制造片剂用)

disintegrate [dis- + 拉 integrare to renew] *vt*. ①分解,分裂 ②蜕变,衰变

disintegrating nucleus 衰变核

disintegration [dis- + 拉 integer entire] (简作 DA) *n*. ①分解,分裂,解体 ②蜕变,裂变,衰变 ‖ ~,atomic 原子蜕变/ ~ constant 衰变常数/ ~ curve 衰变曲线/ ~ energy 衰变能量/ ~ mode 衰变方式/ ~ per minute 每分衰变数/ ~ per second 每秒衰变数/ ~,radioactive 放射性元素蜕变/ ~ sequence 衰变系列

disintegrations per minute (简作 D/M, d/m, dpm) 衰变数/分 ‖ ~ per second (简作 DPS, d/s) 衰变/秒,每秒衰变数

disintegrator *n*. 解磨机,碎磨机

disinterested *a*. 不关心的,不感兴趣的

disintoxication *n*. 解毒[法]

disinvagination *n*. 套迭解毒[法]

disipal *n*. 的息巴(治震颤麻痹)(见 orphenadrine hydrochloride)

Disiquonium Chloride [商名] 地西氯胺(消毒防腐药)

disjoin *vt*. 拆散,分开

disjoint *vt*. 使关节分离

disjugate *a*. 不连合的,分开的 ‖ ~ disparity 非共同性视差/ ~ movement 非共同运动,散开运动

disjunct *a*. 断离的,不接连的 ‖ ~ distribution 不连续分布

disjuncting layer 剥离层

disjunction *n*. ①分离,离开 ②切断,断开 ③析取 ‖ ~,craniofacial 颅面分离

disjunctive *a*. 分离的,分离性的 ‖ ~ fixation 分离注视/ ~ movement 分离运动,散开运动/ ~ nystagmus 分离性眼球震颤/ ~ symbiosis *n*. 简断共生

disk [拉 discus] *n*. 盘,板,[圆]片,磁盘,椎间盘(见 disc) ‖ ~,A; (Q ~) A 盘,Q 盘/ ~,abrasive 磨盘,磨片/ ~,Amici's (Krause's membrane) 阿米契氏盘,克劳斯氏膜(横纹肌间线)/ ~,anangioid 无血管视乳头/ ~,anisotropic (anisotropous ~; Q

～）Q 盘,横盘,暗板/ ～, articular 关节盘/ ～, Bardeen's primitive 巴登氏原板(发育为椎间韧带的胚结构)/ disks, Blake's 布雷克氏盘(鼓室纸)/ ～, blastodermic 胚层板,胚盘板/ ～, blood (blood platelet) 血小板/disks, Bowman's 鲍曼氏肌盘(构成横纹肌纤维的扁平的板)/ ～, bristle 刷磨盘/ ～, carborundum 金刚沙磨片,硅碳沙磨片/ ～, choked (papilledema) 视神经乳头水肿/ ～, ciliary (orbiculus ciliaris) 睫状环/ ～, cloth 布质磨片/ ～, corrugated soft rubber 波纹软橡胶磨盘/ ～, corundum 刚玉磨盘,金刚砂磨片/ ～, cupped 视乳头杯(视乳头杯状凹陷)/ ～, cutting 磨片,磨盘,切割片/ ～, cuttle fish 乌贼骨磨盘/ ～, cuttlefish paper 乌贼骨纸磨盘/ ～, dental 牙科切盘,牙切片/ ～ diameter(简作 DD) 视乳头直径,视盘直径/ ～, diamond 金刚石磨盘/ ～, double cutting separating 双面[分]磨片/ ～, embryonic 胚盘/ ～, emery 刚沙磨盘(片),金刚石磨片/ ～, endodem 内胚层盘/ ～, Engelmann's (Hensen's ～) 恩格耳曼氏板,亨森氏盘/ ～, epiphysial (epiphysial plate) 骺板/ ～, equatorial 中纬板/ ～, felt 毡磨盘(片)/ ～, finishing 磨光盘/ ～, flat separating 平面分磨片/ ～, garnet paper 石榴石纸磨盘/ ～, gelatin 明胶盘(眼用)/ ～, germinal (embryonic ～) 胚盘/ ～, Hensen's 亨森氏盘(横纹肌盘)/ ～, I(isotropic ～; J ～) I 盘,明板,J 盘/ ～, interarticular (articular ～) 关节盘/ ～, intercalated 间板,闰盘/ ～, intermediate (Krause's membrane) 间板,克劳斯氏膜(横纹肌间线)/ ～, isotropic (J ～; I ～) J 盘,明板,I 盘(横纹肌)/ ～, leather 革磨盘(片)/ ～, M M 板(亨森氏盘中间的薄带)/disks, Merkel's (Merkel's corpuscles) 美克耳氏小体(舌及口内黏膜下的触觉小体)/ ～, micrometer 测微盘/ ～, muscle 肌盘/ ～, nuclear 核板,中纬板/ ～, optic (optic papilla) 视乳头盘,视神经乳头/ ～, ovigerous 产卵盘/ ～, Placido's 普拉西多氏盘(检角膜用)/ ～, polishing 磨光盘(片)/ ～, polishing paper 磨光纸片/ ～, primitive 原胚盘/ ～, proligerous (cumulus oophorus) [载]卵丘/ ～, Q (anisotropic ～; transverse ～) Q 盘,横盘,暗板/disks, Ranvier's tactile 郎飞氏触觉盘(盘状的神经末端在表皮下)/ ～, Rekoss 雷科斯氏盘(检眼镜的转盘)/ ～, rubber 橡皮磨盘(片)/ ～, safe-sided 单面磨片/ ～, sand paper 砂纸片(盘)/ ～, sarcous 肌小板/disks Schiefferdecker's 希弗德克尔氏板(郎飞氏节处许旺氏鞘和轴索之间,用硝酸银染成黑色的物质)/ ～, separatin 分磨盘/ ～ separating 分离磨片/ ～ shaped 盘状的/ ～-shaped retinopathy 盘状视网膜病变/ ～, silicon-carbide 硅碳磨盘(片),碳化硅磨片/ ～, stenopeic 裂隙盘(检散光)/ ～, straboscopic 斜视镜盘/ ～, stroboscopic 动态镜盘/ ～, tactile 触小板/ ～, thoracic 胸盘/ ～, transverse (Q ～) 横盘,Q 盘,暗板/ ～, vitelline 卵黄板/ ～, Z (Krause's membrane) Z 盘,克劳泽氏膜

disk-[构词成分] 盘(见 disko-)

diskectomy ***n***. 椎间盘切除术

diskette ***n***. 软磁盘(见 floppy disk)

diskiform ***a***. 盘状的

diskitis ***n***. 关节盘炎(见 discitis)

diskogram ***n***. 椎间盘 X 线[照]片

diskography ***n***. 椎间盘 X 线造影术

diskos[希] ***n***. 盘,片

diskoscope ***n***. 椎间盘镜

diskoscopy ***n***. 椎间盘镜检查

dislike ***vt***. **&** ***n***. 不喜爱,厌恶

disloc. dislocation ***n***. 脱臼,脱位 / dislocate ***vt***., ***vi***. 脱臼,脱位

dislocate(简作 disloc) ***vt***. 使关节脱位,使离位

dislocated ***a***. 移位的,离位的,脱位的 ‖ ～ segment 离位[染色体]节段

dislocatio[拉] ***n***. 脱位(见 dislocation) ‖ ～ erecta 竖直脱位(肩关节)/ ～ glandular lacrimalis [拉] 泪腺脱位

dislocation(简作 disloc) ***n***. ① 脱位,离位,位错 ②转换位置 ‖ ～, backward 向后脱位/ ～, Bell-Dally's 贝—戴二氏脱位(非外伤性寰椎脱位)/ ～, closed 无创脱位/ ～, complete 完全脱位/ ～, complicated 并发脱位/ ～, compound 哆开脱位/ ～, condyle 髁脱位/ ～, congenital 先天脱位/ ～, consecutive 接连性脱位/ ～, divergent 分开性脱位/ ～, double 两侧脱位/ ～, forward 向前脱位/ ～, forward, acute 急性前脱位/ ～, fracture 骨折脱位/ ～, habitual 习惯性脱位/ ～ hypothesis 离位假说/ ～, incomplete (partial ～) 不全脱位/ ～, intra-uterine 子宫内脱位/ ～, irreducible 难复性脱位/ ～, Kienböck's 金伯克氏脱位(半月骨脱位)/ ～, lateral 侧脱位/ ～, mandibular 下颌关节脱位/ ～, Monteggia's 蒙特吉亚氏脱位(股关节脱位)/ ～, Nelaton's 内拉通氏脱位(踝关节脱位)/ ～ of joint 关节脱位/ ～ of lacrimal gland 泪腺脱垂/ ～ of temporomandibular joint 颞下颌关节脱位/ ～ of temporomandibular joint, acute anterior 颞下颌关节急性前脱位/ ～ of temporomandibular joint, recurrent anterior 颞下颌关节复发性前脱位/ ～ of the lens 晶状体脱位/ ～, old 陈旧脱位/ ～, pathologic 病理脱位/ ～, primitive 初期脱位,原脱位/ ～, recent 新脱位/ ～, reduction of 脱位回复术/ ～, relapsing (habitual ～) 再发性脱位,习惯性脱位/ ～, simple 单纯脱位/ ～, Smith's 史密斯氏脱位(跖骨和第一楔骨脱位)/ ～, subastragalar 距骨下脱位/ ～, thyroid 闭孔脱位(股骨头脱位至闭孔内)/ ～, traumatic 创伤性脱位/ ～, unreduced 未复性脱位/ ～, upward 向上脱位

dislodge ***vt***. **&** ***vi***. 移去,逐出,取出

dislodgement ***n***. 移动

disloyal ***a***. 不忠诚的

dislved ***a***. 溶解的,溶化的,分解的(与 dissolved 同)

dismal ***a***. 忧郁的,沉闷的

-dismase[构词成分] 地酶

dismay ***vt***. 使惊愕,使灰心,使沮丧

dismember ***vt***. 肢解,割裂,拆卸

dismemberment ***n***. 肢体[部分]切除

dismembranal desmosome 无膜桥粒

dismetria ***n***. 不对称运动

dismiss ***vt***. ***vi***. 解散,消除

dismissal ***n***. 开除,解散

dismount ***vt***. **&** ***vi***. 下马,下车,拆卸

dismutase ***n***. 歧化酶

dismutation ***n***. 歧化[作用]

disobedience ***n***. 不服从

disobedient ***a***. 不服从的,不顺从的

disobey ***vt***. ***vi***. 不服从,不顺从

disoblige ***vt***. 不通融,得罪,不体贴

disobliteration ***n***. 闭塞消失,闭塞复通(指管腔、间隙等)

Disobutamide[商名] ***n***. 地索布胺(抗心律失常药)

disocclude ***vt***. 使无合,使无咬合

disocclusion ***n***. 分离

Disocorea opposita Thunb.[拉,植药] 薯蓣

disod ***n***. [拉]二钠(见 disodium)

disodic ***a***. 二钠的

disodium(简作 disod) ***n***. 二钠 ‖ ～ aurothiomalate 硫金苹果酸二钠/ ～ cromoglycate (sodium cromoglycate; cromolyn)(简作 DCG, DMBG, DMCG, DSC, DSCG) 色甘酸[二]钠,咳乐钠(治气喘药)/ ～ cromoglycate edetate (简作 EDTA-2Na) 依地酸[二]钠/ ～ edetate 依地酸二钠/ ～ ethylene-1,2-bis-dithiocarbamate 乙撑双二硫代氨基甲酸钠/ ～ ethylenediaminetetraacetic acid (简作 DETA) 乙二胺四乙酸二钠/ ～ formaldehyde sulfoxalate diaminodiphenyl sulfone) 二氨基二苯砜甲醛硫氧酸二钠(抑麻风菌剂)/ ～ methyl arsenate (arrhenal)(简作 DM) 甲基砷酸二钠,阿耳那耳/ ～ phosphate (简作 DSP) 磷酸二钠

Disofenin[商名] ***n***. 地索苯宁(诊断用药)

Disogluside[商名] ***n***. 地索苷(抗凝药)

disomata(单 disoma) ***n***. 双躯干畸形

disomaty ***n***. 双倍体细胞形成(即四倍体)

disome[di- + 希 sōma body] ***n***. 二体(双染色体)

Disomer[商名] ***n***. 马来酸右溴苯那敏(见 dexbrompheniramine maleate)

disomi(单 disomus) ***n***. 双躯干畸胎

disomic ***a***. ①二体生物的 ②二体的 ‖ ～ haploid 二体单倍体/ ～ inheritance 二体遗传

disomus[di- + 希 sōma body] ***n***. 双躯干畸胎

disomy ***n***. 二体性

Disophenol[商名] ***n***. 二碘硝酚(抗蠕虫药)

Disoprofol[商名] ***n***. 二异丙酚,丙泊酚(麻醉药)

Disopromine[商名] ***n***. 地索普明(解痉药)

Disopyramide[商名] ***n***. 丙吡胺,吡二丙胺,达舒平(抗心律失常药)(见 norpace; rythmodan) ‖ ～ phosphate (简作 DP) 磷酸丙吡胺

disord ***n***. 疾病,障碍(见 disorder)

disorder(简作 disord) ***n***. ①病症 ②[机能]紊乱,障碍 ‖ ～, adjustment 适应性障碍/ ～, affective (manic-depressive psychosis) 情感性精神病,躁狂抑郁性精神病/ ～, amnestic 遗忘症/anxiety ～s 焦虑症/anxiety ～s of childhood or adolescence 青少年焦虑症/ ～, attention-deficit hyperactivity 注意涣散多动症/ ～, autosomal dominant 常染色体显性疾病/avoidant ～ of childhood or adolescence 青少年怯生症/ ～, behavior(conduct) 行为障碍,行为异常/ ～, bipolar 双相性精神障碍/ ～, bipolar affective 双相情感性疾病/ ～, body dysmorphic 身体变形性精神障碍/ ～, borderline 边缘性[精神]障碍/ ～, character 性格障碍,人格障碍/ ～, child reactive 儿童反应性障碍/ ～, compulsive 强迫性[精神]障碍/ ～, conduct 品行障碍/ ～, conversion 转换性障碍/ ～, conversional 转换性[精神]障碍,蛆体型癔症/ ～, cyclothymic 循环情感性[精神]障碍/ ～, delusional (paranoid) 妄想性障碍/ ～, depersonalization 人格解体性障碍/ ~, depressive 抑郁症/ ~, developmental [精神]发育障碍/ ~, dissociative 分离性障碍/ ~, dysthymic 精神抑郁症/ ~, emotional 情绪障碍/ ~, factitious 造作性障碍/ ~, functional 功能性障碍,功能紊乱/ ~, general developmental 全面性[精神]发育障碍/ ~, generalized anxiety 泛化性焦虑症/ ~, genetic 遗传障碍/ ~, habit 习惯性障碍/ ~, identity 同一性障碍/ ~, induced psychotic 感应性精神障碍/ ~, intermittent explosive 间隙性暴发性障碍/ ~, isolated explosive 孤立性暴发性障碍/ ~, LDL-receptor 低密度脂蛋白受体病/major mood ~s 重性心境障碍/ ~, manic-depressive 躁郁症/ ~, mendelian 孟德尔病/ ~, mental 精神病/ ~, monogenic 单基因病/ ~, multifactorial 多因素障碍,多因素病/ ~, multiple personality 多重人格障碍/ ~, obsessive 强迫性[精神]障碍/ ~ of hypogolssal nerve 舌下神经障碍/ ~s of temporomandibular joint 颞下颌关节紊乱/ ~s of verbal communication 言语会话紊乱/ ~, oral 口腔病/organic mental ~s 器质性精神障碍/ ~, over anxious 过度焦虑症/ ~, panic 惊恐性障碍,急性焦虑症/paranoid ~s 类偏执狂性障碍/ ~, personality 人格障碍/ ~, phobic 恐怖性障碍,恐怖症/ ~, posttraumatic personality 外伤后性格紊乱/ ~, post-traumatic stress 创伤后精神紧张性障碍/psychoactive substance-induced organic mental ~s 精神作用物质引起的器质性精神障碍/psychoactive substance use ~s 应用精神作用物质所致精神障碍/ ~, psychogenic pain 心因性疼痛症/ ~, psychophysiologic (psychosomatic ~ s) 心身障碍,心身疾病/ ~, schizoaffective 分裂情感性精神障碍/ ~, schizophreniform 精神分裂症样精神障碍/ ~, seasonal mood 季节性心境障碍/ ~, separation anxiety 分离焦虑症/ ~, shared paranoid 分担类偏执狂/ ~, single-gene 单基因病/ ~, sleep (somnipathy) 睡眠障碍/ ~, sleep terror 夜惊症/ ~, sleepwalking 梦游症/ ~, somatization 躯体症状化障碍/somatoform ~s 躯体病样精神障碍/ ~, somatoform pain 躯体病样疼痛症/ ~s, speech 语病/substance use ~s 应用精神作用物质所致精神障碍/disorders, temporomandibular 颞颌关节病/unipolar ~s 单相性精神障碍/ ~, vegetative 生长障碍

disordered action of the heart (简作 DAH) 心机能紊乱

disorg *a*. 分裂的(见 disorganized)

disorganization *n*. 结构破坏

disorganize *vt*. 瓦解,打乱,使结构破坏

disorganized (简作 disorg) *a*. 分裂的

disorient *vt*. 使迷惑,使迷失方位

disorientation (简作 DIS) *n*. 定向力障碍,定向力消失,失定向,乱取向 ‖ ~, allopsychic 外界定向力障碍/ ~, autopsychical 个性定向力障碍/ ~, spatial 空间定向力障碍

Disoxaril [商名] *n*. 二噁沙利(抗病毒药)

disoxidation *n*. 脱氧[作用](见 deoxidation)

Disp dispensary *n*. 药房,防治所 / dispensatory *n*. 处方集 / dispersion *n*. 分散[作用],弥散[作用],分散体

disp. dispensary *n*. 药房,防治所 / dispensatory *n*. 处方集 / dispense *n*. 调剂,配药

dispamil *n*. 罂粟碱

dispar [拉] *a*. 不等的,不相称的(见 unequal)

disparage *vt*. 轻视,毁谤

disparasitized *a*. 无寄生物的

disparate [拉 disparatus dispar unequal] *a*. 不等的,不相称的 ‖ ~ chiasmata 三线交叉,异位交叉/ ~ diplopia 差异性复视/ ~ point [视网膜]差异点

disparation *n*. 差异,不等,不相称

dispareunia *n*. 情感不快

disparity *n*. 差异,不等 ‖ ~, binocular 双眼差异/ ~, conjugate 共轭性差异/ ~, crossed 交叉性差异/ ~, disjugate 非共轭性差异 fixation 注视差异

disparlure *n*. 舞毒蛾性引诱剂

dispatch *vt*. & *n*. 发送,办理,派遣 ‖ ~ communication 通讯调度/ ~ interval 调度时间(从接到呼救电话到救护车及人员出发现场的时间间期)/ ~ time 调度时间

dispel *vt*. 排除

Dispens 美国药方(见 The Dispensatory of the United States of America)

dispensability *n*. 非必需,可省

dispensable *a*. 非必需的,可省的

dispensary [拉 dispensarium from dispensare to dispense] (简作 disp, Disp) *n*. ①医务所 ②防治所 ③药房 ‖ ~, traveling 巡回医疗队

dispensation *n*. 分配,配方,施与

dispensatory [拉 dispensatorium] (简作 disp) *n*. 处方集 ‖ ~ of the USA (简作 DUSA) 美国药学会药局

The Dispensatory of the United States of America (简作 Dispens) 美国药方

dispense [拉 dispensare' dis- out + pensare to weigh] (简作 disp) *n*. 调剂,配药 ‖ ~ with 节省,免除

dispenser *n*. 调剂员 ‖ ~, mercury 汞配合器

dispensetur tales doses decem (简作 dis tdx) *n*. [拉]给于十个同量

dispensing *n*. 调剂,配药 ‖ ~ tablet (简作 DT) 分给药片

Dispensing Optician (UK, ADO journal) (简作 DO) 配方眼镜师(英国配方眼镜师协会杂志)

disperative replication 散乱复制

dispering agent requirement (简作 DAR) 分散剂需要量

dispermic *a*. 双精的 ‖ ~ egg 双精[受精]卵

dispermine 迪斯珀明,胡椒嗪,哌嗪(见 piperazine)

dispermy *n*. 双精受卵

dispersal *n*. 散布

dispersate *n*. 分散质

disperse *a*. & *vt*., *vi*. ①分散的,弥散的 ②分散,弥散

dispersed *a*. 分散的,弥散的

disperser *n*. 分散剂

dispersible *a*. 可分散的

dispersidology *n*. 胶体化学(见 colloid chemistry)

dispersing information (简作 DI) 配方指数

dispersion (简作 Disp) *n*. ①分散[作用],弥散[作用] ②弥散体,分散体 ③色散,频散 ④漂移,离差,离散性 ‖ ~, chromatic 色散现象/ ~, coarse 粗分散体/ ~ coefficient (简作 dc) 分散系数/ ~, colloid ①胶粒分散 ②胶质分散体,胶体溶液/ ~, insect 昆虫散布/ ~ interation 色散相互作用/ ~-medium 分散媒/ ~, molecular 分子分散体,真溶液/ ~, optical rotatory (缩 ORD) 旋光分散

dispersity *n*. 分散[程]度,分散性

dispersive *a*. 分散的,弥散的 ‖ ~ effect 分散效应/ ~ power 色散能力/ ~ process 分散过程,离散过程/ ~ replication 散乱复制,分散复制

dispersoid *n*. 分散胶体

dispersonalization *n*. 人格解体

dispert *n*. 干浸出制剂

Dispharynx spiralis (Molin) 螺旋咽饰带线虫(隶属于线虫纲 Nematoda)

Dispholidus *n*. 多鳞蛇属

dispira [di- + 希 speira coil] *n*. 双纽(见 dispireme)

dispireme *n*. 双纽

dispirit *vt*. 使气馁

displace *vt*. 移置,取代,置换,移位

displaceability *n*. [可]移位性

displaced person (简作 DP) *n*. 移居者

displacement *n*. ①移位,替位 ②置换,取代 ③渗漉 ④性欲出位 ‖ ~ cardiograph (简作 DCG) 置换心动描记器/ ~, character 性状取代/ ~, circulatory 循环渗漉(溶解法)/ ~, condylar [下颌]髁状突移位/ ~, fetal 胎移位/ ~ field 位移场/ ~, fish-hook 鱼钩状移位(胃)/ ~, gallbladder 游动胆囊/ ~ loop 替位环/ ~ of temporomandibular articular disc 颞下颌关节盘移位/ ~ placentogram (简作 DPG) 移位胎盘造影片/ ~ sensitivity 位移敏感性/ ~, tissue 组织移位/ ~, tooth 牙移位/ ~, uterine 子宫移位

displased *a*. 移位的 ‖ ~ fat pad sign 脂肪垫移位征

display (简作 D) *vt*. & *n*. ①展开,显示,夸耀 ②显示器 ‖ ~, alphameric-graphic 字母—数字图像显示/ ~, 3D 三维显示/ ~ device 显示装置/ ~, dissociative schizophrenia 青春型精神分裂症/ ~ equipment 显示装置/ ~ mode 显示方式/ ~ processing unit (简作 DPU) 显示处理装置/ ~ software 显示软件/ ~ tube 显示管/ ~ unit 显示装置

Display Image Manipulation (简作 DIM) 显示影像处理

displease *vt*. & *vi*. 使不满意,使不高兴

displeasing *a*. 使人不愉快的,令人生气的

displeasure *n*. 不愉快

dispore *n*. 双孢子

Disporopsis pernyi (Hua) Diels [拉,植药] 深裂竹根七

disporous *a*. 双孢子的

Disporum bodinieri Wang et Tang 长蕊万寿竹(植) 药用部分:根—竹凌霄 ‖ ~ calearatum D. Don [拉,植药]距花万寿竹/ ~ cantoniense (Lour.) Merr. [拉,植药] 山竹花,万寿竹 药用部分:根—草 竹 叶/ ~ sessile (Thunb.) D. Don var. flavens (Kitag.) Y. C. Tang 万寿竹(植) 药用部分:根—竹凌霄

disposable *a*. 可处理的,可随意使用的 ‖ ~ electrode 一次性电极/ ~ laryngoscopy 一次性使用性喉镜/ ~ pillowcase 一次性枕套/ ~ splint 一次性夹板

disposal (简作 dspo) *n*. 处理,处置 ‖ ~, animal 动物传播/at one's ~ 听任某人处理/ ~ of dead 尸体料理/ ~, refuse 垃圾处理/ ~, sewage 污水处理/ ~, sludge 阴沟泥处理,粪泥处理/

~,waste 废[弃]物处理
dispose *vt.*, *vi.* 安排,处理,使倾向于
disposed *a.* 排列的
disposition(简作 dspn) *n.* ①素因 ②性情 ③配置,排列 ④药物在体内之处理 ‖ ~,mental 秉性,性情 / ~,psychopathic 精神病素因
dispossess *vt.* 剥夺,逐出
disproportion *n.* 不[相]称 ‖ ~,cephalopelvic 头盆不称
disproportionate *a.* 不相称的
disproportionation *n.* 歧化作用
disprove *vt.* 反驳,证明……不成立
disputable *a.* 可争论的,不一定的
disputation *n.* 争论,辨论
dispute *vt.*, *vi.* & *n.* 争论,辨论 ‖ beyond ~ 无疑地/in (under) ~ 在争论中,尚未解决
disqualify *vt.* 取消资格,使不合格
disquiet *vt.* & *n.* 打搅,使不安,使烦恼; 焦虑,不安
disquisition *n.* 专题论文,学术讲演
disregard *vt.* & *n.* ①不理,无视 ②淡漠,忽视
disrelish *vt.* & *n.* 不喜爱,厌恶
disrupt *vt.* 破裂,扰乱,打断
disruption *n.* 分裂,破裂
disruptive *a.* 破裂的 ‖ ~ selection 歧化选择,中裂选择,分裂选择,异境选择
Diss (diss)dissertation *n.* [专题]论述,[学位]论文 / dissolvent *n.* 溶解剂
dissatisfaction *n.* 不满
dissatisfactory *a.* 令人不满的
dissatisfied *a.* 不满意的
dissatisfy *vt.* 使不满意
dissd. *a.* 溶解的(见 dissolved)
Disse's spaces [Josef 德解剖学家 1852—1912](简作 Di) *n.* 迪塞氏间隙(肝淋巴间隙)
dissec. *n.* 解剖,解剖标本(见 dissection)
dissect [拉 dissecare to cut up] *vt.* ①解剖,剖割 ②多裂的
dissecting microscope 解剖显微镜 ‖ ~ needle 解剖针/ ~ of aorta *n.* 主动脉夹层(动脉瘤)(见 aneurysm)
dissection(简作 dissec) *n.* 解剖 ‖ ~, aortic 分割性动脉瘤/ ~, blunt 钝器解剖法/ ~,functional neck 功能性颈淋巴清扫术/ ~ of facial nerve 面神经解剖术/ ~,radical neck 颈淋巴[结]根治术,颈淋巴组织清扫术/ ~,sharp 锐器解剖法/ ~ spatula [视网膜]剖割铲/ ~,submaxillary triangle 颌下三角清扫术
dissector *n.* ①解剖者 ②解剖器 ③解剖[指导]书 ④析像器
dissem *vt.*, *vi.* 弥漫,弥散(见 disseminate)
dissemble *vt.* & *vi.* 掩饰,伪装
disseminate(简作 dissem) *vt.*, *vi.* 弥散,散播
disseminated [拉 dis- apart + seminare to sow] *a.* 散布的,播散的 ‖ ~ chorioretinitis 播散性脉络膜视网膜炎/ ~ choroiditis 播散性脉络膜炎/ ~ foci(简作 DF) 播散性病灶/ ~ granuloma annulare(简作 DGA) 播散性环状肉芽肿/ ~ histoplasmosis(简作 DH) 播散性组织浆菌病/ ~ intravascular coagulation(简作 DIC, DIC-FL) 播散性血管内凝血/ ~ lupus erythematosus(简作 DLE) 播散性红斑狼疮/ ~ sclerosis(简作 DS) 多发性硬化/ ~ superficial actinic porokeratosis(简作 DSAP) 弥散性表浅光化汗孔角化病
Disseminated Gonococcal Infection(简作 DGI) 播散性淋球菌感染
dissemination *n.* 散布,播散
dissension *n.* 争论,不和
dissent *vi.* & *n.* 不同意,持异议
dissepiment *n.* ①分开 ②隔膜(果) ③磷板
dissertation(简作 Diss, diss) *n.* 论述,论文,学术演讲
disservice *n.* 危害,损害
Disse's spaces 迪塞间隙(肝淋巴间隙)
dissever *vt.*, *vi.* 分裂,分割
dissimilar *a.* 不一样的,不同的
dissimilate *vt.* 异化(与 disassimilate 同)
dissimilation *n.* 异化[作用](与 disassimilation 同)
dissimulation [拉 dissimulare to dissemble] *n.* 瞒病,虚伪,掩饰,假装
dissipate *vt.*, *vi.* 驱散,消散,逸散
dissipation *n.* 分散,逸散[作用] ‖ ~ function 损耗函数/ ~,heat 散热
dissipative *a.* 逸散的 ‖ ~ structure 耗散结构
dissociable *a.* 易离解的,可离解的
dissociant *n.* 变异菌株
dissociate *vt.*, *vi.* [使]分离,[使]离解 ‖ ~ oneself from 割断与……的关系
dissociated *a.* 分裂的(指精神) ‖ ~ ammonia(简作 DA) 解离氨/ ~ hyperphoria 分离性上隐斜/ ~ nystagmus 分离性眼球震颤/ ~ position 阴斜位/ ~ test 离解试验(检隐斜) / ~ vertical deviation 分离性垂直偏斜,交替性上斜视/ ~ vertical divergence 分离性垂直偏斜,交替性上斜视
dissociation [拉 dis- neg. + sociatio umion](简作 dissocn) *n.* ①分离 ②离解 ③分裂(精神) ④变异(细菌),分化变异 ‖ ~-activator system(简作 Ds-Ac System) 解离活化因子系统/ ~,albuminocytologic [脑脊液]蛋白细胞分离/ ~, auriculoventricular (heart block) 房室分离,心传导阻滞/ ~,bacterial 细菌变异/ ~ by interference 干扰性分离/ ~ constant ①离解常数 ②电离常数/ ~,electrolytic 电离/ ~-enhanced lanthanide-fluimmunoassay(简作 DELFIA) 分解增强镧系荧光免疫分析/ ~ factot(简作 DF) 解离因子/ ~,microbic (bacterial) 细菌变异/ ~,peripheral 感觉分离(肢端浅感觉减退) / ~ product ①离解乘积 ②离解产物/ ~ rate constants 解离常数/ ~,sleep 睡眠分离,睡眠散漫/ ~, syringomyelic 脊髓空洞症性感觉分离/ ~,tabetic 脊髓痨性感觉分离/ ~,thermal 高温离解/ ~ with interference, atrioventricular 干扰性房室分离
dissociative *a.* 分离的 ‖ ~ anesthesia 解离性麻醉
dissocn. *n.* 离解[作用],分化变异(见 dissociation)
Dissodiniaceae *n.* 李甲藻科(一种藻类)
dissogeny [希 dissos twofold + gennan to produce] *n.* 两度性熟(在幼虫期及成虫期有两次性成熟)
dissolecule *n.* 沸液分子量
dissolubility *n.* 溶解度,溶解性,可溶性
dissoluble *a.* 可溶解的,可分割的
dissolution [拉 dissolutio, dissolvere to dissolve] *n.* ①溶解[作用]②松解[法]
dissolvable *a.* 可溶的
dissolve(简作 dis) *vt.* 溶解
dissolved(简作 dislved, dissd) *a.* 溶解的,溶化的,分解的 ‖ ~ acetylene(简作 DA) 液化乙炔/ ~ organic carbon(简作 DOC) 溶解有机碳/ ~ organic matter(简作 DOM) 溶解有机质/ ~ oxygen(简作 DO) 溶解氧,液态氧/ ~ silica(简作 DS) 溶解硅/ ~ solids(简作 DS) 溶解固体
Dissolved Oxygen Monitor(简作 DOM) 溶解氧监视器
dissolvent(简作 Diss) ①溶[化]剂,溶媒 ②溶化药
dissolving and washing decontaminant 溶洗消毒剂 ‖ ~ sulphite pule(简作 DSP) 亚硫酸溶解纸浆
dissonance *n.* 不谐和 ‖ ~,cognitive 认知失调
dissuade *vt.* 劝阻
Dist distilla *n.* 蒸溜 / disturbance *n.* 障碍,失调,紊乱
dist. distance *n.* 距离 / distill *n.* 蒸馏 / distinguished *a.* 显著的 / distribute *vi.*, *vt.* 分布,分配 / ditinct *a.* 特殊的,清楚的
dist f 区别开来(见 distinguished from)
distacin *n.* 远菌素
distad *ad.* & *a.* ①向远侧,远向 ②远轴的,远基的
distal [拉 distans distant](简作 D,d) *a.* ①远侧的,远中的(牙) ②末端的 ③远轴的,远基的 ‖ ~ accommodation 视远调节,负调节/ ~ acoustic shadow 远侧声影/ ~ centriole 远侧中心粒/ ~ chiasma 远侧交叉,末端交叉/ ~ convoluted tubule(简作 DCT) 远曲小管/ ~ diplopia 终末性复视/ ~ edge 远边/ ~ end ①远端 ②顶部/ ~ erythema(简作 DE) 末端红斑/ ~ face 远极面/ ~ interphalangeal(简作 DIP) 远位指(趾)节间的/ ~ interphalangeal joint(简作 DIPJ) 远位指(趾)关节/ ~ margin 远边/ ~ occlusal buccal(简作 DOB) 远中颊的/ ~ occlusal lingual(简作 DOL) 远中舌的/ ~ pancreatectomy(简作 DP) 远端胰切除术/ ~ phalanx 第三节指骨,末节指骨/ ~ pole 远极/ ~ process 端突/ ~ radium source 远端镭源/ ~ sclerite 端片/ ~ splenorenal shunt(简作 DSS) 远侧脾肾分流术/ ~ tingling on percussion(简作 DTP) 叩诊肢端麻刺感(Tinel 氏征)/ ~ trough 远槽/ ~ urethra 尿道旁腺
distalia *n.* ①远侧骨组(腕或跗)②触角端节
distalis *a.* 远侧的,末梢的
distally *ad.* 远侧
distamycin *n.* 远霉素
distamycin A *n.* 司他霉素(抗生素)(见 stallimycin)
distance(简作 D, dis, Dis, dist) *n.* 距离 ‖ ~ aberration 距离像差/ ~,angular 角距,视角距离/at a ~ 离开/ ~ at which a watch sound is detected by the right ear(简作 DDRW) 右耳听到手表声的距离/ ~,bilateral 双侧远中距离/ ~,focal 焦点距离,焦距/ ~,focus-skin 焦点皮肤距离/ ~,focus-to-film 焦点底片距离/ ~,hearing 听距离/ ~,hyperfocal 超焦距/in the ~ 在远处/ ~, infinite 无限远距离/ ~, inter-alveolar 槽间距离/ ~, interarch

(interocclusal gap) 间距[离], 间休止间隙/ ~, interocular (pupillary ~) 瞳孔间距离, 瞳孔距离/ ~, interpediculate 椎弓根间距离/ ~, interridge [牙槽] 嵴间距[离]/ ~, object-film 物—片距离/ ~ of distinct vision 明视距离/ ~ of visual line 视差距/ ~ perception 距离感知/ ~, principal focal 主焦[点] 距离/ ~, pupillary 瞳孔间距离/ ~ receptor 距离感受器/ ~ recorder 距离记录器/ ~, reduced interarch 缩减的弓间距[离]/ ~, skin-focus 皮肤焦点距离/ ~, source-to-film 放射源底片间距离/ ~, target-skin 靶—皮距离/ ~ test (简作 DT) 距离试验/ ~, unilateral 单侧远中/ ~, vertical 垂直距离/ ~ visual acuity (简作 DVA) 辨距视敏度/ ~, working 资用距离

distant (简作 d, ds) ***a.*** 远的, 遥远的 ‖ ~ accommodation 视远调节, 负调节/ ~ control 遥控/ ~ form 远缘类型/ ~ hybrid 远缘杂种/ ~ hybridization 远缘杂交/ ~ point 远点/ ~ reading (简作 dr) 遥测读数/ ~ vision 远视力, 远距视觉

distantia subauriculonasalis (简作 DSAN) 耳下点鼻下点距离

distaste ***n.*** 不喜欢, 厌恶

distemper ***n.*** 温热(动物传染病) ‖ ~, Barbados 黄热病/ ~, canine (maladie de Carré) 犬温热/ ~, cat (panleukopenia) 猫温热, 猫粒细胞缺乏症/ ~, colt (strangles) 腺疫, 传染性卡他(幼马呼吸道传染病)/ ~, equine 马温热/ ~, ewe 羊温热/ ~ virus (简作 DV) (犬)瘟热病毒

distemperoid ***n.*** 犬温热减弱病毒

distend ***vt.***, ***vi.*** [使]扩张, [使]肿胀

Distenia gracilis (**Blessig**) 瘦天牛(隶属于天牛科 Cerambycidae)

distensibility ***n.*** 膨胀性, 可扩张性

distensible tube 可扩张管

distention ***n.*** 膨胀, 扩胀, 扩张(见 distension) ‖ ~, abdominal 腹部膨胀/ ~, atonic 无张力性膨胀/ ~, gaseous 气体膨胀/ ~ with fluid 液体性膨胀

distichia [di- + 希 stichos row] ***n.*** 双行睫(见 distichiasis; distichy)

distichiasis ***n.*** 双行睫

distichous [希 di- double + stichos a row] ***a.*** 二列的 ‖ ~ imbricate 二列复瓦状的

distichy ***n.*** 双行睫

Distigmine Bromide [商名] 溴地斯的明(胆碱酯酶抑制剂)

distil [拉 destillare; de from + stillare to drop] ***vt.*** & ***vi.*** 蒸溜

distil. ***n.*** 蒸馏[作用] (见 distillation)

distill (简作 dist) ***n.*** 蒸馏

distillate ***n.*** 蒸溜物 ‖ ~, aqueous 水性蒸溜物

distillation (简作 distil, distn) ***n.*** 蒸溜[法] ‖ ~, destructive 分解蒸溜/ ~, double 重蒸溜/ ~, dry 干溜/ ~, fractional 分溜/ ~, molecular 分子蒸溜/ ~, quadruple 四重蒸溜/ ~, steam 水蒸汽蒸溜/ ~, triple 三重蒸溜/ ~, vacuum 真空蒸溜

distilled oil of vitriol (简作 DOV) 精馏硫酸, 蒸溜矾油

Distilled Water (简作 DW) 蒸馏水(溶剂)

distinct (简作 dist) ***a.*** 与其他不同的, 独特的, 明显的 ‖ ~ variety ①特征明显的变种②稳定品种

distinction ***n.*** 区别, 特性

distinctive ***a.*** 区别的, 有特色的

distinctness ***n.*** ①差别 ②清楚, 明晰 ③清晰度

distinctometer ***n.*** 腹脏边缘触诊器

distinctor ***n.*** 触诊器(见 palpatorium)

disting ***a.*** 显著的(见 distinguished)

distinguish ***vt.***, ***vi.*** 区别, 辨别

distinguishability ***n.*** 分辨率, 可辨别性

distinguishable ***a.*** 区别得出的, 辨认得出的

distinguished (简作 dist, disting) ***a.*** 杰出的, 高贵的 ‖ ~ from (简作 dist f) 区别开来

distiproboscis ***n.*** 端喙

distitarsal ***a.*** 跗端节的

distitarsus ***n.*** 跗端节

distn. ***n.*** 蒸馏[作用] (见 distillation)

disto- [拉 distare to be distant 远离] [构词成分] 远离(见 dist-)

distoaxiogingival ***a.*** 远中轴龈的

distoaxioincisal ***a.*** 远中轴切的

distoaxio-occlusal ***a.*** 远中轴的

distobuccal (简作 DB) ***a.*** 远中颊的

distobucco-occlusal (简作 DBO) ***a.*** 远中颊的, 远颊侧与咬合面的

distobuccopulpal (简作 DBP, D.B.P.) ***a.*** 远中颊髓的

distoceptor ***n.*** 距离感受器

distocervical (简作 DC) ***a.*** 远中颈的

disto-cervical (简作 DC) ***a.*** 远侧齿颈部的

distocia ***n.*** 双胎分娩, 双产

distoclination ***n.*** 远中偏斜(牙)

distoclusal ***a.*** 远中的

distoclusion ***n.*** 远中, 远中错(见 posteroclusion; posterioocclusion) ‖ ~, bilateral 双侧远中 / ~, unilateral 单侧远中

distoclusolingual (简作 DOL) ***a.*** 远中舌的

distogingival (简作 DG) ***a.*** 远中龈的

distoincisal ***a.*** 远中切的

distolabial ***a.*** 远中唇的

distolabioincisal ***a.*** 远中唇切的

distolabiopulpal ***a.*** 远中唇髓的

Distolasterias elegans (**Djakonov**) 美丽长腕海盘车(隶属于海盘车科 Asteriidae) ‖ ~ nipon (Dǒ derlein) 日本长腕海盘车(隶属于海盘车科 Asteriidae)

distolingual (简作 DL) ***a.*** 远中舌的

distolinguocclusal ***a.*** 远中舌的

distolinguoincisal (简作 DLI) ***a.*** 远中舌切的

distolinguo-occlusal (简作 DLO) ***a.*** 远中舌的

distolinguopulpal (简作 DLP) ***a.*** 远中舌髓的

Distoma ***n.*** 双盘吸虫属, 双口吸虫属 ‖ ~ buski (Fasciolopsis buski) 布[斯克]氏姜虫片/ ~ capenee (Schistosoma haematobium) 埃及血吸虫/ ~ conjunctum (Opisthorchis noverca) 犬后睾吸虫/ ~ crassum (Fasciolopsis buski) 布[斯克]氏姜片虫/ ~ felineum (Opisthorchis felineus) 猫后睾吸虫/ ~ haematobium (Schistosoma haematobium) 埃及血吸虫/ ~ hepaticum (Fasciola hepatica) 肝片吸虫/ ~ heterophyes (Heterophyes heterophyes 异形异形吸虫/ ~ japonicum (Clonorchis sinensis) 华支睾吸虫/ ~ lanceolatum (Dicrocoelium dendriticum) 枪状双腔吸虫/ ~ magnum (Fasciola magna) 大拟片吸虫/ ~ pulmonale (~ ringeri; Paragonimus westermani) 卫[斯特曼]氏并殖吸虫, 肺吸虫/ ~ rathouisi (Fasciolopsis rathouisi; Fasciolopsis buski) 布[斯克]氏姜片虫/ ~ ringeri 林[氏]吸虫/ ~ sibiricum (Opisthorchis felineus) 猫后睾吸虫/ ~ sinensis 华支睾吸虫/ ~ spatulatum (Clonorchis sinensis) 华支睾吸虫/ ~ westermani (Paragonimus westermani) 卫[斯特曼]氏并殖吸虫, 肺吸虫

Distomata ***n.*** 双盘亚目

Distomatales ***n.*** 二口鞭毛目

distomatosis ***n.*** 双盘吸虫病(见 distomiasis) ‖ ~ hepatis (liver-rot) 肝[双盘]吸虫病 / ~ intestinalis (fasciolopsiasis) 肠[双盘]吸虫病, 梗阻布[斯克]氏姜片[吸]虫病/ ~ pulmonum 肺[双盘]吸虫病, 寄生虫性咯血

Distomes ***n.*** 双盘类

distomia ***n.*** 双口[畸形]

distomiasis ***n.*** 双盘吸虫病 ‖ ~, hemic (schistosomiasis) 血吸虫病/ ~, hepatic 肝吸虫病/ ~, intestinal 姜片虫病/ ~, pulmonary 肺吸虫病

distomolar ***n.*** 远中磨牙, 后磨牙

Distomum ***n.*** 双盘吸虫属, 双口吸虫属(见 distoma)

distomus [di- + 希 stoma mouth] ***n.*** 双口畸胎

distoncisal (简作 DI) ***a.*** 远中切的

disto-occlusal (简作 DO) ***a.*** 远中锢的

disto-occlusion ***n.*** 远中锢(见 distoclusion, posteroclusion, postero-occlusion)

distopalatal ***a.*** 远中腭的

distoplacement ***n.*** 远中移位

distopulpal (简作 DP) ***a.*** 远中髓的

distopulpolabial (简作 DPLa) ***a.*** 远中髓唇的

distopulpolingual (简作 DPL) ***a.*** 远中髓舌的

distort ***vt.*** 弄歪, 曲解, 失真

distorted ***a.*** 弄歪的, 曲解的, 失真的 ‖ ~ retina 视网膜扭转/ ~ vision 视物变形症

distortion ***n.*** ①扭转, 变形, 畸变, 失真 ②乖癖 ③斜视 ‖ ~ effect 失真效应/ ~ of commissure 口角歪斜/ ~ of image 像变形, 像畸变/ ~, parataxic 认人失真/ ~ test 变形试验(检隐斜)

distortional segregation 畸变分离

distortor [拉] ***n.*** 扭转者 ‖ ~ oris (musculus zygomaticus 口角提肌, 颧肌

distoversion ***n.*** 远中转位, 远中错位

distract ***vt.*** 分散, 迷惑

distractibility ***n.*** 注意力分散

distraction ***n.*** ①注意力分散 ②内脱位 ③牙弓过宽 ‖ ~ conus 伸展性弧形斑/ ~ crescent 伸展性弧形斑/ ~, incisal 颌切分扩大/ ~ of dental arch 牙弓外展

Distramycin A [商名] ***n.*** 司他霉素(抗生素)

Distreptoniazid [商名] ***n.*** 二链烟肼(抗结核药)

distress ***n.*** 痛苦, 困苦 ‖ ~, cardiac 心前不适/idiopathic respiratory ~ of newborn 新生儿特发性呼吸窘迫/ ~, mental 精神苦闷/ ~, respiratory 呼吸窘迫

distressful ***a.*** 使人痛苦的, 悲惨的

distribute（简作 dis,dist）*vt*. 分布,分配,分类
distribution［拉 distributio］*n*. 分布,分配‖ ~ area 分布区域/~,binominal 二项分配/~ change（简作 DC）分布变化/~,chisquared 卡方分布/~ coefficient（简作 DC）分配系数/~ control 分布控制,扫描线密度调整/~,density 密度分布/~,dose 剂量分布/~,frequency 频数分布/~,geographical 地域分布,地理分布/~,nitrogen 氮质分布,氮质分配/~,normal 常态分配/~,nozzel liquid 喷头液体分布/~ of isotopes（odd,even）同位素的(奇数,偶数)分布/~ point 简作 DSP 分布点
distributive *a*. 分配的,分布的‖ ~ pairing 分配配对/~ pattern［感受器型］分布图形
distributor *n*. 分布器‖ ~,fixed 固定［式］分布器
districhiasis［希 dis double + 希 thrix hair + -iasis］*n*. 双毛［症］
district（简作 dis）*n*. 地区,地段‖ ~,industrial 工业地区
District Medical officer（简作 DMO）管区军医
distrix *n*. 发端分裂
distrust *n*. & *vt*. 不信任,怀疑
distrustful *a*. 不信任的,怀疑的
disturb *vt*. 扰乱,妨碍
disturbance（简作 dis,Dist）*n*. 障碍,失调,紊乱‖ ~,functional 机能［性］障碍/~,general 整体［性］障碍/~,habit 不良习惯/~,localized 局限性障碍 /~,nutritional 营养障碍,营养不良/~,occlusal（occlusal disharmony）咬合错乱/~ of analysis 分析障碍/~ of cellular function 细胞功能障碍/~ of speech 言语障碍/~ of sulphur-bearing aminocacid metabolism 含硫氨基酸代谢障碍/~ of temporomandibular joint,structural 颞下颌关节结构紊乱/~ of water and sodium balance 水、钠代谢紊乱 /~,pluriglandular 多腺紊乱症/~,sexual orientation 性定向障碍/~ signal 干扰信号 /~,somatopsychic 身心失调 /~,transient situational 暂时性境遇反应障碍,急性应激反应/~,trophic 营养障碍
distylic species 两型花柱种
Distylium myricoides Hemsl.［拉,植药］杨梅蚊母树
disubstituted *a*. 二取代的
Disulergine［商名］*n*. 地舒勒近(催乳素分泌抑制药)
Disulfamide［商名］*n*. 二磺法胺(利尿剂)
disulfanilamide *n*. 双磺胺(见 sulfanilylsulfanilamide; disulfan)
disulfate *n*. 重硫酸盐
disulfide *n*. 二硫化物‖ ~ bond 二硫键(见 linkage)
Disulfiram［商名］*n*. 四乙秋兰姆化二硫(戒酒硫),双硫醒,双硫仑(抗乙醇中毒,乙醛脱氢酶抑制剂)(见 tetraethylthiuram disulfide)
disulformin *n*. 双磺佛民(治肠炎、急性痢疾)
disulfoton *n*. 乙拌磷
disulfurase *n*. 半胱氨酸脱硫酶
disulon *n*. 双磺胺(见 sulfanilyl-sulfanilamide)
Disulphamide［商名］*n*. 二磺法胺(利尿剂)(见 disulfamide)
Disulphide crosslinking 双硫键结合
disunion *n*. 分离,分裂,不愈合,不连接
disunited *a*. 分离的‖ ~ fracture 不连续性骨折
Disuprazole［商名］*n*. 二硫拉唑(抗溃疡病药)
disuse *vt*. & *n*. 废用‖ ~ amblyopia 失用性弱视/~-atrophy 废用性萎缩
disvitaminosis *n*. 维生素缺乏病
disvolution［拉 dis- neg. + volvere to roll］*n*. ①退化 ②变性
disvulnerability［拉 dis negative + vulnerare to wound］*n*. 损伤恢复性
disummetrical *a*. 二对称的
disvolution *n*. ①退化 ②变性
DIT *n*. 二碘酪氨酸(见 diiodotyrosine)
dita-bark *n*. 印度鸡骨常山皮,迪塔皮
ditazole *n*. 地他唑(消炎药)
DITC *n*. 二异硫氰基苯(见 p-phenylene-diisothio-cyanate)
ditactic *a*. 短臂交叉的
ditaine *n*. 鸡骨常山毒碱(作用类似箭毒)(见 echitamine)
ditamine *n*. 鸡骨常山碱
-ditan［构词成分］地坦
Ditazole［商名］*n*. 地他唑(消炎药)
ditch *n*. 沟渠‖ ~,main drainage 总排水沟 /~,open 明沟
Ditchling agent 迪奇林因子‖ ~ virus 迪奇林病毒
Ditercalinium Chloride［商名］地特氯胺(抗肿瘤药)
diterpene *n*. 双萜
di-tert-butyl-m-cresol（简作 DBMC）*n*. 双特丁基间甲酚
di-tert butyl nitroxide（简作 DTBN）2-3-丁基氧化氮
di-tert-butyl peroxide（简作 DTBP）2-3-丁基过氧化物
di-tertiary butyl cresol（简作 DBMP）二叔丁基甲酚(见 di-tertiaty butyl methyl phenol)
dithane *n*. 狄森(杀昆虫药)‖ ~ staneless 代森铵/~ z-78 代森锌
dithecal *a*. 二室的(见 dithecous)
dithiazanine *n*. 碘二噻扎宁,碘二噻宁,碘二苯噻宁(原名噻唑宁青铵,广谱驱虫药)(见 iodide)
Dithiazanine Iodide［商名］碘二噻宁(抗蠕虫药)
dithio *n*. 二硫
6,6'-dithiobis（简作 DDD）*n*. 二硫双萘酚(见 2-naphthol)
dithio-bis-dimethyl-propioimidate（简作 DMSSP）*n*. 二硫-双-二甲基酰亚丙胺
dithiobisnitrobenzoic acid（简作 DTNB）双硫代硝基苯酸
dithiobiuret *n*. 二硫代双缩脲
dithio-erythritol（简作 DTE）*n*. 二硫赤藓糖醇
dithioerythrol *n*. 二硫赤藓糖醇
dithioglycerol *n*. 二硫代甘油,二巯［基］丙醇,抗路易士药剂(见 BAL(British antilewisite))
dithiol *n*. 二巯基化物
dithion *n*. 二硫代水杨酸钠(见 sodium dithiosalicylate)
dithionite *n*. 连二亚硫酸盐
dithionitrobenzene（简作 DTNB）*n*. 双硫代硝基苯
6,8-dithio-n-octanoic acid 6,8-二硫正辛酸,硫辛酸
dithiothreitol（简作 DTT）*n*. 二硫苏糖醇
dithizone *n*. 双硫腙,二苯硫卡巴腙(见 diphenyl thiocarbazone)
Dithranol［商名］*n*. 二羟基蒽酚,蒽地芬(消毒防腐药)(见 dioxyanthranol)
dithylacetylene *n*. 二乙基乙炔
dithylenetriaminepentaacetic acid 促排灵(解毒药)
dithyl glutarate 戊二酸二乙酯
dithymoldiiodide *n*. 碘化麝香草酚(见 thymol iodide)
dithyridium *n*. 实尾蚴
Ditiocarb Sodium［商名］二硫卡钠(免疫调节药)
Ditiomustine［商名］*n*. 二硫莫司丁(抗肿瘤药)
ditokous［dis + 希 tokos offspring］*a*. 双胎分娩的,双产的(见 ditocous)
Ditolamide［商名］*n*. 地托胺(抗痛风药)
Ditophal［商名］*n*. 地托酞(抗麻风药)
ditopogamy *n*. 花柱异长
dITP 三磷酸脱氧次黄(嘌呤核)甙(见 deoxyinosine triphosphate)
ditrazin *n*. 地特拉芩(驱蛔虫及丝虫药,相当于 hetrazan)
Ditrema temmincki（Bleeker）海鲫(隶属于海鲫科 Embiotocidae)
Ditrichaceae *n*. 牛毛藓科(一种藓类)
Ditropan［商名］*n*. 盐酸奥昔布宁(见 oxybutynin hydrochloride)
Ditropenotus aureoviridis 袋形虱螨(见 Pediculoides ventricosus)
Dittel's falciform fold［Leopold Ritter von 奥泌尿学家 1815—1898］迪特耳氏镰状皱壁
Dittel's operation 迪特耳氏手术(前列腺肥大手术)
ditto *n*., *ad*. & *vt*. ①同上,同前 ②同样地 ③重复‖ ~ sign（简作 do）同上
Dittrich's plugs［Franz 德病理学家 1815—1859］迪特里希氏塞(肺坏疽及腐败性支气管炎时)‖ ~,stenosis 迪特里希氏狭窄(动脉圆锥狭窄)
Ditylenchus *n*. 茎线虫属
ditypism *n*. 异性现象,性别两型性
DIU 滴注尿路造影［术］(见 drip infusion urogrophy)
diucalcin *n*. 利尿素钙,可可碱水杨酸钙
Diucardin［商名］*n*. 氢氟噻嗪(见 hydroflumethiazide)
Diulo［商名］*n*. 美托拉宗(见 metolazone)
Diupres［商名］*n*. 氯噻嗪,利血平(见 chlorothiazide and reserpine)
diural *a*. & *n*. ①二十四小时周期的 ②白昼
Diuranthera major Hemsl.［拉,植药］鹭鸶兰‖ ~ minor（C. H. Wright）Hemsl.［拉,植药］小鹭鸶草
diurate *n*. 重尿酸盐(见 biurate)
diurbital *n*. 狄尤比妥(血管舒张药、利尿剂和镇静剂的混合剂)
diurea *n*. 双脲,环二脲,尿嗪,1,2,3,4-四嗪-3,6-二酮(见 p-urazine; urazin)
diureide *n*. 二酰脲
diurese *n*. 利尿
diureses（单 diuresis）*n*. 利尿,多尿
diuresia *n*. 利尿,多尿
diuresis（复 diureses）［希 dia through + 希 ourein to urinate］*n*. 利尿,多尿‖ ~,alcohol 酒精利尿/~,osmotic 渗透性利尿/~,tubular 肾小管性多尿/~,water 水利尿
diuretic *a*. & *n*. ①利尿的 ②利尿剂‖ ~,A.B.C. A.B.C.利尿剂(含乙酸钾、碳酸氢盐及尿酸盐)/~,acidifying 成酸性利尿剂/~,alterative 变质性利尿剂/~,cardiac 强心利尿剂/~,cardiovascular 心血管性利尿剂/~,direct（stimulant ~）直接利

尿剂,刺激性利尿剂/ ~,hemopiesic 升压利尿剂/ ~,high-ceiling 强效利尿剂/ ~ hormone(简作 DH)利尿激素/ ~,hydragogue 排水性利尿剂/ ~,indirect 间接利尿剂/ ~,mechanical 机械性利尿剂/ ~,mercurial 汞利尿剂/ ~,osmotic 渗透性利尿剂/potassium-sparing ~s 保钾利尿药/ ~,refrigerant 缓合性利尿剂/ ~ renography 利尿肾造影[术]/ ~,saline 盐类利尿剂/ ~,stimulant 刺激性利尿剂/ ~,thiazide 噻嗪类利尿药

diuretics *n*. 利尿剂

diureticum[拉] *n*. 利尿剂(见 diuretic)

diuretin *n*. 利尿素,水杨酸钠可可[豆]碱(见 theobromine-sodium salicylate)

diuria[拉 dies day + urine] *n*. 昼间尿频

diuril *n*. 氯噻,氯噻嗪(见 chlorothiazide)

diurnal[拉 dies day] *a*. ①昼现的(丝虫)②昼间的 ‖ ~ variation 日变化,[眼压]日间变动,日间差

diurnalism *n*. 昼活动

diurnation *n*. 昼夜变动

diurnule[拉 diurnus daily] *n*. 一日药剂

Diutensin[商名] *n*. 绿藜安-甲氯噻嗪(见 cryptenamine with methyclothiazide)

Div. *vt*. 分,除(见 divide)

div. diverge *vt*., *vi*. 散开,辐散 / divide *vt*., *vi*. 分割 / divine *a*. 极好的 / division *n*. ①部分,门 ②分裂,切断 / divorced *a*. 分离的,脱离的

div in chart[拉]分成散剂(见 divide in chartas)

div in d 分成等量(见 divide in doses)

div in p acq[拉]分为等分(见 dividatur in partes aequales)

div in pulv VI[拉]分成粉剂六包(见 divide in pulveres numero sex)

Divabuterol[商名] *n*. 地伐特罗(B2 受体激动剂)

divacancics *n*. 双空位

divagation *n*. 言语散乱,语无伦次(见 allophasis, incoherent speech)

divalent *a*. 二价的(见 bivalent)

divalent ion metabolism(简作 DIM)二价铁代谢

divanillylidene-cyclohexanone(简作 DVC) *n*. 二香草环己酮

divannilidene-cyclohexanon(简作 DVC) *n*. 香草环己酮

Divaplon[商名] *n*. 地伐普隆(抗焦虑药)

divaricate *n*. ①分叉 ②展开

divaricatic acid 分歧衣酸

divarication *n*. 分离,分叉 ‖ ~,palpebral 眼睑分离

divarigator *n*. 开壳肌

DIVAS 数字静脉血管造影系统(见 digital intravenous angiography system)

divaside(简作 D) *n*. 羊角拗甙

dive *vi*., *vt*. ①跳水,潜水 ②钻研,探究,投入 ③伸入,插进

DIVEMA 吡喃复聚物(见 Pyran copolymer)

diver *n*. 潜水员

diver's squeeze 潜水员挤压(伤)

diverge(简作 div) *vi*., *vt*. 分叉,分歧,使岔开,使偏斜,偏离

divergence *n*. ①散开,分散 ②辐散,偏斜 ③散度 ④趋异 ‖ ~,negative vertical(缩-V.D.)负垂直偏斜/ ~ nystagmus 分离性眼球震颤/ ~ of characters 性状分歧/ ~,positive vertical(缩+V.D.)正垂直偏斜/ ~ time 分叉时间

divergent[拉 divergens; dis- apart + vergere to tend] *a*. 散开的,偏斜的,分叉的,趋异的 ‖ ~ adaption 趋异适应/ ~ beam 扩散线束/ ~ center 发散中枢/ ~ deviation ①散开性偏斜 ②外斜视/ ~ differentiation 异向分化/ ~ evolution 同源异途进化/ ~ excess 分散过多/ ~ excess exophoria 分开过强型外隐斜/ ~ insufficiency 分散不足/ ~ insuffuciency esophoria 分开不足型内隐斜/ ~ meniscus 分散透镜,凹球镜片/ ~ movement 散开运动/ ~ nystagmus 散开性眼球震颤/ ~ palsy 散开麻痹/ ~ paralysis 散开麻痹/ ~ point 光线散开点/ ~ prism 散开性棱镜/ ~ ray 散开射线/ ~-ray 发射[射]线/ ~-ray shadowgraphy 发射线影像图/ ~ strabismus 散开性斜视,外斜视/ ~ weakness 分散衰弱

diverger *n*. 分流器,分流电阻,偏斜

diverging faults 枝状断层

diverse *a*. 不一样的,形形式式的,多变化的

diversification *n*. 多样化

Difersifolious patrina[植药] 异叶败酱

diversify *vt*. 使多样化

Diversileaf artocarpus[植药] 波罗蜜 ‖ ~ jackinthepulpit[植药] 异叶天南星

diversine *n*. 无定形青藤碱

diversion *n*. 转向,转移 ‖ ~,antigenic 抗原性转换/ ~ of the complement 补体转向

diversity *n*. 差异,差异度,多样性,层流室 ‖ ~ region 多变区

Diversohamulus *n*. 反突[吸虫]属

divert *vt*. 使转移,使转向,使高兴

diverter *n*. ①分流器 ②分流电阻

diverticula(单 diverticulum)[拉] *n*. 憩室,膨部,支囊 ‖ ~ ampullae 壶腹部憩室

diverticulama *n*. 憩室瘤

diverticular *a*. 憩室的,膨部的

diverticularization *n*. 憩室形成

diverticule *n*. 盲突

diverticulectomy *n*. 憩室切除术

diverticuleve *n*. 膀胱憩室起子

diverticulitis *n*. 憩室炎

diverticulogram *n*. 憩室[X 线]造影照片

diverticuloma *n*. 憩室瘤

diverticulopexy *n*. 憩室固定术

diverticulosis *n*. [肠]憩室病

diverticulum(复 diverticula)[拉 divertere to turn aside] *n*. 憩室,膨部,支囊 ‖ ~,acquired 后天性憩室/ ~,allanto-enteric 尿囊肠憩室/ ~,allantoic 尿囊憩室(胎生期)/diverticula ampullae 壶腹膨部/diverticula ampullar ductus deferentis 输精管壶腹膨部/ ~,bladder 膀胱憩室/ ~,calyceal 肾盏憩室/ ~,cervical 颈部憩室/ ~,congenital 先天性憩室/ ~,cranial 头侧憩室/ ~,duodeni 十二指肠憩室/ ~,Eustachian 咽鼓管憩室/ ~,false 假憩室/ ~,ganglion 腱鞘滑膜憩室/ ~,Ganser's 甘塞氏憩室(乙状结肠多发性内压性憩室)/ ~,gastric 胃憩室/ ~,giant 巨憩室/ ~,Heister's 海斯特氏憩室(颈外静脉窦)/ ~,hepatic 肝憩室(胎生期)/ ~,ilei verum(Meckel's ~)美克耳氏憩室(卵黄管的遗迹)/ ~,intestinal 肠憩室/ ~,Kirchner's 基尔希内氏憩室,咽鼓管憩室/ ~,laryngeal 喉憩室/ ~,Meckel's 美克耳氏憩室(卵黄管的遗迹)/ ~,Nuck's 努克氏憩室(腹膜鞘状突)/ ~,oesophageal 食管憩室/diverticula, pancreatic 胰腺憩室/ ~,Pertik's 佩尔提克氏憩室(过深的咽隐窝)/ ~,pharyngo-esophageal 咽食管憩室/ ~,pituitary(Rathke's pouth)垂体憩室,腊特克氏囊/ ~,pressure(pulsion ~)内压性憩室(食管)/ ~ pulsionis 内压性憩室/ ~,Rokitansky's 罗基坦斯基氏憩室(食管牵引性憩室)/ ~,supradiaphragmatic 膈上憩室(食管)/ ~,synovial 滑膜憩室/ ~,thyroid 甲状腺憩室/ ~,traction[外]牵引性憩室(食管)/ ~,true 真性憩室/ ~,ureteral 输尿管憩室/ ~,Vater's 法特氏膨部(十二指肠乳头内)/ ~,vesical 膀胱憩室/ ~,Zenker's 芩克尔氏憩室(食管内压性憩室)

divest *vt*. 脱去……的衣服,剥夺

divicine *n*. 蚕豆嘧啶,香豌豆嘧啶

divid. *vt*., *vi*. 分成,分割,除(见 divide)

dividatur in partes aequales(简作 div in p acq)分成等分,均分

divide(简作 Div, div, divid) *vt*. 分,除 ‖ ~ among 在……之间分配/ ~ ...by... 用……除……/ ~ in chartas(简作 div in chart)[拉]分成散剂/ ~ in doses(简作 div in d)分成等量/ ~ in partes aequales(简作 d in p acq)分成等分,分为同量/ ~ in pulveres numero sex(简作 div in pulv VI)[拉]分成粉剂六包

divided *a*. ①分裂的 ②全裂的 ‖ ~ spectacles 双焦点眼镜

dividing vein 分裂脉

divi-divi *n*. 南美云实荚

divine(简作 div) *a*. & *n*. ①神圣的,极好的 ②神学学者,牧师

diving *n*. 潜水 ‖ ~ decompression 潜水减压/ ~ point 潜点(最小视阈处)

Diving beetle[动药] 龙虱

divinity *n*. 神

divinyl *n*. 二乙烯 ‖ ~ ether(~ oxide)二乙烯醚

divinylacetylene(简作 DVA) *n*. 二乙烯基乙炔

divinylbenzene(简作 DVB) *n*. 二乙烯基苯

1,2- divinylbenzene *n*. 1,2-二乙烯基苯

o- divinylbenzene *n*. 邻二乙烯基苯

divisible *a*. 可分的,可分割的

division(简作 Dion, div, Dvn) *n*. ①部分,门 ②切断 ③分裂 ‖ ~,binary 二分裂/ ~,bipolar 两极[核]分裂/ ~,cell 细胞分裂/ ~,cell, direct 细胞直接分裂/ ~,cell, indirect 细胞间接分裂/ ~ cycle 分裂周期/ ~,diagonal 对角分裂/ ~,discoidal 盘[状卵]裂/ ~,longitudinal(longitudinal segmentation)纵裂/ ~,maturation 成熟分裂/ ~,maturation, equational 均等成熟分裂/ ~,maturation, heterotypical 异型成熟分裂/ ~,multiplicative 增殖分裂/ ~,multipolar 多极[核]分裂/ ~,nuclear 核分裂/ ~ of ovum 卵分裂/ ~,reductional 减数分裂/ ~,segmentation 节裂/ ~,total 全部分裂,同型分裂/ ~,transverse(transverse segmentation)横裂

Division for the Blind and Physically Handicapped(简作 DBPH)盲人和残废者管理处

Division of Associated Health professions(HRA)(简作 DAHP)联合

卫生同业公会(卫生资源管理局)
Division of Biological Standards(简作 DBS) 生物学标准处
Division of Cancer Cause and Prevention (**NCI**)(简作 DCCP) 癌症病因及预防局
Division of Chemical Literature (**ACS**)(简作 DCL) (美国化学学会)化学文献部
Division of Chronic Diseases(简作 DCD) 慢性病科
Division of Computer Research and Technology (**NIH**)(简作 DCRT) 计算机研究与技术部(国立卫生研究院)
Division of Dental Health (**USPHS**)(简作 DDH) 牙科保健处(联合国公共卫生部)
Division of Dentistry (**HRD**)(简作 DoD) 牙科学处(卫生资源发展局)
Division of Emergency Health Services (**USPHS**)(简作 DEHS) 应急卫生服务科(美国公共卫生服务处)
Division of Health and Safety(简作 DHS) 卫生安全处(美)
Division of International Medical Education(简作 DIME) 国际医学教育局
Division of Lung Disease (**NHLI**)(简作 DLD) 肺疾病部,肺病科(全国心,肺疾病学会)
Division of Medical Chemistry (**ACS**)(简作 DMC) 医学化学部(美国化学会)
Division of Medical Sciences (**NAS-NRC**)(简作 DMS) 医学科学局(全国疗养院协会—全国研究委会)
Division of Medicine (**HRD**)(简作 DOM) 内科处(卫生资料发展局)
Division of Nursing (**HRD**)(简作 DON) 护理处(卫生资源发展局)
Division of Operational safety(简作 DOS)手术安全科
Division of Pharmaceutical Sciences (**FDA**)(简作 DPS)药物科学部(食品与药物管理局)
Division of Poison Control(**OPS/FDA**)(简作 DPC)毒物控制科(产品安全食品和药物管理处)
Division of Radiological Health(**USPHS**)(简作 DRH) 放射卫生科(美国公共卫生服务处)
Division of Research Resources(简作 DRR)研究设备处(全国卫生研究所)
Division of Research Service(简作 DRS)研究服务处(全国卫生研究所)
Division of Socio-Economic Activities(**AMA**)(简作 DS-EA) 社会经济活动科(美国医学会)
Division of Special Services(简作 DSS) 特殊服务局(公共卫生处)
Division of Vital statistics(简作 DVS)人口统计局
divisional index(简作 ÐI) 分裂指数
divistyramine *n*. 地维烯胺(降脂药)
divorce *n*. & *vt*. 离婚; 使离婚
divorced(简作 div) *a*. 分离的,脱离的
divulge *vt*. 泄漏
divulse *vt*. 扯裂,扯离
divulsion *n*. 扯裂[术]
divulsor *n*. 尿道扩张器,管腔扩张器
Dixanthogen[商名] *n*. 二黄原酸,二黄原酸乙酯(灭疥癣药) (见 diethyldisulfur-dicabothionate)
dixanthylurea *n*. 二咕吨尿
dixenous *a*. 二栖的,二宿主寄生的
dixeny *n*. 两[宿]主寄生
Dixidae *n*. 细蚊科
Dixinae *n*. 细蚊亚科
Dixon-Mann's sign 迪克逊·曼氏征(见 Mann's sign)
Dixyrazine[商名] *n*. 地西拉嗪(抗过敏药)
Dizatrifone[商名] *n*. 地扎曲酮(镇痛药)
Dizocilpine[商名] *n*. 地佐环平(抗癫痫药)
dizygote *n*. 二精合子
dizygotic *a*. 两合子的 ‖ ~ twin 二卵双生/ ~ twins (简作 DZ) 二卵双生儿,异卵双生
dizygous(简作 DZ) *a*. 二卵的,合子的
dizziness *n*. 头晕,头昏
dizzy *a*. 头晕的
DJ-400 *n*. 杀隐球菌霉素[见 cryptomycin (USSR)]
DJD degenerative joint disease 变性关节病 / Dental Journal Dentaire (Canadian Dental Assoc) 牙科杂志(加拿大牙科协会)
djenkol *n*. 金龟豆中毒(见 jengkol)
djenkolic acid 黎豆氨酸,S – 亚甲胱氨酸
DK decay *n*. 腐蚀,蜕变 / Denmark *n*. 丹麦 / Dielektrische Konstante 介质常数 / diseased kidney 病肾 / dog kidney 犬肾
dk. *a*., *n*. 黑暗的,暗(见 dark)
dk-[构词成分] 十(见 daka-)
DKA 糖尿病酮症酸中毒(见 diabetic ketoacidosis)
DKB 双脱氧卡那霉素 B(见 dideoxy-kanamycin B)
dkg. decikilogram (错误写法,应作 hectogram) *n*. 100 克 / dekagram *n*. 十克
DKIMM German Cancer Research Center 德国癌症研究中心 / Deutsches Krebsforschungszentrum Institut fur Nuklearmedizin 核医学学会(西德)
DKP dibasic potassium phosphate 磷酸氢二钾 / diketopiperazine *n*. 二酮哌嗪
DKS *n*. 去氧酮类固醇(见 deoxyketo-steroid)
dks. *n*. 十立方米(见 dekastere)
DKTC 犬肾组织培养(见 dog kidney tissue culture)
DL danger list 危险一览表 / delay line 延迟线 / dermatopatbic lympadenopathy 皮肤淋巴结病 / diameter length 直径长度 / diastolic length 舒张期长度 / dielectric loading factor 电介质负荷系数 / difference limen 辨别阈,差阈 / diffusing capacity of the lung 肺弥散功能 / distolingual *a*. 远中舌的 / Donath-Landsteiner test 多—兰二氏试验 / dose lethal 致死量 / dose limited 限量 / doxorubicin and lomustine 阿霉素—洛莫司汀(联合化疗治癌方案) / dynamic load characteristic 动态负荷特性 Limit of detection 测定范围
DL-[构词成分] 二种镜像体的等分子混合物, 消旋,外消旋(见 racemic)
dl. *n*. 分升(见 deciliter)
dl-消旋,外消旋(见 racemic) [构词成分]
d-l *a*. 右旋—左旋的(见 dextro-levo)
DL antibody 多—兰二氏抗体,阵发性冷血红蛋白尿溶血素抗体(溶血素) (见 Donath-Landsteiner antibodu)
DL-calcium 混旋泛酸钙(见 calcii pantothenas racemicus)
dl-methione *n*. 消旋甲硫氨酸,消旋蛋胺酸
dl-18-methyl-norgestrienone *n*. 消旋 18 – 甲基三烯炔诺酮,三烯高诺酮
dl-norgestrel *n*. 消旋 18 – 甲基炔诺酮
DL test 辨别阈试验(见 difference limen test)
DLA dilaurylamine *n*. 二月桂基胺 / distolabial *a*. 远中唇的
Dla 多—兰二氏抗体,阵发性冷血红蛋白尿溶血性抗体(见 Donath-Landsteiner antibody)
D-LA 多—兰二氏抗体,冷反应性抗体(阵发性冷性血红蛋白尿症) (见 Donath-Landsteiner antibodis)
DLAI *a*. 远中唇切的(见 distolabioincisal)
DLCO 肺一氧化碳弥散功能(见 diffusing capacity of the lungs for carbon monoxide)
DLCO-SB 肺一次呼吸一氧化碳弥散功能(见 single-breath diffusing capacity of the lungs for carbon monoxide)
DLCO-SS 稳定状态时肺一氧化碳弥散功能(见 steady-state diffusing capacity of the lungs for carbon monoxide)
DLD 肺疾病部,肺病科(全国心,肺疾病学会) (见 Division of Lung Disease (NHLI))
dl/dt 收缩成分的瞬间缩段速度(见 velocity of contractile element shortening)
DLE discoid or disseminated lupus erythematosis 盘状或播散性红斑狼疮 / disseminated lupus erythematosus 播散性红斑狼疮
DLEC 剂量限度当量浓度(见 dose limit equivalent concentration)
DLF difference limen of frequency 周波辨别阈(听觉) / does limes flocculation 絮状反应限量 / dorsolateral funiculi [脊髓]脊外侧索
DLI difference limen of intersity 强度辨别阈(听觉) distolinguoincisal *a*. 远中舌切的
DLLI 甜醇赖氨酸乳糖铁(见 dulcitol lysine lactose iron)
DLM difference limen method dosis 差阈试验法 / dosis lethalis minima 最小致死量
DLO Diploma in Laryngology and Otology 咽,耳科学文凭 / distolinguo-occlusal *a*. 远中舌的
Dlo *n*. 无毒(无症)限量(见 does Lo)
DLP distolinguopulpal *a*. 远中舌髓的 / Isotactic polypropylene 等规聚丙烯
DLR 牙医实验综论(美杂志) (见 Dental Laboratory Review)
DLr 皮肤反应界量(见 dose Lr)
DLS 皮肌炎样综合征(见 dermatomyositis-like syndrome)
D-Lt 多—兰二氏试验,冷热溶血试验(见 Donath-Landsteiner test)
DLT(D)P *n*. 硫代二丙酸二月桂醇酯(见 dilaurylthiodipropionate)
DM Deficience Mentale (CAMR journal) 精神缺陷,智力缺陷(加拿大精神发育不全协会杂志) / dehydrogenated mixture 脱氧混合物 / Dental Management 牙科治疗,牙医管理(杂志名) / dermatomyositis *n*. 皮肌炎 / dexamethasone *n*. 地塞米松,氟美松 / diabetes mellitus 糖尿病 / diabetic mother 有糖尿病的母亲 / diastolic murmur 舒张期杂音 / diffusing capacity of a membrane 膜弥散功能 / dimethyl acetylamide 二甲基乙酰胺 / dimethyl-adenosine *n*. 二

甲基腺甙 / ***dimethylamine*** ***n***. 二甲胺 / dimethylamthracene ***n***. 二甲基蒽 / diphenylamine-arsine chloride 氯化二苯胺胂,二苯胺氯胂 / direct memory access 直接存取器 / Disease-A-Month ***n***. 疾病一月谈(杂志名) / disodium methylarsenate 甲基砷酸二钠 / Doctor of Medicine 医学博士 / dopamine ***n***. 多巴胺 / double minute 双微粒 / double-minute chromosome 双微染色体

Dm 致糖尿病基因(见 diabetogenic allele, diabetogenic gene)

dM-十万(见 decimega-)[构词成分]

dm. decimeter ***n***. 分米 / dram ***n***. 打兰,英钱 / dry matter 干物质

dm-毫的十分之一(见 dimimilli-; decimilli-)[构词成分]

D/M; d/m 衰变数/分(见 disintegrations per minute)

DMA ***n***. 二甲基缩醛(类)(见 dimethyl-acetal)

DMAAC 宇航中心防护测绘局(见 Defence Mapping Agency, Aerospace Center)

DMABA dimethyl-adenosine ***n***. 二甲基腺甙 / dimethyl-amino-benzaldehyde 二甲基氨基苯甲醛

DMAC dimethyl-acetamide ***n***. 二甲基乙酰胺 / dimethyl-amino-ethanol ***n***. 二甲氨基乙醇

DMAE deanol ***n***. 二甲氨乙醇 / dimethylaminoethanol ***n***. 二甲氨[基]乙醇

DMAM ***n***. 二甲基氨基甲叉(见 dimethylamino-methylene)

DMAPN ***n***. 二甲氨基丙晴(见 dimethylaminopropionitrile)

DMAT 灾难医疗救援队(见 Disaster Medical Assistance Team)

DMBA dimethylbenzanthracene ***n***. 二甲基苯并蒽 / 7,12-dimethylbenz[a]anthracene ***n***. 7,12-二甲基苯并蒽 / dimethyl-benzylamine ***n***. 二甲基苄胺

DMBG dimethylbiguanide ***n***. 二甲双胍(见 melbinum) / disodium cromoglycate 色甘酸二钠 / metformin ***n***. 二甲双胍

DMC demethylchlortetracycline ***n***. 去甲氯四环素,去甲金霉素 / dichlorophenyl-methyl-carbinol ***n***. 二氯苯甲基甲醇(见 DCPC) / dimethyl-carbinol ***n***. 异丙醇 / dimethylcocaurine ***n***. 去甲乌药碱 / Division of Medical Chemistry (ACS) 医学化学部(美国化学会) / N-demethylated carbachol N-脱甲基氯甲酰胆碱 / penicillamine ***n***. 青霉胺,3-巯基缬氨酸 / P,P-dichlorodiphenylmethyl carbinol 二氯苯乙醇

DMCB ***n***. 二甲基环丁酮(见 dimethylcyclobutanone)

DMCG 色甘酸二钠(见 disodium cromoglycata)

DMCN 发育医学及儿童神经病学(痉挛病学会杂志)(见 Developmental Medicine and Child Neurology (Spastics Society Journal))

DMCP ***n***. 二甲基环戊烯(见 dimethylcyclopentene)

DMCS dimethyl-chloro-silane ***n***. 二甲基氯硅烷 / dimethyl-dichloro-silane ***n***. 二甲基二氯矽甲烷

DMCT demeclocycline ***n***. 去甲金霉素 / demethylchlortetracyclin ***n***. 去甲金霉素,去甲氯四环素

DMCTC ***n***. 去甲金霉素(见 demethylchlortetracyclin)

DMD Doctor of Dental Medicine 牙科博士,牙医内科博士 / Duchenne's muscular dystrophy 杜兴氏肌营养不良

d-MD ***n***. d-甲基多巴(见 d-methyldopa)

DMDCS ***n***. 二甲基二氯硅烷(见 dimethyl-dichloro-silane)

DMDGN 海军军医副总监(见 Deputy Medical Director General of the Navy)

DMDS 二甲基二硫化物(见 dimethyl disulfide)

DMDT ***n***. 甲氧滴滴涕(见 methoxychlor)

dMdyn ***n***. 十万达因(见 decimegadyne)

DME dimethyl ether 甲醚,二甲醚 / dimethyoxyethane ***n***. 二甲氧基乙烷 / director of medical education 医学教育主任 / dropping mercury electrode 滴汞电极

DMED digital message entry device 数字信息输入装置,数字信息记录设备 / dimethylethylene diamine 二甲基乙二胺

dmelcos ***n***. 杜克雷氏菌苗

DMEM 杜皮克氏改良爱哥尔氏培养基(见 Dulbecco's modified Eagle's medium)

d-methyldopa (简作 d-MD) ***n***. d-甲基多巴

DMF. ***n***. 恒牙龋总数(率),龋、缺、补数

DMF dimethylformamide ***n***. 二甲基甲酰胺 / Drug Master file 药物总档案

DMFA ***n***. N,N-二甲基甲酰胺(见 dimethylformamide)

DMFO ***n***. 依氟乌氨酸(见 eflornithine)

DMFS 龋失补牙面(见 decayed, missing or filled surface)

DMFT 龋失补牙(见 decayed, missing or filled teeth)

DMGG ***n***. 二甲双胍(见 metformin)

DMH Department of Mental Health 精神卫生科 / dimethylhydrazine ***n***. 二甲肼

DMHS 医学和卫生服务处主任(见 Director of Medical and Health Services)

DMI desmethylimipramine ***n***. 去甲丙咪嗪 / diaphragmatic myocardial ischemia 膈面心肌缺血 / dimethandmercaptobenzimidazole ***n***. 二甲醇巯基并咪唑 / dimethyl isophthalate 异酞酸二甲酯,间苯二酸二甲酯 / dφ3,4,5 microvirus dφ3,4,5 微病毒

DMII 直接游走抑制指数(见 direct migration inhibition index)

DMLI 糖尿病文献索引(见 Diabetes Mellitus Literature Index)

DMM digital multimeter 数字万用表 / dimethyl maleate 马来酸二甲酯 / dimethylmercury ***n***. 二甲汞 / dimethylmyleran ***n***. 二甲马利兰

dmm. ***n***. 丝米(见 decimillimeter)

DMMA 二巯基扁桃酸(见 dimercaptomandelic acid)

DMMP dimethyl methyl phosphonate 甲基膦酸二甲酯 / eterobarb ***n***. 双甲醚苯比妥

DMN ***n***. 亚硝基二甲胺(见 nitrosodimethylamine)

dmn. ***n***. 大小,尺寸,次元,维数(见 dimension)

DMNA ***n***. 二甲亚硝胺(见 dimethylnitrosamine)

DMO dimethadione ***n***. 二甲双酮 / dimethyloxazolidinedione ***n***. 二甲唑烷二酮 / District Medical officer 管区军医 / toxogonin ***n***. 双复磷

DMOS 双重扩散金属氧化物半导体(见 double-diffused metaloxide semiconductor)

DMP dimercaprol ***n***. 二巯基丙醇 / dimethoxypropane ***n***. 二甲氧基丙烷 / dimethylphosphate ***n***. 磷酸二甲酯 / dimethylphthalate ***n***. 酞酸二甲酯,邻苯二甲酸二甲酯 / dimethylpiperazine ***n***. 二甲基哌嗪 / dystrophia musculorum progressiva [拉] 进行性肌萎缩症

DMPA depomedroxy-progesterone acetate 醋酸甲孕酮混悬剂 / medroxyprogesterone acetate (MPA) 醋酸甲羟孕酮,安宫黄体酮

DMPE or DMPEA ***n***. 3,4-二甲氧基苯基乙胺(见 3,4-dimethoxyphenylethylamine)

DMPO 二甲基吡啶 N-氧化物(见 dimethyl pyridine N-oxide)

DMPOPOP ***n***. 二甲—对—苯基—苯唑,对苯基甲苯基唑(见 dimethylparaphenylene-phenyloxazole, paraphenylene methyl-phenyl oxazole, scintillator)

DMPP ***n***. 二甲—苯—哌嗪(见 dimethylphenylpiperazinium)

DMP-Pc 二甲氧苯青霉素(见 dimethoxyphenyl penicillin)

DMPS ***n***. 二甲基聚哇烷(见 dimethylpolisiroxan)

DMR deuteron magnetic resonance 氘核磁性共振 / Diploma in Medical Radiology 医学放射学文凭 / Drug Metabolism Reviews 药物代谢评论(杂志名)

DM-rCBF 局部脑血流量动态测定(见 dynamic measurement of regional cerebral bloodflow)

DMRD 医疗放射诊断学文凭(见 Diploma in Medical Radio-Diagnosis)

DMRE 医疗放射学和点子学文凭(见 Diploma in Medical Radiology and Electrology)

DMRT Diploma in Medical Radio-Therapy 医疗放射治疗学文凭 / Doppler mathematical resoning test 多普勒氏数学推理试验

DMS data management system 数据处理系统 / degree/minute/second 度,分,秒 / demarcation membrane system 分界膜系统 / department of medicine and surgery 内外科 / dermatomyositis ***n***. 皮肌炎 / dimethisterone ***n***. 二甲炔睾酮 / dimethyl-suberimi-date ***n***. 辛二亚胺酸二甲酯 / dimethyl sulfide 二甲硫醚 / dimethyl sulfoxide 二甲亚砜助溶剂 / Director of Medical Services 医疗服务处主任 / Division of Medical Sciences (NAS-NRC) 医学科学局(全国疗养院协会—全国研究委会) / Doctor of Medical Services 医疗服务处医师 / Documentation of Molecular Spectroscopy 分子光谱学文献资料集 / dust mite sensitivity 粉尘过敏 / sodium dimercaptosuccinate 二巯基琥珀酸钠

DMSA 二巯基丁二酸(见 dimercaptosuccinic acid)

dmsb. 万分之一熙提,十分之一毫熙提(亮度单位)(见 dimistilb or decimillistilb)

DMSO 二甲[基]亚砜(溶媒及消炎止痛药)(见 dimethyl sulfoxide)

DMSS 医学和疗养服务处主任(见 Director of Medical and Sanitary Services)

DMSSP ***n***. 二硫—双—二甲基酰亚丙胺(见 dithio-bis-dimethyl-propioimidate)

DMSSS 内科和外科供应服务处(美国退伍军人管理局)[见 Department of Medicine and Surgery Supply Service (VA)]

dmst. ***n***. 表示,论证(见 demonstrate)

DMT dimethyl terephthalate 对苯二甲酸二—甲酯 / dimethyl tryptamine 二甲色胺 / dimothylester ***n***. 二甲酯 / D-65MT alprayolam 甲基三唑氯安定

DMU data management unit 资料处理系统 / dimethylolurea ***n***. 二甲醇脲,二羟甲基脲

DMV 兽医学博士(见 Doctor of Veterinary Medicine)

DMW 软化水,去矿质的水(见 demineralized water)

DMWD 微分克分子重量分布(函数)(见 differential molecular

weight distribution)
DMZ 壬二酸二甲酯(见 dimethyl azelaate)
DN dextrose/nitrogen ratio 葡萄糖/氮比率 / Diabetes in the News 糖尿病新闻(杂志名) / Diagnosis News 诊断新闻(见 IMNDN) / dibucaine number 地布卡因值 / dicrotic notch 重搏切迹 / dinitrocresol ***n***. 二硝基甲酚 / Diploma in Nursing 护理学文凭 / Director of nursing 护理主任
Dn ***n***. 十能母(营养价单位)(见 dekanem)
dn. ***n***. 分能母,十分之一能母(见 decinem)
D/N 尿中葡萄糖与氮的比率(见 ratio of urinary dextrose to nitrogen)
DNA deoxyribonuclease ***n***. 去氧核糖核酸酶 / deoxyribonucleic acid 去氧核糖核酸 / did not attend 不参加 / dinitroanizole ***n***. 二硝基茴香醚 / dinonyl adipate ***n***. 已二酸二壬酯
DNA 脱氧核糖核酸(见 desoxyribose nucleic acid) ‖ ~-A(B,C) A(B,C)型脱氧核糖核酸[见 A(B,C) form deoxyriconucleic acid] / ~ amplification DNA 扩增,DNA 放大/ ~,binding oncoprotein 脱氧核糖核酸-结合癌基因蛋白/ ~,complementary 互补脱氧核糖核酸/ ~ denaturation DNA 变性/ ~-dependent DNA polymerase 依赖 DNA 的 DNA 聚合酶, DNA 多聚酶/ ~ dependent RNA polymerase 依赖 DNA 的 RNA 聚合酶, RNA 多聚酶/ ~-directed DNA polymerase DNA 指导的 DNA 聚合酶(亦称核苷酸基转移酶)/ ~-directed RNA polymerase DNA 指导的 RNA 聚合酶(亦称 RNA 聚合酶)/ ~,ds(double stranded) 双链脱氧核糖核酸/ ~ duplex DNA 双链体,DNA 双螺旋线/ ~ duplicase DNA 复制酶/ ~ evolution DNA 进化/ ~ fibril DNA 纤丝/ ~,highly repetitive 高度重复脱氧核糖核酸/ ~ grooves DNA 沟/ ~ gyrase DNA 回旋酶, DNA 拓扑异构酶,DNA 录环状化酶/ ~ library DNA 文库/ ~ ligase DNA 连接酶,多聚脱氧核糖核苷酸合酶/ ~ like RNA 类似 DNA 的 RNA(见 D-RNA, dRNA)/ ~,moderately repetitive 中等重复脱氧核糖核酸/ ~ modification restriction system DNA 修饰限制系统/ ~ nucleotidylexotransferase DNA 核苷酸基外转移酶(临床上测定此酶用以诊断白血病)/ ~ nucleotidyltransferase DNA 核苷酸基转移酶,DNA 聚合酶/ ~ occluded viruses 脱氧核糖核酸封闭型病毒类/ ~ packing ratio DNA 包装比/ ~ photolyase 脱氧核糖核酸光解酶/ ~ plasm DNA 质,DNA 区/ ~ polymerase DNA 聚合酶/ ~,polymorphism 脱氧核糖核酸多态性/ ~ probe DNA 探针/ ~ puff DNA 泡,DNA 膨胀/ ~,recombinant 重组 DNA/ ~ redundant 多余 DNA/ ~ reiteration DNA 重复/ ~ repair DNA 修复/ ~ replication 脱氧核糖核酸复制/ ~ replication site DNA 复制点/ ~ replication unit DNA 复制单位/ ~-restriction enzyme DNA 限制酶/ ~-RNA hybrid DNA-RNA 杂交体/ ~,satellite 卫星脱氧核糖核酸/ ~ sealase DNA 连接酶/ ~ sequencing DNA 顺序分析,DNA 定序/ ~ shear DNA 切变/ ~ steresis DNA 缺损/ ~ strand break assay DNA 断链试验/ ~ synthesis DNA 合成/ ~ synthesis inhibition assay DNA 合成抑制试验/ ~ templete DNA 模板/ ~ topoisomerase DNA 拓扑异构酶/ ~ topoisomerase (ATP-hydrolyzing) DNA 拓扑异构酶(ATP-水解的)/ ~ transcriptase DNA 转录酶/ ~,unique-sequence 单一序列脱氧核糖核酸/ ~ unwinding protein DNA 解链蛋白质/ ~-uracil glycosidase 脱氧核糖核酸—尿嘧啶糖苷酶/ ~ virus DNA 病毒
DNA, cDNA and termsprefixed by dna DNA 互补 DNA 和以 DNA 为前缀的术语
DNA/G 去氧核糖核酸含量/染色体组(见 deoxyribonucleic acid content per genome)
DNAP 去氧核糖核酸聚合酶(见 deoxyribonucleic acid polymerase)
DNase 脱氧核糖核酸酶,DNA 酶(见 desoxyribonuclease)
DNB dinitrobenzene ***n***. 二硝基苯 / Diplomate of the National Board 持有全国委员会开业资格证书医师 / Diplomate of the National Board of Medical Examiners 全国医学检查委员会文凭持有者 / Doctor's Nurse Bulletin (AADN journal) 护理医师通报(美国护理医师协会杂志)
DNBC 氯化二硝基苯甲酰(见 dinitro-benzoyl chloride)
DNBP ***n***. 二硝基丁基苯酚(见 dinitrobutylphenol)
DNC dinitro-carbanilide ***n***. 二硝二苯脲 / dinitrocellulose ***n***. 二硝基纤维素
DNCB 二硝基氨苯(见 dinitro chlorobenzene)
DNCHP ***n***. 二硝基环已酚(灭螺药)(见 dinitrocyclohexyl-phenol)
DND 自然死亡(见 died a natural death)
dNDP 二磷酸去氧核糖核甙酸(见 deoxy-ribonucleotide diphosphate)
DNE Director of Nursing Education 护理教育主任 / dorsal norepinephrine 背去甲肾上腺素
DNFA ***n***. 二硝基氟苯胺(见 dinitro-fluoroaniline)
DNFB ***n***. 二硝基氟苯(见 dinitrofluorobenzene)
D-Ng ***n***. D-乙烯异诺酮,孕激素(见 D-norgestrone)
DNHW 国家卫生福利部(加拿大)(见 Department of National Health and Welfare (Canada))
DNM 正定霉素,柔红霉素,柔毛霉素,红比霉素,多诺霉素(治疗急性淋巴性白血病药)(见 daunomycin, daunorubicin (DNR, DRC))
dNMP 一磷酸去氧核糖核甙(见 deoxy-ribonucleoside monophosphate)
DNOAS 二正辛胺硫酸盐(见 di-n-ostylamine sulpnace)
DNOBP ***n***. 二硝基丁基苯酚(见 dinitrobutylphenol)
DNOC dinitrocresol ***n***. 二硝基甲酚 / dinitro-ortho-cresol ***n***. 二硝基邻甲酚
DNOCHP ***n***. 二硝基—邻—环已烷酚(见 dinitro-o-cyclohexylphenol)
DNODA 正已二酸二辛癸酯(见 di-(n-octyl n-decyl) adipate)
D-norgestrone (简作 D-Ng) ***n***. D-乙烯异诺酮,孕激素
DNP deoxy-ribonucleo-protein ***n***. 去氧核糖核蛋白 / diiodo-nitrophenol ***n***. 双碘硝基酚 / dilan ***n***. 硝滴涕 / dinitrophenol ***n***. 二硝基酚 / 2,4- dinitrophenyl group 2,4 二硝基苯基 / dinitrophenyl group, deoxyribonucleoprotein 二硝基苯基,脱氧核糖核蛋白 / dinitrophenylation ***n***. 二硝基苯基化 / dinitrosopiperazine ***n***. 二哌嗪亚硝胺 / dinonyl phthalate 邻苯二甲酸二壬酯,酞酸二壬酯
DNP-HAS 二硝基苯基化人类血清白蛋白(见 dinitrophenylated human serum albumin)
DNPA 二新戊乙缩醛(见 dineopentyl acetal)
DNPH 二硝基苯肼(见 dinitrophenyl hydrazine)
D.N.P.M. ***n***. 二硝基苯基吗啡(见 dinitrophenylmorphine)
DNR daunorubicin (daunomycin) ***n***. 柔红霉素,柔毛霉素,红比霉素,多诺霉素 / 2,4-dinitrosoresorcinol ***n***. 2,4-二亚硝基间苯二酚 / do not resuscitate 未复苏
D/N R 葡萄糖与氮之比(见 dextrose-to-nitrogen ratio)
DNRO 不予复苏医嘱(见 do not resuscitation order)
DNS 1-dimethylaminonaphthalene-5-sulfonyl chloride 氯化二甲氨基萘-5-磺酰 / dinitro-salicylate ***n***. 二硝基水杨酸盐 / dinoryl sebacate 癸二酸二壬酯 / Diseases of the Nervous System (EPA journal) 精神系统疾病杂志(东方精神病协会杂志)
DNSO ***n***. 二壬基亚砜(见 dinonylsuifoxide)
DNT did not test 未做试验 / dinitrophenol ***n***. 二硝基酚 / dinitro toluene 二硝基甲苯
DNTC 二甲基氨基萘基异硫氰酸(见 dimethylamino-naphthyl isothiocyanate)
DNTP deoxyribonucleoside triphosphate 三磷酸去氧核糖核甙 / diethyl-nitrophenyl thiophosphate 二乙基硝基苯基硫逐磷酸酯 / parathion ***n***. 对流磷,1605
DNV 浓核症病毒(见 desonucleosis virus)
DO dental office 牙科医疗处 / Dental outlook 齿界展望(日本杂志) / Diabetes Outlook 糖尿病展望(杂志名) / diamine oxidase 双胺氧化酶 / Diploma in Ophthalmology 眼科学毕业文凭 / direct oxidation 直接氧化[作用] / Dispensing Optician (UK, ADO journal) 配方眼镜师(英国配方眼镜师协会杂志) / dissolved oxygen 溶解氧,液态氧 / disto-occlusal ***n***. 远中牙的 / Doctor of Ophthalmology 眼科学博士 / Doctor of Optometry 验光学博士 / Doctor of Osteopathy 骨科博士 / Documenta Ophthalmologica 眼科执照 / drop out 脱落
D. O. 二胺氧化酶(见 diamine oxidase)
D_2O 氧化氘,重水(见 heavy water)
do ***vt.***, ***vi.***, ***v aux***. 做,干,给予,产生,学习,整理,算出,适合,行动,行了,生长,进展 ‖ ~ all one can 竭力/ ~ away with 废除,去掉,杀死,干掉/ ~ best 尽力而为/ ~ by 对待/ can ~ no other than 除……外别无他法/can ~ with 将就,能对付,需要,希望得到/ ~ for 对于……有效,代替,照应,替……管家/ ~ good 有益,有用,有效/ have done with 做完,用毕,已和……无关 / have much to ~ with 与……直接有关/ have nothing to ~ with 与……无关/ have something (nothing) to ~ with 和……有些关系(没有关系) / have to ~ with 和……有关,和……打交道 / ~ in 使极度疲乏,杀害/ It will ~ ! 够了,得了,这就行了! / It won't ~ ! 这不行! / ~ much 极有用/ ~ one's best 尽力/ ~ one's room 收拾房间/ ~ out 打扫,收拾/ ~ over 重做/ ~ up 使整洁,包扎,扣好/ ~ with 与……相处,忍受,对付,处置/ ~ without 没有……也行
do. dictum [拉] ***n***. 如前 / dioxane ***n***. 二氧杂环已烷,二噁烷 / ditto sign 同上 / Dombrock blood group 德氏血型
D-O 主管器质性精神病学家(见 directive-organic psychiatrist)
do not resuscitate (简作 DNR) 未复苏
do not resuscitate orders 不予复苏医嘱,不予复苏指令
DOA dead on arrival 到达时已死 / diisocctyl adipate 已二酸二异辛酯
DOAC 杜布瓦氏油酸白蛋白复合物(见 Dubois oleic albumin complex)

DOAEDPPO 氧化二辛基胺乙撑二苯基磷(见 dioctylaminoethylene diphenylphophine oxide)
DOB date of birth 出生日期 / distal occlusal buccal 远中牙颊的 / doctors order book 医嘱簿
Dobell's enema [Horace Benge 英医师 1828—1917] 多贝耳氏灌肠剂(一种营养灌肠剂) ‖ ~ solution 多贝耳氏溶液(复方硼酸溶液)
Dobie's globule [William Murray 英医师 1828—1915] 窦比氏小体(肌纤维中) ‖ ~ layer (line) 窦比氏层(线)(横纹肌间线)
Dobinea delavayi (Baill.) Baill. [拉,植药] 九子不离母 ‖ ~ delavayi (Baill.) Engl. 大九股牛(植)药用部分:根—羊角天麻
DOBM 氯化十二烷基辛基苄基甲基铵,十二烷基辛基苄基甲基氯化物(见 dodecyl octyl benzyl methyl ammonium chloride)
Dobrava virus 多布拉瓦病毒,属于 Hautan 之一,也可以引起 HFRS
Dobupride [商名] ***n.*** 多布必利(抗精神病药,镇吐药)
Dobutamine [商名] ***n.*** 多巴酚丁胺(抗休克药) ‖ ~ hydrochloride 盐酸多巴酚丁胺(见 dobutrex inotrex)
DOC deoxycholate ***n.*** 去氧胆酸盐 / deoxycorticosterone ***n.*** 脱氧皮质酮 / died of other causes 死于其他原因 / dissolved organic carbon 溶解有机碳
Doc Department of Commerce 商务部(美) / doctor ***n.*** 博士,医师 / document ***n.*** 文件,公文,证件,证券
doc. ***n.*** 医生(见 doctor)
DOCA 醋酸脱氧皮质酮(见 desoxycorticosterone acetate)
Docarpamine [商名] ***n.*** 多卡巴胺(强心利尿药)
Docebenone [商名] ***n.*** 多西苯醌(抗过敏药,平喘药)
Docetaxel [商名] ***n.*** 多西他赛(抗肿瘤药)
dochium (复 dochia) ***n.*** 结节,座,托
Doconazole [商名] ***n.*** 多康唑(抗真菌药)
Doconexent [商名] ***n.*** 廿十二碳六烯酸(抗凝药)
docosa- [构词成分] 22,廿二
DOCG 去氧皮质酮葡萄糖甙(见 deoxycorticosterone glucoside)
Dochez's antitoxin (serum) [Alphonse Raymond 美医师 1882 生] 多切氏抗毒素(治猩红热血清)
dochmiasis ***n.*** 钩[口线]虫病,寄生虫性恶病质(见 dochmiosis; ancylostomiasis)
Dochmius ***n.*** 钩[口线]虫属 ‖ ~ duodenalis (Ancylostoma duodenale) ***n.*** 十二指肠钩[口线]虫
Docibin [商名] ***n.*** 维生素 B_{12}结晶制剂
docile ***a.*** 易教的,驯良的
docimasia [希 dokimazein to examine] ***n.*** 检查,检验 ‖ ~, auricular (Wreden's sign) 耳检验,伏雷登氏征(在死胎的外耳道有胶状物质) / ~, hepatic 肝脏检验(肝脏中糖的检查) / ~, pulmonary 肺[浮沉]检验(将死婴之肺置水中,视其浮沉以鉴定其是否死产)
docimasiology [docimasia + 希 logos science] ***n.*** 检验科学(见 docimology)
docimaster ***n.*** 检验师
docimastic ***n.*** 检验的
dock ***n.***, ***vt.*** 酸模属植物,船坞; 剪短,入船坞
Dock mosaic (New Zealand) virus 新西兰酸模花叶病毒 ‖ ~ mosaic virus 酸模花叶病毒/ ~ mottling mosaic potyvirus 酸模斑点花叶马铃薯 Y 病毒
docket ***n.*** 概要,大纲
docking ***n.*** 对接 ‖ ~ place 停泊位(受体相关成分)
Dock's test breakfast [George 美医师 1860 生] 多克氏试验早餐
dockyard ***n.*** 造船所
doconazole ***n.*** 多康唑,联苯噁咪唑
docosahexaenoid acid 二十二碳六烯酸
docosanoic acid 廿二(烷)酸,山箭酸(见 behenic acid)
docosanol ***n.*** 廿二(烷)醇
docosatetraenoic acid 廿二碳四烯酸
DOCS ***n.*** 去氧肾上腺皮质激素(见 deoxy-corticoids)
doctor [拉 teacher] (简作 D, Doc, Dr) ***n.*** ①博士 ②医师 ‖ ~, barefoot 赤脚医生/ ~, district 地段医师/ ~, family 家庭医师/ ~ of dental medicine (简作 DDM, DMD) 牙科博士/ ~ of traditional Chinese medicine 中医[师] / ~ order book (简作 DOB) 医嘱簿/ ~, panel 健康保险医师/ ~, public health [公共]卫生医师/ ~'s order 医嘱
Doctor Chirurgiae (简作 D Ch) [拉]外科医师,外科博士(见 Doctor of Surgery)
Doctor's Emergency Service (简作 DES) 医师急诊服务处
Doctor Medicinae (简作 M.D.) 医学博士
Doctor's Nurse Bulletin (AADN journal) (简作 DNB) 护理医师通报(美国护理医师协会杂志)
Doctor of Chiropractic (简作 DC) 按摩医师
Doctor of Dental Science (简作 DDSc) 牙科博士
Doctor of Dental Surgery (简作 DDS) 牙外科博士
Doctor of Drugless Therapy (简作 DDT) 无麻醉药治疗博士
Doctor of Engineering (简作 D Eng) 工程学博士
Doctor of Health Sciences (简作 DHS) 保健学博士
Doctor of Hygiene (简作 DHg, D Hy, D Hyg) 卫生学博士
Doctor of Medical Services (简作 DMS) 医疗服务处医师
Doctor of Medicine (简作 DM) 医学博士
Doctor of Ophthalmology (简作 DO, DOph) 眼科学博士
Doctor of Optometry (简作 DO) 验光学博士
Doctor of Osteopathy (简作 DO) 骨科博士
Doctor of Pediatric Medicine (简作 DPM)儿科学博士
Doctor of Pharmacy (简作 DP) 药学博士
Doctor of Podiatric Medicine (简作 DPM) 足医学博士
Doctor of Podiatry (简作 DP) 足病学博士
Doctor of Public Health (简作 DPH) 公共卫生博士
Doctor of Science (简作 DSc) 理科博士
Doctor of Science of Public Health (简作 D Sc P H) 公共卫生学博士
Doctor of Surgery (简作 DS) 外科博士
Doctor of Surgical Chiropody (简作 DSC)外科手足医学博士
Doctor of Tropical Medicine (简作 DTM) 热带医学博士
Doctor of Veterinary Medicine (简作 DMV, DVM)兽医学博士
Doctor of Veterinary Medicine and Surgery (简作 DVMS)兽医内科与外科学博士
Doctor of Veterinary Science (简作 DVS, DVSc) 兽医学博士
Doctor of Veterinary Surgery (简作 DVS) 兽医外科博士
doctrine ***n.*** 学说 ‖ ~, humoral 体液学说/ ~ of evolution 进化论
document (简作 Doc) 文件,证件,资料,记录影片 ‖ ~ delivery user (简作 DOCUSER) 图书馆用户指南联机数据库
Document Service Center (简作 DSC)文献服务中心(美)
Documenta Ophthalmologica (简作 DO) 眼科执照
Documentation Abstracts (简作 DA) 文献工作文摘(刊名) ‖ ~ automated retrieval equipment (简作 DARE) 文献自动化检索设备 / ~ of Molecular Spectroscopy (简作 DMS) 分子光谱学文献资料集/ ~ Research and Training Centre (简作 DRTC) 文献研究与培训中心(印度) / ~ Standards Committee (简作 DSC) 文献工作标准委员会(英)
docusate ***n.*** 多库酯 ‖ ~ calcium 多库酯钙/ ~ potassium 多库酯钾
Docusate Sodium sodium [商名] 多库酯钠 (导泻药)
DOCUSER 图书馆用户指南联机数据库(见 document delivery user)
Docynia delavayi (Franch.) Schneid. [拉,植药] 移木药用部分:果实—酸木瓜 ‖ ~ indica Decne. 印度移木(植)药用部分:果实—酸木瓜/ ~ rufifolia (Lévl.) Rehd. 红叶移木(植)药用部分:果实—酸木瓜
DoD data of death 死亡日期 / dead of disease 疾病死亡,病死 / Department of Defense 国防部(美) / director of development 发展处处长 / Division of Dentistry (HRD) 牙科学处(卫生资源发展局)
dodar ***n.*** 超声波定位器,导达
Dodartia orientalis L. [拉,植药] 野胡麻
Dodder seed [植药] 菟丝子
dodeca- [希 dōdeka twelve 十二] [构词成分] 十二(见 dodec-)
dodecadactylitis ***n.*** 十二指肠炎(见 duodenitis)
dodecadactylon [希 dōdeka twelve + daktylos finger] ***n.*** 十二指肠
dodecagynous flower 具十二雌蕊的花
dodecahedron ***n.*** 十二面体
dodecandrous flower 具十二雄蕊的花
dodecaploid ***n.*** 十二倍体
dodecaploidy ***n.*** 十二倍性
Dodecarbonium Chloride [商名] ***n.*** 多卡氯胺(消毒防腐药)
dodecenoyl-CoA Δ-isomerase 二碳烯酰辅酶 A Δ - 异构酶
dodecenyl succinic anhydride (简作 DDSA) 十二[碳]琥珀酸酐
Dodeclonium Bromide [商名] 多地溴胺(消毒防腐药)
Dodder latent mosaic virus 菟丝子潜伏花叶病毒(见 Cuscuta latent virus, Cuscuta virus I)
DODECP N, N - 二乙氨基甲酰膦酸二辛酯(见 dioctyl-N, N-diethylcar bamyl phosphonate)
n-dodecyl mercaptan 十二烷硫醇
dodecyl octyl benzyl methyl ammonium chloride (简作 DOBM) 氯化十二烷基辛基苄基甲基铵,十二烷基辛基苄基甲基氯化物 ‖ ~ phosphoric acid (简作 DDPA) 十二烷基磷酸/ ~ sulfate, sodium salt 十二烷基硫酸钠
Döderlein's bacillus [Albert 德妇产科学家 1860—1941] 德得来因氏杆菌,嗜酸性乳酸杆菌(阴道杆菌)

dodge *n*. & *vt*., *vi*. 躲开,闪开,躲避
dodging *n*. 遮光,音调改变
dodicin *n*. 多地辛
Dodonaea viscosa (**L.**) **Jacq.**[拉,植药] 车桑子
DODs 数字光盘(密集式只读光盘)(见 digital optical disc)
DOE deoxyephedrine *n*. 去氧麻黄碱 / desoxyephedrine hydrochloride 盐酸去氧麻黄碱 / dyspnea on exercise (or exertion) 劳力性呼吸困难 / taking illicit drugs 采用禁药
Doe's method [Orlando Witherspoon 美医师 1843—1890] 窦氏法(死胎人工呼吸法)
doegling *n*. 真甲鲸
Doelligeria scaber (**Thunb.**) **Nees** [拉,植药] 东风菜
Doellinger's tendinous ring [Johann Ignaz Josef 德医师 1770—1841] 窦林格氏腱环(后弹性层环)
Doellingeria scaber (**Thunb.**) **Nees** (**Aster scaber Thunb.**) 东风菜(植) 药用部分:全草、根
Doerfler-Stewart test 窦—林二氏试验(精神性耳聋)
does limes flocculation (简作 DLF) 絮状反应限量
DOET 二甲氧乙基苯丙胺(见 dimethyoxy-ethyl amphet amine)
DOF 富马酸二辛酯(见 dioctyl fumarate)
Dofamium chloride [商名] 多法氯胺(消毒防腐药)
Dofetilide [商名] *n*. 多非利特(抗心律失常药)
DOG *n*. 去氧葡萄糖(见 Deoxyglucose)
dog (简作 D) [动药] *n*. 狗 ‖ ~ biting louse 犬啮毛虱,狗羽虱/ ~ ears sign 狗耳征(X 线征象) / ~ endometriun cells 犬子宫内膜细胞(检验病毒等用) / ~-fish 角鲛,星鲛/ ~ flea 犬栉头虱 / ~ follcle mite 犬蠕形螨/ ~ glomerular basement membrane (简作 DGBM) 犬肾小球基底膜/ ~-grass 小麦(见 triticum) / ~ kidney (简作 DK) 犬肾/ ~ kidney cells 犬肾细胞(检验病毒等用) / ~ kidney tissue culture (简作 DKTC) 犬肾组织培养/ ~ nose 鼻骨增殖性骨膜炎,根度病(见 goundou) / ~ sucking louse 犬长颚虱/ ~-tick 犬蜱/ ~ unit (简作 DU) 犬单位
Dog bezoar [动药] 狗宝 ‖ ~ blood [动药] 狗血/ ~ bone [动药] 狗骨/ ~ brain [动药] 狗脑/ ~ button [植药] 马钱/ ~ claws [动药] 狗爪/ ~ distemper virus 犬瘟热病毒(见 Hard-pad virus, Maladie de Jeune agevirus, Hundestaupe virus, Canine distemper virus, Carre's virus) / ~ hairs [动药] 狗毛/ ~ heart [动药] 狗心/ ~ kidney [动药] 狗肾/ ~ liver [动药] 狗肝/ ~ meat [动药] 狗肉/ ~ saliva [动药] 狗涎/ ~ salmon [动药] 大麻哈鱼/ ~ salmon head [动药] 大麻哈鱼头/ ~ salmon liver [动药] 大麻哈鱼肝/ ~ salmon Roe [动药] 大麻哈鱼子/ ~ salmon spermaries [动药] 大麻哈鱼精巢/ ~ shark [动药] 灰星鲨/ ~ shark fetus [动药] 灰星鲨胎/ ~ shark gall [动药] 灰星鲨胆/ ~ shark liver [动药] 灰星鲨肝/ ~ shark muscle [动药] 灰星鲨/ ~ shark swim-bladder [动药] 灰星鲨鳔/ ~ skull [动药] 狗头骨/ ~ stick urosome [动药] 多齿蛇鲻/ ~ stick urosome [动药] 多齿蛇鲻尾/ ~ teeth [动药] 狗齿
dogbane *n*. 夹竹桃麻[根],加拿大麻[根](见 dog's-bane; apocynum)
Dogfish [动药] *n*. 白斑角鲨 ‖ ~ fetus [动药] 白斑角鲨胎/ ~ gall [动药] 白斑角鲨胎胆/ ~ liver [动药] 白斑角鲨肝/ ~ muscle [动药] 白斑角鲨/ ~ swim-bladder [动药] 白斑角鲨鳔
dogie *n*. 海洛因(见 heroin)
Dogiel's corpuscles [Jean von 俄生理学家 1830—1905] 多纪耳氏小体,口、鼻黏膜、生殖器、皮肤上的神经末梢(一种感觉小体)
dogma *n*. 教条,信条
dogmatic *n*. 教条的,教条主义的
dogmatism *n*. 教条主义,武断
dogmatist *n*. 教条主义者
dogmatists *n*. 公式主义派(古希腊 Hippocrates 学派以后的第一个重要医派)
Dog's testes and penis [动药] 狗鞭
Dogwinkle shell [动药] 荔枝螺壳
dogwood *n*. 北美山茱萸(见 Cornus florida) ‖ ~ Jamaica 牙买加山茱萸[皮]
DOHBOPO 十正辛基七丁撑八氧膦(见 deca-n-octylheptabut ylene octaphosphine oxide)
dohecarbonium chloride 多卡氯胺(消毒防腐药)
doheclonium bromide 多地溴胺(消毒防腐药)
Döhle's aortitis [Karl Gottfried Paul 德病理学家 1855—1928] 窦勒氏主动脉炎,梅毒性主动脉炎(见 syphilitic aortitis) ‖ ~ inclusion bodies 窦勒氏包涵体(见于猩红热等病的中性多形核细胞内的球状小体)
Döhle disease 梅毒性主动脉炎 ‖ ~-Heller aortitis 梅毒性主动脉炎
doigt *n*. 指,趾
Doisynoestrol [商名] *n*. 多依雌酸(雌激素)
DOL distal occlusal lingual 远中舌的 / distoclusolingual *a*. 远中舌的
Dol dolichol *n*. 多萜醇
dol [拉 dolor pain] *n*. 痛单位
dol dur [拉]疼痛时(见 dolove durante)
dolabrate [拉 dolabra ax] *n*. 斧形的(见 ax-shaped)
dolabriform *a*. & *n*. ①斧形的(见 dolabrate) ②斧形
dolantin *n*. 度冷丁,多兰丁,德美罗(见 demerol)
dolantol *n*. 多兰丁,德美罗(见 demerol)
Dolasetron [商名] *n*. 多拉司琼(五羟色胺受体阻滞药)
Dolcymene [商名] *n*. 伞花羟(祛痰药)
DOLD 弥漫性阻塞性肺疾病(见 diffuse Obstructive lung disease)
doldrums *n*. 郁闷,无生气
Dold's reaction (**test**) [Herman 德细菌学家 1882 生] 多耳德氏反应(试验)(检梅毒絮凝反应)
Doldsche Trubungsreaktion (简作 DR)多尔多混浊反应(德)
dolens asthenopia 痛性视疲劳
Doléris method [Jacques Amédée 法妇科学家 1852—1938] 多累里氏法 ‖ ~ operation 多累里氏手术
doli capax 有犯罪能力者 ‖ ~ imcapax 无犯罪能力者
doliariin *n*. 多利阿里因(Ficus doliaria 的衍生物,具有驱虫药、泻药、消化药的作用)
dolicho-[希 dolichos long 长的] [构词成分] 长
dolichocentrus *a*. 长距的
dolichocephalia *n*. 长头(与 dolichocephaly 同)
dolichocephalic *a*. 长头的(与 dolichocephalous 同)
dolichocephalism *n*. 长头(与 dolichocephaly 同)
dolichocephalus *n*. 长头者,长头畸胎
dolichocephaly *n*. 长头(畸形)
dolichocerus *a*. 长角的
dolichochamaecephalus [dolicho- + 希 chamae on the ground kephalē head] 长扁头者
dolichochamaecranial [dolichos + 希 chamai on the ground + kranion skull] *a*. 长扁头的
dolichocnemia *n*. 长腿(与 dolichoknemia 同)
dolichocnemic [dolichos + 希 knēmē leg] *a*. 长腿的
dolichocolon *n*. 长结肠
dolichocrania *n*. 长颅(畸形)
dolichocranial *a*. 长头的,长颅的
dolichocranic *a*. 长头的
dolichocrany *n*. 长颅型
dolichoderus [dolicho- + 希 dere neck] *n*. 长颈者,长颅畸胎
dolichoectatic basilar artery 基底动脉延长扩张症
dolichoeuromesocephalus [dolichos + 希 eurys wide + mesos middle + kephalē head] *n*. 中阔长头者
dolichoeuroopisthocephalus [dolichos + eurys + 希 opisthen behind kephalē] *n*. 后阔长头者
dolichoeuroprocephalus [dolichos + eurys 希 pro before + kephalē] *n*. 前阔长头者
dolichofacial *a*. 长面的(与 dolichoprosopic 同)
dolichogastry *n*. 长胃
Dolichoglossus *n*. 长吻柱头虫属
dolichohieric *a*. 长骶骨的
dolichokerkic *a*. 长前臂的
dolichoknemic *a*. 长腿的
dolichol (简作 Dol) *n*. 多萜醇 ‖ ~ phosphate (简作 Dolp) 多萜醇酸酯/ ~ pyrophosphate oligosacharide 焦磷酸长帖醇寡糖
dolicholeptocephalus *n*. 长细头者
dolicholpyrophosphate (简作 Dol-p-p) *n*. 多萜醇焦磷酸酯
dolichomorphic [dolicho- + 希 morphē form] *a*. 长形的
dolichopellic [dolicho- + 希 pella bowl] *a*. 长骨盆的(与 dolichopelvic 同)
dolichopelvia *n*. 长骨盆(见 long pelvis)
dolichoplatycephalus *n*. 长扁头者
Dolichopodidae *n*. 长足虻科
dolichopodids *n*. 长足虻
dolichoprosopic *a*. 长面的(与 dolichofacial 同)
Dolichopsyllidae *n*. 列毛蚤科,长列蚤科
Dolichopteryx longipes (**Vaillant**) 长头胸翼王(隶属于后肛鱼科 Opishoproctidae)
dolichorrhine [dolichos + 希罕 rhis nose] *a*. 长鼻的
Dolichos L. 扁豆属 ‖ ~ enation mosaic virus 扁豆耳突花叶病毒/ ~ faicatus Klein 锋果扁豆(植) 药用部分:根—大麻叶/ ~ lablab L. [拉,植药] 扁豆 药用部分:种子—白扁豆;花—扁豆花/ ~ lablab yellow mosaic virus 扁豆黄花叶病毒/ ~ sinensis (Vigna sinensis) 豇豆
dolichosigmoid *n*. 长乙状结肠

dolichostenomelia [dolicho- + 希 stenos narrow + melos limb] ***n*.** 细长指(趾),蛛蜘脚样指(趾)(见 arachnodactyly)
dolichostylous ***a*.** 具长花柱的 ‖ ~ pistil 长花柱雌蕊
dolichotrichus ***a*.** 长毛的
dolichuranic [dolicho- + 希 ouranos palate] ***a*.** 长腭的
dolichyl phosphate glucosyltransferase 长帖醇基磷酸糖基转移酶 ‖ ~ phosphate mannosyltransferase 长帖醇基甘露糖基转移酶
dolioform ***a*.** 桶状的,腰鼓形的
dolipore ***n*.** 陷孔
Doliracetam [商名] ***n*.** 哚拉西坦(改善脑功能药)
doll ***n*. & *vt*., *vi*.** ①玩偶,洋娃娃 ②把……打扮得漂漂亮亮 ‖ ~ eye sign 洋娃娃眼征/ ~ head phenomenon 洋娃娃头现象
doll. 巴比妥盐或苯丙胺丸剂(见 barbiturate or amphetamine pill)
doll's eye reflex 洋娃娃眼反射
dollar ***n*.** 元(美国,加拿大等的货币单位)
dollie 美撒痛丸剂(见 Dolophine pill)
Döllinger's ring [Johann Ignaz Josef 德生理学家 1770—1841] 窦林格氏环(后弹性层环) ‖ ~ tendinous ring 窦林格氏环
Dollo's law of irreversibility 多洛氏不可逆性法则
dolly ***n*.** 洋娃娃,玩具
dolly-back ***n*.** 远摄,后退追踪摄影 ‖ ~-in 近摄,前进追踪摄影/ ~-out 远摄
dollying ***n*.** 移动摄影,近摄 ‖ ~ shot 移动镜头
Dolman test 多尔曼氏试验(检优势眼)
Dolobid [商名] ***n*.** 二氟尼柳(见 diflunisal)
Doloisia ***n*.** 珠螨属 ‖ ~ alata 翼盾珠螨/ ~ brachypus 短足珠螨/ ~ giganteus 巨型珠螨/ ~ guangdongensis 广东珠螨/ ~ hangchowensis 杭州珠螨/ ~ okabei 冈部珠螨/ ~ sinensis 中华珠螨/ ~ spatulata 枪感珠螨
dolomite ***n*.** 白云石
dolomol ***n*.** 多罗莫(含硬脂酸镁)
dolophine ***n*.** 多罗芬,美沙酮(见 methadon)
Dolophine pill (简作 dollie) ***n*.** 美撒痛丸剂
dolor (复 dolores) [拉] ***n*.** [疼]痛(见 pain) ‖ ~ capitis(cephalagia, headache) 头痛/ ~ coxae 髋痛/ ~ dentium (odontalgia, toothache) 牙痛/ ~es postpartum 产后阵缩/ ~es praesagientes 先兆阵缩/ ~es vagi (wandering pains) 游走性痛,移行痛
dolorific ***a*.** 生痛的(见 producing pain)
dolorimeter ***n*.** 测痛计
dolorimetry [拉 dolor pain + 希 metrein to measure] ***n*.** 疼痛测验法
dolorogenic [拉 dolor pain + 希 gennan to produce] ***a*.** 生痛的
dolorosa asthenopia 痛性视疲劳
dolorosus [拉] ***a*.** 痛性的
dolorous ***a*.** 悲哀的
Dolosigranulum ***n*.** 狡诈球菌属 ‖ ~ pigrum 懒惰狡诈球菌
dolove durante (简作 dol dur) [拉]疼痛时
Dolp 多萜醇酸酯(见 dolichol phosphate)
dolphin ***n*.** 海豚
Dolphinium anthriscifolium Hance [拉,植药] 还亮草
Dol-p-p ***n*.** 多萜醇焦磷酸酯(见 dolicholpyrophosphate)
DOM deaminated-O-methyl metabolite 去氨基-氧-甲基代谢物 / 2,5-dimethoxy-4-methylamphetamine 2,5-二甲氧基-4-甲基苯异丙胺(致幻觉药) / dioctyl maleate 马来酸二辛酯 / dissolved organic matter 溶解有机质 / Dissolved Oxygen Monitor 溶解氧监视器 / Division of Medicine (HRD) 内科处(卫生资料发展局) / methyl-dimethoxy-methylpheneth ylamine (also known as STP) 甲基二甲氧甲基苯乙胺(亦称 STP)
dom. ***a*.** 驯养的,家庭的(见 domestic)
DOMA 二羟扁桃酸(见 dihydroxymandelic acid)
Domagk's treatment [Gerhard 德医师 1895 生] 多马克氏疗法(用一种红色的偶氮色素,即百浪多息,治链球菌性病症)
domain ***n*.** 范围,领域,区域,结构域 ‖ immunoglobulin ~s 免疫球蛋白辖区/ ~-tip technology (简作 DOT) 畴兴技术(计算机)
domains ***n*.** 区块
domal ***n*.** 翘舌音(的)
domaria ***n*.** 雅司病(见 yaws)
domatophobia [希 dōma house + phobia] ***n*.** 室内恐怖
Domazoline [商名] ***n*.** 多马唑啉(收缩血管药)
domazoline fumarate 富马酸多马唑啉
Dombrock blood group (简作 do) 道姆布洛克血型
dome ***n*.** 圆顶 ‖ ~ and dart P wave 圆顶尖角型 P 波/ ~-cells 圆顶细胞/ ~ organ 钟形感器/ ~, palatal arch 腭弓/ ~-shaped 圆顶状
Domeboro [商名] ***n*.** 碱式醋酸铝(见 aluminum subacetate)
domestic (简作 dom) ***a*.** 家庭的,家用的 ‖ ~ animal 家畜/ ~ bird 家禽
Domestic dog [动药] 狗 ‖ ~ duck [动药] 家鸭/ ~ fowl [动药] 家鸡/ ~ pig [动药] 猪/ ~ violence 家庭暴力
domestication ***n*.** 驯化
domestcity ***vt*.** 归化,驯化,使通俗化
domesticity ***n*.** 家庭生活,家务
DOMF ***n*.** 汞溴红,红汞(见 merbromin)
domicile ***n*.** 住处
domiciliary [拉 domus house] ***a*.** 家庭的,家用的
domicilium [拉 a little house] ***n*.** 气疗箱,呼吸体操箱(病者坐于密闭铁箱中使空气压缩或变薄)(见 pneumatic cabinet)
dominance ***n*.** ①优势 ②优性,显性 ‖ ~, cerebral (单侧)大脑优势/ ~ change 显性转化/ ~, crossed 交叉优势/ ~ deviation 显性离差,显性偏差/ ~ hypothesis 显性假说(关于杂种优势)/ ~, incomplete (partial) 不完全显性/ ~, lateral 单侧性优势/ ~ modifier 显性修饰因子/ ~, motor ocular 动眼性眼优势/ ~, ocular 眼优势/ ~ of the eyes, alternating 眼优势交替/ ~ of the eyes, reversed 眼优势倒转/ ~, one-sided (lateral ~) 单侧性优势/ ~, partial 部分显性/ ~, pseudosensory ocular 假知觉性眼优势/ ~ ratio 显性比/ ~, rivalry ocular 拮抗性眼优势/ ~ variance 显性变量(方差)
dominancy ***n*.** 优势度,显性
dominant (简作 d) ***a*.** 优性的,显性的 ‖ ~ allele 显性等位基因/ ~ character 显性性状/ ~ complementarity 显性互补性/ ~ effect 显性效应/ ~ eye 主眼(优势眼) / ~ gene 显性基因/ ~ heterophoria 显性隐斜/ ~ laterality 同侧偏利/ ~ lethal 显性致死/ ~ mutant 显性突变型,显性突变体/ ~ mutation 显性突变/ ~ species 优势种
dominate ***vt*.** 支配,统治
domination ***n*.** 支配,显性化
dominator ***n*.** 优[性]质,显[性]质 ‖ ~, photopic 高照度优性质/ ~, scotopic 低照度优性质
doming effect (简作 DE) 圆顶效应 ‖ ~ gene 显性修饰因子
Dominica ***n*.** 多米尼加
Dominican ***a*. & *n*.** ①多米尼加共和国的②多米尼加共和国人
Dominici's tube [Henri 法医师 1867—1919] 多米尼西氏管(银氡管)
dominion ***n*.** 统治,主权,领地,领土
dominus morborum [拉 lord of disease] 痛风(见 gout)
Domiodol [商名] ***n*.** 多米奥醇(溶解黏液药)
domiphen ***n*.** 杜灭芬,十二烷基二甲(2-苯氧基乙)胺(外用抗菌药)
Domiphen Bromide [商名] 杜灭芬(消毒防腐药)
Domipizone [商名] ***n*.** 多米匹宗(抗凝药)
Domitroban [商名] ***n*.** 多米曲班(抗血栓药)
Domoprednate [商名] ***n*.** 多泼尼酯(肾上腺皮质类药)
DOMPA 甲撑二膦酸二辛酯(见 dioctylmethylenebisphosp honate)
Domperidone ***n*.** 多潘立酮,哌双咪酮,吗叮啉(见 motilium)
DOMS 眼科和外科文凭(见 Diploma in Ophthaimic Medicine and Surgery)
DON 6-diazo-5-oxo-l-norleucine ***n*.** 重氮氧代正亮氨酸 / Division of Nursing (HRD) 护理处(卫生资源发展局) / norleucine ***n*.** 正亮氨酸
don ***vt*.** 穿上,披上,戴上
don. ***n*.** ……为止(见 donec) [拉]
don alv sol ft [拉]通便为止(见 donec alvus soluta fuerit)
Don cells 唢细胞(中国地鼠二倍体细胞,检验病毒等用)
Don Juan 性乱交者 ‖ ~ Juanism (男子)性欲亢进
Donacia bicoloricornis (Chen) 异角水叶甲(隶属于负泥虫科 Crioceridae)
Donaldson's test 唐纳逊氏试验(检尿糖)
donate ***vt*., *vi*.** 捐赠,捐送
Donath-Landsteiner antibody (简作 Dla, DL antibody, D-LA) 多—兰二氏抗体,阵发性冷血红蛋白尿溶血性抗体 ‖ ~ test [Julius Donath 德医师; Karl Landsteiner 德医师 1868—1943] (简作 DL, D-Lt) 多—兰二氏试验(检阵发性冷血红蛋白尿)
Donath's phenomenon (test) 多纳特现象(试验)
Donatiaceae ***n*.** 陀螺果科
Donatienella ***n*.** 多纳德氏体属 ‖ ~ delpyi 德氏多纳德氏体
donatism [after Donato, Professional name of Alfred d'Hont 1845—1900] ***n*.** 模仿催眠术
donator ***n*.** ①供体,授体 ②移植体 ③输血者(见 donor) ‖ ~, hydrogen 供氢体/ ~, oxygen 供氧体
donaxine ***n*.** 芦竹碱(从芦竹中得到的一种生物碱)
donda ndugu [African for brother ulcer or clinging ulcer] ***n*.** 非洲下肢溃疡症
Donder's glaucoma [Franz Cornelius 荷医师、眼科学家财 1818—

1889] 东德氏青光眼(单纯性青光眼) ‖ ~ law 东德氏定律(眼球视物旋转定律) / ~ pressure 东德氏压力(萎陷肺压力) / ~ rings 东德氏环(见于青光眼) / ~ test 东德氏试验(检色彩视力)

donec(简作 don) [拉] ***n***. ……为止

donec alv sol fuerit 至通便为止(见 donec alvus soluta fuerit)

donec alvus soluta fuerit(简作 don alv sol ft) [拉]通便为止

donee ***n***. 受体,受[血]者

Donepezil [商名] ***n***. 多奈哌齐(益智药)

Donetidine [商名] ***n***. 多奈替丁(H2 受体阻滞药)

Donia ***n***. 顿螨属

Donkey [动药] ***n***. 驴 ‖ ~ bone [动药] 驴骨 / ~ fat [动药] 驴脂 / ~ hairs [动药] 驴毛 / ~ head [动药] 驴头 / ~-hide gelain [动药] 阿胶 / ~ hoof [动药] 驴蹄 / ~ meat [动药] 驴肉 / ~ milk [动药] 驴乳

Donnan's equilibrium [Frederick George 英化学家 1870 生] 道南氏平衡(膜平衡)

Donnan potential 唐南电位

Donndorfia ***n***. 唐多螨属

Donnēs corpuscles [Alfred 法医师 1801—1878] 多内氏小体(初乳小体,初乳细胞) ‖ ~ test 多内氏试验(检尿脓)

Donohue's syndrome 唐纳休综合症

donor ***n***. 授体,供体,供[血]者,移植体 ‖ ~,blood 供血者 / ~, general (universal ~) 全适供[血]者 / ~, hydrogen 氢供体 / ~ insemination 供体受精 / ~ parent 给方亲体,授与亲体 / ~, professional 职业供[血]者 / ~ site (简作 D-site) 供体部位 / ~,skin 献皮者 / ~-specific phage 供体专一噬菌体 / ~,universal 全适供[血]者

donor's cells(简作 DC) 供体细胞 ‖ ~ cornea 供体角膜 / ~ plasma (简作 DP) 供血员血浆 / ~ serum (简作 DS) 供血员血清

do not resuscitation order(简作 DNRO) 不予复苏医嘱

Donovan bodies [Charles 爱内科医师 1863 生] 杜[诺凡]氏体,肉芽肿鞘杆菌

Donovan's solution [Michael 爱药理学家 1876 卒] 杜诺凡氏溶液(碘化汞砷溶液)

Donovania [Charles Donovan] ***n***. 杜诺凡氏菌属(巴氏菌族) ‖ ~, granulomatis (Donovan organism) 肉芽肿杜诺凡氏菌

donovanosis ***n***. 腹股沟肉芽肿,性病肉芽肿(见 granuloma inguinale)

dontia [希] ***n***. 牙症,牙医学 ‖ ~ anisodontia 牙长短不齐 / ~ ankylodontia 牙根并合 / ~ anodontia(edentia) 无牙 / ~ cacodontia 病牙,牙不良 / ~ erythrodontia 红牙 / ~ exodontia(exodontics, exodontology) 拔牙学 / ~ gerodontia(gerodontics, gerodontology) 老年牙医学 / ~ hyperdontia 牙过多 / ~ hypodontia 牙发育不全 / ~ macrodontia(megalodontia) 巨牙 / ~ microdontia 小牙,牙过小 / ~ orthodontia(orthodontics, orthodontology) 正牙学 / ~ pathodontia 牙病学 / ~ pedodontia(pedodontics, pedodontology) 儿童牙医学 / ~ peridontia (periodontia, periodontology, parodontology) 牙周病学 / ~ polydontia (polyodontia, supernumerary tooth) 多牙,额外牙 / ~ prophylactodontia 牙病预防学,预防牙医学 / ~ prosthodontia (prosthodontics) 义齿修复学

donut ***n***. 电子回旋加速器环状真空室,同步加速器环状真空室(见 doughnut)

Doodle bug larva [动药] 蚁蛉

doojie ***n***. 海洛英(见 heroin)

doom ***n***. **&** ***vt***. 毁灭,死亡;注定

DOOPP ***n***. 2-氧丙基膦酸二正辛酯(见 di-n-octyl-2-oxopropanphonate)

door ***n***. 门,户 ‖ at death's ~ 生命危在旦夕 / lay something at the ~ of 把责任等推给…… / next ~ to 与……相邻,几乎 / out of ~s 在户外 / show a person the ~ 把某人撵走 / within ~s 在屋内 / without ~s 在户外

doorstep ***n***. 门前的台阶

doorway ***n***. 门口

DOP desoxypyridoxine ***n***. 脱氧吡哆醇(维生素 B_6) / developing-out paper 显像纸 / dioctyl phthalate 邻苯二甲酸二辛酯

Dop ***n***. 多普勒[效应](见 Doppler)

DOPA ***n***. 二羟而苯丙氨酸(见 dihydroxyphenylalanine)

dopa ***n***. 多巴,二羟苯基丙氨酸(见 dihydroxyphenylalanine; dioxyphenylalanine)

-dopa [构词成分] -多巴

dopa decarboxylase(简作 DDC) 多巴脱羧酶

dopa oxidase(简作 dopase) 多巴氧化酶

DOPA reaction 多巴反应,3,4-二羟基苯基丙氨酸反应(见 3,4-dihydroxy-phenylalanine reaction)

DOPAC 二羟苯乙酸(见 dihydroxyphenyl aceticacid)

Dopamantine [商名] ***n***. 多巴金刚(抗震颤麻痹药)

DOPAMINE 二羟基苯基乙胺,多巴胺(见 dihydroxy-phenylethylamine)

Dopamine(简作 DA,DM) [商名] ***n***. 多巴胺,羟酪胺(升压药)(见 3-hydroxytyramine) ‖ ~ hydrochloride 盐酸多巴胺 / ~ β-hydroxylase (简作 DBH) 多巴胺β-羟化酶 / ~ β-monoxygenase 多巴胺β-单氧酶 / ~ D2 receptor 多巴胺 D2 受体 / ~ neurons 多巴胺神经细胞 / ~ receptor 多巴胺受体

dopaminergic ***a***. 多巴胺能的(组织,器官) ‖ ~ neuron 多巴胺能神经元 / ~ synapse 多巴胺能突触 / ~ system 多巴胺系统

Dopan [商名] ***n***. 多潘(甲尿嘧啶氮芥)(抗肿瘤药)

dopa-oxidase ***n***. 多巴氧化酶,二羟苯丙氨酸氧化酶(见 dopase)

dopaquinone ***n***. 多巴醌

Dopar [商名] ***n***. 左旋多巴(见 levodopa)

dopase ***n***. 多巴氧化酶

dopase. 多巴氧化酶(见 dopa oxidase)

dopaxamine ***n***. 多培沙明(强心药)

dope [荷 doop a dripping] ***n***. ①布漆 ②麻醉药 ‖ ~ fiend (drug addict) 药瘾者

Dopexamine [商名] ***n***. 多培沙明

Doph 眼科博士(见 Doctor of Ophthalmology)

doping in sports 运动时用兴奋剂

DOPLOC 多普勒相位同步(见 Doppler phase lock)

DOPP di(2-ethylhexyl)-pyrophosphoric acid 二(2-乙基已基)焦磷酸 / dioctylpyrophosphoric acid 二辛基焦磷酸,焦磷酸二辛酯

DOPPA 二对辛基苯基磷酸,磷酸二[对辛基苯基]酯(见 di-p-octylphenyl phosphoric acid)

Doppler(简作 Dop) ***n***. 多普勒 ‖ ~ angiography 多普勒血管成像仪 / ~ beam 多普勒[超声]束 / ~ blood flow monitor 多普勒血流监视仪 / ~ (ultrasonic) blood pressure monitor 多普勒(超声波)血压监测器 / ~-B-scan system 多普勒 B 型扫描系统 / ~ color flow imaging (简作 DCFI) 彩色多普勒血流成像 / ~ echocardiogram 多普勒超声心动图 / ~ echocardiograph 多普勒超声心动图仪 / ~ echocardiography 多普勒超声心动图法 / ~ effect (principle) 多普勒氏效应(原理) / ~ equipment 多普勒装置 / ~ examination 多普勒超声检查 / ~ fetal heart detector 多普勒胎心检测仪 / ~ fetus detector 多普勒胎儿探测仪 / ~ flow estimation 多普勒流量估计 / ~ flow imaging 多普勒血流成像 / ~ flowmeter (简作 DF) 多普勒流速计 / ~ frequency 多普勒频率 / ~ image 多普勒超声图像 / ~ imaging 多普勒超声成像 / ~ mathematical resoning test (简作 DMRT) 多普勒氏数学推理试验 / ~ mode scanning 多普勒型超声扫描 / ~ ophthalmic test 多普勒眼试验 / ~ phase lock (简作 DOPLOC) 多普勒相位同步 / ~ power imaging 多普勒功率成像 / ~ power tissue imaging (简作 DPTI) 多普勒能量组织成像 / ~ probe 多普勒超声探头 / ~ radar 多普勒雷达 / ~ scanning 多普勒扫描 / ~ sensitivity 多普勒敏感性 / ~ shift 多普勒频移 / ~ shift compensation 多普勒频移补偿 / ~ sonar 多普勒声纳 / ~ sonography 多普勒超声成像[术] / ~ spectrum analysis 多普勒频谱分析 / ~ technique 多普勒超声技术 / ~ tissue imaging 多普勒组织成像技术 / ~ tolerance 多普勒容量 / ~ transducer 多普勒探头 / ~ transducer frequency 多普勒探测频率 / ~ ultrasonic flowmeter 多普勒超声流量计 / ~ ultrasonic scanner 多普勒超声波扫描器 / ~ ultrasonic velocity detector (简作 DUVD) 多普勒超声速度检测计 / ~ ultrasound 多普勒超声

Doppler's laser velocimeter 多普勒激光速度计 ‖ ~ operation [Karl 奥医师] 多普勒氏手术,[生殖腺]交感神经毁损术(见 sympathicodiaphtheresis) / ~ phenomenon [Christian 美数学家 1803—1853] 多普勒氏现象(物理)

doppleron ***n***. 多普勒能量子

dopplometer ***n***. 多普勒频率测量仪

Dopram [商名] ***n***. 盐酸多沙普仑(doxapram hydrochloride)

Dopropidil [商名] ***n***. 多普吡地(抗心肌缺血药)

DOPS diffuse obstructive pulmonary syndrome 弥散性阻塞性肺综合征 / dihydroxyphenylserine ***n***. 二羟苯丝氨酸

Dopter's serum 多普特血清,副脑膜炎球菌血清

Doqualast [商名] ***n***. 多夸司特(抗过敏药)

Doral [商名] ***n***. 夸西泮(见 quazepam)

Doramectin [商名] ***n***. 多拉克汀(抗寄生虫药)

doran ***n***. 多兰系统,多普勒测距系统

doraphobia [希 dora hide + phobia] ***n***. 兽皮恐怖

Dorastine [商名] ***n***. 哚拉斯汀(抗组胺药)

dorastine hydrochloride 盐酸哚拉斯汀,盐酸双吡氯吲

Dorataspis Haeckel 穿盾虫属 ‖ ~ chonopora Tchang and Tan 领孔穿盾虫 / ~ gladiata Haeckel 剑穿盾虫 / ~ loricata Haeckel 铠穿盾虫 / ~ micropora Haeckel 细孔穿盾虫 / ~ micropora var. callosa Popofsky 胼胝细孔穿盾虫

Doratopsylia *n*. 叉蚤属
Dorbane［商名］*n*. 丹蒽醌(见 danthron)
Dorcadia *n*. 长喙蚤属‖ ～ dorcadia 狍长喙蚤/～ iofii 羊长喙蚤
Dorello's canal 多勒洛氏管(颞骨外展神经管)
Dorema ammoniacum 阿摩尼草
Dorendorf's sign［Hans 德医师 1866 生］多伦道夫氏征(见于主动脉弓动脉瘤)
Doreptide［商名］*n*. 多瑞肽(抗震颤麻痹药)
Doretinel［商名］*n*. 度维 A(抗角质化药)
doriden 简作 D *n*. 多睡丹,苯乙哌啶酮(见 glutethimide)
Doridiae *n*. 海牛科(隶属于裸鳃目 Nudibnanchia)
Doridopsididae *n*. 仿海牛科(隶属于裸鳃目 Nudibnanchia)
Doridopsis aurantiaca (Eliot) 橘色仿海牛(隶属于仿海牛科 Doridopsididae)
Dorlimomab Aritox［商名］阿托度单抗(免疫调节药)
dormancy *n*. ①休眠 ②不活动,休止‖ ～ immunological 免疫潜伏性/～ temporary 暂时蛰伏
dormant［拉 dormire to sleep］*a*. ①休眠的 ②不活动的,休止的‖ ～ volcano 休眠火山
Dormia basket 多米尔网篮(取石网篮导管)
dormifacient *a*. 促睡眠的,催眠的
dormin *n*. 休眠素,脱落酸,丙烯基,乙基巴比妥酸,吡噻胺
dormiol *n*. 多米奥耳,水合戊烯氯醛(见 chloralamylene hydrate)
dormison *n*. 道米松(见 methylparafynol)
dormitive *a*. & *n*. ①安眠的 ②安眠药,麻醉药
dormitory *n*. 宿舍
dormoron［拉 dormire to sleep + moron］*n*. 迷昏状痴患者
dormozoite *n*. 休眠体
Dorn-Sugarman test［John H. Dorn 美产科医师; Edward J. Sugarman 美化学家］多—苏二氏试验(检胎儿性别)
dorna 去氧核糖核酸(见 desoxyribose nucleic acid)
dornase *n*. 脱氧核糖核酸酶,链球菌 DNA 酶,链道酶(见 deoxyribonuclease)‖ ～, pancreatic 胰脱氧核糖核酸酶
Dornase Alfa［商名］阿法链道酶(酶类药)
Dornavac［商名］*n*. 胰脱氧核糖核酸酶(见 pancreatic dornase)
Dorner's spore stain 多讷氏芽胞染剂
Dorno rays［Carl 瑞士气象学家 1865—1942］多尔诺氏射线(小于 2890 埃单位紫外线)
doromania［希 dōron a gift + mania madness］*n*. 馈赠癖
dors-［构词成分］背(来自拉丁语 dorsum)
dorsa(单 dorsum)［拉］*n*. 背
dorsabdominal *a*. 背腹的
Dorsacaine［商名］*n*. 盐酸丁氧普鲁卡因,盐酸奥布卡因(见 benoxinate hydrochloride)
dorsad *ad*. 向背侧,向背面
dorsal［拉 dorsalis from dorsum back］(简作 D,d) *a*. 背的,背侧的‖ ～ abdominal muscle 腹背肌/～ accessory olivary nucleus 背副橄榄核/～ amnioserosal sac 背羊浆膜/～ aorta 背主动脉/～ arm plate 背腕板/～ artery of clitoris 阴蒂背动脉/～ artery of penis 阴茎背动脉/～-biconvex 背凹形/～ blastoderm 背胚盘/～ blastoporal lip 胚孔背唇/～ blood vessel 背血管/～ bristle 背中鬃/～ carpal arch 背侧腕动脉网/～ carpellary bundle 心皮背维管束/～ cell column 背细胞柱/～ cervical intertransversarii 颈背横突间肌/～ chord 背索/～ column 脊柱/～ column stimulator (简作 DCS) 脊索刺激剂/～ condyle 后髁/～ cuboideonavicular ligament 骰舟背侧韧带/～ cuneocuboid ligament 锲骰背侧韧带/～ cutting plate 背切板/～ diaphragm 背膈/～ digital aponeurosis 指背侧腱膜/～ digital artery 指背动脉/～ digital vein 指(趾)背静脉/～ disk 背盘/～ diverticulum of pancrease 背胰突/～ epithecal plate 上壳背板/～ fascia of foot 足背筋膜/～ fin 背鳍/～ flexure 背曲/～ funiculus 背索/～ ganglion 脊［髓］神经节/～ gill 背鳃/～ gland 背腺/～ gland orifice 背腺孔/～ gray column 背［灰］柱/～ gray commissure 背灰质连合/～ horn 背角/～ hump 背隆起/～ hypothecal plate 下壳背板/～ hysterosmal seta 后半体背毛/～ intercarpal ligament 腕骨间背侧韧带/～ intermediate sulcus 背中间沟/～ interossci 背侧骨间肌/～ invagination 背侧内陷/～ lamellae 背蜡片/～ lamina 背板［线］/～ lateral nucleus 背外侧核/～ ligament 背侧韧带/～ line 背中线/～ lip 背唇/～ longitudinal bundle 背纵束/～ median line 背中线/～ median septum 背正中隔/～ median seta 背中毛/～ mesentery 背［侧］肠系膜,上肠系膜/～ mesocardium 背［侧］心系膜,上心系膜/～ mesoderm 背中胚层/～ metacarpal artery 掌背动脉/～ metacarpal ligament 掌背侧韧带/～ metatarsal ligament 跖骨背侧韧带/～ muscle 背肌/～ nasal artery 鼻背动脉/～ nerve of clitoris 阴蒂背神经/～ nerve of penis 阴茎背神经/～ nerve root 背［神经］根/～ norepinephrine (简作 DNE) 背去甲肾上腺素/～ nucleus 背核/～ nucleus of glossopharyngeal nerve 舌咽神经背核/～ ocellus 背单眼/～ organ 背器［官］/～ ostioles 背臭孔/～ pancreas 背胰/～ pancreatic arteria (简作 DPA) 胰背侧动脉/～ pancreatic bud 背胰芽/～ pedal artery 足背动脉/～ periventricular system (简作 DPS) 背侧室周系统/～ plate 背蜡板,背板/～ pore 背孔,背蜡孔/～ premammillary nucleus (简作 DP) 背侧前的乳头核/～ prolongation 背突/～ radiocarpal ligament 桡腕背侧韧带/～ radioulnar ligament 桡尺背侧韧带/～ ramus 后支/～ root (re. Spinal nerves) (简作 dr, DR) 背根(指脊神经)/～ root reflex 简作 DRR 背根反射/～ rootlets 后根/～ sac 背囊/～ sacrococcygeal ligament 骶尾背侧韧带/～ sacrococcygeal muscle 骶尾后肌/～ scale 背壳/～ scapular nerve 肩胛背神经/～ septum 背正中隔/～ seta 背［刚］毛/～ shield 背板/～ sinus ①背窦 ②围心窦/～ space 背间区/～ spino-cerebellar tract 脊髓小脑后束/～ suture 背缝/～ tarsal ligament 跗背侧韧带/～ tarsometatarsal ligament 跗跖背侧韧带/～ tegumentary nerve 背皮神经/～ trace 背迹/～ trachea 背气管/～ tracheal trunk 背气管干/～ tubercles 背瘤/～ umbilicus 背脐/～ vago-accessory nucleus 迷走副神经背核/～ valve 背瓣/～ venous arch of foot 足背静脉弓/～ venous arch of hand 手足背静脉弓/～ -ventral 背腹的/～ ventral axis 背腹轴/～ ventral side 背腹面/～ vertebra 胸椎/～ vestibular nucleus 前庭内侧核/～ view 背面观/～ white column 背索/～ white commisure 白质后连合/～
dorsalgia *n*. 背痛(与 dorsodynia 同)
dorsalis［拉］*a*. 背的,背侧的‖ ～ digiti hallucis lateralis artery 内侧拇趾背动脉/～ digiti hallucis medialis artery 内侧拇趾背动脉/～ digiti II lateralis artery 外侧第二趾背动脉/～ digiti III lateralis artery 外侧第三趾背动脉/～ digiti IV lateralis artery 外侧第四趾背动脉/～ digiti II medialis artery 内侧第二趾背动脉/～ digiti III medialis artery 内侧第三趾背动脉/～ digiti IV medialis artery 内侧第四趾背动脉/～ digiti minimi medialis artery 内侧小趾背动脉/～ pedis 足背动脉/～ pedis artery (简作 DP) 足背动脉
Dorset's egg culture medium 多塞特氏蛋培养基(培养结核杆菌)
dorsi-［构词成分］背,背侧(与 dorso-同)
dorsibronchus *n*. 背支气管
dorsicoluma *n*. 后柱(脊髓),灰质后连合(见 columna posterior (medullae spinalis))
dorsicommissure *n*. 灰质后连合(脊髓)(见 commissura posterior (medullae spinalis))
dorsicornu *n*.［脊髓］后角
dorsiduct［dorsi + 拉 ducere to draw］*n*. 引向背侧
dorsiflexion *n*. 背［侧］屈
dorsimesad *n*. 向背中线
dorsimesal *a*. 背中线的(见 dorsomesial)
dorsimeson［dorsi- + 希 meson middle］*n*. 背中线
dorsiscapular *a*. 肩胛背侧的
dorsispinal *a*. 脊柱背侧的
dorsiventral *a*. 背腹的
dorso-［拉］［拉 dorsum 背］［构词成分］背,背侧(见 dorsi-)
dorso-alar-region *n*. 背翅部
dorso-anterior *a*. 背向前的(胎位)
dorso-basal ramus 后底支
dorsocaudal *a*. 背尾端的
dorsocentral bristle 背中鬃‖ ～ region 背中部/～ seta 背中毛
dorsocentrals *n*. 背中鬃
dorsocephalad［dorso- + 希 kephalē head］*ad*. 向头后,向枕部
dorsocervical *a*. 颈背面的
dorsoduct *n*. 引向背侧(与 dorsiduct 同)
dorsodynia *n*. 背痛(见 dorsalgia)
dorsoglandularia *n*. 背腺毛
dorsohumeral region 背肩部
dorso-intercostal *a*. 背［与］肋间的
dorsolateral *a*. 背外侧的‖ ～ cell column 背外侧细胞/～ column 背外侧束,楔状束/～ funiculi (简作 DLF)［脊髓］背外侧索/～ groove 背外侧沟/～ nucleus 背外侧核/～ sulcus 背外侧沟
dorsolateralia *n*. 背侧板
dorsolum *n*. 中胸盾片
dorsolumbar *a*. 背腰的
dorsomedial nucleus 背内侧核
dorsomedian *a*. 背中线的(与 dorsomesial 同)
dorsomesial *a*. 背中线的‖ ～ cell column 背内侧细胞柱
dorsomeson *n*. 背中线
dorsomyotomy *n*. 背肌切开术
dorsomytomy *n*. 背脊切开术
dorsonasal *a*. 鼻梁的,鼻背的
dorsonuchal *a*. 项背的,颈后的

dorso-occipital *a*. 背部头后的,单枕[部]的
dorsopleural line 背侧线 ‖ ~ suture 背侧缝线
dorsoposterior *a*. 背向后的(胎位)
dorsoradial *a*. 手背桡侧的
dorsoscapular *a*. 肩胛背侧的
dorsothoracic *a*. 背胸的
dorsoulnar *a*. 手背尺侧的
dorsoventrad *n*. 由背向腹
dorsoventral(简作 DV) *a*. 背腹侧的,后前位的(见 posteroanterior) ‖ ~ groove 背腹沟/ ~ muscles 背腹肌
dorsulfas *n*. 三磺合剂(磺胺乙酰、磺胺嘧啶、磺胺甲基嘧啶合剂)(见 acet-dia-mer-sulfonamides)
dorsum(复 dorsa)[拉] *n*. 背,背面,后缘 ‖ ~ ephipii (~ sellae) 鞍背/ ~ ilii 髂背(髂骨外面)/ ~ linguae(dorsum of tongue)舌背/ ~ manus 手背/ ~ nasi 鼻梁,鼻背/ ~ of foot 足背/ ~ of hand 手背/ ~ of tongue(dorsum linguae)舌背/ ~ pedis 足背/ ~ penis 阴茎背/ ~ scapulae (facies dorsalis (scapula)) 肩胛[骨]背部/ ~ sellae 鞍背
DORV 右室双出口(见 double outlet right ventricle)
doryl *n*. 多里耳,碳酰胆碱,氯化氨甲酰胆碱(见 carbachol)
Doryrhamphus excisus (Kaup) 黑腹吻海龙(隶属于海龙科 Syngnathidae) ‖ ~ japonicus (Araga et Yoshino) 日本吻海龙(隶属于海龙科 Syngnathidae)/ ~ melanopleura (Bleeker) 矛吻海龙(隶属于海龙科 Syngnathidae)
Dorythenes hydropicus 曲牙锯天牛 ‖ ~ paradoxus 大牙锯天牛
Dorzolamide [商名] *n*. 多佐胺(抗青光眼药)
DOS date of surgery 手术日期 / dioctyl sebacate 癸二酸二辛酯 / Division of Operational safety 手术安全科
dos. dosage *n*. 剂量 / dosis *n*. 剂量
dosage 简作 dos *n*. 剂量 ‖ ~ compensation 剂量补偿/ ~-dumping 药物倾泻/ ~ effect 剂量效应/ ~, electric 电[力]剂量/ ~ form 剂型/ ~ indifference (Y 染色体)剂量无关/ ~, permissible 容许剂量/ ~ profile 剂量图/ ~ regimen 给药方案/ ~ relations of genes 基因的剂量关系/ ~-response curve 剂量反应曲线/ ~, safe tracer 安全示踪剂量/ ~ schedule 给药时间表/ ~-sensitive locus 剂量敏感位点/ ~-sensitive sex reversal gene 剂量敏感性反转基因/ ~ sensitivity 剂量灵敏度/ ~, threshold 阀量
dosaged dissection of corneal circular ligament 角膜环形韧带定形切开术
DOSC 杜氏油酸血清复合物(细菌学)(见 Dubois oleic serum complex)
dose [希 dosis a portion](简作 D,d) *n*. 量,[一次]剂量,一剂 ‖ absolute ~ homogeneity 绝对剂量均匀性/ ~, absolute lethal 绝对致死剂量/ ~, absorbed 吸收量/ ~, acute 急性[辐射]剂量/ ~, air (free-air ~; in-air ~) 空气量(X 线或 γ 线)/ ~, amitogenic 核裂制止量/ ~, annual maximum permissible 年最大容许剂量/ ~, average 平均量/ ~, B B 量(足使亚铂氰化钡剂自绿色变为红棕色的放射量(已废用)/ ~, booster 激发[剂]量/ ~ calculation 剂量计算/ ~, carcinoma 治癌量/ ~, challenging 攻击量/ ~, cumulative 累积剂量/ ~, cumulative radiation 累积辐射剂量/ ~, daily 一日量/ ~, depth 深度[剂]量/ ~ detector 剂量计/ ~ distribution 剂量分布 / ~, divided 均分[剂]量/ ~, doubling 加倍剂量/ ~ effect curve 剂量效应曲线/ ~-effect curve 剂量—反应曲线/ ~-effect relationship 剂量—效应关系/ ~, effective 有效量/ ~, effective median (缩 ED_{50}) 半数有效量/ ~, emergency 应急[剂]量/ ~ enhancement factor 剂量增益因素/ ~, epilating 脱毛[剂]量/ ~, epilation 脱毛[剂]量/ ~ equivalent (简作 DE) 剂量当量,等价剂量/ ~ equivalent limit 剂量当量限值/ ~ equivalent rate 剂量当量率 / ~, erythema 红斑量/ ~ escalating 剂量升级/ ~, exit 出口量(测量放射线经过身体射出的剂量)/ ~, exposure 照射剂量/ ~, fatal (lethal ~) 致死量/ ~, field 总面积量/ ~, focal 局灶量/ doses, fractional 分数[剂]量/ ~ fractionation 剂量分割/ ~ fractionation pattern 剂量分割方式/ ~, free-air (air ~) 空气量/ ~, full 足量/ ~, given (sulface ~) 表面量/ ~, in-air (air ~; free-air ~) 空气量/ ~, ineffective 无效量/ ~, integral 整合剂量,积分剂量/ ~, integral (volume ~) 体积量,总量/ ~, integral absorbed 总吸收量/ ~, intoxicating 中毒量/ ~, L + 致死限量(白喉毒素)/ ~, large 大剂量/ ~, lethal 致死量/ ~, 50% lethal 半数致死量/ ~, lethal, median (缩 LD_{50}) 半数致死量/ ~, lethal, minimum (缩 MLD) 最小致死量/ ~, Lf 絮凝量/ ~, limes nul (缩 Lo) 无毒限量(白喉毒素)/ ~ limit 剂量限值,剂量范围/ ~ limit equivalent concentration (简作 DLEC) 剂量限度当量浓度/ ~ limited (简作 DL) 限量/ ~ limiting factor 剂量限定因素/ ~, Lo (简作 Dlo) 无毒限量/ ~, local 局部[剂]量/ ~ localization 剂量定位/ ~ localization characteristic 剂量定位特性/ ~, Lr (简作 DLr) 皮肤红肿量/ ~, maintenance 维持量/ ~, maximum 最大量,极量/ ~, maximum permissible 最大容许量/ ~, mean lethal 平均致死量/ ~ measurement 剂量测量/ ~, median curative (缩 CD_{50}) 半数治愈量/ ~, median fatal (缩 FD_{50}) 致死量/ ~, median infective 半数感染量/ ~, median lethal 半数致死量/ ~, median tissue culture infective 半数组织培养感染量/ ~, medium 中等量/ ~ meter 剂量计/ ~, minimal (minimum ~) 最小[有效]量/ ~, minimal infective (MLD) 最小感染量/ ~, minimum lethal (MLD) 最小致死量/ ~, minute ①分剂量 ②微量/ ~ modification factor 剂量变更因子/ ~ modifying factor 剂量修正因素/ ~ monitor 剂量监测仪/ ~, optimum (optimal) 最适量/ ~, organ tolerance 器官耐受量/ ~, over 过量/ ~, pastille 锭[剂]量(使亚铂氰化钡锭剂自绿色变为红棕色的放射量)(已废用)量/ ~, percentage depth 百分深度[剂]量/ ~ point 点剂量/ ~, preventive 预防[剂]量/ ~, priming 初次剂量/ ~, provocative 激发[剂]量/ ~ quasithreshold 准阈剂量,未显效剂量/ ~ rate 剂量率,放射量率/ ~-rate dependence 剂量率相依性/ ~ rate dosimeter 剂量率剂量计/ ~ rate in 入射剂量率/ ~-rate, maximum permissible constant 放射量率(单位时间内最大容许照射恒定量率)/ ~ rate monitor 剂量率监测仪/ ~ rate out 出射剂量率/ ~, reacting 反应量/ ~ reduction factor (简作 DRF) 剂量缩减因子/ ~-relationship 剂量应答关系/ ~, repeated 多次量/ ~ response curve (简作 DRC) 剂量反应曲线/ ~ response relation 剂量反应关系/ ~ response relationship 剂量反应关系/ ~, sensitizing 致敏量/ ~, single 单次量/ ~, skin 皮肤量/ ~, small 小剂量/ ~ step 剂量级/ ~, sublethal 次致死量/ ~, subsequent 继续量/ ~, surface 表面量/ ~ target maximum 靶最高剂量,靶最高吸收剂量/ ~ target mean 平均靶剂量,平均靶吸收剂量/ ~ target minimum 靶最低剂量,靶最低吸收剂量/ ~, therapeutical 治疗[剂]量/ ~, threshold 阈量/ ~, threshold erythema 红斑阈量/ ~, tissue (depth ~) 组织量,深度[剂]量/ ~, tolerance [可]耐受量/ ~, total field 照射野总量/ ~, total skin 皮肤总量/ ~, toxic 中毒量/ ~, tumour 肿瘤量靶最高剂量,靶最高吸收剂量/ ~ value 剂量值/ ~, volume (integral ~) 体积量,总量/ ~, x-ray X 线[剂]量
doser *n*. 剂量器,加药器
Dosergoside [商名] *n*. 度麦角胺(5 羟色胺拮抗剂)
dosi pedetim crescente (简作 dpc) [拉]剂量逐渐增加
dosifilm *n*. 胶片[感光]剂量计
dosimeter *n*. 放射量计,剂量计(见 dosemeter) ‖ ~, condenser 电容量放射量计/ ~, integrating 全套放射量计
Dosimeter Corporation of America (简作 DCA) 美国剂量仪器公司
dosimetric *a*. 剂量测定法的 ‖ ~ detector 剂量探测器/ ~ measurement 剂量测量/ ~ system 剂量系统
dosimetrist *n*. [放射]剂量测定者
dosimetry [希 dosis dose + metron measure] *n*. ①剂量测定[法] ②剂量学 ‖ ~ program 剂量测定程序/ ~ system 剂量测量系统
dosing interval 给药时间间隔
Dosinia japonica (Reeve) 日本镜蛤(隶属于帘蛤科 Veneridae) ‖ ~ laminata (Reeve) 薄片镜蛤(隶属于帘蛤科 Veneridae)
dosiology *n*. 剂量学
dosis [拉;希](简作 D) *n*. 量,[一次]剂量,一剂(见 dose) ‖ ~ curativa (therapeutical dose) 治愈量,治疗[剂]量/ ~ efficax (~ curativa) 有效量,治愈量/ ~ initialis (initial dose) 首次量/ ~ lethalis (fatal dose) 致死量/ ~-mortality curve 致死剂量曲线/ ~ necrotisans minima 坏死限量,最小坏死量/ ~ neutralisata 中和量/ ~ non-neutralisata 非中和量/ ~ plena (full dose) 足量/ ~ prophylactica (prophylactic dose) 预防[剂]量/ ~ reactans minima (简作 DRM) 最小反应量/ ~ refracta (fractional doses) 分数[剂]量/ ~ suberythematosa 亚红斑量/ ~ sustentativa (maintenance dose) 维持量/ ~ tolerata [可]耐受量/ ~ toxica 中毒量
DOSM dihydrodesoxystreptomycin *n*. 双氢脱氧链霉素 / dioxystreptomycin *n*. 二羟链霉素
Dosmalfate [商名] *n*. 多司马酯(制酸药)
dossier [法] *n*. 病史表册,病历夹
Dosulepin [商名] *n*. 度硫平(抗忧郁药)
DOT domain-tip technology 畴兴技术(计算机) / doxycycline *n*. 强力霉素,去氧土霉素(见 deoxytetracycline)
dot *n*. 小点 ‖ ~-blot 圆点印迹法/ ~ blot assay 斑点印迹测定法/ ~-blot hybridization 点印杂交/ ~ blotting 点渍法,斑点印迹法/dots, creek 遗传性视网膜小点/ ~ density method 点密度法/ ~ enzyme immunobinding assay 斑点酶免疫结合试验/ ~ frequency 点频率/dots, Gunn's 格恩氏小点(斜照黄斑时可见辉耀白点)/ ~ hemorrhage 点状出血/ ~ hybridization 斑点杂交/ ~ immunogold-silver staining 斑点免疫金银染色法/ ~ immunogold

staining 斑点免疫金染色法/ ~ interlacing 隔点扫描/dots, Maurer's 毛雷尔氏小点(恶性疟的红细胞内红色不规则小点)/ ~ pattern 光点图形/ ~ rectification 点发光度增强/ ~ s, Schüffner's 薛夫讷氏小点(间日疟原虫在红细胞内的细小红点)/ ~ s, Trantas' 特兰塔斯氏点(春季卡他性结膜炎角膜缘部石灰状小白点)/ dots, Ziemann's 济曼氏小点

dotage ***n***. 衰老,老耄

dotard ***n***. 衰老者

Dotarizing [商名] ***n***. 多他立嗪(钙通道拮抗剂)

DOTC deoxyoxytetracycline ***n***. 强力霉素,去氧土霉素(见 doxycyline) / diethyl-oxatricarbo-cyanine ***n***. 二乙氧杂三碳花氰

dote ***vi***. 智力衰退, 溺爱

Dothideaceae ***n***. 座囊菌科(一种菌类)

dothienenteria [希 dothiēn a boil + enteron intestine] ***n***. 伤寒(旧名)(与 dothienenteritis 同)

dothienesia [希 dothiēn boil] ***n***. 疔病(见 furunculosis)

Dothiepin [商名] ***n***. 度硫平(抗忧郁药)(见 dosulepin)

dothiepin hydrochloride 盐酸度硫平

Dothioraceae ***n***. 小穴壳菌科(一种菌类)

Dotilla wichmanni (**de Man**)韦氏毛带蟹(隶属于沙蟹科 Ocypodidae)

Dotitron ***n***. 光学数据输出器

dotriaconta-[构词成分] 32,三十二

DOTS 短程直接观察治疗法(见 direct observed treatment short-course)

dotted (简作 Dt) ***n***. 斑点(基因) ‖ ~ cataract 点状白内障

dotting hybridization 打点杂交

dotty ***a***. 有点的,疯疯癫癫的

dotutamine ***n***. 多巴酚丁胺

double (简作 d, dbl) ***n***., ***a***., ***ad***., ***vt***., ***vi***. 两倍,两倍的, 双倍地,使……加倍,变成两倍 ‖ ~ accelerator 双重加速器/ ~ acting 简作 da, DA 双重作用/ ~ -angled 双角的/ ~ -antibody (简作 DA, DAB) 双抗体/ ~ antibody magnetic particle (简作 DAMP) 双抗体磁粒子/ ~ antibody method 双抗体法/ ~ antibody radioimmunoassay 双抗体放射免疫测定法/ ~ antibody solid phase (简作 DASP) 固相双抗体/ ~ aperture diaphragm 双孔遮光板/ ~ atrial shawow 双心房影/ ~ auxotroph 双重营养缺陷型/ ~ -balloon catheter 双球囊导管/ ~ balloon T tube 双囊 T 型管/ ~ bar 重棒眼/ ~ -barelled microelectrode 双管微电极/ ~ barrelled gun sign 双管枪征,平行管征/ ~ beam accelerating system 双束加速系统/ ~ -beam microspectrophotometer 双光束显微分光光度计/ ~ -beam oscilloscope 双线示波器/ ~ -beam spectrophotometer 双束分光光度计/ ~ -bending 双弯曲,二段弯曲/ ~ -bending gastroscope 二段弯曲式胃镜/ ~ -bending gastroscopy 二段弯曲式胃镜检查/ ~ blind (简作 d-b, DB) 双盲,双盲法,双盲组,双盲的/ ~ -blind evaluation 双盲法评价/ ~ -blind study 双盲试验/ ~ -blind test (简作 DBt) 双盲试验/ ~ -blind trial 双盲试验/ ~ bonding (简作 DB) 双键/ ~ break 双断裂/ ~ cataphoria 交替性下隐斜/ ~ -cavity laser 双谐振腔激光器/ ~ cervix 双宫颈/ ~ channels (lumina) endobroncheal tube 双腔支气管导管/ ~ coated film 双面涂层胶片/ ~ coiled spiral 双重卷曲螺旋/ ~ colonization 两度定居/ ~ concave (简作 DCc, DCC) 双凹的/ ~ cone 双锥体(视网膜)/ ~ contour 双轮廓/ ~ contour sign 双边征/ ~ contoured shadow 双轮廓阴影/ ~ contrast (简作 DC) 双重对比/ ~ -contrast 双重对比/ ~ -contrast gastrointestinal study 双重对比胃肠造影/ ~ contrast arthrography 双对比关节造影[术] / ~ contrast barium-enema examination 双重对比钡灌肠检查/ ~ contrast cystography 双对比膀胱造影[术] / ~ contrast enema (简作 DCE) 双对比灌肠/ ~ contrast enteroclysis 双对比灌肠[剂] / ~ contrast examination 双对比检查/ ~ contrast knee joint arthrography 双对比膝关节造影[术] / ~ contrast left cardioangiography 左心血管双对比造影[术] / ~ contrast preparation 双重对比制剂/ ~ contrast pyelography 双对比肾盂造影[术] / ~ contrast radiography 双对比 X 线造影[术] / ~ contrast roentgenography 双对比 X 线造影[术] / ~ contrast technique 双对比技术/ ~ contrast tomography 双对比体层摄影[术] / ~ contrast visualization 双对比显示/ ~ convex 双凸的/ ~ convex (lens) (简作 DCx) 双凸镜/ ~ cross 双杂交/ ~ cross hybrid 双杂交种/ ~ crossing over (简作 DCO, DOC) 双交换/ ~ crossing over tetrad 双交换四分体/ ~ crossover 双交换/ ~ cyclic adrenosine monophosphate (简作 db-cAMP) 双环磷酸腺苷/ ~ deck (简作 DD) 双层/ ~ density 双重密度/ ~ dentitions 双重牙列/ ~ -diffused metaloxide semiconductor (简作 DMOS) 双重扩散金属氧化物半导体/ ~ diffusion precipitation test 双向扩散沉淀试验/ ~ diffusion test 双向扩散试验/ ~ dilution 双稀释法,倍比稀释法/ ~ diploid 双二倍体/ ~ diplopia 双眼性复视/ ~ dominant 双显性个体/ ~ -echo sequences 双回波序列/ ~ elevator 双上转肌/ ~ exchange 双交换/ ~ exposure 两次曝光, 两次曝光法/ ~ exposure technique 两次曝光技术/ ~ eyelid operation 双重睑术/ ~ F1 双交杂种第一代/ ~ fertilization 双受精[作用] / ~ film technique 双胶片技术/ ~ filtration plasmapheresis (简作 DFP) 两次过滤血浆置换疗法/ ~ first cousin ①双重亲表兄妹 ②双重亲堂兄妹/ ~ flange 双凹缘/ ~ flash electroretinogram 双闪光视网膜电图/ ~ flower 重瓣花/ ~ focal spot 双焦点/ ~ focus 双焦点/ ~ focus tube 双焦点 X 线管/ ~ -fold eyelids 双眼皮/ ~ fold procedure 重睑术/ ~ fracture 双骨折/ ~ gallbladder 双胆囊/ ~ gastric fluid level 胃双液平面/ ~ -governor 双重调节器/ ~ haploid 双单倍体/ ~ harelip 双兔唇/ ~ heart shadow 双重心影/ ~ -helical 双螺旋的/ ~ helical double helix 双螺旋形的双螺旋/ ~ helix 双螺旋/ ~ -helix hypothesis 双螺旋假说/ ~ heterozygote ①双杂合体 ②双杂合子/ ~ hump 双峰,双极大值/ ~ hybrid 双交杂种/ ~ hyperphoria 交替性上隐斜/ ~ image 重影,复像/ ~ immunodiffusion (简作 DID) 双向免疫扩散/ ~ inheritance 双重遗传性/ ~ -inlet left ventricle 左室双入口/ ~ innervation 双重神经支配/ ~ interlace system 双隔行扫描系统/ ~ invasion 两度侵入/ ~ isotope scintigraphy 双同位素闪烁成像/ ~ labeling 双标记/ ~ labeling method 双标记方法/ ~ -layer 双层的/ ~ layer screen 双层荧光屏/ ~ lenticular screen 双透镜荧屏/ ~ loop whorl 双箕斗/ ~ membrane 双层膜/ ~ methyl violet agar (简作 DV) 双甲基紫琼脂/ ~ minute (简作 DM) 双微体/ ~ -minute chromosome (简作 DM) 双微染色体/ ~ monosomics 双单体生物/ ~ mutant 双重突变型/ ~ outlet right ventricle (简作 DORV) 右室双出口/ ~ outline 双重轮廓/ ~ pelcis and ureters 重复肾和输尿管/ ~ penis 双阴茎/ ~ perforation 双重穿孔,贯穿伤/ ~ perimetry 重复视野检查法/ ~ prism test 双棱镜试验/ ~ plug synapse 双插头式突触/ ~ pole (简作 DP) 双极/ ~ -pole, double throw swith (简作 DPDT) 双极,双闸开关/ ~ puncture laparoscope 双穿刺腹腔镜/ ~ puncture laparoscopy 双穿刺腹腔镜检查/ ~ puncture pelviscope 双穿刺盆腔镜/ ~ pupil 双瞳孔/ ~ quantum process 双量子过程/ ~ rachiotomy saw 双椎骨锯/ ~ reduction 双减数/ ~ refraction of flow 流动双折射/ ~ resonance 双共振/ ~ sac sign 双囊征/ ~ scale 双刻度/ ~ scattering technique 双散射技术/ ~ screen 双面增感屏/ ~ screen cassette 双屏储片夹/ ~ screen technique 双屏技术/ ~ -screened (简作 D/S) 双筛选法/ ~ seam (罐头的)二重卷边/ ~ slot diaphragm 双缝隙光栅/ ~ spiral 二重螺旋/ ~ strand DNA (简作 ds DNA) 双链 DNA/ ~ strand RNA (简作 ds RNA) 双链 RNA / ~ -stranded (简作 DS) 双链的,双股的(脱氧核糖核酸) / ~ -stranded cyclic DNA 双链环状 DNA/ ~ -stranded DNA (简作 ds DNA) 双链 DNA/ ~ -stranded linear DNA 双链线性 DNA/ ~ -stranded RNA (简作 ds RNA) 双链 RNA/ ~ -stranded viruses 双股病毒/ ~ strands 双链,双线,双股(G2 期染色体的) / ~ strength (简作 ds) 加倍强度/ ~ -tail sperm 双尾精子/ ~ tetraploid 双四倍体/ ~ -throw, single throw switch (简作 DPST) 双掷,单掷开关/ ~ time 简作 DT 倍距时间(肿瘤) / ~ touch 双指触诊(阴道与直肠同时指诊) / ~ track sign 双轨征/ ~ trainway line 双轨线/ ~ transposition skin flap 双易位皮瓣/ ~ trisomic 双三体生物/ ~ two-step exercise test 双倍二级梯运动试验/ ~ ureter 双输尿管/ ~ uterus 双子宫/ ~ vagina 双阴道/ ~ vibrations (简作 dv, DV) 双振动(单位) / ~ vision (简作 DV) 复视/ ~ wall image 双壁影象/ ~ wall sign 双壁征/ ~ window 双窗/ ~ window display 双窗显示/ ~ window technique 双窗技术/ ~ X 双 X(染色体)

Double bean yellow mosaic virus 棉豆黄花叶病毒

Dopublepetalous white pomegranate [植药]重瓣白石榴

doublet ***n***. ①双重线 ②双合透镜 ③偶极子 ④偶极天线 ⑤二联体,并联体 ‖ ~, Wollaston's 沃拉斯顿氏双合透镜

doubling dilutions 倍比稀释法 ‖ ~ dosage 加倍剂量/ ~ generation time 对数期细胞倍增时间/ ~ time (简作 dt) 增代时间,倍加时间

doubt ***vt***., ***vi***. & ***n***. 怀疑

doubtful (简作 d) ***a***. 怀疑的,可疑的

doubtless ***ad***. 无疑地

douche [法] ***n***. 冲洗,灌洗 ‖ ~, air 空气冲洗/ ~, alternating (transition ~) 交替冲洗,冷热交替冲洗/ ~ bag 阴道灌洗器/ ~, capillary 毛细管冲洗/ ~, cold 冷冲洗/ ~, eye 眼冲洗/ ~, fan 扇形冲洗/ ~, galvanic [直]流电冲刺[激]法/ ~, hot-air 热气冲刺激法/ ~, jet 喷射冲洗/ ~, mobile 移动冲刺[激]法/ ~, nasal 鼻冲洗/ ~, pharyngeal 咽冲洗/ ~, Plombières 普朗贝尔灌肠冲洗/ ~, rain (shower-bath) 淋浴/ ~, Scotch (transition ~) 冷热交替冲洗/ ~, Tivoli 腹冲击浴法,腹部冲击水疗法/ ~, transition (alternating ~) 冷热交替冲洗, 交替冲洗/ ~, vaginal 阴道冲洗/ ~, water 水冲洗/ ~, Weber's (nasal ~) 韦伯氏

冲洗,鼻冲洗/ ~,wound 创伤冲洗
douching *n*. 冲洗,阴道灌洗
doudynatron *n*. 双负阻管
dough *n*. 生面团
doughnut *n*. 电子回旋加速器环状真空室,电子加速器环状真空室,环形,油煎饼状,空壳(见 donut) ‖ ~ sign 月晕征,环形征
doughy *a*. ①柔软的,生面团似的 ②迟钝的
dougiascele *n*. 阴道后壁膨出
Douglas-bag *n*. 道格拉斯氏气袋(测劳动代谢的集气袋) ‖ ~ bunyavirus 道格拉斯本扬病毒
Douglas' cul-de-sac (pouch) [James Douglas 英解剖学家 1675—1742] *n*. 道格拉斯氏陷凹,直肠子宫陷凹(见 excavatio rectouterina) ‖ ~ fold (plica rectouterina) 道格拉斯氏襞,直肠子宫襞,腹直肌鞘弓状线/ ~ ligament 直肠子宫襞/ ~, line (linea semicircularis) 道格拉斯氏线(半环线) / ~ mechanism (version) [John C. 爱产科医师 1777—1850] 道格拉斯氏机制(横产时偶可发生的自然转向/ ~, septum 道格拉斯氏隔,直肠隔(胎)
Douglas's abscess 道格拉斯氏脓肿(子宫直肠陷窝脓肿)
douglascele *n*. 阴道后壁膨出
douglasitis *n*. 直肠子宫陷凹炎
doundaké *n*. 顿达凯(解热,收敛剂)
dourahina *n*. 杜腊希那(巴西的一种植物药)
Douranta repens L. [拉,植药] 假连翘
dourine *n*. 马类性病,马类锥虫病,马粪性病,马粪锥虫病(见 mal de coit)
DOV 精馏硫酸,蒸溜矾油(见 distilled oil of vitriol)
dove *n*. 鸽子
Dover's powder [Thomas 英医师 1660—1743] 杜佛氏散,复方吐根散
dovetail *n*. 鸠尾,鸠尾扣
Dovinox [商名] *n*. 敌百虫
dowel *n*. 桩 ‖ ~ detached 分[离]桩
Dowell's test [Donald M. 美医师 1904 生] 道韦耳氏试验(后叶激素皮内注射检孕法)
Dowex [商名] *n*. 道威克斯(离子交换树脂)
down[1] *ad*., *n*. *prep*. 向下,下降;向下的;沿着……,……以来 ‖ be ~ in health 身体不好/ be ~ with 因患……而病倒/ mouth ~ 口朝下/ ~-pipe 下流管/ ~-regulate [下]降调节/ ~ regulation 下降调节,衰减调节/ ~ stroke 下行冲程/ ~ time 故障时间/ ~ to 降至,直到/ up and ~ 上下地,起伏/ upside ~ 上端朝下/ ~ with 打倒
down[2] *n*. 胎毛,毳毛,柔毛,羽绒,软毛
downbeat nystagmus 下视性眼球震颤
downer barbiturate 巴比妥酸盐
downeys lymphocytes 道纳氏淋巴细胞
downgrowth *n*. ①向下生长 ②向下生长物
downhill *n*., *ad*. 衰退;向下;下坡的 ‖ ~ transport 下向运输/ ~ varices 下行性静脉曲张
downie body 多内氏小体
Down's syndrome (disease)(简作 DS) 唐氏综合征,达文氏综合征(伸舌样痴呆,先天愚型综合征)
downstairs *ad*. 在楼下,住楼下
downstream *a*. *n*. 下游的,下游区
downtime *n*. (医疗仪器由于发生故障等原因)无法工作的时间
downward *n*., *ad*. 向下;向下地 ‖ ~ dislocation 向下脱位/ ~ displacement of the tricuspid valve 三尖瓣下移/ ~ selection 向下选种
downwards *ad*. 向下
Dowsing bath 道辛氏浴(电光热汽浴)
Dowson's inclusion body encephalitis virus 亚急性硬化性全脑炎病毒(见 Subacute sclerosing panencephalitis virus)
DOX *n*. 多虑平,凯舒(见 doxepin)
dox *n*. 记录影片
Doxacurium Chloride [商名] 多沙氯胺,多库氯铵(神经肌肉阻断药)
Doxaminol [商名] *n*. 多沙米诺(β 受体阻滞剂)
Doxapram [商名] *n*. 多沙普仑,盐酸多普蓝,吗乙苯吡酮(中枢兴奋药)(见 doxapram hydrochloride, stimulexin)
doxapram *n*. 吗啉吡啶酮,吗乙苯吡酮,多沙普仑(中枢兴奋药) ‖ ~ hydrochloride 盐酸多沙普仑,盐酸吗乙苯吡酮
Doxaprost [商名] *n*. 多沙前列素(前列腺素类药)
Doxazosin [商名] *n*. 多沙唑嗪(降压药)
doxazosin mesylate 甲磺酸多沙唑嗪
Doxefazepam [商名] *n*. 度氟西泮(催眠镇静药)
Doxenitoin [商名] *n*. 去氧苯妥英(抗癫痫药)
Doxepin (简作 DOX) [商名] *n*. 多虑平,凯舒
doxepin hydrochloride 盐酸多虑平
doxepinum *n*. 多虑平,舒凯,多塞平(见 doxepin, sinequan, quitaxon)
Doxibetasol [商名] *n*. 多倍他索(肾上腺皮质类药)
Doxifluridine [商名] *n*. 去氧氟尿苷(抗肿瘤药)
Doxinate [商名] *n*. 多库酯钠,磺琥辛酯钠,丁二酸二辛酯磺酸钠(见 dioctylsulfosuccinate sodium)
doxium-500 *n*. 二羟基苯磺酸钙(抗糖尿病视网膜病变药)
Doxofylline [商名] *n*. 多索茶碱(支气管扩张药)
doxogenic [希 doxe opinion + gennan to produce] *a*. 自身概念[所致]的
Doxorubicin [商名] *n*. 多柔比星,阿霉素(抗生素) ‖ ~ hydrochloride 盐酸阿霉素
doxorubicin and lomustine (简作 DL) 阿霉素—洛莫司汀(联合化疗治癌方案)
Doxpicomine [商名] *n*. 多匹可明(镇痛药)
DOXY *n*. 强力霉素(见 doxycycline)
Doxy-II [商名] *n*. 多西环素(见 doxycycline)
Doxycycline (简作 DOT, DOXY) [商名] *n*. 多西环素,脱氧土霉素,6-脱氧-5-羟基四环素,强力霉素(抗生素)(见 deoxytetracycline) ‖ ~ calcium 强力霉素钙/ ~ hyclate (hydrochloride) 盐酸强力霉素
Doxylamine [商名] *n*. 多西拉敏杜克西拉明,抗敏安(抗组胺药)(见 1-(β-dimethylaminonoethyl)-1-phenyl-1-(2-pyridyl) ethane) ‖ ~ succinate 琥珀酸杜克西拉明(抗组胺药)
doxylamine *n*. 多西拉敏(抗过敏药) (见 decapryn)
Doyàre's eminence [Louis 法生理学家 1811—1863] 杜瓦叶尔氏隆凸(神经末梢穿入肌纤维所形成乳头状隆凸)
Doyen's clamp [Eugene Louis 法外科医师 1859—1916] 杜瓦扬氏肠夹(钳) ‖ ~ operation 杜瓦扬氏手术(阴囊鞘膜积水手术) / ~ serum 杜瓦扬氏血清
Doyère's papilla (tuft) 杜瓦叶尔氏乳突(丛)
Doyne's choroiditis [Robert Walter 英眼科学家 1857—1896] 多英氏脉络膜炎
Doyne's familial honeycombed choroiditis 多英家族性蜂窝状脉络膜炎
doz. *n*. 打,十二个(见 dozen)
doze *vi*. & *n*. 打磕睡,磕睡
dozen (简作 doz, dz) *n*. 一打 ‖ by the ~ 论打/in ~s 成打地
DP data processing 资料处理 / deep pulse 深部脉搏,沉脉 / dementia praecox 精神分裂症,早发性痴呆 / Dental Practice (UK journal) 牙科实践(英国杂志名) / Dental Practitioner (journal, new J of Dentistry) 牙科开业医师(杂志名,现为牙科杂志) / Dermatology in Practice 皮肤病学实践(杂志名) / Developmental Psychology 发育心理学(杂志名) / diastolic pressure 舒张压 / difference in potential 势差,电位差 / difference in pressure 压差 / differential pressure 压差,分压 / diffusion pressure 弥散压,扩散压 / diffusion pump 扩散泵 / digestible protein 可消化的蛋白质 / diphenadione *n*. 二苯乙酰茚二酮(抗凝剂) (见 anticoagulant) / diphenolic acid 二酚酸 / diphosgene *n*. 双光气(毒气) / diphosphate *n*. 二磷酸盐 / diplococcus pneumoniae 肺炎双球菌 / dipropionate *n*. 二丙酸氢盐(酯) / directional preponderance 方位性优势 / directione propria 适当指示,以适当的用法 / disability pension 残废者抚恤金 / disopyramide phosphate 双异丙吡胺磷酸盐 / displaced person 移居者 / distal pancreatectomy 远端胰切除术 / distopulpal *a*. 远中髓的 / Doctor of Pharmacy 药学博士 / Doctor of Podiatry 足病学博士 / donor's plasma 供血员血浆 / / dorsal premammillary nucleus 背侧前的乳头核 dorsalis pedis artery 足背动脉/ double pole 双极 / drain pipe 引流管 / dynamic programming 动态规划 / dynamic psychiatry 动态精神病学
dp. 压差,分压(见 differential pressure)
DPA dehydrated phosphoric acid 脱水磷酸 / dichloropropionanilide *n*. 二氯丙酰苯胺 / diphenadione *n*. 二苯乙酰茚二酮 / diphenolic acid *n*. 二酚酸 / diphenyl acetylene 二苯乙炔 / diphenylamine *n*. 二苯胺(硝酸和氯的定量试剂) / dipicolinic acid 二吡啶甲酸,联吡啶羧酸 / dipropylacetate *n*. 醋酸二丙酯 / dipropylamine *n*. 二丙胺 / dorsal pancreatic arteria 胰背侧动脉 / dual photon absorptiometry 双先子液体吸气术
DPAA 二苯醋酸(见 diphenylacetic acid)
DPAG 危险病原体咨询组(见 Dangerous Pathogens Advisory Group)
DPB 弥漫性全细支气管炎(见 diffuse panbronchiolitis)
DPBC 去极化两极神经细胞(见 depolarizing bipolar cell)
DPBS 杜比冠氏磷酸盐缓冲盐水(见 Dulbecco phosphate buffered saline)
DPC data processing center 数据处理中心 / delayed primary closure 延

迟一次闭合 / dendritic phagocytic cell 树突状吞噬细胞 / diphenyl carbazone 二苯基卡巴腙 / diphosphoglyceric acid 二磷酸甘油酸 / Division of Poison Control (OPS/FDA) 毒物控制科(产品安全食品和药物管理处)

dpc. [拉] 剂量逐渐增加(见 dosi pedetim crescente)

DPCM 数字脉冲码变换(见 digital pulse-code modulation)

DPD data processing division 数据处理分布 / Department of Public Dispensary 公共医务所管理处 / diethyl-phenylenediamine ***n.*** 二乙基次苯基二胺 / diffuse pulmonary disease 弥漫性肺部疾病 / Diploma in Public Dentistry 公共牙科文凭

DPDA 偶磷肼酐(见 phosphoro-diamidic anhydride)

dp/dl 收缩期间心肌的弹性系数(见 modulus of muscle elasticity during contraction)

DPDT 双极,双闸开关(见 double-pole, double throw swith)

dp/dt 压力变化率,[心内]压力升高速率(见 rate of pressure change)

DPE data processing equipment 数据处理装置 / dipivalyl epinephrine 双三甲基乙酰肾上腺素,二特戊肾上腺素 / dipropyl ether 丙醚 / drip-proof equipment 不透水装置

Dper/Vac 白喉百日咳疫苗(见 diphtheria and pertussis vaccine)

DPF Hemo 舒张充盈期(血液动力学)(见(hemodynamic) diastolic filling period)

DPFP ***n.*** 二异丙基氟代磷酸酯(见 diisopropylfluorophosphate)

DPG diphenylguanidine ***n.*** 二苯胍,促进剂 D / Diphosphatidylglycerol ***n.*** 二磷酸酰甘油,心磷脂(见 cardiolipin) / diphospho-glycerate ***n.*** 二磷酸甘油酯 / diphospho-glyceric acid 二磷酸甘油酸 / displacement placentogram 移位胎盘造影片

1,3-DPG ***n.*** 1,3-二磷酸甘油酯(见 1,3-diphosphoglycerate)

2,3-DPG 2,3-diphosphoglycerate ***n.*** 2,3-二磷酸甘油酸酯 / 2,3-diphosphoglyceric acid 2,3-二磷酸甘油酸

DPGA 二磷酸甘油酯(见 diphospho-glycerate)

DPGE ***n.*** 异常纤维蛋白溶酶原血症(见 dysplasminogenemia)

DPGM ***n.*** 二磷酸甘油酯变位酶(见 diphospho-glycero-mutase)

DPGP 二磷酸甘油酯磷酸酶(见 diphospho-glycerate phosphatase)

DPH department of public health 公共卫生部 / 1,6-diphenyl-1,3,5,-hexatriene ***n.*** 1,6 二苯-1,3,5-己三烯 / diphenyl-hydantoin ***n.*** 苯妥英 / diphenyl hydantoin sodium 大仑丁,苯妥英钠 / Diploma in Public Health 公共卫生学文凭 / Doctor of Public Health 公共卫生博士

"D" phase (流感病毒)诱导期

DPHN 公共卫生护理部(见 Department of Public Health Nursing)

D Phys Med 物理医学文凭(见 Diploma in Physical Medicine)

DPID ***n.*** 丙咪嗪(见 imipramine)

DPIR 数据处理与情报检索(见 data processing and information retrieval)

DPK 二丙基甲酮,庚酮(见 dipropyl ketone)

DPL dipalmitoyl lecithin 二棕榈酰卵磷酯 / dipalmitoyl phosphatidyl lipid 二棕榈基磷脂酰类脂[化合]物 disto-pulpo-lingual ***n.*** 远中髓舌的

DPLa ***a.*** 远中髓唇的(见 distopulpolabial)

DPLN 弥漫增生型狼疮性肾炎(见 diffuse proliferative lupus nephritis)

DPM data processing machine 数据处理机 / digital panel meter 数据平板计量器 / diphenyl methane 二苯基甲烷 / Diploma in Psychological Medicine 心理医学文凭 / Doctor of Pediatric Medicine 儿科学博士 / Doctor of Podiatric Medicine 足医学博士

dpm. 每分钟衰变(放射活性)(见 disintegrations per minute, radioactivity)

DPMA 数据处理管理协会(见 Data Processing Management Association)

DPMPA ***n.*** 二异戊基甲基磷酸酯(见 diisopentylmethylphosphonate)

DPN diabetic polyneuropathy 糖尿病多神经病 / diphosphopyridine nucleotide (now NAD) 二磷酸吡啶核甙酸,辅酶 I(现称 NAD)

DPN ase diphosphopyridine nucleotidase 二磷酸吡啶核甙酸酶 / nicotinamide adenine dinucleotidase 烟酰胺腺嘌呤二核甙酸酶

DPN kinase DPN 激酶,辅酶 I 激酶

DPN-pyrophosphorylase ***n.*** 辅酶 I 焦磷酸化酶

D-15 panel test D-15 色盘试验

DPNH ***n.*** 二硝基苯肼(见 dinitro-phenyl-hydrazine)

DPNH-cytochrome b5-reductase 细胞色素 b5 还原酶 ‖ ~-cytochrome c-reductase 细胞色素 c 还原酶

DPNR 还原型二磷酸吡啶核甙酸(现称 NADH)(见 diphospho-pyridine nucleotide reduced (now NADH))

DPO delayed pulse oscillator 延迟脉冲发生器 / dimethoxyphenyl penicillin 二甲氧苯青霉素 / diphenyloxazole ***n.*** 二苯噁唑

DPP diastase pepsin et pencreatini 多酶丸 / dimethoxy-phenyl penicillin 甲氧苯青霉素,新青霉素 I / diphenylphosphine ***n.*** 二苯膦

DPPA 联苯磷酰基叠氮化物(见 diphenyl phosphoryl azide)

DPPC 双十六酰磷脂酰胆碱(一种肺表面活性物质)(见 dipalmitoyl phosphatidyl choline)

DPPD ***n.*** 联苯基苯二胺(见 diphenyl-phenylene-diamine)

DPQ ***n.*** 二苯基苯醌(见 diphenylbenzoquinone)

DPR 牙科产品报道(杂志名)(见 Dental Products Report (journal))

DPRAI 牙医医疗用品导报(美杂志)(见 Dental Products Report with Annual Issue)

DPS data processing system 数据处理系统 / delayed primary suture 延迟性初期缝合术 / descending perineum syndrome 会阴下降综合征 / diffuse projection system 弥漫性(非特异性)投射系统(神经) / dimethylpolysiloxane ***n.*** 二-甲聚硅氧烷 / diphenyl sulphone 二苯砜,杀虫砜 / disintegrations per second 衰变/秒,每秒衰变数 / Division of Pharmaceutical Sciences (FDA) 药物科学部(食品与药物管理局) / dorsal periventricular system 背侧室周系统

DPSO 二苯亚砜(见 diphenyl sulphoxide)

DPST 双掷,单掷开关(见 double-throw, single throw switch)

dpst. ***n.*** 沉淀,沉淀物(见 deposit)

DPT diphenylthiourea ***n.*** 二苯硫脲 / diphosphothiamine ***n.*** 二磷酸硫胺素 / diphtheria, pertussis and tetanus vaccine 白喉,百日咳,破伤风疫苗,白百破三联疫苗 / diphtheria phosphate toxoid 白喉类毒素磷酸盐 / dipropyl-tryptamine ***n.*** 二丙基色胺 / dumping provocation test 倾倒综合征激惹试验

DPTA diethylene-triamine pentaacetic acid 二乙撑三胺五乙酸 / 1,3-propylenediamine-2-oltetraacetic acid 1,3-丙二胺-2-醇-四乙酸

dpth. ***n.*** 深度(见 depth)

DPTI diastolic pressure time index 舒张压时间指数 / Doppler power tissue imaging 多普勒能量组织成像

dptr. ***n.*** 屈光度(见 dioptre)

dpts. ***n.*** 沉淀,沉淀物(见 deposits)

DPU 显示处理装置(见 display processing unit)

DPWV 快速充盈期后壁舒张平均速度(见 mean diastolic posterior wall velocity during rapid filling period)

DQ deterioration quotient 痴呆商数 / developmental quotient 发育商数

Dq 准阀剂量(见 quasithreshold dose)

DQD 指(趾)方肌测定(见 digital quadrature detection)

DQC-K 青霉素 V 钾盐(见 penicillin V potassium salt)

DQE 检测量子效率(见 detective quantum efficiency)

Dqt 准阀剂量,未显效剂(见 quasi-threshold dose)

DR dark red 深红色 / data recorder 数据记录器 / deficiency ratio 缺乏比值(食物) / degeneration reaction 变性反应 / degradation reaction 降解反应 / delivery room 分娩室 / density recorder 密度记录器 / Dental Radiography 牙医放射照相术(美杂志) / Dental Record (journal, now J of Dentistry) 牙科病史(杂志名,现称牙科杂志) / detector response 指示器反应 / diabetic retinopathy 糖尿病性视网膜病 / diabetic rubeosis 糖尿病性颜面发红 / diagnostic radiology 放射诊断学 / digital radiography 数字式 X 线摄影术 / digital resolver 数字分解器 / dining room 饭厅 / Diploma in Radiology 放射学文凭 / direct reckoning 直接计算 / Doldsche Trubungsreaktion 多尔多混浊反应(德)

Dr doctor ***n.*** ①医师 ②博士 / dressing ***n.*** 敷料,敷裹

dr. deep red 深红色 / degree ***n.*** 度,程度 / distant reading 遥测读数 / dorsal root 背根(指脊神经)(见 re. Spinal nerves) / dram ***n.*** 英钱 / dressing ***n.*** 敷料

D/R 正面的或反面的,正向的或反向的,直向或反转(见 direct or reverse)

Dr ap 打兰药衡(见 drachm apothecarias weight)

Draba L. ***n.*** 葶苈属 ‖ ~ nemorosa L. 葶苈

Dracaena ***n.*** 朱蕉属 ‖ ~ cambodiana Pierre [植药] 柬埔寨龙血树(植)药用部分:树脂—血竭/ ~ cambodiana Pierre ex Gagnep. [拉,植药] 海南龙血树/ ~ draco 龙血树/ ~ terminalis (Cordyline terminalis) 朱蕉

drachm [希 drachmē] ***n.*** 英钱(见 dram) ‖ ~ apothecarias weight (简作 dr ap) 打兰药衡

drac(h)orhodin ***n.*** 龙血树深红素

Dracocephalum integrifolium Bunge [拉,植药] 全叶青兰 全草入药—全叶青兰 ‖ ~ moldavica L. [拉,植药] 香青兰 药用部分:地上部分—香青兰/ ~ rupestre Hance [拉,植药] 毛建草/ ~ tanguticum Maxim [拉,植药] 甘青青兰 药用部分:地上部分—甘青青兰

draconic acid 茴香酸,对甲氧基苯甲酸

dracontiasis [希 drakontion (little dragon) tapeworm] ***n.*** 麦地那龙线虫病,麦地那丝虫病(见 dracunculiasis)

dracontisomus ***n.*** 腹膜正中裂

Dracontium *n*. 龙莲属(天南星科) ‖ ~ foetidum (Symplocarpus; skunk cabbage) 臭菘
dracuncular *a*. 麦地那龙线虫的
dracunculiasis *n*. 麦地那龙线虫病
Dracunculidae *n*. 龙线科
Dracunculoidea *n*. 龙线虫总科
dracunculosis *n*. 麦地那龙线虫病(见 dracunculiasis)
Dracunculus [拉 little dragon] *n*. 龙线属 ‖ ~ loa 罗阿龙线虫,罗阿丝虫/ ~ medinensis (Filaria medinensis) 麦地那龙线虫/ ~ oculi 眼龙线虫,眼丝虫/ ~ persarum 波斯龙线虫
Draflazine [商名] *n*. 曲氟嗪(冠脉扩张药)
draft (简作 D,dt) *n*. & *vt*. ①顿服剂,饮剂 ②穿堂风 ③草稿,通讯 ④起草(见 draught) ‖ ~, black 黑色顿服剂(复方番泻叶浸剂)/ ~ s, common 穿堂风/ ~, effervescing 泡腾顿服剂/ ~, mustard 芥子影膏,芥子泥罨 / ~ Riverius 里佛留斯氏顿服剂,枸橼酸钠溶液
drag[1] *n*. 型盒底(牙科)
drag[2] (简作 D) *vt*. & *n*. 拖,拉,阻力 ‖ ~ coefficient (简作 dc) 阻力系数/ ~ on 延长,拖长
dragée *n*. 糖衣丸,糖锭剂
Dragendorff's test [Johann Georg Noël 德医师 1836—1898] 德腊根道夫氏试验(检胆色素)
dragging pain 牵引痛
dragon *n*. 龙
Dragon's blood [植药] 血竭,麒麟竭 ‖ Dragon's bone [动药] 龙骨 /Dragon's teeth [动药] 龙齿
Dragonhead herb [植药] 全叶青兰
dragonneau *n*. 麦地那龙线虫(见 Filaria medinensis)
drain *n*. & *vt*., *vi*. ①引流管,引流物 ②排水沟 ③泄水,排水 ④引流,导液 ‖ ~ away 流尽,排尽/ ~ capillary 毛细引流管/ ~, cigar 雪茄式引流管/ ~, cigarette 卷烟式引流管/ ~, closed 阴沟,暗渠/ ~ cock (简作 DC) 排泄开关/ ~, controlled 控制式引流管/ ~, house 居宅暗沟/ ~, Mikulicz's 米库利奇氏引流[敷料]/ ~, Mosher 莫希尔氏引流管/ ~ off 排除/ ~, open 阳沟,明沟/ ~, Penrose 彭罗斯氏引流管/ ~ pipe (简作 DP) 引流管/ ~, quarantine 隔离引流管/ ~, stab wound (stab ~) 刺创引流管 / ~, subsoil 地下排水沟/ ~, sump 深坑引流管/ ~-trap stomach 滴状胃/ ~, Wylie 魏利氏引流管
drainage *n*. ①引流[法],导液[法] ②排水设备 ‖ ~ aspiration (suction ~) 吸引导液法,吸引引流法/ ~, basal 脑底引流法/ ~, button 钮式引流法/ ~, capillary 毛细管引流法,毛细管导液法/ ~ catheter 引流管/ ~, closed 关闭引流法/ ~, continuous suction (Wangensteen ~) 持续吸引引流法,旺根斯滕氏引流/ ~, free 通畅导液法,通畅引流法/ ~, funnel 漏斗引流法/ ~, house 室内下水装置/ ~, Monaldi's 莫纳迪氏肺结核空洞引流法/ ~, negative pressure 负压吸引法/ ~, open ①开放导液法,开放引流法 ②明沟/ ~, postural 姿势导液法,体位引流法/ ~, suction 吸引引流法/ ~, syphon 虹吸导液法,虹吸引流/ ~, through 贯穿导液法,贯穿引流法/ ~, tidal 潮式引流法/ ~-tube 引流管/ ~-tube, elastic 橡皮引流管,弹性引流管/ ~-tube, glass 玻璃引流管/ ~, vaginal 阴道引流法/ ~, vesicocelomic 膀胱腹腔引流/ ~, Wangensteen 旺根斯滕氏引流(持续吸引引流法)
drained (简作 D) *a*. 已引流的
drake *n*. 公鸭
-dralazine [构词成分] 屈嗪
dram (简作 dm, dr) *n*. 英钱(见 drachm) ‖ ~, fluid (缩 fl. dr.) 液量英钱(相当于 3.697 毫升) / ~-trap stomach 幽门高位胃
drama *n*. 戏剧,戏剧性
dramamine *n*. 氨茶碱苯海拉明,晕海宁(见 dimenhydrinate)
dramatic *a*. 戏剧的,戏剧性的
dramatically *ad*. 戏剧性地
dramatism *n*. 戏剧性行为
dramatization *n*. 梦中剧情,戏剧化
Dramedilol [商名] *n*. 屈美地洛(血管扩张药)
drape [法 drap cloth] *n*. & *vt*., *vi*. 被单;复盖,装饰 ‖ ~, surgical 手术[大]单
drapery *n*. 布匹,帐帘
drapetomania [希 drapetēs runaway + mania] *n*. 漂泊狂
Draper's law 德莱柏氏定律(光化定律)
Draquinolol [商名] *n*. 屈喹洛尔(β受体阻滞剂)
Drascheia *n*. 德斯[线虫]属 ‖ ~ megastoma (Rudalphi) 大口德斯线虫(隶属于线虫纲 Nematoda)
Drasch's cells [Otto 德组织学家 1849—1911] 德腊施氏细胞
Drash syndrome 德拉舒综合征
drastic [希 drastikos effective] *n*. & *a*. ①峻泻药 ②剧烈的
draught *n*. ①顿服剂,饮剂 ②穿堂风 ③通风,通气,牵引(见 draft)
draw *n*. & *vt*., *vi*. ①促化脓 ②拔牙 ③牵,拉 ‖ ~ a conclusion 得出结论/ ~-a-person-test (简作 DAP, DAP test) 画人测验/ ~ away 拉开,引开/ ~ of 排除,抽出,转移/ ~ on 穿上,利用/ ~ oneself up 挺直身体/ ~ out 拉长,延长,伸出/ ~-sheet 抽单,垫单/ ~-tube 活镜筒,抽拉管/ ~ up 写出,制订
drawback *n*. 缺点,障碍
drawer (简作 DW) *n*. 拖曳者,抽屉,制图员
drawing (简作 drg, DWG) *n*. 抽签,牵引,图画,提存 ‖ ~ room 客厅,休息室
drawplate *n*. 抽丝板
Drazidox [商名] *n*. 肼多司(抗感染药)
DRB 二氯核糖苯咪唑(见 dichloro-ribofuranosylbenzimi dazole)
DRC damage risk criterion 噪声损伤标准 / direct reaction calculation 直接反应计算 / dose-response curve 剂量—反应曲线
DRCM 鉴别增强梭状芽胞杆菌培养基(见 differential reinforced clostridial medium)
DRCOG 皇家妇产科学院文凭(见 Diploma, Royal College of Obstetricians and Gynaecologists)
DRD 设计研究室(见 Design Research Division)
DRDCIS 药物研究和发展化学情报系统(加拿大麻醉师协会)(见 Drug Research and Development Chemical Information System (NCI-CAS))
DRDT 糖尿病检查治疗研究(杂志名)(见 Diabetes Research Detection Therapy)
dread *n*. 恐怖,恐惧
dreadful *a*. 可怕的
dream (简作 D) *n*. 梦 ‖ ~, clairvoyant 启示性梦/ ~, day 白日梦,白日梦想/ ~ element (简作 DE) 梦的成分/ ~-pain 梦痛/ ~-state 睡梦状态/ ~ time (简作 DT, D time) 做梦时间/ ~, veridical 新事梦/ ~, waking 醒梦(指错觉或幻觉) / ~, wet 梦遗/ ~-work 梦的造作
dreaminess *n*. 多梦
dreamlife *n*. 醉生
dreamy *a*. 爱空想的,理想的 ‖ ~ state 梦样状态
dreary *a*. 沉寂的,凄凉的,沉闷的
Drechsel's test [Edmund 瑞士化学家 1843—1897] 德雷克塞耳氏试验(检胆汁,黄嘌呤)
dredge *vt*. & *vi*. 疏浚,挖掘
dredger *n*. 糁散器,撒粉器 ‖ ~, powder 撒粉器
dredging *n*. 疏浚
dreg *n*. 残渣,废物
Dregea sinnsis Hemsl. (Wattakaka sinensis (Hemsl.) Stapf 南山藤(植)药用部分:藤茎
Dremomys pernyi (Milne-Edwards) 长吻松鼠(隶属于松鼠科 Sciuridae) ‖ ~ pernyi pernyi (Milne-Edwards) 长吻松鼠指名亚种(隶属于松鼠科 Sciuridae)
drench *n*. *vt*. ①兽用顿服药 ②浸透
drenching, oxygen, hyperbaric 高压纯氧浸透法(治疗气性坏疽)
Drepana lacertinaria cytoplasmic polyhedrosis virus 钩翅蛾胞质型多角体病毒
Drepane longimana (Bloch et Schneider) 条纹鸡笼鲳(隶属于鸡笼鲳科 Drepanidae)
Drepanidae *n*. 鸡笼鲳科(隶属于鲈形目 Perciformes)
Drepanidium [希 drepanē sickle] *n*. 镰刀属 ‖ ~ ranorum 青蛙镰虫
Drepanidotaenia Lanceolata (Bloch) 矛形镰带绦虫,矛形剑带绦虫(隶属于膜壳科 Hymenolepididae)
drepaniform *a*. 镰形的
drepanocyte *n*. 镰状细胞,镰状红细胞
drepanocytemia *n*. 镰状细胞血症,镰状细胞性贫血(见 sickle cell anemia)
drepanocytic [希 drepanē sickle + kytos hollow vessel] *a*. 镰状细胞的
drepanocytosis *n*. 镰状细胞病(贫血)
Drepanomonas Fresenius 单镰虫属 ‖ ~ dentata Fresenius 齿单镰虫 / ~ exigua Penard 短小单镰虫/ ~ obtusa Penard 纯单镰虫/ ~ revoluta Penard 旋转单镰虫
Drepanospira *n*. 镰旋体属,镰刀螺菌属 ‖ ~ mulleri 缪氏镰刀螺菌
Dresbach's anemia (syndrome) [Melvin 美医师 1874—1946 (sichle cell anemia) 德雷斯巴赫氏贫血(综合征),镰状细胞性贫血
dress *n*., *vt*. 服装,穿衣 ‖ ~ down 责骂/ ~ up 衣冠楚楚
dresser *n*. 敷裹员
dressing (简作 dr, Dr) *n*. ①敷料 ②敷裹 ③衣着 ‖ ~, air 开放敷

裹/ ~, antiseptic 抗菌敷料/ ~, aseptic (sterilized ~) 无菌敷料/ ~, bolus 打包法,包堆法/ ~ carriage 敷料车/ ~, cast 铸液/ ~ change (简作 DC) 交换绷带/ ~, cocoon 茧式敷料/ ~, collodion 火棉胶敷裹/ ~, cross (eonism) 易装癖/ ~, dry 干敷裹/ ~, Eavanian (bran ~) 糠敷料/ ~, fixed 固定敷裹/ ~, homograft 同种移植复盖物/ ~, Lister's 李司忒氏敷料(石碳酸纱布) / ~ material 敷料/ ~, moist 湿敷料/ ~, mull 软布敷料/ ~, occlusive 封闭敷裹/ ~, paraffin 石蜡敷裹/ ~, protective 保护敷料/ ~, salve (ointment ~) 软骨敷裹/ ~, Scott's (compound mercury ointment) 斯科特氏敷料,复方汞软膏/ ~, temporary 临时敷裹/ ~, umbilical 脐敷裹/ ~, water 水罨,水敷/ ~, wet 湿敷裹

Dressler's disease [德医师] 德雷斯勒氏病,间歇性血红蛋白尿(见 intermittent hemoglobinuria) ‖ ~ syndrome 心肌梗死后综合征

dressmaker *n*. 裁缝

Dreuw's method [Heinrich 德皮肤病学家 1874 生 德皮肤病学家 1874 生] 德罗伊夫氏法(治狼疮,先用冻结法,后用盐酸)

Dreyer and Bennett hypothesis 德—贝假说

Dreyer formula [Georges 英医师 1873—1934] 德雷尔氏公式(计算肺活量的适合性)

DRF daily replacement factor (of lymphocytes) 每日置换因子(淋巴细胞) / Deafness Research Foundation 耳聋研究基金会 / dose reduction factor 剂量缩减因子

DRG degree/radian/grad *n*. 度/弧度/梯度 / diagnosis-related group 诊断相关组

drg. *n*. 图,绘图(见 drawing)

DRH 放射卫生科(美国公共卫生服务处)(见 Division of Radiological Health (USPHS))

DRI Denver Research Institue 丹佛研究所(美) / differential refractive index 曲光鉴别诊断指数 / dynamic radionuclide imaging 动态放射性核素显像

d Rib *n*. 去氧核糖(见 deoxyribose)

dribble *n*. ①滴落 ②梦话 ‖ ~, saliva 流涎,垂涎/ ~ urine 尿液滴落

Dribendazole [商名] *n*. 屈苯达唑(抗蠕虫药)

DRIC 牙科研究情报中心(美)(见 Dental Research Information Center)

Dried chinese forest frog [动药] 蛤士蟆 ‖ ~ chinese woodfrog [动药]哈士蟆/ ~ daylily [植药] 金花菜/ ~ ginger [植药] 干姜/ ~ lacquer [植药]干漆/ ~ longan pulp [植药] 龙眼肉,亦称桂圆肉/ ~ muman placenta [植药] 紫河车/ ~ oviduct fat of chinese forest frog [动药] 蛤蟆油/ ~ rhizome of adhesive rehmannia [植药] 生地/ ~ rhizome of rehmannia [植药] 生地/ ~ toad [动药] 干蟾

drier *n*. 干燥器(见 dryer) ‖ ~, root canal 根管干燥器/ ~, vacuum 真空干燥器/ ~, vacuum tray 真空盘架干燥器

drift *n*. & *vt*., *vi*. ①[遗传]漂变(如基因各代的随机变异),漂移 ②倾向,趋势 ‖ ~, antigenic 抗原性的连续变异/ ~, physiologic 生理性牙移行/ ~, random genetic; genetic ~) [随机遗传]漂变/ ~ region 漂移区/ ~ tube 漂移管

drifting *n*. ①倾斜 ②漂移

Drigalski-Conradi agar [Wilhelm von Drigalski 德细菌学家 1871—1950; Heinrich Conradi 德细菌学家 1876 生] 德—康二氏琼脂(石蕊钠酪蛋白琼脂) ‖ ~ medium (litmus nutrose agar) 德—康二氏培养基,石蕊钠酪蛋白琼脂

drill *n*. 锥,钻 ‖ ~, anchor 固位凹钻锚基钻/ ~, bibeveled 双峰锥,双斜钻/ ~, burr [牙]钻/ ~, cannulate 管状锥/ ~, dental 牙钻/ ~, diamond 金刚石钻/ ~, electrical 电钻/ ~, electromotive dental 电动牙钻/ ~, pulp canal 根管钻,髓管钻/ ~, sharp 尖钻/ ~, short 短钻/ ~, spear 剑头锥/ ~, spear point 剑尖锥/ ~, spear point flat 剑尖平锥/ ~, surgical 外科锥/ ~, ultrasonic dental 超声[波]牙钻

driller *n*. 钻探工

drilling *n*. 钻(见 boring) ‖ ~-machine 钻牙机(见 dental engine) / ~ technique 椎钻技术

Drinalfa [商名] *n*. 盐酸去氧麻黄碱(见 methaphetamine hydrochloride)

-drine [构词成分] 君

drinidene *n*. 氨甲茚酮

drink *vt*., *vi*. & *n*. 饮,喝; 饮料,酒 ‖ ~, sham 假饮

drinkable *a*. & *n*. 可以喝的 ;饮料

drinker *n*. 嗜酒者

Drinker method [Cecil Kent 美生理学家 1887 生] 德林克尔法(人工呼吸) ‖ ~ respirator [Philip 美公共卫生工程师 1894 生] 德林克氏人工呼吸器(铁肺)

drinking test 饮水试验 ‖ ~-water (简作 DW) 饮水

drinupal *n*. 百乐君

drip *n*. & *vt*. *vi*. 滴注[法]; 滴 ‖ ~ coefficient 点滴系数/ ~-feed 用鼻饲法喂/ ~ infusion cholangiography (简作 DIC) 滴注法胆管造影[术] / ~ infusion pyelogram 滴注肾盂造影/ ~ infusion pyelography (简作 DIP) 滴注肾盂造影[术] / ~ infusion technique 滴注技术/ ~ infusion urogram 滴注尿路造影片/ ~ infusion urography (简作 DIU) 滴注尿路造影[术]/ ~, intravenous 静脉滴注法/ ~ intravenous pyelography (-DIVP) (简作 DIP) 静脉肾盂造影术(同 DIVP)/ ~, Murphy 墨菲氏滴注法(直肠滴注法,持续滴注法)/ ~, nasal 滴鼻法/ ~, postnasal 后鼻滴涕/ ~-proof equipment (简作 DPE) 不透水装置/ ~-sheet 滴注记录单/ ~ urography 滴注尿路造影[术]

DRIS 放射诊断学情报系统(美国放射学会)(见 Diagnostic Radiology Information System (ACR))

drisdol *n*. 德利斯多(维生素 D_2 制剂)

Drithocreme *n*. 蒽林(见 anthralin)

Dritho-Scalp [商名] *n*. 蒽林(见 anthralin)

drive (简作 D) *vt*. 传动,推进,驱,赶,驾驶,开动,逼迫 ‖ ~, aggressive 攻击冲动,死亡本能/ ~, band 压圈器,压环器/ ~, kinetic 动力传动,动力推进/ ~, meiotic 减数分裂驱动/ ~ mercury treatment 驱汞疗法/ ~ off 驱散/ ~, sexual 性驱力/ ~ out 排除,逐出

drivel *n*. 流涎,垂涎

drivelling *n*. 流涎

driven (简作 Drvn) *n*. 被动

drivenness *n*. 活动过强 ‖ ~, organic 器质性活动过强

driver *n*. 驾驶员,锤,驱动器,激励器 ‖ ~, band ①压圈器 ②带策动器

drivewheel *n*. 策动轮

driving (简作 Drvg) *n*. 驱动,主动 ‖ ~, photic 光驱动/ ~ under the influence of alcohol (简作 DUI) 酒后驾驶/ ~ while intoxicated (or impaired) (简作 DWI) 醉酒时或体格有缺陷时驾驶

Driving sickness virus 南非羊肺炎病毒(见 Jaagsiekte virus)

drlta 1 microvirus δ 微病毒(见 δ 1 microvirus)

DRM 最小反应量(见 dosis reactans minima)

DRMFCR 丹蒙鲁尼恩癌症研究基金(见 Damon Runyon Memorial Fund for Cancer Research, Inc)

DRN *n*. 柔红枚素,柔毛霉素,正定霉素,红比霉素,多诺霉素(见 daunorubicinum)

DRNA 脱氧核糖核酸(亦称 DNA)(见 desoxyribose nucleic acid (also DNA))

dRNA 脱氧核糖核酸样核糖核酸, 类似 DNA 的 RNA(见 DNA-like RNA)

D Rnt 放射诊断学(见 diagnostic roentgenology)

Drobuline [商名] *n*. 羟布林,丙胺苯丁醇(抗心律失常药)

Drocarbil [商名] *n*. 槟榔胂胺(抗蠕虫药)

Drocinonide [商名] *n*. 羟西萘德,丙缩氢炎松,羟西缩松(肾上腺皮质类药)

drocode *n*. 双氢可待因,二氢可待因

Drofenine [商名] *n*. 六氢芬宁(解痉药)

Drolban [商名] *n*. 丙酸屈他雄酮(见 dromostanolone propionate)

Droloxifene [商名] *n*. 屈洛昔芬(雌激素拮抗药)

drom- [构词成分] 过程

dromedary *n*. 单峰骆驼 ‖ ~ hump 单驼峰

Drometrizole [商名] *n*. 甲酚曲唑(防晒药)

dromic [希 dromes a running, race-course] *a*. 正常方向的(神经冲动)

dromo- [希] [希 dromos a course 走,跑] [构词成分] ①传导 ②走,行,跑 ③运行

dromogram *n*. 血流速度描记图

dromograph *n*. 血流速度描记器

dromomania *n*. 漂泊狂

dromophobia *n*. 奔跑恐怖

Dromostanolone [商名] *n*. 甲雄烷醇酮, 17β－羟基－2α－甲基雄烷－3－酮,屈他雄酮(雄激素)(见 drostanolone) ‖ ~ proprionate 丙酸甲雄烷酮

dromotropic *a*. 影响传导的,变[传]导的,传导速度的

dromotropism *n*. 传导受影响,变导性 ‖ ~, negative 负变导性,传导性减弱/ ~, positive 正变导性,传导性增强

Dronabinol [商名] *n*. 屈大麻酚(镇吐药)

Dronedarone [商名] *n*. 决奈达隆(抗心绞痛药)

Droncit [商名] *n*. 吡喹酮(见 praziquantel)

drone *n*. ①雄蜂 ②懒人

-dronic acid [构词成分] 膦酸

drool *vi*., *n*. ①流口水 ②口水

drooling *n.* 流涎(见 salivation)
droop *vi.*, *vt.* 低垂,萎靡,使下垂;低垂
drooping *a.* 下垂的 ‖ ~ flower appearance 花低垂表现/ ~ lily deformity n 低垂百合花样变形
drop[拉 gutta](简作 D) *n.* ①滴,量滴 ②滴剂 ③下垂,降落 ‖ ~,ague (potassium arsenite solution) 亚砷酸钾溶液,治疟滴剂/ ~,ankle 足垂病,踝下垂/ ~ attack 猝倒症,跌倒发作/ ~ ball test 落球试验(检透镜硬度)/ ~ behind 落后/ ~,black 鸦片/ ~ by ~ 一点一点地/ ~ count technique 液滴计数法/ ~-culture 悬滴培养(见 hanging drop culture)/ ~ down 倒下,下降/ ~ down to 下降到/ drops,ear 滴耳剂 /drops, enamel(enameloma) 釉珠,釉质瘤 /drops, eye 滴眼剂/ ~-finger 指下垂/ ~,foot 足下垂/ ~,hand 手下垂/ ~,hanging 悬滴/ ~,head 头垂病(一种疟疾发生于日本,其特点为头低垂)/ ~-heart 心脏下垂(见 cardioptosis)/ drops, Hoffmann's (ether spirit) 霍夫曼氏滴剂,醚酯 / drops, honest 自流血滴 / drops, hot (tincture of capsicum and myrrh) 辣椒没药酊/ ~ in 走访,偶然访问/ ~-in office 急诊处/ ~-jaw 颌下垂(见于疯犬)/ drops, knock-out 水合氯醛滴剂/ ~-method 垂滴法,滴入法/ drops, nose 滴鼻剂/ ~ off 减少,减弱,掉落/ ~ out 退出,脱落/ ~-out time 跌落时间/ drops, pectoral (tinctura pectoralis) 镇咳滴剂/ ~,phalangette 末节指(趾)下垂/ ~,potential 势降,位差/ ~,serene (gutta serena) 黑蒙/ ~-shoulder 垂肩,削肩(见 dropped shoulder)/ ~ s, stomach 健胃滴剂/ ~,toe 趾下垂,垂趾/ ~ s, tooth 滴牙剂/ ~ s, toothache 牙痛滴剂,牙痛水/ ~,vomiting 吐滴/ ~,wrist 腕下垂,手垂症
dropacism[希 drōpax plaster] *n.* 硬膏脱毛[发]法
dropax *n.* 沥青[脱毛]硬膏
Dropempine[商名] *n.* 屈朋平,五甲吡啶(解痉药,抗溃疡病药)
Droperidol[商名] *n.* 氟哌利多,达哌啶醇(抗精神病药)
dropeulture *n.* 悬滴培养
droplet *n.* 飞沫,小滴 ‖ ~ counter-current chromatography (简作 DCC) 液滴逆流层析,小滴逆流色谱法/ ~,enamel 釉质小滴,釉质小珠/ ~ infection 飞沫传染
dropper *n.* 滴管 ‖ ~,medicine 医用滴管
dropping *n.* 跛行步态(马),滴下,空投,点滴 ‖ ~ bottle (简作 DB) 输液瓶,滴瓶/ ~ mercury electrode (简作 DME) 滴汞电极/ ~-sphere viscometer 堕球黏度计/ ~ test 坠落试验(检立体视觉)
Droprenilamine[商名] *n.* 氢普拉明(扩冠药)
Dropropizine[商名] *n.* 羟丙哌嗪(镇咳药)
dropsical *a.* 水肿的,浮肿的
dropsied *a.* 患水肿病的
dropsy[拉 hydrops from 希 hydrō water] *n.* 积水,水肿(见 hydrops) ‖ ~,abdominal (ascites) 腹水/ ~,acute anemic (epidemic ~) 急性贫血性水肿,流行性水肿/ ~,articular (hydrathrosis) 关节积水/ ~,cachectic 恶病质性水肿/ ~,cardiac 心病性水肿/ ~,chylous 乳糜性水肿/ ~,cutaneous (edema) 皮下水肿,水肿/ ~,epidemic 流行性水肿/ ~,famine (nutritional edema) 营养不良性水肿/ ~,general 全身水肿/ ~,generalised, congenital (Schridde syndrome) 先天性全身性水肿/ ~,hepatic 肝性水肿/ ~,mechanical 机械性水肿/ ~,nutritional (nutritional edema) 营养不良性水肿/ ~ of amnion (hydramnion) 羊水过多/ ~ of belly (ascites) 腹水/ ~ of brain (hydrocephalus) 脑积水/ ~ of chest (hydrothorax) 水胸,胸膜[腔]积水/ ~ of head (hydrocephalus) / ~ of pericardium (hydropericardium) 心包积水/ ~ of peritoneum, encysted 被囊性腹腔积水/ ~,ovarian (ovarian cystoma) 卵巢囊肿/ ~,peritoneal (hydroperitoneum; ascites) 腹水/ ~,renal 肾病性水肿/ ~,salpingian (hydrosalpinx) 输卵管积水,输卵管积液/ ~,sleeping (sleeping sickness) 昏睡病/ ~,subchoroid 脉络膜下积水/ ~,subcutaneous 皮下水肿/ ~,subsclerotic 巩膜下积水/ ~,tubal (hydrosalpinx) 输卵管积水,输卵管积液/ ~,uterine (hydrometra) 子宫积水/ ~,war (nutritional edema) 战时水肿,营养不良性水肿/ ~,wet (beriberi) 脚气[病]
dropwise *n.* 滴加
Drosera L.[希 droseros dewy] *n.* 茅膏菜属(见 sundew) ‖ ~,burmanii 锦地罗/ ~,peltata 茅膏菜/ ~ peltata Smith var. Lunata (Buch.-Ham.) Clarke (~ lunata Ham.)[植药] 茅膏菜 全草入药/ ~ rotundifolia L. 毛毡苔(植) 全草入药/ ~ spathulata Labill.[拉,植药] 匙叶毛膏菜
Droseraceae *n.* 茅膏菜科(植)
droserin *n.* 茅膏菜素
Drosophila[希 drosos dew + philein to love] *n.* 果蝇属 ‖ ~ A and P viruses 果蝇 A 和 P 病毒/ ~ C enterovirus 果蝇肠道病毒 C 型/ ~ C picornavirus 果蝇 C 小核糖核酸病毒/ ~ melanogaster 果蝇,黑腹果蝇/ ~ melanogaster retro virus 果蝇转化病毒/ ~ melanogaster virus X 果蝇 X 病毒/ ~ obscura 酱油果蝇/ ~ P virus 果蝇 P 病毒/ ~ suxukii 樱桃果蝇/ ~ T virus 果蝇 T 病毒/ ~ δvirus 果蝇西格马病毒
Drosophilidae *n.* 果蝇科
drosophylin 嗜露蕈素 ‖ ~ A 嗜露蕈素 A
drosopterin *n.* 果蝇蝶呤
Drospirenone[商名] *n.* 屈螺酮(孕激素类药)
Drostanolone[商名] *n.* 屈他雄酮(雄激素)
drostanolone propionate 丙酸屈他雄酮
Drotaverine[商名] *n.* 屈他维林氢喹维林(解痉药)
Drotebanol[商名] *n.* 羟蒂巴酚,羟甲吗南醇,羟甲吗啡(镇咳药)
Drouot's plaster[Theophile 法眼科医师 1893 生] 德鲁奥氏石膏
drought *n.* 干旱 ‖ ~ resistance 抗旱性,耐旱性
drove *n.* (被驱赶的)畜群,人群
drown *vt.* *vi.* 把……淹死,淹没,溺死
drowning *n.* 淹溺,淹死 ‖ ~,atypical 非典型溺死/ ~ death 溺水死亡/ ~,delayed 迟发性溺死/ ~,diver's 潜水员溺水(死)/ ~,dry 干性溺水(死)/ ~,fresh water 淡水溺水(死)/ ~,near 近似淹溺,濒临溺死/ ~,secondary 继发性淹溺/ ~,typical 典型溺死/ ~,wet 湿性溺水(死)
drowse *vi.*, *vt.* 打磕睡,使磕睡
drowsiness *n.* 倦睡,瞌睡
drowsy *n.* 倦睡的,瞌睡的
Droxacin[商名] *n.* 屈克沙星(抗感染药)
droxacin sodium 屈克沙星钠,氧呋喹酸钠
Droxicainide[商名] *n.* 羟卡胺,羟卡尼(抗心律失常药)
Droxicam[商名] *n.* 屈噁昔康(消炎镇痛药)
Droxidopa[商名] *n.* 屈昔多巴(抗震颤麻痹药)
Droxinavir[商名] *n.* 决昔那韦(抗病毒药)
droxone *n.* 苯乙酮缩二羟孕酮
droxyacetone(简作 DHA) *n.* 二羟基丙酮
droxycholate citrate lactose sacharose agar(简作 DCLS) 脱氧胆酸[钠]、枸橼酸[钠]、乳糖、蔗糖琼脂
DRP 牙科放射照相术(杂志名)(见 Dental Radiography and Photography)
DrPH 公共卫生学博士(见 Doctor of Public Health)
DRPLA 齿状红核苍白球萎缩症(见 dentatorubral and pallidoluysian atrophy)
DRQ 不适减轻指数(见 discomfort relief quotient)
DRR Division of Research Resources 研究设备处(全国卫生研究所) / dorsal root reflex 背根反射
DRS Diabetic Retinopathy Study 糖尿病视网膜病研究 / Division of Research Service 研究服务处(全国卫生研究所) / Duane's retraction syndrome 杜安氏眼球后退综合症
Drs *n.* 博士,医师(复)(见 doctors)
DRTC 文献研究与培训中心(印度)(见 Documentation Research and Training Centre)
drug *n.* 药,药物 ‖ ~ abortion 药物流产/ ~ abuse 药物滥用/ ~-addict (dope fiend)(简作 DA) 药瘾者/ ~ addiction 药(毒)瘾,吸毒/ ~ admixed food (简作 DAF) 药物—食物伴饲法/ ~ adulteration 药物掺假/ ~ and Cosmetic Industry (简作 DCI) 药品和化妆品工业/ ~,antagonistic 对抗药/ drugs, antibilharzial 抗血吸虫药/ ~,antienuretic 抗遗尿药/ ~ candidates 药物候选者/ ~,caries-preventing 防龋药物/ ~ control 药品监督/ ~,crude 生药/ ~,cultivated 栽培[生]药/ ~,curareform 箭毒样药物/ ~ delivery 药物传递/ ~ dependence (简作 DDp) 药物依赖性/ ~ dependent antibody (简作 DDA) 药物依赖性抗体/ ~ disappearance curve 药物消失曲线/ ~,dried 干燥[生]药/ ~ eff 药物作用,药物疗效(见 drug effects)/ ~ effect (简作 DE,drug eff) 药物作用,药物疗效/ ~ effect on fertility 药物对生育的影响/ ~-fast ①抗药的,耐药的 ②抗药性,耐药性/ ~,fresh 新鲜[生]药/ ~-habit 药瘾/ drugs, habit-forming 成瘾药/ ~ habituation 药癖/ ~,induced 药物造成的/ ~-induced acute interstitial nephritis (简作 DAIN) 药原性急性间质性肾炎/ ~ induced apnea 药物引起的窒息/ ~-induced cataract 药物性白内障/ ~-induced colitis (简作 DIC) 药物性结肠炎/ ~-induced parkinsonism (简作 DIP) 药物诱发的帕金森氏综合症/ ~-induced retinopathy 药物性视网膜病变/ ~ information (简作 DI) 药物情报/ ~,ionized 电离药物/ ~ legislation 药品法规/ ~ localization 药品定位化/ ~ monitoring 药品监测/ ~,nootropic 脑代谢功能活化剂/ ~ overdose 药物过量/ ~,partially dried 部分干燥[生]药/ ~,potent 强效药/ ~,psychotropic 影响精神药/ ~ rash(medicinal rash) 药物疹,药疹/ ~ recepted interaction 药物受体相互作用/ ~ receptor 药物受体/ ~,relating to pregnancy 与妊娠有关的药物/ ~,repository 滞留药,长效药/ ~ residue 残留药物/ ~ resistance 耐药性,抗药性/ ~-resistant 抗药的,耐药的/ ~ response 药物反应/ ~ screening 药物筛选/ ~-seeking behavior 寻找毒品行为/ ~ seek-

ing index (简作 DSI) 药物探索指数/ ~ shortage monitoring program (简作 DSMP) 药物不足监护程序(美)/ drugs, standardization of 药品标准鉴定/ ~ synergism 药物协同作用/ ~ ther 药物疗法(见 drug therapy)/ ~ therapy (简作 drug) ther, DT 药物疗法/ ~ treatment center (简作 DTC) 药物治疗中心 / drugs, trypanocidal 杀锥虫药/ ~, unground 未研碎[生]药/ ~, unorganized 无组织[生]药/ ~, vegetable 植物药/ ~, vegetable crude 植物生药

Drug Abuse Control Amendment of 1965 (简作 DACA) 1965 年药物滥用控制修正案

Drug Abuse Control Bureau (简作 DACB) 药物滥用控制局

Drug Abuse Council (简作 DAC) 药物滥用理事会

Drug Abuse Current Awareness System (简作 DACAS) 药物滥用近期文献题录系统

Drug Abuse Education Act (简作 DAEA) 药癖教育条例

Drug darkling beetle [动药] 洋虫

Drug darkling beetle feaulae [动药] 洋虫粪

Drug Enforcement Administration (Dept of Justice) (简作 DEA) 药品管理处(司法部)

Drug-induced asthma (简作 DIA) 药物性哮喘

Drug Information Association (简作 DIA) 药物情报协会

Drug Information Journal (DIA) (简作 DIJ) 药物情报杂志(药物情报协会

Drug Intelligence and Clinical Pharmacy (简作 DICP) 药物情报及临床药理学(杂志名)

Drug Master file (简作 DMF) 药物总档案

Drug Metabolism Reviews (简作 DMR) 药物代谢评论(杂志名)

Drug Research and Development Chemical Information System (NCICAS) (简作 DRDCIS) 药物研究和发展化学情报系统(加拿大麻醉师协会)

Drug Standards Division (USP) (简作 DSD) 药物标准部(美国药典)

Drug Warning System (简作 DWS) 药物警戒系统

druggist *n*. ①药商 ②调剂员

drugstore *n*. 药房

drum *n*. ①鼓 ②鼓室,耳鼓(俗作鼓膜) ‖ ~, blue 蓝鼓膜/ ~ computer 磁鼓存储计算机/ ~ dermatome 鼓式切皮机/ ~, ear (tympanum) 鼓室(俗作鼓膜) / ~, recording 记录鼓/ ~, smoked 烟纸鼓/ ~, sterilizer 灭菌鼓,消毒鼓

drumhead *n*. 鼓膜(见 drum-membrane; membrana tympani)

drumine *n*. 德鲁明(得自大戟属植物 Euphorbia drummondii 的一种生物碱,为局部麻醉药)

Drummond-Morison operation [David Drummond; James Rutherford] 英外科医师 1853—1939] 德—摩二氏手术(大网膜固定手术)

Drummond's sign [David 英医师 1852—1932] 德拉蒙德氏征(见于主动脉瘤)

drumstick *n*. ①鼓槌 ②鼓槌状小片(与多形核白细胞的核连接) ‖ ~-bacillus 鼓槌杆菌(破伤风杆菌) / ~-fingers 杵状指/ ~-shaped 鼓槌状的,杵状的

drunk *a*. 醉了的 ‖ ~ drivers 醉酒驾驶员

drunkard *n*. 嗜酒者(见 alcoholist)

drunken *a*. 酒醉的 ‖ ~ gait 酒醉步态

drunkenness *n*. 醉酒,酒醉(见 temulence) ‖ ~, ether 乙醚醉

drunkometer *n*. 酩酊测定器

drupe *n*. 核果

Druppatractus Haeckel 橄榄虫属 ‖ ~ irregularia Popofsky 不规则橄榄虫

Druppula Haeckel 核虫属

Druppulidae Haeckel 核虫科

druse *n*. ①晶簇 ②放线菌块 ③脉络膜小疣

drusen [德] *n*. ①放线菌块,硫黄色颗粒 ②脉络膜小疣,玻璃疣,胶样小体,透明小体 ‖ ~ of optic disc 视[神经]盘玻璃疣

Drvg *n*. 主动(见 driving)

Drvn *n*. 被动(见 driven)

DRVO 地区兽医副主任(见 Deputy Regional Veterinary Officer)

dry (简作 D) *a*. *vt*. *vi*. 干的,干燥的,使干燥 ‖ ~ absorption process (简作 DAP) 干吸附法/ ~ bites 干咬(指蛇只伤及皮肉而没放出毒液) / ~ bulb temperature (简作 DB, DBT) 干球温度/ ~ development 干性显影/ ~ dressing (简作 DD) 干敷料/ ~-filled capsules (简作 DFC) 干填充的胶囊/ ~ ice (简作 DI) 干冰/ ~ matter (简作 dm) 干物质/ ~-nurse 保姆/ ~ out 干透/ ~ reading room 干片阅片室/ ~ sterile dressing (简作 DSD) 干燥无菌敷料/ ~ swallow (简作 DS) 干咽/ ~ up 干涸,枯竭/ ~ weight (简作 DW, d wt) 干重,净重

dry *n*. 干燥(见 drying)

Dryandra cordata 日本油桐(见 Aleurirites cordata; Aleurites japonica)

dryer *n*. 干燥器(见 drier)

dryfilm lubricant (简作 DFLC) 干膜润滑剂

drying (简作 dry) *n*. 干燥 ‖ ~, freeze 冷冻干燥/ ~ process 干燥处理/ ~, roller 滚筒干燥(奶粉,蛋粉等)/ ~, spray 喷雾干燥

Dryinidae *n*. 螯蜂科

Dryinids *n*. 螯蜂

Drymaria cor data (L.) Willd. [拉,植药] 荷莲豆草

drymaster *n*. 干片机

Drymoglossum piloselloides (L.) Presl [拉,植药] 抱树莲 ‖ ~ subcordatum Fee 镜面草,螺厣草

Drymosphaera Haeckel 木球虫属 ‖ ~ dendrophora Haeckel 树枝木球虫

Drynaria baronii (Christ) Diels (~ sinica Diels) [拉,植药] 中华槲蕨 药用部分:根状茎—骨碎补 ‖ ~ bonii Christ [植药] 团叶槲蕨(植) 药用部分:根状茎—骨碎补/ ~ foriunei (Kunze) J. Smith [植药] 槲蕨(植) 药用部分:根状茎—骨碎补/ ~ propinqua (Wall.) J. Smith [植药] 近邻槲蕨(植) 药用部分:根状茎—骨碎补/ ~ quercifolia (L.) J. Smith [植药] 栎叶槲蕨(植) 药用部分:根状茎—骨碎补

dryness *n*. 干燥

Dryobalanops *n*. 龙脑香属 ‖ ~ aromatica Gaertner 龙脑[香]树/ ~ camphora Gaertner 龙脑[香]树

dryobalanops camphor 龙脑,冰片

Dryocoetes picipennis (Eggers) 黑色毛小蠹(隶属于小蠹科 Scolytidae)

Dryopteridaceae *n*. 鳞毛蕨科(一种蕨类)

Dryopteris [希 drys oak + pteris fern] *n*. 绵马属,鳞毛蕨属 ‖ ~ atrata (Wall.) Ching 暗鳞鳞毛蕨(植) 药用部分:根状茎—贯众/ ~ barbigera (Moore) O. Kuntze 芒齿鳞毛蕨(植) 药用部分:根状茎—贯众/ ~ championi C. Chr. ex Ching 宽鳞鳞毛蕨(植) 药用部分:根状茎—贯众/ ~ chrysochoma Chrsen. 金冠鳞毛蕨(植) 药用部分:根状茎—贯众/ ~ crassirhizoma Nakai [拉,植药] 绵马鳞毛蕨,粗茎鳞毛蕨,东北贯众,东绵马/ ~ fibrillosa (Clarke) Hand. Mazz. 纤毛鳞毛蕨(植) 药用部分:根状茎—贯众/ ~ filix-femina (Asplenium filix-femina) 雌绵马/ ~ filix-mas Schott [欧] 绵马/ ~ filix-mas virus 术蕨病毒/ ~ lacera O. Kuntze 熊绵马/ ~ laeta (Komar.) C. Chr. 华北鳞毛蕨(植) 药用部分:根状茎—贯众/ ~ lepidopoda Hayata 等宽鳞毛蕨(植) 药用部分:根状茎—贯众/ ~ marginalis A. Gray 美绵马/ ~ peninsula Kitag. 辽毛鳞毛蕨(植) 药用部分:根状茎—贯众/ ~ spinulosa O. Kuntze 刺绵马/ ~ varia (L.) O. Kuntze 变异鳞毛蕨(植) 药用部分:根状茎—贯众

Drysdale's corpuscles [Thomas Murray 美妇科医师 1831—1904] 德莱斯戴尔氏小体(卵巢囊肿的透明细胞)

DS da signa [拉]给予并标记之 / data set 数据组,数据装置,调制解调器 / data synchronization 数据(脉冲)同步 / data system 资料系统 / dead-air space 死腔(呼吸对分布于呼吸道而不能达到肺泡的空气容积,约 140 毫升) / dead space 无效腔,死腔,死隙(创伤缝合后) / define symbol 定义符号 / degree of substitution 置换程度 / dehydroepiandrosterone sulfate 硫酸去氢表雄酮 / density (optical) standard 标准光密度 / Dental student 牙科学生(杂志名) / dental surgery 牙科,牙外科 / Dental Survey 牙科观察(杂志名) / depth sounding 测深 / dermatan sulfate 硫酸皮肤素,硫酸软骨素 B / desynchronized sleep 去同步化睡眠 / dextran sulfate 硫酸右旋糖酐 / dextrose-saline solution 葡萄糖盐水溶液 / diffuse surface 扩散面积 / dilute strength 稀释度 / dioptic strength 屈光度 / disconnecting switch 切断开关 / discrimination score 辨音得分(听力测验) / disseminated sclerosis 多发性硬化 / dissolved silica 溶解硅 / dissolved solids 溶解固体 / Doctor of Surgery 外科博士 / donor's serum 供血员血清 / double-stranded (DNA) 双链,双股(脱氧核糖核酸) / Down's syndrome 达文氏综合征(伸舌样痴呆,先天愚型综合征) / dry swallow 干咽 / dyscontrol syndrome 控制不良综合征 / optical density 光密度 / standard *n*. 最适密度标准

Ds- [构词成分] 右式结构氨基酸名称的字头,S 表示以丝氨酸为标准)

ds. da signa [拉]给予并标明用法 / distant *a*. 有距离的,间隔的 / double strength 加倍强度

D/S dextrose and saline 葡萄糖与食盐之比 / dextrose in saline solution 葡萄糖盐水溶液 / double-screened *n*. 双筛选法

d/s 每秒衰变数,衰变/秒(见 disintegrations per second)

D & S 皮肤病学和梅毒学(见 dermatology and syphilology)

D-5-S *n*. 5%葡萄糖盐水(溶液) (见 dextrose (5% in saline))

DS 12 DS 十二,氯化二甲基苄基牛磺酰铵(见 dimethyl benzyl tauryl ammonium chloride)

DS-36；4-磺胺-6-甲氧嘧啶(见 SMM, sulfamonomethoxine)
DSA dead space air 死腔气体 / digital signal analyzer 信号分析器 / digital spectrum analyzer 数字光谱分析器 / digital subtraction angiography 数字减影血管造影[术] / discrete sample analyzer 分散样品分析器
DSAA 牙外科助理医师协会(英)(见 Dental Surgery Assistants Association (UK))
Ds-Ac System 离解—活化质系统(见 dissociation activator system)
DSAN 耳下点鼻下点距离(见 distantia subauriculonasalis)
DSAP 弥散性表浅光化汗孔角化病(见 disseminated superficial actinic porokeratosis)
DSC differential scanning calorimeter 差动扫描式热量 / digital scan converter 数字扫描转换器 / digital set point control 数字给定值控制 / disodium cromoglycate 色甘酸[二]钠 / Doctor of Surgical Chiropody 外科手足医学博士 / Document Service Center 文献服务中心(美) / Documentation Standards Committee 文献工作标准委员会(英)
DSc 理科博士(见 Doctor of Science)
DSCG 色甘酸[二]钠(见 disodium cromoglycate)
D-scope ***n.*** D 型显示器
D Sc P H 公共卫生学博士(见 Doctor of Science of Public Health)
DSCR 舒张期同步冠状窦逆灌注(见 diastolic synchronized coronary sinus retroperfusion)
DSD Departmental Science Development Program (NSF) 科学发展规划(全国科学基金会) / depression sine depression 非典型抑郁表现的忧郁症 / depression spectrum disease 抑郁性疾病 / diamino stilbene disulfonic acid DSD 酸楚(亦作 DSDA), 即 4,4-'二氨基二苯乙烯二磺酸 / Drug Standards Division (USP) 药物标准部(美国药典) / dry sterile dressing 干燥无菌敷料
dsDNA 双链 DNA(见 double- stranded DNA)
DSE 数据存贮设备,数据存贮器(见 data storage equipment)
DS-EA 社会经济活动科(美国医学会)(见 Division of Socio-Economic Activities (AMA))
DSF differential spectrofluorometer 鉴别式荧光分度计 / morpholine salicylate 水杨酸吗啡
DSFI 性功能减退记录(见 Derogatic Sexual Functioning Inventory)
DSH dead space heparin 肝素死腔 / desulfurization-hydrogenation ***n.*** 脱硫加氢(作用) / dexamethasone supressible hyperaldosteronism 地塞米松抑制性醛固酮增多症
DSI 药物探索指数(见 drug-seeking index)
DSIP δ 睡眠诱导肽(见 delta-sleep inducing peptide)
DSIS 科学情报服务委员会(见 Directorate of Scientific Information Services)
D-site 供体部位(见 donor site)
DSL 深部水声散射层(海洋)(见 deep scattering layer)
DSM degradable starch microsphere 降解性淀粉中心体(栓塞术用剂) / dextrose solution mixture 葡萄糖液合剂 / Diagnostic and Statistical Manual (Am Psychiat Assn) 诊断和统计手册(美国精神病学会) / dihydrostreptomycin ***n.*** 双氢链霉素
DSMO 二甲基亚砜(见 dimethyl sulfoxide)
DSMP 药物不足监护程序(美)(见 drug shortage monitoring program)
DSN Dental Student News (AADS journal) 牙科学生新闻(美国牙科学校协会杂志) / Dental Student News 牙科医学生新闻(杂志名) / Dental Student Newsletter 牙科学生通讯 / deviatio septi nasi [拉] 鼻中隔弯曲 / direct solids nebulizer 直接固体喷雾器
dsn. [拉]写明药名后给与(见 detur suo nomine)
DSO 皮肤拆线(见 dermal sultures out)
DSP dibasic sodium phosphate 磷酸氢二钠 / disodium phosphate 磷酸二钠 / dissolving sulphite pule 亚硫酸溶解纸浆 / distribution point 分布点 / dynamic speaker 电动式扬声器
dsp. [拉]死后无子女(见 decessit sine prole)
DSPC 双饱和卵磷脂,双饱和磷脂酰胆碱(见 disaturated phosphatidylcholine)
dspn. ***n.*** 配置,安排,布置(见 disposition)
dspo. ***n.*** 排列,配置,处置,处理(见 disposal)
DSQ 已送病房(见 discharged to sick quarters)
DSR daily secretion rate 一日分泌量 / data survey report 资料调查报告 / dynamic spatial reconstructor 动态空间重现机(X 线, γ 线光学和超声图像合成分析仪)
DSRF 缺陷血清恢复因子(见 deficient serum restoring factor)
DSRG 牙医战略研究小组(见 dental strategy review group)
dsRNA 双链 RNA(见 double-stranded RNA)
DSS Dental Students' Society 牙医学生会 / dioctyl sodium sulphosuccinate 磺琥辛酯钠 / distal splenorenal shunt 远侧脾肾分流术 / Division of Special Services 特殊服务局(公共卫生处)
DSSc 环境卫生学学位证书(见 Diploma in Sanitary Science)
dSSc 弥漫性全身性硬皮病(见 diffuse cutaneous systemic sclerosis)
DSST 数字符号置换试验(见 digit symbol substitution test)
DST daylight-saving time 经济时(即夏令时) / desensitization test 脱敏试验 / dexamethasone suppression test 地塞米松抑制试验 / dihydrostreptomycin ***n.*** 双氢链霉素
dstn. ***n.*** 目的地,目标(见 destination)
DSTT delayed side tone test 缓速侧音检查法 / digital storage unit 数字存贮装置
DSU 数据同步装置(见 data synchronization unit)
DSUH 催眠状态下的直接暗示(见 direct suggestion under hypnosis)
DT data transmission 数据传输 / dead time 失效时间,停滞时间 / decomposition ***n.*** 分解作用 / decomposition temperature 分解温度 / delirium tremens 震颤谵妄 / dense type 致密型 / Dental Technician 牙科技术员(英国杂志) / Dialysis and Transplantation 透析和移植(杂志名) / Dicktropfenpraparat ***n.*** 浓涂标本,厚滴标本(德) / dietetic technician 营养学技术员 / differential tonometry 差示眼压测定法 / digital technique 数字技术 / digitoxin ***n.*** 洋地黄毒甙 / diphtheria and tetanus toxoids 白喉破伤风类毒素 / dispensing tablet 分给药片 / distance test 距离试验 / doubling time 倍距时间(肿瘤) / dream time 做梦时间 / drug therapy 药物疗法 / duration of tetany 强直时间 / dye test 染料试验 / dynamical theory 动力学理论
Dt dotted ***n.*** 斑点(基因) / duration tetany 通电期间强直,持续性手足抽搐
dT deoxythymidine ***n.*** 脱氧胸[腺嘧啶核]苷 / thymidine ***n.*** 胸甙,胸腺嘧啶,脱氧核甙
dt. delirium tremens 震颤性谵妄 / doubling time 倍增时间 / draft ***n.*** 顿服剂,饮剂
D/T 死亡率(见 deaths total ratio)
D & T 透析与移植;肾脏技术学杂志(见 Dialysis & Transplantation; Journal of Renal Technology)
D-T 氘—氚反应(见 deuterium-tritium reaction)
DT-4 ***n.*** 右旋甲状腺素(见 dertro-thyroxin)
DT-10 ***n.*** 双氢速甾醇(见 dihydrotachysterol)
DTA differential thermal analysis 差示热分析法 / dimethyltriazino acetanilide 二甲基三连氮基乙酯替苯胺
DTAF ***n.*** 二氯三嗪基氨基荧光素(见 dichlorototriazinylaminofluorescein)
DTaP 白喉破伤风类毒素—无细胞百日咳菌苗(见 diphtheria and tetanus toxoids and acellular pertussis vaccine)
DTBC ***n.*** 右旋筒箭毒碱(见 d-tubocurarine)
DTBN 2-3-丁基氧化氮(见 di-tert butyl nitroxide)
DTBP 2-3-丁基过氧化物(见 di-tert-butyl peroxide)
DTC d-tubocurarine ***n.*** 右旋筒箭毒碱 / drug treatment center 药物治疗中心
dTC 氯化筒箭毒碱(肌肉松弛剂)(见 d-tubocurarine chloride)
DTCD 结核病和胸科疾病文凭(见 Diploma in Tuberculosis and Chest Diseases)
dt c for [拉] 记入药方后给予(见 detur cum formula)
D.T.D. 给此剂量(见 datur talis dosis)
dtd. [拉] 给予同量(见 dentur tales doses)
dtd No iv [拉] 给予同量四倍(见 detur tales doses, numero quattuor)
dTDP 脱氧胸苷二磷酸(见 deoxythymidine diphosphate)
DTE data terminal equipment 资料终端装置 / dithio-erythritol ***n.*** 二硫赤藓糖醇
DTG date-time group 日时组,日期时间组 / derivative thermogravimetry 衍化热解重量分析法
d-TGA 完全性大血管转位(见 d-transposition of great vessels)
D-TGV D-大血管转位(见 transposition of great vessels)
DTH delayed type hypersensitivity 迟发性超敏反应 / Diploma in Tropical Hygiene 热带卫生学证书
DTI 心脏舒张间期(见 diastolic time interval)
DTIC ***n.*** 达卡巴嗪,氮烯咪胺(见 dacarbazine)
DTIC-Dome [商名] ***n.*** 达卡巴嗪(见 dacarbazine)
DTICH 迟发性外伤性颅内血肿(见 delayed traumatic intracephalic hematoma)
D time 睡眠时间(见 dream time)
DTL 二极管—晶体管逻辑(见 diode-transistor logic)
1D-TLC 一次元薄层色谱法,一次元薄层析(见 one dimensional thin layer chromatography)
DTM dermatophyte test medium 皮霉菌试验培养基 / Diploma in Tropical Medicine 热带医学证书 / Doctor of Tropical Medicine 热带医学博士
DTMA 特戊酸去氧皮质甾酮(见 desoxy-corticosterone trimethyl-acetate)

DTM & H 热带医学和卫生学文凭(英)(见 Diplomate in Tropical Medicine and Hygiene)
dTMP 脱氧胸苷一磷酸(见 deoxythymidine monophosphate)
dtmp. 脱氧胸苷一磷酸(见 deoxythymidine monophosphate)
dTMP kinase 脱氧胸苷一磷酸激酶
DTN 标准白喉毒素(见 diphtheria toxin normal)
DTNB dithiobisnitrobenzoic acid 双硫代硝基苯酸 / dithionitrobenzene *n*. 双硫代硝基苯
DTN¹M²⁵⁰ 标准白喉毒素单位(指对 250g 重的豚鼠)(见 diphtheria toxin normal solution + M²⁵⁰ Meerschweinchen guinea-pig, weighing 250 grams)
DTO 详细的试验目的(见 detailed test objective)
DTP diphtheria and tetanus toxoids and pertussis vaccine mixture 白喉、破伤风类毒素、百日咳菌苗混合制剂 / diphtheria/ tetanus/ poliomyelitis *n*. 白喉/破伤风/脊髓灰质炎 / distal tingling on percussion 叩诊肢端麻刺感(Tinel 氏征) / dtpa pentetic acid 二乙撑三胺五乙酸 / dynamic testing program 动态试验计划
DTPA diethylene-triamine pentoacetic acid 二乙撑三胺五醋酸,三胺五乙酸 / pentetic acid 三胺五乙酸,二亚乙基三胺五乙酸
DTPA-CaNa3 促排灵,二乙撑三胺五乙酸三钠钙(见 calcium trisodium pentetate)
dtpa pentetic acid (简作 DTP) 二乙撑三胺五乙酸
DTPMP 二乙撑三胺五甲撑膦酸(见 diethylene triamine pentamethylene phosphonic acid)
DTPP 乙三胺五甲基次膦酸(见 diethylenetriamine pentamethylphosphinic acid)
DTPS 弥漫性丘脑皮层投射系统(见 diffuse thalamocortical projection system)
DTR daily transaction reporting 日常处理报告,每日处理报告 / deep tendon reflex 腱反射 / digital telemetering register 数字式遥测记录器
dtr. [拉]给予(见 detur dentur)
dtr c for [拉]按处方所载给予(见 detur cum formula)
d-transposition of great vessels (简作 d-TGA) 完全性大血管转位
DT-γ-E *n*. 去酪氨酸-γ-内啡肽(见 des-tyr'-γ-endorphin)
DT reactor 氘氚反应堆(见 deuterium tritium reactor)
D trisomy D 组三体综合症,13-15 三体综合征
DTRU 诊断,治疗与研究单位(见 Diagnostic Treatment and Research Unit)
DTS data-transmisson system 信息传递系统,数据信息传递系统 / dense tubular system 致密管道系统,密管系统 / diphtheria toxin sensitivity 白喉毒素敏感性
Dt's 震颤性谵妄(见 delirium tremens)
dt s n [拉]写明药名后给予(见 detur suo nomine)
DTT diphtheria-tetanus toxoid 白喉破伤风类毒素 / dithiothreitol *n*. 二硫苏糖醇
dTTP 脱氧胸苷三磷酸(见 deoxythymidine triphosphate)
d-tubocurarine (简作 DTBC, DTC) *n*. 右旋筒箭毒碱
DT/Vac 白喉—破伤风疫苗(见 diphtheria and tetanus vaccine)
DTVM 热带兽医学证书(见 Diploma in Tropical Veterinary Madicine)
DTX *n*. 解毒(见 detoxification)
D type virus particles D 型病毒颗粒
DTZ *n*. 泛影葡胺(见 diatrizoate)
DU density (optical) unknown 未知光密度 / deoxyuridine *n*. 去氧尿甙 / diagnosis undetermined 未确定的诊断 / diazouracil *n*. 重氮尿嘧啶 / dog unit 犬单位 / duodenal ulcer 十二指肠溃疡
Du *n*. 双重,双倍(见 Duplex)
dU *n*. 脱氧尿苷(见 deoxyuridine)
DU 21445 *n*. 甲硫心安(见 tiprenolol)
Du EF cells 鸭胚成纤维细胞(检验病毒等用)(见 duck embryonic fibroblast cells)
duabus hor a prand [拉] 午餐前 2 小时(见 duabus horis ante prandium)
duabus horis ante prandium (简作 duabus hor a prand) [拉] 午餐前 2 小时
duacoria *n*. 第二腹节膜
dual *a*. 双的,二重的,二元的 ‖ ~ beam 双束,双线/ ~-beam 双射线束,双电子束/ ~ beam betatron 双束电子感应加速器/ ~ beam energy subtraction 双束能量减影[法] / ~ energy computed radiography 双能计算 X 线摄影[术] / ~ energy imaging 双能成像/ ~ energy scan 双能扫描/ ~ energy scanned projection radiography 双能扫描投影 X 线摄影[术] / ~ energy scanning technique 双能扫描技术/ ~ energy subtraction 双能减影[法] / ~ energy technique 双能量技术/ ~ field image intensifier 双野影像增强器 / ~ head scanner 双头扫描机/ ~ isotope imaging technique 双同位素成像技术/ ~ junctional rhythm 双重性交接区心律/ ~ junctional tachycardia 双重交界区性心动过速/ ~ nuclide ARG 双核素放射自显影/ ~ phenomenon 双型现象,双重现象/ ~ photon absorptiometry (简作 DPA) 双先子液体吸气术/ ~ potentials 双向电位/ ~ probe system 双探头测定系统/ ~ radiotracer technique 双同位素示踪剂技术/ ~ recognition 双重识别/ ~-slit photometer 双缝光度计/ ~ source system 双源系统/ ~ species 姐妹种/ ~ supraventricular tachycardia 双重性室上性心动过速
dualism [拉 duo two] *n*. 二元论,两重性
dualist *n*. 二元论者
dualistic *a*. ①两重的 ②二元论的
duality *n*. 二重性
Duane's clinometer [Alexander 美眼科医师 1858—1926] 杜安氏眼肌旋斜视计 ‖ ~ retraction syndrome (简作 DRS) 杜安氏眼球后退综合征/ ~ syndrome 杜安氏综合征(后退性斜视) / ~ test 杜安氏试验(检隐斜视)
duant *n*. D 型盒
Duazomycin [商名] *n*. 重氮霉素,达佐霉素(抗生素)(见 diazomycin) ‖ ~ A 达佐霉素/ ~ B(azotomycin) [商名] 阿佐霉素(抗生素)/ ~ C (ambomycin) [商名] 安波霉素(抗生素)
DUB 功能性子宫出血(见 dysfunctional uterine bleeding)
dub *vt*. 取名为
dubbing *n*. 翻印,转录,声图像合成
dubbium *n*. 镱(70 号元素)(见 yttebium (缩 Yb))
dubi *n*. 雅司病
Dubin-Johnson syndrome 杜—约综合征
Dubin-Sprinz syndrome 杜—施综合征
Dubini's disease [Angelo 意医师 1813—1902] 杜比尼氏病,电击样舞蹈病(见 electric chorea)
dubious *n*. 犹豫不决的,可疑的,未定的
dubnium *n*. "名称未确定"(1970 年新发现的一种元素,原子序数 105,符号 Unp,半衰期 34 秒;亦有译作"金五"者)
dubo *n*. [双]倍浓[度]牛奶
DuBois diet [Eugene Floyd 美医师 1882 生] 杜波依斯氏饮食(牛乳饮食)
Dubois oleic albumin complex (简作 DOAC) 杜布瓦氏油酸白蛋白复合物 ‖ ~ oleic serum complex (简作 DOSC) 杜氏油酸血清复合物(细菌学)
DuBois-Reymond's key [Emil Heinrich 德生理学家 1818—1896] 杜布瓦·雷蒙氏电钥(一种开闭器) ‖ ~ law 杜布瓦·雷蒙氏定律(神经电刺激)
Dubois's abscess [Paul 法产科医师 1795—1871] 杜布瓦氏脓肿 ‖ ~ disease 杜布瓦氏病(梅毒性胸腺多发性脓肿)
Dubois's method (treatment) [Paul-Charles 瑞士精神病学家 1848—1918] 杜布瓦氏精神疗法
Duboisia *n*. 澳洲毒茄属(茄科)
duboisine *n*. 杜波辛,澳洲毒茄碱 ‖ ~ sulphate 硫酸杜波辛
Dubos enzyme [René J. 法生物化学家 1901 生] 杜博氏酶(短杆菌素)(见 crude crystals, lysin) ‖ ~ lysin (tyrothricin) 杜博氏溶素,短杆菌素 / ~ medium 杜博氏培养基(培养结核杆菌)
Duboscq colorimeter [Jules 法眼科医师] 杜博斯克氏比色计
Duboscqia *n*. 杜博斯氏菌属(杜包氏菌属) ‖ ~ penetrans 深入杜博斯氏菌(深入杜包氏菌)
Dubreuil-Chambardel syndrome 杜—尚二氏综合征(牙)
duby *n*. 大麻(见 marijuana)
-ducent [构词成分] 带领,引导
Duchenne-Aran disease [G. B. A. Duchenne; F. A. Aran] 杜—阿二氏病,脊髓病性肌萎缩(见 myelopathic muscular atrophy) ‖ ~ muscular atrophy (disease, type) 脊髓病性肌萎缩/ ~ type (myelopathic muscular atrophy) 杜—阿二氏病,脊髓病性肌萎缩
Duchenne-Erb paralysis (syndrome) [G. B. A. Duchenne; W. H. Erb] 杜—欧二氏麻痹(综合症)(臂麻痹的上丛型)
Duchenne-Landouzy type (dystrophy) [G. B. A. Duchenne; L. T. J. Landouzy] (Landouzy-Déjerine dystrophy) 杜—兰二氏型,兰—代二氏营养不良(面肩肱型肌营养不良)
Duchenne's attitude [Guillaume Benjamin Amant 法神经病学家 1806—1875] 杜兴氏姿势(斜方肌麻痹时的肩部姿势) ‖ ~ disease 杜兴氏病(①脊髓病性肌萎缩 ②延髓麻痹 ③运动性共济失调,脊髓痨) / ~ muscular dystrophy (简作 DMD) 杜兴氏肌营养不良,脊髓病性肌萎缩 / ~ paralysis 杜兴氏麻痹(①延髓麻痹 ②杜—欧二氏麻痹) / ~ symptom 杜兴氏症状(隔肌麻痹症状) / ~ syndrome 杜兴氏综合征(唇舌咽麻痹) / ~ trocar 杜兴氏套针(从深部采取组织用) / ~ type muscular dystrophy 杜兴肌营养不良
Duchesnea indica (Andr.) Focke [拉,植药] 蛇莓
Duck [动药] *n*. 白鸭肉 ‖ ~ enteritis virus 鸭肠炎病毒,鸭疫病毒

/ ~ hepatitis enterovirus 鸭肝炎肠道病毒/ ~ hepatitis virus 鸭肝炎病毒/ ~ infectious anemia oncovirus 鸭传染性贫血病毒/ ~ influenza virus 鸭流感病毒 A 型,禽流感正黏病毒 A 型(见 Avian orthomyxovirus type A)/ ~ meat [动药]白鸭肉/ ~-plague herpesvirus 鸭疫疱疹病毒/ ~ plague virus 鸭肠炎病毒,鸭疫病毒/ ~ spleen necrosis oncovirus 鸭脾坏死肿瘤病毒/ ~ spleen necrosis virus 鸭脾坏死病毒/ ~ virus 鸭流感病毒(见 Avian influenza virus)

duck(简作 Dck) ***n*.** 鸭 ‖ ~-billed speculum 双翼阴道镜,鸭嘴式阴道窥器/ ~ embryo rabies vaccine(简作 DEV)鸭胚狂犬病疫苗/ ~ embryonic fibroblast cells(简作 Du EF cells)鸭胚成纤维细胞(检验病毒等用)/ ~ hepatitis B virus DNA(简作 DHBV DNA)鸭乙型肝炎病毒去氧核糖核酸

Duck/Hong Kong /D3 /75 鸭/香港/D3/75

duckering ***n*.** 皮毛消毒法(灭炭疽杆菌)

Duckworth's phenomenon [Dyce 英医师 1840—1928] 达克沃思氏现象,达克沃思氏综合征 ‖ ~ syndrome 达克沃思氏综合征(颅压增高的脑病,呼吸先停,心脏后停)

Ducobee ***n*.** 维生素 B_{12}制剂的商品名

Ducrey's bacillus [Augosto 意皮肤病学家 1860—1940] (Hemophilus ducreyi) 杜克雷氏杆菌,杜克雷氏嗜血杆菌

duct [拉 ductus drom ducere to draw or lead] ***n*.** 管,导管 ‖ ducts, aberrant bile 胆迷管/ ~, acoustic (meatus acusticus ezternus0 外耳道/ ~, adipose 脂肪管/ ~, alimentary 消化道/ ~, alimentary (ductus thoracicus 胸导管/ ~, allantoic 尿囊柄/ ~, alveolar (ductuli alveolares pulmonis) 肺泡小管/ ~, amniotic 羊膜管/ ~, archinephric (pronephric ~) 前肾管,原肾管(胚)/ ~, arterial (ductus arteriosus) 动脉导管/ ~, auditory 蜗管腔(盖膜与螺旋板间的腔/ ~, Bartholin's (ductus sublingualis major) 巴多林氏管,舌下腺大管/ ducts, Bellini's (papillary ducts) 贝利尼氏管,乳头管/ ~, Bernard's (accessory pancreatic ~) 伯纳尔氏管,胰副管/ bile ~ 胆管/ ducts, biliary 胆管(包括肝管,胆囊管及胆总管)/ ducts, biliferous (biliary ducts) 胆管/ ~, Blasius' (~ of Steno; ductus parotideus (Stenonis)) 布拉西乌斯氏管,腮腺管,斯滕森氏管/ ~, Bochdalek's (ductus thyreoglossus) 甲状舌管,博赫达勒克氏管/ ~, Botallo's (ductus arteriosus (Botalli)) 博塔洛氏管,动脉导管/ ~, branchial 鳃管/ ~, bucconeural 口神经管/ ducts, canalicular (lactiferous ducts) 输乳管/ ~ cancer 导管癌/ ~ carcinoma 导管癌/ ~-carcinoma 管癌/ ~ cell adenoma 导管细胞腺癌/ ~ cell carcinoma 导管细胞癌/ ~, cervical 颈管/ ~, cloacal (Reichel's cloacal ~) 泄殖腔管,赖黑耳氏一穴肛管/ ~, cochlear 蜗管/ ~, collecting, primary 初级集合管/ ~, collecting, secondary 次级集合管/ ~, common bile (ductus choledochus) 胆总管/ ~, common hepatic 肝总管/ ~, common pharyngobranchial 咽鳃总管/ ~, common vitelline 总卵黄管/ ~, Coschwitz' 科施维茨氏管(舌背管)/ ~, Cowperian 库珀氏腺管(尿道球腺管)/ ~, craniopharyngeal (hypophysial ~) 颅咽管,垂体管/ ~, cystic 胆囊管/ ~, cystic gall 胆囊管/ ~, deferent (ductus deferens) 输精管/ ~s, definite 直乳管/ ~, efferent 输出管/ ~, ejaculatory 射精管/ ~, excretory 排泄管/ ~, frontonasal (ductus frontonasalis) 额鼻管(筛骨漏斗至额窦)/ ~s, gall (biliary ducts) 胆管/ ~, Gartner's (ductus epoophori longitudinalis (Gartneri)) 加特内氏管,卵巢冠纵管/ ~us, Gasserian (Müller's ducts) 加塞氏管,苗勒氏管/ ~, genital (genital canal; gonoduct) 生殖管,生殖器/ ducts, genital, primary 原始生殖管/ ~, gland 腺管/ ~, gland excretory 腺排泄管/ ~, gland secretory 腺分泌管/ ~, guttural (Eustachian tube) 咽鼓管,欧氏管/ ~, Haller's aberrant (ductuli aberrantes) 附睾迷管/ ~, hemaphroditic 两性管/ ~, Hensen's (ductus reuniens (Henseni)) 亨森氏管,连合管/ ~, hepaticopancreatic 胰管/ ~, hepatocystic (common bile ~; ductus choledochus) 胆总管/ ~, Hoffmann's (ductus pancreaticus (Wirsungi)) 胰管/ ~, hypophysial (craniopharyngeal ~) (hypophyseal ~) 垂体管,颅咽管/ ~, incisive (incisor, incisor duct, ductus incisivus) 切牙管/ ~, intercalated (intercalary ~) 闰管/ ~, interlobar 腺叶间管/ ~, interlobular [腺]小叶间管/ ~, lacrimonasal (nasolacrimal ~) 鼻泪管/ ~, Leydig's (mesonephric ~) 莱迪希氏管,中肾管/ ~, lingual (ductus lingualis) 舌管/ ducts, lymphatic 淋巴导管/ ~, lymphatic, left (ductus thoracicus) 胸导管/ ~, lymphatic, right (ductus lymphaticus dexter) 右淋巴导管/ ~, major sublingual (ductus sublingualis major) 舌下腺大管/ ductus, mammary (mammillary ducts; ductus lactiferi) 输乳管/ ~, mesonephric (Wolffian ~) 中肾管,午非氏管/ ducts, metanephric (ureters) 后肾管,输尿管/ ducts, milk (lactiferous ducts) 输乳管/ ~, minor sublingual (ductus sublinguales minores) 舌下腺小管/ ~, mucous 黏膜管/ ducts, Müller's (Müllerian ducts) 苗勒氏管(副中肾管)/ ~, nasal (nasolacrimal ~; ductus nasolacrimalis) 鼻泪管/ ~, nasopalatine (frontonasal duct, ductus nasofrontalis) 鼻腭管(胚)/ ~, nasopharyngeal (ductus nasopharyngeus) 鼻咽管/ ~, nephric (ureter) 输尿管/ ~ of Arantius 静脉导管(阿朗希乌斯氏导管)/ ~ of Arantius (ductus venosus) 静脉导管)/ ~ of Bartholin (ductus sublingualis major) 巴多林氏管,舌下腺大管/ ~ of bilbourethral gland 尿道球腺管/ ~ of cochlea 蜗管/ducts of Cuvier 居维叶氏管(胚胎期开口于心耳的两个短的静脉)/ ~ of epididymis 附睾管 / ~ of epoophoron (Gartner's ~) 卵巢冠纵管,加特内氏管/ ~ of Kobelt (ductuli transversi (epoophori)) 卵巢冠横管/ ~ of Muller 中肾旁管/ ~ of Pecquet (thoracic ~) 胸导管/ ~ of Rivinus 舌下腺小管/ ~ of Santorini (accessory pancreatic ~) 胰副管/ ~ of Steno (Stensen's ~; ductus parotideus (Stenonis)) 斯滕森氏管,腮腺管/ ~ of Wirsung (pancreatic ~) 维尔松氏管,胰管/ ~ of Wolff 中肾管 / ~, omphalomesenteric (umbilical ~; vitelline ~; vitello-intestinal ~; yolk stalk) 卵黄管,卵黄柄/ ~, ovarian (oviduct) 输卵管/ ~, pancreatic minor (supplementary pancreatic ~; accessory pancreatic) 胰副管/ ducts, papillary 乳头管/ ~s, paramesonephric 副中肾管/ ~, parotid (~us parotideus) 腮腺导管/ ~, pharyngobranchial (ductus pharyngobranchialis) 咽鳃管/ ~, pleuropericardial 胸膜心导管/ ~, pleuroperitoneal 胸腹膜管/ ~, pronephric 前肾管,原肾管(胚)/ ~, Rathke's 前列腺小囊管/ ~, Reichel's cloacal 赖黑耳氏一穴肛管(胎儿时期隔开一穴肛和道格拉斯氏中隔的裂隙)/ ~, renal (ureter) 输尿管/ ~, resin 树脂管/ ~, Rivinian (ductus sublingualis minores) 里维纳斯氏管,舌下腺小管/ ducts, Rokitansky-Aschoff 罗—阿二氏管(胆囊黏膜窦)/ ~, sacculo-utricular (utriculosaccular ~) 椭圆球囊管/ ~s, salivary (ductus salivarius) 涎腺导管/ ducts, Schüller's (ducts of Skene's glands) 尿道旁腺管/ ~ secretory 分泌管/ ~, segmental (mesonephric ~) 节管,中肾管/ semicircular ~s 半规管/ ducts, seminal 精管(包括输精管、精囊管、射精管)/ ~s, Skene's 尿道旁腺管/ ~, spermatic (ductus deferens) 输精管/ ~, Stensen's (duct of steno, ductus parotideus(stenonis)) 斯滕森氏管,腮腺导管/ ~, sublingual (ductus sublingualis minor) 舌下腺小管/ ~, sublingual, major (ductus sublingualis major) 舌下腺大管/ ~, sublingual, minor (ductus sublingualis minor) 舌下腺小管/ ~, submandibular (submaxillary duct of wharton, ductus submandibularis) 颌下腺管,华通氏管/ ~, submaxillary (ductus submaxillaris) 颌下腺导管/ ~, sweat (ductus sudoriferus) 汗腺管/ ~s, tear (ductus lacrimales) 泪小管/ ~, testicular (ductus deferens) 输精管/ ~ thoracic (alimentary; chyliferous; left lymphatic) 胸导管/ ~, thymopharyngeal 胸腺咽管/ ~, thyrocervical (ductus thyreocervialis) 甲状颈管,第四鳃管/ ~, thyroglossal (thyrolingual ~, ductus thyreoglossus) 甲状舌管,希斯氏管/ ~, thyropharyngeal 甲咽管(胚)/ ~, umbilical (omphalomesenteric ~; yolk stalk) 脐管,卵黄管,卵黄柄/ ~, uniting (ductus reuniens) 连合管/ ducts, urogenital 尿[生]殖管/ ~, vitelline (vitello-intestinal ~; omphalomesenteric ~; yolk stalk) 卵黄管,卵黄柄/ ~, Walther's (~ of Rivinus, ductus sublingualis minores) 瓦尔特氏管,舌下腺小管/ ~, Wharton's (ductus submandibularis, ductus submaxillaris (Whartoni)) 下颌[下]腺管华顿氏管/ ~, Wolffian (mesonephric ~) 午非氏管,中肾管

duct ***n*.** 延性,延展性(见 ductility)

-duct [构词成分] 带领,引导

ductal ***a*.** 管的,导管的

ductile [拉 ductilis from ducere to draw, to lead] ***a*.** 延伸性的

ductility(简作 duct) ***n*.** 延性

ductilometer ***n*.** 延[伸]度计

ductless ***a*.** 无管的 ‖ ~ gland 无管腺

ducto-acinar ***a*.** 导管腺泡的 ‖ ~ carcinoma 导管腺泡性癌

ductography ***n*.** 管腔造影[术]

ductule ***n*.** 小管 ‖ aberrant ~s 迷管/ alveolar ~s 肺泡小管/ductules, bile 胆小管/ductules, efferent (ductuli efferentes testis) [睾丸]输出小管/ transverse ~s of epoophoron 卵巢冠横管

ductuli(单 ductulus) [拉] ***n*.** 小管 ‖ ~ efferentes 输出小管

ductulus(复 ductuli) [拉] ***n*.** 小管(见 ductule) ‖ ~ aberrans superior 上迷管(附睾)/ ductuli aberrantes 迷管(附睾)/ ductuli alveolares pulmonis (alveolar ducts) 肺泡小管/ ductuli biliferi (canaliculi biliferi) 胆小管,小叶内胆管/ ductuli efferentes testis 睾丸输出小管/ ductuli excretorii 排泄小管/ ~ reuniens 连合管/ ductuli transversi (epoophori) 卵巢冠横管

ductus(复 ductus) [拉] ***n*.** 管,导管(见 duct) ‖ ~ aberrans 迷管/ ~ aberrans Halleri (Haller's aberrant duct) 附睾迷管/ ~ arteriosus (简作 DA) ~ arteriosus (Botalli)) 动脉导管/ ~ arteriosus, patent 动脉导管未闭/ ~ biliferi (canaliculi biliferi) 胆小管/ ~ biliferi interlobulares 小叶间胆管/ ~ Botalli 博塔洛氏管,动脉导

管/ ~ Botalli persistens 久存性动脉导管，动脉导管未闭/ ~ caroticus 颈动脉管(胚)/ ~ choledochus (common bile duct) 胆总管/ ~ cochleae (~ cochlearis ; seala media; membranous cochlea) 蜗管(耳)/ ~ communis (choledochus) 胆总管/ ~ Cuvieri (ducts of Cuvier) 居维叶氏管(胚胎期开口于心耳的两个短的静脉)/ ~ cysticus (cystic gall duct) 胆囊管/ ~ deferens (vas deferens) 输精管/ ~ deferens tumor (简作 DDT) 输精管肿瘤/ ~ dorsopancreaticus (~ pancreaticus accessorius) 胰副管/ ~ efferens 睾丸输出小管/ ~ ejaculatorius (ejaculatory duct) 射精管/ ~ endolymphaticus (endolymphatic duct) 内淋巴管/ ~ epididymidis (canal of the epididymis) 附睾管/ ~ epididymis 附睾管/ ~ epoophori longitudinalis (Gartneri) 卵巢冠纵管/ ~ excretorius (excretory duct) 排泄管/ ~ excretorius vesiculae seminalis 精囊排泄管/ ~ felieus 胆管/ ~ galactophorus (~ lactiferi) 输乳管/ ~ glandulae bulbourethralis (~ excretorius (glandulae bulbourethralis)) 尿道球腺排泄管/ ~ hemithoracicus (accessory thoracic duct) 副胸导管/ ~ hepaticus 肝管/ ~ hepaticus communis (~ hepaticus) 肝[总]管/ ~ hepaticus dexter 右肝管/ ~ hepaticus sinister 左肝管/ ~ hepatopancreaticus (~ pancreaticus) 胰管/ ~, hermaphroditic 两性管/ ~ incisivus (incisive duct) 切牙管，门齿管/ ~ interlobulares (interlobular ducts) [腺]小叶间管/ ~ lacrimales (lacrimal duct) 泪小管/ ~ lactiferi (lactiferous ducts) 输乳管/ ~ lingualis (lingual duct) 舌管/ ~ lymphaticus dexter 右淋巴导管/ ~ mesonephricus 中肾管/ ~ naso-frontalis 额鼻管/ ~ nasolacrimalis (nasolacrimal duct) 鼻泪管/ ~ omphalomesentericus 卵黄管，卵黄柄/ ~ pancreaticus (Wirsungi) 胰管/ ~ pancreaticus accessorius (Santorini) (~ pancreaticus azygos; ~ pancreaticus accessorius) 胰副管/ ~ paramesonephricus 副中肾管/ ~ paraurethrales 尿道旁管/ ~ paraurethrales urethrae femininae (女) 尿道旁管/ ~ parotideus (Stenonis) (parotid duct, Stensen's duct, Blasius duct) 腮腺管斯滕森氏管，布拉乌斯氏管/ ~ perilymphaticus 外淋巴管/ ~ prostatici 前列腺小管/ ~ reuniens (Henseni) (Hensen's canal; canalis reuniens) 连合管，亨森氏管/ ~ semicirculares (semicircular canals) 半规管/ ~ semicircularis lateralis 外半规管/ ~ semicircularis posterior 后半规管/ ~ semicircularis superior 上半规管/ ~ sublinguales minores(minor sublingual duct, duct of Rivinius) 舌下腺小管，里维纳斯氏管/ ~ sublingualis major(major sublingual duct, Bartholin's duct) 舌下腺大管，巴多林氏管/ ~ submandibularis (~ submaxillaris (Whartoni), submandibular duct) 下颌[下]腺管/ ~ submaxillaris (Whartoni) 下颌[下]腺管，华通氏管/ ~ sudoriferus 汗腺管/ ~ thoracicus 胸导管/ ~ thoracicus dexter (~ lymphaticus dexter) 右淋巴导管/ ~ thyreoglossus (thyroglossal duct, thyrolingual duct, Bochdalek's duct) 甲状舌管，博赫达勒克氏管/ ~ utriculosaccularis 椭园球囊管/ ~ venosus (Arantii) 静脉导管

Duddell's membrane [Benedict 18 世纪英医师] (lamina elastica posterior) 杜德耳氏膜，后弹性层

Dudley's operation [Emilius Clark 美妇科学家 1850—1928] 达德利氏手术(①治子宫后倾 ②子宫颈矢状切开治疗痛经)

due *a*. 适当的，应有的，预期的 ‖ be ~ to 由于/ ~ date 预产期/ in ~ course 在适当时候/in ~ form 按照适当的形式/ in ~ time 在适当时候/ ~ to 应归于，由于/

Duehrssen's method [Alfred 德产科医师 1862—1933] 迪尔森氏法

duel *n*. & *vi*. 决斗

duet *n*. 二重奏唱

Dugas' test [Louis Alexander 美医师 1806—1884] 杜斯氏试验(检肩关节脱位)

Dugbe bunyavirus 达格毕本扬病毒 ‖ ~ nairovirus 达格毕内罗病毒/ ~ virus 达格毕病毒

Duguet's ulcerations 杜盖氏溃疡[形成](伤寒性咽溃疡)

Duhat jambolan [植药] 海南蒲桃

Duhot's line [Robert 比泌尿学家、皮肤病学家 1867 生] 杜霍氏线(髂前上棘至骶骨尖间线)

Duhring's disease [Louis Adolphus 美国皮肤病学家 1845—1913] 杜林氏病，疱疹样皮炎(见 dermatitis herpetiformis)

Dührssen's operation [Alfred 德妇科学家 1862—1933] 迪尔森氏手术(①阴道式子宫固定术 ②经阴道子宫切开取胎术) ‖ ~ incisions 迪尔森切开/ ~ tampon 迪尔森氏塞(碘仿纱布阴道塞)

DUI 酒后驾驶(见 driving under the influence of alcohol)

duipara *n*. 二产妇(见 secundipara)

Dujarier's clasp 杜贾里爱氏夹，跟骨钩

duji *n*. 海洛因(见 heroin)

duke *n*. 公爵

Dukes' disease [Clement 英医师 1845—1925] 杜克氏病，猝发疹，幼儿急疹(见 exanthema subitum) ‖ ~ method (test) 杜克法(试验)

Dulbecco phosphate buffered saline (简作 DPBS) 杜比冠氏磷酸盐缓冲盐水

Dulbecco's modified Eagle's medium (简作 DMEM) 杜皮克氏改良爱哥尔氏培养基

dulc. *a*. 甜的(见 dulcis)

dulcamara [拉 dulcis sweet + amarus bitter] *n*. 白英，蜀羊泉(见 wolf grape)

Dulcamara mottle tymovirus 白英斑点芜菁黄花叶病毒 ‖ ~ mottle virus 白英斑点病毒

dulcamarin *n*. 白英甙，蜀羊泉甙

dulcarin *n*. 白英甙，蜀羊泉甙(见 dulcamarin)

dulcin *n*. 甜精，乙氧基苯脲(见 4-ethoxyphenylurea)

dulcis (简作 dule) *a*. 甜的

dulcite [拉 dulcis sweet] *n*. 卫矛醇，甜醇(见 dulcitol; duicose)

dulcitol lysine lactose iron (简作 DLLI) 甜醇赖氨酸乳糖铁

dull *a*.; *vi*., *vt*. ①迟钝的，不锋利的，枯燥无味的 ②浊音的 ③弄钝，变迟钝

dullness *n*. ①迟钝 ②浊音(见 dulness) ‖ ~, absolute 绝对浊音(实音)/ ~, cardiac 心浊音/ ~, Grocco's triangular (Grocco's sign) 格鲁科氏三角区浊音/ ~, hepatic 肝部浊音/ ~, post-cardial 心后浊音/ ~, shifting 移动性浊音/ ~, splenic 脾部浊音/ ~, tympanitic 鼓性浊音

Dulofibrate [商名] *n*. 度洛贝特(降脂药)

Dulong-Petit law [Pierre Louis Dulong 法化学家 1785—1838] 杜—波二氏定律

Duloxetine [商名] *n*. 度洛西汀(抗抑制药)

Dulozafone [商名] *n*. 度氯扎封(抗焦虑药)

dulse *n*. 红藻类(苏格兰及北欧国家居民食用)

duly *ad*. 按时地，充分地，适当地

dumas *n*. 足雅司病(见 foot yaws)

Dumas cap 宫颈帽

Dumasia forrestii Diels [拉，植药] 雀舌豆

dumb *a*. 哑的

dumbbell *n*. 哑铃 ‖ ~ needle 哑铃型放射针/dumbbells of Schäfer 谢非尔氏小体(在横纹肌组织内发现的小体)

dumb-madness *n*. 麻痹型狂犬病(见 paralytic rabies)

dumbness [拉 surditas] *n*. 哑[症](见 mutism, aphasia)

dummy *n*. 修复体，桥体(见 prosthesis)

Dumontiaceae *n*. 胶黏藻科(一种藻类)

Dumontpallier's pessary [Alphonse 法医师 1826—1898] 杜蒙帕利埃氏子宫托 ‖ ~ test 杜蒙帕利埃氏试验(检胆色素)

Dumorelin [商名] *n*. 度莫瑞林(生长激素释放因子)

Duometacin [商名] *n*. 度美辛(消炎镇痛药)

dUMP 脱氧尿苷一磷酸(见 deoxyuridine monophosphate)

dump *n*. ①垃圾堆 ②垃圾坊

dumpage *n*. ①垃圾 ②倾倒

dumper *n*. ①保洁车 ②清道工人

dumping *n*. ①倾倒，倾斜 ②填埋(处理垃圾的一种方法) ‖ ~, jejunal 空肠倾斜/ ~ stomach 胃倾倒症/ ~ provocation test (简作 DPT) 倾倒综合征激惹试验/ ~ syndrome 倾倒综合征

dun. [拉] 按已知用法(见 dentur usui noto)

Dun bee [动药] 虻虫 ‖ Dun fly [动药] 虻虫

Dunbar's serum [William Philipps 德医师 1863—1922] 登巴氏血清(花粉血清，治疗枯草热)

Dunbaria podocarpa Kurz. [拉，植药] 长柄野扁豆 ‖ Dunbaria villosa (Thunb.) Makino [拉，植药] 毛野扁豆

Duncan disease (syndrome) 邓肯病(综合征)

Duncan's folds [James Matthews 英妇科学家 1826—1890] 邓肯氏襞，子宫腹膜襞(产后) ‖ ~ mechanism 邓肯氏机理(胎盘)/ ~ position 邓肯氏位置(胎盘)/ ~ ventricle (cavum septi pellucidi) 邓肯氏室，透明隔腔

Duncan's method [Charles H. 美医师 1880 生] 邓肯氏法(自体疗法) ‖ ~ multiple range test 邓肯氏多差距测验

Dunckerocampus dactyliophorus (Bleeker) 指带海龙(隶属于海龙科 Syngnathidae)

dundaki-bark *n*. 东达基皮(茜草科乳酪木皮)

dundakine *n*. 东达基碱

Dunfermline scale 登弗姆林营养指标(按儿童营养情况进行分类，这个计划是在苏格兰登弗姆林市作出的，故名)

dung *n*. 粪，肥料(见 manure)

dungeon *n*. & *vi*. 土牢，地牢；关入地牢

Dungern's test [Emil Freiherr von 德细菌学家 1867 生] 东格恩氏试验(检癌、梅毒)

Dunham's fans [Edward Kellogg 美病理学家 1860—1922] 登纳姆氏三角影(见 cones or triangles) ‖ ~ solution 登纳姆氏溶液(吲哚试验用)

duo-［拉 duo, duae, duo two 二］［构词成分］二
duocrinin *n*. 十二指肠泌素
duod *n*. 十二指肠(见 duodenum)
duodenal *a*. 十二指肠的‖ ~ band 十二指肠带/ ~ drain juice examination (简作 DDJF) 十二指肠引流液检查/ ~ drainage 十二指肠引流/ ~ fluid analysis (简作 DFA) 十二指肠液分析/ ~ ileus 十二指肠梗阻/ ~ impression 十二指肠压迹/ ~ injury 十二指肠损伤/ ~ loop 十二指肠袢/ ~ ulcer (简作 DU) 十二指肠溃疡/ ~ wall 十二指肠壁
duodenectasis *n*. 十二指肠扩张
duodenectomy *n*. 十二指肠切除术
duodenin *n*. ①肠促胰岛素 ②一种十二指肠黏膜制剂
duodenitis (简作 DI) *n*. 十二指肠炎
duodeno-［拉］［拉 duodeni twelve 十二］［构词成分］十二指肠
duodenocholangeitis *n*. 十二指肠胆管炎(与 duodenocholangitis 同)
duodenocholecystostomy *n*. 十二指肠胆囊造口吻合术
duodenocholedochotomy *n*. 十二指肠胆总管切开术
duodenocolic *a*. 十二指肠结肠的‖ ~ fistula 十二指肠结肠瘘
duodenocystostomy *n*. 十二指肠胆囊造口吻合术(见 cholecystoduodenostomy)
duodenoduodenostomy *n*. 十二指肠十二指肠吻合术
duodeno-enterostomy *n*. 十二指肠小肠造口吻合术
duodenofiberscope *n*. 十二指肠纤维镜
duodenofiberscopy *n*. 十二指肠纤维镜检查
duodenogram *n*. 十二指肠 X 线［造影］照片
duodenography *n*. 十二指肠 X 线造影［术］
duodenohepatic *a*. 十二指肠肝的
duodeno-ileostomy *n*. 十二指肠回肠造口吻合术
duodeno-jejunalflexure *n*. 十二指肠空肠曲
duodenojejunostomy *n*. 十二指肠空肠造口吻合术(见 jejunoduodenostomy)
duodenolysis *n*. 十二指肠松解术
duodenopancreatectomy *n*. 胰十二指肠切除术(见 pancreatoduodenectomy)
duodenoplasty *n*. 十二指肠成形术
duodenopylorectomy *n*. 十二指肠幽门切除术
duodenorrhaphy *n*. 十二指肠缝术
duodenoscope *n*. 十二指肠镜
duodenoscopy *n*. 十二指肠镜检查
duodenostomy *n*. 十二指肠造口术
duodenotomy *n*. 十二指肠切开术
duodenum［拉 duodeni twelve］(简作 duod) *n*. 十二指肠‖ ~, giant 巨十二指肠 / ~, inversed 逆向十二指肠 / ~, mobile 移动十二指肠/ ~ test set 十二指肠检查器
duodiode *n*. 双二极管
duofoam *n*. 杜奥福沫(泡沫避孕剂)
duograph *n*. 电影放影机,双色网线版
duolaser *n*. 双激光器
duomycin *n*. 金霉素,氯四环素(见 aureomycin)
duoparental［拉 duo two + parens parent］*a*. 双亲的,源于两种生殖细胞的
Duoperone［商名］*n*. 度奥哌隆(抗精神病药)
duoplasmatron *n*. 双等离子管
duoscopic receiver 双重图像电视接收机
duotal *n*. 杜奥他,愈创木酚碳酸酯(见 guaiacol carbonate)
duotetrode *n*. 双四极管
duotonol *n*. 杜奥托诺(甘油磷酸钙钠制剂)
duotriode *n*. 双三极管
Duovirus *n*. 双病毒
dup. *a*. 重复的(见 duplicate)
Duphalac［商名］*n*. 乳果糖(见 lactulose)
Duphaston［商名］*n*. 地屈孕酮(见 dydrogesterone)
Duplay's bursitis (disease)［Simon 法外科医师 1836—1924］杜普累氏病,肩峰下黏液囊炎(见 subacromial bursitis)‖ ~ operation 杜普累手术
duplet *n*. 电子对,对
duplex (简作 Du) *a*. *n*. 双的;复式,双螺旋,复体,复式结构,双倍,双体‖ ~ color Doppler 双功能彩色多普勒/ ~ control desk 双相控制台/ ~ DNA 双螺旋 DNA/ ~ Doppler 双功能多普勒/ ~ group of chromosomes 双组染色体/ ~ pelvis 重复肾盂/ ~ retina 双重视网膜/ ~ type carcinoma 双重型癌/ ~ ultrasonoscope 双功能超声仪/ ~ uterus 双子宫
duplexcavity *n*. 双重空腔,双腔谐振
duplicase *n*. 复制酶
duplicate (简作 dup) *a*., *n*. *vt*. 重复的,复制的,二倍的,复制品,副本,复制酶,复制,使重复‖ ~ dominant epistasis 重复显性上位/ ~ gene 重复基因/ ~ recessive epistasis 重复隐性上位
duplicated chromosome 重复染色体
duplicatio［拉］*n*. 翻制,复制
duplication *n*. ①重迭,双折 ②复制,重复‖ ~, direct 同向重复/ ~, homologous 同源重复,染色体内重复/ ~, interarm 臂间重复/ ~, noncontiguous 非邻接重复/ ~ nonhomologous 非同源重复染色体间重复
duplicational polyploid 重复多倍体(即同源多倍体)
duplicator *n*. 复制器,翻制器
duplicature［拉 duplicare to double］*n*. 黏膜折皱,成皱
duplicidentatus *n*. 双套牙期
duplicitas［拉］*n*. 并胚,双畸胎,联胎‖ ~, anterior (katadidymus) 双上身联胎,下身联胎/ ~ asymmetros (heteropagus) 非对称联胎,大小体联胎/ ~ cruciata 并头联胎/ ~ inferior (anadidymus) 双下身联胎,上身联胎/ ~ media 双体畸胎,双躯干头尾联胎/ ~ parallela 侧联畸胎/ ~ posterior (anadidymus) 双下身联胎,上身联胎/ ~ superior (katadidymus) 双上身联胎,下身联胎/ ~ symmetros (diplopagus) 对称性联胎
duplicity［拉 **duplicitas**］*n*. 并胚,双畸胎,联胎
duplicon *n*. 复制子,重复子
duplinal *n*. 清石灵
duplitized *n*. 双面有感光药膜的(X 线片)
duponol C *n*. 杜邦诺 C(十二烷硫酸钠)
dupp *n*. 杜普(表示听诊时的心尖第二音节)
Dupracetam［商名］*n*. 度拉西坦(改善脑功能药)
Dupré s bursitis 杜普雷氏黏液囊炎‖ ~ disease (syndrome)［Ernest 法医师 1862—1921］杜普雷氏病(综合征)(假性脑膜炎) / ~ muscle 杜普雷氏肌,膝关节肌(见 subcrureus muscle)
Dupurs's cannula［Edmund 1839—1892］杜普伊氏插管(丁字气管插管)
Dupuy-Dutemps' operation 杜普伊—杜当手术(下睑成形术)
Dupuytren's canal［Guillaume 法外科医师 1778—1835］杜普伊特伦氏管‖ ~ amputation 杜普伊特伦切断术 / ~ contracture 杜普伊特伦氏挛缩(掌挛缩病) / ~ disease of the foot 杜普伊特伦氏足病(足纤维瘤病) / ~ enterotome 杜普伊特伦肠刀/ ~ fascia 杜普伊特伦氏筋膜(掌腱膜) / ~ fracture 杜普伊特伦氏骨折(腓骨下端骨折) / ~ hydrocele 杜普伊特伦氏水囊肿(二房性睾丸鞘膜水囊肿) / ~ paste 杜普伊特伦氏糊(含三氧化二砷、甘汞) / ~ sign 杜普伊特伦氏征(见于骨肉瘤或先天性髋脱位) / ~ splint 杜普伊特伦氏夹(防止腓骨下端骨折外翻) / ~ suture 杜普伊特伦氏缝术(连续郎贝尔氏缝术) / ~ tourniquet 杜普伊特伦氏压脉器(主动脉压脉器)
DUR (肿瘤灶)微分摄取比值(见 differential uptake ratio)
dur. *a*. 硬的(见 durus)
dur-［构词成分］硬
dura［拉 hard］(dura mater) *n*. 硬脑［脊］膜‖ ~ mater 硬脑［脊］膜/ ~ mater encephali 硬脑膜/ ~ mater of spinal cord 硬脊膜/ ~ mater spinalis 硬脊膜
Dura alba (Moore) 扇毒蛾(隶属于毒蛾科 Lymantriidae)
durability *n*. 耐用,经久
durable *a*. 耐用的,经久的,坚牢的‖ ~ cell 耐久细胞
Durabolin［商名］*n*. 苯丙酸南诺龙(见 nandrolone phenpropionate)
duracaine *n*. 杜拉卡因(普鲁卡因制剂)
duracillin *n*. 杜拉西林(普鲁卡因青霉素 G 结晶)
duraematoma *n*. 硬脑［脊］膜血肿(见 durematoma)
Durafill *n*. 光固化复合材料
dural *a*. 硬脑［脊］膜的‖ ~ carotid cavernous sinus fistulse (简作 DCF) 硬脑膜动脉—海绵窦动静脉瘘/ ~ sheath 硬膜鞘/ ~ sinus venography 硬脑膜窦静脉造影［术］
duralumin［拉 durus hard］*n*. 硬铝,杜拉铝,铝铜合金
duramatral *a*. 硬脑［脊］膜的(见 dural)
duramycin *n*. 耐久霉素
Duran-Reynals permeability factor［Francisco Duran-Reynals 美细菌学家 1899 生］(hyaluronidase) 杜兰·雷纳耳斯通透因素,透明质酸酶
Durand-Nicolas-Favre disease［J. Durand, Joseph Nicolas, M. Favre 法医师］(venereal lymphogranuloma) 杜—尼—法三氏病,腹股沟淋巴肉芽肿
Durand's disease［P. 法医师］杜朗氏病(病毒病伴有头痛、上呼吸道及脑膜刺激症状)
Durande's remedy［Jean Francois 法医师 1794 卒］杜朗德氏药(松节油和醚制成的胆石剂)
Duranest［商名］*n*. 盐酸依替卡因(见 etidocaine hydrochloride)
Duran-Reynals' permeability factor 透明质酸酶
durante dolore (简作 dur dolor, dur dor) 疼痛持续期间
Durante's treatment［Francesco 意外科医师 1845—1934］杜朗特

氏疗法(注入碘剂治疗外科结核病)
durapatite ***n*.** 羟鳞灰石
durapexia ***n*.** 硬膜固定术
duraplasty ***n*.** 硬脑(脊)膜成形术
duration(简作 D,d,durn) ***n*.** 期限,延续时间‖ ~,anodal 阳极期间/ ~ discrimination 持续期识别/ ~ of ejection(简作 DE)射血时间/ ~ of fixation 注视持续时间/ ~ of labor 产程(分娩时限)/ ~ of life 寿命,寿限/ ~ of motilty 活力持续时间/ ~ of pregnancy 孕期/ ~ of tetany(简作 DT)强直时间/ ~ of vision 视觉持续时间/ ~ of voluntary apnea test(简作 DVA)随意呼吸停止持续(时间)试验/ ~,sweep 扫描时程/ ~ tetany(简作 Dt)通电期间强直,持续性手足抽搐
(the) duration of inhibition of the myoelectric complex(简作 DIMC)抑制肌电复合波持续时间
Dürck's nodes[Hermann 德病理学家 1869 生]迪尔克氏结(锥体虫病的大脑皮质肉芽肿性血管周围浸润)
Dur. dolor. 疼痛持续期间(见 durante dolore)
dur dor 疼痛持续期间(见 durante dolore)
durematoma ***n*.** 硬脑(脊)膜血肿
durene ***n*.** 杜烯,四甲苯(见 tetramethyl-benzene)
Duret's lesion[Henri 法神经外科医师 1849—1921]杜雷氏损害(由于轻度损伤所致的第四脑室出血)
Durham-Humphery Law(简作 D-HL)达拉姆—汉弗莱定律
Durham's tube[1. Arthur Edward Durham 英外科医师 1834—1895 2. Herbert Edward Durham 英细菌学家 1866—1945]①有接头的气管导管(A.E. 达拉姆氏管)②倒置小试管(H.E. 达拉姆氏管,用以测定细菌气体产生量)
Duricef[商名] ***n*.** 头孢羟氨苄(见 cefadroxil)
during ***prep*.** 在……的时候,在……期间
duritis ***n*.** 硬脑(脊)膜炎(见 pachymeningitis)
durn. ***n*.** 耐久,持久(见 duration)
duro-[拉][构词成分]硬;硬脑膜‖ ~-arachnitis 硬膜蛛网膜炎
durometer ***n*.** 硬度测验器
durosarcoma ***n*.** 硬脑(脊)膜肉瘤,脑(脊)膜瘤(见 meningioma)
Duroziez's disease[Paul Louis 法医师 1826—1897](congenital mitral stenosis)杜罗济埃氏病,先天性二尖瓣狭窄‖ ~ murmur(sign)杜罗济埃氏杂音(征)(股动脉二重杂音)
durra ***n*.** 蜀黍(见 dhurra)
dursban ***n*.** 毒死蜱,毒死蚊(氨基甲酸酯类)
durus(简作 dur) ***a*.** 硬的
DUSA 美国药学会药局(见 dispensatory of the USA)
Dusart's syrup[Lucien O. 19 世纪法医师]杜扎尔氏糖浆
Dusicnan zirkonicity 硝酸锆
dusk ***n*.** 阴暗,黄昏,薄暮
dusky ***a*.** 微暗的,暗黑色的
DUSN 弥漫性单侧亚急性视神经视网膜炎(见 diffuse unilateral subacute neuroretinitis)
Dussumieria hasseltii (Bleeker) 园腹鲱(隶属于鲱科 Clupeidae)
dust(简作 D) ***n*.** 粉尘,尘埃,尘屑,灰尘‖ ~-ball 马粪石/ ~,BHC saw 六六六木屑/ ~,blood(hemoconia)血尘/ ~-borne 尘埃传播,尘埃传播的/ ~ cell 尘细胞/ ~,chromatin 核染质屑(在红细胞的边缘部)/ ~ collector(简作 DC)吸尘器/ ~,derris 鱼藤粉/ ~-disease 尘病(尤指尘肺)/ ~,ear(otoconia)耳沙,耳石/ ~,marble 大理石粉/ ~,micronized 超细粉/ ~ mite sensitivity(简作 DMS)粉尘过敏/ ~,organic 有机性粉尘/ ~-proof 避尘的,绝尘的/ ~,street 街道尘土,路灰/ ~ wrapper(简作 DW)防尘罩,防尘套
duster ***n*.** 掸帚,揩布
duster 香烟中的海洛因(见 heroin in cigarette)
dusting ***n*.** 撒布‖ ~-powder 撒布粉
dusty ***a*.** 多灰尘的,粉状的
Dutch ***a*.** 荷兰的,荷兰语的‖ ~ cap 阴道隔/ ~ liquid 荷兰液,二氯化乙烯(见 ethylene bichloride)
Dutcher body 达切小体(含免疫球蛋白胞质的一种核内内陷,见于肿瘤性浆细胞样淋巴细胞和浆细胞)
Dutchman ***n*.** 荷兰人
Dutchmanspipe fruit[植药]马兜铃‖ ~ vine[植药]天仙藤
Duteplase[商名] ***n*.** 度替普酶(血栓溶解药)
dUTP 脱氧尿苷三磷酸(见 deoxyuridine triphosphate)
dUTP ***n*.** 脱氧尿苷三磷酸焦磷酸酶(见 pyrophosphatase)
dUTPase ***n*.** 脱氧尿苷三磷酸酶
Dutton's disease[J. Everett 英医师 1876—1905]达顿氏病,锥虫病(见 trypanosomiasis)‖ ~ relapsing fever 达顿氏回归热(中非洲蜱传回归热)/ ~ spirochete(Borrelia duttonii)中非洲回归热螺旋体,达顿包柔氏螺旋体
Duttonella[J. Everett Dutton] ***n*.** 达顿氏锥虫属
duty(简作 dy) ***n*.** 责任,义务,职务‖ be on ~ 当班,值班/ do ~ for 代替/do one's ~ 尽本分/on(off) ~ 上(下)班
Duval's bacillus[Charles Warren 美病理学家 1876 生]杜伐耳氏杆菌,宋内氏志贺氏杆菌(见 Shigella sonnei)
Duval's nucleus[Mathias Marie 法解剖学家 1844—1915]杜瓦耳氏核(舌下神经腹外侧核)
DUVD 多普勒超声速度检测计(见 Doppler ultrasonic velocity detector)
Duverney's foramen[Joseph Guichard 法解剖学家 1648—1730]杜佛内氏孔(网膜孔)‖ ~ fracture 杜佛内氏骨折(髂前上棘骨折)/ ~ gland 杜佛内氏腺(前庭大腺)/ ~ muscle(Horner's muscle)杜佛内氏肌(睑板张肌)
Duvenhage lyssavirus 杜文黑基狂犬病病毒‖ ~ virus 杜文黑基病毒
Duvoid[商名] ***n*.** 氯贝胆碱(见 bethanechol chloride)
Duymeria flagellifera (Cuvier et Valenciennes) 长棘锯盖鱼(隶属于隆头鱼科 Labridae)
DV defective vision 有缺陷视觉 / dependent variable 变应数 / dilute volume(溶液的)稀释容积 / direct vision 直接视觉 / distemper virus(犬)瘟热病毒 / dorsoventral ***a*.** 后前位的(X 线摄影)/ double methyl violet agar 双甲基紫琼脂 / double vibrations 双振动 / double vision 复视
d. v. 双振动(单位)(见 double vibrations)
D & V 腹泻及呕吐(见 diarrhea and vomiting)
DVA Department of Veterans Affairs 退伍军人事务部 / distance visual acuity 辨距视敏度 / divinylacetylene ***n*.** 二乙烯基乙炔 / duration of voluntary apnea test 随意呼吸停止持续(时间)试验
DVB ***n*.** 二乙烯基苯(见 divinylbenzene)
DVC deep venae comitant 伴随深静脉 / divanillylidene-cyclohexanone ***n*.** 二香草环己酮 / divannilidene-cyclohexanon ***n*.** 香草环己酮
DVH 兽医卫生学证书(见 Diploma in Veterinary Hygiene)
DVI 数字血管成像(见 digital vascular imaging)
DVM digital voltmeter 计数伏特计 / Doctor of Veterinary Medicine 兽医博士
DVMS 兽医内科与外科学博士(见 Doctor of Veterinary Medicine and Surgery)
Dvn ***n*.** 分割,区分,分裂(见 division)
DVOM 数字式电压电阻表,数字式伏特欧姆表(见 digital volt-ohmmeter)
DVS Division of Vital statistics 人口统计局 / Doctor of Veterinary Science 兽医学博士 / Doctor of Veterinary Surgery 兽医外科博士
DVSc 兽医学博士(见 Doctor of Veterinary Science)
DVSM 国家兽医学证书(见 Diploma of Veterinary State Medicine)
DVT daily volume turnover 一日容量周转率,每日代谢量 / deep venous thrombosis 深部静脉血栓形成
D-II. V. V. 登革热 II 型病毒减毒疫苗(见 dengue-2 virus vaccine)
DW a Rorschach score 罗尔沙赫氏墨迹(心理测验)/ Dental World 牙科世界(杂志名)/ distilled water 蒸馏水 / drawer ***n*.** 制图员 / drinking water 饮水 / dry weight 干重,净重 / dust wrapper 防尘罩,防尘套
D/W 葡萄糖水溶液(见 dextrose in water)
D5/W 5%葡萄糖水溶液(见 5% dextrose in water)
dwale 颠茄叶(见 belladonna leaf)
dwarf(简作 D) ***n*., *vt*., *vi*. *a*.** 侏儒,矮人,矮子,矮小植物;使矮小,变矮小;矮小的‖ ~,achondroplastic 软骨发育不全性侏儒/ ~,asexual 性机能缺乏性侏儒/ ~,ateliotic 发育不全性侏儒/ ~,Brissaud's 布里索氏侏儒(婴儿黏液性水肿)/ ~,chondrodystrophic 软骨营养不良性侏儒/ ~,cretin(thyroid-deficient ~)愚侏病性侏儒,克汀病性侏儒/ ~,deformed 变形性侏儒/ ~,diabetic 糖尿病性侏儒/ ~ embryo 侏儒胚,侏儒胎/ ~,hypophysial(pituitary ~)垂体性侏儒/ ~,hypothyroid(cretin ~)甲状腺机能减退性侏儒,愚侏病性侏儒/ ~,infantile 幼稚型侏儒/ ~,Levi-Lorain(pituitary ~)垂体性侏儒/ ~,micromelic 肢端纤细性侏儒/ ~,normal 正常侏儒/ ~,Paltauf's(pituitary ~)垂体性侏儒/ ~,phocomelic 海豹肢样侏儒/ ~,physiologic(normal ~)正常侏儒/ ~,pituitary 垂体性侏儒/ ~,primordial(normal ~)先天性侏儒,正常侏儒/ ~,pure(normal ~)单纯侏儒,正常侏儒/ ~,rachitic 佝偻病性侏儒/ ~,renal 肾性侏儒/ ~,senile 老年性侏儒/ ~,sexual 性机能存在性侏儒,性机能正常性侏儒/ ~,symptomatic 症状性侏儒/ ~,true(normal ~)真侏儒,正常侏儒/ ~ uterus 侏儒子宫
Dwarf flowering cherry[植药]郁李
dwarfing ***n*.** 矮化病
dwarfishness ***n*.** 矮小,侏儒症(见 dwarfism)
dwarfism ***n*.** 矮小,侏儒症‖ ~,acromesomelic 肢端肢中段性侏儒/ ~,chondrodystrophic 软骨营养障碍性侏儒/deprivation ~(ma-

ternal deprivation syndrome)剥夺性侏儒(即母亲剥夺综合征)/ ~,growth hormone deficiency 生长素缺乏性侏儒/ ~,polydystrophic 多发营养不良性侏儒
DWD 疾病死亡(见 dead with disease)
dwell ***vi***. 住,留居‖ ~ on(upon)细想/ ~-time 停留时间,居留时间
dwelling ***n***. 住房(见 residence)
DWG ***n***. 图,绘图(见 drawing)
DWI diastolic work index 舒张工作指数 / driving while intoxicated(or impaired)醉酒时或体格有缺陷时驾驶
dwindle ***vi***., ***vt***. 缩小,减少,衰落,退化,使缩小
DWRC 丹佛野生生物研究中心(渔业与野生生物局)(见 Denver Wildlife Research center)
DWS 药物警戒系统(见 Drug Warning System)
DWT 肿瘤死亡(见 dead with tumour)
dwt. dry weight 干重,净重 / pennyweight ***n***. 干重,净重 便士重量(英衡量,约一英两的 1/20),英钱,本厄威特
Dwyer instrumentation ***n***. 杜韦尔器械用法
DX dexamethasone ***n***. 地塞米松,氟米松,氟甲强的松龙 / dextran ***n***. 葡聚糖,右旋糖酐 / diagnosis ***n***. 诊断
DXC 数据交换控制(见 data exchange control)
dxd. ***n***. 停止,停药(见 discontinued)
DXM ***n***. 地塞米松(见 dexamethasone)
DXR 深部 X 线(见 deep X-ray)
DXRT, DXT 深部 X 线治疗(见 deep X-ray therapy)
Dy delivery ***n***. 分娩,生产 / dysprosium ***n***. 镝(66 号元素)
dy. ***n***. 能率,任务(见 duty)
dyad ***n***. ①二价元素 ②二分体,二联体,二分细胞‖ ~ cell 二分细胞
dyadic ***a***. ①二价元素的 ②二分体的
DYANA 动态分析器(见 dynamic analyzer)
dyaster ***n***. 双星[体](见 amphiaster)
Dyazide[商名] ***n***. 氨苯蝶啶—氢氯噻嗪(见 triamterene with hydrochlorothiazide)
dybarism ***n***. 气压痛症
Dyclone[商名] ***n***. 盐酸达克罗宁(见 dyclonine hydrochloride)
Dyclonine[商名] ***n***. 达克罗宁(一种表面麻醉药)‖ ~ hydrochloride 盐酸达克罗宁
Dydrogesterone[商名] ***n***. 脱氢[逆]孕酮, 9β,10α-孕-4,6-二烯-3,20-二酮,地屈孕酮(孕激素)
dye ***n***. 染剂,染料‖ ~,acid 酸性染剂/ ~,aniline 苯胺染剂,阿尼林染剂/ ~,azure 天蓝染剂/ ~ baseline(简作 DB)染料基线/ ~,basic 碱性染剂/ ~ binding capacity(简作 DBC)染料结合能力/ ~ check 着色检查/ ~s, cyanine 花青染剂(一族抗丝虫病化合物)/ ~ cystoscopy 染色膀胱镜检查/ ~,diazo 重氮染剂/ ~ endoscopy 染色内镜检查/ ~ exclusion test 染料排除试验/ ~ gastroscopy 染色胃镜检查/ ~ index(简作 DI)染料指数/ ~,indifferent 中性染剂/ ~ laser 染色激光器/ ~,metachromatic 异染染料/ ~,minoazo 单偶氮染剂/ ~,neutral 中性染剂/ ~,orthochromatic 正染染料/ ~,rhodamin B 蕊香红 B 染料/ ~ test(简作 DT)染料试验/ ~,vital 活性染剂/ ~-worker's cancer 染料工癌
dyeability ***n***. 着色性,可染性
dyeing(简作 dyg) ***n***. 染色
dyestuff ***n***. 染料‖ ~,trypanocidal 杀锥虫染料
dyeware ***n***. 染料
dyg. ***n***. 染色(见 dyeing)
dying ***a***. 垂死的,临终的‖ ~-back 变性/ ~ patient 临终病人
dyke ***n***. 女性同性恋
Dymanthine[商名] ***n***. 地孟丁(抗蠕虫药)(见 dimantine)
Dymelor[商名] ***n***. 醋磺己脲(见 acetohexamide)
dymixal ***n***. 代密克赛(一种治烧伤药)
-dymus[希 didymos twin 双胎][构词成分]双胎,联胎
dyn. dynamics ***n***. 动力学 / dynamo ***n***. 电机,[直流]发电机/ dyne ***n***. 达因
DynaCirc[商名] ***n***. 伊拉地平(见 isradipine)
dynactinometer ***n***. 光力计,光度计
dynalysor ***n***. 消毒喷雾器
dynam-[构词成分]功率
dynameter ***n***. 肌力计,量力器
dynamia[希 dynamis power] ***n***. 动力
dynamic[希 dynamis power] ***a***. 动力的‖ ~ alignment 动态对线/ ~ analyzer(简作 DYANA)动态分析器/ ~,aqueous humor 房水动力学/ ~ compliance of lung 动态肺顺应性/ ~ compression plate(简作 DCP)动力性加压接骨板/ ~ computed tomography 动态计算机断层成像[术]/ ~ computerized tomographic scanning 动态计算机断层成像扫描/ ~ CT 动态计算机断层成像[术]/ ~ CT scan 动态计算机断层成像扫描/ ~ CT scanner 动态计算机断层成像扫描机/ ~ display 动态显示/ ~ ejection-fraction image 动态射血分数图像/ ~ electrocardiogram(简作 DCG,报 DECG)动态心电图/ ~ electrocardiography(简作 Dec)动态心动描记法/ ~ encephalography 动态气脑造影[术]/ ~ equilibrium 动态平衡/ ~ focus 动态聚焦/ ~ image processing 动态显像处理/ ~ imaging 动态显像/ ~ isotope image 动态同位素影像/ ~ light scattering 激光测径仪/ ~ measurement of regional cerebral blood-flow(简作 DM-rCBF)局部脑血流量动态测定/ ~ mutation 动态突变/ ~ positron emission tomography 动态正电子发射断层成像[术]/ ~ programming(简作 DP)动态规划/ ~ psychiatry(简作 DP)动态精神病学/ ~ radiology 动态放射学/ ~ radionuclide imaging(简作 DRI)动态放射性核素显像/ ~ range 动态范围/ ~ renoscintiphotography 动态肾闪烁成像[术]/ ~ resolution 动态分辨力/ ~ rotation tomography 旋转断层成像[术],选旋显像/ ~ scanner 动态扫描机/ ~ selection 动态选择/ ~ spatial reconstructor(简作 DSR)动态空间重建装置, 动态空间重现机(X 线,γ 线光学和超声图像合成分析仪)/ ~ speaker(简作 DSP)电动式扬声器/ ~ state 动态/ ~ subtraction cine-CT angiography 动态减影电影 CT 血管造影[术]/ ~ system 动态系统,脉冲制/ ~ testing program(简作 DTP)动态试验计划/ ~ yrethrography 动力性尿路造影[术]
Dynamic exchange capacity(简作 DEC)动态交换容量,动力学交换容量
dynamical ***a***. 动力的‖ ~ theory(简作 DT)动力学理论
dynamicizer ***n***. 动态转换器,动化器
dynamics(简作 dyn) ***n***. 动力学‖ ~,vital 生活动力学
dynamism ***n***. 动力说,动力病原论
dynamite ***n***. & ***vt***. 炸药;炸毁,使……完全失败
Dynamite cocaine and heroin in mixture 可卡因和海洛因合剂 / concentrated marijuana 浓缩大麻
dynamiting ***n***. 爆破
dynamitron ***n***. 高频高压加速器
dynamization ***n***. 稀释增效法
dynamo(简作 dyn) ***n***. 电机,发电机‖ ~-electric 电动力的
dynamo-[希][希 dynamis power 力][构词成分]力,动力,能
dynamogen ***n***. 达那莫精(成药,补血剂)
dynamogenesis ***n***. 动力发生
dynamogenic ***a***. 动力发生的
dynamogeny ***n***. 动力发生(与 dynamogenesis 同)
dynamograph ***n***. 肌力描记器,动力自记器
dynamometer(简作 dyn(o),dyno) ***n***. 肌力计,量力器(见 dynameter)‖ ~,gnatho- 颌量力器/ ~,phago- 嚼量力器/ ~, squeeze 握力测量计
dynamometry ***n***. 肌力测定法‖ ~,squeeze 握力测定法
dynamoneure ***n***. 脊髓运动神经元
dynamopathic ***a***. 机能性的,影响机能的
dynamophany[dynamis + 希 phainein to show] ***n***. 动力指示法
dynamophore[dynamo- + 希 phoros carrying] ***n***. 供能[食]物
dynamoscope ***n***. 动力测验器
dynamoscopy ***n***. 动力测验法
Dynapen[商名] ***n***. 双氯西林钠,双氯青霉素钠(见 dicloxacillin sodium)
Dynastidae ***n***. 犀金龟科(隶属于鞘翅目 Coleoptera)
dynasty ***n***. 朝代
dynatherm ***n***. 透热机
dyn·cm ***n***. 达因厘米(见 dyne xentimetre)
dyne. 简作 d,dyn ***n***. 达因(力的厘米、克、秒制单位)
dyne xentimetre(简作 dyn·cm)达因厘米
dynein ***n***. 动力蛋白,纤毛蛋白‖ ~ arm 动力臂,动力蛋白侧臂,纤毛蛋白臂/ ~ ATPase 动力蛋白腺苷三磷酸酶
-dynia[希][构词成分]痛
Dyno 强力海洛因(见 high-potency heroin)
dyn(o) ***n***. 测力机,功率计(见 dynamometer)
dynode ***n***. 联极,倍增电极,二次放射极
dynorphin ***n***. 强啡肽
dyon ***n***. 双荷子
dyonlum ***n***. 双荷子偶素
dyotron ***n***. 超高频振荡三极管
dyphylline ***n***. 二羟丙基茶碱,喘定(平滑肌弛缓药,强心利尿药)(见 dihydroxypropyltheophylline; glyphylline)
Dyrenium[商名] ***n***. 氨苯蝶啶(见 triamterene)
dys-[希][希 dys-bad 不好的][构词成分]①不良 ②困难,障碍,失调 ③异常
dysacousia[dys- + 希 akousis hearing + -ia] ***n***. 听觉不良,听音不

适
dysacousis *n*. 听觉不良,听音不适,听觉障碍(与 dysacousia 同)
dysacousma *n*. 听觉不良,听音不适(与 dysacousia 同)
dysacusis *n*. 听觉不良,听音不适
dysadaptation *n*. 眼调节障碍,眼调节不良(与 dysaptation 同)
dysadrenalism *n*. 肾上腺机能障碍
dysadrenia *n*. 肾上腺机能障碍
dysaemia *n*. ①[血液]循环障碍 ②血液坏变(与 dysemia 同)
dysaethesia *n*. ①感觉迟钝 ②触物感痛
dysalbumose *n*. 难溶性,脂
dysallilognathia *n*. 上下颌骨不[相]称
dysanagnosia *n*. 诵读障碍
dysantigraphia *n*. 抄写不能,抄写障碍
dysaphia [dys- + 希 haphē touch] *n*. 触觉障碍,触觉迟钝
dysaphrodisia *n*. 性欲障碍
dysaptation *n*. 眼调节障碍,眼调节不良
dysarteriotony [dys- + 希 artēria artery + tonos tension] *n*. 血压异常
dysarthria [dys- + 希 arthroun to utter distinctly + -ia] *n*. 构音障碍 ‖ ~ clericorum 慢性咽喉炎性发音困难/ ~ literalis (stammering) 口吃,讷吃/ ~ organica (olophonia) 器官性发音困难/ ~ syllabaris spasmodica (stuttering) 阵挛性口吃,讷吃
dysarthric *a*. 构音障碍的,发音不良的
dysarthrosis *n*. ①关节变形 ②构音障碍
dysaudia *n*. 听力障碍
dysautonomia *n*. 植物神经障碍, 自主神经功能失调, 家族性自主神经机能异常(见 familial autonomic dysfunction)
dysbacteria *n*. 菌群失调
dysbarism *n*. 气压病
dysbasia *n*. 步行困难 ‖ ~ angiosclerotica (intermittent claudication) 血管硬化性步行困难,间隙性跛行 / ~ angiospastica (intermittent claudication) 血管痉挛性步行困难,间隙性跛行 / ~ intermittens angiosclerotica (intermittent claudication) 间隙性血管硬化性步行困难,间隙性跛行 / ~ lordotica progressiva (dystonia musculorum deformans) 进行性脊柱前凸性步行困难,变形性肌张力障碍/ ~ neurasthenica intermittens 间歇性神经衰弱性步行困难
dysbetalipoproteinemia *n*. 血 β-脂蛋白异常 ‖ ~, familial 家族性血 β-脂蛋白异常
dysblennia *n*. 黏液分泌障碍
dysbolism *n*. [新陈]代谢障碍
dysbolismus *n*. 代谢障碍
dysboulia *n*. 意志障碍(与 dysbulia 同)
dysboulic *a*. 意志障碍的(与 dysbulic 同)
dysbulia [dys- + 希 boulē will + -ia] *n*. 意志障碍
dysbulic *a*. 意志障碍的
Dyscal *n*. 失真算(与 dyscalculia 同)
dyscalculia (简作 Dyscal) *n*. 计算力障碍
dyscatabrosis *n*. 咽下困难(见 dysphagia)
dyscephaly *n*. 头面[骨]畸形 ‖ ~, mandibulo-oculofacial (oculomandibulofacial syndrome) 下颌骨眼面畸形,下颌骨眼面综合征
dyschesia *n*. 大便困难(与 dyschezia 同)
dyschezia [dys- + 希 chezein to go to stool] *n*. 大便困难
dyschiasia *n*. 定位觉障碍
dyschiria *n*. 左右感觉障碍(试验触觉时,难于分辨左右)
dyschiric *a*. 左右感觉障碍的
dyschizia *n*. 大便困难(见 dyschezia)
dyscholia *n*. 胆汁障碍
dyschondroplasia [dys- + 希 chondros cartilage + plassein to form + -ia] *n*. 软骨发育异常,软骨发育不良(见 multiple cartilaginous exostoses; Ollier's disease ; skeletal enchondromatosis; hereditary deforming chondrodysplasia)
dyschondrosteosis *n*. 软骨骨生成障碍
dyschroa [dys- + 希 chroia skin] *n*. ①皮肤变色 ②脸色不佳(见 dyschroia)
dyschroia *n*. 脸色不佳(与 dyschroa 同)
dyschromasia *n*. ①皮肤变色 ②色觉障碍
dyschromatope *n*. 色觉障碍者
dyschromatopsia *n*. 色觉障碍
dyschromia [dys- + 希 chrōma color] *n*. 皮肤变色
dyschromodermia *n*. 皮肤变色
dyschronism *n*. 定时障碍
dyschronous [dys- + 希 chronos time] *a*. 不合时的
dyschylia *n*. 乳糜形成障碍
dyscinesia *n*. 运动障碍(见 dyskinesia) ‖ ~ algera 痛性运动障碍/ ~ intermittens angiosclerotica (Determann's syndrome) 间隙性血管硬化性运动障碍,德特曼氏综合征/ ~ uterina 子宫运动障碍
dyscoimesis *n*. 睡眠困难(见 dyskoimesis)
dyscolloidity *n*. 胶体性异常
dyscontrol *n*. 控制不良 ‖ ~, episodic 发作性控制不良/ ~ syndrome (简作 DS) 控制不良综合征
dyscoria [dys- + 希 korē pupil] *n*. 瞳孔变形(与 discoria 同)
dyscorticism *n*. 肾上腺皮质机能障碍
dyscrasia [dys- + 希罕 krasis mixture] *n*. 体液不调,恶液质(见 dyscrasy) ‖ ~, blood 血质不调/ ~, lymphatic ①淋巴恶液质 ②霍奇金氏病,淋巴肉芽肿/ ~ sanguinis (blood ~; blood-disease) 血质不调,血液病
dyscrasic *a*. 体液不调的,恶液质的
dyscrinic *a*. 内分泌失调的
dyscrinism *n*. 内分泌障碍
dysdiadochocinesia; dysdiadochokinesia *n*. 轮替运动障碍
dysdiadochocinetic; dysdiadochokinetic *a*. 轮替运动障碍的
dysdiemorrhysis [dys- + 希 dia through + haima blood + rhysis flow] *n*. 毛细管循环迟缓
dysdifferentiation *n*. 异性分化
dysdipsia [dys- + 希 dipsa thirst] *n*. 饮水困难
dysecoia *n*. 听觉不良,听音不适(见 dysacousia)
dysembryoma *n*. 畸胎瘤
dysembryoplasia [dys- + 希 embryon embryo + plasis formation] *n*. 胚胎期发育不良
dysemesia *n*. 干呕(与 dysemesis 同)
dysemia [dys- + 希 haima blood] *n*. ①[血液]循环障碍 ②血液坏变
dysen. *n*. 痢疾(见 dysentery)
dysencephalia splanchocystica 头颅异常和内脏囊肿,梅克尔综合征
dysendocrinia *n*. 内分泌障碍(与 dysendocrisiasis 同)
dysendocriniasis *n*. 内分泌障碍(与 dysendocrisiasis 同)
dysendocrinism *n*. 内分泌障碍(与 dysendocrisiasis 同)
dysendocrisiasis *n*. 内分泌障碍
dysenteria *n*. 痢疾(与 dysentery 同) ‖ ~ balantidialis 小袋虫[性]痢疾/ ~ bilharzialis 裂体吸虫[性] 痢疾/ ~ flagellata 鞭毛虫[性] 痢疾
dysenteric *a*. 痢疾的
dysenteriform *a*. 痢疾样的
dysentery [拉 dysenteria from 希 dys- + enteron intestine] (简作 dysen) *n*. 痢疾 ‖ ~, amebic 阿米巴[性] 痢疾/ ~, amoeba 阿米巴[性] 痢疾/ ~, amoebic 阿米巴[性] 痢疾/ ~, asylum 收容性痢疾,群居性痢疾/ ~, bacillary 菌痢,杆菌[性] 痢疾/ ~, bacterial 细菌性痢疾/ ~, balantidial 小袋虫[性] 痢疾/ ~, bilharzial 血吸虫[性] 痢疾/ ~, catarrhal (sprue) 卡他性痢疾,脂肪泻,口炎性腹泻/ ~, ciliary (ciliate ~) 纤毛虫[性] 痢疾/ ~, epidemic 流行性痢疾/ ~, flagellate 鞭毛虫[性] 痢疾/ ~, Flexner's (bacillary ~) 弗累克斯讷氏菌痢,弗氏痢疾,菌痢/ ~, fulminant 暴发型痢疾/ ~, giardial 贾第虫[性] 痢疾/ ~, helminthic 蠕虫[性] 痢疾/ ~, institutional 团体[性] 痢疾/ ~, Japanese (bacillary ~) 杆菌[性] 痢疾/ ~, lamb 羊痢疾/ ~, lying-down 重型痢疾/ ~, malarial 疟疾[并] 痢疾/ ~, malignant 恶性痢疾/ ~, membranous 膜性痢疾,脱膜性痢疾/ ~ of cattie, chronic 牛慢性痢疾/ ~, protozoal 原虫[性] 痢疾/ ~, scorbutic 坏血病性痢疾/ ~, Sonne 宋内氏菌痢/ ~, spirillar 螺[旋]菌性痢疾/ ~, sporadic 散发性痢疾/ ~, Strong 斯特朗氏菌痢疾,副痢疾/ ~, viral 病毒[性] 痢疾/ ~, walking 轻型痢疾,逍遥型痢疾/ ~, winter 冬季痢疾
Dysentery phage 痢疾杆菌噬菌体
dysepulotic *a*. 纤维化不良的,瘢痕形成不良的
dysequilibrium *n*. 平衡失调
dyserethesia *n*. 应激性不良
dyserethism *n*. 应激性不良(见 dyserethesia)
dysergasia *n*. 精神整合[机能]障碍
dysergastic *a*. 精神整合[机能]障碍的
dysergia [dys- + 希 ergon work] *n*. 传出性共济失调
dyserythrochloropsia *n*. 红绿色弱
dysesthesia *n*. ①感觉迟钝 ②触物感痛 ‖ ~, auditory (dysacousia) 听觉不良,听音不适
dysesthetic *a*. ①感觉迟钝的 ②触物感痛的
dysfibrinogen *n*. 异常纤维蛋白原
dysfibrinogenemia (简作 DFGE) *n*. 血纤维蛋白原异常,异常纤维蛋白原血[症]
dysfunctio [拉] *n*. 机能障碍,机能不良
dysfunction *n*. 机能障碍,机能不良 ‖ ~, constitutional hepatic 体质性肝机能不良/ ~, dental (dysfunctio dentalis) 牙功能不良/ ~, familial autonomic (Riley-Day syndrome) 家族性自主神经机能异常/ ~, mandibular (dysfunctio mandibularis) 下颌功能不良/

~ , minimal brain 轻微脑功能障碍/ ~ , myofascial pain 肌筋膜疼痛功能障碍/ ~ , neutrophil actin 中性粒细胞肌动蛋白功能障碍/ ~ of temporomandibular joint (dysfunctio articularis temporomandibularis) 颞下颌关节功能紊乱/ ~ , progressive generalized cone 进行性全椎体功能不良(全色盲,视网膜电流图光适应缺失等)/ ~ , uterus 子宫无力
dysfunctional ***a***. 机能障碍的,机能不良的 ‖ ~ response 功能失调反应/ ~ uterine bleeding (简作 DUB) 功能性子宫出血
dysgalactia ***n***. 泌乳障碍
dysgammaglobulinemia ***n***. 血 γ - 球蛋白异常,异常 γ - 球蛋白血[症]
dysgenesia [dys- + 希 gennan to generate] ***n***. 生殖力障碍,不孕
dysgenesis ***n***. ①发育不全,畸形 ②生殖力障碍,不孕 ‖ ~ , mixed gonadal 混合性性腺发育障碍症/ ~ , variant of gonadal 性腺发育障碍症变异型/ ~ , variant of seminiferous tubular 细精管发育障碍症变异型/ ~ , 46, XY gonadal 46, XY 性发育不全
dysgenic ***a***. ①种族退化的,劣生的 ②杂种自交不育的
dysgenics ***n***. 种族退化学,劣生学
dysgenitalism ***n***. 生殖器发育障碍
dysgenopathia ***n***. 发育障碍病
dysgenopathy ***n***. 发育障碍病
dysgerminoma (简作 DGN) ***n***. 无性细胞瘤
dysgeusia ***n***. 味觉障碍(与 dysgeusis 同)
dysglandular ***a***. 腺[机能]障碍的
dysglobulinemia ***n***. 血[内]球蛋白异常
dysglycemia [dys- + 希 glykys sweet + haima blood + -ia] ***n***. 血糖代谢障碍
dysgnathia ***n***. 两颌发育异常,上下颌异常
dysgnathic ***a***. 两颌发育异常的,上下颌异常的
dysgnosia ***n***. 智力障碍
dysgonesis [dys- + 希 gonē seed] ***n***. 生殖器机能障碍
dysgonic ***a***. 生长不良的(细菌) ‖ ~ fermenter type-2 (简作 DF) II 型生长不良酵菌
dysgrammatism ***n***. 语法错乱,部分语法缺失(见 partial agrammatism)
dysgraphia ***n***. 书写困难
dyshaematopoiesis (简作 DH) ***n***. 病态造血,造血机能不全
dyshaemia ***n***. ①[血液]循环障碍 ②血液坏变(见 dyshemia; dysemia)
dysharmony ***n***. 不协调
dyshematopoiesis ***n***. 造血[机能]不全(与 dyshemopoiesis 同)
dyshematopoietica ***a***. 造血[机能]不全的
dyshemia ***n***. 血循环障碍,血液坏变(与 dysemia 同)
dyshemopoiesis ***n***. 造血[机能]不全(与 dyshematopoiesis 同)
dyshemopoietic ***a***. 造血[机能]不全的
dyshepatia ***n***. 肝机能障碍 ‖ ~ , lipogenic 脂原性肝机能障碍
dyshesion ***n***. 细胞黏着障碍,细胞间内聚力丧失
dyshidria ***n***. ①出汗障碍 ②掌[跖]汗疱(见 dyshidrosis)
dyshidrosis ***n***. ①出汗障碍 ②掌[跖]汗疱(见 dysidrosis) ‖ ~ , trichophytic (athlete's foot) 脚癣
dyshormonal ***a***. 内分泌障碍的
dyshormonia ***n***. 内分泌障碍(与 dyshormonism 同)
dyshormonic ***a***. 内分泌障碍的(与 dyshormonal 同)
dyshormonism ***n***. 内分泌障碍
dyshormonogenesis ***n***. 激素制造缺乏
dyshormonogenetic goiter 激素合成障碍性甲状腺肿
dyshydrosis ***n***. ①出汗障碍 ②掌[跖]汗疱(见 dyshidrosis)
dyshypophysia ***n***. 垂体机能障碍(见 dyspituitarism)
dyshypophysism ***n***. 垂体机能障碍(见 dyspituitarism)
dysidria ***n***. ①出汗障碍 ②掌[跖]汗疱
dysimmunity ***n***. 免疫障碍
dysimmunoglobulinemia ***n***. 血免疫球蛋白异常
dysinsulinism; dysinsulinosis ***n***. 胰岛[分泌]机能障碍
dysjunction ***n***. 分离
dyskaryosis ***n***. 核异常
dyskaryotic ***a***. 核异常的
dyskeratocyte ***n***. 角化不良细胞
dyskeratoma ***n***. 角化不良瘤 ‖ ~ , warty 疣状角化不良瘤
dyskeratosis ***n***. 角化不良 ‖ ~ , congenital 先天性角化不良/ ~ follicularis (keratosis follicularis) 毛囊角化不良,毛囊角化病/ ~ , hereditary benign intraepithelial 遗传性良性上皮内角化不良/ isolated ~ follicularis 孤立性毛囊角化不良
dyskeratotic ***a***. 角化不良的
dyskinesia ***n***. 运动障碍(与 dyscinesia 同) ‖ ~ algera 痛性运动障碍/ ~ , biliary 胆囊运动障碍/ ~ folliculi (简作 DF) 卵泡运动障碍/ ~ intermittens 间歇性运动障碍/ ~ , occupational (occupation neurosis) 职业性运动障碍,职业性神经机能病/ ~ , tardive 迟发性运动障碍/ ~ , uterine 子宫运动障碍
dyskinetic ***a***. 运动障碍的
dyskoimesis [dys- + 希 koimēsis sleeping] ***n***. 睡眠困难
dyslalia [dys- + 希 lexis diction] ***n***. 诵读困难,出语困难,构音困难,口吃(见 mogilalia)
Dyslex ***n***. 诵读困难(见 dyslexia)
dyslexia (简作 Dyslex) ***n***. 诵读困难,字盲
dyslexic ***a***. 诵读困难的
dyslipidosis ***n***. 脂质代谢障碍(见 dyslipoidosis)
dyslipoproteinemia ***n***. 血脂蛋白异常
dyslochia ***n***. 恶露障碍
dyslogia ***n***. ①推理障碍 ②精神性难语症
dyslymphocytosis ***n***. 淋巴细胞[机能]不良
dyslysin ***n***. 难溶素
dysmasesia ***n***. 咀嚼困难(与 dysmasesis 同)
dysmasesis [dys- + 希 masēsis mastication] ***n***. 咀嚼困难
dysmature ***a***. 成熟不良的
dysmaturity ***n***. 成熟障碍 ‖ ~ , pulmonary 肺成熟障碍
dysmegalopsia ***n***. 视物显大症
dysmelia ***n***. 肢体畸形,肢体发育异常
dysmenorrhea ***n***. 痛经 ‖ ~ , acquired (secondary ~) 继发性痛经/ ~ , congenital 先天性痛经/ ~ , congestive (plethoric ~) 充血性痛经/ ~ , essential 自发性痛经/ ~ , functional (primary ~) 机能性痛经,原发性痛经/ ~ , inflammatory 炎性痛经/ ~ , intermenstrualis (intermenstrual pain) 经间期痛经,经间痛/ ~ , intrinsic (primary ~) 内因性痛经,原发性痛经/ ~ , mechanical 机械性痛经/ ~ , membranous 膜性痛经/ ~ , obstructive 梗阻性痛经/ ~ , ovarian 卵巢性痛经/ ~ , plethoric 充血性痛经/ ~ , primary (essential ~) 原发性痛经,自发性痛经/ ~ , psychogenic 精神性痛经/ ~ , secondary 继发性痛经/ ~ , spasmodic 痉挛性痛经/ ~ , tubal 输卵管性痛经/ ~ , urerine 子宫性痛经/ ~ , vaginal 阴道性痛经/ ~ , vascular 血管性痛经/ ~ , xicarious 异位痛经
dysmenorrhoea pseudomembranacea 假膜性痛经
dysmerogenesis ***n***. 部分发育不良
dysmetabolism ***n***. 代谢障碍
dysmetria ***n***. 辨距不良,辨距障碍
dysmetropsia [dys- + 希 metron measure + opsis vision] ***n***. 视物[大小]不称症
dysmicrobialism ***n***. 微生物[平衡]失调(主要在肠内)
dysmimia [dys- + 希 mimia imitation] ***n***. 表情障碍
dysmnesia [dys- + 希 mnēmē memory] ***n***. 记忆障碍
dysmnesic ***a***. 记忆障碍的
dysmorphia [dys- + 希罕 morphē form] ***n***. 畸形,变形
dysmorphism ***n***. ①同质异晶[现象] ②异形
dysmorphocaryocyte ***n***. 变形核白细胞
dysmorphologist ***n***. 畸形学家
dysmorphology ***n***. 畸形学
dysmorphophobia ***n***. 畸形恐怖
dysmorphopsia [希 dysmorphos deformed + opsis vision] ***n***. 曲影症,视物变形症
dysmorphosis [希 dysmorphos deformed] ***n***. 畸形,变形(见 malformation)
dysmorphosteopalinclasy ***n***. 骨折后畸形摧断术
dysmyotonia [dys- + 希罕 mys muscle + tonos tension] ***n***. 肌张力障碍
dysmyxiosis ***n***. 黏液排泄障碍
dysneuria ***n***. 神经机能障碍
dysnoesia ***n***. 智力障碍
dysnoia ***n***. 心情失调
dysnomia ***n***. 举名困难,部分举名性失语(见 partial nominal aphasia)
dysnusia ***n***. 智能缺陷,低能(见 mental deficiency)
dysnystaxis [希 dys- difficult + nystaxis drowsiness] ***n***. 半睡(病的倦睡)
dysodia ***n***. 臭气
dysodontiasis ***n***. 出牙不良,出牙困难(见 dental dysplasia)
dysoemia [dys- + 希 oimos road, path] ***n***. 死因不明
Dysomma anguillaris (Barmard) 前肛鳗(隶属于前肛鳗科 Dysommidae)
Dysommidae ***n***. 前肛鳗科(隶属于锯犁鳗科 Serrivomeridae)
dysontogenesis ***n***. 个体发育不良,胚胎发育不良
dysontogenetic ***a***. 个体发育不良的
dysopia [dys- + 希 opsis vision] (dysopsia; defective vision) 视觉障碍,视觉缺陷 ‖ ~ algera 痛性视觉障碍
dysopsia ***n***. 视觉障碍,视觉缺陷

dysoratic *a*. 体液不调的,恶液质的
dysorexia［dys- + 希 orexis appetite］*n*. 食欲障碍
dysorganoplasia *n*. 器官发育障碍
dysoria *n*. 脉管渗透性异常
dysoric *a*. 脉管渗透性异常的
Dysosma aurantiocaula（Hand.-Mazz.）Hu 七角莲（植）药用部分:根状茎—八角莲(见 Podophyllum aurantiocaule Hand.-Mazz.) ‖ ~ chengii（Chien）Keng f. 八角金盘（植）药用部分:根状茎—八角莲（见 podophyllum chengii chien）/ ~ delavayi（Franch.）Hu 西南八角莲（植）药用部分:根状茎(见 podophyllum delavayi Franch.) / ~ pleiantha（Hance）Woodson［拉,植药］八角莲 药用部分:根状茎(见 podophyllum pleiantha Hance) / ~ veiichii（Hemsl. et Wils.）Fu［拉,植药］川八角莲 药用部分:根状茎（见 Podophyllum veiichii Hemsl. et Wils.）/ ~ versipellis（Hance）M. Cheng［拉,植药］八角莲
dysosmia *n*. 嗅觉障碍(见 dysosphresia)
dysosteogenesis *n*. 骨发育障碍,骨发育不全
dysostosis *n*. 骨发育障碍,骨发育不全,成骨不全 ‖ ~ acro-facialis 面骨发育不全/ ~, cleidocranial 锁骨颅骨发育不全/ ~, craniofacial 颅骨面骨发育不全/ ~, enchondralis epiphysaria 骨骺端软骨性骨发育不全/ ~ enchondralis metaepiphysaria 干骺端软骨性骨发育不全/ ~ epiphysaria 骨骺端骨发育不全/ ~ generalisata 全身骨发育不全/ ~ hypophysaria 垂体性颅骨发育不全/ ~, mandibuloculofacial cranial 下颌眼面部头颅骨发育不全/ ~, mandibulofacial（Treach-Collins syndrome）下颌面骨发育不全,特柯二氏综合征/mandibulofacial ~ with epibulbar dermoids 下颌面骨发育不全伴眼球上皮样囊肿/ ~, metaphyseal 干骺端成骨不全/ ~ Morquio 莫尔基奥氏骨发育不全,干骺端软骨性骨发育不全/ ~ multiplex（lipochondrodystrophy）脂肪软骨营养不良/ ~, orodigitofacial（orofaciodigital syndrome）口指面骨发育不全,口面指综合征
dysovarism *n*. 卵巢机能障碍
dysoxidation *n*. 氧化障碍,氧化不足
dysoxidative *a*. 氧化障碍的,氧化不足的
dysoxidizable *a*. 难氧化的
dyspancreatism *n*. 胰腺机能障碍
dysparathyroidism *n*. 甲状旁腺机能障碍
dyspareunia［希 dyspareunos badly mated］*n*. 交媾困难 ‖ ~, psychologic 精神性交媾困难
dyspepsia *n*. 消化不良 ‖ ~, acid 酸性消化不良/ ~, adhesion 粘连性消化不良/ ~, alkaline 碱性消化不良/ ~, anacidic 无酸性消化不良/ ~, appendicular（appendix ~）阑尾炎性消化不良/ ~, atonic 张力缺乏性消化不良/ ~, bilious 胆汁性消化不良/ ~, catarrhal 卡他性消化不良/ ~, chichiko 米粉性消化不良(婴儿)/ ~, cholelithic 胆石性消化不良/ ~, colon 结肠性消化不良/ ~, feculent 粪积性消化不良/ ~, fermentative 发酵性消化不良/ ~, flatulent 胃积气性消化不良/ ~, functional 机能性消化不良/ ~, gastric 胃消化不良/ ~ gastrica 胃消化不良/ ~, gastrointestinal 胃肠消化不良/ ~, inflammatory 炎性消化不良/ ~, intestinal 肠消化不良/ ~ intestinalis 肠消化不良/ ~, lienteric 腹泻性消化不良/ ~, motor（atonic ~）运动性消化不良,张力缺乏性消化不良/ ~, muscular 肌性消化不良/ ~, nervo-secretory 分泌神经性消化不良/ ~, nervous 神经性消化不良/ ~, ovarian 卵巢病性消化不良/ ~, reflex 反射性消化不良/ ~, salivary 唾涎缺乏性消化不良/ ~, smoker's 嗜烟者消化不良/ ~, urinaria 尿性消化不良
dyspepsodynia *n*. 消化不良性痛,胃痛(见 gastralgia)
dyspeptic *a*. 消化不良的
dyspeptin *n*. 胃瘘液(由动物胃瘘取得的胃液)
dyspeptone *n*. 难溶性,惰[蛋白]
dysperistalsis *n*. 蠕动障碍
dysphagia［dys- + 希 phagein to eat］*n*. 咽下困难(见 dyscatabrosis) ‖ ~ constricta 狭窄性咽下困难/ ~, contractile ring 收缩环性咽下困难/ ~ inflammatoria［食道］炎性咽下困难/ ~ lusoria 食道受压性咽下困难,畸形吞咽困难/ ~ nervosa（esophagism）神经性咽下困难,食道痉挛/ ~ paralytica 麻痹性咽下困难,瘫痪性咽下困难/ ~, sideropenic（Plummer-Vinson syndrome）缺铁性咽下困难,普—文二氏综合征/ ~ spastica（esophagism）食道痉挛/ ~, tropical（entalacão）热带性咽下困难/ ~, vallecular 食物存积性咽下困难/ ~ vallecularis 会厌性吞咽困难/ ~ valsalviana 舌骨大角脱臼性咽下困难
dysphagic *a*. 咽下困难的
dysphagy *n*. 咽下困难(与 dysphagia 同)
dysphasia *n*. 言语困难(见 lalopathy)
dysphasic *a*. 言语困难的
dysphemia *n*. 口吃,讷吃
dysphonia *n*. 发音困难(见 mogiphonia) ‖ ~ clericorum 慢性咽喉炎性发音困难/ ~ organica（olophonia）器官性发音困难/ ~ plicae ventricularis 假声带性发音困难/ ~ puberum 青春期发音困难,青春期声变/ ~ spastica 痉挛性发音困难
dysphonic *a*. 发音困难的
dysphoretic *a*. & *n*. ①烦躁不安的 ②使烦躁不安的 ③致烦躁剂,致烦躁物
dysphoria［希 excessive pain, anguish, agitation］*n*. 烦躁不安,焦虑
dysphoriant *a*. & *n*. ①使烦躁不安的 ②致烦躁剂,致烦躁物
dysphoric *a*. 烦躁不安的,焦虑的
dysphotia［dys- + 希 phos light］*n*. 视力不佳
dysphotic zone 弱光带
dysphrasia *n*. 难语症,言语困难
dysphrenia *n*. 精神障碍,继发性精神障碍
dysphylaxia［dys- + 希 phylaxis watching］*n*. 早醒性失眠
dyspigmentation *n*. 色素沉着异常
dyspinealism *n*. 松果体机能障碍
dyspituitarism *n*. 垂体机能障碍
dysplasia［dys- + 希 plassein to form］*n*. 发育异常,发育不良 ‖ ~, anhidrotic ectodermal 无汗性外胚叶发育不良/ ~, anteroposterior facial 前后[颜]面发育异常/ ~, asphyxiating thoracic 窒息性胸廓发育异常/ ~, basal 基部发育异常(咬合关系不良)/ ~, bronchopulmonary 支气管肺发育异常/ ~, chondroectodermal 软骨外胚层发育不良/ ~, congenital ectodermal 先天性外胚层发育不良/ ~, cretinoid 愚侏病样发育不良/ ~, dental（dysplasia dentalis, dysodontiasis)出牙不良,出牙困难/ ~ dentalis（dysodontiasis）出牙不良,出牙困难/ ~, dentin（dentinal dysplasia, rootless teeth）牙[本]质发育异常,无根牙/ ~, dentinal 牙质发育异常/ ~, ectodermal 外胚层发育不良/ ~ ectodermalis hereditaria 遗传性外胚层发育不良/ ~, encephaloophthalmic 脑性眼球发育不全/ ~ epiphysalis multiplex 多发性骨骺发育不良/ ~ epiphyseal 骨骺发育不良/ ~ epiphysealis hemimelica 半肢畸形骨骺发育不良/ ~ epiphysealis multiplex 多发性骨骺发育不良/ ~ epiphysealis punctata 点状骨骺发育不良/ ~ epiphysialis punctata 点状骨骺发育不良/ ~, familial white folded mucosal 家族性白色皱襞性黏膜发育不良/ ~, fibrous 纤维性结构不良(骨) /fibrous ~ of jaw 颌骨纤维性结构不良/ ~, hereditary ectodermal 遗传性外胚层发育不良/ ~, hidrotic ectodermal 出汗性外胚叶发育不良/ ~, linguofacial（dysplasia linguofacialis）舌面发育异常/ ~, neuroectodermal 神经外胚层发育不良/ ~, oculoauricular（oculoauriculovertebral）眼耳发育不良/ ~, oculodentodigital（oculodentoosseous, dysplasia oculodentodigitalis syndrome）眼牙指发育不全,眼牙指综合征/ ~ of bone, fibrous 纤维性骨结构不良/ ~ of cervix 宫颈间变/ ~ of jaw, fibrous（cherubism）纤维性颌骨发育异常颌骨增大症/ ~, ophthalmomandibulomelic 眼下颌肢发育不全/ ~, orodigitofacial（dysplasia orodigitofacialis）口指面骨发育障碍/ ~ pilorum thysanoformis（trichostasis spinulosa）发根黑点病/ ~, polycystic fibrous 多囊性纤维性结构不良(骨)/ ~, polyostotic fibrous 多骨性纤维性结构不良/ ~, skeletodental 颅骨牙齿发育异常/ ~, thymic 胸腺发育不全
dysplasminogenemia（简作 DPGE）*n*. 异常纤维蛋白溶酶原血症
dysplastic *a*. 发育异常的,发育不良的
dysploid *n*. 非整倍体,杂倍体
dysploidion *n*. 非整倍体种
dyspnea *n*. 呼吸困难 ‖ ~, cardiac 心[脏]性呼吸困难/ ~, exertion 运动性呼吸困难/ ~, expiratory 呼气性呼吸困难/ ~, hematogenic 血源性呼吸困难/ ~ in children 小儿呼吸困难/ ~, inspiratory 吸气性呼吸困难/ ~, mixed 混合性呼吸困难/ ~, non-expansional 胸廓扩张不能性呼吸困难/ ~, obstructive 梗阻性呼吸困难/ ~ on exercise（or exertion)（简作 DOE）劳力性呼吸困难/ ~, osteofibrous 骨纤维结构不良/ ~, paroxysmal 阵发性呼吸困难/ ~, paroxysmal nocturnal 阵发性夜间呼吸困难/ ~, renal 肾性呼吸困难/ ~, sighing 叹息式呼吸困难/ ~, thermal 热性呼吸困难/ ~, toxic 中毒性呼吸困难/ ~, Traube's 特劳伯氏呼吸困难/ ~, uremic 尿毒症性呼吸困难
dyspneic *a*. 呼吸困难的
dyspneoneurosis *n*. 神经性呼吸困难
dyspnic index（简作 DI）呼吸困难指数
dyspnoea *n*. 呼吸困难
dyspoiesis *n*. 生成障碍(如血细胞)
dyspoietic［dys- + 希 poiesis formation］*a*. 生成障碍的
dysponderal［dys- + 拉 pondus weight］*a*. 重量异常的
dysponesis *n*. 皮质运动区活动障碍
dysporia *n*. 排便障碍
dyspragia［希 dyspragia ill success］*n*. 动时感痛,机能性疼痛 ‖ ~ intermittens 间隙性机能性疼痛/ ~ intermittens angiosclerotica in-

testinalis 间隙性血管硬化性肠痉挛痛
dyspraxia［希 dyspraxia ill success］***n***. 运用障碍
dysprosium（简作 Dy）***n***. 镝（66 号元素）
dysprosody ***n***. 言语声律障碍
dysproteinemia［dys- + protein + 希 haima blood + -ia］***n***. 血内蛋白异常
dysproteose ***n***. 惰［蛋白］
dysraphia ***n***. 神经管闭合不全（与 dysrhaphia 同）
dysraphism ***n***. 闭合不全 ‖ ～, spinal 脊管闭合不全
dysreflexia ***n***. 反射异常 ‖ ～, autonomic 自主性反射异常
dysrhaphia［dys- + 希 rhaphē seam］***n***. 神经管闭合不全（见 dysraphia; dystectia）
dysrhythmia ***n***. 节律障碍 ‖ ～, cerebral（electro-encephalographic）脑节律障碍（脑电波节律障碍）/ ～, esophageal 食管节律障碍 / ～, paroxysmal cerebral（idiopathic epilepsy）阵发性脑节律障碍，特发性癫痫
dyssebacea ***n***. 皮脂障碍症（与 dyssebacia 同）
dyssecretosis ***n***. 分泌失调 ‖ ～, mucoserous 粘液浆液分泌失调
dyssoermatism ***n***. ①精液异常 ②射精障碍（见 dysspermia）
dyssomnia ***n***. 睡眠障碍
dysspermia ***n***. 精液异常，精子异常
dysstasia ***n***. 起立困难
dysstatic ***a***. 起立困难的
dysstichiasis ***n***. ①双行睫 ②睫毛发育不良
dyssymbolia ***n***. 构思障碍
dyssymboly ***n***. 构思障碍（与 dyssymbolia 同）
dyssymmetry ***n***. 不对称，偏位（见 asymmetry）
dyssynergia ***n***. 协同失调，协同困难 ‖ ～, biliary 胆系协同失调 / ～ cerebellaris myoclonica（Hunt's disease）肌阵挛性小脑协同失调，亨特氏病 / ～ cerebellaris progressiva 进行性小脑协同失调
dyssynergy ***n***. 收缩不协调
dyssystole ***n***. 心收缩异常
dystasia ***n***. 站立困难 ‖ ～, hereditary ataxic 遗传性共济失调性起立困难
dystaxia ***n***. 共济失调 ‖ ～ agitans 震颤性共济失调
dystectia ***n***. 神经管闭合不全（见 dysraphia; dysrhaphia）
dysteleology ***n***. ①无用器官学，残存器官学 ②无目的论，无究极论
dysteliology ***n***. 无用器官学，残存器官学
Dysteria calkinsi Kahl 蹄形旋毛虫
Dysteriidae Claparede and Lachmann 旋毛虫科
Dysteriina ***n***. 旋毛亚目 ‖ ～ Deroux 旋毛亚目
dysthanasia［dys- + 希 thanatos death］***n***. 死亡
dysthelasia［dys- + 希 thelazein to suck］***n***. 吸吮困难
dystherapeutic ***a***. 治疗不良的
dysthermosia［dys- + 希罕 thermē heat］***n***. 体温障碍（见 dysthermosis）
dysthesia［dus- + 希 thesis a setting］***n***. 烦躁
dysthymia ***n***. ①胸腺机能障碍 ②心境恶劣
dysthymiac ***n***. ①胸腺机能障碍者 ②心境恶劣者 ③精神异常者
dysthymic ***a***. 情绪恶劣的，忧郁的
dysthyreosis ***n***. 甲状腺机能障碍
dysthyroid ***a***. 甲状腺机能障碍的 ‖ ～ exophthalmos 甲状腺机能障碍性眼球突出 / ～ ophthalmopathy 甲状腺机能异常性眼病 / ～ orbitopathy 甲状腺机能障碍性眼眶病变
dysthyroidal ***a***. 甲状腺机能障碍的
dysthyroidea ***n***. 甲状腺机能障碍（见 dysthyroidism）
dysthyroidism ***n***. 甲状腺机能障碍
dystimbria ***n***. 音色不良
dystithia［dys- + 希 tithēnē a nurse + -ia］***n***. 哺乳困难
dystocia［dys- + 希 tokos birth］***n***. 难产 ‖ ～, constriction ring（contracting ～（of White））收缩环性难产 / ～, fetal 胎原性难产 / ～, maternal 母原性难产 / ～, placental 胎盘难产
dystonia ***n***. 张力障碍 ‖ ～ lenticularis 豆核性张力障碍 / ～ musculorum deformans（tortipelvis; Ziehen-Oppenheim disease; ～ deformans progressiva; dysbasia lordotica progressiva）变形性肌张力障碍 / ～, torsion 变形性肌张力障碍
dystonic ***a***. 张力障碍的
dystopia ***n***. 异位，错位（见 allotopia）‖ ～ canthi medialis lateroversa）内眦侧转性异位 / ～ transversa externa 外横异位 / ～ transversa interna testis 睾丸内横异位
dystopic ***a***. 异位的，错位的（见 allotopic）
dystopy ***n***. 异位，错位（见 dystopia）
Dystreia Huxley 旋毛虫属
dystrophia［拉］***n***. 营养不良，营养障碍（见 dystrophy）‖ ～ adiposa corneae 角膜脂肪性营养不良 / ～ adiposogenitalis 肥胖性生殖无能综合征 / ～ annularis 环状角膜营养不良 / ～ brevicollis 段颈性营养不良 / ～ calcarea corneae 角膜石灰性营养不良 / ～ corneae reticulata 角膜网状营养不良 / ～ dermo-chondro-cornealis familiaris 家族性皮肤软骨角膜营养不良 / ～ diffusa 弥散性［牙槽骨］营养不良 / ～ endothelialis corneae（cornea guttata）角膜内皮营养不良，角膜点状变性 / ～ epithelialis corneae（Fuchs' dystrophy）角膜上皮营养不良 / ～ epithelialis lentis adiposa 脂肪性晶状体上皮营养不良 / ～ filiformis profunda corneae 角膜深层线状营养不良 / ～ hypophysopriva chronica 慢性垂体机能缺失性营养不良 / ～ musculorum progressiva（简作 DMP）［拉］进行性肌萎缩症 / ～ myotonica（myotonia atrophica）肌强直性营养不良，萎缩性肌强直 / ～ myotonis 强直性肌肉营养障碍，营养不良肌强直 / ～ periostalis hyperplastica familiaris 家族性骨膜增生性营养不良 / ～ punctiformis profunda corneae 角膜深层点状营养不良 / ～ regressiva 退行性营养不良 / ～ unguium 指甲营养不良 / ～ uratic corneae 角膜尿酸盐性营养不良
dystrophic ***a***. 营养不良的，营养障碍的 ‖ ～ epidermolysis bullosa（简作 DEB）营养不良性大疱性表皮松懈症
dystrophin ***n***. 肌细胞增强蛋白
dystrophodextrin ***n***. 血糊精
dystrophoneurosis ***n***. ①营养不良性神经病 ②神经性营养障碍
dystrophy［拉 dystrophia from dys- + 希 trephein to nourish］***n***. 营养不良，营养障碍 ‖ ～, adiposogenital 肥胖性生殖期退化，脑性肥胖症 / ～, albipunctate retinal 白点状视网膜营养不良 / ～, asphyxiating thoracic 窒息性胸廓营养不良 / ～, choroidoretinal 脉络膜视网膜营养不良 / ～, cranio-carpo-tarsal（Freeman-Sheldon syndrome）颅腕跗营养不良，弗—谢二氏综合征 / ～-dystocia syndrome（简作 DDS）营养障碍难产综合征 / ～, elastic 弹力纤维营养不良（皮）/ ～, Erb's（pseudohypertrophic muscular ～）哑勃氏营养不良，假肥大性肌营养不良 / ～, facioscapulohumerl muscular（Landouzy-Dejerine dystrophy）面肩胛肱型肌营养不良症 / ～, familial corneal 家族性角膜营养不良 / ～, fleck corneal 斑点状角膜营养不良 / ～, Fuchs'（dystrophia epithelialis corneae）富克斯氏营养不良，角膜上皮营养不良 / ～, hypophysial（hypophyseal）垂体机能减退性营养不良 / ～, juvenile progressive muscular 幼年进行性肌营养不良 / ～, Landouzy-Déjerine 兰—代二氏营养不良（面、肩、肱型肌营养不良）/ ～, Leyden-Moebius（progressive muscular ～）进行性肌营养不良 / ～, lipin corneal 脂质沉着性角膜营养不良 / ～, marginal 边缘性营养不良 / ～, marginal corneal 边缘部角膜营养不良 / ～, myotonic 肌强直性营养不良 / ～, nervous 神经性营养不良 / ～ of vulva 女阴营养不良或女阴白色病变 / ～, papillary and pigmentary（acanthosis nigricans）乳头色素营养不良，黑［色］棘皮症 / ～, primary muscular 原发性肌营养不良 / ～, primary photoreceptor 原发性光感受器营养不良 / ～, progressive muscular 进行性肌营养不良 / ～, pseudohypertrophic muscular（Erb's paralysis）假肥大性肌营养不良 / ～, reflex sympathetic 反射交感性营养不良 / ～, Salzmann's nodular corneal 萨耳茨曼氏结节性角膜营养不良 / ～, sex-linked vitro-retinal 伴性玻璃体视网膜营养不良 / ～, tapetochoroidal 无脉络膜［眼］，脉络膜毯层营养不良 / ～, thyroneural 甲状腺神经性营养不良 / ～, vitelliform macular 卵黄状黄斑营养不良 / ～, wound 创伤后营养不良
dystropic ***a***. 行为异常的
dystropy ***n***. 行为异常
dystrypsia ***n***. 胰蛋酶［分泌］障碍
dysulotous ***a***. 结瘢不良的
dysuresia ***n***. 排尿困难（与 dysuria 同）
dysuria ***n***. 排尿困难（与 dysuresia 同）‖ ～, psychic 精神性排尿困难 / ～, spastic 痉挛性排尿困难
dysuriac ***n***. 排尿困难者
dysuric ***a***. 排尿困难的
dysury ***n***. 排尿困难（与 dysuria 同）
dysvitaminosis ***n***. 维生素失调症
dyszooamylia ***n***. 糖原贮积障碍
dyszoospermia ***n***. 精子形成障碍
Dytiscidae ***n***. 龙虱科（隶属于鞘翅目 Coleoptera）
DZ dizygous ***a***. 二卵的，合子的 / dizygotic twins 二卵双生儿，异卵双生
dz. dialyzer ***n***. 透析器 / dozen ***n***. 一打，十二个
DZZ Deutsche Zahnarztliche Zeischrift 西德牙医杂志

E e

E early 早；早期的；早熟的 / earth 地球 / Echinostoma 棘口吸虫属 / edema 水肿 / efficiency 有效系数；效率 / Eimeria 艾美球虫属 / einstein 爱因斯坦(能量单位) / einsteinium 锿(99 号元素) / electric field intensity 电场强度 / electric force 电力 / electrode 电极 / electrode potential 电极电位；电势 / electromotive force 电动势 / element (化学)元素；(组成)要素；单元；成份 / emmetropia 折光正常，正常眼 / emphysema 气肿，肺气肿 / empty 空；缺乏的 / enamel 釉，搪瓷，漆 / enema 灌肠法；灌肠剂 / energy 能(量)，力(量) / energy of activation 活化能；活性能 / Entamoeba 内阿米巴属，内变形虫属 / enzyme 酶 / eosinophil(1eukocyte) 嗜酸性粒细胞 / epinephrine 肾上腺素 / epithelial cell 上皮细胞 / error 误差；错误；误认 / erythrocyte 红细胞 / Escherichia [拉] 埃希氏杆菌属，大肠杆菌属 / ester 酯 / estetral 雌四醇 estradiol 雌二醇 / estrogen 雌激素 / ethylene 乙烯 / even 平坦 / exa－ 艾可萨(简称"艾"，表示 10^8 的词头) / excellent 优良的，极好的 / experimenter 实验者 / exposure 曝光；露光 / extraction ratio 提取率 / eye 眼 / genes for expression 表现基因

e 对偶基因型 Rh 基因 / efficiency 效率 / elasticity 弹性 / electric charge 电荷 / electric tension 电压 / electron 电子 / equivalent 当量，等价的 / erg 尔格(能量单位) / error 误差 / esopboria 内隐斜视 / ex [拉]从……离开 / exehange 互换 / exponential 指数的；指数 / Kidney extraction efficiency 肾摄取率

e- [拉] [构词成分] 无，缺，出，外，除去；从……向外(来自拉丁语 e，ex，原 ex-在 b，d，g，h，l，m，n，r 之前，有时变 e-)

E antigen enhancement antigen 增强抗原

e lact [拉] e lacte ***n.*** 与牛乳(同服)

E mode E 模，E 传播模

e myovirus ***n.*** e 心病毒

E of M error of measurement 测验(量)误差

e paul aq bull [拉] e paulo aquae bullientis 掺少许沸水

e paul aq cal [拉] e paulo aquae calidae 掺少许温水

e paul aq gel [拉] e paulo aquae gelide 掺少许冷水

e paulo aquae bullientis (简作 e paul aq bull) [拉]掺少许沸水

e paulo aquae calidae (简作 e paul aq cal) [拉] 掺少许温水

e paulo aquae gelide (简作 e paul aq gel) [拉]掺少许冷水

E rosette ***n.*** E(玫瑰)花结 ‖ ~ test E(玫瑰)花结试验

E trisomy ***n.*** 18－三体综合征

E wave E 型波

E&H environment and heredity 环境和遗传

E&M endocrine and metabolism 内分泌和代谢

E* 表示红细胞膜上补体固定部位的功能性损伤的符号

E.B. ***n.*** ①血小板 ②原生小体

E.J. elbow jerk 肘反射

E.M.A.S Employment Medical Advisory Service 劳动就业医学咨询处(英国)

E.N.Y ear, nose, throat ***n.*** 耳鼻喉

E/C (estrogen/creatinine) ratio (雌激素—肌肝)比值

E/I (expiration/inspiration) ratio (呼气 /吸气)比率 / embolic intracranial aneurysm 栓塞性颅内动脉瘤

e/m ratio of charge to mass(of an electron) (电子的)荷质比 / specific electronic mass 电子质量比

e/p eyepiece 目镜，接目镜

E′ vascular volume elasticity 血管容积弹性率

E_0 electric affinity 电亲和力

E_1 estrone 雌酮

E1059 demeton; systox E 一〇五九，二乙基(乙硫醇乙基)硫代磷酸酯(一种有机磷杀虫药)

E-107 avertin (tribromoethanol) (ananesthetic) 阿佛丁(三溴乙醇)(麻醉剂)

Electronic Automatic Temperature Controller (简作 EAT) 电子自动温度控制器

Electronic Display Unit (简作 EDU) 电子显示装置

EIRP equivalent isotropic radiated power 等效各向同性辐射功率

E_2 estradiol 雌二醇

E_3 estriol 雌三醇 / Lachesine chloride 拉启新(阿托品合成代用品)

E-39 2, 5-bis (1-aziridinyl)-3-6-di-n-propoxy-1, 4-benzoquinone, 即 inproquone，双丙氧亚胺醌，氮丙啶丙氧醌，E 三九(一抗癌剂)

E4P erythrose 4-phosphate 赤藓糖 4－磷酸

E600 paraoxon (a German insecticide) 对(双)氧磷(一种德国杀虫剂)

E605 parathion; diethl-nitropheyl hiophosp-hate(aninsecticide) 对硫磷，E605，E 六〇五，二乙基对硝苯硫代磷酸酯(有机磷杀虫剂)

E838 potasan 扑打散

Ea earth 地；地球 / abdominal esophagus 腹部食管

ea each 每，各，每个

EA early antigen 早期抗原 / earth 地；地球 / Ecological Abstracts 生态学文摘 / educational age 教育年龄，学龄 / egg albumin 卵白蛋白 / electricacoustics 电声学 / electroacupuncture 电针(针刺，镇痛) / electroanesthesia 电麻醉 / emphysema anonymous 原因不明性肺气肿 / embryonic age 胚胎年龄 / endouterine aspiration 宫腔内吸取细胞方法 / Endometriosis Association 子宫内膜异位症协会 / energyabsorption 能量吸收 / Epilepsy Abstracts 癫痫文摘(杂志名) / Erythrocyte antibody 红细胞抗体 / erythrocyte-antibody-complement 红细胞—抗体—补体 / ethacrynic acid 利尿酸 / ethyl acetimidate 乙亚胺酸乙酯 / ethyl acrylate 丙烯酸乙酯 / ethylamine 乙胺，氨基乙烷 / extraanatomic 解剖外的，超解剖的 / extrinsic alveolitis 外牙槽炎

-ea [拉] [构词成分] 代表纲(class)一级的词尾(动物分类学)

EA rosette EA 玫瑰花结

EAA extrinsic allergic alveolitis 外原性变应性肺泡炎 / essential amino acid 必需氨基酸 / ethylacetoacetone 乙基乙酰丙酮 / ethylene-acetic acid 乙烯醋酸 / extrinsic allergic calveolitis 变应性外牙槽炎

EAAI essential amino acid index 必需氨基酸指数

EAC effective atomiccharge 有效原子电荷 / Ehrlich ascites carcinoma 艾氏腹水癌 / Electroanalytical chemistry 电分析化学 / energy absorption characteristics 能量吸收特性 / erythema annulare centrifugum 远心性环状红斑 / erythrocyte antibody complement 红细胞—抗体—补体 / ethyl acetate 醋酸乙酯，乙酸乙酯 / exterior(or external) auditory canal 外耳道

Eacc accelerated voltage 加速电压

EACD eczematous allergic contact dermatitis 湿疹性变态反应性接触性皮炎

EACL L'Energie Atomique du Canada, Limitee 加拿大原子能委员会

EAC-RFC erthrocyte-antibody-complement rosette forming cells 红细胞—抗体—补体玫瑰花结形成细胞

EAC-RFT erythrocyte antibody-complement rosette forming test 红细胞—抗体—补体玫瑰花结形成试验

EAC-Rosette erythrocyte antibody complement-rosette 红细胞—抗体—补体形成玫瑰环

EACS epsilonaminocaprosure 6－氨基已酸

EACX erythrocyte-antibody-complement X 红细胞—抗体—补体 X(X 表示补体某一成分或某些成分)

EA-D diffuse component of the early antigen complex 早期抗原复合物的弥散成份 / electron affinity detector 电子亲合检测器

ead [拉]eadem 完全同样

EADA East African Dental Association 东非牙医协会

Eadomycetaceae ***n.*** 内孢霉科(一种菌类)

Eadonemataceae ***n.*** 内线藻科(一种藻类)

eady diastolic murmur (简作 EDM) 舒张早期杂音

EAE experimental allergic encephalitis 实验性变应性脑炎 / experimental allergic encephalomyelitis 实验性变态性脑脊髓炎 / experimental autoimmune encephalitis 实验性自身免疫性脑炎

-eae [构词成分] 族(Tribe)(植物分类学)

EAEBP European Association of Editors of Biological Periodicals 欧洲生物期刊编辑协会

EAEC European Atomic Energy Community 欧洲原子能共同体

EAF effective attenuation factor 有效衰减系数

eager ***a.*** 热心的，热切的渴望的 ‖ ~ly ***ad.*** / ~ness ***n.***

eagle ***n.*** 鹰，秃鹰 ‖ ~-eyed 眼力敏锐的

Eagle's solution ***n.*** 伊氏溶液

eagre *n*. 河水上涨
EAHF eczema asthma and hay fever 湿疹、哮喘和枯草热
EAHLG equinin eantihuman lymphoblast globulin 马的抗人淋巴细胞球蛋白
EAHLS equine antihuman lymphoblastserum 马的抗人淋巴细胞血清
EAK ethyl amyl ketone 乙基戊基甲酮
ealacto metastasis *n*. 同 galactopania
Eales disease 视网膜静脉周围炎
EAM electron affinitive molecules 亲电子分子 / electronic accounting machine 电子会计计算机 / external auditory meatus 外耳道
EAMG experimental autoimmune myasthenia graris 实验性自身免疫性重症肌无力
EAMRC East African Medical Research Council 东非医学研究委员会
EAN effective atomic number 有效原子序数 / element atomic number 元素原子数 / equivalent atomic number 当量原子序数 / experimental allerldc neuritis 实验性变应性神经炎
EAO experimental allergic orchiditis 实验性变应性睾丸炎 / extracranial arterial occlusive 颅外动脉闭塞性的
eaopahagogastrostomy *n*. 食管胃吻合术
EAP epiallopregnanolone 表别孕烷醇酮 / erythrocyte acid phosphotase 红细胞酸性磷酸酶 / equivalent air pressure 当量气压,当量空气压力
EAr erythrocyte-antibody rosette 红细胞—抗体玫瑰结
ear[1] *n*. ①耳 ②耳状体 ‖ bionic ~ 仿声耳,电子耳 / ~ conch 耳壳 / ~ coverts 耳羽 / detached ~ 招风耳 / ~ field 耳区 / ~ injury 耳部损伤 / low set ~ 低耳廓 / ~ ossicle 听骨 / ~ oximeter 耳血压计 / ~ tomography code 耳体层摄影遮光筒 / ~ Nose Throat J; ~, Nose, and Throar Journal 耳鼻喉杂志 / ~ selection 耳的选择性 / ~-to-row test 穗行试验 / ~ window method 耳窗法 / protruding ~ 招风耳 / ~ vesicle 耳囊
ear[2] *n*. 穗,果穗(玉米)
EA-R refnded component Of the early antigen complex 早期抗原复合物的限制成分
EAR energy absorbing resin 能量吸收树脂,缓冲树脂 / Entarfurgsneaktion 电变性反应 / erythema annulare rheumaticum 风湿性环状红斑 / European Association Of Radiology 欧洲放射学协会
ear, nose, throat (简作 E.N.Y) *n*. 耳鼻喉
earache *n*. 耳痛
ear-bone *n*. 听骨
earcanal *n*. 耳道
eardrum *n*. 鼓室,鼓膜,耳鼓(同 membrana tympani)
eardust *n*. 耳沙,耳石,耳尘
Ea-RFC active erythroeyte rosette formingcells 活性红细胞花环形成细胞
earing *n*. 抽穗
earl *n*. (英)伯爵(欧洲其他国家称作 count)
Earle's medium *n*. (C16)
earliness of ripening 早熟性
ear-lobe *n*. 耳垂
early *a*. 早期,初期,及早 ‖ ~ abortion 早期流产 / ~ blossoming 早[开]花 / ~ ectoblastic cavity 外胚层原腔 / ~ filling 早期充盈 / ~ gene 早期基因 / ~ ejaculation 早期减速(是指孕妇行胎儿监护仪监护,图纸上描记的一种表现,它的发生与子宫收缩几乎同时开始,子宫收缩后即恢复正常,变化幅度不超过 40 bpm。早期减速一般认为是胎头受压,脑血流量一时性减少的表现) / ~ maturity 早熟性,早熟度 / ~ postpartum hemorrhage 早泄(见 premature ejaculation) / ~ pantigen 早期 P 抗原 / ~ phase 早期相 / ~ preganancy loss 早期流产 / ~ pregnancy 早期妊娠 / ~ protein 早期蛋白质 / ~ receptor potential(ERP) 早期感受 / ~ pulse 前波门,前跟踪脉冲 / ~ repolarization syndrome 过早复极综合征 / ~ response genes 早期应答基因 / ~ scan 早期扫描器电位 / ~ stage of uremia 早期尿毒症 / ~ venous drainage 早期静脉引流 ,静脉提早充盈(血管造影征象) / ~ venous filling 静脉提早充盈,早期静脉引流 / ~ venous phase 静脉早期
early antigen (简作 EA) 早期抗原
early childhood education (简作 ECE)幼儿教育
early coronary detection (简作 ECD) 早期冠状动脉检查
early detection program (简作 EDP) 早期检查方案
early labeled bilirubin (简作 ELB) 早期标记胆红素
early membrane antigen (简作 EMA) 早期膜抗原
early pregnancy factor (简作 EPF) 早孕因子
early warning signs (简作 EWS) 早期危险体征(心脏病发作)
earmark *n*. 记号,际汜,特征
earn *v*. 挣得,赚得,博得
earnest *a*. 热心的,真挚的,*n*. 认真,诚挚, ‖ ~ly *ad*. / ~ness *n*. / in (real) ~ 认真的,真诚的
earning *n*. 工资,利益,收益
EAROM electrically alterable readonly memory 可变电只读存储器(计算机)
Earop. J. Pharmacol. European Journal of Pharmacology 欧洲药理学杂志
earphone *n*. 受话机,耳机,译意风
earpiece *n*. 耳塞
earplug *n*. 耳塞
earring *n*. 耳环
ear-sign *n*. 耳征,米里安氏耳征
ear-stone *n*. 耳石,耳尘
earth *n*. 地球,(陆,大)地 ‖ ~ box 接地箱(盒) / ~ grid 抑制(接地)栅极 / ~ orbit mission 环地航行 / ~ orbit 环地轨道 / ~, Fuller's; infusorial; silicious ~ 富勒土,瓷土,硅藻土 / ~-equivalent of gravity 地球重力当量
earthen *a*. 泥土做的,陶制的,现世的
earthiness *n*. 土质,土性,粗俗,朴实
earthling *n*. 居住在地球上的人,凡人,俗人
earthly *a*. 地球的,尘世的,现世的,
earthquake *n*. 地震 ‖ ~ risk region 地震危险区
Earthworm *n*. [动药]地龙 ‖ ~ virus 蚯蚓病毒
earwax *n*. 耵聍,耳垢
EAS element alanalysis System 成分分析系统 / encephalo-arteriosynangiosis 脑—动脉联合术
EASD European Association for the Study of Diabetes 欧洲糖尿病研究协会
EASE Escape and Survival Equipment 救生设备
ease *n*. 安逸,安心,舒适 *v*. 使安逸,使舒适,减轻 ‖ be ill at ~ 局促不安, / set sb. at ~ 使某人安心, / (stand) at ~ (军)稍息 / take one's ~ 使自己舒服,休息 / with ~ 容易的,不费力的, / ~ off (up) 减轻,使轻松,放宽
easeful *a*. 舒适的,安闲的,懒散的 ‖ ~ly *ad*. / ~ness *n*.
easel *n*. 画架,黑板架
EASIAC easy instrucdon automatic computer 教学用自动计算机
easily *ad*. 容易的,安逸的,舒适的,流畅的
easiness *n*. 容易,温和,不严厉,舒适,安逸
EASL Europena Association for the Study of theh Liver 欧洲肝脏研究会 / Expehmental Assembly sterilization Laboratory 实验装备消毒实验室
east *a*. & *n*. 东方(的)*ad*. 在东方,向东方 ‖ in the ~ of 在……的东部 / to the ~ of 在东, 在的东面
East African Dental Association (简作 EADA) 东非牙医协会
East African Medical Research Council (简作 EAMRC) 东非医学研究委员会
East African Trypanosomiasis Research Orsanimdon (简作 EATRO) 东非锥虫病研究组织
eastbound *a*. 向东行的
easterly *a*. 东的,向东方的,(指风)从东方来的 *ad*. 向东方,从东方
Eastern Dental Society Bulletin (简作 EDSB) 东方牙医学会通报
Eastern Environmental Radiation Laboratery (简作 EERL)东部环境辐射实验所(美)
Eastern equine encephalitis (简作 EEE) 东方型马脑炎
Eastern equine encephalomyelitis alphavirus 东方马脑脊髓炎甲病毒
Eastern equine encephalomyelitis virus, EEE virus 东方马脑脊髓炎病毒
Eastern Psychiatric Association (简作 EPA)东方精神病学协会
Eastman Kodak Co (简作 EKC) 伊斯特曼·柯达克公司
Eastman's vaginal specuium 伊斯曼阴道镜
eastward *a*. 东方的 *n*.东方,东部, *ad*.向东
eastwards *ad* . 向东
easy *a*. 容易的,不费力的, *ad*. 容易地,不费力地。‖ be ~ of access (人)容易接近 / take it (或 thing) ~ 不紧张,从容不迫,别急,别忙
easy instrucdon automatic computer (简作 EASIAS) 教学用自动计算机
eat *v*. 吃,食 ‖ ~ away 侵蚀,腐蚀 / ~ one's words 食言,撤消(声明等) / ~ out 上馆子吃饭 / ~ up 耗尽,吃光,吃完
EAT experimental autoimmune thymitis 实验性自身免疫性胸腺炎 / experimental allergic thyroiditis 实验性变应性甲状腺炎
eatable *a*. 可食用的 *n*. 食物,食品
EATC Ehrlich Ascites Tumour Cell 艾氏腹水癌细胞 / E1ectronic Automatic Temperature Controller 电子自动温度控制器

eating disturbance(s) 饮食失调
eating quality 食用价值
Eaton-Lambert syndrome (L. M. EatonEdward H. Lambert) 伊—兰二氏综合征(一种肌无力样综合征,肢体通常软弱无力,而眼肌和眼球肌则幸免,刺激肢体神经时肌肉的动作电位降低,但若反复刺激则动作电位增高。本征常合并肺燕麦细胞癌,亦称肌无力综合征。Myasthenic syndrome)
eatradiol benzoate *n*. 雌二醇苯甲酸酯
EATRO East African Trypanosomiasis Research Orsanimdon 东非锥虫病研究组织
EAU experimental allergic uveitis 实验性变应性眼色素层炎
eau *n*. (pl. eaux) 水
EAV Effective alveolare ventilation [德] 有效肺泡换气量 / electro-acupuncture according to Voll 福尔电针疗法
Eavernosography *n*: 海绵体造影术
eaves *n*. (pl) (屋)檐
EAX electronic automatic exchange 电子自动变换机
Eb binding energy in ev 结合能量(以电子伏特计)
EB electron-beam *n*. 电子束 / elementary body 原体;血小板 / Encyclopaedia Britannica 大英百科全书 / epidermolysisbullosa *n*. 表皮溶解性大疱 / Epstein-Barr Viras EB 病毒 / Erlobnistypus [德] *n*. 体验型 / estradiol benzoate 雌二醇苯甲酸酯 / Essays in Biochemistry 生物化学试验(年卷) / ethambutol 乙胺丁醇(抗结核药) / ethylene dibromide 二溴化乙烯 / exit block 传出阻滞 / external bremsstrahlung 外轫致辐射
EB virus capsid antigen (简作 EB) 病毒壳抗原
EBA ethoxybenzok acid 乙氧基苯(甲)酸
EBAA Eye-Bank Association of America 美国眼库协会
Ebalzotan *n*. 艾巴佐坦(5-羟色胺受体激动药)
EBAM electron-beam-accessed memory 电子束扫描系统
Ebastine n. 依巴斯汀(抗组胺药)
ebb *v*. 落潮,衰减,不振 ‖ be at a low ~ 处于低潮,在衰落
Ebb-virus = human (gamma) herpesvirus 4 *n*. 埃伯病毒,人(γ)疱疹病毒 4
EBC estradiol binding globulin 雌二醇结合球蛋白 / ethyl benzyl cellulose 乙苄基纤维素
EBCDIC extended binary coded decimal interchange code 扩充的二进制编码的十进制交换码
ebd effective biological dose 有效生物学剂量
EBDC ethylene bis dithio carbamate 乙烯双二硫代氨基甲酸酯
EBE ethyl benzyl ether 乙苄基醚
Ebenaceae *n*. 柿树科
Ebenales *n*. 柿树目(植物分类学)
Eberhardia *n*. 爱赫螨属
Eberthella [拉] *n*. 埃伯泽氏菌属(依伯氏菌属) ‖ ~ alcalifaciens 产碱埃伯泽氏菌 / ~ ambigua 不定埃伯泽氏菌 / ~ anaerogenes 厌氧埃伯泽氏菌 / ~ belfastiensis 贝尔法斯特埃伯泽氏菌 / ~ bentotensis 本托特埃伯泽氏菌 / ~ dispar 异型埃伯泽氏菌(殊异埃伯泽氏菌) / ~ dysenteriae 见 Shigella dysenteriae / ~ enterica 肠道埃伯泽氏菌(肠道依伯氏菌) / ~ flexneri 弗氏埃伯泽氏菌 / ~ gallinara 鸡埃伯泽氏菌(鸡依伯氏菌) / ~ jeffesonii 见 Shigella jeffesonii / ~ oedematiens 见 Escherichia oedematiens / ~ ostrei 牡蛎埃伯泽氏菌(牡蛎依伯氏菌) / ~ oxyphilum 嗜氧埃伯泽氏菌 / ~ paradysenteriae 副痢疾埃伯泽氏菌(副痢疾依伯氏菌) / ~ pfaffi 见 Pasteurella pfaffi / ~ pyogenes 化脓性埃伯泽氏菌(酿脓依伯氏菌) / ~ sanguinarium 禽伤寒埃伯泽氏菌(禽伤寒依伯氏菌) / ~ typhi 伤寒埃伯泽氏菌(伤寒埃氏杆菌,伤寒依伯氏菌)
eberthemia *n*. 伤寒菌血症
Ebertia *n*. 爱培螨属
ebetate *a*. 具钝头的,具钝尖的
EBF erythroblastosis fetal 胎儿成红细胞增多症
EBG estrogen-binding globulin 雌激素结合球蛋白
EBH essential benign hypertension 原发性良性高血压
EBI emethine bismuth iodide 碘化铋吐根碱
ebicon *n*. 电子轰击导电性
Ebiratide *n*. 依比拉肽(神经调节药)
EBK ethyl benzyl ketone 乙苄基甲酮
Ebl erythroblast 有核红细胞,成红细胞
EBL estimated blood loss 估计失血量
EBLS endobronchial lymphoscintigraphy 支气管内淋巴闪烁成像(术)
EBM Environmental Biology and Medicine 环境生物学和医学(杂志名) / expressed breast milk 挤出的乳汁 / evidence based medcine 循证医学
EBN endemic benign nephropathy 地方性良性肾病
EBNA Epstein-Barr vidus-induced nuclear antigen 埃泼斯坦—巴尔病毒诱导的核抗原
Ebner's glands 埃伯内氏腺(舌腺)
EBNV Endemic benign nephropathia virus 出血性肾病肾炎病毒
Ebola virus 埃波拉病毒
ebonation *n*. 碎骨片清除术
ebonite *n*. 硬质胶,硬质橡胶
EBOR experimental berylliam oxide reactor 实验性氧化铍反应堆
eborine *a*. ①象牙状的 ②象牙白的
EBP engineering biophysics 生物物理工程 / Epidural blood patch 硬膜外血斑 / Estradiol binding protein 雌二醇结合蛋白
EBR electron beam regulator 电子束调节器
EBr ethidium bromide 溴化二氨乙苯啡啶,溴乙啡啶
ebranlement [法] *n*. 扭除(息肉)
ebriety(drunkenness) 沉醉,醉酒
Ebrotidine *n*. 乙溴替丁(组胺 H_2 受体阻滞药)
EBS electron beam scanning sysrtem 电子束扫描系统 / Emergency bed serve 床前急救 / emergency broadcast system 急救广播系统 / extemal bremsstrahlung 外轫致辐射
EBSA ethylbenzene sulfonic acid 乙苯磺酸
Ebselen *n*. 依布硒(消炎镇痛药)
EBSR Eye-Bank for Sight Rostoration 复明眼银行(联合会)
EBSS electron beam scanning system 电子束扫描系统
EBT eriochrome black T 羊毛铬黑 T
EBTA ethylene-bis-oxyethylenenitilo-tetracetic acid 乙烯双氧乙烯氮基四醋酸
Ebul ebullifion 沸腾
ebullience *n*. 沸腾,起泡,奔放,充溢
ebullient *a*. 沸腾的,起泡,热情奔放的
ebulliometer *n*. 沸点计
ebulliometry *n*. 沸点升高测定法
ebullioscopy *n*. 沸点升高测定
ebullition *n*. 沸腾,起泡,(感情等)迸发
Ebur dentis; dentin *n*. 牙[本]质
Ebur [拉]; **ivory** [英] *n*. 象牙
Eburnation [英]; **eburnatio** [拉] *n*. 骨质象牙化
eburneous *a*. ①象牙样的 ②象牙白的 ③似象牙的
eburneous *a*. 象牙样的
eburnitis *n*. 牙骨质炎
eburnitis *n*. 牙釉质密固
EBV Epstein-Barr Virus EB 病毒,Epstein-Barr 病毒
EB-VCA EB virus capsid antigen EB 病毒壳抗原
ec- [希;词头] [构词成分] 在外,向外,离开
Ec ectoplasm 细胞外质层(电镜)
E-C mixtur ether chloroform mixture 乙醚氯仿合剂
EC effective concentration 有效浓度 / Ehrlich cardnoma 艾氏腹水癌 / Elasticity coefficient 弹性系数 / electrical conductivity 导电性,导电率 / electro-chemical 电化学的 / electron capture 电子俘获 / electronic computer 电子计算机,电脑 / electronic conductivity 电子传导性 / embryonal carcinoma 胚胎细胞癌 / Endocrinological Communicaations 内分泌学通讯(杂志名) / entericcoated tablet 包有肠溶衣的片剂,肠溶片 / entering complaint 入院时主诉 / Environment Canada 加拿大环境(杂志名) / Enzyme Commission 酶学委员会 / eosinophil count 嗜酸性粒细胞直接计数 / Equipment Check 设备检验 / error correcting 误差校正 / Eschericha coli [拉] 大肠杆菌 / ether-chloroform mixture 乙醚氯仿合剂 / ethylcellulose; ethocel 乙基纤维素 / exthangeable cation 交换阳离子 / exdtation-contraction 兴奋—收缩 / exclusion chromatography 分离色谱法 / expiratory center 呼气中枢 / external conjugate 骶耻外径,盆外直径 / extracelluhr 细胞外的 / eyes closed 闭眼
ec electron couphng 电子耦合 / electronically controlled 电子控制的
EC/IC extrace rabral/intrace ebral 颅外/颅内,脑外/脑内
EC/LSS environmental control/Life suppot system 环境控制/生命保障系统
EC50 median effective concentration 半数有效浓度
Ec9 inovirus Ec9 丝形病毒
ECA electrocardioanalyzer 心电分析器 / enterobactehal common antigen 肠杆菌普通抗原 / Environmental Control Administration 环境控制管理局 / ethacrynic acid 利尿酸
Ecabapide *n*. 依卡派特(抗溃疡病药)
Ecabet *n*. 依卡倍特(抗溃疡病药)
ecad *n*. 适应型
Ecadotril *n*. 依卡曲尔(内肽酶抑制药)
Ecamsule *n*. 依莰舒(防晒药)
E-capture *n*. E 层电子俘获
Ecastolol *n*. 依卡洛尔(β 受体阻滞药)

ECATN erythema gyratum atroph-icans transiens neonatale 新生儿一过性萎缩性环状红斑
ecatoblastic mesenchyme 外胚层间[充]质
ecaudate *a*. 无尾的
Ecballium elaterium mosaic virus 喷瓜花叶病毒
ECBO enteric cytopathogenic bovine orphan virus 牛肠道细胞病变孤儿病毒 / European Cell Biology Organization 欧洲细胞生物学组织
ecbography *n*. 超声波描记
ecbolic *n*.催产药 *a*.催产的
ECBOV enteric cytopathogenic bovine orphan virus 埃克博病毒,肠原性细胞致病性牛孤儿病毒
Ecboviruses = Enteric cytopathic bovine orphan virus = Bovine enteroviruses 埃克博病毒,牛肠道病毒,牛肠道细胞病变孤儿病毒
ECBV effective circulating b1ood vo1ume 有效循环血容量
ECC electrocardioeorder 心电描记器 / electrocorticogram 皮层电图 / emergency cardiac care 心脏紧急护理 / error checking and correction 误差检验与校正 / excitation contraction Couplin 兴奋收缩偶联 / extracorporeal, circalation (cardiopulmonary bypass)体外循环(肺心分流术)
ECCC element concentration calibration curves 元素浓度校正曲线
eccentric *a*. ①偏心的,离心的 ②偏僻的 ‖ ~ implantation 胚泡偏心植入(植入子宫腔一隐窝内)
eccentric *n*. ①偏心(轮,器)的,离心的 ②偏心轮 ‖ ~ beam 偏心束 / ~ fixation 偏心固视,旁中心固视 / ~ glare 偏心性眩目 / ~ nystagmus 偏心性眼球震颤 / ~ orbit 偏心轨道 / ~ projection 中心凹 外投影 / ~ pupil 偏心性瞳孔 / ~ reflexless ophthalmo scopy [法]偏心 无反射检眼镜检查/ ~ vision 非中心视 力,偏心视力 / ~ glare 偏心性眩目
eccentricity *n*. 偏心度,偏心率(性,距)
eccentricityindex (简作 EI) *n*. 偏心指数
eccentroosteochondrodysplasia *n*. 离心性软骨发育不良,离心性骨软骨发育不良
eccephalosis *n*. 穿颅术
ecchondrosis *n*. 外生软骨瘤 ‖ ~ physaliformis 软骨瘤
ecchordosis physaliphora 颅内脊索瘤
ecchymoma *n*. 皮下血肿 ‖ ~ of eyelid 眼睑皮下血肿
ecchymosed *a*. 有瘀斑的,成瘀斑的
ecchymosis *n*. 淤斑 ‖ ~ of eyelid 眼睑皮下淤血 / ~ cadaverica 尸斑
ecchysis *n*. 渗透性皮病
ecclasis *n*. 脱落,破碎
ecclisis *n*. 脱位
eccope *n*. 切除(术)
ECCR endogenous creatinine clearance rate 内生肌酐清除率(试验)
Eccrinaceae *n*. 外毛菌科(一种菌类)
eccrine *a*. 外分泌的 *n*. 外分泌物 ‖ ~ gland 外分泌腺
Eccrinellaceae *n*. 小外毛菌科(一种菌类)
eccrisiology *n*. [外]分泌学
eccrisis *n*. 排泄
eccritic *a*. 促排泄的 *n*. 排泄剂
eccyclomastoma; eccyclomastopathy *n*. 局限性乳腺结缔组织增生
eccyesis *n*. 见 ectopic pregnancy 异位妊娠,子宫外孕
eccyliosis *n*. 发育障碍
eccysis *n*. 洗除
ECD early coronary detection 早期冠状动脉检查 / Electron capture detector 电子俘获探测器 / endocardial cushion defect 心内膜垫缺损 / energy conversion device 能量转换装置 / environmental conditions determination 环境条件测定
ecdemic *a*. 外来的,非当地的
ecdemomania; ecdemonsus *n*. 流浪癖
ecderon *n*. 表层,外波
ecderon *n*. 外被(皮肤及黏膜的外层)
ECDO enteric cytopathogenic dog orphan virus 犬肠道孤病毒犬肠道细胞病变孤儿病毒
Ecdo V ecdovirus 犬肠道细胞病变孤儿病毒 / ecdysial fluid 蜕皮液 / ecdysial membrane 蜕皮膜
ecdysial *a*. 蜕皮的 ‖ ~ fluid 蜕皮液
ecdysis *n*. (pl. ecdyses) 蜕皮,换羽
Ecdysis, Autectomy *n*. 胞浆膜大泡
ecdysone *n*. 蜕皮(激)素,蜕化(激)素
ecdysteroid *n*. 脱皮素,脱皮甾醇
ecdysterone *n*. 蜕皮甾酮
ECE early childhood education 幼儿教育
ECEN ethylene glycol ethyl ether 乙二醇乙醚
ecersible *ad* . 永远的
ECF effective capillary flow 有效毛细血管血流量 / endogenous cytotoxic factor 内源性细胞毒因子 / eosinophil chemotactic factor 嗜酸性粒细胞趋化性因子 / extended care facility 扩大护理设备 / extracellula fluid 细胞外液
ECFA eosinophil chemotactic factor of anaphylaxis 过敏性嗜酸性粒细胞趋化 因子
ECF-C eosinophil chemotactic factor of complement 补体嗜酸细胞趋化因子
ECFE endocardial fibroelastosis 心内膜纤维弹力组织增生症
ECFMG educational Council for Foreign Medical Graduates 外国医学毕业生教育委员会
ECFMS educational Council for ForeiSn MediCal Students 外国医学生教育委员会
ECFV extracellular fluid volume 细胞外液容量
ECG electrocardiogram 心电图
ECG-examination 心电图检查
ECG-505 calcium carboxymethylcellulose 羧甲基纤维素钙
ECGF endothelial cell growth factor 内皮细胞生长因子
ECG-gated background subtraction [法] 心电图选通背景减影
EC-GLG electron capture gas 1iquid chromatography 电子捕获气液色谱法
ECG-synchronous image 心电同步影像
ECH Environmental Child Health 儿童健康环境
echelette *n*. 红外光栅 ‖ ~ grating 红外光栅,小阶梯光栅
Echelidae *n*. 蠕鳗科(隶属于鳗鲡目 Aunguilliformes)
echelle *n*. 阶体(分级)光栅
echellegram *n*.分级光栅图
echelon *n*. 梯队(列,级),阶梯光栅 ‖ ~ grating 阶梯光栅
Echendidae *n*. 鲫科(隶属于鲈形目 Perciformes)
Echeneibothrium hui (Tseng) 胡氏鲫槽绦虫(隶属于叶槽科 Phyllobothriidae)
Echeneidae *n*. 鲫科
Echeneis naucrates (Linnaeus) 鲫(隶属于鲫科 Echeneidae)
echeosis *n*. 噪音性神经机能病
Echidna delicatula (Kaup) 棕斑蛇鳝 (隶属于海鳝科 Muraenidae)
echidnace *n*. 蛇毒致炎酶
echidnin (viperin) *n*. 蝰蛇毒素
Echidnophaga *n*. 角头蚤属 ‖ ~ gallinacea 禽角头蚤 / ~ murina 鼠角头蚤
Echidnophaga ochotonae (Li) 鼠兔角蚤(隶属于蚤科 Pulicidae)
Echidnophaga oschanini 长吻角头蚤
echidnotoxin *n*. 蝰蛇毒蛋白
echidnovaccine *n*. 抗蛇毒疫苗
Echinaster luzonicus (Gray) 吕宋棘海星(隶属于棘海星科 Echinasteridae)
Echinasteridae *n*. 棘海星科(隶属于有棘目 Spinulosa)
Echino viruses *n*. 海胆病毒
Echinochasmus *n*. 棘隙[吸虫]属 ‖ ~ aconiatum 鸭棘隙吸虫 / ~ amphibolus 疑棘隙吸虫 / ~ belcocephlus 刺头棘隙吸虫 / ~ elongatus 长棘隙 / ~ japonicus (Tanabe) 日本棘隙吸虫(隶属于棘口科 Echinostomatidae) / ~ jiufoensis 九佛棘口吸虫(一种小型吸虫) / ~ liliputanus 藐小棘隙吸虫,百合棘隙吸虫 / ~ megacanthus 大棘棘隙吸虫 / ~ mirabilis 奇异棘隙吸虫 / ~ novalichesensis 诺瓦棘隙吸虫 / ~ perfoliatus 抱茎棘隙吸虫,叶形棘隙吸虫(一种小型吸虫) / ~ truncatum 截形棘隙吸虫
echinochrome *n*. 海胆色素
echinococcosis *n*. 棘球蚴病,包虫病 ‖ ~ pulmonum 肺包虫病
echinococcotomy *n*. 棘球囊切开术
Echinococcus *n*. 棘球蚴属 ‖ ~ acephalocysta 无头型棘球蚴 / ~ alveolaris 多房型棘球蚴 / ~ cyst 棘球囊,棘球蚴(输卵管与卵巢的感染原之一) / ~ cysticus fertilis 有头棘球蚴 / ~ cysticus sterilis 无头棘球蚴
Echinococcus granulosus (Batch) 细粒棘球绦虫(隶属于带虫科 Taenidae)
Echinococcus oligarthrus diesisng 少头棘球绦虫
echinococus granulosus (简作 Eg) 细粒球绦虫
Echinocyte *n*. 棘状细胞
echinoderm *n*. 棘皮动物
Echinodermata *n*. 棘皮动物门
Echinodiscus auritus (Leske) 裂边毛饼海胆(隶属于盘海胆科 Scutellidae)
Echinohinidae *n*. 棘鲨科(隶属于角鲨目 Squaliformes)
echinoid *n*. 海胆
Echinoidea *n*. 海胆纲(隶属于棘皮动物 门 Echinodermata)
Echinolaelaps *n*. 棘属螨属 ‖ ~ echidninus 毒棘属螨 / ~ fukienensis 福建棘属螨
Echinometra mathaei (Blainville) 斜长海胆(隶属于长海胆科 Echi-

nometridae)
Echinometridae *n*. 长海胆科(隶属于拱齿目 Camarodonat)
Echinomma Haeckel 海胆虫属
Echinoneidae 斜海胆科(隶属于全雕目 Holectypoida)
Echinoneus cyclostomus(Leske)卵圆斜海胆(隶属于斜海胆科 Echinoneidae)
Echinonyssus *n*. 棘刺螨属
Echinoparyphium recurvatum(Linstow)曲领棘缘吸虫(隶属于棘口科 Echinostomatidae)
Echinophartphium *n*. 棘缘[吸虫]属 ‖ ~ baculus 棒状棘缘吸虫 / ~ bioccalerouxi 刀形棘缘吸虫 / ~ chinensis 中华棘缘吸虫 / ~ cinctum 带状棘缘吸虫 / ~ elegans 美丽棘缘吸虫 / ~ gallinarum 鸡棘缘吸虫 / ~ microrchis 小睾棘缘吸虫 / ~ minor 小型棘缘吸虫 / ~ nordiana 圆睾棘缘吸虫 / ~ recurvatum 曲领棘缘吸虫
echinophthalmia *n*. 棘样睫毛性睑缘炎
echinophthalmia *n*. 睫毛性眼睑炎
Echinopora lamellose(Esper)*n*. 薄片刺孔珊瑚(隶属于蜂巢珊瑚科 Faviidae)
Echinopsis multiplex Zucc.[拉,植药] *n*. 薄荷包掌
Echinorhinus brucas(Bonnaterre) *n*. 棘鲨(隶属于棘鲨科 Echinohinidae)
Echinorhynehus *n*. 巨吻棘头虫属,棘吻虫属 ‖ ~ gigas 猪巨吻棘头虫 / ~ heminis 人巨吻棘头虫
echinosis *n*. 红细胞皱缩
Echinosorex gymnurus *n*. 大鼠猬(彭亨丝虫—Brugia panhangi 的宿主)
Echinosporobacterium[拉] *n*. 棘孢杆菌属 ‖ ~ albaum 白色棘孢杆菌
Echinosteliaceae *n*. 刺丝菌科(一种菌类)
Echinosteliida Martin 棘柱目
Echinostephanus *n*. 棘冠[吸虫]属
Echinostoma *n*. 棘口[吸虫]属 ‖ ~ acadimica 尖形棘口吸虫 / ~ aegyptiaca 黑龙江棘口吸虫 / ~ amurzetia 黑龙江棘口吸虫 / ~ anseris 雁棘口吸虫 / ~ bancrofti 班[克罗夫特]氏棘口吸虫 / ~ chloropodis 黑水鸡棘口吸虫 / ~ chloropodis philippinensis 菲律宾黑水鸡棘口吸虫 / ~ cinetorchis 移睾棘口吸虫 / ~ coeale 盲肠棘口吸虫 / ~ gotoi 后藤棘口吸虫 / ~ hortense 圆圃棘口吸虫 / ~ ilocanum 伊族棘口吸虫 / ~ jassyense 獾棘口吸虫 / ~ maerochis 巨睾棘口吸虫 / ~ malayanum 马来棘口吸虫 / ~ melis *棘口吸虫 / ~ miyagawai 宫川棘口吸虫 / ~ murinum 鼠棘口吸虫 / ~ operosum 红口棘口吸虫 / ~ paraulum 接睾棘口吸虫 / ~ pekinensis 北平棘口吸虫 / ~ pratense 草地棘口吸虫 / ~ recurvatum 反曲棘口吸虫
Echinostoma revolutum(Fro hlich)卷棘口吸虫(一种小型吸虫隶,属于棘口科)
Echinostomatidae *n*. 棘口科(隶属于复殖目 Digenea)
Echinostomatidae robustum 强壮棘口吸虫 sarcinum 束状棘口吸虫 stromi 斯[特罗姆]氏棘口吸虫 travassosi 特[拉瓦斯]氏棘口吸虫 uitalica 肥胖棘口吸虫病.
Echinostomes *n*. 棘口类
echinostomiasis *n*. 棘口吸虫病
Echinostomum *n*. 棘口[吸虫]属
Echinothrix calamaris(Pallas)环刺棘海胆(隶属于冠海胆科 Diadematidae)
Echinothrix diadema(Linnaeus)冠刺棘海胆(隶属于冠海胆科 Diadematidae)
Echinothuridae *n*. 柔海胆科(隶属于鳞棘目 Lepidocentroida)
Echinotriton chinhaiensis(Chang)镇海棘螈(隶属于蝾螈科 Salamandridae)
Echinoyssus nasutus(Hirst)鼻棘刺螨(隶属于皮刺螨科 Dermanyssidae)
echinulin *n*. 海胆灵,刺孢曲霉素
echinuline *n*. 灰绿曲霉素
echma *n*. 阻塞
echmasis *n*. 阻塞
echo-[希:复合形][构词成分]模仿,回音 ‖ ~-complex 回声群 / ~-acousia 回声感觉
Echo echoencephalogram(超声波)脑回波图
ECHO enteric cytopathogenic human orphan virus 人肠道孤病毒;埃可病毒
echo *n*. 回波(声,音),反射(波)双像,回波图像 ‖ ~ altimeter 回波测高计 / ~ amplifier 回波放大器 / ~ amplitude 回声振幅 / ~ area 回波区,反射面积 / ~ attenuation 回波衰减,回声衰减 / ~ cancellation 回波对消,副像消除 / ~ channel 回波(声)波道 / ~ characteristics 回声特征 / ~ checking 回波检验 / ~ delay time 回波延迟时间 / ~ dense region 回声 密集区 / ~ distortion 回波(声)失真 / ~ drop-out 回声失落 / ~ effect 回波(声)效应 / ~ enhancement 回声增强 / ~ enhancement effect 回声增强效应 / ~ free 无回声 / ~ frequency 回声频率 / ~ frequency content 回声频率容量 / ~ image 回波图像 / ~ information 回声信息,回声 信息量 / ~ killer 回波消除器 / ~ locator ①回声勘定器 ②回波勘定器 / ~ machine 回波设备,回波机 / ~ matching 回波匹配 / ~ meter 回声测试器 / ~ parameter 回声参数 / ~ pattern 回声模式,回声形式(图型) / ~ pip 回波脉冲尖,反射脉冲 / ~ property 回声性质 / ~ pulse 回波脉冲 / ~ ranging apparatus 回波测距器 / ~ sampler 回波取样器 / ~ separation 回波间距 / ~ signal 回波信号 / ~ sounder 回声探测器 / ~ sounding 回声探测 / ~ spacing 回波间隔 / ~ splitting 回波分裂 / ~ strength 回波 强度 / ~ suppression 回波抑制 / ~ suppression circuit 回波抑制电路 / ~ technique 回波技术 / ~ trainlength (ETL)回波序列长度,回波链长 / ~ trap 回波阱,回波滤波器 / ~ vision 回波影像,超声显示
Echo 10 virus 埃柯 10 病毒
Echo 11 virus 埃柯 11 病毒
Echo 16 virus 埃柯 16 病毒
Echo 18 virus 埃柯 18 病毒
Echo 19 virus 埃柯 19 病毒
Echo 20 virus 埃柯 20 病毒
Echo 22 virus 埃柯 22 病毒
Echo 23 virus 埃柯 23 病毒
Echo 25 virus 埃柯 25 病毒
ECHO 28 V enteric cytopathogenic human orphan 28 Virus ECHO28 病毒,人肠道孤病毒 28
Echo 28 virus 埃柯 28 病毒
Echo 34 virus 埃柯 34 病毒
Echo 4 virus 埃柯 4 病毒
Echo 6 virus 埃柯 6 病毒
Echo 8 virus 埃柯 8 病毒
Echo 9 virus 埃柯 9 病毒
echoanatomy *n*. 声像解剖学
echoangingraphic *a*. 血管回声的 ‖ ~ structure 血管回声结构
echoangioanatomical study 声像图血管解 剖研究
echoangiography *n*. 血管声像图检查
echo-bearing *n*. 回波定位
echo-box *n*. 回波谐振腔
echocardiogram *n*. 超声心动图,心回波图 ‖ ~ of athletes 运动员超声心动图
echocardiograph *n*. 超声心动图仪,超声 心电仪
echocardiographic *n*. 超声心动图的 ‖ ~ diagnosis 超声心动扫描诊断
echocardiography *n*. 超声心动图检 ‖ ~ T-Mscanner 时间—运动型超声心动扫描仪
echoCG echocardiogram 超声心动图
echo-complex 回声群
echoEG echoencephalogram 脑回声图
echoencephalogram *n*.(简作 Echo)(超声波)脑回波图
echoencephalograph *n*. 脑回声描记器,脑回声成像仪,脑超声描记器
echoencephalography *n*. 脑回声图描记术,脑回声成像(术),脑声像图检查,脑回声图描记法,脑回声造影(术)
echoencephalology *n*. 脑回声学
echoendoscope *n*. 超声内镜
echoendoscopy *n*. 超声内镜检查
echo-fathom *n*. 回声探深
echofree(anecho) *n*. 无回声
echogastroscope *n*. 超声胃镜
echogastroseopy *n*. 超声胃镜检查
echogenic *a*. 产生回声的 ‖ ~ density 回声 密度 / ~ dots 点状回声,光点 / ~ band 带状回声,光带 / ~ interface,回声生成界面 / ~ mass 团状回声,光团 / ~ pattern 回声形式 / ~ ring 环状回声,光环 / ~ spot 斑状回声,光斑
echogenicity *n*. 回声源、产生回声性
echogram *n*. 超声波回声图,声像图,回声深度记录 ‖ ~ taken 回声图像显示
echograph *n*. 超声波回声图,回声测深仪,回声深度记录器
echographia *n*. 模仿书写
echography *n*. 超声波描记,声像图检查,超声成像(术),回声图检查,超声显像(术) ‖ ~ of retina 视网膜超声波描记
echoic *a*. 回声的
echo-image *n*. 双像,重影,回波图像

echoing *n*. 回声(波)现象,反照现象 ‖ ~ characteristic 回波(回声,反射)特性
echoism *n*. 像声,形象
echolalus *n*. 模仿言语者
echolaparoscope *n*. 超声腹腔镜
echolapatoscopy *n*. 超声腹腔镜检查
echoless *a*. 无回声的,无反响的 ‖ ~ area 无回声区
echolocation [法]*n*. ①回声定位 ②回波定位
echological *a*. 回声(学)的 ‖ ~ diagnosis 回声诊断,声像图诊断 / ~ picture 回声图像
echolueent (sonolucent) *n*. 透声性 ‖ ~ area 透声区
echometer *n*. 回声计,回声测距仪,听诊器
echomimia *n*. 模仿表情
echomotism *n*. 模仿动作
echoohrasia; echolalia; echo-speech 模仿言语
echo-ophthalmology *n*. 眼超声波描记
echopathia *n*. 模仿病态
echoperitoneoscopa *n*. 超声腹腔镜
echoperitoneoscopy *n*. 超声腹腔镜检查
echophonocardiograph *n*. (简作 EPC) 心音回声描记器
echophonocardiography *n*. 超声心音描记术
echophony *n*. 胸内回声
echophotony *n*. 音响性光觉
echo-plannar imaging (简作 EPI) 回波平面成像
echo-pulse *n*. 回波(声)脉冲
echo-ranging *n*. 回波(声)测距(法)
echo-rectal *n*. 直肠回声 ‖ ~ ultrasonic examination 超声直肠镜检查
echoscopic screen 声像图荧屏
echo-signal *n*. ①回声信号 ②回波信号
echosonogram *n*. 超声回波图
echosonography *n*. 回声描记术
echosounder *n*. 回声探测器
echosounding [法]*n*. 回声探测(的), ‖ ~ apparatus 回声探测仪
echo-strength *n*. 回波强度 ‖ ~ indicator 回波强度指示器
echotexture *n*. 回声特性,回声质地
echothiophate iodide 依可碘酯
echotomograph *n*. ①回声体层检查,超声体层检查 ②超声体层扫描仪
echotomography *n*. 超声(回波)断层成像(摄影术)
echo-vaginal *n*. 阴道回声 ‖ ~ ultrasonic examination 超声阴道镜检查
Echovideorex *n*. 埃克超声综合成像仪
Echovirus *n*. 艾可病毒群,肠变胞病毒群
echo-wave *n*. 回波
echridine *n*. 埃可利丁
Echtes ackerbohnemosaik virus 蚕豆真花叶病毒
echylosis *n*. 细胞分泌
ECIA enzyme-coupled immunoassay 酶偶联免疫测定
ECIL extracorporeal irradiation of lymph 体外淋巴照射
eciophyte *n*. 本地植物
Ecipramidil *n*. 环丙地尔(血管扩张药)
Ecker's convolution 埃克尔氏回
Ecker's fissure 埃克尔氏裂枕横沟
Ecklonia kurome Okam [拉,植药] 昆布
Eck's fistula 埃克氏瘘,门腔静脉间瘘
ECL electrochemiluminescence 电化发光 / emitter—coupled logic 发射极耦合逻辑(电路) / equivalent carbon chain 1ength 碳链当量长度
ECl, EClB extracorporeal irradiation of blood 血液体外照射
eclabium *n*. 突唇,翻唇,唇外翻
eclampsia *n*. 惊厥,子痫(见 toxemia) ‖ ~ cerebralis 脑性惊厥 / ~ gravidarum 妊娠惊厥,子痫 / ~ hemianopia 惊厥性偏盲 / ~ infantum 婴儿惊厥,婴儿惊风 / ~ intrapartum 产间子痫 / ~ postpartum 产后子痫 / ~ puerperalis 子痫,产惊 / ~ uremica 尿毒症性惊厥
eclampsia, pre-eclampsia with disseminated intravascutar coagulation (简作 EPDIC)子痫子先兆子痫并发弥漫性血管内凝血
eclampsism *n*. 虚性子痫,子痫前期
eclamptic retinitis 妊娠中毒性视网膜炎
eclamptic symptoms *n*. 子痫症状
eclamptism *n*. 产惊
Eclanamine *n*. 依氯那明(抗抑郁药)
Eclazolast *n*. 乙唑司特(抗过敏药)
eclec eclectic 折衷的
eclectic *a*. 折衷主义 *n*. 折衷主义者
eclecticism *n*. 折衷主义医学
eclipse *n*. 日蚀盲 *v*. 晦暗,失色,蚀,遮挡 ‖ ~ blindness 日蚀盲,日蚀性视网膜病 / ~ period 隐晦期,晦暗期,潜伏期 / ~ phase (增殖)隐晦期,晦暗期 / ~ scotoma 日蚀性暗点 / ~d conformation 重叠构象
Eclipta prostrata L. [拉,植药] 肠
ecliptic *n*. 黄道 *a*. 黄道的,日食(或月食)的
eclosion *n*. (昆虫的)羽化,孵化
ECLT euglobulin clot lysis time 优球蛋白血块溶解时间
eclysis *n*. 轻晕厥
ECM encephalomyocarditis 脑心肌炎 / European Common Market 欧洲共同市场 / external cardiac massage 体外心脏按摩 / extracellular material 细胞外物质
ecmetropia *n*. 不正视,非正视
ecmnesia *n*. 近事遗忘
ECMO enteric cytopathogenic monkey orphan virus 猴肠道细胞病变孤儿病毒 / extracorporeal membrane oxygenator 体外循环膜氧合器(人工肺)
EcmoV ecmoviins 猴肠道细胞病变孤儿病毒
Ecmoviruses = Enteric cytopathic monkey orphan virus = simian enterovirus *n*. 埃克莫病毒,猴肠道病毒,猴肠道细胞病变孤儿病毒
eco economic 经济的
ECO electron-coupled oscillator 电子耦合振荡器
ecobiotic adaptation 生活环境区适应,生态生物适应
ECOC electrocochleogram 耳蜗电图 / electrocorticogram 皮质电图
Ecoca G (Transtympanic) electroco-chleography(穿鼓膜)耳蜗电位描记法
eco-chemicals *n*. 生态化学物质
EcochG electrocochleogram 耳蜗电图
ecochleation *n*. 耳蜗切除术,剜出术
ecoclimate *n*. 生态气候
ecoclimatic adaptation 生态气候适应
ecoclimatograph *n*. 生态气候图
ecocline *n*. 生态差别,生态倾群
ecodeme *n*. 生态同类群
ecodio-climate 微生态气候
ECOG Eastern Cooperative Oncology Group 东方肿瘤协作组 / electrocorticography 皮质电描记法
ecogenesis *n*. 生态种(的)发生,生态史
ecogeographical divergence 生态地理趋异
Ecogramostim *n*. 依拉司亭(免疫兴奋药)
ECOH [拉]Escherichia coli 大肠杆菌
ecoid *n*. 红细胞基质
Ecol ecology *n*. 生态学 ‖ ~ adjustment 生态调整
ecological *a*. 生态学的 ‖ ~ amplitude 生态幅度 / ~ adaptation 生态适应 / ~ age 生态 / ~ botany 植物生态学 / ~ character 生态性 / ~ complex 生态复杂性 / ~ distribution 生态分布 / ~ divergence 生态分歧 / ~ efficiency 生态效率 / ~ factor 生态因素 / ~ genetics 生态遗传学 / ~ isolation 生态隔离 / ~ niche 生态小境 / ~ optimum 生态最适度 / ~ plant anatomy 植物生态解剖学 / ~ polymorphism 生态多态现象 / ~ race 生态族 / ~ response 生态反应 / ~ significance 生态意义 / ~ stability 生态稳定性 ~ structure 生态结构 / ~ stability 生态稳定性 / ~ station 生 态物种形成 / ~ structure 生态结构 / ~ subspecies 生态变种 / ~ system 生态系统,生态体系,生态系 / ~ threshold 生态临界 / ~ tolerance 生态耐性 / ~ value 生态(价)值
Ecological Abstracts (简作 EA) 生态学文摘
ecology *n*. 生态学
ecomone *n*. 生态素,生态活性物质
Ecomustine *n*. 依考莫司汀(抗肿瘤药)
Econ economics 经济学
Econazole *n*. 氯苯甲氧咪唑,益康唑(抗真菌药)
economic abuse *n*. 经济虐待
economic trait 经济性状
Economo's disease [Constantin von 奥神经病学家 1876—1931] 埃科诺莫氏病,昏睡性脑炎
ecophene *n*. 生态变种反应
ecophenotype *n*. 生态表型
ecophony; echophony *n*. 胸内回声
ecorthatic *a*. 排粪的,泻的
ecosite *n*. 定居寄生物
eco-species *n*. 生态种
ecostate *a*. 无肋骨的
Ecostigmine *n*. 碘依可酯(拟胆碱药)
ecostigmine = ecothiopate iodide *n*. 依可碘酯(拟胆碱药)

ecosystem *n*. 生态系
ecotope *n*. 生态环境,生态区
ecotople adaptation 生态型适应
ecotoxicology *n*. 生态毒理学
Ecotropic murine type C oncovirus 嗜环境小鼠 C 型病毒
Ecotropic murine type C virus = Mouse-tropic strain 亲环境小鼠 C 型病毒,亲小鼠株
ecotype *n*. 生态型
ECP eosinophil cationic protein 嗜伊红阳离子蛋白质 / erythrocyte copropofphyhn 红细胞粪卟啉 / estrodio1 cyclopentaneproprionate 环戊酸丙雌二醇 / estradio1 cypionate 环戊丙酸雌二醇 / external counter-pulsation 体外反搏 / extracorporeal perfusion 体外灌注 / free cytoporphyrin in erythrocytes 红细胞内游离胞卟啉
ecphyaditis *n*. 阑尾炎
ecphylaxis *n*. 无防卫力
ecphyma *n*. 肉疣
ECPNL equivalent continuousper ceived noise level 等效连续感觉噪声级
ECPO enteric cytopathogenic porcine orphan virus 猪肠道细胞病变孤儿病毒
ECPOC electrochemical potendal gradient 电化性电位梯度
Ecpoviruses = Enteric cytopathic porcine orphan viruses = Porcine enterovirus 埃克波病毒,猪肠道病毒,猪肠道细胞病变孤儿病毒
ecpyesis *n*. ①化脓,脓肿 ②脓疱
ECR emergency cardiopulmonary resuscitation 心肺急救复苏器 / Experimental Cell Research 细胞实验研究 (杂志名)
ECRI Emergeney Care Research Institute 急救医学研究所
ecrodactylia *n*. 自发性断指(趾)病,阿洪病
ecru *n*. 浅褐色 *a*. 米黄色的,本色的
ECS cerebral electroshock 脑电休克 / electro cardioscanner 心电扫描器 / electroconvulsive shock 电休克 / electrogram of conduction system 传导系统电位图 / environmental control System 环境保护系统;环境控制系统
ecsinopoietin (简作 EP) *n*. 嗜酸性粒细胞生成素
ECSM epidemic cerebrospinal meningitis 流行性脑脊髓膜炎
ECSO enteric cytopathogenic swine orphanViFas 猪肠道细胞病变孤儿病毒
ecsomatics *n*. 检验学,化验学
EcsoV ecsovirus 猪肠道细胞病变孤儿病毒
Ecsoviruses = Enteric cytopathic swine orphan viruses = Porcine enterovirus *n*. 埃克索病毒,猪肠道病毒,猪肠道细胞病变孤儿病毒
ecstatic *a*. 扩张的,膨胀的,离心的
ecstrophy *n*. 外翻
ect-[希 ektos][构词成分]外面
ECT egcological competition theory 生态竞争理论 / electroconvulsive therapy 电休克疗法 / emission computed tomography 发射型计算机断层,发射计算机断层成像(术),发射计算机体层摄影(术) / enteric coated tablet 肠溶包衣片(肠溶片)
ectacolia *n*. 结肠部分扩张
ectad *n*. 向外
ectadenia *n*. 外胚附腺
ectal *a*. 外的,外表的
ectasia(e) *v*. 扩张,膨胀 ‖ ~ alvedar 肺泡扩张,肺泡气肿 / ~, diffuse arterial 蜿蜒状动脉瘤 / ~, hypostatic 坠积性[血管]扩张 / ~, iridis 虹膜移位 / ~, papillary 局限性皮肤毛细管扩张 / ~, skyrocket capillary 蜘蛛痣(腿静脉曲张时所见) / ~, ventriculi 胃扩张 / ~, ventriculi paradoxa 胃异形扩张,葫芦胃
ectasin *n*. 埃克塔辛
-ectasis[希 ektasis,亦作-ectasia]牵张,扩张,胀大
ectasis *n*. 扩张,膨胀
ectasy *n*. 扩张,膨胀
ectental *a*. 外[及]内胚层的
Ectenurus *n*. 套尾[吸虫]属
ECTEOLA epichlorohydrin-trieth anolamine 表氯醇三乙醇胺
ecterograph *n*. 肠运动描记器
ecterography *n*. 肠运动描记术
ectethmoid *n*. 筛骨侧块,筛骨外侧部
ecthyma *n*. 深脓疱,臁疮 ‖ ~, contagiosum 触染性深脓疱,羊痘疮 / ~, gangraenosum 坏疽性深脓疱,婴儿坏疽性皮炎 / ~, syphiliticum 梅毒性深脓疱,蛎壳疮 / ~, tropical 热带深脓疱,热带链球菌皮炎
Ecthyma contagiosum of sheep virus = Orf virus 羊臁疮接触传染病毒,羊传染性口疮病毒
ecthymiform *a*. 深脓疱样的
-ectin[构词成分] - 克丁(1998 年 CADN 规定使用此项名称,主要系指抗寄生虫药阿巴克丁[Abamectin]一类的药物)
Ectinosomidae *n*. 长猛水蚤科(隶属于猛水蚤目 Harpacticoida)
ectiris *n*. 虹膜外层,虹膜扩张
ecto-[希][构词成分]外,外侧,外边
ecto-antigen *n*. 菌表抗原,体外抗原
ectobat ; ectoblast *n*. ①外胚层 ②外膜
ectobiology *n*. 细胞表面生物学,细胞表面学
ectoblast *n*. ①外质生成细胞 ②外胚层
ectobranchial canal *n*. 外鳃管
ectobronchus *n*. 外支气管
ectocardia *n*. 异位心 ‖ ~ abdominalis 腹位心(心脏在腹腔内) / ~ cephalica 头位心 / ~ extrathoracica 胸外异位心 / ~ intrathoracica 胸腔内异位心 / ~ pectoralis 胸前位心
Ectocarpaceae *n*. 水云科(一种藻类)
Ectocarpales *n*. 萱藻目(植物分类学)
ectocellular enzyme *n*. 细胞表面酶
ectocentral *a*. 近中央的
ectochoridea *n*. 脉络膜外层
ectochorion *n*. 外绒毛膜
ectochorionic cyst 外绒膜囊
ectochoroidea *n*. ①脉络膜外层 ②脉络膜上层
ectocinerea *n*. 脑灰质
ectocinereal *a*. 脑灰质的
ectocnemial *a*. 小腿外面的
ectocolon *n*. 结肠扩张
ectocondyle *n*. 外侧髁
ectocornea *n*. 角膜外层(角膜前上皮层)
ectocrine *a*. 外分泌的 *n*. 外分泌物
ectocuneiform *n*. 外侧楔骨,第三楔骨
ectocyst *n*. 外囊
ectocytic *a*. 细胞外的
ectodactylism *n*. 缺指(趾)畸形
ectoderm *n*. ①外胚层,内胚层之外的其余细胞较大,成柱状,排列规则,羊膜囊底部的一层高柱状的细胞,外胚叶 ②外层 ‖ ~ cell 外胚层细胞
ectodermal blastomere 外胚层[分]裂
ectodermal derivative 外胚层衍生物
ectodermal dysplash 外胚层器官发育不良
ectodermal epithelium 外胚层上皮
ectodermal glands 外胚层腺
ectodermal groove 外胚层沟
ectodermal plate 外胚层板
ectodermal teloblast 外胚层端细胞
ectodermic *a*. 外胚层的
ectodermoidal *n*. 外胚层样的
ectodermosis *n*. 外胚层形成异常,外胚层增厚 ‖ ~, erosiva pluriorigicialis 多形糜烂性红斑,斯—约二氏综合征 / ~, pleuriofficialis 多形渗出性红斑,斯—约二氏综合征
ectodesmata *n*. 外壁胞质连丝
ecto-entad *a*. 由外向内
ectoentoblastic membrane 外内胚层膜
ecto-enzyme *n*. 外酶,胞外酶
ecto-ethmoid *n*. 筛骨侧块,筛骨外侧部
ectogenesis *n*. 外生,体外发育
ectogenic; ectogenous *a*. 外源性的
ectogeny *n*. 果实直感,当代显性
ectoglia *n*. 外[神经]胶质
ectogluteus *n*. 臀大肌
ectogony *n*. 孕势(发展中的胎儿对母体的影响)
ecto-hormone *n*. 外激素
ectolabium *n*. 下唇
ectolaryngeal *a*. 喉外的
Ectolechiaceae *n*. 原藻衣科(一种地衣类)
ectoloph *n*. [马牙]外嵴(马的上颌磨牙)
ectolysis *n*. 外[胞]浆溶解
ectomeninx *n*. 原始脑膜外层
ectomere *n*. [成]外胚层裂球
ectomesenchyme *n*. 外胚层间[充]质
ectomesenchymoma *n*. 外胚层间质瘤
ectomesoblast *n*. 外[胚层原]中胚层
ectomesoblastic axis *n*. 外中胚层轴
ectomorph *n*. 外胚层体型者
ectomorphir *a*. 外胚层体型的
ectomorphy *n*. 外胚层体型
-ectomy[希 ektome)][构词成分]手术切除,切除术 ‖ alveol ~; dentoalveol ~ 牙槽切除术 / aplc ~; apico ~ [牙]根尖切除术 /

cheil～; chil～. 唇切除术 / gingiv～; ul～ 龈切除术 / gloss～ 舌切除术 / hemigloss～ 偏侧舌切除术 / maxill～ 上颌骨切除术 / odont～ 牙切除术 / parotid～ 腮腺切除术 / pharyng～咽[部分]切除术 / pulp～ 牙髓切除术 / radectomv; radi～ 牙根[部分]切除术 / uvul～; staphyl～ 悬雍垂切除
ectomy *n*. 切除术
ectonexine *n*. 内外层
ectonuclear *a*. 核外的
ectopagia *n*. 胸侧联胎
ectopagus *n*. 胸侧联胎畸形
ectoparasite *n*. 外寄生物,体外寄生虫
ectoparasitism *n*. 体外寄生生活
ectopectoralis *n*. 胸大肌
ectoperitoneal *a*. 腹膜外的
ectoperitonitis *n*. 腹膜外层炎
ectophloic *a*. 外韧的
ectophylaxination *n*. 被动免疫,外来免疫
ectophyte *n*. 外寄生菌,外皮寄生植物
ectopia *n*. 异位 ‖ ～ bulbi 眼球异位 / ～ iridis 虹膜异位 / ～ lentis 晶状体异位 / ～ oculi 眼球异位 / ～ of lacrimal gland 泪腺异位 / ～ pupillae 瞳孔异位 / ～ tarsi 睑板异位
ectopic *a*. 异位性,异位的 ‖ ～ accelerated escape rhythm 异位性加速的逸搏心律 / ～ acute appendicitis 异位急性阑尾炎 / ～ corticotropin syndrome 异位性肾上腺皮质激素分泌过多症候群 / ～ gallstone 异位胆石 / ～ impulse 异位性冲动 / ～ kidney 异位肾 / ～ ureter 异位输尿管 / ～ cilia 异位睫(毛) / ～ macula 黄斑异位 / ～ pacemaker 异位心跳节律点 / ～ parasitism 异位寄生 / ～ pregnancy (简作 EP) 子宫外孕,异位妊娠 / ～ pairing 异位配对 / ～ pupil 瞳孔异位 / ～ testis 异位睾丸 / ～ vesicae 膀胱外翻
ectopic endocrine syndrome (简作 EES)异位内分泌综合征
ectopic focas (简作 EF) 异位病灶
ectopic hormone syndrome (简作 EHS) 异位激素综合征
ectopion (version of cervix) *n*. 宫颈外翻
ectopism *n*. 失仪症
ectoplacenta *n*. 外胎盘 ‖ ～ cavity 绒毛膜腔
ectoplasm *n*. 外质,外[胞]浆
ectoplasma *n*. ①外胚层质 ②外质
ectoplasmatic *a*. ①外[胞]浆的 ②胞浆外的
ectoplast *n*. 外浆膜,外质膜
ectoplastic *a*. 外形成性的
ectopocystis *n*. 膀胱异位,膀胱外翻
ectopotomy *n*. 异位胎切除术
Ectoprocta *n*. 外肛亚纲
ectopterygoid *n*. ①翼外肌 ②外翼骨
ectoptygma *n*. 浆膜
ectopy *n*. 异位,出位
ectorbitai *a*. 眶颞侧的
ectoretina *n*. 视网膜外层(色素上皮层)
ectosarc *n*. ①外膜,外囊(卵) ②外质
ectosexine *n*. 外表层
ectosite *n*. 外寄生物
ectoskeleton *n*. 外骨骼
ectosome *n*. ①[生殖细胞]核外粒体 ②外层,皮层(海绵)
ectosphenoid *n*. 外侧楔骨,第三楔骨
ectosphere *n*. [中心]球外层,外球
Ectosporeae *n*. 外胞子目(植物分类学)
ectosporium *n*. 外孢子膜
ectosteal *a*. 骨外[面]的
ectostosis *n*. ①软骨膜下软骨骨化 ②骨膜下骨化
ectostracum *n*. 外角层
ectothalamus *n*. 丘脑外层
ectotheca *n*. 外壁
Ectothiorhodospira [拉] *n*. 外硫红螺菌科 ‖ ～ abdelmalekii 阿氏外硫红螺菌 / ～ halochloris 盐绿外硫红螺菌 / ～ halophila 嗜盐外硫红螺菌 / ～ marismortui 死海外硫红螺菌 / ～ mobilis 远动外硫红螺菌 / ～ shaposhnikovii 沙氏外硫红螺菌 / ～ vacuolata 小空泡外硫红螺菌(囊泡外硫红螺菌)
ectothrix *n*. 发外发癣菌
ectotoxic *a*. 外毒素的
ectotoxin *n*. 外毒素
ectotrachea *n*. 气管外层
ectotropic *a*. 向外弯的
ectoturbinates *n*. 外鼻甲
ectozoal *a*. 体表寄生虫的
ectozoon (复,ectozoa) *n*. 体表寄生虫
ectrimma *n*. 擦伤性溃疡
ectrodactylia; **ectrodactyly** *n*. 缺指(趾)畸形
Ectrogellaceae *n*. 外壶菌科(一种菌类)
ectrogenic *a*. 先天缺损的
ectrogeny *n*. 先天缺损
ectroma *n*. 流产
ectromelia *n*. [先天性] 缺肢畸形 ‖ ～, infectious 传染性缺肢畸形,鼠痘
Ectromelia orthopoxvirus 小鼠脱脚正痘病毒
Ectromelia virus = Mouse pox virus 小鼠脱脚病病毒,小鼠痘病毒
ectromelic *a*. [先天性] 缺肢畸形的
ectromelus *n*. 缺肢畸胎,四肢不全畸形
ectrometacarpia *n*. 缺掌骨[畸形]
ectrometatarsia *n*. 缺跖骨[畸形]
ectrophalangia *n*. 缺指(趾)骨[畸形]
ectropic lagophthalmus 睑外翻性兔眼
ectropion *n*. 外翻 ‖ ～ luxurians 肉瘤性睑外翻,结膜肥厚性睑外翻 / ～ palpebrarum 睑外翻 / ～ puralyticum 麻痹性睑外翻 / ～ sarcomatosum 肉瘤性[睑]外翻,结膜肥厚性睑外翻 / ～ spasmodicum 痉挛性[睑]外翻 / ～ spasticum 痉挛性[睑]外翻 / ～ uveae 眼色素层外翻
ectropionization *n*. 眼睑外翻法
ectropionize *v*. 使外翻
Ectropis crepuscularia nuclear polyhedrosis virus 杨褐纹尺蠖核型多角体病毒
ectropium *n*. 外翻(尤指睑外翻)
ectropodism [希 ektrosis miscarriage + pous foot] *n*. 缺足(畸形)
ectrosis *n*. ①流产 ②顿挫,顿挫疗法
ectrosyndactylia *n*. 并指(趾)缺指(趾)(畸形)
ectrosyndactyly *n*. 并指(趾)缺指(趾)(畸形)
ectrotic *a*. 顿挫的,流产的,阻止病势发展的
Ectylurea *n*. 依克替脲(安定类药)
ectype *n*. 异常性[体质]
ectypia *n*. 异常型,副本,复制品
ECU emergency care unit 急诊监护病房 / electronic care unit 电子监护单元
ecuador *n*. 厄瓜多尔
ECUF extracorporeal ultrafiltration method 体外循环;超滤过法
ecule (macromo) *n*. 高聚物,大分子
ECUM extracorporeal ultrafiltration methed 体外超滤法
ECV extracellula virus 细胞外病毒 / extracellular volume 细胞外容积
ECW extracellular water 细胞外水分
eczema *n*. 湿疹 ‖ ～, allergic 变应性湿疹,变应性皮炎 / ～, ani 肛门湿疹 / ～, articulorum 屈部湿疹 / ～, atopic 特应性湿疹,变应性皮炎 / ～, bakers' 揉面湿疹,揉面痒病 / ～, barbae 须部湿疹 / ～, capitis 头皮湿疹 / ～, crackled 裂隙性湿疹 / ～, craquele 裂隙性湿疹 / ～, crustosum 痂性湿疹 / ～, diabeticorum 糖尿病性湿疹 / ～, dry 干性湿疹 / ～, epilans 脱毛性湿疹 / ～, epizootica 兽疫性湿疹,口蹄疫 / ～, erythematosum 红斑性湿疹 / ～, exfoliativum 剥脱性湿疹 / ～, fissum 裂隙性湿疹 / ～, flexural 屈部湿疹 / ～, herpeticum 疱疹性湿疹 / ～, humidum 湿润性湿疹 / ～, hypertrophicum 肥大性湿疹 / ～, infantile 婴儿湿疹 / ～, intertrigo 擦烂性湿疹,擦烂 / ～, lichenoides 苔癣样湿疹 / ～, linear 线状湿疹 / ～, madidans 湿润性湿疹 / ～, marginatum 轮廓性湿疹,股癣 / ～, moist 湿润性湿疹 / ～, neuriticum 神经炎性湿疹 / ～, nummulare 钱币状湿疹 / ～, papulosum 丘疹性湿疹 / ～, parasiticum 寄生物性湿疹 / ～, photogenicum pruriginosum 瘙痒性光激湿疹 / ～, photographers' 摄影师湿疹,甲氨基酚皮炎 / ～, pustulosum 脓疱性湿疹 / ～, rhagadiforme 裂隙性湿疹 / ～, rimosum 裂隙性湿疹 / ～, rubrum 红湿疹 / ～, sclerosum 硬化性湿疹,掌跖角化病 / ～, scrophuloderma 蕈样真菌病,蕈样霉菌病 / ～, seborrhoeicum 皮脂溢性湿疹,皮脂溢 / ～, siccum 干性湿疹 / ～, solare 日光湿疹,热带苔癣 / ～, squamosum 鳞屑性湿疹 / ～, stasis 停滞性湿疹 / ～, sudorale 多汗湿疹 / ～, sun 日光湿疹 / ～, sycomatosum 须疮样湿疹 / ～, tuberculatum 蕈样真菌病,蕈样霉菌病 / ～, tyloticum 胼胝性湿疹 / ～, vaccinatum 种痘后湿疹,牛痘性湿疹 / ～, verrucosum 疣状湿疹 / ～, vesiculosum 小疱性湿疹 / ～, weeping 湿润性湿疹
eczema asthma and hay fever (简作 EAHF) 湿疹、哮喘和枯草热
eczematid *n*. 湿疹样疹
eczematous *n*. 湿疹性的 ‖ eczematous blepharitis 湿疹性睑炎 / ～ conjunctivitis 湿疹性结膜炎,泡性结膜炎 / ～ eratoconjunctivitis 湿疹性角结膜炎,泡性角结膜炎 / ～ ophthalmia 湿疹性眼炎,疱性结膜炎 / ～ pannus 湿疹性血管翳
ed perivascular edema 血管周围性水肿 / edition 版本,版次 / editor

编者,编辑 / electrodialy 电渗析
ED diatrast extraction ratio 碘吡啦啥提取率 / education 教育 / effective dose 有效剂量,效应剂量 / Ehlers-Danlos syndrome 埃当二氏综合征 / electrondevice 电子设备;电子仪器 / Element Diet 食物要素 / emergency department 急诊部;急诊科 / end diastole 舒张末期 / Entner-Doudoroff pathway 恩—杜二氏途径 / endocrine- dependent 内分泌依赖性 / endothelial cell 内皮细胞 / epiduarl 硬膜外的 / epileptiform discharge 癫痫样放电 / equilibrium dialysis 平衡透析 / errordetecting 误差检测 / erythema dose X 线红斑剂量 / estradio1 雌二醇 / ethano1 dilution 乙醇稀释 / ethyl dichlorarsine (war gas)二氯乙砷(毒气) / ethylendiamine 乙二胺 / ethynodio1 炔诺醇 / ethynodiol diacetate 炔诺醇二醋酸酯(口服避孕药) / evaporating dish 蒸发皿 / expehmental department 实验部,实验科
ED&C electrodesiccation and curettage 电干燥法和刮除术
ED_{50}中等有效量(即产生百分之五十最大效应所需的剂量)
EDA electronic difierential analyzer 电子微分分析机 / electronic digital analyzer 电子数字分析器 / end diastolic area 终末舒张区域 / ethylenediamine 乙(烯)二胺
EDAC error detection and correction 误差检测与校正 / ethyldimethyln-amino-propyl carbodnmide 乙基—二甲基胺—丙基碳化二亚胺
edamine *n*. 乙二胺 (根据 1998 年 CADN 的规定,在盐或酯与加合物之命名名中,使用此项名称)
Edaravone *n*. 依达奉(自由基清除药)
Edatrexate *n*. 依达曲沙(抗肿瘤药)
EDB ethylene dibromide 1,2 – 溴乙烷
EDC end-diastolic counts 舒张末期计数 / electronic digita1 computer 电子数字计算机 / 1-ethyl-3-dime-(3-dime-thylaminopropyl) carbodimide 碳化二亚胺 / enramycin 持久霉素 / error detection and correction equipment 误差检测与校正设备 / ethylene dichloride 二氯化乙烯 / expected date of confinement 预产期 / extensor digitorum communis 指总伸肌
EDCC environmental detection contro1 center 环境探测控制中心
EDCF endothelical derived contractive factor 内皮衍生收缩因子
EDCs endocrine-disrupting contaminants 损害内分泌的污染物
EDD effective drug duratin 药效时间,药物作用时间 / end diastolic dimension 舒张末期体积 / expected date of delivery 预产期
EDDA ethynodiol diacetate 双醋炔诺醇
EDDIP ethylene diaminodisisopropylph- osphinic acid 乙烯二双异丙基次膦酸(络合剂)
EDDP ethylenediaminedi-methylphosphinic acid 乙烯二胺二甲基次膦酸(络合剂)
eddy current ①涡流 ②涡电流
Eddy hot plate test (简作 EHPT) 艾迪氏热板试验
ede-[构词成分]生殖器
ede-[希 oideo] [构词成分],肿胀
edea *n*. 外生殖器
edeagra *n*. 生殖器痛(同 aedoeagra)
edeatrophia *n*. 生殖器萎缩
edeauxe *n*. 生殖器肥大
Edehol's position 埃德博耳氏位(屈腿背卧位)
edeine *n*. 伊短菌素
edeitis *n*. 生殖器炎
Edelfosine *n*. 依地福新(抗肿瘤药)
-edema [希: oedema 做独立词用] [构词成分] 水肿,浮肿,肿胀 ‖ ~ oculi 眼水肿,水眼 / ~ of upper lip 上唇水肿
edema *n*. 水肿 ‖ cystoid macular ~ 囊样黄斑水肿 / ~, acute circumscribed 血管神经性水肿 / ~, acute essential 急性自发性水肿,血管神经性水肿 / ~, aimentary 营养不良性水肿 / ~, ambulant 移动性[水]肿 / ~, angioneurotic 血管神经性水肿 / ~, artefactum 人工性水肿 / ~, Berlin's 柏林氏水肿(视网膜水肿)/ ~, blue 蓝色水肿(见于歇斯底里性瘫痪的一肢) / ~, brown 棕色水肿(肺)/ ~, bullosum vesicae 膀胱大疱性水肿 / ~, cachectic 恶病质性水肿 / ~, Calabar 卡拉巴肿,罗阿丝虫性肿,移动性[水]肿 / ~, calidum 炎性水肿 / ~, capitis 头[部]水肿 / ~, cardiac 心病性水肿 / ~, cerebral 脑水肿 / ~, circumscribed 血管神经性水肿 / ~, collateral 对侧性水肿 / ~, compact 致密水肿,水肿性硬皮病 / ~, cretinoid 呆小病样水肿,克汀病样水肿 / ~, ex vacuo 填空样水肿 / ~, famine 营养不良性水肿 / ~, fingerprint 指纹水肿 / ~, frigidum 非炎性水肿 / ~, fugax 暂时性水肿,倏忽水肿 / ~, gaseous 气性水肿 / ~, giant 巨大水肿,血管神经性水肿 / ~, glottidial 声门水肿 / ~, heat 高温性水肿 / ~, hepatic 肝病性水肿 / ~, heveditary 遗传性[局部]水肿 / ~, Huguenin's 于根南氏水肿(急性充血性脑水肿) / ~, hunger 营养不良性水肿 / ~, hydremic 稀血性水肿 / ~, hysterical 癔病性水肿,歇斯底里性水肿,蓝色水肿 / ~, infectious 传染性水肿 / ~, inflammatory 炎性水肿 / ~, insulin 胰岛素性水肿 / ~, ischemic 缺血性水肿 / ~, Iwanoff's retinal 伊万诺夫氏视网膜水肿(视网膜周囊样变性) / ~, laryngeal 喉水肿 / ~, of lungs 肺水肿 / ~, of lung, vernal 春季肺水肿 / ~, lymphatic 淋巴管性水肿 / ~, malignant 恶性水肿 / ~, marantic 消瘦性水肿 / ~, menstrual 月经性水肿 / ~, migratory 血管神经性水肿 / ~, Milroy's 米耳罗伊氏水肿,遗传性[局部]水肿 / ~, Milton's 密尔顿氏水肿,血管神经性水肿 / ~, mucous 黏液[性]水肿 / ~, mycotic 真菌性水肿 / ~, neonatorum 新生儿水肿 / ~, nephrotic 肾病性水肿 / ~, neuropathic 神经病性水肿,假脂瘤 / ~, noninflammatory 非炎性水肿 / ~, nonpitting 非指压性水肿,非压凹性水肿 / ~, nurtritional 营养不良性水肿 / ~, oculi 眼水肿,水眼 / ~, passive 被动性水肿,被动充血 / ~, periodic 周期性水肿 / ~, periretinal 浆液性中心性视网膜炎 / ~, pirogoff's 皮罗果夫氏水肿,恶性水肿 / ~, pitting 指压性水肿,压凹性水肿 / ~, prehepatic 肝病前期水肿 / ~, premenstrual 月经前期水肿 / ~, pulmonary 肺水肿 / ~, purulent 化脓性水肿 / ~, Quincke's 昆克氏水肿,血管神经性水肿 / ~, renal 肾性水肿 / ~, retinal 视网膜水肿 / ~, rheumatismal 风湿性水肿 / ~, salt 食盐性水肿,摄盐过多性水肿 / ~, solid 实性水肿,黏液性水肿 / ~, stagnation 郁血性水肿 / ~, terminal 临终时水肿,末期水肿(肺水肿促早死亡)/ ~, thermal 温度性水肿 / ~, toxic 中毒性水肿(吸入某种气体所致之水肿)/ ~, traumatic 创伤性水肿 / ~, venous 静脉性水肿 / ~, wandering 游动性水肿,血管神经性水肿 / ~, war 战时水肿,营养不良性水肿 / optic disc ~ 视神经乳头水肿,视乳头水肿 / palpebral ~ 眼睑水肿 / protein-rich ~ 高蛋白性水肿 / reperfusion pulmonary ~ 再灌注肺水肿 / vasogenic ~ 血管源性水肿
edema proteinuria hypertension syndrome (简作 EPH) 水肿蛋白尿及高血压综合征
edema touserythematous (简作 EE)水肿红斑性
edemagen *n*. 致水肿原
edemania *n*. 色情狂
edematization *n*. 水肿形成
edematoscheocele *n*. 水肿性阴囊疝
edematous *a*. 水肿的
edematus *a*. ①水肿的 ②半透明的
edent; edentulous *a*. 无牙的
edentate *a*. 无齿的,贫齿目的, *n*. 贫齿目动物
edentia; anodontia *n*. 无牙
edentia; partial *n*. 部分牙列缺失
edentics *n*. 无牙学
Edentostomina Collins 无齿虫属
Edentostomina milletti Cushman 棱缘无齿虫
edentulate ; edentulous ; anodontous; anodous *a*. 无牙的
edentulous *a*. 无牙的,无齿的
edeo-[构词成分] 生殖器
edeology *n*. 生殖器学(同 aedoeology)
edeomycodermatitis *n*. 生殖器黏膜皮炎
edeoptosis *n*. 生殖器脱垂
edeotomy *n*. 生殖器解剖学
edes *n*. 痱子粉
edestin *n*. 麻仁球蛋白
edetate *n*. 依地酸盐 (根据 1998 年 CADN 的规定,在盐或酯与加合物之命名中,使用此项名称)
edetic acid *n*. 依地酸(解毒药)
edetol *n*. 依地醇(辅料)
EDF effective decontamination factor 有效去污因子 / environmental defence fund 环境保护基金 / ethylene difluoride 二氟化乙烯 / endogenous digitalis-like factor 内源性洋地黄样因子
EDG electrodermogram [德] 皮肤电阻图 / Elektrodurogram 硬脑膜电图 / electrodermogram [德] 皮肤电阻图
EDGE electronic data gathering equipment 电子数据收集设备
edge *n*. 边缘,边界,侧面,刃,尖 ‖ ~ echo drop-out 边缘回声失落 / ~ contrast 边缘对比 / ~ detector 边缘检测器 / ~ effect 边缘效应 / ~ enhancement 边缘增强 / ~ field 边缘场 / ~ flux 边缘通量 / ~ focusing 边缘聚焦 / ~ resolution 光栅边缘分辨率(能力) / ~ sign 边缘征 / ~ shadows 边缘声影 / ~ sharpness 轮廓清晰 / ~ unloading 周边取样 / ~ unsharpness 边缘模糊 / ~, cutting[牙]切缘,刃边,刀口 / ~-detection algorithm 边缘探测法 中切缘 / ~, undermined 暗边,悬空边,潜边
Edge Hill flavivirus 边山黄病毒
Edge Hill Virus 边山病毒
edge-strength *n*. 边缘韧力

edging ***n***. 边缘,界线,嵌入,磨边
EDH ethylene dihalide 二卤化乙烯
EDHE experimental data handling equip- ment 实验数据处理设备
EDI eosirophil-dirived inhitor 嗜酸细胞衍生抑制物 / ethylene diiodide 二碘化乙烯
Edible manna lichen [植药]石耳
edicard ***n***. 编辑卡
Edifolone ***n***. 依地福龙(抗心律失常药)
EDIM epidemic diarrhea of infant mice 幼鼠流行性腹泻
Edinger-Westphal nucleus 埃—韦二氏核
E-dio1 estradio1 雌二醇
edipism ***n***. 眼自伤
EDIS Emergency Department Information System 急诊科信息系统
edisilate ***n***. 乙二磺酸盐(根据 1998 年 CADN 的规定,在盐或酯与加合物之命 名中,使用此项名称)
Edison Electric Institute (简作 EEI) 爱迪生电学研究所
EDIT Examining, Diagnosis, Identification and Training 检查、诊断、鉴定、锻炼
edit ***v***. 编辑,剪辑
editec ***n***. 电子编辑器
editic acid 乙二胺四乙酸,乙底酸
EDL electrodeless discharge lamp 无电极放电灯 / extensor digitorum longus 长趾伸肌
EDM eady diastolic murmur 舒张早期杂音
EDMV Epidemic diarrhea of infant mice virus 婴鼠流行性腹泻病毒
EDN electrodesiccation 电干燥法
EDNA ethylenedinitramine 乙烯二硝胺
Edobacomab ***n***. 埃巴单抗(免疫调节药)
Edoxudine ***n***. 依度尿苷(抗病毒药)
EDP early detection program 早期检查方案 / Electronic data processine 电子资料处理 / end diastolic pressure 末期舒张压 / erythema dyschromicum perstans 色素异常性固定红斑 / estimated data of publication 估计的出版日期
EDPA ethylene diphophonic acid 亚乙基二磷酸
EDPAP end diastolic pulmo-arterial pressure 舒张末期肺动脉压
EDPC Electronic Data processing Center 电子数据处理中心(美国)
EDPRESS Educational Press Associad On of America 美国教育出版社协会
EDPS electronic data processing system 电子数据处理系统
EDR effective direct radiation 有效直接放射 / Electrodermal response 皮肤电反应 / equivalent direct radiation 等效直接辐射
EDRA Environmental Design Research AssociatiOn 环境规划研究协会
Edrecolomab ***n***. 依决洛单抗(免疫调节药)
EDRF endothelium-derived relaxing factor 内皮诱导松弛因子
edrophonium chloride ***n***. 腾喜龙
Edrophonium Chloride ***n***. 依酚氯铵(箭毒拮抗药)
EDS Ehlers-Danlos syndrome 埃—丹二氏综合征,全身性弹性纤维发育不良综合征 / environmental detection set 环境卫生检查装置 / environmental Data Service 环境资料服务处
EDSB Eastern Dental Society Bulletin 东方牙医学会通报
EDSRT eletrodermal speech receptionthreshold 皮肤电阻言语接受阈
EDT electronic data transmission 电子数据传送
EDTA edetic acid 依地酸;乙二胺四乙酸 / ethylene diamine tetraacetate or tetraacetic acid) = ethylene diamine- tetraacetic acid 依地酸,乙二胺四乙酸
EDTA 2Na disodium edetate 依地酸二钠;乙二胺四乙酸二钠
EDTAP dipotassium ethylene diamine tetra acetate 乙二胺四乙酸二钾
EDTMP ethylene diamine tetramethylene phosphonic acid 乙二胺四亚甲基磷酸(骨显像剂)
EDTP ethylene diaminetetramethylphosphonlc acid 乙二胺四亚甲基磷酸
EDU E1ectronic Display Unit 电子显示装置 / educational television (ETV)教学电视
EDU = 5-ethyl-2'-deoxyuridine = Aedurid ***n***. 5 – 乙基 – 2' – 脱氧尿苷
education program (简作 EP) 教育方案,教育大纲
educational age (简作 EA) 教育年龄,学龄
educational Council for Foreign Medical Graduates (简作 ECFMG) 外国医学毕业生教育委员会
educational Council for Foreign MediCal Students (简作 ECFMS) 外国医学生教育委员会
Educational Press Associad On of America (简作 EDPRESS) 美国教育出版社协会
educational quotient (简作 EQ) 教育商数
educational television (简作 ETV) 教学电视
educe ***v***. 引出,演绎出,(从数据,论据)推断出,(化)离析
educible ***a***. 可引出的,可推断的
EDUCOM Interuniversity Communication Council 校际通信委员会(美 42 所大学间建立的情报通信组织)
educt ***n***. 离析物
eductant ***n***. 离失细胞
eduction ***n***. 离失作用
Edue education 教育
edulcorant ***n***. 加甜剂
edulcorate ***v***. 使甜,使纯,使变温和,纯化,从……除去(或洗去酸等杂质)
EDV end diastolic volume 舒张末期容量 / end dilution value 稀释最终值
EDVI end-diastolic volume index 舒张末期容积指数
Edward syndrome Edward 综合征(一种染色体数目异常性疾病,最多的核型为 47, + 18,患儿智能低下,生长发育迟缓,具有多发畸形。生存期短,平均 70 天存活期)
Edwardsiella [拉] ***n***. 爱德华氏菌属(肠杆菌科) ‖ ~ anguillimortifera 鳝死爱德华氏菌 / ~ hoshinae 保科爱德华氏菌 / ~ ictaluri 鲶鱼爱德华氏菌 / ~ tarda 迟钝爱德华氏菌
EDX cyclophosphamide 环磷铣胺,癌得星
EDXRA Energy Dispersive X-ray Analysis 能量弥散 X 射线分析
EDXRF Energy Dispersive X-ray Fluorescence 能量弥散 X 射线荧光
EDXS energy dispersive X-ray spectrometer 能量弥散 X 射线分光计
EE frequency effect 频率效应 / edema touserythematous 水肿红斑性 / electic eye 电眼 / electron exeitafion 电兴奋 / embryo extract 胎盘浸膏 / end-to-end 头尾相接,衔接 / equin encephalitis 马脑炎 / errors excepted 允许误差 / ethinyl estradiol 乙炔雌二醇,炔雌醇 / exo-erythrocytic 红细胞外的 / experimental establishment 实验站 / external environment 外部环境 / eye and ear 眼和耳
eE [德]emetische Erscheinug 呕吐
ee erro excepted 允许误差
EE$_3$ME ethinyloestradio1-3-methylether 乙炔基雌二醇 – 3 – 甲基醚,炔雌醇甲醚
EEA electroencephalic audiometry 脑电测听 / Essential Elements of Analysis 分析要素
EEC echoencephalography [法] 脑回声(波)检查 / enteropathogenic Escherichia coil 肠道致病性大肠杆菌 / equilibrium exchange capacity 平衡交换容量 / ethylene--ethylaerylate copolymer 乙烯丙烯酸乙酯共聚物 / European Economic Communny 欧洲经济共同体
EED ethoxycarbonyl-ethoxydihydroquino-line 乙氧甲酰—乙氧基二氢喹啉
EEDO N-ethoxycarbonyl-2-ethoxy-1, 2- dihydroquinoline N – 乙氧甲酰 2 – 乙氧基 1, 2 – 二氢醌啉
EEE eastern equine encephalitis 东方型马脑炎
EEG echoencephalography 脑超声图学 / electroencephalogram 脑电图 / electroenc ephalology 脑电学 / electroencephalograph 脑电图机,脑电(流)描记器 / electroencephalography 脑电描记法,脑电图记录
EEG-audiometry electroencephalography audiometry 听力脑电描记法
EEGCN Electroencephalography and Clinical Neurophysiology 脑电描记法和临床神经生理学(杂志名)
EEGT electroencephalograph technician 脑电图技术员
eehellegram ***n***. 分级光栅图
eehoangingraphy ***n***. 血管声像图检查
EEI essential elements of information 信息要素 / Edison Electric Institute 爱迪生电学研究所
eel ***n***. 鳝,鳗,油滑的人
Eel virus ***n***. 鳗病毒
Eelieide-TEM sodium salt of 3-trifioromethyl-4-nitrophenyl 三氟甲基 4 – 硝基 – 苯钠盐(杀螺剂,对扁卷螺有杀害作用)
Eels rhabdovirus ***n***. 鳗弹状病毒
eelworm ***n***. 线虫(俗名即蛔虫)
EEM emission electron microscope 射电显微镜 / erythema exudativum multiforme 多形渗出性红斑 / excessive eye movement 过度眼运动
EEME ethinylo-estradiolmethyl ether 乙炔基雌(甾)二醇甲基醚
EEMF endocardial elastomyofibrosis 心内膜弹力肌纤维变性
EENT eyes, ears, nose and throar 眼、耳、鼻、喉
EENTM Eye, Ear, Nese and Throat Monthly 眼、耳、鼻、喉月刊(杂志名)
EEO electroendosmosis 电渗(现象) / equal employment opportunity 平等就业机会
EEOC Equal Employment Opportunity Commission 平等就业机会委员会
EEOCC Equal Employment Opportunity Coordinating Council 平等就业机会协调理事会

EEP end expiratory pressure 终末呼气压
EER electroencephalic response 脑电反应 / energy effident ratio 能量效率比 / external expiratory resistance 外部呼气阻力 / Experimental Eye Research 实验性眼研究
EERL Eastern Environmental Radiation Laboratory 东部环境辐射实验所(美)
EES ectopic endocrine syndrome 异位内分泌综合征 / ethyl ethane sulfate 乙烷硫酸乙酯
EESC electrospinogram 脊髓电图
EESRT Entrance Examination for schools of Radiologic Technology 放射技术学院入学考试
EET estimate delapsed time 估计占用时间 / event elapsed time 事件延续时间
EEVD erythema elevatum diutinum 持久性隆起红斑
EEW epoxide equivalent weight 环氧化物当量重量
EF ectopic focas 异位病灶 / ejection fraction 射血分数 / elastin fibers 弹性纤维 / electro focasing 电聚焦 / elongation factor 延伸因子(蛋白合成的) / encephalitogenic factor 致脑炎因子 / enhancement facilitation 增强,强化 / Engineering Foundation 工程基金会 / The Environmental Fund 环境基金会 / equivalent focus 等效焦点 / erythrocytic fragmentation 红细胞碎裂 / exophthalmosproducing factor 致突眼因子 / extrinsic factor (造血)外因子
ef- [希][拉][构词成分] 从……出来
EFA enhancing factor of allerry 变态反应增强因子 / Epilepsy Foundation of America 美国癫痫基金会 / essential fatty acid 必需脂肪酸 / esterized fatty acid 酯化脂肪酸
EFAD essential fatty acid deficiency 必需脂肪酸缺乏症
Efaroxan *n*. 依法克生(α_2 受体阻滞药)
EFC endogenous fecal calcium 内源性粪钙
EFE endocardial fibro-elastosis 心内膜纤维弹性组织增生
Efegatran *n*. 依非加群(凝血酶抑制药)
Efektive alveolare ventilation [德](简作 EAV) 有效肺泡换气量
Efepristin *n*. 依非普丁(抗菌药)
EFESSES embryo-fetal exogeneous sex steroid exposure syndrome 胎生期外源性性甾体激素暴露综合征
Efetirizine *n*. 乙氟利嗪(抗组胺药)
Efetozole *n*. 依非托唑(抗抑郁药)
Eff efficiency 效用,效能;作用,功效,效率 / effect 效应,作用 / effective 有效的 / efferent 输出,传出,远心的 / effect effective 有效的 / effer efferent 输出,传出,远心的
effacement *n*. 分娩时宫颈管消失 ‖ ~ contractions 消失收缩(分娩的第一阶段子宫颈管变薄消失) / ~ of cervix 宫颈消失
effect *n*. 效应,作用 ‖ abscopal ~ 伴随远隔效应(与受照射区完全隔开的肿瘤组织出现可测知的反应) / adjacency ~ 毗邻效应,边缘效应 / air-gap ~ 气隙效应 / allosteric ~ 变构(象)效应 / antifertility ~ 抗生育效应 / antiradiation ~ 抗辐射效应 / atomic photoelectric ~ 原子光电效应 / autokinetic ~ 自身动作效应 / carrier ~ 载体效应 / chelating ~ 螯合作用 / delayed neurotoxic ~ 迟发性神经毒作用 / dimming ~ 模糊效应 / domino ~ 面具效应 / Edison ~ 热电发射效应 / ~ of hormone in spermatogenesis 精子发生的激素影响 / ~ of phisical and chemical factors in spermatogenesis 精子发生的理化因素影响 / electrophilic ~ 亲电子效应 / electrophobic ~ 疏电子效应 / electrophonic ~ 电(音)响效应 / flash ~ 闪光效应 / flicker ~ 闪变效应 / founder ~ 始祖效应 / heterotypic ~ 异种效应 / homotypic ~ 同种效应 / hypochromic ~ 低色效应 / microphonic ~ 微音器效应 / on-off ~ 给—撤效应,开关效应 / over kill ~ 过度杀灭效应(放射生物学术语) / oxygen enhancement ~ 氧增强效应 / parallax ~ 视差效应,视差现象 / photochemical ~ 光化学效应 / photosensitizing killing ~ 光敏杀伤效应 / prejunctional ~ 前接点作用 / proarrhythmic ~ 致心律失常效应 / quantal ~ 数量效应 / steroid-sparing ~ 类固醇激素用量作用 / thermoelasticity ~ 温差弹性效应,热弹性效应
effective *a*. 有效的 ‖ ~ acoustic center 有效声源中心 / ~ area 有效面积 / ~ atomic number (简作 EAN) 有效原子序数 / ~ atomic-charge (简作 EAC) 有效原子电荷 / ~ attenuation factor (简作 EAF) 有效衰减系数 / ~ band 有效频带 / ~ bandwidth 有效带宽 / ~ biological dose (简作 ebd) 有效生物学剂量 / ~ breeding size 有效育种量 / ~ capillary flow (简作 ECF) 有效毛细血管血流量 / ~ collector 有效集电极 / ~ conductance 有效电导 / ~ crossing over 有效交换 / ~ constant 有效常数 / ~ contour 有效范围,有效轮廓 / ~ damping 有效阻尼 / ~ density 有效密度 / ~ decontamination factor (简作 EDF) 有效去污因子 / ~ direct radiation (简作 EDR) 有效直接放射 / ~ dose(简作 ED)有效剂量 / ~ drug duratin (简作 EDD) 药效时间,药物 / ~ efficiency 效率,有效功能 / ~ factors 有效因子 / ~ fertility 有效生殖率 / ~ field 有效(电磁)场 / ~ figure 有效数字 / ~ filtration pressure (简作 EFP) 有效滤过压 / ~ filtration rate (简作 EFR) 有效滤过率 / ~ fiver blood flow (简作 ELBF) 有效肝血流量 / ~ focal length (简作 EFL) 有效焦距 / ~ gain 有效增益 / ~ gamma 有效 γ 值 / ~ gamma-ray activity 有效 γ(射)放射活性 / ~ gene dose 有效基因数 / ~ half-life (简作 EHL) 有效半衰期 / ~ impedance 有效阻抗 / ~ inductance 有效电感 / ~ lethal phase 致死效应期 / ~ mass 有效质量 / ~ mean pressure (简作 EMP) 有效平均压力 / ~ mobility 有效迁移 / ~ oxygen transport (简作 EOT) 有效氧运输 / ~ periodicity 有效周期性 / ~ photonenergy 有效光子能量 / ~ population size 有效群体大小,有效群体含量 / ~ power 有效功率 / ~ radiation 有效辐射 / ~ radium content 有效镭含量 / ~ refractory period 有效不应期 / ~ resolution 有效分辨力 / ~ sampling area 扫描孔的有效面积 / ~ scanning 有效扫描 / ~ scanning line 有效扫描线 / ~ segregation ①正分离 ②有效分离 / ~ source position 有效源位置 / ~ susceptibility 有效磁化率 / ~ temperature 有效温度 / ~ tillering 有效分蘖 / ~ triiodothyronine ratio (简作 ET3R) 有效三碘甲状腺氨酸比值 / ~ value 有效值 / ~ herit ability 有效遗传力
effectiveness *n*. 效率,有效性,功率 ‖ ~ of inducing mutation 引变力,诱变力
effector *n*. ①效应器(神经) ②效应物(酶反应) ‖ ~ cell 效应细胞 / ~ neuron 效应神经元 / ~ phase 效应期
effemination *n*. 女性化(指男子)
effent ducts 输精管
effer efferent (简作 Eff) 输出,传出,远心的
efference *n*. 传出,离心
efferens *v*. 出,传出 *a*. 离心的
efferent *a*. ①输出的,传出的 ②离心的 ③传出神经 ‖ ~ artery 输出动脉 / ~ bipolars 传出两极细胞 / ~ branchial artery 出鳃动脉 / ~ duct 输出小管 / ~ fiber 传出纤维 / ~ glomerular arteriole(肾小球)输出管 / ~ impulse 传出冲动 / ~ limb 传出支 / ~ lymphatics 输出淋巴管 / ~ nerve 传出神经 / ~ neuron 传出神经元 / ~ pathway 传出路径 / ~ process 传出突 / ~ tract 传出束
efferentation *n*. 输出机能,传出机能,离心作用
efferential *a*. 输出的,传出的,离心的
effervesce *n*. 胃气泡,起泡沫,泡腾
effervescent *a*. 发泡的 ‖ ~ agent 发泡剂
effete *a*. 衰老的,年老失效的
efficacy *n*. ①最大药效 ②效能,功效,效验
efficiency *n*. 效率,功率,有效系数 ‖ ~ factor 效率 / ~ modulation 效率调制 / ~ of inducing mutation 引变效率,诱变效率 / ~ of plating 成斑率,平板培养效应,植板率 / ~, masticatory 咀嚼效能
efficiency of plating (简作 EOP)平板效应;成斑率,出菌率
efficiency overall (简作 EFFO) 总效率
effigy *n*. 像
effioresce *v*. 开花,风化,起霜,(指盐霜)
effiorescent *a*. 开花的,风化的,起霜的,(指盐霜)
efflorescence *n*. 开花,风化,粉化,疹
effluence *n*. 射出(物),流出(物)
effluve *n*. 介流
effluvial *a*. 恶臭的
effluvium (复,effluvia) *v*. 泄出,排出 *n* 排出物,臭气
efflux *n*. 流出(物),喷射
effluxion *n*. ①溢出物 ②流产
EFFO efficiency overall 总效率
effort syndrome 用力综合征,疲劳综合征,神经性循环衰弱
effraction *n*. 破裂,裂开,弱化
effracture *n*. 裂开,颅骨折
effuse *v*. ①弥散,渗散(细菌) ②渗漏
effusion *n*. ①渗出,渗漏 ②渗出物(物,液) ③喷发,流出
EFG electric field gradient 电场梯度
EF-G elongation factor G 延伸因子 G
EFL effective focal length 有效焦距 / error equency limit 错误频率极限
Eflornithine *n*. 依氟鸟氨酸(抗原虫药,抗肿瘤药)
Efloxate *n*. 乙氧黄酮,乙酯黄酮,立可定(冠脉扩张药)
Eflumast *n*. 乙氟司特(抗过敏药)
EFM electronic fetal monitoring 电子胎儿监护
Efonidipine *n*. 依福地平(钙通道阻滞药)
EFP effective filtration pressure 有效滤过压 / endoneurial fluid pressure 内膜流体压
EFR effective filtration rate 有效滤过率

Efrotomycin *n*. 依罗霉素(抗生素类药)
EFS electric field strength 电场强度
EFT elongation factor T 延伸因子 T
efuniculate *a*. 无脐带的,无索的
EFV extracellular fluid volume 细胞外液容量
EFVC expiratory flow-volume curve 呼气流量曲线
Eg echinococus granulosus 细粒球绦虫 / enteroglucagon 肠高血糖素
EG eosinophilic granuloma 嗜酸性肉芽肿 / esophagogastrectomy 食管胃切除术 / ethylene glycol 乙二醇
4EG 4-ethyl guaiacol 4-乙基愈创木酚
eg ［拉］e.g. exempli gratia 例如
Eg An 1825-61 bunyavirus 埃格安 1825-61 本扬病毒
Eg An 1825-61 unkuvirus 埃格安 1825-61 吴孔病毒
EGA evolved gas analysis 析出气体分析
EGAD electromagnetic gas detector 电磁气体探测器 / electronegative gas detector 负电性气体检测器
egagropilus *n*. 毛团,毛块
EGC elution gas chromatography 洗脱气体色谱法 / epithelioid globoid cells 表皮样球状细胞
EGCG epigallocathechin-3-gallate 表没食子儿茶酸-3-没食子酸盐
egcological competition theory (简作 ECT) 生态竞争理论
EGCT euglobulin clot lysis time 优球蛋白凝块溶解时间
EGD esopho gastroduodanalscopy 食、胃、十二指肠镜 / ethyleneglycol diacetate 乙二醇双醋酸酯
EGDE ethylene glycol diacetrate 乙二醇二硝酸酯
EGDF embryo growth development factor 胎生长发育因素
EGEG electrogastroenterogram 胃肠电图
egest *v*. 排泄,排出
egesta *n*. 排泄物,粪
egestion *n*. 排泄
EGF epidermic growth factor 表皮生长因子
EGFR 表皮生长因子受体
EGF-URO epidermal growth factor urogastrone 表皮生长因子—尿抑胃素
eGG echocardogram 超声心动图
EGG electrogastrogram 胃电图 / Equine gamma globulin 马丙种球蛋白 / electroglottography 电声门图
egg *n*. 卵,雌配子 ‖ ~ albumin 卵清蛋白,卵白蛋白 / ~ apparatus 卵器 / ~ axia 卵轴 / ~ capsule 卵囊 / ~ cell 卵细胞 / ~ cortex 卵皮层 / ~ culture 卵培养 / ~ donation (C16) / ~, fertilized 受精卵,孕卵 / ~ inoculation 鸡胚接种 / ~ lyophilized 冰冻干燥虫卵 / ~ mature 成熟卵 / ~ nucleus 卵核 / ~ unfertilized 未孕卵
egg albumin (简作 EA) 卵白蛋白
Egg drop syndrome 1976-associated virus 鸡蛋产量下降综合征 1976 年相关病毒
egg infective dose (简作 EID) (鸡)卵感染剂量
egg penetration test (简作 EPT) 卵穿透试验
egg yolk agar medium (简作 EYA) 蛋黄琼脂培养基
egg-ball *n*. 卵球
egg-burster *n*. 破卵器
egg-chamber *n*. 卵泡
Eggdhell ［动药］*n*. 鸡蛋壳
egg-nest *n*. 卵球
Eggplant mild mottle carlavirus 茄子斑点矮缩弹状病毒
Eggplant mosaic tymovirus 茄子花叶芜菁黄花叶病毒
Eggplant mosaic virus 茄子花叶病毒
Eggplant mottled crinle tombusvirus 茄子斑点卷曲番茄丛矮病毒
Eggplant mottled dwarf rhabdovirus 茄子斑点矮缩弹状病毒
eggs per day (简作 EPD) 一天排卵推算数
eggs per gram (简作 EPG) 1 克中虫卵数(寄生虫学)
eggshell *n*. 蛋壳 ‖ ~ calcification sign 蛋壳样钙化征
egg-sperm binding 精卵结合
egg-sperm fusion 精卵融合
egg-white lysozyme (简作 EWL) 卵清溶菌酶
egg-wite protein 卵清蛋白,卵白蛋白
egilops *n*. 内眦脓肿穿破
EGL eosinophilic granuloma of the lung 肺的嗜酸粒细胞肉芽肿
eglandular *a*. 无腺的
eglandulose *a*. 无腺体的
eglandulous *a*. 无腺的
Egli's glands 埃格利氏腺(输尿管黏液腺)
eglumine *n*. 乙葡胺(根据 1998 年 CADN 的规定,在盐或酯与加合物之命名中,使用此项名称)
EGM electrogram 电(描记)图
EGMEb ethylene glycol monomethylether 乙二醇甲醚
ego integrity 自我完善
ego libido 恋己癖
ego-dystonic lesbianism 自我失谐,女子同性恋
EGOT erythrocyte glutamic oxaloacetic transaminase 红细胞谷氨酸草酰乙酸转氨酶
EGR erythrocyte glutathione reductase 红细胞谷胱甘肽还原酶 / exhaust gasrecirculation 排气循环
egranulose *a*. 无小颗粒的
Egretta alba (Linnaeus) ［拉;动药］大白鹭(隶属于鹭科 Ardeidae)
Egretta garzetta (Linnaeus) 白鹭(隶属于鹭科 Ardeidae)
Egretta internedia (Wagler) 中白鹭(隶属于鹭科 Adeidae)
EGT ethanol gelation test 乙醇胶凝试验 / exhaust gas temperature 排气温
EGTA esophageal gastric tube airway 食道胃导气管 / ethylene glycol tetra-acetate 乙二醇四乙酸,乙二醇四醋酸
Egtazic Acid 依他酸(药用辅料)
Egtved (trout) rhabdovirus 埃格替维德(鳟鱼)弹状病毒
Egtved rhabdovirus 埃格替维德弹状病毒
Egtved virus 埃格替维德病毒
Egualen *n*. 乙呱仑(抗溃疡病药)
eguttate *a*. 无小［油］滴的
Egy Egypt 埃及
Egyptian ophthalmia 埃及眼炎,沙眼
EH enviromentandheredity 环境和遗传 / essential hypertension 原发性高血压,特发性高血压 / ethnology 人种学 / ethylhexanol 乙基己醇 / exposurehumidity 暴露湿度 / extra hazardous 非常危险的
eH oxidation-reduction potential 氧化还原电位
EHA Enkephalin-Hydrolysing Activity 脑啡肽水解活性
EHAA epidemic hepatitis associated antigen 流行性肝炎相关抗原,传染性肝炎相关抗原
ehamel, prenatal 先天釉质
EHBA extra hepatic biliary atresia 肝外胆管闭锁
EHBF estimated hepatic blood flow 估计肝血流量 / exercise hyperemia blood flow 运动性充血性血流量 / extrahepatic blood flow 肝外血流量
EHBO extrahepatic biliary obstruction 肝外胆道梗阻
EHC enterohepatic circulation or clearance 肝肠循环(肝肠清除) / essential hypecholesterolemia 原发性高胆固醇血症
EHD Environmental Health Directorate 环境卫生管理局 / epizootic hemorrhage disease 家禽流行性出血性疾病
EHDP ethane hydroxydiphosphate 羟乙(烷基)二膦酸 / sodium etidronate 羟乙二磷酸二钠
EHE elastica hematoxylin eosin 树胶苏木精曙红(染色剂) / environmental health engineering 环境卫生工程学
EHF epidemichemorrhagic fever 流行性出血热 / exophthalmos-hyperthyroid factor 突眼性甲状腺机能亢进因子
EHFV epidemic hemorragic fever virus 流行性出血热病毒
EHG electrohysterography 子宫电图描记法
EHL effective half-life 有效半衰期 / electrohydraulic lithotripsy 电液压碎石术 / endogenous hyperlipidemia 内源性高脂血症 / Environmental Health Laboratory 环境卫生实验所(美国空军)
Ehlers-Danlos syndrome Ehlers-Danlos 二氏症候群(特征为过度活动弯曲的关节、皮肤的异常等)
Ehlers-Danlos syndro-me (简作 ED) 埃当二氏综合征
Ehlers-Danlos syndrome (简作 EDS) 埃—丹二氏综合征,全身性弹性纤维发育不良综合征
EHNA erythro-9-(2-hydroxy-3-nonyl) adenine 红-9-(2-羟基-3-壬基)腺嘌呤
EHO extrahepatic obstruction 肝外阻塞
EHP excessive heat production 产热过多 / extra high potency 特大效能;超高潜势
EHPT Eddy hot plate test 艾迪氏热板试验
EHR extreme high reliability 高度可靠性
Ehrenbergia ［拉］*n*. 埃伦伯格氏菌属
Ehrenbergina cf. E. bosoensis decorata Takayanagi 华丽房总头盔虫(相似亚种) / Ehrenbergina Reuss 头盔虫属
Ehrenritter's ganglion 埃伦里特氏神经节,舌咽神经上节,舌咽神经颈静脉节
Ehretiaceae *n*. 厚壳树科
Ehrilich's side-chain theory 艾利希氏侧链学说
Ehrlich ascites carcinoma (简作 EAC) 艾氏腹水癌
Ehrlich ascites cell 艾氏腹水癌细胞
Ehrlich Ascites Tumour Cell (简作 EAT) 艾氏腹水癌细胞
Ehrlichia ［拉］*n*. 埃里希氏体属 ‖ ~ avium 鸟埃里希氏体 / ~ bovis 牛埃里希氏体 / ~ bronchopneumoniae 支气管肺炎埃里希氏体 / ~ canis 犬埃里希氏体(犬立克次氏体) / ~ chaffeensis

恰菲埃里希氏体 / ~ equi 马埃里希氏体 / ~ ewingii 尤氏埃里希氏体(埃翁氏埃里希氏体) / ~ felis 猫埃里希氏体 / ~ illinis 依氏埃里希氏体(依氏宫川氏体) / ~ kurlovi 库氏埃里希氏体 / ~ louisianae 路易斯安那埃里希氏体(路易斯安那宫川氏体) / ~ lymphogranulomatosis 淋巴肉芽肿埃里希氏体 / ~ muris 小鼠埃里希氏体 / ~ ovina 羊埃里希氏体(羊立克次氏体) / ~ phagocytophila 嗜噬胞埃里希氏体 / ~ platys 扁平埃里希氏体 / ~ pneumoniae 肺炎埃里希氏体 / ~ risticii 里氏埃里希氏体 / ~ sennetsu 腺热埃里希氏体

Ehrlichiaceae［拉］***n***. 埃里希氏体科

Ehrlichieae［拉］***n***. 埃里希氏体族

Ehrlichin ***n***. 艾霉素

EHS ectopic hormone syndrome 异位激素综合征 / emergency health service 急症保健服务处 / ethyl-hydrogen sulfate 乙基硫酸,硫酸乙氢酯

EHT approximate molecular orbital method 近似分子轨道法 / extra-high tension 极高压,超高压

EHTP equivalent height of a theoretical plate 理论等板高度

EHV extreme (or extra) high voltage 极高电压(达 765 千伏)

EI eccentricityindex 偏心指数 / electron impact 电子撞击 / electron ionization 电子电离 / emesis index 呕吐指数 / Endocrinology Index 内分泌学索引(杂志名) / energy index 能量指数 / enzyme inhibitor 酶抑制剂 / eosinophilic index 嗜酸细胞指数 / erosion index 侵蚀指数 / erythema induratum 硬结性红斑 / ethylene-imine 乙撑亚胺(致癌性) / external insulation 外部绝缘 / lower intrathracic esophagus 胸腔下部食管

EIA enzyme immunoassay 酶免疫测定 / equine infectious anemia 马传染性贫血 / exercise-induced asthma 运动诱发性哮喘

EIAA extracranio-intracranial arterial anastomosis 颅外颅内动脉吻合术

EIB exercise-indused bronchospasm 运动诱发的支气管痉挛

EIC Epilepsy Information Center 癫痫情报中心

Eichhornia crassipes 水萍莲

Eichhornia crassipes(Mart)Solms［拉;植药］风眼莲

Eichhorst's corpuscles［Hermann 瑞士医师 1849—1921］艾克霍斯特氏小体(见于恶性贫血患者血液内的特殊小红细胞

Eichhorst's, neuritis 艾克霍斯特氏神经炎(间质性神经炎)

Eichhorst's, type 艾克霍斯特氏型(趾挛缩的股胫型进行性肌萎缩

Eichstedt's disease［karl Ferdinand 德医师 1816—1892］艾克斯特德氏病,花斑癣

eiconometer ***n***. 影像计,物像计

eicosa-［构词成分］20,二十(从廿一~廿九阿拉伯数字写法,参见 heneicosa-和 nonacosa-)

Eicosanoic acid 廿碳烷酸(即 arachidic acid)

eicosapentaenoicacid(简作 EPA) ***n***. 二十碳五烯酸

EID egg infective dose (鸡)卵感染剂量 / electroimmunodiflusion 电免疫扩散 / epidural anthesia-infusion dinretics 硬膜外麻醉—输液—利尿法

EID_{50} 50% egg infections dose 50%鸡胚感染量

EID_{50}/ HA ratio 鸡胚感染滴度(ID_{50}) / 血凝滴度比例

eidogen ***n***. (器官)变形质(胚)

eidograph ***n***. 伸缩画图器

eidophor ***n***. 艾多福(电视)投影法,大图像投射器

eidoptometry ***n***. 视形测定法

EIEC enteroinvasive Eseherichia coli 肠侵袭性大肠杆菌

Eiffel tower sign 埃菲塔征(前列腺结石常见 50 岁以上男性,前列腺腺管内结石在正中矢状切面上很易见到,精阜平面的腺管内结石可产生典型的埃菲塔征,塔的底部是由于结石形成,塔的顶部是由于彗星尾膺像和声影的作用)

eigen ***n***. 本(特)征,固有 ‖ ~ value 本征值

eigenelement ***n***. 本征元素

eigenfrequency ***n***. 本征频率

eigenfunction ***n***. 本征函数

eigenvector ***n***. 本征矢量

Eigenvector plot［本征］向量图

eight ball hyphema 全前房积血,黑色前房积血

eighth cervical nerve(C_8)第 8 颈神经

eigon ***n***. 齿化白蛋白

Eikenella［拉］***n***. 艾肯氏菌属 ‖ ~ corrodens 啮蚀艾肯氏菌(啮蚀拟杆菌)

eikonic ***a***. 影像的

eikonogen ***n***. 影源

eikonometer ***n***. 影像计,物像计,光像测定器

eikonometry ***n***. 影像测定法,物像测定法

eiloid ***a***. 蟠管状的,线圈形的

Eimeria ovina Levine and Ivens ***n***. 绵羊艾美球虫 ‖ ~ acervulina Tyzzer 堆型艾美球虫 / ~ adenoeides Moore and Brown 腺样艾美球虫 / ~ ahsata Honess 阿赫沙塔艾美球虫 / ~ alabamensis Christensen 阿拉巴马艾美球虫 / ~ anatis Scholtyseck 鸭艾美球虫 / ~ anseris Kotlan 鹅艾美球虫 / ~ aristichthysi Lee and Chen 鳙艾美球虫 / ~ arloingi Marotel 阿氏艾美球虫 / ~ auburnensis Christensen and Porter 奥本艾美球虫 / ~ azerbaidschanica Yakimoff 阿塞尔拜疆艾美球虫 / ~ bombayensis Rao and Hiregaudar 孟买艾美球虫 / ~ bovis Züblin = ~ smithi Yakimoff and Galouzo 牛艾美球虫 / ~ brasiliensis Torres and Ildefonso 巴西艾美球 / ~ brunetti Levine 波氏艾美球虫 / ~ bukidnonensis Tubangui 波可朗艾美球虫 / ~ cameli Henry and Masson 骆驼艾美球虫 / ~ canadensis Bruce 加拿大艾美球虫 / ~ canis Wenyon 犬艾美球虫 / ~ carpelli Léger and Stankovitch 鲤艾美球虫 / ~ cerdonis Vetterling 狐艾美球虫 / ~ chenchingensis Chen 常兴艾美球虫 / ~ cheni Schulman 住肠艾美球虫 / ~ chrysemydis Deeds and Jahn 金龟艾美球虫 / ~ citelli Kartchner and Becker 地下松鼠艾美球虫 / ~ coecicola Kheisin 盲肠艾美球虫 / ~ columbae Mitra and Das Gupta 鸽艾美球虫 / ~ crandallis Honess 槌状艾美球虫 / ~ culteri Lee and Chen 鲌艾美球虫 / ~ cylindrica Wilson 圆柱艾美虫 / ~ debliecki Douwes 狄氏艾美球虫 / ~ dispersa Tyzzer 散布艾美球虫 / ~ ellipsoidalis Becker and Frye 椭圆艾美球虫 / ~ elongata Marotel and Gullhon 伸艾美球虫 / ~ erythroculteri Chen 红鲌艾美球虫 / ~ exigua Yakimoff 短艾美球虫 / ~ alciformis Eimer 镰刀形艾美球虫 / ~ faurei Moussu and Marotel 否氏艾美球虫 ~ felina Nieschulz 猫艾美球虫 / ~ gadiFiebiger 棍状艾美球虫 / ~ granulosa Christensen 颗粒艾美球虫 / ~ hagani Levine 哈氏艾美球虫 / ~ haichengensis Chen 海城艾美球虫 / ~ hemiculterii Chen and Hsieh 鲹艾美球虫 / ~ hupehensis Chen and Hsieh 湖北艾美球虫 / ~ hypophthalmichthys Dogidl and Achmerov 鲢艾美球虫 / ~ illinoiensis Levine and Ivens 伊利诺艾美球虫 / ~ intestinalis Kheisin 肠艾美球虫 / ~ intricata Spiegl 错综艾美球虫 / ~ irresidua Kessel and Jankiewicz 无残艾美球虫 / ~ kunmingensis Zuo and Chen 昆明艾美球虫 / ~ kwangtungensis Chen and Hsith 广东艾美球虫 / ~ labbeana Pinto 唇艾美球虫 / ~ lamae Guerrero 羊驼艾美球虫 / ~ leuckarti Flesch 留氏艾美球虫 / ~ liaohoensis Chen 辽河艾美球虫 / ~ liaoningensis Chen 辽宁艾美球虫 / ~ magna Prard 大艾美球虫 / ~ maxima Tyzzer 巨型艾美球虫 / ~ media Kesse 中型艾美球虫 / ~ meleagridis Tyzzer 火鸡艾美球虫 / ~ melogrimetis 火鸡和缓艾美球虫 / ~ mitis Tyzzer 和缓艾美球虫 / ~ monacis Fish 单刺艾美球虫 / ~ mundaragi Hiregaudar 马德拉斯 / 艾美球虫 / ~ mylopharyngodoni Chen 青鱼艾美球虫 / ~ necatrix Johnson 毒害艾美球虫 / ~ newchongensis Chen 牛庄艾美球虫 / ~ ninackohlyakimovae Yakimoff and Rastegaieff 柯雅艾美球虫 / ~ ochetobiusi Lee and Chen 鳍艾美球虫 / ~ ophiocephalae Chen and Hsieh 鳢艾美球 / ~ orientalis Chen 东方艾美球虫 / ~ ovmoidalis 类绵羊艾美球虫 / ~ pallida Christensen 苍白艾美球虫 / ~ parasiluri Lee and Chen 鲶艾美球虫 / ~ parva Kotlan, Mocsy and Vajda 小艾美球虫 / ~ pavonis Mandal 孔雀艾美球虫 / ~ pellita Supperer 糙膜艾美球虫 / ~ perforans Leuckart 穿孔艾美球虫 / ~ perm nuta Henry 最小艾美球虫 / ~ piriformis Kotlan and Pospesch 梨形艾美球虫 / ~ praecox Johnson 早熟艾美球虫 / ~ pseudorasbori Chen 麦穗艾美球虫 / ~ punctata Landers 斑点艾美球虫 / ~ ranae Dobell 蛙艾美球虫 / ~ saurogobii Chen 船丁艾美球虫 / ~ scabra Henry 粗糙艾美球虫 / ~ Schneider = Coccidium Leuckart 艾美球虫属 / ~ separata Becker and Hall 分开艾美球虫 / ~ sinensis Chen 中华艾美球虫 / ~ solipedum Gousseff 单蹄兽艾美球虫 / ~ spionsa Henry 有棘艾美球虫 / ~ stiedai Lindemann 斯氏艾美球虫 / ~ stigmosa Klimes 多斑点艾美球虫 / ~ subrotunda Moore, Brown and Carter 亚圆艾美球虫 / ~ subspherica Christensen 亚球艾美球虫 / ~ suis Noller 猪艾美球虫 / ~ tenella Railliet and Lucet 柔嫩艾美球虫 / ~ thiantehi Gwelessiany 赛氏艾美球虫 / ~ truncata Railliet and Lucet 截顶或(截形)艾美球虫 / ~ wyomingensis Huizinga and Winger 怀俄明艾美球虫 / ~ yunnanensis Zuo and Chen 云南艾美球虫 / ~ züernii Rivolta 邱氏艾美球虫

Eimeridae［拉］***n***. 艾美球虫科

Eimeridae Family［拉］艾美球虫[科]

Eimeriidae Léger 艾美球虫科

Eimeriina Léger 艾美球虫亚目

EIn inulin extraction ratio 菊粉提取率

Eindhoven Universit of Technology (Netherlands)(简作 EUT)埃因霍温技术大学(荷兰)

einlige Zwillinge［德］一卵生双生儿

Einstein ***n***. 爱因斯坦 ‖ ~ coefficient 爱因斯坦系数

Einstein Medicai Center（简作 EMC）爱因斯坦医疗中心(美)
EIP eosinophilic interstitial pneumoaia 嗜酸细胞性间质性肺炎
EIPPB end inspiratory positive pressure breathing 吸气末加压呼吸
EIRC electrointraretinogram 视网膜内电图
EIRNV extraincidence rate in nonvaccinated group 未接种人群的额外发病率
EIRV extrainddence rate in vaccinatedgroup 接种疫苗组的额外发病率
EIS electron impact spectroscopy 电子碰撞光谱学 / enzyme-inhibitor-substrate complex 酶—抑制剂—基质复合体 / Epidemic Intelligence Service 传染病(流行病)情报部 / European Immunology Society 欧洲免疫学协会
Eisenlohr's symptom-complex 艾森洛尔氏复合征状(四肢麻木疲软,唇、舌、腭麻痹及发音困难)
Eisenmenger's complex［Victor 德医师］艾森门格氏复合征(先天性心脏病)
eisodic ***a***. 输入的,传入的,向心的
eisophoria ***n***. 内隐斜,内隐斜视
eissarium（复 emissaria)［拉］; **emissary**［英］***n***. 导血管
EIT electrical information test 电信息试验
eiweissmilch［德］***n***. 白蛋白乳
Ej ejaculation 射精 / elbow jerk 肘反射 / Electroencephalography Journal 脑电描记法杂志
ejaculatio［拉］***n***. 射精 ‖ ~ deficiens 不射精(见 ejacutory incompetence) / ~ praecox 射精过早,早泄(见 premature ejaculation) / ~ retardata 射精延迟
ejaculation ***n***. 射精,射出 ‖ ~ centre 射精中枢 / ~ failure 射精失败 / ~ physiology 射精生理 / ~ proper 男子高潮第二阶段 / ~ reflex 射精反射
ejaculator ***n***. 射精者 ‖ ~ seminis 球海绵体肌,尿道括约肌
ejaculatory ***a***. 射精的 ‖ ~ bulb 射精管球 / ~ canal 射精管 / ~ center 射精中枢(脊髓中的一组神经元) / ~ control 射精控制 / ~ duct(s) 射精管,精囊排泄管 / ~ incompetence 不射精,射精无能(男子有性欲高潮,但不能射精) / ~ inevitability 射精不可避免感 / ~ urge 射精冲动
ejaculum ***n***. 精液
EJB European Journal of Biochemistry 欧洲生物化学杂志(前称 BZ)
EJC［英］European Journal of Cancer 欧洲癌症杂志
ejecta ***n***. 排出物
ejected ***a***.（喷,射)出的 ‖ ~ beam 引出束 ~ particle 出射粒子
ejection ***n***. 喷(放,射,发)出,放射 ‖ ~ efficiency 发射效率 / ~ fraction 喷射指数,射血分数 / ~ phase 射出期,心室射血期 / ~ time 射血时间
ejection fraction（简作 EF）射血分数
ejector ***n***. 发射(喷射,引出)装置 ‖ ~ apex 根尖剔出器,根尖挺 / ~, electricturbine 电动涡轮喷射器 / ~, Hanau 汉诺氏排涎器 / ~, saliva 排涎器,唾液吸出器 / ~喷射器,剔出器,排出器,吸出器 / ~, common genital 两性排管
EJI European Journal of Immunology 欧洲免疫学杂志
EJNM European Journal of Nuclear Medicine 欧洲核医学杂志
EJP European Journal of Pharmacology 欧洲药学杂志 / excitatory junction potential 兴奋性接点电位
ejus［拉］ejusdem 同样的
EK enkephalin 脑啡呔 / erythrokinase 红细胞激酶 / Entkeimung 滤过除菌
EKC Eastman Kodak Co 伊斯特曼·柯达克公司 / epidemic keratoconjunctivitis 流行性角膜—结膜炎
EKG electrocardiogram elektrokardio-gramm 心电图 / electrocardiograph 心电记录器
ekiri ***n***. 疫痢,中毒性菌痢
Ekosector ***n***. 机械扇形扫描心脏显像仪
ekstrom method 光束扫描电视摄像法
EKT［德］Elektrokrampttherapie 电休克疗法
Ektotrophische mycorrhiza 外生根菌［目］(见 Fungi imperfecti,专指一派)
EKY electrokymogram 电记纹图,电流记录图,电记波照片,心电记波图
EL early latent 早期潜伏的 / egg-lecithin 卵磷脂 / elastic fiber 弹力纤维 / elastance 肺弹力系数 / elastic limit 弹性极限 / electro cardiograph 心电描记器 / elevation 上升,提起;隆凸 / elixir［拉］酏剂 / erythroleukemia 红白血病 / esophageal lead 食管导联(心电图) / Exsudate linie［德］渗出线
El Tifu Negro（black typhus）爱尔蒂弗黑人(黑人斑疹伤寒)马秋博病毒感染
EL-1 elliptocytosis-1 椭圆形细胞增多症—1
elaborate ***v***. 精心制作,***a***. 精制的,评述的,致密的,精巧的
elaboration ***n***. 精心制作,精致,详尽阐述,增添的东西
elaborative ***a***. 精心制作的,精致的,阐述详尽的
elabrate［拉,elabratus］***n***. 无唇的
Elachistaccae ***n***. 短毛藻科(一种藻类)
elacin ***n***. 变性弹性蛋白
Elaeagnaceae ***n***. 胡颓子科
Elaeagnus multifloraThunb.［拉;植药］木半夏
Elaeagnus oldhamii Maxim.［拉;植药］福建白颓子
Elaeagnus umbellateThunb.［拉;植药］牛奶子
Elaeocarpaceae ***n***. 杜英科
Elaeos［拉］***n***. 依柏康唑(抗真菌药)
elaeosaccharum ***n***. 油糖剂
elaibin ***n***. 甘油三反油酸脂
elaioleucite ***n***. 油粒,造油体
elaioma ***n***. 油肿
elaiometer ***n***. 油度计,油比重计
elaiopathia ***n***. 脂肪性［水］肿病,脂质浮肿病
elaiopathy ***n***. 脂肪性［水］肿病,脂质浮肿病
elaioplasm ***n***. 造油质
elaioplast ***n***. 造油体,脂质体
elalosome ***n***. 油质体
elamptic retinitis 妊娠中毒性视网膜炎
elantrine ***n***. 依兰群(拟胆碱药)
elanzepine ***n***. 依兰西平(抗忧郁药)
Elaphe bimaculata（Schmidt）双斑锦蛇(隶属于游蛇科 Colubridae)
Elaphe cantoris（Boulenger）坎氏锦妃(隶属于游蛇科 Colubridae)
Elaphe carinata（Gu enther）王锦蛇(隶属于游蛇科 Colubridae)
Elaphe davidi（Sauvage）团花锦蛇(隶属于游蛇科 Colubridae)
Elaphe dione（Pallas）白条锦蛇(隶属于游蛇科 Colubridae)
Elaphe flavolineata（Schlegel）黄纹锦蛇(隶属于游蛇科 Colubridae)
Elaphe frenata（Gray）灰腹绿锦蛇(隶属于游蛇科 Colubridae)
Elaphe gutata（Linnaeus）玉米锦蛇(隶属于游蛇科 Colubridae)
Elaphe helena（Deudin）海伦锦蛇(隶属于游蛇科 Colubridae)
Elaphe leonardi（Wall）缅甸锦蛇(隶属于游蛇科 Colubridae)
Elaphe mandarina（Cantor）玉斑锦蛇(隶属于游蛇科 Colubridae)
Elaphe meollendorffi（Boettger）百花锦蛇(隶属于游蛇科 Colubridae)
Elaphe porphyracea（Cantor）紫灰锦蛇(隶属于游蛇科 Colubridae)
Elaphe prasina（Blyth）绿锦蛇(隶属于游蛇科 Colubridae)
Elaphe radiata（Schlegel）三索锦蛇(隶属于游蛇科 Colubridae)
Elaphe rufodorsata（Cantor）红点锦蛇(隶属于游蛇科 Colubridae)
Elaphe schrenckii（Strauch）棕黑锦蛇(隶属于游蛇科 Colubridae)
Elaphe taeniuras（Cope）黑眉锦蛇(隶属于游蛇科 Colubridae)
Elaphe triaspis（Cope）北美绿锦蛇(隶属于游蛇科 Colubridae)
Elaphe virus Elaphe 病毒
Elaphe vulpine（Baird et Girard）狡猾锦蛇(隶属于游蛇科 Colubridae)
Elaphodus cephalophus(Milne-Edwards) 毛冠鹿(隶属于鹿科 Cervidae)
Elaphomycetaceae ***n***. 大团囊菌科(一种菌类)
Elapid herpesvirus 1 印地安眼镜蛇疱疹病毒 1
Elapidiae ***n***. 眼镜蛇科（隶属于蛇目 Serpentiformes)
elas elastic ***a***. 有弹力的;弹性的
elasfic-cassette ***n***. 弹性储片夹
Elasmobranchii ***n***. 板鳃亚纲
elassosis ***n***. 小型有丝分裂
elastance ***n***. 弹性程度
elastase ***n***. 弹性蛋白酶 ‖ ~ Ⅰ 弹性硬蛋白酶 Ⅰ
elastase-like peptidase（简作 ELP）类弹性蛋白酶肽酶
elaster ***n***. 弹丝
elastic ***a***. 弹性的 ‖ ~ artery 弹性动脉 / ~ bandage 弹力绷带,松紧带 / ~, coefficient 弹性系数 / ~ cartilage 弹性软骨 / ~ cone 弹性圆锥 / ~ fibre 弹性纤维 / ~ fibro-cartilage 弹性纤维软骨 / ~ fibrous tissue 弹性纤维组织 / ~ interna 内弹性膜 / ~ layer 弹力层 / ~ mechanics 弹性力学 / ~ modulus 弹性模量 / ~ membrane 弹性膜 / ~ networks 弹性网
elastica hematoxylin eosin（简作 EHE）树胶苏木精曙红(染色剂)
elasticin ***n***. 弹性硬蛋白
elasticity ***n***. 弹性
elasticizer ***n***. 增塑剂,塑化剂
elastics, intermaxillary 颌间拉力
elastin ***n***. 弹性蛋白,弹力素 ‖ ~ fibers 简作 EF 弹性纤维
elastinase ***n***. 弹性硬蛋白酶
elastogel ***n***. 弹性凝胶
elastolysis ***n***. 弹性组织离解(消化)
elastolytic ***a***. 促弹性组织离解的

elastoma ***n***. 弹性[组织]瘤 ‖ ~, juvenile 少年期弹性组织增生
elastometer ***n***. 弹性计
elastometry ***n***. 弹性测定法
elastomucin ***n***. 弹性组织黏蛋白
elastose ***n***. 弹性蛋白(朊)
elastosis ***n***. 弹性组织变性 ‖ ~, dystrophica 营养不良性弹性组织变性 / ~, senile 老年性弹力组织变性 / ~, senilis 老年性弹力组织变性
elastotonometer ***n***. 弹性眼压测量器
elastotonometry ***n***. 弹性眼压计测量法,弹性眼压计检查法
Elatinaceae ***n***. 沟繁缕科
Elatostema laevigatum (Bl.) Hassk. [拉;植药] 光叶楼梯草
Elatostema stewardii Merr [拉;植药] 庐山楼梯草
Elaut's triangle 髂胛三角(髂动脉与骶骨胛所成的三角)
ELB early labeled bilirubin 早期标记胆红素
Elb elbow 肘
Elbanizine ***n***. 依巴尼嗪(抗组胺药)
ELBF effective liver blood flow 有效肝血流量
elbow ***n***. 肘 ‖ ~ muscle 肘肌
elbow-bone ***n***. 尺骨
elbowed ***a***. 角的,屈的,肘形的
elbow-jerk ***n***. 肘反射
elbow-joint (简作 Elb) ***n***. 肘关节
-elc [希] [构词成分],疼痛或溃疡
Elcatonin ***n***. 益钙宁依降钙素(调节钙代谢)
elcctrocision ***n***. 电切术
elcon ***n***. 电子导电视像管 ‖ ~ target 电子导电靶
elcosis; helcosis ***n***. 溃疡形成
Eld's deer [动药] 坡鹿
Eld's deer horn [动药] 坡鹿角
Elder mosaic virus 接骨木花叶病毒
Elderberry carlavirus Elderbery 香石竹潜伏病毒
Elderleaf rodgersflower [植药] 西南鬼灯
elderly patient 老年病人
elderly primipara 高龄初产妇(指 35 岁以上初次妊娠者)
Eldexomer ***n***. 依地索姆(药用辅料)
Elec electric 电的;带电的 / electrical 电的 / electuary (干) 药糖剂;冲服剂
Ele-cal electronic calculator 电子计算器
Elecampane inula [植药] 土木香
elecirocution ***n***. 电死
eleclrospectrogram ***n***. 电光谱图
ELECOM electronic computer 电子计算机
elect ***v***. 选,选择
elect election 选择 / electrolytic 电解的 / electricity 电;电学 / electuarium (干) 药糖剂;冲服剂
electic eye (简作 EE) 电眼
elective ***a***. 选择性的,选择性,随意选择的 ‖ ~ irradiation 选择性照射 / ~ radiotherapy 选择性放疗 / ~ spina irradiation 选择性脊髓照射
electoneurographie signal 神经电信号
electoneuromyography ***n***. 神经肌电描记术
electopathy ***n***. 转换器,整流器
electr- [希 elektron] 琥珀,电
electra ***n***. 恋父情结(女儿恋父反母的变态心理) ‖ ~ complex 恋父情结,同 electra
electrbasograph ***n***. 步态电描记器
electret ***n***. 驻极体,永久极化的电介质
electric ***a***. 电的,带导电的,带电体 ‖ ~ axis 电轴 / ~ birefringence 电场致双折射 / ~ capacity 电容 / ~ cataract 电击性白内障 / ~ catfish 电鲶 / ~ cautery 电烧灼术 / ~ cell ①光电管,电池 ②发电细胞 / ~ charge 电荷 / ~ circuit 电路 / ~ coagulation 电凝术,电凝法 / ~ condenser 电容器 / ~ conductance 电导率 / ~ conductivity ①电导率 ②电导性,导电性 / ~ conductor 导(电)体 / ~ density 电荷密度 / ~ dichroism 电二向色性 / ~ dipole 电偶极子 / ~ discharge 放电 / ~ distance 光距离单位 / ~ dipole 电偶极子 / ~ echo 电回波 / ~ eel 电鳗 / ~ element 电池 / ~ energy 电能 / ~ field 电场 / ~ fish 电鱼 / ~ image 电像,电位起伏图 / ~ keratitis 电光性角膜炎 / ~ magnetic lock 电磁锁 / ~ moment 电距,偶极距 / ~ ophthalmia 电光性眼炎 / ~ ophthalmoscope 电检眼镜 / ~ phosphene 电原性光幻视 / ~ power 电功率,电力 / ~ quadrupole moment 电四极矩 / ~ resistivity 电阻率 / ~ retinitis 电光性视网膜炎 / ~ retinoscope 电检影镜 / ~ robot 电动机器人 / ~ scanning 电扫描 / ~ screen 电屏蔽 / ~ skate 电鳐 / ~ source 电源 / ~ stimulus 电刺激 / ~ transducer 电换能器 / electric valve 整流器
electric affinity (简作 E_0) 电亲和力
electric and magnetic magnitude and units (简作 EMMU) 电磁数值和单位
electric field gradient (简作 EFG) 电场梯度
electric field strength (简作 EFS) 电场强度
electric potential (简作 EP) 电位
electric water cooler (简作 EWC) 电气水冷却器
electricacoustics (简作 EA) ***n***. 电声学
electrical information test (简作 EIT) 电信息试验
electrical surgery unit (简作 ESU) 电手术器,电刀
electrical ventricular fibrillation threshold (简作 EVFT) 心室颤动的阈电压
electrical zero (简作 EZ) 电零点
electrical; electric ***a***. 电的 ‖ ~ analogue 电子模拟 / ~ centering 光栅静电对准 / ~ computer 电子计算机 / ~ current 电流 / ~ energy 电能 / ~ equilibrium 电平衡 / ~ field 电场 / ~ filter 电波滤器 / ~ impulse 电脉冲 / ~ inhibition 电抑制 / ~ ionization 电离 / ~ potential 电势,电位 / ~ pulse 电脉冲 / ~ resistivity 电阻率 / ~ scanner 电扫描装置 / ~ signal 电信号 / ~ stimulator 电刺激器 / ~ sweep 电扫描 / ~ synapse 电突触 / ~ synaptic transmission 电突触传递 / ~ transmission ***v***. ①电传递 ②电传输 / ~ wire 电线 / ~ zero 电零点
electrically alterable readonly memory (简作 EAROM) 可变电只读存储器(计算机)
electriccondenser ***n***. 电容器
electric-diagnosis ***n***. 电气诊断
electricdischarge ***v***. 放电
electricity ***n***. ①电 ②电学
electricorgan ***n***. (发)电器官
electricrobot ***n***. 电动机器人
electrion ***n***. 高压放电
electrization ***n***. 电疗(激)法,电气化
electrizer ***n***. 电疗机
electro- [希] [构词成分] 电 ‖ ~ acoustic (al) 电声的 / ~ acoustics 电声(学) / ~ -acupuncture 电针刺 / ~ -affinity 电亲(合)力 / ~ analgesia 电针镇痛 / ~ antennogram 触角电图 / ~ arteriograph 动脉电流图,电动脉摄影仪 / ~ autennogram 触角电图 / ~ basograph 步态电描记器 / ~ - beam 电子束 / ~ biology 电生物学,生物电学 / ~ blast 成发电细胞 / ~ capillarity 电毛细管现象 / ~ cardio-gram (ECG) 心电图 / ~ cardiograph 心电图仪 / ~ cardiography 心电描记术 / ~ cardiology 心电学 / ~ cardiophonogram 心音(电描记)图 / ~ cardiophonograph 心音(电)描记器 / ~ cardiophonography 心音(电)描记术,心电图学,心电(图)描记(术) / cardios ~ copy 心电图观测 / ~ cardiosignal 心电信号 / ~ cathode 电控阴极 / ~ cathodoluminescence 电控阴极射线 发光,阴极电子激发光 / ~ cauterize 电灼 / ~ cautery 电烧灼,电烙术,电烙铁,电灸 / ~ cerebellogram 小脑电图 / ~ chemic(al) 电化(学)的 / ~ chemical gradient 电化学梯度 / ~ chemical nerve model 电化学神经模型 / ~ chemical potential 电化学势 / ~ chemiluminescence 电化学发光 / ~ chemistry 电化学 / ~ chemotherapy 电化学疗法 / ~ chromatography 电色谱法 / ~ chromics 电致变色显示(技术) / ~ cision 电切除)术 / ~ coagnlation 电凝(法) / ~ cochleography 耳蜗电描记术 / ~ colonogram 结肠电图 / ~ conductibillty 电导率,导电性 / ~ conductivity 电导性,电导率 / ~ convulsive 电惊厥的 / ~ cutaneousstimulation 皮肤电刺激 / ~ cution 电死 / ~ cystogaphy 膀胱电描记法 / ~ cystoscope 电光膀胱镜 / ~ cystoscopy 电光膀胱镜检查 / ~ cyte 发电细胞 / ~ datamachine 电动数据处理机,电数据计算机 / ~ de ①电极 ②焊条 / ~ de potential 电极电位 / ~ defensive conditional reflex 电防御条件反射 / ~ -dense 电子致密的,电子[致]密 / ~ dermogram 皮肤电阻图 / ~ dermography 皮肤电阻记法 / ~ diagnosis 电诊断 / ~ dialysis 电渗析 / ~ diaphane (电光)透照镜 / ~ diaphany (电光)透照检查 / ~ dics 电极学 / ~ diffusion 电扩散 / ~ dynamics 电动力学 / ~ echo orientation 电回波定向 / ~ encephalongram 脑电图 / ~ encophalongroph 脑电图仪记录,脑电描记法 / ~ encephalology 脑电学 / ~ encephaloscope 脑电镜,脑电显器 / ~ encephalascopy 脑电镜检查 / ~ enceph. Clin. Neurophysiol. ~ encephalograp-hyand Clinical Neurophysiology 脑电图学与临床经电生理学杂志 / ~ encephalogram (EEG) 脑电图 / ~ encephalography 脑电描记术 / ~ encephalology 脑电学 / ~ - endoscope 电光透照镜,电光内镜 / ~ -endoscopy (电光)透照检查,电光内镜检查 / ~ endosmosis 电内渗 / ~ enterograph 肠电图仪 / ~ - excitation 电激发 / ~ fax ①电子摄影(照相) ②静电照相纸 / ~ filter 电滤器 / ~ fluorescence 电致发光 / ~ fluoroecopy 心电描记透视检查,透视式心电描记法 / ~ focusing 电聚焦 / ~

gastrogram 胃电图 / ~ gastrograph 胃电图机 / ~ gastrographicstudy 胃电图研究,胃电图检查 / ~ gastrography 胃电描记法 / ~ gen 光电分子 / ~ genle sodium pump 电致钠泵 / ~ goniometer 相位变换器,电测向器 / ~ gram 电描记图,X 线照片 / ~ gram of face 面肌电图 / ~ graph 电记录器,X 线照相,电(子), / ~ graphy 电描记术,X 线摄影(术) / ~ gravitics 电磁重力学 / ~ hemostasis 电止血法 / ~ hydraulic 电力液压的 / ~ hydraulic lithotripsy 电力液压碎石术 / ~ hydraulic lithotripsy unit 电力液压碎石器 / ~ hysterogram 子宫电图 / ~ hysterography [法] 子宫电图描记术 / ~ ietinography 视网膜电描记术 / ~ immunodiffusion 电泳,免疫扩散 / ~ intestinogram 肠电图 / ~ keratome 电角膜刀 / ~ kinetic phenomenon 动电现象 / ~ kymogram 电记波摄影 (照)片,心电记波图 / ~ kymograph 电记波摄仪 / ~ kymography 电记波摄影术 / laryngostroboscopy 电子喉动态镜检,电子频闪喉观测法 / ~ lemma 电膜 / ~ lithotrity 电碎石术 / ~ logy 电(疗)学 / ~ luminescence 电荧光,电发光 / ~ luminescence 电致发光,场致发光 / ~ lysis 电解(作用) / ~ lysis of eye lashes 睫毛电解术 / ~ lysis 电解 / ~ lyte 电解质 / ~ lytic lesion 电解损毁 / ~ malux 电视摄像管 / ~ manometer 电测压计 / ~ massage 电推拿法,电按摩法 / ~ mechanical heart 机电人工心脏 / ~ -mechanical transducer 机电换能器 / ~ medical equipment 医疗电子设备 / ~ massor *n*. 电按摩器 / ~ medication 电透药法 / ~ mer 电子异构体 / ~ meter 电动机 / ~ meter 静电计 / ~ metrics 测电学 / ~ metrogram 子宫电图 / ~ metry 量电法,验(测)电术,电测学 / ~ micrograph 电子显微照相 / ~ microscope 电子显微镜 / ~ migration 电迁移,电徙动 / ~ mobility 电动性,电迁移率 / ~ motance 电动势 / ~ motion 电动 / ~ motive force 电动势 / ~ -myelogram 脊髓电图 / ~ myogram 肌电图 / ~ myograph 肌电图描记器,肌电图机 / ~ myographic signal 肌电信号 / ~ myography 肌电描记术,肌电图描记法 / ~ myography, masticatory 咀嚼肌肌电图描记法 / ~ myography, oral 口腔肌[动]电[流]描记法

electro cardioscanner (简作 ECS) 心电扫描器
electro focasing (简作 EF) 电聚焦
electro static unit (简作 ESU) 静电单位
electroacupuncture (简作 EA) *n*. 电针(针刺,镇痛)
electro-acupuncture according to Voll (简作 EAV) 福尔电针疗法
electroanalgesia *n*. 电镇痛
Electroanalytical chemistry (简作 EAC) 电分析化学
electroauriculogram *n*. 电心房电图
electrobiogenesis *n*. 生物电发生
electrobioscopy *n*. 电检定生死法
electrocardioanalyzer (简作 ECA) *n*. 心电分析器
electrocardiocorder (简作 ECC) *n*. 心电描记器
electrocardiogram elektrokardio-gramm (简作 EKG)心电图
electrocardiograph *n*. 心(动)电(流)描记器
electrocardiograph (简作 EKG) 心电记录器
electrocardiography *n*. 心(动)电(流)描记法
electrocardiophonogram *n*. 心音(电)图
electrocardiophonography *n*. 心音(电)描记法
electrocardioscopy *n*. 心电(阴极射线)示波检查
electrocatalytic reaction 电催化反应
electrocautery *n*. ①电烙术,电熨术 ②电烙器
electrocerebellogram *n*. 小脑电图
electrochemical potendal gradient (简作 EPG) 电化性电位梯度
electrochemiluminescence (简作 ECL) 电化发光
electrocochleogram *n*. (简作 ECOC) 耳蜗电图
electrocochleography *n*. 耳蜗电描记术
electroconvulsive shock (简作 ECS) 电休克
electroconvulsive therapy (简作 ECT) 电休克疗法
electrocorticogram *n*. (简作 ECOC) 皮质电图
electrocortin *n*. 醛甾酮,同 aldosterone
electrocution *n*. [触]电死
electrocyte *n*. 发电细胞
electrode(s) *n*. 电极
electrodeless discharge lamp (简作 EDL) 无电极放电灯
electro-dense *n*. 电子致密度
electrodermal audiometry 皮肤电阻测听法,皮肤电听力测定
electrodermal response 皮肤电反应 ‖ ~ audiometry 皮肤电阻听力计
Electrodermal response (简作 EDR)皮肤电反应
electrodesiccation *n*. (简作 EDN) 电干燥法
electrodesiccation and curettage (简作 ED&C) 电干燥法和刮除术
electrodiagnosis *n*. 电诊断法
electrodialysis *n*. 电解(作用) ‖ ~ method of sewage 污水电渗析法
electrodiaphake *n*. 晶状体透热摘出器
electroecho orientation 电回波定向
electro-ejaculation *n*. (C16)
electroenc ephalology (简作 EEG) 脑电学
electroencephalic audiometry (简作 EEA)脑电测听
electroencephalic response (简作 EER) 脑电反应
electroencephalogram (简作 EEG) *n*. 脑电图
electroencephalograph *n*. 脑电图机(仪)
electroencephalograph (简作 EEG) *n*. 脑电图机,脑电(流)描记器
electroencephalograph technician (简作 EEGT) 脑电图技术员
electroencephalography (简作 EEG) *n*. 脑电描记法,脑电图记录
Electroencephalography and Clinical Neurophysiology (简作 EEGCN) 脑电描记法和临床神经生理学(杂志名)
electroencephalography audiometry (简作 EEG-audiometry) 听力脑电描记法
Electroencephalography Journal (简作 EJ)脑电描记法杂志
electroencephalology *n*. 脑电图法
electroencephaloscope *n*. 脑电镜,脑电显示器
electroendosmosis (简作 EEO) *n*. 电渗(现象)
electrofulguration *n*. 电灼疗法
electrogastroenterogram (简作 EGEG) 胃肠电图
electrogastrogram *n*. 胃[动]电[流]图
electrogenic pump 产电泵
electrogram *n*. (简作 EGM) 电(描记)图
electrogram of conduction system (简作 ECS)传导系统电位图
electrogustometry *n*. 电味觉测定法
electrohemodynamics *n*. (简作 EHD) 电血液动力学
electrohemostasis *n*. 电止血法
electrohydraulic lithotripsy (简作 EHL) 电液压碎石术
electrohysterogram *n*. 子宫(收缩)电(流)图
electroimmunoassay *n*. 电免疫法
electroimmunodiffusion *n*. 电泳免疫扩散(法)
electrointraretinogram *n*. 视网膜内电图
electrokymogram *n*. 电记纹图,电流记录图,电记波照片,心电记波图
electrolaryngostroboscopy *n*. 电子喉动态镜检查法
electrolysis *n*. ①电解(作用) ②电解脱毛
electrolyte *n*. 电解质,电离质,电解(溶)液 ‖ ~ and acid-base balance 电解质与酸碱平衡 / ~ disturbance 电解质紊乱
electrolytic therapy (简作 ELT) 电解疗法
electrolytic (简作 elect) 电解的
Electroma ovata (Quoy et Gaimard) 鸦翅电光贝(隶属于珍珠贝科 Pteriidae)
electromagnet *n*. 电磁铁 ‖ ~ for iron-foreign body 电磁吸铁器
electromagnetic flow meter (简作 EMFM) 电磁式流量计
electromagnetic gas detector (简作 EGAD) 电磁气体探测器
electromagnetic interference (简作 EMI) 电磁干扰
electromagnetic radiation (简作 EMR) 电磁辐射
electromagnetic radiation 电磁辐射,电磁放射
Electromagnetic Susceptibility (简作 EMS) 电磁敏感性
electromagnetic unit (简作 EMU) 电磁单位
electromagnetic volume (简作 EMAV) 电磁电容
electromagneticpulse *n*. 电磁脉冲
electromagnetics *n*. 电磁(学)
electromagnetism *n*. ①电磁 ②电磁学
electromagnetk *a*. 电磁的
electromanometry *n*. 电测压法
electromassage *n*. 电按摩
electro-mechanical coupling 电能—力联结过程(即肌肉细胞膜的电位改变,去极化时使细胞膜上钠、钙等离子通道打开,细胞外钙离子进入细胞内,诱使肌浆网膜释放大量钙离子,作用于 actin、myocin 使肌肉纤维收缩的过程,此种作用需要电能及力学紧密配合完成,又名 excitation-contraction coupling)
electromechanical dissociation (简作 EMD)电机械解离
electromechnical research (简作 EMR) 电机械研究
electro-medical multichannel amplifier (简作 EMMA) 医用电子多导程放大器
electromer *n*. 电子异构体
electromeric change 电子异构变化
electromerization *n*. 电子异构
electrometric migration 电子异构迁移
electrometric titration 电势滴定,电位滴定
electromolecular propulsion 带电分子推进分离法
electromotive difference of potential (简作 EMDP) 电动势差
electromotive force 电动势
electromotive series 电动序
electromotive unit (简作 EMU) 电动势单位

electromyogram ***n*.**（简作 EMG）肌电图
Electromyography ***n*.**（简作 EMG）肌电描记法(杂志名)
electron ***n*.** 电子 ‖ ~ accelerator 电子加速器 / ~ acceptor 电子受体 / ~ affinity 电子亲合势,电子亲和性 / ~ beam 电子束 / ~-bombardment 电子轰击 / ~ bundle 电子束 / ~ burn[荧光屏]电子烧伤,电子伤 / ~ camera 电子摄像机 / ~ capture 电子俘获 / ~ carrier 电子载体 / ~ carrier protein 电子载体蛋白质 / ~ cloud 电子云 / ~ collision 电子碰撞 / ~ component 电子成分 / ~ concentration 电子浓度 / ~ conduction 电子传导 / ~ contamination 电子污染 / ~ crystallography 电子晶体摄影(术) / ~ cyclotron 电子回旋加速器,微波加速器 / ~ dense label 电子密度标记 / ~ density 电子密度 / ~-dense granule 密电子颗粒 / ~-density map 电子密度图 / ~-discharge 电子放电 / ~ egafivity 负(阴)电性 / ~-hole 电子穴 ~ device 电子器件 / ~ diffraction 电子衍射,电子绕射 / ~ diffraction camera 电子照相机 / ~ digital computer 数字电子计算机 / ~ distribution 电子分布 / ~ donor 电子给予体 / ~ gun 电子枪 / ~ image 电子图像 / ~ ionization 电子电离 / ~ jet 电子束,电子流 / ~ jump 电子跃进 / ~ level 电子(能)级 / ~ linac 电子直线加速器 / ~ linear accelerator 电子直线加速器 / ~ emission 电子发射 / ~ micrograph 电子显微图 / ~ microscope 电子显微镜,电镜 / ~ microscopic autoradiography 电镜放射自显影(术),电镜放射自摄影术 / ~ microscopy 电(子显微)镜检术,电子显微镜术,电子显微镜检查 / ~ multiplier 电子倍增器 / ~ nuclear double resonance (endor) 电子-核双共振,电子双核共振 / ~ pair 电子对 / ~ paramagnetic resonance (EPR) 电子顺磁共振 / ~ photography 电子摄影(术) / ~ picture 电子图像 / ~ probe microanaiysis (EPMA) 电子探针微量分析 / ~ radiation 电子射线 / ~ radiogram 电子放射摄影(照)片 / ~ radiography 电子放射摄影(术) / ~ ray 电子射线 / ~ ring accelerator 电子环加速器 / ~ scanning 电子扫描 / ~ scanning micrograph 扫描电子显微(镜)照片 / ~ source 电子源 / ~ spectroscopy 电子能谱术 / ~ spectrum 电子能谱 / ~ spin 电子自旋,电子自转 / ~ spin resonance(ESR) 电子自旋共振 / ~ stain 电子染料 / ~ stream 电子流 / ~ synchrotron 电子同步加速器 / ~ transfer 电子传递 / ~ transfer chain 电子传递链 / ~ transfercouplet 电子传递偶联体 / ~ transition 电子跃迁 / ~ transport chain 电子传递链 / ~ transport particle(ETP) 电子传递粒 / ~ excitation 电子激发 / ~ eutrality 电中性 / ~ unit 电子电荷(电量单位) / ~ volt 电子伏特
electron ***n*.** 电子 ‖ ~ acceptor 电子受体 / ~ affinity 电子亲和势 / ~ beam 电子束 / ~ bundle 电子束 / ~ burn[荧光屏]电子烧伤 / ~ carrier 电子载体 / ~ camera 电子摄象机 / ~ capure 电子俘获 / ~ cloud 电子云 / ~ collision 电子碰撞 / ~ component 电子成分 / ~ concentration 电子浓度 / ~ condution 电子传导 / ~ conjugation 电子共轭 / ~ contamination 电子污染 / ~ crystallography 电子晶体摄影术 / ~ cyclotron 电子回旋加速器,微波加速器 / ~ density map 电子密度图 / ~ device 电子器件 / ~ diffraction 电子衍射 / ~ digtal computet 数字电子计算机 / ~ displacement 电子位移 / ~ emission 电子发射 / ~ excitation 电子激发 / ~ focusing 电子聚集 / ~ gun 电子枪 / ~ image 电子图象 / ~ ionization 电子电离 / ~ jet 电子束,电子流 / ~ jump 电子跃进 / ~ level 电子位级 / ~ linac 电子直线加速器 / ~ linear acclererator 电子直线加速器 / ~ micrograph 电子显微镜照片 / ~ microprobe 电子微探针 / ~ microscope 电子显微镜 / ~ microscope microanalysis 电镜显微分析 / ~-microscopical 电子显微镜下可见的 / ~ microscopy 电子显微镜技术,电子显微镜检查法 / ~ multiplier 电子倍增器 / ~ nuclear double resonance 电子双核共振 / ~-osmosis 电渗 / ~ paramagnetic resonance 电子顺磁共振 / ~ photography 电子摄影(术) / ~ picture 电子图象 / ~ probe x-ray microanalysis 电子探针 X 射线显微分析 / ~ radiation 电子射线 / ~ radiogram 电子放射摄影 / ~ radiography 电子放射摄影(术) / ~ ray 电子射线 / ~ ring accelerator 电子环加速器 / ~ scanning 电子扫描 / ~ source 电子源 / ~ spin 电子自转 / ~ synchrotron 电子同步加速器 / ~ spin resonance 电子自旋共振 / ~ transfer 电子传递 / ~ transfer chain 电子传递链 / ~ transfer flavoprotein 电子转移黄素蛋白 / ~ transfer inhibitor 电子传递抑制剂 / ~ transiton 电子跃迁 / ~ transport system 电子传递体系 / ~ unit 电子电荷[电量单位] / ~ withdrawing group 吸电子基团
electron affinitive molecules（简作 EAM）亲电子分子
electron affinity detector（简作 EAD）电子亲合检测器
electron beam regulator（简作 EBR）电子束调节器
electron beam scanning system（简作 EBSS）电子束扫描系统
Electron capture detector（简作 ECD）电子俘获探测器
electron capture gas liquid chromatography（简作 EC-GLG）电子捕获气液色谱法
electron excitafion（简作 EE）电兴奋
electron impact（简作 EI）电子撞击
electron impact spectroscopy（简作 EIS）电子碰撞光谱学
electron ionization（简作 EI）电子电离
electron micrograph（简作 EMG）电子显微镜检查
electron microprobe X-ray analyzer（简作 EMXA）电子微探针 X 射线分析仪
electron microscope（简作 EMS）电子显微镜
Electron Microscope Society of America（简作 EMSA）美国电子显微镜学会
electron microscopic autoradiography（简作 EMAR）电子显微镜放射自显影
electron microscopy and microanalysis（简作 EMMA）电子显微镜及微量分析
electron mirror microscope（简作 EMM）电子反射镜显微镜
electron nuclear double resonance（简作 ENDOR）电子核双共振
electron probe interface（简作 EPI）电子探针界面
electron probe microanalysis（简作 EPMA）电子探针微量分析
electron radiography（简作 ERG）电子放射摄影(术)
electron spin resonance（简作 ESR）电子自旋共振,顺磁共振
electron spin-resonsnce spectroscopy（简作 ESRS）电子旋转共振光谱
electronarcosis ***n*.** 电[流]麻醉,电麻醉疗法
electronasoscope ***n*.** 电光鼻镜
electron-beam-accessed memory（简作 EBAM）电子束扫描系统
electron-coupled oscillator（简作 ECO）电子耦合振荡器
electronegative ***n*.** 负电的
electronegative gas detector（简作 EGAD）负电性气体检测器
electronegativity ***n*.** ①电负性 ②电负度
electroneurogram ***n*.** 神经电流描记图
electroneuromyography ***n*.** 神经肌电描记术
electroneutral ***n*.** 电中性
electronic ***a*.** 电子的 ‖ ~ analog 电子模拟 / ~ eaxon model 轴突电子模型 / ~ brain 电子脑,计算机 / ~ cardiac pacemaker 电子心脏起搏器 / ~ care unit 电子监护单元 / ~ colonoscope 电子结肠镜 / . ~ colonoscopy 电子结肠镜检查 / ~ computer 电子计算机 / ~ control 电子控制 / ~ data-processing system 电子数据处理系统 / ~ delocalization 电子非定域化 / ~ density 电子密度 / ~ digital computer 电子数字计算机 / ~ efficiency 电子效率 / ~ endoscope 电子内镜 / ~ endoscopy 电子内镜检查 / ~ energy level 电子能级 / ~ equipment 电子设备 / ~ eye 电子眼 / ~ flash unit 电子闪光装置,电子闪光灯 / ~ focus 电子聚焦 / ~ frog's eye 电子蛙眼 / ~ gastroscope 电子胃镜 / ~ gastroscopy 电子胃镜检查 / ~-grmie 电子级 / ~ image 电子图,电位起伏像 / ~ indice 电子标志 / ~ linear scan 电子线阵扫查 / ~ magnetometer 电子磁强计 / ~ model 电子模型 / ~ nerve cell 电子神经元 / ~ neuristor line 电子人造神经元线路 / ~ ophthaimodynamometer 电子视网膜血管血压计 / ~ ophthalmoscopy 电子检眼镜检查(法) / ~ optometer 电子视力计 / ~ orbit 电子轨道 / ~ pen 电子笔,光笔 / ~ phased array sector scaner 电子相控阵扇形扫查仪 / ~ phased array system 电子相控阵系统 / ~ photography 电子照像术 / ~ pigeon's eye 电子鸽眼 / ~ retinoscope 电子检影镜 / ~ robot 电子机器人 / ~ scanner 电子扫描器 / ~ scanning 电子扫描 / ~ scanning plug-in unit 电子扫描插入单元 / ~ scanning television 电子扫描电视 / ~ sensor 电子传感器 / ~ signal 电子信号 / ~ simulation 电子模拟 / ~ simulator 电子模拟器 / ~ sphygmomanometcr 电子血压计 / ~ splitting 电子分裂 / ~ stethoscope 电子听诊器 / ~ stimulator 电刺激器 / ~ subtraction 电子减影(法) / ~ tonometer 电子眼压计 / ~ tonometry 电子眼压计测量法 / ~s ①电子学 ②电子仪器,电子设备 / ~ tube 电子管 / ~ video recorder 电子录像器 / ~ vivisection 电子活体解剖 / ~ wave 电子波 / ~ zooming 电子图像变焦
electronic accounting machine（简作 EAM）电子会计计算机
electronic automatic exchange（简作 EAX）电子自动变换机
electronic care unit（简作 ECU）电子监护单元
electronic computer（简作 ELECOM）电子计算机
electronic data gathering equipment（简作 EDGE）电子数据收集设备
Electronic data processine（简作 EDP）电子资料处理
Electronic Data processing Center（简作 EDPC）电子数据处理中心（美国）
electronic data processing system（简作 EDPS）电子数据处理系统
electronic data transmission（简作 EDT）电子数据传送
electronic dlfferential analyzer（简作 EDA）电子微分分析机
electronic digita1 computer（简作 EDC）电子数字计算机

electronic digital analyzer（简作 EDA）电子数字分析器
electronic fetal monitoring（简作 EFM）电子胎儿监护
electronic intelligence（简作 ELINT）电子情报；电子信号
electronic magnetic system（简作 EMS）电磁系统
electronic management system（简作 EMS）电子管理系统
electronic medical system（简作 EMS）电子医学系统
Electronic Properties Information Center（简作 EPIC）电子性能情报中心（美国）
electronic pupillography（简作 EPG）电子瞳孔描记法
electronic velocity analyzer（简作 EVA）电子速度分析器
electronic video recorder（简作 EVR）电子录像器（机），电子视频记录装置
electronic visual auditory training aid（简作 EVATA）电子视觉听觉训练辅助设备
electronics and reedical instrumentation program（简作 EMI）电子学及医学仪器程序
electronization *n*. 电子化，电子平衡
electronmed *n*. Electromedica 电医学（杂志名）
electronmicrograph *n*. 电子显微（镜）照片
electronogen *n*. 光电放射
electronogram *n*. 电子衍射图
electronograph *n*. 电子显微照片
electronography *n*. 电子成像（术）
electron-optical *a*. 电光的 ‖ ～ image intensifier 电光影像增强器
electron-optics *n*. 电子光学
electron-osmosis *n*. 电渗
electronpairacceptor *n*.（简作 EPA）电子对受体
electronuclear machine（电磁）粒子高能加速器
electronystagmoggram（简作 ENG）*n*. 眼震电图
electronystagmograph *n*. 眼球震颤电流描记仪
electronystagmograph（简作 ENG）*n*. 眼震电流描记器
electronystagmography *n*. 眼球震颤电（流）描记法
electro-oculogram *n*.（简作 EOG）眼电图
electrooculograph *n*. 眼电图描记器
electrooculography *n*. 眼电图描记（法）
electro-olfactogram *n*. 嗅电图
electro-ophthalmodynamometer *n*. 电视网膜血管压力计
electro-ophthalmodynamometry *n*. 视网膜血管血压测量（法）
electro-optical systems（简作 EOS）光电系统，电子光学系统
electro-optical x-ray image 电光学 X 线影像
electrooptics *n*. 电（子）光学
electroosmosis *n*. 电渗
electroosmotic flow（简作 EOF）电渗流
electropathology *n*. 电病理学
electropathy *n*. 电疗学（法）
electropherogram *n*. 电泳图（谱）
electropherotyping *n*. 电泳分型
electrophile *n*. 亲电基，亲电子
electrophilic *a*. 亲电子的
electrophilicity *n*. 亲电性
electrophobic *a*. 疏电子的
electrophoresis *n*. 电泳 ‖ ～ ampholine 等电聚焦，两性电解质电泳 / ～ method 电泳法 / free flow cell ～ 游离流式细胞电泳 / scrach ～ 淀粉（凝胶）电泳
electrophoresis *n*.（简作 EP）电泳
electrophoretic band 电泳谱带
electrophoretic isolation 电泳分离
electrophoretic mobility 电泳迁移速率
electrophoretic pattern 电泳图案
electrophoretie mobility 电泳迁移率
electrophoretogram *n*. 电泳图
electrophorus *n*. 起电盘
electrophotography *n*. 电子照相（术）
electrophysiological *a*. 电生理的 ‖ ～ threshold 电生理阈值
electrophysiology *n*. 电生理学，生理电学
electrophytogram *n*. 植物电图
electropism *n*. 向电性
electroplane camera 光电透镜摄像机
electroplaque *n*. 电板
electroplating *n*. 电镀
electroplax *n*. 电板
electroplexy *n*. 电休克
electropneumatie *n*. 电动气动［式］的
electropolar *a*. 电极化［的］，电极性［的］
electroporation *n*. ①电穿孔法（主要用于基因转殖）②电孔法
electropositives *a*. 阳电的，正电的
electropositivity *n*. 阳电性，正电性
electro-pulsograph *n*. 脉搏图象仪
electropuncture *n*. 电针术
electro-pupillography *n*. 瞳孔电流描记法
electroradiology *n*. 电放射学
electroradiometer *n*. 放射测量计
electroreception *n*. 电感受
electroreceptor *n*. 电感受器
electroresection *n*. 电切除术
electroresponse *n*. 电响应
electroretinogram *n*. 视网膜电图
electroretinograph *n*. 视网膜电描记器
electroretinography *n*. 视网膜电描记法，视网膜电描记术，网膜电图学
electroroentgenogram *n*.（简作 ERG）电子 X 线摄影（照）片
electrosalivogram *n*. 涎腺电［流］图
electroscission *n*. 电割法，电切术
electroscope *n*. 验电器
electroselenium *n*. 电硒
electroshock therapy 电休克疗法
electroshock treatment 电休克疗法
electrosistoscope *n*. 电膀胱镜
electrosistoscopy *n*. 电膀胱镜检查
electroskiagraphy *n*. X 线摄影（术）
electrosleep therapy 电睡眠疗法
electrospectrograph *n*. 电子摄谱仪，生物电频谱分记录器
electrospectrogrnphy *n*. 电光谱测定，电光谱描记术
electro-spinogram *n*. 脊髓电图
electrospirometer *n*. 电子肺量计
electrospray mass spectrometry 电洒质谱仪
electrostatic *a*. 静电的 ‖ ～ accelerator 静电加速器 / ～ bond 静电键 / ～ charge 静电荷 / ～ controller 静电控制器 / ～ deflection 静电偏转 / ～ field intensity 静电场强度 / ～ focusing 静电聚焦 / ～ generator 静电加速器，静电发电机 / ～ image 静电影像 / ～ image orthicon 静电超正析像管 / ～ latent image 静电潜影 / ～ neutron source 静电中子发生器 / ～ potential 静电势 / ～ pressurized accelerator 充压型静电加速器 / ～ precipitator 静电除尘器 / ～ shielding 静电屏蔽 / ～ storage 静电存储 / ～ tandem accelerator 串列静电加速器 / ～ unit 静电单位 / ～ voltmeter 静电伏特计，电压表 / ～ x-ray source 静电 X 射线源
electrostatically strong-focused linac 静电强聚焦直线加速器
electrostatics *n*. 静电学
electrostenolysis *n*. 狭区电解
electrostethograph *n*. 心音电描记器，胸音图机
electrostethophone *n*. 电子听诊器
electrostimulation *n*. 电刺激，电兴奋
electrostimulator *n*. 电刺激器
electrostriatogram *n*. 纹状体电图
electrostriction *n*. 电致伸缩
electrosurgery *n*. 电外科 ‖ ～ in dentistry 牙医电外科
electrosurgical knife 手术用电刀
electrosurgical unit 高频电灼装置，电刀
electrosynchrotron *n*.（电子）同步加速器
electrotaxis *n*. 趋电性，向电性
electrothalamogram *n*. 丘脑电图
electrotherapeutics *n*. 电疗学，电疗（法）
electrotherapy *n*. 电疗学，电疗（法）
electrothermotherapy *n*. 电热疗法
electrothermy *n*. 电热学
electrotitration *n*. 电滴定
electrotome *n*. 电刀，自动切割器
electrotomy *n*. 高频电刀手术，电切术
electrotonic potential 电紧张电位
electrotonus *n*. 电紧张
electrotopogrophy *n*. 脑电地形图仪
electrotropic *n*. 向电的
electrotropism *n*. 向电性
electroureterogram *n*. 输尿管电（流）图
electroureterograph *n*. 输尿管电图机
electrovaginogram *n*. 阴道电图
electrovagogram *n*. 迷走神经电（流）图
electrovalence *n*. 电价
electrovalent bond *n*. 电价键
electrovection *n*. 电导入法
electrovectocardiograph *n*. 心（电）向量图机
electrovectocardioscope *n*. 心（电）向量图机

electroventriculogram *n*. 心室电图
electuarium *n*. (干) 药糖剂;冲服剂
electuary *n*. 冲剂,冲服剂,干药糖剂
electy *n*. (electricity) 电
eleetrophysics *n*. 电(子)物理学
eleetrothermic laryngoscope 电热喉镜
eleetrovagograph *n*. 迷走神经电图机
eleetrovalence *n*. 电价
eleidin *n*. 角母蛋白
Elektrodurogram *n*. 硬脑膜电图
elem element *n*. 元素;单元;要素
elemene *n*. 榄香烯
element *n*. ①元素,要素 ②阵元 ③元件 ④单体,单元 ‖ artificial radioactive ~ 人造放射性元素 / picture ~ 像素(计算机体层摄影、磁共振等影像学检查中构成图像基本单位) / transposition ~ 转座因子 / ~ of symmetry 对称素
element analysis System (简作 EAS) 成分分析系统
element atomic number (简作 EAN) 元素原子数
element concentration calibration curves (简作 ECCC) 元素浓度校正曲线
Element Diet (简作 ED)食物要素
element symbol (简作 ELSYM) 元素符号
elementary *a*. 基本的,元素的 ‖ ~ area 像素面积,图像单元 / ~ body 基本小体 / ~ cell 单位晶格;基本细胞,胚细胞 / ~ charge 元电荷 / ~ colour 原色,基色 / ~ dipole 原偶极子 / ~ fibril 基本纤丝 / ~ membrane, unit membrane 单位膜 / ~ species 基本种 / ~ unit structure 结构基本单位
elemeter *n*. 油度计,油比重计
elental *n*. 高能要素合剂
eleoma *n*. 油肿
eleomyenchysis *n*. 油剂肌肉注射疗法
eleopathy *n*. 脂肪性[水]肿病,脂质浮肿病
Eleotridae *n*. 塘鳢科(隶属于鲈形目 Perciformes)
Eleotriodes immaculatus (Ni) 无斑美塘鳢(隶属于塘鳢科 Eleotridae)
Eleotris acanthopomus (Bleeker) 塘鳢(隶属于塘鳢科 Eleotridae)
Elephant beetle [动药] 双叉犀金龟
elephant phencyclidine 苯环己哌啶(止痛麻醉药)
Elephant poxvirus 象痘病毒
Elephant shark [动药]姆鲨
Elephant shark gall [动药]姆鲨胆
Elephant shark liver [动药]姆鲨肝
Elephant shark muscle [动药]姆鲨肉
Elephant shark swim-bladde [动药]姆鲨鳔
elephantiasic *a*. 象皮病的
elephantiasis *n*. 象皮肿,象皮病 ‖ ~, anaesthetica 感觉缺失性象皮病 / ~, angiomatosa 血管瘤性象皮病 / ~ arabicum 阿拉伯象皮病,真性象皮病 / ~, asturiensis 蜀黍红斑,糙皮病 / ~, congenital 先天性象皮病 / ~, connata 先天象皮病,出生时象皮病 / ~ dura 硬化性象皮病 / ~ fibrosa 纤维性象皮病 / ~ filariensis 丝虫性象皮病 / ~ genitalls 生殖器象皮病 / ~ gingivae 龈象皮病 / ~ graicorum 麻风,真性麻风 / ~, of leg 腿象皮病,象皮腿 / ~ leishmaniana 利什曼原虫性象皮病 / ~ lymphangiectatica 淋巴管扩张性象皮病,痣样象皮病 / ~, mollis 皮肤松垂 / ~, nervorum 神经瘤性象皮病 / ~, neuromatosa 神经瘤性象皮病(神经纤维瘤) / ~, nevoid 痣样象皮病,淋巴管扩张性象皮病 / ~, non-filarial 非丝虫性象皮病 / ~, nostras 慢性链球菌性淋巴水肿 / ~ oculi 眼象皮病 / ~ sclerosa 硬皮病 / ~ scroti 阴囊象皮病,阴囊淋巴肿,阴囊淋巴管扩张 / ~ telangiectode 毛细管扩张性象皮病 / ~, true 真性象皮病,阿拉伯象皮病
Elephantid herpesvirus 1 *n*. 象疱疹病毒 1
elephantoid *a*. 象皮病样的
Elephantopus scaber L. [拉;植药]地胆草
Eletriptan *n*. 依来曲普坦(5-羟色胺受体激动剂,抗偏头痛药)
eletrobiology *n*. 生物电学
eletrodermal speech receptionthreshold (简作 EDSRT) 皮肤电阻言语接受阈
eletromagnet *n*. ①电磁铁 ②电磁体,电磁
eletromagnetic(al) *a*. 电磁的 ‖ ~ action 电磁作用 / ~ deflection 电磁偏转 / ~ energy 电磁能 / ~ field 电磁场 / ~ flow 电磁流量 / ~ flowmeter 电磁流速计 / ~ focusing 电磁聚焦 / ~ infrared wave 红外电磁波 / ~ lens 电磁透镜 / ~ probe 电磁探头 / ~ radiation 电磁辐射 / ~ spectrum 电磁波谱 / ~ stabilizer 电磁稳压器 / ~ wave 电磁波 / ~ waveguide 电磁波导
eletron-optical aberration 电光像差
eletro-stethoscope *n*. 电子听诊器
Eleusine mosaic virus 龙爪稷花叶病毒
Eleutheronema tetradactylum (Shaw) [拉;动药] 四指马鲅(隶属于马鲅科 Polynemidae)
Eleuthronem tetractylum (Shaw) [拉;动药] 四指马鲅
elev elevation 提起;上升;隆凸
elevation *v*. ①上升,举起 ②隆起 ③仰角 ④上转 ‖ ~ movement 上转运动
elevator *n*. ①上转肌,上提肌 ②牙挺,剥离子 ‖ ~, apical; apex ~ 根尖挺 / ~, Cryer's 克里厄氏牙挺(角牙根挺) / ~, curved; 弯挺 / ~, malar; check bone ~ 颧骨起子 / ~, maxillary sinus mucosa 上颌窦粘膜剥离器 / ~, maxillary sinus periosteum 上颌窦骨膜分离器 / ~, root[牙]根挺, / ~ screw 螺旋[牙]根挺,螺旋起子 / ~, tooth; dental ~; tooth lever 牙挺 / ~, triangular; Cryer's ~ 三角挺,克里厄氏挺
elevatus [拉] *a*. 高位的,上升的
eleventh intercostsl nerve 第 11 肋间神经
ELF external labor force 外部分娩力 / extremely low frequency 极低频率(< 100 赫兹) / extra low frequency 超低频
ElF erythropoietic inhibiting factor 红细胞生成抑制因子
ELFA enzyme-linked fluorescent assay 酶结合荧光测定
Elfazepam *n*. 依法西泮(安定类药)
Elgodipine *n*. 依高地平(血管扩张药)
elgustomete *n*. taste threshold 味觉阈计
ELH enol-lactone hydrolase 烯醇—内酯水解酶
ELIA enzyme-labeled immunoassay 酶标记免疫测定
ELIEDA enzyme- linked immunoelectrodiffusion-assay 酶联免疫电扩散测定
elikation *n*. ①煎剂 ②消化
eliminant *a*. 排除的,排泄的 *n*. 排除剂
elimination *n*. ①消除,除去 ②质粒消除 ‖ ~ chromosome 染色体消失,染色体消除 / ~ coefficient 消除率,消失率 / ~, pocket [脓]袋排除法 / ~ diet 过敏饮食排除[法] / ~ of pesticide 农药清除 / ~ rate constant 排泄速率常数,消失速率常数
eliminator *n*. 消除器,空气净化器
Elinafiden *n*. 依利奈法德 (抗肿瘤药)
elinguation[英]; **elinguatio**[拉]; **glossectomy**[希] 去舌术,舌切除术
elinguid *a*. 结舌的,不能言语的
elinin *n*. 红细胞脂蛋白,红血球脂蛋白
ELINT electronic intelligence 电子情报;电子信号
Eliocharis tuberosa *n*. 荸荠
Eliprodil *n*. 依利罗地(甲基门冬氨酸拮抗药)
ELISA enzyme-linked immunosorbent assay 酶联免疫吸附法
Elisartan *n*. 依利沙坦(血管紧张素Ⅱ受体阻滞药)
elite *n*. 良种,原种 ‖ ~ plant 优良株 / ~ seed 精选种子
Elix [拉]elixir 酏剂
elixation *n*. ①煎剂 ②消化
elixir *n*. 酏剂(含香料,有时加有效药物的一种澄清而甘甜的酒精液体)
Eliza technique (test) 检测淋球菌抗原试验
elkodermatosis *n*. 溃疡性皮病
elkosis *n*. 溃疡形成
ELLA enzyme-linked lectin assay 酶联凝集素测定法
Ellagicacid *n*.柔花酸(止血药)
Elliot's sign [George T. 美皮肤病学家 1851—1935] 埃利奥特氏征 (①梅毒性溃疡边缘坚硬;②盲点扩大)
Elliphnium acetate 依利醋铵(抗肿瘤药)
ellipse aberration 椭圆像差
ellipsin *n*. 椭圆素
ellipsoid *n*. 椭圆体
ellipsometry *n*. 椭圆对称
ellipsopantomograph *n*. 椭圆轨道曲面体层摄影仪
ellipsopantomography *n*. 椭圆轨道曲面体层摄影(术)
ellipsosome *n*. 椭球体
elliptical *a*. 椭圆形的 ‖ ~ recess 椭圆囊隐窝 / ~ tomography 椭圆形断层成像,椭圆形体层摄(术)
elliptically polarized light 椭圆偏振光
ellipticity *n*. 椭圆度
Elliptinium Acetate 依利醋铵(抗肿瘤药)
elliptocytary *a*. 椭圆形红细胞的
elliptocyte *n*. 椭圆形红细胞
elliptocytosis *n*. 椭圆形红细胞增多症
elliptocytosis-1 (简作 EL-1) 椭圆形细胞增多症 - 1
elliptocytotic *a*. 椭圆形红细胞的
ellitoral *a*. 亚浅海底的
Ellobius *n*. 鼹形田鼠属

Ellobius talpinus（Pallas）鼹形田鼠(隶属于仓鼠科 Cricetidae)
Ellochelon vaigiensis（Quoy et Gaimard）黄鲻(隶属于鲻科 Mugilidae)
Ellsworthia *n*. 埃尔螨属
elm element 元素;单元;要素
Elm mosaic virus 榆树花叶病毒
Elm mottle ilarvirus 榆斑点等轴不稳环斑病毒
Elm phloem necrosis virus 榆树韧皮坏死病毒
Elm zonate canker virus 榆树同心纹溃疡病毒
ELM external labor market 外部分娩状况 / external limiting membrane 外限膜
ELMIA enzyme-linked monoclonal antibody inhibition assay 酶联单克隆抗体抑制测定
Elmustine *n*. 依莫司汀(抗肿瘤药)
Elnadipine *n*. 依那地平(血管扩张药)
elongate *a*. 长方形的 ‖ ～ stage 伸长期 / ～ antenna 长触角
elongated-body theory 细长体理论
elongation *n*. ①拉(伸,展)长 ②延长(线) ③伸张度 ‖ ～ factors 链延长因子 / ～ of antagonistic tooth 对合牙伸长
elongation factor（简作 EF）延伸因子(蛋白合成的)
elongation factor G（简作 EF-G）延伸因子 G
elongation factor T（简作 EFT）延伸因子 T
elophantsasis *n*. 象皮肿
Elopichths bambusa(**Richardson**)感鱼(隶属于鲤科 Cyprinidae)
Elopidae *n*. 海鲢科(隶属于海鲢目 Elopiformes)
Elopiformes *n*. 海鲢目(隶属于硬骨鱼纲 Actinopterygii)
Elopiprazole *n*. 依吡哌唑(抗精神病药)
Elops saurus（Linnaeus）海鲢(隶属于海鲢科 Elopidae)
ELP elastase-like peptidase 类弹性蛋白酶肽酶
Elphidiidae Galloway 企虫科
Elphidium crispum Linnaeus 卷曲企虫
Elphidium de Montfort 企虫属
Elphidium macellum Fichtel and Moll 尖锄企虫
Elphidium pacificum Collins 太平洋企虫
Elphidium reticulosum Cushman 网纹企虫
els elements 元素;单元;要素
Els［拉］elaeosaccharum 油糖剂
ELSA Emergency Life Support Apparatus 应急生命保障设备
Elsamitrucin *n*. 依沙芦星(抗肿瘤药)
Elschnig pearls **Elschnig** 珠(见于白内障)
Elschnig spot **Elschnig** 斑(见于妊娠中毒症)
Elsholtzia blanda（Benth）**Benth**.［拉;植药］四方蒿
Elsholtzia bodinieri Vant.［拉;植药］东紫苏
Elsholtzia ciliata（Thunb.）**Hyland**.［拉;植药］香薷
Elsholtzia cypriani（Pavol.）**C. Y. Wu et S. Chow**［拉;植药］野草香
Elsholtzia desa Benth. var. calycocarpa（Diels）**C. Y. Wu ex Huang**［拉,植药］矮密花香薷
Elsholtzia fruticosa（D. Don）**Rehd**.［拉;植药］鸡骨草
ELSIE Emergency Life Saving Instant Exit 应急太平门
Elsinoaceae *n*. 痂囊腔菌科(一种菌类)
Elsner's gastroscope 埃尔斯胃镜
Elsner's gastroseopy 埃尔斯胃镜检查
ELSYM element symbol 元素符号
ELT electrolytic therapy 电解疗法
Eltanolone *n*. 乙他诺隆(麻醉药)
Eltenac *n*. 依尔替酸(消炎镇痛药)
Eltoprazine *n*. 依托拉嗪(抗精神病药)
eluant; eluent *n*. 洗脱剂,洗提液
eluate *n*. 洗出(液),洗脱(液)
Elucaine *n*. 依鲁卡因(局部麻醉药)
elution *n*. 洗脱,洗提 ‖ ～, gradient 梯度洗脱 / ～, stepwise 逐步洗脱 / ～ of virus 病毒洗脱
elution gas chromatography（简作 EGC）洗脱气体色谱法
eluxation *n*. 脱位
Elypronaline *n*. 异他林(支气管扩张药)
elytratresia *n*. 阴道闭锁,锁阴
elytreurynter *n*. 阴道扩张袋
elytrin *n*. 儿丁质
elytritis *n*. 阴道炎
elytro-［构词成分］阴道
elytrocele *n*. 阴道疝
elytroclasia *n*. 阴道破裂
elytroclesis *n*. 阴道闭塞,阴道闭合术
elytrocystoma *n*. 阴道囊瘤
elytron（复 elytra）*n*. 鞘翅(昆虫)
elytroncus *n*. 阴道瘤
Elytroplastron Kofold and Maclennan 鞘甲亚虫属
elytroplasty *n*. 阴道成形术
elytropolypus *n*. 阴道息肉
elytroptosis *n*. 阴道脱垂
elytrorrhea *n*. 阴道黏液溢
Elytrosporangium［拉］*n*. 鞘孢囊菌属 ‖ ～ brasiliense 见 Streptomyces brasiliense / ～ brasiliensis［拉］巴西鞘孢囊菌 / ～ carpinense 见 Streptomyces carpinense / ～ spiral 见 Streptomyces spirale
elytrostenosis *n*. 阴道狭窄
elytrostomy *n*. 阴道切开术
Elzholz's bodies［Adolf 奥精神病医生 1963—1925］埃耳兹霍兹氏体,有髓神经纤维变性小体
Elziverine *n*. 依齐维林(解痉药)
EM echinococcus multilocularis leuckart 多房性棘球绦虫 / effective masking 有效掩蔽 / egsm unit of quantity of electricity（电气装置的）厘米—克—秒制电磁单位 / ejection murmur 射血杂音 / electromagnetic 电磁的,电磁学 / electrometer 静电计 / electron microscope 电子显微镜 / electron microscopy 电子显微术 / electronic fetal monitoring 电子胎儿监护 / Elektrophorese Mobilitat［德］电泳移动度试验 / record electromagnetic record 电磁记录
em-［希］［构词成分］在……内,在……中或在……上［希 en,并见 en-］
-em［希 aimia］［构词成分］,血
E-M electromagnetk 电磁的
em marked emphysema 明显气肿
Em. emmertropia 屈光正常,正视眼
EMA Early membrane antigen 早期膜抗原 / embolic mycotic aneurysm 栓塞性真菌性动脉瘤
Emaciation *n*. 消瘦
emaculation *n*. 除斑术
emaiiloblast; ameloblast 成釉细胞,釉质母细胞
emailloid *n*. 釉质样［瘤］*a*. 釉样的
Emakalim *n*. 依马卡林(钙通道激活药)
eman *n*. 埃曼［放射强度单位］
emanation *n*. ①发(放,辐)射 ②离析 ③射气 ‖ ～ strength 射气强度
emanator *n*. 射气测量计,辐射器(源)
emandibular eminentia styloidea; prominentia styloidea; styloidemi-nence 茎突
emanel, brown, hereditary; amelogenesisimperfecta 遗传性综色釉质,牙釉质形成不全
emanometer *n*. 氡射线计,射气计
emanon *n*. 射气
emanotherapy *n*. 放射治疗
emanthematology *n*. 疹病学
EMAR electron microscopic(EM) autoradiography 电镜放射白显影法
emarginated *a*. 微凹的,微缺的(叶端)
emasculate *v*. 阉割,使无男子汉气,使柔弱,删削(文章等),使无力,使(语言)贫乏 *a*. 阉割了的,柔弱的
emasculation *n*. ①阴茎切除 ②去睾术,阉
Emb embolism 栓塞/embryology 胚胎学
EMb erythema multiforme bullosum 水泡性多形红斑
EMB Engineering in Medidne and Biology Group 医学工程与生物学部 / eosin-methylene blue culture mediam 曙红甲蓝琼脂培养基
EMB agar eosin-methylene blue agar 伊红亚甲蓝琼脂培养基
E-MBA cosin-methylene blue agra mediam 曙红甲蓝琼脂培养基
Embadomonadidae *n*. 内滴虫科
Embadomonas *n*. 内滴虫属 ‖ ～ intestinalis 肠内滴虫 / ～ sinensis 中华内滴虫
embalm *v*. 以香油(或药料等)涂(尸)防腐,使不朽,使充满香气
embalming *n*. 尸体防腐
embalmment *n*. 尸体防腐法
EMBASE Excerta Medica database 医学文摘数据库
EMBAY8440（praziquantel）*n*. 吡喹酮(抗血吸虫病药)
Embden-Meyerhof glycolytic pathway 恩伯登—迈耶霍夫糖酵解途径
Embden-Meyerhof-Parnas pathway（简作 EMP）恩伯登—迈耶霍夫—帕纳斯途径,糖酵解途径,EMP 途径
embed *v*. ①包埋 ②植入
embedded electrode 埋入电极
embedding *n*. ①包埋 ②植入 ‖ ～ resin 包埋树脂
embedding, embedment *n*. 包埋,埋植 ‖ ～ media 包埋剂 / ～ techniques 包埋术
Embelia berry［植药］白花酸藤果子

Embelia longifolia（Benth.）**Hemsl.**［拉；植药］长叶酸藤子
Embelia oblongifolia Hemsl.［拉；植药］多脉酸藤子
Embelia ribes burm .F.［植药］白花酸藤果子
embelin *n*. 酸藤子酚
Emberiza spodocephale（Pallas）［拉；动药］灰头鹀（隶属于雀科 Fringillidae）
Embiotocidae *n*. 海鲫科（隶属于鲈形目 Perciformes）
embitter *v*. 加苦味于，加重（痛苦等），激怒
EMBL European Molecular Biology Laboratory 欧洲分子生物学实验所
emblem *n*. ①象征，标记，符号 ②典型
EMBO European Molecular Biology Organization 欧洲分子生物学组织
embolalia *n*. 插语症
embole *n*. ①关节复位 ②［囊胚］套入
embolectomy *n*. 栓子切除术
embolemia *n*. 栓子血症
emboli（单，embolus）［拉］*n*. 栓子 ‖ ～，air 气泡栓塞 / ～，amniotic 羊水栓塞 / ～，bacillary 杆菌栓塞 / ～，bacterial 细菌栓塞 / ～，bland 非脓毒性栓塞 / ～，bone-marrow 骨髓栓塞 / ～，capillary 毛细管栓塞 / ～，cellular 细胞栓塞 / ～，cerebral 脑栓塞 / ～，coronary 冠状动脉栓塞 / ～，crossed 反常栓塞，交叉性栓塞 / ～，direct 顺行栓塞 / ～，fat 脂［肪］栓塞 / ～，gas 气泡栓塞 / ～，hematogenous 血原性栓塞 / ～，infective 感染性栓塞 / ～，lymph 淋巴管栓塞 / ～，miliary 粟粒状栓塞 / ～，multipe 多发性栓塞 / ～，obturating 阻塞性栓塞 / ～，oil 脂［肪］栓塞 / ～，ovum 虫卵栓塞 / ～，paradoxical 反常栓塞，交叉性栓塞 / ～，peripheral artery 周围动脉栓塞 / ～，pigmentary 色素栓塞 / ～，pulmonary 肺栓塞 / ～，pyemic 脓毒性栓塞，感染性栓塞 / ～，retinal 视网膜栓塞 / ～，retrograde 逆行栓塞 / ～，spinal 脊髓动脉栓塞 / ～，splenic 脾栓塞 / ～，trichinous 旋毛虫栓塞 / ～，venous 静脉栓塞
embolia *n*. ①关节复位 ②［囊胚］套入
embolic agent 栓塞剂
embolic infarct of intestine 肠栓子性梗死
embolic mycotic aneurysm（简作 EMA）栓塞性真菌性动脉瘤
embolic retinitis 栓塞性视网膜炎
emboliform *a*. ①楔形的 ②栓子状的 ‖ ～ nucleus 栓状核
embolism *n*.（简作 Emb）栓塞 ‖ ～ air 空气栓塞 / amniotic ～ 羊水栓塞 / amniotic fluid ～ of lung 肺羊水栓塞 / bacillary ～ 杆菌栓塞 / bacterial ～ 细菌栓塞 / bullet ～ 弹头栓塞 / coronary ～ 冠状动脉栓塞 / fat ～ 脂肪栓塞 / ～，lymph 淋巴管栓塞 / ～，lymphogenous 淋巴管栓塞 / ～，obturating 阻塞性栓塞 / ～，ovum 虫卵栓塞 / ～，pigment 色素栓塞 / ～，pitmentary 色素栓塞 / ～ plasmodium ～ 疟原虫性栓塞 / ～，trichinous 旋毛虫栓塞 / tumor ～ 肿瘤栓塞
embolization *n*. ①栓塞法 ②栓塞形成
embolotherapy *n*. ①栓塞治疗 ②栓塞疗法
embolus（复，emboli）*n*. 栓子 ‖ ～，air 气栓，空气栓子 / ～，bland 非脓毒性栓子 / ～，cancer 癌细胞栓子 / ～，capillary 毛细管栓子 / ～，cellular 细胞栓子 / ～，crossed 反常栓子，交叉性栓子 / ～，fat 脂［肪］栓子 / ～，foam 泡沫栓子 / ～，obturating 阻塞性栓子 / ～，parasitic 寄生物栓子 / ～，paradoxical 反常栓子，交叉性栓子 / ～，retrograde 逆行栓子 / ～，riding 血管分叉口栓子，鞍骑性栓子 / ～，saddle 血管分叉口栓子，鞍骑性栓子 / ～，straddlin 血管分叉口栓子，鞍骑性栓 / ～，tumour cell 瘤细胞栓子
embonatc *n*. 恩波酸盐（根据 1998 年 CADN 的规定，在盐或酯与加合物之命名中，使用此项名称）
embowel（emboweled，embowelling）*v*. 从（身体）中取出肠子
embrace *v*. & *n*. 拥抱，紧抱，包括，包含
Embramine *n*. 恩布拉敏（抗组胺药）
embrangle *v*. 使纷乱，使纠缠，使困惑
embrasure［英］；**embrasura**［拉］*n*. 楔状隙 ‖ ～，buccal；embrasura buccalis 颊侧楔状隙 / ～，interdental；embrasura interdentalis 牙间楔状隙 / ～，labial；embrasura labialis 唇侧楔状隙 / ～，lingual；embrasura lingualis 舌侧楔状隙 / ～，occlusal；embrasura occlusalis 胎侧楔状隙
Embry embryology 胚胎学
embryatrics *n*. 胚胎学
embryectomy *n*. 胚切除术
embryo *n*. 胚，胚胎 ‖ ～ bud 胚芽 / ～ culture 胚胎培养 / ～ extract（简作 EE）胎盘浸膏 / ～ fusion 胚并合 / ～，hexacanth 六钩蚴 / ～ implantation 胚胎植入 / ～ root 胚根 / ～ sac 胚囊 / ～ sac mother cell（E.M.C.）胚囊母细胞 / ～ scope 胚胎发育观察镜 / ～ transplantation 胚胎移植 / ～ genesis 胚胎发生 / ～ genetic ～ genic 胚胎发生的 / ～ genlc culture 胚发生培养 / ～ geny 胚胎发生 / ～ graph 胚胎描记器 / ～ graphy 胚胎描记法 / ～ growth development（简作 EGDF）factor 胚胎生长发育因素 / ～ id 胚状体 / ～ ism 萌芽阶段，初期 / ～ logy 胚胎学 / ～ logy，dental；～ logia dentalis 牙胚胎学 / ～ logy，oral；～ logia oralis 口腔胚胎学 / ～ logy［英］～ logia［拉］：胚胎学 / ～ pathy 胚胎病 / ～ phyte 有胚植物 / ～ toxon（角膜）胚胎环 / ～ trophy 胚胎营养 / ～ lavage 胚胎冲洗 / ～ placental specific antigen，EPSA 胚胎、胚盘特异性抗原 / ～ replacement（ER）胚胎移植 / ～ rescue 胚胎拯救 / ～ sac 胚囊 / ～ transfer（ET）胚胎移植，胚胎转移 / ～ transplant（ET）胚胎移植
embryoblast *n*. 成胚区
embryoctony *n*. 碎胎术
embryo-fetal exogeneous sex steroid exposure syndrome（简作 E-FESSES）胎生期外源性性甾体激素暴露综合征
embryogenesis *n*. 胚胎发生，胚胎发育
embryogenetic *a*. 胚胎发生的
embryogenia *n*. 胚胎发生
embryogeny *n*. 胚胎发生
embryoid *a*. 胚胎样的
embryoism *n*. 胚胎状态
embryolemma *n*. 胎膜
embryologist *n*. 胚胎学家
embryology *n*. 胚胎学
embryoma *n*. 胎［组织］瘤 ‖ ～ of kidney 肾胚胎瘤，肾母细胞瘤［即维尔姆斯（Wilms）］
embryomo *n*. 胚组织瘤
embryomorphous *a*. 胚胎形的
embryon *n*. 胚，胚胎
embryonal *a*. 胚胎的 ‖ ～ axis 胚轴 / ～ carcinoma 胚胎性癌 / ～ carcinoma cell，EC cell 胚胎癌性细胞
embryonate *a*. ① 胚胎的 ②受孕的 ③具胎的 ‖ ～ egg 鸡胚
embryonic *a*. 胚胎的 ‖ ～ age EA 胚胎年龄 / ～ axis 胚轴 / ～ disc 胚盘（外胚层与内胚层细胞紧贴，其间仅隔着一层基膜，外形象一个圆形盘子，故称胚盘，它是胚体发生的原基）/ ～ disk 胚盘，同（embryonic disc）/ ～ genome activation（C16）/ ～ growth rate 胚胎生长率 / ～ induction 胚胎诱导 / ～ period 胚胎期（妊娠的第 2 到第 8 周）/ ～ sac 胚囊 / ～ stem cell，ES cell 胚胎干细胞 / ～ tumor of kidney 肾胚胎瘤 / ～ rabbit kidney cells 兔胚肾细胞（检验病毒等用）/ ～ bud 胚芽 / ～ cataract 胚胎性白内障 / ～ cell 胚细胞 / ～ cleft 胚裂 / ～ fissure 胚裂 / ～ hypertelorism 胚胎性两眼距离过远 / ～ implantation 胚（胎）植入 / ～ induction 胚胎诱导 / ～ nucleus（晶状体）胚胎核 / ～ period 胚胎期 / ～ root 胚根
embryoniform *a*. 胚胎样的
embryonin *n*. 胚素
embryonism *n*. 胚胎状态
embryonization *n*. 胚胎化
embryonoid *a*. 胚胎样的
embryopathia *n*. 胚胎病 ‖ ～ rubeolaris 风疹性胚胎畸形
embryopathology *n*. 胚胎病理学
embryopathy *n*. 胚胎病
embryophore *n*. ①胚膜（卵）②胚托
Embryophyta asiphonogama 无管有胚植物门（与藏卵植物门相同，见 Archeginiatae）
Embryophyta siphonogama 管胚植物门（亦称种子植物门，见 Spermatophyta）
embryoplastic *a*. 胚胎形成的 ‖ ～ carcinoma 胚胎形成性癌
embryoscope *n*. 胚胎发育观察器
embryo-sinapis alba test（简作 ESA-test）白芥子胚胎试验
embryotocia *n*. 流产
embryotomy *n*. 碎胎术
embryotoxicity *n*. 胚胎毒性
embryotroph *n*. 胎体营养物
embryotrophy *n*. 胎体营养
embryulcia *n*. 钳胎术
embryulcus *n*. 牵胎钩
embtyograph *n*. 胚胎描记器
embtyography *n*. 胚胎描记法
Embu virus 埃姆布病毒
Embusartan *n*. 恩布沙坦（血管紧张素Ⅱ受体拮抗药）
embutate *n*. 恩醋丁酯（根据 1998 年 CADN 的规定，在盐或酯与加合物之命名中，用此项名称）
EMC encephalomyocarditis *n*. 脑心肌炎（病毒性）Einstein Medicai Center 爱因斯坦医疗中心（美）/ encephalomyocarditis cardiovirus 脑炎心肌炎心病毒，EMC 心病毒 / encephalomyocarditis enterovirus 脑炎心肌炎肠道病毒，EMC 肠道病毒

EMCB endomyocardial catheter biopsy 心内膜心肌导管活体组织检查
EMCPS erythema microgyratum persistens 持久性小环状红斑
EMD electromechanical dissociation 电机械解离 / Emergency Medical Division 急症医学部
EMDP electromotive difference of potential 电动势差
EME equivalent maximum energy 当量最大能量 / encaosulated mediastinal effusion 纵膈包裹性渗出
Emedastine *n*. 依美斯汀(抗组胺药)
emend;emendatus［拉］*a*. 改订的,修正的
emendator *n*. 校勘者,校定者
emendatory *a*. 校勘的,校定的
Emepronium Bromide 依美溴铵(抗胆碱药)
Emer emergency 紧急;急症诊;意外
emerald *a*. 纯绿色的
emergence *n*. ①出现,发生 ②露出 ③紧急(事件) ③羽化(昆虫)
emergencies, endodontic interapointment 根管治疗期急症
emergency *n*. 紧急,急症 ‖ ~ access 紧急通路 / ~ action 紧急处置,应急措施,应急行动 / ~ bed servke(简作 EBS)床前急救 / ~ broadcast system(简作 EBS)急救广播系统/ ~ call 紧急呼救电话 / ~ call service 急救呼叫服务 / ~ car 急救车,救险车 / ~ cart 急救用小车 / ~ cardiac care(简作 ECC)心脏紧急护理 / ~ cardiopulmonary resuscitation(简作 ECR)心肺急救复苏器 / ~ care unit(简作 ECU)急诊监护病房 / ~ childbirth 紧急分娩,急产 / ~ communication 应急通讯 / ~ condition 紧急状态 / ~ contraception 紧急避孕 / ~ crash work(飞机)失事救援作业 / ~ department(简作 ED)急诊部;急诊科 / ~ Department Information System(简作 EDIS)急诊科信息系统 / ~ department nurse 急诊科护士 / ~ department patient(ED patient)急诊科病人 / ~ department physician 急诊科医生 / ~ department staff 急诊科工作人员 / ~ department, ED 急诊科 / ~ device 应急装置 / ~ doctor 急诊(救)医生 / ~ door 太平门,防爆门,紧急离机门 / ~ dose 应急剂量 / ~ dressing 急救包扎 / ~ exit 紧急出口 / ~ exposure limit, EEL 紧急暴露限值 / ~ health-card 急救保健卡 / ~ health service 急症保健服务处 / ~ in cardiovascular system 心血管系统急症 / ~ in dermatosis 皮肤病急症 / ~ in digestive system 消化系统急症 / ~ in respiratory system 呼吸系统急症 / ~ in stomatosis 口腔病急症 / ~ management 急救管理 / ~ medical information system 急救医疗信息系统 / ~ Medical Service Act(EMS Act)急救医疗服务法 / ~ medical service system, EMSS 急救医疗服务系统 / ~ medical services(简作 EMS)急救医疗服务 / ~ medical services commission 急救医疗服务委员会 / ~ medical services system(简作 EMSS)急救医疗服务体系 / ~ medical supplies 急救医疗设备 / ~ medical tag, E. M. T. 急救医疗卡 / ~ medical technician(简作 EMT)急救医疗技术员(对入院前急救医疗技术员的总称) / ~ medical technician-ambulance(简作 EMT-A)急救医疗技术员 A 类(低级别的技术员)/ ~ medical technician-basic(简作 EMT-B)急救医疗技术员 B 类(对 A-类又一称呼,见上条) / ~ medical technician-defibrillation(简作 EMT-D)急救医疗技术员 D 类(能掌握更高一级者)/ ~ medical technician-paramedic(简作 EMT-P)急救助医,急救医疗技术员 P 类 / ~ medical technician's depression 急救医疗技术员抑郁(症) / ~ medical treatment 急救治疗 / ~ medican parmedic 急救医助 / ~ Medicine 急救医学(杂志名) / ~ medical unit 急救医疗单位 / ~ medicine 急诊(救)医学 / ~ message 紧急呼救信号,遇险呼救信号 / ~ mode 应急方式,急救方式 / ~ nurse 急诊(救)护士 / ~ nursing 急诊(救)护理 / ~ nursing by stages 分级急救护理 / ~ organization of town and county 城乡急救组织 / ~ oxygen kit 急救氧气包 / ~ patient 急救病人,急诊病人 / ~ physician 急诊(救)医生 / ~ plan 应急计划,急救计划 / ~ recompression 应急变压,应急加压 / ~ reentry 应急返回,应急重返 / ~ relief 紧急救援 / ~ room nurse 急诊室护士 / ~ room physician 急诊室医生 / ~ room staff 急诊室工作人员 / ~ room, ER 急诊室 / ~ round 急诊(科)查房 / ~ run(救护车)急救出车 / ~ stretcher 急救担架,急救搬运车 / ~ technique 急救技术 / ~ telecommunication 应急(急救)通讯 / ~ tracheotomy 紧急气管切开术 / ~ traffic 应急(通道)交通 / ~ transport 急救转运,紧急转运 / ~ ward 急救病房
Emergency Life Saving Instant Exit(简作 ELSIE)应急太平门
Emergency Life Support Apparatus(简作 ELSA)应急生命保障设备
Emergency Medical Division(简作 EMD)急症医学部
emergency medical identification symbol(简作 EMIS)急救医学识别记号(美国医学会)
Emergency Medical Service(简作 EMS)急救医疗服务处(英)
emergency medical services system(简作 EMSS)急救医疗服务体系
emergency medical tag(简作 EMT)紧急医疗标签,急救卡
Emergency Medical Technician(简作 EMT)急救医疗技师
Emergency Medicine Today(简作 EMT)现代急救医疗(杂志名)
emergency meternity and Infant care(简作 EMIC)产妇和新生儿急救
emergency treatment(简作 EMT)急救,紧急处置
emergent *a*. 发(射,引)出的 ‖ ~ evolution 突生进化 / ~ light 出射光 / ~ radiation 发射辐射 / ~ ray 出射线
emerods *n*. 痔
emery; carborundum *n*. 金刚砂
emerydisk *n*. 金刚砂磨片
emesis *n*. 呕吐 ‖ ~ gravidarum 孕吐
-emesis［希 emein］呕吐
emesis index(简作 EI)呕吐指数
emet emeticum［拉］*n*. 吐剂
emetatrophia *n*. 吐瘦
E-meter *n*. 曝光计,曝光表
emethine bismuth iodide(简作 EBI)碘化铋吐根碱
emetic *a*. 催吐的 *n*. 催吐药 ‖ ~ therapy 催吐法
emeticology *n*. 催吐学,催吐药物学
emetinae hydrochloridum *n*. 盐酸依米丁,盐酸吐根碱
emetine *n*. 依米丁,吐根碱(抗阿米巴药) ‖ ~ bismuth iodide 碘化泌吐根碱 / ~ hydrochloride 盐酸依米丁,盐酸吐根碱
emetism *n*. 吐根中毒
emetocatharsis *n*. 吐泻法
emetocathartic *n*. 吐泻药
emetology *n*. 催吐学,催吐药物学
emetomorphine *n*. 阿朴吗啡
emetophobia *n*. 呕吐恐怖
EMF electromagnetic flow meter 电磁电流计 / electromotive force 电动势 / endomyocardial fibrosis 心内膜纤维化 / erythrocyte maturation factor 红细胞成熟因子 / Excerpta Medica Foundation《医学文摘》基金会
EMFA Excerpta Medica Foundation of Amsterdam 阿姆斯特丹医学文摘基金会(荷兰)
EMFM electromagnetic flow meter 电磁式流量计
emg emergency 急症,急诊;紧急;意外
EMG control 肌电控制
EMG electromyogram 肌电图 / Electromyography 肌电描记法(杂志名) / electron micrograph 电子显微镜检查 / emergency 紧急;急症,急诊;意外 / epimembrane glomerulopathy 肾小球外膜病变 / erythema multiforme gyratum 多形性环状(回状)红斑 / exophthalmos macroglossia gigantism 突眼巨舌巨人症
EMGN extramembranous glomcrulonephritis 膜外肾小球肾炎
EMI electromagnetic interference 电磁干扰 / ethylmercuric iodide 碘化乙汞,乙基碘化汞 / electronics and reedical instrumentation program 电子学及医学仪器程序
-emia［希,拉］［构词成分］血,血症(来自希腊语 hdma)
EMIC emergency meternity and infant care 产妇和新生儿急救 / environmental mutagen information center 环境致突变物情报中心联机数据库
emiction *n*. 排尿
emictory *n*. 利尿药 *a*. 利尿的
emicymarin *n*. 恩米西马林(一种强心剂)
Emideltide *n*. 依米地肽(镇痛药)
Emiglitate *n*. 乙格列酯(降血糖药)
emigration *n*. 移民,血细胞渗出
Emilia sonchifolia(**L.**)**DC.**［植药］一点红
Emilium Tosilate 托西依米铵(抗心律失常药)
eminectomy *n*. 结节切除
eminence［英］; **eminentia**［拉］*n*. 隆起,隆凸,结节 ‖ ~ of sphenoid bone, olivary; tuberculum sellae turiae 蝶骨鞍结节 / ~ of temporal bone, articular; tuberculun articulare ossis temporalis 颞骨关节隆凸 / ~, hypobranchial; copula linguae 鳃下隆凸,舌阜,舌联桁 / ~, canine; emmentla canina 犬齿隆凸 / ~, facial; colliculus facialis 面神经丘 ~, Fallopio; eminentia Fallopii 法娄皮欧氏凸(面神经管凸) / ~, frontal; tuber frontale 额结节,额隆凸 / ~, intercondylar; intercondylaris 髁间隆起 / ~, nasal; eminentia nasalis 鼻隆凸
eminentia *n*. 隆起,隆凸,隆突 ‖ ~ abducentis 面神经丘 / ~ acustica 听结节 / ~ annularis 脑桥 / ~ arcuata 弓状隆起 / ~ capitata 头状隆起 / ~ carpi radialis 腕桡侧隆起 / ~ carpi ulnaris 腕尺侧隆起 / ~ cinerea cuneiformis 灰翼 / ~ collateralis［侧脑室］侧副隆起 / ~ conchae 耳甲隆起 / ~ facialis 面神经丘 / ~ fallopii 面神经管凸 / ~ fossae triangularis 耳三角窝隆起 / ~

frontalis 额结节 / ~ gracilis 薄束 / ~ hepatic caudata [肝]尾状叶 / ~ hypoglossi 舌下神经三角 / ~ iliopectinea 髂耻隆起 / ~ intercondylaris 髁间隆起 / ~ jugularis 颈静脉结节 / ~ lateralis cartilaginis cricoideae 环状软骨[外]侧结节 / ~ lateralis Meckelii [侧脑室]侧副隆突 / ~ mandibularis 下颌隆凸 / ~ medialis 内侧隆起 / ~ papillaris 锥隆起 / ~ pyramidalis 锥隆起 / ~ restiformis 绳状体 / ~ saccularis 囊状隆起 / ~ scaphae 耳舟隆起 / ~ teres 菱形窝内侧隆起 / ~ triangularis 耳三角窝隆起 / ~ trigemini 三叉神经隆起 / ~ vagi 灰翼

eminentia[拉];**eminence**[英] ***n***. 隆凸,隆起,结节 ‖ ~ fallopii; prominentia canalis facialis 面神经管凸 / ~ hypoglossi; trlgonum nervi hypoglossi 舌下神经隆凸,舌下神经三角 / ~ abducentis; colliculus facialis 面神经丘 / ~ articularis ossis temporalis; tuberculum articulare ossistemporalis 颞骨关节结节 / ~ canalis optica 视神经管隆起 / ~ canalis optica 视神经管隆起 / ~ facialis; colliculus facialis 面神经隆凸,面神经丘 / ~ frontalis; tuber frontale 额结节 / ~ mandibularis; mandibular ~ 下颌隆凸 / ~ trigemina; ~ trigemini; trigeminal ~ 三叉神经隆起 / ~ symphysis 联合隆凸,颏隆凸

emiocytosis ***n***. 细胞分泌,细胞外排作用

EMIS emergency medical identification symbol 急救医学识别记号(美国医学会)

emis emission 发射

emissarium (复,emissaria) ***n***. 导血管 ‖ ~ condyloideum; condyloid emissary 髁导血管 / ~ mastoideum; mastoid emissary 乳突导血管 / ~ occipitale 枕骨导血管 / ~ parietale 顶骨导血管

emissary ***n***. 导血管

emission ***n***. ①发射,放射 ②遗精 ‖ ~ cell 发射光电管,放射管 / ~ computed tomography 发射计算机断层成像(术) / ~ decay 放射衰减 / ~ electrode 发射电极 / ~ fading 发射率衰退 / ~ imaging 发射显像 / ~ probability 放射几率 / ~ phase 排精期 / ~ stage of ejaculation 排精 / ~ regulator 电子发射稳压器 / ~ scan 发射扫描 / ~ scanner 发射扫描机 / ~ spectrometry 放射光谱法 / ~ spectroscopy 发射光谱学 / ~ spectrum 发射光谱 / ~ temperature 发射温度 / ~ tomography 发射断层成像(术) / emissive power 发射本领 / emissive type electron microscope 发射式电子显微镜

emission computed tomography (简作 ECT)发射型计算机断层,发射计算机断层成像(术),发射计算机体层摄影(术)

emission electron microscope (简作 EEM)射电显微镜

emission spectrograph (简作 EMS) 发射摄谱仪;发射光谱

emissivity ***n***. 发射率,放射率,辐射率,辐射系数

EMIT enzyme multiple immune test 酶多项免疫测定法

emit ***v***. 发(放,辐)射

Emitefur ***n***. 乙嘧替氟(抗肿瘤药)

emitron ***n***. 光电摄像管 ‖ ~ camera 光电摄像机

emittance ***n***. 发射,发射度 ‖ ~ area 出射面积

emitter ***n***. ①发(放,辐)射体 ②发射极,辐射源 ‖ ~ follower 射极跟随体 / ~ window 发射窗,发射孔 / ~ -follower 发射极输出器,射极跟随器

emitter-coupled logic (简作 ECL) 发射极耦合逻辑(电路)

emitting electrode 发射电极

β-emitting radionuclide 发射β粒子的放射性同位素

emitting surface 发射面

emlaslon spectrum 发射光谱

EMM electron mirror microscope 电子反射镜显微镜

emma ***n***. 声频信号雷达站

EMMA electro-medical multichannel amplifier 医用电子多导程放大器 / electron microscopy and microanalysis 电子显微镜及微量分析 / eye-movement measuring apparatus 眼球活动测定装置

emmenagogic ***a***. 通经的

emmenagogue ***n***. ①通经药 ②通经法

emmenia ***n***. 月经

emmeniopathy ***n***. 月经病

emmenology ***n***. 月经学

emmertropia (简作 Em.) ***n***. 屈光正常,正视眼

Emmesomyia ***n***. 粪泉蝇属 ‖ ~ dolichosternita 长板粪泉蝇 / ~ flavitarsis 跗粪泉蝇 / ~ oriens 东方粪泉蝇 / ~ socia 朔粪泉蝇

emmet ***n***. 蚁

Emmet's operation 埃米特手术(会阴缝术,子宫颈裂缝术)

emmetrope ***n***. 正视者

emmetropia ***n***. 折光正常,正常眼

emmetropic ***a***.正视眼的 ‖ ~ eye 屈光正常眼,正视眼

emmetropization ***n***. 正视化

EMMU electric magnetic magnitude and units 电磁数值和单位

EMO Epstein and Macintosh, Oxford(ether inhaler and Oxford bellow)爱泼斯坦—马金托史—牛津(醚吸入器及牛津气袋) / Examining Medical Officer 体格检查军医,体检医官

Emoctakin ***n***. 依莫白介素(免疫调节药)

Emodin ***n***. ①大黄素(泻药) ②异丁苯丙酸(抗炎药)

emolliate ***v***. 软化,使柔软

emollient ***a***. 润滑的,缓和刺激的 ***n***. 润滑剂,润肤剂

emonence, hypoglossal; eminentia hyopglossi 舌下神经三角

Emopamil ***n***. 依莫帕米(冠脉扩张药)

Emorfazone ***n***. 依莫法宗(镇痛药)

Emot emotion 情绪

emotion ***n***. 情绪,感情,激动

emotional ***a***. 感情的,情绪的 ‖ ~ circuit 情绪回路 / ~ deprivation 母爱剥夺 / ~ deterioration 情绪衰退 / ~ incontinence 情感失禁 / ~ state 激动状态

EMP effective mean pressure 有效平均压力 / pathway Embden-Meyerhof-Parnas pathway 恩伯登—迈耶霍夫—帕纳斯途径,糖酵解途径

emp [拉]ex modo prescripto 按照处方

emp [拉]vesic emplastrum vesicatorium 发泡硬膏

empathema ***n***. 发情

Empedobacter [拉]***n***. 稳杆菌属 ‖ ~ alboflavus 白黄稳杆菌(白黄精朊杆菌) / ~ aquatile 水生稳杆菌 / ~ arborescens 树状稳杆菌(树状黄杆菌) / ~ balustinum 大比目鱼稳杆菌 / ~ barkeri 巴克氏稳杆菌(巴克氏梭菌) / ~ betle 甜菜稳杆菌(蒌叶稳杆菌,甜菜不游走杆菌,甜菜假单胞菌) / ~ breve 短稳杆菌(短黄杆菌) / ~ dormitatol 懒惰稳杆菌 / ~ esteroaromaticum 酯香稳杆菌 / ~ fecale 粪稳杆菌 / ~ flavotenue 黄细稳杆菌 / ~ fulrum 深黄稳杆菌(深黄短杆菌) / ~ inertia 惰性稳杆菌(惰性精朊杆菌,惰性假单胞菌) / ~ lacunatus 腔隙稳杆菌 / ~ lutescens 土黄色稳杆菌(浅藤黄稳杆菌) / ~ peregrinum 外来稳杆菌(奇异稳杆菌,外来黄杆菌) / ~ proteus 变形稳杆菌 / ~ rhizoctonia 死根稳杆菌(莴苣根死病稳杆菌,死根植物单胞菌,死根假单胞菌) / ~ sewanense 塞万稳杆菌(塞沃尼稳杆菌) / ~ solare 日光稳杆菌 / ~ trapanicum 特腊帕尼稳杆菌

EMPEP erythrocyte membrane protein electrophoretic pattern 红细胞膜蛋白电泳型

Empetraceae ***n***. 岩富兰科

emphasis ***n***. 加重,加强

emphasizer ***n***. 加重器,频率校正电路

emphlysis ***n***. 结痂疹,疱疹

emphragmasalivare; ranula ***n***. 舌下囊肿

emphraxis ***n***. 梗(阻,闭)塞

-emphraxis [希][构词成分]阻塞,梗阻

emphysatherapy ***n***. 注气疗法

emphysema ***n***. ①气肿 ②肺气肿 ‖ ~ aquosum 水性肺气肿

emphysema anonymous (简作 EA) 原因不明性肺气肿

emphysematous ***a***. 气肿的 ‖ ~ cholecystitis 气肿性胆囊炎 / ~ phlegmon 气性蜂窝织炎,气性坏疽

emphytic character 遗传特性

empids ***n***. 舞虻

empiric therapeutics 经验疗法

empirical coefficient of reunion (**E.C.R.**)经验复合系数

empirical formula 实验式,经验式,经验公式

empirical horopter 经验性双眼单视界

empiripo lesis 细胞俘获

empl emplastrum [拉] 硬膏剂,膏药

empl ext emplastrum extensum [拉] 展布硬膏

emplastrum [拉] 硬膏

Employment Medical Advisory Service (简作 E.M.A.S) 劳动就业医学咨询处(英国)

empodistic ***a***. 预防的 ***n***. 预防药

empodium ***n***. 爪间突

empoison ***v***. ①使有毒 ②使腐败 ③使有苦味 ④下毒 ⑤中毒

emprosthocyrtoma ***n***. 脊柱前凸

emprosthocyrtosis ***n***. 脊柱前凸

emprosthotonos ***n***. 前弓反张,躯干前曲

empty ***a***.空的 ‖ ~ triangle 空三角(征) / ~ field myopia 空虚近视,空虚视野性近视 / ~ nest syndrome 空巢综合症 / ~ particle 空粒子 / ~ stomach 空腹

emptying ***n***. ①排空,排出 ②沉积,残留物 ‖ ~ fraction 排胆分数 / ~ of the stomach 胃的排空 / ~ time 排空时间

emptysis ***n***. 咯血

empty-space myopia 空虚近视

empurple ***v***. 使发紫,使发红

Empusa ***n***. 虫霉属,蝇疫霉属 ‖ ~ muscae 蝇疫霉(蝇的一种寄生性霉菌,可使蝇致死)

empyema[拉,希] ***n*.** ①积脓 ②脓胸 ‖ ~ of antrum 上颌窦积脓 / ~, apical 胸膜顶脓胸 / ~ articuli 关节积脓,急性脓性滑膜炎 / ~, benignum 良性脓胸 / ~, of the chest 脓胸 / ~, encapsulated 包围性脓胸 / ~ of gall-bladder 胆囊积脓 / ~, gaseosum 气脓胸 / ~, interlobar[肺]叶间脓胸 / ~, latent 潜伏性脓胸 / ~, loculated 分房[性]脓胸 / ~, mastoid 乳突积脓 / ~, maxillary 上颌积脓 / ~ of maxillary sinus 上颌窦积脓 / ~ , maxillary 上颌积脓 / ~, metapneumonic 肺炎后脓胸 / ~, necessitatis 自溃性脓胸 / ~ of pericardium 心包积脓,脓性心包炎 / ~, pleurae 脓性胸膜炎,脓胸 / ~, pneumococcal 肺炎球菌性脓胸 / ~, pulsating 搏动性脓胸 / ~, putrid 腐败性脓胸 / ~, streptococcal 链球菌性脓胸 / ~, synpneumonic 肺炎期脓胸 / ~, thoracic 脓性胸膜炎,脓胸 / ~, tuberculous 结核性脓胸

empyema-tube ***n*.** 脓胸引流管

empyemic ***a*.** 脓胸的

empyesis ***n*.** ①脓疱 ②眼前房积脓

empyeuma ***n*.** 烧焦(臭)味

empyocele ***n*.** 脐脓肿

empyrosis ***n*.** 烧伤,烫伤

EMR electromagnetic radiation 电磁辐射 / electromechnical research 电机械研究

emrryonic competence 胚胎的存活能力

EMS emergency medical services 急救医疗服务 / Electromagnetic Susceptibility 电磁敏感性 / electronic magnetic system 电磁系统 / electronic management system 电子管理系统 / electronic medical system 电子医学系统 / electron microscope 电子显微镜 / Emergency Medical Service 急救医疗服务处(英) / emission spectrograph 发射摄谱仪;发射光谱 / eneephalomyosynangiosis 大脑颞肌血管增生手术 / encephalo-myo-synangiosis 脑—肌—血管联合术 / erythema multiforme serpiginosum 匐行状多形红斑 / ethyl methane sulfonate 甲烷磺酸乙酯 / Experimental Medicine and Surgery 实验内科和外科学(杂志名)

EMS resource hospital 急救医疗服务资源(网络)医院

EMSA Electron Microscope Society of America 美国电子显微镜学会

EMSS 急救医疗服务体系(见 emergency medical services system)

EMT Emergency Medical Technician 急救医疗技师 / Emergency Medicine Today 现代急救医疗(杂志名) / emergency medical tag 紧急医疗标签,急救卡 / emergency treatment 急救,紧急处置

EMT-A 急救医疗技术员 A – 类(见 emergency medical technician-ambulance)

EMT-B 急救医疗技术员 B – 类(见 emergency medical technician-basic)

EMT-D 急救医疗技术员 D – 类(见 emergency medical technician-defibrillationmedical)

EMT-P 急救助医,急救医疗技术员 P – 类(见 emergency medical technician-paramedic)

EMTS ethylene mercuric-p-toluenesulfonanilide 磺胺苯汞(杀菌药)

EMU electromagnetic unit 电磁单位 / electromotive unit 电动势单位 / erythromycin 红霉素

emul(emulsum) ***n*.** 乳剂

emul emulsio[拉] ***n*.** 乳剂,乳浊液

emulgent ***n*.** 乳化剂,泄出血管 ***a*.** 泄出的

emulphor ***n*.** 乳化剂

emulsibility ***n*.** 乳化性

emulsible ***a*.** 可乳化的

emulsifiable ***a*.** 可乳化的

emulsification ***n*.** 乳化[作用]

emulsified ***a*.** 乳化的 ‖ ~ iodized oil ventriculography 乳化碘油脑室造影(术)

emulsifier ***n*.** ①乳化剂 ②乳化器

emulsify ***v*.** 乳化

emulsin ***n*.** 苦杏仁酶

emulsio[拉] ***n*.** 乳剂

emulsion ***n*.** ①乳胶(体),乳浊液 ②(感光)乳剂 ‖ ~ balloon air contrast 乳胶气囊空气对比 / ~ contrast 乳剂对比 / ~ layer 乳剂层 / ~ speed(感光)乳剂速度 / ~ polymerization ①乳化聚合 ②乳化聚合法

emulsion-laser ***n*.** 乳胶激光器 ‖ ~ storage 乳胶激光存储器

emulsoid ***n*.** 乳胶体

emulsoil ***n*.** 乳胶(体,液),乳浊体

emulsor ***n*.** 乳化器

emulsum(emul) ***n*.** 乳剂

emunctory ***a*.** 排泄的 ***n*.** 排泄管

emundation ***n*.** 纯化作用(药物)

emusulate ***a*.** 无肌的

EMV electromagnetic volume 电磁电容

EMXA electron microprobe X-ray analyzer 电子微探针 X 射线分析仪

Emylcamate ***n*.** 依米氨酯(安定药)

EN electronarcosis 电麻醉

En enema 灌肠法

en ethylene diamine 乙烯二胺,乙二胺(药品溶媒)

en-[希,在 b、p、m 前变为 em-][构词成分] 在内,在……中

ENA extractable nuclear antigen 可提取的核抗原

Ena ***n*.** 艾纳蝶属

Enact Environmental Action 环境问题行动委员会

Enadoline ***n*.** 依那朵林(镇痛药)

Enalapril ***n*.** 依那普利,苯脂丙脯酸(抗高血压药) ‖ ~ maleate 马来酸依那普利

Enalaprilat ***n*.** 依那普利拉(抗高血压药)

Enalkiren ***n*.** 依那吉仑(抗高血压药)

enamel ***n*.** [牙]釉质 ‖ ~ cuticle 釉薄膜 / ~ prisms 釉棱柱

enamel, chalky ***n*.** 白变釉质 ‖ ~ cloudy 浊釉质 / ~ curled 曲形釉质 / ~ dwarfed; nanoid enamel 矮小釉质 / ~ earlycarious 早龋釉质 / ~ fluorine 高氟釉 / ~ gingivoproximal 邻面龈区釉质 / ~ gnarled 螺状釉质 / ~ hypoplastic 发育不全釉质 / ~ immature 未[成]熟釉质 / ~ knurled 结节釉质 / ~ labial 唇面釉质 / ~ mature 成熟釉质 / ~ mottled; poikilodentosis 斑釉[症] / ~ nanoid; dwarfed enamel 矮小釉质 / ~ opaque 不透明釉 / ~ porcelain 瓷釉 / ~ postnatal 后天釉质 / ~ primary 原发[性]釉质 / ~ sclerosed 硬性釉质 / ~ secondary 继发[性]釉质 / ~ straight 直形釉质 / ~ striation of 釉纹 / ~ undermined 无基釉质 / ~ ndermining 潜釉 / ~ vitrified 玻面釉质

enamel[英]; **enamelum**[拉] ***n*.** [牙]釉质

enamelfiber ***n*.** 釉柱

enamel-germ ***n*.** 釉胚

enamelin ***n*.** 釉质素

enamelite ***n*.** 釉质粘合剂

enameloblast; ameloblast ***n*.** 成釉细胞

enameloblastoma; adamantoblastoma ***n*.** 成釉细胞瘤

enameloma ***n*.** 釉质瘤

enameloplasty ***n*.** 釉质成形术

enamelum[拉]; **enamel**[英] ***n*.** [牙]釉质

ENANB endemic non-A, non-B hepatitis 地方性非甲非乙型肝炎,地方性丙型肝炎

enantate; enanthate ***n*.** 庚酸盐(根据 1998 年 CADN 的规定,在盐或酯与加合物之命名中,使用此项名称,与"enanthate"相同,用此者比"enanthate"略多)

enanthate testosterone 庚酸睾酮(雄激素类)

enanthem ***n*.** 黏膜疹

enanthema ***n*.** 黏膜疹

enanthesis ***n*.** 内病性皮疹

enantioblosis ***n*.** 拮抗共生

enantiolalia ***n*.** 反语症

enantiomer ***n*.** 光学对映体

enantiomorph ***n*.** 对映[结构]体,镜象体

enantiothamnosis ***n*.** 结节中央化脓性真菌病

enantiotropy ***n*.** ①对映[异构]现象 ②互变性

Enarmonia diniana nuclear polyhedrosis virus 落叶松卷叶蛾核型多角体病毒

enarthritis ***n*.** 杵臼关节炎

enarthrodial ***a*.** 杵臼关节的

enarthrosis ***n*.** 杵臼关节

enarthrosis sphaeoidea 球窝关节,杵臼关节

enarthrum ***n*.** 关节内异物

Enazadrem ***n*.** 依那扎群(抗银屑病药)

enblastoma ***n*.** 胚细胞瘤

Enbucrilate ***n*.** 恩布脂(外科材料)

Encainide ***n*.** 恩卡尼,恩卡胺(英卡胺)(抗心律失常药)

Encalyptaceae ***n*.** 大帽藓科(一种藓类)

encanthis ***n*.** 内眦瘤

encaosulated mediastinal effusion(简作 EME) 纵膈包裹性渗出

encapsidation ***n*.** 包被

encapsulation ***n*.** 包裹[作用],包埋,包围

encarditis ***n*.** 心内膜炎

encasement ***n*.** 包绕,壳层

encatarrhaphy ***n*.** 埋藏缝术

enceinte ***a*.** 妊娠的

encelialgia ***n*.** 内脏痛

encelitis ***n*.** 内脏炎,腹内器官炎

Enceph-[希 encephalo] 脑

encephalaemia; encephalemia ***n*.** 脑充血

encephalalgia ***n*.** 头痛

encephalanalosis *n*. 脑萎缩
encephalatrophy *n*. 脑萎缩
encephalauxe *n*. 脑肥大
encephalcisole *n*. 隔离脑
encephaledema *n*. 脑水肿
encephalemia *n*. 脑充血
encephalic *a*. 脑的
encephalin *n*. 脑磷脂
encephalinase *n*. 脑磷脂酶
encephalion *n*. 小脑
encephalitic *a*. 脑炎的
encephalitis（复 encephalitides）*n*. 脑炎,大脑炎 ‖ California ~ 加利福尼亚脑炎(一种由虫媒病毒所致的急性病毒性脑炎,主要为儿童的一种疾病) ‖ ~, acute disseminated 急性传播性脑炎,传染病后脑炎 / ~, acute hemorrhagic 急性出血性脑炎 / ~ acute nectrotizing ~ 急性坏死性脑炎 / ~, acute toxic 急性中毒性脑炎 / ~, allergic 变应性脑炎 / ~, arthropod-borne 虫传脑炎(虫传病毒引起)/ ~, arthropod-borne viral 虫传病毒脑炎 / ~, Australian X 澳大利亚 X 脑炎 / ~ B 乙型脑炎 / ~ benign myalgic ~ 良性肌痛性脑炎(即流行性神经肌无力症 epidemic neuromyasthenia) / ~, Binswanger's 宾斯旺格氏脑炎,慢性皮质下脑炎 / ~, brain-stem 脑干脑炎 / ~, buffalo 水牛脑炎,四脚寒 / ~, chronic subcortical 慢性皮质下脑炎 / ~, cortical 皮质性脑炎 / ~, corticalis 皮质性脑炎 / ~, epidemic 流行性脑炎 / ~, epidemica 流行性脑炎 / ~, equine 马脑炎 / ~, experimental allergic（缩 EAE）实验性变应性脑炎 / ~, forest-spring 春季森林脑炎,苏联蜱传脑炎,流行性脑炎 / ~, fox 狐类脑炎 / ~, hemorrhagic 出血性脑炎 / hemorrhagic arsphenamine ~ 出血性胂凡纳明脑炎 / herpes ~ = herpes simplex ~ = herpetic ~ 疱疹脑炎,单纯疱疹性脑炎,疱疹性脑炎(由疱疹病毒所致的一种疾病,类似马脑髓炎) / ~, hyperplastica 增生性脑炎 / ~, Ilheus 巴西脑炎 / ~, infantile 幼儿脑炎 / ~, influenzal 流感脑炎,流行性脑炎 / ~, Japanese 日本脑炎,乙型脑炎 / ~, Japanese B 流行性乙型脑炎 / ~, lead 铅毒性脑炎 / ~, lethargic 昏睡性脑炎,嗜眠性脑炎,流行性脑炎 / ~, lethargica 昏睡性脑炎,嗜眠性脑炎,流行性脑炎 / ~, Murray Valley 澳洲墨莱溪谷脑炎 / ~ neonatorum 新生儿脑炎 / ~, periaxial 弥漫性轴周性脑炎,谢耳德氏病 / ~, periaxialis 弥漫性轴周性脑炎,谢耳德氏病 / ~, periaxialis concentrica 同心性轴周性脑炎 / ~, periaxialis scleroticans 轴周性硬化性脑炎,多发性硬化 / ~, porcine virus 猪病毒性脑炎 / ~, postinfection 传染病后脑炎,急性[血管周围]髓鞘脱失病 / ~, postvaccinal 种痘后脑炎 / ~, purulent 脓性脑炎 / ~, rabies vaccination 狂犬病疫苗接种后脑炎 / ~, Russian spring-summer 苏联春夏型脑炎,苏联远东型脑炎 / ~, Russian tick-borne 苏联蜱传脑炎,春季森林脑炎,流行性脑炎 / ~, St. Louis 圣路易型脑炎 / ~, Schilder's 谢耳德氏脑炎,轴周性脑炎 / ~, Semliki forest 赛姆利基森林脑炎 / ~, siderans 电击性脑炎 / ~, subcorticalis chronica 慢性皮质下脑炎 / ~, suppurative 化脓性脑炎 / ~, syphilitic 梅毒性脑炎 / ~, tick 蜱性脑炎,春季森林脑炎,流行性脑炎 / ~, toxoplasmic 弓形原虫脑炎 / ~, type-B 乙型脑炎 / ~, type-C 丙型脑炎 / ~, vaccinal 种痘后脑炎 / ~ varicella 水痘脑炎 / ~, vernal 春季脑炎,苏联蜱传脑炎,流行性脑炎 / ~, Vienna 维也纳脑炎,流行性甲型脑炎,昏睡性脑炎 / ~, West Nile 西尼罗河脑炎 / ~, woodcutter's 伐木者脑炎,苏联蜱传脑炎,流行性脑炎
encephalitis B vaccine 流行性乙脑疫苗
encephalitogen *n*. 致脑炎因子
encephalitogenic *a*. 致脑炎的
encephalitogenic factor（简作 EF）致脑炎因子
Encephalitozoon *n*. 胞内原虫属,脑炎微胞子虫属(属于 Apansporoblastina,可引起肝炎或腹膜炎等) ‖ ~ cuniculi 家兔脑胞内原虫,兔脑炎微胞子虫 / ~ hominis 人脑胞内原虫,人脑炎微胞子虫 / ~ rahiei 内格里氏小体,狂犬病毒包涵体
encephalitozoonosis *n*. 脑胞内原虫病
encephalization *n*. 脑形成
encephalo *n*. 脑 ‖ ~ dialysis 脑软化,脑松软
encephalo-[希][构词成分] 脑
encephalo-arteriography *n*. 脑动脉摄影(术),脑动脉造影
encephalo-arterio-synangiosis（简作 EAS）脑—动脉联合术
encephalocele *n*. 脑膨出,脑突出
encephalocoele *n*. ①颅腔 ②脑室,脑腔
encephalodialysis *n*. 脑软化,脑松软
encephalodysplasia *n*. 脑发育异常
encephalogram *n*. 脑造影(照)片,脑 X 线(照)片
encephalograph *n*. ①脑造影(照)片 ②脑 X 线摄影仪 ③脑电描记器
encephalography *n*. 脑造影(术),脑照相(术),脑摄影(术)
encephalohemla *n*. 脑充血
encephalolith *n*. 脑石
encephaloma *n*. ①脑瘤 ②髓样瘤
encephalomalacia *n*. 脑软化 ‖ ~, subcorticalis chronica arteriosclerotica 慢性动脉硬化性皮质下脑软化
encephalomeningocele *n*. 脑膜膨出
encephalomere *n*. 脑节
encephalometer *n*. 测颅器,脑域测定器
encephalomyelitis *n*. 脑脊髓膜炎 ‖ ~, acute disseminated 急性播散性脑脊髓膜炎,传染后脑炎 / ~, allergic 变应性脑脊髓炎 / ~, autoimmune 自身免疫性脑脊髓炎 / ~, epidemica 流行性脑脊髓膜炎 / ~, equine 马脑脊髓膜炎 / ~, experimental allergic（缩 EAE）实验性变应性脑脊髓炎 / ~, granulomatous 肉芽肿性脑脊髓膜炎 / ~, Mengo 门哥脑脊髓膜炎(非洲乌干达地名) / ~, toxoplasmic 弓形原虫脑脊髓膜炎
encephalomyelocele *n*. 脑脊髓膨出
encephalomyelopathy *n*. 脑脊髓病 ‖ ~ postinfection ~ 传染病后脑脊髓病 / ~ postvaccinial ~ 种痘后脑脊髓病 / subacute necrotizing ~ 亚急性坏死性脑脊髓病[亦称亚急性坏死性脑病(Leigh)氏病或综合征]
encephalomyeloradiculitis *n*. 脑脊髓脊神经根炎
encephalomyeloradiculoneuritis *n*. 脑脊髓脊神经根神经炎
encephalomyeloradiculopathy *n*. 脑脊髓脊神经根病
encephalomyetic *a*. 脑脊髓的
encephalomyocarditis *n*. 脑心肌炎(病毒性) ‖ ~ virus 脑心肌炎病毒
encephalomyocarditis cardiovirus（简作 EMC）脑炎心肌炎心病毒,EMC 心病毒
encephalomyocarditis enterovirus（简作 EMC）脑炎心肌炎肠道病毒,EMC 肠道病毒
encephalomyocarditis *n*.（简作 EMC）脑心肌炎(病毒性)
encephalo-myo-synangiosis *n*.（简作 EMS）脑—肌—血管联合术
Encephalon EutamiatisSibirici[拉;动药] 花鼠脑
encephalon（复 encephala）*n*. 脑,脑髓
Encephalon Alaudae Arvensis[拉;动药]云雀脑
Encephalon Bovis Seu Bubali[拉;动药] 牛脑
Encephalon Canis[拉;动药] 狗脑
Encephalon Caprinus[拉;动药] 山羊脑
Encephalon Cuniculi[拉;动药] 兔脑
Encephalon Galli[拉;动药] 鸡脑
Encephalon MantaeBirostris[拉;动药] 双吻前口蝠鲼脑
Encephalon Mobulae Japonicae[拉;动药] 日本蝠鲼脑
Encephalon Mustelae Eversmanni[拉;动药] 艾鼬脑
Encephalon Ranae Limnocharitis[拉;动药] 虾蟆脑
encephalonarcosis *n*. 脑病性木僵
encephaloncus *n*. 脑瘤
encephalo-oculo-facial angiomatosis 脑眼颜面血管瘤病
Encephaloon Milvi[拉;动药] 鸢脑髓
encephaloophthalmic *a*. 脑眼的
encephalopathia *n*. 脑病 ‖ ~, addisonia 阿狄森氏脑病 / ~, alcoholica 酒精中毒性脑病,急性出血性脑灰质炎 / ~, familial 家族性脑病 / ~ infantilis 婴儿型脑病 / ~, palindromic 复发性脑病 / ~, portal-systemic 门静脉全身循环性脑病(肝硬化的昏迷,由于毒性氮质通过门静脉而入全身循环所致) / ~, thyrotoxic 甲状腺毒性脑病
encephalopathic *a*. 脑病的
encephalopathy *n*. 脑病 ‖ ~ demyelinating 脱髓鞘性脑病 / ~, hypertensive 高血压性脑病 / ~, lead 铅毒性脑病 / ~, progressive subcortical demyelinating 进行性皮质下脑病,脱髓鞘性脑病 / ~, pulmonary 肺[原]性脑病 / ~, saturnine, lead 铅毒性脑病 / ~, wernicke's 韦尼克氏脑病,急性出血性脑灰质炎
encephalophyma *n*. 脑瘤
encephalopuncture *n*. 脑穿刺术
encephalopyosis *n*. 脑脓肿
encephalorachidian *a*. 脑脊髓的
encephalorrhagia *n*. 脑出血
encephalosclerosis *n*. 脑硬化
encephaloscope *n*. 窥脑器,脑(窥)镜
encephaloscopy *n*. 窥脑术,脑检视法
encephalosepsis *n*. 脑坏疽
encephalosis *n*. 器质性脑病,退行性脑病
encephalospinal *a*. 脑脊髓的
encephalothlipsis *n*. 脑受压
encephalotome *n*. 脑刀
encephalotomy *n*. 脑切开术

ench(e)iresis *n*. 手册,袖珍本
ench(e)iridion *n*. 手册,袖珍本
encheiresis *n*. 插管术
Encheliophis gracilis (Bleeker) 纤细鳗潜鱼(隶属于潜鱼科 Carapidae)
Enchelycore bikiniensis (Schultz) 比吉尼勾吻鳝(隶属于海鳝科 Muraenidae)
Enchelydium fusidens Kahl 纺锤斜吻虫
Enchelydium Kahl 斜吻虫属
Enchelydium labeo Penard 有唇斜吻虫
Enchelyidae Ehrenberg 斜吻虫科
Enchelyodon Claparède and Lachmann 斜齿虫属
Enchelyodon elegans Kahl 巧斜齿虫
Enchelyodon lasius Stokes 蓬毛斜齿虫
Enchelyomorpha kahl 斜体虫属
Enchelyomorpha vermicularis Smith 蠕斜体虫
Enchelys curvilata Smith 斜口虫
Enchelys gasterostenus Kahl 胃形斜口虫
Enchelys Hill 斜口虫属
Enchelys pellucida Eberhard 透明斜口虫
Enchelys pupa Müller-Ehrenberg-Schewiakoff 蛹形斜口虫
Enchelys simplex Kahl 简单斜口虫
Enchelys variabilis Svec 多变斜口虫
enchondral bone formation 软骨内成骨
enchondroma *n*. 内生软骨瘤 ‖ ~, multiple congenital 先天性多发性内生软骨瘤 / ~, petrificum 骨化性内生软骨瘤,骨软骨瘤
enchondromatosis = Ollier's disease = dyschondroplasia 软骨细胞增生症,内生软骨瘤病,软骨发育异常
enchondromatous *a*. 内生软骨瘤的
enchondrosarcoma *n*. 内生软骨肉瘤
enchondrosis *n*. ①软骨疣 ②内生软骨瘤
enchylema *n*. 细胞液
encipher *n*. 编码
encipheror *n*. 编码器
Enciprazine *n*. 恩西拉嗪(安定药)
encircling buckling 巩膜环扎术
encircling procedure 环扎术
encircling syndrome 环扎综合征
Enclomifene *n*. 恩氯米芬(抗不育症药)
enclosure *n*. ①外壳,套,盒 ②围绕,封入 ③附建
encode *v*. 编码
encoder *n*. ①编码器 ②编码员
encoding *n*. 编码
encolpism *n*. 阴道给药法
encolpitis *n*. 阴道黏膜炎
encopresis *n*. 大便失禁,遗粪症
encosystem *n*. 生态体系
encounter *n*. 碰撞,碰到,冲突 ‖ ~ group 病友谈心治疗小组
encranial *a*. 颅内的
encranius *n*. 颅内联胎畸胎
enculeation of palatal cyst 腭囊肿剜除术
Ency Brit Encyclopaedia Britanica 大英百科全书
Encyclometra *n*. 环宫[吸虫]属
Encyclometra asymmetrica (**Wallace**) 不均环宫吸虫(隶属于斜睾科 Plagiorchiidae)
encyclop(a)edic(al) *a*. 百科全书的,广博的,包含各种学科的
encyclop(a)edism *n*. 百科全书的知识,知识广博
encyclophoria; encyclotropia 内旋转隐斜
encyclovergence *n*. 内旋转倾向
encyesis *n*. 妊娠
encyopyelitis *n*. 妊娠肾盂炎
Encyprate *n*. 恩环丙酯(抗抑郁药)
encystation *n*. 成囊
encysted *a*. 包绕的,包囊的
encysted stage *n*. 被囊期
encystment *n*. 被囊作用
encytosis *n*. (细胞)内摄作用,胞吞作用
End endocrine 内分泌
END enhancement Newcastle disease 加重型新城疫病
end *n*. 末端,终端,结束 ‖ ~ cell 终末细胞 / ~ elevation 侧视图 / ~ exposure 曝光结束 / ~ field 边缘场 / ~ hole 端孔 / ~ instrument 终端装置 / ~ mark 结束标志 / ~ of scan 扫描终端传感器 / ~ organ 灵敏元件,传感器 / ~ plate ①基板(病毒) ②终板(生理学) / ~ plate 端板 / ~ point 终末位 / ~ point mutation 终点突变 / ~ point nystagmus 终末位注视性眼球震颤 / ~ position 终末位 / ~ position nystagmus 终末位注视性眼球震颤 / ~ product 最终产物,最终生成物 / ~ product inhibition 最终产物抑制[作用] / ~ view 侧视图 / ~ visual point 目视终点 / ~ distal 远中端(指义齿修复体)
end diastole (简作 ED) 舒张末期
end diastolic area (简作 EDA) 终末舒张区域
end diastolic dimension (简作 EDD) 舒张末期体积
end diastolic pressure (简作 EDP) 末期舒张压
end diastolic pulmo-arterial pressure (简作 EDPAP) 舒张末期肺动脉压
end diastolic volume (简作 EDV) 舒张末期容量
end dilution value (简作 EDV) 稀释最终值
end expiratory pressure (简作 EEP)终末呼气压
end inspiratory positive pressure breathing (简作 EIPPB) 吸气末加压呼吸
END New Jersey and Can Alberta orbiviruses EHD 新泽西和坎阿伯塔环状病毒
End of Season (简作 EOS) 季度末
end product 终产物,终止产物
end-, endo-[希 endon] 内
endadelphos *n*. 体内联胎畸胎,隐联胎,胎内胎
endamage *v*. 使损坏,使受损伤
Endamoeba *n*. 内阿米巴属,内变形虫属 ‖ ~ gingivalis 齿龈内阿米巴 / ~ hartmanni 哈[特曼]氏内阿米巴
Endamoeba blattae Bütschli 蠊恩变形虫
Endamoeba ctenopharyngodoni Chen 鲩恩变形虫
Endamoeba disperata Kirby 离生恩变形虫
Endamoeba Leidy 恩变形虫属
Endamoeba lutea Henderson 棕黄恩变形虫
Endamoeba majeestas Kirby 大型恩变形虫
Endamoeba ranosa Henderson 粒状恩变形虫
Endamoeba sabulosa Kirby 沙样恩变形虫
Endamoeba simulans Kirby 相似恩变形虫
Endamoebidae *n*. 内阿米巴科,内变形虫科
Endamoebidae Calkins 恩变形虫科
endangic *a*. 血管内的
endangidic *a*. 血管内的
endangiitis *n*. 血管内膜炎
endanthem *n*. 黏膜疹,内疹
endaortitis *n*. 主动脉内膜炎
endarterectome *n*. 动脉内膜切除器
endarterectomy *n*. 动脉内膜剥脱术,动脉内膜切除术
endarterial *a*. 动脉内的
endarteritis *n*. 动脉内膜炎 ‖ ~, deformans 变形性动脉内膜炎 / ~, Heubner's specific 霍伊布内氏梅毒性动脉内膜炎(见于晚期大脑梅毒) / ~, obliterans 闭塞性动脉内膜炎 / ~, proliferans 增生性动脉内膜炎
endarterium *n*. 动脉内膜
endarteropathy *n*. 动脉内膜病
end-artery *n*. 终末动脉
endaural *a*. 耳内的
endaxoneuron *n*. 中间神经元,脊髓内神经元
endbrain *n*. 端脑,终脑
end-brush *n*. 终树突
end-bulb neuroma *n*. 神经断端神经瘤
endchondral *a*. 软骨内的
end-diastole *n*. 舒张末期
end-diastolic counts (简作 EDC) 舒张末期计数
end-diastolic pressure 终末舒张压
end-diastolic volume index (简作 EDVI) 舒张末期容积指数
end-diastolic volume (简作 EDV) 舒张末期容量
end-disc *n*. 终盘
endectoplastic *n*. 内外共同形成的(细胞)
endeictic *a*. 症状的
endemia *n*. 地方病
endemial *a*. ①地方性的 ②地方病的
endemic *a*. ①地方性的 ②地方病的 ‖ ~ plant 当地植物 / ~ species 当地种,本地种 / ~ area 病区,地方病流行区 / ~ goiter 地方性甲状腺肿 / ~ pneumonia of rats 地方性大鼠肺炎 / ~ syphilis 见 novenereal syphilis 地方性梅毒,非性病性梅毒
Endemic benign nephropathia virus (简作 EBNV) 出血性肾病肾炎病毒
endemic benign nephropathy (简作 EBN)地方性良性肾病
endemic non-A, non-B hepatitis (简作 ENANB) 地方性非甲非乙型肝炎,地方性丙型肝炎
endemicity *n*. ①地方性 ②地方流行性 ③地方性流行率
endemiology *n*. 地方病学

endemism *n*. 特有现象
endemoepidemic *a*. 地方性流行的
endemy *n*. 地方病
endepidermis *n*. 上皮,内表皮
endergic *a*. 吸能的
endergonic *a*. 吸收能量的,吸能的 ‖ ~ reaction 吸能反应
endermatic *a*. 经皮肤的(吸收)
endermic *a*. 经皮肤的(吸收)
endermism *n*. 皮肤用药法
enderon *n*. 外被深层(皮肤或黏膜的深层)
enderonic *a*. 外被深层的
endexoteric *a*. 内因与外因的,内外因的
end-feet *n*. 终纽,突触小结
end-filling reaction *n*. 末端填充反应
end-flake *n*. 终板
end-group analysis 末端分析
end-gut *n*. 后肠
Endiemal = metharbital *n*. 美沙比妥(抗癫痫药)
ending *n*. 结束,终止,终端
endinion *n*. 枕内点
endite *n*. ①内小叶 ②肢节内叶(昆虫)
Endive rhabdovirus 苣荬菜弹状病毒
Endixaprine *n*. 恩地普令(抗癫痫药,催眠药)
end-knob *n*. 尾结
endless *a*. 无止境的,无穷无尽的,没完没了的,‖ ~ly *ad*. / ~ness *n*.
end-lobe *n*. 枕叶
endlong *ad*. 纵长地,乘直的,直立的
endmost *a*. 最(近)末端的,最远的
endo *prep*. 内,自 *v*. 吸,收 *n*. 桥
Endo endocardium 心内膜
endo(en)ergic *a*. 吸能的
endo-[end-希][within 英][构词成分] 内,内部;桥(环内桥接,化学用语)
endo-abdominal *a*. 腹内的
endoaortitis *n*. 主动脉内膜炎
endoappendicitis *n*. 阑尾黏膜炎,卡他性阑尾炎
endoarteritis *n*. 动脉内膜炎
endobasal-body *n*. 内基体
endobiophyta *n*. 内生寄生生物
endobiotic *a*. 组织内寄生的,生物内生的,体内[寄]生的
endoblast *n*. 内胚层
endoblastic *a*. 内胚层的
endoblastoma *n*. 成内皮细胞瘤
endobrachy-esophagus *n*. 内短缩型食管
endobronchial *n*. 支气管内 ‖ ~ airway 支气管内导气管
endobronchial lymphoscintigraphy(简作 EBLS)支气管内淋巴闪烁成像(术)
endobronchitis *n*. 支气管黏膜炎
endocardial *a*. ①心内膜的 ②心内的 ‖ ~ cushion 心内膜垫 / ~ cushion defect 心内膜垫缺损 / ~ fibroelastosis(简作 ECFE)心内膜弹力纤维增生症 / ~ elastomyofibrosis(简作 EEMF)心内膜弹力肌纤维变性 / ~ fibro-elastosis(简作 EFE)心内膜纤维弹性组织增生 / ~ viability ratio(简作 EVR)心内膜活力比率
endocardioscopy *n*. 心脏镜检查
endocardioseope *n*. 心脏(窥)镜
endocarditic *a*. 心内膜炎的
endocarditis *n*. 心内膜炎 ‖ ~, acute bacterial 急性细菌性心内膜炎 / ~, atypical verrucous 非典型性赘疣状心内膜炎 / ~, bacterial 细菌性心内膜炎 / ~, benigna 良性心内膜炎,增殖性心内膜炎 / ~, chordalis 腱索性心内膜炎 / ~, chronic 慢性心内膜炎 / ~, constrictive 缩窄性心内膜炎 / ~, diffusa 弥漫性心内膜炎 / ~, fetal 胎[儿]性心内膜炎,右心内膜炎 / ~, fibrosa 纤维性心内膜炎 / ~, infectious 传染性心内膜炎,恶性心内膜炎 / ~, insipiens 初期心内膜炎 / ~, lenta 亚急性细菌性心内膜炎 / ~, Libman-Sacks 利—萨二氏心内膜炎,非典型性赘疣状心内膜炎 / ~, Loffler's 缩窄性心内膜炎 / ~, malignant 恶性心内膜炎 / ~, marantic 消耗性心内膜炎,非细菌栓塞性心内膜炎 / ~, mural 壁性心内膜炎 / ~, mycotic 真菌性心内膜炎 / ~, nonbacterial thrombotic 非细菌栓塞性心内膜炎 / ~, nonbacterial verrucous 非细菌性赘疣状心内膜炎 / ~, plastic 成形性心内膜炎,粘连性心内膜炎 / ~, polypous 息肉性心内膜炎 / ~, pulmonic 肺动脉瓣性心内膜炎 / ~, pustulous 脓疱性心内膜炎 / ~, rheumatic 风湿[病]性心内膜炎 / ~, righi-side 右心内膜炎,胎[儿]性心内膜炎 / ~, septic 脓毒性心内膜炎,恶性心内膜炎 / ~, simple 单纯性心内膜炎 / ~, subacute bacterial 亚急性细菌性心内膜炎 / ~, ulcerative 溃疡性心内膜炎,恶性心内膜炎 / ~, valvular 瓣性心内膜炎,心瓣[膜]炎 / ~, vegetative 增殖性心内膜炎,赘疣状心内膜炎 / ~, verrucous 赘疣状心内膜炎,增殖性心内膜炎 / ~, viridans 亚急性细菌性心内膜炎
endocardium *n*. 心内膜 ‖ ~ posterior(简作 EP)后心内膜(超声心动图)
endoceliac *a*. 体腔内的
endocellular *a*. 胞内的
endocervical *a*. 子宫颈内的 ‖ ~ canal 子宫颈内管,宫颈管 / ~ insemination 子宫颈管内人工受精 / ~ polyps 宫颈内膜息肉
endocervicitis *n*. 子宫颈内膜炎 ‖ ~, gonorrheal 淋病性子宫颈内膜炎
endocervicosis *n*. 子宫颈子宫内膜移位
endocervix *n*. 子宫颈内膜
endochondral *a*. 软骨内的
endochorion *n*. 绒[毛]膜内层
endochrocenter *n*. 内染色中心,核内分裂染色中心
endochrome *n*. [细]胞内染色质
endochylema *n*. [细]胞浆
endo-cine-apparatus *n*. 内窥电影摄影机
Endocladiaceae *n*. 内枝藻科(一种藻类)
endoclip *n*. 内镜夹[自动连续钛夹]
endocochlear potential(简作 EP)耳蜗内淋巴电位
endocolitis *n*. 结肠黏膜炎
endocolpitis *n*. 阴道黏膜炎
endocomplement *n*. [红细胞]内补体
endoconid *n*. 下内尖(牙)
endoconulid *n*. 下内小尖(牙)
endocorpuscular *a*. 小体内的
endocranial *a*. 颅内的
endocraniosis *n*. 颅内骨肥大
endocranitis *n*. 硬脑膜炎,硬脑膜外层炎
endocranium *n*. ①硬脑膜 ②幕骨
endocrinasthenia *n*. 内分泌(机能)衰弱,内分泌衰竭
endocrine *n*. (简作 End)①内分泌的 ②内分泌物 ‖ ~ cell 内分泌细胞 / ~ cataract 内分泌性白内障 / ~ fracture 内分泌性骨折,激素性骨折 / ~ exiophthalmos 内分泌性眼球突出 / ~ gland 内分泌腺 / ~ hypotony 内分泌性低眼压 / ~ ophthalmopathy 内分泌性眼病 / ~ system 内分泌系统 / ~ type sexual prococity 内分泌性性早熟
endocrine and metabolism(简作 E&M)内分泌和代谢
endocrine- dependent(简作 ED)内分泌依赖性
endocrine-disrupting contaminants(简作 EDC_S)损害内分泌的污染物
endocrinic *a*. 内分泌的
endocrinid *n*. 内分泌疹,内分泌性皮病
endocrinium *n*. 内分泌系统
endocrinodontia *n*. 牙内分泌学
endocrinodontolog[希];**endocrinodontologia**[拉]牙医内分泌学
endocrinolodist *n*. 内分泌学家
Endocrinological Communicaations(简作 EC)内分泌学通讯(杂志名)
endocrinology *n*. 内分泌学
Endocrinology *n*. 内分泌学(杂志名)
Endocrinology Index(简作 EI)内分泌学索引(杂志名)
endocrinopath *n*. 内分泌病患者
endocrinopathy *a*. 内分泌的 *n*. 内分泌病
endocrinous *a*. 内分泌的
endocryopexy *n*. 眼内冷凝术
endocuticle *n*. 内表皮
endocyclic *a*. 内环的,桥环的
endocyma *n*. 胎内寄生胎
endocyst *n*. 内囊(棘球虫幼)
endocystitis *n*. 膀胱黏膜炎
endocyte *n*. 细胞内含物
endocytosias *n*. 胞饮作用
endocytosis *n*. 内吞作用(包括吞噬"phagocytosis"和吞饮"pinocytosis")
endoderm *n*. 内胚层,下胚层 ‖ ~ entoderm 内胚层
endodermal *a*. 内胚层的 ‖ ~ sinus tumor(yolk sac tumor, embryonal carcinoma)内胚窦瘤(卵黄囊瘤,胚胎性瘤)
endodermis *n*. 内皮层
endodiascope *n*. 体腔透照镜,体腔 X 线管
endodiascopy *n*. 体腔 X 线检查

endodiathermy *n*. 眼内电凝术
endodontia, endodontics; pulpodontia *n*. 牙髓[病]学
endodontics *n*. 根管治疗学(牙科)
endodontist; endodontologist *n*. 牙髓学家
endodontitis; pulpitis *n*. 牙髓炎
endodontium; dentalpulp *n*. 牙髓
endodontology; endodontia; endodontics *n*. 牙髓[病]学 endoenzyme 胞内酶
endoduction *n*. 内收
endodygony *n*. 内二芽殖,内二殖
endodyogeny *n*. 内芽生增殖(如弓形体的)
endo-enteritis *n*. 肠黏膜炎
endo-enzyme *n*. 细胞内酶
Endo-epidemic hemorrhagic fever virus = Junin virus 呼宁病毒
Endoertn endocrinology *n*. 内分泌学
endoerythrocytic *a*. 红细胞内的
endo-esophagitis *n*. 食管粘膜炎
endo-exocrine *a*. 内外分泌的
endo-exoteric *a*. 内外因的
endogalvanism *n*. 体腔直流电疗法
endogamous group 同系交配群
endogamy *n*. 同系交配,同系配合
endogastric *a*. 胃内的
endogastritis *n*. 胃黏膜炎
endogenetic *a*. 内生的,内原的
endogenic *a*. 内生的,内原的
Endogenina Collin 内生亚目
endogenote *n*. 内基因,主前噬菌体
endogenous *a*. 内生的,内原的 ‖ ～ circadian biological clock 内源性昼夜生物钟 / ～ creatinine clearance rate 内生肌酐清除率 / ～ depression 内生性抑郁* / ～ infection 内源性感染 / ～ opioid peptides 内生性类鸦片类物质(如 β-endorphin, enkephalin, dynorphin 等) / ～ rhythm 内源节律 / ～ scleritis 内源性巩膜炎 / ～ uveitis 内源性葡萄膜炎 / ～ virus 内生性病毒,内源性病毒
endogenous creaUnine clearance rate (简作 ECCR) 内生肌酐清除率(试验)
endogenous cytotoxic factor (简作 ECF) 内源性细胞毒因子
endogenous digitalis-like factor (简作 EDF) 内源性洋地黄样因子
Endogenous Drosophila line nodavirus 内生性果蝇系罗达病毒
endogenous fecal calcium (简作 EFC) 内源性粪钙
endogenous hyperlipidemia (简作 EHL) 内源性高脂血症
endogenous opioids (简作 EO) 内源性阿片样物质
endogenouspyrogen *n*. 内源性致热原
endogeny *n*. 内生,内原
endoglobar; endoglobular *n*. 血细胞内的
endognathion *n*. 内颌(切牙骨内部)
Endogonaceae *n*. 内囊霉科(一种菌类)
endografin *n*. 胆影葡胺
endogynium *n*. 内殖器
endoillumination *n*. 眼内照明
endo-intoxication *n*. 内源性中毒,自体中毒
endolabyrinthitis *n*. 迷路内膜炎,膜迷路炎
endolaryngeal *a*. 喉内的
endolarynx *n*. 喉腔
endolaser *n*. 眼内激光
endolemma *n*. 神经鞘
endolepidoma *n*. 内皮细胞皮质瘤
Endolimax *n*. [拉] 内蜒[属] ‖ ～ nana 小内蜒,微小内蜒阿米巴 / ～ Genus 内蜒属
Endolimax caviae Hegner 腔内蜒虫
Endolimax Kuenen and Swellengrebel 内蜒虫属
Endolimax nana Wenyon and IlConnor 小内蜒虫
Endolimax ranarum Epstein and Ilovaisky 蛙内蜒虫
Endolimax ratti Chiang 鼠内蜒虫
endolumbar *a*. 脊髓腰段内的
endo-luminal *a*. 腔内的 ‖ ～ ultrasound 腔内超声
endolymph *n*. 内淋巴(内耳膜迷路内的液体)
endolymphangial *a*. 淋巴管内的
endolymphatic *a*. 内淋巴的
endolymphic duct 内淋巴管
endolysin *n*. [细胞]内溶素
endomastoiditis *n*. 乳突内[膜]炎
endomembrane *n*. 内膜 ‖ ～ system 内膜系统
endomeninx *n*. 内脑膜(胚)
endomesoderm *n*. 内中胚层
endometral carcinoma 子宫内膜癌
endometrectomy *n*. 子宫内膜切除术
endometrial *a*. 子宫内膜的 ‖ ～ ablation 子宫内膜部分切除术 / ～ aspiration 子宫内膜抽吸术 / ～ biopsy 子宫内膜活检 / ～ cancer 子宫内膜癌 / ～ carcinoma 子宫内膜癌 / ～ cycle 内膜周期 / ～ cyst 子宫内膜异位囊肿 / ～ gland 子宫内膜腺体 / ～ hyperplasia 子宫内膜增生 / ～ nodules 子宫内膜异位结节 / ～ polyps 子宫内膜息肉,子宫内膜蘑菇样生长
endometrioid *a*. 子宫内膜样的 ‖ ～ carcinoma 子宫内膜样癌 / ～ tumor 子宫内膜样肿瘤
endometrioma *n*. 子宫内膜瘤,子宫腺肌瘤
endometriosis *n*. 子宫内膜异位(症) ‖ ～, externa 子宫外子宫内膜异位 / ～, intema 子宫内子宫内膜异位,子宫肌腺病 / ～, ovarian 卵巢子宫内膜异位 / ～, ovarii 卵巢子宫内膜异位 / ～, uterina 子宫内膜异位 / ～, vesicae 膀胱子宫内膜异位 / stromal ～ 间质性子宫内膜异位症
Endometriosis Association (简作 EA) 子宫内膜位症协会
endometritis *n*. 子宫内膜炎 ‖ ～, bacteriotoxic 细菌毒性子宫内膜炎 / ～, cervical 子宫颈内膜炎 / ～, decidual 蜕膜性子宫内膜炎 / ～, diphtheritic 白喉性子宫内膜炎 / ～, dissecans 深溃疡性子宫内膜炎 / ～, dolorosa 痛性子宫内膜炎 / ～, dysmenor-rhoica痛经性子宫内膜炎 / ～, exfoliative 剥脱性子宫内膜炎 / ～, glandular 腺性子宫内膜炎 / ～, hemorrhagic 出血性子宫内膜炎 / ～, membranous 膜性子宫内膜炎 / ～, puerperal 产后子宫内膜炎 / ～, tuberculous 结核性子宫内膜炎
endometrium (复 endometria) *n*. 子宫内膜
endometrorrhagia *n*. 子宫出血,血崩
Endomide *n*. 恩多米特 (苏醒药)
endomiotic *a*. 核内有丝分裂的
endomirabil *n*. 撒满葡胺,碘氧胺酸葡胺
endomitosls (复, endomitoses) *n*. 核内有丝分裂
endomitotic *a*. 核内有丝分裂的
endomitotic duplication of DNA 核内 DNA 复制,核内 DNA 加倍
endomixis *n*. 内融合,内合生殖
endomorphy *n*. 内胚层体型者
Endomycin *n*. 恩多霉素 (抗生素类药)
endomyelography *n*. 脊髓内造影(术)
endomyocardial *a*. 心内膜心肌的 ‖ ～ catheter biopsy (简作 EMCB) 心内膜心肌导管活体组织检查
endomyocarditis *n*. 心肌[心]内膜炎
endomyopericarditis *n*. 全心炎,心内膜心肌心包炎
endomysium *n*. 肌内膜,肌纤维衣
endonasal *a*. 鼻内的
endonephritis *n*. 肾盂炎
endoneurial *a*. 神经内膜的 ‖ ～ tube 神经内膜管 / ～ fluid pressure (简作 EFP) 内膜流体压
endoneuritis *n*. 神经内膜炎
endoneurium *n*. 神经内膜
endonuclear *a*. 细胞核内的
endonuclease *n*. ①内切核酸酶术 ②核酸内切酶
endonucleolus *n*. 核仁内小体
endo-ophthalmitis *n*. 眼内炎
endo-oxidase *n*. [细]胞内氧化酶
endoparasite *n*. 体内寄生虫
endoparticle *n*. 内颗粒
endopartiele *n*. 内颗粒
endopbenotype *n*. 内在表型
endopelvic *a*. 骨盆内的
endopeptidase *n*. 肽链内切酶
endoperiarteritis *n*. 动脉内外膜炎
endopericardial *a*. 心内膜心包的
endopericarditis *n*. 心内膜心包炎
endoperimyocarditis *n*. 心内膜心包心肌炎,全心炎
endoperineuritis *n*. 神经束膜内膜炎
endoperitoneal *a*. 腹膜内的
endoperitonitis *n*. 腹膜内层炎,腹膜浆层炎
endoperoxidase *n*. 内过氧化酶
endoperoxide *n*. 环状结构内过氧化物
endophagous *a*. 内食的
endophagy *n*. 内食性
endophasia *n*. 无声复语
endophily *a*. 内栖的
endophlebitis *n*. 静脉内膜炎 ‖ ～, obliterans hepatica 闭塞性肝静脉内膜炎 / ～, proliferative 增生性静脉内膜炎,静脉硬化
endophoria *n*. 内隐斜
endo-photocamera *n*. 内镜照相机

endophotocoagulation *n*. 眼内光凝术
endophotocoagulator *n*. 眼内光凝器
endophthalmia *n*. 眼球陷没
endophthalmic *a*. 眼球陷没的
endophthalmitis *n*. 眼内炎 ‖ ~ phaconanaphylactica 晶状体蛋白过敏性眼内炎 / ~, phaccgenetica 晶状体过敏性眼内炎 / ~, phoco-allergica 晶状体过敏性眼内炎 / ~, phoco-anaphylactica 晶状体过敏性眼内炎 / ~, suppurative 化脓性眼内炎
endophthalmodonesis *n*. 眼内动摇症
endophthalmos *n*. 眼球内陷,眼球陷没
endophytic *a*. 内生性的
endoplasm, endosarc *n*. 内质
endoplasmic reticulm system 内质网系统
endoplasmic reticulum (简作 ER) 内质网
endoplasmic reticulum cisterna 内质网池
endoplast *n*. 内质体
endoploidy *n*. 内倍性
endopolyploid *n*. 内多倍体 ‖ ~ plastids 内多倍体质体
endopolyploidy *n*. ①核内有丝分裂 ②内多倍体 ③内多倍性
endoprosthesis *n*. 内涵管,内支撑导管,内支架,经内镜置管术
endoproteine *n*. 细菌蛋白液
endoproteinotherapy *n*. 细菌蛋白疗法
endoprothesis *n*. 体内人工修复装置
ENDOR electron nuclear double resonance 电子核双共振
endorachis *n*. 硬脊膜
endoradiograph *n*. 体腔 X 线摄影机
endoradiography *n*. 体腔 X 线摄影术,体腔造影(术)
endoradiosonde *n*. 体内无线电测压器,体内放射性探头
endoradiotherapy *n*. 腔内放射疗法
endorectal *a*. 直肠内的 ‖ ~ ultrasound 直肠内超声
endoreduplieation *n*. 核内复制
endorgan *n*. 终末器官
end-organ *n*. 终器(感觉神经)
endorhachis *n*. 硬脊膜
endorhinitis *n*. 鼻黏膜炎
endorphin(s) *n*. 内啡肽
β-endorphine *n*. β-内啡肽
endosalpingiosis *n*. 输卵管子宫内膜异位
endosalpingitis *n*. 输卵管内膜炎
endosalpingoma *n*. 输卵管内膜瘤
endosalpingonia *n*. 输卵管内膜病
endosalpingosis *n*. 输卵管子宫内膜异位
endosalpinx *n*. 输卵管内膜
endosarc *n*. 内质,内[胞]浆
endoscope *n*. 内(窥)镜,内腔镜,内诊镜,内腔检视镜 ‖ ~ dilator system 内镜扩张器系列 / ~ for drumhead and nasal cavity 鼓膜和鼻腔镜 / ~ for ENT 耳鼻喉内镜 / ~ for foreign body 异物取出用内镜 / ~ for genyantrum 上颌窦内镜 / ~ for urology in children 儿童泌尿系内镜 / ~ illuminator 内镜反光板,内镜反光镜 / ~ washer 内镜自动清洗机
endoscopic *a*. 内镜的,内镜下的,经内镜的 ‖ ~ assessment 内镜评定,内镜评价 / ~ approach 内镜检查,内镜方法,内镜探讨,内镜处理 / ~ biliary drainage 内镜下胆道引流 / ~ biliary stenting内镜胆道置(支撑导)管术,内镜胆管支架置入术 / ~ biopsy 内镜活检 / ~ biopsy technique 内镜活检技术 / ~ characteristics 内镜特征,内镜表现 / ~ characterization 内镜特征,内镜表现 / ~ cholangiography 内镜胆管造影(术) / ~ classification 内镜分类,内镜分型 / ~ colectomy 内镜结肠切除术 / ~ color Doppler 内镜彩色多普勒 / ~ cure 内镜治愈 / ~ detection 内镜检查,内镜发现,内镜查明 / ~ diagnosis 内镜诊断 / ~ dilation 内镜扩张(术) / ~ dilator 内镜扩张器 / ~ drainage 内镜引流(法),经内镜倒液 / ~ drainage of pancreaticduct 内镜下胰管引流 / ~ dye 内镜染色 / ~ dye examination 内镜染色检查 / ~ dye laser lithotripsy 内镜染料激光碎石术 / ~ electromyography 内镜肌电图[电极置于食管胃内] / ~ electrosurgery 内镜电外科 / ~ enucleation 经内镜剜出术 / ~ enucleation of submuocal tumor 内镜黏膜下肿瘤摘除术 / ~ estimates 内镜评价 / ~ evaluation 内镜鉴定,内镜评价 / ~ examination 内镜检查 / ~ excision 内镜切除(术),内镜截除,内镜割除术 / ~ extraction 内镜取出 / ~ features 内镜特征,内镜表现 / ~ film projector 内镜摄片投影仪 / ~ findings 内镜所见,内镜表现,内镜检查 / ~ forceps 内镜(活检)钳 / ~ fulguration 内镜电灼疗法 / ~ gastrostomy 内镜胃造口术,内镜胃造瘘术 / ~ injetion sclerotherapy 内镜注射硬化疗法 / ~ injector 内镜注射器 / ~ illuminator 内镜反光板,内镜反光镜 / ~ instruments 内镜器械 / ~ jejunostomy 内镜空肠造口术 / ~ ligation 内镜结扎,内镜套扎 / ~ lithotripsy 内镜碎石术 / ~ localization 内镜定位 / ~ management 内镜处理 / ~ measurement 内镜测量 / ~ micro-wave(EMW)内镜微波 / ~ micro-wave coagulation therapy 内镜微波凝固治疗 / ~ nasobilary drainage (ENBD)内镜下鼻胆管引流 / ~ needle aspiration biopsy 内镜针吸活检 / ~ pancreatogram 内镜胰腺造影(照)片 / ~ pancreatography 内镜胰腺造影(术) / ~ papilla dilatation(EPD) 内镜下乳头扩张术 / ~ papillotomy(EPT)内镜乳头切开术 / ~ papillosphincterotomy 内镜下乳头括约肌切开术 / ~ procedure 内镜程序 / ~ polypactomy 内镜息肉切(割)除术 / ~ pulsed dye laser lithotripsy 内镜脉冲染料激光碎石术 / ~ reduction 内镜复位术,内镜整形术 / ~ removal 内镜切除,内镜除去 / ~ repair 内镜修补 / ~ replacement 内镜复位 / ~ reposition 内镜复位术 / ~ repositioning 内镜复位,内镜整形 / ~ resection 内镜切除 / ~ resection with local injection 内镜下局部注射切除术(病灶下注射水后切除) / ~ retrieval 内镜补救,内镜恢复 / ~ retro-catheterisin appendixgraphy 内镜逆行插管阑尾造影(术) / ~ retrograde biliary drainage(ERBD)内镜逆行胆管引流 / ~ retrograde cholangiography(ERC)内镜逆行胆管造影(术) / ~ retrograde cholangiopancreatography(ERCP) 内镜逆行胰胆管造影(术) / ~ retrograde ileography 内镜逆行回肠造影(术) / ~ retrograde pancreatography(ERP)内镜逆行胰管造影(术) / ~ rubber band ligation 内镜橡皮带结扎 / ~ sclerotherapy 内镜硬化疗法 / ~ signs 内镜表现,内镜所见,内镜体征 / ~ sphincterotomy(EST) 内镜括约肌切开术 / ~ sphinctero-papillotomy 内镜乳头括约肌切开术 / ~ sphincterotomy for lithotomy 内镜括约肌切开取石术 / ~ spleectomy 内镜脾切除术 / ~ stapler 内镜切割器 / ~ stent placement 内镜支架放置术 / ~ stenting 内镜放置支架 / ~ study 内镜研究,内镜检查 / ~ surgery 内镜外科(治疗),内镜手术 / ~ technic 内镜术,内镜技术,内镜操作(法) / ~ technician 内镜技术员,内镜操作者 / ~ technique 内镜术,内镜技术,内镜操作(法) / ~ technologist 内镜技术员,内镜操作者 / ~ therapy 内镜疗法,内镜治疗 / ~ transpapillary biopsy 内镜经乳头活检 / ~ treatment 内镜治疗,内镜疗法,内镜处理 / ~ stripbiopy 内镜剥离活检,内镜剥脱活检 / ~ ultrosonograph 超声内镜,内镜超声(图像) EUS ~ ultrasonography 超声内镜(检查),内镜超声成像(法) / ~ ultrasound 超声内镜 / ~ ultrasound tomography (EUT)超声内镜断层成像 / ~ variceal ligation 内镜静脉曲张结扎(术) / ~ video information system 电视内镜成像系统 / ~ videoimage information system(EVIS)电视内镜成像(信息)系统 / ~ views 内镜观察 / ~ xenon ion laser 内镜氙离子激光
endoscopic pancreatic biopsy (简作 EPA) 经内镜胰活检
endosopic pancreatocholangiography (简作 EPCG) 内窥镜胰—胆管造影术
endoscopic papillotomy (简作 EPT) 内镜乳头切开术
endoscopic retrograde cholangiography (简作 ERC) 内镜逆行胆管造影(术)
endoscopic retrograde cholangiopancreatography (简作 ERCP)内镜逆行胆胰管造影(术)
endoscopic retrograde pancreatography (简作 ERP) 内镜逆行胰管造影(术)
endoscopic sphincterotomy (简作 EST) 内镜括约肌切开术
endoscopic ulfrasanagraphy (简作 EUS) 内镜超声检查,超声内镜(检查)
endoscopically-placed stent 内镜放置支架
endoscopics *n*. 内镜学
endoscopists *n*. 内镜术者,内镜师
endoscopy *n*. 内镜检查,内镜(术) ‖ ~ ultrasonograph 超声内镜,内镜超声
endosecretory *a*. 内分泌物的
endosite *n*. 体内寄生虫
endoskeleton *n*. 内骨骼
endosmic *a*. 内渗的,渗入的
endosmosis *n*. ①内渗 ②内渗摄食法
endosmotic *a*. 内渗性的
endosomatic *a*. 体内的
endosomatie *a*. 体内的
endosome (**food vacuole**) *n*. 核内体,内含体(食物泡)
endosonography *n*. 内镜声像图(法),超声内镜检查,超声内镜成像
endosperm *n*. [内]胚乳
Endospermum Chinese Benth. [拉;植药] 黄桐
endospore *n*. ①孢子内壁 ②内生孢子
Endosporeae *n*. 内胞子目(植物分类学)
endosporium (复,endosporia) *n*. 内生孢子
Endosporus [拉] *n*. 内孢菌属 ‖ ~ acidi-urici 尿酸内孢菌 / ~ belfantii 贝氏内孢菌 / ~ cylindrosporus 柱孢内孢菌 / ~ foetidus

恶臭内孢菌 / ~ lustigii 勒氏内孢菌 / ~ maggiorai 马氏内孢菌 / ~ mucosus 黏液内孢菌 / ~ otricolare 气性坏疽内孢菌 / ~ ottolenghii 奥氏内孢菌(奥托氏内孢菌) / ~ paglianii 帕氏内孢菌 / ~ propionicus 丙酸内孢菌 / ~ rossii 罗氏内孢菌 / ~ solavoei 司氏内孢菌 / ~ utriculus 小囊内孢菌 / ~ venturellii 文氏内孢菌
endosteal ***a***.①骨内膜的 ②骨内[生]的 ‖ ~ lamella 内骨板
endosteitis ***n***. 骨内膜炎
endosteoma; endostoma ***n***. 骨髓腔肿瘤内生肿瘤,中心性肿瘤
endostethoscope ***n***. 食管内心音听诊器
endosteum ***n***. 骨内膜
endostimuline ***n***. 内刺激素
endostitis ***n***. 骨内膜炎
endostoma ***n***. 骨髓腔肿瘤,内生骨瘤,中心性骨瘤
endostosis ***n***. 软骨骨化,内生骨疣
endostyle ***n***. 内生花柱
endosulfan ***n***. 硫丹(杀虫剂)
endosymbiont ***n***. ①细胞内共生生物 ②内共生体
endosymbiosis ***n***. 内共生(现象) ‖ ~ theory 内共生说
endosymbioticinfection 共生性内感染
endosymblotic theory 内共生(起源)理论
endosympathosis ***n***. 内脏交感神经功能紊乱
endotendineum ***n***. 腱内膜
endotenon ***n***. 腱内膜
endotheclum ***n***. 药室内壁
endothelia (单 endothelium) ***n***. 内皮
endothelial ***a***. 内皮的 ‖ ~ cell (简作 ED)内皮细胞 / ~ cell growth factor 简作 ECGF 内皮细胞生长因子 / ~ corneal dystrophy 角膜内皮变性 / ~ cyst 内皮囊肿 / ~ decompensation[角膜]内皮失代偿 / ~ downgrowth (角膜)内皮增生 / ~ downgrowth [眼内]内皮增生 / ~ dystrophy 内皮营养不良 / ~ layer 内皮层 / ~ meshwork 内皮网 / ~ plaque 内皮斑
endothelialization ***n***.内皮化
endothelial-leucocyte adhesion molecule, E-LAM 内皮(细胞)—白细胞黏着因子,内皮(细胞)—白细胞黏附因子
endothelical derived contractive factor (简作 EDCF) 内皮衍生收缩因子
endotheliitis ***n***. 内皮炎
endothelin(s) ***n***. (简作 ET) 内皮素(一种血管活性物质) ‖ ~ converting enzyme ***n***. 内皮素转化酶
endothelio-angiitis ***n***. 内皮性血管炎
endothelioblastoma ***n***. 成内皮细胞瘤
endotheliochorial ***a***. 内皮[细胞]绒毛膜的
endotheliocyte ***n***. 内皮细胞
endotheliocytosis ***n***. 内皮细胞增多
endotheliofibroma ***n***. 内皮[细胞]纤维瘤
endothelioinoma ***n***. 内皮[细胞]纤维瘤
endothelioma ***n***. 内皮瘤 ‖ diffuse ~ 弥散性内皮瘤[即尤文(Ewing)肉瘤] / ~ angiomatosum 血管内皮瘤(即血管瘤 angioma) / ~, capitis 头皮[血管]内皮瘤 / ~, cutis 皮肤内皮瘤 / ~, dural 硬脑[脊]膜内皮瘤 / ~, interfasciculare 纤维束间内皮瘤 / perithelial ~ 周皮内皮瘤(即血管外皮细胞瘤 hemangiopericytoma)
endotheliomatosis ***n***. 内皮瘤病
endotheliomoscope ***n***. 内皮镜
endotheliomoscopy ***n***. 内皮镜检查法
endotheliomyoma ***n***. 内皮肌瘤
endotheliomyxoma ***n***. 内皮黏液瘤
endothelio-rhabdomyoma ***n***. 内皮横纹肌瘤
endotheliosarcoma ***n***. 内皮肉瘤
endotheliosis ***n***. 内皮增生
endothelium ***n***. 内皮,内皮膜 ‖ ~ camerae anterioris 前房内皮 / ~ -derived relaxing factor 内皮源性血管松弛因子
Endothelium Corneum Gigeriae Galli [拉;动药] 鸡内金
Endothelium-dependent relaxing factor (简作 EDRF) 内皮血管舒张因子
endothelium-derived relaxing factor (简作 EDRF) 内皮诱导松弛因子
endo-therapy ***n***. 内镜治疗 ‖ ~ system 内镜治疗系统
endotherm unit 内窥电凝器
endothermicprocesses ***n***. 吸热过程
endothermie reaction 吸热反应
endothermy ***n***. 透热法,高频电透热法
endothoracic ***a***. 胸内的 ‖ ~ fascia 胸内筋膜
endothrix ***n***. 发内癣菌, ***a***. 内皮细胞
endotoky ***n***. 体内卵发育
endotoscope ***n***. 耳(内)镜
endotoscopy ***n***. 耳镜检查
endotoxemia ***n***. 内毒素血症
endotoxicosis ***n***. 内因性中毒
endotoxin(s) ***n***. 内毒素
endotoxoid ***n***. 类内毒素
endotracheal ***a***. 气管内的 ‖ ~ airway 气管内导气管 / ~ anesthesia 气管内麻醉 / ~ insufflation 气管内吹入法 / ~ intubation 气管内插管 / ~ medication 气管内给药 / ~ tube 气管导管 / ~ tube airway with cuff 带气囊气管内导管
endotracheal instilment unit 气管内灌注装置
endotracheitis ***n***. 气管内膜炎,气管粘膜炎
endotrachelic ***a***. 颈内的
endotrachelitis ***n***. 子宫颈内膜炎
endotrachelous ***a***. 颈内的
Endotrombicula ***n***. 内恙螨属
Endotrophische mycorrhiza 内生根菌[目](见 Fungi imperfecti,专指一派)
endotrypsin ***n***. 酵母蛋白酶
endo-urethral ***a***. 尿道内的 ‖ ~ urethroplasty, EUUP 尿道成形术
endo-uterine ***a***. 子宫内的
endouterine aspiration (简作 EA) 宫腔内吸取细胞方法
endovaccination ***n***. 内服菌苗法
endo-vaginal ***n***. 阴道内的 ‖ ~ ultrasonic examination 阴道内超声检查 / ~ ultrasonography 阴道内超声检查,超声阴道镜术
endovascular ***a***. 血管内的 ‖ ~ occlusion 血管内闭塞术 / ~ prosthesis 血管内置管 / ~ ultrasound 血管内超声
endovasculitis ***n***. 血管内膜炎
endovenitis ***n***. 静脉内膜炎
endovenous ***a***. 静脉内的
endowel ***n***. 根管柱
endoxan ***n***. 环磷酰胺,癌得星,安道生(抗癌药物)
endoxins ***n***. 类毛地黄内素(EDLF, endogenous digitalis-like factor,一种或一类内生性,类似 digoxin 能促进肾脏排钠,可与 anti digoxin antibodies 结合,并有抑制 Na^+K^+-ATPase 作用之物质)
endozoite ***n***. 内殖体(弓形虫假包囊内繁殖的个体)
end-piece ***n***. 末段 ‖ ~ potential 终板电位
end-plate ***n***. 终板
end-point ***n***.终点,端点 ‖ 50 ~ 50%终点
end-process ***n***. 终突
end-pumped laser 端泵激光器
Endralazine ***n***. 恩屈嗪(抗高血压药)
end-results ***n***. 最后结果,结局
endrin ***n***. 异狄氏剂
Endrisone = endrisone ***n***. 恩甲羟松(肾上腺皮质激素类药)
end-season pollination 末期授粉
end-systole ***n***. 收缩末期
end-systolic count (简作 ESC) 收缩末期计数
end-systolic volume (简作 ESV) 收缩末期容量
end-to-end ***n***. 头尾相接,衔接 ‖ ~ anstomosis of urethra 尿道端端吻合术
enduable ***a***. 可忍耐的,能持久的
endurance ***n***. 耐力
endure ***v***. 忍耐,耐受
enduring ***a***. 持久的,不朽的 ‖ ~ly ***ad***.
endways; endwise ***ad*** . 末端向前的,末端朝上的,竖着
endyma ***n***. 室管膜
-ene [法] [构词成分] 烯
ENE ethylnorepinephrine 乙基去甲肾上腺素
ENEA European Nruclear Energy Agency 欧洲核能局(欧洲原子能联营)
enechema ***n***. 耳鸣
enediol ***n***. 烯二醇
eneephalion ***n***. 小脑
eneephalography ***n***. 脑照相术
eneephalology ***n***. 脑学
eneephalomalacia ***n***. 脑软化(症)
eneephalomyosynangiosis (简作 EMS) 大脑颞肌血管增生手术
Enefexine ***n***. 乙非辛(抗抑郁药)
eneine, high-speed 高速牙机
Enem enema ***n***. 灌肠法
enema (复 enemas 或 enemata) ***n***. ①灌肠法 ②灌肠剂 ③灌肠器 / ~ reduction 灌肠复位术
enema-syringe ***n***. 灌肠注射器
enemata ***n***. 灌肠法,灌肠剂

enemator *n*. 灌肠器
energametry *n*. 肢体残废率计算法
energesis *n*. 释放能量
energetic *a*. 高能的,有力的 ‖ ~ electron 高能电子 / ~ encounter 高能碰撞 / ~ gamma ray 高能射线 / ~ heavy ion 高能重离子 / ~ ion 高能离子 / ~ particle 高能粒子 / ~ plasma 高能等离子体 / ~ nucleus 静止核 / ~ stage 代谢期
energid *n*. 活质体
energize *v*. 激励,赋能,通电
energizer *n*. ①激发器,增能器 ②兴奋药
energometer *n*. 脉能测量器
energy *n*. 能(量,力),劲 ‖ ~ absorption 能(量)吸收 / ~ amplification 能量放大 / ~ band 能带 / ~ barrier 能垒 / ~ capture 摄能,能量捕获 / ~ channel 能量通道 / ~ conversion 能量转换 / ~ converter 换能器 / ~ density 能量密度 / ~ dissipation 能量耗散 / ~ density 能量密度 / ~ deposition 能量分布 / ~ diffusion 能量扩散 / ~ flux 能通量,能流 / ~ gap 能隙 / ~ indices 能量指数 / ~ level 能级 / ~ liberation 能量释放 / ~ limit 能(量)极限 / ~ loss 能(量)损失(耗) / ~ measurement 能(量)测量 / ~ migration 能量迁移 / ~ metabolisn 能量代谢 / ~ of radiation 辐射能 / ~ of activation 活化能 / ~ probe 能量探测器 / ~ quantum 能量子 / ~ radiation rate 能量辐射率 / ~ radiation spectrum 能量辐射光谱 / ~ regulation 能(量)调节 / ~ relaxation 能量弛豫 / ~ resolution 能(量)分辨力 / ~ selective CT-imaging 能(量)选择性计算断层成像 / ~ spectrometer 能谱仪 / ~ spectrum 能(量)谱 / ~ subtraction 能(量)减影(法) / ~ transducer 换能器 / ~ transfer 能量传递 / ~ uniformity 能量均匀性 / ~ value 能量值 / ~ window 能(量)窗 / ~-poor bond 低能键 / ~-rich bond 高能键 / ~-rich phosphate 高能磷酸化合物
energy absorbing resin (简作 EAR) 能量吸收树脂,缓冲树脂
energy absorption characteristics (简作 EAC)能量吸收特性
energy conversion device (简作 ECD) 能量转换装置
Energy Dispersive X-ray Analysis (简作 EDXRA) 能量弥散 X 射线分析
Energy Dispersive X-ray Fluorescence (简作 EDXRF) 能量弥散 X 射线荧光
energy dispersive X-ray spectrometer (简作 EDXS) 能量弥散 X 射线分光计
energy effident ratio (简作 EER) 能量效率比
energy index (简作 EI) 能量指数
Energy Policy and Conservation Act (简作 EPCA) 能源政策和储备法案
energyabsorption *n*. 能量吸收
energybarrier *n*. 能障
energyconservation *n*. 能量守恒
energygram *n*. 能量图
energy-rich bond 高能键
enervate *v*. 使衰弱,削弱,*a*. 无力的,衰弱的
enervation *n*. 削弱,神经切除,神经无力
Enestebol *n*. 依奈替勃(同化激素类药)
eneurosis *n*. 神经分布,神经支配
enfeeble *v*. 使弱, ‖ ~ ment *n*.
enflagellation *n*. 鞭毛形成
Enflurane *n*. 恩氟烷(麻醉药)
enforce *v*. 实施,执行法律,强迫
enforced heterozygosity 强制杂合性
enforcement *n*. (法律等的)执行
enfranchise *v*. 给予公民权或(选举权),释放 ‖ ~ment *n*.
Eng England, English 英国,英文;英国的,英国人
ENG electronystagmoggram 眼震电图 / electronystagmograph 眼震电流描法记 / electronystagmography *n*. 眼球震颤电(流)描记法
engagement *n*. 衔接(胎头双顶径进入骨盆入口平面,胎头颅骨最低点接近或达到坐骨棘水平称为衔接) ‖ ~ of the presenting part (C16) / ~ ovaries 卵巢充血(因性反应但无高潮)
engagement *n*. 约会,婚约,交战
engaging *a*. 有吸引力的,动人的,可爱的
engastrius *n*. 腹内附胎
engender *v*. 产生,引起
Engiacering in Medicine 医学工程(杂志名)
engine *n*. 机器,引擎 ‖ ~ with electric motor, foot 脚踏电动二用牙钻机 / ~, air turbine dental; dental turbine airdent 风动涡轮牙钻机 / ~, all-cord 全带[牙]机 / ~, belt 带臂机 / ~, bracket electric dental 托架电牙机 / ~, cable 臂簧机 / ~, dental, air-turbine 气涡轮牙钻机 / ~, dental 钻牙机 / ~, electricdental 电牙机 / ~, foot 脚机(牙) / ~, portableelectricdental 轻便牙医电动机 / ~, transistor dental 晶体管牙医电机 / ~, uhraspeed 超速牙机
engine-cable *n*. 机臂簧,机臂索
engineered antibody (基因)工程抗体,(人工)改造抗体
engineered vaccine (基因)工程疫苗
engineering *n*. 工程学 ‖ ~, dental 牙医工程学 / ~, genetic 遗传工程
engineering biophysics (简作 EBP) 生物物理工程
Engineering Foundation (简作 EF) 工程基金会
Engineering in Medidne and Biology Group (简作 EMB) 医学工程与生物学部
Englerulaceae *n*. 胶皿炱科(一种菌类)
English thyme [植药] *n*. 麝香草
Englitazone *n*. 恩格列酮(降血糖药)
englobe *v*. 摄入,舌噬
englobement *n*. 摄入,舌噬
Engman's disease [Martin F. 美皮肤病学家 1869—1953] 恩格曼氏病,传染性湿疹样皮炎
engomphosis *n*. 嵌合,钉状关节
Engonovine *n*. 麦角新碱(子宫收缩药)
engorged *a*. 充盈的
engorgement *n*. ①充血 ②肿胀
engr engineer *n*. 工程师
engraft v. ①移入 ②移入物
engram *n*. 记忆印迹
Engraulidae *n*. 鳀科(隶属于鲱形目 Clupeiformes)
Engraulis japonicus (Temminck et Schlegel) *n*. 鳀(隶属于鳀科 Engraulidae)
engulf *v*. 吞没,吞食
engulfment = viropexis *v*. 吞食,病毒固定
Engyneura *n*. 近脉花蝇属 ‖ ~ curvostylata 曲叶近脉花蝇 / ~ leptinostylata 瘦叶近脉花蝇 / ~ pilipes 毛足近脉花蝇 / ~ setigera 鬃足近脉花蝇
Engyprosopon filipennis (Wu et Tang) 长鳍短额鲆(隶属于鲆科 Bothidae)
enhance *n*. 增强,加强,提高
enhanced *a*. 增强的,加强的 ‖ ~ fluoroscopy 增强透视(检查) / ~ linearlike echoes 线状回声增强 / ~ meshlike echoes 网状回声增强 / ~ velocity map 流速增强显示 / ~ type 增强型 / ~ virus 增强病毒,强化因子
enhancement *n*. 增强,强化,放大 ‖ ~ antigen (E antigen) 增强抗原(E 抗原) / ~ CT 增强 CT / ~ CT scanning 增强计算机 X 线断层成像扫描 / ~ scanning 增强扫描 / ~ technique 增强技术,强化技术 / ~ transistor 增强型晶体管 / ~ type 增强型
enhancement facilitation (简作 EF) 增强,强化
enhancement Newcastle disease (简作 END) 加重型新城疫病
enhancer(s) *n*. 强化因子,增强子,促进子
enhancing antibody 封阻抗体,促进抗体
enhancing factor of allery (简作 EFA) 变态反应增强因子
enhematospore *n*. 裂殖子
enhemorspore *n*. 血细胞内孢子,裂殖子
Enhexvmal *n*. 海索比妥(催眠镇静药)
Enhexymal = hexobarbital *n*. 海棠比妥(催眠药)
Enhydris [拉;动药] *n*. 水蛇 ‖ ~ chinensis (Gray) [拉;动药] 中国水蛇(隶属于游蛇科 Colubridae) / ~ plumbea (Boie) [拉;动药] 铅色水蛇(隶属于游蛇科 Colubridae)
Enhydrobacter [拉] *n*. 水栖菌属 ‖ ~ aerosaccus 气囊水栖菌(空气滤器水栖菌)
Eniclobrate *n*. 恩尼贝特(降血脂药)
enigma *n*. 谜,暧昧不明的话,(或文章),不可思议的人(或物)
Enilconazole *n*. 恩康唑(抗真菌药)
Enilospirone *n*. 依尼螺酮(精神振奋药)
Enisoprost *n*. 依尼前列素(前列腺素类药)
enjoin *v*. 嘱咐,责成,命令
enjoy *v*. 欣赏,享受,喜爱 ‖ ~ oneself 过得快活 ‖ ~ment *n*.
enjoyable *a*. 愉快的,快乐的,有趣的
ENK enkephalin 脑腓肽
Enkaphalins *n*. 脑啡肽
enkaryocyte *n*. 真核细胞
enkatarrhaphy *n*. 埋藏缝术
enkephalin *n*. 脑啡肽 ‖ ~ inhibition 脑啡肽能抑制
Enkephalin-Hydrolysing Activity (简作 EHA) 脑啡肽水解活性
enkephalin (简作 EK) 脑啡呔
enl enlarged 放大的;扩大的
ENL equivalent noise level 当量噪声级 / erythema nodosum leproticum 麻风结节性红斑
enlarge *v*. 扩大,放大
enlarged *a*. 扩大的,放大的 ‖ ~ image 放大图像

enlarger *n*. 放像机,光电倍增管 ‖ ～ rlamp 图像放大灯
enlarging *a*. 扩大的,放大的 ‖ ～ roentgenography 放大 X 线摄影(术)/ enlargenment *n*. 增大,膨大,放大,扩大,扩充 ‖ ～ factor 放大因子 / ～ of jaw 颌骨膨大 / ～ of mandibular angle 下颌角增大 / ～ radiography 放大 X 线摄影(术)/ ～, gingival 龈肿胀
enlatic state 拉紧态
enlighten *v*. 启发,开导,使摆脱偏见(或迷信)
Enlimomab *n*. 恩莫单抗(免疫调节药)
enlist *v*. 征募,使服兵役,谋取……的赞助(或支持)
enliven *v*. 使有生气,使活跃,使快活
enlongation of cervix 宫颈延长
Enloplatin *n*. 恩洛铂(抗肿瘤药)
enmesh *v*. 网捕,使陷入网中,绊缠住
EnMet environmental metrology 环境测量学
enmity *n*. 敌意,仇恨,不和
ENMS European Nuclear Medicinesociety 欧洲核医学学会
ennea- [构词成分] 9,九(数字)
enneaploid *n*. 九倍体
enneaploidy *n*. 九倍性
enneode *n*. 九级管,九级电子管
enniatine *n*. 恩镰孢菌素
ennuple *n*. 标形
ENO enolase 烯醇化酶 / ethyl-p-nitrophenylthio-benzene phosphate 对硝基苯硫代苯磷酸乙酯
Enocitabine *n*. 依诺他滨(抗肿瘤药)
Enofelast *n*. 乙诺司特(抗过敏药,平喘药,消炎药)
enol *n*. 烯醇
enolase *n*. 烯醇酶,磷酸丙酮酸水合酶
Enolicam *n*. 依诺利康(消炎镇痛药)
enol-lactone hydrolase (简作 ELH) 烯醇—内酯水解酶
enophthalmos *n*. 眼球内陷
Enoplida *n*. 嘴刺目(线虫)
Enoploteuthidae *n*. 武装乌贼秋隶属于枪形目 Teuthoidae)
Enoploteuthis chunii (Ishikawa) 富山武装乌贼(隶属于武装乌贼科 Enoploteuthidae)
enorchia *n*. 隐睾,隐睾病
enoscope *n*. 折光镜
enosimania *n*. 恐怖狂
enostosis *n*. 内生骨疣
enough *a*. 充分的,足够的 *ad*. 足够,充足,足够 *n*. 足够,充分 ‖ more than ～ to (inf) 对……来说绰绰有余,/ ～ not nearly ～ 差的远,/ oddly ～ 说也奇怪,/ sure ～ 确实,果然,/ well ～ 很好,足够,相当
Enoxacin *n*. 依诺沙星(抗菌药)
Enoxamast *n*. 依诺司特(抗过敏药)
Enoxaparin *n*. 依诺肝素 ‖ ～ Sodium 依诺肝素钠(抗凝药)
Enoximone *n*. 依诺昔酮(强心药)
Enoxolone *n*. 甘草次酸(消炎药)
enoyl hydrase 烯酰水合酶,烯酰辅酶 A 水合酶,巴豆酸酶
enoyl-ACP reductase 烯酰(基)ACP 还原酶
enoyl-CoA hydratase 烯酰辅酶 A 水合酶,巴豆酸酶
ENP ethyl-p-nitrophenylthiobenz ene-phosphate 磷酸对乙基硫代硝基苯
Enphenemal = methylphenobarbital *n*. 甲苯比妥(催眠镇静药)
Enpiprazole *n*. 恩吡哌唑(安定药)
Enpiroline *n*. 恩派罗林(抗疟药)
Enprazepine *n*. 恩丙西平(抗忧郁药)
Enprofylline *n*. 恩丙茶碱(平喘药)
Enpromate *n*. 恩普氨酯(抗肿瘤药)
Enprostil *n*. 恩前列素(前列腺素类药)
ENR extrathyroidal neck radioactivity 颈部甲状腺外放射活性
enramycin *n*. 持久霉素
Enramycin *n*. 恩拉霉素(抗生素类药)
enrapt *a*. 狂喜的,神魂颠倒的
enrapture *v*. 使狂喜
enregistor *n*. 记录器
enriched *a*. 浓缩的 ‖ ～ target 浓缩靶 / ～ medium 加富培养基
enrichment *n*. 浓缩(化,集),强化 ‖ ～ culture 增殖培养 / ～ method for auxotrophic mutants 营养缺陷型浓缩法
Enrofloxacin *n*. 恩氟沙星(抗菌药)
enroll *v*. 登记,注册,入伍
enrolment *n*. 登记,注册
ENS European Nuclear Society 欧洲核子学会
Enseada bunyavirus 恩斯达本扬病毒
ensemble *n*. 系综
ensheathing callus 鞘样骨痂,暂时性骨痂
Ensifer *n*. 剑菌属 ‖ ～ adhaerens 粘着剑菌
ensiform *a*. 剑形的
ensisternum *n*. 剑突
Ensliniella *n*. 恩斯螨属
ensomphalus *n*. 双脐畸胎
ensonification *n*. 声透射
ensonify *n*. 声穿透,声透射
enstrophe *n*. 内翻(尤指睑内翻)
-ent [法,拉][构词成分]……剂;……性;……者
ENT ear, nose and throat 耳鼻喉
ent enter 进入;加入
Ent entomology 昆虫学
Entacapone *n*. 他卡明(抗震颤麻痹药)
entacoustic *a*. 听器的,听觉器的
entactin *n*. 内功素
entad 向心,向内
Entadaphaseoloides (L.) **Merr** [拉;植药] 藤子
entail *v*. 使……成为必要,使承担,把……遗传给,把……赠给(on, upon)
ental *a*. 内的,中央的
entalacao *n*. 热带性咽下困难,热带性贲门痉挛,阵发性吞咽困难症
entallantoic *a*. 尿囊内的
entameba histolytica 肠组织阿米巴,痢疾阿米巴,赤痢阿米巴
entamniotic *a*. 羊膜内的
Entamoeba [拉] *n*. 内阿米巴[属],内变形虫[属] ‖ ～ anatis (Fantham) 鸭内变形虫(隶属于变形虫科 Amoebidae) / ～ apis (Fantham & Porter) 蜂内变形虫(隶属于变形虫科 Amoebidae) / ～ bovis (Liebetanz) 牛内变形虫(隶属于变形虫科 Amoebidae) / ～ bubalus (Noble) 水牛内变形虫(隶属于变形虫科 Amoebidae) / ～ buccalis 龈内阿米巴,龈内变形虫 / ～ buetschlii 布[奇列]氏嗜碘变形虫 / ～ caprae (Fantham) 山羊内变形虫(隶属于变形虫科 Amoebidae) / ～ caviae (chatton) 腔内变形虫(隶属于变形虫科 Amoebidae) / ～ coli (grassi) [拉] 结肠内阿米巴,结肠内变形虫(隶属于变形虫科 Amoebidae) / ～ cuniculi (Brug) 兔内变形虫(隶属于变形虫科 Amoebidae) / ～ equi (Fantham) 马内变形虫(隶属于变形虫科 Amoebidae) / ～ Genus [拉] 内阿米巴属,内变形虫属 / ～ gingivalis [拉] 齿龈内阿米巴,齿龈内变形虫 / ～ hartmanni [拉] 哈[特曼]氏内阿米巴,哈[特曼]氏内变形虫,哈门阿米巴 / ～ hartmanni von (Prowazek) 哈门氏内变形虫(隶属于变形虫科) / ～ histolytic virus 溶组织内变形虫病毒 / ～ histolytica (Schaudinn) [拉] 溶组织内阿米巴,痢疾内变形虫(隶属于变形虫科 Amoebidae) / ～ histolytica macacarum 猕猴溶组织内阿米巴 / ～ intestinlis (Gedoelst) 肠内变形虫(隶属于变形虫科 Amoebidae) / ～ invadens (Rodhain) 英氏内变形虫(隶属于变形虫科 Amoebidae) / ～ kartulisi 卡[土利斯]氏内阿米巴,卡[土利斯]内变形虫 / ～ muris (Grassi) 鼠内变形虫(隶属于变形虫科 Amoebidae) / ～ nana 微小内蜓阿米巴 / ～ nipponica 日本内阿米巴,日本内变形虫 / ～ ovis (Swellengrebel) 绵羊内变形虫(隶属于变形虫科 Amoebidae) / ～ paulista (Carini) 小内变形虫(隶属于变形虫科 Amoebidae) / ～ polecki (Prowazek) 波列基内阿米巴,波列基内变形虫(隶属于变形虫科 Amoebidae) / ～ ranarum (Grassi) 蛙内变形虫(隶属于变形虫科 Amoebidae) / ～ suis (Hartmann) 猪内变形虫(隶属于变形虫科 Amoebidae) / ～ teatudinis (Hartmann) 龟内变形虫(隶属于变形虫科 Amoebidae) / ～ tetragena 四联合内阿米巴,溶组织内阿米巴 / ～ tropicalis 热带阿米巴,溶组织内阿米巴 / ～ undulans 波动内阿米巴,波动内变形虫 / ～ venaticum (Darling) 狗内变形虫(隶属于变形虫科 Amoebidae)
Entamoeba; Entameba; Endomoeba 内变形虫属,内阿米巴属
entamoebiasis *n*. 内阿米巴病,内变形虫病 ‖ ～ hepatica 肝内阿米巴病,肝内变形虫病 / ～ histolytica 溶组织内阿米巴病
entamoebic *a*. 内阿米巴的,内变形虫的
Entamoebidae [拉] *n*. 内阿米巴[科],内变形虫[科] ‖ ～ family 内阿米巴科,内变形虫科
entangle *v*. 缠住,使纠缠,使卷入,连累
entanglement *n*. ①精神错乱 ②纠缠
Entarfurgsneaktion (简作 EAR) 电变性反应
entasia *n*. 紧张性痉挛
entasis *n*. 紧张性痉挛
entatic state 内稳态,内稳激活态
Entebbe bat virus 恩特伯蝙蝠病毒
Entellus monkey [动药] 黑叶猴
Entellus monkey bone [动药] 乌猿骨
Entellus monkey hide [动药] 乌猿皮
Entellus monkey meat [动药] 乌猿肉

entembole *n*. 肠套迭
entepicondyle *n*. 内上髁
enteque *n*. 慢性出血症败血病(牛等)
enter-[希 enteron] 肠
enter *v*. 记录,进入,输入
enteraden *n*. 肠腺
enteradenitis *n*. 肠腺炎
enteral *a*. 肠内的,肠的
enteraux *n*. 肠肥大
enterauxe *n*. 肠肥大
enterectasis *n*. 肠扩张
enterectomy *n*. 肠切除术
enterelcosis *n*. 肠溃疡
enteremia *n*. 肠充血
enteremphraxis *n*. 肠闭塞,肠阻塞
enterepiplocele *n*. 肠网膜疝,肠网膜突出
enteric *a*. 肠内的 ‖ ~ cavity 肠腔 / ~ infection 肠道感染 / ~ coated tablet (简作 ECT) 肠溶包衣片(肠溶片)
enteric cytopathogenic bovine orphah virus (简作 ECBOV) 埃克博病毒,肠原性细胞致病性牛孤儿病毒
Enteric cytopathogenic bovine orphan virus = Bovine enteroviruses 牛肠道细胞病变孤儿病毒
enteric cytopathogenic bovine orphan virus (简作 ECBO) 牛肠道细胞病变孤儿病毒
enteric cytopathogenic dog orphan virus (简作 ECDO) 犬肠道孤病毒;犬肠道细胞病变孤儿病毒
enteric cytopathogenic human orphan virus (简作 ECHO) 人肠道孤病毒;埃可病毒
enteric cytopathogenic monkey orphan virus (简作 ECMO) 猴肠道细胞病变孤儿病毒
enteric cytopathogenic porcine orphan virus (简作 ECPO) 猪肠道细胞病变孤儿病毒
enteric cytopathogenic swine orphanViFas (简作 ECSO) 猪肠道细胞病变孤儿病毒
Enteric cytopathogenic virus = Simian enteroviruses 猿猴肠道病毒
enteric-coated *a*. 肠溶衣(包在肠溶片或胶囊外层物) ‖ ~ tablet 肠溶片
entericoid *a*. 伤寒样的 ‖ ~ fever 伤寒样热
enteritis *n*. 肠炎 ‖ ~, protozoan 原虫性肠炎
Enteritis of mink virus 貂肠炎病毒
enterization *n*. 小肠化(转变为肠组织)
entero-[希][构词成分] 肠
entero-anastomosis *n*. 肠吻合术
enterobactehal common antigen (简作 ECA) 肠杆菌普通抗原
Enterobacter [拉] *n*. 肠杆菌属 ‖ ~ aerogenes 产气肠杆菌 / ~ agglomerans 见 Pantoea agglomerans / ~ alvei 蜂房肠杆菌 / ~ amnigenus 河生肠杆菌 / ~ asburiae 阿氏肠杆菌 / ~ cancerogenus 生癌肠杆菌(泰勒氏肠杆菌,生癌欧文氏菌) / ~ cloacae 阴沟肠杆菌(阴沟杆菌,阴沟乳杆菌) / ~ dissolvens 溶解肠杆菌 / ~ gergoviae 日勾维肠杆菌(热尔戈维肠杆菌) / ~ hafniae 见 Hafnia alvei / ~ hormaechei 霍氏肠杆菌 / ~ intermedium 中间肠杆菌 / ~ liquefaciens 见 Serritia liquefaciens / ~ nimipressuralis 超压肠杆菌 / ~ protemaculans 山龙眼肠杆菌 / ~ pyrinus 梨形肠杆菌 / ~ sakazakii 阪崎肠杆菌 / ~ taylorae 见 Enterobacter cancerogenus / ~ vulneris 伤口肠杆菌
Enterobacteraceae [拉] *n*. 肠杆菌族
enterobacteria *n*. 肠内细菌
Enterobacteriaceae [拉] *n*. 肠杆菌科
enterobacteriotheraphy *n*. 肠菌疫苗疗法
enterobiasis *n*. 蛲虫病
Enterobius *n*. 蛲虫属,住肠线虫属 ‖ ~ vermicularis (Linnaeus) 蛲虫,蠕形住肠线虫(隶属于线虫纲 Nematoda)
enterobrosis *n*. 肠穿孔
enterocele *n*. ①肠疝 ②阴道后疝,阴唇阴道突出
enterocelia *n*. 肠腔
enteroceptor *n*. 内感受器
enterochirurgia *n*. 肠外科
enterocholecystostomy *n*. 小肠胆囊吻合术
enterochromaffin cell 肠亲铬细胞,肠嗜铬细胞
enterocinesia *n*. 肠动,(肠)蠕动
enterocleaner *n*. 肠冲洗器
enterocleisis *n*. ①肠缝合 ②肠闭塞
enteroclysia; enteroclysis; enteroclysm; enteroclyster *n*. ①灌肠(法) ②灌肠剂
enterococcemia *n*. 肠球菌血症
Enterococcus [拉] *n*. 肠球菌属 ‖ ~ avium 鸟肠球菌(鸟链球菌) / ~ casseliflavus 铅黄肠球菌(铅黄链球菌) / ~ cecorum 盲肠肠球菌(盲肠链球菌) / ~ columbae 哥伦比亚肠球菌 / ~ diphteroides 见 Streptococcus diphteroides / ~ dispar 殊异肠球菌 / ~ durans 耐久肠球菌(耐久链球菌) / ~ faecalis 粪肠球菌(粪链球菌) / ~ faecium 屎肠球菌(屎链球菌,屎链球菌铅黄亚种) / ~ flavescens 黄色肠球菌 / ~ gallinarum 鹑鸡肠球菌 / ~ glyceinaceus 见 Streptococcus faecalis var. glyceinaceus / ~ hirae 海氏肠球菌(希拉氏肠球菌) / ~ malodoratus 病臭肠球菌 / ~ mundtii 蒙氏肠球菌(芒地肠球菌) / ~ proteiformis 见 Streptococcus proteiformis var. liquefaciens / ~ proteiformis liquefaciens 见 Streptococcus proteiformis var. liquefaciens / ~ pseudoavium 类鸟肠球菌 / ~ raffinosus 棉子糖肠球菌 / ~ sacchrolyticus 解糖肠球菌(解糖链球菌) / ~ seriolicida 杀鱼肠球菌(黄尾杀手肠球菌) / ~ solitarius 孤立肠球菌 / ~ sulfurous 硫磺肠球菌
enterocoelia *n*. 肠腔
enterocolectomy; enterocolostomy *n*. 小肠结肠切除术
enterocolitis *n*. 小肠结肠炎
Enterocotozoon *n*. 肠炎微孢子虫属(属于 Apansporoblastina,可引起腹泻等) ‖ ~ bieneusi 比氏肠炎微孢子虫(可引起肠炎、胆管炎等)
enterocyst *n*. 肠囊肿
enterocystoma *n*. 肠囊瘤
enterocyte *n*. 肠细胞,肠上皮细胞
enterodialysis *n*. 肠粘连松解术
enteroeleaner *n*. 灌肠器
entero-enterostomy *n*. 肠肠吻合术
entero-epiplocele *n*. 肠网膜疝,肠网膜突出
enterogastrin *n*. 肠泌胃激素(即由十二指肠分泌的少量胃激素[gastrin])
enterogastritis *n*. 肠胃炎
enterogastrone *n*. 肠胃激动素(由十二指肠产生的一种内分泌素,抑制胃液分泌及活动性,对胃溃疡有益)
enterogenous *a*. 肠生的
enteroglucagon *n*. 肠高血糖素
Enterogona *n*. 内性目(隶属于海鞘纲 Ascidiacea)
enterogram *n*. 肠动描记图
enterograph *n*. 肠动描记器
enterography *n*. 肠动描记法
Enterohepatic circulation 肝肠循环(药物经吸收到肝脏后,大部分由胆汁排泄到小肠中,再由小肠吸收回到血液中,如此一再循环,则不易排出体外)
enterohepatic circulation or clearance 简作 EHC 肝肠循环(肝肠清除)
enterohepatitis *n*. 肠肝炎
enterohepatocele *n*. 肠肝脐疝
enterohydrocele *n*. 阴囊积水疝
enteroinvasive Esehenchia coli (简作 EIEC) 肠侵袭性大肠杆菌
enterokinase *n*. 肠激酶,肠肽酶
enterokinesia *n*. 肠蠕动
enterokinin *n*. 肠激肽
enterolith *n*. 肠石
enterology *n*. 胃肠病学
enteromegaly *n*. 巨肠
enterometer *n*. 小肠腔测量器
Enteromonas *n*. 肠滴虫属 ‖ ~ hominis 人肠滴虫
Enteromonas da Fonseca = Eutrichomonal hominis = Tricercomonas Wenyou and O' Connor 内滴虫属
Enteromonas hominis da Fonseca = Tricercomonas intestinalis Wenyou and O'Connor 人肠滴虫
Enteromonas suis Knowles and Das Gupta 猪内滴虫
enteromycodermitis *n*. 肠黏膜炎
enteromyiasis *n*. 肠蛆病
enteron *n*. 肠,消化道
enteroncus *n*. 肠瘤
enteronitis *n*. 肠炎 ‖ ~, polytropous 急性传染性胃肠炎,斯潘塞氏病
enteroparalysis *n*. 肠麻痹
enteroparesis *n*. 肠弛缓,肠轻瘫
enteropathogenic Esche richia coli (简作 EPEC) 肠致病性大肠杆菌
enteropathogenic Escherichia coil (简作 EEC) 肠道致病性大肠杆菌
entero-pathogenic strain (简作 EP) 肠致病株
enteropathy *n*. 肠病 ‖ ~, gluten = nontropical sprue 非热带性口炎性腹泻
enterophthisis *n*. 肠结核
enteroplasty *n*. 肠成形术

enteroplegia *n*. 肠麻痹,肠瘫,无力性肠梗阻
enteroplication *n*. 肠折褶术
enteroproctia; **enteroptosia** *n*. 人工肛门
enteroptosis *n*. 肠下垂
enterorenal *a*. 肠肾的
enterorrhagia *n*. 肠出血
enterorrhaphy *n*. 肠缝术
enterorrhea *n*. 腹泻
enterorrhexis *n*. 肠破裂
enteroscheocele *n*. 肠阴囊疝
enteroscope *n*. 肠镜,小肠镜
enteroscopy *n*. 肠镜检查法
enterosite *n*. 肠寄生物
enterospasm *n*. 肠痉挛
enterostaxis *n*. 肠渗血
enterostenosis *n*. 肠狭窄
enterotomy *n*. 肠切开术 ‖ ~ scissors 肠剪[刀]
enterotoxemia *n*. 肠(源)性毒血症,肠毒素血症
enterotoxication *n*. 肠源性中毒
enterotoxin *n*. 肠毒素
enterotyphus *n*. 伤寒(病)
enterovaccinotheraphy *n*. 肠菌疫苗疗法
enterovirus *n*. 肠道病毒
Enterovirus *n*. 肠道病毒属
Enterovirus 130 肠道病毒 130
Enterovirus 68 肠道病毒 68
Enterovirus 69 肠道病毒 69
Enterovirus 70 肠道病毒 70
Enterovirus 71 肠道病毒 71
Enterovirus echo 1-34 人肠道细胞病毒
enterozoic *a*. 肠寄生虫的
enterozoon(复 enterozoa) *n*. 肠寄生虫
enthalpy *n*. 焓,热函 ‖ ~ of activation 活化焓
enthesitis *n*. 起止点炎(肌肉或肌腱在骨上附着处的炎症)
enthesopathy *n*. 附丽病,起止点炎(肌肉或肌腱在骨上附着处的炎症)
enthetic *a*. ①填补的 ②外来的
enthlasis *n*. 颅骨凹陷性骨折
enthopsychiatry *n*. 种族精神病学
enthrakometer *n*. 超高频功率测量仪
entirety *n*. 完全,全体,总体
entiris *n*. 虹膜后色素层
Entkeimung(简作 EK) 滤过除菌
Entner-Doudoroff pathway(简作 ED) 恩—杜二氏途径
ento-[希][构词成分] 内,在……内部
entobex *n*. 安痢平(抗变形虫药)
entoblast *n*. ①内胚层 ②细胞核仁
entocele *n*. 内疝
entochoroidea *n*. 脉络膜内层,脉络膜毛细血管层
entocineria *n*. 内灰质,中央灰质(脑和脊髓的外皮层灰质)
entocnemial *a*. 胫骨内侧的
entocondyle *n*. 内侧髁
entocone *n*. 上内尖(上磨牙的内后尖)
entoconid; **endoconid** *n*. 下内尖(下磨牙之内后尖)
entocornea *n*. 后弹性层(角膜)
entocranial *a*. 颅内的
entocuneiform *n*. 内侧楔骨(第一楔骨)
entocyte *n*. 细胞内含物
entoderm *n*. 内胚层
entodermal *a*. 内胚层的
Entodiniomorphida Reichenow 内毛目
Entodinium bicarinatum Cunha 双龙首内毛虫
Entodinium bifidum Kofoid and Maclenan 二裂内毛虫
Entodinium bursa Stein 囊状内毛虫
Entodinium caudaum Stein 尖尾内毛虫
Entodinium dentatum Stein 齿内毛虫
Entodinium exinguum Dogiel 短内毛虫
Entodinium furca Cunha 叉内毛虫
Entodinium lobosospinosum Dogiel 叶棘内毛虫
Entodinium longinucleatum Dogiel 长核内毛虫
Entodinium minimum Schuberg 小内毛虫
Entodinium rostratum Fiorentini 有钩内毛虫
Entodinium simplex Dogiel 简单内毛虫
Entodinium simulans Lubinsky 类似内毛虫
Entodinium spinonucleatum Deharity 针核内毛虫
Entodinium Stein 内毛虫属
Entodinium vorax Dongiel 贪食内毛虫
entodon *n*. 安妥碘
Entodontaceae *n*. 绢藓科(一种藓类)I
ento-ectad *a*. 由内向外
ento-enzyme *n*. [细胞]内酶
entogastric *a*. 胃内的
entogenous *a*. 内生的,内原的
entoglossal intralingual 舌内的
entohyal *a*. 舌骨内的
entohyal intrahyoid 舌骨内的
entohyaloid *a*. 玻璃体内的
Entolomataceae *n*. 粉褶蕈科(一种菌类)
Entom entomology 昆虫学
entomb *v*. 埋葬,成为……的坟墓
entome *n*. 尿道刀
entomere *n*. 内胚层裂球
entomesoderm *n*. 内中胚层
entomiasis *n*. 昆虫病
entomion *n*. 乳突凸
Entomitus[拉]*n*. 内线菌属
entomo-[希][构词成分] 昆虫
Entomobrya *n*. 跳虫属,弹尾虫属
entomogamy *n*. 虫媒花
entomogenous *a*. 虫生的,昆虫体寄生的(如真菌)
entomography *n*. 昆虫学
entomological *a*. 昆虫学的
entomologist *n*. 昆虫学家
entomology *n*. 昆虫学 ‖ ~, applied 应用昆虫学 / ~, medical 医学昆虫学
entomomycete *n*. 昆虫真菌,虫霉
entomophilous plant 虫媒植物,昆虫传粉植物
entomophilous *a*. ①虫媒的 ②喜虫的 ‖ ~ cross-pollinated plant 虫媒异花传粉植物 / ~ flower 虫媒花
entomophily *n*. 虫媒
Entomoplasma[拉]*n*. 虫原体属 ‖ ~ ellychniae 埃氏虫原体(埃里希氏虫原体) / ~ lucivorax 暴食虫原体 / ~ luminosum 发光虫原体 / ~ melaleucae 香树虫原体 / ~ somnilux 蝇蛹虫原体
Entomoplasmataceae[拉] *n*. 昆虫原体科
Entomoplasmatales[拉] *n*. 昆虫原体目
Entomopoxvirinae *n*. 昆虫痘病毒亚科
Entomopoxvirus *n*. 昆虫痘病毒属
entomosis *n*. 昆虫寄生病
Entomotaeniata *n*. 肠纽目(隶属于后鳃亚纲 Opisthobranchia)
entomotaxy *n*. 昆虫标本制存法
entomotomy *n*. 昆虫解剖学
entomyiasis *n*. 昆虫寄生虫病
Entonyssidae *n*. 内刺螨科
Entonyssinae *n*. 内刺螨亚科
Entonyssus *n*. 内刺螨属
entopectoralis *n*. 胸小肌
entophthalmia *n*. 眼内炎
Entophysalidaceae[拉] *n*. 石囊蓝细菌科
Entophysalis[拉] *n*.石囊蓝细菌属 ‖ ~ ganurosa 颗粒石囊蓝细菌 / ~ robusta 粗大石囊蓝细菌 / ~ sinensis 中国石囊蓝细菌 / ~ zonata 鼓山石囊蓝细菌
entopic *a*.①正位的,正常位置的 ②内视的 ‖ ~ vision 正位视觉 / ~ parallax 内视性视差 / ~ perimetry 内视性视野检查法 / ~ phenomenon 内视现象 / ~ vascular perception 内视血管性知觉
entoplasm *n*. 内质
entoprocta *n*. 内肛
entoptoscope *n*. 眼屈光间质镜,眼内媒质镜
entoptoscopy *n*. 眼屈光间质镜检查,眼内媒质镜检查
entoptygma *n*. 羊膜(昆虫)
entorbital *a*.眶内的 ‖ ~ fissure 内眶裂
entoretina *n*. 视网膜内层(视网膜内五层及内界膜)
entorganism *n*. 内寄生物
entorrhagia *n*. 内出血
entosarc *n*. [内]质,内[胞]浆
Entosiphon ovatum Stokes 卵形内管虫
Entosiphon Stein 内管虫属
Entosiphon sulcatum Dujardin 沟内管虫
entosternum *n*. 腹内疾
entosthoblast *n*. 核仁小体
entostosis *n*. 内生骨疣
ento-subtilysin *n*. 枯草杆菌内溶素
entotic *a*. 耳内的

entotrochanter *n*. 小转子
entotympanic *a*. 鼓室内的
entozoa *n*. 内寄生虫
entozoon *n*. 内寄生虫,内寄生动物
entrails *n*. 内脏,内部结构
entrance *n*. 进入 ‖ ~ effect 进入效应 / ~ point 入射点 / ~ pupil 入射光瞳 / ~ pupil point 入射光瞳点
Entrance Examination for schools of Radiologic Technology(简作 EESRT) 放射技术学院入学考试
entrance wound of bullet 枪弹射入口
entrap *v*. 诱捕,使陷入罗网
entreat *v*. 请求,恳求,哀求
entreaty *n*. 恳求,请求
entropion *n*. 内翻(尤指睑内翻) ‖ ~ forceps 睑内翻夹 / ~, lip 唇内翻
entropionize v. 使[睑]内翻,内翻
entropium *n*. 内翻(尤指睑内翻) ‖ ~ cicatricum 瘢痕性睑内翻 / ~ congenitus 先天性睑内翻 / ~ iridis 虹膜内翻 / ~ musculare 肌性睑内翻 / ~ paipebrae 睑内翻 / ~ pupillae 瞳孔内翻 / ~ spasmodicum 痉挛性睑内翻 / ~ spasticum 痉挛性睑内翻 / ~ traumaticum 外伤性睑内翻 / ~ uveae 葡萄膜内翻
entropy *n*. 熵 ‖ ~ maximization 熵最大化 / ~ of activation 活化熵
entry *v*. 输入,进入 ‖ ~ exclusion 进入排斥 / ~ site 进入部位 / ~ site 进入位点(核糖体)
entry on duty(简作 EOD) 值班记录
entwicklungsmechanik *n*. 实验胚胎学
Entylomellaceae *n*. 叶黑粉菌科(一种菌类)
entypy *n*. 反向[胚层]
ENU N-ethyl-N-nitros N-乙基-N-亚硝基脲(诱发肿瘤物质)
Enuc enucleation 摘出术
enucleate *a*. ①无核的 ②去核的 *v*. 剜出,摘出
enucleated cell ①无核细胞 ②去核细胞
enucleation; **enucleatio**[拉] *n*. ①去核 ②剜出术,摘除术 ‖ ~ cavity 眼球剜出腔 / ~ of eyeball 眼球摘除术 / ~ scissors 眼球摘除剪 / ~ spoon 眼球摘除匙
enucleator *n*. 剜出器,摘出器
enucleolation *n*. 去核仁
enula *n*. 龈内面
enuresis *n*. 遗尿(症)
ENV equivalent noise voltage 等效噪声电压
env gene 囊膜基因
envelope *n*. 膜,囊膜,包袋 ‖ ~ antigen 包膜抗原 / ~, egg 卵膜
enveloped *n*. 包膜,囊膜,被膜,胞质鞘
envenomation *n*. 螯刺毒作用(昆虫)
envenomization *n*. 螯刺毒作用,蛇咬毒作用
Enviomycin *n*. 恩维霉素(抗生素类药)
Enviomycin *n*.(简作 EVM) 结核放线菌素 N(抗结核抗生素)
Enviradene *n*. 恩韦拉登(抗病毒药)
enviroment and heredity(简作 EH) 环境和遗传
Environ environment 环境
environic condition 环境条件,外界条件
environment *n*. 环境 ‖ ~, external 外[界]环境 / ~, internal 内[部]环境 / ~ medicine 环境医学
environment and heredity(简作 E&H) 环境和遗传
Environment Canada(简作 EC) 加拿大环境(杂志名)
environmental *a*. 环境的 ‖ ~ activity 环境放射性 / ~ chamber 环境舱 / ~ correlation 环境相关 / ~ covariance 环境协方差 / ~ deviation 环境离差,环境偏差 / ~ mutagenesis 环境诱变 / ~ mutagen 环境诱变剂 / ~ pollution 环境污染 / ~ polymorphism 环境多态现象 / ~ protection 环境保护 / ~ radiation 环境辐射 / ~ sex determination 环境性决定 / ~ surgery 环境外科学 / ~ variance 环境方差 / ~ variation 环境变异
Environmental Biology and Medicine(简作 EBM) 环境生物学和医学(杂志名)
Environmental Child Health(简作 ECH) 儿童环境健康
environmental condidons determination(简作 ECD) 环境条件测定
Environmental Control Administration(简作 ECA) 环境控制管理局
environmental control System(简作 ECS) 环境保护系统;环境控制系统
environmental control/Life suppot system(简作 EC/LSS) 环境控制/生命保障系统
environmental Data Service(简作 EDS) 环境资料服务处
environmental defence fund(简作 EDF) 环境保护基金
environmental detection control center(简作 EDCC) 环境探测控制中心
environmental detection set(简作 EDS) 环境卫生检查装置
environmental health 环境卫生
environmental health engineering(简作 EHE) 环境卫生工程学
Environmental Health Laboratory(简作 EHL) 环境卫生实验所(美国空军)
Environmental Hearh Directorate(简作 EHD) 环境卫生管理局
environmental metrology(简作 EnMeT) 环境测量学
environmental mutagen information center(简作 EMIC) 环境致突变物情报中心联机数据库
Environmental Protection Agency(简作 EPA) 环境保护局(美)
environmental resistance 环境抵抗,环境因素对人口的限制
environs *n*. 环境
environucleonics *n*. 环境核子学
Enviroxime *n*. 恩韦肟(抗病毒药)
envison *v*. 想像,预想,展望
envoy *n*. 使者,代表,使节,公使
envy *v*. 羡慕,嫉妒
enwind *v*. 缠绕,包(或卷)
enwrap *v*. 包,裹,卷入,围入
Enz enzyme 酶
enzootic *a*. 地方性动物病的
Enzootic abortion of ewes virus 地方性流行性母羊流产病毒
Enzootic bovine leukosis virus = Bovine type C oncovirus 地方流行性牛造白细胞组织增生病病毒,牛 C 型肿瘤病毒
Enzootic brochiectasis of rats 地方流行性大鼠支气管扩张
Enzootic encephalomyelitis virus = Borna disease virus 波尔那病病毒
enzooty *n*. 地方性兽疫,地方性动物病
enzygotic twins 卵双生
enzymatic *a*. 酶的 ‖ ~ debridement 酶促清创 / ~ zonulysis 酶断带法(白内障囊内摘出术)
enzyme *n*. 酶 ‖ ~ adaptation 酶的适应 / ~ assay 酶活性测定 / ~ complex 酶复合体 / ~ cytochemistry 酶细胞化学 / ~ cytology 酶细胞学 / ~ conjugate 酶结合体 / ~ electrode 酶电极 / ~ glaucoma 酶性青光眼 / ~ immunoassys 酶免疫测定 / ~ immunoblot assay 酶免疫斑点试验 / ~ induction 酶的诱导 / ~ kinetic 酶动力学 / ~ -linkedimmunosorbent assay (ELISA) 酶标记 / modification ~ 修饰酶 / necking-closing ~ 缺口闭合酶 / ~ polymorphism 酶多态性 / ~ preparation 酶制剂 / receptor-linked ~ 受体联接酶 / restriction ~ 限制酶 / ring-opening ~ 开环酶 / ~ repression 酶阻遏 / ~ -substrate complex 酶—底物复合物
Enzyme *n*. 酶(杂志名)
Enzyme Commission(简作 EC) 酶学委员会
Enzyme elevating virus = Lactic dehydrogenase virus 酶升高病毒,乳酸脱氢酶病毒
enzyme immunoassay(简作 EIA) 酶免疫测定
enzyme inhibitor(简作 EI) 酶抑制剂
enzyme- linked immunoelectrodiffusion-assay(简作 ELIEDA) 酶联免疫电扩散测定
enzyme multiple immune test(简作 EMIT) 酶多项免疫测定法
enzyme-coupled immunoassay(简作 ECIA) 酶偶联免疫测定
enzyme-immunoassay *n*. 酶免疫试验,酶免疫测定法
enzyme-inhibhor-substrate complex(简作 EIS) 酶—抑制剂—基质复合体
enzyme-labeled immunoassay(简作 ELIA) 酶标记免疫测定
enzyme-linked fluorescent assay(简作 ELFA) 酶结合荧光测定
enzyme-linked immunosorbent assay(简作 ELISA) 酶联免疫吸附法
enzyme-linked lectin assay(简作 ELLA) 酶联凝集素测定法
enzyme-linked monoclonal antibody inhibition assay(简作 ELMIA) 酶联单克隆抗体抑制测定
enzyme-linkedimmunosorbent assay(简作 ELISA) 酶标记免疫吸附试验
enzymic *a*. 酶的 ‖ ~ synthesis 酶促合成
Enzymol enzymology 酶学
enzymolog *n*. 酶学
Enzymologia *n*. 酶学(杂志名)
enzymology *n*. 酶学
enzymolysis *n*. 酶解(作用)
enzymopathy *n*. 酶病 ‖ lysosomal ~ 溶酶体酶病(即溶酶体贮积病 lysosomal storage disease)
enzymuria *n*. 酶尿
EO endogenous opioids 内源性阿片样物质
Eo eosinophil 嗜酸性粒细胞
EO-3-ME erythropoietic stimulating factor 红细胞生成刺激因子

EOA esophageal obturator airwayn 食道充填导气管 / examination, opinion and advice 检查,意见和建议
eobiogenesis *n*. ①曙生物发生 ②原始生命起源
Eocene epoch 始新世
eocylosis *n*. 白细胞增多
EOD every other day 每隔一天 / entry on duty 值班记录
EOE equal opportunity employer 同等机会的使用者 / errors and omissions excepted 差错待查,错误不在此限,允许误差 / ethyl oxalacetic ester 乙基草醋酸酯
EOF electroosmotic flow 电渗流
EOG electrooculogram 眼电图 / electrooculography 眼电流描记法
Eogammarus sinensis (Ren) 中华原钩虾(隶属于异钩虾科 Anisogammaridae)
eoithelial basement membranectomy 上皮基底膜切除术
EOL end of life 寿命终止
EOM end of month 月底,月 / eosinophilic meningitis 嗜酸性粒细胞脑膜炎 / extractable organic matter 可提取的有机质 / extra-ocular movement 眼外运动 / extra-ocularmuscle 眼球外肌
EOMI extra-ocular muscle intact 眼球外肌无损伤
eonism *n*. 男扮女装症(癖)
EOP efficiency of plating 平板效应;成斑率,出菌率
Eopsetta grigorjewi (Herzenstein) 虫鲽(隶属于鲽科 Pleuronectidae)
eopsia *n*. 暮视[症]
EOQC European Organization for Quality Control 欧洲质量管理组织,欧洲质控组织
EORTC European Organization for Research on Treatment of Cancer 欧洲癌症治疗研究组织
EOS electro-optical systems 光电系统,电子光学系统 / End of Season 季度末 / eosinophil 嗜酸性粒细胞 / European Optometric Society 欧洲视力测定学会
eosin *n*. 曙红,伊红 ‖ ~ A 曙红 A / ~, bluish 蓝曙红 / ~, methyl 甲曙红 / ~ nigrosin staining 伊红-苯胺黑染色 / ~ staining 伊红染色 / ~ Y 黄[色]曙红 / ~ Y staining 伊红 Y 染色 / ~-Y supravital staining 伊红-Y 体外活体染色技术 / ~, yellowish 黄[色]曙红
Eosin positive cells 伊红染色阳性精子
eosin-methylene blue agar (简作 EMB) agar 伊红亚甲蓝琼脂培养基
eosin-methylene blue culture mediam (简作 EMB) 曙红甲蓝琼脂培养基
eosin-methylene blue (agar medium) 伊红美蓝(琼脂培养基)
eosino-[拉][构词成分] 曙红,伊红;嗜酸性细胞
eosinocyte *n*. 嗜酸性细胞,嗜曙红细胞
eosinopenia *n*. ①嗜酸性细胞,嗜曙红细胞 ②嗜曙红细胞减少(症)
eosinophil *a*. 嗜曙红的,嗜酸性的 *n*. 嗜曙红细胞,嗜酸性细胞 ‖ ~ chemotactic factor 嗜曙红细胞趋化性因子
eosinophil (简作 EOS) *n*. 嗜酸性粒细胞
eosinophil cationic protein (简作 ECP) 嗜伊红阳离子蛋白质
eosinophil chemotactic factor (简作 ECF) 嗜酸性粒胞趋化性因子
eosinophil chemotactic factor of anaphylaxis (简作 ECFA) 过敏性嗜酸性粒细胞趋化因子
eosinophil chemotactic factor of complement (简作 ECF-C) 补体嗜酸细胞趋化因子
eosinophilia *n*. ①嗜曙红细胞增多 ②嗜曙红性
eosinophilic *a*. 嗜曙红的,嗜酸性的 ‖ ~ leukemia 嗜酸性细胞性白血病
eosinophilic granuloma (简作 EG) 嗜酸性肉芽肿
eosinophilic granuloma of the lung (简作 EGL) 肺的嗜酸粒细胞肉芽肿
eosinophilic index (简作 EI) 嗜酸细胞指数
eosinophilic interstitial pneumoaia (简作 EIP) 嗜酸细胞性间质性肺炎
eosinophilic meningitis (简作 EOM) 嗜酸性粒细胞脑膜炎
eosinophilosis *n*. 肺嗜曙红细胞增多,嗜曙红细胞增多(症)
eosinophilous *a*. 嗜曙红的,嗜酸性的
eosinophiluria *n*. 嗜酸性粒细胞尿
eosinophyll *n*. 叶曙红素
eosinotactic *a*. 趋嗜曙红细胞的
Eosins eosinophils 嗜酸性粒细胞
eosirophil-dirived inhitor (简作 EDI) 嗜酸细胞衍生抑制物
eosome *n*. 曙核蛋白体
EOT effective oxygen transport 有效氧运输
Eothenomys melanogaster (Milne-Ewards) 黑腹绒鼠(隶属于仓鼠科 Cricetidae)
Eothenomys miletus 大绒鼠
eozoon *n*. 曙动物
ep endpoint 终端,端点
ep-[希 epi] 在……上,之,此外
EP ectopic pregnancy 异位妊娠 / ecsinopoietin 嗜酸性粒细胞生成素 / education program 教育方案,教育大纲 / electric potential 电位 / electrophoresis 电泳 / posterior endocardium 后心内膜(超声心动图) / endocochlear potential 耳蜗内淋巴电位 / endogenouspyrogen 内源性致热原 / endoscopic papillotomy 内窥镜乳头肌切开术 / entero-pathogenic strain 肠致病株 / epidemic parotitis 流行性腮腺炎 / epiglottis [拉]会厌 / epilepsie [德] 癫痫 / epoxide 环氧化物 / epoxyresin 环氧树脂 / erythema palmare; red palms 手掌红斑,红掌 / erythrocyte protoporphyrin 红细胞性原卟啉 / erythropoietin (亦作 Ep) 红细胞生成素 / estimated position 估计位置 / estrogen-progesterone 雌激素—孕酮 / European Pharmacopoeia 欧洲药典 / evoked potential 诱发电位 / exchanges plasmatigues 血浆替换术 / Experimental Parasitology 实验寄生虫学(杂志名) / extended play 扩张作用;伸长作用 / extramedullary plasmacytoma 髓外浆细胞瘤 / extra pharmacopeia 特别药典 / extra pure 最纯 / extra pure reagent 超纯试剂 / extreme pressure 超高压力 / extrinsic pathway 外源性凝血系统 / eprotoporthyrin (EPP) 原卟啉,初卟啉,原紫素(与妊娠贫血有关) / evoked potential 诱发电位
EPA Eastern Psychiatric Association 东方精神病学协会 / eicosapentaenoicacid 二十碳五烯酸 / electronpairacceptor 电子对受体 / Environmental Protection Agency 环境保护局(美)
epacmastic *a*. 增进期的,增长期的
epacme *n*. 增进期,增长期
Epacridaceae *n*. 尖苞树科
Epactozetidae *n*. 扇翼[甲]螨科
EPAH sodium paraaminohippurate extraction ratio 对氨基马尿酸钠清除率
Epalrestat *n*. 依帕司他(醛糖还原酶抑制药)
Epalxella Corliss 齿口虫属
Epalxella exigua Penard 短小齿口虫
Epalxella striata Kahl 条纹齿口虫
Epalxella triangula Kahl 三角齿口虫
Epalxellidae Corliss 齿科虫科
Epanolol *n*. 依泮洛尔(β 受体阻滞药)
eparsalgia *n*. 过劳病,伤力病
eparterial *a*. 动脉上的
epaulet pannus 肩章状血管翳
epauxesiectomy *n*. 新生动物切除术
epaxial *a*. 轴上的
EPB ethylpyridine bromide 溴化乙基吡啶 / endoscopic pancreatic biopsy 经内镜胰活检
EPC echophonocardiograph 心音回声描记器 / epilepsy partialis continua 持续性局限性癫痫 / equipotential cathode 等电位电极 / penicillin extraction ratio 青霉素清除率
EPCA Energy Policy and Conservation Act 能源政策和储备法案 / episilon amino caproic acid ε-氨基己酸
EPcell epithelialcell 上皮细胞
EPCG endoscopic pancreatocholangiography 内窥镜胰—胆管造影术
EPD eggs per day 一天排卵推算数
EPDIC eclampsia, pre-eclampsia with disseminated intravascutar coagulation 子痫子先兆子痫并发弥漫性血管内凝血
EPE ethyl propargyl ether 乙基炔丙基醚
EPEC enteropathogenic Esche richia coli 肠致病性大肠杆菌
EP-EMG evoked-potential electromyographic studies 诱发电位肌电描记法研究
epencephal *n*. ①小脑 ②后脑
epencephalic *a*. ①小脑的 ②后脑的
epencephalon *n*. ①小脑 ②后脑
ependopathy *n*. 室管膜病
ependyma *n*. 室管膜
ependymal *a*. 室管膜的 ‖ ~ cell 室管膜细胞 / ~ spongioblast 成室管膜(上皮)胶质细胞
ependymitis *n*. 室管膜炎
ependymoastrocytoma *n*. 室管膜星形细胞瘤
ependymoblast *n*. 成室管膜细胞
ependymoblastoma *n*. 成室管膜细胞瘤
ependymocyte *n*. 室管膜细胞
ependymocytoma *n*. 室管膜瘤,室管膜细胞瘤
ependymopathy *n*. 室管膜病
Eperisone *n*. 乙哌立松(解痉药,肌松药)
Epervudine *n*. 依培夫定(抗病毒药)
Eperythrozoon [拉] *n*. 血虫体属(附红血球体属,附红血细胞体属,附赤兽体属) ‖ ~ coccoides 类球状血虫体(球状附红血球

体,球状附红细胞体)/ ~ dispar 异型血虫体(异型附红细胞体)/ ~ felis 猫血虫体(附猫红血球体,附猫赤兽体)/ ~ ovis 绵羊血虫体(羊附红细胞体,绵羊附红血球体,附绵羊赤血兽体)/ ~ parvum 小附血虫体 / ~ suis 附猪血虫体(猪附红血球体)/ ~ varians 变异血虫体(变形附红细胞体)/ ~ wenyonii 温氏血虫体(文氏附红血球体,维氏附红细胞体,维容氏附红细胞体)

Epestriol *n*. 表雌三醇(雌激素类药)

EPF early pregnancy factor 早孕因子 / exophthalmos-producing factor 促突眼因子(垂体前叶)

EPG eggs per gram 1克中虫卵数(寄生虫学)/ electronic pupillography 电子瞳孔描记法

EPH edema proteinuria hypertension syndrome 水肿蛋白尿及高血压综合征 / extensor proprius hallucis 长伸肌

ephapse *n*. 神经元间接触

ephaptic junction 侧接点的接合

epharmonic convergence 适应性会聚

epharmony *n*. [环境]协调发育

epharmosis *n*. 有机适应

Ephebaceae *n*. 毡衣科(一种地衣类)

ephebology *n*. 青春期学

ephebophilia *n*. 恋少女症(癖)

Epheddne *n*. 麻黄碱(平喘药)

Ephedra [植药] *n*. 麻黄

Ephedra distachya L [拉;植药] 双穗麻黄

Ephedra equisetna Bunge [拉;植药] 木贼麻黄

Ephedra intermedia Schrenk et C.A.Mey. [拉;植药] 中麻黄

Ephedra root [植药] 麻黄根

Ephedra sinica Stapf [拉;植药] 草麻黄

Ephedraceae *n*. 麻黄科

ephedran *n*. 麻黄多糖

Ephedrine *n*. 麻黄素,麻黄碱(平喘药,血管收缩药) ‖ ~ HCl 盐酸麻黄碱

ephelides (单 ephelis) *n*. 雀斑

ephelig, senile *n*. 老年雀斑

ephelis (复 ephelides) *n*. 雀斑

Ephelota bütschliana Ishikawa 针形吸管虫

Ephelota coronata Kent 具冠吸管虫

Ephelota gemmipara Hertwig 生芽吸管虫

Ephelota plana wailes 扁平吸管虫

Ephelota Wright 吸管虫属

Ephelotidae Kent 吸管虫科

Ephemeraeeae *n*. 天命藓科(一种藓类)

ephemeral *a*. 暂时的

Ephemeral fever virus Ephestia cautella cytoplasmic polyhedrosis virus 粉斑螟胞质型多角体病毒

ephemeral gene 短暂基因

ephemerid *n*. 蜉蝣,蜉蝣昆虫

ephemeron *n*. 蜉蝣,短命的东西

Ephestia cautella nuclear polyhedrosis virus 粉斑螟核型多角体病毒

Ephestia kühniella 地中海粉螟

ephidrosis *n*. 局部多汗(症)

Ephippidae *n*. 白鲳科(隶属于鲈形目 Perciformes)

ephippium *n*. ①鞍状壳(水蚤) ②卵鞍

Ephippus orbis (Bloch) 白鲳(隶属于白鲳科 Ephippidae)

Ephydridac *n*. 水蝇科

EPI echo-planar imaging 回波平面成 / electron probe interface 电子探针界面

epi- [希]; **on** [英] [构词成分] 上,在上,在……上,之后,此外,表,外,附

epiagnathus *n*. 上颌不全畸胎

epiallopregnanolone (简作 EAP) *n*. 表别孕烷醇酮

epiasma *n*. 超等离子体

epibiotic *a*. ①[生物]外生的,体外生的,体表附生的 ②残遗的

epiblast *n*. 外胚层

epiblastic *a*. 外胚层的

epiblepharon *n*. 睑赘皮

epiblotic species 残遗种

epiboly *n*. 外包

epibromohydrin *n*. 环氧溴丙烷

epibulbar *a*. 眼球上的,眼球表面的 ‖ ~ carcinoma 眼球表面癌 / ~ dermoid 眼球表面皮样肿 / ~ melanosarcoma 眼球表面黑色素肉瘤 / ~ neurilemmoma 眼球表面神经鞘瘤 / ~ teratoma 眼球表面畸胎瘤 / ~ granuloma 眼球表面肉芽肿

Epibulus insidiator (Quoy et Gaimard) 伸口鱼(隶属于隆头鱼科 Labridae)

EPIC Electronic Properties Information Center 电子性能情报中心(美国)

Epicainide *n*. 依吡卡尼(抗心律失常药)

epicantha; epicanthine *a*. 内眦赘皮的 ‖ ~ fold 内眦赘皮

epicanthal *a*. 内眦赘皮的

epicanthine *a*. 内眦赘皮的

epicanthus *n*. 内眦赘皮 ‖ ~ fold 内眦赘皮 / ~ inversus 反向内眦赘皮,倒转型内眦赘皮 / ~ lateralis 横向内眦赘皮 / ~ palpebralis 睑性内眦赘皮 / ~ supraciliaris 眉性内眦赘皮 / ~ tarsalis 睑板性内眦赘皮

epicarcinogen *n*. 致癌物

epicardia *n*. 食管腹部,贲门上部

epicardiac pacing 心外膜起搏

epicardial *a*. 心外膜的,贲门上部的 ‖ ~ electrogram mapping 心外膜电图标测

epicardiectomy *n*. 心外膜切除术

epicardiolysis *n*. 心外膜松解术

epicardium *n*. 心外膜,心包脏层

epicarin *n*. 埃皮卡林,β-羟基萘邻羟基间苯甲酸(防腐和杀寄生虫剂)

epicatechin *n*. 表儿茶酸

epicauma *n*. ①眼浅层灼伤 ②角膜斑

Epicauta [拉;动药] *n*. 芫菁 ‖ ~ apicipennis Tan [拉;动药] 长毛芫菁 / ~ chinensis (Laporte) [拉;动药] 中华豆芫青(隶属于芫青科 Meloidae) / ~ gorhami Marseul [拉;植药] 豆芫青 / ~ Gorhami [拉;植药] 葛上亭长 / ~ hirticornis (Haag-rutenberg) [拉;动药] 毛角豆芫菁 / ~ impressicomis Pic [拉;动药] 角凹豆芫菁 / ~ megalocephala Gebler [拉;动药] 大头豆芫菁 / ~ reficeps Illiger [拉;动药] 橙头豆芫菁 / ~ taishoensis Lewis [拉;动药] 日本豆芫菁 / ~ tentusi (Kasgab) [拉;动药] 陷胸芫菁 / ~ tibialis waterhouse [拉;动药] 毛胫豆芫菁 / ~ waterhousei (Haag-rutenbeg) [拉;动药] 台湾豆芫菁

epicele *n*. 第四脑室

epicene *a*. 通性的,有异性特征的,有女人气,两性通用的

epicentral *a*. 椎[骨]体上的

epicentre *n*. 震中,中心,集中点

epicerebral *a*. 大脑上的

epichlorohydrin *n*. 3-氯-1,2-环氧氯丙烷,表氯醇(杀虫剂)

epichlorohydrin-trieth anolamine (简作 ECTEOLA) 表氯醇三乙醇胺

epichordal *a*. 脊索上的

epichorial *a*. 绒[毛]膜上的

epichorion *n*. 包蜕膜

epichoroid *n*. 脉络膜外层 ‖ epichoroidal *a*. / ~ space 脉络膜上腔

epichromatin *n*. 表染色质

epichrosis *n*. 皮肤变色 ‖ ~, alphosis 白化病 / ~, aurigo 皮肤黄变 / ~, ephelis 雀斑,晒斑 / ~, leucasmus 白癜风 / ~, leuticula 雀斑,晒斑 / ~, spilus 色[素]痣

Epicillin *n*. 依匹西林(抗生素类药)

epicoelia *n*. 第四脑室

epicoeloma *n*. 上体腔

epicolic *a*. 结肠上的,结肠外的

epicomus *n*. 头顶寄生畸胎

epicon *n*. 外延硅靶摄像管

epicondylar fracture 上髁骨折

epicondyle *n*. 上髁

epicondylian *a*. 上髁的

epicondylitis *n*. 上髁炎 ‖ ~, external humeral 肱骨外上髁炎,桡肱骨黏液囊炎

epicondylus (复, epicondyli) *n*. 上髁

epiconus *n*. [脊髓]圆锥尖

epicophosis *n*. 耳聋

epicoracoid *a*. 喙突上的

epicorneascleritis *n*. 角巩膜表层炎(慢性角巩膜炎)

epicostal *a*. 肋[骨]上的

epicotyl *n*. 上胚轴

epicranium *n*. 头被,头皮(头外部皮肤,腱膜,肌肉)

Epicriidae *n*. 表刻螨科

Epicrioidea *n*. 表刻螨总科

Epicriopsis *n*. 表刻螨属

Epicriptine *n*. 表隐亭(多巴胺拮抗药)

epicritic *a*. [精]细觉的 ‖ ~ vision 精细视觉

epicure *n*. 讲究饮食的人

epicuticula *n*. 上表皮

epicyesis *n*. 重复妊娠(有孕者复行受胎)
epicystitis *n*. 膀胱上组织炎
epicyte *n*. ①细胞膜 ②上皮细胞
epicytoma *n*. 上皮瘤,上皮癌
epid epidemic 流行病;流行性的
Epidem epidemology 流行病学
epideme, articulatory 连翅膜
epidemic *a*. ①流行病 ②流行性的 ‖ ~ area 病区,流行病区 / ~, arthropod-borne 节肢动物传播性流行 / ~ cholera 流行性霍乱 / ~ encephalitis 流行性脑炎 / ~ encephalitis type B 流行性乙型脑炎 / ~, food-borne 食物传播性流行 / ~ hemorrhagic fever, EHF 流行性出血热 / ~, insect-borne 虫媒流行,昆虫传播性流行 / ~ meningitis 流行性脑脊膜炎 / ~ myalgia 流行性肌痛,流行性胸膜痛 / ~ myositis 流行性肌炎,流行性胸膜痛 / ~ parotitis 流行性腮腺炎 / ~ pleurodynia 流行性胸膜痛,流行性胸肌痛 / ~ rheum 流行性感冒,流感 / ~, water-borne 水传播性流行 ‖ ~al *a*.
epidemic (endemic) nephropathy 流行性(地方性)肾病
Epidemic B encephalitis virus = Japanese B virus 流行性乙型脑炎病毒,日本乙型脑炎病毒
epidemic cerebrospinal meningitis (简作 ECSM) 流行性脑脊髓膜炎
epidemic diarrhea of infant mice (简作 EDIM) 幼鼠流行性腹泻
Epidemic diarrhea of infant mice virus (简作 EDMV) 婴鼠流行性腹泻病毒
epidemic hemorragic fever virus (简作 EHFV) 流行性出血热病毒
epidemic hepatitis associated antigen (简作 EHAA) 流行性肝炎相关抗原,传染性肝炎相关抗原
Epidemic Intelligence Service (简作 EIS) 传染病(流行病)情报部
Epidemic jaundice of man virus 人流行性黄疸病毒
Epidemic jaundice virus 传染性肝炎病毒
epidemic kerato-conjunctivitis (简作 EKC) 流行性角膜—结膜炎
Epidemic myalgia = Bamble disease 流行性肌病毒
epidemic parotitis (简作 EP) 流行性腮腺炎
Epidemic parotitis virus = Mumps virus 流行性腮腺炎病毒,腮腺炎病毒
Epidemic tremor virus = Avian encephalomyelitis virus 禽脑脊髓炎病毒,流行性震颤病毒
Epidemic typhus 流行性斑疹伤寒
epidemichemorrhagic fever (简作 EHF) 流行性出血热
epidemicity *n*. 流行性
epidemics *n*. 流行病
epidemio-[希][构词成分] 流行(病)
epidemiography *n*. 流行性记述,流行病志
epidemiologic *a*. 流行病学的
epidemiological investigation 流行病学调查
epidemiological survey 流行病学调查
epidemiological-reconnaissance 流行病学侦察
epidemiologist *n*. 流行病学家
epidemiology *n*. 流行病学 ‖ ~, experimental 实验流行病学
epiderm *n*. 表皮
epidermal *a*. 表皮的 ‖ ~ growth factor (简作 EGF)表皮生长因子 / ~ cysts 表皮囊肿
epidermal growth factor urogastrone (简作 EGF-URO) 表皮生长因子-尿抑胃素
epidermatic *a*. 表皮的
epidermatitis *n*. 表皮炎
epidermatoid *a*. 表皮样的,有表皮性质的
epidermatous *a*. 表皮的
epidermic *a*. 表皮的 ‖ ~ growth factor (简作 EGF) 表皮生长因子
epidermicula *n*. 表小皮
epidermidalization *n*. 表皮化
epidermidolysis *n*. 表皮松解
epidermis *n*. 表皮
epidermodysplasia *n*. 表皮发育不良
epidermoid cyst 表皮样囊肿
epidermoidal *a*. 表皮样的
epidermoidoma *n*. 表皮样瘤
epidermolysis *n*. 表皮松解(症) ‖ acquired ~ bullosa 获得性大疱性表皮松解 / albopapuloid ~ bullosa dystriophica 白色丘疹样大疱性表皮松解 / dominant ~ bullosa dystrophica 显性遗传营养不良性大疱性表皮松解 / dysplastic ~ bullosa dystrophica 发育不良性营养不良性大疱性表皮松解 / ~, acquisita 后天性表皮松解 / ~, bullosa 大疱性表皮松解,大疱性皮肤棘层松解 / ~, bullosa acquisita 获得性大疱性表皮松解 / ~, bullosa hereditaria 大疱性表皮松解,大疱性皮肤棘层松解 / hyperplastic ~ bullosa dystrophica 增生性营养不良性大疱性表皮松解 / junctional ~ bullosa 交界大疱性表皮松解 / recessive ~ bullosa dystrophica 隐性遗传营养不良性大疱性表皮松解 / toxic bullosa ~ 中毒性大疱性表皮松解(即中毒性表皮坏死松解;toxic epidermal necrolysis)
epidermolysis bullosa 表皮水泡症
epidermoma *n*. 表皮瘤,表皮生长物
epidermomycosis *n*. 表皮霉菌病
epidermophyton *n*. 表皮癣菌属
epidermophytosis *n*. 表皮癣[菌病] ‖ ~, cruris 股癣 / ~, inguinale 腹股沟[表皮]癣 / ~, interdigitale 指(趾)间表皮癣,皮癣菌病 / ~, interdigitalis pedum 指(趾)表皮癣
Epidermoptidae *n*. 表皮螨科
epidermosis *n*. 表皮病
epidermotropic *a*. 嗜表皮的
epidiaphragmatic *a*. 膈上的
epidiascope *n*. 实物幻灯机,两射放影机
epididymal *a*. 附睾的 ‖ ~ sperm aspiration (C16)
epididymis (复 epididymides) *n*. 附睾 ‖ ~ stasis 附睾郁积
epididymitis *n*. 附睾炎 ‖ ~, spermatogenic 精子性附睾炎
epididymodeferentectomy *n*. 附睾输精管切除术
epididymodeferential *a*. 附睾输精管的
epididymogram *n*. 附睾造影(照)片
epididymography *n*. 附睾造影(术)
epididymo-orchitis *n*. 睾丸附睾炎
epididymotomy *n*. 附睾切开术
epididymovasectomy *n*. 附睾输精管切除术
epididymo-vasostomy *n*. 输精管附睾吻合术
epididymo-vesiculography *n*. 附睾精囊造影(术)
Epidinium caudatum Fiorentini 有尾前毛虫
Epidinium Crawley 前毛虫属
Epidinium ecaudatum Fiorentini 无尾前毛虫
epidism *n*. 眼部自伤
epidural *a*. 硬膜外的 ‖ ~ anesthesia 硬膜外麻醉 / ~ hematoma 硬脑膜外血肿 / ~ space 硬膜外腔 / ~ venography 硬膜外静脉造影(术)
epidural anthesia-infusion dinretics (简作 EID) 硬膜外麻醉 - 输液 - 利尿法
Epidural blood patch (简作 EBP) 硬膜外血斑
epidurography *n*. 硬膜外造影(术)
epidymo-orchitis *n*. 睾丸附睾炎
epiestriol *n*. 表雌三醇(雌激素)
epifascial *a*. 筋膜上的
epifocal *n*. 震中的
epifocus *n*. 震中
epifolliculitis *n*. 毛囊炎
epigallocathechin-3-gallate *n*. (简作 EGCG) 表没食子儿茶酸-3-没食子酸盐
epigamic *n*. 引诱性的
epigamous *a*. [卵]受精后发生的
epigamy *n*. 裂殖生殖
epigaster *n*. 后肠
epigastralgia *n*. 上腹部痛
epigastric *a*. 上腹部的 ‖ ~ lymph node 腹壁淋巴结 / ~ pulsation 上腹部搏动 / ~ region 腹上区,腹上部
epigastric *a*. 上腹(部)的
epigastriocele *n*. 上腹疝
epigastrium (复 epigastria) *n*. 上腹部
epigastrius *n*. 上腹部寄生畸胎 ‖ ~ parasiticus 上腹部寄生畸胎
epigastrocele *n*. 上腹疝
epigastrorrhaphy *n*. 上腹缝(合)术
epigenesis *n*. 后成论,渐成论
epigenetic *a*. 外遗传性 ‖ ~ carcinogenesis 基因外癌变
epigenetics *n*. 实验胚胎学
epigenotype *n*. 后生型,总发育体系
epiglottic *a*. 会厌的 ‖ ~ cartilage 会厌软骨 / ~ vallecula 会厌谷
epiglottidean *a*. 会厌的
epiglottidectomy *n*. 会厌切除术
epiglottiditis *n*. 会厌炎
epiglottis [拉] *n*. 会厌
epiglottitis *n*. 会厌炎
epiglycanine *n*. 表糖癌蛋白
epignathous *a*. 上颌寄生胎的
epignathus *n*. 上颌寄生胎畸胎
epigonal *a*. 性腺上的[胚]
Epigonanthaceae *n*. 破萼苔科(一种苔类)
epigonium *n*. 雌器囊

Epihetacillin *n*. 表海他西林(抗生素类药)
epihyal *a*. 舌骨上的
epihyoid *a*. 舌骨上的
epikeratophakia *n*. 表层角膜镜片术
epikeratoprosthesis *n*. 表层人工角膜
Epilachna vigintioctomaculata (Motschulsky) 马铃薯瓢虫(隶属于瓢虫科 Epilachninae)
Epilachninae *n*. 瓢虫科(隶属于鞘翅目 Coleoptera)
epilamellar *a*. 基膜上的
epilation *n*. 拔除术,脱毛术
epilation forceps 睫毛镊
epilatory *a*. 脱毛[发]的 *n*. 脱毛[发]药
epilemma *n*. 神经鞘膜
epilemmal *a*. 神经鞘膜的
Epilep Epilepsia 癫痫(国际抗癫痫联合会杂志)
epilepsia *n*. 癫痫(羊癫疯) ‖ ~ partialis continua 部分性癫痫持续状态 / ~ confusional state 癫痫性意识模糊状态 / ~ state 癫痫持续状态
epilepsie [德] *n*. 癫痫
epilepsy *n*. 癫痫,羊痫疯
Epilepsy Abstracts (简作 EA) 癫痫文摘(杂志名)
Epilepsy Foundation of America (简作 EFA) 美国癫痫基金会
Epilepsy Information Center (简作 EIC) 癫痫情报中心
epilepsy partialis continua (简作 EPC) 持续性局限性癫痫
epileptic *a*. 癫痫的 *n*. 癫痫患者 ‖ ~ focus 癫痫病灶
epileptiform amaurosis 癫痫性黑蒙
epileptiform discharge (简作 ED)癫痫样放电
epileptosis *n*. 癫痫性精神病
epilesional *a*. 损伤面上的
epilipsy, gustatory 味觉性癫
Epilobium hirsutum L. [拉;植药] 柳叶菜
Epilobium pyrricholophum Franch. et Savat. [拉;植药] 长籽柳叶菜
Epilohmanniidae *n*. 上罗[甲]螨科
epiloia *n*. 结节性(脑)硬化
epimandibular *a*. 下颌骨上的
epimastigotes *n*. 上鞭毛体(为某些鞭毛原虫所特有)
Epimedium brevicorum Maxim. [拉;植药] 淫羊藿
Epimedium koreanum Nakai [拉;植药] 朝鲜淫羊藿
Epimedium macranthum MORR. etDecne. [拉;植药] 长距淫羊藿
Epimedium pubescens Maxim. [拉;植药]柔毛淫羊藿
Epimedium sagittatum (Sieb. et Zucc.) Maxim. [拉;植药] 箭叶淫羊藿
epimembrane glomerulopathy (简作 EMG)肾小球外膜病变
epimenorrhagia *n*. 月经过频过多
epimenorrhea *n*. 月经过频
epimer *n*. 表异构物,差向(立体)异构体
epimerase *n*. 表异构酶,差向(异构)酶
epimere *n*. 上段(中胚层)
epimeride *n*. ①表异构物 ②差向异构体
epimerite *n*. 中胚层节
epimerization *n*. 表异构化(作用),差向异构化(作用)
epimeron *n*. ①基片[蜱螨] ②后侧板
epimerum *n*. 后侧片
Epimestrol *n*. 表美雌醇(雌激素类药)
epimine material 环亚胺材料
Epimorpha *n*. 整形目(隶属于唇足纲 Chilognatha)
epimorphic *a*. 割处再生的
epimorphosis *n*. 新建再生
epimyocarditis *n*. 心肌外膜炎
epimyocardium *n*. 心肌外膜(胚胎)
Epimys *n*. 鼠属
epimysium *n*. 肌外膜,外肌束膜
Epinastine *n*. 依匹斯汀(抗组胺药)
epinephelos *a*. 混浊的
epinephelus *a*. 混浊的
Epinephelus fuscoguttatus (Forska l) 褐点石斑鱼(隶属于鳍*科 Serranidae)
Epinephelus Megachir [拉;动药] 指印石斑鱼
Epinephelus megachir (Richardson) [拉;动药] 指印石斑鱼
Epinephelus moara (Temminck et schlegel) [拉;动药] 云纹石斑鱼
epinephrectomy *n*. 肾上腺切除术
epinephrine *n*. 肾上腺素(升压药) ‖ ~ renal angiography 肾上腺素肾血管造影(术) / ~ -assisted 肾上腺素辅助的 / ~ -assisted renal venography 肾上腺素辅助肾静脉造影(术) / ~ -enhanced 肾上腺素增强的 / ~ -enhanced renal angiography 肾上腺素增强肾血管造影(术) / ~ reversal 肾上腺素作用颠倒,肾上腺素作用反转,逆转性肾上腺素作用(指在甲型(α)受体阻断剂下,给予肾上腺素,反而使血压下降的现象)
epinephritis *n*. 肾上腺炎
epinephroma *n*. 肾上腺样瘤
epinephros *n*. 肾上腺
epineural *a*. 神经弓上的
epineurial *a*. 神经外膜的
epineurium *n*. 神经外膜
epinosic *a*. 不卫生的,有害健康的
epiocular *a*. 眼球上的,眼球表面的
Epioestriol *n*. 表雌三醇 (雌激素类药)
epionychium *n*. [指]甲上皮
epioophorn [德] *n*. 卵巢冠
epiopticon *n*. ①第一髓板 ②第二视神经区
epiorchium *n*. 睾丸外膜
epioticum *n*. 耳上骨
epipalatum *n*. 腭寄生畸胎
epipapillary *a*. 视[神经]乳头上的 ‖ ~ membrane 视[神经]乳头前膜
epiparasite *n*. 体外寄生物
epiparonychia *n*. 甲床甲沟炎
epipephysitis *n*. 结膜炎
epipharyngitis *n*. 咽上部炎
epipharyngoscope *n*. 鼻咽镜
epipharyngoscopy *n*. 鼻咽镜检查
epipharynx *n*. ①内唇(昆虫) ②咽上部,鼻部,鼻咽
epiphenomenon *n*. 副现象,附带现象,偶发症状
Epiphis *n*. 表伊螨属
epiphora *n*. 溢泪
epiphrenal *a*. 膈上的
Epiphyas postvittana nuclear polyhedrosis virus 淡褐苹果蛾核型多角体病毒
epiphylactic *a*. 加强预防作用的,增强防病力的
epiphylaxis *n*. 加强预防作用,增强防病力
Epiphyllum mosaic virus 蟹足霸王鞭花叶病毒
Epiphyllum oxypetalum (DC.) Haw. [拉;植药] 昙花
epiphyseal *a*. [骨]骺的 ‖ ~ fracture 骺端骨折 / ~ cartilage 骺软骨 / ~ line 骨骺线 / ~ synchondrosis 骺软骨结合
epiphyseitis *n*. 骺炎
epiphyses (单, epiphysis) *n*. ①[骨]骺 ②松果体 ③胞芽原(细胞)
epiphysial eye 顶眼,松果眼
epiphysin *n*. 松果体激素,松果素
epiphysiopathy *n*. ①松果体病 ②骺病
epiphysis (复, epiphyses) *n*. ①[骨]骺 ②松果体 ③胞芽原(细胞)
epiphysitis *n*. 骺炎
epiphyte *n*. 附生殖物,(寄生于动物的)真菌
epiphytology *n*. 植物流行病学
epipial *a*. 软膜上的
epiplasma *n*. 超等离子体
epipleural *a*. 胸膜上的
epiplexus *n*. 第四脑室脉络丛
epiplo- [构词成分] 网膜
epiplocele *n*. 网膜疝
epiplo-enteroscheocele *n*. 网膜肠阴囊疝
epiploic *a*. 网膜的 ‖ ~ appendages 肠脂垂 / ~ foramen 网膜肠孔
epiploitis *n*. 网膜炎
epiplomerocele *n*. 网膜肌疝
epiplomphalocele *n*. 网膜脐疝
epiploon *n*. ①脂肪体(昆虫) ②大网膜
epiploplasty *n*. 网膜成形术
epiplo-portography *n*. 网膜门静脉造影(术)
epiplorrhaphy *n*. 网膜缝术
epiplosarcomphalocele *n*. 网膜肉芽脐疝
epiploscheocele *n*. 网膜肠阴囊疝
epipolic *a*. 荧光(性)的 ‖ ~ dispersion 发荧色散
Epipremnum pinnatum(L)Schott [拉;植药] 麒麟叶
Epipropidine *n*. 依匹哌啶(抗肿瘤药)
epipteric *a*. 翼上的
epipygus *n*. 骶肢畸胎,臀部寄生肢畸胎
epirenamine *n*. 肾上腺素
epiretinal *a*. 视网膜外层的 ‖ ~ membrane 视网膜前膜
Epirizole *n*. 依匹唑(消炎镇痛药)
Epiroprim *n*. 依匹普林(抗菌药)
epirotulian *a*. 髌上的

Epirubicin *n*. 表阿霉素,表柔比星(抗生素类药,抗肿瘤药)
episclera *n*. 巩膜外层
episcleral *n* ①巩膜外层的,巩膜表层的,巩膜浅层的 ②巩膜上的 ‖ ~ artery 巩膜浅层动脉,巩膜上动脉 / ~ fluorescein angiography 上巩膜荧光血管造影术 / ~ ganglion 浅层巩膜神经节 / ~ injections 浅层巩膜充血 / ~ osteoma 巩膜上骨瘤 / ~ plexus 巩膜上丛,巩膜浅层丛 / ~ space 巩膜浅层间隙,巩膜上间隙 / ~ vein 巩膜表层静脉
episcleritis *n*. 巩膜外层炎,浅层巩膜炎 ‖ ~ fugax 一过性浅层巩膜炎 / ~ rosacea 酒渣鼻性浅层巩膜炎
episclerotitis *n*. 巩膜外层炎,浅层巩膜炎
episcope *n*. ①反射投影灯 ②物面检查器
episcotister *n*. 斩光器,截光盘
Episeiella *n*. 表绥螨属
episilon amino caproic acid (简作 EPCA) ε-氨 qs 基己酸
episiocele *n*. 外阴疝
episiohematoma *n*. 外阴血肿
episioitis *n*. 外阴炎
episioperineoplasty *n*. 外阴会阴成形术
episioperineorrhaphy *n*. 外阴会阴缝合术
episioplasty *n*. 外阴成形术
episiorrhagia *n*. 外阴破裂
episiorrhaphy *n*. 外阴缝合术
episiostenosis *n*. 外阴狭窄
episiotomy *n*. 外阴切开术
episode *n*. ①发作 ②插话 ③插曲
episodic ophthalmoplegia 发作性眼肌麻痹
episodic secretion 阵发性分泌(如下丘脑和垂体激素)
episomc *n*. 附加体,游离体
episome *n*. ①游离基因 ②附加基 ‖ ~ template 游离基因模板
episomite *n*. 背体节
epispadia *n*. 尿道上裂
epispadial *a*. 尿道上裂的
epispadias *n*. 尿道上裂
epispasis *n*. 药疹
epispastic *a*. 发疱的 *n*. 发疱药
episphenoid *a*. 蝶骨上的
epispinal *a*. 脊柱上的,脊髓上的
episplenitis *n*. 脾被膜炎
epistatic *a*. 上位的
epistaxis *n*. 鼻出血
epistemological *a*. 认识论的 ‖ ~ly ***ad***.
episternal *a*. ①胸骨上的 ②上胸骨的
episternum *n*. 前侧片(昆虫),上胸骨,上腹板(指海胆)
Episthmium *n*. 外颈[吸虫]属 ‖ ~ intermedium 中外颈吸虫
Episthochasmus *n*. 外隙[吸虫]属 ‖ ~ caninum 狗外隙吸虫
episthotonos *n*. 前弓反张
epistoma *n*. 口上片
Epistomariidae Hofker 缝裂虫科
Epistomaroides polystomelloides Parker and Jones 多口拟缝裂虫
Epistomaroides Uchio 拟缝裂虫属
Epistominella Husezima and Maruhasi 小上口虫属
Epistominella pulchra Cushman 丽小上口虫
epistrotheus *n*. 枢椎(第二颈椎)
Epistylidae Kahl 累枝虫科
Epistylis anastatica Linnè 无秽累枝虫
Epistylis articulata Fromentel 节累枝虫
Epistylis balatonica Stiller 厚盘累枝虫
Epistylis breviramosa Stiller 短枝累枝虫
Epistylis cambari Kellicott 变换累枝虫
Epistylis carcini Precht 蟹栖累枝虫
Epistylis caridinai Gong 米虾累枝虫
Epistylis daphniae Fauré-Fremiet 蚤累枝虫
Epistylis Ehrenberg 累枝虫属
Epistylis elongata Stokes = Epistylis plummeri Bove 长累枝虫
Epistylis fugitans Kellicott 活跃累枝虫
Epistylis glossiphoniai Gong 舌蛭累枝虫
Epistylis harpacticola Kahl 猛水蚤累枝虫
Epistylis hospes Fromentel 壁累枝虫
Epistylis lacustris Imhoff 湖累枝虫
Epistylis macrostyla Gong 粗柄累枝虫
Epistylis ovata obtusa Gong 粗钝卵形累枝虫
Epistylis penicillata Gong 刷状累枝虫
Epistylis plicatilis Ehrenberg 褶累枝虫
Epistylis pyriformis d' Udekem 梨形累枝虫
Epistylis rotans Svec 浮游累枝虫
Epistylis umbilicata Claparède and Lechmann 脐状累枝虫
Epistylis urceolata Stiller 瓶累枝虫
Epistylis vestita Stokes 套累枝虫
Epistylis zschokkei Keiser 剑蚤累枝虫
epitarsus *n*. 结膜前垂,先天翼状胬肉
epitela *n*. 前髓帆组织
epitendineum *n*. 腱纤维鞘,腱鞘
epitenon *n*. 腱鞘
epithalamic *a*. ①上丘脑的 ②丘脑上的
epithalamus *n*. 丘脑上部,上丘脑
epithalaxia *n*. 上皮脱屑
epithelia *n*. 上皮
epithelial *a*.上皮的 ‖ ~ bleb 上皮大疱 / ~ cyst 上皮囊肿 / ~ debridement [角膜]上皮清除术 / ~ downgrowth 眼内上皮植入 / ~ dystrophy 上皮营养不良 / ~ erosion [角膜]上皮糜烂 / ~ filament 上皮卷丝 / ~ grafting 上皮移植(术) / ~ ingrowth 上皮内生 / ~ ingrowth 眼内上皮植入 / ~ layer 上皮层 / ~ radiation syndrome 表皮辐射综合征 / ~ stripping 上皮剥脱 / ~ transplantation [角膜]上皮移植 / ~ cadherin, E-cd, Uvomorulin E-钙粘附素 / ~ cell 上皮细胞 / ~ tissue 上皮(组织) / ~ tumor 上皮细胞瘤 / ~ tumor of ovary 卵巢上皮性肿瘤
epithelialization *n*. 上皮形成
epithelio-[构词成分] 上皮
epithelioblastoma *n*. 上皮细胞瘤
epithelioceptor *n*. 腺细胞感受体
epitheliofibril *n*. 上皮原纤维
epitheliogenetic *a*. 上皮增殖的
epitheliogenic *a*. 上皮形成的
epithelioglandular *a*. 腺上皮[细胞]的
epithelioid *a*. 上皮样的 ‖ ~ cell histiocytoma 类上皮细胞组织细胞瘤 / ~ globoid cells (简作 EGC) 表皮样球状细胞
epitheliolysis *n*. 上皮溶解
epitheliolytic *a*. 溶上皮的
epithelioma *n*. 上皮瘤,上皮癌 ‖ ~ adamantinum; adamantinoma 牙釉质上皮瘤,造釉细胞瘤 / ~ calcified odontogenic 钙化牙原性上皮瘤 / ~ corneae 角膜上皮瘤,角膜上皮癌 / ~ of conjunctiva 结膜上皮癌,结膜上皮瘤 / ~ ; epithelialcancer 上皮瘤,上皮癌
Epithelioma contagiosum virus = Fowl pox virus 鸡痘病毒
Epithelioma of carp virus 鲤鱼上皮瘤病毒
Epithelioma papillosum-associated virus 上皮乳头瘤—相关病毒
epitheliomatosis *n*. 上皮瘤病
epitheliomatous *a*. 上皮瘤的
epitheliopathy *n*. [角膜]上皮病变
epitheliosis *n*. 上皮增生 ‖ ~ desquamativa conjunctivae 脱屑性结膜上皮增生
epitheliotoxin *n*. 杀上皮[细胞]毒素
epithelite *n*. 上皮瘢痕(放射线治疗后)
epithelitis *n*. 上皮炎
epithelium (复 epithelia)[拉] *n*. 上皮 ‖ ~ of gingival sulcus 龈沟上皮 / ~, combined enamel 合并釉上皮 / ~, crevicular[龈]缝上皮 / ~, dental 牙上皮 / ~, enamel, external 外釉上皮 / ~, enamel, internal 内釉上皮 / ~, enamel 釉上皮 / ~, external enamel 外釉质上皮 / ~, inner enamel 内釉上皮层 / ~, odontogenic 生牙上皮 / ~, oral 口腔上皮 / ~, reduced enamel 缩余釉上皮
epithelization *n*. 上皮形成
epithelize *v*. 生上皮
epithelpotential *n*. 上皮电位
epithermal *a*.超热的 ‖ ~ activity 超热中子导出的放射性
epithesis *n*. 矫正术,夹板
Epithiazide = epitizide *n*. 依匹噻嗪(利尿药)
Epithioandrostanol *n*. 环硫雄醇(雄激素类药)
Epitiostanol *n*. 环硫雄醇(雄激素类药)
Epitizide *n*. 依匹噻嗪(利尿药)
epitome *n*. 缩影,摘要,节录,概括
epitomization *n*. 摘要,结论
epitope *n*. ①表位(即抗原决定簇或决定位),抗原决定位 ②决定分子,辨识部位 ‖ ~ tagging 表位附加,表位追加(把附加的抗原表位融合到目的蛋白上)
epitopes *n*. 共同性表面抗原
epitoxoid *n*. 弱亲和类毒素
epitrochanterian *a*. 转子上的
epitrochlea *n*. 肱骨内上髁 ‖ ~ humeri 肱骨内上髁
epitrochleo-anconeus *n*. 滑车上肘肌
epitron *n*. 电子和 π 介子束碰撞系统
epituberculosis *n*. 浸润型[上部]肺结核

epiturbinate *n*. 鼻甲软组织,鼻甲外组织
epitympanic *a*. 鼓室上的
epitympanum *n*. 鼓室上隐窝
epityphlitis *n*. ①阑尾炎 ②盲肠周炎
epityphlon *n*. 阑尾
Epivag virus 传染性阴道宫颈炎病毒
Epivir *n*. 依匹韦(治疗艾滋病药物,lamivudine 的商品名)
Epizoanthidae *n*. 鞘群海葵科(隶属于群体海葵目 Zoanthidea)
epizoic *n*. 体表寄生虫剂
epizoicide *n*. 杀体表寄生虫病
epizoologia *n*. 动物流行病学,兽疫学
epizoology *n*. 动物流行病学,兽疫学
epizoon(复 epizoa)*n*. 体表寄生虫病
epizoonosis *n*. 体表寄生虫病
epizootic *a*. 家畜流行病性的
Epizootic cellulites virus = Horses infectious arteritis virus 马传染性动脉炎病毒
Epizootic chlamydiosis of hares and muskrats 野兔和麝鼠流行性衣原体病
Epizootic disease of deer orbivirus subgroup 鹿兽疫病环状病毒亚组
Epizootic fever virus 兽疫热病毒
epizootic hemorrhage disease(简作 EHD)家禽流行性出血性疾病
Epizootic hemorrhagic disease of deer orbivirus 鹿流行性出血环状病毒
Epizootic hemorrhagic disease of deer virus 鹿兽疫出血病病毒
epizootic keratoconjunctivitis 兽疫性角结膜炎
epizootiologia *n*. 动物流行病学,兽疫学
epizootiology *n*. 动物流行病学,兽疫学
epizooty *n*. 兽疫
eplcranium *n*. 颅项盖
eplgamic selection 引诱选择
eplgean, epigeous *a*. 土表的
eplgenetic development 渐成式发育
eplgenetic momentum 后生动量
eplpalatum *n*. 腭寄生胎畸形
eplpharyngeal; nasopharyngeal *a*. 咽上的,鼻咽的
eplpharyngitis; nasopharyngitis *n*. 咽上部炎,鼻咽炎
eplpharynx; nasopharynx *n*. 咽上部,咽鼻部,鼻咽
EPMA electron probe microanalysis 电子探针微量分析
EPN *n*. 苯硫磷
EPN-300 *n*. 伊皮恩
Epoetin Alfa. 阿法依泊汀(抗贫血药)
Epoetin Beta 倍他依泊汀(抗贫血药)
Epoetin Epsilon 依泊丁 ε(艾隆依泊汀)
Epoetin Gamma 加马依泊汀(抗贫血药)
Epoetin Omega 依泊丁 ω(抗贫血药)
Epoetinbeta *n*. β-依泊丁(促红细胞生长药)
Epolamine *n*. (吡)咯乙醇(根据 1998 年 CADN 的规定,在盐或酯与加合物之命名中,使用此项名称)
Epolus ventralis(Meade-Waldo)白绒斑蜂(隶属于蜜蜂科 Apidae)
Epomedioi *n*. 依泊二醇(保肝药)
Epomediol *n*. 依泊二醇(利尿药)
Epon 812 环氧树脂 812
eponychia *n*. 甲床脓炎,甲床化脓
eponychium *n*. [指]甲上皮角质上皮
eponym, dental 牙医人名名词
epoöphorectomy *n*. 卵巢冠切除术
epoophoron *n*. 卵巢冠
Epoprostenol *n*. 依前列醇(前列腺素类药)
epoptic *a*. 荧光的
Epostane *n*. 环氧司坦(抗生育药)
epostoma *n*. 外生骨疣
epoxidase *n*. 环氧酶
epoxidation *n*. 环氧化作用 ‖ ~ reaction 环氧化反应
epoxide *n*. 环氧化物
epoxide equivalent weight(简作 EEW)环氧化物当量重量
epoxide-hydrase *n*. 环氧化-水化酶
epoxy-[构词成分]桥氧,环氧
epoxy resin 环氧树脂
epoxyethyl-3,4-epoxycyclohexane *n*. 二氧化乙烯基环已烯
1,2-epoxy-3-isopropoxypropane *n*. 1,2-环氧-3-异丙氧基丙烷
1,2-epoxy-3-phenoxypropane *n*. 1,2-环氧-3-苯氧基丙烷
1-ethoxy-2-propanol *n*. 1-乙氧基-2-丙醇
2,3-epoxy-1-propanol *n*. 2,3-环氧-1-丙醇
2,3-epoxypropionaldehyde *n*. 2,3-环氧丙醛
2,3-epoxypropyl acrylate *n*. 丙烯酸-2,3-环氧丙酯
2,3-epoxypropyl butyl ether 2,3-环氧丙基丁醚
epoxyresin(简作 EP)*n*. 环氧树脂
1,2-epoxy-4-vinylcyclohexane *n*. 1,2-环氧-4-乙烯基环已烷
EPR spectrum 电子顺磁共振波谱
Eprazinone *n*. 依普拉酮(镇咳药)
Eprinomectin *n*. 依立诺克丁(抗寄生虫药)
Epristeride *n*. 依普雄胺(睾酮还原酶抑制药)
Eprosartan *n*. 依普罗沙坦(血管紧张素Ⅱ受体阻滞药)
eprotoporthyrin(EPP)(简作 EP)原卟啉,初卟啉,原紫素(与妊娠贫血有关)
Eprovafen *n*. 依普伐芬(消炎镇痛药)
Eproxindine *n*. 依普吲定(抗心律失常药)
Eprozinol *n*. 依普罗醇(抗组胺药)
EPS extrapyramidal symptom 锥体外系症状
EPSA embryo placental specific antigen 胚胎胎盘特异性抗原
epsilon-[希:第五个字母 c 的读音][构词成分]艾普西隆,戊
epsilonaminocaprosure(简作 EACS)6-氨基已酸
Epsiprantel *n*. 依西太尔(抗蠕虫药)
EPSP excitatory postsynaptic potential 兴奋性突触后电位
Epstein and Macintosh, Oxford(**ether inhaler and Oxford bellow**)(简作 EMO)爱泼斯坦—马金托史—牛津(醚吸入器及牛津气袋)
Epstein-Barr gamma herpesvirus 爱泼斯坦—巴尔丙种疱疹病毒
Epstein-Barr herpetovirus 爱泼斯坦—巴尔疱疹病毒
Epstein-Barr vidus-induced nuclear antigen(简作 EBNA)爱泼斯坦—巴尔病毒诱导的核抗原
Epstein-Barr virus EB 病毒(爱泼斯坦—巴尔疱疹病毒),伯基特淋巴瘤病毒
Epstein-Barr virus = Human(gamma)herpesvirus 4 爱泼斯坦—巴尔病毒,人(丙种)疱疹病毒 4
Epstein-pel disease *n*. 爱—佩二氏病(复发性假性白血病)
Epstein'spearls 爱泼斯坦氏小结(新生儿硬腭缝两侧的黄白小块)
EPT egg penetration test 卵穿透试验 endoscopic papillotomy 内镜乳头切开术
Eptacog Alfa(**activated**)依他凝血素 α(凝血因子类药)
Eptaloprost *n*. 依他前列素(前列腺素类药)
Eptastigmine *n*. 依斯的明(抗胆碱酯酶药)
Eptatretidae *n*. 黏盲鳗科(隶属于盲鳗目 Myxiniformes)
Eptatretus burgeri(Girard)蒲氏黏盲鳗(隶属于黏盲鳗科 Eptatretidae)
Eptazocine *n*. 依他佐辛(镇痛药)
Eptesicus andersoni(Dobson)[拉;动药]华南蝙蝠
Eptesicus nilasoni Keyserling et Blasius[拉;动药]北方蝙蝠
Eptesicus nilssoni(Keyserling et Blasius)北棕蝠(隶属于蝙蝠科 Vespertilionidae)
Eptésicus nilssoni centrasiaticus(Bobrinskii)北棕蝠青海亚种(隶属于蝙蝠科 Vespertilionidae)
Eptesicus serotinus(Schreber)[拉;动药]棕蝠(隶属于蝙蝠科 Vespertilionidae)
epulis[拉];**epoulis**[希];**gumboil**[英]*n*. 龈瘤 ‖ ~ angiomatosa 血管瘤性龈瘤 / ~ fibromatosa 纤维瘤性龈瘤 / ~ fissuratum 缝龈瘤 / ~ gigantocellularis; giant cell ~ 巨细胞龈瘤 / ~ granulomatosa 肉芽瘤性龈瘤 / ~ intraosseous 骨内龈瘤 / ~, pregnancy 妊娠性龈瘤 / ~, sarcomatosa 肉芽瘤性龈瘤 /
epulo-erectile *a*. 龈瘤样勃起的
epulofibroma *n*. 牙龈纤维瘤
epuloid *a*. 龈瘤样的
epulosis[希]*n*. 瘢痕形成,结瘢
epure *n*. (线,极)图
Epuus asinus linnaeus[拉;动药]驴
Epyris californicus 小黑膜翅虫
EQ educational quotient 教育商数
Eqsetum hiemale L.[拉;植药]木贼
Equ 1 **mastadenovirus** 马 1 乳腺病毒
equability *n*. 均等(匀),一样,平稳
equable *a*. 稳定的,评定的
equal *a*. 平等的 *v*. 使相等,等于,‖ ~ echo 等回声 / be ~ to ...等于,和……相等 /(all)other conditions(things)being ~ 其他条件都相同(时)/ ~ to 相等于
Equal Employment Opportunity Commission(简作 EEOC)平等就业机会委员会
equal employment opportunity(简作 EEO)平等就业机会
Equal Employment Opportunity Coordinating Council(简作 EEOCC)平等就业机会协调理事会
equal opportunity employer(简作 EOE)同等机会的使用者

equalization *n*. 同等化,均等化 ‖ ～, arch 牙弓均等
equalize *v*. 使相等,使均等,补偿,补足
equalizer *n*. 平衡器,补偿器
equanimity *n*. 平静
equation[英];**aequatio**[拉] *n*. 方程式,公式法 ‖ ～, bimetal thermal 双金属热力学公式法(烤瓷)/ ～, multicomponent material strip 多组件材料条形公式法
equation-division *n*. 均等分裂
equator *n*. 赤道,中纬线 ‖ ～ of crustalling lens 晶状体中纬线 / ～ of the eyeball 眼球中纬线
equatorial *a*. 赤道(部)的,中纬线的 ‖ ～ cataract 赤道部白内障 / ～ degeneration (视网膜)赤道部变性 / ～ fiber 中纬线纤维,赤道纤维(晶状体悬韧带)/ ～ parallax 赤道性视差 / ～ plate 赤道板 / ～ scan 赤道平面扫描 / ～ scleral staohyloma 赤道部巩膜葡萄肿 / ～ staphyloma 赤道部葡萄肿 / ～ position 赤道位(化学用语)
equestron *n*. 调节蛋白
equiamplitude *n*. 等幅
equiareal *a*. 保积的 ‖ ～ mapping 保积映射(像)
equiaxial *a*. 等长轴的
Equid (alpha) herpesvirus 1 = Epuid herpesvirus 1 马(α)疱疹病毒1,马疱疹病毒1
Equid (alpha) herpesvirus 2 and 3 马(α)疱疹病毒2和3
Equid herpesvirus 1 = Equid (alpha) herpesvirus 1 马疱疹病毒1,马(α)疱疹病毒1
Equid herpesvirus 2 = Equid cytomegalovirus 马疱疹病毒2,马巨细胞病毒
Equid herpesvirus 3 = Coital exanthema virus 马疱疹病毒3,性交疹病毒
Equidae *n*. 马科(隶属于奇蹄目 Perissodactyla)
equidensitography *n*. 等密度图
equidensitometering *n*. 等显像密度摄影
equidensitometry *n*. 等显像密度测量术
equidensography *n*. 显像测等光密度术
equidensoscopy *n*. 显像等光密度观测术
equidistant horopter 等距双眼单视界
equidistant projection 等距离投影
equidominant eye 平衡支配眼
equifrequency *n*. 等频(率)
equilateral hemianopia 同侧偏盲,对称性偏盲
equilibrate *v*. 使平衡
equilibrating operation 平衡手术
equilibration[英];**equilibratio**[拉] *n*. 平衡 ‖ ～, mandibular 下颌平衡 / ～, occlusal 骀平衡
equilibrator *n*. 平衡器
equilibrium *n*. 平衡,均衡,稳定,平均 ‖ ～ beam 平衡束 / ～ blood pool imaging 平衡法血池显像 / ～ constant 平衡常数 / ～ density 平衡密度 / ～ dialysis(简作 ED)平衡透析 / ～ distance 平衡距离 / ～ exchange capacity (简作 EEC) 平衡交换容量 / ～ ion 平衡离子 / ～ molecular geometry 平衡分子几何 / ～ orbit 平衡轨道 / ～ particle 平衡粒子 / ～ potential 平衡电位 / ～ proton 平衡质子 / ～ radionuclide angiography 平衡法放射性核素心血管显像(术)/ ～, occlusal 颌平衡
equimolar *a*. 等克分子的
equimolecular *a*. 等分子的
equin encephalitis (简作 EE) 马脑炎
Equine abortion alpha herpesvirus 马流产 α 疱疹病毒
Equine abortion virus = Equine rhinoneumonitis virus 马流产病毒,马鼻肺炎病毒
Equine adeno-associated virus 马腺病毒相关病毒
Equine adenoviruses 马腺病毒
Equine anemia virus 马贫血病毒
equine antihuman lymphoblastserum (简作 EAHLS) 马的抗人成淋巴细胞血清
Equine arteritis togavirus 马动脉炎披膜病毒
Equine arteritis virus = Equine infectious arteritis virus 马动脉炎病毒,马传染性动脉炎病毒
Equine cytomegalovirus = Equid herpesvirus 2 马巨细胞病毒,马疱疹病毒2
Equine dependovirus 马依赖病毒
Equine encephalitis virus 马脑炎病毒
Equine encephalosis orbivirus 马器质性脑病环状病毒
Equine encephalosis virus 马脑病病毒
equine gonadotropin 雌马促性腺激素
Equine herpesvirus 1 = Equine rhinopneumonitis virus 马疱疹病毒1型,马鼻肺炎病毒
Equine herpesvirus 2 马疱疹病毒2型,LK病毒
Equine herpesvirus 3 马疱疹病毒3型
Equine infectious anemia virus 马传染性贫血病病毒
equine infectious anemia (简作 EIA) 马传染性贫血
Equine infectious arteritis virus = Equine arteritis virus 马传染性动脉炎病毒,马动脉炎病毒
Equine infectious catarrhal virus 马传染性卡他儿病毒
Equine influenza virus = Equine rhinoneumonitis virus 马流感病毒(马鼻肺炎病毒)
Equine orthomyxovirus type A 马流感正黏病毒 A 型
Equine paillomatosis virus 马乳头瘤病毒
Equine papilloma virus = Equine paillomatosis virus 马乳头瘤病毒
Equine parainfluenza paramyxovirus 马副流感副黏病毒
Equine respiratory disease virus 马呼吸道病病毒
Equine rhino 1 and 2 picornaviruses 马鼻1和2小核糖核酸病毒
Equine rhinopneumonitis virus (Mare abortion virus, Equine abortion virus, Equine influenza virus (pp), Equine herpesvirus) 马鼻肺炎病毒,马流产病毒,马疱疹病毒1型,马流感病毒
Equine rhinovirus 马鼻病毒组
Equine rhinoviruses 马鼻病毒
equinineantihuman lymphoblast globulin (简作 EAHLG) 马的抗人成淋巴细胞球蛋白
equinovalgus *n*. 马蹄外翻足
equipartition *n*. 均分
equipment *n*. 装备,设备 ‖ ～ for dentistry, intravenous anesthesia 牙医静脉麻醉用器械 / ～, electrodental 电动牙医设备
equipotential *n*. 等势,等位 *a*. 等势的,等位的
equipotential cathode (简作 EPC) 等电位电极
equipotentiality *n*. 等位性,等势性(电)
Equisetaceae *n*. 木贼科
Equisetales *n*. 木贼纲(植物分类学)
Equisetum Debile Roxb. [拉;植药] 笔管草
equivalence *n*. ①等值,等量 ②等价
equivalency *n*. 等价,相当,相等
equivalent *a*. 同等的,等值的 *n*. 当量 ‖ ～ constant 等效常数 / ～ depth 等效深度 / ～ dose 等效剂量,当量剂量/energy ～ 能量当率 / ～ nuclear information 等核信息 / ～ pore theory 等效孔理论 / ～ power 等值屈光能力 / ～ rad 等效拉德 / ～ radium content 等效镭含量 / ～ x-ray dose 等效X线剂量 / electron volt ～ 电子伏特当量
equivalent air pressure (简作 EAP) 当量气压,当量空气压力
equivalent atomic number (简作 EAN) 当量原子序数
equivalent carbon chain length (简作 ECL) 碳链当量长度
equivalent continuousper ceived noise level (简作 ECPNL) 等效连续感觉噪声级
equivalent direct radiation (简作 EDR) 等效直接辐射
equivalent focus (简作 EF) 等效焦点
equivalent height of a theoretical plate (简作 EHTP) 理论等板高度
equivalent isotropic radiated power (简作 EIRP) 等效各向同性辐射功率
equivalent maximum energy (简作 EME) 当量最大能量
equivalent noise voltage (简作 ENV) 等效噪声电压
Equus asinus (Linnaeus) [拉;动药] 骡驴(隶属于马科 Equidae)
Equus caballus (Linnaeus) [拉;动药] 马
Equus caballus derm cells 小马真皮活检异倍体细胞系(检验病毒等用)
Equus caballus orientalis (Noack) [拉;动药] 马(隶属于马科 Equidae)
Equus derm cells 马真皮活检异倍体细胞系(检验病毒等用)
Equus hemionus (Pallas) 野驴(隶属于马科 Equidae)
ER ejection rate 射血率
ERA evoked response audiometry. 脑干诱发电位测听法
Erabuunagi [动药] *n*. 半环扁尾蛇
Erabu-unagi blood [动药] 半环扁尾蛇血
Erabu-unagi gall [动药] 半环扁尾蛇胆
Erabu-unagi oil [动药] 半环扁尾蛇油
Erabu-unagi skin [动药] 半环扁尾蛇皮
Erabu-unagi venom [动药] 半环扁尾蛇毒
eradication *n*. 除根,扑灭 ‖ ～, malaria 疟疾除根
eradicative *a*. 根除的,消灭的
Erannis tiliaria nuclear polyhedrosis virus 菩提尺蠖(椴尺蠖)核型多角体病毒
erase *v*. 清除,擦掉 ‖ ～ head 消磁头
eraser *n*. 消磁器,擦去装置
Erastophrya Fauré-Fremiet 簇管虫属
Erastophrya wuchangensis Chen 武昌簇管虫

Erb's atrophy [Wilhelm Heinrich 德医师 1840—1921] 欧勃氏萎缩(假性肥大性肌营养不良)
Erb-Charcot disease 欧—夏二氏病,梅毒性痉挛性脊髓麻痹
Erb-Goldflam disease 欧—戈二氏病,假麻痹性重症肌无力
Erbulozole *n*. 厄布洛唑(放射致敏药)
erbuminc *n*. 特丁胺(根据 1998 年 CADN 的规定,在盐或酯与加合物之命名中,使用此项名称)
ERC endoscopic retrograde cholangiography 内镜逆行胆管造影(术) / group viruses = Human rhinovirus ERC 组病毒,人鼻病毒
ERCP endoscopic retrograde cholangiopancreatography 内镜逆行胆胰管造影(术)
Erdosteine *n*. 厄多司坦(黏液溶解药)
erechthaestheton *n*. 生殖吸盘
erect *n*. 竖直,直立的 ‖ ~ collapse 直立性虚脱 / ~ image 正(立)像,直立图像 / ~ position 直立位
erectile *a*. 可竖直的,能勃起的 ‖ ~ dysfunction 勃起功能障碍,阳痿 / ~ tissue 勃起组织
erection *n*. 竖立,勃起 ‖ ~ center 勃起中枢 / ~ reflex 勃起反射
erective *a*. 直立的,竖起的,建立的
erector *n*. 勃起肌
erectores pili 立毛肌
eremacausis *n*. 缓慢氧化
Eremaeidae *n*. 龙骨足[甲]螨科
Eremias argus (Peters) 丽斑麻蜥(隶属于蜥蜴科 Lacertidae)
Eremias arguta (Pallas) 敏麻蜥(隶属于蜥蜴科 Lacertidae)
Eremias brenchleyi (Gu enther) 山地麻蜥(隶属于蜥蜴科 Lacertidae)
Eremias multiocellata (Gu enther) 密点麻蜥(隶属于蜥蜴科 Lacertidae)
Eremomyia *n*. 荒泉蝇属 ‖ ~ latirubigena 锈颊荒泉蝇 / ~ nigriscens 亮黑荒泉蝇 / ~ pamirensis 帕米尔荒泉蝇 / ~ pilimana 少毛荒泉蝇
eremophilone *n*. 槛蓝酮,荒漠木酮
Eremosynaceae *n*. 柔毛小花草科
erepsin *n*. 肠肽酶
ereptic *a*. 肠肽酶的
erethism *n*. 兴奋增强
Eretmapodites arbovirus 埃雷特玛波狄兹虫媒病毒
Eretmapodites virus 埃雷特玛波狄兹病毒
Eretmochelys imbricata (Linnaeus) [拉; 动药] 玳瑁(隶属于海龟科 Cheloniidae)
Ereynetidae *n*. 蛞蝓螨科
-erg-[构词成分] -麦角-(1998 年 CADN 规定使用此项名称,主要系指麦角生物碱衍生物[ergot alkaloid derivant]的一些药名,如甲磺双氢麦角胺[Dihydroergotamine mesilate]等)
erg *n*. 尔格(能量或功的单位)
ERG electron radiography 电子放射摄影(术) / electroroentgenogram 电子 X 线摄影(照)片
ergasiatrics *n*. 精神病学
ergasidermatosis *n*. 职业皮肤病
ergastoplasm *n*. ①载粒内质网,粗糙内质网 ②动质 ③初质
ergmine *n*. 麦胺,组胺
Ergocalciferol *n*. 维生素 D_2(维生素类药)
ergocardiogram *n*. 心电动力图
ergocardiography *n*. 心电动力描记术
ergodie *a*. 各态历经的,遍历[性]的
ergodynamograph *n*. 肌动力描记器
ergoeardingram *n*. 心电动力图
ergoeardiography *n*. 心电动力描记术
ergogram *n*. 测力图,示功图
ergograph *n*. 测力器,肌[动]力描记器
ergoline *n*. 麦角灵
ergology *n*. 动态学
ergometer *n*. 尔格计,测力计,功率计
ergometrine *n*. 麦角新碱(子宫收缩药)
ergometrini maleatis 马来酸麦角新碱注射液
ergon *n*. 尔刚(作用量单位)
ergonomics *n*. 功效学
ergophthalmology *n*. 劳动眼科学
ergoplasm *n*. 动质,动浆
ergoreceptor *n*. 麦角受体
ergosome *n*. ①多核[糖核]蛋白体 ②多核糖体 ③动体
ergostat *n*. 练肌器
ergostero *n*. 麦角甾醇
ergot *n*. 麦角 ‖ ~ alkaloid(s) 麦角生物碱
Ergotamine *n*. 麦角胺(止血药,子宫收缩药) ‖ ~ and coffein 麦角胺咖啡因 / ~ cataract 麦角性白内障
ergotherapy *n*. 运动疗法
ergothioneine *n*. 巯组氨酸三甲(基)内盐
ergotin *n*. 麦角浸液
ergotism *n*. 麦角中毒
ergotoxine *n*. 麦角毒碱
ergotropic *a*. ①增进抵抗力的 ②非特[异反]应的
ergotropy *n*. 非特[异反]应性
Eria graminifolia Lindl. [拉;植药]禾叶毛兰
ERICA estrogen receptor immunocyto-chemical assay 雌激素受体免疫细胞化学测定
Ericaceae *n*. 杜鹃花科
Ericales *n*. 石南目(植物分类学)
Ericerus pela Chavannes [拉;动药] 白蜡虫
Ericolol *n*. 依立洛尔(β受体阻滞药)
-eridinc [构词成分] -利定(1998 年 CADN 规定使用此项名称,主要系指神经系统镇痛剂哌替啶[Pethidine]类的一些药名,如阿尼利定[Anileridine],卡哌利定[Carperidine]等)
Erigeron Annuus (L.) **Pets.** [拉;植药]一年蓬
Erilepturus *n*. 细尾[吸虫]属
Erinaceidae *n*. 刺猬科(隶属于食虫目 Insectivora)
Erinaceus abliventris (Wagner) 四指猬(隶属于刺猬科 Erinaceidae)
Erinaceus algirus (Lereboullet) 阿尔及利亚猬(隶属于刺猬科 Erinaceidae)
Erinaceus europaeus (Linnaeus) [拉; 动药] 刺猬(隶属于刺猬科 Erinaceidae)
Erinaceus frontalis (A .Smith) [拉; 动药] 南非猬(隶属于刺猬科 Erinaceidae)
Erinaceus sclateri (Anderson) 索马里猬(隶属于刺猬科 Erinaceidae)
Erinaceus sinensis (H. Milne-Edwards) 中华绒螯蟹(隶属于方蟹科 Grapsidae)
Eriobotrya japonica (Thunb,) **Lindl.** [拉;植药]枇杷
Eriocaulaceae *n*. 谷精草科
Eriocaulon australe R. Br. [拉;植药] 毛谷精草
Eriocheir *n*. 绒螯蟹属(肺吸虫的第二中间宿主) ‖ ~ Japonicus [拉; 动药] 日本绒螯蟹 / ~ japonicus de Haan [拉; 动药] 日本绒螯蟹 / ~ Seu Potamon [拉; 动药] 方海,亦称螃蟹 / ~ sinensis 中华绒螯蟹,毛蟹 / ~ sinensis h. miline-edwards [拉; 动药] 中华绒毛螯蟹
eriochrome black T (简作 EBT) 羊毛铬黑 T
Eriogaster lanestris cytoplasmic polyhedrosis virus 桦枯叶蛾胞质型多角体病毒
eriometer *n*. ①微粒直径测定器 ②衍射测微器
erion *n*. 阿的平
Erionota thorax Linnaeus [拉;动药] 香蕉弄蝶
Eriophyidae *n*. 瘿螨科
Eriophyoidea *n*. 瘿螨总科
Eriopisella sechellensis (Chevreux) 塞切尔泥钩虾(隶属于钩虾科 Gammaridae)
Eriosomatidae *n*. 棉蚜科(隶属于半翅目 Hemiptera)
Eris confusa sealy [拉;植药] 扁竹兰
erisepela de la costa 蟠尾丝虫结节
erisiphake *n*. 晶状体吸盘
eriskop *n*. 一种电视显像管
Eristalis *n*. 蜂蝇属 ‖ ~ tenax [绒]蜂蝇
Eritrichium rupestre (**Pall.**) **Bunge** [植药]齿缘草
Erizepine *n*. 依立西平(抗精神病药)
ermine *n*. 貂皮
Ernoporus fraxini (**Berger**) *n*. 水曲柳枝小蠹*(隶属于小蠹科 Scolytidae)
Ernphysematous vaginitis 气肿性阴道炎,同 gaseous vaginitis
ERO European Regional Organization of the International Dental Federation 国际牙医联合会欧洲地区组织
Erocainide *n*. 依罗卡尼(抗心律失常药)
erode *v*. 侵蚀,腐蚀
erodent *a*. 腐蚀的,侵蚀的 *n*. 腐蚀药
erogenic *a*. 性感(区)的
erogenous area(s) 性敏感区,性感带(对性刺激敏感,能引起性欲的部位)
erogenous zone(s) ①同 erogenous area(s) ②发欲带(禁欲的过程中男性身体上特别容易接受性刺激的几个区域)
eros *n*. ①性欲,性爱 ②(精神分析)精力,生命力
Erosa erosa (Langsdorf) *n*. 狮头鲉(隶属于毒鲉科 Synanceidae)

erosio [拉] ***n*.** ①侵蚀,腐蚀 ②糜烂
erosion ***n*.** ①侵蚀,腐蚀 ②糜烂 ‖ cervical ~ 子宫颈糜烂 / dental ~ 牙侵蚀 / ~ of cervix 宫颈糜烂 / flat ~ 扁平糜烂 / ~ index (简作 EI) 侵蚀指数 / wind blast ~ 气流吹袭(浸)/ ~ of tooth, wedge-shaped 牙楔状缺损
erosive ***a*.** ①侵蚀的,腐蚀的 ②腐蚀药 ‖ ~ balanitis 糜烂性龟头炎 / ~ cheilitis 糜烂性唇炎 / ~ gastritis 糜烂性胃炎
Erosive stomatitis of cattle virus = Bovine popular stomatitis virus 小牛侵蚀性口炎病毒,牛脓疮口炎病毒
erotic ***a*.** 色情的 ‖ ~ algolagnia 性虐待症(狂) / ~ apathy 性冷淡,性欲缺乏 / ~ delusion 色情妄想 / ~ fetishism 物恋 / ~ inertia 性欲低下 / ~ psychosis 色情精神病 / ~ pyromania 纵火色情,见 pyromania / ~ response level 性反应水平 / ~ revulsion 性厌恶 / ~ stimuli 性刺激 / ~ zoophilia 动物恋(对于动物的性恋)
eroticism ***n*.** 性欲,性爱,色情,好色
eroticization ***n*.** 见 erotization
eroticomania ***n*.** 色情狂
erotism ***n*.** 性欲,性爱
erotogenesis ***n*.** 性欲发生
erotogenic zone 性欲发生区(见 erogenous zone)
erotolalia ***n*.** 淫语
Erotology ***n*.** 性学,性爱学
erotomania ***n*.** 色情狂
erotomaniac ***n*.** 色情狂者
erotopath ***n*.** 性欲异常者
erotopathy ***n*.** 性欲异常
erotophobia ***n*.** 性欲恐怖
erotophonophilia ***n*.** 色情谋杀症(癖)
erotopsychopathy ***n*.** 性欲性精神变态,同 sexual psychopathy
ERP endoscopic retrograde pancreatography 内镜逆行胰管造影(术)
Erpodiaceae ***n*.** 树生藓科(一种藓类)
errabund ***a*.** ①游走的,移动的 ②乖僻的
erratic ***a*.** ①游走的,移动的 ②乖僻的
errhine ***a*.** 催嚏的,引涕的 ***n*.** 催嚏剂,引涕剂
errhysis ***n*.** 渗血,缓慢出血
erroneous ***a*.** 错误的
error ***n*.** 错误,误差 ‖ chromatic ~ 色象差 / collimation ~ 视准误差 / ~, experimental 实验误差 / ~, probable 概差 / ~, sampling 抽样误差 / ~, standard 标准误差 / inborn ~ of metabolism 先天性代谢缺陷,先天性代谢病 / laser alignment ~ 激光调准误差 / laser beam aiming ~ 激光束瞄准误差 / random ~ 随机误差 / systemic ~ 系统误差
error checking and correction (简作 ECC)误差检验与校正
error detection and correction (简作 EDAC) 误差检测与校正
error detection and correction equipment (简作 EDC) 误差检测与校正设备
error equency limit (简作 EFL) 错误频率极限
error of measurement (简作 E of M) 测验(量)误差
errordetecting (简作 ED)误差检测
errors and omissions excepted (简作 EOE) 差错待查,错误不在此限,允许误差
errors excepted (简作 EE) 允许误差
Erschoviorchis ***n*.** 无盘[吸虫]属
Ersentilide ***n*.** 艾生利特(抗心律失常药)
Ersofermin ***n*.** 厄索夫明(生长因子)
ERT estrogen replacement therapy 雌激素替代疗法
erthrocyte-antibody-complement rosette forming cells (简作 EAC-RFC) 红细胞-抗体-补体玫瑰花结形成细胞
erubescence ***n*.** 皮肤潮红
erubescent ***a*.** 皮肤潮红的
erucic acid ***n*.** 芥酸
eruct ***v*.** 打嗝,嗳气,喷气,嗝出
eructatio [拉] ***n*.** 嗳气
eructation ***n*.** 嗳气
eruptio repens [拉] 匍行疹
eruption ***n*.** ①疹 ②长出,萌出 ‖ ~, creeping 匍行疹 / ~, fixed drug 固定性药疹 / ~, id 真菌疹皮疹 / ~, Kaposi varicelliform 卡波济氏水痘样疹 / ~, macular 斑疹 / ~, maculopapular 斑丘疹 / ~, papular 丘疹 / ~, ringed 环形疹,环形肉芽肿 / ~, sandworm 游走性幼虫病 / ~, tubercular 结节疹 / ~, varicelliform 水痘样皮疹
eruption [英]; **eruptio** [拉] ***n*.** 长出,萌出(牙),[出]疹 ‖ ~ of deciduous tooth, premature 乳牙早出 / ~ of permanent tooth, premature 恒牙早萌, / ~ active 自动长出, / ~ anomaly of tooth 牙萌出异常 / ~, arrested 休止性长出 / ~ artificial 人工长出,导萌 / ~, continuous 继续长出 / ~, deciduoustooth 乳牙长出 / ~, delayed tooth 牙萌出延迟 / ~, impeded 阻滞长出 / ~, mouth 口疹 / ~, passive 被动长出 / ~, permanent tooth 恒牙长出 / ~, retarted 过迟长出 / ~, tooth; dentition; dentia 出长
eruptive ***a*.** ①疹的 ②长出的,萌出的 / ~ stage 出疹期
eruptive xanthoma (简作 EX) 出疹性黄瘤
Erwinia [拉] ***n*.** 欧文氏菌属 ‖ ~ alliariae [拉]山葵欧文氏菌 / ~ amylovora [拉]解淀粉欧文氏菌(梨火疫病欧文氏菌,解淀粉杆菌) / ~ amylovora f. sp. rubiz [拉]解淀粉欧文氏菌红色小种 / ~ amylovora var. alfalfae [拉]解淀粉欧文氏菌苜蓿叶斑病变种 / ~ amylovora var. nigrifluens [拉]解淀粉欧文氏菌流黑变种 / ~ amylovora var. quercina [拉]解淀粉欧文氏菌栎变种 / ~ amylovora var. rubrifaciens [拉]解淀粉欧文氏菌生红变种 / ~ amylovora var. salicis [拉]解淀粉欧文氏菌柳变种(梨火疫病欧文氏菌柳小种) / ~ amylovora var. tracheiphila [拉]解淀粉欧文氏菌嗜管变种(黄瓜萎蔫病欧文氏菌) / ~ ananas 见 Pantoea ananas / ~ ananas pv. Uredovora [拉]菠萝欧文氏菌噬夏孢致病变种 / ~ araliavora [拉]噬五加欧文氏菌 / ~ aroideae 见 Pectobacterium ariodeae / ~ aroideae phage 天南星欧氏菌噬菌体 / ~ asteracearum 见 Eubacterium asteracearum / ~ atroseptica 见 Eubacterium atroseptica / ~ betivora 见 Pectobacterium betivorum / ~ bussei [拉]比氏欧文氏菌(甜菜流胶病欧文氏菌) / ~ cacticida [拉]灭仙人掌欧文氏菌(仙人掌腐烂病欧文氏菌) / ~, cancerogena 见 Enterobacter cancerogena / ~ carnegieana [拉]大仙人掌欧文氏菌 / ~ carotovora [拉]胡萝卜软腐欧文氏菌(胡萝卜软腐杆菌) / ~ carotovora f. sp. dianthicola [拉]胡萝卜软腐欧文氏菌居石竹小种 / ~ carotovora f. sp. parthenii [拉]胡萝卜软腐欧文氏菌银胶菊小种 / ~ carotovora f. sp. zeae [拉]胡萝卜软腐欧文氏菌玉米小种 / ~ carotovora phage 胡萝卜欧氏菌噬菌体 / ~ carotovora pv. atrosepticum [拉]胡萝卜软腐欧文氏菌黑腐致病变种 / ~ carotovora pv. carotovora [拉]胡萝卜软腐欧文氏菌胡萝卜致病变种 / ~ carotovora subsp. atroseptica [拉]胡萝卜软腐欧文氏菌黑腐亚种 / ~ carotovora subsp. betavasculorum [拉]胡萝卜软腐欧文氏菌维管束亚种 / ~ carotovora subsp. carotovora [拉]胡萝卜软腐欧文氏菌胡萝卜软腐亚种 / ~ carotovora subsp. chrysanthemi [拉]胡萝卜软腐欧文氏菌菊亚种 / ~ carotovora subsp. odorifera [拉]胡萝卜软腐欧文氏菌气味亚种 / ~ carotovora subsp. wasabiae [拉]胡萝卜软腐欧文氏菌山嵛菜亚种(软腐欧文氏菌软腐病菌变种) / ~ carotovora var. aroideae [拉]胡萝卜软腐欧文氏菌海芋变种 / ~ carotovora var. atroseptica [拉]胡萝卜软腐欧文氏菌黑腐变种 / ~ carotovora var. carotovora [拉]胡萝卜软腐欧文氏菌胡萝卜软腐变种(软腐欧文氏菌软腐病菌变种) / ~ carotovora var. cypripedii [拉]胡萝卜软腐欧文氏菌杓兰变种 / ~ carotovora var. paradisiacal [拉]胡萝卜软腐欧文氏菌香蕉软腐病变种 / ~ carotovora var. rhapontici [拉]胡萝卜软腐欧文氏菌大黄变种 / ~ cassavae [拉]木薯欧文氏菌(木薯叶坏死病欧文氏菌) / ~ cepavorus [拉]噬葱欧文氏菌 / ~ chrysanthemi [拉]菊欧文氏菌(菊疫病欧文氏菌,菊果胶杆菌) / ~ chrysanthemi f. sp. philodendroni [拉]菊欧文氏菌嗜树小种 / ~ chrysanthemi pv. chrysanthemi [拉]菊欧文氏菌致病变种 / ~ chrysanthemi pv. dianthi [拉]菊欧文氏菌石竹致病变种 / ~ chrysanthemi pv. dianthicola [拉]菊欧文氏菌居石竹致病变种 / ~ chrysanthemi pv. dieffenbachiae [拉]菊欧文氏菌花叶万年青致病变种 / ~ chrysanthemi pv. paradisiaca [拉]欧文氏菌香蕉软腐病致病变种 / ~ chrysanthemi pv. parthenii [拉]菊欧文氏菌银胶菊致病变种 / ~ chrysanthemi pv. philodendri [拉]菊欧文氏菌喜林芋致病变种 / ~ chrysanthemi pv. zeae [拉]菊欧文氏菌玉米致病变种 / ~ chrysanthemi var. philodendri [拉]菊欧文氏菌喜林芋变种 / ~ citrimaculans [拉]柑桔叶斑欧文氏菌(柑桔叶斑杆菌) / ~ croci [拉]番红花欧文氏菌(番红花块茎腐烂病欧文氏菌) / ~ crypripedii [拉]杓兰欧文氏菌(热带兰软腐病欧文氏菌,杓兰果胶杆菌) / ~ cytolytica [拉]解胞欧文氏菌(大理菊萎蔫病欧文氏菌) / ~ dahliae [拉]大丽菊欧文氏菌(大丽菊软腐病欧文氏菌,大丽菊杆菌) / ~ destructans [拉]油菜白腐病欧文氏菌 / ~ dieffenbachiae [拉]花叶万年青欧文氏菌(花叶万年青茎和叶腐欧文氏菌) / ~ dissolvens [拉]溶解欧文氏菌(玉蜀黍茎腐病欧文氏菌,溶解植物单胞菌,溶解假单胞菌) / ~ edgeworthiae [拉]结香欧文氏菌(结香软腐病欧文氏菌) / ~ erivanensis [拉]埃里温欧文氏菌(棉欧文氏菌) / ~ flavida [拉]微黄欧文氏菌(甘蔗茎腐病欧文氏菌) / ~ herbicola [拉]草生欧文氏菌(草生假单胞菌) / ~ herbicola pv. gypsophilae [拉]草生欧文氏菌石头花致病变种 / ~ herbicola pv. millettiae [拉]草生欧文氏菌鸡血藤致病变种 / ~ herbicola var. ananas [拉]草生欧文氏菌菠萝变种 / ~ hyacinthi [拉]风信子软腐欧文氏菌 / ~ insidiosum [拉]诡谲欧文氏菌 / ~ ixiae [拉]鸢尾欧文氏菌(唐菖蒲球茎软腐病欧文氏菌) / ~ lathyri

[拉]山黧豆欧文氏菌(甜豌豆叶斑病欧文氏菌)/ ~ lilii [拉]百合欧文氏菌(日本百合软腐病欧文氏菌)/ ~ mallotivora[拉]野梧桐欧文氏菌(食毛欧文氏菌)/ ~ mangiferae [拉]芒果欧文氏菌(芒果腐烂病欧文氏菌)/ ~ mangiferae var. indicae [拉]芒果欧文氏菌印度变种 / ~ maydis [拉]玉米腐烂欧文氏菌 / ~ melonsis [拉]甜瓜欧文氏菌(甜瓜软腐病欧文氏菌)/ ~ michiganensis [拉]密执安欧文氏菌 / ~ millettiae 见 Pantoea agglommerans / ~ musae [拉]蕉麻欧文氏菌 / ~ nelliae [拉]荷兰芹欧文氏菌(荷兰芹软腐病欧文氏菌)/ ~ nicotianae [拉]烟草欧文氏菌(烟草萎蔫病欧文氏菌)/ ~ nigrifluens [拉]流黑欧文氏菌 / ~ nimipressuralis [拉]超压欧文氏菌(榆木桩腐烂欧文氏菌)/ ~ oleraceae [拉]蔬菜欧文氏菌 / ~ papaveri [拉]罂粟欧文氏菌 / ~ papaveris [拉]罂粟草欧文氏菌(罂粟软腐病欧文氏菌)/ ~ papayae [拉]番木瓜欧文氏菌(番木瓜腐烂病欧文氏菌)/ ~ paradisiaca [拉]类百合欧文氏菌(香蕉软腐病欧文氏菌)/ ~ parthenii [拉]银胶菊欧文氏菌 / ~ parthenii var. dianthicola [拉]银胶菊欧文氏菌居石竹变种 / ~ persicinus [拉]桃色欧文氏菌(桃红色欧文氏菌)/ ~ phytophthora [拉]植病欧文氏菌(马铃薯黑胫病欧文氏菌,植病杆菌,植病链球菌)/ ~ proteamaculans [拉]变形斑欧文氏菌(山龙眼欧文氏菌)/ ~ psidii [拉]番石榴欧文氏菌 / ~ quercina [拉]栎欧文氏菌 / ~ quercina pv. rubrifaciens [拉]栎欧文氏菌生红致病变种 / ~ rathayi [拉]拉氏欧文氏菌 / ~ rhapontici [拉]大黄欧文氏菌(大黄冠腐病欧文氏菌)/ ~ rhizogenes [拉]发根欧文氏菌 / ~ rubrifaciens [拉]生红欧文氏菌 / ~ sacchari [拉]甘蔗欧文氏菌(甘蔗茎软腐病欧文氏菌)/ ~ salicis [拉]柳欧文氏菌(杨柳水渍痕病欧文氏菌)/ ~ salmonis [拉]鳟欧文氏菌 / ~ scabiegena [拉]疮痂欧文氏菌(甜菜疮痂病欧文氏菌,甜菜腐病欧文氏菌)/ ~ serbinowi [拉]塞氏欧文氏菌 / ~ solanacearum [拉]青枯欧文氏菌 / ~ solanisapra [拉]茄欧文氏菌(马铃薯软腐欧文氏菌,茄杆菌)/ ~ stewartii 见 Pantoea stewartii / ~ tahitica 见 Klebsiella pneumoniae / ~ theae [拉]茶欧文氏菌 / ~ tracheiphila [拉]嗜管欧文氏菌(黄瓜萎蔫病欧文氏菌)/ ~ uredovora [拉]噬夏孢欧文氏菌 / ~ uvae [拉]葡萄欧文氏菌(葡萄果实腐烂欧文氏菌)/ ~ vitivora [拉]腐葡萄欧文氏菌(葡萄腐烂病欧文氏菌)

Erwinieae [拉] ***n.*** 欧文氏菌族

Erycibe Obtusifolia Benth. [拉;植药]丁公藤

Erysimum latent tymovirus 糖芥潜伏芜菁黄花叶病毒

erysipelas ***n.*** 丹毒 ‖ ~ facialis; pelagia 面部丹毒 / ~, coast 蟠尾丝虫结节 / ~ de la costa 蟠尾丝虫结节 / gangrenous ~ 坏疽性丹毒(即坏死性筋膜炎 necrotizing fascitis)/ necrotizing ~ 坏死性丹毒 / ~ palpebrae 眼睑丹毒

erysipelatous peridacryocystitis 丹毒性泪囊周围炎

erysipeloid ***n.*** 类丹毒

Erysipelothrix [拉] ***n.*** 丹毒丝菌 ‖ ~ insidiosa 见 Erysipelothrix rhusiopathiae / ~ monocytogenes [拉]产单核细胞丹毒丝菌 / ~ muriseptica 见 Erysipelothrix insidiosa / ~ porci 见 Erysipelothrix rhusiopathiae / ~ rhusiopathiae [拉]猪红斑丹毒丝菌(猪丹毒丝菌,猪丹毒杆菌)/ ~ tonsillarum [拉]扁桃体丹毒丝菌

erysipelotoxin ***n.*** 丹毒毒素

Erysiphaceae ***n.*** 白粉菌科(一种菌类)

erysiphake ***n.*** 晶状体吸盘

erythema ***n.*** 红斑,发红 ‖ ~ dose 红斑量 / ~, butterfly 蝶形红斑 / ~ dyschromicum perstans = ashydermatitis 持久性变色红斑,灰色皮炎 / ~, epidemic arthritic 流行性关节红斑,哈弗希耳热(鼠咬热的一种)/ ~, marginatum rheumaticum 风湿性边缘性红斑 / ~, multiforme major 重型多形红斑[斯—约韩翰逊(Stevens-Johnson)综合征] / ~ multiforme circinatum 环状多形红斑 / ~ multiforme iris 虹膜状多形红斑 / ~ multiforme 多形红斑 / ~ infectiosum (fifth disease) ①传染性红斑 ②第五病 / ~ infectious 传染性红斑症(主要特征是颜面尤其脸颊部位有出疹性红斑出现)/ ~ multiforme 多形(性)红斑 / ~ multiforme minor 轻型多型红斑[黑布腊(Hebra)病] / ~ neonatorum 新生儿红斑 / ~ nodosum 结节性红斑 / ~ nodosum leprosum 麻风性结节性红斑 / ~ nodosum migrans 游走性结节性红斑 / ~ streptogenes = pityriasis alba = impetigo pityroides 白糠疹,糠疹样脓疱病 / ~ toxicum neonatorum 新生儿中毒性红斑 / ~ necrolytic migratory ~ 坏死松解性游走性红斑

erythema annulare centrifugum (简作 EAC)远心性环状红斑

erythema annulare rheumaticum (简作 EAR) 风湿性环状红斑

erythema dose (简作 ED) X 线红斑剂量

erythema dyschromicum perstans (简作 EDP) 色素异常性固定红斑

erythema elevatum diutinum (简作 EEVD)持久性隆起红斑

erythema exudativum multiforme (简作 EEM) 多形渗出红斑

erythema gyratum atroph-icans transiens neonatale (简作 ECATN) 新生儿一过性萎缩性环状红斑

erythema induratum (简作 EI) 硬结性红斑

erythema microgyratum persistens (简作 EMCPS) 持久性小环状红斑

erythema multiforme bullosum (简作 EMb)水泡性多形红斑

erythema multiforme gyratum (简作 EMG)多形性环状(回状)红斑

erythema multiforme serpiginosum (简作 EMS) 匐行状多形红斑

erythema palmare; red palms (简作 EP) 手掌红斑,红掌

erythemalgia ***n.*** 红斑性肢痛病

erythemanodosum ***n.*** 结节性红斑

erythematodes pemphigoides 天疱疮样红斑

erythematoid ***a.*** 红斑样的

erythematopultaceous ***a.*** 红斑髓样的

erythematous ***a.*** 红斑的 ‖ ~ rash 性红晕同 sex flush

erythemogenic ***a.*** 引起红斑的

erythemoid ***a.*** 红斑样的

erythra ***n.*** 皮疹,疹

Erythraeidae ***n.*** 赤螨科

Erythraeoidea ***n.*** 赤螨总科

erythralgia ***n.*** 红痛

erythrasma ***n.*** 红癣

erythredema ***n.*** 红皮水肿病

erythremia ***n.*** 红细胞增多[症]

erythremoid ***a.*** 红细胞增多症样的

erythremomelalgia ***n.*** 红斑性肢痛病

Erythrina (lithosperma) veinbanding virus 刺桐银脉病毒

Erythrina mosaic virus 刺桐花叶病毒

Erythrina variegata L. var. orientalis (L.) Merr. [拉;植药] 刺桐

Erythrityl Tetranitrate ***n.*** 丁四硝酯(抗心绞痛药,血管扩张药)

erythro- [希] [构词成分] 红;红细胞

erythro-9-(2-hydroxy-3-nonyl) adenine (简作 EHNA) 红 – 9 – (2 – 羟基 – 3 – 壬基)腺嘌呤

erythro-9-(2-hydroxy-3-nonyl)adenine = EH- NA 红 – 9 – (2 – 羟基 – 3 – 壬基)腺嘌呤

erythroagglutination ***n.*** 红细胞凝集作用

Erythrobacillus [拉] 赤杆菌属 ‖ ~ amylorubra[拉]红色淀粉赤杆菌 / ~ fuchisinius [拉]品红赤杆菌 / ~ indica [拉]印度赤杆菌 / ~ kiliensis 见 Serratia kiliensis / ~ plymouthensis 见 Serratia plymuthica / ~ pyosepticus 见 Serratia pyosepticus / ~ ruber 见 Pseudomonas rubra / ~ rutifacens 见 Serratia rutifacens / ~ rutilus 见 Serratia rutilus

Erythrobacter [拉] ***n.*** 赤细菌属 ‖ ~ litoralis 海滨赤细菌 / ~ longus 长赤细菌

erythroblast ***n.*** 成红细胞,有核红细胞

erythroblastemia ***n.*** 成红细胞血症

erythroblastic ***a.*** 成红细胞的

erythroblastoma ***n.*** 成红细胞瘤,幼红细胞瘤

erythroblastomatosis ***n.*** 成红细胞瘤病,幼红细胞瘤病

erythroblastosis ***n.*** 成红细胞增多病 ‖ ~ fetalis 胎儿成红细胞增多症 / ~ of mice virus 小鼠成红细胞增多症病毒 / ~ virus 小鼠成红细胞病毒

erythroblastosis fetal (简作 EBF) 胎儿成红细胞增多症

erythroblastotic ***a.*** 成红细胞增多的

Erythrocebus patas 赤猴

erythrochloropia; erythrochloropsia ; erythrochloropy 红绿视症,青黄色盲

erythrochromia ***n.*** 脊[髓]液血色症

erythroclasis ***n.*** 红细胞破碎

erythroclastic glaucoma 溶血性青光眼

erythroconte ***n.*** 红细胞杆状小体

erythrocruo * ine ***n.*** 无脊(椎动物)血红蛋白

erythrocuprein ***n.*** 血球铜蛋白,超氧物歧化酶

erythrocyanogenia ***n.*** 绀红皮病

erythrocyanosis ***n.*** 绀红皮病

erythrocytapheresis ***n.*** 红细胞除去法,红细胞提取法

erythrocyte ***n.*** 红细胞 ‖ ~, crenated 皱缩红细胞 / ~ sedimentation 红细胞沉降率,血沉 / ~, stippled 有点红细胞

erythrocyte acid phosphotase (简作 EAP)红细胞酸性磷酸酶

Erythrocyte antibody (简作 EA) 红细胞抗体

erythrocyte antibody complement (简作 EAC)红细胞—抗体—补体

erythrocyte antibody-complement rosette forming test (简作 EACRFT) 红细胞—抗体—补体玫瑰花结形成试验

erythrocyte antibodycomplement-rosette (简作 EAC-Rosette) 红细胞—抗体—补体形成玫瑰环

erythrocyte copropofphyhn (简作 ECP) 红细胞粪卟啉

erythrocyte ghosts; red cell ghosts 血影
erythrocyte glutamic oxaloacetic transaminase（简作 EGOT）红细胞谷氨酸草酰乙酸转氨酶
erythrocyte glutathione reductase（简作 EGR）红细胞谷胱甘肽还原酶
erythrocyte mass 红细胞集块
erythrocyte membrane protein electrophoretic pattern（简作 EMPEP）红细胞膜蛋白电泳型
erythrocyte protoporphyrin（简作 EP）红细胞性原卟啉
erythrocyte sedimentation rate（简作 ESR）红血球沉降速率
Erythrocyte sensitizing substance antigen 红细胞致敏抗原
erythrocyte-andbody（简作 EAr）红细胞—抗体玫瑰结
erythrocyte-antibody-complement（简作 EA）红细胞—抗体—补体
erythrocyte-antibody-complement X（简作 EACX）红细胞—抗体—补体 X(X 表示补体某一成分或某些成分)
erythrocythemia *n*. 红细胞增多[症]
erythrocytic *a*. 红细胞的 ‖ ～ fragmentation（简作 EF）红细胞碎裂 / ～ junction fomation 红细胞结合点 / ～ stage 红细胞内期（指疟原虫等）
erythrocytoblast *n*. 成红细胞,有核红细胞
erythrocytolysin *n*. 红细胞溶解素,溶血素
erythrocytolysis *n*. 红细胞溶解
erythrocytopenia, erythropenia 红细胞减少
erythrocytoschisis *n*. 红细胞分裂
erythrocytosis *n*. 红细胞增多
erythrocytotropic *a*. 向红细胞的
erythrocyturia *n*. 红细胞尿,血尿
erythrodegenerative *a*. 红细胞变性的
erythroderma *n*. 红皮病
erythrodermatitis *n*. 红皮炎
erythrodermia *n*. 红皮病
erythrodontia *n*. 红牙
erythroedema *n*. 红皮水肿病
erythroeytometry *n*. 红细胞计数法
erythrogenesis *n*. 红细胞发生
erythrogenic *a*. ①红细胞发生的 ②产生红色光觉的 ③发红的 ‖ ～ toxin 发红性毒素
erythrogenin *n*. 红细胞生成素,血色原质(存在于病人的胆汁中,有人认为是一切血液色素之母质,故名)
erythrogonium *n*. 原巨成红细胞
erythrogram *n*. 红细胞象图
erythroid *a*. 红色的 ‖ ～ stem cell 红色干细胞(为形成红细胞的根源细胞)
erythrokatalysis *n*. 红细胞溶解
erythrokeratodermia *n*. 红角皮病,皮肤红色角皮病
erythrokinase *n*. 红细胞激酶
erythrolabe *n*. 视红素,红敏素
erythroleukemia *n*. 红白血病
erythroleukoblastosis *n*. 成红白细胞过多病,新生儿重黄疸
erythroleukosis *n*. ①红细胞黄铜色变 ②成红细胞增多病
erythro-leuko-thrombocythemia *n*. 全血初细胞增生(成红白细胞血小板增生)
erythrolysin *n*. 红细胞溶解素,溶血素
erythrolysis *n*. 红细胞溶解
erythromania *n*. 赧颜症
erythromatosis *n*. 红细胞增多[症]
erythromelalgia *n*. 红斑性肢痛病
erythromelia *n*. 红肢病
Erythromicrobium［拉］*n*. 赤微菌属 ‖ ～ ramosum［拉］多枝赤微菌
Erythromycin *n*. 红霉素(抗生素)
Erythromycin Acistrate 醋硬脂红霉素(抗生素类药)
Erythromycin Estolate 依托红霉素(抗生素类药)
Erythromycin Ethylsuccinate 琥乙红霉素(抗生素类药)
Erythromycin Stinoprate 司丙红霉素（抗生素类药）
erythromyelosis *n*. 红细胞骨髓病
erythroneocytosis *n*. 幼稚红细胞[血]症
erythronoclastic *a*. 溶红细胞系的
Erythropalaceae *n*. 赤苍藤科
erythroparasite *n*. 红细胞寄生物
erythropathy *n*. 红细胞病
Erythropeltidaceae *n*. 红质藻科(一种藻类)
erythropenia *n*. 红细胞减少
erythrophagous *a*. 噬红细胞的
erythrophil *n*. 红染细胞 *a*. 嗜红色的
erythrophilous *a*. 嗜红的
erythrophlogosis *n*. 炎性发红
erythrophobia *n*. 赧颜恐怖,红色恐怖
erythrophose *n*. 红色幻视
erythrophthisis *n*. 红细胞消耗症,红细胞痨
erythrophthoric *a*. 红细胞破坏的
erythrophyll *n*. 叶红素,叶黄素
erythropia *n*. 红视症
erythroplakia *n*. 口腔红斑
erythroplasia *n*. 增殖性红斑 ‖ ～ of Queyrat 凯腊增殖性红斑瘤（阴茎头的原位癌）
erythroplasis of Queyrat 增殖性红斑
erythroplastid *n*. 无核红细胞,无核红血球(哺乳类)
erythropoetin *n*. 促人红细胞生成素
erythropoiesis *n*. 红细胞生成
erythropoietic *a*. 红细胞生成的 ‖ ～ porphyries 造红血球性吡咯紫质沉着症
erythropoietic inhibiting factor（简作 EIF）红细胞生成抑制因子
erythropoietic stimulating factor（简作 EO-3-ME）红细胞生成刺激因子
erythropoietin *n*. 红细胞生成素
erythropoietinogen *n*. 红细胞生成素原
erythroprecipitin *n*. 红细胞沉淀素
erythroprosopalgia *n*. 红斑性面痛
erythropsia *n*. 红视症
erythropsin *n*. 视紫红质,视紫质
erythropycnosis *n*. 红细胞固缩
erythrorexis *n*. 红细胞解体
erythrorrhexis *n*. 红细胞[浆]迸出,红细胞破碎
erythrose 4-phosphate（简作 E4P）赤藓糖 4—磷酸
erythrose peribuccale pigmentaire 颊颏口周皮肤红变
erythrosin *n*. 藻红,真曙红
Erythrosine Sodium 四碘荧光素钠（诊断用药）
erythrosis *n*. ①皮肤红变 ②造红细胞组织增生
erythrothrombomonoblastosis *n*. 成红细胞血小板成单核细胞增多症
Erythrotrichiaceae *n*. 星丝藻科(一种藻类)
Erythroxylaceae *n*. 古柯科
erythruria *n*. 红尿症
Esafloxacin *n*. 艾氟沙星(抗菌药)
Esaprazole *n*. 艾沙拉唑（抗溃疡病药）
ESA-test embryo-sinapis alba test 白芥子胚胎试验
ESC end-systolic count 收缩末期计数
escapade *n*. 越轨行为,恶作剧,逃亡
escape *v*. 逸播;换码,漏出,逃脱 ‖ ～ beat 逸搏,脱逸搏动 / ～ character 换码字符 / ～ response 逃避反应 / ～ rocket 逃逸火箭,救生火箭 / ～ synthesis 逃避合成(RNA)
Escape and Survival Equipment（简作 EASE）救生设备
escape-capture bigeminy 逸搏夺获二联律
escaped rhythm 逸搏心律
escaper *n*. 杂种衰退
escape-reciprocal bigeminy 逸搏反复二联律
escaping neutron 逸出中子
escaping radiation 逃脱辐射
-escence［法,拉］［构词成分］过程,状态,变成,情况,性质
-escent［法,拉］［构词成分］……性的,似……的,微……的
eschar *n*. 焦痂 ‖ ～ shaving 削痂
eschardermitis *n*. 焦痂性皮炎
escharosis *n*. 结痂
escharqtic *a*. 制成腐痂的,腐蚀的 *n*.腐蚀药
Escherichia *n*.［拉］埃希氏菌属 ‖ ～ acidi-lactici 见 Escherichia coli var. acidilactici / ～ adecarboxylata 见 Leclercia adecarboxylata / ～ anaerogenes［拉］不产气埃希氏菌(不产气杆菌) / ～ anindolicum［拉］不产气吲哚埃希氏菌 / ～ aurescens［拉］金色埃希氏菌 / ～ blattae［拉］蟑螂埃希氏菌 / ～ brassicae［拉］酸腌菜埃希氏菌 / ～ chologenes［拉］胆生埃希氏菌(胆生杆菌) / ～ citrophila［拉］嗜柠檬埃希氏菌 / ～ coli［拉］大肠埃希氏菌(大肠杆菌) / ～ coli phage 大肠杆菌噬菌体 / ～ coli AE 2 phage 大肠杆菌噬菌体 AE 2 / ～ coli Ec 9 phage 大肠杆菌噬菌体 Ec 9 / ～ coli f1 phage 大肠杆菌噬菌体 f1 / ～ coli f2 phage 大肠杆菌噬菌体 f2 / ～ coli fd phage 大肠杆菌噬菌体 fd / ～ coli GA phage 大肠杆菌噬菌体 GA / ～ coli HR phage 大肠杆菌噬菌体 HR / ～ coli M13 phage 大肠杆菌噬菌体 M13 / ～ coli MS 2 phage 大肠杆菌噬菌体 MS 2 / ～ coli N 4 phage 大肠杆菌噬菌体 N 4 / ～ coli P 28 phage 大肠杆菌噬菌体 P 28 / ～ coli PC phage 大肠杆菌噬菌体 PC / ～ coli QB phage 大肠杆菌噬菌体 QB / ～ coli RNA phage 大肠杆菌核糖核酸噬菌体 / ～ coli S 13 phage 大肠杆菌

噬菌体 S 13 / ~ coli T1 phage 大肠杆菌噬菌体 T1 / ~ coli T2 phage 大肠杆菌噬菌体 T2 / ~ coli T3 phage 大肠杆菌噬菌体 T3 / ~ coli T4 phage 大肠杆菌噬菌体 T4 / ~ coli T5 phage 大肠杆菌噬菌体 T5 / ~ coli T6 phage 大肠杆菌噬菌体 T6 / ~ coli T7 phage 大肠杆菌噬菌体 T7 / ~ coli T-even phage 大肠杆菌 T 系偶数噬菌体 / ~ coli ZJ / 2 phage 大肠杆菌噬菌体 ZJ / 2 / ~ coli α phage 大肠杆菌噬菌体 α / ~ coli γ phage 大肠杆菌噬菌体 γ / ~ coli δA phage 大肠杆菌噬菌体 δA / ~ coli ΦX 174 phage 大肠杆菌噬菌体 ΦX174 / ~ coli λ phage 大肠杆菌噬菌体 λ / ~ coli var. acidilactici [拉] 大肠埃希氏菌乳酸变种(乳酸变种) / ~ coli var. communior[拉] 大肠埃希氏菌共生变种(共生杆菌) / ~ coli var. communis [拉]大肠埃希氏菌共存变种(共存杆菌) / ~ coli-mutabile [拉]大肠可变埃希氏菌(可变杆菌) / ~ colo-foetida [拉]肠臭埃希氏菌 / ~ columbensis[拉]哥伦比亚埃希氏菌 / ~ cuniculi[拉]兔埃希氏菌(兔杆菌) / ~ fergusonii[拉]弗格森埃希氏菌 / ~ foetida [拉]恶臭埃希氏菌 / ~ freundii[拉]弗氏埃希氏菌(弗罗因德氏埃希氏杆菌) / ~ galactophila[拉]嗜半乳糖埃希氏菌(嗜乳埃希氏杆菌) / ~ gastrica[拉]胃埃希氏菌(胃炎埃希氏菌) / ~ griinthali[拉]格氏埃希氏菌(格林氏埃希氏菌,格林塔尔氏埃希氏杆菌) / ~ hermanii[拉]赫氏埃希氏菌(赫曼氏埃希氏菌) / ~ ichthyosmia 见 Pseudomonas ichthyosmia / ~ iliaca [拉]髂埃希氏菌(髂埃希氏杆菌) / ~ intermedium见 Citrobacter freundii / ~ neapolitanana[拉]那不勒斯埃希氏菌(那不勒斯埃希氏杆菌) / ~ noctuarum 见 Pseudomonas noctuarum / ~ noncitrophila[拉]非嗜柠檬埃希氏菌 / ~ oedematiens [拉]水肿埃希氏菌(水肿埃伯泽氏菌) / ~ paradoxa 见 Pseudomonas paradoxa / ~ paraenterica [拉]副肠道埃希氏菌 / ~ paragriinthali[拉]副格氏埃希氏菌(副格林氏埃希氏菌,副格林塔尔氏埃希氏杆菌) / ~ pseudodysenteriae[拉]假痢疾埃希氏菌(假痢疾埃希氏杆菌) / ~ vulneris [拉]伤口埃希氏菌

Escherichia coli 大肠杆菌

Escherichieae [拉] *n*. 埃希氏菌族

Eschomelia *n*. 四肢不全畸形

Eschrichtiidae *n*. 灰鲸科(隶属于须鲸亚目 Mystacoceti)

Eschrichtius gibbosus (Erxleben) [拉;动药]灰鲸

Eschrichtius robustus (Lilljeborg) 灰鲸(隶属于灰鲸科 Eschrichtiidae)

Eschrichtius robustus (Lilljeborg) 露脊鲸(隶属于露脊鲸科 Balaenidae)

eschrolalia; aeschrolalia; coprolalia *n*. 秽语症,秽亵言语

escort *v*. 护送,护卫,陪同 *n*.护卫(队),护送,陪同(人员)

Esculetin *n*. 七叶亭(抗菌药),七叶苷原

esdatives *n*. 镇痛药

Esealloniaceae *n*. 鼠刺科

eseptate *a*. 无[中]隔的

Eseridine *n*. 依舍立定(胃肠功能调节药),金丝碱,氧化毒扁豆碱

Eserine *n*. 毒扁豆碱

Esflurbiprofen *n*. 艾氟洛芬(消炎镇痛药)

esgophobia *n*. 厌恶工作病态,工作恐怖

Esicon *n*. 二次电子导电摄像管

esilate *n*. 乙磺酸盐(根据 1998 年 CADN 的规定,在盐或酯与加合物之命名中,使用此项名称)

Esmarch's operation 埃斯马赫氏手术(颞合关节强直外科手术)

Esmolol *n*. 艾司洛尔(β 受体阻滞药)

eso-[希] [构词成分] ; **inward**[英] 内,在内,在……内,向内

esocataphoria *n*. 内下隐斜视

Esocidae *n*. 狗鱼科(隶属于鲑形目 Salmoniformes)

esocolitis *n*. ①结肠黏膜炎 ②痢疾

esodeviation *n*. ①内转 ②内隐斜视

esodic *a*. 传入的,向心的

esodisparity *n*. 集合差异,正注视差异

esoenteritis *n*. 肠黏膜炎,肠炎

eso-ethmoiditis *n*. 筛窦炎

esogastritis *n*. 胃黏膜炎

esogenetic *a*. 内生的

esohyperphoria *n*. 内上隐斜视

esophagalgia *n*. 食管痛 (又作 esophagodunia)

esophageal *a*.食管的 ‖ ~ angina 食管绞痛症 / ~ balloon prothesis 食管气囊支架 / ~ cancer 食管癌 / ~ chest pain 食管源性胸痛 / ~ dysfunction 食管功能障碍 / ~ lead 食管导联 / ~ prothesis 食管支撑管 / ~ perforation 食管穿孔 / ~ speculum 食管镜 / ~ stent 食管支架 / ~ stenting 食管支架置入术 / ~ tube 食管直接内窥管 / ~ variceal pressure 食管曲张静脉压 / ~ varices 食管静脉曲张 / ~ vein 食道静脉

esophageal gastric tube airway (简作 EGTA) 食道胃导气管

esophageal obturator airwayn (简作 EOA) 食道充填导气管

esophagectasis, esophagoectasis *n*. 食道扩张

esophagectomy *n*. 食管[部分]切除术

esophagectopy *n*. 食道异位

esophageurysma *n*. 食管扩张

esophagism, esophagismas *n*. 食道痉挛

esophagitis *n*. 食管炎

esophago-, oesophago-[希] [构词成分] 食管

esophagocele *n*. 食管突出,食管疝

esophagocoloplasty *n*. 食管结肠成形术

esophagofiberscope *n*. 纤维食管镜,食管纤维镜

esophagofiberscopy *n*. 纤维食管镜检查

esophagofibroscope *n*. 纤维食管镜

esophagofibroscopy *n*. 纤维食管镜检查

esophagogastrectomy *n*. 食管胃切除术

esophago-gastro-bulboscope *n*. 食管—胃—十二指肠球部内镜

esophagogastroduodenoscopy *n*. 上消化道内镜检查,食管胃十二指肠镜检查

esophagogastroscope *n*. 食管胃镜

esophagography *n*. 食管 X 线摄(造)影(术)

esophagology *n*. 食管(病)学

esophagomalacia *n*. 食管软化[症]

esophagopathy *n*. 食管病

esophagopharynx *n*. 咽下部

esophagoplegia *n*. 食管瘫痪

esophagopolypus *n*. 食管息肉

esophagoptosis *n*. 食管下垂,食管脱垂

esophagorrhagia *n*. 食管出血

esophagorrhea *n*. 食管液溢

esophagosalivary *a*. 食管性唾液分泌的

esophagosalivation *n*. 食管性多涎

esophagoscope *n*. 食管镜 ‖ ~ for biopsy 活检用食管镜 / ~ for children 儿童食管镜

esophagoscopy *n*. 食管镜检查(术)

esophagospasm *n*. 食管痉挛

esophagostenosis *n*. 食管狭窄

esophagostoma *n*. 食管瘘

esophagostomiasis *n*. 结节线虫病

esophagostomy *n*. 食管造口术

esophagotomy *n*. 食管切开术

esophagram *n*. 食管 X 线(照)片,食管 X 线造影(照)片

esophagus *n*. 食管 ‖ ~ scintigraphy 食管闪烁显像(术)

esophenoiditis *n*. 蝶骨骨髓炎

espopho gastroduodanalscopy (简作 EGD) 食管、胃、十二指肠镜

esophoria *n*. 内隐斜视

esopixoric *a*.内隐斜视的

Esorubicin *n*. 依索比星(抗生素类药)

esosphenoiditis *n*. 蝶骨骨髓炎

esostasis *n*. 眼内斜

esoteric *a*.①体内的 ②内部的,稳的

esotoxin *n*. 内毒素

Esotrophy *n*. 膜陷作用

esotropia *n*. 内斜眼,会聚性斜视

esotropia *n*. 辐辏性斜视

esotropic *a*.内斜视的

Esox reicherti (Dybowski) 黑斑狗鱼(隶属于狗鱼科 Esocidae)

Espatropate *n*. 艾帕托酯(支气管扩张药)

Espejoia Bürger 囊膜虫属

Espejoia mucicola Penard 黏囊膜虫

espews *n*. 无定形扫描信号

espial *v*. 探索,监视,观察

espouse *v*. 嫁,娶,支持,采纳,赞成

Esproquine *n*. 艾司丙喹(升压药)

espundia *n*. 鼻咽黏膜利什曼病,美洲利什曼病,皮肤利什曼病

espundia; naso-oral leishmaniasis 美洲利什曼病,口鼻黏膜利什曼病

esquinancea *n*. 扁桃体周脓肿

ESR electron spin resonance 电子自旋共振,电子顺磁共振

ESR line 电子自旋共振谱线

ESRS electron spin-resonsnce spectroscopy 电子旋转共振光谱

essary *n*. 阴道避孕药栓

essaying *v*.取样,试样,定量分析

Essays in Biochemistry (简作 EB) 生物化学试验

esse *n*. 存在,实在,实体

essence *n*. [生物]要素,精华,香精 ‖ in ~ 本质上,大体上

essential *a*. ①必须的 ②自发的,特发的 ‖ ~ atrophy 特发性萎缩 / ~ blepharospasm 特发性睑痉挛 / ~ cyclophoria 特发性旋转隐

斜视 / ~ dysmenorrhea 自发性痛经,原发性痛经 / ~ fatty acid 必需脂肪酸 / ~ hemorrhage 自发性子宫出血,功能性子宫出血 / ~ heterophoria 特发性隐斜视 / ~ hypertension 原发性高血压(同 primary hypertension) / ~ nystagmus 特发性眼球震颤 / ~ phthisis 特发性眼痨,眼球软化 / ~ squint 特发性斜视
essential amino acid(简作 EAA)必需氨基酸
essential benign hypertension(简作 EBH)原发性良性高血压
Essential Elements of Analysis(简作 EEA)分析要素
essential elements of information(简作 EEI)信息要素
essential fatty acid(简作 EFA)必需脂肪酸
essential fatty acid deficiency(简作 EFAD)必需脂肪酸缺乏症
essential hypecholesterolemia(简作 EHC)原发性高胆固醇血症
essential hypertension(简作 EH)原发性高血压,特发性高血压
essentiality *n*. ①实质性,根本性,必要性 ②本质,要素 ③要点
essential amino acid index(简作 EAAI)必需氨基酸指数
EST endoscopic sphincterotomy 内镜括约肌切开术
establish *v*. 建立,制定,确立,设定
established *a*. 已成立的,已确立的 ‖ ~ cell line 确立细胞株
establishing shot 固定拍摄
establishment *n*. 设立,创立,建设成的(场所(公司.学校等)
estate *n*. (大块的)地产,财产,生活状况
Estazolam*n*. 三唑氨安定,艾司唑仑,舒乐安定,三唑氮卓(安眠镇静药,安定药)
estcrase *n*. 脂酶
esteem *v*. & *n*. 尊敬,尊重,评价,认为
Estellarca olivacea(Reeve) *n*. 橄榄蚶(隶属于蚶科 Arcidae)
ester *n*. 酯
esterase *n*. 酯酶
esterastin *n*. 抑酯酶素
esterized fatty acid(简作 EFA)酯化脂肪酸
esterolytic *a*. 酯水解
Estes' operation 埃斯提斯手术(移植卵巢于子宫角内的手术)
estetral *n*. 雌四醇
esthesia *n*. 感觉
esthesic *a*. 感觉的
esthesio-[希,亦作 aesthesio-,用于词尾时作-esthesia][构词成分]感觉,知觉
esthesioblast *n*. 成神经节细胞,脊神经节的胚细胞感觉测定
esthesiography *n*. 感觉描记法
esthesiology *n*. 感觉学
esthesiomene *n*. 女阴蚀疮,腹股沟淋巴肉芽肿性女阴象皮病
esthesiometer *n*. 触觉测量器
esthesiometry *n*. 触觉测量法
esthesioneuroblastoma *n*. 成感觉神经细胞瘤,鼻腔神经胶质瘤
esthesionosis *n*. 感觉性神经病
esthesiophysiology *n*. 感觉(器官)生理学
esthesis *n*. 感觉,知觉
esthetic blepharoplasty 眼睑整容术
esthetic surgery 美容外科
esthetics *n*. 义齿美学
esthiomenous *a*. ①腐蚀的,蚀疮的 ②女阴蚀疮的
estiatron *n*. 周期静电聚焦行波管
Estigmene acrea granulosis virus 盐泽灯蛾(棉黑纹灯蛾)颗粒体病毒
Estigmene acrea pox virus 盐泽灯蛾(棉黑纹灯蛾)痘病毒
estimate *v*. 估计量,估计,评价,判定 | ~ delapsed time(简作 EET)估计占用时间
estimated blood loss(简作 EBL)估计失血量
estimated data of publication(简作 EDP)估计的出版日期
estimated hepatic blood flow(简作 EHBF)估计肝血流量
estimated position(简作 EP)估计位置
estimation *n*. ①估计 ②评价 ③判断 ④测定 ‖ ~ of fetal lung maturity 胎儿肺成熟度估价(胎儿某一脏器的成熟与整个胎儿成熟相一致的,其中最有意义是肺成熟度的判定,如肺不成熟,新生儿发生呼吸窘迫综合征(RDS)而死亡。
estimative *a*. 被估计的,被判断的
Estinyl *n*. 乙炔雌二醇的商品名(ethinyl estradiol),艾斯提尼耳
estival conjunctivitis 夏季结膜炎,夏季卡他性结膜炎
estivo-autumnal *a*. 夏秋的
estolate *n*. 依托酸盐(根据 1998 年 CADN 的规定,在盐或酯与加合物之命名中,使用此项名称)
estopiclens *n*. 晶状体脱位
estoppel *n*. 禁止翻供,禁止,防止
-estr-[构词成分]—雌—(1998 年 CADN 规定使用此项名称,主要系指雌激素一些药物,如表雌三醇[Epiestriol]、美雌酚[Methestrol]等)
estracapsular extraction *n*. 白内障
Estrace *n*. 雌二醇的商品名(estradiol)
estradio1 cypionate(简作 ECP)环戊丙酸雌二醇,苯甲酸雌二醇
Estradiol *n*. 雌二醇(雌激素类药) ‖ ~ Benzoate 苯甲雌二醇(雌激素类药)
estradiol binding globulin(简作 EBC)雌二醇结合球蛋白
Estradiol binding protein(简作 EBP)雌二醇结合蛋白
Estradiol cypionate 17-环戊丙酸雌二醇,雌二醇环戊丙酸脂
estradiol enanthate 庚酸雌二醇
Estradiol Undecylate 十一烯酸雌二醇(雌激素类药)
Estradiol Valerate 戊酸雌二醇(雌激素类药)
estral *a*. 动情期的
Estramustine *n*. 雌莫司汀(抗肿瘤药) ‖ ~ phosphate, estacyt 磷酸雌二醇氮芥
estrane *n*. 雌烷
estrange *v*. 疏远,隔离 ‖ ~ ment *n*.
Estrazinol *n*. 雌秦醇(雌激素类药)
estrenes *n*. 人的外激素,同 pheromone
estriasis *n*. 狂蝇蛆病
Estridae *n*. 狂蝇科(同 oestridae)
estrin *n*. 已雌激素(同 estrogen) ‖ ~ treatment 雌激素治疗
estrinase *n*. 雌激素酶
Estriol *n*. 雌三醇(雌激素类药) ‖ ~ hemisuccinate 半琥珀酸雌三醇 / ~ Succinate 琥珀雌三醇(雌激素类药)
estriolsuccinate *n*. 雌三醇琥珀酸酯
estrodiolcyclopentaneproprionate(简作 ECP)环戊酸丙雌二醇
Estrofurate *n*. 雌呋酯(雌激素类药)
estrogen receptor immunocyto- chemical assay(简作 ERICA)雌激素受体免疫细胞化学测定
estrogen replacement therapy(简作 ERT)雌激素替代疗法
estrogen withdrawal bleeding(简作 EWB)雌激素停用后出血
estrogen(s) *n*. 雌激素 ‖ ~ esnsitien binding proteins 雌激素敏感结合蛋白 / ~ receptor 雌激素受体 / ~ receponse element(简作 ERE)雌激素效应元件 / ~ unit 雌激素单位 / ~ withdrawal test 雌激素撤退试验
estrogen/creatinine ratio(简作 E/C)(雌激素—肌酐)比值
estrogen-binding globulin(简作 EBG)雌激素结合球蛋白
estrogenic *a*. ①雌激素的 ②动情期的,动情的
estrogenicity *n*. 动情性能,动情力
estrogenous *a*. ①雌激素的 ②动情期的,动情的
estrogen-progesterone *n*. 雌激素—孕酮
Estrone *n*. 雌酮(雌激素类药)
estrostiben *n*. 烯雌酚
estrous behavior 动情期行为(雌性动物在排卵期时出现的性易感性,由于血液中高水平的雌激素而引起)
estrous cycle, estrous 动情周期
estrum *n*. 动情期,动情周期
estrus *n*. 动情期 ‖ ~ behavior 动情期行为(雌动物特有) / ~ stage 发情期
estuarium *n*. 蒸气浴,烧浴管
ESU electro static unit 静电单位 / electrical surgery unit 电手术器,电刀
Esuprone *n*. 乙磺普隆(抗抑郁药)
esurience, esuriency *n*. 饥饿,暴食,贪婪
esurient *a*. 饥饿的,贪吃的,暴食的,贪婪的
ESV end-systolic volume 收缩末期容量
ESWL extracorporeal shock wave lithotripsy 体外震波碎石术
ET endothelin. 内皮素
ET3R effective triiodothyronine ratio 有效三碘甲状腺氨酸比值
eta 8 microvirus[= η 8 microvirus] *n*. η 微病毒
eta-1 *n*. 伊他骨调素-1(骨调素之一种,见 osteopontin)
Etabenzarone *n*. 依他扎隆(消炎药)
etabonate *n*. 依碳酸盐(根据 1998 年 CADN 的规定,在盐或酯与加合物之命名中,使用此项名称)
Etacepride *n*. 依他必利(抗精神病药,镇吐药)
Etacrynic Acid *n*. 依他尼酸(利尿药)
Etafedrine *n*. 乙非君(升压药)乙基麻黄碱
Etafenone *n*. 依他苯酮(抗心绞痛药)
Etafurazone *n*. 硝呋米腙(抗感染药)
etafurazone = nifursemizone *n*. 硝夫丰腙(抗感染药)
etalon *n*. 标准,基准,校准器
Etamestrol *n*. 依他雌醇(雌激素类药)
Etamfeate *n*. ①咖啡酸胺(止血升白药) ②血宁酸胺
Etaminile *n*. 依他米尼(镇吐药)
Etamiphylline *n*. 依他茶碱(解痉药)
Etamivan *n*. 香草二乙胺(中枢兴奋药)

Etamocycline *n*. 乙莫环素(抗生素类药)
Etamsylate *n*. 酚磺乙胺,止血定,止血敏,羟苯磺乙胺(止血药)
Etanidazole *n*. 依他硝唑(抗寄生虫药)
-etanide[构词成分] -他尼(1998年CADN规定使用此项名称,主要系指利尿剂吡咯他尼[Piretanide]一类的药物,如布美他尼[Bumetanide]等)
Etanterol *n*. 依坦特罗(支气管扩张药)
Etaqualone *n*. 依他喹酮(安定药)
etat[法] *n*. 状态
Etazepine *n*. 依他西平(抗惊厥药)
Etazolate *n*. 依他唑酯(安定药)
ETBE ethyl tert-butyl ether 乙基叔丁醚
etch *v*. 侵(腐,浸,刻)蚀,酸洗 ‖ ~ figures 蚀像,浸蚀图 / ~ pattern 腐蚀图形 / ~ virus 刻蚀病毒,浸蚀病毒
etchant *n*. 浸蚀剂
etching *n*. 浸蚀法 ‖ ~ ing of tooth surface, acid 牙面酸蚀法 / ~ ing, acid 酸蚀法(牙面)
Etebenecid *n*. 乙磺舒(抗痛风药)
Etelis carbunculus(Cuvier et Valenciennes) 红钻鱼(隶属于笛鲷科 Lutianidae)
Etenzamide *n*. 乙水杨胺(消炎镇痛药)
Eterobarb *n*. 依特比妥(抗惊厥药)
Etersalate *n*. 依特柳酯(消炎镇痛药)
Ethacridine *n*. 依沙吖啶,利凡诺(消毒防腐药)
ethacrynic acid(简作 EA) 利尿酸
ethacrynic acid(简作 ECA) 利尿酸
ethacrynic acid = etacrynic acid 利尿酸,依他尼酸(利尿剂)
Ethadione *n*. 依沙双酮(抗癫痫病)
Ethallobarbital *n*. 依沙比妥(催眠镇静药)
Ethambutol *n*. 香草乙二胺(中枢兴奋药)
ethambutol *n*. 乙胺丁醇
ethamivanetamivan *n*. 香草二乙酸(中枢兴奋药)
ethamolin *n*. 乙醇胺油酸盐
ethamoxytriphetol(MER-25) 乙胺氧三苯醇(雌激素拮抗剂)
ethane hydroxydiphosphate(简作 EHDP) 羟乙(烷基)二膦酸
ethanedioic acid 乙二酸
ethano1 dilution(简作 ED)乙醇稀释
ethanol *n*. 乙醇
ethanol gelation test(简作 EGT) 乙醇胶凝试验
ethanolamine *n*. 乙醇胺 ‖ ~ phosphotransterase 乙醇胺转磷酸酶
ethanolamino oleate 乙醇胺油酸盐
ethanolaminuria *n*. 氨基乙醇尿
ethanoyl iodide 碘乙酰
Ethaverine *n*. 依沙维林(解痉药)
Ethchlorvynol *n*. 乙氯维诺(催眠镇静药)
Ethebenecid; etebenecide *n*. 乙磺酸(抗痛风药)
ethene *n*. 乙烯,次乙基,乙撑
ethenyl ethanoate *n*. 乙酸乙烯
2-ethenylpyridine *n*. 2-乙烯基氮苯
Ethenzamide *n*. 乙水杨胺(消炎镇痛药)
etheogenesis; ethiogensis *n*. 雄体单性生殖
ether *n*. ①醚 ②乙醚 ‖ ~ inhaler 醚吸入器
Ether *n*. 乙醚(麻醉药)
etherization *n*. 醚麻醉
Ethernamine *n*. 乙烯酰胺(常用吗啡类镇痛药)
Ethiazide *n*. 乙噻嗪(利尿药)
ethics(C16)伦理学
ethidium *n*. 溴化乙锭 ‖ ~ bromide 溴乙啡啶,溴化二氨乙苯啡啶(抗锥虫病药)
ethidium bromide(简作 EBr) 溴化二氨乙苯啡啶,溴乙啡啶,菲啶溴红
ethidium bromide 溴乙锭
Ethinamate *n*. 炔己蚁胺(催眠药)
Ethinylestradiol *n*. 乙炔雌二醇,炔雌醇(雌激素类药)
ethinyloestradiol-3-methylether(简作 EE_3ME) 乙炔基雌二醇-3-甲基醚,炔雌醇甲醚
ethinylo-estradiolmethyl ether(简作 EEME)乙炔基雌(甾)二醇甲基醚
Ethiodized Oil 乙碘油(诊断用药)
Ethiodized Oil [^{131}I]乙碘[^{131}I]油(诊断用药)
ethiodol *n*. 乙碘油
ethion *n*. 乙硫磷,益赛昂
Ethionamide *n*. 乙硫异烟胺(抗结核药)
ethiopia *n*. 埃塞俄比亚
Ethisterone *n*. 乙炔基睾丸酮,炔孕酮(孕激素类药)
ethmo-[希]; **sieve**[英] *n*. 筛,筛骨
ethmocarditis *n*. 心结缔织炎
ethmocephalus *n*. 头发育不全畸胎
ethmocraniai *a*. 筛颅[骨]的
ethmofrontal *a*. 筛额[骨]的 ‖ ~ suture 筛额缝
ethmoid *n*. 筛骨 *a*.筛状的
ethmoidal *a*. ①筛骨的 ②筛[状]的 ‖ ~ artery 筛动脉 / ~ anal 筛管,眶管 / ~ cellule 筛小房 / ~ bone 筛骨 / ~ bulla 筛骨泡 / ~ crest 筛骨嵴 / ~ foramen 筛孔 / ~ foveola 筛骨小窝 / ~ fossa 筛沟 / ~ infundibulum 筛骨漏斗 / ~ labyrinth 筛骨迷路 / ~ process 筛[骨]突 / ~ sulcus 筛骨沟 / ~ vein 筛静脉
ethmoidectomy 筛房切除术 ‖ ~, transmaxillary; Delima's operation 经上颌筛房切除术,德利马氏手术
ethmoiditis *n*. 筛骨炎
ethmoidomaxillary suture 筛颌线[缝]
ethmoidotomy *n*. 筛窦切开术
ethmolacrimal *a*. 筛泪骨的 ‖ ~ suture 筛泪缝
ethmomaxlilary *a*. 筛颌[骨]的 ‖ ~ suture 筛颌缝
ethmonasal *a*. 筛鼻[骨]的
ethmopalatal, ethmoidopalatal *a*. 筛腭[骨]的
ethmopalatine suture 筛腭缝
ethmophlogosis *n*. 蜂窝织炎
ethmoplecosis *n*. 蜂窝织病
ethmosphenoid, ethmoidosphenoid *a*.筛蝶[骨]的
ethmosphenoidal suture 筛蝶缝
ethmoturbinal *a*.筛鼻甲[骨]的,上下鼻甲[骨]的
ethmovomerine *a*.筛犁[骨]的
Ethmozin *n*. 乙吗噻嗪(抗心律失常药)
ethmyphitis *n*. 蜂窝织炎
ethnic *a*. 人种的 ‖ ~ group 人种群
ethnics *n*. 人种学
ethnobiology *n*. 人种生物学
ethnography *n*. 人种志
ethnology *n*. 人种学
ethnopharmacology *n*. 民族药理学,传统药理学
Ethoglucid; etoglucid *n*. 依托格鲁(抗肿瘤药)
Ethoheptazine *n*. 依索庚嗪(镇痛药)
ethological *a*.行为的 ‖ ~ function 行为机能 / ~ isolating factor 行为隔离因素 / ~ isolation 行为隔离
ethology *n*. 个体生态学,行为学
ethomo-lacrimal ossicles 泪筛小骨
Ethomoxane *n*. 乙氧莫生(安定药)
Ethonam; etonam *n*. 依托萘(抗真菌药)
Ethopropazine; profenamine *n*. 普鲁吩胺(抗震颤麻痹药)
ethosalamide; etosalamide *n*. 依托水杨胺(消炎镇痛药)
Ethosuximide *n*. 乙琥胺(抗癫痫药)
ethosuximidum *n*. 乙琥胺
Ethotoin *n*. 乙苯妥英(抗癫痫药)
Ethoxazene; etoxazene *n*. 依托沙秦(镇痛药)
ethoxazorutoside *n*. 乙吗芦丁
Ethoxybenzamide *n*. 乙水杨胺(消炎镇痛药)
ethoxybenzene *n*. 乙氧基苯
ethoxybenzok acid(简作 EBA) 乙氧基苯(甲)酸
Ethoxybutamoxane; ethomoxane *n*. 乙氧莫生(安定类药)
ethoxycaffeine *n*. 乙氧基咖啡因
ethoxyselerol *n*. 乙氧硬化醇
ethoxytrimethylsilane *n*. 三甲基乙氧基硅烷
Ethoxzolamide *n*. 依索唑胺(利尿药)
Ethoxzorutoside *n*. 乙吗芦丁(维生素类药)
Ethyl acrylate 丙烯酸乙脂
ethyl *n*. 乙基,乙烷基,四乙铅,乙酯 ‖ ~ acetate 乙酸乙酯 / ~ acetyl acetate 乙酰乙酸乙酯 / ~ adipate 肥酸乙酯 / ~ benzoate 苯甲酸乙酯 / ~ biscoumacetate 双香豆素乙酯,新双香豆素,双香豆乙酯 / ~ cetylate 十六烷酸乙酯 / ~ chloride 氯乙烷 / ~ chlorocarbonate 氯碳酸乙酯 / ~ chlorophyllid 叶绿素乙酯 / ~ chloropropionate 3-氯丙酸乙酯 / ~ chlorosulfonate 氯磺酸乙酯 / ~ cyanoformate 氰基甲酸乙酯 / ~ dodeconoate 十二烷酸乙酯 / ~ fluoride 氟乙烷 / 2-ethyl hexanal 2-乙基己醛 / ~ hydroxyisobutyrate 2-羟基-2-甲基丙酸乙酯 / ~ isocyanide 乙胩 / ~ isopropyl ketone 乙基异丙基甲酮 / ~ isothiocyanate 异硫氰酸乙酯 / ~ laurate 月桂酸乙酯 / ~ loflazepate 氯氟卓乙酯(抗焦虑药) / ~ methacrylate 甲基丙烯酸乙酯 / ~ nitrate 硝酸乙酯 / ~ nitrite 亚硝酸乙酯 / ~ nonanoate 壬酸乙酯 / ~ octadecanoate 十八酸乙酯 / ~ orthopropinate 三乙氧基丙烷 / ~ palmitate 棕榈酸乙酯 / ~ pelargonate 壬酸乙酯 / ~ phthalate 苯二甲酸乙酯 / ~ silicate 硅酸(四)乙酯 / ~ stearate 硬脂酸乙酯 / ~ sul-

focyanate 硫氰酸乙酯 / ～ succinate 琥珀酸乙酯 / ～ thiocyanate 硫氰酸乙酯 / ～ polysilicate 乙基聚硅酸盐 / ～ urethane 乙基乌兰糖
ethyl acetate（简作 EAC）醋酸乙酯，乙酸乙酯
ethyl acetimidate（简作 EA）乙亚胺酸乙酯
ethyl acrylate（简作 EA）丙烯酸乙酯
Ethyl Aminobenzoate 苯佐卡因（局部麻醉药）
ethyl amyl ketone（简作 EAK）乙基戊基甲酮
Ethyl benzhydramine 乙苄海明（抗震颤麻痹药）
ethyl benzyl cellulose（简作 EBC）乙苄基纤维素
ethyl benzyl ether（简作 EBE）乙苄基醚
ethyl benzyl ketone（简作 EBK）乙苄基甲酮
2-ethylbexyl diphenyl phosphate 磷酸 - 2 - 乙基己基二苯酯
Ethyl Biscoumacetate 双香豆乙酯（抗凝药）
2-ethylbutylamine *n*. 2 - 乙基丁胺
2-ethylbutyraldehyde *n*. 2 - 乙基丁醛
2-ethylbutyric acid 2 - 乙基丁酸
Ethyl Carfluzepate 卡氟卓*乙酯（抗焦虑药）
Ethyl Cartrizoate 碘卡乙酯（诊断用药）
Ethyl Chaulmoograte 大风子酸乙酯（抗麻风药）
Ethyl Chloride 氯乙烷（麻醉药）乙基氯
Ethyl Dibunate 地布酸乙酯（镇咳药）
ethyl dichlorarsine（**war gas**）（简作 ED）二氯乙砷（毒气）
1-ethyl-3-dime-（3-dime- thylaminopropyl） carbodimide *n*.（简作 EDC）碳化二亚胺
Ethyl Dirazepate 地卓乙酯（抗焦虑药）
ethyl ethane sulfate（简作 EES）乙烷硫酸乙酯
Ethyl Hydroxybenzoate 羟苯乙酯（消毒防腐药）
Ethyl iodophenylundeclate 碘苯酯
Ethyl ipodate 碘普酸乙酯
Ethyl lofiazepate 氯氟卓乙酯（抗焦虑药）
ethyl methane sulfonate（简作 EMS）甲烷磺酸乙酯
ethyl oxalacetic ester（简作 EOE）乙基草醋酸酯
ethyl propargyl ether（简作 EPE）乙基炔丙基醚
ethyl tert-butyl ether（简作 ETBE）乙基叔丁醚
ethyl violet azide（简作 EVA）叠氮乙基紫
ethyl-2-bromo-2-methylpropionate *n*. 2 - 溴 - 2 - 甲基丙酸乙酯
ethyl-2-bromoisobutanoate *n*. 2 - 溴异丁酸乙酯
ethyl-2-chloro-n-butanoate *n*. 2 - 氯正丁酸乙酯
ethyl-2-hydroxy-isobutyrate *n*. 羟基异丁酸乙酯
ethyl-3-chloro-n-butyrate *n*. 3 - 氯正丁酸乙酯
ethylacetoacetone（简作 EAA）乙基乙酰丙酮
ethylamine *n*. 乙胺，氨基乙烷
ethylbenzene *n*. 乙基苯
ethylbenzene sulfonic acid（简作 EBSA）乙苯磺酸
ethylbenzhydramine *n*. 乙苄海明（抗震颤麻痹药）
ethylbiscoumacetate *n*. 双香豆素乙酸乙酯
ethylchloride *n*. 氯乙烷
ethylcyclohexane *n*. 乙基环己烷
ethylcyclopentane *n*. 乙基环戊烷
5-ethyl-2'-deoxyuridine = EDU *n*. 5 - 乙基 - 2' - 脱氧尿苷
ethyl-dimethyln-amino-propyl carbodnmide（简作 EDAC）乙基—二甲基胺—丙基碳化二亚胺
ethyl-dipterex *n*. 乙基敌百虫（有机磷杀虫剂）
ethylendiamine（简作 ED）乙二胺
ethylene *n*. 乙烯 ‖ ～ bis zinc 乙撑双二硫代氨基甲酸锌 / ～ bromide 溴化乙烯（用于癫痫）/ ～ cyanohydrin 氰化乙醇 / ～ glycol 乙二醇 / ～ glycol diethylethe 乙二醇二乙醚 / ～ glycol monoacetate 乙二醇单乙酸酯 / ～ glycol monobutyl ester acetate 醋酸 - 2 - 丁氧基乙酯 / ～ glycol monomethyl 乙二醇单甲酯 / ～ glycol phenyl ether 乙二醇苯基醚
ethylene *n*. 乙烯，次乙基
ethylene bis dithio carbamate（简作 EBDC）乙烯双二硫代氨基甲酸酯
ethylene diamine tetramethylene phosphonic acid（简作 EDTMP）乙二胺四亚甲基磷酸（骨显像剂）
ethylene diamine tetramethylphosphonic acid（简作 EDTP）乙二胺四亚甲基磷酸
ethylene diaminodisisopropylph-osphinic acid（简作 EDDIP）乙烯二双异丙基次膦酸（络合剂）
ethylene dibromide（简作 EDB）1,2 - 溴乙烷
ethylene dichloride（简作 EDC）二氯化乙烯
ethylene difluoride（简作 EDF）二氟化乙烯
ethylene dihalide（简作 EDH）二卤化乙烯
ethylene diiodide（简作 EDI）二碘化乙烯
ethylene diphophonic acid（简作 EDPA）亚乙基二磷酸
ethylene glycol（简作 EG）乙二醇
ethylene glycol diacetrate（简作 EGDE）乙二醇二硝酸酯
ethylene glycol ethyl ether（简作 ECEN）乙二醇乙醚
ethylene glycol monomethylether（简作 EGMEb）乙二醇甲醚
ethylene glycol tetra-acetate（简作 EGTA）乙二醇四乙酸，乙二醇四醋酸
ethylene maleic acid 乙烯马来酸
ethylene mercuric-p-toluenesulfonanilide（简作 EMTS）磺胺苯汞（杀菌药）
ethylene oxide decontamination 环氧乙烷去污（作用）
ethylene-acetic acid（简作 EAA）乙烯醋酸
ethylene-bis-oxyethylenenitilo-tetracetic acid（简作 EBTA）乙烯双氧乙烯氮基四醋酸
ethylenediamine *n*. 乙［烯］二胺 ‖ ～ tartate 乙二胺酒石酸盐
ethylenediaminedi-methylphosphinic acid（简作 EDDP）乙烯二胺二甲基次膦酸（络合剂）
ethylenedinitramine *n*. 乙烯二硝胺
ethylene-ethylaerylate copolymer（简作 EEC）乙烯丙烯酸乙酯共聚物
ethyleneglycol diacetate（简作 EGD）乙二醇双醋酸酯
ethyleneglycol dimethacrylate 乙二醇二甲基丙烯酸
ethylene-imine（简作 EI）乙撑亚胺（致癌性）
ethyleneoxide *n*. 环氧乙烷
ethylene-vinyl acetate（简作 EVA）乙烯—醋酸乙烯（共聚物）
ethylenimine *n*. 乙酰亚氨
ethyleniminoquinone *n*.（代 A-139）癌抑散，亚胺醌
ethylestreno *n*. 乙炔雌二醇
Ethylestrenol *n*. 乙雌烯醇（雄激素，同化激素类药）
ethylethynyl methyl carbinol 2 - 乙炔 - 2 - 丁醇
ethylhexanol（简作 EH）乙基己醇
2-ethyl-1,3-hexanediol *n*. 2 - 乙基 - 1,3 - 己二醇
2-ethylhexaldehyde *n*. 2 - 乙基己醛
2-ethylhexanyl acetate 乙酸 - 2 - 乙基己酯
3-ethoxyhexanal diethyl acetal 1,1,3 - 三乙氧基己烷
Ethylhydrocupreine *n*. 乙氢去甲奎宁（抗疟药）
ethyl-hydrogen sulfate 乙基硫酸，硫酸乙氢酯
Ethylhydroxycellulose *n*. 乙羟纤维素（药用辅料）
Ethylidenedicoumarol *n*. 乙双香豆素（抗凝药）
ethyliodophenyl undecylate 碘苯酯
ethylmercuric acetate 汞乙基醋酸
ethylmercuric chloride 氯化乙汞，乙基氯化汞
ethylmercuric iodide（简作 EMI）碘化乙汞，乙基碘化汞
ethylmercuric phosphate 谷乐生
ethylmercuric toluene sulfo 甲基磺胺乙汞
ethylmercury phosphate .磷酸乙基汞
Ethylmethylthiambutene *n*. 乙甲噻丁（镇痛药）
3-ethyl-2-methylpentane *n*. 3 - 乙基 - 2 - 甲基戊烷
Ethylmorphine *n*. 乙基吗啡（镇咳药）
ethyl-n-caproate *n*. 正己酸乙酯
Ethylnoradrenaline *n*. 乙诺那林（升压药，支气管扩张药）
ethylnorepinephrine *n*. 乙基去甲肾上腺素
Ethylparaben *n*. 羟苯乙醋（消毒防腐药）
ethylparaben = ethyl hydroxybenzoate *n*. 羟苯乙酯（消毒防腐药）
Ethylphenacemide *n*. 苯丁酰脲（抗癫痫药）
ethyl-p-nitrophenylthiobenz ene-phosphate（简作 ENP）磷酸对乙基硫代硝基苯
ethylpropyl ether *n*. 乙基丙基醚
1-ethyl-2-propylethylene *n*. 1 - 乙基 - 2 - 丙基乙烯
ethylpyridine bromide（简作 EPA）溴化乙基吡啶
ethyltriethoxysilane *n*. 乙基三乙氧基硅烷
Ethylvanillin *n*. 乙香草醛（药用辅料）
ethylvinylether *n*. 乙烯基乙醚
ethyl-α-methyl acrylate *n*. 异丁烯酸乙酯
ethyl-ρ-nitrophenyl phenylphosphonothioate 苯硫磷
4-ethyl-5-phenylhytantoin *n*. 4 - 乙基 - 5 - 苯乙内酰脲
ethynodiol diacetate（简作 ED）双醋炔诺酮，炔诺醇二醋酸酯（口服避孕药）
Ethypicone *n*. 乙匹康（催眠镇静药）
Etibendazole *n*. 依苯达唑（抗蠕虫药）
Eticlopride *n*. 依替必利（抗精神病药）
Eticyclidine *n*. 乙环利定（麻醉药）
Etidocaine *n*. 依替卡因（局部麻醉药）
Etidronic Acid 依替膦酸（钙代谢调节药）
etidronicacid *n*. 羟乙磷醇
Etifelmine *n*. 依替非明（升压药）

Etifenin *n*. 依替菲宁(诊断用药)
Etilamfetamine *n*. 乙非他明(食欲抑制药)
Etilefrine *n*. 依替福林(升压药) ‖ ~ Pivalate 匹伐依替福林(升压药)
etilon *n*. 乙硫磷
Etimicin *n*. 依替米星
Etintidine *n*. 依汀替丁(组胺 H_2 受体阻滞药)
etio-[希][构词成分] 因,病因,本,初,原(皆化学用字)
etiogenic *a*. 成因的,原因的
etiol *n*. 病因学,病原学
etiologic *a*. 病因学的,病原学的
etiological *a*. 病因学的,病原学的
etiology *n*. 病因学,病原学 ‖ ~, multiple 多发病因
etiopathogenesis *n*. 发病机理
etiopathology *n*. 疾病发生学,发病机理
etioplast *n*. 白色[质]体
etiotropic *a*. 亲病原的,针对病因的
Etiproston *n*. 依替前列通(前列腺素类药)
Etiracetam *n*. 乙拉西坦(脑功能改善药)
Etiroxate *n*. 依塞罗酯(降血脂药)
Etisazole *n*. 依替沙唑(抗真菌药)
Etisomicin *n*. 乙索米星(抗生素类药)
Etisulergine *n*. 乙舒麦角(抗震颤麻痹药)
Etisus anaglyptus (H. Milne-Ewards) 似雕滑面蟹(隶属于扇蟹科 Xanthidae)
etitelmin *n*. 双苯次甲丁胺
Etizolam *n*. 依替唑仑(安定药)
etloplast *n*. 黄色体,白色(质)体
Etmopterus lucifer (Jordan et Snyder) 乌鲨(隶属于角鲨科 Squalidae)
Etocrilene *n*. 依托立林(防晒药)
Etodolac *n*. 依托度酸(消炎镇痛药)
Etodroxizine *n*. 依托羟嗪(催眠镇静药)
Etofamide *n*. 依托法胺(抗阿米巴药)
Etofenamate *n*. 依托芬那酯(消炎镇痛药)
Etofenprox *n*. 依芬普司(杀虫药)
Etofibrate *n*. 依托贝特(降血脂药)
Etoformin *n*. 依托福明(降血糖药)
Etofylline *n*. 乙羟茶碱(利尿药,血管扩张药) ‖ ~ Clofibrate 益多酯(降血脂药)
Etoglucid *n*. 依托格鲁(抗肿瘤药)
Etolorex *n*. 依托雷司(食欲抑制药)
Etolotifen *n*. 依托替芬(抗过敏药)
Etomidate *n*. 依托咪酯(催眠药,麻醉药)
Etomidoline *n*. 依托多林(肌肉松驰药)
Etomoxir *n*. 乙莫克舍(降血糖药)
Etonam *n*. 依托南(抗真菌药)
Etonitazene *n*. 依托尼秦(抗痛药)
Etonogestrel *n*. 依托孕烯(孕激素类药)
Etoperidone *n*. 依托哌酮(镇静药)
Etoposide *n*. 依托泊苷(抗肿瘤药)
etorphin *n*. 羟戊甲吗啡
Etorphine *n*. 埃托啡(镇痛药)
Etosalamide *n*. 依托柳胺(消炎镇痛药)
Etoxadrol *n*. 乙苯噁啶(麻醉药)
Etoxazene *n*. 依托沙秦(镇痛药)
Etoxeridine *n*. 依托利定(镇痛药)
Etozolin *n*. 依托唑啉(利尿药)
Etrabamine *n*. 依曲巴明(抗抑郁药)
Etretin *n*. 阿维 A(抗银屑病药)
Etretinate *n*. 银屑灵,依曲替酯,阿维 A 酯(抗银屑病药)
etrohysterectomy *n*. 下腹子宫切除术
Etrumeus micropus (Temminck et Schlegel) 脂眼鲱(隶属于鲱科 Clupeidae)
Etryptamine *n*. 乙色胺(抗抑郁药,兴奋药)
ETV educational television 教学电视
Etybenzatropine *n*. 乙苯托品(抗胆碱药)
Etymemazine *n*. 乙异丁嗪(抗过敏药,抗精神病药)
etymological exactitude *n*. 语源精确性
Etynodiol *n*. 炔诺醇(孕激素类药)
etyprenline; isoetarine *n*. 异他林(支气管扩张药)
eu-[希,后接元音时改为 ev-][构词成分]; well[英] 好,优,佳,真,良好,正常
Eualus sinensis (Yu) 中华安乐虾(隶属于藻虾科 Hippolytidae)
Euamphimerus *n*. 真对体[吸虫]属
euapogamy *n*. 常无配生殖,二倍体无配生殖
Euapta godefforyi (Semper) 真锚参(隶属于锚参科 Synaptidae)
Euascales *n*. 真囊子菌目(植物分类学)
Eubacteria *n*. 真正细菌目(植物分类学)
Eubacterium *n*. ①真细菌属 ②[拉]真杆菌属(优杆菌属) ‖ ~ acidaminophilum [拉]嗜氨基酸真杆菌 / ~ aerofaciens [拉]产气真细菌 / ~ alactolyticum [拉]不解乳真细菌 / ~ angustum [拉]小真杆菌(芸香树皮真杆菌) / ~ asteracearum [拉]紫菀真杆菌(中国紫菀腐烂病真杆菌,紫菀欧文氏菌) / ~ atroseptica [拉]黑腐真杆菌(马铃薯黑胫病真杆菌,黑腐欧文氏菌) / ~ barkeri [拉]巴氏真杆菌(巴克氏真杆菌) / ~ biforme [拉]两形真杆菌 / ~ brachy [拉]短真杆菌 / ~ budayi [拉]比氏真杆菌 / ~ cadaveris [拉]尸毒真杆菌(丁酸尸毒杆菌) / ~ callanderi [拉]卡氏真杆菌 / ~ cellulosolvens [拉]溶纤维真杆菌 / ~ combesii [拉]孔氏真杆菌 / ~ contortum [拉]扭曲真杆菌 / ~ coprostanoligenes [拉]产粪甾醇真杆菌 / ~ crispatum [拉]鬈缩真杆菌 / ~ cylindroides [拉]柱状真杆菌 / ~ desmolans [拉]链状真杆菌 / ~ disciformans [拉]碟形真杆菌 / ~ dolichum [拉]长真杆菌(长下颌真杆菌) / ~ eligens [拉]挑剔真杆菌 / ~ endocarditidis [拉]心内膜炎真杆菌 / ~ ethylicum 见 Pseudobacterium ethylicum / ~ filamentosum [拉]细丝真杆菌 / ~ fissicatena [拉]断链真杆菌 / ~ foedans 见 Pseudobacterium foedans / ~ formicigenerans[拉]产甲酸真杆菌(产蚁酸真杆菌) / ~ fossor [拉]化石真杆菌 / ~ hadrum [拉]庞大真杆菌 / ~ hallii [拉]霍氏真杆菌 / ~ helminthoides [拉]蠕虫真杆菌 / ~ heowigiae [拉]赫氏真杆菌 / ~ lentum [拉]迟缓真杆菌 / ~ limosum [拉]黏液真杆菌(产黏真杆菌,雷氏丁酸杆菌) / ~ minutum [拉]细小真杆菌 / ~ moniliforme [拉]念珠状真杆菌 / ~ multiforme [拉]多形真杆菌 / ~ niosii 见 Pseudobacterium niosii / ~ nitritogenes [拉]产亚硝酸真杆菌 / ~ nodatum [拉]缠结真杆菌 / ~ obsti 见 Pseudobacterium obsti / ~ oxidoreducans [拉]氧化还原真杆菌 / ~ parvum [拉]小型真杆菌 v plautii [拉]普氏真杆菌 / ~ plexicaudatum [拉]丛尾真杆菌 / ~ poeciloides[拉]杂色真杆菌 / ~ pseudotortuosum [拉]假多曲真杆菌 / ~ quartum [拉]四号真杆菌 / ~ quintum [拉]五号真杆菌 / ~ ramulus [拉]细枝真杆菌 / ~ rectale 见 Pseudobacterium rectale / ~ rettgeri [拉]雷氏真杆菌(雷极氏真杆菌) / ~ ruminantium [拉]啮齿真杆菌 / ~ saburreum [拉]砂真杆菌 / ~ salmonis 见 Aeromonas salmonecida / ~ saphenus [拉]隐藏真杆菌 / ~ siraeum [拉]惰性真杆菌 / ~ suis [拉]猪真杆菌 / ~ suis 见 Actinomyces suis / ~ tarantellus [拉]旋舞真杆菌(塔兰泰拉毒蛛病真杆菌) / ~ tenue [拉]纤细真杆菌 / ~ timidum [拉]胆怯真杆菌 / ~ tortuosum 见 Mycobacterium flavum var. tortuosum / ~ typhi exanthematici [拉]发疹真杆菌(普洛茨氏斑疹伤寒真杆菌) / ~ uniforme [拉]单形真杆菌 / ~ ureolyticum [拉]溶脲真杆菌 / ~ ventriosum [拉]凸腹真杆菌 / ~ xylanophilum [拉]嗜木聚糖真杆菌 / ~ yurii [拉]尤氏真杆菌(尤里氏真杆菌) / ~ yurii subsp. margaretiae [拉]尤氏真杆菌珍珠亚种 / ~ yurii subsp. schtitka [拉]尤氏真杆菌舒蒂卡亚种 / ~ yurii subsp. yurii [拉]尤氏真杆菌尤氏亚种
Eubasidii *n*. 真担子菌亚纲(植物分类学)
Eubenangee antigenic group 北澳蚊抗原组
Eubenangee orbivirus (Eubenangee) 北澳蚊环状病毒
Eubenangee virus 北澳蚊病毒
eubiosis *n*. 生态平衡
eubiotics *n*. 摄生学
Eubrachylaelaps *n*. 真短螨属
eucaform *n*. 优卡仿(防腐剂)
eucalyptol *n*. 桉油醇
Eucalyptus chlorosis virus 桉树退绿病毒
Eucalyptus exserta F. Muell. [拉;植药]窿缘桉
Eucalyptus globules Labill. [拉;植药]蓝桉
Eucalyptus mosaic virus 桉树花叶病毒
Eucalyptus robusta Smith [拉;植药]沼泽桉
eucapercha *n*. 牙胶桉油糊剂(充填根管用)
eucapnia *n*. 血碳酸正常
Eucapsis [拉] *n*. 蓝细菌属(叠球蓝细菌属) ‖ ~ alpina [拉]高山立方蓝细菌(高山叠球蓝细菌) / ~ alpina var. minor [拉]高山立方蓝细菌微小变种(高山叠球蓝细菌微小变种)
eucaryon *n*. 真核细胞
eucaryota; eukaryota *n*. 真核生物
eucaryote *n*. 真核生物
eucaryotic *a*. 真核的
eucaryotic cell, eucell 真核细胞
eucaryou *n*. 真核
Eucatropine *n*. 尤卡托品(抗胆碱药,散瞳药)

eucccidiida *n*. 真球虫目
Eucera fedtschenkoi pekingensis (Yasumat) 北京黄腹长须蜂(隶属于蜜蜂科 Apidae)
Eucera interrupta (Baer) 中断长须蜂(隶属于蜜蜂科 Apidae)
Eucera longiecorne (Linnaeus) 长须蜂(隶属于蜜蜂科 Apidae)
Eucestoda *n*. 多节亚纲,真绦虫类
Eucharis mosaic virus 油加律花叶病毒
Eucheyletia *n*. 真扇毛螨属 ‖ ~ flabellifer 小真扇毛螨 / ~ harpyia 捕真扇毛螨 / ~ reticulata 纲真扇毛螨 / ~ sinensis 中华真扇毛螨
euchininum *n*. 优奎宁
Euchitonia aequipondata Popofsky 海美壳虫
Euchitonia cf. E. triangulum Ehrenberg 美壳虫 cf. 三角美壳虫
Euchitonia Ehrenberg 美壳虫属
Euchitonia elegans Ehrenberg 秀美壳虫
Euchitoninae Haeckel 美壳虫亚科
eucholia *n*. 胆汁正常,正染色质
Euchoreutes naso (Sclater) 长耳跳鼠(隶属于跳鼠科 Dipodidae)
Euchoreutes naso alaschanicus 长耳跳鼠阿拉伯亚种(隶属于跳鼠科 Dipodidae)
euchromatic *a*. 常染色质的 ‖ ~ zone 常染色质区
euchromatin *n*. 常染色质
euchromation *n*. 常染色质
euchromatization *n*. 常染色质化
euchromatopsia *n*. 色觉正常
euchromocenter *n*. 常染色中心
euchromosome *n*. 常染色体
euchylia *n*. 乳糜正常
euchymia *n*. 体液正常
Euciliata *n*. 真织毛亚纲
Euclidean distance 欧几里德氏距离法
Euclinostomum *n*. 正弯口[吸虫]属
Eucoccidia [拉] *n*. 真球虫目
Eucoccidiida [拉] *n*. 真球虫目
Eucocoidiida Lèger and Duboscq 真球虫目
eucoelom = coelom *n*. 体腔
eucolloid *n*. 真胶体,大粒胶体
Eucommiaceae *n*. 桂仲科
Eucoronis challengeri Haeckel 美冠虫
Eucoronis Haeckel 美冠虫属
Eucoronis nephrospyris Haeckel 肾美冠虫
Eucosma griseama granulosis virus 落叶松卷叶蛾颗粒体病毒
Eucotyle *n*. 真杯[吸虫]属
eucrasia *n*. 体质健全
Eucrate crenata (de Haan) 隆线强蟹(隶属于长脚蟹科 Coneplacidae)
Eucreadium *n*. 真肉[吸虫]属
Eucrustacea *n*. 真甲壳纲
Eucryphiaceae *n*. 船形果科
eucyclic *a*. 良性循环的
eucyclic autosomes (chromosome) 真周环状常染色体(染色体)
eucyesis *n*. 妊娠正常
eudiometer *n*. 量气管
eudiometry *n*. 气体测定法
Eudiplodinium Dogiel 真双毛虫属
Eudiplodinium medium Aweriew and Mutafowa 中间真双毛虫
Eudiplodinium neglectum Dogiel 假真双毛虫
Eudiplodinium rostratum Fiorentini 有钩真双毛虫
Eudorina echidna Swirenko 胶刺空球藻虫
Eudorina Ehrenberg 空球藻虫属
Eudorina elegans Ehrenberg 秀丽空球藻虫
Eudorina illinoisensis Kofoid 异球空球藻虫
eucaryotic cell 真核细胞
Euepicrius *n*. 真刻螨属
euergasia *n*. 脑力正常
euesthesia *n*. 感觉正常
Euflagellata *n*. 真鞭毛虫目
Euflavine *n*. 吖啶黄,中性吖啶黄 (消毒防腐药,消毒灭菌剂)
euflavine = aCriffaviniumchloride *n*. 吖啶黄(消毒防腐)
eufunction *n*. 正功能(其反义词是 dysfunction,负功能)
Eugamasus *n*. 真革螨属
eugamic *a*. 性成熟的
Eugen Eugenics 优生学
eugenesis *n*. 生育力
Eugenia Caryophyllata Thunb. [拉;植药] 丁香油
eugenic *a*. 优生的
eugenics *n*. 优生学,人种改良学 ‖ negative ~ 负优生子 / positive ~ 正优生子 / progressive ~ 前进性优生子
eugenism *n*. 优生论
eugenist *n*. 优生学家
eugenol; caryophyllic acid 丁香酚(局部镇痛药),丁香酸
Euglena ; Ehrenberg *n*. 眼虫属 ‖ ~ acus Ehrenberg 针眼虫 / ~ agilis Carter 敏捷眼虫 / ~ deses Ehrenberg 懒眼虫 / ~ ehrenbergii Klebs 带形眼虫 / ~ fusca klebs 叉眼虫 / ~ gasterosteus Skuja 刺鱼状眼虫 / ~ geniculata Dujardin 弯曲眼虫 / ~ gracilis klebs 小眼虫 / ~ haematodes Lemmermann 血色眼虫 / ~ intermedia Schmitz 中型眼虫 / ~ mutabilis Schmitz 易变眼虫 / ~ oxyuris Schmarda 尖尾眼虫 / ~ oxyuris var. Schmarda 小尖尾眼虫 / ~ pisciformis Klebs 鱼形眼虫 / ~ polymorpha Dangeasrd 多形眼虫 / ~ proxima Dangeard 近轴眼虫 / ~ rudra Hardy 红眼虫 / ~ sanguinea Ehrenberg 血红眼虫 / ~ sociabilis Dangeard 群居眼虫 / ~ spirogyra Ehrenherg 旋眼虫 / ~ terricola Dangeard 土生眼虫 / ~ tripteris Dujardin 三翼眼虫 / ~ variabilis Klebs 变形眼虫 / ~ vermiformis Carter 蠕眼虫 / ~ viridis Ehrenberg 绿眼虫 / ~ wangi Chu 密盘眼虫
Euglenaceae *n*. 裸藻科(一种藻类)
Euglenales *n*. 纺锤鞭毛目(植物分类学,亦称绿虫藻目)
Euglenida Bütschli = Euglenoidina Blochmann 眼虫目
Euglenida Stein 眼虫科
Euglenidae *n*. 眼虫科
Euglenopsis vorax Klebs 贪食拟裸藻虫
Euglenosoma branchialis Davis 鳃假眼虫
Euglenosoma caudata Chen 尾假眼虫
euglobulin *n*. 优球蛋白
euglobulin clot lysis time (简作 EGCT) 优球蛋白凝块溶解时间
euglobulin clot lysis time (简作 ECLT) 优球蛋白血块溶解时间
euglobulin lysis time (简作 ELT) 优球蛋白溶解时间
euglobulinolysis *n*. 优球蛋白分解
Euglypha acanthophora brevispina Penard 短刺有棘鳞壳虫
Euglypha acanthophora Ehrenberg = Euglypha alveolata Dujardin 有棘鳞壳虫
Euglypha ciliata Leidy 纤毛鳞壳虫
Euglypha cristata Leidy 冠突鳞壳虫
Euglypha denticulata Brown 齿状鳞壳虫
Euglypha Dujardin 鳞壳虫属
Euglypha filifera Penard 丝状鳞壳虫
Euglypha laevis Perty 矛状鳞壳虫
Euglypha mucronata Leidy 尖尾鳞壳虫
Euglypha rotunda Wailes 长圆鳞壳虫
Euglypha setigera Ehrenberg 刺鳞壳虫
Euglypha tuberculata Dujardin 结节鳞壳虫
Euglyphidae de saedeleer 鳞壳虫科
Euglyphinae de saedeleer 鳞壳虫亚科
eugnathia *n*. 颌正常
eugnathie *a*. 颌正常的
eugnosia *n*. 感觉正常,知觉正常
eugonadotropichypogonadism 促性腺激素正常性性腺功能低下
Eugregarina *n*. 簇虫类亚目
Eugregarinida Léger 真蔟虫目
euhaploid *n*. 整单倍体
euhermaphrodite *n*. ①常雌雄同体 ②常雌雄同株
euheterosis *n*. 真杂种优势,常杂种优势
Euiphis *n*. 真伊螨属
eukarya *n*. 常核
eukaryon *n*. 真核
eukaryote ; eucaryote *n*. 真核生物
Eukaryotic cell 真核细胞
eukaryotic chromosome 真核染色体
eukeratin *n*. 真角蛋白
eukinesis *n*. 运动正常,动作正常
Eulaelaps *n*. 真厉螨属 ‖ ~ cricetuli (Vitzthum)仓鼠真厉螨(隶属于血革螨科 Heaemogamasidae) / ~ dongfangis (Wen)东方厉螨(隶属于血革螨科 Heaemogamasidae) / ~ kolpakovae 克[帕克夫]氏真厉螨 / ~ novus (Vitzthum)新真厉螨(隶属于血革螨科 Heaemogamasidae) / ~ stabularis (Koch)厩真厉螨(隶属于血革螨科 Heaemogamasidae)
Eulenburg's disease [Albert 德神经病学家 1840—1917] 尤兰柏格氏病,先天强直性肌痉挛病
eulicin(e) *n*. 美菌素
eulmryotlc organism 真核生物
Eulohmanniidae *n*. 真罗[甲]螨科
Eulype hastata granulosis virus 大白带黑尺蠖颗粒体病毒

Eumasenia *n*. 真马生[吸虫]属
Eumeces chinensis (Gray) [拉;植药] 石龙子(隶属于石龙子科 Scincidae)
Eumeces chinensis (Gray). [拉;动药] 中国石龙子
Eumeces Chinensis [拉;植药] 石龙子
Eumeces elegans (Boulenger) [拉;动药] 蓝尾石龙子(隶属于石龙子科 Scincidae)
Eumeces Seu lygosoma [拉;动药]石龙子
Eumeces xanthi (Gu enther) 黄纹石龙子(隶属于石龙子科 Scincidae)
Eumegacetes *n*. 粗盘[吸虫]属
Eumegacetidae *n*. 粗盘科
eumelanin *n*. 真黑素
eumelosis *n*. 常减数分裂
eumenorrhea *n*. 月经正常
eumitosis *n*. 常有丝分裂
Eumolpidae *n*. 肖叶甲科(隶属于鞘翅目 Coleoptera)
eumorphics *n*. 整形术
eumorphism *n*. 形态正常
EUMS European Union of Medical Specialities 医学专业欧洲联盟 / European Union of Medical Specialities 欧洲医学研究联合会
Eumycetes *n*. 真菌植物门(植物分类学)
Eumycetozoia Zopf 真胶丝亚纲
eumycin *n*. 优霉素
eumydrin *n*. 硝酸甲基阿托品
Eunice aphroditois 矶沙蚕(隶属于矶沙蚕科 Eunicidae)
Eunicida *n*. 矶沙蚕目(隶属于多毛纲 Polychaeta)
Eunicidae *n*. 矶沙蚕科(隶属于矶沙蚕目 Eunicidae)
Eunotiaceae *n*. 短缝藻科(一种藻类)
eunuch *n*. 去睾者,无睾者,阉人
eunuchism *n*. 阉病,无睾症,去睾症
eunuchoid *n*. 类无睾者,类阉者 ‖ ~ habitus 类无睾体型(如下身长、指间距大于身高)/ ~ Turner's syndrome 类无睾型特纳综合征(特点为身材高大,与类无睾者相似)
eunuchoidism *n*. 类无睾症 ‖ female ~ 女性类无睾症
Euonymus angustatus Sprague [拉;植药]刺卫矛
Euonymus fasciation rhabdovirus 卫矛扁化弹状病毒
Euonymus grandiflorus Wall. [拉;植药]大花卫矛果
Euonymus infectious variegation virus 卫矛传染性杂色病毒
Euonymus wilsonii sprague [拉;植药] 长刺卫矛
euoymus *n*. 卫矛属植物
Euparagoniminae *n*. 正并殖[吸虫]亚科
Euparagonimus *n*. 正并殖[吸虫]属 ‖ ~ cenocopiosus 三平正并殖吸虫
Euparyphium *n*. 真缘[吸虫]属 ‖ ~ ilocanum 伊族真缘吸虫 / ~ inerme 隐棘真缘吸虫 / ~ jassyense 雅西真缘吸虫 / ~ melis 獾真缘吸虫 / ~ murinum (Tubangui)鼠优棘口吸虫(隶属于棘口科 Echinostomatidae)
eupathidia *n*. 荆毛
Eupatorium fortunei Turcz. [拉;植药] 佩兰
Eupatorium Japonicum Thunb. Var. Tripartitum Makino [拉;植药] 三裂叶泽兰
Eupatorium odoratum L. [拉;植药] 飞机草
eupepsia *n*. 消化[力]正常
eupepsy *n*. 消化力正常
eupeptic *a*. 消化良好的,愉快的,乐观的
euperistalsis *n*. 蠕动正常,蠕动良好
Euphausia pacifica (Hansen) 太平洋磷虾(隶属于磷虾科 Euphausiidae)
Euphausiacea *n*. 磷虾目(隶属于软甲亚纲 Malacostraca)
Euphausiidae *n*. 磷虾科(隶属于磷虾目 Euphausiacea)
euphenics *n*. 优型学
euphol *n*. 大戟甾醇
euphonia *n*. 声音正常
Euphorbia *n*. 大戟属(植物) ‖ ~ antiquorum L. [拉;植药]金刚 / ~ esula L. [拉;植药]乳浆大戟 / ~ heterophylla L [拉;植药] 猩猩草 / ~ hirta L [拉;植药]飞扬草 / ~ kansui T. Liou ex T. P. Wang [拉;植药]甘遂 / ~ lathyris L. [拉;植药]续随子 / ~ lunulata Bunge [拉;植药]猫眼草(灭蛆药) / ~ mosaic virus 大戟花叶病毒 / ~ mosaic geminivirus 大戟花叶双病毒 / ~ peplus L. [拉;植药]孛艾大戟 / ~ prostrata Ait. [拉;植药]铺地草 / ~ pulcherrima virus 一品红病毒 / ~ ringspot potyvirus 大戟环斑马铃薯 Y 病毒 / ~ thymifolia L [拉;植药]千根草
Euphorbiaceae *n*. 大戟科
euphorbol *n*. 甲叉大戟甾醇
euphoria *n*. 精神愉快,欣快,欣快症
Euphoria longan (Lour.) **Steud.** [拉;植药]龙眼
euphoric *a*. 欣快的,欣快症的
euphoropsia *n*. 视觉舒适
Euphrasia regelii Wettst. [拉;植药]短腺小米草
euphthalimne *n*. 优加托品
euphylline *n*. 氨茶碱
Euphysetta elegans Borgert 秀小水母虫
Euphysetta Haeckel 小水母虫属
Euphysettinae Haeckel 真水母虫亚科
euplastic *a*. 适于组织形成的,容易机化的
Euplexia leucipara granulosis virus 甜菜白肾锦夜蛾颗粒体病毒
euploid *n*. 整倍体
euploidy *n*. 整倍性
Euplotes aberrans Dragesco 异常游仆虫
Euplotes aediculatus Pierson = Euplotes leticiensis Bovee 小腔游仆虫
Euplotes affinis Dujardin = Ploesconia affinis Dujardin = Ploesconia subrotundus Dujardin = Euplotes subrotundus Perty 近亲游仆虫
Euplotes alatus Kahl 翼游仆虫
Euplotes bisulcatus Kahl 双沟游仆虫
Euplotes carinatus Stokes 龙骨游仆虫
Euplotes caudatus Meunier 尾游仆虫
Euplotes charon Müller = Trichoda charon Müller = Ploesconia charon Bory = Euploca charon Ehrenberg = Euploca appendiculatus Ehrenberg = Ploesconia charon Dujardin = Ploesconia radiosa Dujardin = Ploesconia longiremus Dujardin 湿生游仆虫
Euplotes crassus Dujardin = Ploesconia crassus Dujardin = Euplotes aylori Garnjobst = Euplotes violaceus Kahl = Euplotes salina Yocom 厚游仆虫
Euplotes crenosus Tüffrau 齿游仆虫
Euplotes cristatus Kahl 冠游仆虫
Euplotes Ehrenberg 游仆虫属
Euplotes elegans Kahl 华美游仆虫
Euplotes eurystomus Wrzesniowski = Himantophorus charon Müller Euplotes plumipes Stokes Uronychia paupera Daday 阔口游仆虫
Euplotes gracilis Kahl 俏游仆虫
Euplotes harpa Stein 镰游仆虫
Euplotes minuta Yocom 小游仆虫
Euplotes moebiusi Kahl 多污游仆虫
Euplotes muscicola Kahl 粘游仆虫
Euplotes muscorum Dragesco 苔藓游仆虫
Euplotes mutabilis Tuffrau 可变游仆虫
Euplotes novemcarinata Wang 九肋游仆虫
Euplotes patella alatus Kahl 翼盘状游仆虫
Euplotes patella latus Kahl 侧扁盘状游仆虫
Euplotes patella Müller = Trichoda patella Müller Kerona patella Müller = Coccudina keronina Bory Himantopus charon Ehrenberg = Ploesconia patella Dujardin = Euplotes charon var. marina Quennerstedt = Euplotes carinata Stokes = Euplotes variabilis Stokes = Euplotes patella var. alatus Kahl 盘状游仆虫
Euplotes patella typicus Kahl 表率盘状游仆虫
Euplotes plumipes Stokes 羽游仆虫
Euplotes rotunda Gelei 圆游仆虫
Euplotes taylori Garnjobst 真游仆虫
Euplotes terricola Penard 陆生游仆虫
Euplotes woodruffi Gaw 伍氏游仆虫
Euplotidae Ehrenberg 游仆虫科
Eupodidae *n*. 真足螨科
Eupodiscaceae *n*. 角盘藻科(一种藻类)
Eupodoidea *n*. 真足总螨科
Eupolyphaga Seu Steleophaga [拉;植药]土鳖虫
Eupolyphaga sinensis (Warker) [拉;植药] 中华地鳖别名土鳖(隶属于鳖蠊科 Corydiidae)
Eupomatiaceae *n*. 澳洲番荔枝科
Euprocin *n*. 尤普罗辛(麻醉药)
Euproctis *n*. 黄毒蛾 ‖ ~ albovenosa (Semper) 脉黄毒蛾(隶属于毒蛾科 Lymantriidae) / ~ angulata (Matsumura) 叉蕾黄毒蛾(隶属于毒蛾科 Lymantriidae) / ~ atripuncta (Hampson) 户星黄毒蛾(隶属于毒蛾科 Lymantr iidae) / ~ bipunctapes (Hampson) 乌桕黄毒蛾(隶属于毒蛾科 Lymantriidae) / ~ callipotama (Collenette) 渗黄毒蛾(隶属于毒蛾科 Lymantriidae) / ~ catapasta (Collenette) 洁黄毒蛾(隶属于毒蛾科 Lymantriidae) / ~ chrysorrhoea (Linnaeus) 黄毒蛾(隶属于毒蛾科 Lymantriidae) / ~ chrysorrhoea cytoplasmic polyhedrosis virus 棕尾毒蛾(黄毒蛾)胞质型多角体病毒 / ~ chrysorrhoea nuclear polyhedrosis virus 棕尾毒蛾(黄毒蛾)核型多角体病毒 / ~ chrysosoma (Collenette) 藏黄毒蛾(隶属于毒蛾科 Lymantriidae) / ~ conistica (Collenette) 霉黄毒

蛾(隶属于毒蛾科 Lymantriidae)/ ~ croceola (Strand) 菱带黄毒蛾(隶属于毒蛾科 Lymantriidae)/ ~ cryptosticta (Collenette) 蓖麻黄毒蛾(隶属于毒蛾科 Lymantriidae)/ ~ curvata (Wileman) 曲带黄毒蛾(隶属于毒蛾科 Lymantriidae)/ ~ decussata (Moore) 弧星黄毒蛾(隶属于毒蛾科 Lymantriidae)/ ~ digramma (Guerin) 半带黄毒蛾(隶属于毒蛾科 Lymantriidae)/ ~ diploxutha (Collenette) 双弓黄毒蛾(隶属于毒蛾科 Lymantriidae)/ ~ divisa (Walker) 饰黄毒蛾(隶属于毒蛾科 Lymantriidae)/ ~ flava (Bremer) 折带黄毒蛾(隶属于毒蛾科 Lymantriidae)/ ~ flava nuclear polyhedrosis virus 具斑黄毒蛾(析带黄毒蛾)核型多角体病毒 / ~ flavinata (Walker) 星黄毒蛾(隶属于毒蛾科 Lymantriidae)/ ~ flavotriangulata (Gaede) 岩黄毒蛾(隶属于毒蛾科 Lymantriidae)/ ~ fraternal (Moore) 缘点黄毒蛾(隶属于毒蛾科 Lymantriidae)/ ~ hemicyclia (Collenette) 霞黄毒蛾(隶属于毒蛾科 Lymantriidae)/ ~ hunanensis (Collenette) 污黄毒蛾(隶属于毒蛾科 Lymantriidae)/ ~ inconspicua (Leech) 隐带黄毒蛾(隶属于毒蛾科 Lymantriidae)/ ~ kala (Moore) 染黄毒蛾(隶属于毒蛾科 Lymantriidae)/ ~ karghalica (Moore) 缀黄毒蛾(隶属于毒蛾科 Lymantriidae)/ ~ khasi (Collenette) 白斑黄毒蛾(隶属于毒蛾科 Lymantriidae)/ ~ leucorhabda (Collenette) 白脉黄毒蛾(隶属于毒蛾科 Lymantriidae)/ ~ leucozona (Collenette) 积带黄毒蛾(隶属于毒蛾科 Lymantriidae)/ ~ lunnta (Walker) 红尾黄毒蛾(隶属于毒蛾科 Lymantriidae)/ ~ magna (Swinhoe) 褐黄毒蛾(隶属于毒蛾科 Lymantriidae)/ ~ marginata (Moore) 圆斑黄毒蛾(隶属于毒蛾科 Lymantriidae)/ ~ mesostiba (Collenette) 沙带黄毒蛾(隶属于毒蛾科 Lymantriidae)/ ~ montis (Leech) 梯带黄毒蛾(隶属于毒蛾科 Lymantriidae)/ ~ nigrifulva (Gaedde) 两色黄毒蛾(隶属于毒蛾科 Lymantriidae)/ ~ niphonis (Butler) 云星黄毒蛾(隶属于毒蛾科 / ~ olivata (Hampson) 波黄毒蛾(隶属于毒蛾科 Lymantriidae)/ ~ plagiata (Walker) 绣黄毒蛾(隶属于毒蛾科 Lymantriidae)/ ~ plana (Walker) 漫星黄毒蛾(隶属于毒蛾科 Lymantriidae)/ ~ pseudoconspersa (Strand) 茶毛虫,茶黄毒蛾(隶属于毒蛾科 Lymantriidae)/ ~ pseudoconspersa cytoplasmic polyhedrosis virus 茶毛虫(茶黄毒蛾)胞质型多角体病毒 / ~ pseudoconspersa nuclear polyhedrosis virus 茶毛虫(茶黄毒蛾)核型多角体病毒 / ~ pterofera (Strand) 小黄毒蛾(隶属于毒蛾科 Lymantriidae)/ ~ punctifascia (Walker) 镶带黄毒蛾(隶属于毒蛾科 Lymantriidae)/ ~ pyraustis (Meyrick) 焰黄毒蛾(隶属于毒蛾科 Lymantriidae)/ ~ seitzi (Strand) 串带黄毒蛾(隶属于毒蛾科 Lymantriidae)/ ~ similis 桑毛虫 / ~ similis nuclear polyhedrosis virus 桑毛虫核型多角体病毒 / ~ staudingeri (Leech) 河星黄毒蛾(隶属于毒蛾科 Lymantriidae)/ ~ stenosacea (Collenetter) 二点黄毒蛾(隶属于毒蛾科 Lymantriidae)/ ~ straminea (Leech) 肘带黄毒蛾(隶属于毒蛾科 Lymantriidae)/ ~ subfasciata (Walker) 迹带黄毒蛾(隶属于毒蛾科 Lymantriidae)/ ~ subflava nuclear polyhedrosis virus 柿黄毒蛾(东方毒蛾)核型多角体病毒 / ~ tanaocera (Collenetter) 淡黄毒蛾(隶属于毒蛾科 Lymantriidae)/ ~ telephanes (Collenetter) 景星黄毒蛾(隶属于毒蛾科 Lymantriidae)/ ~ terminalis nuclear polyhedrosis virus 松褐尾毒蛾核型多角体病毒 / ~ torasan (Holland) 熔黄毒蛾(隶属于毒蛾科 Lymantriidae)/ ~ unipuncta (Leech) 顶点黄毒蛾(隶属于毒蛾科 Lymantriidae)/ ~ varians (Walker) 幻带黄毒蛾(隶属于毒蛾科 Lymantriidae)/ ~ xuthonepha (Collenetter) 云黄毒蛾(隶属于毒蛾科 Lymantriidae)/ ~ yunnana (Collenetter) 宽带黄毒蛾(隶属于毒蛾科 Lymantriidae)

Euprotococcales *n*. 真原球藻目(植物分类学)

Euprymna berryi (Sasaki) 柏氏四盘耳乌贼(隶属于耳乌贼科 Sepiolidae)

Euprymna morsei (Verrill) 四盘耳乌贼(隶属于耳乌贼科 Sepiolidae)

eupsychics *n*. 优教学(教育与心理)

eupycnotic *n*. 真固缔的

eupyrene *a*. 有正常核的

eupyrene sperm, eupyrene spermatozoon 正常精子

eupyrexia *n*. 微热

eupyrous *a*. 有正常核的

euquinine *n*. 优奎宁,无味奎宁

Eur Europe 欧洲

Eur P European Pharmacopoeia 欧洲药典

Eurasian elk [动药] 驼鹿 ‖ ~ ~ blood [动药] 驼鹿血 / ~ ~ bone [动药] 驼鹿骨 / ~ ~ fetus [动药] 驼鹿胎 / ~ ~ horn [动药] 驼鹿角 / ~ ~ meat [动药] 驼鹿肉 / ~ ~ sinew [动药] 驼鹿筋 / ~ ~ skin [动药] 驼鹿皮 / ~ ~ tail [动药] 驼鹿尾 / ~ ~ 's horn glue [动药]驼鹿角胶 / ~ ~ 's testes and penis [动药]驼鹿鞭

Eurasian little cuckoo [动药] 小杜鹃

Eurasian little cuckoo meat [动药] 杜鹃肉

Euretaster insignis (Sladen) 网海星(隶属于翅海星科 Pterasteridae)

eurhythmia *n*. 发育均匀

Euribliidae *n*. 实蝇科

eurixenous *a*. 宿主性的

euroblepharon *n*. 阔睑

eurodontia; dental caries *n*. 龋牙

eurodonticus *n*. 龋齿患者

Euroglyphus maynei *n*. 埋内欧螨

Euroleon sinicus (Navas) [拉;动药]中华东蚁蛉(隶属于蚁蛉科 Myrmeleontidae)

Euronet European scientinc bank 欧洲科学资料库

Europ J Immunol European Journal of Immunology 欧洲免疫学杂志

European Association for the Study of Diabetes (简作 EASD) 欧洲糖尿病研究协会

European Association of Editors of Biological Periodicals (简作 EAEBP) 欧洲生物期刊编辑协会

European Association Of Radiology (简作 EAR) 欧洲放射学协会

European Cell Biology Organization (简作 ECBO) 欧洲细胞生物学组织

European Committee on Chronic Toxicity Hazards (简作 EUROTOX) 欧洲慢性中毒危害防护委员会

European Common Market (简作 ECM) 欧洲共同市场

European corn borer [动药] 玉米螟

European Economic Communny (简作 EEC)欧洲经济共同体

European food Authority 欧洲食品总署(属于欧盟)

European foulbrood virus 蜜蜂腐蛆病毒

European fruit fly 地中海实蝇

European grape [植药] 葡萄

European hedgehog [动药] 普通刺猬

European Immunology Society (简作 EIS)欧洲免疫学协会

European Journal of Immunology (简作 EJI) 欧洲免疫学杂志

European Journal of Immunology (简作 Europ J Immunol) 欧洲免疫学杂志

European Journal of Nuclear Medicine (简作 EJNM) 欧洲核医学杂志

European Journal of Pharmacology (简作 Europ. J. Pharmacol.) 欧洲药理学杂志

European Journal of Pharmacology (简作 EJP) 欧洲药学杂志

European mantis [动药] 欧洲螳螂

European Molecular Biology Laboratory (简作 EMBL) 欧洲分子生物学实验所

European Molecular Biology Organization (简作 EMBO) 欧洲分子生物学组织

European Nruclear Energy Agency (简作 ENEA) 欧洲核能局(欧洲原子能联营)

European Nuclear Medicinesociety (简作 ENMS) 欧洲核医学学会

European Nuclear Society (简作 ENS) 欧洲核子学会

European Optometric Society (简作 EOS)欧洲视力测定学会

European Organization for Quality Control (简作 EOQC) 欧洲质量管理组织,欧洲质控组织

European Organization for Research on Treatment of Cancer (简作 EORTC) 欧洲癌症治疗研究组织

European Pharmacopoeia (简作 EP) 欧洲药典

European Pharmacopoeia (简作 EurP) 欧洲药典

European pine sawfly nuclear-polyhydrosis virus 欧洲松锯蜂核多角体病毒

European Regional Organization of the International Dental Federation(简作 ERO) 国际牙医联合会欧洲地区组织

European scientinc bank (简作 Euronet) 欧洲科学资料库

European swine fever pestivirus 欧洲猪热瘟病毒

European Union of Medical Specialities (简作 EUMS) 欧洲医学研究联合会

European unit of account 欧洲计算单位

European white pelican [动药] 白鹈鹕

European white pelican fat [动药] 白鹈鹕脂

Europena Association for the Study of theh Liver (简作 EASL) 欧洲肝脏研究会

europium(Eu) *n*. 铕

Eurotiaceae *n*. 散囊菌科(一种菌类)

EUROTOX European Committee on Chronic Toxicity Hazards 欧洲慢性中毒危害防护委员会

eury-[希];**wide**[英]阔,扩张

Eurya Distichophylla Hemsl. [拉;植药]二列叶柃

eurycephalie; eurycephalous; eurycranial *a*. 阔头的

eurycephaly *n*. 阔头

eurychasmus *a*. 鼻咽过宽的
eurygnathic; eurygnathous *a*. 阔颌的
eurygnathism *n*. 阔颌状态
Euryhelmis *n*. 宽体[吸虫]属
euryon *n*. 阔穴(颅)
euryopia *n*. 阔眼裂,阔睑裂
euryopy *n*. 阔眼裂,阔睑裂
Euryparasitus emarginatus (Koch) 凹缘宽寄螨(隶属于双革螨科 Digamasellidae)
Eurypegasus draconis (Linnaeus) 宽海蛾鱼(隶属于海蛾鱼科 Pegasidae)
euryphotic *a*. 宽光域的,泛光域的(明暗视力范围广阔)
eury-responsive *n*. 适广 pH 宽温生物
eurysma *n*. 扩张
eurysomatic *a*. 阔节的
Eurytemora pacifica (Sato) 太平洋真宽水蚤(隶属于宽水蚤科 Temoridae)
Eurytrema *n*. 阔盘[吸虫]属 ‖ ~ coelomaticum 牛腔阔盘吸虫 / ~ ovis 羊阔盘吸虫 / ~ pancreaticum (Janson) 胰阔口吸虫(隶属于双腔科 Dicrocoeliidae)
euryxenous *a*. 多宿主性的
EUS endoscopic ulfrasanagraphy 内镜超声检查,超声内镜(检查) / extreme ultraviolet spectroscopy 远紫外线分光学
euscope *n*. 映象显微镜,显微镜映象器
euselectivity *n*. 真选择
eusemia *n*. 预后良好
eusexual *a*. 真有性的
Eusimulium *n*. 真蚋属 ‖ ~ armeniacum 山溪真蚋 / ~ aureum 金毛真蚋 / ~ avidum 金色真蚋 / ~ bicorne 双角真蚋 / ~ latipes 宽足真蚋 / ~ mooseri 慕[塞尔]氏真蚋 / ~ ochracium 褐色真蚋 / ~ subgriseum 灰背真蚋
eusintomycin *n*. 硬脂酸合霉素
eusol *n*. 优苏
eusplenia *n*. 脾机能正常
eusporangium *n*. 厚孢子囊
euspory *n*. 整数孢子
Eustachian [Bartolommeo Eustacho (L. Eustachius) 意解剖学家 1520—1574] tube 咽鼓管
eustachitis *n*. 咽鼓管炎
eustachium *n*. 咽鼓管,欧氏管
Eustalomyia *n*. 莠蝇属 ‖ ~ hilaris 圆斑莠蝇
Eustomias longibarba (Parr) 长须真巨口鱼(隶属于黑巨口鱼科 Melanostomiatidae)
eustress *n*. 良性应激反应
Eustrongylus *n*. 真圆虫属(旧名) ‖ ~ gigas 肾膨结线虫 / ~ visceralis 膨结线虫
eusystole *n*. 心收缩正常
EUT Eindhoven Universit of Technology (Netherlands) 埃因霍温技术大学(荷兰)
Eutaeniichthys gilli (Jordan et Snyder) 带鰕*虎鱼(隶属于鰕虎鱼科 Gobiidae)
Eutamias asiaticus senesceus 亚洲花鼠(五道眉)
Eutamias sibiricus (Laxmann) [拉;动药] 花鼠(隶属于松鼠科 Sciuridae)
Eutamias sibiricus albogularis (Allen) [拉;动药] 花鼠太白亚种(隶属于松鼠科 Sciuridae)
Eutamoeba dispar 参差性阿米巴(此种阿米巴只不过致病性弱一些)
eutaxia *n*. 身体正常
eutaxy *n*. 身体正常
eutelegenesis *n*. 育种人工授精法
euthanasia *n*. 安乐死术
euthenasia *n*. 安乐死
euthenics *n*. 优境学
eutherapeutic *a*. 良效的,疗效好的
euthymism *n*. 胸机能正常
Euthynnus affinis (Cantor) 巴鲔(隶属于金枪鱼科 Thunnidae)
euthyphoria *n*. 直视
euthyroid sick syndrome 真性甲状腺症候群
euthyscope *n*. 直视镜(治疗弱视)
eutocia *n*. 顺产
Eutogenes *n*. 真颊螨属
eutonyl *n*. 优降宁
eutopic *a*. 正位的
Eutrachytidae *n*. 真粗尾螨科
eutrepisty *n*. 术前抗菌准备
Eutrichomonas hominis 人肠滴虫
eutrichosis *n*. 毛发发育正常
Eutrichota *n*. 广额泉蝇属 ‖ ~ inornata 真毛广额泉蝇
Eutrombicula *n*. 真恙螨恙属 ‖ ~ alfreddugesi 阿[耳弗雷杜格斯]氏真恙螨,致氧恙螨 / ~ wichmanni 威[奇曼]氏真恙螨,危鸡犹恙螨
eutrophia *n*. 营养佳
eutrust *v*. 委托
Euxiphipops sexstriatus (Cuvier et Valenciennes) 六带剑盖鱼(隶属于蝴蝶鱼科 Chaetontidae)
Euxoa ochrogaster granulosis virus 红背地老虎颗粒体病毒
Euzerconidae *n*. 真*螨科
euzoonoses *n*. 真性人兽寄生虫病
ev electron-volt (electron volt) 电子伏特(旧,现用 eV)
EV enterovirus 肠道病毒 / eveked response 诱发反应 / extravascular 血管外的 / event 事件 / eversion 外翻
EV virus = Enterovirus . EV 病毒,肠道病毒
eva evaporation 蒸发
EVA electronic velocity analyzer 电子速度分析器 / ethylene-vinyl acetate 乙烯—醋酸乙烯(共聚物) / ethyl violet azide 叠氮乙基紫
evacuant *a*. 排除的,排泄的 *n*. 排泄药(指泻药、吐药、利尿药等)
evacuate *v*. ①排泄,排除,排空 ②疏散,撤离
evacuated *a*. 排空,抽空 ‖ ~ **chamber** 真空室,抽空室
evacuation *n*. 排泄,排除,排空 ‖ ~ hospital 后送医院,战地疏散医院(并参见 evacuation system) / ~ sorting hospital 分类后送往后送医院(并参见 evacuation hospital 和 evacuation system) / ~ system 后送体制(战地疏散医院的一种体制)
evadable *a*. 可逃避的,可规避的
evade *v*. 逃避,避免
evae evacuate 除清,排泄(内容物)
evaginate *v*. 使(管状器官)外、翻,外突.
evagination *n*. ①外折 ②翻出
eval evaluate 估计,评价
evaluation *n*. 评价,估价 ‖ ~ of risk factors 危险因素评价
Evaluskop *n*. 计算器控制断层扫描术
evalvate *a*. 无瓣的
Evandamine *n*. 依凡达明(消炎药)
Evans Bule *n*. 伊文思蓝(诊断用药)
Evansolaspis *n*. 埃盾螨属
Evanssellus *n*. 埃鞍螨属
evaporating dish (简作 ED) 蒸发皿
evaporation *n*. 蒸发(作用)
evaporative *a*. 蒸发的,使蒸发的,蒸发产生的
evaporative water loss (简作 EWL) 蒸发性失水
evaporograph *n*. 蒸发成像仪
evaporography *n*. 蒸发成像术
evaps evaporation process 蒸发过程
EVATA electronic visual auditory training aid 电子视觉听觉训练辅助设备
evatron *n*. 电子变阻器
EVC expiratory vital capacity 呼气肺活量
EVE ethylvinylether 乙烯基乙醚
Evemannella indica (Brauer) 齿口鱼(隶属于齿口鱼科 Evemannellidae)
evening prmrose 月见草
evenness *n*. 平,平坦,平滑
Even-spotted moray [动药] 匀斑裸胸鳝
Even-spotted moray blood [动药] 匀斑裸胸鳝血
event elapsed time (简作 EET) 事件延续时间
eventration *n*. 腹脏突出,腹脏除去法 ‖ ~ treatment 露脏 X 线治疗
Everglades alphavirus 埃弗格赖德甲病毒
Everglades virus 埃弗格赖德病毒
Evermannellidae 齿口鱼科(隶属于灯笼鱼目 Scopeliformes)
eversion *n*. 外翻 ‖ ~ of cervix 子宫颈外翻 / ~ of uterus 子宫外翻 / ~ of lacrimal punctum 泪点外翻
ever-sporting *a*. 常变的 ‖ ~ displacement 常变替换
evert *v*. 外翻
evertor *n*. 外翻肌
every other day 每隔一天
EVFT electrical ventricular fibrillation threshold 心室颤动的阈电压
EVG electrovaginogram 阴道电图
evidence *n*. 证据,证明,症状 ‖ bring . . . in (to) ~ 把……作为证据 / in ~ 明白的,很显著

evidence based medcine（简作 EBM）循证医学（也叫做"遵循科学依据之医学"，即为每一位病人作出医疗决定时，应明确而仔细地使用现有的最好证据）
evil *n*. [疾]病
Eviota abax（Jordan et Snyder）矶塘鳢（隶属于塘鳢科 Eleotridae）
eviprostat *n*. 尿通（抗前列腺增生药）
evirate *v*. 去势
eviration *n*. 去势
evisceratio bulbi 眼内容剜出术
evisceratio orbitae 眶内容剜出术
evisceration *n*. 内脏切除术 ‖ ~ of eyeball 眼内容摘除术 / ~ orbit 眶内容摘除术
evisceroneurotomy *n*. 眼内容剜出视神经切断术
E-viton 维东（核辐射下皮肤变红的剂量单位），紫外线单位
EVLW extravascular lung water 血管外肺积水
EVM electronic voltmeter 静电伏特 / enviomycin 结核放线菌素 N（抗结核抗生素）
evocation *n*. ①激发作用，诱发作用 ②唤起
evocator *n*. 启发物，诱发物
evocon *n*. 电视发射管
Evodia lepta（Spreng.）Merr. [拉；植药]三叉苦
evoke *v*. 引起，唤起
evoked potential（简作 EP）诱发电位
evoked response audiometry（简作 ERA）脑干诱发电位测听法
evokedpotential averager 诱发电位平均器
evoked-potential electromyographic studies（简作 EP-EMC）诱发电位肌电描记法研究
evolu evolution 演化，进化；（气体的）析出，放出
evolute *n*. 渐屈线 *a*. 展开的，反卷的
evolution[英]；**evolutio**[拉]*n*. 进化；演化 ‖ accidental ~ 机遇性进化 / gradual ~ 渐进演化 / molecular ~ 分子进化 / ~, occlusion 牙合进化，牙合演化 / ~ pressure 进化压力，演化压力 / punctuated ~ 点读式进化
evolutional load 进化负荷
evolutionary biology 进化生物学
evolutionary cataract 发展性白内障
evolutionary divergence 进化趋异，进化分歧
evolutionary dynamics 进化动力学
evolutionary equation 进化公式
evolutionary genetics 进化遗传学
evolutionary plasticity 进化适应性
evolutionary rate 进化速率
evolutionary statics 进化静力学
evolutionism *n*. 进化论
evolutionism, evolution theory 进化论
evolutive *a*. 进化的
evolutum glaucoma 进展期青光眼
evolve *v*. 展开；放出；析出
evolved gas analysis（简作 EGA）析出气体分析
evolvon *n*. 进化（作用）子
Evolvulus Alsinoides L. [拉；植药] 土丁桂
evovirology *n*. 进化病毒学
Evoxgmetopon poegi（Gu nther）*n*. 波氏带鱼（隶属于带鱼科 Trichiuridae）
EVR electronic video recorder 电子录像器（机），电子视频记录装置 / endocardial viability ratio 心内膜活力比率
EVTV extravascular thermal volume 血管外热量
evuision；evulsio[拉]*n*. 撕脱，撕去 ‖ ~ nervi optici[拉] 视神经撕脱 / ~ of bulb 眼球撕脱 / ~ of optic nerve 视神经撕脱 / ~ of trigeminal nerve 三叉神经撕脱
Evynnis cardinalis（Lace pe de）血犁齿鲷（隶属于鲷科 Sparidae）
EW elsewhere 在别处
EWB estrogen withdrawal bleeding 雌激素停用后出血
EWC electric water cooler 电气水冷却器
Ewing's tumor [James 美病理学家 1866—1943] 尤文氏瘤（内皮细胞性骨髓瘤）
Ewingella[拉] *n*. 爱文氏菌属 ‖ ~ americana [拉]美洲爱文氏菌
Ewingidae *n*. 尤因螨科
Ewingoidea *n*. 尤因螨总科
EWL egg-white lysozyme 卵清溶菌酶 / evaporative water loss 蒸发性失水
EWNP exsufflation with negative pressure 负压强制呼气法
EWS early warning signs 早期危险体征（心脏病发作）
Ex example 例，实例，标本
ex-[拉][构词成分] 从，出，外，离，去，无或从……出
ex afl；ex affinis [拉] 近似的
ex anopsia amblyopia 失用性弱视
ex aq [拉] ex aqua 用水……；放入水中
ex gr [拉] exempli gratia 例如
ex haemorrhagia amaurosis 出血性黑蒙
ex ovum 卵育出
ex vivo 离体
EX endoxan *n*. 环磷酰胺，癌得星，安道生（抗癌药物）/ eruptive xanthoma 出疹性黄瘤
ex(o)ergic *a*. 放能的
exa-[希；度量衡用语][构词成分] 艾可萨，简称艾，词头符号为 E，表示 10^{18}的前缀
exacerbate *v*. 使……加深，使……加剧恶化
exacerbation *n*. 病势加重，加剧，恶化
exacrinous *a*. 外分泌的
exafferenee *n*. 外传人感觉
exag *a*. exaggerated 扩大的；夸张的
exaggerated *a*. 扩大的；夸张的
exaggeration *n*. 夸大，夸张 ‖ ~ factor 夸张因子 / ~ gene 夸张基因
Exalamide *n*. 依沙酰胺（抗真菌药）
exalbuminous *a*. 无胚乳的 ‖ ~ seed 无胚乳种子
exalt *v*. 提升，提高，使喜悦，使兴奋
exam examination 检查，检验；检定
Exametazime *n*. 依沙美肟（诊断用药）
examinant *n*. 检查，审查，主考人
examination *n*. 检查（验，定），试验 ‖ ~ for leukocytes in sperm 精液中白细胞检查 / ~ of distant 远视力检查（法）/ ~ of external eye 外眼检查（法）/ ~ of form sense 形觉检查（法）/ ~ of internal eye 内眼检查（法）/ ~ of light sense 光觉检查（法）/ ~ of maxillary sinus, contrast 上颌窦对比检查 / ~ of near vision 近视力检查（法）/ ~ of ocular funds 眼底检查（法）/ ~ of refraction 屈光检查（法）/ ~ of visual acuity 视力检查（法）/ ~ of visual electrophysiology 视觉电生理检查（法）/ ~, mass 集团检查（集团检诊）/ ~, oral 口腔检查 / ~, saliva stain 唾液斑检验
examination *n*. 检查，考试 ‖ health ~ 健康检查 / microscopic ~ 显微镜检查，/ postmortem ~ 尸体剖检
examine *v*. 检查，研究，试验
Examining Medical Officer（简作 EMO）体格检查军医，体检医官
examining unit 检查台
Examining, Diagnosis, Identification and Training（简作 EDIT）检查、诊断、鉴定、锻炼
examns examinations 检查，检验；检定
Examorelin *n*. 艾沙瑞林（垂体激素释放兴奋药）
example *n*. 例，实例，标本
exangia *n*. 血管扩张
exania *n*. 脱肛
exanimation *n*. 晕厥，昏迷，昏睡
exanthem *n*. ①疹 ②疹病
Exanthem subitum virus = Roseola infantum virus 幼儿粉色热病毒
exanthema（复 exanthemas, exanthemata）*n*. ①疹 ②疹病 ‖ ~ haemorrhagicum 出血性疹 / ~, oral 口疹 / ~ papulosum 丘疹 / ~ serpiginosum 匍行疹
exanthematous conjunctivitis 疹性结膜炎
Exaprolol *n*. 己丙洛尔（β 受体阻滞药）
exarch *n*. 外始式
exaristate *a*. 无芒的
exarteritis *n*. 动脉外膜炎
exarthrima *n*. 关节脱位
exarticulation *n*. 关节切断术，关节断离术
exasperate *v*. 触怒，使恶化，恼怒，*a*. 表面粗糙
exautogamous *a*. 经自合的
EXBF exercise hyiremia blood flow 运动性充血性血流量
exc excellent 优良的，精良的
excalation *n*. 部分缺失
excavation；excavatio [拉] *n*. 凹陷，挖除 ‖ ~ of fractured apex 根尖挖除 / ~ of optic disc 视（神经）盘凹陷
excavator *n*. 挖器，剜器 ‖ ~, caries 龋齿挖匙 / ~, cleoid 爪样挖器 / ~, dental 牙挖器 / ~, discoid 平圆头挖器 / ~, hatchet 斧形挖器 / ~, hoe 锄形挖器 / ~, spoon 匙形挖器
excentric *a*. 偏心的，离心的
exceed *v*. 超过，胜过
exceedingly *ad*. 非常的，极度的，很
excellent *a*. 优秀的 ‖ ~ picture 优质图像
Excellospora [拉] *n*. 卓孢菌属（优孢菌属）‖ ~ japonica [拉]日

本卓孢菌 / ~ rubrobrunea 见 Actinomadura rubrobrunea / ~ viridilutea[拉]绿藤黄卓孢菌 / ~ viridinigra 见 Actinomadura rubrobrunea
excelsin ***n*.** 巴西果蛋白
excementosis 牙骨质增生
excementosis; cementum hyperplasica 牙骨质增生
excentric; eccentric ***a*.** 偏心的,离心的
except ***prep*.** 除……之外,除去,除非
Except Child exceptional Children 特殊儿童(杂志名)
excepting ***prep*.** 除……外, ***conj*.** 除非,只是
exception ***n*.** 例外,除外
exceptionable ***a*.** 可反对的,可抗议的
exceptional Children (简作 Except Child) 特殊儿童(杂志名)
excercise 201thallium myocardial 运动负荷 201 铊心肌闪烁成像(术)
excerpt ***n*.** 摘录,选录,节录 ***v*.** 摘,选,引用
Excerpta. Med. (Amst.) Excerpta Medica (Amstel) 医学文摘(阿姆斯特尔)
Excerpta Medica [拉] 医学文摘(荷)
Excerpta Medica Foundation of Amsterdam (简作 EMFA) 阿姆斯特丹医学文摘基金会(荷兰)
Excerta Medica database (简作 EM BASE)医学文摘数据库
excess death rate 高死亡率
excess[英]; **excessus**[拉]过长,过剩,超过,过度 ‖ ~ convergence 集合过多 / ~ pressure 超压 / ~, mandibular 下颌骨过长 / ~; vertical maxillary 上颌垂直距离过长
excessive ***a*.** 过多的 ‖ ~ accommodation 过度调节 / ~ appetite 贪食,食欲过盛 / ~ bleeding 大量出血 / ~ eye movement (简作 EEM) 过度眼运动 / ~ filling 过度充盈 / ~ heating 过热 / ~ heat production (简作 EHP) 产热过多 / ~ myopia 高度近视 / ~ sweating 出汗过多
excessively long of umbilical cord 脐带过长
excessively short of umbilical cord 脐带过短
exchange ***n*.** 交换,转换,交换机 ‖ countercurrent ~ 逆流交换 / ~ diffusion (简作 EXD) 交换扩散 / ~ frequency 交换频率 / ~ hypothesis 交换假说(指染色体畸变的原因) / ~ integral 交换积分 / ~ pairing 交换配对(染色体) / ~ target 交换靶 / ~ type 交换型 / ~ transfusion 交叉输血 / sister chromatid ~ 姐妹染色质交换
exchanges plasmatigues (简作 EP) 血浆替换术
exchanging recombination 交换重组
exchorion ***n*.** 绒[毛]膜外层
excide ***v*.** 切开,割掉
excimer laser angioplasty 准分子激光血管成形术
excimer laser keratectomy 准分子激光角膜切削术
excimerlaser ***n*.** 准分子激光
Excip excipient 赋形剂
excipient ***n*.** 赋形剂
excipients ***n*.** 赋形药,辅药
exciplex ***n*.** 激发络合物
Excipulaceae ***n*.** 裂壳孢科(一种菌类)
Excis excision 切除术
excise ***v*.** 切除
excision repair deficient mutant (简作 exrdm)切补缺陷型
excision[英]; **excisio**[拉]; **ectomy**[希] ***n*.** ①切除术 ②割阴(切除阴蒂) ‖ ~, axillary 腋切 / ~ enzyme 切除酶 / ~ in stages 分期(次)切除缝合术 / ~ of epulis 龈瘤切除术 / ~ of lingual tonsil 舌扁桃体切除术 / ~ of pterygium 翼状胬肉切除术 / ~ of submaxillary gland 颌下腺切除术 / ~ of torus of jaw 颌骨隆凸切除术 / ~ repair 切补修复 / ~ repair deficient mutant(exr-)切补缺陷型 / ~, tongue; glossectomia; glossectomy 舌切除术, / ~ root; radectomia, radectomy 根切除术
excisionase ***n*.** 切离酶
excitability ***n*.** 兴奋性,激感性
excitable ***a*.** 易兴奋的,易激动的,过敏的, ***n*.** 兴奋性 ‖ ~ gap 可激空隙
excitant ***a*.** 刺激性的,使兴奋的 ***n*.** 兴奋剂,刺激物
excitation ***n*.** 激(励)发,兴奋,励磁,刺激 ‖ ~ anode 激励阳极 / ~ coil 激磁线圈 / ~ current 励磁电流 / ~ energy 激发能 / ~ spectrum 激发光谱 / ~ state 激发态 / ~ wave 激发波 / ~ -emis-sion matrix 激发—发射矩阵
excitation contraction Couplin (简作 ECC) 兴奋收缩偶联
Excitation-contraction coupling 见 electro- mechanical coupling
excitative ***a*.** 激发的,有刺激(或兴奋)作用
excitatory cell 兴奋神经细胞
excitatory junction potential (简作 EJP) 兴奋性接点电位
excitatory postsynaptic potential (简作 EPSP) 兴奋性突触后电位
excitatory retina 刺激期视网膜(视网膜电图)
excitatory synapse 兴奋性突触
excitatory transmitter 兴奋性递质
excited ***a*.** 受激的 ‖ ~ **atom** 受激离子 / ~ electronic state 电子激发态 / ~ state 激发态
excitement phase 兴奋期(人类性反应周期的第一阶段,发生于足够的性刺激后)
exciter ***n*.** 激励器,激磁机
exciting ***a*.** 激励的,激发的 ‖ ~ eye 激发眼,刺激眼 / ~ isotope 激发同位素 / ~ light 激发光,激活光 / ~ power 激励功率 / electrode 激励(电)极
excitoacceleratory ***a*.** 兴奋加速的
excitoinhibitory ***a*.** 兴奋抑制的
exciton ***n*.** 激子 ‖ ~ splitting 激子分裂 / ~ transfer 激子转移
excitor ***n*.** 刺激神经
excito-repellency ***n*.** 兴奋拒避性
excitoseeretory ***a*.** 兴奋分泌的
excl excluded 除外的,排除的;排斥
exclamation ***n*.** 呼喊,惊叫,感叹,感叹词
excltation-contraction coupling ***n*.** 兴奋收缩耦联
excltometabolic ***n*.** 强新陈代谢,强代谢(作用)
exclude ***v*.** 除外(诊断)
exclusion ***n*.** ①排除,除去 ②分离术 ‖ allelic ~ 等位性排斥 / ~ chromatography 排斥层析 / isotype ~ 同型排斥 / ~ principle 排斥原则 / ~ rule 排斥定律
exclusion-chromatography ***n*.** 排阻色谱法,排阻层析
exclusive ***a*.** 除外的;专有的
exconjugant ***n*.** 初完结合体(原虫)
excoriate ***v*.** 擦伤的皮肤,剥皮,痛骂
excoriation [英]; **excoriatio**[拉] ***n*.** 表皮脱落,抓痕 ‖ neutotic ~ 神经官能症性表皮剥脱 / ~ of tongue; excoriatio lingua 舌表皮脱落
excrement ***n*.** 粪便
excrescence ***n*.** 赘生物,赘疣 ‖ ~, cauliflower 花椰菜样赘疣,尖锐湿疣
excrescent ***a*.** 赘疣样的,赘生物的
excreta ***n*.** 排泄物,分泌物
excrete ***v*.** 排泄,分泌
excreting cell 分泌细胞
excretion ***v*.** 排泄,分泌 ***n*.** 排泄物,分泌物 ‖ ~ hepatography 排泄性肝脏造影(术) / ~ index 排泄指数 / ~ pyelography 排泄性肾盂造影(术) / ~ urography 排泄性尿路造影(术)
excretion-urography ***n*.** 排泄性尿路造影术
excretive ***a*.** 排泄的,促进排泄的,有排泄的
excretory ***a*.** 排泄的,有排泄力的 ‖ ~ cystogram 排泄性膀胱造影(照)片 / ~ cystography 排泄性膀胱造影(术) / ~ cystourethrography 排泄性膀胱尿道造影(术) / ~ mieturition cystourethrography 排泄性排尿式膀胱尿道造影(术) / ~ nephrogram 排泄性肾造影(照)片 / ~ pyelogram 排泄性肾盂造影(照)片 / ~ urogram 排泄性尿路造影(照)片 / ~ urography 排泄性尿路造影(术) / ~ urography unit 泌尿路摄影 X 线机 / ~ voiding cystourethrography 排泄性排尿式膀胱尿道造影(术)
excursion ***n*.** 偏移,移位 ‖ ~ test 偏移试验(检眼球运动) / ~, retrusive; excursio retrusiva 后移动(颌) / ~, lateral; excursio lateralis 侧移动(颌) / ~, protrusive; excursio protrusiva 前移动(颌)
excursive ***a*.** 移动性的
excurvation ***n*.** 外弯
excurvature ***n*.** 外弯
excusable ***a*.** 可原谅的,可辩解的
excuse ***a*.** & ***n*.** 原谅,托辞
excycloduction ***n*.** 眼球外旋
excyclofusion ***n*.** 外旋转融合
excyclofusional rotation 外旋[转]融合性旋转
excyclophoria ***n*.** 外旋转隐斜视
excyclotropia ***n*.** 外旋转斜视
excyclovergence ***n*.** 共同外旋
excycloversion ***n*.** 双眼共同外旋转斜视
excystation ***n*.** 脱囊
EXD exchange diffusion 交换扩散 / External device 外部装置
exdermoptosis ***n*.** 皮脂腺肥大
Exec executive 执行的
execute ***v*.** 执行,作成,处死
execution ***n*.** 行使,实施
exedent ***a*.** 腐蚀的
exeimer ***n*.** 激发二聚体

exelcisis *n*. 溃疡
exelcymosis; extraction *n*. 拔除,拔牙
Exemestane *n*. 依西美坦(抗肿瘤药)
exemia *n*. 浓缩血[症]
exemplify *v*. 例证,示范
exempt *v*. 免除 *a*. 被免除的
exencephalia *n*. 露脑[畸形]
exendospermous *a*. 无胚乳的
exenteration; **exenteratio**[拉] *n*. 去脏术,脏器除去术 ‖ ~ bulbi 眼内容剜出术 / ~ of eyeball 眼内容摘除术 / ~ of orbit 眶内容摘除术,眼眶内容剜除术
exenteritis *n*. 肠腹膜炎,肠浆膜炎
Exepanol *n*. 依西帕醇(胃肠功能调节药)
Exerc Sport Sci Rev Exercise and Sport Sciences Review 运动与体育科学评论(杂志名)
exercise[1] *n*. & *v*. ①练习 ②运动 ③锻炼 ‖ ~ -induced asthma 运动性哮喘 / ~ -induced bronchoconstriction 运动诱发的支气管收缩 / ~ -induced anaphylaxia 运动诱发的过敏反应 / ~ -induced ischemia 运动诱发的局部缺血 / ~, static 原位运动 / isokinetic ~ ①等动力运动 ②等动练习
exercise[2] *n*. 运动,练习,实践 ‖ ~ of eye 眼操练 / ~ orthoptic 视轴矫正训练,正视训练 / ~ radionuclide ventriculography 运动负荷放射性核素心室成像(术) / ~, masseter-temporal 嚼颞肌运动法 / ~ 201thallium myocardial scintigraphy 运动负荷 201 铊心肌闪烁成像(术)
Exercise and Sport Sciences Review(简作 Exerc Sport Sci Rev) 运动与体育科学评论(杂志名)
exercise hyiremia blood flow(简作 EXBF)运动性充血性血流量
exercise hyperemia blood flow(简作 EHBF) 运动性充血性血流量
exercise-induced asthma(简作 EIA) 运动诱发性哮喘
exercise-indused bronchospasm(简作 EIB) 运动诱发的支气管痉挛
exerciserenogram *n*. 运动性肾图
exeresis *n*. 切除术
exergonic reaction 放能反应
exergy *n*. 放射本领
exertion *n*. 用力,费力 ‖ ~ of anther 花药伸出
exertional pectoris 劳力型心绞痛
exesion *n*. 腐蚀
exfaliatio[拉]; **exfoliation**[英] 表皮剥脱 ‖ ~ syndrome 剥脱综合征
exfetation *n*. 子宫外孕
exflagellation *n*. 鞭毛突出,小配子形成,出丝现象
exfoliatio[拉] *n*. 表皮脱落,鳞片样脱皮,表皮剥落
exfoliatio areata linguae; geographical tongue 地图样舌
exfoliation *n*. 表皮脱落,鳞片样脱皮,表皮剥落
exfoliative *a*. 表皮脱落的,鳞片样脱皮的,表皮剥落的 ‖ ~ cytology 脱落细胞学,剥脱细胞诊断学 / ~ dermatitis 剥脱性皮炎 / ~ glaucoma [晶状体囊]剥脱性青光眼 / ~ keratitis 剥脱性角膜炎
exfoliocytology *n*. 脱落细胞学
exh exhaust 排气;抽空
exhale *v*. ①呼出 ②排出水气
exhaust *v*. 排气 ‖ ~ duct 排气管,通风管 / ~ gas temperature (简作 EGT) 排气温 / ~ gasrecirculation (简作 EGR) 排气循环 / ~ hole 排气孔,通风口 / ~ orifice 排气口
exhauster *n*. 软内障取出器
exhaustion *n*. 耗竭,衰竭 ‖ ~ limit 耗竭限度 / ~ system(显影液)耗竭系统
exhaustor *n*. 排气管
exheterocaryon *n*. 异核后体
exhib[拉] exhibeatur 给予
exhibition *n*. ①投药 ②展览,展出
exhibitionism *n*. 裸阴癖
exhibitionist *n*. 好出风头者,有表现癖裸阴癖
exhilarant *a*. 令人高兴的,令人振奋的 *n*. 令人高兴的事,兴奋剂
exhilarate *v*. 使高兴,使活跃,使振奋
exhilarating *a*. 使人高兴的,令人振奋的 ‖ ~ly *ad*.
exhilaration *n*. 快活,兴奋
exhilarative *v*. 使人高兴的,令人振奋的,使人畅快的
exhort *v*. 规劝,激励
exhumation *n*. 尸体挖掘
exhume *v*. 掘出(尸体),发掘
Exicon 固态 X 射线变像器
Exifone *n*. 依昔苯酮(抗凝药)
exigence *n*. 紧急(状态)危急(关头),高度
exigent *a*. 紧急的,危急的,迫切的,苛求的
exiguity *n*. 稀少,细微,微小
Exiguobacterium[拉] *n*. 微小杆菌属 ‖ ~ acetylicum[拉]乙酰微小杆菌(乙酰短杆菌) / ~ aurantiacum[拉]金橙黄微小杆菌
EXIL endoscopic xenon ion laser 内窥镜氙离子激光
exile *n*. 流放,放逐,充军 *v*. 放逐,使离乡背井
eximer laser 准分子激光
exinanition *n*. 高度虚弱
-exine[构词成分] - 克新(1998 年 CADN 规定使用此项名称,主要系指呼吸系统祛痰剂溴己新[Bromhexine]一类的药物,如溴凡克新[Brovanexine]等)
exine *n*. 外壁(指花粉粒)
exipan *n*. 环已烯巴比妥
Exiproben *n*. 依昔罗酸(利胆药)
exis existing 存在的,目前的
existence *n*. 存在,生存
existent *n*. 生存者
exit *n*. 出口,通道,引出 ‖ ~ beam 引出束 / ~ block of ventricular rhythm 室性心律的传出阻滞 / ~ dose 射出剂量,弓 I 出端剂量 / ~ port 射出野 / ~ pupil 出射光瞳 / ~ radiation 出口照射 / ~ pupil point 出射光瞳点 / ~ wound of bullet 枪弹射出口
exitus *n*. ①死亡 ②出口
exo-[希][构词成分] = **outside**[英] 外,在外,外部;环外(化学用语,与 endo-相对)
exo-antigen *n*. 菌表抗原,体外抗原
Exoascaceae *n*. 外囊菌科(一种菌类)
exoatmosphere; exosphere *n*. 外大气
Exobasidiaceae *n*. 外担菌科(一种菌类)
exobiology *n*. 宇宙生物学(研究地球以外星球生物的科学)
exobiophase *n*. 外生物相
exocardia *n*. 异位心
exocardial *a*. 心外的
Exocarp of coconut[植药] 椰子壳
Exocarpium Benincasae[拉;植药] 冬瓜皮
Exocarpium Citri Grandis[拉;植药] 化橘红
Exocarpium Citri Rubrum[拉;植药]橘红
Exocarpium Cocois[拉;植药] 椰子壳
exocataphoria *n*. 外下隐斜,外下隐斜视
exoccipital *a*. 枕外的
exocelarium *n*. 体腔膜壁层
exocele *n*. 外腔(即胚外体腔 extraembryonic coelom)
exocellular *a*. 胞外的(细胞膜外的)
exocervicitis *n*. 外宫颈炎,阴道部宫颈炎
exocoelom *n*. 外胚腔
exocoeloma *n*. 外体腔
Exocoetidae *n*. 飞鱼科(隶属于颌针鱼目 Beloniformes)
Exocoetus monocirrhus(Richardson) 单须飞鱼(隶属于飞鱼科 Exocoetidae)
exocolitis *n*. 结肠腹膜炎
exocranium *n*. 颅骨膜
exocrine *a*. 外分泌的 *n*. 外分泌物 ‖ ~ gland(s) 外分泌腺
exocrinosity *n*. 外分泌[性]
exocyclic *a*. 环外的,不在环上的
exocystis *n*. 异位膀胱
exocytosis; eceytosis *n*. 胞吐作用,细胞外排作用,反吞噬作用
exodeviation *n*. ①外转 ②外隐斜视
exodic *a*. 离心的,传出的,输出的
exodisparity *n*. 分散差异,负注视差异
exodontia; exodontics *n*. 拔牙学
exodontist *n*. 拔牙医师
exoelectron *n*. 外激电子 ‖ ~ emission 外激电子发射
exo-enzyme *n*. 外酶,胞外酶
exoergic *a*. 放能的,发热的
exo-erythrocytic *a*. 红细胞外的,红血球外的 ‖ ~ stage 红细胞外期(指疟原虫等)
exoeytosis *n*. 胞吐作用,胞吐现象
exogamete *n*. 异系配子
exogamy *n*. ①异系配合,异系交配 ②异族结婚
exogastric *a*. 胃外膜的
exogastritis *n*. 胃腹膜炎,胃外膜炎
exogastrula *n*. 外原肠胚
exogenesis *n*. 外生,外原
exogenetic; exogenous *a*. 外原的,外生的
Exogenina Collin 外生亚目
exogenote *n*. ①外基因子 ②次前噬菌体
exogenous *a*. 外源性的,外源的 ‖ ~ gene 外来基因 / ~ infection

外源性感染 / ~ promoter 外来启动子 / ~ scleritis 外源性巩膜炎 / ~ uveitis 外源性葡萄膜炎 / ~ zeitgeber 外源同步因素 / ~ virus 外源性病毒
exoglycosidase *n*. 外葡糖苷酶,外切糖水解酶
exognathia, prognathism 凸颌
exognathion *n*. ①上颌骨齿槽突 ②上颌骨
exognathism *n*. 凸颌
exograph *n*. X线(照)片,X线胶片
exohormone *n*. 外激素
exolever *n*. 拔[牙]根挺,牙撬
exometer *n*. 荧光计
exometritis *n*. 子宫腹膜炎,子宫浆膜炎
exomphalocele *n*. 脐疝
exomphalos *n*. 脐疝
exomutation *n*. 外源(质体)突变
exomysium *n*. 肌束膜
exon extron 编码顺序,外显子
exon *n*. ①外显子 ②表现序列(专指基因方面的) ③聚氯乙烯
exoncoma *n*. 凸瘤,突出性瘤
exoncosis *n*. 凸瘤形成
exonic (coding) DNA 编码的 DNA
exons *n*. 外显子
exon-shuffling *n*. 外显子混插,外显子组合
exonuclease *n*. 外切核酸酶,核酸外切酶
Exopalaemon annandalei (Kemp) 脊尾白虾(隶属于长臂虾科 Palaemonidae)
exoparasite *n*. 外寄生物
exopathia *n*. 外因病
exopathy *n*. 外因病
exopeptidase *n*. 外肽酶
exopexy *n*. 外固定术
exophagy *n*. 外食性
exophenotype *n*. 外观表型
exophily *n*. 外栖性
exophoria *n*. 外隐斜视
exophoria-tropia *n*. 外斜位斜视
exophoric *a*. 外隐斜视的
exophthaimos *n*. 眼球突出,突眼
exophthalmia *n*. 眼球突出 ‖ ~ normometa-bolica hereditaria 遗传性正常代谢性眼球突出
exophthalmic *n*. 眼球突出 ‖ ~ cachectica 恶病质性眼球突出(突眼性甲状腺肿) / ~ fungosa 蕈状眼球突出(视网膜母细胞瘤眼外期) / ~ lagophthalmus 突眼性兔眼 / ~ normometabolica-hereditaria 遗传性正常代谢性眼球突出 / ~ ophthalmoplegia 突眼性眼肌麻痹
exophthalmogenic *a*. 致突眼的
exophthalmometer *n*. 眼球突出计,眼球突出测量器
exophthalmometry *n*. 眼球突出测量法
exophthalmopathy *n*. 眼球突出病,突眼病
exophthalmos *n*. 眼球突出,突眼
exophthalmos macroglossia gigantism (简作 EMG) 突眼巨舌巨人症
exophthalmos-hyperthyroid factor (简作 EHF) 突眼性甲状腺机能亢进因子
exophthalmos-producing *a*. 致突眼的
exophthalmos-producing factor (简作 EPF)促突眼因子(垂体前叶)
exophthalmosproducing factor (简作 EF) 致突眼因子
exophthalmos-producing substance 致突眼物质
exophthalmus *n*. 眼球突出,突眼 ‖ ~ congenitus 先天性眼球突出 / ~ intermittens 间歇性眼球突出 / ~ paralyticus 麻痹性眼球突出 / ~ puisans 搏动性眼球突出
exophthatmometry *n*. 眼球突出测量法
exoplasm *n*. 外质
exoplasma *n*. 外质
exoplasmosis *n*. 细胞泌酶作用
exorbitism *n*. 外生骨疣眼球突出,突眼
Exorchis *n*. 外睾[吸虫]属
exormia *n*. 丘疹性皮病
exosepsis *n*. 外因性败血病
exoserosis *n*. 血清渗出
exoskeleton *n*. ①外骨骼 ②负重机器人
exosmose *v*. 外渗
exosmosis *n*. 外渗
exosomatie *a*. 体外的
exosome *n*. 外染色体
exospore *n*. ①孢子外壁 ②外生孢子
exosporium *n*. 外孢子膜
exostome *n*. 外珠孔
exostosis *n*. 外生骨疣 ‖ ~, dental; exostosis dentalis 牙骨疣 / ~, ivory 象牙质样外生骨疣 / ~, palatal 腭外生骨疣
exosymbiosis *n*. 外共生(现象)
exoteric *a*. 体外的
exothelioma *n*. 脑(脊髓)膜瘤
exothermic reaction 放热反应
exotic plant 引入植物,外地植物
exotic species 外地种,外来种
exotoky *n*. 体外卵发育
exotospore *n*. 子孢子体
exotoxin *n*. 外毒素
exotrophy *n*. 胞膜外伸
exotropia *n*. 外斜视,散开性外斜视
exoulsive hemorrhage 驱逐性出血,暴发性出血
exp expect 期待 /experiment, experimental, expired ①实验 ②实验的 ③死亡,满期
Exp Hematol Experimental Hematology 实验血液学(杂志名)
Exp Mol Pathol Experimental and Molecular Pathology 实验与分子病理学(杂志名)
Exp. Molec. Path. Experimental and Molecular Pathology 实验病理学与分子病理学
expand *v*. 扩大,扩展,膨胀
expanded *a*. 膨胀的 ‖ ~ centre 空心,放大中心图像部分 / ~ scope 扩展扫描式指示器
expander *n*. ①扩张器 ②膨胀器
expanding *a*. 扩张,膨胀 ‖ ~ beam 扩展束
expansile pulsation 扩张性搏动
expansion[英]; **expansio**[拉] *n*. ①扩张 ②膨胀 ‖ ~ of arch 牙弓扩张 / clonal ~ 克隆扩增(一种免疫学反应,受抗原刺激的淋巴细胞使有关细胞的群体增生和扩大) / ~, apical 顶尖膨大 / ~, auricular lateral 侧面耳状膨大 / ~, amalgam; expansio amalgama 汞合金膨胀 / ~, hygroscopic 吸湿性膨胀 / ~, lateral 侧面膨大 / ~, rapid maxillary 快速上颌扩张术 / ~, rapid palatal 快速腭扩张术 / ~, setting 凝固性膨胀 / ~ expansion, thermal 温度膨胀,热膨胀 / ~, wax 蜡膨胀
expectancy *n*. 预期 ‖ ~ wave 期待波(大脑皮层的一种脑波)
expectant *a*. 预期的,等待的
expectation *n*. 预期 ‖ ~ of life 预期寿命,估计寿命 / ~ value 期望值
expected breeding value 期望育种值
expected date of confinement (简作 EDC) 预产期
expected date of delivery (简作 EDD)预产期
expectorant *n*. 祛痰剂 *a*. 祛痰的
expectoration[英]; **expectoratio**[拉] *n*. ①痰 ②咳出 ‖ ~, frothy 泡沫痰 / ~, rusty 铁锈色痰(见于肺吸虫病)
expedition *n*. ①远征,探险 ②探险队
Expehmental Assembly sterilization Laboratory (简作 EASL) 实验装备消毒实验室
expehmental department (简作 ED) 实验部,实验科
expellent *a*. 排除的,排毒的 *n*. 排毒剂
expense *n*. 损失;消耗
exper experience 经验
Experi Experimentia 实验(杂志名)
experimemtal cytology 实验细胞学
experiment *n*. 实验 ‖ ~, control 对照实验,核对实验 / ~, crucial 决定性实验,定局试验 / ~, immunizing 免疫试验
experimental *a*. 实验的 ‖ ~ allergic encephalitis, ~ autoimmune encephalitis ①实验性变应性脑炎 ②实验性自身免疫性脑炎 / ~ and Molecular pathology 实验及分子病理学(杂志名) / ~ bronchography 试验性支气管造影(术) / ~ design 试验设计 / ~ detachment 实验性脱离 / ~ error 试验误差,试验机误差 / ~ glaucoma 实验性青光眼 / ~ Medicine and Surgery 实验内外科 / ~ memo 实验备忘录 / ~ Neurology 实验神经病学(杂志名) / ~ nystagmus 实验性眼球震颤 / ~ parthenogenesis 人工单性生殖,人工孤雌生殖 / ~ plot 试验小区
experimental allergic encephalitis (简作 EAE) 实验性变应性脑炎
experimental allergic encephalomyelitis (简作 EAE) 实验性变态性脑脊髓脑炎
experimental allergic orchiditis (简作 EAO)实验性变应性睾丸炎
experimental allergic thyroiditis (简作 EAT) 实验性变应性甲状腺炎
experimental allergic uveitis (简作 EAU) 实验性变应性眼色素层炎
experimental allerldc neuritis (简作 EAN)实验性变应性神经炎
Experimental and Molecular Pathology (简作 Exp. Molec. Path.) 实

验病理学与分子病理学
Experimental and Molecular Pathology（简作 Exp Mol Pathol）实验与分子病理学(杂志名)
experimental autoimmume encephalitis（简作 EAE）实验性自身免疫脑炎
experimental autoimmune myasthenia graris（简作 EAMG）实验性自身免疫性重症肌无力
experimental autoimmune thymitis（简作 EAT）实验性自身免疫性胸腺炎
experimental berylliam oxide reactor（简作 EBOR）实验性氧化铍反应堆
Experimental Cell Research（简作 ECR）细胞实验研究（杂志名）
experimental data handling equipment（简作 EDHE）实验数据处理设备
experimental establishment（简作 EE）实验站
Experimental Eye Research（简作 EER)实验性眼研究
Experimental Hematology（简作 Exp Hematol）实验血液学（杂志名）
Experimental Medicine and Surgery（简作 EMS）实验内科和外科学(杂志名)
Experimental Parasitology（简作 EP）实验寄生虫学(杂志名)
Experimentia *n*. 实验(杂志名)
expert［英］;**expertus**[拉]*n*. ①专家 ②鉴定人 ‖ ～, dental; expertusdentalis 牙医学专家 / ～, oral; expertusoralis 口腔医学专家
expertise *v*. 鉴定 ‖ ～ report 鉴定书 / medicolegal ～ 法医学鉴定
EXPGN extracapillary proliferative glomerular nephritis 毛细血管外增生性肾小球肾炎
exphthalmus *n*. 间歇性眼球突出
expi experimental 实验的
expir expiratory 呼气的
expiration *n*. ①呼气 ②断气,死亡
expiratory *a*. 呼气的 ‖ ～ reserve volume（简作 ERV）呼气贮备量 / ～ standstill 呼气停顿
expiratory flow-volume curve（简作 EFVC）呼气流量曲线
expiratory vital capacity（简作 EVC）呼气肺活量
expired *a*. 死亡的,失效的（药物）
expirograph *n*. 呼气描记器
expiry *n*. 满期,失效
episcation *n*. 症状研讨
explant *v*. 移出 *n*. 移出物,外植体
explantation *n*. ①外植,移植 ②外植体
exploration *n*. 探察,探查术
explorative electrode 探查电极
explorator *n*. 适时摄影[胃肠摄影]
exploratory *a*. 探险的,探测的 ‖ ～ choledochotomy 胆总管探查术 / ～（diagnostic）curettage 诊断性刮宫 / ～ puncture 试探性穿刺
explorer *n*. 探查器 ‖ ～, dental 牙[医]学探针
explosion *n*. 爆炸,爆发
explosive *a*. 爆炸性,爆发性 ‖ ～ burn 爆炸烧伤 / ～ deafness 爆震性耳聋 / ～ decompression 爆炸减压 / ～ eye injury 爆炸性眼外伤 / ～ evolution 爆发式进化 / ～ injury 爆震伤 / ～ nspeclat 爆发式物种形成
expmplary *a*. 模范的,值得模仿的,示范的,警戒性的
Expn expression 面容,面部表情,压出(法)
expometer *n*. 曝光表
exponent *n*. 指数;说明书;标本
exponential *a*. 指数的,幂数的 ‖ ～ decay 指数式衰变 / ～ function 指数函数 / ～ growth 指数生长 / ～ growth phase 指数生长期 / ～ survival curve 指数存活曲线
exported *a*. 输出的
expos exposure ①曝光,暴露 ②照射,辐照
expose *v*. 暴露,面临,揭露,揭发 ‖ ～ ...to ... 把……暴露于 /（be）～d to ... 容易受到……,招致,经受,接触
exposure *n*. ①暴露,曝光 ②照射,辐照;曝光量 ‖ ～ button 曝光按钮 / ～ cassette 曝光储片夹 / ～ condition 曝光条件 / ～ contact 曝光接触点 / ～ dose 照射剂量 / ～ effect 曝光效应 / ～ factor 曝光条件,照射因数 / ～ field 照射野,辐照场 / ～ homer 曝光夹 / ～ indicator 曝光指示器 / ～ intensity 曝光强度 / ～ interlock 曝光联锁装置 / ～ keratitis 暴露性角膜炎,兔眼性角膜炎 / ～ keratopathy 暴露性角膜病变,兔眼性角膜病变 / ～ latitude 曝光时限 / ～ meter 曝光计(表) / ～ parameter 曝光参数 / ～ range 曝光范围 / ～ rate 照射率,照射强度 / ～ ratemeter 照射剂量计 / ～ relay 曝光继电器 / ～ table 曝光表 / ～ technique 曝光技术 / ～ time 曝光(照射)时间 / ～ timer 曝光定时器 / ～, dentin 牙本质暴露 / ～, pulp 牙髓暴露
exposurehumidity *n*.（简作 EH）暴露湿度
exposuremeter *n*. 曝光表,露光计
exposure-response test 暴露—反应试验
expr experiment 实验,试验
express *v*. 表示;叙述
expression[英];**expressio**[拉]*n*. ①压出,压榨 ②表示 ‖ anachronistic ～ 错时向性表达 / ～ cystourethrogram 压迫性膀胱尿道造影(照)片 / ～ cystourethrography 压迫性膀胱尿道造影(术) / ～, anxious, expressio ansiosa 愁容 / ～, facial, expressio facialis 面部表情 / ～, haggard 面容憔悴 / ～, myopathic; facies myopathiea 肌病性面容 / ～, senile; expressio senilis 老年面容 / ～ vector 表达载体
expressional *a*. 表情的
expressionless *a*. 无表情的,呆板
expressivity *n*. 表现度(外显性基因或基因型在表型上表达的程度)
expressor *n*.（基因)表达子
expt expected 预期的
expti experimental 实验的
expulsion *n*. 娩出,逼出 ‖ ～ of the fetus 胎儿排出(分娩的第 2 阶段) / ～ of the placenta 胎盘排出(分娩的第 3 阶段) / ～ stage of ejaculation 射精的排出阶段(射精过程的第 2 阶段)
expulsive *a*. 驱逐的,逼出的 ‖ ～ hemorrhage 驱逐性出血,暴发性出血 / ～ stage ①排出期 ②第二产程
exrdm excision repair deficient mutant 切补缺陷型
EXREM external radiation dose 外照射剂量
exsanguinate *n*. 去血,放血 *a*. 贫血的,无血的
exsanguination *n*. 驱血法
exsanguine *a*. 无血的,贫血的
exscerate *v*. 取出……的内脏,抽出……的精华,切除……的器官
exsect *v*. 切除
exsection *n*. 切除术
exsector *n*. 切除器
exsert *v*. 使突出,使伸出
exsheath *n*. 脱鞘
exsiccant *a*. 干燥的 *n*. 干燥剂
exsiccantia *n*. 干燥剂
exsiccate *v*. 使干燥,弄干
Exsiccated sodium sulfate［化学］玄明粉
exsiccosis *n*. ①缺水状态 ②身体干燥
exsomatize *n*. 离体
exstrophy *n*. 外翻 ‖ ～ of bladder 膀胱外翻(同 ectopia vesicae)
exsudation *n*. 渗出作用
exsufflation *n*. 排气(肿)
exsufflation with negative pressure（简作 EWNP）负压强制呼气法
exsufflator *n*. 排气器
Ext fl fluid extract 流浸膏
ext s alut［拉］extende supra alutam 涂于胶布上
ext s lint［拉］extende supra linteum 涂于绒布上
EXT extende［拉］扩展,伸长 / extensor 伸肌 / external 外部的 / extra 特别的;额外的 / extension 伸展,扩张,牵弓术 / exterior 外的 / extract 浸膏,提取,提取物 / extraction 浸出;摘除术;拔出 / extremity 四肢;末端
extant *a*. 现存的
extar *n*. 超高温 X 射线
extemal bremsstrahlung（简作 EBS）外轫致辐射
extend *v*. ①伸展,伸 ②扩展,蔓延(指病变)
extende supra alutam（简作 ext s alut)[拉] 涂于胶布上
extende supra linteum（简作 ext s lint)[拉]涂于绒布上
extended *a*. 伸出的,伸展的,延长的,持续的,扩展的,展开的 ‖ ～ cylinder 延长遮光筒 / ～ electron beam 展宽电子束 / ～ field 扩大野 / ～ wear contact lens 长戴型接触镜 / ～ x-ray absorption fine structure(EXAFS) 延伸 X 射线吸收精细结构
extended binary coded decimal interchange code（简作 EBCDIC）扩充的二进制编码的十进制交换码
extended care facility（简作 ECF）扩大护理设备
extended play（简作 EP）扩张作用;伸长作用
extender *n*. 膨胀器,膨胀剂,增容剂
extensibility *n*. 伸展性
extensin *n*. 伸展蛋白
extension *n*. ①牵引术 ②伸展 ③扩散 ④蔓延 ‖ ～, homatogenous 血行扩散 / ～, lymphogenous 经淋巴散 / ～ of acute myocardial infarction 急性心肌梗死扩展 / ～ of fetal head 胎头仰伸
extension[英];**extensio**[拉]*n*. 牵伸术,伸展,扩散 ‖ ～ factor 扩大因子 / ～ for prevention 扩洞防龋法 / ～ tube for angiography 血管造影造影剂注射接管 / ～ extension, buccal gingival sulcus 颊

龈沟加深术 / ~, labial frenum 唇系带延长术 / ~, lingual frenum 舌系带延长术 / ~, ridge 牙槽嵴加高
extensive anterior myocardial infarction 广泛性前壁心肌梗死
extensive inferior myocardial infarction 广泛性下壁心肌梗死
extensive myocardial injury 广泛性心肌损伤
extensive posterior myocardial infarction 广泛性后壁心肌梗死
extensor *n*. 伸肌 ‖ ~ carpi radialis longus 桡侧腕长伸肌 / ~ carpi ulnaris 尺侧腕伸肌 / ~ digiti minimi 小指伸肌 / ~ digiti quinti proprius 小指固有伸肌 / ~ digitorium brevis 指(趾)短伸肌 / ~ digitorium communis 指(趾)总伸肌 / ~ digitorium longus 指(趾)长伸肌 / ~ digitorium 指伸肌 / ~ indicis proprius 食指[固有]伸肌 / ~ hallucis brevis(足)拇短伸肌 / ~ hallucis longus (足)拇长伸肌 / ~ pollicis brevis 拇短伸肌 / ~ pollicis longus 拇长伸肌 / ~ of arm 上肢伸肌 / ~ of elbow 肘伸肌 / ~ of leg 下肢伸肌 / ~ of neck 颈伸肌 / ~ of trunk 躯干伸肌
extensor digitorum communis(简作 EDC) 指总肿肌
extensor digitorum longus(简作 EDL) 长趾伸肌
extensor proprius hallucis(简作 EPH) 长伸肌
extenuation *n*. ①减轻,减量 ②细小,瘦小
exterior [拉] *a*. 外的
exterior(or external) auditory canal(简作 EAC) 外耳道
external *a*. 外部的;外(形,观)的,外面(部) ‖ ~ acoustic foramen 外耳门 / ~ acoustic meatus 外耳道 / ~ acoustic pore 外耳门 / ~ acouate fibers 外弓状纤维 / ~ artherio-venous shunt 体外动静脉短路 / ~ asphyxia 外窒息 / ~ auditory canal 外耳道 / ~ beam 外线束 / ~ cardiac massage 胸外心脏按压 / ~ carotid artery 颈外动脉 / ~ carotid nerve 颈外动脉神经 / ~ carotid plexus 颈外动脉神经丛 / ~ capsule 外囊 / ~ cervical os 子宫颈外口 / ~ conversion 外转向术 / ~ chest compression (简作 ECC) 胸外按压 / ~ coat 外膜,外衣 / ~ conjugate(骨盆)外直径 / ~ counterpulsation 体外反搏(术) / ~ delay 外因延迟 / ~ drainage 外引流 / ~ ear asymmetry 外耳不对称性 / ~ electrode 体表电极 / ~ exudative retinopathy 外层渗出性视网膜病变 / ~ exposure 外照射 / ~ fecundation 体外受精 / ~ fertilization 体外受精 / ~ filter 外滤线器 / ~ genital 外生殖器 / ~ genital organs 外生殖器 / ~ genital organs of male 男性外生殖器(拉丁 Partes genitales masculinae externae) / ~ genitalia (C16) / ~ genitals 外生殖器 / ~ hemorrhage 外出血 / ~ hordeolum 外睑腺炎 / ~ iliac artery 髂外动脉 / ~ iliac vein 髂外静脉 / ~ insemination 体外授精 / ~ irradiation 外照射 / ~ jugular vein 颈外静脉 / ~ lip 外唇 / ~ meatal cartilage 外耳道软骨 / ~ migration 外移行(卵子由一侧卵巢排出后经腹腔移行到对侧输卵管内受精) / ~ nasal vein 鼻外静脉 / ~ obturator muscle 闭孔外肌 / ~ occipital protuberance 枕外粗隆 / ~ orifice of urethra 尿道外口 / ~ pacing 体外反搏 / ~ palatine vein 硬腭外静脉 / ~ plasma membrane 外质膜 / ~ pterygoid muscle 翼外肌 / ~ pudendal artery 阴部外动脉 / ~ radiation 外辐射 / ~ remodeling 外部再造 / ~ rotation 外旋转 / ~ spermatic fascia 精索外筋膜 / ~ sphincter m. of anus 肛门外括约肌 / ~ source 外源 / ~ spiral 外螺旋 / ~ stimulue 外刺激物 / ~ suppressor 外抑制基因 / ~ urethral orifice 尿道外口 / ~ urethral sphincter 尿道外括约肌 / ~ version(胎位)外倒转术 / ~ vertebral venous plexus 椎外静脉丛 / ~ wandering(卵子)外游 ~ wiring 外线 / ~ x-radiation X 线外照射
external auditory meatus(简作 EAM) 外耳道
external cardiac massage(简作 ECM) 体外心脏按摩
external counter-pulsation(简作 ECP) 体外反搏
External device(简作 EXD) 外部装置
external environment(简作 EE) 外部环境
external expiratory resistance(简作 EER) 外部呼气阻力
external insulation(简作 EI)外部绝缘
external labor force(简作 ELF) 外部分娩力
external labor market(简作 ELM) 外部分娩状况
external limiting membrane(简作 ELM)外限膜
external radiation dose(简作 EXREM) 外照射剂量
externalia *n*. 外生殖器
externalization *n*.外表性[化]
externe *n*. 实习医生
externolization *n*. 分泌
exteroceptive *n*. 外感受性 *a*. 外感受性的
extero(re)ceptor *n*. 外感受器
exterogestate *a*. 子宫外发育的 *n*. 子宫外孕胎
extesticulate *v*. 睾
extima *n*. 外膜
extinct *a*. 已消灭的,已熄灭的 ‖ ~ volcano 死火山
extinction *n*. 消退 ‖ ~ coefficient 消光系数 / ~ phenomenon 消熄现象 / ~ potential 消熄电位
extine *n*. 外壁(指花粉粒)
extinguish *v*. 消减
extirpation *n*. ①摘除 ②根除
extirpation, pulp; extirpatio pulpa 拔髓术,牙髓摘除术
extirpation[英]; **extirpatio**[拉]摘除
extirpator *n*. 摘除器
extn extraction 浸出;摘除术;拔出
extorsion *n*. 外旋
extort *v*. 外旋
extortor *n*. 外旋肌
extr [拉] extractum 浸膏;提取物
extr aq [拉] extractum aquosum 水制浸膏
extra *a*. 额外的,特别的 ‖ ~ Baxial image 轴外图像 / ~ large field angiography 特大野血管造影(术) / ~ incidence rate in non-vaccinated groups (EIRnv) 未接种人群的额外发病率 / ~ incidence rate in vaccinated group (EIRv) 接种人群的额外发病率
extra-[拉][构词成分] = outward[英] 外,在外,在……外的,在外面或超过,额外
extra hazardous *a*. (简作 EH) 非常危险的
extra hepatic biliary atresia(简作 EHBA) 肝外胆管闭锁
extra high potency(简作 EHP) 特大效能;超高潜势
extra low frequency(简作 ELF) 超低频
extra pharmacopeia(简作 EP) 特别药典
extra pure(简作 EP) 最纯
extra pure reagent(简作 EP) 超纯试剂
extra-adrenal *a*. 肾上腺外的
extra-amniotic *a*. 羊膜外的
extraanatomic *a*. 解剖外的,超解剖的
extra-anthropic *a*. 疾病外因的,体外病因的
extra-articular *a*. 关节外的
extrabronchial *a*. 支气管外的
extrabuccal *a*. 口[腔]外的
extrabulbar *a*. 球外的(①尿道球外的 ②延髓外的)
extracapillary *a*. 毛细管外
extracapillary proliferative glomerular nephritis(简作 EXPGN) 毛细血管外增生性肾小球肾炎
extracapsular *a*.囊外的 ‖ ~ **extraction** [白内障]囊外摘出术 / ~ **fracture** 关节囊外骨折
extracardial *a*. 心外的
extracarpal *a*. ①腕以外的 ②腕外侧的
extrace rabral/intraceebral(简作 EC/IC)颅外/颅内,脑外/脑内
extracellula fluid(简作 ECF) 细胞外液
extracellular *a*. 细胞外的 ‖ ~ enzyme(细)胞外酶 / ~ enzyme (细)胞外酶 / ~ fluid(简作 ECF)细胞外液 / ~ fluid volume (简作 EFV) 细胞外液容量 / ~ fluid compartment 细胞外 / ~ material (简作 ECM) 细胞外物质 / ~ movement 细胞外运动 / ~ recording 细胞外记录 / ~ space 细胞间隙
extracerebellar *a*. 小脑外的
extracerebral *a*. 脑外的
extrachromosomal *a*. 染色体外的 ‖ ~ genetic element 染色体外遗传因子 / ~ inheritance 染色体外遗传 / ~ nucleoli 染色体外核仁 / ~ transmission 非染色体传递
extra-chromosome 额外染色体
extracolumclla *n*. 外听小柱
extracorporeal *a*.体外的 ‖ ~ circulation 体外循环 / ~ irradiation 体外照射 / ~ shock-wave lithotomy (简作 ESWL) 体外震波碎石
extracorporeal irradiation of lymph(简作 ECIL) 体外淋巴照射
extracorporeal membrane oxygenator(简作 ECMO) 体外循环膜氧合器(人工肺)
extracorporeal perfusion(简作 ECP) 体外灌注
extracorporeal shock wave lithotripsy(简作 ESWL) 体外震波碎石术
extracorporeal ultrafiltration methed(简作 ECUM) 体外超滤法
extracorporeal, circalation (cardiopulmonary bypass)(简作 ECC) 体外循环(肺心分流术)
extracorpuscular *a*. 小体外的,细胞外的
extracranial *a*.颅外的
extracranial arterial occlusive(简作 EAO)颅外动脉闭塞性的
extracranio-intracranial arterial anastomosis(简作 EIAA)颅外颅内动脉吻合术
extract *n*. 浸出物,抽提物 *v*. 抽出,提取 ‖ ~, plaque 菌斑浸出液
extracta *n*. 浸膏,浸出物
extractable nuclear antigen(简作 ENA) 可提取的核抗原
extractable organic matter(简作 EOM) 可提取的有机质
extractant *n*. 浸媒,提取剂

extractio［拉］*n*. 摘出术 *v*. 取出,提取 ‖ ～ bulbi 眼球摘出术 / ～ cataractae 白内障摘出术 / ～ cum cochleario（白内障）内障匙摘出术 / ～ extracapsularis（白内障）囊外摘出术 / ～ intracapsularis（白内障）囊内摘出术 / ～ linearis（白内障）线状摘出术
extraction *n*. 摘出术 *v*. 取出,提取,拔出 ‖ ～ of cataract 白内障摘出术 / ～ of impacted tooth 阻生牙拔除术 / ～ of lens 晶状体摘出术 / ～ wheel 取针轮 / ～, dental; extractusdentalis 牙拔除术,拔牙术 / ～, full-mouth 全口牙拔除 / ～, root［牙］根拔除术 / ～, serial 系列拔牙术 / ～, tooth 牙拔除术
extraction［英］; **extractio**［拉］, **exelcymosis**［希］*n*. 拔除［术］,拔牙［术］
extractive *n*. 提取物,浸出物
extractor *n*. 拔出器,取出器 ‖ ～, pivot 拔桩器 / ～, post 拔桩器 / ～, root; repoussoir 拔［牙］根器
extracts *n*. 浸膏,浸出物
extractum［拉］（复 extracta）*n*. 浸膏,浸出物 ‖ ～ arecae 槟榔浸膏 / ～ aspidii liquidum 绵马流浸膏 / ～ carnis 牛肉浸膏 / ～ filicis 绵马浸膏
extracystic *a*. ①囊外的 ②膀胱外的
extradental *a*. 牙外的
extradural *a*. 硬膜外的
extra-embryonic *a*. 胚外的（胎膜）‖ ～ membranes 外胚膜
extra-epiphysial *a*. 骺外的,不连骺的
extra-epithelial *a*. 上皮外的
extra-erythrocytic *a*. 红细胞外的
extra-esophageal *a*. 食管外的
extra-expiratory *a*. 强力呼气的
extrafaucial *a*. 咽门外的
extra-film loop 附加胶片框
extrafoveal *a*. 中央凹外的,中心凹外的 ‖ ～ retina 中央凹外视网膜 / ～ vision 中心凹外视觉
extragenetic *a*. 非遗传的 ‖ ～ suppressor mutation 基因外抑制突变 / ～ territorial sequences 基因外序列
extragenicmutation *n*. 基因外突变
extragenital *a*. 生殖器外的 ‖ ～ effect 性激素的生殖器外的作用（如女性乳房发育、阴毛生长,性反应时的直肠收缩、呼吸加快等）
extraglomerular *a*. 球外
extrahepafic uptake 肝外摄取
extrahepatic *a*. 肝外的 ‖ ～ blood flow 简作 EHBF 肝外血流量 / ～ obstruction 简作 EHO 肝外阻塞
extrahepatk biliary obstruction（简作 EHBO）肝外胆道梗阻
extraincidence rate in nonvaccinated group（简作 EIRNV）未接种人群的额外发病率
extrainddence rate in vaccinatedgroup（简作 EIRV）接种疫苗组的额外发病率
extrajection *n*. 外向投射
extraligamintous *a*. 韧带外的
extralobular *a*. 小叶外的
extramalleolus *n*. 外髁
extramastoiditis *n*. 乳突外炎
extramedullary *a*. 髓外的,延髓外的 ‖ ～ plasmacytoma 髓外浆细胞瘤
extramedullary plasmacytoma（简作 EP）髓外浆细胞瘤
extramembranous *a*. 膜外的 ‖ ～ glomcrulonephritis（简作 EMGN）膜外肾小球肾炎
extrameningeal *a*. 脑［脊］膜外的
extramural *a*. 壁外的
extraneous *n*. 外来的 ‖ ～ stimulus 新异刺激
extraneural *a*. 神经外的
extraneuronal *a*. 神经细胞外的
extra-noise *n*. 额外噪声
extra-nuclear *n*. 核外的
extranuclear DNA 核外 DNA
extranudear heredity 核外遗传
extranudear inheritance 核外遗传
extraocular *a*. 眼外的 ‖ ～ muscles 眼外肌 / ～ muscular ataxia 眼外肌协调不能 / ～ myositis 眼外肌炎 / ～ paralysis 眼外肌麻痹 / ～ photoreceptor 眼外光感受器 / ～ surgery 眼外手术 / ～ teratoma 眼外畸胎瘤
extra-ocular movement（简作 EOM）眼外运动
extra-ocular muscle intact（简作 EOMI）眼球外肌无损伤
extra-ocularmuscle（简作 EOM）*n*. 眼球外肌
extraoculogram *n*. 外眼电图
extraoral *a*. 口外的
extra-oral; para-oral *a*. 口外的 ‖ ～ film 口外（照）片
extraorbital *a*.［眼］眶外的
extra-organismal *a*.［机］体外的
extraosseous *a*. 骨外的
extrap extrapolate 推论,推测推断,判定
extraparenchymal *a*. 实质外的
extrapelvic *a*. ①盆外的 ②盂外的
extrapericardial *a*. 心包外的
extraperineal *a*. 会阴外的
extraperitoneal *a*. 腹膜外的 ‖ ～ C,S 腹膜外剖宫产术
extraphysiological *a*. 生理学外的,病理学的
extraplacental *a*. 胎盘外的
extraplantar *a*. 足底外的,跖外的
extrapleural *a*. 胸膜外的
extrapolated value 外推值
extrapolation *n*. 外推法
extraprostatic *a*. 前列腺外的
extraprostatitis *n*. 前列腺周炎
extrapulmonary *a*. 肺外的 ‖ ～ symptoms 肺外症状
extrapyramidal *a*. 锥体束外的
extrapyramidal symptom（简作 EPS）锥体外系症状
extrarectus *n*. 眼外直肌
extrarenal *a*. 肾外的
extraretinal *a*. 视网膜外的
extrarticular *a*. 关节外的
extrasensory perception 超感觉性知觉
extrasomatic *a*. 体外的
extrastaminal *a*. 在雄蕊外的
extrastimulus *n*. 额外刺激
extrasuprarenal *a*. 肾上腺外的
extrasynaptic *a*. 突触外的
extrasyphilitic *a*. 合并梅毒的
extrasystole *n*.［心］期外收缩
extrasystolic *a*. 期前收缩的,额外收缩的 ‖ ～ atrial tachycardia 早搏性房性心动过速 / ～ sinus tachycardia 早搏性窦性心动过速 / ～ tachycardia 早搏性心动过速
extratarsal *a*. ①跗外的,跗外侧的 ②睑板外面的
extraterrestrial *a*. 地球外的,宇宙的
extrathoracic *a*. 胸腔外的
extrathyroidal neck radioactivity（简作 ENR）颈部甲状腺外放射活性
extratracheal *a*. 气管外的
extratubal *a*. 管外的
extratympanic *a*. 鼓室外的
extra-uterine *a*. 子宫外的 ‖ ～ pregnancy 子宫外孕
extravaginal *a*. ①阴道外的 ②鞘外的
extravasate *v*. 外渗 *n*. 外渗物
extravasation *n*. ①外渗 ②外渗物（如血液）
extravascular lung water（简作 EVLW）血管外肺积水
extravascular thermal volume（简作 EVTV）血管外热量
extravaxcular *a*. 血管外的 ‖ ～ enhancement 血管外增强
extra-vehiclar activity 媒质外活性
extra-vehicular *a*. 飞船外的 ‖ ～ activity（EVA）舱外活动
extraventricular *a*. 室外的
extraversion *n*. 外倾
extravisual *a*. 视界以外的 ‖ ～ zone 视觉外区
extreme（or extra）high voltage（简作 EIV）极高电压（达 765 千伏）
extreme high reliability（简作 EHR）高度可靠性
extreme microphthalmia 极度小眼［球］
extreme pressure（简作 EP）超高压力
extreme ultraviolet spectroscopy（简作 EUS）远紫外线分光学
extremely low frequency（简作 ELF）极低频率（<100 赫兹）
extreme-value distribution 极值分布
extremital *a*. ①末端的,远侧的 ②肢的
extremitas（复, extremitates）*n*. ①肢 ②端
extremity *n*. ①肢 ②端 ‖ ～ imaging system 肢体成像系统 / ～, tubal 卵巢输卵管端（上端）/ ～, uterine 卵巢子宫端（下端）
extremum *n*. 极值
extrication *n*. ①解救 ②拯救
extrinsic *a*. 外在的,外来的 ‖ ～ benign stenosis 外源性良性狭窄 / ～ deformity 外压性变形 / ～ impression 外在性压迹 / ～ mass 壁外肿物 / ～ protein 外在性蛋白 / ～ stenosis 外源性狭窄 / ～ tinnitus 非固有耳鸣,外因致耳鸣
extrinsic allergic alveolitis（简作 EAA）外原性变应性肺泡炎
extrinsic allergic calveolitis（简作 EAA）变应性外牙槽炎
extrinsic alveolitis（简作 EA）外牙槽炎

extrinsic factor（简作 EF）（造血）外因子
extrinsic pathway（简作 EP）外源性凝血系统
extrinsic speciation 外因性物种形成
extron *n*. 外显子(同 exon)
extroperitoneal *a*. 腹膜外的 ‖ ～ pneumography 腹膜外气造影(术)
extrophia *v*. 外翻
extrophy of biadder 膀胱外翻
extrospection *n*. 自窥癖
extroversion *n*. 外翻,外倾
extrovert *n*. 外倾(性格)者
extrude *n*. 突出,凸出,凸生牙
extrudoclusion; extrusion *n*. 上超牙合,上超咬合
extrusion reaction 肠炎微孢子虫挤出式反应
extrusion[英]; **extrusio**[拉] *v*. ①外翻 ②外倾 ‖ ～ of lower lip; eversion of lower lip 下唇外翻
exuberant *a*. 高度增生的
exudant *n*. 渗出液,渗出物
exudate *n*. 渗出液,渗出物 ‖ ～, cellular 细胞渗出液 / ～, crevicular [龈]缝渗出物 / ～, fibrinous 纤维蛋白渗出物 / ～, mucinous 黏蛋白性渗出物 / ～, pleural 胸膜渗出物 / ～, purulent 脓性渗出物 / ～, sanguineous 血性渗出物 / ～, serous 浆液性渗出物
exudates, crevicular [龈]缝渗出的
exudation *n*. ①渗出(作用) ②渗出物
exudative *a*. 渗出性的 ‖ ～ choroiditis 渗出性脉络膜炎 / ～ cyclitis 渗出性睫状体炎 / ～ detachment 渗出性脱离 / ～ endophthaimitis 渗出性眼内炎 / ～ inflammation 渗出性炎症 / ～ iridocyclitis 虹膜睫状体炎 / ～ perineuritis 渗出性神经周围炎 / ～ retinitis 渗出性视网膜炎 / ～ retinopathy 视网膜病变
exudativeiritis *n*. 渗出性虹膜炎
exudatum *n*. 渗出液,渗出物
exude *v*. 渗出
exulcerans[拉] *a*. 形成溃疡的
exulceratio simplex 胃浅表性溃疡,单纯性溃疡
exumbilication *n*. ①脐凸出 ②脐疝
exutory *n*. 取出退却,脱除剂
exuviae[拉] *n*. ①蜕 ②皮屑
exuviate *v*. 蜕皮
exuviations[英]; **exuviatio**[拉]乳牙脱落 ‖ ～, delayed 乳牙迟脱
exuvium *n*. ①蜕 ②皮屑
ex-vivo *n*. 离体 ‖ ～ arteriogram 离体动脉造影(照)片 / ～ arteriography 离体动脉造影(术)
exx examples 例证,实例,样本(复数)
exypaque *n*. 碘苯六醇
EYA egg yolk agar medium 蛋黄琼脂培养基
Eyach orbivirus *n*.
EyDU = 5-ethynyl-2'-deoxyuridine eye disease caused by virus *n*. 5-乙炔基-2'-脱氧尿苷病毒引起的眼病
eye[英]; **oculus**[拉]; **ophthalmos**[希] *n*. 眼 ‖ ～ area 眼区 / ～ bandage 眼绷带 / ～ bank 眼库 / ～ bath basin 洗眼受水器 / ～ brow 眉 / ～ closure reflex 闭睑反射 / ～ current 眼电流 / ～ distance 目距 / ～ dominance 眼优势 / ～ dropper 点眼瓶 / ～ fold 眼褶 / ～ gauge 放大镜 / ～ globe 眼球 / ～ ground 眼底 / ～ lotion 洗眼液,点眼药 / ～ memory 视觉记忆 / ～ movement 眼球运动 / ～ mutant 复眼突变型 / ～ occluder 眼罩 / ～ pad 眼垫 / ～ patch 眼罩 / ～ point 出射点 / ～ position 眼位 / ～ reflex 眼反射 / ～ scissors 眼科剪 / ～ screen 眼屏 / ～ shadow 遮光眼罩 / ～ shield 眼罩 / ～ slit 观察裂隙 / ～ socket 眼窝 / ～ speculum 开睑器 / ～ spot 眼点 / ～ spud 眼铲 / ～ stone 眼石 / ～ strain 视疲劳 / ～ strings ①眼肌肉 ②眼神经 / ～ surgery 眼外科 / ～ symptom 眼症状 / ～ vesicle 视泡,眼泡(胚胎) / ～ vesicle stalk 视茎,眼泡茎(胚胎) / ～ wash 洗眼剂 / ～ water ①眼药水 ②房水
Eye, Ear, Nese and Throat Monthly（简作 EENTM）眼、耳、鼻、喉月刊(杂志名)
eyeball *n*. 眼球 ‖ ～ compression 眼球压迫(法) / ～ comoression reflex 眼球压迫反射,眼心反射 / ～ phantom 眼球模型 / ～ rupture 眼球破裂 / ～ -heart reflex 眼心反射 / ～ -pulse reflex 眼球脉搏反射
Eye-Bank Association of America（简作 EBAA）美国眼库协会
Eye-Bank for Sight Rostoration（简作 EBSR）复明眼银行(联合会)
eyebrow *n*. 眉[毛]
eye-chamber *n*. 眼房
eyecup *n*. 洗眼杯,眼杯
eyed probe *a*. 有孔探针
eyedness *n*. 眼优势
eyedrops *n*. 眼药水
eyeglass *n*. ①眼镜片 ②洗眼杯 ③(接)目镜 ‖ ～ es frame 眼镜架 / ～ es image 眼镜影像(声像图术语)
eyeglobe *n*. 眼球
eyeground *n*. 眼底 ‖ ～ photography 眼底照相(术)
eyehole *n*. ①眼窝 ②小孔
eyelash *n*. 睫(毛) ‖ ～ sign 睫毛征(功能性或癔病性昏迷时,触睫毛则眼睑收缩)
eyelashes *n*. 睫毛
Eyeli eyelight 眼光(国际眼基金会杂志)
eyelid *n*. 眼睑,睑 ‖ ～ aneurism 眼睑动脉瘤 / ～ closure reflex 闭睑反射,角膜反射 / ～ dynameter 眼睑肌力计 / foldless ～ 单眼皮 / ～ halving procedure 眼睑劈分内外层错开缝合法 / ～ margin 睑缘 / ～ plate 眼睑垫板 / ～ retractor 眼睑拉钩 / ～ speculum 开睑器 / ～ suture 眼睑缝合 / ～ tumor 眼睑肿瘤 / ～ switch flap 眼睑交叉瓣手术
eyelight *n*.（简作 Eyeli）眼光(国际眼基金会杂志)
eyemo *n*. 挑带式电视摄像机 ‖ ～ camera 携带式电视摄像机
eye-movement measuring apparatus（简作 EMMA）眼球活动测定装置
eyepiece *n*.（接）目镜 ‖ ～, micrometer 测微器目镜
eyes, ears, nose and throar（简作 EENT）眼、耳、鼻、喉
Eyeshaped dendrobium[拉;植药]石斛
eyeshot *n*. 视野,眼界
eyesight *n*. 视力
eyesopen *v*. 睁眼
eyespeck *n*. 角膜斑
eyespot *n*. 眼点
eye-spud *n*. 眼铲
eyestalk *n*. 眼柄,眼蒂
eye-strain *n*. 眼疲劳
eyetooth *n*. 上尖牙,上犬齿
eye-tubercle *n*. 眼粒,眼突[起]
eyewash *n*. 洗眼剂
Eylaidae *n*. *喙螨科
Eylanica (L.) Hook[拉;植药]七指蕨
Eyndlhovenia euryalis（Canestrini）宽埃螨（隶属于蝠螨科 Spinturnicidae）
Eysson's bone; ossicula mentalis 艾宋氏,颏小骨
EZ electrical zero 电零点

F f

f fac, fiant［拉］作，制 / face 表面，正面 / family 科，族（分类）；家族，家属 / farad 法拉（电容单位，现作 F）/ fathom 英寻（=6 英尺）；测深 / female 女性，雌性 / femto- 飞［母托］，简称"飞"（表示 10^{-15}的词头）/ fermi 费米（$=10^{-13}$厘米）/ fiat［拉］制成，作成 / filament 细丝（电镜）；灯丝 / fine 细的，细粒的；纯度 / fission 分裂；裂殖（法）；原子核裂变，分裂生殖 / fluid 液体 / fluid ounce 液两，液盎司（通常缩作 floz）/ focal 局部的，局灶的 / focal length 焦距 / foot 足，英尺 / form 型 / fortnight 双周刊（刊期代码，同 bw）/ fragment 片断 / frequency 频率 / coefficient of friction 摩擦系数 / from 从，由于 / function 机能，功能，官能

F. coefficient of inbreeding 近交系数（符号）/ essential fatty acids 必须脂肪酸 / F，f 英语的第六个字母 / face width（表）面宽（度）/ facies 外观；相 / factor of safety 安全系数 / Fahrenheit 华氏温度 / fair 可以（徒平肌力试验评价的一个等级）/ farad 法拉（电容单位）/ faraday 法拉第 / Fasciola 片吸虫属 / Fasciolopsis 姜片虫属 / fat 脂肪 / father 父亲 / feed 进料；供给 / feedback 反馈，回授 / fellow 会员，研究员 / fertility 致育性，生育力 / fertility factor 生育力因子 / fetal 胎儿的 / fibroblast 成纤维细胞 / fibrous 纤维性的 / magnetic field 磁场 / field of vision 视野 / Filaria 丝虫属 / filial generation 子代 / film 膜；薄片；软片，胶片 / filter 过滤器；滤波器 / final 最后的 / fixed（pupil）固定瞳孔 / flower 花；泡沫 / fluid 液体 / fluorine 氟（9 号元素）/ flux 流量 / focus 焦点；病灶；疫源地 / foetal 胎儿的 / foil 一叶，箔（口腔科）/ foliated 叶状的 / follicle 水囊，滤泡，卵泡 / fontanelle 囟，囟门 / foramen 孔 / force 力 / foreign 外国的，异体的 / former name for essential fatty acids 必须脂肪酸的前名 / formula ①处方 ②公式，式 / formulary 处方集 / fornix 穹窿 / cortisol；hydrocortisone 氢化可的松 / Fowlers phenomena 福勒氏（补充）现象 / fraction 部份；分数 / frame 肋骨；骨架 / free 游离的；单体的 / free energy 自由能 / French（French scale）法兰西制 / French（catheter size）法国导尿管尺寸 / frequency meter 频率计 / front 前部；正面 / frontal 额的 / fugacity 逸性，逸度；有效压力 / full 全食，普食（饮食）/ function 函数；功能；作用 / furlong 弗隆，浪（英国长度单位 = 1/8 英里）/ fusibility 熔度 / Fusiformis 梭［形杆］菌属

F.1081 Fourneau 1081；2-methoxy-5- iodophenoxy-ethyldiethylamine 福诺一〇八一，2－甲氧基－5－碘苯氧乙基二乙胺

F.1162 sulfanilamide *n*. 福诺一一六 二，磺胺，氨苯磺胺

F.1262 Fourneau 1262；2-diethylamino- ethoxydiphenyl *n*. 福诺一二六二，2－ 二乙氨基乙氧基联苯

F.1358 dapsone *n*. 福诺一三五八，达普宋（4，4－二氨二苯砜）

F.190 Fourneau 190；stovarsol *n*. 福诺一九〇，乙酰胂胺，斯托乏索

F.2559 gallamine triethiodide *n*. 三乙碘化三（β－ 二乙氨乙氧基）苯

F.270 Fourneau 270；tryparsamide *n*. 福诺二七〇，锥虫胂胺

F.309 Fourneau 309；suramin sodium *n*. 福诺三〇九，苏拉明钠

F.664 Fourneau 664；8-（3-diethylamino- 2，2-dimethylpropylamino）-6-methoxyquinoline *n*. 福诺六六四，8－（3－二乙氨基－2，2－二甲基丙氨基）－6－ 甲氧基喹啉（一种抗疟药）

F.693 Fourneau 693；plasmoquine *n*. 福诺六九三，扑疟喹啉

F.710；710F. Fourneau 710；rodoquine *n*. 福诺七一 0，罗多奎

F.883 Fourneau 883；2-diethylamino- ethyl-1，4-benzodioxan *n*. 福诺八八三；2－乙氨基乙基－1，4－苯并二噁烷

F.933 Fourneau 933；2-piperidinomethyl- 1，4-benzodioxan *n*. 福诺九三三；2－六氢吡啶甲基－1，4－苯并二噁烷

F0 oligomycin-sensitivity conferring factor 寡霉素敏感性因素

F1 first filial generation；F1 substance 第一子代 filial generation Ⅰ 杂交一代；F1 物质（人尿中一种荧光物质）

F1 disease 简作 F1d F1 病，第一代（杂种）病

F1 first filial generation 第一子代，子 1 代 F1 物质（人尿中一种荧光物质，）

F-1，6-P fructose-1，6-diphosphate 果糖－1，6－二磷酸

F-109 Fourneau 190；stovarsol 福诺一九 0，乙酰胂胺，斯托乏索

F-11 trichloromonofluoro methane 三氯一氟甲烷

F-114 dichlorotetrafluoroethane 二氯四氟乙烷

F-12 dichorodifluoromethane 二氯二氟甲烷

f-12 freon-12 氟里昂 12，二氯二氟甲烷（冷冻剂）

f-12 freon-12 氟利昂十二，二氯二 氟甲烷

F1ATPase soluble coupling factor of racker 三磷酸腺甙酶可溶解结合因子

F1d F1 disease F1 病，第一代（杂种）病

F1h F1hybrid F1 杂种，第一代杂种，杂交一代

F_1hybrid（简作 F1h）F1 杂种，第一代杂种，杂交一代

F_2 second filial generation；F_2 substance 第二子代；F_2 物质（人尿中一种荧光物质）zine oxide-eugenol cement 氧化锌丁香酚黏固粉（牙科）

F_2 second filial generation 第二子代，子 2 代 / F_2 物质（人尿中一种物质，加碱时发荧光）

F_2 ratio F_2 比率

F-22 monochlorodifluoromethane 一氯二氟甲烷

$F_2\alpha$ prostaglandin $F_2\alpha$ 前列腺素 $F_2\alpha$

F_3 third filial generation 第三子代，杂交三代（遗传学）/ trilogy of Fallot 法乐氏三联症

F_3 third filial generation 第三子代

F-30066 furapromide 呋喃丙胺（抗血吸虫病药）

F_3T trifluorothymidine 三氟胸甙

F_3TDR 5-trifluoromethy-thymidline 5－三氟甲基胸甙

F_4 tetralogy of Fallot（TOF）法乐氏四联症

F6P fructose 6-phosphate 6－磷酸果糖

fa facet 小面，小平面

Fa Forssman antigen 福斯曼氏抗原，嗜异性抗原

FA failure analysis 故障分析 / Fanconi anemia 范康尼氏贫血（先天性骨髓发育不全及其他缺陷，亦称范康尼顽性贫血或范康尼氏综合征）/ far-advanced 极晚期的 / fatty acid 脂肪酸 / femoral artery 股动脉 / fetal age 胎龄 / field ambulance 战地救护车 / filterable-agent 可过滤因子 / filtered air 过滤空气 / final address register 终地址寄存器 / first aid 急救 / flameless atomizer 无焰喷雾器 / fluorescent antibody 荧光抗体 / fluoroalanine 氟丙氨酸 / folic acid 叶酸 / forced-air-cooled 强制循环空气冷却 / forearm 前臂 / formamide 甲酰胺 / fortified aqueous 浓（水）溶液 / free acid 游离酸 / furnace atomizer 炉喷雾器 / fusidic acid 褐霉素

FA method fluorescent antibody method 荧光抗体法

FAA fatty acid acceptor 脂肪酸受体 / flameless atomic absorption 无焰原子吸收（器）/ Food Additives Amendment 食物添加剂修正案 / forensic activation analysis 法医活化分析 / Formalinacetic acid fixative 福尔马林醋酸固定液 / formalin acetic alcohol 福尔马林醋酸酒精

FAA fixative formalin-acetic acid fixative 福尔马林醋酸固定液

FAA，sol formalin，acetic acid and alcohol solution 福尔马林、醋酸和酒精溶液

FAAAS Fellow of the American Association for the Advancement of Science 美国科学促进会会员

FAAOS Fellow of the American Academy of Orhtopedic Surgeos 美国矫形外科医师学会会员

FAAP Fellow of the American Academy of Pediatrics 美国儿科学会会员

FAAT fluorescent antinuclear antibody test 荧光核抗体试验

FAB antigen-biding fragments 抗原结合碎片（分段）/ fragments antigen-binding 抗原结合分股 / fresh autologous blood 新鲜自体血 / Fench-American-British 法英美分类法（用于鉴别某些白血病）

F（ab'）fragment antigen-binding 抗原结合分段

fab fabricate 制造

Fabaceae *n*. 豆科，蝶形花科

fabby *a*. 松弛的 ‖ ～ pelvis 松弛肾盂

FABCG French-American-British cooperative Group 法、美、英协作组

fabella［拉 little bean］*n*.（复 fabellae）腓肠豆（腓肠肌内籽状纤维软骨）‖ ～ sign 腓肠骨豆骨征

Faber's anemia *n*.［Knud 丹医师 1862—1956］法伯尔氏贫血，胃液缺乏性贫血

Fabesetron *n*. 法贝司琼（5－色胺拮抗药）

Fabiana *n*.［Fabiano 西植物学家］皮契茄属 ‖ ～ imbricata；pichi 皮契茄（南美一种茄科植物，其嫩叶用于膀胱炎）

fabism［拉 fababean］; **favism** ***n*.** 蚕豆病
FABP folic acid-binding protein 叶酸结合蛋白
fabric ***n*.** 构造,结构,组织;织物
fabricate ***vt*.** 制作;装配;伪造
fabrication ***n*.** ①制作;装配;伪造;②虚谈症,虚构症
Fabricius ship［Geronimo（Hieronymus）Fabrizio 意解剖学家、外科医师 1527—1619］法布里齐奥氏舟(蝶枕额骨的轮廓)
Fabricius' bursa［Geronimo（Hieronymus）Fabrizio］法氏囊,腔上囊(鸡胚泄殖腔的上皮赘生物,长成类似哺乳动物的胸腺形状,到 5 或 6 个月后即萎缩,在性成熟的鸟类中变为纤维性残留物。它含有淋巴样滤泡,退化前是淋巴细胞生成的部位,与体液免疫密切相关)
fabrocartilago(复 fibrocartilagines)［拉］fabrocartilage ***n*.** 纤维软骨 ‖ ~ basalis 基底纤维软骨 / ~ basilaris; synchondrosisi sphenooccipitalis; 蝶枕软骨结合 / ~ interarticularis; discus articularis 关节盘 / fibrocartilagines intervertebrales; disciintervertebrales 椎间盘,椎间纤维软骨 / ~ navi- cularis 舟骨纤维软骨
Fabroniaceae ***n*.** 碎木藓科(一种藓类)
Fabry's disease（**syndrome**）(Johannes Fabry) 法布莱病(综合征)(一种糖鞘脂分解的 X 连锁溶酶体贮积病,由于 α 半乳糖苷酶缺乏所致,可使神经酰胺三已糖苷蓄积于肾和心血管系统。患者通常死于肾衰竭、心脏或脑血管疾病。亦称弥漫性躯体血管角化瘤、α－半乳糖苷酶 A 缺乏症和神经酰胺三已糖苷酶缺乏症)
fabulation; confabulation ***n*.** 虚谈症,虚构症
FAC cyclophosphamide 环磷酰胺 / facility 设备,设施 / ferric ammonium citrate 枸橼酸铁胺 / fibrin-antibiotic-complex 纤维蛋白抗生素复合物 / florescent affinity chromatography 亲荧光色谱法 / fluoro-acetic chloride 氟代乙酰氯
Fac faculty 能力;(大学)院系;全体教师;学会
FACA Federal Advisory Committee Act 联邦咨询委员会法令 / Fellow of the American College of Anaesthetists 美国麻醉师学会会员 / Fellow of the American College of Angiology 美国血管学会会员
Facb frgment antigen and complement binding 抗原和补体结合段
FACC Fellow of the American College of Cardiology 美国心脏病学会会员
FACCP Fellow of the American College of Chest Physicians 美国胸外科医师学会会员
FACD Fellow of the American College of Dentists 美国牙科医师学会会员 / foreign area customer dialing 外区用户拨号
FACDS Fellow of the Australian College of Dental Surgeons 澳大利亚口腔外科医师学会会员
face［英］; **facies**［拉］; **prosopon**［拉］***n*.** ①［颜］面 ②面容 ‖ ~ abdominal; facies abdominalis 腹病面容 / ~ adenoid; facies adenoidea 增殖腺面容 / ~, antonina; facies antonina 兔眼翻脸呆视面容,麻风面容 / ~, aortic; facies aortica 主动脉瓣病面容 / ~ bird 鸟面(小下颌状畸形) / ~ bovine; cow ~ ; facies bovina 牛面(两眼距离过远)/ ~, brandy 酒渣鼻 / ~ buncal; facies buncalis 颊面 / ~ chamaeprosopic prognathous 突颌扁面 / ~ cleft; macrostomia; meloschisis 巨口,颊横裂 / ~ brandy 酒渣鼻 / ~ chamaeprosopic prognathous 突颌扁面 / ~, dish; dished ~ ; facies scaphoidea 盘形面,舟状面 / ~, elfin 丑陋面容 / ~ forming 生成面 / ~ frog 蛙 面(由于鼻内疾病以致面部扁平)/ ~ grippee 腹病面容 / ~, hepatic; facies hepatica 肝病性面容 / ~ Hippocratic; facies hippocratica 死相,希波克拉底氏面容(接近死亡时的皱折、尖削且发青的面容 / ~ hippopotamus 河马面(因牙龈过度肥大而形成的面形) / ~ leonine; leonine appearance 狮面 / ~ Marshall·Hall's 马歇耳·霍耳氏面容,脑积水面容 / ~ mask-like 假面样面容 / ~ mitral; facies mitralis 二尖瓣病面容 / ~ moonshaped 月样圆面容(多见于肾上腺皮质机能亢进或黏液性水肿) / ~ myopathic 肌病性面容 / ~ of teeth, resin; resin facing 树脂牙面 / ~ presentation 面先露 / ~ shallow 脸色焦黄/ ~ typhoid; facies typhosa 伤寒面容(淡漠面容)
face lying(简作 fcly) 伏卧
face-bow ***n*.** 面弓(在牙科中用以记录 上颌弓与颞下颌关节位置关系的一种仪器) ‖ ~ adjustable axis; kinematic ~ 可调节轴式面弓,运动式面弓 / ~ fork 面弓叉 / ~ Hanau C 汉诺氏 C 型面弓 / ~ Hanau H 汉诺氏 H 型面弓 / ~ record 面弓记录 / ~ Whip-Mix quick mount 韦一米二氏快速架面弓
faced ***a*.** 有……面容的
face-lift ***n*.** (为除去皱纹的)整容术
face-mite; Demodex filliculorum 脸螨, 毛囊脂螨
faceometer ***n*.** 面直径测量器
face-piece ***n*.** 面具,面壳
facepiece ***n*.** 面罩
facer ***n*.** 面锉 ‖ ~, root 根面锉 / ~, safe-side root 安全根面锉
facet［法 facette］***n*.** 小平面,小面,刻面,某一方面,小眼面(专指昆虫而言) ‖ ~ allergic 变应性面孔 / ~ contactus 接触面 / ~, squatting 蹲踞小面(胫骨下端前面)
facetectomy ***n*.** 椎骨关节面切除术
faceted cornea 角膜小面
facette［法］; **facet** ***n*.** 小平面,小面
facetted eye 复眼
facey's paddock bunyavirus 法塞氏蛙本扬病毒
F acid 7-amino-2-napthalene-sul fonic acid 7－氨基－2－萘磺酸
FACG Fellow of the American College of Castroenterology 美国肠胃病学会会员
FACGO Fellow of the American College of Gastroenterology 美国肠胃病学会会员
FACHA Fellow of the American College of Hospital Administrators 美国医院管理人员学会会员
faci- 前缀,意为"面"(来自拉丁语 facies)
facial［拉 facialis］***a*.** 面［部］的 ‖ ~ angle 颅［面］角 / ~ artery 面动脉 / ~ blepharospasm 面神经性睑痉挛 / ~ carina 颜隆线/ ~ cleft 面裂 / ~ expression 面部表情 / ~ ganglion 面神经节 / ~ muscle 面肌 / ~ myokymia 面肌纤维颤搐 / ~ nerve 面神经 / ~ nucleus 面神经核 / ~ orbit 颜眶 / ~ paralysis 面瘫,面神经麻痹 / ~ vein 面静脉
facial nerve(简作 FN) 颜面神经
facial palasy(简作 Fp) 颜面神经麻痹
facial plane(简作 FP) 面平面
facially ***ad*.** 面［部］地
-facient［拉 facere to make 生,做］［构词成分］***a*.** ……性的(药),……化的 ***v*.** 生,成,发,促进
facies［拉 face］; **surface**［英］***n*.** ①［颜］面 ②面容 ‖ ~ abdominalis 腹病面容 / ~ adenoid 增殖腺面容 / ~ amabilis 痨病［质］面容 / ~ anterior 前面 / ~ anterior corneae 角膜前面 / ~ anterior dentium praemolarium et molarium 磨牙及前磨牙前面 / ~ anteroir iridis 虹膜前面 / ~ anterior lateralis 前外面 / ~ lentis 晶状体前面 / ~ anterior maxillae 上颌前面 ~ anterior medialis 前内面 / ~ anterior palpebrarum 睑前面 / ~ anterior partis petrose ossis temporallis 颞骨岩部前面 / ~ anterior partis petrosae; ~ anterior pyramidis 锥体［前内］大脑面 / ~ anterior prostatae; ~ pubica 前列腺前面,耻骨面 / ~ anterior pyramidis; ~ cerebralis（anterior interna）pyramidis 锥体［前内］大脑面 / ~ antonina 安东尼面容,兔眼翻脸呆视面容,麻风面容 / ~ aortic 主动脉瓣病面容(颊部下陷,脸色苍黄,巩膜带蓝色)/ ~ articularis ①关节面 ②颌面 / ~ articularis acromialis claviculae 锁骨肩峰关节面 / ~ articularis acromii 肩峰关节面(肩胛骨肩峰)/ ~ articularis arytaenoidea 杓状软骨关节面(环状软骨)/ ~ articularis calcanea anterior 跟骨前关节面(距骨)/ ~ articularisca lcanea media 跟骨中关节面(距骨) / ~ articularis calcanea posterior 跟骨后关节面(距骨)/ ~ articularis capitis costae; ~ articularis capituli costae 肋骨小头关节面 / ~ articularis capitis fibulae; ~ articularis capituli fibulae 腓骨小头关节面 / ~ articularis carpea 腕关节面(桡骨) / ~ articularis cuboidea 股骨关节面 / ~ articularis dentalis; fovea dentis 齿突关节面(寰椎)/ ~ articularis fibularis 腓关节面(胫骨)/ ~ articularis inferior 下关节面 / ~ articularis malleolaris 踝关节面(胫骨)/ ~ articularis malleoli fibulae 腓骨踝关节面 / ~ articularis navicularis 舟骨关节面(距骨) / ~ articularis posterior 后关节面 / ~ articularis sternalis 胸骨关节面(锁骨)/ ~ articularis superior 上关节面 / ~ articularis talaris anterior; ~ articularis anterior calcanei 跟骨前关节面 / ~ articularis talaris media; ~ aricularis media calcanei 跟骨中关节面 / ~ articularis talaris posterior; ~ aarticularis posterior calcanei 跟骨后关节面 / ~ articularis thyreoidea 甲状 软骨关节面(环状软骨) / ~ articularis tuberculi costae 肋结节关节面 / ~ auricularis 耳状面(骶) / ~ basialis pyramidis; ~ inferior pyramidis 锥体底面 / ~ bovina 牛面(两眼距离过远) / ~ buccalis 颊面 / ~ buccalis dentis; dental buccal surface［牙］颊面 / ~ cardiac 心［脏］病性面容(两眼呈直视状,光亮而水汪汪的,眦裂宽,嘴紧闭,脸微下陷)/ ~ cerebellaris (posterior interna)pyramidis; ~ posterior pyramidis 锥体［后内］小脑面 / ~ cerebralis 大脑面 / ~ cerebralis（anterior interna）pyramidis; ~ anterior pyramidis 锥体［前内］大脑面 / ~ colica 结肠面［牙］/ ~ contactus dentis［牙］接触面 / ~ contactus loborum 肺叶接触面 / ~ convexacerebri 大脑凸面 / ~ corvisart's 科维札尔氏面容(心力衰竭时的特殊面部表情) / ~ costalis 肋面 / ~ diaphragmatica 膈面 / ~ distalis; ~ lateralis 外侧面,唇面 / ~ dolorosa 痛苦面容 / ~ dorsalis 背面 / ~ externa 外面/ ~ externa ossis frontalis 额骨外面 / ~ frontalis 额面(颧骨)/ ~ gastrica 胃面(脾)/ ~ glutea［骶骨］臀面 / ~ hepatica 肝病性面容 / ~ hippocratica 死相,希波克拉底氏面容(接近死亡时的皱折、尖削

且发青的面容)/ ~ hutchinson's 郝秦生氏面容(由于眼外肌麻痹的一种特殊表现)/ ~ incisalis; ~ masticatoria 颌面,咬合面/ ~ inferior 下面/ ~ inferior hepatis; ~ visceralis 脏面(肝)/ ~ inferior linguae 舌下面/ ~ inferior partis petrosae 岩部下面(颞骨)/ ~ inferolateralis prostatae 前列腺下外侧面/ ~ infratemporalis 颞下面/ ~ interlobares 叶间面/ ~ interna 内面/ ~ intestinalis uteri 子宫直肠面/ ~ labialis 唇面/ ~ labialis buccalis 唇颊面(牙)/ ~ labialis dentis [牙]唇面/ ~ lateralis 外侧面,唇面/ ~ lateralis dentium incisivorum et caninorum 切牙及尖牙外侧面/ ~ leontina [拉 lion's face] 狮面/ ~ lingualis; lingual surface 舌面/ ~ hunata 月状面,满月形面/ ~ malaris 颊面(颧骨)/ ~ malleolaris lateralis 外踝关节面(距骨滑车)/ ~ malleolaris medialis 内踝关节面(距骨滑车)/ ~ Marshall Hall's 马歇尔·霍尔氏面容(水脑面容)/ ~ masticatoria 颌面,咬合面/ ~ masticatoriadentis [牙]颌面,[牙]咬合面/ ~ maxillaris 上颌面(腭骨垂直部)/ ~ medialis; medial surface 内侧面/ ~ medialis dentium incisivorum at caninorum 切牙及尖牙内侧面/ ~ mediastinalis 纵隔面/ ~ mitral; mitrotricuspid ~ 二尖瓣病面容,二尖瓣三尖瓣病面容/ ~ morsalis; ~ masticatoria 颌面,咬合面/ ~ myasthenic 肌无力面容/ ~ myopathic 肌病性面容/ ~ nasalis 鼻面/ ~ occlusalis 颌面,咬合面/ ~ orbitalis 眶面/ ~ ossea 骨面,骨性面颅/ ~ ovarica; ~ ovarina 卵巢病面容/ ~ palatina 腭面/ ~ palmaris; ~ bolaris 掌面/ ~ parietalis 顶面(顶骨)/ ~ Parkinson's 帕金森氏面容(震颤麻痹病人特殊的呆板面容)/ ~ patellaris 髌骨(股骨)/ ~ pelvina 骨盆面(骶骨)/ ~ plantaris 足底面,面/ ~ plantares digitorum pedis 足底面(趾)/ ~ plantaris fibulae; ~ posterior fibulae 腓骨后面/ ~ poplitea; planum popliteum 平面/ ~ posterior 后面/ ~ posterior dentium praemolarium at molarium 前磨牙及磨牙后面/ ~ posterior hepatis; pars affixa (faciei diaphragmaticae hepatis) 附着部(肝膈面)/ ~ posterior palpebrarum 睑后面/ ~ posterior partis petrosae 岩部下面(颞骨)/ ~ posterior prostatae; ~ rectalis 直肠面(前列腺)/ ~ proximalis 邻面/ ~ pubica; ~ anterior prostatae 耻骨面,前列腺前面/ ~ pulmonalis 肺面(心)/ ~ radialis 桡侧面/ ~ renalis lienis 脾肾面/ ~ sacropelvina 骶盆面(骨)/ ~ scaphoidea; dish face 舟状面,盘形面/ ~ sphenomaxillaris 蝶上颌面/ ~ sternocostalis 胸肋骨/ ~ superior 上面/ ~ superior hepatis; pars libera 无羁部(肝膈面)/ ~ symphysialis; ~ symphyseos 耻骨(软骨)联合面/ ~ temporalis 颞面/ ~ tetanica 痉笑面容/ ~ tympanica pyramidis 锥体鼓室面/ ~ typhosa; typhoid face 伤寒病面容,淡漠面容/ ~ ulnaris 尺侧面/ ~ urethralis penis; urethral surface; ventral surface 阴茎尿道面/ ~ uterina 子宫病面容/ ~ vesicalis uteri 子宫膀胱面/ ~ vestibularis dentis 牙齿前庭面/ ~ volaris; volar surface 掌面/ ~ Wells' 威尔斯氏面容,卵巢病面容

facile *a*. 易得到的,易做到的;(性格)柔顺的

facilitate *vt*. 使容易,使便利;推进,促进;强化

facilitated diffusion 易化扩散

facilitated transport 易化输运

facilitation *n*. ①推进,易化,促进;强化;容易化,助长 ②接通[作用] ‖ ~ Wedensky 维金斯基氏接通(神经传导)/ ~ decay curve 易化衰变曲线

facilitative *a*. 推进的,易化的,促进的

facilities administration control and time schedule (简作 FACTS) 设备管理控制和时间调度程序

facilitory *a*. ①容易化的 ②接通的

facility *n*. 容易,简化;熟练;[常用复]设备,设施;便利

facility for automatic sorting and testing (简作 FAST) 自动分类及实验装置

facility gauge (简作 FCGA) 设备标准

facing *n*. 假牙面,牙面 ‖ ~ intercha ngeable 可换式牙面/ ~ metal 金属牙面/ ~ porcelain 瓷面,瓷牙面/ ~ Steele's 带沟冠面

facio- [拉 facies face 面] [构词成分] *n*. 面,颜面

faciobrachial *a*. 面臂的

faciocephalalgia *n*. 面颈神经痛

faciocervical *a*. 面颈的

faciodimensions *n*. 面部测量距离

faciolingual *a*. 面舌的

facioplasty *n*. 面成形术

facioplegia; **facial paralysis** *n*. 面神经麻痹,面瘫

facioscapulohumeral *a*. 面肩胛臂的

faciostenosis *n*. 面狭窄

FACMH Fellow of the American College of Medical Hypnotists 美国催眠师学会会员

FACOG Fellow of the American College of Obstetricians and Gynecologists 美国妇产科医师学会会员

FACOM FUJITSU automatic computer 富士通自动计算机

FACP Fellow of the American College of Physicicans 美国内科医师学会会员

FACR Fellow of the American College of Radiology 美国放射学会会员

FACS fluorescence-activated cell sorter 荧光激活细胞分类器 / Fellow of the American College of Surgeons 美国外科医师学会会员

facs facilities 设备;工具

Facs facsimile 影印;复制

FACSM Fellow of the American College of Sports Medicine 美国体育医学会会员

FACSS Federation of Analytical Chemistry and Spectroscopy Societies 分析化学和光谱学会联合会

FACT Flanagan Aptitude Classification Test 弗拉纳根特殊才能分类试验 / fully automatic compiling technique 全自动编译技术

fact *n*. 事实,真相,论据 ‖ as a matter of ~, in ~, in point of ~ 事实上,其实

-fact 构词成分,意为"做"(来自拉丁语 facio)

F-actin fibrous actin F 肌动蛋白,纤维状肌动蛋白

-faction [拉 facere to make 做,作] *v*. 化

factitial *a*. 人造的,人工的

factitious [拉 factitiosus]; **artificial** *a*. 人工的,人造的,假的 ‖ ~ disorder 假精神病/ ~ thyrotoxicosis 人为甲状腺毒症

factor *n*. 因子,因素,要素 ‖ ~ Ⅰ ①[凝血]第一因子,纤维蛋白原 ②第一因子,吡哆醇/ ~ Ⅱ ①[凝血]第二因子,凝血酶原② 第二因子,泛酸/ ~ Ⅲ [凝血]第三因子,组织凝血[酶]致活酶/ ~ Ⅳ [凝血]第四因子,钙离子/ ~ Ⅴ ①[凝血]第五因子,前加速因子 ② 第五因子,磷酸吡啶核甙酸/ ~ Ⅶ [凝血]第七因子,前转化素,稳定因子,辅凝血[酶]致活酶/ ~ Ⅷ ①[凝血]第八因子,抗血友病因子 A/ ~ Ⅸ [凝血]第九因子,抗血友病因子 B/ ~ Ⅹ [凝血]第十因子,凝血[酶]致活酶/ ~ Ⅺ [凝血]第十一因子,抗血友病因子 C/ ~ Ⅻ [凝血]第十二因子,接触因子/ ~ XIII [凝血]第十三因子,纤维蛋白稳定因子/ ~ 1, platelet 血小板因子 1(由血浆吸附的第五因子)/ ~ 2, platelet 血小板因子 2(能加速凝血酶和纤维蛋白原反应)/ ~ 3, platelet 血小板因子 3(能在血浆蛋白凝固时影响内源性凝血酶原的生成)/ ~ 4, platelet 血小板因子 4(能抑制肝素的作用)/ ~ accelerator; proaccelerin 前加速因子[凝血]第五因子/ ~ accessory; accessory food ~ 附属要素,事物附加要素(即维生素)/ ~ activation; ~ Ⅻ 致活因子,[凝血]第十二因子/ factors affeeting spermatogenesis 影响精子发生的各种因素/ ~, anabolism-promoting (缩 APF) 促合成[代谢]因子/ ~ animal protein (APF); vitamin B_{12}动物蛋白因子,维生素 B_{12}/ ~ antiacrodynia; pyridoxine 抗肢痛因子,吡哆醇/ ~ antialopecia; inositol 抗脱发因子,肌醇/ ~ antianemia; vitamin B_{12}; cyanocobalamin 抗贫血因子,维生素 B_{12},氰钴胺/ ~ anti-black tongue; nicotinic acid 抗黑舌病因子,烟酸/ ~ anticanites; antidermatitis ~ of chicks; pantothenic acid 泛酸/ ~ anti-egg white; biotin 生物素/ ~ antifertility 抗生育因子/ ~ antigen specific macrophage inhibition 抗原特异性巨噬细胞抑制因子/ ~ antigenic 抗原因子/ ~ antihemophilic 抗血友病因子/ ~ antihemorrhagic; vitamin K 抗出血因子,维生素 K/ ~ anti-insulin; glycotropic hormone 抗胰岛素因子,生糖激素/ ~ antineuritic; thiamine 抗神经炎因子,硫胺,维生素 B_1/ ~ anti-nuclear (缩 ANF) 抗核因子/ ~ antipellagra; pellagra -preventive ~; nicotinic acid 抗糙皮因子,抗蜀黍红斑因子,烟酸/ ~ antipernicious anemia; vitamin B_{12}抗恶性贫血因子,维生素 B_{12}/ ~ antirachitic; vitamin D 抗佝偻病因子,维生素 D/ ~ antiscorbutic; ascorbic acid 抗坏血病因子,抗坏血酸,维生素 C/ ~ antisterility; vitamin E 抗不育因子,维生素 E/ ~ antistiffness; stigmasterol 抗强直因子,豆甾醇/ ~ antixerophthalmia; antixerotic ~; vitamin A 抗干眼因子,维生素 A/ ~ aspermatogenic 无精子生成因子/ ~ auxiliary pathogenic 辅致病因子/ ~ beta β-激素,孕酮/ ~ blastogenic 胚变因子/ ~ Bittner milk; mouse mammary tumor agent 鼠乳腺致癌因子/ ~ bone 骨因子/ ~ Bx; para aminobenzoic acid Bx 因子,对氨基苯甲酸/ ~ Castle's intrinsic 卡斯尔氏内因子(胃液内的黏蛋白,为吸收维生素 B_{12}所必需)/ ~ Chastek-paralysis; thiaminase 硫胺酶/ ~ chemotactic 趋化因子/ ~ chick antidermatitis; chick antipellagra; pantothenic acid 泛酸/ ~ Christmas (缩 CF); ~ Ⅸ 克里斯马斯因子,[凝血]第九因子/ ~ chromotrchial; paraaminobenzoic acid 对氨基苯甲酸/ ~ citrovorum; folinic acid 柠胶因子,甲酰四氢叶酸/ ~ colicinogenic; colicinogen 促大肠杆菌素因子/ ~ conglutinogen activating (缩 KA F) 胶固素原活化因子/ factors, coagulation 凝血因子/ ~ co-enzyme; diaphorase 辅酶因子,黄递酶/ ~ competence inducing; competent inducing ~ [免疫]活性诱发因子/ ~ contraceptive; phosphorylated hesperidin 节育因子,磷酸橙

皮甙 / ~ cord 索状因子 / ~ curling; griseofulvin 灰黄霉素 / ~ cytolytic 溶细胞因子 / ~ cytotoxic 细胞毒性因子 / ~ Day's; folic acid; vitamin M 戴伊氏因子,叶酸,维生素 M / ~ diabetogenic 致糖尿病因子 / ~ diffusion; Duran-Reynals ~ ; hyluronidase 透明质酸酶 / ~ eluate; pycidoxine 吡哆醇 / ~ encephalitogenic 致脑炎因子 / ~ enhancement 增强因子 / ~ erythrocyte maturation; vitamin B_{12}红细胞成熟因子,维生素 B_{12}/ ~ erythropoietic stimulating (缩 ESF) 促红细胞生成因子 / ~ extrinsic [造血]外因子 / ~ familial 家族因素 / ~ F; fertility ~ F 因子,生育因子 / ~ filtrate; filtrate ~ II; pantothenic acid 泛酸 / ~ follicle-stimulating hormone releasing (缩 FRF) 促卵泡成熟激素释放因子 / ~ galactagogue 催乳因子 / ~ galactopoietic; prolactin 催乳激素 / ~ glycotropic; anti-insulin ~ 生糖因子,抗胰岛素因子 / ~ growth 生长因子 / ~ growth inhibitory 生长抑制因子 / ~ H; biotin 生物素 / ~ Hageman(缩 HF) 哈格曼因子, [凝血] 第十二因子 / ~ histamine sensitizing 组胺致敏因子 / ~ host 宿主因素 / ~ hyperglycemic-glycogenolytic; glucagon 高血糖素 / ~ hypothalamic hypophysiotropic releasing 丘脑下部促 垂体释放因子 / ~ inhibitory 抑制因子 / ~ insulin antagonizing; glycotropic ~ 抗胰岛素因子,生糖因子 / ~ intrinsic [造血]内因子 / ~ Lactoba cillus bulgaricus; pantetheine 保加利亚乳杆菌生长因子,泛酰硫氢乙胺 / ~ Lactobacillus casei; folic acid 干酪乳杆菌发酵因子,叶酸 / ~ Lactobacillus lactis Dorner; vitamin B_{12}多讷氏乳酸杆菌因子,维生素 B_{12}/ ~ lactogenic; prolactin 催乳激素 / ~ La wrence's 转移因子 / ~ LE 红斑狼疮因子,LE 因子 / ~ LE cell 红斑狼疮细胞因子 / factors, lethal 致死因素 / ~ LE serum 红斑狼疮血清因子 factors, lethal 致死因素 / ~ leukocytosis-promoting (缩 LPF) 促白细胞增多因子 / ~ leukopenic 白细胞减少因子 / ~ lipotropic; choline 胆碱 / ~ liver filtrate; pantothenic acid 泛酸 / ~ liver Lactobacillus casei; folic acid 胆干酪乳杆菌发酵因子,叶酸 / ~ LLD; vitamin B_{12}多讷氏乳酸乳杆菌因子,维生素 B_{12}/ ~ luteinizing hormone releasing (缩 LRF) 黄体化激素释放因子 / ~ lympheeytosis-stimulating (缩 LSF) 促淋巴细胞增多因子 / ~ lymph node permea bility (缩 LNPF) 淋巴结透过性因子 / ~ lymphotoxic 淋巴毒性因子 / ~ lysogenic; bacteriophage 噬菌体 / ~ macrophage aggregation (缩 MAF) 巨噬细胞活化因子 / ~ macrophage inhibition 巨噬细胞抑制因子 / ~ maturation; vitamin B_{12}成熟因子,维生 素 B_{12}/ ~ melanocyte-stimulating hormone inhibiting (缩 MIF) 促黑素细胞激素抑制因子 / ~ migration inhibiting (缩 MIF) 移行抑制因子(巨噬细胞) / ~ milk; mouse mammary tumor ~ 鼠乳腺致癌因子 / ~ mitogenic; mitogen 致有丝分裂因子 / factors, modifying; modifier; modifying genes 变更因子,变更基因 / ~ mouse antialopecia; inositol 肌醇 / ~ Mowbray's 胸腺 a_2 球蛋白 / factors, multiple 多因子(遗传)/ ~ N N 因子(缺乏时,鼠饮乙醇量增加) / ~ Nebenthau 内本滔因子 / ~ necrotizing; necrotoxin 坏死毒素 / ~ nonimmunologic 非免疫性因素 / ~ pathogenic 致病因子 / ~ permeability (缩 PF) 透过性因子 / ~ phagocytosis promoting 吞噬促进因子 / ~ plateiet activating 血小板活化因子 / ~ P.-P.; pellagra preventive ~ ; niacin 抗糙皮病因子,抗蜀黍红斑因子,烟酸 / ~ procomplementary 前补体因子 / ~ proliferation inhibitory (缩 PIF) 增生抑制因子 / ~ pyruvate oxidation; lipoic acid 丙酮酸氧化因子,硫辛酸 / ~ R; folic acid R 因子,叶酸 / ~ rat acrodynia; pyridoxine 吡哆醇 / ~ recognition 识别因子 / ~ recovery 复原因子 / ~ resistance transfer (缩 RTF); R ~ 抵抗力转移因子, R 因子 / ~ resistance inducing 抵抗力诱发因子 / ~ restropic 网状内皮系统刺激因子 / ~ Rh; Rhesus ~ Rh 因子,猕因子 / ~ rheumatoid (缩 RF) 类风湿因子 / ~ rheumatoid agglutinating 类风湿凝集因子 / ~ rheumatoid arthritis 类风湿关节炎因子 / ~ rheuma toid-like 类风湿样因子 / ~ S; biotin S 因子,生物素 / ~ S; chick growth; strepogenin 雏鸡生长因子 S,谷氨酸促长肽 / ~ seasonal 季节因素 / ~ seroconversion 血清转化因子 / ~ Simon's septic 西蒙氏败血因子(化脓性感染时,血中嗜酸细胞减少,中性白细胞增加) / ~ skin; biotin 护皮因子,生物素 / ~ skin reactive 皮肤反应因子 / ~ skin sensitizing 皮肤致敏因子 / ~ somatotropin releasing (缩 SRF) 生长激素释放因子 / ~ SLR; Streptococcus lactis R ~ 乳链球菌 R 因子,叶酸 / ~ speckled antinuclear 斑点抗核因子 / ~ spreading; hyaluronidase 扩散因子,透明质酸酶 / ~ supertypic 超型因子 / ~ T; vitamin T 因子,维生素 T(获自串酵母,能刺激组织生长和再生) / ~ thyroid-stimulating hormone releasing (缩 TSH-RF) 促甲状腺激素释放因子 / ~ thyrotropin-releasing (缩 TRF) 促甲状腺激素释放因子 / ~ transfer 转移因子 / ~ Trapp's 特腊普氏因数(尿比重末两位小数数字乘 2,即每升尿固体的克数) / tumornecrosis ~ (TNF),肿瘤坏死因子/ ~ U; folic acid U 因子,叶酸 / ~ V; co-enzyme I V 因子,辅酶 I / ~ W; biotin W 因子,生物素 / ~ Y; yeast eluate ~ ; pyridoxine Y 因子,酵母洗脱因子,吡哆醇 / ~ yeast filtrate; pantothenic acid 酵母滤过因子,泛酸 / ~ yeast Lactobacillus casei; folic acid 酵母干酪乳杆菌因子,叶酸

factor Ⅷ inhibitor bypassing activity (简作 FEIBA) 因子Ⅷ抑制离路活性

factor Gm (简作 fGm) Gm 因子

factor LE (简作 fLE) LE 因子,红斑狼疮因子

factor MN and p (简作 fMN and P) MN 和 p[血型]因子

factor MN blood (简作 fMN) MN [血型]因子

factor N (简作 fN) N[血型]因子

factor of safety (简作 f/s) 安全因素,安全系数

factor of safety (简作 FOS) 安全系数

factor of safety (简作 FS) 安全因素;安全系数

factor thymus of serum (简作 FTS) 血清胸腺因子

factorial experiment 析因实验,因子实验

factorization *n*. 因子分解

Factor-Referenced Temperament Scales (简作 FPTS) 参考发病因子治疗计算法

factors XYZ (简作 FXYZ) XYZ 因子

factory *n*. 工厂,制造厂

Factrel *n*. 盐酸戈那瑞林(gonadorelin hydrochloride)制剂的商品名

FACTS facilities administration control and time schedule 设备管理控制和时间调度程序

factual *a*. 事实的,真实的

facula *n*. 光斑

facultative *a*. ①兼性的 ②偶然的 ‖ ~ eccentric fixation 机能性偏注视 / ~ fibroblast 兼性纤维母细胞 / ~ heterochromatin 兼性异染色质 / ~ hypermetropia 能胜远视,机能性远视 / ~ parasite 兼性寄生虫 / ~ parthenogenesis 兼性孤雌生殖 / ~ scotoma 机能性暗点 / ~ strabismus 机能性斜视 / ~ suppression 机能性抑制

Faculte des Sciences de Lyon (简作 FSL) 里昂科学院(法国)

faculty [拉 facultas] *n*. ①能力 ②[大学]院系 ‖ ~ fusion 融合能力 / ~ medical 医学院

Faculty of Radiologists (简作 FR) 放射学家公会(英)

FAD flavin-adenine dinuclectide 黄素腺嘌呤二核甙酸 / flavine adenine dinucleotide 黄素嘌呤二核甙酸(氧化型) / fetal activity acceleration determination 胎儿活动加速测定

FADA frequency-amplitude domain analysis 频率放大领域分析

FADC first aid and decontamination centre 急救与消毒中心

fade *v*. ① 枯萎;(颜色)褪去;(声音等)衰退下去,消失,(阴影)逐渐变浅 ②使褪色 ‖ ~ area 衰落区,盲区 / ~ chart 衰落区图,盲区图 / ~ down 图像衰减,淡出 / ~ in 渐强(显,现),淡入 / ~ out 渐弱(隐),淡出 / ~ over [电视图像]淡出淡入 / ~ 图像增亮(强)/ ~ zone 消失区,静区

fadenreaction *n*. [德] Mandelbaum's reaction 丝状反应,曼德耳包姆氏反应(检伤寒带菌者)

fadeometer *n*. 褪色计

fader *n*. 光亮(增益)调节器,衰减器

FADF fluorescent antiboy darkfield 荧光抗体暗视野

$FADH_2$ the reduced form of flavin adenine dinucleotide 黄素腺嘌呤二核苷酸的还原型 / flavine adenine dinucleotide reduced form 还原型黄素腺嘌呤二核甙酸

fading *n*. ①[幼犬]枯萎病 ②衰落(弱,减),褪色 ‖ ~ memory theory 衰减记忆理论 / ~ unit 输入功率调节装置,衰落装置 / ~ variability 衰退变异性

FADN flavin adenine dinucleotide 黄素腺嘌呤二核甙酸

Fadrozole *n*. 法倔唑(抗肿瘤药)

FADS factor analysis of dynamic structure 动态结构因子分析法

faecal urobilinogen (简作 Fu) 粪尿胆素原

faecal urobilinogen (简作 FU) 粪尿胆素原

faecal viruses 粪便病毒

faeces *n*. 粪便

Faeces Trogopterori [五灵脂]

faenum graecum [拉] fenugreek 胡芦巴(种子)

faex (复 faeces)[拉] *n*. ①酵母 ②渣滓 ‖ ~ compressa 压榨酵母 / ~ medicinalis 药用酵母

FAFR Fatal Accident Frequency Rates 致命事故发生率

fag *n*. ①衰竭,虚脱 ②因辛苦工作而疲劳, *v*. 使疲劳;磨损 ‖ ~ brain 神经衰弱 脑力过劳

Fagaceae *n*. 壳斗科(植)

Fagaceae *n*. 山毛榉目(植物分类学)

Fagacece *n*. 壳斗科(植)

Fagara L. *n*. 崖椒属 ‖ ~ flava 黄崖椒 / ~ schinifolium Engl 崖椒

fagaramide *n*. 崖椒酰胺(获自崖椒属 植物,除虫菊素增效剂)
fagaramidin *n*. 法加腊米丁(制自 Fagara xanthyloides 根中的麻醉性物质)
fagarine *n*. 崖椒硷(获自 Fagara coco 的几种生物硷的总称)
f-agent foaming agent 起泡剂
Faget's law (sign)[Jean Charles 法医师 1818—1884] *n*. 法盖氏征(黄热病时的一种脉搏体征)
fagin[拉 fagus beech] *n*. 山毛榉素
fagine; choline *n*. 胆碱
fagopyrism[拉 fagopyrum buckwheat] *n*. 荞麦中毒
Fagopyrum cymosum (Trev.) Meis *n*. **Polygonum cymosum Trev.** *n*. 野荞麦(植)药用部分:根状茎—[金荞麦]
Fagopyrum Hall *n*. 荞麦属 ‖ ~ esculentum Moench 荞麦 / ~ tartaricum Gaert 苦荞麦
Fahey-Crawley virus = Avian reovirus(Fahey-Crawley) 禽呼肠孤病毒
Fahey-Mckelvey quantitative gel diffusion test 定量凝胶扩散试验
Fahr fahrenheit temperature 华氏温度
Fahraeus effect 法雷效应
Fahraeus phenomenon, reaction, test (robin Fahraeus)红细胞沉降率
Fahraeus reaction (test)[Robin 瑞典 病理学家 1888 生] 法利伍氏反应(试验)(红细胞沉降试验)
Fahraeus-Lindquist effect 法雷—林奎斯特效应
Fahrenheit scale (Gabiel D. Fahrenheit)华氏温标
fahrenheit temperature(简作 Fahr) 华氏温度
Fahrenheit thermometer[Gabriel Daniel 德物理学家 1868—1736] *n*. 华氏温度计
Fahr-Volhard disease; malignant nephrosclerosis *n*. 法福二氏病,恶性肾硬变[病]
FAI functional aerobic impairment 功能型需氧障碍
FAICAR 5-formylamino-imidazol-4-carboxamido-5'-ribonucleotide 5-甲酰胺咪唑-4-羧基酰氨核糖核甙酸
FAIHA Fellow of the Australian Institute of Hospital Administration 澳大利亚医院管理研究所研究员
fail *v*. ①缺乏,不足 ②衰退,消失
failing *a*. 失败的,衰退中的
failure *n*. 失败;衰竭 ‖ ~ central 中枢衰竭 / ~ circulatory 循环衰竭 / ~ congestive 充血性衰竭 / ~ heart; cardiac ~ 心力衰竭 / ~ myocardial 心肌衰竭 / ~ peripheral circulatory 周围循环衰竭 / ~ rate for contraceptives 避孕失败率 / ~ reciprocity 倒易不能 / ~ renal 肾衰竭 / ~ respiratory 呼吸衰竭
failure analysis(简作 FA) 故障分析
failure analysis report(简作 FAR) 事故分析报告
failure cause data report(简作 FCDR) 事故发生原因报告
failure of all vital forces(简作 FOAVF) 全部生命力衰竭
failure to thrive(简作 FTT) 发育停滞
faint; syncope *n*. 晕厥
fainthearted *a*. 怯懦的,无决断的
fainting *n*. 昏厥
faintish *a*. 有点晕的,较弱的
faintishly *ad*. 有点晕地,较弱地
faintishness *n*. 有点晕
FAIR fast access information retrieval 快速存取情报检索(英医科院)
fair average quality(简作 FAQ) 平均中等质量
fairing *n*. 减阻装置
fait pilule(简作 fp) 制成丸剂
fait potio(简作 fp) 制成顿服水剂
faith healing(简作 FH)(靠祈祷等治疗的)信仰疗法
Fajersztajn's crossed sciatic sign(Jean Faersztajn) 法捷尔斯坦坐骨神经同交叉诊
FAK filtrating artificial Kidney 滤过型人工肾
falcadina *n*. 法耳卡德纳(欧洲南部伊 斯的利亚地方病,以多发性乳头状瘤为其特征)
falcate; falciform *a*. 镰形的,镰状的
falces(单 falx)[拉] *n*. 镰
falcial *a*. 镰的
falciform *a*. 镰形的,镰状的 ‖ ~ fold 镰状皱褶,镰状皱襞 / ~ ligament 镰状韧带 / ~ retinal detachment 镰状视网膜剥离 / ~ retinal fold 镰状视网膜皱褶
Falciungins *n*. 镰爪(吸虫)属
falcon herpesvirus = FHV 隼疱疹病毒
falcula[拉]; **falx cerebelli** *n*. 小脑镰
falcular[拉 falx sickle]; sickle-shaped *a*. 镰形的,镰状的
faleate *n*. 镰形的,镰状的
Falecalcitriol *n*. 氟骨三醇(维生素类药)
faleiform *a*. 镰形的,镰状的
Faleiungins *n*. 镰爪[吸虫]属
Falintolol *n*. 法林洛尔(B 受体阻滞剂)
Falipamil *n*. 法利帕米(扩冠药)
fall 跌落;下降;下垂;减退;倒下 落下;降低;向下倾斜;秋天,秋季 秋季的 ‖ ~ apart 崩溃,土崩瓦解 / ~ away 背离,离开;消失;消瘦 / ~ back 后退,退却 / ~ back on(upon) 求……的支持,求助于;退到 / ~ behind 落在……的后面,跟不上 / ~ down in a fit 突然昏倒 / ~ flat 达不到预想效果,完全失败 / ~ ill 得病 / ~ in 坍下;同意;到期 / ~ into 落入,陷于;进入;注入;(可)分成;属于;开始 / ~ in with 偶尔遇到;同意……,赞成…… / ~ off 下降,跌落;减少,缩小;变坏;衰退 / ~ on(upon)落在,落到;袭击 / ~ out (发)脱落;争吵;结果 / ~ out of 放弃 / ~ over each other 争夺,竞争 / ~ ratio 降落比 / ~ short 不足,缺乏;达不到,不符合 / ~ through 失败,成为泡影 / ~ to 开始,着手(指开始攻击,开始吃)/ ~ under 受到(影响等);被列为或归入……类
fallacia optica 视错觉,错觉
fallacious *a*. 谬误的;靠不住的,虚妄的
fallaciously *ad*. 谬误地;靠不住地,虚妄地
fallaciousness *n*. 谬误;虚妄
fallacy *n*. ①错觉,幻觉 ②虚妄 ‖ ~ psychical 精神虚妄
fallectomy; salpingectomy *n*. 输卵管切除术
fallen fragment sign 骨片降落征
falling load 跌落负载
falling of womb *n*. 子宫脱垂
fall-off 减退,逐渐下降
Fallopian aqueduct(Gabriele Falloppio) 面神经管 ‖ ~ artery 子宫动脉 / ~ ligament 腹股沟韧带
Fallopian tube[Gabriello Fallopio (Fallopius) 意解剖学家 1523—1562] 法娄皮欧氏管(输卵管)(同 oviducts)
Fallopian tube dysfunction(简作 FD) 法娄皮欧氏输卵管机能障碍
Fallopianervosa; Grewia microcos *n*. 破布叶,宝叶
fallopian-tube, pregnancy 输卵管妊娠
fallostomy; salpingostomy *n*. 输卵管造口术
Fallot's tetrad (tetralogy)[Etienne- Louis Arthur 法医师 1850—1562] *n*. 法乐氏四联症,四联畸形(肺动脉瓣狭窄、心室中隔缺损、右位主动脉、右心室肥大)
Fallot's tetralogy *n*. 法乐氏四联症
fallotomy *n*. 输卵管切开术
fallout *n*. [放射尘] 回降 ‖ ~ computer 放射性微粒计算机
fallout intensity detector, oscillator(简作 FIDO) 放射性尘埃密度探测振荡器
falls sign 瀑布征
Falls' test[Frederick Howard 美产科医师、妇科学家 1885 生] *n*. 福耳斯氏试验(初乳皮肤试验)
Falret's circular insanity[Jean Pierre 法精神病学家 1794—1870] *n*. 法耳雷氏循环性精神病
FALS familiar amyotrophic lateral sclerosis 家族性肌萎缩性侧索硬化症
false *a*. 假的;伪造的 ‖ ~ amnion 假羊膜 / ~ amnion cavity 假羊膜腔 / ~ amniotic cavity 假羊膜腔 / ~ aneurysm 假性动脉瘤 / ~ associated fixation 假联合注视 / ~ cataract 假性内障 / ~ cell 假细胞 / ~ colour 假色,伪彩色 / ~ contouring 假轮廓 / ~ cornea 假角膜 / ~ eye 义眼,假眼 / ~ fixation 假注视,偏注视 / ~ fovea 假凹 / ~ gallbladder image 假胆囊影像 / ~ halo sign 假晕轮征 / ~ hybrid 伪杂种 / ~ image 假像 / ~ incontinentia urinae 假性尿失禁 / ~ joint 假关节 / ~ labor 假分娩快要到分娩期时发生的子宫有节律的收缩,但子宫颈并不扩张或消失 / ~ leg 腹足 / ~ lumen 假腔,夹层 / ~ macula 假黄斑 / ~ myopia 假性近视 / ~ negative 假阴性/ ~ neurotransmitter 假性神经递质 / ~ orbital hypertelorism 假性眶距增宽症 / ~ orentation 定位失误,假方位 / ~ ovary 假卵巢 / ~ pancreatic image 假胰腺影像 / ~ passage 假尿道(阴茎异物所致外伤) / ~ pelvis 假骨盆 / ~ perception 假投射,假投影 / ~ pleiotropy 假多效性 / ~ positive 假阳性 / ~ positive response 假阳性反应 / ~ pregnancy 见 Pseudocyesis / ~ ptosis 假上睑下垂,脂肪性上睑下垂 / ~ rib 假肋 / ~ scotoma 假性暗点 / ~ shadow 假性声影 / ~ spiracles 拟气门 / ~ stable fly 厩腐蝇 / ~ tears 假泪 / ~ torsion 假扭转 / ~ twins 双卵性双胎 见 dizygotic twins / ~ vision 假视觉,视幻觉 / ~ visual axis 伪视轴 / ~ vocal cord 假声带
false neurochemical transmitter(简作 FNT) 假神经传导介质
false positive(简作 FP) 假阳性
false transmitter(简作 FT) 假介质
false-negative *a*. & *n*. 假阴性的,假阴性
false-positive *a*. 假阳性 ‖ biologic ~ (BFP) 生物假阳性(梅毒不

存在时梅毒血清学实验呈阳性)
falsification *n*. ①错构 ②伪造 ③曲解 ‖ retrospective ~ 回溯性错构症,往事错构症
falt colony(简作 Fcolony)扁平菌落
Falta 's coefficient(Wilhelm Falta)法尔塔系数(排出体外糖与口服糖量的百分比)
Falta 's triad[Wilhelm 奥医师 1875 生] *n*. 法耳塔氏三征(糖尿病的发生 与胰腺、肝脏、甲状腺三个脏器有关)
falvarginum *n*. 银吖啶黄,银黄素
falx(复 falces)[拉] *n*. 镰 ‖ ~ aponeurotica inguinalis 腹股沟腱膜镰 / ~ cerebelli 小脑镰 / ~ cerebri 大脑镰 / ~ chorioideae 脉络膜弧形斑 / ~ inguinalis 腹股沟镰 / ~ ligamentosa; ligamentum falciforme hepatis 肝镰状韧带 / ~ myopica 近视弧形斑 / ~ sign 大脑镰征(病态脑影像)
Fam family 家庭;科,族(分类学)
Fam Doc family doctor 家庭医师
Fam per paral familial periodic paralysis 家族性周期性麻痹
Fam phys family physician 家庭医生
FAMA Fellow of the American Medical Association 美国医学会会员 fluorescent antibody to membrane antigen 抗膜抗原荧光抗体
Famciclovir *n*. 泛昔洛韦(抗病毒药)
fames[拉]; **hunger** *n*. 饥饿 ‖ ~ canina; bulimiasis; bulimia 善饥,食欲过盛 / ~ lupina; lycorexia 极度善饥,贪食
familial[拉 familia family] *a*. 家族的,全家的 ‖ ~ accumulation 家族内累积 / ~ amaurotic idiocy 家族性黑蒙性痴呆 / ~ cystinuria-lysinuria 家族性胱氨酸尿-赖氨酸尿症 / ~ dominant drusen 家族显形玻璃疣病 / ~ exudative vitreoretinopathy 家族性渗出性玻璃体视网膜病变 / ~ goitrous cretinism 家族性甲状腺肿呆小症 / ~ incidence 家系[内]发病率 / ~ neutropenia 家族性粒细胞减少症 / ~ premature ovarian failure 家族性卵巢早衰 / ~ sexual hormonal disorder 家族性性激素失调 / ~ testicular tortion 家族性睾丸扭转
familial amyloid polyneuropathy (polyneuritis)(简作 FAP)家族性淀粉样性多发神经炎
familial and genetic(简作 FG)家族和遗传
familial cardial conduction disturbance (defect)(简作 FCCD)家族性心脏传导障碍(或损害)
familial chonic mucocutaneous candidiasis(简作 FCMC)家族性慢性皮肤黏膜念珠菌病
familial dysautonomia(简作 FD)家族性自主神经机能异常
familial dysproleinemic hyperthyroxinaemia(简作 FDH)家族性血浆蛋白生成不良性的高甲状腺素血症
familial hypercholesterolaemia(简作 FH)家族性高胆固醇血症
familial juvenile nephrophisis(简作 FJN)家族性少年型肾结核
familial Mediterranean fever(简作 FMF)家族型地中海热
familial periodic paralysis(简作 Fam per paral)家族性周期性麻痹
familial periodic paralysis(简作 FPP)家族性周期性麻痹
familiar amyotrophic lateral sclerosis(简作 FALS)家族性肌萎缩性侧索硬化症
family *n*. ①家族,家属 ② 科(分类) ‖ ~ constellation 家系性发现 / ~ history 家族史 / ~ medicine 家庭医学 / ~ method of breeding 家系育种法 / ~ plan 计划生育 / ~ planning 计划生育 / ~ practice 家庭医疗 / ~ psychiatry 家庭精神病学 / ~ psychotherapy 家庭心理治疗 / ~ selection 家系选择 / ~ systematic 科(分类) / ~ tree 系统树
family doctor(简作 Fam Doc)家庭医师
family history(简作 FH)家族史
family nurse clinician(简作 FNC)家庭护理医师
family nurse practitioner(简作 FNP)家庭护理医师
family physician(简作 Fam phys)家庭医生
Family Physician(简作 FP)家庭医生(杂志名)
Family planning 计划生育(有计划的生育子女叫计划生育,包括提倡晚婚、晚育、计划生育、优生)
family planning(简作 FP)计划生育
Family Planning Association(简作 FPA)计划生育协会(英)
Family Planning Association Medical Newsletter(简作 FPAMN)计划生育协会医学通讯(英)
Family Planning International Assistance Newsletter(简作 FPIAN)计划生育国际援助通讯
Family Planning Obstetrics Clinical Utilization(简作 FOCUS)计划生育产科临床利用系统
Family Planning Perspectives(简作 FPP)计划生育展望(美国计划生育联合会杂志)
Family Planning Population Reporter(简作 FPPR)计划生育人口报道(美国计划生育联合会杂志)
Family Planning Quarterly(简作 FPQ)计划生育季刊
Family Plans(简作 FP)家庭计划(杂志名)
family practice(简作 FP)家庭医疗,家庭病床
Family Practice News(简作 FPN)家庭开业医疗报道(杂志名)
family practitioner(简作 FP)家庭医生
family product(简作 FP)家庭制品
Family Rickettsiaceae 立克次体科
family therapy(简作 FT)家庭治疗
Family Therapy(简作 FT)家庭治疗法(家庭疗法研究会杂志)
Family Therapy Institute of Marine(简作 FRIM)海上家庭治疗研究所
famine *n*. 饥荒,严重的缺乏
Famiraprinium Chloride *n*. 法米氯铵(抗抑郁药)
famish *v*. (使)挨饿;(使)饥饿
FAMOS floatinggate avalanche injection metal-oxidesemiconductor 浮置栅雪崩注入金属—氧化物—半导体
Famotidine *n*. 法莫替丁(组胺 H2 拮抗剂,用于治疗十二指肠溃疡)
Famotine *n*. 法莫汀(抗病毒药)
Famotine hydrochloride; **Uk2054** *n*. 盐酸法莫汀,盐酸氯苯氢异喹;抑感灵(抗流感等病毒病药)
Fampridine *n*. 氨吡啶(钾通道阻滞药)
Famprofazone *n*. 泛普法宗(镇痛药)
FAMSO methyl methylthiomethyl sulfoxide 甲基甲硫甲基亚砜(抗麻风药)
FAN first aid nurse 急救护士 / fuchsin, amido black and naphtholyellow 品红、酰胺黑及萘酚黄
fan *n*. ①扇 ②通风机 ‖ ~ beam 扇形束(CT 用语) / ~ beam rotate-only CT 扇形束旋转型计算机断层成像[术] / ~ beam rotate-only CT scanner 扇形束旋转型计算机断层成像扫描机 / ~ blowing 鼓风扇 / ~ dial 扇形散光表 / ~ dial chart 扇面散光表 / ~ ventilating 通风扇
F and R force and rhythm (of pulse) 力与节律(脉搏)
fan douche(简作 FD)扇形冲洗
FANA fluorescent antinuclear antibody 荧光抗核抗体,萤光抗核体试验
Fananserin *n*. 法南色林(5-色胺拮抗药)
Fanapapea intestinalis; Chilomastix mesnili 迈[斯尼耳]氏唇鞭毛虫
Fanconi anemia(简作 FA)范康尼氏贫血(先天性骨髓发育不全及其他缺陷,亦称范康尼顽性贫血或范康尼氏综合征)
Fanconi's anemia, pancytopenia[Guido 瑞士医师]; **Fanconi's refractory anemia** 范康尼氏贫血,范康尼氏顽性贫血(先天骨髓发育不全及其他缺陷)
Fanconi's syndrome, de Toni- Fanconi's syndrome 肾小管功能失常综合征
Fanetizole *n*. 法萘替唑(免疫调节药)
fang *n*. ①牙根 ②尖牙,蛇类毒牙
fanged *a*. 有尖牙的,有毒牙的
fango[意] *n*. 温泉泥,矿泥
fangotherapy *n*. 温泉泥疗法
Fannia *n*. 厕蝇属 ‖ ~ canicularis 黄腹厕蝇 / ~ glaucescens 巨尾厕蝇 / ~ ipinensis 宜宾厕蝇 / ~ kikowensis 溪口厕蝇 / ~ leucosticta 白纹厕蝇 / ~ manicata 毛踝厕蝇 / ~ prisca 元厕蝇 / ~ scaiaris 灰腹厕蝇
Fanniinae *n*. 厕蝇亚科
fanning beam 扇形波(射)术
fan-shaped *a*. 扇形的 ‖ ~ beam 扇形(X 线)束
Fansidar *n*. 法西达(治疗弓形虫病之药物)
fantascope *n*. 幻视器
fantasize *vt*. & *vi*. ①想象,②幻想,产生幻想
fantasm; **phantasm** *n*. 幻觉
fantast *n*. 幻想者
fantastic *a*. 幻想的;奇异的;无法实现的
fantasy relaxation technique(简作 FRT)幻想性松弛技术
fantasy; **phantasy** *n*. 幻想
Fanthridone *n*. 泛曲酮(抗抑郁药)
fantod *n*. 烦躁,紧张;(身心)不适
Fantofarone *n*. 泛托法隆(血管扩张药)
Fantridone *n*. 泛曲酮(抗抑郁药)
Fantridone hydrochloride 盐酸泛曲酮,盐酸胺丙菲啶酮(抗抑郁药)
Fantus' antidote[Bernard 美药理学家 1874—1904] 范特斯氏解毒剂(解汞中毒药)
fan-type *n*. 扇形 ‖ ~ radiation 扇形辐射
FANY First Aid Nursing Yeomanry 急救护士队
FAO Food and Agricultural Organization(联合国)粮食与农业组织
FAO Nutr Meet Rep Ser FAO Nutrition Meeting Report Series(联合

国)粮食与农业组织营养会议报告集
FAO Nutrition Meeting Report Series(简作 FAO Nutr Meet Rep Ser)(联合国)粮食与农业组织营养会议报告集
FAP familial amyloid polyneuropathy(polyneuritis)家族性淀粉样性多发神经炎 / femoral artery pressure 股动脉压 / first aid party 急救队 / first aid post 急救站 / fixed action pattern 固定动作类型 / floating-point arithmetic package 浮点运算程序装置 / fotran assembly program 公式翻译汇编程序
FAPHA Fellow of the American Public Health Association 美国公共卫生协会会员
FAQ fair average quality 平均中等质量
far *a*. 远 ‖ ~ compensation 远程补偿 / ~ field 远场 / ~ field pattern 远磁场图 / ~ focus light 远焦距限值 / ~ gain 远增益 / ~ point 远点 / ~ point of accommodation 调节远点 / ~ point of convergence 集合远点 / ~ sight 远视 / ~ vision 远视力
FAR failure analysis report 事故分析报告 / flight aptitude rating 飞行适应性评价
Far farad 法拉(电容单位)
far faradic 感应电流的
Far east russian encephalitis virus = Tick-borne encephalitis (Eastern subtype) virus (Baskovic)蜱传脑炎病 毒(东方亚型)
Far east tick-borne encephalitis virus 远东蜱传脑炎病毒
Far fugium japonicum (L) Kitam. *n*. 大吴风草(植)全草入药—八角乌,独脚莲
far infra red spectrometer(简作 FIS)远红外线分光计
far infrared spectroscopy(简作 FIR)远红外线光谱学
far ultra-violet(简作 FUV)远紫外线的
Far western blotting Farwestern 印迹法(蛋白质检测的蛋白质印迹法,例如用标记的激酶或重组蛋白来检测印记膜上与之作用的蛋白质)
Far. faradic 感应电的
Farabee necrosis of pancreas; Balser's syndrome 急性胰腺炎脂肪坏死,巴耳泽氏综合征
Farabeuf's amputation[Louis Hubert 法外科医师 1841—1910]法腊布夫氏切断术(腿的大瓣状切断术)‖ ~ operation 法腊布夫氏手术(耻骨坐骨支切开术)/ ~ saw 法腊布夫氏锯(活动页锯)/ ~ triangle 法腊布夫氏三角(颈内静脉面静脉三角)
farad(Michael Faraday)*n*. 法拉(电 容单位)‖ ~ bridge 电容电桥
farad per metre(简作 F/m)法拉/米(介电常数 <电容率> 单位)
faraday *n*. 法拉第(电量单位)‖ ~ electricity 感应电 / ~ rotation 法拉第(平面极化磁)旋转,法拉第效应 / ~ shield 法拉第屏蔽 / ~ screen 法拉第屏
Faraday Discuss Chem Soc Faraday Discussions of the Chemical Society 化学会法拉第讨论会(伦敦)
Faraday Discussions of the Chemical Society(简作 Faraday Discuss Chem Soc)化学会法拉第讨论会(伦敦)
Faraday's constant[Michael 英物理学家 1791—1867]*n*. 法拉第氏常数(电解时使单价元素释放一克原子所需的电)‖ ~ law 法拉第氏定律(电离)/ ~ space 法拉第氏间隙(阴极暗区)
faradic *a*. 感应电的
faradimeter *n*. 感应电流计
faradiol *n*. 款冬二醇
faradipunctura *n*. 感应电针术
faradipuncture *n*. 感应点针术,感应电[流]针刺法
faradism *n*. ①感应电 ②感应电疗法
faradization *n*. 感应电疗法 ‖ ~ galva nic[直]流电感应电疗法 / ~ general 全身感应电疗法 / ~ surging 浪涌式感应电疗法
faradize *n*. 通感应电
faradocontractility *n*. 感应电收缩性
faradomuscular *a*. 感应电肌肉的
faradonervous *a*. 感应电神经的
faradopalpation *n*. 感应电触诊法
faradotherapy *n*. 感应电疗法
far-advanced *a*. 严重晚期的
farallonnairo virus 法拉龙内罗病毒
Farber disease (lipogranuloma tosis, syndrome) (Sidney Farber) 法伯病(脂肪肉芽肿病,综合诊,由神经酰胺酶缺乏所致的一种神经酰胺代谢溶酶体储积病)
Farber-Uzman syndrome(S. Farber; Lahut Uzman)法—乌综合征(同法伯病)
farcina; equinia *n*. 鼻疽,马鼻疽
farcinia *n*. 鼻疽,马鼻疽
farcinoma *n*. 鼻疽瘤
farcy *n*. 马皮疽,慢性鼻疽 ‖ ~ button 结节状马皮疽 / ~ cattle; bovine ~ 牛慢性鼻疽 / ~ cryptococcus; lympha ngitis epizootica 隐球菌马皮疽,兽疫性淋巴管炎 / ~ , Japanese; Neapolitan ~ ; lymphangitis epizootica 日本马皮疽,兽疫性淋巴管炎 / ~ pipes 淋巴管马皮疽 / ~ water 马腿淋巴管炎
fardel-bound *n*. 食阻(指牛、羊)
farfara *n*. 款冬叶
Farfugium japonicum (L) Kitam. *n*. 大吴风草(植)全草入药—八角乌,独脚莲
Farfugium kaempferi Benth. *n*. 橐吾
farina[拉]*n*. 谷粉,面粉 ‖ ~ avena; oa tmeal 燕麦片 / ~ tritici; wheaten flour 小麦粉
farinaceous[拉 farinaceus]**a**. ①谷粉的 ②含淀粉的
far-infrared molecular laser 远红外分子激光器
farinometer *n*. 面粉谷胶测定器
Farinosae *n*. 粉状胚乳目[植物分类学;著名的如鸭拓草科(commelinaceac),凤梨科(bromeliaceae)等]
farinose *a*. 含粉的,粉质的
Farley-St. Clair-Reisinger's method *n*. 法—克—赖三氏法(一种中性白细胞分 类法)
farm *n*. 农场 *v*. 耕田;种植;饲养 ‖ ~ , baby 育婴院 / ~ chemical 农药 / ~ drug intoxication 农药中毒
Farmer *n*. 一种 X 线剂量计
farmer's lung disease(简作 FLD)农民肺病
Farmer's method 法麦尔氏法(测总氮)
farnesol *n*. 麝子油醇,法尼醇
farnesyl pyrophosphate 焦磷酸法呢酯
farnoquinone; vitamin K_2 *n*. 维生素 K_2
Farnsworth dichotomous test 法恩斯沃思色相配列试验
Faropenem *n*. 法罗培南(抗生素类药)
Farr technique Farr 技术,法尔技术(测定抗体绝对量的放射免疫技术)
Farr's law[William 英医学统计学家 1807—1883].法尔氏定律(传染病流行时发病逐渐减少)
Farr's line[Arthur 英产科医师 1811—1887];法尔氏线
Farr's technic (test) 放射免疫法测定抗体量技术(试验)
Farre's tubercles[John Richard 英医师 1775—1862]法尔氏结节(肝表面的癌节)
Farre's white line(Arthur Farre)法尔白线(卵膜系膜附着卵巢门的线)
far-red light 远红光
farrerol *n*. 华丽杜鹃素(获自杜鹃科植物华丽杜鹃 Rhododendron farrerae 的一种黄酮)祛痰镇咳药
farsighted; hyperopic *a*. 远视的
farsightedness; hyperopia *n*. 远视
FAS Federation of American Scientists 美国科学家联合会 / fetal alcohol syndrome 胎儿乙醇综合征 / Forbes-Albright Syndrome 福—奥二氏综合征;停经泌乳综合征
FASA freely anastomosing sinosoidal area 游离吻合窦区
fasc fasciulus[拉]束
Fasc. fasciculus[拉]*n*. 束
fasci-前缀,意为"带"或"束"(来自拉丁语 fascia)
fascia(复 fasciae)[拉]*n*. ①筋膜 ②绷带 ‖ ~ Abernethy's 艾伯内西氏筋膜(覆髂外动脉上)/ anal; ischiorectal ~ ; ~ diaphragmatis pelvis inferior 盆隔下筋膜 / ~ antebrachii 前臂筋膜 / ~ aponeurotic; deep ~ 深筋膜 / ~ , articulated 斑带(鳞翅目)/ ~ axillaris 腋筋膜 / ~ bicipital; lacertus fibrosus 肱二头肌腱膜 / ~ brachii 臂筋膜 / ~ buccopharyngea 颊咽筋膜 / ~ bulbi 眼球筋膜 / ~ Buck's 布克氏筋膜,阴茎筋膜(会阴浅筋膜的延续)/ ~ bulbi; Tenon's capsule; capsulabulbi 眼球筋膜,眼球囊,特农氏囊 / ~ of Camper 坎珀尔氏筋膜(腹壁浅筋膜浅层)/ ~ cervicalis 颈筋膜 / ~ cervical, deep; ~ colli profunda (praevertebralis) 颈筋膜深层(椎前层)/ ~ cervical superficial; ~ colli superficialis 颈筋膜浅层 / ~ cinerea 灰色带,束状回(胼胝体外侧纵纹至齿状回)/ ~ clavipectoralis; ~ coracoclavicularis 喙锁筋膜 / ~ clitoridis 阴蒂筋膜 / ~ Cloquet's; septum femorale (cloqueti) 克洛凯氏隔,股环隔 / ~ Colles' 科勒斯氏筋膜(会阴浅筋膜深层)/ ~ colli; ~ cervicalis 颈筋膜 / ~ colli media; laminatrachealis 颈筋膜中层 / ~ colli profunda (praevertebralis); lamina prevertebralis 颈筋膜深层(椎前层)/ ~ colli superficialis; laminasuperficialis 颈筋膜浅层,浅层 / ~ Cooper's; ~ cremasterica (Cooperi) 库柏氏筋膜,提睾筋膜/ ~ coracoctavicularis 喙锁筋膜 / ~ coracocleidopectoralis; ~ coracoclavicularis 喙锁胸筋膜,喙锁筋膜 / ~ cremasterica (Cooperi) 提睾筋膜 / ~ cribrosa; lamina cribriformis fossae ovalis 卵圆窝筛状板 / ~ cruris 小腿筋膜 / ~ Cruveilhier's; ~ superficialis perinei 克律韦利运筹氏筋膜,会阴浅筋膜 / ~ deep; ~ profunda 深筋膜 / ~ Denonvilliers 德农维

利叶氏筋膜(直 肠膀胱隔,又称前列腺会阴腱膜) / ~ dentata; ~ dentata hippocampi; gyrus dentatus 齿状回 / ~ diaphragmatis pelvis inferior; ischiorectal ~ 盆隔下筋膜 / ~ diaphragmatis pelvis superior; rectovesical ~ 盆隔上筋膜 / ~ diaphragmatis urogenitalis inferior 尿生 殖隔下筋膜 / ~ diaphragmatis urogenitalis superior 尿生殖隔上筋膜 / ~ dolabra; ~ spiralis 螺旋绷带 / ~ dorsalis manus 手背筋膜 / ~ dorsalis pedis 足背筋膜 / ~ endopelvina 盆内筋膜 / ~ endothoracica 胸内筋膜 / ~ extrapleural 胸膜外筋膜 / ~ fibro-areolar; ~ superficialis 浅筋膜 / ~ of forearm; ~ antibrachii 前臂筋膜 / ~ Godman's 戈德曼氏筋膜(颈心包筋膜) / ~ iliaca 髂筋膜 / ~ iliopectinea 髂耻筋膜 / ~ infraspinata 冈下筋膜 / ~ infundibuliform 漏斗状筋膜,精索内筋膜(腹横筋膜随精索的突出部) / ~ intercolumnar ①精索外筋膜 ②脚间纤维 / ~ ischiorectal; ~ diaphragmatis pelvis inferior 盆隔下筋膜 / ~ lacrimal 泪筋膜 / ~ lata 股阔筋膜 / ~ of leg; ~ cruris 小腿筋膜 / ~ lumbar 腰筋膜 / ~ lumbodorsalis; ~ thoracolumbalis 腰背筋膜 / ~ masseterica 咬肌筋膜 / ~ muscularis 肌筋膜 / ~ nuchae 项筋膜 / ~ orbitalis 眶筋膜 / ~ obturatoria 闭孔筋膜 / ~ orbitalis 眼眶筋膜 / ~ palmar; aponeurosis palmaris 掌腱膜 / ~ palpebral; ~ palpebralis 脸筋膜 / ~ parotidea masseterica; ~ parotidea 腮腺咬肌筋膜 / ~ pectinea 耻骨筋膜 / ~ pectoralis 胸肌筋膜 / ~ pelvis 盆筋膜 / ~ pelvis parietalis 盆筋膜壁层 / ~ pelvis visceralis 盆筋膜脏层 / ~ penis 阴茎筋膜 / ~ penis profunda 阴茎深筋膜 / ~ penis superficialis 阴茎浅筋膜 / ~ perineal 会阴筋膜 / ~ pharyngobasilaris; lamina pharyngoba silaris 咽腱膜,咽颅底板 / ~ pharyngomaxillaris 咽上颌筋膜 / ~ phrenicopleuralis 膈胸膜筋膜 / ~ plantar; aponeurosis plantaris 跖腱膜 / ~ popliteal 腘筋膜 / ~ propria 固有筋膜(腹股沟斜疝及股疝的覆盖变形筋膜) / ~ prostatae; capsula prostatae 前列腺囊 / ~ recta; vagina musculi recti abdominis 腹直肌鞘 / ~ rectovesical; ~ siaphragmatis pelvis superior 盆隔上筋膜 / ~ renal 肾筋膜,肾囊 / ~ Richet's 里歇氏筋膜 (包盖闭合的脐静脉) / ~ scalene; Sibson's aponeurosis 椎胸膜韧带,西 布逊氏腱膜 / ~ Scarpa 's 斯卡帕氏筋膜(腹壁浅筋膜深层) / ~ Sibson's Sibson's aponeurosis 西布逊氏腱膜, 椎胸膜韧带(由第一肋至第七颈椎横突张过肺尖顶 / ~ spermatica 精索筋膜 / ~ spermatica externa 精索外筋膜 / ~ spermatica interna 精索内筋膜 / ~ spiralis; ~ dolabra 螺旋绷带 / ~ subperitoneale 腹膜下[外]筋膜 / ~ subscapularis 肩胛下肌筋膜 / ~ superficialis 浅筋膜 / ~ superficiais perinei 会阴浅筋膜 / ~ suraspinata 网上筋膜 / ~ Tarini's; ~ dentata; gyrus dentatus 塔兰氏带,齿状回 / ~ temporalis 颈盘膜 / ~ of Tenon; ~ bulbi 特农氏囊,眼球筋膜 / ~ Thomson's 汤姆森氏筋膜(覆盖腹股沟管皮下环内半侧的黄色纤维) / ~ thoracolumbalis; ~ lumbodorsalis 腰背筋膜 / ~ thyrolaryngeal 甲喉筋膜(甲状腺至环状软骨) / ~ transversalis [腹]横筋膜 / ~ triangularis abdominis; ligamentum inguinale reflexum (Collesi) 腹股沟反转韧带 / ~ Tyrrell's; Denonvilliers' ~ 提勒耳氏筋膜,德农维利叶氏筋膜(直肠膀胱筋膜前列腺部)

fascia lata [拉] (简作 FL) 阔筋膜

fasciagram ***n***. 筋膜造影片

fasciagraphy ***n***. 筋膜造影术

fascial ***a***. 筋膜的

fasciaplasty ***n***. 筋膜成形术

fasciation ***n***. 绷法,包扎法 ‖ ~ circular 环形绷法束

fascicle; fasciculus ***n***. 束 ‖ ~ fornicate 穹窿束 / ~ gyral; association fibres 联合纤维

fascicled ***a***. 成束的,簇生的

fascicular; fasciculate; fasciculated ***a***. 束状的,成束的 ‖ ~ keratilis 束状角膜炎 / ~ ophthalmoplegia 桥脑束性眼肌麻痹 / ~ pannus 束状血管翳 / ~ peri-infarction block 分支性梗死周围阻滞 / ~ ulcer 束状[角膜]溃疡

fasciculation ***n***. ①成束 ②[肌纤维] 自发性收缩

fasciculi (单 fasciculus) [拉] ***n***. 束

fasciculiform cataract 束状白内障

fasciculiform keratilis 束状角膜炎

fasciculus (复 fasciculi) [拉 dim. of fascis bundle] ***n***. 束 ‖ ~ aberrans of Mona kow; tractus rubrospinalis 莫纳科夫氏束,红核脊髓束 / ~ acusticus; striae medullares ventriculi quarti 髓纹(第四脑室) / ~ aibicantio-thalami; ~ mammillothalamicus 乳头丘脑束 / ~ anterior proprius 前固有束 / ~ anterolateralis superficialis; Gowers' tract; ~ ventrolateralis superficialis 脊髓小脑前束,高尔斯氏束 / ~ arciformis pedis; cimbia 大脑脚弓状束,大脑脚横束 / ~ arcuatus; ~ longitudinalis fuperior 上纵束(大脑) / ~ Arnold's; frontopontine tract 额桥束 / ~ atrioventricularis; auriculoventricular ~; bundle of His 房室束,希斯氏束 / ~ of Burdach; ~ cuneatus 布尔达赫氏束,楔束 / ~ calacarine 距状束(大脑枕叶距状裂间的联合纤维) / ~ central tegmental; tractus tegmentalis centralis 中央被盖束 / ~ cerebellospinalis; derect cerebellar tract; Flelchsig's tract; tractus spinocerebellaris dorsalis 弗累西格氏束,脊髓小脑后束 / ~ cereberospinalis anterior (pyramidalis anterior); derect pyramidal tract; tractus corticospinalis ventralis 皮质脊髓前束 / ~ cerebrospinalislateralis (pyramidal lateralis); tractus corticospinalis (pyramidalis) lateralis 皮质脊髓侧束 / ~ circumolivaris pyramidis [锥体]橄榄周围束 / ~ corporis restiformis 绳状体束 / fasiculi corticothalamici ; tractus cortico thalamicus 皮质丘脑束 / ~ cuneatus (Burdachi) 楔束 / ~ dorsolaterlis; Lissauer's tract; marginal bundle 背外侧束,利骚厄氏束,缘束 / ~ exilis 流放束,细长束(连接拇长屈肌与肱骨内上髁或尺骨冠突的肌束 / ~ extrapyramidal motor; tractus rubrosp nalis 红核脊髓束 / ~ Flechsig's; tractus spinocerebellaris posterior; tractus spino-cerebellaris dorsalis 弗累西格氏束,脊髓小脑后束 / ~ Foville's oblique; peduncle of cerebellum 福维耳氏斜束,小脑脚 / ~ fronto-occipitalis; ~ longitudinalis fuperior 额枕束,上纵束 / ~ frontopontine 额桥束 / ~ funda mental; ~ proprius 固有束 / ~ of Goll; ~ gracilis 果耳氏束,薄束 / ~ of Gowers; tractus spino-cerebellaris ventralis; tractus spino-cerebellaris anterior 高尔斯氏束,脊髓小脑前束 / ~ gyral; association fibers 联合纤维 / ~ innominatus 无名束(延髓内) / ~ interfascixularis; commatract 束间束(脊髓) / ~ intermedius 中间束(红核脊髓束、小脑脊髓束、前庭脊髓束及橄榄脊髓束的总称) / fasciculi intersegmentales 节间束 / ~ intra fusal 肌梭纤维 / ~ lateralis 外侧束(臂丛) / ~ lateralis proprius 外侧固有束 / ~ longitudinal, posterior; longitudimal medial bundle 内侧纵束 / fasciculi longitudinales 纵束 / ~ longitudinalis dorsalis 背侧纵束 / ~ longitudinalis inferior 下纵束 / ~ longitudinalis medialis; longitudinal posterior ~ 内侧纵束 / ~ maculary 黄斑束 / ~ mammillotegmentalis; tractus mammillotegmentalis 乳头被盖束 / ~ mammillothalamicus; ~ thala momammillaris (Vicq d'Azyri) 乳头 丘脑束 / ~ marginalis 缘束,背外侧束 / ~ marginalis ventralis 前缘束 (顶盖脊髓束及前庭脊髓束) / ~ medialis 内侧束(臂丛) / ~ Meynert's; ~ retroflexus 迈内特氏束,后屈束 / ~ obliquus 斜束 / ~ obliquus pontis 脑桥斜束 / ~ occipitofrontalis (of Dejerine) 枕额束 / ~ occipitothala micus 枕丘脑束 / ~ olfactory; tractus olfactorius 嗅束 / ~ olivary 橄榄束 / ~ olivospinalis 橄榄脊髓束 / ~ optic; nervus opticus 视神经 / ~ oval; median root zone 卵圆束,中根带 / fasciculi pedunculomammillares; tractus mammillotegmentalis 乳头被盖束 / ~ perpendicular 垂直束(大脑颞、枕、顶叶的垂直联合纤维) / ~ posterior 后束(臂丛) / fasciculi proprii medullae spinalis; fasciculi intersegmentales 脊髓固有束, 节间束 / ~ proprius 固有束 / ~ pyramidal; direct; tractus pyramidalis anterior 锥体前束,皮质脊髓前束 / ~ pyramidalis 锥体束 / ~ pyramidalis anterior; tractus pyramidalis anterior 锥体前束,皮质脊髓前束 / ~ pyramidalis lateralis; tractus pyramidalis lateralis 锥体侧束,皮质脊髓侧束 / ~ rectus; ~ perpendicularis 直束,垂直束 / ~ retroflexus; Meynert's ~; habenulopeduncular tract 后屈束,迈内特氏束,缰核脚间束 / ~ of Rolando 罗朗多氏束(延髓灰质后角扩大部) / ~ rotundus; solitary ~ ; tractus solitarius 孤束 / fasciculi rubroreticulares; tractus rubroreticularis 红核网状束 ‖ ~ semilunaris (~ interfascicularis) 半月束,束间束 / ~ sensorius secundarius; lemniscus spinalis 脊髓丘系(感觉 性) / ~ septomarginalis 隔缘束 / ~ solitary; tractus solitarius; respiratory bundle 孤束,呼吸束 / ~ spinocerebellaris dorsalis; tractus spinocerebellaris dorsalis 脊髓小脑后束 / ~ spinocerebellaris ventralis (Gowersi); tractus spinocerebellaris anterior 脊髓小脑前束 / ~ spinoolivaris 脊髓橄榄束 / ~ spinotectalis 脊髓顶盖束 / ~ spinothalamicus ventralis; tractus spinothalamicus anterior 脊髓丘脑前束 / ~ subcallosus 胼胝体下束 / ~ sulcomarginalis 沟缘束 / ~ Tarin's; fascia dentata 齿状回 / ~ tectopentine 顶盖脑桥束 / ~ tectospinalis; tractus tectospinalis 顶盖脊髓束 / ~ teres; funiculus teres 圆束(菱形窝内侧隆起) / fasciculi thalamocorticales; tractus tha lamocorticales 丘脑皮质束 ‖ ~ thalamomamillaris (Vicq d'Azyri) 乳状丘脑束 / ~ thalamo-olivary 丘脑 橄榄束 / ~ transversus 横束(掌跖腱膜) / ~ triangularis 三角束 / ~ trineural 三神经束(脊髓上部内连结舌咽神经与迷走神经的纤维) / ~ of Turck; direct pyramidal 锥体前束 / ~ unciform; ~ uncinatus 钩束(连接额叶与颞蝶叶的纤维) / ~ ventrolateralis superficialis; tractus spinocerebellaris ventralis 脊髓小脑前束 / ~ vestibalospinalis; tractus vestibulospinalis 前庭脊髓束

fasciculus retroflexus (简作 FR) 后屈束

fasciectomy ***n***. [fascia + 希 ektome excision] 筋膜切除术

fasciitis; fascitis ***n***. 筋膜炎 ‖ ~ exuda tive calcifying 渗出钙化性筋膜炎

fascinum [拉 witcheraft] ***n***. ①符咒 ②压邪器(挂在小孩项上)

fascio- [拉] [构词成分] ***n***. 筋膜;绷带

fasciodesis［拉 fascia ＋希 desis binding］***n*.** 筋膜固定术
fasciola（复 fasciolae）［拉 strip of cloth］***n*.** ①小片，小束 ②小绷带 ‖ ～ cinerea；gyrus fasciolaris 束状回
Fasciola［拉 fasciola a band］***n*.** 片吸虫属 ‖ ～ americana 美洲片吸虫 / ～ gigantica 大片吸虫 / ～ hepa tica；～ humana；～ venarum；Distoma hepaticum 肝片吸虫 / ～ heterophyes；Heterophyes heterophyes 异形异形片吸虫 / ～ lanceolata；Dicrocoelium dendriticum 枪状双腔吸虫，支双腔吸虫 / ～ magna；Fascioloides magna 大拟片吸虫
fasciolar ***a*.** ①小片的，小束的 ②小绷带的
Fascioletta ***n*.** 棘口线虫属（即 Echinostoma）‖ ～ ilocana；Echinostoma ilocanum 伊族棘口吸虫
fascioliasis ***n*.** 片吸虫病
Fasciolidae ***n*.** 片形科
Fascioloides ***n*.** 拟片吸虫属 ‖ ～ magna 巨大拟片吸虫
fasciolopsiasis ***n*.** 姜片虫病
Fasciolopsis［fasciola ＋希 opsis appeara nce］***n*.** 姜片虫属 ‖ ～ buski 布［斯克］氏姜片虫 / ～ goddardi 高德氏姜片虫 / ～ rathouisi；Distoma rathouisi 布［斯克］氏姜片虫
fascioplasty ***n*.** 筋膜成形术
fasciorrhaphy［fascia ＋希 rhaphe suture］***n*.** 筋膜缝术
fasciotome ***n*.** 筋膜刀
fasciotomy ***n*.** 筋膜切开术
fascitis ***n*.** 筋膜炎 ‖ necrotizing ～ 坏死性筋膜炎 / nodular ～ 结节性筋膜炎 / perirenal ～ 肾周筋膜炎（即腹膜后纤维变性 retroperitoneal fibrosis）/ prolifera tive ～ 增生性筋膜炎 / pseudosarcomatous ～ 假肉瘤性筋膜炎
Fasc. fasciculus 束
FASEB Federation of the American Sociaties for Experimental Biology 美国实验生物学学会联合会
FASEBFP Federation of American Societies for Experimental Biology, Federation Proceeding 美国实验生物学会联合会会议录
FASHP Federationof Associations of Scholl of the Health Professions 卫生职业学校协会联合会
Fasidotril ***n*.** 法西多曲（抗高血压药）
Fasiplon ***n*.** 法西普隆（抗焦虑药）
fast ***a*.** 紧的，牢的；不褪色的；快速的，抗拒的 ***n*.** 禁食 ‖ ～ activation cross-section 快中子激活截面 / ～ amplifier 快速放大器，宽频带放大器 / ～ capture 快（中子）俘获 / ～ chopper 快速断路（遮光）器 / ～ coincidence timing 快速重合时序 / ～ computed tomography 快速计算机断层成像（术）/ ～ continuous scan 快速连续扫描 / ～ electron 快电子 / ～ electron radiation 快电子辐射 / ～ electron therapy 快电子治疗 / ～ exponential experiment 快中子试验性指数装置 / ～ device 快速器件 / ～ film changer 快速换片器 / ～ film-screen system 快速胶片增感屏系统 / ～ fission cross-section 快速中子裂变截面 / ～ fission effect 快速中子裂变效应 / ～ fission factor 快速中子裂变因素 / ～ Fourier transform 快速傅里叶变换 / ～ Fourier transmission 快速傅里叶转换 / ～ gradient echo 快速梯度回波 / ～ green 固绿，坚牢绿 / ～ hole 快空穴 / ～ imaging 快速成像 / ～ ion radiation 快离子辐射 / ～ low angle shot 快速小角度激发 / ～ mutiplication factor 快中子裂变增殖因素 / ～ neutron 快中子，高速中子 / ～ neutron radiation 快速中子辐射 / ～ neutron spectrograph 快中子摄谱仪 / ～ neutron therapy 快中子疗法 / ～ pathway 快径路 / ～ particle 快粒子 / ～ particle beam 快粒子束 / ～ paticle therapy 快粒子治疗 / ～ photomultiplier tube 快速光电倍增管 / ～ proton radiation 快中子辐射 / ～ radiochemistry 快速放射化学 / ～ relay 高（快）速继电器 / ～ scanner 快速扫描机 / ～ scanning 快速扫描 / ～ screen 快速增感屏，短余辉荧光屏 / ～ signal 短时信号 / ～ spin echo 快速自旋回波 / ～ state 快态 / ～ sweep 快速扫描 / ～ time constant 短时间常数 / ～ track 快速通道 / ～ track services 快速通道服务 / ～ ultrasonic imaging 快速超声成像 / ～ ultrasonic imaging system 快速超声成像系统 / ～ wave 快速波，高速波
FAST facility for automatic sorting and testing 自动分类及实验装置 / flexible algebraic sientific translator 灵活的代数科学翻译程序 / fluorescent antibody staining technique 荧光抗体染色技术 / formula and statement translator 公式与语句的翻译程序
-fast［安格鲁—撒克逊语］［构词成分］耐……的，抗……的
fast access information retrieval（简作 FAIR）快速存取情报检索（英医科院）
fast contraction fatigue resistant（简作 FR）快收缩耐疲劳型
fast contrating fast fatigue（简作 FF）快收缩快疲劳型
fast filling rate（简作 FFR）快速充盈率
fast Fourier transform（简作 FFT）快速傅立叶变换
fast hemoglobin（简作 FH）速移血红蛋白
fast latex agglutination-inhibition test（简作 FLAIT）快速胶乳凝集抑制试验
fast low angle shot imaging（简作 FLASH）快速小交度激发成像序列
fast moving material（简作 FMM）快移动物质（从豚鼠回肠培育液中找到一种在薄板层析移动比脑啡肽快的吗啡样物质）
fast neutron activation analysis（简作 FNAA）快中子活化分析
fast-binding target-attaching globulin（简作 FRAG）牢固结合性附靶球蛋白
fast-cycling ***n*.** 快速循环 ‖ ～ synchrtron 快速循环加速器
fast-diffusion ***n*.** 快速扩散 ‖ ～ constant 快速扩散常数
fasten ***vt*.** 使固定
fastener ***n*.** 持着器
fastidious ***a*.** 过分讲究的；难养的（指需要复杂营养培养条件的微生物）
fastidium ***n*.** 厌食症 ‖ ～ cibi 厌食症 / ～ potus 厌饮症
fastigatum ***n*.**［拉 pointed］；nucleus fastigii 顶核
fastigial ***a*.** 顶的，尖顶的，极度的，顶点的
fastigium ***n*.**［拉 ridge］①顶，尖顶（解）（第四脑室顶的最高点）②极度，顶点（如发热病）‖ ～ nucleus［室］顶核
Fastin ***n*.** 盐酸芬特明（phentermine hydrochloride）制剂的商品名
fasting blood glucose（简作 FBG）空腹血糖
fasting blood sugar（简作 FBS）空腹血糖
fasting growth hormone（简作 FGH）空腹血中生长激素
fasting plasma glucose（简作 FPG）空腹血糖
fasting；jejunitas ***n*. & *a*.** ①禁食，绝食，断食 ②禁食的，空腹的 ‖ ～ plasma glucose 空腹血糖 / ～ plasma insulin 空腹血浆胰岛素
fastness ***n*.** 抗拒性（细菌），快速，不褪色性
fast-neutron ***n*.** 快中子 ‖ ～ breeding cycle 快中子增殖循环 / ～ detector 快中子探测器 / ～ diffusion 快中子扩散 / ～ dosimeter 快中子剂量仪 / ～ flux 快中子通量 / ～ generator 快中子照射 / ～ range 快中子射程
fast-scan（简作 FS）快速扫描
fast-slow form（简作 F-S from）快慢型（房室结折返性心动过速）；亦称“非普通型”（uncommon form）
fast-time gain control 快速增益控制
Fasudil ***n*.** 法舒地尔（血管扩张药）
FAT fat absorption test 脂肪吸收试验 / fluorescent antibody technique 荧光抗体法 / fluorescent antibody test 荧光抗体试验
fat ***n*.** 脂肪，脂 ***a*.** 肥胖的 ‖ ～ blood 血脂 / ～ body 脂肪体 / ～ body of cheek 颊脂体 / ～ body of orbit 眶脂体 / ～ bound；masked ～ 结合脂肪，隐性脂肪 / ～ brown；interscapular gland 肩胛间腺 / ～ butter 乳脂 / ～ cell 脂［肪］细胞 / ～ chyle 乳糜脂，乳化脂肪 / ～ compound 复合脂肪 / ～ corpse；grave ～；adipocere 尸脂，尸蜡 / ～ depot 储脂 / ～ emulsion 脂肪乳剂 / fetal ～ 胎儿性脂肪（此术语在病理学上有时用于指褐脂组织）/ hydrous wool ～ 含水羊毛脂 / ～ layer 脂肪层 / ～ lobule 脂小叶 / masked ～；bound ～ 隐性脂肪，结合脂肪 / milk ～ 乳［内］脂 / ～ molecular 分子脂肪 / ～ moruloid；mulberry ～；interscapular gland 肩胛间腺 / ～ neutral 中性脂肪 / ～ organ 器官脂肪 / ～ pad 脂肪垫 / ～ pad sign 脂肪垫征［心包积液的 X 线征象］/ paraenal ～ 肾旁脂肪体（即 corpus adipoosum pararenale）/ perinephric ～ perirenal ～ 肾周围脂肪（即肾脂肪囊 capsula adiposa renis）/ polyunsaturated ～s 多不饱和脂肪 / protein ～；soap albumin 蛋白脂，皂合白蛋白 / ～ swine 豚脂，猪脂 / saturated ～s 饱和脂肪 / ～ tissue 组织脂肪 / unsaturated ～s 不饱和脂肪 / ～ vacuole 脂泡 / ～ wool；lanolin 羊毛脂 / ～ wool，refined 精制羊毛脂
fat absorption test（简作 FAT）脂肪吸收试验
fat embolism syndrome（简作 FES）脂肪栓塞综合征
fat embolus syndrome（简作 FES）脂肪栓塞综合征
fat extracted dry liver（简作 FEDL）脱脂肪干燥肝
fat free diet（简作 FF）无脂肪饮食
fatal ***a*.** 致命的，致死的
Fatal Accident Frequency Rates（简作 FAFR）致命事故发生率
fatal dose（简作 FD）致死量（现称 LD）
fatal granulomatous disease（简作 FGD）致命性肉芽肿性疾病（现称 CGD）
fatal head（简作 FH）胎头
fatally ***ad*.** 致命地，致死地
fate［拉 fatum what is ordained by the gods］***n*.** 命运 ‖ ～ prospective 预期命运 / ～ map 原基分布图
fateful ***a*.** 命中注定的，重大的，致命的
fatefully ***ad*.** 命中注定地，致命地
fat-fluid lever 脂肪—液面（胫骨压缩性骨折的 X 线征）
fat-free ***a*.** 不含脂肪的
fat-free dry weight（简作 FFDW）脱脂干重

fat-free mass（简作 FFM）不含脂肪物质
fath fathom 英寻（=6 英尺）；测探
father factor（简作 FF）父传因子
father of thymosin（简作 FT）胸腺素之父
father's grandfather（简作 FGF）父亲的祖父（曾祖父）
father's grandmother（简作 FGM）父亲的祖母（曾祖母）
father-child relationship（简作 FCR）父子（女）关系
fathom *n*. 英寻（=6 英尺 =2 码，亦作 fthm 或 fth）
fathometer *n*.（回声）测深仪
fathoms *n*. 英寻（=6 英尺）
fatigability *n*. 易疲[劳]性
fatigue[法，拉 fatigatio] *n*. 疲劳 ‖ ~ auditory 听觉疲劳 / ~ battle 战斗疲劳（神经机能病的症状）/ ~ convoy 海运疲劳 / ~ flying 飞行疲劳 / ~ fracture 疲劳骨折 / ~ industrial 工业疲劳 / ~ muscular 肌疲劳 / ~ operational 空战疲劳 / ~ pilot 飞行员疲劳 / ~ stance 姿势疲劳，静立疲劳 / ~ stimulation 刺激性疲劳
Fatigue Indicating Meter Attachment（简作 FATIMA）疲劳指使计附件
fatiguing vigil（简作 FV）疲劳性不眠
FATIMA Fatigue Indicating Meter Attachment 疲劳指使计附件
fat-induced hyperglycemia 脂肪诱发的高血糖症
fatless *a*. 无脂肪的
fat-mobilizing hormone（简作 FMH）动员脂肪激素
fat-mobilizing substance（简作 FMS）动员脂肪物质
fatness *n*. 肥胖症
fat-pad *n*. 脂[肪]垫
Fatsia Dcne. et Planch *n*. 八角金盘属 ‖ ~ horridasm.; devil's club 刺金盘 / ~ papyrifera; Tetrapanax papyrifrea 通脱木
fat-soluble *a*. 脂溶性的 ‖ ~ A 脂溶性维生素 A
fat-splitting *a*. 脂肪分解的
fatten *v*. 养肥，使肥胖
fattish *a*. 略胖的，稍胖的
fatty *a*. 脂肪的，油脂的 ‖ ~ acid synthase 脂肪酸合酶 / ~ acid thiodinase 脂（肪）酸硫激酶 / ~ degeneration 脂肪变性 / ~ exudate [视网膜]脂性渗出 / ~ granule 脂粒 / ~ liver 脂肪肝 / ~ marrow 脂髓 / ~ streak 脂条 / ~ substance 脂质 / ~ tissue 脂肪组织
fatty acid *n*. 脂肪酸 ‖ free ~s（缩 FFA）游离脂肪酸 nonesterified ~s（缩 NEFA）非脂化脂肪酸 / polyunsaturated ~s 多非饱和脂肪酸
fatty acid（简作 FA）脂肪酸
fatty acid acceptor（简作 FAA）脂肪酸受体
fatty ester（简作 FE）脂（肪）酯
fatty oil（简作 FO）脂肪油
fatuity *n*. 愚昧
Fatuoids *n*. 拟燕麦
fatuous *a*. 愚蠢的
faucal *a*. 咽门的
fauces（单 faux）[拉] *n*. 咽门
faucet *n*.（自来水等的）龙头
Fauchard's disease[Pierre 法牙医师 1678—1761]; periodontitis 福夏尔氏病，牙周炎
faucial *a*. 咽门的 ‖ ~ tonsil 咽扁桃体
faucitis *n*. 咽门炎
Faught's sphygmomanometer（**Francis A. Faught**）福特血压计
fault *n*. 过失；缺点；错误；故障 ‖ at ~ 感到困惑，不知所措；有过错，有责任 / find ~（with）挑剔，找（……的）岔子 / in ~ 有过错，有责任 / to a ~ 过分，过度 / ~ finder 探伤器，故障寻找器 / ~ image 假图像，失真图像 / ~ plane 断层面
faultily *ad*. 有缺点地，
faultiness *n*. 有缺点，不完善
faultless *a*. 无错误的；无缺点的；无可指责的
faultlessly *ad*. 无缺点地；无可指责地
fault-locating technology（简作 FLT）故障定位技术
fault-locating test（简作 FLT）故障定位测试法
faulty *a*. 有错误的，有缺点的，不完善的
fauna（复 faunae 或 faunas）*n*. 动物区系，动物群；动物志
faunal *a*. 动物区系的，动物群的
faunula *n*. 动物小区系
fauteuil vibratoire[法] *n*. 电震颤椅
Fauvel's granules[Sulpice Antoiine 法外科医师 1813—1884]; **peribronchitic abscesses** *n*. 福费耳氏粒，支气管周脓肿
FAV feline ataxia virus 猫共济失调病毒
Fava; **Vicia fava**; **Vicia faba** *n*. 蚕豆
favaginous[拉 favus honeycomb] *a*. ①蜂窝状的 ②黄癣状的
faveolar *a*. [小]凹状的
faveolar *a*. 小凹的
faveolate[拉 faveolus from favus honeycomb] *a*. 蜂窝状的
faveoli（单 faveolus）[拉] *n*. [小]凹
faveolus（复 faveoli）[拉]; **faveola** *n*. [小]凹状
favid *n*. 黄癣疹
favin *n*. 法纹（治黄癣病的制剂）
favism[意 fava bean]; **fabism** *n*. 蚕豆病，豆溶血性贫血，豆过敏反应，豆中毒（食用蚕豆或吸入该植物的花粉后所引起的一种急性溶血性贫血）
favo(u)r *n*. & *vt*. ①好感，喜爱，偏爱；支持，帮助 ②喜爱；赞成；赐与；有利于 ‖ in ~ of 赞同……，支持……；有利于…… / in one's ~ 受某人欢迎；对某人有利 / out of ~ 不受（……的）欢迎
favo(u)rable *a*. 良好的，顺利的
favo(u)rably *ad*. 良好地，顺利地
favo(u)rite *a*. 特别喜爱的
Favortrichophyton *n*. 黄癣毛癣菌属
favoso-areolate *a*. 小凹蜂窝状的
Favoxate *n*. 黄酮哌酯（介痉药）
Favre-Durand-Nicolas disease *n*. 法—杜—尼三氏病，腹股沟淋巴肉芽肿
Favre-Racouchot nodular elastosis(syndrome)（**Maurice J. Favre; Jean Racouchot**）法—拉结节性弹力纤维病（综合征）（光化性弹力纤维病，主要发生于老年男性，眶周区可见巨大粉刺，毛皮脂腺囊肿及浅黄色多皱皮肤的大褶。亦称结节性类弹力纤维病）
favus[拉 honeycomb]; **tinea favosa** *n*. 黄癣，毛囊癣 ‖ ~ circinatus 环状黄癣 / ~ cup 黄癣痂 / ~ herpeticus 疱疹黄癣 / ~ herpetiformis; mouse ~ 疱疹样黄癣，鼠黄癣 / ~ murium; mouse ~ 鼠黄癣 / ~ pilaris 发部黄癣
Fax facsimile 传真
faxcasting *n*. 电视广播
FAXMA Fellow of the Australian College of Medical Administration 澳大利亚医学行政学会会员
Fazadinium Bromide *n*. 法扎溴铵（肌肉松弛药）
Fazarabine *n*. 法扎拉滨（抗肿瘤药）
-fazone[构词成分] – 法宗（1998 年 CADN 规定使用此项名称，主要系指神经系统的消炎镇痛剂哒嗪衍生物[pyridazine derivant]类的一些药名，如依莫法宗[Emorfazone]、美坦法宗[Metamfazone]等）
fazotron *n*. 相位加速器
FB feedback 反馈，回授 / fiber-optic bronchoscopy 纤维支气管镜 / fibrous 纤维状 / fingerbreadth 指幅，一指宽（约 3/4 至 1 英寸）/ fluidized bath 气流浴 / foreign body 异物，夹杂物
Fb fibrinogen 纤维蛋白原
FBA Fellow of the British Academy 大英学会会员
F-band *n*. F 带（孚尔根染色带）
FBC feedback control 反馈控制 fiber binding cell 纤维结合细胞
FBD fibrocystic breast disease 纤维囊性乳房疾病
FBE full blood examination 全血检查
FBF fenbufen 联苯丁酮酸 / filtered-back projection 筛选反向投影法
FBG fasting blood glucose 空腹血糖
Fbg fibrinogen 纤维蛋白原
FBM fetal breathing movement 胎儿呼吸运动
FBN Federal Bureau of Narcotics 联邦麻醉药品局
FBOA Fellow of the British Optical Association 英国光学会会员
F body fluorescent body 荧光小体，F 小体
FBP femoral blood pressure 股动脉压 / fibrinogen breakdown product 纤维蛋白原降解产物 / folate-binding protein 叶酸盐结合蛋白 / for biological purpose 生物用 / fucose-binding protein 岩藻糖结合蛋白
fbp final boiling point 终沸点，干点
FBPsS Fellow of the British Psychological Society 英国心理学会会员
FBS fasting blood sugar 空腹血糖 fetal bovine serum 牛胎血清 / filtered back projection 滤波反向投影
5-FC 5-fluorocytosine 5 – 氟胞嘧啶
FC febrile covulsions 热性惊厥 / finger cubbing 杵状指 / finger counting 指算 / flow cytometry 流动细胞计数 / fluorochemicals 含氟化合物，氟碳 / fluorocytosine 氟胞嘧啶 / formacresol 甲醛甲酚 / forestomach carcinoma 贲门窦癌 / functional classification 功能分类 / French Codex（pharmacopeia）法国药典
fc food-candle（英）尺烛光（光照度单位，1fc = 10.81x）/ compressive strength 压力（抗压）强度
Fc F component of γ-globulin 丙种球蛋白 F 成分 / fragment crystallizable 可结晶的分段（碎片）
FC Path Fellow of the College of Pathologists 病理学会会员

Fc receptor（简作 FcR）Fc 受体
Fc'Fc'片段(即免疫球蛋白经胃蛋白酶水解后的结晶片段)
FCA Federal Council on the aging 联邦老年委员会(人类发展局) / Ferritin-conjugated antibody 铁蛋白结合的抗体 / forms control buffer 格式控制缓冲器 / Freund's complete adjuvant 弗(罗因德)氏完全佐剂,分枝杆菌佐剂,油包水佐剂
FCAP Fellow of the College of American Pathologists 美国病理学家学会会员
FCC Federal Communication Commission 联邦通讯 委员会 / fluorochloro-carbon 氟一氯一碳 / follicular center cell 滤胞中心细胞 / Food Chemicals Codex 食品药物药方集(食品与药物管理局)
FCCD familial cardial conduction disturbance (defect) 家族性心脏传导障碍(或损害)
FCCL folicular centre cell lymphoma 滤胞中心细胞型淋巴瘤(Fcc 型)
FCCP caubonyl-cyanide-trifluoro-methoxy-phenyl-hydrazone 羰氰三氟甲苯基腙 / Fellow of the American College of Chest Physicians 美国胸内科学会会员
FcCrAl ferro-chrom-aluminium 铁一铬一铝
FCCSET Federal Coordinating Council for Science Engineering and Technology 联邦科学、工程和技术学协作委员会
FCDA Federal Civil Defense Adminstration 联邦民防系统管理局
FCDR failure cause data report 事故发生原因报告
Fce force 力;势
FCG French catheter gauge 法国导管标准规格
FCGA facility gauge 设备标准
FCGP Fellow of the College of General Practitioners 普通医师学会会员
FChs Fellow of the Society of Chiropodists 手足医师学会会员
fCi femtocurie 飞[母托]居里
FCI fluid conductivity indicator 液体传导性指示器 / Fluid Controls Institute 流体控制学会(美) / flux change per inch 每英寸磁通量变数,通量/英寸 / focal cerebral ischemia 灶性脑缺血
fcly face lying 伏卧
FCM flow cytometry 流式细胞光度计
FCMC familial chonic mucocutaneous candidiasis 家族性慢性皮肤黏膜念珠菌病
FCMD Fukuyama muscular dystrophy 福山氏(型)营养不良
FCMHSA Federal Coal Mine Health and Safety Act 联邦(1969)年煤矿保健与安全法令
FCMS Fellow of the College of Medicine and Surgery 内外科学会会员
FCN Fellow of the College of Nursing 护士学会会员
FCNP ferricyanide-nitroprusside 铁氰化物一硝普盐
FCOG Fellow of the College of Obstetricians and Gynecologists 妇产科医师学会会员
Fcolony falt colony 扁平菌落
FCP final common pathway 病末共同通路(多器官功能衰竭病理学用语) / for chromatographic purpose 供层析之用,供色谱用
FCPS fellow of the College of Phycicians and Surgeons 内科医师和外科医师学会会员
FCPSSA Fellow of the College of Physicians and Surgeons of South Africa 南非内科医师和外科医师学会会员
FCR father-child relationship 父子(女)关系
FcR Fc receptor Fc 受体
FCRA Fellow of the College of Radiologists of Australia 澳大利亚放射医师学会会员
FCS Fellow of the Chemical Society 化学学会会员 / fetal calf serum 胎牛血清 / fetal (umbilical) cord serum 胎儿脐带血清 / fibrocolonoscope 纤维结肠镜
fcs francs 法郎
FCS-M medium-long fibrocolonoscope 中等长度纤维结肠镜
FCSP Fellow of the Chartered Society of Physiotherapy 特许医疗学会会员
FCST Federal Council for Science and Technology 联邦科学和技术委员会(美)
FCT Food and Cosmetics Toxicology 食品和化妆品毒理学
fcty factory 工厂
FCU function conversion unit 函数转换部件
f-curve ***n*.** F 曲线(原子散射曲线)
FCV flow control valve 流量控制阀
FD Fallopian tube dysfunction 法娄皮欧氏输卵管机能障碍 / familial dysautonomia 家族性自主神经机能异常 / fan douche 扇形冲洗 / fatal dose 致死量(现称 LD) / fibrinogen derivative 纤维蛋白原衍化物 / field desorption 区域解吸作用 / field dressing 野战救护、战地包扎 / fluorescent densitometer 荧光密度计 / fluphenazin decanoate 氟奋乃静癸酸酯 / focal distance 焦点距离 / forceps delivery 产钳分娩 / fragment of immunoglobind 免疫球蛋白 d 分段 / freeze-dried 冷冻干燥 / freeze drying cell 冻干细胞 / frequency divider 分频器 / frequency doubler 倍频器 / fucose dehydrogenase 岩藻糖脱氢酶
Fd fereedoxin 光化铁蛋白/ fragmend of immunoglobulin 免疫球蛋白的 d 片段
fd freeze-dried 冷冻干燥
Fd Hosp Field Hospital 野战医院
Fd'Fd'片段((即免疫球蛋白经胃蛋白酶水解后的抗原结合片段的重链部分)
FD_{50}median fatal dose 半数致死量(现作 LD_{50})
FDA Food and Drug Administration 食品与药物管理局(美) / frontal-dextra anterior [拉] 胎儿右额前位(胎位)
FDAA Federal Disaster Assistance Administration 联邦灾害救援管理局
FDAC Federal Disaster Assistance Corporation 联邦灾害救援公司
FDAD Foreign Demographic Analysis Division 国外人口统计分析处
FDBG fluorescent-di-β-galactoside 荧光素二β半乳糖甙
FDBK feedback 反馈,回授
FDC perfluorodecalin 全氟十氢化萘 / Food, Drug and Cosmetic Act 食品、药物与化妆品法令 / fluoresceindye disappearance test 荧光素染色消散试验
FDD Food and Drug Directorate 食品与药物管理委员会(加拿大)
FDDC ferric dimethyl dithiocarbonate 二甲基二硫碳酸铁
F-DDT difluorodiphenyltrichloro-ethane 氟滴滴涕
FDE final drug evaluation 决定性药物评价,药品终审
FDG fluothane oxygen gas 氟烷氧气(麻醉)
FDGF fibroblast-derived growth factor 纤维母细胞衍生的生长因子
FDH familial dysproleinemic hyperthyroxinaemia 家族性血浆蛋白生成不良性的高甲状腺素血症
FDI Federation Dentaire Internationale [法] 国际牙科联合会
FDIN Federation Dentaire Internationale News Letter 国际牙科联合会通讯(英)
F display F 型显示
FDIU fetal death in uterus 胎儿宫内死亡
FDL frequency doubling laser 传频激光器
FDM frequency division multiplex 频率划分多路传输
Fdn foundation 基础;基金会;基底
FDNB fluorodinitrobenzene 氟二硝基苯
FDO fleet Dental Office 舰队牙医 / fleet Dental Officer 舰队牙医主任
fdp fibrin degradation product 纤维蛋白降解产物
FDP fibrin degradation product 纤维蛋白降解产物 / fibrinogen degradation product 纤维蛋白原降解产物 / flexor digitorum profundus 趾深屈肌 / fronto-dextra-posterior [拉] (胎儿)额右后位 / fructose diphosphate 二磷酸果糖 / fructose 1,6-diphosphate 二磷酸果糖
FDP-Ald fructose-diphosphate alsolase 果糖二磷酸醛缩酶
FDR fluorescence photobleaching recovery 荧光漂白恢复法 / fluorometer dial readings X 射线量计刻度盘读数 / foot pad reaction 脚垫反应
FDRL Fluid Dynamic Research Laboratory 流体力学研究所(美)
FDS Fellow in Dental Surgery 牙外科学会会员 / flexor digitorum superficialis 趾浅屈肌
FDSRC Fellow in Dental Surgery of the Royal College of Surgeons of England 英国皇家外科学会牙外科分会会员
FDSRCS Ed Fellow in Dental Surgery of the Royal College of Surgeons Edinburgh 爱丁堡皇家外科医师学会牙外科分会会员
FDSRCS Eng Fellow in Dental Surgery of the Royal College of Surgeons of England 英国皇家外科医师学会牙外科分会会员
FDT fronto-dextra transverse [拉] (胎儿)额右横位
F-duction F 因子传导(细菌遗传学中的一个过程,一部分细菌染色体附着于自主性 F 因子(致育因子)上,因而极其频繁地从供体(雄性)细菌转移到受体(雌性)细菌,亦称性导)
F-dUMP 5-fluorodeoxyuridine monophosphate 5 - 氟尿苷 - 磷酸
FDV floating divide 浮点除,浮点除法
FE fatty ester 脂(肪)酯 / felty 毡状的 / flame emission 火焰发射 / fluphenazin enanthate 氟奋乃静庚酸酯 / Format Effector 格式控制字符(存储)
fe for example 例如
Fe fenestration 微窗孔(电镜) / ferrum [拉] 铁(26 号元素) / crystallizable fragment 结晶分段, FC 分段(免疫球蛋白 G 分子经番木瓜酶处理后,可结晶的部分)
F/E floating decimal / expo nential 小数的/指数的
^{59}Fe radioactive iron 铁^{59},放射性铁
Fe D iron deficiency anemia 缺铁性贫血

Fe Ta-Cb ferrotantalum-columbium 钽钶铁合金
FEA Federal Energy Administration 联邦能源管理局
fear *n*. ①恐惧,畏惧 ②害怕 *v*. 为……担心 ‖ ~ morbid [病理] 恐怖
feat *n*. 功绩
feather *n*. 羽毛;种类;状态;心情 ‖ in fine (good, high, full) ~ 身强力壮,精神饱满,情绪很好 / ~ mite 羽虱
feathering effect 羽翼缓冲作用(飞翔中的)
feature *n*. ①容貌 ②特征,式 ‖ ~ senile 老年面容 / ~ detection 特征检测 / ~ detector 特征检测器 / ~ extraction 特征抽取
features, facial 面部特征,面貌
featurization *n*. 拍成特制(影)片
Feb February 二月
feb dur feber durante [拉] 持续发热时 focus froming cell 灶形成细胞
Feb. dur. febre durante 发热期间
Febantel *n*. 非班太尔,苯硫氨脂(兽用抗蠕虫药)
Febarbamate *n*. 非巴氨酯(抗癫痫药)
feber durante [拉] (简作 feb dur) 持续发热时
febetron *n*. 相对论行电子束发生器,冷阴极脉冲β射线管
febri- [拉] [构词成分] 热,发热
febricant *a*. 致热的
febricide [febris + 拉 caedere to kill] *a*. & *n*. 退热的,退热药
febricity *v*. 发热
febricula [拉] *n*. 轻热
febrifacient [fabris + 拉 facere to make] *a*. 发热性的,致热的
febrific *a*. 发热性的,致热的
febrifugal [febris + 拉 fugare to put to flight] *a*. 退热的,解热的
febrifuge *n*. ①退热药,解热药 ②退热的,解热的
febrifugine; β-dichroine *n*. 退热碱,黄常山碱乙
febrile [拉 febrilis] *a*. 热性的,发热的
febrile covulsions (简作 FC) 热性惊厥
febrility; feverishness *v*. 发热
febriphobia; pyrexiophobia *n*. 发热恐怖
febris [拉]; **fever** *n*. 发热,热 ‖ ~ acmastica; continued fever 稽留热 / ~ acuta 急性发热 / ~ amatoria; chlorosis 萎黄病 / ~ artificialis 人工发热 / ~ biliosa aestatis; pernicious remittent fever 恶性弛张热 / ~ biliosaremittens ①波状热 ②黑尿病 / ~ bullosa 天疱疮热 / ~ carnis 食肉热 / ~ catarrhalis; influenza 流行性感冒 / ~ colombensis 科伦坡热 / ~ comitata 恶性间歇热 / ~ comlicata; undulant fever 波状热,布鲁氏[杆]菌病 / ~ continua 稽留热 / ~ endemicacun roseola; dengue 地方性蔷薇疹热,登革热 / ~ entericoides; entericoid fever 伤寒样热 / ~ epacmastica 增进期热 / ~ exanthematosa melitensis 地中海疹热,南欧斑疹热 / ~ famelica; famelica 饥馑热(①回归热 ②斑疹伤寒) / ~ flava; yellow fever 黄热病 / ~ glandularis; glandular fever 腺热,传染性单核白细胞增多[症] / ~ hebdomadis; autumn fever 钩端螺旋体病,秋季热 / ~ hungarica; typhus 斑疹伤寒 / ~ intermittens quotidiana; quotidiana; quotidian malaria 日发疟 / ~ lactea 生乳热 / ~ larvata; dumb ague 隐蔽性疟疾,哑疟(无寒战疟疾) / ~ melitensis; brucellosis; mediterranean fever 地中海热,波状热,布鲁氏[杆]菌病 / ~ monoleptica 单发作[性]热,稽留热 / ~ nervosa; typhoid fever 伤寒 / ~ neuralgica undulans 神经痛型波状热 / ~ nigra 脑脊[髓]膜热 / ~ nosocomialis 医院热,斑疹伤寒 / ~ palida 苍白色热(发生于瑞士的一种恶性型的急性传染性心内膜炎) / ~ postonens 延迟热 / ~ puerperalis 产褥热 / ~ puerperalis typhoides; lochotyphus 伤寒型产褥热 / ~ quintana; trench fever; five-day fever 战壕热,五日热 / ~ recidiva 回归热 / ~ recurrens 回归热 / ~ recurrens africana; African relapsing fever 中非洲回归热 / ~ recurrens americana; American relapsing fever 北美回归热 / ~ recurrens asiatica; Carter's fever 亚洲回归热,卡特氏热 / ~ recurrens europaea; spirochactosis obermeieri 欧洲回归热,奥伯迈尔氏螺旋体病 / ~ rubra; scarlatina 猩红热 / ~ semitertiana; semitertian malaria 半间日疟,日发间日混合疟 / ~ sudoralis; undulant fever 波状热,布鲁氏[杆]菌病 / ~ tritaea; tertian intermittent fever 间日疟 / ~ undulans 波状热,布鲁氏[杆]菌病 / ~ uveoparotidea 眼色素层腮腺炎 / ~ variolosa; variola sine variolis 痘疮热,无疹痘疮,无疹天花
FEBS Federation of European Biological Societies 欧洲生物学会联合会
FEBSL Federation of European Biochemical Societies Letters 欧洲生物化学学会联合会通讯(杂志名)
Febuprol *n*. 非布丙醇(利胆药)
Febuverine *n*. 非布维林(介痉药)
FEC free erythrocyte coproporphyrin 游离红细胞粪卟啉
fecal *a*. 粪便的 ‖ ~ fistula 粪瘘 / ~ impaction 粪便嵌塞
fecal emesis (简作 FE) 呕粪
fecal frequency (简作 FF) 大便频率
fecal-borne *a*. 粪便传播的
fecalith [feces + 希 lithos stone] *n*. 粪石
fecaloid *a*. 粪样的
fecaloma; stercoroma *n*. 粪结,粪瘤(肠内积粪)
fecaluria [deces + 希 ouron urine + -ia] *n*. 粪尿[症]
FeCb ferro-columbium 铁—钶
feceometer *n*. 排粪测量器
feces [拉 faeces refuse]; **excrement** *n*. 粪便 ‖ ~ impacted 嵌顿粪便 / ~ scybalous 硬块粪便
FECFV functional extracelluar fluid volume 功能性细胞外液容量
FECG fetal electrocardiogram 胎儿心电图
Fechner's la w [Gustav Theodor] *n*. 费希内氏定律(不同刺激所产生的感觉的强度与该刺激强度的对数称正比)
feckless *a*. 无气力的,无精神的;无效的,无益的 ‖ ~ ly *ad*. / ~ ness *n*.
Feclemine *n*. 非克立明(解痉药)
Feclobuzone *n*. 苯氯布宗(消炎镇痛药)
FECP free erythrocyte coproporphyria 游离红细胞粪卟啉
FECT fibroelastic connective tissue 弹性纤维结缔组织
fecula [拉 faecula lees, dregs] *n*. ①渣滓 ②淀粉
feculence, feculency *n*. 污秽,浑浊,污物;渣滓
feculent [拉 faeculentus] *a*. ①有渣滓的 ②粪便的
fecund *a*. 多产的;生殖力旺盛的
fecundate [拉 fecundere to make fruitful] *v*. 使受孕,使受精
fecundatio [拉] *n*. 受孕,受精 ‖ ~ abextra 体外受精
fecundation [拉 fecundatio] *n*. 受孕,受精 ‖ ~ artificial; artificial insemination 人工受孕,人工受精
fecundity [拉 fecunditas] *n*. 生殖能,生殖力
Fed federal 联合的 / federation 联合会
fed feed 的过去式和过去分词
Fed spec federal specification 联邦规范
Fede's disease [Francesco 意医师 1832—1913] *n*. 费代氏病(舌下纤维瘤)
federal *a*. 联盟的;联合的;联邦的
Federal Advisory Committee Act (简作 FACA) 联邦咨询委员会法令
Federal Bureau of Narcotics (简作 FBN) 联邦麻醉药品局
Federal Coal Mine Health and Safety Act (简作 FCMHSA) 联邦(1969)年煤矿保健与安全法令
Federal Council on the aging (简作 FCA) 联邦老年委员会(人类发展局)
Federal Disaster Assistance Administration (简作 FDAA) 联邦灾害救援管理局
Federal Disaster Assistance Corporation (简作 FDAC) 联邦灾害救援公司
Federal Employees Health Benefits Program (简作 FEHB) 联邦雇员卫生福利计划
Federal Environmental Pest Control Act of 1972 (简作 FEPCA) 1972 年联邦环境虫害控制法令(亦作 FIFRA)
Federal food, Drug and Cosmetic Act (简作 FFDCA) 联邦食品、药品和化妆品管理法
Federal Hazardous Substances Act (简作 FHSA) 联邦危险物质法令(消费品安全委员会)
Federal Insecticide, Fungicide and Rodenticide Act of 1972 (简作 FIFRA) 1972 年联邦杀虫药剂、杀真菌剂与杀鼠剂条例(亦作: FEPCA)
Federal Licensing Examination (简作 FLEX) 联邦执照考试
federal Medical College (简作 FMC) 联邦医学院(全名为得克萨斯州达拉斯市卫生科学大学)
Federal Pover Commission (简作 FPC) 联邦动力委员会
Federal Radiation Council (简作 FRC) 联邦辐射委员会
Federal reference method (简作 FRM) 联邦参考方法
Federal Register (简作 FR) 联邦注册员
Federal Scientific Corp (简作 FSC) 联邦科学公司
Federal Security Administration (简作 FSA) 联邦安全署
federal specification (简作 Fed spec) 联邦规范
Federal Specifications Board (简作 FSB) 联邦技术规范局(美)
Federal Test Procedure (简作 FTP) 联邦测验程序
Federal Water Pollution Control Act of 1972 (简作 FWPCA) 1972 年联邦水污染控制管理法令
Federal Water Pollution Control Administration (简作 FWPCA) (美国)联邦水污染控制管理局
Federal Water Quality Administration (简作 FWQA) 联邦水质管理局(美)

federation *n*. 联盟;联合会
Federation Dentaire Internationale［法］(简作 F.D.I) 国际牙科联合会
Federation Dentatire Internationale News Letter (简作 FDIN) 国际牙科联合会通讯(英)
Fédération Internationale de Gynécologie et d'Obstétrique (简作 FIGO) 国际妇产科联合会
Federation Internationale du Genie Medical et Biologique (简作 FIGMB) 国际普通医学与生物学联合会(国际医学与生物学工程联合会)
Federation Mondiale des Travailleurs Scientifiques (简作 FMTS) 世界科学工作者联合会
Federation of American Scientists (简作 FAS) 美国科学家联合会
Federation of American Societies for Experimental Biology, Federation Proceeding (简作 FASEBFP) 美国实验生物学会联合会会议录
Federation of Analytical Chemistry and Spectroscopy Societies (简作 FACSS) 分析化学和光谱学会联合会
Federation of European Biochemical Societies Letters (简作 FEBSL) 欧洲生物化学学会联合会通讯(杂志名)
Federation of European Biological Societies (简作 FEBS) 欧洲生物学会联合会
Federation of Orthodontic Associations (简作 FOA) 矫形齿科协会联合会,正牙协会联合会
Federation of State Medical Boards of the United States (简作 FSMB) 美国州医学理事会联合会
Federation of the American Societies for Experimental Biology (简作 FASEB) 美国实验生物学学会联合会
Federation of the Handicapped (简作 FH) 残废者联合会
Federation of the National Societies of Internal Medicine (简作 FNSIM) 全国内科学会联合会(国际医学科学组织理事会)
Federation of World Health Foundation (简作 FWHF) 世界卫生基金会联合会
Federationof Associations of Scholl of the Health Professions (简作 FASHP) 卫生职业学校协会联合会
Federici's sign［Cesare 意医师 1832—1892］*n*. 费德里契氏征(见于肠穿孔时腹腔充气,听诊腹部可听到心音)
FEDL fat extracted dry liver 脱脂肪干燥肝
Fedotozine *n*. 非多托秦(胃肠道药)
Fedrilate *n*. 非决脂(镇咳药)
Fedrizziidae *n*. 费螨科
Fedrizzioidea *n*. 费螨总科
fee *n*. ①费 ②报酬 ‖ ~ capitation 均摊费(健康保险)
feeble *a*. 无力的,衰弱的
feeble-mindedness *n*. 低能
feeblemindedness *n*. 低能,智力低弱,精神发育不全
feebleness *n*. 无力,衰弱
feebly *ad*. 无力地,衰弱地
feed *v*. & *n*. ①喂[养] ②用……喂 ③以……为食 ④一餐,喂食 ⑤馈(电,送),供(电,应) ‖ be fed up 吃得过饱;(对……)极其厌倦 / ~ high (或 well)(使)吃得又多又好 / ~ up 供给……营养食物 / ~ adjustment 馈电调整 / ~ back 反馈,回授
feed pump (简作 fp) 给水泵,给油泵
feedback *n*. 反馈 ‖ ~ admittance 反馈导纳 / ~ amplifier 反馈放大器 / ~ automation 反馈自动化 / ~ capacitance 反馈电容 / ~ capicity 反馈电容 / ~ control 反馈控制 / ~ divider 反馈分频器 / ~ element 反馈元件 / ~ gain 反馈增益 / ~ generator 反馈发生器 / ~, hormanal 激素反馈 / ~ inhibition 反馈抑制 / ~ loop 反馈环 / ~ modulator 反馈调制器 / ~ resistant mutant 抗反馈突变型 ~ resistor 反馈电阻器 / ~ signal 反馈信号 / ~ system 反馈系统 / ~ supression 反馈阻遏
feedback control (简作 FBC) 反馈控制
feedback mechanism (简作 FM) 反馈机构
feedback shift register (简作 FSR) 反馈转变定位
feeder *n*. 喂食器,进料器 ‖ ~ vibrating 振动饲料斗 / ~ cell(s) 喂养细胞
feedforward *n*. 前馈
feeding *n*. 喂养,饲,哺;加液(组织培养) ‖ ~ artificial 人工喂养 / ~ bottle 瓶哺法 / ~ breast 母乳喂养,乳房哺法 / ~ extrabuccal 口外喂养 / ~ Finkelstein's 减乳糖哺法 / ~ forced; forcible ~ 强制喂养 / ~ improper 喂养不当 / ~ intubation 管饲法 / ~ mixed 混合喂养 / ~ nasal 鼻饲法 / ~ power 电源功率 / ~ rectal; rectal alimentation 直肠营养法 / ~ sham 假饲
fee-for-service *n*. 诊费,酬金,按服务项目收费
FEEG fetal electroencephalogram 胎儿脑电图
feel *vt*. ①摸,感到,感觉,认为;②有知觉,觉得 ③触觉,感觉 ‖ ~ out 试探出,摸清楚 / ~ like 想要 / ~ (like 或 quiet)oneself 觉得身体情况正常;沉着,镇定
feeler *n*. 触角;探针,探头,探测器
feeling *n*. & *v*. ①感觉 ②情感,感情,情绪 ‖ ~s, ambivalent 矛盾情绪 / ~ entoeripheral 内脏末梢感觉 / ~ epiperipheral 体表末梢感觉 / ~ of inferiority 自卑感 / ~ presentative 直接感觉,直觉 / ~ representative 再现感觉,想象 / ~ the pulse［中医］切脉
FEENa fractional excretion of sodium 钠分次排泄率 / filtration natrium excretion fraction 滤过钠排泄分数
Feer's disease［Emil 瑞士儿科医师 1864—1956］; erythredemapolyneuropathy 费尔氏病,红皮水肿性多神经病
fee-splitting *n*. 收费分成(资本主义国家医生互介病人的收费分成)
feet *n*.［foot 的复数］‖ ~, frosted 足冻疮 / ~,. thoracic 胸足
feet cut of bed (简作 FOB) 双足置床外
feet per hour (简作 FPH) 英尺/小时
feet per minute (简作 fpm) 英尺/分(钟)
feet per second (简作 fps) 英尺/秒
feet per second squared (简作 ft/s^2) 英尺/秒^2(重力加速度单位)
feet pounds per second (简作 ft-lb/sec) 英尺—磅/秒
feet-pounds per minute (简作 ft-lb/min) 英尺—磅/分
feeug ferruginous sediments 含铁沉积物,铁锈色沉积物
FEF forced expiratory flow 用力呼出气流
FEF 25-75 forced expiratory flow between 25 and 75% of forced vital capacity 25% ~ 75%间强迫肺活量的强迫呼气量
fefe; elephantiasis 象皮病
FEH focal nodular hypenplasia 局灶性结节性增生症
FEHB Federal Employees Health Benefits Program 联邦雇员卫生福利计划
Fehleisen's streptococcus［Friedrich 德(后为美)医师 1854—1924］费莱森氏链球菌,丹毒链球菌
Fehling's solution［Hermann von 德化学家 1812—1885］费林氏溶液(检尿糖用)
FEIBA factor Ⅷ inhibitaor bypassing activity 因子Ⅷ抑制离路活性
FEIC ferricyanicion 铁氰离子
feign *v*. ①假装,伪造 ②做假
FEKG (参阅 FECG)
Fel fellow 会员;研究员
fel［拉 bile,gall］; **bile** *n*. 胆汁 ‖ ~ bovis; oxgall 牛胆汁 / ~ bovis inspissatum; dried oxgall 干牛胆汁 / ~ bovis purificatum; ~ tauri purificatum; purified oxgall 精制牛胆汁 / ~ tauri 牛胆汁 / ~ ursi 熊胆
felamine *n*. 费拉明(胆酸与乌洛托品制剂)
felbamate *n*. 苯丙氨脂(抗惊厥药)
felbinac *n*. 联苯乙酸(消炎镇痛药)
felcompus *n*. 菲尔昆普斯(成药,治胆囊弛缓及慢性胆囊炎)
feldspar *n*. 长石
Feleki's instrument［Hugovon 匈泌尿学家 1861—1932］费累基氏器(前列腺按摩器)
felicication *n*. 祝贺;祝词
felicitate *vt*. 庆祝,祝贺
felicola *n*. 猫羽虱属
Felidae［拉 felisa cat + -idae］*n*. 猫科
feline *a*. & *n*. ①猫的 ②猫科动物 ‖ ~ leukemia virus 猫白血病毒
feline ataxia virus (简作 FAV) 猫共济失调病毒
feline leukemia virus (简作 FeLV) 猫白血病病毒
feline leukemia virus (简作 FLV) 猫白血病毒
feline oncornavirus-associated cell membrane antigen (简作 FOCMA) 猫肿瘤核糖核酸病毒伴细胞膜抗原
feline sarcoma virus (简作 FeSV) 猫肉瘤病毒
Felines *n*. 猫科动物
felinine *n*. 胆汁氨酸
felis bengalensis 豹猫 (马来丝虫——*Brugia malayi* 的动物宿主) / ~ catus 家猫 (马来丝虫——*Brugia malayi* 的动物宿主) / ~ planiceps 野猫 (马来丝虫——*Brugia malayi* 的动物宿主) / ~ sylvesvis 野猫 (旋毛虫——*Trichinella spiralis* 的动物宿主)
Felix test; Weil-Felix test 斐利克斯试验,外—斐二氏试验(斑疹伤寒血清凝集反应)
Felix's antiserum 斐利克斯氏免疫血清
Felix-Weil reaction (简作 FW) 斐—外二氏反应(检斑疹伤寒血清凝集反应)
Felix-Weil reaction (Arthur Felix; Edmund Weil) 费利克斯—魏尔反应
fell fall 的过去式
Fell's method［George E. 美医师 1850—1918］*n*. 费尔氏疗法(治疗麻醉药中毒及溺死的一种人工呼吸法)
fellatio *n*. 吮吸阴茎,口淫(口腔刺激阴茎以获得性满足的行为)

fellic acid 人胆酸
fellifluous *a*. 胆汁溢流的
Fell-O'Dwyer method [George E. Fell 美医师 1850—1918; Joseph O'Dwyer 美医师 1841—1898] 费—奥二氏法(一种人工呼吸法)
Fellodistomidae *n*. 壮穴科(吸虫)
fellow *n*. & *a*. ①伙伴;同事;同辈;(大学中的)研究员;(学术团体的)会员 ②同伴的;同事的;同类的 ‖ ~ eye 他眼
fellow(简作 Fel) 会员;研究员
Fellow in Dental Surgery(简作 FDS) 牙外科学会会员
Fellow in Dental Surgery of the Royal College of Surgeons Edinburgh(简作 FDSRCS Ed) 爱丁堡皇家外科医师学会牙外科分会 · 会员
Fellow in Dental Surgery of the Royal College of Surgeons of England(简作 FDSRCS Eng) 英国皇家外科医师学会牙外科分会会员
Fellow of International Academy of Cytology(简作 FIAC) 国际细胞学会会员
Fellow of the American Academy of Orhtopedic Surgeos(简作 FAAOS) 美国矫形外科医师学会会员
Fellow of the American Academy of Pediatrics(简作 FAAP) 美国儿科学会会员
Fellow of the American Association for the Advancement of Science(简作 FAAAS) 美国科学促进会会员
Fellow of the American College of Dentists(简作 FACD) 美国牙医师学会会员
Fellow of the American College of Radiology(简作 FACR) 美国放射学会会员
Fellow of the American College of Anaesthetists(简作 FACA) 美国麻醉师学会会员
Fellow of the American College of Angiology(简作 FACA) 美国血管学会会员
Fellow of the American College of Cardiology(简作 FACC) 美国心脏病学会会员
Fellow of the American College of Chest Physicians(简作 FACCP) 美国胸外科医师学会会员
Fellow of the American College of Chest Physicians(简作 FCC) 美国胸内科学会会员
Fellow of the American College of Dentists(简作 FACD) 美国牙科医师学会会员
Fellow of the American College of Gastroenterology(简作 FACG) 美国肠胃病学会会员
Fellow of the American College of Gastroenterology(简作 FACGO) 美国肠胃病学会会员
Fellow of the American College of Hospital Administrators(简作 FACHA) 美国医院管理人员学会会员
Fellow of the American College of Medical Hypnotists(简作 FACMH) 美国催眠师学会会员
Fellow of the American College of Obstetrics and Gynecology(简作 FACOG) 美国妇产科学会会员
Fellow of the American College of Obstetricians and Gynecologists(简作 FACOG) 美国妇产科医师学会会员
Fellow of the American College of Physicians(简作 FACP) 美国内科医师学会会员
Fellow of the American College of Sports Medicine(简作 FACSM) 美国体育医学会会员
Fellow of the American College of Surgeons(简作 FACS) 美国外科医师学会会员
Fellow of the American Medical Association(简作 FAMA) 美国医学会会员
Fellow of the American Public Health Association(简作 FAPHA) 美国公共卫生协会会员
Fellow of the Australian College of Dental Surgeons(简作 FACDS) 澳大利亚口腔外科医师学会会员
Fellow of the Australian College of Medical Administration(简作 FACMA) 澳大利亚医学行政学会会员
Fellow of the Australian Institute of Hospital Administration(简作 FAIHA) 澳大利亚医院管理研究所研究员
Fellow of the British Academy(简作 FBA) 大英学会会员
Fellow of the British Optical Association(简作 FBOA) 英国光学会会员
Fellow of the British Psychological Society(简作 FBPsS) 英国心理学会会员
Fellow of the Chartered Society of Physiotherapy(简作 FCSP) 特许医疗学会会员
Fellow of the Chemical Society(简作 FCS) 化学学会会员
Fellow of the College of American Pathologists(简作 FCAP) 美国病理学家学会会员
Fellow of the College of General Practitioners(简作 FCGP) 普通医师学会会员
Fellow of the College of Medicine and Surgery(简作 FCMS) 内外科学会会员
Fellow of the College of Nursing(简作 FCN) 护士学会会员
Fellow of the College of Obstetricians and Gynecologists(简作 FCOG) 妇产科医师学会会员
Fellow of the College of Pathologists(简作 FC Path) 病理学会会员
fellow of the College of Phycicians and Surgeons(简作 FCPS) 内科医师和外科医师学会会员
Fellow of the College of Physicians and Surgeons of South Africa(简作 FCPSSA) 南非内科医师和外科医师学会会员
Fellow of the College of Radiologists of Australia(简作 FCRA) 澳大利亚放射医师学会会员
Fellow of the Entomological Society(简作 FRES) 皇家昆虫学会会员
Fellow of the Ethnological Society(简作 FES) 人种学会会员
Fellow of the Faculty Homoeopathy(简作 FFHom) 顺势疗法学会
Fellow of the Faculty of Anaesthetists(简作 FFA) 麻醉师学会会员
Fellow of the Faculty of Dental Surgery, Royal College of Surgeons(简作 FFDRCS) 皇家外科医师学会牙外科分会会员
Fellow of the Faculty of Dentistry of the Royal College of Surgeons in Ireland(简作 FFDRCSIrel) 爱尔兰皇家外科医师学会牙科学会会员
Fellow of the Faculty of Homoeopathy(简作 FFFHom) 顺势疗法学会会员
Fellow of the Faculty of Physicians and Surgeons(简作 FFPS) 内外科医师学会会员
Fellow of the Faculty of Radiologists(简作 FFR) 放射科医师学会会员
Fellow of the Institute of Chemistry(简作 FIC) 化学协会会员
Fellow of the Institute of Hygiene(简作 FIH) 卫生学研究所研究员
Fellow of the Institute of Medical Laboratory Technology(简作 FIMLT) 医学实验室技术研究所研究员
Fellow of the Institute of Sewage Purification(简作 FISP) 污水净化研究所研究员
Fellow of the Instiute of Medical Laboratory Sciences(简作 FIMLS) 医学检验科学会会员
Fellow of the International College of Dentists(简作 FICD) 国际牙科医师学会会员
Fellow of the International College of Surgeons(简作 FICS) 国际外科医师学会会员
Fellow of the Linnaeann Society(简作 FLS) 林奈学会会员
Fellow of the London College of Osteopathy(简作 FLCO) 伦敦整骨学会会员
Fellow of the Medical Council(简作 FMC) 医师公会会员
Fellow of the Pharmaceutical Society(简作 FPS) 药学会会员
Fellow of the Royal Anthropological Institute(简作 FRAI) 皇家人类学会会员
Fellow of the Royal Australian College of Dental Surgery(简作 FRACDS) 澳大利亚皇家牙外科学会会员
Fellow of the Royal Australian College of General Practitioners(简作 FRACGP) 澳大利亚普通医师学会会员
Fellow of the Royal Australian College of Physicians(简作 FRACP) 澳大利亚皇家内科医师学会会员
Fellow of the Royal Australian College of Physicians and Surgeons(简作 FRACP&S) 澳大利亚皇家内外科学会会员
Fellow of the Royal College of Dentists(简作 FRCD) 皇家牙科学会会员(英)
Fellow of the Royal College of General Practitioners(简作 FRCGP) 皇家普通医生协会会员(英)
Fellow of the Royal College of Obstretricians and Gynaecologists(简作 FRCOG) 皇家妇产科医师学会会员(英)
Fellow of the Royal College of Pathologists, Australia(简作 FRC-PA) 澳大利亚皇家病理学会会员
Fellow of the Royal College of Physicians(简作 FRCP) 皇家内科医师学会会员
Fellow of the Royal College of Physicians and Surgeons of Glasgow qua Physicians(简作 FRCP(Glasg)) 格拉斯哥皇家内外科医师学会(内科医师)会员
Fellow of the Royal College of Physicians and Surgeons of Glasgow qua Surgeon(简作 FRCS(Glasg)) 格拉斯哥皇家内外科医师学会(外科医师)会员
Fellow of the Royal College of Physicians in Ireland(简作 FRCPI) 爱尔兰皇家内科医师学会会员
Fellow of the Royal College of Physicians in Ireland(简作 FRCPI) 爱尔兰皇家内科医师学会会员

Fellow of the Royal College of Physicians of Canada（简作 FRCPC）加拿大皇家内科医师学会会员
Fellow of the Royal College of Physicians of Edinburgh（简作 FRCPE）爱丁堡皇家内科医师学会会员
Fellow of the Royal College of Physicians of Glasgow（简作 FRCP Glasg）格拉斯哥皇家内科医师学会会员
Fellow of the Royal College of Physicians of Pathologists（简作 FRCPath）皇家病理学家学会会员（英）
Fellow of the Royal College of Psychiatrists（简作 FRCPsych）皇家精神病学会会员
Fellow of the Royal College of Surgeons（简作 FRCS）皇家外科医师学会会员
Fellow of the Royal College of Surgeons in Ireland（简作 FRCSI）爱尔兰皇家外科医师学会会员
Fellow of the Royal College of Surgeons of Canada（简作 FRCSC）加拿大皇家外科医师学会会员
Fellow of the Royal College of Surgeons of Edinburgh（简作 FRCSE(d)）爱丁堡皇家外科医师学会会员
Fellow of the Royal College of Surgeons of Glasgow（简作 FRCS Glasg）格拉斯哥皇家外科医师学会会员
Fellow of the Royal College of Veterinary Surgeon（简作 FRCVS）皇家兽医外科医师学会会员
Fellow of the Royal College Surgeons（简作 FRCS）皇家外科医师学会会员（英）
Fellow of the Royal Entomological Society（简作 FRES）皇家昆虫学会会员（英）
Fellow of the Royal Faculty of Physicians and Surgeons of Glasgow（简作 FRFPSG）格拉斯哥皇家内、外科医师学会会员
Fellow of the Royal Institute of Chemistry（简作 FRIC）皇家化学学会会员（英）
Fellow of the Royal Institute of Public Health and Hygiene（简作 FRIPHH）皇家公共卫生学会会员（英）
Fellow of the Royal Microscopical Society（简作 FRMS）皇家显微镜协会会员（英）
Fellow of the Royal Society（简作 FRS）（英国）皇家学会会员
Fellow of the Royal Society for the Promotion of Health（简作 FRSPH）皇家保健学会会员
Fellow of the Royal Society of Canada（简作 FRSC）加拿大皇家学会会员
Fellow of the Royal Society of Edinburgh（简作 FRSE）爱丁堡皇家学会会员
Fellow of the Royal Society of Health（简作 FRSH）皇家卫生学会会员（英）
Fellow of the Royal Society of Medicine（简作 FRSM）皇家医学会会员
Fellow of the Royal Society of New Zealand（简作 FRSNZ）新西兰皇家学会会员
Fellow of the Royal Society of Physicians and Surgeons of Glasgow（简作 FRSPS）格拉斯哥皇家内、外科医师协会会员
Fellow of the Royal Society, London（简作 FRSL）伦敦皇家学会会员
Fellow of the Society of Chiropodists（简作 FChs）手足医师学会会员
Fellow of the Society of Chiropodists（简作 FSC）脚病医师学会会员
Fellow of the Society of Radiograohers（简作 FSR）放射照相技术员协会会员
Fellow of the Zoological Society（简作 FZS）动物学会会员
fellowship *n*. 伙伴关系；友谊；共同参与；团体，联谊会；会员资格；（大学的）研究员（或研究职位）
Fellowship for Freedom in Medicine（简作 FFM）医学荣誉会员
Fellowship of Postgraduate Medicine（简作 FPM）医学研究生联合会
Fellx-Weil reaction（简作 FWR）斐—外二氏反应
felo-de-se［拉 felon of one's self］*n*. 自杀者
Felodipine *n*. 非洛地平（抗高血压药）
felon *n*. 瘭疽，指头脓炎 ‖ ～ bone 骨瘭疽 / ～ deep 深瘭疽 / ～ frog 指蹼瘭疽 / ～ subcutaneous 皮下瘭疽 / ～ subcuticular; subepithelial ～ 表皮下瘭疽 / ～ subperiosteal 骨膜下瘭疽 / ～ superficial; subcuticular ～ 浅瘭疽，表皮下瘭疽 / ～ thecal 滑膜鞘瘭疽
Felsen's treatment［Joseph 美胃肠病学家 1892—1955］费耳森氏疗法（治痢疾及溃疡性结肠炎）
felsol *n*. 费耳索（成药，含安替比林）
Felsules *n*. 水合氯醛（chloral hydrate）制剂的商品名
felt feel 的过去式和过去分词 *n*. 毡制品 *a*. 毡制的 ‖ ～，poroplastic 成形毡子
Felton's method［Lloyd D. 美医师 1885 生］费尔顿氏法
Felton's phenomenon（Lloyd D. Felton）费尔顿现象（在小鼠体内注射大剂量抗原引起对肺炎球菌多糖的免疫无反应性和免疫耐受性）
Felton's serum 费尔顿氏血清（浓缩抗肺炎球菌马血清）
Felton's unit 费尔顿氏单位（抗肺炎球菌血清单位）
Feltriidae *n*. 纹水螨科
feltwork *n*. 神经纤维网
Felty's syndrome［A．R. 美医师 1895 生］费耳提氏综合征（慢性关节炎、脾大、白细胞减少及下肢色素沉着综合征）
FeLV feline leukemia virus 猫白血病病毒
Felypressin *n*. 苯赖加压素，苯丙氨酸赖氨酸［后叶］加压素（血管收缩药）
Fem female 女性；雌性 / feminine 女性的 / femoris 股 / femoris［拉］大腿
FEM femoris［拉］大腿 / field emission microscope 场致发射显微镜
Fem. intern. femoribus internus［拉］股内侧
FEMA Flavor and Extract Manufacturers Association 香料与提取物制造商协会
female［拉 femella young woman］*n*. & *a*. ①女性，女子，雌性生物 ②女性的，雌性的 ‖ ～ carrier 女性携带者 / ～ cell 雌性细胞 / ～ climacteric 女性更年期 / ～ cone 雌球果，雌球花 / ～ ejaculation 女性性高潮射液 / ～ elephantiasis 女性象皮肿，男阴囊象皮肿 / ～ gamete 雌配子 / ～ gametocyte 雌配子体 / ～ genital 女性殖器 / ～ gonadal dysgenesis 女性生殖发育不全症 / ～ heterogamety 雌导配性 / ～ hormone 雌性激素，包括雌激素和孕激素 / ～ intersexuality 雌间性 / ～ meiosis 雌性减数分裂 / ～ organ 女性生殖器，雌生殖器 / ～ parent 母本，雌亲 / ～ plant 雌株 / ～ pronucleus 雌原核 / ～ pronucleus 卵原核（精子进入卵子后 2-3 小时内，卵细胞完成第二次成熟分裂，形成第二极体。此时单倍体的卵细胞核由核膜包围形成卵原核）/ ～ pseudohermaphroditism 女性假两性畸形 / ～ pudendum 女性外阴 / ～ reproductive endocrinology 女性生殖内分泌学 / ～ reproductive immunology 女性生殖免疫学 / ～ reproductive organ 雌性生殖器官 / ～ reproductive system 女性生殖系统（包括卵巢、输卵管、子宫、阴道和外生殖器）/ ～ sex cell 雌生殖细胞 ～ sex hormone 雌激素 / ～ tunica albuginea 女性白膜（卵巢表面覆有单层扁平或立方细胞构成的上皮，上皮下的一薄层致密结缔组织，称为女性白膜）/ ～ urethra 女性尿道，雌尿道 / ～ -sterile mutant 雌性不育突变体
femaleness *n*. 女性特征
female-sterile mutant 雌性不育突变型
Femetozole hydrochloride 盐酸氯苯氧甲唑（抗抑郁药，麻醉药拮抗药）
femina *n*. 雌性
feminilism; feminism *n*. 男子女征
feminine *a*. 女性的，雌性的
femininity *n*. 女子本性，女性，女子气
feminism *n*. 男子女征 ‖ ～ mammary; gynecomastia 男子乳房发育，男子女性型乳房
feminity *n*. 雌性
feminization *n*. 女性化（指男子）；雌性化 ‖ testicular ～ 睾丸女性化，睾丸雌化（患者表征像女性，但缺少核性染色质，为 XY 染色体性别）
feminize, feminise *v*.（使）女性化（指男子）；（用卵巢植入术等）使雌性化
feminizing *a*. 女性化的 ‖ ～ neoplasm 使女性化肿瘤 / ～ terticular 睾丸女性化，睾丸雌化（见 androgen insensitivity）
feminonucleus *n*. 雌原核
femora（单 femur）*n*. ①股骨 ②股
femoral［拉 femoralis］*a*. ①股骨的 ②股的 ‖ ～ arteriography 股动脉造影（术）/ ～ artery 股动脉 / ～ catheter carrier 股（静脉）导管载运器 / ～ canal 股管 / ～ gland 股腺 / ～ nerve 股神经 / ～ plate 股板 / ～ profundaplasty 股深动脉成形术 / ～ ring 股环，腿轮 / ～ ring septum 股环隔 / ～ triangle 股三角 / ～ resticle 股部睾丸（睾丸异位）/ ～ vein 股静脉
femoral artery pressure（简作 FAP）股动脉压
femoral blood pressure（简作 FBP）股动脉压
femoral vein ligation（简作 FVL）股静脉结扎
femoralis; musclus vastus intermedius *n*. 股间肌
femorate［拉，femoratus］具畸形腿的
femoribus internus［拉］（简作 fem intern）股内侧
femorocele［拉 femur thigh ＋ 希 kele hernia］; **femoral hernia** *n*. 股疝
femorofemoral *a*. 股股的（左和右股动脉的）

femorofemoropopliteal *a*. 股股腘的(左和右股动脉和腘动脉的)
femoroiliac *a*. 股髂的
femoropopliteal *a*. 股腘的(股动脉和腘动脉的)
femorotibial *a*. 股胫的 ‖ ~ joint 股胫关节
Femoxetine *n*. 非莫西汀(抗抑郁药)
Femstat *n*. 硝酸布康唑(butoconazole nitrate)制剂的商品名
femto-[丹麦][构词成分]飞[母托](10^{-15})(旧译为毫微微或尘、毫沙)
femtocurie *n*. 飞[母托](10^{-15})居里
femtogram *n*. 飞[母托]克
femur(复 femora 或 femurs)[拉 thigh] *n*. ①股骨 ②股 ‖ ~ pilastered 壁柱状股骨(股骨粗线突出成嵴)
FENA excreted fraction of filtered sodium 滤过钠排泄分数(见 test 项下相应术语
FE_{Na} excreted fraction of filtered sodium 滤过钠排泄分数
Fenaclon *n*. 非那克隆(抗癫痫药)
Fenadiazole *n*. 酚二唑(催眠镇静药)
Fenaftic Acid *n*. 非那夫酸(利胆药)
Fenalamide *n*. 非那拉胺(肌松药)
Fenalcomine *n*. 非那可明(扩冠药)
-fenamate[构词成分]-芬那酯(1998 年 CADN 规定使用此项名称,主要系指神经系统的消炎镇痛剂芬那酯衍生物[fenamate derivant]类的一些药名,如普瑞芬那酯[Prefenamate]、特罗芬那酯[Terofenamate]等)
-fenamic acid[构词成分]-芬那酸(1998 年 CADN 规定使用此项名称,主要系指神经系统的邻氨基苯甲酸[ortho-aminobenzoic acid]类的一些药名,如氟芬那酸[Flufenamic acid]、甲芬那酸[Mefenamic acid]等)
Fenamifuril *n*. 芬安呋(消炎镇痛药)
Fenamisal *n*. 非那米柳(抗结核药)
Fenamole *n*. 非那莫(消炎药)
Fenaperone *n*. 非那哌隆(抗精神病药)
Fenarol; chlormezanone[商品名] *n*. 氯美乍酮,氯苯甲[间位]噻嗪烷酮二氧化物,芬那露(安定药)
Fenbendazole *n*. 芬苯达唑(抗蠕虫药)
Fenbeniccillin *n*. 苯贝西林(抗生素)
Fenbufen *n*. 芬布芬,联苯丁酮酸(消炎药)
Fenbutrazate *n*. 芬布酯(抑制食欲药)
Fencamfamin *n*. 芬坎法明(振奋精神药)
Fencamine *n*. 芬咖明(振奋精神药)
Fencarbamide *n*. 芬卡米特(解痉药)
Fench-American-British(简作 FAB) 法英美分类法(用于鉴别某些白血病)
fenchene *n*. 茴香萜
Fenchlorfos = fenclofos *n*. 皮蝇磷(杀虫药)
fenchone *n*. 茴香酮
Fencibutirol *n*. 芬西布醇(利胆药)
Fenclexonium Metilsulfate *n*. 芬棠铵钾硫酸盐(解痉药)
Fenclofenac *n*. 芬氯酸(消炎镇痛药)
Fenclonine *n*. 苯氯宁,3-(对氯苯基)丙氨酸(5-羟色胺抑制剂)芬克洛宁(抗肿瘤药)
Fenclorac *n*. 苯克洛酸(消炎镇痛药)
Fenclozic Acid *n*. 芬克洛酸(消炎镇痛药)
Fendiline *n*. 芬地林(扩冠药)
fendizoate 芬地酸盐(根据 1998 年 CADN 规定,在盐或酯与加合物之命名中,使用此项名称)
Fendosal *n*. 芬度柳(消炎镇痛药)
fenestra(复 fenestrae)[拉 window] *n*. 窗 ‖ ~ basalis 底窗 / ~ basicranialis 颅底窗 / ~ cochleae[耳]蜗窗 / ~ coracoidea 喙窗 / ~ coracoscapularis 喙肩胛窗 / ~ hypophyseos 垂体窗 / ~ novovalis[人造]卵圆形窗 / ~ ovalis; ~ vestibuli 前庭窗/ ~ rotunda; ~ cochleae 蜗窗
fenestra ovalis(简作 FO) 耳孔
fenestrae(单 fenestra)[拉] *n*. 窗
fenestrate[拉 fenestratus] *a*. 有膜孔的,有窗孔的,具透明点的 ‖ ~ membrane 窗膜孔的,透明膜 / ~ cell 有窗细胞
fenestrated[拉 fenestratus] *a*. 有孔的,有窗的 ‖ ~ endothelium 帘式内皮膜 / ~ tenotomy 孔式腱切断术
fenestration[拉 fenestratus furnished with windows] *n*. ①开窗术 ②穿通,穿孔 ‖ ~, aortopulmonary 主动脉肺动脉穿通[畸形] / apical ~; alveolar plate ~ 根尖穿孔,牙槽板穿孔
Fenestrel *n*. 芬雌酸(雌激素)
Fenethazine *n*. 芬乙嗪(抗组胺药)
Fenethylline = Fenethylline *n*. 苯甲锡林,7-(苯异丙氨乙基)茶碱(中枢神经兴奋药) ‖ ~ hydrochloride 盐酸芬乙茶碱,盐酸苯丙氨茶碱(中枢神经系统兴奋药)
Fenetradil *n*. 芬曲地尔(抗血管药)
Fenflumizole *n*. 芬氟咪脞(消炎镇痛药)
Fenfluramine *n*. 芬氟拉明(抑制食欲药) ‖ ~ hydrochloride 盐酸芬弗拉明,盐酸氟苯丙胺(肾上腺素能药,用作食欲抑制药,短期治疗外源性肥胖,口服)
Fenfluthrin *n*. 芬氟司林(抗寄生虫药)
Fengabine *n*. 酚加宾(抗忧郁药)
Fengia *n*. 冯麻蝇属 ‖ ~, ostindicae 东印冯麻蝇
Fenharmane *n*. 芬哈盂(安定类药)
Fenimide *n*. 芬亚胺,3-乙基-2-甲基-2-苯基琥珀酰亚胺 非尼米特(安定药)
-fenin[构词成分]-苯宁(1998 年 CADN 规定使用此项名称,主要系指诊断用药的甲基亚氨乙酸衍生物利多苯宁[lidofenin]类的一些药物,如阿氯苯宁[Arclofenin]、地索苯宁[Disofenin]等)
-fenine[构词成分]-非宁(1998 年 CADN 规定使用此项名称,主要系指神经系统的镇静剂格拉非宁[Glafenine]类的一些药名,如安曲非宁[Antrafenine]、夫洛非宁[Floctafenin]等)
Fenipentol *n*. 非尼戊醇(利胆药)
Fenirofibrate *n*. 非尼贝特(降脂药)
Fenisorex *n*. 非尼雷司(抑制食欲药)
Fenleuton *n*. 芬留顿(白三烯合成抑制药)
Fenmetramide *n*. 苯甲吗(啉)酮(抗抑郁药)
fennel *n*. 茴香
Fennel oil *n*. 小茴香油(矫味药)
Fenobam *n*. 非诺班,氯苯咪脲(安定药)
Fenocinol *n*. 非诺西醇(解痉药)
Fenoctimine *n*. 苯辛替明(抗溃疡药)
Fenofibrate *n*. 非诺贝特(降脂药)
Fenofibric acid *n*. 非诺贝酸(降脂药)
Fenoldopam *n*. 非诺多泮(降压药)
Fenoprofen *n*. 苯氧基氢化阿托酸,非诺洛芬(消炎止痛药) ‖ ~ calcium 非诺洛芬钙,苯氧苯丙酸钙(抗炎药,用于治疗类风湿关节炎和骨关节炎)
Fenoterol *n*. 非诺特罗(支气管扩张药)
Fenoverine *n*. 非诺维林(解痉药)
Fenoxazoline *n*. 非诺唑啉(血管收缩药)
Fenoxedil *n*. 非诺地尔(血管扩张药)
Fenoxypropazine *n*. 苯氧丙肼(抗抑郁药)
Fenozolone *n*. 非诺唑酮(振奋精神药)
Fenpentadiol *n*. 芬戊二醇(安定药)
Fenpipalone *n*. 苯吡噁二酮(抗炎药)
Fenpipramide *n*. 芬哌酰胺(解痉药)
Fenpiprane *n*. 芬哌丙烷(解痉药)
Fenpiverinium bromide *n*. 苯维溴胺(解痉药)
Fenprinast *n*. 苯吟司特(抗过敏药)
Fenproporex *n*. 芬普雷司(抑制食欲药)
Fenprostalene *n*. 芬前列林(前列腺素类药)
Fenquizone *n*. 芬喹唑(利尿药)
Fenretinide *n*. 芬维 A 胺(肿瘤预防药)
Fenspiride *n*. 芬司匹利(支气管扩张药)
-fentanil[构词成分]-芬太尼(1998 年 CADN 规定使用此项名称,主要系指神经系统的镇静剂芬太尼[fentanyl]类的一些药名,如阿芬太尼[Alfentanil]、卡芬太尼[Carfentaniln]等)
Fentanyl *n*. 芬太尼,苯乙哌啶基丙酰苯胺(镇痛药) ‖ ~ citrate 枸橼酸芬太尼(麻醉性镇痛药)
Fenthion *n*. 倍硫酸(杀虫药)
Fentiazac *n*. 芬替酸(消炎镇痛药)
Fenticlor *n*. 芬替克洛,硫双对氯酚(局部杀菌药)
Fenticonazole *n*. 芬替康唑(抗真菌药)
Fentonium bromide *n*. 芬托溴胺(抗胆碱药)
fenugreek[拉 faenum graecum Greek hay]; **fenugrec** *n*. 胡芦巴(种子)
Fenwick's disease[Samuel 英医师 1821—1902]芬威克氏病(原发性胃萎缩)
Fenyramidol *n*. 非尼拉朵(镇痛药,肌肉松弛药)
Fenyripol *n*. 非尼啶醇(解痉药)
FEO Federal Energy Office 联邦能源局
Feoc ferrocyanide ion 氰化亚铁离子
feofitin *n*. 脱镁叶绿素
feosol *n*. 费奥索(一种硫酸亚铁制剂)
Feosol *n*. 硫酸亚铁(ferrous sulfate)制剂的商品名
FEP financial evaluation program 财政计算程序 / fluorinated ethylene propylene 聚四氟乙烯(特氟隆) / free erythrocyte protoporphyrin 游离红细胞原卟啉
FEPCA Federal Environmental Pest Control Act of 1972 1972 年联邦环

境虫害控制法令(亦作 FIFRA)
Fepradinol ***n***. 非普地醇(消炎镇痛药)
Feprazone ***n***. 非普拉酮(消炎药)
feprazone ***n***. 戊烯保泰松
Feprosidnine ***n***. 苯丙斯德宁(振奋精神药)
feraconitine; pseudoaconitine ***n***. 假乌头碱
ferad ***n***. 费腊德(一种硫酸亚铁制剂)
feral [拉 feralis] ***a***. 凶狠的,野生的,未驯服的
fer-de-lance [法 lance head] ***n***. 枪蝰,矛头蛇,大具窍蝮蛇(南美及中美等地的大毒蛇)
fereedoxin (简作 Fd) 光化铁蛋白
-ferent 后缀,意为"携带"(来自拉丁语 fero)
Fereol's nodes [Louis Henri 法医师 1825—1891] 费黑奥耳氏结(风湿病性皮下小结)
Fereol-Graux palsy ***n***. 费一格二氏[眼球]麻痹(一侧眼内直肌及对侧眼外直肌的麻痹)
F-ERG 闪光视网膜电图
fergon ***n***. 弗冈(葡萄糖酸亚铁制剂)
Ferguson Smith epithelioma (**John Ferguson Smith**)福格逊·史密斯上皮瘤,自愈性鳞状上皮瘤
Fergusson's bone probang 福格逊食道内捕鲠骨器
Fergusson's incision (**operation**)[William 英外科医师 1808—1877] 福格逊 氏切口(上颌骨切除的皮肤切开法)
Fergusson's rectal speculum 福格逊直肠镜
Fergusson's speculum 福格逊氏窥器,镀银玻管窥器(检阴道)
Fergusson's vaginal speculum 福格逊阴道镜
ferine [拉 ferinus wild] ***a***. ①野的,粗暴的 ②恶性的
Fer-In-Sol ***n***. 硫酸亚铁(ferrous sulfate)制剂的商品名
feritin; renin ***n***. 肾素,高血压蛋白原酶
ferment [拉 fermentum leaven] ***n***. 酶,酵素,发酵 ‖ ~ amylolytic 淀粉[糖化]酶 / ~ animal 动物酶 / ~ antileukocytic 抗白细胞酶 / ~ autolytic 自溶酶,自解酶 / ~ chemical 化学酶,非活体酶/ ~ coagulative; coagulase 凝固酶,促凝酶 / ~ curdling; rennin 凝乳酶 / ~ deaminizing 脱氨[基]酶 / ferments, defensive 防御[性]酶 / ~ diastatic 淀粉[糖化]酶 / ~ digestive 消化酶 / ~ extracellular 细胞外酶 / ~ fibrin; thrombin 纤维蛋白酶,凝血酶 / ~ glycogenolytic 糖原分解酶 / ~ glycolytic 糖酵解酶 / ~ heteroform 异种溶菌酶 / ~ hydrolytic; hdrolase 水解酶 / ~ intracellular 细胞内酶 / ~ inverting 转化酶 / ~ lab; rennin 凝乳酶 / ~ lactic 乳酸生成酶 / ~ leukocytic 白细胞[溶]酶 / ~ lipolytic 脂解酶 / ~ living 活体酶 / ~ metallic 金属酶 / ~ milk-curdling; rennin 凝乳酶 / ~ myosin 肌浆球蛋白酶 / ~ nitrifying 硝化酶 / ~ organized 活体酶 / ~ oxidizing 氧化酶 / ~ protective 防护[性]酶 / ~ proteolytic 蛋白水解酶 / ~ reducing; reductase 还原酶 / ~ respiratory 呼吸酶 / ~ serum 血清酶 / ~ soluble; unorganized ~ 可溶性酶,非活体酶 / ~ steatolytic; lipolytic ~ 脂解酶 / ~ urea 脲酶,尿素酶 / ~ uricolytic 尿酸酶 / ~ Warburg's 华伯氏酶 / ~ yellow 黄酶 ‖ ~able ***a***. / ~al ***a***.
fermentadiagnosticum ***n***. 识酶剂
fermentation [拉 fermentatio] ***n***. 发酵[作用] ‖ ~ acetic 醋酸发酵 / ~ acid 酸性发酵 / ~ alcoholic 生醇发酵,酒精发酵 / ~ ammoniacal 生氨发酵 / ~ amylic 戊醇生成发酵 / ~ butyric 细菌性发酵 / ~ 丁酸生成发酵 / ~ caseous 凝乳发酵 / ~ dextran 葡萄聚糖生成发酵 / ~ diastatic 淀粉[糖化]发酵 / ~ enzyme 发酵酶 / ~ frog spawn; dextran ~ 蛙卵发酵,葡萄聚糖生成发酵 / ~ intestinal 肠发酵 / ~ lactic; lactic acid ~ 乳酸发酵 / ~ prtrefactive 腐败发酵 / ~ saccharobutyric 丁酸糖发酵 / ~ stormy 汹涌发酵 / ~ viscous 黏质发酵
fermentation-stimulating substance 发酵刺激剂
fermentative ***a***. 发酵的
fermentemia ***n***. 酶血症
fermentogen ***n***. 酶原
fermentoid ***n***. 类酶(已失活性的变性酶)
fermentum [拉] ***n***. yeast 酵母[菌],酿母[菌]
Fermi National Accelerator Laboratory (简作 FNAL) 费密国立加速器实验室
Fermi's treatment of rabies 费米氏狂犬病疗法
fermium ***n***. 镄(化学元素)
fern ***n***. 蕨类植物,羊齿植物,羊齿状结晶 ‖ ~ female; lady ~ 雌绵马主义 / ~ male 绵马 / ~ test 检测女性月经周期的实验室方法,观察干的宫颈黏液中的结晶
fern leaf pattern (简作 FLP) 羊齿叶型
ferning of cervical mucus 宫颈黏液羊齿状结晶形成
ferning; fern phenomenon 蕨样变(宫颈黏液干燥标本) ‖ ~ of cervical mucus 宫颈黏液羊齿状结晶形成
ferny ***a***. 蕨的;像蕨的;多蕨的
feron; pheron ***n***. 酶蛋白
-ferous [拉][构词成分] 含有的,产生的,具有的
ferox ***adj***. 凶猛的
Ferpifosate Sodium ***n***. 吡磷铁钠(诊断用药)
ferr ferrum [拉] 铁
ferr-前缀,意为"铁"(来自拉丁语 ferrum)
ferralia (单 ferralium) [拉] ***n***. 铁剂
Ferrata 's cell [Adolfo 意医师 1880—1946]; **hemohist - ioblast** ***n***. 费拉塔氏细胞, 成血细胞
ferrate ***n***. 高铁酸盐
ferrated ***a***. 含铁的
ferratinum; ferro-albumino-tartrate ***n***. 酒石酸铁蛋白
ferratogen; ferric nuclein ***n***. 核铁质,核素铁
ferredoxin ***n***. 光化铁蛋白, 铁氧化还原蛋白
Ferrein's canal [Antoine 法解剖学家 1693—1769]; **rivus Lacrimalis** 费蓝氏管, 泪河(眼闭时眼睑形成的隙将泪导致泪点) ‖ ~ cords 费蓝氏带(声带) / ~ foramen; hiatus fallopii 费蓝氏孔, 面神经管裂孔 / ~ ligament 费蓝氏韧带,颞颌韧带(颞颌关节囊外侧肥厚部) / ~ pyramid; pars radiata 费蓝氏锥体,辐射部(肾) / ~ tubes 费蓝氏管(肾曲小管) / ~ vasa aberrantia 费蓝氏肝迷走管(不与肝小叶连接的胆小管)
ferreous ***a***. 铁的,含铁的
ferri (ferrum 的所有格) ***n***. 铁(第 26 号元素)
ferri-[拉][构词成分] 铁,正铁,三价铁(化学用语)
ferri-albuminic ***a***. 含白蛋白[与]铁的
Ferribacterium ***n***. 铁杆菌属
ferric [拉 ferrum] ***a***. 高铁[基]的 ‖ ~ acetate 醋酸[高]铁 / ~ acetate, basic 碱式醋酸 / ~ ammon-ium citrate 枸 酸铁铵 / ~ ammonium sulfate 硫酸铁 铵 / ~ ammonium tartrate 酒石酸铁铵 ~ caco- dylate 二甲胂酸铁 / ~ chloride; ~ perchloride 氯化铁,三氯化铁 / ~ citrate 枸酸铁,柠檬酸铁 / ~ fructose 果糖铁(抗贫血药)/ ~ glycerophosphate 甘油磷酸铁 / ~ ydroxide 氢氧化铁 / ~ hypophosphite 次磷酸铁 / ~ iodide 碘化铁 / ~ malate 苹果酸铁 / ~ nuclein; ferratogen 核素铁,核铁质 / ~ oxide 氧化铁 / ~ oxide, red 红氧化铁,赤色氧化铁 / ~ oxide saccharated 含糖氧化铁 / ~ perchloride 三氯化铁 / ~ pernitrate 硝酸铁 / ~ phosphate 磷酸铁 / ~ phosphate, saccharated 含糖磷酸铁 / ~ potassium tartrate 酒石酸铁钾 / ~ pyrophosphate 焦磷酸铁 / ~ quinine citrate 枸酸铁奎宁,柠檬酸铁奎宁 / red ~ oxide 红氧化铁 / ~ salicylate 水杨酸铁 / ~ sesquichloride; ~ trichloride 氯化高铁, 三氯化铁 / ~ strychnine citrate 枸酸铁士的宁,柠檬酸铁番木鳖碱 / ~ subcarbonate 次碳酸铁 / ~ succ- inate 丁二酸铁,琥珀酸铁 / ~ sulfate 硫酸铁 / ~ trichloride; ~ chloride 三氯化铁,氯化铁 / yellow ~ oxide 黄色氧化铁
ferric ammonium citrate (简作 FAC) 枸橼酸铁胺
ferric dimethyl dithiocarbonate (简作 FDDC) 二甲基二硫碳酸铁
ferric hydroxide macroaggregate (简作 FHMA) 大颗粒氢氧化铁
ferric subsulfate solution 亚硫酸铁溶液
ferricyanic ***a***. 高铁氰化的 ‖ ~ acid 氰铁酸
ferricyanide ***n***. 高铁氰化物
ferricyanogen ***n***. 高铁氰基
ferricytochrome ***n***. 亚铁细胞色素
Ferrier's method [P. 法医师] ***n***. 费里尔氏[疗]法(结核病钙剂疗法)
ferrigluconate ***n***. 高铁葡萄糖酸盐
ferriheme; ferriprotoporphyrin ***n***. 高铁血红素
ferrihemochrome ***n***. 高铁血色素
ferrihemoglobin ***n***. 高铁血红蛋白
ferrikinetics ***n***. 铁动态,铁循环(铁在机体内的吸收、利用、代谢等)
ferrin ***n***. 肝褐质
ferripyrin; ferropyrin ***n***. 铁吡啉(治神经痛及贫血)
ferritin ***n***. 铁蛋白
Ferritin-conjugated antibody (简作 FCA) 铁蛋白结合的抗体
ferritin-labeled antibody 铁蛋白标记抗体
ferro-[拉][构词成分] 铁;亚铁;二价铁(化学用语)
ferro-albumino-tartrate ***n***. 酒石酸铁蛋白
ferroalumen; iron and ammonium sulfate ***n***. 铁矾,硫酸铁铵
Ferrobacillus ***n***. 亚铁[芽胞]杆菌属
ferrobilin ***n***. 三氯铁胆青盐
Ferroc ditrate ^{59}Fe 放射性枸橼酸铁(诊断用药)
ferrochanogen ***n***. 亚铁氰基
ferrochelatase ***n***. 亚铁螯合酶(缺乏此酶为一种常染色体显性性状,可致原卟啉症,并伴复杂性卟啉症)
Ferrocholinate ***n***. 铁胆盐(抗贫血药)

Ferrocholinate; iron choline citrate *n*. 枸橼酸铁胆硷(补血药)
ferro-chrom-aluminium(简作 FcCrAl) 铁—铬—铝
ferro-columbium(简作 FeCb) 铁—钶
ferrocyanic *a*. 亚铁氰化的 ‖ ~ acid 氰亚铁酸,亚铁氰酸
ferrocyanide *n*. 亚铁氰化物
ferrocyanide ion(简作 Feoc) 氰化亚铁离子
ferrocyanuret; ferrocyanide *n*. 亚铁氰化物
ferroelectricity *n*. 铁电现象
ferroflavoprotein *n*. 亚铁黄素蛋白
Ferroflocculation *n*. 铁抗原絮凝[作用](检疟疾)
ferrofluid *n*. 铁磁流体
ferro-graph *n*. 图像的磁性记录,铁粉记录图,铁磁示波器
ferrography *n*. 图像的磁性记录,铁粉记录术
ferroheme; ferroprotoporphyrin *n*. [亚铁]血红素
Ferrohemoehrome *n*. 低铁血色素
ferrohemoglobin; hemoglobin *n*. 血红蛋白
ferrokinetic *a*. 铁动态的,铁循环的
ferrokinetics; ferrikineties *n*. 铁动态,铁循环(铁在机体内的吸收、利用、代谢等)
Ferrolip *n*. 铁胆盐(ferrocrocholinate)制剂的商品名
ferromagnesium sulfate *n*. 硫酸铁镁
ferromagnet *n*. 铁磁体
ferromagnetic *a*. 磁性铁的 ‖ ~ nuclear resonance 铁磁核共振 / ~ resonance 铁磁共振
ferromagnetics *n*. 铁磁质(体,学)
ferromagnetism *n*. 铁磁性,磁铁学
ferromagnetography *n*. 铁磁性记录法
ferromagnon *n*. 铁磁振子,铁磁自旋波
ferromanetized 铁磁化的 ‖ ~ target 铁磁化靶
ferromanganese nodule(简作 FM) 铁锰结节
ferrometer *n*. 血[液]铁[量]计,血铁测定器
ferronord *n*. 硫酸甘氨酸铁制剂
ferropectic *a*. 铁固定的
ferropexy *n*. 铁固定
ferro-phytin *n*. 铁非汀,铁植酸钙镁
ferropotassium tartrate *n*. 酒石酸铁
ferroprive *a*. 缺铁的
ferroprobe *n*. 铁磁探测器
ferroprotein *n*. 铁蛋白
ferroprotoporphyrin; ferroheme *n*. 亚铁血红素
ferropyrin; ferripyrin *n*. 铁吡啉(治神经痛及贫血)
ferroresonance *n*. 铁磁共振
ferrosajodin *n*. 磺俞树酸亚铁
ferrosi ammonil salfas *n*. 硫酸亚铁铵
ferrosilicon *n*. 硅铁[合金]
ferrosoferric *a*. 亚铁高铁的
ferrosomatose *n*. 铁肉蛋白(铁与人工消化肉蛋白的制剂)
ferrostyptin *n*. 止血铁(铁与甲醛的制剂)
ferrotantalum-columbium(简作 Fe Ta-Cb) 钽钶铁合金
ferrotherapy *n*. 铁剂疗法
ferrotype *n*. 铁板照相(法)
ferrous *a*. 亚铁的 ‖ ~ adenylate 腺甙酸亚铁 / ~ ammonium sulfate 硫酸亚铁铵 / ~ ascorbate 抗坏血酸亚铁 / ~ carbonate 碳酸亚铁 / ~ carbonate, saccharated 含糖碳酸亚铁 / ~ chloride, ditrated 枸酸氯化亚铁 / ~ cirtrate, ammoniated 含氨枸酸铁 / ~ gluconate 葡萄糖酸亚铁 / ~ iodide, saccharated 含糖碘化亚铁 / ~ lactate 乳酸亚铁 / ~ oxide, saccharated 含糖氧化亚铁 / ~ sulfate 硫酸亚铁(抗贫血药)/ ~ sulfate, crude 粗硫酸亚铁 / ~ sulfate, dried 干燥硫酸亚铁 / ~ sulfide 硫化亚铁
Ferrous Fumarate 富马酸亚铁(抗贫血药)
Ferrous Sulfate ^{59}Fe 放射性硫酸亚铁(诊断用药)
ferruginous[拉 ferruginosus; ferrugo iron rust] *a*. ①含铁的 ②铁锈色的 ‖ ~ miscell 铁迷失细胞
ferruginous sediments(简作 feeug) 含铁沉积物,铁锈色沉积物
ferrule *n*. 牙环,金属加固环(用于牙根或牙冠)
ferrum(所有格 ferri)[拉]; **iron** 铁(第 26 号元素) ‖ ~ ditricum 枸酸铁 / ~ citricum ammoniatum 含氨枸酸铁,枸酸铁铵 / ~ collosol 铁溶 胶 / ~ pul- veratum; reduced iron 还原铁 / ~ sesquichloratum 三氯化铁 / ~ subcarbonicum 碳酸亚铁 / ~ sulfuri- cum oxydatum solutum 硫酸铁溶液 / ~ sulfuricum siccum 干燥硫酸亚铁 / ~ tartaratum; tartarated iro 酒石铁 / ~ trichloratum 三氯化铁
Ferry serum[Newell S. 美医师 1876 生] 费里氏血清(预防及治疗麻疹) ‖ ~ toxin 费里氏毒素(麻疹毒素,皮肤试验用)
Ferry-Porter law *n*. 费—波二氏定律(临界融合频率与光强度的对数成正比)
fert fertilized 受精的
fertile[拉 fertilis] *a*. 能生育的,多产的 ‖ ~ flower 孕性花
fertility *n*. 生育力;能育性 ‖ ~ agent, fertility factor 致育因子 / ~ cycle 生育周期 / ~ excess 繁殖率超量 / ~ drug 促排卵药 / ~ factor 致育因子(即 F factor) / ~ index 生育指数 / ~ inhibition 可育性抑制 / ~ inhibition type (Fi+) 致育因子抑制型 / ~ plasmid 致育质粒 / ~ restorer gene 育性恢复基因 / ~ restorer line 育性恢复系 / ~ rate 生育率,受精率
Fertility and Sterility(简作 FS) 生育与不孕(杂志名)
fertilization *n*. 受精[作用] ‖ ~ abnormal 反常受精 / ~ cone 受精锥 / ~ cross; allogamy 异体受精 / ~ external 体外受精 / ~ impulse 受精冲动 / ~ internal 体内受精 / ~ membrane 受精膜 / ~ of ovum 卵受精 / ~ partial 部分受精 / ~ selective 选择受精 / ~ theory 胎化学说 / ~ tube 受精管
fertilize; fertilise *vt*. 使受精
fertilized *a*. 受精的 ‖ ~ egg 受精卵 / ~ ovum 受精卵
fertilizer *n*. 肥料,受精媒介物
Fertilizer Institute(简作 FI) 肥料研究所
fertilizin *n*. 受精素,精子凝集素
Fertirelin *n*. 夫替瑞林(垂体激素释放兴奋药)
fertonin *n*. 费尔托宁(含硫酸铁和抗坏血酸的片剂)
Ferula assa foetida L. 阿魏[植药]:树脂—阿魏
Ferula fukanensisi K. M. Shen 阜康阿魏[植药]:树脂—[阿魏]
Ferula sinkiangensis K. M. Shen 新疆阿魏[植药]:树脂—[阿魏]
Ferula assa foetida L. 阿魏[植药]:树脂—阿魏
Ferula fukanensisi K. M. Shen 阜康阿魏[植药]:树脂—[阿魏]
Ferula sinkiangensis K. M. Shen 新疆阿魏(植)药材:树脂—[阿魏]
Ferula Tourn. ex L. 阿魏属 ‖ ~ asa foetida L. 阿魏 / ~ Foetida Regel 阿魏 / ~ galbaniflua 古蓬香草 / ~ narthex 纳香阿魏 / ~ rubricaulis 红茎阿魏 / ~ scoro-dosma B. et H. 蒜阿魏 / ~ sumbul 麝香树
Ferulate *n*. 阿魏酸盐(根据 1998 年 CADN 的规定,在盐或酯与加合物之命名中,使用此项名称)
ferv fervens[拉] 沸腾的
Ferv. fervens[拉] 煮沸的,沸腾的
fervens[拉](简作 ferv) 沸腾的
Fervescence *n*. 发热,体温升高
FES fat embolus syndrome 脂肪栓塞综合征 / Fellow of the Ethnological Society 人种学会会员 / flame emission spectrometry 火焰发射光谱法 / forced expiratory spirogram 用力呼气呼吸图 / functional electrical stimulation 功能性电刺激
fescue *n*. ①羊茅,酥油草(用作牧草) ②羊茅病,羊茅足(牛、羊)
Fe-SOD superoxide dismutase with ferrum 铁超氧化物歧化酶
Fesotyme *n*. 硫酸亚铁(ferrous sulfate)制剂的商品名
fester *n*. ①溃破 ②脓疮
festinant; accelerating *a*. 加速的,慌张的
festination *n*. 慌张步态
festival *n*. 节日
festoon *n*. ①突彩,龈绿弯肿 ②绿饰,花绿(蜱) ‖ ~ Mecall's 梅卡耳氏突彩 缘垛(此专指在蜱螨的盾板后缘形成不同的花饰)
festschrift[德] *n*. 纪念论文集
FeSV feline sarcoma virus 猫肉瘤病毒
FET field-effect transistor 场效应晶体管 / field emission tube 场发射管(放射线) / forced expiratory time 用力呼气时间
fetal *a*. 胎的,胎儿的 ‖ ~ abortion 胎儿流产 / ~ activity 胎动 / ~ adrenal androgen 胎儿肾上腺分泌的雄激素 / ~ alcohol syndrome 胎儿酒精综合征 / ~ antigenicity 胎儿抗原性 / ~ asphyxia 胎儿窒息 / ~ blood vessels 胎心过缓 / ~ calf serum, FCS, 胎牛血清 / ~ circulation 胎儿血循环 / ~ cleft 胎裂 / ~ death 死胎妊娠 20 周以后,胎儿在宫腔内死亡,称为死胎 / ~ differentiation 胎儿性分化 / ~ distress 胎儿窘迫 / ~ echocardiography 胎儿心脏声像图检查法,胎儿心超声检查法 / ~ ejection reflex 胎儿排出反射 / ~ elextroencephalogram 胎儿脑电图 / ~ fibronectin 胎儿纤维黏连蛋白 / ~ fissure 胎裂,脉络膜裂 / ~ heart irrythmia 胎心心律不齐 / ~ heart rate-baseline 胎心率基线 / ~ heart sound 胎心音 / ~ hemoglobin(HbF)胎儿血红蛋白 / ~ infection 胎儿感染 / ~ lie 胎产式 / ~ maturity 胎儿成熟度 / ~ membranes 胎膜(胚胎外的四种膜,绒膜、羊膜、卵黄囊、尿囊) / ~ monitor 胎儿监护仪 / ~ monitoring 胎儿监测 / ~ phonocardiograph 胎儿心音描记器 / ~ position 胎位 / ~ presentation 胎先露 / ~ response 胎儿反应 / ~ sac 胎囊。同 amniotic sac, 羊膜囊 / ~ scalp edema 胎儿头皮水肿(死胎影像表现) / ~ sonogram 胎儿声像图 / ~ tachycardia 胎心过速 / ~ testicular androgen 胎儿睾丸睾酮 / ~ uterus 胎型子宫 / ~ ultrasonogram

胎儿超声图 / ~ ultrasound 胎儿超声 / ~ word serun, FCS 脐带血清 / ~ zone 胎儿带，胎儿肾上腺上的区带，分泌，雄激素

fetal (umbilical) cord serum (简作 FCS) 胎儿脐带血清

fetal age (简作 FA) 胎龄

fetal alcohol syndrome (简作 FAS) 胎儿乙醇综合征

fetal bovine serum (简作 FBS) 牛胎血清

fetal breathing movement (简作 FBM) 胎儿呼吸运动

fetal calf serum (简作 FCS) 胎牛血清

fetal death in uterus (简作 FDIU) 胎儿宫内死亡

fetal electrocardiogram (简作 FECG) 胎儿心电图

fetal electroencephalogram (简作 FEEG) 胎儿脑电图

fetal erythroblastosis (简作 FE) 胎儿成红细胞增多症

fetal heart (简作 FH) 胎心

fetal heart rate (简作 FHR) 胎儿心率

fetal heart tone (简作 FHT) 胎儿心音

fetal hydantoin syndrome (简作 FHS) 胎儿乙内酰脲综合征

fetal intestinal typealkaline phosphatase (简作 FI-ALP) 胎儿肠型碱性磷酸酶同功酶

fetal liver transplantation (简作 FLT) 胎肝移植

fetal maturity test (简作 FMT) 胎儿成熟试验

fetal myocardial sarcoidosis (简作 FMS) 胎儿心脏类肉瘤病

fetal occult blood (简作 FOB) 胎儿潜血

fetal phonocardiogram (简作 FPCG) 胎儿心音图

fetal scalp blood sampling for pH determination (简作 FSB-pH) 胎儿头皮血液标本 pH 测定

fetal sulfoglocoprotein antigen (简作 FSA) 胚胎硫糖蛋白抗原

fetalism *n*. 胎型(出生后仍有某些胎象存留)

fetalization; fetalism *n*. 胎型(出生后仍有某些胎象存留)

fetal-maternal exchange 胎儿与母体的交换

fetal-maternal incompatibility 胎儿与母体不相容性

fetalometry *n*. 胎儿测定法

fetal-placental-motherunit 胎儿—胎盘—母体单体

fetation *n*. 成胎，胎儿发育，妊娠，[受]孕 ‖ ~ ectopic 异位妊娠 / ~ extrauterine 子宫外妊娠 / ~ multiple 多胎妊娠

fetch *vt*. 取来，请来，推导出；吸(一口气)；指令取出

feti- [拉] [构词成分 亦作 foeti-]胎，胎儿

feticide [fetus + 拉 caedere to kill] *v*. 杀胎，堕胎

feticulture *n*. 孕期卫生

fetid [拉 foetidus] *a*. 恶臭的，腐臭的

fetish *n*. 拜物(原始人认为有神赋力之物)；恋物对象

fetishism *n*. 拜物教；恋物癖

fetishist *n*. 拜物教徒；恋物癖者

fetlock *n*. ①距毛 ②球节(马)

fetlow *n*. 蹄冠炎(动物)

fetoglobulin *n*. 胎蛋白

α-fetoglobulin, α-fetoprotein (AEP) 甲种胎儿球蛋白，甲胎蛋白

fetogram *n*. 胎儿 X 线摄影(照)片

fetography *n*. 胎儿 X 线照相术

fetolphone *n*. 超声多普勒胎儿心检测仪

feto-maternal incompatibility 母—儿不相容性

fetometry [fetus + 希 metron measure] *n*. 胎儿测量法 ‖ ~ roentagen 胎头 X 线测量法

fetoplacental *a*. 胎儿胎盘的

fetoplacental disproportion (简作 FPD) 胎儿胎盘不称

feto-placental unit 胎儿—胎盘结合体

Fetoprotein; fetoglobulin *n*. 胎蛋白 ‖ ~ , alpha; α-fetoprotein 甲胎蛋白

α-fetoprotein (简作 α-FP) 甲胎蛋白

fetor ex vagina 恶臭白带

fetor; foetor *n*. 臭气，恶臭 ‖ ~ exlingua 舌臭 / ~ exore; halitosis 口臭 / ~ hepaticus 肝病性口臭 / ~ marium; ozena 鼻臭，臭鼻[症] / ~ oris; halirosis 口臭

fetoscope *n*. 胎儿镜，胎心听诊器

fetoscopic *a*. 胎儿镜检查的

fetoscopy *n*. 胎儿镜(从腹部切口插入腹腔直接观察胎儿的光学仪器)检查

Fetoxilate *n*. 夫托西脂(止血药)

Fetoxylate = fetoxilate *n*. 夫托西脂(止血药) ‖ ~ hydrochloride 盐酸飞托西酯，盐酸四苯氧酯(平滑肌松弛药)

fetron *n*. 费特龙(含硬脂酸苯胺的软膏基质)

FETS forced expiratory time in seconds 以秒计的用力呼气时间

fetterine *n*. 消毒乳碱

fetuin *n*. 胎球蛋白(牛羊等)

fetus [拉]; **foetus** *n*. 胎，胎儿 ‖ ~ acardiacus; acardius 无心畸胎 / ~ amorphus; holoacardius amorphus 不成形无心寄生胎畸胎 / ~ at risk 风险胎儿 / ~ cacified; lithopedion 胎儿石化，石胎 / ~ compressus; ~ papyraceus 压扁胎，薄纸样胎 / ~ harle-quin 斑色胎，先天性鱼鳞癣胎儿 / ~ in fetu 胎内胎 / ~ mummified 木乃伊化胎儿，干瘪胎儿 / ~ opocephalic 无口鼻独眼并耳畸胎 / ~ paper-doss; papyraceous ~ 薄纸样胎 / ~ papyraceous 薄纸样胎 / ~ parasitic 寄生胎 / ~ sanguinolentis 浸软死胎，血样胎 / ~ sireniform 并腿畸胎

Feuerstein-Mims syndrome (**Richard C. Fruerstein; Leroy C. Mims**) 福—密综合征，雅达逊皮脂腺痣(即 nevus sebaceus of Jadassohn)

Feulgen count [Robert 德生物化学家 1884—1955] 福伊耳根氏计数

Feulgen reaction (test) 福伊耳根氏反应(试验)(检脱氧核糖核酸)

FEV 0% ~ 25% (25% ~ 50%, 50% ~ 75%, 75% ~ 100%) 将用力呼气量曲线按时间分为四等分的第一阶段即 0% ~ 25% (25% ~ 50% 为第二阶段，50% ~ 75% 为第三阶段，75% ~ 100% 为其第四阶段；25% ~ 75% 即指"中期") / forced expiratory volume (FVC test) 用力呼气量 / forced expiratory volue in one second 一秒钟用力呼气量

FEV_1 forced expiratory volume 用力呼气量

FEVC forced expiratory vital capacity 最大呼气量

feveolointermediate pattern (简作 FIP) 中间小凹型(胃黏膜显微镜分类)

fever [拉 febris] *n*. 发热，热 ‖ ~ abortus; brucellosis 流产热，波状热，布鲁氏[杆]菌病 / ~ absorption 吸收热 / ~ acclimation 水土热 / ~ Aden; dengue 登革热 / ~ adenotyphus 腺型斑疹伤寒 / ~ adynamic; asthenic ~ 无力性发热，虚热，衰弱性发热 / ~ African coast; Rhodesian ~ 非洲罗得西亚热，牛二联巴贝虫病 / ~ African tick 非洲蜱传热，非洲回归热 / ~ and ague 发热与寒战 / ~ algid pernicious 寒冷型恶性疟 / ~ alimentary 饮食性发热，胃肠异常性发热 / ~ Andaman 安达曼热(钩端螺旋体病) / ~ anginal scarlet 咽峡炎性猩红热 / ~ aphthous 口疮热，口蹄疫 / ~ Archibald's 阿奇波德氏热(高热嗜眠症) / ~ ardent 高热 / ~ artificial 人工发热 / ~ aseptic 无菌性热 / ~ Assam; kala-azar 阿萨姆热，黑热病 / ~ asthenic 虚热，无力性发热，衰弱性发热 / ~ Australian Q 澳洲寇热(一种立克次氏体病) / ~ autumn; nanukayami 秋季热，七日热(钩端螺旋体病) / ~ autumnal 秋季热，七日热 / ~ barbiero 六锥蝽热，巴西锥虫病 / ~ Bar-tonella 巴尔通氏体热 / ~ biduotertian 持续[发热]型间日疟 / ~ bilicas 胆汁热 / ~ bilious remittent 恶性间日疟 / ~ black; ①黑热病 ②落矶山斑疹热 / ~ black-water; he-moglobinuric ~ 黑水热，黑尿热，血红蛋白尿热 / ~ blister; pemphigus acutus 急性天疱疮 / ~ blue; Rocky Mountain spotted ~ 蓝色热，落矶山斑疹热 / ~ boohoo 婆胡热(夏威夷岛思乡病) / ~ bouquet; dengue 登革热 / ~ boutonneuse; boutonneuse 南欧斑疹热(南欧及北非的一种地方性蜱传立克次氏体病) / ~ brain 脑热病，脑膜炎 / ~ Brazilian; Sao Paulo ~ 巴西热，圣保罗热 / ~ break-bone; dengue 登革热 / ~ Bullis; Texas tick ~ 布利斯军营热，得克萨斯蜱热(一种立克次氏体病) / ~ bullous 天疱疮热 / ~ Burdwan; kala-azar 黑热病 / ~ Bushy creek; pretibial ~ 胫骨前皮疹热 / ~ Bwamba 布汪巴热(乌干达的一种病毒病) / ~ cachectic; cachexial ~; kala-azar 恶病质热，黑热病 / ~ Cameroon; malarial ~ 疟疾 / ~ camp; typhus ~ 斑疹伤寒 / ~ canicola 犬钩端螺旋体病 / ~ canine yellow; nambi-uvua 犬黄热病，[巴西]犬黄胆出血病 / ~ carbohydrate; food ~ 碳水化物热，饮食热 / ~ carbuncular 痈性热(动物的皮肤炭疽) / ~ Carter's; asiatic relapsing ~ 卡特氏热，亚洲回归热 / ~ catarrhal; herpetic ~ 卡他热，疱疹热 / ~ cat bite; rat bite ~ 猫咬热，鼠咬热 / ~ catheter 导管热 / ~ cat-scratch 猫抓热 / ~ of cattle, bilious; galziekte 牛胆汁热，牛胆病 / ~ Cavite 卡维太热(一种类登革热) / ~ cerebrospinal; epidemic cere-brospinal meningitis 流行性脑脊膜炎 / ~ cesspool; typhoid ~ 污水坑热，伤寒 / ~ Chagres; Panama ~ 洽格尔斯热，巴拿马热(一种恶性疟) / ~ channel; land ~ 海峡热，陆地热 / ~ Charcot's; intermittent hepatic ~ 夏科氏热，肝病性间歇热 / ~ childbed; puerperal ~ 产褥热 / ~ Chitral 印度类登革热 / ~ Choix 北墨西哥斑疹热 / ~ cholera 霍乱热(①伤寒状霍乱 ②间歇性霍乱) / ~ Cobb's pigmentary 柯布氏色素沉着热(为印度一种地方病) / ~ Colombian tick 哥伦比亚蜱传斑疹热 / ~ Colorado tick 科洛拉多蜱传热(美国西部一种病毒病) / ~ Congolian red; murine typhus 刚果红色热，鼠型斑疹伤寒 / ~ continued 稽留热 / ~ Corsican 科西嘉热(地中海科西嘉岛的一种疟疾) / ~ cotton-mill; byssinosis 棉纺热，棉屑沉着病 / ~ Cretan; Malta ~ 克里特岛热，马耳他热，波状热 / ~ Cyprus; brucellosis 波状热，布鲁氏[杆]菌病 / ~ dandy; dengue 登革热 / ~ Danube 多瑙热(多瑙河地区的一种弛张热病) / ~ deer fly; tularemia 热病，土拉菌病 / ~ dehydration; inanition ~ [新生儿]

脱水热 / ~ dengue; dengue 登革热/ ~ desert; coccidioidomycosis 球孢子菌病 / ~ digestive 消化热 / ~ double continued 双峰稽留热 / ~ double quartan 复三日疟 / ~ drug 药物热 / ~ Dum-dum; kala-azar 黑热病 / ~ dust; brucellosis 波状热,布鲁氏[杆]菌病 / ~ Dutton's relapsing 达顿氏回归热(中非洲蜱传回归热) / ~ East Coast; Rhodesian ~ 非洲罗得西亚热,牛二联巴贝虫病 / ~ elephantoid 象皮病样热 / ~ enteric 肠热病(伤寒与副伤寒) / ~ entericoid 类肠热病 / ~ ephemeral 短暂热/ ~ epidemic catarrhal; influenza 流行性感冒 / ~ epidemic hemorrhagic 流行性出血热 / ~ equine biliary 马胆汁热,马梨浆虫病 / ~ eruptive; exanthematous ~ 发疹热 / ~ eruptive Mediterranean; Mediterranean exanthematous ~ 地中海疹热,南欧斑疹热 / ~ essential 特发性热 / ~ estivo-autumnal; malarial ~ 夏秋热,恶性间日疟 / ~ exsiccation; thirst ~ 缺水热 / ~ famine 饥馑热(①回归热 ②斑疹伤寒) / ~ fatigue 疲劳热 / ~ ferment 酶热 / ~ fermentation 发酵热 / ~ field; harvest ~ 田野热,收割热 / ~ five day; trench ~ 五日热,战壕热 ~, fog 再生牧草热(牛) / ~ flood; tsutsugamushi disease 洪水热,恙虫病 / ~ food; carbohydrate ~ 饮食热,碳水化物热 / ~ Forrest's 福莱斯特氏热,仰光热(在仰光所见的一种3-15天内消失的发热,体温曲线与抛物线相似,很少超过104°F) / ~ Fort Bragg; pretibial ~ 胫骨前皮疹热 / ~ foundryman's; metal fume ~ 铸工热,金属烟雾热 / ~ fracture 骨折热 / ~ Gambian 冈比亚地区热(由于血液中存在昏睡病的病原体而致的一种不规则的回归热,发热1~4天,间歇2~5天) / ~ gastric 伤寒 / ~ gastric remittent 波状热 / ~ gastric scarlet 胃性猩红热 / ~ gaol; jail ~ 斑疹伤寒 / ~ Gibraltar; brucellosis 直布罗陀热,波状热,布鲁氏[杆]菌病 / ~ glandular; infectious mononucleosis 腺热,传染性单核白细胞增多[症] / ~ goat; goat's milk ~; bru-cellosis 羊热,羊乳热,波状热,布鲁氏[杆]菌病 / ~ Hansen's leprosy 麻风 / ~ harvest; field ~ 收割热,田野热 / ~ Hasami 日本秋季型钩端螺旋体病 / ~ Haverhill; epidemic arthritic erythema 哈佛希耳热,流行性关节红斑(鼠咬热的一型) / ~ Hawaiian 夏威夷热 / ~ hay; hay asthma; pollenosis 枯草热,花草气喘,花粉病 / ~ hay, nonseasonal; perennial hay ~ 非季节性枯草热,长年性枯草热 / ~ hay, seasonal 季节性枯草热 / ~ hectic 潮湿,痨病热 / ~ hematuric 血尿热(疟疾伴发血尿) / ~ hemoglobinuric 血红蛋白尿热,黑尿热 / ~ hemorrhagic 出血[性]热 / ~ hemorrhagic scarlet 出血性猩红热 / ~ hepatic 肝病性发热,传染性肝炎 / ~ hepatic, intermittent; Charcot's ~ 肝病性间歇热,夏科氏热 / ~ herpetic; catarrhal ~ 疱疹热,卡他热 / ~ Herxheimer 赫克斯海默氏热(疗后梅毒增剧反应的发热) / ~ Hill 山地热(印度的恶性疟疾) / ~ of horses, ephemeral [南非]马短暂热 / ~ hospital; typhus ~ 医院热,斑疹伤寒 / ~ hugli; endemic glandular ~ 地方性腺热(孟加拉的一种凶型疟疾) / ~ hyperpyrexial 过高热 / ~ hysterical 癔病性热,歇斯底里性热 / ~ icterohemorrhagic; Weil's dis-ease 出血性黄疸热,外耳氏病 / ~ idiopathic 特发性热 / ~ Ikwa; trench ~ 战壕热 / ~ inanition; dehydration ~ [新生儿]脱水热 / ~ intermenstrual [月]经间期热 / ~ intermittent 间歇热 / ~ intermittent hepatic; Charcot ~ 肝病性间歇热,夏科氏热 / ~, fog 再生牧草热(牛) / fevers, intestinal 肠热病(包括伤寒、副伤寒) / ~ inundation; tsutsugamushi disease 洪水热,恙虫病 / ~ irregular 不规则热 / ~ irritation 刺激热 / ~ island; tsutsugamushi disease 岛热,恙虫病 / ~ Jaccoud's dissociated 雅库氏分离性热(脉搏缓慢不整的发热,见于成人结核性脑膜炎) / ~ jail; typhus ~ 斑疹伤寒 / ~ Japanese river; tsutsugamushi disease; flood ~ 恙虫病,洪水热 / ~ jungle 丛林热(东印度群岛恶性疟) / ~ jungle yellow 丛林黄热病 / ~ Kedani; tsutsugamushi disease 恙虫病 / ~ Kenya 肯尼亚斑疹热 / ~ Kew garden; rickettsial pox 立克次氏体痘[疹热] / ~ Kerin; eqidemic hemorrhagic ~ 流行性出血热 / ~ Kriim 冰岛格陵兰地方性热病/ ~ Kumaon 印度斑疹伤寒 / ~ Kyoto [日本]京都七日热 / ~ land; channel ~ 陆地热,海峡热 / ~ latent scarlet 潜伏性猩红热 / ~ laurel 月桂花热 lechuguilla 植物中毒热(羊) / ~ lent; typhoid ~ 四旬热,伤寒 / ~ leprotic 麻风热 / ~ Levant 东地中海岸热 / ~ Lone Star; Bullis ~ 独星蜱传热,布利斯军营热(一种立克次氏体病) / ~ low ①无力性发热 ②低热 / ~ lung 肺炎 / ~ macular ①斑疹热 ②斑疹伤寒 / ~ malarial; malaria 疟疾 / ~ malarial catarrhal; heartwater disease 卡他性疟疾(牛羊),牛羊水胸病 / ~ malarial, estivo-autumnal 夏秋疟 / ~ malarial, intermittent 间歇疟 / ~ malarial, irregular intermittent 不规则间歇疟 / ~ malarial, malignant tertian 恶性间日疟疾 / ~ malarial, quotidian 日发疟 / ~ malarial, remittent 弛张疟 / ~ malarial, subtertian; estivo-autumnal ~ 亚间日疟,夏秋热 / ~ malarial, tertian 间日疟 / ~ malignant 恶性热 / ~ malignant scarlet 恶性猩红热 / ~ Malta; Maltese ~; Mediterranean ~; brucellosis 马耳他热,波状热,布鲁氏[杆]菌病 / ~ Marseilles; boutonneuse ~ 马赛热,南欧斑疹热 / ~ marsh 沼泽热 / ~ Mediterranean exanthematous; boutonneuse ~ 地中海疹热,南欧斑疹热(南欧及北非的一种地方性蜱传立克次氏体病) / ~ Mediterranean yellow; Weil's disease 地中海黄热,外耳氏病 / ~ melanuric; blackwater ~ 黑尿热,黑水热 / ~ melitococcic 波状热,布鲁氏[杆]菌病 / ~ metabolic 代谢性发热(在夏季见于儿童) / ~ metalfume; foundryman's ~ 金属烟雾热,铸工热 / ~ Meuse; trench ~ 战壕热 / ~ mianeh 伊朗回归热 / ~ miliary 流行性粟[粒]疹热,汗热病 / ~ milk ①生乳热 ②轻性产褥热 / ~ mill 纺织热 / ~ miniature scarlet 类猩红热 / ~ mite; 螨热,恙虫病 / ~ Monday 星期一热(纺织工热) / ~ mosquito 蚊季热 / ~ Mossman 澳洲钩端螺旋体病 / ~ mountain 高山热 / ~ mouse; mouse septicemia 鼠热病,鼠败血病 / ~ mud; swamp ~ 沼地热,泥土热(疟疾或钩端螺旋体病) / ~ muma 热带化脓性肌炎 / ~ Naegele's 西南非洲荨麻疹热 / ~ nakra; nasa ~; nasha ~ 鼻膜热 / ~ nanukayami; nanukayami 七日热,钩端螺旋体病 / ~ Neapolitan; brucellosis 波状热,布鲁氏[杆]菌病 / ~ nervous 伤寒 / ~ Nicobar 尼科巴热(一种剧型丛林热,见于尼科巴岛) / ~ of Nigeria twelve-day 尼日利亚十二日热(类登革热或类斑疹伤寒) / ~ night-soil; typhoid ~ 粪热,伤寒 / ~ nine-mile 九里热,寇热(过去称小白鼠及实验室工作人员所患的Q热为九里热) / ~ nodal; nodular ~; erythemanodosum 结节性红斑 / ~ Oroya 奥罗亚热(巴尔通氏体病) / ~ Pahvant Valley; tularemia 热病,土拉菌病 / ~ paludal; malaria 疟疾 / ~ Panama; Chagres ~ 巴拿马热,恰格尔斯热(一种恶性疟) / ~ pappataci; three-day ~; phlebotomus ~; sandfly ~ 白蛉热,三日热 / ~ papular 丘疹热 / ~ papular scarl 丘疹性猩红热 / ~ paramalta; paramelitensis ~ 副马耳他热,副波状热 / ~ paramelitensis 副波状热 / ~ paratyphoid 副伤寒 / ~ para-undulant 副波状热 / ~ parenteric 类肠热病 / ~ parrot; psittacosis 鹦鹉热 / ~ peach 桃热 / ~ Pel-Ebstein 佩—埃二氏热(霍奇金氏病患者所特有的周期性发热) / ~ periodic 周期热 / ~ pernicious remittent 恶性弛张热/ ~ petechial; cerebrospinal meningitis 淤点热,脑脊膜炎 / ~ Pfeiffer's glandular 发否氏腺热,传染性单核细胞增多症 / ~ pharyngoconjunctival 咽结膜热 / ~ phlebotomus; pappataci ~ 白蛉热 / ~ pneumonic; croupous pneumonia 肺炎、格鲁布性肺炎 / ~ polyleptic re-current ~ 回归热 / ~ polymer-fume 聚合物烟雾热 / ~ Pomona 澳洲钩端螺旋体病 / ~ porcelain; urticaria 荨麻疹 / ~ post-typhoid 伤寒后发热 pretibial; Bushy creek ~ 胫骨前皮疹热 / ~ Pretoria 普里托利亚热(南非一种类似顿挫型伤寒的热病) / ~ prison 监狱热,斑疹伤寒 / ~ protein 蛋白反应热 / ~ puerperal; childbed ~ 产褥热 / ~ pulmonary; croupous pneumonia 肺炎,格鲁布性肺炎 / ~ pustular scarlet 脓疱性猩红热 / ~ putrid; epizoo-tic cerebrospinal meningitis 腐败热,动物流行性脑脊膜炎 / ~ pythogenic; typhoid ~ 腐败热,伤寒 / ~ Q; Queensland ~; quadrilateral ~ 寇热,Q热 / ~ quartan 三日热,三日疟,四日两头疟 / ~ quinine 奎宁热 / ~ quintan; quintana ~; trench ~ 五日热,战壕热 / ~ quotidian 每日热,日发热 / ~ rabbit; tularemia 热病,土拉菌病 / ~ ragweed; hay ~ 枯草热 / ~ railway 铁道热 / ~ Rangoon; Forrest's ~ 仰光热,福莱斯特氏热 / ~ rat bite; cat bite ~ 鼠咬热,猫咬热 / ~ recurrent; relapsing ~ 回归热 / ~ red; dengue 红色热,登革热 / ~ red-water; Texes ~ 牛二联巴贝虫病,得克萨斯热,牛梨浆虫病 / ~ relapsing; recurrent ~ 回归热 / ~ remittent 弛张热 / ~ rheumatic; acute articular rheumatism; polyarthritis rheumatica acuta 风湿[性]热,急性关节风湿病 / ~ Rhodesian; East coast ~; Rhodesian red-water ~; Rhodesian tick ~ 罗得西亚热,牛二联巴贝虫病 / ~ rice-field 稻田热(一种钩端螺旋体病) / ~ Rift Valley; enzootic hepatitis 裂谷热,地方兽疫性肝炎 / ~ Rio Grande; brucellosis 波状热,布鲁氏[杆]菌病 / ~ Robb's heat 罗布氏热(非洲东部的非传染性脑脊髓热) / ~ Robles' 罗布莱斯氏热(洪都拉斯热) / ~ rock; brucellosis 岩石热,波状热,布鲁氏[杆]菌病 / ~ Rocky Mountain spotted 落矶山斑疹热 / ~ Roman 罗马热(一种毒型疟疾) / ~ rose 玫瑰热,蔷薇热 / ~ Russian headache 类登革草(苏联) / ~ sakushu [日本]作州七日热 / ~ Salmonella 沙门氏菌热 / ~ Salonica; trench ~ 萨洛尼卡热,战壕热 / ~ salt 食盐热 / ~ sandfly; pappataci ~ 白蛉热 / ~ San Joaquin; coccidioidomycosis 圣华金河热,球孢子菌病 / ~ Sao Paulo; Sao Paulo rural typhus 圣保罗热(巴西的一种类落矶山斑疹热) / ~ scarlet 猩红热 / ~ scarlet, puerperal 产褥期猩红热 / ~ scarlet, septic 脓毒性猩红热 / ~ scarlet, simple 单纯性猩红热 / ~ scarlet, traumatic 创伤性猩红热 / ~ septic 脓毒性热 / ~ seven-day 七日热(①类登革热 ②钩端螺旋体病) / ~ sheep; heart-water 牛羊水胸病,牛羊水心胸病(牛羊中的立克次氏体病,特征为胸膜腔及心包腔积液) / ~ shin bone; trench ~ 胫骨热,战壕热 /

~ ship; typhus ~ 船热,斑疹伤寒 / ~ shipping; pasteurellosis of cattle 航运热,牛败血病 / ~ shoddy 旧毛绒热 / ~ shouten 类登革热 / ~ simple continued 单纯性稽留热 / ~ sine angina, scarlet 无咽峡炎猩红热 / ~ sine eruptione, scarlet 无疹猩红热 / ~ slime 黏土热(①沼地热 ②钩端螺旋体性黄疸) / ~ slow 慢性热 / ~ solar; dengue 太阳热,登革热 / ~ Songo; eqidemic hemorrhagic ~ 流行性出血热 / ~ South African tick 南非蜱热(一种立克次氏体病) / ~ spirillum; relapsing ~ 螺菌热,回归热 / ~ splenic; true anthrax 脾热,真性炭疽,恶性炭疽 / ~ spotted 斑疹热 / ~ sthenic 实热,强壮性发热 / ~ stiff-neck; epidemic cerebrospinal meningitis 僵颈热,流行性脑脊膜炎 / ~ stockyards 牧场热,牛败血病 / ~ Sumatran mite 苏门答腊螨热,恙虫病 / ~ summer 夏季热 / ~ summer-autumn 夏秋热,恶性疟 / ~ sun; dengue 日光热,登革热 / ~ suppurative 化脓热 / ~ surgical 外科手术热 / ~ swamp; mud ~ 沼地热,泥土热(疟疾或钩端螺旋体病) / ~ sweat; miliaria 粟疹,痱子,汗疹 / ~ swine; hog cholera 猪霍乱 / ~ of swine, red; swine erysipelas 猪丹毒 / ~ symptomatic 症状性热 / ~ Tachamocho 哥伦比亚热 / ~ tertian 间日疟 / ~ tetanoid; cerebrospinal meningitis 破伤风样热,脑脊膜炎 / ~ Texas 得克萨斯热,牛梨浆虫病,牛二联巴贝虫病 / ~ Texas tick; Bullis ~ 得克萨斯蜱热,布得斯军营热(一种立克次氏体病) / ~ therapeutic; pyretotherapy 治疗性发热,发热疗法 / ~ thermic; sunstroke 中暑性热,日射病,中署 / ~ thirst; exsiccation ~ 缺水热 / ~ three-day; pappataci ~ 三日热,白蛉热 / ~ threshing 打谷热 / ~ tibialgic; trench ~ 胫骨痛热,战壕热 / ~ tick 蜱热 / ~ Tobia 托比亚蜱热 / ~ traumatic 创造性热 / ~ trench; five-day ~ 战壕热,五日热 trypanosome; trypanosomiasis 锥体虫热,锥虫病 / ~ tsutsugamushi; tsutsugamushi disease 恙虫病 / ~ typhold 伤寒 / ~ typhoid, abenteric 肠外型伤寒 / ~ typhoid, abortive 顿挫型伤寒 / ~ typhoid, ambulatory 逍遥型伤寒 / ~ typhoid, apyretic 无热伤寒 / ~ typhoid, foudroyant 暴发型伤寒 / ~ typhoid, hemorrhagic 出血性伤寒 / ~ typhomalarial 伤寒型疟疾 / ~ typhus 斑疹伤寒 / ~ undulant; brucellosis 波状热,布鲁氏[杆]菌病 / ~ uremic 尿毒症性热 / ~ urethral; urinary ~ 尿道热 / ~ urticarial 荨麻疹热 / ~ uveoparotid; Heerfordt's disease 眼色素层腮腺炎,黑福特氏病 / ~ vaccinal 接种热 / ~ valley; coccidioidomycosis 溪谷热,球孢子菌病 / ~ van der Scheer's; trench ~ 范德谢尔氏热,战壕热 / ~ vesicular ①疱疹热 ②天疱疮 / ~ Volhynia; trench ~ 战壕热 / ~ war; typhus 斑疹伤寒 / ~ water ①水[注射]性热 ②沼地热 / ~ West African; blackwater ~ 黑水热,黑尿热 / ~ Whitmore's melioidosis 惠特莫尔氏热,类鼻疽 / ~ Woolley's 伍利氏[黄疸]热 / ~ wound; traumatic ~ 创伤性热 / ~ x X 病(①原因未知病 ②牲畜皮肤角化症 ③黄曲霉中毒) / ~ yellow 黄热病 / ~ Zambesi 赞比亚溪谷热 / ~ zinc fume; metal fume ~ 锌烟雾热,金属烟雾热,铸工热

fever caused by infection (简作 FI) 感染性发热

fever of undetermined origin (简作 FUO) 原因不明的发热

fever of unknown (简作 FOU) 发热待查,不明热

fever of unknown (or undetermined) origin (简作 FUO) 不明热;原因不明性发热;发热待查

fever-blister *n*. 发热性疱疹

feveret *n*. ①流行性感冒 ②短暂热

feverfew [拉 febrifungia a plan (a febriguge) from fetris fever + fugo put to flight] *n*. ①龙牙草 ②野甘菊

feverish *a*. 发热的

feverishness *n*. 发热

fever-tree; Eucalyptus globulus *n*. 蓝桉[树]

Fevold test *n*. 费沃耳德氏试验(检弛缓素)

Fevre-Languepin syndrome (Marcel Fevre; Anne Languepin) 费—兰综合征

few *a*. & *n*. 少数的;(表示否定)很少的,几乎没有的 ‖ a ~ 少数,几个 / a good ~ (或 quiet a ~ not a ~ some ~)相当多,不少

fexi; cretin *n*. 呆小病者,愚侏病者,克汀病者

Fexinidazole *n*. 非昔硝唑(抗滴虫药)

fexism; cretinism *n*. 呆小病,愚侏病,克汀病

fexitron *n*. 冷阴极脉冲 X 线管

Fexofenadine *n*. 非索非那定(抗组胺药)

Fezatione *n*. 非扎硫酮(抗真菌药)

Fezolamine *n*. 非唑拉明(抗抑郁药)

ff f factor f 因子 / following 下面的 / forced fluids 强饮法

FF fast contrating fast fatigue 快收缩快疲劳型 / fat free diet 无脂肪饮食 / father factor 父传因子 / fecal frequency 大便频率 / filling fraction 灌注成分;充填部分 / filterable fraction 滤过分数;滤过部分 / finger-to-finger 指一指 / fixing fluid 滤过部分 / flat feet 平底足 / forced feeding 强制喂养 / forced fluids 强饮法 / forehead flap 前额皮瓣 / forearm flow 前臂血流 / fore head flap 前额瓣 / full figure 全图;全像

Ff filamentous form 丝状体 / fixed focus 固定焦点

F/F flip-flop circuit 触发电路电流

F-F flip-flop 触发器

F^-, F^+ form response scores 划痕反应型(罗尔沙赫氏)

FFA Fellow of the Faculty of Anaesthetists 麻醉师学会会员 / free fatty acid 游离脂肪酸

F factor F 因子

FFAP free fatty acid phase 游离脂肪酸相

FFARCS Fellow of the Faculty of Anaesthetists (RCS) 麻醉师学会会员(皇家外科医师学会)

FFAT full function artificial tendon 全功能人工肌腱

FFB flexible fibroptic bronchoscopy 可屈性光学纤维气管镜检查 / focus forming cell 灶形成细胞

FFC free from chlorine 不含氯的

FFD focus-film distance 焦点胶片距离(X 线)

FFDCA Federal food, Drug and Cosmetic Act 联邦食品,药品和化妆品管理法

FFDRCS Fellow of the Faculty of Dental Surgery, Royal College of Surgeons 皇家外科医师学会牙外科分会会员

FFDRCSIrel Fellow of the Faculty of Dentistry of the Royal College of Surgeons in Ireland 爱尔兰皇家外科医师学会牙科学会会员

FFDW fat-free dry weight 脱脂干重

FFE free flow electropheresis 自动流动电泳

FFF flicker fusion field 闪光融合视野

FFHom Fellow of the Faculty of Homoeopathy 顺势疗法学会会员

FFI fluid flow indieator 液体流动指示器 / follicular fluid inhibitor 卵泡液抑制因子 / free fluid index 自由流体指数 / free from infection 无感染

FFL firefly luciferase 萤火虫荧光素酶 / front focal length 前焦距

FFM fat-free mass 不含脂肪物质 Fellowship for Freedom in Medicine 医学荣誉会员

FFP fresh frozen plasma 新鲜冷冻血浆

Ff-pilus bacteriophage Ff-线性噬菌体(长形,900 纳米×7 纳米)

FFPS Fellow of the Faculty of Physicians and Surgeons 内外科医师学会会员

FFR fast filling rate 快速充盈率 / Fellow of the Faculty of Radiologists frequency-following response 放射线学家学会会员 / frequency-following response 频率跟随反应

FFT fast Fourier transform 快速傅立叶变换 / flicker fusion threshold 闪光融合阈

FFU focus forming unit 灶形成单位

Ffull-width at the halfmaximum 简作 WHM 半极限制时的全宽度(波型)

FFWW flat-free wet weight 脱脂湿重

FG familial and genetic 家族和遗传 / fibrinogen 纤维蛋白原 / fine-grain 细粒,细粒状的 / flammable (compressed) gas 易燃(压缩)气体 / flow gange 流量指示计 / function generator 功能发生器

fg femtogram 飞克(旧称:尘克,毫沙克,10^{-15}克)

Fg forward gate 正向门(电路)

Fg DP fibrinogen degradation product 纤维蛋白原降解产物

FGAR 1-formylglycinamide-5'-ribonucleotide 1-甲酰甙氨酰胺-5'-核甙酸

FGC frontal gas chromatoggraphy 额面气层析法

FGD fatal granulomatous desease 致命性肉芽肿性疾病(现称 CGD) flue gas desulfurization 废气脱疏作用

FGF father's grandfather 父亲的祖父(曾祖父) / fibroblast growth factor 成纤维细胞生长因子 / fresh gas flow 新鲜气流

FGH fasting growth hormone 空腹血中生长激素

fGm factor Gm Gm 因子

FGM father's grandmother 父亲的祖母(曾祖母)

FGMOS floating-gate metaloxide-semiconductor 浮动栅金属氧化物半导体晶体管

fgn foreign 外国的;外来的

FGS fiber gastroscope 纤维胃镜 / focal glomerulosclerosis 局灶性肾小球硬化症 / formaldehydogenic steroids 甲醛形成性类固醇

FGS-ML magnifying fibergastroscope 放大纤维胃镜

FH faith healing (靠祈祷等治疗的)信仰疗法 / familial hypercholesterolaemia 家族性高胆固醇血症 / family history 家族史 / fast hemoglobin 速移血红蛋白 / Federation of the Handicapped 残废者联合会 / fatal head 胎头 / fetal heart 胎心 / fiat haustus [拉] 制成顿服剂 / Field Hospital 野战医院 / fore head 前头 / Frankfort horizontal plane of skull 法兰克福水平头骨面,眼耳平面

Fh fiat haustus［拉］制成顿服剂
fh fiat haustus［拉］制成顿服剂
FH_2 dihydrofolic acid 二氢叶酸
fH_2 hydrogen fugacity 氢逸度
fH_2O H_2O fugacity 水逸度，水有效压力
FH_4 tetrahydro folic acid 四氢叶酸
FHD fixed-head disk computer memory 固定磁头圆盘计算机存储器／Focus haut diatanz［德］皮肤焦点距离
FHF fulminant hepatic failure 爆发性肝衰竭
FHMA ferric hydroxide macroaggregate 大颗粒氢氧化铁
FHP frankfort horizontal plane 眼耳平面
FHR fetal heart rate 胎儿心率
FHS fetal heart sound 胎儿心音／fetal hydantoin syndrome 胎儿乙内酰脲综合征
FHSA Federal Hazardous Substances Act 联邦危险物质法令（消费品安全委员会）
FHT fetal heart tone 胎儿心音／Fourier-Hadamard transform 傅立叶—哈达马德变态
FHVP free hepatic venous pressure 游离肝静脉压
FI Fertilizer Institute 肥料研究所／fever caused by infection 感染性发热／fibrinogin 纤维蛋白原／field intensity 场强／field ionization 场致电离作用／Finland 芬兰／fixed internal reinforcement 固定的内部强化（心理学）／fixed interval 固定间隔，固定时间间隔／flame ionization 火焰离子化（作用）／flow indicator 流量显示器／Franklin Institute 富兰克林研究所（美）
Fi fibre 纤维／fertility index 受精指数，生育指数
fi⁺ fertility inhibition 致育因子抑制型
FIA fluorescence indicator absorption method 荧光指示剂吸附法／fluoroimmunoassay 荧光免疫分析／Freuds incomplete adjuvant 弗氏不完全佐剂，不含分枝杆菌的油包水乳剂佐剂
FIAB 国际图书馆协会联合会（参见 IFLA）
FIAC Fellow of International Academy of Cytology 国际细胞学会会员／fluoroiodoaracytosine 氟碘阿糖胞甙
Fiacitabine *n*．非西他滨（抗病毒药）
FIAD flame ionization analyzer and detector 火焰离子分析探测器
FI-ALP fetal intestinal typealkaline phosphatase 胎儿肠型碱性磷酸酶同功酶
Fialuridine *n*．非阿尿苷（抗病毒药）
fianf lege srtis pilulae（简作 Flpil）［拉］依常法配制药丸
fiant（单 fiat）［拉］*n*．制成，作成
fiant pilulae（简作 F. pil.）制成丸剂
fiat（单 fiant）［拉］*n*．制成，作成
fiat cataplasma［拉］（简作 ft catapasm）制成泥罨敷剂
fiat ceratum［拉］（简作 ft cerat）制成蜡剂
fiat charta［拉］（简作 ft chart）制成散剂
fiat collyrium［拉］（简作 ft collyr）制成洗眼剂
fiat emplastrum［拉］（简作 ft emp）制成硬膏
fiat emulsio［拉］（简作 ft emuls）制成乳剂
fiat enema［拉］（简作 ft enem）制成灌肠剂
fiat gargarisma［拉］（简作 ft garg）制成含漱剂
fiat haustus［拉］（简作 FH）制成顿服剂
fiat infusum［拉］（简作 ft infus）制成浸剂
fiat injection［拉］（简作 ft injec）制成注射剂
fiat lege artis［拉］（简作 Fla）按照常法制作
fiat linimentum［拉］（简作 ft linim）制成搽剂
fiat massa［拉］（简作 ft mas）制成丸剂块
fiat massa dividenda in pilulae［拉］（简作 ft mas div pil）制成丸剂块再分成丸剂
fiat mixtura［拉］（简作 fm）制成合剂
fiat ope aquae destillatae［拉］（简作 fop aq dest）用蒸馏水配制
fiat pilula［拉］（简作 FP）制成丸剂
fiat potion［拉］（简作 FP）制成顿服饮剂
fiat pulvis［拉］（简作 ft pulv）制成散剂
fiat pulvis subtilis［拉］（简作 ft pulv subtil）制成细粉
fiat secundum artem［拉］（简作 FSA）依常规制作
fiat solution［拉］（简作 ft solut）制成溶液
fiat suppositorium［拉］（简作 ft suppos）制成栓剂
fiat unguentum［拉］（简作 ft ung）制成软膏
fiat venaesectio［拉］（简作 F. vs）放血
Fib fibrillation 纤维性颤动，纤颤／fibrinogen 纤维蛋白原／fibrous or fibers 纤维状或纤维／fibula 腓骨
Fib L left fibula 左腓骨
Fib R right fibula 右腓骨
-fiban［构词成分］－非班（1998 年 CADN 规定使用此项名称，主要用于影响血液及造血系统的止血药——纤维蛋白原受体阻滞剂，如拉米非班［Lamifiban］等）
fiber［拉 fibra］；**fibre** *n*．纤维 ‖ ～s, A A 类纤维（神经）／～s, accelerating［心］加速纤维／～s, accessory; auxiliary ～s 副纤维／～s, adrenergic 肾上腺素能纤维／～ afferent 传久纤维／～s, alpha α－纤维（神经）／～s, alveolar crest 牙槽嵴纤维／～s, anastomosing; anastomotic ～s 吻合纤维／～ antidromic 逆行纤维／～ apical 根尖纤维／～s, arciform; arcuate ～s 弓状纤维／～s, argenta ffine; argentophil ～s 嗜银纤维／～ argyrophil; argentophil ～s 嗜银纤维／～s, asbestos 石棉样纤维（退行变性的软骨中的胶原纤维呈骨化）／～s, association 联合纤维／～ astral 星丝／～ attachment point 丝着点／～s, augmentor; accelerating ～s［心］加速纤维／～s, auxiliary; accessory ～s 副纤维／～ axial 轴索／～s, B B 类纤维（神经）／～s, basilar; auditory strings 基底纤维 ‖ ～ Beale's 比耳氏纤维（螺旋神经纤维）／～s, Bergmann's 贝格曼氏纤维（小脑皮质内胶质细胞与软脑膜相接的突起）／～s, Bernheimer's 伯恩海默氏纤维（脑神经纤维束）／～s, beta β－纤维（神经）／～s, Bogrow's 鲍格罗夫氏纤维（视束丘脑纤维）／～s, bone; Sharpey's ～s 骨纤维，夏皮氏纤／～s, Buhlmann's 比耳曼氏纤维（由细菌作所致龋齿中的特殊线纹）／～s, bulbospiral 球螺旋纤维（心肌内）～s, Burdach's 布尔达赫氏（楔束）／～s, C C 类纤维（神经）／～s, capsular［内］囊纤维／～ cellulose 纤维素纤维／～ cemental 牙骨质纤维／～ centripetal 向心纤维／～s of cerebellum, climbing 小脑袢绿纤维／～s, cerebrospinal 脑脊髓纤维／～s, chief; principal ～s 主纤维／～s, cholinergic 胆碱能纤维／～ chromatic 染色质线／～ chromosomal; traction ～ 染色体丝，牵引丝／～s, cilioequatorial 睫状中纬线纤维／～s, dilioposterocapsular 睫状后囊纤维／～s, collagenous; white ～s 胶原纤维，白纤维／～s, collateral 侧副纤维／～s, commissural 连合纤维／～ compressed 压缩纤维／～s, cone 锥纤维／～ connective 结缔组织纤维／～s, continuous 连续丝／～s, coronal 冠状纤维／～s, Corti's 柯替氏纤维／～ cortical 皮质纤维／～s, corticostriate 皮质纹状体纤维／～s, corticothalamic 皮质丘脑纤维／～s, dark 暗纤维／～s, Darkschewitsch's 达克谢维奇氏纤维（大脑神经纤维）／～s, decussating 交叉纤维／～s, dendritic 树状纤维／～s, dentinal; Tomes's ～s 牙质纤维，姆斯氏纤维／～s, dentinogenic; Korff's ～s 生牙质纤维；科尔夫氏纤维／～s, depressor 降压纤维／～ devitalizing 失活纤维，杀髓纤维／～s, Edinger's 埃丁格氏纤维／～ efferent 传出纤维／～s, elastic; yellow ～s 弹性纤维，黄纤维 ‖ ～ enamel; enamel column 釉质纤维，釉质柱／～s, endogenous 内生纤维／～s, equatorial 赤道纤维，中纬线纤维／～s, exogenous 外生纤维／～s, extraciliary 毛丛外纤维（小脑）／～s, fibroglia 纤维胶质纤维／～s, forklike 叉状纤维／～s, gamma ϒ－纤维（神经）／～s, geminal［成］双纤维／～s, Gerdy's *n*．惹迪氏纤维（手指浅横韧带）／～ gingival 龈纤维／～ gingival, free 游离龈纤维／～s, Goll's 果耳氏纤维／～s, Gottstein's 果特斯坦氏纤维／～s, Gratiolet's radiating; Wernicke's ～ 格腊提奥累氏视辐射线纤维，韦尼克氏纤维／～s, gray 灰纤维／～ hair 毛纤维／～s, half-spindle 半纺锤丝／～s, Henle's 汉勒氏纤维／～s, Herxheimer's 赫克斯海默氏纤维（皮肤小螺旋纤维）／～s, heterodesmotic 异联纤维（连接灰质的不同部分）／～s, homodesmotic 同联纤维（连接灰质的相同部分）／～ horizontal 水平纤维／～ hypodermal 下皮纤维（植）／～s, impulse conducting; Purkinje's ～s 兴奋传导纤维，浦肯野氏纤维／～s, inhibitory 抑制纤维／～s, interciliary 睫状突间纤维／～s, intercolumnar; intercrural ～s 脚间纤维／～s, intercrural 脚间纤维／～s, interzonal 带间纤维／～s, intraciliary 毛丛内纤维（小脑）／～s, intra fusal 梭内纤维／～ involuntary muscular; unstriated ～s 平滑肌纤维，无横纹纤维／～s, itinerant; projection ～s 投射纤维／～s, Korff's; dentinogenic ～s 科尔夫氏纤维，生牙质纤维／～s, lattice; reticular ～s 网状纤维／～s, lens 晶状体纤维／～s, light 明纤维／～s, longitudinal 纵纤维／～s, main 主纤维／～ mantle 套丝／～ Mauthner's 毛特讷氏纤维／～s, medullated 有髓神经纤维／～s, Meynert's 迈内特氏纤维／～s, Monakow's 莫纳科夫氏纤维（脑神经纤维）／～ moss 苔状纤维／～ motor 运动纤维／～s, Müller's; radial ～ 苗勒氏纤维，放射纤维（视网膜内神经胶质的支持纤维）／～ muscle 肌纤维／～s, myelinated 有髓神经纤维／～s, Nélaton's; Nélaton's sphincter 内拉通氏纤维，内拉通氏括约肌／～ merve 神经纤维／～ non-medul-lated 无髓神经纤维／～s, odontogenic 生牙质纤维／～s, olivocerebellar 橄榄小脑纤维／～s, orbiculo-anterocapsular 环状前囊纤维／～s, orbiculociliary 环状睫状体纤维／～s, orbiculoposterocapsular 环状后囊纤维／～s, osteocollagenous 骨胶原纤维／～s, osteogenetic; osteogenic ～s 生骨纤维／～s, pectinate 梳状纤维／～ perforating［夏皮氏］穿通纤维／～ periodontal 牙周纤维／～ periodontal membrane 牙周膜纤维／～s, Perlia's 佩利阿氏纤维／～s, pilo-

motor 立毛纤维 / ~s, pontine 脑轿纤维 / ~s, posteommissural 后连合纤维 / ~ postganglionic 节后纤维 / ~s, precollagenous 前胶原纤维 / ~s, precommissural 前连合纤维 / ~ preganglionic 节前纤维 / ~s, pressor 增压[神经]纤维 / ~s, principal; chief ~s 主纤维 / ~s, projection; projection tract 投射纤维,投射束 / ~ protoplasmic 原生质丝 / ~s, Prussak's 普鲁萨克氏纤维(从外耳道顶至鼓膜) / ~ pupillomotor 瞳孔运动纤维 / ~s, Purkinje's; impulse conducting ~s 浦肯野氏纤维,兴奋传导纤维(网状念珠形纤维在心内膜下组织内) / ~s, pyramidal 锥体束纤维 / ~ radial; Müller's ~ 放射纤维,苗勒氏纤维 / ~ Reissner's 赖斯纳氏纤维 / ~s, Remak's 雷马克氏纤维(无髓神经纤维) / ~s, reticular; lattice ~s 网状 纤维 / ~s, Retzius' 雷济厄斯氏纤维(在内耳) / ~ Ritter's 里特尔氏纤维 / ~s, rivet 钉纤维 / ~s, rod 杆纤维 / ~s, Rolando's 罗朗多氏纤维 / ~s, Sappey's 萨佩氏纤维(眼翼状韧带内的平滑肌纤维) / ~s, scattered fillet 散在带纤维 / ~ sclerenchy- matous 厚壁纤维 / ~ secondary 副纤维 / ~s, secretory 分泌纤维 / ~s, Sharpey's 夏皮氏纤维,骨纤维 / ~s, short association 短联合纤维 / ~s, sinospiral 宝[螺]旋纤维 / ~s, smooth muscle 平滑肌纤维 / ~s, spindle 纺锤丝 / ~ spiral 螺旋纤维 / ~s, Stilling's 施提林氏纤维(小脑联合纤维) / ~ straight 直纤维 / ~ sudoriferous; sweat ~ 催汗纤维 / ~s, supporting; sustentacular ~s 支柱纤维 / ~s, sustentacular; Müller's ~s 支柱纤维,苗勒氏纤维 / ~ sweat 催汗纤维 / ~s, sympathetic 交感神经纤维 / ~ T T形纤维 / ~s, Tomes's 托姆斯氏纤维,牙质纤维 / ~s, traction 牵引丝 / ~s, transilient 逾回神经纤维 / ~ ultraterminal 超终[板]纤维,终板外纤维 / ~s unstriated; involuntary muscular 无横纹纤维,平滑肌纤维 / ~s, varicose 念珠状[神经]纤维 / ~s, vasoconstrictor 血管收缩神经纤维 / ~s, vasodilator 血管舒张神经纤维 / ~ fon Korff's 科尔夫氏纤维,生牙质纤维 / ~s, Weissmann's 魏斯曼氏纤维 / ~s, Wernicke's; Gratiolet's radiating ~s 韦尼克氏纤维,格腊提奥累氏视辐射线纤维 / ~s, white; collagenous ~s 白纤维,胶原纤维 / ~s, yellow; elastic ~s 黄纤维,弹性纤维 / ~s, zonular 小带纤维

fiber binding cell (简作 FBC) 纤维结合细胞

fiber gastroscope (简作 FGS) 纤维胃镜

fiber optic photo transfer (简作 FOPT) 纤维光电变换

fiber optics (简作 FO) 纤维光学

fibercolonoscope ***n***. 结肠纤维镜

fibercolonoscopy ***n***. 结肠纤维镜检查

FiberCon ***n***. 聚卡波非钙(calcium polycarbophil)制剂的商品名

fibercystoscope ***n***. 纤维膀胱镜,膀胱纤维镜

fibercystoscopy ***n***. 纤维膀胱镜检查

fiberduodenoscope ***n***. 纤维十二指肠镜,十二指肠纤维镜

fiberduodenoscopy ***n***. 纤维十二指肠镜检查

fiberendoscope ***n***. 纤维内镜

fiberendoscopy ***n***. 纤维内镜检查

fibergastroscope ***n***. 胃纤维镜

fibergastroscopy ***n***. 胃纤维镜检查

fiber-illuminated ***a***. 纤维照明的

fiberoptic ***a***. 纤维光学的 ‖ ~ bronchoscope 纤维光导支气管镜 / ~ brochoscopy 纤维光导支气管镜检查 / ~ duodenoscope 纤维光导十二指肠镜 / ~ duodenoscopy 纤维光导十二指肠镜检查 / ~ endoscope 纤维光导内镜 / ~ endoscopy 纤维光导内镜检查 / ~ enterscope 纤维光导肠镜 / ~ enterscopy 纤维光导肠镜检查 / ~ esophagogastroscope 纤维光导食管胃镜 / ~ esophagogastroscopy 纤维光导食管胃镜检查 / ~ gastroduodenoscope 纤维光导胃十二指肠镜 / ~ gastroduodenoscopy 纤维光导胃十二指肠镜检查 / ~ gastroscope 纤维光导胃镜 / ~ gastroscopy 纤维光导胃镜检查 / ~ larygoscope 纤维光导喉镜 / ~ larygoscopy 纤维光导喉镜检查 / ~ output window 纤维光导输出窗

fiberoptic bronchoscope (简作 FOB) 光学纤维支气管镜

fiberoptic bronchoscopy (简作 FOB) 光学纤维支气管镜检查

fiberoptic bronchoscopy (简作 FB) 纤维支气管镜

fiberoptics ***n***. 纤维光学

fiberscope; fibrescope ***n***. 纤维镜

fiberscopy ***n***. 纤维镜检查

fibinopeptide ***n***. 纤维蛋白肽

Fibonacci method 黄金分割法,费朋奈西法

Fibonacci series 费朋奈西级数

fibr-构词成分,意为"纤维"(来自拉丁语 fibra)

fibra (复 fibrae) [拉]; **fiber** ***n***. 纤维 ‖ ~ adamantioa 釉质纤维 / ~ auriculae; lobulus auriculae 耳垂 / ~ nasi; ala nasi 鼻翼 / ~ primiitiva 轴索 / ~ sanguis; fibrin [血]纤维蛋白 / ~ terminalis 终纤维

Fibracillin ***n***. 非布西林(抗生素)

fibrae (单 fibra) [拉] ***n***. 纤维 ‖ ~ arcuatae cerebri 大脑弓状纤维 / ~ arcuatae externae 外弓状纤维 / ~ arcuatae externae dorsales 后外弓状纤维 / ~ arcuatae externae dorsales 前外弓状纤维 / ~ arcuatae internae 内弓状纤维 / ~ cerebelloolivares; tractus dentatoolivaris 齿核橄榄束 / ~ circulares (Muelleri) 环状纤维 / ~ corticonucleares; traotus corticobulbaris 皮质核纤维,皮质延髓束 / ~ corticopontinae; tractus corticopontini 皮质脑桥纤维,皮质脑桥束 / ~ corticospinales; tractus corticospinalis 皮质脊髓束 / ~ horizontales 水平纤维 / ~ intercrurales 脚间纤维 / ~ lentis 晶状体纤维 / ~ marginatae 缘纤维 / ~ meridionales 经线纤维,子午纤维 / ~ obliquae (ventriculi) 斜纤维(胃) / ~ periventriculares [脑]室周[围]纤维 / ~ pontis profundae 脑桥深纤维 / ~ pontis superficiales 脑桥浅纤维 / ~ pontis transversae 脑桥横纤维 / ~ propriae; ~ arcuatae cerebri 大脑弓状纤维 / ~ pyramidales; fasciculi pyramidales 锥体纤维,锥体束 / ~ striarium medullarium 髓纹纤维 / ~ suspensoriae (lentis) 悬纤维(晶状体) / ~ transilluminator 光导纤维透照器 / ~ zonulares 小带纤维

fibralbumin; globulin ***n***. 球蛋白(旧名)

-fibrate [构词成分] -贝特(1998 年 CADN 规定使用此项名称,主要系指心血管系统 的降血脂剂氯贝丁酯 [Clofibrate] 类一些药名,如利贝特 [Lifibrate]、尼可贝特 [Nicofibrate] 等)

fibraurea tinctoria Lour 黄藤,藤黄连(植)药用部分:茎—[黄藤];根

fibrauretinum ***n***. [黄藤素]

fibre optics cathode ray tube (简作 FOT) 纤维光学阴极射线管

fibre; fiber ***n***. 纤维 ‖ ~ core 纤维芯 / ~ laser 纤维激光器 / ~ light guide 纤维光导 / ~ light laparoscope 纤维光束腹腔镜 / ~ light laparoscopy 纤维光束腹腔镜检查 / ~ light pyloroscope 纤维光束幽门镜 / ~ light pyloroscopy 纤维光束幽门镜检查 / ~ optics 纤维光学

fibreglass ***n***. 玻璃纤维,玻璃丝

fibre-map ***n***. 纤维映像(射)

fibremia [拉 fibra fiber + 希 haima blood + -ia]; **fibrinemia** ***n***. 纤维蛋白血症

fibre-optic ***n***. 纤维光学的,光学(导)纤维的 ‖ ~ bundle 光导纤维束

fibrescope ***n***. 纤维内镜,纤维光导观察镜,纤维(图像)显示器

fibrescopy ***n***. 纤维内镜检查,纤维图像显示

fibriform ***a***. 纤维状的

fibril [拉 fibrilla] ***n***. 原纤维,纤丝 ‖ ~ achromatic 非染色质丝 / ~ blepharoplastic 毛基体纤维 / ~ cardiac muscle 心肌原纤维 / ~s, chromatic 染色质丝 / ~s, collagen 胶原纤维 / ~ connective tissue 结缔组织原纤维 / ~s, dentinal 牙质原纤维 / ~s, Dirck's 迪尔克氏原纤维 / ~s, Ebner's 埃伯内氏原纤维,牙基质原纤维 / ~s, fibroglia 纤维胶质原纤维 / ~ of Golgi, side 高尔基氏侧原纤维 / ~ muscle; muscular ~; myofibril 肌原纤维 / ~ nerve 神经原纤维 / ~ neuroglia 神经胶质原纤维 / ~ nuclear 核丝 / ~ protoplasm 原生质丝 / ~ smooth muscle 平滑肌原纤维 / ~ spiral 螺旋原纤维(肌) / ~ striated muscle 横纹肌原纤维 / ~s Tomes's; Tomes's fibers 托姆斯氏纤维,牙质纤维

fibrill [英]; **fibrilla** (复 fibrillae) [拉]; **fibril** ***n***. 原纤维,纤丝

fibrillae (单 fibrilla) [拉] ***n***. 原纤维,纤丝 ‖ ~ of spores 孢子丝

fibrillar; fibrillary ***a***. 原纤维的,纤丝的 ‖ ~ contraction 纤维性收缩 / ~ theory of protoplasm 原生质丝状学说 / ~ zone 原纤维区

fibrillate ***n***. 形成原纤维

fibrillated ***a***. 原纤维的,原纤维组成的

fibrillation ***n***. ①纤维性颤动 ②原纤维形成 ‖ ~ atrial 心房纤维性颤动 / ~ auricular 心房纤维性颤动 / ~ threshold 颤动阀 / ~ ventricular 心室纤维性颤动

fibrilloblast; odontoblast; fibrilloblastus 成牙质细胞

fibrillogenesis ***n***. 原纤维形成

fibrillolysis ***n***. 原纤维溶解

fibrillolytic ***a***. 溶解原纤维的

fibriloceptor ***n***. [神经]纤维受体

fibrin ***n***. 纤维蛋白 ‖ ~ canalized 管状纤维蛋白 / ~ degradation product, FDP 纤维蛋白降解物 / ~ gluten 麦纤维蛋白,谷胶纤维蛋白质 / ~ Henle's 汉勒氏纤维蛋白 / ~ myosin 肌浆[球蛋白]纤维蛋白 / ~ stabilizing factor 血纤维稳定因子 / ~ stroma 血小板基质纤维蛋白质 / ~ vegetable; gluten ~ 植物纤维蛋白,麦纤维蛋白

fibrin degradation product (简作 fdp) 纤维蛋白降解产物

fibrin monomer (简作 FM) 纤维蛋白单体

fibrin related antigen (简作 FRA) 纤维蛋白相关抗原

fibrin stabilizing factor (简作 FSF) 纤维蛋白稳定因子

fibrin-antibiotic-complex (简作 FAC) 纤维蛋白抗生素复合物

fibrinase; factor XⅢ *n*. [凝血]第十三因子纤维蛋白稳定因子,纤维蛋白酶
fibrination *n*. 纤维蛋白形成[过多]
fibrin-autography *n*. 纤维蛋白自显影
fibrinemia; fibremia *n*. 纤维蛋白血症
fibrin-ferment *n*. 纤维蛋白酶
fibrin-globulin; fibrinoglobulin *n*. 纤维球蛋白
fibrino-[拉][构词成分]纤维蛋白
fibrinocellular *a*. 纤维蛋白细胞的
fibrinoclase *n*. 纤维蛋白溶解酶
fibrinogen *n*. 纤维蛋白原(止血药) ‖ ~ adhesive 纤维蛋白黏合剂 / ~ degradation product 纤维蛋白原降解产物 / ~ uptake index 纤维蛋白原摄取指数
fibrinogen breakdown product(简作 FBP)纤维蛋白原降解产物
fibrinogen degradation product(简作 fdp)纤维蛋白原降解产物
fibrinogen degradation product(简作 Fg DP)纤维蛋白原降解产物
fibrinogen derivative(简作 FD)纤维蛋白原衍化物
fibrinogen(125I) *n*. 放射性碘纤维蛋白原(诊断用药)
fibrinogenase *n*. 纤维蛋白原酶
fibrinogenemia *n*. 纤维蛋白原血症
fibrinogenesis *n*. 纤维蛋白形成
fibrinogen-flibrin related antigen(简作 FR-Ag)纤维蛋白原—纤维蛋白相关抗体
fibrinogenic; fibrinogenous *a*. ①纤维蛋白原的 ②产生纤维蛋白的
fibrinogenolysis *n*. 纤维蛋白原溶解[作用]
fibrinogenolytic *a*. 溶解纤维蛋白原的 ‖ ~ enzyme 纤维蛋白溶解酶
fibrinogenopenia *n*. (血)纤维蛋白原减少
fibrinogenopenic *a*. (血)纤维蛋白原减少的
fibrinogen-split products(简作 FSP)纤维蛋白原裂解产物
fibrinogin(简作 FI)纤维蛋白原
fibrinoglobulin *n*. 纤维球蛋白
fibrinoid *n*.类纤维蛋白 *a*.纤维蛋白样的 ‖ ~ canalized 管状类纤维蛋白
fibrinoid necrosis(简作 FN)纤维素样坏死
fibrinokinase *n*. 纤维蛋白激酶,纤维蛋白致活酶
fibrinolysin; plasmin *n*.(血)纤维蛋白溶酶 ‖ ~ seminal 精液纤维蛋白溶酶
fibrinolysis *n*.(血)纤维蛋白溶解
fibrinolysokinase *n*. 溶纤维蛋白激酶,溶纤维蛋白致活酶
fibrinolytic *a*. [血]纤维蛋白溶解的
fibrinolytic-split products(简作 FSP)纤维蛋白溶解性裂解产物
fibrinopenia [fibrin + 希 penia plverty] *n*. 纤维蛋白减少
fibrinopeptide *n*. (血)纤维蛋白肽
fibrinoplastic *a*. 副环蛋白的,变性环蛋白的
fibrinoplastin; paraglobulin *n*. 副环蛋白(旧名变性环蛋白) ‖ ~ Schmidt's serum globulin 施密特 氏副球蛋白,血清球蛋白
fibrinoplateted *a*. 血小板纤维蛋白的
fibrinopurulent *a*. 脓性纤维蛋白的
fibrinorrhoea *n*. 纤维蛋白溢出 ‖ ~ plastica; membranous dysmenorrhea 膜性痛经
fibrinosate *n*. 纤维蛋白溶解物
fibrinoscopy; inoscopy *n*. 纤维质消化检查
fibrinose *n*. 纤维蛋白
fibrinosis *n*. 纤维蛋白过多[症]
fibrinous *a*. 纤维蛋白的 ‖ ~ cataract 纤维蛋白性白内障 / ~ exudate 纤维蛋白性渗出物 / ~ iritis 纤维蛋白性虹膜炎
fibrinuria *n*. 纤维蛋白尿
fibro-[拉][构词成分] 纤维,纤维组织
fibroadamantinoblastoma *n*. 纤维性成釉质瘤
fibroadenia *n*. 腺纤维化(班替氏病的脾内)
fibroadenoma *n*. 纤维腺瘤 ‖ ~ of the breast, giant 巨大纤维腺瘤(乳腺)
fibroadenomatosis cystica *n*. 囊性纤维腺瘤病
fibroadenosis *n*. 纤维囊性乳腺病
fibroadipose *a*. 纤维脂肪性的
fibroangioma *n*. 纤维血管瘤
fibroareolar *a*. 纤维蜂窝性的,纤维蜂窝组织的
fibroblast growth factor(简作 FGF)纤维母细胞生长因子;成纤维母细胞生长因子
fibroblast; fibrocyte; desmocyte 成纤维细胞, 纤维细胞 ‖ ~ periodontal ligament 牙周膜纤维细胞
fibroblast-derived growth factor(简作 FDGF)纤维母细胞衍生的生长因子
fibroblastic *a*. ①成纤维细胞的 ②纤维形成的
fibroblastoma *n*. 成纤维细胞瘤 ‖ ~ arachnoid; meningioma 蛛网膜成纤维细胞瘤,脑(脊)膜瘤 / ~ perineural 神经周成纤维细胞瘤
fibroblasts, gingival 龈成纤维细胞
fibrobronchitis; plastic bronchitis *n*. 纤维蛋白性支气管炎,格鲁布性支气管炎
fibrobronchoscope *n*. 纤维支气管镜,支气管纤维镜
fibrobronchoscopy *n*. 纤维支气管镜检查
fibrocalcareous *a*. 纤维石灰质的
fibrocalcific *a*. 纤维钙化的
fibrocarcinoma *n*. 纤维癌,硬癌
fibrocartilage(复 fibrocartilagines) *n*. 纤维软骨 ‖ ~ basalis 基底纤维软骨 / ~ basilaris; synchondrosis sphenooccipitalis 蝶枕软骨结合 / ~ circumferential 盂缘纤维软骨 / ~ connecting; spongy ~ 骨间纤维软骨 / ~ elastic; fibro-elastic cartilage 弹性纤维软骨,纤维弹力软骨 / ~ interarti- cularis; discus articularis 关节盘 / ~ intervertebral; fibrocartilagines intervertebrales 椎间盘 / fibrocartilages, semilunar; meniscus articularis 关节半月板 / ~ spongy; connecting ~ 骨间纤维软骨 / ~ stratiform 层状纤维软骨 / ~ white 白纤维软骨 / ~ yellow 黄纤维软骨
fibrocartilaginous *a*. 纤维软骨的
fibrocartilago(复 fibrocartilagines)[拉] *n*. 纤维软骨
fibrocaseous *a*. 纤维干酪性的(指结核)
fibrocellular *a*. 纤维[与]细胞的
fibrocellulitis progressiva ossificans 骨化进行性纤维蜂窝织炎
fibrochondritis *n*. 纤维软骨炎
fibrochondroma *n*. 纤维软骨瘤
fibrocolonoscope(简作 FCS)纤维结肠镜
fibrocyst *n*. 囊变性纤维瘤
fibrocystic *a*. 纤维囊性的 ‖ ~ breast disease 乳腺纤维囊性病 / ~ condition or disease 纤维囊性病 / ~ disease of the panceas 胰腺纤维囊性病变
fibrocystic breast disease(简作 FBD)纤维囊性乳房疾病
fibrocystoid *a*. 纤维囊样的
fibrocystoma *n*. 纤维囊瘤
fibrocyte; fibroblast *n*. 纤维细胞,成纤维细胞
fibrocytogenesis *n*. 结缔组织纤维发生
fibrocytoscope *n*. 纤维膀胱镜,膀胱纤维镜
fibrocytoscopy *n*. 纤维膀胱镜检查
fibrodysplasia *n*. 纤维发育不良 ‖ ~ elastica 弹性纤维发育不良 / ~ elastica generalisata 全身性弹性纤维发育不良 / ~ ossificans multiplex progressiva 进行性多发性骨化性纤维发育不良
fibroelastic *a*. 纤维[组织与]弹性组织的
fibroelastic connective tissue(简作 FECT)弹性纤维结缔组织
fibroelastosis *n*. 纤维弹性组织增生 ‖ ~ endocardial 心内膜纤维弹性组织增生症
fibro-enchondroma *n*. 纤维[内生]软骨瘤
fibro-epithelioma *n*. 纤维上皮瘤 ‖ ~ mammae 乳腺纤维上皮瘤
fibrofascitis; fibrositis *n*. 纤维织炎
fibrofatty *a*. 纤维脂肪性的
fibrofibrous *a*. 连结纤维的
fibrofolliculoma *n*. 纤维毛囊瘤
fibrogastroscope *n*. 纤维胃镜,胃纤维镜
fibrogastroscropy *n*. 纤维胃镜检查
fibrogen *n*. 纤维根(含纤维蛋白原及脑磷脂的制剂)
fibrogenesis *n*. 纤维发生 ‖ ~ imperfecta ossium 骨不完全性纤维发生
fibrogenic *a*. 纤维发生的
fibroglia *n*. 纤维胶质
fibroglioma *n*. 纤维胶质瘤
fibrograph *n*. 纤维显示仪
fibrohemorrhagic *a*. 纤维蛋白性出血性的
fibrohistiocytic *a*. 纤维组织细胞的
fibrohistiocytoma *n*. 纤维组织细胞瘤
fibrohistiocytosarcoma *n*. 纤维组织细胞肉瘤
fibroid *a*. 纤维样的 *n*. ①纤维瘤 ②子宫肌瘤 ‖ ~ cataract 纤维样白内障 / ~ inflammation 纤维样炎症 / ~ Paget's recurrent 佩吉特氏复发性纤维瘤, 皮下棱形细胞肉瘤 / ~ uterus 纤维变子宫
fibroidectomy *n*. 子宫纤维瘤切除术
fibroids *n*. 子宫肌瘤
fibroin *n*. 丝心蛋白
fibrolamellar *a*. 纤维层的
fibrolaminar *a*. 纤维层的
fibrolipoma *n*. 纤维脂瘤
fibrolipomatosis dolorosa *n*. 痛性纤维脂瘤病

fibrolipomatous *a*. 纤维脂瘤的
fibrolymphoangioblastoma; Bajardi-Taddei disease *n*. 纤维成淋巴管细胞瘤,贝—泰二氏病
Fibrolysin *n*. 费布罗利辛(一种消瘢痕成药)
fibroma *n*. 纤维瘤 ‖ ～, ameloblastic 成釉细胞纤维瘤 / ～ cavernosum 海绵状纤维瘤 / ～ cementifying; cmentoblastoma 成牙骨质纤维瘤 / ～ chondromyxoid 软骨黏液样纤维瘤 / ～ concentric 同心性[子宫]纤维瘤 / ～ cutis 皮纤维瘤 / ～ cysticum; cystofibroma 囊变性纤维瘤, 囊性纤维瘤 / ～ durum; hard ～ 硬性纤维瘤 / ～ ematodes cysticum 鼻腔囊性纤维瘤 / ～ fungoides; mycosis fungoides 蕈状纤维瘤,蕈样真菌病 / ～ hard; ～ durum 硬性纤维瘤 / ～ intracanaliculare 小管内纤维瘤 / ～ juvenile nasopharyngeal 幼年鼻咽纤维瘤 / ～ lipoidicum; ～ lipomatodes; xanthoma 类脂性纤维瘤,黄瘤 / ～ molle; soft ～ 软性纤维瘤 / ～ molluscum; molluscum fibrosum 纤维软疣 / ～ molluscum gravidarum 妊娠期纤维软疣 / ～ mucinosum 黏液变性纤维瘤 / ～ multiple 多发性纤维瘤 / ～ myxomatodes; myxofibroma 黏液纤维瘤 / ～ nasopharyngeal angio 鼻咽血管纤维瘤 / ～ odontogenic 牙原纤维瘤 / ～ of jaw, ossifying 颌骨骨化性纤维瘤 / ～ of maxillofacial region 颌面部纤维瘤 / ～ of the palate, symmetrical 腭对称性纤维瘤 / ～ of the vulva 女阴纤维瘤 / ～ oral 口腔纤维瘤 / ～ papillary 乳头状纤维瘤 / ～ parasitic 寄生性纤维瘤 / ～ pendulum 悬垂纤维瘤,有蒂纤维瘤 / ～ pericanalicular 小管周纤维瘤(乳腺) / ～ peripheral odontogenic 周围性牙原性纤维瘤 / ～ petrificans 石化纤维瘤 / ～ sarcomatosum; fibrosarcoma 纤维肉瘤 / ～ soft 软性纤维瘤 / ～ sublingual 舌下纤维瘤 / ～ telangiectatic; angiofibroma 血管纤维瘤 / ～ thecocellulare xanthomatodes; theca -cell tumor 黄瘤样泡膜细胞性纤维瘤,泡膜细胞瘤 / ～ uteri 子宫纤维瘤 / ～ xanthoma; fibroxanthoma 黄纤维瘤,纤维黄瘤
fibromatogenic *a*. 产生纤维瘤的
fibromatoid *a*. 纤维瘤样的
fibromatosis *n*. 纤维瘤病 ‖ ～ colli 颈部纤维瘤病 / ～ diffusa 弥漫性纤维瘤病 / ～ gingivae; gingival fibromatosis 龈纤维瘤病 / ～ ventriculi; linitis plastica 胃纤维瘤病,皮革状胃(胃硬癌)
fibromatous *a*. 纤维瘤的
fibromectomy *n*. 纤维瘤切除术
fibromembranous *a*. 纤维膜性的
fibromucous *a*. 纤维黏液性的
fibromuscular *a*. 纤维肌性的
fibromuscular dysplasia(简作 FMD)颈动脉纤维肌肉发育异常
fibromyectomy [fibromyoma + 希 ektomē excision]; **fibromyomectomy** *n*. 纤维肌瘤切除术
fibromyitis *n*. 纤维性肌炎
fibromyoma; myofibroma *n*. 纤维肌瘤 ‖ ～ uteri 子宫纤维瘤,子宫平滑肌瘤
fibromyomectomy; fibromyectomy *n*. 纤维肌瘤切除术
fibromyositis *n*. 纤维肌炎 ‖ ～ nodular 结节性纤维肌炎
fibromyotomy; fibromyomotomy *n*. 纤维肌瘤切除术
fibromyxochondroma *n*. 纤维黏液软骨瘤
fibromyxoid chondrome 纤维黏液样软骨瘤
fibromyxolipoma *n*. 纤维黏液脂瘤
fibromyxoma *n*. 纤维黏液瘤 ‖ ～ cystosum 囊性纤维黏液瘤
fibromyxosarcoma *n*. 纤维黏液肉瘤
fibronectin *n*. 纤维连接素,纤维连接蛋白
fibronephroscope *n*. 纤维肾镜,肾纤维镜
fibronephroscopy *n*. 纤维肾镜检查
fibroneuroma *n*. 纤维神经瘤
fibronuclear *a*. 纤维[与]核的
fibroodontoma *n*. 纤维牙瘤
fibro-osteoma; osteofibroma *n*. 纤维骨瘤,骨纤维瘤
fibropapilloma *n*. 纤维乳头瘤
fibropenia *n*. 纤维蛋白减少
fibropericarditis *n*. 纤维蛋白性心包炎
fibropituicyte *n*. 纤维垂体后叶细胞
fibroplasia *n*. 纤维组织形成 ‖ ～ retrolental; Terry's syndrome (缩 RLF) 晶状体后纤维组织形成,特里氏综合征
fibroplastic *a*. 纤维形成的 ‖ ～ appendicitis 纤维组织性阑尾炎
fibroplastin; paraglobulin *n*. 副球蛋白(旧名变性球蛋白)
fibroplate *n*. 关节间纤维软骨
fibropolypus *n*. 纤维息肉
fibropsammoma *n*. 纤维沙粒瘤
fibropurulent *a*. 纤维脓性的
fibroreticulate *a*. 纤维网的
fibrosarcoma *n*. 纤维肉瘤 ‖ ～ ameloblastic 造釉细胞纤维内瘤 / ～ intraoral 口内纤维肉瘤 / ～ of maxillary sinus 上颌纤维肉瘤 / ～ mucocellulare carcinomatodes; Krukenberg's tumor 癌样黏液细胞性纤维肉瘤,克鲁肯伯格氏瘤 / ～ odontogenic 牙原纤维肉瘤 / ～ of tongue 舌纤维肉瘤 / ～ ovarii mucocellulare carcinomatodes; Krukenberg's tumor 癌样黏液细胞性卵巢纤维肉瘤,克鲁肯伯格氏瘤 / ～ ovarii mucocellulare carcinomatodes; Krukenberg's tumor 癌样黏液细胞性卵巢纤维肉瘤,克鲁肯伯格氏瘤
fibrosclerosis *n*. 纤维硬化
fibrose *n*. 纤维组织形成
fibroserous *a*. 纤维浆液性的
fibrosing lung disease(简作 FLD)纤维化肺疾病
fibrosis *n*. 纤维变性,纤维化 ‖ ～ arteriocapillary 动脉毛细管纤维变性 / ～ gingival 龈纤维变性 / ～ hepato-lienal 肝脾纤维化 / ～ neoplastic; proliferative ～ 增生性纤维变性 / ～ nodular subepidermal 结节性表皮下纤维变性 / ～ of extraocular muscle 眼外肌纤维化 / ～ oral submucous 口腔黏膜下纤维性变 / ～ panmural; Hunner's ulcer 全[膀胱]壁纤维变性,杭纳氏溃疡 / ～ pericemental 牙周膜纤维变性 / ～ postfibrinous 纤维蛋白形成后纤维变性 / ～ proliferativa 增生性纤维变性 / ～ pulp 髓纤维变性 / ～ radiation 放射性纤维化(由吸入放射性物质所引起的肺纤维化) / ～ replacement 替代性纤维变性 / ～ uteri 子宫纤维变性
fibrositis; muscular rheumatism *n*. 纤维织炎,肌风湿病 ‖ ～ ancylopoietica 强硬性纤维织炎 / ～ ossificans 骨化性纤维织炎 / ～ subcutaneous 皮下纤维织炎,浅筋膜炎
fibrothorax *n*. 纤维胸
fibrotic *a*. 纤维变性的
fibrotuberculosis *n*. 纤维性结核
fibrous *a*. 纤维性的 ‖ ～ capsule 纤维膜(囊) / ～ coat [眼球]纤维层 / ～ DNA 纤维状 DNA / ～ dysplasia 纤维性结构不良(骨),纤维性发育不良(骨) / ～ hymen 纤维性的处女膜 / ～ iridocyclitis 纤维素性虹膜睫状体炎 / ～ protein 纤维状蛋白
fibrous actin(简作 F-actin)纤维型肌纤蛋白
fibrous insulin(简作 F-insul)纤维胰岛素
fibrous or fibers(简作 Fib)纤维状或纤维
fibrous sheath(简作 FS)纤维鞘
fibrous tissue(简作 FT)纤维组织
fibrovascular *a*. 纤维血管的
fibroxanthoma *n*. 纤维黄瘤
fibroxanthosarcoma *n*. 纤维黄肉瘤
fibula(复 fibulas 或 fibulae)[拉 buckle] *n*. ①腓骨 ②翅扣(昆虫)
fibular *a*. 腓骨的,腓侧的 ‖ ～ artery 腓动脉 / ～ collateral ligament 腓侧副韧带 / ～ malleolar region 踝腓侧部
fibularis [拉] *a*. 腓骨的,腓侧的
fibulation; infibulation *n*. 锁阴术,阴部扣锁法
fibulocalcaneal *a*. 腓跟的
FIC Federal Information Center 联邦情报中心 / Fellow of the Institute of Chemistry 化学协会会员 / film integrated circuit 膜片集成电路 / fluorescein isocyanate 异氰酸荧光素 / focus inducing cell 灶性诱发细胞 / Fogarty International Center 福格蒂国际中心(国立卫生研究所)
-fic [拉 facere to make 做,作] *v*. 生,催
ficain *n*. 无花果蛋白酶
Ficalbia *n*. 费蚊属 ‖ ～ chamberlaini 白幼费蚊 / ～ chamberlainimetallica 白幼费蚊光泽亚种 / ～ fusca 棕色费蚊 / ～ jacksoni 香港费蚊 / ～ luzonensis 吕宋费蚊 / ～ minima 最小费蚊
ficarin *n*. 痔疮草素
ficary; Ranunculus ficaria *n*. 痔疮草(毛茛属植物)
-fication [拉 facere to make 作,做] *a*. 化
FICD Fellow of the International College of Dentists 国际牙科医师学会会员;国际牙医师学会会员
Fici; grease *n*. 马踵炎
ficiform *a*. 无花果状的
ficin [拉 ficus fig] *n*. 无花果蛋白酶
Fick principle (formula, method) [Adolph 德医师 1829—1901] 菲克氏原理
Fick's bacillus [Rudolph Armin 德医师 1866—1939]; **Proteus vulgaris** *n*. 菲克氏杆菌,普通变形杆菌
Fick's law 费克定律
Ficker's diagnosticum [Philip Martin 德细菌学家 1868 生] 菲克尔氏诊断液
Ficoidaceae *n*. 蕃杏科
ficoin; cradin *n*. 无花果酶
ficoll *n*. 聚蔗糖
Ficoll-Hypaque *n*. 聚蔗糖—泛影葡胺
ficosis *n*. 须疮
FICS forecasting for inventory control system 库存控制系统预报 / Fel-

low of the International College of Dentists 国际牙医师协会会员 / Fellow of the International College of Surgeons 国际外科医师学会会员

fict fictilis [拉] 土制的 / fictitious 想象的,假定的

fictilis [拉] (简作 fict) 土制的

fiction ***n***. 虚构,小说

fictitious ***a***. 虚构的,非真实的,假设的,想象的,假定的

ficus ***n***. 无花果

Ficus [拉 fig] ***n***. 无花果属 ‖ ~ carica L. 无花果 / ~ erecta Thunb. 无仙果 / ~ laurifolia 桂叶榕 / ~ pumila L. 薜荔 / ~ religiosal. 菩提树 / ~ retusa L. 榕[树] / ~ stipulata Thunb.; ~ pumila 薜荔 / ~ microcarpa L.f.; ~ retusa auct. non L. 榕树[植药]:叶、气根 / ~ pandurata Hance 琴叶榕[植药]:根、叶 / ~ pandurata Hance var. Angustifolia Cheng 奶汁树[植药]:根 / ~ simplicissima Lour var. Hirta Migo 佛掌榕[植药]:根—五指毛桃 / ~ simplicissima Lour.; ~ hirtavahl var. Palmatiloba (Merr.) Chun 粗叶榕,五指毛桃[植药]:根—[五指毛桃] / ~ tikoua Bur. 地枇杷[植药]

fid field 范围;野外;区;场 / fluid 液体,流体;流质的

FID flame ionization detector 火焰离子化检测仪 / free induction decay 自由感应衰减,自由诱导湮没(磁共振术语) / International Federation of Documentation 国际文献工作联合会(设在荷兰)

FID/CAO FID/Regional Commission for Asia and Oceania 国际文献工作联合会亚太地区委员会(参见 FID 条)

FID/Classification Research Committee (简作 FID/CR) 国际文献工作联合会分类法委员会(参见 FID 条)

FID/Committee for Developing Countries (简作 FID/DC) 国际文献工作联合会发展中国家委员会(参见 FID 条)

FID/Committee for Training of Documentalists (简作 FID/TD) 国际文献工作联合会文献工作者培训委员会(参见 FID 条)

FID/CR FID/Classification Research Committee 国际文献工作联合会分类法委员会(参见 FID 条)

FID/DC FID/Committee for Developing Countries 国际文献工作联合会发展中国家委员会(参见 FID 条)

FID/Regional Commission for Asia and Oceania (简作 FID/CAO) 国际文献工作联合会亚太地区委员会(参见 FID 条)

FID/TD FID/Committee for Training of Documentalists 国际文献工作联合会文献工作者培训委员会(参见 FID 条)

fiddle ***n***. 小提琴,欺骗行为 ***v***. 乱动,不停地拨弄

fiddling ***a***. 微不足道的,太小的,无用的

fidelity ***n***. 忠实;逼真;精确;保真性;保真度

fidget ***n***. **&** ***v***. ①[常用复]坐立不安,烦躁 ②(使)坐立不安,(使)烦躁

fidgetiness ***n***. 烦躁不宁,坐立不安

fidgety ***a***. 坐立不安的

fidicinales ***n***. 蚓状肌

FIDO fallout intensity detector, oscillator 放射性尘埃密度探测振荡器

fiebre [德] 发热,热 ‖ ~ amarilla [西] 黄热病

Fiedler's disease [Car Ludwin Alfred 德医师 1835—1921]; (Carl L. A. Fiedler) 钩端螺旋体黄疸 ‖ ~ myocarditis 急性孤立性心肌炎

field ***n***. 区,野,场 ‖ ~ absolute 绝对区 / fields, adversive 反对区 / ~ area 射野面积 / ~ adversive, frontal 额反对区 / ~ adversive, parietal 顶反对区 / ~ anal 臀域 / ~ anterior 前缘区 / ~ auditory 听区 / fields, Cohnheim's 孔海母氏区(肌原纤维的小多边形区) / ~ coil 励磁线圈 / ~ control 磁场调整,激励调整 / ~ cross 交叉场 / ~ dark 暗视野 / ~ deaf; deaf point 聋区,聋点 / ~ definer light 射野灯光指示器 / ~ density 磁场密度,磁感应密度,磁通密度 / ~ defect 视野缺损 / ~ defining light beam 定射野光束 / ~ discharge 励磁放电,消磁 / ~ effect 场效应 / ~ effect transistor [电]场效应晶体管 / ~ entry portal 入口野 / ~ excitation (磁)场激励 / ~ experiment 田间实验,大田试验 / ~ fever 田野热 / ~ filtration 过滤场 / ~ flattening filter 射野致平滤线器 / ~ Flechsig's; myelinogenetic ~ 费累西格氏区,髓鞘生成区 / ~ Forel's 福雷耳氏区(含有联系丘脑与丘脑下部细的纵行纤维的区域) / ~ frequency 场频 / ~ fradient 场梯度 / ~ intensity 场强,电场强度 / ~ individuation 个体形成区 / ~, irrigation 灌溉场 / ~ investigation (investigation at the scene) 现场调查 / ~, Kronig's 克勒尼希氏区(肺尖的叩响区) / ~ length 场长(度) / ~ limitation 射野界线 / ~ lock 场锁定 / ~ lower 前缘区(直翅目) / ~ magnet 场磁铁 / ~ magnetic 磁场 / ~ marginal 前缘区(直翅目) / ~ morphogenetie 形态生成区 / ~ myelinogenetic; Flechsig's ~ 髓鞘生成区,弗累西格氏区 / ~ nasal 鼻区 / ~ nuclear 原子核场 / ~ observation 现场观察 / ~ occipital eye 枕叶眼区 / ~ olfactory 嗅区 / ~ of a microscope 显微镜视野 / ~ of consciousness 意识区 / ~ of fixation 固定视野 / ~ of operation 手术区 / ~ of vision 视野 / ~ of vision, central 中央视野 / ~ of vision, cribriform 筛形视野 / ~ of vision, overshot 上射视野 / ~ primary nail 原甲区(胚胎) / ~ radiation 照射野,辐射场 / ~ relative 相对[皮质]区 / ~ surplus 剩余视野 / ~ tactile; sensory circle 触觉区,感觉点 / ~ test 田间试验 / ~ trail 田间试验 / ~ view 图像视野,视角 / ~ Wernicke's; Wernicke's area 韦尼克氏区言语中枢 / ~ phasing 帧定向,场定向 / ~ penumbra 射野半阴影 / ~ potential 场电位 / ~ regulator 励磁调节器 / ~ reduction 场衰减 / ~ retrace 帧回描,场回描 / ~ scan(ning) 帧扫描,场扫描 / ~ selection 视野选择 / ~ tensor 场张量 / ~ training officer, FTO 现场训练官 / ~ trial 现场试验 / ~ wave 激励波 / ~ yoke 磁轭

field ambulance (简作 FA) 战地救护车

field desorption (简作 FD) 区域解吸作用

field desorption mass spectrometry (简作 FDMS) 场解吸质谱

field dressing (简作 FD) 野战救护、战地包扎

field emission microscope (简作 FEM) 场致发射显微镜

field emission tube (简作 FET) 场发射管(放射线)

Field Hospital (简作 Fd Hosp, HP) 野战医院

field intensity (简作 FI) 场强

field ion mass spectrograpy (简作 FIMS) 场致离子(化)质谱法

field ion microscope (简作 FIM) 场致离子显微镜

field ionization (简作 FI) 场致电离作用

Field Medical Card (简作 FM card) 战地医疗卡

field of view evaluation apparatus (简作 FOVEA) 视野测定装置

field of vision (简作 FV) 视野

field programmable logic array (简作 FPLA) 现场可编程序的逻辑阵列

field surgical unit (简作 FSU) 野战外科医疗队

field test (简作 FT) 现场试验

field transfusion team (简作 FTT) 战地输血队

field-defining border 限野边缘

field-effect transistor (简作 FET) 场效应晶体管

field-flood image 视野泛源图像

Fielding's membrane [George Hunsley 英解剖学家 1801—1871]; tapetum 菲尔丁氏膜,毯

field-limiting system 定射野系统

field-mint ***n***. 薄荷

field-sequential camera 场序制电视摄像机

field-sweep ***n***. 场扫描 ‖ ~ method 场扫描法

field-swept ***n***. 场扫描

field-variable type fiberscope 可变视野纤维内镜

field-vole ***n***. 短尾鼢

fierce ***a***. 凶恶的;剧烈的;难受的

fiercely ***ad***. 凶恶地;剧烈地;难受地

fierceness ***n***. 凶恶;剧烈;难受

Fiessinger-Leroy-Reiter syndrome (Nöel A. Fiessinger; Emile Leroy; Hans C. Reiter) 费—莱—赖综合征

fièvre [法]; **fever** ***n***. 发热,热 ‖ ~ boutonneuse; boutonneuse fever 南欧斑疹热(南欧及北非的一种地方性蜱传立克次氏体病) / ~ carpine 波状热,布鲁(杆)菌热 / ~ jaune [法]; yellow fever 黄热病 / ~ nautique [法] 航海热

FIF forced inspiratory flow 用力吸气气流 / formaldehyde-induced fluorescence 甲醛诱发的荧光(物) / formalin-induced fluorescence 福马林蒸汽诱导荧光

FIFO first-in/first-out 先进/先出 / floating input-floating output 浮点输入-浮点输出

FIFRA Federal Insecticide, Fungicide and Rodenticide Act of 1972 1972 年联邦杀虫药剂、杀真菌剂与杀鼠剂条例(亦作:FEPCA)

fifth coccygeal vertebra 第五尾椎

fifth melacarpal bone 第五掌骨

fifth metatarsal bone 第五蹠骨

fig figuratively 形象地;象征地 figure 图形,图

Fig figure 图形,图

fig [拉 ficus fig] ***n***. 无花果

fig. figure(s) 图,图表;数字;符号

Figari's hemoantitoxin ***n***. 菲加里氏血抗毒素

fight ***n***. 战斗,斗争; ***v***. 与……战斗,与……斗争

FIGLU formiminoglutamic acid 亚胺甲基谷氨酸

FIGMB Federation Internationale du Genie Medical et Biologique 国际普通医学与生物学联合会(国际医学与生物学工程联合会)

FIGO Fédération Internationale de Gynécologie et d'Obstétrique 国际妇产科联合会 / International Federation of Gynecology and Obstetrics 国际妇产科联合会

figorimeter ***n***. 降温计(测定物体在空气中丢失的热量)

FIGS figure shift 换数字档
Figucira's syndrome [Fernandes 巴西儿科医师 1928 卒] 菲格伊拉氏综合征
figurams [拉]; **figured** *a*. 带花纹的,有图案的
figurate *a*. 有一定形式的,定形的
figuration *n*. 成形;外形,轮廓
figuratively (简作 fig) 形象地;象征地
figuratum [拉] *a*. 带花纹的,有图案的
figure [拉 figura from fingere to shape or form] *n*. ①图形,图像 ②数字 ‖ ~ achromatic 非染色质像 / ~ bistellate; amphiaster 双星像,双星[体] / ~ chromatic 染色质像 / ~, hydrotherm 温(度)雨(量)/ figures, fortification [偏头痛] 闪烁幻像 / ~ levels 层次 / ~ Min- kowski's 明科夫斯基氏值(尿中葡萄糖与氮之比) / figures, mitotic 有丝分裂像 / figures, uclear 核像 / figures, Purkinje's 浦肯野氏[影]像(血管阴影在视网膜上造成的像) / ~ Stifel's 斯提费耳氏图形(检眼盲点) / figures, Zōllner's 泽耳纳氏图形
figure of merit (简作 FM) 品质因素,优植
figure of merit (简作 FOM) 灵敏值
figure shift (简作 FIGS) 换数字档
figure-of-eight bandage 8 字绷带
figure-reading electronic device (简作 FRED) 电子读数器
figwort *n*. 玄参属植物
FIH fat-induced hyperglycemia 脂肪诱发的高血糖症 / Fellow of the Institute of Hygiene 卫生学研究所研究员
fiimbriae *n*. (输卵管的)伞端
Fiji *n*. 斐济[西太平洋]
Fijian *a*. & *n*. ①斐济(人)的;斐济语的 ②斐济人;斐济语
Fijiella *n*. 斐济虫属 ‖ ~ Loeblich and Tappan 斐济虫属 / ~ simples 简斐济虫 / ~ simplex Cushman 简斐济虫
Fil filament 丝状体,线条
fil-前缀,意为"线"(来自拉丁语 filum)
fila (单 filum) [拉] *n*. 丝 ‖ ~ lateralia pontis 脑桥外侧丝
filaceous *a*. 丝状的,丝性的
filae *n*. 间线
filament *n*. 丝, 丝极;肌原纤维细丝 ‖ ~s of Ammon 阿蒙氏丝(睫状体内纤毛) / ~ activity 丝极放射性 / ~ adjustment 灯丝调解 / ~ anal 尾丝 / ~ axial 轴丝 / ~ bacterial 菌丝 / ~ cathode 丝状阴极 / ~ cytoplasmic 胞质丝 / ~ drop 灯丝压降/ ~ cytoskeletal 细胞支架丝 / ~ egg 卵丝/ filaments, enamel 釉质丝 / ~ fertilization; insemination ~ 受精丝 / ~ limin 核丝 / ~ potential 灯丝电位 / ~ sheath 轴丝鞘 / ~ spermatic 精子丝 / ~ supply 灯丝电源 / ~ polar 极丝 / ~ spiral 螺旋丝 / ~ terminal 终丝, 末丝 / ~ transformer 灯丝变压器 / ~ winding 灯丝绕组 / ~ wolfram 钨丝
filamentary *a*. 丝(状)的,丝性的
filamentation *n*. 丝状形成,丝状化现象
filamentous *a*. 丝状的,丝性的 ‖ ~ desmosome 纤维桥粒 / ~ phage 丝状噬菌体
filamentous form (简作 Ff) 丝状体
filamentum (复 filamenta) [拉]; **filamenta** *n*. 丝, 丝极
filamin *n*. 细丝蛋白
Filaminast *n*. 非明司特(平喘药)
filar [拉 filum thread] *a*. 丝状的,丝性的
filari- [拉] [构词成分] 丝虫
filaria (复 **filarae**) [拉 **filum thread**] 丝虫 ‖ ~, blood 血丝虫 / ~, Brug's; Wuchereia malayi 马莱丝虫,马来吴策线虫
Filaria (复 filariae) [拉 filum thread] *n*. 丝虫属 ‖ ~ bancrofti; Wuchereriabancrofti 班[克罗夫特]氏丝虫,班[克罗夫特]氏吴策线虫 / ~ conjunctivae 结膜丝虫 / ~ demarquayi; ~ juncea; Mansonella ozzardi 奥[扎尔德]氏曼森线虫 / ~ diurna 昼现幼丝虫,罗阿幼丝虫 / ~ equina; Setaria equina 马丝虫,马腹腔丝虫 / ~ extra-ocularis; Loa extra-ocularis 眼外丝虫,罗阿丝虫 / ~ hominis oris 人口腔内丝虫 / ~ immitis; Dirofilariaimmitis 大恶丝虫 / ~ inermis; ~ con-Junctivae 结膜丝虫 / ~ juucea; Mansonella ozzardi 奥[扎尔德]氏曼森线虫 / ~ labialis; Gongylonemapulchrum 美丽筒线虫 / ~ lentis; Agagofilaria oculi 眼缺母丝虫 / ~ loa; Loa loa 罗阿丝虫,眼丝虫 / ~ lymphatica 淋巴结丝虫 / ~ magalhaesi; Dirofilaria magalhacsi 麦[加耳黑斯]氏恶丝虫 / ~ malayi; Wuchereria malayi 马来丝虫,马来吴策线虫 / ~ medinensis; Dracunculus medinensis 麦地那龙线虫 / ~ nocturna; Wuchereria bancrofti 夜现丝虫,班[克罗夫特]氏吴策线虫 / ~ oculi; Loa loa 罗阿丝虫,眼丝虫 / ~ ozzardi; Mansonella ozzardi 奥[扎尔德]氏曼森线虫 / ~ Palpebralis; Thelazia callipaeda 结膜吸吮线虫 / ~ Peritonei hominis; ~ conjunctivae 结腊丝虫 / ~ perstans; Acanthocheilonema perstnes 常现棘唇[线]虫 / ~ philippinensis; Wuchereria bancrefti 班[克罗夫特]氏丝虫,班[克罗夫特]氏吴策线虫 / ~ restiformis 绳状丝虫(常于尿道内) / ~ sanguinis-hominis; Wuchereria bancrofti 人血丝虫,班[克罗夫特]氏吴策线虫 / ~ volvulus; Onchocerca voivulus 旋盘尾丝虫
filarial *a*. 丝虫的 ‖ ~ elephantiasis 丝虫性象皮肿 / ~ orchitis 丝虫性睾丸炎
filariasis *n*. 丝虫病 ‖ ~ bancrofti; ~ sanguinis hominis; ~ nocturna; Bancroft's ~ 班[克罗夫特]氏丝虫病,夜现幼丝虫病 / ~ Brug's; ~ malayi 马来 丝虫病 / ~ loa 眼丝虫病 / ~ medinensis; guinea worm disease 麦地那丝虫病 / ~ Ozzard's 奥[扎尔德]氏丝虫病 / ~ perstans 常现丝虫病 / ~ volvulus; onchocerciasis; volvulosis; human onchocerciasis; craw-craw 盘尾丝虫病,科罗病
filaricida *n*. 杀丝虫剂
filaricidal [filaria + 拉 caedere to kill] *a*. 杀丝虫的
filaricide *a*. & *n*. ①杀丝虫的 ②杀丝虫药
filariform *a*. ①丝状的 ②丝虫状的
Filariida *n*. 丝虫目(寄生虫)
Filariidae *n*. 丝虫科
Filarioidea *n*. 丝虫总科,丝虫目
Filatov's (Filatow's) disease [Nil Feodorowich *n*. 俄儿科医师 1847—1902] 费拉托夫氏病(第四病,副猩红热) ‖ ~ spots 费拉托夫氏斑(麻疹前驱兆)
Filatov-Dukes disease (N. F. Filatov; Clement Dukes) 费拉托夫—杜克病
file *n*. ①锉 ②档案,卷宗 ‖ ~ ampoule 安瓿锉 / ~ alveolar bone 牙槽骨锉 / ~ bone 骨锉 / ~ circular bone 轮骨锉,圆骨锉 / ~ dental 牙锉 / ~ finishing 磨光锉 / ~ fishbelly 鱼腹锉 / ~ K K 型锉(牙)/ ~ periodontal 牙周锉 / ~ plate 板锉 / ~ processor 外存储器信息处理机 / ~ pyorrhea 脓溢锉 / ~ rat-tail 圆锉,鼠尾锉 / ~ root canal 根管锉 / ~ rotary 轮锉 / ~ rubber 橡皮锉 / ~ scaler 刮锉 / ~ scparating 分离锉 / ~ vulcanite [硬]橡胶锉
file and report information processing generator (简作 FRINGE) 文件报表资料程序处理机
File separator (简作 FS) "元件分离"符
filemark *n*. 卷标
Filenadol *n*. 非来那朵(镇痛药)
file-oriented interpretive language (简作 FOIL) 存贮器定向解释语言
Filgrastim *n*. 非格司亭(免疫调节药)
filgrastim *n*. 人粒细胞集落刺激因子(由重组 DNA 技术制成,用于刺激中性粒细胞产生,使中性粒细胞减少症的病期缩短,使接受骨髓抑制化学疗法以治疗非骨髓样恶性肿瘤的患者减少感染发生率,皮下或静脉内给药)
fili- [拉] [构词成分] 丝线;线状物
filial *a*. 子女的 ‖ ~ generation 子代,亲代所产生的后裔世代 / ~ regression 杂种子裔退行
filiation *n*. 父子关系;分支;起源
Filibacter limocola (Clausen et al.) Maiden et Jones 居泥线状杆菌
Filibacter Maiden et Jones 线状杆菌束
Filibrobacter succinogenes subsp. succinogenes Montgomery et al. 产琥珀酸丝状杆菌产琥珀酸亚种
Filicales *n*. 蕨纲(植物分类学,亦称羊齿科)
filicales leptosporangiatae 薄囊蕨目(植物分类学,亦称薄囊羊齿目)
filicic anhydride 绵马酸酐
filicin; filicic acid *n*. 绵马酸 ‖ ~ crude 粗制绵马酸
filicinic acid 绵马酸
filicitannic acid 绵马鞣酸
Filifactor Collins et al. 产线菌属(产丝菌属)
Filifactor villosus (Love, Jones et Barley) Collins et al. 绒毛产线菌(绒毛梭菌)
filiform *a*. 线形的 *n*. 线形探条 ‖ ~ cell 丝状细胞 / ~ papilla 丝状乳头
filigree *n*. 银丝网
filing *n*. 锉法
filings *n*. 锉屑
filioma *n*. 硬性纤维瘤
filioparental *a*. 嗣亲的(子女与双亲间的)
Filipin *n*. 菲律宾菌素(获自菲律宾链霉素 Streptomyces filipinensis),菲律定(抗生素)
Filipovitch's (Filipowiez's) sign [Casimic 波医师] 费利波维奇氏症(伤寒病时掌跖黄色变色)
Filippi's gland 菲氏腺
filipuncture [拉 filum thread + punctura puncture] *n*. 线刺法(治动脉瘤)

filix（复 filices）［拉］ *n*. 绵马蕨 ‖ ~ femina 雌绵马 / ~ mas; male fern 绵马

filixic acid 绵马酸

fill *v*. 装满，充满；全部占据；配［药方］ *n*. 饱；满足 ‖ ~ in 填充，填写，填满 / ~ out 填写，填好 / ~ up 填补；装满；淤积

filled oxygen tank 充氧氧气瓶

filler *n*. ①充填器 ②充填剂，填料 ‖ ~ capsule 胶囊充填器 / ~ elastic capsule 弹性胶囊充填器

fillet *n*. ①袢 ②丘系 ‖ ~ bulbar; medial ~ 内侧丘系 / ~ lateral; pontile ~ 外侧丘系，脑桥丘系 / ~ medial; mesial ~ 内侧丘系 / ~ olivary 橄榄丘系 / ~ pontile; lateral ~ 脑桥丘系，外侧丘系 / ~ spinal 脊髓丘系

fillile *a*. 可裂的

filling *n*. ①充填 ②［充］填料 ③灌注（安瓿） ‖ ~ acrylic 丙烯酸脂充填 / ~ acrylic resin 丙烯酸脂塑胶充填 / ~ baked bprcelain 烤瓷充填 / ~ cavity 窝洞充填 / ~ cement 黏固剂充填 / ~ combination; composite ~ 复合填料 / ~, complex 多面洞充填（牙） / ~ composite; combination ~ 复合填料（牙） / ~ composite resin 复合树脂充填 / ~ compound 复［面］洞充填 / ~ contour 牙形充填 / ~ cystomanometry 充盈期膀胱内压测定法 / ~ defect 充盈缺损 / ~ dental 牙充填 / ~ direct 直接充填 / ~ direct resin 塑胶直接充填 / ~ E.B. composition 复合树脂填充 / ~ factor 填充因子 / ~ immediate root 直接根管充填，根管一次充填 / ~ nonleaking 无隙充填（牙） / ~ Mosetig- Moorhof 莫塞提·莫尔霍夫氏填料，无菌骨空隙蜡填料 / ~ overhanging 悬突充填 / ~ permanent 永久充填，恒充填 / ~ phase 充盈相 / ~ porcelain 瓷充填 / ~ pressure 充盈压 / ~ previsional; temporary ~ 暂［时］充填 / ~ root canal 根管充填 / ~ silicate 硅充填，硅黏固粉充填 / ~ silicate-cement 硅黏固粉充填 / ~ submarine 涎下充填 / ~ synthetic 合成填料 / ~ temproary; provisional ~ 暂［时］充填

filling fraction（简作 FF）灌注成分；充填部分

filling-defect *n*. 充盈缺损

filling-material *n*. ［充］填料（牙）

fillip *n*. & *v*. ①弹指；轻击；刺激（因素）②用指弹；刺激

film *n*. ①薄膜，膜 ②软片，胶片 ‖ ~ alternator 观片等箱 / ~ badge 胶片剂量计 / ~ balance 膜天平 / ~ batch 照片批号 / ~ bin 胶片存储器 / ~ bite 片，咬合片 / ~ bite-wing 翼片，咬合翼片 / ~ blood 血膜 / ~ blackening 胶片变黑暗 / ~ breakage 影片断裂 / ~ camera 电视摄像机 / ~ camera attachment 电视摄像机 / ~ carriage 胶片滑架 / ~ catridge 胶片盒，暗盒 / ~ changer 换片器 / ~ conditioner 胶片调节器 / ~ contrast 胶片对比 / ~ dental 牙［照］片 / ~ densitometer 胶片密度计 / ~ density 胶片密度 / ~ dosimetry 胶片剂量学，胶片剂量测定法 / ~ drying box 胶片干燥箱 / ~ exposure 胶片曝光 / ~ extra-oral 口外［照］片 / ~ feeder 胶片输送器 / ~ fixed blood 固定血膜 / ~ frame 一帧影片画面 / ~ gelatin, absorbable 吸水明胶片 / ~ gradient 胶片梯度 / ~ hanger 胶片架 / ~ holder 胶片夹 / ~ illuminator 观片灯，胶片映光器 / ~ intra-oral 口内［照］片 / ~ intra-oral bite 口内［照］片，口内咬合［照］片 / ~ library instantaneous presentation 胶片图书馆即显系统（一种检索装置）/ ~ machine（自动）洗片机 / ~ marker 胶片号码 / ~ marking plate 胶片号码板 / ~ marking set 胶片标记装置 / ~ motion 胶片移动 / ~ mucinous 黏蛋白膜 / ~ non-screen 无增感纸胶片 / ~ observation equipment X 线照片观察灯 / ~ occlusan 片，咬合片 / ~ phantom 放射用照片模型 / ~ plain 平片，素片 / ~ processing equipment X 线照片冲洗设备 / ~ projector 电影放影机 / ~ record 缩微胶片记录 / ~ rewinding 倒片装置，胶片反绕装置 / ~ scanner 电影电视放映机 / ~ scanning 影片扫描 / ~ screen-type 增感纸胶片 / ~ shrinkage 胶片收缩 / ~ speed 胶片速度 / ~ strage bin 胶片储藏柜 / ~ storage magazine 胶片存储盒 / ~ sulfa 磺胺薄膜 / ~ transfer 胶片传送 / ~ transmission 影片图像传输 / ~ television 电视电影 / ~ winding 胶片卷轴/ ~ X-ray X 线胶片

film integrated circuit（简作 FIC）膜片集成电路

film optical scanning device for input to computer（简作 FOSDIC）计算机胶片扫描输入装置

filmarone *n*. 绵马素

film-badge *n*. 胶片剂量计

filming *n*. 摄片 ‖ ~ sequence 摄片程序

film-marker *n*. 胶片标志

film-screen contact 胶片一增感屏接触

filmy *n*. 薄膜似的

filobactivirus *n*. 丝状噬菌体

Filobasidiaceae *n*. 线黑粉菌科（一种菌类）

filoma *n*. 硬性纤维瘤

Filomicrobium fusifuorme Schlesner 梭状线状微菌（纺锤状线状微菌）

Filomicrobium Schlesner 线状微菌属（丝状微菌属）

filopod; **filopodium** *n*. 丝状假足

filopodia *n*. 丝状伪足，丝状假足（滋养体）

filopodium（复 filopodia）［拉 filum thread + 希 pous foot］ *n*. 丝状假足

filopressure［拉 filum thread + pressura pressure］ *n*. 线压法

filose *a*. 丝（或线）状的；有线状突起的

Filosea *n*. 丝足纲

Filosia Leidy 丝足亚纲

filovaricosis *n*. 神经轴索曲张

Filovirdae *n*. 纤丝病毒科

Filovirus *n*. 纤丝病毒（马尔堡 <Marbutg> 病毒和埃博拉 <Ebola> 病毒）；纤丝病毒属（可致出血性热）<马尔堡病病毒；埃博拉病病毒>

Filt filter 过滤 / filtrate 滤液

filter［拉 filtrum］ *n*. 滤器，过滤，滤波器 ‖ ~, air 空气［过］滤器 / ~, American rapid 美式快速滤池 / ~, asbestos 石棉滤器 / ~, bacteria proof; bacterial ~ 滤菌器，细菌滤器 / ~ bank 滤波器组 / ~, barrier 屏障滤光片 / ~, basket 篮式滤器 / ~, Berkefeld 贝克费耳德氏滤柱 / ~ capacitor 滤波电容器 / ~ capacity 滤波器容量 / ~, Chamberland 尚伯郎氏滤柱（素瓷滤器）/ ~, color 滤色器，滤［色］玻片 / ~, composite 复合滤光板 / ~, Coors 库尔氏滤菌器（素瓷滤器）/ ~, Darnall 达纳耳滤池 / ~, drum 鼓式滤器 / ~, dry filling 干填特滤器 / ~ effect 滤过效应 / ~, excitation 感光滤光片 / ~, fluorimeter 滤片荧光计 / ~ glasss 滤过玻璃，滤光镜 / ~, Gooch 古奇氏滤器（坩埚）/ ~, gravel 卵石滤池 / ~, Haen 黑恩氏滤菌器（滤膜制）/ ~, high-speed 高速滤池 / ~, hot-water 保温滤器 / ~, in cochlea 耳蜗滤液 / ~, inherent 固有滤光板 / ~, intermittent sand 间歇沙滤池 / ~, Jenkins' 詹金斯氏滤器（有孔瓷器制）/ ~, Kitasato's 北里氏滤器（素瓷滤器）/ ~, light 滤光器，滤光片 / ~, Mandler 曼德勒氏硅藻土过滤器 / ~ mask 过滤式防毒面具 / ~, mechanical 机械过滤池 / ~, millipore 微孔滤器（查微丝蚴）/ ~, paper 纸［过］滤器 / ~, Pasteur-Chamberland 巴一尚二氏滤柱（素瓷滤器）/ ~, percolating; trickling ~ 滴滤池 / ~, plain 普通滤器 / ~, plaited paper 折纸滤器 / ~, pollen 花粉滤器 / ~, porcelain 瓷滤器 / ~, press; filter-press 压滤机，压滤器 / ~, pressure 压力沙滤池 / ~, rapid sand 快沙滤池 / ~, Reichel's 赖黑耳氏滤器 / ~, rotary continuous 回旋连续过滤机 / ~, roughing scrubbing ~ 粗滤池 / ~, Seitz; Seitz-Werke ~ 赛茨（厂）石棉垫滤器 / ~, sintered glass 多孔玻璃滤器 / ~ skin 滤光器 / ~, slow sand 慢沙滤池 / ~ slot 滤波槽 / ~, sprinkling 喷滤池 / ~ sterilization 过滤灭菌 / ~, suction 吸滤器 / ~, Thoraeus 托劳斯氏滤器（由锡、铜、铝组成，X 线治疗用）/ ~, trickling; percolating ~ 滴滤池 / ~, tube 球管滤光板 / ~, ultraviolet 紫外线滤器 / ~, vacuam 真空滤器 / ~, wedge 楔形滤光板 / ~, wet filling 湿填物滤器 / ~, Wood's 伍德氏滤器（能吸收可见光线，但一部分紫外线可透过，诊断头癣用）

filter paper microscopic test（简作 FPM）滤纸显微镜试验

filterability *n*. 可滤性；滤过率

filterable *a*. 可过滤的

filterable fraction（简作 FF）滤过分数；滤过部份

filter-bag *n*. 滤袋

filtered *a*. 滤过的 ‖ ~ back projection 滤波反投影 / ~ back projection technique 滤过逆投影技术 / ~ radiation 滤过辐射

filtered air（简作 FA）过滤空气

filtered-back projection（简作 FBF）筛选反向投影法

filtered back projection（简作 FBS）滤波反向投影

filtering *n*. 过滤，滤（光，波）‖ ~ in cochlea 耳蜗滤波 / ~ material 滤线材料 / ~ operation 滤过术 / ~ procedure 滤过术 / ~ scar 滤过性瘢痕 / ~ surgery［青光眼］滤过手术 / ~ trabeculum 滤过性小梁，滤过性滤帘

filteriscan *n*. 滤光扫描 ‖ ~ tube 扫描管

filter-passer *n*. 滤器穿透菌

filter-press *n*. 压滤机，夺滤器

filter-tipped *a*. 有过滤嘴的

filth *n*. 污物，垃圾

filth-borne *a*. 污物媒介性的

filthily *ad*. 不洁地，污秽地

filthiness *n*. 不洁，污秽

filthy *a*. 不洁的，污秽的

filtrable *a*. 可过滤的

filtrableiltrum（复 filtra）；**filter** *n*. 滤器 ‖ ~ ventriculi［拉］；

Merkel's ~ 喉室沟,美克耳氏喉室沟
filtrate *n*. 滤液
filtrating artificial Kidney (简作 FAK) 滤过型人工肾
filtration *n*. ①过滤,滤过 ②滤光[作用] ‖ ~ bacteriological 滤槽 / ~ belb 滤过泡 / ~ end point 过滤终点 / ~ enrichment 过滤浓缩法 / ~ glomerular 肾小球过滤 / ~ intermittent downward 间歇向下过滤 / ~ of water 滤水 / ~ pad [结膜]滤枕 / ~ rapid 速滤 / ~ sand 沙滤 / ~ suction 抽吸过滤,吸滤 / ~ underground 地下过滤 / ~ vacuum 真空过滤,减压过滤
filtration leukapheresis (简作 FL) 过滤法白细胞单采术
filtration natrium excretion fraction (简作 FEENa) 滤过钠排泄分数
filtration pressure (简作 FP) 过滤压
filtration rate (简作 FR) 滤过率
filtratometer *n*. 胃滤液测量器,胃滤液计
filtros *n*. 硅沙人造石
filtrum (复 filtra); **filter** *n*. 滤器 ‖ ~ ventriculi [拉]; Merkel's ~ 喉室沟,美克耳氏喉室沟
filum (复 fila) [拉] *n*. 丝 ‖ ~ coronarium 冠状丝(心) / ~ durae matris spinalis 硬脊膜终丝 / ~ ferri 铁丝 / ~ laterale 外侧丝 / fila lateralia pontis 脑桥外侧丝 / fila olfactoria 嗅丝 / fila radicularia 根丝 / ~ terminale 终丝(脊髓)
FIM field ion microscope 场致离子显微镜
fimbria (复 fimbriae) [拉] *n*. 伞;菌毛;纤毛 ‖ ~ hippocampi 海马伞 / ~ ovarica 卵巢伞 / fimbriae of tongue; papillae foliate 舌霉,叶状乳头 / ~ (pl. fimbriae) tubae 输卵管伞 / fimbriae tubae 卵巢管
Fimbriaria *n*. 绉缘绦属 ‖ ~ fasciolaris 片形绉缘绦虫
fimbriate; fimbriated; fringed *a*. 状的
fimbriated fold 伞状皱襞
fimbriation *a*. 形成,有
fimbriatum [拉 fringed] *n*. 状体(侧脑室下角)
fimbriocele [fimbria + 希 kēlē hernia] *n*. 输卵管突出
fimbristylis *n*. 莎草科
fimetariaceae *n*. 粪丘壳科(一种菌类)
fimetarius *a*. 粪生的
FIMLS Fellow of the Instiute of Medical Laboratory Sciences 医学检验科学会会员
FIMLT Fellow of the Institute of Medical Laboratory Technology 医学实验室技术研究所研究员
FIMS field ion mass spectrograpy 场致离子(化)质谱法
FIN fine intestinal needle 细肠管针
fin finis 终,终结
fin 鳍 ‖ ~ fold 鳍褶 / ~ length 鳍长 / ~ membrane 鳍膜 / ~ ray 鳍条 / ~ spine 鳍棘 / ~, thoracic 胸鳍
final *a*. 最后的,决定性的 ‖ ~ cast 终印模 / ~ driver 末级激励器 / ~ host [最]终宿主(与 defintive host 相同)/ ~ impression 终印模 / ~ rinsing 最后冲洗 / ~ stage 末级
final address register (简作 FA) 终地址寄存器
final boiling point (简作 fbp) 终沸点,干点
final common pathway (简作 FCP) 病末共同通路(多器官功能衰竭病理学用语)
final drug evaluation (简作 FDE) 决定性药物评价,药品终审
final report (简作 FR) 总结报告
final vapour (简作 FV) 最终蒸气
Finalin; benactyzing *n*. 苯乃静(解痉药,安定药)
finalism *n*. 结局论,目的论
finality *n*. 结尾,终结,定局
finally *ad*. 最后,最终;决定性地
financial evaluation program (简作 FEP) 财政计算程序
Finasteride *n*. 非那雄胺(抗肿瘤药)
Finckh test (Johann Finckh) 芬克试验(检精神病,令患者解释格言的意义)
F incompatibility F 不亲和性
find *vt*. ①找到;发现 ②感到;找出 *n*. 发现,发现物 ‖ ~ oneself 发觉自己的处境;自我感觉 / ~ out 找出;查明;相出;认识到
finder *n*. 寻觅器,探示器 ‖ ~ lens 检像镜片,探测透镜 / ~ screen 寻像屏,检像镜 / ~ stricture; stricture explorer 检狭[窄]探杆
finding *n*. ①发现,所见 ②探测,测定 ③研究结果,结论
findings *n*. 所见,发现 ‖ ~ histological 组织检查所见 / ~ pathological 病理检查所见 / ~ postmortem 尸检所见
fine *a*. 美好的;优良的;精制的;细小的,细的;(天气)晴朗的;感觉灵敏的 *v*. (使)变纯;(使)澄清;(使)变细(小),(使)缩小 ‖ ~ adjustment 微调 / ~ calcification 细小钙化 / ~ detail radiograph 微细结构 X 线照片 / ~ echo-speckings 细小回声 / ~ focal x-ray tube 小焦点 X 线管 / ~ focus x-ray tube 小焦点 X 线管 / ~ grain film 微粒胶片 / ~ gain film 微粒胶片 / ~ homogeneous echoes 细密均匀回声 / ~ homogeneous speckings 均匀质斑点 / ~ line grid 细线(滤线)栅 / ~ needle 细针 / ~ needle aspiration 细针抽吸 / ~ needle aspiration biobsy 细针抽吸活检 / ~ needle PTC 细针经皮经肝(穿刺)胆管造影术 / ~ needle transhepatic cholangiography 细针经肝(穿刺)胆管造影术 / ~ nystagmus 微小眼球震颤 / ~ particle-size barium 细微粒钡剂 / ~ relief 微皱襞 / ~ resolution 高鉴别力,高分辨率 / ~ scanning 精细扫描 / ~ sieve 细纹滤网 / ~ structure 精细结构 / ~ wave type of atrial fibrillation 细波型房颤 / ~ wave of atrial ventricular fibrilllation 细波型室颤
fine intestinal needle (简作 FIN) 细肠管针
fine needle aspiration biopsy (简作 FNAB) 细针抽吸活检法
fine needle transhepatic cholangiography (简作 FNTC) 细针经肝(穿刺)胆管造影(术)
fine-grain (简作 FG) 细粒,细粒状的
fine-neddle biopsy 微小穿刺活检术
fine-needle aspiration (简作 FNA) 细针穿刺,细针吸引(抽吸)
fineness *n*. ①细度 ②优良 ③敏锐 ④纯度 ‖ ~ of scanning 扫描细度
Fingeczahl (简作 FZ) [德] 指数
Finger hashish 大麻瘾者
finger counting (简作 FC) 指算
finger cubbing (简作 FC) 杵状指
finger temperature (简作 FT) 手指温,指尖温度
finger; digiti manus *n*. 指 ‖ ~ and toe 指趾病,根肿病(甘蓝根菌所致的一种植物病)/ ~ baseball 垒球指 / fingers, bolster 枕垫指(接触糖的人手指为念珠菌感染而发生的肿胀) ‖ ~ burst 碎裂指 / ~ clubbed; drumstick ~ 杵状指 / ~ dead; waxy ~ 死指 / ~ drop; mallet ~ 槌状指 / ~ drumstick; clubbed ~ 杵状指 / ~ electrode 指状电极 / ~ fifth; digitus minimus 小指 / ~ first; pollex 拇指,拇 / ~ fore 食指,示指 / ~ fourth; digitus annularis 环指,无名指 / ~ giant; macrodactyly 巨指 / ~ hammer; mallet ~ 槌状指 / fingers, Hippocratic 杵状指 / ~ index 食指,示指 / ~ insane 精神病者瘭疽 / ~ little; digitus minimus 小指 / ~ lock 固定指,锁指症 / ~ mark 指印迹 / fingers, Madonna 纤细脂(见于肢端过小症) / ~ mallet 槌状指 / ~ medical; ring ~; digitus annularis 环指,无名指 / ~ middle; digitus medius 中指 / ~ Morse 莫尔斯氏畸形指(因常用莫尔斯氏电报机键引起的)/ fingers, orris 香菖指 / ~ ring; digitus annularis 环指,无名指 / ~ pad 指垫 / ~ pattern 指纹型 / ~ pedicle flap 带蒂指状瓣 / ~ print ①指纹图谱 ②酶解图谱 / ~ printing 指纹法(蛋白分析)/ ~ rest 指状支托 / fingers, sausage 腊肠样指 / ~ seal; whale ~ 海豹状指(类丹毒等病所致的手指剧肿) / ~ second 食指,示指 / ~ sign 手指征 / ~ snapping; trigger ~ 扳机状指,弹响指 / ~ spatulate 刮板状指 / ~ spider 蜘蛛状指 / ~ spreader 手用根管充填器 / ~ spring 弹跳指(指伸屈活动障碍) / ~ stuck 扳机状指 / ~ sucking 吮指,吸指 / ~ supernumerary; polydactylism 多指(畸形) / ~ target 指状靶 / ~ tip 指尖 / ~ third; digitus medius 中指 / ~ trigger; snapping ~ 扳机状指,弹响指 / fingers, tulip 山慈菇指(山慈菇皮炎) / ~ vision 指视觉 / fingers, washerwoman's 洗衣员[手]指(霍乱脱水的表现) / ~ waxy; dead ~ 死指 / fingers, webbed 蹼指 / ~ whale; seal ~ 海豹状指 / fingers, white 苍白指
fingeragnosia *n*. 手指认识不能
finger-bag, rubber *n*. 橡皮指套
finger-board *n*. 键盘(板)
fingerbreadth *n*. 指幅
finger-cot; finger-stall *n*. 指套
fingered *a*. 有指的;指状的
finger-guard *n*. 指套
fingernail *n*. 指甲
finger-phenomenon *n*. 伸指现象
finger-piece mounting 指夹式镜架
fingerprint *n*. 指印,指纹 ‖ ~ body myopathy 指纹体肌病
fingerprinting *n*. 指纹法
fingers *n*. 指示区
fingerstall *n*. (皮或橡皮制的)护指套
finger-sucking *n*. 吸指癖
finger-to-finger (简作 FF) 指一指
finger-to-nose test (简作 FN) 指鼻试验
fingertrip *n*. 指尖
Finikoff's method (treatment) [苏外科医师] 菲尼科夫氏[疗]法(骨结核疗法)
fining *n*. 澄清;[常用复]澄清剂

finish *vt*. 完成,结束,*vi*. 停止,终止 *n*. [只用单]结束;最后阶段;完美 ‖ ~ off 结束,完成;完全吃光;杀死 / ~ up 结束,完成;对……进行最后加工;用光 / ~ up with 以……结束,最后有…… / ~ with 完成,结束;与……断绝关系

finished *a*. 结束了的,完成了的;精致完美的

finisher *n*. ①结束器,修整器 ②结束剂 ‖ ~ pill 整丸器

finishing bur 磨光钻

finishing file 磨光锉

finishing plug 充填磨光器

finishing stripe 打磨砂纸条

finite *a*. 有限的 ‖ ~ automaton 有限自动机 / ~ difference 有限差分 / ~ population 有限群体

Finkelstein's albumin milk [Heinrich 德儿科医师 1865—1942] 芬克耳斯坦氏白蛋白乳

Finkh's test [Johann 德精神病学家 1873 生] 芬克氏试验(检精神病)

Finkler-Prior spirillum [Dittmar Finkler 德细菌学家 1852—1912]; Vibrio proteus 芬—普二氏螺菌,变形弧菌

Finland *n*. 芬兰(欧洲)

Finland (简作 FI) 芬兰

Finland (简作 Fl) 芬兰

Finlaya *n*. 蚊亚属(伊蚊的一亚属,传染黄热病)

finlet *n*. 小鳍

Finn *n*. 芬兰人

Finney's operation (**pyloroplasty**) [John M.T. 美外科医师 1863—1942] 芬尼氏手术(胃十二指肠吻合术)

Finnish *a*. 芬兰的;芬兰人的;芬兰语的 *n*. 芬兰语

Finochietto's stirrup [Enrique 阿根廷外科医师 1881—1948] 菲诺切托氏牵引镫

fins *n*. 散热片

Finsen bath [Neils Pyberg 丹麦医师 1860—1904]; **Arc light bath** 芬森氏浴,弧光浴 ‖ ~ light 芬森氏光(主要为紫光及紫外线) / ~ method 芬森氏法(治寻常狼疮)

Finsen unit (简作 Fu) 芬森单位(紫外线)

F Inst SP Fellow of the Institute of Sewage Purification 污水净化研究所研究员

F-insul fibrous insulin 纤维胰岛素

FiO_2 fraction of inspired oxygen 吸入氧气部分

Fioccas stain for spores [Rufino 意医师] 菲奥卡斯氏孢子染剂

FIP feveolointermediate pattern 中间小凹型(胃黏膜显微镜分类)

Fipexide *n*. 非哌西特(精神振奋药)

FIPP Tederation Internationale de la Presse Periodique 国际期刊联合会(法文名,同 IFPP)

FIPS Federal Information Processing Standards 联邦信息处理标准

FIPTP 国际技术与期刊出版社联合会(参见 IFTPP)

FIR far infrared spectroscopy 远红外线光谱学 food-irradiation reactor 食物辐射(杀菌)用反应堆

fir firkin 小桶(英容量单位 = 9 加仑)

fir, joint; ephedra 麻黄

FIRDA frontal intermittent rhythmic deita activity 额间歇性节律性 δ 活动

fire *n*. ①发热 ②火 ‖ ~ death 火灾死亡 / ~ EMS 消防队院前急救医疗服务 / ~ entry suits 放火服 / ~ extinguisher 灭火器 / ~ rescue 火灾拯救队 / ~ safty system 安全防火系统 / ~ St. Anthony's 圣安东尼热(①麦角中毒 ②丹毒) / ~ St. Francis' 圣弗朗西斯热,丹毒

Fire, grass; stalk disease *n*. 玉蜀黍茎病(牛)

firearm *n*. 火器 ‖ ~ injury 火器伤 / ~ jaw bone injury 火器性颌骨损伤

fire-clay *n*. 耐火土

firedamp; methane *n*. 沼气,甲烷

fire-fly luciferase 虫荧光素酶

firefly luciferase (简作 FFL) 萤火虫荧光素酶

firemen *n*. 消防队员

fire-proof *a*. 耐火的

fires *n*. 火,火灾

firing *v*. 加热 ‖ ~ level 发放阀(产生全或无冲动的去极化阀) / ~ probability model 着火概率模型 / ~ rate 放电速率[脉冲]发放速率

firing temperature (简作 FT) 燃点温度

firing time (简作 FT) 燃烧时间

firkin (简作 fir) 小桶(英容量单位 = 9 加仑)

FIRL Franklin Institute Research Laboratories 富兰克林研究所实验室

firm *a*. 坚固的;结实的;稳固的;坚决的 *v*. (使)牢固;(使)变稳定

Firmacutes *n*. 硬壁菌门(即 Firmicutes)

Firmiana Marsili *n*. 梧桐属 ‖ ~ platanifoliaschott et Engl. 梧桐 / ~ simples (L.) W. F. Wight 梧桐

FIRMIBACERIA Murray 厚壁菌纲(硬壁菌纲)

Firmibacteria *n*. 硬壁菌纲

Firmicutes *n*. 硬壁菌门

FIRMICUTES Gibbons et Murray 厚壁菌门(硬壁菌门)

firmness *n*. 坚固,稳固

firpene; pinene *n*. 松油萜,松油烃,蒎烯

first *num*. & *a*. 第一,首先的;最初的;基本的 ‖ ~ aid 急救 / ~ aid service 急救服务 / ~ cervical vertebra 第一颈椎 / ~ coccygeal vertebra 第一尾椎 / ~ cousin 嫡表兄妹,嫡堂兄妹 / ~ degree A-V block 一度房室传导阻滞 / ~ degree block 一度传导阻滞 / ~ bundle branch block 一度束支传导阻滞 / ~ degree exit block 一度传出阻滞 / ~ degree S-A block 一度窦房传导阻滞 / ~ degree type Ⅰ 一度Ⅰ型传导阻滞 / ~ division 第一次分裂 / ~ division segregation 第一次分裂的分离 / ~ intention 第一愈合期 / ~ lumbar nerve 第一腰神经 / ~ lumbar vertebra 第一腰椎 / ~ maturation division 第一次成熟分裂 / ~ meiotic arrest 第一次减数分裂停止 / ~ meiotic division 第一次减数分裂 / ~ messenger 第一信使 / ~ metaphase (MI) 第一[分裂]中期 / ~ metacarpal bone 第一掌骨 / ~ metatarsal bone 第一跖骨 / ~ oblique 第一斜位,右前斜位 / ~ perception of the fetal movement 初觉胎动 / ~ polarbody 第一极体 / ~ polocyte 第一极细胞 / ~ responder 第一反应者,第一救助者 / ~ sacral nerve 第一骶神经 / ~ sacral vertebra 第一骶椎 / ~ somatoblast 第一原体细胞 / ~ spermatocyte 初级精母细胞 / ~ stage of labor 第一产程 / ~ station 急救站 / ~ thoracic spiracle 第一胸气门 / ~ thoracic vertebra 第一胸椎 / ~ trimester 早期妊娠 / ~ type of preexcitation syndrome 第一型预激综合征 / ~ visit 初诊

first aid (简作 FA) 急救

first aid and decontamination centre (简作 FADC) 急救与消毒中心

first aid nurse (简作 FAN) 急救护士

First Aid Nursing Yeomanry (简作 FANY) 急救护士队

first aid party (简作 FAP) 急救队

first aid post (简作 FAP) 急救站

first filial generation (简作 F_1) 第一子代,子 1 代

first pass radionuclide angiocardiogram (简作 FPRA) "首次通过"核素心血管造影

first rank symptom (简作 FRS) (精神分裂症)一级症状

first rank symptoms (简作 FRS) 第一阶段症状

first stage (简作 f/s) 第一阶段

first-aid *a*. 急救的 ‖ ~ box 急救箱 / ~ kit 急救包,急救箱 / ~ kit and vehicle 急救箱与急救车 / ~ medicine 急救药品 / ~ packet 急救包 / ~ personnel 急救人员 / ~ station 急救站 / ~ treatment 急救治疗

first-aider *n*. 急救员

firstborn *a*. 头生的(子女)

first-class *a*. 头等的,第一流的

first-degree *a*. 第一度的,最轻度的

first-dose *n*. 首次剂量 ‖ ~ cholecystogram 首剂胆囊造影(照)片 / ~ cholecystography 首剂胆囊造影(术) / ~ visualization 首剂显影

firsthand *a*. 第一手的(地),直接的(地)

first-in/first-out (简作 FIFO) 先进/先出

first-in-last-out principle 先入后出原则

firstling *a*. [常用复](同一类中)首批东西;初生物;最初成果

first-pass *n*. 首次通过 ‖ ~ radionuclide angiography 首次通过(法)放射性核素心血管成像(术)

first-rate *a*. 第一流的,优秀的

FIS far infra red spectrometer 远红外线分光计

fiscal year (简作 FY) 财政年度

Fischer's method [Georg 德外科医师 1836 生] 费希尔氏法(一种胃瘘形成法)

Fischer's murmur [Louis 美儿科医师 1864—1944] 费希尔氏杂音(在佝偻病患者头部听诊的一种杂音) ‖ ~ sign 费希尔氏症(支气管淋巴结结核体征)

Fischer's sign (Louis Fischer's) 费希尔征(①支气管淋巴结结核患者头部后仰,则在胸骨柄上的听诊有时可听到由于淋巴结压迫无名静脉所引起的一种杂音;②心包粘连时的收缩期前杂音)

Fischer's solution [Martin Henry 美医师 1879 生] 费希尔氏溶液 ‖ ~ treatment 费希尔氏疗法(治肾炎及子痫)

Fischer's symptom [Louis 美医师 1864 生] 费希尔氏症状(心包粘连时的心杂音)

Fischer's test [Emil 德化学家 1852—1919] 费希尔氏试验(检尿葡萄糖)

Fischer's theorem of natural selection 费希尔氏自然选择定理
Fischerella ambigua (Nageli) Gomont 可疑飞氏蓝细菌
Fischerella Gomont 飞氏蓝细菌属(费希尔氏菌属)
Fischerella laminosus Nierzwicki-Bauer et al. 层状飞氏蓝细菌(层状费希尔氏菌)
Fischerella major (Schwabe) Gomont 大飞氏蓝菌
Fischerella muscicola (Schwabe) Gomont 藓生飞氏蓝细菌
Fischerella sinica Jao 中国飞氏蓝细菌
Fischerella thermalis (Schwabe) Gomont 温泉飞氏蓝细菌(温泉费希尔氏菌)
Fischerellopsis Fritsch 拟飞氏蓝菌属
Fischerellopsis harrisii Fritsch 哈氏拟飞氏蓝细菌
Fischerinidae Millett 瓷旋虫科
Fischoederius *n*. 菲策(吸虫)属 ‖ ~ cobboldi 柯(布)氏菲策吸虫 / ~ elongatus 长菲策吸虫 / ~ fischoederi 菲策吸虫 / ~ japonicus 日本菲策吸虫
FISH fluorescent in situ hybridization 原位荧光杂交
fish *n*. 鱼 ***v*.** 捕鱼 ‖ ~ hook stomach 鱼钩形胃 / ~, cod 鳕,鳘鱼 / ~ roe 鱼子,鱼卵 / ~, torpedo 电鲋,电鳐
Fishberg concentration test (Arthur M. Fishberg) 菲什伯格浓缩实验(检肾功能)
fishberry; Anamirta cocculus *n*. 印防己
Fisher bed [Frederick Richard 英矫形外科医师 1844—1932] 费希尔氏悬吊床
Fisher's tufts [E. 德组织学家 1856 前后] ***n*.** 费希尔氏丛
Fisher-John melting point method (简作 F-J) 菲希尔—约翰二氏熔点法
fishing *n*. 钓菌法
fishmouth *n*. 鱼口 ‖ ~ tear [视网膜]鱼口状裂孔
fishpos *n*. 鱼痘
fishrib *n*. 鱼肋
fishy *a*. ①鱼的,多鱼的;②(目光等)呆滞的,无表情的
FISP Fellow of the Institute of Sewage Purification 污水净化研究所研究员
fiss [构词成分]劈开,使分裂 [拉 fissus]
fissdentaceae *n*. 凤尾藓类(一种藓类)
fissile *a*. 可裂的 ***n*.** 分裂性,裂变性 ‖ ~ radioactive material 易裂变的放射性物质
fissility *n*. 可裂变性
fissiography ①自摄像(术)②裂变产物自摄影(术)
fission [拉 fissio] ***n*.** ①分裂 ②裂殖[法] ③[原子]核裂变 ‖ ~ algae 裂殖藻纲,原生藻纲 / ~ atomic 原子核裂变 / ~ binary 二分裂 / ~ bud 芽分裂 / ~ cellular 细胞分裂 / ~ chamber 裂变箱(室) / ~ gamma 裂变γ辐射 / ~ gamma energy 伴随裂变的γ辐射能量 / ~ isotope 裂变同位素 / ~ multiple 多分裂 / ~ nuclear [原子]核裂变 / ~ plant 裂殖植物 / ~ process 分裂过程 / ~ product 裂变产物 / ~ spontaneous 自分裂
fission products (简作 FP) 裂变产物
fissionable *a*. 可分裂的
fission-neutron *n*. 裂变中子 ‖ ~ flux 裂变中子通量
fission-producing *n*. 致裂变 ‖ ~ flux 致裂变通量 / ~ neutron 致裂变中子
fission-product *n*. 裂变产物 ‖ ~ gamma 裂变产物γ辐射
fission-product detection (简作 FPD) 裂变产物探测
fission-spectrum *n*. 裂变谱
fission-yield *n*. 裂变产额
fissiparism [拉 fissus cleft + parere to produce] ***n*.** 裂殖
fissiparity *n*. 裂殖
fissiparous *a*. 裂殖的,分裂生殖的
fissipedia [拉 fissus cloven + pes(ped) foot] ***n*.** 裂脚亚目
fissula [拉] ***n*.** 小裂 ‖ ~ ante fenestram 窗前小裂
fissura (复 fissurae); **fissure *n*.** 裂,裂隙,裂纹 ‖ ~ accessoria pulmonis dextri; ~ horizontails (pulmonis dextri) 右肺副裂 / ~ ani 肛门裂 / ~ antitragohelicina 对耳屏耳轮裂 / ~ auris congenita 先天性耳裂 / ~ calcarina; sulcus calcarinus 距大辩论裂,距状沟 / fissurae cerebelli; sulci cerebelli 小脑裂,小脑沟 ‖ ~ cerebri lateralis (Sylvii); sulcus lateralis 大脑[外]侧裂 / ~ cerebrocerebellaris 大脑小脑裂 / ~ collateralis; sulcus collateralis 侧副裂,侧副沟 / ~ enterovaginalis 小肠阴道裂 / ~ hippocampi; sulcus hippocampi 海马裂 / ~ horizontalis cerebelli; sulcus horizontalis cerebelli 小脑水平裂,小脑水平沟 / ~ interhemisphaerica; ~ longitudinalis cerebri 半球间裂,大脑纵裂 / ~ interlobaris; ~ obliqua 叶间裂,斜裂(肺) / ~ ligamenti venosi; pars chordae ductus venosi 静脉韧带裂,静脉导管索部 / ~ ligamentum teretis 圆韧带裂(肝左纵沟前部) / ~ longitudinalis cerebri 大脑纵裂 / ~ mediana anterior 前正中裂 / ~ obliqua 斜裂(肺) / ~ orbitalis inferior 眶下裂 / ~ orbitalis superior 眶上裂 / ~ palpebrae; rima palpebrarum 睑裂 / ~ parieto-occipitalis; sulcus parieto-occipitalis 顶枕裂 / ~ petro-occipitalis 岩枕裂 / ~ petrosquamosa 岩鳞裂 / ~ petrotympanica (Glaseri) 岩鼓裂 / ~ pharyngeae 咽裂 / ~ postero-lateralis 后外侧裂 / ~ postero-lateralis cerebelli 小脑后外侧裂 / ~ prima 原裂 / ~ pterygoidea; incisura pterygoidea 翼腭裂 / ~ pudendi; rima pudendi 外阴裂 / ~ sagittalis sinistra; fossa sagittalis sinistra (hepatis) 左矢状裂(肝) / ~ secunda 次裂(间隔蚓垂与锥体) / ~ spheno- occipitalis 蝶枕裂 / ~ sphenophtrosa 蝶岩裂 / ~ sterni 胸骨裂(畸形) telodiencephalica; ~ transversa cerebri 端脑间脑裂,大脑横裂 / ~ transversacerebelli 小脑横裂 / ~ transversacerebri 大脑横裂 / ~ tympanomastoidea 鼓乳裂 / ~ tympanosquamosa 鼓鳞裂
fissural *a*. 裂的
fissuration *n*. 裂隙形成,裂开
fissure *n*. 裂,裂隙,裂纹 ‖ ~ abdominal 腹壁裂(畸形) / ~ adoccipital; entolambdoid ~ 附枕裂 / ~ Ammon's 阿蒙氏裂(胎儿时,巩膜下部的梨状小裂) / ~ amygdaline 杏仁裂(大脑近颞叶端的裂) / ~ ansate 袢状裂(脑前部上方的小裂) / ~ s, ape 猿裂(也见于猿类的人脑裂) / ~ auricular; fissura tympanomastoidea 鼓乳裂 / ~ avulsion 撕脱裂隙 / ~ basan; decidual ~ 基脱膜裂隙,蜕膜裂隙 / ~ basisylvian 大脑侧裂(底部) / ~ of Bichat; fissura telodiencephalica 比沙氏裂,端脑间脑裂 / ~ branchial; branchial cleft 腮裂 / ~ Broca's 布罗卡氏裂(第三左颚回周裂) / ~ Brudach's 布尔达赫氏裂,脑岛岛盖间裂 / ~ callosal; sulcus corporis callosi 胼胝体沟 / ~ callosomarginal; sulcus cinguli 扣带沟 / ~ cardiac 心裂(畸形) / ~ central; ~ of Rolando; sulcus centralis (Rolandi) 中央沟,罗朗多氏裂 / ~ cerebral; sulcus cerebri 大脑沟 / ~ choroid ①脉络,膜,裂 ②脉络丛裂 / ~ corneal; rimacornealis 角膜裂(巩膜绿内承接角膜绿) / ~ cranial 颅裂(畸形) / ~ craniofacial 颅面裂 / ~ dentate; fissura hippocampi 海马裂 / ~ Ecker's sulcus occipitalis transversus 埃克尔氏裂,枕横沟 / ~ ectorhinal 外嗅裂(分隔嗅脑与大脑他部的沟) / ~ enamel 牙釉质裂纹 / ~ entorbital 内眶裂 / ~ ethmoid; meatus nasi superior 上鼻道 / ~ exoccipital; Wernicke's 外枕裂,韦尼克氏裂 / ~ external perpendicular 外垂直裂,猿裂 / ~ fetal 脉络[膜]裂 / ~ fimbrio- dentate; fimbriodentate sulcus 海马齿筋膜沟 / ~ fracture 裂隙骨折 / ~ of the gallbladder; fossavesicae felleae 胆囊窝 / ~ genal 颊裂 / ~ genitove-sical 生殖膀胱裂 / ~ Glaserian; fissura petro- tympanica (Glaseri) 岩鼓裂 / ~ glenoid [下颌]关节盂裂 / ~ great horizontal; sulcus horizontalis cerebelli 小脑水平沟 / fissures, Henle's 汉勒氏裂(心肌纤维间隙) / ~ horizontal 水平裂 / ~ inferofrontal; sulcus frontalis inferior 额下沟(脑) / ~ interarytenoid 杓间裂 / ~ intercerebral; fissura interhemisphaerica 半球间裂 / ~ interlobular 小叶间裂 / ~ interparietal; sulcus interparietalis 顶间沟 / ~ inter-somitic 体节间裂 / ~ intraprecuneal 楔前叶内裂 / ~ intratonsillar; fossa supratonsillaris 扁桃体上窝 / ~ limbic 缘裂 / ~ linguog-ingival 舌龈裂(偶尔发生在上中切牙舌侧的裂) / ~ lip 唇裂 / fissures of the liver 肝裂 / ~ of the liver, longitudinal 肝纵裂 / ~ of the liver, transverse; porta hepatis 肝门 / ~ longitudinal 纵裂 / fissures, lung; fissura obliqua; fissura interlobaris 叶间裂,斜裂(肺) / fissures, mandibular 下颌裂 / ~ maxillary 上颌裂 / ~ median, posterior; sulcus inedianus posterior (medullae spinalis) 后正中沟 / ~ of Monro; sulcus hypothalamicus (Monroi) 丘脑下部沟,下丘脑沟 / ~ of mipple 乳头皲裂 / ~ . Occipital; fissura parieto-occipitalis 顶枕裂 / ~ occipital, amterior 枕前裂 / ~ optic cup 视杯切迹 / ~ optic stalk 视蒂裂(脉络裂) / ~ oral; rimacris 口裂 / ~ palatal 腭裂 / ~ Pansch's 潘奇氏裂(从中央沟下端到枕叶末端的裂) / ~ paracentral 中央旁裂 / ~ parallel; supertemporal ~; sulcus temporalis superior 颞上沟 / ~ parietal 顶裂(顶间沟的顶骨部) / ~ paroccipital 枕旁裂(顶间沟的后部) / ~ protal; porta hepatis 肝门 / ~ postcal-carine 距后裂 / ~ postcentral; sulcus postcentralis 中央后沟(小脑) / ~ posthippocampal; fissura calcarina 距状裂 / ~ postlunate 月状后沟(小脑) / ~ postpyramidal 锥后裂(小脑) / ~ postrhinal 嗅后裂 / ~ postseptal 隔后裂(在大脑枕叶后部) / ~ precentral; sulcus prae-centralis 中央前沟 / ~ prelimbic 扣带沟前部 / ~ prepyramidal 锥前裂(小脑) / ~ presylvisn 前水平支(大脑侧裂) / ~ primary; fissura prima 原裂 / ~ pterygomaxillary; fossa pterygopalatina 翼腭窝 / ~ pterygotympanic; fissurapetrotympanica (Glasers) 岩鼓裂 / ~ rhinal 嗅裂 / ~ Rolando's; sulcus contralis (Rolandi) 罗朗多氏裂,中央沟 / ~ of round ligament; umbilical ~ ; fossa venae umbilicalis; pars chordae venae umbilicalis 脐静脉裂,圆韧带裂 / ~ Santorini's; incisurae cartilaginis meatus acustici externi (Santorini) 桑托里尼氏裂,外耳道软骨切迹 / fissure, Schwalbe's 施瓦耳贝氏裂(脉

络丛裂）/ ~ of skin; rimosus 皲裂 / ~ sealant 裂沟封闭剂 / ~ sign 叶间裂征（肺扫描用语）/ ~ sphenoidal; fissura orbitalis superior 眶上裂 / ~ sphenoidal, inferior; sphenomaxillary ~; fissura orbitalis inferior 眶下裂 / ~ sphenoidal, superior; sphenoidal ~; fissura orbi-talis superior 眶上裂 / ~ spheno-maxillary; fissura orbitalis inferior 眶下裂 / ~ spinal cord; sulcus medullae spinalis 脊髓沟 / ~ squamotympanic 鳞鼓裂 / ~ subfrontal; inferofrontal ~; sulcus fromalis inferior 额下沟（脑）/ ~ snbsylvian; ramus anterior horizontalls 大髓侧裂前水平支 / ~ subtemporal 颞下裂 / ~ supcrealiosal 胼胝体上裂 / ~ supercontral 中央上裂 / ~ superfrontal 额上裂 / ~ supero-ccipital 枕上裂 / ~ superseptal 隔上裂 / ~ supertemparal; parallel ~; sulcus temporalis superior 颞上沟 / ~ of Sylvius; fissura cerebri lateralis (Sylvii) 西耳维厄斯氏裂，大脑（外）侧裂 / ~ temporal; sulcus temporalis 颞沟 / ~ tentorial; fissuracollateralis 侧副裂 / ~ transtemporal 颞横裂 / ~ transverse 横裂 / ~ umbilical; fossa venae umbilicalis; pars chordae venae umbilicalis 脐静脉裂，圆韧带裂 / ~ urogenital 尿生殖裂 / ~ of the venous ligament; fossa ductus venosi; pars chordae ductus venosi 静脉导管索部，静脉导管窝 / ~ of the vestibule; rima vestibuli 前庭裂（喉）/ ~ Wernicke's; exoccipital ~ 韦尼克氏裂，外枕裂 / ~ zygal 轭合裂 / ~ zygomaticos- phenoid 颧蝶裂（蝶骨大翼与颧骨间裂）

fissured tongue 沟裂舌

fissus［拉］***a***. 分裂的，裂开的

Fist fistula 瘘管

fist ***n***. 拳

fistula（复 fistulas or fistulae）［拉 pipe］***n***. 瘘，瘘管 ‖ ~ abdominal 腹（壁）瘘 / ~ aerial（颈部）气瘘 / ~ alveolar; dental ~ 牙槽瘘，牙瘘 / ~ amphibolic 胆囊（实验）瘘 / ~ anal; ~ in ano 肛门瘘 / ~ ani congenita 先天性肛门瘘 / ~ anoperineal 肛门会阴瘘 / ~ arteriovenous 动静脉瘘 / ~ auris congenita; ear pit 耳轮小凹，耳凹 / ~ Bellini's; ~ belliniana 肾直小管 / ~ biliary 胆瘘 / ~ bimucosa 完全性内 瘘，双口内瘘（肛门）/ ~ blind 单口瘘 / ~ blind, external 单口外瘘 / ~ blind, internal 单口内瘘 / ~ bone 骨瘘 / ~ branchial 鳃瘘 / ~ bronchial 支气管瘘 / ~ bronchobiliary 气管胆道瘘 / ~ cervical ①（颈部）鳃瘘 ②子宫颈瘘 / ~ cervicovaginalis laqueatica 子宫颈阴道瘘 / ~ cibalis 食管 / ~ cicatricial 瘢痕瘘 / ~ coceygeal 尾骨瘘 / ~ colii congenita 先天性颈瘘 / ~ colo-cutaneous 结肠皮瘘 / ~ coloileal 结肠回肠瘘 / ~ colonic 结肠瘘 / ~ colovaginal 结肠阴道瘘 / ~ colovesical 结肠膀胱瘘 / ~ complete 完全性瘘，双口瘘 / ~ corneae 角膜瘘 / ~ craniosinus 颅腔鼻窦瘘 / ~ cruris; fibula 腓骨 / ~ cys- ticocolie 胆囊结肠瘘 / ~ dental; alveolar ~ 牙瘘，牙槽瘘 / ~ duodenal 十二指肠瘘 / ~ Eck's 埃克氏瘘（口腔静脉间）/ ~ Eck in reverse 埃克氏逆瘘（使下半身血液进入门静脉和肝）/ ~ enterocolic 肠结肠瘘 / ~ enterocutaneous 肠皮瘘 / ~ enterovaginal 肠阴道瘘 / ~ enterovesical 肠膀胱瘘 / ~ enophageal 食管瘘 / ~ external 外瘘 / ~ extrasphincteric 括约肌外瘘 / ~ fecal; stercoral ~ 粪瘘 / ~ folliculovestibular 女性尿道周瘘 / ~ gastric 胃瘘 / ~ gastrocolic 胃结肠瘘 / ~ gastrocutaneous 胃皮瘘 / ~ gastroduodenal 胃十二指肠瘘 / ~ gastrointestinal 胃肠瘘 / ~ genitourinary; urogenital ~ 生殖尿道瘘 / ~ gingival; dental ~ 龈瘘，牙瘘 / ~ hepatic 肝瘘 / ~ glandulae lacrimalis 泪腺瘘 / ~ hepatopleural 肝胸膜瘘 / ~ horseshoe 马蹄形（肛门）瘘 / ~ incomplete 不全性瘘，单口瘘 / ~ internal 内瘘 / ~ intestinal 肠瘘 / ~ intracervical 子宫颈内瘘 / ~ juxtacervicevesical 近子宫颈膀胱（阴道）瘘 / ~ libial 唇瘘 / ~ labiform; ostial ~ 唇状瘘 / ~ lacrimal 泪瘘 / ~ lacteal 乳管瘘 / ~ laryngostomic 喉造口瘘 / ~ lymphatic; ~ lymphatica 淋巴瘘 / ~ mammary 乳房瘘 / ~ Mann-Bollman 曼—博二氏瘘（一种肠瘘）/ ~ metroperitoneal 子宫腹膜瘘 / ~ nervorum; neurilemma 神经膜 / ~ of lacrimal gland 泪腺瘘 / ~ ostial; labiform ~ 唇状瘘 / ~ parietal 体壁瘘 / ~ penile 阴茎瘘 / ~ perineovaginal 会阴阴道瘘 / ~ pharyngeal 咽瘘 / ~ pilopidal 藏毛瘘 / ~ pleuropulmonary 胸膜肺瘘 / ~ preauricular 耳廓前瘘 / ~ pulmonary 肺瘘 / ~ recto-appendicular 直肠阑尾瘘 / ~ rectolabial; rectovulvar ~ 直肠阴唇瘘 / ~ rectourethral 直肠尿道瘘 / ~ rectovaginal 直肠阴道瘘 / ~ rectovesical 直肠膀胱瘘 / ~ recto-vesico-vaginal 直肠膀胱阴道瘘 / ~ rectovestibular 直肠前庭瘘 / ~ rectovulvar; rectolabial ~ 直肠阴唇瘘 / ~ renal 肾瘘 / ~ sacci lacrimalis 泪囊瘘 / ~ sacra 大脑导水管 / ~ sacrococcygeal; pilonidal sinus 骶尾瘘，藏毛瘘 / ~ salivary 涎瘘，唾液瘘 / ~ scrotal 阴囊瘘 / ~ sigmoidovesical 乙状结肠膀胱瘘 / ~ spermatic 精液瘘 / ~ stercoral; fecal ~ 粪瘘 / ~ submental 颏下瘘 / ~ Thiry's 锡里氏［肠］瘘 / ~ thoracic 胸壁瘘 / ~ thyroglossal 甲状舌管瘘 / ~ tracheal 气管瘘 / ~ tracheo-esophageal 气管食管瘘 / ~ tuborectal 输卵管直肠瘘 / ~ umbilical 脐瘘 / ~ urachal 脐尿管瘘 / ~ urethral 尿道瘘 / ~ urethrovaginal 尿道阴道瘘 / ~ urinary 尿瘘 / ~ urogenital; genitourinary ~ 生殖尿道瘘 / ~ uterointestinal 子宫肠瘘 / ~ uterovesical 子宫膀胱瘘 / ~ vagino-colic 阴道结肠瘘 / ~ Vella's 维拉氏［肠］瘘（双口肠瘘）/ ~ vesical 膀胱瘘 / ~ vesicocervical 膀胱子宫颈瘘 / ~ vesico-cervico-vaginal 膀胱子宫颈阴道瘘 / ~ vesicocolonic 膀胱结肠瘘 / ~ vesico-cutaneous 膀胱皮瘘 / ~ vesico-intestinal 膀胱肠瘘 / ~ vesico-uterine 膀胱子宫瘘 / ~ vesicovaginal 膀胱阴道瘘

fistular ***a***. 管状的，空管的

fistular symptom（简作 FS）瘘孔症状

fistulation; fistulization ***n***. ①成瘘 ②造瘘术

fistulatome; syringotome ***n***. 瘘管刀

fistulatomy; fistulotomy ***n***. 瘘管切开术

fistulectomy ***n***. 瘘管切除术 ‖ ~ branchial; fistulectomia branchialis 鳃瘘切除术

fistulinaceae ***n***. 牛排菌科（一种菌类）

fistulization; fistulation ***n***. ①成瘘 ②造瘘术 ‖ ~ of eyeball 眼球造瘘术

fistulo-［拉］［构词成分］瘘，瘘管

fistuloduodenostomy ***n***. 胆瘘（或胰瘘）十二指肠吻合术

fistulo-enterostomy ***n***. 胆瘘小肠造口术

fistulogastrostomy ***n***. 胆瘘（或胰瘘）胃吻合术

fistulogram ***n***. 瘘道造影（照）片

fistulogrphy ***n***. 瘘道造影（术）

fistulotomy; fistulatomy ***n***. 瘘管切开术

fistulous［拉 fistulosus］***a***. 瘘的，瘘管的 ‖ ~ dacryops 瘘管性泪腺管囊肿

FIT filter 过滤器 / Fourier integral transform 傅立叶整体变换

fit ***v***. ①发作 ②适合 ***a***. 健康的 ‖ ~ psychic 精神发作 / ~ running 狂奔发作 / ~ uncinate 钩回发作

FITC fluorescein isothiocyanate 异硫氰酸荧光素

fitful ***a***. 间歇的；一阵阵的；不规则的

fitfully ***ad***. 间歇地，一阵阵地；不规则地

FITI 国际信息处理联合会（参见 IFIP）

fitness ***n***. 适合性，适应性 ‖ ~ physical 身体健全 / ~ relationship 适合性关系 / ~, reproductive 生殖适应

fitter type 适合型

fitting ***n***. 装置，配件，装备；符合

Fitz Gerald method treatment（William H. H. Fitz Gerald）体区疗法（zone therapy）

Fitz's law［Reginald Heber 美医师 1843—1912］菲兹氏定律（诊断急性胰腺炎）‖ ~ syndrome 菲兹氏综合征（急性胰腺炎）

Fitz's syndrome（Reginald H. Fitz）菲茨综合征（急性胰腺炎一组症状：上腹部痛、呕吐、虚脱，继之以 24h 上腹部局限性肿胀或气鼓）

Fitz-Hugh-Curtis syndrome（Thomas Fitz-Hugh, Jr.; Arthur H. Curtis）菲—科综合征（患淋病妇女并发肝周炎，特点为发热，右上腹疼痛，腹壁紧张与痉挛，肝区有时闻及摩擦音）

FIV forced inspiratory volume 用力吸气肺活量 / formalin-inactivated vaccine 福尔马林灭活疫苗

five techniques of first aid 五项急救技术

Five-digit coding system 5 指明编码系统（产科分类系统：孕次、产次、早产次数、流产次数、现存子女数）

fivefold ***a***. 五倍，五重

fix ***v***.（使）固定

fixateur［法］；**ambeceptor** ***n***. 介体

fixating eye 注视眼

fixating point 注视点

fixation［法 fixatio］***n***. ①固定 ②固定法，固定术 ③定影 ‖ ~ axis 注视轴 / ~ alexin 补体结合 / ~ binocular 双眼注视 / ~ by small splint 小夹板固定 / ~ external skeletal 骨骼外固定术 / ~ forceps 固定镊 / ~ free position 静态位 / ~ hook 固定钩 / ~ index 固定指数 / ~ freudian 精神发育固定 / ~ internal 内固定 / ~ line 注视线 / ~ movement 注视运动 / ~ nitrogen 氮固定，定氮作用 / ~ nystagmus 凝视性眼球震颤 / ~ object 注视目标 / ~ of bacteria 细菌固定法 / ~ of eye 注视 / ~ of the complement; complement ~; Bordet-Gengou phenomenon; complement binding 补体结合，博一让二氏现象 / ~ upper lid 上睑固定法 / ~ pause 注视间歇 / ~ point 注视点 / ~ position 注视位 / ~ rate 定影速度 / ~ renal 肾排泄固定 / ~ response 注视反应 / ~ surface 注视面 / ~ target 固定视标 / ~ techniques for electron micrescopy 电固定技术 / ~ test 注视试验 / ~ time 固定时间 / ~ ventral 腹壁固定术 / ~ villi 固着绒毛

fixation reflex test（简作 FRT）固定反射试验（眼科）

fixative ***n***. ①固定液 ②介体 ‖ ~ Bousin's 鲍辛氏固定液 / ~

Houpt's 豪普特氏黏剂 / ~ Kaiserling's 凯泽林氏固定液 / ~ Land's 蓝德氏黏剂 / ~ Maximow's 马克西莫夫氏固定液 / ~ Mayer's 迈尔氏黏剂 / ~ Szombathy's 索姆巴锡氏黏剂 / ~ Zenker's 岑克尔氏固定液 / ~ Zenker-formol 岑克尔氏福马林固定液

fixatives ***n***. 固定剂

fixator ***n***. ①介体 ②固定器 ‖ ~ tissue 组织固定器

fixed ***n***. 固定的,不变的,不易挥发的 ‖ ~ beam 固定线束 / ~ beam unit 固定线束机 / ~ bridgework 固定桥托,固定桥 / ~ cell 固着细胞,固定细胞 / ~ cheek 固定颊 / ~ combination drug 固定复方药 / ~ connective-tissue cell 固定结蒂组织细胞 / ~ current 固定电流 / ~ current exposure 固定电流曝光 / ~ current unit 固定电流部件 / ~ coupler 固定耦合器 / ~ echo 固定回波 / ~ energy accelerator 固定能量加速器 / ~ field applicator 固定(射)野施用器 / ~ field therapy 固定(射)野治疗 / ~ focus 固定焦点 / ~ focus camera 定焦照相机 / ~ focus magnifier 固定焦点放大器 / ~ frequency 固定频率 / ~ frequency accelerator 固定频率加速器 / ~ frequency cycotron 固定频率回旋加速器 / ~ horizontal beam 固定水平线束 / ~ horizontal beam facility 固定水平线束装置 / ~ horizontal neutron beam 固定水平中子束 / ~ kilovoltage technique 固定千伏(摄影)技术 / ~ macrophage 固定巨噬细胞 / ~ pupil 固定性瞳孔 / ~ race 固定族 / ~ radiation field 固定照射野 / ~ rate atrial pacemaker 固定频率型心房起搏器 / ~ rate ventricular pacemaker 固定心室频率型起搏器 / ~ resistance 固定电阻 / ~ size collimator 固定大小准直仪 / ~ strabismus 固定性斜视 / ~ target 固定靶 / ~ torticollis 固定斜颈 / ~ vector 固定矢量

fixed action pattern (简作 FAP) 固定动作类型

fixed focus (简作 Ff) 固定焦点

fixed internal reinforcement (简作 FI) 固定的内部强化(心理学)

fixed interval (简作 FI) 固定间隔,固定时间间隔

fixed ratio (简作 FR) 定率,固定的比例

fixed reference lung model (简作 FRLM) 固定参考肺模型

fixed volume respiration (简作 FVR) 定容式呼吸法

fixed-field ***n***.(恒)定(磁)场

fixed-gain ***n***. 固定增益

fixed-head disk computer memory (简作 FHD) 固定磁头圆盘计算机存储器

fixedness ***n***. ①固定 ②硬度,凝固

fixer ***n***. 固定器,定影剂 ‖ ~ solution 定影液

fixi dentes; **fixed teeth** 恒牙

fixing ***n***. 定影(像,位,向);固定,安装 ‖ ~ agent 定影液 / ~ bath 定影浴 / ~ belt 固定带 / ~ eye 注视眼 / ~ plate 固定板,定位板 / ~ process 定影处理 / ~ solution 固定液 / ~ tank 定影桶 / ~ time 定影时间

fixing fluid (简作 FF) 滤过部份

fixity ***n***. 固定,入盆(指胎儿头) ‖ ~ of species theory 物种恒定学说

fixture ***n***. 固定,固定物;[常用复]固定装置;定位器

F-J Fisher-John melting point method 菲希尔—约翰二氏熔点法

FJN familial juvenile nephrophisis 家族性少年型肾结核

FL fascia lata [拉] 阔筋膜 / filter 滤器;滤纸 / filtration leukapheresis 过滤法白细胞单采术 / flaky 鳞(片)状的 / flammable 易燃的 / flammable liquid 易燃液体 / flashing 闪光;急骤蒸发 / flexion 屈曲 / florentium 61 号元素(pm)"钷的旧名 / flos, fleres [拉] 花 / fluid 液体 / fluorescein 荧光素 / fluorescein-natrium 荧光素钠 / fluorimetry 荧光测定法 / fluoxymesterone 氟羟甲基睾丸素 / focal length 焦距 / folding 褶皱作用;折叠;皱臂 / full load 满载

Fl Finland 芬兰

fl flexion 屈曲 / flow 流动;水流;气流;月经 / fluid 液体,流体;流质的/following 如下,下述的

fL left femur 左股骨 / foot lambert 英尺郎伯(亮度单位)

FL AVOBACTERRIACEAE (**Holmes**, **Owen et McMeekin Reichenbach**)黄杆菌科

fl dr fluld dram 液打兰;液量英钱(相当于 3.697 毫升)

fl oz fluid ounce 液两(英美衡制单位,相当于 28.4 毫升 <英> 或 29.6 毫升 <美>),液益司

fl scr fluid scruple 液量斯克鲁普尔(= 1.184 毫升)

Fl up flare-up 发红,潮红 / follow up 随访,追踪

FL. fluid 液体,液

fl. oz. fluidounce 液量英两,液两盎司

fl. dr. fluid dram 液量英钱(相当于 3.697 毫升)

FL/MTR flow meter 流量计

fL; fl femtolitre 飞升(旧称毫微微升 = 10^{-15})

Fla fiat lege artis [拉] 按照常法制作 / flagella (细菌)鞭毛

FLA fronto-laeva anterior [拉] 胎儿的额左前位

flabbily ***ad***. 不结实地,松弛地

flabbiness ***n***. 不结实,松弛

flabby ***a***. (肌肉等)不结实的,松弛的

flabellate ***a***. 扇形的

flabelliform ***a***. 扇形的

Flabellina ***n***. 扇子介亚目

flabellum [拉 fan] ***n***. 扇形束(纹状体内)

flabs ***n***. 唇瓣

flaccid [拉 flaccidus] ***a***. 弛缓的 ‖ ~ bladder 弛缓性膀胱,无张力性膀胱 / ~ ectropion 松弛性下睑外翻 / ~ part 松弛部 / ~ phase 疲软相 / ~ ptosis 松弛性上睑下垂

flaccidity ***n***. 松弛,迟缓

flacherie [法] ***n***. [蚕]软化病

Flack's node; **nodus sinuatrialis** ***n***. 费勒克氏结,宝房结 ‖ ~ test 弗拉克体力测验(尽量吸气后,再以 5.33kPa〈 = 40mmHg〉之力尽可能久地向水银测压计吹气,以测体力)

Flacourtiaceae ***n***. 大风子科

fladellate ***a***. 扇形的

fladellum ***n***. ①扇形束(纹状体内)②扇叶(甲壳类) ③扇形板(昆虫)

flag ***n***. 单子叶植物 ‖ ~ sweet; Acorus calamus 菖蒲,白菖

flag (简作 FLG) 标记;特征物

flagecidin; **anisomycin** ***n***. 杀鞭毛菌素,茴香霉素

flagel-前缀,意为"搅打","激起"(来自拉丁语 flagellum)

flageliula; **flagellospore** ***n***. 游动孢子,鞭毛孢子

flagella (单 flagellum) [拉] ***n***. 鞭毛(原虫),鞭节(昆虫) ‖ ~ antigen 鞭毛抗原

flagellantism ***n***. 鞭挞(色情)狂(包括施鞭和受鞭者)

flagellar ***a***. 鞭毛的 ‖ ~ motion 鞭毛运动

Flagellata; **Flagellidia** ***n***. 鞭毛虫类

Flagellatae ***n***. 鞭毛植物门(植物分类学)

flagellate ***n***. **&** ***a***. ①鞭毛虫 ②有鞭毛的 ‖ ~ blood 血鞭毛虫 / ~ collared 具领鞭毛虫 / ~ intestinal 肠鞭毛虫

flagellated ***a***. 有鞭毛的

flagellation ***n***. ①轻叩法 ②鞭击 ③鞭毛突出

Flagellidia; **Flagellata** ***n***. 鞭毛虫类

flagelliform [拉 flagellum whip + forma shape] ***a***. 鞭毛状的

Flagellin ***n***. 鞭毛蛋白 ‖ ~ polymerized 聚合鞭毛蛋白

flagellosis ***n***. 鞭毛虫病

flagellospore; **flagellula** ***n***. 游动孢子,鞭毛孢子

flagellula ***n***. 鞭毛孢子

flagellum (复 flagella)[拉 whip] ***n***. 鞭毛(原虫),鞭节(昆虫) ‖ ~ axoneme 鞭毛抽丝 / ~ central singlet microtubule 鞭毛中央单微管 / ~ free 游离鞭毛 / ~ f = intracytop- lasmic 胞质内鞭毛 / ~ outer doublet microtuble 鞭毛外周双微管

flagg resuscitation 弗拉格氏复苏[术](喉镜复苏术)

flagyl; **metronidazole** ***n***. 灭滴灵,甲硝哒唑(口服治疗阴道滴虫)

flail ***n***. 连枷 ‖ ~ chest 连枷胸

flail-knee ***n***. 连枷状膝

flair ***n***. 鉴别力,眼光,本领

FLAIT fast latex agglutination-inhibition test 快速胶乳凝集抑制试验

Flajani's disease [Giuseppe 意外科医师 1741—1808]; exophthalmic goiter 弗拉亚尼氏病,突眼性甲状腺肿

Flake cocaine 可卡因

flake ***n***. 片,絮片, 鳞片;火花

flakiness ***n***.(薄)片状

flaky ***a***.(薄)片状的;易剥落的

flame ***n***. 火焰 ‖ ~ Bunsen 本生氏灯焰 / ~ capillary; stork bites 毛细血管扩张斑 / ~ cell 焰细胞(为某些生物所特有)/ ~ cell pattern 焰细胞式(为某些生物所特有的排泄系统的组成方式)/ ~ manometric 感压火焰 / ~ non-luminous 无光焰 / ~ oxidizing 氧化焰 / ~ reducing 还原焰 / ~ spectrophotometer 火焰分光光度计 / ~ spot 火焰状出血斑

flame emission (简作 FE) 火焰发射

flame emission spectrometry (简作 FES) 火焰发射光谱法

flame ionization (简作 FI) 火焰离子化(作用)

flame ionization analyzer and detector (简作 FIAD) 火焰离子分析探测器

flame ionization detector (简作 FID) 火焰离子化检测仪

flame photometer (简作 FP) 火焰光度计

flame photometric detector (简作 FPD) 火焰光度检测器

flameless atomic absorption (简作 FAA) 无焰原子吸收(器)

flameless atomizer (简作 FA) 无焰喷雾器

Flamenol ***n***. 夫拉美诺(解痉药)

flame-shaped hemorrhage 火焰状出血

flame-spots ***n***. 火焰状出血点

flaming *a*. 燃烧的;火红的;热情的;夸张的;惊人的
flamingly *ad*. 热情地,惊人地
flamingo view 火烈鸟位观(耻骨联合的特殊投照位观)
flammable 易燃的 ‖ ~ (explosive) range 易燃(易爆)范围 / ~ agent 易燃剂 / ~ liquid 易燃液体 / ~ solid 易燃固体 / ~ substance 易燃物质
flammable (compressed) gas (简作 FG) 易燃(压缩)气体
flammable liquid (简作 FL) 易燃液体
flammable solid (简作 FS) 易燃固体
flammentachygraph *n*. 血循环病记录器
Flanagan Aptitude Classification Test (简作 FACT) 弗拉纳根特殊才能分类试验
flange *n*. 翼 ‖ ~ buccal 颊翼 / ~ denture 义齿翼 / ~ labial 唇翼 / ~ lingual 舌翼
flanged ridge 翼状脊
flank *n*. 胁腹
flanking sequence 侧翼顺序
flannel-rash *n*. 法兰绒疹
flap *n*. ①片,瓣 ②皮瓣 ③返往翻动(不能控制的),扑动 ‖ ~ Abbe's 阿贝氏瓣(取下唇肌皮填补上唇的缺损)/ ~ amputation 瓣状切断术 / ~ anaplastic 整形瓣 / ~ autoplastic 自体成形瓣 / ~ bilobed 双叶瓣(面部损伤修复)/ ~ buccal 颊瓣 / ~ buccal mucosal 颊黏膜瓣 / ~ cellu-locutaneous 皮组织瓣 / ~ cervical skin 颈部皮瓣 / ~ cericofacial 颈面部皮瓣 / ~ circular 环形瓣 / ~ extraction 瓣状摘出术 / ~ forehead 额部皮瓣 / ~ gingival 龈片 / ~ inferiorly based posterior pharyngeal 蒂在下的咽后壁瓣 / ~ island 岛状瓣 / ~ jump 迁移瓣 / ~ lingual tongue 舌舌瓣 / ~, liver; asterixis 姿势保持不能,扑翼样震颤(见于肝性昏迷等)/ ~ modified Widman 改良魏德曼氏翻瓣术 / ~ musculocutaneous 肌皮瓣 / ~ note 音符瓣(面部损伤修复)/ ~ osteoplastic 骨成形瓣 / ~ pedicle 蒂状瓣 / ~ pericoronal 冠周瓣 / ~ posterior pharyngeal 咽后壁瓣 / ~ quadrilateral 矩形瓣法 / ~ rectangle 矩形瓣 / ~ reverse bevel gingival mucoperiosteal 内斜切口龈黏膜骨膜翻瓣术 / ~ skin 皮瓣 / ~ sleeve 袖口状瓣 / ~ sliding 滑动瓣 / ~ superiorly based posterior pharyngeal 蒂在上的咽后壁瓣 / ~ surgical 外科瓣 / ~ temporal muscle 颞肌瓣 / ~ temporal musculocutaneous 颞肌肌皮瓣 / ~ temporal musculofascial 颞肌筋膜瓣 / ~ temporal musculo-osseous 颞肌颅骨瓣 / ~ temporal musculoperiosteal 颞肌骨膜瓣 / ~ tongue 舌组织瓣 / ~ triangular 三角瓣法 / ~ Z z 字形瓣
flapping wings 扑翼,扑翼机
flaps *n*. 唇肿胀(马)
flare *n*. ①潮红 ②突发
flare-up *n*. 突然起燃;(怒气,疾病等的)发作
flare-up (简作 Fl up) 发红,潮红
flarimeter *n*. 呼吸短促测量器(检心力衰弱)
flaring *n*. 张开 ‖ ~ of alae nasi 鼻翼扇动
FLASI fast low angle shot imaging 快速小交度激发成像序列
flash *n*. ①闪光 ②铸模溢出物 ‖ ~ apparatus 闪光装置,闪光灯 / ~ conjunctivitis 电光性结膜炎 / ~ electroretinogram 闪光视网膜电图 / ~ filling 闪现充盈 / ~ keratoconjunctivitis 电光性角结膜炎 / ~ label 脉冲标记 / ~ magnetization 闪磁化,瞬时磁化 / ~ of light 闪光 / ~ ophthalmia 电光性眼炎 / ~ photolysis 闪光光解 / ~ photo-ophthalmia 强闪光眼炎 / ~ radiography 闪烁放射摄影术 / ~ signal 闪烁信号 / ~ stimulation 闪光刺激 / ~ vision 闪光视觉 / ~ visual evoked potential 闪光视觉诱发电位 / ~ x-ray discharge tube 瞬时 X 线放电管 / ~ vacum thermolysis 快速真空高温裂解
flash point (简作 fp) 燃点,点火温度
flash ranging (简作 FR) 光测(距离)
flasher *n*. 闪烁(光)器,闪烁光源,闪光标
flashes per second (简作 fps) 每秒闪光次数
flashing *n*. 闪烁(光),后曝光 ‖ ~ indices 闪烁标志 / ~ tomosynthesis 闪烁合成断层(摄影)
flashlight *n*. 手电筒,闪光灯
flash-loss *n*. 闪光留量
flashometer *n*. 闪光仪
flashover *n*. 飞弧,击穿,闪络 ‖ ~ characteristics 放电特性
flash-photometry *n*. 闪光光度学
flash-point *n*. 闪[燃]点
flash-point (简作 fl-pt) 燃点,点火温度
flashtube *n*. 闪光管
flask *n*. ①[烧]瓶 ②型盒 ‖ ~ acetylation 已酰化瓶 / ~ balloon 球形烧瓶 / ~ cassia 喀西亚定量瓶(测定植物挥发油中的酚和醛,首先用于桂皮油 oil of cassia,故名)/ ~ casting 铸造型盒 / ~ certified-volumetric 检定量瓶 / ~ clay filter 素烧滤瓶 / ~ conical 锥形瓶 / ~, crowm 牙冠型盒 / ~ culture 培养瓶 / ~, crowm 牙冠型盒 / ~ denture 托牙型盒 / ~ distilling 蒸馏瓶 / ~ double 二重烧瓶 / ~ duplicating 复制型盒 / ~ Engler 恩格勒氏烧瓶 Erlenmeyer 埃伦迈厄氏烧瓶,锥形瓶 / ~ filter 滤瓶 / ~ Florence 弗洛朗斯氏烧瓶 / ~ fractional distilling 分溜瓶 / ~ Hanau ejector type 汉瑙氏排涎型盒 / ~ iodine 碘量瓶 / ~ Kjeldahl 基耶达氏测氮瓶,长颈烧瓶 / ~ molding 型盒,[铸]模盒 / ~ Pasteur 巴斯德氏培养瓶 / ~ pressure 耐压瓶 / ~ refractory; casting ~ 耐火型盒,铸造型盒 / ~ saponification 皂化[烧]瓶 / ~ side tube 支管瓶 / ~ specific gravity 比重瓶 / ~ suction 吸瓶,吸滤瓶 / ~ thermos 保温瓶 / ~ three-necked distilling 三颈蒸馏瓶 / ~ two-piece 两部型盒 / ~ vacuum 真空瓶 / ~ volumetric [容]量瓶
flasket *n*. 小瓶
flasking *n*. 装型盒(牙)
flat *a*. ①平的,平板状的 ②实音的,低音的 *n*. 平面,平坦部分 ‖ ~ condyloma 扁平湿疣 / ~ cornea 扁平角膜 / ~ detachment 扁平脱离 / ~ epithelium 扁平上皮 / ~ film 平片 / ~ flies 虱蝇 / ~ knuckle 扁平主动脉结 / ~ optical 光学玻璃板 / ~ pelvis 扁平骨盆 / ~ picture tube 平板型显像管 / ~ plane scanning method 平面扫描法 / ~ target 平(面)靶 / ~ transducer 扁平形(超声)换能器 / ~ waist sign (心脏)平腰征
flat feet (简作 FF) 平底足
flat mistura (简作 F.M.) 制成全剂
flat plate (简作 FP) 平板
Flatau's law [Edward 波神经病学家 1869—1932] 弗拉托氏定律(脊髓纤维配布定律)
Flatau-Schilder's disease; progressive subcortical Epcephalopathy *n*. 弗—谢二氏病,进行性皮质下脑病
flatfoot (复 flatfeet) *n*. 扁平足,平足 ‖ ~ spastic 痉挛性扁平足
flat-footed *a*. 平脚的 ‖ ~ flies 扁足蝇
flat-free wet weight (简作 FFWW) 脱脂湿重
flat-locking rail 平面锁固轨道
flatness *n*. 实音;平面度;均匀性;平滑性
flats *n*. 臭虫
flatsedge *n*. 具节莎草根
flatten *v*. (使)变平
flattening *n*. 整平,调平 ‖ ~ filter 调平过滤器
flatulence [拉 flatulentia], **flatulency** *n*. [肠胃]气胀
flatulent [拉 flatulentus] *a*. 气胀的
flatulently *ad*. [肠胃]气胀地
flatuosity *n*. 胃肠道气体
flatus [拉] *n*. ①肠胃气 ②屁 ‖ ~ vaginalis 阴道气响
flatworm *n*. 扁虫
flav flavus [拉] 黄色
flav- [构词成分] 黄色 [拉 flavus]
flavacidin; amylpenicillin sodium *n*. 戊基青霉素钠
flavacridin *n*. 吖啶黄 ‖ ~ hydrochloride 盐酸吖啶黄,锥黄素
flavadine *n*. 弗拉伐丁(啶的砷化物)
flavaniline *n*. 黄苯胺
flavanoid *n*. 黄烷类
flavanol *n*. 黄烷醇
flavanone *n*. 黄烷酮
flavanonol *n*. 黄烷酮醇
flavargine *n*. 银吖啶黄,银黄素
flavaspidic acid 黄绵马酸
flavatin; amylpenicillin sodium *n*. 戊基青霉素钠
flavaxin *n*. 弗拉伐克辛(核黄素商品名)
flavectomy *n*. 黄韧带切除术
flavedo [拉 ygllowness] *n*. ①黄色 ②黄疸
flaveolin *n*. 浅黄链丝菌素
flavescens [拉]; **yellowish** *a*. 淡黄色的,浅黄色的
flavescent *a*. 淡黄色的,浅黄色的
flavianate *n*. 黄素酸盐
flavianic acid 黄萘酸,2,4 – 二硝基萘酚 – 7 – 磺酸
flavicid *n*. ①黄剂,2,7 – 二甲 – 3 – 二甲氨基 – 6 – 氨基 – 10 – 甲啶 ②盐酸啶黄
flavicin *n*. 戊基青霉素钠
flavicrine *n*. 弗拉维克林(尿抗菌剂)
Flavimonas Holmes et al. 黄色单胞菌属
Flavimonas oryzihabitans (Kodama, Kinura et Komagata) Holmes et al. 栖稻黄色单胞菌(稻皮黄色单胞菌)
flavin [拉 flavus yellow] *n*. 黄素 ‖ ~ adenine dinucleotide; adenine flavin dinucleotide 黄素腺嘌呤二核甙酸 / ~ mononucleotide(缩 FMN); ribonlavin 5'-phos- phate 黄素[单]核甙酸,5' – 磷酸核黄素 / ~ phosphate phosphate(缩 FP); riboflavin 5'- phosphate 5' –

磷酸核黄素

flavin adenine dinucleotide（简作 FADN）黄素腺嘌呤二核甙酸

flavin mononucleotide（简作 FMN）黄素[单]核甙酸

flavin monooxygenase 黄素单(加)氧酶,非特异单(加)氧酶

flavin phosphate（简作 FP）磷酸核黄素

flavin phosphate, reduced（简作 FPH）还原型磷酸黄素

flavine *n*. ①吖啶黄 ②黄素

flavine adenine dinucleotide（简作 FAD）黄素嘌呤二核甙酸(氧化型)

flavine adenine dinucleotide reduced form（简作 FADH2）还原型黄素腺嘌呤二核甙酸

flavinicterus *n*. 淡黄[色]黄疸

flaviolin *n*. 淡黄霉素(获自 Aspergillus citricus)

flavism [拉 flavus yellow] *n*. 黄发症

flavivirus *n*. 黄病毒

Flavivirus *n*. 黄热病病毒

flavo-[拉][构词成分] 黄,黄色

flavo(u)r *n*. ①香味 ②调味香料

flavo(u)ring *n*. 调味品

Flavobacterium *n*. 产黄菌属 ‖ ~ a quatile 水产黄菌 / ~ morbificans 病原性产黄菌 / ~ orchitidis 睾丸炎产黄菌 / ~ pseudomallei 假鼻疽产黄菌 / ~ vitarumen 瘤胃产黄菌

Flavobacterium acetylicum Levine et Soppeland 乙酰黄杆菌

Flavobacterium acidificum Sternhaus 酸化黄杆菌

Flavobacterium acidurans Millar 耐酸黄杆菌(酸尿黄杆菌)

Flavobacterium aestumarina（ZoBell et Upham）Brisou 海河口黄杆菌

Flavobacterium aminogenes Topley Wilson 产氨黄杆菌

Flavobacterium amocontactum ZoBell et Allen 喜触黄杆菌

Flavobacterium amylum Morris 淀粉黄杆菌

Flavobacterium annulatum（Chester）Bergey et al. 环黄杆菌(环状黄杆菌)

Flavobacterium aquatile（Frandkland et Frankland）Bergey et al. 水生黄杆菌

Flavobacterium aromatium Bergey et al. 芳香黄杆菌

Flavobacterium aurantiacum 橙色黄杆菌

flavobacterium aurescens（Ravenel）Bergey et al. 金黄黄杆菌

Flavobacterium autothermophilum Boumagarten, Reh et Schlege 自养嗜热黄杆菌

Flavobacterium Bergey et al. 黄杆菌属

Flavobacterium branchiophila Wakabayashi, Huh et Kimura 嗜鳃黄杆菌

Flavobacterium brunneum Bergey et al. 棕色黄杆菌

Flavobacterium caudatum（Wright）Bergey et al. 尾黄黄杆菌

Flavobacterium ceramicola（Lundestad）Bergey et al. 居藻黄杆菌

Flavobacterium chitinochroma Brisou 几丁质黄杆菌(几丁黄杆菌)

Flavobacterium chitinophilum Hock 嗜几丁黄杆菌(食几丁质黄杆菌)

Flavobacterium chlorinum Migula 浅绿色黄杆菌

Flavobacterium coeliaca（Gray et Thornton）Bergey et al. 空腔黄杆菌

Flavobacterium cutirubrum（Lochhead）Anderson 红皮黄杆菌

Flavobacterium dehydrogenans（Arnaudi）Arnaudi 脱氢黄杆菌

Flavobacterium denitrificans（Jensen）Bergey et al. 反硝化黄杆菌(脱氮黄杆菌)

Flavobacterium devorans（Zimmermann）Bergey et al. 贪食黄杆菌

Flavobacterium diffusum（Frankland et Frankland）Bergey et al. 扩散黄杆菌(扩散杆菌)

Flavobacterium dormitatol（Wright）Bergey et al. 懒惰黄杆菌

Flavobacterium enalia（ZoBell et Upham）Brisou 海洋黄杆菌(海洋假单细胞)

Flavobacterium extorquens（Bassalik）Bassalik et al. 扭脱黄杆菌

Flavobacterium fecale Bergey et al. 粪黄杆菌

Flavobacterium fermentans（von Wolzogen-Kuhr）Bergey et al. 发酵黄杆菌

Flavobacterium filamentosum Eastman Kodak Co. 丝状黄杆菌

Flavobacterium flavescens（Pohl）Bergey et al. 金黄黄杆菌(金黄杆菌)

Flavobacterium flavotenus Schrire 浅褐黄杆菌

Flavobacterium flavum（Fuhrmann）Bergey et al. 黄色黄杆菌

Flavobacterium fulvum（Zimmermann）Bergey et al. 深黄黄杆菌

Flavobacterium gelatinum Sanborn 明胶黄杆菌

Flavobacterium gondwanense Dobson et al. 关德瓦纳黄杆菌

Flavobacterium granulatum Ferrari et Zannini 颗粒黄杆菌

Flavobacterium halobium Elazari-Volcani 盐生黄杆菌

Flavobacterium halohydrium ZoBell et Upham 盐水黄杆菌

Flavobacterium halomophilum Franzmann et al. 喜海水黄杆菌

Flavobacterium halophilum Bergey et al. 嗜盐黄杆菌

Flavobacterium harrisonii（Buchanan et Hammer）Bergey et al. 哈氏黄杆菌(哈里逊氏黄杆菌)

Flavobacterium herbicola（Lohnis）Mack 草生黄杆菌

Flavobacterium invisibile（Vaughan）Bergey et al. 隐避黄杆菌

Flavobacterium keratolyticum Kitamikado et Ito 溶角朊质黄杆菌

Flavobacterium kornii（Chester）Hauduroy et al. 科氏黄杆菌(科恩氏黄杆菌,科氏杆菌)

Flavobacterium lactis Bergey et al. 乳黄杆菌

Flavobacterium lacunatus（Wright）Bergey et al. 腔隙黄杆菌

Flavobacterium lutescens（Migula）Bergey et al. 泥色黄杆菌

Flavobacterium marinotypicum ZoBell et Upham 典型海水黄杆菌

Flavobacterium marinovirosum ZoBell et Upham 海洋黏黄杆菌

Flavobacterium marismortui Elazari-Volcani 死海黄杆菌

Flavobacterium matzoonii（Chester）Bergey et al. 酸奶黄杆菌(奶酒黄杆菌)

Flavobacterium meningitidis Hauduroy et al. 脑膜炎黄杆菌

Flavobacterium mizutaii（Yabuuchi et al.）Holmes et al. 水氏黄杆菌

Flavobacterium morbificans（Migula）Bergey et al. 致病黄杆菌

Flavobacterium nubilus（Frankland et Frankland）Jensen 多云黄杆菌

Flavobacterium oceanica（ZoBell et Upham）Brisou 海生黄杆菌

Flavobacterium oceanosedimentum Carty et Litchfield 海泥黄杆菌

Flavobacterium ochracea（Zimmermann）Bergey et al. 赭色黄杆菌

Flavobacterium odoratum（Weeks）Stutzer 气味黄杆菌

Flavobacterium okeanokoites ZoBell et Upham 海床黄杆菌

Flavobacterium orchitidis Scherwood 睾丸黄杆菌(睾丸炎产黄菌)

Flavobacterium oryzae Zhou et Wang 稻黄杆菌

Flavobacterium ovale（Wright）Bergey et al. 卵形黄杆菌

Flavobacterium pectinovorum Dorey 噬果胶黄杆菌(蚀果胶黄杆菌)

Flavobacterium polysiphoniae（Lundestad）Bergey et al. 多管黄杆菌

Flavobacterium proteus Shimwell et Grimes 变形黄杆菌

Flavobacterium racemosa（Zettnow）Bergey et al. 簇状黄杆菌

Flavobacterium radiatum（Zimmermann）Bergey et al. 反射黄杆菌(放射水生黄杆菌)

Flavobacterium resinovorum Delaporte et al. 食树脂黄杆菌(噬树脂黄杆菌)

Flavobacterium rhenanum（Migula）Bergey et al. 莱茵黄杆菌

Flavobacterium rhenii（Chester）Bergey et al. 莱茵河黄杆菌

Flavobacterium rigense Bergey et al. 里加黄杆菌

Flavobacterium salegens Dobson et al. 需盐黄杆菌

Flavobacterium salinarium（Harrison et Kennedy）Anderson 盐沼黄杆菌

Flavobacterium stolonatus（Adametz-Wichmann）Bergey et al. 葡萄枝黄杆菌

Flavobacterium thalpophilum（Holmes et al.）Takeuchi et Yokota 嗜温黄杆菌

Flavobacterium thermophilus Oshinma 嗜热黄杆菌

Flavobacterium tirrenicum Marini et Spalla 泰伦黄杆菌

Flavobacterium tremelloides（Tils）Bergey et al. 银耳状黄杆菌

Flavobacterium ustilagophagum Cercos 噬黑穗病菌黄杆菌

Flavobacterium vadosa（ZoBell et Upham）Brisou 浅滩黄杆菌

Flavobacterium vaginalis Hosoya et Onoda 黄杆菌

Flavobacterium vitivorus（Baccarini）Krasil'nikov 腐葡萄黄杆菌

Flavobacterium xanthochrous（ZoBell et Upham）Brisou 生黄黄杆菌(生黄假单胞菌)

flavochrome *n*. α-叶红呋喃素

Flavodic Acid *n*. 黄酮酸(毛细血管保护药)

Flavodilol *n*. 黄酮地洛(抗高血压药)

flavodoxin *n*. 黄素氧还蛋白

flavoenzyme *n*. 黄素酶

flavolutan; progesterone *n*. 孚酮

flavomycin *n*. 黄霉素

flavone *n*. 黄酮,黄碱素

flavonoid *n*. 黄酮类

flavonol *n*. 黄酮醇,羟基黄酮

flavonone *n*. 二氢黄酮

flavoprotein（简作 FP）*n*. 黄素蛋白

flavoquin; camoquin *n*. 弗拉奎,卡莫奎

Flavor and Extract Manufacturers Association（简作 FEMA）香料与提取物制造商协会

flavorful, flavorsome, flavorous, flavory *a*. 味浓的;有香味的

flavorhodin *n*. 紫菌红素甲

flavoring *n*. 调味,香料 ‖ ~ agent 调味香料

flavorless *a*. 无裂缝的;无缺点的,无暇的

flavoxanthin *n*. 毛茛黄素,叶黄呋喃素

Flavoxate hydrochloride 盐酸黄酮哌脂(平滑肌松弛药,用作泌尿

系统解痉药）
flavr savr tomato 香味蕃茄（此为最早研究成功之基因转殖作物及基因重组技术的成功）
flavus *a*. 黄的
flaw *n*. ①裂隙 ②缺点
flawless *n*. ①无裂缝的 ②无缺点的，无瑕疵的
flax *n*. 亚麻
flaxedil; gallamine tridthiodide *n*. 弗拉西迪耳，三乙碘化三（β－二乙氨乙氧基）苯（肌肉松弛药）
flaxseed; linseed *n*. 亚麻子
flay *v*. 剥皮，剥兽皮
Flazalone *n*. 头拉扎酮（消炎药）
FLB floating-point buffer 浮点缓冲器
FLBIN floating-point binary 浮点二进制的
FLCO Fellow of the London College of Osteopathy 伦敦整骨学会会员
FLD farmer's lung disease 农民肺病
FLD fibrosing lung disease 纤维化肺疾病 / field 字段；信息组；符号；组；场 / full denture 全口托牙
fld. fluid 液体，液
FLDEC floating-point decimal 浮点十进制的
Fldxt fluld extract 液体提取物（浸膏）
fLE factor LE LE 因子，红斑狼疮因子
flea *n*. 蚤 ‖ ～ Asiatic rat; Xenopsylla cheopis 亚洲鼠蚤，开皇客蚤，鼠疫蚤 / ～ cat; Ctenocephalides felis 猫蚤，猫栉头蚤 / ～ chigoe 沙蚤 / ～ common 普通蚤 / ～ common rat 鼠蚤 / ～ dog; Ctenocephalides canis 犬蚤，犬栉头蚤 / ～ European rat; Ceratophyllus fasciatus 欧洲鼠蚤，具带鱼叶蚤 / ～ human 人蚤，普通蚤 / ～ Indian rat 印度鼠蚤 / ～ jigger; chigo 沙蚤 / ～ mouse; Ctenopsyllus segnis 鼷蚤，鼷细蚤 / ～ rat; Xenopsylla cheopis 鼠疫蚤，开皇客蚤 / ～ sand; chigoe 沙蚤 / ～ squirrel; Hoplopsyllus 松鼠蚤 / ～ sticktight 吸着蚤 / ～ suslik 苏联松鼠蚤 / ～ tropical 热带蚤 / ～ water 水蚤
fleabane; Erigeron *n*. 飞蓬属植物（菊科）
flea-bite *n*. 蚤咬
flea-borne *a*. 蚤传播的
fleam *n*. 放血刀
Flecainide *n*. 氟卡胺，氟卡尼（抗心律失常药）
flecainide acetate 醋酸氟卡尼，醋酸哌氟酰胺（抗心率失常药）
Flechsig's area [Paul Emil 德精神病医师 1847—1929] 弗累西格氏区（延髓） ‖ ～ cuticulum 弗累西格氏表皮（神经胶质外的一层扁平细胞） / ～ fasciculus; tractus spinocerebellaris dorsalis 弗累西格氏束，脊髓小脑后束 / ～ field; myelinogenetic field 弗累西格氏区，髓鞘生成区 / ～ tract; fasciculus cerebellospinalis dorsalis 脊髓小脑后束 / ～ treatment 弗累西格氏疗法（用鸦片和溴剂治疗癫痫）
fleck *n*. 斑点
flecked retina 斑点样视网膜
flecked retina syndrome（简作 FRS）斑点状眼底综合征
flecked retinal disease 斑点状视网膜病
fleckfieber [德]; **epidemic typhus** *n*. 流行性斑疹伤寒
fleckmilz [德] *n*. 斑点脾
flecks, tobacco; Gamna-Gandy nodules 加—甘二氏结节，含铁结节，香烟色斑点
flection; flexion *n*. 屈，屈曲
Flectobacillus glomeratus McGuire, Franzmann et McMeekin 球状弯杆菌
Flectobacillus Larkin et al. 弯杆菌属
Flectobacillus major（Gromov）Larkin et al. 大弯杆菌
Flectobacillus marinus（Raj）Borrallet et Larkin 海弯杆菌
fleece *n*. 羊毛，羊毛状物
fleece of Stilling *n*. 施提林氏毛丛（小脑齿状 核周围白纤维）
fleet Dental Office（简作 FDO）舰队牙医
fleet Dental Officer（简作 FDO）舰队牙科主任
Fleet Medical Officer（简作 FMO）舰队军医主任
fleet surgeon（简作 FS）海军军医
fleeting scotoma 游动暗点，短暂暗点
Flegel's disease（Hene Flegel）弗莱格尔病，持久性豆状角化过度
Fleischer's ring（简作 FLR）弗莱西氏环
Fleischl's hemometer [Ernest von Fleischl Von Marxow 奥病理学家 1846—1891] 弗莱施耳氏血红蛋白计 ‖ ～ test 弗莱施耳氏试验（检尿胆色素）
Fleischmann's hygroma（Godfried Fleischmann）弗莱施曼水囊瘤（口腔底的颏舌肌外侧的黏液囊膨大）
Fleischner's disease（Flelix Fleischner）弗莱希内病（影响手中指骨的骨软骨炎）
Fleitmann's test [Theodore 德化学家] 德莱曼氏试验（检砷化物）
Fleming tube *n*. 弗来明氏管
Fleming's tincture of aconite [Alexander 英医 师 1824—1875] *n*. 弗来明氏乌头酊
flemingen *n*. 非洲楸荚素（获自 Flemingia grahamiana）
Flemming's fibrillary mass [Walthre 德解剖学家 1843—1906] 弗来明氏海绵质（细胞） ‖ ～ fluid 弗来明氏[组织固定]液 / ～ grem centers 弗来明氏生发中心 / ～ interfibrillary substance 弗来明氏原纤维间质 / ～ solution 弗来明氏[组织固定]液 / ～ triple stain 弗来明氏三重染剂
Flerizine; dericin *n*. 德里辛（获自蓖麻油的一种浅色油）
Flerobuterol *n*. 氟丁特罗（支气管扩张药）
fleroxacin *n*. 氟罗沙星
Fleschmann's bursa（hygroma）[Godfried 德解剖学 家 1777—1853] 强莱希曼氏水囊瘤，舌下囊
flesh *n*. 肉 ‖ ～ goose 鹅皮，鸡皮 / ～ proud 赘肉
flesh-colo(u)red *a*. 肉色的
flesh-eating *a*. 食肉的
fleshflies *n*. 肉蝇、麻蝇
fleshly *a*. 肉体的；肉欲的；多肉的；肥胖的
fleshy *a*. 多肉的，肥胖的；肉的，似肉的 ‖ ～ flap 肥厚[结膜]瓣
Flesinoxan *n*. 氟嗯克生（降压药）
Flestolol *n*. 氟司洛尔（B 受体阻滞剂）
Fletazepam *n*. 氟乙西潘（肌松药）
fletcherism（Horance Fletcher）*n*. 弗莱彻进食法，细嚼慢咽法（主张将硬质食物完全咀嚼然后随汤液咽下）
fleurette [法] *n*. 小花型细胞（见于成视黄膜细胞瘤和视网膜细胞瘤）
FLEX Federal Licensing Examination 联邦执照考试
flex flexible [拉] 能屈的 / flexor 屈肌 / flexorion 屈曲
Flex flexor 屈肌
-flex 构词成分，意为"弯曲"或"转移"（来自拉丁语 flecto）
flex [拉 flexus bent] *v*. 屈
Flexeril *n*. 盐酸环笨扎林（cyclobenzaprine hydrochloride）制剂的商品名
flexi- [拉] [构词成分] 屈，曲
Flexibacter *n*. 屈挠杆菌属
Flexibacter aggregans（Lewin）Leadbetter 聚集屈挠杆菌
Flexibacter albuminosus Soriano 蛋清屈挠杆菌
Flexibacter aurantiacus Lewin 橙色屈挠杆菌
Flexibacter aurantiacus var. copepodarum Lewin 橙色屈挠杆菌桡足虫变种
Flexibacter aurantiacus var. excathedrus Lewin 橙色屈挠杆菌外座变种
Flexibacter aureus Soriano 金黄屈挠杆菌
Flexibacter canadensis Christensen 加拿大屈挠杆菌
Flexibacter chinenses Li, Li et Wang 中华屈挠杆菌
Flexibacter chinensis Qinsheng, Shanghao et Dasi 中国屈挠杆菌
Flexibacter columnaris（Davis）Leadbetter 柱状屈挠杆菌
Flexibacter elegans（Soriano）Reichenbach 华美屈挠杆菌
Flexibacter filiformis（Solntseva）Reichenbach 丝状屈挠杆菌
Flexibacter flexibilis（Soriano）Lewin 屈挠屈挠杆菌
Flexibacter flexibilis var. algavorum Gronov et al. 屈挠屈挠杆菌噬藻变种
Flexibacter flexibilis var. pelliculosus Lewin et Lounsbery 屈挠屈挠杆菌薄膜变种
Flexibacter flexilis Soriano 易挠屈挠杆菌
Flexibacter flexneri Castellani et Chalmers 弗氏屈挠杆菌
Flexibacter giganteus Soriano 巨型屈挠杆菌
Flexibacter litoralis Lewin 海滨屈挠杆菌
Flexibacter marinus Hikida et al. 海屈挠杆菌
Flexibacter ovolyticus Hansen et al. 解卵屈挠杆菌
Flexibacter polychrophilus Lewin 多形屈挠杆菌
Flexibacter psychrophilus（Borg）Bernardet et Grimont 嗜冷屈挠杆菌
Flexibacter roseolus Lewin 玫瑰色屈挠杆菌
Flexibacter ruber Lewin 红屈挠杆菌
Flexibacter sancti Lewin 神圣屈挠杆菌
Flexibacter Soriano 屈挠杆菌属
Flexibacter succinicans（Anderson et Ordal）Leadbetter 琥珀酸屈挠杆菌
Flexibacter tractuosus（Lewin）Leadbetter 聚团屈挠杆菌
Flexibacter tularensis subsp. holarctica Olsufjev et Meshcheryakova 土拉热弗朗西丝氏菌全北区亚种
Flexibacteriae Soriano 屈挠杆菌科（屈挠杆菌族）
flexibilitas [拉]; **flexibility** *n*. 屈曲性 ‖ ～ cerea 蜡样屈曲
flexibility [拉 flexibilitas] *n*. 屈曲性，柔韧性
flexible [拉 flexibilis; flexilis]; **flexile** *a*. 能屈的 ‖ ～ bronchoscope

可曲式支气管镜 / ~ bronchoscopy 可曲式支气管镜检查 / ~ cord 软线,花线 / ~ endoscope 可曲式内镜 / ~ endoscopy 可曲式内镜检查 / ~ esophagoscope 可曲式食管镜 / ~ esophagoscopy 可曲式食管镜检查 / ~ intraocular lens 弹性人工晶体 / ~ gastroscope 可曲式胃镜 / ~ gastroscopy 可曲式胃镜检查 / ~ scan 曲面扫查,曲面 C 形法 / ~ stent 弹性支架 / ~ tube endoscope 可曲管内镜 / ~ tube endoscopy 可曲管内镜检查 / ~ video vaginoscope 可曲式电视阴道镜 / ~ video vaginoscopy 可曲式电视阴道镜检查

flexible［拉］(简作 flex) 能屈的

flexible algebraic sientific translator (简作 FAST) 灵活的代数科学翻译程序

flexible biopotential skin electrode (简作 FsE) 可屈性生物能皮肤电极

flexible fibroptic bronchoscopy (简作 FFB) 可屈性光学纤维气管镜检查

fleximeter ***n***. 关节屈度计

flexin ***n***. 拂来星(肌松弛药)

flexion ***n***. 屈,屈曲,俯屈 ‖ ~ crease (手掌)曲褶线 / ~ view 屈曲位观

flexional ***a***. 屈的,屈曲的,俯屈的

flexithrix ***n***. 柔发菌属

Flexithrix dorothesae Lwin 多萝丝柔发菌

Flexithrix Lewin 柔发菌属

Flexner's bacillus［Simon 美病理学家 1863—1946］; **Shigella flexneri** 弗累克斯讷氏杆菌,弗氏痢疾杆菌 ‖ ~ serum; anti-meningococcus serum 弗累克斯讷氏血清,抗脑膜炎球菌血清

Flexner-Wintersteiner rosette (Simon Flexner, Hugo Wintersteiner) 弗—温玫瑰花结(在成视网膜细胞瘤和某些其他眼瘤中所发现的一种细胞形成,其柱状细胞呈辐射状从明亮的中央核发出,并由一层膜分离开来,同时也可见到轮辐似的辐条,代表视杆与视锥)

flexor (简作 Flex) 屈肌

flexor［拉］***n***. 屈肌 ‖ ~ accessorius digitorum; musculus quadratus plantae 跖方肌 / ~ accessorius longus pedis; musculus quadratus plantae 跖方肌 / ~ brevis digitorum; musculus flexor digitorum brevis (pedis) 趾短屈肌 / ~ brevis hallucis; musculus flexor hallucis brevis 短屈肌 / ~ brevis minimi digiti 小指短屈肌 / ~ carpi radiatis 桡侧腕屈肌 / ~ carpi ulnaris 尺侧腕屈肌 / ~ digitorum brevis 趾短屈肌 / ~ digitorum longus 趾长屈肌 / ~ digitorum profundus 指深屈肌 / ~ digitorum superficialis 指浅屈肌 / ~ hallucis brevis (足)拇短屈肌 / ~ hallucis longus (足)拇长屈肌 / ~ pollicis brevis 拇短伸肌 / ~ pollicis longus 拇长屈肌 / ~ retinaculum 屈肌支持带 / ~ retinaculum; ligamentum ulnocarpicum volare 尺腕掌侧韧带

flexor digitorum profundus (简作 FDP) 趾深屈肌

flexor digitorum superficialis (简作 FDS) 趾浅屈肌

flexor reflex afferents (简作 FRA) 屈肌反射传入

flexorion (简作 flex) 屈曲

flex-ray ***n***. 拐射线

flexuose ***a***. 曲的,波状的

flexuous［拉 flexuosus full of turns］***a***. 曲的, 波状的

flexura (复 flexurae)［拉］***n***. 曲 ‖ ~ coli dextra 结肠右曲 / ~ coli sinistra 结肠左曲 / ~ duodeni inferior 十二指肠下曲 / ~ duodeni superior 十二指肠上曲 / ~ duodenojejunalis 十二指肠空肠曲 / ~ lienalis; ~ coli sinistra 结肠左曲 / ~ pelvina［结肠］盆屈 / ~ perinealis recti 直肠会阴曲 / ~ sacralis recti 直肠骶曲 / ~ sigmoidea 乙状结肠曲

flexurae (单 flexura)［拉］***n***. 曲

flexural ***a***. 曲的

flexure［拉 flexura］***n***. 曲 ‖ ~ basicranial; pontine ~ 脑桥曲 / ~ caudal; sacral ~ 尾曲,骶曲 / ~ cephalic; cranial ~ 头曲,颅曲 / ~ cerebral 大脑曲 / ~ cervical; nuchal ~ 颈曲 / ~ cranial; cephalic ~ 颅曲,头曲 / ~ dorsal 背曲 / ~ hemal 血管侧曲 / ~ hepatic; flexura coli dextra 结肠右曲 / ~ left; splenic ~; flexura coli sinistra 结肠左曲 / ~ lumbar 腰曲 / ~ mesencephalic 中脑曲 / ~ perineal 会阴曲(直肠第二曲) / ~ pontine 脑桥曲 / ~ right; hepatic ~; flexura coli dextra 结肠右曲 / ~ sacral; caudal ~ 骶曲,尾曲 / ~ splenic; flexura coli sinistra 结肠左曲

flexwing ***n***. 蝙蝠翼着陆器

Flezelastine ***n***. 氟卓斯汀(抗组胺药,平喘药)

FLG flag 标记;特征物

f/lg focal length 焦距

Flibanserin ***n***. 氟班色林(5-色胺受体拮抗药,抗抑郁药)

flick ***v***. 微跳

flicker ***n***. 闪烁光 ‖ ~ disturbance 闪烁干扰 / ~ fusion 闪光融合 / ~ fusion frequency 闪烁融合频率 / ~ fusion perimetry 闪烁融合视野检查法 / ~ fusion test 闪光融合试验 / ~ noise 闪变燥声 / ~ phenomenon 闪烁现象 / ~ phosphene 闪烁光幻视 / ~ sensation 闪烁感

flicker fusion field (简作 FFF) 闪光融合视野

flicker fusion threshold (简作 FFT) 闪光融合阀

flicker fusion threshold (简作 F.F.T.) 闪变熔阈

flicker fusion threshold (简作 FFT) 闪烁融合阈

flicker-free image 无闪烁图像

Fliess therapy (treatment)［Wilhelm 德医师 1858—1928］弗利斯氏疗法(治痛经及神经性胃痛)

flight ***n***. 飞翔,飞行;奔逸 ‖ ~, mating 群舞,婚飞(昆虫)/ ~ migratory 迁移飞行 / ~ muscle 飞行肌,翅肌 / ~ nuptial 群舞,婚飞(昆虫)/ ~ of ideas 意想澎湃,思想奔逸 / ~ prehibernation 冬眠前飞行

flight aptitude rating (简作 FAR) 飞行适应性评价

flighty ***a***. 做好奇想的;反复无常的;痴呆的

flimmer scotoma 闪光暗点

flimsily ***ad***. 易损坏地

flimsiness ***n***. 轻而薄, 没有价值

flimsy ***a***. 轻而薄的;易损坏的;没有价值的

Flindt's spots［**N**. 丹医师 1843—1913］; **Koplik's Spots** ***n***. 弗林特氏斑,科泼力克氏斑(麻疹前驱兆)

FLINT floating interpretive language 浮点翻译语言

flint ***n***. 燧石 ‖ ~ cone 硬质种玉米

Flint's arcade［Austin 美生理学家 1836—1915］弗林特氏弓(肾锥体底部的动静脉弓) ‖ ~ law 弗林特氏定律(一器官的个体发生过程,即其血液供应的种系发生过程)

Flint's murmur［Austin 美医师 1812—1886］弗林特氏杂音(主动脉口反流时,心尖收缩前期杂音加大)

flint-disease; **chalicosis** 石末沉着病,石末肺

flinty ***a***. 燧石的;坚硬的

FLIP film library instantaneous presentation 胶片图书馆即显系统(一种检索装置) floating-point interpretive procurve 浮点翻译程序

flip ***n***. 倒转 ‖ ~ angle 翻转角

flip-flop ***n***. 翻转运动

flip-flop (简作 F-F) 触发器

flip-flop circuit (简作 F/F) 触发电路电流

flittering scotoma 闪光暗点

FLM fraction labelled mitosiscurve 划得分裂指数曲线

float ***n***. 悬浮物 ‖ ~ burette 滴定管浮标

floatage ***n***. 漂浮,浮力;漂浮物

floatation ***n***. 浮集［法］,浮选［法］

floaters［复］***n***. 漂浮物,悬浮物

floating ***a***. 浮动的 ‖ ~ aorta sign 主动脉漂浮征 / ~ gallbladder 漂浮胆囊 / ~ head 头浮 / ~ kidney 浮动肾,游走肾 / ~ rib 浮肋,浮动弓肋 / ~ stone 漂浮结石

floating decimal / expo nential (简作 F/E) 小数的/指数的

floating divide (简作 FDV) 浮点除,浮点除法

floating input-floating output (简作 FIFO) 浮点输入—浮点输出

floating interpretive language (简作 FLINT) 浮点翻译语言

floating multiply (简作 FML) 浮点乘法

floating octal point (简作 FLOP) 浮点八进制

floating sign (简作 FS) 浮点符号,浮标

floating subtract (简作 FSU) 浮点减,浮点减法

floatinggate avalanche injection metal-oxidesemiconductor (简作 FAMOS) 浮置栅雪崩注入金属—氧化物—半导体

floating-gate metaloxide-semiconductor (简作 FGMOS) 浮动栅金属氧化物半导体晶体管

floating-point ***n***. 浮点

floating-point arithmetic package (简作 FAP) 浮点运算程序装置

floating-point binary (简作 FLBIN) 浮点二进制的

floating-point buffer (简作 FLB) 浮点缓冲器

floating-point decimal (简作 FLDEC) 浮点十进制的

floating-point interpretive procedure (简作 FLIP) 浮点翻译程序

floating-point operation stack (简作 FLOS) 浮点操作栈

floatings ***n***. 浮动,浮游

Floc flocculation 絮状反应,絮状(作用)

floc ***n***. 絮片,絮凝物

flocci volitantes; **muscae volitantes** ***n***. 飞蝇幻视

floccilation; **floccitation** ***n***. 摸空,捉空摸床

floccilegium; **floccilation** ***n***. 摸空,捉空摸床

floccillation; **floccilegium** ***n***. 摸空,捉空摸床,撮摸症(谵妄患者)

floccose［拉 floccosus full of flocks of wool］***a***. 柔毛状的,絮状的

floccuience; **flocculation** ***n***. 絮凝性,絮结性

floccular ***a***. 絮片的,绒球的

flocculate *v*. 絮凝,絮状沉淀
flocculation *n*. 絮凝[作用],絮结[作用],絮状沉淀法 ‖ ~ Ramon 腊蒙氏絮凝沉淀法
flocculation (简作 Floc) 絮状反应,絮状(作用)
flocculation reaction (简作 F.R.) 絮凝反应,絮状反应(检梅毒)
floccule; **flocculus** *n*. ①絮片,絮状物 ②绒球 ‖ ~ toxoid-antitoxin (缩 T.A.F.)类毒素抗毒素絮状物
flocculent *a*. 含絮状物的
flocculi secundarii 第二绒球,副绒球,旁绒球(小脑)
flocculonodular lobe (简作 FNL) 绒球小结叶
flocculonodule *n*. 绒球小结
flocculoreaction *n*. 絮凝反应,絮状反应
flocculus (复 flocculi)[拉 tuft]; **floccule** *n*. ①絮片,絮状物 ②绒球 ‖ flocculi secundarii; ~ accessorius 第二绒球,副绒球,旁绒球(小脑)/ ~ cerebelli 小脑绒球
floccus *n*. 絮状物 ‖ ~ volitantes 飞蚊症
flock *n*. 群 *v*. 群集
Floctafenine *n*. 夫洛非宁(镇痛药)
FLODAC fluid operated digital automatic computer 流体数字自动计算机
Flomoxef *n*. 氟莱头胞(抗生素)
flonto-laeva posterior (简作 F.L.P.) 左额后胎位
flonto-laeva transversa (简作 F.L.T.) 左额横胎位
flood *n*. 洪水,大水 *vt*. 淹没,充满 *vi*. 为水所淹;(大量地)涌出 ‖ ~ field 泛源照射野 / ~ image 泛源影像 / ~ labelling 泛源式标记 / ~ light 泛光灯,泛光照明 / ~ picture 泛源图像 / ~ projection 泛光投照 / ~ source 泛源
Flood's ligament [Valentine 英外科学家 1800—1847] 弗勒德氏韧带(三个盂肱韧带之一)
flooding *n*. 血崩
floodlight *n*. 泛光照明 ‖ ~ scanning 泛光扫描
floor *n*. 地板,地面,底 ‖ ~ rail 地轨 / ~ pelvic 骨盆底 / ~ stand 地式立柱
floor-maggot; **Congo floor-maggot** *n*. 刚果地板蛆
floor-plate *n*. 底板
FLOP floating octal point 浮点八进制
flopirtine *n*. 氟吡丁(镇痛药)
flopover *n*. 电视图像上下跳动
floppy *a*. 松软的 ‖ ~ desk 软(磁)盘 / ~ disk 软(磁)盘 / ~ guide wire 软金属导丝 / ~ infant syndrome 萎软婴儿综合征
Flopromazine = **triflupromazine** *n*. 三氟丙嗪(抗精神病药)
Flopropione *n*. 夫洛丙酮(解痉药)
Flor flowers 花
flora (复 floras 或 florae) [拉 flora the goddess of flowers] *n*. 植物区系,植物志,植物丛,植物群,菌丛 ‖ ~ intestinal 肠内菌丛 / ~ normal 正常菌丛 / ~ oral 口腔菌丛
Flora's myasthenic reaction *n*. 弗洛拉氏反应,肌 无力性反应
floram; **ammonium bifluoride** *n*. 重氧化铵
Florantyrone; **Y-oxo-8-fluoranthenebutyric acid** *n*. 氧基荧蒽丁酸(促胆汁排泄药),夫洛梯隆(利胆药)
floraquin; **diiodohydroxyquin** *n*. 二碘羟基喹啉
Flordipine *n*. 氟地平(降压药)
Floredil *n*. 夫洛地尔(扩血管药)
Florence's crystals (Albert Florence) 弗洛朗斯结晶(碘作用于精液中所含卵磷脂的液体而产生的结晶)
Florence's reaction (**test**) [Albert 法医师 1851—1927] 弗洛朗斯氏反应(试验)(检精液) ‖ ~ reagent 弗洛朗斯氏试剂
florentium (简作 FL) 61 号元素(pm)钷的旧名
florentium; **promethium** *n*. 钷(61 号元素的旧名)
flores [拉;单 flos flower] *n*. ①花 ②升华制剂 ‖ ~ anthemidis 罗马甘菊 / ~ arnicae 山金车花 / ~ aurantii 橙花 / ~ benzoini; benzoic acid 安息 华,苯甲酸 / ~ carthami 红花 / ~ chamomillae 洋甘菊[花] / ~ cinae 山道年花 / ~ convallariae; lily-if-the-valley flowers 铃兰花 / ~ pyrethri; insect flowers 除虫菊 / ~ sambuci 接骨木花 / ~ sulfuris; sublimed sulfur 升华硫 / ~ tenaceti 艾菊[花] / ~ tiliae; basswood flowers 椴树花,菩提树花 / ~ verbasci 毛蕊花
florescence *n*. 开花期,花候
florescent affinity chromatography (简作 FAC) 亲荧光色谱法
floret [dim. of 拉 flos flower] *n*. 小花
Florey unit [Howard W. 英病理学家 1898 生]; Oxford Unit 弗洛里氏单位,牛津单位
Florfenicol *n*. 氟来尼考(抗菌药)
floribundine *n*. 聚花罂粟碱
florid [拉 floridus flowery] *a*. 鲜红的 ‖ ~ papillomatosis 乳头茂盛性乳头状瘤病;茂盛性乳头状溜病
Florida State University (简作 FSU) 佛罗里达州立大学(美)
florideae *n*. 红藻纲(植物分类学)
Floridin *n*. 漂白土(fuller's earth)制剂的商品名
floridin *n*. 血鲜红质
floridly *ad*. 红润地
Florifenine *n*. 氟非奇(消炎镇痛药)
floriform cataract 花状白内障
florigen [拉 flos flower + gen to produce] *n*. 花[激]素;成花激素
florimycin; **viomycin** *n*. 紫霉素
Florinef *n*. 醋酸氟氢可的松(flufrocortione acetate)制剂的商品名
floripavine *n*. 罂粟花碱
florizine *n*. 德里辛
Florone *n*. 双醋二氟拉松(diflorasone diacetate)制剂的商品名
Floropryl *n*. 异氟磷(isoflurophate)制剂的商品名
Florschütz's formula [Georg 德医师 1859 生] *n*. 弗洛许茨氏公式(身高及腹围与体重的关系)
flos (复 flores); **flower** *n*. 花 ‖ ~ arecae 槟榔花 / ~ albizziae 合欢花 / ~ buddleiae 密蒙花 / ~ campsis 凌霄花 / ~ carthami 红花 / ~ caryophylli 丁香(附母丁香) / ~ celosiae cristatae 鸡冠花 / ~ chrysanthemi 菊花 / ~ Chrysanthemi Indici 野菊花 / ~ Citri Aurantii 代代花 / ~ daturae 洋金花,曼陀罗花 / ~ dolichoris 扁豆花 / ~ dolichosis 藕豆花 / ~ eriocauli 谷精草 / ~ farfarae 款冬花 / ~ fritillariae Thunbergii 贝母花 / ~ genkwa 芫花 / ~ gomphrenae 千日红 / ~ gossampini 木棉花 / ~ hibisci 木槿花 / ~ humuli Lupuli 啤酒花 / ~ inulae 旋复花 / ~ jasmini immaturus 素馨花 / ~ lonicerae 金银花(忍冬花) / ~ magnoliae liliflorae 辛夷 / ~ magnoliae officinalis 厚朴花 / ~ mume 白梅花(绿萼梅) / ~ nelumbinis 莲花 / ~ Populi 杨树花 / puerariae 葛花 / ~ rosae 玫瑰花 / ~ rosae sinensis 月季花 / ~ sophorae 槐花 / ~ sophorae immaturus 槐米 / ~ trollii 金莲花
FLOS floating-point operation stack 浮点操作栈
Flos Albizziae *n*. [合欢花]
Flos Buddleiae *n*. [密蒙花]
Flos Campsis *n*. [凌霄花]
Flos Carthami *n*. [红花]
Flos Caryophylli *n*. 丁香
Flos Celosiae Cristatae *n*. [鸡冠花]
Flos Chrysanthemi *n*. [菊花]
Flos Chrysanthemi Indici *n*. [野菊花]
Flos Citri Aurantii *n*. [代代花]
Flos Daturae *n*. [洋金花]
Flos Dolichoris *n*. [扁豆花]
Flos Eriocauli *n*. [谷精草]
Flos Farfarae *n*. [款冬花]
Flos Fritillariae Thunbergii *n*. [贝母花]
Flos Genkwa *n*. [芫花]
Flos Gomphrenae *n*. [千日红]
Flos Gossampini *n*. [木棉花]
Flos Hibisci *n*. 木槿花
Flos Humuli Lupuli *n*. [啤酒花]
Flos Inulae *n*. [旋复花]
Flos Jasmini Immaturus *n*. [素馨花]
Flos Lonicerae *n*. [金银花]
Flos Magnoliae Biondii *n*. [辛夷]
Flos Magnoliae Officinalis *n*. [厚朴花]
Flos Mume *n*. [梅花]
Flos Nelumbinis *n*. 莲花
Flos Populi *n*. [杨树花]
Flos Puerariae *n*. 葛花
Flos Rosae Chinensis *n*. [月季花]
Flos Rosae Rugosae *n*. [玫瑰花]
Flos Sophorae *n*. [槐花]
Flos Sophorae Immaturus *n*. [槐米]
Flos Trollii *n*. [金莲花]
flos, **fleres** [拉] (简作 FL) 花
Flosatidil *n*. 氟沙地尔(血管扩张药)
floscule *n*. 小花,穗状花序中单个花
Flosequinan *n*. 氟司喹喃(强心药)
floss *n*. 絮状物,绒毛 ‖ ~, dental 牙线
flossy *a*. 絮状的
Flosulide *n*. 氟舒胺(消炎镇痛药)
flotation *n*. 浮集[法],浮选[法] ‖ ~ direct centrifugal (缩 DCF) 直接离心浮选[法]
Flotrenizine *n*. 氟曲尼嗪(抗组胺药)
flounder *v*. 挣扎 *n*. 踉跄
flour *n*. 面粉,麦粉 ‖ ~ carob 角豆粉 / ~ casoid 酪蛋白粉 / ~

mustard 芥子粉 / ~ wheaten 小麦粉
flour *n*. 受激荧光源,荧光染料
floureneamine *n*. 芴胺
Flourens' doctrine (theory) [Marie Jean Pierre 法生理学家 1794—1867] 弗洛朗斯氏学说(全部大脑参与一切精神活动) ‖ ~ vital node 弗洛朗斯氏生命小结(第四脑室菱形窝的呼吸中枢)
flourimetry 荧光测定法
flourine *n*. 粉糖剂
flourish *v*. ①茂盛,繁荣;②挥舞,炫耀 *n*. 茂盛,兴旺
Floverine *n*. 夫诺维林(解热镇痛药)
flow *v*. & *n*. ①流动,流(水流,气流) ②月经 ‖ ~ axial 轴流 / ~ birefringence 流动双折射 / ~ blood 血流,血流量 / ~ blood, cerebral(缩 CBF) 脑血流量 / ~ blood, hepatic 肝血流量 / ~ cold 冷流 / ~ cytometry 流式细胞术,流动式细胞仪 / ~ cytophotometry 流式细胞光度计 / ~ derected catheter 血流导向导管 / ~ effective renal plasma (缩 ERPF) 有效肾血浆流 / ~ free 自流 / ~ guided catheter 血流导向导管 / ~ limitation 流量极限 / ~ menstroal; menstruation 月经, 行经 / ~ microfluorometer (FMF) 流动显微荧光计 / ~ microfluorometer analysis 流动显微荧光分析 / ~ microfluorometry (FMF) 流动显微荧光测定法 / ~ of amalgam 汞合金流 / ~ of information 信息流 / ~ variability 变异性流动 / ~ regulator 流量调节器 / ~ renal plasma 肾血浆流量 / ~ sign 流动征 / ~ splitter 分流器 / ~ streamline 线流 / ~ velocity measurement 流速测量 / ~ void effect 流动空隙效应
flow control valve (简作 FCV) 流量控制阀
flow cytometry (简作 FC) 流动细胞计数
flow gange (简作 FG) 流量指示计
flow indicator (简作 FI) 流量显示器
flow meter (简作 FL/MTR) 流量计
flow meter (简作 FM) 流量计
flow microfluorometry (简作 FMF) 速流纤维荧光技术
flow number (简作 FN) 流数
flow rate (简作 FLR) 流量
flow time (简作 FT) 尿流时间
flow tract 流道(血液在心腔内流动的道路)
flow-derected balloon thermodilution catheter 血流导向温度稀释气囊导管
Flowdetector, ultrasonic *n*. 超声血流探查器
flower *n*. 花 ‖ ~ complete 完全花 / ~ cone; Rudbeckia 金花菊属植物 / ~ cyclic 轮列花 / ~ Dalmatian insect 白花除虫病 / ~ disk 盘花,心花(指菊科的管状花) / ~ elder 接骨木花 / ~ epigynous 上位花 / ~ female 雌花 / ~ glume 花颖,内外稃 / ~ hermaphrodite 两性花 / ~ hypogynous 下位花 / ~ insect 除虫菊 / ~ irregular 不整齐花 / ~ ligulate; ray ~ 舌状花 / ~ male 雄花 / ~ model 花状模型 / ~ mullein 毛蕊花 / ~ neutral 无性花 / ~ passion; passiflora 西番莲 / ~ perfect 具备花,两性花 / ~ Persian insect 波斯除虫菊 / ~ pyrethrum 除虫菊 / ~ ray; ligulate ~ 舌状花 / ~ regular 整齐花 / ~ tubular 管状花 / ~ unisexual 单性花 / ~ zygomorphous 两侧对称花
Flower's bone [William Henry 英医师 1831—1899]; **wormian bone**; **ossa suturarum** 弗劳尔氏骨,缝间骨 ‖ ~ indes 弗劳尔氏指数(牙指数)
Flower's index (William H. Flower) 氟劳尔指数,牙指数(dental index)
flowers *n*. ①花 ②升华制成的药物 ③月经 ‖ ~ of arsenic; arsenic trioxide 砷华,三氧化二砷 / ~ basswood 椴树花,菩提树花 / ~ of benzoin; benzoic acid 安息香华,安息香酸 / ~ of camphor 升华樟脑 / ~ of sulfur; sublimed sulfur 升华硫 / ~ of zinc; zinc oxide 锌华,氧化锌
flowery *a*. 花的,似花的,多花的
flowflux *n*. 流通量
flowing *a*. 流动的,[线条]平滑的 ‖ ~ effect 流动效应 / ~ hyperostosis 纹状骨肥厚
flow-limiting segment (简作 FLS) 限制气流段(肺功)
flowmeter *n*. 流量计 ‖ ~ electromagnetic 电磁流量计
flow-sheet *n*. 程序表
flow-volume curve (简作 F-V curve) 流动量曲线;气流曲线(肺功)
flow-volume loop (简作 FVL) 气流量曲线
FLOX fluorine and oxygen 氟和氧,氟氧剂 / fluorine plus liquid oxygen 氟加液体氧混合剂
flox *n*. 液态氧(70%)和液态氟(30%)的混合物
Floxacillin = **flucloxacillin** *n*. 氟氯西林(抗生素)
Floxacrine *n*. 氟克吖啶
Floxin *n*. 氟氯西林(floxacillin)制剂的商品名
floxuridine *n*. 氟尿苷(抗病毒药)
floxuridine (简作 FUDR) 氟甙;5-氟去氧
floxuridine; **5-fluoro-2-deoxyurldine** (简作 FUDR) 氟得尔,氟脱氧尿核甙(抗肿瘤、抗病毒药)
FLP fern leaf pattern 羊齿叶型 / fronto-laeve posterior [拉] 胎儿额左后位
Flpil [拉] fianf lege srtis pilulae 依常法配制药丸
FLPL FORTRAN list processing language 公式翻译程序表加工语言
FLPS FORTRAN list processing system 公式翻译程序表加工系统
fl-pt flash-point 燃点,点火温度
FLR Fleischer's ring 弗莱西氏环 / flow rate 流量
FLS Fellow of the Linnaeann Society 林奈学会会员 / flow-limiting segment 限制气流段(肺功)
FLSA follicular lymphosarcoma 滤泡淋巴肉瘤
FLT fetal liver transplantation 胎肝移植 / fault-locating technology 故障定位技术 / fault-locating test 故障定位测试法 / fronto-laeva transversa [拉] 胎儿额左横位
flu; **influenza** *n*. 流行性感冒,流感(俗名)
Fluagel; **aluminum gydroxide gel** *n*. 弗路胶,氢氧化铝凝胶
Flualamide *n*. 氟拉胺(镇咳药)
Fluanisone *n*. 氟阿尼酮(抗精神病药)
Fluavil *n*. 碳氢牙胶(一种含有树脂的透明牙胶)
Fluax *n*. 流感病毒疫苗(influenza virus vaccine)制剂的商品名
Fluazacort *n*. 氟扎可松(肾上腺皮质激素类药)
Fluazuron *n*. 氟佐隆(抗寄生虫药)
Flubanilate *n*. 氟巴尼酯(抗忧郁药)
Flubendazole *n*. 氟苯达唑(抗原虫药)
Flubepride *n*. 氟贝必利(抗精神病药)
Flucarbril *n*. 氟卡布利(解痉药)
Flucetorex *n*. 氟西雷司(食欲抑制药)
Flucindole *n*. 氟西吲哚,氟胺氢咔唑(安定药)
Flückiger's nepaline *n*. 弗吕基格氏假乌头硷
Flucloronide = **fluclorolone acetonide** *n*. 氟氯缩松(肾上腺皮质类药)
Flucloxacillin *n*. 氟氯噁西林. 2,6-氟氯苯甲异噁唑青霉素(抗生素类药)
Fluconazol *n*. 氟康唑(抗真菌药)
Flucort 氟米松(flumethasone)制剂的商品名
Flucrilate *n*. 氟克立酯(外科用药)
Flucrylate *n*. 氟克立酯,氟氰丙烯酯,2-氰丙烯酸三氟异丙酯(组织黏合剂)
flucticuli (单 flucticulus) [拉 little waves] *n*. 微波
fluctuant *a*. 波动的
fluctuate *v*. 波动
fluctuating variation 彷徨变异,反复变异
fluctuation [拉 fluctuatio] *n*. ①波动 ②变动;起伏,涨落 ‖ ~ test ①彷徨变异 ②系析 ③起落检验
Flucytosine; **5-fluorocytosine** 5-氟胞嘧啶
Fludalanine *n*. 氟氘丙氨酸(抗真菌药)
Fludara *n*. 磷酸氟达拉滨(Fludarabine phosphate)制剂的商品名
Fludarabine *n*. 氟达拉滨(抗肿瘤药)
Fludarabine phosphate 磷酸氟达拉滨(抗肿瘤药,用以治疗慢性淋巴细胞白血病)
Fludazonium chloride 氯氟哒唑(局部抗感染药)
Fludeoxyglucose *n*. 氟(18F)脱氧葡糖(诊断用药)
Fludiazepam *n*. 氟地西泮(安定类药)
fludify *v*. ①使成流体;②流体化;积满液体
Fludorex *n*. 氟多雷司(抑制食欲药)
Fludoxopone *n*. 氟氧喷(降脂药)
Fludrocordisone *n*. 氟氢可的松,9-α-氟氢可的松 ‖ ~ acetate 醋酸氟氢可的松
Fludroxycortide *n*. 氟氯缩松(肾上腺皮质类药)
flue gas desulfurization (简作 FGD) 废气脱硫作用
fluency *n*. 流利,流畅
fluent *a*. 流利的,流畅的
fluently *ad*. 流利地,流畅地
Flufenamic Acid *n*. 氯贝酸(消炎镇痛药)
Flufenazine = **fluphenazine** *n*. 氟奋乃静
Flufenisal *n*. 氟苯柳
fluff *n*. 绒毛;汗毛;蓬松物 *v*. (使)起毛,(使)变松
fluffy *a*. 绒毛状的
flu-flux-构词成分,意为"流"(来自拉丁语 fluo)
Flufosal *n*. 氟磷沙(抗凝药)
Flufylline *n*. 氟鲁茶碱(支气管扩张药)
flügelplatte [德]; **alar plate** *n*. 翼板
Flugestone *n*. 氟孕酮(孕激素)
Fluhmann's test [C. Frederic 美妇科学家 1898 生] 弗路曼氏试验(检雌激素)

Fluhrer's probe［William Francis 美医师 1870—1932］弗路勒氏探子(脑枪伤探子)

fluid［拉 fluidus］*n*. ①液体,液 ②射流 *a*. 流质的,流动的,液体的 ‖ ~ allantoic 尿囊液 / ~ Altmann's 阿耳特曼氏［固定］液 / ~ amniotic 羊［膜］水 / ~ ascitic 腹水 / ~ Bamberger's 班伯格氏液(一种白蛋白样汞液,治疗梅毒) / ~ Benda's 本在氏固定液 / ~ Berthollet's 贝托莱氏液(氯及次氯酸钠的混合液) / ~ Biedermann's 比德曼氏液 / ~ bleaching 漂白粉液 / ~ Bless' 布勒斯氏液 / ~ body 体液 / ~ Bouin's 布安氏［固定］液 / ~ Burnett's disinfecting 伯纳特氏消毒液 / ~ Callison's 卡利森氏液(红细胞计数用) / ~ Carnoy's 卡诺依氏液 / ~ cephalorachidian; Cerebrospinal ~ 脑脊［髓］液 / ~ cataract 液状白内障 / ~ cerebrospinal (缩 C.S.F.) 脑脊［髓］液 / ~ Champy's fixing 尚皮氏固定液(制作显微镜标本的一种混合液) / ~ chlorpalladium; Waldeyer's ~ 氯化钯脱钙液,瓦耳代尔氏液 ~, Coca's extracting 变应原浸出液 / ~ Coley's 科利尔液(丹毒及灵菌毒素混合液,治恶性瘤) / ~ colostric; colostrum 初乳 / ~ Condy's 康迪氏液(高锰酸钾钠溶液) / ~ compeuter 射流计算机 / ~, Coca's extracting 变应原浸出液 / ~ Dakin's 达金氏溶液(次氯酸钠溶液) / ~ decalcifying 脱钙液 / ~ Delafield's 德拉菲尔德氏［固定］液 / ~ dram (缩 fl. dr) 液量英钱(相当于 3.697 毫升) / ~ electrode 液体电极 / ~ extracellular 细胞外液 / ~ extravascular 血管外液 / ~ fixation 固定液 / ~ Flemming 弗来明氏［组织固定］液 / ~ follicular; liquor folliculi 滤泡液,卵泡液 / ~ forced 强饮法 / ~ formalin-ammonium bromide fixing 甲醛溴化铵固定液 / ~ formol-Müller 甲醛苗勒氏液 / ~ Fralick's 弗雷利克氏液(含有初生氯和臭氧的杀菌剂) / ~ gastro-intestinal 胃肠液 / ~ Gauvain's 戈维恩氏液(脓胸洗涤液) / ~ Gendre's fixing 让德尔氏固定液 / ~ Gilson's 吉耳逊氏液 / ~ Helly's 海利氏液(同岑克尔氏液,而免去醋酸或代以等量福尔马林) / ~ hydrocarbonous 烃液 / ~ in burn blister 烧伤水疱液 / ~ intermicellar 微胞粒间液 / ~ intracellular 细胞内液 / ~ intra ocular 眼球内液 / ~ Kaiserling's 凯泽林氏［固定］液 / ~ labyrinthine; perilympha 外淋巴 / ~ Lang's 兰格氏液(由升汞、氯化钠、醋酸、水组成的组织固定液) / ~ level 液平 / ~ Locke's 洛克氏液(血浆代用品,用于动物实验时维持动物心脏跳动) / ~ mechanics 流体力学 / ~ mosaic model 液态镶嵌模型 / ~ matching 配合液,比合液 / ~ Mitchell's 密契尔氏液(用于肺结核) / ~ Morton's 摩顿氏液(碘和碘化钾甘油溶液) / ~ Müller's 苗勒氏液(组织硬固液) / ~ nutrient; nutrient solution 培养液 / ~ Ohlmacher's fixing 奥耳马歇尔氏固定液 / ~ Orth's 奥尔特氏液(福尔马林 1 份、苗勒氏液 9 份组成) / ~ ounce (缩 fl. oz.) / ~ 液,液盎司 / ~ ovarian follicular; liquor folliculi 卵泡液 / ~ Pacini's 帕西尼氏液 / ~ Parker's 帕克氏液(甲醛和酒精的混合固定液) / ~ Pasteur's 巴斯德氏液(用于真菌培养) / ~ pericardial 心包液 / ~ peritoneal 腹膜液,腹水 perivitelline 卵黄周液 / ~ Piazza's 皮阿札氏凝血液 / ~ Pitfield's 皮特菲耳德氏液(白细胞计数用) / ~ preservative 保藏液,保存液 / ~ Purdy's 珀迪氏液(变更的费林氏尿糖试验液) / ~ Regaud's fixing 雷果氏固定液 / ~ Rossman's 罗斯曼氏液(固定组织内糖原用) / ~ Scarpa's; endolympha 斯卡帕氏液,内淋巴 / ~ Schaudinn's 绍丁氏液(饱和二氯化汞、酒精、冰醋酸溶液) / ~ seminal 精液 / ~ serous 浆液 / ~ spinal 脊［髓］液 / ~ subarachnoid; liquor cerebrospinalis 脑脊［髓］液 / ~ supernatant 上清液,浮面液 / ~ synovial; synovia 滑液 / ~ Tellyesniczky's 捷列斯尼茨基氏液(由重铬酸钾、水和冰醋酸组成的固定液) / ~ Thoma's 托马氏液(组织学上的脱钙液,由酒精和纯硝酸组成) / ~ technology 射流技术 / ~ therapy 补液疗法 / ~ tissue 组织液 / ~ ventricular 脑室液(脑脊液之一部) / ~ vital 脐囊液 / ~ vitreous 玻璃体液化 / ~ Waldeyer's; chlor ~ palladium ~ 瓦耳代尔氏液,氯化钯脱钙液 / ~ Wickersheimer's 维克海默氏液(保存解剖标本用) / ~ Zenker's 岑克尔氏液(组织固定液)

fluid conductivity indicator (简作 FCI) 液体传导性指示器

Fluid Controls Institute (简作 FCI) 流体控制学会(美)

Fluid Dynamic Research Laboratory (简作 FDRL) 流体力学研究所(美)

fluid flow indicator (简作 FFI) 液体流动指示器

fluid operated digital automatic computer (简作 FLODAC) 流体数字自动计算机

fluid ounce (简作 fl oz) 液两(英美衡制单位,相当于 28.4 毫升〈英〉或 29.6 毫升〈美〉),液盎司

fluid overload (简作 FOL) 液体超负荷

Fluid Power Society (简作 FPS) 流体动力学学会

fluid scruple (简作 fl scr) 液量斯克鲁普尔(=1.184 毫升)

fluid toxoid (简作 FT) 液体类毒素

fluid volume (简作 FV) 液体容积

fluid-acet-extract *n*. 醋制流浸膏

fluidextract *n*. 流浸膏 ‖ ~ apocynum 夹竹桃麻根流浸膏 / ~ cascara sagrada; Phamnus purshiana ~ 波希鼠李流浸膏 / ~ dandelion root; taraxacum ~ 蒲公英［根］流浸膏 / ~ eriodictyon; yerba santa ~ 北美圣草流浸膏 / ~ ginger 姜流浸膏 / ~ glycyrrhiza; licorice root ~ 甘草流浸膏 / ~ golden seal; hydrastis ~ 北美黄边流浸膏 / ~ ipecac 吐根流浸膏 / ~ licorice root; glycyrrhiza ~ 甘草流浸膏 / ~ Phamnus purshiana; cascara sagrada ~ 波希鼠李流浸膏 / ~ rhubarb 大黄流浸膏 / ~ sarsaparilla 洋菝葜流浸膏 / ~ of senecasnakeroot; senega ~ 美远志流浸膏 / ~ serenoa 锯叶矮棕流浸膏 / ~ squill 海葱流浸膏 / ~ stramonium 曼陀罗流浸膏 / ~ taraxacum; dandelion root ~ 蒲公英［根］流浸膏 / ~ valerian 缬草流浸膏 / ~ wild cherry 野樱皮流浸膏 / ~ witch hazel leaves 北美金缕梅叶流浸膏 / ~ yerba santa; eriodictyon ~ 北美圣草流浸膏

fluidextractum (所有格 fluidextracti; 复 fluidextracta)［拉］; **fluidextract** *n*. 流浸膏 ‖ ~ belladonnae folii 颠茄叶流浸膏 / ~ belladonnae radicis; belladonna root rluidextract 颠茄根流浸膏 / ~ cinchonae 金鸡纳皮流浸膏 / ~ colchici seminis 秋水仙子流浸膏 / ~ condurango 南美牛奶菜流浸膏 / ~ ergotae 麦角流浸膏 / ~ filicis 绵马流浸膏 / ~ hamamelidis folii; witch hazel leavesfluidextract 北美金楼梅叶流浸膏 / ~ hydrastis; golden seal fluidextract 北美黄连流浸膏 / ~ nucis vomicis 番木鳖流浸膏 / ~ opii 鸦片流浸膏 / ~ pruni virginianae; wild cherry fluidextract 野樱皮流浸膏 / ~ rhei 大黄流浸膏 / ~ scillae; squill fluidextract 海葱流浸膏 / ~ sennae 番泻叶流浸膏 / ~ uvae-urse; uva ursi fluidextract 熊果叶流浸膏 / ~ zeae; zea fluidextract 玉蜀黍须流浸膏,玉米须流浸膏 / ~ zingiberis; ginger fluidextract 姜流浸膏

fluid-filled intestinal segment 积液肠段

fluid-filled loop 积液肠袢

fluidglyceratum; gluidglycerate *n*. 甘油流浸膏,甘油浸剂 ‖ ~ cascarae sagradae 波希鼠李甘油流浸膏 / ~ krameriae 拉坦尼甘油流浸膏

fluid-hardening plastic 可硬化液体塑料

fluidic sensor 射流传感器

fluidics *n*. 流控技术,射流技术

fluidism; humoralism *n*. 体液学说

fluidity *n*. 流动性

fluidization *n*. 流体化

fluidize *v*. 使流体化

fluidized bath (简作 FB) 气流浴

fluidounce *n*. 液量英两,液盎司

fluidram; fluid dram *n*. 液量英钱(相当于 3.697 毫升)

Fluil Mechanics Laboratory (简作 FML) 流体力学研究所(美)

Fluindarol *n*. 氟茚罗(抗凝药)

Fluindione *n*. 氟茚二酮(抗凝药)

fluke; trematode *n*. 吸虫 ‖ ~ blood 血吸虫 / ~ bronchial; Paragonimus westermanni 气管吸虫,肺吸虫,卫斯特曼氏并殖吸虫 / ~ cat liver 猫肝吸虫 / ~ Chinese liver 中国肝吸虫,华支睾吸虫 / ~ Egyptian intestinal 埃及肠吸虫 / flukes, intestinal 肠吸虫 / ~ Japanese liver 日本肝吸虫 / ~ lancet; Dicrocoelium dendriticum 枪状双腔吸虫,支双腔吸虫 / flukes, liver 肝吸虫 / ~ lung 肺吸虫

Flul/vac influenza vaccine 流感疫苗

fluld dram (简作 fl dr) 液打兰;液量英钱(相当于 3.697 毫升)

fluld extract (简作 Fldxt) 液体提取物(浸膏)

flu-like symptom 类流感症状(某些人在服药后所出现的一种症状)

Flu-lmune *n*. 流感病毒疫苗(influenza virus vaccine)制剂

flumaronitrile (简作 FN) 富马腈

Flumazenil *n*. 氟马西尼(苯二氮芥拮抗药)

Flumecinol *n*. 氟美西诺(代谢调节药)

Flumedroxone *n*. 氟美烯酮(抗偏头痛药)

flumen (复 **flumina**)［拉］*n*. 流,波

Flumequine *n*. 氟甲醛(抗感染药)

Flumeridone *n*. 氟美立酮(镇吐药)

flumerin *n*. 汞萤光素,羟基汞萤光红二钠盐

Flumethasone *n*. 氟甲松,6α,9α-二氟-16α-甲基泼尼松龙(抗炎作用的糖皮质素,用于皮肤病)

Flumethasone pivalate *n*. 特戊酸氟米松,特戊酸二氟美松,特戊酸氟地塞米松(合成糖皮质激素,局部抗炎药,用于皮肤病)

Flumethiazide; trifluomethylthiazide *n*. 氟甲噻嗪,三氟甲噻(利尿降压药)

Flumetramide *n*. 氟甲吗,6-(α,α,α-三氟对甲苯)-3-吗啉酮(横纹肌弛缓药)

Flumexadol *n*. 氟甲沙朵(镇痛药)
Flumezapine *n*. 氟甲氮平(抗精神病药)
flumina(单 flumen)[拉] *n*.流,波 ‖ ~ pilorum 毛流
Fluminorex *n*. 氟氨雷司(抑制食欲药)
Flumizole *n*. 氟硝唑(抗原虫药)
Flumoxonide *n*. 氟甲氧缩松(肾上腺皮质类药)
Flunarizine *n*. 氟拉嗪,氟桂利嗪,西比灵(改善脑功能药)
Flunarizine hydrochloride *n*. 盐酸氟桂利嗪,盐酸氟苯桂嗪
Flunidazole *n*. 氟硝咪唑,2-(对氟苯基)-5-硝基咪唑(抗原虫药)
Flunisolide *n*. 氟尼缩松(肾上腺皮质类药)
Flunitrazepam *n*. 氟硝西泮(安定类药)
Flunixin *n*. 氟尼克辛(消炎镇痛药)
Flunoprost *n*. 氟诺前列素(前列腺素类药)
Flunoxaprofen *n*. 氟诺洛芬(消炎镇痛药)
Fluocin *n*. 荧光极毛杆菌属
Fluocinolone; 6α, 9α-difluoro-16α-hydroxyprednisolone 氟新诺龙,二氟羟泼尼松龙 ‖ ~ acetonide 肤轻松,氟新诺龙丙酮,二氟羟泼尼松龙丙酮
Fluocinonide *n*. 氟新诺龙酯,氟新诺龙丙酮醋酸酯(肾上腺皮质激素类药)
Fluocortin *n*. 氟可丁(肾上腺皮质类药)
Fluocortin butyl 氟可丁,氟考丁酯(抗炎药)
Fluocortolone *n*. 氟可龙(肾上腺皮质类药)
Fluogen *n*. 流感病毒疫苗
Fluohydrisone; fludrocortisone *n*. 氟氢可的松
Fluonid *n*. 氟轻松,氟西奈德(fluocinolone acetonide)制剂的商品名
fluor fluorescent 荧光的 /fluoridation 氟化反应/fluoride 氟化物 / fluoroscopy 荧光屏检查,X 线透视检查
fluor *n*. ①受激荧光源 ②荧光染料 ‖ ~ cervicalis 子宫颈管溢液 / ~ sanguinolentus 血性白带
fluor[拉]; **discharge** *n*. 排出物,溢液,荧光体 ‖ ~ albus 白带
fluoracetic acid 氟乙酸
Fluoracil *n*. 氟尿嘧啶(抗肿瘤药)
fluoram; ammonium bifluoride *n*. 二氟化铵
fluorane *n*. 萤烷
fluorapatite *n*. 氟磷灰石
fluorchrome *n*. 萤光色素
fluorecin *n*. 氢化萤光素
fluorene *n*. 芴,二苯并伍环(相当于 3.697 毫升)
fluoreneamin *n*. 芴胺
N-2-fluoreny phthalamic acid(简作 FPA)N-2-醛酞氨酸
fluores fluorescent 荧光的
fluorescamine *n*. 荧光胺
fluoresce *n*. 发荧光
fluorescein *n*. 萤光素,萤光黄 ‖ ~ angiography 荧光素血管造影(术)/ ~ antibody technique 荧光抗体技术 / ~ cineangiography 荧光血管电影摄影术 / cyclogram 荧光素睫状体照片 / ~ cycloscopy 荧光素睫状体检查 / ~ depolarization 荧光消偏振 / ~ filling 荧光素充盈 / ~ fundus angiography 荧光素眼底血管造影术 / ~ isocyanate (FIC) 异氰酸荧光素 / ~ isothiocyanate-ConA FITC-ConA 异硫氰酸荧光素—刀豆球蛋白 A / ~ lifetime 荧光寿命 / ~ microscopy 荧光显微镜检术 / ~ photography 荧光素照相术 / ~ polarization 荧光偏振 / ~ probe 荧光探针,荧光探剂 / ~ quantum yield 荧光量子产率 / ~ sodium; soluble ~ 萤光素钠,可溶性萤光素(诊断用药)/ ~ spectrum 荧光光谱 / ~ staining 荧光素染色 / ~ test 荧光素试验 / ~ videoangiography 荧光素视频血管造影检查法
fluorescein(简作 FL)荧光素
fluorescein isocyanate(简作 FIC)异氰酸荧光素
fluorescein isothiocyan(简作 FITC)异硫氰酸荧光素
fluorescein isothiocyanate(简作 FITC)异硫氰酸荧光素
fluoresceindye disappearance test(简作 FDC)荧光素染色消散试验
fluorescein-labeled *n*. 荧光素标记的
fluorescein-natrium(简作 FL)荧光素钠
fluoresceinuria *n*. 荧光素尿
fluorescence *n*. 荧光 ‖ ~ activated cell sorting 荧光激活细胞分类术 / ~ angiography 荧光血管造影术 / ~ cineangiography 荧光血管电影摄影术 / ~ correlation spectroscopy 荧光相关光谱学 / ~ cystoscopy 荧光膀胱镜检查法 / ~ detector 荧光检测器 / ~ diagnotic apparatus 荧光诊断仪 / ~ emission spectrum 荧光发射光谱 / ~ enhancement 荧光增强 / ~ excitation spectrum 荧光激光发光谱 / ~ fudus angiography 荧光眼底血管造影术 / ~ intensity 荧光强度 / ~ lifetime 荧光寿命 / ~ leakage 荧光渗漏 / ~ microphotolysis 微荧光光解法 / ~ microscope 荧光显微镜 / ~ microscopy 荧光显微镜检术 / ~ natural 自然荧光; / ~ nonspecific 非特异性荧光 / ~ photobleaching recovery(FPR)荧光漂白恢复 / ~ polarization 荧光偏振 / ~ prob 荧光探针,荧光探剂 / ~ quantum yield 荧光量子产率 / ~ radiation 荧光辐射 / ~ spectrum 荧光光谱 / ~ staining 荧光染色法 / ~ x-ray counting 荧光 X 射线计数
fluorescence activated cell sorter(简作 FACS)荧光激活细胞分离器
fluorescence indicator absorption method(简作 FIA)荧光指示剂吸附法
Fluorescence News(简作 FN)荧光新闻(杂志名)
fluorescence photobleaching recovery(简作 FDR)荧光漂白恢复法
fluorescence recovery after photobleaching(简作 FRAP)荧光漂白后恢复测定
fluorescence-activated cell sorter(简作 FACS)荧光激活细胞分类器
fluorescent *a*. 荧光的 ‖ ~ anode 荧光阳极 / ~ antibody 荧光标记抗体 / ~ antibody technique 荧光抗体技术 / ~ box 荧光箱 / ~ brightener 荧光增白剂 / ~ characteristic 荧光特性 / ~ depolarization technique 荧光去偏振技术 / ~ dyes 荧光染料 / ~ effect 荧光效应 / ~ imaging 荧光显像 / ~ labelling 荧光标记 / ~ light 荧光 / ~ material 荧光物质 / ~ molecule 荧光分子 / ~ probe 荧光探针 / ~ radiation 荧光性辐射(放射)/ ~ scanner 荧光扫描机 / ~ scanning 荧光扫描 / ~ scanning technique 荧光扫描技术 / ~ screen 荧光屏 / ~ sensor 荧光感测器(研究分子辨识常用的一种仪器)/ ~ staining 荧光染色 / ~ substance 荧光质 / ~ thyriod scanning 荧光甲状腺扫描 / ~ tracer technique 荧光示踪技术 / ~ x-ray 荧光 X 射线 / ~ x-ray analysis 荧光 X 线透视术
fluorescent(简作 fluores)荧光的
fluorescent antibody(简作 FA)荧光抗体
fluorescent antibody method(简作 FA method)荧光抗体法
fluorescent antibody technic(简作 FAT)荧光抗体技术
fluorescent antibody technique(简作 FAT)荧光抗体法
fluorescent antibody test(简作 FAT)荧光抗体试验
fluorescent antibody to membrane antigen(简作 FAMA)抗膜抗原荧光抗体
fluorescent antiboy darkfield(简作 FADF)荧光抗体暗视野
fluorescent antinuclear antibody(简作 FANA)荧光抗核抗体
fluorescent antinuclear antibody test(简作 FAAT)荧光核抗体试验
fluorescent body(简作 F body)荧光小体,F 小体
fluorescent densitometer(简作 FD)荧光密度计
fluorescent in situ hybridization(简作 FISH)原位荧光杂交
fluorescent treponemal antibidy test(简作 FTA test)荧光密螺旋体抗体试验
fluorescent treponemal antibody absorption test for syphilis(简作 FTA-Abs)梅毒荧光密螺旋体抗体吸收试验
fluorescent treponemal antlbody absorption(简作 FTA-ABS)荧光密螺旋体抗体吸收[反应]
fluorescent treponemal antibody(简作 FTA)荧光密螺旋体抗体吸收试验
fluorescent-di-β-galactoside(简作 FDBG)荧光素二 β 半乳糖甙
fluorescently-labeled antibody 荧光标记引物
fluorescien diacetate koch-light laboratories 双醋酸荧光素(FDA)试验
fluorescin *n*. 氢化萤光素
fluorescinisothiocyate *n*. 异硫氰酸荧光素
fluoresecen correlation spectroscopy 荧光相关光谱学
Fluoresone *n*. 氟苯乙砜(抗癫痫药)
fluorexone *n*. 荧光络合剂
Fluoribacter bozemanae Garrity et al. 博兹曼荧光杆菌
Fluoribacter Brown, Garrity et Vickers 荧光杆菌属
Fluoribacter dumoffii Brenner et al. 杜氏荧光杆菌
Fluoribacter gormanii Morris et al. 戈氏荧光杆菌
fluoric acid 氟酸
fluoridate *v*. 向……中加入氟化物 ‖ ~ apatite 氟化磷石灰
fluoridation *n*. 氟化[作用]
fluoridation(简作 fluor)氟化反应
Fluoridation Reporter(简作 FR)氟化作用报道(美国牙医学会杂志名)
fluoride(简作 fluor)氟化物
fluoride[英] **fluoridum**[拉] *n*. 氟化物 ‖ ~ acidulated phosphate 酸性氟磷酸盐 / ~ amine 氟化氨 / ~ calcium; fluoridum calcium 氟化钙 / ~ sodium; fluoridum sodium 氟化钠
fluoridization *n*. ①涂氟法 ②氟化[作用] ‖ ~ of tooth surface 牙面涂氟法

fluoridize *v*. ①涂氟 ②氟化,加氟
fluorimeter *n*. X线量计;透视定位器;荧光计,氟量计
fluorimetry *n*. X线测量法;透视定位法;荧光测定法
fluorinate *n*. 用氟处理;使与氟化合
fluorinated ethylene propylene(简作 FEP) 聚四氟乙烯(特氟隆)
fluorination *n*. 氟化[作用]
fluorine[英]; **fluorinum**[拉] *n*. 氟
fluorine and oxygen(简作 FLOX) 氟和氧,氟氧剂
fluorine plus liquid oxygen(简作 FLOX) 氟加液体氧混合剂
fluorinetherapy *n*. 氟疗法
Fluoritum *n*. [紫石英](含氟化钙的矿石)
fluoritum; **fluorite** *n*. 氟石,紫石英
fluoro-[拉][构词成分 亦作 fluo-] 氟,荧光
2-fluoroacetamide 2-氟乙酰胺
fluoroacetaldehyde *n*. 氟乙醛
fluoroacetamide *n*. 氟乙酰胺
fluoroacetate *n*. 氟醋酸盐(杀鼠药)
fluoroacetic acid *n*. 氟乙酸
fluoro-acetic chloride(简作 FAC) 氟代乙酰氯
fluoroacetone *n*. 氟丙酮
4-fluorobutanol 4-氟丁淳
4-fluorobutyraldehyde 4-氟丁醛
4-fluorobutyric acid 4-氟丁酸
fluorocortisone *n*. 氟可的松
fluorochemicals(简作 FC) 含氟化合物,氟碳
fluoro-chloro-carbon(简作 FCC) 氟—氯—碳
fluorochrome *n*. 荧光色素,荧光染料 ‖ ~ stain 氟染色
fluorochromine *n*. 用荧光染料染色
9-a-fluorocortisol; **9-a-pregnene-11-β,17-a,21-triol-3,20-dione** 9-α-氟皮质醇
fluorocurarine *n*. 荧光箭毒素
fluorocyte *n*. 荧光细胞
fluorocytosine(简作 FC) 氟胞嘧啶
5-fluorocytosine; **flucytosine** *n*. 5-氟胞嘧啶,氟胞嘧啶
fluorodensitometry *n*. 荧光象测密术
fluorodeoxyuridine *n*. 氟化脱氧尿苷
5-fluorodeoxyuridine monophosphate(简作 F-dUMP) 5-氟尿苷-磷酸
fluorodeoxyuridylate *n*. 氟[化]脱氧尿苷酸
fluorodinitrobenzene(简作 FDNB) 氟二硝基苯
1-fluoro-2,4-dinitrobenzene 1-氟-2,4-二硝基苯
fluorodinitrobenzene; **1-fluoro-2,4-dinitrobenzene** *n*. 二硝基氟苯,氟二硝基苯
Fluorodopa[18F] *n*. 氟[18F]多巴(诊断用药)
fluoro ethane 乙基氟
fluoroform *n*. 氟仿,三氟甲烷
fluoroformol *n*. 氟仿莫耳(3%氟仿水溶液)
fluorogen *n*. 荧光团
fluorogram *n*. 荧光缩影(照)片
fluorography; **fluororoentgenography** *n*. 荧光X线照相术
9-α-fluorohydrocortisone 9-α-氟氢可的松
fluoroimmunoassay(简作 FIA) 荧光免疫分析
fluoroimmunoassys(简作 FIA) 荧光免疫测定
fluoroimmynoassay *n*. 荧光免疫测定
fluoroiodoaracytosine(简作 FIAC) 氟碘阿糖胞甙
fluorol; **sodium fluoride** *n*. 氟化钠
Fluoromar *n*. 氟乙烯醚(fluroxene)制剂的商品名
fluorometer *n*. ①X线量计 ②透视定位器
fluorometer dial readings X(简作 FDR) 射线量计刻度盘读数
Fluorometholone *n*. 氟甲脱氧泼尼松龙
fluorometholone(简作 FML) 氟甲龙(抗炎药)
fluorometry *n*. ①X线测量法 ②透视定位法
fluoronephelometer *n*. 荧光比浊剂,荧光散射浊度计
fluoro-nitrophenyl-azide(简作 FNPA) 氟硝苯基—叠氮化物
1-fluoro octane 1-氟辛烷
fluorophenylalanine(简作 FPA) 氟苯丙氨酸
ρ-fluorophenylalanine *n*. 对氟苯基丙氨酸
fluorophore *n*. 荧光基因
fluorophores *n*. 荧光发色团(即是荧光分子,见 fluorescent molecule)
fluorophosphate *n*. 氟磷酸(含氟与磷的有机化合物) ‖ ~ diisopropyl; isoflurophate 氟磷酸二异丙酯,异氟磷酸
fluorophotometer *n*. 荧光光度计
fluorophotometry *n*. 荧光光度测定法
Fluoroplex *n*. 氟尿嘧啶,5-氟尿嘧啶(fluorouracil)制剂的商品名
3-fluoropropionic acid 3-氟丙酸
3-fluoropropyl mercaptan 3-氟丙基硫醇
fluororadiography *n*. 荧光X本照相[术],间接摄影[术]
fluororoentgenography; **photofluorography** *n*. 荧光X本照相术
Fluorosalan = **flusalan** *n*. 氟沙仑(消毒防腐药)
fluorosclerosis *n*. 氟性硬化
fluoroscope *n*. 荧光屏,荧光镜 *v*. 用荧光镜检查 ‖ ~ biplane 双面荧光屏 / ~ dental 牙科荧光屏
fluoroscopic(al) *a*. 荧光镜的,X线透视的 ‖ ~ apparatus 透视检查设备 / ~ control 透视控制 / ~ detection 透视检查 / ~ electrocardiography 透视式心电描记法,心电描记透视检查 / ~ equipment 透视检查设备 / ~ examination (荧光)透视检查 / ~ guidance 透视向导 / ~ image 透视影像 / ~ image memory 透视图像存储器 / ~ machine 透视机 / ~ monitoring 透视监视 / ~ puncture 透视(导向)穿刺 / ~ room 透视室 / ~ screen 荧光屏,荧光板 / ~ table 透视(诊断)床 / ~ television image 电视透视影像 / ~ timer 透视定时器 / ~ unit 透视机 / ~ videotape 透视录像磁带 / ~ viewing 荧光透视,X线透视
fluoroscopical *a*. 荧光屏检查的,X线透视的 ‖ ~ guided needle aspiration biopsy 透视导向针吸活检
fluoroscopist *n*. 透视科医生
fluoroscopy *n*. 荧光学,荧光检查,X线透视术 ‖ ~ current 透视电流 / ~ interlock 透视联锁装置 / ~ KV selector 透视千伏选择器
fluoroscopy *n*. 荧光屏检查,荧光镜透视检查,X线透视检查 ‖ ~ dental 牙荧光屏检查
fluorosilicate; **silicofluoride** *n*. 氟硅酸盐,硅氟化物
fluorosilicic acid(简作 FSA) 氟硅酸
fluorosis; **chronic fluorine poisoning** *n*. [慢性]氟中毒,斑釉 ‖ ~ chronic endemic; endemic denal ~ 慢性地方性[牙]氟中毒 / ~ dental 牙氟中毒 / ~ enamel [牙]釉质氟中毒 / ~ endemic dental 地方性牙氟中毒
fluorospectrophotometer *n*. 荧光分光光度计
fluorotoluene(简作 FT) 氟代甲苯
fluoro trichloroethylene(简作 FTCE) 氟三氯乙烯
fluoro trichloromethane(简作 FTCM) 氟三氯甲烷,氟里昂-11
fluorouracil riboside(简作 FUR) 5-氟尿甙
5-fluorouracid(简作 5-FU) 5-氟尿嘧啶
5-fluoro-uracilum(简作 5-FU) 5-氟尿嘧啶
fluorouracil; **5-fluorouracil**; **5-FU** *n*. 氟尿嘧啶,5-氟尿嘧啶,5-氟(抗肿瘤药)
fluorous synthesis 氟相合成(curran 等人于 1997 年所发展的一种新组合式策略,用来合成药物等)
fluorphenetol *n*. 氟代苯乙醚
fluorrheumin *n*. 弗路娄明(一种治疗风湿病及神经痛的软膏)
fluor-scent *n*. 荧光屏
fluor-spar *n*. 萤石,氟石
5-fluor-uracil *n*. 氟尿嘧啶
fluosilic acid 氟硅酸
Fluosol[商品名] *n*. 全氟化学血液代用品
fluothane *n*. 氟烷
fluothane oxygen gas(简作 FDG) 氟烷氧气(麻醉)
Fluotracen *n*. 氟曲辛(抗忧郁药)
Fluotracen hydrochloride 盐酸氟曲辛,盐酸氟蒽丙胺(安定药,抗抑郁药)
Fluoxetine *n*. 氟西汀(抗忧郁药)
fluoxydin(简作 FO) 氟嘧啶醇(抗肿瘤药)
fluoxymesterone(简作 FL) 氟羟甲基睾丸素
Fluparoxan *n*. 氟洛克生(抗抑郁药)
Flupentixol *n*. 氟哌嘧啶,氟哌噻吨(抗精神病药)
Fluperamide *n*. 氟哌醇胺(止泻药)
Fluperlapine *n*. 氟培拉平(抗忧郁药)
Fluperolone *n*. 氟泼罗龙,21-甲基-9u-氟泼尼松龙(消炎作用的糖皮质素)
fluphenazin decanoate(简作 FD) 氟奋乃静癸酸酯
fluphenazin enanthate(简作 FE) 氟奋乃静庚酸酯
Fluphenazine *n*. 氟非那嗪,羟哌氟丙嗪(安定药) ‖ ~ enanthate 氟非那嗪庚酸酯(安定药) / ~ hydrochloride 盐酸氟非那嗪(安定药)
Fluprazine *n*. 氟普拉嗪(抗焦虑药)
Fluprednidene *n*. 氟泼尼定(肾上腺皮质类药)
fluprednisolone *n*. 氟泼尼松龙 ‖ ~ valerate 氟泼尼松龙戊酸酯
Fluprofen *n*. 氟洛芬(消炎镇痛药)
Fluprofylline *n*. 氟丙茶碱(血管扩张药)
Fluproquazone *n*. 氟丙喹宗(消炎镇痛药)
Fluprostenol *n*. 氟前列醇(抗不育药) ‖ ~ sodium 氟前列醇钠,前列氟醇钠(抗不育药)

Fluquazone *n*. 氟喹宗(消炎镇痛药)
Fluracil = **fluorouracil** *n*. 氟尿嘧啶(抗肿瘤药)
Fluradoline *n*. 氟朵林(镇痛药)
Flurandrenolide = **fludroxycortide** *n*. 氟氢缩松(肾上腺皮质类药)
Flurandrenolone *n*. 氟雄诺龙,氟二羟皮质[甾]酮
-flurane[构词成分] - 氟烷(1998 年规定使用此名称,主要系指神经系统的含氟吸入麻醉剂,如阿列氟烷[Alifurane]、异氟烷[Isoflurane]等)
Flurantel *n*. 氟仑太(抗蠕虫药)
Flurazepam *n*. 氟西泮(催眠药) ‖ ~ hydrochloride 盐酸氟西泮,盐酸氟安定,盐酸氟胺安定(催眠药)
Flurbiprofen *n*. 氟比洛芬(消炎镇痛药)
Fluress *n*. 盐酸奥布卡因—荧光素钠(benoxinate hydrochloride and fluorescein sodium)制剂的商品名
Fluretofen *n*. 氟瑞托芬(消炎药)
Flurithromycin *n*. 氟红霉素
Flurobate *n*. 苯甲酸倍他米松(betamethasone benzoate)制剂的商品名
Flurocitabine *n*. 氟西他宾(抗肿瘤药)
Flurofamide *n*. 氟法胺(尿素酶抑制药)
Flurogestone = **flugestone** *n*. 氟孕酮(孕激素) ‖ ~ acetate 醋酸氟孕酮,醋酸氟羟孕酮(孕激素)
Flurothyl *n*. 六氟二乙酯,双(2,2,2 - 三氟乙)酯(惊厥药)
Flurotyl *n*. 氟苷尔
Fluroxene *n*. 氟克醒,乙烯氧氟烷,三氟乙基乙烯醚(吸入麻醉剂)
Flusalan *n*. 氟沙仑(消毒防腐药)
flush *n*. 潮红 *v*. ①突然发红 ②使兴奋 ‖ ~ atropine 阿托品潮红 / ~ breast 乳房潮红 / ~ end 平端 / ~ hectic 痨病性潮红 / ~ hot 热潮红 / ~ mahogany 红木色潮红(见于大叶性肺炎颜面) / ~ malar 颧颊潮红 / ~ phase 灌注期(血管造影期相)
flusher *n*. 冲洗器(者),净化器
flushing *n*. ①发红 ②面红 ③冲洗 ‖ ~ of cheek 两颊潮红
flushoff *n*. 溢出,排出
flushsweat, unilateral; auriculo-temporal syndrome *n*. 偏侧多汗,耳颞神经综合征
Flusoxolol *n*. 氟索洛尔(B 受体阻滞剂)
Fluspiperone *n*. 氟司哌隆(安定类药)
Fluspirilene *n*. 氟司必林(抗精神病药)
fluster *n*. 慌张,激动
Flutamide *n*. 氟硝丁酰胺
Flutazolam *n*. 氟他唑仑(安定类药)
Flutiazine *n*. 氟替阿嗪(消炎药)
Fluticasone *n*. 氟替卡松(肾上腺皮质类药)
Flutoprazepam *n*. 氟托西泮(安定类药)
Flutroline *n*. 氟曲林(安定类药)
Flutropium Bromide *n*. 氟托溴胺(抗胆碱药)
flutter *v*. 扑动 ‖ ~ atrial; auricular ~ 心房扑动 / ~ disphragmatic 膈扑动 / ~ echo 颤动(多源)回波 / ~ generator 脉冲发生器 / ~ impure 不整齐扑动 / ~ mediastinal 纵隔扑动 / ~ ocular 眼球颤动 / ~ purs 整齐扑动 / ~ test film 电视图像颤动现象试验片 / ~ ventricular 心室扑动
flutter-fibrillation *n*. 扑动—纤颤[型](心电图)
fluvanil *n*. 马来乳胶素
Fluvastatin *n*. 氟伐他汀(降脂药)
Fluvomycin; riomycin *n*. 河霉素
Fluvoxamine *n*. 氟伏沙明(抗精神病药)
flux[拉 fluxus] *n*. ①流出,溢出 ②[助]熔剂,焊媒 ②通量(物) *v*. 使熔融,大量的流出 ‖ ~ alvine; diarrhea 腹泻 / ~ bilious; hepatic ~ 胆汁泻,肝性泻(粪便中有大量胆液的热带痢疾) / ~ black 黑焊媒(碳酸钾、木炭粉混合剂) / ~ bloody; dysentery 血痢,痢疾 / ~ celiac 食糜泻 / ~ hard wax 硬蜡焊媒 / ~ hepatic; bilious ~ 肝性泻,胆汁泻 / ~ luminous 光通量 / ~ menstrual; menses 月经 / ~ neutral 中性焊媒 / ~ neutron 中子通量 / ~ oxidizing 氧化性焊媒 / ~ porcelain 瓷熔媒 / ~ reducing 还原性焊媒 / ~ sebaceous 脂溢 / ~ soldering 焊媒 / ~ white 口炎性腹泻
flux change per inch(简作 FCI) 每英寸磁通量变数,通量/英寸
fluxgate *n*. 磁门
fluxgraph *n*. 磁通仪
fluxion *n*. ①流动 ②流出,溢出
fluxmeter *n*. 磁通(量)计,通量计,辐射通量测量计
fluxograph *n*. 流量记录器
fluxoid *n*. 全磁通,循环量子
fluxon *n*. 磁通量子
Fluzinamide *n*. 氟齐胺(抗胆碱药)
Fluzoperine *n*. 氟唑培林(抗心律失常药)
FLV feline leukemia virus 猫白血病毒
flwg following 如下,下述的
flxion[拉 flexio] *n*. 屈,屈曲 ‖ ~ forcible 强屈术 / ~ lateral 侧屈,旁屈 / ~ plantar 跖屈 / ~ of fetal head 胎头俯屈 / ~ of uterus, lateral 子宫侧屈
fly *n*. 蝇,双翅昆虫 ‖ ~ black 黑蝇(蚋类) / flies, bloodsucking 吸血蝇类 / ~ blow; bluebottle ~ 丽蝇 / ~ bot 肤蝇[类] / ~ caddis 毛翅蝇 / ~ cheese 酪蝇 / ~ Columbacz 哥伦巴茨纳 / ~ Congo-floor maggot 刚果地板蛆蝇 / ~ deer 斑虻 / ~ drone[绒]蜂蝇 / ~ eye; frit ~ 眼蝇 / ~ filth 家蝇 / ~ flesh 麻蝇,肉蝇 / ~ frit; eye ~ 眼蝇 / ~ fruit 果蝇 / ~ gad 虻 / ~ gold; Lucilia caesar 凯撒绿蝇 / ~ greenbottle 绿蝇 / ~ heel 皮下蝇 / ~ horse 马蝇(指虻) / ~ house; Musca domestica 普通家蝇 / ~ Jinja ; Simulium damnosum 憎蚋 / ~ lake 湖蝇 / ~ latrine; Fannia scalaris 灰腹厕蝇 / ~ louse 虱蝇 / ~ mango; mangrove ~ 斑虻 / ~ moth 蛾蝇(指毛蠓) / ~ phlebotomus 白蛉 / ~ pomace 果蝇 / ~ Russian; Cantharis 斑蝥 / ~ sand 白蛉 / ~ screw-worm 锥蝇 / ~ Seroot; Tabanus gratus 二带虻 / ~ Spanish 斑蝥,芫青 / ~ stable 厩螫蝇 / ~ tick 虱蝇 / ~ tsetse 采采蝇 / ~ tumbu; Cordylobia anthro-pophaga 嗜人瘤蝇 / ~ typhoid; Musca domestica 普通家蝇 / ~ vinegar 果蝇,蜂蝇 / ~ warble 肤蝇
flyback *n*. 回描,扫描逆程,逆行 ‖ ~ circuit 回扫电路 / ~ kick 回扫电压脉冲 / ~ line 回(程,扫)线 / ~ retrace 回(描)扫(迹) / ~ transformer 回扫,冲击激励 / ~ voltage 电子束回扫电压
fly-belt 舌蝇带(非洲舌蝇分布的地带)
fly-blister *n*. 斑蝥水疱
fly-blows *n*. 蝇卵
fly-borne *a*. 蝇传播的
flyflap *n*. 蝇拍 *v*.(用蝇拍)拍苍蝇
flying *n*. 飞行 *a*. 飞的 ‖ ~ image digitizer 飞点图像数字转换器 / ~ flies 飞蚊症 / ~ spot 飞点,扫描点 / ~ spot camera 飞点式摄像机 / ~ spot microscope 飞点显微镜(电视式显微镜) / ~ spot television microscopy 飞点电视显微镜技术 / ~ spot scanner 飞光点扫描仪 / ~ spot scanning 飞点扫描 / ~ spot tube 飞点扫描管 / ~ spot TV ophthalmoscope 飞点式电视检眼镜,扫描激光检眼镜
Flying Physician(简作 FP) 飞行医师(杂志名)
flying spot microscope(简作 FSM) 飞点显微镜
flying-spot *n*. 飞点 ‖ ~ microscope 飞点扫描显微镜 / ~ scanner 飞点扫描器 / ~ television microscopy 飞点电视显微镜检查术 / ~ tube 飞点扫描管,飞点析像管
flying-spot scanner 飞点扫描设备
fm fathom 英寻(=6 英尺 =2 码,亦作 fthm 或 fth) fiat mixtura[拉]制成合剂
FM feedback mechanism 反馈机构 ferromanganese nodule 铁锰结节/fiat mistura[拉]制成合剂 /fibrin monomer 纤维蛋白单体 /figure of merit 品质因素,优植/ flavin mononucleotide 黄素单核甙酸/ foramen magnum 枕骨大孔 /flow meter 流量计 /frequency modulation 调频 /fulminate of mercury 雷汞,雷酸汞 /Fusobacteria microorganisms 梭(形杆)/菌属微生物
Fm fermium 镄(100 号元素)
F/m farad per metre 法拉/米(介电常数 <电容率> 单位)分
f max maximum frequency 最高频率
FM card Field Medical Card 战地医疗卡
FM chirp 调频叫声
FM sensitivity 调频灵敏度
FM-100 hue test FM-100 色彩试验
FMC federal Medical College 联邦医学院(全名为得克萨斯州达拉斯市卫生科学大学) /Fellow of the Medical Council 医师公会会员 /Foundation for Medical Care 医学护理基金会
FMD fibromuscular dysplasia 颈动脉纤维肌肉发育异常 / foot and mouth disease 口蹄疫
FME frequency-measuring equipment 频率测量设备/ full-mouth extraction 全口牙拔除
F-mediated transduction F - 因子转导
Fmet formylmethionine 甲酰蛋氨酸
FMF familial Mediterranean fever 家族型地中海热 / flow microfluorometry 速流纤维荧光技术
FMFB frequency modulation with feedback 反馈调频
FMG foreign medical graduate 外国医科毕业生
FMH fat-mobilizing hormone 动员脂肪激素
FML floating multiply 浮点乘法/ Fluil Mechanics Laboratory 流体力学研究所(美) /fluorometholone 氟硫氨酸 /fluorometholone 氟甲

龙(抗炎药)
FMM fast moving material 快移动物质(从豚鼠回肠培育液中找到一种在薄板层析移动比脑啡肽快的吗啡样物质)
FMN flavin mononucleotide 黄素[单]核甙酸
fMN factor MN blood MN [血型]因子
fMN and P factor MN and p MN 和 p[血型]因子
FMNH, FMNH2 reduced flavin mononucleotide 还原型黄素核甙酸
$FMNH_2$ the reduced form of flavin mononucleotide 黄素单核苷酸的还原型
FMO Fleet Medical Officer 舰队军医主任
FMo foramen interventriculare Monroi 室间孔(丘脑)
F-mode *n*. F 型(超声) ‖ ~ scanning F 型(超声)扫描
FMP for microscopic purpose 供显微镜用 /fructosemonophosphate 果糖单磷酸,磷酸果糖
FMR Friend-Moloney-Rauscher virus 弗云德病毒—莫洛尼病毒—劳斯切病毒(皆为白血病〈或红血病〉肿瘤病毒)
FMRI functional magnetic resonance imaging 功能性磁共振影像
fms fathoms 英寻(=6 英尺)
FMS fat-mobilizing substance 动员脂肪物质 /fetal myocardial sarcoidosis 胎儿心脏类肉瘤病 /FOTRAN monitor system 公式翻译程序监督系统 /full-mouth series 全口系统
FMT fetal maturity test 胎儿成熟试验
Foundation for Medical Technology 医学技术基金会
fmt format 形式,格式
FM-telemetry transmitter 调频遥测发射机
fm-to from...to... 从……到
FMTS Federation Mondiale des Travailleurs Scientifiques 世界科学工作者联合会
FMX full mouth radiography 全部上下颌 X 线照像
FN facial nerve 颜面神经/ false-negative 假阴性 /fibrinoid necrosis 纤维素样坏死 /fibronectin 纤维结素 /finger-to-nose test 指鼻试验 / flow number 流数 /flumaronitrile 富马腈/ Fluorescence News 荧光新闻(杂志名) /formol nitrogen 甲醛氮
Fn function 机能,功能
fN factor N N[血型]因子
fn function 函数;作用,功能
FNA fine-needle aspiration 细针穿刺,细针吸引(抽吸)
FNAA fast neutron activation analysis 快中子活化分析
FNAB fine needle aspiration biopsy 细针抽吸活检法
FNAL Fermi National Accelerator Laboratory 费密国立加速器实验室
FNB Food and Nutrition Board 食品及营养委员会
FNC family nurse clinician 家庭护理医师
FND functional neck dissection 功能性颈部解剖法
FNH focal nodular hyperplasia 局灶性结节性增生
FNL flocculonodular lobe 绒球小结叶
FNP family nurse practitioner 家庭护理医师
FnP fusion point 熔点,核聚变温度
FNPA fluoro-nitrophenyl-azide 氟硝苯基—叠氮化物
FNPS p,p'-difluoro-m,m'-di-nitrophenyl p,p' - 二氟 - m,m' - 间二硝基苯
FNS Food and Nutrition Service 食品及营养局(美国农业部) /functional neuromuscular Simulation 官能性神经肌肉诈病
FNSIM Federation of the National Societies of Internal Medicine 全国内科学会联合会(国际医学科学组织理事会)
FNT false neurochemical transmitter 假神经传导介质
FNTC fine needle transhepatic cholangiography 细针经肝(穿刺)胆管造影(术)
F-number focal length 焦距
f-number *n*. 光圈数,f 数
FO fatty oil 脂肪油 /fenestra ovalis 耳孔 /fiber optics 纤维光学 /oxidizing flame 氧化焰 /fluoxydin 氟嘧啶醇(抗肿瘤药) /foramen ovale 卵圆孔 /fronto-occipital 额枕的/ Forum of Osteopathy 骨病论坛(杂志名)
Fo fiber optics 视觉纤维 /oxidizing flame 氧化焰 /folio 面,页 /following 如下,下述的
f/o frictional ratio 摩擦比
fo folio 面,页 /following 如下,下述的 /molar frictional coefficient 克分子摩擦系数
FO_2 oxygen fugacity 氧逸度
FOA Federation of Orthodontic Associations 矫形齿科协会联合会
foam *n*. 泡沫 ‖ ~ fibrin 纤维蛋白泡沫
foam stability test 泡沫稳定试验
foamal toxoid (简作 FT) 甲醛类毒素
foamed polystyreae (简作 FS) 泡沫聚苯乙烯
foaming agent (简作 f-agent) 起泡剂
foamy *a*. 起泡沫的;泡沫似的
FOAVF failure of all vital forces 全部生命力衰竭
FOB feet out of bed 双足置床外 /fetal occult blood 胎儿潜血 / fiberoptic bronchoscope 光学纤维支气管镜/ fiberoptic bronchoscopy 光学纤维支气管镜检查
focal *a*. 焦点的,病灶的,灶的 ‖ ~ area 聚焦面积 / ~ axis 焦轴 / ~ condition 聚焦条件 / ~ depth 焦点深度 / ~ distance 焦距 / ~ dose 局灶量 / ~ glomerulosclerosis 灶性肾小球硬化症 / ~ illumination 焦点光照明法 / ~ length 焦距 / ~ lesion 病灶 / ~ pin hole image 针孔测试影像 / ~ plane 焦平面 / ~ point 焦点 / ~ potential 位点电位 / ~ radius 焦半径 / ~ reexcitation 连续性灶性重激 / ~ region 聚焦区 / ~ spot 焦点 / ~ spot-film distance 焦点胶片距离 / ~ surface 焦平面
focal cerebral ischemia (简作 FCI) 灶性脑缺血
focal distance (简作 FD) 焦点距离
focal glomerulosclerosis (简作 FGS) 局灶性肾小球硬化症
focal length (简作 FL) 焦距
focal length (简作 f-number) 焦距
focal nodular hyperplasia (简作 FNH) 局灶性结节性增生
focal proliferative lupus nephritis (简作 FPLN) 局灶型增生型狼疮性肾炎
focal scerosing glomerurlonephopathy (简作 FSGN) 局灶性硬化性肾小球肾病
focal segmental glomerulosclerosis (简作 FSGS) 局灶性节段性肾小球硬化
focalization *n*. ①聚焦 ②限制于小区域
focalize; focalise *v*. ①(使)聚焦;②(使)限制于小区域
focalizer *n*. 聚焦装置
Fochier's abscess [Alphonse 法妇科学家 1845—1903] 佛希埃氏脓肿
focile [拉 fusillus a little spindle]; **focil** *n*. ①前臂骨 ②小腿骨 ‖ ~ majus antibrachii; ulna 尺骨 / ~ majus cruris; tibia 胫骨 / ~ minus antibrachii; radius 桡骨 / ~ munus cruris; fibula 腓骨
focimeter *n*. [镜]焦点计
FOCMA feline oncornavirus-associated cell membrane antigen 猫肿瘤核糖核酸病毒伴细胞膜抗原
FOCUS Family Planning Obstetrics Clinical Utilization 计划生育产科临床利用系统
focus (复 foci 或 focuses) [拉 fire-place] *n*. ①焦点,聚光点 ②[病]灶 ③疫源地 ‖ ~ accommodation 焦点调节 / ~ aplanatic 消球差焦点 / ~ Assmann 阿斯曼氏病灶(肺尖结核浸润灶) / foci, conjugate 共轭焦点 / ~ epileptogenic 致癫痫病灶 / ~ film distance 焦点胶片距离 / ~ hemorrhagic 出血灶 / ~ lamp 焦点灯 / ~ line 线状焦点 / ~ malaria 疟疾疫源地,疟源 / ~ negative 假焦点,阴性焦点 / ~ of excitation 兴奋灶 / ~ of infection 传染灶 / ~ plane 焦平面 / foci, principal 主焦点 / ~ principal, anterior 前主焦点 / ~ principal, posterior 后主焦点 / ~ real 实焦点 / ~ secondary 继发性病灶 / ~ seizure 局限性发作 / ~ selector 焦点选择器 / foci, Simon's 西蒙氏病灶,肺尖原始结核灶 / ~ tomography 焦点体层摄影(术) / ~ virtual 虚焦点
focus forming cell (简作 FFB) 灶形成细胞
focus forming unit (简作 FFU) 灶形成单位
Focus haut diatanz [德] (简作 FHD) 皮肤焦点距离
focus inducing cell (简作 FIC) 灶性诱发细胞
focus plate distance (简作 FPD) 平面(板)焦距
focused (beam) ion source 聚焦(束)离子源
focused beam 聚焦束
focused grid 聚光(X 线)滤线栅
focused particle 聚焦粒子
focused sound beam 聚焦(超)声束
focused transducer 聚焦(超声)换能器
focused-image *n*. 聚焦图像
focus-film distance (简作 FFD) 焦点胶片距离(X 线)
focus-grid *n*. 焦点滤线栅
focus-mask *n*. 聚焦栅(极),聚焦网
focussing *n*. 聚焦法 ‖ ~ adjustment 焦点调整 / ~ coil 焦点调整线圈,聚焦线圈 / ~ cup 聚焦杯(罩) / ~ eletrode 聚焦极 / ~ glass 调焦屏 / ~ isoelectric 等电点聚焦法
focus-to-skin distance (简作 FSD) 焦点皮肤间距(X 线)
focus-tumor distance (简作 FTD) 焦点—肿瘤距离
focus-tumour distance 焦(点)肿(瘤)距(离)
FOD free of disease 无病;病愈
Fodéré sign [Francois-Emmanuel 法医师 1764—1835] 福代雷氏症(盐化物及尿潴留患者下眼睑肿胀)
Fodipir *n*. 福地吡(诊断用药)
Foeniculum *n*. 茴香属 ‖ ~ piperitum Coutiho 苦茴香 / ~ vulgare

Miller 茴香
Foeniculum vulgare Mill. ***n.*** 茴香(植)药用部分:果实—[茴香],小茴香
foeniculum; frustus foeniculi ***n.*** 茴香
foenum graecum; semen foenigraeci 胡芦巴子
Foerster; Forster ***n.*** 弗斯特氏
Foerster's operation [Otfried 德神经病学家 1873 生] ***n.*** 弗斯特氏手术
Foerster's shifting type [R.Forster 德眼科学家 1825—1902] ***n.*** 弗斯特氏变换视野
foetal ***a.*** = foetal
foetalization ***n.*** 产后胎期性状
foeticidal ***a.*** 杀胎儿的
foeticide; feticide ***v.*** 杀胎,堕胎
foetopathy ***n.*** 胎儿病
foetor [拉 foetor stench]; **fetor** ***n.*** 臭气,恶臭
foetus; fetus ***n.*** 胎,胎儿 ‖ ~ compressus 压扁胎 / ~ harlequin 斑色胎 / ~ in foetus 胎内胎 / ~ macerated 浸软胎儿 / ~ papyraceus 薄纸样胎(压扁胎) / ~ sanguinolentus 血样胎 / ~ sireniform 并腿畸胎
fog ***n.*** 雾(胶体分散系统的一种,即液体在气体中分散) ‖ ~ aerial 空气雾,天然雾 / ~ chemical 化学[毒]雾(化学战争时) / ~ cleanup 模糊消除 / ~ photographic 照相雾(照相底片模糊处)
fog-controlling accessory 控制影像模糊辅助设备
fog-density ***n.*** 模糊密度
fog-free ***n.*** 清晰的
fog-level ***n.*** 模糊程度
Fogarty International Center (简作 FIC) 福格蒂国际中心(国立卫生研究所)
fogging ***n.*** 迷惑试验,模糊不清 ‖ ~ action 模糊作用 / ~ effect 模糊效应 / ~ method 雾视法 / ~ test 雾视试验,雾视法(验光或治疗弱视) / ~ vision 雾视
foggy ***a.*** 有雾的,模糊的
fogo [葡] ***n.*** 火 ‖ ~ selvagem; Brazilian pemphigus 巴西天疱疮
FOIL file-oriented interpretive language 存贮器定向解释语言
foil ***n.*** 箔,叶 ‖ ~ carrier 夹箱妻 / ~ gold 金箔 / ~ platinum 铂箔,白金箔 / ~ tin 锡箔
Foix syndrome (Charles Foix) 法氏综合征,海绵窦综合征(即 cavernous syndrome)
Foix-Alajouanine syndrome (Charles Foix; Théophile Alajouanine) 法—阿综合征(一种坏死性脊髓病特征为脊髓灰质坏死,脊柱管壁增厚及脊髓液异常,症状包括下肢亚急性痉挛性截瘫,进而发展到迟缓性麻痹〈经常是上行性麻痹〉,括约肌失控及进行性感觉缺失,1~2 年内死亡。亦称亚急性坏死性脊髓灰质炎)
Fokker-Plank equation 福克—普朗克方程
FOL fluid overload 液体超负荷
fol folium [拉] 叶,薄片 /following 如下的,下述的/folia [拉] 叶
Fol. folia ***n.*** 叶
folacin; folic acid ***n.*** 叶酸
folate ***n.*** 叶酸盐(根据 1998 年 CADN 的规定,在盐或酯与加合物之命名中,使用此项名称)
folate-binding protein (简作 FBP) 叶酸盐结合蛋白
-fold [后缀] 倍,重
fold; plica ***n.*** [皱]襞,褶 ***v.*** 抱住,折叠[起来],彻底失败 ‖ folds, alar; plicae alares 翼状襞 / ~ amniotic 羊膜褶 / ~ amniotic head 羊膜头褶 / ~ amniotic tail 羊膜尾褶 / ~, anal 基褶 / ~ anterior amniotic 前羊膜褶 / ~ Arnold's 阿诺德氏褶 / ~ aryepiglottic; plica aryepiglottica 杓状会厌襞 / folds, axillary; plicae axillaris 腋襞 / ~ Brachet's mesolateral; mesolateral ~ 侧肠系膜褶/ ~ bulbo-ventricular 球室襞(心) / ~ caudal; tail ~ 尾褶 / ~ caval [下]腔静肪褶(胚胎) / ~ cecal; plica caecalis 盲肠襞 / ~ cecal, vascular 盲肠血管襞 / ~ cholecystoduodenocolic 胆囊十二指肠结肠壁 / ~ ciliary 睫状褶 / ~ circular 环状褶 / ~ cos-closing 闭褶 / ~ conjunctival 结膜褶 / ~ costal 前缘褶 / ~ costocolic; ligamentum phrenicocolicum 膈结肠韧带 / ~ Douglas'; plica rectouterina 道格拉斯氏襞,直肠子宫襞 / folds, Duncan's 邓肯氏襞,子宫腹膜襞(产后) / ~ duodenal 十二指肠襞 / ~ duodenal, superior 十二指肠上襞 / ~ duodenojejunal; plica duodeno-jejunalis 十二指肠空肠襞 / ~ eqicanthal; epicanthine ~; epicanthus 内眦赘皮 / ~ epigastric; plica epigastrica 腹壁动脉襞 / ~ epigonal 尾生殖襞 / ~ fimbriated; plica fimbriata 襞 / ~ gastropancreatic; plica gastropancreatica 胃胰襞 / ~ genital 生殖褶 / ~ genital, caudal 尾生殖褶 / ~ genital, cranial 头生殖褶 / ~ gill 鳃褶 / folds, glosso-epiglottic 舌会厌襞 / ~ glossoe-piglottic, lateral; plica glossoepiglottica lateralis 舌会厌外侧襞 / ~ glossoepiglottic, middle; plica glossoepiglottica mediana 舌会厌正中襞 / ~ gluteal 臀沟 / ~ gonadal 性腺褶 / ~ gubernacular 引带褶 / ~ Guérin's; plica fossae navicularis 盖兰氏襞,舟状窝襞(尿道) / ~ Hasner's; plicalacrimalis 哈斯讷氏褶,鼻泪管襞 / ~ head; cephalic ~ 头褶 / ~ Heister's Heister's valves; valvulaspiralis 螺旋瓣(胆囊) / ~ Hensing's; plica ileocaecalis cranialis 回盲上襞 / ~ hypoblastic 下胚层褶 / ~ hypogastric 腹下动脉襞 / ~ ileocecal; plica ileocaecalis 回盲襞 / ~ ileocolic 回结肠襞 / ~ incudal 砧骨褶 / ~ infrapatellar synovial; plica synovialis patellaris 滑膜襞 / ~ infundibular 漏斗褶 / ~ inguinal; inguen 腹股沟 / ~ interdental 牙间褶 / ~ interdigital 指间襞 / ~ intestinal 肠襞 / ~ Jonnesco's; Juvara 's ~; parietoperitoneal ~ 江内斯科氏褶,脏壁腹膜褶 / folds, Kerckring's; valvulae conniventes; plicae circulares (Kerckringi) 克尔克林氏襞,环状襞(肠) / ~ Kohlrausch's 科耳劳施氏褶(直肠右襞) / ~ lacrimal; plica lacrimalis 鼻泪管襞 / ~ lateral amniotic 侧羊膜褶 / ~ lateral closing 侧闭褶 / ~ lateral nasal; lateral nasal process 侧鼻襞,侧鼻突(胚) / ~ lateral neural; lateral neural ridge 侧神经褶 / ~ Luschka 's; plica ileocaecalis 回盲襞 / ~ malleolar 锤骨褶 / ~ mammary 乳腺褶 / ~ mantle 套褶 / marginal 缘褶 / ~ Marshall's; ligamentum venae cavae sinistrae; vestigial ~ of Marshall 马歇尔氏褶,左腔静脉束(心包) / ~ median nasal; median nasal process 中鼻襞,中鼻突(胚) / ~ medullary; neural ~ 神经褶 / ~ mesenteriomesocolic 肠系膜结肠系膜襞 / ~ mesodermal 中胚层褶 / ~ mesolateral; Brachet's mesolateral ~ 侧肠系膜褶 / ~ mesonephric 中肾褶 / ~ meso-uterine 子宫系膜襞 / ~ metapleural 后胸褶 / ~ mucobuccal 颊黏膜襞 / ~ nail 甲褶 / ~ Nélaton's 内拉通氏横襞(直肠下部中部交界处) / ~ of laryngeal nerve 喉神经襞 / ~ opercular 前柱褶 / ~ palatine; palatine process 腭褶,腭突(胚) / folds, palmate 棕榈状褶 / folds, palpebral 睑褶(结膜) / ~ paraduodenal; plica paraduodenalis 十二指肠旁襞 / ~ parietocolic; Hensing's ~; plica ileocae- calis cranialis 回盲上襞 / ~ parieto-peritoneal; Jonnesco's ~ 脏壁腹膜褶,江内斯科氏褶 / folds, Pawlik's 帕弗利克氏褶(输尿管口襞) / ~ peritoneal 腹膜褶 / ~ pharyngo-epiglottic 咽会厌褶 / folds, pituitary; diaphragma sellae 鞍膈 / ~ placenta 胎盘褶 / ~ posterior amniotic 后羊膜褶 / ~ presplenic 脾前襞 / ~ primitive 原褶 / ~ primitive abdominal 原腹褶 / ~ primitive thoracic 原胸褶 / ~ progonal 生殖褶 / folds, Rathke's 腊特克氏褶 / folds, rectal; plicae transversales recti 直肠横襞 / ~ retrotarsal; fornis conjunctivae 结膜穹窿 / ~ recto-uterine; plica rectouterina 直肠子宫襞 / ~ rectovaginal 直肠阴道襞 / folds of rectum, horizontal; plicae transversales recti 直肠横襞 / folds of rectum, transverse; plicae transversales recti 直肠横襞 / folds, Rindfleisch's 林德弗莱施氏褶(心包内面主动脉根部的皱襞) / ~ sacrogenital; plica rectouterina 直肠子宫襞 / ~ salpingopalatine 咽鼓管腭褶 / ~ salpingopharyngeal 咽鼓管咽褶 / ~ Schultze's 舒尔策氏褶(羊膜褶) / ~ semilunar 半月襞(结膜) / ~ sexual; genital ridge 生殖嵴 / ~ sublingual; plica sublingualis 舌下襞 / ~ synovial; plica synovialis 滑膜皱襞 / ~ transverse medullary; trans-verse neural ridge 横神经褶 / ~ Treves' 特里维斯氏褶(回盲襞) / ~ triangular; plica trian-gularis 三角襞 / ~ umbilical, lateral; plica umbilicalis lateralis 脐外侧襞 / ~ umbilical, median; plica umbilicalis media 脐中襞 / ~ of the urachus 脐尿管褶 / ~ ureteric; plica ureterica 输尿管襞 / ~ urethral 尿道褶 / ~ urogenital; urogenital ridge 尿生殖褶,尿生殖嵴 / ~ uterovesical; plica vesicouterina 膀胱子宫襞 / folds of uterus, palmate 子宫棕榈状褶 / ~ vascular 血管襞(包含精索血管的腹膜皱襞) / ~ ventricular; plica ventricularis 室襞(假声带) / ~ vestibular; false vocal cord; plica ventricularis 室襞,假声带 / ~ vocal; true vocal cord; plicavocalis 声襞,声带
foldable intraocular lens 可折叠人工晶体
foldback DNA 折回 DNA
folded chromosome 折叠染色体
folded fiber model 折叠纤维模型
folded fundus gallbladder 胆囊底折叠像
folding ***n.*** 折叠 ‖ ~ compact wheeled walker 折叠式扶车 / ~ push chair 折叠式手推车 / ~ scoop stretcher 可折叠铲式担架 / ~ stereoscope 可折叠立体镜 / ~ stretcher 折叠式担架
folding (简作 FL) 褶皱作用;折叠;皱臂
Folescutol ***n.*** 七叶吗啉(毛细血管保护药)
folestrin; estrone ***n.*** 福勒斯特林,雌酮
Folex ***n.*** 甲氨蝶呤(methotrexate)制剂的商品名
foley's tube 球囊导尿管
foley-catheter bulb 福利氏导管(前端小气球可充气或充液以便留置于膀胱内,多用于扩张梗塞的前列腺尿道)

folia（单 folium）*n*. 叶
folia［拉］（简作 fol）叶
foliaceous［拉 folia leaves］*a*. 叶状的
foliaform cataract 叶状白内障
foliate; foliar *a*. 叶状的 ‖ ～ papillae; papillae foliatae 叶状乳头
foliation *n*. 生叶;成层,成片
folic acid（简作 FA）叶酸
folic acid-binding protein（简作 FABP）叶酸结合蛋白
folicular centre cell lymphoma（简作 FCCL）滤胞中心细胞型淋巴瘤（Fcc 型）
folie［法］; **psychosis; insanity** *n*. 精神错乱,精神病 ‖ ～ à deux 感应性精神病,双人精神病 / ～ circulaire 循环性精神病 / ～ du doute 多疑癖,怀疑性精神病 / ～ du pourquoi 问难癖,疑问性精神病 / ～ gémellaire 孪生精神病 / ～ musculaire; severe chorea 重症舞蹈病 / ～ raisonnante 妄想性精神病
Folin and Wu's method［Otto K. O. Folin; 吴宪,中国生化学家］福林—吴宪法（检肌酸酐、肌酸肌酸酐之和、葡萄糖、非蛋白氮、无蛋白血滤液、脲及尿酸）
Folin's method（Otto K. O. Folin）福林法（检丙酮、血液氨基酸、血液氨基酸氮、氨氮、血糖、肌酸、尿中肌酸、尿中肌酸酐、硫酸酯、无机硫酸盐、尿中蛋白质、尿总酸度、尿总硫酸盐、脲及尿囊素）
Folin's test［Otto 美生理化学家 1867—1934］福林氏试验（尿酸定量、尿素定量,检正常尿中糖及氨基酸）
folinate *n*. 亚叶酸盐（根据 1998 年 CADN 的规定,在盐或酯与加合物之命名中,使用此项名称）
Folin-Ciocalteu's reagent［Otto Folin 美生理化学家 1867—1934］*n*. 福—锡二氏试剂
folinerin *n*. 夹竹桃甙
Folinic Acid *n*. 叶醛酸（抗贫血药）
Folin-Wu method（简作 FW）福—吴二氏法（检肌酐、葡萄糖非蛋白氮等）
Folin-Wu's blood analysis *n*. 福—吴二氏血液分析法（分析血液中的尿素、非蛋白氮质、糖、肌酸酐等）
folio（简作 fo）面,页
folio verso（简作 fv）见本页后面,在此页反面,见次页
foliole *n*. 小叶
foliosan; phyllosan *n*. 福利奥散,菲洛散（成药,叶绿素制剂）
foliose; foliate *a*. 叶状的
Folipex *n*. 福利佩斯（一种雌激素制剂的商品名）
folium（复 folia）［拉 leaf］*n*. 叶 ‖ ～ aconiti kusnezoffii 草乌叶 / ～ alstoniae scholaris 灯台叶 / folia althaeae 药蜀葵叶,欧蜀葵叶 / ～ apocyni veneti 罗布麻叶 / ～ artemisiae argyi 艾叶 / ～ at flos wikstroemiae chamaedaphnis 黄芫花 / ～ at ramulus coiini 黄栌 / ～ at ramulus evodian leptae 三叉苦 / ～ at ramulus murrayae 九里香 / ～ bambosae 竹叶（卷心竹叶）/ ～ cacuminis; ～ vermis 蚓叶 / ～ callicarpae nudiflorae 裸花紫珠 / ～ callicarpae pedunculatae 紫珠叶 / folia cerebelli 小脑叶 / ～ Chimonanthus Nitentis 山蜡梅叶 / ～ Clerodendri Trichotomi 臭梧桐叶 / ～ Elaeagni 胡颓子叶 / ～ Elaegni Angustifoliae 沙枣叶 / ～ eriobotryae 枇杷叶 / ～ et cacumen rhododendri mariae 紫花杜鹃 / ～ eucommiae 杜仲叶 / ～ ginkgo 银杏叶 / ～ hicis chinensis 四季青 / ～ ilicis 冬青叶 / ～ isatidis 大青叶 / ～ lingual; papillae foliatae 叶状乳头 / ～ loropetali 继木叶 / ～ microcotis 布渣叶 / ～ mori 桑叶 / ～ nelumbinis 荷叶 / ～ of vermis 蚓小叶 / ～ onychii 小野鸡尾 / ～ perillae acutae 紫苏叶 / ～ photiniae 石楠叶 / ～ pleioblasti 苦竹叶 / ～ polygoni tinetorii 蓼大青叶 / ～ primordium 初发叶 / ～ rhododendri anthopogonoidel 烈香杜鹃叶 / ～ rhododendri daurici 满山红 / ～ rhododendri mucranthi 照山白 / ～ sauropi 龙利叶 / ～ sennae 番泻叶 / ～ stenolomae 乌韭 / ～ vermis; ～ cacuminis 蚓叶 / ～ viticis negundinis 牡荆叶
Folius' muscle（Caecilius Folius）椎骨外侧韧带
Folius' process［Caecilius 意解剖学家 1615—1660］福利厄斯氏突,锤骨长突
folk（复 folk⟨s⟩）*n*. 人们;民族 *a*. 民间的 ‖ ～ psychiatry 民族精神病学
folk-medicine *n*. 民间医学,民间医药
foll following 如下的,下述的
follacro *n*. 福拉克罗（17－丙酸雌二醇制剂）
folliberin *n*. 促卵泡激素释放激素
follick-stimulating hormone releasing factor（简作 FSH-RF）促卵泡成熟激素释放因子
follicle［拉 folliculus little bag］; **folliculus** *n*. ①滤泡,小囊 ②卵泡 ③（植）卵泡囊 ‖ ～ atretie 萎缩卵泡 / ～ cavity 滤泡腔（刚排卵后滤泡内空隙）/ ～ cell 滤泡细胞 / ～ cystic 囊状滤泡 / ～ gland 腺滤泡 / ～ Graafian or ovarian 囊状卵泡, Graafian 泡 / ～ ovary 卵［巢滤］泡 / ～ selection 卵泡选择 / follicles, aggregated; Peyer's patches; noduli lymphatici aggregati（Peyeri）淋巴集结,派伊尔氏淋巴集结 / ～ atretie 萎缩卵泡 / ～ conjunctival 结膜滤泡 / ～ dental 牙囊 / ～ Fleischmann's 弗莱希曼氏滤泡（口底近颊舌肌前缘黏膜中的黏液腺）/ follicles, gastric ①胃腺［滤泡］②胃淋巴小结 / ～ gland 腺滤泡 / ～ Graafian 格雷夫氏卵泡（囊状卵泡）/ ～ growing 生长卵泡 / ～ hair 毛囊 / follicles, intestinal; intestinal glands 肠腺［滤泡］/ follicles, lenticular 胃淋巴小结 / follicles, Lieberkühn's; intestinal glands 利贝昆氏腺,肠腺 / ～ mite 毛囊蠕形螨 / follicles, Montgomery's; Naboth's follicles 蒙哥马利氏滤泡,子宫颈腺囊肿 / follicles, Naboth's; Nabothian follicles 纳博特氏滤泡,子宫颈腺囊肿 / ～ ovarian 卵［巢滤］泡 / foilicles, palpebral 睑板腺 / ～ primary 初级卵泡 / ～ primary 初级卵泡 / ～ primordial 原始卵泡 / ～ sebaceous 皮脂腺 / ～ secondary 次级卵泡 / ～ solitary 淋巴孤结 / ～ stimulating hormone（FSH）促卵泡激素 / ～ vesicular ovarian; Graafian ～ 囊状卵泡,格雷夫氏卵泡 / ～, vitelline 卵黄滤泡
follicle stimulating hormone（简作 FSA）促卵泡激素
follicle stimulating hormone receptor binding inhibitor（简作 FSH-RBI）卵泡刺激激素受体结合抑制物
follicle stimulating hormone releasing hormone（简作 FRH）促卵泡激素释放激素
follicle-stimulating hormone（简作 FSH）卵泡刺激素,卵泡刺激激素,促滤泡激素,促卵泡激素,促滤泡生成激素（同 follitropin）
follicle-stimulating hormone releasing factor（简作 FSHRF）卵泡刺激释放因子
follicle-stimulating hormone releasing hormone（简作 FSH-RH）促卵泡素释放激素、卵泡刺激激素释放素,促性腺激素）
folliclis; tuberculosis papulonccrotica *n*. 丘疹坏死性皮结核
follicostatin *n*. 卵泡抑制素
follicuio-［拉］［构词成分］*n*. 卵泡,滤泡;毛囊
follicular［拉 follicularis］, **folliculate(d)** *a*. ①滤泡的,小囊的 ②卵泡的 ‖ ～ blepharitis 滤泡性睑炎 / ～ conjunctivitis 滤泡性结膜炎 / ～ cyst 滤泡囊肿 / ～ epithelium 卵泡上皮 / ～ fluid 卵泡液、囊腔液（淡黄色的黏稠液体,最初由卵泡细胞分泌含有比血液中浓度更高的垂体激素和卵巢激素。见 antral fluid.）/ ～ gland 泡状腺,滤泡腺 / ～ hormone 滤泡激素,卵泡激素 / ～ iritis 滤泡性虹膜炎 / ～ lutein cell 卵泡黄体细胞 / ～ phase menstruation 滤泡期月经 / ～ phase or stage 滤泡期 / ～ trachoma 滤泡性沙眼
follicular center cell（简作 FCC）滤胞中心细胞
follicular fluid inhibitor（简作 FFI）卵泡液抑制因子（其作用可在排卵前阻止颗粒细胞黄体化,抑制孕酮的分泌,而 SFH 可反转这一作用）
follicular lymphosarcoma（简作 FLSA）滤泡淋巴肉瘤
folliculi（单 folliculus）［拉］*n*. ①滤泡,小囊 ②卵泡 ‖ ～ oophori primarii 原始卵泡 / ～ pili 毛囊
folliculin *n*. 雌酮,卵泡素（旧名）‖ ～ menoform 门诺仿卵泡素（成药,雌激素制剂）
folliculine *n*. 卵胞素,卵胞内分泌
folliculinemia *n*. 卵泡素血症
folliculinum; folliculin *n*. 雌酮,卵泡素（旧名）‖ ～ aquosum 雌酮水剂 / ～ benzoicum 苯甲酸雌酮
folliculinuria *n*. 雌酮尿
folliculitis *n*. ①滤泡炎 ②毛囊炎 ‖ ～ abscedens et suffodiens 穿掘脓肿性毛囊［周］炎 / ～ agminate 集合性毛囊炎 / ～ barbae 须疮 / ～ cheloidalis; ～ keloidalis 瘢痕性毛囊炎 / ～ decalvans 脱发性毛囊炎 / ～ devalvans crypto-coccica; furunculosis blastomycetica 隐球菌性脱发性毛囊炎,芽生菌性疖病 / ～ decalvans et lichen spinulosus; lichen planus et acuminatus atrophicus 脱发性毛囊炎和棘性苔癣,萎缩性尖锐扁平苔癣 / ～ ecbolic; Grindon's disease 逼出性毛囊炎,格林登氏病 / ～ exulcerans serpiginosa nasi 鼻匐行溃疡性毛囊炎 / ～ gonorrhoeica; littritis 淋病性滤泡炎,尿道腺炎 / ～ keloidalis; dermatitis papillaris capillitii; acne keloid; acne chéloidique; sycosis nuchae; sycosis framboesioides 瘢痕瘤性毛囊炎,发部乳头状皮炎 / ～ keloidalis nuchae 颈部瘢痕瘤性毛囊炎 / ～ nares perforans 穿破性鼻腔毛囊炎 / ～ nuchae scleroticans; dermatitis papillaris capillitii 硬化性颈部毛囊炎,发部乳头状皮炎 / ～ ulerythematosa reticulata 网状红斑萎缩性毛囊炎
folliculo-［拉］［构词成分］卵泡,滤泡;毛囊
folliculogenesis 滤泡形成
folliculoma *n*. 卵泡瘤,粒层卵泡膜细胞瘤 ‖ ～ lipidique 类酯性卵泡瘤
folliculosis *n*. 滤泡增殖,淋巴滤泡增殖
folliculostatin *n*. 卵泡抑制素

folliculovestibular *n*. 女性尿道周瘘
folliculus（复 folliculi）［拉］；**follicle** *n*. ①滤泡，小囊 ②卵泡 ‖ folliculi glandulae thyreoideae 甲状腺滤泡 / ~ intestinalis 肠腺［滤泡］/ ~ lingualis 舌滤泡 / folliculi lymphatici aggregati appendicis vermiformis 阑尾淋巴集结 / folliculi lymphatici gastrici 胃淋巴滤泡，胃淋巴集结 / folliculi lymphatici laryngei 喉淋巴滤泡 / folliculi lymphatici lienales 脾淋巴滤泡 / ~ lymphaticus；lymph follicle；nodlus lymphaticus 淋巴滤泡，淋巴小结 / folliculi oophori primarii 初级卵泡 / ~ oophorus vesiculosus；Graafian follicle 囊状卵泡，格雷夫氏卵泡 / folliculi ovarici primarii；folliculi / oophori primarii 初级卵泡 / folliculi ovarici vesiculosi 囊状卵泡 / ~ pili；hair folliclc 毛囊
folliberin *n*. 促滤泡素释放素
Follin's grains［Francois Anthime 法外科医师 1823—1867］*n*. 福兰氏粒（卵巢冠内小粒）
follistatin *n*. 制卵泡素
follitropic hormone 促滤泡素，促卵泡素（同 follitropi）
Follitropin *n*. 促卵泡激素（由绝经期妇女尿中提取纯化的 FSH，用于治疗男女不育症）
Follitropin alfa *n*. 促卵泡素 α（激素类药）
follow *v*. 跟随；追求；沿着……前进；听从；遵循 *n*. 跟随 ‖ ~ after 追求；力求达到（或取得）/ ~ on 继续下去 / ~ out 把……探究到底；贯彻，执行 / ~ shot 跟随摄影，跟镜头 / ~ through 坚持到底 / ~ up 把……探究到底；随访
follow through（简作 FT）观察至终，全程追踪，全程随访
follow up（简作 Fl up）随访，追踪
follower *n*. 追随者；跟随器
following *n*. 随动（脑电图上所见的一种效应，脑波随着某些反复的感觉刺激时而改变其频率）*a*. 接着的，其次的；下列的，下述的 *prep*. 在……以后 ‖ ~ fixation 追随注视 / ~ movement 追随运动
follow-up *a*. 重复（或补充）的；继续的；接着的 *n*. 随访 ‖ ~ call 随访电话 / ~ data 随访资料 / ~ follow-up film 随访 X 线照片 / ~ letter 随访信，追踪随访信 / ~ radiograph 随访 X 线（照）片 / ~ study 随访研究
Follutein *n*. 绒促性素，绒毛膜促性素（chorionic gonadotropin）制剂的商品名
folly *n*. 愚笨，愚傻
folpet *n*. 灭菌丹
Foltz's valve［J.C.E. 法眼科学家 1822—1876］*n*. 福耳兹氏瓣（泪小管襞）
Folvite；**folic acid** *n*. 福怀特，叶酸（folic acid）制剂的商品名
FOM figure of merit 灵敏值 /fosfomycin 磷霉素
fomecin *n*. 层孔菌素，杜松菌素
foment *v*. 热敷，热罨
fomentation［拉 fomentatio；fomentum a poultice］*n*. ①热敷，热罨 ②罨剂
fomentum *n*. ①热敷 ②罨剂
Fomepizole *n*. 甲吡唑（解毒药）
Fomes *n*. 层孔菌属，胡孙眼属（多孔菌科）‖ ~ Japonica 紫芝，灵芝 / ~ juniperinus 杜松菌
fomes（复 fomites）［拉 tinder］*n*. 污染物，传染媒，病媒
Fomidacillin *n*. 福米西林（抗生素）
Fominoben *n*. 福米诺苯（镇咳药）
fomite；**fomes** *n*. 污染物，传染媒，病媒
fomites（单 fomes）*n*. 污染物
fomivirsen *n*. 福米韦生（抗病毒药）
Fomocaine *n*. 福吗卡因（局麻药）
fomolsulfathiazole（简作 FST）甲醛磺胺噻唑
FOMS field desorption mass spectrometry 场解吸质谱
Fonazine *n*. 二甲替嗪（抗组胺药）
fonazine mesylate 甲磺酸胺磺异丙嗪（5-羟色胺抑制药）
fond *a*. 喜爱的；（愿望等）不大可能实现的 ‖ ~ of 喜爱，爱好
fondly *ad*. 亲爱地；盲目轻信地，天真地
fondness *n*. 爱好；钟爱
Fonio's solution［Anton 瑞士医师 1889 生］*n*. 福尼奥氏溶液（染血小板用）
fonseca compactum 致密产色芽生菌
Fonsecaea pedrosoi；**Hormodendrum pedrosoi** *n*. 佩德罗索氏产色芽生殖
Fonsecaeea *n*. 着色芽生菌 ‖ ~ compactum 紧密着色芽生菌
fontactoscope *n*. 温泉放射力计
Fontan procedure（Francois M. Fontan）方舟手术（功能性矫正右房室瓣闭锁，其法为对右心房和肺动脉施行吻合术，或在右心房和肺动脉之间插入非人造瓣膜，关闭心房间的通道，此法也用于其他选择性先天性疾病）
Fontana's canals（**spaces**）［Abada Felix 意博物学家］*n*. 丰塔纳氏管（虹膜角间隙）
Fontana's markings 丰塔纳氏条纹（神经干切面的横纹）
Fontana's spaces 丰塔纳氏间隙（虹膜角间隙）
Fontana's staining method［Arturo 意皮肤病学家 1873 生］丰塔纳氏染色法（染螺旋体）
fontanel(le)［英］；**fonticulus**［拉］；**fontanelle** *n*. 囟，囟门 ‖ ~ anterior；fonticulus anterior 前囟 / ~ anterolateral；fonticulus sphenoidalis 前外侧囟，蝶囟 / ~ bregmatic；fonticulus frontalis 前囟 / ~ Casser's；fonticulus mastoideus 卡塞氏囟门，乳突囟 / ~ cranial；fonticuli crani 颅囟 / ~ frontal；fonticulus anterior 额囟，前囟 / ~ Gerdy's；sagittal ~ 惹迪氏囟，矢囟（矢状缝内）/ ~ great；fonticulus frontalis 前囟 / ~ lateral 侧囟，乳突囟 / ~ nasofrontal 鼻额囟（异常的囟）/ ~ posterolateral；fonticulus mastoideus 乳突囟 / ~ sagittal；Gerdy's ~ 矢囟，惹迪氏囟（矢状缝内）/ ~ sign 前囟征 / ~ small；fonticulus occipitalis 后囟 / ~ supra orbital 眶上囟
fonticulus（复 fonticuli）；**fontanel** *n*. 囟，囟门 ‖ ~ anterior；~ frontalis 前囟 / ~ anterolateralis；~ sphenoidalis 蝶囟 / fonticuli cranii 颅囟，囟 / ~ frontalis；~ anterior 前囟 / ~ mastoideus；~ posterolateralis 乳突囟 / ~ minor 后囟 / ~ occipitalis；~ posterior 后囟 / ~ posterolateralis；~ mastoideus 乳突囟 / ~ quadrangularis 前囟 / ~ sphenoidalis；~ anterolateralis 蝶囟 / ~ triangularis 后囟
Fontinalaceae *n*. 水藓科（一种藓类）
food *n*. 食物，食品；养料 ‖ ~ acid-forming 成酸食物 / ~ addtive 食物添加剂 / ~ anal 尾足 / ~ animal 动物性食物 / ~ antiketogenic 抗生酮食物 / ~ antiseptic 食物防腐剂 / ~ base-forming 成酸食物 / ~ canal 消化道 / ~ chain 食物链 / ~ chemicar 化学性食物 / ~ contamination 食品沾染，食品污染 / ~ dehydrated 脱水食物 / ~ directive signal 食物指向信号 / ~ energy-forming 生能食物 / ~ handling 食品加工和处理 / ~ hardening agent 食品凝固剂 / ~ heat-forming 生热食物 / ~ hypersensitivity 食物过敏症 / ~ idiosyncrasy 疗养食物 / foods，isodynamic 等热量食物 / ~ impaction 食物嵌塞 / ~ isodynamic fundamental 等热量营养食品 / ~ malted 加麦芽食物 / ~ peptoaised 胨化食物 / ~ poisoning 食物中毒 / ~ pollen 饲虫花粉 / ~ pollution 食品污染 / ~ predigested 预消化食物 / ~ preservatives 食品防腐剂 / ~ preserved 保藏食品 / ~ standards code 食品标准法 / ~ stuffs 食品 / ~ vegetable 植物性食物，蔬食 / ~ vacuole 食物泡（寄生虫等吞食营养物质后所形成的，因此原虫也可以有体内的消化与吸收）
Food Additives Amendment（简作 FAA）食物添加剂修正案
Food and Agricultural Organization（简作 FAO）（联合国）粮食与农业组织
Food and Cosmetics Toxicology（简作 FCT）食品和化妆品毒理学
Food and Drug Administration（简作 FDA）食品与药物管理局（美）
Food and Drug Directorate（简作 FDD）食品与药物管理委员会（加拿大）
Food and Nutrition Board（简作 FNB）食品及营养委员会
Food and Nutrition Service（简作 FNS）食品及营养局（美国农业部）
Food Chemicals Codex（简作 FCC）食品药物药方集（食品与药物管理局）
Food for Peace（简作 FP）和平救济食品
food protein concentrate（简作 FPC）食品蛋白浓缩
Food, Drug and Cosmetic Act（简作 FDC）食品、药物与化妆品法令
food-ball；**phytobezoar** *n*. 植物粪石
food-borne *a*. 食物传播的 ‖ ~ disease 食源性疾病
food-candle（简作 fc）（英）尺烛光（光照度单位，1fc = 10.81x）
food-factor *n*. 食物因素
food-fever；**carbohydrate fever** *n*. 饮食热，碳水化合物
food-handlers *n*. 仪器处理者
food-intake *n*. 进食量，食物摄取，摄食
food-irradiation reactor（简作 FIR）食物辐射（杀菌）用反应堆
food-poisoning *n*. 食物中毒
foodresidue *n*. 食物残渣
foodstuff *n*. 食料，粮食
food-tube *n*. 消化道
food-value *n*. 食物营养价
food-vaste *n*. 食品废弃部
fool *n*. 蠢人，呆子
foolish *a*. 愚蠢的；荒谬的
foolishiness *n*. 愚蠢；荒谬

foolishly *ad*. 愚蠢地;荒谬地
foolproof *a*. 十分简单明了的;十分安全的
foot *n*. ①足 ②尺,英尺 ‖ ~ athlete's; dermatophytosis 脚癣,皮真菌病 / ~ bear's; Helleborus foetidus 臭嚏根草[根] / ~ Broad; metatarsus latus 阔足,阔跖足 / ~ Buttress; pyramidal disease 锥突部骨炎(马) / ~ cell 足细胞 / ~ Charcot's 夏科氏足(脊髓痨足关节病) / ~ chauffeur's 司机足 / ~ claw 爪形足 / ~ cleft 足裂(畸形),裂足(畸形) / ~ club; reel ~ 畸形足 / ~ contracted; hoof-bound 挛缩足(马) / ~ crooked 跛足(畸形) / ~ dancer's 舞蹈者足 / ~ dangle; drop ~ 下垂足 / ~ end 终纽 / ~ flat 扁平足,平足 / ~ forced 行军足 / ~ Friedreich's 弗里德赖希氏足(马蹄内翻,趾过伸畸形,见于遗传性共济失调) / ~ fungus; mycetoma 足霉菌病,足分支菌病 / ~ golfer's 高尔夫球员足 / ~ hollow 弓形足 / ~ Hongkone 脚癣 / ~ immersion 浸泡足 / ~ lambert 尺朗伯(亮度单位) / ~ Madura; maduromycosis 足分支菌病 / ~ march 行军足 / ~ Morand's 莫朗氏足(八趾足) / ~ Morton's; metatarsalgia 摩顿氏足,跖[骨]痛 / ~ mossy 苔状足疣 / ~ plate 跖,脚底 / ~ perivascular 血管周足(神经细胞突) / ~ printing 足迹图谱(技术) / ~ reel; clubfoot 畸形足 / ~ rest 脚踏板 / ~ sag 弓下陷足 / ~ shelter 防空壕足 / ~ shuffle 拖曳足 / ~ splay 八字脚,外翻足 / ~ spread 阔足,阔跖足 / ~ stool 脚踏板 / ~ sucker; sucker apparatus; podium; vascular ~ plate 吸足,吸盘,吸器 / ~ switch 脚闸 / ~ tabetic 脊髓痨足 / ~ taut 马蹄状足 / ~ trench; water-bite; ~ stasis; pocal frigorism 战壕足 / ~ weak 柔弱足(早期扁平足) / ~ web 蹼足
foot and mouth disease (简作 FMD) 口蹄疫
foot lambert 英尺郎伯(旧亮度单位,现用 cd/m^2, <坎[德拉]/米^2>)
foot pad reaction (简作 FDR) 脚垫反应
foot process (简作 FP) 足突(电镜)
foot, pound, second system of unit (简作 fps) 英尺—磅—秒制单位
Foot's staining methods 富特氏染色法(染网状纤维)
foot-and-mouth disease 口蹄疫
football *n*. 足球 ‖ ~ sign 足球征,圆顶征
footballer's ankle 足球踝
foot-candle *n*. 英尺烛光(旧照度单位,即每英尺 1 流明或等于 1.0764毫幅透,现用 lx 勒<克斯>)
foot-candle (简作 ft cd) (英)尺—烛光
foot-candle (简作 ft-c) (英)尺烛光
foot-candle-meter *n*. 尺烛光计
foot-cells; Sertoli's cells *n*. 足细胞,塞尔托利氏细胞
footdrop *n*. 足下垂
foot-Lambert (简作 ft-L) 英尺朗伯(亮度)
footling *n*. 足位产儿
footnote *n*. 脚注
foot-pad immunization 足垫免疫(法)
foot-phenomenon; ankle clonus *n*. 踝阵挛
foot-plate *n*. 底板
foot-pound (简作 FP) 英尺—磅
foot-pound-second electromagneticsystem (简作 fpsm) 英尺—磅—秒带电磁单位制
foot-pound-second system (简作 FPS) 英尺—磅—秒制
foot-pound-system (简作 FPS) 英尺—磅制
footprint *n*. 足印,脚印
foots *n*. 渣滓,沉淀物
foot-ton (简作 ft-t) 英尺—吨
footward acceleration 足向加速度
foot-warmer *n*. 暖脚器
fop aq dest fiat ope aquae destillatae [拉] 用蒸馏水配制
FOPT fiber optic photo transfer 纤维光电变换
FOR forensic pathology 法医病理学
for foreign 外国的;对外的;非本身的 /formula 式,公式
for-构词成分,意为"门,开口"(来自拉丁语 foris)
for biological purpose (简作 FBP) 生物用
for body foreign body 异物
for chromatographic purpose (简作 FCP) 供层析之用,供色谱用
for example (简作 fe) 例如
for instance (简作 fi) 例如
for microscopic purpose (简作 FMP) 供显微镜用
for your information (简作 FYI) 供参考
forage *n*. ①[法][电]楔形切开 ②饲料
foram *n*. 有孔虫(即 foraminiferan)
foramen (复 foramina) [拉] *n*. 孔 ‖ ~ accessory 副根管孔(牙根表面副根管的开口) / ~ accessory palatine; foramina palatina minora 腭副孔,腭小孔 / ~ alveolaria; alevolar foramina 牙槽孔 / ~ anterior ethmoidal; foramen lacerum anterius; foramen ethmoidale anterior 筛骨前孔 / ~ anterior lacerate; foramen lacerum anterius 前破裂孔(眶下孔)/ ~ anterior palatine; foramen palatinum anterior 前腭孔 / ~ apicale; apical foramen [牙]根尖孔 / foramina alveolaria 牙槽孔 / ~ anterior condyloid; canaiis hypoglossi 舌下神经管 / ~, aortic; hiatus a orticus 主动脉裂孔 / ~ apical' ~ apicis dentis [牙]根尖孔 / ~ arachnoid; Magendie's ~; apertura mediana ventriculi Quarti 第四脑室正中孔,马让迪氏孔 / ~ Auditory, external; meatus acusticus externus 外耳道 / ~ auditory, internal; porus acusticus internus 内耳门 / ~ Bartholin's; ~ obturatum 巴多林氏孔,闭孔 / ~ Bichat's 比沙氏孔,蛛网膜孔 / ~ Botallo's; ~ ovale 博塔洛氏孔,卵圆孔 / ~ Bozzi's; macula lutea 视网膜黄斑 / ~ bursae omentalis majoris; ~ epiploicum (Winslowi) 网膜孔 / ~ caecum 盲孔 / ~ caecum linguae (Morgagnii) 舌盲孔,莫朗氏孔 / ~ caecum ossis frontalis 额骨盲孔 / ~ caecum posterins; ~ caecum (medullae oblongatae) 延髓盲孔 / ~ carotid 颈动脉孔 / ~ carotidum; carotid foramen 颈动脉孔 / ~ cavernous 海绵宝孔 / ~ centrale; fovea centralis 中央凹第四脑室 / ~ cephalic 头孔 / ~ cervical; ~ transversarium 横突孔 / ~ common interclinoid [蝶骨]床突间孔 / ~ condyloid; canalis hypoglossi 舌下神经管 / ~ condy-loid, posterior; fossa condyloidea 髁窝(枕骨) / ~ conjugate 接合孔 / ~ conto- transversarium 肋横突孔 / ~ cotyloid 髋臼孔(髋臼缘与髋臼横韧带间) / ~ dental, inferior 下牙槽孔 / ~ dental, superior; Scarpa 's ~ 鼻腭神经孔,斯卡帕氏孔 / ~ diaphragmatis (sellae) 膈孔(蝶鞍) / ~ Duverney's; ~ epiploicum 杜佛内氏孔,网膜孔 / ~ ethmoidale anterius 筛前孔 / ~ ethmoidale posterius 筛后孔 / ~ emissary 导血管孔 / ~ emissary sphenoidal 蝶骨导血管孔 / ~ epiploicum (Winslowi) 网膜孔 / ~ esophageal; hiatus oesophageus 食管裂孔 / ~ ethmoidale 筛孔(筛骨) / ~ ethmoidale anterius; canalis orbitocranialis 眶颅管 / ~ ethmoidale posterius; canalis orbitoethmoideus 眶筛管 / ~ Ferrein's; hiatus fallopii 费蓝氏孔,面神经管裂孔 / ~ frontale 额骨内侧孔 / ~ frontale mediale; ~ frontale 额骨内侧孔 / ~ frontoethmoidal; ~ caecum ossis frontalis 额骨盲孔 / ~ Galen's 心前静脉口 / ~ Hartigan's 腰椎横突孔(变) / ~ Huschke's 胡施克氏孔(颞骨鼓部孔) / ~ incisivum; incisor ~ 切牙孔,门齿孔 / ~ incisor, median; Scarpa 's ~ 鼻腭神经孔,斯卡帕氏孔 / ~ infraorbitale 眶下孔 / ~ innominate; apertura interna canaliculi nervi petrosi superficialis minoris 岩浅小神经管内口 / ~ interventriculare (Monroi) 室间孔 / ~ intervertebral, posterior 椎间后孔(二关节突间) / ~ intervertebrale 椎间孔 / ~ ischiadicum; sacrosciatic ~ 坐骨孔 / ~ ischiadicum minus 坐骨小孔 / ~ jugulare; ~ lacerum posterius 颈静脉孔 / ~ jugular, spurious 假性颈静脉孔(胚) / ~ Key-Retzius; apertura lateralis ventriculi quarti 基—雷二氏孔,第四脑室外侧孔 / ~ lacerum 破裂孔 / ~ lacerum anterius; sphenoid fissure; fissura orbitalis superior 眶上裂 / ~ lacerum medium; ~ lacerum 破裂孔 / ~ lacerum posterius; ~ jugulare 颈静脉孔 / ~ lateral; Luschka's ~; apertura lateralis ventriculi quarti 第四脑室外侧孔 / ~ Magendie's; aperturamediana ventriculi quarti 马让迪氏孔,第四脑室正中孔 / ~ magnum; ~ occipitale magnum 枕骨大孔 / ~ malar; ~ zygomaticofaciale 颧面孔 / ~ mandibulae; ~ mandibulare 下颌孔 / ~ mastoideum 乳突孔 / ~ medullary; ~ nutricium 滋养孔 / ~ Meibomian; ~ caecum linguae 舌盲孔 / ~ mentale 颏孔 / ~ of Monro; ~ interventriculare (Monroi) 室间孔 / ~ Monroi primitivum 原室间孔 / ~ Morand's; ~ caecum linguae 莫朗氏孔,舌盲孔 / ~ Morgagnian; Morgagni's ~ 莫尔加尼氏孔①舌盲孔 ②胸腹裂孔 ③鼻孔) / foramina nasalis 鼻骨孔 / foramina nervosa 神经孔 / ~ nutricium 滋养孔 / ~ obturatum 闭孔 / ~ occipitale magnum; ~ magnum 枕骨大孔 / ~ of Bochdalek; hiatus pleuroperitonealis 博赫达勒克氏孔,胸腹裂孔,膈裂 / ~ olfactory; ~ ethmoidale 筛孔(筛骨) / ~ omental; ~ epiploicum (Winslowi) 网膜孔 / ~ opticum; canalis opticus 视神经孔,视神经管 / ~ ovale 卵圆孔 / ~ ovale primum; primary oval ~ 初级卵圆孔 / ~ ovale secundum; secondary oval ~ 次级卵圆孔 / ~ Pacchionian; incisura tentorii 帕基奥尼氏孔,[小脑]幕切迹 / foramina palatina majora 腭大孔 / foramina palatina minora 腭小孔 / foramina papillaria renis 乳头孔(肾) / ~ parietale 顶骨孔 / ~ pleuro-peritoneal; hiatus pleuroperitonealis 胸腹裂孔,膈裂 / ~ postglenoid 盂后孔(有时见于外耳道前的颞骨小孔) / ~ pterygopalatine 翼腭孔(翼腭管外口) / ~ pterygospinous 翼棘孔 / ~ pulpal; apical ~ 髓孔,[牙]根尖孔 / ~ quadrate 腔静脉孔(膈) / ~ radicis dentis; apical ~ [牙]根尖孔 / ~ Retzius'; Key-Retzius ~ 雷济厄斯氏孔,第四脑室 / ~ Rivinian 里维纳斯氏孔(鼓膜松弛部的小孔) / ~

root; apical ~ [牙]根尖孔 / ~ rotundum 圆孔 / foramina sacralia anteriora 骶前孔 / foramina sacralia pelvina; foramina sacralia anteriora 骶前孔 / foramina sacralia posteriora; foramina sacralia dorsalia 骶后孔 / ~ sacrosciatic 坐骨孔 / ~ sacrosciatic, great; ~ ischialicum majus 坐骨大孔 / ~ sacrosciatic, smaller; ~ ischiadicum minus 坐骨小孔 / ~ Scarpa's 斯卡帕氏孔(鼻腭神经孔) / ~ Schwalbe's; ~ caecum posterius (medullae oblongatae) 施瓦耳贝氏孔,延髓盲孔 / ~ sciatic; sacrosciatic ~ sciatic; sacrosciatic ~ 坐骨孔 / ~ singulare 单孔 / ~ sive incisura supra orbitalis 眶上切迹(孔) / ~ Soemmering's; fovea centralis 塞梅林氏孔,中央凹 / ~ sphenopalatinum 蝶腭孔 / ~ sphenotic; ~ lacerum 破裂孔 / ~ spinosum 棘孔 / ~ Spondli's 斯蓬德利氏孔(胚筛软骨孔) / ~ Stenson's ①切牙孔,门齿孔 ②切牙管,门齿管 / ~ stylomastoideum 茎乳孔 / ~ suborbital; ~ infra orbitale 眶下孔 / ~ supra orbitale 眶上孔 / ~ suprapyriform 梨状肌上孔 / ~ Tarin's; hiatus canalis nervispetnosi majoris iacialis 塔兰氏也,岩大神经管裂孔 / foramina Thebesii; foramina venarum minimarum 小静脉孔 / ~ thyroid ①闭孔 ②甲状软骨翼孔 / ~ transversarium; vertebro-arterial ~ 横突孔 / ~ transverse accessory 横突副孔(变) / ~ venae cavae 腔静脉孔 / foramina venarum minimarum; foramina Thebesii 小静脉孔 / ~ vertebral, anterior; ~ intervertebrale 椎间孔 / ~ vertebrale 椎孔 / ~ vertebro-arterial; ~ transversarium 横突孔 / ~ of Vesalius 韦萨留斯氏孔(蝶骨卵圆孔内侧的小孔) / ~ of Vicq d'Azyr; ~ caecum (medullae oblongatae) 延髓盲孔 / foramina, Vieussens's; foramina Thebesii; foramina venarum minimarum 小静脉孔 / ~ Weitbrecht's 肩关节囊孔(与肩胛下肌囊相通) / ~ of Winslow; ~ epiploicum 温斯娄氏孔,网膜孔 / ~ zygomaticofaciale, malar ~ 颧面孔 / ~ zygomaticoorbitale 颧眶孔 / ~ zygomaticotemporale 颧颞孔

foramen interventriculare Monroi (简作 FMo) 室间孔(丘脑)

foramen magnum (简作 FM) 枕骨大孔

foramen ovale (简作 FO) 卵圆孔

foramina (单 foramen) [拉] ***n***. 孔

foraminal, foraminate ***a***. 有孔的,有小孔的

foraminifer ***n***. 有孔虫

Foraminifera [拉 foramen aperture + fero to carry] ***n***. 有孔虫目

foraminiferal ***n***. 有孔的;有孔虫的

foraminiferan ***n***. 有孔虫

foraminiferida ***n***. 有孔虫目

Foraminiferida d'Orbigay 有孔虫目

foraminiferous ***a***. 有孔的

foraminotomy ***n***. 椎间孔切开术

foraminous spiral tract 螺旋孔道

foraminulate; foraminulous; foraminulose ***a***. 有小孔的

foraminulum (复 foraminula) [拉] ***n***. 小孔 ‖ ~ aroticotympanicum; canaliculi caroticotympanici 颈鼓小管 / ~ lunatum; apertural lateralis ventriculi quarti 第四脑室外侧孔

Forane ***n***. 异氟烷(isoflurane)制剂的商品名

Forasartan ***n***. 福拉沙坦(血管紧张素Ⅱ受体阻滞药)

forasmuch ***conj***. 由于,鉴于

FORAST formula assembler translator 公式汇编翻译程序(语言)

foration [拉 forare to bore] ***n***. 环钻术

Forbes' disease 福布斯氏症

Forbes' disease (Gilbert B. Forges) 福布斯病,糖原贮积病Ⅲ型

Forbes' emulsion of oil of turpentine [John 英医师 1787—1861] 福布斯氏松节油乳剂

Forbes-Albright syndrome (Anne P. Forbes; Fuller Albright) 福—奥综合征,闭经—溢乳综合征(多由垂体腺瘤所致)

forbid ***v***. ①禁止,不许;②阻止,妨碍

forbidden ***v***. forbid 的过去分词 ***a***. 禁止的;禁忌的 ‖ ~ band 禁带 / ~ clone 禁忌无性[繁殖]系 / ~ transition 禁戒跃迁

forbidding ***a***. 可怕的,令人生畏的,险恶的

forbiddingly ***ad***. 可怕地,险恶地

force [拉 fortis strong] ***n***. ①力 ②势 ‖ ~ absolute muscle 绝对肌力 / ~ animal; muscular energy 肌力 / ~ anterior resultant 前合力 / ~ back electromotive 反电动势 / ~ biting 咬力 / ~ catabolic 食物分解热力 / ~ catalytic 催化力 / ~ chemical; affinity 化学力,亲[和]力 / ~ chewing 咀嚼力 / ~ coercive 矫顽[磁]力 / ~ constant 恒力,力常数 / ~ constasnt [化学]键力常数 / ~ crushing 压碎力 / ~ diagonal 对角力 / ~ draft cooled 强制冷风 / ~ diagonal 对角力 / ~ electromotive (缩 E.M.F.) 电动势 / ~ exchange 交换力 / ~ extraoral 口外力 / ~ forces, field 区力 / ~ functional 机能性力 / ~ horizontal 水平力 / ~ horizontal displacing 水平脱位力 / ~ hydro-kinetic 流体动力 / ~ hydro-static 流体静力 / ~ intermaxillary 颌间力 / ~ intermittent 间歇力不从心 / ~ masticatory 咀嚼力 / ~ musele 肌力 / ~ nerve; nervous ~ ①脑力 ②神经力(指传导冲动的能力) / ~ noncurrent 非动律力,静力 / ~ nuclear 核[子]力 / ~ occlusal 咬合力 / ~ orthodontic 正牙力 / ~ plastic 成形力 / ~ psychic 精神力 / ~ reserve 潜力,保存力 / ~ rest 安静力(心) / ~ spring 弹簧力 / ~ static 静力 / ~ vertical 垂直力 / ~ vital 活力

force and rhythm (简作 F&R) 搏动强度与节律(脉搏)

force, time, length (简作 FTL) 力量,时间,长度

forced ***a***. ①强迫的,被迫的 ②勉强的 ‖ ~ expiratory spirogram 用力呼气肺量图 / ~ heterocaryon 强制异核体 / ~ oscillation 强制振动法 / ~ version (胎位)强力倒转术

forced espiratory volume (简作 FEV) 最大呼气量

forced expiratory flow (简作 FEF) 用力呼出气流(前称 MEFR)

forced expiratory flow between 25 and 75% of forced vital capacity (简作 FEF 25-75) 25%~75%间强迫肺活量的强迫呼气量

forced expiratory spirogram (简作 FES) 用力呼气呼吸图

forced expiratory time (简作 FET) 用力呼气时间

forced expiratory time in seconds (简作 FETS) 以秒计的用力呼气时间

forced expiratory vital capacity (简作 FEVC) 最大呼气量

forced expiratory volume in one second (简作 FEV) 一秒钟用力呼气量

forced expiratory volume (FVC test) (简作 FEV) 用力呼气量

forced feeding (简作 FF) 强制喂养

forced fluids (简作 FF) 强饮法

forced inspiratory flow (简作 FIF) 用力吸气气流

forced inspiratory volume (简作 FIV) 用力吸气肺活量

forced vital capacity (简作 FVC) 最大肺活量;用力肺活量

force-feed ***v***. 给……强行喂食;强使……接受

forceful ***a***. 强有力的;坚强的;有说服力的

forcefully ***ad***. 坚强地,强有力地

Forcellinia ***n***. 福赛螨属

forceness ***n***. 坚强,有说服力

forceps [拉] ***n***. ①钳,镊 ②钳状体 ‖ ~ abortus 流产钳 / ~ advancement 徙前术钳 / ~ alligator 鳄牙钳 / ~ alveolar 牙槽钳(切除牙槽突的钳) / ~ angular 角钳 / ~ anterior; ~ minor 胼胝体辐射线额部,小钳状纤维 / ~ application of 施钳术 / ~ artery 动脉钳 / ~ anral 耳镊 / ~ axis-traction 轴牵引钳 / ~ Barton 巴尔通氏产钳 / ~ bayonet; bayonet-tooth ~ 枪刺样牙钳 / ~ biopsy 活检钳 / ~ bone; bone nippers 骨钳 / ~ bone-crushing 碎骨钳 / ~ bone-cutting 剪骨钳 / ~ bone-holding 持骨钳 / ~ bulldog 扣镊 / ~ bullet 取弹钳 / ~ cannulated; tubular ~ 管钳 / ~ capsule 晶状体囊镊 / ~ catch 扣锁钳 / ~ Chamberlen 钱伯伦氏产钳 / ~ channel 钳子管道,钳子口 / ~ cilia [拔]睫镊 / ~ clamp ①夹钳 ②夹具钳 / ~ clasp 卡环钳,扣钳 / ~ clip; spring ~ 卡环钳,弹簧钳 / ~ compression 压迫钳 / ~ Cornet's 科内特氏钳(盖片钳) / ~ cowhorn 牛角钳 / ~ cover glass; Cornet's ~ 盖片钳,科内特氏钳 / ~ craniotomy 破颅钳 / ~ cross action 咬齿钳 / ~ crushing 压碎钳 / ~ curved 弯钳 / ~ Delee 德李氏改良式产钳(辛普森式产钳) / ~ delivery 产钳助产术 / ~ dental 牙钳,拔牙钳 / ~ dental stump 牙根钳 / ~ disk 巩膜钻板镊 / ~ dissecting 解剖镊 / ~ dressing 敷料钳 / ~ ear 耳镊 / ~ entropion 睑内翻镊 / ~ epilating; hair pincers 拔毛镊 / ~ esophageal 食管钳 / ~ excising 切断钳 / ~ expression; Kuhunt's ~ 压榨钳,库亨特氏压榨钳 / ~ extracting; dental ~ 拔牙钳,牙钳 / ~ failed 钳术无效 / ~ fenestrated 孔镊 / ~ fine-pointed; probe ~ 尖头镊 / ~ fistula 瘘管镊 / ~ fixation 固定镊 / ~ forcipressure 压脉钳 / ~ galea; Willett ~ 头皮钳,威勒特氏钳 / ~ gouge; gouge-nippers 圆凿钳 / ~ grasping 紧握钳 / ~ hammer 锤钳 / ~ hare-lip 唇裂镊 / ~ hemostatic 止血钳 / ~ high; inlet ~ 高位钳 / ~ Hodge's 霍季氏钳(产钳) / ~ intestinal crushing 肠压碎钳 / ~ iris 虹膜镊 / ~ Kielland's; Kjelland's ~ 基耶兰德氏钳(产钳,用于枕横位或枕后位时旋转胎头) / ~ Knapp's; roller ~ 纳普氏镊,转轴镊(压碎沙眼小粒镊) / ~ Kocher's 柯赫尔氏钳(手术时夹持组织或压出血组织用) / ~ Kuhunt's; expression ~ 库亨特氏压榨钳,压榨钳 / ~ Laborde's 拉博德氏钳,持舌钳 / ~ Laplace's 拉普拉斯氏钳,肠缝合钳 / ~ Levret's 利夫雷氏产钳(一种改良的原始产钳) / ~ lion 狮牙钳 / ~ lion-ja wed 狮牙钳 / ~, Liston's 利斯顿氏钳(剪骨钳) / ~ lithotomy 取石钳 / ~ low; outlet ~ 低位钳 / ~ Lowenberg's 勒文伯格氏钳(增殖腺钳) / ~ lower alveolar 下槽钳 / ~ Luikart 路卡特氏产钳 / ~ major; pars occipitalis radiationis corporis callosi 胼胝体辐射线枕部,大钳状纤维 / ~ measuring 测度钳 / ~ mid 中位钳 / ~ minor; pars frontalis radiationis corporis callosi 胼胝体辐射线额部,小钳状纤维 / ~ mosquito 蚊式止血钳 / ~ mouse tooth 鼠牙钳 / ~ nasal punch 鼻咬取钳 / ~ necrosis; sequestrum ~ 死骨钳 / ~ needle 持针钳 /

~ needle-cutting 断针钳 / ~ needle-holding 持针钳 / ~ nibbling 咬骨钳 / ~ obstetric 产钳 / ~ Pean's 佩昂氏[止血]钳 / ~ pedicle 蒂钳 / ~ pessary 子宫托钳 / ~ pile 痔钳 / ~ pin 断针钳 / ~ Piper 派珀尔氏产钳(臂位后进胎头产钳) / ~ placental 胎盘钳 / ~ plate 板钳 / ~ plugging 填塞钳 / ~ polypus 息肉钳 / ~ posterior; ~ major 胼胝体辐射线枕部,大钳状纤维 / ~ pressure 施压钳 / ~ probe; fine-pointed ~ 尖头镊 / ~ punch 咬取钳 / ~ punch, nasal 鼻咬取钳 / ~ punching 打孔钳 / ~ roller; Knapp's 转轴镊,纳普氏镊(压碎沙眼小粒镊) / ~ rongeur; rongeur 修骨钳,咬骨钳 / ~ root 根钳子 / ~ root extractor 牙根钳 / ~ rotation 产钳旋转胎儿 / ~ rubber-dam-clamp 橡[皮]阮夹钳 / ~ scissors 剪钳 / ~ scoop 匙状钳 / ~ sequestrum; necrosis ~ 死骨钳 / ~ Simpson's 辛普森氏钳(一种产钳) / ~ sinus 瘘管镊 / ~ skin 皮镊 / ~ sliding catch 滑扣锁钳 / ~ smooth 无齿镊 / ~ solid-blade 实叶钳 / ~ speculum 窥器钳 / ~ splinter 碎钳 / ~ splitting 分劈钳 / ~ spring; clip ~ 弹簧钳,卡环钳 / ~ sterilizing 消毒钳 / ~ suture 缝线钳 / ~ Tarnier's 塔尼埃氏钳(一种轴牵引钳) / ~ tenaculum 单爪钳 / ~ thumb 按捏镊 / ~ tissue 组织镊 / ~ tongue 舌钳 / ~ toothed 有齿镊 / ~ torsion 扭转钳 / ~ towel 巾钳 / ~ tracheal 气管钳 / ~ trachoma; roller ~ 沙眼镊,转轴镊 / ~ tubular; cannulated ~ 管钳 / ~ Tucker-Mclean 塔—麦二氏产钳 / ~ universal 通用钳 / ~ upper alveolar 上槽钳 / ~ upper anterior dental 上颌前牙钳 / ~ 上颌前牙钳 / ~ upper bicuspid 上颌双尖牙钳 / ~ upper maxillary cow-horn 上颌牛角钳 / ~ upper maxillary molar 上颌磨牙钳 / ~ urethral 尿道钳 / ~ utility 通用钳 / ~ uvula; staphylagra 悬雍垂钳 / ~ vulsellum 双爪钳 / ~ Willett; galea ~ 威勒特氏钳,头皮钳 / ~ wing-shaped 翼状钳

forceps delivery (简作 FD) 产钳分娩

forceps-blade *n*. 钳叶

forces-field 力场(化学术语)

force-skin distance (简作 FSD) 焦点—皮肤距离,焦—皮距

force-velocity relationship ①力—速度关系(用于肌肉力学) ②张力—收缩速度关系

Forchheimer's sign [Frederick 美医师 1853—1913] 福齐海默氏症(风疹所见的软腭红疹)

forcible *a*. 强迫的;强有力的;有说服力的

forcibly *ad*. 强迫地;强有力地

forcipal *a*. 钳的,镊的

forcipate(d) *a*. 钳形的

Forcipomyia *n*. 钳蠓属 ‖ ~ towmsendi 汤氏钳蠓 / ~ utae 乌他钳蠓,鼻口利什曼病钳蠓

forcipressure; **forcipression** *n*. 钳压法(止血)

Ford Foundation (简作 Ford) 福特基金会

Fordyce's disease [John Addison 美皮肤病学家 1858—1925] 福代斯氏病(①口腔黏膜内异位皮脂 腺发育 ②腋窝,阴阜顶泌腺慢性发炎)

Fordyce's granules 异位皮脂腺

fore- [安格鲁—萨克逊语] [构词成分]前,前面,预,先

fore head (简作 FH) 前头

fore head flap (简作 FF) 前额瓣

fore sight (简作 FS) 预见

fore-and-aft diplopia 纵向复视

fore-anus *n*. 前肛

forearm flow (简作 FF) 前臂血流

forearm; **antebrachium**; **antibrachium** *n*. 前臂

forebode *v*. ①预示,预感(灾祸等) ②预言,有预感

forebrain; **prosencephalon** *n*. 前脑

forecast *v*. 预测,预示 *n*. 预报

forecasting for inventory control system (简作 FICS) 库存控制系统预报

foreclose *v*. ①排除,排斥 ②阻止,妨碍

foreconscious *a*. 前意识的

foreconsciousness; **preconsciousness** *n*. 前意识

forefinger; **index-finger** *n*. 食指,示指

forefoot *n*. ①前肢(四肢动物) ②足前段

forefront *n*. 最前线,最前方

foregather *v*. 聚会;偶遇;交往

foregilding *n*. [神经组织]盐处理

foregoing *a*. 前面的,前述的

foregone *a*. ①以前的,过去的 ②预先决定的 ③无可避免的

foreground *n*. 前景;突出的地位

foregut; **fore-intestine** *n*. 前肠

forehead flap (简作 FF) 前额皮瓣

forehead; **frons** *n*. 额 ‖ ~ Olympian 凸前额(见于先天性梅毒)

forehead-plasty *n*. 额成形术,额整形术

foreign *a*. ①外国的;来自外国的 ②外来的 ③异质的 ‖ ~ body 异物 / ~ body in pharynx 口咽部异物 / ~ body in tracheobroncheal tree 气管支气管异物 / ~ forceps 异物镊 / ~ body neddle 异物针 / ~ body obstruction 异物梗阻 / ~ body of larynx 喉异物 / ~ sensation 异物感 / ~ protein 异性蛋白 / ~ pollen 外来花粉

foreign area customer dialing (简作 FACD) 外区用户拨号

Foreign Demographic Analysis Division (简作 FDAD) 国外人口统计分析处

foreign medical graduate (简作 FMG) 外国医科毕业生

Foreign Science and Technology Center (简作 FSTC) 国外科学技术中心(美)

Foreign Technology Divission (简作 FTD) 国外技术处(美)

foreigner *n*. 外国人,外来的东西

fore-intestine; **foregut** *n*. 前肠

foreipomyia taiwana 台湾铗蠓

forekidney; **pronephros** *n*. 前肾

foreknow *v*. 预知

Forel's body [Auguste 瑞士神经病学家 1848—1931]; Nuclcus hypothalamicus 福雷耳氏体,丘脑下部核,丘脑下体

Forel's commissure 福雷耳氏连合(丘脑下部核连合)

Forel's decussation 福雷耳氏交叉(被盖前交叉,红核脊髓束交叉)

Forel's field 福雷耳氏区(含有联系丘脑与丘脑下部细的纵行纤维的区域)

Forel's fornis longus 福雷耳氏纤维束(穿通胼胝体并经过透明膈)

fore-leg *n*. 前肢

fore-lying of umgilical cord 脐带脱垂

foremilk; **colostrum** *n*. 初乳

foremost *a*. 最初的,最前面的;第一流的,最重要的 *ad*. 在最前,最重要地

forenamed *a*. 上述的

forenoon *n*. & *a*. 午前(的);上午(的)

forenoon (简作 Fornn) 午前,上午

forenotice *n*. 预告,预先的警告

forensic *a*. 法医的,法庭的 ‖ ~ medicine 法医学 / ~ radiology 法医放射学

forensic activation analysis (简作 FAA) 法医活化分析

forensic pathology (简作 For) 法医病理学

Forensic Science (简作 FS) 法医学(瑞士)

Forensic Science Gazette (简作 FSG) 法医学学报(瑞士)

Forensic Science Society 法医学学会(英)

Forensic Science Society Journal (简作 FSSJ) 法医学会杂志(英)

foreplay *n*. 事前爱抚

fore-pleasure *n*. 前期性乐

forerun *v*. ①走在……前,为……的先驱 ②预报 ③抢在……之前

forerunner *n*. 先驱者,前征,前兆;祖先

forescattering *n*. 向前散射

foresee *v*. 预见,预知

foreshadow *v*. 预示,预兆

foreshortened *a*. 按透视法缩小的 ‖ ~ frontal projection 短缩正位投照

foreshow *v*. 预示,预告

foresight *n*. 先见,预见

foreskin *n*. 包皮

forest *n*. 森林 ‖ ~ encephalitis 森林脑炎

forestate *n*. 预示,迹象 *v*. 预尝到……的滋味

forestation *n*. 造林

Forestier's disease (Jacques Forestier) 福莱斯蒂埃病(前外侧脊柱骨肥厚,尤见于胸区)

forestomach carcinoma (简作 FC) 贲门窦癌

forestomach; **antrum cardiacum** *n*. 贲门宝

forest-yaws; **leishmaniasis americana** *n*. 森林雅司病,美洲利什曼病

foretell *v*. 预言,预示

forethought *n*. 预谋,事先的考虑 *a*. 预先计划好的,预谋的

foretime *n*. 以往,过去

foretoken *n*. 预兆,征兆 *v*. 预示

foretop *n*. 额鬃(马)

forevacuum *n*. 前级真空,预真空

forevacuum pump (简作 FP) 预(低前极)真空唧筒

forever *ad*. 永远,常常 ‖ ~ and ever 永远,永久

forevermore *n*. 永远

forewarn *v*. 预先警告

forewaters *n*. 前羊水

foreword *n*. 序,序言,前言
Forfenimex *n*. 福酚美克(免疫调节药)
forge *v*. 锻造;伪造
forget *v*. 忘记;忽略 ‖ ~ oneself 为他人而忘我;忘乎所以;失去知觉
forgetful *a*. 健忘的;不注意的,疏忽的
forgetfully *ad*. 健忘地,疏忽地
forgetfulness *n*. 健忘,疏忽
forgive *v*. 原谅,宽恕
forgiving *a*. 宽大的,仁慈的
forgivingly *ad*. 宽大地,仁慈地
forgivingness *n*. 宽大,仁慈
Forhistal *n*. 马来酸二甲茚定(dimethindene maleate)制剂的商品名
foriagraphy *n*. 隐斜图表
fork *n*. 叉 ‖ ~ anal 臀叉 / ~ bite 叉,咬合叉 / ~ cubitank 肘叉 / ~ median 中叉(昆虫) / ~ movement 叉点移动(DNA 复制) / ~ tuning 音叉 / ~ tilt 支叉倾斜
forked *a*. 叉状的
forkedform *a*. 叉状的
fork-line method 支线法
Forlanini's treatment [Carlo 意医师 1847—1918] 福拉尼尼氏疗法(肺结核人工气胸疗法)
forlorn *a*. 被遗弃的;悲惨的;几乎无望的;丧失了……的
forlornly *ad*. 被遗弃地,几乎无望地
forlornness *n*. 被遗弃,悲惨,几乎无望
-form, forma [拉] 后缀,意为"形状"
form formation 形成;生成/ former 制作者;模型 /formic 甲酸的,蚁酸的 /formula 公式;处方
form [拉 forma] *n*. ①形状,形态 ②型 ‖ ~ accole; applique ~ 依附型,依附体(恶性疟原虫早期) / ~ antimicrobial 抗菌型 / ~ antitissue 抗组织型 / ~ applique 依附型,依附体(恶性虐原虫早期) / ~ arch [牙]弓形 / ~ arch and ridge 牙弓与龈嵴形 / ~ atypical 非典型 / forms, band 带[状核]型(白细胞) / ~ benign 良性型 / ~ birefringence 形式双折射 / ~ box 盒形 / ~ carabidoid 步行虫形 / ~ cast 铸型 / ~ cavity 洞形 / ~ clostridial 梭形 / ~ convenience 便利形 / ~ deprivation amblyopia 形觉剥夺性弱视 / ~ discrimination 形状识别 / ~ enol 烯醇式 / ~ face 面形 / ~ field 形状视野 / ~ of growth 发育型 / forms, involution 退化型 / ~ mailgnant 恶性型 / ~ life 生活型 / ~ of occlusion, spherical 球形 / ~ outline 轮廓形 / ~ ovoid arch 卵圆弓形 / ~ perception 形状[知]觉 / ~ pessary 子宫托型(红细胞) / ~ profile 侧面型 / ~ proximal slice 邻面片切形 / ~ racemic 消旋式 / ~ resistnace 抗力形 / ~ retention 固位形(牙洞) / ~ ring 环形 / ~ sense 形觉 / ~ square arch 方弓形 / ~ tapering arch 锯弓形 / ~ tooth 牙型 / ~ tooth, anterior 前牙形 / ~ tooth, posterior 后牙形 / ~ vegetative 生长型,繁殖体 / ~ visual field 形状视野 / ~ wax 蜡型
forma *n*. 变型
formacresol (简作 FC) 甲醛甲酚
Formad's kidney [Henry F. 美医师 1847—1892] 福马德氏肾(慢性酒精中毒肾肿大)
formal formaldehyde 甲醛 /formalin 甲醛水溶液,福尔马林
FORMAL formula manipulation language 公式处理语言
formal genetics 形式遗传学
formal neuron 形式神经元
formal semantic language (简作 FSL) 形式语义语言
formal; methylal 福马尔,甲缩醛,甲醛缩二甲醇
formaldchyde-gelatin *n*. 甲醛明胶
formaldehyde *n*. 甲醛 ‖ ~ casein 甲醛酪蛋白 / ~ sodlum sulfoxylate 甲醛次硫酸钠
formaldehyde (简作 formal) 甲醛
formaldehyde-acetamide; formicin *n*. 甲醛乙酰胺
formaldehyde-dehydrogenase *n*. 甲醛去氢酶
formaldehyde-induced fluorescence (简作 FIF) 甲醛诱发的荧光(物)
formaldehydogenic *a*. 甲醛原的,生甲醛的
formaldehydogenic steroids (简作 FGS) 甲醛形成性类固醇
formalin *n*. 福尔马林,甲醛溶液 ‖ ~ acetic alcohol (缩 FAA) 福尔马林醋酸酒精
formalin acetic alcohol (简作 FAA) 福尔马林醋酸酒精
formalin, acetic acid and alcohol solution (简作 FAA sol) 福尔马林、醋酸和酒精溶液
formalin-acetic acid fixative (简作 FAA fixative) 福尔马林醋酸固定液
formalin-inactivated vaccine (简作 FIV) 福尔马林灭活疫苗
formalinize *n*. 用甲醛处理
formality *n*. 克式浓度
formalize *n*. 用甲醛处理
formalized model 形式化模型
formamidase *n*. 甲酰胺酶;芳基甲酰胺酶
formamide *n*. 甲酰胺
formamidoxime; isouretin *n*. 氨基甲肟
formanilide *n*. 甲酰苯胺
formant *n*. 共振峰
formasone *n*. 蚊氨肿(抗阿米巴药)
FORMAT fortran matrix abstraction technique 公式翻译程序矩阵抽象技术(语言)
format (简作 fmt) 形式,格式
Format Effector (简作 FE) 格式控制字符(存储)
formate hydrogenlyase 甲酸氢裂解酶;甲酸脱氢酶
formate; formiate *n*. 甲酸盐
formate-tetrahydrofolate ligase 甲酸四氢叶酸连接酶
formatio (复 formationes) [拉] *n*. 结构 ‖ ~ alba 白网状结构 / ~ bullaris 嗅球结构 / ~ claustralis 屏状核结构(大脑皮质第五层) / ~ grisea 灰网状结构(脊髓) / ~ hippocampalis 海马结构 / ~ reticularis 网状结构 / ~ vermicularis 蚓状结构(小脑扁桃体及绒球)
formation *n*. ①形成 ②结构 ‖ ~ antibody 抗体形成 / ~ arch 成弓器 / ~ basifugal 远心形成,离底层形成,离基形成 / ~ basipetal 近心形成,向底层形成,向基形成 / ~ casting sprue 铸道形成座 / ~ coffin 枢[状]形成(神经细胞被吞噬时) / ~ colony 菌落形成 / ~ complex 复合物形成 / ~ compromise 协调形成 / ~ crucible 坩埚成形座 / ~ dentine 牙质形成 / ~ enamel 釉质形成 / ~ erythrocyte rouleaux 红细胞钱串形成 / ~ fat 脂肪形成 / ~ grey reticular; substantia reticularis grisea 灰网状质 / ~ heterokaryon 异核形成 / ~ intracartilaginous bone 软骨内骨形成 / ~ intramembranous bone 膜内骨形成 / ~ model 模成形器 / ~ of species 种的形成 / ~ of variety 品种的形成 / ~ palisade 栅栏形成 / ~ pocket 袋形成 / ~ pus-pocket 脓袋形成 / ~ reaction 反应形成 / ~ rouleaux 钱串形成 / ~ rubber model 橡胶成模器 / ~ sludge 沉积形成 / ~ spore; sporulation 孢子形成,芽胞形成 / ~ tumor 肿瘤形成 / ~ white reticular; substantia reticularis alba 白网状质
formative *a*. 形成的,结构的 ‖ ~ cell 形态形成细胞
formazan *n*. 甲腊 ‖ ~ dye 甲腊染料
Formazin turbidity unit Formazin (简作 FTU) 氏浊度单位
formboard *n*. 形状板(测智力用)
form-class *n*. 形态纲
forme [法] *n*. 形状,形态;型 ‖ ~ fruste 顿挫型,不完全型 / ~ tardive 迟发型
formebolone *n*. 甲鲩勃右(雄激素)
formenkreis *n*. 型圈
former *n*. 成形器 ‖ ~ arch 成弓器 / ~ model 成模器 / ~ rubber model 橡胶成模器 / ~ sprue 铸道形成针
formerly *ad*. 以前,从前
Formestane *n*. 福美坦(芳酶抑制药)
Formetorex *n*. 福美雷司(抑制食欲药)
Form-family *n*. 形态科
formic *a*. 蚁的 ‖ ~ acid 甲酸,蚁酸
formicant *a*. 蚁走样的
formication [拉 formiea ant] *n*. 蚁走感
formiciasis *n*. 蚁咬[皮]病
Formicidae *n*. 蚁科
formicin; formaldehyde-acetamide *n*. 甲醛乙酰胺
formidable *ad*. 可怕的;难对付的,难以克服的
formidably *ad*. 可怕地,难以克服地
Formidacillin *n*. 福美西林(抗生素类药)
formilase *n*. 甲酸生成酶
formimimoglutamic acid (简作 FIGLU) 亚胺甲基谷氨酸
formimino *n*. 亚氨[代]甲基
formiminoglutamate *n*. 亚胺甲基谷氨酸盐
formiminoglutamic acid (简作 FIGLU) 亚胺甲基谷氨酸
formiminotetrahydrofolate cylodeaminase 亚胺甲基四氢叶酸环化脱胺酶
formiminotransferase *n*. 亚胺甲基转移酶,谷氨酸亚胺甲基转移酶 ‖ ~ deficiency 亚胺甲基转移酶缺乏症,谷氨酸亚胺甲基转移酶缺乏症
5-formiminotetrahydrofolate *n*. 亚胺甲基四氢叶酸
Formin *n*. 乌洛托品(methenamine)制剂的商品名
-formin [构词成分] - 福明(1998 年 CADN 规定使用此项名称,主要系指血糖药物的一类药名如依托福明[Etoformin],丁福明[Buformin]等)

forming *n*. 形成,成形[型]
Forminitrazole *n*. 福夫硝唑(抗滴虫药)
forminoben *n*. 胺酰苯吗啉;福米诺苯
Formivibrio citricus Tanaka, Nakamura et Mikami 柠檬甲酸弧菌
Formivibrio Dorofeev 弗朗西丝氏菌属(土拉轮丝杆菌)
Formivibrio Tanaka, Nakamura et Mikami 甲酸弧菌属
Formocortal *n*. 醛基缩松(消炎药)糖皮质激素
formocresol *n*. 甲醛煤酚合剂
formol nitrogen(简作 FN) 甲醛氮
formol titration method(简作 FTM) 甲醛滴定法
formol toxoid(简作 FT) 甲醛类毒素
formol; formaldehyde solution *n*. 福莫尔,甲醛溶液
formolage [法] *n*. 福尔马林冲洗(棘球囊)
formolsulfacetamide(简作 FSA) 甲醛磺胺醋胺,硫(代)乙酰氨基甲醛
formonitrile; hydrocyanic acid *n*. 甲腈,氢氰酸
Form-order *n*. 形态目
formose *n*. 甲醛聚糖,福模糖
Formoterol *n*. 福莫特罗(支气管扩张药)
formoxyl *n*. 甲酰基
forms control buffer(简作 FCA) 格式控制缓冲器
formula(复 formulas; formulae) [拉] *n*. ①处方 ②公式,式 ‖ ~, Abbott's 艾博特公式(校正昆虫死亡率) / ~ acoustic 声学公式 / ~ Ambard's 昂巴尔氏公式(计算肾脏病脲指数的公式) / ~, antennal 触角列式(介壳虫) / ~ antigen 抗原公式 / ~ antigenic 抗原结构公式 / ~ approximate 近似公式 / ~ Arneth's 阿尔内特氏公式(多形核白细胞依核分叶多少的正常比例) / ~ Arrhenius' 阿里纽斯氏公式(求黏度) / ~ Beckmann's 贝克曼氏公式(求溶解物质的分子量) / ~ Bernhardt's 伯恩哈特氏公式(计算成人体重) / ~ Bird's 伯尔德氏公式(计算尿内固形物) / ~ Black's 布莱克氏公式(由体重及胸围计算体型强弱) / ~ Brenner's; acoustic ~ 布伦纳氏公式,声学公式 / ~ Broca's 布罗卡氏公式(成人理想体重应为其身高厘米数减去 100 的公斤数) / ~ chemical 化学结构式 / ~ Christison's; Trapp's ~ 克里斯提森氏公式,特腊普氏公式(计算尿内固形物) / ~ configura; ~ tional; spatial ~ 立体结构式 / ~ constitutional 结构式 / ~ decomposition 化学分解式 / ~ Demoivre's 德木瓦弗氏公式(一人之预期寿命为由 80 减去其现年所得余数之三分之二) / ~ dental 牙式,牙公式 / ~, dentition 齿式 / ~ Dreser's 德雷塞氏公式(比较尿与血的分子浓度以了解肾工作量) / ~ Dreyer's 德雷尔氏公式(计算肺活量的适合性) / ~ Du Bois' 杜波依斯氏公式(计算体表面积) / ~ Einthoven's 艾因托文氏公式(心电图标准联Ⅰ与Ⅱ电位差的代数和等于联Ⅰ的电位差) / ~ electronic 电子式 / ~ empirical ①[经]验方(药) ②经验式,实验式,成分式 / ~ Florschütz's 弗洛许茨氏公式(身高及腹围与体重的关系) / ~ Gale's 盖耳氏公式(脉搏、脉压与基础代谢的关系) / ~ general 通式 / ~ glyptic; structural ~ 结构式 / ~ graphic 图解式 / ~ Guthrie's 加思里氏公式(计算体重) / ~ Haines's 黑恩斯氏公式(计算尿内固形物) / ~ Haser's; Trapp's ~ 黑泽尔氏公式,特腊普氏公式(计算尿内固形物) / ~ inoic 离子式 / ~ Katz 卡茨氏公式(计算平均血沉率) / ~ Loebisch's 勒比施氏公式(计算尿内固形物) / ~ Long's 朗氏公式(计算尿内固形物) / ~ magistral 配方,随意处方 / ~ Mall's 马耳氏公式(胎龄与胎长的关系) / ~ mathematical 数学公式 / ~ Mclean's 麦克累恩氏公式(计算肾脏排脲指数) / ~ Meeh's 梅氏公式(体表面积公式) / ~ molecular 分子式 / ~ mon-official 非法定处方 / ~ octet 八数群式 / ~ official 法定处方 / ~ paretic 麻痹性痴呆公式 / ~ Pignet's 皮涅氏公式(由体重及胸围计算体型强弱) / ~ Poisson-Pearson 普—皮二氏公式(计算疟疾感染率) / ~ polar; polarity ~ 极性式 / ~ projection 投影结构式,立体结构式 / ~ Ranke's 兰克氏公式(计算浆液中白蛋白量) / ~ rational 示性式,示构式 / ~ Read's 李德氏公式(由脉搏及脉压求基础代谢率) / ~ Reuss' 罗伊斯氏公式(计算渗出液中白蛋白量) / ~ Rollier's 罗利尔氏公式(逐渐增加紫外线照射量的公式) / ~ Runeberg's 鲁内伯格氏公式(计算渗出液中白蛋白量) / ~ spatial; configurational ~ 立体结构式 / ~, stereochemical 立体化学结构式 / ~ stereometric 立体异构式 / ~ structural 结构式 / ~ symbolic 符号式 / ~ transmutation 变质式 / ~ Trapp's; Trapp-Haser ~; Christison's 特腊普氏公式,克里斯提森氏公式(计算尿内固形物) / ~ typical 典型式 / ~ Van Slyke's 范斯莱克氏公式(计算肾对各种物质的排出系数) / ~ vertebral 椎骨式(以数字表示各部椎骨) / ~ Vierordt-Mesh 菲—梅二氏公式(由身高体重求体表面积) / ~ weight-height 高重公式
formula and statement translator(简作 FAST) 公式与语句的翻译程序
formula assembler translator(简作 FORAST) 公式汇编翻译程序(语言)
formula manipulation language(简作 FORMAL) 公式处理语言
formula weight(简作 FW) 式量
formularization *n*. 使公式化
formularize *v*. 使公式化
formulary *n*. 处方集
formulate *v*. 列成公式,使公式化;系统地阐述
formulation *n*. 列成公式,公式化
formulization *n*. 用公式表示
formulize *v*. 用公式表示
formycin *n*. 间型霉素
formyl *n*. 甲酰基 ‖ ~ amide 甲酰胺 / ~ bromide 溴甲酰 / ~ chloride 氯甲酰 / ~ iodide 碘甲酰 / ~ methionine 甲酰甲硫氨酸,甲酰蛋氨酸 / ~ phenetidin; para-ethoxyformanilid 甲酰非那替汀,对甲酰氨基苯乙醚(抗菌止痛药) / ~ piperidine 甲酰哌啶,甲酰氮杂环己烷 / ~ sulfide 硫甲酰 / ~ tribromide; bromoform 三溴甲酰,溴仿 / ~ trichloride; chloroform 三氯甲酰,氯仿 / ~ triiodide; iodoform 三碘甲酰,碘仿
5-formylamino-imidazol-4-carboxamido-5'-ribonucleotide(简作 FAICAR) 5-甲酰胺咪唑-4-羧基酰氨核糖核甙酸
formylase *n*. 甲酰基酶,芳[香]基甲酰胺酶
ρ-formylaniline 对氨基苯醛
formylation *n*. 甲酰化作用
ρ-formyl dimethylaniline 对二甲氨基苯甲醛
N-formyl methionyl-tRNA N-甲酰甲硫氨酰 tRNA
1-formylglycinamide-5'-ribonucleotide(简作 FGAR) 1-甲酰甙氨酰胺-5'-核甙酸
formylglycinamide ribonucleotide 甲酰苷氨酰胺核苷酸
formylkynurenine *n*. 甲酰犬尿氨酸 ‖ ~ hydrolase 甲酰犬尿氨酸水解酶,芳[香]基甲酰胺酶
formyl letrahydrofolic acid(简作 FTHFA) 四氢叶酸
Formylmerphalan *n*. 甲腺溶肉瘤素(抗肿瘤药)
formylmethionyl tRNA 甲酰甲硫氨酰 tRNA
ρ-formylnitrobenzene 对硝基苯甲醛
formyloxaluric acid 甲酰脲[基]草酸
4-formylphenol 4-羟基苯甲醛
1-(4-formylphenyl) azo-β-naphthol(简作 FPAN) 1-(4-苯甲酰)偶氮-β-萘酚
formylporphyrin *n*. 甲酰[基]卟啉
formylpteroic acid 甲酰蝶呤氨基甲酸
formyltetrahydrofolate *n*. 甲酰四氢叶酸 ‖ ~ dehydrogenase 甲酰四氢叶酸脱氢酶
5-formyltetrahydrofolate cyclo-ligase 5-甲酰四氢叶酸环连接酶(亦称 5,10-次甲基四氢叶酸合成酶)
formyltransferase *n*. 转甲酰酶,甲酰基转移酶
Fornet's reaction (ring test) [**Walter** 德医师 1877 生] *n*. 福尔内氏反应(检梅毒)
fornical *n*. 穹窿的 ‖ ~ conjunctiva 穹窿结膜
fornicate *a*. 穹窿状的 *v*. 非法性交
fornication *n*. 非法性交
fornicatus *n*. 穹窿回(边缘系统的主要部分)
fornicolumn; columna fornicis *n*. 穹窿柱
fornicommissure *n*. 穹窿连合,穹窿体
fornix(复 fornices) [拉 arch] *n*. 穹窿,穹 ‖ ~ anterior [阴道]前穹窿 / ~ based flap 穹窿为基底的结膜瓣 / ~ cerebri 大脑穹窿 / ~ conjunctivae 结膜穹窿 / ~ conjunctivae inferior 结膜下穹窿 / ~ conjunctivae superior 结膜上穹窿 / ~ longus of Forel 福雷耳氏纤维束(穿通胼胝体并经过透明隔) / ~ pharyngis 咽穹窿 / ~ pillar, anterior; columna fornicis 穹窿柱 / ~ posterior 后穹窿 / ~ sacci lacrimalis 泪囊穹窿 / ~ transverse; commissura hippocampi 海马连合 / ~ uteri; ~ vaginae 阴道穹窿
Fornn forenoon 午前,上午
Foroblique *n*. 直侧视镜(一种斜向远视系统的商品名,用于广视野膀胱镜)
foromacidin; spiramycin *n*. 螺旋霉素
Foropafant *n*. 富罗帕泛(抗凝药)
Forsius-Eriksson syndrome (Henrik Forsius; Aldur W. Eriksson) 福—埃综合征(一种 X 连锁遗传的眼白化病,与内氏<Nettleship>型不同的在于男性表现为视网膜中央凹发育不良,轴性近视及红色觉异常;女性表现为颜色辨别力稍有不全及隐性眼球震颤,但在眼底无镶嵌式色素。亦称眼白化病,眼白化病 2 型,福—埃型眼白化病,阿兰群岛眼病)
forskolin *n*. 二萜衍生物
Forssell's sinus [Gosta 瑞典放射学家 1876—1950] 福塞耳氏(胃)
Forssman's antibody [John 瑞典病理学家 1868—1947] 福斯曼抗

体(用绵羊红细胞、含有豚鼠肾的盐溶液或含有福斯曼抗原的其他组织注射家兔而产生的抗体)
Forssman's antigen (lipoid) 福斯曼氏抗原(嗜异抗原)
Forssman's carotid syndrome 福斯曼颈动脉综合征(注射少量含嗜异性抗体的血清于豚鼠颈动脉后所产生的神经障碍,包括平衡不稳、沿垂直轴及纵轴的旋转运动、眼球的强迫性偏向以及眼球震颤)
Forster mother 代孕母亲
Forster theory 福斯特理论
Forster's choroiditis [Richard 德眼科学家 1825—1902] 强斯特氏脉络膜炎(晕状中心性脉络膜炎)
Forster's deplegia 弗斯特双瘫,迟缓性双瘫
Forster's disease (choroiditis) 弗斯特氏病,(晕状中心性脉络膜炎)
Forster's operation [Otfried 德神经病学家 1873—1941] 弗斯特氏手术(①在脊髓痨时于硬膜内切断七、八、九对背侧神经根 ②急性人工白内障成熟术)
Forster's photometer 弗斯特氏光觉计
Forster's shifting type 弗斯特氏变换视野
Forster-Penfield operation [Otfried Forster; Wilder Penfield 加神经病学家 1891 生] 弗—潘二氏手术(外伤性癫痫时,脑皮质瘢痕组织分切除术)
Forsythia suspensa (thunb.) Vahl 连翘[植药]:果实—[连翘]
Forsythis Vahl 连翘属 ‖ ~ suspensa Vahl 连翘[植药]:果实—[连翘] / ~ viridissima Lindl 金钟花(狭叶连翘)
fort fortis [拉] 强的;浓的
Fortaz *n*. 头孢他啶
forth *ad*. 向外,有隐而显(地)
Forthane *n*. 甲己胺(methylhexaneamine)制剂的商品名
forthane; dimethylamylamine *n*. 二甲戊胺
forthcoming *a*. 即将到来的,即将出现的;现有的 *n*. 来临,临近
forthegill *n*. 三叉神经痛
forthright *a*. 坦白的,直率的
fortification-spectrum *n*. 闪光暗点
fortified aqueous (简作 FA) 浓(水)溶液
fortified food 强化食物
fortify *v*. 增强,加强
fortimicin *n*. 福提霉素
fortis [拉]; **strong** *a*. 浓的,强的
fortissimus [拉] *a*. 最浓的
fortoin; cotoin formaldehyde *n*. 福托因,甲醛柯托甙
fortuitous *a*. 偶然的,机会的 ‖ ~ casualty 意外死亡
fortunate *a*. 幸运的,侥幸的
fortunately *ad*. 幸运地;幸亏,幸而
fortune *n*. 命运;机会;成功;财产
Fortunella crassifolia Swingle 金弹,金橘[植药]:种子—橘核
Fortunella japonica; Citrus japonica 圆金橘,圆金柑
forum *n*. 论坛,讨论会
Forum of Osteopathy (简作 FO) 骨病论坛(杂志名)
forward *a*. 早熟的;热心的 *ad*. 向前;将来,今后 *v*. 促进,促使(植物等)生长;发送 ‖ ~ dislocation 向前脱位 / ~ masking 向前掩蔽 / ~ mutation 正向突变,前进突变 / ~ oblique viewing fiberscope 前斜视式纤维内镜 / ~ scattering 前向散射 / ~ view 直视,前视 / ~ strke volume 向前搏出量 / ~ viewing fiberscope 前视式纤维内镜 / ~ viewing fiberscopy 前视式纤维内镜(检查)
Forward amphetamine pill 苯丙胺丸剂
forward gate (简作 Fg) 正向门(电路)
forwards *ad*. 向前;将来,今后
forward-viewing *n*. 直视,前视 ‖ ~ colonoscope 前视式结肠镜 / ~ colonoscopy 前视式结肠镜检查 / ~ endoscope 前视式内镜 / ~ endoscopy 前视式内镜检查 / ~ gastroscope 前视式胃镜 / ~ gastroscopy 前视式胃镜检查
-fos- [构词成分] – 磷 [或 – 福司](1998 年 CADN 规定使用此项名称,主要系指抗寄生虫药物的含有磷衍生物一类药名,如喹硫磷 [Quintiofos], 福司吡酯[Fospirate]以及磷雌粉 [Fosfestrol 一种雌激素类药物]等)
FOS factor of safety 安全系数
Fosarilate *n*. 磷酸利酯(抗病毒药)
Fosarnet sodium *n*. 磷甲酸钠(抗病毒药)
Fosazepam *n*. 磷西泮(安定类药)
Foscarnet sodium 磷甲酸钠(抗病毒药,用于治疗免疫妥协患者的巨细胞病毒性视网膜炎)
Foscolic Acid *n*. 磷乳酸(药用辅料)
FOSDIC film optical scanning device for input to computer 计算机胶片扫描输入装置
Fosenazide *n*. 福司肼(安定类药)
fosfestrol *n*. 磷雌酚(雌激素)
Fosfocreatinine *n*. 磷酸肌酐(营养心肌药)
fosfomycin *n*. 磷霉素
fosfomycin; pliosphonomycln *n*. 素(1R,2S) – (1,2 环氧丙基)磷酸
Fosfonet Sodium *n*. 磷乙酸钠(抗病毒药)
Fosfosal *n*. 磷柳酸(解热镇痛药)
Foshay serum [Lee 美细菌学家 1896 生] *n*. 福谢氏血清(兔热病血清)
Foshay's reaction (Lee Foshay) 福谢反应(皮内注射对病人所患的具有特异性的抗血清,在注射处呈现中央是略为凸起的水肿,而外围是扩散的红斑,亦称红斑水肿反应)
Foshay's test 福谢试验(土拉杆菌皮肤试验,一种诊断土拉杆菌病 <野兔热> 的皮肤试验)
Fosinopril *n*. 福辛普利(抗高血压药)
Fosinoprilat *n*. 福辛普利拉(抗高血压药)
Fosmenic Acid *n*. 磷美酸(强心药)
Fosmidomycin *n*. 磷胺霉素
Fosopamine *n*. 磷巴胺(多巴胺受体激动药)
Fosphenytoin *n*. 磷苯妥英(抗癫痫药)
Fospirate *n*. 福司吡酯,磷吡酯(抗蠕虫药)
Fosquidone *n*. 磷喹酮(抗肿瘤药)
fossa (复 fossae) [拉] *n*. 窝,凹 ‖ ~ acetabuli 髋臼窝 / ~ adipose 脂肪窝 / ~ Allen's 艾伦氏窝,股骨颈窝 / ~ amygdaloid 扁桃体窝 / ~ anconal; anconeal ~; ~ olecrani 鹰嘴窝 / ~ antecubital; ~ cubitalis 肘窝 / ~ antennal 触角凹 / ~ anthelicis 对耳轮窝 / ~ articularis; cavitas glenoidalis 关节盂(肩胛骨) / ~ axillaris 腋窝 / ~ Bichat's; pterygo-maxillary ~ 比沙氏窝,翼上颌窝 / ~ Biesia-decki's; iliacosubfascial ~ 比阿萨迪斯基氏窝,髂筋膜下窝 / ~ Broesike's; parajejunal ~ 空肠旁隐窝 / ~ caecalis 盲肠窝 / ~ canina; maxillary ~ 尖牙窝,犬齿窝,上颌窝 / ~ capitelli 锤骨头凹 / ~ capitis femoris; fovea capitis femoris 股骨头凹 / ~ carotica; trigonum caroticum 颈动脉三角 / ~ central 中央窝 / ~ cerebellar; ~ cranii posterior 颅后窝 / fossae, cerebral 大脑窝(颅中窝及颅前窝) / ~ cerebri lateralis (Sylvii); ~ lateralis cerebri 大脑侧窝 / ~ chordae ductus venosi; ~ drctus venosi 静脉导管索部,静脉导管窝 / ~ Claudius'; ~ ovarica 克劳迪厄斯氏窝,卵巢窝 / ~ condylaris; ~ condyloidea 髁窝枕骨 / ~ coronoidea 冠突窝 / ~ costalis; fovea costalis 肋凹 / ~ cranial 颅窝 / ~ cranii anterior 颅前窝 / ~ cranii media, mesocranial ~ 颅中窝 / ~ crural; fovea femoralis 股凹 / ~ cystidis felleae; ~ vesicae felleae 胆囊窝 / ~ digastrica; ~ musculi biventeris 二腹肌窝(下颌骨) / ~ digital 转子窝 / ~ ductus venosi; pars chordae ductus venosi 静脉导管窝,静脉导管索部 / ~ duodenal, inferior; recessus duodenomesocolicus inferior 十二脂肠结肠系膜下隐窝 / ~ duodenal, superior; recessus duodenomesocolicus superior 十二指肠结肠系膜上隐窝 / ~ duodenojejunal; recessus duodenojejunalis 十二指肠空肠隐窝 / ~ epigastrica 上腹窝,心窝 / ~ ethmoid 筛沟(筛骨筛板) / ~ Eustachian; sulcus tubae auditivae 咽鼓管沟 / ~ femoral; fovea femoralis 股凹 / ~ gallbladder; ~ vesicae felleae 胆囊窝 / ~ genital 生殖窝 / ~ . Gerdy's hyoid; trigonum caroticum 颈动脉三角 / ~ glandulae lacrimalis 泪腺窝 / ~ glenoid; ~ mandibularis 下颌窝(颞骨) / ~ Gruber's 格鲁伯氏窝(锁骨内端的憩室) / ~ Gruber-Landzert 格—兰二氏窝(十二指肠空肠后隐窝) / ~ Harderian 副泪腺窝 / ~ Harlmann's recessus ileocaecalis inferior 回盲下隐窝 / ~ helicis; scapha 耳舟 / ~ hemielliptica; recessus ellipticus 椭圆囊隐窝 / ~ hemisphaerica; recessus sphaericus 球囊隐窝 / ~ hyaloidea, lenticular ~ 玻璃体窝 / ~ hypogastric 腹下窝 / ~ hypophyseos; hypophyseal ~ 垂体窝 / ~ ileocaecalis infima; recessus ileocaecalis inferior 回盲下隐窝 / ~ ileocolic; recessus ileocaecalis 回盲隐窝 / ~ iliaca 髂窝 / ~ iliacosubfascial; Biesiadecki's ~ 髂筋膜下窝,比阿萨迪斯基氏窝 / ~ illopectinea 髂耻窝 / ~ incisiva 切牙窝,门齿窝 / ~ incudis 砧骨窝 / ~ infraclavicular; trigonum deltoideopectorale 锁骨下窝,三角肌胸大肌三角 / ~ infraduodenal 十二指肠下隐窝 / ~ infraspinata 圆下窝 / ~ infratemporalis, zygomatic ~ 颞下窝 / ~ inguinalis lateralis; fovea inguinalis lateralis 腹股沟外侧凹 / ~ inguinalis medialis; fovea inguinalis medialis 腹股沟内侧凹 / ~ innominate 无名窝(杓状会厌襞与假声带间凹) / ~ intercondylaris; ~ intercondyloidea 髁间窝 / ~ intercondyloidea anterior; area intercondylaris anterior 髁间前窝 / ~ intercondyloidea posterior; area intercondylaris posterior 髁间后窝 / ~ intercruralis; ~ interpeduncularis [脑]脚间窝 / ~ intermesocolicatransversa 结肠系膜间横隐窝 / ~ intersigmoid; recessus intersigmoideus 乙状结肠间隐窝 / ~ intertrochanteric 转子间窝 / ~ intrabulbar 球内窝(男尿道首端扩张部) / ~ ischiorectalis 坐骨直肠窝 / ~ Jobert's 若贝尔氏窝(内侧窝) / ~ Jonnesco's; duodenojejunal ~

; recessus duode- Nojejunalis 江内斯科氏窝,十二指肠空肠隐窝 / ~ jugularis 颈静脉窝 / ~ lacerate 破裂窝(蝶骨上的眶的不整形窝) / ~ lacrimal; ~ glandulae lacrimalis 泪腺窝 / ~ Landzert's 兰策特氏窝(十二指肠旁隐窝) / ~ lateral pharyngeal; Rosenmüller's ~ 咽隐窝,罗森苗勒氏窝 / ~ lateralis; ~ cerebri lateralis (Sylvii) 大脑侧窝 / ~ lateralis cerebri; ~ cerebri lateralis (Sylvii) 大脑侧窝 / ~ lenticular; ~ hyaloidea 玻璃体窝 / ~ lingual 舌侧窝 / ~ longitudinalis hepatis 肝矢状窝(右)(左侧称为裂) / ~ Luschka 's; ileocolic ~; recessus ileocaecalls 回盲隐窝 / ~ Malgaigne's 马耳盖尼氏窝(颈动脉上三角) / ~ malleolar 踝窝 / ~ malleoli lateralis 外踝窝(腓骨) / ~ mastoid 乳突窝 / ~ maxillary; ~ canina 上颌窝,尖牙窝,犬齿窝 / ~ mentalis 颏窝 / ~ mesentericoparietal; parajejunal ~ 空肠旁隐窝 / ~ mesial 近中窝/ ~ mesial triangular 近中三角窝 / ~ Mohrenheim's; infraclavicular ~; trigonum deltoideopectorale 锁骨下窝,三角肌胸大肌三角 / ~ of Morgagni; ~ navicularis urethrae (Morgagnii) 尿道舟状窝 / ~ musculi biventeris; ~ digastrica 二腹肌窝(下颌骨) / ~ myrtiform 上切牙窝 / ~ nasal 鼻前庭 / ~ navicularis 舟状窝 / ~ navicularis auris; scapha 耳舟 / ~ navicularis Cruveilhier; ~ scaphoidea ossis sphanoidalis 舟状窝(蝶骨) / ~ navicularis 尿道舟状窝 / ~ navicularis urethrae(Morgagnii); ~ terminalis urethrae 尿道舟状窝 / ~ navicularis (vestibuli vaginae); ~ vestibuli vaginae 舟状窝(阴道前庭) / ~ navicularis vulvae 阴道前庭窝/ ~ occipitalis cerebellaris 枕骨小脑窝 / ~ occipitalis cerebralis 枕骨大脑窝 / ~ olecrani; anconal ~ 鹰嘴窝 / ~ olfactory 嗅球窝(筛骨筛板) / ~ oral; stomodeum 口凹,口道 / ~ ovalis 卵圆窝 / ~ ovarica 卵巢窝 / ~ palatine; ~ incisiva 切牙窝,门齿窝 / ~ paracecal 盲肠旁隐/ ~ paradnodenal; recessus duodenomesocolicus 十二指肠结肠系膜隐窝 / ~ parajejunal; Broesike's ~ 空肠旁隐窝 / ~ pararectal 直肠旁隐窝 / ~ paravesical 膀胱旁窝 / ~ parietal 顶骨窝 / ~ patellar; ~ hyaloidea 玻璃体窝 / fossae, peritoneal 腹膜诸窝 / ~ petrosal; fossula petrosa 岩[小]窝 / ~ pharyngis 咽窝(咽中线的一个先天性异常窝) / ~ pharyngomaxillary; pharyngomaxillary space 咽上颌间隙 / ~ phrenicohepatic; recessus phrenicohepatici 膈肝隐窝 / ~ piriform; piriform sinus; recessus piriformis 梨状隐窝 / ~ pituitary; ~ hypophyseos 垂体窝 / ~ poplitea 窝 / ~ praenasalis 鼻前窝 / ~ prescapular; prespinous ~ ; ~ subscapularis 肩胛下窝 / ~ provesicalis 胆囊前窝 / ~ pterygoidea 翼突窝 / ~ pterygopalatina; ~ spheno-maxillaris 翼腭窝 / ~ radialis 桡骨窝(肱骨) / ~ rectouterine; excavatio rectouterina (cavum Douglasi) 直肠子宫陷凹 / ~ retroduodenal 十二指肠后窝 / ~ retromandibularis 下颌后窝 / ~ retromolar 磨牙后窝 / ~ rhomboidea ; fovea anterior 菱形窝,上凹 / ~ Rosemmüller's; recessus pharyngeus(Rosenmülleri) 罗森苗勒氏窝,咽隐窝 / ~ sacci lacrimalis 泪囊窝 / ~ sagittalis dextra 右矢状窝(肝) / ~ sagittalis sinistra (hepatis); fissura sagittalis sinistra 左矢状裂(肝) / ~ scaphoidea 舟状窝(蝶骨) / ~ scaphoidea ossis sphenoidalis; ~ navicularis Cruveilhier 舟状窝(蝶骨) / ~ scarpae major; Scarpa 's triangle; trigonum femorale 股三角,斯卡帕氏三角 / ~ sigmoid 乙状窝(乳突的乙状窦沟) / ~ spheno-maxillaris; ~ pterygopalatina 翼腭窝 / ~ subarcuata 弓形下窝 / ~ subcecal 盲肠下窝 / ~ subinguinalis 腹股沟下窝 / ~ sublingual; fovea sublingualis 舌下腺凹 / ~ submandibular 颌下腺窝 / ~ submaxillaris; fovea submaxillaris 颌下腺凹 / ~ suborbital 眶下窝 / ~ subpyramidal 锥下窝(鼓室迷路壁上) / ~ subscapularis 肩胛下窝 / ~ subsigmoid 乙状结肠下窝 / ~ sulciform 沟状窝(耳前庭内前部的一浅沟) / ~ supraclavioular 锁骨上窝 / ~ supraclavicularis major; trigonum omoclaviculare 锁骨上大窝,肩锁三角 / ~ supraclavicularis minor ; Zang's space 锁骨上小窝,赞格氏腔隙 / ~ supracondyloid 髁上窝 / ~ supramastoid 乳突上窝 / ~ supraspinata 冈上窝 / ~ suprasternal; incisura jugularis(sterni) 胸骨上窝,颈静脉切迹(胸骨) / ~ supratonsillaris 扁桃体上窝 / ~ supravesicalis; fovea supravesicalis 膀胱上凹 / ~ Sylvian; ~ lateralis cerebri 大脑侧窝 / ~ Tarin's; ~ interpeduncularis 塔兰氏窝,[脑]脚间窝 / ~ temporalis 颞窝 / ~ terminalis urethrae; ~ navicularis urethrae (Morgagnii) 尿道舟状窝 / ~ tibiofemoral 胫股窝 / ~ tonsillar; sinus tonsillaris 扁桃体炎 / ~ transversalis hepatis; porta hepatis 肝门 / ~ of Treitz; recessus duodeno-jejunalis 十二指肠空肠隐窝 / ~ triangularis auriculae 三角窝(耳) / ~ trochanterica 转子窝 / ~ trochlearis; fovea trochlearis 滑车小凹 / ~ umbilicalis hepatis; ~ venacumbilicalis; pars chordae venae umbilicalis 脐静脉索部 / ~ urachal; fovea supravesicalis 膀胱上凹 / ~ venae cavae; sulcus venae cavae 腔静脉窝 / ~ venae umbilicalis; sulcus venae umbilicalis 脐静脉索部,脐静脉沟 / ~ vesicae felleae; ~ cystidis felleae 胆囊窝 / navicularis (vestibuli vaginae) 舟状窝(阴道前庭) / ~ vestibuli vaginae; ~ navicularis (vestibuli vaginae) 舟状窝 (阴道前庭) / ~ Waldeyer's; recessus duodenalis (superior etinferior) 十二指肠上及下隐窝 / ~ zygomatic; ~ infratemporalis 颞下窝

fossae (单 fossa) [拉] ***n***. 窝,凹

fossette [法] ***n***. ①小窝 ②角膜深溃疡

fossil ***n***. 化石

fossombroniaceae 小叶苔科(一种苔类)

fossula (复 fossulae) [拉 dim of fossa] ***n***. 小窝 ‖ ~ fenestrae cochleae 蜗窗小窝 / ~ fenestrae vestibuli 前庭窗小窝 / ~ petrosa petrosal ~ 岩小窝 / ~ post fenestram 窗后小窝 / ~ retrocommissuralis 连合后小窝 / ~ rotunda 蜗窗小窝

fossulae (单 fossula) [拉] ***n***. 小窝 ‖ ~ tonsillares 扁桃体小窝

fossulate ***a***. 有小窝的

fostedate ***n***. 磷达酸盐(根据 1998 年规定,在盐或酯与加合物之命名中,使用此项名称)

Fostedil ***n***. 磷地尔(扩血管药)

foster children 养子

fosterage ***n***. 领养,寄养;助长,促进

foster-nurse ***n***. 乳母,保姆

Fostriecin ***n***. 磷曲星(抗生素)

FOT fibre optics cathode ray tube 纤维光学阴极射线管

Fotemustine ***n***. 福莫司汀(抗肿瘤药)

Fothergill's disease (**sore throat**) [John 英医师 1712—1780] 法沙吉尔氏病(①猩红热咽峡炎 ②三叉神经痛)

Fothergill's neuralgia ; **trigeminal neuralgia** 法沙吉尔氏神经痛(三叉神经痛)

Fothergill's operation 法沙吉尔氏手术(治子宫脱垂)

Fothergill's pill 法沙吉尔氏丸(含甘汞、海葱、洋地黄)

fothwith ***ad***. 立刻,即刻

fotran assembly program (简作 FAP) 公式翻译汇编程序

FOTRAN monitor system (简作 FMS) 公式翻译程序监督系统

Fotretamine ***n***. 福曲他明(抗肿瘤药)

FOU fever of unknown 发热待查,不明热

Fouadin; **fuadin** ***n***. 福锑,波芬(治血吸虫病药)

Fouchet's test [Andre Fouchet 法医师] 富歇氏试验(检血胆红素)

foudroyant [法]; **fulminant** ***a***. 暴发的

fouicular stigma 卵泡小斑

foul ***a***. 难闻的,恶臭的;腐败的,腐烂的;淤塞的 ***v***. 弄脏,污染;[使]壅塞

foulage ***n***. 搓揉按摩法

foulbrood; **foul brood** ***n***. 蜂蛆腐烂病,腐蛆病(蜜蜂)

Found foundation 基础;基金,基金会

found ***v***. 建立,缔造;创立(学说等);使有根据

foundation ***n***. 基础 ‖ ~ porcelain 磁牙 基质 / ~ seed 原种(植物)/ ~ stock ①原种 ②基本系统

Foundation for Medical Care (简作 FMC) 医学护理基金会

Foundation for Medical Technology (简作 FMT) 医学技术基金会

Foundation of Thanatology (简作 FT) 死亡学基金会

founder ***n***. ①马跛病(即马的趵叶炎,因疼痛而致跛) ②伤食病(马等) ‖ ~ chest 胸肌萎缩性马跛病,胸肌风湿(马等) / ~ grain 伤食病(马等)

"founder" principle "建立者"原则,"创始者"原则

foundling ***n***. 弃儿

fountain ***n***. 泉 ‖ ~ decussation 被盖后交叉 / ~ drinking 饮水泉

fountain-decussation; **decussatio fontinalis** ***n***. 被盖后交叉(顶盖脊髓束交叉)

fountain-pen dosimeter 剂量笔

fountain-syringe ***n***. 自流注射器

Fouquieriaceae ***n***. 刺树科

four ***num***. 四 ‖ ~ vessel angiography 四血管造影(术)/ ~ vidicon camera 四光导管彩色摄像机

Four Tylenol with codeine tablet 含有可待因的醋氨酚片剂(Tylenol 为后者的商品名)

four dot test 四点试验(检双眼视觉)

four strand double crossing over 四线双交换

four-carbon plant (**C_4 plant**) 四碳植物

four-chamber view 四腔切面观

fourchet [法 fourchette]; **fourchette**; **frenulum labiorum prdendi** ***n***. 阴唇系带

fourchette ***n***. 阴唇系带 (同 frenulum labiorum pudendi)

four-density ***n***. 四维密度

four-field box technique 四野(盒式)照射方法

fourfold ***n***. 四倍,四重

four-gradient ***n***. 四维梯度

Fourier 傅立叶 ‖ ~ analysis 傅立叶分析 / ~ reconstruction 傅立

叶(影像)重建(法)/ ~ transform 傅立叶转换法 / ~ transform imaging 傅立叶转换成像 / ~ transformation 傅立叶变换 / ~ transforms 傅立叶变换
Fourier integral transform(简作 FIT) 傅立叶整体变换
Fourier synthesizer(简作 FS) 傅立叶综合器
Fourier transform infrared spectroscopy(简作 FTIR) 傅立叶氏变形红外分光镜检查
Fourier transform mass apectroscope(简作 FTMS) 傅立叶氏变形总体分光镜
Fourier transform spectroscopy(简作 FT) 傅立叶氏变形分光镜检查
Fourier transform spectroscopy(简作 FTS) 傅立叶氏变形分光镜检查
Fourier-Hadamard transform(简作 FHT) 傅立叶—哈达马德变态
four-level *n*. 四能级 ‖ ~ laser 四能级光激射器
four-matrix *n*. 四维矩阵
Fourneau 190 [Ernest Francois Auguste 法医师 1872—1949]; **stovarsol** *n*. 福诺一九〇,乙酰胂胺,斯托乏索 ‖ ~ 270; tryparsamide 福诺二七〇,锥虫胂胺 / ~ 309; suramin sodium 福诺三〇九,苏拉明钠 / ~ 664; 8-(3-diethylamino-2, 2-dimethylpropylamino)-6-methoxyquinoline 福诺六六四,8-(3-二乙氨基-2,2-二甲基丙氨基)-6-甲氧基喹啉(一种抗疟药)/ ~ 693; plasmoquine 福诺六九三,扑疟喹啉 / ~ 710; rodoquine 福诺七一〇,罗多奎 / ~ 883; 2-diethylamino-ethy1-1, 4-benzodioxan 福诺八八三,2-乙氨基乙基础,4-苯并二恶烷 / ~ 933; 2-piperidinomethy1-1,4- benzodioxan 福诺九三三,2-六氢吡啶甲基础,4-苯并二恶烷 / ~ 1081; 2-pethoxy-5-iodophenox-yethyldiethylamine 福诺一〇八一,2-甲氧基-5-碘苯氧乙基二乙胺 / ~ 1262; 2-diethylamino- ethoxydiphenyl 福诺一二六二,2-二乙氨基乙氧基联苯
Fournier's disease (gangrene) [Jean Alfred 法皮肤病学家 1832—1914] 富尼埃氏病(生殖器的暴发性坏疽)‖ ~ sign 富尼埃氏征(①梅毒溃疡征 ②军刀 状胫)/ ~ test 富尼埃氏试验(检共济失调)
Fournier's gangrene Fournier 坏疽(阴囊、阴茎或会阴的急性坏疽性感染)
four-plane incision 四面切口
four-strand crossing over 四线期交换
fourth cranial nerve 第Ⅳ对颅神经,滑车神经
fourth dorsal interosseous muscle 第四背侧骨间肌
fourth stage of labor 第四产程
fourth ventricle 第四脑室
fourth volar interosseous muscle 第四掌侧骨间肌
four-way cross 四系杂交
fovea(复 foveae or foveas)[拉] *n*. 凹,中央凹 ‖ ~ anterior; ~ superior (fossa rhomboidea) 上凹(菱形窝)/ ~, antennal 触角窝(双翅目)/ ~ articularis inferior 下关节凹(寰椎)/ ~ articu laris inferior atlantis; facies articularis inferior atlantis 寰椎下关节面 / ~ articularis superior 上关节凹 / ~ capitis femoris; fossacapitis femoris 股骨头凹 / ~ cardiaca radii 桡骨小头凹 / ~ cardiaca; anterior intestinal portal 前肠门(胚)/ ~ centralis 中央凹 / ~ centralis retinae 中央凹(视网膜)/ ~ coccygeal; foveola coccygea 尾小凹 / ~ costalis; fossa costalis 肋凹 / ~ costalis inferior 下肋凹 / ~ costalis superior 上肋凹 / ~ costalis transversalis 横突肋凹 / ~ dentis; facies articularis dentalis 齿突关节面(寰椎)/ ~ elliptica; recessus ellipticus 椭圆囊隐窝 / ~ externa 外凹(中央凹外界膜上的一凹)/ ~ femoralis; crural fossa 股凹 / ~ hemielliptica; recessus ellipticus 椭圆囊隐窝 / ~ hemisphaerica; recessus sphaericus; recessus sacculi 球囊隐窝 / ~ inferior 下凹(菱形窝)/ ~ inguinalis leteralis; external inguinal ~ 腹股沟外侧凹 / ~ inguinalis medialis 腹股沟内侧凹 / ~ jugularis 胸骨上凹,颈静脉凹(胸骨)/ ~, median 中窝(膜翅目)/ ~ limbica 绿沟(动物)/ ~ nuchae 项凹 / ~ oblongata cartilaginis arytaenoidea 杓状软骨长方凹 / ~ pharyngis 咽窝 / ~ posterior; ~ inferior (fossae rhomboideae) 下凹(菱形窝)/ ~ primitiva 原凹 / ~ pterygoidea; pterygoid pit 翼凹 / ~ pterygoidea processus articularis; ~ pterygoidea processus condyloidei 关节突翼肌凹 / ~ sphaerica; recessus sphaericus 球囊隐窝 / ~ sublingualis; sublingual fossa 舌下腺凹 / ~ submaxillaris; ~ submandibularis 颌下腺凹 / ~ superior; ~ trigemini 上凹(第四脑室)/ ~ supravesicalis; fossa supravesicalis 膀胱上凹 / ~ triangularis cartilaginis arytaenoidea 杓状软骨三角凹 / ~ trochlearis; foveola trochlearis 滑车小凹 / ~ vagi; ~ inferior 下凹,菱形窝
FOVEA field of view evaluation apparatus 视野测定装置
foveal adaptation 中心凹适应
foveal avascular zone [黄斑]中心凹无血管区
foveal chief ray 中心凹主射线
foveal cone [黄斑]中心凹锥体
foveal densitometry 中央凹密度测定[法]
foveal fixation 中心注视,中心凹注视
foveal fusion 中心凹融合
foveal hypoplasia 中心凹发育不良
foveal perception 中心凹知觉
foveal region 中心凹区
foveal retinoschisis 中心凹视网膜劈裂
foveal vision 中央凹视觉
foveate [拉 foveatus] *a*. 凹的
foveation *n*. 成凹,凹形
foveola(复 foveolae)[拉] *n*. 小凹 ‖ ~ antennal 触角小窝 ~ coccygea; ~ retroanalis 尾小凹 / ~ ethmoidea (ossis frontalis) 筛小凹(额骨)/ ~ median 中小窝/ ~ gastrica 胃小凹 / foveolae granulares 颗粒小凹 ‖ ~ papillaris 乳头小凹(肾)/ ~ retroanalis; ~ coccygea 尾小凹 / ~ triangular 三角小凹 / ~ trochlearis; fovea trochlearis 滑车小凹
foveolaor pattern(简作 FP) 小凹型
foveolate(d) *a*. 有小凹的
foveolosulciolar pattern(简作 FSP) 沟状小凹型(胃黏膜显微镜分类)
foveomacular vitelliform dystrophy 卵样黄斑营养不良
Foville's fasciculus [Achille Louis 法神经病学家 1799—1878]; **stria terminalis** 福维耳氏束,终纹
Foville's syndrome 福维耳氏综合征(外展面神经交叉性偏瘫)
Foville's tract 福维耳氏束(脊髓小脑后束)
fowl(复 fowl<s>) *n*. 禽,家禽 ‖ ~ achondroplasia 家禽软骨症 / ~ leukosis 家禽白血病
fowl plague virus(简作 FPV) 家禽瘟疫病毒
fowl-cholera *n*. 鸡霍乱
Fowler's angular incision (George R. Fowler) 福勒直角形切口(用于前外侧剖腹术)
Fowler's operation [George Ryerson 美外科医师 1848—1906] 福勒氏手术(胸膜剥除术)‖ ~ position 福勒氏位置(斜坡卧位)
Fowler's position 福勒位置(斜坡卧位:病床床头提高 51 ~ 57 厘米)
Fowler's solution [Thomas 英医师 1736—1801] 福勒氏溶液(亚砷酸钾溶液)
Fowler-Murphy treatment [G. R. Fowler; John Ben-jamin Murphy 美外科医师 1857—1916] 福—墨二氏疗法(治腹膜炎)
fowlpox; epithelioma contagiosum *n*. 鸟痘,传染性皮瘤,触染性上皮癌
Fox's impetigo [William Tilbury 英皮肤病学家 1836—1879]; impetigo contagiosa streptogenes 福克斯氏脓疱病,触染性链球菌性脓疱病
foxalin; digitoxin *n*. 洋地黄毒甙
Fox-Fordyce disease [George Henry Fox 美皮肤病学家 1846—1937; John Addison Fordyce 美皮肤病学家 1858—1925] 福—福二氏病(腋窝、阴阜顶泌腺慢性发炎)
foxglove; digitalis *n*. 洋地黄,毛地黄
Foxia *n*. 黑癣菌属
Fozivudine tidoxil 福齐夫定替脂(抗病毒药)
Fp facial palasy 颜面神经麻痹 /false positive 假阳性 /freezing point 冰点;凝固点
FP facial plane 面平面 /false positive 假阳性 /Family Physician 家庭医生(杂志名)/family planning 计划生育 /Family Plans 家庭计划(杂志名)/family practice 家庭医疗,家庭病床/ family practitioner 家庭医生 /family product 家庭制品/ femoropopliteal 股腘的 /fiat pilula [拉] 制成丸剂/ fiat potio [拉] 制成顿服饮剂/ filtration pressure 过滤压 /fission products 裂变产物 /flame photometer 火焰光度计 /flat plate 平板 /flavin phosphate 磷酸核黄素 /flavoprotein 黄素蛋白 /Flying Physician 飞行医师(杂志名)/Food for Peace 和平救济食品 /foot-pound 英尺—磅 /foot process 足突(电镜)/ forevacuum pump 预(低前极)真空唧筒 /foveolaor pattern 小凹型 /freezing point 冰点 /frontoparietal 额顶骨的/ frozen plasma 冷冻血浆 /fussion product 裂解产物,裂变产物
fp feed pump 给水泵,给油泵 /fait pilule 制成丸剂 /fait potio 制成顿服水剂/ flash point 燃点,点火温度 /foot-pound 英尺磅 /freezing point 冰点;凝固点 /fusion point 熔点
α-FP α-feto protein 甲胎蛋白
fp foot-point 英尺磅
FP factor FP 因子
FPA Family Planning Association 计划生育协会(英)/tfibrinopeptide A 纤维蛋白肽 A /fluorophenylalanine 氟苯丙氨酸 /fumaropimarie acid 丁烯二酰(富马酰)海松酸 /N-2-fluoreny phthalamic acid N-2

-醛酞氨酸

FPAMN Family Planning Association Medical Newsletter 计划生育协会医学通讯(英)

FPAN 1-(4-formylphenyl) azo-β-naphthol 1-(4-苯甲酰)偶氮-β-萘酚

FPC Federal Pover Commission 联邦动力委员会 /food protein concentrate 食品蛋白浓缩

fpc fractional parent coefficient 系谱系数

FPCG fetal phonocardiogram 胎儿心音图

FPCY (**fqcy**) frequency 频率,频数

FPD fetoplacental disproportion 胎儿胎盘不称/ fission-product detection 裂变产物探测 /flame photometric detector 火焰光度计 /focus plate distance 平面(板)焦距

FPD flame photometric detector 火焰光度检测器

FPEC frequency-pulsedelectron-capture 频率—脉冲电子俘获

FPG fasting plasma glucose 空腹血糖

FPH feet per hour 英尺/小时 /flavin phosphate, reduced 还原型磷酸黄素

F Pharm S Fellow of the Pharmaceutical Society of Great Britain 大不列颠制药学会会员

FPIAN Family Planning International Assistance Newsletter 计划生育国际援助通讯

f pil fiat pilulae [拉] 制成丸剂

FPL670 dinatrium cromoglycate 色甘酸二钠

FPLA field programmable logic array 现场可编程序的逻辑阵列

F plasmid F 质粒

FPLN focal proliferative lupus nephritis 局灶型增生型狼疮性肾炎

fpm feet per minute 英寸/分(钟)

FPM feet per minute 英寸/分(钟)/ Fellowship of Postgraduate Medicine 医学研究生联合会 /filter paper microscopic test 滤纸显微镜试验

FPN Family Practice News 家庭开业医疗报导(杂志名)/non-volatile fission products 不挥发裂变产物

FPP familial periodic paralysis 家族性周期性麻痹 /Family Planning Perspectives 计划生育展望(美国计划生育联合会杂志)/free portal pressure 游离门静脉电压

FPPR Family Planning Population Reporter 计划生育人口报导(美国计划生育联合会杂志)

FPQ Family Planning Quarterly 计划生育季刊

FPRA first pass radionuclide angiocardiogram "首次通过"核素心血管造影

fps feet per second 英尺/秒 /flashes per second 每秒闪光次数 /foot, pound, second system of unit 英尺—磅—秒制单位

FPS Fellow of the Pharmaceutical Society 药学会会员 /Fluid Power Society 流体动力学学会 /foot-pound-second system 英尺—磅—秒制 /foot-pound-system 英尺—磅制

fpsm foot-pound-second electromagneticsystem 英尺—磅—秒带电磁单位制

fpsps feet per second per second 英尺/秒/秒

FPTS Factor-Referenced Temperament Scales 参考发病因子治疗计算法

FPV Turkey influenza virus 土耳其流感病毒 /fowl plague virus 家禽瘟疫病毒

FQ fuze quick 速溶

FR Faculty of Radiologists 放射学家公会(英)/fasciculus retrofiexus 后屈束 /Federal Register 联邦注册员 /right femur 右股骨 /filtration rate 滤过率/ final report 总结报告 /fixed ratio 定率,固定的比例 /flash ranging 光测(距离)/flocculation reaction 絮状反应/ Fluoridation Reporter 氟化作用报导(美国牙科医学会杂志名)/fractures 骨折;断口;破裂/ frame 肋骨;骨架 /French (catheter) 法国式(导管)/French catheter gauge 法国导管标准规格 /frontal 额的;前面的,正面的 /fructus [拉] 果实,水果

F&R force and rhythm 搏动强度与节律(脉搏)

Fr fraction 分数;部分 /frame 肋骨,骨架 /France 法国 /Francium 钫(87 号元素)/free 自由的;游离的 /from 从,由

fr P freezing point 冰点

FRA fibrin related antigen 纤维蛋白相关抗原 /flexor reflex afferents 屈肌反射传入 /free-radical acceptor 游离肌受体 /functional residual air 机能性余气

Fra fragile site 脆性部位

Frabuprofen ***n***. 氟拉洛芬(消炎镇痛药)

FRAC fractionator reflux analog computer 分馏器回流模拟计算机

FRACDS Fellow of the Royal Australian College of Dental Surgery 澳大利亚皇家牙外科学会会员

FRACGP Fellow of the Royal Australian College of General Practitioners 澳大利亚普通医师学会会员

FRACP Fellow of the Royal Australian College of Physicians 澳大利亚皇家内科医师学会会员

FRACP&S Fellow of the Royal Australian College of Physicians and Surgeons 澳大利亚皇家内外科学会会员

FRACS Fellow of the Royal Australian College of Surgeons 澳大利亚皇家外科医师学会会员

Fract fraction 分数;部分 /fracture 骨折;折断

fract-构词成分,意为"断,破"(来自拉丁语 fractus)

Fract. dos. fracta dosi [拉] 均分[剂]量

fracta dosi [拉](简作 Fract dos) 分次服用,分剂用

Fractilinea [拉 fractus broken + linea line] ***n***. 植物条形病病毒属

fraction ***n***. ①部分,成分 ②分数 ③分馏物 ‖ ~s, blood plasma 血浆[蛋白]各部分 / ~ collector 部分收集器 / ~ Dakin-West's liver 达—韦二氏肝膏(一种肝浸膏,治恶性贫血)/ ~ electrophoretic 电泳成分 / ~ mol 克分子分数 / ~ of surviving (survival rate) 存活率,生存率 / ~ packing 敛集率

fraction labelled mitosiscurve (简作 FLM) 划得分裂指数曲线

fraction of inspired oxygen (简作 Fio_2) 吸入氧气部分

fractional [拉 fractio a breaking] **fractionary** ***a***. ①分数的,小数的 ②分成几份的,分次的 ‖ ~ centrifugation 分段离心 / ~ condenser 分凝器 / ~ curettage 分段诊刮 / ~ dilation and curettage 分次扩张和钳刮样本活检 / ~ distillation 分馏 / ~ exposure 分次曝光 / ~ focus 微焦点 / ~ isotopic abundance 同位素相对丰度 / ~ mutant 部分突变 / ~ pneumoencephalography 分次气脑造影(术)/ ~ precipitation 分段沉淀

fractional excretion of sodium (简作 FEENa) 钠分次排泄率

fractional parent coefficient (简作 fpc) 系谱系数

fractional shortening (简作 FS) 缩短分数;短轴缩短(率)

fractionalization; **fractionization** ***n***. 把……分成几部分

fractionalize; **fractionize** ***v***. 把……分成几部分

fractionate ***v***. 使分馏,把……分成几部分;分别(级,离)

fractionated ***a***. 分次的,分割的 ‖ ~ cystogram 分次曝光膀胱造影(照)片 / ~ dose 分次剂量 / ~ exposure 分次照射分割照射 / ~ irradiation 分次照射/ ~ oral cholecystocholangiography 分次口服胆囊胆管造影(术)/ ~ radiotherapy 分次(割)放射治疗 / ~ swalloeing 分次性吞咽(一种钡剂造影法)

fractionation ***n***. ①化学分离法 ②分次照射

fractionator ***n***. 分馏器

fractionator reflux analog computer (简作 FRAC) 分馏器回流模拟计算机

fractography [拉 fractus broken + 希 graphein to record] ***n***. 参差表面描绘术

fractural ***a***. 破裂的,骨折的

fracture [fractura from frangere to break] ***n***. ①骨折 ②折断 ‖ ~ acromial 肩峰骨折 / ~ agenetic 骨发育不全性骨折 / ~ apex 根尖折 / ~ apophysial 骨突折断/ ~ articular 关节[面]骨折 / ~ atrophic 萎缩性骨折 / ~ artomobile; chauffeur's ~ 汽车骨折,司机骨折 / ~ avulsion; sprain ~ 撕脱骨折,扭伤骨折 / ~ Barton's 巴尔通氏骨折(桡骨下端骨折)/ ~ basal 颅底骨折 / ~ bending 屈曲骨折 / ~ Bennett's 贝奈特氏骨折(第一掌骨纵折)/ ~ boxers' 拳击者骨折 / ~ bucket-handle 桶柄式半月板破裂 / ~ bumper 车撞骨折 / ~ bursting; tuft ~ 指(趾)端粉碎骨折 / ~ butterfly 蝶形骨折 / ~ bullonhole; perforating ~ 钮孔形骨折,穿孔骨折 / ~ calcaneal 跟骨骨折 / ~ capillary 毛细骨折,线状骨折 / ~ chauffeur's 司机骨折 / ~ chip 碎片骨折 / ~ chisel 凿开状骨折(桡骨头碎片骨折)/ ~ clavicular 锁骨骨折 / ~ cleavage 剥离骨折 / ~ closed; simple ~ 无创骨折,单纯骨折 / ~ Colles' 科勒斯氏骨折(桡骨远端骨折)/ ~ comminuted 粉碎骨折 / ~ complete 完全骨折 / ~ complicated 复杂性骨折 / ~ compound; open ~ 哆开骨折,有创骨折 / ~ compression; pressure ~ 受压骨折 / ~ condylar 髁骨折 / ~ congenital; intrauterine ~ 先天骨折,子宫内骨折 / ~ by contrecoup 对冲骨折 / ~ cough 咳嗽骨折 / ~ cranial 颅骨折 / ~ crown [牙]冠折 / ~ cubital 肘骨折 / ~ depressed 凹陷骨折 / ~ diacondylar; transcondylar ~ 经髁骨折 / ~ direct 直接骨折 / ~ disunited 不连接性骨折 / ~ double 两处骨折,双骨折 / ~ Dupuytren's 杜普伊特伦氏骨折(腓骨下端骨折)/ ~ Duverney's 杜佛内氏骨折(髂前上棘骨折)/ ~ dyscrasic 恶病质骨折 / ~en coin; V-shaped ~ V 字形骨折 / ~ endocrine 内分泌性骨折 / ~en rave 骨膜下横骨折 / ~ epicondylar 上髁骨折 / ~ epiphysial 骺骨折 / ~ extracapsular 关节囊外骨折 / ~ fatigue 疲劳骨折 / ~ femoral 股骨折 / ~ fibrous 纤维性折断 / ~ fibular 腓骨折 / ~ fissure; fissured ~ 坼裂骨折 / ~ fresh 新[鲜]骨折 / ~ Galeazzi's 加莱阿齐氏骨折(桡骨下端骨折兼尺骨下端脱位)/ ~ Gosselin's 果斯兰氏骨折(胫骨下端的叉状骨折)/ ~ granular 颗粒

性折断 / ~ greenstick; willow ~ 青枝骨折 / ~ Guerin's 盖兰氏骨折(双侧上颌横形骨折) / ~ gunshot 弹创骨折 / ~ gutter 沟状骨折 / ~ helicoid; spiral ~ 螺旋形骨折 / ~ hickory-stick; greenstick ~ 曲棍球杆状骨折,青枝骨折 / ~ horizontal 水平折,横折(牙) / ~ humeral 肱骨折 / ~ impacted 嵌入骨折 / ~ incomplete; partial ~ 不[完]全骨折,部分骨折 / ~ indentation 锯齿状骨折 / ~ indirect 间接骨折 / ~ inflammatory 炎性骨折 / ~ interperiosteal; incomplete ~ 骨膜下骨折,不[完]全骨折 / ~ intra-articular 关节内骨折 / ~ intracapsular 关节囊内骨折 / ~ intraperiosteal 骨膜下骨折 / ~ intra-uterine; congenital ~ 子宫内骨折,先天骨折 / ~ kit 骨折包 / ~ law 颌骨折 / ~ joint; articular ~ 关节[面]骨折 / ~ labial 唇[侧]折(牙) / ~ leadpipe 铅管骨折 / ~ Le Fort's 勒福尔氏骨折(双侧上颌横形骨折) / ~ line 骨折线 / ~ linear 线形骨折 / ~ longitudinal 纵骨折 / ~ loop; bucket-handle ~ 环形破裂,桶柄式半月板破裂 / ~ loose 松脱骨折 / ~ malunited 连接不全性骨折 / ~ mandibular 下颌骨折 / ~ march 行军骨折 / ~ maxillary 上颌骨折 / ~ metacarpal 掌骨骨折 / ~ metatarsal 跖骨骨折 / ~ Monteggia's 蒙特吉亚氏骨折(尺骨骨干骨折兼桡骨头脱位) / ~ Moore's 穆尔氏骨折(桡骨下端骨折兼尺骨脱位) / ~ multiple 多发骨折 / ~ meoplastic 赘生物性骨折 / ~ neurogenic 神经性骨折 / ~ oblique 斜骨折 / ~ of denture 义齿折断 / ~ of mandibular 下颌骨骨折 / ~ maxilla 下颌骨骨折 / ~ of maxillary infraorbita 颌骨体眶下部骨折 / ~ of nasal bone 鼻骨骨折 / ~ of sternum 胸骨骨折 / ~ of zygoma 颧骨骨折 / ~ olecranal 鹰嘴骨折 / ~ open; compound ~ 哆开骨折,有创骨折 / ~ paratrooper 跳伞者骨折 / ~ parry 挡开性骨折 / ~ partial 部分骨折 / ~ patellar 髓骨折 / ~ pathologic; spontaneous ~ 病理性骨折,自发性骨折 / ~ pelvic 骨盆骨折 / ~ perfarating; buttonhole ~ 穿孔骨折,钮孔形骨折 / ~ periarticular 关节旁骨折 / ~ pertrochanteric 经转子骨折 / ~ phalangeal 趾(指)骨骨折 / ~ pillion 机器脚踏车后座骨折 / ~ pond 斜边骨折 / ~ Pott's 波特氏骨折(腓骨下端骨折) / ~ pressure 受压骨折 / ~ puncture 穿刺骨折 / ~ Quervain's 奎尔万氏骨折(舟状骨骨折伴月状骨掌侧脱臼) / ~ radial 桡骨骨折 / ~ radish; transverse ~ 横骨折 / ~ resecting 切断骨折 / ~ secondary 继发性骨折 / ~ senile 老年骨折 / ~ Shepherd's 谢泼德氏骨折(距骨后突骨折) / ~ short 短折断(折断面平坦) / ~ silver-fork 银叉状骨折 / ~ simple; closed ~ 单纯骨折,无创骨折 / ~ simple, complex 复合性单纯骨折 / ~ single 单骨折 / ~ Skillern's 斯基勒伦氏骨折(桡尺骨合并骨折) / ~ of skull 头颅骨折 / ~ Smith's 史密斯氏骨折(桡骨下端骨折) / ~ spine 脊柱骨折 / ~ spiral; torsion ~ 螺旋形骨折,扭转骨折 / ~ splintered 粉碎骨折 / ~ spontaneous 自发性骨折 / ~ sprain 扭伤骨折 / ~ sprinter's 赛跑者骨折 / ~ stellate 星形骨折 / ~ Stieda's 施提达氏骨折(股骨内髁骨折) / ~ stress 应力性骨折 / ~ subcapital 头端下骨折 / ~ subcutaneous; simple ~ 皮下骨折,单纯骨折 / ~ subperiosteal 骨膜下骨折 / ~ supracondylar 髁上骨折 / ~ T T字形骨折 / ~ tarsal 跗骨骨折 / ~ tibial 胫骨骨折 / ~ torsion; spiral ~ 扭转骨折,螺旋形骨折 / ~ torus 隆起骨折 / ~ transcervical 股骨颈骨折 / ~ transcondylar 经髁骨折 / ~ trans-verse; radish ~ 横骨折 / ~ traumatic 创伤性骨折 / ~ trimalleolar 三髁骨折 / ~ trochanteric 转子骨折 / ~ trophic 营养性骨折 / ~ tuft; bursting ~ 指(趾)端粉碎骨折 / ~ ulnar 尺骨骨折 / ~ union of 骨折连接 / ~ ununited 不连接性骨折 / ~ Wagstaffe's 华格斯塔夫氏骨折(内踝离解) / ~ willow; greenstick ~ 青枝骨折 / ~ wrist 腕骨骨折

fracture of both bones (简作 FrBB) 双骨骨折

fracture-bed *n*. 骨折床

fractured penis 阴茎折断

fracture-dislocation *n*. 骨折脱位

fractures (简作 FR) 骨折;断口;破裂

fractures and joints injuries of limbs 四肢骨折和关节损伤

fractures of limbs 四肢骨折

fracture-separation *n*. 骨折分离

Fradafiban *n*. 夫雷非班(纤维蛋白原受体阻滞药)

fradicmycin; neomycin *n*. 弗氏霉素,新霉素

fradiomycin (简作 FRM) 硫酸新霉素

Fraenkel's diplococcus [Albert 德医师 1848—1916]; **Pneumococcus** 弗伦克耳氏双球菌,肺炎球菌

Fraenkel's gland [Beruhard 德喉科医师 1837—1911] 弗伦克耳氏腺,声带腺(开口于声带边缘下的小腺)

Fraenkel-Gabbett method [Carl Fraenkel 德细菌学家 1861—1915; Henry Gabbett 英医师] 弗—加二氏法(结核杆菌染色法)

fraenulum; frenulum (复 frena) *n*. 系带 ‖ ~ buccinator inferioris 下颊系带 / ~ buccinator superioris 上颊系带 / ~ epiglotidis; plica glossoepiglottica mediana 舌会厌正中襞 / ~ labii inferioris; fraenulum of inferior (lower) lip 下唇系带 / ~ labii inferioris; fraenulum of superior (upper) lip 上唇系带 / ~ labiorum; fraenulum of lip 唇系带 / ~ linguae; fraenulum of tongue 舌系带

fraenum; frenum *n*. 系带

FRAG fast-binding target-attaching globulin 牢固结合性附靶球蛋白

FR-Ag fibrinogen-flibrin related antigen 纤维蛋白原—纤维蛋白相关抗体

frag fragile 易碎的,脆性(如红细胞)

Fragaria L. *n*. 草莓属 ‖ ~ wallichii 地杨莓

fragarine *n*. 草莓素(覆盆子叶中的有效成分)

fragemental; fragmentary *a*. 碎片的,断片的;不完全的,不连续的

fragementate *v*. [使]裂成碎片(尤指爆炸)

fragiform [拉 fraga strawberry + forma shaped] *a*. 草莓样的

Fragilariaceae *n*. 脆杆藻科(一种藻类)

fragile *a*. 脆弱的,脆的 ‖ ~ X syndrome 脆性 X(染色体)综合征 / ~ X-associated mental retardation 脆性 X 性智能低下(一种男性智能低下性疾病,患者有一条带脆性位点(Xq27-28)的 X 染色体,智商大 50 左右,发生率为 1.8/1000)

fragile site (简作 Fra) 脆性部位

fragilitas [拉]; **brittleness** *n*. 脆性,脆弱 ‖ ~ crinium 脆发[症] / ~ ossium 骨脆症 / ~ sanguinis 血细胞脆弱 / ~ unguium 脆甲症

fragility; brittleness *n*. 脆性,脆弱 ‖ ~ of blood 血细胞脆性 / ~ of bone, hereditary; idiopathic osteopsathyrosis 遗传性骨脆症,特发性骨脆症 / ~ capillary 毛细管脆性

fragility test (简作 FT) (红细胞)脆性试验

fragilocyte *n*. 脆性红细胞

fragilocytosis *n*. 脆性红细胞增多

fragment *n*. 碎片,断片 ‖ fragments, Spengler's 斯彭格勒氏碎片(结核病患者痰中的圆形小片) ‖ ~ alveolar 牙槽碎片 / ~ jaw 颌骨碎片 / ~ map 断片图

fragment antigen and complement binding (简作 Frab)抗原和补体结合段

fragment antigen-binding (简作 Fab) 抗原结合分段,Fab 分段(免疫球蛋白 G 分子经番木瓜酶处理后,仍能与抗原结合的部分)

fragment crystallizable (简作 Fc F) 可结晶的分段(碎片)

fragment of immunoglobind (简作 FD) 免疫球蛋白 d 分段

fragment wound (简作 FW) 碎片创伤

fragmentation *n*. ①断裂,碎裂 ②裂殖 ‖ ~ of myocardium 心肌断裂

fragmentize *v*. [使]裂成碎片,[使]分裂

fragmentography *n*. 碎片谱法

fragmentozoraphy *n*. 碎片谱分析技术

fragments antigen-binding (简作 FAB) 抗原结合分股

fragmin *n*. 碎片蛋白

fragrance *n*. 香味,香气

fragrant *a*. 香的

fragrantly *ad*. 香地

FRAI Fellow of the Royal Anthropological Institute 皇家人类学会会员

frail *a*. 脆弱的,虚弱的 *n*. 虚弱,弱点

frailty *n*. 脆弱,虚弱,弱点

fraise [法 strawberry] *n*. 爪棱钻

frambesia [法 framboise raspberry]; **yaws** *n*. 雅司病 ‖ ~ tropica; yaws 雅司病

frambesin *n*. 雅司螺旋体素

frambesioma; **framboesioma** *n*. 母雅司疹

framboesia; **yaws** *n*. 雅司病

framboetic conjunctivitis 雅司性结膜炎

frame *n*. ①支架,框 ②心境 ③帧,画面 *v*. 构造,制定,设计 ‖ ~ abduction 外展支架 / ~ alignment 帧同步 / ~ amplifier 帧信号放大器 / ~ area 帧面积 / ~ averaging 均帧(数字减影血管造影术语) / ~ Balkan 巴尔干夹板(用于骨折,作伸展之用) / ~ blanking 帧回扫熄灭 / ~ Bradford 布莱德福氏架(大腿骨折和脊柱结核患者的床架) / ~ bite 咬合记录支架 / ~ casting 铸造支架 / ~ deflection coil 帧偏转线卷 / ~ Deiters' terminal 代特氏终末装置 / ~ divider 帧分频器 / ~ flyback 帧回扫 / ~ filter 滤框 / ~ frequency 帧频 / ~ heating 加热架 / ~ Hibbs' 希布斯氏支架(治脊柱侧凸) / ~ hold adjustment 帧同步调整 / ~ keystone 帧梯形失真 / ~ linearity 帧扫描线性 / ~ number 帧号 / ~ of mind 心境 / ~ occluding; dental articulator 咬合支架 / ~ period 帧周期 / ~ pulse 帧脉冲 / ~ quadriplegic standing 四肢麻痹站立支架 / ~ rate 帧频率 / ~ repetition frequency 帧频,帧重复频率 / ~ retrace 帧回描 / ~ scan(ning) 帧扫描,纵扫描 / ~ scan transformer 帧扫描变压器 / ~ spectacle 眼镜架 / ~ speed 帧速 / ~ suppression 帧熄灭 / ~ supporting 支架 / ~ synchronization 帧同步 / ~ time 帧同步 / ~ trial 试镜架 / ~ wave-

form 帧信号波形 / ~ Whitman's 惠特曼氏支架
framer *n*. 帧调解器
frameshift 移码 ‖ ~ mutagen 移码诱变剂 / ~ mutation 移码突变 / ~ suppression 移码校正 / ~ suppressor 移码抑制因子 / ~ suppressor tRNA 移码抑制 tRNA
framework *n*. 构架组织 ‖ ~ scleral 巩膜构架组织,巩膜房角组织 / ~ uveal; ligamentum pectinatum iridis 虹膜梳状韧带
framing ①成帧,图像定位 ②结构 ‖ ~ control 成帧调解 / ~ device 帧位调解装置
framycetin *n*. 新霉素 B(抗生素)
Framycetin; neomycin B; actiline *n*. 新霉素 B
France 法兰西,法国(欧洲)
Franceshetti's syndrome(Adolphe Franceschetti) 弗氏综合征,下颌面骨发育不全
Franceshetti-Jadassohn syndrome(Adolphe Franceshetti; Joset Jasassohn) 弗—耶综合征(一种常染色体显性遗传病,特征为在婴儿期后皮肤开始由石板灰色到棕色的网状色素沉着而无先驱炎症,合并有掌跖角化过度、血管舒缩改变与少汗及牙釉质变黄。亦称内格利 <Naegeli> 色素细胞痣、内格利综合征、内格利色素失禁)
Francis' disease [Edward 美医师 1872 生]; tularemia 弗朗西斯氏病,土拉菌病
Francis' test [Thomas 美病理学家 1900 生] 弗朗西斯氏实验,检尿胆酸,检肺炎抗体
Francis' triplex pill [John Wakefield 美医师 1789—1861] 弗朗西斯氏三味丸(芦荟、汞及司格蒙脂)
Franciscea; Brunfelsia *n*. 番茉莉属 ‖ ~ Hopeana ; brunfelsia hopeana 番茉莉
Francisceine; Manacine *n*. 番茉莉碱
Francisella(Edward Francis) 弗朗西丝菌属 ‖ ~ novicide 新凶手弗朗西丝菌病 / ~ tularensis 土拉热杆菌
Francisella novicida (Larson, Wicht et Jellison) Olsuf'ev Emelyanova et Dunayeva 新凶手弗朗西丝氏菌(新凶手巴斯德菌)
Francisella philomiragia Hollis et al. 蜃楼弗朗西丝氏菌(蜃楼耶尔森氏菌)
Francisella tularensis (McCoy et Chapin) Dorfeev 土拉热弗朗西丝氏菌(野兔热弗朗西丝氏菌,土拉热巴斯德氏菌)
Francisella tularensis subsp. mediaasiatica Olsufjev et Meshcheryakova 土拉热弗朗西丝氏菌中亚细亚亚种(野兔热弗朗西丝氏菌中亚亚种)
Francisella tularensis subsp. novicida Olsufjev et Meshcheryakova 土拉热弗朗西丝氏菌新凶手亚种
Francisella tularensis subsp. tularensis Olsufjev et Meshcheryakova 土拉热弗朗西丝氏土拉热亚种(野兔热弗朗西丝菌野兔热亚种)
Franck-Condon principle 弗兰克—康登原理
Francke's needle [Karl Ernst 德医师 1859—1920] 弗兰克氏针(弹簧刺络针) ‖ ~ Sign 弗兰克氏征(肺尖后部的深度压痛)/ ~ Symptom 弗兰克氏症状(流行性感冒时,龈绿出现红色)
Franck-Starling mechanism 弗兰克—斯达林机理
Franco's operation(Pierre Franco) 耻骨上膀胱切开术
Francoaceae *n*. 花茎草科
Francois' syndrome(Jule Francois) 法朗素综合征,眼下颌面综合征(即 oculomandibulofacial syndrome)
frange [法] *n*. 纤毛刷
Frangenheim's fibre light laparoscope 弗兰金黑姆氏纤维光束,腹腔镜
Franghi *n*. 叙利亚梅毒
frangibility *n*. 易碎性,脆弱性
frangible *a*. 易碎的;脆弱的
Frangula *n*. 弗朗鼠李皮
Frangula-Emodin; Emodin *n*. 弗朗鼠李大黄素, 泻素,大黄素
Frangulin *n*. 弗朗鼠李皮素,弗朗鼠李甙
frank *a*. 坦率的,坦白的,真诚的;症状明显的 ‖ ~ breech 胎臀位 / ~ prolapse 子宫全部脱垂
Frank's capillary toxicosis [Alfred Erich 德医师 1884 生] 血管性紫癜,过敏性紫癜
Frank's operation [Fritz 德妇科学家 1856—1923]; **Subcutaneous Symphysiotomy** 弗兰克氏手术,皮下耻骨联合切开术
Frank's operation [Rudolf 奥外科医师 1862—1913] 弗兰克氏手术(胃造口术)
Franke's operation [Felix 德外科医师 1800 生] 弗兰克氏手术(肋间神经切除)
Frankel Classification(Hans L. Frankel) 弗兰克耳分类法(根据损伤级以下的缺损严重程度将脊髓损伤分为 5 组:A 组——全部感觉和运动功能完全中止;B 组——不完全中止,有一些感觉,但无运动功能;C 组——不完全中止,有明显的随意运动功能,但处于最低的无用的水平;D 组——不完全中止,有一定的对患者有用的随意运动功能;E 组——已达到恢复正常功能)
Frankel's diplococcus(Pneumococcus) [Albert 德医师 1848—1916] 弗伦克耳氏双球菌(肺炎双球菌) ‖ ~ Sign 弗伦克耳氏征(脊髓痨时下肢肌紧张减弱)
Frankel's sign(Albert Frankel) 弗伦克耳征(脊髓痨时,髋关节周围肌紧张减弱)
Frankel's speculum [Bernhard 德喉科学家 1837—1911] 弗伦克耳氏窥器(鼻窥器) ‖ ~ test 弗伦克耳氏实验(检查鼻腔)
Frankel's treatment [Albert 德医师 1864—1938]弗伦克耳氏治疗(应用毒毛旋花子甙治疗心力衰竭)
Frankel-Weichselbaum pneumococcus; Diplococcus pneumoniae 肺炎双球菌
Frankenhauser's ganglion [Ferdinand 德妇科学家 1894 卒] 弗兰肯豪塞氏神经节(子宫颈神经节)
Frankeniaceae *n*. 瓣鳞花科
frankfort horizontal plane(简作 FHP) 眼耳平面
Frankfort horizontal plane of skull(简作 FH) 法兰克福水平头骨面,眼耳平面
Frankia(B. Frank) *n*. 弗兰克菌属
Frankia alni von Tubeuf 桤木弗兰克氏菌
Frankia Brunchorst 弗兰克氏菌属
Frankia brunchorstii Moller 布氏弗兰克氏菌(布伦氏弗兰克氏菌)
Frankia casuarinale Becking 木麻黄弗兰克氏菌
Frankia ceanothi Atkinson 美洲茶弗兰克氏菌
Frankia cercocarpi Becking 马桑弗兰克氏菌
Frankia coriariae Becking 腊果弗兰克氏菌
Frankia diseoriae Becking 双刺弗兰克氏菌
Frankia dryadis Becking 仙女木弗兰克氏菌
Frankia elaeagni (Schroter) Becking 胡颓子弗兰克氏菌
Frankia purshiae Becking 羚羊木弗兰克氏菌
Frankiaceae *n*. 弗兰克菌科
frankincense *n*. [拉 francum incensum Pure Incense]; Blibanum 乳香 ‖ ~ Common 乳香
Frankl-Hochwart's disease [Lothar Von Frankl-Hochwart 奥神经病学家 1862—1914]; Polyneuritis Cerebralis Menieriformis 弗·霍希瓦特氏并,梅尼埃尔氏病样多发性脑神经炎
Franklin glasses [Benjamin 美政治家,科学家 1706—1790] 弗兰克林氏眼镜(双焦点眼镜) ‖ ~ Plate 弗兰克林氏板(两面涂有锡箔的玻璃板,用为摩擦电的容电器)
Franklinic *a*. 弗兰克林的,静电的
Franklinism *n*. 静电,静电疗法
Franklinization *n*. 静电疗法
frankness *n*. 坦率,坦白,真诚
Frank-Starling curve(Otto Frank; Ernest H. Starling) 法—斯曲线(心脏输出量的图解曲线)
frantic *a*. 发狂似的,狂暴的
frantic(al)ly *ad*. 发狂似地,狂暴地
FRAP fluorescence recovery after photobleaching 荧光漂白后恢复测定
frap *v*. 缚紧,收紧
Fraser syndrome(George R. Fraser) 弗莱综合征,隐眼[畸形]综合征(即 cryptophthalmos syndrome)
Frasera *n*. [After Jonhn Fraser 1750—1817]轮叶龙胆属 ‖ ~ Carolinensis 轮叶龙胆 / ~ Waiteri 轮叶龙胆
Fraserin *n*. 轮叶龙胆浸质
fraternal *a*. 兄弟般的,友好的,异卵的 ‖ ~ twins 双卵双胎
fraternity *n*. 友爱,博爱;一群同职业(或同兴趣、同信仰)的人
Frateuria(Joseph Frateur) *n*. 弗拉托菌属
Frateuria aurantia Swings et al. 金黄弗拉特氏菌(金黄醋杆菌)
Frateuria Swings et al. 弗拉特氏菌属
Fraudulent *a*. 欺骗性的
Fraudulently *ad*. 欺骗性地
fraught *a*. 充满……的
Fraunhofer's Lines [Joseph Von 德眼科医师 1787—1826] 弗伦豪弗氏谱线
fraxetin *n*. 美桉苦素
fraxin *n*. 美桉苦甙
Fraxinus L. *n*. 桉属 ‖ ~ americana L. 美国 / ~ bungeana DC 苦枥树,小叶白蜡树,小叶桉[植药]:树皮—[秦皮]/ ~ chinensisi Roxb. 白蜡树[植药]:树皮—[秦皮] / ~ bungeana DC. 小叶白蜡树,小叶岑[植药]:树皮—[秦皮] / ~ chinensisi Roxb. 白蜡树[植药]:树皮—[秦皮] / ~ excelsior 欧洲桉 / ~ mandshurica Rupr. 水曲柳[植药]:树皮—秦皮 / ~ ornusl 甘露桉 / ~ Pu-

bicervus 毛脉梣/ ~ paxiana Lingel. 秦岭白蜡树[植药]:树皮—秦皮 / ~ rhynchophylla Hance; ~ chinensis Roxb. var. Rhynchophylla Hemsi. 苦枥白蜡树,大叶白蜡树[植药]:树皮—[秦皮] / ~ rhynchophylla hance 大叶梣(苦枥白蜡树) / ~ sioensis 白蜡树,梣 / ~ stylosa Lingelsh. 宿柱白蜡树[植药]:树皮—[秦皮]

fray *v*. (被)磨损,(被)擦碎 *n*. 磨损处

Frazier's needle [charles h. 美外科医师 1870—1936] 弗雷惹氏针(侧脑室穿刺针)

Frazier-spiller operation [charles h. Frazier; william gibson spiller 美神经病学家 1864—1940] 弗—斯二氏手术

frazzle *v*. (使)疲惫,(使)磨损 *n*. 疲惫;磨损

FrBB fracture of both bones 双骨骨折

FRC Federal Radiation Council 联邦辐射委员会 /frozen red cells 冰冻红细胞 /functional residual (or reserve) capacity (of lungs) (肺)机能残气量

FRCD Fellow of the Royal College of Dentists 皇家牙科学会会员(英)

FRCGP Fellow of the Royal College of General Practitioners 皇家普通医生协会会员(英)

FRCOG Fellow of the Royal College of Obstretricians and Gynaecologists 皇家妇产科医师学会会员(英)

FRCP Fellow of the Royal College of Physicians 皇家内科医师学会会员

FRCP Glasg Fellow of the Royal College of Physicians of Glasgow 格拉斯哥皇家内科医师学会会员

FRCP(C) Fellow of the Royal College of Physicians of Canada 加拿大皇家内科医师学会会员

FRCP (Glasg) Fellow of the Royal College of Physicians and Surgeons of Glasgow qua Physicians 格拉斯哥皇家内外科医师学会(内科医师)会员

FRCPA Fellow of the Royal College of Pathologists, Australia 澳大利亚皇家病理学会会员

FRCPath Fellow of the Royal College of Physicians of Pathologists 皇家病理学家学会会员(英)

FRCPC Fellow of the Royal College of Physicians of Canada 加拿大皇家内科医师学会会员

FRCPE Fellow of the Royal College of Physicians of Edinburgh 爱丁堡皇家内科医师学会会员

FRCPI Fellow of the Royal College of Physicians in Ireland 爱尔兰皇家内科医师学会会员

FRCPsych Fellow of the Royal College of Psychiatrists 皇家精神病学会会员

FRCS Fellow of the Royal College Surgeons 皇家外科医师学会会员(英)

FRCS Glasg Fellow of the Royal College of Surgeons of Glasgow 格拉斯哥皇家外科医师学会会员

FRCS(C) Fellow of the Royal College of Surgeons of Edinbrugh 爱丁堡皇家外科医师学会会员

FRCS(Glasg) Fellow of the Royal College of Physicians and Surgeons of Glasgow qua Surgeon 格拉斯哥皇家内外科医师学会(外科医师)会员

FRCSC Fellow of the Royal College of Surgeons of Canada 加拿大皇家外科医师学会会员

FRCSE(d) Fellow of the Royal College of Surgeons of Edinburgh 爱丁堡皇家外科医师学会会员

FRCSI Fellow of the Royal College of Surgeons in Ireland 爱尔兰皇家外科医师学会会员

FRCVS Fellow of the Royal College of Veterinary Surgeon 皇家兽医外科医师学会会员

freak *n*. 畸形

freakish *a*. 畸形的;反常的;捉摸不定的

freakishly *ad*. 反常地;捉摸不定地

freakishness *n*. 畸形;反常;捉摸不定

FreAmine Ⅱ *n*. 结晶氨基酸溶液Ⅱ(crystalline amino acid solution)的商品名(静脉注射用,含有必需和非必需氨基酸的混合物,但不含肽)

freckle *n*. 雀斑 ‖ ~ cold 非暴露部雀斑

FRED figure-reading electronic device 电子读数器

Fredericq's sign [louis auguste 比医师 1815—1853] 弗雷代里克氏征(肺结核患者牙龈上的红线)

Fredet-Ramstedt operation [pierre fredet 法外科医师 1870—1946; conrad ramstedt 德外科医师 1867 生] 弗—腊二氏手术(先天幽门狭窄环状肌切断术)

free *a*. 自由的,空闲的;游离的;畅通的 *ad*. 自由地,无阻碍地 *v*. 使自由,解放;免除;使摆脱 ‖ ~ atom 自由原子 / ~ band 独立带 / ~ boader 卵巢游离缘 / ~ cell 游离细胞 / ~ cell-formation 细胞自由形成 / ~ charge 自由电荷 / ~ clinic 免费诊所 / ~ electricity 自由电荷 / ~ electrophoresis 自由电泳,界面电泳 / ~ energy 自由能 / ~ fluid 游离液体 / ~ gas 游离气体 / ~ grid 自由栅极 / ~ grower 野生植物 / ~ hepatic venogram 游离法肝静脉造影(照)片 / ~ hepatic venography 游离法肝静脉造影(术) / ~ induction decay 自由感应衰减 / ~ induction signal 自由感应信号 / ~ ion 自由离子 / ~ magnetism 自由磁性 / ~ martin 自由马丁,双生间雌 / ~ medical service 公费医疗,免费医疗服务 / ~ nuclei 游离核 / ~ pollination 自由传粉 / ~ radiator 自由辐射器 / ~ radical 自由基 / ~ ribosome 游离核糖体 / ~ tenotomy 游离性腱切断术 / ~ variability 自由变异性 / ~ water clearance 自由水清除率 / ~ wave 自由波,自由行波

free acid (简作 FA) 游离酸

free erythrocyte coproporphyria (简作 FECP) 游离红细胞粪卟啉症

free erythrocyte coproporphyrin (简作 FEC) 游离红细胞粪卟啉

free erythrocyte protoporphyrin (简作 FEP) 游离红细胞原卟啉

free fatty acid (简作 FFA) 游离脂肪酸

free fatty acid phase (简作 FFAP) 游离脂肪酸相

free flow electropheresis (简作 FFE) 自动流动电泳

free fluid index (简作 FFI) 自由流体指数

free from chlorine (简作 FFC) 不含氯的

free from infection (简作 FFI) 无感染

free hemoglobin (简作 FreeHb) 游离血红蛋白

free hepatic venous pressure (简作 FHVP) 游离肝静脉压

free of disease (简作 FOD) 无病;病愈

free portal pressure (简作 FPP) 游离门静脉电压

free running oscillator (简作 FRO) 自由运转振荡器

free secetory component (简作 FSC) 游离分泌成分

free thyroxine (简作 FT) 游离甲状腺素

free thyroxine index (简作 FTI) 游离甲状腺素指数

free water clearance (简作 FWC) 游离水廓清(试验)

free-cell culture 游离细胞培养

freedom *n*. 自由;直率;免除,解脱

free-feeding weight 自觅食体重

FreeHb free hemoglobin 游离血红蛋白

freehepatic venous pressure (简作 FHVP) 游离肝静脉压

freely anastomosing sinosoidal area (简作 FASA) 游离吻合窦区

Freeman-Sheldon syndrome (Ernest A. Freeman; Joseph H. Sheldon) 弗—谢综合征,颅腕跗骨发育不良

freemartin *n*. 双生间雌

free-radical acceptor (简作 FRA) 游离肌受体

free-running *a*. 自激的,自由振荡的 *n*. 自由活动 ‖ ~ sweep 自激扫描

freeze *v*. [使]结冰;[使]凝固;[使]冻僵 *n*. 结冰;凝固;严寒期 ‖ ~ drying 冰冻干燥 / ~ etching methods 冰冻蚀刻法 / ~ frame 停帧,图像冻结 / ~ image 冻结图像 / ~ to death 冻死 / ~ up [使]冻结;变呆板(或僵硬)

freeze drying cell (简作 FD) 冻干细胞

freeze-cleaving *n*. 冷冻蚀刻法

freeze-drying *n*. 冻干法 ‖ ~ method 冰冻干燥法

freeze-etching *n*. 冻蚀法 ‖ ~ technique 冰冻蚀刻术

freeze-fracture microscopy 冰冻断裂显微术

freeze-fracture technique 冰冻断裂术

freeze-fracturing *n*. 冷冻断裂法

freeze-fracturing methods for electron microscopy 电镜冰冻断裂法

freezer *n*. 冰箱,冷藏库,冷却器

freeze-substitution *n*. 冷冻替代法 ‖ ~ method 冰冻替代法(切片技术)

freezing *n*. 冰冻,冻结 ‖ ~ dehydro 脱水冷冻法 / ~ and drying 冻干法 / ~ injury 冻伤 / ~ level 凝固点 / ~ microtome 冰冻切片机 / ~ microtomy 冰冻切片术

freezing point (简作 FP) 冰点;凝固点

freezing-drying microtomy 冷冻干燥切片术

frei test 检查性病淋巴肉芽肿的灭菌脓液皮内注射法

Frei's antigen (Wilhelm S. Frei) 弗莱抗原(性病性淋巴肉芽肿抗,由性病淋巴肉芽肿病人腹股沟淋巴结无菌脓液制品的皮肤试验抗原,现此病病毒可接种于正在发育的鸡胚的卵黄囊内 <卵黄囊抗原,鸡胚抗原> 或接种于鼠脑组织内 <鼠脑抗原> 繁殖

Frei's disease(bubo) [Wilhelm siegmund 德皮肤病学家 1885—1943] 弗莱氏病,性病性 淋巴肉芽肿,腹股沟淋巴肉芽肿 ‖ ~ test 弗莱氏实验(检腹股沟淋巴肉芽肿)

Frei's test 弗莱试验(将患部取得的无菌浓液做皮内注射如形成隆起的红色丘疹,则表示性病性淋巴肉芽肿)

Freiberg's infraction(disease) [Albert Henry 美外科医师 1868—1940] 弗莱伯氏不全骨折(第二骨骨软骨炎)

Frei-Hoffman reaction;frei's test 弗—霍二氏反应,弗莱氏试验
Frejarol *n*. 弗里贾尔树油(皮肤病药)
Frejka pillow (pillow splint) (Bedrich Frejka) 弗雷卡枕(枕头夹)(一种治疗用的装置,将枕头楔入婴儿的大腿间,借以矫正先天性髋关节脱位,维持大腿外展和弯曲)
frem vocal fremitus 语颤
fremitus [拉] *n*. 震颤 ‖ ~ bronchial; rhonchal ~ 支气管性震颤 / ~ dental; stridor dentium 牙摩擦音 / ~ echinococcus 棘球囊震颤,包虫囊震颤 / ~ friction 摩擦性震颤 / ~ hydatid 包虫囊震颤 / ~ pectoral; vocal ~ 胸震颤,语音震颤 / ~ pericardial 心包震颤 / ~ pleural 胸膜震颤 / ~ rhonchal 鼾性震颤,支气管性震颤 / ~ subjective 自觉性震颤 / ~ tactile 触觉性震颤 / ~ tussive 咳嗽性震颤 / ~ vocal 语音震颤
frenal *a*. 系带的
French *a*. 法国的,法兰西的;法兰西制;法国人地,法语的 *n*. 法语
French (catheter)(简作 FR) 法国式(导管)
French catheter gauge (简作 FCG) 法国导管标准规格
French Codex (pharmacopeia)(简作 FC) 法国药典
French Society for Radiation Protection (简作 FSRP) 法国放射防护学会
French-American-British cooperative Group (简作 FABCG) 法、美、英协作组
frenectomy *n*. 系带切除术
Frenepiasty *n*. 系带成形术,系带矫正术
frenetic *a*. 精神病的
frenkel's movements (treatment) [Heinrichs 德神经病学家 1860—1931] 弗兰克耳氏运动(疗法)(共济失调矫正法) ‖ ~ symptom 弗兰克耳氏症状(脊髓痨肌张力减低)
frenoplasty *n*. 系带成形术,系带矫正术
frenosecretory *a*. [拉 fraenum bridle + secretory] 抑制分泌的
frenotomy *n*. 系带切开术
frenquel; azacyclonol *n*. 苯哌醇
Frentizole *n*. 夫仑替唑(抗寄生虫药)
frenulum (复 frenula)[拉 dim of fraenum] *n*. 系带 ‖ ~ buccinator inferioris 下颊系带 / ~ buccinator superioris 上颊系带 / ~ cerebelli; ~ veli medullaris anterioris 前髓帆系带 / ~ clitoridis 阴蒂系带 / ~ epiglottidis; plicaglossoepig lotticamediana 舌会厌正中襞 / ~ of giacomini 钩小带(齿状回至海马沟)/ ~ labii inferioris 下唇系带 / ~ labii superioris 上唇系带 / ~ labiorum pudendi; fourchet 阴唇系带 / ~ linguae 舌系带 / ~ linguae cerebelli; vincula lingulae cerebelli 小脑舌纽 / frenula of morgagni; frenula valvulae coli 结肠瓣系带 / ~ praeputii 包皮系带 / ~ praeputii clitoridis; ~ clitoridis 阴蒂系带 / ~ praeputii penis 阴茎包皮系带 / ~ pudendi; commissura labiorum posterior 阴唇系带,阴唇后连合 / ~ synoviale 腱系膜(腱与鞘间的系带)/ frenula valvulae coli 结肠瓣系带 / ~ valvulae ileocaecalis; ~ valvulae coli 结肠瓣系带 / ~ veli medullaris anterioris 前髓帆系带
frenum (复 frena)[拉 fraenum bridle] 系带 ‖ ~ alar 翅腹带(膜翅目)/ ~ buccal 颊系带 / ~ labiorum 唇系带 / ~ lateral 侧系带 / ~ macdowel's 胸大肌系带 / ~ mandibular buccal 下颌颊系带 / ~ mandibular labial; frenulum labii inferioris 下唇系带 / ~ maxillary buccal 上颌颊系带 / ~ maxillary labial; frenulum labii superioris 上唇系带 / ~ tectolabial 顶唇系带
frenzy [希 phren mind] *n*. 暴怒,狂乱
freon *n*. 氟利昂,氟(冷却剂) ‖ ~ 12 氟利昂十二,二氯二氟甲烷
freq frequency 频率
frequent 经常的,频繁的
FREQ ADJ frequency adjust 频率调节
freq m frequency meter 频率计
frequency *n*. 频率 ‖ ~ acoustic biasing 低频听偏置 / ~ adjuster 频率调整器 / ~ adjustment 频率调整 / ~ amino acid 氨基酸频率 / ~ analysis 频率分析 / ~ attenuation 频率衰减 / ~ audio 声频率 / ~ band 频带 / ~ change 频率变化 / ~ changer 换频器 / ~ channel 频导,波段 / ~ compensation 频率补偿 / ~ constant 频率常数 / ~ converter 变频器 / ~ critical flicker 变临界频率 / ~ demodulation 鉴频,频率解调 / ~ dependent selection 随频选择 / ~ detector 频率检测器,鉴频器 / ~ discrimination 频率识别 / ~ distribution 频率分布 / ~ domain processing 频率域加工 / ~ electromagnetic 电磁频率 / ~ excursion 频移 / ~ factor 频率因子(数) / ~ fusion; critical fusion ~ 融合频率 / ~ following potential 频率伴随电位 / ~ gene 基因频率 / ~ high 高频率 / ~ histogram 频率直方图 / ~ indicator 示频器 / ~ infrasonic 亚声频率 / ~ low 低频率 / ~ map 频率图形 / ~ modulation (FM) 频率调制,调频 / ~ modulation depth / ~ modulator 调频器 / ~ monitor 频率监控器 / ~ multiplication 倍频 / ~ multiplier 倍频器 / ~ of micturition 小便频率 / ~ potentiation 频率强化 / ~ radio 射[电]频[率],无线电频[率] / ~ resolution 频率分辨率 / ~ resolution of ear 耳的频率分辨率 / ~ response 频率响应[度] / ~ scale 频标,频率刻度 / ~ scanning 频率扫掠 / ~ selection 选频,频率选择 / ~ sensitivity 频率敏感性 / ~ separation 频率区间 / ~ separator 频率分离器 / ~ shift 频移 / ~ spectrum 频谱 / ~ stabilizer 稳频器 / ~ subsonic; infrasonic ~ 亚声频率 / ~ supersonic; ultrasonic ~ 超声频率 / ~ sweep generator 扫频发生器 / ~ synchronism 频率同步性 / ~ transformer 变频器 / ~ trim 频率微调 / ~ tripler 三倍频率 / ~ ultrasonic 超声频率
frequency adjust (简作 FREQ ADJ) 频率调节
frequency divider (简作 FD) 分频器
frequency division multiplex (简作 FDM) 频率划分多路传输
frequency doubler (简作 FD) 倍频器
frequency doubling laser (简作 FDL) 传频激光器
frequency meter (简作 FRM) 频率计
frequency modulation (简作 FM) 调频频率调制
frequency modulation with feedback (简作 FMFB) 反馈调频
frequency threshold curve (简作 FTC) 频率界限曲线
frequency time control (简作 FTC) 频率时间控制
frequency-amplitude domain analysis (简作 FADA) 频率放大领域分析
frequency-following response (简作 FFR) 放射线学家学会会员
frequency-measuring equipment (简作 FME) 频率测量设备
frequency-modulated *a*. 已调频的 ‖ ~ cyclotron 调频回旋加速器 / ~ signal 调频信号 / ~ synchrotron 调频同步加速器
frequency-pulsedelectron-capture (简作 FPEC) 频率—脉冲电子俘获
frequency-shift *n*. 移频,调频 ‖ ~ keying 移频键控,调频(器)
frequency-shift keying (简作 FSK) 移频键控
frequency-sweep *n*. 扫频,频率扫描 ‖ ~ method 扫频法,频率扫描法
frequent *a*. 频繁的,常见的
frequentin *n*. 频青霉菌素
frequently *ad*. 频繁地,常见地
Frere cosme's paste [Brother cosmus 法外科医师 Jean Baseilhac 的教名 1703—1781]; Cosme's paste 科斯姆氏糊(含砷、硫化汞)
Frerichs' theory [Friedrich Theodor 德医师 1819—1885] 弗雷里克斯氏学说(尿毒症为碳酸铵中毒)
FRES Fellow of the Royal Entomological Society 皇家昆虫学会会员(英)
frescan *n*. 频率扫描器
frescanar *n*. 频率扫描雷达
fresh *a*. 新的,新鲜的;(水等)淡的;鲜艳的;精神饱满的 ‖ ~ mutation 新生突变
fresh autologous blood (简作 FAB) 新鲜自体血
fresh frozen plasma (简作 FFP) 新鲜冷冻血浆
fresh gas flow (简作 FGF) 新鲜气流
fresh water (简作 FW) 淡水,新鲜水
freshen *v*. (使)显得新鲜;(使)精神饱满;(使)变淡
freshly *ad*. 精神饱满地
freshness *n*. 新,新鲜;精神饱满
fresnel *n*. 菲[涅耳](频率单位)
fressreflex [德 eating reflex] *n*. 吃食反射
fret *v*. (使)烦恼;侵蚀;(对精神等)起折磨作用 *n*. 烦恼;烦躁;侵蚀,基质间片
fretful *a*. 烦恼的,烦躁的
fretfully *ad*. 烦恼地,烦躁地
fretum (复 freta)[拉] *n*. 峡 *a*. 狭窄 ‖ ~ halleri 哈勒氏峡(胎儿心房和心室或主动脉球间的狭窄)
Freud's cathartic method [Sigmund 奥神经病学家 1856—1939] 弗洛伊德氏精神发泄法 ‖ ~ theory 弗洛伊德氏学说(歇斯底里起源于精神创伤)
freudian *a*. 弗洛伊德氏学派的 *n*. 弗洛伊德氏学派者 ‖ ~ doctrine 弗洛伊德学说(如性心理分化)
Freuds incomplete adjuvant (简作 FIA) 弗氏不完全佐剂,不含分枝杆菌的油包水乳剂佐剂
Freund adjuvant (Jules T. Freud) 弗(罗因德)氏佐剂(水油乳剂佐剂,由于含分枝杆菌,故又称为分枝杆菌佐剂)
Freund complete adjuvant 弗氏完全佐剂(含分枝杆菌的水油乳剂佐剂,即弗氏佐剂)
Freund incomplete adjuvant 弗氏不完全佐剂(不含分枝杆菌的水油乳剂佐剂)
Freund's anomaly [Hermann Wolfgang 德妇科学家 1859—1925] 弗罗因德氏异常(因第一肋短缩,胸腔上口狭窄,影响肺尖膨胀)

Freund's complete adjuvant（简作 FCA）弗（罗因德）氏完全佐剂，分枝杆菌佐剂，油包水佐剂
Freund's law［Wilhelm Alexander 德妇科学家 1833—1917］弗罗因德氏定律（软巢肿瘤位置的改变）‖ ~ operation 弗罗因德氏手术（腹式子宫切除术，先天性漏斗胸肋软骨切除术）
Freund's operation（Peter J. Freyer）弗罗因德手术（先天性漏斗胸肋软骨切除术）
Freund's reaction; Freund-Kaminer reaction 弗罗因德氏反应，弗一卡二氏反应
Frey's gastric follicles［Heinrich 德组织学家 1822—1900］；foveolae gastricae 胃小凹
Frey's hairs［Max Von 德医师 1852—1932］弗莱氏毛（检皮压痛觉）
Frey's syndrome［Lucie 波医师］弗莱氏综合征（耳颞神经综合征）
Freyer's operation［Peter Johnston 英外科医师 1851—1921］弗里耳氏手术（耻骨上前列腺剜出术）
FRF follicle-stimulating hormone releasing factor 促卵泡成熟激素释放因子
FRFPSG Fellow of the Royal Faculty of Physicians and Surgeons of Glasgow 格拉斯哥皇家内外科医师学会会员
Frg frog 蛙
FRH follicle stimulating hormone releasing hormone 促卵泡激素释放激素
Fri fractional 小数的；分数的；部分的
friability *n*. 易碎性，脆性
friable［拉 friabilis］*a*. 易碎的，脆的
Friars' balsam; tinctura benzoini composita 复方安息香酊
FRIC Fellow of the Royal Institute of Chemistry 皇家化学学会会员（英）
fricative *a*. 摩擦的，由摩擦产生的 *n*.（摩）擦音
Fricke's bandage［Johann Karl Georg 德外科医师 1790—1841］弗里克氏绷带（阴囊拖带）
Frict friction 摩擦
friction［拉 frictio］*n*. 摩擦 ‖ ~ Kinetic 动摩擦 / ~ moist 湿擦 / ~ pad 指（趾）垫
frictional *a*. 摩擦的；由摩擦而生的 ‖ ~ cofficient 摩擦系数 / ~ resistance 摩擦阻力
frictional ratio（简作 f/o）摩擦比
friction-ridge *n*. 趾掌脊（指纹）
Friday *n*. 星期五
Fridenberg's card(test)［Percyh 美眼科学家 1868—1960］弗里登伯格氏卡片（试验）（检视力）
Friderichsen-Waterhouse syndrome 弗一华二氏综合征（急性爆发性脑膜炎球菌菌血症）
Fridrecia's method（Louis S. Fridericia）弗里德里恰法（测肺泡二氧化碳张力）
Fried Friedman test for pregnancy 弗里德曼妊娠试验
Friedlander's bacillus［Carl 德病理学家 1847—1887］弗里德兰德氏杆菌 ‖ ~ decidual cells 弗里德兰德氏蜕膜细胞 / ~ pneumonia 弗里德兰德氏杆菌性肺炎 / ~ stain for capsules 弗里德兰德氏荚膜染剂
Friedlander's disease［Max 德医师 1841 年生］；**arteritis obliterans** 弗里德兰德氏病，闭塞性动脉炎
Friedman test for pregnancy（简作 Fried）弗里德曼妊娠试验
Friedman's reaction（简作 FrRe）弗里德曼氏反应（妊娠早期诊断法）
Friedman's test［Mauriceh 美医师 1903 生］弗里德曼氏试验（检孕）
Friedman-Lapham test［Mauriceh Friedman; Max-welle Lapham 美产科医师 1899 生］弗一拉二氏试验（检孕）
Friedmann's disease［Max 德神经病学家 1858—1925］弗里德曼氏病，复发性婴儿脊髓痉挛性瘫痪
Friedmann's treatment［Franz 德医师 1876 生］弗里德曼氏疗法（治结核病）
Friedmann's vasomotor syndrome (complex)（Max Friedmann）弗里德曼血管舒缩综合征（源于外伤性进行性亚急性脑炎所致的一系列症状，包括头胀感、头痛、眩晕、不安、失眠、容易疲劳及记忆力缺陷）
Friedreich's ataxia (tabes)［Nikolas 德医师 1825—1882］弗里德赖希氏共济失调（遗传性共济失调，家族性共济失调）‖ ~ disease 弗里德赖希氏病（多发性肌阵挛，遗传性共济失调）/ ~ foot 弗里德赖希氏足（马蹄内翻，趾过伸畸形，见于遗传性共济失调）/ ~ phenomenon 弗里德赖希氏现象（深吸气时，肺部空洞性鼓音增高，为渗出性胸膜炎的一种现象）/ ~ sign 弗里德赖希氏征（心包粘连时颈静脉体征，肺空洞时扣诊体征）
Friedrich's principle［P.L. 德现代外科医师］弗里德里希氏原理（组织丧失了生活力是微生物发育上的良好培养基，故当治疗创伤时，应将一切挫伤组织切除）
friend *n*. 朋友，赞助者
Friend leukemia virus 弗罗德氏白血病病毒
friendlily *ad*. 友好地
friendly *a*. 友好的；赞助的，支持的 *ad*. 友好地
Friend-Moloney-Rauscher virus（简作 FMR）弗云德病毒—莫洛尼病毒—劳斯切病毒（皆为白血病 <或红血病> 肿瘤病毒）
friendship *n*. 友谊，友好
friente; frien disease *n*. 伐木工皮炎（大半由于黑穗菌所致）
Frig frigidity 寒冷；冷淡；性感缺失 /refrigerator 冰箱；冷藏库
frig frigidus［拉］冷
fright *n*. 惊吓 ‖ ~ , precordial 心前惊吓，心前区惊闷
frigid［拉 frigidus cold］*a*. ①寒冷的 ②冷淡的 ③性感缺失的
frigidity *n*. ①寒冷 ②冷淡 ③性感缺失
frigidly *ad*. 冷淡地，性感缺失地
frigidus［拉］（简作 frig）冷
frigo［拉 Frigor cold］*n*. 冻结器
frigolabile *a*. 不耐寒的，易受寒冷影响的
frigorific［拉 frigorificus］*a*. 发冷的，引起寒冷的
frigorism *n*. 受寒，感冒
frigostabile; frigostable *a*. 耐寒的
frigostable［拉 frigor cold + stabilis firm］*a*. 耐寒的
frigotherapy *n*. 冷疗法
frilling *n*. 边皱（胶片）
FRIM Family Therapy Institute of Marine 海上家庭治疗研究所
frina; furunculus orientalis *n*. 东方疖，皮肤利什曼病
-frine［构词成分］-福林（根据 1998 年规定使用此项名称，主要系指呼吸系统带有苯乙基衍生物［phenylethyl derivant］的拟交感神经药［sympathomimetic］）
fringe *n*. ①边，缘 ②樱 ③条纹 ‖ ~ , synovial; plica synovialis 滑膜皱襞
FRINGE file and report information processing generator 文件报表资料程序处理机
fringing *n*. 花边样变形（早期肾结核的 X 线像）
friorism［拉 frigor cold］*n*. 受寒，感冒 ‖ ~ local; trench foot 战壕足
FRIPHH Fellow of the Royal Institute of Public Health and Hygiene 皇家公共卫生学会会员（英）
Frisch's bacillus［anton 奥外科医师，细菌学家 1849—1917］弗里施氏杆菌（鼻硬化症杆菌，为革兰氏阴性荚膜杆菌）
Frisco speedball mixture of heroin, cocaine and LSD-25 海洛因、可卡因、麦角酰二乙胺合剂
Frisco speedball (mixture of heroin, cocaine and LSD-25)（简作 FS）海洛因、可卡因、麦角酰二乙胺合剂
frit *n*. 釉料（半熔的玻璃质，制假牙）‖ ~ , gum 假龈颜料
Fritillaria L. 贝母属 ‖ ~ cirrhosa D. Don. 卷叶贝母［植药］：鳞茎—川贝母 / ~ cirrhosa D. Don var. ecirrhosa Fr. 乌花贝母［植药］：鳞茎—［川贝母］/ ~ cirrhosa D. Don var. ecirrhosa paohsinensis S.C. Chen 冲松贝母［植药］：鳞茎 / ~ delavayi Franch 棱砂贝母［植药］：鳞茎—［川贝母］/ ~ ferganensis A. Log. 新疆贝母［植药］：鳞茎 / ~ Karelini Baker 滩贝母［植药］：鳞茎 / ~ maximowiczii frey 一轮贝母 / ~ pallidiflora schred. 伊贝母 / ~ pallidiflora Schrenk 伊犁贝［植药］：鳞茎—［伊贝母］/ ~ przewalskii Maxim. 甘肃贝母［植药］：鳞茎—［川贝母］/ ~ roylei hooker 川贝母 / ~ sungbei Hsiao et K.C. Hsia 松贝母［植药］：鳞茎 / ~ taipaiensis P.Y. Li 太白贝母［植药］：鳞茎 / ~ thunbergii miq. ~ verticillata Willd. Var. thunbergii（Miq.）Bak 浙贝母［植药］：鳞茎—［浙贝母］；花—［贝母花］/ ~ verticillata willd. var. thumbergii bak. 浙贝母 / ~ ussuriensis maxim. 平贝母［植药］：鳞茎—［平贝］/ ~ Walujewii Rgl 新疆贝母［植药］：鳞茎—［伊贝母］
fritilline *n*. 川贝母碱
Fritsch's catheter［Heinrich 德妇科学家 1844—1915］弗里契氏导管（双流子宫导管）
Fritteau's triangle［Edoward 法解剖学家 1857 生］弗米土氏三角（无面神经分布的颊皮区）
fritter *v*. 消耗，浪费
frizzle *v*.（使）卷曲 *n*. 卷发；卷曲状态 ‖ ~ fowl 卷羽鸡
FRJM full rang of joint movement 关节运动的最大范围
FRLM fixed reference lung model 固定参考肺模型
FRM Federal reference method 联邦参考方法 /fradiomycin 硫酸新霉素 /frequency meter 频率计 /fundus reflectometry 基底反射测量
frmn formation 生成；形成
FRMS Fellow of the Royal Microscopical Society 皇家显微镜协会会员

（英）
fro *ad*. 往,回,向后
FRO free running oscillator 自由运转振荡器
Froehlich's dwarf [Alfred 奥神经病学家 1871—1953]; **Adiposogenital dystrophy** 弗勒利希氏侏儒,肥胖性生殖器退化 ‖ ~ obesity 弗勒利希氏肥胖 / ~ syndrome 弗勒利希氏综合征(肥胖性生殖器退化)
Froeschel's symptom [Alfred 奥耳科学家 1883 生] 弗罗歇耳氏症状(见于耳病)
frog *n*. ①蛙 ②马蹄叉 ‖ ~ belly 蛙形腹 / ~ broad 蛙板 / ~, bull; Rana catesbiana Shaw 牛蛙,喧蛙(美洲产) / ~ cohnheim's; salt ~ 孔海姆氏蛙,盐水蛙 / ~ face 蛙面 / ~ green; Rana clamitans Latreille 绿蛙 / ~ in the throat 轻咽喉炎,声嘎 / ~ leopard; Rana pipiens Schreber 皱纹蛙 / ~ rheoscopical 检电蛙 / ~ salt 盐水蛙(用盐水维持循环的蛙) / ~ stay 马蹄脊,蹄楔棘 / ~ tongue 舌下囊肿 / ~ wood; Rana sylvatica Le Conte 林蛙
frog (简作 Frg) 蛙
frog-belly *n*. 蛙形腹(软骨病患者腹部轻度膨胀)
frog-face *n*. 蛙面(由于鼻内疾病以致面部扁平)
frog-stay *n*. 马蹄嵴
frog-tongue *n*. 舌下囊肿
Frohde's reagent (**test**)弗勒德氏试剂(一种生物硷显色试剂)
Frōhlich's syndrome [Alfred Frōhlich] 弗勒利希氏综合征,肥胖性生殖无能综合征,丘脑因病变引起的以肥胖和生殖腺发育不全为特征的综合征
Frohn's reagent [Damianus 德医师 1843 生] 弗龙氏试剂(检生物碱)
Froin's syndrome [Georges 法医师 1874 生]; **loculation syndrome** 弗鲁安氏综合征,分室综合征,脑脊液分隔综合征(脑室液和脊液互相阻断而引起的脊液变化)
frolement [法] *n*. ①轻按摩 ②沙沙声
FROM full range of motion (or movement) 最大活动范围
from…to…(简作 fm-to) 从……到
Froment's paper sign [Jules 法医师] 弗罗芒氏纸征(用拇指食二指夹纸片时拇指远侧屈曲,见于尺神经损害)
Frommann's lines [Carl 德解剖学家 1831—1892] 弗罗曼氏线(有髓神经纤维轴索上的横纹)
Frommel's disease [Richard 德妇科学家 1854—1912] 弗罗梅耳氏病(哺乳期过长所致子宫萎缩) ‖ ~ operation 弗罗梅耳氏手术(治子宫后倾)
Frommel's-Chiari syndrome 弗罗梅尔病(一种产后病,可能由于垂体功能障碍或垂体瘤所致,特征为子宫萎缩、乳溢、长期闭经)
Frommer's dilator 弗罗默耳氏子宫颈扩张器
frond *n*. [拉 frons (frond-) A green bough] 叶(指蕨类、棕榈类、苏铁类)
frondose *a*. [拉 frondosus leafy] 叶状的
Fronepidil *n*. 夫罗吡地(抗心肌缺血药)
frons *n*. [拉] 额
front *n*. 前面;正面;前线 *a*. 前面的;(位置)在前 *v*. 面对,朝向;位于……前面 ‖ ~ elevation 正视图 / ~ ratio(RF)前沿比 / ~ view 前视图,正面图
front-构词成分,意为"前","前额"(来自拉丁语 frontis)
functional refractory period 功能不应期
front focal length (简作 FFL) 前焦距
front view (简作 FV) 正面图;正视
frontad *n*. [面]向额
frontal [拉 frontalis] *a*. 额的 ‖ ~ angle 额角 / ~ area 额区 / ~ artery 额动脉,滑车上动脉 / ~ axis 额轴 / ~ bone 额骨 / ~ border 额缘 / ~ crest 额脊突 / ~ diploic vein 额板障静脉 / ~ fontanelle 前囟 / ~ foramen 额孔,额切迹 / ~ ganglion 额神经节 / ~ gland 额腺 / ~ lobe 额叶 / ~ lobe syndrome 额叶综合征 / ~ lucency sign 额部透明征 / ~ muscle 额肌 / ~ nerve 额神经 / ~ notch 额切迹,额孔 / ~ plane horopter 额平面双眼单视界 / ~ pole 额极 / ~ process 额突 / ~ region 额区,额部 / ~ section 额切面 / ~ sinus 额窦 / ~ sinusitis 额窦炎 / ~ squama 额鳞 / ~ spine 额棘 / ~ suture 额缝 / ~ triangle 额三角 / ~ tubercle 额结节 / ~ vein 额静脉 / ~ venography 额静脉造影术 / ~ view 额面像,前后位像
frontal gas chromatoggraphy (简作 FGC) 额面气层析法
frontal intermittent rhythmic delta activity (简作 FIRDA) 额间歇性节律性 δ 活动
frontal routing of signals (简作 FROS) 额面信号路线
frontal-dextra anterior [拉](简作 FDA) 胎儿右额前位(胎位)
frontalis; musculus frontalis *n*. 额肌
frontier *n*. 国境;边远地区[常用复](未经充分研究或利用的科学、文化等方面的)尖端,新领域 ‖ ~ electron density 前沿电子密度 / ~ orbital 前线轨道 / ~ science 前沿科学
frontipetal *a*. 向额的
fronto- [拉][构词成分] *n*. 额;前面
fronto-dextra transversa [拉](简作 FDT) (胎儿)额右横位
fronto-dextra-posterior [拉](简作 FDP) (胎儿)额右后位
frontoethmoidal suture 额筛缝
frontogenal sulcus 额颊沟
frontolacrimal suture 额泪缝
fronto-laeva anterior [拉] (简作 FLA)胎儿的额左前位
fronto-laeva posterior (简作 FLP)额左后(胎位)
fronto-laeva transversa [拉](简作 FLT) 胎儿额左横位
frontomalar *a*. 额颧[骨]的 ‖ ~ suture 额鼻缝
frontomaxillary *a*. 额上颌的 ‖ ~ suture 额上颌缝
frontomental *a*. 额颏的 ‖ ~ diameter 额颏径
frontonasal *a*. 额鼻的 ‖ ~ suture 额鼻骨缝 / ~ suture 额鼻缝
Frontonia *n*. 前口虫属 ‖ ~ acuminta 尖尾前口虫 / ~ acuminata Ehrenberg 尖尾前口虫 / ~ acuminata angusta Kahl 狭长尖尾前口虫 / ~ depressa [Stokes] 凹扁前口虫 / ~ idea 前口虫科 / ~ leucas [Ehrenberg] 银白前口虫 / ~ microstoma [Kahl] 小口前口虫
Frontoniidae *n*. 前口虫科
fronto-occipital *a*. 额枕的
fronto-orbital *a*. 额眶的
frontoparallel horopter 额平面双眼单视界
frontoparietal *a*. 额顶[骨]的 ‖ ~ vein 额顶静脉
frontopolar artery 额极动脉
frontopontile tract 额桥束
frontopsylla *n*. 额蚤属 ‖ ~ ambigua 奇额蚤 / ~ aspiniformis 无棘额蚤 / ~ cornuta 角额蚤 / ~ dipuingensis 迪庆额蚤 / ~ Elata botis 升额蚤波提亚种 / ~ elata 升额蚤指名亚种 / ~ elata glabra 升额蚤秃亚种 / ~ elata humida 升额蚤矮小亚种 / ~ elata koksu 升额蚤柯村亚种/ ~ elata pilosa 升额蚤毛亚种 / ~ elata taishiri 升额蚤宽短亚种 / ~ elatoides 似升额蚤指名亚种 / ~ elatoides longa 似升额蚤长亚种 / ~ exilidigita 窄指额蚤 / ~ frontalis alatau 前额蚤阿拉套亚种 / ~ frontalis baibacina 前额蚤灰兰亚种 / ~ frontalis baikal 前额蚤贝湖亚种/ ~ frontalis dubiosa 前额蚤疑似亚种 / ~ hetera 异额蚤 / ~ luculenta lucalonta 光亮额蚤/ ~ megasinus acutus 光亮额蚤锐凹亚种 / ~ megasinus megasinus 巨凹额蚤指明名亚种 / ~ nakaga wai nakaga wai 狭板额蚤指名亚种 / ~ nakaga wai taiwanensis 狭板额蚤台港亚种 / ~ ornata 贝饰额蚤 / ~ setigera 负鬃额蚤/ ~ spadix cansa 棕形额蚤鼠兔亚种 / ~ spadix spadix 棕形额蚤 / ~ tianshanica 天山额蚤 / ~ wagneri 圆指额蚤 / ~ wagueri 华格纳氏额蚤
frontosphenoidal suture 额蝶缝
frontotemporal *a*. 额颞[骨]的
frontozygomatic *a*. 颧额的 ‖ ~ suture 额蝶缝
fropionate testosterone 丙酮睾酮(雄激素类)
Froriep's ganglion [August vcn 德解剖学家 1819—1917] 弗罗里普氏神经节,枕神经节(胚)
Froriep's induration (Robert Froriep) 纤维性肌炎
Froriepia *n*. 夫洛螨属
FROS frontal routing of signals 额面信号路线
froschel's symptom [Emil 奥耳科学家 1883 生] 弗勒歇耳氏症状(见于耳病)
frost *n*. 霜,冰冻 *v*. 结霜,受冻 ‖ ~ urea 尿素霜(沉淀于皮肤的尿素结晶)
frostbite; **chilblain** *n*. 冻疮
frostily *ad*. 霜冻地
frostiness *n*. 霜,冰冻
frost-itch; **pruritus hiemalis** *n*. 冬令瘙痒
Frost-Lang operation 福—兰二氏手术(眼球剔出后置入金属球法)
frosty *a*. 霜冻的;霜状的;严寒的
froth *n*. 泡沫;(由于激动或患病而生的)口边白沫 *v*.(使)起泡沫
frothily *ad*. 起泡沫地,多泡沫地
frothiness *n*. 起泡沫
frothing *v*. 起沫,起泡
frothy *a*. 起泡沫的;多泡沫的
frotolacrimal suture 额泪缝
frottage [法 rubbing] *v*.摩擦[法],摩擦色情
frotteur [法] *n*.摩擦色情者
frotteurism *n*. 摩擦症(癖)(多指男性,在人多拥挤的场所用阴茎隔衣摩擦或挤压陌生人(多指女性)身体,从而获得性兴奋和性快感,性变态的一种表现)

frown *v*. 皱眉,蹙额;对……表示不满 *n*. 皱眉,蹙额
frowningly *ad*. 皱眉地,对……表示不满地
Froxiprost *n*. 氟氧前列腺素
frozen (freeze 的过去分词) *a*. 冰冻的;冻伤的;严寒的;冷淡的 ‖ ~ pelvis 冰冻骨盆 / ~ semen 冷冻精液 / ~ variability 冻结变异性
frozen plasma (简作 FP) 冷冻血浆
frozen red cells (简作 FRC) 冰冻红细胞
frozen section (简作 FX) 冰冻切片
frozen semen storage 冰冻精液储存库;冰冻种子储存
FRP functional refractory period 功能不应期
FrRe Friedman's reaction 弗里德曼氏反应(妊娠早期诊断法)
FRS Fellow of the Royal Society (英国)皇家学会会员 /first rank symptoms 第一阶段症状,(精神分裂征)一级症状 /flecked retina syndrome 斑点状眼底综合征 /furosemide 速尿,速尿灵(利尿药)
FRSC Fellow of the Royal Society of Canada 加拿大皇家学会会员
FRSE Fellow of the Royal Society of Edinburgh 爱丁堡皇家学会会员
FRSH Fellow of the Royal Society of Health 皇家卫生学会会员(英)
FRSL Fellow of the Royal Society, London 伦敦皇家学会会员
FRSM Fellow of the Royal Society of Medicine 皇家医学会会员
FRSNZ Fellow of the Royal Society of New Zealand 新西兰皇家学会会员
FRSPH Fellow of the Royal Society for the Promotion of Health 皇家保健学会会员
FRSPS Fellow of the Royal Society of Physicians and Surgeons of Glasgow 格拉斯哥皇家内、外科医师协会会员
FRSS Fellow of the Royal Statistical Society 皇家统计学会会员
FRT fantasy relaxation technique 幻想性松弛技术/ fixation reflex test 固定反射试验(眼科)
fru fructose 果糖,左旋糖
fruat frustrillatum [拉] 制作为小片,小盐
frucllvorous; fruglvorous *a*. 果食的
fruct fructus [拉] 果实
fructan *n*. 果聚糖
fructification *n*. 结实;子实体;结实器官
fructigenin *n*. 果镰刀菌素
fructo- [拉][构词成分] 果,果实;果糖(化学用语)
fructofuranosan; levan *n*. 呋喃果聚糖
fructofuranose *n*. 呋喃果糖
fructofuranoside *n*. 呋喃果糖甙
β-fructofuranosidase; invertase β-呋喃果糖苷酶,转化酶
fructohexokinase *n*. 果己糖激酶
fructokiness 果糖激酶(此酶缺乏为常染色体隐性遗传,可致原发性果糖尿症)
fructolysis *n*. 果糖分解
fructoopyranose *n*. 吡喃果糖,果糖
fructosaccharase *n*. 果糖甙酶
fructosamine *n*. 果糖胺
fructosan *n*. 果聚糖
fructosazone; levulosazone *n*. 果糖
fructose 6-phosphate (简作 F6P) 6-磷酸果糖
fructose 1,6-diphosphate (简作 FDP) 二磷酸果糖
fructose 1,6-diphosphate (简作 FTP) 1,6-二磷酸果糖
fructose bisphosphate aldolase 果糖二磷酸醛缩酶(已鉴别出三种同工酶:同工酶 A<主要出现在骨骼肌>、同工酶 B<出现在肝、肾、小肠和白细胞>、同工酶 C<出现于大脑>。同工酶 B 常指果糖-1-磷酸醛缩酶,对果糖-1-磷酸有较大的亲和力。缺乏一种活性为一种常染色体隐性性状,可致遗传性果糖不耐症。亦称醛缩酶)
fructose diphosphate (简作 FDP) 二磷酸果糖
fructose; levulose *n*. 果糖,左旋糖 ‖ ~ diphosphate; ~ 1, 6-diphosphate 二磷酸果糖 / ~ 1-phosphate 1-磷酸果糖 / ~ 6-phosphate 6-磷酸果糖 / ~ tetramethyl 四甲基果糖 / ~ qualitative assay 果糖定性试验 / ~ quantitative 果糖定量试验
fructose-1,6-bisphosphatase 果糖-1,6-二磷酸酶 ‖ ~ deficiency 果糖-1,6-二磷酸酶缺乏症(为一种常染色体隐性遗传病,特点为呼吸暂停、换气过度、低血糖、酮病和乳酸中毒,系由于缺乏肝性果糖-1,6-二磷酸酶引起的糖原异生受损所致,对新生儿可能是致命的,但患儿过了幼儿期发育即正常)
fructose-1,6-bisphosphate 果糖-1,6-二磷酸
fructose-1-phosphate aldolase 果糖-1-磷酸醛缩酶,果糖二磷酸醛缩酶同功酶 B
fructose-2,6-bisphosphatase 果糖-2,6-二磷酸酶
fructose-2,6-bisphosphate 果糖-2,6-二磷酸
fructose-2,6-bisphosphate 2-phosphatase 果糖-2,6-二磷酸 2-磷酸酶(亦称果糖-2,6-二磷酸酶)
fructose-bisphosphatase 果糖二磷酸酶(fructose-1, 6-bisphosphatase 的 EC 命名法)
fructose-diphosphate alsolase (简作 FDP-Ald) 果糖二磷酸醛缩酶
fructosemia; levulosemin *n*. 果糖血[症]
fructosidase; invertin *n*. 果糖甙酶,转化酶
fructoside *n*. 果糖甙
fructosuria *n*. 果糖尿
fructosyl *n*. 果基
fructosyltransferase *n*. 转果糖酶,果糖基转移酶
fructovegetative *a*. 果类植物
fructukinase *n*. 果糖激酶
fructuronic acid 果糖酮酸
fructus [拉]; **fruit** *n*. 果实 ‖ ~ Adinae 水杨梅/ ~ aesculi 娑罗子 / ~ akebiae 预知子/ ~ alpiniae galangae 红豆蔻 / ~ alpiniae oxyphyllae 益智 / ~ alpiniae tupaikou 土白蔻 / ~ Amomi 砂仁 / ~ amomi cardamomi; ~ cardamomi 豆蔻 / ~ amomi tsao-ko 草果 / ~ amomi villosi 阳春砂 / ~ anisi stellati 八角茴香 / ~ arctii 牛蒡子 / ~ arecae immaturi 槟榔干 / ~ aristolochiae 马兜铃 / ~ aurantii 枳壳/ ~ aurantii immaturus 枳实 / ~ Bllierica e 毛诃子 / ~ broussonetiae 褚实子 / ~ bruceae 鸦胆子 / ~ canarii 青果(橄榄)/ ~ Cannabis 火麻仁 / ~ cardamomi 豆蔻 / ~ carpesii abrotanoidis 鹤虱(天名精)/ ~ caryophylli 母丁香 / ~ Cerni 山茱萸 / ~ Chaenomelis 木瓜 / ~ chaenomelis lagenariae 木瓜 / ~ chaenomelis sinensis 光[皮]木瓜 / ~ chebulae 诃子 / ~ Choerospondlas 广枣 / ~ cinnamomi cassiae immaturi 肉桂子 / ~ citri 香橼 / ~ citri aurantii 酸橙枳壳 / ~ citri aurantii amarae 代代花枳壳 / ~ citri aurantii immaturi 酸橙枳实 / ~ citri grandis immaturi 橘红珠 / ~ citri immaturi 个青皮 / ~ citri medicae 枸杞 / ~ citri reticulatae immaturus 青皮 / ~ citri sarcodactyli 佛手(佛手柑) / ~ citri wilsonii 香圆枳壳 / ~ citri wilsonii immaturi 香圆枳实 / ~ cnidii 蛇床子 / ~ corni 山茱萸 / ~ crataegi 山楂 / ~ crataegi cuneatae 南山楂,野山楂 / ~ crataegi pinnatifidae 北山楂,大果山楂 / ~ Croionis 巴豆 / ~ dauci carotae 南鹤虱 / ~ Elaeagni Angustifoliae 沙枣 / ~ evodiae 吴茱萸(吴萸)/ ~ foeniculi 茴香 / ~ forsythiae 连翘 / ~ galangae 红豆蔻 / ~ gardeniae 栀子 / ~ Gledisiae Sinensis Abnormalis 猪牙皂 / ~ gleditsiae officinalis 猪牙皂 / ~ gleditsiae sinensis 皂荚 /~ Hippophae 沙棘 / ~ hordei germinatus 麦芽 / ~ hoveniae 枳子 / ~ kochiae 地肤子/ ~ lappulae echinatae 东北鹤虱 / ~ leonuri 茺蔚子 / ~ ligustri lucidi 女贞子 / ~ liquidambaris 路路通(枫香)/ ~ litseae 荜澄茄 / ~ lycii 枸杞子 / ~ lycii barbari 西枸杞 / ~ lycii sinensis 津枸杞 / ~ Lyell 梅杞子 / ~ Malvae Verticillatae 冬葵果 / ~ meliae 苦栋子 / ~ meliae toosendan 川栋子 / ~ mori 桑葚 / ~ mume 乌梅/ ~ nelumbinis 石莲子 / ~ oryzae germinatus 谷芽 / ~ papaveris 罂粟壳(米壳)/ ~ Paulowniae 泡桐果 / ~ Perillae Acutae 紫苏子 / ~ persicae immaturi 碧桃干,桃干 / ~ Phyllanibi 余甘子 / ~ physalis 酸浆 / ~ piperis alba 白胡椒 / ~ piperis longi 筚拨 / ~ piperis nigrum 黑胡椒 / ~ Pini 松塔 / ~ Podophylli 小叶笼 / ~ polygoni lapathifolii 酸模叶子 / ~ polygoni orientalis 水红花子 / ~ psoraleae 补骨脂 / ~ quisqualis 使君子 / ~ Rhododendri 八冠麻 / ~ rosae laevigatae 金樱子/ ~ rubi 覆盆子 / ~ schizandrae 五味子 / ~ setariae germinatus 粟芽 / ~ seu semen amomi 砂仁 / ~ sophorae 槐角 / ~ terminaliae 诃子 / ~ torilis anthrisci 华南鹤虱 / ~ tribuli 刺蒺藜(白蒺藜)/ ~ Tribull 茨藜 / ~ trichosanthis 甜楼(瓜蒌) / ~ tritici levis 浮小麦 / ~ viticis 蔓荆子 / ~ xanthii 苍耳子 / ~ xanthoxyli 花椒[果] / ~ zizyphi sativae 大枣
frugal *a*. 节约的,俭朴的
FRUGAL fortran rules used as a general applications language 作为通用语言用的公式翻译程序规则
frugality *n*. 节约,俭朴
frugally *ad*. 节约地,俭朴地
frugivorous [拉 frux fruit + vorare to eat] **fructivorous** *a*. 果食的
fruit [拉 fructus] *n*. ①果实,种实 ②同步回波显示 ‖ ~, collective 聚花果 / ~ fly 果蝇
fruitarian *n*. 果食者
fruitarianism *n*. 果食主义(完全食用果类)
fruitful *a*. 多产的;富有成效的;肥沃的
fruitfully *ad*. 富有成效地
fruitfulness *n*. 多产;富有成效;肥沃
fruition *n*. 享受;结果实;实现;完成
fruitless *a*. 不结果实的;无效的;无益的
fruitlessly *ad*. 无效地;无益地
fruitlessness *n*. 不结果实;无效;无益
fruit-sugar *n*. 果糖
fruity *a*. 水果的;果味的;(声音)洪亮的

frullaniaceae ***n***. 耳叶苔科(一种苔类)
frulong(简作 fur) 弗隆,浪(英美长度单位 = 1/8 英里或 201.167 米)
frumentaceous [拉 frumentum grain] ***a***. 谷类的,谷类制的,小麦的
frumentum ***n***. 谷类,小麦
Frusemide = furosemide ***n***. 夫噻米,呋喃苯胺酸(利尿剂)
frusemide; furosemide ***n***. 速尿,速尿灵,4 - 氟 - N - 糠基点 - 氨磺酰基氨前酸(磺胺类强利尿药)
frust frustrillatum [拉] 小块
Frust. frustillatim [拉] 成小块状
frustrane [拉 frustra without effect] ***a***. 无效的
frustrate ***v***. 挫败,使无效
frustration ***n***. 挫折
frustrillatum [拉](简作 frust) 小块
Frutex Sambuci [接骨木]
Fruticose ***a***. 灌木状的
FRV functioning right ventricle 右室机能
fry ***v***. 油煎,油炒
FRZ freeze 冻结,结冰
FS factor of safety 安全因素;安全系数 /fast-scan 快速扫描 /Fertility and Sterility 生育与不孕(杂志名) /fibrous sheath 纤维鞘 /File separator "元件分离"符 /fistular symptom 瘘孔症状 /flammable solid 易燃固体 /fleet surgeon 海军军医 /floating sign 浮点符号,浮标 /fluorescence 荧光 /foamed polystyreae 泡沫聚苯乙烯 /Forensic Science 法医学(瑞士) /fore sight 预见 /Fourier synthesizer 傅立叶综合器 /fractional shortening 缩短分数;短轴缩短(率) /fracture simple 单纯骨折 /Frisco speedball (mixture of heroin, cocaine and LSD-25) 海洛因、可卡因、麦角酰二乙胺合剂/ full scale (图样等)实比的,与原物一样大小的;满分 /full and soft diet 普通软板 function study 功能研究
f/s factor of safety 安全因素,安全系数 /feet per second 英尺/秒 /first stage 第一阶段
fs semissem [拉] 分成一半 /feet per second 英尺/秒 /fusions 熔化
F-S from fast-slow form 快慢型(房室结折返性心动过速);亦称"非普通型"(uncommon form)
FS&Q functions, standards and qualifications 功能、标准及合格证明
FSA Federal Security Administration 联邦安全署 /Fellow of the Society of Actuaries 保险统计学会会员 /fetal sulfoglocoprotein antigen 胚胎硫糖蛋白抗原 /fiat secundum artem [拉] 依常规制作 /fluorosilicic acid 氟硅酸 /follicle stimulating hormone 促卵泡激素 /formolsulfacetamide 甲醛磺胺醋胺,硫(代)乙酰氨基甲醛
fsar fiat secundum artem [拉] 依常规制作
FSB Federal Specifications Board 联邦技术规范局(美) /formosulfabenzamide 甲醛磺胺苯胺
FSB-pH fetal scalp blood sampling for pH determination 胎儿头皮血液标本 pH 测定
FSC Federal Scientific Corp 联邦科学公司 /Fellow of the Society of Chiropodists 脚病医师学会会员 /free secetory component 游离分泌成分
FSD focus-to-skin distance 焦点皮肤间距(X 线) full-scale deflection 满刻度偏转
FsE flexible biopotential skin electrode 可屈性生物能皮肤电极
FSF factor Ⅷ 凝血因子Ⅷ /fibrin stabilizing factor 纤维蛋白稳定因子
FSG Forensic Science Gazette 法医学学报(瑞士)
FSGN focal scerosing glomerurlonephopathy 局灶性硬化性肾小球肾病
FSGS focal segmental glomerulosclerosis 局灶性节段性肾小球硬化
FSH follicle-stimulating hormone 卵泡刺激素,卵泡刺激素,促滤泡激素,促卵泡激素,促滤泡生成激素(同 follitropin)
FSH/LH-RH follicle-stimulating hormone releasing fctor 促卵泡激素和黄体生成激素释放激素
FSH-RBI follicle stimulating hormone receptor binding inhibitor 卵泡刺激激素受体结合抑制物
FSH-RF follick-stimulating hormone releasing factor 促卵泡成熟激素释放因子
FSHRF follicle-stimulating hormone releasing factor 卵泡刺激释放因子
FSH-RH follicle-stimulating hormone releasing hormone 促卵泡素释放激素,卵泡刺激激素释放素,促性腺激素
FSK frequency-shift keying 移频键控
FSL Faculte des Sciences de Lyon 里昂科学院(法国) /formal semantic language 形式语义语言
FSM flying spot microscope 飞点显微镜 /full sib mating 同代全交(实难动物育种中的一种交配形式)
FSMB Federation of State Medical Boards of the United States 美国州医学理事会联合会
FSP fibrinogen-split products 纤维蛋白原裂解产物 /fibrinolytic-split products 纤维蛋白溶解性裂解产物 /foveolosulciolar pattern 沟状小凹型(胃黏膜显微镜分类)
FSR feedback shift register 反馈转变定位 Fellow of the Society of radiographers 放射照相技术员协会会员
FSR-3 isoniazid 异胭肼
FSRP French Society for Radiation Protection 法国放射防护学会 /fermentation-stimulating substance 发酵刺激剂 /ferric subsulfate solution 亚硫酸铁溶液 /flying-spot scanner 飞点扫描设备 /foam stability test 泡沫稳定试验 /Forensic Science Society 法医学学会(英) /frozen semen storage 冰冻精液储存库;冰冻种子储存
FSS Fellow of the Royal Statistical Society 皇家统计学会会员
FSSJ Forensic Science Society Journal 法医学会杂志(英)
FST fomolsulfathiazole 甲醛磺胺噻唑
FSTC Foreign Science and Technology Center 国外科学技术中心(美)
FSU field surgical unit 野战外科医疗队 /floating subtract 浮点减,浮点减法 /Florida State University 佛罗里达州立大学(美)
F surface exclusion F 表面排斥
FT false transmitter 假介质/ family therapy 家庭治疗 /Family Therapy 家庭治疗法(家庭疗法研究会杂志) /father of thymosin 胸腺素之父 /fibrous tissue 纤维组织 /field test 现场试验 /finger temperature 手指温,指尖温度 /firing temperature 燃点温度 /firing time 燃烧时间 /fluid toxoid 液体类毒素/ fluorotoluene 氟代甲苯 /foamal toxoid 甲醛类毒素/ follow through 观察至终,全程追踪,全程随访 /formol toxoid 甲醛类毒素 /Foundation of Thanatology 死亡学基金会 /Fourier transform spectroscopy 傅立叶氏变形分光镜检查 /fragility test (红细胞)脆性试验 /free thyroxine 游离甲状腺素 /full term 足月 /functional test 功能试验 /futraful 呋氟尿嘧啶
Ft ferritin 铁蛋白/ fiat [拉] 制成
ft fiat [拉] 制成,须作或(复数为 fiant) foot 足;英尺
ft catapasm fiat cataplasma [拉] 制成泥罨敷剂
ft cd foot-candle (英)尺—烛光
ft cerat fiat ceratum [拉] 制成蜡剂
ft chart fiat charta [拉] 制成散剂
ft collyr fiat collyrium [拉] 制成洗眼剂
ft emp fiat emplastrum[拉] 制成硬膏
ft emuls fiat emulsio [拉] 制成乳剂
ft enem fiat enema [拉] 制成灌肠剂
ft garg fiat gargarisma [拉] 制成含漱剂
ft haust fiat haustus [拉] 制成顿服剂
ft infus fiat infusum [拉] 制成浸剂
ft injec fiat injectio [拉] 制成注射剂
ft lbs foot-pounds 英尺—磅
ft linim fiat linimentum [拉] 制成搽剂
ft m fiat mixtura [拉] 制成合剂
ft mas fiat massa [拉] 制成丸剂块
ft mas div pil fiat massa dividenda in pilulae [拉] 制成丸剂块再分成丸剂
ft mist fiat mistura [拉] 制成合剂
ft p s feet per second 英尺/秒
ft per sec feet per second 英尺/分
ft pil fiat pilula [拉] 制成丸剂
ft pulv fiat pulvis [拉] 制成散剂
ft pulv subtil fiat pulvis subtilis [拉] 制成细粉
ft solut fiat solutio [拉] 制成溶液
ft suppos fiat suppositorium [拉] 制成栓剂
F test F 检验法
ft ung fiat unguentum [拉] 制成软膏
Ft. fiat or fiant [拉] 制成,作成 foot, feet 尺,英尺
ft/min feet per minute 英尺/分(速度单位)
ft/s^2 feet per second squared 英尺/秒^2(重力加速度单位)
ft/sec feet per second 英尺/秒
ft·la foot lambert 英尺朗伯(亮度单位)
ft^2 square feet 平方英尺
ft^3 cubic foot 立方英尺
ft^3/hr cubic feet per hour 英尺^3/时
FT^4 free thyroxine 游离甲状腺素
FT^4 free thyroxine 游离甲状腺素
FT^{4}I free thyroxine index 游离甲状腺素指数
FTA fluorescent trponemal antibody 荧光密螺旋体抗体吸收试验
FTA-ABS fluorescent treponemal antibody absorption 荧光密螺旋体抗体吸收[反应]
FTA test fluorescent treponemal antibidy test 荧光密螺旋体抗体试验
FTA-Abs fluorescent treponemal antibody absorption test for syphilis 梅

毒荧光密螺旋体抗体吸收试验
Ftalofyne *n*. 酚已炔酯(抗蠕虫药)
ft-c foot-candle (英)尺烛光
FTC frequency time control 频率时间控制 frequency threshold curve 频率界限曲线
FTCE fluoro trichloroethylene 氟三氯乙烯
FTCM fluoro trichloromethane 氟三氯甲烷,氟里昂 – 11
FTD focus-tumor distance 焦点—肿瘤距离/Foreign Technology Divission 国外技术处(美)/perfluorotripropylamine 高氟三丙胺
FTG full thickness graft 全层植皮
ftg filtering 过滤;过滤的
fth fathom 英寻
FTHFA formyl letrahydrofolic acid 四氢叶酸
fthm fathom 英寻
FTI free thyroxine index 游离甲状腺素指数
Ftibamzone *n*. 酞丁安(抗病毒药)
ftin feet and inches 英尺和英尺
FTIR Fourier transform infrared spectroscopy 傅立叶氏变形红外分光镜检查
Ftivazide *n*. 异烟腙(抗结核药)
ft-L foot-Lambert 英尺朗伯(亮度)
FTL force, time, length 力量,时间,长度
ftla fiat lege artis [拉] 按常法制作
ft-lb foot-pound 英尺磅
FTLB full-term living birth 足月活产
ft-lb/min feet-pounds per minute 英尺—磅/分
ft-lb/sec feet pounds per second 英尺—磅/秒
FTM formol titration method 甲醛滴定法
FTMS Fourier transform mass apectroscope 傅立叶氏变形总体分光镜
FTND full-term normal delivery 足月顺产
FTNVD full term normal vaginal delivery 足月正常经阴道分娩
Ftora fur = tega fur *n*. 喃氟啶(抗肿瘤药)
Ftorafur *n*. 替加弗,喃弗啶(tegafur)制剂的商品名
FTP Federal Test Procedure 联邦测验程序 /fructose 1.6-diphosphate 1.6 – 二磷酸果糖
ft-p m feet per minute 英尺/分
FTPA perfluorotriprorylamine 全氟三丙胺
ft-pd foot-pound 英尺—磅
F transduction F 因子转导
FTS factor thymus of serum 血清胸腺因子 /Fourier transform spectroscopy 傅立叶氏变形分光镜检查
FTT failure to thrive 发育停滞 /field transfusion team 战地输血队
ft-t foot-ton 英尺—吨
FTU Formazin turbidity unit Formazin 氏浊度单位
FU faecal urobilinogen 粪尿胆素原
3-FU 3-fluorouracil 5 – 氟,5 – 氟尿嘧啶(抗肿瘤药)
5-FU 5-fluoro-uracilum 5 – 氟尿嘧啶(抗肿瘤药)
Fu faecal urobilinogen 粪尿胆素原 /Finsen unit 芬森单位(紫外线)/ follow-up 随访 /furan 呋喃,氧(杂)茂
Fuadin [Fuad I, king of Egypt]; **stibophen** *n*. 福锑,锑波芬(治血吸虫病药)
Fubrogonium Iodide 呋波碘胺(抗胆碱药)
Fuc fucose 岩藻糖
Fuc-1-p fucose-1-phosphate 1 – 磷酸岩藻糖
Fucaceae *n*. 鹿角菜科(一种藻类)
Fucales *n*. 马尾藻目(植物分类学)
Fucellia *n*. 海花蝇属 ‖ ~ apicalis 黑斑海花蝇 / ~ chinensis 中华海花蝇 / ~ kamtchatica 堪察加海花蝇
fuchisine *n*. 碱性品红
Fuchs' protein test [H.J.德医师] *n*. 富克斯氏蛋白实验
Fuchs's coloboma [Ernest 德眼棵医师 1851—1930] 富克斯氏脉络膜缺损 ‖ ~ dimples 富克斯角膜凹 / ~ dystrophy; dystrophia epithelialis corneae 富克斯氏营养不良,角膜上皮营养不良 / ~ optic atrophy 富克斯氏视神经萎缩,视神经周边性萎缩 / ~ syndrome 富克斯综合征(单侧角膜异色,角膜沉着物及继发性内障)
fuchsin [Leonard Fuchs 德植物学家 1501—1566] *n*. 品红,复红 ‖ ~ acid 酸性品红 / ~ basic 碱性品红 / ~ neutral 中性品红 / ~ new 新品红
fuchsin, amido black and naphtholyellow (简作 FAN) 品红、酰胺黑及萘酚黄
fuchsinophil [fuchsin + 希 philein to love] *a*. 嗜品红的 *n*. 嗜品红细胞
fuchsinophilia *n*. 嗜品红性
fuchsinophilic; fuchsinophilous *a*. 嗜品红的
fucidin; fucidine; sodium fusidate *n*. 梭链孢酸钠(商品名)
Fucindole *n*. 氟西吲哚(抗精神失常药)
Fuclorolone Acetonide *n*. 氟氯缩松(肾上腺皮质类药)
fucol *n*. 富科耳(一种从海藻制得的含碘制剂)
fucosamine *n*. 岩藻糖胺
fucosan *n*. 岩藻聚糖
fucose *n*. 岩藻糖
fucose dehydrogen ase (简作 FD) 岩藻糖脱氢酶
fucose-1-phosphate (简作 Fuc-1-p) 1 – 磷酸岩藻糖
fucose-binding protein (简作 FBP) 岩藻糖结合蛋白
fucoside *n*. 岩藻糖甙
fα-L-fucosidase α-L – 岩藻糖苷酸酶(此酶的遗传性缺乏为一种常染色体隐性性状,可致岩藻糖苷病)
ucosidosis *n*. 岩藻糖甙[贮积]病
fucosldase *n*. 岩藻糖甙酶
fucosterol *n*. 岩藻淄醇,岩藻固醇
fucoxanthin *n*. 岩藻黄素
fuctional ptosis 功能性上睑下垂
Fucus (所有格 fuei) [拉;希 phykos] *n*. 墨角藻属 ‖ ~ crispus; ~ hibernicus; Chondrus crispus 角叉菜 / ~ islandicus; Chondrus islandicus; Cetraria islandica 冰岛衣,冰岛苔 / ~ siliquosus 硅质墨角藻/ ~ vesiculosus; cutweed 墨角藻,囊褐藻
fucus film distance (简作 FFD) 焦点胶片距离
fucusaldehyde; fucusod *n*. 墨角藻醛
FuD full denture 全口托牙
FUDR floxuridine; 5-fluoro-2-deoxyurldine 氟甙;氟得尔,氟脱氧尿核甙(抗肿瘤、抗病毒药)
fuel *n*. 燃料 ‖ ~ cell 燃料电池
Fuerbringer's hand-disinfection [Paul F. 德临床医师 1849—1930] 菲布林格氏手消毒法
Fuerstner's disease [Carl 德精神病学家 1848—1906] *n*. 菲斯特内氏(假痉挛性瘫痪伴发震颤)
-fug 后缀,意为"逃,消散","驱赶"(来自拉丁语 fugio)
fugacious *a*. 暂时的,易变的 ②开足即谢的,一现的(花)
Fugacity *n*. ①暂时性,易变性 ②[易]逸性,[易]逸度(物理)
fugacity of pure H_2O (简作 FOH_2O) 纯水逸度,纯水有效压力
-fugal [拉 fugere 离; fugare 驱,逐] ①离,远 ②驱,逐
fugax *a*. 一时的,暂时的
-fuge [拉][构词成分] 驱逐,驱……剂,除……剂
fugillin; fumagillin *n*. 烟曲霉素
fugitive [拉 fugitivus] *a*. ①游走的 ②过渡的
Fugu *n*. [日]河豚属,东方豚属
fugue [拉 fuge a flight] *n*. 神游[症] ‖ ~ epileptic 癫痫性神游
fuguism [日 fugu the tetraodon fish + -ism]; **tetraodontoxism** *n*. 河豚中毒
fugulsmus; tetraodotoxism *n*. 河豚中毒
fugu-poison [日 fugu a peisonous fish] *n*. 河豚中毒
fugutoxin; tetraodontoxin *n*. 河豚毒素
FUJITSU automatic computer (简作 FACOM) 富士通自动计算机
Fukala's operation [Vincenz 奥眼科学家 1847—1911] 富卡拉氏手术(晶状体摘除术)
Fukuyama muscular dystrophy (简作 FCMD) 福山氏(型)营养不良
Fukuyama type congenital muscular dystrophy (syndrome) (Yukio Fukuyama) 福山型先天性肌营养不良(综合征)(为一种常染色体隐性遗传型肌萎缩,婴儿尤为明显,肌异常类似杜兴 <Duchenne> 肌营养不良,患者智力迟钝,伴多小脑回及其他大脑异常)
Fuladectin *n*. 呋拉迪克丁(抗寄生虫药)
Fuld's test [Ernst 德内科学家 1873 生] 富耳德氏试验(检血清抗胰蛋白酶的能力)
fulfil(l) *v*. 履行,把……付诸实现;完成,达到;满足
fulfil(l)ment *n*. 履行,完成,达到;
fulgerize; fulgurize *n*. 电灼
fulgurans [拉; fulgurant] *a*. 闪电状的,电击状的
fulgurant [拉 fulgurans from fulgur lightning]; **fulgurating** *a*. 闪电状的,电击状的
fulgurate *v*. (闪电般)发光
fulgurating *a*. 闪光的;刺痛的
fulguration *n*. 电灼疗法 ‖ ~ direct 直接电灼疗法 / ~ cataract 电击性白内障 / ~ indirect 间接电灼疗法 / ~ Keating-Hart's 基廷·哈特氏电灼疗法,外表癌电灼术
fuliginous [拉 fuligo soot] *a*. 煤烟状的
fuligo *n*. 煤烟 ‖ ~ eherbis 百草霜 / ~ labiorum 煤色苔
full *a*. 满的;充满……的;充足的,丰富的;完全的;富于……的;详尽的,完备的 *n*. 全部,整个 *ad*. 十分;极其 ‖ ~ axial view 全位观 / ~ beam 最大强度束 / ~ bladder technique 膀胱充盈

技术 / ~ charge 充满 / ~ development 充分显影 / ~ dose 足量,总剂量 / ~ energy beam 最大能量束 / ~ erection phase 完全勃起相 / ~ figure 全图,全像 / ~ gain 满增益 / ~ ionization 全电离 / ~ load exposure 最大负载曝光 / ~ maturity 完熟 / ~ pressure suit 全压服,密闭服 / ~ radiator 全(波)辐射器 / ~ scale deflection 满度偏转 / ~ shot 全景拍摄 / ~ thickness skin grafting 全层皮片移植术 / ~ wave 全波 / ~ wave rectifier 全波整流器

full and soft diet(简作 FS) 普通软板

full blood examination(简作 FBE) 全血检查

full denture(简作 FuD) 全口托牙

full figure(简作 FF) 全图;全像

full function artificial tendon(简作 FFAT) 全功能人工肌腱

full load(简作 FL) 满载

full mouth extraction(简作 FME) 全口牙拔除

full mouth radiography(简作 FMX) 全部上下颌 X 线照像

full range of joint movement(简作 FRJM) 关节运动的最大范围

full range of motion (or movement)(简作 FROM) 最大活动范围

full scale(简作 FS) (图样等)实比的,与原物一样大小的;满分

full sib mating(简作 FSM) 同代全交(实难动物育种中的一种交配形式)

full term(简作 FT) 足月

full term normal vaginal delivery(简作 FTNVD) 足月正常经阴道分娩

full thickness graft(简作 FTG) 全层植皮

full-blown *a*. 成熟的,充分发展的

full-body exposure 全身照射

full-colour *n*. 全色 ‖ ~ image 全色图像

Fülleborn's mehtod［Feiedrich 德寄生物学家 1866—1933］菲勒本氏法(浮集法检粪中虫卵)

Fuller's operation［Eugene 美泌尿科学家 1858—1930］富勒氏精囊切开术

full-grown *a*. 长成的,长全的

füllkorper［德］*n*. 胀大小体(神经胶质细胞呈营养不良性改变)

full-length *a*. 全长的;全身的

full-mouth extraction(简作 FME) 全口牙拔除

full-mouth series(简作 FMS) 全口系统

fullness *n*. 发胀

full-ripe *a*. 完全成熟的

full-scale deflection(简作 FSD) 满刻度偏转

full-sib *n*. 全同胞 ‖ ~ correlation 全同胞相关

full-term *a*. 足月的(胎)

full-term living birth(简作 FTLB) 足月活产

full-term normal delivery(简作 FTND) 足月顺产

full-term normal vaginal delivery(简作 FTNVD)足月正常阴道分娩

full-thickness *n*. 全厚的,全层的 ‖ ~ corneal graft / ~ macular hole 全层黄斑裂孔 / ~ tear［视网膜］全层裂孔

full-time *a*. 全部工作时间的,正规的,专职的

full-width at half-maxinum(简作 FWHM) 半[峰]宽度

fully *ad*. 完全地,充分地,彻底地;足足,至少

fully automatic compiling technique(简作 FACT) 全自动编译技术

fulmargin *n*. 银胶

fulminant［拉 fulminare to flare up］; **fulminanting** *a*. 暴发的

fulminant hepatic failure(简作 FHF) 爆发性肝衰竭

fulminanting *a*. 暴发的 ‖ ~ glaucoma 爆发性青光眼 / ~ septicemia 爆发型败血症

fulminate *v*. 使爆炸;爆炸,爆发 *n*. 雷酸盐;雷汞

fulminate of mercury(简作 FM) 雷汞,雷酸汞

fulmination *n*. 爆炸,爆发

fulminic *a*. 爆炸性的 ‖ ~ acid 雷酸,异氰酸

fulton's stain［John Farquhar 美生理学家 1899 生］弗尔顿氏染剂

fulturae *n*. 舌悬骨

Fulvicin *n*. 灰黄霉素(griseofulvin)制剂的商品名

fulvicin; griseofulvin *n*. 灰黄霉素

fulvous *a*. 黄褐色的;茶色的

fum fumigafum［拉］烟熏剂

fumagillin *n*. 烟曲霉素(抗阿米巴病药),夫马菌素(抗生素)

fumarase *n*. 延胡索酸酶,反丁烯二酸酶

fumarate *n*. 延胡索酸盐,反丁烯二酸盐,富马酸盐(根据 1988 年规定,在盐或酯与加合物之命名中,使用此项名称)‖ ~ hydrolase 延胡索酸水合酶(亦称延胡索酸酶)

fumaria officinalis *n*. 蓝堇

Fumariaceae *n*. 蓝堇科

fumaric acid 延胡索酸,反丁烯二酸,富马酸

fumaricaciduria *n*. 延胡索酸尿(症)

fumarine; protopine *n*. 蓝碱,普罗托平,金英花砬

fumaropimarie acid(简作 FPA) 丁烯二酰(富马酰)海松酸

fumaroylacetoacetate hydrolase 延胡索酰乙酰乙酸水解酶,延胡索酰乙酰乙酸酶

fumarylacetoacetase *n*. 延胡索酰乙酰乙酸酶(缺乏此酶可致酪氨酸血症,表现为进行性肝肾衰竭)

fumaryl-alanine *n*. 延胡索酰丙氨酸

fume *n*. 烟尘,烟,烟雾 *v*. 冒烟;出汽;熏

fumidil; fumagillin *n*. 烟曲霉素

fumigacin *n*. 烟曲霉酸,烟色状菌酸

fumigafum［拉］(简作 fum) 烟熏剂

fumigant *n*. 熏剂

fumigate *n*. 熏烟

fumigatin *n*. 烟曲霉醌,烟色状菌醌

fumigation［拉 fumigatio］*n*. 熏烟,熏烟消毒法

fumigator *n*. 烟熏者,烟熏器

fuming［拉 fumus smoke］*a*. 熏的,熏蒸的

Fumiron *n*. 富马酸亚铁(ferrous fumarate)制剂的商品名

Fumoxicillin *n*. 夫莫西林(抗生素)

fumy *a*. 冒烟的;多蒸汽的;多烟的

fun function 功能;函数;作用

fun *n*. 玩笑;嬉戏;乐趣

Funariaceae *n*. 葫芦藓科(一种藓类)

Funct function 功能,机能

Funct-构词成分,意为"起作用"(来自拉丁语 functus)

functio［拉］*n*. 功能,官能 ‖ ~ laesa 功能丧失

function［拉 functio］*n*. ①机能,功能,官能 ②函数 ‖ ~ allomeric 整体机能(脊髓等) / ~ animal 动物性机能 / ~ antixenic 抗异物机能 / ~ Carnot's; carnotic ~ 卡诺氏函数 / ~, defense 防御功能 / ~ emergency 应急机能 / ~ group 组牙功能 / ~ granulocyte 粒细胞功能 / ~, homeostatic 自身稳定功能 / ~ isomeric 分节机能(脊髓等) / ~ key 功能键 / ~ linguistic 语言功能 / ~ masticatory; functio sensoria oralis 口腔感觉功能 / ~ motor 运动机能 / ~, nonimmuologic 非免疫性功能 / ~ multiple 多量机能,复能 / ~ nervous 神经机能 / ~ nutritive 滋养机能 / ~ palatopharyngeal closure 腭咽闭合功能 / ~, primary immune 一级免疫功能 / ~ somatic 体干机能 / ~ swallowing; functio of deglutition 吞咽功能 / ~ t; t ratio t 函数,t 比率 / ~ taste 味觉功能 / ~ traumatogenic 创伤性机能 / ~ vicarious 替代机能 / ~ vocal; functio vocalis 发声机能

function conversion unit(简作 FCU) 函数转换部件

function generator(简作 FG) 功能发生器

function study(简作 FS) 功能研究

functional *a*. 机能的,功能的,官能的 ‖ ~ amblyopia 功能性弱视 / ~ anatomy 功能性解剖学 / ~ assays 功能分析 / ~ accommodation 机能性调节 / ~ activity 机能活动 / ~ adaptation 机能适应 / ~ allelism 功能等位性 / ~ ascending phlebography 功能性上行性静脉造影(术)/ ~ binocular position 双眼机能位 / ~ blindness 功能性盲 / ~ combination center 机能结合中枢 / ~ construction 功能结构 / ~ correlation 机能相关 / ~ dead space 功能性无效腔 / ~ device 功能器件 / ~ diagram 功能图 / ~ disturbance 功能性障碍 / ~ dyschromatopsia 功能性色觉障碍 / ~ dysmenorrhea 功能性痛经 / ~ endoscopy 功能性内镜检查 / ~ equation 函数方程 / ~ examination 功能检查 / ~ fixation 功能性注视 / ~ hallucination 功能性幻觉 / ~ hepatography 功能性肝造影(术),肝内静脉造影(术) / ~ hermaphroditism 机能的雌雄同体 / ~ image 功能性影像 / ~ impotence 功能性阳痿 / ~ myopia 功能性近视 / ~ nucleus 机能核 / ~ orthophoria 功能性直视 / ~ pollen sterility 功能性花粉不育 / ~ polyopia 机能性视物显多症 / ~ protection 功能性保护 / ~ radioangiography 功能性血管放射造影(术) / ~ radiologic examination 功能性放射学检查 / ~ relationship［性状与适应间的］功能关系 / ~ restoration 技能恢复 / ~ test 功能试验 / ~ trabecula 功能性小梁,功能性滤帘 / ~ unit 机能单位 / ~ uterne bleeding 功能性子宫出血 / ~ vaginismus 功能性阴道痉挛

functional aerobic impairment(简作 FAI) 功能型需氧障碍

functional classification(简作 FC) 功能分类

functional electrical stimulation(简作 FES) 功能性电刺激

functional extracelluar fluid volume(简作 FECFV) 功能性细胞外液容量

functional magnetic resonance imaging(简作 FMRI) 功能性磁共振影像

functional neck dissection(简作 FND) 功能性颈部解剖法

functional neuromuscular Simulation(简作 FNS) 官能性神经肌肉诈病

functional refractory period(简作 FRP) 功能不应期

functional residual (or reserve) capacity (of lungs)(简作 FRC)

(肺)机能残气量
functional residual air（简作 FRA）机能性余气
functional residual capacity（简作 FRC）有效余气量
functional test（简作 FT）功能试验
functionalis［拉］*a*. 功能的 *n*. 功能层
functionalized *a*. 官能［基］化
functionally *ad*. 机能地,起作用地
functionating *n*. 执行机能,行使机能
functioning right ventricle（简作 FRV）右室机能
functions, standards and qualifications（简作 FS&Q）功能、标准及合格证明
functor *n*. 功能件,功能单元
fund *n*. 基金,资金
fund-构词成分,意为"灌,注"(来自拉丁语 fundo)
fundal *a*. 底的,基底的 ‖ ～ height 宫高
fundament［拉 fund amentum］*n*. ①基底,基础 ②原基 ③臂部 ‖ ～ anal 肛原基 / ～ tooth 牙原基
fundamental *a*. 基本的,基础的 *n*. 基音 ‖ ～ particle 基本粒子 / ～ suppression 基频抑制 / ～ system 基本系统 / ～ tissue 基本组织 / ～ validity 基本有效 / ～ wave 基波
fundectomy *n*. 底部切除术
fundi（单 fundus）［拉］*n*. 底,基底
fundic *a*. 底的,基底的
fundiform［拉 funda sling + forma form］*a*. 吊带形的 ‖ ～ ligament 悬韧带
fundoplication *n*. 胃底折术
Fundulus *n*. 克鲤鱼属
fundus（复 fundi）［拉］*n*. 底,基底,胃底 ‖ ～ albinotic 白化病眼底 / ～ alveolar 牙槽底 / ～ camera 眼底照相机 / ～ flavinmaculatus 眼底黄色斑点 / ～ fluorescein angiography 荧光素眼底血管造影［术］/ ～ folliculi pili 毛囊底 / ～ meatus acustici interni 内耳道底 / ～ oculi 眼底 / ～ of bladder 膀胱底 / ～ of gallbladder; ～ vesicae felleae 胆囊底 / ～ of vagina 阴道穹窿 / ～ photograph 眼底照相,眼底照片 / ～ photography 眼底照相术 / ～ pulsation 眼底博动 / ～ reflex 眼底反射 / ～ reflex test 检影法 / ～ stomach 胃底 / ～ tessellated 豹纹状眼底 / ～ tiger; leopard retina 豹纹状眼底,豹纹状视网膜 / ～ tympani; paries jugularis (cavi tympani) 鼓室底,颈静脉壁 / ～ uteri 子宫底 / ～ ventriculi 胃底 / ～ vesicae felleae 胆囊底 / ～ vesicae urinariae 膀胱底
fundus reflectometry（简作 FRM）基底反射测量
funduscope *n*. 眼底镜
funduscopic *a*. 眼底镜的 ‖ ～ television 眼底镜电视
funduscopy *n*. 眼底镜检查
fundusectomy *n*. 底切除术,胃底切除术 ‖ ～ gastric 胃底切除术
funeral *a*. & *n*. 丧葬［的］;葬礼［的］
fungal *a*. 真菌的,霉菌的 ‖ ～ cell 真菌细胞 / ～ cell wall 真菌细胞壁 / ～ infection 真菌感染 / ～ conjunctivitis 真菌性结膜炎 / ～ keratitis 真菌性角膜炎
fungate *n*. 真菌样生长,霉菌样生长
fungemia *n*. 真菌血［症］
fungi（单 fungus）［拉］*n*. ①真菌,霉菌 ②蕈
fungi-［拉］［构词成分］真菌,霉菌
Fungi imperfecti 不完全菌纲(指担子菌纲(basidiomycetes)与囊子菌纲(ascomycetes)的一派和二派)
fungi testis 睾丸海绵肿
fungicidal［fungus + 拉 caedere to kill］*a*. 杀真菌的,杀霉菌的
fungicide *n*. 杀真菌剂
fungicidin; nystatin *n*. 制真菌素,制霉菌素
fungiform; fungilliform *a*. 真菌样的,蕈状的 ‖ ～ papilla 菌状乳头
fungimycin; perimycin *n*. 抗真菌者(获自天蓝色链霉菌变种 Streptomyces coelicolor var. aminophilus)
-fungin［构词成分］－芬净(1998 年 CADN 规定使用此项名称,主要系指抗真菌类抗生素药物,如卡拉芬净［Kala fungin］、尼芬净［Nifungin］等)
funginert *a*. 耐真菌的
fungistasis *n*. 抑制真菌
fungistat *n*. 抑制真菌剂
fungistatic *a*. 抑制真菌的
fungistatin; antibiotic XG *n*. 制真菌素,抗菌素 XG
fungisterol *n*. 霉［菌］甾醇,霉［菌］固醇
fungitoxic *a*. 毒害真菌的
fungitoxicity *n*. 真菌毒性
fungivoridae *n*. 蕈蚊科
fungizone; amphotericin B［商品名］*n*. 二性霉素 B
fungoid *a*. 蕈状的,蕈样的 ‖ ～ chignon 蕈状发结节病,蕈状球发
fungosity *n*. 蕈状赘肉
fungous［拉 fungosus］*a*. 真菌的,霉菌的,蕈的
funguria *n*. 真菌尿［症］
fungus（复 fungi）［拉］*n*. ①真菌,霉菌 ②蕈 ③海绵肿 ‖ ～ alpha α 型霉菌,须癣毛癣菌 / ～ articuli; arthritis fungosa 霉菌性关节炎 / ～ beta β 型霉菌(舍恩莱因氏毛癣菌) / ～ of the brain; hernia cerebri 脑突出 / ～ budding; yeast ～ 芽生菌,酵母菌 / ～ chignon 蕈状发结节病,蕈状球发 / ～ cutaneous; dermatomyces 皮［肤］真菌,皮［癣］霉 / ～ disease 病原霉菌 / ～ fission; schizomycete 裂殖菌 / ～ foot 足霉菌 / ～ gamma ϒ 型霉菌(舍恩莱因氏毛癣菌) / ～ haematodes 多血海绵肿,蕈状癌 / ～ higher 高等蕈(菌)类 / Fungi, kefir 开菲乳真菌 / ～ mold; mycelial ～ 毛霉菌 / ～ mosaic 蕈状胆甾醇沉积 / ～ ray; actinomyces 放线菌 / Fungi, sac; ascomycetes 子囊菌 / ～ slime; mycetozoa 粘菌虫 / ～ testis 睾丸海绵肿,睾丸蕈样肿 / ～ thread; mycelial ～ 毛霉菌 / ～ umbilical 脐海绵肿 / ～ yeast; saccharomyces 酵母菌,酿母菌
fungus-foot *n*. 足霉菌病,足分支菌病
funic *a*. ①索的 ②脐带的
funiclarin *n*. 索菌素
funicle; funiculus *n*. 索;精索;脐带
funicular *a*. 索的 ‖ ～ cell 索细胞 / ～ encysted hydrocele 精索包绕性膜积液 / ～ hydrocele 精索膜积液,精索囊肿
funiculate *a*. 鞭状的,有索的
funiculatus *a*. 鞭状的,有索的
funiculi-［拉］［构词成分］小索;精索;脐带
funiculitis *n*. ①精索炎 ②脊神经根炎 ‖ ～ endemic 地方性精索炎
funiculoepididymitis *n*. 精索附睾炎
funiculopexy［拉 funiculus cord + 希 pexis fixation］spermoloropexy *n*. 精索固定术
funiculus（复 funiculi）［拉 cord］*n*. ①索 ②珠柄 ‖ ～ amnii 羊膜索 / ～ anterior; fasciculus ventralis 前索/ ～ cuneatus 楔索(楔束的上部) / ～ cuneatus externalis 外侧楔索 / ～ cuneatus lateralis 外侧楔索 / ～ dorsalis 后索 / ～ gracilis 薄索 / ～ lateralis 侧索 funiculi medullae spinalis 脊髓索 / ～ posterior; fasciculus dorsalis 后索 / ～ of Rolando 外侧楔索 / ～ separans 分隔索(第四脑室底的) / ～ siliquae; siliqua olivae 橄榄体周纤维,橄榄体壳 / ～ solitarius; tractus solitarius 孤索,孤束 / ～ spermaticus; spermatic cord 精索 / ～ teres; fasciculus teres 圆束(菱形窝内侧隆起) / ～ umbilicalis 脐带 / / ～ vitelline 卵黄索
funiform *a*. 索状的
funis［拉 cord］*n*. ①索 ②脐带 ‖ ～ argenteus; medullaspinalis; spinal cord 脊髓 / ～ brachii; vena mediana cephalica 头正中静脉 / ～ hippocratis; tendo calcaneus (Achillis) 跟腱
funkiasubcordata; Hosta plantaginea *n*. 玉簪
funnel *n*. 漏斗 *v*. 使成漏斗形 ‖ ～, accessory Mullerian 副苗勒氏漏斗 / ～ brest 漏斗［状］胸 / ～ Buchner's 布赫内氏漏斗,多孔瓷漏斗 / ～ drainage 引流漏斗 / ～ dropping 点滴漏斗 / ～ entrance 穿入漏斗 / ～ glass 玻璃漏斗 / funnels, Golgi's 高尔基氏漏斗/ ～ mitral; mitral buttonhole 二尖瓣漏斗,二尖瓣口钮孔状缩窄 / ～ mouth 漏斗［状］口 / ～ muscular 肌肉漏斗(眼) / ～ mephridial 细尿管漏斗 / ～ pelvis 骨软化病骨盆 / ～ pial 软脑膜漏斗(自软脑脊膜延展而包绕血管的组织) / ～ Renver's 尿道扩张漏斗 / ～ separating 分液漏斗 / ～ shaped 漏斗形状 / ～ vascular 血管漏斗(视网膜) / ～ with jacket 带套漏斗
funnel-breast *n*. 漏斗［状］胸
funnel-shaped detachment 漏斗状脱离
funnily *ad*. 可笑地,有病地
funniness *n*. 可笑,有趣;有病,不舒服
funny *a*. 可笑的;有趣的;有病的,不舒服的
FUO fever of unknown (or undetermined) origin 不明热;原因不明性发热;发热待查
FuP fusion point 熔点
Fuprazole *n*. 呋普拉唑(抗溃疡药)
FUR fluorouracil riboside 5－氟尿甙
fur frulong 弗隆,浪(英美长度单位 = 1/8 英里或 201.167 米)
fur *n*. 毛皮,苔(舌苔) *v*. ［使］生苔 ‖ ～ breeding 皮毛兽育种
Furacilin; furacin *n*. 呋喃西林,5－硝基－2－呋喃醛缩氨脲
Furacin *n*. 呋喃西林,硝呋醛 (nitrofurazone) 制剂的商品名
Furacin; nitrofurazone *n*. 呋喃西林,5－硝基－2－呋喃醛缩氨脲
Furacrinic acid *n*. 呋拉尼酸(利尿剂)
Furadantin *n*. 呋喃坦啶,呋喃妥英(nitrofurantoin)制剂的商品名
Furadantin; furantoin; nitrofurantoin *n*. 呋喃丹啶,呋喃妥英,硝基呋喃妥英

Furafylline *n*. 呋拉茶碱(支气管扩张药)
Furalazine *n*. 呋喃拉嗪(消毒防腐药)
Furaldehyde; **furfural** *n*. α-呋喃甲醛,糠醛
Furaltadone *n*. 呋喃他酮(尿路抗菌药)
Furamonum; **furfuryl trimethylammonium iodide** *n*. 糠铵,碘化三甲糠基铵
furan; **furane** *n*. 呋喃
Furanol *n*. 呋喃胺(拟胆碱药)
furanose *n*. 呋喃糖
Furanspor *n*. 硝呋甲醚(nitrofurfuryl methyl ether)制剂的商品名
Furantoin; **furadantin** *n*. 呋喃妥英,呋喃丹啶
Furaprofen *n*. 呋喃洛芬(消炎镇痛药)
Furapromide; **F-30066** *n*. 硝基呋喃丙烯酰异丙胺,呋喃丙胺(治急性血吸虫病口服药)
Furapyrimidone 呋喃嘧酮(抗寄生虫药)
Furaxone; **furazolidone**; **furoxone** *n*. 呋喃唑酮,痢特灵
Furazabol *n*. 夫拉扎勃(雄激素)
Furazolidone; **furazone** *n*. 呋喃唑酮,痢特灵
Furazolium *n*. 呋噻咪唑(抗菌药) ‖ ~ chloride 呋唑氯胺(抗感染药) / ~ tartrate 酒石酸呋噻咪唑(抗菌药)
Furazosin = **prazosin** *n*. 哌唑嗪(降压药)
Furbringer's sign [Paul 德医师 1849—1930] 菲布林格氏症(见于膈下脓肿) ‖ ~ test 菲布林格氏试验(检白蛋白)
Furbucillin *n*. 夫布西林(抗生素)
furca (复 furcae) [拉 fork] *n*. ①叉 ②牙根叉 ③叉骨 ④尾叉 ‖ ~ orbitalis 眶叉
furcal [拉 furca fork] *a*. 分叉的
furcate *a*. 分叉的 ‖ ~ tail 叉尾
furcation *n*. ①分叉 ②分叉部,杈(牙根) ‖ ~ root 根分叉部
Furcloprofen *n*. 呋洛芬(消炎镇痛药)
furcocercous [拉 furca fork + 希 kerkos tail] *a*. 有叉尾的 ‖ ~ cercaria 叉尾尾蚴
furcula [拉 little fork] *n*. ①叉状隆(胚胎) ②叉骨 ③叉突
furcular *a*. 叉状隆的
Furegrelate *n*. 呋格雷酸(抗凝药)
Furethidine *n*. 呋替啶(镇痛药)
Furfenorex *n*. 呋芬雷司(抑制食欲药)
furfur (复 furfures) [拉 bran] *n*. 糠,麸;皮屑,头屑
furfuraceous [拉 furfur bran] *a*. 糠状的,皮屑状的
furfuraldehyde; **furfural** *n*. 糠醛,α-呋喃甲醛
furfuran; **furan** *n*. 呋喃
furfurol; **furfural** *n*. 糠醛,α-呋喃甲醛
furfurous *a*. 糠状的,皮屑状的
furfuryl *n*. 糠基 ‖ ~ trimethylammonium iodide; furamonum 碘化三甲糠基铵,糠铵
Furgasonia *n*. 圆纹虫属 ‖ ~ protectissima 前隐圆纹虫 / ~ Sorax 鼠勾形圆纹虫 / ~ trichocystis 刺泡圆纹虫
Furgasoniidae *n*. 圆纹虫科
furibund *a*. 狂怒的,狂暴的
Furidarone *n*. 呋碘达隆(抗心绞痛药)
Furilazone *n*. 呋烟腙(抗结核药)
furious *a*. 狂怒的;猛烈的;热烈兴奋的
furiously *ad*. 狂怒地;猛烈地;热烈兴奋地
furl *v*. 卷起,收拢 *n*. 卷,折,收拢
Furmethide iodide; **furfuryl trimethylammonium iodide** *n*. 糠甲碘,碘化三甲糠基铵
Furmethonol; **furaltadone** *n*. 呋喃它酮(杀菌药)
furmethoxadone *n*. 呋甲啞酮(抗感染药)
furnace *n*. 炉 ‖ ~ arc 电弧炉 / ~ carbon resistance 碳[极]阻力电炉 / ~ combustion 燃烧炉 / ~ heating 热气炉 / ~ muffle 灰解炉,隔焰炉 / ~ muffle electric 电热炉 / ~ porcelain 烤瓷炉 / ~ relfecting 反射炉 / ~ reverberatory 返焰炉 / ~ vacuum electric 真空电炉
furnace atomizer (简作 FA) 炉喷雾器
furnacemen cataract 熔炉工白内障,热射线性白内障
furnish *v*. 供应,提供,装备
furnishing *n*. [常用复]家具,设备
furniture *n*. 家具,设备;储藏物
furobufen *n*. 呋罗布芬(消炎镇痛药)
furocoumarin *n*. 呋喃并香豆素
furodazole *n*. 呋罗达唑(抗蠕虫药)
furofenac *n*. 呋罗芬酸(消炎药)
furor [拉]; **fury** *n*. 狂乱,狂暴,狂怒 ‖ ~ amatorius 恋爱狂 / ~ epilepticus 癫痫[性]狂怒 / ~ genitalis 色情狂 / ~ paroxysmal 发作性狂怒 / ~ secandi; tomomania 手术癖 / ~ transitorius 一时性狂暴 / ~ uterinus; nymphomania 慕男狂
Furosemide; **frusemide**; **fursemide**; **lasix** 速尿,速尿灵,4-氯-N—糠基点—氨碘酰基氨酸(碘胺类强利尿药)
Furostilbestol *n*. 呋罗雌酚(雌激素)
Furoxone; **furaxone** *n*. 呋喃唑酮(furazolidone)的商品名,痢特灵
2-furoylhydrazine *n*. 2-糠酰肼
furred *a*. ①密毛的 ②有苔的
furrow *n*. 沟;(面部)皱纹 ‖ ~, alar 翅皱 / ~, anal 臀皱 / ~, antennal 触角槽 / ~ auriculoventricular; sulcus coronarius 冠状沟(心) / ~, axillary 腋皱 / ~, cross 十字沟 / ~, cubital 生殖沟 / ~ digital 指沟(指分节线) / ~ equatorial 中纬线沟,赤道沟 / ~ genital 生殖沟 / ~ gluteal 臀沟 / ~ interventricular; sulcus interventricularis 室间沟 / furrows, Jadelot's 雅德洛氏面纹(指示儿病的面部线纹) / ~ keratitis 树枝状角膜炎 / ~ latitudinal 纬线沟 / furrows, Liebermeister's 肋压迹(肝) / ~ median 中沟 / ~ mentolabial; sulcus mentolabialis 颏唇沟 / ~ meridional 经线沟 / ~ nasolabial; sulcus nasolabilalis 鼻唇沟 / ~ nympholabial 阴唇间沟 / ~ polar 极沟 / ~ primitive; primitive groove 原沟 / ~ sagittal; sulcus sagittalis 矢状沟 / ~ Schmorl's 施莫耳氏沟(肺尖沟) / ~ scleral; sulcus sclerae 巩膜沟 / ~ Sibson's 西布逊氏沟(胸大肌下沟) / ~, vertical 垂直沟 / ~ visceral 脏沟
furrow-keratitis *n*. 树枝状角膜炎
furry *a*. 毛皮的;有舌苔的
Fursalan *n*. 呋沙仑(消毒防腐药)
Furstner's disease [Carl 德精神病学家 1848—1906] 菲斯特内氏病(假痉挛性瘫痪伴发震颤)
Fursultiamine *n*. 呋喃硫胺(维生素)
Furterene *n*. 呋氨蝶啶(利尿药)
further [far 的比较级] *ad*. 更远地,进一步地;而且,此外 *a*. 更远的;更多的;进一步的 *v*. 促进,推动
furtherance *n*. 促进,增进,推动
furthermore *ad*. 而且,此外
furthermost *a*. 最远的
furthest [far 的最高级] *a*. 最远的 *ad*. 最远地;最大程度地,最大限度地
Furtrethonium iodide *n*. 呋索碘铵(抗胆碱药)
furuncle [拉 furunculus] *n*. 疖 ‖ ~ eye lid 眼睑疖 / ~ of face 面疖
furuncular *a*. 疖的
furunculoid *a*. 疖样的
furunculosis *n*. 疖病 ‖ ~ blastomycetica; ~ cryptococcica 芽生菌性疖病,隐球菌性疖病
furunculous; **furuncular** *a*. 疖的 ‖ ~ blepharitis 疖性睑炎
furunculus (复 furunculi) [拉]; furuncle *n*. 疖 ‖ ~ anthracoides 痈样疖,炭疽样疖 / ~ gangraenescens 坏疽性疖,炭疽 / ~ malignus; anthrax 恶性疖,炭疽 / ~ orientalis; cutaneous leishmaniasis 东方疖,皮肤利什曼病 / ~ palpebrae 眼睑疖 / ~ vulgaris; carbuncle 痈
fury; **furor** *n*. 狂乱,狂暴,狂怒
fus-构词成分,意为“灌,注”(来自拉丁语 fusus)
Fusacarus *n*. 褐粉螨属
Fusafungine *n*. 夫沙芬近(抗生素)
fusant *n*. 融合子,融合体
fusarenone-x *n*. 镰刀菌酮 X
fusarenou-x (简作 FX) 镰刀菌酮
fusaridiosis *n*. 镰刀菌病(马)
fusarine *n*. ①新月[孢子]菌素,镰刀菌素 ②萎蔫素
fusariotoxicosis *n*. 镰刀菌中毒[症]
Fusarium *n*. 新月[孢子]菌属,镰刀菌属 ‖ ~ equinum 马新月[孢子]菌 / ~ oxysporum 尖孢镰刀菌,尖镰孢 / ~ solanl 腐皮镰刀菌,腐皮镰孢 / ~ sporotrichiella 拟分枝孢孢镰刀菌,拟分枝孢镰孢
fusarubin; **oxyjavanicin** *n*. 新月菌红素,镰刀菌红素,氧爪哇菌素
fuscin [拉 fuscus brown] *n*. ①卵丝霉褐素 ②视褐质
fusco-piceous *a*. 褐黑色的
fuscous *a*. 暗褐色的
fuse *v*. ①熔化,熔合 ②融合 *n*. 保险丝 ‖ ~ wire 保险丝,熔丝
Fuse's nucleus Fuse 核,眼协调运动核
fuseau (复 fuseaux) [法] *n*. 梭形孢子
fused dimer 融合二聚体
fused eyeball 并眼畸形
fused eyelid 睑缘粘连
fused plasmodium ①并合原质团 ②并合变型体
fuse-element *n*. 熔丝
Fusemide *n*. 呋塞米,呋喃苯胺酸(利尿素)
fuse-resistor *n*. 保险丝电熔器
fusi (单 fusus) [拉] *n*. 梭,梭形物 ‖ ~, cortical [毛干]皮层梭 /

~, fracture [毛干]折裂梭
fusibility *n*. 熔性,熔度
fusible *a*. 易熔的;可熔的
fusibly *ad*. 易熔地;可熔地
fusicellular; fusocellular *a*. 梭形细胞的
fusidate sodium 梭链孢酸钠(抗菌素)
fusidic acid 夫西地酸,梭链孢酸(抗生素类药)
fusiform *a*. 梭形的,梭状的 ‖ ~ aneurysm 梭形动脉瘤 / ~ cataract 纺锤状白内障 / ~ cell 纺锤形细胞 / ~ muscle 梭形肌
Fusiformis *n*. 梭[形杆]菌属 ‖ ~ acnes; Corynebacterium acnes 痤疮梭[形杆]菌,粉刺棒状杆菌 / ~ dentium 牙梭[形杆]菌 / ~ fragilis; Bacillus fragilis 脆弱梭[形杆]菌,脆弱[微小]杆菌 / ~ furcosus 分叉梭[形杆]菌 / ~ fusiformis 梭状梭[形杆]菌 / ~ necrophorus 尸体梭[形杆]菌
Fusiformis acnes Holland 痤疮梭形菌(粉刺梭形菌,痤疮梭[形杆]菌,粉刺棒状杆菌)
Fusiformis biacutus (Weinberg et Prevot) Hauduroy et al. 双尖梭形菌
Fusiformis dentium Hoelling 牙梭形菌
Fusiformis flavum (Vincent) Bergey et al. 黄色梭形菌
Fusiformis fragilis (Veillon et Zuber) Topley et Wilson 脆弱梭形菌(脆弱梭[形杆]菌,脆弱[微小]杆菌)
Fusiformis furosus (Veillon et Zuber) Topley et Wilson 分叉梭形菌(分叉梭[形杆]菌)
Fusiformis fusiformis (Vincent) Topley et Wilson 梭形梭形菌(梭状梭[形杆]菌)
Fusiformis hemolyticus Beerens et Gaumont 溶血梭形菌
Fusiformis Hoelling 梭形菌属
Fusiformis melaninogenicus Oliver et Wherry 产黑素梭形菌
Fusiformis melolonthae Grasse 金龟梭形菌
Fusiformis murlis Hoelling 鼠梭形菌
Fusiformis necrophorus (Flugge) Topley et Wilson 坏死梭形菌(尸体梭[形杆]菌)
Fusiformis nucleatum (Knorr) Bergey et al. 具核梭形菌
Fusiformis ramosus (Wuillemin) Topley et Wilson 多枝梭形菌
Fusiformis serpens (Thaxter) Jahn 蔓延梭形菌(匍匐梭形菌)
fusimotor *n*. 肌梭运动[神经]的(纤维) ‖ ~ neuron 肌梭运动神经元
fusing *n*. 熔化
fusion [拉 fusio] *n*. ①熔化,熔合 ②融合 ③融合术 ‖ ~ binocular 双眼视像融合 / ~ body 融合体 / ~ cell 融合细胞,并合细胞 / ~ centric 着丝粒融合/ ~ diaphysial-epiphysial 骨干骺融合术 / ~ index 融合指数 / ~ nerve 神经融合术 / ~ nucleus 并合核,融合核 / ~ of image 视像融合 / ~ of metals 金属熔合,金属熔化 / ~ of porcelain 瓷熔化 / ~ potash 钾熔化器(李伯曼氏) / ~ spinal; spondylosyndesis 脊柱融合术,脊柱制动术 / ~ tooth 牙融合
fusion point (简作 FnP) 熔点,核聚变温度
fusional *a*. ①熔化的,熔合的 ②融合的 ‖ ~ amplitude 融合幅度 / ~ angle 融合角 / ~ area 融合域 / ~ convergence 融合性集合 / ~ divergence 融合偏斜 / ~ faculty 融合力 / ~ horopter 融合双眼单视界 / ~ movement 融合运动 / ~ position 融合位 / ~ power 融合力 / ~ reflex 融合反射 / ~ sense 融合觉 / ~ space 融合空间 / ~ torsion 融合性扭转 / ~ vergence 融合性转向 / ~ vergence power 融合性转向力
fusionalis horror 融像恐怖
fusion-free position 融合无效眼位,机能休息位
fusion-frustrated position 隐斜位,融合无效眼位
fusionis horror 融像恐怖
fusions (简作 fs) 熔化
Fusobacteria microorganisms (简作 FM) 梭(形杆)菌属微生物
Fusobacterium alocis Cato, Moore et Moore 龈沟梭杆菌
Fusobacterium aquatile (Prevot) Moore et Holdeman 水生梭杆菌
Fusobacterium biacutus Weinberg et Prevot 双尖梭杆菌(双尖梭[形杆]菌)
Fusobacterium bullosum (Distaso) Moore et Holdeman 结瘤梭杆菌
Fusobacterium fragilis Topley et Wilson 脆弱梭杆菌
Fusobacterium fusiforme (Veillon et Zuber) Hoffman 梭状梭杆菌
Fusobacterium girans (Prevot) Macdonald 多枝梭杆菌(多枝梭尾菌)
Fusobacterium glutinosum (Hauduroy et al.) Moore et Holdeman 胶质梭杆菌
Fusobacterium gonidiaformans (Tunnicliff et Jackson) Moore et Holdeman 微生子梭杆菌
Fusobacterium hastiformis (Veillon et Zuber) Hoffman 矛形梭杆菌
Fusobacterium hemolyticus Adriaans et Shah 溶血梭杆菌
Fusobacterium Knorr 梭杆菌属(梭[形杆]菌属)
Fusobacterium mortiferum (Harris) Moore et Holdeman 死亡梭杆菌
Fusobacterium naviforme (Jungano) Moore et Holdeman 舟形梭杆菌
Fusobacterium necrogenes (Weinberg, Nativelle et Prevot) Moore et Holdeman 坏疽梭杆菌
Fusobacterium necrophorum (Flugge) Moore et Holdeman 坏死梭杆菌
Fusobacterium necrophorum subsp. funduliforme Shinjo, Fujiasawa et Mitsuoka 坏死梭杆菌基形亚种(坏死梭杆菌生物变种 B)
Fusobacterium necrophorum subsp. necrophorum Shinjo, Fujisawa et Mitsuoka 坏死梭杆菌坏死亚种(坏死梭杆菌生物变种 A)
Fusobacterium nucleatum Knorr 具核梭杆菌(核粒梭[形杆]菌)
Fusobacterium nucleatum subsp. animalis Gharbia et Shah 具核梭杆菌梭形亚种
Fusobacterium nucleatum subsp. fusiforme Gharbia et Shah 具核梭杆菌梭形亚种
Fusobacterium nucleatum subsp. nucleatum Dzink, Sheenan et Socransky 具核梭杆菌具核亚种
Fusobacterium nucleatum subsp. polymorphum Dzink, Sheenan et Socransky 具核梭杆菌多形亚种
Fusobacterium nucleatum subsp. vincentii Dzink, Sheenan et Socransky 具核梭杆菌文氏亚种
Fusobacterium perfoetens (Tissier) Moore et Holdeman 极臭梭杆菌
Fusobacterium periodonticum Slots et al. 牙周梭杆菌
Fusobacterium plautii Seguin 普氏梭杆菌(普劳特氏梭杆菌)
Fusobacterium plauti-vincenti Knorr 普文二氏梭杆菌(普—文二氏梭杆菌,普—奋二氏梭[形杆]菌)
Fusobacterium polymorphum Knorr 多态梭杆菌(多形梭[形杆]菌)
Fusobacterium polysaccharolyticum van Gylswyk 解多糖梭杆菌
Fusobacterium praeacutum (Tissier) Hoffman 甚尖梭杆菌
Fusobacterium prausnitzii (Hauduroy et al.) Moore et Holdeman 普拉氏梭杆菌
Fusobacterium pseudonecrophorum (Shinjo, Hiraiwa et Miyazato) Bailey et Love 假坏死梭杆菌
Fusobacterium russii (Hauduroy et al.) Moore et Holdeman 拉氏梭杆菌(鲁斯氏梭杆菌)
Fusobacterium; Fusiformis *n*. 梭[形杆]菌属 ‖ ~ biacutum 双尖梭[形杆]菌 / ~ necrophorum 坏死梭形杆菌 / ~ nucleatum 核粒梭[形杆]菌 / ~ plauti-vincenti 普奋二氏梭[形杆]菌 / ~ polymorphum 多形梭[形杆]菌
fusocellular [拉 fusus spindle + cellular] *a*. 梭形细胞的
fusogen *n*. 促融剂
fusohericia *n*. 孚索螨属
fusoid *a*. 拟纺锤形的
fusospirillary *a*. 梭菌螺菌的
fusospirillosis; Vincent's angina *n*. 梭菌螺菌病,奋森氏咽峡炎
fusospirocheta *n*. "梭—螺菌丛"
fusospirochetal *a*. 梭菌螺旋体性的
fusospirochetes *n*. 梭菌螺旋体,梭菌波体
fusospirochetosis *n*. 梭菌螺旋体病,梭菌波体病
fusostreptococcicosis *n*. 梭菌链球菌病
fuss *n*. 忙乱;(神经质的)激动
fussion product (简作 FP) 裂解产物,裂变产物
fustic *n*. 黄桑木
fustigation [拉 fustigatio] *n*. 鞭击法 ‖ ~, electric 电鞭法
fustin *n*. 黄栌色素
fusty *a*. 发霉的,霉臭的;守旧的
Fusulina *n*. 纺锤虫属
Fusulinidae *n*. 纺锤虫科
Fusulinina *n*. 纺锤虫亚目
fusulus *n*. 叶丝器
fusus (复 fusi) [拉] *n*. 梭形伤,梭
futile *a*. 无益的,无效的
futility *n*. 无益,无效
future *a*. 将来的,未来的
futureless *a*. 无前途的,无希望的
futurity *n*. 将来,未来
fututio [拉] *n*. 性交,交合
fututrix *n*. 女子同性恋者
FUV far ultra-violet 远紫外线的
fuze *n*. ①保险丝 ②微毛,绒毛
fuze quick (简作 FQ) 速溶
fuzlocillin *n*. 呋士西林(抗生素)

fuzz ***n*.** 微毛，绒毛，茸毛 ***v*.**（使）成绒毛状，（使）模糊（up）
fuzziness ***n*.** 模糊，不清楚
fuzzing effect 失真效应
fuzzy ***a*.** 有微毛的，绒毛状的，模糊的 ‖ ~ image 模糊影像 / ~ photo 模糊照片 / ~ region 模糊不清区域囊内闪烁扫描 / ~ vesicle 被微毛小泡
FV fatiguing vigil 疲劳性不眠 /field of vision 视野 /final vapour 最终蒸气 /fluid volume 液体容积 /front view 正面图；正视
fv folio verso 见本页后面，在此页反面，见次页
F-V curve flow-volume curve 流动量曲线；气流曲线（肺功）
fvⅢ，FⅧ factor Ⅷ 第八因子
F-VC flow-volume curve 流量一容积曲线
FVC forced vital capacity 用力肺活量
FVE forced espiratory volume 最大呼气量
FVL femoral verin ligation 股静脉结扎
flow-volume loop 气流量曲线
FVR fixed volume respiration 定容式呼吸法
fvs fiat venaesectio［拉］放血
FW Felix-Weil reaction 斐—外二氏反应（检斑疹伤寒血清凝集反应）/Folin-Wu method 福—吴二氏法（检肌酐、葡萄糖非蛋白氮等）/formula weight 式量 /fragment wound 碎片创伤 /fresh water 淡水，新鲜水 /full-wave 全波 /full-weight 全重，总重
FW-293 kelthane 二氯苯三氯乙醇
FWC free water clearance 游离水廓清（试验）
fwd forward 前面的
FWHF Federation of World Health Foundation 世界卫生基金会联合会
FWHM full-width at half-maxinum 半［峰］宽度；半极限制时的全宽度（波型）
FWPCA Federal Water Pollution Control Act of 1972 1972 年联邦水污染控制管理法令 /Federal Water Pollution Control Administration（美国）联邦水污染控制管理局
FWQA Federal Water Quality Administration 联邦水质管理局（美）
FWR Felix-Weil reaction 斐—外二氏反应
Fx fornix 穹窿 /fracture 骨折
FX frozen section 冰冻切片 /fusarenou-x 镰刀菌酮
fxd fixed 固定的，不变的
FXYZ factors XYZ XYZ 因子
FY fiscal year 财政年度
FyFy Duffy blood group negative human erythrocyte Duffy 血型阴性人红细胞
FYI for your information 供参考
-fylline［构词成分］—茶碱（根据 1998 年 CADN 规定使用此项名称，主要系指呼吸系统茶碱衍生物［theine derivant］的一类药名，如巴米茶碱［Bamifylline］、氟丙茶碱［Fluprofylline］
Fytic Acid ***n*.** 植酸（降血钙药）
FZ Fingeczahl 指数（德）
FZS Fellow of the Zoological Society 动物学会会员

G g

G conductance *n*. 电导/gas *n*. 气,气体/gastrin *n*. 胃泌素/gauge *n*. ①量规 ②标准尺寸 ③刻度 ④表/gauss *n*. 高斯(磁感应单位)/Gaussian function *n*. 高斯功能/gelatina [拉] *n*. 白明胶/generation *n*. ①生殖 ②世代/G force G 力/Gibbs free energy 吉布斯自由能/giga, giga- *n*. ①吉咖.(简称"吉") ②相当于千兆,十亿(表示 10^9 的前缀)/Gilbert *n*. 吉伯(磁通势单位,等于0.796安匝)/gingival *a*. 齿龈的/girl *n*. 女孩,姑娘/glass *n*. ①玻璃 ②玻璃制品/globular *a*. 球的/globulin *n*. 球蛋白/glucose *n*. 葡萄糖/glycine *n*. 甘氨酸/glyoxylic acid *n*. 乙醛酸/goat *n*. 山羊(兽医)/gold inlay *n*. 金嵌体(牙科)/gonadotropin *n*. 促性腺激素/gonidial *a*. 微生物的/gonidial colony *n*. 分生体群落/gonococcus *n*. 淋球菌/good *a*. 好的/ventricular gradient *n*. 心室梯度/gram *n*. 克(现规定皆作小写 g)/granule *n*. 颗粒/granulocyte *n*. 颗粒细胞/gravida *n*. 孕妇/gravimetric *a*. 重量[分析]的,测定重量的,比重测定的/gravitational constant, Newtonian constant of gravitation *n*. 重力常数,万有引力常数,牛顿引力常数/center of gravity *n*. 重心/Greek *a*. 希腊的,希腊语/green *n*. & *a*. 绿色/grid *n*. 栅极/ground *n*. 接地,地面/groundmass *n*. 基质/group *n*. ①基[化学] ②簇,族,群,团 ③类,属,组 ④界/guanine *n*. 鸟嘌呤,胍/guanosine *n*. 鸟甙,鸟嘌呤核甙/guard *n*. 鞘/gypsum [拉] *n*. 石膏/an immunoglobulin *n*. 免疫球蛋白 G/a Rorschach score *n*. 罗尔沙赫试验(墨迹试验)打分法(心理测验)

G1, G2, G3 自交第一代,自交第二代,自交第三代,

GⅢ (algal) virus LPP-1 G *n*. GⅢ(藻)病毒 LPP-1G

G4 microvirus *n*. G4 微病毒

G4 dichlorophene *n*. 二氯芬(2,2-二羟-5,5'-二氯联苯甲烷),防霉酚(杀霉菌、细菌剂)

G6 microvirus *n*. G6 微病毒

G11 hexachlorophene *n*. 六氯[双]酚,双三氯酚(皮肤消毒剂)

G12 benialkonium chloride *n*. 氯化苯甲烃铵,氯化苄烷铵(洁尔灭)

G13 microvirus *n*. G13 微病毒

G469 beta-pyridine-aldehyde thiosemicarbaione *n*. β-吡啶醛缩氨硫脲

G13871 phenylbutaione *n*. 苯丁唑酮,保泰松(退热止痛药)

g acceleration due to gravity (standard gravity, in aviation medicine for the unit of force, 9.806 65m/S^2) *n*. 重力加速度/specific gravity *n*. 比重/gallon *n*. 加仑(英美衡制液量单位)/gaseous *a*. 气态的,气体的/gauge *n*. ①量规 ②标准尺寸 ③刻度 ④表/gold *a*. 金色的,含金的/gram 或 grams *n*. 克/gravity *n*. 重力

Γ, γ 希腊语的第三个字母(大、小写),读作 gamma(相当于英文字母的 g)

γ ①丙种 ②往昔表示 microgram (10^{-6},千分之一毫克),现在已改用 μg 即"微克"(10^{-6}) 来表示 ③磁通密度单位(该单位系以南斯拉夫物理学家 Nicola Tesla 1856—1943 名字命名的),电磁学上 1γ = 10^{-9}t ④光子(photon)(γ射线)的符号 ⑤免疫球蛋白 G 的重链(the heavy chain of IgG)和胎儿血红蛋白的 γ 链(the γ chains of fetal hemoglobin)的符号

γ- [前缀] 表示 ①蛋白电泳中与 γ 带移行的血浆蛋白质(γ 球蛋白),②连于主要功能基上的第 3 个碳原子,如 γ-氨基丁酸

γγ 往昔表示 millimicrogram (10^{-9}),现在已改用 ng 即"纳克"(10^{-9}) 来表示

γγγ 往昔表示 micromicrogram (10^{-12}),现在已改用 pg 即"皮克"(10^{-12}) 来表示

GA gastric analysis *n*. 胃液分析/general anesthesia *n*. 全身麻醉/general average *n*. 平均值/gestational age *n*. 妊娠年龄,胎龄,孕期/gingivo-axial *a*. 龈轴的/glucuronic acid *n*. 葡萄糖醛酸/glutamic acid *n*. 谷氨酸,麦氨酸/go ahead 继续做,进展/Golgi apparatus *n*. 高尔基体/granulocyte agglutinins *n*. 粒细胞凝集素/guessed average *n*. 推测平均值/gut-associated *a*. 与肠有关的

Ga gallic *a*. 五倍子的/gallium *n*. 镓(31 号元素)的符号

ga gauge *n*. ①尺寸 ②规格 ③型号 ④计器

GA-1 prodovirus *n*. GA-1 短尾病毒

GAA gut associated antigen *n*. 肠相关抗原

Gaanges river shark muscle [动药] *n*. 恒河真鲨

GaAs laser *n*. 砷化镓激光器

Ga avid lymphomas 亲镓性淋巴瘤

gab *n*. 空谈,废话 *vi*. 空谈,闲聊

GABA γ-aminobutyric acid *n*. γ-氨基丁酸(治各型肝昏迷药)

GABAergic *a*. γ-氨基丁酸作用的(传送或分泌 γ-氨基丁酸的,指神经纤维、突触及其他神经结构)

Gabapentin *n*. 加巴喷丁(抗焦虑药)

gabardeen, gabardine *n*. 华达呢(俗称轧别丁)

GABA-T GABA transaminase *n*. γ-氨基丁酸转氨[基]酶

GABA transaminase (简作 GABA-T) γ-氨基丁酸转氨[基]酶

Gabbett's method [Henry Singer 英医师] 加伯特法(一种抗酸染色法) ‖ ~ solution 加伯特溶液(一种抗酸染色液) / ~ stain 加伯特染色(染结核杆菌)

gabber *n*. 唠叨的人

gabble *vi*. & *vt*. 急促不清地说话,喋喋,咕噜

gabby *a*. 多嘴的

GABHS group A β-haemolytic streptococci *n*. A 组 β-溶血性链球菌

Gabek Forest phlebovirus *n*. 加伯克森林白蛉热病毒

Gabexate *n*. 加贝酯(蛋白酶抑制药)

gabianol *n*. 加比安油(一种精制矿物油,用于肺结核),页岩油

GABOB amino-hydroxybutyric acid *n*. 氨基羟酪酸,氨基羟丁酸

Gabon *n*. 加蓬[非洲] ‖ ~ese *n*. 加蓬人

gaboon *n*. 痰盂

Gaboon ulcer 加蓬溃疡(类似梅毒的一种热带溃疡)

Gabosadol *n*. 加波沙朵(镇痛药)

G-actin *n*. G-肌动蛋白,球状肌动蛋白

GAD glutamic acid decarboxylase *n*. 谷氨酸脱羧酶

gad *n*. 游荡 *vi*. 游荡

Gad's experiment *n*. 加德实验(心)

Gadberry's mixture, splenetic mixture *n*. 加德贝里合剂,脾病合剂

Gaddum-Schild test *n*. 加—希二氏试验(测肾上腺素)

gadfies *n*. ①牛虻 ②狂蝇

Gadfly [动药] *n*. 虻虫

gadfly, tabanus *n*. 虻

gadget *n*. (机器上的)小配件,[小]机件,[小]装置

gadgetry *n*. [小]机件,新发明

gadgety *a*. 小机件似的,新发明的,小玩意儿[似]的

Gadidae *n*. 鳕科(隶属于鳕形目 Gadiformes)

Gadiformes *n*. 鳕形目(隶属于硬骨鱼纲 Actinopterygii)

gadinine *n*. 腐鱼碱

gado- [构词成分] 钆-(1998 年 CADN 规定使用此项名称,主要系指诊断用药,如钆喷酸[Gadopentetic acid]、钆塞酸[Gadoxetic acid]等)

Gadobenic Acid *n*. 钆贝酸(诊断用药)

Gadobutrol *n*. 钆布醇(诊断用药)

Gadodiamide *n*. 钆双胺(诊断用药)

gadoleic acid *n*. 二十碳-9-烯酸

gadolinite [Johan Gadolin 芬化学家 1760—1852] *n*. 钆矿石(含钆、钇、铍等元素)

gadolinium (简作 Gd) *n*. 钆(64 号元素) ‖ ~ chloride 氯化钆(肝脏 Kupffer 细胞选择性的杀伤剂。一般用于整体实验研究,用量为 10mg/kg) / ~ oxysulfate 硫氧化钆

Gadomus colletti (Jordan et Gilbert) 柯氏鼠鳕(隶属于长尾鳕科 Macrouidae)

Gadopenamide *n*. 钆喷胺(诊断用药)

gadopentetate dimeglumine *n*. 钆喷酸二甲基葡胺(一种顺磁剂,用作颅内损伤或脊柱及有关组织损伤的磁共振成像中的造影剂,静脉内给药)

Gadopentetic Acid *n*. 钆喷酸(诊断用药)

Gadoteric Acid *n*. 钆特酸(诊断用药)

Gadoteridol *n*. 钆特醇(诊断用药)

Gadoversetamide *n*. 钆弗塞胺(诊断用药)

Gadoxetic Acid *n*. 钆塞酸(诊断用药)

GADS gonococcal arthritis / dermatitis syndrome 淋球菌性关节炎/皮炎综合征

gaduhiston [拉 gadus cod + histon] *n*. 鳕组蛋白

Gadus［拉，希 gados］*n*. 鳕属‖～ macrocephalus (Tilesius)［拉；动药］*n*. 大头鳕（隶属于鳕科 Gadidae）/～ morrhua 鳕(鱼)(其肝可制鱼肝油)
Gaesalpinia sepiaria Roxb.［拉；植药］*n*. 云实
Gaebler's method 盖伯勒法(检血钾)
Gaertner 见 Gärtner
Gaetice depressus (de Haan) *n*. 平背蜞（隶属于方蟹科 Grapsidae）
gaeumannomyces graminis virus *n*. 禾顶囊壳病毒（小麦全蚀病毒）
Gaeumannomyces graminis virus groups Ⅰ, Ⅱ *n*. 禾顶囊壳病毒组Ⅰ, Ⅱ
Gaeumannomyces graminis viruses F6-A, F6-B, F6-C, OgA-A, OgA-B, T1-A, 3bla-A, 3bla-B, 3bla-C, 01-1-4-A, 38-4-A, 019/6-A, 4519-A89 *n*. 禾顶囊壳病毒 F6-A, F6-B, F6-C, OgA-A, OgA-B, T1-A, 3bla-A, 3bla-B, 3bla-C, 01-1-4-A, 38-4-A, 019/6-A, 4519-A89
gafeira［葡］*n*. 麻风病(南美土名)
gaffe *n*. 失礼,失言,出丑
Gaffel *n*. 假可卡因
Gaffky scale (table)［Georg Theodor August 德细菌学家 1850—1918］加夫基表(根据痰内结核菌数以表示结核病的预后情况)
Gaffkya［G. T. A. Gaffky 德细菌学家 1850—1918］*n*. 加夫基球菌属‖～ anaerobia (Choukévitch) Prévot, Micrococcus anaerobius 厌氧加夫基球菌,厌氧性细球菌/～ homari (Hitchner et Snieszko) 龙虾加夫基菌/～ tardissima (Altana) Bergey et al. 双平面加夫基球菌,迟晚加夫基球菌/～ tetragena (Gaffky) Trevisan 四联球菌/～ verneti (Corbet) 新生加夫基菌
Gafrarium divaricatum (Chemnotz) *n*. 歧脊加夫蛤（隶属于帘蛤科 Veneridae）
GAG glycosaminoglycan *n*. 葡萄胺聚糖,氨基葡聚糖,氨基多糖
gag (-gg-) *vt*. ①使作呕或窒息 ②塞住……的口 ③用张口器使口张开 *vi*. 作呕,窒息 *n*. 张口器,开口器,张殆器‖cleft palate ～腭裂开口器/Kiln-Dott ～ 基—多氏开口器/mouth ～ 张口器,开口器/～ reflex 呕反射,咽反射
Gage, marijiuana *n*. 印度大麻
gage, gauge (简作 G, g, ga., ge., gge.) *n*. & *vt*. ①测量仪器,表 ②［量］规 ③计器,［量］尺 ④样板‖bite ～ 殆尺,咬合尺/dental instrument ～ 牙科器械量尺/pirot ～ 量柱尺,量轴尺/plate ～ 量板尺/rain ～ 雨量计/rubber ～ 橡胶计器/screw ～ 螺旋量尺/steam ～ 汽压计,蒸汽压力表/wire ～ 量镍尺,量丝尺
Gahrliepia *n*. 背展恙螨属,甲逦螨属‖～ chekiangensis 浙江背展恙螨/～ fragilis 脆弱背展恙螨/～ koi 葛氏背展恙螨/～ kiangsiensis 江西背展恙螨/～ lui 陆氏背展恙螨/～ megascuts 大盾背展恙螨/～ myriosetosa 多毛背展恙螨/～ neosinensis 新华背展恙螨/～ octosetosa 八毛背展恙螨/～ parapacifica 似太平洋背展恙螨/～ pintanensis 平潭背展恙螨/～ puningensis 普宁背展恙螨/～ romeri 勒梅尔背展恙螨/～ saduski 萨［杜什基］氏背展恙螨/～ sinensis 中华背展恙螨/～ sinensis oligosetosa 中华背展恙螨贫毛变种/～ turmailis 队群背展恙螨/～ yangchenensis 羊城背展恙螨
gaiety *n*. 快乐,(复)高兴狂欢,娱乐
gaile［法］, scabies *n*. 疥疮,疥螨病
Gaillard's suture, Gaillard-Arlt suture［Francois Lucien 法医师 1805—1869］盖亚尔缝术(睑内翻矫正缝术)
gaily, gayly *ad*. 快活地
gain *n*. ①获得 ②增加 ③获益 ④增益(加,量,进) ⑤利益(复)收获,利润 *vt*. 获得,赢得,增加,(经过努力)到达 *vi*. 获得利益,增加,增进(健康等),(钟、表等)走快‖～ adjustable amplifier 增益可调放大器/antigen ～ 抗原获得,抗原增加/～ -bandwidth (简作 GB) 增益频宽/～ bandwidth product (简作 GBP) 增益频带宽乘积/～ control 增益控制(调节)/～ controlled amplifier 增益可控放大器/～ factor 增益系数(因子),放大系数/～ normalization 增益归一化/primary ～ 原发得益(由于防御机制而即减轻忧虑)/～ reduction (简作 GR) 放大衰减指示器/secondary ～ 继发得益(因病而获益,如个人得到关注等)/～ setting 增益调整/～ stability 增益稳定性/～ variable amplifier 增益可变放大器/～ by comparison (contrast) 比较(对比)之下显出其长处/～ on (或 upon) ①跑得比……快 ②逼近 ③超过/～ over 争取/～ time control (简作 GTC) 增益时间调整‖～er *n*. ①获得者 ②获胜者
gainable *a*. 可得到的
gainful *a*. 有利益的‖～ly *ad*./～ness *n*.
gainly *a*. 优雅的,秀丽的,活泼的
gainsay *vt*. (用于否定)否认,辩驳,反对
Gairdner's test［William Tennant 英医师 1824—1907］, coin test 格尔德纳试验,钱币试验(检气胸)
Gaisböck's disease (syndrome)［Felix 德医师 1868—1955］, polycythemia hypertonica, stress polycythemia 盖斯伯克病(综合征),高血压性红细胞增多症,应激性红细胞增多
gait *n*. 步态,步法‖antalgic ～ 防痛步态/ataxic ～, tabetic ～ 脊髓痨步态,共济失调步态/cerebellar ～, swaying ～ 小脑病步态,摇摆步态/Charcot's ～ 夏科步态,家族性共济失调步态/compass-leg ～ 圆规步态/cow 摇曳步态 ～/dromedary ～ 骆驼步态/equine ～ 髋屈步态,马行步态(见于腓神经瘫痪)/festinating ～ 慌张步态(见于震颤麻痹及其他神经性疾病)/frog ～ 蛙步［态］/gluteal ～ 偏臀步态(见于臀中肌瘫痪)/goose ～ 鹅步［态］/helicopod ～, helicopod 环形步态,螺旋形步态(见于某些癔病性疾病)/hemiplegic ～ 偏瘫步态/multiple sclerotic ～ 多发性硬化步态/Oppenheim's ～ 摆动步态/paralytic ～ 麻痹步态/paraparetic ～ 截瘫步态/paretic ～ 轻瘫步态/reeling ～ 蹒跚步态/scissor ～ 剪形步态/spastic ～ 痉挛步态/staggering ～ 蹒跚步态(与酒精中毒和巴比土酸盐中毒有关)/stamping ～ 顿足步态/steppage ～ 跨越步态(见于下位运动神经元损害,例如多神经炎、前运动角质细胞损害以及马尾损害)/swaying ～, cerebellar ～ 摇摆步态,小脑病步态/tabetic ～, ataxic ～ 脊髓痨步态,共济失调步态/waddling ～ 鸭步(态)(进行性肌营养不良的特征)
Gajdusek［Daniel Carleton 美儿科医师, 1923 生］与 Baruch Samuel Blumberg 因发现传染病起端及传播的新机理获 1976 年诺贝尔医学和生理学奖。
gakhuri *n*. 印度蒺藜
Gal. galactosidase *n*. 半乳糖苷酶/Galen *n*. 盖仑(129—200 古罗马著名医生)/Galileo *n*. 伽(重力加速度单位 1Gal = $10^{-2}m/s^2$)
gal. galactose *n*. 半乳糖/gallon *n*. 加仑(液量单位)
Gal 1-9 aviadenoviruses *n*. 家禽 1—9 禽腺病毒
gala *n*. 节日,庆祝
galact-, galacto-［希 galaktos milk 乳］［构词成分］乳,乳液
galacta［希］［构词成分］乳,乳液
galactacrasia［galact- + a neg. + 希 krasis mixture + -ia］*n*. 乳液异常
galactaemia, galactemia *n*. 乳血症
galactagogin, human placental lactogen *n*. 胎盘催乳素,胎盘泌乳素
galactagogue, galactogogue *n*. 催乳剂 *a*. ①催乳的 ②催乳药
galactan *n*. 半乳聚糖
galactangioleucitis *n*. 乳房淋巴管炎
galactapostema *n*. 乳房脓肿
galactase *n*. 乳蛋白酶
galactemia［galact- + 希 haima blood + -ia］*n*. 乳血症
galacteniyme *n*. 乳酶,保加利亚乳杆菌制剂
galacthidrosis *n*. 乳汗症
-galactia［希 galaktos milk 乳］乳
galactic *a*. ①乳液的,催乳的,乳汁的 ②银河的,天河的‖～ cosmic rays (简作 GCR) 银河宇宙射线
galactidrosis *n*. 乳汗症
galactin, prolactin *n*. 泌乳素,催乳激素
galactischia *n*. 乳液分泌抑制
galactite, ethyl galactose *n*. 乙基半乳糖
galactitol, dulcitol *n*. 半乳糖醇,卫矛醇,甜醇
galacto-, galact-, galacta-［希 gala, galaktos milk 乳］［构词成分］乳,乳液
galactoblast *n*. 成初乳小体
galactobolic *a*. 生乳的
galactocele *n*. ①乳腺囊肿 ②乳状水囊肿 ③乳性鞘膜积液
galactocerebrosidase *n*. 半乳糖脑苷脂酶
galactocerebroside, cerebroside *n*. 半乳糖脑苷脂,脑苷
galactocerebroside β-galactosidase 半乳糖脑苷脂 β－半乳糖苷酶,半乳糖神经酰胺酶
galactochloral *n*. 半乳糖氯醛(安眠药)
galactococcus *n*. 乳球菌
galactocrasia, galactacrasia *n*. 乳液异常
galactoflavin *n*. 半乳糖黄素
galactogen *n*. 半乳多糖,半乳糖原,单乳多糖
galactogenous［galacto- + 希 gennan to produce］*a*. 生乳的,催乳的
galactoglycosuria *n*. 授乳期糖尿
galactogogue, galactagogue *a*. 催乳的,泌乳的 *n*. 催乳剂,泌乳药
galactogram *n*. 乳导管造影(照)片
galactography *n*. 乳导管造影［术］
galactoid *a*. 乳样的
galactoketoheptose *n*. 半乳庚酮糖
galactokinase *n*. 半乳糖激酶‖～ deficiency 半乳糖激酶缺乏

galactolipid, **galactolipin**, **galactolipine** *n*. 半乳糖脂,(脑苷脂的一种)
galactolipin, **galactolipine**, **galactolipid** *n*. 半乳糖脂
galactoma, **galactocele** *n*. ①乳腺囊肿 ②乳状水囊肿 ③乳性鞘膜积液
galactometastasis, galactoplania *n*. 异位泌乳
galactometer *n*. 乳[液]比重计
galactometry *n*. 乳[液]比重测定法
galactoncus [galact- + 希 onks a swelling] *n*. 乳腺囊肿
galactonic acid *n*. 半乳糖酸
galactopania *n*. 异位泌乳
galactopathy, milk cure *n*. 乳疗法
galactopexic *a*. 半乳糖固定的
galactopexy *n*. 半乳糖固定(由肝固定半乳糖)
galactophagous *a*. 乳食的
galactophlebitis, phlegmasia alba dolens *n*. 授乳期静脉炎,股白肿
galactophlysis *n*. 乳性疱疹
galactophore *a*. 输乳的,排乳的 *n*. 乳管
galactophoritis [galacto- + 希 pherein to carry + -itis] *n*. 乳管炎,输乳管炎
galactophoromastitis *n*. 输乳管乳腺炎
galactophorous [galacto- + 希 pherein to bear] *n*. 输乳的,排乳的
galactophthisis *n*. 授乳性消瘦,授乳期痨
galactophyga *n*. 回乳剂,止乳剂
galactophygous [galacto- + 希 phygē flight] *a*. 回乳的,止乳的
galactoplania [galacto- + 希 planē wandering] *n*. 异位泌乳
galactoplerosis *n*. 乳腺充盈
galactopoiesis, galactosis *n*. 乳生成
galactopoietic [galacto- + 希 poiein to make] *a*. 生乳的 *n*. 催乳药
galactoposis *n*. 乳疗法
galactopyra [galacto- + 希 pyr fire] *n*. 生乳热
galactopyranose *n*. 吡喃[型]半乳糖
galactopyretus *n*. 生乳热
galactorrhea [galacto- + 希 rhoia flow], lactorrhea *n*. 乳溢(与喂乳无关的持续泌乳),乳漏
galactosamine *n*. 半乳糖胺,2-氨基半乳糖,软骨糖胺
galactosamine-6-sulfate sulfatase *n*. 半乳糖胺-6-硫酸盐硫酸酯酶,N-乙酰半乳糖胺-6-硫酸酯酶
galactosan *n*. 半乳聚糖
galactosazone *n*. 半乳糖脎
galactoschesis [galacto- + 希 schesis suppression] *n*. 乳液分泌抑制
galactoscope *n*. 乳酪计,乳脂计
galactose (简作 gal) *n*. 半乳糖 ‖ ~ catacract 半乳糖性白内障/~ epimerase 半乳糖表异构酶,尿苷二磷酸葡萄糖 4-表异构酶/~ oxido-reductase 半乳糖氧化还原酶/~ 1-phosphate (简作 Gal-1-P) 1-磷酸半乳糖/~ phosphate uridyltransferase (简作 GPUT) 磷酸半乳糖尿甙酰转移酶/tetramethyl ~ 四甲基半乳糖
galactosemia *n*. 半乳糖血[症](可致低能的遗传性代谢病)
galactose-1-phosphate uridyltransferase 半乳糖-1-磷酸尿苷酰转移酶,尿苷二磷酸葡萄糖-己糖-1-磷酸尿苷酰基转移酶
galactose 1-phosphate uridylyltransferase 半乳糖 1-磷酸尿苷酰基转移酶,尿苷三磷酸-己糖-1-磷酸尿苷酰基转移酶
galactosialidosis *n*. 半乳糖唾液酸沉积症
α-galactosidase (简作 α-Gal) *n*. α-半乳糖苷酶 ‖ α-~ A α-半乳糖苷酶 A (缺乏此酶,为一种 X 连锁性状,可致血浆和组织内神经酰胺三己糖苷和其他糖〈神经〉鞘脂的蓄积,可致法布莱〈Fabry〉病,亦称神经酰胺三己糖苷酶)/α-~ B α-半乳糖苷酶 B,α-N 乙酰氨基半乳糖苷酶
β-galactosidase (简作 β-Gal) *n*. β-半乳糖苷酶(遗传性缺乏细胞溶酶体中的一种酶〈β-半乳糖苷酶 A〉,为一种常染色体隐性性状,可致全身性神经节苷脂沉积症。缺乏另一种酶,可致莫尔基奥〈Morquio〉综合征 B 型,即黏多糖Ⅳ B,亦称乳糖基神经酰胺酶Ⅱ) ‖ neutral β-~ 中性 β-半乳糖苷酶,乳糖基神经酰胺酶/neutral β-~ deficiency 中性 β-半乳糖苷酶缺乏症,乳糖基酰基鞘氨醇过多症
galactoside *n*. 半乳糖苷 ‖ beta ~ β-半乳糖苷/sphingosyl ~, psychosin [神经]鞘氨醇半乳糖苷
galactosidoceramide *n*. 半乳糖脑苷脂
galactosis *n*. 乳液生成
Galactosomum *n*. 乳体[吸虫]属
galactostasia, galactostasis *n*. ①乳液积滞 ②泌乳停止
galactostasis *n*. ①乳液积滞 ②泌乳停止
galactosuria *n*. 半乳糖尿
galactosyl *n*. 半乳糖基
galactosylation *n*. 半乳糖基化作用
galactosylceramidase *n*. 半乳糖[基]神经酰胺酶(此酶的遗传性缺乏,为常染色体隐性遗传,可致克拉贝 <Krabbe> 病)
galactosylceramide *n*. 半乳糖[基]神经酰胺,半乳糖脑苷脂,半乳糖酰基鞘氨醇 ‖ ~ β-galactosidase 半乳糖[基]神经酰胺 β-半乳糖苷酶,半乳糖[基]神经酰胺酶/~ β-galactosidase deficiency 半乳糖神经酰胺 β-半乳糖苷酶缺乏症,克拉贝病(Krabbe disease)/~ β-galactosyl-hydrolase 半乳糖神经酰胺 β-半乳糖水解酶,半乳糖神经酰胺酶
galactosylglucosylceramidas *n*. 半乳糖基葡糖基神经酰胺酶
galactosylhydroxylysyl glucosyltransferase 半乳糖[基]羟赖氨酰葡糖基转移酶,原胶原葡糖基转移酶
galactosyl-neoglycoalbumin *n*. 半乳糖酰—新糖白蛋白
galactosylsphingosine *n*. 半乳糖基鞘氨醇
galactosyltransferase (简作 Gt.) *n*. 半乳糖转移酶
galactosyrinx, lacteal fistula *n*. 乳管瘘
galactotherapy *n*. ①经乳疗法 ②乳疗法 ③乳注射疗法
galactotoxicon *n*. [败]乳毒质
galactotoxin *n*. 乳毒素
galactotoxism, galactoxism, galactoxismus *n*. 乳中毒
galactotrophy *n*. 乳营养法
galactoxism, galactotoxism, galactoxismus *n*. 乳中毒
galactowaldenase *n*. 半乳糖瓦尔登转化酶,UDP 半乳糖-4-表异构酶
galactozemia *n*. ①乳液分泌缺乏 ②乳液漏失
galactozymase *n*. 乳酿酶
galacturia *n*. 乳糜尿
galacturonic acid *n*. 半乳糖醛酸
Galago crassicaudata *n*. 粗尾婴猴 (派特吴策线虫〈Wuchereria Patei〉的宿主)
galalith [希 gala milk + lithos stone] *n*. 乳石
Galamustine *n*. 加莫司汀 (抗肿瘤药)
galanga [拉], **galangal** *n*. 高良姜
galangol *n*. 高良姜辣素
galanin *n*. 促生长激素神经肽(下丘脑 GnRH 神经元分泌的神经传导介质)
Galant's reflex 加兰特反射(下腹部深层肌肉反射)
Galantamine Hydrobromide 氢溴酸加兰他敏,氢溴酸雪花胺(抗胆碱酯酶药)
galanthamine (简作 Gt) *n*. 加兰他敏,雪花胺,雪花莲胺 ‖ ~ hydrobromide 氢溴酸加兰他敏,氢溴酸雪花胺(胆碱酯酶抑制药)
Galaphenylsulfone *n*. 加拉苯砜 (抗结核药)
galatocele *n*. 乳腺囊肿,乳性鞘膜积液
CAL aviadenovirus *n*. 家禽禽腺病毒
Galaxea aspera (Quelch) *n*. 粗糙盔形珊瑚(隶属于枇杷珊瑚科 Oculinidae)
galaxy *n*. 银河系,光彩夺目的东西
galazyme *n*. 乳酶酒
Galba ollula *n*. 小土蜗
Galba truncatula *n*. 截口土蜗(一种传染肝片形吸虫的中间宿主,属于椎实螺类)
galbanum [拉] *n*. 古蓬香胶
Galbiati's operation [Gennaro 意产科医师 1776—1844] 加耳比阿蒂手术(耻骨联合切开术)
gal. Br. British imperial gallon 英制加仑(相当于 4.55 升〈英〉或 3.79升〈美〉)
Galdansetron *n*. 加丹司琼 (5-羟色胺拮抗药)
gale *n*. ①[法]疥疮,疥螨病 ②大风,强风
galea [拉 helmet] *n*. ①帽 ②头巾(帽状绷带) ③帽状腱膜 ④外颚叶(昆虫) ⑤外叶,螯鞘(蜱螨) ‖ ~ aponeurotica 帽状腱膜/~ capitis ①头巾 ②帽状腱膜/~ vein 大脑大静脉
galeamaurosis [希 gale cat, weasel + amauroein to darken], amaurotic cat's eye *n*. 黑矇性猫眼[症]
galeanthropia, galeanthropy *n*. 变猫妄想
galeanthropy [希 galē cat + anthrōpos man] *n*. 变猫妄想
Galeati's glands [Domênico Maria 意医师 1686—1775] 加莱阿蒂腺,十二指肠腺
galeatus [拉] *a*. 羊膜包胎的
Galeazzi's fracture [Riccardo 意矫形外科医师 1866—1952] 加莱阿齐骨折(桡骨下端在腕部之上的骨折,伴尺骨下端脱位) ‖ ~ sign 加莱阿齐征(先天性髋关节脱位时,患者平卧在平台上,双膝和髋关节弯曲成 90°,患侧股骨即显示变短)
Galega [希 gala milk] *n*. 山羊豆属 ‖ ~ officinalis 山羊豆
galegine *n*. 山羊豆碱
Galen's ampulla [Claudius (或 Clarissimus) Galenus 130—约 200,古罗马著名医师] (简作 Gal) 盖仑壶腹(大脑大静脉的膨大部) ‖ ~ anastomosis 盖仑吻合、盖仑神经(喉上、下神经的交通支)/~ bandage 盖仑绷带(用于头部的六头带)/~ foramen 心前静脉

口(进入右心房)/～ innominate gland 盖仑腺,泪腺眶部/～ nerve 盖仑神经(喉上、下神经的交通支)/～ veins 盖仑静脉,脑静脉干(大脑内静脉与大脑大静脉的总称)/～ ventricle 喉室

galena *n*. 方铅矿,硫化铅

Galene bispinosa(Herbst)*n*. 双刺静蟹(隶属于扇蟹科 Xanthidae)

galenic *a*. 盖仑派医学的(Galenus 或 Galen 所教和所行的古医学说的)

galenical *n*. 草药

galenica, galenicals *n*. 盖仑制剂,植物制剂

galenicals, galenics, galenica *n*. 盖仑制剂,植物制剂

galenism *n*. 盖仑学说(一种古医学说,为体液学说和古希腊毕达哥拉斯〈Pythagoras〉的数字学说〈例如 4 液说、4 要素说等〉的混合)

Galeocerdo cuvier(Lesueur)*n*. 鼬鲨(隶属于真鲨科 Carharhinidae)

Galeodes araneoides *n*. 蛛毛蝎

Galeodidae *n*. 盔螺科(隶属于狭舌目 Stenoglossa)

galeophilia[希 galē cat + philein to love]*n*. 爱猫癖

galeophobia *n*. 猫恐怖

galeropia[希 galeros cheerful + opsis vision], galeropsia *n*. 视力超常

galeropsia *n*. 视力超常

Galeus eastmani(Jordan et Snyder)[拉;动药]*n*. 伊氏锯尾鲨

galianconism[希 galiankon a short-armed person]*n*. 短臂

Galileo[Galileo 意物理学家 1564—1642]伽(重力加速度单位 $1Gal = 10^{-2}m/s^2$)

Galinsoga parviflora Cav.[拉;植药]*n*. 辣子草

Galipea cusparia, ～ officinalis, Cusparia trifoliata, angustura 安古斯图腊树

galipine *n*. 加利平(安古斯图腊的一种生物碱)

galipoidine *n*. 加利波定(安古斯图腊的一种生物碱)

galipoline 加利波定(安古斯图腊的一种生物碱)

Galium L. *n*. 猪殃殃属 ‖ ～ aparine L. var. tenerum(Fren. et Godr.)Reichb.[拉;植药]猪殃殃(全草入药)/～ bungei Steud.[拉;植药]四叶莲/～ verum L. var. asiaticum Nakai[拉;植药]蓬子菜(药用部分:全草、根)

gall[1][拉 galla]*n*. ①胆汁,胆囊 ②[动药]没食子,五倍子 ‖ Aleppo ～, nutgall 没食子/～ capillary 胆[囊]毛细管/Chinese ～ 五倍子/Japanese ～ 五倍子/ox ～, fel bovis 牛胆汁/Smyrna ～, nutgall 没食子

gall[2] *n*. ①肿痛 ②擦伤 ③磨损,刺激 ④表皮脱落 *vt*. 擦伤,擦痛 ②磨损,激怒

gall[3] *n*. 瘿 ‖ compound ～ 复瘿/～-gnats 瘿蚊,瘿蝇

Gall's craniology[Franz Joseph 德解剖学家 1758—1828], phrenology 加耳颅骨学,颅相学

Galla *n*. 没食子 ‖ ～-apple wasp[动药]阿勒颇没食瘿蜂/～ Chinensis[拉;植药]五倍子

galla(复及所有格 gallae), Galla Quercina, Galla Caerulea, nutgall, gallae turcicae, galls[拉;动药]没食子 ‖ ～ Chinensis[拉;植药]五倍子/～ Turcica, ～ Helepinsis[拉;植药]没食子

gallacetophenone, trioxyacetophenone *n*. 没食子苯乙酮(防腐抗菌药)

gallal *n*. 加拉耳,没食子酸铝

Gallamine Triethiodide, flaxedil *n*. 戈拉碘铵,三乙碘化加拉明,三碘季铵酚,三乙碘化三(β-二乙氨乙氧基)苯(肌肉松弛药)

gallamonium iodide 碘化没食子铵

gallanilide *n*. 没食子酰苯胺,棓酰替苯胺

gallanol *n*. 没食子醇,棓醇

gallant *a*. 华丽的,堂皇的,雄伟的,勇敢的 ‖ ～ly *ad*.

gallantry *n*. 勇敢,豪侠,勇敢的言行

Gallas adeno-like virus, **Avian andeno viruses**(**Yates et al.**)*n*. 禽腺病毒样病毒,禽腺病毒

gallate *n*. 没食子酸盐,棓酸盐(根据 1998 年 CADN 的规定,在盐或酯与加合物之命名中,使用此项名称)

gallbladder *n*. 胆囊 ‖ Courvoisier's ～ 库瓦济埃胆囊(胆道肿瘤性阻塞引起的胆囊膨胀)/～ disease(简作 GBD)胆囊疾病/～ examination(简作 GB exam)胆囊(造影)检查/fish-scale ～ 鱼鳞状胆囊/folded fundus ～, phrygian cap 胆囊底折迭象,倒圆锥形帽(胆囊造影时表现的胆囊底折叠现象,即弗里及亚帽〈phrygian cap〉一种胆囊形式)/sandpaper ～ 沙纸状胆囊/～ scintigraphy 胆囊闪烁成像[术]/～ series(简作 GBS)胆囊系统[检查]/silent ～ 无症状性胆囊/stasis ～ 胆囊郁积/strawberry ～ 草莓状胆囊/wandering ～, floating ～, mobile ～ 游动胆囊

Gallein *n*. 棓因,焦没食子酚酞

Galleria densovirus *n*. 大蜡螟浓病毒

Galleria mellonella *n*. 大蜡螟(系一种甲虫,可作短膜壳绦虫〈Hymenolepis nana〉的中间宿主)‖ ～ mellonella densonucleosis virus 大蜡螟浓核症病病毒/～ mellonella iridescent virus 大蜡螟虹彩病毒/～ mellonella nuclear polyhedrosis virus 大蜡螟核型多角体病毒

gallery *n*. 阶,台,廊,道,画廊,美术馆,看台 ‖ filter ～ 滤槽/shooting Gallery 药瘾者用以注射海洛因的场所

Gallid(**gamma**)**herpesvirus 1 and 2** *n*. 原鸡属(γ)疱疹病毒 1 和 2

Gallid herpesvirus 1, Neurolymphomatosis of fowls virus *n*. 原鸡属疱疹病毒 1,禽神经淋巴瘤病毒

Gallid herpesvirus 2 *n*. 原鸡属疱疹病毒 2,火鸡疱疹病毒

Gallid herpesvirus 3 *n*. 原鸡属疱疹病毒 3

Galli Mainini test[Carlos G. 阿根廷医师](简作 GM)加利·迈尼尼试验(检孕)

gallic(简作 Ga)*a*. 没食子的,五倍子的 ‖ ～ acid 没食子酸,棓酸

gallicin *n*. 没食子酸甲酯,棓酸甲酯

gallid *a*. 禽的

Gallie transplant[William Edward 加外科医师 1882—1959]加利移植物(用阔筋膜条作疝手术缝线)

Galliformes[拉 gallus a cock + forma form]*n*. 鹑鸡目,鸡形目(隶属于鸟纲 Aves)

gallinaceous[拉 gallinaceus from gallina a hen]*n*. 似家禽的,鹑鸡类的

Gallinago solitaria(Hodgson)*n*. 孤沙雉(隶属于鹬科 Scolopacidae)

gallinol *n*. 没食子醇,棓醇

Gallionella Ehrenberg[Benjamin Gallion]*n*. 加立昂菌属,披毛菌属 ‖ ～ ferruginea Ehrenberg 铁锈色披毛菌/～ filamenta Balashova 细丝披毛菌/～ infurcata Beger 叉状披毛菌/～ major Cholodny 大披毛菌/～ minor Cholodny 小披毛菌/～ pediculata(Koch et Kosaeus)Krasil'nikov 细足披毛菌/～ planctonica Krasil'nikov 浮生披毛菌/～ sideropous(Molisch)Naumann 铁基披毛菌/～ umbellata Beger 伞形披毛菌

Gallionellaceae(Henrici et Johnson)*n*. 加立昂菌科,披毛菌科

Gallipoli sore, desert sore 沙漠疮,热带溃疡

gallipot *n*. ①陶罐 ②药罐(存软膏或糖膏用)

gallisin *n*. 加立新(类糊精物质)

gallium[拉 from *Gallia* Gaul](简作 Ga)*n*. 镓(31 号元素)‖ ～ arsenide laser(简作 GaAs laser)砷化镓激光器/～ arsenide injection laser 砷化镓注入式激光器/～ arsenide surface barrier detector 砷化镓面垒探测器/～ citrate imaging 柠檬酸镓闪烁成[显]像/～ imaging 镓闪烁成像/radioactive ～ 放射性镓/～ scan 镓扫描/～ scintigraphy 镓闪烁成像[术]

Gallium Citrate[^{67}**Ga**]*n*. 枸橼酸镓[^{67}Ga](诊断用药)

gallivant *vi*. 闲逛

gallnut, nutgall *n*. 没食子

gallo-[拉 galla gall-nut 没食子]*n*. 没食子,棓子

gallobromol, dibromogallic acid *n*. 加洛布罗莫耳,二溴没食子酸

gallocyanin, gallocyanine *n*. 棓氰宁,棓花青

galloformin *n*. 棓三甲酸甘油酯

gallogen, ellagic acid *n*. 棓原,鞣花酸

gallon[拉 congius](简作 gal., gl., gall.)*n*. 加仑(容量单位,英制为 4.546 升,美制 3.785 升)‖ grains per ～(简作 gpg.)格令/加仑/imperial ～, British imperial ～(简作 gal. Br.)英制加仑(相当于 4.546 升〈英〉或 3.785 升〈美〉)/～ per acre per day(简作 gpad.)加仑/英亩·天/～ per cubic yard(简作 g p cyd)加仑/立方码/～ per day(简作 GPD, gpd)每日加仑数,加仑/日/～ per hour(简作 gals/hr, GPH)加仑/小时/～s per mile(简作 gpm.)加仑/英里/～ per minute(简作 gal/min, g/m, gpm.)加仑/分,每分钟加仑数/～ per second(简作 gps, g/s)加仑/秒/～ per ton(简作 gpt.)加仑/吨/proof ～ 标准加仑

gallonage *n*. 加仑量,加仑数

gallop *n*. 奔马律(心脏的一种异常节律),飞跑,疾驰,飞跑的马 *vi*. & *vt*. 飞跑,疾驰,匆匆忙忙地读(或说)

Gallopamil *n*. 戈洛帕米,甲氧异搏定(血管扩张药)

galloper *n*. 飞跑的马,骑疾驰的人

gallotannic acid *n*. 没食子鞣酸

gallows *n*. 绞刑架,绞台

galloxanthin *n*. 鸡视网膜黄素

gallsickness *n*. 牛胆病(一种牛患的疾病,有高热、贫血及黄疸)

gallstone *n*. 胆石 ‖ ～ endoscope 胆石镜/～ endoscopy 胆石镜术/silent ～ 隐性胆石,无症状胆石

Gallus[拉 gallus a cock]*n*. 原鸡属 ‖ ～-adeno-like virus, Gal virus 原鸡属腺病毒样病毒,家禽病毒/～ Domesticus[拉;动药]乌骨鸡/～ gallus domesticus Brisson[拉;动药]家鸡(隶属于雉科 Galliformes, 药材:①沙囊内壁—鸡内金 ②卵膜—凤凰衣)③胆汁

/～ gallus domesticus Brisson［拉;动药］(黑皮乌骨)家鸡(隶属于雉科 Galliformes)
galluses *n*. (裤子的)背带,吊带
gally *v*. 恐吓,吓唬
gal/min. gallon per minute *n*. 加仑/分
Gal-NAc. N-acetyl-galactosamine *n*. N－乙酰半乳糖胺
Galocitabine *n*. 加洛他滨 (抗肿瘤药)
galore *ad*. 许多,丰富,丰盛
Galosemide *n*. 加洛塞米 (利尿药)
galosh *n*. 胶皮套鞋(常用复数)
Gal-1-P galactose-1-phosphate *n*. 1－磷酸半乳糖
GALS gut associated lymphoid system *n*. 肠相关淋巴样系统
gals/hr. gallons per hour 加仑/小时
GALT gut associated lymphocyte tissue *n*. 肠相关淋巴细胞组织
galtah, galtia *n*. 轧耳他(锥虫病的印度俗名)
Galtifenin *n*. 加替苯宁 (诊断用药)
Galton's delta［Francis 英科学家 1822—1911］高尔顿三角(指纹三角)‖～ apparatus 高尔顿装置/～ law 高尔顿遗传定律(法则)［每一亲代个体对子代的遗传影响平均占四分之一,或$(0.5)^2$,祖代个体的影响为十六分之一,或$(0.5)^4$,曾祖代个体的影响为六十四分之一,或$(0.5)^6$,余类推］/～ law of regression 高尔顿退化定律(一般的双亲生一般的儿童,特殊的双亲子代继承双亲的特性,但不及双亲自身表现那样明显)/～ system of classification 高尔顿分类法(指纹分类)/～ whistle 高尔顿笛(检耳听觉)
galumph *vi*. 昂首阔步地前进
Galus domestica *n*. 家鸡
galuteolin *n*. 山羊豆苷
galv. galvanic *a*. ①伽伐尼的 ②电流的
GALV gibbon ape leukemia virus *n*. 长臂猿白血病病毒
galvanic［Luigi Galvani 意医师及生理学家 1737—1798］(简作 galv) *a*. ①伽伐尼的 ②流电的 ③痉挛的 ‖～ nystagmus 流电性眼球震颤/～ pain 流电疼痛/～ skin reaction (简作 GSR) 皮肤电反应/～ skin response (or reflex) (简作 GSR) 电流性皮肤反应(或反射)/～ skin response audiometry (简作 GSRA) 电流性皮肤反应测听(法)
galvanism［Luigi Galvani］*n*. ①流电 ②流电疗法 ③流电学
galvanization *n*. ①流电疗法 ②电镀 ‖ spinogastric ～ 脊胃流电疗法
galvanize *vt*. ①通电流于 ②电镀 ③刺激,使兴奋
galvanized *a*. 电镀的
galvano-流电,电
galvanoacupuncture *n*. ［流］电针术
galvanocaustic penetration *n*. 电烙穿透术
galvanocauterization *n*. ［流］电烙术
galvanocautery *n*. ［流］电烙器,［流］电烙法
galvanochemical *a*. ［流］电化学的
galvanochemistry *n*. ［流］电化学
galvanocotractility *n*. 电流收缩性
galvanofaradaic, galvanofaradic 流电感应电的
galvanofaradization *n*. 流电感应电疗法
galvanogustometer *n*. ［流］电味觉计
galvanohypnotism *n*. 流电催眠法,流电睡眠疗法
galvanoionization, iontophoresis *n*. 离子电渗疗法,电离子透入疗法
galvanolysis［galvanism ＋ 希 lysis dissolution］, electrolysis *n*. 电解［作用］
galvanomagnetism *n*. 电磁
galvanometer (简作 Galvo) *n*. 电流计,电流测定器 ‖ aperiodic ～ 非周期电流计/astatic ～ 无定向电流计/Einthoven's ～, string ～, thread ～ 艾因托文电流计,弦［线］电流计/moving coil ～ 圈转电流计/moving magnet ～ 磁转电流计/sine ～ 正弦电流计
galvanometry *n*. 电流测定法
galvanomuscular *a*. 流电肌肉的
galvanonarcosis, electronarcosis *n*. 电［流］麻醉
galvanonervous *a*. 流电神经的
galvanopalpation *n*. 电触诊［法］
galvanoplasty *n*. 电镀,电铸术
galvano-prostatotomy *n*. 前列腺电切开术
galvanopuncture *n*. 电针术,电刺术
galvanoscope *n*. 验电流器
galvanoscopy *n*. 电［流］检查
galvenosurgery *n*. 电外科
galvanotaxis *n*. 趋电性
galvanotherapeutics, galvanotherapy *n*. ［流］电疗法
galvanothermotherapy, galvanothermy *n*. ［流］电热疗法,透热电疗
galvanotherapy *n*. 电热疗法,透热电疗,电灼
galvanothermy *n*. ［流］电热疗法,透热电疗
galvanotoic *a*. 电紧张的
galvanotonus［galvanism ＋ 希 tonos tension］*n*. 电紧张
galvanotropism［galvanism ＋ 希 tropos a turn］*n*. 向电性
galvano-voltameter *n*. 伏安计
Gal virus Gallus-adeno-like virus *n*. 家禽病毒,原鸡属腺病毒样病毒
Galvo galvanometer 电流计,检流计
galvo, brass-founders's ague *n*. 黄铜铸工热病(由吸入细微金属烟体所致的剧烈寒战)
galyl *n*. 加利耳(一种砷制剂)
galziekte, gallsickness *n*. 牛胆病(一种有高热、贫血及黄疸的牛病)
gam gammon (a microgram = 10^{-8}gram) *n*. 丐蒙,厘微克
gam-, gamo-［希 gamos］［构词成分］婚配,性,两性交合,结合
Gamada *n*. 革螨亚目
Gamaleia's spirillum［M.苏微生物学家 1859—1949］加马列亚螺菌
Gamasholaspis sinicus (Yin, Cheng et Chang) *n*. 中国革板螨(隶属于巨螯螨科 Macrochelidae)
gamasid *n*. 革螨,蚧蜱 ‖ ～ mites 普通革螨,普通蚧蜱
Gamasidae *n*. 革螨科
Gamasides *n*. 革螨类
Gamasidosis *n*. 革螨性皮炎
Gamasina *n*. ［革螨亚目］革螨股
Gamasoidea *n*. 革螨总科
Gamasoidea *n*. 革螨总科(包括 Dermanyssidae、Haemogamasidae、Laelaptidae 等)
gamasoidosis *n*. 蚧蜱病,禽螨病
Gamastan *n*. 人免疫血清球蛋白(immune human serum globulin)制剂的商品名
Gambia *n*. 冈比亚［非洲］
Gambian horse disease (sickness) 冈比亚马锥虫病
gambir, gambier *n*. 棕儿茶
Gambirplant［植药］*n*. 钩藤
gamble *vi*. 打赌,投机,冒险
gambling *n*. 赌博(当赌博成为强迫性行为或长期性行为时,即变成一种冲动性障碍,称为病理性赌博)‖～ house 赌场/pathological ～ 病理性赌博(一种冲动性控制障碍,包括持久地无法抵抗想去赌博的欲望,终于使个人生活和职业生活遭受严重破坏)
Gamboa bunyavirus *n*. 甘博亚本扬病毒
Gamboa virus *n*. 甘博亚病毒
gamboge, cambogia［植药］*n*. 藤黄,橙黄色 ‖ ～ tree［植药］*n*. 藤黄
gambogic acid *n*. 藤黄酸
gambol *n*. (小儿、小动物等)跳跃,嬉戏,玩笑 *vi*. 蹦跳,嬉戏
Gambusia *n*. 食蚊鱼属,柳条鱼属 ‖ ～ affinis 食蚊鱼,柳条鱼/～ affinis halbrokki 食蚊鱼哈尔布罗克亚种
game *n*. ①游戏,娱乐 ②比赛的一局 ③猎物,野味 ④(复)运动会 *vt*. & *vi*. ‖ C C ～ 可卡因/die ～ 至死不屈/make ～ of 同……开玩笑,嘲笑/play the ～ 行为光明磊落/The ～ is up. 一切完了。
Game theory (简作 GT) 博奕论、对策论(运筹学一分支,用于系统控制)
gamefar, pamaquine *n*. 加米法尔,扑疟喹啉,帕马喹(即 pamaquine,抗疟药)
gamenomania, gamomania *n*. 求偶狂
gamesome *a*. 爱玩耍的,爱闹着玩的
gamester *n*. 赌棍
gametangium (复 gametangia)［希 gamein to marry ＋ angeion vessel］*n*. 配子囊
gamete［希 gametē wife］*n*. 配子(生殖腺内的卵母细胞或精母细胞,经过减数分裂,形成成熟的生殖细胞,称配子)‖ female ～ 雌配子(大配子)/～ intrafallopian transfer, ～ intro-fallopian transfer (简作 GIFT) 配子输卵管内移植/～ intrafallopian transplant 输卵管内配子移植/male ～ 雄配子/～ nucleus 配子核/～ selection 配子选择
gametic *a*. 配子的 ‖ ～ incompatibility 配子不亲和性/～ isolation 配子隔离/～ lethal 配子致死［因子］/～ linkage 配子连锁/～ meiosis 配子减数分裂/～ mutation 配子突变/～ nucleus 配子核/～ number 配子［染色体］数/～ purity 配子纯度/～ ratio 配子［分离］比/～ reduction 配子减数/～ reproduction 配子生殖/～

sterility 配子不育/～ union 配子聚合
gametid *n*. 配子细胞
gameto- [希 gametē wife 配子] [构词成分] 配子
gametoblast, sporozoite *n*. 子孢子,镰刀状体
gametocidal *a*. 杀配子[体]的
gametocide [gameto- + 拉 caedere to kill] *n*. 杀配子[体]剂
gametocinetic, **gametokinetic** *a*. 刺激配子的,促配子活动的
gametocyst *n*. 配子囊
gametocyte *n*. 配子体,配子母细胞,卵母细胞,精母细胞 ‖ female ～, macrogametocyte 大配子体,雌配子体/male ～, microgametocyte 小配子体,雄配子体
gametocytemia, **gametocythemia** *n*. 配子体血症(疟疾)
gametocythemia *n*. 配子体血症(疟疾)
gametogamy *n*. 配子融合,配子生殖
gametogenesis, **gametogeny** *n*. 配子形成,配子发生
gametogenic, **gametogenous** *a*. 配子形成的,配子发生的 ‖ ～ hormone (简作 GGH) 配子发生(形成)激素,促卵泡成熟激素,促配子成熟激素
gametogonia, **gametogony** *n*. 配子生殖
gametogonium (复 gametogonia) *n*. 配[子]原细胞
gametogony *n*. 配子生殖
gametoid *a*. 配子样的
gametokinetic *a*. 刺激配子的,促配子活动的 ‖ ～ hormone (简作 GKH) 配子激活素,卵胞刺激素,促卵泡成熟激素
gametologist *n*. 配子学家
gametology *n*. 配子学
gametonucleus *n*. 配子核
gametophagia, **gamophagia** *n*. 配子消失
gametophyte [gameto- + 希 phyton plant] *n*. 配子体,配子母细胞 ‖ ～ lethal factor 配子体致死因子
gametophytic *a*. 配子体的
gametotaxis *n*. 趋配子性
gametotropic *a*. 向配子的
Gamfexine *n*. 更非辛,环苯丙胺,甘弗克新,N, N－二甲基－γ－苯基环己烷丙胺(抗抑郁药)
Gamgee tissue [Joseph Sampson 英外科医师 1828—1886] 加姆基敷料(两层脱脂纱布之间夹一厚层脱脂棉制成的外科敷料)
gamic *a*. 性的,受胎的,受精的
gaming *n*. 赌博
gamma- [希] [构词成分] (简作 G(γ), Gm, gm) *n*. ①希腊语的第 3 个字母(Γ, γ) ②丙种 ③微克(μg,千分之一毫克) ④伽马(磁场强度单位,γ = 0.1 T 特[斯拉]) ⑤灰度(非线性)系数(照相底片显影程度的一种数字表示法) ‖ ～ absorber γ 射线吸收器,γ 射线吸收体/～ absorptiometer γ 射线吸收计/～ absorptiometry γ 射线吸收测量学/～ absorption γ 射线吸收/～ activation γ 射线活化/～ active γ 放射性的/～-aminobutyric acid (简作 GABA) γ－酪氨酸,γ－氨基丁酸(抑制 GnRH 分泌的脑神经介质)/～-aminobutyric acid transaminase (简作 GABA-T) γ－氨基丁酸转氨[基]酶/～-amylase γ－淀粉酶/～(-ray) beam γ 射线束/～-BHC γ－六六六,丙种六六六(六六六两种异构体)/～ benzene hexachloride, lindane (简作 GBH) γ－六氯化苯,γ－六氯环己烷,γ－六六六,丙种六六六,林丹/～ bufagin γ－蟾蜍素/～-butyrolactone γ－丁酸内酯/～ calibration γ－射线校准,γ－射线刻度/～-camera γ－照相机,闪烁照相机/～ camera renography γ 照相机肾成像术/～-carboxyglutamate γ－羧基谷氨酸盐(脂)/～ cardiography γ－心动扫描术/～-carotene γ－胡萝卜素/～ cascade 级联 γ 辐射/～-compensated γ－辐射补偿的/～-compensated counter γ－辐射补偿计数管/～-compensated ionization chamber γ－辐射补偿电离室/～-component γ 射线成分/～-Compton effect γ 射线康普顿效应/～ correction γ 射线校正/～-counted γ 射线计数的/～ curve γ 曲线/～-cystathionase γ－胱硫醚酶/～ decay (gamma disintegration) γ－衰变/～-discriminating counter γ 鉴别计数器/～ disintegration γ 衰变/～ dose detector system 简作 GDDS γ 剂量探测系统/～ emission γ 发射/～-emitter γ－辐射体,γ－发射体/～-emitting γ－辐射体,γ－发射体/～-emitting isotope γ－辐射同位素/～-emitting radionuclide γ－辐射放射性核素/～-excited X-ray fluorimeter γ 射线激发 X 射线萤光[分析]仪/～-extruded γ 射线释出的/～-free flux 不含 γ 射线通量/～ function γ 函数/～-gamma cascade γ-γ 级联/～-gamma competition γ 竞争,γ 跃迁竞争/～-glutamyl carboxypeptidase γ－谷氨酰羧肽酶/～-glutamylcyclotransferase γ－谷氨酰环化转移酶/～ glutamyltransferase (简作 GGT) γ－谷氨酰转移酶/～ glutamyl transpeptidase (简作 GGTP) γ－谷酰基转肽酶/～-hydroxybutyrate γ－羟丁酸/～-induced reaction γ 量子感生反应,γ 射线诱发反应/～-insensitive γ 辐射不敏感的/～ intensity γ 射线强度/～ initiated γ 辐射引起的/～ irradiation γ 辐射/～ isomer γ 同质异能素/～ knife γ 刀,伽玛刀(放疗的一种仪器)/～-lactone γ－内酯/～ leakage spectrum γ 射线泄漏谱/～ milker γ 射线发生器/～-phase γ 相/～-photon activation analysis γ 光子活化分析/～-pipradrol, azacyclonol γ－匹普鲁多,γ－哌苯甲醇,阿扎环醇,4－哌啶基二苯甲醇(安定药)/～-radiation ①γ－照射 ②γ－线,γ－射线/～-radiation counter γ－辐射计数器,γ－计数器/short-focus ～-radiation 近焦点 γ－线照射,短焦点 γ－线照射/～-radiation spectrometry (简作 GRS) 线辐射光谱仪/～ radiator γ 辐射体/～ scanning device γ 射线扫描装置/～ shield γ 射线防护屏/～-sonde γ 探空仪/～ spetrometry γ 谱测量学/～-spectrophotometry γ 分光光度学,γ 分光光度测量/～ spetroscopy γ[能]谱学/～-staphylolysin γ－葡萄球菌溶血素/～-summing γ 总和/～-summing scintillation spectrometer 总和 γ 闪烁谱仪/～-tocopherol γ－生育酚/～-tomography (简作 GT) γ－断层成像术,γ－射线体层摄影术/～-wave γ 波
gammacism [希 gamma the letter G] *n*. G 音发音不正
gammafield *n*. γ－辐射图,γ－射线场
Gammagard *n*. 免疫球蛋白(immune globulin)制剂的商品名
Gammagee *n*. 人免疫血清球蛋白(immune human serum globulin)制剂的商品名
gammaglobulin, γ-globulin (简作 GG) *n*. 丙种球蛋白,γ－球蛋白 ‖ ～ D (简作 γD) 丙种球蛋白 D/～ E (简作 γE) 丙种球蛋白 E/～ G (简作 γG) 丙种球蛋白 G/～ H (简作 γH) 丙种球蛋白 H/～ M (简作 γM) 丙种球蛋白 M
gammaglobulinemia *n*. 丙种球蛋白血症,γ－球蛋白血症
gammaglobulinopathy *n*. 丙种球蛋白病,γ－球蛋白病
gammagram *n*. γ－射线谱,γ－射线照相
gammagraph *n*. γ－射线照相机,闪烁照相机
gammagraphic *a*. γ－射线图的
gammagraphy *n*. γ－射线照相术
Gammaherpesvirinae *n*. γ－疱疹病毒亚科
gammaloidosis, amyloidosis *n*. 淀粉样变性
gammalon *n*. γ 氨基丁酸
gamma-ray (简作 γ-ray, gamma-radiation) *n*. γ－线,γ－射线 ‖ ～ activity γ－射线放射活性/～ background γ－射线本底/～ beam γ－射线束/～ branch γ－射线分支/～ burst γ－射线脉冲/～ capsule γ－射线源弹丸/～ capture γ－射线俘获/～ contamination γ－射线污染/～ counter γ－射线计数器/～ counting γ－射线计数/～ detection γ－射线检测/～ detector γ－射线探测器/～ dosimeter γ－射线剂量计/～ dosimetry γ－射线剂量测定法,γ－辐射剂量测定法/～ emission γ－射线发射/～ emitter γ－射线发射体/～ energy γ－射线能量/～ gauge γ－射线测量计/hard ～ 硬 γ－线,硬 γ－射线/～ interaction γ－射线相互作用/～ laser γ－射线激光器/nuclear-pumped or ～ laser (简作 graser) 核冲击激光器,γ 射线激光器/～ orbitography γ－射线眼科成像法,γ－射线眶照相术/～ photon γ－光子/～ probe γ－射线探头/～ projector γ－射线[发射]源/～ pulse γ－射线脉冲/～ radiator γ－放射源,γ－放射体/～ Roentgen equivalent γ－射线伦琴当量/～ simulator facility γ－射线模拟装置/soft ～ 软 γ－线,软 γ－射线/～ source γ－射线源/～ spectrometer γ－射线[能]谱仪/～ spectrum (简作 GRS) γ－射线谱,γ－光谱/～ technique γ－射线治疗技术,γ－射线疗法/～ teletherapy γ－射线远距离治疗/～ theray γ－射线治疗
gamma ray abundance *n*. γ 线丰度
Gammaridae *n*. 钩虾科(隶属于端足目 Amphipoda)
gamma-roentgen (简作 gr) *n*. γ－伦琴
Gammarus *n*. 钩虾属
gammascope *n*. γ[能]谱仪
gammate *n*. 伽玛校正单元
gammatherapy *n*. γ－射线放射疗法,Co^{60}放射疗法
gammathalamotomy *n*. γ－线丘脑破坏术(动物实验)
gamma width *n*. γ－宽度
gammexane, gamma benzene hexachloride, lindane *n*. 敌灭散,γ－六氯化苯,γ－六六六,林丹
gammon (a microgram = 10^{-8}gram) (简作 gam) *n*. 丐蒙,厘微克
gammopathy, gammaglobulin(o)pathy, immunoglobulin(o)pathy *n*. 丙种球蛋白病,γ－球蛋白病,免疫球蛋白病 ‖ benign monoclonal ～ 良性单克隆 γ－球蛋白病/monoclonal ～, plasma cell dyscrasia 单克隆 γ－球蛋白病,浆细胞恶性增生
gammot *n*. 旧型外科刀
gammy *a*. 残废的,跛的,瘸的
Gamna's disease [Carlo 意医师 1896—1950] 加姆纳病(铁质沉着性脾肉芽肿病,脾肿大的一型,伴脾胞膜增厚,并有通常绕以血原带的小棕色区 <加姆纳结节> 出现,脾髓中含铁色素沉积) ‖ ～ nodules, Gandy-Gamma nodules 加姆纳结节,甘—加二氏结

节(含铁结节)/~ spleen 加姆纳脾,铁质沉着脾
gamo-, gam- [希 gamos marriage 婚,配] [构词成分] 两性交合,婚配,性
gamobium *n*. [世代交替中的]有性世代
gamodeme *n*. 交配同类群
gamogenesis, sexual reproduction, syngamy *n*. 有性生殖(通过两性生殖细胞〈雄配子和雌配子〉的结合,所形成的合子经过生长发育过程而形成新的个体)
gamogenetic *a*. 有性生殖的
gamogonia, gametogonia *n*. 配子生殖
gamogony, gametogony *n*. 配子生殖
gamomania *n*. 求偶狂
gamomorphism [gamo- + 希 morphe form] *n*. 性机能成熟
gamone *n*. 配素,配子激素,交配素(配子所产生的一种化合物,能促进受精作用)
gamont [gam- + 希 ōn being] *n*. ①配子体,配子母细胞 ②[原生动物]有性阶段
Gamot *n*. 甘莫特,海洛因
gamp *n*. 大伞
gampsodactylia *n*. 爪形足
gamopetalous [希 gamos marriage + petalon leaf (petal)] *a*. 合瓣的
gamophagia *n*. 配子消失
gamophase *n*. 配子期
gamophen, hexachlorophen *n*. 六氯[双]酚
gamophobia *n*. 结婚恐怖(对婚姻的变态恐惧)
gamophyllous [gamos marriage + phyllon leaf] *a*. 合叶的
gamopterin *n*. 加莫特林(成药,蝶酰-γ-谷氨酸)
gamosepalous *a*. 合萼的
gamotropism *n*. 配子相互吸引趋向
Gampsaocleis gratiosa (Brunner Wattenwyl) *n*. 聒聒(隶属于直翅目 Orthoptera)
gampsodactylia [希 gampsos crooked + daktylos digit + -ia], clawfoot *n*. 爪形足
gampsodactyly, clawfoof *n*. 爪形足
Gamstorp's disease [Ingrid 瑞典儿科医师,1924 生] 加姆斯托普病,家族性周期性麻痹Ⅱ型
Gamulin *n*. 人免疫血清球蛋白(immune human serum globulin)制剂的商品名 ‖ ~ Rh Rh_0(D)免疫血清球蛋白(Rh_0(D) immune serum globulin)制剂的商品名
-gamy [希][构词成分] 两性交合,婚配
GAN gaseous nitrogen *n*. 气态氮
gancyclovir, Ganciclovir (简作 DHPG) *n*. 去羟苯乙二醇,丙氧鸟苷,更昔洛韦(抗病毒药,本品与无环鸟苷相关,能掺入病毒DNA中,抑制病毒复制。可用以治疗艾滋病并发的巨细胞视网膜炎)
Gandy-Gamna nodules (bodies), Gamna nodules, nodules tabac 甘—加二氏结节(小体),加姆纳结节,含铁结节(棕色或黄色的小结节,见于某些肿大的脾脏中)
Ganefromycin *n*. 加奈霉素(生长刺激素,抗生素类药)
Ganeo *n*. 丽体[吸虫]属
Ganges river shark [动药] *n*. 恒河真鲨 ‖ Ganges river shark gall [动药] 恒河真鲨胆/Ganges river shark liver [动药] 恒河真鲨肝/Ganges river shark swim-bladder [动药] 恒河真鲨鳔
gang. ganglion *n*. 神经节
gang *n*. ①一队,一组,一群 ②一帮,结伙,帮派 ‖ juvenile ~s 少年犯集团
Ganga, marijuana *n*. 甘嘉,印度大麻 ‖ black ~ 黑甘嘉,印度大麻
ganga *n*. 大麻花膏
Gan Gan bunyavirus *n*. 甘更本扬病毒
gangboard *n*. 跳板
Gange, marijuana *n*. 甘基,印度大麻
ganger *n*. 工头,监工
Gangi's reaction 冈奇反应(鉴别渗出液与漏出液)
Ganglefene *n*. 更利芬(冠脉扩张药)
gangli-, ganglio- [构词成分] 神经节
ganglia (单 ganglion) *n*. ①神经节,②腱鞘囊肿 ‖ ~ of autonomic plexuses 交感神经丛神经节/basal ~, basal nuclei 基底神经节,基底神经核(在大脑半球之深部及脑干之上部有许多相互有联系的神经核或灰质群之总称,包括尾状核、壳核、苍白球、带状核和黑质,这些神经核都与运动有关)/Bezold's ~ 贝佐耳德神经节(房中隔神经节)/Bidder's ~ 比德神经节(蛙心)/cerebrospinal ~ 脑脊神经节/~ coeliaca 腹腔神经节/~ lumbalia 腰神经节/~ sacralia 骶神经节/Scarpa's ~, ~ vestibulare 斯卡帕神经节,前庭神经节
ganglial *a*. 神经节的
gangliasthenia *n*. 神经节性衰弱
gangliate, gangliated *a*. 有神经节的
gangliectomy *n*. 神经节切除术
gangliform, ganglioform *a*. 神经节状的
gangliitis *n*. 神经节炎
ganglio-, gangli- [希 ganglion knot 结] [构词成分] 神经节
ganglioastroblastoma *n*. 成神经节星形细胞瘤
ganglioastrocytoma *n*. 神经节星形细胞瘤
ganglioblast *n*. 成神经节细胞
gangliocyte, ganglion cell *n*. 神经节细胞
gangliocytoma *n*. 神经节细胞瘤,神经节瘤
ganglioform, gangliform *a*. 神经节状的
ganglioglioma *n*. 神经节神经胶质瘤
ganglioglioneuroma *n*. 神经节胶质神经瘤
ganglioid *a*. 神经节样的
gangliolytic, ganglioplegic *a*. 神经节[传导]阻滞的 *n*. 神经节阻滞药
ganglioma, ganglioneuroma *n*. 神经节瘤
ganglion (复 ganglia or ganglions) [希 knot] (简作 gang) *n*. ①神经节 ②节 ③腱鞘囊肿 ‖ abdominal ~ 腹[腔]神经节/aberrant ~ 迷行神经节(偶见于脊神经后根)/accessory ~, intermediate ~ 中间神经节/acoustic ~, vestibulocochlear ~ 听神经节(胚胎)/acousticofacial ~ 听面神经节/Acrel's ~ 阿克雷耳腱鞘囊肿(腕伸肌腱鞘囊肿)前庭蜗神经节/Andersch's ~, petrosal ~, ~ inferius nervi glossopharyngei 安德施神经节,岩神经节,舌咽神经下节/anterior inframaxillary ~ 颌下前神经节/anterior ~ of thalamus 丘脑前结节/aorticorenal ~ 主动脉肾神经节/Arnold's ~ 阿诺德神经节(①耳神经节 ②颈动脉球)/auditory ~, nuclei nervi cochlearis 蜗神经核/Auerbach's ~ 奥厄巴赫神经节(肠肌丛神经节)/auricular ~, otic ~ 耳神经节/~ganglia of autonomic plexuses 交感神经丛神经节/azygous ~ 尾骨球/basal ganglia 基底神经节/Bezold's ~ 贝佐耳德神经节(房中隔神经节)/Bidder's ganglia 比德神经节(蛙心)/Bochdalek's ~ 博赫达勒克神经节(上牙槽神经前支与中支结合部的膨大)/Bock's ~, carotid ~ 博克神经节,颈动脉神经节/~ cardiacum (Wrisbergi), cardiac ~ 心神经节/carotid ~ 颈动脉神经节/Casserian ~, ~ semilunare 卡塞神经节,半月神经节/celiac ~ 腹腔神经节/~ cell (简作GC) 神经节细胞/~ cell layer 神经节细胞层/central ~ of brain 脑中央[神经]节(丘脑及纹状体)/cephalic ~ 头神经节/cerebral ~, ~ cerebri, thalamus 丘脑/cerebrospinal ganglia 脑脊神经节/~ cervicale inferius 颈下神经节/~ cervicale medium 颈中神经节/~ cervicale superius 颈上神经节/~ cervicothoracicum, ~ stellatum 星形神经节/cervicouterine ~, Frankenhäuser's ~ 子宫颈神经节,弗兰肯豪塞神经节/~ ciliare, ciliary ~ 睫状神经节/Cloquet's ~, nasopalatine ~ 克洛凯神经节,鼻腭神经节/coccygeal ~, ~ impar 尾神经节,奇神经节,尾骨球/~ coeliacum, ganglia coeliaca 腹腔神经节/collateral ~ 侧副神经节/compound ~ 复合性腱鞘囊肿,复神经节/Corti's ~, spiral ~ 柯替神经节,蜗螺旋神经节/Darkschewitsch's ~, Darkschewitsch nucleus 达克谢维奇核(于大脑导水管和第三脑室交界处)/diaphragmatic ~ 膈神经节/diffuse ~ 弥漫性腱鞘囊肿/dorsal root ~, ~ spinale 脊神经节/~ ectomammillare, corpus mamillare 乳头体/Ehrenritter's ~, ~ superius, ~ superius nervi glossopharyngei 埃伦里特神经节,舌咽神经上节/enteric ~ 肠神经节/~ extracraniale, petrosal ~ 岩神经节/~ of facial nerve, geniculate ~ 膝[状]神经节/false ~ 假神经节/Frankenhäuser's ~, cervicouterine ~ 弗兰肯豪塞神经节,子宫颈神经节/Froriep's ~ 弗罗里普神经节,枕神经节(胚)/Ganser's ~, interpeduncular ~ 甘塞氏神经节,脚间核(大脑)/Gasserian ~ 加塞神经节,半月神经节/~ geniculi 膝[状]神经节/Gudden's ~ 古登神经节(位在乳头体上后方)/~ habenulae, nucleus habenulae 缰核/hepatic ~ 肝神经节(丛)/hypogastric ~ 腹下神经节/hypoglossal ~ 舌下神经节/~ impar, coccygeal ~ 奇神经节,尾神经节/inferior carotid ~ 颈动脉下神经节/inferior ~ of glossopharygeal nerve, petrous ~ 舌咽神经下节,岩神经节/inferior mesenteric ~, ~ mesentericum inferius 肠系膜下神经节/inferior thyroid ~, middle cervical ~ 甲状腺下神经节,颈中神经节/inferior vagal ~, nodose ~ 迷走神经下节,结状神经节/~ inferius, ~ inferius nervi vagi, ~ nodosum 迷走神经下节,结状神经节/~ inferius nervi glossopharyngei, petrosal ~ 舌咽神经下节,岩神经节/inhibitory ~ 抑制性神经节/intercarotid ~, carotid body 颈动脉球/intercrural ~, corpus interpedunculare, ~ interpedunculare 脚间核(大脑)/intermediate ~, ~ intermedium 中间神经节/interpeduncular ~, corpus interpedunculare 脚间核(大脑)/~ intervertebrale 椎间神经节,脊神经节/~ intracraniale, ~ superius 舌咽神经上节/~ isthmi, cor-

pus interpedunculare 脚间核(大脑) /jugular ~, ~ jugulare, ~ superius 舌咽神经上节/~ jugulare nervi vagi 迷走神经上节/Küttner's ~, haupt ~ of Küttner 屈特诺淋巴,[颈]二腹肌淋巴结/Langley's ~, ~ submaxillare 兰利神经节,下颌下神经节/lateral mesenteric ~ 肠系膜外侧神经节/Laumonier's ~, carotid ~ 洛莫尼埃神经节,颈动脉神经节/~ layer 神经节层/Lee's ~ 李氏神经节(子宫颈神经节)/lenticular ~, ciliary ~ 豆状神经节,睫状神经节/lingual ~, ~ lingualis 舌神经节/lobar ~ 大脑叶神经核/Lobstein's ~ 洛布斯坦神经节(内脏大神经节)/Loetwig's ~, bulbus arteriosus 动脉球/Ludwig's ~ 路德维希神经节(心右房神经节)/ganglia lumbalia 腰神经节/Luschka's ~, coccygeal gland, glomus coccygeum 路施卡神经节,尾骨球/lymph ~, lymph node 淋巴结/mandibular ~ 上颚神经节(昆虫)/Maxillary ~, submaxillary ~ 颌神经节,下颌下神经节/Meckel ~, ~ sphenopalatinum 美克耳神经节,蝶腭神经节/Meissner's ~ 麦斯纳神经节(肠黏膜下丛神经节)/~ mesentericum superius 肠系膜上神经节/Meynert's ~, basal optic ~ 迈内特神经节,视束底神经节/middle ~, Meckel ~ cervicale medium 颈中神经节/Müller's ~ 苗勒神经节,舌咽神经上节/motor ~ 运动神经节/Müller's ~ 苗勒神经节,舌咽神经上节/nasal ~, Meckel's ~, sphenopalatine ~ 蝶腭神经节,美克耳神经节/nasopalatine ~, Cloquet's ~ 鼻腭神经节,克洛凯神经节/nephrolumbar ~ 肾腰神经节/~ nervi facialis, ~ geniculi 膝[状]神经节/~ nervi trigemini, ~ semilunare (Gasseri) 三叉神经节,半月神经节/~ nervi vagi, inferior vagal ~ 迷走神经下节/Neubauer's ~, ~ stellare 诺伊博尔神经节,星形神经节/~ nodosum, inferior vagal ~, ~ inferius nervi vagi, inferior vagal ~ 结状神经节,迷走神经下节/olfactory ~ 嗅神经节/ophthalmic ~, orbital ~, ~ ciliare 睫状神经节/optic ~ 视神经节(①四迭体之一 ②睫状神经节 ③视束底神经节)/otic ~, ~ otium 耳神经节/palmar ~ 掌腱鞘囊肿/parasympathetic ~ 副交感神经节/palvic ~ 盆神经节/periosteal ~, periostitis albuminosa 蛋白性骨膜炎/peripheral ~ 周围神经节/petrosal ~, ~ petrosum, petrous ~, Andersch's ~, ~ extracraniale, lower ~ of glossopharyngeal nerve 岩神经节/pharyngeal ~ 咽神经节/phrenic ~, diaphragmatic ~ 膈神经节/~ plexuum sympathicorum, ganglia plexuum autonomicorum 交感丛神经节/posterior inframaxillary ~ 颌下后神经节/posterior root ~, dorsal root ~ 脊神经节/prevertebral ~ 椎前神经节/primary ~ 原发性腱鞘囊肿/prostatic ~ 前列腺神经节/~ pterygopalatinum, pterygopalatine ~, ~ sphenopalatinum, Meckel's ~ 蝶腭神经节,美克耳神经节/Remak's ~, sino-auricular ~ 雷马克神经节,窦房神经节/renal ~, ganglia renalia 肾神经节/reticulated ~ 延髓灰质/~ retinae 视网膜神经节/Ribes' ~ 里伯神经节(大脑前交通动脉神经丛)/ganglia sacralia 骶神经节/Scarpa's ganglia, ~ vestibulare 斯卡帕神经节,前庭神经节/Schacher's ~, ~ ciliare 沙歇神经节,睫状神经节/Schmiedel's ~, inferior carotid ~, 史米德神经节,颈动脉下神经节/semilunar ~, ~ semilunare (Gasseri) 半月神经节,三叉神经节/sensory ~ 感觉神经节/simple ~ 单纯性腱鞘囊肿/sino-auricular ~, Remak's ~ 窦房神经节,雷马克神经节/sinus ~ 窦神经节/Soemmering's ~, substantia nigra 塞梅林神经节,黑质(中脑)/soft pharyngeal ~ 舌动脉神经节/solar ~, celiac ~ 太阳神经节,腹腔神经节/sphenomaxillary ~, sphenopalatine ~, Meckel's ~ 蝶腭神经节,美克耳神经节/sphenopalatine ~, ~ sphenopalatinum 蝶腭神经节/~ spinale 脊神经节/spiral ~, ~ spirale 蜗螺旋神经节/~ spirale cochleae, spiral ~ 蜗螺旋神经节/~ splanchnicum 内脏神经节/~ stellare, ~ stellatum 星形神经节/~ submandibulare, submaxillary ~ 下颌下神经节/~ submaxillare, submaxillary ~ 下颌下神经节/superior carotid ~ 颈动脉上神经节/superior ~ of glossopharygeal nerve, ~ superius, Ehrenritter's ~ 舌咽神经上节/superior thyroid ~, superior cervical ~, ~ cervicale superius 甲状腺上神经节,颈上神经节/superior vagal ~ 迷走神经上节/~ superius, ~ intracraniale, Ehrenritter's ~ 舌咽神经上节/suprarenal ~ 肾上神经节/sympathetic ~ 交感神经节/synovial ~, synovial cyst 滑囊囊肿/~ terminale 终神经节/ganglia thoracalia 胸神经节/~ thoracicum primum, inferior cervical ~ 第一胸神经节,颈下神经节/trigeminal ~, ~ of trigeminal nerve, Gasserian ~ 三叉神经节,半月神经节,加塞神经节/Troisier's ~ 特鲁瓦西埃淋巴结(肿大的锁骨上淋巴结)/ganglia trunci sympathicini 交感干神经节/~ typanicum 鼓室神经节/upper ~, ~ superius 上神经节(舌咽神经)/Valentin's ~ 法伦廷神经节(上牙槽神经中支与后支连结部的膨大)/ventricular ~, Bidder's ~ 心室神经节,比德神经节(蛙心)/ventebral ~ 椎神经节/~ vestibulare, Scarpa's ~ 前庭神经节,斯卡帕神经节/vestibulocochlear ~, acoustic ~ 前庭蜗神经节,听神经节(胚胎)/Walther's ~, coccygeal ~, ~ impar 瓦尔特神经节,尾神经节,奇神经节/Wrisberg's ~ 里斯伯格神经节(①心神经节 ②半月神经节)/wrist ~ 腕部腱鞘囊肿

ganglionaris *n*. 芒神经节

ganglionated *a*. 有神经节的

ganglionectomy *n*. 神经节切除术 ‖ ~ gasserian 半月神经切除术

ganglionervous *a*. 交感神经的

ganglioneure *n*. 神经节细胞

ganglioneuroblastoma *n*. 成神经节细胞瘤,成神经节胶质神经瘤,节细胞性神经母细胞瘤

ganglioneuroma, **ganglioneurofibroma** *n*. 神经节瘤,节细胞神经瘤

ganglioneuromatosis *n*. 节细胞神经瘤症

ganglionic *a*. 神经节的 ‖ ~-blocking agent (简作 GBA) 神经节阻滞剂/~ crest 神经节嵴/~ layer of optic nerve 视神经节细胞层/~ layer of retina 视网膜节细胞层/~ neuron 节神经元/~ plate 神经节板/~ stimulating agent 神经节兴奋剂/~ transmission 神经节传递

ganglionitis *n*. 神经节炎 ‖ acute posterior ~, herpes zoster 带状疱疹/gasserian ~ 眼(部)带状疱疹

ganglionoplegic [ganglion + 希 plēgē stroke], **ganglioplegic** *a*. 神经节[传导]阻滞的 *n*. 神经节阻滞药

ganglionostomy *n*. 腱鞘囊肿造口术

gangliopathy *n*. 神经节病

ganglioplexus *n*. 神经节[内]纤维丛

ganglioside *n*. 神经节苷脂 ‖ ~ GM_1神经节苷脂 GM_1(患全身性神经节苷脂沉积症时,此物质在组织中聚积)/~ GM_2神经节苷脂 GM_2(患泰—萨〈Tay-Sachs〉病时,此物质在组织中聚积)

gangliosidosis (复 gangliosidoses) *n*. 神经节苷脂贮积病 ‖ adult GM_1 ~ 成人型 GM_1 神经节苷脂沉积症(GM_1 神经节苷脂沉积症中最轻型,特征为十几岁发病、痉挛状态和共济失调,患者能存活到20岁以上)/adult GM_2 ~ 成人型 GM_2 神经节苷脂沉积症(GM_2 神经节苷脂沉积症中最轻型,特征为十几岁发病、构音障碍、痉挛状态和共济失调,有时出现精神运动性衰退和色素性视网膜炎,患者能存活到20岁以上)/generalized ~ 全身性神经节苷脂沉积症(GM_1 神经节苷脂沉积症中最严重型,特征为出生时发病、粗糙面容、水肿、肝脾肿大、樱桃红点〈50%的婴儿〉、早期失明、听觉过敏、巨舌、癫痫发作、肾小球上皮肿胀和张力减退,可能有黏多糖尿,2岁以内死亡)/GM_1 ~ GM_1 神经节苷脂沉积症(即 generalized ~)/GM_2 ~ GM_2 神经节苷脂沉积症,泰—萨病〈Tay-Sachs disease〉/infantile GM_1 ~ 婴儿型 GM_1 神经节苷脂沉积症(即 generlized ~)/juvenile GM_1 ~ 少年型 GM_1 神经节苷脂沉积症(GM_1 神经节苷脂沉积症中不太严重的一型,特征为出生后6~12个月发病、癫痫发作、晚期失明、肾小球上皮肿胀、痉挛状态和共济失调,可能有黏多糖尿,可存活到3~10岁)/juvenile GM_2 ~ 少年型 GM_2 神经节苷脂沉积症(GM_2 神经节苷脂沉积症中不太严重的一型,特征为2~6岁间发病、听觉过敏、癫痫发作、晚期失明、构音障碍、痉挛状态和共济失调,患者可存活到5~15岁)

gangliospore *n*. 节孢子(在真菌的菌丝尖端发生的孢子)

gangliosympathectomy *n*. 交感神经节切除术

Gangolphe's sign [louis 法外科医师] 冈果尔夫征(腹腔内有血清血液性渗出液,见于绞窄性疝)

gangosa [西 muffled voice], **ogo**, **rhinopharyngitis mutilans** *n*. 毁形性鼻咽炎

gang-plank *n*. (上下船的)跳板,梯板

gangrena oris, cancrum oris, gangrenous stomatitis, noma *n*. 口腔坏疽,坏疽性口炎,走马[牙]疳

gangrene [拉 gangraena, 希 gangraina] *n*. 坏疽 *vt*. & *vi*. [使]生坏疽 ‖ acute infective ~ 急性感染性坏疽/amebic ~, amoebic ~ 阿米巴性坏疽/anaphylactic ~ 过敏性坏疽(注射抗原〈过敏原〉如血清而引起)/anemic ~ 贫血性坏疽/angioneurotic ~, spontaneous ~ 血管神经性坏疽,自发性坏疽/angiosclerotic ~ 血管硬化性坏疽/arteriosclerotic ~ 动脉硬化性坏疽/atrophic ~ 萎缩性坏疽/black ~ 黑色坏疽/carbolic ~ 石炭酸坏疽/chemical ~ 化学性坏疽/circumscribed ~, localized ~ 局限性坏疽/cold ~ 寒性坏疽/congenital ~ 先天性坏疽/cutaneous ~ 皮坏疽/decubital ~ 褥疮性坏疽/dental ~, dental caries, gangrena dentalis 龋[牙]/diabetic ~ 糖尿病性坏疽/direct ~ 直接性坏疽/disseminated cutaneous ~ 播散性皮坏疽/dry ~ 干性坏疽/embolic ~ 栓塞性坏疽/emphysematous ~, gas ~ 气性坏疽/epidemic ~, ergotism 麦角中毒/ergot ~ 麦角性坏疽/fuodroyant ~ 暴发性坏疽/frost ~ 冻伤性坏疽,冻疮/fulminating ~ 暴发性坏疽,恶性水肿/fusospirochetal ~ 梭菌螺旋体性坏疽/gas ~, gaseous ~ 气性坏疽/gingival ~ 龈坏疽/glycemic ~, glykemic ~, diabetic ~ 糖尿病性坏疽/hemolytic streptococcus ~ 溶血链球菌性坏疽/hospital ~ 医院坏疽/hot ~ 热性坏疽/humid ~, moist ~ 湿性坏疽/hysteric ~ 癔病性坏疽/infective ~ 感染性坏疽/inflammatory ~ 炎性坏疽/localized ~ 局限性坏疽/mephitic ~, gas ~ 气性坏疽/mixed ~ 混合性坏疽/moist ~ 湿性坏疽/multiple ~ 多发性坏疽/multiple subcutaneous ~ 多发性皮下坏疽/neurotic ~ 神经性坏疽/~ non-senile 非老年性坏疽/nosocomial ~, hospital ~ 医院坏疽/oral ~, gangrena oris, cancrum oris 口腔坏疽,走马疳,坏疽性口炎/Pott's ~, senile ~ 波特坏疽,老年性坏疽/presenile ~, spontaneous 中年期自发性坏疽(由闭塞性血栓性脉管炎引起)/pressure ~ 压迫性坏疽/primary ~ 原发性坏疽/progressive ~ 进行性坏疽/progressive bacterial synergistic ~ 进行性细菌协同性坏疽/pudendal ~ 阴部坏疽/pulp ~, gangrena pulpa 牙髓坏疽/pulpy ~, hospital ~ 医院坏疽/Raynaud's ~ 雷诺坏疽(两侧特发性坏疽)/secondary ~ 继发性坏疽/senile ~ 老年性坏疽/spirochetal ~ 螺旋体性坏疽/spontaneous ~, angioneurotic ~ 自发性坏疽,血管神经性坏疽/spreading ~ 蔓延性坏疽/static ~ 血郁滞性坏疽(静脉性坏疽)/symmetric ~ 对称性坏疽/sympathetic ~ 交感性坏疽/tachetic ~ 瘀斑性坏疽/thrombotic ~ 血栓性坏疽/tongue ~, gangrena lingua 舌坏疽/traumatic ~ 外伤性坏疽/trophic ~ 营养[神经]性坏疽/venous ~, static ~ 静脉性坏疽,血郁滞性坏疽/white ~ 白色坏疽

gangreno- [希,拉][构词成分] 坏疽

gangrenopsis, oral gangrene ***n.*** 走马疳,口腔坏疽,坏疽性口炎

gangrenosis ***n.*** 坏疽[病]

gangrenous ***a.*** 坏疽性的 ‖ ~ balanitis 坏疽性龟头炎/~ inflammation 坏疽性炎症/~ peridacryocystitis 坏疽性泪囊周围炎/~ rhinitis 坏疽性鼻炎

Gangster, marijuana ***n.*** 印度大麻

gangster ***n.*** (一帮中的一名)匪徒,歹徒

gangue [法,德 gang metallic vein] ***n.*** 脉石

gangway ***n.*** 通道,出入口,扶梯

Ganimalon ***n.*** 酪氨酸

Ganirelix ***n.*** 加尼瑞克(垂体激素释放抑制药)

ganister, gannister ***n.*** 硅火泥

ganjah, gunjah ***n.*** 甘架(高浓度印度大麻在印度和牙买加之别称,采自顶部分泌大麻酯的花瓣,与烟草搀杂同吸,约含四氢大麻酚 4%~8%,牙买加的甘架比印度的甘架浓度更高)

Ganjam bunyavirus ***n.*** 甘贾姆本扬病毒

Ganjam group viruses ***n.*** 甘贾姆组病毒

Ganjam nairovirus ***n.*** 甘贾姆内罗病毒

Ganjam virus ***n.*** 甘贾姆病毒

ganoblast, ameloblast ***n.*** 成釉细胞

ganoderan ***n.*** 灵芝多糖

Ganoderma capense (Lloyd) Teng [拉;植药] ***n.*** 薄树芝(药用其培养液)

Ganoderma japonicum (Fr.) Lloyd [拉;植药] ***n.*** 紫芝(药用部分:子实体—灵芝)

Ganoderma lucidum (Leyss. et Fr.) Karst. [拉;植药] ***n.*** 灵芝(药用部分:子实体)

Ganodermataceae ***n.*** 灵芝[菌]科(一种菌类)

ganoin ***n.*** 釉基质

Ganser's ganglion [Sigbert Joseph Maria 德精神病学家 1853—1931] 甘塞神经节(脚间核) ‖ ~ symptom 甘塞症状(答非所问,见于精神病)/~ syndrome 甘塞综合征(答非所问,通常伴遗忘症、定向力障碍、知觉障碍、神游及转换症状)

Gant's clamp [Samuel Goodwin 美肛门病医师 1870—1944] 甘特夹(直角痔夹)

Gant's line [Frderick James 英外科医师 1825—1905] 甘特线(股骨大转子下的假想线) ‖ ~ operation 甘特手术(转子下切骨术治髋关节粘连)

Gantanol, sinomen, sulfaisomezole ***n.*** 磺胺甲噁唑,磺胺甲基异噁唑(sulfamethoxazole)制剂的商品名

G Antigen ***n.*** (黏病毒)G抗原

Gan To Kagaku Ryoho GAN TO KAGAKU RYOHO [JAPANESE JOURNAL OF CANCER AND CHEMOTHERAPY](TOKYO)日本癌症和化疗杂志(杂志名)

GAN TO KAGAKU RYOHO [JAPANESE JOURNAL OF CANCER AND CHEMOTHERAPY] [简作 Gan To Kagaku Ryoho (TOKYO)]日本癌症和化疗杂志(杂志名)

Gantrisin, sulfaisoxazole, NU-445 ***n.*** 甘特里辛,磺胺异噁唑(sulfisoxazole)制剂的商品名

gantry ***n.*** 扫描架(计算体层摄影装置等机械部件),机架 ‖ ~ area 扫描架区

ganzfield ***n.*** 空视野,全视野刺激球(ERG)

gaol-fever ***n.*** 斑疹伤寒

gaol ***n.*** 监狱,监禁 ***vt.*** 监禁,把……关进监狱

gaoler ***n.*** 监狱看守

Gaot skin [动药] ***n.*** 山羊皮

GAP glyceraldehyde phosphate ***n.*** 磷酸甘油醛/Group for the Advancement of Psychiatry ***n.*** 精神病学振兴小组/Gn-RH-associated peptide ***n.*** GnRH 相关肽(下丘脑分泌的分子,刺激 FSH 和 LH 产生,抑制促乳素分泌。)

gap ***n.*** ①裂,隙,裂孔,裂隙,缺口 ②分歧 ③差距 ④空白 (-pp-) ***vt.*** 使豁裂 ***vi.*** 豁开 ‖ air-born ~ 气骨导间距,气骨隙/auscultatory ~, silent ~, trou auscultatoire 听诊无音间隙(由听诊测血压时的无音间隙)/Bochdalek's, hiatus pleuroperitonealis ~ 博赫达勒克裂孔,胸腹裂孔,膈裂/branch ~ 支隙/chromatid ~ 染色单体裂隙/cranial ~s 先天性颅裂/foliar ~ 叶隙/~ detection 裂隙检测/generation ~ 代沟(心理学上指家中两代之间的隔阂,父母与子女无法相互沟通,从而发生心理矛盾。)/interocclusal ~ 路间距,颌间距/isochromatid ~ 等臂染色单体裂隙/~ junction 缝隙连接(电镜下观察到的瘤细胞之间的一种连接)/leaf ~ 叶隙/quenched spark ~ 猝熄火花隙/~ repair 缺口修复/silent ~ 听诊无音间隙/spark ~ 电花隙/sphere ~ 球间隙(高电压测量器两球面间的距离)

GAPD, GAPDH glyceraldehyde phosphate dehydrogenase ***n.*** 磷酸甘油醛脱氢酶

gape ***vi.*** ①张口 ②打呵欠 ③张开,裂开 ④目瞪口呆地凝视 ***n.*** 张口,呵欠,目瞪口呆

gapes ***n.*** 张口病(由气管比翼线虫〈Syngamus trachea〉引起,侵犯幼禽)

gapeworn, Syngamus trachea ***n.*** 张口病线虫,气管比翼线虫

Gapicomine ***n.*** 加匹可明(冠脉扩张药)

gaping ***n.*** 缝隙

Gapromidine ***n.*** 加普米定(组胺 H_2 受体激动药)

gap-toothed ***a.*** 两齿间隙缝很大的(如由于掉落一齿所致)

garage ***n.*** 汽车房,汽车[修理]库

Garamycin ***n.*** 硫酸庆大霉素(gentamicin sulfate 制剂的商品名)

garantose ***n.*** 糖精

garb ***n.*** 服装,制服,外套,外衣

garbage ***n.*** ①废料,污物,废弃物,垃圾 ②质量低劣的药物(尤指毒品) ‖ ~ in garbage out (简作 GIGO) ***n.*** 输入无用数据,输出无用据数

Garba virus ***n.*** 加巴病毒

garble ***vt.*** 断章取义,歪曲

garbled [意] ***a.*** 筛选过的

Garcin's syndrome [Raymond 法医师 1897—1971] 加赛综合征(全部或大部分脑神经单侧麻痹,由于颅底或鼻咽部肿瘤所致)

Garcinia L. [拉] ***n.*** 藤黄属 ‖ ~ collina Vieill. 丘陵藤黄/~ hanbury Hk. F. 藤黄 ~ mangostana L., mangosteen 倒捻子/~ morella 藤黄/~ morella Desv. 印度藤黄/~ multiflora Champ. [拉;植药] 多花山竹子(药用部分:树皮内皮)/~ oblongifolia Champ. [拉;植药] 岭南山竹子(药用部分:树皮内皮)/~ oligantha Merr. [拉;植药] 单花山竹子(药用部分:树皮内皮)

Gardamine flexuosa With. [拉;植药] ***n.*** 弯果碎米荠

gardan ***n.*** 解痛片,加当片

garden ***n.*** 花园,庭园

Garden burnet [植药] ***n.*** 地榆

gardener ***n.*** 园丁,园林工人

Gardenia Ellis [Alexander Garden 英植物学家 1730—1791] ***n.*** 栀子属 ‖ ~ augusta Merr. 栀子/~ florida, jasminoides Ellis 栀子/~ jasminoides Ellis [拉;植药] 栀子(药用部分:果实) /~ jasminoides Ellis var. radicans (Thb.) Makino [拉;植药] 小果栀子(药用部分:果实—栀子)

gardenin (制自 Gardenia lucida) ***n.*** 栀子素

Garden radish [植药] ***n.*** 萝卜

garden-sage, Salvia officinalis ***n.*** 欧鼠尾草,洋苏草

Gardiner-Brown's test [Alfred 英耳科学家] 加德纳·布朗试验(检中耳病)

Gardner-Diamond syndrome [Frank H. Gardner 美医师 1919 生, Louis Klen. Diamond 美医师 1902 生] 加—戴综合征,痛性淤紫综合征(即 painful bruising syndrome,见 syndrome 项下相应术语)

Gardnerella Greenwood et Pickett [H. L. Gardner 美细菌学家 1919 生] ***n.*** 加德纳菌属 ‖ ~ vaginalis (Gardner et Dukes) Greenwood et Pickett 阴道加德诺菌,加德诺菌阴道病,阴道嗜血菌/~ vaginalis subsp. fox Cai et al. 阴道加德诺菌狐狸亚种

Gardner's syndrome [Eldon J. 美遗传学家 1909 生] 加德纳综合征(家族性大肠息肉病、额外牙、头颅纤维性结构不良、骨瘤、纤维瘤和皮脂囊肿)

Gardner's syndrome [W. J. 美医师 20 世纪] 加德纳综合征(常染色体显性遗传的双侧听神经瘤综合征)

Gardnerula (Harvey) de Toni *n*. 束枝蓝细菌属 ‖ ~ corymbosa (Harvey) de Toni 伞房束枝蓝细菌
Gardona *n*. 杀虫畏(杀虫,杀螨剂)
Garel's sign [Jean 法医师 1852—1931], 加雷哥征(用灯照时,上颌窦如有炎症则影像不能见)(见 Heryng's sign)
Garg. gargarismus [拉] *n*. [含]漱液
garg. gargle *n*. 含漱剂
gargalanesthesia *n*. 撩感缺失,痒感缺失
gargalesthesia *n*. 撩感,痒感,呵氧感
gargalesthetic *a*. 撩感的,痒感的
gargantuan *a*. 庞大的
gargareon, uvula *n*. 悬雍垂
gargarism [拉,希 gargarisma], gargle *n*. [含]漱液
gargarisma, gargle [含] 漱液 ‖ ~ chlori, gargle of chlorine 氯[含]漱液/~ ferri perchloritis, gargle of ferric perchloride 氯化铁[含]漱液/~ guaiaci compositum 复方愈创木[含]漱液/~ kalii chloratis, gargle of potassium chlorate 氯酸钾[含]漱液/~ kalii chloratis et phenolis, gargle of potassium chlorate and phenol 氯酸钾酚[含]漱液/~ phenolis, gargle of phenol 酚[含]漱液/~ sedativa 止痛[含]漱液
garget *n*. 牛乳房炎
GARGG goat antibody to rabbit gamma globulin *n*. 羊抗家兔丙球种蛋白抗体
gargle [拉 gargarisma] *vt*. & *vi*. 漱口 *n*. [含]漱液 golden ~ 金色[含]漱液,含铁氯酸钾[含]漱液/potassium permanganate ~ 过锰酸钾[含]漱液/rivanol ~ 利凡诺尔[含]漱液/sodium bicabonate ~ 碳酸氢钠[含]漱液
gargoylism, lipochondrodystrophy *n*. 脂肪软骨营养不良症(见 Hurler's syndrome)
Garibou blood [动药] *n*. 驯鹿血
Gariel's pessary [Maurice 法医师 1812—1878] 加里埃耳子宫托(子宫气托)
Gari hosoyai (Habe) *n*. 太阳地蛤(隶属于紫云蛤科 Psammobiidae)
garish *a*. 鲜艳夺目的,花花绿绿的 ‖ ~ly *ad*. /~ness *n*.
Garland's curve [George Minot 美医师 1848—1926] 加兰德曲线(胸膜渗出液或水胸的上界线)(见 Ellis' line) ‖ ~ triangle 加兰德三角(下背部靠近病侧脊柱处出现三角形叩诊相对清音区,见于渗出性胸膜炎)
Garland's sign 加兰征(脊柱滑脱的 X 线征象)
garland *n*. 花环,花冠
garlic, **Allium** *n*. 大蒜,蒜 ‖ ~-onion family 葱蒜类食物 ‖ ~ky *a*. 有大蒜气味的
garlicin *n*. 大蒜素
Garlic mosaic carlavirus *n*. 大蒜花叶香石竹潜伏病毒
Garlic mosaic stripe virus (**Novak**) *n*. 大蒜花叶条纹病毒
Garlic mosaic virus (**Lofon**) *n*. 大蒜花叶病毒
Garlic yellow streak potyvirus *n*. 大蒜黄线条马铃薯病毒
garment *n*. ①[一件]衣服(尤指长袍、外套) ②(复)服装,衣着 ③外衣 *vt*. 给……穿衣服 ‖ pneumatic antishock ~ 充气抗休克外衣
garmin *n*. 肉叶芸香碱
garner *n*. 谷仓,储藏物 *vt*. 把……放入谷仓,收集,积蓄
garnet *n*. 石榴石 ‖ ~ laser 石榴石激光器
garnish *n*. 装饰品,华丽的词藻 *vt*. 装饰,修饰
garotilha *n*. 巴西家畜炭疽
GARP Global Atmospheric Research Program (UN) *n*. 全球大气研究计划(联合国)
Garré's osteomyelitis [Carl 瑞士外科医师 1857—1928] 加雷骨髓炎,硬化性非化脓性骨髓炎
garrison *n*. 卫戍区,警备区 *vt*. 驻防,守卫
Garrod's finger-pads [Alfred Baring 英医师 1819—1907] 加罗德指垫
Garrod's test ①[Archibald Edward 英医师 1858—1936] ②[Alfred Baring 英医师 1819—1907] 加罗德试验(①检尿中血卟啉 ②检血中尿酸)
garrot *n*. 绞扼止血器
garroting [西 garrote] *n*. 绞扼,绞杀(法医)
garrulitas vaginae 阴道气响
garrulity *n*. 多言,饶舌 ‖ ~ of vulva, flatus vaginalis 阴道气响
garrulous *a*. 饶舌的,喋喋不休的 ‖ ~ly *ad*. /~ness *n*. 饶舌,喋喋不休,言语增多
Garrya *n*. 绒穗木属(山茱萸科,北美产)
Garryaceae *n*. 常绿四照花科(亦称绞木科)
Garryales *n*. 绞木目(植物分类学)
garter *n*. 袜带
Garter snake [动药] *n*. 乌梢蛇 ‖ ~ egg [动药] *n*. 乌蛇卵/~ gall [动药] *n*. 乌蛇胆/~ oil [动药] *n*. 乌蛇膏/~ skin [动药] *n*. 乌蛇皮
Gärtner's bacillus [August 德细菌学家 1848—1934], Salmonella enteritidis 格特内杆菌,肠炎沙门菌
Gartner's canal [Hermann Treschow 丹外科医师、解剖学家 1785—1827] 加特内管(卵巢冠纵管) ‖ ~ cyst 加特内囊肿(卵巢冠纵管囊肿)/~ duct 加特内管(卵巢冠纵管)
Gärtner's method [Gustav 奥医师 1855—1937] 格特内法(测静脉压) ‖ ~ phenomenon 格特内现象/~ tonometer 格特内血压计(用加压环套在手指上以测血压)/~ vein phenomenon 格特内静脉现象(举臂至不同高度时,其静脉充盈度指示右心房的压力度)
Garymicin *n*. 庆大霉素(gentamicin)制剂的商品名
GAS general adaptation syndrome *n*. 全身适应综合征
gas *n*. ①气态,气体 ②煤气,可燃气 ③毒气 ④笑气,麻醉气 ‖ ~ analyzer 气体分析器/~ antitoxin (简作 GAT) 气性坏疽抗毒素/asphyxiating ~ 窒息性气体/banaple ~ 巴纳伯气,亚硝酸丁酯/~-bile interface 气体胆汁界面/blinding ~ 失明毒剂/blue ~ 蓝煤气/~ burst 瓦斯喷出,瓦斯突出,瓦斯爆炸/calor ~, butane 液态气体(以丁烷为染料的液体燃料,可引起意识变化,价格便宜,易被当做毒品滥用)/~ Cerenkov counter 气体切伦科夫计数器/~-charged laser *n*. 充气激光器/chlorine ~ 氯气/~ chromatograph 气相色谱仪/~ chromatography (简作 GC) 气相色谱[法]/~ chromatography mass spectroscopy (简作 GCMS) 气相色谱物质分光镜检查/~ chromatography mass spectrometer computer (简作 GCMSCOM) 气相层析仪质谱仪计算机联用/Clayton ~ 克莱顿气(船上灭虫用的气体混合物,主要为亚硫酸)/coal ~ 煤气/~-containing *a*. 含气的/~-containing gallstone 含气胆石/~-contrasted *a*. 空气造影的/~-contrasted computed tomography 气造影计算机断层摄像术/~-cooled pencil target *n*. 风冷式笔形靶/~ cooled reactor (简作 GCR) 气体冷却[反应]堆/~ detector (简作 GD) 气体探测器/~ discharge valve 含气放电管/~ dispersoid 气溶胶,气态分散体/dissolved ~ 溶解气体/~ dynamic facility (简作 GOF) 气体动力研究设备/~ emboli 气栓/ethyl ~, tetraethyl lead 四乙基铅/~ evolution analysis (简作 GEA) 逸出气体分析/~ exposure labelling 气体曝射标记[法],气体暴露标记[法]/~ eye 天然气眼病/~ filled (简作 GF) 充气的/~-filled appendix 充气阑尾(坏疽性阑尾炎的 X 线征象)/~ flow counter 气流型计数器/~-flow ionization chamber 流气型电离室/~ flow radiation counter 气流辐射计数器/~-forming *a*. 产气的,成气的/~ gangrene 气性坏疽/~ gangrene antitoxin (简作 GGAT) 气性坏疽抗毒素/~ generator (简作 GG) 气体发生器/~ graphite reactor 气冷石墨[反应]堆/hemolytic ~, arsin 溶血毒气,胂/~-holder *n*. 贮气箱/illuminating ~ 燃灯用气/~ impregnated (简作 GI) 充气的,气体绝缘的/indifferent ~ 中性气体/inert ~ 惰性气体/~ integral generator (简作 GI) 完全气体发生器/irritant ~ 刺激性气体/lacrimator ~, tear ~ 摧泪气/~ laser 气体激光器/laughing ~, nitrous oxide, nitrogen monoxide 笑气,氧化亚氮,一氧化氮/~-liquid chromatography (简作 GLC) 气液色谱法,气液层析法/~-liquid chromatography-mass spectrometry (简作 GLC-MS) 气液色谱—质谱联合法/~-liquid partition chromatography (简作 GLPC) 气—液分层色谱法,气—液分溶层析法/~-liquid radiochromatography 气液[相]放射层析[法],气液[相]放射色谱[法]/~-liquid-solid chromatography (简作 GLSC) 气相液相固相层析,气液固色谱法/marsh ~, methane 沼气,甲烷/~-mask *n*. 防毒面具/mephitic ~, carbon dioxide 二氧化碳/mixed ~ 混合气体/mustard ~, dichlorodiethyl sulfide 芥子气,二氯二乙硫醚/~ myelography 脊髓气造影术/natural ~ 天然煤气,天然气/nerve ~ 神经性毒剂/noble ~ 惰性气体/~ nonpersistent (简作 GNP) 暂时性毒气,非持久性毒气/~ (chemical agent), not persistent (简作 G-NP) 暂时性化学性毒剂/~-oil (简作 GO) 粗柴油,汽油/~ oil ratio (简作 GOR) 油气比/olefiant ~, ethylene ~ 乙烯/~-oxygen-fluothane (简作 GOF) 笑气和氟烷(麻醉)/~-oxygen-penthrane (简作 GOP) 笑气和甲氧氟烷(麻醉)/paralyzing ~ 麻痹性毒剂/~ partition chromatography (简作 GPC) 气相分配层析,气相分配色谱法/~ peritonitis 气性腹膜炎/~-phase laser *n*. 气相激光器/~-phlegmon *n*. 气性蜂窝织炎/phlogisticated ~ 氧[汽]/physiologically inert ~ 生理惰性气体/poisonous ~ 毒剂,毒气/~-radiator *n*. 辐射取暖炉(用煤气作燃料的)/~ sampling apparatus 气体采样器/~ scintillation detector 气体闪烁探测器/sewer ~ 阴沟气/~ shadow 气影/~ shell 毒气炮弹/sneezing ~, diphenylchlorarsine 喷嚏毒气,二苯氯[化]胂/~-solid chromatography (简作 GSC) 气体—固体色谱法,气固层析法/~ steady state (简作 GASSS) 气体稳定状态/sternutatory ~, sternutator 喷嚏性气体,喷嚏性毒剂/~ in stomach (简作 GIS) 胃积气/suffocating ~ 窒息毒气,光气/sweet ~, carbon monoxide 甜气,

一氧化碳/~ target 气靶/systemic poisoning ~ 全身中毒性毒剂(指氰类毒剂)/~ target neutron source 气靶中子源/tear ~ 催泪气,催泪性毒剂/~ tube 含气[X线]管/vesicating ~, dichlorodiethyl sulfide 发疱毒气,二氯二乙硫醚/vomiting ~, chloropicrin 催吐毒气,氯化苦,硝基氯仿/war ~ 军用毒气/~ waste (简作 gw) 废气,气体废物/water ~ 水煤气,水瓦斯
gaseity ***n.*** 气态
gaseous (简作 g) ***a.*** 气[体,态]的,似气体的 ‖ ~ ionization detector 气体电离探测器/~ nitrogen (简作 GN_2) 气态氮/~ oxygen (简作 GO, GO_2, GOX) 气态氧
gaseousness ***n.*** 肠气(即 burbulence)
Gas Gangrene Antitoxin ***n.*** 气性坏疽抗毒素(生物制品)
Gash, marijuana ***n.*** 无用丸,印度大麻
gash ***vt.*** [在……上]划深长切口,划开 ***n.*** [深长的]切口(或伤口),裂缝,划开
gasifiable ***a.*** 可气化的
gasification ***n.*** 气化[作用]
gasiform, gaseous ***a.*** 气[体]的,气态的
gasify ***vt.*** [使]成为气体,[使]气化
Gasis' stain [Demetrius 希医师] ***n.*** 加西斯印剂(染耐酸杆菌)
Gaskell's bridge [Walter Holbrook 英生理学家 1847—1914], **bundle of His** 加斯克耳桥,希斯束(房室束) ‖ ~ clamp 加斯克耳夹(心)/~ nerves 加斯克耳神经(心加速神经)
gasket ***n.*** 垫圈,垫片
gaskin ***n.*** 马[大]腿
GASL General Applied Science Laboratories ***n.*** 普通应用科学实验所
gasocausis ***n.*** 气烙术
gasogenic ***a.*** 产气的
gasoline, gasolene ***n.*** 汽油(美国) = petrol(英国) ‖ ~ tetraethyllead test (简作 GTT) 汽油中四乙基铅测定试验
gasometer ***n.*** 气量计,气体定量器,煤气表,储气器
gasometric ***a.*** 气体定量的
gasometry [gas + 希 metron measure] ***n.*** 气体定量法,气体分析法
GASP Group Against Smokers' polution ***n.*** 反对吸烟污染组团
gasp ***vi.*** ①喘息 ②热望,渴望(for, after) ***vt.*** 气喘喘地说 ***n.*** 喘息 ‖ at one's last ~ 在奄奄一息时/~ forbreath 喘一口气/~ one's life away (或 out) 断气,死去
Gasper, marijuana ***n.*** 加士伯,印度大麻
gasping ***a.*** 气喘的,阵发性的 ‖ ~ centre 喘息中枢
Gasping disease virus, Birds infectious bronchitis virus (Hofstad) ***n.*** 禽传染性气管炎病毒
gasproof (简作 gpf.) ***a.*** ①防毒气的 ②不透气的 ‖ ~ly ***ad.***
gassed ***a.*** 气体中毒的,中毒气的
gasserectomy [gasserian + 希 ektomē excision], **gasserectomia** ***n.*** [三叉神经]半月节切除术
Gasser's ganglion [Johann Laurentius 奥解剖学教授 1723—1765] 加塞神经节,[三叉神经]半月节
Gasser's syndrome [Konrad Joseph 瑞士儿科医师 1912 生] 加塞综合征,溶血性尿毒症综合征(hemolytic-uremic syndrome, 见 syndrome 项下相应术语)
gasserian [Johann Laurentius Gasser 奥解剖学教授 1723—1765] ***a.*** 加塞的
gassiness ***n.*** 气态,充满气体,爱说空话
gassing ***n.*** 放毒气,气体中毒
GASSS Gas steady state ***n.*** 气体稳定状态
gassy ***a.*** ①充满气体的 ②气状的
Gast Gastroenterology ***n.*** 胃肠病学(杂志名)
gaster [希] ***n.*** ①胃 ②腹侧 ③腹部
Gaster Bovis Seu Bubali [拉;动药] ***n.*** 牛肚 ‖ Gaster Caprinus [拉;动药] ***n.*** 山羊肚/Gaster tigris [拉;动药] ***n.*** 虎肚
gaster-, gastro- ①胃 ②腹侧
gasteralgia, gastralgia ***n.*** 胃痛
gasterangiemphraxis ***n.*** 胃血管梗阻
gasterasthenia, gastrasthenia ***n.*** 胃无力,胃弱
gasterataxia, gastro-ataxia ***n.*** 胃共济失调
gasterechema [gaster- + 希 echema sound] ***n.*** 胃音,胃声
gasterectasis, gastrectasis ***n.*** 胃扩张
gasteremphraxis ***n.*** ①胃血管梗阻 ②胃[膨]胀
gasterhysterotomy, gastrohysterotomy ***n.*** 剖腹子宫切开术,腹式子宫切开术
Gasteromycetes ***n.*** 腹菌纲
Gasterophilae ***n.*** 胃蝇科
Gasterophilus [gaster- + 希 philein to love] ***n.*** 胃蝇属 ‖ ~ equina 马胃蝇/~ haemorrhoidalis Linné 赤尾胃蝇/~ intestinalis 大马胃蝇/~ intestinalis de Geer 肠胃蝇/~ nasalis 马鼻胃蝇
Gasterosteiformes ***n.*** 刺鱼目(隶属于硬骨鱼纲 Actinopterygii)
Gasterostomata ***n.*** 腹口目
gasterotheca ***n.*** 腹鞘(蛹壳包围腹部的部)
Gastou's syndrome, anesthetic prurigo 加斯都综合征,麻木性痒疹
gastr-, gastro- [希 gastros] [构词成分] ①胃 ②腹侧
gastradenitis ***n.*** 胃腺炎
gastral ***a.*** ①胃的 ②腹侧的
gastralgia ***n.*** 胃痛 ‖ appendicular ~ 阑尾性胃痛
gastralgokenosis ***n.*** 胃空痛
gastralia ***n.*** 腹膜肋
gastralneuria ***n.*** 胃神经机能不良,胃神经紧张力不良
gastramine hydrochloride, betazole hydrochloride 盐酸氨乙吡唑(促胃液分泌药),盐酸倍他唑(诊断胃酸分泌用药)
gastrasthenia ***n.*** 胃无力,胃弱
gastratrophia ***n.*** 胃萎缩,萎缩性胃炎
gastrectasia, gastrectasia ***n.*** 胃扩张
gastrectomy ***n.*** 胃切除术 ‖ partial ~ 部分胃切除术/subtotal ~ 大部胃切除术/total ~ 全胃切除术
gastrectosis, gastrectasis, gastrectasia ***n.*** 胃扩张
gastrelcobrosis ***n.*** 胃溃烂
gastrelcoma [gaster- + 希 elkos ulcer] ***n.*** 胃溃疡
gastrelcosis, gastrelcoma ***n.*** 胃溃疡
gastremia ***n.*** 胃充血
gastrenteralgia ***n.*** 胃肠神经痛
gastrenteromalacia ***n.*** 胃肠软化
-gastria [gastēr stomach 胃] ***n.*** 胃
gastric [拉 gastricus, 希 gastēr stomach] ***a.*** 胃的 ‖ ~ acidity determination 胃酸测定/~ analysis (简作 GA) 胃液分析/~ angle 胃角/~ area 胃区/~ caecum 胃盲囊/~ calculus 胃石/~ cancer 胃癌/~-duodenal ultrasound 胃十二指肠超声/~ emptying time (简作 GET) 胃排空时间/~ emptying half time (简作 GET $\frac{1}{2}$) 胃半排空时间/~ emphysema 胃[壁]气肿/~ filament 胃丝/~ fistula 胃瘘/~ fold(s) 胃皱襞/~ gland 胃腺/~ hemorrhage 胃出血/~ hyperkinesia 胃动力亢进/~ hypermotility 胃运动过强/~ hypersecretion 胃分泌亢进/~ hypertonia 胃张力过高,高张胃/~ hypokinesia 胃动力减弱/~ hypothermia 胃降温法/~ hypotonia 胃张力过低,低张胃/~ imaging 胃成像/~ impression 胃压迹/~ indigestion 胃消化不良/~ inhibitory polypeptide (简作 GIP) 抑胃多肽/~ injury 胃损伤/~ intubation 插胃管,留置胃管/~ juice 胃液/~ juice analysis (简作 GJA) 胃液分析/~ juice examination (简作 GJE) 胃液检查/~ lavage 胃灌洗[法],洗胃[法]/~ layer 胃层/~ motility 胃运动性,胃蠕动[性]/~ motility agents (简作 GMA) 胃运动促进剂/~ mucin 胃黏蛋白/~ mucosa (简作 GM) 胃黏膜/~ mucosal barrier 胃黏膜屏障/~ mucous membrane 胃黏膜/~ multiple primary carcinoma (简作 GMPC) 胃多重原发癌/~ parietal cells (简作 GPC) 胃壁细胞/~ parietography 胃壁造影[术],胃 X 线摄影[术]/~ perforation 胃穿孔/~ pit 胃小凹(胃腺开口处)/~ plexus 胃丛/~ polyp 胃息肉/~ pouch 小胃(胃袋),胃囊/~ reflux 胃返流/~ remnant 残胃,胃残余物/~ resection (简作 GR) 胃切除/~ retention 胃滞留/~ ridge 胃突,胃嵴/~ secretion 胃分泌/~ stump 胃残端,残留胃/~ tubing before operation 术前放置胃管/~ ulcer (简作 GU) 胃溃疡
gastricism ***n.*** [胃]消化障碍
gastricsin ***n.*** 胃亚蛋白酶
gastridine ***n.*** 丙谷胺,二丙谷酰胺
gastrin (简作 G) ***n.*** 胃泌素,促胃液素,胃分泌素,促胃酸激素 ‖ big ~ 大胃泌素(G_{34})/big big ~ 巨胃泌素(X-G_{34}-G_{34})/~ like peptide 胃泌素样肽/~-releasing peptide (简作 GRP) 胃泌素释放肽
gastrinoma, Zollinger-Ellison syndrome ***n.*** 胃泌素瘤,卓-爱二氏综合征
gastritic ***a.*** 胃炎的
gastritis ***n.*** 胃炎 ‖ anachlorhydric ~ 胃酸缺乏性胃炎/antral ~, antrum ~ 窦性胃炎,胃窦炎/atrophic ~ 萎缩性胃炎/catarrhal ~ 卡他性胃炎/cirrhotic ~ 硬变性胃炎,皮革状胃/corrosive ~ 腐蚀性胃炎/exfoliative ~ 剥脱性胃炎/fibrinous ~ 纤维蛋白性胃炎/follicular ~ 滤泡性胃炎,胃腺[泡]炎/giant hypertrophic ~ 巨大肥厚性胃炎/~ granulomatosa fibroplastica 纤维肉芽肿性胃炎,良性幽门肥厚,革袋状胃/hyperpeptic ~, hyperpepsia 胃液分泌过多性胃炎,酸过多性消化不良/hypertrophic ~ 肥厚性胃炎(皮革状胃)/infectious ~ 感染性胃炎/interstitial ~, linitis plastica, Brinton's disease 间质性胃炎,皮革状胃,布林顿病/membranaceous ~ [成]膜性胃炎/mucous ~ 黏液性胃炎/mycotic ~

真菌性胃炎/phlegmonous ~ 蜂窝织炎性胃炎/polypous ~ 息肉性胃炎/pseudomenbranous ~ 假膜性胃炎/purulent ~, suppurating ~ 化脓性胃炎/sclerotic ~ 硬化性胃炎/simple exogenous ~ 单纯外源性胃炎/syphilitic ~ 梅毒性胃炎/toxic ~ 中毒性胃炎/ulcerosa ~ 溃疡性胃炎/~ verrucosa 疣状胃炎
gastro-, gaster-, gastr- [希 gastēr stomach 胃] [构词成分] ①胃 ②腹侧
gastroacephalus [gastro- + a priv. + 希 kephalē head] ***n*.** 有腹无头寄生畸胎(双胎畸形,其一无头而与另一胎的腹部相联)
gastroadenitis, gastradenitis ***n*.** 胃腺炎
gastroadynamic ***a*.** 胃无力的
gastroalbumorrhea ***n*.** 胃蛋白溢
gastroamorphus [gastro- + a priv. + 希 morphē form] ***n*.** 腹内寄生畸胎
gastroanastomosis, gastrogastrostomy ***n*.** 胃[胃]吻合术
gastro-ataxia ***n*.** 胃共济失调
gastroatonia ***n*.** 胃弛缓,胃张力缺乏
gastrobid ***n*.** 甲氧氯普胺(metoclopramide)的商品名
gastroblennorrhea ***n*.** 胃黏液溢,胃黏液分泌过多
gastrobrosis [gastro- + 希 brōsis eating] ***n*.** 胃穿破
gastroc. gastrocnemius ***n*.** 腓肠肌
gastrocamera ***n*.** 胃内照相机 ‖ ~ with fiberscope (简作 GTF) 纤维胃镜照相机
gastrocardiac ***a*.** 胃心的
gastrocele ***n*.** 胃膨出
gastrochronorrhea, **chronic gastric hypersecretion** ***n*.** 慢性胃液溢,慢性胃液分泌过多
gastrocnemius [gastro- + 希 knēmē leg] (简作 Gastroc) ***n*.** 腓肠肌
gastrocoel ***n*.** 原肠
gastrocoele, **archenteron** ***n*.** 原肠
gastrocolic ***a*.** 胃结肠的 ‖ ~ fistula 胃结肠瘘/~ ligament 胃结肠韧带/~ space 胃结肠间隙
gastrocolitis ***n*.** 胃结肠炎
gastrocoloptosis ***n*.** 胃结肠下垂
gastrocolostomy ***n*.** 胃结肠吻合术
gastrocolotomy ***n*.** 胃结肠切开术
gastrocolpotomy [gastro- + 希 kolpos vagina + temnein to cut] ***n*.** 剖腹阴道切开术
Gastrocotylidae ***n*.** 胃叶科
gastrocutaneous ***a*.** 胃(与)皮肤的(如瘘)
gastrocyst ***n*.** 胚泡
gastrocystoplasty ***n*.** 胃膀胱成形术
gastrodermis ***n*.** 胃皮(无脊推动物消化道内层)
Gastrodia R. Br. [拉] ***n*.** 天麻属 | ~ elata Blume [拉;植药] 天麻(药用部分:块茎—天麻)
gastrodialysis ***n*.** 胃透析
gastrodiaphane ***n*.** 胃透照镜(灯,器)
gastrodiaphanoscope ***n*.** 胃透照镜
gastrodiaphanoscopy [gastro- + 希 dia through + phainein to show + skopein to examine], gastrodiaphany ***n*.** 胃透照镜检查
gastrodiaphany [gastro- + 希 dia through + phainein to show] ***n*.** 胃透照镜检查
gastrodidymus, **gastropagus** ***n*.** 腹部联胎
Gastrodine ***n*.** 天麻素,天麻甙(抗惊厥药)
gastrodisc ***n*.** 胚盘
gastrodisciasis ***n*.** 似腹盘吸虫病
Gastrodiscidae ***n*.** 腹盘亚科
Gastrodiscoides [gastro- + 希 diskos disk + eidos form] ***n*.** 似腹盘[吸虫]属 ‖ ~ hominis 人似腹盘吸虫
Gastrodiscus, **Gastrodiscoides** ***n*.** 似腹盘[吸虫]属 ‖ ~ aegyptiacus 埃及腹盘吸虫/~ hominis 人体腹盘吸虫
gastrodisk ***n*.** 胚盘
gastroduodenal ***a*.** 胃十二指肠的 ‖ ~ arteria (简作 GDA) 胃十二指肠动脉
gastroduodenectomy ***n*.** 胃十二指肠切除术
gastroduodenitis ***n*.** 胃十二指肠炎
gastroduodenoenterostomy, **gastroduodenostomy** ***n*.** 胃十二指肠吻合术
gastroduodenofiberscope ***n*.** 纤维胃十二指肠镜
gastroduodenofiberscopy ***n*.** 纤维胃十二指肠镜检查
gastroduodenoscope ***n*.** 胃十二指肠镜
gastroduodenoscopy ***n*.** 胃十二指肠镜检查
gastroduodenostomy ***n*.** 胃十二指肠吻合术
gastro-dynamometer ***n*.** 胃动力测量器
gastrodynia ***n*.** 胃痛
gastroectasia ***n*.** 胃扩张
gastroelytrotomy ***n*.** 剖腹阴道切开术,腹式阴道切开术
gastroemotional (简作 GE) ***a*.** 胃[影响性]情绪的
gastroenteralgia ***n*.** 胃肠痛
gastroenteric ***a*.** 胃肠的
gastroenteritis ***n*.** 胃肠炎 ‖ acute infectious ~, polytropous enteronitis 急性感染性胃肠炎/~ catarrhalis 卡他性胃肠炎/eosinophilic ~ 嗜酸性胃肠炎/~ hemorrhagica 出血性胃肠炎/~ infectiosa 感染性胃肠炎/Norwalk ~ 诺沃克胃肠炎(由诺沃克病毒所致)/~ paratyphosa B 乙型副伤寒[杆菌]性胃肠炎/transmissible ~ (T. G. E.) of swine 猪传染性胃肠炎/~ typhosa 伤寒[杆菌]性胃肠炎
Gastro-enteritis of dogs virus, Canine coronavirus ***n*.** 犬胃肠炎病毒,犬日冕形病毒
Gastro-enteritis of foals virus ***n*.** 驹胃肠炎病毒
Gastro-enteritis of man parvovirus ***n*.** 人胃肠炎细小病毒
Gastro-enteritis parvovirus ***n*.** 胃肠炎细小病毒
Gastro-enteritis viruses of humans ***n*.** 人胃肠炎病毒
gastroenteroanastomosis ***n*.** 胃肠吻合术
Gastroenterol Clin Biol GASTROENTEROLOGIE CLINIQUE ET BIOLOGIQUE (PARIS) 胃肠病学临床与生物学(杂志名)
Gastroenterol Clin North Am GASTROENTEROLOGY CLINICS OF NORTH AMERICA (PHILADELPHIA PA) 北美胃肠病临床(杂志名)
Gastroenterol Hepatol GASTROENTEROLOGIA Y HEPATOLOGIE (BARCELONA) 胃肠病和肝脏病(杂志名)
gastroenterocolitis ***n*.** 胃小肠结肠炎
GASTROENTEROLOGIE CLINIQUE ET BIOLOGIQUE (简作 Gastroenterol Clin Biol) (PARIS) 胃肠病学临床与生物学(杂志名)
gastroenterocolostomy ***n*.** 胃小肠结肠吻合术
gastroenterography ***n*.** 胃肠造影
GASTROENTEROLOGIA Y HEPATOLOGIE (简作 Gastroenterol Hepatol) (BARCELONA) 胃肠病和肝脏病(杂志名)
Gastroenterologist GASTROENTEROLOGIST (PHILADENPHIA PA) 胃肠病学家(杂志名)
gastroenterologist ***n*.** 胃肠病学家
Gastroenterology GASTROENTEROLOGY (PHILADELPHIA PA) 胃肠病学(杂志名)
gastroenterology (简作 GE, Ge) ***n*.** 胃肠病学
GASTROENTEROLOGY CLINICS OF NORTH AMERICA (简作 Gastroenterol Clin North Am) (PHILADELPHIA PA) 北美胃肠病临床(杂志名)
gastroenteropancreatic system (简作 GEP system) 胃肠胰内分泌系统
gastroenteropathy ***n*.** 胃肠病
gastroentertoplasty ***n*.** 胃肠成形术
gastroentertoptosis ***n*.** 胃肠下垂
gastroenterostomia, **gastroenteroanastomosis**, **gastroenterostomy** ***n*.** 胃肠吻合术 ‖ ~ antecolica 结肠前胃肠吻合术/~ retrocolica 结肠后胃肠吻合术/~ y psiliformis Y 字形胃肠吻合术,三叉形胃肠吻合术
gastroenterostomy (简作 GE, Ge) ***n*.** 胃肠吻合术
gastroenterotomy ***n*.** 胃肠切开术
gastroepiploic ***a*.** 胃网膜的 ‖ ~ artery (简作 GEA) 胃网膜动脉
gastroesophageal ***a*.** 胃食管的 ‖ ~ junction (简作 GEJ) 胃食管连接部/~ reflux (简作 GER) 胃食管返流/~ reflux disease (简作 GERD) 胃食管反流病/~ sphincter 胃食管括约肌,食管下段括约肌/~ vestibule (简作 GEV) 胃食管前庭部
gastroesophagitis ***n*.** 胃食管炎
gastroesophagostomy ***n*.** 胃食管吻合术
gastrofaradization ***n*.** 胃感应电疗法
gastroferrin ***n*.** 胃液铁蛋白
gastrofiberscope ***n*.** 胃纤维镜
gastrofiberscopy ***n*.** 胃纤维镜检查
gastrogalvanization ***n*.** 胃流电疗法
gastrogastrostomy ***n*.** 胃胃吻合术
gastrogavage ***n*.** 胃管饲法
gastrogenic ***a*.** 胃原性的
Gastrografin ***n*.** 泛影葡胺(meglumine diatrizoate)制剂的商品名
gastrogram ***n*.** 胃放射图
gastrograph ***n*.** 胃动描记器
gastrography ***n*.** 胃动描记法
gastrohelcoma ***n*.** 胃溃疡
gastrohelcosis ***n*.** 胃溃疡
gastrohepatic ***a*.** 胃肝的
gastrohepatitis ***n*.** 胃肝炎

gastrohydrorrhea [gastro- + 希 hydōr water + rhoia flow] ***n*.** 胃液溢,胃溢水
gastrohyperneuria [gastro- + 希 hyper over + neuron nerve], **gastrohypernervia** ***n*.** 胃神经机能亢进
gastrohypertonic ***a*.** 胃张力过度的
gastrohyponeuria [gastro- + 希 hypo under + neuron nerve], gastrohyponervia ***n*.** 胃神经机能不足
gastrohysterectomy [gastro- + 希 hystera womb + ektomē excision] ***n*.** 剖腹子宫切除术,腹式子宫切除术
gastrohysteropexy ***n*.** 子宫腹壁固定术
gastrohysterorrhaphy [gastro- + 希 hystera womb + rhaphē suture], gastrohysteropexy ***n*.** 子宫腹壁缝术,子宫腹壁固定术
gastrohysterotomy [gastro- + 希 hystera womb + temnein to cut] ***n*.** 剖腹子宫切开术,腹式子宫切开术
gastroileal ***a*.** 胃回肠的 ‖ ~ fold 胃肠褶,胃肠襞/~ reflex 胃回肠反射
gastroileitis ***n*.** 胃回肠炎
gastroileostomy ***n*.** 胃回肠吻合术
Gastrointest Endosc GASTROINTESTINAL ENDOSCOPY (ST LOUIS MO) 胃肠内镜(杂志名)
Gastrointest Endosc Clin N Am GASTROINTESTINAL ENDOSCOPY CLINICS OF NORTH AMERICA (PHILADELPHIA PA) 北美胃肠内镜临床(杂志名)
gastrointestinal (简作 GI) ***a*.** 胃肠的 ‖ ~ allergy (简作 GIA) 胃肠道变态反应/~ angiography 胃肠血管造影[术]/~ bacterial flora (简作 GIBF) 胃肠道菌群/~ bleeding (简作 GIB) 胃肠道出血/~ blood loss (简作 GIBL) 胃肠道失血量/~ cinematography 胃肠电影摄影[术]/~ endoscope 胃肠内镜/Gastrointestinal Endoscopy (简作 GE) 胃肠内镜(杂志名)/~ endoscopy 胃肠内镜检查/~ fiberscope 胃肠纤维镜,纤维胃肠镜/~ fiberscopy 纤维胃肠镜检查/~ glucagon-immunoreactivity (简作 GIGI) 胃肠胰高血糖素免疫反应性/~ hormone (简作 GIH) 消化道激素,胃肠道激素/~ hyperkinesia 胃肠动力亢进/~ motility 胃肠蠕动/~ obstruction 胃肠梗阻/~ protein loss (简作 GIPL) 胃肠道蛋白丢失[量]/~ radiography 胃肠 X 线摄影[术]/~ radiologic diagnosis 胃肠放射学诊断/~ radiology 胃肠放射学/Gastro-intestinal series (or system) (简作 GIS) 胃肠系统/~ tonometry 胃肠道张力测定法/~ tract (简作 GIT) 胃肠道/~ tract scintigraphy 胃肠道闪烁成像[术]
gastro-intestinal decompression ***n*.** 胃肠减压法
gastro-intestinal route ***n*.** 胃肠道途径
GASTROINTESTINAL ENDOSCOPY (简作 Gastrointest Endosc) (ST LOUIS MO) 胃肠内镜(杂志名)
GASTROINTESTINAL ENDOSCOPY CLINICS OF NORTH AMERICA (简作 Gastrointest Endosc Clin N Am) (PHILADELPHIA PA) 北美胃肠内镜临床(杂志名)
gastrojejunal ***a*.** 胃空肠的
gastrojejunitis ***n*.** 胃空肠炎
gastrojejunocolic ***a*.** 胃空肠结肠的
gastrojejuno-esophagostomy, **esophagojejunogastrostomosis** ***n*.** 胃空肠食管吻合术
gastrojejunostomy ***n*.** 胃空肠吻合术
gastrokateixia ***n*.** ①胃变位 ②胃下垂
gastrokinesograph ***n*.** 胃动描记器
gastrokinesography ***n*.** 胃动描记法
gastrolavage ***n*.** 洗胃[术]
gastrolienal ***a*.** 胃脾的 ‖ ~ ligament 胃脾韧带
gastrolith [gastro- + 希 lithos stone] ***n*.** 胃石
gastrolithiasis [gastro- + 希 lithos stone + -iasis] ***n*.** 胃石病
gastrologer ***n*.** 美食家,烹调学家
gastrologist ***n*.** 胃病学家
gastrology ***n*.** 胃病学,美食学,烹调学
gastrolysis ***n*.** 胃松解术
gastromalacia ***n*.** 胃软化
Gastromax ***n*.** 胃复安(metoclopramide 的商品名)
gastromegaly ***n*.** 巨胃
gastromelus [gastro- + 希 melos limb] ***n*.** 腹部寄生肢畸胎
gastromenia [gastro- + 希 mēniaia menses] ***n*.** 胃代偿月经
gastromesenterial ***a*.** 胃肠系膜的
gastrometritis ***n*.** 胃子宫炎
gastrometrotomy, laparohysterotomy ***n*.** 剖腹子宫切开术
gastromycosis ***n*.** 胃霉菌病
gastromyotomy, **pylorotomy** ***n*.** 胃肌切开术,幽门切开术
gastromyxorrhea ***n*.** 胃黏液溢
gastrone ***n*.** 抑胃[分泌]素
gastronephritis ***n*.** 胃肾炎
gastronesteostomy, **gastrojejunostomy** ***n*.** 胃空肠吻合术
gastroneurosis ***n*.** 胃神经机能病,胃神经官能症
gastronome, **gastronomist** ***n*.** 爱吃的人,讲究吃的人
gastronomy ***n*.** 烹调法
gastro-omental ***a*.** 胃网膜的
Gastropacha quercifolia cytoplasmic polyhedrosis virus ***n*.** 李枯叶蛾胞质型多角体病毒
Gastropacha quercifolia nuclear polyhedrosis virus ***n*.** 李枯叶蛾核型多角体病毒
gastropagus, **gastrodidymus** ***n*.** 腹部联胎 ‖ ~ parasiticus, gastroparasitus 腹部寄生胎
gastropancreatic fold 胃胰襞
gastropancreatitis ***n*.** 胃胰[腺]炎
gastroparalysis ***n*.** 胃麻痹
gastroparasitus [gastēr- + 希 parasitos parasite], **gastropagus parasiticus** ***n*.** 腹部寄生胎
gastroparesis ***n*.** 胃轻瘫
gastroparietal ***n*.** 胃腹壁的
gastropathic ***a*.** 胃病的
gastropathy ***n*.** 胃病
gastroperiodynia [gastro- + 希 periodos period + odynē pain] ***n*.** 周期性胃痛
gastroperitonitis ***n*.** 胃腹膜炎
gastropexy ***n*.** 胃固定术
gastrophrenic ligament 胃膈韧带
Gastrophilidae [gastēr- + 希 philein to love] ***n*.** 胃蝇科
Gastrophilus, **Gasterophilus** ***n*.** 胃蝇属 ‖ ~ equina, horse botfly 马胃蝇,马蝇/~ hemorrhoidalis 痔胃蝇,赤尾胃蝇/~ inermis 无刺胃蝇/~ intestinalis 肠胃蝇/~ nasalis 鼻胃蝇/~ nigricornis 黑角胃蝇
gastrophore [gastro- + 希 phoros bearing] ***n*.** 胃钳
gastrophotography ***n*.** 胃内照相[术]
gastrophotor ***n*.** 胃内照相机,胃内照相器,胃内照相装置
gastrophrenic ***a*.** 胃膈的
gastrophthisis ***n*.** ①增殖性胃壁肥厚 ②腹病性消瘦
Gastrophysus ***n*.** 腹刺鲀 ~ lunaris (Bloch et Schneider) 月腹刺鲀(隶属于鲀科 Tetraodontidae)/~ spadiceus (Richardson) 棕斑腹刺鲀(隶属手鲀科 Tetraodontidae)
gastropine ***n*.** 胃舒平,复方氢氧化铝
gastroplasty ***n*.** 胃成形术
gastroplegia ***n*.** 胃麻痹,胃瘫
gastropleuritis ***n*.** 胃胸膜炎
gastroplication ***n*.** 胃折术
gastropneumonic ***a*.** 胃[与]肺的
gastropod ***n*.** 腹足类(属于软体动物)
Gastropoda [希 gaster belly + pous (pod-) foot] ***n*.** 腹足纲(隶属于软体动物门 Mollusca)
gastropore ***n*.** ①胚孔 ②腹孔
gastroptosia, **gastroptosis** ***n*.** 胃下垂
gastroptosis ***n*.** 胃下垂
gastroptyxis [gastro- + 希 ptyxis folding], **gastroptyxy** ***n*.** 胃折术
gastropulmonary ***a*.** 胃[与]肺的
gastropylorectomy [gastro- + 希 pylōros pylorus + ektomē excision] ***n*.** 幽门切除术
gastropyloric ***a*.** 胃幽门的
gastroradiculitis ***n*.** 胃神经根炎
gastrorrhagia [gastro- + 希 rhēgnynai to break forth] ***n*.** 胃出血
gastrorrhaphy [gastro- + 希 rhaphē suture] ***n*.** 胃缝合术
gastrorrhea ***n*.** 胃液溢,胃液分泌过多 ‖ ~ continua chronica, gastrosuccorrhea 慢性持续性胃液溢,持续性胃液分泌过多
gastrorrhexis [gastro- + 希 rhēxis rupture] ***n*.** 胃破裂
gastrorrhoea ***n*.** 胃液溢,胃液分泌过多
gastrosalpingotomy ***n*.** 剖腹输卵管切开术,腹式输卵管切开术
gastroschisis [gastro- + 希 schisis cleft] ***n*.** 腹裂[畸形],(新生儿腹壁上薄弱的孔伴肠管脱出)
gastroscope ***n*.** 胃[窥]镜 ‖ ~ for biopsy 活检用胃镜/fiberoptic ~ 光导纤维胃镜
gastroscopic ***a*.** 胃[窥]镜的,胃镜检查的 ‖ ~ table 胃镜检查
gastroscopist ***n*.** 胃镜医师
gastroscopy ***n*.** 胃镜检查[术] ‖ ~ for emergency (简作 EG) 急诊胃镜/lower ~, laparogastroscopy 剖腹胃镜检查
gastroselective ***a*.** 胃选择性的,嗜胃性的(对调节胃活动的受体有亲和力的)
gastrosia, **gastrosis** ***n*.** 胃病 ‖ ~ fungosa 真菌性胃病
gastrosis ***n*.** 胃病
gastrospasm ***n*.** 胃痉挛

gastrospiry [gastro- + 拉 spirare to breathe], aerophagy ***n*.** 吞气症
gastrosplenic ***a*.** 胃脾的
gastrostaxis ***n*.** 胃渗血
gastrostegous ***a*.** 遮胃的
gastrostenosis ***n*.** 胃狭窄
gastrostogavage ***n*.** 胃瘘管饲法
gastrostolavage ***n*.** 胃瘘注洗法
gastrostoma ***n*.** 胃瘘
gastrostomize ***vt*.** 胃造口
gastrostomosis, **gastrostomy** ***n*.** 胃造口术
gastrostomy ***n*.** 胃造口术 ‖ Beck's ~ 贝克胃造口术/tracheotomy and ~ (简作 GT) 气管切开与胃造口术
Gastrostyla Engelman 腹柱虫属 ‖ ~ affine Stein, Oxytricha affine Stein, Gonostomum andoi Shibuya, Gonostomum affine Stein 近亲腹柱虫/~ muscorum Kahl 苔藓腹柱虫/~ steini Engelann 杯状腹柱虫
gastrosuccorrhea, **Reichmann's disease** ***n*.** 持续性胃液分泌过多, 赖希曼病 ‖ digestive ~ 消化性胃液溢, 消化期胃液分泌过多/~ mucosa 胃黏液溢, 胃黏液分泌过多
gastrotherapy ***n*.** ①胃制剂疗法 ②胃病疗法, 胃病治疗
gastrothoracic ***a*.** 腹胸的
gastrothoracodidymus, **gastrothoracopagus** ***n*.** 腹胸联胎
gastrothoracopagus [gastro- + 希 thōrax chest + pagos thing fixed] ***n*.** 腹胸联胎 ‖ ~ dipygus 双臀腹胸联胎
Gastrothylacidae ***n*.** 食羊胃科
Gastrothylax ***n*.** 腹袋[吸虫]属 ‖ ~ crumenifer 苦盂腹袋吸虫/~ glandiformis 腺状腹袋吸虫
gastrotome ***n*.** 胃刀
gastrotomia, **gastrotomy** ***n*.** 胃切开术
gastrotomy ***n*.** 胃切开术 ‖ abdominal ~, laparogastrotomy, celiogastrotomy 剖腹胃切开术
gastrotonica, **stomachic tonic** ***n*.** 健胃剂
gastrotonometer ***n*.** 胃内压测量器, 胃内压力计
gastrotonometry ***n*.** 胃内压测量法
gastrotoxic ***a*.** 胃[中]毒的
gastrotoxin ***n*.** 胃毒素
gastrotrachelotomy [gastro- + 希 trachēlos neck + temnein to cut] ***n*.** 剖腹子宫颈切开术, 腹式子宫颈切开术
Gastrotricha ***n*.** 腹毛纲
gastrotropic ***a*.** 亲胃的
gastrotubotomy ***n*.** 剖腹输卵管切开术, 腹式输卵管切开术
gastrotympanites ***n*.** 胃积气, 胃鼓胀
gastroxia, gastroxynsis ***n*.** 胃酸过多[症]
Gastroxides ***n*.** 腹虻属 ‖ ~ shirakii 二叉腹虻
gastroxynsis [gastro- + 希 oxynein to sharpen, exacerbate], **hyperchlorhydria** ***n*.** 胃酸过多[症] ‖ ~ fungosa 真菌性胃酸过多, 霉菌性胃酸过多
gastrula (复 gastrulae 或 gastrulas), **gastrulation** ***n*.** 原肠胚 ‖ embolic ~ 塞入原肠胚/epibolic ~ 外包原肠胚
gastrulation ***n*.** 原肠胚形成 ‖ epibolic ~ 外包原肠胚形成
gastrypectasia, **gastrypectasis** ***n*.** 胃轻度扩张
gastryperneuria, **gastrohyperneuria** ***n*.** 胃神经机能亢进
gastryperpathia ***n*.** 胃重病
gastryponeuria, **gastrohyponeuria** ***n*.** 胃神经机能不足
GAT gas antitoxin ***n*.** 气性坏疽抗毒素/gelatin agglatination test ***n*.** 明胶凝集试验/generalized algebraic translator ***n*.** 广义的代数翻译程序/General American Transportation Co. ***n*.** 美国通用运输公司/gentamicin acetyl transferase ***n*.** 庆大霉素乙酰转移酶
gat ***n*.** [左轮]手枪
GATB ‖ general aptitude test battery 一般能力测验系列
Gatch bed [Willis Dew 美外科医师 1878—1954] 盖奇床(一种活动靠背床)
gate ***n*.** ①门, 活门, 大门, 出入口, 狭长通道 ②门电路, 闸门 ③控制极, 选通(脉冲, 器) ‖ ~ bias 栅偏压/~ circuit 门电路, 选通电路/~ed blood pool imaging 选通血池扫描/~ed cardiac image 选通心脏影像, 心搏联动像/~ed counter 选通计数器/~ed detector 选通探测器/~ driver (简作 GD) 门驱动器/~ed equilibrium scintigraphy 平衡法选通闪烁成[显]像/~ed heart study 选通心脏检查, 心搏联动检查/~ed image 选通影像/~ed proportional counter 选通正比器/~ed pulse 门脉冲, 选通脉冲/~ed RI angiogram 选通放射性同位素血管显像图/~ed scintigraphy 选通闪烁成像[术]/~ed tube 选通管
Gatesius, **Sparganum** ***n*.** 裂头蚴属
gateway ***n*.** ①门口, 入口 ②途径 ③方法, 手段
gather ***n*.** ①使聚集, 积聚 ②搜集, 采集, 得出(印象, 想法等) ③推测 ④渐增, 恢复 ⑤皱拢(眉头等) ***vi*.** ①聚集, 化脓 ②(脓疮)出头 ③(眉头等)皱拢 ‖ be ~ed to one's fathers 死亡/~ up ①集拢 ②蜷缩 ③概括, 集中
gathering ***n*.** ①搜集 ②聚集, 集会 ③生脓, 脓肿
Gatifloxacin ***n*.** 加替沙星(抗菌药)
gating ***n*.** 选通(门电路电子信号的选择) ‖ ~ current 闸门电路/~ signal 选通信号[脉冲]
gatism [法 gater to spoil] ***n*.** 大小便失禁
gatophilia [希 gata cat + philein to love] ***n*.** 嗜猫癖
gatophobia ***n*.** 猫恐怖
gattine ***n*.** 蚕腐败病
Gau. gauss ***n*.** 高斯
Gauche rotamer 高歇旋转异构体
Gaucher's cells [Phillipe Charles Ernest 法医师 1854—1918] 戈谢细胞(见于戈谢病的脾等) ‖ ~ disease (splenomegaly) 戈谢病(脾大)(一种葡糖脑苷脂代谢的遗传病, 特征为骨髓内有戈谢细胞以及脾、肝肿大、骨畸形等, 主要症状为脾肿、皮变色、贫血、恶病质、出血素质等, 亦称家族性脾性贫血、角苷脂贮积病、脑苷脂沉积症)
gaudens ***n*.** 戈登(月见草中染色体组)
Gaudryina d'Orbigny 锥头虫属 ‖ ~ koreaensis Hornibrook 朝鲜锥头虫/~ siphonifera Brady 管锥头虫/~ transversaria Brady 横管锥头虫/~ trullisata Todd 镘锥头虫
gaudy ***a*.** 华而不实的
gauge, gage (简作 G, g, ga., ge., gge.) ***n*.** ①[量]尺, 门表 ②规, 量规 ③计, 计器 ④样板 ***vt*.** (用量具)量, 测量, 测定 ‖ air pressure ~ 空气压力表/bite ~ 殆尺, 咬合尺/Boley 博利测规(钟表制造工人用的测量器, 用于口腔科)/catheter ~ 导管径计/dental instrument ~ 牙医器械量尺/measure ~ 量尺, 量规/mercury pressure ~ 汞压力计/pivot ~ 量柱尺, 量轴尺/pressure ~ (简作 GP) 测压表, 压力计/root canal depth ~ 根管长度测器/vacuum ~ 真空计 take the ~ of 估计, 测量 ‖ ~able ***a*.** 可计量的, 可测量的/~r ***n*.** 计量者, 计量器
Gaule's pits Gaule 小窝(神经麻痹所致角膜上皮变性)
gaultherase, **betulase** ***n*.** 冬绿酶, 桦酶(能分解冬绿苷)
Gaultheria forrestii Diels [拉; 植药] ***n*.** 地檀香
Gaultheria L. [Jean François Gaultier 加医师、植物学家 1708—1756] ***n*.** 白珠树属 ‖ ~ oil 冬青油/~ procumbens L. 冬绿树/~ pyroloides 白珠树/~ yunnanensis (Franch.) Rehd. [拉; 植药] 滇白珠树(全株入药—透骨草)
gaultherin ***n*.** 冬绿苷(水杨酸甲酯樱草苷), 白珠木苷
gaultherioside ***n*.** 冬绿苷乙(乙基樱草苷)
gaultherolin ***n*.** 水杨酸甲酯(合成冬绿油)
Gäumannomyces graminis virus (Lapierre) ***n*.** 全蚀病菌病毒
gaunt ***a*.** 瘦削的, 憔悴的, 荒凉的, 贫瘠的 ‖ ~ness ***n*.**
gauntlet [法 *gant* glove] ***n*.** 手套形绷带, 长手套, 防护手套 ‖ ~ bandage 手套形绷带
gausistor ***n*.** 磁组放大器
gauss [Johann Karl Friedrich 德数学家和物理学家 1777—1855] (简作 G, Gau, Gs) ***n*.** 高斯(Gs)(旧 CGS 单位制磁通量密度单位, 现用 T〈特[斯拉]〉, 1Gs = 10^{-4}T)
Gauss's method [Karl J. 德妇科学家 1875—1957] 高斯法(朦胧睡眠) ‖ ~ sign 高斯征(妊娠第一个月时子宫异常活动性)
gaussian [J. K. F. Gauss] ***a*.** 高斯的 ‖ ~ amplifier 高斯特性放大器/~ curve 高斯曲线(即正态分布曲线, 亦称常态分布曲线)/~ density 高斯密度/~ distribution 高斯分布/~ function 简作 G 高斯功能/~ lineshape 高斯线形/~ orbital 高斯轨道/~ response 高斯响应/~ units 高斯单位制
gaussmeter ***n*.** 高斯计
Gauvain's fluid [Ernest Almore 美皮肤病学家 1893 生] 戈维恩液(脓胸洗涤液)
gauze ***n*.** ①薄纱, 纱布 ②线网 ③抑制栅 ‖ absorbable ~ 可吸收纱布/absorbable hemostatic ~ [可吸收]止血纱布/absorbent ~ 脱脂纱布, 吸水纱布/sterile absorbent ~ 无菌脱脂纱布/antiseptic ~ 消毒纱布/carbolized ~ 石炭酸纱布, 酚纱布/crumpled ~ 纱布团/iodoform ~ 碘仿纱布/medicated ~ 药制纱布/peat ~ 炭泥纱布/petrolatum ~ 凡士林纱布/ribbon ~ 纱布条
gauzy ***a*.** ①薄轻透明的 ②纱罗似的 ‖ gauziness ***n*.**
gavage [法] ***n*.** 管饲法(强制喂食, 尤指由管灌入胃内, 如: 鼻饲), 超量营养疗法 ‖ ~ feeding of the newborn 新生儿管饲法
Gavard's muscle [Hyacinthe 法解剖学家 1753—1802] 加瓦尔肌(胃壁斜行肌层)
Gaviscon ***n*.** 氢氧化铝—碳酸镁(aluminum hydroxide and magnesium carbonate)制剂的商品名
gawk ***n*.** 笨人, 腼腆的人
gawky ***a*.** 笨拙的, 腼腆的 ***n*.** 笨人, 腼腆的人

Gay Liberation（简作 Gay Lib）*n*.［美］同性恋解放运动
gay *a*. ①快乐的，愉快的 ②（男子）同性恋爱（者）的 *n*. 同性恋者，放荡生活，男同性恋者
gay pneumonia, pneumocystic carinii *n*. 卡氏肺囊虫病
Gay's glands［Alexander Heinrich 俄解剖学家 1842—1907］*n*. 肛周腺
Gayet's disease［Prudent 法外科医师］*n*. 加叶病（类似非洲睡眠病）
gayle *n*. 羊产后热
Gay-Lussac's law［Joseph Louis 法博物学家 1778—1850］盖·吕萨克定律（气体）（见 Charles' law）
Gaynor-Hart position 盖—哈位（腕关节之远近方向投照位置）
Gaz. gazette *n*. 公报
Gaza's operation［Wilheim von 德外科医师 1883—1935］，**ramisection** 加察手术，神经支切断术
Gazdar mouse sarcoma virus *n*. 加兹达小鼠肉瘤病毒
gaze *vi*. & *n*. 凝视，注视 ‖ ~ nystagmus 注视性眼球震颤／~ palsy 注视麻痹／~ paralysis 注视麻痹
Gazella *n*. 瞪羚属 ‖ ~ gautdry Schl.［拉；动药］高氏羚羊／~ subgutturosa（Güldenstaedt）鹅喉羚（隶属于牛科 Bovidae）
Gazelletinae Haeckel *n*. 羚角虫亚科
Gazelletta Haeckel, **Gazelletta hexanema Haeckel** *n*. 羚角虫
gazette（简作 Gaz）*n*. 报纸，公报
gazing center 注视中枢
Gazza achlamys（Jordan et Starks）*n*. 宽身鲾，鲾（隶属于鲾科 Leiognathidae）
GB gain-bandwidth *n*. 增益频宽／Goofball *n*. 欣快丸（用于酒精饮料中的一种巴比妥类丸剂）／Great Britain *n*. 大不列颠／Guillain-Barre syndrome *n*. 格－巴二氏综合征（急性感染性多神经炎）／Guo Biao *n*.（中国）国家标准，国标
Gb. Gb *n*. 全血比重记号／gilbert *n*. 吉伯（磁通势单位，等于 0.796 安匝）
GBA ganglionic-blocking agent *n*. 神经节阻滞剂／gingivobuccoaxial *a*. 龈颊轴的
G-band Giemsa band *n*. G 带，吉姆萨带
GBD gallbladder disease *n*. 胆囊疾病
GB exam gallbladder examination *n*. 胆囊［造影］检查
GBG glycine-rich-β-globulin *n*. 富甘氨酸 β－球蛋白／glycine-rich-β-glycoprotein *n*. 富甘氨酸 β 糖蛋白（B 因子的旧称）
GBGase glycine-rich β glycoprotein-ase *n*. 富甘氨酸 β 糖蛋白酶
GBH gamma henzene hexachloride *n*. 丙体六六六，γ－六氯苯／graphite benxalkonium heparin *n*. 石墨苄烷铵肝素
GBM glomerular basement membrane *n*. 肾小球基膜
GBP gain bandwidth product *n*. 增益频带宽乘积／gated blood pool *n*. 门电路血池（心）／basic protein from human glioma *n*. 人［脑］神经胶质瘤碱性蛋白
gbr. greenish brown *n*. 淡绿褐色
GBS gallbladder series *n*. 胆囊系统［检查］／group β streptococcus *n*. β 族链球菌／Guide to Biomedical Standards *n*. 生物医学标准指南／Guillain-Barre syndrome *n*. 格林—巴利二氏综合征（急性感染性多神经炎）
GB virus *n*. GB 病毒
GC ganglion cells *n*. 神经节细胞／gas chromatography *n*. 气相色谱法，气相层析法／generalized clonic *a*. 普遍性阵挛性／gigacycle *n*. 千兆周，千兆赫／gigacycle per second *n*. 千兆周／秒／glass capillary *n*. 毛细玻璃管／glitter cell *n*. 闪光细胞／glucocorticoid *n*. 糖皮质激素／glybenzcyclamide，glyburide *n*. 优降糖／gonococcus *n*. 淋［病双］球菌／granular casts *n*. 颗粒管型／guanidinecytosine *n*. 胞嘧啶胍／guanine cytocine *n*. 鸟嘌呤胞嘧啶／Guerin carcinoma *n*. 盖林癌
G(guanine) + C(cytosine) content *n*. G（鸟嘌呤）+ C（胞嘧啶）含量
G&C guidance and control *n*. 引导与控制
Gc. group specific component blood *n*. 簇特异性成分血液
GCA giant cell arteritis *n*. 巨细胞性动脉炎
GC agar gonococcal agar *n*. 淋菌琼脂（培养基）
g-cal. gram calorie *n*. 克卡（小卡）
G/cc. grams per cubic centimeter *n*. 克／立方厘米，克／厘米^3
GCD greatest common divisor *n*. 最大公约数
GCE General and Comparative Endocrinology *n*. 普通及比较内分泌学（杂志名）
GCF genetics citation factor *n*. 遗传学传递因子／greatest common factor *n*. 最大公因数
GCFT gonococcal complement fixation test *n*. 淋球菌补体结合试验
GCh. Granulocytic chalone *n*. 粒细胞抑素
G Chir GIORNALE DI CHIRURGIA（ROMA）外科杂志（杂志名）
g-cm. gram-centimeter *n*. 克—厘米
g/cm^2 gram per square centimeter *n*. 克／厘米^2
g/cm^3 gram per cubic centimeter *n*. 克／厘米^3
GCM general cytochemical methods *n*. 普通细胞化学方法／greatest common measure *n*. 最大公约数
GC-MS gas chromatography-mass spectrography *n*. 气相色谱—质谱联用
GCMSCOM gas chromatography mass spectrometer computer *n*. 气相层析仪质谱仪计算机联用
GCR galactic cosmic rays *n*. 银河宇宙射线／glucocorticoid receptor *n*. 糖皮质激素受体／gas-cooled reactor *n*. 气体冷却反应堆／group conformity rating *n*. 小组合格分类
GCS general clearing station *n*. 清洁总站／general clinical service *n*. 一般临床治疗／Glasgow Coma Scale *n*. 格拉斯哥昏迷评分
G-CSF granulocyte colony-stimulating factor *n*. 粒细胞集落刺激因子（造血因子之一种）
GC-syn. glutamylcysteine synthetase *n*. 谷氨酸半胱氨酸合成酶
GCT giant cell tumor of bone *n*. 骨巨细胞瘤
GC type guanine，cytosine type *n*. 鸟嘌呤胞嘧啶型（指戊糖核酸）
g/cu. m. grams per cubic meter 克／米^3，克立方米
gcushuwa *n*. 雅司样性病
GCV great coronary vein *n*. 大冠状静脉／gross calorific value *n*. 总热值
Gd. gadolinlium *n*. 钆（64 号元素）／gravimetric density *n*. 重量密度，假比重／dimethyl guanylic acid *n*. 二甲基鸟［嘌呤核］甙酸
GD gas detector *n*. 气体检漏器，气体分析仪／gate driver *n*. 门驱动器／gel destainer *n*. 凝胶除滤器（电泳）／gender dysphoric *a*. 性焦虑的，性不安的／general dispensary *n*. 总诊疗所，总门诊部，总药房／general dynamics *n*. 一般动态／grown diffused *a*.［生长］扩散的／growth and development *n*. 生长和发育／guanidase *n*. 胍酶
γGD gamma globulin D *n*. 丙种球蛋白 D
GDA gastroduodenal arteria *n*. 胃十二指肠动脉／germine diacetate *n*. 双醋酸胚芽碱
GDDS gamma dose detector systemry *n*. γ 剂量探测系统
g/den. grams per denier *n*. 克／袋（后者亦称旦或纤度，纤维细度单位，长度 450 米、重 0.05 克的生丝为 1）
GDF gas dynamic facility *n*. 气体动力研究设备
GDG generation data group *n*. 数据组［世］代，相继数据组
GDH glucose dehydrogenase *n*. 葡萄糖脱氢酶／glutamic acid dehydrogenase *n*. 谷氨酸脱氢酶／glycerophosphate dehydrogenase *n*. 甘油磷酸酯脱氢酶／growth and differentiation hormone *n*. 生长分化激素
GDM gestational diabetes mellitus *n*. 妊娠糖尿病
2G/DM glyceryl guaiacolate and dextromethorphan hydrodromide *n*. 愈创木酚甘油醚及氢溴酸右甲吗南
GDMO general duties medical officer *n*. 总值班军医
gdn. graduation *n*. 刻度，分度
gdnt. gradient *n*. ①梯度，陡度 ②增减率，变化率
GDO grid-dip-oscillator *n*. 栅陷振荡器，栅流降落振荡器
GDP German Democratic Republic Phamacopoeia *n*. 德意志民主共和国药典，东德药典／guanosine diphosphate *n*. 二磷酸鸟甙，鸟［嘌呤核］甙二磷酸（乳汁成分）
GDP-Fuc GDP-fucose *n*. 鸟甙二磷酸岩藻糖
GDPM GDP-mannose *n*. 鸟甙二磷酸甘露糖
GDP Sugars guanosine diphosphate sugars *n*. 鸟甙二磷酸糖类
GDR granulocyte disappearance rate *n*. 粒细胞消失率
GDS gradual dose schedule *n*. 剂量递增表
GD VⅡ enterovirus *n*. GD VⅡ 肠道病毒
GD VⅡ virus *n*. GD VⅡ 病毒
GE gastroemotional *a*. 胃［影响性］情绪的／gastroenterology *n*. 胃肠病学／gastroenterostomy *n*. 胃肠吻合术／Gastrointestinal Endoscopy *n*. 胃肠内镜（杂志名）／gel electrophoresis／*n*. 凝胶电泳／genetic engineering *n*. 遗传工程／genetics *n*. 遗传学
G/E granulocyte/erythroid ratio *n*. 粒细胞／红细胞比率
γE gammaglobulin E *n*. 丙种球蛋白 E
Ge. German *a*. ①德国的 ②德国人的 ③德语的 *n*. ①德国人 ②德语／germanium *n*. 元素锗（32 号元素）的符号／gastroenterology *n*. 胃肠病学／gastroenterostomy *n*. 胃肠吻合术／immunoglobulin G subclass *n*. 免疫球蛋白 G 亚类
ge. gauge *n*. ①量规 ②标准尺寸 ③刻度 ④表
GEA gas evolution analysis *n*. 逸出气体分析／gastroepiploic artery *n*. 胃网膜动脉
gear *n*. ①齿轮，转动装置 ②衣服 ③用具 ④装备 *vt*. 用齿轮连接，使适合（to）*vi*. ①（齿轮）连接上 ②适合（with）‖ cervical

~ 颈托/head ~ 头饰,安全帽/anti-flash ~ 防闪灼衣(海军炮手)/reduction ~ 减速齿轮|~ up 促进,增加/in ~ 齿轮已与机器联接,正常/out of ~ 齿轮脱开,失常/shift ~s 变速,改变方式(办法,速度等)
Geaster *n*. 地星属
Geastraceae *n*. 地星科(一种菌类)
Gebitalis virus, Herpes simplex virus (Grüter) *n*. 单纯疱疹病毒
Gecko *n*. 蛤蚧‖ ~ iridovirus [拉] 守宫虹彩病毒/~ virus (Stehbens et Johnston) [拉;动药] 守宫病毒/~ gecko L. [拉;动药] 蛤蚧(药材:除内脏干燥体—蛤蚧)
Geckonidae [拉;动药] *n*. 守宫科
Geclosporin *n*. 吉环孢素(免疫抑制药)
GECOM general compiler *n*. 通用编译程序
GECOS general comprehensive operating system *n*. 通用综合操作系统
Gedocarnil *n*. 吉多卡尔(苯二氮卓受体激动药)
Gee's disease [Samuel Jones 英医师 1839—1911] 季氏病(幼儿乳糜泻)
Gee-Herter syndrome, Gee's disease, Gee-Herter-Heubner disease [Samuel J. Gee 英医师 1839—1911, Christian Archibald Herter 美医师 1865—1910, Otto L. Heubner] 幼儿乳糜泻,婴儿型非热带口炎性腹泻,季—赫二氏综合征,季氏病
geeldikkop [荷] *n*. 羊蒺藜中毒
Gee-Thaysen disease [S. J. Gee 英医师 1839—1911, T. B. H. Thaysen] 成人乳糜泻,成年型非热带口炎性腹泻
GEF gel eletrofocusing *n*. 凝胶电聚焦作用/gonadotropin enhancing factor *n*. 促性腺激素增强因子
Gefarnate *n*. 吉法酯(解痉药)
Gegenbaur's cells [Carl 德解剖学家 1826—1903], **osteoblasts** 格根包尔细胞,成骨细胞
gegenhalten [德] *n*. 非自主抗拒(对被动运动的非自主抗拒,可能发生于大脑皮质疾病)
gegenion *n*. 抗衡离子
gegenreaction *n*. 逆放反应
Geigel's reflex [Richard 德医师 1859—1930] 盖格尔反射,腹股沟反射(女性与男性提睾反射相似的反射,即打击大腿内前侧引起腹股沟韧带上缘处的肌纤维收缩)
Geiger counter [Hans W. 德物理学家 1882—1945], Geiger-Müller counter [Walther Müller] (简作 GM, G-M counter) 盖革[离子]计数器,盖革—米勒[离子]计数器
Geiger-Müller's tube (简作 G-M tube) *n*. 盖格—米勒氏[离子]计数管
geigerscope *n*. 闪烁镜
Geigy USA code for experimental substances (简作 GPA) 美国盖基实验物质条例
geisoma [希 geison cornice], geison *n*. ①眉 ②眉弓 ③眶上嵴
geison, geisoma *n*. ①眉 ②眉弓 ③眶上嵴
Geissler's test [Ernst 19 世纪德医师] 盖斯勒试验(检尿白蛋白)
Geissler's tube [Heinrich 德物理学家 1814—1879], Geissler-Plueck-er tubes 盖斯勒管(经由稀薄气体,显示放电发光效果的放电管),盖—普二氏管(低压放电萤光 X 线管)
Geissolomataceae *n*. 四棱果科
geissospermine *n*. 夹竹桃毒碱
Geitleria Friedmann *n*. 吉特勒蓝细菌属‖ ~ calcarea Friedmann 石灰蓝细菌属
geitonogamy *n*. 同株异花受精
GEJ gastroesophageal junction *n*. 胃食管连接部
Gekko *n*. 壁虎‖ ~ hokouensis (Pope) 铅山壁虎(隶属于壁虎科 Gekkoidae)/~ japonicus (Dumeril et Bibron) 多疣壁虎(隶属于壁虎科 Gekkoidae)/~ swinhonis (Gü enther) 无蹼壁虎(隶属于壁虎科 Gekkoidae)
Gekkoidae *n*. 壁虎科(隶属于蜥蜴目 Lacertiformes)
Gel. gelatin *n*. 白明胶,胶凝[体]
gel *n*. 凝胶(体),冻胶,胶滞体(-ll-) *vi*. 形成胶体,胶化‖ aluminum hydroxide ~ 氢氧化铝凝胶/dried aluminum hydroxide ~ 干[燥]氢氧化铝凝胶/aluminum phosphate ~ 磷酸铝凝胶/~ chromatography 凝胶色谱[法]/corticotropin ~ 促肾上腺皮质激素凝胶/~ destainer (简作 GD) 凝胶除滤器(电泳)/~ diffusion 凝胶扩散/~-diffusion precipitation, ~ precipitating test 凝胶扩散沉淀/~disc electrophoresis 凝胶盘状电泳/~ electrofocusing (简作 GEF) 凝胶电聚焦作用/~ electrophoresis (简作 GE) 凝胶电泳/~ filtration 凝胶过滤/~ filtration chromatography (简作 GFC) 凝胶过滤色谱法/~ filtration medium (简作 GFM) 凝胶过滤介质/inelastic ~ 无弹性凝胶/irreversible ~ 不可逆凝胶/~ permeation chromatography (简作 GPC) 凝胶渗透色谱法,凝胶渗透层析/~ phase nuclear magnetic resonance 凝胶相核磁共振技术/propion ~ 二乙酮[凝]胶/silver ~ 银凝胶/~ state 凝胶状态/~ tunnel model 胶质隧道模型(关于毛细血管)
Gel. quav. gelatina quavis [拉] *n*. 任何[一种]凝胶
gelante, gelanthum *n*. 吉蓝特(消毒用凝胶)
gelase *n*. 琼脂酶
gelasin *n*. 琼脂素
gelasma, gelasmus, hysterical laughter *n*. 痴笑,歇斯底里性痴笑
gelastic *a*. 痴笑的
gelat- [拉 gelatus] [构词成分] 胶冻
gelata, gels, jellies *n*. 凝胶剂
gelate *vi*. 形成凝胶
gelatification *n*. 胶凝[作用],胶体形成
gelatigenous *a*. 产胶的,成胶的
Gelatin *n*. 明胶(药用辅料,培养基基质)
gelatin, gelatine (简作 G, gel) [拉] *n*. [白]明胶,凝胶(体)‖ agar ~ 琼脂明胶/~ agglatination test (简作 GAT) 明胶凝集试验/blood-serum ~ 血清明胶(培养基)/bone ~ 骨胶/~ capsule 胶囊/carbolized ~ 石炭酸明胶(培养基)/Chinese ~, agar 琼脂/compound phenolized ~ 复制石炭酸明胶/dextrose ~ 葡萄糖明胶(培养基)/Elsner's potato ~, potato ~ 埃耳斯内马铃薯明胶(培养基)/fish ~ 鱼胶/formalin ~, glutol 甲醛明胶/glucose-formate ~ 葡萄糖甲酸钠明胶(培养基)/glycerinated ~ 甘油胶/Goadsby's potato ~, potato ~ 戈德斯比马铃薯明胶(培养基)/Guarnieri's agar ~, agar ~ 瓜尼埃里琼脂明胶(培养基)/Heller's urine ~, urine ~ 海勒鲜尿明胶(培养基)/Irish moss ~ 角叉菜胶/Japanese ~, agar 琼脂,洋粉/Kitasato's glucose-formate ~, glucose-formate ~ 北里葡萄糖甲酸钠明胶/lactose litmus ~ 乳糖石蕊明胶(培养基)/litmus ~ 石蕊明胶(培养基)/litmus whey ~ 石蕊乳清明胶(培养基)/meat extract ~ 肉汁明胶(培养基)/meat infusion ~, nutrient ~ 肉汤明胶,明胶培养基/medicated ~ 含药明胶/nutrient ~ 明胶培养基/~ paper 照相软片片基/Piorkowski's ~ 皮奥尔科夫斯基明胶(培养基)/potato ~ 马铃薯明胶/~ resorcinol formaldehyde adhesive (简作 GRF) 明胶雷琐辛甲醛胶粘剂/silk ~, sericin 丝胶蛋白/~ sponge 明胶海绵/~ sponge absorbent 吸收性明胶海绵/sulfindigotate ~ 硫靛酸明胶,靛篮磺酸明胶/urine ~ 鲜尿明胶/vegetable ~ 植物胶/~-veronal-buffered (简作 GVB) 白明胶巴比土钠缓冲剂/Weyl's sulfindigotate ~, sulfindigotate ~ 魏耳靛蓝磺酸明胶/~ of Wharton 华顿胶,脐带胶样组织/whey ~ 乳清胶/wort ~ 麦芽汁明胶(培养基)/Würtz's lactose litmus ~, lactose litmus ~ 维尔茨乳糖石蕊明胶/zinc ~ 锌明胶
gelatina quavis [拉] (简作 Gel. quav.) 任何[一种]凝胶
gelatinase *n*. [白]明胶酶
gelatinate *vt*. [使]成为明胶,[使]成胶状
gelatination *n*. 胶凝[作用],凝胶化
gelatiniferous [拉 *gelatina* gelatin + *ferre* to bear] *a*. 产胶的
gelatiniform *a*. 明胶样的
gelatinization *n*. 胶凝[作用],凝胶化
gelatinize *vt*. & *vi*. [使]凝胶化,[使]凝胶
gelatinoid *a*. 明胶样的
gelatinolytic *a*. 明胶分解的
gelatinosa [拉], **substantia gelatinosa** *n*. 胶状质
gelatinothorax *n*. [明]胶胸(将明胶剂注入胸腔内的一种治疗方法)
gelatinous [拉 gelatinosus] (简作 gel) *a*. 胶状的,凝胶的‖ ~ scleritis 胶状巩膜炎/~ substance 胶状质
Gelatinum [拉;植药] *n*. 黄明胶
gelatinum [拉], **gelatin** *n*. [白]明胶‖ ~ alba [白]明胶/~ cornus cervis 鹿角霜/~ glycerinatum, glycerinated gelatin 甘油明胶/~ trachoma 胶状沙眼/~ zinci, gelatin of zinc, Unna's paste 锌明胶,乌纳糊
gelation *n*. 胶凝化[作用],冻结,凝结
gelato- [拉][构词成分] 胶,凝胶
gelatose *n*. [白]明胶脲
gelatum [拉], jelly *n*. 凝胶,胶冻‖ ~ aluminii hydroxidi, aluminum hydroxide gel, colloidal aluminum hydroxide 氢氧化铝凝胶/~ aluminii hydroxidi siccum, dried aluminum hydroxide gel 干[燥]氢氧化铝凝胶/~ alumini phosphatis 磷酸铝凝胶/~ ephedrinae sulfatis 硫酸麻黄碱凝胶/~ methylrosanilinae chloridi, methylrosaniline chloride jelly, gentian violet jelly 氯化甲基玫瑰苯胺凝胶,龙胆紫凝胶
gelbia *n*. 吉耳比阿(由钩吻根及北美山梗菜组成的一种制剂)
geld (gelded 或 gelt) *vt*. 阉割(动物,尤指阉割马的睾丸),剥夺
gelding *n*. 阉畜(尤指阉马)
Gelfilm *n*. 可吸收明胶膜(absorbable gelatin film)的商品名
Gelfoam *n*. 可吸收明胶海绵(absorbable gelatins sponge)的商品名

gelfoam, gelatin ***n*.** 明胶海绵
gelid［拉 gelidus cold］***a*.** 极冷的,冰冷的 ‖ ~ ity ***n*.** 寒冷,冰冷/~ ly ***ad*.**
Gelidiaceae ***n*.** 石花菜科(一种藻类)
Gelidiellaceae ***n*.** 凝花菜科(一种藻类)
Gelidium ***n*.** 石花菜属 ‖ ~ amansii Lamx. 石花菜/~ cartilagineum Gaill ~ 胶石花菜/~ corneum Lamouroux 角质石花菜/~ japonicum Okamura 鬼石花菜
gelidusi, pelidisi ***n*.** 皮里迪西指数(用坐高体重折算小儿营养状况的指数)(见 pelidisi)
gelification, gelatinization ***n*.** 胶凝[作用]
Gélineau's syndrome［Jean Baptiste 法医师 1859—1906］吉利诺综合征(发作性睡眠)
geliqua ***n*.** 该利瓜(一种人体测量指数,等于$\frac{2}{3}$体重的 10 倍)
Gell and Coombs classification［Philip Geoge Howthern Gell 英免疫学家 1914 生; Robert Royaton Amos Coombs 英免疫学家 1921 生］杰尔—库姆斯分类法(一种组织损伤的免疫机制分类法,杰尔和库姆斯称之为"变应性反应",包括 4 种类型:Ⅰ型为速发型超敏反应,Ⅱ型为细胞性反应,Ⅲ型为由免疫复合物介导的反应,Ⅳ型为迟发型超敏反应)
Gellé's test［Marie Ernest 法耳科医师 1834—1923］(简作 GT) 镫骨活动试验,热累试验(检听骨)
Gellhorn pessary［George 美妇科学家 1870—1936］格耳霍恩子宫托
gelo-, gelato-［拉］［构词成分］胶,凝胶
gelo-, gelos-, laughter［希］［构词成分］笑
gelodiagnosis ***n*.** 凝胶诊断法
Gelofusine ***n*.** 血定安(代血浆)
gelometer ***n*.** 凝胶溶[解]时[间]计
gelose ***n*.** 琼脂糖,半乳聚糖
gelosis(复 geloses)［拉 gelare to freeze］***n*.** 凝块,硬块(尤指肌组织内的凝块)
gelotherapy［希 gelōs laughter］, gelototherapy ***n*.** 欢笑疗法(引笑以治病)
gelotolepsy［希 gelōs laughter lēpsis a seizing］***n*.** 狂笑症(狂笑时突然肌肉失去张力且有暂时的知觉丧失)
gelotripsia ***n*.** 硬肌缓解术
gelotripsy［gelosis + 希 tripsis a rubbing］***n*.** 硬肌缓解术(用按摩使肌组织硬块消散)
gelseal ***n*.** 吉耳西耳(成药,含有维生素的小明胶丸)
gelsemicine ***n*.** 钩吻碱乙
gelsemidine ***n*.** 钩吻嘧啶碱
gelsemine ***n*.** 钩吻素甲,钩吻碱(中枢神经系统兴奋药,有中毒的副作用,如复视、肌无力、呼吸停止)
gelseminine ***n*.** 钩吻无定形碱
gelsemism ***n*.** 钩吻中毒
Gelsemium Juss. ***n*.** 钩吻属 ‖ ~ elegans (Gardn. et Champ.) Benth.［拉;植药］钩吻,胡蔓藤,断肠草/~ sempervirens, yellow jessamine 常绿钩吻/tincture of ~ 钩吻酊
gelsemium ***n*.** 钩吻根
gelsemiumism ***n*.** 钩吻中毒
gelsolin ***n*.** 凝胶溶素
gelt geld 的过去式和过去分词
Geltabs ***n*.** 维生素 D_2,麦角骨化醇(ergocalciferol)制剂的商品名
Gély's suture［Jules Aristide 法外科医师 1806—1861］惹利缝术(肠管创口连续缝术)
gem. geminus［拉］***a*.** 成对的,孪生的,双胎
gemästete cell［德］, gemistocyte 饲肥星形细胞,肿大的细胞,肿胀的细胞(指变性区肿胀的星形细胞)
Gemazocine ***n*.** 吉马佐辛(镇痛药)
GEMB Group on Engineering in Medicine and Biology ***n*.** 医学及生物学工程师组织(电子及电机工程师学会)
gemcadiol ***n*.** 四甲癸二醇(抗高脂蛋白血症药)
Gemcitabine ***n*.** 吉西他滨(抗肿瘤药,主要用于非小细胞性肺癌和胰腺癌)
Gemella Berger ***n*.** 孪生球菌属 ‖ ~ haemolysans (Thjøtta et Böe) Berger 溶血孪生球菌,溶血奈瑟球菌/~ morbillorum (Prévot) Kilpper-Balz et Shleifer 麻疹孪生球菌,麻疹微球菌,麻疹链球菌
gemellary ***a*.** 双生子的
gemellipara［拉 gemelli twins + parere to produce］***n*.** 双胎产妇
gemellology ***n*.** 双胎学,双胎研究
gemellus(复 gemelli)［拉 twins］***n*.** 孖肌
Gemeprost ***n*.** 吉美前列素(子宫收缩药)
gemetogony ***n*.** 配子生殖
Gemfibrozil ***n*.** 吉非贝齐,吉非罗齐,二甲苯氧庚酸(降血脂药)
gemin-［拉 geminus］［构词成分］双,双重
geminate［拉 geminatus］, **geminous** ***a*.** ①双的 ②成双的,成对的,双生的 ***vt*. & *vi*.**(使)成双,(使)成对,(使)加倍
gemination, geminatio［拉］***n*.** ①成双,成对,加倍 ②双生牙,并生牙 ‖ diphyodontic ~ 恒乳双生牙,恒乳并生牙
gemini(单 geminus), **twins** ***n*.** ①双胎,双生子 ②复染色体,二价染色体 ③双子星座 ‖ aequales ~, monozygotic twins, equal twins 同形双胎,单卵性双胎,对称双胎/tripleti ~ 三生子
Geminivirus ***n*.** 双病毒
geminous ***a*.** 成双的
geminus(复 gemini)(简作 gem)［拉］***n*.** 双胎,双生子 ***a*.** 成对的,孪生的,双胎
gemistocyte ***n*.** 饲肥星形细胞
gemistocytic ***a*.** 饲肥星形细胞的
gemma-［拉］［构词成分］芽
gemma(复 gemmae)［拉 bud］***n*.** ①胞芽 ②芽孢(真菌) ③微胶粒,分子团 ‖ populi ~, poplar bud 白杨芽
Gemma Agrimoniae［拉;植药］***n*.** 鹤草芽
gemmangioma ***n*.** 成血管细胞瘤,胚芽血管瘤
Gemmata Franzmann et Skerman ***n*.** 芽殖菌属 ‖ ~ obscuriglobus Franzmann et Skerman 甲酸芽殖菌
gemmate ***a*.** 有芽的,出芽生殖的 ***vi*.** 出芽生殖,芽生
gemmation［拉 gemmare to bud］***n*.** 出芽生殖,芽生
Gemmiger Gossling et Moore ***n*.** 芽胞球菌属 ‖ ~ formicilis Gossling et Moore 甲酸芽胞球菌
Gemminges ***n*.** 芽胞球菌属
Gemmobacter Rothe et al. ***n*.** 芽殖杆菌属,花蕾杆菌属 ‖ ~ aquatilis Rothe et al. 水生芽殖杆菌
gemmule(拉 gemula dim. of gemma bud］***n*.** ①胚芽,芽球 ②(神经细胞)芽突 ③泛子(一种假想的遗传单位,由体细胞脱出而储存在生殖细胞内,以决定某一性状的发生)
Gemonil ***n*.** 美沙比妥(metharbital)制剂的商品名
GEMS generalized edit and maintenance system ***n*.** 统一编辑和保存系统/Global Environmental Monitoring system ***n*.** 全球环境监视系统
GEMSAEC(National institute of) General Medical Sciences and Atomic Energy Commission ***n*.** 全国普通医学科学研究所与原子能委员会
GEN generate ***vt*.** ①生殖 ②引起,产生/generator ***n*.** ①发电机 ②发生器/genital ***a*.** ①生殖的 ②生殖器的/genus［拉］***n*.** 属(分类学)
Gen. genesis ***n*.** ①生殖 ②发生 ③起源/genus ***n*.** 属(分类学)/genetics ***n*.** 遗传学/Genetics ***n*.** 遗传学(杂志名)
gen. general ***a*.** ①普通的 ②一般的 ③全身的 ④总的
gen. gene ***n*.** 基因,遗传因子,情报(= general information)
gen-［希］［构词成分］变得,起源,产生
-gen［希 gennan to produce 产生］［构词成分］原,剂,素,致……物质,……来源
gena(复 genae), cheek ***n*.** 颊(头部每侧眼下部分,伸展至外咽缝)
Genaches ***n*.** 正源[吸虫]属
Genarchopsis ***n*.** 类源[吸虫]属
genal［拉 gena cheek］, buccal ***a*.** 颊的 ‖ ~ comb 颊栉
gen. av. general average ***n*.** 总平均值,平均值
Gen Comp Endocrinol GENERAL AND COMPARATIVE ENDOCRINOLOGY(NEW YORK NY)(杂志名)
genculostriate system 外膝体纹皮层系统
Gendarussa vulgares Nees, Justicia gendarussa Burm. f.［拉;植药］***n*.** 接骨草(药用部分:地上部分—小驳骨)
gender［拉 genus］***n*.** ①(语法)性 ②性别 ‖ ~ change 变性/~ coding 性别编码/~ determination, sex determination 性别确定/~ dysphoric(简作 GD)性焦虑的,性不安的/~ identity 性别鉴定,性别作用/~ role, sex role 性角色
Gen Diagn Pathol GENERAL AND DIAGNOSTIC PATHOLOGY(JENA)(杂志名)
Gen. Disp. general dispensary ***n*.** 总诊疗所,总门诊部,总药房
Gendre's fixing fluid 让德尔固定液
Gene GENE(AMSTERDAM)(杂志名)
gene-, geno-, genito-［希］［构词成分］①基因,生殖,产生 ②遗传 ③生殖器
gene［希 gennan to produce］***n*.** 基因,遗传因子(遗传的生物功能单位,一个基因是核酸上的一个微小片段,位于染色体上特定位点并可进行自身复制) ‖ ~ action 基因作用/~ action regulation 基因活性调节/~ activation 基因活化,基因激活/allelic ~ s 等位基因(位于一对染色体内对应位点的基因)/amorphic ~, amorph 无效[等位]基因(见 mutant gene)/~ amplification 基因放大,基因扩增,基因增殖/~ arrangement 基因排列/autosomal

~ 正染色体基因,常染色体基因/~ basis 基因基础/~ bank 基因文库/cell interaction (CI) ~s 细胞相互作用基因/cellular transforming ~ 细胞转化基因/~ center 基因中心/~ center theory 基因中心学说/~ cluster 基因簇/codominant ~s 等显性基因/complementary ~s, reciprocal ~s 互补基因(两对独立的非等位基因,一对不存在,则另一对不表现其效应)/~ complex 基因综合体,基因丛/~ complex theory 基因综合体学说/control ~ 控制基因(指操纵基因或调节基因)/~ conversion 基因转换/~ copy 基因副本,基因拷贝/cumulative ~s, polygenes 累积基因,多基因/deleterious ~s 致害基因/~ deletion 基因缺失/derepressed ~ 消阻遏基因/~ diagnosis 基因诊断(是在基因〈DNA〉水平上对受检者可能存在的某一特定的基因进行直接或间接的分析从而确立诊断,基因诊断可在临床水平进行,也可在症状前乃至产前进行)/~ difference 基因差异/~ disorder 基因病/~ diversity 基因多样性/dominant ~ 显性基因(机体内产生一定效应〈表现型〉的基因)/~ dosage 基因剂量,基因数量/~ dosage compensation 基因剂量补偿/~ dose 基因分量/~ duplication 基因复制/~ element 基因成分/~ engineering 基因工程[学](与 recombinant DNA 相似)/epistatic ~ 上位基因/~ exchange 基因交换/~ expression 基因表达,基因表现/~ expression regulation 基因表达调节/~ family 基因家族/~ flow 基因流动/~ frequency 基因频率(某一等位基因占该基因座上全部等位基因的比率,常以百分比表示)/~ frequency method 基因频率法(估计某些基因所携带的性状在某群体中存在程度的方法)/H ~, histocompatibility ~(简作 GH) H 基因,组织亲和性基因/~ H-Y H-Y 基因,H-Y 抗原/holandric ~s 全雄性基因,全男性基因,限雄基因(存在于 Y 染色体上的非同型部位的基因)/hologynic ~s 全雌基因(位于 X 染色体上的基因)/~ homeotic 同源异形基因/hypostatic ~ 下位基因/immune response ~s, immunoresponsive ~(简作 Ir ~s) 免疫应答基因/immune suppressor ~s (简作 Is ~s) 免疫抑制基因/immunoglobulin ~s 免疫球蛋白基因/immutalizing ~ 永生化基因/integrator ~ 集成基因/~ interaction 基因相互作用/Ir ~s 免疫应答基因(即 immune response ~s)/Is ~s 免疫抑制基因(即 immune suppressor ~s)/leaky ~ 遗漏基因,减效基因(一种突变基因,见 mutant gene)/lethal ~ 致死基因/~ library 基因文库/~ linkage map 基因连接图,基因流转图/~ locus 基因位点,基因座位/~ magnification 基因扩增/major ~ 主基因/~ manipulation 基因操作(与 recombinante DNA 相似)/~ map 基因图/~ mapping 基因定位/~ modification techniques 基因改造技术/modifying ~s, modifier 修饰基因,修饰因子(modifying factors,见 factor 项下相应术语)/Mi^a ~, Mi^a ~ 简作 GMi^a Mi^a[血型]基因/mimic ~s 同效基因/minor ~ 次基因/modifying ~s, modifying factors 变更基因,变更因子/mutant ~ 突变基因(由突变所引起基因物质的缺少、增加或交换,导致基因功能永久可遗传的变异。如果导致基因功能失效,即称无效基因〈amorph〉,如果导致阻抑正常活动,即称为反效应基因〈antimorph〉,如增加正常活动,即称增效基因〈hypermorph〉,如稍减弱正常活动,即称减效基因〈leaky gene 或 hypomorph〉)/~ mutation 基因突变/~ mutation rate 基因突变率/nonstructural ~s 非结构基因(指操纵基因和调节基因)/operator ~ 操纵基因(用作读遗传密码的起点,并通过与阻抑物的相互作用以控制与其相连的结构基因的活动)/~ order 基因次序/overlapped ~ 重叠基因/pleiotropic ~ 多效基因/~ pool 基因库(有性生殖的任一群体中,所有具有繁殖能力的个体所含有的全部基因及遗传信息)/~ products 基因产物/~ rearrangement 基因重排/recessive ~ 隐性基因(只有在父母双方均有遗传,即只有在个体是纯合子情况下才表现出来的基因)/reciprocal ~s, complementary ~s 互补基因/~ recombination 基因重组,基因杂交/~ redundancy 基因冗余,基因过多/regulator ~, regulatory ~, repressor ~ 调节基因,抑制基因(产生阻抑物并通过与操纵基因相互作用控制与其相连的结构基因的活动)/~ reiteration 基因[线性]重复/~ replication 基因重复,基因复制/repressed ~ 被阻遏基因/repressor ~ 阻抑基因(即 regulator ~)/secretor ~s 分泌[者]基因/~ sequencing 基因定序/sex-conditioned ~, sex-influenced ~ 从性基因(只在一个性别中充分表现出来的基因,如人的秃顶)/sex-limited ~ 限性基因(只在一个性别上产生效应的基因)/sex-linked ~ 伴性基因,性连基因(在 X 染色体或 Y 染色体上的基因)/silent ~ 沉默基因,静止基因,不活动基因(一种第三等位基因,用以说明完全缺乏一种特殊酶活性,例如胆碱酯酶活性)/slave ~ 从属基因/spliced ~ 缝接基因/split ~ 分割基因,断裂基因/~ string 基因线/structural ~ 结构基因(排酸顺序的基因)/sublethal ~ 亚致死基因(使机体的功能受到阻碍或损害的基因)/~ substitution 基因替代,基因取代,基因置换/supplementary ~s 补加基因(两对独立的基因,其互相互作用的方式为:其中一对显性基因可以在另一对基因不存在的情况下发挥其功效,可是另一对基因却一定要在前一对基因存在的情况下,才能发挥效能)/suppressor ~ 抑制基因/~ symbol 基因符号/syntenic ~s 同线基因,同染色体连锁基因/~ tagging 基因标签/~ targeting 基因标定/taster ~ 尝味[者]基因(影响尝苯硫脲苦味能力的基因)/~ territorial effects 基因的领域效应/~ theory 基因学说/~ therapy 基因治疗(用一定的方法使有缺陷的基因恢复正常或正常功能,从而达到根治遗传性疾病的治疗方法)/trans-acting transcriptional ~ 反式作用转录基因/~ transfer 基因转移/~ transposition 基因转座,基因转位/viral ~ 病毒基因/~ Vw (简作 GVw) Vw 基因/wandering ~ 游走基因/wildtype ~ 野生型基因(突变基因的正常等位基因,有时用 + 符号表示)/X-linked ~ 伴 X[染色体]基因(存在于女性 X 染色体上的基因,一般即指伴性基因,因与 Y 染色体有关的基因尚未显示出遗传性的缺陷)/Y-linked ~ 伴 Y[染色体]基因

Gene's organ 奇氏器

Geneaceae 囊被菌科(一种菌类)

genealogical ***a***. 家系的,血统的,系谱的,系统的 ‖ ~ relationship 系谱关系/~ tree 系统树 ‖ ~ly ***ad***.

genealogy ***n***. ①家系,血统 ②家系学,系谱学 ③系统学 ④系谱 ‖ genealogist ***n***. 家系学家

genecology ***n***. 遗传生态家,物种生态学

GENE EXPRESSION (简作 Gene Expr) (NORTH CHICAGO IL) (杂志名)

GENE GEOGRAPHY (简作 Gene Geogr) (ROMA) (杂志名)

gene-hormons ***n***. 基因激素

geneogenous [希 genea birth + gennan to produce] ***a***. 先天性的

genepistasis ***n***. 进化静止学说

genera (单 genus) [拉] ***n***. 属(分类)

general [拉 generalis] (简作 gen, genl) ***a***. ①一般的,普通的,综合的,全体的,普遍的,总的,全面的 ②全身性的,非局部的,广泛的 ***n***. 一般,全体,将军 ‖ ~ adaptation syndrome (简作 GAS) 全身适应综合征/General American Transportation Co. (简作 GAT) 美国通用运输公司/~ all purpose (简作 GAP) 通用/~ anesthesia (简作 GA) 全身麻醉/~ aptitude test battery (简作 GATB) 一般能力测验系列/General Applied Science Laboratories (简作 GASL) 普通应用科学实验所/~ average (简作 GA, gen av) 平均值,总平均值/~ clearing station (简作 GCS) 清洁总站/~ clinical service (简作 GCS) 一般临床治疗/~ combining ability 一般配合力,普通配合力/General and Comparative Endocrinology (简作 GCE) 普通及比较内分泌学(杂志名)/~ compiler (简作 GECOM) 通用编译程序/~ comprehensive operating system (简作 GECOS) 通用综合操作系统/~ couch method 全卧位投照方法/~ cytochemical methods (简作 GCM) 普通细胞化学方法/~ debility 全身虚弱/~ dispensary (简作 GD, Gen Disp) 总诊疗所,总门诊部,总药房/~ duties medical officer (简作 GDMO) 总值班军医/~ dynamics (简作 GD) 一般动态/~ extrasensory perception (简作 GESP) 一般非感觉性知觉/~ failure rate (简作 GF) 一般故障率/~ fatigue 休克,全身疲乏/~ fertility rate (简作 GFR) 总合生育率/General Foods Corp (简作 GF) 食品总公司/~ gonadotropic activity (简作 GGA) 总促性腺活性/~ headquarters (简作 GHQ) 总部/~ health questionnaire (简作 GHQ) 大众卫生咨询处,全身健康调查表/General Hospital (简作 Gen Hosp, GH) 综合性医院,总医院/~ immunity 全身免疫性/~ immunization 全身免疫法/~ information system (简作 GIS) 通用情报系统/~ information processing system (简作 GIPS) 通用信息处理系统/~ labelling 全标记,普通标记/~ marital fertility rate (简作 GMFR) 总合婚姻生育率/~ medical (简作 GM) 总军医官,一般医学的/General Medical Council (简作 GMC) 全国医学会(英)/(National institute of) General Medical Sciences and Atomic Energy Commission (简作 GEMSAEC) 全国普通医学科学研究所与原子能委员会/~ number (简作 Gen no) 总数,总计/General Medical Services (简作 GMS) 普通医疗服务/~ medical and surgical (简作 GMS) 普通内科及外科的/~ medicine and surgery (简作 GM&S) 普通内科及外科/General Military Hospital (简作 GMH) 综合性军医院,陆军总医院/General Nursing Council (简作 GNC) 全国护士总会(美国)/~ operating room (简作 GOR) 普通手术室,总手术室/~ operating specification (简作 GOS) 一般操作规程/~ operational requiement (简作 GOR) 一般操作要求/~ paralysis (简作 GP) 全瘫,全身麻痹症,麻痹性痴呆/~ paralysis of the insane (简作 GPI) 全身麻痹症,麻痹性痴呆(精神病患者全身性不全麻痹)/~ paresis (简作 GP) 全轻瘫,麻痹性痴呆/General Patents Index (简作 GPI) 一般专利索引/~ practice (简作 GP) 通科医疗,全科医疗,非专科开业行医/General practice Reform Association (简作 GPRA) 非专科行医改革协会(大不列颠)/General Practitioner (简作 GP) 普通开业医生(杂志名)/~ practitioner (简作 GP) 普通开业医生/General Practitioners' Association

（简作 GPA）普通开业医师协会/～ practitioner maternity unit（简作 GPMU）普通开业医师产院/General Precision Laboratory（简作 GPL）一般精密试验所/～ preventive medicine（简作 GPM）一般预防医学/～ procedure（简作 gen proc）一般方法，全身处理/～ purpose（简作 GP）通用的，一般用途的/～ purpose analog computer（简作 GPAC）通用模拟计算机/～ purpose accessory 通用零件/～ purpose Bucky 通用滤线器/～ purpose computer（简作 GPC）通用计算机/～ purpose data processor（简作 GPDP）通用数据处理机/～ purpose digital computer（简作 GPDC）通用数字计算机/～ purpose high energy collimator 通用高能量准直器/～ purpose languages（简作 GPL）通用语言/～ purpose low energy collimator 通用低能量准直器/～-purpose macroprocessor（简作 GPM）通用宏处理程序/～ purpose rubber（简作 GPR）普通橡胶/～ purpose scientific document image code（简作 GPSDIC）通用科学文献图像代码/～-purpose systems simulator（简作 GPSS）通用系统模拟程序，通用系统模拟器/General Reference and Bibliography Division（简作 GRBD）参考书目及文献目录总局/～ retrieval and information processing for humanities-oriented studies（简作 GRIPHOS）人文科学的情报检索与信息处理/～ semantics（简作 Gs）普通语义学/～ service（简作 Gs）①一般勤务 ②一般用途/General Services Administration（简作 GSA）公用设施管理局/～ surgery（简作 GS，Gs）普通外科/～ terms（简作 GT）①一般项 ②通项 ③普通词/～ treatment planning 总治疗计划/～ use（简作 GU）一般用途/～ variance 一般变量，一般方差/～ visceral afferent（简作 GVA）一般内脏传入纤维/～ visceral efferent（简作 GVE）一般内脏传出纤维 ‖in ～ 一般地，大体上

GENERAL AND COMPARATIVE ENDOCRINOLOGY（简作 Gen Comp Endocrinol）（NEW YORK NY）（杂志名）

GENERAL AND DIAGNOSTIC PATHOLOGY（简作 Gen Diagn Pathol）（JENA）（杂志名）

GENERAL HOSPITAL PSYCHIATRY（简作 Gen hosp Psychiatry）（NEW YORK NY）（杂志名）

generalist *n*. 有多方面才能的人

generality *n*. ①一般[性]，一般原则，普遍[性] ②概括[性] ③主要部分

generalization *n*. ①一般化，普遍化 ②概括 ③扩散，全面化，泛化（指条件形成后，非条件刺激物予以刺激也会引起条件反射的现象），推广

generalize *vt*. 使一般化，使普遍化，弥漫性，延及全身，概括出，推广 *vi*. 形成概念，笼统地讲，扩散，全身化（指局部病转变为全身病）‖ ～d algebraic translator（简作 GAT）广义的代数翻译程序/～d clonic（简作 GC）普遍性阵挛性/～d dissemination 全身性播散/～d edit and maintenance system（简作 GEMS）统一编辑和保存系统/～d fault tab. 通用情报系统/～d osteoporosis 弥漫性骨质疏松/～d programming language（简作 GPL）通用程序设计语言/～d transduction 通用转导/～d information retrieval and listing system（简作 GIRLS）通用信息检索和列表系统/～d retrieval and storage program（简作 GRASP）通用检索与存贮程序/～d Schwartzman reaction（简作 GSR）全身性非特异性超敏反应，全身性施瓦茨曼氏反应/～d Sanarelli-Schwartzman reaction（简作 GSSR）全身性萨—施二氏反应/～d tonicoclonic（简作 GTC）普遍性强直—阵挛性/～d transduction 普遍性转导/～d valence bond（简作 GVB）广义化合价键

generally *ad*. ①一般地 ②通常地 ③广泛地，普遍地 ‖ ～ contracted pelvis 均小骨盆（骨盆入口，中骨盆出口平面均狭窄，但骨盆形态属女性骨盆形，各径线较正常值小 2 厘米或更多）/～ recognized as safe（简作 GRAS）一般认为安全（美国食品、药物管理局）

general-purpose *a*. 多种用途的，通用的 ‖ ～ systems simulator（简作 GPSS）通用系统模拟程序，通用系统模拟器

GENERAL PHARMACOLOGY（简作 Gen Pharmacol）（EXETER）（杂志名）

GENERAL PHYSIOLOGY AND BIOPHYSICS（简作 Gen Physiol Biophys）（BRATISLAVA）（杂志名）

generate（简作 GEN）*vt*. ①生殖，生育 ②发生，产生（光、热、电等）③引起，导致

generating tissue 分生组织

gene-ratio *n*. 基因比例

generatio aequivoca，spontaneous generation ①自然发生，非生物起源 ②无生源说

generation［拉 generatio］（简作 G）*n*. ①生殖，生育 ②产生，发生 ③代，一代（约 30 年）④世代 ⑤（线、面、体的）形成 ‖ acid ～ 酸剂一代（在美国 1960 年代之青年人好用麦角酰二乙胺剂，追求幻觉，每年夏天都集中到旧金山 Haight-Ashbury district，这些人被称为"酸剂一代"）/alternate ～ 世代交替/asexual ～，direct ～，nonsexual ～ 无性世代/～ cycle 细胞周期/～ data group（简作 GDG）数据组[世]代，相继数据组/diploid ～ 二倍世代/direct ～，asexual ～ 无性世代/female ～ 雌性世代/filial ～ 子代（杂交）/first filial ～ 第一代，第一子代，子 1 代/～ gap 代沟/haploid ～ 单元世代/～ interval 世代间隔/marital ～ 两性世代/～ of neutron 中子时代/nonsexual ～ 无性世代/organs of ～ 生殖器官/parental ～ 亲代/second filial ～第二代，第二子代，子 2 代/sexual ～ 有性世代/spontaneous ～ 自然发生，非生物起源，无生源说/third filial ～ 第三子代/～ time（简作 GT）[细胞]增代时间，[细胞]周期时间，[中子]裂殖时间，每代时间/virginal ～ 单性生殖 ‖ ～al *a*. 生殖的，生育的，一代的，世代的

generative *a*. 生殖的，有生殖力的，发生的，生产的 ‖ ～ apogamy 单倍体无配子生殖/～ cell 生殖细胞/～ center 发生中心/～ growth phase 生殖生长阶段，生殖生长期/～ meristem 生殖分生组织/～ nucleus 生殖核/～ organ 生殖器官/～ propagation 有性繁殖，有性生殖/～ reproduction 有性繁殖，有性生殖/～ psychosis 生育期精神病/～ time 裂殖时间

generator（简作 GEN）*n*. 生殖者，发生者，发电机，发生器，母线 ‖ accelerator-type neutron ～ 加速器型中子发生器/acetylene ～ 乙炔发生器/acoustic frequency ～ 声频发生器/aerosol ～ 烟雾发生器/aerosol ～，steam ～ 蒸汽烟雾发生器/aerosol ～，thermal ～ 加热烟雾发生器/cascade ～ 级联发电机/～ cell 生殖细胞，产孢细胞/chlorine ～ 氯气发生器/electrostatic ～ 静电发电机/gas ～ 气体发生器/heat ～ 热发生器/high frequency ～ 高频振荡器/impulse ～ 脉冲发电机（电）/Kipp ～ 基普气体发生器/ozone ～ 臭氧发生器/～ potential（简作 GP）发电机电势/～-produced short-lived radio-tracer 发生器生产的短寿命放射性示踪剂/pulse ～ 脉冲发生器/smoke ～ 发烟器/steam ～ 蒸汽发生器/supervoltage ～ 超高压发电机/ultraviolet ～ 紫外线发生器

generator-produced radiotracer 发生器生产的放射性示踪剂

generic［拉 genus，generis kind］*a*. ①一般的，普通的 ②属的，类的 ③非专卖的 ④不注册的（指商品名）‖ ～ cross 属间杂交/～ name 通用名 ‖ ～ally *ad*.

generitype *n*. 属典型种，属模

generosity *n*. 宽宏大量，豁达

generous *a*. 宽宏大量，大方的，丰盛的

generosly *ad*. 慷慨地，大方地，丰富地

GENES AND DEVELOPMENT（简作 Genes Dev）（COLD SPRING HARBOR NY）（杂志名）

GENES AND FUNCTION（简作 Genes Funct）（OXFORD）（杂志名）

GENES AND GENETIC SYSYTEM（简作 Genes Genet Syst）（MISHIMA）（杂志名）

Genes Cells GENES TO CELLS（OXFORD）（杂志名）

GENES，CHROMOSOMES AND CANCER（简作 Genes Chromosomes Cancer）（NEW YORK NY）（杂志名）

geneserine *n*. 金丝碱（氧化毒扁豆碱）

geneseroline *n*. 金丝灵

-genesia，-genesis［希 genesis origin，birth 起源，发生］起源，发生

genesial，genesic *a*. ①生殖的 ②发生的 ‖ ～ cycle 生殖期，育龄期

genesiology *n*. 生殖学

genesis（复 geneses）（简作 Gen，-genesis）［希 genesis production，generation］［构词成分］*n*. ①起源，生成，发生，创始 ②生殖，形成 ③产生……的状态

genesistasis *n*. 生殖制止[法]

genestatic *a*. 制止生殖的

genet. genetics *n*. 遗传学

Genet Anal GENETIC ANALYSIS（AMSTERDAM）（杂志名）

Genet Couns GENETIC COUNSELING（GENEVA）（杂志名）

Gene Ther GENE THERAPY（BASINGSTOKE）（杂志名）

GENE THERAPY（简作 Gene Ther）（BASINGSTOKE）（杂志名）

genetic *a*. ①生殖的 ②遗传学的，遗传的 ③发生的，创始的 ‖ ～ advance 遗传进度/～ algebra 遗传代数/～ analysis 遗传分析/～ apparatus 遗传器/～ assimilation 遗传同化/～ background 遗传背景/～ balance theory 遗传平衡理论/～ block 遗传障碍/～ carrier 遗传携带者/～ carrier detection 基因载体检测/～ circularity 遗传环/～ classification system 遗传分类系统/～ code 遗传密码，遗传编码/～ coefficient 遗传系数/～ compensation 遗传补偿/～ complement 遗传互补/～ constitution 遗传成分，遗传组成/～ consultant 遗传咨询医师/～ continuity 遗传连续性/～ control 遗传控制，遗传防治/～ core 遗传核心/～ correlation 遗传相关/～ cross 遗传杂交/～ counseling 遗传咨询（应用遗传学和医学的理论、技术，以咨询或商谈的形式解答遗传病患者及家属以及有关社会服务人员提出的有关问题，并在权衡对个体、家庭、社会利弊的基础上，给予婚姻、生育、防治等方面的医学指导）/～ covariance 遗传协方差/～ death 遗传性死亡/～ defect 基因缺

陷,基因缺失/~ detasseling 遗传去雄/~ determination 遗传性测定(广义遗传力)/~ differences in metabolism 代谢的遗传差异(因遗传结构在不同动物种属和品系间的差别而引起的化合物在代谢上的不同。代谢酶的不同和它们在量上的不同常常是代谢有遗传差异的原因)/~ disease 遗传疾病/~ disorder 遗传疾病/~ distance 遗传图距/~ diversity 遗传差异/~ donor 基因供体/~ drift 遗传[的]漂移,遗传漂变/~ effect 遗传效应,基因效应/~ engineering 遗传工程[学]/~ equilibrium 遗传平衡(在大的随机交配的群体中,如果不存在突变,选择和迁移等情况,则该群体诸基因频率和基因型频率,保持代代不变,这又称为 Hardy-Weinberg 定律)/~ equivalency 遗传等值/~ erosion 遗传侵害/~ expression 遗传表达,基因表达/~ extinction 遗传绝灭/~ factor 遗传因子/~ factors of teratogenesis 致畸的遗传因素(畸胎的发生与胚胎的基因型有直接关系。不同种属和品系的动物对致畸原的敏感性可能与此有关)/~ fine structure 遗传精细结构/~ flexibility 遗传可塑性/~ formula 遗传公式/~ gain 遗传获得量/~ goitrous cretinism 遗传性甲状腺呆小症/~ heterogeneity 遗传异质性(不同基因的突变,彼此互相独立产生相同的特征或性状)/~ homeostasis ①遗传稳定,②遗传的自动调节/~ "hot spot"遗传"热点"(指染色体图的一些小断)/~ immunity 遗传免疫性/~ immunization 基因免疫接种(采用基因疫苗进行接种)/~ inception 演化发生/~ inertia 遗传惰性/~ information 遗传信息/~ interference 遗传干扰/~ intervention 遗传干涉/~ isolating factor 遗传[性]隔离因子/~ isolation 遗传隔离/~ lethal 遗传致死因子,遗传致死(一种遗传决定的性状,凡具有此性状的个体不能生存)/~ load 遗传负荷/~ linkage 遗传连锁/~ manipulation 遗传操作/The Genetic Manipulation Advisory Comminee (简作 GMAC) 遗传操纵咨询委员会(属于澳洲)/~ map 遗传图,基因图/~ mapping 遗传作图/~ marker 遗传标记,基因标记(由某一基因决定的遗传性状作为标记来识别携带它的个体、细胞和染色体。或用来研究家系、个体、细胞和群体某种性状的遗传方式)/~ material 遗传物质(携带遗传信息的物质,大多数生物为 DNA,少量为 RNA。作为遗传物质必须具备 1.能自我复制;2.能表达,即决定性状;3.能产生突变并能继续保持原有的本质特性。)/~ messenger 遗传信使/~ models 遗传模型/~ mosaic 遗传镶嵌,基因嵌合体/Genetic Mutant Cell Repository (简作 GMCR) 基因突变细胞贮藏所(国立普通医学科学研究所)/~ nomenclature 遗传命名法/~ parameter 遗传参数/~ parasitism 遗传寄生/~ polarity 遗传极性/~ polymorphism 遗传多态现象,遗传多态性(最基因多态性、DNA 多态性、染色体多态性、酶多态性、蛋白质多态性等多态性的统称,指同一群体中存在两种以上的变异型,每种类型的比例大于 1%的现象)/~ process 遗传过程/~ progress 遗传进展/~ reactivation 基因激活,基因复原作用/~ reassortment 遗传重组,基因配伍/~ recipient 遗传受体/~ recombination 遗传重组,基因重组/~ regulation 遗传调节/~ replication 遗传复制/~ screening 遗传筛选,遗传病普查/~ segregation 遗传分离/~ sex determination 遗传性别决定/~ shift 遗传漂移/~ slippage 遗传滑落/~ stability 遗传稳定性/~ sterility 遗传不育/~ surgery 遗传手术/~ therapy (简作 GT) 遗传疗法/~ trait 遗传性状(由基因决定的性状)/~ transcription 遗传转录/~ transformation 遗传转化/~ translation 遗传翻译/~ transmission 遗传传递,基因转移/~ 遗传分型(例如根据人白细胞抗原〈HLA〉基因的限制性片段长度多态性对个体进行分型)/~ variance 遗传方差/~ variation 遗传变异/~ vulnerability 遗传易损性 ‖ ~ally ***ad***.

Genetica GENETICA(DORDRECHT)(杂志名)

genetical ***a***. ①生殖的 ②创始的 ③遗传学的 ④遗传的 ⑤发生的 ⑥生殖的 ‖ ~ gland 生殖腺,性腺/~ interference 遗传干扰/~ marker 遗传标记/~ non-disjunction 遗传不分离/~ population 遗传群体/~ storage cell 遗传储存[记忆]细胞/~ system 遗传体系 ‖ ~ly ***ad***. | ~ engineered antibody 基因工程抗体/~ engineered cross-protection 遗传工程交叉保护/~ engineered vaccine 基因工程疫苗/~ modified animal 基因转殖动物,转基因动物/~ modified foods 基因改良食品/~ modified organisms (简作 GMO) 基因改造产品,基因转殖产品;基因重组生物/~ modified organisms-free (简作 GMO-free) 无基因改造产品/~ modified plant 基因转殖植物,转基因植物/~ related macrophage factor (简作 GRF) 遗传相关巨噬细胞因子/~ significant dose (简作 GSD) 遗传有效剂量

GENETIC ANALYSIS (简作 Genet Anal) (AMSTERDAM) (杂志名)

GENETIC COUNSELING (简作 Genet Couns) (GENEVA) (杂志名)

GENETIC ENGINEERING (简作 Gent Eng) (NEW YORK NY) (杂志名)

GENETIC EPIDEMIOLOGY (简作 Gent Epidemiol) (NEW YORK NY) (杂志名)

GENETIC EPIDEMIOLOGY. SUPPLEMENT (简作 Gent Epidemiol Suppl) (NEW YORK NY) (杂志名)

geneticist ***n***. 遗传学家

GENETIC RESEARCH (简作 Gent Res) (LONDON) (杂志名)

Genetics GENETICS (BALTIMORE MD) (简作 Gen) ***n***. 遗传学(杂志名)

genetics [希 gennan to produce] (简作 GE, Gen, genet) ***n***. 遗传学,基因学 ‖ bacterial ~ 细菌遗传学/behavioral ~ 行为遗传学/biochemical ~ 生化遗传学/biometrical ~ 生化统计遗传学/chromosome ~ 染色体遗传学/~ citation factor (简作 GCF) 遗传学传递因子/clinical ~ 临床遗传学/gene ~ 基因遗传学/human ~ 人类遗传学/mathematical ~ 数量遗传学/microbial ~ 微生物遗传学/molecular ~ 分子遗传学/mutation ~ 突变遗传学/population ~ 群体遗传学/radiation ~ 辐射遗传学,放射遗传学/reverse ~ 逆向遗传学

GENETIC, SOCIAL, AND GENERAL PSYCHOLOGY MONOGRAPHS (简作 Gent Soc Gen Psychol Monogr) (WASHINGTON DC) (杂志名)

Genetika GENETIKA (MOSKOVA) (杂志名)

genetopathy [希 genesis reproduction + pathos disease] ***n***. 生殖机能病

genetotrophic ***a***. 遗传性营养的

genetous ***a***. 先天的,生来的(始于胎生期的)

genetoxic ***n***. 遗传毒性

gen. et sp. nov. genus et species nova [拉] ***n***. 新属及新种

Genetta tigrina ***n***. 麝猫(派特吴策〈Wuchereria patei〉线虫的宿主)

Geneva Convention ***n***. 日内瓦公约(1864 年一种国际协定,在战场上凡负伤者及医护人员均应按中立者对待)

Geneva nomenclature ***n***. 日内瓦命名法

Genevrier's solution 惹讷弗里埃溶液(治静脉曲张注射剂)

Gengou phenomenon [Octave 比细菌学家 1875—1957] 让古现象,补体结合(fixation of the complement,见 fixation 项下相应术语)

Gengou-Moreschi phenomenon [Octave; Carlo 意病理学家] 让—莫二氏现象(鉴别人与动物血液的补体结合反应)

Gen. Hosp. General Hospital ***n***. 综合性医院,总医院

Gen hosp Psychiatry GENERAL HOSPITAL PSYCHIATRY (NEW YORK NY) (杂志名)

genial[1] ***a***. ①亲切的,温和的 ②天才的 ‖ ~ity ***n***.

genial[2] [希 geneion chin], genian, mental ***a***. 颏的

genic ***a***. 基因的,遗传因子的 ‖ ~ balance 基因平衡/~ balance interaction 基因相互作用/~ material 遗传物质,基因物质/~ sterility 基因性不育/

-genic [希 gennan to produce 产生] [构词成分] 致……性的,产生……的,由……产生的,由……引起的,……原的,原来的,引起,产生

genicular ***a***. 膝的 ‖ ~ vein 膝静脉

geniculate [拉], geniculated ***a***. ①膝状的 ②膝状弯曲的 ‖ ~ body 膝状体/~ ganglion 膝状神经节/~ neuralgia 膝状神经节神经痛,膝状神经节耳痛/~ neuron 膝状体神经元

geniculocalcarine ***a***. 膝状距状的(连接膝状体与禽距或距状沟的) ‖ ~ pathway 视辐射,膝状距/~ tract 视辐射线,膝距束

geniculostriate ***a***. 膝状纹状的(连接膝状体核与纹状皮质的)

geniculum (复 genicula) [拉] ***n***. 膝,小膝 ‖ ~ of facial canal, ~ canalis facialis 面神经管膝/~ of facial nerve, ~ nervi facialis 面神经膝

genin, aglycone ***n***. 配基,糖苷配基

genio-, geni- [希 geneion chin 颏], mentum [拉], chin [构词成分] 颏(同样见以 mento-起始的词)

geniocheiloplasty ***n***. 颏唇成形术,颏唇整形术

genioglossus, musculus genioglossus ***n***. 颏舌肌

geniohyoglossus ***n***. 颏舌骨舌肌,颏舌肌

geniohyoid, mentohyoid ***a***. 颏舌骨的

geniohyoideus ***n***. 颏舌骨肌

genion [希 geneion chin] ***n***. 颏点,颏尖,颏穴

genioplasty [希 geneion chin + 希 plassein to shape] ***n***. 颏成形术 ‖ lengthening ~ 颏延长成形术/straightening ~ 颏摆正术

genistein ***n***. 染料木黄嗣,5,7,4'-三羟基异黄酮,金雀异黄素

Genistellaceae ***n***. 侧孢毛菌科(一种菌类)

genital [拉 genitalis genital] (简作 GEN) ***a***. 生殖的,生殖器的 ***n***. (复)生殖器 ‖ ~ appendage 生殖附器/~ armature 生殖突,生殖器装置/~ atrium 生殖腔(窦)/~ cavity 生殖腔/~ cell 生殖细胞/~ cleft 生殖裂/~ chamber 生殖腔/~ cord 生殖索/~ corpuscle, Dogiel's corpuscle 生殖小体/~ crest 生殖嵴/~ crisis 生殖器危象(成年人的性现象发生在新生儿身上,设想是由于母

体激素通过胎盘造成的)/~ disc 生殖芽,生殖器成虫盘/~ ducts 生殖管/~ femoral nerve 生殖股神经/~ fold 生殖褶/~ fossa 生殖窝/~ gland 生殖腺/~ groove 尿道沟,生殖沟/~ hamule 钩形突/~ herpes(简作 GH)生殖器疱疹(由单纯疱疹病毒感染所致的性传播疾病)/~ herpes simplex virus 生殖器单纯疱疹病毒/~ hook 钩形突/~ infection 生殖器的感染/~ lobes 生殖叶/~ malformation 生殖器管畸形/~ marking 卵巢痕/~ organs 生殖器/~ papilla 生殖乳突/~ pores 生殖孔/~ pouch 阳(茎)端囊/~ opening 生殖孔/~ ridges 生殖突嵴/~ segments 生殖节/~ spike 阴茎鞘/~ stage 生殖器官期,生殖期/~ styles 外生殖突/~ tract 生殖道/~ tubercle 生殖结节(胚胎第 4 周初,在尿生殖膜的头侧发生一个隆起,称生殖结节)/~ tuberculosis 生殖器结核/~ tuft 生殖毛簇/~ valve 生殖瓣/~ warts 生殖器疣/~ zones, erogenous zone 性感带,动欲区

genitalia[复,拉], **genitals** *n*. 生殖器(包括内、外生殖器总称)‖ external ~ 外生殖器/indifferent ~ 未分化生殖器/internal ~ 内生殖器

genitalist *n*. 生殖器病专家

genitality *n*. 生殖力

genitaloid *a*. [定性前]原生殖细胞的

Genital papilloma virus of pigs *n*. 猪生殖器乳头瘤病毒

genitals *n*. 生殖器‖external ~ 外生殖器/female ~ 女生殖器/internal ~ 内生殖器/male ~ 男生殖器

genitical gland 生殖腺,性腺

genitive *a*. (语)生格的,所有格的 *n*. 所有格

genito-, genit-[拉 genitalis genital 生殖][构词成分]①生殖 ②生殖器

genitocrural *a*. 生殖股的

genitofemoral, genitocrural *a*. 生殖股的‖~ nerve 生殖股神经

genitography *n*. 泌尿生殖系 X 线造影(术)

genitoinfectious, venereal *a*. 性病的

genitoinguinal lig. 生殖腹股沟韧带(胚胎学用语,睾丸引带前身)

genito-intestinal(简作 GI)*a*. 生殖-肠的

genitoplasty *n*. 生殖器成形术

genitor *n*. 生育者

genitourinary(简作 GU, gu)*a*. 生殖泌尿器的,生殖泌尿的,泌尿生殖的‖~ system(简作 GUS)生殖泌尿系统/~ tract 泌尿生殖道/~ tract radiology 泌尿生殖道放射学

genius(复 geniuses 或 genii)*n*. ①特征 ②天才,天资‖~ epidemicus 流行病特征(关于自然条件对流行性传染病影响的学说)/~ loci [肿瘤转移]部位特征/~ morbi 疾病特征

genl. general *a*. 一般的,全身的,总的

Gennari's line(band, layer, stria, stripe)[Francisco 意解剖学家 1750—1796]詹纳里线(带)(楔叶皮质外白带)

Gennerich's treatment[Wilhelm 德皮肤病学家 1877—1951]甘内里希疗法(治神经梅毒)

Gen. no. general number *n*. 总数,总计

Gen. nov. genus novum [拉] *n*. 新属(分类学)

geno-, gen-[希 gennan to produce 产生][构词成分]生殖,性

genoblast *n*. ①成熟性细胞 ②受胎卵核

genocatachresia[希 genos sex + katachreoes misapplication] *n*. 色情倒错

genocide[希 genos race + 拉 caedere to kill] *n*. 种族灭绝(侵略军队加害居民的罪行)‖**genocidal** *a*.

genocline *n*. 遗传渐变群

genoconstitution *n*. 遗传性体质

genocopy *n*. 拟基因型,拟遗传型(一个个体的表现型模拟另一基因的表现型,但它的特征是由另外一套明显的基因所决定的)

genodeme *n*. 遗传同类群

genodermatology *n*. 遗传性皮肤病学

genodermatosis *n*. 遗传性皮肤病

geno-ectodermosis *n*. 遗传性外胚层病

genohormone *n*. 基因激素

genoid *n*. 胞质基因,类基因

Genolopa *n*. 梭体[吸虫]属

Genome GENOME (OTTAWA)(杂志名)

genome[希 gennan to produce + -ōma mass, abstract entity], genom *n*. 基因组,染色体组(一个染色体上所蕴藏的全部基因)‖~ activation/~ analysis 基因组分析/~ reconstruction 基因组重建

genome-mutation 基因组突变

genomere *n*. 基因粒

GENOME RESEARCH(简作 Genome Res)(COLD SPRING HARBOR NY)(杂志名)

genometabole[希 genos sex + metabole change] *n*. 性征变更(妇女经绝期)

genomic *a*. 基因组的‖~ constitution 基因组组成/~ correlation 基因组相关/~ exclusion 基因组排斥/~ imprinting(inactivation)基因组的印记/~ masking, phenotypic mixing 遗传掩饰,表型混合/~ theory(Esgter)基因组学说

Genomics GENOMICS(SAN DIEGO CA)(杂志名)

genomics *n*. 基因组学‖functional ~ 功能基因组学/population ~ 群体基因组学/structural ~ 结构基因组学

genonema *n*. 基因线(原核类)

genoneme[geno- + 希 nēma a thread] *n*. 基因丝

Genoneopsylla *n*. 继新蚤属‖~ longisetosa(Wu, Wu et Liu)长鬃继新蚤(隶属于多毛蚤科 Hystrchopsyllidae)/~ thysanota 三角继新蚤

geno-neuro-dermatosis *n*. 遗传性神经皮肤病

genonomy *n*. 种内亲缘关系

genopathy *n*. 基因病

genophenes *n*. 基因型反应类型

genophobia *n*. 性恐怖

genophore *n*. 遗传小粒(组成遗传单位的更小单位),基因带

genoplasty *n*. 颏成形术

genorheithrum *n*. 基因源流

genosome *n*. 基因体

genospecies *n*. 同基因型种

genosyntype *n*. 系列典型种,典型种组

genotoxic *a*. 基因毒性的(损害 DNA 的)‖~ carcinogen 基因毒性致癌物(凡与 DNA 相互作用,引起基因突变、染色体结构和数目改变的化学致癌物,称为基因毒性致癌物)

genotoxicity *a*. 基因毒性,遗传毒性

genotrofic substance *n*. 基因引向物质

genotroph *n*. 遗传转化营养型,营养条件转化型,

genotype *n*. ①遗传型,基因型(包含在原核生物和真核生物染色体中遗传信息的总和,以区别于他们的表现型。就某一性状来说决定这种性状有关的遗传物质称为基因型。亦指在一个或几个特定位点上的等位基因)②属模式种,属典型种,属模标本,属型‖~-environment correlation, ~-environment association 基因型—环境相关,基因型—环境关联/~ sex chromosome experimentally altered 实验性改变性染色体基因型

genotypic, genotypical *a*. 遗传型的‖~ adaptation 遗传型适应/~ constitution 基因型组成/~ control 基因型控制/~ environment 遗传型环境/~ frequency 基因型频率/~ milieu 遗传本底,遗传背景/~ mixing 基因型混合/~ ratio 基因型比值/~ sex determination 遗传型性决定/~ susceptibility 遗传型感病性/~ value 遗传型值,基因型值/~ variance 遗传型方差,基因型方差/~ variation 遗传型变异‖**genotypically** *ad*.

-genous[希][构词成分]①致……的,生成……的,形成……的,……产生的 ②产生,发生 ③被产生

genovariation *n*. 基因变异

gen. proc. general procedure *n*. ①一般方法 ②全身处理

Gensoul's disease[Joseph 法外科医师 1797—1858], Ludwig's angina 让苏耳病,路德维希咽峡炎(脓性颌下炎)

Gentafair *n*. 硫酸庆大霉素(gentamicin sulfate)制剂的商品名

Gentamicin, Gentamycin(简作 GM)*n*. 庆大霉素,正大霉素(抗生素类药)‖~ sulfate 硫酸庆大霉素/~ acetyl transferase(简作 GAT)庆大霉素乙酰转移酶

Gentamycin, Gentamicin(简作 GM)*n*. 庆大霉素,正大霉素(抗生素类药)

Gentaurium pulchellum Druce var. altaicum Kitag. et Hara[拉;植药] *n*. 百金花

genteel *a*. 上流社会的,有教养的,彬彬有礼的

gentiamarin *n*. 龙胆苦苷

gentian[拉 *gentiana*] *n*. 龙胆‖American ~, Frasera carolinensis 美龙胆,轮叶龙胆/~ violet(简作 GV.)methylrosaniline chloride 甲紫,龙胆紫(消毒防腐药)

Gentiana Tourn. et L. 龙胆属‖~ algida Pall.[拉;植药]高山龙胆/~ algida Pall. var. przewalskii(Maxim.)Kusnez.[拉;植药]黄花龙胆/~ crassicaulis Duthie et Burk.[拉;植药]粗茎秦艽(药用部分:根—秦艽)/~ dahurica Fisch.[拉;植药]小秦艽(药用部分:根—秦艽)/~ davidi Franch.[拉;植药]五岭龙胆/~ decumbens L. 斜升秦艽/~ fetissowi Regel et Winkl. 费氏秦艽/~ loureiri Griseb.[拉;植药]华南龙胆,紫花地丁(全草入药—广地丁)/~ lutea L. 黄龙胆/~ macrophylla Pall.[拉;植药]秦艽(药用部分:根—秦艽)/~ manshurica Kitag.[拉;植药]条叶龙胆(药用部分:根及根茎—龙胆)/~ pannonica Scopoli 匈牙利龙胆/~ puberula 毛龙胆/~ punctata L. 斑龙胆/~ purpurea L. 紫龙胆,挪威龙胆/~ regescens Franch.[拉;植药]滇龙胆(药用部分:根、全草)/~ regescens Franch. var. stictantha Marq.[拉;植药]点花滇龙胆(药用部分:根、全草)/~ rhodantha Franch.[拉;植药]红花龙胆(全草入药—石花龙胆)/~

rigescens Franch. [拉;植药] 坚龙胆/～ saponaria 皂龙胆/～ scabra Bunge [拉;植药] 龙胆(药用部分:根—龙胆)/～ siphonantha Maxim. [拉;植药] 管花秦艽(药用部分:根)/～ squarrosa Ledeb. [拉;植药] 鳞叶龙胆(全草入药—龙胆地丁)/～ straminea Maxim. [拉;植药] 麻花秦艽(药用部分:根—秦艽)/～ tianschanica Rupr. [拉;植药] 天山秦艽(药用部分:根)/～ tibetica King [拉;植药] 西藏秦艽(药用部分:根)/～ triflora Pall. [拉;植药] 三花龙胆(药用部分:根—龙胆)/～ urnula H. Smith [拉;植药] 乌奴龙胆/～ veitchiorum Hemsl. [拉;植药] 蓝玉簪龙胆/～ Wutaiensis Marquand 五台秦艽

Gentianaceae *n*. 龙胆科

gentianase *n*. 龙胆酶

gentianin [拉 gentianinum] *n*. (黄)龙胆黄,龙胆宁,龙胆晶苷,(无茎)龙胆花翠苷

gentianophil [gentian 希 philein to love], **gentianophilous** *n*. 嗜龙胆紫素 *a*. 嗜龙胆紫的

gentianophilic, **gentianophilous** *a*. 嗜龙胆紫的

gentianophobe *a*. 拒龙胆紫的

gentianophobic, **gentianophobous** *a*. 拒龙胆紫的

gentianophobous *a*. 拒龙胆紫的

Gentianopsis paludosa (**Munro**) **Ma** [拉;植药] *n*. 湿生扁蕾(药用部分:根—龙胆草)

gentianose *n*. 龙胆三糖

gentiavern, **gentian violet** *n*. 龙胆紫

gentiin *n*. 龙胆糖苷

gentilitial *a*. 国家的,部落的,家族的

gentility *n*. 出身高贵,斯文,有教养

gentiobiase *n*. 龙胆二糖酶

gentiobiose *n*. 龙胆二糖

gentiogenin *n*. 龙胆苷配基

gentiomarin, **gentiin** *n*. 龙胆糖苷

gentiopicrin *n*. 龙胆苦苷

gentiotannic acid *n*. 龙胆鞣酸

gentisate *n*. 龙胆酸盐,2,5-二羟苯甲酸盐

Gentisic Acid *n*. 龙胆酸(解热镇痛药),2,5-二羟基苯甲酸

gentisin *n*. 龙胆根黄素

gentisyl alcohol *n*. 龙胆醇,2,5-二羟基苯醇

gentle *a*. 文雅的,高贵的,温良的

gentleman *n*. 绅士,先生

gently *ad*. 文雅地,轻轻地,渐渐地

Gentran *n*. 右旋糖酐 70(dextran 70)制剂的商品名

Gent Res GENETIC RESEARCH (LONDON) (杂志名)

gentrogenin, botogenin *n*. 静特诺皂苷元,墨[西哥]薯[芋]皂苷配质

gentry *n*. 绅士们,贵族们,上流社会

Gent Soc Gen Psychol Monogr GENETIC, SOCIAL, AND GENERAL PSYCHOLOGY MONOGRAPHS (WASHINGTON DC) (杂志名)

Gentuana loureiri (**D. Don**) **Griseb.** [拉;植药] *n*. 华南龙胆

genu (复 genua) [拉 knee] *n*. ①膝 ②膝状体,膝节 ‖ ～ capsulae internae 内囊膝/～ corporis callosi 胼胝体膝/～ of facial canal, geniculum canalis facialis 面神经管膝/～ facialis, ～ of facial nerve, geniculum nervi facialis 面神经膝/～ impressum 右弯膝/～ internum 内膝(面神经根)/～ internum radicis nervi facialis 面神经根内膝/～ nervi facialis 面神经膝/～ recurvatum 膝反屈,翻膝/～ valgum, knock knee 膝外翻/～ varum, bowleg 膝内翻,弓形腿

genua (单 genu) *n*. 膝

genual *a*. ①膝的 ②膝状的 ‖ ～ seta 膝毛

genuala *n*. 膝毛

genuclast [拉 genu knee + 希 klan to break] *n*. 膝关节粘连松解器

genucubital [拉 genu knee + cubitus elbow] *a*. 膝[与]肘的

genufacial *a*. 膝[与]面的

genuflect *vi*. 屈膝

genuflex *n*. 屈膝

genuflexion, **genuflection** *n*. 屈膝,屈服,屈从

genuine *a*. 真正的,名副其实的,真诚的,真性的 ‖ ～ labelling 真标记/～ pleiotroposm [基因]真多效性/～ pyuria 真性脓尿 ‖ ～**ly** *ad*. /～**ness** *n*.

Genuine puffer [动药] *n*. 紫色东方鲀

genupectoral [拉 genu knee + pectus breast] *a*. 膝[与]胸的

genus (复 genuses 或 genera) (简作 GEN, Gen) [拉] *n*. ①类,种类,属(生物分类) ②性别 ‖ ～ Abelmoschus 秋葵属(无论动物或植物单纯表示"属"时均应使用 Genus)/～ species 属种名(即属名 + 种名)/～ species and nomeenclature 学名(动物、植物的学名,即属名 + 种名 + 命名者)/～ et species nova [拉] (简作 gen et sp nov) 新属及新种/～ hybrid 属间杂交/～ novum [拉] (简作 Gen nov) 新属(分类学) /type ～ 模式属

Genus *n*. 类,种类,属(生物分类) ‖ ～ Dientamoeba 双核内阿米巴属/～ Endolimax 内蜒属/～ Entamoeba 内阿米巴属/～ Iodoamoeba 嗜碘阿米巴属/～ Isospora 等孢球虫属

geny- [希 genys jaw 颌, cheek 颊] [构词成分] 颌,颊

-geny [构词成分] 世代,起源

genyantralgia *n*. 上颌窦痛

genyantritis *n*. 上颌窦炎

genyantrum [geny- + 希 antron cave], **maxillary sinus**, **antrum of Highmore** *n*. 上颌窦,海默尔窦

genychiloplasty *n*. 颊唇成形术

genyplasty *n*. 颊成形术

geo- [希 gē earth 土] [构词成分] 土,地

geobiology *n*. 陆地生物学

Geochemical Environment in Relation to Health and Disease (简作 GERHD) 健康与疾病的地球化学环境

geochemistry *n*. 地球化学

geochronology *n*. 地质年代学

Geocillin *n*. 卡茚西林钠(Carbenicillin indanyl sodium)制剂的商品名

geocline *n*. 地形差型,地理渐变型

Geocyclus *n*. 丝环菌属

geode [希 geōdes earthlike] *n*. 淋巴腔

Geodermatophilus Luedemann *n*. 地嗜皮菌属 ‖ ～ obscurus Luedemann 昏暗地嗜皮菌,隐暗地嗜皮菌/～ obscurus subsp. amargosae Luedemann 昏暗地嗜皮菌阿马戈萨亚种/～ obscurus subsp. dictyosporus Luedemann 昏暗地嗜皮菌网孢亚种/～ obscurus subsp. everesti Ishiguro et Fletcher 昏暗地嗜皮菌沃氏亚种/～ obscurus subsp. obscurus Luedemann 见 Geodermatophilus obscurus Luedemann/～ obscurus subsp. utahensis Luedemann 昏暗地嗜皮菌犹他亚种

geodesy *n*. ①地势 ②测地学,大地测量学

geodynamical *a*. 地球动力学的

geodynamics *n*. 地球动力学

geoelectric *a*. 地电的

geoffrayism *n*. 直接适应论(布丰观点)

geoffroyine, **surinamine** *n*. 吉弗罗因,N-甲基酪氨酸

geoform, creoform *n*. 次甲基二愈创木酚

geogen *n*. 地区[致病]因素,风土[致病]因素

Geogiaceae *n*. 四齿藓科(一种藓类)

geographer *n*. 地理学家

geographic, **geographical** *a*. ①地理[学]的,地区[性]的 ②地图状的 ‖ ～al aberration 几何像差/～al axis 几何轴/～al center 几何中心/～al horopter 几何性双眼单视界/～al divergence 地理分歧/～al location (简作 G Loc) 地理位置/～al optics 几何光学/～al polymorphism 地理多态现象/～al relics 地理残留种/～ atrophy 地图状萎缩/～ choroiditis 地图状脉络膜炎/～ distribution 地理分布/～ isolation 地理隔离/～ race 地理族/～ skull 地图样头颅/～ synecology 植物群落地理学/～ tongue 地图样舌 ‖ geographically *ad*.

geography *n*. ①地理学 ②地形,地势 ‖ medical ～ 医学地理

geohelminthes *n*. 土源性蠕虫

geoid *n*. 地球体,地球形,大地水准面

geologic, **geological** *a*. 地质的,地质学的 ‖ ～ time divisions 地质年代划分

geologize *vt*. & *vi*. 研究地质学,作地质检查

geology *n*. 地质,地质学

geom. geometric *a*. ①几何学的 ②几何图形的

geomagnetic *a*. 地磁的 ‖ ～ field 地磁场

geomagnetism ①地磁 ②地磁学

geom. mean geometric mean *n*. 几何均数

geomechanics *n*. 地球力学,地质力学

geomedicine *n*. 风土医学

geometer *n*. 几何学家

geometric *n*. 有几何图形的物品(如纺织品等)

geometric, **geometrical** (简作 geom.) *a*. 几何学的,几何图形的 ‖ ～ effects of genes 基因的乘积式作用/～ enlargement 几何学放大/～ gene action 基因的乘积性作用/～ implant 几何[放射源]植入/～ mean (简作 geom mean, GM) 几何均数/～ mean titer (简作 GMT) 几何平均滴定度/～ optical model 几何光学模型/～ optics 几何光学/～ parameter 几何参数/～ penumbra 几何半阴影/～ progression (简作 GP) 几何级数/～ resolution distance 几何分辨距离/～ transformation 几何变换/～al center 几何[图形]中心/～al distortion 几何[图形]失真/～al edge 几何[图形]边/～al efficiency 几何效率/～al error 几何误差/～al focal plane 几何学焦平面/～al focusing 几何聚焦/～al plane 几何平面/～al position 几何位置/～al unsharpness 几何[学]模糊 ‖ geometri-

cally *ad*.
geometry *n*. 几何学,几何形状 ‖ ~ optimization 几何优化,构型优化
geomorphic *a*. 地貌的
geomorphology *n*. 地貌学,地貌学书籍
geomycin *n*. 地霉素
geopathology *n*. 风土病理学
Geopen *n*. 羧苄青霉素钠,羧苄青霉素二钠(carbenicillin disodium)制剂的商品名
geophagia, **geophagism**, **geophagy**, **geotragia** *n*. 食土癖
geophagist *n*. 食土癖者
geophilic *a*. 亲土的
geophone *n*. 地音探测器,地震检波仪
geophysics *n*. 地球物理学
geopolitical *a*. 地理政治学的
geopolitics *n*. 地理政治学,地球政治学
George position 乔治位(环枢椎前后位投照位置之一)
Georgi's test [Walter 德细菌学家 1889—1920], **Sachs-Georgi test** 格奥吉试验,萨—格二氏试验(梅毒絮凝反应)
Georgia tech language(简作 GTL) 美国佐治亚技术学院设计的一种语言
Georgia Warm Springs Foundation(简作 GWSF) 佐治亚温泉基金会
geoscience *n*. 地球科学
Geosciurrtus *n*. 地面松鼠
geosote, guaiacol valeriate *n*. 愈创木酚戊酸酯
Geosiphonaceae *n*. 地管衣科(一种地衣类)
geospace *n*. 地球空间轨道
geostatic *a*. [建]地压的,耐压力的
geotaxis, geotropism *n*. 向地性,趋地性 ‖ geotactic *a*.
geotragia [geo- + 希 trōgein to chew], **geophagia** *n*. 食土癖
geotrichosis *n*. 地丝菌病
Geotrichum *n*. 地丝菌属 ‖ ~ candidum 白地霉
geotropic *a*. 向地的 ‖ ~ally *ad*.
geotropism *n*. 向地性,趋地性
Geotrupes entomopoxvirus *n*. Geotrupes 昆虫痘病毒
Geotrupes laevistriatus (Motschulsky) *n*. 紫蜣螂(隶属于粪金龟科 Geotrupidae)
Geotrupidae *n*. 粪金龟科(隶属于鞘翅目 Coleoptera)
Gepefrine *n*. 氨丙福林(升压药)
Gephyrea *n*. 螠纲(动物)
gephyrophobia [希 gephyra bridge + phobia] *n*. 过桥恐怖
Gepirone *n*. 吉派隆 (抗焦虑药)
GEP system gastroenteropancreatic system 胃肠胰内分泌系统
GER gastroesophageal reflux *n*. 胃食管返流
Ger. geriatrics *n*. 老年医学/Geriatrics *n*. 老年医学(杂志名)/German *n*. ①德国的 ②德国人 ③德语
gera-, **gerio-**[希], **geras**, **senium**, **old age** *n*. 老年
geracomia [希 geras old age] *n*. 老年摄生法,老年保健
geracomium *n*. 敬老院,养老院
Geraghty's test [John T. 美医师 1876—1924], **phenolsulfonphthalein test** 杰腊提试验,酚磺酞试验(检肾机能)
geraiol *n*. 香叶酸
geramine, **benzalkonium chloride**, **zephiran chloride** *n*. 洁而灭,氯化苄烷铵,氯化苯甲烃铵
geramorphism *n*. 早老形象
Geraniaceae *n*. 牻牛儿[苗]科
geranial *n*. 牻牛儿醛
Geraniales *n*. 牻牛儿目(植物分类学)
geraniin *n*. 牻牛儿素
Geraniol *n*. ①香叶醇(呼吸系统用药) ②牻牛儿醇 ③信息素,外激素(电工蜂分泌,发送食物位置的信号)
Geranium L. [拉, 希 geranion] *n*. 老鹳草属,牻牛儿[苗]属 ‖ ~ carolinianum L. [拉;植药] 野老鹳草,鹭嘴草(全草入药—老鹳草)/~ dahuricum DC. [拉;植药] 块根老鹳草(全草入药)/~ eriostemon Fisch. [拉;植药] 毛蕊老鹳草(全草入药)/~ maculatum 网纹牻牛儿[苗]/~ molle L. 柔老鹳/~ nepalense Sweet 老鹳草,尼泊尔老鹳草/~ pratense L. 草原老鹳草/~ robertianum L. 汉荭鱼腥草,猫脚印,纤细老鹳草/~ sibiricum L. [拉;植药] 鼠掌老鹳草(全草入药)/~ wilfordii Maxim. [拉;植药] 老鹳草,鸭脚老鹳草(药用部分:带果实的全草—老鹳草)/~ yezoense Franch. et Sav. [拉;植药] 沙头老鹳草(全草入药)
geranium *n*. 老鹳草,美牻牛儿
gerantotherapy *n*. 老年治疗[学]
geranyl acetate *n*. 醋酸牻牛儿[苗]酯
Gerardiuns poeciloides *n*. 食孑孓鲦鱼
geratic [希 gēras old age] *a*. 老年的
G/E ratio granuloid erythroid ratio *n*. 粒细胞系与红细胞系之比(粒比红)
geratology, **gereology** *n*. 老年医学,老年病学,老人学
Gerba Pegaeophytnis [拉;植药] *n*. 高山辣根菜
Gerbera Cass. *n*. 大丁草属 ‖ ~ anandria (L.) Sch.-Bip. 见 Leibnitzia anandria (L.) Nakai/~ delavayi Franch. [拉;植药] 钩苞大丁草/~ piloselloides Cass. 兔耳风(毛灯草),毛大丁草/~ Symptomless Rhabdovirus 大丁草无症状弹状病毒
gerbil, Gerbillus iateronia (简作 Grb) *n*. 沙土鼠(非洲及亚洲西南部传播鼠疫的啮齿动物)
gerbille *n*. 沙土鼠
Gerbillinae *n*. 沙鼠亚科
GERD gastroesophageal reflux disease *n*. 胃食管反流病
Gerdy's fibers [Pierre Nicolas 法医师 1797—1856] 惹迪纤维(手指浅横韧带) ‖ ~ fontanel, sagittal fontanel 惹迪囟,矢囟(矢状缝内)/~ hyoid fossa, trigonum caroticum 惹迪舌骨窝,颈动脉三角/~ interauricular loop 惹迪房间袢(房中隔肌束袢)/~ ligament 惹迪韧带(腋窝悬韧带)/~ tubercle 惹迪结节(胫骨前肌结节)
Gerhardt's disease [Carl J. 德医师 1833—1902] 格哈特病(红斑性肢痛病) ‖ ~ reaction 格哈特反应(检尿中丙酮及乙酰乙酸)/~ sigh(phenomenon) 格哈特征(现象)(见于主动脉瘤、气胸及肺结核)(见 Biermer's sign)/~ test(reaction) 格哈特试验(反应)(检尿中丙酮)sign 格哈特征
Gerhardt's test [Charles Frédéric 法化学家 1816—1856] 格哈特试验(检尿中丙酮、乙酰乙酸、胆色素)
Gerhardt-Semon's law [Carl A. C. J. Gerhardt, Felix Semon 德喉科学家 1849—1921] 格哈特—西蒙定律(多种神经末梢损害和中枢损害,因影响喉返神经,以致声带的位置介于外展与内收之间,其麻痹并不完全)
GERHD Geochemical Environment in Relation to Health and Disease *n*. 健康与疾病的地球化学环境
Geriat. Geriatrics *n*. 老年医学(杂志名)
geriatric *a*. 老年医学的,老年病学的,老人学的 ‖ ~ nuclear medicine 老年核医学
geriatrician *n*. 老年病学家,老人学家
GERIATRIC NEPHROLOGY AND UROLOGY (简作 Geriatr Nephrol Urol) (DORDRECHT) (杂志名)
Geriatric Nursing (简作 GN) *n*. 老年病护理(杂志名)
Geriatrics GERIATRICS (DULUTH MN) (简作 Ger,) Geriat *n*. 老年医学 (杂志名)
geriatrics [希 gēras old age + iatreia cure] (简作 Ger.) geriatric medcine *n*. 老年医学,老年病学,老人学 ‖ dental ~, geriodontics, gerodontia, gerodontics, gerodontology 老年牙医学
geriatrist, geriatrician *n*. 老年病学家,老人学家
Geriatr Nephrol Urol GERIATRIC NEPHROLOGY AND UROLOGY (DORDRECHT) (杂志名)
geriodontics, gerodontics *n*. 老年牙医学
geriodontist, gerodontist, gerodontologist *n*. 老年牙医学家,老年牙病学家
geriopsychosis *n*. 老年[期]精神病
GERL Golgi-associated endoplasmic reticulum lysosomes *n*. 高尔基体相关[性]内质网溶酶体
Gerlach's annular tendon [Joseph 德解剖学家 1820—1896], annulus fibrocartilagineus membranae tympani 格拉赫环状腱,鼓膜纤维软骨环 ‖ ~ network 格拉赫网(脊髓神经节细胞树状突的一种明显的但不是真的网织)/~ tonsil, tubal tonsil 格拉赫扁桃体,咽鼓管淋巴小结/~ valve, valvula processus vermiformis 格拉赫瓣,阑尾瓣
Gerlier's disease [Felix 瑞士医师 1840—1914] 惹利埃病(地方性麻痹性眩晕) ‖ ~ syndrome 惹利埃综合征(①地方性麻痹性眩晕, ②耳部带状疱疹)
germ- [拉 germen] [构词成分] 芽胞,胚芽
germ [拉 germen] *n*. ①芽胞 ②胚,胚芽,胚原基 ③病菌,微生物 ④萌芽,起源 ‖ ~ band 胚带/bladder ~, blastula 囊胚[泡]/~ cell 生殖细胞,性细胞,胚细胞/~ cell-sex cord-stromal tumor 生殖细胞—性索—间质肿瘤/~ center 胚中心/dental ~ 牙胚/deciduous dental ~ 乳牙胚/~ disc 胚盘,胚层/enamel ~ 釉胚/hair ~ 毛基质,毛芽/~ layer, germinal layer 胚层,叶/~ layer theory 生殖的胚层学说(早期胚胎发育的三层模式)/~ line 种系/mesoderm ~ 中胚层芽/~ node 生发结/~ nucleus, germinal nucleus, pronucleus 生殖核/permanent ~ 恒牙胚/~ plasm 种质/~ plasm theory 胚原生质学说/~ pore ①芽孔 ②萌发孔/retinal ~ 视网膜芽/~ risk assessment assays 胚胎危险度评价实验(该实验对检测胚芽细胞系遗传缺损具有特异性。)/~ theory 胚芽说/tooth ~ 牙胚/~ tube ①芽管 ②萌发管/wheat ~ 小麦胚(内含

生育酚、硫胺、核黄素和其他维生素）
German（简作 Ge.，Ger.）*a*．①德国的 ②德国人的 ③德语的 *n*．①德国人 ②德语 ‖～ cockroack 德国小蠊/～Democratic Republic Phamacopoeia（简作 GDP）德意志民主共和国药典，东德药典/～ Federal Republic（简作 GFR）德意志联邦共和国（旧）/～ measles，rubella 德国麻疹，风疹/～ measles virus，Rubella virus 德国麻疹病毒，风疹病毒/～ Pharmacopoeia（West）（简作 Ger P）德国药典（西德，1976）/～ Society of Medical Physics（简作 GSMP）德国医学物理学会
germane *a*．关系密切的，恰当的，有关的
germane monoacetate（简作 GMA）*n*．一醋酸胚芽碱
Germanic *a*．①德国的 ②德国人的 ③日耳曼人的 *n*．日耳曼语系
Germanin *n*．吉耳曼宁，舒拉明钠（suramin sodium）制剂的商品名
germanous dioxide 二氧化锗
germanium（简作 Ge.）*n*．锗（32 号元素）‖～ detector 锗探测器/～ dioxide 二氧化锗
Germany *n*．德国[欧洲]
germarium *n*．卵巢，原卵区
germ-carrying *n*．带菌[现象] *a*．带菌的
germ-disease *n*．微生物病
germen *n*．幼芽，生殖腺
germerine *n*．胚芽儿碱，计莫林（一种晶体生物碱，制自 Veratrum senecio）
germ-free（简作 GF）*a*．无菌的 ‖～ animal，gnotobiotic animal 无菌动物，已知菌动物
germi. germicide *n*．杀菌剂
germicidal［拉 germen germ + caedere to kill］，**antimicrophyte** *a*．杀菌的
germicide（简作 germi.）*a*．杀菌的 *n*．杀菌剂
germiculture［拉 germen germ + cultura culture］*n*．细菌培养法
germifuge *n*．抗菌剂
germinal［拉 germinalis］*a*．①胚的，生发的 ②生殖的 ③芽的，幼芽的 ④原始的 ‖～ area 胚区/～ band 胚带/～ bud 胚芽/～ cell 生殖细胞/～ cell aplasia 生殖细胞发育不全/～ choice 配子选配/～ disc，embryonic disc 胚盘/～ disk ①种脐 ②胚盘/～ epithelium 生殖上皮，生发上皮/～ follicle（简作 G follicle）生发型滤泡/～ membrane 胚膜/～ mutation 生殖细胞突变/～ nucleus 原核，前核/～ period（stage）胚胎前期（从受精到受孕 2 周半胚盘形成的时期）/～ provirus（简作 GP）胚原病毒/～ selection 配子选择/～ spot 胚斑，受精前成熟卵子细胞核/～ stage，～ period 胚胎前期/～ tissue 生殖组织/～ vesicle 胚泡（初级卵母细胞在未完成减数分裂时涨大的核），种泡，生发泡（初级卵母细胞的细胞核），受精前成熟卵子的细胞核或前核/～ vesicle breakdown 生发泡破裂 ‖～ly *ad*.
germinant *a*．发芽的，有发育力的
germinate *vi*. & *vt*．出芽，生芽，发芽，使发生，使发育
germination［拉 germinatio］*n*．出芽，生芽，发芽，受精后前两周的时间 ‖～ inhibitor 发芽抑制物/spore ～ 发芽/equatorial spore ～ 中腰发芽
germinative［拉 germinativus］*a*．生殖的，出芽的，生芽的，发芽的 ‖～ gland 生殖腺/～ layer 生发层
germinator *n*．使发芽的物（或人），催芽器
germine diacetate（简作 GDA）*n*．双醋酸胚芽碱
germinoblastoma *n*．生殖母细胞瘤，胚母细胞瘤
germinoma *n*．生殖细胞瘤（如精原细胞瘤），胚组织瘤
germinomatous *a*．生殖细胞瘤的
Germiston bunyavirus *n*．格米斯顿本扬病毒
Germiston virus *n*．格米斯顿病毒
germitrine *n*．胚芽春，计米特林（从绿藜芦分离的一种抗高血压生物碱）
germ-laden *a*．带有细菌的
germ-layer，**embryonal layer** *n*．胚层，生殖层
germline，**germ line** *n*．种系 ‖～ diversity 基因种系多样性
germocyte *n*．生殖细胞
germogen［germ + 希 gennan to produce］*n*．胚原浆
germoplasm *n*．种质，胚质 ‖～ theory 种质学说
germ-plasm *n*．种质，胚质（经生殖细胞传递的遗传物质，生殖质及决定性细胞分化的卵质成分）
germ-track *n*．种迹，生殖细胞连迹
germule *n*．初胚，始胚
germ-vesicle *n*．生发泡
gero-，**geronto-**，**ger-**［希 gerōn，gerontos old man 老人］［构词成分］老年，老人
gerocomia［gero- + 希 komein to care for］*n*．老年摄生法，老年保健
gerocomium，**geraocomium** *n*．敬老院，养老院
gerocomy，**gerocomia** *n*．老年摄生法，老年保健
geroderma，**gerodermia** *n*．老年状皮肤，老年样皮肤营养不良 ‖～ osteodysplastica 骨发育不良性老年状皮肤（亦称沃尔特·迪斯尼侏儒症〈Walt Disney dwarfism〉）
gerodontia，**gerodontics** *n*．老年牙医学（指老年牙齿问题的诊断、预防和治疗）
gerodontic *a*．老年牙医学的
gerodontics *n*．老年牙医学
getodontist *n*．老年牙医学家，老年牙病学家
gerodontology *n*．老年牙医学（指老年牙齿问题的研究）
gerokomy，**gerocomia** *n*．老年摄生法，老年保健
geromarasms *n*．老年性消瘦
geromorphism *n*．早老形象 ‖ cutaneous ～ 皮肤早老形象
Geront. Gerontologist *n*．老年病学家（杂志名）
gerontal *a*．老年的，老人的
gerontin *n*．狗肝精碱
gerontism *n*．老年
geronto-，**geront-**，**gero-**［构词成分］老年，老人
gerontocracy *n*．老人统治，老人政府
gerontogenesis *n*．老年发生，老化起源
Gerontol. gerontology *n*．老年病学 /gerontologist *n*．老年病学家
gerontological *n*．老年病学家，老年学家，老人学家
Gerontological Research Center（简作 GRC）老年医学研究中心
The Gerontologlcal Society Inc（简作 Gs）*n*．老年学学会
Gerontologist GERONTOLOGIST（WASHINGTON DC）（简作 Geront.）*n*．老年病学家（杂志名）
gerontologist（简作 Gerontol.）*n*．老年病学家，老年学家，老人学家
Gerontology GERONTOLOGY（BASEL）（杂志名）
gerontology（简作 Gerontol.）*n*．老年医学，老年病学，老年学，老人学
gerontomorphosis *n*．特化进化，成体变形
gerontophile *n*．嗜耄癖者，亲老人癖者
gerontophilia *n*．嗜耄癖，亲老人癖
gerontopia［geronto- + 希 opsis vision］，**senopia** *n*．老年期视力回春，视力再生
gerontotherapeutics *n*．老年病治疗（学）
gerontothrapy，**gerontotherapeutics** *n*．老年病治疗（学）
gerontotoxon，**gerontoxon**，**arcus senilis** *n*．老人弓，［角膜］老年环 ‖～ lentis 晶体状老人弓，老年性白内障压下术（老年晶状体中纬线内障摘出术，现在已不做）
gerontoxon，**arcus senilis** *n*．老人弓，［角膜］老年环
geropsychiatry *n*．老年精神病学
Geroquinol *n*．吉罗酚（放射线扩护药）
gerostomatology *n*．老年口腔医学，老年口腔病学
Gerota's fascia（capsule）［Dumitru 罗解剖学家 1867—1939］格罗塔被膜（肾周筋膜）‖～ method 格罗塔法（淋巴管注射法，即以溶于氯仿或醚而不溶于水的染料如普鲁士蓝注入淋巴管）
Gerovital H_3 *n*．益康宁，维生素 D_3（商品名）
Ger. P. German Pharmacopoeia（West）*n*．德国药典（西德，1976）
Gerreomopha japonica（Bleeker）*n*．日本十棘银鲈（隶属于银鲈科 Gerridae）
Gerres abbreviatus（Bleeker）*n*．短体银鲈（隶属于银鲈科 Gerridae）
Gerridae *n*．银鲈科（隶属于鲈形目 Perciformes）
Gersh method 格希法（组织冻干法）
Gerson-Herrmannsdorfer diet［Max B. Gerson 德医师 1881 生，Adolph H. Herrmannsdorfer 德外科医师 1889 生］，Gerson died 格尔森饮食，格—赫二氏饮食（少脂及蛋白质无盐饮食，治狼疮及结核病）
Gerson-Sauerbruch method［Max Gerson 德医师 1881 生；Ernst Ferdnand Sauerbruch 柏林外科医师 1875—1951］格—索二氏法（无盐饮食，治结核病）
Gerssdorff［Hans von 德外科医师 1456—1517］格斯窦夫（首创切肢手术）
Gerstmann's syndrome［Josef 奥神经病学家 1887—1969］格斯特曼综合征（因优势半球角回病灶所致的手指认识不能、左右定向力障碍、书写不能、计算不能等）
Gerstmann-Sträussler disease［Josef Gerstmann，E. Sträussler20 世纪奥医师］格—施病（一种罕见的神经障碍，特点为缓慢进行性构音障碍和小脑性共济失调，运度过慢，锥体功能障碍及智力衰退，在 1～4 年内导致死亡，脑内〈主要在大脑皮质内〉发生淀粉样斑，脊髓小脑束和皮质脊髓束、脊髓后柱以及脑灰质均变性）

Gerstmann-Sträussler-Scheinker disease [Josef Gerstmann, E. Sträussler, I. Scheinker] 格—施—沙病(见 Gerstmann-Sträussler disease)
Gersuny's method [Robert 奥外科医师 1884—1924] 格苏尼法(石蜡整容法) ‖ ~ phenomenon 格苏尼现象(黏着症状) / ~ symptom 格苏尼症状(黏着症状)
GERT graphical evaluation and review technique ***n***. 图形鉴定与检测技术
Gertiana rhodantha Franch. [拉;植药] ***n***. 红花龙胆
gertrude ***n***. 婴儿套衫
gerüstmark [德] ***n***. 骨髓支架(横跨骨髓与骨生长端相连部分的一种独特的结缔组织的胶原稀少区,见于坏血病)
Geryoniidae ***n***. 怪水母科(隶属于硬水母目 Trachymedusae)
gesarol ***n***. 盖杀罗(二二三的瑞士名),滴滴涕(地地涕)(即 chlorophenothane)
Gesell developmental schedule [A. 英儿科医师和心理学家 1880—1961] 格塞尔发育量表(一种测试婴儿发育状态的检查,包括运动、适应、言语、与人关系四方面)
Gesellschaft fur Schwerionen-forschung (简作 GSI) (德)重晶石离子研究协会
Gesneriaceae [拉;植药] ***n***. 苦苣苔科
Gesnerus GESNERUS (AARAU) (杂志名)
Gesnerus Suppl GESNERUS. SUPPLEMENT (AARAU) (杂志名)
GESNERUS. SUPPLEMENT (简作 Gesnerus Suppl) (AARAU) (杂志名)
GESP general extrasensory perception ***n***. 一般非(超)感觉性知觉
gesso ***n***. 石膏粉
gest- [拉 gestus] [构词成分] 携带
-gest- [构词成分] —孕— (1998 年 CADN 规定使用此项名称,主要系指孕激素类药物,如地美孕酮[Demegestone]、孕二烯酮[Gestodene]等)
Gestaclone ***n***. 孕氯酮,孕克龙 (孕激素类药)
gestagen ***n***. 促孕激素(如孕酮等),孕激素
gestagenic ***a***. 促孕的 ‖ ~ action 黄体激素样作用,促孕作用
gestalt ***n***. 格式塔,完形 ‖ ~ psychotherapy 完形心理治疗
gestaltism [德 Gestalt form], gestalt theory ***n***. 格式塔学说,完形心理学(现代心理学的一个派别)
gestant composite odontoma ***n***. 含牙性复合性牙瘤,牙中牙
gestate ***v***. 受孕
gestatio [拉] 孕(构成孕激素类物质的名称)
gestation [拉 gestatio, gestare to bear], pregnancy, gravidity ***n***. 妊娠,[受]孕,怀孕 ‖ abdominal ~ 腹腔妊娠/double ~ 双胎妊娠/ectopic ~, eccyesis 异位妊娠/exterior ~ 孕外发育/extra-uterine ~ 子宫外妊娠,宫外孕/~ index 孕成指数(每窝活胎仔数与总胎仔数的比值。总胎仔数包括活胎仔数、死胎仔数和吸收胎仔数)/interior ~ 孕内发育/~ period 妊娠期,孕育期/tubal ~ 输卵管妊娠
gestational ***a***. 妊娠的,[受]孕的 ‖ ~ age (简作 GA) 胎龄(胎儿声像图测量内容之一),孕期,孕龄/~ diabetes mellitus (简作 GDM) 妊娠糖尿病/~ sac (简作 GS) 妊娠囊,胎囊(胎儿声像图所见) / ~ trophoblastic disease (简作 GTD) 妊娠滋养层疾病,妊娠滋养细胞病/~ trophoblastic neoplasia (简作 GTN) 妊娠性滋养层细胞瘤形成/~ weeks 孕周
gesticulate ***vi***. & ***vt***. 做手势
Gestodene ***n***. 孕二烯酮,甲地妊娠素 (孕激素类药)
Gestonorone ***n***. 孕诺酮 (孕激素类药)
Gestonorone Caproate 孕诺酮己酸酯,己酸孕诺酮 (孕激素类药,治子宫内膜癌和良性前列腺肥大)
gestosis (复 gestoses) [拉 gestare to bear] ***n***. 妊娠中毒
Gestrinone ***n***. 孕三烯酮,甲地炔诺酮 (孕激素类药)
gesture ***n***. ①姿态 ②手势,手语 ③表示 ‖ autistic ~ 孤独性手语
Gesvelst's network 格斯费耳斯特网[状组织] (神经纤维髓鞘网)
Gesundheitswesen GESUNSHEITSWESEN (STUTTGART) (杂志名)
GET gastric emptying time ***n***. 胃排空时间
get gray equivalent therapy ***n***. 戈特,戈[瑞]治疗当量
GET1/2 gastric emptying half time ***n***. 胃半排空时间
get (got, got 或 gotten, -tt-) ***vt***. ①获得,得到 ②感染上(疾病) ③使烦恼,使烦扰 ④渐次变为 ⑤(用完成时态)有 ⑥(用完成时态,后接不定式)不得不,必须 ⑦(后接复合宾语)使得 ***vi***. ①到达 ②(用作连系动词)变成 ‖ ~ about ①(病后)走动,往来,旅行 ②(消息等)传开/~ across(使)被理解,渡过/~ ahead ①进步 ②胜过,超过(of)/~ along ①过活,生活 ②相处融洽 ③进展 ④上年纪/~ around 见 ~ round/~ at ①到达 ②够着 ③了解,掌握 ④查明 ⑤意指/~ away ①逃脱 ②离开 ③出发 ④把……送走/~ away with ①侥幸做成 ②逃脱惩罚/~ back ①回来 ②恢复 ③取回 ④送回/~ back to 返回到/~ behind ①落后,赶不上需要 ②支持/~ better 好起来/~ by ①通过,走过 ②勉强过得去/~ done with (sth) 结束掉(某事)/~ down ①(从……)下来 ②下车 ③咽下,吞下 ④写下 ⑤使沮丧 ⑥开始认真对待,开始认真考虑 (to) ⑦对……产生恶感 (on)/~ home ①到家里 ②被充分理解 ③中肯/~ in ①进入 ②抵达 ③收获 ④请……来帮忙 ⑤熟悉起来 (with)/~ into ①进入,从事 ②陷入 ③染上(习惯) ④穿上/~ it over with 做完/~ nowhere (使)无进展,(使)一事无成/~ off ①(从……)下来,下车 ②脱下 ③(使)动身,(使)入睡 ④离开/~ on ①过活,生活 ②进展 ③上年纪 ④上(车等) ⑤穿上 ⑥使进步 ⑦接近(for) ⑧掌握(to)/~ out ①(使)出去 ②离开 ③摆脱,拔出 ④说出 ⑤公布,出版/~ out of... 从……走出去/~ over ①克服 ②熬过,做完 ③从(病、损失等)中恢复过来/~ round ①回避 ②说服,克服,争取 ③(消息等)传开 ④花时间去做(to) ⑤见 ~ about/~ somewhere (使)有所进展,(使)有些成效/~ through ①到达 ②办完 ③(使)通过/~ through with 完成/~ to ①到达 ②接触到 ③开始 ④对……产生影响/~ together ①聚集 ②收集,积累/~ under 控制/~ up ①(使)起床,(使)起立 ②(使)登上 ③安排,组织/~ used to... 变得习惯于
Getah alphavirus ***n***. 格塔甲病毒
Getah virus ***n***. 格塔病毒
Getsowa's adenoma, struma postbranchialis 格特索瓦腺瘤,鳃后甲状腺肿
gettable ***a***. 可获得的
getter ***n***. 获得者,吸气机,收气剂,减压剂(真空管内残气压力)
Geum L. ***n***. 水杨梅属 ‖ ~ aleppicum Jacq. [拉;植药] 草本水杨梅,路边青(全草入药—草本水杨梅)/~ dryadoides 墨西哥水杨梅/~ japonicum Thunb. [拉;植药] 日本水杨梅(全草入药—草本水杨梅)/~ japonicum Thunb. var. chinense F. Bolle [拉;植药] 南水水杨梅(全草入药—草本水杨梅)
geumaphobia [希 geuma taste + phobia] ***n***. 味[觉]恐怖
geusia [希 geusis sense of taste 味觉] ***n***. 味,味觉
-geusia, -geusis, -geustia [希 geusis sense of taste 味觉] [构词成分] 味,味觉 ‖ ageusia 味觉缺失,失味症/cacogeusia 劣味,恶味/dysgeusia 味觉障碍/glygeusia 甘味症,甘幻味/hemigeusia 偏侧味觉缺失/hypergeusia 味觉过敏/hypogeusia 味觉减退/parageusia 味觉异常,味觉倒错
GEV gastroesophageal vestibule ***n***. 胃食管前庭部
giga (10^9) electron volt ***n***. 吉[咖]电子伏,千兆电子伏(原缩写词为 BEV)
GeV Giga(10^9) electronen Volt [德] ***n***. 十亿电子伏,千兆电子伏(10^9 电子伏)
Gevamatic 一种 X 线洗片装置
Gevotroline ***n***. 吉伏曲林 (抗精神病药)
gexane ***n***. 盖克散(六六六的 γ 异构体)
GF gas filled 充气的/general failure rate ***n***. 一般故障率/General Foods Corp ***n***. 食品总公司/germ-free ***a***. 无菌的/giant form ***a***. 巨大型/glass factor ***n***. 玻璃因素(组织培养)/glass fiber ***n***. 玻璃纤维/globule-fibril ***n***. 球状 - 纤维/glomerular filtrate ***n***. 肾小球滤液/gluten-free ***a***. 无麸质,无谷胶/gold foil ***n***. 金箔(牙科)/grand father ***n***. 祖父,外祖父/groin flap ***n***. 腹股沟皮瓣/growth fraction ***n***. 生长部分/growth function ***n***. 生长机能
G-F globular-fibrous ***a***. 球状纤维状的(指蛋白)
G factor G 因子,转位酶
GFAES graphite furnace atomic emission spectroscopy ***n***. 石墨炉原子发射分光镜检查
GFAP glial fibrillary acidic protein ***n***. 神经胶质纤维酸性蛋白
GFC granuloma fungoides cells ***n***. 蕈样肉芽肿细胞/gel filtration chromatography / ***n***. 凝胶过滤色谱法
GFCF gross fixed capital formation ***n***. 肉眼可见固定型主体构造
GFD gluten-free diet ***n***. 无麸质饮食
GFF glomerulus filtration fraction ***n***. 肾小球滤过分数(= GFR/RPF)
GFM gel filtration medium ***n***. 凝胶过滤介质
G follicle germinal follicle ***n***. 生发型滤泡
G-forces acceleration forces ***n***. 加速力
GFR German Federal Republic ***n***. 德意志联邦共和国(旧)/glomerular filtration rate ***n***. 肾小球滤过率/general fertility rate ***n***. 总合生育率
GFT generalized fault table ***n***. 通用故障表
GG gas generator ***n***. 气体发生器/γ-globulin, gammaglobulin ***n***. γ 球蛋白,丙种球蛋白/glyceryl guaiacolate ***n***. 愈创木酚甘油醚/glycosaminoglycan ***n***. 葡胺聚糖,氨基葡聚糖/glycylglycine ***n***. 甘氨酰甘氨酸
gg going ***a***. & ***n***. 进行中,现行的
g/g gram per gram ***n***. 克/克

γG gammaglobulin G *n*. 丙种球蛋白 G
γγ micromilligram *n*. 毫微克(相当于 10^{-9}克,现称 ng 即纳克)
γγγ micromicrogram *n*. 微微克(相当于 10^{-12}克,现称 pg 即皮克)
GGA general gonadotropic activity *n*. 总促性腺活性
GGAT gas gangrene antitoxin *n*. 气性坏疽抗毒素
gge. gauge *n*. ①量规 ②标准尺寸 ③刻度 ④表
GGE generalized glandular enlargement *n*. 全身性腺肿大/gradient gel electrophoresis *n*. 梯度凝胶电泳
GGG gummi guttae gambiae [拉] *n*. 藤黄/glycin-rich-γ-globulin *n*. 富含甘氨酸的 γ-球蛋白/methoxypropanediol *n*. 甲羟丙二醇
GGH gametogenic hormone *n*. 配子发生(形成)激素,促卵泡成熟激素,促配子成熟激素
G Gr. greenish gray *n*. 绿灰色
GG or S glands, goiter or stiffness of neck *n*. 颈部淋巴结,甲状腺肿或僵硬
GGT γ-glutamyltransferase *n*. γ-谷氨酰转移酶/glutamate transpeptidase *n*. 谷氨酸转肽酶
GGTP gamma glutamyl transpeptidase *n*. γ-谷酰基转肽酶
GGTT glucocorticoid glucose tolerance test *n*. 糖皮质激素负荷试验
GH gene H *n*. H 基因/General Hospital *n*. 综合性医院,总医院/genital herpes *n*. 生殖器疱疹(由单纯疱疹病毒感染所致的性传播疾病)/growth hormone *n*. 生长激素(同 HGH)/growth humidity *n*. 生长湿度
gh-1 podovirus *n*. gh-1 短尾病毒
γH gammaglobulin H *n*. 丙种球蛋白 H
GHA glucoheptonic acid *n*. 葡庚糖酸(肾显像剂)/group health association *n*. 团体卫生协会
Ghana *n*. ①加纳(在非洲西部,旧称黄金海岸) ②加纳货(尤指来自加纳的干大麻) ‖ ~ian *a*. ①加纳的 ②加纳人的 *n*. 加纳人
ghastful *a*. ①可怕的 ②苍白的 ③极坏的
ghastly *a*. ①可怕的 ②死人般的,苍白的 ③极坏的 *ad*. ①可怕地 ②死人般地
Ghatti gum Indian gum 印度胶
GHb glycosylated hemoglobin *n*. 糖[基]化血红蛋白
GHC Group Hospital Cooperative of Puget Sound *n*. 普吉湾医院协作组
GHD growth hormone deficiency *n*. 生长激素缺乏
gheddic acid *n*. 三十四烷酸
ghee *n*. 印度酥油(在印度,据说可以清血,有助于药瘾戒断,但有待证实)
GHF growth hormone of fasting *n*. 空腹血中生长激素
GHIH growth hormone-releasing inhibiting hormone *n*. 生长激素释放抑制激素(生长抑制素)
Ghilarducci's reaction [Francesco 意医师 1857—1924] 吉拉杜契反应(置一带电电极于四肢肌肉稍远处可引起肌收缩)
Ghon complex [Anton 捷病理学家 1866—1936] 冈氏复征,原发复征(primary complex, 见 complex 项下相应术语) ‖ ~ focus 冈氏病灶,冈氏结核灶 (primary lesion, tubercle) 冈氏病灶(原发性损害、结核灶)(儿童原发性肺结核的主要实质病变,如伴有一相应淋巴结病灶时,即为原发复征,或冈氏复征)/~ primary lesion, ~ tubercle 冈氏原发性损害,冈氏结核灶/~ tubercle 冈氏结核灶(儿童防结核初发病部,X 线豆状的石灰化暗影)
Ghon-Sachs bacillus [Anton Ghon 出生于奥地利,在捷克斯洛法克,1866—1936;Anton Sachs19 世纪捷克医师], Clostridium septicum 冈—萨二氏杆菌,败血梭状芽胞杆菌,败血梭菌
Ghost, LSD-25, lysergic acid diethylamide *n*. 麦角酰二乙胺
ghost *n*. ①鬼,灵魂 ②幻像,幻影 ③阴影,重影 ④血影 ⑤反常回波 ‖ ~ cell 血影细胞,幻影细胞/~ glaucoma 血影细胞性青光眼/~ image 杂乱影像,重像,幻影/~ frequencies 寄生频率/give up the ~ 死,断气/~ ophthalmoscope 偏转检眼镜/~ pulse 寄生脉冲/red cell ~, ghost-corpuscle, phantom corpuscle 红细胞影(溶血后保持完整的红细胞膜)/~ shadow 幻影样阴影
ghosting *n*. 幻影
ghostlike *a*. 幻影样的 ‖ ~ fat cell 鬼影脂肪细胞/~ outline 幻影样轮廓
ghostly *a*. 鬼的,灵魂的,神灵的
GHQ general headquarters *n*. 总部/general health questionnaire *n*. 全身健康调查表
GHRF growth hormone releasing factor *n*. 生长激素释放因子
GHRH growth hormone releasing hormone *n*. 生长激素释放激素
GHRIF growth hormone release inhibiting factor *n*. 生长激素释放抑制因子
GH-RIH growth hormone release-inhibiting hormone *n*. 生长激素释放抑制激素
GHV gross heating value *n*. 总热值
Goose Haptitis Virus *n*. 鹅肝炎病毒
Ghz. gigahertz *n*. 千兆赫,吉赫
GI gas impregnated *a*. 充气的,气体绝缘的/gas integral generator *n*. 完全气体发生器/gastrointestinal *a*. 胃肠的/genito-intestinal *a*. 生殖—肠的/gingival index *n*. 牙龈指数/globin insulin *n*. 珠蛋白胰岛素/glomerular index *n*. 肾小球指数/glycogen index *n*. 糖原指数/government issue *n*. ①政府发行物 ②官方刊物/growth inhibiting *a*. 生长抑制/gum inhibitor *n*. 胶质抑制剂
Gi. Gilbert *n*. 吉伯(磁通势单位)/globin insulin *n*. 珠蛋白胰岛素
gi. gill *n*. 吉耳(英美衡制液量单位,等于$\frac{1}{4}$品脱)/grained iron *n*. 粒状铁
GIA gastrointestinal allergy *n*. 胃肠道变态反应
Giacomini's band [Carlo 意解剖学家 1841—1898] 贾科米尼带(海马齿状回前带)
Giannuzzi's cells (bodies, crescents or demilunes) [Guiseppe 意解剖学家 1839—1876] 贾努齐新月形腺细胞
Giant *n*. 巨,大 ‖ ~ clam shell [动药] 砗磲/~ cricket [动药] 花生大蟋蟀/~ devil ray brain [动药] 双吻前口蝠鲼脑/~ devil ray [动药] 双吻前口蝠鲼/~ gricket [动药] 花生大蟋蟀/~ mole cricket [动药] 大蝼蛄,华北蝼蛄/~ pacific oyster [动药] 长牡蛎/~ puffball [植药] 大马勃/~ salamander [动药] 大鲵/~ salamander meat [动药] 大鲵
giant [希 gigas] *n*. 巨人,巨[生]物 *a*. 巨大的 ‖ ~ axon 巨轴突(为鱿鱼〈squid〉神经轴突,供电生理实验用)/~ bacteriophages 巨大噬菌体/~ brain 电子计算机,电脑/~ cell 巨细胞(骨髓)/~ cell arteritis (简作 GCA) 巨细胞性动脉炎/~ cell carcinoma 巨细胞癌/~ cell interstitial pneumonia (简作 GIP) 巨细胞性间质性肺炎/~ cell fibroblastoma 巨细胞性纤维母细胞瘤/~ cell tumor of bone (简作 GCT) 骨巨细胞瘤/~ centrosphere 巨型中心球/~ chalazion 巨霰粒肿/~ chromosome 巨型染色体/~-colon 巨结肠/~ colony 巨型菌落/~ embryo 巨胎,巨胚/~ fiber 巨大纤维/~ follicular lymphoma 巨滤泡性淋巴瘤/~ form (简作 GF) 巨大型/~ hole 巨大裂孔/~ mammary myxoma 巨大乳腺黏液瘤/~ multivesicular bodies 巨多囊体/~ papillary 巨大乳头/~ papillary conjunctivitis 巨大乳头性结膜炎/~ pulse laser (简作 GPL) 强脉冲激光/~ retinal tear 巨大视网膜裂孔/~ RNA 巨型 RNA/~ spermatozoa 巨精子/~ tear 巨大裂孔/~ T wave 巨大 T 波
Giant-cell pneumonia virus, Cytomegalic inclusion disease virus (of man) *n*. 巨细胞肺炎病毒,人巨细胞包含体病病毒
giantism, gigantism *n*. ①巨大,庞大 ②巨大畸形 ③巨型 ④巨大发育,巨体
giant-pulse *n*. 巨脉冲 ‖ ~ laser (简作 GPL) 巨脉冲激光器
Giardia Kunstler, Lamblia Blanchard 贾第虫属
Giardia [Alfred Giard 法生物学家 1846—1908] *n*. 贾第虫属,鞭毛虫[属] ‖ ~ agilis 敏捷贾第[鞭毛]虫(寄生于两栖类动物)/~ bovis Fantham 牛贾第虫/~ canis Hegner 犬贾第虫/~ caprae 羊贾第虫/~ cati 猫贾第虫/~ caviae Hegner 洞贾第虫/~ chinchillae 栗鼠贾第虫/~ duodenalis 十二指肠贾第虫,兔贾第虫/~ equi Fantham 马贾第虫/~ Genus 贾第鞭毛虫属/~ glandularia 腺样贾第虫/~ intestinalis Lambl, ~ enterica Grassi, ~ lamblia Stiles 肠贾第虫/~ lamblia, ~ intestinalis, Cercomonas intestinalis, Dicercomonas muris, Lamblia intestinalis, Megastoma entericum 蓝伯贾第[鞭毛]虫(寄生于包括人在内的哺乳类、鸟类、爬虫类动物)/~ lamblia Kofoid and Christiansen 表吮贾第虫/~ muris 鼠贾第[鞭毛]虫(寄生于啮齿类、鸟类、爬虫类动物)/~ muris Grassi 尖刺贾第虫/~ simoni Lavier 扁鼻状贾第虫
giardiasis *n*. 贾第鞭毛虫病,梨形鞭毛虫病
GIB gastrointestinal bleeding *n*. 胃肠道出血
gibbane, gibberellane *n*. 赤霉素烷
gibber, gibberish *n*. 言语凌乱
gibberellenic acid *n*. 赤霉烯酸
gibberellic acid, gibberellin *n*. 赤霉酸,赤霉素
gibberellin, gibberellic acid (简作 gX) *n*. 赤霉素(一种植物生长素),赤霉酸
gibberellin *n*. 赤霉芴,1,7-二甲基芴
gibberic *n*. 赤霉低酸
gibberish *n*. 言语凌乱,结巴语
Gibbon-Landis test [John Heysham Gibbon Jr. 美医师 1903—1973; Eugene Markley Landis 美医师 1901 生] 吉本-蓝迪斯试验(检外周循环)
Gibbon's hernia (hydrocele) [Q. V. Gibbon 美外科医师 1813—1894] 吉本疝(全疝水囊肿,水囊肿性巨疝)
gibbon *n*. 长臂猿 ‖ ~ ape leukemia oncovirus 长臂猿白血病肿瘤病毒/~ ape leukemia virus (简作 GALV) 长臂猿白血病病毒/~

ape lymphosarcoma virus 长臂猿淋巴肉瘤病毒/~ ape type C oncovirus 长臂猿C型肿瘤病毒/~ lymphosarcoma cell (简作GLS) 长臂猿淋巴肉瘤细胞/~ normal spleen (简作GSPI) 长臂猿正常脾

gibbosity [拉 gibbosus crooked] ***n.*** ①突起 ②凸状 ③驼背

gibbous [拉 gibbosus] ***a.*** ①突起的 ②凸状的 ③驼背的

Gibbs-Donnan equilibrium [Josiah Willard Gibbs 美物理学家 1839—1903; Frederick George Donnan 英化学家 1870—1956] (吉布斯-道南平衡见 Donnan equilibrium)

Gibbs' free energy theory [Josiah Willard] 吉布斯自由能理论(见~ free energy 和~ theorem) ‖ ~ free energy 吉布斯自由能(自由能用热力学函数 G = H - TS 表示,式中 H 为热函,T 为绝对温度,S 为熵)/~ theorem 吉布斯定理,吉布斯表面活性物质定理(凡能降低纯分散体表面张力的物质,都集合于其表面)

Gibbs-Helmoltz equation [Josiah Willard; Hermann Ludwig Ferdinand von Helmoltz 德医师、物理及生理学家 1821—1894] 吉-黑二氏方程式

gibbus [拉] ***n.*** 驼背

gibe ***n.***, ***vt.*** & ***vi.*** 嘲笑,嘲弄 ‖ ~r ***n.*** 嘲笑者

Gibert's disease [Camille Melchior 法皮肤病学家 1797—1866], pityriasis rosea 吉伯特病,蔷薇糠疹,玫瑰糠疹

GIBF gastrointestinal bacterial flora ***n.*** 胃肠道菌群

GIBL gastrointestinal blood loss ***n.*** 胃肠道失血量

giblet ***n.*** (鸡、鸭等的)内脏杂件

Gibney's bandage (strapping) [Virgil P. 美外科医师 1847—1927] 吉布尼绷带(贴膏法)(踝固定绷带,一种 12.5cm 宽粘布条,包裹足和下肢的侧面与后面,固定足于轻度内翻的位置,并露出足背与下肢的前面部分) ‖ ~ perispondylitis 吉布尼椎骨周炎(脊椎肌肉的一种疼痛疾病)

Gibson's bandage [William 美外科医师 1788—1868] 吉布逊绷带(下颌骨折固定用)

Gibson's murmur [George Alexander 英医师 1854—1913] 吉布森杂音(占据大部分收缩期与舒张期的长时间的隆隆音,通常在左第二肋间的近胸骨处,为动脉导管未闭的征象) ‖ ~ rule 吉布森规律(患肺炎时,若脉压的汞柱毫米数不低于脉搏数者预后良好,反之,则预后不佳)

GIC glycyrrhizin iron colloid ***n.*** 甘草胶态铁

Gicus heteronorpha Hemsl. [拉;植药] ***n.*** 异叶榕

gid, staggers ***n.*** ①多头蚴病 ②蹒跚病(一种家畜脑和脊髓的功能性和器质性疾病) ③眩晕

giddiness, **dizziness** ***n.*** 眩晕,头晕

giddy ***a.*** ①头晕的 ②使人眩晕的 ③使人眼花缭乱的 ***vi.*** & ***vt.*** (使)眩晕 ‖ giddily ***ad.*** /giddiness ***n.***

Gidlund pump ***n.*** 吉德朗德泵(用于动脉造影)

GIE glycol isopropyl ether ***n.*** 乙二醇异丙醚

Giemsa's stain [Gustav 德化学家和细菌学家 1867—1948] 吉姆萨染剂(染原虫) ‖ ~ band (简作 G-band) G 带,吉姆萨带/~ staining 吉姆萨染色/~ trypsin ~ band (简作 GTG) 吉姆萨胰酶 G 带

Gierke's corpuscles [Hans Paul Bernard 德解剖学家 1847—1886] 吉尔克小体(神经系统内圆形小体) ‖ ~ respiratory bundle, solitary fasciculus 吉尔克呼吸束,孤束

Gierke's disease [Edgar O. K. von 德病理学家 1877—1945], glycogenosis 吉尔克病,糖原贮积病Ⅰ型

Gieson 见 van Gieson

GIF growth inhibiting factor ***n.*** 生长抑制因子

Gifford's operation [Harold 美眼科医师 1858—1929] 吉福德手术(①限界性角膜切开术 ②滴入三氯醋酸于泪囊中破坏泪囊术) ‖ ~ reflex 吉福德反射(尽力使张开的眼睑闭合时的瞳孔收缩)/~ sign 吉福德征(突眼性甲状腺肿初期,上睑不能外翻)

GIFT gamete intrafallopian transfer 输卵管内配子移植术

gift ***n.*** ①礼物,赠品 ②天资,天赋 ③才能

gifted ***a.*** 有才华的,有天资的

giga- [希 gigas giant 巨大] [构词成分] 简作 G, 吉[咖] (国际单位制表示 10^9 的词头,符号为 G)(旧译为千兆、京、十亿等),巨大

gigacycle (简作 GC) ***n.*** 千兆周,千兆赫 ‖ ~ per second (简作 GC) 千兆周/秒

giga-electron-volt (简作 GEV) 吉咖(10^9)电子伏特,千兆电子伏特(原缩写词为 BEV)

gigahertz (简作 Ghz) ***n.*** 千兆赫,吉赫

Gigantactinidae ***n.*** 大角鮟鱇科(隶属于双角鮟鱇科 Diceratiidae)

Gigantactis ***n.*** 大角鮟鱇 ‖ ~ garganthus (Bertelsen, Pietsch et Lavenberg) 长尾大角鮟鱇(隶属于双角鮟鱇科 Diceratiidae) /~ macronema (Regan) 长丝大角鮟鱇(隶属于双角鮟鱇科 Diceratiidae) /~ vanhoeffeni (Brauer) 伐氏大角鮟鱇(隶属于双角鮟鱇科 Diceratiidae)

Giganthias immaculatus (Katayama) ***n.*** 巨棘花鲈(隶属于鲐科 Serranidae)

gigantic ***a.*** ①巨人似的 ②巨大的,庞大的 ‖ ~ acid 大曲霉酸,巨酸

gigantism [希 gigas giant], giantism ***n.*** ①巨大,庞大,巨型现象 ②巨大发育,巨人症 ‖ acromegalic ~ 指端肥大症巨大发育,肢端肥大性巨人症/cerebral ~ 大脑性巨人症/dental ~ 巨牙畸形/eunuchoid ~ 无睾性巨人症,阉性巨人症/fetal ~ 胎儿巨大发育/normal ~ 全面性巨大发育,匀称性巨大发育/partial ~ 局部巨大发育/pituitary ~, hyperpituitary ~ 垂体性巨人症,垂体分泌过多性巨人症/primordial ~ 原发性巨大发育

giganto-, gigant- [希 gigas, gigantos huge 巨大] [构词成分] 巨,巨大

Gigantobilhazia ***n.*** 巨华[吸虫]属 ‖ ~ adami 亚当巨华吸虫/~ huronensis 休伦巨华吸虫/~ plectropteri 距翅鸭巨华吸虫/~ qianguoensis 前郭巨华吸虫/~ sturniae 椋鸟巨华吸虫

Gigantocotyle ***n.*** 巨孔[吸虫]属

Gigantorhynchus ***n.*** 巨吻棘头虫属 ‖ ~ gigas 猪巨吻棘头虫

gigantoblast ***n.*** 巨型有核红细胞

gigantocellular ***a.*** 巨细胞的

gigantochromoblast, gigantoblast ***n.*** 巨大有核红细胞

gigantocyte ***n.*** 巨红细胞

gigantomastia ***n.*** 巨乳房

gigantophthalmos ***n.*** 巨眼[畸形]

Gigantorhynthus ***n.*** 巨吻棘头虫属 ‖ ~ gigas, Microcanthorhynchus hirudinaceus 猪巨吻棘头虫/~ moniliformis, Moniliformis moniliformis 念珠棘虫

Gigantos ***n.*** X 线高压发生器

gigantosoma ***n.*** 巨大发育,巨高身材

Gigartacon fragilis Haeckel 脆葡萄核虫

Gigartina mamillosa J. Agardh ***n.*** 解藻

Gigartinaceae ***n.*** 衫海苔科,杉藻科(一种藻类)

Gigartinales ***n.*** 衫海苔目(植物分类学)

gigartinine ***n.*** 脒氨甲酰鸟氨酸

gigas characteristics ***n.*** 巨型特征

gigas effect of polyploidy 多倍体的巨体作用

gigawatt (简作 Gw) 吉瓦,十亿瓦特(10^9 瓦特)

giggle ***n.*** 咯咯地笑,傻笑

Ginecol Obstet Mex GIGECOLOGIA Y OBSTETRICIA DE MEXICO (MEXICO) (杂志名)

GIGECOLOGIA Y OBSTETRICIA DE MEXICO (简作 Ginecol Obstet Mex) (MEXICO) (杂志名)

GIGEKOLOGIA POLSKA (简作 Ginekol Pol) (**WARSZAWA**) (杂志名)

Ginekol Pol GIGEKOLOGIA POLSKA (WARSZAWA) (杂志名)

Giggleweed, marijuana ***n.*** 笑草,印度大麻

GIGI gastrointestinal glucagon-immunoreactivity ***n.*** 胃肠胰高血糖素免疫反应性

GIGIENA I SANITARIIA (简作 Gig Sanit) (MOSKVA) (杂志名)

Gigli's operation [Leonardo 意妇科学家 1863—1908] 季格利手术(耻骨切开术,用于难产) ‖ ~ wire saw 季格利线锯(钢丝锯,用于耻骨切开术)

GIGO garbage in garbage out ***n.*** 输入无用数据,输出无用据数

Gig Sanit GIGIENA I SANITARIIA (MOSKVA) (杂志名)

GIH gastrointestinal hormone ***n.*** 消化道激素 ‖ growth hormone-release inhibiting hormone ***n.*** 生长激素释放抑制激素

GIK glucose, insulin and potassium ***n.*** 葡萄糖、胰岛素和钾

gikiyami [日], **nanukayami** ***n.*** 七日热(钩端螺旋体病)

Gila monster 毒蜥

Gilbert [W. Gilbert 英物理学家 1544—1603] (简作 G, Gb, Gi) ***n.*** 吉伯(Gb) (旧磁通势单位,现用 A 安培,1Gb = 0.795 775A)

Gilbert's disease (cholemia or syndrome) [Nicolas Augustin 法医师 1858—1927] 吉尔伯病(胆血症,综合征)(一种家族性遗传性血胆红素过多,伴轻型间歇性黄疸,亦称体质性肝功能不良、家族性胆血症、家族非溶血性黄疸) ‖ ~ method, autoserotherapy 吉耳伯法,自体血清疗法/~ sign 吉尔伯征(肝硬化时所呈现的饥尿症,即饥饿时的尿量较饭后为多)

Gilchrist's disease (mycosis) [Thomas Casper 美皮肤病学家 1862—1927], North American blastomycosis 吉耳克里斯特病(霉菌病),北美芽生菌病

gild ***vt.*** 镀金,涂金

gildable ***a.*** 易染金色的

gilded ***a.*** 镀金的,涂上金色的

gilding ***n.*** 镀金,涂金

-giline［构词成分］－吉兰（1998年CADN规定使用此项名称，主要系指抗精神失常的β型单胺氧化酶抑制药，如氯吉兰［Clorgiline］等）
gill[1]［英 gile］，branchia ***n***．①鳃，呼吸器 ②菌褶‖～ artery 鳃动脉/～ bar 鳃条/～ cavity 鳃腔/～ chamber 鳃室/～ cleft 鳃裂/～ cover 鳃盖/～ opening 鳃孔/～ pouch 鳃囊/～ slit 鳃裂
gill[2] ***n***．峡谷，峡流
gill[3]（简作 gi．，gl．）***n***．吉耳（旧英美衡制液量单位，等于$\frac{1}{4}$品脱，1英品脱〈UKpt〉＝0.568 261×10^3m^3）
gill[4] ***n***．少女，情人（指女子）
Gill's operation［Arthur Bruce 美矫形外科医师］吉尔手术（马蹄足矫正术）
Gillenia［拉 Arnold Gill］***n***．美吐根属‖～ stipulata 美吐根/～ trifoliata 阔叶美吐根
gillenin ***n***．美吐根素
Gilles de la Tourette's disease［Georges Gilles de la Tourette 法医师 1857—1904］，Tourette's disease 图雷特综合征（病）（儿童时期开始的一种面肌抽搐和声带抽搐综合征，逐渐发展到全身抽动，伴模仿言语和秽亵言语，以前认为预后不良，但近来表明用丁酰苯治疗有效）
Gillespie's operation［James D．］吉莱斯皮手术（在指总伸肌和指中伸肌间作一纵向背侧切口的腕关节离断术）
Gillespie's syndrome［Frank David 美眼科医师 1927生］吉莱斯皮综合征（一种罕见的常染色体隐性遗传综合征，包括无虹膜、小脑性共济失调和智力迟钝）
Gillette's suspensory ligament［Eugene Paulin 法外科医师 1836—1886］吉累特悬韧带，食管悬韧带
Gill-fungi ***n***．伞菌
Gilliam's operation［David Tod 美妇科学家 1844—1923］吉列姆手术（子宫后倾矫正术）
Gillies' graft（flap）［Harold Delf 英外科医师 1882—1960］，rope graft 吉利斯移植物，管状移植物‖～ operation 吉利斯手术（睑外翻矫正术）
-gillin［构词成分］－洁林（1998年CADN规定使用此项名称，主要系指曲霉菌属［Aspergillis］所产生的抗生素类药物，如夫马洁林［Fumagillin］等）
Gilmer's splint［Thomas Lewis 美口腔外科医师 1849—1931］吉耳默夹（下颌骨折用）
Gilpinia hercyniae nuclear polyhedrosis ***n***．欧洲虎尾枞锯蜂核型多角体病毒
gilt ***vt***．gild 的过去式和过去分词 ***a***．镀金的，金色的 ***n***．镀金材料，金色涂层
gilvor［拉 *gilws* pale yellow］***n***．土黄色面容，土黄面色（恶病质）
GIM generalized information management ***n***．综合情报管理系统/Gonadotropin-inhibitory material ***n***．促性腺激素抑制物质
Gimbernat's ligament［Antonio de 西外科医师 1734—1790］希姆比纳特韧带（陷窝韧带）‖～ reflex ligament 腹股沟反转韧带
Gimenez stain 吉美尼茨染色法（常用以立克次体染色）
gimlet ***n***．手钻 ***a***．有钻孔能力的，有钻劲的 ***vt***．用手钻钻，穿透‖～-eyed *n*．目光锐利的
Gimmie，marijuana ***n***．求乞，印度大麻
gimp[1] ***n***．精神，活力
gimp[2] ***n***．瘸子，跛行 ***v***．瘸着走，跛行‖～y ***a***．跛的
gin ***n***．杜松子酒，荷兰酒
ging gingiva［拉］***n***．齿龈
ginger［拉 zingiber，希 zingiberis］***n***．生姜，姜，精力，活力 ***v***．使有姜味，使有活力，鼓舞‖Chinese ～，galanga 高良姜/coated ～ 未去皮姜，带皮干姜/Jamaica ～ 牙买加姜/lemon ～ 柠檬姜
Ginger juice［植药］***n***．生姜汁
gingerly ***ad***．& ***a***．小心谨慎地（的），战战兢兢地（的）
gingerol ***n***．姜辣素
Gingerrace［植药］***n***．生姜
gingery ***a***．（似）姜的，姜味的，有劲头的
gingili ***n***．芝麻（油）
gingiva（复 gingivae）［拉］（简作 ging，ula，gum）***n***．［牙］龈，［齿］龈‖alveolar ～ 牙槽龈/areolar ～ 蜂窝织龈，蜂窝状龈/attached ～ 附着龈/buccal ～ 颊侧龈/cemental ～ 牙骨质龈/diabetic ～ 糖尿病牙龈/fibrous mat of ～ 纤维席（垫）龈/free ～ 游离龈/interdental ～ 牙间龈/labial ～ 唇侧龈/lingual ～ 舌侧龈/marginal ～ 龈缘/proprer ～，～ propria 龈本部/prurient growths of ～ 龈瘤，龈乳头状瘤/septal ～ 牙间龈/～ treatment（简作 GT）齿龈治疗
gingivae（单 gingiva）***n***．龈
gingival（简作 G）***a***．龈的‖～ ablation 龈部分切除术/～ cleft 龈裂/～ fibromatosis 龈纤维瘤病/～ graft 牙龈移植物/～ hyperplasia 牙龈增生/～ index（简作 GI）牙龈指数/～ massage 龈按摩［法］/～ periodontal index（简作 GPI）牙龈牙周指数
gingivalgia，ulalgia ***n***．龈痛
gingivally ***ad***．向龈
gingivectomy，gingivoectomy（简作 Gvty，ulectomy）***n***．龈切除术
gingivitis，ulitis ***n***．龈炎‖acute ～ 急性龈炎/acute necrotic ～ 急性坏死性龈炎/acute recurrent ～ 急性复发性龈炎/acute septic ～ 急性脓毒性龈炎/acute ulcerative ～，Bint's ～ 急性溃疡性龈炎/afunctional ～ 无机能性龈炎/allergic ～ 过敏性龈炎/bismuth ～ 铋毒性龈炎/calcic ～ 垢性龈炎，牙石性龈炎/catarrhal ～ 卡他性龈炎，黏膜性龈炎/chronic ～ 慢性龈炎/chronic exudative ～ 慢性渗出性龈炎/chronic necrotic ～ 慢性坏死性龈炎/cotton-roll ～ 棉卷性龈炎/desquamative ～ 脱屑性龈炎/diabetic ～ 糖尿病龈炎/dietary ～ 饮食性龈炎/dysmenorrhea ～ 痛经性龈炎/edematous ～ 水肿性龈炎/endocrinopathic ～ 内分泌病龈炎/eruptive ～ 出牙性龈炎/expulsive ～ 排出性龈炎，逼出性龈炎（由于龈炎以致该牙从其槽中渐被逼出）/fibrous ～ 纤维性龈炎/fusospirillary ～ 梭菌螺菌性龈炎/fusospirochetal ～，necrotizing ulcerative ～ 梭菌螺旋体性龈炎，坏死溃疡性龈炎/～ gravidarum，gravid ～，pregnancy ～ 妊娠龈炎/hemopathic ～ 血液病性龈炎/herpetic ～ 疱疹性龈炎/hormonal ～ 内分泌性龈炎，激素性龈炎/hyperplastic ～ 增殖性龈炎/hypertrophic ～ 肥大性龈炎/indolent ～ 无痛龈炎/intense ～ 重度牙龈炎/interstitial ～ 间质性龈炎/marginal ～ 龈缘炎/moderately severe ～ 中重度龈炎/necrotic ～ 坏死性龈炎/necrotizing ulcerative ～ 坏死溃疡性龈炎/pellagral ～ 糙皮病性龈炎，蜀黍红斑性龈炎/periapical ～ 根周龈炎/pericemental ～ 牙骨质周龈炎/phagedenic ～ 崩蚀性龈炎/pregnancy ～，～ gravidarum 妊娠龈炎/proliferative ～ 增生性龈炎/puberty ～ 青春期龈炎/rachitic ～ 佝偻病龈炎/scorbutic ～ 坏血病龈炎/senile atrophic ～ 老年性萎缩性龈炎/simple ～ 单纯性龈炎/simple marginal ～ 单纯性龈缘炎/streptococcal ～ 链球菌性龈炎/subacute ～ 亚急性龈炎/suppurative marginal ～ 化脓性龈缘炎/traumatic ～ 创伤性龈炎/ulcerative ～，～ ulcerosa 溃疡性龈炎/ulceromemberanous ～，necrotizing ulcerative ～ 溃疡假膜性龈炎，坏死溃疡性龈炎/～ ulcerosa 溃疡性龈炎/Vincent's ～，necrotizing ulcerative ～ 奋森氏龈炎，坏死溃疡性龈炎
gingivo-，gingiv-［拉 gingiva gum 牙龈］，ulo-［希 oulon gum 牙龈］［构词成分］龈
gingivo-axial（简作 GA）***a***．龈轴的
gingivobuccoaxial（简作 GBA）***a***．龈颊轴的
gingivoectomy，**ginivectomy** ***n***．龈切除术
gingivoglossitis ***n***．龈舌炎
gingivolabial ***a***．龈唇的
gingivolinguo-axial，**gingivolinguoaxial**（简作 GLA）***a***．龈舌轴的
gingivopericementitis，**periodontitis** ***n***．龈牙骨质周炎，牙周炎‖necrotizing ulcerative ～ 坏死性溃疡性龈牙周炎
gingivoplasty（简作 GPLY）***n***．龈成形术
gingivosis ***n***．龈变性
gingivostomatitis ***n***．龈口炎‖herpetic ～ 疱疹性龈口炎/necrotic ～ 坏死性龈口炎/necrotizing ulcerative ～ 坏死性溃疡性龈口炎/white folded ～ 白色皱襞性龈口炎/zoster ～ 白色疱疹性龈口炎
gingivotome，**gingivectomy knife** ***n***．龈切除刀
ginglyform，**ginglymoid** ***a***．屈戌样的
ginglymo-arthrodial ***a***．屈戌样及摩动［关节］的
ginglymoid ***a***．屈戌样的
Ginglymostoma ferrugineum（Lesson）***n***．锈色铰口鲨（隶属于鼠鲨科 Lamnidae）
Ginglymostomatidae ***n***．绞口鲨科（隶属于须鲨目 Orectolobiformes）
ginglymus（复 ginglymi）［拉，希 ginglymos hinge］***n***．屈戌关节，枢纽关节‖helicoid ～ 蜗状关节，螺旋关节/lateral ～，articulatio trochoidea 车轴关节
Ginkgo L. 银杏属‖～ biloba L．［植药］银杏（药用部分：种子—白果，叶—银杏叶）/～ leaf［植药］银杏叶/～ root［植药］白果根/～ seed［植药］白果，亦称银杏
Ginkgoaceae ***n***．银杏科，银杏树
Ginkgoales ***n***．银杏纲（植物分类学）
Ginkgo biloba virus（**Smolak**）***n***．银杏病毒
ginnol ***n***．银杏醇
ginoplasty ***n***．阴道成形术
ginseng ***n***．人参
Ginseng［植药］***n***．人参‖～ flower［植药］人参花/～ fruit［植药］人参/～ leaf［植药］人参叶/～ rhizome［植药］人参芦
ginsenin ***n***．人参宁
g-ion gram-ion ***n***．克离子
Giordano's sphincter［Davide 意外科医师 1864—1954］达诺括约

肌,胆总管括约肌(在胆总管十二指肠端)
GIORNALE DI CHIRURGIA(简作 G Chir)(ROMA)外科杂志(杂志名)
GIORNALE ITALIANO DI CARDIOLOGIA(简作 G Ital Cardiol)(PADUA)心脏病学杂志(杂志名)
GIORNALE ITALIANO DI MEDICINA DEL LAVORO ED ERGONOMIA(简作 G Ital Med Lav Ergon)(PAVIA)(杂志名)
Giovannini's disease[Sabastiano 意皮肤病学家 1851—1920]焦旺尼尼病(结节性毛发真菌病)
GIP gastric inhibitory polypeptide ***n***. 抑胃多肽/giant cell interstitial pneumonia ***n***. 巨细胞性间质性肺炎/glucose-dependent insulinotropic peptide ***n***. 葡萄糖依赖性促胰岛素肽/glucose-dependent insulin-releasing peptide ***n***. 葡萄糖依赖性胰岛素释放肽
Giparmen ***n***. 吉帕孟(镇痛药)
GIPL gastrointestinal protein loss ***n***. 胃肠道蛋白丢失[量]
Gippy tummy 热带腹泻
GIPS general information processing system ***n***. 通用信息处理系统
Gipsy ***n***., ***a***. & ***vi***. ①吉普赛人(的) ②吉普赛式的生活
GIR Glasgow Institute of Radiotherapeutics ***n***. 格拉斯哥放射治疗学会
G-I/R gender identity/role ***n***. 性别鉴定/角色
Giracodazole ***n***. 吉拉达唑(抗肿瘤药)
Giractide ***n***. 克拉克肽(促皮质素类合成多肽)
giraffe fever, dengue fever 长颈鹿花斑热
Girald daphne[植药] ***n***. 黄瑞香
Giraldès' organ[Jachim Albin Cardozo Cazado 葡外科医师 1808—1875]希拉耳代斯器官,旁睾
Girardinia palmata (Forsk.) Gaud.[拉;植药] ***n***. 大蝎子草
Girardinus ***n***. 鳉属(即 Poecilia) ‖ ~ poeciloides 网纹鳉(即 poecilia reticulata)
Girard's heart cells 吉拉德心耳细胞(来源于人右心耳的异倍体细胞系,检验病毒等用)
Girard's method (treatment)[Alfred C. 瑞士军医 1850—1916]吉拉德疗法(法)(皮下注射或口服硫酸阿托品和硫酸士的宁,治晕船病)
Girard's reagent ***n***. 吉拉德试剂(用于提取酮类固醇)
gird[1](girded 或 girt) ***vt***. ①束,缠,缚,佩戴 ②束紧 ③围绕 ④准备(~ oneself for) ***vi***. 准备
gird[2] ***n***. & ***vi***. 嘲弄,嘲笑
girder ***n***. 大梁
girdle ***n***. ①带,托带,引力带 ②紧身褡,腰带 ③横沟 ④环带,环 ***vt***. 束,缚,绕 ‖ ~ bone 肢带骨/Hitzig's ~ 希齐格感觉缺失带(脊髓痨早期平乳部胸周痛觉缺失)/limbus ~ 角膜绿带/Neptum 腹带/pelvic ~, ~ of inferior extremity 骨盆带,下肢带/shoulder ~, pectoral ~, ~ of superior extremity, thoracic ~ 肩胛带,上肢带/Venus' ~, balteum venereum 性病腰带(汞剂膏药)
girdle-sensation, zonesthesia ***n***. 束勒感,束带状感觉
girdle-test ***n***. 环抱试验,带试验
Girdner's probe[John Harvey 美医师 1856—1933]格德纳探子(电探子探深部组织内子弹)
Girdlestone resection (operation)[Gathorne Robert 英矫形外科医师 1881—1950]格德尔斯通切除术(手术)(严重髋关节感染时切除股骨头和股骨颈)
Girdner's probe[John H.]格德纳探子(一种电探子,探深部组织内子弹)
Girisopam ***n***. 吉立索泮(抗焦虑药)
Girl heroin ***n***. 海洛因
GIRL graph information retrieval language ***n***. 图形情报检索语言
GIRLS generalized information retrieval and listing system ***n***. 通用信息检索和列表系统
girmir, **tardar of teeth** ***n***. 牙石
girt gird 的过去式和过去分词 ***n***.(= girth) ***vt***. & ***vi***. 佩带,围绕,量……围长
girth ***n***.(马)的肚带,(树干,腰身)的围长 ***vt***. 围绕,包围
GIS gas in stomach ***n***. 胃积气/Gastro-intestinal series (or system) ***n***. 胃肠系统/general(ized) information system ***n***. 通用情报系统
gist ***n***. 要点,要旨
GIT gastrointestinal tract ***n***. 胃肠道
G Ital Cardiol GIORNALE ITALIANO DI CARDIOLOGIA (PADUA) 心脏病学杂志(杂志名)
gitalen ***n***. 吉他连(洋地黄叶浸液,含全部苷)
gitaligenin ***n***. 吉他配基
Gitaligin ***n***. 吉他林(gitalin)制剂的商品名
Gitalin, Verodigen ***n***. 吉他林,洋地黄全甙(用以治充血性心脏衰竭和心律失常,亦称无定形吉他林),佛罗迪京(洋地黄中的一种苷)
Gitalin Amorphous ***n***. 无定形吉他林(强心药)
G Ital Med Lav Ergon GIORNALE ITALIANO DI MEDICINA DEL LAVORO ED ERGONOMIA (PAVIA)(杂志名)
Gitaloxin ***n***. 吉他洛辛,吉托洛甙(强心药)
Gitanopsis japonica (Hirayama) ***n***.(隶属于矛钩虾科 Amphilochidae)
githagism ***n***. 麦仙翁中毒,瞿麦中毒
Gitoformate ***n***. 吉妥福酯(强心药)
gitogenin ***n***. 吉托吉宁,吉托皂甙元(一种皂甙配基,制自吉托宁 gitonin)
gitonin ***n***. 吉托宁,吉托皂甙(一种中性皂甙,获自洋地黄种子)
gitoxigenin ***n***. 羟基洋地黄毒甙元,芰毒甙元
gitoxin ***n***. 吉妥辛,羟基洋地黄毒甙,芰毒素(一种强心甙)
Gitroscope 胃肠 X 线摄影无暗合综合遥控床
GITT glucose-insulin tolerance test ***n***. 葡萄糖胰岛素耐量试验
gitterfasern[德] ***n***. 网格纤维,格子纤维
Giuffrida-Ruggieri stigma[Vincenzo 意人类学家 1872—1922]朱夫里达·鲁杰里特征(下颌凹浅表异常)
give (gave, given) ***vt***. ①送给,给予 ②交给 ③供给 ④(给患者)服用 ⑤传给,引起 ⑥产生,感染(疾病) ⑦提出 ⑧举行 ‖ ~ and take ①平等交换 ②互让 ③交换意见/~ away ①送掉 ②放弃 ③泄露/~ back ①(归)还 ②恢复 ③后退/~ birth to 分娩,生产/~ forth ①发出 ②发表/~ in ①屈服,让步(to) ②交上 ③宣布/~ into 通向/~ off 放出(气味,蒸气等)/~ on (upon) 向着/~ or take ①增减……而无大变化 ②允许有……的小误差/~ out ①发出 ②发表 ③耗尽 ④筋疲力尽/~ over ①(使)停止 ②放弃 ③交给,托(to)/~ rise to 引起/~ up ①让出 ②献出(生命、时间等),致力于(to) ③放弃,戒掉 ④对……不抱希望(on) ⑤停止 ⑥宣告无法治好(病人) ⑦投降/~ way (to) ①屈服 ②给……让路 ③为……所代替 | ~ n that 假如,已知
given (give 的过去分词) ***a***. ①给予的 ②习惯的 ③特定的 ④假设的 ⑤已知的 ***prep***. 考虑到 ‖ ~ dose 特定剂量,给定剂量
Givens' method[Maurice H.]吉文斯法(检消化力)
GIX difluoro-diphenyl-trichloroethane (DFDT, insecticide) ***n***. 二氟二苯二氯乙烷(DFDT,杀虫剂)
gizmo ***n***. 玩意儿,小发明
gizzard ***n***. 砂囊(鸟类强有力的肌性胃),内脏
GJA gastric juice analysis ***n***. 胃液分析
GJE gastric juice examination ***n***. 胃液检查
GK glycerol kinase ***n***. 甘油激酶
Gk Greek ***a***. & ***n***. ①希腊的 ②希腊人 ③希腊文
GKH gametokinetic hormone ***n***. 卵胞刺激素,配子激活素,促卵泡成熟激素
GKM glass knife maker ***n***. 玻璃刀结合器(切片机用)
GL General Medical Laboratory ***n***. 中央医学实验所/gill ***n***. 鳃,腮/gland ***n***. 腺/greatest lengh ***n***. 最大长度(测量卷屈小胚胎的轴)/ground level ***n***. 地平/ground location ***n***. 地面位置
Gl. gland ***n***. 腺体/glass ***n***. 玻璃,玻璃制品/glaze ***n***. 釉/glucinium ***n***. 铍(4 号元素铍的别名)/glycogen granule ***n***. 糖原粒(电镜)
gl. gallon ***n***. 加仑(液量单位)/gill ***n***. 吉耳(英美衡制液量单位 = $\frac{1}{4}$品脱)/glandula, glandulae, gland, glands[拉] ***n***. 小腺,腺/glass ***n***. 玻璃,玻璃制品/glaze ***n***. 釉/grams/liter ***n***. 克/升
g/L, gl. grams per liter ***n***. 克/升
GL54 athomin ***n***. 辣根素
GLA gingivolinguoaxial ***a***. 龈舌轴的/glucagon activity ***n***. 高血糖素活性
Gla. glassy ***a***. 玻璃状
glabella (复 glabellae), **glabellum**[拉 glber smooth] ***n***. 眉间 ‖ coccygeal ~, foveola coccygea 尾小凹
glabellad ***a***. 向眉间的
glabellar ***a***. 眉间的
glabello-alveolar line 眉间齿槽线
glabello-meatal line 眉间外耳孔线
glabellum, glabella ***n***. 眉间
glabrate ***a***. 光滑的,光秃的
Glabratella Dorreen 平滑虫属 ‖ ~ patelliformis Brady 帽贝平滑虫
Glabratellidae Loeblich and Tappan 平滑虫科
glabrification[拉 glber smooth + facere to make] ***n***. 变滑,变秃
glabrificin[拉 glber smooth + facere to make] ***n***. 光滑素
glabrous[拉 glber smooth] ***a***. 光滑的,光秃的,无毛的
glac glacial ***a***. 冰的
glacial[拉 glacialis](简作 glac) ***a***. ①冰的 ②冰样[结晶]的 ③玻璃状的 ④坚硬的 ⑤冰河的,冰川的 ‖ ~ acetic acid 冰醋酸/~

methacrylic acid（简作 GMA）冰甲基丙烯酸/～ refuges 冰川孑遗
glaciate *vt*. ①使冰冻 ②使受冰川作用‖glaciation *n*.
glaciated *a*. ①冰的 ②冰封的
glacier *n*. 冰河，冰川
glacialin，**boroglyceride** *n*. 硼酸甘油
glaciology *n*. 冰河学，冰川学
glacis *n*. 缓斜坡，缓冲地区
glad. gladiolus *n*. 胸骨体
glad *a*. ①高兴的，乐意的 ②使人愉快的‖～ly *ad*./～ness *n*.
gladden *vt*. & *vi*. [使]高兴的，[使]快乐
glade *n*. 林间空地，沼泽地
gladiate[拉 gladius sword]，sword-shaped *a*. 剑形的，剑状的
gladiolic acid 剑霉酸，唐菖蒲青霉酸
gladioline *n*. 脑组织碱
Gladiolus *n*. 唐菖蒲属，剑兰
Gladiolus gandavensis van Houtte[拉；植药] *n*. 唐菖蒲
Gladiolus green petal streak virus（Magie et Cowperthwaite）*n*. 唐菖蒲绿瓣线条病毒
Gladiolus mosaic virus（Smith et Brierly），Bean yellow mosaic virus（Pierce）*n*. 菜豆黄花叶病毒
Gladiolus mottle virus，Gladiolus speckle virus（Klinkowski）*n*. 唐菖蒲斑点病毒
Gladiolus white break virus（Klinkowski）*n*. 唐菖蒲白碎色病毒
Gladiolus fever virus，infectious mononucleosis virus（Evans et Paul）*n*. 腺热病毒，传染性单核细胞增多症病毒
gladiolus（简作 glad.）[拉 dim. of gladius sword]，corpus sterni *n*. 胸骨体，胸骨中部
gladiomanubrial *a*. 胸骨体[与]柄的
gladsome *a*. 令人高兴的，可喜的，喜悦的‖～ly *ad*./～ness *n*.
Glaesser bacillus 格累塞氏杆菌
Glafenine，glaphenine *n*. 格拉非宁，甘氨苯喹，苯胺喹啉（解热镇痛药）
glair *n*. ①蛋白，卵白 ②（蛋白制成的）粘合剂 ③蛋白状黏液 *vt*. 涂蛋白于‖～y，～ous *a*.
glairin[拉 clarus clear] *n*. 胶素，黏胶质
glairy *a*. ①蛋白状的，卵白状的 ②黏的
Glam. glutamine *n*. 谷酰胺
glama *n*. 眼垢，眼垢积滞
glamo(u)r *n*. 魔力 *vt*. 迷住，迷惑
glance *vi*. ①（粗略地）看一下，浏览（at，over，through 等）②闪光 ③（简单或间接地）提到（at，over 等）④擦过，掠过（off）*n*. 一瞥，闪光‖at a ～ 一眼就……，一见就……，一眼/at（the）first ～ 初一看就……，乍一看就……/give a ～ at（over）浏览/see……at a ～ 一看就看见，对……一目了然/with a ～ to 考虑到，顾及到
glancing *a*. 一闪的‖～ field 闪光野
gland. glandular *a*. 腺的
gland-[拉 glandis][构词成分] 腺
gland（简作 GL，Gl，gl.，Gln）[拉 glans acorn] *n*. 腺‖absorbent ～，lymphatic ～ 淋巴结/accessory ～ 副腺/accessory lacrimal ～ 副泪腺/accessory parotid ～，glandula parotis accessoria 副腮腺/accessory thyroid ～ 副甲状腺/acid ～s 胃酸腺/acinotubular ～ 管泡腺/acinous ～ 泡腺/adipose ～s 脂腺/admaxillary ～ 副涎腺，上颌腺/adrenal ～，adrenal body，adrenal capsule，suprarenal body，suprarenal capsule，suprarenal ～ 肾上腺/aggregate ～s，agminated ～s 淋巴集结/Albarran's ～ 阿耳巴兰腺（前列腺中叶）/albuminous ～s 白蛋白腺/alluring ～ 诱惑腺/alveolar ～，acinous ～ 泡腺/anacrine ～，exocrine ～ 外分泌腺/anal ～s 肛[门]腺/anglar ～，glandula submandibularis 下颌下腺/anomalous ～，ductless ～ 无管腺，内分泌腺/antennal ～ 触角腺/anteprostatic ～ 尿道球腺/anterior lingual ～，Blandin-Nuhn's ～s 舌尖腺，布—努二氏腺/aortic ～，aortic body 主动脉球/apical ～s，Blandin-Nuhn's ～s 舌尖腺，布—努二氏腺/apical ～s of tongue，glandulae lingualies anteriores 舌尖腺，舌前腺/apocrine ～ 顶[浆分]泌腺/aporic ～，ductless ～ 无管腺，内分泌腺/areolar ～s，Montgomery's ～s 乳晕腺，蒙哥马利腺/arterial ～ 动脉球/arteriococcygeal ～，glomus coccygeum 尾骨球/arytenoid ～s 杓状腺/Avicemna's ～ 阿维森纳腺（有包膜的肿瘤）/axillary ～s 腋淋巴结/Bartholin's ～s，Duverney's ～s，Tiedmann's ～s 巴多林腺，前庭大腺/Bauhin's ～s，Blandin-Nuhn's ～s，glandulae linguales anteriores 鲍安腺，舌尖腺/Baumgarten's ～s，包姆加滕腺（结膜腺）/Blandin-Nuhn's ～s，glandulae linguales anteriores 布—努二氏腺，舌尖腺/blind ～ 无管腺/blood ～，blood vessel ～，endocrine ～ 内分泌腺/Bochdalek's ～s 博赫达勒克腺（舌囊肿）/Boerhaave's ～s，sudoriparous ～s 布尔哈夫腺，汗腺/Bonnot's ～，interscapular ～ 邦诺腺，肩胛间腺（胚胎淋巴组织）/Bowman's ～s，olfactory ～ 鲍曼腺，嗅腺/brachial ～s 臂淋巴结/bronchial ～s 支气管淋巴结/Bruch's ～s 布鲁赫腺（下睑结膜淋巴小结）/Brunner's ～s 布伦内腺，十二指肠腺/buccal ～s，glandulae buccales 颊腺/bulbocavernous ～s，bulbourethral ～s，Cowper's ～s 尿道球腺，库珀腺/cardiac ～s 贲门腺/carotid ～，glomus caroticum 颈动脉球/celiac ～s 腹腔淋巴结/cement ～ 胶腺，黏腺/cephalic ～ 头腺/ceruminous ～s 耵聍腺/cervical ～s，glandulae cervicales 颈淋巴结，颈腺/cheek ～s，buccal ～s，glandulae buccales 颊腺/choroid ～ 脉络丛/Ciaccio's ～s，accessory lacrimal ～s 恰乔腺，副泪腺/ciliary ～s，Moll's ～s 睫腺，莫耳腺/circumanal ～s，anal ～s 肛周腺，肛[门]腺/circumgenital ～ 围生殖孔腺/closed ～，ductless ～ 无管腺，内分泌腺/Cobelli's ～s 何贝利腺（食管贲门腺）/coccygeal ～，glomus coccygeum 尾骨球/coil ～，sweat ～ 曲腺，汗腺/colleterial ～ 黏腺/compound ～ 复腺/compound tubular ～ 复管腺/conglobate ～，lymphatic ～ 球形腺，淋巴结/conglomerate ～ 复叶腺/conjunctival ～s，Krause's ～s 结膜腺，克劳泽腺/convoluted ～，sweat ～ 曲腺，汗腺/Cowper's ～s 库珀腺，尿道球腺/coxal ～ 基节腺，髋腺/crop ～ 嗉囊腺/cutaneos ～ 皮腺/cytogenic ～ 造细胞腺/deep ～ 深腺（分泌部位在黏膜下）/dental ～，glandula dentalis 牙腺/dermal ～ 皮腺/dried suprarenal ～ 干肾上腺/ductless ～ 无管腺，内分泌腺/duodenal ～，Brunner's ～s 十二指肠腺，布伦内腺/Duverney's ～s，Bartholin's ～s 杜佛内腺，巴多林腺，前庭大腺/Ebner's ～s 埃伯内腺（舌后部近轮廓乳头）/eccrine ～ 水液腺，[小]汗腺/Egli's ～s 埃格利腺（输尿管黏液腺）/endocrine ～s 内分泌腺/endo-epithelial ～ 上皮内腺/endoexocrine ～ 内外分泌腺/enterochromaffin ～ 肠嗜铬腺/epiphyseal ～，epiphysis cerebri，pineal body 松果体/epithelial ～ 上皮腺/epithelioid ～ 上皮样腺/esophageal ～s 食管腺/excretory ～ 排泄腺/exepithelial ～ 上皮下腺/exocrine ～，coil ～ 外分泌腺/exo-endocrine ～ 外内分泌腺/external salivary ～，parotid ～ 外涎腺，腮腺/extraparotid lymphatic ～s 腮腺外淋巴结/exuvial ～s 蜕皮腺/fetid ～s 臭腺（昆虫）/female urethra ～ 女尿道腺/～ follicle 腺滤泡/follicular ～ 滤泡腺/follicular ～s of tongue，glandulae folliculi linguales 舌滤泡腺/frontal ～ 头腺/Fränkel's ～s 弗伦克耳腺，声带腺/fundic ～，fundus ～ 胃底腺/Galeati's ～s，intestinal ～s 加莱阿蒂腺，肠腺/gastric ～s 胃腺/gastro-epiploic ～s 胃网膜淋巴结/～s of Gay 盖氏腺（肛周腺）/genal ～，glandulae buccales 颊腺/genital ～ 生殖腺/gingival ～s，glandulae gingivales 龈腺，龈缘上皮皱襞/Gley's ～s，parathyroid ～s 桔累腺，甲状旁腺/globate ～，lymph ～ 淋巴结/glomerate ～s，glomiform ～s 球腺/glossopalatine ～s，glandulae glossopalatinae 舌腭腺/greater vestibular ～s，Bartholio's glands，glandula vestibularis major 前庭大腺，巴多林腺/Guérin's ～s，Skene's ～s 盖兰腺，女尿道旁腺/gustatory ～s，Ebner's ～s 味腺，埃伯内腺，舌腺/guttural ～ 咽腺/hair ～ 毛囊腺/Harderian ～s，Harder's ～s 哈德腺（副泪腺）/Haversian ～s 哈弗腺（滑液腺）/hedonic ～s 欢乐腺（低等动物的）/hemal lymph ～s 血淋巴结/hematopoietic ～s 生血腺/hemolymph ～s 血淋巴结/Henle's ～s 汉勒氏腺（睑结膜腺）/hepatic ～s 胆道黏液腺/heterocrine ～s 混合腺/hiberating ～ 蛰伏腺/Hocevar's ～s，Krause's ～s 霍塞伐尔腺，克劳泽腺（结膜腺）/holocrine ～s 全[浆分]泌腺/Huguier's ～s 于吉埃腺（阴道腺）/incisive ～，glandula invisiva 切牙腺/incretory ～s，endocrine ～s 内分泌腺/inguinal ～s 腹股沟淋巴结/innominate ～ 无名腺（①处女膜痕 ②下泪腺）/integumentary ～ 皮腺（汗腺和皮脂腺）/intercarotid ～，carotid body 颈动脉球/internal salivary ～ 内涎腺，颌下腺及舌下腺/interproglottidal ～ 节片间腺/interrenal ～ 肾间腺/interscapular ～，Bonnot's ～ 肩胛间腺，邦诺腺（胚胎淋巴组织）/interstitial ～，Leydig's cell 睾丸间质细胞/intestinal ～s，crypts of Lieberkühn，Lieberkühn's follicles，Lieberkühn's ～s 肠腺，利贝昆腺/intraepithelial，endo-epithelial ～ 上皮内腺/intramuscular ～ 肌内腺/intramuscular ～ of rectum 直肠肌内腺/intramuscular ～s of tongue，glandulae linguales anteriores 舌肌内腺，舌前腺/jugular ～，glandula jugularis 颈静脉淋巴结/Krause's ～s 克劳泽腺（结膜腺）/labial ～s，labial ～s of mouth，glandulae labiales oris 唇腺/labial minor salivary ～s，glandulae salivares minores labiales 唇小涎腺/lacrimal ～s 泪腺/lactiferous ～ 乳腺/large sweat ～ [性]臭腺/laryngeal ～s，glandulae laryngea 喉腺/lenticular ～s 豆状淋巴结，胃淋巴集结/lenticular ～s of tongue，folliculi linguales 舌豆状腺，舌滤泡/lesser vestibular ～s，glandulae vestibulares minores 前庭小腺/Lieberkühn's ～s，intestinal ～s 利贝昆腺，肠腺/lingual ～s，glandulae linguales 舌腺/lingual anterior ～s，Blandin-Nuhn's ～s 舌尖腺，布—努氏腺/lingual mucous ～s，glandulae linguales 舌黏液腺，舌腺/lingual serous ～，glandula lingualis serosa 舌浆液腺（舌蛋白腺）/Littré's ～s 利特腺（①男性尿道球腺 ②包皮腺）/Luschka's ～s 路施卡腺（①咽扁桃体 ②颈动脉球 ③尾骨球）/lymph ～，lymphatic ～ 淋巴结（旧名淋巴腺）/lytic ～ 溶解腺/

major salivary ～s, glandulae salivares majores 大涎腺/male urethra (Littré) ～ 男尿道腺/mammary ～ 乳腺/mandibular ～, submaxillary ～, glandula submandibularis 下颌[下]腺/Manz's ～s 曼茨腺,球结膜囊状腺/marrow-lymph ～s 髓淋巴结/master ～, hypophysis cerebri 垂体/maxillary ～, glandula maxillaris 颌下腺/Mehlis ～ shell ～ 梅[耳]氏腺,壳腺/Meibomian ～s 迈博姆腺,睑板腺/merocrine ～ 部分分泌腺/Méry's ～s, Cowper's ～s 梅里腺,库珀腺(尿道球腺)/mesenteric ～s 肠系膜淋巴结/mesocolic ～s 结肠系膜淋巴结/metrial ～ 子宫腺/midbrain ～ 中脑腺/miliary ～ 汗腺/mixed ～s 混合腺/mixed oral ～ 混合口腔腺/molar ～, glandulae molares 磨牙腺/Moll's ～s 莫耳腺,睫腺/monoptychic ～ 单层[细胞]腺/Montgomery's ～s 蒙哥马利腺,乳晕腺/Morgagni's ～s, urethral ～s 莫尔加尼腺,尿道腺/moulting ～s 蜕皮腺/～s of mouth, glandulae oris, oral mucous ～s 口腔黏膜腺/mucilaginous ～ 滑液绒毛/muciparous ～s, mucous ～s 黏液腺/multicellular ～ 多细胞腺/myometrial ～ 子宫肌腺/Naboth's ～s, Naboth's follicles 纳博特腺(子宫颈腺囊肿)/nasal ～, glandulae nasales 鼻腺/～ of neck, tonsilla pharyngea 颈腺,咽扁桃体/nipple areolar ～, Montgomery's ～ 乳晕腺,蒙哥马利腺/Nuhn's ～s, Blandin-Nuhn's ～s, glandulae linguales anteriores 努恩腺,布—努二氏腺,舌尖腺/odoriferous ～s of prepuce, Tyson's ～s 包皮腺,[性]臭腺,泰森腺/oesophageal ～ 食管腺/oil ～ 油腺(皮脂腺)/olfactory ～ 嗅腺/open ～ 外分泌腺/oral ～, glandula oralis 口腔腺/oral mucous ～ 口腔黏液腺/oral serous ～, glandula serosa oralis 口腔浆液腺/oxyntic ～, acid ～s 胃酸腺/pacchionian ～ 蛛网膜粒/palatine ～s, glandulae palatinae 腭腺/palpebral ～s, Meibomian ～s 睑板腺,迈博姆腺/pancreaticosplenic ～ 胰脾淋巴结/parafrenal ～s [包皮]系带旁腺/parathyroid ～s 甲状旁腺/para-urethral ～s, Skene's ～s 女尿道旁腺,斯基恩腺/parotid ～, glandula parotis 腮腺/pectoral ～s 胸肌淋巴结/peptic ～s 胃液腺/perianal odoriferous ～, scent ～s 香腺/pericemental ～, glandula pericementalis 根周腺,牙骨质周腺/perspiratoy ～s, sweat ～s 汗腺/Peyer's ～s 派伊尔腺(淋巴集结)/pharyngeal ～, glandulae pharyngeae, guttural ～ 咽腺/Philip's ～s 菲利普淋巴结(锁骨上淋巴结肿大)/pilous ～ 毛囊腺/pineal ～, corpus pineale 松果体/pituitary ～, hypophysis cerebri 垂体/Poirier's ～s 普瓦里埃腺(甲状腺峡淋巴结)/polyptychic ～ 复层[细胞]腺/preen ～ 尾羽腺(鸟)/pregnancy ～s 妊娠腺(卵巢滤泡、黄体和胎盘)/prehyoid ～s 副甲状腺/preputial ～s, Tyson's ～s 包皮腺,泰森腺/prostate ～ 前列腺/puberty ～s 青春腺/pyloric ～s 幽门腺/racemose ～s 葡萄状腺/retrolingual ～, glandula retrolingualis 舌后腺(动物)/retromolar ～s, molar ～s, glandulae molares 磨牙后腺,磨牙腺/Rivinus' ～, sublingual ～, glandulae sublinguales 里维纳斯腺,舌下腺/Rosenmillar's ～ 罗森苗勒腺(①泪腺睑部②股环淋巴结)/saccular ～ 泡腺/salivary ～, glandula salivaris 涎腺,唾液腺/salivary ～s, glandulae salivares 小涎腺,小唾液腺/Sandstroem's ～s, parathyroid ～s 甲状旁腺/scent ～ 香腺/Schüller's ～s 许累尔腺(卵巢冠纵管憩室)/sebaceous ～, sebiferous ～ 皮脂腺/secretory ～ 分泌腺/seminal ～ 睾丸/sentinel ～ 哨兵[淋巴]结/seromucous ～ 浆液黏液腺/serous ～ 浆液腺,蛋白腺/serous linqual ～ 舌浆液阴,舌蛋白腺/serous oral ～ 口腔浆液腺/serozymogenic ～ 浆液造酶腺/Serres' ～s 塞尔腺(上皮细胞在婴儿龈上形成的珠状小体)/sexugl ～, sex ～ 性腺/sexual odoriferous ～ [性]臭腺/shell ～, Mehlis ～ 壳腺,梅[耳]氏腺/Sigmund's ～s, epitrochler lymph ～s 西格蒙德腺,滑车上淋巴结/simple ～ 单腺/Skene's ～s 斯基恩腺,女尿道旁腺/skin ～, glandula cutis 皮腺/solitary intestinal ～ 肠孤立[淋巴]结/solitary ～s 淋巴孤结/splenoid ～ 脾样结节(脾切除后代偿性脾组织结节)/Splenolymph ～s 脾淋巴结/Stahr's ～ 施塔尔腺(附在面动脉的一个淋巴结)/staphyline ～s, palatine ～s 悬雍垂腺,腭腺/subauricular ～, nodi lymphatici retroauriculares 耳下腺,耳下淋巴结/sublinqual ～, glandula sublingualis 舌下腺/submandibular ～, submaxillary ～, glandula submandibularis 下颌[下]腺/submaxillary ～, glandula submaxillaris 下颌[下]腺/sudoriparous ～s, sweat ～s 汗腺/superficial ～ 浅腺(黏膜内)/superfitial oesophageal ～ 食管浅层腺/suprahyoid ～, parathyroid ～, glandula suprahyoidea 舌骨前腺,甲状旁腺/suprarenal ～, adrenal ～ 肾上腺/Suzanne's ～, mucous ～ of mouth 苏赞腺,口腔黏液腺/sweat ～s 汗腺/synovial ～s, Haversian ～s 滑液腺,哈弗腺/target ～ 标腺/tarsal ～s, tarsoconjunctival ～s, Meibomian ～s 睑板腺,迈博姆腺/tartaric ～, glandula tartaric 牙腺(新生儿龈内)/Theile's ～s 泰勒腺(胆囊腺)/thymus ～, thymus 胸腺/thyroid ～, glandula thyreoidea 甲状腺/Tiedemann's ～s, Bartholin's ～s 提德曼腺,巴多林腺,前庭大腺/～s of tongue, glandulae linguales 舌腺/trachoma ～s 沙眼腺(沙眼滤泡)/tubular ～ 管腺/tympanic ～ 鼓腺/Tyson's ～s 泰森腺,包皮腺/unicellular ～ 单细胞腺/uropygial ～, preen ～ 尾羽腺(鸟)/vaginal ～ 阴道腺/vascular ～ ①血管球 ②血淋巴结/ventral ～ 腹腺/vesical ～ 膀胱腺/Virchow's ～, signal node 魏尔啸腺,信号结(指左锁骨上转移癌淋巴结)/vitelline ～ 卵黄腺/vitelline ～ 卵黄腺/vulvovaginal ～ 外阴阴道腺/Waldeyer's ～s 瓦耳代尔腺(睑缘内汗腺)/Wasmann's ～s, peptic ～s 瓦斯曼腺,胃液腺/Weber's ～s 韦伯腺(舌黏液腺),舌滤泡/Willis' ～s, corpora albicantia 韦利斯腺,白体腺/～s of Wolfring 沃耳弗林腺(结膜下管泡腺)/york ～ 卵黄腺/～s of Zeis 蔡司腺(睑缘腺)/Zuckerkandl's ～s, corpora paraaortica 祖克坎德耳腺,主动脉旁体(副神经节)

gland *n*. [机]密封盖,填料盖

glandebalae [复,拉] *n*. 腋毛

glandered *a*. 患[马]鼻疽病的

glanderous *a*. [马]鼻疽病的

glanders(复)(拉 *malleus*), equinia *n*. (用作单) [马]鼻疽 ‖ African ～, Japanese ～, lymphangitis epizootica 假[性]马鼻疽,兽疫性淋巴管炎

glandes (单 glans) [拉] *n*. 阴茎头

glandiferous *a*. 结坚果的

glandiform *a*. 腺状的,坚果状的

glandilemma [gland + 希 lemma sheath] *n*. 腺被囊

glandlike *a*. 腺样的

gland-treatment *n*. 性腺剂疗法

Glandula *n*. 小腺,腺 ‖ ～ Nidamentalis Sepiae [拉;动药] 乌贼卵/～ Thyreoidea Bovis Seu Bubali [拉;动药] 牛靥/～ Thyreoidea Caprinus [拉;动药] 山羊靥

glandula (复 glandulae)(简作 gl.)[拉] *n*. 小腺, ‖ ～ accessoria 副性腺/～ angulares, angular gland 颌下腺/～ apicis linguae, apical gland of tongue 舌尖腺/～e areolares (Montgomerii), Montgomery's glands 乳晕腺,蒙哥马利腺/～ atrabiliaris 肾上腺/～ basilaris, hypophysis 垂体/～e bronchiales 支气管淋巴结/～e buccales, buccal glands 颊腺/～ bulbourethralis (Cowperi) 尿道球腺/～ caementi 黏腺/～ calciferes 生钙腺/～ cephalica 头腺/～e ceruminosae 耵聍腺/～e cervicales (uteri) 子宫颈腺/～e ciliares (Molli) 睫腺/～ ciliares conjunctivales [拉] 睫毛腺/～e circumanales 肛周腺/～e clausae, ～e sine ductibus 无管腺,内分泌腺/～ colli 咽扁桃体/～ concreta, ～ lacrimalis superior [拉] 上泪腺,泪腺眶部/～ conjunctivales [拉] 结膜腺/～ coxalis 基节腺/～ cruralis 脚基腺/～e cutis 皮腺/～e ductus deferentis 输精管腺/～e duodenales (Brunneri) 十二指肠腺/～ exuviae 蜕皮腺/～ foraminis obturatorii 闭孔淋巴结/～e gastricae (propriae) 胃腺/～e genitalis 生殖腺/～e glomiformes 球腺/～ incisiva, incisive gland 切牙腺/～ intercarotica, carotid body, glomus caroticum 颈动脉球/～e intestinales (Lieberkuehni) 肠腺/～e labiales 唇腺/～e labiales oris, labial glands of mouth 口唇腺/～e lacrimalis accessoriae 副泪腺/～e lacrimalis inferior [拉] 下泪腺/～ lacrimalis pars orbitalis, ～ lacrimalis 泪腺眶部,泪腺/～ lacrimalis pars palpebra 泪腺睑部/～ lacrimalis superior [拉] 上泪腺,泪腺眶部/～e laryngeae 喉腺/～e linguales, lingual glands 舌腺/～ lingualis anterior (Nuhni Blandini), ～e linguales anteriores, anterior lingual glands 舌前腺,布－努氏腺/～e lymphaticae 淋巴结(旧名淋巴腺)/～ mammaria 乳腺/～ maxillaris, ～ submaxillaris, submaxillary gland 下颌[下]腺/～e molares, glandulae retromolares, molar glands 磨牙腺,磨牙后腺/～ mucosa 黏液腺/～e mucosae biliosae 胆道黏液腺/～ mucosa conjunctivae [拉] 结膜黏液腺/～ nasalis, nasal glands 鼻腺/～ orbitaria [拉] 眶腺/～ oesophagea 食管腺/～e olfactoriae, olfactory glands 嗅腺/～ orbitaria 眶腺/～e oris, glands of mouth 口腔腺/～ ovoida 卵圆腺/～e palatinae, palatine glands 腭腺/～e parothyreoideae craniales et caudales, ～e parothyreoideae superiores et inferiores 上、下甲状旁腺/～e parothyroideae 甲状旁腺/～e paraurethrales 尿道旁腺/～ parotis, parotid gland 腮腺/～ parotis accessoria, accessory parotid gland 副腮腺/～ pedalis 足腺/～ pelvis renalis 肾盂腺/～e pharyngeae, pharyngeal glands 咽腺/～e praeputiales 包皮腺/～ preputiales 包皮腺/～ prostata 前列腺/～ prostata anterior, bulourethral glands 尿道球腺/～ prostata muliebris, corpus glandulosum 前列腺体(女)/～e pyloricae 幽门腺/～e rectale 直肠腺/～e retromolares, ～e molares, retromolar glands 磨牙后腺,磨牙腺/～ Rivini, ～ sublingualis, sublingual gland 里维纳斯腺,舌下腺/～e sebaceae 皮脂腺/～ seromucosa 浆液黏液腺/～ serosa 浆液腺/～ spermiductalis 精管腺/～e sublinguales minores 舌下小腺/～ submandibularis, ～ submaxiliaris, submandibular gland 下颌[下]腺/～e sudoriferae 汗腺/～e suprarenales siccae 干肾上腺/～ suprarenalis, adrenal gland 肾上腺/～ suprarenalis accessorial 副肾上腺/～e tarsales (Meibomi) 睑板腺/～ tartarica, tartaric gland 牙腺/～ thyreoidea, thyroid gland 甲状腺/～e thyreoidea accessoriae, accessory thyroid glands 副甲状腺/～e thyreoidea siccae 干甲状腺/～e tracheales 气管腺/～e tubariae 咽鼓管腺/~e tympanicae 鼓腺/~e urethrales (Littrei) 尿道腺/~ uropygialis, preen gland 尾羽腺(鸟)/~e uterinae 子宫腺/~e venenii 毒腺/~e vesicales 膀胱腺/~ vesiculosa, vesicula seminalis 精囊腺/~e vesitibulares minores 前庭小腺/~ vesitibularis major (Bartholini), Bartholin's glands 前庭大腺,巴多林腺/~ vitellinae 卵黄腺

glandulae (单 glandula) (简作 gl.) ***n***. 小腺,腺

glandular (简作 gland.) ***a***. ①腺的,含腺的 ②阴茎头的,龟头的 ③阴蒂头的 ‖ ~ cell 腺细胞/~ hermaphroditism 性腺雌雄同体/~ epithelium 腺上皮/~ fever 腺性热,淋巴腺热/~ substance 腺实质/~ vaginitis 腺性阴道炎

glandularis apostematosa 脓肿性腺炎

glandule [拉 glandula] ***n***. 小腺,腺

glanduliferous ***a***. 有小腺的

glanduliform ***a***. 小腺状的

Glandulinidae Reuss 腺虫科

glandulo-sensory ***n***. 腺感觉

glandulous [拉 glandulosus] ***a***. 腺的

glans (复 glandes) [拉] ***n***. 阴茎头 ‖ ~ clitoridis, ~ clitoris, ~ of clitoris 阴蒂头/~ gonorrhes 包皮刺激(外行常把它误认为淋病,故名)/~ penis, balanus 阴茎头,龟头

glanular ***a***. ①阴茎头的 ②阴蒂头的

Glanzmann's thrombasthenia (disease) [Edward 瑞士儿科医师 1887—1958] 格兰茨曼血小板功能不全(病),遗传性出血素质

Glaphyrostomum ***n***. 滑口[吸虫]属

glare ***vi***. ①炫耀 ②眩目 ③瞪眼 ④怒视 (at, on) ***n***. 眩光,眩目,刺目,闪耀 ‖ blinding ~ 暂盲眩光,强烈眩光/central ~ 中央性眩目/dazzling ~ 眩耀,眩目/eccentric ~ 偏心性眩目/peripheral ~ 周边性眩目,边缘性眩目/scotomatous ~ 暗点眩目/veiling ~ 面纱样眩目

glaring ***a***. ①炫耀的,怒视的 ②显眼的 ③突出的 ‖ ~ly ***ad***./~ness ***n***.

glarometer ***n***. 抗眩测量器

glary ***a***. 光滑的

Glaserian artery [Johann heinrich Glaser (Glaserius) 瑞士解剖学家 1629—1675] 格拉塞动脉(岩鼓动脉)

Glaserian fissure 格拉塞裂(岩鼓裂)

glaserite ***n***. 钾芒硝

Glasgow Coma Scale (简作 GCS) (Glasgow 为苏格兰一城市,该市曾开发各种评分表) 格拉斯哥昏迷评分表(评定神经受损患者对刺激反应的一种标准化方法,对各项反应用数字值表明三种类别〈睁眼、言语反应性和运动反应性〉,然后将三种评分加在一起,最低值即为最差的临床评分)

Glasgow Outcome Scale 格拉斯哥结果评分表(在严重头部受伤后,根据重新获得的社会功能总的水平用以叙述其结果的一种评分表,患者归入 5 种类别之一:良好恢复,中度残疾,重度残疾,植物人状态或死亡)

Glasgow Institute of Radiotherapeutics (简作 GIR) 格拉斯哥放射治疗学会

Glasgow's sign [William Carr 美医师 1845—1907] 格拉斯哥征(潜伏性主动脉瘤时,可听出肱动脉收缩期杂音)

Glaspimob ***n***. 格拉莫德 (免疫调节药)

glass. glassware ***n***. 玻璃器皿

glass [拉 vitrum] (简作 G, Gl., Gs) ***n***. ①玻片,玻璃 ②玻璃制品 ③玻璃杯 ④一杯 ⑤镜 ⑥(复) 眼镜 ‖ ~ bead sterilizer 玻璃球灭菌器/bell ~ 玻璃罩,玻璃钟罩/bifocal ~es 双焦点眼镜/~ block (简作 GLB) 玻璃块/~ bulb 玻璃泡/~ capillary (简作 GC) 毛细玻璃管/cobalt ~ 钴玻片/contact ~es, contact lens 接触镜片/cover ~ 盖片/crown ~ 冕牌玻璃/crutch ~es 支柱眼镜/cupping ~ 吸[疗]杯,吸罐,拔罐/~ dosimeter 玻璃剂量计/~ electrode 玻璃电极/~ eye 义眼,假眼/~ factor (简作 GF) 玻璃因素(组织培养)/~ fiber dermatoses 玻璃纤维皮肤病/~ fiber filtration method 玻璃纤维过滤法/~-fiber laser 玻璃纤维激光器/flint ~ 火石玻璃/Franklin ~es, bifocal glasses 弗兰克林眼镜,双焦点眼镜/Hallauer's ~es 哈劳尔眼镜(紫外线防护眼镜)/hard ~ 硬玻璃/heavy ~ 重质玻璃/holvi ~ 霍耳维玻璃,透紫外[线]玻璃/hyperbolic ~es 双曲线玻璃/~ input window 玻璃输入窗/~ ionomer 玻璃离聚物/~ ionomer cement 玻璃离聚物黏固剂/~ knife 玻璃刀/~ knife maker (简作 GKM) 玻璃刀结合器(切片机用)/~ laser 玻璃激光器/lead ~ 铅玻璃/lindemann ~ 林德曼玻璃(含锂、硼、铍)/lithium ~ 锂玻璃/magnifying ~ 放大镜/~ microelectrode 玻璃微电极/~ mini-sample vial (简作 GMV) 少量样品玻璃瓶,微量标本玻瓶/object ~ 物镜/optical ~ 光学玻璃,光学镜片/prismatic ~es 三棱镜片/protective lead ~ 防护铅玻璃/quartz ~ 石英玻璃/~ ray 玻璃射线/~ rod 玻璃棒/sight ~ 观察镜/~ slide 载玻片/snow ~es 雪镜/soluble ~, water ~ 可溶性玻璃,水玻璃/spectacles ~ 眼镜片/sun ~es 太阳眼镜/test ~ 试管/trifocal ~es 三焦点眼镜/~ tube image 玻璃管影像/watch ~ 表玻璃/~ window tube 玻璃窗管/wine ~ 酒杯/Wood's ~ 伍德滤器(能吸收可见光线,但一部分紫外光可透过,诊断头癣用)/~ worker cataract 玻璃工白内障,热射线性白内障

glass-backed emulsion 玻璃底板乳胶

glass-body, demilune body ***n***. 半月体,新月形小体

glassblower cataract ***n***. 玻璃工白内障,热射线性白内障

glass-disk laser 玻璃圆盘激光器

glass-fiber ***n***. 玻璃纤维 ‖ ~ laser 玻璃纤维激光器

glassful ***n***. 一玻璃杯(的容量)

glassine ***n***. 玻璃纸 ‖ ~ bag 玻璃纸袋(植物杂交用)

glass-like ***a***. 玻璃状

glasspox ***n***. 乳白痘,类天花

glass-rod phenomenon ***n***. 玻璃棒现象,房水输入现象

glass-tubing ***n***. 玻管条,细[口]径玻管(用以制化学及物理仪器)

glassware (简作 glass.) ***n***. [总称]玻璃制品

glassy (简作 Gla.) ***a***. ①像玻璃的 ② (眼睛等)没有神采的,呆滞的 ③(水等)明净的 ‖ ~ membrane 玻璃膜(脉络膜基底层)

glassy-eye ***a***. 眼睛无神的,目光呆滞的

Glauber's salt [Johann Rudolf 德医师、化学家 1604—1668], **Sodium sulfate** ***n***. 格劳伯盐,芒硝,硫酸钠

Glaucarubin ***n***. 格劳卡苷(抗阿米巴药)

glaucarubinone ***n***. 乐园树酮

glaucedo, glaucoma ***n***. 青光眼(旧名)

Glaucescent swallowwort [植药] ***n***. 芫花叶白前

glaucine ***n***. 梅罂粟碱

glauco- [希] [构词成分] ①青,青色 ②蓝

glaucobilin ***n***. 胆青素,胆蓝素

Glaucoma Ehrenberg 瞬目虫属 ‖ ~ chaetophorae Penard 刚毛瞬目虫/~ frontata Stokes 前口瞬目虫/~ macrostoma Schewiakoff 大口瞬目虫/~ myriophylli Penard 多叶瞬目虫/~ reniformis Schewiakoff 肾形瞬目虫/~ scintillans Ehrenberg 闪瞬目虫

Glaucomidae Coliss ***n***. 瞬目虫科

glaucoma (简作 Glc.) (复 glaucomata) [希 glaukōma opacity of the crystallin Lens] ***n***. 青光眼(绿内障) ‖ absolute ~, consummatum 绝对期青光眼/absolute congenital ~ 绝对期先天性青光眼/acute ~ 急性青光眼/angle-recession ~ 房角退缩性青光眼/aphakic ~ 无晶[状]体性青光眼/apoplectic ~, hemorrhagic ~ 出血性青光眼/auricular ~ 耳性青光眼/capsular ~, ~ capsulare 囊膜性青光眼/chymotrypsin-induced ~ 糜蛋白酶诱导性青光眼/ciliary block ~ 睫状体阻滞性青光眼/compensated ~ 代偿性青光眼/congenital ~ 先天性青光眼/~ consummatum 绝对期青光眼/Donder's ~, ~ simplex 东德青光眼,单纯性青光眼/erythroclast ~ 红细胞破碎性青光眼/~ evolutum 进展性青光眼/fulminant ~ 暴发性青光眼/hemolytic ~ 溶血性青光眼/hemorrhagic ~ 出血性青光眼/~ imminens, impending ~ 前驱期青光眼/infantile ~, hydrophthahlmos 婴儿青光眼,水眼/inflammatory ~ 炎性青光眼/iris blocked ~ 虹膜阻滞性青光眼/low tension ~ 低眼压性青光眼/~ malignum 恶性青光眼/neovascular ~ 新生血管性青光眼/noncongestive ~ 非充血性青光眼/open-angle ~ 开角青光眼/~ pannus 青光眼性血管翳/pigmentary ~ 色素性青光眼/presbyopial ~ 老视性青光眼/primary ~ 原发性青光眼/secondary ~ 继发性青光眼/~ shell 青光眼壳(促进青光眼术后前房形成)/~ simplex 单纯性青光眼/steroid-induced ~ 类固醇诱导性青光眼/suspect ~ 疑似青光眼/vitreous block ~ 玻璃体阻滞性青光眼

glaucomato-cyclitic crisis ***n***. 青光眼睫状体炎危象

glaucomato-cyclitic syndrome ***n***. 青光眼睫状体炎综合征

glaucomatous ***a***. 青光眼的 ‖ ~ atrophy 青光眼性萎缩/~ cataract 青光眼性白内障/~ cup 青光眼杯/~ cupping 青光眼—杯,青光眼性视[神经]盘凹陷形成/~ degeneration 青光眼性变性/~ disk 青光眼性视盘,青光眼性视[神经]乳头/~ excavation 青光眼性陷凹/~ fleck 青光眼斑/~ halo 青光眼晕轮/~ optic atrophy 青光眼性视神经萎缩/~ ring 青光眼环

Glaucomya chinensis (Gray) ***n***. 中国绿螂(隶属于绿螂科 Glaucomyidae)

Glaucomyidae ***n***. 绿螂科 (隶属于帘蛤目 Venerodida)

glauconite ***n***. 海绿石

glaocosis ***n***. 青光眼盲

glaocosuria [希 glaukos silvery = ouron urine + -ia], indicanuria ***n***. 青尿症,尿蓝母尿

Glaucothrix Kirchner ***n***. 绿丝菌属 ‖ ~ putealis Kirchner 水井绿丝菌

Glaucousback honeysuckle [植药] ***n***. 红腺忍冬

glaukomflecken［德］ *n*. 青光眼斑,青光眼性白内障(即 glaucomatous cataract)
glaze(简作 Gl.) *vt*. 给……上釉,上光于,配玻璃于 *n*. 釉料,瓷釉,上油,打光 ‖ ~d paper(简作 GP)蜡光纸/porcelain finishing ~ 瓷釉
glazing *n*. 光泽,光辉,釉料 ‖ self ~ 自釉
Glaziovine *n*. 格拉齐文(安定药)
GLB glass block *n*. 玻璃块
GLC gas-liquid chromatography *n*. 气液色谱［法］,气液层析［法］
Glc. glaucoma *n*. 青光眼/glucose *n*. 葡萄糖/glycerin / *n*. 甘油
GLC-MS gas-liquid chromatography-mass spectrometry *n*. 气液色谱－质谱联合法
Glc-Nac *N*-acetyl glucosamine *n*. *N*－乙酰基葡糖胺,N－乙酰氨基葡糖
GLD granulomatous lung disease *n*. 肉芽肿性肺病
GLDH glutamic dehydrogenase *n*. 谷氨酸脱氢酶
gleam *n*. 微光,闪光,微量 *vi*. & *vt*. ①(使)发微光 ②(使)闪烁 ③(使)显露,突然出现
glean *vi*. & *vt*. ①搜集(资料等) ②发现,探明
gleanings *n*. ①搜集物 ②(知识等的)拾遗
Glechoma longituba(**Nakai**) **Kupr.**, Glechoma hederaceae L., Glechoma hederaceae L. var. longituba Nakai, Glechoma brevituba Kupr.［拉;植药］活血丹(药用部分:地上部分—连钱草)
Gleditschia L., Gleditsia *n*. 皂荚属
Gleditsia, **Gleditschia L.** *n*. 皂荚属 ‖ ~ horrida Willd.皂荚/~ officinalis Hemsl.［拉;植药］猪牙皂(药用部分:不育果实—猪牙皂)/~ sinensis Lam.［拉;植药］皂荚,皂荚树(药用部分:茎上棘刺—皂角刺,成熟果实—大皂角,不育果实—猪牙皂)/~ triacanthos L.［拉;植药］新疆皂荚(药用部分:刺针—皂角刺)
glee *n*. 高兴,快乐,狂欢
gleeful, gleesome *a*. 极高兴的,欢乐的,令人兴奋的 ‖ ~ly *ad*.
gleet *n*. 后淋(慢性淋病性尿道炎) ‖ nasal ~ 鼻脓病(马)/vent ~ 泄殖腔炎,一穴肛炎
gleety *a*. 后淋的
Glegg's mixture［Wilfrid 英喉科学家 1940 卒］格累格合剂(治伤风)
Glehnia F. Schmidt *n*. 珊瑚菜属 ‖ ~ littoralis Fr. Schmidt, Phellopterus littoralis Benth.［拉;植药］珊瑚菜(药用部分:根—北沙参)
Gleicheniaceae *n*. 里白科(一种蕨类)
Glemanserin *n*. 格来色林(5－羟色胺拮抗药)
glen *n*. 峡谷,幽谷
Glénard's disease［Frantz 法医师 1848—1920］格累纳病(内脏下垂) ‖ ~ test, girdle test 格累纳试验,带试验,环抱试验(检内脏下垂)
Glenn operation(procedure, shunt)［William Wallace Lumpkin 美儿科医师 1914 生］格伦手术(操作法、分流术)(先天性紫绀型心脏病的一种手术,包括上腔静脉与右侧肺动脉的吻合)
Glenn-Nelson procedure(简作 G-N) *n*. Glenn-Nelson 操作法
Glenodiniaceae *n*. 薄甲藻科(一种藻类)
Glenodinium Ehrenberg 光甲藻虫属 ‖ ~ cinctum Ehrenberg 腰带光甲藻虫/~ edax Schilling 贪婪光甲藻虫/~ elpatiewskyi Ostenf 艾氏光甲藻虫/~ gymnodinium Penard 裸光甲藻虫/~ neglectum Schilling 疑光甲藻虫/~ obliquum Pouchet 歪光甲藻虫/~ oculatum Stein 多眼光甲藻虫/~ pulvisculum Stein 细尘光甲藻虫/~ quadridens Stein 四齿光甲藻虫
glenohumeral *a*. 盂肱的
glenoid［希 glēnē socket + eidos form］*a*. 浅窝的,盂样的,关节盂的 ‖ ~ cavity 关节盂
Glenospora *n*. 蜂窝孢子菌属
Glenosporella *n*. 蜂窝小孢子菌属
Glenosporosis *n*. 蜂窝孢子菌病
Glenvastatin *n*. 格仑伐地汀(降血脂药)
Gleptoferron *n*. 葡庚糖酐铁(抗贫血药)
Gley's cells［Marcel Eugène Emile 法生理学家 1857—1930］格累细胞(睾丸间质细胞) ‖ ~ glands 甲状旁腺
GLI glucagon-like immunoreactant *n*. 类高血糖素免疫反应物/glucagon-like immunoreactivity *n*. 高血糖素样免疫反应性/enteroglucagon *n*. 肠高血糖素
-gli-［构词成分］—格列—(1998 年 CADN 规定使用此项名称,主要系指降血糖药物磺酰脲［sulfonylurea］一类的药物,如格列喹酮［Gliquidone］、利诺格列［Linogliride］等)
Glia GLIA(NEW YORK NY)(杂志名)
glia［希 glue］, neuroglia *n*. 神经胶质 ‖ ameboid ~ 阿米巴样［神经］胶质细胞/cytoplasmic ~ 原浆性［神经］胶质细胞/~ of Fañana 方纳纳［神经］胶质细胞/fibrillary ~ 纤维性［神经］胶质细胞
-glia［后缀］神经胶质
gliacyte, gliocyte *n*.［神经］胶质细胞
gliadin *n*. 麦醇溶蛋白,麦胶蛋白
Gliafilament *n*. 神经胶质微丝
glial *a*. 神经胶质的 ‖ ~ cell 胶质细胞/~ fibrillary acidic protein(简作 GFAP)神经胶质纤维酸性蛋白
Gliamilide *n*. 格列胺脲,吡哌磺双环脲(口服降血糖药)
gliarase *n*. 星状细胞合体
glib *a*. 随便的,圆滑的,油嘴滑舌的 ‖ ~ly *ad*. /~ness *n*.
Glibenclamide, **Glybenzcyclamide**(简作 GC, Glyburide) *n*. 格列本脲,优降糖(口服降血糖药)
Glibornuride *n*. 格列波脲,甲磺冰片脲(口服降血糖药)
Glibutimine *n*. 格列丁胺(降血糖药)
Glicaramide *n*. 格列卡胺(降血糖药)
glicentin *n*. 肠高血糖素,肠升糖素,胰高血糖素样肽
Glicetanile *n*. 格列他尼(降血糖药)
Gliclazide *n*. 格列齐特,甲磺吡脲(口服降血糖药)
glicetanile sodium *n*. 格列他尼钠,嘧磺茴胺钠(口服降血糖药)
gliclazide *n*. 格列齐特,甲磺吡脲,甲磺双环脲(降血糖药,用以治疗非胰岛素依赖性糖尿病,口服给药)
Glicondamide *n*. 格列康胺(降血糖药)
Glidazamide *n*. 格列达脲(降血糖药)
glide *vi*. ①滑动 ②(时间等)消逝 ③(事情)渐变 *vt*. 使滑动 *n*. 滑动 ‖ mandibular ~ 下颌滑动
glider *n*. 滑动者,滑翔机
Glidiazinamide *n*. 吡磺环己脲
Glidiazine *n*. 格列嘧啶钠,降糖嘧啶(降血糖药)
gliding *a*. 滑动的,滑翔的,滑行的 ‖ ~ intergradation 间渡变异 ‖ ~ly *ad*.
Gliem ratio *n*. Gliem 比(差值电位/基值电位)
Gliflumide *n*. 格列氟胺,氟嘧酰胺(口服降血糖药)
Glimepiride *n*. 格列美脲(口服降血糖药)
glimmer *vi*. ①发出微光 ②隐约出现 *n*. ①微光 ②模糊的感觉 ③少许,微量 ④一瞥 ⑤云母
glimpse *vt*. & *vi*. 瞥见 *n*. 一瞥
Glinger's universal urethroscope 格林格综合尿道镜
glint *vi*. 闪烁,发微光 *vt*. 反射 *n*. 闪光,反光,反射
glio-, gli-［希 glia glue 胶质］［构词成分］①胶质 ②神经胶质
gliobacteria *n*. 胶细菌
glioblast *n*. 成［神经］胶质细胞
glioblastoma *n*. 成胶质细胞瘤,恶性胶质瘤 ‖ ~ multiforme 多形性成胶质细胞瘤,多形性恶性胶质瘤
gliocladin *n*. 胶枝菌素
gliococcus［glio- + 希 kokkos berry］*n*. 胶球菌
gliocyte, gliacyte *n*.［神经］胶质细胞
gliocytoma, neurogliocytoma *n*.［神经］胶质细胞瘤
glio-epithelioma *n*.［神经］胶质上皮瘤
gliofibril *n*.［神经］胶质原纤维
gliofibrillary *a*.［神经］胶质原纤维的
gliofibroma *n*.［神经］胶质纤维瘤
gliogenous［glio- + 希 gennan to produce］*a*.［神经］胶质原的
glioma(复 gliomata), **glioneuroma** *n*. 神经胶质瘤 ‖ ameboid ~ 阿米巴样神经胶质瘤(玻璃样变和脂变的神经胶质瘤)/astrocytic ~ 星形细胞瘤/basic protein from human ~(简作 GBP)人［脑］神经胶质瘤碱性蛋白/~ endophytum 内生性神经胶质瘤,内生性视网膜胶质瘤/ependymal ~ 室管膜神经胶质瘤/~ exophytum 外生性神经胶质瘤,外生性视网膜胶质瘤/ganglionic ~ 神经节神经胶质瘤/~ multiforme, spongioblastoma multiforme 多形性神经胶质瘤,多形性成胶质细胞瘤/nasal ~ 鼻神经胶质瘤/peripheral ~, schwannoma 外周神经胶质瘤,神经鞘瘤/~ retinae, fungus medullaris oculi 视网膜神经胶质瘤,成视网膜细胞瘤/~ sarcomatosum, gliosarcoma［神经］胶质肉瘤/telangiectatic ~ 毛细管扩张性神经胶质瘤
gliomatosis *n*. 神经胶质瘤病
gliomatous *a*. 神经胶质瘤的
gliomyoma *n*.［神经］胶质肌瘤
gliomyxoma *n*.［神经］胶质黏液瘤
glioneuroma *n*.［神经］胶质神经瘤
gliophagia［glio- + 希 phagein to eat］*n*.［神经］胶质细胞吞噬作用
gliopil *n*.［神经］胶质毡
gliorosein *n*. 蔷色胶枝菌素
gliosa *n*. 胶状质
gliosarcoma, **glioma sarcomatosum** *n*.［神经］胶质肉瘤 ‖ ~ retinae, glioma retinae 视网膜［神经］胶质肉瘤,成视网膜细胞瘤

gliosis, astrogliosis, fibrillary gliosis ***n***. 神经胶质增生,神经胶质肉瘤病 ‖ basilar ~ 脑底神经胶质增生/cerebellar ~ 小脑神经胶质增生/diffuse ~ 弥漫性神经胶质增生/hemispheric ~, unilateral ~, lateral ~ 大脑半球神经胶质增生/hypertrophic nodular ~ 肥大性结节状神经胶质增生/lobar ~ 脑叶神经胶质增生/perivascular ~ 血管周神经胶质增生/spinal ~, syringomyelia 脊髓神经胶质增生,脊髓空洞症/tuberose ~ 结节状神经胶质增生,结节状硬化(脑)/unilateral ~, hemispheric ~ 大脑半球神经胶质增生

gliosome [glio- + 希 sōma body] ***n***. [神经]胶质粒

gliotoxin ***n***. 胶毒霉素(抗菌素),胶霉素,曲霉菌素,胶黏毒素

Glipalamide ***n***. 格列酰胺 (口服降血糖药)

Glipentide ***n***. 格列戊脲 (口服降血糖药)

Glipizide ***n***. 格列吡嗪,吡磺环己脲 (口服降血糖药)

Gliquidone ***n***. 格列喹酮 (降血糖药)

Gliricola ***n***. 长虱属 ‖ ~ porcelli 豚鼠长虱,海猽虱

Glisamuride ***n***. 格列沙脲 (降血糖药)

glischrin [希 glischros gluey] ***n***. 菌黏素

glischrobacterium [希 glischros viscid + bacterium], Bacterium glischrogenes ***n***. 产黏素杆菌

glischrogenous ***a***. 产黏性的

glischruria [希 glischros viscid + ouron urine + -ia] ***n***. [菌]黏素尿

Glisentide ***n***. 格列生脲 (降血糖药)

Glisindamide ***n***. 格列吲胺 (降血糖药)

Glisolamide ***n***. 格列索脲 (降血糖药)

Glisoxepide ***n***. 格列派特,唑磺䓬脲 (口服降血糖药)

glissade ***n***. 斜向眼球震颤 ‖ glissadic ***a***.

Glisson's capsule [Francis 英医师、解剖学家 1597—1677] 格利森囊(肝纤维囊) ‖ ~ cirrhosis, capsular cirrhosis 格利森肝硬变,肝维囊性肝硬变/~ disease, rickets 格利森病,佝偻病/~ sling 格利森悬带(颈项脊柱牵伸悬带)/~ sphincter 格利森括约肌(胆总管括约肌)

glissonitis ***n***. 肝纤维囊炎,肝被膜炎,肝周炎

glist ***n***. 闪耀,云母

glisten, **glister** ***vi***. 闪耀,反光 ***n***. 光辉,反光,闪烁

glit. glittering ***a***. ①发光 ②闪烁的

glitch ***n***. 低频干扰

glitter ***vi***. 闪闪发光,闪烁,(服装等)华丽夺目 ***n***. 光辉,闪光,灿烂 ‖ ~ cell (简作 GC) 闪光细胞

gll. gallon ***n***. 加仑(液量单位)

Gln. gland ***n***. 腺/glutamine ***n***. 谷[氨]酰胺

gloaming ***n***. 黄昏

gloat ***vi***. 贪婪地盯着,冷眼看着

Glob. globulin ***n***. 球蛋白

glob. globular ***a***. 球状的

global ***a***. ①球形的,球面的 ②全球的,世界的 ③总括的,综合的 ④普遍的 ‖ Global Atmospheric Research Program (UN) (简作 GARP) 全球大气研究计划(联合国) /Global Environmental Monitoring system (简作 GEMS) 全球环境监视系统/~ ejection fraction 总体射血分散/~ myocardial ischemia 整心肌缺血/~ pneumography 全脑气造影[术]/~ time-active curve 总体时间活性曲线/~ tomographic section 球面体层摄影层面/~ tomography 球面体层摄影[术],球面断层成像[术]/~ ventricular function 全心室功能/~ shield 眼球遮挡物,眼球盾(放射防护物) /~ sexual satisfaction Index (简作 GSSI) 完全性性快感指数 ‖ ~ly ***ad***.

globate, spheroidal ***a***. 球形的,球状的

globe ***n***. 地球,眼球

Globefish ***n***. 河豚 ‖ ~ eyes [动药] 河豚目/~ muscle [动药] 河豚肌肉

globi (单 globus) [拉] ***n***. 球

Globicatella Collins et al. ***n***. 格鲁比卡菌属 ‖ ~ sanguis Collins et al. 血格鲁比卡菌

Globicephala ***n***. 巨头鲸 ‖ ~ macrorhyncus (Gray) 大吻巨头鲸(隶属于领航鲸科 Globicephalidae) /~ melaena (Traill) 巨头鲸(隶属于领航鲸科 Globicephalidae) /~ scammoni 北太领航鲸(隶属于领航鲸科 Globicephalidae)

Globicephalidae ***n***. 巨头鲸科(隶属于齿鲸亚目 Odontoceti)

globicin ***n***. 格洛比辛(抗菌素,获自枯草杆菌的变种 Bacillus globigii)

globidiosis ***n***. 球虫病(现名 besnoitiosis)

Globidium ***n***. 球虫属(现名 Besnoitia)

Globigerina d'Orbigny 抱球虫属 ‖ ~ bulloides d'Orbigny 抱球虫/~ eggeri Rhumbler 多房抱球虫/~ inflata d'Orbigny 膨胀抱球虫

Globigerinoides Cushman 拟抱球虫属 ‖ ~ conglobata Brady 共球拟抱球虫/~ conglobatula Cheng and Cheng 小共球拟抱球虫/~ rubra d'Orbigny 红拟抱球虫/~ sacculifera Brady 袋拟抱球虫/~ triloba Reuss 三叶拟抱球虫

globin ***n***. 珠蛋白 ‖ ~ insulin (简作 GI, Gi) 珠蛋白胰岛素/~ zinc insulin (简作 GZI) 珠蛋白锌胰岛素/~ zinc insulin injection 珠蛋白锌胰岛素注射液

globinometer ***n***. [氧合]血红蛋白计

Globocephalus ***n***. 球有[线虫]属

globoid ***a***. 球状的,球样的 ***n***. 球状体 ‖ ~ cell leukodystrophy 球样细胞脑白质营养不良

globomyeloma, round-celled sarcoma ***n***. 圆细胞肉瘤

Globorotalia Cushman 圆幅虫属 ‖ ~ inflata d'Orbigny 胖圆幅虫/~ menardii d'Orbigny 镶边圆幅虫/~ truncatulinoides d'Orbigny 截锥圆幅虫

Globorotaliidae Cushman 圆幅虫科

globose, globous [拉 globus a ball] ***a***. 球形的,球状的 ‖ ~ nucleus 球状核

globoside ***n***. 红细胞糖苷脂

globosity ***n***. 球状,球形

globotriaosylceramide, ceramide trihexoside ***n***. 神经酰胺三己糖苷

globucid, sulfaethizole 格洛布西德,磺胺乙基噻二唑

globular (简作 G, glob.) ***a***. ①球形的 ②红细胞的,圆的 ‖ ~ cells 球形细胞/~ dentin 球形牙本质/~ detachment 球形脱离/~ DNA 球状 DNA/~ filtrate (简作 GF) 肾小球滤液/~ micromolecule 球状大分子/~ proteins, corpuscular proteins 球状蛋白/~ stage (胚)球形期

globular-fibrous (简作 G-F) ***a***. 球状纤维状的(指蛋白)

globularetin 球花分苷

Globularia ***n***. 球花属

Globulariaceae ***n***. 球花科

globulariacitrin, rutin ***n***. 芸香苷,芦丁

Globularin ***n***. 球花苦苷

Globularoschongastia 球棒恙螨属 ‖ ~ comata 长毛球棒恙螨/~ hongkongensis 香港球棒恙螨/~ kohlsis 克耳西球棒恙螨/~ rattinaikonga 家鼠球棒恙螨/~ simena 西盟球棒恙螨

globule [拉 globulus a globule] ***n***. ①球剂 ②小球,小体 ③血球 ‖ dentin ~s 牙质小体/Dobie's ~ 窦比小体(肌纤维中) /Marchi's ~s 马尔基小体(髓鞘分解球)/milk ~s 乳脂小球/Morgagni ~s 莫尔加尼球/myelin ~s 髓小球(痰)/polar ~s, polar bodies 极体

globule-fibril (简作 GF) ***n***. 球状—纤维

globuli (单 globulus) [拉] ***n***. 小球,小体,球剂

globulicidal [拉 globulus globule + caedere to kill] ***a***. 破坏血细胞的

globulicide ***n***. 破坏血细胞剂 ***a***. 破坏血细胞的

globuliferous ***a***. 含有血细胞的

globulimeter ***n***. 血细胞计算器

α-Globulin ***n***. α-球蛋白

globulin (简作 G, Glob.) [拉 globulus globule] ***n***. 球蛋白 ‖ AC ~, accelerator ~ AC 球蛋白,加速凝血球蛋白(凝血因子 V) /alpha ~s 甲球蛋白,α-球蛋白/antidiphtheritic ~ 抗白喉球蛋白/antihemophilic ~ (简作 AHG) 抗血友病球蛋白(凝血因子Ⅷ) /antihuman ~ serum 抗人球蛋白血清/antilymphocyte ~ (简作 ALG) 抗淋巴细胞球蛋白/antithymocyte ~ (简作 ATG) 抗胸腺细胞球蛋白/antitoxic ~ 抗毒素球蛋白/beta ~s 乙球蛋白,β-球蛋白/corticosteroid-binding ~, cortisol-binding ~ (简作 CBG) 皮质类固醇结合球蛋白,皮质醇结合球蛋白,皮质(激)素传递蛋白/gamma ~s 丙球蛋白,γ-球蛋白/hepatitis B immune ~ 乙型肝炎免疫球蛋白/immune ~, immune human serum ~ 免疫球蛋白,人免疫血清球蛋白/pertussis immune ~ 百日咳免疫球蛋白/rabies immune ~ 狂犬病免疫球蛋白/Rh_0(D) immune ~ Rh_0(D)免疫球蛋白(用于预防 Rh_0 同族致敏作用) /testosterone-estradiol-binding ~ (简作 TEBG) 睾酮—雌二醇结合球蛋白/tetanus immune ~ 破伤风免疫球蛋白/thyroxine-binding ~ 甲状腺素结合球蛋白/vaccinia immune ~ (简作 VIG) 牛痘免疫球蛋白/varicella-zoster immune ~ (简作 VZIG) 水痘—带状疱疹免疫球蛋白/~ X 球蛋白 X(产生于肌细胞间隙的球蛋白) /~ zinc insulin 球蛋白锌胰岛素

globulinemia [globulin + 希 haima blood + -ia] ***n***. 球蛋白血

globulinuria ***n***. 球蛋白尿

globulism, polyglobulism ***n***. 红细胞增多症

globulo- [拉] [构词成分] 球,小球,血细胞

globulolysis, globulysis [globule + 希 lysis dissolution] ***n***. [红]细胞溶解

globulolytic ***a***. 溶红细胞的

globulose ***n***. 球蛋白朊

globulus (复 globuli) [拉] ***n***. ①小球,小体 ②球剂

globuli ossei 骨小体

globulysis [globule + 希 lysis dissolution] ***n***. [红]细胞溶解

globus（复 globi）［拉］ ***n***. 球，球［状］感‖～ abdominalis 腹［部］球［状］感/～ of the heel 蹄球(马)/～ hystericus 癔症球，癔病性窒息［感］，歇斯底里性窒息/～ major，caput epididymidis 附睾头/～ minor，cauda epididymidis 附睾尾/～ pallidus 苍白球/～ pharyngis 咽球症

globzoospermia ***n***. 圆头精子综合征或球精症(精子中段结构紊乱、顶体消失)

G. Loc. geographical location ***n***. 地理位置

Glochidion eriocarpum Champ.［拉；植药］ ***n***. 毛果算盘子(药用部分：根、叶)

Glochidion puberum (L.) Hutch.［拉；植药］ ***n***. 算盘子(药用部分：根、叶)

glochidium ***n***. 瓣钩蚴

gloea［希 gloia glue］ ***n***. 胶

Gloeobacter Rippka et al. ***n***. 黏杆菌属‖～ violaceus Rippka et al. 紫色黏杆菌

Gloeocapsa（Kützing）Waterbury et Rippka ***n***. 黏球蓝细菌属‖～ aeruginosa（Carm.）Kützing 铜绿黏球蓝细菌/～ alpina Brand 高山黏球蓝细菌/～ alpina f. typical Hollerb. 高山黏球蓝细菌标准型/～ arenaria（Has.）Rebenh. 沙生黏球蓝细菌/～ atrata（Turp.）Kützing 黑色黏球蓝细菌/～ bituminosa（Bory）Kützing 黏黑黏球蓝细菌/～ calcarea Tilden 沉钙黏球蓝细菌/～ calcicola Gardner 喜钙黏球蓝细菌/～ compacta Kützing 稠密黏球蓝细菌/～ crepiddinum Thuret 晶粒黏球蓝细菌/～ dermochroa Nageli 皮色黏球蓝细菌/～ dispersus Kützing 弥散黏球蓝细菌/～ fenestralia Kützing 窗格黏球蓝细菌/～ gelatinosa Kützing 胶质黏球蓝细菌/～ gigas West et West 巨大黏球蓝细菌/～ granosa（Berk.）Kützing 颗粒黏球蓝细菌/～ incrustata Chu 镶钙黏球蓝细菌/～ itzigshonii Bornet 依氏黏球蓝细菌/～ kuzzingiana Nageli 居氏黏球蓝细菌/～ magna（Breb.）Kützing 捏团黏球蓝细菌/～ minor（Kützing）Hollerb. 小黏球蓝细菌/～ minutula Gardner 微黏球蓝细菌/～ montana Kützing 山地黏球蓝细菌/～ multisphaerica Gardner 多球黏球蓝细菌/～ nigrescens Nageli 黑紫黏球蓝细菌/～ ovlalis Gardner 卵形黏球蓝细菌/～ pleurocapsoides Nck. 宽球状黏球蓝细菌/～ polydermatica Kützing 多皮黏球蓝细菌/～ punctata Nageli 点形黏球蓝细菌/～ quaternata（Breb.）Kützing 四分黏球蓝细菌/～ ralfsiana（Harvey）Kützing 拉氏黏球蓝细菌/～ rupestris Kützing 石生黏球蓝细菌/～ sabulosa（Meneghin）Richter 多沙黏球蓝细菌/～ sanguinea（Agardh）Kützing 血红黏球蓝细菌/～ sphaerica Gardner 球形黏球蓝细菌/～ stegophila（Itzigshoni）Rabenh. 滴岸黏球蓝细菌/～ thermalia Lemmermann 温泉黏球蓝细菌/～-group Rippka 黏球蓝细菌群

Gloeothece Nageli ***n***. 黏杆蓝细菌属‖～ coerulea Geitler 集群黏杆蓝细菌/～ confluens Nageli 群集黏杆蓝细菌/～ dudia（Wartmann）Geitler 朦胧黏杆蓝细菌/～ fusco-lutea Nageli 棕黄黏杆蓝细菌/～ fusco-lutea var. unilamellaris Chu 棕黄黏杆蓝细菌单层变种/～ goeppertiana（Hilse）Forti 层理黏杆蓝细菌/～ linearis Nageli 线胞黏杆蓝细菌，线形黏杆蓝细菌/～ linearis var. composita Smith 线胞黏杆蓝细菌密集变种，线形黏杆蓝细菌/～ membranacea Bornet 膜黏杆蓝细菌，膜状黏杆蓝细菌/～ palea（Kützing）Rabenh. 稃状黏杆蓝细菌/～ rupestris（Lyngb.）Born. 岩生黏杆蓝细菌/～ rupestris var. maxima West 岩生黏杆蓝细菌大变种/～ rupestris var. minor Jao 岩生黏杆蓝细菌小变种/～ rupestris var. tepidariorum（Braun）Hansgirg 岩生黏杆蓝细菌温泉变种/～ samoensis Wille 萨麻亚黏杆蓝细菌/～ szeschwanensis Li 四川黏杆蓝细菌/～ thermal Li 温泉黏杆蓝细菌/～ tophacea Skuja 沙生黏杆蓝细菌/～ unilamellaris（Chu）Chu 单层黏杆蓝细菌

Gloeotrichia Agardh ***n***. 胶刺蓝细菌属，项孢蓝细菌属‖～ echinulata（Smith）Richter 刺孢胶刺蓝细菌，刺孢项孢蓝细菌/～ natan Rabenh. 漂浮胶刺蓝细菌，漂浮项孢蓝细菌/～ pisum Thuret. 豌豆形胶刺蓝细菌，豌豆形项孢蓝细菌/～ seriata Jao 串孢胶刺蓝细菌，串孢项孢蓝细菌

Gloger's rule 盖罗格法则

GLO-I glyoxylase-I ***n***. 乙二醛酶-I，乳酰谷胱甘肽裂解酶

Gloiosiphoniaceae ***n***. 胶管藻料(一种藻类)

glom ***vt***. & ***vi***. 偷，夺，抢‖～ on to 把……据为己有

glomangioma ***n***. 血管球瘤

glome ***n***. 蹄［叉］后峰

glomectomy ***n***. 球切除术(尤指颈动脉球切除术)

glomera（单 glomus）［拉］ ***n***. 球(尤指血管球)

glomerate［拉 glomeratus wound into a ball］ ***a***. 聚成球形的，团集的，密集的

Glomeris nipponica Kishida［拉；植药］ ***n***. 滚山球马陆(全虫入药—滚山虫)

glomerular ***a***. ①小球的(尤指肾小球的) ②血管小球的‖～ basement membrane（简作 GBM）肾小球基膜/～ capsule 肾小球囊/～ disease 肾小球病，肾小球病变/～ epithelium 小球上皮/～ filtrate（简作 GF）肾小球滤液/～ filtration rate（简作 GFR）肾小球滤过率/～ index（简作 GI）肾小球指数/～ layer 小球层/～ membrane 肾小球膜/～ mesangium 肾小球膜/～ pressure（简作 GP）肾小球压/～-stimulating hormone 简作 GSH 肾小球刺激激素

glomerule，glomerulus ***n***. ①肾小球 ②小球

glomeruli（单 glomerulus）［拉］ ***n***. ①肾小球 ②小球

glomerulitis ***n***. 肾小球炎

glomerulo-，glomerul-［拉］［构词成分］①球 ②小球，肾小球 ③血管球

glomerulonephritic ***a***. 肾小球肾炎的‖～ retinopathy 肾小球肾炎性视网膜病变/～ syndrome（简作 GNS）肾小球肾炎综合征

glomerulonephritis（简作 GN） ***n***. 肾小球性肾炎‖acute ～ 急性肾小球肾炎/azotemic ～ 氮［质］血症性肾小球性肾炎/chronic ～ 慢性肾小球肾炎/chronic hypocomplementemic ～ 慢性低补体血性肾小球肾炎(即 membranoproliferative ～)/focal ～ 灶性肾小球肾炎/focal embolic ～ 灶性栓塞性肾小球肾炎/focal solerosing ～ 硬化性灶性肾小球肾炎/IgA ～ 免疫球蛋白 A 肾小球肾炎(为一种慢性型，特点为血尿和蛋白尿以及肾小球系膜区的免疫球蛋白 A 沉积，继以肾小球系膜细胞反应性增生，亦称免疫球蛋白 A 肾病)/immune complex ～ 免疫复合物性肾小球肾炎/latent ～ 隐匿性肾小球肾炎(无症状性蛋白尿)/lobular ～ 分叶性肾小球肾炎(即 membranoproliferative ～)/lobulonodular ～ 分叶结节状肾小球肾炎(即 membranoproliferative ～)/membranoproliferative ～ 膜增生性肾小球肾炎(一种慢性肾小球肾炎，特征为系膜细胞增生和肾小球毛细管壁不规则增厚。有两种亚型：Ⅰ型特征为内皮下电子致密沉积和经典补体途径激活，Ⅱ型特征为肾小球基膜内重电子致密沉积和涉及 C_3 肾炎因子的旁路补体途径激活。此病发生于大龄儿童和青年，病程呈慢性进行性，间有无规律性缓解，最终导致肾衰竭)/membranous ～ 膜性肾小球肾炎/mesangiocapillary ～ 系膜毛细血管性肾小球肾炎(即 membranoproliferative ～)/mesangiopathic ～ 膜病性肾小球肾炎/mesangioproliferative ～ 膜增生性肾小球肾炎/minimal change ～ 最小改变肾小球肾炎/nodular ～ 结节性肾小球肾炎(即 membranoproliferative ～)/rapidly progressive ～，malignant ～ 急进性肾小球肾炎，恶性肾小球肾炎/segmental ～ 节段性肾小球肾炎/subacute ～ 亚急性肾小球肾炎

glomerulonephropathy ***n***. 肾小球性肾病

glomerulopathy ***n***. 肾小球病‖diabetic ～，intercapillary ～ 糖尿病性肾小球病，毛细管间性肾小球病

glomerulosclerosis，arteriolar nephrosclerosis ***n***. 肾小球硬化症，小动脉性肾硬化‖diabetic ～ 糖尿病性肾小球硬化症/focal segmental ～ 局灶性节段性肾小球硬化症/intercapillary ～ 毛细管间性肾小球硬化症

glomerulose，glomerular ***a***. ①肾小球的 ②小球的 ③血管小球的

glomerulo-tubular balance ***n***. 球－管平衡(肾)

glomerulo-tubular imbalance ***n***. 球管失平衡(肾)

glomerulo-tubulo-nephritis（简作 GITN，GTN） ***n***. 肾小球肾小管肾炎

glomerulotropin ***n***. 促［肾上腺］小球激素

glomerulus（复 glomeruli）［拉 glomus ball］ ***n***. ①小球(由血管或神经纤维组成)，小团 ②肾小球 ③血管球 ④神经纤维球‖glomeruli arteriosi cochleae 蜗动脉小球/coccygeal arterial glomeruli 尾骨动脉小球/glomeruli caudales 尾小球/～ filtration fraction（简作 GFF）肾小球滤过分数(＝GFR/RPF)/glomeruli of kidney，renal glomeruli 肾小球/Malpighian ～ 肾小球/～ of mesonephros 中肾小球/nonencapsulated nerve ～ 无被囊神经小球/olfactory ～ 嗅小球/～ of olfactory nerves 嗅神经小球/glomeruli pancreatici 胰小球，胰岛/～ of pronephros 前肾小球/Ruysch's ～ 肾小球/～ of sympathetic ganglia 交感神经节

glomic ***a***. 球的(尤指血管球的)

glomoid ***a***. 血管球状的

glomus（复 glomera）［拉 a ball］ ***n***. 球(尤指血管球)‖～ aorticum 主动脉球，主动脉［嗜铬］体/～ caroticum，～ carotideum，carotid body 颈动脉球/～ cell 血管球细胞，脉络球细胞/～ chorioideum 脉络球/～ coccygeum 尾骨球/cutaneos ～，digital ～，neuromyoarterial 神经肌性动脉球/～ intravagale 迷走神经内球/～ jugulare 颈静脉球

glonoin，glyceryl trinitrate ***n***. 三硝酸甘油酯

glonoinism ***n***. 三硝酸甘油酯中毒

gloom ***vi***. & ***vt***.［使］变黑暗，［使］朦胧，［使］忧郁 ***n***. ①阴暗［处］②阴郁 ③情绪低落

gloomy ***a***. ①阴暗的 ②令人沮丧的 ③阴郁的，悲观的‖**gloomily**

***ad*.**
gloria ***n*.** 光荣,赞美
glorify ***vt*.** 颂扬,给……以荣耀,美化
Gloriosa stripe mosaic potyvirus [拉] ***n*.** 嘉兰条纹花叶马铃薯 Y 病毒
glorious ***a*.** ①光荣的 ②辉煌的,壮丽的 ‖ ~ ly ***ad*.**
glory ***n*.** ①光荣,荣誉 ②繁荣,壮丽 ***vi*.** 自豪,得意(in)
gloss. glossary ***n*.** 词汇表,术语汇编
gloss ***vt*.** ①光泽 ②假象 ***vi*.** ①使具有光泽 ②掩盖 ③掩饰(over) ***vi*.** 发光
gloss ***n*. & *vt*.** ①注解,评注 ②曲解,虚饰,加光泽,弄光滑
gloss-, glosso- [希 glossa] [拉 lingua] [构词成分] 舌
glossa (复 glossas 或 glossae) [拉], tongue ***n*.** 舌
glossacele ***n*.** 大舌
glossagra [gloss- + 希 agra seizure] ***n*.** 痛风性舌痛
glossal, **glottic**, **lingual** ***a*.** 舌的
glossalgia, **glossodynia** ***n*.** 舌痛
glossanthrax ***n*.** 舌痈
glossarial ***a*.** 词汇表的
glossary (简作 gloss.) ***n*.** ①词汇表 ②术语(或特殊用语),汇编
glossauxesis [glossa + 希 auxesis increase] ***n*.** 舌肥大,舌肿大
glossectomy, **glossectomia**, **elinguation** ***n*.** 舌切除术
-glossia [希 glossa tongue 舌] [构词成分] 舌[症] ‖ a ~ 无舌[畸形],出言不能/andro ~ 女性男音/ankylo ~ 结舌,舌系带短缩/brady ~ 言语徐缓/caco ~ 舌坏疽/diastemato ~ 舌纵裂/di ~ 双舌[畸形],舌裂/hemimacro ~ 舌偏侧肥大/hydro ~, ranula 舌下囊肿/idio ~ 自解[言]语症/macro ~, megalo ~ 巨舌/melano ~ 黑舌[病] /micro ~ 小舌,舌过小/pachy ~ 厚舌,舌肥厚/pan ~ 饶舌,多辩/para ~ 舌下[组织]炎/schisto ~ 舌裂[畸形] /tricho ~ 毛舌/xero ~ 干燥舌
Glossina Wiedemann [拉] ***n*.** 舌蝇属 ‖ ~ fuscipes 三叉舌蝇/~ morsitans, ~ morsitans Westwood 刺舌蝇(传染锥虫病一种媒介)/~ pallidipes 淡足舌蝇/~ palpalis, ~ palpalis Robineau-Desvoidy 须舌蝇/~ swynnertoni 斯氏舌蝇/~ tachinoides 须舌蝇(传染锥虫病一种媒介)
glossitic ***a*.** 舌炎的
glossitis ***n*.** 舌炎 ‖ acute ~, ~ acuta 急性舌炎/~ areata exfoliativa, benign migratory ~, ~ migrans, geographic tongue 局限性剥脱性舌炎,地图样舌/atrophic ~, Hunter's ~ 萎缩性舌炎,亨特舌炎(见于恶性贫血)/chronic ~, ~ chronica 慢性舌炎/chronic superficial ~ 慢性表层性舌炎/desquamative ~ 剥脱性舌炎/~ dissecans, dissecting ~ 分沟性舌炎,裂沟性舌炎/~ exfoliativa, Moeller's ~ 剥脱性舌炎,默勒舌炎/Hunter's ~, atrophic ~ 亨特舌炎,萎缩性舌炎(见于恶性贫血) /idiopathic ~, ~ idiopathica, parenchymatous ~ 自发性舌炎,主质性舌炎/marginal exfoliative ~, ~ marginalis exfoliativa 边缘剥脱性舌炎/median rhomboid ~, ~ rhomhoidea mediana 中菱形舌炎/medicamentous ~, ~ medicamentosa 药物性舌炎/~ migrans, geographic tongue 地图样舌/migratory ~, ~ migratoria 游走性舌炎/Moeller's ~, chronic lingual papillitis, slick tongue, glossy tongue, glazed tongue 默勒舌炎,慢性舌乳头炎,光滑舌/monilial ~, ~ monilialis 念珠菌性舌炎/necrotic ~, ~ necrotiea 坏死性舌炎/parasitic ~, ~ parasitica, black tongue 寄生性舌炎,舌癣菌病,黑舌[病]/parenchymatous ~, idiopathic ~ 主质性舌炎,黏膜舌炎,特发性舌炎/psychogenic ~, glossopyrosis 心理性舌炎,舌灼痛/~ rhomboidea mediana, median rhomboid ~ 中菱形舌炎/sclerotic ~, ~ sclerotica 硬化性舌炎,硬舌炎/serpiginous ~, ~ serpiginosa 移行性舌炎/syphilitic ~ 梅毒性舌炎/venenous ~, ~ venenata 毒性舌炎
-glossitis [希][构词成分] 舌炎 ‖ hemi ~ 偏侧舌炎/para ~ 舌下[组织]炎/peri ~ 舌周炎
glosso-, **gloss-** [希 glōssa tongue 舌], **linguo-** [拉] [构词成分] 舌
glossocatochus, **tongue-spatula** ***n*.** 压舌器
glossocele, **macroglossia**, **megaloglossia** ***n*.** 巨舌,大舌病,舌突出
glossocinesthetic, **glossokinesthetic** ***a*.** 舌动感觉的
glossocoma ***n*.** 舌退缩,舌收缩
glossodesmus, **frenum linguae**, **lingual frenum** ***n*.** 舌系带
glossodynamometer ***n*.** 舌力计
glossodynia, **glossalgia** ***n*.** 舌痛 ‖ ~ exfoliativa, Moeller's glossitis 剥脱性舌痛,默勒舌炎,慢性舌乳头炎
glossoepiglottic, **glossoepiglottidean** ***a*.** 舌会厌的
glossoepiglottidean ***a*.** 舌会厌的
glossograph ***n*.** 舌动描记器
Glossogyne tenuifolia Cass. [拉;植药] ***n*.** 鹿角草(全草入药)
glossohyal ***a*.** 舌[与]舌骨的 ‖ ~ bone 咽舌骨
glossohypertrophia, **macroglossia**, **megaloglossia** ***n*.** 舌肥大,巨舌
glossoid ***a*.** 舌样的
glossokinesthetic, **glossocinesthetic** ***a*.** 舌动感觉的
glossolabial ***a*.** 舌唇的
glossolalia ***n*.** 言语不清
glossology ***n*.** ①舌学 ②命名学,名词学
glossolysis, **glossoplegia** ***n*.** 舌麻痹,舌瘫痪
glossomantia [glosso- + 希 manteia divination] ***n*.** 舌象预后
glossoncus [glosso- + 希 onkos mass], **glossauxesis** ***n*.** 舌肿
glossopalatine ***a*.** 舌腭的 ‖ ~ gland 舌腭腺
glossopalatinus, **palatoglossus** ***n*.** 舌腭肌
glossopathy ***n*.** 舌病
glossopeda, **foot-and-mouth disease** ***n*.** 口蹄疫
glossopexy, **lip-tongue adhesion** ***n*.** 唇舌粘连,舌固定
glossopharyngeal ***a*.** 舌咽的 ‖ ~ breathing (简作 GPB) 舌喉呼吸/~ nerve 舌咽神经/~ neuralgia 舌咽神经痛
glossopharyngeum ***n*.** 舌咽
glossopharyngeus ***n*.** 舌咽肌
glossophobia, **lalophobia** ***n*.** 谈话恐怖,言语恐怖,恐语症
glossophytia, **black tongue** ***n*.** 黑舌[病]
glossophyton ***n*.** 黑舌菌
glossoplasty ***n*.** 舌成形术
glossoplegia, **glossolysis** ***n*.** 舌麻痹,舌瘫痪
glossoptosis ***n*.** 舌下垂
glossopyrosis ***n*.** 舌灼痛,舌灼感
glossorrhagia ***n*.** 舌出血
glossorrhaphy [glosso + rhaphē suture] ***n*.** 舌缝术
glossoscopia, **glossoscopy** ***n*.** 舌检查
glossoscopy ***n*.** 舌检查
glossosemeiotics, **symptomatology of tongue** ***n*.** 舌症状学
glossospasm, **glossospasmus** ***n*.** 舌痉挛
glossosteresis, **glossectomy** ***n*.** 舌切除术
glossotilt [glosso + tillein to pull], **linguotrite** ***n*.** 牵舌器
glossotomy, **glossotomia** ***n*.** 舌切开术
glossotrichia, **hairy tongue** ***n*.** 毛[状]舌,黑毛舌
glossy ***a*.** ①有光泽的 ②光滑的 ③似是而非的 ‖ glossily ***ad*.** / glossiness ***n*.**
glotography ***n*.** 声门描记[法]
glott- [希 glotta] [构词成分] 舌,语言
glottagra [希 glotta tongue + agra seizure], **glossagra** ***n*.** 痛风性舌痛
glottal, **glottic** ***a*.** 声门的
glottalgia [希 glotta tongue + algos pain], **glossalgia**, **glossodynia** ***n*.** 舌痛
glottic ***a*.** 声门的;舌的
glottidectomy, **glottidectomia** ***n*.** 声门切除术
glottides (单 glottis), **glottises** ***n*.** 声门
glottiditis, glossitis ***n*.** 舌炎
glottidospasm ***n*.** 声门痉挛
glottis (复 glottides, glottises) [希 glōttis] 声门 ‖ false ~, ~ spuria 假声门,前庭裂/intercartilaginous ~, respiratory ~, pars intercartilaginea 呼吸声门,软骨间部(声门裂) /~ spuria, rima vestibuli 假声门,前庭裂/true ~, pars intermembranacea, rima glottidis 真声门,声门裂,膜间部/~ vera, true ~ 真声门,声门裂,膜间部/vocal ~, ~ vocalia 声门裂,膜间部
glottiscope ***n*.** 声门镜
glottiscopy ***n*.** 声门镜检查
glottitis, **glossitis** ***n*.** 舌炎
glotto-[希] [构词成分] ①声门 ②舌
glottogram ***n*.** 声门图
glottology, **glossology** ***n*.** ①舌学 ②命名学,名词学
glottomania ***n*.** 外国语癖,方言癖
glou-glou [法] ***n*.** ①咕噜声,嘈杂声(多指胃肠道内) ②尖锐声(有时于心脏中听到)
glove ***n*.** 手套 ‖ chlorovinylic ~ 氯乙烯塑胶手套/handle with ~s 温和地对等(或处理)/handle without ~s 粗暴地对等(或处理)/lead-rubber ~ 铅橡皮手套/operating ~ 手术手套/protective ~ 防护手套/rubber ~ 橡皮手套
glove-anesthesia ***n*.** 手套式感觉缺失
gloved-finger ***a*.** 手指套状的
Glover's organism [T. J. 加细菌学家 1887 生] 格洛弗菌(一种革兰阳性微生物,从恶性瘤分离)
glow ***vi*.** ①(身体、面容等)发热 ②发红 ③灼热,容光焕发 ***n*.** ①(皮肤等)红润,容光焕发 ②电辉,辉光 ‖ ~ corona 辉光电晕/~ discharge 辉光放电/~ discharge tube 辉光放电管/negative ~ 阴电辉/salt ~ 擦盐辉光

glower[1] *n*. (电)炽热体,灯丝
glower[2] *vi*. 怒视,凝视 *n*. 怒视,凝视
glowing *a*. 发白热化的,灼热的,热情的,热烈的 ‖ ~ cathode 辉光阴极 ‖ ~ ly *ad*.
Gloxazone *n*. 格洛沙腙(抗感染药)
Gloximonam *n*. 格洛莫南(抗生素类药)
gloze *vt*. & *vi*. 掩饰,注解,评论
GLP Good Laboratory Practice *n*. 药品非临床试验质量规范,药品安全试验规范,良好实验室作业规范/group-living program *n*. 群居计划
GLPC gas-liquid partition chromatography *n*. 气—液分层色谱法,气—液分溶层析法
GLPD granular lymphocyte proliferative disorders *n*. 颗粒淋巴细胞增多症
GLQ-223, trichosanthin *n*. 天花粉素,天花粉蛋白
GLS gibbon lymphosarcoma cell *n*. 长臂猿淋巴肉瘤细胞
GLSC gas-liquid-solid chromatography *n*. 气相液相固相层析,气液固色谱法
GITN glomerulo-tubulo-nephritis *n*. 肾小球肾小管肾炎
GITT glucose tolerance test *n*. 萄葡糖耐量试验
Glu. glucose *n*. 葡萄糖/glutamic acid *n*. 谷氨酸/glutamine *n*. 谷氨酰胺
GluA glucuronic acid *n*. 葡萄糖醛酸
gluc- [希 glukus] [构词成分] 糖,甜
Gluc. glucose *n*. 葡萄糖
glucagon *n*. 胰高血糖素,胰升糖素(由胰脏 α 细胞所分泌的一种多肽激素,能促进肝糖原的分解而使血糖浓度增高) ‖ ~ activity (简作 GLA) 高血糖素活性/gut ~ 肠高血糖素/~-like immunoreactant (简作 GLI) 类高血糖素免疫反应物/~-like immunoreactivity (简作 GLI) 高血糖素样免疫反应性/~ syndrome (简作 GS) 胰高血糖素综合征
glucagonemia *n*. 胰高血糖素血症
glucagonoma *n*. 胰升糖素瘤,胰高血糖素瘤
glucal *n*. 葡萄糖毒醛,己烯糖
Glucalox *n*. 羟甘铝(抗酸药)
Glucametacin *n*. 葡美辛(消炎镇痛药)
glucan, **glucosan** *n*. 葡聚糖
glucanase *n*. 葡聚糖酶
1,4-α-glucan branching enzyme 1,4-α-葡聚糖分支酶(此酶的遗传性缺乏,为一种常染色体隐性性状,可致糖原贮积病Ⅳ型,亦称分支酶)
glucan 1,4-α-glucosidase 葡聚糖 1,4-α-葡糖苷酶(此酶的遗传性缺乏,为一种常染色体隐性性状,可致糖原贮积病Ⅱ型,亦称酸性麦芽糖酶,溶酶体 α-葡糖苷酶)
glucan tansferase *n*. 葡聚糖转移酶
glucaric acid *n*. 葡糖二酸
glucase *n*. 葡萄糖化酶
glucatonia *n*. 血糖极度降低,胰岛素休克
glucemia, **glycemia** *n*. 糖血
gluceptate *n*. 葡庚糖酸盐(glucoheptonate 的 USAN 缩约词,根据 1998 年 CADN 的规定,在盐或酯与加合物之命名中,使用此项名称)
glucic acid *n*. 糖酸
glucide *n*. ①糖族(碳水化合物和糖苷的总称) ②糖精
glucidine *n*. 格路赛丁(一种罂粟科植物的生物碱)
glucidtemns *n*. 淀粉水解物(包括糊精、麦芽糖和葡萄糖)
glucidum *n*. 糖精
glucin, **sodium amidotriazinsulfonate** *n*. 格路欣,副糖精,亚糖精
glucine *n*. 格来生(热凝综合牙酯的一种)
glucinium (简作 Be, Gl.), **beryllium** *n*. 铍(4 号元素铍的别名)
gluciphore *n*. 生甜味基
glucitol *n*. 山梨醇,葡糖醇
gluck *n*. 马痉鸣
gluco-, **gluc-**[希 gleukos sweetness 甜] [构词成分] ①甘,甜 ②葡萄糖 ③糖
glucoamylase *n*. 葡糖淀粉酶,葡糖糖化酶,葡聚糖 1,4-α-葡糖苷酶
glucoascorbic acid *n*. 葡[萄]糖型抗坏血酸
glucocerebrosidase *n*. 葡糖脑苷脂酶,葡糖苷[脂]酰鞘氨醇酶
glucocerebroside *n*. 葡萄糖脑苷脂
glucochloral, **chloralose** *n*. 氯醛缩葡萄糖,氯醛糖
glucocinin, **glucokinin** *n*. 激糖素
glucoconjugates *n*. 糖复合物
glucocorticoid (简作 GC) *n*. & *a*. 糖[肾上腺]皮质激素[的],糖皮质类固醇[的] ‖ ~ analogue 糖皮质激素类似物/~ glucose tolerance test (简作 GGTT) 糖皮质激素负荷试验/~ receptor (简作 GCR, GR) 糖皮质激素受体
glucocorticosteroid *n*. 糖皮质类固醇甾,糖皮质类固醇
glucocorticotrophic *a*. 促糖[肾上腺]皮质激素的
glucocyamine, **glycocyamine** *n*. 胍乙酸
Gluco-Ferrum *n*. 葡萄糖酸亚铁(ferrous gluconate)制剂的商品名
Glucofrangulin *n*. 葡欧鼠李苷,欧鼠李葡萄糖苷(导泻药)
glucofuranose *n*. 呋喃[型]葡萄糖
glucogallin, **glucopyranose gallate** *n*. 没食子酸吡喃葡萄糖
glucogen, **glycogen** *n*. 糖原
glucogenesis *n*. 葡[萄]糖生成
glucogenic *a*. 生成葡[萄]糖的
glucohemia, **glycohemia** *n*. 糖血症
glucoheptonic acid (简作 GHA) 葡[萄]庚糖酸(肾显像剂)
glucoheptose *n*. 葡萄庚糖
glucokinase *n*. 葡萄糖激酶;己糖激酶Ⅳ型
glucokinetic *a*. 激动糖质的
glucokinin [gluco- + 希 kiniein to move], **plant insulin** *n*. 激糖素,植物胰岛素
glucolactone *n*. 葡萄糖酸内酯
glucolipide, **glycolipin** *n*. 糖脂
glucolysis, **glycolysis** *n*. 糖酵解
glucolytic; **glycolytic** *a*. 糖酵解的
glucometer *n*. 葡萄糖计(用以测定葡萄糖在尿中的比例),血糖测定仪
gluconate *n*. 葡萄糖酸盐(根据 1998 年 CADN 的规定,在盐或酯与加合物之命名中,使用此项名称) ‖ ferrous ~ 葡萄糖酸亚铁(抗贫血药,用于治疗缺铁性贫血)
gluconeogenesis, glycoeogenesis *n*. 葡糖异生[作用],糖原异生[作用]
gluconeogenetic *a*. 葡糖异生[作用]的,糖原异生[作用]的
Gluconiazone, **glyconiazid** *n*. 葡烟腙(抗结核药)
gluconic acid 葡[萄]糖酸
Gluconoacetobacter Asai [拉] *n*. 葡糖酸醋酸杆菌属
gluconoacetobacterliguifaciens Asai [拉] *n*. 液化葡糖酸醋酸杆菌
gluconoacetone *n*. 葡萄糖酸丙酮
Gluconobacter Asai [拉] *n*. 葡糖杆菌属 ‖ ~ albidus (Kondo et Ameyama) Asai et al. 微白葡糖杆菌/~ asaii Mason et Claus 浅井葡糖杆菌/~ cerinus Yamada et Akita 蜡状葡糖杆菌/~ cerinus subsp. ammoniacus Kando 蜡黄葡糖杆菌氨亚种/~ frateurii Mason et Claus 弗氏葡糖杆菌/~ liqueifaciens Asai 液化葡糖杆菌/~ liqueifaciens Izuka 见 Acetobacter liqueifaciens (Asai) Yamada et Tahara/~ melanogenus (Beijerinck) Asai et Shoda 生黑葡糖杆菌/~ melanogenus Schimwell 见 Acetobacter liqueifaciens (Asai) Yamada et Tahara/~ nonoxygluconicus (kondo) Palleroni 非氧化葡萄糖葡糖杆菌/~ oxydans (Henneberg) De Ley 氧化葡糖杆菌/~ oxydans subsp. industrius Henneberg 氧化葡糖杆菌工业亚种/~ oxydans subsp. melanogenes Beijerinck 氧化葡糖杆菌生黑亚种/~ oxydans subsp. oxydans De Ley et Frateur 见 Gluconobacter oxydans (Henneberg) De Ley/~ oxydans subsp. sphaericus Ameyama 氧化葡糖杆菌球状亚种/~ oxydans subsp. suboxydans Kluyver et de Leeuw 氧化葡糖杆菌弱氧化亚种/~ suboxydans (Kluyver et de Leeuw) Asai et Shoda 弱氧化葡糖杆菌
gluconolactone *n*. 葡萄糖酸内酯
glucopenia, **glycopenia** *n*. 低血糖,血糖过少
glucophage, **dimethyldiguanide** *n*. 新降血糖,二甲双胍
glucophenetidin *n*. 葡萄糖乙氧苯胺
glucophore *n*. 生甜味基
glucophosphatase *n*. 磷酸葡萄糖酶
glucophosphomutase *n*. 磷酸葡萄糖变位酶
glucophylline *n*. 格路科菲林,山梨醇甲胺茶碱(成药,利尿及冠状动脉扩张丸剂)
glucoprotein, **glycoprotein** *n*. 糖蛋白
glucoproteinas *n*. 糖蛋白酶
glucopyranose *n*. 吡喃[型]葡萄糖 ‖ tetramethyl ~ 四甲基吡喃葡萄糖
glucoreceptor *n*. 葡萄糖受体,葡萄糖感受器
glucoregulation *n*. 糖代谢调节
glucosaccharase *n*. [葡萄]糖苷酶
glucosamine, **glycosamine**, **dextrosamine** *n*. 氨基葡[萄]糖,葡[萄]糖胺(药用辅料) ‖ N-acetyl ~ (简作 Glc-Nac, GNAc) N-乙酰氨基葡萄糖,N-乙酰葡糖胺
glucosamine-phosphate *N*-acetyltransferase 氨基葡糖磷酸 N-乙酰基转移酶
glucosaminide *n*. 氨基葡糖苷
glucosaminidase *n*. 氨基葡糖苷酶,葡糖胺酶

glucosan *n*. 葡[萄]聚糖
glucosazone, dextrosazone *n*. 葡[萄]糖脎
glucoscillaren A *n*. 葡萄糖海葱素 A
Glucose *n*. 葡萄糖（营养药）
glucose［希 gleukos sweetness, glykys sweet］（简作 G, Glc., Glu., Gluc.）*n*. 葡萄糖‖～ aldehydrol 水化葡萄糖/Brun's ～ 布龙葡萄糖[洗液]/～ dehydrogenase（简作 GDH）葡萄糖脱氢酶/～-dependent insulinotropic peptide（简作 GIP）葡萄糖依赖性促胰岛素肽/～-dependent insulin-releasing peptide（简作 GIP）葡萄糖依赖性胰岛素释放肽/gamma ～ γ－葡萄糖/～ gel 葡萄糖胶/glucocorticoid ～ tolerance test（简作 GGTT）糖皮质激素负荷试验/～ hydrate 含水葡萄糖/～ infusion 葡萄糖液输注/～, insulin and potassium（简作 GIK）葡萄糖、胰岛素和钾/～-insulin tolerance test（简作 GITT）葡萄糖胰岛素耐量试验/liquid ～ 液状葡萄糖/～ mapping technique 葡萄糖图术/～ maximal reabsorptive capacity(T_{mG}) 肾小管葡萄糖最大重吸收率,肾小管最大回吸收率/～/nitrogen ratio（简作 G/N, G/NR, G/N ratio）葡萄糖/氮比率（尿检查）/～ oxidase 葡萄糖氧化酶/～ oxidation 葡萄糖氧化/～ oxidoreductase 葡糖氧化还原酶/～ oxime 葡萄糖肟/～ polymer（简作 GP）葡萄糖聚合物,多聚葡萄糖/～ 1-phosphate 葡糖－1－磷酸/～ 3-phosphate（简作 G-3-P）3－磷酸葡糖/～ 6-phosphate（简作 G6P）葡糖－6－磷酸,6－磷酸葡糖/～ phosphate isomerase（简作 GPI）葡萄糖磷酸异构酶/～ polymer tolerance test（简作 GPTT）葡萄糖聚合物耐量试验/～ saline, ～ and saline（简作 GS, Gs）葡萄糖盐水/～-saline infusion 葡萄糖盐水输注/～ tablet 葡萄糖片/～ tolerance（简作 GT）葡萄糖耐量/～ tolerance factor（简作 GTF）葡萄糖耐量因素/～ tolerance test（简作 GITT, GTT）萄葡糖耐量试验/～ T-m. 葡萄糖高速度再吸收/trimethyl ～ 三甲基葡萄糖/～ value（简作 GV）葡萄糖热值
γ-glucose *n*. γ－葡萄糖
δ-glucose *n*. δ－葡萄糖
glucose-oxidase（简作 Glu Ox, GOD）*n*. 葡萄糖氧化酶
glucosephosphatase *n*. 葡糖磷酸酶
glucose-6-phosphatase（简作 G-6-Pase）葡萄糖－6－磷酸酯酶,葡糖－6－磷酸酶(此酶缺乏为一种常染色体隐性性状,可致糖原贮积病Ⅰ型)
glucose-6-phosphatase deficiency 葡糖－6－磷酸酶缺乏症,糖原贮积病Ⅰ型
glucose-phosphate *n*. 葡糖磷酸‖～ dehydrogenase（简作 GPD）磷酸葡萄糖脱氢酶
glucose-6-phosphate dehydrogenase（简作 G6PD, G-6-PDH）葡糖－6－磷酸脱氢酶(此酶的遗传性缺乏可致患者出现严重溶血危象）‖～ deficiency 葡糖－6－磷酸脱氢酶缺乏症(最常见的先天性代谢缺陷,表现不同程度的溶血性贫血)
glucose-phosphate isomerase *n*. 葡糖磷酸异构酶
glucose-6-phosphate isomerase 6－磷酸葡糖异构酶(此酶缺乏,为一种常染色体隐性性状,可致溶血性贫血)
glucose 6-phosphate translocase 葡糖 6－磷酸移位酶
glucosephosphomutase *n*. 葡糖磷酸变位酶
glucosidase *n*.［葡萄］糖苷酶,苷酶‖beta-glucosidase ～, emulsin β－糖苷酶,苦杏仁酶/～ motility assay 葡萄糖苷酶活力测定
α-glucosidase, alpha-glucosidase, maltase α－糖苷酶,麦芽糖酶‖lysosomal ～ 溶酶体 α－葡糖苷酶,葡聚糖－1,4－α 葡糖苷酶
α-1,4- glucosidase α－1,4－葡糖苷酶
α-1,4-glucosidase deficiency α－1,4－葡糖苷酶缺乏症,糖原贮积病Ⅱ型
beta-glucosidase, emulsin β－糖苷酶,苦杏仁酶
glucoside *n*.［葡萄］糖苷,苷,配糖体‖strophanthus ～ 毒毛旋花子苷/tetramethyl ～ 四甲基苷/tetramethyl methyl ～ 四甲基甲基苷
glucosidic *a*.［葡萄］糖苷的,苷的
glucoside-fructo-furanoside 葡萄糖呋喃果糖苷,蔗糖
glucosidolytic *a*. 分解糖苷的
glucosidoprotein *n*.［葡萄］糖苷蛋白
glucosiduronate *n*. 葡糖苷酸
glucosin *n*. 葡萄糖碱
glucosinolates, **thioglucosides** *n*. 硫代葡萄糖甙(一组含硫的非活性配糖体。能被同时存在于植物中的芥子酸水解成有毒的化学物质,故名植物毒素),葡糖异硫氰酸盐,芥子油甙
glucosone *n*. 葡萄糖酮醛
glucosphingolipidosis *n*. 葡糖[神经]鞘脂类沉积症
glucostasis *n*. 血糖稳定
glucosteroid *n*. 糖甾[类],糖甾族[化合物]
Glucosulfamide *n*. 葡磺胺（抗感染药）
gluco-sulfathiazole *n*. 葡萄糖磺胺噻唑
Glucosulfone *n*. 葡胺苯砜（抗麻风药）‖～ sodium 葡胺苯砜钠（治麻风药）
glucosum［拉］, **glucose** *n*. 葡萄糖‖～ anhydricum 无水葡萄糖/～ liquidum, liquid glucose 液状葡萄糖
glucosuria *n*.［葡萄］糖尿
glucosyl *n*. 葡萄糖基‖～ transferase 葡萄糖基转移酶
glucosylation *n*. 葡糖[基]化
glucosylceramidase *n*. 葡糖苷[脂]酰鞘氨醇酶(此酶活性缺乏为一种常染色体隐性性状,可致戈谢〈Gaucher〉病,亦称葡糖脑苷脂酶)
glucosylceramide *n*. 葡糖神经酰胺,葡糖脑苷脂,葡糖苷[脂]酰鞘氨醇
glucosyltransferase（简作 GTF）*n*. 葡萄糖基转移酶‖～-1 inhibitor library 葡萄糖基转移酶－1 抑制剂分子库
glucothionic acid *n*. 乳腺硫酸糖酯
Glucotrol *n*. 格列吡嗪(glipizide)制剂的商品名
glucovanillin, **vanillin-d-glucoside** 葡萄糖香草醛
glucoxylose *n*. 葡萄木二糖
Glucur. glucuronide *n*. 葡糖醛酸甙
Glucurolactone, **glucuronolactone** *n*. 葡[萄糖]醛[酸]内酯,肝泰乐（保肝药）
Glucuronamide *n*. 葡罗酰胺,葡萄糖醛酰胺（解毒药）
glucuronate *n*. 葡醛酸(盐、酯或阴离子形式)（根据 1998 年 CADN 的规定,在盐或酯与加合物之命名中,使用此项名称）
glucurone, **glucuronolactone** *n*. 葡萄糖醛酸内酯,肝泰乐
glucuronic acid（简作 GA, GluA）葡[萄]糖醛酸
glucuronidase *n*. 葡萄糖醛酸酶‖beta ～（简作 β-GN, β-Gu）β－葡萄糖醛酸酶(此酶缺乏为一种常染色体隐性性状,可致黏多糖病Ⅶ型,见 Sly's syndrome)
glucuronidate *vt*. 使葡[萄]糖醛酸化
glucuronide（简作 Glucur.）, **glucuronic acid conjugate** *n*. 葡糖苷酸,葡糖醛酸苷（由尿苷二磷酸葡糖醛酸〈UDPGA〉与各种化合物以糖苷键相连接而成）‖oestriol ～ 雌三醇葡萄糖醛酸/phenyl ～; phenol glucuronic acid 葡萄糖醛酸酚
glucuronide transferase *n*. 葡糖苷酸转移酶（即 glucuronosyltransferase）
glucuronolactone *n*. 葡萄糖醛酸内酯,肝泰乐
glucuronoside *n*. 葡糖苷酸
glucuronosyltransferase *n*. 葡糖苷酸[基]转移酶(此酶缺乏为一种常染色体隐性性状,可致克—纳〈Crigler-Najjar〉综合征)
glucuronyl transferase 葡糖醛酸[基]转移酶(此术语为 glucuronosyltransferase 的欠正确名)
glucusimide, gluside *n*. 糖精
GluDH glutamate dehydrogenase *n*. 谷氨酸脱氢酶
glue *n*. ①胶 ②胶水 ③各种胶粘物 *vt*. 胶合,粘贴‖bee ～ 蜂胶/～ ear 胶耳/fish ～ 鱼胶/medicinal ～ 阿胶/Sinclair's ～ 辛克莱胶(胶、水、甘油、氯化钙、麝香草酚的混合物)/～ sniffing 吸用强力胶/surgical ～ 外科胶
Glugea *n*. 格留虫属‖～ lyssae 狂犬病(病毒)小体
Glugea Thélohan［拉］*n*. 格留虫属‖～ anomala Moniez 异状格留虫/～ hertwigi Weissenberg 赫氏格留虫
Glugeidae Gurley［拉］*n*. 格留虫科
Gluge's corpuscles［Gottlieb 德病理学家 1812—1898］格路格小体（颗粒状细胞,见于脂变的神经组织）
glukokinin; glucokinin *n*. 激糖素
glum *a*. 闷闷不乐的,阴郁的‖～ly *ad*. /～ness *n*.
glumamine ketoglutarate amino transferase *n*. 谷氨酰胺酮戊二酸酰胺转移酶
glume［拉 gluma husk］*n*. 颖[片]
Glumiflorae［拉］*n*. 颖花目(植物分类学)
Glunicate *n*. 葡烟酯（降血脂药）
Glu. Ox. glucose oxidase *n*. 葡萄糖氧化酶
gluside, **glusidum**, **saccharin** *n*. 糖精(邻磺酰苯甲酰亚胺),糖族‖soluble ～ 可溶性糖精,糖精钠
Glusoferron *n*. 葡索铁（抗贫血药）
glusulase *n*. 蜗牛酶
Glut. glutamic acid *n*. 谷氨酸,麦氨酸 / glutethimide *n*. 导眠能,苯乙哌啶酮
glut (-tt-) *vi*. 狼吞虎咽,暴食 *vt*. ①使吃得过饱 ②使厌腻 ③使满足 *n*. 吃饱,厌食
glutaeus（复 glutei）, **gluteus** *n*. 臀肌
glutamate *n*. ①谷氨酸 ②谷氨酸盐(酯或根)（根据 1998 年 CADN 的规定,在盐或酯与加合物之命名中,使用此项名称）‖～ decarboxylase 谷氨酸脱羧酶(此酶缺乏为一种常染色体隐性性状,可致吡多辛(pyridoxine)依赖性婴儿惊厥）/～ dehydrogenase（简

作 GluDH, GMD, NAD(P)$^+$) 谷氨酸脱氢酶/~ formiminotransferase 谷氨酸亚胺甲基转移酶(亦称亚胺甲基转移酶)/~ transpeptidase (简作 GMT, GGT) 谷氨酸转肽酶

glutamate-ammonia ligase 谷氨酸氨连接酶(亦称谷氨酰胺合成酶)

glutamate-cysteine ligase 谷氨酸半胱氨酸连接酶

glutamic *a*. 谷氨酸的 ‖ ~ acid (简作 GA, Glu., Glut., GMA) 谷氨酸/~ acid decarboxylase (简作 GAD) 谷氨酸脱羧酶/~ acid dehydrogenase (简作 GDH) 谷氨酸脱氢酶/~ acid hydrochloride 盐酸谷氨酸(促胃酸药)/~ dehydrogenase (简作 GLDH) 谷氨酸脱氢酶

glutamic-oxaloacetic transaminase (简作 GOT) *n*. 谷[氨酸]-草[酰乙酸]转氨酶(现称天[门]冬氨酸转氨酶〈alanine aminotransferase, alanine transaminase 简作 AST〉)

glutamic-pytuvic transaminase (简作 GPT, GT) *n*. 谷[氨酸]-丙[酮酸]转氨酶(现称丙氨酸转氨酶〈aspartate aminotransferase, aspartate transaminase 简作 ALT〉)

glutaminase *n*. 谷氨酰胺酶

glutamine (简作 Glam., Gln., Glu.) *n*. 谷氨酰胺 ‖ ~ synthetase 谷氨酰胺合成酶,谷氨酸氨连接酶

glutaminyl *n*. 谷氨酰胺[基]

glutamisol *n*. 格鲁塔密佐耳(成药,用于巴比妥中毒)

glutamyl *n*. 谷氨酰(基) ‖ ~ transpeptidase (简作 GT, GTP) 谷氨酰转肽酶

γ-glutamylcyclotransferase (简作 GGT) *n*. γ-谷氨酰[基]环化转移酶

γ-glutamylcysteine γ-谷氨酰[基]半胱氨酸 ‖ ~ synthetase (简作 GC-syn) 谷氨酸半胱氨酸合成酶

γ-glutamylcysteine synthetase γ-谷氨酰[基]半胱氨酸合成酶,谷氨酸半胱氨酸连接酶

γ-glutamylcysteine synthetase deficiency γ-谷氨酰[基]半胱氨酸合成酶缺乏症(谷胱甘肽合成的遗传性氨基酸病,由于谷氨酸半胱氨酸连接酶缺乏所致,包括溶血性贫血、脊髓小脑变性、周围神经病变、肌病以及氨基酸尿症)

glutamylcystyl-glycine, reduced glutathione (简作 GRG) 谷氨酰[基]胱氨酰甘氨酸,还原型谷胱甘肽

γ-glutamyltransferase (简作 GGT, γ-GT) *n*. γ-谷氨酰[基]转移酶(此酶缺乏为一种常染色体隐性性状,可致 γ-谷氨酰转肽酶缺乏症)

γ-glutamyl transpeptidase (简作 GGTP) γ-谷氨酰[基]转肽酶, γ-谷氨肽[基]转移酶

γ-glutamyl transpeptidase deficiency γ-谷氨酰转肽酶缺乏症(亦称谷胱甘肽尿)

glutaral, glutaraldehyde *n*. 戊二醛 (消毒防腐药,抗胆碱药) ‖ ~ concentrate 浓缩戊二醛 (消毒药)

glutaraldehyde *n*. 戊二醛(组织固定剂)

glutarate *n*. 戊二酸盐

glutargin, arginine glutamate *n*. 谷氨酸精氨酸

glutaric acid 戊二酸

glutaricacidemia *n*. 戊二酸血[症]

glutaricaciduria *n*. 戊二酸尿[症] (为常染色体隐性遗传氨基酸病,特征为蓄积和排泄戊二酸。有两型,Ⅱ型亦称多酰基辅酶A脱氢作用缺乏;尿内戊二酸排泄过多)

glutaryl *n*. 戊二酰[基],戊二酸单酰[基]

glutaryl-CoA dehydrogenase 戊二酰[基]辅酶A脱氢酶(此酶缺乏为一种常染色体隐性性状,可致戊二酸尿Ⅰ型)

Glutathion(e) [glutamic acid + 希 *theion* sulfur], **tathion, atomolan** (简作 GSH, GSSG) *n*. 谷胱甘肽(解毒药) ‖ ~ disulfide (简作 GSSG) 二硫化谷胱甘肽/oxidized ~ (简作 GSSG) 氧化谷胱甘肽/~ peroxidase (简作 GRH-Px, GSH-Px, GSSG-Px) 谷胱甘肽过氧化酶(此酶活性缺乏可致新生儿黄疸及溶血性贫血)/reduced ~ (简作 GSH) 还原谷胱甘肽/~ reductase (简作 NADPH, GR, GSSR-R) 谷胱甘肽还原酶(此酶缺乏可能是一种遗传性状,与中性粒细胞损害有关,可致免疫应答减弱及蚕豆诱发的溶血性贫血)/~ synthase 谷胱甘肽合酶,谷胱甘肽合成酶/~ synthetase (简作 GRH-Syn, GSH-Syn) 谷胱甘肽合成酶(先天性谷胱甘肽合成酶缺乏,为一种常染色体隐性性状,可致溶血性贫血和严重酸中毒伴羟脯氨酸血症)/~-S-transferase (简作 GST) 谷胱甘肽-S-转换酶

glutathionemia *n*. 谷胱甘肽血

glutathione (GSH) synthetase deficiency 谷胱甘肽(还原型)合成酶缺乏症

glutathionuria *n*. ①谷胱甘肽尿 ②γ-谷氨酰[基]转肽酶缺乏症

glutea *n*. 臀

gluteal [希 gloutos buttock] *a*. 臀的

glutelin *n*. 谷蛋白

gluten [拉 glue] *n*. 麸质,面筋,谷胶,谷蛋白 ‖ ~ sulfate 硫酸麸质/~-sensitive enteropathy 简作 GSE 麸质过敏性肠病 ‖ ~ous *a*.

gluten-bread *n*. 麸质面包

gluten-casein, *n*. 麸酪蛋白,谷胶酪蛋白,植物干酪素

gluten-fibrin *n*. 麸纤维蛋白,谷胶纤维素

gluten-free (简作 GF) *a*. 无麸质,无谷胶 ‖ ~ diet (简作 GFD) 无麸质饮食

glutenin *n*. 麦谷蛋白

gluteofascial *a*. 臀筋膜的

gluteofemoral *a*. 臀股的

gluteinguinal *a*. 臀腹股沟的

glutetrochanteric *a*. 臀转子的

Glutethimide, doriden (简作 Glut) *n*. 格鲁米特,导眠能,苯乙哌啶酮(镇静催眠药)

gluteus [希 gloutos buttock] *n*. 臀肌 ‖ ~ quartus, scansorius 第四臀肌,副臀小肌(变)

glutin- [拉 gluten] [构词成分] 胶质

glutin *n*. 明胶蛋白;麸酪蛋白,谷胶酪蛋白

glutinin *n*. 封闭性抗体(旧名)

glutinosin *n*. 胶黏[绿僵]菌素(抗菌素,获自胶黏绿僵菌 Metarrhizium glutinosum)

glutinosity *n*. 黏性

glutinous [拉 glutinosus] *a*. 胶状的,黏的,有黏液的 ‖ ~ rice 糯米

glutitis [希 gloutos buttock + -itis] *n*. 臀肌炎

glutoform, glutol *n*. 胶仿(甲醛明胶)

glutoid *n*. 硬明胶,甲醛硬化明胶

glutol, glutoform *n*. 胶仿(甲醛明胶)

glutolin *n*. 类副球蛋白

glutoscope *n*. 凝集检查镜

glutose *n*. 人造己酮糖,人造糖

glutton *n*. ①贪食者,饕餮 ②酷爱……的人

gluttonize *vt*. & *vi*. 大吃,吃得过度

gluttony [拉 gluto glutton] *n*. 暴饮暴食,贪食

gluttonous *a*. 贪吃的

Gluzinski's test [Wladyslaw Anton 波医师 1856—1935] 格卢金斯基试验(①检胆色素 ②鉴别胃溃疡与胃癌)

GLV gross leukemia virus *n*. 粗白血病病毒

GLx. glutamine and/or glutamic acid *n*. 谷酰胺和谷氨酸,谷酰胺或谷氨酸

Gly. glycerine *n*. 甘油/glyceritum *n*. 甘油剂/glycine *n*. 甘氨酸

Glybenzcyclamide (简作 GC), Glyburide, Glibenclamide *n*. 格列本脲,优降糖 (磺酰脲类的口服降血糖药)

Glyburide, glybenzcyclamide (简作 GC), glibenclamide *n*. 格列本脲,优降糖 (磺酰脲类的口服降血糖药)

Glybutamide *n*. 氨磺丁脲 (降血糖药)

Glybuthiazole *n*. 格列噻唑 (降血糖药)

Glybuzole *n*. 格列丁唑 (降血糖药)

glyc. glycerin *n*. 甘油,丙三醇/glyceritum [拉] *n*. 甘油剂

glyc- [希 glykys] [构词成分] 糖,甜

glycal *n*. 烯糖(一种未饱和糖,-CH=CH-)

glycan *n*. [葡]聚糖(即多糖 polysaccharide)

Glycarsamide *n*. 甘胂米特 (抗蠕虫药)

glycase *n*. 麦芽糖糊精酶

glycation, glycosylation *n*. [非酶性]糖[基]化 (见 nonenzymatic glucosylation) ‖ advanced ~ end products (AGEs) 晚期(高级)糖[基]化终产物

glyceleum *n*. 格利塞留姆(甘油、橄榄油制成的软膏基质)

glycemia [希 glykys sweet + 希 haima blood + -ia] *n*. 糖血

glycemin *n*. 肝抗胰岛素物质

glycentin *n*. 肠升糖素,肠高血糖素(即 enteroglucagon)

Glycera *n*. 吻沙蚕 ‖ ~ alba (Müller) 白色吻沙蚕(隶属于吻沙蚕科 Glyceridae)/~ capitata (Oersted) 头吻沙蚕(隶属于吻沙蚕科 Glyceridae)/~ chirori (Izuka) 长吻沙蚕(隶属于吻沙蚕科 Glyceridae)/~ onomichiensis (Izuka) 锥齿吻沙蚕(隶属于吻沙蚕科 Glyceridae)/~ rouxi (Audouin et M.-Edwards) 中锐吻沙蚕(隶属于吻沙蚕科 Glyceridae)/~ subaenea (Grube) 浅古铜吻沙蚕(隶属于吻沙蚕科 Glyceridae)/~ tenuis (Hartman) 细弱吻沙蚕(隶属于吻沙蚕科 Glyceridae)

Glyceridae *n*. 吻沙蚕科(隶属于叶须虫目 Phyllodocida)

glyceraldehyde *n*. 甘油醛 ‖ ~ 3-phosphate (简作 GP, G-3-P) 甘油醛3-磷酸[酯],3-磷酸甘油醛/~ phosphate (简作 GAP) 磷酸甘油醛

glyceraldehyde-3-phosphate dehydrogenase, phosphorylating (简作 GAPD, GAPDH) 甘油醛-3-磷酸脱氢酶(磷酸化)(亦称磷酸丙糖脱氢酶)

glyceraldehyde-1,3-diphosphate 1,3－二磷酸甘油醛
glycerate *n*. 甘油酸盐(或酯)
glyceric *a*. 甘油的 ‖ ～ acid-1,3-diphosphate 1,3－二磷酸甘油酸/～ acid diphosphate 二磷酸甘油酸
D-glycericacidemia *n*. D－甘油酸血[症](可能伴有智力迟钝)
L-glycericaciduria *n*. L－甘油酸尿[症],原发性尿草酸盐过多Ⅱ型
glyceridase, **lipase** *n*. 甘油酯酶,脂酶
glyceride *n*. 甘油酯 ‖ medullary ～ 髓质甘油酯/mixed ～ 混酸甘油酯/simple ～ 同酸甘油酯
glycerin, **glycerine**, **glycerol**(简作 Glc., Gly., glyc.)[拉 glycerinum] *n*. 甘油,丙三醇 ‖ ～ compound injection 复方甘油注射液/～ iodine 碘甘油/～ jelly 甘油明胶,甘油凝胶/mineral ～, petroleum 石油/～ monoformate(简作 GMF)甲酸甘油酯/～ phenol 石碳酸甘油/～ triacetate(简作 GTA)醋酸甘油三酯,三酯精/～ triformate(简作 GTF)甘油三甲酸酯,三甲精/～ trinitrate 甘油三硝酸酯,硝化甘油/～ tripropionate(简作 GTP, GTr)甘油三丙酸酯
glycerina, **glycerins**; **glycerites** *n*. 甘油剂
glycerinate *vt*. 用甘油处理,把……保存在甘油中 *n*. 甘油酸盐,二羟丙酸盐
glycerinated *a*. ①甘油制的 ②保存在甘油中的
glycerination *n*. 用甘油处理,把……保存在甘油中
glycerinum[拉], **glycerin** *n*. 甘油,丙三醇 ‖ ～ acidi borici 硼酸甘油/～ acidi carbolici 功石炭酸甘油,酚甘油/～ acidi tannici 鞣酸甘油/～ aluminis 明矾甘油/～ amyli 淀粉甘油/～ aureomycini 金霉素甘油/～ belladonnae 颠茄甘油/～ boracis 硼砂甘油/～ iodi compositum 复方碘甘油/～ pepsini 胃蛋白酶甘油/～ phenolis 酚甘油/～ plumbi subacetatis 次醋酸铅甘油
glycerite[拉 glyceritum] *n*. 甘油剂 ‖ boroglycerin ～ 硼酸甘油甘油剂/starch ～ 淀粉甘油剂(表面润滑药)/tannic acid ～ 鞣酸甘油剂(收敛药)
glyceritum(所有格 glyceriti, 复 glycerita)[拉], **glycerite**(简作 Gly., glyc.) *n*. 甘油剂 ‖ ～ acidi tannici, tannic acid glycerite 鞣酸甘油剂/～ amyli, starch glycerite 淀粉甘油剂/～ bismuthi 铋甘油剂/～ boroglycerini, boroglycerin glycerite 硼酸甘油甘油剂/～ ferri, quininae et strychninae phosphatum 磷酸士的宁奎宁铁甘油剂/～ guaiaci 愈创木甘油剂/～ hydrastis 北美黄连甘油剂/～ ovi vitelli 卵黄甘油剂/～ picis pini 松焦油甘油剂/～ tragacanthae 西黄蓍胶甘油剂
glycero-[拉][构词成分]甘油基,丙三基
glyceroborate *n*. 硼酸甘油酯
glyceroformol *n*. 甘油甲醛
glycerogel *n*. 甘油凝胶
glycerogelatin, **glycerin jelly** *n*. 甘油明胶,甘油凝胶
glycerogelatinum, **glycerogelatin** *n*. 甘油明胶 ‖ ～ acidi salicylici 水杨酸甘油明胶/～ iodoformi 碘仿甘油明胶/～ zinci durum 硬氧化锌甘油明胶/～ zinci molle 软氧化锌甘油明胶
glycerokinase *n*. 甘油激酶
Glycerol, glycerin(简作 Glc., Gly., glyc.) *n*. 甘油,丙三醇,甘油剂(泻药,药用辅料) ‖ acetanilid ～ 乙醚苯胺甘油/～ boroglycerite 硼酸甘油甘油剂/～ kinase(简作 GK)甘油激酶/～ monoacetate(简作 GMA)醋酸甘油酯/～ monoester hydrolase 甘油一酯水解酶/～ phosphate(简作 GP)磷酸甘油[酯]/～ phosphate dehydrogenase(简作 GPDH)甘油磷酸脱氢酶/～ phosphoglyceride 甘油磷酸甘油脂
glycerolcholine *n*. 甘油胆碱 ‖ ～ phosphate 磷酸甘油胆碱
glycerolize *vt*. [使]甘油化
glycerol kinase *n*. 甘油激酶
glycerol-3-phosphate *O*-acyltransferase 甘油－3－磷酸 *O*－酰基转移酶
glycerol-3-phosphate dehydrogenase(简作 NAD⁺)甘油－3－磷酸脱氢酶(NAD⁺)
glyceroluria *n*. 甘油尿[症]
glyceromutase *n*. 甘油酸变位酶 ‖ phosphoglyceromutase(简作 GP)磷酸甘油酸变位酶
glycerone *n*. 甘油酮(dihydroxyacetone〈二羟基丙酮〉的正式名,很少用)
glycerone phosphate *n*. 磷酸甘油酮
glycerophilic *a*. 亲甘油的
glycerophosphatase *n*. 甘油磷酸酶
glycerophosphate *n*. 磷酸甘油,甘油磷酸盐 ‖ ～ dehydrogenase(简作 GDH)甘油磷酸酯脱氢酶
glycerophospholipide *n*. 甘油磷脂
glycerophosphomutase *n*. 甘油磷酸变位酶
glycerophosphocholine *n*. 甘油磷酸胆碱
glycerophosphoric acid *n*. 甘油磷酸,磷酸甘油
glycerophosphoryl choline, **glycerophosphocholine** *n*. 甘油磷酸胆碱 ‖ ～ assay 甘油磷酸胆碱测定
glycerose *n*. 甘油糖
glycerose-3-phosphate *n*. 3－磷酸甘油糖
glycersol 甘油溶胶
glyceryl *n*. 甘油基 ‖ ～ butyrate 丁酸甘油酯/～ guaiacolate(简作 GG)愈创木酚甘油醚/～ guaiacolate and dextromethorphan hydrodromide(简作 2G/DM)愈创木酚甘油醚及氢溴酸右甲吗南/～ margarate, intarvin 珠脂酸甘油酯,十七酸甘油酯/～ methacrylate(简作 GMA)异丁烯酸甘油酯/～ monostearate 单硬脂酸甘油酯(乳化剂)/～ nitrate 硝酸甘油酯/～ phosphorylcholine(简作 GPC)甘油磷酰胆碱/～ triacetate, triacetin 三乙酸甘油酯(局部抗真菌药)/～ triisobutyrate 三异丁酸甘油酯/～ trinitrate, nitroglycerin, glonoin(简作 GT, GTN)三硝酸甘油酯,硝酸甘油(血管扩张药,抗心绞痛药)/～ trioleate, triolein 三油酸甘油酯,硝酸甘油
glycerylaminophenaquine *n*. 甘油基氨苯酯
glycide *n*. 缩水甘油
glycidol, glycide *n*. 缩水甘油,2,3－环氧－1－丙醇 ‖ ～ methacrylate(简作 GMA)甲基丙烯酸缩水甘油酯
glycidyl acrylate *n*. 丙烯酸－2,3－环氧丙酯
glycidyl methacrylate *n*. 甲基丙烯酸缩水甘油酯
glycin, ***p*-hydroxyphenylglycine** *n*. 对羟苯甘氨酸
glycinamide ribonucleotide *n*. 甘氨酰胺核苷酸
glycinamidine *n*. 甘氨脒
glycinate *n*. 甘氨酸盐,氨基乙酸盐
Glycine L. 大豆属 ‖ ～ hispida, soy bean, ～ max 大豆/～ max(L.) Merr. [拉;植药] 大豆(药材:种子经炮炙—淡豆豉;发芽种子—大豆黄卷)/～ max(L.) Merr., Phaseolus max L. 大豆/～ mosaic comovirus [拉] 大豆花叶豇豆花叶病毒/～ soja Sieb. et Zucc. [拉;植药] 野大豆/～ ussuriensis, ～ soja 野大豆
glycine(简作 G, Gly.), **aminoacetic acid** 甘氨酸,氨基乙酸 ‖ ～ amide 甘氨酰胺/～ betaine, betaine 甜菜碱/～ amidinotransferase 甘氨酸脒基转移酶/～ cholate 甘氨胆酸盐/～ deoxycholate 甘氨脱氧胆酸盐/～ hydroxymethyltransferase 甘氨酸羟甲基转移酶(亦称丝氨酸羟甲基转移酶)/～ oxidase 甘氨酸氧化酶/～-rich-β-globulin(简作 GBG)富甘氨酸β－球蛋白/～-rich-β-glycoprotein(简作 GBG)富甘氨酸β糖蛋白(B 因子的旧称)/～-rich β glycoprotein-ase(简作 GBGase)富甘氨酸β糖蛋白酶/～-rich-γ-globulin(简作 GGG)富含甘氨酸的γ－球蛋白
glycidaldehyde *n*. 缩水甘油醛
glycinemia, **hyperglycinemia** *n*. 甘氨酸血,血甘氨酸过多,高甘氨酸血
glycinergic fiber 甘氨酸能纤维
glycinin *n*. 大豆球蛋白
glycinonitrile *n*. 甘氨酸腈,β－氨基乙腈
glycinuria *n*. 甘氨酸尿症
Glyciphagus, Glycyphagus[希 glykys sweet + phagein to eat] *n*. 甜食螨属 ‖ ～ buski 布[斯克]氏甜食螨/～ domesticus, ～ pronorum, Glycyphagus domesticus 家甜食螨
Glyclopyramide *n*. 格列吡脲(降血糖药)
glyco-, glyc[希 glykys sweet 甜的][构词成分]①甘,甜 ②葡萄糖,糖 ③甘氨 ④甘油 ⑤糖原
glycoaldehyde *n*. 乙醇醛,羟乙醛
Glycobacter[拉] *n*. 产糖菌类
Glycobiarsol *n*. 甘铋胂(抗肠阿米巴药)
Glycobiology GLYCOBIOLOGY(OXFORD)(杂志名)
glycobiology *n*. 糖生物学(在探讨糖类结构与功能的过程中新孕育出来的研究领域,其在传染性疾病的免疫生物学功能上有重要作用)
Glycobotrydidae Campbell[拉], **Lithobotryida Haeckel** 甘葡萄虫科
glycocaine, **nirvanin** *n*. 甘卡因,尼凡宁
glycocalix, **glycocalyx** *n*. 多糖—蛋白质复合物,多糖被,细胞衣
glycocalyx *n*. 糖被膜(系指细胞膜的外层由类脂及蛋白质分子结合成多糖而形成),多糖—蛋白质复合物
glycochenodeoxycholate *n*. 甘氨鹅脱氧胆酸盐,鹅脱氧胆酰甘氨酸盐
glycochenodeoxycholic acid *n*. 甘氨鹅脱氧胆酸,鹅脱氧胆酰甘氨酸
glycocholaneresis[glycocholic acid + 希 hairesis a taking] *n*. [胆汁内]甘氨胆酸过多
glycocholate *n*. 甘氨胆酸盐
glycocholic acid *n*. 甘氨胆酸

glycocholylhistamine *n*. 甘氨胆酰组胺
glycocide, glucoside *n*. [葡萄]苷,苷,配糖体
glycocine, aminoacetic acid *n*. 甘氨酸,氨基乙酸
glycoclastic, glycolytic *a*. 糖酵解的
glycocoll [glyco- + 希 kolla glue], **aminoacetic acid** *n*. 甘氨酸,氨基乙酸 ‖ benzoyl ~, hippuric acid 马尿酸
Glycoconj J GLYCONJUGATE JOURNAL (LONDON) (杂志名)
GLYCONJUGATE JOURNAL (简作 Glycoconj J) (LONDON) (杂志名)
glycoconjugate *n*. 糖结合物,配糖体(如糖脂、糖肽、低聚糖或氨基葡聚糖)
glycocyamidine *n*. 胍基乙内酰胺
glycocyaminase *n*. 胍基乙酸酶
glycocyamine *n*. 胍基乙酸
glycocycline, glycinemethyltetracycline 甘甲四环素,甘氨酸甲基四环素
glycode(s)oxycholic acid *n*. 甘氨脱氧胆酸
glycodiazine *n*. 葡糖二嗪葡糖二氮苯,降糖嘧啶(降血糖药)
glycoformal *n*. 甘仿莫,甘油甲醛溶液(消毒药)
glycogelatin *n*. 甘油明胶
glycogen, animal starch *n*. 糖原,肝糖,肌淀粉 ‖ ~ granule (简作 Gl) 糖原粒(电镜) /hepatic ~ 肝糖原/~ index (简作 GI) 糖原指数/~ particle 糖原颗粒/~ storage disease (简作 GSD) 糖原储积病,糖原积累病(泛指任一有关糖原代谢紊乱的先天性遗传代谢病) /~ synthetase 糖原合成酶/tissue ~ 组织糖原(尤指贮存在肌肉内的糖原)
glycogenal *n*. 伴糖原素
glycogenase *n*. 糖原酶
glycogenesis *n*. 糖生成,糖原生成
glycogenetic *a*. 糖生成的,糖原生成的
glycogenic *a*. ①生糖的 ②糖原的 ‖ ~ unit (简作 Gu) 糖原合成单位
glycogenolysis *n*. 糖原分解
glycogenolytic *a*. 糖原分解的
glycogenosis, glycogen disease, von Gierke's disease, glycogenic hepatonephromegaly *n*. 糖原贮积病,糖原过多症,糖原病 ‖ brancher deficiency ~, glycogen storage disease, type Ⅳ 分支酶缺乏性糖原贮积病,糖原贮积病Ⅳ型/generalized ~ 全身性糖原病,糖原贮积病Ⅱ/hepatophosphorylase deficiency ~, glycogen storage disease, type Ⅵ 肝磷酸化酶缺乏性糖原贮积病,糖原贮积病Ⅵ型/hepatorenal ~ 肝肾型糖原贮积病,糖原贮积病Ⅰ型/myophosphorylase deficiency ~ 肌磷酸化酶缺乏性糖原病,糖原贮积病Ⅴ型
glycogenosome *n*. 糖原颗粒
glycogen phosphorylase 糖原磷酸化酶(此酶缺乏为一种常染色体隐性性状,可致糖原贮积病)
glycogen phosphorylase kinase 糖原磷酸化酶激酶,磷酸化酶激酶
glycogen starch synthase 糖原淀粉合酶
glycogen synthase 糖原合酶
[glycogen-synthase-D] phosphatase [糖原合酶 - D]磷酸[酯]酶
glycogen synthatase 糖原合成酶,糖原合酶
glycogenous, glycogenetic *a*. 糖生成的,糖原生成的
glycogeny, glycogenesis *n*. 糖生成,糖原生成
glycogeusia [glyco- + geusis taste] *n*. 甘味症,甘幻味,甜味觉,甜幻觉
glycohemia *n*. 糖血症
glycohemoglobin *n*. 糖血红蛋白(一种糖基化血红蛋白)
glycohistechia [glyco- + 希 histos tissue + echein to hold] *n*. 组织[内]多糖症 ‖ independent cutaneous ~ 皮肤[组织]多糖症(皮肤内糖增加而血糖不增高)
glycol *n*. 脂肪族二元醇类;乙二醇,甘醇 ‖ ~ aldehyde 乙醇醛,羟乙醛/~ ethyl ether, methyl cellulose 甲基纤维素/ethylene ~ 乙二醇,甘醇/~ isopropyl ether (简作 GIE) 乙二醇异丙醚/~ methacrylate (简作 GMA) 乙二醇甲基丙烯酸酯/~ polyethylene, carbowax 聚乙[烯]二醇,碳蜡/~ propylene 丙二醇/~ salicylate 水杨酸乙二醇酯/~ stearate 硬脂酸乙二醇酯
glycolaldehyde *n*. 乙醇醛,羟乙醛
glycolamine, glycocoll *n*. 甘氨酸,氨基乙酸
glycolate *n*. 羟乙酸盐
glycoleucine, norleucine *n*. 正亮氨酸,己氨酸
glycolic acid *n*. 羧基乙酸,乙醇酸 ‖ ~ acid phenyl ether 苯氧基醋酸
glycolicaciduria *n*. 羟基乙酸尿[症],原发性尿草酸盐过多Ⅰ型
glycolisome *n*. 乙醇酸[氧化]酶体
glycolipide, glycolipin, glycolipid *n*. 糖脂 ‖ ~ adhesive receptor 多脂多糖附着受体
glycolipidpeptide *n*. 糖脂肽
glycolipidprotein *n*. 糖脂蛋白
glycolipin *n*. 糖脂
glycollic-lactic acid polyester *n*. 乙二醇 - 乳酸多脂
glycoluric acid *n*. 脲乙酸
glycolyl *n*. 羟乙酰基,乙醇酰基
glycolysis *n*. 糖酵解
glycolytic *a*. 糖酵解的 ‖ ~ pathway 糖酵解途径
glycometabolic *a*. 糖代谢的
glycometabolism *n*. 糖代谢
Glycomyces Labeda, Testa et Lechevaliers [拉] *n*. 糖霉菌属 ‖ ~ harbinensis (Lechevalier et Lechevalier) 哈尔滨糖霉菌/~ labeda Testa, Lechevalier et Lechevalier 瓦本迪糖霉菌,拉贝达糖霉菌/~ rutgersensis Labeda et al. 鲁格斯糖霉菌/~ tenuis Evtushenko et al. 纤细糖霉菌
glycone, glycerin suppository *n*. 甘油栓
glyconeogenesis *n*. 糖原异生[作用]
Glyconiazid, Gluconiazone *n*. 葡烟腙(抗结核药)
glyconin *n*. 甘油卵黄(鸡蛋黄与甘油的混合物)
glyconnectin *n*. 糖连接素
glyconucleoprotein *n*. 糖核蛋白
glycopenia [glyco- + 希 penia poverty] *n*. 低血糖,血糖过少
glycopenic stimulation test (简作 GST) *n*. 低糖刺激试验
glycopeptide *n*. 糖肽
glycopexic *a*. 储糖的,糖固定的
glycopexis *n*. 糖储藏,糖固定
Glycophagus [拉], Glycyphagus *n*. 甜食螨属,糖螨属
glycophenol, glucide *n*. 糖精
glycophilia *n*. 血糖敏感症
glycophorin *n*. 血型糖蛋白
glycophospholipin *n*. 糖磷脂
glycophosphomutase *n*. 磷酸葡萄糖变位酶
glycopolyuria *n*. 尿酸增多性糖尿病
glycoprival [glyco- + 拉 privus deprived of], **glycoprivous** *a*. 无糖的
glycoprotein (简作 GP) *n*. 糖蛋白 ‖ glycine-rich β ~ (简作 GBG) 富甘氨酸β糖蛋白,B因子
α_2-glycoprotein test (简作 α_2-GPT) *n*. α_2 - 糖蛋白试验
β_1-glycoprotein test *n*. β_1 - 糖蛋白(可用于判断未来自然流产可能性的胎盘蛋白)
glycoprotein 4-β-galactosyltransferase 糖蛋白 4-β - 半乳糖基转移酶 (EC 命名法中称为 β-*N*-acetylglucosaminylglycopeptide β-1,4-galactosyltransferase)
glycoprotein sialidase 糖蛋白唾液酸酶
glycoptyalism *n*. 糖涎症
Glycopyrrolate Bromide, glycopyrronium bromide *n*. 格隆溴铵,溴环扁吡酯,胃长宁(抗胆碱能药,用于治疗消化性溃疡和其他胃肠道紊乱)
Glycopyrronium Bromide, glycopyrrolate bromide *n*. 格隆溴铵,胃长宁(抗胆碱药)
glycoregulation *n*. 糖[代谢]调节
glycoregulatory *a*. 糖[代谢]调节的
glycorrhachia [glyco- + 希 rhachis spine + -ia] *n*. 糖脊[髓]液
glycorrhea *n*. 糖溢
glycosal, salicylic glycerinester *n*. 水杨酸甘油酯
glycosamine, glucosamine *n*. 氨基葡[萄]糖,葡[萄]糖胺
glycosaminoglycan (简作 GAG, GG) *n*. 葡糖胺聚糖,氨基葡聚糖(以前称黏多糖,为一重复双糖单体组成的线型多糖体聚合物家族)
glycosaminolipid *n*. 氨基葡糖脂类
glycose *n*. 葡萄糖
glycosecretory *a*. 糖原分泌的
glycoseen *n*. 葡萄烯糖
glycosemia, glycemia *n*. 糖血症
glycosene *n*. 反烯糖(一种脱水糖)
glycosialia [glyco- + 希 sialon saliva] *n*. 糖涎症
glycosialorrhea *n*. 糖涎溢
glycosidase *n*. 糖苷酶
glycoside *n*. [葡萄]糖苷,苷,配糖体 ‖ cardiac ~ 强心苷/cyanophoric ~ 氰[基]苷/phenol ~, phenyl ~ 酚苷,苯苷/sterol ~, phytosterolin 甾醇苷,固醇苷,植物甾醇苷
glycosidic *a*. [葡萄]糖苷的,苷的,配糖体的 ‖ ~ bonds 糖苷键
glycosidoprotein *n*. 苷蛋白
glycosine *n*. 山小橘素,2 - 苯甲基 - 1 - 甲基 - 4 - 喹唑啉酮
Glycosmis citrifolia (Willd.) Lindl. [拉;植药] *n*. 山小橘(药用部

分:根、叶、果实)
glycosometer *n*. 尿糖定量器,尿糖计
glycosphingolipid *n*. 糖[神经]鞘脂‖~ reducing end 糖[神经]鞘脂还原端
glycosphingolipidosis *n*. 糖[神经]鞘脂病,法布莱病(Fabry's disease)
glycosphinolipid *n*. 糖[神经]鞘脂
glycostatic *a*. 糖原恒定的(保持糖浓度恒定)‖~ action 糖原稳定作用
gonococcal urethritis *n*. 淋病双球菌尿道炎
gravity unit *n*. 重力单位
grams of water in air *n*. 空气含水克数
β-Gu. β-glucuronidase *n*. β-葡萄糖醛酸酶
glycosuria [glyco- + 希 ouron urine + -ia](简作 Gu.) *n*. 糖尿‖alimintary ~, digestive ~ 饮食性糖尿,消化性糖尿/anxiety ~ 焦虑性糖尿/artificial ~ 人工糖尿/benign ~, renal ~ 良性糖尿,肾性糖尿/diabetic ~ 糖尿病性糖尿/digestive ~ 消化性糖尿/emotional ~ 情绪性糖尿/epinephrine ~ 肾上腺素性糖尿/hyperglycemic ~ 血糖过多性糖尿/lipogenic ~ 肥胖性糖尿/magnesium ~ 镁性糖尿/negligible ~ 非病理性糖尿/nervous ~ 神经性糖尿/non-diabetic ~, non-hyperglycemic ~, normoglycemic ~, orthoglycemic ~, renal ~ 非糖尿病性糖尿,非血糖过高性糖尿,正常血糖性糖尿,体位糖尿,肾性糖尿/pathologic ~ 病理性糖尿/phloridzin ~, phlorhizin ~ 根皮苷性糖尿/pituitary ~ 垂体性糖尿/puncture ~ 穿刺性糖尿/renal ~ 肾性糖尿/toxic ~ 中毒性糖尿/traumatic ~ 创伤性糖尿/~ of vagrants 流浪人糖尿
glycosuric *a*. 糖尿的,有糖尿的
glycosuric acid *n*. 糖尿酸
glycosyl *n*. 糖基
glycosylase *n*. 转葡糖基酶
glycosylate *vt*. 使[蛋白质]糖基化
glycosylated *a*. 糖[基]化的‖~ haemoglobin (简作 GHb) 糖基化血红蛋白
glycosylation, glycation *n*. 糖[基]化[作用]‖advanced ~ end products (简作 AGEs) 晚期(高级)糖[基]化终产物/~ of plasma protein (简作 GPP) 糖[基]化血浆蛋白
glycosyltransferase, transglycosylase *n*. 转糖酶,糖基转移酶
glycotaxis *n*. 糖[代谢性]分布
glycotropic *a*. 亲糖的,嗜糖的
glycovanillin *n*. 葡萄糖香草醛
glycuresis *n*. 糖尿(一次平常碳水化合物食物后,尿中葡萄糖含量的正常性增加)
glycuronate *n*. ①[葡萄]糖羰酸 ②糖醛酸
glycuronic acid *n*. 糖醛酸
glycuronidase, **glucuronidase** *n*. 葡萄糖醛酸酶
glycuronide *n*. 糖苷酸,葡萄糖醛酸化物
glycuronogenesis *n*. 葡萄糖醛酸生成[作用]
glycuronuria *n*. 葡萄糖醛酸尿
glycyl *n*. 甘氨酰[基],氨基乙酰[基]‖~ peptidase (简作 GP) 甘氨酰肽酶
glycylalanine *n*. 甘氨酰丙氨酸
glycylamide *n*. 格列环脲 (降血糖药)
glycylglycine (简作 GG) *n*. 双甘氨肽,甘氨酰甘氨酸
glycylglycylalanine *n*. 双甘丙肽,甘氨酰甘氨酰替丙甲酸
glycylproline dipeptidyl aminopeptidase (简作 GPDA) 甘氨酰脯氨酸二肽氨肽酶
glycyltryptophan *n*. 甘氨酰色氨酸(用于胃癌检验)
Glycyphagus [拉], Glyciphagus *n*. 甜食螨属‖~ domesticus 家甜食螨
glycyramarin *n*. 甘草苦素
glycyrrhetin *n*. 甘草苦质
Glycyrrhetinic Acid, **enoxolone** *n*. 甘草次酸 (消炎药)
Glycyrrhiza L. [希 glykys sweet + rhiza root] *n*. 甘草属‖~ echinata L. 刺毛甘草/~ glabra L. [拉;植药] 光果甘草(药用部分:根及根状茎—甘草)/~ glabra L. Var. glandulifera Waldstein et Kitaibel, ~ uralensis Fisch. 甘草/~ glabra L. Var . typica Regel et Herder 欧甘草,西班牙甘草/~ glabra L. Var. β-violacae Boiss. 伊朗甘草/~ glandulifera Waldst. et Kit. 欧甘草/~ inflata Batal. [拉;植药] 胀果甘草(药用部分:根、根状茎—甘草)/~ kansuensis Chang et Peng [拉;植药] 黄甘草(药用部分:根、根状茎)/~ lepidota (Nutt.) Pursh 北美甘草/~ malensis 马伦甘草/~ pallidiflora Maxim [拉;植药] 刺果甘草/~ uralensis Fisch. [拉;植药] 甘草(药用部分:根、根状茎—甘草)
glycyrrhizic acid 甘草酸,甘草甜素
glycyrrhizin [拉 glycyrrhizinum] *n*. 甘草甜素‖ammoniated ~ 氨制甘草甜素/~ iron colloid (简作 GIC) 甘草胶态铁
glydanile sodium 嘧磺茴胺钠,格列他尼钠(即 glicetanilesodium,口服降血糖药)
glydiazinamide *n*. 甘二氮苯酰胺,吡磺环已脲(降血糖药)
Glyforfin *n*. 甘磷酰芥 (抗肿瘤药)
Glyhexamide *n*. 格列已脲,茚磺环已脲,环已降糖,1-环已-3-(5-茚满基磺酰)脲 (口服降血糖药)
Glyhexylamid, **metahexamide** *n*. 美他已脲 (降血糖药)
glykemia, **glycemia** *n*. 糖血症
glymidine *n*. 嘧啶降糖,N-[5-(2-甲氧乙氧)-2-嘧啶基]苯磺酰胺 (口服降血糖药)
Glymidine Sodium *n*. 格列嘧啶钠,降糖嘧啶钠,苯磺嘧啶钠 (口服降血糖药)
glyoctamide *n*. 格列辛脲,甲磺环辛脲,环辛降糖,1-环辛-3-(对甲苯基磺酰)脲 (口服降血糖药)
glyoxal *n*. 乙二醛
glyoxalase, **glycemia** *n*. 乙二醛酶,醛酮变位酶
glyoxalate bypass 乙醛酸循环,乙醛酸支路
glyoxalin, **glycemia** *n*. 咪唑,异吡唑,亚胺唑
glyoxisome, **glyoxosome** *n*. 乙醛酸循环体
glyoxosome *n*. 乙醛酸循环体
glyoxylate *n*. 乙醛酸盐‖~ transacetylase 乙醛酸转乙酰酶
glyoxylase-Ⅰ (简作 GLO-Ⅰ) *n*. 乙二醛酶-Ⅰ,乳酰谷胱甘肽裂解酶
glyoxylase-Ⅱ *n*. 乙二醛酶-Ⅱ,2-羟[基]酰谷胱甘肽水解酶
glyoxylic acid (简作 G) *n*. 乙醛酸
glyoxysome, **glyoxosome** *n*. 乙醛酸循环体
Glyparamide *n*. 格列帕脲 (降血糖药)
Glyphomitriaceae *n*. 高领藓科 (一种藓类)
glyphylline, dyphylline *n*. 双羟丙[基]茶碱,喘定(血管和支气管平滑肌弛缓药,强心利尿药)
glypidizine *n*. 吡磺环已脲(降血糖药)
Glypinamide *n*. 格列平脲 (降血糖药)
Glyprothiazole *n*. 格列丙唑 (降血糖药)
Glypthelmins [拉] *n*. 刻体[吸虫]属‖~ jilinensis 吉林刻体吸虫
Glyptocranium [拉], **Mastophora** *n*. 秘鲁毒蛛属‖~ gasteracanthoides, Mastophora gasteracanthoides 秘鲁毒蛛
Glyptostrobus Endl. 水松属‖~ heterophyllus End., ~ pensilis (Staunton) C. Koch 水松
Glyptrobus pensilis (**Lamb.**) **K. Koch** [拉;植药] *n*. 水松
glysal, **spirosal** *n*. 格来萨耳,斯派罗萨,水杨酸羟乙烷,水杨酸一元乙二醇酯
Glysobuzole *n*. 格列布唑 (降血糖药)
Glytheonate *n*. 茶碱甘氨酸钠(theophylline sodium glycinate)制剂的商品名
GM Galli Mainini test *n*. 加利·迈尼尼试验,雄蟾蜍妊娠试验/gastric mucosa *n*. 胃黏膜/Geiger Müller counter *n*. 盖革—米勒计算管/general medical *n*. & *a*. 总军医官;一般医学的/gentamicin *n*. 庆大霉素/geometric mean *n*. 几何平均,等比中项/grand mal *n*. 大发作/grand multiparity *n*. 大的多胎产/granular-media *n*. 中粒 /granulocyte-macrophage *n*. 粒细胞-巨噬细胞系/grating monochrometer *n*. 光栅单色计/growth medium *n*. 生长介质/methylguanosine *n*. 甲基鸟嘌呤核甙,甲基鸟甙
G-M counter Geiger-Müller counter *n*. 盖格—米勒计数管,盖米计数管
Gm. Gm 同种异型(在遗传学上指人类 IgG 重链上的同种异型标记,作为简单的孟德尔特征遗传的,发现位于 γ 链的 Fc 和 Fd 片段,同种异型已知有 20 种以上)
Gm. gamma *n*. 丙种/gram *n*. 克/groundmass *n*. 基质
Gm_2 a ganglioside in the brain which causes Tay-Sachs disease *n*. 引起家族黑蒙性白痴的脑内神经节甙脂
gm. gamma *n*. ①γ(希腊文第三个字母) ②丙种/gram *n*. 克
g/m gallons per minute *n*. 每分钟加仑数
γM gammaglobulin M *n*. 丙种球蛋白 M
GMA gastric motility agents *n*. 胃运动促进剂/germanemonoacetate *n*. 一醋酸胚芽碱/glacial methacrylic acid *n*. 冰甲基丙烯酸/glutamic acid *n*. 谷氨酸,麦氨酸/glycerol monoacetate *n*. 醋酸甘油酯/glyceryl methacrylate *n*. 异丁烯酸甘油酯/glycidol methacrylate *n*. 甲基丙烯酸缩水甘油酯/glycol methacrylate *n*. 乙二醇甲基丙烯酸酯
GMAC The Genetic Manipulation Advisory Comminee 遗传操纵咨询委员会(属于澳洲)
GMC General Medical Council *n*. 全国医学会(英)
gm. cal. gram calorie *n*. 克卡,小卡
GMCR Genetic Mutant Cell Repository *n*. 基因突变细胞贮藏所(国立普通医学科学研究所)

GM-CSF granulocyte-macrophage colony-stimulating factor ***n***. 粒细胞—巨噬细胞集落刺激因子(造血因子之一种)
GMD glutamate dehydrogenase ***n***. 谷氨酸脱氢酶
GMDH group method of data handling ***n***. 成组数据处理方法
GME gray metter enhancement ***n***. 灰质增强
Gmelin's test [Leopold 德化学家、生理学家 1788—1853] 格梅林试验(检尿中胆色素)
GMENAC Graduate Medical Education National Advisory Committee ***n***. 研究生医学教育全国咨询委员会
g-meter gram-meter ***n***. 克—米
GMF para quinonedioxime ***n***. 对醌二肟/glycerin monoformate ***n***. 甲酸甘油酯
GMFR general marital fertility rate ***n***. 总合婚姻生育率
GMH General Military Hospital ***n***. 综合性军医院,陆军总医院
GMi^a^gene Mi^a^ ***n***. Mi^a^[血型]基因
GMK green monkey kidney cells ***n***. 绿猴肾细胞剂(病毒培养剂)
gm/l. grams per liter ***n***. 克/升
gm-m. gram-meter ***n***. 克—米
g-mol. gram-mole ***n***. 克分子,克摩尔
GMP Good Manufacturing Practice ***n***. 药品生产质量规范,药品生产管理规范(美国食品及药物管理局)/guanosine monophosphate ***n***. 鸟苷一磷酸,鸟苷酸/cyclic GMP, cGMP, 3', 5'-GMP 环鸟苷酸
GMPC gastric multiple primary carcinoma ***n***. 胃多重原发癌
GMP-PNP guanylyl iminodiphosphate ***n***. 鸟苷酰亚氨二磷酸盐
GMS General Medical Services ***n***. 普通医疗服务/general medical and surgical ***a***. 普通内科及外科的/gram molecular solution ***n***. 克分子溶液
GM&S general medicine and surgery ***n***. 普通内科及外科
GMT geometric mean titer ***n***. 几何平均滴定度/Glutamate transpeptidase ***n***. 谷氨酸转肽酶/Greenwich mean time ***n***. 格林威治平均时
gm/ton. gram/ton ***n***. 克/吨
G-M tube Geiger-Müller's tube ***n***. 盖格—米勒氏[离子]计数管
GMV glass mini-sample vial ***n***. 少量样品玻璃瓶,微量标本玻瓶/gram molecular volume ***n***. 克分子体积
gmv. gram-molecular volume ***n***. 克分子体积
GMW gram molecular weight ***n***. 克分子量
G-Mycitin ***n***. 硫酸庆大霉素(gentamycin sulfate)制剂的商品名
G myovirus ***n***. G 肌病毒
GN Geriatric Nursing ***n***. 老年病护理(杂志名)/glomerulonephritis ***n***. 肾小球肾炎/gram negative ***n***. 革兰阴性
Gn. green ***a***. 绿色的/gonadotropin ***n***. 促性腺激素,促性素
gn. grain ***n***. 格令(亦作 gr.,见该条)/green ***a***. 绿色的/standard gravity 标准重力加速度(单位)[$1gn = 9.806\ 65m/s^2$]
β-GN β-glucuronidase ***n***. β-葡萄糖醛酸酶
G-N Glenn-Nelson procedure ***n***. Glenn-Nelson 操作法
GN_2 gaseous nitrogen ***n***. 气态氮
G/N glucose/nitrogen ratio ***n***. 葡萄糖/氮比率
GNAc. N-acetylglucosamine ***n***. N-乙酰氨基葡萄糖
Gnaphalium L. [拉] ***n***. 鼠曲草属 ‖ ~ adnatum (Wall. et DC.) Kitam. [拉;植药] 宽叶鼠曲草/~ affine D. Don, ~ multiceps Wall. ex DC. [拉;植药] 鼠曲草(全草入药—鼠曲草)/~ hypoleucum DC. [拉;植药] 秋鼠曲草,翻白鼠曲草(药用部分:根)/~ indicum L. [拉;植药] 狭叶鼠曲草(药用部分:根)/~ japonicum Thunb. [拉;植药] 细叶鼠曲草(全草入药)/~ multiceps Wall. 鼠曲草/~ polycephalum, ~ obtusifolium 芸草/~ uliginosum L. [拉;植药] 沼泽鼠曲草
gnarl^1^ ***vi***. (狗等)吼,咆哮 ***n***. 咬
gnarl^2^ ***vt***. **&** ***vi***. 扭,使有节,生节 ***n***. 木瘤
gnash ***vt***. 咬[牙],啮 ***vi***. (由于愤怒或痛苦而)咬牙;[牙]啮咬 ***n***. 咬
gnat ***n***. 蚊,蚋,小昆虫 ‖ buffalo ~ 蚋/eye ~, Hippelates pusio 眼潜蝇/fungus ~ 食菌蚋/turkey ~ 火鸡蚋
gnath-, gnatho- [希 gnathos] [构词成分] 颌
gnathal ***a***. 颚的,颌的 ‖ ~ region 颚口区
gnathalgia ***n***. 颌痛
gnathankylosis ***n***. 颌强硬
-gnathia [希] [构词成分] 颌[畸形] ‖ a~, agnathy 无[下]颌(畸形)/hemi~ 半下颌(畸形)/leptomicro~ 长细颌(畸形)/macro~ 巨颌/micro~ 小颌/myo~ 下颌寄生胎畸形/ortho~ 正颌学/pro~ 凸颌/retro~ 后缩颌/schizo~ 颌裂(畸形)/syn~ 连颌(畸形)(上下颌由黏膜带互相连结)
gnathic, **gnathal** ***a***. 颌的 ‖ ~ index 颌指数
gnathion ***n***. 颌下点(下颌正中线最低点)
gnathism ***n***. 颚部突出,颌型
gnathitis ***n***. 颌炎
gnatho-, **gnath-** [希 gnathos jaw 颌] [构词成分] ①颌 ②颚
gnatho ***n***. ①基颚 ②颚基,腮基
Gnathobdellida [拉] ***n***. 颚蛭目(隶属于蛭纲 Hirudinea)
Gnathobdellidae [拉] ***n***. 颚蛭科
gnathocephalus [gnatho- + 希 kephalē head] ***n***. 有颌无头畸胎
Gnathocerus cornutus (Fab) ***n***. 阔角谷盗(隶属于拟步行虫科 Lacordaire)
gnathocoxa ***n***. 颚基[节]
Gnathodentex aurolineatus (Lacé pè de) ***n***. 金带齿颌鲷(隶属于锥齿鲷科 Pentapodidae)
gnathodynamics [gnatho- + 希 dynamis power] ***n***. 殆力学,咬合力学
gnathodynamometer ***n***. 殆力计,咬合力计,下颌动力计 ‖ ~ bimeter 双侧殆力计,双度颌力计
gnathodynia ***n***. 颌痛
gnathography ***n***. 殆力描记[法]
gnathologic, **gnathological** ***a***. 颌[力]学的,咀嚼器学的 ‖ ~al equilibration 殆力学平衡/~al reconstruction 颊颌成形术
gnathology ***n***. 颌[力]学,咀嚼器学
gnathoma ***n***. 颚区
gnathoneuralgia ***n***. 颌神经痛
gnathopagus parasiticus 下颌寄生胎畸胎
gnathoparatoschisis ***n***. 颌腭裂[畸形]
gnathoparalysis ***n***. 颌麻痹
gnathoplasty ***n***. 颌成形术
gnathoplegia, **gnathoparalysis** ***n***. 颌麻痹
gnathorrhagia ***n***. 颌出血
gnathoschisis ***n***. [上]颌裂[畸形]
gnathosoma, **gnathosome**, **capitulum** ***n***. 颚体,假头(昆虫)
gnathospsmus, **trismus** ***n***. 颌痉挛,牙关紧闭
gnathostat ***n***. 颌固定器
gnathostatics ***n***. 颌颅测量术,牙模定位法
Gnathostoma [拉] ***n***. 颚口[线]虫属 ‖ ~ 多尔雷斯颚口线虫/~ hispidum 刚棘颚口线虫/~ siamense, ~ spinigerum 棘颚口线虫
gnathostomatics ***n***. 口颌生理学,颌口学
Gnathostomatidae [拉] ***n***. 颚口[线]虫科(寄生虫)
gnathostomiasis ***n***. 颚口线虫病
gnatho-stomion ***n***. 颌下唇缝
Gnathostomum [拉], **Gnathostoma** ***n***. 颚口[线]虫属
gnathotheca ***n***. 下嘴鞘(鸟)
-gnathus [希] 颌畸胎 ‖ a~ 无[下]颌畸胎/cheilo~ 唇裂畸胎/di~ 双[下]颌畸胎/epi~ 上颌寄生胎畸胎/myo~ 下颌寄生胎畸胎/para~ 颌旁寄生胎/poly~ 颌部寄生胎/schizo~ 颌裂畸胎/syn~ 连颌畸胎
gnaw ***vt***. **&** ***vi***. ①咬,啮,啃 ②消耗,侵蚀 ③折磨,烦恼,是腐蚀
gnawing ***n***. ①咬 ②咬痛 ③(复)(因饥饿等引起的)痛苦,持续的剧痛 ***a***. 咬的 ‖ ~ly ***ad***.
GNB gram negative bacilli ***n***. 革兰阴性杆菌
GNBM Gram-negative bacillary meningitis ***n***. 革兰阴性菌性脑膜炎
GN broth gram-negative enrichment broth ***n***. 革兰阴性菌增殖肉汤
GNC General Nursing Council ***n***. 全国护士总会(美国)
GnC gonadocrinins ***n***. 性腺激泌素
Gnd. ground ***n***. ①地 ②地面 ③地线(电)
Gnd-RH gonadotrophin releasing hormone ***n***. 促性腺激素释放激素
Gnetaceae ***n***. 麻黄科
Gnetaceae ***n***. 买麻藤科(倪藤科)
Gnetales ***n***. 麻黄纲(植物分类学)
Gnetum montanum Markgr. [拉;植药] ***n***. 买麻藤(药用部分:藤、根、叶)
Gnetum parvifolium (Warb.) C. Y. Cheng [拉;植药] ***n***. 小叶买麻藤(药用部分:藤、根、叶)
GNID Gram-negative intracellular diplococci ***n***. 革兰阴性细胞内双球菌
gno- [希] [构词成分] 认识,知道
gnome ***n***. 格言,警句,箴言
gnomish ***a***. 侏儒似的,矮小的
gnomonic ***a***. 心射的 ‖ ~ ruler 心射投影尺/~ projection 心射图法,球心投影,心射切面投影/~ scale 心射投影尺
Gnomoniaceae ***n***. 日规壳科(一种菌类)
gnomonogram ***n***. 心射[切面投影]图
Gnorimoschema operculella granulosis virus ***n***. 马铃薯块茎蛾颗粒体病毒
gnoscopine ***n***. 诺司可品(自那碎因母液中获得的生物碱)
gnosia ***n***. 认识,感知
gnosis, -gnosis [希 gnōsis knowledge] [构词成分] ***n***. 感悟(指大脑皮质感觉冲动所唤起联系性记忆体系,为大脑皮质功能之一),

灵知,神秘的直觉
gnostic *a*. 认识的;感悟的
gnotobiology, gnotobiotics *n*. 定菌动物[培养]学,限菌生物学
gnotobiosis *n*. 限菌饲养
gnotobiota *n*. 定菌[丛],既知菌[丛],限菌区系(指实验动物在受控制的饲养条件下保有的一定的、既知的微动物区系和微生物区系)
gnotobiote *n*. 定菌动物,既知菌动物,限菌动物(在特定条件下饲养的,已知其体内外微动物区系和微植物区系的实验动物)
gnotobiotic *a*. 定菌[丛]的,既知菌[丛]的
gnotobiotics, gnotobiology *n*. 定菌动物[培养]学,限菌生物学
gnotophoresis *n*. 定菌形成
gnotophoric *a*. 定菌形成的
GNP gas nonpersistent *n*. 暂时性毒气,非持久性毒气
G-NP gas (chemical agent), not persistent *n*. 暂时性化学性毒剂
GNR gram negative *n*. 革兰阴性,固紫染色阴性
G/NR, G/N ratio glucose nitrogen ratio *n*. 葡萄糖与氮之比(尿检查)
Gn-RH gonadotropin-releasing hormone (= GRF), gonadotropin-releasing hormone *n*. 促性腺激素释放激素
Gn-RH agonists, GnRH analogs, GnRH analogues *n*. Gn-RH类似物,促性腺激素释放激素类似物
Gn-RH antagonists *n*. GnRH 拮抗物
Gn-RH inhibitory agonists *n*. GnRH 抑制性类似物
Gn-RH pulse generator *n*. GnRH 周期性产生(下丘脑中的神经元,与 GnRH 产生细胞接触,使 GnRH 周期性产生)
Gn-RH stimulatory agonists *n*. 刺激性类似物
Gn-RH -associated peptide (简作 GAP) *n*. GnRH 相关肽(下丘脑分泌的分子,刺激 FSH 和 LH 产生,抑制促乳素分泌)
GNS glomerulonephritic syndrome *n*. 肾小球肾炎综合征
GO gas-oil *n*. 粗柴油,汽油/gaseous oxygen *n*. 气态氧/gold *a*. 金色的,含金的/Gynecologic Oncology *n*. 妇科肿瘤学(杂志名)
GO_2 gaseous oxygen *n*. 气态氧
Go. Golgi complex *n*. 高尔基复合体/goniometer *n*. ①角度计,测角计 ②测向器(检迷路病)
go (went, gone) *vi*. ①去 ②通向 ③运转 ④行动 ⑤处于……的状态 ⑥进行,起作用 ⑦消失,衰退 ⑧(时间)过去 ⑨死 ⑩失去知觉;变为,成为;趋向于;有助于(to) ‖ as(或 so)far as it ~es 就现状来说,就其本身而言/~ about ①从事,干 ②走动 ③流传 ④[疾病]蔓延/~ after 追逐,追求/~ against ①违反,反对 ②不利于/~ ahead (简作 GA) ①前进 ②开始 (with)/~ all out 全力以赴,鼓足干劲/~ aloft 去世/~ along ①前进,进行 ②赞同 (with) ③陪同 (with)/~ around 见 ~ round/~ at ①扑向,进攻 ②着手干/~ away 离开,走开/~ back ①回去(to) ②追溯(to) ③违背(on)/~ behind 寻究,进一步斟酌/~ beyond 超出,越出/~ by ①走过 ②过去 ③依照,按照……判断 ④顺便走访/~ down ①下去 ②被咽下 ③被接受 ④下降,减低 ⑤倒下,病倒 ⑥消肿,消退 ⑦患,感染上(with)延续[至](to) ⑧传下去/~ far ①大有前途 ②成功 ③耐久,效力大/~ far toward(s) 大有助于/~ flop 失败/~ for ①为……去 ②去请,去找 ③被认为 ④对……适用 ⑤主张 ⑥欢喜/~ forth ①向前去 ②被发表/~ forward ①前进 ②发生/~ ill [事态]恶化/~ ill with 对……不利/~ in ①进去 ②放得进去 ③用于 ④参加/~ in for ①从事于 ②酷爱 ③追求 ④参加 ⑤主张,赞成/~ into ①进入 ②通向 ③加入,投入 ④探究 ⑤进入……状态/let oneself ~ 尽情,纵情/~ near to (do sth)几乎(做某事)/no ~ 〈口〉不行,没希望,无价值/~ off ①离去 ②去世 ③消失 爆发 ④(食物等)变质 ⑤进行 ⑥昏去 ⑦睡去/~ on ①继续下去 ②(时间等)过去 ③发生,进行 ④接近 ⑤依据/~ on for 接近/on the ~ 〈口〉在活跃,在活动/~ out ①出去 ②熄灭 ③过时 ④(心)向往 ⑤对……充满同情(to)/~ over ①转变 ②仔细检查/~ round ①四处走动,绕道走 ②顺便去 ③(病、消息)流行 ④流传;足够分配/~ short (of)缺乏,不够/~ so far as (to do) 竟然到(做……)的地步,甚至……/~ through ①经历,经受,通过 ②仔细检查,全面考虑 ③参加,做完/~ through with (常指克服困难后)做完,完成/~ to ①有助于 ②加起来等于 ③改为,改成/~ together 相配/~ too far 走得太远,做(或说)得过火/~ under ①(被)麻醉 ②死 ③失败/~ up ①上升,增长 ②被建造起来/~ west 上西天,死/~ with ①陪……一起去,伴随 ②与……持同一看法 ③与……相配/~ without 没有……也行/~ wrong ①走错路 ②出毛病,失败
goad *n*. (赶家畜用的)刺棒,刺痛物,刺激物 *vt*. 用刺棒追赶,刺激,驱使
goal *n*. ①终点,目的地 ②目的,目标,球门
goal-net *n*. 球门网
goalpost *n*. 门柱,龙门架
Goa powder [Goa, a city of India] *n*. 柯桠粉
goat (简作 G) *n*. 山羊,色鬼,牺牲品,替罪羊 ‖ ~ antibody to rabbit gamma globulin (简作 GARGG) 羊抗家兔丙球种蛋白抗体
Goat [动药] *n*. 山羊 ‖ ~ and sheep papilloma virus 山羊和绵羊乳头瘤病毒/~ beard [动药] 羊须/~ bladder [动药] 山羊脬/~ blood [动药] 山羊血/~ bone [动药] 山羊骨/~ brain [动药] 山羊脑/~ caprillomavirus, Goat papilloma virus 山羊乳头状瘤病毒/~ foetus [动药] 山羊胎/~ gall [动药] 山羊胆/~ gallstone [动药] 羊黄/~ heart [动药] 山羊心/~ herpevirus, Bovid herpevirus 5 羊疱疹病毒,牛疱疹病毒 5/~ horn [动药] 山羊角/~ kindney [动药] 山羊肾/~ liver [动药] 山羊肝/~ lung [动药] 山羊肺/~ milk [动药] 山羊乳/Goat or Sheep gall [动药] 羊胆/~ pancreas [动药] 山羊胰/~ papilloma virus, Goat caprillomavirus (Moulton) 山羊乳头状瘤病毒/~ pox virus (Bennet), Goat capripoxvirus 山羊痘病毒/~ spinal cord [动药] 山羊髓/~ tallow [动药] 山羊脂/~ thyroid gland [动药] 山羊靥/~ tripe [动药] 山羊肚
goatee *n*. 山羊胡子
goatpox, variola caprina *n*. 山羊痘疮,山羊天花
gobbet *n*. 一片,一块
gobble *vt*. & *vi*. 贪食,狼吞虎咽
gobi *n*. 戈壁沙漠,戈壁滩
Gobiesocidae *n*. 喉盘鱼科(隶属于喉盘鱼目 Gobiesocifomes)
Gobiesocifomes *n*. 喉盘鱼目(隶属于硬骨鱼纲 Actinopterygii)
Gobiidae *n*. 鰕虎鱼科(隶属于鲈形目 Perciformes)
Gobio hwanghensis (Lo, Yao et Chen) *n*. 黄河鮈(隶属于鲤科 Cyprinidae)
Gobiodon citrinus (Rüppell) *n*. 柠檬叶鰕虎鱼(隶属于鰕虎鱼科 Gobiidae)
Goblet paralysis [Adolphe 法医师 1821—1879], Gubler paralysis 古布累麻痹(交叉性偏瘫)
goblet *n*. 杯子,高脚杯 *a*. 杯状的 ‖ ~ body 杯形体/~ cell 杯状细胞
goblin *n*. 妖魔
gobo *n*. 亮度突然降低,暗色屏蔽,排除杂音的遮布
Gobraeus kazusensis (Ykoyama) *n*. 沙栖蛤(隶属于紫云蛤科 Psammobiidae)
GOD glucose oxidase *n*. 葡萄糖氧化酶
god *n*. 上帝,神 ‖ ~ only knows (简作 GOK) 诊断不明
goddam(n), goddamned *a*. 该死的,讨厌的,十足的
goddess *n*. 女神,绝妙,绝世佳人
Godélier's law [Charles Pierre 法医师 1813—1877] 果代里埃定律(腹膜结核同时有胸膜结核)
godet *n*. ①黄癣痂 ②酒杯
Godfrey's cordial *n*. 戈弗雷香酒
godless *a*. 无神的,不信神的,协恶的 ‖ ~ ly *ad*. /~ ness *n*.
godlike *a*. 神似的,上帝般的,神经的 ‖ ~ ness *n*.
godly *a*. 神似的,虔诚的,神经的
Godman's fascia [John D. 美解剖学家 1794—1830] 戈德曼筋腹(颈心包筋膜)
God's medicine morphine *n*. 吗啡
godown *n*. 仓库,货栈
GOE nitrous oxide gas, oxygen and ether anesthesia mixture *n*. 笑气—氧—乙醚麻醉合剂
Goeckerman treatment [William Henry 美皮肤病学家 1884—1954] 戈克曼疗法(以焦油膏继以紫外线 B 照射治疗银屑病)
Goeldichironomus entomopoxvirus *n*. Goeldichironomus 昆虫痘病毒
Goeldichironomus holoprasinus cytoplasmic polyhedrosis virus *n*. 摇蚊胞质型多角体病毒
Goethe's bone [Johann Wolfgang 德诗人、哲学家、科学家 1749—1832] 歌德骨(①缝间骨 ②门齿骨,切牙骨)
Goetsch's skin reaction [Emil 美医师 1883 生] 戈奇皮肤反应[试验](注射肾上腺素,诊查甲状腺功能亢进)
GOF gas-oxygen-fluothane *n*. 笑气和氟烷(麻醉)
Goffe's operation [J. Riddle 美妇科学家 1851—1932] 戈夫手术(治阴道膀胱突出)
goffered *a*. ①网状的 ②有皱的
Gofman test 戈夫曼试验(利用超速离心分离血清脂蛋白)
Goggia's sign [Carlo Paolo 意医师 1817—1948] 果吉亚征(健康时先叩击然后握捏肱二头肌引起的纤维性收缩可延及整个肌肉,虚弱性疾病如伤寒时,此收缩为局部性的)
goggle *vi*. ①瞪眼看,斜眼看 (at) ②转动眼珠 *n*. ①瞪眼,转眼 ②(复)护目镜,风镜 ‖ diplopia ~ 复视眼镜/gas-protection ~ 防毒[气]眼镜/laser light protective ~ 激光防护镜/protective ~ 防护眼镜/protective ~ against infra-red 防红外线眼镜/protective ~

against ultraviolet 防紫外线眼镜/safety ～ 护目镜
goggle-eyed *a*. ①瞪眼的 ②眼珠突出的
gogo, tinea imbricata *n*. 叠瓦癣
going（简作 gg）*n*. ①去，离去 ②进行情况；工作条件 *a*. ①进行中的 ②现行的 ③流行的 ④活着的‖be ～ to 将要，打算
goiter［法 goitre］［拉 struma］［希 thyros］*n*. 甲状腺肿‖aberrant ～ 迷行性甲状腺肿/accessory ～ 额外甲状腺肿/acute ～ 急性甲状腺肿/adenomatous ～ 腺瘤性甲状腺肿/adolescent ～ 青年期甲状腺肿/anemic ～，exophthalmic ～ 贫血性甲状腺肿，突眼性甲状腺肿/areial ～，aerocele 气肿/basedowified ～，exophthalmic ～ 突眼性甲状腺肿/benign metastasizing ～ 良性转移性甲状腺肿/cabbage ～ 甘蓝性甲状腺肿/cancerous ～ 甲状腺癌/colloid ～ 胶性甲状腺肿/congenital ～ 先天性甲状腺肿/cyanide ～ 氰化物中毒性甲状腺肿/cystic ～ 囊性甲状腺肿/diffuse ～ 弥漫性甲状腺肿/diving ～ 游动性甲状腺肿，移动性甲状腺肿/endemic ～ 地方性甲状腺肿/exophthalmic ～，toxic ～ 突眼性甲状腺肿/fibrous ～ 纤维性甲状腺肿/follicular ～，parenchymatous ～ 滤泡性甲状腺肿，实质性甲状腺肿/hyperplastic ～ 增生性甲状腺肿，增殖性甲状腺肿/intrathoracic ～ 胸［腔］内［位］性甲状腺肿/lingual ～，thyrolingual cyst，thyroglossal cyst 甲状舌管囊肿/lymphadenoid ～，Hashimoto's ～，struma lymphomatosa 淋巴结样甲状腺肿，桥本甲状腺肿，淋巴瘤性甲状腺肿/malignant ～ 恶性甲状腺肿/microfollicular ～ 微滤泡性甲状腺肿/multinodular ～ 多结节性甲状腺肿/nodular ～ 结节性甲状腺肿/nontoxic ～ 非毒性甲状腺肿/papillomatous ～，adenomatous ～ 乳头［状］瘤性甲状腺肿，腺瘤性甲状腺肿/parenchymatous ～ 实质性甲状腺肿/perivascular ～ 血管周性甲状腺肿/pituitary ～ 垂体肿/plunging ～，diving ～ 游动性甲状腺肿，移动性甲状腺肿/pneumoguttural ～，aerocele 气肿/sarcomatous ～ 肉瘤性甲状腺肿/simple ～ 单纯性甲状腺肿/sporadic ～ 散发性甲状腺肿/substernal ～ 胸骨后甲状腺肿/suffocative ～ 窒息性甲状腺肿/sulfonamide ～ 磺胺［中毒］性甲状腺肿/thiocyanate ～ 硫氰化物［中毒］性甲状腺肿/thiourylene ～ 硫脲［中毒］性甲状腺肿/thoracic ～ 胸位性甲状腺肿/toxic ～，exophthalmic ～ 中毒性甲状腺肿，突眼性甲状腺肿/vascular ～ 血管性甲状腺肿/wandering ～，diving ～ 游动性甲状腺肿，移动性甲状腺肿
goitre, goiter *n*. 甲状腺肿
goitriferous［goitre + 拉 ferre to bear］*a*. 致甲状腺肿的
goitrin *n*. 致甲状腺肿素
goitrogen *n*. 致甲状腺肿物
goitrogenic *a*. 致甲状腺肿的
goitrogenicity *n*. 致甲状腺肿性，甲状腺肿发生性（素质）
goitrogenous *a*. 致甲状腺肿的
goitrous *a*. 甲状腺肿的
GOK god only knows *n*. 诊断不明
Gold［^{198}**Au**］*n*. 金‖～-banden krait［植药］金环蛇/～ Colloidal 胶体金［^{198}Au］（诊断用药）/～ fish［动药］金鱼/～ ring cowry［动药］环纹货贝
Gold, concentrated marijuana *n*. 浓缩大麻
gold, golden *a*. 金的
gold（简作 Au，g，GO）［拉 aurum］*n*. ①金（79 号元素），黄金 ②金色，金黄色 *a*. ①金［制］的 ②含金的 ③金色的‖adhesive ～ 凝聚［性］金/Alexander's ～ 亚历山大金（含可塑性物质）/annealed ～ 煅韧金/artificial ～ 人造金/bar ～［连接］杆金，金杆/～ bromide 溴化金/casting ～ 铸［造］金/～ chloride 氯化金/clasp ～ 卡环金/～-coated 镏金的/cohesive ～ 黏［性］金/colloidal ～，～ colloid 胶态金，胶体金/colloidal ～ curve solution（简作 Gold sol）胶体金曲线溶液/crystal ～ 晶体金/crystalloid ～ 晶形金/cylinder ～ 柱形金/Dutch ～ 荷兰金（铜锌合金）/filling ～ 充填金/～ filter 金过滤（镭管外套部分）/foil ～（简作 GF）金箔（牙科）/～ grain 金粒，金籽/hall-marked ～ 印金/hard ～ 硬金/～ inlay（简作 G）金嵌体（牙科）/inlay casting ～ 嵌体铸金/leaf ～ 叶金/mat ～，crystal ～，crystalline ～，fibrous ～ 团金，晶体金，纤维金/～ monobromide 一溴化金（抗菌剂、抗霉毒剂、止痛剂）/noncohesive ～ 无黏性金，软金/Nürnberg ～ 尼恩伯格合金（金、铝、铜的合金）/plate ～ 片金/platinized ～ 镀铂金/radioactive ～ 放射性金，射金/red ～ 红金（金含铜）/rolled ～ 带状金/saddle ～ 鞍金/～ salt 氯金化钠/～ seed［放射性］金粒，金籽/semicohesive ～ 半黏［性］金/sheet ～ 片金/～ sodium chloride 氯化金钠/～ sodium thiomalate，sodium aurothiomalate 硫代苹果酸金钠（亦称金硫丁二钠，用于治类风湿性关节炎和非播散性红斑狼疮）/～ sodium thiopropanol sulfonate 硫代丙醇磺酸金钠/～ sodium thiosulfate，～ aurothiosulfate 金硫丁二钠，硫代硫酸金钠（消炎镇痛药，用于治类风湿性关节炎）/soft ～，non-cohesive ～ 软金，无黏性金/solid ～ 硬金/sponge ～ 松质金/～ standard 金标准/～ theragran 金施尔康（维生素类药）/～ thioglucose 硫葡萄糖金，金硫葡糖（用于治类风湿性关节炎）/～ tribromide 三溴化金/white ～ 白合金
Goldberg's syndrome（Morton Falk 美医师 1937 生）戈德伯格综合征，半乳糖唾液酸沉积症
Goldberger's diet［Joseph 美医师 1874—1929］戈耳德伯格饮食（蜀黍红斑病饮食）
Goldblatt's clamp［Harry 美医师 1891—1977］戈德布拉特夹（肾动脉夹，借以产生实验性高血压）‖～ hypertension 戈德布拉特高血压（肾动脉闭塞性高血压）/～ kidney 戈德布拉特肾（血流闭塞时的肾，导致肾性高血压）
Gold dust, cocaine *n*. 可卡因
Golden *a*. ①金的 ②金［黄］色的‖～ monkey fat［动药］金丝猴脂/～ monkey gall［动药］金丝猴胆/～ monkey meat［动药］金丝猴肉/～ monkey's testes and penis［动药］金丝猴肾/～ pheasant oncovirus 金色野鸡肿瘤病毒/～ pheasant leukosis virus 金色雉鸡造白细胞组织增生病病毒/～ sardine［动药］金色小沙丁鱼/～ flower dendrobium［拉；植药］石斛/～-rumped swallow egg［动药］胡燕卵
golden（简作 gold.）*a*. ①金的 ②金［黄］色的 ③黄金般的 ④贵重的，绝好的‖～ rice 黄金米（由瑞士科学家通过基因工程而创造发明的一个新品种）/～-rod 一枝黄花，鼠尾草/～-seal，hydrastis 北美黄连［根］
Goldenhar's syndrome［Maurice］戈登哈综合征，眼耳脊椎发育不良
Golden's sign［W. W. 美医师］戈尔登征（子宫外孕时，宫颈苍白现象）
Goldflam's disease, Goldflam-Erb disease［Samuel V. Goldflam 波神经病学家 1852—1932，Wilhelm H. Erb］，myasthenia gravis pseudoparalytica 戈德弗拉姆病，重症肌无力
Goldhorn's stain 戈德霍恩染剂（由罗曼诺夫斯基染剂改变而成）
Golding view 戈尔丁位观（一种肱骨头轴位观）
goldinodox *n*. 高迪菌素
Goldmann perimeter *n*. Goldmann 视野计
Goldscheider's disease［Alfred 德医师 1858—1935］戈尔德沙伊德尔病（大泡性表皮松解）‖～ method，orthopercussion 戈尔德沙伊德尔法（直指叩诊法）/～ percussion 戈尔德沙伊德尔叩诊（①阈叩诊 threshold percussion，见 percussion 项下相应术语；②直指叩诊法）/～ test 戈尔德沙伊德尔试验（检温觉）
Gold sol, colloidal gold curve solution *n*. 胶体金曲线溶液
Goldstein's disease［Hyman L. 美医师 1887—1954］戈耳茨坦病（家族遗传性毛细血管扩张症）‖～ hematemesis 戈耳茨坦呕血（由胃毛细血管扩张引起）/～ hemoptysis 戈耳茨坦咯血（气管支气管毛细管扩张性咯血）/～ sign 戈耳茨坦征（蹞趾与邻趾之间相隔空隙很大，见于呆小病及唐氏〈Down's〉综合征）
Goldstein rays［Eugene 德物理学家 1850—1930］，s rays 戈耳茨坦射线，S 射线（X 线穿过透明物质时所产生的一种射线）
goldthread, coptis *n*. 黄连
Goldthwait brace［Joel Ernest 美矫形外科医师 1866—1961］戈德思韦特支架（一种衬垫 3 层革裹金属带的骨骼支架，最上部装于乳头线，最下部围绕骨盆）‖～ sign（symptom）戈德思韦特征（症状）（患者仰卧，检查者一手将患者腿抬高，另一手置于其背下部，然后施力于骨盆的一侧，如患者在腰椎移动之前即感疼痛，则损伤即为骶髂关节扭伤，如腰椎移动后始感疼痛，则损伤在骶髂或腰骶关节内）
Golgi's apparatus（body，complex）［Camillo 意组织学家 1843—1926］（简作 GA，Go），dictyosome 高尔基器（体，复合体）（细胞内一种复杂的杯状结构，由若干囊泡所组成，囊泡通过细胞膜移行，释放糖蛋白和黏多搪，从而起着内分泌和外分泌的作用）‖～ apparatus vesicle 高尔基器小泡/～ -associated endoplasmic reticulum lysosomes（简作 GERL）高尔基体相关［性］内质网溶酶体/～ associated vesicle 高尔基体相关小泡/～ cells 高尔基细胞（见 ～ neurons）/～ cisterna（复 Golgi's cisternae）高尔基池/～ component 高尔基组成分/～ corpuscle 高尔基小体（在肌腱内腱与肌肉纤维接合处所见的一种腱梭）/～ field 高尔基区/～ law 高尔基定律（疟疾发作的严重程度取决于血内疟原虫的数目）/～ lamella 高尔基层片/～ membrane 高尔基膜/～ mixed staining method，～ method 高尔基混合染色法（染神经细胞及其全部细胞突）/～ net 高尔基网/～ network 高尔基网/～ type Ⅰ neurons 高尔基Ⅰ型神经细胞（具有长轴突的锥体细胞，起自中枢神经系统灰质，穿入白质，终于外周，亦称高尔基细胞）/～ type Ⅱ neurons 高尔基Ⅱ型神经细胞（具有短轴突的星形神经元，不离开细胞体所在的灰质，在大脑和小脑皮质内及在视网膜内为数最多，亦称高尔基细胞）/～ organs，neuromuscular spindles 高尔基器，神经肌梭/～ osmiobichromate solution 高尔基锇酸重铬酸钾溶液/～ sac 高尔基囊/～ system 高尔基系统/～ tendon or-

gan（简作 GTO）高尔基腱器（发现于哺乳类肌腱中的一种机械性刺激感受器，亦称腱梭）/～ theory 高尔基学说（神经元由高尔基细胞轴突和戴特斯〈Deiters〉细胞轴突的侧支而沟通的）/～ vacuole 高尔基液泡/～ vesicle 高尔基小泡/～ zone 高尔基区

golgiogenesis *n*. 高尔基体发生

golgiokinesis *n*. 高尔基体分裂

golgiolysis *n*. 高尔基体溶解

golgiorrhexis *n*. 高尔基体断裂

golgiosome, Golgi's body, dictyosome *n*. 高尔基体，网体

-golide [构词成分] – 高莱（1998 年 CADN 规定使用此项名称，主要系指多巴胺受体激动剂[dopamine receptor excitant]等的一些药名）

Goll's columns（fasciculas, tract）[Friedrich 瑞士解剖学家 1829—1904]，**fasciculus gracilis** 脊髓薄束 ‖ ～ fibers 戈尔纤维（从薄束核延伸到小脑蚓部）/～ nucleus 戈尔核（薄束核，在延髓内）

Golonbov's sign 果朗波夫征（萎黄病时，叩胫骨骺有压痛）

Goltz's experiment [Friedrich Leopold 德医师 1834—1902] 戈尔茨实验（连续叩击蛙腹可使蛙心停止跳动）‖ ～ theory 戈尔茨学说（半规管的作用是传递位置觉，从而为平衡觉提供物质辅助）

Goltz syndrome [Robert William 美皮肤病学家 1923 生]戈尔茨综合征，局灶性皮肤发育不良

goluptious, goloptious *a*. 美味的，可口的，使人高兴的

Gombart's reducing agent（简作 GRA）Gombart 还原剂 ‖ ～ negative（简作 GRAN）Gombart 还原剂阴性/～ positive（简作 GRAY）Gombart 还原剂阳性

Gombault's degeneration（neuritis）[François Alexis Albert 法神经病学家 1844—1904]，**periaxial sigmental neuritis** 贡博变性，轴节性神经炎，进行性肥大性间质性神经病

Gombault-Philippe triangle [F. A. A. Gombault, Claudius Phillippe 法病理学家 1866—1903] 贡博—菲利普三角（脊髓圆锥内，由隔缘束的纤维形成）

gomenol *n*. 果美诺耳（绿花白千层油制剂）

gome-si [日] *n*. 日本五味子（果实）

gomitoli *n*. 垂体门毛细管网

Gomok virus *n*. 戈莫卡病毒

Gomontiella Teodoresco [拉] *n*. 戈芒藻属（一种藻类）‖ ～ subtubulosa Teodoresco 管状戈芒藻

Gomontiellaceae [拉] *n*. 戈芒藻科（一种藻类）

Gomori method（stain）[George 匈组织化学家 1904—1957] 果莫里法（染剂）（组织学上用以显示酶，尤其是染切片中的磷酸酶及脂酶，亦为显示结缔组织纤维及分泌性颗粒的染色法）

Gomortegaceae *n*. 油籽树科

Gompertz's hypothesis（formula, law）[Benjamin 英保险统计师 1779—1865]冈珀茨假说（公式，定律）（认为老年期的死亡概率随几何级数增加：年龄为 x 时的死亡率，可按公式 $q_x = q_0\ eao^x$ 计算，q_x 是年龄 x 时死亡率，q_0 是年龄为 0 时的死亡率，a 为常数）

Gomphaceae [拉] *n*. 钉菇科（一种菌类）

gomphiasis [希 gomphios molar tooth] *n*. 牙松[动]，牙痛

Gomphina aequilatera（Sowerby）*n*. 等边浅蛤（隶属于帘蛤科 Veneridae）

gomphosis [希 gomphos bolt] *n*. 嵌合，钉状关节，钉状嵌合（如牙与牙槽之结合）

Gomphosus varius（lacé pè de）*n*. 杂色尖嘴鱼（隶属于隆头鱼科 Labridae）

Gomphrena L. 千日红属 ‖ ～ globosa L. [拉；植药] 千日红（药用部分：花序—千日红）/～ rhabdovirus 千日红弹状病毒/～ virus（Kitajima et Costa）千日红病毒

Gomvoro disease virus, Infectious bursaldisease virus *n*. 戈姆沃罗病病毒，传染性黏液囊病病毒

gon- [构词成分] ①[希 gonō seed 种子] ②[希 gony knee 膝]，gone-①精液，种子，起源 ②膝 ③生育，后代

gonacratia, spermatorrhea *n*. 遗精，精溢

gonad（复 gonad s, gonades）[拉 gonas from 希 gonō seed] *n*. ①性腺，生殖腺（动物中产生配子〈精子或卵子〉的器官，即雄性体内的睾丸和雌性体内的卵巢）②性囊 ‖ ～ capsule 生殖鞘/～(al) dose 性腺剂量/～(al) exposure 性腺照射/female ～ 女性腺/indifferent ～ 未分化性腺/male ～ 男性腺/～ safety unit 性腺[辐射]保护装置/～-stimulating hormone（简作 GSH）促性腺激素/streak ～s 条纹性腺（未发育的性腺结构，见于输卵管下阔韧带中，最常见于特纳〈Turner〉综合征）/third ～ 第三性腺（肾上腺）

gonadal, gonadial *a*. 性腺的，生殖腺的 ‖ ～ tube 生殖腺管/～ dysgenesis 性腺发育不全/～ gender（or sex）性腺性别/～ hormone 性激素/～ ridge 生殖腺嵴（胚胎性腺发育的最早阶段）/～ steroids 性腺类固醇（如：estradiol, testosterone, ……等）

gonadarche *n*. 性腺功能初见

gonadectomize *vt*. 性腺切除

gonadectomy *n*. 性腺切除术，去势

gonades（单 gonad）*n*. 性腺，生殖腺

gonado- [希，拉] [构词成分] 生殖腺，性腺

gonado-advent *n*. 性腺机能开始

gonadoblastoma *n*. 性腺胚细胞瘤

gonadocentric [gonō + 希 kentron center of a circle] *a*. 性腺中枢的 *n*. 生殖器期（性心理发育阶段之一，青春期后进入生殖器为中心期）

gonadocrinins（简作 GnC）*n*. 性腺激泌素

gonadogenesis *n*. 性腺发生，生殖腺发生

gonado-inhibitory *a*. 性腺抑制的

gonadokinetic [gonad + 希 kinēsis motion] *a*. 促性腺[活动]的

gonadoliberin *n*. 促性腺激素释放激素

gonadopathy [gonad + 希 pathos disease] *n*. 性腺病，生殖腺病

gonadopause *n*. 性腺功能停止，性腺功能丧失

Gonadorelin, GnRH *n*. 戈那瑞林（促性激素释放药）‖ ～ hydrochloride 盐酸戈那瑞林（用以评估性腺功能减退时垂体前叶促性腺细胞的功能性能力，并用以治疗青春期延迟和闭经，皮下或静脉内给药）

gonadostat *n*. 性激素稳定区（下丘脑中的一个区，调节 GnRH 分泌的反馈控制）‖ ～ theory 生殖激素稳恒理论（从恒温机制类推而来）

gonadotherapy *n*. 性激素疗法，性腺剂疗法

gonadotrope *n*. ①性腺体质者 ②促性腺物质

gonadotroph *n*. ①促性腺细胞 ②促性腺物质

gonadotropic [gonad + 希 tropos a turning]，**gonadotrophic** *a*. 刺激生殖腺的，促性腺的，亲性腺的 ‖ ～ hormone, gonadotropin（简作 GTH）促性腺激素（影响性功能的垂体激素，包括卵泡刺激素〈FSH〉和黄体生成素〈LH〉）/～ prolactin 促性腺催乳激素

gonadotropin, gonadotrophin, gonadotropic hormone（简作 G, Gn, GTr）*n*. 促性腺激素 ‖ chorionic ～ 绒[毛]膜促性腺激素（用以治性腺发育不全）/human chorionic ～（简作 hCG）人绒[毛]膜促性腺激素/human menopausal ～（简作 hMG）人绝经期促性腺激素/～ inhibiting hormone 促性腺抑制激素/～ – inhibitory material（简作 GIM）促性腺激素抑制物质/pregnant mare serum ～, equine ～ 孕马血清促性腺激素，马促性腺激素（用以治隐睾病、不育、垂体性侏儒症等）/～-releasing agent（简作 GRA）促性腺激素释放物/～-releasing factor（简作 GRF, Gn-RF）促性腺激素释放因子/～ releasing hormone, gonadoliberin（简作 Gnd-RH, Gn-RH, GRH）促性腺激素释放激素（= GRF）/～ stimulation test（简作 G-test）促性腺刺激试验

gonadotropinoma *n*. 促性腺素瘤

gonadotropism [gonad + 希 tropos a turning] *n*. 性腺体质

gonado-venography *n*. 睾丸静脉造影[术]

gonaduct, gonoduct *n*. 生殖管，生殖道

gonagra *n*. 膝关节痛风

gonalgia *n*. 膝痛

gonane *n*. 甾烷

gonangiectomy *n*. 输精管切除术

Gonapodasmius [拉] *n*. 分性双[吸虫]属

gonapodium, gonopodium *n*. 生殖足

Gonapodyaceae [拉] *n*. 节水霉科（一种菌类）

gonarthritis *n*. 膝关节炎

gonarthrocace [gon- + 希 arthron joint + kakē evil] *n*. 膝白肿

gonarthromeningitis *n*. 膝关节滑膜炎

gonarthrosis *n*. 膝关节病

gonarthrotomy *n*. 膝关节切开术

gonatagra *n*. 膝痛风

gonatalgia, gonalgia *n*. 膝痛

gonatocele *n*. 膝瘤

Gonda reflex *n*. 贡达反射，屈趾反射

gondola *n*. 吊篮

gone（go 的过去分词）*a*. ①已离去的 ②无可挽回的 ③遗失了的 ④垂死的，衰败的 ⑤虚弱无力的，发晕的 ⑥用光了的 ⑦过去的 ⑧怀孕的 ‖ be far ～ ①[病等]到了很重的程度 ②极疲倦

gonecyst [希 gonē seed + kystis bladder]，**gonecystis, seminal vesicle** *n*. 精囊

gonecystitis *n*. 精囊炎

gonecystolith [gonecyst + 希 lithos stone] *n*. 精囊结石

gonecystopyosis *n*. 精囊化脓

goneitis *n*. 膝关节炎

goneoclin *n*. 显性杂合体

Goneplacidae *n*. 长脚蟹科（隶属于短尾次目 Brachyura）

gonepoiesis [希 gonē seed + poiein to make] *n*. 精液生成，精液分

泌
gonepoietic *a*. 精液生成的,精液分泌的
Gonepteryx rhamni cytoplasmic polyhedrosis virus *n*. 山黄粉蝶胞质型多角体病毒
gonesclinic *a*. 偏性遗传
gong *n*. 铜锣
gongrona, goitre *n*. 甲状腺肿
gongyloid [希 gongylos round + eidos likeness] *a*. 圆形样的
Gongylonema [希 gongylos round + nēma thread] *n*. 筒线虫属 ‖ ~ hominis 人筒线虫/~ ingluvicola 嗉囊筒线虫/~ monningi 蒙宁筒线虫/~ neoplasticum 瘤筒线虫/~ pulchrum (Molin) 美丽筒线虫(隶属于线虫纲 Nematoda)/~ orientale 东方筒线虫/~ scutatum, ~ pulchrum 美丽筒线虫/~ verrucosum 多疣筒线虫
Gongylonematidae *n*. 筒线科(寄生虫)
gongylonemiasis *n*. 筒线虫病
gonia (单 gonion)[希] *n*. 下颌角点
gonial *a*. ①下颌角点的 ②卵原的 ‖ ~ apospory 卵原无孢子生殖/~ cell 性母细胞
Goniasterida *n*. 角海星科(隶属于显带目 Phanerozonia)
Goniastrea aspera (Verrill) *n*. 粗糙菊花珊瑚(隶属于蜂巢珊瑚科 Faviidae)
-gonic [构词成分] 与生殖和性有关的
gonic *a*. 精液的
gonid [希 gonē seed, semen], **gonidium** *n*. ①微生子,分生子 ②藻胞(地衣)
gonidangium *n*. ①分生体囊 ②藻胞囊
gonidia (单 gonidium), **germ cell** *n*. ①微生子,分生体 ②藻胞(地衣)
gonidial *a*. ①分生体的;藻胞的 ‖ ~ colony (简作 G) 分生体菌落
gonidiospore *n*. ①分生体孢子 ②藻胞孢子
gonidium (复 gonidia) *n*. ①微生子,分生体,分生子 ②藻胞(地衣)
Gonin's operation [Jules 瑞士眼外科医师 1870—1935] 果南手术(经一巩膜切口在视网膜裂上施行热烙术,治疗视网膜脱离)
gonio-, goni- [希 gōnia angle 角] [拉 angulus] [构词成分] 角
goniocheiloschisis *n*. 唇角裂
Gonichthys coccoi (Cocco) *n*. 柯氏星灯鱼(隶属于灯笼鱼科 Myctophidae)
goniocraniometry *n*. 颅角测量法
gonio-cycloscope *n*. 前房角睫状体镜
Goniodomaceae *n*. 屋甲藻科(一种藻类)
goniodysgenesis *n*. 前房角发育不全
gonioectomy *n*. 前房角切除术
goniohemorrhage *n*. 前房角出血
goniolens *n*. 前房角镜
gonioma *n*. 生殖细胞瘤
goniometer (简作 Go.) *n*. ①角度计,测角计 ②测向器(检迷路病) ‖ finger ~ 手指测角计(测手指指骨间关节的屈伸度)/vesical ~ 膀胱测角计
goniometric *a*. 测角的,测角计的
goniometry *n*. 测角术;测向术
goniomystomy *n*. 前房角眼外肌引流术
gonion (复 gonia) [希 gōnia angle 角] *n*. 下颌角点(头颅测量名词,下颌外角上的最下、最后及最外侧之点)
Gonionemus vertens (A. Agassiz) *n*. 钩手水母(隶属于花笠水母科 Olindiasidae)
Goniopora wotouensis (Zou, Song et Ma) *n*. 澳头角孔珊瑚(隶属于滨珊瑚科 Poritiidae)
goniophotocoagulation *n*. 前房角光凝固术
goniophotography *n*. 眼前房角摄影[术],眼前房角照相[术]
gonioplasty *n*. 前房角成形术
goniopuncture *n*. 前房角穿刺[术]
gonioscope *n*. 前房角镜
gonioscopic *a*. 前房角镜的 ‖ ~ photography 眼前房角镜摄影[术]/~ lens 前房角镜/~ photography 前房角镜照相术
gonioscopy *n*. 前房角镜检查
goniosynechia *n*. [虹膜角膜间]前房角粘连
goniotome *n*. 前房切开刀
goniotomy *n*. 前房角切开术
gonioototomy-goniopuncture *n*. 前房角切开穿刺术
goniotrabeculotomy *n*. 前房角滤帘切开术,前房角小梁切开术
goniotrephining *n*. 前房角环钻[术]
Goniotrichaceae *n*. 角毛藻科(一种藻类)
goniozygomatic *a*. 下颌角颧骨的
gonite *n*. 微生子(细菌)
gonitis *n*. 膝关节炎 ‖ fungous ~ 蕈状膝关节炎,结核性膝关节炎/~ tuberculosa 结核性膝关节炎
Gonium Ehrenberg 籽菌属 ‖ ~ hyalinum Ehrenberg 透明籽菌
Gonium Müller *n*. 盘鞭虫属 ‖ ~ pectorale Müller 盘鞭虫/~ sociale Dujardin 聚盘鞭虫
gonium, -gonium [希 gonē seed] [构词成分] *n*. 性原细胞,原始细胞
Gono gonorrhea *n*. 淋病
gono-, gon- [希 gonē seed 种子] [构词成分] ①种子,精液,精子 ②生殖,性 ③精液分泌 ④生殖器
gonoblast, germ cell *n*. 配子或生殖细胞(动物的),原生殖细胞,生殖母细胞
gonoblennorrhea, **gonorrheal conjunctivitis** *n*. 眼淋病,淋病性结膜炎(感染淋球菌所致的一种极为剧烈的急性化脓性结膜炎)
gonobolia [希 gonē seed + ballein to throw] *n*. ①射精 ②遗精
gonocampsis *n*. 膝弯曲
Gonocephalum bilineatum (Walk) *n*. 二纹土潜(隶属于拟步行虫科 Lacordaire)
gonocele, **spermatocele** *n*. 精液囊肿
gonochorism [gono- + chōrizein to separate] *n*. 雌雄异体,雌雄异花
gonochoristic *a*. 雌雄异体的,雌雄异花的
gonocide, **gonocid** *n*. 杀淋[球]菌剂
gonococcaemia, **gonococcemia** *n*. 淋球菌[菌]血症
gonococcal *a*. 淋[病双]球菌的 ‖ ~ agar (简作 GC) agar 淋菌琼脂(培养基)/~ arthritis, gonorrheal arthritis 淋菌性关节炎/~ arthritis; dematitis syndrome (简作 GADS) 淋球菌性关节炎;皮炎综合征/~ complement fixation test (简作 GCFT) 淋球菌补体结合试验/~ conjunctivitis, gonorrheal conjunctivitis 淋菌性结膜炎/~ dacryoadenitis 淋球菌性泪腺炎/~ epididymitis 淋病性附睾炎(感染淋病所致的附睾炎症,为淋病的一个继发性征候)/~ keratitis 淋球菌性角膜炎/~ ophthalmia neonatorum 新生儿淋病性眼炎/~ stomatitis 淋菌性口炎/~ urethritis (简作 Gu) 淋病双球菌尿道炎
gonococcemia [拉 gonococci + 希 haima blood + -ia] *n*. 淋球菌[菌]血症
gonococci *n*. 淋[病双]球菌
gonococcic, **gonococcal** *a*. 淋[病双]球菌的
gonococcida, **gonococcocida** *n*. 杀淋[球]菌剂
gonococcin *n*. 淋菌素
gonococcocide, **gonococcide** *n*. 杀淋[球]菌剂
gonococcus (复 gonococci) (简作 G, GC), Neisseria gonorrhoeae, Micrococcus gonorrhoeae *n*. 淋[病双]球菌,淋病奈瑟菌
gonocoel *n*. 生殖腔
gonocyte *n*. ①性原细胞,生殖母细胞,性母细胞 ②配子母细胞 ‖ primary ~ 初级生殖母细胞/secondary ~ 次级生殖母细胞
gonocytoma *n*. 生殖母细胞瘤
gonodeviation *n*. 淋菌补体结合反应
gonoduct, **genital duct** *n*. 生殖管
gonogenesis *n*. 配体发生
gonohemia *n*. 淋球菌[菌]血症
Gonolobus condurango, Marsdenia condurango 南美牛奶藤,康德朗藤
Gonometa enterovirus *n*. 枯叶蛾肠道病毒
Gonometa picornavirus *n*. 枯叶蛾小核糖核酸病毒
Gonometa podocarpi non-occluded virus *n*. 枯叶蛾非封闭型病毒
gonomery [gono- + 希 meros part] *n*. 两亲染色体分裂
gononephrotome *n*. 生殖肾节
gononeurosis *n*. 淋病性神经症,淋病性神经机能病
gonophage *n*. 淋球菌噬菌体
gonophore [gono- + 希 pherein to bear], gonophorus *n*. ①副生殖器(例如输卵管、子宫、输精管、精囊等) ②生殖芽 ③雌雄蕊柄
gonoplasm *n*. 精原质
gonopod, **gonopoda** *n*. 生殖肢
gonopodium *n*. 生殖足
gonopoiesis, **gonepoiesis** *n*. 精液生成,精液分泌
gonopoietic *a*. 精液生成的,精液分泌的
gonopophyses *n*. 外生殖器,生殖突
gonopore *n*. 生殖孔
gono-reaction *n*. 淋菌补体结合反应
Gonorhynchidae *n*. 鼠鳕科(隶属于鼠鳕目 Gonorhynchiformes)
Gonorhynchiformes *n*. 鼠鳕目(隶属于硬骨鱼纲 Actinopterygii)
Gonorhynchus abbreviatus (Temmincker) *n*. 鼠鳕(隶属于鼠鳕科 Gonorhynchidae)
gonorrh(o)ea (简作 Gono.) *n*. 淋病(由淋病双球菌感染所致的泌尿生殖系统化脓性炎症疾病,主要通过性交传染,可引起菌血症、心内膜炎、脑膜炎、关节炎、不育等) ‖ acute ~ 急性淋病/

anterior urethral ~ 前尿道淋病/chronic 慢性淋病/~ complement fixation test (简作 GCFT) 淋球菌补体结合试验/haemorrhagic ~, black ~ 血尿性淋病,出血性淋病/ophthalmic ~, gonorrheal conjunctivitis 眼淋病,淋病性结膜炎/posterior urethral ~ 后尿道淋病/tubal ~ 输卵管淋病/urethral ~ 尿道淋病/urogenital ~ 尿生殖器淋病

gonorrheal *a*. 淋病的 ‖ ~ arthritis 淋菌性关节炎/~ bubo 淋菌性腹股沟淋巴结肿大/~ conjunctivitis 淋菌性结膜炎/~ endocervicitis 淋病性子宫颈内膜炎/~ iridocyclitis 淋病性虹膜睫状体炎/~ iritis 淋病性虹膜炎/~ ophthalmia 成人淋病性眼炎/~ urethritis 淋病性尿道炎

gonoscheocele *n*. 阴囊精液肿

gonosome *n*. 性染色体(旧名),生殖体

gonospore *n*. 生殖孔

Gonostegia hirta (**Blume**) **Miq**., **Memorialis hirta** (**Blume**) **Wedd**. [拉;植药] *n*. 糯米团

Gonostoma atlanticus (Norman) *n*. 西钻光鱼(隶属于钻光鱼科 Gonostomatidae)

Gonostomatidae *n*. 钻光鱼科(隶属于鲑形目 Salmoniformes)

Gonostomum Sterki 殖口虫 ‖ ~ affine Stein, ~ andoi Shibuya 近亲殖口虫/~ strenuum Engelmann, Oxytricha strenuum Engelmann, Oxytricha tricornis Milne 钢强殖口虫

gonotokont, auxocyte *n*. 性母细胞,生长细胞

gonotome *n*. 生殖节

gonotoxemia *n*. 淋球菌性毒血症

gonotoxic *a*. 淋球菌毒素的

gonotoxin *n*. 淋球菌毒素

gonotreme *n*. 生殖口

gonotyl *n*. 生殖盘

gony- [希 gony knee 膝] [构词成分] 膝,膝部

-gony [拉] [构词成分] 发生,生殖,分娩,起源

gonyagra, gonagra *n*. 膝关节痛风

gonyalgia, gonalgia *n*. 膝痛

Gonyaulaceae *n*. 膝沟藻科(一种藻类)

Gonyaulax *n*. 膝沟藻属

gonyaulax toxin *n*. 南极小磷虾毒素

gonybatia *n*. 膝行

gonycampsis [gony- + 希 kampsis bending] *n*. 膝弯曲

gonycrotesis [gony- + 希 krotēsis striking], knock knee *n*. 膝外翻

gonyectyposis, bowleg *n*. 膝内翻,弓形腿

gonyocele [gony- + 希 kēlē tumor] *n*. 膝滑膜炎,结核性膝关节炎

gonyoncus [gony- + 希 onkos bulk] *n*. 膝瘤

Gonyostomum Diesing, Rhaphidomonas Stein 膝口藻虫属 ‖ ~ depressum Lemmermann 扁形膝口藻虫/~ latum Ivanov 宽膝口藻虫/~ Ovatum Fott 卵形膝口藻虫/~ semen Diesing 种子膝口藻虫

Gonystylaceae *n*. 弯柱科

gonytyle *n*. 膝皮肥厚,膝垫

Good's syndrome [R. A. 美儿科医师 1922 生] 古德综合征(免疫缺陷伴胸腺瘤)

good (better, best) (简作 G) *a*. ①好的 ②有益的,有效的,适合的 ③健全的 ④愉快的 ⑤充分的 *n*. ①好事 ②好处,利益 ‖ as ~ as 和……几乎一样,实际上等于/come to (no) ~ 有(没有)好结果/~ contact 安全接点/for ~ (and all) 永久地,一劳永逸地/for ~ or for evil 不论好歹/~ at 善于/~ for ①值…… ②有效的,对……有用的/hold ~ (for) (对……)适用/Good Laboratory Practice (简作 GLP) 药品非临床试验质量规范,药品安全试验规范,良好实验室作业规范(此为 GMO 所必要条件之一)/Good Manufacturing Practice (简作 GMP) 药品生产质量规范,药品生产管理规范(美国食品及药物管理局)/make ~ ①成功 ②发达 ③补偿 ④实现/see ~ (to do) 认为(做某事)适当/to the ~ 有好处/Good Storage Practice (简作 GSP) 药品储存质量规范/~ strain (简作 GS) 良种(实验动物)

Goodell's sign (law) [William 美妇科学家 1829—1894] 古德耳征(定律)(子宫颈软,可能妊娠,子宫颈硬,决非妊娠)

good-for-nothing *a*. 无价值的,没有用处的 *n*. 无用的人

good-humo(u)red *a*. 愉快的,心情好的

good-looking *a*. 美(貌)的

Goodeniaceae *n*. 草海桐科

goodly *a*. 漂亮的,讨人喜欢的,好的

good-natured *a*. 脾气好的,温厚的,和蔼的

goodness of fit 曲线拟合优度(统计学),吻合度,适合度

Goodpasture's stain [Ernest William 美病理学家 1886—1960] 古德帕斯彻染剂(过氧化酶染色法) ‖ ~ syndrome (简作 Gs) 古德帕斯彻综合征,肺出血肾炎综合征(肾小球性肾炎咯血综合征,主要发生于青年男性,开始为呼吸道感染、肺浸润、咯血和贫血,继则迅速转为进行性肾病)

Goodrich method 古德里奇法(改良范登堡法,检血胆红素)

goods *n*. ①(复)商品 ②货物

Goodsall's rule [David H. 英外科医师 1843—1906] 古德索尔规律(肛门瘘分类的准则:凡外口在肛周区后半部者一般来自肛门后半部,凡外口在前会阴者一般来自肛门前 1/4)

goodwill *n*. 好意,好友,亲善

goody *n*. 好吃的东西,糖果

goody *a*. & *n*. 伪善的(人)

Goodyera procera (**Ker-Gawl.**) **Hook**. [拉;植药] *n*. 高斑叶兰

Goodyera repens (**L.**) **R. Brown** [拉;植药] *n*. 小斑叶兰(全草入药)

Goodyera schlechtendaliana Reichb. F. [拉;植药] *n*. 大斑叶兰(全草入药)

Goofball (简作 GB) barbiturate pill *n*. 一种巴比妥酸盐丸

goop *n*. 举止粗鲁的孩子,笨蛋,平淡无趣的人

Goormaghtigh apparatus [Norbert 比医师 1890—1960], juxtaglomerular apparatus 肾血管球旁器 ‖ ~ cells 血管球旁细胞,肾小球旁细胞,古马夫提夫细胞(球旁细胞)

Goosander [动药] *n*. 秋沙鸭,普通秋沙燕 ‖ ~ bone [动药] 秋沙鸭骨/~ meat [动药] 秋沙燕

Goose [动药] *n*. 家鹅 ‖ ~ axunge [动药] 白鹅膏/~ dripping [动药] 白鹅膏/~ fat [动药] 白鹅膏/~ hepatitis virus 鹅肝炎病毒/~ influenza virus, Gosling infectious myocarditis virus (Rinaedi et al.), Infectious myocarditis virus of gosling 鹅流感病毒,雏鹅传染性心肌炎病毒/~ parvovirus, Goose hepatitis virus 鹅细小病毒,鹅肝炎病毒/~ plague virus 鹅瘟病毒

goose[1] (复 geese) *n*. 鹅,母鹅 ‖ ~ Haptitis Virus (简作 GHV), Avian parvovirus 鹅肝炎病毒,禽细小病毒/~-neck deformity 鹅颈样畸形

goose[2] *n*. 性病肉芽肿,性病性腹股沟淋巴腺炎

Gooseberry brodie virus (Gray) *n*. 醋栗布罗迪病毒

Gooseberry light mosaic virus (Blatiny et al.) (Gooseberry veinbanding virus 株) *n*. 醋栗轻花叶病毒

Gooseberry ring spot virus (Blatiny et al.) (Gooseberry veinbanding virus 株) *n*. 醋栗环斑病毒

Gooseberry severe mosaic virus (Blatiny et al.) (Gooseberry veinbanding virus 株) *n*. 醋栗重花叶病毒

Gooseberry veinbanding virus (Posnette) *n*. 醋栗镶脉病毒

gooseflesh, **cutis anserina** *n*. 鸡皮疙瘩

goosery *n*. 养鹅场,鹅群

goosey, **goosy** *n*. 傻瓜,笨蛋 *a*. 愚蠢的,像鹅一样的

GOP gas-oxygen-penthrane *n*. 笑气和甲氧氟烷(麻醉)

Gopalan's syndrome [Coluthur 印度生化学家 1918 生] 果帕兰综合征(营养不良所致的综合征,有核黄素缺乏的体征,肢体有烧灼感,远心部分有"针刺"感,并有多汗症)

Gophertortoise tick *n*. 疣状花蜱

gopnacide *n*. 杀鼠剂(含磷化合物)

GOPOPCP β, γ-methyleneguanosine triphosphate *n*. β, γ-亚甲基三磷酸鸟甙

GOR gas oil ratio 油气比/general operational requiement *n*. 一般操作要求/general operating room *n*. 普通手术室,总手术室

Goral [动药] *n*. 喜马拉雅斑羚 ‖ ~ blood [动药] 羚羊血/~ horn [动药] 羚羊角

Goralatide *n*. 戈雷拉肽(免疫调节药)

Gordiacea, Nematomorpha *n*. 铁线虫亚纲

Gordil bunyavirus *n*. 戈蒂尔本扬病毒

Gordil phlebovirus *n*. 戈蒂尔白玲病毒

Gordil virus *n*. 戈蒂尔病毒

Gordius *n*. 铁线虫属 ‖ ~ aquaticus, ~ medinensis, Dracunculus medinensis 麦地那龙线虫/~ robustus 粗大铁线虫

Gordius [拉] *n*. 戈登菌属

Gordona Tsukamura et Mizuno *n*. 戈登菌属 ‖ ~ aichiensis (Tsukamura) Klatte, Rainey et Kroppenstedt 爱知戈登菌,爱知红球菌/~ amarae (Lechevalier et Lechevalier) Klatte, Rainey et Kroppenstedt 沟戈登菌,污泥戈登菌,污泥诺卡菌/~ aurantiaca Tsukamura et Mizuno 橙色戈登菌/~ bronchialis (Tsukamura) Stackebrandt, Smida et Collins 支气管戈登菌,分枝戈登菌,支气管红球菌/~ lentifragmenta Tsukamura, Mizuno et Murata 镜片状戈登菌/~ rubra Tsukamura 红戈登菌/~ rubropertinctus Tsukamura 深红戈登菌/~ rubropertinctus (Hefferan) Stackebrandt, Smida et Collins 暗红戈登菌,珊瑚红球菌,珊瑚状红球菌/~ sputi (Tsukamura) Stackebrandt, Smida et Collins 见 Rhodococcus chubuensis Tsukamura/~ terrae (Tsukamura) Stackebrandt, Smida et Collins 土生戈登菌

Gordon's elementary bodies [Merwyn Henry 英医师 1872—1953] 戈

登原始小体（一种微粒，曾被认为是霍奇金〈Hodgkin〉病的病毒性原因，以后证明可以从任何含嗜酸细胞的组织中获得）‖ ~ test 戈登试验（检脊髓液球蛋白及白蛋白）
Gordon's reflex [Alfred 美神经病学家 1874—1953] 戈登反射（倒错性屈肌反射）‖ ~ sign 戈登征（压豌豆骨时，全部手指或拇指和食指伸直），伸指现象（finger phenomenon，见 phenomenon 项下相应术语第一解）/ ~ symptom，tonic reflex 戈登症状，紧张性反射
Gordon-Overstreet syndrome 特纳综合征表现形式之一，特点为部分男性化
gore *n*. ①（伤口流出的）血 ②血块 ③三角布，三角布地带
Gorgasia japonica (Abe, Mik et Asia) *n*. 日本圆鳗（隶属于康吉鳗科 Congridae）
gorge [希 pharynx] *n*. ①咽喉 ②暴食，饱食 ③（胃中的）食物 *vt*. 塞饱 *vi*. 狼吞虎咽
gorgeous *a*. 灿烂的，华丽的，豪华的 ‖ ~ ly *ad*.
gorget *n*. 有槽导子（一种切石刀导子）‖ probe ~ 试探用有槽导子
Gorgodera *n*. 发状[吸虫]属
Gorgoderidae *n*. 发状科
Gorgoderina *n*. 拟发状[吸虫]属
Gorgonia [拉；动药] *n*. 石帆，柳珊瑚 ‖ ~ flabellum linnaeus [拉；动药] 柳珊瑚
Gorgonian [动药] *n*. 石帆
gorgonin *n*. 珊瑚硬蛋白
Goriaew's (Goryaef's) ruling 戈里阿耶夫划线（用于血细胞计数）
Gorilla barbiturate pill *n*. 一种巴比妥酸盐丸剂
gorilla *n*. 大猩猩，貌似大猩猩的人，打手
gorily *ad*. 血淋淋地，残忍地，骇人听闻地
gorlic acid *n*. 环戊烯十三碳烯酸
Gorlin-Chaudhry-Moss syndrome [Robert James Gorlin 美医师 1923 生；Anand P. Chaudhry；Melvin Lionel Moss] 戈林—乔德利—莫斯综合征（包括颅骨面骨发育不全、多毛、大阴唇发育不全、牙和眼异常和动脉导管未闭的综合征，亦称 Gorlin's syndrome）
Gorlin-Goltz syndrome [Robert James Gorlin；Robert William Goltz 美医师 1923 生] 戈林—戈尔茨综合征（即基底细胞痣综合征 basal cell nevus syndrome，见 syndrome 项下相应术语）
Gorlin-Psaume syndrome [Robert James Gorlin，Jean Psaume] 戈林—索姆综合征（即口—面—指（趾）综合征 orofaciodigital syndrome，见 syndrome 项下相应术语）
Gorlin's syndrome [Robert James Gorlin] 戈林综合征（①即基底细胞痣综合征 basal cell nevus syndrome，见 syndrome 项下相应术语；②见 Gorlin-Chaudhry-Moss syndrome）
gormandize，gormandise *n*.，*vt*. & *vi*. 大吃大喝
gorondon，goundou *n*. 鼻骨增殖性骨膜炎，根度病，巨鼻[症]
gory *a*. 血淋淋的，沾满鲜血的，流血的
GOS general operating specification *n*. 一般操作规程
Goserelin *n*. 戈舍瑞林（戈那瑞林〈gonadorelin〉的类似物，促性激素释放药，用以治疗前列腺恶性肿瘤，以醋酸戈舍瑞林使用）
gosh *int*. 天哪，哎呀（表示惊奇，或用于发誓）
Goslee tooth [Hart J. 美牙科医师 1871—1930] 戈斯利牙（连于金属基的互换牙）
Gosling *n*. 雏鹅 ‖ ~ enteritis virus 雏鹅肠炎病毒/ ~ hepatitis virus (Wachik et Nowacki) 雏鹅肝炎病毒/ ~ infectious myocarditis virus (Rinaldi et al.)，Septicaema anserum exsudativa virus，Goose influenza virus 雏鹅传染性心肌炎病毒，鹅流感病毒
gosling *n*. 小鹅，笨人，毛娃娃 ‖ shoe the ~ 徒劳无益
gospel *n*. 福音，喜讯，真理 *a*. 福音的，传播福音的
Gossampinus malabarica (DC.) Merr.，Bombax malabarica L. [拉；植药] *n*. 木棉（药用部分：花—木棉花、树皮、根）
Gossas virus *n*. 戈萨斯病毒
Gosselin's fracture [Léon Athanase 法外科医师 1815—1887] 果斯兰骨折（胫骨远侧端的 V 字形骨折，延伸至踝关节）
gossip *n*. 闲谈，流言蜚语，爱讲闲话的人
gossypii [拉]（gossypium 的所有格）*n*. 棉[花] ‖ ~ radicis cortex；cotton root bark 棉根皮
Gossypium arboreum L. [拉；植药] *n*. 树棉（药用部分：根）
gossypin *n*. 棉纤维素，棉甙
Gossypium L. *n*. 棉属 ‖ ~ barbadense L. 海岛棉/ ~ herbaceum L. 草棉/ ~ hirsutum L. 陆地棉
gossypium（所有格 gossypii）[拉]，cotton *n*. 棉，棉花 ‖ ~ absorbens 吸水棉/ ~ asepticunn，~ depuratum，~ purificatum，purified cotton 消毒棉，脱脂棉，精制棉/ ~ stypticum，styptic cotton 止血棉
Gossypium virusl (Smith)，Cotton leaf curl virus (Jones et Mason) *n*. 棉曲叶病毒
Gossypol *n*. 棉酚（男用避孕药）
gossypol *n*. 棉[子]酚（棉花根或种子中提取的一种非水溶性多酚化合物，用于男性抗生育，可造成部分不可逆的无精子症），棉籽醇，棉毒素，棉甙（棉酚分游离棉酚和结合棉酚，后者无毒，只有游离棉酚能与动物体内的磷脂、氨基酸等作用，具有细胞毒性）
GOT Glutamic-oxalacetic transaminase *n*. 谷[氨酸]—草[酰乙酸]转氨酶（现称天[门]冬氨酸转氨酶〈alanine aminotransferase，alanine transaminase 简作 AST〉）
got get 的过去式和过去分词 ‖ ~ up *a*. 假的，假装出来的
Gothlin's index (test) [Gustaf Fredrik 瑞典生理学家 1874—1949] 格特林指数（试验）（检毛细血管脆性）
GOTS great occipitotrigeminus syndrome *n*. 大后头三叉神经综合征
Gottlieb's epithelial attachment [Bernhard 维也纳牙科医师 1885—1950] 戈特利布上皮附着（指口腔上皮附着于牙齿）
Gottron's papules (sign) [Heinrich Adolf 德医师 1890—1974] 戈特隆丘疹（征）（指关节背侧的平顶紫色丘疹，为皮肌炎的特征性丘疹）
Gottschalk's operation [Sigmund 德外科医师 1860—1914] 果特沙克手术（经阴道子宫骶骨韧带缩短术）
Gottstein's fibers [Jacob 德耳科学家 1832—1895] 果特斯坦纤维（外毛细胞及与之连接的神经纤维，形成耳蜗内听神经的延伸部分）‖ ~ basal process 果特斯坦基底突（连接螺旋器基底膜与外毛细胞间的细基底突）
gou- [构词成分] 精子
Gouania leptostachya DC. var. tonkinensis Pitard. [拉；植药] *n*. 大苞嘴签（药用部分：茎、叶—下果藤）
Gouania liptostachya DC. [拉；植药] *n*. 嘴签
gouge *n*. 圆凿，欺骗 ‖ osseous ~ 骨圆凿/root ~ 根圆凿/third molar ~ 第三磨牙圆凿
gouge-nippers，gouge forceps *n*. 圆凿钳
Gougerot's syndrome [Henri 法皮肤病学家 1881—1955] 古热罗综合征（丘疹、斑及小结节的皮肤反应）
Gougerot-Blum syndrome [Henri Gougerot；Paul Blum 法医师 1878—1933] 古热洛—布洛姆综合征，色素性紫癜性苔癣样皮炎（pigmented purpuric lichenoid dermatitis）
Gougerot-Carteaud syndrome [Henri Gougerot；Alexandre Carteaud 法医师 1897 生] 古热洛—卡托综合征，融合性网状乳头瘤病（confluent and reticulated papillomatosis）
gougerotin *n*. 谷氏菌素
Goulard's cerate [Thomas 法外科医师 1697—1784]，lead subacetate cerate 古拉尔蜡膏，次醋酸铅蜡膏 ‖ ~ extract 古拉尔浸膏（次醋酸铅溶液）/ ~ lotion 古拉尔洗液（稀次醋酸铅溶液）/ ~ water 古拉尔水（稀次醋酸铅溶液）
Gould's sign [George Milbry 美眼科学家 1848—1922] 古耳德征（视网膜外周部遭受破坏时，病人俯首视地）
Gould's suture [Alfred Pearce 英外科医师 1852—1922] 古耳德褥式缝术
Gouley's catheter [John Williams Severin 美外科医师 1832—1920] 古利导管（有沟的金属导尿管）
goundou，henpue，gundo，henpuye，anakhé *n*. 根度病，鼻骨增殖性骨膜炎，巨鼻[症]
Goupiaceae *n*. 毛药树科
Gouraud's disease [Vincent Ollivier 法外科医师 1772—1848] 古罗病（腹股沟疝）
gourd *n*. 葫芦，葫芦属植物
gousiekte [荷 rapid disease] *n*. 毒草性心肌炎（羊）
gout，**gout-** [拉][构词成分] *n*. 痛风 ‖ abarticular ~，irregular ~ 关节外痛风，非典型痛风/articular ~，regular ~ 关节痛风，典型痛风/atypical ~ 非典型痛风/calcium ~，calcinosis 钙质性痛风，钙质沉着/chalky ~，tophaceous ~ 痛风石性痛风，白垩性痛风/edematous ~ 水肿性痛风/guanine ~ 鸟嘌呤性痛风/irregular ~，abarticular ~ 关节外痛风，非典型痛风/latent ~，masked ~ 潜伏性痛风，隐匿性痛风/lead ~，saturnine ~ 铅中毒性痛风/lipoid ~，xanthoma tuberosum 类脂性痛风，结节性黄瘤/masked ~ 隐匿性痛风/misplaced ~，retrocedent ~ 异位性痛风（关节症状消失，全身症状严重）/oxalic ~，oxalism 草酸中毒性痛风，草酸中毒/polyarticular ~ 多[数]关节痛风/regular ~，articular ~ 典型痛风，关节痛风/retrocedent ~，misplaced ~ 异位性痛风/rheumatic ~，atrophic arthritis 风湿性痛风，萎缩性关节炎/saturnine ~ 铅中毒性痛风/suppressed ~ 潜伏性痛风/tophaceous ~，chalky ~ 痛风石性痛风，白垩性痛风/visceral ~ 内脏痛风（①人的病，旧名 ②鸡和火鸡的病）
goutin *n*. 痛风素，脱水亚甲枸橼酸钠（治痛风药）
goutiness *n*. 痛风素质
gouty *a*. 患痛风的，痛风性的，因痛风而肿胀的 ‖ ~ arthritic con-

junctivitis 痛风关节炎性结膜炎/~ iritis 痛风性虹膜炎/~ nephropathy 痛风性肾病/~ tenonitis 痛风性眼球囊炎/~ urethritis 痛风性尿道炎‖goutily *ad*./goutiness *n*.
gouy *n*. 戈尤(一种动电学单位)
Gov. government *n*. ①政府 ②管理
govern *vt*. ①统治,管理 ②指导,支配,抑制 *vi*. 统治,管理‖(be)~ed by... 取决于,以……为转移
governable *a*. 可统治的,可控制的
governess *n*. 家庭女教师,女统治者,保育员
government(简作 Gov.) *n*. ①政府,统治 ②管理机构‖~ bonds 公债/~ issue(简作 GI)政府发行物,官方刊物/Government Printing Office(简作 GPO)政府印刷局/Government Publication(简作 GP)GP 报告(美国政府出版物)/Government Standards Manual(简作 GSM)(美国)政府的标准手册
governmental *a*. ①政府的,统治的 ②管理机构的‖~ hospital 公立医院/Governmental Research Association(简作 GRA)政府科学研究机构联合会
governor *n*. ①统治者 ②节制器,调节器
Gow, opium *n*. 阿片,鸦片
Gowen's crossover suppressor 高恩交换抑制因子
Gowers' column[William R. 英神经病学家 1845—1915], tractus spinocerebellaris anterior 高尔斯柱,脊髓小脑前束‖~ contraction, front tap contraction 高尔斯收缩,前叩击收缩/~ disease 高尔斯病(跳跃性痉挛)/~ intermediate process 高尔期中间突(脊髓侧角)/~ symptom 高尔斯症状(瞳孔光反射不规则)/~ sign 高尔斯征(①在光照影响下,虹膜有间歇性迅速颤动,见于脊髓痨 ②假肥大性肌营养不良的一种体征:患者为从仰卧位站起,须先转为伏卧屈膝,再用双手撑住胫部、膝及大腿才能站起)/~ solution 高尔斯溶液(硫酸钠、冰醋酸和水的溶液,用于以血细胞计数器镜检数红细胞前稀释血液)/~ syndrome 高尔斯综合征(阵发性血管迷走神经性发作)/~ tract, fasciculus anterolateralis superficialis 高尔斯束,脊髓小脑前束
gowk *n*. 杜鹃,布谷鸟,呆子
gown *n*. 长外衣,长袍‖operating ~ 手术衣/~s and towels(简作 G&T)长罩衣与毛巾
GOX gaseous oxygen *n*. 气态氧
goy *n*. 非犹太人,异教徒
Goyrand's hernia[Jean Gaspar Blaise 法外科医师 1803—1866]古瓦朗疝(未下降到阴囊的不全性腹股沟疝)
GP gauge pressure *n*. 表压力,计示压力/general paralysis *n*. 全瘫,全身麻痹症,麻痹性痴呆/general paresis *n*. 全轻瘫,麻痹性痴呆/general practice *n*. 非专科开业行医/general practitioner *n*. 普通开业医生/General Practitioner *n*. 普通开业医生(杂志名)/general purpose *a*. 通用的,一般用途的/generator potential *n*. 发电机电势/geometric progression *n*. 几何级数/germinal provirus *n*. 胚原病毒/glazed paper *n*. 蜡光纸/glomerular pressure *n*. 肾小球压/glucose polymer *n*. 葡萄糖聚合物,多聚葡萄糖/glyceraldehyde 3-phosphate *n*. 3-磷酸甘油醛/glycerol phosphate *n*. 磷酸甘油酯/glycoprotein *n*. 糖蛋白/glycyl peptidase *n*. 甘氨酰肽酶/Government Publication *n*. GP 报告(美国政府出版物)/Graduate in Pharmacy *n*. 药学专业毕业生/Gram Positive *n*. 革兰阳性/group *n*. ①基[化学]②簇,族,群,团 ③类,属,组 ④界/group practice *n*. 集体行医,联合诊所/guinea pig *n*. 豚鼠,天竺鼠,荷兰猪/gutta percha *n*. 杜仲胶,古塔波胶/phosphoglyceromutase *n*. 磷酸甘油酸变位酶
G-3-P glcose-3-phosphate *n*. 3-磷酸葡萄糖/glyceraldehyde-3-phosphate *n*. 3-磷酸甘油醛
G6P glucose 6-phosphate *n*. 6-磷酸葡萄糖
GPA Geigy USA code for experimental substances *n*. 美国盖基实验物质条例/General Practitioners' Association *n*. 普通开业医师协会/grade point average *n*. 等级点均值/guanylyl phosphate adenosine *n*. 磷酸鸟甙酰腺甙
GPAC general purpose analog computer *n*. 通用模拟计算机
gpad gallons per acre per day *n*. 加仑/英亩·天
GPAIS guinea pig anti-insulin serum *n*. 豚鼠抗胰岛素血清
G-6-Pase glucose-6-phosphatase *n*. 6-磷酸葡萄糖酶
GPAV gross passage A virus *n*. 粗大传代 A 病毒
GPB glossopharynageal breathing *n*. 舌喉呼吸
GPC gas partition chromatography *n*. 气相分配层析,气相分配色谱法/gastric parietal cells *n*. 胃壁细胞/gel permeation chromatography *n*. 凝胶渗透色谱法/general purpose computer *n*. 通用计算机/glyceryl phosphorylcholine *n*. 甘油磷酰胆碱(由附睾产生,既可造成附睾尾管腔的高渗微环境,又可在女性生殖管道内生成乙酰基作为精子的能源)/gram positive coccus *n*. 革兰阳性球菌,固紫染色阳性球菌/guanylyl phosphate cytidine *n*. 磷酸鸟甙酰胞甙
GPCRs G-protein coupled receptors *n*. G-蛋白偶合受体
g. p. cyd. gallons per cubic yard *n*. 加仑/立方码
gpd. gallons per day *n*. 加仑/日
GPD gallons per day *n*. 每日加仑数,加仑/日 glucose-phosphate dehydrogenase *n*. 磷酸葡萄糖脱氢酶
G6PD glucose-6-phosphate dehydrogenase *n*. 葡糖-6-磷酸脱氢酶
GPDA glycylproline dipeptidyl aminopeptidase *n*. 甘氨酰脯氨酸二肽氨肽酶
GPDC general purpose digital computer *n*. 通用数字计算机
GPDH glycerol phosphate dehydrogenase *n*. 甘油磷酸脱氢酶
G-6-PDH glucose-6-phosphate dehydrogenase *n*. 6-磷酸葡萄糖脱氢酶
GPDP general purpose data processor *n*. 通用数据处理机
G period G 期
G_0 period G_0 期
G_1 period(pre-synthesis gap)G_1 期(DNA 合成前期)
G_2 period(post-synthesis gap)G_2 期(DNA 合成后期)
GPF gram-positive fibers *n*. 革兰阳性纤维
gpf. gasproof *a*. 防[毒]气的;不透气的
gpg. grains per gallon *n*. 格令/加仑
GPH gallons per hour *n*. 加仑/小时
GPG growth promoting gene *n*. 生长促进基因
gph. grams per hour *n*. 克/小时
GPI general paralysis of the insane *n*. 精神错乱性全身麻痹症,麻痹性痴呆(精神病患者全身性不全麻痹)/General Patents Index *n*. 一般专利索引/gingival periodontal index *n*. 牙龈牙周指数/glucose phosphate isomerase *n*. 葡萄糖磷酸异构酶
GPIPID guinea pig intraperitoneal infectious disease *n*. 豚鼠腹膜内传染病
GPK guinea pig kidney antigen *n*. 豚鼠肾抗原
GPKA guinea pig kidney absorption test *n*. 豚鼠肾吸收试验
GPL generalized programming language *n*. 通用程序设计语言/General Precision Laboratory *n*. 一般精密试验所/general purpose languages *n*. 通用语言/giant pulse laser *n*. 强脉冲激光
gpl. grams per liter *n*. 克/升
GPLY gingivoplasty *n*. 龈成形术
GPM general preventive medicine *n*. 一般预防医学/general-purpose macroprocessor *n*. 通用宏处理程序
gpm. gallons per mile *n*. 加仑/英里/gallons per minute *n*. 加仑/分/grams per minute *n*. 克/分
GPMU general practitioner maternity unit *n*. 普通开业医师产院
GPN Graduate Practical Nurse *n*. 毕业实习护士
GPO Government Printing Office *n*. 政府印刷局
GPOA Guild of Prescription Opticians of America, inc *n*. 美国验光配镜师同业工会
GPP glycosylation of plasma protein, glycosylated plasma protein *n*. 糖[基]化血浆蛋白
GPR general purpose rubber *n*. 普通橡胶
GPRA General practice Reform Association *n*. 非专科行医改革协会(大不列颠)
G-protein 见 protein G
G-protein coupled receptors(简作 GPCRs)G-蛋白偶合受体
G-protein-stimulatory 促进性 G 蛋白质
gps. gallons per second *n*. 加仑/秒/grams per second *n*. 克/秒
GPS guinea pig spleen(or serum) *n*. 豚鼠脾(或血清)
GPSDIC general purpose scientific document image code *n*. 通用科学文献图像代码
GPSS general-purpose systems simulator *n*. 通用系统模拟程序,通用系统模拟器
gpt. gallons per ton *n*. 加仑/吨
GPT glutamic-pyruvic transaminase *n*. 谷[氨酸]丙[酮酸]转氨酶(现称 ALT)
α_2-GPT α_2-glycoprotein test *n*. α_2-糖蛋白试验
Gp. Th. group therapy *n*. 团体疗法
GPTT glucose polymer tolerance test *n*. 葡萄糖聚合物耐量试验
GPU guanylyl phosphate uridine *n*. 磷酸鸟甙酰尿甙
GPUT galactose phosphate uridyltransferase *n*. 磷酸半乳糖尿甙酰转移酶
GR gain reduction *n*. 放大衰减指示器/gastric resection *n*. 胃切除/glucocorticoid receptor *n*. 糖皮质激素受体/glutathione reductase *n*. 谷胱甘肽还原酶/reagent grade *n*. 试剂等级,试剂分类/Griess-Romijin agent *n*. 革—罗氏试药(亚硝酸盐检出及定量用)/guaranteed reagents *n*. 保证试剂,特级试剂/gyro-resonance *n*. 回转共振
Gr. granulocyte *n*. 颗粒出细胞/grain *n*. 格令(见 gr 条)/Greece *n*. 希腊/ground *n*. ①地面 ②接地

gr. gamma roentgen *n*. γ伦琴(照射单位)/grade *n*. ①度 ②级/grain *n*. 喱,格令,谷(英美衡制中的最小重量位,约为 64.8 毫克,亦作 gn)/gram *n*. 克(现规定皆作 g)/granum[拉] *n*. 喱/gravity *n*. 重力/gray *n*. 灰色的/grind *n*. 研磨,研碎,粉碎/gross *n*. & *a*. ①总计,毛重 ②总数 ③全部的/group *n*. ①团 ②群,组 ③类 ④基 ⑤族
G(γ) gamma *n*. 丙种/globulin 球蛋白
GRA Gombart's reducing agent *n*. Gombart 还原剂/gonadotropin-releasing agent *n*. 促性腺激素释放物/Governmental Research Association *n*. 政府科学研究机构联合会/graduate *n*. ①刻度 ②量器/graduated *a*. 有刻度的,分度的(量杯)
Graaf's follicle 格雷夫卵泡,囊状卵泡
Graafian follicle(vesicle)[Reijnier(Regner)de Graaf 荷医师,解剖学家 1641—1673], folliculi oophori vesiculosi 格雷夫卵泡,囊状卵泡 ‖ ~ vessels, ductuli efferentes testis 格雷夫管,睾丸输出小管
grab *vt*., *vi*. & *n*. 攫取,抓取,霸占
grabble *vi*. 摸索,夺取,爬
grabby *a*. 贪婪的
grab-camera *n*. 咬合取样器照相机
grace *n*. 优美,恩惠,雅致,(复)优美,风度,魅力
Graceful sea snake[动药] *n*. 小头海蛇 ‖ ~ sea snake blood[动药]小头海蛇血/~ sea snake fat[动药]小头海蛇油/~ sea snake gall[动药]小头海蛇胆/~ sea snake skin[动药]小头海蛇皮/~ sea snake venom[动药]小头海蛇毒
graceful *a*. 优美的,文雅的 ‖ ~ly *ad*.
Gracila albomarginatus(Fowler et Bean) *n*. 纤牙鲈(隶属于鮨科 Serranidae)
Gracilaria[植药] *n*. 江篱 ‖ ~ confervoides(L.)Grev.[拉;植药]江篱
Gracilariaceae *n*. 江篱科(一种藻类)
gracile[拉 gracillis] *a*. 薄的,细的,苗条,优美的,高雅的 ‖ ~ness *n*./gracility *n*.
Gracilicutes Gibbons et Murray[拉] *n*. 薄壁菌门
gracilis *n*. 股薄肌
gracious *a*. 有礼貌的,宽厚的,潇洒的,高雅的
Grad. gradatim[拉] *ad*. 渐渐,逐步
graduate *n*. ①毕业 ②刻度 ③毕业生
grad. gradient *n*. 梯度
gradatim[拉] *n*. 逐步,逐渐
grad-[拉 gradior][构词成分]步行
gradate *vt*. & *vi*. [使]逐步转化,顺利安排
gradatim[拉](简作 Grad, grad) *ad*. 渐渐,逐步
gradation *n*. ①分等,分级 ②(常用复)等级,阶段 ③渐变 ④灰度
gradational *a*. ①分等的,分级的 ②渐变的,逐渐变化的,有顺序的 ‖ ~ly *ad*.
gradatoy[拉 gradus a step] *a*. 适于步行的
grade(简作 gr.) *n*. ①级,等级 ②阶段 ③程度 ④年级 ⑤评分等级,分类 *vt*. ①给……分等级 ②给……评分 *vi*. 属于某种等级 ‖ at ~ 在同一水平/~ breeding 级进育种/~d exercise test(简作 GXT)阶梯运动试验/make the ~ 成功;达到必要标准/~ point average(简作 GPA)等级点均值/~d potential 分级电位/pure ~ 纯级[品]/reagent ~(简作 GR)试剂等级,试剂分类/reagent pure ~ 试剂纯级[品]/up to ~ 合格
-grade[拉 gradi to walk 步,行][构词成分]①度,级,步 ②行
gradely *a*. 极好的,十足的,漂亮的
grader *n*. 把东西分类别的人(或机器),(中小学的)一年级学生
Gradenigo's syndrome[Giuseppe 意医师 1859—1926]格拉代尼戈综合征(中耳化脓性疾病时的第六脑神经麻痹及单侧头痛,为感染直接扩及外展神经及三叉神经所致)
gradient(简作 gdnt., grad.) *a*. 倾斜的,步行的 *n*. ①阶度,梯度,坡度,级度,陡度(物理) ②梯度变化曲线 ③差度,(温度,气压等的)增减率 ‖ ~ of approach 接近梯度(离开阳性刺激的距离和接近该刺激的倾向之间的反向关系)/~ of avoidance 回避梯度(离开阴性刺激的距离和回避该刺激的倾向之间的反向关系)/axial ~ 中轴阶度(表明身体中轴发展情况与代谢率的关系)/~ centrifugation 梯度离心[分离]/~ coils 梯度线圈/~ echo 梯度回波/~ elution 梯度洗脱/~ gel electrophoresis(简作 GGE)梯度凝胶电泳/~-limiting reabsorption 阶梯限度重吸收/~ magnetic field 梯度磁场/metabolic ~ 代谢阶度/mitral ~ 左房室瓣梯度(舒张期内左心房与左心室之间的压力差)/~ plate 梯度培养皿/physiologic ~ 生理阶度/~ preference 梯度适应/pressure ~ 压力阶度/~ pulse 梯度脉冲/~ screen survey 梯度筛选调查/~ sievorptive chromatography 梯度分子筛色谱[法],梯度分子筛层析/systolic ~ 收缩梯度(收缩期内左心室与左心房之间的压力差)/~ test 梯度试验(检调节性集合量)/ventricular ~(简作 G)心室梯度(不同时期心室电活动的净差,如由代表 QRS 与 T 波区的心电向量代数和测定之)
gradin, gradine *n*. 阶梯的一级,阶梯座位的一排
grading(简作 Grg.) *n*. ①进级杂交,级进 ②分等级,分度,分级
grading-up *n*. 优化(使和良种牲畜杂交)
gradocal filters *n*. 分级滤器
gradocal membranes, gaduated collodion membrane *n*. 团粒分级滤膜,分级火棉胶膜
gradual *a*. ①逐渐的 ②渐进的 ③逐步上升(或下降)的 ‖ ~ dose schedule(简作 GDS)剂量递增表
gradually *ad*. ①逐渐地 ②渐进地 ③逐步上升(或下降)地 ‖ ~ decreased 逐步减弱的
gradualness *n*. ①逐渐 ②渐进 ③逐步上升(或下降)
graduate[拉 graduatus](简作 Grad.) *n*. ①毕业生,大学毕业生 ②(简作 GR)量筒,量杯,刻度量器 *vt*. ①准予……毕业 ②授予……学位 ③把……分等级,刻度,划分度数 ④蒸发浓缩(溶液等) *vi*. ①毕业 ②大学毕业 ③取得资格 ④渐渐变为(into) ⑤逐步消逝(away) *a*. ①毕了业的 ②研究生的 ③刻度的 ④分等级的 ‖ ~d bath 温度递变浴/conical ~ 锥形量器/~ intensifying screen 分度增感屏/Graduate in Pharmacy(简作 GP)药学专业毕业生/Graduate Practical Nurse(简作 GPN)毕业实习护士
graduated tenotomy *n*. 部分腱切断术
Graduate Medical Education National Advisory Committee(简作 GMENAC) *n*. 研究生医学教育全国咨询委员会
graduation(简作 gdn.) *n*. ①授予学位,毕业 ②刻度 ③分度 ④分等,分级 ⑤蒸浓 ‖ major ~ 主纹刻度
graduator *n*. 刻度器,刻度员
graduated[拉 gradus step] *a*. ①毕业了的 ②(简作 GR)刻度的 ③分等级的
Graefes Arch Clin Exp Ophthalmol GRAEFES ARCHIVE FOR CLINICAL AND EXPERIMENTAL OPHTHALMOLOGY(BERLIN)(杂志名)
GRAEFES ARCHIVE FOR CLINICAL AND EXPERIMENTAL OPHTHALMOLOGY(简作 Graefes Arch Clin Exp Ophthalmol)(BERLIN)(杂志名)
Graefe's disease[Albrecht von 德眼科学家 1828—1870]进行性眼肌麻痹 ‖ ~ knife 格雷费刀(线状内障刀)/~ operation 格雷费手术(内障性晶状体切除术)/~ sign 格雷费征(突眼性甲状腺肿时,上睑不能随眼球运动而下转)/~ spots 格雷费点(压脊柱某点可解除睑痉挛)/~ test 格雷费试验(检隐斜视)
Graeser's method 格雷泽法(测定乳酸法)
Graeupner's method[Salo Ch. 德医师]格罗伊普内法(一种心脏运动耐重试验)
Grafa marijuana *n*. 大麻
Gräfenberg ring[Ernst 德妇科学家 1881 生]格雷芬伯格环(一种银丝避孕环)
Gräfenberg spot[Ernst 德妇科学家](简作 G spot)阴道内敏感区,G 点
Graffi leukemia virus *n*. 格拉夫白血病病毒
Graffi chloroleukaemic strain virus, Graffi leukemia oncovirus *n*. 格拉夫白血病肿瘤病毒
Graffi myeloid leukaemia virus *n*. 格拉夫骨髓性白血病病毒
graft *n*. ①嫁接 ②接穗 ③嫁接物 ④移植物 ⑤移植片 *vt*. & *vi*. 移植 ‖ accordion ~ 成折移植片,手风琴样移植物/activated ~, hyperplastic ~ 增生性移植物/allogeneic, allologous ~, allogeneic homograft, allograft 同种[异体]移植物,异体移植物/animal ~, zooplastic ~ 动物[质]移植物(取自动物)/arterial ~ 动脉移植物/autochthonous ~, autogenous ~, autologous ~, autoplastic ~, autograft 自体移植物/autodermic ~, autoepidermic ~ 自皮移植片/avascular ~ 无血管移植物/Blair-Brown ~ 布—布二氏移植片(一种分层皮移植片)/bone ~ 骨移植物/Braun ~, thick skin ~ 布朗移植片,全层皮移植片/Braun-Wangensteen ~ 布—旺二氏移植片(由大块移植物割取的皮移植片)/brephoplastic ~ 胚胎移植物(动物)/bridge ~ 桥形移植物/cable ~ 电缆式神经移植物/cartilage ~ 软骨移植物/~ chimaera 嫁接嵌合体/chorioallantoic ~ 绒[毛]膜尿囊移植物/corneal ~ 角膜移植片/Davis ~ 戴维斯移植皮片/delayed ~ 迟延移植片/dermal ~, dermic ~, cutis ~ 皮移植片/derma-fat-fascia ~ 皮脂肪筋膜移植物/diced cartilage ~ 软骨丁移植物/double-end ~ 蒂状移植物/Douglas's ~, sieve ~ 筛状移植片/Draggsted ~, accordion ~ 成折移植片,手风琴样移植物/epidermic ~ 表皮移植片/Esser ~ 埃塞移植物(口腔外科用)/fascia ~ 筋膜移植片/fascicular ~ 神经束移植物/fat ~ 脂肪移植物/filler ~ 充填移植物/free ~ 游离移植物/full-thickness ~ 全层皮移植片/gauntlet ~ 蒂状移植物/Gillies' ~, rope ~ 吉利斯移植物,管状移植物/gingival ~ 龈移植物/heterodermic ~ 异体皮移植片/heterogenous

异种移植物/heterologous ~，heteroplastic ~ 异种移植物/glutaraldehyde-stabilized ~ 戊二酸醛稳定移植物/homologous ~，homoplastic ~ 同种[异体]移植物/heterotopic ~，autoplastic ~ 异位移植物，自体[异位]移植物/homologous ~，homoplastic ~，allograft 同种[异体]移植物，异体移植物/~ hybrid 嫁接杂种/hyperplastic ~ 增生性移植物/implantation ~ 植入移植物/inlay ~ 嵌入移植物/island ~ 岛状移植物，蒂状移植物/isogeneic ~，isologous ~，isoplastic ~，isograft 同基因移植物/jump ~ 迁移移植片/Kiel ~ 变性腓骨移植物/Krause-Wolfe ~ 克—沃二氏移植片，全层皮移植片/lamellar ~ 角膜薄层移植物/mucosal ~ 黏膜移植物/muscle ~ 肌肉移植物/nerve ~ 神经移植物/Ollier-Thiersch ~ 奥-提二氏移植物(薄条皮移植片)/omental ~s 网膜移植物/onlay ~ 外置移植物/orthotopic ~ 正位移植物/osseous ~，bone ~ 骨移植物/osteoperiosteal ~ 骨膜移植物/ovarian ~ 卵巢移植物/patch ~ 补钉移植物/pedicle ~ 蒂状移植物/penetrating ~ 全层角膜移植物/periosteal ~ 骨膜移植物/pinch ~ 颗粒状移植皮片/~ rejection 移植物排斥/Reverdin ~，epidermal ~ 雷维尔丹移植物，表皮移植片/rope ~，tube ~，tunnel ~ 管状移植物/seed ~，implantation ~ 种子移植物，植入移植物/sieve ~ 筛状移植片/skin ~ 皮移植片/sleeve ~ 袖状移植物/split-skin ~ 断层皮移植片/split-thickness ~ 断层厚皮移植片/sponge ~ 海绵移植物/Stent ~，Esser ~ 斯滕特移植物，埃塞移植物/surface ~ 表面移植物/syngeneic ~ 同基因移植物/tendon ~ 腱移植物/testis ~ 睾丸移植物/thick-split ~ 厚断层皮移植片/Thiersch's ~，Ollier-Thiersch ~ 提尔施移植物，奥提二氏移植物/thin-split ~ 薄断层皮移植片/thyroid ~ 甲状腺移植物/tube ~，tunnel ~，rope ~ 管状移植物/~-versus-host (简作 GVH) 移植物抗宿主[反应]/~-versus-host disease (简作 GVHD) 移植物抗宿主疾病/~-versus-host reaction (简作 GVHR) 移植物抗宿主反应/Wolfe's ~，Wolfe-Krause ~，Krause-Wolfe ~ 沃夫移植片，克—沃二氏移植片(全层皮移植片)/xenochthonous ~，xenologous ~，xenoplastic ~，xenograft 异种移植物/zooplastic ~，animal ~ 动物[质]移植物(取自动物)

grafting，transplantation *n*. 移植[术]，移植法，嫁接[法] ‖ ~ of alveolar cleft bone 牙槽裂的骨移植[术]/epithelial ~ 上皮移植术/fascial ~ 筋膜移植术/inlay bone ~ 内嵌植骨术/inlay skin ~ 内嵌植皮术/nerve ~ 神经移植术/outlay free skin ~ 外嵌植皮术/skin ~ 皮移植术，植皮术/tendon ~ 腱移植术

Graham diffusion law 格雷汉姆扩散定律(研究有关气体及液体扩散应该注意的问题之一)

Grahamella Brumpt [拉] *n*. 格雷汉姆体属 ‖ ~ peromysci Tyzzer 见 Bartonella peromysci (Tyzzer) Birtles et al./~ talpae Brumpt，Bartonella talpae (Brumpt) Birtles et al. 鼹鼠格雷汉姆体

grahamellosis *n*. 格雷汉姆体病

Graham Little syndrome [Ernest Gordon Graham Little 英医师 1867—1950] 格雷汉姆·利特尔综合征(特征为头皮有疤痕性脱发斑，躯干和四肢有毛囊性栓及毛囊角化病，有时在腋部、阴阜、躯干与四肢有非疤痕性脱毛)

Graham's law [Thomas 英化学家 1805—1869] 格雷汉姆定律(气体通过有孔膜的扩散速度，适与其密度的平方根成反比)

Graham's test [Evarts Ambrose 美外科医师 1883—1957] 格雷汉姆试验(胆囊 X 线造影检查前，静脉内注射或口服四碘酚酞钠)

Graham Steell murmur [Graham Steell 英医师 1851—1942] 格雷汉姆·斯蒂尔杂音(肺动脉高压及二尖瓣狭窄时，肺动脉回流所致的杂音，位于左第三肋间隙近胸骨缘处，沿胸骨往下传导)

grain [拉 granum] *n*. ①谷物，谷类 ②[颗]粒，晶粒 ③些微，一点儿 ④(简作 gn.，Gr.，gr.)喱，格令，谷(英国重量单位，等于 0.0648g) *vt*. ①使成粒状 ②使结晶 *vi*. 形成粒状 ‖ ~ alcohol 乙醇，酒精/Cayenne pepper ~s 克恩辣椒粉状颗粒(尿中棕色尿酸沉淀)/~ count 银粒计数/~ density autoradiography 银颗粒密度放射自显影[术]/~ed iron (简作 gi) 粒状铁/~ itch 谷痒病/~s of Paradise，Guinea ~s 乐园子(姜科植物 Aframomum melegueta Rosc.的种子)/~s per gallon (简作 gpg) 格令/加仑/pollea ~ 花粉粒/~ rust mite 多刺畸瘿螨/sago ~s 西米状小粒/~ size (简作 Gs) 晶粒大小，晶粒度/v-shaped ~s V 形粒 | in ~ 彻底地，真正的；本性的，根深蒂固的/with a ~ of salt 有保留地，不全信地

grainage *n*. 喱量(英衡制)

grainy *a*. ①粒状的 ②有细粒的

graininess *n*. 颗粒状态(胶片乳膜不匀象)，颗粒性

gram，-gram (简作 G，g，Gm，gm.，gr.，grm.) [法 gramme] *n*. 克(用作词尾时符号为"g")，克兰姆 ‖ ~-atom 克原子/~-atomic weight 克原子量/~ calorie (简作 g-cal.，gm. cal.，gr-cal.) 克卡，小卡/~-centimeter (简作 g-cm) 克—厘米/~-equivalent 克当量的/~ equivalent weight 克当量/~-ion (简作 g-ion) 克离子 (1g-ion = 1mol〈摩尔〉)/~-meter (简作 g-meter，gm-m) 克—米/~-mole (简作 g-mol) 克分子，克摩尔/~ molecular solution (简作 GMS) 克分子溶液/~ molecular volume (简作 GMV，gmv) 克分子体积/~ molecular weight (简作 GMW) 克分子量/~-molecule，grammole 克分子(1g-mol = 1mol〈摩尔〉)/~s per cubic centimeter (简作 G/cc，g/cm^3) 克/立方厘米，克/厘米^3/~s per cubic meter (简作 g/cu m) 克/米^3，克立方米/~s per denier (简作 g/den) 克/紞(后者亦称旦或纤度，纤维细度单位，长度 450 米、重 0.05 克的生丝为 1)/~/~ (简作 g/g) 克/克/~s per hour (简作 gph) 克/小时/~s per liter (简作 g/L，gpl) 克/升/~s per minute (简作 gpm) 克/分/~s per second (简作 gps) 克/秒/~ per square centimeter (简作 g/cm^2) 克/平方厘米，克/厘米^2/~ per square meter (简作 GSM) 每平方米克数/~/ton (简作 gm/ton) 克/吨/~s of water in air (简作 Gu，GWA) 空气含水克数/~-rad 克拉德(有时作吸收剂量单位)/~-radium 克镭当量/~-rem dose 克雷姆剂量/~-roentgen 克伦琴/~ weight (简作 gw，gwt) 克—重/~ weight per square centimeter (简作 gw/cm^2) 克—重/厘米^2(压力单位)、克—重/平方厘米/~-second 克秒

-gram [希 gramm a that which is written，a mark，graph] [构词成分] 图，像，照相图，描记图，写

Gram's iodine stain [Hans Christian Joachim 丹医师 1853—1938] 革兰碘染剂(染原虫囊) ‖ ~ method 革兰[染色]法(鉴别细菌的一种染色法，先用结晶紫染细菌，加碘液处理，再以乙醇脱色，最后用稀复红复染，凡染后菌体呈紫色者，称革兰阳性菌，凡结晶紫被脱色，而对复染着色者，称革兰阴性菌)/~-negative bacillary meningitis (简作 CNBM) 革兰阴性菌性脑膜炎/~ solution 革兰溶液(碘 1 份、碘化钾 2 份及水 300 份组成)

Gram staining，Gram stains *n*. 革兰染色

Gram-stained [grem，steind] *a*. 革兰染色的

gram-amphophilic *a*. 革兰两染性的

Gramicidin *n*. 短杆菌肽(抗生素类药) ‖ ~ A 短杆菌肽 A/~ B 短杆菌肽 B/~ C，~ S 短杆菌肽 C，短杆菌肽 S(抗生素类药)/~ J (简作 GR-J) 短杆菌肽 J(抗菌素)/~ S，Soviet ~ 短杆菌肽 S

gramine，donaxine *n*. 芦竹碱，2-二甲氨甲基吲哚(从大麦、芦竹等获得的一种吲哚生物碱碱)

Gramineae *n*. 禾本科

gramineous *a*. 禾本科的

graminicole *n*. 禾本科植物寄生物

graminin *n*. 裸麦果糖胶

graminivorous *a*. 吃草的，草食的

grammar *n*. 语法(学)，文法(学)，语法规则

grammatical *a*. 语法(上)的，符合语法规则的 ‖ ~ly *ad*./~ness *n*.

Grammatobothus krempfi (Chabanaudd) *n*. 克氏双线鲆(隶属子鲆科 Bothidae)

Grammatorcynus bicarinatus (Quoy et Gaimard) *n*. 双线鲅(隶属于鲅科 Cybiidae)

gramme [法]，gram *n*. 克，公分 ‖ ~-roentgen 克伦琴(X 线能吸收单位)

grammeter *n*. 克米(gm)(功单位)

Grammicolepidae *n*. 的雕科(隶属于海鲂目 Zeiformes)

Grammistes sexlineatus (Thunberg) *n*. 线纹鱼(隶属于鮨科 Serranidae)

Grammitidaceae *n*. 禾叶蕨科(一种蕨类)

grammole，gram-molecule *n*. 克分子

gram-negative (简作 GN，GNR，grn.) *a*. 革兰阴性的 ‖ ~ bacilli (简作 GNB) 革兰阴性杆菌/~ enrichment broth (简作 GN broth) 革兰阴性菌增殖肉汤/~ intracellular diplococci (简作 GNID) 革兰阴性细胞内双球菌

gramophone *n*. 留声机，唱机 ‖ a ~ record 唱片

gram-positive (简作 GP，grp.) *a*. 革兰阳性的 ‖ ~ positive coccus (简作 GPC) 革兰阳性球菌，固紫染色阳性球菌/~-positive fibers (简作 GPF) 革兰阳性纤维

Grampus [动药] *n*. 虎鲸 ‖ ~ killer whale [动药] 虎鲸/~ liver [动药] 虎鲸肝/~ panceas [动药] 虎鲸胰脏

Grampus griseus (G. Cuvier) *n*. 灰海豚(隶属于灰海豚科 Grampidae)

gran granulated *a*. 颗粒状的

gran- [拉 granum] [构词成分] 粒，颗粒

GRAN Gombart's reducing agent negative *n*. Gombart 还原剂阴性

grana granum 的复数 *n*. 体质基粒

granary *n*. 粮仓

granatotannic acid *n*. 梨皮鞣酸

granatum (所有格 granati) [拉]，pomegranate bark *n*. 石榴[树]皮

Grancher's disease [Jacques Joseph 法医师 1843—1907] 格朗歇病

(脾样变性肺炎)‖ ~ syndrome, ~ triad 格朗歇综合征,格朗歇三征(早期肺结核)/~ system 格朗歇隔离制(早期使幼儿不接触结核病人)

grand *a*. ①[最]重大的,主要的 ②盛大的,宏伟的 ③总的 ④孙[女],外孙[女]‖ ~ daughter cyst 孙囊(有的细粒棘球绦虫的子囊中由原头蚴或生发囊组成,其囊内进一步也可能有原头蚴或生发囊等组织,故称孙囊)/~ total 总[计]数/~ multiparity (简作 GM) 大的多胎产/~ scale integration (简作 GSI) 超大规模集成电路‖ ~ly *ad*.

grandam, grandame *n*. 老妇人,老太婆,祖母

Grand Arbaud bunyavirus *n*. 格兰德阿博德本扬病毒

Grand Arbaud uukuvirus *n*. 格兰德阿博德吴孔病毒

Grand Arbaud virus *n*. 格兰德阿博德病毒

grandchild *n*. [外]孙儿(女)

grandeur *n*. 宏伟,壮观,富丽堂皇

grandfather (简作 GF) *n*. ①[外]祖父 ②祖先,老大爷‖ ~ly *a*. 慈祥的

grandidentatus *n*. 巨牙者

grandiloquence *n*. 夸张,夸大

grandiloquent *a*. 夸张的,夸大的‖ ~ly *ad*.

grandiose [意 grandioso] *a*. 夸大的,雄伟的,壮观的‖ ~ly *ad*.

grandiosity (简作 GRN) *n*. 夸大,辉煌

grandma *n*. 奶奶,外婆,老奶奶

grand mal (简作 GM) *n*. [癫痫]大发作

grandmother *n*. [外]祖母;(女性)祖先,老奶奶 *vt*. 溺爱,悉心照料

grandpa *n*. 爷爷,外公

Grandry's corpuscles [19 世纪法解剖学家] 格朗德里小体,触盘,触觉半月板(舌及口内黏膜下的触觉小体)

grandson *n*. 孙,外孙

grandstand *n*. (运动场的)正面看台,全体观众

Grane ambra, ambergris [动药] *n*. 龙涎香

grange *n*. 田庄,农庄,谷仓

Granger line [Amedee 美放射学家 1879—1939] 格兰哲曲线(头颅 X 线片所见,指示交叉沟位置的曲线)‖ ~ sign 格兰哲征(2 岁以下婴儿的 X 片上如见到侧窦的前壁,则为乳突广泛损坏之征)/~ view 格兰哲位观(头颅平片投照位置之一)

Granisetron *n*. 格拉司琼(5-羟色胺拮抗药)

granite *n*. 花岗岩,花岗石,坚如磐石

granivorous *a*. 食谷的

granny, grannie *n*. 奶奶,外婆,接生婆

granoid *n*. 类基粒

granoplasm, granular protoplasm *n*. 颗粒原生质

granose *a*. 念珠形的,多颗粒的

Granström's sign [K. O. 英眼科医师] 格兰斯特勒姆征(主动脉缩窄时的一种视网膜征)

grant *vt*. ①同意,准予 ②假定……(正确),(姑且)承认 *n*. 同意,准许,授予,补助金,津贴‖ ~ed(或 ~ing) that…… 假定……,就算……/take……for ~ed 认为某事当然

Grantia niponica (Hozawa) *n*. 日本毛壶(隶属于毛壶科 Grantiidae)

Grantiidae *n*. 毛壶科(隶属于槽海绵目 Scycettida)

granula (复 granulae) [拉] *n*. ①粒剂 ②[颗]粒‖ basal ~ 基粒/chromatic ~ 染色质粒,尼斯耳体/chromophilic ~ 染色质粒,尼斯耳体/~e effervescentes 泡腾粒剂/infective ~ 传染性颗粒(感染锥虫病的小粒)/~ iridis 虹膜粒/~e magnesii sulphatis effervescentes 泡腾硫酸镁粒/~e natrii citro-tartratis effervescentes 泡腾枸橼酒石酸钠粒/parabasal ~ 副基粒/Plehn's ~ 普累恩粒(疟原虫内的嗜碱性粒)/Schüffner's ~ 薛夫讷粒(间日疟原虫在红细胞内的红色小点)/thread ~ 线粒体/ultramicroscopic ~ 超显微镜粒/yolk ~ 卵黄粒

granular [拉 granularis] *a*. 有细粒的,颗粒状的,具颗粒的‖ ~ casts (简作 GC) 颗粒管型/~ conjunctivitis 颗粒状结膜炎,沙眼/~ corneal dystrophy 颗粒状角膜营养不良/~ cytomembrane (rough surface) 粗糙面细胞质膜/~ endoplasmic reticulum 颗粒内质网/~ erythroplasia 颗粒状增殖性红斑/~ eyelid 颗粒/~ layer 颗粒层/~ leucoplakia 颗粒性白斑/~ lutein cell 粒黄体细胞(由颗粒层细胞分化而成,呈多边形,胞体大,染色浅,具有分泌类固醇激素细胞的结构特点。该细胞数量较多,分泌大量孕酮)/~ lymphocyte proliferative disorders (简作 GLPD) 颗粒淋巴细胞增多症/~-media (简作 GM) 中粒/~ noise 散粒噪音/~ ophthalmia 沙眼/~ sphere 颗粒状球/~ theory of protoplasm 原生质粒状学说/~ trachoma 颗粒性沙眼,滤泡性沙眼/~ vaginitis 粒状阴道炎/~ white cell (简作 GWC) 粒性白细胞/~ zone (in nucleolus) 颗粒区(核仁)

granularity *n*. 颗粒性(指照相影像不均度)

granulase *n*. 谷[淀粉]酶

granulate *vt*. ①使成颗粒,使成粒状 ②使表面粗糙 *vi*. ①形成颗粒 ②表面变粗糙 ③(伤口愈合时)长出肉芽

granulated (简作 gran.) *a*. 颗粒状的

Granulated spotted citrus borer [动药] *n*. 天牛,星天牛

granulatio (复 granulatioes) [拉], granulation *n*. [颗]粒(粒状小体)‖ granulationes arachnoidales, Pacchionian bodies 蛛网膜粒,帕基奥尼体

granulation [拉 granulatio] *n*. ①形成颗粒 ②表面粗糙 ③肉芽发生 ④制粒法(片剂) ⑤[颗]粒‖ arachnoidal ~s, ~es arachnoidales 蛛网膜粒,帕基奥尼氏体/Bayle's ~s 贝耳肉芽(肺纤维性结节)/Bright's ~s 布赖特肉芽(大白肾时的肉芽)/cell ~s 细胞颗粒/erethistic ~ 敏感性肉芽/exuberant ~s, proud flesh 赘肉,冗长肉芽/luxuriant ~ 肉芽过盛/Pacchionian ~s, Pacchionian bodies 帕基奥尼体,蛛网膜粒/pyroninophilic ~s 嗜派若宁性颗粒/~ time (简作 GT) 肉芽组织形成时间/~ tissue (简作 GT) 肉芽组织/torpid ~ 钝感性肉芽/Virchow's ~s 魏尔啸颗粒(麻痹性痴呆的室管膜颗粒)/wet ~ 湿制粒法,湿颗粒制法织

granulations (单 granulatio) [拉] *n*. [颗]粒(粒状小体)

granulation-tube *n*. 喉肉芽压迫插管

granulator *n*. 颗粒机,制粒机‖ oscillating ~ 摇摆式颗粒机

granule (简作 G) [拉] *n*. ①粒剂 ②[颗]粒‖ acidophil ~s 嗜酸性粒/acrosomial ~ 顶体粒/agminated ~s 集合粒/albuminous ~s, cytoplasmic ~s 白蛋白粒,脑质粒/aleuronoid ~s 麦粉[蛋白]样粒/alpha ~s α-粒(粗大而折光力强的嗜伊红粒,由蛋白质构成,亦称嗜酸性粒;垂体细胞内的嗜酸性粒)/Altmann's ~s, mitochondria 阿耳特曼粒,线粒体/amphophil ~s, beta granules 两染性粒/argentaffine ~s 嗜银粒/azur ~, azurophil ~, hyperchromatin ~ 嗜苯胺蓝粒/Babes-Ernst ~s, metachromatic granules 巴—恩二氏小体,异染[颗]粒/basal ~, blepharoplast 基底粒,生毛体,毛基体/basophil ~s 嗜碱性粒/beta ~s, amphophil ~s β-粒,两染性粒/Bettleheim's ~s 贝特耳海姆粒(血内运动小粒)/Bollinger's ~s 博林格尔粒(①博林格尔体 ②葡萄状放射菌病浅黄小粒)/Bütschli's ~s 比奇利粒(在卵内)/carbohydrate ~s 碳水化物粒/~ cell 颗粒细胞/central ~ 中心粒/chromatic ~s, chromophilic ~s, Nissl's bodies 染色质粒,尼斯耳体/chromophobe ~ 嫌色粒/cone ~s 锥粒/cytoplasmic ~s, albuminous granules 胞质粒,白蛋白粒/delta ~s δ-粒,淋巴细胞嗜碱性粒/deutoplastic ~ 滋养粒/Dioscorides's ~ 迪奥斯科里德粒剂(制自乳糖、阿拉伯胶及亚砷酸)/Ehrlich's ~s, Ehrlich-Heinz granules 欧利希粒(染三酸染剂的细胞粒)/elementary ~s, hemokoniae 血尘/eosinophil ~s 嗜伊红粒/epsilon ~s, neutrophil ~s ε-粒,嗜中性粒/Fauvel's ~s, peribronchitic absccesses 福费耳粒,支气管周脓肿/female ~s 女性粒/fuchsinophil ~s 嗜品红粒/gamma ~s γ-粒(见于白血病患者血液、骨髓和组织中的嗜碱性粒)/Grawitz's ~s 格腊维次颗粒(铅中毒时红细胞中的嗜碱性粒)/hyperchromatin ~, azur ~ 嗜苯胺蓝粒/infective ~ 传染性颗粒(感染锥虫病的小粒)/interstitial ~s 间质粒,肌粒/iodophil ~s 嗜碘颗粒(见于各种急性传染病的多核白细胞内)/Isaac's ~s 伊萨克粒(红细胞)/kappa ~s κ-粒,嗜苯胺蓝粒/Kölliker's interstitial ~s 克利克尔间质粒,肌浆间质粒/Kretz's ~s 克雷茨粒(肝硬化小结)/Langley's ~s 兰利粒(分泌腺的细胞粒)/leucocyte ~ 白细胞粒/lymph ~, lymph-corpuscles 淋巴小体,淋巴细胞,淋巴球/meningeal ~s, Pacchionian bodies 蛛网膜粒,帕基奥尼体/metachromatic ~s, polar ~s, volutin ~s 异染[颗]粒,巴—恩二氏小体/Mezei ~s 梅采粒(见于皮肤放线菌病涂片中)/Much's ~s 穆赫粒(粒状结核菌,仅受革兰法染色)/mucigen ~, mucinogen ~ 黏蛋白原粒/Neusser's ~s 诺塞粒(白细胞核周嗜碱性粒)/neutrophil ~s, epsilon granules 嗜中性粒,ε-粒/Nissl's ~s, Nissl's bodies 尼斯耳体,虎斑小体/osseous ~ 骨颗粒/oxyphil ~s, acidophil granules 嗜酸性粒(见 alpha ~s)/pigment ~s 色素粒/Plehn's ~s 普累恩粒(疟原虫内的嗜碱性粒)/polar ~s, metachromatic granules 异染[颗]粒/~ preparation 颗粒型冲剂/protein ~s 蛋白粒/rod ~s 杆粒/~ in sarcoplasm, interstitial ~s 肌浆间质粒/Schridde's, chondroconia 施里迪粒,软骨微粒/Schrön's ~s 施伦粒(卵内)/Schrön-Much ~s, Much's granules 施—穆二氏粒,穆赫粒(粒状结核菌,仅受革兰法染色)/Schüffner's ~s, Schüffner dots 薛夫讷粒(间日疟原虫在红细胞内的红色小点)/Schüle's ~s, Plehn's ~ 许累粒,普累恩粒/secretory ~s 分泌粒/seminal ~s 精液粒/sphere ~ 球状粒/sulfur ~s 硫黄状小粒/tannophil ~s 嗜鞣酸粒/thread ~s, mitochondria 线粒体/toxic ~s 中毒性颗粒(中性白细胞)/ultramicroscopic ~ 超显微[镜]粒/vital ~ 活粒/volutin ~s, metachromatic granules 纡回螺菌素[颗]粒,异染[颗]粒/yolk ~s 卵黄粒/zymogen ~s 酶原粒(某些细胞含有酶前体的分泌颗粒,离开细胞之后即具有活性)

granulesten *n*. 大豆磷脂(治牛皮癣及脂代谢异常)

granuliform *a*. 粒状的
granulitis, miliary tuberculosis *n*. 栗粒性结核
granulo- [拉][构词成分]颗粒,小粒,颗粒状的
granulo-adipose *a*. 颗粒状脂变的
Granulobacter Beijerinck [拉] *n*. 颗粒杆菌属‖～ butylicum Beijerinck 丁基颗粒杆菌/～ pectinovorum (Störmer) Beijerinck et van Delden 蚀果胶颗粒杆菌/～ polymyxa (Prazmowski) Beijerinck 多黏颗粒杆菌
granuloblast *n*. 成粒细胞
granuloblastosis *n*. 成粒细胞增多症
granulocorpuscle *n*. 颗粒小体
granulocyte (简作 G) [granular + 希 kytos hollow vessel] *n*. 粒细胞,粒性白细胞‖～ agglutinins (简作 GA) 粒细胞凝集素/band-form ～ 带状粒细胞/basophile ～ 嗜碱性粒细胞,嗜酸性粒性白细胞/～ colony-stimulating factor (简作 G-CSF) 粒细胞群体刺激因子(造血因子之一种)/～ disappearance rate (简作 GDR) 粒细胞消失率/eosinophile ～ 嗜曙红粒细胞,嗜曙红粒性白细胞/～/erythroid ratio (简作 G/E, G/E ratio) 粒细胞/红细胞比率/immature ～ 未成熟粒细胞,未成熟粒性白细胞/～-macrophage (简作 G-M) 粒细胞—巨噬细胞系/～-macrophage colony-stimulating factor (简作 GM-CSF) 粒—巨噬细胞集落刺激因子(造血因子之一种),生白能/neutrophile ～ 中性粒细胞,中性粒性白细胞/segmented ～ 分节核粒细胞/～ stimulating factor (简作 GSF) 粒细胞刺激因子/～ turnover rate (简作 GTR) 粒细胞交换率,中性粒细胞更新率
granulocytemia *n*. 粒细胞血症‖dysplastic ～ 成形障碍性粒细胞血症
granulocytic *a*. 粒细胞的‖～ chalone (简作 GCh) 粒细胞抑素
granulocytopathy *n*. 粒细胞病,粒性白细胞病
granulocytopenia [granulocyte + 希 penia poverty] *n*. 粒细胞减少症,粒细胞缺乏症
granulocytopoiesis *n*. 粒细胞生成
granulocytopoietic *a*. 粒细胞生成的
granulocytosis *n*. 粒细胞增多症‖tropical eosinophilic ～ 热带嗜酸粒细胞增多症
granulodiagnostic *n*. 颗粒诊断法(根据中性多形核白细胞的中毒性颗粒出现率来诊断结核病
granulofatty, granulo-adipose *a*. 颗粒状脂变的
granulofilocyte [granule + filum thread + 希 kytos hollow vessel] 网织红细胞
granuloma (复 granulomas 或 granulomata) *n*. 肉芽肿,肉芽瘤‖amebic ～ 阿米巴性肉芽肿/～ annulare 环形肉芽肿,环形疹/apical ～, ～ apicale [根]尖肉芽肿/Aschoff ～ 风湿热肉芽肿/coccidioidal ～ 球孢子菌性肉芽肿,球孢子菌病/eosinophilic ～ 郎格汉斯(Langerhans)细胞肉芽肿病,嗜酸性肉芽肿,异尖线虫病/～ cryptogeneticum, ～ cryptogenicum 隐原性肉芽肿,隐发性肉芽肿/dental ～, ～ dentis 牙肉芽肿/Dürck's ～, malarial ～ 迪尔克肉芽肿,疟疾肉芽肿/～ endemicum, dermal leishmaniasis 地方性肉芽肿,皮肤利什曼病/ epithelial ～ 上皮性肉芽肿/～ fissuratum 裂口肉芽肿/～ fungoides, mycosis fungoides 蕈样肉芽肿,蕈样真菌病/～ fungoides cells (简作 GFC) 蕈样肉芽肿细胞/～ gangraenescens 坏死性肉芽肿/giant cell ～ 巨细胞肉芽肿/giant cell ～ of jaw 颌骨巨细胞肉芽肿/giant cell reparative ～ 巨细胞修补性肉芽肿(如巨细胞瘤)/Hodgkin's ～, Hodgkin's disease 霍奇金淋巴肉芽肿,霍奇金病/infectious ～ 感染性肉芽肿/infective ～ of nasal sinus 感染性鼻窦肉芽肿/～ inguinale (简作 GI), ulcerating ～ of the pudenda, venereal ～, pudendal ulcer, ～ venereum, Donovaniasis 腹股沟肉芽肿(由肉芽肿荚膜杆菌引起的性传播疾病),性病肉芽肿,杜诺凡病(是一种慢性性接触传染病,病原菌为 Donovan 菌)/internal ～ 内肉芽肿/～ iridis 虹膜肉芽肿/laryngeal ～ 喉肉芽肿/lipoid ～, xanthoma 类脂[性]肉芽肿,黄瘤/lipophagic ～ 耗脂[性]肉芽肿/lycopodium ～ 石松子肉芽肿/malarial ～, Dürck's ～ 疟疾肉芽肿,迪尔克肉芽肿/～ malignum, malignant ～, Hodgkin's disease 恶性肉芽肿,霍奇金病/Mignon's eosinophilic ～ 米农嗜曙红细胞肉芽肿/～ multiplex lipoides, xanthomatosis, lipoid ～ 多发性类脂[性]肉芽肿,黄瘤病/palatal ～ 腭肉芽肿/paracoccidioidal ～ 副球孢子菌性肉芽肿,巴西芽生菌病/parasitic ～ 寄生性肉芽肿/periapical ～, ～ periapicale [根]尖周肉芽肿/periodontal ～, ～ periodontale 牙周肉芽肿/ulcerating ～ of pudenda, ～ inguinale 腹股沟肉芽肿/～ pudendi, ～ inguinale 腹股沟肉芽肿/pyogenic ～, ～ pyogenicum, septic ～, botryomycosis hominis 化脓性肉芽肿/rheumatic ～s 风湿性肉芽肿/～ sarcomatodes, mycosis fungoides 肉瘤样肉芽肿,蕈样真菌病/sclerosed ～ 硬化性肉芽肿/septic ～, ～ pyogenium 脓性肉芽肿/silicon ～ 硅肉芽肿,硅沉着性假结核瘤/～ telangiectaticum 毛细管扩张性肉芽肿/benign ～ of thyroid 甲状腺良性肉芽肿/trichophytic ～, ～ trichophyticum 发癣菌肉芽肿/～ tropicum, yaws 热带肉芽肿,雅司病/tuberculous ～ 结核性肉芽肿/～ umbilici, fungus umbilici 脐肉芽肿,脐海绵肿/venereal ～, ～ venereum, ～ inquinale 性病肉芽肿,腹股沟肉芽肿/Wagner's ～ 维氏肉芽肿(上、下呼吸道肉芽肿性血管炎、肾小球肾炎和过敏性反应型小血管炎)
granulomatosis *n*. 肉芽肿病‖allergic ～ 变态反应性肉芽肿病/～ benigna 良性肉芽肿病/～ disciformis progressiva et chronica 慢性进行性盘状肉芽肿病/lipoid ～, xanthomatosis 类脂[性]肉芽肿病,黄瘤病/lipophagic intestinal ～ 耗脂性肠肉芽肿病/lymphomatoid ～ 淋巴瘤样肉芽肿病/malignant ～, Hodgkin's disease 恶性肉芽肿病,霍奇金病/～ siderotica 铁质沉着性肉芽肿病
granulomatous *a*. 肉芽肿的‖～ colitis 肉芽肿性大肠炎/～ conjunctivitis 肉芽肿性结膜炎/～ inflammation 肉芽肿性炎症/～ iridocyclitits 肉芽肿性虹膜睫状体炎/～ iritis 肉芽肿性虹膜炎/～ keratopathy 肉芽肿性角膜病变/～ orchitis 肉芽肿性睾丸炎/～ scleritis 肉芽肿性虹膜炎/～ uveitis 肉芽肿性葡萄膜炎
granulomere *n*. [血小板]粒区,颗粒区
granulopathy *n*. 粒细胞病(指粒细胞功能异常)
granulopectic *a*. 颗粒固定的
granulopenia [granulocyte + 希 penia poverty] *n*. 粒细胞减少,粒细胞缺乏症
granulopexis, granulopexy *n*. 颗粒固定
granulopexy *n*. 颗粒固定
granulophilocyte *n*. 网织红细胞
granulophthisis *n*. 粒细胞系毁灭
granuloplasm, entosarc *n*. 内质,内[胞]浆
granuloplastic [granule + 希 plassein to form] *a*. 颗粒形成的
granulopoiesis [granulocyte + 希 poiein to make] *n*. 粒细胞生成
granulopoietic *a*. 粒细胞生成的
granulnpoietin *n*. 粒细胞生成素
granulopotent *a*. 能形成颗粒的
Granuloreticulosia de Saedeleer *n*. 黏网亚纲
granulosa, membrana granulosa *n*. 粒层,粒膜(卵泡内)‖～ cells 粒层细胞,颗粒细胞,粒膜细胞,卵巢滤泡/～ cell tumor 颗粒细胞,瘤粒层细胞瘤/～ urethritis 肉芽性尿道炎
granulosarcoid, granulosarcoma, mycosis fungoides *n*. 蕈样真菌病
granulosa-theca-cell tumor 粒层细胞—泡膜细胞肿瘤
granulose *n*. 直链淀粉,淀粉素;菌多糖 *a*. 颗粒状的
granulosis *n*. 颗粒团形成‖～ rubra nasi 鼻红粒病
Granulosis baculovirus *n*. 颗粒症杆状病毒
Granulosis viruses (Baculoviridae) *n*. 颗粒症病毒(杆状病毒)
Granulosis virus group (see Baculovirus) *n*. 颗粒病毒群
granulosity *n*. [颗]粒团
granulotherapy *n*. 粒细胞疗法(曾用于治疗传染病,认为静脉内注射碳粒能引起白细胞增多)
granulous *a*. ①颗粒状的 ②有颗粒的
Granulous ark [动药] *n*. 泥蚶
granulovacuolar *a*. 颗粒[与]空泡的
granum (复 grana) [拉], **grain** (简作 gr.) *n*. ①谷粒 ②[颗]粒 ③哩,格令,谷(见 grain) ④[叶绿体]基粒‖～ disc 基粒盘
Granville's counterirritant [Augustus Bozzi 英医师 1783—1871], ～ lotion 格兰维耳抗刺激剂,格兰维耳洗液(含有浓氨水、樟脑酯、迷迭香叶酯)
Granville's hammer [Joseph Mortimer 英医师 1833—1900] 格兰维耳锤(震动按摩器治疗神经痛)
GRAPDEN graphic data entry unit *n*. 图解数据输入装置
grape [法 grappe a cluster] *n*. ①葡萄 ②深紫色 ③葡萄酒‖～ sugar 葡萄糖,右旋糖
grape-ending *n*. 葡萄状神经末梢
grape-like *a*. 葡萄样的‖～ cystadenoma 卵巢葡萄样囊腺瘤
grape-fruit, Citrus paradisi *n*. 美国柚,菩提子
grape-sugar *n*. 葡萄糖
grapes *n*. ①马体葡萄疮 ②牛结核‖Carswell's ～ 卡斯韦耳葡萄状结核浸润(细支气管葡萄状结核浸润)
Grapevine ajinashika luteovirus *n*. ajinashika 葡萄黄症病毒
Grapevine asteroid mosaic virus (Hewitt) *n*. 葡萄星状花叶病毒
Grapevine Bulgarian latent nepovirus *n*. 保加利亚葡萄潜伏线虫传多角体病毒
Grapevine chrome mosaic virus, Grapevine chrome mosaic nepovirus (Martelli) *n*. 葡萄铬黄花叶病毒
Grapevine corky bark virus (Hewitt) *n*. 葡萄栓皮病毒
Grapevine enation disease virus (Bigante) *n*. 葡萄耳突病形
Grapevine fanleaf virus, Grapevine fanleaf nepovirus (Hewitt) *n*. 葡萄扇叶病毒
Grapevine flavescence doree (**Golden flavescence**) **virus** (Caudwell)

n. 葡萄金黄病毒
Grapevine leafroll virus（Scheu）*n*. 葡萄卷叶病毒
Grapevine stem-pitting associated closterovirus（Grapevine fanleaf virus 株）*n*. 葡萄茎凹相关甜菜黄化病毒
Grapevine veinbanding virus（Goheen et Hewitt）（Grapevine fanleaf virus 株）*n*. 葡萄镶脉病毒
Grapevine veinclearing virus（Anon）*n*. 葡萄脉明病毒
Grapevine yellow mosaic virus（Hewitt）（Grapevine fanleaf virus 株）*n*. 葡萄黄花叶病毒
Grapevine yellow vein virus（Carpenter）（Tomato ring spot virus 株）*n*. 葡萄黄脉病毒
graph. graphic *a*. 图解的
graphology *n*. 图解法
graph[1]［希 graphein to write, or record］*n*. ①［曲线］图，图形，图解，表 ②描记器 *vt*. ①用图表表示 ②把……绘入图表 ‖ ~ data 图解数据/~ follower 读图器/~ plotter 绘图仪/~ information retrieval language（简作 GIRL）图形情报检索语言/~ theory 图论
graph[2] *n*. 词的拼法，表示音素的最小字形单位
graph-［构词成分］写，记
grapheme *n*. 字母，表示一个音素的所有字母形式
graphesthesia *n*. 皮肤书写觉
graphic, graphical［希 graphein to write］（简作 graph.）*a*. ①图的，图解的，图示的 ②记录的 ‖ ~ access method 图形存取法/~ alphanumeric display 图形字符数字显示器/~ character 图形字符/~ data entry unit（简作 GRAPDEN）图解数据输入装置/~ data processing 图形数据处理/~ display 图形显示/~ display terminal 图形显示终端/~ display unit 图形显示装置/~ documentation 图形文件/~al encoding 印刻编码（主要用于化学方面编码技术）/~al evaluation and review technique（简作 GERT）图形鉴定与检测技术/~ file 图形文件/~ instrument 图形仪/~ interface 图形接口/~ language 图像（形）语言/~ means 图形法/~ package 图形程序/~ processing 图形处理/~ report generator 图形显示发生器/~ solution 图解法/~ -stress telethermometry（简作 GST）温度遥测描记法/~ terminal 图示终端
graphics *n*. 图形学，制图法，图解计算法
Graphidaceae *n*. 石墨菌科（一种菌类）
Graphiolaceae *n*. 粉座菌科（一种菌类）
graphite［拉 graphites from 希 graphis a style, or writing instrument］*n*. 石墨 ‖ ~ furnace atomic emission spectroscopy（简作 GFAES）石墨炉原子发射分光镜检查/~ treatment（简作 Gr Tr）石墨疗法
graphitic *a*. 石墨的
graphitosis *n*. 石墨沉着病，石墨肺
Graphium *n*. 石墨菌属［构词成分］书写
grapho-, graph-［希 graphein to record 书写］［构词成分］书写
grapho-analysis *n*. 书写分析（由笔迹来分析其性格）
graphocatharsis *n*. 书写发泄法
graphokinesthetic *a*. 书写运动觉的
graphology（简作 graph.）*n*. 笔迹学，字体学体学（研究笔迹作为分析人格的一种方法），图解法
graphomania *n*. 书写狂
graphomotor *a*. 书写运动的
Graphomyia maculata（Scopoli）*n*. 斑纹蝇（隶属于蝇科 Muscidae）
Graphomyia rufitibia *n*. 绯经纹蝇
graphopathology *n*. 字体病理学（研究书写笔迹作为精神或身体疾病的一种指征）
graphophobia *n*. 书写恐怖
graphorrhea［grapho- + 希 rhoia flow］*n*. 书写错乱
graphoscope *n*. 近视弱视矫正器
graphospasm, writers' cramp *n*. 书写痉挛
-graphy［希 graphein to write, record 书写，记录］［构词成分］①书写，记录，描记法，记录法 ②摄影 ③……论，……学
grapple *vt*. & *vi*. 抓住，捉牢，握紧
Grapsidae *n*. 方蟹科（隶属于短尾次目 Brachyura）
grapy *a*. ①葡萄［状］的 ②葡萄［酒］味的
GRAS generally recognized as safe *n*. 一般认为安全（美国食品、药物管理局）
graser nuclear-pumped or gamma ray laser *n*. 核冲击激光器，γ 射线激光器
Graser's diverticulum［Ernst 德外科医师 1860—1929］格腊泽憩室（乙状结肠曲的假憩室）
Grashey's aphasia［Hubert von 德精神病学家 1839—1911］格腊希失语，遗忘性失语（见于急性病及脑震荡）
GRASP generlized retrieval and storage program *n*. 通用检索与存贮程序
grasp *vt*. ①抓住，紧握 ②理解，领会 *n*. ①抓，握 ②控制 ③理解 ④握法 ‖ beyond（one's）~ 为……力所不及/in the ~ of 在……掌握中/instrument ~ 器械握法/inverted pen ~ 笔倒握法/palm and thumb ~ 拇掌握法/pen ~ 握笔法/~ reflex 抓握反射/within（one's）~ 为……力所能及
grasping *n*. 紧握 *a*. 想抓住的，贪婪的，攫取的 ‖ forced ~ 强迫性紧握，强握/~ forceps 把持钳［子］ ‖ ~ly *ad*. /~ness *n*.
Grass marijuana *n*. 大麻
Grass puffer［动药］*n*. 黑点东方鲀 ‖ ~ puffer blood［动药］星点东方鲀血/~ puffer liver［动药］星点东方鲀肝/~ puffer ovaries［动药］星点东方鲀卵巢/~ puffer roe［动药］星点东方鲀卵
grass *n*. ①草 ②禾本科植物 ③牧场 ‖ couch ~ 匍匐冰草（Agropyron repens）Iscurvy/scurvy ~, Cochlearia officinalis 山萮菜，辣根菜（曾用作治坏血病药）/sleep ~, Stipa robusta 醉马羽茅，睡眠草/star ~, aletris 肺筋草（有时也指黄地百合或星瓣菊）
Grass carp rhabdovirus *n*. 草鲡弹状病毒
grasserie *n*. 蚕黄疸病（犯蚕、蝴蝶等昆虫）
grasseriomycin *n*. 蚕黄疸霉素（获自一种链丝菌）
Grasset-Gaussel-Hoover sign［Joseph Grasset, Amans Gaussel, Charles F. Hoover］格腊塞—果塞尔—胡佛征（当患者斜卧欲举起瘫腿时，检查者手上所感到健侧腿向下的压力较检查健康人时所感到的压力为大）
Grasset-Gaussel phenomenon［Joseph Grasset, Amans Gaussel 法医师］格腊塞—果塞尔现象（见 Grasset's phenomenon）
Grasset's law［Joseph 法医师 1849—1918］格腊塞定律（一侧大脑半球病变时，如有瘫痪则头偏向同侧，如有痉挛则偏向对侧，见 Landouzy-Grasset law）‖ ~ phenomenon（sign）格腊塞现象（征）（在不全偏瘫时，患者能将两下肢分别举起，而不能同时举起）/~ sign 格腊塞征（在不全偏瘫时，患者能将两下肢分别举起，而不能同时举起）
grass-fire, stalk disease 玉蜀黍茎病（牛马）
grasshopper *n*. 蝗虫，蚱蜢
grass-roots *n*. ①农业区 ②基层，基层群众 ③基础，根本
grass-sickness *n*. 青草病
grassy *a*. 长满草的，盖满草的
Grataegus scabrifolia（**Franch.**）**Rehd.**［拉；植药］*n*. 云南山楂
grate[1] *n*. 炉栅，头炉，格栅
grate[2] *vt*. ①摩擦 ②磨［牙］，轧 *vi*. ①摩擦 ②刺激 ③烦躁
grateful *a*. ①感谢的 ②可喜的 ‖ ~ly *ad*. /~ness *n*.
grater *n*. 锉屑器，锉刀
graticule *n*. 标线［片］，［地］量板 ‖ ~ line 十字线，方格线
gratification *n*. ①愿望满足，满意 ②喜悦，奖金
gratify *vt*. ①使满足 ②使满意，使高兴
gratifying *a*. 令人满足的，令人满意的，可喜的
grating *n*. ①栅，格栅，条栅，线［光］栅 ②摩擦者 *a*. 刺身的，摩擦的 ‖ diffraction ~ 衍射光栅（分光镜中用以分隔光的波长）/~ monochrometer（简作 GM）光栅单色计
Gratiola L. *n*. 水八角属 ‖ ~ officinalis L. 水八角（泻药、催吐药及利尿药）
Gratiolet's optic radiation［Louis Pierre 法解剖学家 1815—1865］［格腊提奥累］视辐射线 ‖ ~ radiating fibers 格腊提奥累视辐射线纤维
gratiolin *n*. 水八角苷
gratis *a*. & *ad*. 免费的（地），无偿的（地）
gratitude *n*. 感激，感谢
grattage［法］*n*. 刷除术（如刮除或用硬刷刷去沙眼中的肉芽组织）
gratuitous *a*. ①免费的，无偿的 ②没有理由的，无敌的 ‖ ~ inducer 安慰诱导物 ‖ ~ly *ad*.
gratuity *n*. 赏金，小账
gratulation *a*. 祝贺的，庆贺的
Gräupner's test［Sigurd（Solo）德医师 1861—1916］格罗伊普内试验（检心力）
grav. gravid［拉］*a*. 妊娠的，怀孕的
gravity *n*. 重力
grav-［拉 gravis］［构词成分］重，妊娠的
gravamen（复 gravamens, gravamina）*n*. 委屈，不平，冤情
GRAV CNT gravitational constant *n*. 万有引力常数（牛顿常数）
grave[1] *a*. ①严重的，重大的 ②沉重的
grave[2] *n*. ①坟墓 ②死
gravedo［拉］*n*. 鼻伤风
gravel *n*. ①沙砾 ②尿沙 *vt*. 以砂石铺路，使困惑
gravely *ad*. 认真地，庄严地，严肃地
gravel-root, Eupatorium purpureum *n*. 紫苞佩兰
graveolent［拉 gravis heavy + olere to smell］*a*. 重油气的，腐臭的

graver, carver ***n*.** 雕刻刀

Graves' disease [Robert James 爱医师 1797—1853], exophthalmic goiter 格雷夫斯病,弥漫性甲状腺肿伴机能亢进症,突眼性甲状腺肿(原因不明的甲状腺疾病,常见于妇女,特征为眼球突出,搏动性甲状腺增大,脉率明显加速,有大量出汗倾向,神经质症状〈其中包括频细肌肉震颤、不安宁和暴躁〉、精神障碍、消瘦以及代谢率增加)

grave-wax, adipocere ***n*.** 尸蜡

GRAVi primigravida (first pregnancy) ***n*.** 初孕(第一次怀孕)

gravi- [拉] [构词成分] 重,重的

gravid [拉 gravida heavy, loaded] (简作 grav.) ***a*.** 妊娠的 ***n*.** 妊娠,[受]孕 ‖ ~ proglottid 孕卵节片/~ segment 孕卵节片/~ uterus 妊娠子宫 ‖ ~ly ***ad*.** /~ness ***n*.**

-gravida [构词成分] 孕妇

gravida (简作 G) ***n*.** 孕妇 ‖ ~ Ⅰ 初孕妇/~ Ⅱ, secondigravida 第二次怀孕

gravidic ***a*.** 妊娠期的 ‖ ~ retinitis 妊娠性视网膜炎

gravidin, kyestein ***n*.** 孕尿翳,孕尿皮(孕征)

gravidism ***n*.** 妊娠[现象]

graviditas, pregnancy ***n*.** 妊娠,[受]孕 ‖ ~ abdominalis 腹腔妊娠/~ ampullaris 壶腹妊娠/~ examnialis 羊膜外妊娠/~ exochorialis 绒[毛]膜外妊娠/~ heterotopica 异位妊娠/~ intraligamertosa 韧带内妊娠/~ intraperitonealis 腹膜内妊娠/~ isthmica 管峡妊娠/~ ovarialis, ovariocyesis 卵巢妊娠/~ ovarioabdominalis 卵巢腹腔妊娠/~ tuboabdominalis 输卵管腹腔妊娠/~ tuboovarialis 输卵管卵巢妊娠

gravidity [拉 graviditas] ***n*.** 妊娠,[受]孕

gravidocardiac [拉 gravida + 希 kardia heart] ***a*.** 妊娠心脏病的

gravidopuerperal ***a*.** 孕期与产褥期的

gravimeter [拉 gravis heavy + metrum measure] ***n*.** 比重计,比重测定器

gravimetric, gravimetrical (简作 G) ***a*.** ①比重测定的 ②重量分析的,测定重量的 ‖ ~ analysis 重量分析/~ density (简作 Gd) ①重量密度 ②假比重/~ volume (简作 gv) ①重力容积 ②重量体积 ‖ ~ally ***ad*.**

gravimetry ***n*.** 重量(或密度)分析法

gravireceptor ***n*.** 重力感受器

gravis [拉] ***a*.** 重的,剧烈的

gravisphere ***n*.** 引力圈

gravistatic ***a*.** 坠积的(由于地心引力所引起的)

gravitate ***vi*.** ①受重力作用 ②受引力作用,受吸引 ③倾向(to, towards) ④沉下,下降 ***vt*.** 使受重力吸引而移动,吸引

gravitation ***n*.** ①[万有]引力,重力 ②[吸]引力

gravitational ***a*.** ①[万有]引力的,重力的 ②[吸]引力的 ‖ ~ acceleration 重力加速度/~ constant (Newtonian constant of gravitation) (简作 G, GRAV CNT) 重力常数,万有引力常数,牛顿引力常数/~ effect 重力作用/~ field ①引力场 ②重力场/~ placental localization 重力性胎盘定位/~ placentography 重力胎盘摄影[术]/~ receptor 重力感受器/~ reflex 代偿性注视反射

gravitative ***a*.** 重力的;受重力作用的

gravitol ***n*.** 格腊维托(2-甲氧 6-丙烯基酚的二乙氨基乙醚)

graviton ***n*.** (物理)引力子

gravitometer ***n*.** 比重计,比重测定器

gravity [拉 gravitas] (简作 g., gr., grav.) ***n*.** ①认真 ②严重性 ③危险性,危机 ④重要性 ⑤重力,引力 ‖ absolute specific ~ 绝对比重/acceleration due to ~ (简作 gs) 标准重力加速度/apparent specific ~ 外表比重/~ dependence 重力依赖性/~ dependent move 重力依赖性运动/~ drip infusion 重力性静脉滴注/center of ~ (简作 G) 重心/~ unit (简作 Gu) 重力单位/~-settling culture (简作 GSC) 重力沉淀培养/~ shift test 重力转移试验/specific ~ 比重/standard ~ (简作 g., gn.) 标准重力加速度(单位) [$1gn = 9.80665 m/s^2$]/~ transfer sign 重力转移征/~ volume (简作 gv.) 气与同容积水的重量比/zero ~ 零重量,无重量

gravy ***n*.** 肉汁,利润,轻松的工作(或课程)

Grawitz's basophilia [Paul 德病理学家 1850—1932] 格腊维次嗜碱性细胞增多[症] ‖ ~ cachexia 格腊维次恶病质(类似恶性贫血)/~ slumbering cell 格腊维次睡眠细胞/~ tumors 格腊维次瘤(肾上腺样瘤,目前认为系肾实质癌)

γ-ray gamma ray ***n*.** γ 射线

GRAY Gombart's reducing agent positive Gombart ***n*.** 还原剂阳性

gray, grey (简作 gr., gy.) ***n*. & *a*.** ①灰色[的],阴沉[的],黎明,黄昏 ②[神经]灰质 ③(简作 Gy) 戈[瑞](辐射吸收剂量单位,等于焦耳/千克),1Gy = 100 rad(拉德) ‖ ~ atrophy 灰色萎缩/~ baby syndrome 灰婴综合征/~ cataract 灰色内障/central ~ 中央灰质/~ fogging 灰雾/~ level 灰度级,灰阶水平/~ level mapping 灰度级映射[变换]/~ level quantization 灰度级量化/~ level thresholding 灰度级的门限化/~ line [眼睑]灰线/~ matter 灰质/~ metter enhancement (简作 GME) 灰质增强/nervous ~ 神经灰质/~ per second (简作 Gy/S) 戈(瑞)/秒(吸收剂量率单位)/~ scale 灰阶,灰度(超声术语,灰度可以分为若干等级),亮度级别/~ scale attachment 灰阶[超声]附件/~ scale contact scanner 接触式灰阶[超声]仪器/~ scale CT image 灰阶计算机断层影像/~ scale curve 灰阶曲线/~ scale display 灰阶显示/~ scale echogram 灰阶声像图/~ scale echography 灰阶超声检查,灰阶声像图检查/~ scale histogram 灰阶直方图/~ scale imaging 灰阶成像/~ scale mark 灰标/~ scale resolution 灰阶分辨力/~ scale static B-scan 灰阶静态 B 形扫描/~ scale technique 灰阶技术/~ scale texture 灰阶质地/~ scale ultrasonic tomography 灰阶超声体层成像术/~ scale ultrasonograph 灰阶超声图/~ scale ultrasonography 灰阶超声成像检查/~ scale ultrasound (简作 Gs) 灰阶超声/~ shade 灰度/silver ~, steel ~, nigrosin 苯胺黑/~ substance 灰质/~ (baby) syndrome 灰色综合征(指怀孕末期孕妇或新生儿使用氯霉素〈chloramphenicol〉,由于胎儿或新生儿的肝、肾尚未成熟,使氯霉素的代谢与排泄低于正常,体内氯霉素积聚,婴儿体表呈灰色)/~-tone 灰[度]色调/~-tone pattern 灰色调图像,灰色调型式/~-tone soft tissue 灰色调软组织(声像图检查所见)/~-tone texture 灰色调质地(声像图检查术语)

grayanotoxin ***n*.** 木藜芦毒素(得自木藜芦 Leucothoe grayana)

Gray cod [动药] ***n*.** 大头鳕 ‖ ~ cod bone [动药] 大头鳕骨/~ cod liver [动药] 大头鳕肝/~ cod oldwife [动药] 大头鳕/~ cod pancreas [动药] 大头鳕胰脏/~ cod swim-bladder [动药] 大头鳕鳔

Gray nurse shark [动药] ***n*.** 沙锥齿鲨 ‖ ~ nurse shark gall [动药] 沙锥齿鲨胆/~ nurse shark liver [动药] 沙锥齿鲨肝/~ nurse shark muscle [动药] 沙锥齿鲨/~ nurse shark swim-bladder [动药] 沙锥齿鲨鳔

Gray back vladimiria [植药] ***n*.** 灰背川木香

Gray headed black-faced bunting meat [动药] ***n*.** 灰头鸦

grayish ***a*.** 带灰色

Gray's paradox 格雷佯谬

Gray values ***n*.** 格雷值

graze ***vt*., *vi*. & *n*.** 擦伤,拖痕,抓破,放牧,吃草

grazer ***n*.** 放牧人,牧场主 ‖ ~y ***n*.** 畜牧业

grazing ***n*.** 放牧,放牧法,牧场 ‖ ~land ***n*.** 畜牧场,放牧地

Grb. gerbil ***n*.** 沙土鼠(南非传播鼠疫的一种鼠)

GRBD General Reference and Bibliography Division ***n*.** 参考书目及文献目录总局

Gr. Br. Great Britain ***n*.** 大不列颠,英国

GRC Gerontological Research Center ***n*.** 老年医学研究中心

Grc. Greece ***n*.** 希腊

gr-cal. gram-calorie ***n*.** 克/卡

gr. cwt. gross hundred weight ***n*.** 长担,英担(= 50.8 kg)

grd. grind ***n*.** 研磨,研碎,粉碎

grease ***n*.** ①动物脂,脂肪,猪油,豚脂 ②马踵炎 ***vt*.** 搽油 ‖ ~ dermatitis 油彩皮炎(演员用油彩化妆后引起的皮肤损害)

grease-heel ***n*.** 马踵炎 ‖ ~ virus, grease virus 马踵炎病毒

greasy ***a*.** ①沾有油脂的,油脂过多的 ②滑腻的 ***n*.**

Great ***a*.** 大的 ‖ ~ blue shark [动药] 大青鲨/~ blue shark fetus [动药] 大青鲨胎/~ blue shark gall [动药] 大青鲨胆/~ blue shark liver [动药] 大青鲨肝/~ blue shark muscle [动药] 大青鲨/~ blue shark swim-bladder [动药] 大青鲨鳔/~ Britain (简作 Gr Br, Gt B) 大不列颠,英国/~ bustard [动药] 大鸨/~ bustard fat [动药] 鸨油/~ bustard meat [动药] 鸨肉/~ himalayan leaf-nosed bat [动药] 大马蹄蝠/~ island orbivirus 大岛环状病毒/~ island virus 大岛病毒/~ tiger moth [动药] 灯蛾,虎蛾

great (简作 Gt.) ***a*.** ①大的 ②伟大的 ③重大的 ‖ ~ toe 踇趾/Great Britain (简作 GB) 大不列颠/~er alar cartilage 大翼软骨/~er arterial circle 动脉大环/~er lip of vulva 大阴唇/~er omentum 大网膜/~er pelvis 大骨盆/~er rhomboid muscle 大菱形肌/~er sciatic notch 坐骨大切迹/~er splanchnic nerve 内脏大神经/~er tubercle 大结节/~er ventro-recti-muscle 大腹直肌/~er vestibular gland 前庭大腺/~er wing 大翼/~est common divisor (简作 GCD) 最大公约数/~est common factor (简作 GCF) 最大公因数/~est common measure (简作 GCM) 最大公约数/~ coronary vein (简作 GCV) 大冠状静脉/~est lengh (简作 GL) 最大长度(测量卷屈小胚胎的轴)/~ occipitotrigeminus syndrome (简作 GOTS) 大后头三叉神经综合征 ‖ ~ly ***ad*.** 大大地,非常/~ness ***n*.**

Greater horse shoe bat [动药] ***n*.** 马铁菊头蝠

Greater pied woodpecker [动药] ***n*.** 大斑啄木鸟

Greater pied woodpecker feathers［动药］*n*. 大斑啄木鸟羽
Greece（简作 Gr, Grc）*n*. 希腊［欧洲］
greed *n*. 贪心，贪婪（for）
greedy *a*. ①贪婪的 ②贪吃的，渴望的‖greedily *ad*. /greediness *n*.
Greek（简作 G, Gk）*a*. ①希腊的 ②希腊人的，希腊语的 *n*. ①希腊人 ②希腊语
Green marijuana *n*. 大麻
Green *a*. 绿的，青的，新鲜的‖～ algal virus 绿藻病毒/～ bamboo snake［动药］青竹蛇/～ blister beetle［动药］中国绿芫菁/～ gram［植药］绿豆/～ pond frog gall［动药］金线蛙胆/～ lizard papillomavirus 绿蜥蜴乳头瘤病毒/～ monkey virus, Marburg virus 绿猴病毒，马尔堡病毒/～ pond frog［动药］①金线蛙 ②金线蛙指名亚种/～ red foot chafer larva［动药］红脚绿丽金龟/～ sandpiper［动药］白腰草鹬/～ sandpiper meat［动药］白腰草鹬/～ sea turtle herpesvirus, Chelonid herpes virus 1 绿海龟疱疹病毒，海龟疱疹病毒 1/～ shell［动药］甲香/～ tangerine peel［植药］青皮
Green's function *n*. 格林函数
green（简作 G, Gn., gn., grn.）*a*. ①绿的，青的 ②新鲜的 ③（伤口）未愈合的 ④精力旺盛的 ⑤（脸色等）发青的，苍白的 ⑥未成熟的 *n*. ①绿色，草地，青色 ②青春，生气 *vt*. & *vi*.（使）变成绿色‖acid ～ 酸绿/acid alzarin ～ G G 字酸性茜素绿/～ blindness 绿色盲/brilliant ～, ethyl ～ 亮绿，煌绿，乙基绿/bromocresol ～ 溴甲酚绿/Brunswick ～, copper subcarbonate 布仑司维克绿，碱式碳酸铜/～ callus 绿化愈伤组织/～ cataract 绿内障，青光眼/chrome ～ 铬绿/～ cone 绿锥体［细胞］/diamond ～, malachite ～ 金刚绿，孔雀绿/diazin ～, Janus ～ B 二氮苯绿，B 字杰纳斯绿/ethyl ～, brilliant ～ 乙基绿，煌绿/fast ～ 固绿/fast ～ FCF 固绿 FCF/fast acid ～ N, light ～ S F N 字酸性固绿 Guinea ～ 几内亚绿/～ food 青菜，蔬菜/～ hand 生手/Hoffman ～, iodine ～ 碘绿/～ house 温室，花房/imperial ～, Paris ～, copper aceto-arsenite 巴黎绿，乙酰亚砷酸铜/iodine ～ 碘绿/Janus ～ 杰纳斯绿/light ～ 淡绿/light ～ N, malachite ～ 淡绿 N，孔雀绿/light ～ SF yellowish, fast acid ～ N 微黄淡绿 SF，固酸绿 N（酸性染料）/malachite ～, benzaldehyde ～, solid ～, Victoria ～ 孔雀绿，苯醛绿，固体绿，维多利亚绿/malachite ～ G, brilliant ～ 孔雀绿 G，煌绿/methyl ～ 甲［基］绿，美绿/methylene ～, mononitromethylene blue 亚甲绿，甲烯绿/～ monkey kidney cells（简作 GMK）绿猴肾细胞剂（病毒培养剂）/naphthol ～ 萘酚绿/new solid ～ 新固体绿/Paris ～ 巴黎绿，乙酰亚砷酸铜（一种杀虫药）/～ rod 绿视杆细胞/Scheele's ～, Swedish Paris, copper aceto-arsenite 谢勒绿，瑞典绿，洋绿，乙酰亚砷酸铜/Schweinfurt ～, Paris ～ 施魏因富特绿，巴黎绿，乙酰亚砷酸铜/solid ～, malachite ～ 固体绿，孔雀绿/～ spot 绿色斑（见于高度近视眼黄斑区）/～ tea 绿茶/Victoria ～ 维多利亚绿/～ vision 绿视野/～ wound 新伤/yellowish light ～ SF SF 字微黄淡绿
Greenberg's method *n*. 格林堡法（测血清蛋白质）
greenbottle, Lucilia *n*. 绿蝇
greenery *n*. 草木，（总称）绿叶，暖房
Greene's sign［Charles Lyman 美医师 1863—1929］格林征（胸腔积液时心脏游离缘随呼气运动而向外侧移动，叩诊时可判断出）
Greenfield's disease［Joseph Godwin 英病理学家 1884—1958］格林费尔德病，异染性脑白质营养不良（婴儿型）
Greenhow's disease［Edward Headlam 英医师 1814—1888］格林豪病（寄生性黑皮病）
greenish（简作 grnsh.）*a*. 略呈绿色的，带绿色的，未经世故的‖～ brown（简作 gbr）淡绿褐色/～ gray（简作 G Gr.）绿灰色/～ yellow（简作 Gy.）绿黄色的
Greenish lily［植药］*n*. 百合
Greenland *n*. 格陵兰（丹麦）
greens *n*. 青菜
green-stain *n*. 绿斑，绿色沉着斑（牙上霉样沉着物）
greenstick fracture *n*. 青枝骨折
Greenwich mean time（简作 GMT）*n*. 格林威治平均时
greeny *a*. 略呈绿色的
greet *vt*. ①迎接，欢迎 ②向……致敬，向……问好
greeting *n*. ①问候，致敬，祝贺 ②贺辞
greffier *n*. 公证人，登记员，注册员
greffotome［法 greffe graft ＋ 希 temnein to cut］*n*. 移植刀
gregaloid［拉 grex flock ＋ 希 eidos form］*a*. 集合样的，簇聚的（指原生动物的簇聚集落）
Gregariella coralliophaga（Gmelin）*n*. 珊瑚绒贻贝（隶属于贻贝科 Mytilidae）
Gregarina Dufour［拉 gregarius crowding together］*n*. 簇虫属‖～ blattarum Siebold 蠊簇虫/～ cuneata Stein 楔形簇虫/～ locustae Lankester 地方簇虫/～ oviceps Diesing 绵羊头状簇虫/～ polymorpha Hammerschmidt 多形簇虫/～ rigida Hall 硬簇虫/～ Steini Berndt 杯状簇虫
gregarina（复 gregarinae）*n*. 簇虫
gregarine *n*. 簇虫 *a*. 簇虫的
gregarines *n*. 簇虫
gregarinian *a*. 簇虫的
Gregarinia Dufour *n*. 簇虫亚纲
Gregarinida Lankester *n*. 簇虫目，簇虫类
Gregarinidae Labbè *n*. 簇虫科
gregarinosis *n*. 簇虫病
gregarious *a*. ①群集的 ②群居的 ③聚生的‖～ly *ad*.
gregariousness *n*. 簇聚性
g-region 间隔区
Gregory's powder（mixture）［James 英医师 1753—1821］格雷戈里散（复方大黄散）
Greig's syndrome［David M. 苏格兰医师 1864—1936］格雷格综合征，两眼间距过远
Greinacher circuit 格雷因纳契电路（一种倍压电路）
-grel-［构词成分］－格雷－（1998 年 CADN 规定使用此项名称，主要系指影响血液及造血系统的抗血小板聚集药，如阿那格雷［Anagrelide］、达美格雷［Dazmegrel］等）
Grenacher's stain 格雷纳黑尔染剂（硼砂卡红染剂）
grenade *n*. 手榴弹，枪榴弹
grenz rays［德 Grenze boundary］跨界［射］线，境界［射］线（见 ray 项下相应术语）
Grepafloxacin *n*. 格帕沙星（抗菌药）
gression, displacement *n*. 移位（牙）
Gressittia *n*. 步足虻属‖～ birumis 二标足虻
gressorial［拉 gressus to walk］*a*. 适于行走的
Greta marijuana *n*. 大麻
Greve's tumor reaction（test）格雷夫瘤反应（试验）（检癌）
grevillol *n*. 银桦酚，十三烷［基］苯二酚
grew grow 的过去式
Grewia biloba G. Don［拉；植药］*n*. 扁担杆（全株入药）
Grewia biloba G. Don var. parviflora（Bunge）Hand.-Mazz.［拉；植药］*n*. 扁担木（全株入药）
Grewia microcos, Fallopia nervosa［拉；植药］*n*. 破布叶，薢宝叶
Grey Turner's sign［George Grey Turner 英外科医师 1877—1951］格雷·特纳征，特纳征（出血坏死性胰腺炎时，呈现腰部淤斑）
grey, gray *a*. ①灰色的 ②灰白的 ③灰白头发的 *n*. 灰色 *vt*. & *vi*.（使）变成灰色
Grey heron［动药］*n*. 苍鹭‖Grey heron meat［动药］苍鹭肉
Grey rat snake［动药］*n*. 灰鼠蛇‖Grey rat snake gall［动药］灰鼠蛇胆/Grey rat snake slough［动药］灰鼠蛇蜕
Grey-crowned pigmy woodpecker［动药］星头啄木鸟
Greyiaceae *n*. 鞘叶树科
greyish *a*. 淡灰色的
Greylag goose［动药］*n*. 灰雁脂‖Greylag goose fat［动药］灰雁脂
Grey lodge rhabdovirus *n*. 灰兽穴弹状病毒
Grey lung disease virus *n*. 灰肺病病毒
Grey patch disease of turtles virus *n*. 龟灰斑病病毒
GRF gelatin resorcinol formaldehyde adhesive *n*. 明胶雷琐辛甲醛胶粘剂/genetically related macrophage factor *n*. 遗传相关巨噬细胞因子/gonadotropin-releasing factor *n*. 促性腺激素释放因子/griseofulvin *n*. 灰黄霉素/growth hormone releasing factor *n*. 生长激素释放因子
Grg. grading *n*. 分级
GRG glutamylcystyl-glycine, reduced glutathione *n*. 谷氨酰［基］胱氨酰甘氨酸，还原型谷胱甘肽
GRH gonadotropin releasing hormone *n*. 促性腺激素释放激素
growth hormone-releasing hormone *n*. 生长激素释放激素
GRH-Px glutathione peroxydase *n*. 谷胱甘肽过氧化酶
GRH-Syn glutathione-synthetase *n*. 谷胱甘肽合成酶
gr. i. 1grain *n*. 1 格令（＝ 64.8 毫克）
grid（简作 G）*n*. ①滤线栅，栅极，栅格 ②表格 ③方格网，铜网（电镜）‖baby ～ 婴儿发育表［格］/～ exposure 滤线栅曝光/focused ～ 聚光［X 线］滤线栅/moving ～ 活动［X 线］滤线栅/parallel ～ 平行［X 线］滤线栅/potter-Bucky ～ 波—布二氏活动［X 线］滤线栅/～ screen 栅屏/stationary ～ 静止滤线栅/～ velocity 栅格速度/Wetzel's ～ 韦策耳网格（可由小框格直读儿童生长数值）
grid-controlled *a*. 栅极控制的‖～ X ray tube 栅极控制 X 线管
grid-dip-oscillator（简作 GDO）*n*. 栅陷振荡器，栅流降落振荡器
grief *n*. ①悲痛，悲伤 ②不幸，灾难
Griesinger's disease［Wilhelm 德神经病学家 1817—1868］格里辛

格尔病(钩虫病) ‖ ~ sign (symptom) 格里辛格尔征(症状)(横窦血栓形成时乳突后水肿性肿胀)
Griess-Romijin agent (简作 GR) 革—罗氏试药(亚硝酸盐检出及定量用)
grievace *n*. 不满,不平,冤情
grieve *vt*. 使悲痛,使伤心 *vi*. ①悲痛,伤心 ②哀悼(at, about, for, over)
grievous *a*. ①令人悲痛的,难忍受的 ②剧烈的,严重的 ‖ ~ bodily harm 重伤,严重人身伤害 ‖ ~ly *ad*.
GRIF growth hormone release inhibitory factor *n*. 生长激素释放抑制因子
Grifa marijuana cigarette *n*. 大麻叶卷
griffe *n*. 黑白混血儿
griffe des orteils [法], clawfoot 爪形足,弓形足
griffin claw, clawhand 爪形手
Griffith's effect 格里菲思效应
Griffith's method 格里菲思法(测马尿酸)
Griffith's mixture [Robert Eglesfeld 美医师 1798—1850] 格里菲思合剂(复方铁合剂)
Grifola *n*. 猪苓
Grifola umbellata Pilat 见 Polyporus umbellatus (Pers.) Fr. *n*. 猪苓
Grifulvin *n*. 灰黄霉素(griseofulvin)制剂的商品名
Grignard's reagent (compound) [François August Victor 法化学家 1871—1935] 格里尼亚试剂(化合物)(含有一种有机基团和一种卤素的镁化合物,此种试剂与许多产生重要产物的物质能起反应) ‖ ~ reaction 格里尼亚反应(含卤有机镁化合物与其他物质的反应)
grigri *n*. 红皮[树皮],围涎树皮
GRIH growth hormone-release inhibiting hormone *n*. 生长激素释放抑制激素
grill *n*. (烤肉用等的)烤架,铁丝格子 *vt*. 在烤架上炙烤,加酷热于 *vi*. 受烤
grille *n*. 格栅,铁格子,(养鱼的)孵卵器
grilled *a*. 在烤架上炙烤的
grim *a*. 严酷的不屈的,残忍的
grime *n*. 尘垢;污垢(如皮肤表面的积垢) *vt*. 使肮脏;使积灰
Grimmiaceae *n*. 紫萼藓科(一种藓类)
Grimpoteuthis umbellata (Fischer) *n*. 烟灰蛸(隶属于十字蛸科 Stauroteuthidae)
grimy *a*. 积满污垢的,肮脏的 ‖ griminess *n*.
grin *vi*. 露齿而笑,(因痛苦)咧嘴 *n*. 咧嘴
grind (ground) (简作 gr, grd) *vt*. ①研磨 ②咬[牙] *vi*. 研磨 *n*. ①磨 ②摩擦声 ‖ ~ down... 把……磨损,磨光磨尖/~ up... 把……研成粉,把……磨细
Grindelia [David Hieronymus Grindel 德植物学家 1776—1836] *n*. 胶草属 ‖ ~ robusta 大胶草/~ squarrosa (Pursh) Dunal 卷苞胶草
grindeline *n*. 胶草碱
grinder *n*. ①磨牙,臼齿 ②磨[床]工 ③研磨机
grindery *n*. ①磨坊 ②制鞋工具
grinding *a*. ①磨的 ②适于磨的 ③折磨人的,难熬的 *n*. 磨法,磨术,磨除 ‖ bite ~ 磨殆术,调殆术,磨咬合术/hollow ~ 凹状磨除,中空磨除/incisal ~ 磨切牙,咬切牙/occlusal ~ 殆面磨除/selective ~ 选磨法/spot ~ 点磨法/~ teeth 磨牙,臼齿/tooth ~, stridor dentium 牙磨法/wet ~ 湿磨法
grinding-in *n*. 磨正[法](牙)
Grindon's disease [Joseph 美皮肤病学家 1858—1950] 格林登病,逼出性毛囊炎
grindstone *n*. 磨石;砂轮
gringo *n*. 外国佬
grip[1] *n*. ①紧握,紧咬,紧夹 ②掌握,控制 ③理解[力] ④ 柄 *vt*. (-pp-)握(或咬、夹);掌握,控制 *vi*. 握(或咬、夹)得牢 ‖ ~ for dental X-ray holder 牙科 X 线持片器/finger ~ 手指握法/hand ~ 手握力法/Pawlik's ~ 帕弗利克手握法(检查胎儿先露部下降情况)
grip[2] *n*. ①流行性感冒,流感 ②小沟 ‖ Dabney's ~, epidemic pleurodynia 达布尼流行性感冒,流行性胸膜痛/devil's ~, epidemic pleurodynia 鬼抓风,流行性胸膜痛
gripe *vt*. ①使肠痛,使苦恼 ②抓住,握紧 *vi*. ①抱怨(at, about) ②肠痛 *n*. ①抱怨 ②[常用复]肠绞痛,肚子痛
GRIPHOS general retrieval and information processing for humanities-oriented studies *n*. 人文科学的情报检索与信息处理
grippal *a*. 流行性感冒的,流感的
grippe [法], influenza *n*. 流行性感冒,流感 ‖ ~ aurique 金中毒性多神经炎/Balkan ~ 巴尔干流感
gripper *n*. 夹子
grippotoxin *n*. 流感毒素
grippy *a*. 患流行性感冒的
GRISA Groupe de recherches sur l'information scientifique automatique (法)自动化科学情报研究小组(属欧洲原子能联营)
Grisactin *n*. 灰黄霉素(griseofulvin)制剂的商品名
Griscelli syndrome [Claude 法医师 1936 生] 格里塞利综合征(常染色体隐性遗传的一种类白化病,特点为黑素过少、频发的化脓性感染、肝脾肿大、中性粒细胞与血小板减少,以及可能有免疫缺陷),色素减退—免疫缺陷病(hypopipmentation-immunodeficiency disease)
grisein *n*. 灰霉素,灰链丝菌素
grisemine, grisein 灰霉素,灰链丝菌素
Griseofulvin (简作 GRF) *n*. 灰黄霉素 (抗生素类药)
griseomycin *n*. 灰色霉素,原放线菌素 B
griseous *a*. 浅灰色的,白色中带有黑色的
griseoviridin (简作 GV) *n*. 灰绿霉素
grisine, griemine *n*. 灰霉素,灰链丝菌素
grisly *a*. 可怖的,吓人的
Grisolle's sign [Augustin 法医师 1811—1869] 格里佐耳征(患区皮肤拉紧时,如皮下能触及丘疹,为天花,反之,如不能触及丘疹,则为麻疹)
Gris-PEG *n*. 灰黄霉素(griseofulvin)制剂的商品名
grist *n*. 制粉用谷物,谷粉,(美)许多
gristle, cartilage *n*. (牛肉等的)软骨 ‖ in the ~ 未长成的,未成熟的 | gristly *a*. 软骨[般]的
grit *n*. 磨光粉,沙砾,磨料 *vi*. & *vt*. 摩擦作声,铺砂砾
Gritti's amputation (operation) [Rocco 意外科医师 1857—1920] 格里蒂截肢术(包括膝关节的小腿截断术,用髌骨作骨成形瓣盖住股骨断端)
Gritti-Stokes amputation [Rocco Gritti; William Stokes 爱尔兰外科医师 1839—1900] 格里蒂—斯托克斯截肢术(格里蒂截肢术的一种改良法,使用卵圆形前皮瓣)
gritty *a*. 有砂的,沙砾般的,勇敢的
grizzle[1] *n*. 灰白头发,灰白假发,灰色 *vt*. (使)成灰色 ‖ ~d *a*. 灰色的
grizzle[2] *v*. 焦急,急躁,抱怨
grizzly *a*. 灰色的,灰白的 *n*. 灰熊
GR-J gramicidin J *n*. 短杆菌肽 J(抗菌素)
grm. gram *n*. 克
GRM groundmass *n*. 基质
gr. mp. grosso modo pulverisatus *n*. 捣成粗粉末
grn. gram negative *n*. 革兰阴性,固紫染色阴性
green *a*. ①绿色的 ②新鲜的
GRN Grandiosity *n*. 夸大
grnd. ground *n*. ①地面 ②接地
grnsh. greenish *a*. 带绿色的
gro. gross *a*. ①全[部]的 ②粗大的 ③总数
groan *vi*. & *n*. 呻吟
Grocco's sign [Pietro 意医师 1857—1916] 格罗科征(三角、三角区浊音)(①胸膜渗出液时,健侧脊柱旁的三角形浊音界 ②早期突眼性甲状腺肿时心脏扩大 ③肝肿大时肝浊音扩及脊柱中线的左侧) ‖ ~ triangle (triangular dullness) 格罗科三角(检胸膜渗出液)
grocer *n*. 食品店
grocery *n*. 食品,杂货,食品杂货店
gro. cwt. gross hundred weight 英担(见 gross cwt 条)
Groenouw's type Ⅰ corneal dystrophy [Authur 德眼科学家 1862—1945] 格雷诺Ⅰ型角膜营养不良,颗粒性角膜营养不良 ‖ ~ typeⅡ corneal dystrophy 格雷诺Ⅱ型角膜营养不良,斑状角膜营养不良
grog[1], navicular disease *n*. 舟状骨病(马)
grog[2] *n*. 水酒 ‖ ~gy *a*. 喝醉酒的/~ blossom *n*. 鼻赘疣
grogblossom *n*. 肥大性酒渣鼻,鼻赘
groin [拉 inguen] *n*. 腹股沟 ‖ ~ flap (简作 Gf) 腹股沟皮瓣
Gromia Dujardin 网足虫属 ‖ ~ fluvialis Dujardin 溪网足虫/~ nigricans Penard 黑网足虫/~ ovoidea Rhumbler 卵形网足虫
Gromiida Claparède and Lachmann *n*. 网足目
grommet *n*. 金属孔眼(衣服、皮革中)
gromwell *n*. 药用紫草
Grönblad-Strandberg syndrome [Ester Elizabeth Grönblad 瑞典眼科学家 1898—1942; James Victor Strandberg 瑞典皮肤病学家 1883—1942] 格伦伯莱德—斯特兰伯格综合征(视网膜血管样条纹合并皮肤弹力纤维性假黄瘤)
groom *n*. 马夫,新郎,男仆 *vt*. 饲养(马等),使整洁,修饰
groove [拉 sulcus] *n*. 沟 ‖ alveolobuccal ~, sulcus alveolobuccalis 牙

槽颊沟/alveololabial ～, sulcus alveololabialis 牙槽唇沟/alveolingual ～, sulcus alveololingualis 牙槽舌沟/ anal ～ 肛沟/antennal ～ 触角沟,触角凹/anterior palatine ～, sulcus palatinus anterior 前腭沟(切牙管)/anterolateral ～ 前外侧沟/anteromedian ～ 前正中沟(裂)/arterial ～s, ～ for artery 动脉沟/atrioventricular ～, auriculoventricular ～, sulcus coronarius (cordis) 房室沟,心冠状沟/axial proximal ～, sulcus axioproximalis 邻面轴沟/basilar ～ 脑桥基底沟/basilar ～ of sphenoid bone, clivus cranii 蝶骨基底沟,颅斜坡/bicipital ～ 肱骨结节间沟,肱二头肌沟/Blessig's ～ 布累西格沟(胚)/branchial ～, sulcus branchialis 鳃沟/buccal ～, sulcus buccalis 颊沟/carotid ～, sulcus caroticus 颈动脉沟/carotid ～ of sphenoid bone, sulcus caroticus 蝶骨颈动脉沟/cavernous ～, sulcus caroticus (ossis sphenoidalis) 海绵窦沟,蝶骨颈动脉沟/cephalic ～, head ～, sulcus cephalica 头沟/chiasmatic ～ 交叉沟/costal ～ 肋沟/～ of crus of helix 耳轮脚沟/dental ～, sulcus dentalis 牙沟/dental primary ～, sulcus dentalis primaris 原牙沟/developmental ～s, sulci developmentales 发育沟(牙釉质)/digastric ～, sulcus digastricus 二腹肌沟/distobuccal ～, sulcus distobuccalis 远中颊沟/dorsal ～, medullary ～ 神经沟,髓沟(胚)/ectodermic ～ 外胚层沟/enamel ～s, sulci enameli [牙]釉沟/endodermal ～ 内胚层沟/ethmoidal ～, sulcus ethmoidalis 筛骨沟/free gingival ～ 游离龈沟,龈缘沟/frontal ～ 额沟/gastral ～ 原肠沟(昆虫卵)/genital ～, urethral ～ 生殖沟,尿道沟/gingival ～, sulcus gingivalis 龈沟/gnathosomal ～ 颚沟/～ for greater superficial petrosal nerve 岩浅大神经沟/great palatine ～, sulcus palatinus major 腭大沟/hamular ～, sulcus hammli pterygoidei 翼突钩沟/Harrison's ～ 哈里逊沟(胸部下缘的下陷,见于佝偻病及慢性呼吸器疾病的儿童)/～ for inferior petrosal sinus 岩下沟/infraorbital ～, sulcus infraorbitalis 眶下沟/infraorbital ～ of maxilla, sulus inflaorbitalis maxillae 下颌骨眶下沟/interatrial ～ 房间沟/interdental ～, sulcus interdentalis 牙间沟/interosseous ～ 骨间沟 interventricular ～, sulcus longitudinalis anterior (cordis) 室间沟/intersomitic ～, intersomitic furrow 肌节间沟/intertubercular ～ 结节间沟/labial ～, sulcus labialis 唇釉沟/labial enamel ～, sulcus enameli labialis 唇釉沟/labiodental ～, sulcus labiodentalis 唇齿沟/lacrimal ～, sulcus lacrimalis 泪沟/laryngotracheal ～ 喉气管沟/lateral bicipital ～ 肱二头肌外侧沟/lateral phallic ～ 阴茎外侧沟/～ for lesser superficial petrosal nerve 岩浅小神经沟/Liebermeister's ～s 肝前后沟(变)/lingual ～, sulcus lingualis 舌沟/lingual enamel ～, sulcus enameli lingualis 舌釉沟/longitudinal ～ 纵沟/mantle ～, pallial ～ 套沟/marginal ～ 缘沟/mastoid ～, sulcus mastoideus, digastric fossa 乳突沟,二腹肌窝/medial bicipital ～ 肱二头肌内侧沟/medullary ～, neural ～ 髓沟,神经沟(胚)/mesal ～ 第四脑室正中沟/mesiobuccal ～, sulcus mesiobuccalis 近中颊沟/mesiolingual ～, sulcus mesiolingualis 近中舌沟/mill ～ 碾槽,磨槽/musculospiral ～, sulcus nervi radialis 桡神经沟/mylohyoid ～, sulcus mylohyoideus 下颌舌骨沟/mylohyoid ～ of inferior maxilla, sulcus mylohyoideus mandibulae 下颌舌骨沟/nail ～, sulcus matricis unguis 甲沟,甲床沟/nasal ～, ～ for nasal nerve, sulcus nasalis, sulcus ethmoidalis (ossis nasalis) 鼻沟,鼻神经沟,鼻骨筛骨沟/nasolabial ～, sulcus nasolabialis 鼻唇沟/nasolacrimal ～ 鼻泪沟/nasomaxillary ～, sulcus nasomaxillaris 鼻颌沟(胚)/nasopalatine ～, sulcus nasopalatinus 鼻腭沟/nasopharyngeal ～, sulcus nasopharyngeus 鼻咽线,鼻咽沟/neural ～, medullary ～ 神经沟,髓沟(胚)/obturator ～ 闭孔沟/occipital ～, sulci occlusales 枕沟/olfactory ～, sulcus olfactorius 嗅沟(筛骨窝)/optic ～, sulcus chiasmatis 交叉沟/oral ～, sulcus oralis 口沟,口凹/palatine ～ 腭沟/palatine ～ of maxilla, sulcus inflaorbitalis maxillae 上颌腭沟/palatine ～ of palatine bone, sulcus palatinum major ossis palatini 腭骨[大]腭沟/paraglenoid ～ 关节盂旁沟,附关节沟/paramedian ～, sulcus intermedius anterior (medullae spinalis) 中间沟(脊髓)/peroneal ～ 腓骨长肌腱沟/pharyngeal ～, sulcus pharyngeus 咽沟(鳃沟)/pharyngotympanic ～ 咽鼓管沟/popliteal ～ 腘肌沟/posterolateral ～, sulcus lateralis posterior (medullae oblongate) 延髓后外侧沟/primary labial ～, sulcus labialis primarius 原唇沟/primitive ～ 原沟/primitive dental ～ 原牙沟/primary oral ～, sulcus oralis primarius 原口沟,原口窝,原口凹/proximal ～, sulcus proximalis 邻面沟/proximal axial ～, sulcus axioproximalis 邻面轴沟/～ for pterygoid hamulus 翼突钩沟/pterygopalatine ～ 翼腭沟/pterygopalatine ～ of pterygoid plate, sulcus pterygopatatinus processus pterygoideus 翼板(突)翼腭沟/radial ～, ～ for radial nerve, musculospinal ～ 桡神经沟/rhombic ～ 菱脑沟/sacral ～ 骶沟/sagittal ～ 矢状沟/scapular ～, scapular notch 肩胛切迹/Schmorl's ～s 肺肋间沟/Sibson's ～ 西布逊沟(胸大肌下沟)/～ for sigmoid sinus 乙状窦沟/sigmoid ～ of temporal bone ～, sulcus sinus sigmoidei ossis temporalis 颞骨乙状沟/～ of skin 皮沟/sphenobasilar ～, sphenooccipital ～ 蝶枕沟/～ for spinal nerve 脊神经沟/spiral ～ 螺旋沟/subclavian ～ 锁骨下动脉沟/～ for subclavia artery 锁骨下动脉沟/～ for subclavia vein 锁骨下静脉沟/subcostal ～, sulcus costae 肋[下]沟/sucker ～ 吸沟/～ for superior petrosal sinus 岩上沟/～ for superior sagittal sinus 上矢状沟/supplemental ～s, sulci supplementales 附沟(牙)/tracheobronchial ～ 气管支气管沟/～ for transverse sinus 横窦沟/triangular ～ 三角沟/trigeminal ～, sulcus trigeminalis 三叉神经沟/urethral ～, genital ～ 尿道沟,生殖沟/urogenital ～ 尿生殖沟/～ for vein 静脉沟/ventricular ～s 心室沟/Verga's lacrimal ～ 韦尔加泪沟/vertebral ～ 脊椎沟/visceral ～, branchial ～, sulcus visceralis 鳃沟

Grooved click beetle [动药] ***n.*** 叩头虫

groovy ***a.*** 沟的,槽的,常规的

grope ***vi.*** ①[暗中]摸索 ②探索(for, after) ***vt.*** 摸索 ***n.*** 摸索

groping-reflex ***n.*** 摸索反射

gros. grossus [拉] ***a.*** 粗大的,厚的

gros nez [法 big nose] ***n.*** 巨鼻

gross [拉 grossus rough] (简作 gr, gro) ***a.*** ①大的,粗的 ②油腻的 ③(感觉)迟钝的 ④总的,整个的 ⑤稠厚的,浓密的 ⑥显著的,肉眼能够看到的 ***n.*** 总额,大体,全体 ‖ ～ anotomy 大体解剖,大体解剖学/～ calorific value (简作 GCV) 总热值/～ fixed capital formation (简作 GFCF) 肉眼可见固定型主要构造/～ heating value (简作 GHV) 总热值/～ hundred weight (简作 gr cwt, gro cwt) 长担,英担(=50.8 kg)/～ leukemia virus (简作 GLV) 粗白血病病毒/～ national product (简作 GNP) 国民生产总值/～ passage A virus (简作 GPAV) 粗大传代 A 病毒/～ ton (简作 GT) ①长吨(=2240 磅) ②英吨/～ virus antigen (简作 Gs, GSA) 粗病毒抗原/～ weight (简作 gro. wt., gr. wt., GW, GWT) 总重,毛重 ‖ in (the) ～ ①大量的 ②大体上,总的说来

grosse suppression ***n.*** 大体抑制[视野]

Gross's disease [Samuel D. 美外科医师 1805—1884] 格罗斯病(直肠囊样扩大;肛门壁囊样扩大伴大便干结潴留) ‖ ～ leukemia virus 格罗斯白血病病毒/～ pill 格罗斯丸(含奎宁、士的宁、吗啡、三氧化二砷、乌头叶)

Gross's method [Oskar 20 世纪德医师] 格罗斯法(检胰蛋白酶活力) ‖ ～ test 格罗斯试验(①检粪中胰蛋白酶 ②诊断癌的显色反应)

Grossich's method [Antonio 意外科医师 1849—1926] 格罗西克法(外科手术中使用的碘酊消毒法)

Gross leukemia oncovirus ***n.*** 格罗斯白血病肿瘤病毒

Grossman's sign [Morris 美神经病学家 1881—1955] 格罗斯曼征(心脏扩张为肺结核的体征)

Gross passage A strain ***n.*** 格罗斯传代 A 株

grosso modo pulverisatus (简作 gr. mp.) 捣成粗粉末

Grossulariaceae ***n.*** 醋栗科

grossus [拉] (简作 gros.) ***a.*** 粗大的,厚的

grotesque ***a.*** 奇怪的,荒唐的 ***n.*** 奇形怪状的人(或物)

grotto ***n.*** 穴洞,人工开挖的洞室

grouch ***vi.*** 发牢骚,发脾气 ***n.*** 怨气,一阵牢骚

ground[1] (简作 G, Gnd., Gr., grnd.) ***n.*** ①地,地面,庭园 ②场所,场地 ③范围,领域 ④基础 ⑤根据,理由 ⑥(复)渣滓 ⑦沉淀物 ***vt.*** ①把(论点等)基于(on) ②给……以基础训练 ***vi.*** 具有基础,依靠(on, upon) ‖ be dashed to the ～ (希望、计划等)破灭/break ～ 破土,动工;创办/common ～ 一致点,共同点/cover (the) ～ 包含,涉及/～ cytoplasm [细]胞基质,基胞质/down to the ～ 完全,彻底,在一方面/dumping ～ 垃圾场/～ electrode 地电极/fall to the ～ 失败,落空/from the ～ up 从头开始;彻底/gain ～ 进展;发展,壮大;普及,占优势/gain ～ on(或 upon) 逼近,接近/get off the ～ 进行顺利;使开始/give(或 lose) ～ 退却,让步;失利,衰落/hold(或 keep, maintain, stand) one's ～ 坚守阵地;坚持立场/～ itch 钩虫痒病,着地痒/～ level (简作 GL) 地平/～ location (简作 GL) 地面位置/～ noise 本底噪声/on one's own ～ 在自己熟悉的领域里;在行/on the ～ 在地上;当场,在手边/on the ～(s) of 以……为理由,以……为借口/shift one's ～ 改变立场/～ squirrel 黄鼠/～ state 基态/touch ～ 触及到实质性的问题/～ zero (poind) (简作 GZ) 地面零点

ground[2] grind 的过去式和过去分词 ***a.*** 磨过的,磨碎的

Ground beetle [动药] ***n.*** 土鳖虫

Ground shark [动药] ***n.*** ①大青鲨 ②恒河真鲨 ‖ Ground shark fetus [动药] 大青鲨胎/Ground shark gall [动药] ①大青鲨胆 ②恒河真鲨胆/Ground shark liver [动药] ①大青鲨肝 ②恒河真鲨肝/Ground shark muscle [动药] ①大青鲨 ②恒河真鲨/Ground shark swim-bladder [动药] ①大青鲨鳔 ②恒河真鲨鳔

ground-bundle ***n.*** 固有束(脊髓)

ground-glass (appearance) ***n.*** 毛玻璃状的(如肺部含大量液体时 X

线片上所示）
grounding *n*. 基础，（染色）打底，基础训练
ground-itch *n*. 钩虫痒病，着地痒
groundless *a*. 无根据的，无理由的 ‖ ～ly *ad*. /～ness *n*.
groundmass（简作 G，Gm.，GRM）*n*. 基质
groundnut *n*. 落花生
Groundnut *n*. 花生 ‖ ～ bunchy plant virus（Morwood）花生束状枝病毒/～ bunchy top virus（Sharma）花生束顶病毒/～ chlorosis mosaic virus（Nasiani et Dhingra）花生退绿症花叶病毒/～ chlorosis virus（Morwood）花生退绿症病毒/～ crinkle carlavirus 花生卷曲香石竹潜伏病毒/～ eyespot potyvirus 花生眼状斑点马铃薯 Y 病毒/～ leaf curl virus（Morwood）花生曲叶病毒/～ mild-mottle virus（Storey et Ryland）花生轻性斑点病毒/～ mosaic virus（India）（Nasiani et Dhingra）（Turnip mosaic virus 株）印度花生花叶病毒/～ mosaic virus（Java）（Thung）爪哇花生花叶病毒/～ mottle virus（E. Africa）（Storey et Ryland）东非花生斑点病毒/～（peanut）marginal chlorosis virus（van Velsen）花生叶绿退绿症病毒/～（peanut）mottle virus（Kuhn）花生斑点病毒/～（peanut）stunt disease virus（Miller et Troutman）花生矮丛病毒/～ ring mottle virus（India）（Vasudeva）印度花生环斑点病毒/～ ring spot virus（S. Africa）（Klesser）南非花生环斑病毒/～ rosette assistor luteovirus 花生丛辅助黄症病毒/～ rosette virus（E. Atrica）（Storey et Bottomley），Arachis virus 1（Smith），Marmor arachidis（Holmes）东非花生丛簇病毒/～ veinbanding virus（Klesser）花生镶脉病毒
groundplasm *n*. 基质
grounds *n*. 渣滓
ground-substance *n*. 基质
Ground squirrel cytomegalovirus, Sciurid herpesvirus 1 *n*. 地面松鼠巨细胞病毒，松鼠疱疹病毒 1
groundwater *n*. 地下水
groundwork *n*. 基础，原理
group（简作 G，GP，gr.，grp.）*n*. ①基（化学）②（一）群，（一）批，小组，团体 ③型，群，簇，基 ④类，属，组 ⑤（周期表的）属，族 *vt*. & *vi*.（把……）分组（或归类）；聚集 ‖ Group for the Advancement of Psychiatry（简作 GAP，Group Adv Psychiatry）精神病学振兴小组/agglutinophore ～ 凝集簇/alcohol ～ 醇基/～ antigen 群抗原，类属性抗原/azo ～ 偶氮基/～ β streptococcus（简作 GBS）β 族链球菌/blood ～ 血型/calcium ～ 钙族/central atom ～ 中央原子团/characterizing ～ 特性基/chlorine ～ 卤族，氯族/CMN ～ CMN 菌群（即梭状芽孢杆菌属〈Clostridium〉，分支杆菌属〈Mycobacterium〉和诺卡菌属〈Nocardia〉的一群细菌）/coli ～ 大肠菌群/coli-aerogenes ～ 大肠产气菌类/colon-typhoid-dysentery ～ 大肠伤寒痢疾菌群/complementophil ～ 嗜补体基（在埃利希〈Ehrlich〉侧链学说中，指介体分子上与补体相结合的基）/～ conformity rating（简作 GCR）小组合格分类/connective tissue ～ 结缔组织群/copper ～ 铜族/cytophil ～ 嗜细胞基（在埃利希〈Ehrlich〉侧链学说中，指介体分子与敏感细胞相结合的基团）/determinant ～ 决定簇/diagnosis-related ～s 诊断相关组（按诊断类别分类，由医疗保险制度〈Medicare〉及其他第三方付款计划作为偿付医院医疗费用的依据）/encounter ～ 交朋友组/Group on Engineering in Medicine and Biology（简作 GEMB）医学及生物学工程师组织（电子及电机工程师学会）/ergophore ～ 作用簇（见 ergophore）/functional ～ 功能基/glucophore ～ 生甜味基，生甜味团/haptophore ～ 结合簇（见 haptophore）/～ health association（简作 GHA）团体卫生协会/～ health insurance 健康保险组/hemorrhagic-septicemia ～ 出血性败血菌群/Group Hospital Cooperative of Puget Sound（简作 GHC）普吉湾医院协作组/iron 铁族 ～/labile methyl ～ 活泼甲基/magnesium ～ 镁族/～ method of data handling（简作 GMDH）成组数据处理方法/methyl ～ 甲基/nitrogen ～ 氮族/opsonophore ～ 调理簇/osmophore ～ 生臭基，生臭团/paratyphoid-enteritidisn ～，hog eholera ～ 副伤寒肠炎杆菌群，猪霍乱菌群/partial ～s 部分抗体群/peptide ～ 肽基/～ phase 种群期/platinum ～ 铂族/porphyryl ～ 卟啉基/～ practice（简作 GP）集体行医，联合诊所/precipitophore ～ 沉淀簇/prosthetic ～，agon 辅基/proteus ～ 变形杆菌群/～ psychotherapy 集体心理治疗/reference ～ 参考组/saccharide ～ 糖基/salmonella ～，paratyphoid-enteritidis ～ 沙门菌群/sapophore ～ 生味基，生味团/sensitivity ～；sensitivity training ～ 感受性组，感受性训练组（亦称训练组）/～ sexuality 群体性交/silanol ～ 硅烷醇基因/sodium ～ 钠族/Group Against Smokers' polution（简作 GASP）反对吸烟污染组团/～ specific antigen 种群专效抗原/species ～ 种团/～ specificity 种群专一性/stone cells ～ 石细胞群/subpopulation ～ 亚群/sulfanilamide ～ 磺胺类/sulfhydryl ～ 硫氢基/sulfonic ～ 磺酸基/～ theory 群论/thionamide ～ 硫氨基/～ therapy（简作 Gp Th，GT）团体疗法，组群治疗/tin ～ 锡族/toxophore ～ 毒性簇（见 toxophore）/translation ～ 平移群/T～，T-～，training ～ 训练组/～ variation 集群变异/～ work（简作 GW）分组工作，小组活动/zymophore ～ 酶活性族/zymotoxic ～ 酶毒簇
Group Adv Psychiatry Group for the Advancement of Psychiatry *n*. 精神病振兴小组
Group B mosquito-borne viruses *n*. B 组蚊媒病毒
Group B tick-borne viruses *n*. B 组蜱媒病毒
Groupe de recherches sur l' information scientifique automatique ［法］（简作 GRISA）自动化科学情报研究小组（属欧洲原子能联营）
grouping *n*. ［定］类，［定］群，［定］组，分型，分类 ‖ antigenic structural ～ 抗原结构簇，抗原决定簇/blood ～ 血型鉴定，血型分型/～ discharge 成簇放电/haptenic ～ 半抗原/～ potential（肌）成簇动作电位/symptom ～，symptom group 综合征，症候群
group-living program（简作 GLP）*n*. 群居计划
Group Myzomyia *n*. 吸蚊群 ‖ ～ Neocellia 新塞蚊群/～ Neomyzomyia 新吸蚊群/～ Pseudomyzomyia 伪吸蚊群
group-reaction *n*. 类属反应，组反应
group-specific *a*. 簇特异性的（指血凝素对某一个簇是有特异性的，如对某一个血型或某一个微生物）
group-transfer *n*. 基转移（指一种化学反应）
grouse[1] *n*. 公鸡
grouse[2] *n*. 怨言，牢骚 *vi*. 抱怨，发牢骚
grove *n*. 小林，丛树
Groved click beetle［动药］*n*. 够金针虫
grovel *vi*. 匍匐，趴，奴颜婢膝
Grove's cell［William Robert 英物理学家 1811—1896］格罗夫电池（用稀硫酸及稀硝酸充电的两液直流电池，锌和铂作电极）
grovy *a*. 林木的，树丛的
Grow. Growth *n*. 生长（杂志名）
grow（grew，grown）*vi*. ①成长，生长 ②发育 ③发展 ④增长 ⑤渐渐变得 ⑥形成（up）⑦产生 *vt*. ①种植 ②养成 ‖ ～n diffused（简作 GD）［生长］扩散的/～ downwards ①缩小 ②减少/～ into 长成/～ on（或 upon）①加深对……的影响 ②引起……爱好/～ out of ①产生自 ②长大得与……不再相称 ③停止，戒除/～ up ①成熟，成年，长成 ②逐渐形成，发展
grower *n*. 种植者，饲养者，栽培者
growing *a*. 生长的，适于生长的，成长中的 ‖ ～ follicle 生长卵泡（在脑垂体分泌的 FSH 作用下，静止的原始卵泡开始生长发育，即称为生长卵泡）/～ point 生长点/～ period 生长期
growl *vi*. & *vt*. 咆哮［着说］，鸣不平
grown grow 的过去分词 *a*. ①长成了的 ②成熟的 ③被……长满的
grown-up *n*. 成年人 *a*. ①成人的 ②成熟的
gro. wt. gross weight *n*. 总重，毛重
Growth（简作 Grow.）*n*. 生长（杂志名）
growth *n*. ①生长，发育 ②瘤 ‖ absolute ～ 绝对生长/accretionary ～ 增加生长/acral ～ 肢端肥大/anchorage independent cell ～ 停泊不依赖性（非贴壁）细胞生长/～ and form 生长与形状/appositional ～ 外积生长，外加生长/auxetic ～，intussusceptive ～ 细胞增大性生长/chin ～ 颏生长/condylar ～ 髁生长/craniofacial ～ 颅面生长/～ curve 生长曲线，增长曲线/dentofacial ～ 面牙生长/dento-occlusal ～ 牙殆生长/～ and development（简作 GD）生长和发育/differential ～ 微分生长/～ and differentiation hormone（简作 GDH）生长分化激素/dysmeric ～ 异型生长/excentric ～ 向外生长/～ factor（简作 GF）生长因子，生长因素/～ fraction（简作 GF）生长部分/～ function（简作 GF）生长机能/heterogonous ～ 变种生长，对数性生长/～ habit 生长习性/histotypic ～ 组织型生长/～ hormone（简作 GH），somatotropin 生长激素/～ hormone deficiency（简作 GHD）生长激素缺乏/～ hormone of fasting（简作 GHF）空腹血中生长激素/～ hormone regulatory hormone 生长激素调节激素，生长调节素/～ hormone releasing factor（简作 GHRF，GRF），somatoliberin 生长激素释放因子/～ hormone releasing hormone（简作 GHRH，GRH），somatoliberin 生长激素释放激素/～ hormone release inhibiting factor，～ hormone release inhibitoty factor（简作 GHRIF）生长激素释放抑制因子/～ hormone-releasing inhibiting hormone（简作 GHIH，GH-RIH，GRIH），somatostatin 生长激素释放抑制激素（生长抑制素）/～ humidity（简作 GH）生长湿度/～ index 生长指数（评价生殖毒性的一个指标）/～ inhibiting（简作 GI）生长抑制/～ inhibiting factor（简作 GIF），～ inhibitor 生长抑制因子/intercalary ～ 节间生长/intercanine ～ 尖牙间生长/intermolar ～ 磨牙间生长/interstitial ～ 内积生长，内加生长/intussusceptive ～，auxetic ～ 细胞增大性生长/isometric ～ 等速生长/maxillofacial ～ 颌面生长/～ medium（简作 GM）生长介质/meristic ～，multiplicative ～ 细胞

增多性生长/new ~, neoplasm 新生物,[肿]瘤/organotypic ~ 器官型生长/~ periodicity 生长周期性/postnatal ~ 生后生长/prenatal ~ 产前生长/~ promoting hormone 生长激素/~ promoting media 营养液,生长液/~ rate 增殖率/~ rate tensor 生长率张量/~ regulating substance, ~ regulator 生长调节物质/relative ~ 相对生长/~ retardant 生长阻滞剂/secondary ~ 次生长/~ suppressor 生长阻遏剂/~ stimulating hormone (简作 GSH) 生长刺激激素/~ stimulating substance 生长刺激物质/stalacite ~ 钟乳石状生长/~ strain 生长应变/~ stress 生长应力/~ suppressor 生长阻遏剂/~ temperature 生长温度/~ tube 生长管

Growth Dev Aging GROWTH, DEVELOPMENT, AND AGING (BAR HARBOR ME) (杂志名)

GROWTH, DEVELOPMENT, AND AGING (简作 Growth Dev Aging) (BAR HARBOR ME) (杂志名)

Growth Factors GROWTH FACTORS (YVERDON-LES-BAINS) (杂志名)

Growth Regul GROWTH REGULATION (EDINBURGH) (杂志名)

GROWTH REGULATION (简作 Growth Regul) (EDINBURGH) (杂志名)

GRP gastrin-releasing peptide ***n.*** 胃泌素释放肽

grp. group ***n.*** ①组 ②族 ③簇
positive ***a.*** 革兰阳性的,固紫染色阳性的

GRS gamma radiation spectrometry ***n.*** 线辐射光谱仪/gamma ray spectrum ***n.*** γ射线谱,γ光谱

grs. groups ***n.*** ①基 ②类 ③群,组 ④族 ⑤团

Gr. Tr. graphite treatment ***n.*** 石墨疗法

grub ***n.*** ①蛴螬,蛆 ②食饵 ③做苦工的人 ***vt.*** 掘地,刨地,搜寻

Grubbiaceae ***n.*** 假石南科

grubby ***a.*** 污秽的,卑鄙的

grübelsucht [德] ***n.*** 疑虑癖,穿凿癖(见于强迫性人格)

Gruber's bougies [Josef 奥耳科医师 1827—1900] 格鲁伯探条(耳道药塞) ‖ ~ method 格鲁伯法(咽鼓管吹气) /~ speculum 格鲁伯耳窥器

Gruber's cul-de-sac [Wenceslaus Leopold 俄解剖学家 1814—1890] 格鲁伯盲囊(为颈固有筋膜在胸锁乳突肌后面形成的盲囊) ‖ ~ fossa 格鲁伯窝(在胸骨上间隙沿锁骨内端的憩室) /~ hernia 胃系膜内疝

Gruber's reaction (test), Gruber-Widal reaction [Max von 德细菌学家 1853—1927] 格鲁伯反应(试验)(伤寒凝集反应)

Gruber's speculum [Josef 奥耳科学家 1827—1900] 格鲁伯耳镜 ‖ ~ test 格鲁伯试验(检耳对音的灵敏度)

Gruber's syndrome [Georg Benito Otto 德病理学家 1884—1977] 格鲁勃综合征(见 Meckel's syndrome)

Gruber-Landzert fossa 格—兰二氏窝(十二指肠空肠后隐窝)

Gruber-Widal reaction [Max von 德细菌学家 1853—1927, Georges Fernand I. Widal 法医师 1862—1929] 格鲁伯—肥达反应(伤寒凝集反应)

Gruby's disease [David 匈医师 1810—1898] 格鲁比病(①簇状秃发 ②秃发癣)

Grubyella ***n.*** 黄癣菌属(发癣菌属 Trichophyton 的旧称) ‖ ~ ferruginea, Microsporon ferrugineum 铁锈色发癣菌,铁锈色小孢子菌/~ schönleinii, Achorion schoenleinii 舍恩莱因发癣菌,舍恩莱因毛[癣]菌

grudge ***vt.*** ①妒忌 ②吝惜,不愿[给] ***n.*** ①妒忌 ②怨恨 ‖ bear(或 owe) sb a ~ 对某人怨恨,对某人怀恨在心

grudging ***a.*** 不愿的,勉强的,吝啬的 ‖ ~ly ***ad.***

Grudzinski's osteochondropathia multiplex 格鲁秦斯基多发性骨软骨病

gruebelsucht [德] ***n.*** 穿凿癖

gruel ***n.*** 麦片粥,麦糊,稀糊

gruel(l)ing ***a.*** 严厉的,折磨的,精疲力竭的

Gruentzig balloon catheter [Andreas Roland 德放射学家 1939—1985] 格林齐格气囊导管(用于扩张动脉狭窄)

gruesome ***a.*** 可怕的,令人厌恶的 ‖ ~ly ***ad.*** /~ness ***n.***

gruff ***a.*** 粗暴的,生硬的,粗哑的 ‖ ~ly ***ad.*** /~ness ***n.***

gruffish ***a.*** 有点粗暴的,有点生硬的,有点粗哑的

gruffs ***n.*** 药渣(药材的)

Gruiformes ***n.*** 鹤形目(隶属于鸟纲 Aves)

gruma ***n.*** 牙石

grumble ***vi.*** & ***vt.*** 发牢骚,抱怨,咕哝,诉说(at, about, over)

grume ***n.*** ①凝块 ②黏液

grumorium ***n.*** 胚被

grumose [拉 grumus heap], grumous ***a.*** 凝块的,凝集的

grumous ***a.*** 凝块的,凝集的 ‖ ~ cataract 凝块状白内障

grumpy, grumpish ***a.*** ①脾气坏的 ②粗暴的 ‖ grumpily ***ad.*** / grumpiness ***n.***

Grünbaum's test [Albert S. 德医师 1869 生] 格林包姆试验(肾上腺素给予阿狄森病患者,不促使血压升高)

Grünbaum-Widel test [Albert S. Grünbaum 德医师, Georges Fernand I. Widal 法医师 1862—1929] 格林包姆—肥达试验(伤寒凝集反应)

grundplatte [德], basal plate ***n.*** 基板

Grünfelder's reflex, fontanel reflex 格伦费耳德趾反射,囟门反射

Grünfelder's toe reflex, fontanel reflex 格伦费耳德趾反射,囟门反射

grunt ***vi.*** & ***vt.*** 呻吟

Grunt [动药] ***n.*** 条纹髭鲷,仿石鲈 ‖ ~ fin agent 石鲈鳍因子/~ swim-bladder [动药] 条纹髭鲷鳔

grunting ***n.*** 嗯嗯声

Grünwald stain ***n.*** 格伦费耳德染剂(染血细胞)

Grus grus (Linnaeus) [拉;动药] ***n.*** 灰鹤

grutum [拉] ***n.*** 粟粒疹

gr. wt. gross weight ***n.*** 总重,毛重

Gryllidae ***n.*** 蟋蟀科(隶属于直翅目 Orthoptera)

Gryllotalpa ***n.*** 蝼蛄 ‖ ~ africana (Palisot et Beauvois) [拉;动药] 非洲蝼蛄(隶属于蝼蛄科 Gryllotalpidae;药材:全虫—蝼蛄,土狗) /~ Formosana [拉;动药] 台湾蝼蛄/~ formosana Shiraki [拉;动药] 台湾蝼蛄/~ Unispina [拉;动药] 大蝼蛄(药材:全虫—蝼蛄,土狗)/~ unispina (Saussure) [拉;动药] 华北蝼蛄(隶属于蝼蛄科 Gryllotalpidae)

Gryllotalpidae ***n.*** 蝼蛄科(隶属于直翅目 Orthoptera)

Gryllus bimaculatas paralysis virus ***n.*** 咖啡二点蟋蟀麻痹病毒

Gryllus paralysis virus (Meynadier) ***n.*** 阎魔蟋蟀麻痹病毒

Gryllus Testaceus [拉;动药] ***n.*** 大头狗

Gryllus testaceus (Walker) [拉;动药] ***n.*** 油葫芦(隶属于蟋蟀科 Gryllidae)

Grynfelt's hernia [Joseph Casimir 法外科医师 1840—1913] 格林费耳特疝(先天性腰上三角疝) ‖ ~ triangle 格林费耳特三角(腰上三角)(见 Lesgraft's space)

Grynfelt-Lesgaft triangle [Joseph Casimir Grynfelt 法外科医师 1840—1913; Peter Frantsevich Lesgaft 俄医师 1837—1909] 格林费尔特—勒斯哈夫特三角(见 Lesgraft's space)

gryochrome [希 gry morsel + chrōma color] ***n.*** ①粒染[神经]细胞 ②粒状染色的 ***a.*** 粒状染色的

gryphosis, gryposis ***n.*** [异常]弯曲

gryposis [希 grypōsis], abnormal curva-ture ***n.*** [异常]弯曲 ‖ ~ penis, chordee 痛性阴茎勃起/~ unquium, onychogryposis 甲弯曲

GS general surgery ***n.*** 普通外科/glucagon syndrome ***n.*** 胰高血糖素综合征/glucose and saline ***n.*** 葡萄糖盐水/good strain ***n.*** 良种(实验动物)

Gs. gauss 高斯(磁场强度单位,磁密单位)/general semantics ***n.*** 普通语义学/general surgery ***n.*** 普通外科/general service ***n.*** ①一般勤务 ②一般用途/The Gerontological Society Inc ***n.*** 老年学学会/glass ***n.*** 玻璃,玻璃制品/glucose and saline ***n.*** 葡萄糖和盐水/Goodpasture syndrome ***n.*** 肺出血和肾小球肾炎综合征/grain size ***n.*** 晶粒大小,晶粒度/gray-scale ultrasound ***n.*** 灰阶超声/Gross virus antigen ***n.*** 粗病毒抗原/guanidinosuccinic acid ***n.*** 胍基琥珀酸/Gynecology and Sociology ***n.*** 妇科学及社会学(杂志名,现称 MGAS)

gs. acceleration due to gravity ***n.*** 标准重力加速度

g/s gallons per second ***n.*** 每秒加仑,加仑/秒

GS 2989 chloromethacylinum sulfosalicylas ***n.*** 氯甲烯土霉素

GSA General Services Administration ***n.*** 公用设施管理局 ‖ gross virus antigen ***n.*** 粗病毒抗原/guanidinosuccinic acid ***n.*** 胍基琥珀酸

GSC gas-solid chromatography ***n.*** 气体—固体色谱法,气固层析法/gravity-settling culture ***n.*** 重力沉淀培养

GSD genetically significant dose ***n.*** 遗传有效剂量/glycogen storage disease ***n.*** 糖原贮积病

GSE gluten-sensitive enteropathy ***n.*** 麸质过敏性肠病

GSF granulocyte stimulating factor ***n.*** 粒细胞刺激因子

GSH glomerular-stimulating hormone ***n.*** 肾小球刺激激素/gonad-stimulating hormone ***n.*** 促性腺激素/growth stimulating hormone ***n.*** 生长刺激激素/reduced glutathione ***n.*** 还原谷胱甘肽

GSH-Px glutathione peroxidase ***n.*** 谷胱甘肽过氧化酶

GSH-Syn glutathione synthetase ***n.*** 谷胱甘肽合成酶

GSI Gesellschaft fur Schwerionen-forschung ***n.*** (德)重晶石离子研究协会/grand scale integration ***n.*** 超大规模集成电路

GSM Government Standards Manual ***n.*** (美国) 政府的标准手册/gram per square meter ***n.*** 每平方米克数

GSMP German Society of Medical Physics ***n.*** 德国医学物理学会

GSP Good Storage Practice ***n.*** 药品储存质量规范

GSPI gibbon normal spleen ***n.*** 长臂猿正常脾

G spot Gräfenberg spot ***n***. 阴道内敏感区,G 点
GSR galvanic skin response (or reflex) ***n***. 电流性皮肤反应(或反射)/generalized Schwartzman reaction ***n***. 全身性非特异性超敏反应,全身性施瓦茨曼氏反应
GSRA galvanic skin response audiometry ***n***. 电流性皮肤反应测听(法)
GSSG glutathione disulfide ***n***. 二硫化谷胱甘肽/oxidized glutathione ***n***. 氧化谷胱甘肽
GSSG-Px glutathione peroxidase ***n***. 谷胱甘肽过氧化酶
GSSI global sexual satisfaction Index ***n***. 完全性性快感指数
GSSR generalized Sanarelli-Schwartzman reaction ***n***. 全身性萨—施二氏反应
GSSR-R glutathione reductase ***n***. 谷胱甘肽还原酶
GST glutathione-S-transferase ***n***. 谷胱甘肽 – S – 转换酶/glycopenic stimulation test ***n***. 低糖刺激试验/graphic-stress telethermometry ***n***. 温度遥测描记法
G-suit 抗荷服
GSW gunshot wound ***n***. 枪弹伤
GT Game theory ***n***. 博奕论、对策论(运筹学一分支,用于系统控制簿)/gammatomography ***n***. 伽玛射线断层成像[术]/Gelle's test ***n***. 蹬骨活动试验,热累试验/general terms ***n***. ①一般项 ②通项 ③普通词/generation time ***n***. 增殖周期/genetic therapy ***n***. 遗传疗法/gingiva treatment ***n***. 齿龈治疗/glucose tolerance ***n***. 葡萄糖耐量/glutamyl transpeptidase ***n***. 谷氨酰转肽酶/glyceryl trinitrate ***n***. 三硝酸甘油酯/granulation time ***n***. 肉芽组织形成时间/granulation tissue ***n***. 肉芽组织/gross ton ***n***. ①长吨(= 2240 磅) ②英吨/group therapy ***n***. 组群治疗/shortened form for SGOT ***n***. SGOT (谷草转氨酶)的缩略形式/tracheotomy and gastrostomy ***n***. 气管切开与胃造口术
Gt. galactosyl transferase ***n***. 半乳糖转移酶/galanthamin ***n***. 加兰他敏,尼瓦林/great ***a***. ①重大的 ②优异的
gt. gutta (单)[拉] ***n***. 滴
GT-3 nicotinaldehyde thiosemicarbasone ***n***. 烟酰醛氨[基]硫脲(抗结核药物)
GT-41 myleran ***n***. 马利兰
GT 1012 prajmaline ***n***. 丙缓脉灵(抗心律失常药)
G&T gowns and towels ***n***. 长罩衣与毛巾
γ-GT γ-glutamyl-transpeptidase ***n***. γ – 谷氨酰转肽酶
GTA glycerin triacetate ***n***. 醋酸甘油三酯,三酯精
Gt B Great Britian ***n***. 大不列颠,英国
GTC gain time control ***n***. 增益时间调整/generalized tonicoclonic ***a***. 普遍性强直—阵挛性
GTD gestational trophoblastic disease ***n***. 妊娠滋养层细胞疾病
G-test gonadotropin stimulation test ***n***. 促性腺刺激试验
GTF gastrocamera with fiberscope ***n***. 纤维胃镜照相机/glucose tolerance factor ***n***. 葡萄糖耐量因素/glucosyltransferase ***n***. 葡萄糖基转移酶/glycerin triformate ***n***. 甘油三甲酸酯,三甲精
GTG Giema trypsin Giema band ***n***. 吉姆萨胰酶 G 带
GTH gonadotropic hormone ***n***. 促性腺激素
GTL Georgia tech language ***n***. 美国佐治亚技术学院设计的一种语言
GTN gestational trophoblastic neoplasia ***n***. 妊娠性滋养层细胞瘤形成/glomelulo-tubulo-nephritis ***n***. 肾小球小管肾炎/glyceryltrinitrate ***n***. 三硝酸甘油
GTO Golgi tendon organ ***n***. 高尔基腱器
GTP glycerin tripropionate ***n***. 甘油三丙酸酯/glutamyltranspeptidase ***n***. 谷氨酰转肽酶/guanosine triphosphate ***n***. 三磷酸鸟甙
GTP cyclohydrolase Ⅰ ***n***. GTP 环水解酶Ⅰ(此酶缺乏为一种常染色体隐性性状,可致恶性高苯丙氨酸血症)
GTP dihydrolase ***n***. 鸟甙三磷酸二氢酶
GTR granulocyte turnover rate ***n***. 粒细胞交换率,中性粒细胞更新率
GTr. glycerin tripropionate ***n***. 甘油三丙酸酯/gonadotropin ***n***. 促性腺激素
G-Tril, febarbamate ***n***. 菲巴班梅(商标名,在西班牙注册)
GTT glucose tolerance test ***n***. 葡萄糖耐量试验/gasoline tetraethyllead test ***n***. 汽油中四乙基铅测定试验
gtt. Guttae(复)[拉] ***n***. 滴
GU gastric ulcer ***n***. 胃溃疡/general use ***n***. 一般用途/genitourinary ***a***. 泌尿生殖[器]的/glycogenic unit ***n***. 糖原合成单位/gonococcal urethritis ***n***. 淋病双球菌尿道炎/gravity unit ***n***. 重力单位
Gu. glycosuria ***n***. 糖尿
gu. genito-urinary ***a***. 生殖泌尿的
β-Gu. β-glucuronidase ***n***. β – 葡萄糖醛酸酶
Gu 71 u 344 bunyavirus ***n***. Gu 71 u 344 本扬病毒
Guabenxan ***n***. 胍本克生(抗高血压药)
guacetin, guaiacetin ***n***. 邻羟苯氧基乙酸钠
Guacetisal ***n***. 胍西替柳(消炎镇痛药)
guachamaca ***n***. 南美夹竹桃皮,毒狗草树皮
guacin ***n***. 瓜柯脂
guaco ***n***. 瓜柯,南美蛇藤菊,米甘菊(产于南美,可解蛇毒,治气喘、消化不良、痛风、风湿病及皮肤病)
guaethol ***n***. 乙基愈创木酚
Guafecainol ***n***. 胍非卡诺(抗心律失常药)
guaiac ***n***. 愈创木脂(用作试剂,检潜血,以前用于治风湿病)
guaiacamphol, guaiacol camphorate 愈创木酚樟脑酸酯
guaiacene ***n***. 愈创油醛,甲基巴豆醛
guaiacetin ***n***. 瓜西丁,邻羟苯氧基乙酸钠
guaiaci lignum [拉] ***n***. 愈创木
guaiacin ***n***. 愈创木素
Guaiacol ***n***. 愈创木酚,甲基邻苯二酚(以前用作祛痰药,镇咳药) ‖ ~ benzoate 愈创木酚苯甲酸酯/~ cacodylate 愈创木酚臭胂酸酯/~ camphorate 愈创木酚樟脑酸酯/~ carbonate 愈创木酚碳酸酯/~ cinnamate 愈创木酚肉桂酸酯/~ glyceryl ester 愈创木酚甘油酯/~ methylglycocholate 愈创木酚甲基甘胆酸酯/~ phosphate 愈创木酚磷酸酯/~ phosphite 愈创木酚亚磷酸酯/~ salicylate, guaiacol-salol 愈创木酚水杨酸酯/~ succinate 愈创木酚丁二酸酯/~ sulfonate 愈创木酚磺酸酯/~ valeriate 愈创木酚戊酸酯
guaiacolate ***n***. 愈创木酚盐
Guaiactamine ***n***. 愈创他明(解痉药)
Guaiacum L. ***n***. 愈创木属 ‖ ~ officinale L. 愈创木/~ sanctum L. 圣愈创木
guaiacum, **guaiac** ***n***. 愈创木脂
guaiacyl ***n***. 愈创木基 ‖ ~ calcium, calcium orthoguaiacol sulphonate 愈创木酚磺酸钙
guaiamar ***n***. 愈创木酚甘油醚
guaianolide ***n***. 愈创木内脂
Guaiapate ***n***. 愈创哌特(祛痰镇咳药)
guaiaretic acid ***n***. 愈创木酸
Guaiazulene ***n***. 愈创蓝油烃,愈创木(消炎药)
Guaietolin ***n***. 胍依托林(祛痰镇咳药)
Guaifenesin, **Guaiphenesin** ***n***. 愈创甘油醚,愈创木酚甘油醚(祛痰镇咳药) ‖ ~ carbamate 氨甲酰甘油愈创木酚醚
Guaifylline ***n***. 愈创茶碱(支气管扩张药)
Guaimesal ***n***. 胍美柳(镇咳药)
guaiol ***n***. 愈创木醇,愈创萜醇
Guaisteine ***n***. 愈创司坦(黏液溶解药)
guaithylline ***n***. 瓜锡林,甘油基愈创木酚茶碱(支气管扩张药及祛痰药)
guajacolum [拉] 愈创木酚 ‖ ~ carbonicum 愈创木酚碳酸酯
Guajacum ***n***. 愈创木属
Guajara bunyavirus ***n***. 瓜加拉本扬病毒
Guajara virus ***n***. 瓜加拉病毒
Guama antigenic group viruses ***n***. 瓜马抗原组病毒
Guama bunyavirus ***n***. 瓜马本扬病毒
Guama virus ***n***. 瓜马病毒
Guamecycline ***n***. 胍甲环素(抗生素类药)
Guan-guanidino- ***n***. 胍—(用于构成胍类化合物名称)
guan- [构词成分] 胍—(1998 年 CADN 规定使用此项名称,主要系指心血管系统抗高血压剂胍乙啶[Guanethidine]类的一些药物,如胍氯酚[Guanoclor]、胍西定[Guancidine]等)
Guanabenz ***n***. 胍那苄,氯压胍(抗高血压药)
Guanacline ***n***. 胍那克林,硫酸胍乙宁,N – (2 – 胍乙基) – 4 – 甲基 – 1,2,3,4 – 四氢吡啶(降压药)
Guanadrel ***n***. 胍那决尔(抗高血压药) ‖ ~ sulfate 硫酸胍那决尔,硫酸胍环定,硫酸胍脱,硫酸胍缩酮(抗高血压药)
guanase ***n***. 鸟嘌呤[脱氨]酶
guanatol hydrochloride, chloroguanide hydrochloride ***n***. 盐酸瓜那托,盐酸氯胍
Guanazodine ***n***. 胍那佐定(抗高血压药)
guanazolo ***n***. 氮鸟嘌呤,8 – 氮杂鸟嘌呤(一种具有抑制鼠的某些癌细胞生长的化合物,亦对鹦鹉热病毒有效)
Guancidine, Guancydine ***n***. 胍西定(抗高血压药)
Guanclofine ***n***. 胍氯芳(抗高血压药)
Guancydine, Guancidine ***n***. 胍西定,胍氰定,氰戊胍,1 – 氰基 – 3 – 特戊基胍(抗高血压药)
guancycline, tetrabiguanide ***n***. 胍尼四环素,N – (4 – 胍基亚氨代甲基本基哌嗪甲基)四环素
Guanethidine ***n***. 胍乙啶(抗高血压药,肾上腺素能阻滞药,能阻断交感神经系统,引起勃起无能) ‖ ~ monosulfate 硫酸胍乙啶(抗高血压药)/~ sulfate 硫酸胍乙啶(抗高血压药)

guanfacine *n*. 胍法辛(抗高血压药) ‖ ~ hydrochloride 压脒,盐酸胍法辛(抗高血压药)
Guanicaine, phenodianisyl *n*. 茴胍卡因(局部麻醉药)
guanidase (简作 GD) *n*. 胍酶 ‖ ~ hydrochloride 盐酸胍酶(治重症肌无力)
guanidine *n*. 胍 ‖ ~ hydroch1oride 盐酸胍/~ nitrate 硝酸胍
guanidine-acetic acid *n*. 胍基乙酸
guanidinecytosine (简作 GC) *n*. 胞嘧啶胍
guanidinemia *n*. 胍血
guanidinium, guanidino *n*. 胍基
guanidinoacetate *n*. 胍基次酸(盐或阴离子型)
guanidinoacetate *N*-methyltransferase 胍[基]乙酸 N－转甲基酶
guanidinoacetate transmethylase 胍[基]乙酸转甲基酶
guanidinoacetic acid *n*. 胍基乙酸
guanidinosuccinic acid (简作 Gs, GSA) *n*. 胍基琥珀酸
guanido-, guanidino- 胍基
guanidotaurine *n*. 胍基牛磺酸
guanidylate *n*. 胍基酸(解离型)
guanimycin *n*. 胍霉素
guanine, 2-amino-6-oxypurine, 2-aminohypoxanthine (简作 G, Gua) *n*. 鸟嘌呤,2－氨基－6－羟基嘌呤,2－氨基次黄嘌呤 ‖ ~ aminohydrolase 鸟嘌呤氨基水解酶/~ cytocine (简作 GC) 鸟嘌呤胞嘧啶/cytosine type ~ (简作 GC type) 鸟嘌呤胞嘧啶型(指戊糖核酸)/~ deaminase 鸟嘌呤脱氨[基]酶/~ hydrochloride 盐酸鸟嘌呤/~ nucleotide, guanylic acid 鸟[嘌呤核]苷酸,鸟苷酸/~ polynucleotide 鸟嘌呤多核苷酸
Guanisochin *n*. 胍尼索喹(抗高血压药)
Guanisoquine *n*. 胍尼索喹(抗高血压药)
guano *n*. [海]鸟粪
Guanoclor *n*. 胍氯酚,二氯苯氧乙氮基胍(抗高血压药)
Guanoctine *n*. 胍诺克丁,辛胍,胍丁,四甲丁基胍(抗高血压药)
guanophore *n*. 鸟嘌呤细胞
guanopterin *n*. 鸟蝶呤
guanoside *n*. 鸟核糖苷
guanosine (简作 G, Guo.) *n*. 鸟[嘌呤核]苷 ‖ cyclic ~ monophosphate (简作 cyclic GMP, cGMP, 3', 5'-GMP) 环鸟苷酸/~ cyclic monophosphate 鸟甙环一磷酸盐/~ diphosphate (简作 GDP) 鸟苷二磷酸/GDP-fucose (简作 GDP-Fuc), ~ diphosphofucose 二磷酸鸟甙岩藻糖/GDP-mannose (简作 GDPM), diphosphomannose 二磷酸鸟甙甘露糖/~ diphosphate-mannose synthase 鸟甙二磷酸—甘露糖合成酶/methyl ~ (简作 GM) 甲基鸟嘌呤核甙,甲基鸟甙/β, γ-methylene ~ triphosphate (简作 GOPOPCP) β, γ－亚甲基三磷酸鸟甙/~ monophosphate (简作 GMP) 鸟苷一磷酸,鸟苷酸/~ pyrophosphate mannose 鸟甙焦磷酸甘露糖/~ tetraphosphate (简作 PPGPP) 鸟苷四磷酸/~ triphosphate (简作 GTP) 鸟甙三磷酸/~ triphosphatase 鸟甙三磷酸酶/~ triphosphate phosphohydrolase, GTP phosphohydrolase 鸟苷三磷酸磷酸水解酶
Guanoxabenz *n*. 胍诺沙苄,胍羟苯(抗高血压药)
guanoxan *n*. 胍生,胍噁烷,胍甲基苯并二噁烷(抗高血压药)
guanoxyfen *n*. 胍诺西芬,胍西芬,3－苯氧丙基胍(抗高血压药)
guanyl cyclase *n*. 鸟苷酰环化酶
guanylate *n*. 鸟苷酸(解离型) ‖ ~ cyclase 鸟苷酸环化酶/~ kinase 鸟苷酸激酶/~ kinase 1 and 2 (简作 GUK-1&2) 鸟甙酸激酶－1和 2/~ transferase 鸟苷酸转移酶
guanylic 鸟[嘌呤核]苷的 ‖ ~ acid (简作 GMP) 鸟[嘌呤核]苷酸,鸟苷一磷酸/~ deaminase 鸟苷酸脱氨酶/~ dimethyl ~ acid (简作 Gd) 二甲基鸟[嘌呤核]甙酸
guanyloribonuclease *n*. 鸟苷核糖核酸酶类
guanylthiourea *n*. 鸟苷酰硫脲
guanylyl *n*. 鸟甙酰 ‖ ~ cyclase 鸟甙酰环化酶/~ iminodiphosphate (简作 GMP-PNP) 鸟苷酰亚氨二磷酸盐/~ phosphate adenosine (简作 GPA) 磷酸鸟甙酰腺甙/~ phosphate cytidine (简作 GPC) 磷酸鸟甙酰胞甙/~ phosphate uridine (简作 GPU) 磷酸鸟甙酰尿甙/~ uridylyl uridine (简作 GUU) 鸟甙酸尿甙酸尿甙
guarana, Brazilian cocoa *n*. 瓜拉那,巴西可可(用作腹泻时的收敛药)
guaranine *n*. 瓜拉那碱(即咖啡因)
guarantee *n*. ①保证 ②保证书 *vt*. 保证,承认 ‖ ~ against (或 from) 保证……不……/~ d reagents (简作 GR) 保证试剂,特级试剂
guarantor *n*. 保证人
guaranty *n*. 保证,保证书,担保物
Guaratuba bunyavirus *n*. 瓜拉图巴本扬病毒
Guaratuba virus *n*. 瓜拉图巴病毒
guard *n*. 保护器 ‖ mouth ~ 口腔保护器/night ~ 夜保护器[牙]
guarded tenotomy *n*. 控制性腱切断术
Guarnieri bodies *n*. 瓜尼埃里小体,天花包涵体
Guaroa bunyavirus *n*. 瓜鲁本扬病毒
Guaroa virus *n*. 瓜鲁病毒
Guaroa symptomless potyvirus *n*. 无症状马铃薯 Y 病毒
guaraxanthin *n*. 瓜拉黄素
guard (简作 G) *n*. ①守卫,防护,防卫 ②防护装置,鞘 *vt*. ①保护,防护,监视 ②给……安防护装置 ③对……进行校正检查 ④对……配用矫正剂 *vi*. ①防止 ②警惕 ③预防(against) ‖ ~ cell 保护细胞/mouth ~ 口腔防护器/~ plot 保护区/~ row 保护行/occlusal ~, bite ~, night ~ 护殆器(夜间用牙罩) ‖ off (one's) ~ ①不提防 ②不警惕/on (one's) ~ 警戒,警惕
guarded *a*. 被保卫着的,警戒着的戒备的,紧张的 ‖ ~ ly *ad*. / ~ ness *n*.
guardian *n*. 监护人,护卫者 ‖ ~ ship *n*. 监护
guardianship *n*. 监护
guarding *n*. 肌卫
guardsman *n*. 卫兵
Guarnieri's bodies (corpuscles) [Guiseppi 意医师 1856—1918] 瓜尼埃里小体(天花包涵体) ‖ ~ gelatin-agar 瓜尼埃里明胶琼脂(培养基)
Guatemala *n*. 危地马拉[拉丁美洲]
guavacine *n*. 槟榔副碱
guayule *n*. 银胶菊
guaza, cannabis 大麻
Gubaroff's fold (valve) [Alexander Petrovitsch 苏解剖学家、妇科医师 1855—1931] 古巴廖夫褶(瓣)(食管和胃之间的黏膜褶)
gubernacular *a*. 引带的
gubernaculum [拉 helm] *n*. ①引带 ②尾刺 ‖ chorda ~ 索引带/~ dentis 牙引带/Hunter's ~, ~ testis 亨特引带,睾丸引带/~ of testicle 睾丸引带(胚胎学用语)/~ testis 睾丸引带
Gubler's hemiplegia [Adolphe 法医师 1821—1879] 古布累偏瘫(①交叉性偏瘫 ②癔病性偏瘫) ‖ ~ icterus 古布累黄疸(一种血原性黄疸)/~ line 古布累线(连结脑桥下第五脑神经各根起点的想象线)/~ paralysis, ~ syndrome 古布累麻痹,古布累综合征(交叉性偏瘫)/~ tumor (sign) 古布累瘤(征)(铅中毒时腕背有肿瘤,手伸肌麻痹)
Gubler-Robin typhus [A. Gubler, Albert Edouard Charles Robin 法医师 1847—1928] 古布累—罗宾斑疹伤寒(肾型斑疹伤寒)
Gudden's commissure [Bernard Alloys von 德神经病学家 1824—1886], arcuate commissure 古登连合,视上连合,弓状连合,下连合 ‖ ~ ganglion 古登神经节(位在乳头体上后方)
Gudernatsch's test 古德纳奇试验(检甲状腺作用于蛙的试验)/~ law 古登定律(神经切断后近端发生的变性是向细胞的)
Guedel's laryngoscope 古德尔喉镜
Gueldenstaedtia [拉;植药] *n*. 米口袋 ‖ ~ diversifolia Maxim. [拉;植药] 异叶米口袋(药用部分:根、全草—甜地丁)/~ multiflora Bunge, Amblytropis multiflora (Bunge) Kitag. [拉;植药] 米口袋(药用部分:根、全草—甜地丁)/~ pauciflora (Pall.) Fisch. [拉;植药] 少花米口袋(药用部分:根、全草—甜地丁)/~ stenophylla Bunge [拉;植药] 狭叶米口袋(药用部分:根、全草—甜地丁)/~ verna (Georgi.) A. Bor. [拉;植药] 米口袋(药用部分:全草入药—甜地丁
Guelliot's vaginal speculum 格利奥特阴道镜
Guelpa diet [Guglielmo 意医师 1850—1930] 圭耳帕饮食(糖尿病饮食) ‖ ~ treatment 圭耳帕疗法(治痛风及风湿病)
Guéneau de Mussy's point [Noel François Odon 法医师 1813—1885], de Mussy's point 盖诺德米西点(胸骨左缘第十肋骨末端的水平上压痛最剧烈的一点,为膈胸膜炎的一个症状)
Guenther's operation [Gustav B. 1801—1866] 京特手术(一种足切断状)
Guenz's ligment [Justus Gottfried Guenz (Günz) 德解剖学家 1714—1784], **Günz ligment** 京茨韧带(闭膜管的上内壁)
Guérin's fold [Alphonse François Marie 法外科医师 1816—1895] 盖兰襞,舟状窝襞(偶见于尿道舟状窝的黏膜襞) ‖ ~ fracture 盖兰骨折(双侧上颌横形骨折)/~ glands, Skene's glands 盖兰腺(女尿道旁腺)/~ sinus 盖兰窦(尿道舟状窝襞后的憩室)/~ valve, valvula fossae navicularis 盖兰瓣,舟状窝襞(变)
Guerin carcinoma (简作 GC) *n*. 盖林癌
gue(r)rilla *n*. 游击队,游击战
guess *vt*. & *vi*. ①猜测,推测 ②认为 *n*. 猜测,推测 ‖ at a ~ 猜测起来/~ ed average (简作 GA) 推测平均值/by ~ 凭猜测
guest *n*. 客人,宾客,(植物)寄生虫 ‖ ~ molecule 客分子
guevodoces, DHT deficiency syndrome *n*. 青春期由女变男的现象(男性假两性畸形的遗传形式,由于外生殖器组织中缺乏 5-α－还原酶,致使睾酮不能转变为 5-α DHT〈双氢睾酮〉)
guff *n*. 胡说,瞎扯,闲聊

guha *n*. 支气管性气喘(流行于关岛)
Guiana *n*. 圭亚那[拉丁美洲]
guidance *n*. ①指引 ②指导 ③领导 ④导‖anterior ~ 前导/~ and control(简作 G&C)引导与控制/condylar ~ 髁导/incisal ~, anterior ~ 切导
guide *vt*. ①指引,指导 ②管理 ③操纵 *n*. ①向导,指导者 ②指南,指导,入门 ③手册 ④导[子] ⑤标,波导‖adjustable anterior ~ 可调节的前殆导/anterior bite ~ 前殆导,前咬合标/Guide to Biomedical Standards(简作 GBS)生物医学标准指南/bite ~ 殆导,咬合导板/~ catheter 引导导管/color matching ~ 比色标/condylar ~ 髁导/face ~ 面导,面标/grooved ~ 有槽导子/incisal ~, anterior guidance 切导,切标/posterior bite ~ 后殆导,后咬合标/Guild of Prescription Opticians of America, inc(简作 GPOA)美国验光配镜师同业工会/~ rod 导杆/saw ~ 锯导子/shade ~ 色标/surgeon's ~ 外科标/suture ~ 缝线导子/transfer-template ~ 移模标,标准移膜/~ wire [金属]导丝
guideline *n*. 导线(牙科)|clasp ~, survey line 带钩导线,观测导线
Guidi's canal [Guido 意医师 1500—1569] Vidian canal, canalis pterygoideus(Vidii)贵地管,维杜斯管,翼管
guiding *n*. 导向,制导,波导,控制‖~ catheter 导向导管
guild, gild *n*. 行会,协会,相互会
guile *n*. 狡猾‖~ful *a*.
Guilford-Zimmerman personality test(简作 GZ)吉尔福德—齐默尔曼人格测验
Guillain-Barré syndrome [Georges Guillain 法神经病学家 1876—1951; Jean Alexander Barré 法神经病学家 1880—1968](简作 GB, GBS)格—巴二氏综合征,急性感染性多神经炎
guillotine [法] *n*. 铡除刀,环状刀,断头台‖lingual tonsil ~ 舌扁桃体铲除刀/tonsil ~ 扁桃体铡除刀
guilt *n*. ①犯罪,有罪 ②内疚‖~ feeling 罪恶感‖~less *a*. 无罪的,无辜的
guilty *a*. ①犯罪的,有罪的 ②内疚的‖guiltily *ad*./guiltiness *n*.
Guinard's method(treatent)[Aimé 法外科医师 1856—1911]吉纳尔[疗]法(碳化钙涂于溃疡型肿瘤)
Guinea *n*. 几内亚[非洲]‖~ worm 几内亚虫(为一种丝虫或线虫病)‖~n *a*. ①几内亚的 ②几内亚人的 *n*. 几内亚人
Guinea grass mosaic potyvirus 几内亚禾本科植物花叶马铃薯 Y 病毒
guinea-pig(简作 GP)*n*. 豚鼠,天竺鼠,荷兰猪‖~ anti-insulin serum(简作 GPAIS)豚鼠抗胰岛素血清/~ cytomogalo virus, Guinea pig salivary gland virus(Jackson)豚鼠唾液巨细胞病毒/~ embryonic heart cells 豚鼠胚心细胞(检验病毒等用)/~ embryonic kidney cells 豚鼠胚肾细胞(检验病毒等用)/~ embryonic muscle cells 豚鼠胚肌细胞(检验病毒等用)/~ embryonic skin cells 豚鼠胚上皮细胞/~ endogenous virus, Guinea pig oncovirus 豚鼠内源性病毒,豚鼠肿瘤病毒/~ herpes-like virus 豚鼠疱疹样病毒/~ herpesvirus, Caviid herpesvirus 2 豚鼠疱疹病毒,豚鼠疱疹病毒 2/~ herpetovirus 豚鼠疱疹病毒/~ inclusion conjunctivitis 豚鼠包涵体结膜炎/~ kidney absorption test(简作 GPKA)豚鼠肾吸收试验/~ kidney antigen(简作 GPK)豚鼠肾抗原/~ leukaemia virus(Jungeblut et Kodza)豚鼠白血病病毒/~ maximazation test 皮内与涂皮相结合的方法(是一种检测弱致敏物的实验方法,该法已被推荐为筛选化学致敏物的标准方法)/~ oncovirus 豚鼠肿瘤病毒/~ poxvirus 豚鼠痘病毒/~ retrovirus, Guinea pig oncovirus 豚鼠逆转病毒,豚鼠肿瘤病毒/~ salivary-gland disease virus 豚鼠腮腺炎病毒/~ salivary gland virus(Jackson), Submaxillary virus, Guinea pig cytomogalo virus 豚鼠唾液巨细胞病毒/~ spleen(or serum)(简作 GPS)豚鼠脾(或血清)/~ type B oncovirus 豚鼠 B 型肿瘤病毒/~ type C oncovirus 豚鼠 C 型肿瘤病毒
Guinon's disease [George 法医师 1859—1929] 吉农病(共济失调、言语障碍及抽搐)(见 Gilles de la Tourette's syndrome)
guipsine [法 gui mistletoe] *n*. 季普辛(槲寄生制剂)
guise *n*. ①外观,姿态 ②伪装 ③借口
Guitarfish [动药] *n*. 许氏犁头鳐‖~ liver [动药] 许氏犁头鳐肝
Guiteras' disease [Juan 古巴医师 1852—1925] 吉特拉斯病(类芽生菌病)
GUK-1&2 guanylate kinase 1 and 2 *n*. 鸟甙酸激酶 - 1 和 2
gula [拉 gullet] *n*. ①食管 ②咽喉
gulamenta *a*. 咽颏的
gulamentum *n*. 咽颏
gulancha, guluncha, Tinospora cordifolia *n*. 心叶青牛胆(植物)
gular *a*. 外咽的,咽喉的
gulf *n*. 海湾,深渊,漩涡
Gulf Coast tick 海湾花蜱
Gulf states syndrome 海湾战争综合征
gulhai *n*. 红海家畜鼠疫
gull *n*. 鸥
Gull's disease [William Withey 英医师 1816—1890] 古尔病(甲状腺萎缩伴黏液水肿)
gullar pouch *n*. 喉囊
gullar suture *n*. 外咽缝
gullet *n*. ①食管 ②咽 ③喉 ④水槽
Gull-Sutton disease [W. W. Gull; Henry Gawen Sctton 英医师 1837—1891] 古—萨二氏病(动脉硬化)
Gullstrand's slit lamp [Allvar 瑞典眼科医师 1862—1930] 古尔斯特兰德裂隙灯(与角膜显微镜配合使用,作结膜、角膜、虹膜、晶状体及玻璃体的显微研究)‖~ law 古尔斯特兰德定律(斜视时,令患者注视一远距离目标而将头转向一方时,角膜反射转移的方向与头移动的方向相同,即向肌肉较弱的方向移转)
gulonic acid 古洛糖酸
L-gulonolactone *n*. L - 古洛糖酸内酯
gulose *n*. 古洛糖
gulp *vt*., *vi*. & *n*. 吞,吞咽,忍住,一口(吞下)
Gum, raw opium *n*. 未加工鸦片‖brick ~ 海洛因/bubble ~, crack 克赖克/dream ~ 鸦片
gum[1] [拉 gummit] *n*. 橡皮,树胶(-mm-) *vt*. 黏合 *vi*. ①结胶 ②发黏‖~ acacia, ~ arabic 阿拉伯胶/acaroid ~, blackboy ~, Botany Bay ~ 禾木胶/animal ~ 动物胶/~ animi, copal 玷玳树脂/~ arabic 阿拉伯胶/Australian ~, wattle ~ 澳洲胶/Bassora ~ 黄蓍胶,巴索兰树胶/~ benjamin, ~ benzoin 安息香(树脂)/blackboy ~, acaroid ~ 禾木胶/blue ~ 按树/Botany Bay ~, acaroid ~ 禾木胶/British ~, dextrin 糊精/butt ~ 支托龈/California ~, Grindelia robusta 大胶草/~ camphor 樟脑/cape ~ 刺金合欢胶/carob ~ 卡罗布胶,角豆扮(胚乳)/chagual ~ 智利树胶/~ chicle 糖胶树胶/Cowdie ~ 考代树胶(产自新西兰)/~ dammar 达玛树脂,达玛胶/doctor ~, hog ~ 劣等西黄蓍胶/~ elemi 榄香/ghatti ~, Indian ~ 印度胶/guar ~ 瓜尔胶/~ guaiacum 愈创木脂/hog ~ 劣等西黄蓍胶(有时也指西印度毒漆、牙买加藤黄、信风藤胶/Indian ~ 印度胶(有时也指卡拉牙胶)/karaya ~, sterculia ~ 卡拉牙胶,梧桐胶/~ kino 奇诺/Kordofan ~ 科多凡树胶(阿拉伯胶最好的一种)/~ inhibitor(简作 GI)胶质抑制剂/~ lac 紫胶,虫胶/mesquite ~ 甜英豆胶,墨西哥胶(阿拉伯胶代用品)/~ myrrh 没药/~ opium, opium 阿片/Orenburg ~ 奥伦堡胶(火烧落叶松胶)/red ~, eucalyptus ~ 按胶(有时也指苏合香、古巴香)(用作收敛药,治喉疾患)/~ senegal, acacia 阿拉伯胶/sterculia ~, karaya ~ 梧桐胺,卡拉牙胶(用作泻药)/spruce ~ 云衫胶/succory ~ 粉苞菊胶/~ thus, turpentine 松脂,松油脂/~ tragacanth, tragacanth 西黄蓍胶/wattle ~, Australian ~ 澳洲胶(阿拉伯胶最好的代用品)/white ~, miliaria alba [婴儿]白粟疹,白痱
gum[2] [拉 gummit], gingiva, ula *n*. ①(常用复)龈 ②牙床(-mm-) *vt*. 用牙床咀嚼‖blue ~ 蓝龈(铅线,见于铅中毒)/butt ~ 支托龈/frit ~ 假龈/mineral ~ 矿质龈/raspberry red ~ 覆盆子果红龈,红莓龈/receding ~ s 退缩龈/spongy ~ 软龈,海绵状龈/strawberry ~ 草莓状龈
gumanin, white dammar *n*. 白达玛脂
Gumbo Limbo bunyavirus *n*. 冈姆博林姆博本杨病毒
Gumbo Limbo virus *n*. 冈姆博林姆博病毒
Gumboro disease(Gumboro 为美国特拉华州一地名)传染性黏液囊病
Gumboro disease virus(Cosgrove)(Avian nephrosis virus) *n*. 禽肾病病毒
gum-bush, Eriodictyon californicum *n*. 北美圣草,散塔草
gum-elastic *n*. 弹性树胶,橡胶
gumma(复 gummas 或 gummata)[拉 gummi gum], syphiloma *n*. 梅毒瘤,树胶肿(在第三期梅毒的任何器官和组织中发现的一种橡皮样的坏死组织,三期梅毒的典型皮肤黏膜损伤,多发于皮肤黏膜,常在感染 3~5 年内出现)‖tuberculous ~, scrofulous ~ 结核性树胶肿,瘰疬性树胶肿
gummate, arabate *n*. 阿拉伯胶酸盐
gummatous *a*. 梅毒瘤的,树胶肿的
gummi [拉] *n*. 树胶‖~ arabicum 阿拉伯胶/~ buteae, Bengal kino 紫铆树胶,孟加拉奇诺/~ tragacanthae 西黄蓍胶/~ guttae gambiae [拉](简作 GGG)藤黄
gummy *a*. ①树胶状的 ②胶黏的,黏性的 ③梅毒瘤状的
Gummy shark [动药] *n*. 白斑星鲨‖Gummy shark fetus [动药] 白斑星鲨胎/Gummy shark gall [动药] 白斑星鲨胆/Gummy shark liver [动药] 白斑星鲨肝/Gummy shark muscle [动药] 白斑星鲨/Gummy shark swim-bladder [动药] 白斑星鲨鳔

gum-plant, grindelia *n*. 胶草
Gumprecht's shadows [Ferdinand 德医师 1864 生] 古姆普雷希特细胞影(涂片中的破碎细胞,常见于淋巴性白血病)
gum-resin *n*. 胶树脂‖soluble ~ 火棉
gumshoe *n*. ①橡皮套鞋 ②(复)橡皮底帆布鞋
gum-solution *n*. 胶液,树胶溶液
gun *n*. 枪,喷雾枪‖~ bombardier 电子枪轰击器/electron ~ 电子枪/ion ~ 离子枪/~ sign 枪管征,平行管征(胆管扩张的超声图像)
gun-barrel vision *n*. 管状视野
gunboat *n*. 炮艇,炮船
guncotton, pyroxylin *n*. 火棉
gundo, goundou *n*. 鼻骨增殖性骨膜炎,根度病,巨鼻[症]
Gunga marijuana *n*. 大麻
gunjah *n*. 大麻
Gunn's dots [Robert Marcus 英眼科医师 1850—1909] 冈恩小点(斜照时黄斑附近可见到的白点)‖~ phenomenon 冈恩现象(见~ syndrome,上睑与下颌的联合运动)/~ pupillary phenomenon, Marcus Gunn's pupillary phenomenon 冈恩瞳孔现象,马库斯·冈恩瞳孔现象摆动电筒征(即 swinging flashlight sign,见 sign 项下相应术语)/~ crossing sign 冈恩交叉征(眼底动静脉交叉,提示原发性高血压)/~ sign 冈恩征(①冈恩交叉征 ②马库斯·冈恩瞳孔现象 ③张口时下颌偏向对侧,则下垂的上睑向上抬,见于冈恩综合征)/~ syndrome (phenomenon) 冈恩综合征(现象)(单侧睑下垂,患侧上睑即与下颌联合运动)
Gunning's reaction (test) [Jan Williem 荷化学家 1827—1901] 冈宁反应(试验)(检尿丙酮)
Gunning's splint [Thomas Brian 美牙医师 1813—1889] 冈宁夹(下颌骨折用)
gunpowder *n*. 火药‖~ residue 火药残留物
gunshot *n*. ①射击,炮击,射程 ②射击的 ‖~ fracture 枪伤性骨折/~ injury 枪弹伤/~ trauma 射击伤/~ wound (简作 GSW) 枪弹伤[口]
Günther disease [Hans 德医师 1884—1956] 京塞病,先天性红细胞生成性卟啉症
Günz's ligament [Justus Gottfried Günz (Güntz) 德解剖学家 1714—1789] 京茨韧带(闭膜管的上内壁)
Günzburg's reagent [Alfred 德医师 1861—1937] 京茨伯格试剂(检胃游离盐酸)‖~ test 京茨伯格试验(检胃游离盐酸)
Guo. guanosine *n*. 鸟[嘌呤核]甙
Guo Biao (简作 GB) *n*. [中国]国家标准,国标
Guomia *n*. 网足虫属
Guomiida *n*. 网足目
gurgle *n*. & *vi*. 发咯咯声,发咕噜声
gurgling *n*. 咕噜声,气过水声
gurgulio [拉 gullet], uvula *n*. 悬雍垂
gurney *n*. 轮床(医院推送患者用)
guronsan, glucuronolactone *n*. 葡萄糖醛酸-γ-内酯(商品名)
guru, kola *n*. 柯拉子
guru-nut, kola *n*. 柯拉子
Gurvitch radiation [Alexander Gurvitch (Gurvich) 俄组织学家 1874 生] 古尔维奇放射(核分裂放射)‖~ rays 古尔维奇射线(核分裂放射线)
GUS genitourinary system *n*. 生殖泌尿系统
gush *vi*., *vt*. & *n*. 涌出,喷出,迸出‖~er *n*. 井喷
gusher *n*. 喷油井,迸出物
Gusperimus *n*. 胍立莫司(免疫调节药)
Gussenbauer's clamp [Carl 德外科医师 1842—1903] 古森包厄夹(骨折夹)‖~ operation 古森包厄手术(治食管狭窄)/~ suture 古森包厄缝术(肠道裂隙 8 字形缝术)
Gussevotrema *n*. 古孔[吸虫]属
gust *n*. 阵风,一阵风
gustation [拉 gustatio] *n*. 味觉,尝味‖colored ~ 尝味觉色,色味[联觉]
gustin *n*. 涎液素
gustatism *n*. 味联觉,牵连味觉
gustative [拉 gustativus] *a*. 味觉的,味的
gustatory [拉 gustatorius] *a*. 味觉的,味的,尝味的‖~ area 味觉区/~ cell 味觉细胞/~ lacrimation 味觉性流泪/~ nerve 味觉神经/~ organ 味觉器官/~ pore 味孔/~ receptor 味觉感受器/~ sense 味觉
gustatus [拉] *a*. 有味的
gusto *n*. 爱好,趣味,嗜好
gusto- [拉][构词成分] 味觉
gustolacrimal reflex *n*. 味觉泪反射
gustometer *n*. 味觉计
gustometry [拉 gustare to taste + 希 metron measure] *n*. 味觉测量法
gustus [拉][希 geusis][英 taste] *n*. 味,味觉
gusty *a*. 阵风的,起大风的,迸发的
Gut GUT (LONDON) *n*. 肠(杂志名)
gut *n*. ①肠,肠管,消化道 ②原肠 ③肠线(-tt-) *vt*. 取出内脏‖~-associated (简作 GA) 与肠有关的/~ associated antigen (简作 GAA) 肠相关抗原(在血吸虫感染者血内可能检出主要的循环抗原之一)/gut associated lymphocyte tissue (简作 GALT) 肠相关淋巴细胞组织/blind ~, cecum 盲肠/~ entoderm 肠内胚层/postanal ~, tail ~ 肛后肠/preoral ~, Seesel's pouch 口前肠,西赛耳憩室(咽底憩室)/primitive ~, archenteron 原肠/ribbon ~ 肠线/silkworm ~ 蚕肠线/tail ~, postanal ~ 肛后肠
Guterman's test [Henry Samuel 美医师] 古特曼试验(检孕烷二醇)
guthion *n*. 谷硫磷
Guthrie's formula [Clyde G. 美医师 1880—1931] 格思里公式(成人理想体重磅数,等于 110 +〈45.5 × 身高超出 5 英尺的英寸数〉)
Guthrie's muscle [George James 英外科医师 1785—1856], sphincter urethrae membranaceae 格思里肌,尿道膜部括约肌
Gutsch's mouth speculum 古奇口镜
gutsy *a*. 有勇气的,有力量的
gutt. gutta [拉] *n*. 滴
gutta (复 guttae)(简作 gt., gutt.)[拉] *n*. 滴,斑点‖~e argenti nitratis, eye drops of silver nitrate 硝酸银滴眼剂/~e argento-proteini mites, eye drops of mild silver protein 弱蛋白银滴眼剂/~e cocainae, eye drops of cocaine 可卡因滴眼剂/~e cocainae et homatropinae 可卡因后马托品滴眼剂/~e hyoscinae 东莨菪碱滴眼剂/~ idoxuridini 疱疹净滴眼剂/~ kalii jodatis 碘化钾滴眼剂/~e ophthalmicae, eye drops 滴眼剂/~e penicillini, eye drops of penicillin 青霉素滴眼剂/~e physostigminae, eye drops of physostigmin, guttae eserinae 毒扁豆碱滴眼剂,依色林滴眼剂/~e pilocarpinae, eye drops of pilocarpine 毛果芸香碱滴眼剂/~ rosacea, acne rosacea 酒渣鼻,红斑痤疮/~ serena, amaurosis 黑蒙/~e zinci sulfatis, eye drops of zinci sulfate 硫酸锌滴眼剂
guttadiaphot [拉 gutta drop + 希 dia through + phōs light] *n*. 血滴比色法,血滴透视法
guttae (单 gutta)(简作 gtt) *n*. 滴
gutta-percha, gummi pertscha, gummi plasticum, gutta pertscha (简作 GP) *n*. 杜仲胶,胶木胶,马来乳胶,古塔波胶‖baseplate ~ 基板马来乳胶
guttat. guttatim [拉] *ad*. 逐滴地,一滴一滴地
guttate *a*. 滴状的,有(彩色)斑点的‖~ senilis choroiditis 老年性点状脉络膜炎/~ choroiditis 点状脉络膜炎/~ retinitis 点状视网膜炎
guttatim [拉] *ad*. 逐滴地
guttation *n*. 吐水[作用](植物细胞)
guttatus [拉] *a*. 滴状的
gutter *n*. 沟,槽,街沟‖hepatic ~, hepatic diverticulum 肝憩室(始基)/~ V V形研药槽
guttering *n*. 沟状切除术(骨)
gutti, gamboge *n*. 藤黄
gut-tie *n*. 肠绞窄(动物),肠绞痛(动物)
Guttiferae *n*. 山竹子科,藤黄科
guttiform *a*. 滴状的
guttis quibusdam (简作 gutt. quibusd.)[拉] *n*. 加数滴,用几滴
guttle *vt*. & *vi*. 贪婪地吃(喝)‖~r *n*. 贪吃者
Guttmann's sign [Paul 德医师 1834—1893] 古特曼征(突眼性甲状腺肿时,甲状腺部可听出杂音)
gutt. quibusd. guttis quibusdam [拉] *n*. 加数滴,用几滴
Guttulimnaceae *n*. 斑瘤[黏]菌科(一种菌类)
guttur [拉][英 gullet] *n*. ①咽喉 ②沟
guttural *a*. 咽喉的,喉的,〈语〉颚音的
gutturophony [guttur + 希 phōnē voice], guttutophonia *n*. 喉音
gutturotetany, gutturotetania *n*. 喉痉挛性口吃
gutty *a*. 大胆的,生气勃勃的,挑动性的
Gutzeit's test [Max Adolf 德化学家 1847—1915] 古特蔡特试验(检砷化物)
Gutzlaffia aprica Hance [拉;植药] *n*. 山一笼鸡
GUU guanylyl uridylyl uridine *n*. 鸟甙酸尿甙酸尿甙
guvacine *n*. 四氢烟酸
guvacoline, methyl-1,2,5,6-tetrahydronicotinate 四氢烟酸甲酯
Guy's pill, pilulae digitalis compositae 盖氏丸,复方洋地黄丸
Guyana *n*. 圭亚那[拉丁美洲]‖Guyanese *a*. 圭亚那的,圭亚那人的 *n*. 圭亚那人
Guyon's amputation (operation) [Felix Jean Casimir 法外科医师 1831—1920] 居永切断术(踝上切断)‖~ isthmus, isthmus uteri

居永峡,子宫峡/~ method 居永法(楔形切开,治嵌甲)/~ sign 居永征(浮动诊肾法)
guzzle *vi*. & *vt*. 大吃大喝
GV gentian violet *n*. 龙胆紫/glucose value *n*. 葡萄糖热值/griseoviridin *n*. 灰绿霉素
gv. gravimetric volume *n*. ①重力容积案 ②重量体积
gravity volume *n*. 气与同容积水的重量比
GVA general visceral afferent *n*. 一般内脏传入纤维
GVB gelatin-veronal-buffered *n*. 白明胶巴比土钠缓冲剂/generalized valence bond *n*. 广义化合价键
GVE general visceral efferent *n*. 一般内脏传出纤维
GVH graft-versus-host *n*. 移植物抗宿主(反应)
GVHD graft-versus-host disease *n*. 移植物抗宿主疾病
GVHR graft-versus-host reaction *n*. 移植物抗宿主反应
Gvty gingivectomy *n*. 龈切开术
GVw. gene Vw *n*. Vw 基因
GW gross weight *n*. 总重,毛重/group work *n*. 分组工作,小组活动
Gw. gigawatt *n*. 吉瓦,十亿瓦特(10^9 瓦特)
gw. gram weight *n*. 克一重/gas waste *n*. 废气,气体废物
GWA grams of water in air *n*. 空气含水克数
Gwathmey's oil-ether anesthesia [James Taylor 美外科医师 1863—1944] 格瓦思米油醚[直肠]麻醉(将液状醚与橄榄油的混合液灌入直肠以产生麻醉)
GWC granular white cell *n*. 粒性白细胞
gw/cm² gram weight per square centimeter *n*. 克一重/厘米²(压力单位)、克一重/平方厘米
GWSF Georgia Warm Springs Foundation *n*. 佐治亚温泉基金会
GWT gross weight *n*. 总重,毛重
gwt. gram weight *n*. 克一重
GXT graded exercise test *n*. 阶梯运动试验
gX flagella *n*. 鞭毛(细菌)gibberellic acid *n*. 赤霉酸,赤霉素
Gy. gray *n*. 戈,戈瑞(辐射吸收剂量单位,等于焦耳/千克),1Gy = 100 rad(拉德)/greenish yellow *a*. 绿黄色的
gy. gray *a*. 灰色的
Gyalectaceae *n*. 凹盘衣科(一种地衣类)
Gyalocephalus capitatus (Looss) *n*. 头似六齿线虫(隶属于线虫纲 Nematoda)
Gyliauchenidae *n*. 中盘科
Gym. gymnospermae *n*. 裸子植物亚门
Gymnadenia conopsea (**L.**) **R. Brown** [拉;植药] *n*. 手掌参(药用部分:块茎—手掌参)
Gymnadenia crassinervis Finet [拉;植药] *n*. 粗脉手参(药用部分:块根)
Gymnamoebia *n*. 裸阿米巴纲
gymnamoebida [希 gymnos naked + amoibē change (ameba)] *n*. 裸变形虫类
Gymnamoebidea Haeckel *n*. 裸变总目
gymnanthous plant *n*. 裸花植物
gymnasium (复 gymnasiums 或 gymnasia) *n*. ①体育馆,健身房 ②运动场
gymnast *n*. 体操运动员,体育家
gymnastic(al) *a*. 体操的,体育的 *n*. 训练课程,(用单数)体操
gymnastics [希 gymnastikos pertaining to athletics] *n*. 体操,体育 ‖ medical ~ 医疗体育/ocular ~ 眼肌体操,眼保健操/Swedish ~ 瑞典式体操,矫形体操/vocal ~ 练音体操(在于使肺扩张、嗓音增强)
Gymnema R. Br. 武靴叶属(植物)(其叶可用于掩盖不良的药味) ‖ ~ affine Dcne. 武靴叶/~ sylvestre (Retz.) Schult. [拉;植药] 匙羹藤
gymnemic acid 匙羹藤酸
gymno-, gymn- [希 gymnos naked 裸体的] [构词成分] 裸,裸体的
Gymnoascaceae *n*. 裸子囊科
Gymnoascus *n*. 裸子囊菌属
gymnobacterium (复 gymnobacteria) *n*. 裸菌(无鞭毛菌)
Gymnocarpeae *n*. 裸果衣亚纲
Gymnocarpeae *n*. 裸子器目(植物分类学)
Gymnocarpous [gymno- + 希 karpos fruit] *a*. 裸果的(指真菌)
Gymnocladus chinensis Saill [拉;植药] *n*. 肥皂荚
Gymnocladus Lam. 肥皂荚属 ‖ sinensis Baill. ~ 肥皂荚
gymnocolon *n*. 结肠注洗
Gymnocranius griseus (Temminck et Schlegel) *n*. 灰裸顶鲷(隶属于锥齿鲷科 Pentapodidae)
Gymnocypris eckloni (Herzenstein) *n*. 花斑裸鲤(隶属于鲤科 Cyprinidae)
gymnocyte *n*. 裸细胞,无壁细胞
Gymnodia *n*. 裸池蝇属 ‖ ~ spilogaster 斑裸池蝇
Gymnodiniaceae *n*. 裸甲藻科(一种藻类)
Gymnodiniidae Kofoid *n*. 裸甲藻虫科
Gymnodinium Stein *n*. 裸甲藻虫属 ‖ ~ aeruginosum Stein 铜绿裸甲藻虫/~ agile Kofoid 敏捷裸甲藻虫/~ bohemicum Fott 布希米亚裸甲藻虫/~ brevis Davis 短裸甲藻虫/~ coeruleum Doyiel 淡黑裸甲藻虫/~ excavatum Nygaard 外穴裸甲藻虫/~ fuscum Eerenberg 棕色裸甲藻虫/~ gracile Bergh 小裸甲藻虫/~ invesum Nygaard 翻裸甲藻虫/~ lunula Schütt 镰裸甲藻虫/~ negelectum Schilling 漏选裸甲藻虫/~ rhomboides Schütt 菱形裸甲藻虫/~ rotumdatum Klebs 圆形裸甲藻虫/~ simplex Lomann 简单裸甲藻虫
gymnodinium *n*. 赤潮
Gymnodiptychus pachycheilus (Herzenstein) *n*. 厚唇裸重唇鱼(隶属于鲤科 Cyprinidae)
Gymnogongrus Mart. *n*. 叉枝藻属 ‖ ~ pinnulatus Harv. 羽状叉枝藻(猴葵)
Gymnogramme 裸子蕨属 ‖ ~ japonica Desv 日本裸子蕨,蛇眼草
Gymnomuraena concolor (Rüppell) *n*. 单色裸海鳝(隶属于海鳝科 Muraenidae)
Gymnopaidinae *n*. 裸蚋亚科,九节蚋亚科
Gymnopais *n*. 九节蚋属
gymnophobia *n*. 裸体恐怖
gymnoplasm *n*. 裸质
gymnoplast *n*. 裸质体
Gymnosada unicolor (Rüppell) *n*. 裸狐鲣(隶属于金枪鱼科 Thunnidae)
gymnoscopic *a*. 裸体观窥癖的
gymnosis *n*. 剥裸
gymnosophy [gymno- + 希 sophia wisdom], nudism *n*. 裸体主义
gymnosperm *n*. 裸子植物 ‖ ~y *n*.
Gymnospermae (简作 Gym) *n*. 裸子植物亚门(植物分类学)
Gymnospermae *n*. 裸子植物亚门[植物分类学;著名的如银杏科(Ginkgoaceae)、麻黄科(Gnetaceae)等]
gymnospermous *a*. 裸子的
gymnospore *n*. 裸孢子
gymnosporidia *n*. 裸孢子虫
Gymnostomatia Bütschli *n*. 裸口虫亚纲
Gymnostomatida Bütschli *n*. 裸口目
Gymnostomina [希 gymnos naked + stoma mouth] 裸口虫
Gymnotheca chinensis Decne. [拉;植药] *n*. 裸蒴
Gymnotheca involucrate Pei [拉;植药] *n*. 白苞裸蒴
gymnothecium *n*. 裸囊体(皮真菌)
Gymnothorax *n*. 齿鳝属 ‖ ~ favagineus (Bloch et Schneider) [拉;动药] *n*. 豆点裸胸鳝/~ Favaginei [拉;动药] 豆点裸胸鳝/~ flavimarginatus (Rüppell) 黄边裸胸鳝(隶属于海鳝科 Muraenidae)/~ javanicus (Bleeker) 爪哇裸胸鳝(隶属于海鳝科 Muraenidae)/~ pictus (Ahi) [拉;动药] 花斑裸胸鳝(隶属于海鳝科 Muraenidae)/~ Pictus [拉;动药] 花斑裸胸鳝/~ reevesi (Richardson) [拉;动药] 匀斑裸胸鳝/~ Reevesi [拉;动药] 匀斑裸胸鳝/~ reticularis Bloch [拉;动药] 网纹裸胸鳝/~ Reticularis [拉;动药] 网纹裸胸鳝/~ Undulatus [拉;动药] 波纹裸胸鳝/~ undulatus (Lacepede) [拉;动药] 波纹裸胸鳝(隶属于海鳝科 Muraenidae)
gymnotus *n*. 电鳗
Gymnura *n*. 大燕魟 ‖ ~ bimaculata (Norman) [拉:动药] 双斑燕魟/~ japonica (Temminck et Schlegel) [拉;动药] 日本燕魟(隶属于燕魟科 Gymnuridae)/~ poecilura (Shaw) [拉;动药] 花尾燕魟
Gymnuridae *n*. 燕魟科(隶属于鲼形目 Myliobatiformes)
Gymura segetum (**Lour.**) **Merr.** [拉;植药] *n*. 三七草
Gyn gynecology *n*. 妇科学
gyn-, gyneco-, gynec-, gyno- [希 gyne] [构词成分] 女性,女子,妻子,雌
gynacin *n*. 卵巢雌激素
gynae- [希 gyne woman, female 女人], **gyne-** [构词成分] 女性,女子
gynaeco-, gyneco- [构词成分] 女性,女子
gynaecocentric theory *n*. 雌性中心[进化]学说
gynaecologist, gynecologist *n*. 妇科学家
gynaecology, gynecology *n*. 妇科学
gynaecomania, satyriasis, satyromania, gynecomania *n*. 求雌狂(男人不正常的性欲增大)
gynaecomastia, gynaecomazia, gynaecomastismus *n*. 男子女性型乳房
gynaecopathia, gynecopathy, gynopathy *n*. 妇科病
gynaecophobia, gynecophobia, gynephobia *n*. 女性恐怖

gynaecophorus *n*. 抱雌沟(血吸虫)
Gynaecotyla *n*. 雌盘[吸虫]属
gynaeic, **gynesic** *a*. 女性的
Gynaephora alpherakii (Grum-Grschimailo) *n*. 黄斑草毒蛾(隶属于毒蛾科 Lymantriidae)
gynanatomy [希 gyne woman + anatomy] *n*. 女子解剖学
gynander [gyn- + 希 anēr, andros man] *n*. ①男化女子(女性假两性体) ②两性体,雌雄同体,雌雄嵌合
gynandria, **gynandrism** *n*. ①女子男化(女性假两性畸形),女子假两性畸形 ②两性畸形(雌雄同体性)
gynandrism, **hermaphroditism**, **female pseudohermaphroditism** *n*. ①女子男化(女性假两性畸形) ②两性畸形,雌雄同体性
gynandroblastoma *n*. 两性胚细胞瘤
gynandroid *n*. 男化女子(女性假两性体),两性体,雌雄同体
gynandromorph [希 gynē woman + anēr man + morphē form] *n*. ①雌雄嵌合体(含有雌性基因型和雄性基因型组织的个体,在生殖器官和第二性征的发育上,常也具有雌臆嵌合的特征) ②两性体,雌雄同体
gynandromorphic component *n*. 半阴阳形态
gynandromorphism *n*. ①雌雄嵌性,雌雄嵌合体 ②两性畸形,雌雄同体性 ‖ bilateral ~, bilateral hermaphroditism 双侧两性畸形
gynandromorphous *a*. ①雌雄嵌性的 ②两性畸形的,雌雄同体性的
Gynandropsis DC. *n*. 白花菜属 ‖ ~ gynandra (L.) Briq., pentaphylla DC. [拉;植药] 白花菜(药用部分:种子—白花菜籽)
gynandrosporous *a*. 同丝矮雄性的
gynandrous *a*. ①女子男化的 ②雌雄蕊合体的 *n*. 两性畸形,女性假两性畸形(= gynandry)
gynandry, **gynandrism** *n*. ①女子男化(女性假两性畸形) ②两性畸形,雌雄同体性
gynanthropia, **gynanthropism**, **gynandrism** *n*. 女子男化(女性假两性畸形),两性畸形,雌性同体
gynanthropus *n*. 男化女子(女性假两性体)
gynatresia *n*. 阴道闭锁
gyne-, **gyno-**, **gyn-**, **gyneco-**[希] [构词成分] 女,妇女
Gyne gynecology *n*. 妇科学
gynecatoptron [gyne- + katoptron mirror] *n*. 阴道镜
gynecic *a*. 女性的
gynecium [gyn- + 希 oikos house] *n*. 雌蕊群
gyneco- [希 gynē, gynaikos woman 女人], **gynec-**, **gynaeco-**, **gynaec-**, **gyno-**, **gyn-**, **gyne-** [构词成分] 女性,女子
gynecogen *n*. 促雌素
gynecogenic *a*. 女性化的,孤雌生殖的
gynecography *n*. 女生殖器造影[术],妇科 X 线摄影[术]
gynecoiatry, **gyniatrics** *n*. 妇科治疗[学]
gynecoid [gyneco- + 希 eidos form] *a*. 女性的,类似女性的
gynecol gynecologic *a*. 妇科学的/gynecologist *n*. 妇科医师/gynecology *n*. 妇科学
Gynecol Endocrinol GYNECOLOGICAL ENDOCRINOLOGY (CARNFORTH)(杂志名)
Gynecol Invest Gynecologic Investigation *n*. 妇科学研究(杂志名)
Gynecol Obstet Invest GYNECOLOGIC AND OBSTETRIC INVESTIGATION (BASEL)(杂志名)
gynecologic, gynecological (简作 gynecol.) *a*. 妇科学的 ‖ ~ examination 妇科检查/~ al examining table 妇科检查床/~ al hysteroscope 妇科用宫腔镜
GYNECOLOGICAL ENDOCRINOLOGY (简作 Gynecol Endocrinol) (CARNFORTH)(杂志名)
GYNECOLOGIC AND OBSTETRIC INVESTIGATION (简作 Gynecol Obstet Invest) (BASEL)(杂志名)
Gynecologic Investigation (简作 Gynecol Invest) 妇科学研究(杂志名)
GYNECOLOGIC ONCOLOGY (简作 Gynecol Oncol) (NEW YORK NY)(杂志名)
Gynecologic Oncology (简作 GO, Gynecol Oncol) *n*. 妇科肿瘤学(杂志名)
gynecologist (简作 gynecol.) *n*. 妇科医生,妇科学家
Gynecol Oncol GYNECOLOGIC ONCOLOGY (NEW YORK NY) *n*. 妇科肿瘤学(杂志名)
Gyn/Ecology *n*. 女性生态学
Gynecology and Sociology (简作 Gs) *n*. 妇科学及社会学(杂志名,现称 MGAS)
gynecology (简作 Gyn., Gyne., gynecol.) *n*. 妇科学(是研究女性在非妊娠状态下生殖系统的生理和疾病以及对这些疾病的诊断、处理和预防)
gynecomania, satyriasis *n*. 求雌狂,男子色情狂
gynecomastia [gyneco- + 希 mastos breast] *n*. 男子女性型乳房,女化男性 ‖ choriogenic ~ 绒[毛]膜性男子女性型乳房/nutritional ~, refeeding ~, rehabilitation ~ 营养性男子女性型乳房/rehabilitation ~, refeeding ~ 复原性男子女性型乳房,营养性男子女性型乳房
gynecomastia-aspermatogenesis syndrome 男子乳房女性化—无精子生成综合征(Klinefelter syndrome, 47, XXY)
gynecomastism, gynecomastia *n*. 男子女性型乳房
gynecomasty, gynecomastia *n*. 男子乳房发育症
gynecomazia, gynecomastia *n*. 男子女性型乳房
gynecopathy *n*. 妇科病
gynecophonus 女音男子(声音似女子)
gynecophoral, gynecophoric *a*. 抱雌的(沟)
gynecotokology *n*. 妇产科学
gyneduct *n*. 苗勒管,副中肾管
gyneic 女性的
gynemetrics *n*. 妇产科学
gynephilia *n*. 爱慕女性狂(癖)
gynephobia *n*. 女性恐怖,恐女症
gynephoric [gynē + 希 phoros bearing] *a*. 女携遗传的
gyneplasty, gynoplastics *n*. 女生殖器成形术
gynergen, gynerging, ergotamine tartrate *n*. 吉呐根,酒石酸麦角胺
gynesic, gynaeic *a*. 女性的
gynesin, trigonelline *n*. 胡卢巴碱,N – 甲基烟酸内盐
gynetresia *n*. 先天性无阴道
gyniatrics [gyn- + 希 iatrikos medical] *n*. 妇科治疗[学]
gyniatry, gyniatrics *n*. 妇科治疗[学]
-gynic [构词成分] 与女性有关的
gyno-, gyneco- [构词成分] 雌,女性,女子
gynocardate *n*. 大风子酸盐
Gynocardia odorata *n*. 大风子
gynocardin *n*. 大风子苷
gynodioecious *a*. 雌全异株的,雌花两性花异株的
gynodioecy *n*. 雌全异株,雌花两性花异株
gynoecium, **gynaecium** *n*. 雌蕊[群]
gynogamon, **gynogamone** *n*. 雌[性交]配素(卵子分泌的吸引精子的激素样物质),雌性化学吸引物(存在于卵子的化学物质)
gynogenesis *n*. 雌核发育,单雌生殖
gynogenetic *a*. 雌核发育的,产雌的
gynogenic *a*. 促成雌性性状的
gynomastia *n*. 男子女性型乳房
gynomerogon, **gynomerogone** *n*. 雌核卵片
gynomerogony *n*. 雌核卵片发育
gynomonoecious *a*. 雌全同株的,雌花两性花同株的
gynomonoecism, **gynomonoecy** *n*. 雌全同株,雌花两性花同株,发育畸形的个体(似乎是女性且能生成精子)
gynopathic *a*. 妇科病的
gynopathy *n*. 妇科病
gynophobia, **gynephobia** *n*. 女性恐怖,恐女症
gynophore *n*. 雌蕊柄
gynoplasm *n*. 雌质
gynoplastic *a*. 女生殖器成形术的
gynoplastics *n*. 女生殖器成形术,女生殖器成形学
gynoplasty, **gynoplastics** *n*. 女生殖器成形术
Gynorest *n*. 地屈孕酮(dydrogesterone)制剂的商品名
gynosperm *n*. X 精子
gynospore *n*. 雌孢子,大孢子
Gynostemma Pentaphyllum (**Thunb.**) Makino [拉;植药] *n*. 绞股蓝
Gynostemma pentaphylla *n*. 绞股蓝(葫芦科)
gynotermon, **gynotemone** (**female determinating substance**) *n*. 雌性决定素,[单]衣藻定雌性素
-gynous [构词成分] 呈女性特征的
Gynura [植药] *n*. 三七草 ‖ ~ crepidioides Benth. [拉;植药] 野茼蒿/~ latent carlavirus 土三七潜伏香石竹潜伏病毒/~ Segetum (Lour.) Merr. [拉;植药] 三七草
Gynura Cass. *n*. 土三七属 ‖ ~ segetum (Lour.) Merr., ~ japonica (Thunb.) Juel, ~ pinnatifida DC. [拉;植药] 土三七,菊叶三七(药用部分:根、全草)
Gyp. gypsum *n*. 石膏
Gypaetus barbatus (Linnaeus)[拉;动药] *n*. 胡兀鹫
gyplure *n*. 类舞毒蛾醇
Gypsophila L. *n*. 丝石竹属 ‖ ~ acutifolia Fisch. [拉;植药] 石头花,石栏菜(药用部分:根—山银柴胡)/~ dahurica Turcz. [拉;植药] 兴安丝石竹(药用部分:根—山银柴胡)/~ licentiana Hand.-Mazz. [拉;植药] 尖叶紫石竹(药用部分:根—山银柴

胡)/～ oldhamiana Miq. 霞草,丝石竹/～ paniculata L. [拉;植药] 锥花丝石竹(药用部分:根—山银柴胡)
gypseous *a*. ①石膏状的 ②含石膏的 ‖ ～ cataract 石膏状白内障
gypsiferous *a*. 含石膏的,产石膏的
gypsina Carter 白垩虫属 ‖ ～ globula Reuss 球白垩虫
gypsum (简作 G, Gyp.) [拉;希 gypsos], calcium sulfate *n*. 石膏,硫酸钙 *vt*. 用石膏处理 ‖ dried ～ 熟石膏,无水硫酸钙/～ fibrosum, plaster [拉;矿药] 石膏(含水硫酸钙)/～ lamelliforme 寒水石(凝水石)/～ Rubrum [拉;矿药] 寒水石(红石膏)/～ ustum, plaster of paris 煅石膏/～ vitreum 玄精石
gyr. gyration *n*. 旋转,转动
gyr- [希 gyros] [构词成分] 圈,周
gyral *a*. ①旋转的,回旋的 ②脑回的
gyrase *n*. 促旋酶,(DNA 的)回旋酶
gyrate [拉 gyratus turned round] *n*. ①旋转,回旋 ②螺形地运转 *a*. ①旋转的 ②螺旋状的,回状的,环形的 ‖ ～ atrophy 回旋状萎缩
gyration (简作 gyr.) *n*. 旋转[现象],回旋[现象],环旋[现象]
gyrator *n*. 旋转器,回旋器 ‖ ～ element 微波回旋元件
gyratory *a*. 旋转的
Gyratrix hemaphroditis virus *n*. 两性旋口涡虫病毒
gyratus [拉] *a*. 回状的,环形的
Gyraulus *n*. 旋螺属 ‖ ～ covexiusculus 凸旋螺(布氏姜片虫的中间宿主之一)/～ saigonensis 西贡旋螺
gyre, gyrus *n*. ①脑回,回 ②线圈 ③染色体螺旋
gyrectomy *n*. 脑回切除术 ‖ frontal ～, topectomy 额叶脑回切除术,额叶皮质部分切除术
Gyrencephala *n*. 多脑回动物类
gyrencephalate [gyros + 希 egkephalos brain] *a*. 多脑回的
gyrencephalic *a*. ①多脑回的 ②多脑回动物的
gyrencephalous *a*. 多脑回的
gyri (单 gyrus) [拉] *n*. 脑回,回 ‖ ～ cerebelli 小脑回/～ cerebri 大脑回
Gyrinocheilidae *n*. 双孔鱼科(隶属于鲤形目 Gypriniformes)
Gyrinocheilus aymonieri (Tirant) *n*. 双孔鱼(隶属于双孔鱼科 Gyrinocheilidae)
Gyro gyroscope *n*. 回转器、回旋器
-gyria [希 gyros ring] 环,脑回
gyro- [希 gyros ring, circle 环,圆] [构词成分] ①环,圆,旋转 ②脑回
gyrochrome *n*. 环染细胞(神经细胞) ‖ ～ cell 环染细胞
Gyrocotyle *n*. 旋缘[绦虫]属
gyrodactyliasis *n*. 三代虫病
Gyrodactylidae *n*. 三代科
Gyrodactylus *n*. 三代[吸虫]属
gyroma *n*. 卵巢环状瘤
gyromagnetic *a*. 旋磁的 ‖ ～ effect 旋磁效应/～ frequency 旋磁频率/～ rate; ～ ratio 旋磁比,回磁比
gyrometer *n*. 脑回测量器
gyrophore *n*. 灵芝
gyropilot *n*. 自动驾驶仪
Gyropus *n*. 长兽羽虱属 ‖ ～ ovalis 卵形长兽羽虱
gyro-resonance (简作 GR) *n*. 迴转共振
gyrosa [拉] *n*. 环转眩晕
gyroscope (简作 Gyro.) *n*. 回转器,回旋器,陀螺仪
gyrose *a*. ①回状的,环形的 ②波纹的
gyrospasm *n*. [头]回旋痉挛
Gyrostemonaceae *n*. 环蕊科
gyrotron *n*. 振动陀螺仪
gyrotrope, rheotrope *n*. 电流变向器
gyrous, gyrose *a*. 回状的,环形的
gyrus, gyre (复 gyri) [拉;希 gyros ring or circle] *n*. ①脑回,回 ②旋 ‖ ～ ambiens 复回/～ angularis 角回/～ annectens 连接回,过渡回/ascending frontal ～, ～ centralis anterior 中央前回/ascending parietal ～, postcentral ～, ～ centralis posterior 中央后回/gyri breves insulae 岛短回/Broca's ～ 布罗卡回,左额下回/callosal ～, cingulate ～ 扣带回/～ callosus, ～ cinguli 扣带回/～ centralis anterior 中央前回/～ centralis posterior 中央后回/gyri cerebelli 小脑回/gyri cerebri, gyri of cerebrum 大脑回/～ cinguli 扣带回/～ circumflexus, ～ supramarginalis 环曲回/～ compositus posterior 后总回/～ cunei 楔叶/cuneolingual ～ 楔舌回/deep transitional ～ 深过渡回/～ dentatus, dentate ～, fascia dentate hippocampi 齿状回,束状回/～ descendens 降回/～ ectosylvi 外薛氏回/～ epicallosus, ～ supracallosus, indusium griseum 胼胝上回,灰被/～ fasciolaris, fascia cinerea 束状回/～ fornicatus, limbic lobe 穹窿回/～ frontalis 额回/～ frontalis inferior 额下回/～ frontalis medius 额中回/～ frontalis superior 额上回/～ fusiformis, fusiform ～, ～ occipitotemporalis lateralis 梭状回/～ geniculi 膝回/Heschl's ～, transverse temporal ～ 黑索回,颞横回/hippocampal ～, ～ hippocampi, ～ parahippocampalis 海马回/inferior parietal ～ 顶下叶/infracalcarine ～, ～ lingualis 舌回/～ of the insula, short 岛短回/gyri insulae 岛回/interlocking ～ 交接回/intralimbic ～ 边内回/～ limbicus, ～ fornicatus 穹窿回/lingual ～, infracalcarine ～, ～ lingualis, ～ occipitotemporalis medialis 舌回/～ longus, insulae 岛长回/marginal ～, ～ marginalis 缘回/medial occipitotemporal ～, subcollateral ～ 枕颞内侧回,梭状回/medifrontal ～ 额中回/meditemporal ～ 颞中回/occipital ～, inferior 枕下回/gyri occipitales laterales 枕外侧回/gyri occipitales superiores 枕上回/～ olfactorius medialis of Retzius, area parolfactoria 雷济厄斯内侧嗅回,旁嗅回/gyri operti 岛盖回/gyri orbitales 眶回/paracentral ～ 旁中央小叶/～ parahippocampalis 海马旁回/paraterminal ～, ～ paraterminalis, subcallosal ～ 胼胝下回/parietal ～ 顶回/precentral ～, ～ precentralis 中央前回/gyri preinsular, gyri breves insulae 岛短回/preinsular gyri, short gyri of insula 岛短回/～ postcentralis 中央后回/gyri profundi cerebri 深回(大脑)/quadrate ～, precuneus 楔前叶/～ rectus 直回/～ rolandicus 中央沟回(变)/sagittal ～ 矢状回/～ semilunaris 半月回/sigmoid ～, ～ sigmoideus 乙状回/splenial ～ 压[部]回/straight ～ 直回/subcalcarin ～ 舌回/～ subcallosus 胼胝下回/superior parietal ～ 顶上叶/subcollateral ～ 梭状回/～ subfrontalis 额下回/～ subtemporalis 颞下回/supracallosal ～, ～ supracallosus, indusium griseum 胼胝上回,灰被/～ supramarginalis, ～ circumflexus 环曲回/～ Sylvi anterior 前薛氏回/～ Sylvi posterior 后薛氏回/gyri temporales transversi 额横回/～ temporalis inferior 颞下回/～ temporalis medius 颞中回/～ temporalis superior 颞上回/gyri transitivi cerebri 过渡回/uncinate ～, ～ uncinatus, uncus gyri fornicati 钩回,海马回沟
Gy/S gray per second *n*. 戈[瑞]/秒(吸收剂量率单位)
gyve *n*. 脚镣,手铐 *vt*. 上手铐(或脚镣)
GZ ground zero (poind) *n*. 地面零点 / Guilford-Zimmerman personality test *n*. 吉尔福德—齐默尔曼人格测验
GZI globin zinc insulin *n*. 珠蛋白锌胰岛素

H h

H haustus [拉] ***n.*** 顿服剂 /heat ***n.*** & ***v.*** 热,加热,热学 /heater ***n.*** 加热器 /heavy ***a.*** 重的;浓稠/ hecto 百(前缀,表示100) / height ***n.*** 高度 /henry ***n.*** 亨利(电感单位) /histidine ***n.*** 组氨酸 /hora [拉] ***n.*** 小时 /horizontal ***a.*** 水平的;地平线的 /host-range mutant 宿主范围突变型 /hot ***a.*** 热的/ hour ***n.*** 小时 /relative humidity 相对湿度 /degree of hydrolysis 水解度 /by hypodermic needle 用皮下注射针头 /Planck's constant 普朗克(量子)常数(光电谱) /quantum constant 量子常数 /halt ***v.*** 停止;休息 The Hand 手(杂志名) /hepar ***n.*** 肝脏 /hardness ***n.*** 硬度,硬性 / hardware ***n.*** 硬件 / Hauch microorganism H 型(鞭毛型或运动型)细菌 /haustus [拉] ***n.*** 顿服剂 H-band H 带(电镜) /head ***n.*** 头部 /Headache ***n.*** 头痛(杂志名) /height ***n.*** 高度 /Hemophilus ***n.*** 嗜血杆菌属 /henry ***n.*** 亨利(电感单位) /hepar ***n.*** 肝脏 /herba [拉] ***n.*** 叶 /Heredity ***n.*** 遗传(杂志名) /heritability ***n.*** 遗传性 /heroin ***n.*** 海洛因 /Heterophyes ***n.*** 异形吸虫属 /hexamethylene tetramine 六甲撑四胺,乌洛托品 /histidine ***n.*** 组氨酸 /herba [拉] ***n.*** 叶 /Histochemistry ***n.*** 组织化学(杂志名) /histocompatibility ***n.*** 组织相容性 /histiocylic ***a.*** 组织细胞的 /Holzknecht unit 侯茨内希特单位(一种X线剂单位,相当于1/5红斑量) /homogeneous ***a.*** 均匀的;均质的 /homoharringtonine ***n.*** 高三尖杉酯碱,高哈林通碱 /Honeywell Corp 霍尼韦尔公司/horizontal ***a.*** 水平的 /hormone ***n.*** 激素 /horse ***n.*** 马 /hose ***n.*** 软管 /hospital ***n.*** 医院/ Host-range mutant ***n.*** 宿主范围突变型 /hue ***n.*** 色彩;色调 /human ***n.*** 人 /humidity ***n.*** 湿度/ hundred ***n.*** 百,一百 /Huygens' e yepiece 惠根斯氏门镜 /hydraulics ***n.*** 水力学;液压系统 /hydrogen ***n.*** 氢(1号儿素] /hygiene ***n.*** 卫生,卫生学 /hyoscine ***n.*** 东莨菪碱 /hyperbolic ***n.*** 双曲线 /hypercalciuria ***n.*** 尿钙过多 /hypermetropia ***n.*** 远视 /hyperemia ***n.*** 充血 /hypermeropia ***n.*** 远视/ hypo ***n.*** 疑病;皮下注射/ hypodermic ***a.*** 皮下的 /mustard gas 芥子气(毒气) /atomic weight of hydrogen 氢的原子量 /Hauch [德] ***n.*** 膜(表示有动力或有毛的微生物型别) /flagella ***n.*** 鞭毛(细菌学符号) /magnetic field strength 磁场强度

h 百(hecto)或小时(hora)的符号

H 热涵(enthalpy)和磁场强度(magnetic field strength)的符号

H & E hematoxylin and eosin (stain) ***n.*** 苏木精和伊红(染剂)

H .d . ; Hor . decub. hora decubitus [拉] 就寝时,睡时

H .s . hora somni [拉] 就寝时

H / m henry per metre 亨利 / 米

H_0无效假设,零假设 (null hypothesis)的符号

$H_1$①备择假设 (alternative hypothesis) ②单倍体一代

H_1 H_3 etc virus = latent rat virus (Kilham) 大鼠凯哈母病毒

H_1 virus H_1 病毒

H_2 virus H_2病毒

H_3 virus = OLV virus = H virus H_3病毒,OLV 病毒 ,H 病毒

H and E hematoxylin and eosin (stain) 苏木精和伊红(染剂)

H antigen flagellar antigen 鞭毛抗原 /heterogenetic antigen of blood group O O 血型的一种嗜异性抗原 /histocompatibility antigen 组织相容性

H chain heavy chain 重链

H dis Hart's disease 哈特氏病

H F amp high frequency amplifier 高频放大器

H gene histocompatibility gene 组织相容性基因

H inf hypodermoclysis infusion 皮下输注

H mode H形波,横电波,H膜

H strand heavy chain 重链

H Thy-L human-thymus leukemiaassociated antigen 人胸腺白血病相关抗原

H type antibody horse type antibody 马型抗体

H type reaction horse type reaction 马型反应

H&A ins health and accident insurance 健康及意外事故保险

h&c hot and cold 热的和冷的,热水和冷水

H&E hematoxylin and eosin 苏木素伊红 (染剂) /heredity and nvironment 遗传及环境

H&L Heart and Lung 心与肺(美国重患护理护士协会杂志)

H&R hysterectomy and radiation 子宫切除术与放射疗法

H&T hospitalization and treatment 住院治疗

H&V hemigastrectomy and vagotomy 半胃切除术与迷走神经切断术

H. + Hm. compound hypormetropic astigmatism 复性远视散光,远视+散光

H. D. (hearing distance) 听距离

H.D.R.W. distance at which a watch is heard by the right ear 右耳听表距离

H.E.W. Health, Education and Welfare Department , USA 美国卫生、教育和福利部

H.R.A. Health Resources Administration 卫生对策总署(美国卫生、教育和福利部)

H.RNA helterogeneous ***n.*** RNA 非同质核糖核酸

H/C hot and cold 热与冷

H/F held for 替……保留

H/L higher limit 上限

H/L No (hydrophile / lipophile) number 嗜水/嗜酯性数字

H/O history of... 病史

H/P hemogloobin/plasma ratio 血红蛋白与血浆之比 /high position 高位

H'crit hematocrit ***n.*** 血细胞比容

H^+ hydrogen ion ***n.*** 氢离子

H^+ atpase complex H^+ ATP 酶复合物

H^+- transporting ATP synthase H^+ - 转运腺苷三磷酸合酶(亦称腺苷三磷酸酶,线立体腺苷三磷酸酶)

H^+,K^+-ATPase H^+, K^+ 腺苷三磷酸酶(亦称 H^+/ K^+ - 交换腺苷三磷酸酶)

H^+/ K^+-exchanging ATPase H^+/ K^+ - 交换腺苷三磷酸酶(H^+, K^+-ATPase 的 EC 命名法)

H^+/ K^+-transporting ATPase H^+/ K^+ - 转运腺苷三磷酸酶,H^+, K^+ - 腺苷三磷酸酶

H^+-ATPase H^+-transporting ATP synthase H^+ - 腺苷三磷酸酶,H^+ - 转运腺苷三磷酸合酶

H^+-transporting ATP synthase H^+ - 转运腺苷,三磷酸合酶(亦称腺苷三磷酸酶,H^+ - 腺苷三磷酸酶,线粒体腺苷三磷酸酶)

H-11 human urine extract containing growth- inhibitors 含生长抑制物的人尿提取物

H-2 diethylaminoethanol 二乙氮基乙醇 /mouse histocompatibility-2 comolex 鼠组织相容性 - 2 复体

H_2(deuterium) ***n.*** 氘

H_2 antigen histocompatibility 2 antigen of mice ***n.*** 小鼠组织相容性抗原 2

H_2-RB H_2 receptor blocker H_2 受体阻滞剂

H-3 procaine hydrochloride 盐酸普卤卡因

H_3vitamin H_3; gerovital 益康宁,维生素 H_3

H_3 (tritium) ***n.*** 氚

H_3O hypotonia hypomentia hypogonadism obesity 肌张力减低—智力低—性腺功能减低—肥胖

H_4aslarital 复方益康宁

H-56/28 slpenolol 烯丙心安,心得舒

H_a备样假设 (alternative hypothesis)

Ha test hemadsorption test 红细胞吸附试验,血吸附试验

H_a备样假设(alternative hypothesis)的符号

HA habitus asthenicus [拉] 无力性体质 /half add 半加法 /half adder 半加法器/ headache ***n.*** 头痛 /Health Affairs 卫生事业(杂志名) /height age 身高年龄 /hemadsorbent ***a.*** 红细胞吸附的 /hemadsorption ***a.*** 红细胞吸附试验,血吸附试验 /hemagglutination test 血细胞凝集试验 /hemagglutinating antibody 血细胞凝集抗体 / hemagglutinating antigen 血细胞凝集抗原 /hemolytic anemia 溶血性贫血 /hepatitis A 甲型肝炎 /hexadecenoie acid 透明质酸 /high amplitude 高振幅 /high anxieiy 高度焦虑 /hippuric acid 马尿酸 / homogentisic acid 尿黑酸 /hospital admission 住院 /hybrid animal 杂交群(实验)动物 /hydrargyrum praecipitatum album 氯化氨基汞,白降汞 /hydroxyaptie ***n.*** 羟磷灰石 /hvdroxylamine ***n.*** 羟胺 / hypersensitivity angitis 过敏性血管炎

HA virus hemadsorption virus 红细胞吸附病毒
HA-1 hemadsorption virus type 1 血细胞吸附病毒 1 型 /parainfluenza 1 viruses 副流感一病毒 /parainfluenza 3 viruses 副流感三病毒
HA-1 virus HA-1 病毒
HA-2 hemadsorption virus type 2 血细胞吸附病毒 2 型
HA-2 virus HA2 病毒
HAA hepatitis-associated antigen 肝炎相关抗原(乙型肝炎抗原)/ hearing aid amplifer 助听增音器 /hepatitis associated antigen 肝炎相关抗原 /hospital activity analysis 医院活动分析
HAAb hepatitis A antibody 甲型肝炎抗体
Haab's degeneration (Otto Haab) 哈布变性(角膜视网膜变性)
Haab's magnet [O. 瑞士眼科学家 1850—1931] 哈布氏磁铁(眼科手术时吸眼内)
Haab's reflex 哈布反射(患者坐在暗室内时瞳孔收缩,并对早已存在视野中引起其注意的明亮目标无调节或会甲反应,亦称大脑皮质性瞳孔反射)
HAAg hepatitis A antigen 甲型肝炎抗原
Haag-Streit pachometer Haag-Streit 角膜测厚仪
Haas's rule 哈斯氏规律(测胎月份)
HAB histonic antibody 抗(心脏)组蛋白抗体
HABA hydroxyazo-benzene benzoic acid 羟基偶氮苯甲酸
Habann magnetron 分瓣阳极磁控管
Habb's line 线(先天性青光眼角膜的)
HABCA 4'-hydroxyazobellzenecar boxylic acid 4' – 羟基偶氮苯酸
habena [拉](复 habenae) ***n***. ①缰,系带 ②胸横带 ‖ ~l; ~r ***a***. [拉] ①缰的,系带的 ②松果体缰的
Habenaria Willd. 玉凤花属 ‖ ~ delavayi Finet [拉,植药] 厚瓣玉凤花 / ~ dentate(Sw)Schltr. [拉,植药] 鹅毛玉凤花 / ~ sagittifera 箭型鹭兰
habenula ***n***. (复) habenulae [拉 dim. of habena] ①缰,系带 ②松果体缰 ‖ ~ arcuata 弓状系带(耳蜗)/ ~ conarii 松果体缰/ ~ Hazller's 哈勒氏系带(腹膜鞘突遗迹)/ ~ pectinata 梳状系带/ ~ perforatae; foramina nervosa[PNA] [BNA] 神经孔/ ~ urethralis 尿道系带(女)
habenular ***a***. ①系带的 ②松果体缰的 ‖ ~ commissure 缰联合 / ~ triangle 缰三角
Habermann's disease (Rudolf Habermann)急性苔藓样糠疹
habit [拉 habitus fron habere to hold] ***n***. ①习惯,习性 ②癖,瘾 ③体型,型 ‖ ~, apopletic, full ~, habitus apoplecticus 中风体型,卒中体形/ ~, asthenic 无力体型,衰弱体型 / ~, biting 咬物癖 / ~, clamping, clenching ~ 紧咬癖,磨牙癖,正中磨牙症/ ~, drug; drug addiction 药(物)瘾/ ~, endothelioid; leukocytoid ~ 内皮样型(细胞)/ ~, glaucomatous 青光眼型 / ~, health 卫生习惯/ ~, leptosomatic 瘦长体形 / ~ of body 体形/ ~, opium; opiumism 阿片瘾/ ~, oral 口腔(不良)习惯(如吮指、吸拇、吮唇、吐舌等使关系改变的习惯)/ ~, physiologic 生理习惯/ ~, pycnic 矮胖体形
habitability ***n***. 可居住性,适于居住
habitable ***a***. 可居住的,适于居住的
habitably ***ad***. 可居住性,适于居住
habitant ***n***. 居民,居住者
habitat ***n***. ①(动植物的)生境,栖息地,产地 ②住处 ③聚集处 ‖ ~ form 生境型 / ~ group 生境群,生境类群 / of mosquito and fly 蚊蝇孳生地 / ~ complex 生境总体 / ~ isolation 生境分化
habitation ***n***. ①居住,住处,聚居地 ②习惯[作用],习惯化 ③成瘾
habitual ***a***. 习惯(性)的,惯常的 ‖ ~ blepharospasm 习惯性睑痉挛 / ~ phoria 习惯性隐斜 ‖ ~ly ***ad***. 习惯(性)地
habituate ***vt***. 使习惯于(to) ***n***. 成为习惯
habituation ***n***. ①习性形成,习惯形成 ②成瘾 ③驯化
habitude ***n***. ①习惯,习俗 ②性情,脾气,③体质
habitus [拉] ***n***. ①体型,型; ②体质 ③习性,习惯 ‖ ~ adenoideus 腺样体增殖体型 / ~ apoplecticus 中风体型,卒中体型/ ~ arthristis 关节炎体型 / ~ asthenicus Buddha-like ~ 佛样体型(胎儿腹部膨大如蛙腹)/ ~ enteroptoticus 肠下垂体型 / ~ infantilis; ~ puerilis 幼稚体型 / ~ paralyticus 麻痹体型 / ~ phthisicus 结核体型 / ~ plethoricus 多血[性体]型 / ~ scrofulosus 瘰疬体型
Habrobracon ***n***. 小茧蜂属
habromania [希 habros graceful + *mania* madness] ***n***. 欣快狂
Habronema ***n***. 丽线虫病属 ‖ ~ megastoma 巨口麓线虫,巨口胃线虫 / ~ microstoma (Schneider) 小口柔线虫(隶属于线虫纲 Nematoda) / ~ muscar (Carter) 蝇胃线虫(隶属于线虫纲 Nematoda)
habronematosis ***n***. 丽线虫病
habronemiasis ***n***. 丽线虫病 ‖ ~ cutaneous; bursatti; summer sore 皮肤丽线虫蚴病,夏疮(马)
habronemic ***a***. 丽线虫的 ‖ ~ conjunctivitis 丽线虫性结膜炎
Habropoda sinensis (**Alfken**) 中华迎条蜂(隶属于蜜蜂科 Apidae)
habu ***n***. 饭匙倩(琉球群岛等地的一种毒蛇)
HAc acetid acid 醋酸
HAC hanging arm cast 悬臂管型 /hearing aid with compression 减音器助听 /hydroxyapatite ceramic 羟基磷灰石
hacebar ***n***. 硫酸钡
hachement [法] ***n***. 掌缘击法(按摩)
hachimycin; **trichomycin** ***n***. 曲古霉素,八丈霉素,抗滴虫霉素(获自八丈岛链霉菌 Strepto-myces hachijoensis)
hack ***v***. & ***n***. 砍 劈;劈(或砍)的工具;砍痕;干咳 ‖ ~ing cough 猛烈地干咳
Hackenbruch's experience [Peter Theodor 德外科医师 1865—1924] 哈肯布鲁郝氏经验法(注射局部麻醉剂的麻醉区域呈菱形)
hackle ***v***. 乱砍,乱劈;砍掉 ***n***. 锯齿形 ‖ have(get) one's ~s up 使某人发怒 / hackly ***a***. 锯齿形的,粗糙的
hackneyed ***a***. ①陈腐的 ②平常的
HACS Hazard Assessment Computer System 危害估价计算机系统(美国海岸警卫队)
Had hemadsorption ***n***. 红细胞吸附
HAd hospital administration 医院管理
had have 的过去式及过去分词 ‖ ~ rather than... 与其……不如……,宁愿……不愿……
HAD hemadsorption ***n***. 血吸附作用,红细胞吸附 /hospital administration 医院管理
Had IS Hadamard imaging spectrometer 哈马特氏影像分光计
hadacidin N – 羟 N – 甲酰甘氨酸
Hadamard imaging spectrometer (简作 Had IS) 哈马特氏影像分光计
Haddonia Chapman 蚕形虫属
Haddonia torresiensis Chapman 托雷蚕形虫
HADEN virus = Hemadsorbing enteric virus = Bovine parvovirus 血吸附肠道病毒,牛细小病毒 1
hadephobia [希 *hades* + *phobia*] ***n***. 地狱恐怖
hadernkrankheit [德] ***n***. 破布病(侵害捡破布者的疾病,被认为是炭疽或恶性水肿)
Hadfield-Clarke syndrome [Geoffrey Hadfield 英病理学家 1889 生; Cecil Clarke]; congenital pancreatic infantilism 哈克氏综合征,先天胰腺幼稚型
HAdI hemadsorption inhibition 血吸附抑制反应
HAD-N Haemadsorption Neutralizatoion 红细胞吸附中和作用/hepatic arterial embolization 肝动脉栓塞
Hadona serena cytoplasmic polhedrosis virus 暗翅夜蛾(禾灰翅夜蛾)胞质型多角体病毒
Hadromerida ***n***. 韧海绵目(隶属于寻常海绵纲 Demospongae)
hadron ***n***. [粒子] 强子
Hadtatella Erlanger 矛刺虫属
Hadtigerinella Cushman 小矛棘虫属
HAE hereditary angioneurotic edema 遗传性血管神经性水肿
hae- 以 hae-起始的词,同样见以 he 起始的词
Haeckel's law 赫格尔定律(生物发生律) ‖ ~ gastrea theory 赫格尔原肠祖学说 / ~ monera 赫格尔无核原虫
Haeckermann's area 赫格尔氏区,咽食管黏膜连接区
haem haemolysis ***n***. 血细胞溶解,溶血作用(指红细胞脆性试验)
haem; heme ***n***. 血红素;亚铁血红素
haem- [希] [构词成分]; haema-; heme-; hemo- ***n***. 血液(红素)
haem(o) 见 hem(o)
haema ***n***. 血
haema- 见 hemat(o)-; 同样见以 hema – 起始的词
Haemaccel ***n***. 聚明胶肽(polygeline)制剂的商品名
haemacytometry ***n***. 血球计算法
Haemadipsa [希 *haima blood* + *dispsa thirst*] ***n***. 山蛭属 ‖ ~ ceylonica 锡兰山蛭/ ~ chiliani 智利山蛭/ ~ japonica 日本山蛭 / ~ montana 蒙大拿山蛭
haemadsorption test 血细胞吸附试验
haemagglutination ***n***. 血凝集 [作用]
haemagglutinin ***n***. 血细胞凝集素,血球凝集素
Haemagogus ***n***. 趋血蚊属
haemal; hemal ***a***. ①血的 ② 血管的,脉管的 ③腹侧的 ‖ ~ arch 脉弓 / ~ rib 血肋 / ~ strand 血条 / ~ system 血管系/ ~ tissue 血组织 / ~ tube 脉管
haemalocrit (简作 haemat) ***n***. 血细胞比容计,血细胞容量计
haemalum ***n***. 苏木素明矾
Haemamoeba; Haemosporidia ***n***. 血变形虫目,血孢子虫目
haemangioblastoma ***n***. 成血管细胞瘤 ‖ ~ retinae 视网膜成血管

细胞瘤
haemangioma ***n*.** 血管瘤
haemanthamine ***n*.** 网球花胺
Haemanthus（Tourn.）L.［haima + 希 anthos flower］***n*.** 网球花属 ‖ ~ katherinae 绣球百合 / ~ toxicarius 毒网球花
Haemaphobia; hemophobia ***n*.** 血恐怖
Haemaphysalis ***n*.** 血蜱属，盲蜱属 ‖ ~，birmaniae 毕氏血蜱 / ~ campanulata 何氏血蜱 / ~ concinna 嗜群血蜱/ ~ humerosa 硕鼠血蜱/ ~ leachi 犬 血蜱 / ~ leporis 野兔血蜱/~ leporis-palustris 野兔血蜱/~ punctata 刻点血蜱/~ spinigera 距刺血蜱 / ~ aponommoides（Warburton）长须血蜱（隶属于硬蜱科 Ixodidae）/ ~ asiatica（Supino）亚洲血蜱（隶属于硬蜱科 Ixodidae）/ ~ bandicota（Hoogstraal）板齿血蜱（隶属于硬蜱科 Ixodidae）/ ~ birmaniae（Supino）llg）缅甸血蜱（隶属于硬蜱科 Ixodidae）/ ~ bispnosa（Neumann）二棘血蜱（隶属于硬蜱科 Ixodidae）/ ~ campanulata（Warburton）铃头血蜱（隶属于硬蜱科 Ixodidae）/ ~ concinna（Koch）嗜群血蜱（隶属于硬蜱科 Ixodidae）/ ~ cornigera taiwana（Sugimoto）台湾角血蜱（隶属于硬蜱科 Ixodidae）/ ~ doenitzi（Waiburton & Nuttall）钝刺血蜱（隶属于硬蜱科 Ixodidae）/ ~ erinacei（Pavesi）短垫血蜱（隶属于硬蜱科 Ixodidae）/ ~ flava（Neumann）褐黄血蜱（隶属于硬蜱科 Ixodidae）/ ~ formosensis（Neumaim）台湾血蜱（隶属于硬蜱科 Ixodidae）/ ~ goral（Hoogstraal）青羊血蜱（隶属于硬蜱科 Ixodidae）/ ~ hystricis（Supino）豪猪血蜱（隶属于硬蜱科 Ixodidae）/ ~ inermis（Birula）缺角血蜱（隶属于硬蜱科 Ixodidae）/ ~ japonica（Waiburton）日本血蜱（隶属于硬蜱科 Ixodidae）/ ~ longicomis（Neumann）长角血蜱（隶属于硬蜱科 Ixodidae）/ ~ ontgomeryi（Nuttall）猛突血蜱（隶属于硬蜱科 Ixodidae）/ ~ punctata（Canestrini & Fanzago）刻点血蜱（隶属于硬蜱科 Ixodidae）/ ~ spinigera（Neumann）距刺血蜱（隶属于硬蜱科 Ixodidae）/ ~ tibetensis（Hoogstraal）西藏血蜱（隶属于硬蜱科 Ixodidae）/ ~ verticalis（Itagaki, Noda & Yamaguchi）草原血蜱（隶属于硬蜱科 Ixodidae）/ ~ warburtoni（Nuttall）汶川血蜱（隶属于硬蜱科 Ixodidae）/ ~ wellingtoni（Nuttall & Warburton）微形血蜱（隶属/于硬蜱科 Ixodidae）/ ~ yeni（Toumanoff）越原血蜱（隶属于硬蜱科 Ixodidae）
Haemapium ***n*.** 浆胞虫属
haemat haemalocrit ***n*.** 血细胞比容计，血细胞容量计
haematachometer; hemotachometer; hemodromometer ***n*.** 血流速度仪
haematein ***n*.** 氧化苏木精
haematemesis ***n*.** 呕血
haematic ***a*.** 血的，含血的 ***n*.** 补血药
haematin; hematin ***n*.** 正铁血红素 ‖ ~，acid 酸性正铁血红素 / ~，alkali 碱性正铁血红素
haematitum ***n*.** 赭石
haemato-; hemo; hemato- 血
haematoa ***n*.** 血肿
Haematobia ***n*.** 血蝇属 ‖ ~ exigua 东方血蝇 / ~ irritans 扰血蝇 /Haematobosca 血喙蝇属 / ~ perturbans 骚血蝇属 / ~ sanguinolentus 刺血蝇属
Haematococcaceae ***n*.** 红球藻科（一种藻类）
Haematococcus Agardh 红球虫属
Haematococcus pluvialis Flotow 红球虫
haematocrit ***n*.** 血细胞比容，血细胞容量计
haematocytozoon ***n*.** 血孢子虫
haematogenous ***a*.** 血源性的
Haematol haematology ***n*.** 血液学，血液病学 / haematologist ***n*.** 血液病学家，血液病医师
Haematoloechidae ***n*.** 舐血科
Haematoloechus ***n*.** 舐血属 ‖ ~ nanchangensis（Hsiung）南昌血吸虫（隶属于斜睾科 plagiorehiidae）
haematologist ***n*.** 血液病学家，血液病医师
haematologist（简作 haematol）***n*.** 血液病学家，血液病医师
haematology（简作 haematol）***n*.** 血液学，血液病学
haematomyelia ; hematomyelia ***n*.** 脊髓出血 ‖ ~ centralis, Minor-Oppenheim's syndrome 中央性脊髓出血
Haematomyzidae ***n*.** 象虱科
haematophaga ***n*.** 血食性
haematophagous ***a*.** ①食血的，吸血的 ②血液寄生的 ③噬红细胞的
Haematopinidae ***n*.** 血虱科，盲虱科
Haematopinoididae ***n*.** 兽虱科
Haematopinus ***n*.** 血虱属，盲虱属 ‖ ~，asina 驴血虱 / ~，eurysternus 牛血虱 / ~，suis 猪血虱 / ~，tuberculatum 水牛血虱
haematoporphyria chronica 慢性血卟啉病
haematoporphyrin ***n*.** 血卟啉
Haematopota ***n*.** 麻翅麻翅虻属 ‖ ~ annandalei 长角麻虻 / ~ antennata 触角麻虻 / ~ assamensis 阿隆姆麻虻 / ~ atrata 白条麻虻 / ~ chekiangensis 浙江麻虻 / ~ chinensis 中国麻虻 / ~ cilipes 缕腿麻虻 / ~ desertorum 脱粉麻虻 / ~ gregoryi 格里高麻虻 / ~ hainani 海南麻虻 / ~ hedini 等额麻虻 / ~ irrorata sphaerocalla 露斑麻虻 / ~ javana 爪哇麻虻 / ~ kansuensis 甘麟麻虻 / koreoensis 朝鲜麻虻 / ~ lineola 条带麻虻 / ~ lukiangensis 怒江麻虻 / ~ lunulata 新月麻虻 / ~ mokanshanensis 莫干山麻虻 / ~ olsoufievi 小型麻虻 / ~ pekingensis 北平麻虻 / ~ picea 沥青麻虻 / ~ pluvialis 高额麻虻 / ~ pungens 刺叮麻虻 / ~ stackelbergi 类宽额麻虻 / ~ subrylindrica 亚圆筒麻虻 / ~ subirrorata 亚露麻虻 / ~ taiwanensis 台湾麻虻 / ~ tamerlani 宽额麻虻 / ~ turkestanica 土耳其麻虻 / ~ ustulata 低额麻虻 / ~ yunnanensis 云南麻虻/~ sinensis 中华麻翅虻/~ yamadal 山田麻翅虻
Haematosiphon ***n*.** 鸡臭虫属 ‖ ~ indorus 鸡臭虫
Haematothermal ***n*.** 温血的
haematothorax ***n*.** 血胸
Haematotrehus ***n*.** 血食属
haematoxin ***n*.** 血毒素
haematoxylin ***n*.** 苏木精，苏木紫，苏木素 ‖ ~ Heidenhain's iron alum 海登海因氏铁明矾苏木精
Haematoxylon ***n*.** 洋苏木属，洋苏木 ‖ ~ campechianum L. 洋苏木
haematozoon; plasmodium ***n*.** 血原虫属；疟原虫 ‖ ~ malariae; Plasmodium malariae 三日疟原虫
haematuria ***n*.** 血尿
haemaum hemat(o)-同样见以 helna-起始的词
Haementeria ***n*.** 南美水蛭属
haemin ***n*.** 氯化血红素
Haemo ***n*.** 血腔昆虫
haemo-; hemo- 血
Haemobartonella［拉］***n*.** 血巴尔通体属 ‖ ~ arvicola［拉］欧洲仓鼠血巴通氏体 / ~ batrachorum［拉］蛙血巴通氏体 / ~ blarinae［拉］明鼠血巴通氏体 / ~ bovis［拉］牛血巴通氏体 / ~ canis［拉］犬血巴通氏体 / ~ caviae［拉］豚鼠仇巴通氏体 / ~ felis［拉］猫血巴通氏体 / ~ glis-glis［拉］睡鼠血巴通氏体 / ~ melloi［拉］食蚁兽巴通氏体 / ~ microtii［拉］鼬血巴通氏体 / ~ muris［拉］鼠血巴通体 / ~ nicollei［拉］尼氏血巴通氏体（尼高洛 氏血巴通氏体）/ ~ pavlovskii［拉］巴氏血通氏体（巴夫洛夫斯基氏血巴通氏体）/ ~ peromyseii［拉］鹿鼠血巴通氏体 / ~ ranarum［拉］蛭喉血巴通氏体 / ~ sciurii［拉］松鼠血巴通氏体 / ~ sturmani［拉］水牛血巴通氏体 / ~ tyzzeri［拉］泰氏血巴通氏休（蒂涕尔氏血巴通氏体）/ ~ ukrainica［拉］乌克兰血巴通氏体 / ~ wenyonii［拉］温氏血巴通氏体
haemocele; hemocele 血腔（昆虫）
haemocyanin ***n*.** 血蓝蛋白
haemocyte ***n*.** 血细胞
haemocytoblast ***n*.** 成血细胞
haemocytometer ***n*.** 血球细胞计数器
Haemocytozoa; Haemosporidia ***n*.** 血胞子虫目
Haemodipsus ***n*.** 虱属 ‖ ~ ventrlcosus 兔虱
Haemodoraceae ***n*.** 血皮草科
haemodynamic ***a*.** 血流动力学的 ‖ ~ effect 血流动力学效应
haemodynamics ***n*.** 血流动力学
haemoflagellate; hemoflagellate ***n*.** 血鞭毛虫
Haemogamasus ambulans（Thorell）按步血革螨（隶属于血革螨科 Heaemogamasidae）
Haemogamasus concavus（Teng et Pan）凹胸血革螨（隶属于血革螨科 Heaemogamasidae）
Haemogamasus dauricus（Bregetova）达呼尔血革螨（隶属于血革螨科 Heaemogamasidae）
Haemogamasus dorsalis（Teng et Pan）背颖血革螨（隶属于血革螨科 Heaemogamasidae）
Haemogamasus kitanoi（Asanuma）北野血革螨（隶属于血革螨科 Heaemogamasidae）
Haemogamasus kusumotoi（Asanuma）楠本血革螨（隶属于血革螨科 Heaemogamasidae）
Haemogamasus liponyssoides（Ewing）脂刺血革螨（隶属于血革螨科 Heaemogamasidae）
Haemogamasus mandschuricus（Vitzthum）东北血革螨（隶属于血革螨科 Heaemogamasidae）
Haemogamasus monticola（Wang li）山区血革螨（隶属于血革螨科 Heaemogamasidae）
Haemogamasus nidi 巢搜血革螨

Haemogamasus nidiformes (**Bregetova**) 巢仿血革螨 (隶属于血革螨科 Heaemogamasidae)
Haemogamasus oliviformis (**Teng et Pan**) 榄形血革螨 (隶属于血革螨科 Heaemogamasidae)
Haemogamasus paradauricus (**Teng et Pan**) 拟达呼尔血革螨 (隶属于血革螨科 Heaemogamasidae)
Haemogamasus parascaptoris (**wang et Li**) 白尾鼹血革螨 (隶属于血革螨科 Heaemogamasidae)
Haemogamasus pingi (**Chang**)秉血革螨 (隶属于血革螨科 Heaemogamasidae)
Haemogamasus pontiger (**Berlese**) 拱胸血革螨 (隶属于血革螨科 Heaemogamasidae)
Haemogamasus quadratus (**Teng et Pan**) 方形血革螨 (隶属于血革螨科 Heaemogamasidae)
Haemogamasus quadrisetatus (**Vitzthum**) 四毛血革螨 (隶属于血革螨科 Heaemogamasidae)
Haemogamasus serdjukovae (**Bregetova**) 赛血革螨 (隶属于血革螨科 Heaemogamasidae)
Haemogamasus szechwanensis (**Chang**) 四川血革螨 (隶属于血革螨科 Heaemogamasidae)
Haemogamasus trapezoideus (**Teng et Pan**) 梯形血革螨 (隶属于血革螨科 Heaemogamasidae)
Haemogamasus zachvatkini altaicus (**Zemskaya et Piontkovskaya**) 阿尔泰札血革螨 (隶属于血革螨科 Heaemogamasidae)
haemoglobimuria ***n***. 血红蛋白尿
haemoglobin; **hemoglobin** ***n***. 血红蛋白 ‖ ~, CO-; CO-hemoglobin 一氧化碳血红蛋白, 碳氧血红蛋白
haemoglutinin ***n***. 凝血素
Haemogregarina ***n***. 血簇虫属
Haemogregarinidae ***n***. 血簇虫科
Haemolaelaps casalis (**Berlese**) 茅舍血厉螨 (隶属于厉螨科 Laelaptidae)
Haemolaelaps chinensis (**Wang**)中华血厉螨 (隶属于厉螨科 Laelaptidae)
Haemolaelaps cordatus (**Teng et Pan**) 心形血厉螨 (隶属于厉螨科 Laelaptidae)
Haemolaelaps glasgowi (**Ewing**) 格血厉螨 (隶属于厉螨科 Laelaptidae)
Haemolaelaps liae 李氏血厉螨 (隶属于厉螨科 Laelaptidae)
Haemolaelaps orientalis (**Teng et Pan**) 东方血厉螨 (隶属于厉螨科 Laelaptidae)
Haemolaelaps semidesertus (**Bregetova**) 半漠血厉 (隶属于厉螨科 Laelaptidae)
Haemolaelaps traubi (**Strandtmann**) 特血厉螨 (隶属于厉螨科 Laelaptidae)
Haemolaelaps triangularis (**Wang**) 三角血厉螨 (隶属于厉螨科 Laelaptidae)
haemolymph ***n***. 血淋巴 ‖ ~ node 血淋巴结
haemolymphonodus ***n***. 血淋巴结
haemolysin ***n***. 溶血素
haemolysis (简作 haem) ***n***. 血细胞溶解,溶血作用(指红细胞脆性试验)
haemolytic ***n***. 溶血的
haemomanometer ***n***. 血压计
Haemomenas praecox; **Plasmodium falciparum** 恶性疟原虫
Haemonchus ***n***. 血矛线虫属 ‖ ~ contortus 捻转血矛线虫 (隶属于线虫纲 Nematoda) / ~ placei 帕氏血矛线虫 / vsimilis (Travassos) 似血矛线虫(隶属于线虫纲 Nematoda)
haemonodus lymphaceus 血淋巴结
Haemophagous ***a***. ①食血的, 吸血的 ②血液寄生的 ③噬红细胞的
Haemophileae [拉] ***n***. 嗜血杆菌族
haemophilia ***n***. 血友病 ‖ ~ A A型血友病 / ~ B B型血友病
Haemophilus [拉]; hemophilus ***n***. 嗜血菌属 ‖ ~ actinomycetemcomitans [拉] 伴放线菌汞嗜血菌 / ~ aegyptius [拉] 见 Haemophilus influenzae / ~ agni [拉] 羔羊嗜血菌 / ~ aphrophilus [拉] 嗜沫嗜血菌 / ~ avium 见 Pasteurella avium / ~ bovis [拉] 牛嗜血菌 / ~ bronchisepticus [拉] 支气管炎嗜血菌 (支气管炎嗜血杆菌) / ~ canis [拉] 犬嗜血菌 (犬嗜血杆菌) / ~ citreus [拉] 柠檬色嗜血菌 / ~ conjunctivitidis [拉] 结膜炎嗜血茵 (结合膜炎嗜血菌) / ~ coryzae [拉] 鼻炎嗜血菌(鼻卡他嗜血菌, 鼻黏膜炎嗜血菌) / ~ cuniculus [拉] 兔嗜血菌 / ~ ducreyi [拉] 杜氏嗜血菌(杜克莱氏嗜血菌, 软性下疳嗜血菌) / ~ duplex [拉] 结膜炎嗜血杆菌 / ~ equigenitalis [拉] 马生殖器嗜血菌 / ~ gallinarum [拉] 鸡嗜血菌 (鸡嗜血杆菌) / ~ haemoglobinophilus [拉] 嗜血红素嗜血菌 (嗜血色素嗜血杆菌, 嗜血色素杆菌) / ~ haemolyticus [拉] 溶血嗜血菌(溶血性嗜血杆菌) / ~ influenzae [拉] 流感嗜血菌(流感嗜血杆菌, 流感杆菌) / ~ influenzae biogroup aegyptius [拉] 流感嗜血菌埃及生物群(流感嗜血杆菌埃及生物群, 埃及嗜血菌) / ~ influenzae murium [拉] 小鼠流感嗜血菌 / ~ influenzae suis [拉] 猪流感嗜血菌 / ~ lacunatus [拉] 亚急性结膜炎嗜血菌(亚急性结膜炎嗜血杆菌, 腔隙嗜血菌) / ~ melaninogenicus [拉] 产黑色素嗜血菌(产黑色素嗜血杆菌, 产黑色素杆菌) / ~ meningitidis [拉] 脑膜炎嗜血菌 / ~ pyogenes [拉] 化脓性嗜血菌(酿脓嗜血菌) / ~ ovis [拉] 绵羊嗜血菌 / ~ paracuniculus [拉] 副兔嗜血菌 / ~ paragallinarum [拉] 鸡嗜血菌 / ~ parahaemoelyticus [拉] 溶血嗜血菌(副溶血性嗜血杆菌) / ~ parainfluenzae [拉] 流感嗜血菌 (副流感杆菌) / ~ parapertussis [拉] 副百日咳嗜血菌 / ~ paraphrohaemolyticus [拉] 副溶血嗜沫嗜血菌 / ~ paraphrophilus [拉] 副嗜沫嗜血菌 / ~ parasuis [拉] 副猪嗜血菌 / ~ paravium [拉] 副乌嗜血菌 / ~ pertussis [拉] 见 Bartonella pertussis / ~ piscium [拉] 鱼嗜血菌 / ~ pleuropneumoniae [拉] 大叶性肺炎嗜血菌 / ~ putoriorum [拉] 雪貂嗜血菌 / ~ segnis [拉] 惰性嗜血菌 / ~ somnifer [拉] 思睡嗜血菌 / ~ somnus [拉] 睡眠嗜血菌 / ~ suis [拉] 猪嗜血菌 / ~ vaginalis [拉] 见 Gardnerella vaginalis
haemophobia ***n***. 血恐怖症
Haemophoructus ***n***. 吸血蝇属
haemophotograph ***n***. 血球照相
haemophthalmia ***n***. 眼球积血
haemophthalmitis ***n***. 出血性眼炎
Haemopis ***n***. 黄蛭属 ‖ ~ sanguisuga, Hirudo sanguisorba 马蛭 / ~ columbae 鸽变形血原虫
Haemoproteidae Doflein 血变科
Haemoproteus ***n***. 变形血原虫属 ‖ ~ columbae 鸽变形血原虫
haemoptysis ***n***. 咯血
haemorrh haemorrhage ***n***. 出血
haemorrhage (简作 haemorrh) ***n***. 出血 ‖ ~ cerebri (大) 脑出血 / ~ external 外出血 / ~ gastrica 胃出血 / ~ haemophiliaca 血友病性出血 / ~ internal 内出血 / ~ primaria 原发性出血 / ~ secondaria 继发性出血, 后出血
haemorrhagia [拉]; **hemorrhage**; **bleeding** ***n***. 出血 ‖ ~ haemophiliaca 血友病性出血
haemorrhoid ***n***. 痔
haemorrhoidectomia; **hemorrhoidectomy** ***n***. 痔切除术
haemorrhoidolysis; **hemorrhoidolysis** ***n***. 消痔术, 痔切除术
haemoscopy; **hematoscopy** ***n***. 血分光镜检
haemosiderin ***n***. 血铁黄素, 血铁黄蛋白
haemosiderosis; **hemosiderosis** ***n***. 查含铁血黄素沉着病
haemospasia; **hemospasia** ***n***. 抽血, 放血
Haemosporea ***n***. 血孢子虫亚目
Haemosporidia ***n***. 血孢子虫目
Haemosporidia Danilewsky 血孢子虫目
haemosporidium (复 haemosporidia) ***n***. 血孢子虫
Haemosporina ***n***. 血孢子虫亚目
haemostasia ***n***. 止血 [法]
haemostasis ***n***. 血沉
haemostat ***n***. ①止血钳 ②止血剂
haemostatic ***a***. 止血的 ***n***. 止血剂
haemostnsitin ***n***. 血敏素
haemotachometer; **haematachometer** ***n***. 血流速度计血
haemotocele ***n***. 血囊肿
haemozoin ***n***. 疟原虫色素
Haemozoon; **Haematozoon** ***n***. 血原虫属
haemuresis ***n***. 血尿
haen ***n***. 血红素
haen's pills [Anton de 荷医师 1811—1884] 黑恩氏丸(含芦荟、司格蒙脂、药嗽叭脂、姜、皂) ‖ ~ variant 黑内耳氏肌变型(上肢进行性肌萎缩)
Haenel's symptom (Hans Haenel)黑内尔症状(脊髓痨患者眼球压觉缺失)
Haeser 见 Häser
Haeser formula [Heinrich 德医师 1811—1845; Trapp-Haeser formula 黑泽尔氏公式, 特—黑氏公式
HAF hydroxy-acid fluoride 羟基酰氟
Haff disease 哈夫病(哈夫为波罗的海一海湾, 渔民由于摄入工业废水中的砷化氢, 突然发生严重四肢疼痛, 重度疲倦以及肌球蛋白尿)
Haff myoglobinuria ***n***. 肌球蛋白尿
Haffkine's vaccine [Waldemar M. Wolff 前苏医师 1860—1930] 哈夫金氏疫苗(霍乱及鼠疫预防疫苗)

Haffkinize *v*. 用哈夫金氏疫苗预防接种
Hafnia *n*. 哈夫尼菌属 ‖ ~ alvei 蜂房哈夫尼菌(哈夫尼肠杆菌)/ ~ protea 变形哈尼菌
Hafnium [拉 *Hafniae* Copenhagen](缩 Hf) *n*. 铪(72 号化学元素)
HAFOE High Air Flow with Oxygen Enrichment 浓缩氧快速气流
HAFP human alpha-fetal protain 人甲胎蛋白 / hyperimmune antiviriola gamma globulin 抗天花超免疫丙种球蛋白
Hagedorn needle (Werner Hagedorn) 哈吉多恩针(外科手术用的扁头针)
Hageman factor Ⅻ凝血因子,海氏因子(Hageman 为患者名)
Hageman's trait (syndrome) 哈格曼特征(综合性)(遗传性哈格曼因子缺乏)
Hagenia abyssinica Willd. 苦苏
Hagenomyia micans Maclachlan [拉;动药]黄足蚁蛉
HAGG (hyperimmune antivariola gammaglobulin) 超免疫抗天花丙种球蛋白
haggard *a*. 憔粹的,形容枯槁的
Haglund's disease [Sims Emil Patrik 瑞典矫形外科医师 1870 生] 黑格隆德病(跟腱黏液囊炎)
Hagner's bag [Francis R. 美外科医师 1873—1940] 哈格纳袋(前列腺止血袋) ‖ ~ operation 哈格纳手术(作淋病性附睾炎的引流,经切口进人附睾)
Hagner's disease (Hagner 为 19 世纪研究的原先证者家族名)哈格纳病,肥大性肺性骨关节病
Hague convention 海牙会议(1907 修订日内瓦关于保护负伤战士及医护人员的协约会议)
hah(f)nium *n*. 罕(化学元素)
HAHD high altitude hearl disease 高原性心脏病
Hahl hemiophrys macrostoma Chen 巨口半眉虫
Hahn's sign 哈恩征(儿童患小脑疾患时,头部持续性向两侧转动)
Hahn's cannula [Eugene 德外科医师 1841—1902] 哈恩氏插管(围以压缩海绵的插管,当海绵鼓胀时可以闭塞气管与插管间的空隙)
Hahneinheit [德](简作 HE) *n*. 鸡冠单位相当于鸡冠增大 30% 男性激素量
hahnemannian *a*. 哈内曼的,哈内曼疗法的,顺势疗法的
hahnemannism [Christian Friedrich Samuel Hahnemann 顺势疗法的首创者 1755—1843]; **homeopathy** 顺势疗法
HAHTG horse antihuman thymus globulin 马抗人胸腺球蛋白
HAI hemagglutination inhibition 血凝抑制反应,红细胞凝集抑制反应 /hepatic artery infusion 肝动脉滴注 /hospital-aquired infection (医)院内感染 /humoral immunity 体液免疫 /hydroxy-acid iodide 羟基酰碘 /Indirect Haemagglutination Test 间接血球凝集测试
HAIC Hearing Aid Industry Conference 助听器工业联合会(美)
Haidinger's brushes [Wilhelm von 奥矿物学家 1795—1871] 海丁格氏刷形象(注视于一偏极光源时所见形象通过尼科尔〈Nicol〉棱镜注视时可见到,用于测试力功能)
hail *vt*. ①向……欢呼 ②招呼 *n*. ①欢呼 ②招呼 ‖ ~ from 来自
hailer *n*. 高信号器,没电笛
Hailey's disease; Gougerot-Hailey-Hailey syndrome 黑利氏病(慢性良性家族天疱疮)
haillonisme [法 haillon rags] *n*. 毁衣狂
hail-stone *n*. 雹子,冰雹
Haines' formula (coefficient) [Walter Stanley 美化学家 1850—1923] 黑恩斯公式(系数)(计算尿内固形物,即取尿比重的最后两个数,乘以 1.1(黑恩斯系数),所得之积相近于每液量盎司尿中固体的格令(grain)数 | ~ reagent 黑恩斯试剂(硫酸铜 2 份,氢氧化钾 7.5 份,甘油 15 份,蒸馏水 150 份)/~ test 黑恩斯试验(检尿葡萄糖)
HAIR hemoagglutination inhibition reaction 血细胞凝集抑制反应
hair [拉 *capillus*] *n*. ①毛发 ②汗毛 ③毛状物 ‖ ~, antennal 触角毛(昆虫)/ auditory ~s 听毛 /bamboo ~ 结节性脆发病,发结节病 / ~ bed 毛床/~ branched 分支毛(昆虫) / beaded ~ 念珠状发 / ~ cat's; Euphorbia pilulifera L. 洋大戟草,治喘莠 / ~ bud 毛芽 / ~ bulb 毛球 / ~ canal 毛管 / club ~ 杵状毛 / ~ core 毛锥/ ~ cuticle 毛小皮 / ~ cystolith 毛内种乳钟 / ~ disc 毛盘 / ~ feather 毛羽,纤羽 / ~ field 毛区 / by the turn of a ~ 差一点,几乎 / not turn a ~ 不动声色 / not worth a ~ 毫无价值 / ~ 's-breadth 一发之差,千钧一发/~ erect 竖立毛(昆虫)/ ~ exclamation point 感叹号形发(斑脱的特征)/~ s of eyebrow 眉毛 / ~s, Frey's 弗莱氏毛(检皮压痛觉)/ ~, glanduler 腺毛 / ~ follicle 毛囊 / ~ follicle gland 毛囊腺 / ~ germ 毛芽 / knotted ~; trichonodosis 结毛症,结节性脆发病 /lanugo ~, wooly ~ 胎毛,毳毛,柔毛 /~, lignified 木化毛 / ~ matrix 毛[发]基质 / ~ metathoracic 后胸毛 / ~, moniliform; beaded ~ 念珠状发 / ~ mother cell 毛原细胞 / ~, multicellular 多细胞毛 / ~, multiseriate 多列毛 / ~ antatory 游泳毛 / ~, nonglandular 非腺性毛 / ~, palmate 棕状毛(昆虫)/ ~ papilla 毛乳头 / ~, protective 保护毛 / ~, ringed 黑白段发,花斑发 / ~ root 根毛 / ~s, schridde's cancer 施里迪氏癌性须发 / ~, secretory 分泌毛 / ~ shaft 毛干 / ~ shaft cortex 毛干皮质 / ~ shaft cuticula 毛干角皮 / ~ shaft medulla 毛干髓质 / ~ shaped 发状的 / ~ socket 毛窝/ ~, simple linear 单线毛 / ~ spindle 梭状毛 / ~ stellate 星状毛 / ~ stinging 螫毛 / ~ taste 味觉毛 / ~ tuft 毛丛 / ~s, tactile 触觉毛 / ~ of head 头发/ ~ of beard 胡须 / ~ of external acoustic meatus 耳毛 / ~ of vestibule of nose 鼻毛 / ~ T-shaped 丁字毛,双臂毛 / pubic ~, ~ of pubis 阴毛/terminal ~ 终毛,恒久毛,成人毛(发)/twisted ~ 扭发/~ unicellular 单细胞毛 / vellus ~ 毫毛 / ~ warty 疣毛 / hang by a ~ 千钧一发,岌岌可危/ lose one's ~ 脱发;发脾气/to a(to the turn of a ~)丝毫不差地 / ~ cell (简作 HC) 毛细胞 / ~ cell leukemia (简作 HCl) 毛细胞白血病
hairball *n*. 毛团,毛粪石(胃肠内)
hairbreadth *n*. 一发之差,极微小的距离
hair-bulb *n*. 毛球
haircap (也 sakesp] *n*. 杜松苔(一种利尿草药)
haircast *n*. (胃形)毛粪石(充满胃内,具胃的形状)
haircell *n*. 毛细胞 ‖ ~ innervation 毛细胞神经支配 / ~ oriental patterns 毛细胞趋向模式
haircut *n*. 理发
hair-folticle *n*. 毛囊
hairiness; crinosity *n*. 多毛,多发
hairless *a*. 秃头的,无毛的
hairlike *a*. 毛发似的
hairline *n*. 细缝;细微的区别;发际线,发型轮廓
hairness *n*. 多发,多毛,茸毛
hairpins *n*. 发夹
Hairs on the human head [动药] 头发
hair-shaft *n*. 毛干
hair-streams *n*. 毛[发]顺向,毛浪
Hairtai oil [动药] 带鱼油
hairtail *n*. 带鱼
Hairtail scales [动药] 带鱼鳞
hairy *a*. ①毛的 ②多毛的 ③有茸毛的 ‖ hairiness 多毛,茸毛,多发 / ~ esophagus 毛发食管
Hairy datura [植药] 毛曼陀罗
Hairy flower was [动药] 土蜂
Hairystalk tinospora [植药] 金果榄
HAIt hemagglutination inhibition test 血凝抑制反应
Haiti *n*. 海地(拉丁美洲国家)
Haitian *a*. 海地岛的 *n*. 海地人的门海地人
haja; keratodermia plantare sulcatum *n*. 跖沟状角皮病
HAK hemoperfusion artificial kidney 吸附型或血液灌流型人工肾
Hakim-dams syndrome (S Hakim; R.D. Adams)哈金—亚当斯综合征,正常压脑水
Hakm's syndrome (S. Hakim) 哈金综合征,正常压脑积水
Hakodate Chiton [动药] 八节毛(石鳖)
HAL heterotopic auxillary liver 异位副肝
Hal haloren *n*. 卤素 /haloid *a*. 卤族的 /halothane *n*. 氟烷,调氟溴氯乙烷/haloperidol *n*. 氟哌啶醇 /hepatic artery ligatim 肝动脉结扎
Halaelusrus buigeri (Mu ller et Henle) 梅花鲨(隶属于猫鲨科 Scyliorhinidae)
halation *n*. 晕光(作用);晕影;晃眼,耀眼
halazepam *n*. 哈拉西泮,三氟甲安定(安定药)
halazone *n*. 哈拉宗,对二氯氨磺酰苯甲酸(一种供水消毒药)
halazone; haiazon *n*. 哈拉宗,对二氨基磺酰苯甲酸
Halban's sign [Joseph 维也纳妇科学家 1870—1937] 哈耳班氏征(妊娠期间面及躯干细毛增生)
Halberd shark [动药] 日本锯鲨 ‖ ~ fetus [动药] 日本锯鲨胎 / ~ gall [动药] 日本锯鲨胆 / ~ liver [动约] 日本锯鲨肝 / ~ muscle [动药] 日本锯鲨 / ~ swim-bladder [动药] 日本锯鲨鳔
Halberstaedter bodies; Prowazek-Halberstaedter bodies 哈耳伯斯泰特氏体,普—哈二氏小体,沙眼小体
Halbwertsdosis [德](简作 HWD) *n*. 50%致死剂量
HALC HILV-1 associated lung cancer HTLV-1 关连性肺癌(见 HABA 条)
halcinonide *n*. 哈西奈德,氯氟松(合成糖皮质激素,局部抗炎药)
Halcion *n*. 三唑仑 (triazolam)制剂的商品名
Halcyon smymensis(Linnaeus) [拉;动药] 白胸翡翠

Haldane apparatus [John Scott 英生理学家 1860—1936] 霍尔登氏呼吸气体分析器 ‖ ~ tube 霍尔登氏管(采集肺泡气用)
Haldane chamber (apparatus)(John S Haldan) 霍尔丹室(一种密封室,将动物置于其内进行代谢研究)
Haldane's rule 霍尔丹氏法则
Haldol ***n.*** 氟哌丁苯,氟哌啶醇(haloperidol)制剂的商品名
Haldrone ***n.*** 醋酸帕拉米松(paramethasone acetate)制剂的商品名
hale ***a.*** 健壮的,矍烁的(指老人) ‖ ~ness ***n.***
Halenia elliptica D.Don [拉,植药] 椭圆叶花猫
Halenia oriculata(L.)Cornaz. [拉,植药] 花猫
Hales's piesimeter (Sephen Hales)黑尔斯压觉计(一种可插入动脉内测定血压的玻璃管)
Halethazole ***n.*** 哈利他挫(消毒防腐药)
half ***n.*** 半,一半 ***a.*** ①一半的 ②不完全的 ***ad.*** ①一半地 ②相当地 ‖ by halves 不完全地;不完善地 / ~ as much(many) again 加半倍,一倍半/~ the battle 成功一半 / ~ hardy 半耐寒的 / ~ hardy plant 半耐寒植物/not ~ 少于一半地,一点儿也不,非常 / ~ thickness (简作 HT) 半厚度(同 HVL)/ ~ lethal dose 半致死的 / ~mutant 半突变型 / ~ race 半族 / ~ sib mating 半同胞交配 / ~ sister chromatid 半姊妹染色单体 / ~ tetrad analysis 半四联体分析 / ~ an hour 半点钟 / go halves with sb. in sth. 与某人平分某物 / ~ and ~ 一半一半,各半 / ~ fourier image 半傅立叶影像 / ~ body irradiation 半身照射 / ~ sitting position 半坐位 / ~ occluder 半侧遮眼器 / ~ vision 偏盲
Halfan ***n.*** 盐酸卤泛群(halofantrine hydrochloride)制剂的商品名
half-and-half ***n.*** 两种成分各半的东西 ***a.*** 两种成分各半的 ***ad.*** 各半
halfaxial ***a.*** 半轴的
half-blindness ***n.*** 偏盲,半盲
half-blood ***n.*** 同父异母(或同母异父)关系;混血儿
half-breed ***n.*** & ***a.*** 混血(的);(动植物)杂种(的)
half-brother ***n.*** 异父(或异母)兄弟
half-cell ***n.*** 半单元
half-chiasma ***n.*** 半交叉
half-chromatid ***n.*** 半染色单体
half-chromosom ***n.*** 半染色体
half-cordate ***a.*** 半心形的
half-culture community 半栽培植物群落
half-cycle ***n.*** 半周期
half-embryo 半胚,半胎
half-field angle 半视界角
half-hearted ***a.*** 半心半意的,不认真的 ‖ ~ly ***ad.*** 半心半意地,不认真地
half-hour ***a.*** 半小时(的) ‖ ~ly ***ad.*** 每半小时地
half-life ***n.*** 半衰期(放射性核素的数量因核的衰变而减少到原来数目的一半所需的时间) ‖ biology ~ 生物学半衰期(一个活组织、器官或机体将已引入的放射性物质排出一半所需的时间)/ ~, effective 有效半衰期
half-mental ***n.*** 半金属
half-moon ***n.*** 半月形,弧形 ‖ ~, red 红色甲弧型
half-moon-shaped ***a.*** 半月形的,新月形的
half-mutant ***n.*** 半突变型
half-mutation ***n.*** 半突变
half-netted ***a.*** 半网状的
half-nucleosome model ***n.*** 半核粒模
half-parasite ***n.*** 半寄生菌,半寄生物
half-period ***n.*** 半周期
half-power ***n.*** 半功率
half-retinal ***a.*** 半侧视网膜的
half-round (简作 hrd) ***a.*** 半圆形
half-sclerotome ***n.*** 半[生骨]节
half-sib ***n.*** 半同胞
half-sister ***n.*** 异父(或异母)姐妹
half-spindle ***n.*** 半纺锤体
half-step ***n.*** 半音
half-time (简作 HT) ***n.*** 半时值 ‖ plasma iron clearance ~ 血浆铁清除率半时值
half-value ***a.*** 半值的(指半值层) ‖ ~ thickness (简作 HVT) 半价厚度(辐射防护屏)/ ~ layer 半值层
halfway ***a.*** ①半途的 ②不彻底的 ***ad.*** ①半途;②不彻底地 ③几乎,快要 ‖ ~ house 中途疗养所(为不需要完全住院,但仍需要照料的精神病患者或戒瘾者所设,直至他们重返社会)
half-winterness ***n.*** 半[冬]种性
Haliaetus leucoryphus(Palls)[拉;动药] 玉带海雕
Halicampus koilomatodon (Bleeker) 海镯鱼(隶属于海龙科 Syngnathidae)
Halicampus macrorhynchus (Bambe) 巨吻海镯鱼(隶属于海龙科 Syngnathidae)
Halicampus mataafae (Jordan et Scale) 马塔法海镯鱼(隶属于海龙科 Syngnathidae)
Halichoeres bicolor (Bloch et Schneider) 二色海猪鱼(隶属于隆头鱼科 Labridae)
Halichondrida ***n.*** 软海绵目(隶属于寻常海绵纲 Demospongiae) ‖ ~ bowerbanki (Burton) 鲍氏软海绵(隶属于软海绵科 Halichondnidae) / ~ panicea (Jolmston) 面包软海绵(隶属于软海绵科 Halichondnidae) / ~ vsemitubulosa (Schmidt) 半管软海绵(隶属于软海绵科 HalichondTiidae)
Halichondriidae ***n.*** 软海绵科(隶属于软海绵目 Halichondrida)
Haliclona palmata (Ellis et 宽阔蜂海绵(隶属于蜂海绵科 Haliclonidae)
Haliclonidae ***n.*** 蜂海绵科(隶属于简骨海绵目 Haplosclerida)
Halicmetus reticulatus (Smith et Radcliffe) 牙棘茄鱼(隶属于镀糠科 Lopiidae)
Halicmetus japonicus (Amaoka et Toyoshima) 日本牙棘茄鱼(隶属于胺糠科 Lopiidae)
Halictidae ***n.*** 隧蜂科(隶属于膜翅目 Hymenoptera)
Halictus pekingensis (Blii thgen) 北京隧蜂(隶属于隧蜂科 Halictidae)
halide ***a.*** 卤族的 ***n.*** 卤化物 ‖ ~, silver 卤化银
halidrys siliquosa Lyngb; Fucus siliquosus 鹿角菜,岩衣藻,硅质墨角藻
Halieumetus nigra (Alcock) 中华触茄鱼(隶属于鮟鱇科 Lopiidae)
Halieumetus sinica (Tchang et Chang) 黑棘茄鱼(隶属于鮟鱇科 Lopiidae)
Halieumetus stellata (Vahl) 触茄鱼(隶属于鮟鱇科 Lopiidae)
Halieumetus fizsmosi (Gilchrist et Thompson) 费氏棘茄鱼(隶属于鮟鱇科 Lopiidae)
Halieumetus ftimosa (Alcock) 烟纹棘茄鱼(隶属于鮟鱇科 Lopiidae)
Halieumetus indica (Aimandale et Jenkins) 突额棘茄鱼(隶属于鮟鱇科 Lopiidae)
hali-ichthyotoxin ***n.*** 盐渍鱼毒素
Halimede tyche 普通暴蟹(隶属于扇蟹科 Xanthidae)
Halimochirurgus alcocki (Weber) 管吻(隶属于拟三刺科 Triacanthodidae)
Haliommatidium Haeckel 耙钩虫属
Haliommatidium muller Haeckel 穆勒氏耙钩虫
Haliotidae 鲍科(隶属于原始腹足目 Archaeogastropoda)
Haliotis virginea 费及尼亚鲍(隶属于鲍科 Haliodae)
Haliotis walallensis (Stearns) 扁鲍(隶属于鲍科 Haliodae)
Haliotis asinia Linnaeus[拉;动药] 耳鲍
Haliotis assimilis (Dall) 螺纹鲍(隶属于鲍科 Haliodae)
Haliotis australis 澳洲鲍(隶属于鲍科 Haliodae)
Haliotis clathrata(Reeve) 格鲍(隶属于鲍科 Haliodae)
Haliotis conicopora 角孔鲍(隶属于鲍科 Haliodae)
Haliotis corrugata (Wood) 桃红鲍(隶属于鲍科 Haliodae)
Haliotis cracherodii (Leach) 黑鲍(隶属于鲍科 Haliodae)
Haliotis cyclobates(Peron) 圆盘鲍(隶属于鲍科 Haliodae)
Haliotis discus hannai Ino [拉,动药] 杂色鲍
Haliotis discus hannai Ino [拉;动药] 皱纹盘鲍
Haliotis diversicolor Reeve [拉,动药] 石决明
Haliotis diversicolor Reeve [拉;动药] 杂色鲍
Haliotis fulgens (Philippi) 绿鲍(隶属于鲍科 Haliodae)
Haliotis gigantea (Gmelin) 大鲍(隶属于鲍科 Haliodae)
Haliotis iris (Martyn) 虹鲍(隶属于鲍科 Haliodae)
Haliotis kamtschatkana (Jonas) 勒察加鲍(隶属于鲍科 Haliodae)
Haliotis laevigata(Donovan) [拉;动药] 白鲍
Haliotis lamellosa 薄片鲍(隶属于鲍科 Haliodae)
Haliotis midae (Linnaeus) 中间鲍(隶属于鲍科 Haliodae)
Haliotis ovina Gmelin [拉;动药] 羊鲍
Haliotis ovina Gmelin [拉;动药] 皱纹盘鲍
Haliotis planata(Sowerby) 平鲍(隶属于鲍科 Haliodae)
Haliotis rosi (Gray) 罗氏鲍(隶属于鲍科 Haliodae)
Haliotis rubber(Leach)[拉;动药] 澳洲鲍
Haliotis rufescens (Swainson) 红鲍(隶属于鲍科 Haliodae)
Haliotis scalaris (Leach) 梯纹鲍(隶属于鲍科 Haliodae)
Haliotis semistriata 半纹鲍(隶属于鲍科 Haliodae)
Haliotis sieboldii (Reeve) 西氏鲍(隶属于鲍科 Haliodae)
Haliotis sorenseni (Bartsch) 白鲍(隶属于鲍科 Haliodae)
Haliotis tubereulata (Linnaeus) 疣鲍(隶属于鲍科 Haliodae)
Haliotis varia (Linnaeus) 多变鲍(隶属于鲍科 Haliodae)
Haliotis venusta (Adams et Reeve) 廉鲍(隶属于鲍科 Haliodae)

Haliotrema *n*. 海盘属
Halipegidae *n*. 海立科
Halipegus *n*. 海立［吸器］属
haliphagia［希 hals salt + phagein to eat］*a*. 嗜盐性,好盐性
HaliPhthoraceae *n*. 每壶菌科（一种菌类）
Haliplanella luciae（**Hand**）纵条矶海葵（隶属于海葵科 Actmiidae）
Haliscomenobacter［拉］*n*. 束缚杆菌属 ‖ ~ hydrossis［拉］水束缚杆菌
halisteresis［希 hals salt + phagein to eat］*n*. 骨软化,骨钙缺乏 ‖ ~ cerea 骨蜡样软化
halisteretic *a*. 骨软化的,骨钙缺乏的
halite *n*. 大青盐,岩盐
halitosis［拉 halitus exhalation］*n*. 口臭
halitum［拉,植药］*n*. 大青盐
halituous［拉 halitus exhalation］*a*. 蒸湿的;水汽的
halitus［拉］*n*. 呼气,哈气 ‖ ~ saturninus; lead breath 铅中毒性口臭,铅性口臭
haliverol *n*. 鱼肝油精
hall *n*. 会堂,大厅;门厅,过道 ‖ dining ~ 餐厅 / reading ~ 阅览室
Hall accelerator 霍尔加速器
Hall band（Herbert. H. Hall）*n*. 霍尔带（一种子宫内避孕装置）Hall effect 霍尔效应
Hall stone ring 哈尔—斯通环(节育环的一种)
Hall's disease［Marshall 英医师 1790—1857］霍尔氏病,假性脑积水 ‖ ~ facies 霍尔面容(额大面小,见于脑积水)/ ~ method; Marshall Hall's method 霍尔氏法(一种人工呼吸法,使患者俯卧,轻压其背部,然后放松,再使患者仰卧,轻压之,这样每分钟做 16 次)
Hall's pill; Lady Webster's dinner pill 霍尔氏丸,韦伯斯特氏餐间丸
Hall's sign 霍尔征(主动脉瘤时,可由气管感到舒张期震动)
Hall's solution 霍尔氏溶液,醋酸士的宁溶液
hallachrome *n*. 红痣素,多巴色素,黑拉虫色素
Hallauer's glasses［Otto Hallauer 瑞士眼科学家 1866 生］哈劳尔眼镜(防止蓝线及紫外线透过的灰绿色防护眼镜)
Hallberg effect［J. H. Hallberg 美放射学家］霍尔伯格效应(超短驻波的波峰和波谷有相反的电学特征)
Halle's point［Adrien J. M. N. Halle 法医师 1859 生］阿累点(输尿管盆缘点,腹壁上示输尿管经过骨盆上口的点)
Hallella *n*. 霍尔菌属 ‖ ~ seregens 需血清霍尔氏菌
Haller's acid elixir［Albrecht von 瑞士生理学家 1708—1777］哈勒氏酸性袢 ‖ ~ ansa 哈勒氏袢(面神经与舌咽神经间的连接)/ ~ arch 哈勒氏弓 / ~ circle 哈勒氏环(①视神经血管环 ②乳晕静脉环 ③心纤维环)/ ~ colic omentum 哈勒氏结肠网膜 / ~ cones 哈勒氏圆锥(附睾小叶或圆锥)/ ~ fretum (isthmus) 哈勒氏峡(胎儿心室或主动脉球间的狭窄)/ ~ habenula 哈勒氏系带(腹膜鞘突遗迹)/ ~ insula (annulus) 哈勒氏岛(环)(胸导管杈)/ ~ isthmus (fretum) 哈勒氏峡(胎儿心室或主动脉球间的狭窄)/ ~ layer 哈勒氏层(脉络膜血管层)/ ~ line; linea splendens 哈勒氏线,软脊膜前纤维索 / ~ plexus 哈勒氏丛(喉丛)/ ~ rete; rete testis 哈勒氏网,睾丸网/ ~ tripod; celiac artery 哈勒氏三角架,腹腔动脉 / ~ tunica vasculosa 哈勒氏血管膜(眼脉络膜层)/ ~ unguis; 哈勒氏爪甲,禽距 / ~ vas aberrans 哈勒氏迷管(附睾憩室)/ ~ vascular tissue 哈勒氏血管组织(眼脉络膜血管层)
Hallermann-Streiff syndrome *n*. 哈—施综合征,眼下颌面综合征(即 oculonlandibulofacial syndrome 见 syndrome 项下相应术语)
Hallermann-Streiff-Francois syndrome（W. Hallermann; E. B. streif; Jules Francois)哈—施—弗综合征,眼下颌面综合征
Hallervorden-Spatz disease 哈—氏病(一种遗传性疾病,特征为苍白球和黑炙的髓鞘数显著减少,伴铁质色素累积,开始小腿进行性强直,舞蹈手足徐动症样运动,构音障碍及进行性精神颓废,常染色体隐性遗传,通常于 10 ~ 20 岁发病,30 岁以前死亡)
hallex［拉］(复 hallices); hallux *n*. 拇趾
Hallion's law［Louis 法生理学家 1862—1940］阿利翁氏定律(某一器官浸出物对同器官起刺激作用)‖ ~ test; tuftier's test 阿利翁氏讨验(检动脉瘤的侧支循环)
Halliysitum Rubrum［拉,化学］赤石脂
hallmark *n*. 标志,特点 *vt*. 在……上盖检验印记
hallnemannism *n*. 顺势疗法
hallo(a) *int*. 喂
Hallopeau's acrodermatitis 连续性肢端皮炎
Hallopeau's disease［Francois Henri 法皮肤病学家 1842—1919］; **lichen sclerosus et atrophicus; acrodermatitis perstans** 哈洛漂氏病,萎缩硬化性苔癣,顽固性肢皮炎
hallopurinol *n*. 别嘌呤醇
halloysits *n*. 多水高岭土
halloysitum rubrum［拉］赤石脂
halluc hallucination *n*. 幻觉
hallucal *a*. 拇趾的
hallucinant *n*. 幻觉症患者;幻觉剂 *a*. 引起幻觉的
hallucinate *vt*. 使生幻觉
hallucination［拉 hallucinatio;希 alyein to wander in the mind］*n*. 幻觉 ‖ auditory ~ 听幻觉,幻听/depressive ~ 抑郁性幻觉 / ~, extracampine 域外幻觉/gustatory ~ 味幻觉,幻味/hypnagogic ~ 入睡前幻觉 / ~, haptic 触幻觉,幻触 / ~, kinesthetic 运动性幻觉/lilliputian ~ 小人国(视)幻觉,小形象幻视,微形幻视/olfactory ~ 嗅幻觉,幻嗅/psychic ~ 精神性幻觉 / psychogenic ~ 心因性幻觉 / ~, psychomotor 精神运动性幻觉 / ~, reflex 反射性幻觉 / stump ~ 残肢幻觉,幻肢 / ~, vesperal 黄昏幻觉 / tactile ~, haptic ~ 触幻觉,幻触/visual ~ 视幻觉,幻视
hallucinative *a*. 幻觉的
hallucinatory *a*. 幻觉的 ‖ ~ effect 幻觉效应
hallucinogen *n*. 致幻剂
hallucinogenesis *n*. 幻觉产生,幻觉发生
hallucinogenetic *a*. 致幻觉的
hallucinogenic *a*. 致幻觉的
hallucinogens *n*. 致幻药
hallucinosis *n*. 幻觉症 ‖ acute ~, alcoholic ~ 急性幻觉症,酒中毒性幻觉症/organic ~ 器质性幻觉症
hallucinotic *a*. 幻觉症的
hallux(复 haluces)［拉］*n*. 拇趾 ‖ ~ dolorosa 痛拇(扁平足)/ ~, flexus; ~ rigidus 僵拇,拇强直 / ~ malleus 槌状拇 / ~ valgus 拇外翻 / ~ varus 拇内翻
Hallwachs effect［Franz Hallwachs 德生理学家 1859—1922］哈耳瓦克氏现象(紫外线激发的光电效应)
halmatogenesis［希 hakma a jump + genesis production］; saltatory variation *n*. 突然变异
halo haloid *a*. 卤族的
halo-［希 hals salt 盐］［构词成分］①盐,卤素 ②晕
halo［拉,希 haios］*n*. 晕,晕轮 ‖ ~ of dispersion 扩散晕 / glaucomatous ~ 青光眼晕轮/~ saturninus; lead line 铅线/senile ~ 老年性斑 / ~ sign 晕轮征,月晕征 / ~ symptom 晕轮症状 / ~ vision 晕轮视
Haloa margaitoides（**A-Adams**）珠光月华螺(隶属于阿地螺科 Atyidae)
haloalkylamines *n*. 卤羟胺类
Haloanaerobiaceae［拉］*n*. 盐厌氧菌科
Haloanaerobium［拉］*n*. 盐厌氧菌属 ‖ ~ alcaliphilus［拉］嗜碱盐厌氧菌 / ~ praevalens［拉］前柔盐厌氰菌 / ~ Salsugo［拉］油田水盐厌氧菌
Haloarcula［拉］*n*. 盐盒菌属 ‖ ~ aidinensis［拉］艾丁嗜盐小盒菌 / ~ californiae［拉］加利福尼亚盐盒菌(加州盐盒菌)/ ~ hispanica［拉］西班牙盐盒菌 / ~ japonica［拉］日本盐盒菌 / ~ marismortui［拉］死海盐盒菌(死海盐杆菌)/ ~ Sinaiiensis［拉］西奈盐盒菌 / ~ vallismortis［拉］河谷盐盒菌
Halobacteraceae［拉］*n*. 盐杆菌科
Halobacteriales［拉］*n*. 盐杆菌目
Halobacterium［拉］*n*. 盐杆菌属 ‖ ~ Capanicum［拉］荚膜盐杆菌 / ~ Cutirubrum［拉］红皮盐杆菌(红皮假单胞菌,红皮秒雷氏菌)/ ~ dachaidanensis［拉］大柴旦盐杆菌 / ~ denitrificans［拉］反硝化盐杆菌(脱氮盐杆菌)/ ~ distributus［拉］无支流盐杆菌 / ~ dongshiensis［拉］东石盐杆菌 / ~ haloalcaligenum［拉］产碱嗜盐杆菌 / ~ halobium［拉］盐生盐杆菌 / ~ hispanicum［拉］见 Haloarcula hispanica / ~ jinjiangensis［拉］晋江盐杆菌 / ~ lacusprofundi［拉］湖渊盐杆菌 / ~ marismortui［拉］见 Haloarcula marismortui / ~ mediterranei［拉］地中海盐杆菌 / ~ Pharaonis［拉］见 tronobacterium pharaonis / ~ saccharovorum［拉］食糖盐杆菌 / ~ salinarium［拉］盐沼盐杆菌(盐沼假单胞菌,盐沼沙雷氏菌)/ ~ sodomense［拉］好盐盐杆菌 / ~ tangguensis［拉］塘沽盐杆菌/ ~ trapanicum［拉］特腊帕尼盐仟菌(特腊帕尼黄杆菌)/ ~ vallismortis［拉］死谷盐杆菌 / ~ volcanii［拉］见 Haloferax volcanii / ~ zhabeiensis［拉］扎北盐杆菌
Halobacteroides［拉］*n*. 拟盐杆菌属 ‖ ~ acetoethylicus Zeikus［拉］乙酰乙基拟盐杆菌 / ~ halobius［拉］盐生拟盐杆菌 / ~ lacunaris［拉］腔隙拟盐杆菌
halobiont *n*. 适盐生物,喜盐生物
halobios［希 hals the sea + bios life］*n*. 海洋生物
halobiotic *a*. 海洋生物的,海洋生的
Halocarban *n*. 卤卡班(抗真菌药,消毒防腐药)

Halocella [拉] *n*. 嗜盐菌属 ‖ ~ cellulolytica 解纤维素嗜盐菌
halochromism *n*. 加酸显色
halochromy *n*. 加酸显色[现象]
Halococcus [拉] *n*. 盐球菌属 ‖ ~ acetoinfaciens [拉] 醋盐球菌 / ~ agglomeratus [拉] 成团盐球菌 / ~ litoralis [拉] 海边盐球菌 / ~ morrhuae [拉] 鳕盐球菌 / ~ nondenitrificus [拉] 非脱氮盐球菌 / ~ saccharolyticus [拉] 解糖盐球菌 / ~ salifodinae [拉] 盐矿盐球菌 / ~ turkmenicus [拉] 土库曼盐杆菌
Halocortolone *n*. 卤可托龙 (肾上腺皮质激素类药)
halodermia *n*. 卤化物皮疹
haloduric [halo + 拉 durare to endure] *a*. 耐盐的(细菌)
halofantrine hydrochloride 盐酸卤泛群,盐酸氯氟菲醇(抗疟药)
halofenate *n*. 卤芬酯,降脂酰胺(降血脂药,促尿酸排泄药)
Haloferax [拉] *n*. 富盐菌属 ‖ ~ denitrificans [拉] 反硝化富盐菌 / ~ gibbonsii [拉] 吉氏富盐菌 / ~ mediterranei [拉] 地中海富盐菌 / ~ volcanii [拉] 沃氏富盐菌 (沃氏盐杆菌)
Halofuginone *n*. 卤夫酮 (抗球虫药)
Halog *n*. 哈西奈德 (halcinonide)制剂的商品名
Halogabide *n*. 卤加比 (拟 Y-氨基丁酸药)
halogen (简作 Hlg) *n*. 卤素,卤 ‖ ~ counter 卤素计数管 / ~ exchange labeling 卤素交换标记 / ~ light source 卤素光源, 冷光源
halogenate *vi*. 卤化
halogenation *n*. 卤化
halogenic *a*. ①卤素的 ②生盐的造盐的 ‖ ~ acid 氢氯酸
halogenide *n*. 卤化物
halogenous *a*. 卤素的,卤的
halogeton *n*. 盐生草(含可溶性草酸盐,有剧毒,可引起呼吸困难、出血和低钙血症)
haloid *a*. & *n*. 卤族的, 似卤的;卤化物 ‖ ~ acid(氢)卤酸
Haloincola [拉] *n*. 栖盐菌属 ‖ ~ saccharolytica [拉] 解糖栖盐菌 / ~ saccharolytica subsp. saccharolytica [拉] 解糖栖盐菌解糖亚种 / ~ saccharolytica subsp. senegalensis [拉] 解糖栖盐菌塞内加尔亚种
halometer *n*. ①眼晕测定器 ②红细胞衍射晕测量器
Halomethanococcus [拉] *n*. 盐甲烷球菌属 ‖ ~ doii [拉] 多氏盐甲烷球菌 / ~ mahii [拉] 见 Methanohalophilus mahii
halometry *n*. ①眼晕测定法 ②红细胞衍射晕测量法
Halomitra philippinensis(Studer) 菲律宾帽状珊瑚 (隶属于石芝珊瑚科 Fungiidae)
Halomonadaceae [拉] *n*. 盐单胞菌科
Halomonas [拉] *n*. 盐单胞菌属 ‖ elongata [拉] 伸长盐单胞菌(长盐单胞菌) / ~ halmophila [拉] 喜海水盐单胞菌 / ~ halodurans [拉] 耐盐单胞菌 / ~ halophila [拉] 嗜盐盐单胞菌(喜海水盐单胞菌,嗜盐黄杆菌) / ~ meridiana [拉] 南方盐单胞菌 / ~ subglaciescola [拉] 冰下盐单胞菌
Halomotasone *n*. 卤米松 (肾上腺皮质激素类药)
halonereid *n*. 海洋浮游生物
halopemide *n*. 卤培米特,氟派酰胺(安定药)
Halopenium Chloride 卤培氯胺 (抗真菌药,消毒防腐药)
Haloperidide *n*. 卤哌地特 (抗精神病药)
haloperidol (简作 Hal) *n*. 氟哌啶醇,氟哌丁苯(安定药)
halophil *n*. 适盐菌,嗜盐菌
halophile *n*. 适盐菌,嗜盐菌 *a*. 适盐的,嗜盐的
halophilic *a*. 适盐的,嗜盐的(细菌) ‖ ~ bacteria 嗜盐细菌
halophilism *n*. 嗜盐性 (指细菌的)
halophilous *a*. 适盐的,嗜盐的
Haloplanus [拉] *n*. 盐扁菌属
halopredone acetate 醋酸卤泼尼松,双醋溴氟龙(局部抗炎药)
Haloprogesterone *n*. 卤孕酮 (孕激素类药)
haloprogin *n*. 卤普罗近,碘氯苯炔醚(合成的局部抗真菌药,治癣)
halopropane *n*. 卤丙烷 (麻醉药)
Halopyramine *n*. 氯吡拉敏 (抗组胺药)
Haloragis micrantha R. Br. [拉,植药] 小二仙草
haloren (简作 Hal) *n*. 卤素
Halorrhagidaceae; Haloragaceae *n*. 小二仙草科 (蚁塔科)
Halosauridae *n*. 海蜥鱼科 (隶属于背鳍鱼目 Notecanthformes)
Halosauropsis affinis (Gu nther) 异鳞海蜥鱼 (Halosauridae)
Halosaurus ovonii (Johnson) 海蜥鱼 (隶属于海蜥鱼科 Halosauridae)
Halosphaeriaceae *n*. 海壳科 (一种菌类)
halosteresis; halisteresis *n*. 骨软化,骨钙缺乏
Halotestin *n*. 氟甲睾酮(fluoxymesterone)制剂的商品名
Halotex *n*. 卤普罗近 (haloprogin 制剂的商品名)
halothane (简作 Hal) *n*. 氟烷,三氟溴氯乙烷(麻醉药)
Halothermothrix [拉] *n*. 盐热发菌属 ‖ ~ orenii [拉] 奥氏盐热发菌
Halovibrio [拉] *n*. 盐弧菌属 ‖ ~ variabilis [拉] 可变盐弧菌(多变盐弧菌)
Haloxazolam *n*. 卤沙挫仑 (催眠药)
haloxon *n*. 哈洛克酮,氯磷吡喃酮,皮虫磷(兽用抗蠕虫药)
halquinol, halquinols *n*. 哈喹诺,三合氯喹啉(局部抗感染药)
Halsted's operation [Willianm stewart 美外科医师 1852—1922] 霍尔斯特德手术(腹股沟疝根治手术;根治性乳房切除术,切除锁骨上结节以治乳房癌 ‖ ~ suture 霍尔斯特德缝术(郎贝尔(Lembert)缝术的改良,包括平行缝一针于创口一侧,而两端穿过他侧后打结)
Halstern's disease ; endemic syphilis 哈尔斯坦病,地方性梅毒
halt (简作 H) *n*. 停止;休息 *v*. (使)停止,踌躇,犹豫
halter; balance *n*. ①平衡棒 ②平衡器
haltere *n*. ①平衡棒 ②平衡器
Halteria cirrifera Kahl 卷须弹跳虫
Halteria Dujardin 弹跳虫属
Halteria grandinella Muller 大弹跳虫
Halteridium [希 halteres; weights held in the hand in leaping]; **Haemoproteus** *n*. 变形血原虫属
Halteriidae Claparede and Lachmann 弹跳虫科
halteriptera *n*. 双翅目
halve *vt*. 把……分为相等的两部分;平均分担;把……减半
halves half 的复数
Halymenia dentata 鸡脚草
halzoun *n*. 哈尔宗病(叙利亚的一种地方性寄生物性咽病)
Ham hamster *n*. 仓鼠
HAM hardware associative memory 硬件相联存贮器 /human albumin microspheres 人血清白蛋白微球
ham [安 hamm] *n*. ①火腿 ②腘 ③股臀部
HAM syndrome Hypoparathyroid-Addison-Monilia syndrome 甲状旁腺机能低下—阿狄森—念珠菌病综合征
Ham T Ham's test 酸化血清溶血试验
HAMA magnesium aluminium lycinate A 甘氨酸镁铝 /human antimurine antibodies 人抗鼠 (的免役球蛋白) 抗体
Hamadryas hannah; Naja hannah; king cobra 扁颈眼镜蛇
Hamaguri [动药] *n*. 丽文蛤 ‖ ~ shell[动药] 丽文蛤壳
Hamamelidaceae *n*. 金缕梅科
Hamamelidin; hamamelin *n*. 北美金缕梅索
hamamelin *n*. 北美金缕梅索
hamamelis *n*. 北美金缕梅 (收敛药)
Hamamelis [希 hama togher + melon apple] *n*. 金缕梅属 ‖ ~ japonica 金缕梅 / ~ virginiana L. ; witchhazel 北美金缕梅 / ~ cortex 北美金缕梅皮 / ~ folium 北美金缕梅叶
hamamelose *n*. 金缕梅糖
hamart(o)- [构词成分] 缺陷,错构瘤
hamart(o)- [希 hamartia defect, sin 罪恶, 缺点] ①缺点,过错 ②缺陷 ③错构瘤
hamarthritis [希 hama together + arthritis] *n*. 全身关节炎
hamartia [希 defect] *n*. 组织构成缺陷 ‖ ~l *a*. [希] 组织构成缺陷的
hamartoblastoma *n*. 错构胚细胞瘤
hamartoma *n*. 错构瘤
hamartomatosis *n*. 错构瘤病,多发性错构瘤
hamartomatous *a*. 错构的
hamartophobia *n*. 过失恐怖
hamartoplasia [hamarto- + 希 plassein to from] *n*. 组织增生过多
hamate *a*. 钩状的(如钩骨) ‖ ~ bone 钩骨
hamatometacarple ligment 钩掌韧带
hamatum [拉 hooked] *n*. 钩骨
Hamberger's schema [Georg Ehrhard 德医师 1697—1755]哈姆布格尔方案(肋间外肌及软骨间肌为吸气肌肋间内肌为呼气肌)
Hamberger's interchange [Hartog jacob 荷生理学家 1859—1924]; second buffering 哈姆布格尔交换(血细胞和血浆之间的离子交换,碳酸氢盐从红细胞进入血浆,氯离子从血浆进入红细胞,亦称继发缓冲作用) ‖ ~ law 汉布格氏离子转移定律 / ~ phenomenon (interchange) 汉布洛氏现象,氯 [离子转移]
HAMD hand and mouth disease 手足口病
ham-fisted, ham-handed *a*. 笨拙的,手脚不灵活的
hamilton repeating dispense syringe 重复分配针筒
Hamilton's bandage [Frank Hastings 美外科医师 1813—1875] 汉密尔顿氏绷带 (下颌带) ‖ ~ pseudophlegmon 汉密尔顿氏假蜂窝织炎 / ~ test 试验 (检肩观节脱位)
Hamilton's method [David James 英病理学家 1849—1909] 汉密尔顿氏法 (产后止血法)

Hamiltonian *n*. 哈密顿
Hamilton-Swartz test 汉—斯二氏试验（检甲状腺素）
HAML hypoplastic acute myelogenous leukemia 低增生性急性粒细胞白血病
hamlar *a*. 钩状的
Hamman's disease(syndrome)［Louis 美医师 1877—1946］黑曼病（综合征）(纵隔积气)，‖ ～ sign 黑曼氏征(心前区与每次心搏同步发生的摩擦音、咋嗒声或叩音在叩诊时听到，提示急性纵隔炎、纵隔积气及气胸)
Hamman-Rich syndrome［Louis Hamman 美医师 1877—1946；A. Rich］黑—里综合征，特发性肺纤维变性（即 idiopathic pulmonary fibrosis，fibrosis 项下相应术语）
Hammarsten's test［Olof Hammarsten 瑞典生理学家 1841—1932］汉马斯坦试验(检球蛋白、胆色素)
Hammatoidea［拉］*n*. 双尖蓝细菌属 ‖ ～ sinensis［拉］中国双尖蓝细菌
hammer *n*. ①锤 ②锤骨 ③锤击 *v*. 锤击 ‖ ～ and tongs 全力以赴地，大刀阔斧地/～ at(接连)敲打；致力于/～ away at 致力于；不断强调，重复论及/～ out 锤成；设计成 / up to the ～ 第一流的，极好的 / ～，air 气锤 / ～，dental 牙锤 / ～，Granville's 格兰维耳氏锤(震动按摩器，治疗神经痛)/～，horn 角制锤 / ～ Neef's；Wagner's ～ 内夫氏锤，华格纳氏锤(电流启闭锤) / ～，percussion 叩诊锤 / ～，reflex 反射锤 / ～，riveting 钉锤 / ～，thermal 锤状烙铁，烙锤 / ～ and tongs 全力以赴地，大刀阔斧地/～ at(接连)敲打；致力于/～ away at 致力于；不断强调，重复论及/～ out 锤成；设计成 / up to the ～ 第一流的，极好的
hammer-finger *n*. 槌状指
hammer-nose; rhinophyma *n*. 鼻赘，肥大性酒渣鼻
Hammerschlag's method (test)［Albert 奥医师 1863—1935］哈默斯拉格法(检血液比重)
hammer-toe *n*. 槌状趾
hammock *n*. 吊床，吊带 ‖ ～，pelvic 骨盆［悬］吊带 / ～ type deformity 吊床样变形(局限性肠炎侵犯空肠时的 X 线征象)
hammond's disease［William Alexander 美神经病学家 1828—1900］；athetosis 哈孟氏病 手足徐动征
Hamodialyse Dialyzer［德］(简作 HD)血液透析器
Hamodialyse Diapedesis（简作 HD)［德］血液滤出
Hamodialyse Dromometer（简作 HD)［德］计算血流计
hamose［拉 homus a hook］*a*. 尖头的，钩头的
hamper *v*. ①防碍，阻碍 ②牵制 *n*. 阻碍物
Hampson unit（简作 HU）汉普森氏单位(一种 X 线剂量单位，相当于 1/4 红斑量)
Hampton examination 汉普顿检查法
Hampton's line 汉普顿线，汉普顿征，黏膜线
Hampton's sign 汉普顿线，汉普顿征，黏膜线
Hamster enteritis 地鼠肠炎
Hamster herpesvirus = Cricetid herpesvirus 3 底数疱疹病毒，仓鼠疱疹病毒 3
Hamster osteolytic H virus 地鼠溶骨 H 病毒
Hamster osteolytic virus 地鼠溶骨病毒
Hamster papillomavirus 地鼠乳突瘤病毒
Hamster polyoma virus = Latent hamster virus 地鼠多瘤年个点，潜伏地鼠病毒
Hamster regional ileitis virus(Tomita et Jonas) 地鼠地方性回肠炎病毒
Hamster retrovirus 地鼠逆转病毒
Hamster salivary-gland disease virus 地鼠涎腺病毒
Hamster syncytial spumavirus 地鼠合胞泡沫病毒
Hamster syncytial virus 地鼠合胞病毒
Hamster type Concovnrus 地鼠 C 型肿瘤病毒
hamster（简作 ham）*n*. 仓鼠 ‖ ～ cell 仓鼠细胞 / ～，golden 金色田鼠
Hamsters papillomatosis virus(Graffi et al.) 地鼠乳突瘤病毒
hamstring *n*. 腘绳肌腱 ‖ inner ～ 内侧腘绳肌腱 / outer ～ 外侧腘绳肌腱
hamular *a*. 钩状的
Hamularia *n*. 钩丝虫属
hamulate［拉 hamu hook］；hamulose *a*. 钩状的，有钩的
hamulose *a*. 钩状的，有钩的
hamulus［拉 little hook］（复 hamuli）*n*. 钩，小钩 ‖ ～ cochleae 螺旋板钩 / ～ lacrimalis 泪骨钩/～ laminae spirlis 螺旋板钩 / ～ ossis hamati 钩骨钩 / ～ pterygoideus 翼突钩/trochlear ～ 滑车棘 / ～ of hamatebone 钩骨钩
hamycin *n*. 风哈霉素(得自 Streptomyces pimprina 的抗生素类药)
HAN hyperplastic alveolar nodules 增生性蜂窝状结节
hand［拉 manus］*n*. ①手 ②人手 ③能手 ④指针 ⑤支配，掌握 *vt*. ①交出 ②传递，给 ‖ ～，accoucheur's；obstetrician's ～ 助产［士］手 / ape ～，monkey ～ 猿(样)手(鱼际肌萎缩)/～，artificial 假手 / ～，battledore 羽球板手，巨手(见于肢端巨大症)/ ～，beef-steak 牛排手/ ～，benidiction；preacher's ～ 祝福状手(见于尺骨神经麻痹及脊髓空洞症)/ ～ bulb aspirator 手控球囊吸引器/～，caoutehouc artificial 橡皮假手 / claw ～爪形手/ cleft ～，lobster-claw ～，split ～；main fourche 叩手裂(畸形)，裂手(畸形)，龙虾爪手/club ～ 畸形手 / crab ～ 蟹壳伤性手炎/ dead ～ 呆手(见于使用震动性，工具者，由于大量震荡所致)/ drop ～ 手垂病，手下垂/flat；manus ～ 扁平手 / ～ forceps 钳形手(缺少中间三指的手)/ instrument 手用器械操作法/ ～ Krukenburg's 前臂叉形残株假手 / ～ Marinesco's succulent 马里内斯科浮肿手，腊肠样手/mirror ～ 一腕双手(畸形)/ ～ motion 手动 / ～ movement 手动（视力)/ obstetrician's ～，accoucheur's ～ 助产(士)手 / opera-glass ～ 短指手(由慢性关节炎所致的指缩短)/ phantom ～ 虚手症，幻手(手截断后的异常感觉，仿佛手仍存在)/skeleton ～ 枯骨状手(手高度萎缩，见于进行性肌萎缩)/ spade ～ 铲形手(黏液性水肿和肢端肥大症时厚实方形手)/trench ～ 战壕手病(因冻伤所致)/ ～ tremor（简作 HT）手震颤/trident ～ 三叉手，三尖手(软骨发育不全所致)/ ～，washerwoman's 洗衣妇手/ writing ～ 握笔状手(见于震颤麻痹)/ (at) first ～ 第一手材料、直接/at ～ 在手边，在附近；即将到来/(at)second～第二手材料，间接/bear a ～ 出一把力，帮助；参加/by ～ 用手/change ～ s 转手，易手/come to ～ 到手/get sth off one's ～ s 摆脱掉某事物/give (sb) a ～ 给予(某人)帮助/～ down 把……传下来/～ in 交进，(交上/～ in ～手拉手；联合/ ～ on 把……传递下去/～ out 把……拿出来；分派/～ over 移交，交出/～ over fist 不费力地，大量地/～s down 容易地，不费力地；无疑地/in ～ 现有在手头；在进行中；控制住/keep a firm ～ on(或 keep one's ～s on)(紧紧)控制/lend a ～帮助/off ～ 立即；事先无准备地/on ～ 现有在手头/on one's ～s 由某人负责照管/on tbe mending ～(患者、病情或事态)在好转中/on(the) one～，... on the other(～)一方面……，另一方面……/out of ～ 无法准制，不可收拾；告终；立即 /(ready) toone's ～就在手边；就可用/set one's ～ to 着手，从事于；批准，承认/take in ～ 承担；处理；尝试/to ～ 在手头/turn ～承担，着手做/with a bold ～ 大胆地/with a firm ～ 坚决地 / ～ control（简作 HC）*n*. 人工控制 / ～ and mouth disease（简作 HAMD）手足口病 / The ～（简作 H)手（杂志名)
Hand's disease（syndrome）［Alfred 美儿科医师 1868—1949］；Schuller-Christian disease 汉德氏病，许—克二氏病(慢性特发性黄瘤病)
handball *n*. 手球
handbook *n*. 手册
handbook of chemistry and physics（简作 HCP）化学与物理手册
handbreadth *n*. 一手之宽
handcart *n*. 手推车
handcontrolled manipulation 手控操作
handed *a*. 有手的，有……手的，用……手的
handedness *n*. 手偏利(偏于用一侧手工作)‖ left ～ 左(手)利/ right ～ 右(手)利
handful *a*. 一把；少数，一小撮 ‖ a ～ of 一把；少数，一小撮
handgrip *n*. 紧握；柄
handheld keratometer 手持角膜曲率计
handheld ophthalmoscope 手持检眼镜
handheld perimeter 手持视野计
handheld refractometer 手持屈光计
handheld target 手持视标
handicap *n*. 障碍；不利条件，困难，缺陷 妨碍；*v*. 使不利，防害
handicapped *a*. 有生理缺陷的，智力低下的，残疾的
handicrafts *n*. 手工艺
handie-talkie *n*. 手提式步话机
handily *a*. 便利的
handiness *n*. 便利
handiwork *n*. 手工，(总称）手工制品，(某人）亲手做的事
handkerchief *n*. 手帕
handle *n*. 柄，把手 *v*. ①触，摸，拿 ②运用 ③操纵 ④处理 ⑤(用手)搬运，易于操纵 ‖ ～ of hamatebone 钩骨钩 / ～，cone-socket 锥柄孔 ‖ ～r *n*. 管理人
handlebar *n*. 车柄，车把手
Handley's method［W. Sampson 英外科医师 1872 生］汉德利法(用长棉花和丝线塞在组织内进行引流，治象皮病)
handling（简作 hang）*n*. 处理，操作
handling capacity（简作 HC）处理容量；处理能力
handmade *a*. 手工制的
handoff *n*. 手对手传球

handpiece *n*. (直)手机,(直)机头 ‖ ~, acute angle 锐角机头,弯机头 / ~, cone-journal 锥轴机头 / ~, contra-angle 弯机头 / ~, hexagonal nose 六角鼻机头 / ~, right-angle 直角机头 / ~, round nose 圆鼻机头 / ~, slip-joint 滑节机头 / ~, straight 直机头
hand-prosthesis *n*. 假手
handsaw *n*. 手锯
Hand-Schüller-Christian disease; **Schüller-Christian disease** (简作 HSCD) 汉—许—克病(综合征)、汉德病(综合征)(为眼球突出、尿崩症及骨斯破坏的三联征,有时见于朗格汉 (Langerhans) 细胞肉芽肿病)
handsome *a*. 漂亮地;美观 ‖ ~ly *ad*. 漂亮的;美观的
handstand *n*. 手倒立,倒立
handwriting *n*. 笔迹;手写稿
handy *a*. 手边的,近便的;方便的
handyman *n*. ①手巧的人 ②操纵机
HANE hereditary angioneurotic edema 遗传性血管神经性水肿
HANES Health and Nutrition Examination Survey *n*. 健康及营养检查调查
hang *v*. 悬挂,垂下 *n*. 悬垂(状态) ‖ ~ about, ~ aroud ①闲荡 ②聚集,在……附近/ ~ back, ~ off 犹豫,畏缩不前 / ~ behind 落在后面 / ~ on ①坚持下去 ②继续存在 ③倚,靠 ④有赖于 / ~ over ①挂在……上 ②突出,伸出 ③笼罩 ④威胁 ⑤被遗留下来 / ~ round 见 ~ about / ~ todether 结合在一起;符合 / ~ up 拖延, 挂断电话 / ~ by a hair 千钧一发
Hanganatziu-Deicher reaction 汉—代二氏反应(异嗜性抗体反应)
hanger *n*. ①挂钩 ②吊架
Hanger's test [Franklin M. 美医师 1894 生]汉格试验(检肝细胞病)
hanging *n*. ①挂在墙上的东西(尤指帘帷等) ②吊死 ‖ atypical ~ 非典型吊死 / complete ~ 非典型吊死 / incomplete ~ 非典型吊死 / typical ~ 典型吊死 / ~ arm cast (简作 HAC) *n*. 悬臂管型 / drop technique 悬滴术
hang-nail; **agnail** *n*. 逆剥,甲刺,倒刺(掐甲上皮剥裂)
hangover *n*. 宿醉,延续效应
Hanhart's nanism (syndrome) (Ernst Hanhart 德医师)汉哈特侏儒症 (综合征)(若干变异遗传综合征中的任何一种,主要特点为严重小颌、高鼻根、小睑裂、低位耳及拾(趾)或肢体(常在或膝以下有不同缺损)
Hank's balanced salt solution (简作 HBS) Hank 氏平衡盐液
hanker *vi*. 渴望,追求
hankie; **hanky** *n*. 手帕
hanky *n*. 手帕
Hannah Diary Research stitute (简作 HDRI) 汉纳乳品研究所(英)
Hannemania *n*. 汉内恙螨属
Hannover's canal [Adolph 丹麦解剖学家 1814—1894] 汉诺佛曹管腔 (晶状体悬韧带前后两部分之间的潜在间隙)
Hanot's cirrhosis (disease, syndome) [Victor Charles 法医师 1844—1896]; **hypertrophic cirrhosis** 阿诺肝硬变(病、综合征)(原发性胆汁性肝硬变;继发性胆汁性肝硬变)
Hanot-Chauffard syndrome 阿诺—肖法综合征(肥大性肝硬变伴色素沉着和糖尿病)
Hansen's bacillus [Gerhard Armauer 挪威医师 1841—1912]; **Mycobacterium leprae** 汉森氏杆菌, 麻风分支杆菌 ‖ ~ disease; leprosy 麻风
hansenarium [复 hansenaria]; **leprosarium** *n*. 麻风病院
Hansenula *n*. 汉逊酵母属 ‖ ~ anomala 异常汉逊酵母 / ~ wingei 温奇汉逊酵母
Hanson's extract [Adolph M. 美外科医师 1888 生] 汉森氏甲状旁腺提出物
Hanson's unit 汉森单位(甲状旁腺提出物的 生物鉴定单位)
Hantaan virus 汉滩病毒, 朝鲜出血热病毒
Hantavirus (Hantaan 为朝鲜一河名) *n*. 汉滩病毒属
Hantkeninidae Claparede and Lachmann 管棘虫科
Hanzalova flavivirus 汉扎罗瓦黄病毒
Hanzalova virus 汉扎罗瓦病毒
hap *n*. 机会, 幸运 (常用 pl.) 意外事件
HAP heredopathia atactica polyneuritiformi [德]多神经炎型遗传性运动失调 histamine acid phosphoate 组胺磷酸盐
HAPA hemoagglutinating antipenicillin antibody 血细胞凝集性抗青霉素抗体
Hapalogenys mucronatus(Eydous et Souleyet) [拉;动药] 条纹髭鲷
hapalonchia *n*. 甲
hapalonychia [希 hapalos soft + 希 onyxnail] *n*. 软甲
Hapalosiphon [拉] *n*. 软管蓝细菌属 ‖ ~ fontinalis [拉] 泉生软管蓝细菌 / ~ hibernicus [拉] 冬季软管蓝细菌 / ~ hunenensis [拉] 湖南软管蓝细菌 / ~ laminosus [拉] 汁层软管蓝细菌 / ~ parvulus [拉] 微细软管蓝细菌 / ~ sinensis [拉] 中国软管蓝细菌
Hapamine *n*. 海派民(商品名,组胺与马血清球蛋白的混合物,用于对组胺的脱敏)
HAPE High Aaltitude Pulmonary Edema 高原性肺水肿
Haphalgesia [希 haphe touch + algesis sense of pain + -ia] *n*. 触痛
haphazard *a*. 偶然性没有计划的,任意的 *ad*. 杂乱无章地;任意地 *n*. 偶然性, 任意性
haphe-(hapho-) [希] [构词成分] 触
haphemetric *a*. 测定触觉的
haphephobia *n*. 被触恐怖,恐触症
haphonosus *n*. 触觉障碍
Hapiosporea *n*. 单孢子虫纲
Hapke's phenomenon [Franz 德医师]哈普克氏现象
hapless *a*. 不幸的, 运气不好的 ‖ ~ly *ad*. / ~ness *n*.
haplo- [希 haploos simple; single 单纯,单独][构词成分] 单纯地,单独地
Haploangium [拉] *n*. 单孢囊菌属 ‖ ~ minor [拉] 单孢囊菌 / ~ chraceum [拉] 赭色单孢囊菌 / ~ rugiseptum [拉] 皱闭单孢囊菌 / ~ simplex [拉] 简单单孢囊菌
haplobacteria *n*. 单形细菌
haplobiont *n*. 单型世代植物
Haplochilus *n*. 小鱼属 ‖ ~ panchax; ikan kapala timah [马来西亚产]小将鱼(食按蚊幼虫)
haplochlamydeous chimaera 单层嵌合体
haplochromosome *n*. 单倍染色体
Haplococcus reticulatus 网状单球虫
haplodermatitis *n*. 单纯皮炎
haplodermitis; **haplodermatitis** *n*. 单纯皮炎
haplodiplody *n*. 单倍二倍性(某些动物如蜜蜂中所特有的一种遗传系统,从非受精卵发育的雄蜂是单倍体,从受精卵发育的雌蜂是二倍体)
haplo-diploid sex determination 单—二倍体 [染色体] 性决定
haplo-diploid system 单倍—二倍体性系统
haplodiplont *n*. 单倍孢子体
haplodont *n*. 单形牙(牙冠无牙尖或山嵴的) haplogenotypic sex determination 单倍基因型的性决定
Haplographiaceae *n*. 单形真菌科
haplo-heteroecy, **haploid dieecy** 单倍雌雄异株, 单倍雌雄异体
haploid *a*. 单倍的 *n*. 单倍体(指一个个体或细胞只具有单套的同源染色体)单倍性 ‖ ~ apogamy 单倍无配生殖 / ~ incompatibility 单倍不亲和性 / ~ number 单倍数 / ~ parthenogenesis 单倍单性生殖 / ~ phase 单倍期
haploidentical *a*. 单倍同一性的(①具有一个单倍型的 ②具有相同等位基因的)
haploidentity *n*. 单倍同一性
haploidy *n*. 单倍性
haplo-IV *n*. 单数第四染色体
haplolichen; **lichen simplex** *n*. 单纯苔癣
haplomelasma; **simple melasma** *n*. 单纯黑斑病
haplomict *n*. 单倍杂种
haplomitosis *n*. ①半倍有丝分裂 ②核粒扭丝分裂
haplomycosis *n*. 单倍真菌病, 单孢子囊菌病
haplont *n*. 单倍体,单倍性生物
haplontic sterility 单倍体不育
Haplopappus *n*. 单冠菊属 ‖ ~ gracilis 纤细单冠菊
haploparasitism *n*. 单寄生
haplopathy *n*. 单纯病 (无合并症的疾病)
haplophase *n*. 单倍期
haplophyma; **simple tumor** *n*. 单纯瘤
haplopia *n*. 单视
haplo-polyploid 单倍多倍体
haplopore *n*. 单孔
Haploporidae *n*. 单门科
Haplorchis *n*. 单睾寒吸虫属 ‖ ~ pumilio 钩单睾吸虫 / ~ taichui 扇形单睾吸虫 / ~ yokogawai 多棘单睾吸虫
Haplosclerida *n*. 简骨海绵目(隶属于寻常海绵纲 Demospongiae)
haploscope *n*. 视轴测定器 ‖ mirror ~ 镜面式视轴测定器
haploscopic *a*. 视轴测定的 ‖ ~ vision 立体视角
haplosis *n*. 减半作用(指在减数分裂过程中染色体减少了一半,形成成熟配子所具有的染色体数)
Haplosplanchnidae *n*. 单脏科
Haplosplanchnus *n*. 单脏属
haplosporangin *n*. 单孢子囊菌素
Haplosporangium *n*. 单孢子囊菌素 ‖ ~ parvum *n*. 单孢子囊菌

属
Haplosporidia *n*. 单孢子虫目
Haplosporidia Caullery and Mesnil 单孢子目
Haplosporidium *n*. 单孢子虫属
Haplosporosome *n*. 单孢子小体
haplostemonous *a*. 具单轮雄蕊的
haplotomia；**haplotomy** 单纯切开
Haplotrema *n*. 单穴［吸虫］属
haplotype *n*. 单倍型亲代［任何一方（父或母）所提供的等位基因］
haplozygous *a*. 半合子的
HAPP high air pollution potenial 高层空气污染潜势
Happ Happening *n*. 偶发事件
happen *v*. 发生；碰巧 ‖ as it ～s 恰巧／～ on（upon）偶然发现，碰巧发生……事／～ what may 无论发生何事
happenchance；**happenstance** *n*. 偶然事件
happening（简作 Happ）*n*. 偶发事件
happily *ad*. ①幸福地，幸运地 ②愉快地 ③恰当地
happiness *n*. ①幸福，幸运 ②愉快 ③恰当
happy *a*. ①幸福的，幸运的 ②愉快的 ③恰当的
Hapsburg jaw *n*.（为欧洲德—奥王室家族）哈布斯堡型突颌（一种下突颌，常伴有下唇发育过度性肥厚（哈布斯堡型型唇），如哈布斯堡家族中许多成员所见）‖ ～ lip 哈布斯堡型唇过度发育的肥厚下唇，常伴哈布斯堡型突颌）
hapt-；**hapto-** 接触，结合
hapt(o)-［希］［构词成分］接触，结合
hapten；**haptene** *n*. 半抗原，不完全抗原 ‖ group A～ A 簇半抗原／～ RH RH 半抗原，RH 不全抗原／～，bacterial 细菌半抗原／～，Forssman 嗜异半抗原／～，simple 简单半抗原
haptene *n*. 半抗原 ‖ ～ radioimmunoassay 半抗原放射免疫测定法
haptenic *a*. 半抗原的，不完全抗原的
haptephobia *n*. 被触恐怖，接触恐怖
haptic(al)，**tactile** *a*. 触觉的，触的
haptics *n*. 触觉学
haptin；**haptene** 半抗原，不完全抗原
hapto-；**hapt-**；**hapte-**［希 haptein to touch or seize 接触，抓］接触，结合
haptocorrin *n*. 结合咕啉，R 蛋白
haptocyst *n*. 触合小囊
haptodysphoria［希 haptesthai to touch + dys-bad phoros bearing］*n*. 不愉快感觉
haptodysphoris *n*. 不愉快触觉
haptogen *n*. 凝膜
haptoglobin *n*. 亲血色［球］蛋白（旧名触珠蛋白，为 α_2 球蛋的一部分，能与血红蛋白接合）结合珠蛋白，触珠蛋白
haptolachus *n*. 基感区
haptomerum *n*. 端感区
haptometer *n*. 触觉计
haptophil［hapto-+ 希 philein to love］；haptophile *a*. 亲结合簇的
haptophobia *n*. 接触恐怖
haptophore［hapto-+ 希 pherein to carry］*n*. 结合簇（在埃利希（Ehrlich）侧链学说中，指毒素、凝集素、沉淀素、调理素和溶核的分子的特殊基团，借此与抗体、抗原或细胞受体结合，遂能发挥其效能）
haptophoric；**haptophorous** *a*. 结合簇的
haptophorus *a*. 结合簇的
haptor *n*. 吸盘
Haptorida Corliss 刺钩目
Haptorina *n*. 刺钩亚目
Haptorina Corliss 刺钩亚目
haptotaxis；**thigmotaxis** *n*. 趋触性
HaPV hamster polymavirus 地鼠多瘤病毒
HAR hemoagglutination reaction *n*. 血细胞凝集反应
Har U Harvard University 哈佛大学
Harada's disease（**syndrome**）原田氏病（综合征）（眼色素层脑膜炎的一型）
hara-kiki *n*. 剖腹
harara *n*. 白蛉皮炎
harass *v*. 使烦恼，折磨 ‖ ～ment *n*. 烦恼，折磨
harbinger *n*. 通报者；先驱，先兆 *vt*. 预告，预示
harbor *n*. ①港口，港湾 ②庇护，避难所 *vt*. ①隐匿 ②聚藏 ③包含 *vi*. ①躲藏 ②聚集 ③潜伏
harbronemic *a*. 丽线虫的
hard *a*. ①坚硬的 ②困难的，艰苦的、难以忍受的 ③强烈的，剧烈的 ④确实的、结实的 *ad*. ①硬、努力地；困难地 ②猛烈地 ‖ as ～ as nails 身体结实；冷酷无情／be ～ hit 受到沉重打击，很伤心／be ～ on 严厉对待某人，使（某人）难堪／be ～ of，be ～ to 难以……的，对……感到困难／be ～ up 没钱，手头紧／go ～ with sb 使某人为难（或痛苦）／～ and fast 严格的，不容变通的（指规则）／～ cataract 硬性白内障，核性白内障／～ contact lens 硬性接触镜／～ drusen 硬性玻璃疣／～exudates 硬性渗出／～ spot 硬性斑／～by 在近旁，在……的近旁／～ of hearing 部分聋，听力减退，重听／～ palate 硬腭／～ put to it 使感困难／～，carbonate 碳酸盐硬度／～，non-carbonate 非碳酸盐硬度／～，permanent 永久硬度／～ sore 硬下疳／～，temporary 暂时硬度／～，total 总硬度／～ of water 水的硬度
Hard clam［动药］车蟹，文蛤
harden *v*. 变硬、变坚固 ‖ ～er *n*. 硬化剂，坚硬剂
hardenability *n*. 可硬化性，可硬化度，（冶）可淬性
hardened cell 固化细胞（通常指固化红血球）
hardened lens 强化镜片，硬化透镜
hardening *n*. 硬化法（做组织变硬便于切片，供显微镜检查用）
hardening and darkening hormone（简作 HDH）硬化与变黑激素
Harden-Young ester；**fructose diphosphate** 哈登—扬酯，二磷酸果糖，果糖-1,6-二磷酸
Harder's glands［Johann Jacob 瑞士解剖学家 1656—1711］哈德氏腺，副泪腺
harderian *a*. 哈德的 ‖ ～ fossa 副泪腺窝，泪阜窝／～ glands 副泪腺）
hardheaded *a*. 冷静的；固执的；讲究实际的
hardihood *n*. ①大胆 ②强壮
hardily *ad*. ①大胆地 ②健壮地 ③吃苦耐劳地
hardiness *n*. ①强壮，耐劳 ②勇气 ③抗性，耐性 ④X 线穿透力
Hardisty's test；**Ruttan-Hardisty's test** 哈迪斯氏试验（检血）
hardly *ad*. 几乎不；不十分；仅；严厉地；费力地 ‖ ～ any 几乎没有／～ at all 几乎从不，难得／～ ... before ... 刚…… 就／～ anybody（anything，anywhere）简直没有什么人（什么东西，什么地方）／～ ever 几乎从不；很少／～ ... when ... 刚……就……／可以毫不夸张地说
hardness（简作 H）*n*. 硬度；硬性 ‖ permanent ～ 永久硬度／temporary ～暂时硬度／～，total 总硬度／～，non-carbonate 非碳酸盐硬度／～，carbonate 碳酸盐硬度／～，of water 水的硬度
Hard-shelled clam［动药］文蛤
hardship *n*. 受苦，苦难
hard-solder *n*. 硬焊（指溶点高的焊，其特点为不易变色，比软焊结实）
hardware（简作 H）*n*. 金属器具；硬件，硬设 ‖ ～ associative memory（简作 HAM）硬件相联存贮器／～ model 硬件模型
Hardwick's sea snake［动药］平颜海蛇
Hardwick's sea snake blood［动药］平颊海蛇血
Hardwick's sea snake gall［动药］平颊海蛇胆
Hardwick's sea snake oil［动药］平颊海蛇油
Hardwick's sea snake skin［动药］平颊海蛇皮
Hardwick's sea snake venom［动药］平颊海蛇毒
hard-working *a*. 勤快的，勤劳的
hardy *a*. ①勇敢的，果断的，鲁莽的 ②耐劳的 ③强壮的 ‖ ～ plant 耐寒植物／～ variety 耐寒品种
Hardy, Rand and Ritter（简作 H-R-R）哈迪—兰德—里特三氏色觉检查表
Hardy's lotion［Louis Phillipe Alfred 法医师 1811—1893］阿迪氏洗液（含有升汞、硫酸锌、醋酸铅）
Hardy-Weinberg equilibrium 哈迪—范伯格平衡
Hardy-Weinberg law 哈迪—范伯格定律
hare *n*. 野兔 ‖ ～ lip 兔唇
Hare fibroma leporiopoxvirus 野兔纤维瘤兔痘病毒
Hare's elixir；**elixir euphorbia compositus** 黑尔氏酏，复方大戟酏
Hare's syndrome 黑尔综合征（见 Pancoast's syndrome 第一解）
Harefibroma virus 野兔纤维瘤病毒
harelip *n*. 唇裂，兔唇 ‖ acquird ～ 后天性唇裂，创伤性唇裂／～，congenital 先天性唇裂／double ～ 双例唇裂／median ～ 正中唇裂／single ～ 单唇裂
Harengula Zunasi［拉；动药］青鳞鱼
Harengula zunasi Bleeker［拉；动药］青鳞鱼
Hares fibromatosis virus 野兔纤维瘤病毒
Harland box［植药］细叶黄杨
harlequin *n*. 花斑眼镜蛇
Harley's disease［George Harley 英医师 1829—1896］；**paroxysmal hemoglobinuria** 间歇性血红蛋白尿
Harm harmonic *a*. 调和的；调和函数；谐波
harm *v*. & *n*. 损害，伤害；危害 ‖ ～ refuse 有害废物／～ substance 有害物质／do ～ to 对……有害

harmaline *n*. 二氢骆驼蓬碱
harmalol *n*. 哈马洛,去甲二氢骆驼蓬碱
harmel; **wild rue**; **Peganum harmala** *n*. 骆驼蓬;肉叶芸香
harmful *a*. 有害的(to) ‖ ~ly *ad*. / ~ness *n*.
harmine *n*. 骆驼蓬碱,肉叶芸香碱 ‖ ~ hydrochloride 盐酸骆驼蓬碱
harmless *a*. 无害的,无恶意的(to) ‖ ~ly *ad*. 无害地,无恶意地 / ~ness *n*.
harmol *n*. 骆驼蓬醇,肉叶芸香碱
harmomegathus *n*. 调节器
harmonia *n*. 直缝和合关节(亦称和合缝术,直缝术)
Harmonia axyridia 异色瓢虫
harmonic *a*. 和睦的;调和的,和声的 *n*. 谐波,谐音;泛音,和声 ‖ ~ wave 谐波 / ~ consonance 谐波和音
harmonica *n*. 口琴 ‖ ~ hydrogen 氢气发音器
harmonics *n*. 谐音
harmonious *a*. 协调的,和谐的;和睦的 ‖ ~ diplopia 调和性复视,一致性复视 ‖ ~ly *ad*. 协调地,和谐地;和睦地
harmonization *n*. 协调
harmonize *v*. 协调:相称(with);使协调;使一致
harmony *n*. 和谐,协调;一致;和声 ‖ functional occlusal ~ 功能性协调/occlusal ~ 合谐调 / be in (out of) ~ with 与……是(不是)协调一致的
Harmonyl *n*. 地舍平(deSerpidine 制剂的商品名)
harp *n*. 竖琴
Harpaconoidalis (**Lamarck**) 竖琴螺 (隶属于竖琴螺科 Harpidae)
Harpacticoida *n*. 猛水蚤目(隶属于挠足亚纲 Copepoda)
harpago *n*. 抱握器(蚊、昆虫)
Harpagophalla *n*. 钩麻蝇属 ‖ ~ sera 曲突钩麻蝇
harpaxophobia [希 harpax robber + phobos fear] *n*. 盗贼恐怖
Harpelgaceae *n*. 钩翘毛菌科 (一种菌类)
Harpidae *n*. 竖琴螺科 (隶属于狭舌目 Stenoglossa)
Harpirhynchus *n*. 鸟喙螨属
Harpochytriaceae 肋壶菌科 (一种菌类)
Harpodon microchir (**Gii nther**) 小鳍龙头鱼 (隶属于龙头鱼科 Harpodontidae)
Harpodon tidae 龙头鱼科 (隶属于灯笼鱼目 Seopeliformes)
harpoon [希 harpazein to seize] *n*. 组织针(活组织检查用)
Harp-snouted seven-gilled shrak [动药] 尖吻七鳃鳖
harrassment *n*. 使烦恼,折磨
Harrington instrumentation 哈林顿器械操作法(一套金属钩和杆,外科用以插入脊住后部,以事舒展和加压,治疗脊柱侧凸及其他畸形)
Harrington's solution (Charles Harrington)哈林顿溶液(手消毒剂,含乙醇、盐酸、水和氯化汞)
harringtonine *n*. 三尖杉酯碱
Harriotta opisthoptera (Deng, Xiong et Zhan) 后鳍尖吻银 (隶属于长吻银科 Rhinochimdaeridae)
Harris' staining method (Downey L Harris)哈里斯染色法(显示内格里(Negri)小体的染色法)
Harris' syndrome (Seale Harris)哈里斯综合征(由于内在因素。如胰腺功能紊乱或胰岛素瘤所致的胰岛素分泌过多,特征为低血糖、体弱、出汗、心动过速等)
Harris's band (**membranes**) [Malcolm La Selle 美外科医师 1862—1936] 哈里斯氏带(膜)(肝十二指肠韧带)
Harris's band (**membranes**) [Malcolm La Selle 美外科医师 1862—1936] 哈里斯氏带 (膜) (肝十二指肠)
Harris's lines [Henry Albert 英解剖学家 1886] 哈里斯线(X 线片上见到的长骨骨髓生长延缓的线)
Harris's segregator(**separator**)哈里斯氏分隔采尿器(分离器)(一种分开收集每个肾脏小便的器械)
Harrisina brillians granulosis virus 葡萄叶斑蛾颗粒体病毒
Harrison antinarcotic act 哈里森抗麻醉品法案(美国联邦法律之一,自 1915 年 3 月 1 日起主效,管制成 药物如可卡因、吗啡、阿片等的拥有、买卖及处方)
Harrison's groove (**curve, sulcus**) [Edwad Harrison 英医师 1779—1847] 哈里森沟(沿胸部下缘的水平凹沟,相当于膈的肋骨附着处,见于小儿晚期佝偻病)
Harris-Ray test [L. J. Harris; S. N. Ray]; **Harris test** 哈—雷二氏试验(检尿中维生素 C)
Harrop diet [G. E. 美医师] 哈罗普氏饮食(一种治肥胖用的饮食)
harrow *n*. 耙,耙地,使苦恼,使悲伤
Harrower's hypothesis [Henry R . 美医师 1883] 哈罗尔假设 (激素饥饿假说 hormone hunger,见 hunger 项下相应术语)
Harrower's test 哈罗尔试验 (检甲状腺机能减退)
harrowing ; **hersage** *a*. 折磨人的,惨痛的 *n*. 神经纤维松解法
Harry heroin *n*. 海洛因
harry *v*. 掠夺,折磨,驱走
harsh *a*. ①粗糙的 ②苛刻的,严厉的 ③刺耳(目)的 ④涩口的 ‖ ~ image 鲜明影像
harshness *n*. 粗糙的;苛刻的
Hart park rhabdovirus 哈特公园弹状病毒
Hart Park virus 哈特公园病毒
Hart's-tongue fern(**Phyllitis scolopendrium**) **virus** (**Hull**) 哈特舌厥病毒
Hartel method(**technic , treatment**)[F 德医师] 哈德尔氏 [疗] 法(注射酒精治疗三叉神经痛)
Hartel's treatment (**method, technic**) (Fritz Hartal)哈特尔(疗)法(针头自口内刺入蝶骨卵圆孔区,注射乙醇治疗三叉神经痛)
Hartley-Krause operation [Frank Hartley 美外科医师 1857—1913; Fedor Krause 德外科医师] 哈—克手术(三叉神经节及其根切除术,以缓解三叉神经痛)
Hartman's solution [Leroy L. 美牙科医师 1893—1951] (简作 HS) 哈特曼氏溶液(牙质脱敏剂)
Hartmann's curet [Arthur 德耳科学家 1849—1931] 哈特曼刮匙(增殖腺刮匙) ‖ ~ speculum 哈特曼窥器(一种鼻镜)
Hartmann's fossa [Henri 法外科医师 1860—1952] 哈特曼氏窝(回盲下隐窝)
Hartmann's pouch 哈特曼囊(胆囊颈部的异常小囊)
Hartmann's procedure(**operation, colostomy**)哈特曼手术(结肠造口术)(切除结肠病变部分,把近侧端结肠按结肠造口术引出,远侧残端或直肠用缝线缝合)
Hartmann's (**critieal**)**point** 哈特曼点 (直肠上动脉与乙状结肠动脉结合点) (见 Sudeck's critical point)
Hartmannella *n*. 哈(特曼)氏变形虫属,哈氏虫属 ‖ ~ haylina 透明哈(特曼)氏变形虫,透明哈氏虫 / ~ hyalina Dangeard 透明哈氏虫
Hartmannella Alexeieff 哈氏虫属
Hartmannelliasis *n*. 哈(特曼)氏虫病
Hartnup disease (Hartnup 英国先证者家族)哈特纳普病,H 病(一种先天性代谢病,特征为小脑共济失调、糙皮病样皮肤病及大量氨基酸尿,包括一组具有共同肾重吸收机制的中性单氨单羧基氨基酸;患者长期口服烟酰胺反应良好)
hartshorn *n*. ①鹿角精 (俗名,指氨水或碳酸铵) ②鹿角
harum-scarum *a*. 轻率的 *ad*. 轻率地 *n*. 冒失鬼
Haruna virus 哈鲁拉病毒
Harvard University (简作 Har U) 哈佛大学
harveian *a*. 哈维(Willialn Harvey)的
harvest *n*. ①收获,采集 ②收成 ③产量 ④收获物 *v*. 收获,采集(从供者取下组织或细胞,保存供移植用)
Harvey mouse sarcoma virus 哈维小鼠肉瘤病毒
Harvey sarcoma oncovirus 哈维肉瘤肿瘤病毒
Harvry sarcoma virus ras gene 哈维肉瘤病毒 ras 基因
HAs highest asymptomatic dose 最大无症状剂量
HAS Hepatoid adenocar inoma of the stomach 胃肝样腺癌/hospital adjustment scale 医院调整比例/hospital administrative services 医院行政管理部门 /Hospitail Advisory Service 医院咨询服务处/ Houston Automatic Spooling Program 休斯敦自动络筒程序 /human adult serum 成年人血清/ Hospital Savings Association *n*. 医院储蓄协会
HASB Hospital and Ambulance Services Branch 医院及救护车服务分部(美国公共卫生署)
HASCVD hypertensive arteriosclerotic cardiovascular 高血压动脉硬化性心血管病
Hasder's fold, valae 鼻泪管
Häser's formula (coefficient) [Heinrich 德医师 1811—1885] 海泽尔公式(系数)[计算尿内固形物,即取尿比重的最后两个数,乘以 2.33(海泽尔系数],所得之积相近于一升尿中所含固体的格令(grain)数]
Hash hashish *n*. 印度大麻(或其茎叶制成的麻醉品)
hash *n*. 杂乱信号 ‖ ~ beam 不规则线束
HASHD hypertensive arteriosclerotic heart disease 高血压动脉硬化性心脏病
hasheesh 大麻,印度大麻
Hashimoto's thyroiditis (**disease, struma**) [桥本 日本外科医师 1881] 桥本氏病,慢性甲状腺炎(甲状腺肿,淋巴瘤性甲状腺肿)
hashish [阿拉伯 herb]; cannabis (简作 Hash) *n*. 大麻,印度大麻(印度大麻的茎或叶制成的麻醉品)
hashishin [印度] *n*. 大麻瘾者
hashishism [印度] *n*. 大麻瘾

hashitoxicosis *n*. 桥本甲状腺炎伴甲状腺毒症
Haskins test 哈斯金斯氏试验
Haslinger's laryngeal endoscope 哈斯特格喉镜
Hasner's fold (**valve**)[Joseph Ritter von Artha 捷眼科学家 1819—1892]哈斯讷氏褶,鼻泪管襞
HASP hospital admission and surveillance program 病人入院及监视程序
HASS Heating Air-Conditioning and sanitary Standard(日本)空气调节及卫生工业协会标准
Hassal-Henle body Hassal-Henle 体(角膜周边后弹力层后的疣状隆起)
Hassall's corpuscles(**bodies**)[Arthur H. Hassall 英化学家,医师 1817—1894]哈素尔小体(胸腺小体,为胸腺早期发育过程中,上皮组织的残遗物)
Hasselbalch's equation[Karl 丹生物化学家、医师 1874 生]哈塞耳巴克氏方程式(计算缓冲剂的 pH)
Hassin's sign[George Boris 俄神经病学家 1873 生]哈辛氏征[颈交感神经病变耳翼外突及后倾]
Hassin's syndrome 哈辛综合征[颈交感神经病变时损害侧的耳翼外突,合并霍纳(Horner)综合征]
Hassin's treatment 哈辛氏疗法(硬膜外注射胂凡纳明治疗脊髓痨)
Hasstilesiidae *n*. 双士科
HAST hippuric acid synthesis test 马尿酸合成试验
Hastate *a*. 戟形的(叶基)
Hastatella radians Erlanger 放射矛刺虫
haste *n*. ①急速,紧迫 ②仓促,草率,赶紧,匆忙 ‖ in ~ 急速地,匆忙地;草率地/make ~ 赶紧
hasten *v*. ①催促 ②促进,加速;赶紧,赶快
Hastigerina siphonifera d'Orbigny 管矛棘虫
Hastigerina Thomson 矛棘虫属
Hastigerinella digitata Brady 指状矛棘虫
hastily *ad*. 急速地,仓促地
hastiness *n*. 急速,仓促
hasty *a*. ①急速的,仓促的 ②草率的 ③急躁的
hat *n*. 帽子(有边的)
HAT hypoxathine-aminopterin-Thymidine(medium)次黄嘌呤—氨蝶呤—胸苷(培养基) High Altitude Temperature 高空温度
Hata's phenomenon[Sahachiro Hata 秦佐八郎 日医师 1872—1938]秦氏现象(投予小量化学药物后感染病情反而加宜)‖ ~ preparation 胂凡纳明
hatch *vt*. 孵出 *vi*. 孵化 *n*. 孵化
hatchability *n*. 孵化率
hatchet *n*. 斧头,刮刀(牙科用,亦称斧形挖器)‖ enamal ~ 釉质刮刀
hatching 影线,剖面
hatchures 阴影线
hate *vt*. 删恨,嫌恶 *vi*. 仇恨 *n*. 怨恨,憎恶
hateful *a*. 可恨的,可恶的 ‖ ~ly *ad*. 可恨地,可恶地 / ~ness *n*.
HATG horse antihuman thymocyte globulin 马抗人体胸腺细胞球蛋白
hatred *n*. 憎恨,憎恶
Hatschek's nephritis 哈其克肾管
HAU hemagglutination unit 血细胞凝集单位
Hauch[德] *n*. H 型,鞭毛型,运动型(指某些茵落)‖ ~ microorganism(简作 H)H 型(鞭毛型或运动型)细菌
Hauch-Ohne Haunch variation, flagellar-somatic variation(简作 H-O variation H-O)变异,鞭毛菌体(丢失鞭毛变异)
Haudek's niche 豪德克征(壁龛)
Haudek's sign(**niche**)[Martin Haudek 奥放射学家 1880—1931]豪德克征(壁龛)(穿透往胃溃疡的放射照片上可见一向壁外突起的阴影,为钞剂在胃壁的病理性壁龛中停滞所致)
Hauerina d'Orbigny 扁块虫属
Hauerina diversa Cushman 异扁块虫
Hauerina involuta Cushman 包旋扁块虫
haughty *a*. 傲慢的
haul *v*. 用力拖 *n*. 用力拖拉,一网捕的鱼
haunch *n*. 臀部,胯部
haunt *v*. ①常去 ②索绕 ③逗留,经常出没,*n*. ①常去的地方 ②生息地
hauptganglion of Küttner; Küttner's ganglion 屈特诺淋巴结,[颈]二腹肌淋巴结
Hauser's stain for spores 囊塞尔氏孢子染色剂(含品红)
Hausser method; Haden-Hausser method 囊塞尔氏法(检血红蛋白)
Haust haustus[拉] *n*. 顿服合剂
Haustellate *a*. 吸吮的
haustellum *n*. 吸喙,中喙(昆虫)
haustorium(复 haustoria) *n*. 吸器(植物),吸胞
haustra(单 haustrum) *n*. 袋 ‖ ~l *a*. 袋的(结肠袋的)/ ~ coli 结肠袋
haustration *n*. ①袋形成 ②袋(结肠袋)
haustrum(复 haustra)[拉 haustor drawer] *n*. 袋 ‖ haustra of colon 结肠袋
hausdtus(**raft**[拉]简作 H) *n*. 顿服剂,饮剂 ‖ ~ aetheris compositus; compound draught of ether 复方乙醚顿服剂 / ~ barii sulfatis; draught of barium sulphate 硫酸镇顿服剂[合氯醛顿服剂]/ ~ chloralis hydras; draught of chloral hydrate 水合氯醛顿服剂 / ~ niger; black draft 黑色顿服剂(复方番泻叶浸剂)
Haut-Einheits-Dosis(简作 HED) *n*.(德)X 线皮肤单位量(Seitz 和 Wintz 制定的调线剂量单位)
haut-mal[法] *n*. 癫痫大发作
hautus[拉](简作 ht) *n*. 顿服剂
HAV hepatitis A virus 甲型肝炎病毒
have(had) *vt*. ①有;怀有,得到 ②吃,喝 ③进行,从事 ④享有 ⑤遭受 ⑥使,让⑦必须,不得不 ‖ ~ a good time 过得快乐/~ at 打击,攻击/~ sth on 穿着;戴着;有(事)在手头/~ only to... to... 只要……就能……/~ sth out 把某物弄出来 / had better 最好……,以……为好 /(has) got 不得不,必须 / ~ nothing to do with 与……毫无关系 / ~ to do with 涉及,与……有关 / ~ something to do with 与…有些关系
haven *n*. 港口,避难所
havensack *n*. 背包,干粮袋
Haverhill fever; epidemic arthritic erythema 哈弗里尔热(流行性关节炎性红斑,1925 年发生在美国哈弗里尔的一种鼠咬热)
Haverhillia[拉] *n*. 黑弗里尔菌属 ‖ ~ multiformis[拉]; Streptobacillus moniliformis 多形黑弗里尔菌,念珠状链杆菌
Havers' canals[Clopton 英解剖学家 1650—1702]哈佛氏管(骨)
Havers' lamellae 哈佛氏层(骨板层)
Havers' spaces 哈佛氏腔,骨腔隙
Havers' system 哈佛氏系统(骨小管四周的骨层同)
haversack, surgical *n*. 外科行囊
haversian canal(**space**)(Clopton Havers)哈弗氏管(腔),滋养管 ‖ ~ fringe 哈弗氏绒毛 / ~ glands 哈弗氏腺,沿膜绒毛/~ lamella 哈弗氏板(围绕哈弗管的同心性骨板)/ ~ space 哈弗氏腔 / ~ system 哈弗氏系统(哈弗管及其同心排列的骨板构成密质骨结构的基本单位)
havoc *n*. 严重的破坏;大混乱,浩劫
HAW high-level radioactive waste 强放射性废物
haw *n*. ①瞬膜(马)②山楂 ‖ ~, black; Viburnum prunifolium 黑荚蓬
Hawail agent 夏威夷因子
Hawail virus 夏威夷病毒
Hawe hardware *n*. 硬件
hawk *n*. 鹰 ‖ ~-eyed *a*. 目光锐利的 *v*. ①清嗓 ②咳嗽,咳出,咯(痰)③叫卖
Hawk's bill turtle[动药]玳瑁
Hawk's bill turtle carapace[动药]玳瑁
Hawk's bill turtle meat[动药]玳瑁肉
Hawkins's keloid[Caesar Henry 英外科医师 1798—1884]; false keloid 霍金斯氏瘢痕瘤,假瘀痕瘤
Hawley retainer(C. A Hawley)郝雷固位体(矫治器一种正牙矫治器)
Hawthorn fruit[植药]山植
Hawthorn ring pattern virus(**Posnette**)山楂环纹病毒
Hawthorn Root[植药]山植根
Hawthorn seed[植药]山植核
hay *n*. 干草,枯草 ‖ ~ fever(简作 HF)枯草热 / make ~ of 搞乱,使混乱
Hay marijuana *n*. 大麻
Hay's cholagogue method[Matthew 苏格兰医师 1855—1932]海氏利胆法(清晨空腹时服硫酸镁和水)
Hay's test(Matthew Hay)海氏试验(检尿内胆汁盐)
hay-asthma *n*. 枯草气喘,花草气喘
hayasthma *n*. 枯草热
hay-bacillus *n*. 枯草杆菌
Hayem's corpuscles(Georges Hayem)血小板 ‖ ~ encephalitis 增生性脑炎/ ~ icterus(jaundice)溶血性贫血/ ~ solution 阿扬溶液(以血细胞计数器镜检红细胞前稀释血液用的一种溶液,含有二氯化汞、氯化钠、硫酸钠和水)
Hayem's disease[Georges 法医师 1841—1933]阿扬氏病,卒中样脊髓炎 ‖ ~ hematoblast, blood platelet 血小板 / ~ serum 阿扬氏血清(一种浓盐液)/ ~ solution 阿扬氏溶液(数血细胞时

用)/ ~ type 阿扬氏型(急性非化脓性大脑炎)
Hayem-Widal syndrom (Georges Hayem; Georges F I Widal); hemolytic jaudice 阿一肥二氏综合征,溶血性贫血
hay-fever *n*. 枯草热 ‖ ~ conjunctivitis 枯草热性结膜炎 / ~, perennial 常年性枯草热/ ~, spring 春季枯草热
Hayflick's limit (Leonad Hayflick)海弗列克限度(细胞在死亡前能进行分裂的最大数,大部分人类细胞为50~60之间,有些恶性细胞系逃过此极限,成为永生)
Haygarth's nodes (nodosities) (John Haygarth)海加思结(畸形性关节炎时的关节肿胀)
Haynes' operation [Irving S. 美外科医师 1861—1946] 黑恩斯氏手术(治急性化脓性脑膜炎)
Hay-Wells syndrome (RJ. Hay; Robert S. Wells)海威综合征(一种常染色体显性遗传综合征,表现为外胚叶发育不良、唇腭裂及丝状睑缘粘连,同样表现为牙发育不全、掌角皮病、部分无汗症、发稀疏坚硬及耳缺损。亦称 AEC 综合征,睑缘粘连—外胚叶发育不良—唇腭裂综合征)
haz hazard *n*. 危险; 危害
Hazara bunyavirus 哈扎拉本扬病毒
Hazara virus 哈扎特病毒
hazard *n*. ①机会 ②偶然的事 ③危险 ④危害,公害 *vt*. ①使遭危险 ②冒险作出 ‖ at all ~s 冒着一切危险;不管怎么样/at ~ 在危急之中;胡乱地,随便地 / ~s, industrial 工业危害 / ~ nuclear 核危害 / ~, occupational 职业危害 / ~, radiation 放射危害
Hazard Assessment Computer System (简作 HACS) 危害估价计算机系统(美国海岸警卫队)
hazardous *a*. ①碰运气的 ②危险的,冒险的 ‖ ~ chemicals 危险的化学品/ ~ material 危险品 / ~ material responseteams 危险品急救队
Hazardous Material sregulation Board (简作 HMRB) 危 险 物 品 管 制 委员会
Hazardous Polluting Substances (简作 HPS) *n*. 危险污染物质
Hazardous Substance Act (简作 HSA) 有害物质管制法令
Hazata nairovirus 哈扎特内罗病毒
haze *n*. ①烟雾 ②模糊 *v*. (使)模糊, 使劳累, 用劳役折磨
Hazelhnut line pattern virus (Scaramuzzi et cifferri) 榛子线纹病毒
Hazeline *n*. 夏士莲(含北美金缕梅的一种成药)
hazelnut *n*. 榛实
Hazen's theorem (Allen Hazen) 黑曾定理(净化公共给水免除每一个伤寒病例的死亡,则可避免其他原因所造成的2种或3种病例的死亡)
hazily *ad*. ①多烟雾的 ②模糊的
haziness *n*. ①多烟雾 ②模糊, 朦胧, 迷糊
hazy *a*. ①多烟雾的 ②模糊的 ‖ ~ vitreous 玻璃体混浊
H^b^deuterium *n*. 氘,重氢(元素符号)
hb fl herba florida [拉] 花草
Hb ganglion habenulae 神经节系带(丘脑) /Brinel hardness 布(里奈尔)氏硬度 /hemoglobin *n*. 血红蛋白 /hemolytic anemia 溶血性贫血 /herba [拉] *n*. 草 /herba highband 高频带
HB heart block 心传导阻滞 /hemohlobin *n*. 血红蛋白 /hepatitis B 乙型肝炎 /hepatocholedochus *n*. 肝胆总管 /hidden antigen 隐匿抗原 /Hormones and Behacior 激素与行为(杂志名) /hospital bed 病床,医院病床 /houseboud *a*. (因病或因事)闭居家中的 /human behavior 人类行为
HB-419 glibenclamide; glyburide ; euglucon 优降糖
HbA adult hemoglobin 成人血红蛋白 x-hydroxy-butyrate dehydrogenase 羟丁酸脱氢酶
HBA hydroxy-benzyl alcohol 羟基苄醇/hydroxy-butyric acid 锌基丁酸
Hb-A to S hemoglobin variants 血红蛋白变异体
HbA_1 haemoglobin A_1 血红蛋白 A_1
HbA_2 hemoglobin A_2 *n*. 血红蛋白 A_2
HBAb hepatitis B antibody 乙型肝炎抗体
Hbaba hydroxybenzeneazohenzoic Acid 羟基苯偶氮苯小酸
HBAg hepatitis B antigen 乙型肝炎抗原(与 HAA 同)
Hbb hydroxybenzyl benzi-midazole 羟卡基苯并咪唑
HBB α-hydroxybenzimidazole *n*. 羟苯并咪唑
HbBC hemoglobin binding capacity 血红蛋内结合力
HBc hapatitis B core (antigen) 乙型肝炎核心(抗原)
HbC hemoglobin-C *n*. 血红蛋白 C
HBC highly branched chain 多支链 /hyperbaric chamber 高压氧仓
HBcAb hepadtitis B core antibody 乙型肝炎(病毒)核心抗体
HBcAg hapatitis B core antigen 乙型肝炎核心抗原
HBcAR hepatitis B core antigen 乙型肝炎核心抗原
HbCD homozygous hemoglobin C disease 纯合血红蛋白 C 病
HbCO carbon monoxyhemoglobin 碳氧血红蛋白
$HbCO_2$ carbonhemoglobin *n*. 碳酸血红蛋白
$HbCO_3$ carbaminohemoglobin 氨基甲酸血红蛋白
HbCOT carboxyhemoglobin test 碳氧血红蛋白试验
HbCV Haemophilus influenzae b conjugate vaccine 流感嗜血杆菌 b 结合疫苗
HbD hemoglobin-D *n*. 血红蛋白 D
HBD, HBDH hydroxybutyric dehydrogenase 羟丁酸脱氢酶/hypophosphatemic bone disease 低磷酸盐血症性骨病
HBDH alpha-hydrobutyric dehydrogenase α-丁酸脱氢酶
HBDT human basophil degranulation test 人嗜碱细胞脱粒试验
HBE His bundle electrogram 希斯氏中心电图
HbE hemoglobin-E *n*. 血红蛋白 E
HBe hepatitis B e antigen 乙型肝炎 e 抗原
HBeAb hepatitis B antibody-e 乙型肝炎 e 抗体
HBeAg hepatitis B antigen-e 乙型肝炎 e 抗原
HbEP hemoglobin electrophoresis 血红蛋白电泳
Hbf free hemoglobin 游离血红蛋白
HBF hepatic blood flow 肝血流量
HbF fetal hemoglobin 胎儿血红蛋白/hemoglobin -F 血红蛋白 F
HbH hemoglobin-H *n*. 血红蛋白 H
HBI high serum-bound iron 高血清结合铁/human blood index 人类血液指数
HBIG hepatitis B immune globulin 乙型肝炎免疫球蛋白
HbM hemoglobin M 血红蛋白 M
HBO hyperbaric oxygen 高压氧
HbO_2 oxyhemoglobin *n*. 氧合血红白
H-bomb *n*. 氢弹
HbP primitive hemoglobin 原始(胎儿)血红蛋白
HBP high blood pressure 高血压/ High boiling point 高沸点 /human brain protein 人脑蛋白
HbPV Haemophilus influenzae b polysaccharide vaccine 流感嗜血杆菌 b 多糖疫苗
HBR Hering-Breuer reflection 黑 - 白氏呼吸反射
HbS hemoglobin-S *n*. 血红蛋白 S
HBs hepatitis B surface (antigen) 乙型肝炎表面抗原
HBS Hank's balanced salt solution Hank 氏平衡盐液 /homologous blood syndrome 同种血综合征
HBsAb hepatitis B surface antibody 乙型肝炎表面抗体
HBsAg hepatitis B surface antigen 乙型肝炎表面抗原
HbSC a sickle cell hemoglobin disease 一种镰状细胞血红蛋白病
HbSD a hemoglobin disease 一种血红蛋白病
HBSS Hank's balanced salt solution Hank 氏平衡盐溶液
HbSS a sickle cell hemoglobin disease 一种镰状细胞血红蛋白病/homozygous sickle cell disease 纯合性镰状细胞病
HBT hydroxybenzo-triazole *n*. 羟苯基三氮唑 human breast tumor 人乳腺瘤
HBV hepatitis B virus 乙型肝炎病毒 / hxabromide value *n*. 六溴值
HBW high birth weight 高出生体重
HC hair cell 毛细胞 /hand control 人工控制/ handling capacity 处理容量;处理能力/ head compression 头压法/ Heart Care 心脏病护理(杂志名)/ heater case 加热箱/ heavy chain 重链/ constant region of heavy chain 重链恒定区/ hepatic catalase 肝过氧化氢酶/ hepatitis C 丙型肝炎(即非甲非乙型肝炎)/ hereditary coproporphyria 遗传性粪朴啉症,遗传性粪紫质增多症/ heterogeneous catalysis 多相催化/ hexachloroethane *n*. 六氯乙烷/ high calorie 高热量/ high capacity 高容量,高功率/ high carbon 高碳(的)/ high conductivity 高电导率,高电导性/ home care 家庭护理/ homologous chromosomes 同源染色体/ horizontal cell 水平细胞/ Hospital Career 医院生涯(杂志名)/ hospital company 医院勤务连,卫生连 /hospital corps 医疗队,部队医院/ house call 出诊,往诊/ Huntington's chorea 亨廷顿氏舞蹈病,遗传性慢性舞蹈病/ hyaline casts 透明管型/ hydrocarbon *n*. 烃,碳氢化合物/hydrocortisone *n*. 氢化可的松/hydrophobic chromatography 避水性色谱法/ hydroxycorticoid *n*. 羟皮质激素/hypertrophic cardiomyopathy 肥厚型心肌病
HCⅡ heparin cofactor Ⅱ 肝素辅因子Ⅱ
HC3 hemiholnium number 3 半胆碱三号
HCA hepatocellular adenoma 肝细胞腺瘤/ homocysteic acid 高半胱氨酸/ Horder Center for Arthitis 霍德关节炎治疗中心/ Hospital Corporation of America 美国医院社团/ human component analysis 人类组成分析/ hydrocortisone acetate 醋酸氢化考的松
H-cable H 型电缆,屏蔽电线
HCAg hepatitis C antigen 丙型肝炎抗原,非甲非乙型肝炎抗原
H-cap heroin in a gelatin capsule 海洛因胶囊剂

HCAT human cell agglutination test 人细胞凝集试验
HCB hexachlorobezene *n*. 六氯苯
hcb hydrocarbon *n*. 烃,碳氢化合物
HCBD hexachlobutadiene *n*. 六氯丁二烯
25-HCC hydroxycholecalciferol *n*. 25 羟胆甾醇
HCC hepatic celluar cancer 肝细胞癌/ hepatitis contagiosa canis virus 犬传染性肝炎病毒/ hepatocellular carcinoma 肝细胞癌,肝癌/ hydroxycholecalciferol 羟基胆甾醇,维生素 D_3
HCCH hexachlorocyclohexane *n*. 六氯环己烷,六六六(杀虫剂)
HCCPD hexachlorocyclopentadiene *n*. 六氯环戊二烯
HCD heavy-chain disease 重链病/ hepatocerebral disease 肝性脑病/ homologous canine distemper antiserum 同种抗犬温热血清
HCE hard coal equivalent 硬煤当量(欧洲原子能联营所使用的能最单位)
HCF haemolytic complement fixation 溶血性补体结合/ health care facility 保健设施/ highest common factor 最大公约数,最大公因数/ hundred cubic feet 百立方英尺
HCFA Health Care Financing Administration 卫生保健财务管理局
HCG human chorionic gonadotropin 人绒毛膜促性腺激素
HCH hexachlorocyclohexane *n*. 六六六,六氯环己烷
HCIST Division of Health Care Information Systems and Technology 保健情报系统及技术部(美国卫生事业研究局)
HCL sol soluble matter with HCl 盐酸溶解物
HCl hair cell leukemia 毛细胞白血病/ hydrochloric acid 盐酸
HCM hypertrophic cadiornyopathy 肥厚型心肌病
HCMV human cytomegalovirus 人巨细胞病毒
HCN hydrocyanic acid 氢氰酸
HCP handbook of chemistry and physics 化学与物理手册/ hepatocatalase peroxidase 肝过氧化物酶/ hereditary coproporphyria 遗传性粪紫质增多症/ hexachlorophene *n*. 双三氯酚,六氯酚(杀菌剂)/ Hospital and community Psychiatry 医院及社会精神病学(美国精神病学会杂志) / Hospital Construction Program 医院建设规则
HCR host cell reactivation 宿主细胞复活
HCS Hamburger-Coke syndrome 汉布格—科克二氏综合征(钙/磷之比降低)/ Harvey Cushing Society 哈维·库兴氏学会/ hereditary cancer syndrome 遗传性癌综合征/ high compressed steam 高压蒸气/ human chorionic somatomammotropin 人绒毛膜生长催乳激素/ human(umbical) cord serum 人脐带血清
HCSM human chorionic somatomammotropin 人绒毛膜生长催乳激素
HCSMA heriditary canine spinal ymnscular atrophy 犬遗传性脊髓性肌萎缩
HCSS Hospital Computer Sharing System 医院计算机共享系统/ hydrocortisone sodium succinate 氢化可的松琥珀酸钠
Hct hematocrit *n*. 血细胞比容
HCT health care technology 保健技术/hematocrit *n*. 红细胞比容计,红细胞压积测定器/ homocytotrophic *n*. 亲同种细胞的/homozygous cell typing 纯合子细胞分型 /human calcitonin 人降钙素/ human chorionic thyroxine 人绒毛膜促甲状腺素/ hydrochlorothiazide *n*. 双氢氯噻嗪
HCtb whole-body haematocrit 全身血细胞比容计
HCtv venous haematocrit 静脉血细胞比容计
HCU height of catalytic unit 催化单位高度 / Homocystinuria *n*. 高胱氨酸尿
HCV Human Coronary viurus 人冠状病毒
HCVD hypertensive cardiovascular disease 高血压性心血管病
HCY Haemocynin *n*. 血蓝蛋白
Hcys homocystine *n*. 高胱氨酸
HD Hamodialyse Dialyzer[德]血液透析器/ Hamodialvse Diapedesis [德]血液滤出/ Hamodialvse Dromometer[德]计算血流计/ Hansen's disease 汉森氏病,麻风/ Health Devices 卫生设备(杂志名)/ hearing distance 听距/ heart disease 心脏病/ heaven dust(cocaine) 可卡因/ heavy duty 重型的,大功率的 / hemadsorption *a*. 血吸附作用,红细胞吸附/ hemi-desmosome *n*. 半桥粒(电镜)/ hemodialysis *n*. 血液透杉 /aqueous hemodialysis *n*. 水性血液,透析/ hemodilution *n*. 血液稀释/ hepatitis D 丁型肝炎/ high density 高密度/ high-density lipoprotein 高密度脂蛋白/ high dose 高剂量,大剂量/ Hirschsprung disease 赫希施普龙氏病(巨结肠)/ histidine decarboxylase 组氨酸脱酸酶/ Hodgkin's disease 霍奇金氏病,恶性淋巴肉芽肿病/ horror drug 心跳药(任何含有颠茄而使心率加快的药物)/ house dust 室内灰尘/ hydatid disease 囊虫病 / hydraulic *a*. 水力的;液压的
hd hard *a*. 硬的 / heavy duty 重型的,大功率的 / hora decubitus [拉] 就寝时
HD_{50} hemolyzing dose that lyses 50% of red blood cell 半数溶血剂量(能溶解 50%红细胞的溶血剂量)
HDA hydroxvydopamine *n*. 羟基多巴胺
HDAA heparin-dependent antiplatelet antibody 肝素依赖性抗血小板抗体
HDAg hepatitis T antigen 丁型肝炎抗原
HDB α-hydroxybutypric dehydrogenase α－羟丁酸脱氢酶 /hypophosphatemichone disease 低磷酸盐血症性骨病 / hepatdecanoic acid 十七烷酸 / hxadecanoic acid 十六烷酸
HDBH hydroxybutyric dehydrogenase 羟丁酸脱氢酶
HDC histidine decarbolase 组氨酸脱酸酶/ Hygieniste Dentaire du Canada 加拿大牙科保健医生(加拿大口腔卫生杂志)
HDCA hyodeoxycholic acid 猪脱氧胆酸,3,6－二羟基胆烷酸
HDCS human diploid cell strain 人二倍体细胞株
H-Dcurve 曝光特性曲线
HDCV human diploid cell rabies vaccine 人二倍体细胞狂犬病疫苗
HDD Higher Dental Diploma 高级牙医执照 hydroxydopamine *n*. 羟基多巴胺
HDDS high-density data system 高密度数据系统
HDF host defense factor 宿主防御因子 /human dipoid fibroblasts 人二倍体成纤维细胞
HDH hardening and darkening 硬化与变黑激素 /heart disease history 心脏病病史
15HDH 15-hydroxydeshydrogenase *n*. 15－羟脱氢酶
HDI hemadsorption inhibition 血球吸附抑制,红细胞吸附抑制/ 1,6-hexamethylene diisocyanate 1,6 六已撑二异氰酸盐/ hydrogenation-dehydrogenation index 加氢－脱氢指数/ hypothalamic diabetes insipidus 丘脑下部尿崩症
HDL, HDLP high density lipoprotein 高密度脂蛋白
HDL_1 Lp(a) lipoprotein La(a)脂蛋白,高密度脂蛋白 1
HDL_2 高密度脂蛋白 2
HDL_3 高密度脂蛋白 3
HDL-C high-density lipoprotein cholesterol 高密度脂蛋白胆固醇
HDL-C/LDL-C high-density lipoprotein cholesterol /lowdensity lipoprotein cholesterol 高密度脂蛋白胆固醇/低密度脂蛋白胆固醇
HDL-ch high density lipoprotein cholesterol 高密度脂蛋白胆固醇
HDLW distance at which a watch is heard by left ear 左耳听到表音的距离
HD-MTX-LCV high dose methotrexate-leucovorin 大剂量氨甲蝶呤化疗方案
HDN hemolytic disease of the newborn 新生儿溶血病/ hydrodenitrogenated *a*. 加氢脱氮的
hdn harden *v*. 变硬,硬化
HDP hexose diphosphate 二磷酸己糖/ hydroxy dimethylprimidine 羟基二甲基嘧啶
HDPE high density polyethylene 高密度聚乙烯
HDRF Heart Disease Research Foundation 心脏病研究基金会
HDRI Hannah Diary Research stitute 汉纳乳品研究所(英)
HDRW distance at which a watch is heard by the right ear 右耳听到表音的出距离
HDS herniated disk syndrome 椎间盘脱出综合征/ hydrodesulphurization *n*. 加氢脱硫作用/ hydrogen detection system 氢探测系统
HDS P hydrodesulphurization process 加氢脱硫过程
HDU hemodialysis unit 血液透析单位
HDV hepatitis D virus 丁型肝炎病毒
hdw hardware 硬件
H-E 苏木素伊红(见 hematoxylin and erosin)
HE Hahneinheit [德] *n*. 鸡冠单位相当于鸡冠增大 30%男性激素量 /hight of eye 视线高度/ hematoxylin and eosin 苏木精和伊红(染色)/ hemoglobin electrophoresis 血红蛋白电泳/ hepatic encephalopathy 肝性脑病/ hepatitis E 戊型肝炎/ hereditory elliptocytosis 遗传性椭圆形红细胞性贫血/ heterogeneous equilibrium 多相平衡/ high efficiency 高效率,高功率/ high energy 高能/ human engineering 人类工程学/ human enteric virus 人肠病毒/ human epithelial 人上皮细胞的/ hydranencephaly *n*. 积水性无脑(畸形)/ hypertensive emergency 高血压急症/ hypertensive encephalopathy 高血压脑病
he hic est [拉]就是,即
He AA heterocyclic amino acids 杂环氨基酸
He Imp hydrocolloid impression 水胶体印膜(牙科)
He -以 he 起始的词,同样见以 hae 起始的词
HE virus human enteric viruses 人类肠病毒
HEA Human Erythrocyte Antigen 人类红细胞抗原
HEAC human erythrocyte with rabbit antiserum and mouse complement 抗人红细胞兔血清和鼠补体
head (简作 H) *n*. ①头,头状物体 ②首脑,领导 ③头脑 ④上端 ⑤脓头 ⑥标题 ⑦方面 ⑧顶点 *a*. ①头的 ②头部的 ③主要的

vt. ①作为……的首脑 ②率领 ③在……上加标题 *vi*. ①成头状物 ②出发 ③出脓头 ④发源 ‖ ~, after-coming 胎头后出 / ~, apple 苹果状头 / ~, articular 关节头 / ~, black 粉刺,黑头粉刺 / ~, bulldog 横宽离拱头(软骨发育不良所致)/ ~ of blind colon 盲肠/ ~ of condyloid process of mandible 下颌小头 / ~ cap 头帽 / ~ cavity 头腔 / ~ fold 头褶 / ~ of epididymic 附睾头 / ~ of femur 股骨头 / ~ of humerus 肱骨头 / ~ of mandible 下颌头 / ~ of malleas 锤骨小头/drum ~鼓膜/floating ~ 浮动胎头/hot cross bun ~ 臀形头/hourglass ~ 葫芦头,沙漏头/loaf ~ 尖头(畸形)/ ~ of mandible 下颌头;下颌骨髁状突/medusa ~ 脐周静脉曲张,水母头(见于新生儿及肝硬化病人)/nerve ~ 视神经乳头 / ~ nystagmus 头位性眼球震颤 / ~ posture 头位 / ~ rotation 头旋转 / ~ tilt 头位倾斜 / ~ tilting test 头部倾斜试验 / ~ piece 头片/saddle ~马鞍形头/scald ~头癣,头皮癣/steeple ~, tower ~ 尖头(畸形)/ white ~ 头皮白痂病(黄癣)/ at the ~ of 居……的首位,在……的最前面/be off (或 out of)的 one's ~ 神经错乱,神志不清/come to a ~(疖、脓疮等)出脓头,化脓;(事情)到了决定性阶段/come under the ~ of 编人类)/go to one's ~(酒)冲上某人的头脑;使某人兴奋,冲昏某人的头脑/ have a good ~ for 有……的才能/~ and front 主要部分/ ~ and shoulders above 远远高出;大大胜过/~on 迎面地/~ over heels(或 heels over ~)头朝下,颠倒;完全地,深深地/~ to ~ 头对头,交头接耳地/keep one's ~ 保持镇静/lose one's ~ 丧命;慌乱,不知所措/make ~ 向前进;有进 / have a ~ on one's shoulders 头脑好使 ,有见识

Head's areas［Henry 英神经病学家 1861—1940］海德氏区(脊髓节的皮神经供应区)‖ ~ zone zone of hyperalgesia 海德氏带,痛觉过敏带

Head's zones 黑德区(与内脏病有关的皮肤感觉过敏区)

headache ; cephalalgia *n*. 头痛 ‖ ~, anemic 贫血性头痛 /bilious ~, blind ~, migrain ~, sick ~ 偏头痛 / ~, cyclic 月经周期性头痛/congestive ~, hyperemic ~ 充血性头痛/dynamite ~ 炸药性头痛(见于高爆炸药的人员)/ ~ , fibrositic 纤维织炎性头痛 / ~ , frontal 额痛 / helmet ~ 盔形头痛,上半部头痛 / histamine; Horton's ~; histamine cephalalgia 组胺性头痛 / ~, hyperemic; congestive ~ 充血性头痛 / ~, indurative; nodular ~硬结性头痛 / ~, migrainous 偏头痛/miners' ~ 矿工头痛(硝酸甘油爆炸产生气体所致)/ ~, nodular 硬结性头痛 / ~, occipital 枕部头痛 / ~, ocular 眼病性头痛 / organic ~ 器质性头痛 / ~, panorama 动画性头痛,剧院性头痛/puncture ~, lumbar puncture ~, post spinal ~ 腰椎穿刺后头痛 / ~, pyrexial 发热性头痛 / ~, referred 感应性头痛 / reflex ~, symptomatic ~ 反射性头痛,症状性头痛 / ~, rhinogenous 鼻源性头痛 / ~, toxic 中毒性头痛 / ~, traumatic 创伤性头痛/vaccum ~ 真空性头痛(额窦口阻塞所致)/ ~, vascular 血管性头痛 / ~, vascular dilatation 血管扩张性头痛 / ~, vasomotor; migrainous ~ 血管舒缩性头痛 / ~, swelled 幼羊头肿痛 / ~, anemic 贫血性头痛 / ~, cyclic 月经周期性头痛 / ~, fibrositic 纤维织炎性头痛 / ~, frontal 额痛 / ~, histamine; Horton's ~; histamine cephalalgia 组胺性头痛 / ~, hyperemic; congestive ~ 充血性头痛 / ~, indurative; nodular ~ 硬结性头痛 / ~, migrainous 偏头痛 / ~, nodular 硬结性头痛 / ~, occipital 枕部头痛 / ~, ocular 眼病性头痛 / ~, panorama 动画性头痛,剧院头痛 / ~, pyrexial 发热性头痛 / ~, referred 感应性头痛 / ~, rhinogenous 鼻原性头痛 / ~, toxic 中毒性头痛 / ~, traumatic 创伤性头痛 / ~, vascular 血管性头痛 / ~, vascular dilatation 血管扩张性头痛 / ~, vasomotor; migrainous ~ 血管舒缩性头痛,偏头痛

Headache (简作 H) *n*. 头痛(杂志名)

headband *n*. 束发带;额镜带

head-banging *n*. 撞头

head-blastema *n*. 头胚基,头芽基

headcap *n*. 帽(精子)

headdress *n*. 头巾

headdrum *n*. 鼓膜

headed *a*. 有头的, 加标题的 ‖ ~ chromosome 臂染色体,短臂染色体

headgear *n*. 头网,连轮装置(用作正牙矫治器口外抗基的阻抗)

headgrit *n*. 羊霍乱

headgut *n*. 前肠

head-housing 磁头罩

heading *n*. 标题;题词 ‖ under the ~ of 属于……类

head-jerk *n*. 头部急动声

headkidney *n*. 前肾

headline *n*. (报刊的)大字标题;(书籍的)页头标题 *v*. 给……加标题, 宣扬

head-lock *n*. 胎头交锁

head-louse *n*. 头虱

headman *n*. 工头

head-master *n*. 校长

head-nod; nodding spasm *n*. 点头[现象],点头状痉挛

headnurse (简作 HN) *n*. 护士长

head-on radiation 正面辐射,直接定向辐射

headquarters *n*. 总部, 司令部

headrest *n*. (牙科诊所等)头靠,头托

headscald *n*. 头癣

head-shaking *n*. 摇头[现象]

headspring *n*. 水源;起源

HEADS-UP Health Care Delinery Simulator for Urban Population 城市人口保健措施模拟器

headward acceleration 头向加速度

headwater *n*. 河源

headway *n*. 前进;进展

headword *n*. 标题

headwork *n*. ①脑力劳动 ②思想,思维

heady *a*. 鲁莽的, 轻率的, 暴躁的

HEAE Hyperacute Experimental Autoimmune Encephalomyelitis 过急性实验性自身免疫脑脊髓炎

Heaemogamasidae *n*. 血革螨科 (隶属于蜱螨目 Acarina)

Heaf test 希夫试验, 针结核菌素试验

heal *vt*. 治愈;使恢复健康 *vi*. (伤口)愈合;痊愈 ‖ ~ up(或 over)愈合

heal-all *n*. 万能药

healer *n*. ①治病者,医生 ②治病术士,江湖医生 ‖ ~ , natural 治病术士,江湖医生

healing *a*. ① 可(使)愈合的 ②有疗效的 *n*. ①治疗 ②愈合 ‖ ~ by first intention 第一期愈合/ ~ by second intention, ~ by granulation 第二期愈合,肉芽性愈合/mental ; psychotherapy ~ 心理治疗,精神治疗 / metaphysical , ~; psychotherapy ~ 心理治疗,精神治疗 / ~ by third intention 第三期愈合

healping *n*. 帮助, (食物的) 一份 ,帮助人的, 辅助的

health *n*. 健康 ‖ ~ful, ~y *a*. 有益于健康的;健康的,健全的 / ~, child 儿童卫生 / ~, city; urban ~ 城市卫生 / holistic ~ 整体性保健,全面保健/~, ill 不健康 / ~, industrial 工业卫生 / ~, maternal 妇女卫生 / ~, oral 口腔卫生 / public ~ 公共卫生 / ~, rurzal 农村卫生 / ~, school 学校卫生 / ~, undermined 损害健康 / be in bad (或 poor) ~不健康/be in good ~ 健康 / ~ care facility (简作 HCF) 保健设施 / ~ care technology (简作 HCT) 保健技术 / ~ful *a*. 有益于健康的, 健康的

Health Care Delinery Simulator for Urban Population (简作 HEADS-UP) 城市人口保健措施模拟器

Health Education Service (简作 HES) 卫生教育署

HEALTH health planing and administration 卫生计划和管理联机数据库

Health Health 卫生 (杂志名)

health maintenance organization (简作 HMO) 保健组织(一种为自愿参加者在一定地区内提供综合性保健的组织,参加者需预先付款)

Health and accident insurance (简作 H&A) 保健与意外保险

Health and Nutrition Examination Survey (简作 HANES) 健康及营养检查调查

Health Care Financing Administration (简作 HCFA) 卫生保健财务管理局

Health Devices (简作 HD) 卫生设备(杂志名)

Health Education Council (简作 HEC) 卫生教育委员会(英)

Health Effects Research Laboratory (简作 HERL) 卫生效果研究实验室 (环境保护所)

Health Evaluation through Logical Processing (简作 HFLP) 通过逻辑处理的健康鉴定

Health Examination Survey (简作 HES) 卫生检查概评 (国立卫生统计中心)

Health Physics Society (简作 HPS) 卫生物理学学会(美)

health planing and administration (简作 HEALTH) 卫生计划和管理联机数据库

Health Programs Branch (简作 HPB) 卫生计划局 (加拿大国家卫生与福利部)

Health Protection Branch 保健局 (加拿大国家卫生与福利部)

Health Protection Branch (简作 HPB) 保健局 (加拿大国家卫生与福利部)

Health resources statistics (简作 HRS) 卫生资源统计学

Health Resources and Services Administration (简作 HRSA) 卫生资源与卫生事业管理局(反美国公共卫生署)

Health Rights News (简作 HRN) 卫生实况(杂志名)

Health Sciences Advancement Award（简作 HSAA）保健科学促进奖
Health Sciences Communications association（简作 HSCA）卫生科学交流协会
Health Sciences Communication Association（简作 HeSCA）卫生科学交流协会
health service agency（简作 HSA）保健服务机构
Health Services Administration（简作 HSA）保健服务管理局（美国卫生、教育和福利）
Health Services Research（简作 HSR）卫生事业研究（杂志名）
Health Systems Development Act（简作 HSDA）卫生系统发展条例
Health Systems Research Institute（简作 HSRI）卫生系统研究所（美）
health, physical education and recreation（简作 HPER）保健、体育和休养
health-bureau *n*. 卫生局
health-campign *n*. 卫生运动
health-center *n*. 卫生院，卫生所
health-education *n*. 卫生教育
healthily *ad*. 健康地；有益于健康地
health-insurance *n*. 健康保险
health-statistics *n*. 卫生统计
health-subsidies *n*. 保健费
Healthth Professions Educational Assistance Act（简作 HPEAA）卫生职业教育援助条例
health-visitor *n*. 卫生访视员
healthy *a*. 健康的，健壮的，卫生的 ‖ ~ myopia 单纯性近视
heap *n*. （一）堆 *v*. 堆积（up, together）；装满 ‖ ~ s of times 无数次地 hear（heard）*vt*. 听见；听；听说，注意听，*vi*. 听见；听到（of about）‖ ~ from 接到……的信（或电报等）；受到……的批评／~ say（或 tell）听人说起／won't（或 wouldn't）~ of 拒绝考虑，不同意，不允许
Hearb of crescent-shaped euphorbia［植药］猫眼草
Hearba Doellngriae［拉，植药］东风菜
heard hear 的过去式和过去分词
hearing *n*. 听，听觉，听力 ‖ binaural ~ 双耳听觉／color ~ 色听，闻声觉色／double disharmonic ~ 复听／monaural 单耳听觉／visual ~ 唇读，视听／~ aid 助听器／~ aid amplifer（简作 HAA）助听增音器／~ aid with compression（简作 HAC）减音器助听／~ Aid Industry Conference（简作 HAIC）助听器工业联合会／~ conservation 听力保护／~ curve 听觉曲线／~ distance（简作 HD）听闻距离／~ level 听力级／~ loss 听力损失，聋／conductive loss ~，transmittion loss ~ 传导性聋／~ organ 听觉器官／pagetoid loss ~ 变形性骨炎性聋／paradoxic loss ~ 听觉倒错性聋／sensorineural ~ 感觉神经性聋／~ loss factor 听力损失因素／~ loss with ageing 老年性听力损失／~ risk 听力保护／~ sensitivity 听觉敏感度／~ threshold 听觉阈／~ threshold curve 听阈曲线／~ threshold level（简作 HTL）听阈级／~ span（简作 HS）听域
hearing-aid *n*. 助听器
hearken *vi*. 倾听；给予注意
hearsay *n*. 传闻，谣言 *a*. 传闻的
heart *n*. ①心脏，心 ②心情；中心 ‖ abdominal ~ 腹位心／amored ~，armour ~ 装甲心（心包石灰质沉着）／~ and lungs 心与肺／athletic ~ 运动员心脏（无瓣膜疾病的心脏肥大／beer ~ 啤酒心（饮啤酒过度引起心脏扩大和肥大／beriberi ~ 脚气（病）心缺乏维生素 Bl 所致）／boat shaped ~ 舟状心（左心室扩张和肥大引起主动脉回流）／bony ~ 骨样心（心或心包有钙化斑点）／bovine ~ 巨心，牛心症／cervical ~ 颈位心／chaotic ~ 乱搏心（显示频繁过早收缩）／~ block（简作 HB）心传导阻滞／~ disease（简作 HD）心脏病／~，drop；pendulous ~ 滴状心，悬垂心／~，duck；wooden-shoe ~ 鸭心，木鞋状心／encasd ~ 禁闭心（伴有慢性缩窄性心包炎）／~，fat；fatty ~ 脂肪心／fiboid ~ 纤维心，心纤维变性／flask-shaped ~ 瓶状心（心包炎伴渗出液时 X 线所显示）／frosted ~，icing ~ 结霜样心，糖衣心（心包增厚时使心脏外形封冻如饼状）／~，glycogenic 糖原［贮积］心／~，goiter 甲状腺肿性心［肌障碍］／hairy ~ 绒毛心／hanging ~ 下垂心／hypoplastic ~ 发育不全心／~，icing；frosted ~ 糖衣心，结霜样心／intracorporeal ~ 体内人工心脏；／irritable ~ 易激心，神经性循环衰弱／~，kyphotic 驼背心／left ~，systemic ~ 左心／~，low 低位心／~，luxus 过大心（左心室扩张兼肥大）／lymph ~ 淋巴心（青蛙及鱼类）／~，military；neurocirculatory asthenia 神经性循环衰弱／myxedema ~ 黏液性水肿心／paracorporeal ~ 体侧人工心脏／pearshapd ~ 梨状心（主动脉瓣及左房室瓣病变时 X 线所显示）／pectoral ~ 胸前位心／~，pendelous；drop ~ 悬垂心，滴状心／~，peripheral 血管肌膜，血管肌层／~，Quain's fatty 奎因氏脂肪心／right ~，pulmonary ~ 右心／round ~ 圆形心（左房室瓣狭窄及回流时 X 线所显示）／sabot ~，wooden-shoe ~ 木鞋状心／~，skin 皮肤血管／solider's ~ 神经性循环衰弱／~，stony 石样心／~ sounds 心音／~，systemic；left ~ 左心［斑纹心］／tabby cat ~，thrushbreast ~，tiger ~，tiger lily ~ 斑纹心（心室壁内表面及乳突状肌上有斑纹，见于严重的脂肪变性／three-chambered ~，trilocular ~ 三腔心（一室两房或一房两室）／~，thyroid 甲状腺性［肌障碍］／tobacco ~ 烟草毒性心／~，Traube's 特劳伯氏肾病性心［肥大］／triatrial ~ 三房心（先天性畸形左心房为横隔分成上下两部分，故为三房）／~，Tubingen；beer ~ 啤酒心（饮啤酒过度引起的心脏）／~，turtle；sino-auricular ~ block 资房性心传导阻滞／~，villous；hairy ~ 绒毛心／wandering ~ 游动心／~，wooden-shoe 木鞋鞋状心／after one's own ~ 合某人的心意／at ~ 在内心里，本质上／break one's ~ 使某人伤心／by ~ 背诵，暗记／change of ~ 改变主意／find it in one's ~ to（do）意欲（做……），忍心（做……）／have sth at ~ 对某事极关心／have the ~ to（do）忍心（做……）／~ and hand 热心地／~ an soul 全心全意地／~ to ~ 贴心地；坦率地，诚恳地／in one's ~ of ~ s 在内心深处；实际上／lay sth to ~ 认真考虑某事，把某事铭刻在心／lose ~ 丧失勇气（或信心）set one's ~ at rest 安心，放心／set one's ~ on 使自己（某人）下决心做某事／take ~，pluck up（one's）~ 鼓起勇气（或信心）／the ~ of a matter 事情的实质／with all one's ~（或 with one's ~ and soul）真心诚意地；十分愿意地／with half a ~ 半心半意地／~ rate 心率／~ pacemaker 心搏器／~ muscule 心肌／~ lung preparation 离体心肺标本／~ lung machines 心肺机／~ syncope 热晕／~ thorb 心跳／~ valve 心瓣膜／~ tube 心脏管
Heart Dexedrine heart-shapped tablet 右旋苯异丙胺心形片剂
Heart Disease Research Foundation（简作 HDRF）心脏病研究基金会
heart gallop rhythm（简作 HGR）*n*. 心脏奔马律
Heart wood of sisso rosewood［植药］印度黄檀
Heart Dexedrine heart-shaped tablet 右旋苯异丙胺心形片剂／Heart 心脏（杂志名）
heartache *n*. 痛心，伤心
heart-block 心传导阻滞 ‖ ~，arborization／atrioventricular ~ 房室传导阻滞／bundle－branch ~，interventricular ~ 束支传导阻滞，室间传导阻滞／complete ~ 完全性房室传导阻滞／~，Gaskell's 房室传导阻滞／~，interventricular；auriculoventricular 室间传导阻滞，束支传导阻滞／sinoatrial ~，sinoauricular ~ 窦房传导阻滞
heartbeat *n*. 心跳，心搏
heart-bert *n*. 胸腺（羊）
heartboken *a*. 极度伤心的
heartbreaking *a*. 令人心碎的
heartburn *n*. 胃灼热，心口灼热
hearten *vi*. 振作；激励
heart-failure 心力衰竭 ‖ acute congestive ~ 急性充血性心力衰竭／backward ~ 后向性心力衰竭／congestive ~ 充血性心力衰竭／forward ~ 前向性公力衰竭／left-sided ~，left ventricular ~ 左心室衰竭／right-sided ~，right ventricular ~ 右心室衰竭
heartfelt *a*. 衷心的
heart-hormone *n*. 心［脏］激素
heart-hurry；tachycardia *n*. 心搏过滤，心动过滤
heartily *ad*. ①衷心地，热诚地 ②尽情地，非常地
heartless *a*. 无情的，残忍的 ‖ ~ ly *ad*.／~ ness *n*.
heart-sac；pericardium *n*. 心包
heartsick，heartsore *a*. 沮丧的，悲痛的
heart-sound *n*. 心声、心音
heart-stirring *a*. 振奋人心的
heart-stroke *n*. ①心搏动 ②心绞痛
heartwater *n*. 牛羊水胸病，牛羊水心胸病
heartworm *n*. 犬恶丝虫
hearty *a*. 诚恳的；健壮的；丰盛的；强烈的；胃口好的
HEAT human erythrocyte agglutination test 人红细胞凝集试验
heat（简作 H）*n*. 热，加热；热学；暑热；发情，性欲发动（雌动物）*vt*. & *vi*. （把……）加热；（使）变热 ‖ ~，animal 动物体温／atomic ~ 原子热／~，basal 基础热／~ capacity 热容量／~ cataract 热射线性白内障，玻璃工白内障／~ of combustion 燃烧热／~ of compression 压缩热／~ of condensation 凝结热 conductive ~ 传导热／convective ~ 对流热／~，critical 临界热／~ exchange 热交换／~ of crystallization 结晶热／~，of decomposition 分解热／~，delayed；recovery ~ 延迟热，恢复热（肌收缩）／~ of dilution 稀释热／~ of dissociation 离解热／~ of dissolution 溶解热／~，dry 干热／~，dutled 暗红热／~，effective 有效

热 / ~ of evaporation 蒸发热 / ~ of formation 生成热 / ~ of fusion 熔解热,熔化热 / ~, gentle 微热 / ~ of hydration 水合热 / initial ~ 初热(肌收缩开始时肌内产主之热)/ ~, innate 固有热 /latent ~ 潜热(被身体吸收,故不觉比前温暖,可能被身体吸收而体温不变的一种热)/ ~, mechamical equivalent of 热功当量 / ~, molecular 分子热 / ~ of neutralization 中和热 / prickly ~ 粟疹,痱子,汗疹 / ~, radiant 辐射热/recovery ~, delayed ~ 恢复热,延迟热(肌肉收缩开始变短时,肌收缩所生之热)/ ~ rash 痱子 / ~, red 赤热 / ~, relaxation 松缓热 / ~ senser 热传感器,热感受器 / ~-regulating center 热调节中枢 / sensible ~ 显热(被身体吸收后使体温上升的一种热)/ ~ shield (简作 HS) 热屏蔽,防热层 / ~ shock 热休克 / ~, of solution 溶解热 / ~ stable (简作 HS) 耐热的(抗原) / specific ~ 比热 / ~ spot 雀斑 / ~ stroke 中暑/ ~ of vaporization; ~ of evaporation 蒸发热 / ~, white 白热 / at a ~ 一(口)气地/in the ~ of 在(辩论等)最激烈的时候 / ~ transfer coeffcient (简作 HTC) 传热系数 / ~ noise 热噪声 / ~ transfer unit (简作 HTU) 热传导单位 / ~ transfer medium (简作 HTM) 传热介质 / ~ treat (简作 ht) 热处理 / ~ treatment (简作 ht tr) 热处理 / ~ treatment telmperature (简作 HTT) 热处理温度

Heat Exchange Institute [美] (简作 HEI) 热交换学会

heat-apoplexy *n*. 中暑

heatblock *n*. (心) 传导阻滞

heat-cramps *n*. 中暑性痉挛

heat-developed 热显影的

heated *a*. ①发怒的,愤怒的,加了热的 ②激烈的,热烈的 ‖ ~ vaporization atomic absorption spectroscopy (简作 HVAA) 加热蒸发原子吸收分光学

heater (简作 H) *n*. ①发热器,加热器 ②灯丝 ③热源 ‖ ~, celluloid 赛璐珞加热器 / ~, spray bottle 喷雾加热器 / ~, water 水加热器

heateramp *n*. 热痉挛

heat-exhaustion *n*. 中暑衰竭

Heath's operation (Christpher Heath) 希思手术(切断下颌骨的升支,治关节强硬)

heat-hyperpyrexia *n*. 中暑过高热

heat-induced damage 热损伤

heating *a*. 加热的;供暖的, *n*. 加热;供热;暖气(装置) ‖ electric ~ 电气取暖 / stream ~ 蒸汽取暖

Heating Air-Conditioning and sanitary Standard (简作 HASS) (日本)空气调节及卫生工业协会标准

heating surface (简作 HS) *n*. 加热表面; 受热面积

heating value (简作 HV) 热值,卡值

heatken *vi*. 倾听;给予注意

heat-labile *a*. 不耐热的

heat-loading capacity 热载能力

Heaton's operation (George Heaton) 希顿手术(腹股沟疝手术)

heatproof *a*. 抗热的

heat-prostration *n*. 中暑衰竭,中暑虚脱

heat-radiation treatment 热—放射治疗

heat-rash; **miliaria** *n*. 粟疹,痱子,汗疹

heat-ray cataract 热射线性白内障,玻璃工白内障

heat-regulating *a*. 热调节的

heat-regulation *n*. 热调节

heatronic *a*. 高频的

heat-sensitive *a*. 热敏的

heat-sensitivity *n*. 热敏

heat-sensor *n*. 热敏器

heatspot *n*. 雀斑;热觉点

heat-stable *a*. 耐热的

heat-stable alkaline phosphatase (简作 HSAP) 耐热碱性磷酸酶

heat-sterilization *n*. 热消毒法

heatstroke *n*. 中暑

heatthrob *n*. 心跳

heat-treat *n*. 热处理

heat-treated plasma fracltion (简作 HTPF) 热处理血浆部分

heat-unit *n*. 热单位

heave (heaved 或 hove) *vt*. 举起;使鼓起;发出(叹息、呻吟等) *vi*. 胀起;鼓起;起伏;喘息;呕吐风举 *n*. 拉;鼓起; ‖ ~s (复)马气喘病

heaven *n*. (常用复)天;天空 ‖ in ~ 已死,(用以加强语气)究竟,到底/more ~ and earth 竭尽全力/to ~(s) 极度地/under ~ (用以加强语气)究竟,到底 ‖ ~ly *a*. 天的,天空的 *ad*. 极,无比地

Heaven dust cocaine (简作 HD) *n*. 可卡因

heaves; **broken-wind** *n*. 马气喘病

heavily *ad*. 沉重地;沉闷地;严重地;缓慢地,吃力地;大量地

heaviness *n*. 沉重;沉闷

heavy water (简作 HW) 重水

heavy (简作 hv) *a*. 重的

heavy duty (简作 hd) *a*. 重型的,大功率的

heavy element radioactive materia1 electromagnetic separator (简作 HERMES) 重元素放射性同位素电磁分离器

heavy meromyosin 重酶解肌球蛋白

heavy metal ion *n*. 重金属离子

heavy metal poisoning 重金属中毒

heavy metals *n*. 重金属

heavy (简作 H) *a*. 重的;浓稠的;繁重的;沉重的;大量的;重大的;(酒类)烈性的;阴沉的;难消化的 *ad*. 沉重地次量地 ‖ ~ with child 怀孕 / ~ chain 重链 / isotpoe 重同位素 / ~ label 重标记 / ~ metal contamination 重金属元素污染 / ~ metal stain 重金属染料 / ~ shoulder DNA 高肩

heavy-hearted 心情沉重的

heavy-oxygen-enriched water (简作 HOEW) 含氧最多的水,富氧水

heavyset *a*. 身材矮胖的

heavyweight *a*. 特别重的

Heb Hebrew *n*. 希伯来人;希伯来语(宗教)

hebatin; **ferrheme** *n*. 正铁血红素 ‖ ~, reduced; heme 血红素

Hebccnema *n*. 毛细蝇属

hebd hebdomada [拉] *n*. 一周

Hebdom hebdomada [拉] *n*. 一周

hebdomad *n*. 7天,一周

hebdomada (简作 hebd,hebdom) [拉] *n*. 一周

hebdomadal *a*. 一周的;出生后第一周的

hebeosteotomy, **hebetomy** *n*. 耻骨切开术

hebephrenia *n*. 青春型精神分裂症 ‖ grafted ~ 嫁接性青春型精神分裂症

hebephreniac *n*. 青春型精神分裂症患者

hebephrenic; *a*. 青春型精神分裂症的 *n*. 青春型精神分裂症患者

hebephreno-catayonia *n*. 青春期痴呆

Heberdan's asthma (William Heberden) 心绞痛 ‖ ~ disease 赫伯登病(小关节风湿病,伴远侧指节间关节内或附近结节; ②心绞痛)/ ~ nodes (signs) 赫伯登结(征)(通常在远侧指节间关节处形成小而硬的结节,因关节软骨刺钙化而成,伴有指节间骨关节炎,遗传为重要病因)/ ~ rheumatism 赫伯登风湿病(指关节风湿病,表现为结节形成)

hebet- [构词成分] 青春期

hebetate *v*. (使) 变钝 *a*. 鲁钝的

hebetic *a*. 青春期的

hebetomy; **pubiotomy** *n*. 耻骨切开术

hebetude *n*. 迟钝,精神迟钝,兴趣丧失

hebetudinous *a*. 迟钝的

hebetudo [拉]; hebetude [希] *n*. 迟钝,精神迟钝 ‖ ~ auris bray-acusia 听觉迟钝,轻性聋 / ~, sensuum; mental hebetude 感觉迟钝,精神迟钝

hebiatrics *n*. 青年医学,青年期医学

hebin [希 puberty] *n*. 青春激素(促性腺激素的旧名)

heboid [希] *n*. 单纯型精神分裂症

heboidophrenia *n*. 单纯型早发痴呆

heboid-paranoid 单纯型妄想狂型精神病 [类]

hebosteotomy *n*. 耻骨切开术

hebotomy *n*. 耻骨切开术

hebphrenia *n*. 青春期痴呆

Hebra Xanthii [拉;植药] 苍耳

Hebra's disease; **erythena multiforme exudativum** 黑布拉氏病,轻型(渗出性)多形红斑; ‖ ~ iodine caustic 黑布腊氏碘腐蚀剂 / ~ itch ointment; compound sulfur ointment 黑布腊氏止痒软膏 / ~ lead ointment; diachylon ointment 黑布腊氏[油酸]铅软膏 / ~ pityriasis; pityriasis rubra 黑布腊氏糠疹,红糠疹 / ~ prurigo; true prurigo 黑布腊氏痒疹,真痒疹

Hebrew (简作 Heb) *n*. 希伯来人;希伯来语(宗教)

HEC Health Education Council 卫生教育委员会(英) /high-energy chemistry 高能化学/ Hollerith electronic computer 何勒内斯电子计算机 羟基麦角骨化醇

hecatomeral *a*. 两分的(指某些神经元)

hecatomeric; **hecatomeral** *a*. 两分的(指某些神经元)

Hecht's phenomenon 黑希特现象,鲁雷二氏现象(上肢紧缚时皮下显小出血点,见于猩红热及出血性素质)

Hecht's test 黑希特试验(检梅毒)

Heckerls Law [karl.v. 德、产科医师 1827—1882] 黑克尔氏定律(相继生育时,后生儿比新生儿重 150 ~ 200 克)

hecogenin *n*. 剑麻皂甙配质,核柯配质,羟螺烷酮

hect hectare ***n***. 公顷(=100 公亩,10 000 平方米)
hect(o)-[希][构词成分]百
hectare(简作 hect)***n***. 公顷(=100 公亩,10 000 平方米)
hectic ***a***. 消耗性的,疾病的,潮热的 ***n***. 消耗热,肺病热(患者)
hecto(简作 H)***n***. 百(前缀,表示 100)
hectocurie 百居里
hectog hectogram ***n***. 百克(100 克)
hectogram(简作 hectog)***n***. 百克(100 克)
hectol hectolitre ***n***. 百升
hectoliter(简作 hectol)***n***. 百升
hectom hectometer ***n***. 百米
hectometer(简作 hectom)***n***. 百米
Hectopsyllidae ***n***. 百蚤科
hectowatt(简作 hw)***n***. 百瓦(特)
HED Haut-Einheits-Dosis[德]***n***. X 线皮肤单位量(Seitz 和 Wintz 制定的调线剂量单位)
Hedaquinium Chloride 海达氯铵(抗真菌药,消毒防腐药)
Hedeoma[拉]***n***. 穗花薄荷属 ‖ ~ pulegioides; American pennyroyal 穗花薄荷
Hedera ***n***. 常春藤属
Hedera helix L. car, colchica C. Koch 小风藤[植药]
Hedera helix L. 欧常春藤[植药]
Hedera nepalensis K. Koch var. sinensis(Tobl.)Rehd.[拉,植药]中华常春藤
Hedera nepalensis K. Koch[植药]多枝藤常春
hederagenin ***n***. 常春藤甙配质
hederiform[拉 hedera ivy + forma shape]***a***. 藤样的(神)经末梢
hederin ***n***. 常春藤皂甙(得自常春藤果)
hedge ***n***. 树篱;障碍 ***vt***. 妨碍;包围 ***vi***. 规避,推委 ‖ not grow on every ~ 稀少,稀有
Hedgehog[动药]刺猬 ‖ ~ skin[动药]刺猬皮 / ~ hide[动药]刺猬皮
hedger cataract 篱工内障(棘刺性角膜混浊)
hedonia ***n***. 异常欢乐
hedonic ***a***. 异常欢乐的,快感的,享乐主义的 ***n***. 享乐主义学说
hedonics ***n***. 快感学
hedonism ***n***. 享乐主义,求乐伦
hedonist ***n***. 享乐主义者
hedonophobia ***n***. 欢乐恐怖。
hedratresia ***n***. 肛门闭锁,锁肛
hedrocele[希 hedra anus + kele hernia]***n***. 脱肛
hedrosyrinx[希 hedra anus + syrinx pipe]; **fistula in ano** ***n***. 肛门瘘
Hedulin ***n***. 苯茚二酮(phenindione)制剂的商品名
Hedwigiaceae ***n***. 虎尾键科(一种稗类)
Hedychium ***n***. 姜花属 ‖ ~ Coronarium[拉,植药]姜花 / ~ spicatum[拉,植药]白草果
Hedyotis chrysotrixha; Oldenlandia chrysotricha[植药]黄毛耳草[植药]
Hedyotis corymbosa; Oldenlandia corymbosa(L.)[植药]水线草
Hedyotis diffusa Wild.[拉,植药]白花蛇舌草
Hedyotis hispida Retz.[拉,植药]粗叶耳草
Hedyotis lancea Thunb.[拉,植药]剑叶耳草
Hedyotis pinifolia Wall; Oldenlandia pinifolia(Wall.)K. Schum. 松叶耳草
Hedyotis tenelliflora Bl.[拉,植药]纤花耳草
Hedyotis uncinella Hook. et Arn.[拉,植药]长节耳草
Hedysarum L. ***n***. 岩黄芪属 ‖ austrosibiricum B. Fedtsch.[植药]紫花岩黄芪 / limprichtii Ulbr.[植药]川西岩黄芪 / ~ polybotrys Hand-mazz 多序岩黄芪 / sikkimense Benth. 锡金岩黄芪 / ~ viciodes Turcz. Var. Taipeicum(Hand. Mazz.)Liu[植药]太白岩黄芪
Hedytis mellii Tutch.[拉,植药]卷毛耳草
HEED high-energy electron diffraction ***n***. 高能电子衍射
heed ***v***. & ***n***. 注意,留意 ‖ ~ful ***a***. 注意的,留心的(of) / ~less ***a***. 不注意的
heel ***n***. 足跟 ***vt***. 紧跟;追赶 ***vi***. 在后紧随,快跑 ‖ anterior ~ 跗骨垫/big ~巨跟(症)/ painful ~足跟痛 / ~, cracked; keratodermia plantare sulcatum 趾沟状脚皮病 / ~, gonorrheal 淋病性脚跟 / ~, policeman's 警察脚跟[痛]/prominent ~足跟隆突 / ~, Thomas 托马斯氏鞋跟/ at ~ 紧跟在后/at(或 on)sb's ~ 紧跟在某人后面 /come to ~ 服从,附和/drag one's ~ 拖着脚步走;迟缓误事;不合作/follow on(或 upon) the ~s of 紧跟在……的后面/to ~ 紧跟着,追随着/tread on the ~s of 紧随……之后
heel-fly; Hypoderma bovis Dog. ***n***. 皮下蝇,牛皮下蝇
heel-jar ***n***. 跟震(足跟落地时的震动,用以试验脊椎结核及肾结石)
heel-tap ***n***. 叩跟反射
HEENT head, eyes ears, nose and throat ***n***. 头、眼、耳、鼻、喉
Heerfordt's syndrome(disease) 黑福特综合征(病)(一种偶见的肉样瘤病,包括腮腺和泪腺增大、前色素层炎、贝尔(Bell)麻痹和发热,亦称眼色素层腮腺炎)·
Heerklotsichthys punctatus(Ra ppeU) 斑点青鳞鱼(隶属于鲱科 Clupeidae)
hefeflavin ***n***. 酵母黄素
hefemony ***n***. 霸权
Hefke -Turner sign ***n***. 海—特二氏征(髋关节病变时 X 线象闭孔变宽变形)
Hefke-Turner sign 海—特征(X 线片上正常闭孔阴影的轮廓增宽变形,提示髋关节病变。亦称闭孔征)
hefty ***a***. 很重的,健壮的,大的
Hegart's dilators 黑加扩张器(以粗细不同的各种探条,扩张官颈口)‖ ~ method 黑加氏治疗片 / ~ operation 黑加氏手术(会阴缝术)/ ~ sign 黑加征(子宫下段变软,为妊娠指征)
HEI Heat Exchange Institute[美]热交换学会
Heiberg-Esmarch maneuver[Jacob Heiberg 挪外科医师 1843—1888]; **Johann Friedrich August von Esmarch** 德外科医师 1823—1908 海—埃二氏手法(麻醉时下颌向前推移法)
Heichelheim's test[Rudolf 德医师]海歇耳海姆氏试验(检胃动力)
Heidehain's syndrome 海登海因综合征(一种进展迅速的变性疾病,表现为皮质性失明、早老性痴呆、构音障碍、共济失调、手足徐动症样运动及全身僵直)
Heidelberg man; Homo heidelbergensis 海德堡人(史前人,其下颌及齿于 1907 在德国海德堡附近地方发见)
Heidenhain's cells(Rudolf P, Heidenhain)海登海因细胞(胃腺的主细胞和壁细胞)‖ ~ cresents 海登海因氏新月细胞 / ~ iron hematoxylin stain 海登海因铁苏木精染剂(显示大部分细胞结构如细胞核、染色体、中心粒、纤维线粒体、纤毛等的一种重要的细胞染色法)/ ~ law 海登海固定律(腺体分泌总是包含腺体结构的改变)/ ~ powch 海登海因小胃/~ rods 海登海因杆(肾小管杆状细胞)/ ~ stain 海登海因染剂(铁苏木精染剂)/ ~ theory 海登海因学说(毛细管壁为一分泌膜由血等形成壁外体液(2)肾小球分泌水及盐,肾小等细胞分泌氮化物)
height finding instrument(简作 HFI)测高计
height(简作 H)***n***. 高,高度;顶点;高地;海拔 ‖ apex ~最大收缩高(肌)/ ~, body 身高/ ~ of contour 外形凸度/cusp ~(牙)尖高(度)/ ~, orbital 眶高 / ~, sitting suprasternal 胸骨上坐高 / sitting vertex ~, sitting ~顶坐高,坐高/standing ~ 立高 / ~ age(简作 HA)身高年龄 / ~ vertigo 高度性眩晕
heighten ***v***. 给……加高,提高;增大;加深,(使)变显著
Heilbronner's thigh(sign)(Karl Heilbronner)海尔布伦内股(征)(患者在硬褥上仰卧时,如为器质性麻痹,股宽大而扁平,如系臆病性麻痹则无此征)
Heim's pills[Ernst Lndwis 德医师 1747—1834]海姆氏丸(①含吐根、洋地黄、鸦片、土木香脑 ②含藤黄、洋地黄、海葱锑和茴芹根)
Heim-Kreysig sign 海姆—克赖济希征(粘连性心包炎时,肋间隙与心收缩期呈现陷凹)
Heimlich maneuver 海姆利希推下法
Heine's operation 海因手术(青光眼睫状体分离术)
Heineke-Mikulicz operation[Walter Hermann Heineke 德外科医师 1834—1901; Johann von Mikulicz-Ra-decki 波外科医师 1850—1905]海—米二氏手术(幽门扩张术)
Heineke-Mikulicz pyloroplasty(operation) 海内克—米库利奇幽门扩张术(纵向切开幽门,横向缝住切口,以重建幽门管)
Heine-Medin disease 海口—梅丁病(脊髓灰质炎的主型,侵及中枢神经系统,可能有瘫痪)
Heinz bodies(granules), Heinz-Ehrlich bodies(Robert Heinz; Paul Ehrlich)海因茨体(粒)、海因茨-埃利希小体(球菌状包涵体,由血红蛋白受氧化破坏并沉淀后形成,见于某些异常的血红蛋白及缺酶的红细胞内,在新鲜血涂片中有折射性,用超活体染色法可显出此球体)
heir ***n***. 后嗣;继承人
Heiser's treatment[Victor G. 美医师 1873 生]海泽氏疗法(治麻风)
Heisrath's operation(Friedrich Heisrath)海斯腊恩手术(切除睑板皱 以治沙眼)
Heister's diverticulum(Lorenz Heister)颈静脉上球 ‖ ~ fold, ~ valve 螺旋瓣
Heiwingia himalaca Clarke[拉,植药]西藏青荚叶
Heizmannia ***n***. 领蚊属,哈蚊属,赫蚊属 ‖ ~ achaetae 无宗领蚊

/ ~ catesi 银颊领蚊 / ~ chengi 郑氏领蚊 / ~ kiangsinensis 江西领蚊 / ~ lii 李氏领蚊 / ~ macdonaldi 线缘领蚊 / ~ reidi 多栉领蚊 / ~ taiwanensis 台湾领蚊
HEK human embryo kindey cell culture 人胚肾细胞培养/human embryo kindey 人胚肾细胞
Hektoen phenomenon (Ludvig Hektoen)赫克顿现象(将几种抗原注入具有变应性状态的动物体内,新抗体产生的范围扩大,而且包括产生以前感染过的和免疫过的对应抗体)
HEL hen's egg-white lysozyme 鸡蛋清溶菌酶 human embryo lung cell culture 人胚肺细胞培养/ human embryo lung 人胚肺/ Human Exercise Laboratory 人类运动实验室/ high energy laser 高能激光
Hel(o)- [希][构词成分] 甲,爪,钉;疣;胼胝
HeLa Henrietta Lacks strain of cancer cells ***n***. 希拉瘤细胞株
HeLa cell Henrietta Lacks strain of cancer cells ***n***. 希拉肿瘤细胞(人子宫颈癌传代细胞(首次连续培养的癌细胞株,HeLa 由一患者姓名字首组成,1951 年从其所患的宫颈癌中分离得到,用以研究细胞阶段的生活过程,包括病毒的研究)
Helarctos malayanus Raffles [拉;动药] 马来熊
Helbing's sign (Carl E Helbing)黑尔宾征(由后面看时,跟贬向内侧弯曲,见于平足)
helc- [希][构词成分] 溃疡
helciplasty ***n***. 溃疡成型术
helco-; helc-[希][构词成分] 溃疡
Helcococcus ***n***. [拉] 创伤球菌属 ‖ ~ kunzii [拉] 孔氏创伤球菌(昆兹氏创伪球菌)
helcodermatosis [希 helkos ulcer + dermatosis] ***n***. 溃疡性皮肤病
helcoid ***a***. 溃疡状的
helcology ***n***. 溃疡学
helcoma [希] ***n***. 角膜溃疡
helcomenia ***n***. 经期溃疡
helcoplasty ***n***. 溃疡成形术
helcosis ***n***. 溃疡形成
Helcosoma tropicum 热带利什曼(原)虫
helcotic ***a***. 形成溃疡的
helcotomy; elcotomy ***n***. 溃疡切除, 溃疡切开
held hold 的过去式和过去分词
Held's bundle [Hans 德解剖学家 1866 生]; **tectospinal tract** 顶盖脊髓束 ‖ ~decussaton 听神经交叉
Heleidae ***n***. 蠓科
helenalin ***n***. 锦金菊素,堆金菊素
Helenicula ***n***. 合轮螨属 ‖ ~ globularis 珠感合轮螨, 球感合轮恙螨 / ~ kohlsi 港合轮螨 / ~ litchia 荔器合轮螨 / ~ rectangia 方盾合轮螨 / ~ simena 西蒙合轮螨
helenin; alant camphor ***n***. 土木香内酯,土木香脑
helenine ***n***. 海仑菌素(一种抗病毒物质)
Helenopolypus ***n***. 海葵属
Heleopera Leidy 截口虫属
Heleopera petrioola Leidy 附石截口虫属
Heleopera sylvatica Penard 收音截口虫
helexin ***n***. 常春藤皂甙
HELF human embryonic lung fibroblast 人胚肺成纤维细胞
heli(o)- [构词成分]日光,日
Helianthemum ***n***. 半日花属
helianthin ***n***. 甲基橙,半日花素
Helianthus L. 向日葵属 ‖ ~ annuus L. [拉,植药] 向日葵 / ~ tuberosus L. [拉,植药] 菊芋
heliation ***n***. 日光疗法
helic(o)- [希][构词成分] ① 螺旋 ②蜗 ③圈
helical ***n***. 螺旋(线)的,螺旋形的 ‖ ~ liposomes 螺旋脂质体 ‖ ~ly ***ad***.
helicase ***n***. 螺旋酶
Helice tientsinensis (**Rathbun**) 天津厚蟹(隶属于方蟹科 Grapsidae)
Helice tridens sheni (**Sakai**) 沈氏厚蟹(隶属于方蟹科 Grapsidae)
Helice wuana (**Rathbun**) 伍氏厚蟹(隶属于方蟹科 Grapsidae)
Helicella ***n***. 厚壳大蜗牛属
Helicellidae ***n***. 风厚壳大蜗牛科
helices ***n***. 单环
heliciform ***a***. 螺旋状的;耳轮的
helicin ***n***. 水杨醛葡萄糖苷, 氧化水杨苷
helicine ***a***. 螺旋状的;耳轮的
helicine artery 螺旋动脉
helicity ***n***. 螺旋性
helico- [希][构词成分] ① 螺旋 ②蜗 ③圈
Helicobacter [拉] ***n***. 螺杆菌属 ‖ ~ acinonyx [拉] 猎豹螺杆菌 / ~ canis [拉] 犬螺杆菌 / ~ cinaedi [拉] 同性恋螺杆菌(同性恋弯曲菌) / ~ felis [拉] 猫螺杆菌 / ~ fennelliae [拉] 芬纳尔螺杆菌(芬纳尔弯曲菌) / ~ hepaticus [拉] 肝螺杆菌 / ~ muridarum [拉] 鼷鼠螺杆菌(小家鼠螺杆菌) / ~ mustelae [拉] 鼬鼠螺杆菌(伶鼬鼠螺杆菌,幽门弯曲菌鼬鼠亚种) / ~ nemestrinae [拉] 猕猴螺杆菌 / ~ pametensis [拉] 帕美特螺仟菌 / ~ pullorum [拉] 肠胃炎螺杆菌/ ~ putoriorum [拉] 雪貂螺杆菌 / ~ pylori [拉] 幽门螺杆菌(胃螺杆菌,幽门弯曲菌)
Helicobacterium [希] ***n***. 螺杆菌属 ‖ ~ aerogenes 产气 螺杆菌
HelicocephaSidaceae ***n***. 臣符臣卷头霉科(一种藩类)
helicoid ***a***. ① 螺旋状的; ②耳轮状的 ***n***. 螺旋面,螺旋体
Helicolenus hilgendorfi 赫氏无鳔(隶属于科 Scorpaenidae)
helicopepsin ***n***. 螺蛋白酶
helicopod ***a***. 螺旋形步态的,环形步态的
helicopodia ***n***. 螺旋形步态, 环形步态
helicoprotein ***n***. 螺糖蛋白
helicopter ***n***. 直升飞机 ***v***. 用直升飞机载送
helicorubrin ***n***. 螺血红素,螺血色素
Helicospore ***n***. 旋孢子, 卷孢子
Helicosporidia ***n***. 旋孢子目
helicosporidium ***n***. 旋孢子虫
helicotrema ***n***. (耳)蜗孔
helicotron ***n***. 螺线质谱计
helics ***n***. 螺旋构形
Helicteres angustifolia L. [拉, 植药] 山芝麻
Helicteres elongata Wall. [拉, 植药] 长序山芝麻
Helicteres isoraL. [拉, 植药] 火索麻
Helictometra fasciata (**Rudolphi**) 带绕宫吸虫(隶属于裸头科 Anoplocephalidae)
helide ***n***. 氦化物
Helie's bundle [Louis Theodore 法解剖学家及妇科学家 1804—1867] 埃利氏束(子宫肌)
helieclipticum scotoma 日蚀性暗点
heliencephalitls ***n***. 日射性脑炎
Helina deleta 毁阳蝇 ‖ ~ guadruni 四点阳蝇
helio- 日光, 日
helioaerotherapy ***n***. 日光空气疗法
Heliobacillus [拉] ***n***. 螺旋菌属 ‖ ~ mobilis [拉] 运动螺旋菌
Heliobacterium [拉] ***n***. 螺旋杆菌属 ‖ ~ Chlorum [拉] 绿螺旋杆菌
heliobrom ***n***. 二溴鞣酸尿素
heliochrome ***n***. 天然色照片,彩色照片
heliochromic 天然色照片的
heliochromy 天然色摄影术
Heliodiscus asteriscus Hseckel 星太阳盘虫
Heliodiscus echiniscus Hseckel 刺太阳盘虫
Heliodiscus Haeckel 太阳盘虫属
Heliodiscus phacodiscus haeckel 镜太阳盘虫
Heliofingia actiniformis (**Quoy et Gaimard**) 辐石芝珊瑚(隶属于石芝珊瑚科 Fungiidae)
Heliogram ***a***. 回光信号
Heliogramma ***a***. 日照纸
heliography*a*. 回光信号
Heliograph*a*. 日光反射信号器
heliogravure*a*. 凹版照相术
heliolamp ***a***. 日光灯
Heliolothium aureum Schewiakoff 金黄太阳石虫
Heliomycin ***n***. 海利霉素(抗虚弱药)
heliomyelitis ***n***. 日射性脊髓炎
helion ***n***. 氦(化学元素)
helionosus ***n***. 日照病
heliopathia ***n***. 日光病,日照病
heliophage; **chromatophore** ①色素细胞 ②载色体
helioscope ***n***. 太阳镜
heliosensitivity ***n***. 日光敏感性
heliosin ***n***. 海利奥辛(含有角蛋白和多种无机盐类的制剂)
heliosis ***n***. 日射病,中暑
Heliosphaerinae Haeckel 日球虫亚科
heliostat ***n***. 定日镜
heliotaxis ***n***. 趋日性,趋光性
heliotherapy ***n***. 日光疗法,日光浴
Heliothis armigera cytoplasmic polyhedrosis virus 棉铃虫胞质型多角体病毒
Heliothis armigera granulosis virus 棉铃虫红彩病毒
Heliothis armigera nuclear polyhedrosis virus 棉铃虫核型多角体病毒
Heliothis assulata nuclear polyhedrosis virus 於夜蛾核型多角体病毒

Heliothis virescens nuclear polyhedrosis virus 绿棉铃虫核型多角体病毒
Heliothis zea cytoplasmic polyhedrosis virus 美洲棉铃虫胞质型多角体病毒
Heliothis zea granulosia virus 美洲棉铃虫颗粒体病毒
Heliothis zea nuclear polyhedrosis virus 美洲棉铃虫核型多角体病毒
Heliothrix［拉］***n*.** 螺丝菌属 ‖ ～ oregonensis［拉］俄勒冈螺丝菌
Heliotiales ***n*.** 趋光菌目
Heliotrope B 水晶紫(四乙蓝光碱性酚藏花红染色液)
heliotropin; piperonal ***n*.** 胡椒醛，天芥菜精
heliotropism ***n*.** 向日性，向光性
Heliotropium indicum L.［拉，植药］大尾摇
Heliozoa ***n*.** 太阳虫纲
heliozoa ***n*.** 太阳虫
heliozoan ***a*.** 太阳虫(的)
Heliozoia Haeckel 太阳亚纲
heliozoic ***a*.** 太阳虫(的)
Heliozoida Haeckel 太阳虫目
helisterine 蜗牛甾醇
helium 氦(化学元素)
helix ***n*.** 螺旋构型，螺旋线；耳轮；蜗牛 ‖ alpha～ α－螺旋/double ～ 双螺旋结构，双螺旋线 / ～，DNA 脱氧核糖核酸螺旋结构 / ～destabilizing protein 螺旋松解蛋白
Helix 大蜗牛属
helix-coil transition 螺旋－线圈转变
Helkesimastix［希 helkein to drag ＋ mastix whip］***n*.** 曳鞭毛虫属 ‖ ～ fecicola 粪生曳鞭毛虫 / ～，fetid; Symplocarpus foetidus 臭嚏根草，臭菘 / ～，stinking 臭菘
hell ***n*.** 地狱；苦境 ‖ a ～ of 极度的；难以容忍的 / be ～ for 对……极度关心；竭力坚持……/in ～(加强语气)究竟，到底 / like ～ 拼命地，极猛地
Hellat's sign(**Piotr Hellat**)希拉特征(乳突化脓时音叉试验患区骨导较其他部位为短)
hellcopodia ***n*.** 螺旋形步态，环形步态
Helleboraceae ***n*.** 铁筷子科
hellebore ***n*.** 嚏根草，黎芦 ‖ American ～，green ～ 绿黎芦/black ～ 黑嚏根草 / ～，european; Veratrum album 白藜芦 / ～，false; adonis 福寿草，侧金盏花 / ～，fetid; Symplocarpus foetidus 臭嚏根草 / ～，stinking 臭菘/white ～ 白葵芦
helleborein ***n*.** 嚏根草甙
helleborin ***n*.** 嚏根草因
helleborism ***n*.** 嚏根草中毒
Helleborus ***n*.** 嚏根草属，铁筷子属 ‖ ～ foetidus 臭嚏根草 / ～ niger 黑嚏根草 / ～ **tibetanus Franch.**［拉，植药］铁筷子 / ～ viridis L. 绿藜芦
hellebrin ***n*.** 黑嚏根草甙，嚏根因
Hellendall's sign (Hugo Hellendall)黑伦达尔征(见 Cullell、sign)
Hellene ***n*.** 希腊人
Heller's esophagomyotomy (myotomy, operation)(Ernst Heller)海勒食管肌切开术(肌切开术、手术)，食管贲门肌切开术
Heller's operation (Ernst Heller) 贲门肌切开术
Heller's test (Johann F, Heller)海勒试验(检尿白蛋白、尿血、尿葡萄糖)
Heller-Döhle diease (Arn L G, Heller; Karl G P Dohle) 梅毒性主动脉炎
Hellichia ***n*.** 希蚋属
Hellin's law (Dyonizy Hellin) 海林定律(用以计算多胎妊娠的发生率，89 例妊娠中有 1 例为双胞胎，每 89×89 或 7921 例妊娠中有 1 例为三胞胎。每 89×89×89 或 704 969 例中有 1 例为四胞胎)
Helly's fixing fluid 海利氏固定液(同岑克尔氏液，而免去醋酸或代以等量福尔马林)
helmet ***n*.** 盔
helmet, neurasthenic 神经衰弱性头盔［紧束］感
Helmholtz - Gibbs equation ［Hermann Ludwig Ferdi-nand von Helmholtz 德医师、物理及生理学家 1821—1894; Josiah Willard Gibbs 美数学及物理学家 1839—1903］黑—吉二氏方程式(表示二物相等)
Helmholtz's ligament ***n*.** (Hermann L. F. von Helmholtz)黑尔姆霍尔茨韧带(附着于鼓大棘的锤骨前韧带部分)‖ ～ free energy 黑尔姆霍尔茨自由能 / ～ resornators 黑尔姆霍尔茨共鸣器 / ～ theory 黑尔姆霍尔茨学说(听觉学说：每一基底纤维对特定音调作出共振性反应，并刺激位于该纤维的柯替(Corti)器的毛细胞，刺激毛细胞而形成的神经冲动，则传至大脑)/ ～ theory of accormodation 黑尔姆霍尔茨调节学说
helminth ***n*.** 蠕虫，肠虫
helminthagogue ***n*.** 驱肠虫 ***a*.** 驱肠虫的
helminthemesis ***n*.** 吐虫
helminthiasis ***n*.** 蠕虫病 ‖ ～ cutanenous 皮肤蠕虫病，游走性皮炎 / ～ elastica 蠕虫性弹性瘤 / ～ wucherei 丝虫病
helminthic ***a*.** 蠕虫的 ‖ ～ uveitis 蠕虫性葡萄膜炎
helminthicide ***n*.** 杀蠕虫药
helminthism ***n*.** 蠕虫寄生
helmintho-; helminth-［希］［构词成分］蠕虫，肠虫
Helminthochorton［helminth ＋ chortos grass］; **Corsican moss** ***n*.** 科西嘉驱虫红藻
helminthocoprology ***n*.** 蠕虫粪便学
helminthoid ***a*.** 蠕虫样的
helminthology ***n*.** 蠕虫学
helminthoma ***n*.** 蠕虫瘤
helmintho-ovoscopy ***n*.** 蠕虫卵镜检法
helminthophobia ***n*.** 蠕虫恐怖
Helminthosporium ***n*.** 长蠕孢属
helminthous ***a*.** 懦虫的
helminthzoonosis ***n*.** 人畜共患蠕虫病
Helmp hydrocolloid impression 水胶体印模(牙科)
HELO high energy liquidoxidizer ***n*.** 高能液体氧化剂
helo- 甲，爪，钉，钉胼
Helobiae ***n*.** 水生目(植物分类学；亦称沼生目)
Heloderma ***n*.** 毒蜥属 ‖ ～ horridum; beaded lizard 珠毒蜥 / ～ suspectum 毒蜥
helodes ***a*.** 沼地的
heloma ***n*.** 鸡眼，钉胼 ‖ ～ durum 硬鸡眼/～ molle 软鸡眼
helomyza modesta 扑粪绳
helonias ***n*.**［黄］地百合根
Helonias［希 helos a marsh］***n*.** 地百合属
helonin ***n*.** 地百合素
Helophilus ***n*.** 棘蝇属
helopyra; malarial fever ***n*.** 疟疾
helosis ***n*.** 鸡眼
Helotholus histricosa Jorgensen 笠虫
Helotholus Jorgensen 笠虫属
helotic ***a*.** 鸡眼的
helotomia ***n*.** 鸡眼切除
helotomon; corn-cutter ***n*.** 鸡眼刀
helotomy ***n*.** 鸡眼切除，胼胝切除
help ***vt*.** 帮助；促进；治疗；补救；(与 can，can't，couldn't 连用)避免，阻止 ***vi*** 有帮助；有用 ***n*.** 帮助；助手；治疗；挽救办法 ‖ cannot ～ but 不得不……/～…… on(或 forward)使…… 获得进步(或进展)/ ～ oneself to 自用(食物等)；擅自取用 / ～ with the ～ of 利用……，借助……，在……的帮助下 / ～ out 帮助完成，起辅助作用/ ～er ***n*.** 助手，援助者，辅助 / ～ phage 辅助噬菌体 / ～ virus 辅助病毒
HELP Health Evaluation through Logical Processing 通过逻辑处理健康鉴定/ Hospital Employees Labor Program 医院雇员劳动计划
helpful ***a*.** 有帮助的；有用的；有益的 ‖ ～ly ***ad*.** 有帮助地；有用地；有益地 ‖ ～ness ***n*.** 有帮助；有用；有益
helpless ***a*.** 无助的；无能的；没用的 ‖ ～ly ***ad*.** 无助地；无能地；没用地 ‖ ～ness ***n*.** 无助；无能；没用
helpmate ***n*.** 良伴，配偶
HELTA high-energy laser technology assessment ***n*.** 高能激光技术评价
helve ***n*.** (工具)柄
Helveliaceae ***n*.** 马鞍菌科 (一种菌类)
Helvella ***n*.** 马鞍菌属
helvellic acid 马鞍菌酸
Helvetius's ligaments［Johannes Claudius 法解剖学家 1685—1755］幽门窦韧带
helvolic acid 烟曲霉酸
Helweg's bundle' tract［Hans Kristian Saxtorph 丹医师 1847—1901］; olivospinal tract 墨耳维西氏束，橄榄脊髓束
Helweg-Larsen's syndrome (Hans F. Helweg-Larsen)黑尔维格·拉尔逊综合征(一种常染色体显性遗传综合征，包括生下后就有无汗及长大后患迷路炎)
Helwingia himalaica Hook. F. Et Thoms.［拉，植药］喜马拉雅青荚叶
Helwingia chinensis batal.［拉，植药］中华青荚叶
Helwingia japonica(Thunb.) Dietr.［拉，植药］青荚叶
hem ***n*.** 折边；边，缘 ***vt*.** 给……缝边 ‖ ～ in(或 around，或 about) 包围

HEM hexane extractible materials 已烷提取物质
hem-[希][构词成分]血
Hem hematology *n*. 血液学 /hemolysis *n*. 溶血
hem hemoglobin *n*. 血红蛋白,血红; 血红素,亚铁血红素/ hemorrhage *n*. 出血
hema *n*. 血
HEMA Poly-2-hydroxyethyl methacrylate 聚羟乙基甲基丙烯酸盐,甲基丙烯酸－2－聚羟基乙脂
hema- 见 hem(o)-
hemabarometer *n*. 血比重计
hemacelinosis[hema－+ kelis spot + nosos disease]; **purura** *n*. 紫癜
hemachromatosis *n*. 血色病,血色素沉着(症)‖ ~ corneae 角膜血染
hemachrome *n*. 血色素
hemachrosis *n*. 血色过浓
hemaconia; **hemokonia** *n*. 血尘
hemacyanin *n*. 血青蛋白,血蓝蛋白
hemacyanine *n*. 血青蛋白,血蓝蛋白
hemacyte *n*. 血细胞
hemacytometer *n*. 血细胞计数器
hemacytometry *n*. 血细胞计数法
hemacytopoiesis *n*. 血细胞生成
hemacytozoon *n*. 血原虫
hemad *n*. ①向腹的 ②血细胞
hemaden *n*. 内分泌腺 ,无管腺
hemadenology *n*. 内分泌学
hemadostenosis *n*. 血管狭窄
hemadosteosis *n*. 血管骨化
hemadromograph; **hemodromograph** *n*. 血流速度描记器
hemadromometer; **hemodromometer** *n*. 血流速度计
hemadromometry; **hemotachometry** *n*. 血流速度测量法
hemadsorbent(简作 HA) *a*. 红细胞吸附的
hemadsorption(简作 HA) *n*. 红细胞吸附(红细胞吸附在其他细胞表面),血吸附 ‖ ~ test(简作 Ha)test 红细胞吸附试验,血吸附试验 / ~ virus type 1(简作 HA-1)血细胞吸附病毒 1 型 / ~ virus type 2(简作 HA-2)血细胞吸附病毒 2 型
hemadynamics *n*. 血液动力学
hemadynamometer ; **hemodynamometer** *n*. 血压计
hemadynamometry *n*. 血压测量法
hemafacient *n*. 生血(细胞)的
hemafecal *a*. 便血的, 粪内含血的
hemafecia *n*. 便血
hemagglutinate *vt*. 使血细胞凝集
hemagglutinating antibody(简作 HA) *n*. 血细胞凝集抗体
hemagglutinating antigen(简作 HA) *n*. 血细胞凝集抗原
hemagglutinating Virus of Japan 日本血凝病毒, 仙台病毒
hemagglutination *n*. 血凝反应,血凝集作用‖ ~ ,cold 血细胞冷凝[作用] / ~ , immune 免疫性血细胞凝集 / indrect ~ passive ~ 间接血凝反应,被动血凝反应/viral ~ 病毒血凝反应 / ~ inhibition(简作 HAl)血细胞凝集抑制;血凝抑制试验 / ~ test(简作 HA)血细胞凝集试验 / ~ unit(简作 HAU)血细胞凝集单位 / ~ unit(简作 HU)血细胞凝集单位
hemagglutinative *a*. 血细胞凝集的
hemagglutinin *n*. 血凝素,血凝集素 ‖ cold ~ 冷血凝素(接近 4℃)/warm ~ 温血凝素(接近 37℃)
hemagglutinogen *n*. 血细胞凝集素原
hemagogic *a*. 通经的, 催血的
hemagogue *n*. 通经药
hemagonium *n*. 成血细胞
hemagulen *n*. 海马古莲(成药, 止血剂)
hemal *a*. ①血的 ②血管的 ③脊柱腹侧的
hemalbumin *n*. 血蛋白(成药)
hemaleucin; **fibrin** *n*. 纤维蛋白
hemalexin *n*. 血防御素(补体)
hemalexis *n*. 血补体生成
hemalopia[hema－+希 ops eye] *n*. 眼内渗血
hemalum *n*. 苏木精明矾,矾紫
hemameba *n*. 血变形虫
Hemameba; **Haemamoeba** *n*. 血变形虫目,血孢子虫目
hemamebiasis *n*. 血变形虫病
Heman foamy spumavirus 人泡沫病毒
hemanalysis *n*. 血液分析
hemangiectasia *n*. 血管扩张
hemangiectasis *n*. 血管扩张
hemangiendomastomatosis *n*. 成血管内皮细胞瘤
hemangioadamantoblastoma *n*. 血管性成釉细胞瘤
hemangioameloblastoma *n*. 血管性成釉细胞瘤
hemangioblast *n*. 成血管细胞
hemangioblastoma *n*. 成血管细胞瘤
hemangioblastomatosis *n*. 成血管细胞瘤病 ‖ ~ retinae 视网膜成血管细胞瘤病
hemangioendothelioblastoma *n*. 成血管内皮细胞瘤
hemangioendothelioma *n*. 血管内皮瘤 ‖ benign ~ 良性血管内皮瘤/malignant ~ 恶性血管内皮瘤,血管肉瘤 / ~ tuberosum multiplex 多发性结节状血管内皮瘤
hemangioendotheliosarcoma *n*. 血管内皮肉瘤,血管肉瘤
hemangiofibroma *n*. 血管纤维瘤
hemangioma *n*. 血管瘤 ‖ ameloblastic ~ 血管性成釉细胞瘤/capillary ~ 毛细血管瘤,焰色痣/cavernous ~ 海绵状血管瘤 / ~ congenitle ; ~ simplex 先天性血管瘤, 单纯性血管瘤/~ hypertrophicum cutis 皮肤肥大性血管瘤 / of eyelid 眼睑血管瘤 / ~ racemosum 葡萄状血管瘤 / strawberry ~ ,~ simplex 草毒状血管瘤,单纯性血管瘤,血管瘤(亦称草莓状病)
hemangiomatosis *n*. 血管瘤病,多发性血管瘤
hemangiopericyte *n*. 血管外皮细胞,周皮细胞
hemangiopericytoma *n*. 血管外皮细胞瘤
hemangio-perithelioma *n*. 血管外皮瘤
hemangiosarcoma *n*. 血管肉瘤
hemanthine *n*. 网球花碱
hemaophagocyte *n*. 噬血细胞细胞
hemapheic *a*. 血褐质的
hemaphein *n*. 血褐质
hemapheism *n*. 血褐质尿症
hemapheresis *n*. 血除去法,血提取法
hemaphic *a*. 血褐质
hemaphobia; **hemophobia** *n*. 血恐怖
hemaphotograph *n*. 血细胞照片
hemapoiesis *n*. 血细胞生成,血主成
hemapoietic *a*. 血细胞的,生血的
hemapophysis *n*. 脉管弓突起
hemarthros *n*. 关节积血
hemarthrosis *n*. 关节积血
hemartoma *n*. 血管瘤
hemase *n*. 血过氧化氢酶
hemastatics[希 statikos standing] *n*. 血液静力学
hemasthenosis *n*. 血液不良
hemastrontium *n*. 苏木精锶染剂
Hemat hematocrit *n*. 血细胞比容
hemat(o)-, **haemat**(构词成分)血
hematachometer; **hemotachometer** *n*. 血流速度计
hemataerometer *n*. 血内气压测量器
hematal *a*. ①血的 ②血管的
hematalloscopy *n*. 血类辨别法
hematangionosus[hemat－+希 angeion vessel + nosos disease] *n*. 血管病
hematapostasis[hemat－+希 apos－tasis standing away]代偿性月经,异位月经
hematapostema *n*. 血脓肿
hemate *n*. 氧化苏木精化合物
hemateikon *n*. 血象
hematein *n*. 氧化苏木精
hematemesis *n*. 呕血 ‖ ~ , Goldstein's 戈耳茨坦氏呕血(由胃毛细血管扩张引起)
hematencephalon *n*. 脑出血
hematherapy *n*. 血液疗法
hemathermal *n*. 温血的,恒温的
hemathermous *a*. 温血的,恒温的
hemathidrosis *n*. 血汗(症)
hemathorax *n*. 血胸,胸腔积血
hematic *n*. 补血药 *a*. 血的
hematicum *n*. 补血药
hematid *a*. ①红细胞 ②血性疹
hematidrosis *n*. 血汗(症)
hematimeter *n*. 血细胞计数器
hematimetry *n*. 血细胞计数法
hematinemia *n*. 正铁血红素血症
hematinic *a*. 铁血红素的 *n*. 补血药
hematinogen *n*. 正铁血红素原
hematinometer *n*. 血红蛋白计
hematinuria *n*. 正铁血红素尿
hematischesis[hemat－+希 schesis checking] *n*. 止血

hematischetic *a*. 止血的
hematite *n*. 赤铁矿,赭石
hemato - aerometer; hemataerometer 血内气压测量器
hematobilia *n*. 胆道出血
hematobium(复 hebatobia) *n*. 住血生物, 血内生物
hematoblast *n*. 成血细胞,血小板
hematoblastic *a*. 成血细胞的
hematocatharsis *n*. 清血法
hematocathartic *n*. 清血剂
hematocele *n*. 血囊肿,积血 ‖ parametric ~,pelvic ~, retrouterine ~ 宫旁血囊肿/pudendal ~ 外阴血囊肿/scrotal ~ 阴囊积血/vaginal ~阴道血囊肿
hematocelia *n*. 腹腔积血
hematocephalus *n*. 胎头血肿
hematochezia *n*. 便血
hematochlorin *n*. 胎盘绿色素
hematochromatosis *n*. 血色素沉着(症),血色病
hematochrome *n*. 血色素
hematochylocele *n*. 血性乳糜囊肿
hematochyluria *n*. 血性乳糜尿
hematoclasis *n*. 溶血,血细胞溶解
hematoclastic *a*. 溶血的, 血细胞溶解的
hematocoelia; hematocelia *n*. 腹腔积血
hematocolpometra *n*. 阴道子宫积血
hematocolpos *n*. 阴道积血
hematocrit(简作 Hct; Hemat) *n*. 血细胞比容;血细胞容量计
hematocryal *a*. 冷血的
hematocrystallin *n*. 血红蛋白
hematocyanin *n*. 血蓝蛋白,血青蛋白,血蓝素
hematocyanosis; cyanosis *n*. 发绀,青紫
hematocyst *n*. ①血囊肿 ②膀胱积血
hematocystis *n*. ①血囊肿 ②膀胱积血
hematocyte *n*. 血细胞
hematocytoblast *n*. 成血细胞
hematocytolysis *n*. 溶血,血细胞溶解
hematocytometer *n*. 血细胞计数器
hematocytopenia *n*. 血细胞减少
hematocytosis *n*. 血细胞增多
hematocytozoon; haematocytozoon *n*. 血孢子虫
hematocyturia *n*. 血细胞尿
hematodes[希 bloody] *a*. 血的,血性的,充血的
hematodialysis *n*. 血液透析,血液渗析
hematodiarrhoea *n*. 血痢,赤痢
hematodynamics; haematodynamics *n*. 血液动力学
hematodynamometer; hemodynamometer *n*. 血压计
hematodyscrasia *n*. 血质不良,血恶液
hematodystrophy *n*. 血营养障碍
hematoencephalic *a*. 血(与)脑的 ‖ ~ barrier 血脑屏障
hematogaster *n*. 胃腔积血,血胃
hematogen *n*. 血生质,血母
hematogenesis *n*. 生血,血产生
hematogenic *a*. ①血的 ②血源性的
hematogenous *a*. 血源性的
hematoglobin *n*. 血红蛋白
hematoglobinuria *n*. 血红蛋白尿
hematoglobulin *n*. 血红蛋白
hematogone *n*. 原(始)血细胞,成血细胞
hematohidrosis *n*. 血汗(症)
hematohistioblast *n*. 成血细胞,原(始)血细胞
hematohiston *n*. (血)珠蛋白
hematohyaloid *n*. 血透明质
hematoid *a*. 血样的
hematoidin *n*. 类胆红素;血棕晶质
hematokolpos *n*. 阴道积血
hematokrit *n*. 血细胞比容;血细胞容量计
Hematol hematology *n*. 血液学
hematolin *n*. 海马多林(正铁血红素化合物)
hematolith; hemolith *n*. 血管石,血管壁结石
hematologic(al) *a*. 血液学 ‖ ~ly *ad*.
hematologist *n*. 血液学家
hematology *n*. 血液学
hematolymphangioma *n*. 血管淋巴管瘤
hematolymphuria *n*. 血性淋巴尿
hematolysis *n*. 溶血(作用),血细胞溶解
hematolytic *a*. 溶血(作用)的,血细胞溶解的
hematoma *n*. 血肿 ‖ aneurysmal ~ 动脉瘤样血肿,假动脉瘤/~auris 耳血肿/~ chronic subdural 慢性硬膜下血肿 / delayed intraceerebral ~迟发性脑内血肿/ ~ dural 硬膜下血肿 / extradural ~硬膜外血肿 / ~heat 热血肿 / ~of birth canal 产道血肿 / ~ of valva 外阴血肿/ intracranial ~脑内血肿 / ~ pelvic 盆腔血肿 / postmorten heat ~死后烧伤血肿/ ~ pulsatile 搏动性血肿 / retrouterine ~ 子宫后血肿 / subcutaneous pocket ~皮下袋状血肿/subdural ~ 硬膜下血肿 / subngunal ~甲下血肿
hematomancy *n*. 验血诊断法,验血预断
hematomanometer *n*. 血压计
hematomediastinum *n*. 纵隔积血
hematometachysis[hemato -+ 希 meta across + chysis shedding]; **blood transfusion** 输血法
hematometakinsis *n*. 血液调动现象,血清调剂现象
hematometer *n*. 血红蛋白计
hematometra *n*. 子宫积血
hematometry *n*. 血成分测定法
hematomole *n*. 血肿性胎块
Hematomonas 血单孢虫属,住血原虫属
hematomphalocele *n*. 血脐疝
hematomphalus *n*. 脐部积血,蓝脐
hematomycosis *n*. 血真菌病
hematomyelia *n*. 脊髓出血 ‖ ~, central ; Minor's disease 中央性脊髓出血
hematomyelitis *n*. 出血性脊髓炎
hematomyelopore *n*. 出血性脊髓空洞症
hematoncometry *n*. 血容积测量法
hematoncus *n*. 血肿
hematonephrosis *n*. 肾盂积血
hematonic *n*. 补血药
hematonosis *n*. 血液病
hematopathology *n*. 血液病理学
hematopathy; hemopathy *n*. 血液病
hematopedesis *n*. 血液渗出(经皮肤)
hematopenia *n*. 血液不足
hematopericardium *n*. 心包积血
hematoperitoneum *n*. 腹腔积血
hematopexin *n*. 血液结合素,血凝酶(一种结合血红素的血清蛋白)
hematopexis *n*. 血凝固
hematophage *n*. 噬血细胞细胞
hematophagia *n*. 吸血;血液寄生;噬细胞作用
hematophagocyte ; hemophagocyte *n*. 噬红细胞细胞
hematophagous *a*. ①吸血的 ②血液寄生的 ③噬细胞作用的 ④食血为主的
hematophagus *n*. 噬血者, 吸血昆虫
hematophagy *n*. ①吸血 ②血液寄生 ③噬细胞作用
hematophilia *n*. 血友病
hematophobia *n*. 血恐怖,恐血症
hematophthalmia ; hemophthalmia *n*. 眼球积血
hematophyte[hemato -+ 希 phyton plant] *n*. 血寄生真菌
hematopidesis; hematidrosis *n*. 血汗[症]
hematopiesis *n*. 血压
hematoplania[hemato -+ 希 plane wandering]; vicarious menstruation *n*. 代偿性月经,异位月经
hematoplasma *n*. 血浆
hematoplasmopathy *n*. 血浆病
hematoplast *n*. 成血细胞
hematoplastic *a*. 成血的
hematopneic[hemato -+ 希 pnein to breathe] *a*. 血氧合作用的
hematopneumothorax; hemo - pneumothorax *n*. 血气胸
hematopoiesis *n*. 血细胞生成,血生成,造血 ‖ extramedullary ~ 髓外造血
hematopoietic *a*. 生血的,造血的 *n*. 补血药
hematopoietin *n*. 促生血因子, 红细胞生成素
hematoporphyria *n*. 血朴啉病,血紫质症
hematoporphyrin *n*. 血朴啉 , 血紫质
hematoporphyrinemia *n*. 血朴啉血,血紫质血
hematoporphyrinism *n*. 血朴啉病,血紫质病
hematoporphyrinuria *n*. 血朴啉尿
hematoposia *n*. 血熔肿
Hematopota *n*. 麻(翅)虻属(即 Chrysozona)
hematoprecipitin *n*. 血沉淀素
hematoprophyrin *n*. 血朴啉(抗虚弱药)
hematopsia[hemato -+ 希 ops eye] *n*. 眼房积血
hematorrhachis *n*. 椎管内出血
hematorrhea *n*. 大出血

hematosac *n*. 血囊
hematosalpinx *n*. 输卵管积血
hematoscheocele *n*. 阴囊积血
hematoscope *n*. 血分光镜
hematoscopy *n*. 血分光镜检查
hematosepsis *n*. 败血症,败血病
hematoside *n*. 血苷脂
hematosin *n*. 正铁血红素
hematosis *n*. 生血, 血生成
hematospectrophotometer *n*. 血红蛋白分光光度计
hematospectroscope *n*. 血分光镜
hematospectroscopy *n*. 血分光镜检查
hematospermatocele *n*. 血性精液囊肿
hematospermia *n*. 血性精液
hematospherinemia *n*. 血红蛋白血(症)
hematospongioma *n*. 多血海绵瘤
Hematosporidia *n*. 血孢子虫亚目, 血原虫亚目
hematostatic *a*. 止血的;淤血的
hematostaxis [haima (希 haimat-) blood + staxis a dripping] *n*. 自发性出血
hematosteon *n*. 骨髓腔积血
hematotheraphy *n*. 血液疗法
hematothermal *a*. 温血的, 恒温的
hematothorax *n*. 血胸
hematotoxic *a*. 血中毒的, 毒害血液的
hematotoxicosis *n*. 血中毒
hematotoxin; **hemotoxin** *n*. 溶血毒素,血毒素
hematotrachelos *n*. 宫颈积血
hematotropic *a*. 亲血的,亲血细胞的
hematotympanum *n*. 血鼓室,鼓室积血
hematoxic; **hematotoxic** *a*. ①血中毒的 ②毒害血液的
hematoxin; **hemotoxin** *n*. 溶血毒素,血毒素
hematoxylin *n*. 苏木精,苏木紫,苏木素 ‖ alum ~ 苏木精明矾, 矾紫/~, Delafleld's 德拉菲尔德尔苏木精染剂(染核)/ iron ~ 铁苏木精染剂
hematoxylon *n*. 洋苏木属
hematozemia *n*. 耗血(血液缓慢损失)
hematozoa *n*. 血原虫
hematozoal *a*. 血原虫的
hematozoic *a*. 住血的, 血内寄生的
hematozoon *n*. 血原虫
hematozymosis *n*. 血发酵
hematozymotic *a*. 血发酵的
hematuresis *n*. 血尿
hematuria *n*. 血尿 ‖ ~, angioneurotic; Gull's renal epistaxis 血管神经性血尿,加耳氏肾出血 / ~, chylous; hematochyluria 乳糜料血尿,血性乳糜尿 / ~, Egyptian 膀胱裂体吸虫病 / ~, endemic 地方性血尿,膀胱裂体吸虫病 / ~ enzootic bovine 地方性牛血尿病 / ~, essential 特发性血尿/~ false 假性血尿 / ~, microscope 显微镜下血尿/renal ~ 肾性血尿 / ~, urethral 尿道性血尿 / ~, vesical 膀胱性血尿
hema-urochrome *n*. 血原尿色素
hemautograph *n*. 动脉喷血描记图
hemautography *n*. 动脉喷血描记法
hema- 见 hem(o)-
hembra *n*. 溃疡性皮肤利伸曼病
HEMC hydroxyethymethlcellulose 羟乙基甲基纤维素
heme *n*. 血红素, 亚铁血红素 ‖ ~, oxidized 氧化血红素 / ~, reduced 还原血红素 / ~, spirographis 血绿素 / ~ synthase 血红素合酶,亚铁赘合酶 / ~ group 血红素基 / ~ oxygease(decyclizing) 血红素加氧酶(解环的)/ ~ synthetase (简作 HS) 血红素合成酶
hemel hexamethyl melamine 六甲基三聚氰酰胺
hemelytrometra [hem - + 希 elytron sheath + metra womb] *n*. 阴道子宫积血 ‖ ~ lateralis 阴道子宫外侧积血
hemendothelioma *n*. 血管内皮瘤
Hementaria *n*. 南美水蛭属 ‖ ~ officianalis 医用水蛭
hemeochronous *a*. 同时的, 同期的
hemeralope *n*. 昼盲者
hemeralopia *n*. 昼盲(症)
hemeralopic *a*. 昼盲(症)的
hemeraphonia *n*. 昼哑症, 昼失音症
hemerheology *n*. 血液流变学
Hemerobius stigma cytopalsmic polyhedrosis virus 褐蛉胞质型多角体病毒
Hemerobius stigma nuclear polyhedrisis virus 褐蛉核型多角体病毒
Hemeroblus stigma cytoplasmic polyhedrosis virus 褐蛉胞质型多角体病毒
hemerocallis *n*. 萱草根
Hemerocallis L. *n*. 萱草属 ‖ ~ citrina Baroni [植药] 金针菜 / ~ flava L. 黄花萱草 / ~ fulva [植药] 萱草 / ~ middendorffi Trautv. Et Mey. 大花萱草 / ~ minor Mill. 小萱草 / ~, thunbergi 童氏萱草(野金针菜)
Hemerocampa *n*. 杉毒蛾属 ‖ ~ leukostiga 白斑天幕毒蛾 / ~ nuclear polyhedrosis virus 白斑毒蛾核型多角体病毒 / ~ pseudotsugata cytoplasmic polyhedrosis virus 黄衫毒蛾胞质型多角体病毒 / ~ pseudotsugata nuclear polyhedrosis virus 黄衫毒蛾型多角体病毒
Hemerocetidae 双犁鱼科 (隶属于鲈形目 Perciformes)
hemeropathia [希 hemera day + pathos disease] *n*. ①日重夜轻病, 日重病 ②一日病
hemerophyte *n*. 栽培植物
hemerotyphlosis *n*. 昼夜 [症] (夜视)
hemerythrin *n*. 蚯蚓血红蛋白
hemetaboly *n*. 血液新陈代谢
hemi- [希] [构词成分] 半,偏侧,单侧
Hemi hemiplegia *n*. 半身瘫痪
Hemi's cage 海姆氏笼 (育鼠作研究用的金属笼)
hemiablepsia *n*. 偏盲
hemiacardius *n*. 半无心畸胎
hemiacephalia *n*. 半无头 [畸形]
hemiacephalus *n*. 半无脑畸胎,无脑畸胎
hemiacephaly *n*. 半无脑畸胎,无脑畸胎
hemiacetal *n*. 半缩醛
hemiachromatopsia *n*. 偏(侧)色盲
hemiacidrin *n*. 溶肾石酸素(含枸橼酸、葡萄糖酸、羟基碳酸镁、枸橼酸镁和碳酸钙,可溶鸟粪石)
hemiageustia *n*. 偏侧味觉缺失,半侧味觉丧失
hemiakinesia *n*. 偏侧性麻痹, 偏侧运动不能
hemialbumin *n*. 半示
hemialbumose *n*. 半示
hemialbumosuria *n*. 半示尿
hemialgia *n*. 偏侧痛
hemiamaurosis *n*. 偏盲
hemiamblyopia *n*. 半侧弱视
hemiamyosthenia *n*. 偏身肌无力
hemianacusia *n*. 单侧聋
hemianalgesia *n*. 偏身痛觉缺失
hemianasarca *n*. 偏身水肿
hemianencephaly *n*. 偏侧无脑(畸形)
hemianesthesia *n*. 偏身麻木,偏侧感觉缺失 ‖ alternate ~, crossed ~ 交叉性偏身麻木/~, bulbar 延髓性偏身麻木 / cerebral ~ 大脑性偏身麻木/~, hysterical 疣病性偏身麻木,歇斯底里性半身感觉缺失 / mesocephalic ~, pontile ~ 脑桥性偏身麻木 / ~, saturnine 铅中毒性偏身麻木 / spinal ~ 脊髓性偏身麻木
hemianopia *n*. 偏盲 ‖ homonomous ~ 同侧偏盲 / ~ bitemporalis fugax 一过性双颞侧偏盲 / ~ heteronyma medialis 鼻侧偏盲
hemianopic *a*. 偏盲的 ‖ ~ defect 偏盲性缺损 / ~ paralysis 偏盲性 [瞳孔] 麻痹 / ~ scotoma 偏盲性暗点 / ~ spectacles 偏盲眼镜
hemianopmia *n*. 偏盲
hemianopsia *n*. 偏盲 ‖ absolute ~ 完全偏盲/altitudinal ~, horizontal ~ 上下性偏盲/bilateral ~, binocular ~ 两侧偏盲,双眼偏盲/bitemporal ~ temporal ~ (两)外侧偏盲,(两)颞测偏盲/~ bitemporalis fugax 一时性 [两] 外侧偏盲,一时性 [两] 颞侧偏盲 /complete ~ 完全偏盲/congruous ~ 对称性偏盲,同侧偏盲/ heteronymous ~, crossed ~ 异侧偏盲,交叉偏盲/~, equilateral; homonymous ~; homonomous ~ 同侧偏盲,对称性偏盲 / homonymous ~, lateral ~ 同侧偏盲,外侧偏盲/~, horizontal; altitudinal ~ 水平性偏盲,上下性偏盲 / incomplete ~ 不全偏盲/ incongruous ~ 非对称性同侧偏盲/nasal ~ 鼻侧偏盲,内侧偏盲 /~, quadrantic 象限偏盲 / unilateral ~, uniocular ~ 单侧偏盲, 单眼偏盲 / ~, vertical; lateral ~ 垂直性偏盲,外侧偏盲
hemianoptic *a*. 偏盲的
hemianosmia *n*. 偏侧嗅觉缺失,单侧嗅觉丧失
hemianthropia *n*. 半人形妄想
hemiapraxia *n*. 偏侧失用症,单侧运用不能
hemiarthrosis *n*. 假性软骨结合,半关节强直症
Hemiascomycetes *n*. 半子囊菌亚纲
Hemiascomycetidae *n*. 半子囊菌亚纲
hemiasomatognosia *n*. 偏身辩觉不能
hemiasynergia *n*. 偏侧协同运动不能

hemiataxia *n*. 偏身共济失调
hemiataxy; hemiataxia *n*. 偏身共济失调
hemiathetosis *n*. 偏侧手足徐动症
hemiatonia *n*. 偏身肌弛缓 ‖ ~ apoplectica 卒中性偏身肌弛缓
hemiatrophy *n*. 偏侧萎缩,单侧萎缩 ‖ facial ~ 单侧面萎缩,半面萎缩/ progressive lingual ~ 进行性半侧舌萎缩
hemiautotroph *n*. 半自养生物,半自营生物
hemiautotrophic *a*. 半自营的
hemiaxial *n*. 半轴的
Hemibaidii *n*. 半担子菌理纲(植物分类学)
hemiballism *n*. 偏身颤搐,偏身投掷(症),偏身挥舞(症)
hemiballismus *n*. 偏身颤搐,偏身投掷(症),偏身挥舞(症)
Hemibarbus maculatus(Bleeker) 花滑(隶属于鲤科 Cyprinidae)
hemibilirubin *n*. 半胆红素
hemibladder *n*. 半膀胱(畸形)
hemiblastula *n*. 半囊胚
hemiblock *n*. 半支传导阻滞
Hemiboea henryi Clarke [拉,植药] 半萌苣苔
hemibranchiate [hemi-+希 branchia gill] *a*. 半鳃的
hemic *n*. 血的
hemicanities *n*. 偏侧灰发(症)
hemicardia *n*. 半心畸形 ‖ ~ dextra 右半心畸形(只有右心)/~ sinistra 左半心畸形(只有左心)
hemicardius *n*. 半心畸胎
hemicatalepsy *n*. 僵身木僵
hemicellulase *n*. 半纤维素酶
hemicellulose *n*. 半纤维素
Hemicentrotus pulcherrimus (A.Agassiz) 马粪海胆(隶属于球海胆科 Strongylocentrotid)
hemicentrum *n*. 单侧椎(骨)体,半侧椎(骨)体
hemicephalia *n*. 半无脑(畸形)
hemicephalus *n*. 半无脑畸胎
hemicephaly *n*. 半无脑(畸形)
hemicerebrum *n*. 大脑半球
Hemichianus dauricus Sundevall [拉,动药] 短刺猬
Hemichorda *n*. 半索亚门
hemichorea *n*. 偏身舞蹈病
hemichromatopsia *n*. 偏(侧)色盲
hemichrome *n*. 高铁血色原
hemichromosome *n*. 半染色体
hemicircumferential *a*. 半圆周的
hemicolectomy *n*. 结肠部分切除术
hemicorporectomy *n*. 半体切除术(包括骨盆、外生殖器,直肠下段和肛门)
hemicorticectomy *n*. 脑皮质部分切除术
hemicrania *n*. ①偏头痛 ②半无脑[畸形]
hemicraniectomy *n*. 偏侧颅骨切除术
hemicraniosis *n*. 偏侧颅骨肥大
hemicraniotomy *n*. 偏侧颅骨切除术
Hemiculter clupeoides 白条鱼
hemicycle *n*. 半圆形
hemicyclic *a*. ①半环的(化学) ②半轮生的[植物]
hemicystectomy *n*. 膀胱部分切除术
hemidecortication *n*. 偏侧大脑切除皮层
hemidesmosome *n*. 半桥粒(亦称 half desmosome)
Hemidesmus *n*. 充菝属
hemidiaphoresis *n*. 偏身出汗
hemidiaphragm *n*. 偏侧膈
hemidrosis *n*. 偏侧出汗
hemidysergia *n*. 偏身传出性共济(运动)失调
hemidysesthesia *n*. 偏身感觉迟钝
hemidystrophy *n*. 偏身发育障碍
Hemiechinus dauuricus Sundevall [拉;动药] 达乌尔刺猬
hemiectromelia *n*. 偏侧缺肢畸形
hemielastin *n*. 半弹性蛋白
hemiencephalus *n*. 偏侧无大脑半球畸形,半脑畸胎
hemi-epicanthus *n*. 单侧内眦赘皮
hemiepilepsy *n*. 偏身癫痫
hemifacial *n*. 偏侧[颜]面的
hemifornix *n*. 半穹隆
hemigastrectomy *n*. 半胃切除术
hemigastrula *n*. 半原肠胚
hemigeusia *n*. 偏侧味觉缺失
hemigigantism *n*. 偏侧巨大发育
hemiglossal *n*. 偏侧舌的
hemiglossectomy *n*. 偏侧舌切除术
hemiglossitis *n*. 偏侧舌炎
hemiglossoplegia *n*. 偏侧舌瘫
hemignathia *n*. 半下颌畸形
hemihedral *a*. (指晶体)半面的 ‖ ~ form 半面晶形
hemihepatectomy *n*. 半肝切除术
hemihidrosis *n*. 偏身出汗
hemihydrate *n*. 半水化物
hemihypalgesia *n*. 偏身痛觉减退
hemihyperesthesia *n*. 偏身感觉过敏
hemihyperidrosis *n*. 偏身多汗
hemihypermetria *n*. 偏侧伸展过度
hemihyperplasia *n*. 偏侧发育过度,偏侧增生
hemihypertonia *n*. 偏侧肌紧张,偏侧肌强直
hemihypertrophy *n*. 偏身肥大 ‖ ~ ,facial 面偏侧肥大
hemihypesthesia *n*. 偏身感觉减退
hemihypoesthesia *n*. 偏身感觉减退
hemihypogeusia *n*. 偏侧味觉减退
hemihypometria *n*. 偏侧伸展不足
hemihypoplasia *n*. 偏侧发育不足
hemihypothermia *n*. 偏身体温过低
hemihypotonia *n*. 偏身张力减退
hemi-inattention *n*. 偏侧忽略,单侧忽略(即 unilateral neglect,见 neglect 项下相应术语)
hemikaryon *n*. 单倍核
hemiketal *n*. 半缩酮
hemikinesimeter *n*. 瞳孔偏侧运动测量器
hemilabyrinthectomy *n*. 迷路部分切除术
hemilaminectomy *n*. 偏侧椎板切除术
hemilaryngectomy *n*. 偏侧喉切除术,半喉切除术
hemilateral *n*. 偏侧的
hemilesion *n*. 脊髓偏侧损伤
hemilingual *a*. 偏侧舌的
hemimacroglossia *n*. 舌偏侧肥大
hemimandibulectomy *n*. 半下颌切除术
hemimaxillectomy *n*. 半上颌骨切除术
hemimelia *n*. 半肢畸形 ‖ ~ , fibular 腓侧半肢畸形 / ~ , radial 桡侧 / ~ , tibial 胫侧半肢畸形 / ~ , ulnar 尺侧半肢畸形
hemimelus *n*. 半肢畸胎
Hemimetabola *n*. 半变态类
hemimetabolous *a*. 半变态的
hemimetaboly *n*. 半变态
hemimetamorphosis *n*. 半变态
hemimorula *n*. 半桑葚体
hemimyasthenia *n*. 偏身肌无力
hemimyoclonus *n*. 偏身肌阵挛
hemin *n*. 氯化血红素
heminephrectomy *n*. 肾部分切除术
heminephroureterectomy *n*. 肾输尿管部分切除术
hemineurasthenia *n*. 偏身神经衰弱
hemiobesity *n*. 偏身肥胖
hemiopalgia *n*. 偏侧头眼痛
Hemiophrys agilis penard 敏捷半眉虫
Hemiophrys bivacuolata Hahl 双泡半眉虫
Hemiophrys branchiarum wenrich 鳃半眉虫
Hemiophrys fusidens 纺锤半眉虫
Hemiophrys melegris ehrenberg 猎半眉虫
Hemiophrys pleurosigma Stokes 肋状半眉虫
Hemiophrys procera penard 长半眉虫
Hemiophrys rotunda kahl 圆形半眉虫
Hemiophrys waselli kahl 大半眉虫
Hemiophrys Wrezesniowski 半眉虫属
hemiopia *n*. 偏盲
hemiopic *a*. ①偏盲的 ②单眼的
hemipagus *n*. 胸侧联胎
hemiparalysis *n*. 偏瘫,半身不遂
hemiparanesthesia *n*. 偏侧下身麻木
hemiparaplegia *n*. 偏侧下身麻痹 ‖ ~ spinalis 脊髓性偏侧下身麻痹
hemiparasitic *a*. 半寄生物的
hemiparesis *n*. 轻偏瘫
hemiparesite *n*. 半寄生物
hemiparesthesia *n*. 偏身感觉异常
hemiparetic *a*. 轻偏瘫的,偏侧不全麻痹的 *n*. 轻偏瘫者,偏侧不全麻痹患者
hemiparkinsonism *n*. 偏侧震颤麻痹
hemipelvectomy *n*. 偏侧骨盆切除术

hemipeptone *n*. 半[蛋白]胨
hemiphalangectomy *n*. 趾(指)骨部分切除术
hemiphonia *n*. 半耳音
hemipinic acid *n*. 3,4-二甲氧苯二甲酸
hemipinta *n*. 偏身品他病(品他病的一种罕见型,其色素障碍仅影响身体的一侧)
hemiplacenta *n*. 半胎盘
hemiplegia(简作 Hemi) *n*. 半身瘫痪 ‖ ~ abducento-facialis alternans; Foville's syndrome 外展面神经交叉性偏瘫,福维耳氏综合征 / ~ alternans abducens; Raymond's syndrome 外展神经交叉性偏瘫,雷蒙氏综合征 / ~ alternans hypodlossica 舌下神经交叉性偏瘫 / ~ alternans inferior; Millard-Gubler's syndrome 面神经交叉性偏瘫,米—古二氏综合征 / ~ alternans infima; Jackson's syndrome 延髓交叉性偏瘫,杰克逊氏综合征(舌下迷走副神经麻痹综合征) / ~ alternans oculomotoria; ~ alternans superior; Weber's syndrome 动眼神经交叉性偏瘫,韦伯氏综合征 / ~, alternate; crossed ~ 交叉性偏瘫 / ~ ascendens 上行性偏瘫 / ~, capsular 内囊性偏瘫 / ~, cerebral 脑性偏瘫 / ~, congenital 先天性偏瘫 / ~, contralateral 对侧偏瘫 / ~, crossed; alternate ~ 交叉性偏瘫 / ~, cruciata 交叉性偏瘫 / ~, facial 面偏瘫,偏侧面瘫 / ~, faciobrachial 面臂偏瘫 / ~, faciolingual 面舌偏瘫 / ~, flaccid 迟缓性偏瘫 / ~, Gubler's 古布累氏偏瘫(①交叉性偏瘫 ②癔病性偏瘫) / ~, hephestic 锻工偏瘫 / ~, hereditary 遗传性偏瘫 / ~, hysteric 癔病性偏瘫,歇斯底里性偏瘫 / ~, infantile 婴儿偏瘫 / ~, pallato-pharyngo-laryngeal; Tapia's syndrome 软腭咽喉偏瘫,塔皮阿氏综合征 / ~, pontile 脑桥性偏瘫 / ~, spastic 痉挛性偏瘫 / ~, spinal 脊髓性偏瘫
hemiplegic *a*. 偏瘫的
hemiprognathism *n*. 偏侧突颌[畸形]
hemiprosoplegia *n*. 面偏瘫,偏侧面瘫
hemiprostatectomy *n*. 偏侧前列腺切除术
hemiprotein *n*. 半蛋白质,抗白蛋白
Hemiptera *n*. 半翅目 ‖ ~ heteroptera; Heteroptera 异翅亚目
Hemiptera davidii *n*. 刺榆,枢
Hemipylorectomy *n*. 幽门部分切除术
hemipyocyanin; **henipyocyanine** *n*. 半绿脓菌青素,半绿脓菌蓝素
hemipyonephrosis *n*. 偏侧肾盂积脓
hemirachischisis *n*. 隐性脊柱裂
hemiretina *n*. 半视网膜
Hemirhamphiculus *n*. 半钩[吸虫]属
hemirheumatism *n*. 偏身风湿病
hemisacralization *n*. [第五腰椎]半骶化
hemiscotosis *n*. 偏侧盲
hemisection *n*. ①一半切除 ②对切
hemisectomy *n*. 偏侧牙根切除
hemiseptum *n*. 偏侧隔 ‖ ~ auriculare 偏侧房中隔 / ~ cerebrai 偏侧透明隔 / ~ **ventriculare** 偏侧室中隔
hemisoantibody *n*. 红细胞同种抗体,血同族抗体(与同一物种的另一个体的红细胞起反应的抗体)
hemisomnambulism *n*. 半梦行[症]
hemisomus *n*. 半躯干畸胎
hemisotonic *a*. 血液等渗性的
hemispasm *n*. 偏侧痉挛
hemisphaerium([复] hemisphaeria)[拉] *n*. 半球 ‖ ~ bulbi-urethrae 尿道球半球 / ~ ceerebelli 小脑半球 / ~ cerebri 大脑半球
hemisphaerium; **hemisphere** *n*. 半球 ‖ ~ bulbi urethrae 尿道球半球 / ~ cerebelli 小脑半球 / ~ cerebri 大脑半球
hemisphere *n*. 半球 ‖ ~, dominat 优势半球 / ~, vegetal 植物[性]半球
hemispherectomy *n*. 大脑半球切除术
hemispherical perimeter 半球形视野计
hemisphygmia *n*. 半脉症
Hemispora stellata *n*. 半孢子菌
hemispore *n*. 半孢子
hemisporosis *n*. 半孢子菌病
hemissynergia *n*. 偏身协同动作
hemistrumectomy *n*. 偏侧甲状腺切除术
hemisyncope *n*. 半晕厥
hemisyndrome *n*. [脊髓]偏侧综合症
hemisystole *n*. 半[减]收缩(心室)
hemiterata *n*. 轻度畸形儿,半畸形者
hemiteric; **hemiteratic** *a*. 半畸形的
hemiterpene *n*. 半萜
hemitetany *n*. 偏身手足抽搐
hemithermo-anesthesia *n*. 偏身温觉缺失
hemithorax *n*. 单侧胸廓,偏侧胸廓
hemithyroidectomy *n*. 偏侧甲状腺切除术
hemitomias *n*. 偏侧无睾丸者
hemitonia *n*. 偏侧肌紧张,偏侧肌强直
hemitoxin *n*. 半毒素
hemitremor *n*. 偏身震颤
Hemiuridae *n*. 半尾科
hemivagotony *n*. 偏侧迷走神经紧张症
hemivertebra *n*. 半脊椎畸形
hemizygosity *n*. 半合子状态
hemizygote *n*. 半合子
hemizygous *a*. 半合子的
hemlock *n*. ①毒茴类毒草 ②铁杉属植物 ‖ ~ poison; Conium maculatum 毒茴,欧毒芹,斑毒茴 / ~ water; Cicuta virosa 毒芹
Hemo Nur hemodialysis nurse 血液透析护士
hemo-; **haemi-**; **haem-**; **hema-**; **hemato-**血
hemoaccess *n*. 血(流)入口
hemoaerometer; **hemataerometer** *n*. 血内气压测量器
hemoagglutination; **hemagglutination** *n*. 血细胞凝集[作用] ‖ ~ inhibition reaction(简作 HAIR)血细胞凝集抑制反应
hemoagglutinin; **hemagglutinin** *n*. 血细胞凝集素
hemoalkalimeter *n*. 血碱度计
hemobarometer *n*. 血比重计
hemobilia *n*. 胆道出血
hemobilinuria *n*. 血胆素尿
hemobilirubin *n*. 间应胆红素,血胆红素
hemoblast *n*. 成血细胞
hemoblastosis; **hemolymphadenosis**; **hemomyelosis** *n*. 生血组织增殖,骨髓组织增殖
hemocatatonistic *a*. 血液内聚性减弱的
hemocatharsis *n*. 清血法
hemocatheresis *n*. 红细胞破坏
hemocatheretic *a*. 红细胞破坏的
Hemoccult *n*. 潜血检测试纸(商品名,使用浸有愈创木脂的滤纸,如变蓝色,即为阳性)
hemocele; **haemocele** *n*. 血腔(昆虫)
hemocelom; **hemocoelom** *n*. ①围心腔(胚胎)②血腔(昆虫)
hemocholecyst *n*. 胆囊积血
hemocholecystitis *n*. 出血性胆囊炎
hemochorial *n*. 绒[毛]膜受血的
hemochromatosis *n*. 血色素沉着病,血色病
hemochromatotic *a*. 血色素沉着(症)血色病
hemochrome *n*. 血色素
hemochromogen 血色原 ‖ ~, hemoglobin 血红蛋白血色原 / ~, nicotine 烟碱血色原 / ~, pyridine 吡啶血色原
hemochromometer *n*. 血红蛋白计,血色计
hemochromometry *n*. 血红蛋白测定法
hemochromoprotein *n*. 血色蛋白
hemocidal *a*. 破坏血细胞的
hemocircular *a*. 血液循环的
hemoclasia *n*. 食后白细胞减少
hemoclasis *n*. 红细胞破坏,红细胞溶解
hemoclastic *a*. 红细胞破坏的,红细胞溶解的
hemoclip *n*. 血管结扎夹
hemocoagulin *n*. 蛇凝血素
hemococcidium *n*. 疟原虫
hemocoel; **hemmocele** *n*. 血腔(昆虫)
hemocoelom *n*. ①围心腔(胚胎)②血腔(昆虫)
hemoconcentration *n*. 血浓缩
hemoconia; **Muller's dust bodies**; **hemokonia** *n*. 血尘,苗勒氏尘状体
hemoconiosis *n*. 血尘病
hemocornea *n*. 角膜积血
hemocrine *a*. 血液激素的
hemocrinia *n*. 激素血(血液内有激素)
hemocrinotherapy *n*. 自血激素疗法
hemocryoscopy *n*. 血冰点测定法
hemocrystallin *n*. 血红蛋白
hemoculture *n*. 血[细菌]培养
hemocuprein *n*. 血铜蛋白
hemocuprin *n*. 血铜蛋白辅基
hemocyanin; **hematocyanin** *n*. 血青蛋白,血蓝蛋白
hemocyte *n*. 血细胞
hemocytoblast *n*. 成血细胞,原始[血]细胞 ‖ ~, lymphoud 淋巴性成血细胞 / ~, myeloid 骨髓性成血细胞 / ~, transitory 过渡性成血细胞

hemocytoblastoma *n*. 成血细胞瘤
hemocytocatheresis *n*. 红细胞破坏，红细胞溶解
hemocytogenesis *n*. 血细胞生成
hemocytoiesis *n*. 血细胞生成，血生成
hemocytology *n*. 血细胞学
hemocytolysis *n*. 血细胞溶解，血细胞［作用］
hemocytolytic *a*. 溶血的，血细胞溶解的
hemocytoma *n*.（未分化）血细胞瘤
hemocytometer *n*. 血细胞计数器
hemocytophagia *n*. 吞噬血细胞作用
hemocytophagic *a*. 吞噬血细胞的
hemocytopoiesis *n*. 血细胞生成，血生成，造血
hemocytotripsis *n*. 血细胞压碎
hemocytotrpsy *n*. 血细胞压碎
hemocytozoon *n*. 血原虫
hemodextrin *n*. 血糊精
hemodia; **odonthemodia** *n*. 牙敏感
hemodiafiltration *n*. 血液透析滤过法
hemodiagnosis *n*. 验血诊断［法］
hemodialysis *n*. 血液透析，血液渗析
hemodialyzer *n*. 血液透析器（俗称人工肾）‖ ultrafiltration ～超滤血液透析器
hemodiapedesis *n*. 血液渗出（由皮肤）
hemodiastase *n*. 血淀粉酶
hemodigestion *n*. 血消化
hemodilution *n*. 血液稀释
hemodromograph；**hemadromograph**；**hemotachometer** *n*. 血流速度描记器
hemodromometer；**hematachometer**；**hemotachometer** *n*. 血流速度计
hemodynamic *a*. 血液动力的
hemodynamics *n*. 血液动力学
hemodynamometer *n*. 血压计
hemodynamometry *n*. 血压测量法
hemodystrophy *n*. 血营养障碍
hemoendocrinopathic *a*. 血内分泌病的
hemoendothelial *a*. 血内皮的
hemoerythrin *n*. 蠕虫血红蛋白
hemoferrin *n*. 蚯蚓血红蛋白辅基
hemoferrometer；**ferrometer** *n*. 血［液］铁量计，血铁测定器
hemoferrum；**oxyhemoglobin** *n*. 氧合血红蛋白
Hemofil *n*. 抗血友病因子，凝血因子Ⅷ（antihemophilic factor）高溶度制剂的商品名
hemofilter *n*. 血液滤器，滤血器
hemofiltration *n*. 血过滤 ‖ continuous arteriovenous ～连续性动静脉滤血
hemoflagellate *n*. 血鞭毛虫
hemofuscin *n*. 血棕色素
hemogallol *n*. 去氧血红蛋白粉（成药）
hemogasrtic *a*. 胃血的
hemogenesis *n*. 生血，血产生
hemogenia *n*. 假血友病
hemogenic；**hematogenic** *a*. ①生血的 ②血源的
hemoglobic *a*. 生血红蛋白的
hemoglobin *n*. 血红蛋白 ‖ ～ A 血红蛋白 A（正成年人血红蛋白）/ ～ C 血红蛋白 C（镰状细胞性贫血患者的血红蛋白）/ ～ carbamate 氨基甲酸血红蛋白 / ～，carbon monoxide 一氧化碳血红蛋白 / ～ D（缩 HbD）血红蛋白 D（同性型结合体轻度贫血）/ ～ E 血红蛋白 E（有此种血红蛋白者多患地中海贫血）/ ～ F 血红蛋白 F（正常胎儿血红蛋白）/ ～ green；verdohemoglobin 胆绿蛋白，胆珠蛋白 / ～H（缩 HbH）血红蛋白 H（患者症状近似地中海贫血）/ ～ I（缩 HbI）血红蛋白 I（镰状细胞性贫血患者的血红蛋白）/ ～ inactive 不活动性血红蛋白 / ～ M（缩 Hb M）血红蛋白 M（因氨基酸的替代使之易于形成正铁血红蛋白）/ ～，muscle；myohemoglobin 肌红蛋白 / ～，nitric oxide 氧化氮血红蛋白 /，oxided；oxygenated ～ 氧合血红蛋白 / ～ reduced 还原血红蛋白 /S 血红蛋白 S
Hemoglobin / plasma ratio（简作 H/P）血红蛋白与血浆之比
hemoglobinated *a*. 含血红蛋白的
hemoglobinemia *n*. 血红蛋白血症
hemoglobiniferous *a*. 带血红蛋白的
hemoglobinocholia *n*. 血红蛋白胆汁
hemoglobinogenous *a*. 血红蛋白生成的
hemoglobinolysis *n*. 血红蛋白分解
hemoglobinometer；**hemometer** *n*. 血红蛋白计 ‖ ～，Dare's 德尔氏血红蛋白计 / ～，pgotoelectric 光电血红蛋白计
hemoglobinometry *n*. 血红蛋白测定法
hemoglobinopathy *n*. 血红蛋白病
hemoglobinopepsia；**hemoglobinolysis** *n*. 血红蛋白分解
hemoglobinophilia *n*. 嗜血红蛋白性
hemoglobinophilic *a*. 嗜血红蛋白的
hemoglobinorrhea *n*. 血红蛋白溢
hemoglobinous *a*. 含血红蛋白的
hemoglobinuria *n*. 血红蛋白尿 ‖ ～，bovine 牛血红蛋白尿 / ～，cold 寒冷性血红蛋白尿 / ～，epidemic；Winckel's disease 流行性血红蛋白尿，温克耳氏病 / ～，epidemic（of cattle）牛流行性血红蛋白尿 / ～，intermittent；paroxysmal ～ 间歇性血红蛋白尿，阵发性血红蛋白尿 / ～，malarial 疟疾性血红蛋白尿（黑尿热）/ ～，march 步行性血红蛋白尿 / ～，nocturnal 夜间血红蛋白尿 / ～，paroxysmal 阵发性血红蛋白尿 / ～，paroxysmal nocturnal；Marchiafava-Micheli syndrime 阵发性夜间血红蛋白尿 / ～，of sheep；heartwater disease 羊血红蛋白尿，牛羊水胸病 / ～，toxic 中毒性血红蛋白尿
hemoglobinuric *a*. 血红蛋白尿的
hemoglobulin；**hemoglobin** *n*. 血红蛋白
hemogonia；**hematogone** *n*. 原［始］血细胞，成血细胞
hemogram *n*. 血像
Hemogregarina *n*. 血簇虫属
hemohistioblast *n*. 原［始］血细胞，成血细胞
hemohydraulics *n*. 血液水力学
hemohydronephrosis *n*. 血性肾盂积水，血水肾
hemoid *a*. 血样的
hemo-irradiator *n*. 血液紫外线照射器
hemokelidosis；**purura** *n*. 紫癜
hemokinesis *n*.（体内）血液流动
hemokinetic *a*.（体内）血液流动的
hemokonia *n*. 血尘
hemokoniosis；**hemoconiosis** *n*. 血尘病
hemoleukocyte；**leukocyte** *n*. 白细胞
hemoleukocytic *n*. 白细胞的
hemolipase *n*. 血脂酶
hemolith；**hematolith** *n*. 血管石，血管壁结石
hemology；**hematology** *n*. 血液学
hemolutein *n*. 血清黄素
hemolvtic anemia *n*. 溶血性贫血
hemolymph *n*. 血淋巴
hemolymphadenosis；**hemoblastosis** *n*. 生血组织增值
hemolymphangioma；**hematolymphangioma** *n*. 血管淋巴管瘤
hemolymphocytotoxin *n*. 血淋巴细胞毒素
hemolysate *n*. 溶血产物
hemolysin *n*. 溶血素 ‖ ～，alpha α－溶血素/ ～，bacterial 细菌溶血素 / ～，beta β－溶血素 / ～，group 类属溶血素 / ～，heterophile 异嗜性溶血素 / ～，hot-cold 热冷溶血素 / ～，immune 免疫溶血素 / ～，natural 天然溶血素 / ～，specific 特异溶血素
hemolysinogen *n*. 溶血素原
hemolysis *n*. 溶血，血细胞溶解 ‖ ～，alpha α－溶血 / ～，beta β－溶血 / ～，biologic 生物性溶血 / ～，conditioned 条件性溶血 / ～，contact 接触性溶血 / ～，immune 免疫性溶血 / ～，osmotic 渗透性溶血 / ～，passive 被动溶血 / ～，siderogenous 铁过多性溶血 / ～，venom 舌毒性溶血
hemolysoid *n*. 去毒簇溶血素
hemolysophilic *a*. 亲溶血素的
hemolytic *a*. 溶血的 ‖ ～ glaucoma 溶血性青光眼
hemolytopoietic *a*. 血细胞生成与破坏的，血细胞调节的
hemolyzable *a*. 可溶血的
hemolyzation *n*. 溶血［作用］
hemolyze *v*. 发生溶血，使血细胞溶解
hemomanometer *n*. 血压计
hemomediastinum；**hematomediastinum** *n*. 纵隔积血
hemometer；**hemoglobinometer** *n*. 血红蛋白计 ‖ ～ Fleischl's 佛莱耳氏血红蛋白计 / ～，Gowers' 高尔斯氏血红蛋白计
hemometra；**hematometra** *n*. 子宫积血
hemometry *n*. 血成分测定法
hemomyelogram *n*. 骨髓血细胞像，骨髓血象
hemomyelosis *n*. 生血组织增殖，骨髓组织增殖
hemonoephrosis *n*. 肾盂积血
hemonormoblast *n*. 成红细胞，有核红细胞
hemo-opsonin；**hemopsonin** *n*. 红细胞调理素
hemoparasite *n*. 血内寄生虫
hemopathic *a*. 血液病的
hemopathology *n*. 血液病理学
hemopathy *n*. 血液病

hemoperfusion *n*. 血灌注
hemopericardium *n*. 心包积血
hemoperitoneum *n*. 腹腔积血
hemopexin *n*. 血红素结合蛋白
hemopexis; hematopexis; blood coagulation *n*. 血凝固
hemophage; hematophage *n*. 嗜红细胞细胞
hemophagia *n*. ①吸血 ②血液寄生 ③嗜红细胞作用
hemophagocyte *n*. 嗜红细胞细胞
hemophagocytosis *n*. 嗜红细胞作用
hemophil *n*. 嗜血的 *a*. 嗜血菌
Hemophileae *n*. 嗜血杆菌族
hemophilia *n*. 血友病 ‖ ~ calcipriva 缺钙血友病 / ~ herecitary; hemophilia［遗传］血友病 / ~ neonatorum 新生儿血友病 / ~ renal; Gull's renal epistaxis 肾性血友病，加耳氏肾出血 / ~ sporadic 单发血友病，散发性血友病 / ~ vera 真性血友病
hemophiliac *n*. 血友病者
hemophilic *a*. ①嗜血的 ②血友病的
hemophilioid *a*. 血友病样的
Hemophilus *n*. 嗜血杆菌属 ‖ ~ aegyptius 结膜炎嗜血杆菌 / ~ bovis; Moraxella bovis ~ 牛嗜血杆菌,牛摩拉克氏菌 / ~ bronchisepticus; Brucella brnchiseptica 支气管败血性布鲁氏菌 / ~ canis 犬嗜血杆菌。/ ~ ducreyl 杜克雷氏嗜血杆菌 / ~ duplex; Moraaxella lacunta 结膜炎嗜血杆菌，结膜炎摩拉克氏菌 / ~ hemoglobinophilus; hemogllobinophilus canis; ~ canis 嗜血红蛋白嗜血杆菌，犬嗜血［红蛋白］杆菌 / ~ hemolyticus 溶血性嗜血杆菌 / ~ influenzae 流感嗜血杆菌/ ~ melaninogenicus 产黑色素嗜血杆菌 / ~ meningitidis 脑膜炎嗜血杆菌 / ~ muris 鼠嗜血杆菌 / ~ parainfluenzae 副流感嗜血杆菌 /~ parapertussis 副百日咳嗜血杆菌 / ~ pertussis; Bacillus; Bacillus tussis convulsivae 百日咳嗜血杆菌 / ~ suis 猪嗜血杆菌
hemophobia; hematophoia *n*. 血恐怖
hemophoric *a*. 带血液的，运送血液的
hemophotograph *n*. 血细胞照片
hemophotometer *n*. 血红蛋白光度测定计
hemophthalmia; hemophthalmos; hemophthalmus *n*. 眼球积血
hemophthalmitis *a*. 出血性眼炎
hemophthisis *n*. 贫血，血亏
hemophysallis *n*. 血疱
hemopiezometer *n*. 血压计
hemoplania; hemoplanesis; hematoplania *n*. 代偿性月经，异位月经
hemoplasmodium *n*. 血疟原虫
hemoplasmopathy *n*. 血浆病
hemoplastic; hematoplastic *a*. 成血的
hemopleura; hemothorax *n*. 血胸
hemopneumopericardium *n*. 血气心包
hemopneumothorax *n*. 血气胸
hemopoiesic; hematopoietic *a*. 生血的，造血的
hemopoiesis; hematopoiesis *n*. 血细胞生成，血生成，造血 ‖ ~, extramedullary 脊髓外血生成 / ~ ，heteroplastic 异性原血生成 / ~ ，homoplastic 同原性血生成
hemopoietic; hematopoietic *a*. 生血的，造血的
hemopoietin *n*. 红细胞生成素
hemoporphyrin *n*. 血啉，血紫质
hemoposia *n*. 饮血(如寄生虫噬血)
hemoprecipitin *n*. 血沉淀素
hemoproctia *n*. 直肠出血
hemoprotein *n*. 血红素蛋白质
Hemoproteus; Haemoproteus *n*. 变形血原虫属
hemopsonin; erythrocyto-opsonin *n*. 红细胞调理素
hemoptic; hemoptoic; hemoptysic *a*. 咯血的
hemoptysic *a*. 咯血的
hemoptysis; emptysis *n*. 咯血的 ‖ ~, cardiac 心［病］性咯血 / ~, endemic; paragonimiasis 地方性咯血，并殖吸虫性咯血，肺吸虫病 / ~, Goldstein's 戈耳茨坦氏咯血（气管支气管毛细血管扩张型卡血）/ ~, Manson's 曼森氏咯血（寄生虫性咯血）/ ~, parasitic; pulmonary distomatosis; paragonimiasis; lung fluke 寄生虫性咯血，肺吸虫病 / ~, tuberculous 结核咯血 / ~, vicarious 代偿性咯血
hemopyelectasis *n*. 肾盂积血扩张
hemopyrrol *n*. 血吡咯
Hemorrh hemorrhage *n*. 出血
hemorrhachis; hematorrhachis *n*. 椎管内出血
hemorrhage; bleeding *n*. 出血 ‖ ~, accidental 意外出血 / ~, antepartum 产前出血 / ~, arterial 动脉出血 / ~, autogenous 自发性出血 / ~, bronchial 支气管出血 / ~, capillary 毛细血管出血，渗血 / ~, capsuloganglionic 内外囊神经节出血 / ~, cerebral［大］脑出血 / ~, concealed; internal 内出血，隐匿性出血 / ~, critical 骤退期出血 / ~, essential 自发性出血 / ~, external 外出血 / ~, extradural 硬膜外出血 / ~, cyclic 周期性出血 / ~, gastric; gastrorrhagia 胃出血 / ~, gingival 龈出血 / ~, gravitating 引力性椎管积血 / ~, intermediary; intermediate ~ 中间期出血 / ~, internal 内出血 / ~, intestinal; enterorrhagia 肠出血 / ~, intracranial 颅内出血 / ~, intradural 硬膜内出血 / ~, intrapartum 分娩时出血 / ~, intraperitoneal 腹腔内出血 / ~, massive 大出血 / ~, nasal ; epistaxis 鼻出血 / ~, occult 潜出血 / ~, parenchymatous 实质性出血 / ~, per diabrosin 破溃性出血 / ~, per diaresin 破伤性出血 / ~, per rexin 破裂性出血 / ~, petechial 点状［皮下］出血 / ~, plasma 血浆出血 / ~, postextraction 拔牙后出血 / ~, postoperative 手术后出血 / ~, postpartum 产后出血 / ~, primary 原发性出血 / ~, pulmonary; pneumorrhagia 肺出血 / ~, punctate 点状出血 / ~, reactionary 反应性出血 / ~, recurring 复发性出血 / ~, renal 肾出血 / ~, secondary; posthemorrhage 继发性出血/ ~, serous 浆液性出血 / ~s, splinter 裂片形出血（亚急性心内膜炎的指甲下线状出血）/ ~, spontaneous 自发性出血 / ~, subarachnoid 蛛网膜下出血 / ~, subconjunctival 结膜下出血 / ~, subdural 硬膜下出血 / ~, traumatic 创伤性出血 / ~, unavoidable 难免性出血 / ~, uterinem essential; metropathia haemorrhagica 自发性子宫出血，机能性子宫出血病 / ~, venous; phleborrhagia 静脉出血 / ~, vicarious 代偿性出血
hemorrhagenic *a*. 引起出血的
hemorrhagic *a*. 出血的 ‖ ~ conjunctivitis 出血性结膜炎 / ~ exudates 血性渗出物 / ~ glaucoma 出血性青光眼 / ~ iritis 出血性虹膜炎
hemorrhagiferous *a*. 引起出血的
hemorrhagin *n*. 出血毒素
hemorrhagiparous *a*. 引起出血的
hemorrhaphilia; hemophilia *n*. 血友病
hemorrhea; hematorrhea *n*. 大出血
hemorrheology *n*. 血液流变学
hemorrhinia ; nose-bleed *n*. 鼻出血
hemorrhoea; hemorrhea *n*. 大出血
hemorrhoid *n*. 痔 ‖ ~s, cutaneous 外痔/ ~s, external 外痔 / ~s, internal 内痔 / ~,lingual 舌静脉曲张 ‖ ~al *a*. 痔的
hemorrhoidectomy *n*. 痔切除术
hemorrhoidolysis *n*. 清除术，痔灼除术
hemosalpinx *n*. 输卵管积血
hemoscope *n*. 血分光镜
hemosensitin *n*. 血致敏素
hemosialemesis *n*. 吐血涎症
hemosiderin *n*. 含铁血黄素
hemosiderinuria *n*. 含铁血黄素尿症
hemosiderosis *n*. 含铁血黄素沉积症 ‖ ~, essential pulmonary; Cullen-Gellerstedt's syndrome 自发性肺含铁血黄素沉积症，卡—格二氏综合征 / ~ nutritional 营养性含铁血黄素沉积症 / ~ pulmonary 肺含铁血黄素沉积症
hemosiderotic glaucoma 血铁质沉着性青光眼
hemosite *n*. 血寄生物
hemosorption *n*. 血吸着作用
hemosozic ; antihemolytic *a*. 防止溶血的，抗溶血的
hemospasia *n*. 抽血，放血
hemospast *n*. ①抽血器 ②吸杯，吸血杯
hemospastic *a*. 抽血的
hemospermia *n*. 血性精液
hemosporian *n*.&*a*. 血孢子虫(的)
Hemosporidia; Haemosporidia *n*. 血孢子虫目
hemosporidian *n*. & *a*. 血孢子虫的
hemostasis ; hemostasia *n*. 止血［法］‖ ~ venous 静脉止血法
hemostat *n*. ①止血器 ②止血剂
hemostatic *a*. 止血的 *n*. 止血剂
hemostix *n*. 采血器
hemostyptic; hemostatic *a*. 止血的 *n*. 止血剂
hemotachometer; hematachometer *n*. 血液速度剂
hemotachometry *n*. 血液速度测量法
hemotachophotometer; photohematachometer *n*. 血液速度照相器
hemotherapeutics *n*. 血液疗法
hemotherapy *n*. 血液疗法
hemothigmic *a*. 遇血不促凝的，可触血的（组织）
hemothorax *n*. 血胸
hemothymia *n*. 嗜血狂
hemotonia［hemo- + 希 tonos tension + -ia］*n*. 血液渗性（如等渗

性,高渗性,低渗性)
hemotoxic; **hematotoxic** *a*. 血中毒的
hemotoxin *n*. 溶血毒素,血毒素 ‖ ~,cobra 眼镜蛇溶血毒素
hemotroph [hemo- + 希 trophe nourishment] *n*. [母] 血营养质
hemotrophe; **hemotroph** *n*. [母] 血营养质
hemotrophic *a*. [母] 血营养的
hemotropic; **hematotropic** *a*. 亲血的
hemotropin; **hemopsonin** *n*. 红细胞调理素
hemotympanum *n*. 鼓室积血
hemotype *n*. 血型
hemovolumetry *n*. 血容量测定法
hemoxometer [hemo- + oxygen + 希 metron] *n*. 血氧测量器
hemozoic *a*. 血原虫的
hemozoin *n*. 疟原虫色素
hemozoon *n*. 疟原虫
Hemp marijuana *n*. 大麻
hemp *n*. 大麻 ‖ ~, Americanl Cannabis sativa 大麻 / ~, Canadianl apocynum 加拿大大麻,夹竹桃麻 [根] / ~, Indianl Cannabis indica 印度大麻 / ~, Indian, black; apocynum 黑大麻,夹竹桃麻 [根] / ~, Indian, white; Asclepias incarmata 萝藤麻
hempa *n*. 氮磷致变物(一种无色液体,具有氨样气味,用作喷气燃料中的除冰剂,用作溶剂,并用作虫疫的化学不育剂。亦称六甲基磷酰胺,缩写为 HMPA)
hempen *a*. 大麻的;大麻制的
hempseed; **hemp fruit** *n*. 大麻子 (果实)
Hemsleya amabilis Diels [植药] 罗锅底,血胆
Hemsleya brevipetiolata Hand.-Mazz [植药]短柄血胆
Hemsleya chinensis Cogn. [植药] 中华血胆
Hemsleya macrosperma C. Y. Wu [植药] 大籽血胆
Hemsleyadinum *n*. 血胆素
hemuresis; **hematuria** *n*. 血尿
hen *n*. 母鸡;(动物的)雌性
hen- [希] [构词成分] 一,单
Hen egg's inner Shell membrane [动药] 凤凰衣
Hen fruit [动药] 鸡子
Hen fruit 's inner shell membrane [动药] 凤凰衣
henbane *n*. 莨菪 ‖ ~, annual 一年生莨菪/ ~, second biennial 第二年采二年生莨菪
Henbane seed [植药] 莨菪子
hence *ad*. ① 从此地;从此时 ②因此;由此
henceforth *ad*. 从仿以后,今后
henceforward *ad*. 从仿以后,今后
Hench-Aldrich index [Philip S. Hench 美医师 1896 生; Martha Aldrich 美生物化学家 1897 生] 汉—奥二氏睡脲指数 ‖ ~ test 汉—奥二氏试验
Henchman *n*. 仆从,亲信
Hench-Rosenbery syndrome *n*. (Philip S. Hench; Edward F. Rosenberg) 汉—罗综合征,复发性风湿病
hendecaploid *n*. 十一倍体
Henderson's test [Yandell 美生理学家 1873—1944] 汉德逊试验 (麻醉前检酸中毒)
Henderson-Hasselbalch Equation *n*. (Lawrence J. Henderson; Karl A. Hasselbalch) 亨德森—哈塞尔巴赫方程:
Henderson-Jones disease *n*. (Melvin S. Henderson; Hugh T. Jones) 亨德森—琼斯病(关节腔内或腱鞘囊内有大量软骨性异物的一种骨软骨瘤病)
HeNe laser 氦氖激光
hen-feathered race 雌鸟羽衣族
Henke's space [Wilhelm 德解剖学家 1834—1896] 汉克氏间隙 (咽后间隙) ‖ ~ trigone; inguinal trigone 汉克氏三角,腹股沟三角
Henle's ampulla [Friedrich Gustav jakob 德解剖病理组织学家 1809—1885]; **ampulla ductus degerentis** 汉勒氏壶腹,输精管壶腹 ‖ ~ band; falx inguinalis 汉勒氏带,腹股沟镰 / ~ cells 汉勒氏细胞 (细精管大粒细胞) / ~ fenestrated membrane 汉勒氏窗膜 (内弹性膜) / ~ fissures 汉勒氏裂 (心肌纤维间隙) / ~ glands 汉勒氏腺 (睑结膜腺) / ~ layer ligament 汉勒氏层 / ~ ligament 汉勒氏韧带 (连合腱内分布) / ~ loop 汉勒氏袢 / ~ membrane; lamina basalis chorioideae 汉勒氏膜,脉络膜基底层 / ~ nervous layer 汉勒氏神经层 (视网膜神经层) / ~ reaction 汉勒氏反应 (肾上腺内细胞染色反应) / ~ sheath 汉勒氏鞘 (神经内膜) / ~ spine; spina meatus 汉勒氏棘,耳道棘 / ~ tubules 汉勒氏细管 (肾小管直径) / ~ warts; Hassal-Henle warts, 哈—汉二氏疣 (老年角膜背面周边的赘生物)
Henle's fiber layer 纤维层
Henle-Coenen test (sign) (Adolf R. Henle; Hermann Coenen) 亨勒—克南试验(征)(检侧支循环)
henna *n*. 散沫花叶(用作美容剂及发染料,亦用于治肠含珠菌病);棕红色 *a*. 棕红色的
Henneberg reflex *n*. 亨内伯格氏反射(假延髓麻痹的反射)
Hennebert's sign (test) 安纳贝尔征(试验)(先天性梅毒迷路炎时,压空气入外耳道,使患侧产生旋转性眼球震颤,减压时对侧眼球震颤,亦称气压试验)
Henneguya doneci Schulman 董氏尾孢虫
Henneguya exilis kudo 小尾孢虫
Henneguya giga Chen and Hsieh 巨型尾孢虫
Henneguya mictospora kudo 小孢尾孢虫
Henneguya rhinogobii Lee and Nie 假虎尾孢虫
Henneguya rhomboideus ma, Dong and Wang 菱形尾孢虫
Henneguya sinensis Chen and hsieh 中华尾孢虫
Henneguya tanschensis Wu 糖栖尾孢虫
Henneguya weishanensis Hu 微山尾孢虫
Henneguya zikaweiensis Sikama 徐家汇尾孢虫
Henocardia *n*. 单房单室畸形
Henoch's angina *n*. [Eduard Heinrich 德儿科学家 1820—1910]; **necrotic angina** 亨诺克氏咽峡炎,坏死性咽峡炎 ‖ ~ purpura, nervosa purpura 亨诺克氏咽峡炎,坏死性咽峡炎
Henoch's chorea *n*. (Edouard H. Henoch) 亨诺赫舞蹈病,痉挛性抽搐(慢性进行性电击样舞蹈病,痉挛性抽搐) ‖ ~ purpura (disease) 亨诺赫紫癜(病)(一种舍恩莱因—亨诺赫 (Schonlein-Henoch) 综合征,其特征为急性发作内脏症状,如呕吐、腹胀、血尿及肾绞痛,无关节症状,亦称神经性紫癜)
Henoch-onlein purpura *n*. (E. H. Henoch; Johann L. Schonlein) 亨诺赫—舍恩莱因紫癜 (见 Schonlein-Henoch purpura)
henogenesis *n*. 个体发生,个体发育
henosis *n*. 愈合
henotic *a*. 促进愈合的
henpox *n*. 鸡痘
henpue *n*. ①鼻骨增殖性骨膜炎 ②根度病,巨鼻(症)
Henriques- Sorensen method for aminoacid nitrogen 亨—索二氏检氨基酸氮 [质] 法
henry (Joseph Henry) (简作 H) *n*. 亨(利)(电感单位,符号为 H)
Henry heroin *n*. 海洛因
Henry's law (William Henry)亨利定律(气体在液体中的溶解度与该气体的分压成正比) ‖ ~ magnesia 亨利重质氧化镁
Henry's melanin test (reaction, melmoflocculation test) (Adolf F. G Henry 亨利黑(色)素试验(反应、黑色素絮状试验),疟疾黑色素试验(诊断瓶疾的一种血清絮状反应,用牛眼黑素甲醛悬液加在可疑血清上,是一种非特异性试验,视血清中的优球蛋白增多以及黑素的沉淀而定)
Hen's egg [动药] 鸡子
Hensen's body *n*. (Victor Hensen) 亨森体(螺旋器外毛细胞膜下的圆形高尔基 (Golgi) 网 ‖ ~ canal, ~ duct 连合管 / ~ cell 亨森细胞(覆盖柯替 (Corti) 器最外层的支持细胞) / ~ disk 亨森盘(H 盘,横纹肌盘) / ~ knot, ~ node 亨森结,原结(原线颅端的细胞集团) /~ line 亨森线(即 M (band,见 band) 项下相应术语) / ~ ligmant 亨森韧带 / ~ strip 亨森纹
Hensen's canal [Victor 德解剖学家生理学家 1835—1924] 亨森氏管 (连合管) ‖ ~ cells 亨森氏细胞 (耳蜗柯替氏器的外支持细胞) / ~ disk (line); mesophragma 盘 (线),中线 (横纹肌) / ~ duct (canal); ductus reuniens (Henseni) 亨森氏管,连合管 / ~ knot 亨森氏结 (原结) / ~ line (disk) 亨森氏线 (盘) / ~ plane (line) 亨森氏面 (中线) / ~ stripe 亨森氏纹 (在耳蜗覆膜下)
Henshaw test (Russell Henshaw)亨肖试验(为特定病例选择适当顺势疗法药物的一种辅助试验,当患者血清与按顺势疗法适宜该病例的强化药物接触时,将出现可见的絮凝带)
Hensing's ligament (fold) (Frederich W. Hensing) 亨辛韧带(皱襞) (由降结肠上端至腹壁的小浆膜皱襞)
hentriacontane *n*. 一烷
HEOD dieldrin *n*. 狄氏剂(杀虫剂)
HEp human epithelioid *a*. 人上皮细胞样的
HEP high egg passage vaccine 多代鸡胚疫苗,多次卵(胚)传代(狂犬病)疫苗 /high egg passage virus 多代鸡胚病毒/ high energy particle 高能粒子/ high energy phosphate 高能磷酸盐/ high eye-point eyepieces 高眼点(目镜)/ human encephalitogenic protein 人类致脑炎蛋白/ Human Environment Programme 人类环境计划/ human epithelial cells 人上皮细胞/ hepatoerythropoietic porphyria 肝性红细胞生成性卟啉症
HEPA high efficiency particulate air 高效能粒子空气 (过滤器)/high efficiency paticu1ate arrestance 高效微粒滞留
Hepadnaviridae *n*. 肝 DNA 病毒科,肝脱氧核糖核酸病毒科
hepadnavirus *n*. 肝 DNA 病毒,肝脱氧核糖核酸病毒

Hepadnavirus *n*. 肝 DNA 病毒属,肝脱氧核糖核酸病毒属
hepaplasia *n*. 肝再生素
hepaptosia; **hepatoptosis** *n*. 肝下垂
hepar[希](简作 H) *n*. 肝;动物肝脏(用作药物制剂);肝样或肝脏色物质 ‖ ~ adiposum 脂(肪)肝 / ~ auctum 肝大,巨肝 / ~ induratum 肝硬结 / ~ lobatum 分叶肝 / ~ mobile; wandering liver; floating liver 游动肝 / ~ siccatum 肝粉 / ~ sulfuris 硫肝,含硫钾
heparan N-sulfatase 乙酰肝素 N-硫酸酯酶(此酶缺乏,为一种常染色体隐性性状,可致桑菲利波(Sanfilippo)综合征 A 型)
Heparan sulfate 硫酸乙酰肝素(为若干粘多糖病的蓄积物)
heparan sulfate sulfamidase 硫酸乙酰肝素磺酰胺酶,乙酰肝素 N-硫酸酯酶
heparan-α-glucosaminide N-acetyltransferase 乙酰肝素-α-氨基葡糖苷 N-乙酰转移酶[此酶缺乏,为一种常染色体隐性性状,可致桑菲利波(Sanfilippo)综合征 C 型,亦称乙酰辅酶 A-α-氨基葡糖苷-N-乙酰转移酶]
heparin *n*. 肝素(抗凝药)‖ ~ sodium 肝素钠
heparinase *n*. 肝素酶
heparinate *n*. 肝素盐
heparinemia *n*. 肝素血
heparinize *vt*. 肝素化(利用肝素增加血液凝固时间)
heparinoid *n*. 类肝素
heparinotherpy *n*. 肝素疗法
heparitin sulfate *n*. 硫酸乙酰肝素
heparolytic *a*. 溶解肝细胞的,溶肝的
hepat- 见 hepato-[希][构词成分]肝
hepat(o)-[希][构词成分]肝
hepatalgia *n*. 肝痛
hepatapoatema *n*. 肝脓肿
hepatargia[hepat- + 希 argia inactivity]; **hepatargy** *n*. 肝自体中毒
hepatase *n*. 肝解毒酶
hepatatrophia *n*. 肝萎缩
hepatatrophy *n*. 肝萎缩
hepatauxe[hepat- + 希 auxe increase]; **hepatomegaly** *n*. 肝大
hepatchlor *n*. 七氯,七氯四氢甲茚
hepatectomize *vt*. 肝切除
hepatectomy *n*. 肝切除术
hepathemia; **hepatohemia** *n*. 肝充血
hepatic *a*. ①肝的 ②肝状的 ③肝色的 ‖ ~ artery 肝动脉 / ~ artery ligatim(简作 Hal)肝动脉结扎 / ~ cell 肝细胞 / ~ cocecum 肝盲囊 / ~ coma 肝性昏迷 / ~ cord 肝索 / ~ duct 肝管 / ~ glucose output(简作 HGO)肝葡萄产生量/ ~ hilum 肝门 / ~ lipase 肝性脂(肪)酶 / ~ lobule 肝小叶 / ~ lymph node 肝淋巴结 / ~ necrosis 肝性坏死 / ~ plaxus 肝丛 / ~ portal system 肝门静脉 / ~ process 肝突 / ~ sinusoid 肝窦状隙 / ~ tissue 肝组织 / ~ trabecula 肝小梁 / ~ vein(简作 HV)肝静脉 / ~ arterial embolization(简作 HAD-N)肝动脉栓塞 / ~ phosphorylase 肝性磷酸化酶(糖原磷酸化酶的肝同功酶)/ ~ phosphorylase deficiency 肝性磷酸化酶缺乏症 / ~ phosphorylase kinase 肝性磷酸化酶激酶/ ~ phosphorylase kinase deficiency 肝性磷酸化酶激酶缺乏症,磷酸化酶 b 激酶缺乏症 / ~ venus obstruction(简作 HVO)肝静脉阻塞 / ~ venous pressure gradient(简作 HVPG)肝静脉压力梯度
hepatic(o)-[希][构词成分]①肝管 ②肝
Hepatica *n*. 苔纲,苔类植物
hepaticocholangiojejunostomy *n*. 肝管胆管空肠吻合术
hepaticocholedochostomy *n*. 肝管胆总管吻合术
hepatico-colic *n*. 肝结肠的
hepaticodochotomy *n*. 胆管切开术
hepaticoduodenostomy *n*. 肝管十二指肠吻合术
hepaticoenterostomy *n*. 肝管(小)肠吻合术
hepaticogastrostomy *n*. 肝管胃吻合术
hepaticojejunostomy *n*. 肝管空肠吻合术
Hepaticola *n*. 毛细线虫属(即 Capillaria)‖ hepatica; Capillaria hepatica 肝毛细线虫
hepaticoliasis *n*. 肝毛细线虫病
hepaticolithotomy *n*. 肝管(切开)取石术
hepaticolithotripsy *n*. 肝管碎石术
hepaticopancreatic *a*. 肝胰的
hepaticopulmonary *a*. 肝肺的
Hepaticorrhaphy *n*. 肝管缝术
hepaticostomy *n*. 肝管造口术
hepaticotomy *n*. 肝管切开术
hepatin *n*. 糖原,动物淀粉
hepatinica *n*. 强肝剂
hepatisatio pulmonum[拉] *n*. 肺肝样变
hepatism *n*. 肝(脏)病(状态)
hepatitides *n*. 肝炎
hepatitis[复], **hepatitides** *n*. 肝炎 ‖ ~ A(简作 HA)甲型肝炎 / ~, acute parenchymatous 急性实质性肝炎 / ~, amoebic 阿米巴[性]肝炎/ ~, anicteric virus 无黄疸型病性肝炎 / ~, autoimmune 自体免疫性肝炎 / ~ B 乙型肝炎 / ~ A antibody(简作 HAAb)甲型肝炎抗体 / ~ A antigen(简作 HAAg)甲型肝炎抗原 / ~ B core (antigen)(简作 HBc)乙型肝炎核心(抗原)/ ~ B core antigen(简作 HBcAg)乙型肝炎核心抗原 / ~ B core antibody(简作 HBcAb)乙型肝炎(病毒)核心抗体 / ~ B core antigen(简作 HBcAR)乙型肝炎核心抗原 / ~ B surface antibody(简作 HBsAb)乙型肝炎表面抗体 / ~ B surface antigen(简作 HBsAg)乙型肝炎表面抗原 / cholangiolitic ~ 毛细胆管炎性肝炎 / cholangitic ~ 胆管炎性肝炎 / cholestatic ~ 胆汁淤积性肝炎;药物性肝炎及胆汗淤积 / chronic active ~, chronic aggressive ~ 慢性活动性肝炎/ chronic interstitial ~ 慢性间质性肝炎,肝硬变 / chronic persisting 慢性迁移性肝炎 / ~ contagiosa canis, canine virus ~ 太触染性肝炎 / delta ~ 丁型肝炎 / duck virus ~ 鸭病毒性肝炎 / ~, epizootic; Tizzer's disease 兽疫性肝炎 / ~, externa 肝周围炎,肝纤维膜炎 / familial ~ 家族性肝炎,进行性豆状核变性 / fulminant ~ 暴发性肝炎 / infctious ~, epidemic ~ 传染性肝炎,流行性肝炎 / long incubation ~ 长潜伏期肝炎(即乙型肝炎)/ lupoid ~ 狼疮样肝炎 / MS-1 ~ MS-1 肝炎(即甲型肝炎)/ MS-2 ~ MS-2 肝炎(即乙型肝炎)/ neonatal ~, giant cell ~, neonatal giant cell ~ 新生儿肝炎,巨细胞性肝炎,新生儿巨细胞性肝炎 / plasma cell ~ 浆细胞性肝炎 / ~, postvaccinal 接种后肝炎 / ~, purulent 脓性肝炎,肝脓肿 / ~ sequestrans 坏死性肝炎 / serum ~, homologous serum ~, inoculation ~ 血清肝炎,同种血清肝炎,接种后肝炎(即乙型肝炎)/ short- incubation ~ 短潜伏期肝炎(即 甲型肝炎)/ subacute ~ 亚急性肝炎 / ~, suppurative 化脓性肝炎,肝脓肿 / post-transfusion ~ 输血输血后肝炎 / ~ toxipathic 中毒性肝炎 / transfusion ~ 输血后肝炎,输血性肝炎 / ~, trophopathic 营养不良性肝炎 / viral ~ 病毒性肝炎
hepatization *n*. 肝样变 ‖ gray ~ 灰色肝样变 / red ~ 红色肝样变 / yellow ~ 黄色肝样变
hepatized *a*. 肝样变的
hepatizon[希 hepatizein to be like the liver]; chloasma *n*. 褐黄斑
hepatobiliary *a*. 肝胆的,肝胆管的
hepatoblastoma *n*. 肝胚细胞瘤
hepatobronchial *a*. 肝支气管的
hepatocarcinogen *n*. 致肝癌物
hepatocarcinogenesis *n*. 肝癌发生
hepatocarcinogenic *a*. 引起肝癌的
hepatocarcinoma *n*. 肝癌,肝细胞癌
hepatocele *n*. 肝突出
hepatocellular *a*. 肝细胞的
hepatocholangeitis *n*. 肝胆管炎
hepatocholangiocarcinoma *n*. 胆管肝细胞癌,胆管肝细胞瘤
hepatocholangioduodenostomy *n*. 肝管十二指肠吻合术
hepatocholangioenterostoniy *n*. 肝管(小)肠吻合术
hepatocholangiogastrostomy *n*. 肝管胃 吻合术
hepatocholangiojejunostomy 肝管空肠吻合术
hepatocholangiostomy *n*. 胆管造口(引流)术 ‖ external ~ 胆管造外口术 / internal ~ 胆管造内口术
hepatocholangitis *n*. 肝胆管炎
hepatocirrhosis *n*. 肝硬变
hepatocolic *a*. 肝结肠的
hepatocuprein *n*. ①肝铜蛋白 ②超氧物歧化酶
hepatocystic *a*. 肝胆囊的
Hepatocystis *n*. 肝囊原虫属
Hepatocystis Levaditi and Schoen 肝囊原虫属
Hepatocystis semnopitheci Knowles 圣猴肝囊原虫
hepatocyte *n*. 肝细胞
hepatodidymus *n*. 肝以上联胎
hepatoduodenal *a*. 肝十二指肠的
hepatoduodenostomy *n*. 肝十二指肠吻合术
hepatodynia *n*. 肝痛
hepatodysentery *n*. 肝病痢疾
hepatodystrophy *n*. 急性黄色肝萎缩
hepatoenteric *a*. 肝小肠的
hepatoenterostomy *n*. 肝肠吻合术
hepatoflavin *n*. 肝核黄素
hepatofugal *a*. 离肝的

hepatogastric *a*. 肝胃的
hepatogastritis *a*. 肝胃炎
hepatogenic *a*. 肝源性的
hepatogenous *a*. 肝源性的
hepatoglobin *n*. 肝珠蛋白
hepatoglobinemia *n*. 肝珠蛋白血
hepatoglobulin *n*. 肝球蛋白
hepatoglycemia glycogenetica 糖原病,糖原贮积病
hepatogram *n*. 肝搏动描记波;肝X线(照)片
hepatography *n*. 肝脏论;肝搏动描记法;肝X线摄影(术)
hepatohemia; **hepathemia** *n*. 肝充血
hepatoid *a*. 肝(质)样的
hepatojugular *a*. 肝颈静脉的
hepatolenticular *a*. 肝豆状核的 ‖ ~ degeneration 肝豆状核变性的
hepatolienal *a*. 肝脾的
hepatolienography *n*. 肝脾X线摄影(术)
hepatolienomegaly *n*. 肝脾(肿)大
hepatolith *n*. 肝石(尤指肝内胆结石)
hepatolithectomy *n*. 肝石切除术
hepatolithiasis *n*. 肝石病
hepatolobecyomy *n*. 肝叶切除术
hepatologist *n*. 肝脏病学家
hepatology *n*. 肝脏病学,肝脏学
hepatolysin *n*. 溶肝素
hepatolysis *n*. 肝细胞溶解
hepatoma *n*. 肝细胞瘤(尤指肝细胞癌)‖ malignant ~ 肝细胞癌
hepatomalacia *n*. 肝软化
hepatomanometry *n*. 肝穿刺测牙法
hepatomegalia *n*. 肝(肿)大 ‖ ~ glycogenica 糖原病,糖原贮积病
hepatomegaly *n*. 肝(肿)大 ‖ glycogenic ~ 糖原病,糖原贮积病
hepatomelanosis *n*. 肝黑变病
hepatometry *n*. 肝测量法
hepatomphalocele *n*. 脐部肝突出
hepatomphalos *n*. 脐部肝突出
hepatomyocardiosis *n*. 肝硬化心肌病
hepaton *n*. 肝单位
hepatoncus [hepato- + 希 onkos tumor] *n*. 肝肿块
hepatonecrosis *n*. 肝坏死
hepatonephric *n*. 肝肾的
hepatonephritic *a*. 肝肾炎的 ‖ ~ serosa acutia, hepatorenal syndrome 急性浆液性肝肾炎,肝肾综合征
hepatonephritis *n*. 肝肾炎
hepatonephromegalia glycogenica; **glycogenosis** *n*. 硬化糖原性肝肾大,糖原病
hepatonephromegaly *n*. 肝肾(肿)大
hepatopancreas *n*. 肝胰腺
hepatopancreatis annular zone *n*. 肝胰环区
hepatopath *n*. 肝病患者
hepatopathy *n*. 肝(脏)病
hepatoperitonitis *n*. 肝腹膜炎
hepatopetal *a*. 向肝的
hepatopexy *n*. 肝固定术
hepatophage *n*. 噬肝巨细胞
hepatophlebitis *n*. 肝静脉炎
hepatophlebography *n*. 肝静脉造影(术)
hepatophlebotomy *n*. 肝血吸出术
hepatophyma *n*. 肝肿块
hepatopleura *a*. 肝胸膜的
hepatopneumonic *a*. 肝肺的
hepatoportal *a*. 肝门静脉的
hepatoportoenterestomy *a*. 肝肠吻合术
hepatopostema *n*. 肝脓肿
hepatoptosia *n*. 肝下垂
hepatoptosis *n*. ①肝下垂 ②结肠定位(X线时,为肝与横A膈之间的结肠定位)
hepatopulmonary *a*. 肝肺的
hepatorecurence *n*. 肝梅毒复发
hepatorenal *a*. 肝肾的
hepatorenal recess *a*. 肝肾隐窝
hepatorenal syndrome *a*. 肝肾综合征
hepatorrhagia *n*. 肝出血
hepatorrhaphy *n*. 肝缝术
hepatorrhea *n*. ①肝液溢 ②胆汁分泌过多
hepatorrhexis *n*. 肝破裂
hepatosarcoma *n*. 肝肉瘤
hepatoscan *n*. 肝闪烁扫描图
hepatoscopy *n*. 肝检查
hepatosean *n*. 肝扫描图
hepatosiderosis *n*. 肝铁沉着病
hepatosis *n*. 肝功能病,肝功能障碍 ‖ serous ~ 浆液性肝功能病(肝的静脉闭塞病)
hepatosolenotropic *a*. 向毛细胆管的
hepatosplenitis *n*. 肝脾炎
hepatosplenography *n*. 肝脾X线摄影(术)
hepatosplenomegalia; **splenohepatomegalia** *n*. 肝脾(肿)大
hepatosplenomegaly *n*. 肝脾(肿)大
hepatosplenometry *n*. 肝脾测量法
hepatosplenopathy *n*. 肝脾病
hepatostomy *n*. 肝造口术
hepatotherapy *n*. 肝质疗法
hepatothrombin *n*. 肝凝血酶
hepatotomography 肝断层成像术
hepatotomy *n*. 肝切开术 ‖ ~, abdominal; laparohepatotomy 剖腹肝切开术 / transthoracic ~ 经胸肝切开术
hepatotoxemia *n*. 肝原性毒血症
hepatotoxic *a*. 肝(细胞)毒的,毒害肝细胞的,毒肝的
hepatotoxicity *n*. 肝(细胞)毒害性,肝毒性
hepatotoxin *n*. 肝(细胞)毒素
hepatotropic *a*. 亲肝的
hepatoxic *a*. 肝(细胞)毒的,毒害肝细胞的,毒肝的
Hepatozoon *n*. 肝簇虫属 ‖ ~ canis 肝簇虫 / ~ muris 鼠肝簇虫 / ~ peroiciosum 恶性肝簇虫
hepaxanthin; **vitamin A epoxide** *n*. 肝黄质,表氧维生素A
HEPES hydroxyethyl piperazine ethanesulfonic acid 羟乙基哌嗪乙烷磺酸
hephestic [希 Hephaistos Greek god of fire] *a*. 锻工的(如臂肌痉挛)
hephestiorrhaphy [希 Hephaistos Greek god of fire + rhaphe suture] *n*. 创缘愈合烙术
hephormone; **glycogen** *n*. 糖原
Hepialidae 蝙蝠蛾科(隶属于鳞翅目 Lepidoptera)
Hepialus armoricanus(**Oberthur**)虫草蝙蝠蛾(隶属于蝙蝠蛾科 Hepialidae)
hepicebrin *n*. 希皮西布林(成药,复合维生素胶囊)
hepicoleum *n*. 希皮可隆(成药,维生素AD制药)
HEPL High Energy Physics Laboratory 高能物理实验所(美)
Heppiaceae *n*. 蜂窝衣科(一种地衣类)
Hepronicate *n*. 奎烟酯(周围血管扩张药)
hept-, **hepta-** [希][构词成分] 七,庚
heptabarbital *n*. 环庚比妥,庚巴比妥
Heptacaipus geniculatus (**Stimpson**) 屈腹七腕虾(隶属于藻虾科 Hippolytidae)
Heptacarpus rectirostris (**Stimpson**) 直额七腕虾(隶属于藻虾科 Hippolytidae)
heptachromia *n*. 七色觉,全色觉
heptachromic *a*. 七色的;能辨(光谱)七色的,色觉健全的
heptacosane *n*. 甘七烷
heptad *n*. 七价元素
heptadactylia *n*. 七指(趾)畸形
heptadactylism *n*. 七指(趾)畸形
heptadactyly *n*. 七指(趾)畸形
heptadecadienoic acid 十七碳二烯酸
heptadecanoic acid 十七(烷)酸
1,6-heptadiyne 1,6-庚二炔
heptaene *n*. 七烯化合物
heptagonus [拉] *a*. 七角形 ‖ ~ Willisi 大脑动脉环
heptaiodic acid *n*. 庚碘酸,过碘酸
heptaldehyde *n*. 庚醛
heptamal *n*. 环庚比妥(催眠镇静药)
heptamer *n*. 七聚体
heptamethylene - 1, 7 - bis, 4'- (4'-methyl morpholinium) dibromide; **M& B 2023** *n*. 二溴化环庚烷基双-4'-(4'-甲基吗啡啉)
heptaminol *n*. 辛胺醇(强心药,抗心绞痛药)
heptamycin *n*. 庚霉素
heptanal *n*. 庚醛
heptane *n*. 庚烷
heptanoate *n*. 庚酸盐
heptanoic acid 庚酸
heptanol *n*. 庚醇
heptanone *n*. 庚酮
heptapeptide *n*. 七肽

heptaploid *a*. 七倍的 *n*. 七倍体(含七组染色体的个体或细胞)
heptaploidy *n*. 七倍性
heptargia hepatargia *n*. 肝自体中毒
heptatomic *a*. 七价的
heptavalent *a*. 七价的
Heptavax-B *n*. 乙型肝炎疫苗(hepatitis B vaccine)制剂的商品名
Heptaverine *n*. 海他维林(解痉药)
heptene *n*. 庚烯
Heptobarbital *n*. 苯甲比妥(催眠镇静药,抗癫痫药)
heptoglobin *n*. 庚珠蛋白
heptoglobineinia *n*. 庚珠蛋白血
Heptolamnide *n*. 海托碘脲(降血糖药)
heptose *n*. 庚糖
heptosuria *n*. 庚糖尿
heptozoonosis *n*. 肝簇虫病
Heptranchias perlo (Bonnaterre) 尖吻七鳃鳖(隶属于六鳃鳖科 Hexanchidae)
heptyl cyanide *n*. 庚基氰
heptyl mercaptan *n*. 庚硫醇
heptylamine *n*. 正庚胺
heptylenne *n*. 庚烯
heptylic acid *n*. 庚酸
n-heptylpenicillin; penicillin K *n*. 正庚青霉素,青霉素 K
heptylresorcinol *n*. 庚基间苯二酚,庚基雷琐辛
Hepzidine *n*. 庚齐陡(抗抑郁药)
HER high energy ray *n*. 高能射线
her host cell reactivation deficient mutant 寄主细胞复活缺陷型
Her cocaine *n*. 可卡因
her *pro n*. 她,她的
her host cell reactivation deficient mutant *n*. 寄主细胞复活缺陷型
Her of slender scape amitostigma [植药] 独叶一枝枪
Her of winkled marshweed [植药] 水茴香
Heracleum L. 白芷属 ‖ ~ candicans Wall. ex DC. [拉;植药] 白亮独活 / ~ candicans var. Orbiculatum C. Y. Cheng et Chu [拉;植药] 圆叶白亮独活 / ~ fargesii Boiss. [拉;植药] 城口独活 / ~ hernsleyanum Diels [拉; 植药] 川鄂独活 / ~ rapula Franch. [拉;植药] 白云花 / ~ scabridum Franch. [拉;植药] 糙叶白芷, 滇白芷 / ~ souliei Boiss. [拉;植药] 茂汶独活 / ~ vicinum ; ~ hemsleyanum auct. Sin. Non Diels [拉;植药] 牛尾独活 / ~ yungingense Hand.-Mazz [拉;植药] 永宁独活
herald *n*. ①使者 ②先驱 ③预示 *vt*. 宣布;通报;预示……的来临
heralist *n*. ①草本植物学家 ②草药采集者;草药医生
herapathite [William B. Herapath 英化学家 1796—1868]; **quinine iodosulfate** *n*. 磺硫酸奎宁
herb [拉 herba] *n*. 草,草本;草药 ‖ death's ~ 颠茄叶 / ~ vulnerary 愈创草 / ~, mercury [法国] 山定 [草] / ~, ~, sweating; Eupatorium perfoliatum 贯叶佩兰 / ~, tea 茶剂汤剂 / ~ of Indian melothria [植药] 马儿 / ~ if tibet berneuxine [植药] 岩筋菜 / ~ largehead blumea [植药] 东风草 / ~ of common pearleverlasting [植药] 大叶白头翁 / ~ of tabemaemontanus bulrush [植药] 水葱 / ~ of acanthophyllous shield fern [植药] 凤尾贯众 / ~ of acaulescent pegaeophyton [植药] 高山辣根菜 / ~ of aciculate chrysopogon [植药] 鸡骨草 / ~ of acuteangular jute [植药] 假黄麻 / ~ of acutifoliate podocarpium [动药]山蚂蝗 / ~ of Adder's tongue [植药] 一支箭 / ~ of adiatic pennywort [植药] 积雪草 / ~ of adjoin clinopodium [植药] 剪刀草 / ~ of adnate elder [植药] 血满草 / ~ of air-plant [植药] 落地生根 / ~ of aizoon atonecrop [植药] 景天三七 / ~ of aleppo avens [植药] 蓝布正 / ~ of alfalfa [植药] 苜蓿 / ~ of alfred Loosestrife [植药] 广西过路黄 / ~ of alligator piternanthera [植药] 空心莲子草 / ~ of alpine gentian [植药] 白花龙胆 / ~ of alpine yarrow [植药] 著草 / ~ of altai heterappus [植药] 阿尔泰紫苑 / ~ of altai mountain centaurium [植药] 埃蕾 / ~ of amercan maidenhair [植药] 铁丝七 / ~ of amphibious knotweed [植药] 两栖攀 / ~ of amplexifolious glorybower [植药] 三台红花 / ~ of amur adonis [植药] 冰凉花 / ~ of amur pink [植药] 东北石竹 / ~ of annual fleabane [植药] 一年蓬 / ~ of annual saltmarsh aster [植药] 瑞连草/ ~ of annual yellow sweetcloverf [植药] 蛇蜕草 / ~ of apple mint [植药] 鱼香草 / ~ of apple of peru [植药] 假酸浆 / ~ of aquatic malachium [植药] 鹅肠草 / ~ of argun groundsel [植药] 斩龙草 / ~ of aristate goosefoot [植药] 刺黎 / ~ of aromatic blumea [植药] 酸芳艾纳香/ ~ of arillery Clearweed [植药] 透明草 / ~ of ashgrey loosestrife [植药] 小茄 / ~ of asiatic striga [植药] 独角柑 / ~ of asycoloured iromweed [植药] 伤寒草 / ~ of atenuate st. john'swot [植药] 赶山鞭 / ~ of auriculate oreocharis [植药] 长瓣马铃营苔 / ~ of autumn cudweed [植药] 天水蚁草 / ~ of autumn zephyriily [植药] 肝风草 / ~ of axillary balm [植药] 鼻血草 / ~ of bag starwort [植药] 天蓬草 / ~ of baikal betony [植药] 毛水苏 / ~ of balloonvine Heartseed [植药] 假苦瓜 / ~ of balsamiferous blumea [植药] 艾纳香/ ~ of balt pyrrosia [植药] 光石韦 / ~ of bambooleaf fig [植药] 水稻清/ ~ of barbed skullcap [植药] 半枝莲 / ~ of bastard speedwell [植药] 一支香 / ~ of bastardtoad flax-like swallowwort [植药] 地梢瓜 / ~ of beach morningglory [植药] 马鞍藤/ ~ of beatiful swertia [植药] 美丽獐牙菜 / ~ of bees jasmine [植药] 小酒瓶花 / ~ of bengal dayflower [植药] 竹叶菜 / ~ of Bengal waterdropwort [植药] 水芹菜 / ~ of bentham dichrocephala [植药] 鱼眼草 / ~ of Bermudagrass [植药] 铁线草 / ~ of berry-bearing campion [植药] 不被单草 / ~ of betonyleaf mazus [植药] 弹刀子菜 / ~ of betony-like morina [植药] 卜夺草 / ~ of bhotan milkvetch [植药] 地八角 / ~ of bicolored pearleverlasting [植药] 三轮篙 / ~ of bifurcate cinquefoil [植药] 鸡冠草 / ~ of big rattlesnake planain [植药] 大斑叶兰 / ~ of big striga [植药] 小白花苏 / ~ of bigbract day flower [植药] 大苞鸭 草 / ~ of bigflower clinopodium [植药] 寸金草 / ~ of bigleaf goldsaxifrage [植药] 虎皮草/ ~ of bigleaf stonecrop [植药] 光板猫叶草 / ~ of bird vetch [植药] 广布野豌豆 / ~ of birds foot trefoil [植药] 地羊鹊 / ~ of biternate beggarticks [植药] 金盏银盘 / ~ of bitter-and-eggs [植药] 柳穿鱼 / ~ of Bittersweet [植药] 白英 / ~ of black medic [植药] 老蜗生 / ~ of black nightshade [植药] 龙葵 / ~ of blackcalyx Crazyweed [植药] 黑粤棘豆 / ~ of bloodflower milkweed [植药] 莲生桂子花 / ~ of blushred rabdosia [植药] 冬凌草 / ~ of bodinier elsholtzia [植药] 凤尾茶 / ~ of bog marshcress [植药] 风花菜 / ~ of boor's mustard [植药] 苏败酱 / ~ of bottli brush [植药] 问荆 / ~ of bracketplant [植药] 钓兰/ ~ of braun's holly fern [植药] 布郎耳麽 / ~ of broadbeaked mustard [植药] 蹋菜 / ~ of broadleaf cudweed [植药] 地膏药 / ~ of broadleaf monkeyflower [植药] 猫眼睛 / ~ of broadleaf nettle [植药] 宽叶等麻 / ~ of broadleaf podocarpium [植药] 宽卵叶长柄山蚂蝗 / ~ of broadleaf veronicastrum [植药] 宽叶腹水草 / ~ of broadleaf vetch [植药] 山野豌豆/ ~ of broomjute sida [植药] 黄花母 / ~ of buchanan clematis [植药] 毛木通 / ~ of buerger raspberry [植药] 寒莓叶 / ~ of bulbiferous stonecrop [植药] 小箭草 / ~ of bulbiferous woodnettle [植药] 野绿麻 / ~ of bunch-berry [植药] 小悬钩子草 / ~ of bunge bedstraw [植药] 四叶草 / ~ of bunge corydalis [植药] 苦地丁/ ~ of bunge indigo [植药] 铁扫竹 / ~ of bur beggarticks [植药] 狼把草 / ~ of cablin potchouli [植药] 广藿香 / ~ of cairo morningglory [植药] 五爪龙 / ~ of California burclover [植药] 苜稽/ ~ of candolle thorowax [植药] 窄叶飘带草 / ~ of canton buttercup [植药] 自 扣菜 / ~ of canton salomoia [植药] 吹云草 / ~ of canton tusanchi [植药] 三七草 / ~ of cape-gooseberry [植药] 灯笼草 / ~ of capillary wormwood [植药] 茵陈 / ~ of Carolina cranesbill [植药] 野老鹤草 / ~ of carpet thyme [植药] 地椒 / ~ of catnip [植药] 假荆芥 / ~ of caudate maidienhair [植药] 鞭叶铁线蔑 / ~ of caudate tickclover [植药] 青酒缸 / ~ of caudate wlidginger [植药] 土细辛 / ~ of cavalerie clearweed [植药] 石油菜 / ~ of cavalerie mosia [植药] 七星剑/ ~ of centipedaplant [植药] 竹节蓼/ ~ of channelled water plantain [植药] 大箭 / ~ of chekiang indigo [植药] 浙江木蓝 / ~ of chenese alyxia [植药] 阿利藤 / ~ of chervil larkspur [植药] 还亮草 / ~ of chickweed [植药] 繁缕 / ~ of chien briggsia [植药] 佛肚花 / ~ of china spurge pachysandra [植药] 金丝矮陀陀 / ~ of Chinese arundina [植药] 长杆兰 / ~ of Chinese astilbe [植药] 落新妇 / ~ of Chinese azalea [植药] 八里麻 / ~ of Chinese bastardtoadflax [植药] 百蕊草 / ~ of Chinese brake [植药] 风尾草 / ~ of Chinese buttercup [植药] 茴茴蒜 / ~ of Chinese chlamydoboea [植药] 石青菜 / ~ of Chinese cinquefoil [植药] 委陵菜 / ~ of Chinese clinopodium [植药] 风轮菜 / ~ of Chinese dicliptera [植药] 狗肝菜 / ~ of Chinese dodder [植药] 茧丝 / ~ of Chinese elder [植药] 蒴 / ~ of Chinese fevervine [植药] 鸡矢藤 / ~ of Chinese forgerment [植药] 狗屎花 / ~ of Chinese goldsaxifrage [植药] 华金腰子 / ~ of Chinese gymnotheca [植药] 百部还魂 / ~ of Chinese incarillea [植药] 角篙 / ~ of Chinese knotweed [植药] 火炭母 / ~ of Chinese ladiestresses [植药] 草 / ~ of Chinese lobelia [植药] 半边莲 / ~ of Chinese mesona [植药] 凉粉草 / ~ of Chinese mikvetch [植药] 红花菜/ ~ of Chinese milkwort [植药] 大金牛草 / ~ of Chinese morina [植药] 华刺参 / ~ of Chinese mosla [植药] 青香薷 / ~ of Chinese munronia [植药] 花叶矮沱沱 / ~ of Chinese pearleverlasting [植药] 香青 / ~ of Chinese pennisetum [植药] 狼尾草/ ~ of Chinese penthorum [植药] 水泽兰 / ~ of Chinese pink [植药] 翟麦/ ~ of Chinese pothas

[植药]石柑子/ ~ of Chinese prayer-beads [植药]鸡骨草 / ~ of Chinese sage [植药]石见穿 / ~ of Chinese sericocalyx [植药]狗泡草 / ~ of Chinese siphonostegia [植药]阴行草 / ~ of Chinese snapweed [植药]华凤仙 / ~ of Chinese sprangletop [植药]油草/ ~ of Chinese st.john's wort [植药]金丝桃 / ~ of Chinese wedelia [植药]澎蜞菊 / ~ of chingma abutilon [植药]苘麻 / ~ of christensen ceropegia [植药]吊灯花 / ~ of Christina loosestrife [植药]金钱草 / ~ of chrysanthemum-like groundsel [植药]土三七 / ~ of ciliate bugle [植药]筋骨草 / ~ of ciliate Leucas [植药]绣球防风 / ~ of circaeashape loosestrife [植药]水红袍 / ~ of claeke boea [植药]散血草 / ~ of clarke blumea [植药]七里明 / ~ of clavateleaf oberonia [植药]岩葱 / ~ of cliff patrinia [植药]岩败酱 / ~ of cliff starwort [植药]地精草 / ~ of climbing groundsel [植药]千里光 / ~ of climbing seedbox [植药]水丁香 / ~ of climbing violet [植药]葡匐蔓 / ~ of close-growing pyrrosia [植药]贴生石韦 / ~ of clubhead cutgrass [植药]游草 / ~ of clustered knotweed [植药]从枝蓼 / ~ of coastal waterhyssop [植药]白花猪母菜 / ~ of cochinchina centranthera [植药]胡麻草 / ~ of cochinchina passionflower [植药]蛇王藤 / ~ of coffee senna [植药]望江南 / ~ of coiledflower nighlshade [植药]大苦溜溜 / ~ of colored mistletoe [植药]槲寄生 / ~ of common Adder's tongue Fern [植药]一支箭 / ~ of common aeschynomene [植药]合萌/ ~ of common ammannia [植药]水觅菜 / ~ of common andrographis [植药]穿心莲 / ~ of common bluebeard [植药]兰香草 / ~ of common canscora [植药]穿心草 / ~ of common cephalanoplos [植药]小蓟 / ~ of common christia [植药]双飞蝴蝶 / ~ of common cissampelos [植药]亚乎奴,亦称锡生藤 / ~ of common clearweed [植药]水麻叶 / ~ of common clubmoss [植药]伸筋草 / ~ of common corallodiscus [植药]虎耳还魂草 / ~ of common corydalis [植药]紫堇 / ~ of common crabgrass [植药]马唐 / ~ of common dayflower [植药]鸭蹄草 / ~ of common ducksmeat [植药]浮萍 / ~ of common duckweed [植药]青萍/ ~ of common edelweiss [植药]老头草 / ~ of common eelgrass [植药]海马蔺 / ~ of common elsholtzia [植药]半边苏 / ~ of common forkstamenflower [植药]峨眉石凤丹/ ~ of common gendarussa [植药]小驳骨 / ~ of common goldenroa [植药]一枝黄花 / ~ of common gromwell [植药]白果紫草 / ~ of common groundsel [植药]欧洲千里光 / ~ of common hair-cap [植药]大金发藓 / Herb of common heron's bill [植药]老鹳草 / ~ of common horsetail [植药]问荆 / ~ of common knotgrass [植药]蓄 / ~ of common leafflower [植药]珍珠草 / ~ of common leibnitzia [植药]大丁草 / ~ of common lophanherum [植药]淡竹叶 / ~ of common maidenhair spleenwort [植药]铁角凤尾草 / ~ of common mashmarigold [植药]马蹄叶 / ~ of common microtoena [植药]野藿香/ ~ of common nasturtium [植药]旱莲花 / ~ of common nepenthes [植药]猪笼草 / ~ of common nipplewort [植药]稻搓菜 / ~ of common origanum [植药]牛至 / ~ of common peganum [植药]骆驼蓬 / ~ of common pratia [植药]铜锤玉带草/ ~ of common rabdosia [植药]小叶蛇总管 / ~ of common rue [植药]臭草 / ~ of common russianthistle [植药]猪毛菜 / ~ of common sage [植药]荔枝草 / ~ of common schizonepeta [植药]多裂叶荆芥 / ~ of common scouring rush [植药]木贼/ ~ of common seseli [植药]邪篙/ ~ of common shamrockpea [植药]一颗血 / ~ of common sowthistle [植药]苦菜 / ~ of common speedwell [植药]脾寒草 / ~ of common st.john's wort [植药]贯叶金丝桃 / ~ of common stonecrop [植药]景天 / ~ of common tetragonia [植药]番杏 / ~ of common thunia [植药]岩笋/ ~ of common tripterospermum [植药]肺形草 / ~ of common turczaninowia [植药]女菀 / ~ of common vanilla [植药]香草兰 / ~ of common vetch [植药]大巢菜 / ~ of common violet [植药]消毒药 / ~ of common waterhyacinth [植药]水葫芦 / ~ of common yellow oxalis [植药]扭筋草 / ~ of conferted sawgrass [植药]密穗砖子苗 / ~ of conical silene [植药]米瓦罐 / ~ of convexutricle sedge [植药]三棱草 / ~ of copper alternanthera [植药]红田乌草 / ~ of copperleaf [植药]铁苋菜 / ~ of cord moss [植药]葫芦藓 / ~ of cordate circaea [植药]牛拢草 / ~ of corniculate spurgention [植药]花锚/ ~ of comuted pugionium [植药]沙芥 / ~ of corymb polycarpace [植药]声色草 / ~ of corymb woodsorrel [植药]铜锤草 / ~ of corymbose swallowwort [植药]刺瓜 / ~ of cow vetch [植药]广布野豌豆 / ~ of creepinf waterprimrose [植药]过塘蛇/ ~ of creeping dichondra [植药]小金钱草 / ~ of creeping oxalis [植药]醉浆草 / ~ of creeping rattlesnake plantain [植药]斑叶兰 / ~ of creeping rostellularia [植药]爵床 / ~ of creeping sage [植药]走茎丹参 / ~ of creeping saltbush [植药]葡匐滨藜 / ~ of creeping violet [植药]冷毒草 / ~ of creeping woodsorret [植药]酷浆草 / ~ of creeping hymeleaf sandwort [植药]小无心菜 / ~ of crinite pogonatherum [植药]笔仔草/ ~ of crow vetch [植药]广布野豌豆/ ~ of cruciate buchnera [植药]黑草 / ~ of cuneate lespedeza [植药]夜关门 / ~ of cupleaf passionflower [植药]对叉疗药 / ~ of dahuria cranesbill [植药]粗根老鹤草 / ~ of dahurian bushclover [植药]枝儿条 / ~ of dahurian loosestrife [植药]黄连花 / ~ of dahurian patrinia [植药]败酱草 / ~ of david gentian [植药]落地荷花 / ~ of david's maidenhair [植药]白背铁线藤 / ~ of david's spikemoss [植药]小过江龙 / ~ of decumbent bugle [植药]白毛夏枯草 / ~ of decurrent loosestrife [植药]延叶珍珠菜 / ~ of delavary honeysuckle [植药]大金银花 / ~ of delavay neocinnamomum [植药]三股筋 / ~ of delavay parnssia [植药]肺心草 / ~ of delicate spikemoss [植药]薄叶卷柏 / ~ of denseflower bulbphyllum [植药]果上叶 / ~ of denseflower loosestrife [植药]小过路黄 / ~ of denseleaf crazyweed [植药]鸡翱草/ ~ of denticulaet ixeris [植药]苦荬菜 / ~ of desertliving asparagus [植药]寄马桩 / ~ of diffirmed galingale [植药]异型莎草 / ~ of diffuse dayflower [植药]竹节草 / ~ of digitateleaf eria [植药]树葱 / ~ of diluted swertia [植药]淡味当归 / ~ of diluteyellow crotalaria [植药]黄花地丁 / ~ of dindygulen peperomia [植药]石蝉草 / ~ of discolor cinquefoil [植药]翻白草 / ~ of discolor ludisia [植药]石上藕 / ~ of dish mustard [植药]苏败酱 / ~ of disparate brake [植药]刺齿凤尾茨/ ~ of disscolored skullcap [植药]紫背黄芥 / ~ of distinct pondweed [植药]眼子菜 / ~ of divaricate bassia [植药]五星篙 / ~ of divaricate carpesium [植药]金挖耳 / ~ of divaricate serpentroot [植药]苦葵鸦葱 / ~ of diverse wormwood [植药]南刘寄奴 / ~ of diversifolious gueldenstaedtia [植药]喜马拉雅米口袋 / ~ of diversifolious hemiphragma [植药]鞭打绣球 / ~ of diversifolious pimpinella [植药]鹅脚板 / ~ of dockleaved knotweed [植药]假辣蓼 / ~ of doederiein's spikemoss [植药]大叶菜 / ~ of downy groundcherry [植药]苦 / ~ of dreoping clinaeanthus [植药]青箭 / ~ of drooping carpesium [植药]挖耳草 / ~ of drug ivyarum [植药]青竹标 / ~ of dry flasepimpemel [植药]鸭嘴演 / ~ of dutch rushes [植药]木贼 / ~ of dwarf denseflower elsholtzia [植药]荠果香薷 / ~ of dwarf ophiorrhiza [植药]短小蛇根草/ ~ of dwarf sheareria [植药]虾须草/ ~ of earleaf ammannia [植药]耳水苋 / ~ of eastern bracken fern [植药]蕨 / ~ of eelgrass [植药]苦草 / ~ of elegant tickclover [植药]毛排钱草 / ~ of elodea-like st.John'swort [植药]遍地金 / ~ of elongate screwtree [植药]长叶山芝麻 / ~ of emarginate amarantth [植药]野苋菜 / ~ of emarginated stonecrop [植药]马牙半支 / ~ of emilia [植药]一点红 / ~ of entire meconopsis [植药]绿绒蒿 / ~ of ereatecalyx skullcap [植药]屏风草/ ~ of erect chamaerhodos [植药]地蔷薇/ ~ of erect corydalisf [植药]直立紫蔓堇 / ~ of erectSt.John'swort [植药]小连翘 / ~ of erectspine sanicle [植药]黑鹅脚板 / ~ of european bugleweed [植药]欧地笋 / ~ of European verbena [植药]马鞭草 / ~ of faber primrose [植药]峨山雪莲花 / ~ of falcate crazyweed [植药]我大夏 / ~ of false Chinese swertia [植药]当药 / ~ of false indigo [植药]一味药 / ~ of false jerusalemcheny [植药]野海椒 / ~ of false largeflower motherwort [植药]篓菜 / ~ of fanshaped corallodiscus [植药]石胆草 / ~ of fanshaped umbrellasedge [植药]九龙吐珠 / ~ of fages dichocarpum [植药]野黄瓜 / ~ of faciate clearweed [植药]紫绿草 / ~ of fennelleaf pondweed [植药]笆齿眼子菜 / ~ of fewflower lysionotuas [植药]石吊兰 / ~ of fewleaf schnabelia [植药]四棱金筋骨草 / ~ of field groundsel [植药]大白顶草 / ~ of field horsetail [植药]问荆 / ~ of field pennycress [植药]苏败酱 / ~ of field sowthistle [植药]苣荬菜 / ~ of field thistle [植药]小蓟 / ~ of filiform cassytha [植药]无爷藤 / ~ of fimbriate orstachys [植药]瓦松 / ~ of fineleaf xchizonepeta [植药]荆芥 / ~ of fir clubmoss [植药]小接筋草 / ~ of fireweed [植药]红筷子 / ~ of fiveleaf carpetweed [植药]地麻黄 / ~ of fivevein meconopsis [植药]毛叶兔耳草 / ~ of flabellate hemipilia [植药]独叶一枝花 / ~ of flaccid aster [植药]太白菊 / ~ of flannel mullein [植药]毛蕊花 / ~ of flexuose bittercress [植药]弯果碎米荠 / ~ of flexuose climbing fern [植药]牛抄藤 / ~ of flexuose grass fern [植药]书带族 / ~ of floating fern [植药]水蕨 / ~ of floatingleaf pondweed [植药]水案板 / ~ of flopper [植药]落地生根 / ~ of flower gentle [植药]雁来红 / ~ of flowerofanhour [植药]野西瓜苗 / ~ of fodder vetch [植药]大巢菜 / ~ of foetid Eryngo [植药]假芫茜 / ~ of forbes wildginger [植药]杜衡 / ~ of forrest bugle [植药]痢止高 / ~ of fortune eupatorium [植药]佩兰 / ~ of fortune loosestrife [植药]星宿菜/ ~ of fortune rockfoil [植药]华中虎耳草 / ~ of fortune silene [植药]脱力草 / ~ of fourangled circaea [植药]谷攀 / ~ of foxtail-like sophora [植药]苦豆草 / ~ of fragrant eupatorium [植药]飞机草 / ~ of fragrant marshweed［植药］水芙蓉 / ~ of fragrant waxplant［植药］石草鞋 / ~ of frail horsetail［植药］土木贼 / ~ of frangrant ainsliaea［植药］金边兔耳 / ~ of french matigold［植药］孔雀草 / ~ of freyn cinquefoil［植药］三叶委陵菜 / ~ of fringed iris［植药］蝴蝶花 / ~ of frogbit［动药］水鳖 / ~ of fukien oreocharis［植药］大花石上莲 / ~ of garden euphorbia［植药］飞扬草 / ~ of geneva bugle［植药］下草 / ~ of ghostplant wormwood［植药］鸭脚艾 / ~ of giant st. john' swort［植药］红旱莲 / ~ of girald pleurospermum［植药］太白棱子芹/ ~ of glabrous ainsliaea［植药］兔儿草 / ~ of Glabrous aletris［植药］无毛粉条儿菜 / ~ of glabrous grazyweed［植药］醉马草 / ~ of glabrous sarcandra［植药］肿节风 / ~ of glabrous torenia［植药］水韩信草/ ~ of glandularflower rabdosia［植药］水龙胆草 / ~ of glomerate galingale［植药］水莎草 / ~ of goatsbeard［植药］升登麻草 / ~ of goering cymbidium［植药］春兰 / ~ of goering lemongrass［植药］野香茅 / ~ of golden bristlegrass［植药］金色狗尾草/ ~ of goldencup st. john' swort［植药］芒种花 / ~ of gooseintestine starwort［植药］鸡肚肠草 / ~ of graceful jessamine［植药］钩吻 / ~ of grapeleaf anemone［植药］野棉花 / ~ of grassleaf eria［植药］禾叶墨斛 / ~ of great wollow［植药］红筷子/ ~ of greater celandine［植药］白屈菜 / ~ of green bristlegrass［植药］狗尾草 / ~ of griffith woodsorrel［植药］三块瓦 / ~ of guyan lophotocar pus［植药］冠果草 / ~ of gynura［植药］三七草/ ~ of haichow elsholtzia［植药］香需/ ~ of hairyknotweed［植药］毛蓼 / ~ of hairy willowweed［植药］水接骨丹 / ~ of hairyfruit violet［植药］地核桃 / ~ of hairystalk loosestrife［植药］排草香 / ~ of hairyvein agrimomia［植药］仙鹤草 / ~ of halberdleaf violet［植药］戟叶蔓菜 / ~ of half-capitate hemiboea［植药］降龙草 / ~ of halfspreading ironweed［植药］咸虾花 / ~ of hance didymocarpus［植药］东南长蒴营苔 / ~ of hancock pearleverlasting［植药］五月霜 / ~ of hancock swallowwort［植药］对叶草 / ~ of hancockii rolfe［植药］纤叶钡子股 / ~ of hard bluegrass［植药］龙须草 / ~ of hard melandrium［植药］硬叶女娄菜 / ~ of haretail uraria［植药］狐狸尾 / ~ of hary wormwood［植药］结血篙 / ~ of hawksbeard velvetplant［植药］假茼蒿 / ~ of hawkweedleaf blumea［植药］毛毡草 / ~ of headleaf loosestrife［植药］大过路黄 / ~ of headlike bulrush［植药］类头状花序草 / ~ of heartleaf houttuynia［植药］鱼腥草 / ~ of heavyspike loosestrife［植药］狼尾巴花 / ~ of hempleaf nettle［植药］荨麻 / ~ of hemsiey loosestrife［植药］点腺过路黄 / ~ of henbit deadnettle［植药］宝盖草 / ~ of henry anisetree［植药］土丁桂 / ~ of henry biondia［植药］捆仙丝 / ~ of henry chipranthus［植药］四块瓦 / ~ of henry munronia［植药］地黄连 / ~ of henry rhodiola［植药］白三七 / ~ of heny hemiboea［植药］半蒴营苔 / ~ of herbst bloodleafl［植药］红木耳 / ~ of heterocarpous tickclover［植药］狗尾花 / ~ of heterophyllous eupatoriu［植药］红升麻 / ~ of highstalk razorsedge［植药］高秆珍珠茅 / ~ of himalayan b1ueberry［植药］大透骨草 / ~ of himalayan creeper［植药］小红藤 / ~ of himalayan foamflower［植药］黄水枝 / ~ of himalayan willowweed［植药］刷把草/ ~ of hipid arthraxon［植药］荩草 / ~ of hirsute gonostegia［植药］糯米团 / ~ of hirsute shiny bugleweed［植药］泽兰 / ~ of hispid hedyotis［植药］粗叶耳草 / ~ of hispid sage［植药］红根草 / ~ of hollowstem thorowax［植药］空心柴胡 / ~ of hooker winghead［植药］翼首草 / ~ of hornwort［植药］细草 / ~ of horsetail thorowax［植药］线柴胡 / ~ of horseweed fleabane［植药］祈州一枝篙 / ~ of Huguenot fern［植药］凤尾草 / ~ of humifuse euphorbia［植药］地锦草 / ~ of hupeh anemone［植药］打破碗花花 / ~ of hygrometric boea［植药］牛耳草 / ~ of indian moesa［植药］两面青 / ~ of incised corydalis［植药］紫花鱼灯草 / ~ of incisory spleenwort［植药］地柏叶 / ~ of indian abutilon［植药］磨盘草/ ~ of indian adenosma［植药］大头陈 / ~ of indian aeginetia［植药］野/ ~ of indian damnacanthus［植药］虎刺 / ~ of indian epimeredi［植药］防风草 / ~ of indian glorybower［植药］长管假茉莉 / ~ of indian heliotrope［植药］大尾摇 / ~ of indian kalimeris［植药］马兰草 / ~ of indian leadword［植药］紫雪花 / ~ of indian lettuce［植药］山莴苣 / ~ of indian mockstrawberry［植药］蛇莓 / ~ of indian pentanema［植药］草金杉 / ~ of indian sinocrassula［植药］石莲 / ~ of indian skullcap［植药］向天盏 / ~ of inebriatea chnatherum［植药］药老 / ~ of integrifolious aindliaea［植药］铁灯兔儿风 / ~ ofintegripetal rhodiola［植药］扫罗玛尔布 / ~ of intricate clematis［植药］黄花铁线莲 / ~ of involucrate balanophora［植药］寄生黄 / ~ of involucrate elatoctema［植药］赤车使者 / ~ of involute spikemoss［植药］充州卷柏 / ~ of iran speedwell［植药］肾子草 / ~ of irisleaf saussurea［植药］蛇眼草 / ~ of Jamaica falsevalerian［植药］玉龙鞭 / ~ of japan clover［植药］鸡眼草 / ~ of japanease eupatorium［植药］秤杆草 / ~ of Japanese avens［植药］卜地香 / ~ of Japanese balanophora［植药］葛蕈 / ~ of Japanese betonye［拉，植药］水苏 / ~ of japanese bromegrass［植药］雀麦 / ~ of japanese bugle［植药］紫背金盘 / ~ of Japanese buttercup［植药］毛茛 / ~ of Japanese cayratia［植药］乌蔹莓 / ~ of japanese chlorathus［植药］银线草 / ~ of japanese climbing fern［植药］金沙藤 / ~ of Japanese conehead［植药］红泽兰 / ~ of Japanese cudweed［植药］天青地白 / ~ of japanese dodder［植药］菟丝 / ~ of japanese farfugium［植药］莲蓬草 / ~ of japanese ladyslipper［植药］扇子七 / ~ of japanese mazus［植药］绿兰花 / ~ of Japanese milkwort［植药］瓜子金 / ~ of Japanese nanocnide［植药］幼油草 / ~ of Japanese onion［植药］山韭 / ~ of japanese ophiorrhiza［植药］蛇根草 / ~ of japanese pachysandra［植药］雪山林 / ~ of Japanese peristrophe［植药］九头狮子草 / ~ of japanese phtheirospermum［植药］松篙 / ~ of Japanese platanthera［植药］长距兰 / ~ of japanese pyrola［植药］鹿寿草 / ~ of japanese raspberry［植药］茅莓 / ~ of Japanese saussurea［植药］八楞木 / ~ of japanese spikemoss［植药］伏地卷柏 / ~ of Japanese st. john's wort［植药］地耳草 / ~ of Japanese thistle［植药］大蓟 / ~ of Japanese tubocapsicum dragonpearl［植药］龙珠 / ~ of japanese wormwood［植药］牡篙 / ~ of japanese youngia［植药］黄鹤菜 / ~ of java treebine［植药］花斑叶 / ~ of javan waterdropwort［植药］水芹 / ~ of jointfir ephedra［植药］双穗麻黄 / ~ of kansu crazyweed［植药］甘肃棘豆 / ~ of kansu sandwort［植药］雪灵芝 / ~ of keiske wormwood［植药］庵茼 / ~ of king corallodiscus［植药］卷丝苦营苔 / ~ of klein cinquefoil［植药］蛇含 / ~ of knotroot bristlegrass［植药］秀狗尾草 / ~ of knottedflower phyla［植药］蓬莱草 / ~ of korean bugleweed［植药］小叶地笋 / ~ of korean epimedium［植药］淫羊藿 / ~ of korean lespedeza［植药］鸡眼草 / ~ of korsakow monochria［植药］雨韭 / ~ of kweichow sage［植药］朱砂草 / ~ of kweitang betony［植药］破布草 / ~ of laciniate begonia［植药］红孩儿 / ~ of laciniate blumea［植药］走马风 / ~ of laciniate kalanchoe［植药］咖蓝菜 / ~ of lutescent pycnospora［植药］假地豆 / ~ of Ivy glorybind［植药］面根藤 / ~ of lyrate bittercress［植药］水田碎米荠 / ~ of lyrate hemistepta［植药］泥胡菜 / ~ of madagasear periwinkle［植药］长春花/ ~ of maidengair spleenwort［植药］铁角风尾草 / ~ of maidenhair fern［植药］铁丝七 / ~ of maidenhair［植药］猪鬃草 / ~ of makino stonecrip［植药］圆叶佛甲草 / ~ of malay blumea［植药］红头草 / ~ of mamil1ate ardisia［植药］红毛走马胎/ ~ of manchurian wlidginger［植药］细辛 / ~ of mandarin clematis［植药］小木通 / ~ of manybract bothriospermum［植药］野山蚂蝗 / ~ of manybranch meadowrue［植药］软水黄连 / ~ of manydpiny knotweed［植药］廊茵 / ~ of manyfloer gueldenstaedtia［植药］羊口袋 / ~ of Manyflower bushclover［植药］铁鞭草 / ~ of manyflower cynbidium［植药］多花兰 / ~ of manyflower busmine［植药］野素馨 / ~ of manyflower tickclover［植药］饿蚂蝗/ ~ of manyhead clinopodium［植药］荫风轮 / ~ of manyspike chloranthus［植药］四叶细辛 / ~ of manyspine rattanpalm［植药］多刺鸡藤 / ~ of manystem stonecrop［植药］佛指甲/ ~ of mapleleaf goosefoot［植药］血见愁 / ~ of marestail［植药］杉叶藻/ ~ of marginate rockbell［植药］蓝花参 / ~ of marsh horsetail［植药］骨节草 / ~ of marshmarigold-leaved beesia［植药］白细辛 / ~ of meadow cranesbill［植药］草原老鹤草 / ~ of mebranaceous marshmarigold［植药］马蹄草 / ~ of medusa saussurea［植药］水母雪莲花 / ~ of mell hedytis［植药］卷毛耳草 / ~ of mell lobelia［植药］东南山梗菜 / ~ of mexican tea［植药］土荆芥 / ~ of mexican vanilla［植药］香草兰 / ~ of michel galinfale［植药］护心草 / ~ of mile swerlia［植药］青叶胆 / ~ of milkywhite pearleverklasting［植药］乳白香青 / ~ of moellendorf's spikemoss［植药］地柏枝 / ~ of moldavic daragonhead［植药］香青兰/ ~ of Mongolian thyme［植药］地椒/ ~ of monorchid herminium［植药］人参果 / ~ of laevigate elatostematis［植药］石羊菜 / ~ of lahurian mint［植药］兴安薄荷 / ~ of lambsquarters［植药］藜 / ~ of lammnated sanicle［植药］大肺筋草 / ~ of lanceleaf thermopsis［植药］牧马豆 / ~ of lanceolate sedge［植药］羊胡髭草 / ~ of 1argeflowerlychnis［植药］剪夏罗 / ~ of largeflower purslane［植药］打砍不死 / ~ of 1argeserratemosla［植药］齐芒 / ~ of lateripening bartsia［植药］齿叶草 / ~ of laurusleaf jasmine［植药］桂叶素馨 / ~ of lavandulaleaf dendranthema［植药］北野菊 / ~ of lawn pennywort［植药］天胡荽 / ~ of life-plant［植药］落地生根 / ~ of lilac pink［植药］瞿麦 / ~ of lindley eupatorium［植药］野马追 / ~ of linear stonecrop［植药］佛甲草 / ~ of linearleaf crotalaria［植药］条叶猪屎豆 / ~ of linearleaf thistle［植药］苦。亨农 / ~ of lipsky carpesium［植药］挖耳子草 / ~ of little cattail［植药］小香蒲 /

~ of little mallow [植药] 菊葵 / ~ of little platantheraaaaa [植药] 猪獠参 / ~ of little conical rabdosia [植药] 野苏麻/ ~ of little flower bugleweed [植药] 小花地笋 / ~ of little flower plumbagella [植药] 鸡娃草 / ~ of little leaf deervetch [植药] 金花菜 / ~ of little leaf Pondweed [拉,植药] 小叶眼子菜 / ~ of lobedleaf nettle [植药] 裂叶荨麻 / ~ of long stephania [植药] 粪箕笃 / ~ of long bract cattai [植药] 香蒲 / ~ of long fruit speedwell [植药] 纤毛婆婆纳 / ~ of longhairy antenoron [植药] 金线草/ ~ of longleaf embelia [植药] 长叶酸藤子 / ~ of longplume clematis [植药] 铁线透骨草 / ~ of longseed willowweed [植药] 心胆草 / ~ of longsepal violet [植药] 长萼堇菜 / ~ of longspur epimedium [植药] 长距淫羊藿 / ~ of longstamen loosestrife [植药] 花被单 / ~ of longstem fleabane [植药] 红蓝地花 / ~ of longstipe dunbaria [植药] 长柄野扁豆/ ~ of longtube ground lvy [植药] 连钱草 / ~ of loureiro gentian [植药] 广地丁/ ~ of lunate peltate Sundew [植药] 茅膏菜 / ~ of mother-o-thyme [植药] 地椒 / ~ of myriosorus maidenhair [植药] 铁扇子 / ~ of nakedflower murdannia [植药] 红毛草 / ~ of narrowleaf Cattai [植药] 香蒲 / ~ of narrowleaf falsepimpernel [植药] 羊角草 / ~ of narrowleaf nettle [植药] 麻 / ~ of Narrowsepa1 loosestrife [植药] 水伤药 / ~ of nepal knotweed [植药] 尼泊尔蓼 / ~ of Nepa1 pearleverlasting [植药] 打火草 / ~ of nepal pennywort [植药] 红马蹄草 / ~ of nightshadeleaf ironweed [植药] 斑鸡木 / ~ of nodalf1owers sydrella [植药] 金腰箭 / ~ of noddingmeadowrue [植药] 展枝唐松草 / ~ of nomame senna [植药] 水枇杷 / ~ of nomame senna [植药] 水皂角 / ~ of northem maidenhair [植药] 铁丝七 / ~ of nude fern [植药] 石刷把 / ~ of nutgrss galingale [植药] 莎草 / ~ of obcordate christia [植药] 半边钱 / ~ of oblong falsepimpeernet [植药] 棱萼母草 / ~ of oblongleaf betony [植药] 野油麻 / ~ of of largeflower wildginger [植药] 花脸细辛 / ~ of oldham chloranthus [植药] 东南金粟兰 / ~ of oldham groundse1 [植药] 肥猪苗 / ~ of oneflower bluebeard [植药] 莸 / ~ of oneflower larkspur [植药] 奇林翠雀 / ~ of oneflower lycinthes [植药] 佛葵 / ~ of orange stonecrop [植药] 费菜 / ~ of ordos wormwood [植药] 黑沙蒿 / ~ of oriental cattail [植药] 香蒲 / ~ of oriental water fren [植药] 水蕨 / ~ of pacific raspberry [植药] 太平莓 / ~ of painted euphorbia [植药] 叶象花 / ~ of paleyellow elsholtzia [植药] 黄香薷 / ~ of palmata girardinia [植药] 大荃麻 / ~ of pampanin Shuteria [植药] 草红藤/ ~ of paniculate spotflower [植药] 天文草 / ~ of pairsshape loosestrife [植药] 落地梅 / ~ of passionflower [植药] 西番莲 / ~ of pectinae rungia [植药] 孩儿草 / ~ of pedunculate Adde's tongue [植药] 一支箭 / ~ of peking spleenwort [植药] 小风尾花 / ~ of pe1tteleaf begonia [植药] 爬山猴 / ~ of pe1tteleaf meadowrue [植药] 岩扫把 / ~ of pepper wort [植药] 葶 / ~ of perfoliatae knotweed [植药] 杠板归 / ~ of peruvian groundcheny [植药] 灯笼草 / ~ of petty euphorbia [植药] 癣草 / ~ of piemrker [植药] 简麻 / ~ of pigeon vetch [植药] 小巢菜 / ~ of pilose bushclover [植药] 铁马鞭 / ~ of pilose calogyne [植药] 离根香 / ~ of pilosella-leaved drymoglossum [植药] 抱树莲 / ~ of pink plumepoppy [植药] 博落回 / ~ of pink reineckea [植药] 吉祥草 / ~ of pinkhead knotweed [植药] 石莽草 / ~ of plantetreeflower clearweed [植药] 石筋草 / ~ of plantainlily-leaved onion [植药] 天韭 / ~ of poisonous buttercup [植药] 石龙芮 / ~ of pratt onion [植药] 野葱 / ~ of primulaleaf ardisia [植药] 莲座紫金牛 / ~ of princi's-feather [植药] 荭草 / ~ of procumbent indian mallow [植药] 梵天花 / ~ of prolongated spleenwort [植药] 倒生莲 / ~ of prostrate cyathula [植药] 杯苋 / ~ of prostrate euphorbia [植药] 铺地草 / ~ of prostrate wedelia [植药] 卤地菊 / ~ of przewalsk gentian [植药] 白花龙胆 / ~ of przawalsk St. John' swort [植药] 大对经草 / ~ of puberulent monkshood [植药] 牛扁 / ~ of pubescent atylosia [植药] 虫豆 / ~ of pubescent boumea [植药] 红头小仙 / ~ of pubescent ceropegia [植药] 对叶林 / ~ of pubescent epimediurnt [植药] 淫羊藿 / ~ of puncturevine caltrop [植药] 蒺藜苗 / ~ of purple Chinese primrose [植药] 三月花 / ~ of purple hypoestes [植药] 青丝线 / ~ of purple lythrum [植药] 千屈菜/ ~ of purple tephrosia [植药] 灰毛豆 / ~ of purpleback murdannia [植药] 竹叶兰 / ~ of purpleback pyrola [植药] 紫背鹿蹄草 / ~ of purpleflower asiabell [植药] 岩人参 / ~ of purpleflower crotalaria [植药] 农吉利 / ~ of purpleflower stonecrop [植药] 石蝴蝶 / ~ of purslane [植药] 马齿苋 / ~ of purslane speedwell [植药] 仙桃草 / ~ of pygmy arrowhead [植药] 鸭舌头 / ~ of racemose corydalis [植药] 黄堇 / ~ of ragwort [植药] 千里光 / ~ of railway beggaricks [植药] 金盏银盘 / ~ of rainbow pink [植药] 瞿麦 / ~ of ramose scouring rush [植药] 笔筒草 / ~ of rea beakrush [植药] 刺子莞 / ~ of red·clover [植药] 红车轴草 / ~ of red tasselflower [植药] 一点红 / ~ of red thorowax [植药] 春柴胡 / ~ of red vinespinach [植药] 落葵 / ~ of redbird slipper flower [植药] 玉带根 / ~ of reddish orostachys [植药] 晚红瓦松 / ~ of redflower gentian [植药] 红花龙胆 / ~ of rednerve ainsliaea [植药] 青兔耳风 / ~ of redspot swertia [植药] 红直獐牙菜 / ~ of reed canarygrss [植药] 五色草 / ~ of regel eyebright [植药] 小米草 / ~ of remote lemongrass [植药] 芸香草 / ~ of resupinate woodbetony [植药] 马先蒿 / ~ of reticulate Adder's tongue [植药] 一支箭 / ~ of ribbonbush [植药] 竹节蓼 / ~ of rice galingale [植药] 三楞草 / ~ of rigidlead cymbidium [植药] 树茇瓜 / ~ of rippleseed plantain [植药] 大车前 / ~ of robert cranesbill [植药] 猫脚印 / ~ of roebuck-berry [植药] 小悬钩子草 / ~ of root of curly bristlethistle [植药] 飞廉 / ~ of rose glorybind [植药] 狗狗秧 / ~ of rose pelargonium [植药] 香叶 / ~ of rosemary [植药] 迷迭香 / ~ of rosette thistle [植药] 莲座蓟 / ~ of rough horsetail [植药] 木贼 / ~ of rough melic [植药] 金丝草 / ~ of roundleafrotala [植药] 圆叶节节菜 / ~ of roxburgh peristrophe [植药] 红丝线 / ~ of runcinate knotweed [植药] 赤胫散 / ~ of rupestrine dragonhead [植药] 岩青兰 / ~ of rush-like bulrush [植药] 野马蹄草 / ~ of russian boschniakia [植药] 草苁蓉 / ~ of russian fenugreek [植药] 花苜蓿 / ~ of russian wortwood [植药] 万年蒿 / ~ of russiant histle [植药] 刺沙蓬 / ~ of rust-coloured crotalaria [植药] 响铃草 / ~ of sagittate epimedium [植药] 淫羊藿 / ~ of salsolalike inula [植药] 沙旋覆花 / ~ of Sampson st. John's swort [植药] 元宝草 / ~ of sandliving crazyweed [植药] 沙棘豆 / ~ of savatier monochasma [植药] 鹿茸草 / ~ of sawgrass [植药] 砖子苗 / ~ of scabrouse elphantfoot [植药] 地胆草 / ~ of scabrous mosia [植药] 石荠 / ~ of scape-like sage [植药] 白补发 / ~ of scapose marshmarigold [植药] 马蹄叶 / ~ of scarlet aizoon rockjamine [植药] 点地梅 / ~ of scarlet pimpernel [植药] 四念癀 / ~ of scarlet swertia [植药] 山飘儿草 / ~ of scouring rush [植药] 木贼 / ~ of secundspike elsholtzia [植药] 鸡肝散 / ~ of seguin lobelia [植药] 野烟 / ~ of semi-pinnated brake [植药] 半边旗 / ~ of senno campion [植药] 剪红纱花 / ~ of sensitive smithia [植药] 田唇乌蝇翼 / ~ of sensitiveplant [植药] 含羞草 / ~ of sensitiveplant-like senna [植药] 山扁豆 / ~ of serpoletleaf sandwort [植药] 小无心菜 / ~ of serrate glorybower [植药] 三台红花 / ~ of serrulate brake [植药] 凤尾草 / ~ of sessile alteranthera [植药] 节节花 / ~ of sessile didissandra [植药] 大一面锣 / ~ of sessile lobelia [植药] 山梗菜 / ~ of sessile skullcap [植药] 胡豆草 / ~ of sessilehruit chinaure [植药] 石椒草 / ~ of setose asparagus [植药] 文竹 / ~ of setose cephalanoplos [植药] 小蓟 / ~ of shady groundsel [植药] 黄苑 / ~ of shady jerusalemsage [植药] 糙苏 / ~ of sharpfruit calanthodes [植药] 鸡爪草 / ~ of sharpleaf dischidia [植药] 南瓜子金 / ~ of sheathed alysicarpus [植药] 链荚豆 / ~ of sheathed monochoria [植药] 鸭舌草/ ~ of sheepear inula [植药] 羊耳菊 / ~ of shepherdspurse [植药] 荠菜 / ~ of shield floatingheart [植药] 菜 / ~ of shining Hypserpa [植药] 夜花藤 / ~ of shiningfruit nightshade [植药] 少花龙葵 / ~ of shinybugleweed [植药] 地瓜儿苗 / ~ of shiny cinquefoil [植药] 管仲 / ~ of shorthairy antenoron [植药] 金线草 / ~ of shorthorned epimedium [植药] 淫羊藿 / ~ of shortleaf galingale [植药] 短叶 / ~ of shortleaf kyllinga [植药] 水蜈蚣 / ~ of shortlobed wormwood [植药] 岩蒿 / ~ of shortscape fleabane [植药] 灯盏细辛,亦称灯盏花 / ~ of shorttube lagotis [植药] 洪连 / ~ of showy himalayahoneysuckle [植药] 夜吹萧 / ~ of siam psychotria [植药] 驳骨草 / ~ of Siberian cocklebur [植药] 苍耳 / ~ of Siberian columbine meadowrue [植药] 翅果唐松草 / ~ of siberian motherwort [植药] 细叶益母草 / ~ of Siberian sealavender [植药] 补血草 / ~ of Siberian zeronicastrum [植药] 斩龙剑 / ~ of sibirica walking fern [植药] 马蹬草 / ~ of sickle alfalfa [植药] 野苜蓿 / ~ of sickle senna [植药] 野花生 / ~ of siebold brttercup [植药] 鸭脚板草 / ~ of sievers wormwood [植药] 白蒿 / ~ of silky blumea [植药] 拟毛毡草 / ~ of skyblue broomrape [植药] 列当 / ~ of slender falsenettle [植药] 麦麸草 / ~ of slenderleaf ixeris [植药] 粉苞苣 / ~ of slenderleaf pholidota [植药] 细叶石仙桃 / ~ of slenderleaf stonescrop [植药] 崖松 / ~ of slenderstalk dicranostigma [植药] 秃疮花 / ~ of small centipeda [植药] 鹅不食草 / ~ of small coleus [植药] 金耳环 / ~ of small goosefoot [植药] 灰 / ~ of smallflower beggarticks [植药] 鹿角草 / ~ of smallflower bracketplant [植药] 三角草 / ~ of smallflower houndstongue [植药] 牙痈草 / ~ of smallflower milkwort [植药] 金牛草 / ~ of smallflower seaberry [植药] 小二仙草 / ~ of smallhooked hedyotis [植药] 长节耳草 / ~ of smoothbranched supplejack [植药] 光枝勾儿茶 / ~ of snow lotus [植药] 雪莲花 / ~ of snow of June [植药] 六月雪 / ~ of snowbellleaf tickclover [植

药]广金钱草 / ~ of soda-apple nightshade [植药]野颠茄 / ~ of soft pyrrasia [植药]柔软石韦 / ~ of songaria cynomorium [植药]锁阳 / ~ of southern epaltes [植药]老鼠脚迹 / ~ of southern maidenhair fern [植药]猪鬃草 / ~ of sowthisileleaf ixeris [植药]苦碟子 / ~ of sowthistle taselflower [植药]一点红 / ~ of sowthistleleag primrose [植药]苣叶报春 / ~ of spanishneedles [植药]鬼针草 / ~ of spathulate sundew [植药]地毡草 / ~ of spicate Clerodendranthus [植药]猫须草 / ~ of spider brake [植药]凤尾草 / ~ of spike aletris [植药]粉条儿菜 / ~ of spiked loosestrife [植药]千屈菜 / ~ of spiny meconopsis [植药]多刺绿绒蒿 / ~ of spiral wildcelery [植药]苦草 / ~ of splended bredia [植药]秀丽野海棠 / ~ of sponose Orostachy [植药]黄花瓦松 / ~ of spoonleaf kalanchoe [植药]匙叶伽蓝菜 / ~ of spotted ardisia [植药]珍珠伞 / ~ of spottedleaf euphorbia [植药]地锦草 / ~ of spreading hedyotis [植药]白花蛇舌草 / ~ of spring vetch [植药]大巢菜 / ~ of squarrose-leaved gentian [植药]石龙胆 / ~ of staghorn cinquefoil [植药]多裂委陵菜 / ~ of staghorn clubmoss [植药]伸筋草 / ~ of stsrry saussurea [植药]匐地风毛菊 / ~ of stemless launaea [植药]滑背草鞋 / ~ of stickhair pearleverlasting [植药]午香草 / ~ of sticky adenosma [植药]毛麝香 / ~ of stickyhair pearleaverlasting [植药]午香草 / ~ of stone bramble [植药]小悬钩子草 / ~ of striate loosestrife [植药]金爪儿 / ~ of stringy stonecrop [植药]垂盆草 / ~ of striped crotalaria [植药]猪屎豆 / ~ of strongfragrant loosestrife [植药]灵香草 / ~ of style pachysandra [植药]三角咪 / ~ of suchow mosla [植药]五香草 / ~ of suffruticose senna [植药]黄槐决明 / ~ of sun euphorbia [植药]泽漆 / ~ of swampy gentianopsis [植药]扁蕾 / ~ of swarnp cudweed [植药]温鼠草 / ~ of sweet basil [植药]罗勒 / ~ of sweet broomwort [植药]野甘草 / ~ of sweet wormwood [植药]青蒿 / ~ of sweet clover-like milkvetch [植药]苦豆根 / ~ of swingle clearweed [植药]三角形冷水花 / ~ of sword brake [植药]风冠草 / ~ of swordleaf hedyotis [植药]剑叶耳草 / ~ of szechwan podocarpium [植药]红土子 / ~ of szechwan primrose [植药]偷筋草 / ~ of szechwan sida [植药]拔毒散 / ~ of szechwan-yunnan Sanicle [植药]草本三角枫 / ~ of tagua passionflower [植药]龙珠果 / ~ of tale falsehellebore [植药]披麻草 / ~ of tall rattlesnake plantain [植药]石风丹,亦称虎头蕉 / ~ of tamariskoid spikemoss [植药]卷柏 / ~ of tangut dragonhead [植药]甘青青兰 / ~ of tangut rockoil [植药]迭达 / ~ of tare vetch [植药]小巢菜 / ~ of tender bothriospermum [植药]鬼点灯 / ~ of tender catchweed bedstraw [植药]猪殃殃 / ~ of tender-flowered hedyotis [植药]虾子草 / ~ of terdere grape fern [植药]阳地蕨 / ~ of ternateleaf rabdosia [植药]虫牙药 / ~ of texas sage [植药]小红花 / ~ of thichrostrate begonia [植药]红半边莲 / ~ of thinfruit hypecourn [植药]细果角茴香 / ~ of three-coloured amaranth [植药]雁来红 / ~ of threeflower bluecard [植药]六月寒 / ~ of threeflower desmodium [植药]三点金草 / ~ of threeleaf loosestrife [植药]三条叶 / ~ of three-leaved pronephrium [植药]蛇退步 / ~ of Threeseed mercury [植药]铁苋菜 / ~ of threevein aster [植药]红管药 / ~ of thumberg knotweed [植药]水麻 / ~ of thunberg's lepisorus [植药]瓦韦 / ~ of thymifolious euphorbia [植药]小飞扬草 / ~ of Tibet lancea [植药]玄石草 / ~ of tint vetch [植药]小巢菜 / ~ of tiny ardhsia [植药]毛青杠 / ~ of tokyo violet [植药]紫花地丁 / ~ of tomentose feverine [植药]白鸡屎藤 / ~ of tonkin pepper [植药]十八症 / ~ of tooted pelloonia [植药]赤车 / ~ of torpedograss [植药]铺地黍 / ~ of tree clubmoss [植药]玉柏 / ~ of trifid sopubia [植药]小伸筋草 / ~ of tripartite Japanese eupatorium [植药]三裂叶泽兰 / ~ of triquetrous murdannia [植药]水竹叶 / ~ of triquetrous tadehagi [植药]葫芦茶 / ~ of tropic ageratum [植药]胜红蓟 / ~ of true maidenhair [植药]猪鬃草 / ~ of tuberculate speranskia [植药]透骨草 / ~ of tuberous sword fern [植药]肾蕨 / ~ of tuberous-root herusalemsage [植药]块根糙苏 / ~ of tufted bracket plant [植药]挂兰 / ~ of turbinate aster [植药]单头紫苑 / ~ of twelbertamen melastoma [植药]地 / ~ of twinflower groundsel [植药]一扫光 / ~ of twinining rhynchisia [拉,植药]鹿藿 / ~ of twinleaf zornia [植药]丁癸草 / ~ of twoanther mosia [植药]大叶香薷 / ~ of twocolorsealavander [植药]二色补血草 / ~ of twoflower lycianthes [植药]毛药 / ~ of twoflower micromeria [植药]姜味草 / ~ of twoleaf beadruby [植药]舞鹤草 / ~ of twoleaf hood-shaped orchid [植药]百步还阳丹 / ~ of umbellate hawkweed [植药]山柳菊 / ~ of undulate speedwell [植药]水苦荬 / ~ of unileaf sage [植药]单叶血盆草 / ~ of vaginate violet [植药]乌连 / ~ of vaiantes pleenwort [植药]九倒生 / ~ of variegate ladyslipper [植药]兰花双叶草 / ~ of variegatedleaf begonia [植药]花酸苔 / ~ of veich gentian [植药]蓝花龙胆 / ~ of veined rabdosia [植药]大叶蛇总管 / ~ of venus-hair fern [植药]猪鬃草 / ~ of varigate lespedeza [植药]掐不齐 / ~ of virgate wormwood [植药]茵陈 / ~ of virgin mary's furze [植药]小接筋草 / ~ of Virginia spiderwort [植药]紫鸭草 / ~ of viscid germander [植药]山藿香 / ~ of walking maidenhair [植药]鞭叶铁线蕨 / ~ of wallich bulrush [植药]猪毛草 / ~ of wallich wedelia [植药]血参 / ~ of wanderingjew zebrina [植药]吊竹梅 / ~ of water plantain ottelia [植药]龙舌草 / ~ of water shamrock [植药]苹 / ~ of watercress [植药]西洋菜干 / ~ of waterlettuce [植药]大浮萍 / ~ of weak ixeris [植药]剪刀股 / ~ of west Indian chickweed [植药]荷莲豆菜 / ~ of whish phant [植药]石刷把 / ~ of white chinaure [植药]岩椒草 / ~ of white clover [植药]三消草 / ~ of white loosestrife [植药]单条草 / ~ of white sweetclover [植药]白香草木犀 / ~ of whitebract gymnotheca [植药]水折耳 / ~ of whitebracteole bugle [植药]忽不筋骨草 / ~ of white-flower lagopsis [植药]夏至草 / ~ of whiteflower leadword [植药]白花丹 / ~ of whitefruit stonecrop [植药]岩松 / ~ of whitelower violet [植药]铧头草 / ~ of whitetomentose ainsliaea [植药]叶下花 / ~ of whorlleaf loosestrife [植药]黄开口 / ~ of whoulleaf stonecrop [植药]还魂草 / ~ of whuiteflower patrinia [植药]败酱草 / ~ of wideword parnassia [植药]梅花草 / ~ of wight parnassia [植药]鸡草 / ~ of wild carrol [植药]鹤虱风 / ~ of wild cress [植药]苏败酱 / ~ of wild groundnut [植药]野大豆藤 / ~ of wild mint [植药]薄荷 / ~ of wild oat [植药]燕麦草 / ~ of wilford cranesbill [植药]老鹤草 / ~ of willowleaf hygrophila [植药]大青草 / ~ of Wilson passionflower [植药]半截叶 / ~ of wilson yarrow [植药]土一支蒿 / ~ of winged laggera [植药]鹿耳翎 / ~ of wingedtooth laggera [植药]臭灵丹草 / ~ of wingystem veronicastrum [植药]四方麻 / ~ of wolf's claw clubmoss [植药]伸筋草 / ~ of woolly philydrum [植药]田葱 / ~ of woolly speedwell [植药]白婆婆纳 / ~ of woolyfruit stylophorum [植药]大人血七 / ~ of wormseed mustard [植药]桂竹糖芥 / ~ of wrinkled gianthyssop [植药]藿香 / ~ of wrinkledfruit amaranth [植药]白苋 / ~ of wrinkledleaf bristlegrass [植药]马草 / ~ of wusheng clematis [植药]金剪刀 / ~ of yelloehairy strawberru [植药]白草莓 / ~ of yellow bedstraw [植药]蓬子菜 / ~ of yellow sweetclover [植药]黄零陵香 / ~ of yellow toadflax [植药]柳穿鱼 / ~ of yellowbell clematis [植药]苒苒草 / ~ of yellowflower broomrape [植药]列当 / ~ of yellowflower rabdosia [植药]白沙虫药 / ~ of yerbadetajo [植药]墨旱莲 / ~ of youth-and-old-age [植药]百日草 / ~ of yunnan ainsliaea [植药]燕麦灵 / ~ of yunnan begonia [植药]山海棠 / ~ of yunnan clematis [植药]云南铁线莲 / ~ of glabrous pogostemon [植药]鸡挂骨草 / ~ og blacken saussurea [植药]瑞苓草 / ~ og flikiang ephedra [植药]丽江麻黄 / ~ or flower of european glorybind [植药]田旋花 / ~ or fruit of flowery woodrush [植药]地杨梅 / ~ or fruit of little grounacherry [植药]天泡子 / ~ or rhizome of flabelate maidenhair [植药]过坛龙 / ~ or rhizome of swordleaf dianella [植药]山猫儿 / ~ or root of American lopseed [植药]老婆子针线 / ~ or root of common rockvine [植药]走游草 / ~ or root of fourleaf peperomia [植药]豆瓣绿 / ~ or root of japanese metaplexis [植药]萝藦 / ~ scabrous doellingeria [植药]东风菜 / ~ seleng wormwood [植药]委蒿 / ~ a Abri Fruticulo [拉,植药]鸡骨草 / ~ a Abutili [拉,植药]麻 / ~ a Abutili Indici [拉,植药]磨盘草 / ~ a Acalyphae [拉,植药]铁苋菜 / ~ a Achilleae Wilsonianae [拉,植药]土一支蒿 / ~ a Achilleae [拉,植药]暂草 / ~ a Achnatheri Inebriantis [拉,植药]药老 / ~ a Aconiti Ochrantni [拉,植药]牛扁 / ~ a Adeginetiae Indicae [拉,植药]野菰 / ~ a Adenosmae [拉,植药]大头陈 / ~ a Adenosmae Glutinosi [拉,植药]毛麝香 / ~ a Adianti Caudati [拉,植药]鞭叶铁线蕨 / ~ a Adianti Davidii [拉,植药]白背铁线蕨 / ~ a Adianti Myrioso [拉,植药]铁扇子 / ~ a Adianti Pedati [拉,植药]铁丝七 / ~ a Adianti [拉,植药]猪鬃草 / ~ a Adonidis [拉,植药]冰凉花 / ~ a Aeschynomenes Indicae [拉,植药]合萌 / ~ a Afnagalldia Arvensia [拉,植药]四念癀 / ~ a Agastaches [拉,植药]藿香 / ~ a Agerati Conyzoidis [拉,植药]胜红蓟 / ~ a Agrimoniae [拉,植药]仙鹤草 / ~ a Ainsliaeae Macroclinidioidis [拉,植药]铁灯兔儿风 / ~ a Ainsliaeae Glabrae [拉,植药]兔儿草 / ~ a Ainsliaeae Rubrinervis [拉,植药]青兔耳风 / ~ a Ainsliaeae Yunnanensis [拉,植药]燕麦灵 / ~ a Ainsliseae Fragrantis [拉,植药]金边兔耳 / ~ a Ainssliaeae Albo-to-mentosae [拉,植药]叶下花 / ~ a Ajugae [拉,植药]白毛夏枯草 / ~ a Ajugae Ciliatae [拉,植药]筋骨草 / ~ of mother-o-thyme [植药]地椒 / ~ of myriosorus maidenhair [植药]铁扇子 / ~ of naked-flower murdannia [植药]红毛草 / ~ of narrowleaf Cattai [植药]香蒲 / ~ of narrowleaf falsepimpernel [植药]羊角草 / ~ of narrowleaf nettle［植药］麻／～ of Narrowsepal loosestrife［植药］水伤药／～ of nepal knotweed［植药］尼泊尔蓼／～ of Nepal pearleverlasting［植药］打火草／～ of nepal pennywort［植药］红马蹄草／～ Of nightshadeleaf ironweed［植药］斑鸡木／～ of nodalf1owers sydrella［植药］金腰箭／～ of noddingmeadowrue［植药］展枝唐松草／～ of nomame senna［植药］水枇杷／～ of nomame senna［植药］水皂角／～ of northem maidenhair［植药］铁丝七／～ of nude fern［植药］石刷把／～ of nutgrss galingale［植药］莎草／～ of obcordate christia［植药］半边钱／～ of oblong falsepimpeernet［植药］棱萼母草／～ of obIongleaf betony［植药］野油麻／～ of largeflower wildginger［植药］花脸细辛／～ of oldham chloranthus［植药］东南金粟兰／～ of oldham groundse1［植药］肥猪苗／～ of oneflower bluebeard［植药］莸／～ of oneflower larkspur［植药］奇林翠雀／～ of oneflower lycinthes［植药］佛葵／～ of orange stonecrop［植药］费菜／～ of ordos wormwood［植药］黑沙蒿／～ of oriental cattail［植药］香蒲／～ of oriental water fren［植药］水蕨／～ of pacific raspberry［植药］太平莓／～ of painted euphorbia［植药］叶象花／～ of paleyellow elsholtzia［植药］黄香薷／～ of palmata girardinia［植药］大荃麻／～ of pampanin Shuteria［植药］草红藤／～ of paniculate spotflower［植药］天文草／～ of pairsshape loosestrife［植药］落地梅／～ of passionflower［植药］西番莲／～ of pectinae rungia［植药］孩儿草／～ of pedunculate Adde's tongue［植药］一支箭／～ of peking spleenwort［植药］小凤尾花／～ of pe1tteleaf begonia［植药］爬山猴／～ of peltteleaf meadowrue［植药］岩扫把／～ of pepper wort［植药］苹／～ of perfoliatae knotweed［植药］杠板归／～ of peruvian groundcheny［植药］灯笼草／～ of petty euphorbia［植药］癣草／～ of piemrker［植药］简麻／～ of pigeon vetch［植药］小巢菜／～ of pilose bushclover［植药］铁马鞭／～ of pilose calogyne［植药］离根香／～ of pilosella-leaved drymoglossum［植药］抱树莲／～ of pink plumepoppy［植药］博落回／～ of pink reineckea［植药］吉祥草／～ of pinkhead knotweed［植药］石莽草／～ of plantetreeflower clearweed［植药］石筋草／～ of plantainlily-leaved onion［植药］天韭／～ of poisonous buttercup［植药］石龙芮／～ of pratt onion［植药］野葱／～ of primulaleaf ardisia［植药］莲座紫金牛／～ of princi's-feather［植药］荭草／～ of procumbent indian mallow［植药］梵天花／～ of prolongated spleenwort［植药］倒生莲／～ of prostrate cyathula［植药］杯苋／～ of prostrate euphorbia［植药］铺地草／～ of prostrate wedelia［植药］卤地菊／～ of przewalsk gentian［植药］白花龙胆／～ of przawalsk St. John' swort［植药］大对经草／～ of puberulent monkshood［植药］牛扁／～ of pubescent atylosia［植药］虫豆／～ of pubescent boumea［植药］红头小仙／～ of pubescent ceropegia［植药］对叶林／～ of pubescent epimediurnt［植药］淫羊藿／～ of puncturevine caltrop［植药］蒺藜苗／～ of purple Chinese primrose［植药］三月花／～ of purple hypoestes［植药］青丝线／～ of purple lythrum［植药］千屈菜／～ of purple tephrosia［植药］灰毛豆／～ of purpleback murdannia［植药］竹叶兰／～ of purpleback pyrola［植药］紫背鹿蹄草／～ of purpleflower asiabell［植药］岩人参／～ of purpleflower crotalaria［植药］农吉利／～ of purpleflower stonecrop［植药］石蝴蝶／～ of purslane［植药］马齿苋／～ of purslane speedwell［植药］仙桃草／～ of pygmy arrowhead［植药］鸭舌头／～ of racemose corydalis［植药］黄堇／～ of ragwort［植药］千里光／～ of railway beggaricks［植药］金盏银盘／～ of rainbow pink［植药］翟麦／～ of ramose scouring rush［植药］笔筒草／～ of rea beakrush［植药］刺子菱／～ of red clover［植药］红车轴草／～ of red tasselflower［植药］一点红／～ of red thorowax［植药］春柴胡／～ of red vinespinach［植药］落葵／～ of redbird slipper flower［植药］玉带根／～ of reddish orostachys［植药］晚红瓦松／～ of redflower gentian［植药］红花龙胆／～ of rednerve ainsliaea［植药］青兔耳风／～ of redspot swertia［植药］红直獐牙菜／～ of reed canarygrss［植药］五色草／～ of regel eyebright［植药］小米草／～ of remote lemongrass［植药］芸香草／～ of resupinate woodbetony［植药］马先蒿／～ of reticulate Adder's tongue［植药］一支箭／～ of ribbonbush［植药］竹节蓼／～ of rice galingale［植药］三楞草／～ of rigidlead cymbidium［植药］树茭瓜／～ of rippleseed plantain［植药］大车前／～ of robert cranesbill［植药］猫脚印／～ of roebuck-berry［植药］小悬钩子草／～ of root of curly bristlethistle［植药］飞廉／～ of rose glorybind［植药］狗狗秧／～ of rose pelargonium［植药］香叶／～ of rosemary［植药］迷迭香／～ of rosette thistle［植药］莲座蓟／～ of rough horsetail［植药］木贼／～ of rough melic［植药］金丝草／～ of roundleafrotala［植药］圆叶节节菜／～ of roxburgh peristrophe［植药］红丝线／～ of runcinate knotweed［植药］赤胫散／～ of rupestrine dragonhead［植药］岩青兰／～ of rush-like bulrush［植药］野马蹄草／～ of russian boschniakia［植药］草苁蓉／～ of russian fenugreek［植药］花苜蓿／～ of russian wortwood［植药］万年蒿／～ of russiant histle［植药］刺沙蓬／～ of rust-coloured crotalaria［植药］响铃草／～ of sagittate epimedium［植药］淫羊藿／～ of salsola-like inula［植药］沙旋覆花／～ of Sampson st. john's swort［植药］元宝草／～ of sandliving crazyweed［植药］沙棘豆／～ of savatier monochasma［植药］鹿茸草／～ of sawgrass［植药］砖子苗／～ of scabrouse elphantfoot［植药］地胆草／～ of scabrous mosia［植药］石荠／～ of scape-like sage［植药］白补发／～ of scapose marshmarigold［植药］马蹄叶／～ of scarlet aizoon rockjamine［植药］点地梅／～ of scarlet pimpernel［植药］四念癀／～ of scarlet swertia［植药］山飘儿草／～ of scouring rush［植药］木贼／～ of secundspike elsholtzia［植药］鸡肝散／～ of seguin lobelia［植药］野烟／～ of semi-pinnated brake［植药］半边旗／～ of senno campion［植药］剪红纱花／～ of sensitive smithia［植药］田唇乌蝇翼／～ of sensitiveplant［植药］含羞草／～ of sensitiveplant-like senna［植药］山扁豆／～ of serpoletleaf sandwort［植药］小无心菜／～ of serrate glorybower［植药］三台红花／～ of serrulate brake［植药］凤尾草／～ of sessile alteranthera［植药］节节花／～ of sessile didissandra［植药］大一面锣／～ of sessile lobelia［植药］山梗菜／～ of sessile skullcap［植药］胡豆草／～ of sessilehruit chinaure［植药］石椒草／～ of setose aspargus［植药］文竹／～ of setose cephalanoplos［植药］小蓟／～ of shady groundsel［植药］黄苑／～ of shady jerusalemsage［植药］糙苏／～ of sharpfruit calanthodes［植药］鸡爪草／～ of sharpleaf dischidia［植药］南瓜子金／～ of sheathed alysicarpus［植药］链荚豆／～ of sheathed monochoria［植药］鸭舌草／～ of sheepear inula［植药］羊耳菊／～ of shepherdspurse［植药］荠菜／～ of shield floatingheart［植药］菜／～ of shining Hypserpa［植药］夜花藤／～ of shiningfruit nightshade［植药］少花龙葵／～ of shinybugleweed［植药］地瓜儿苗／～ of shiny cinquefoil［植药］管仲／～ of shorthairy antenoron［植药］金线草／～ of shorthorned epimedium［植药］淫羊藿／～ of shortleaf galingale［植药］短叶／～ of shortleaf kyllinga［植药］水蜈蚣／～ of shortlobed wormwood［植药］岩蒿／～ of shortscape fleabane［植药］灯盏细辛，亦称灯盏花／～ of shorttube lagotis［植药］洪连／～ of showy himalaya-honeysuckle［植药］夜吹萧／～ of siam psychotria［植药］驳骨草／～ of Siberian cocklebur［植药］苍耳／～ of Siberian columbine meadowrue［植药］翅果唐松草／～ of siberian motherwort［植药］细叶益母草／～ of Siberian sealavender［植药］补血草／～ of Siberian zeronicastrum［植药］斩龙剑／～ of sibirica walking fern［植药］马蹬草／～ of sickle alfalfa［植药］野苜蓿／～ of sickle senna［植药］野花生／～ of siebold brttercup［植药］鸭脚板草／～ of sievers wormwood［植药］白蒿／～ of silky blumea［植药］拟毛毡草／～ of skyblue broomrape［植药］列当／～ of slender falsenettle［植药］麦麸草／～ of slenderleaf ixeris［植药］粉苞苣／～ of slenderleaf pholidota［植药］细叶石仙桃／～ of slenderleaf stonescrop［植药］崖松／～ of slenderstalk dicranostigma［植药］秃疮花／～ of small centipeda［植药］鹅不食草／～ of small coleus［植药］金耳环／～ of small goosefoot［植药］灰／～ of smallflower beggarticks［植药］鹿角草／～ of smallflower bracketplant［植药］三角草／～ of smallflower houndstongue［植药］牙痈草／～ of smallflower milkwort［植药］金牛草／～ of smallflower seaberry［植药］小二仙草／～ of smallhooked hedyotis［植药］长节耳草／～ of smoothbranched supplejack［植药］光枝勾儿茶／～ of snow lotus［植药］雪莲花／～ of snow of June［植药］六月雪／～ of snowbellleaf tickclover［植药］广金钱草／～ of soda-apple nightshade［植药］野颠茄／～ of soft pyrrasia［植药］柔软石韦／～ of songaria cynomorium［植药］锁阳／～ of southern epaltes［植药］老鼠脚迹／～ of southern maidenhair fern［植药］猪鬃草／～ of sowthisileleaf ixeris［植药］苦碟子／～ of sowthistle taselflower［植药］一点红／～ of sowthistleleag primrose［植药］苣叶报春／～ of spanishneedles［植药］鬼针草／～ of spathulate sundew［植药］地毡草／～ of spicate Clerodendranthus［植药］猫须草／～ of spider brake［植药］凤尾草／～ of spike aletris［植药］粉条儿菜／～ of spiked loosestrife［植药］千屈菜／～ of spiny meconopsis［植药］多刺绿绒蒿／～ of spiral wildcelery［植药］苦草／～ of splended bredia［植药］秀丽野海棠／～ of sponose Orostachy［植药］黄花瓦松／～ of spoonleaf kalanchoe［植药］匙叶伽蓝菜／～ of spotted ardisia［植药］珍珠伞／～ of spottedleaf euphorbia［植药］地锦草／～ of spreading hedyotis［植药］白花蛇舌草／～ of spring vetch［植药］大巢菜／～ of squarrose-leaved gentian［植药］石龙胆／～ of staghorn cinquefoil［植药］多裂委陵菜／～ of staghorn clubmoss［植药］伸筋草／～ of stsrry saussurea［植药］匐地风毛菊／～ of stemless launaea［植药］滑背草鞋／～ of stickhair pearleverlasting［植药］午香草

/ ~ of sticky adenosma [植药] 毛麝香 / ~ of stickyhair pearleaverlasting [植药] 午香草 / ~ of stone bramble [植药] 小悬钩子草 / ~ of striate loosestrife [植药] 金爪儿 / ~ of stringy stonecrop [植药] 垂盆草 / ~ of striped crotalaria [植药] 猪屎豆 / ~ of strongfragrant loosestrife [植药] 灵香草 / ~ of style pachysandra [植药] 三角咪 / ~ of suchow mosla [植药] 五香草 / ~ of suffruticose senna [植药] 黄槐决明 / ~ of sun euphorbia [植药] 泽漆 / ~ of swampy gentianopsis [植药] 扁蕾 / ~ of swarmp cudweed [植药] 温鼠草 / ~ of sweet basil [植药] 罗勒 / ~ of sweet broomwort [植药] 野甘草 / ~ of sweet wormwood [植药] 青蒿 / ~ of sweet clover-like milkvetch [植药] 苦豆根 / ~ of swingle clearweed [植药] 三角形冷水花 / ~ of sword brake [植药] 凤冠草 / ~ of swordleaf hedyotis [植药] 剑叶耳草 / ~ of szechwan podocarpium [植药] 红土子/ ~ of szechwan primrose [植药] 偷筋草 / ~ of szechwan sida [植药] 拔毒散 / ~ of szechwan-yunnan Sanicle [植药] 草本三角枫 / ~ of tagua passionflower [植药] 龙珠果 / ~ of tale falsehellebore [植药] 披麻草 / ~ of tall rattlesnake plantain [植药] 石风丹, 亦称虎头蕉 / ~ of tamariskoid spikemoss [植药] 卷柏 / ~ of tangut dragonhead [植药] 甘青青兰 / ~ of tangut rockoil [植药] 迭达 / ~ of tare vetch [植药] 小巢菜 / ~ of tender bothriospermum [植药] 鬼点灯 / ~ of tender catchweed bedstraw [植药] 猪殃殃 / ~ of tender-flowered hedyotis [植药] 虾子草 / ~ of terdere grape fern [植药] 阳地蕨 / ~ of ternateleaf rabdosia [植药] 虫牙药 / ~ of texas sage [植药] 小红花 / ~ of thichrostrate begonia [植药] 红半边莲 / ~ of thinfruit hypecourn [植药] 细果角茴香 / ~ of three-coloured amaranth [植药] 雁来红 / ~ of threeflower bluecard [植药] 六月寒 / ~ of threeflower desmodium [植药] 三点金草 / ~ of threeleaf loosestrife [植药] 三条叶 / ~ of three-leaved pronephrium [植药] 蛇退步 / ~ of Threeseed mercury [植药] 铁苋菜 / ~ of threevein aster [植药] 红管药 / ~ of thumberg knotweed [植药] 水麻 / ~ of thunberg's lepisorus [植药] 瓦韦/ ~ of thymifolious euphorbia [植药] 小飞扬草 / ~ of Tibet lancea [植药] 玄石草 / ~ of tint vetch [植药] 小巢菜 / ~ of tiny ardhsia [植药] 毛青杠 / ~ of tokyo violet [植药] 紫花地丁/ ~ of tomentose feverine [植药] 白鸡屎藤/ ~ of tonkin pepper [植药] 十八症/ ~ of tooted pelloonia [植药] 赤车/ ~ of torpedograss [植药] 铺地黍 / ~ of tree clubmoss [植药] 玉柏 / ~ of trifid sopubia [植药] 小伸筋草 / ~ of tripartite Japanese eupatorium [植药] 三裂叶泽兰 / ~ of triquetrous murdannia [植药] 水竹叶 / ~ of triquetrous tadehagi [植药] 葫芦茶 / ~ of tropic ageratum [植药] 胜红蓟 / ~ of true maidenhair [植药] 猪鬃草/ ~ of tuberculate speranskia [植药] 透骨草 / ~ of tuberous sword fern [植药] 肾蕨 / ~ of tuberousroot herusalemsage [植药] 块根糙苏 / ~ of tufted bracket plant [植药] 挂兰 / ~ of turbinate aster [植药] 单头紫苑 / ~ of twelbertamen melastoma [植药] 地 / ~ of twinflower groundsel [植药] 一扫光 / ~ of twinining rhynchisia [拉,植药] 鹿藿 / ~ of twinleaf zornia [植药] 丁癸草 / ~ of twoanther mosia [植药] 大叶香薷 / ~ of twocolorsealavander [植药] 二色补血草 / ~ of twoflower lycianthes [植药] 毛药 / ~ of twoflower micromeria [植药] 姜味草 / ~ of twoleaf beadruby [植药] 舞鹤草 / ~ of twoleaf hoodshaped orchid [植药] 百步还阳丹 / ~ of umbellate hawkweed [植药] 山柳菊 / ~ of undulate speedwell [植药] 水苦卖 / ~ of unileaf sage [植药] 单叶血盆草 / ~ of vaginate violet [植药] 乌连 / ~ of vaiantes pleenwort [植药] 九倒生/ ~ of variegate ladyslipper [植药] 兰花双叶草 / ~ of variegatedleaf begonia [植药] 花酸苔 / ~ of veich gentian [植药] 蓝花龙胆 / ~ of veined rabdosia [植药] 大叶蛇总管/ ~ of venus-hair fern [植药] 猪鬃草/ ~ of varigate lespedeza [植药] 掐不齐 / ~ of virgate wormwood [植药] 茵陈 / ~ of virgin mary's furze [植药] 小接筋草 / ~ of Virginia spiderwort [植药] 紫鸭草 / ~ of viscid germander [植药] 山藿香 / ~ of walking maidenhair [植药] 鞭叶铁线蕨 / ~ of wallich bulrush [植药] 猪毛草 / ~ of wallich wedelia [植药] 血参 / ~ of wanderingjew zebrina [植药] 吊竹梅 / ~ of water plantain ottelia [植药] 龙舌草 / ~ of water shamrock [植药] 苹 / ~ of watercress [植药] 西洋菜干 / ~ of waterlettuce [植药] 大浮萍 / ~ of weak ixeris [植药] 剪刀股 / ~ of west Indian chickweed [植药] 荷莲豆菜 / ~ of whish phant [植药] 石刷把 / ~ of white chinaure [植药] 岩椒草 / ~ of white clover [植药] 三消草 / ~ of white loosestrife [植药] 单条草 / ~ of white sweetclover [植药] 白香草木犀/ ~ of whitebract gymnotheca [植药] 水折耳 / ~ of whitebracteole bugle [植药] 忽不筋骨草 / ~ of whiteflower lagopsis [植药] 夏至草/ ~ of whiteflower leadword [植药] 白花丹 / ~ of whitefruit stonecrop [植药] 岩松 / ~ of whitelower violet [植药] 铧头草 / ~ of whitetomentose ainsliaea [植药] 叶下花 / ~ of whorlleaf loosestrife [植药] 黄开口/ ~ of whoulleaf stonecrop [植药] 还魂草 / ~ of whuiteflower patrinia [植药] 败酱草 / ~ of wideword parnassia [植药] 梅花草 / ~ of wight parnassia [植药] 鸡草 / ~ of wild carrol [植药] 鹤虱风 / ~ of wild cress [植药] 苏败酱 / ~ of wild groundnut [植药] 野大豆藤/ ~ of wild mint [植药] 薄荷 / ~ of wild oat [植药] 燕麦草 / ~ of wilford cranesbill [植药] 老鹤草 / ~ of willowleaf hygrophila [植药] 大青草/ ~ of Wilson passionflower [植药] 半截叶 / ~ of wilson yarrow [植药] 土一支蒿 / ~ of winged laggera [植药] 鹿耳翎 / ~ of wingedtooth laggera [植药] 臭灵丹草 / ~ of wingystem veronicastrum [植药] 四方麻 / ~ of wolf's claw clubmoss [植药] 伸筋草 / ~ of woolly philydrum [植药] 田葱 / ~ of woolly speedwell [植药] 白婆婆纳 / ~ of woolyfruit stylophorum [植药] 大人血七 / ~ of wormseed mustard [植药] 桂竹糖芥/ ~ of wrinkled gianthyssop [植药] 藿香 / ~ of wrinkledfruit amaranth [植药] 白苋 / ~ of wrinkledleaf bristlegrass [植药] 马草 / ~ of wusheng clematis [植药] 金剪刀 / ~ of yelloehairy strawberru [植药] 白草莓 / ~ of yellow bedstraw [植药] 蓬子菜 / ~ of yellow sweetclover [植药] 黄零陵香 / ~ of yellow toadflax [植药] 柳穿鱼 / ~ of yellowbell clematis [植药] 苒苒草 / ~ of yellowflower broomrape [植药] 列当 / ~ of yellowflower rabdosia [植药] 白沙虫药/ ~ of yerbadetajo [植药] 墨旱莲 / ~ of youth-and-old-age [植药] 百日草 / ~ of yunnan ainsliaea [植药] 燕麦灵 / ~ of yunnan begonia [植药] 山海棠 / ~ of yunnan clematis [植药] 云南铁线莲 / ~ of glabrous pogostemon [植药] 鸡挂骨草 / ~ of Chinese dischidia [植药] 金瓜核 / ~ of ciliata falsepimpernel [植药] 齿叶泥花草 / ~ of seoul wild ginger [植药] 细辛 / ~ of wooly dutchmanspipe [植药] 寻骨风 / ~ og blacken saussurea [植药] 瑞苓草 / ~ og flikiang ephedra [植药] 丽江麻黄 / ~ or flower of european glorybind [植药] 田旋花 / ~ or fruit of flowery woodrush [植药] 地杨梅 / ~ or fruit of little grounacherry [植药] 天泡子 / ~ or rhizome of flabelate maidenhair [植药] 过坛龙 / ~ or rhizome of swordleaf dianella [植药] 山猫儿 / ~ or root of American lopseed [植药] 老婆子针线 / ~ or root of common rockvine [植药] 走游草 / ~ or root of fourleaf peperomia [植药] 豆瓣绿 / ~ or root of japanese metaplexis [植药] 萝藦 / ~ or root of cypress vine [植药] 金凤毛 / ~ scabrous doellingeria [植药] 东风菜 / ~ seleng wormwood [植药] 委蒿叶

Herb. Recent herbrium recentium [拉] 鲜草

Herba [拉] ***n***. 草,草本;草药 ‖ ~ Abri Fruticulos[拉, 植药] 鸡骨草 / ~ Abutili [拉,植药] 麻 / ~ Abutili Indici [拉,植药] 磨盘草 / ~ Acalyphae [拉,植药] 铁苋菜 / ~ Achilleae Wilsonianae [拉,植药] 土一支蒿 / ~ Achilleae [拉,植药] 暂草 / ~ Achnatheri Inebriantis [拉,植药] 药老 / ~ Aconiti Ochrantni [拉,植药] 牛扁 / ~ Adeginetiae Indicae [拉,植药] 野菰 / ~ Adenosmae [拉,植药] 大头陈 / ~ Adenosmae Glutinosi [拉,植药] 毛麝香 / ~ Adianti Caudati [拉,植药] 鞭叶铁线蕨 / ~ Adianti Davidii [拉,植药] 白背铁线蕨 / ~ Adianti Myrioso [拉,植药] 铁扇子 / ~ Adianti Pedati [拉,植药] 铁丝七 / ~ Adianti [拉,植药] 猪鬃草 / ~ Adonidis [拉,植药] 冰凉花 / ~ Aeschynomenes Indicae [拉,植药] 合萌 / ~ Afnagalldia Arvensia [拉,植药] 四念癀 / ~ Agastaches [拉,植药] 藿香 / ~ Agerati Conyzoidis [拉,植药] 胜红蓟 / ~ Agrimoniae [拉,植药] 仙鹤草 / ~ Ainsliaeae Macroclinidioidis [拉,植药] 铁灯兔儿风 / ~ Ainsliaeae Glabrae [拉,植药] 兔儿草 / ~ Ainsliaeae Rubrinervis [拉,植药] 青兔耳风 / ~ Ainsliaeae Yunnanensis [拉,植药] 燕麦灵 / ~ Ainsliseae Fragrantis [拉,植药] 金边兔耳 / ~ Ainssliaeae Albo-to-mentosae [拉,植药] 叶下花 / ~ Ajugae [拉,植药] 白毛夏枯草 / ~ Ajugae Ciliatae [拉,植药] 筋骨草 / ~ Ajugae Forrestii [拉,植药] 痢止蒿 / ~ Ajugae Genevensis [拉,植药] 下草 / ~ Ajugae Lupulinae [拉,植药] 忽不筋骨草 / ~ Ajugae Nipponensis [拉,植药] 紫背金盘 / ~ Aletridis [拉,植药] 粉条儿菜 / ~ Alismatis Canaliculati [拉,植药] 大箭 / ~ Allii Fistulosi [拉,植药] 葱 / ~ Allii Funckiaefolii [拉,植药] 天韭 / ~ Allii Japonici [拉,植药] 山韭 / ~ Allii Prattii [拉,植药] 野葱 / ~ Alteridis Glabrae [拉,植药] 无毛粉条儿菜 / ~ Alterntherae Sesailis [拉,植药] 节节花 / ~ Altemantherae Versicoloris [拉,植药] 红田乌草 / ~ alysicarpi [拉,植药] 链荚豆 / ~ Alyxiae Sinensis [拉,植药] 阿利藤 / ~ Amaranthi Ascendentis [拉,植药] 野苋菜 / ~ Amaranthi Tricoloris [拉,植药] 雁来红 / ~ Amaranthi Viridis [拉,植药] 白苋 / ~ Amitostigmatis Gracilisf [拉,植药] 独叶一枝枪 / ~ Ammanniae Auriculatae [拉,植药] 耳水苋 / ~ Ammanniae Bacciferae [拉,植药] 水苋菜 / ~ Anaphalidis Bicoloris [拉,植药] 三轮蒿 / ~ Anaphalidis Bulleyanae [拉,植药] 午香草 / ~ Anaphalidis Hancockii [拉,植药] 五月霜 / ~ Anaphalidis Lacteae [拉,植药] 乳白香青 / ~ Anaphalidis Margaritaceae [拉,植药] 大叶白头翁 / ~ Anaphalidis Nepalensis [拉,

植药]打火草/ ~ Anaphalidis Sinicae [拉,植药] 香青/ ~ Anaphalidis [拉,植药] 香青草/ ~ Andrographitis [拉,植药] 穿心莲/ ~ Androsaces Coccineae [拉,植药] 点地梅/ ~ Anemones Vitifoliae [拉,植药] 野棉花/ ~ Anenones Hupehensis [拉,植药] 打破碗花花/ ~ Anoectochili Roxburghii [拉,植药] 金线莲/ ~ Antenoronis Fillformis [拉,植药] 金线草/ ~ Ardisiae Maculosae [拉,植药] 珍珠伞/ ~ Ardisiae Mamillatae [拉,植药] 红毛走马胎/ ~ Ardisiae Primulaefoiliae [拉,植药] 莲座紫金牛/ ~ Ardisiae Pusillae [拉,植药] 毛青杠/ ~ Arenariae Kansuensis [拉,植药] 雪灵芝/ ~ Arenariae Serpyllifoliae [拉,植药] 小无心菜/ ~ Aristolochiae [拉,植药] 天仙藤/ ~ Aristolochiae Mollissimae [拉,植药] 寻骨风/ ~ Artemisiae Annuae [拉,植药] 青蒿/ ~ aremisiae Anomalae [拉,植药] 南刘寄奴/ ~ Artemisiae Brachylobae [拉,植药] 岩蒿/ ~ Artemisiae Japonicae [拉,植药] 牡蒿/ ~ Artemisiae Keiskeanae [拉,植药] 庵/ ~ Artemisiae Lactiflorae [拉,植药] 鸭脚艾/ ~ Artemisiae Ordosicae [拉,植药] 黑沙蒿/ ~ Artemisiae Sacrori [拉,植药] 万年蒿/ ~ Artemisiae Scopanae [拉,植药] 茵陈/ ~ Artemisiae Selengensis [拉,植药] 委蒿/ ~ Artemisiae Sieversianae [拉,植药] 白蒿/ ~ Artemisiae Vestitae [拉,植药] 结血蒿/ ~ arthraxonis Hispidi [拉,植药] 荩草/ ~ Arunci [拉,植药] 升登麻草/ ~ Arundinae Chinennsis [拉,植药] 长杆兰/ ~ Asari [拉,植药] 细辛/ ~ Asari Caudigeri [拉,植药] 土细辛/ ~ Asari Forbesii [拉,植药] 杜衡/ ~ Asari Mximi [拉,植药] 花脸细辛/ ~ Asclepiadis Curassavicae [拉,植药] 莲生桂子花/ ~ Asparagi Gobici [拉,植药] 寄马桩/ ~ Asparagi Setacei [拉,植药] 文竹/ ~ Aspleenwort [拉,植药] 孔雀尾/ ~ Asplenii Incisi [拉,植药] 地柏叶/ ~ Asplenii Pekinensis [拉,植药] 小风尾花/ ~ Asplenii Prolongati [拉,植药] 倒生莲/ ~ Asplenii Trichomanis [拉,植药] 铁角风尾草/ ~ Asplenii Variantis [拉,植药] 九倒生/ ~ Asteris Ageratoidis [拉,植药] 红管药/ ~ Asteris Flaccidi [拉,植药] 太白菊/ ~ Asteris Subulati [拉,植药] 瑞连草/ ~ Asteris Turbinati [拉,植药] 单头紫苑/ ~ Astilbes Chinensis [拉,植药] 落新妇/ ~ Astragali Melilotoidis [拉,植药] 苦豆根/ ~ Astragali sinsci [拉,植药] 红花菜/ ~ Astragli Bhotanensis [拉,植药] 地八角/ ~ Atriplicis Repentis [拉,植药] 匍匐滨藜/ ~ Atylosiae Mollis [拉,植药] 虫豆/ ~ Avenae Fatuae [拉,植药] 燕麦草/ ~ Bacopae Monnier [拉,植药] 白花猪母菜/ ~ Balanophorae Involucratae [拉,植药] 寄生黄/ ~ Balanophorae Japonicae [拉,植药] 葛/ ~ Basellae Rubrae [拉,植药] 落葵/ ~ Bassiae Dasyphyllae [拉,植药] 五星蒿/ ~ Beesiae Calthaefoliae [拉,植药] 白细辛/ ~ Begoniae Crassirostris [拉,植药] 红半边莲/ ~ Begoniae Cathyanae [拉,植药] 花酸苔/ ~ Begoniae Cavalerei [拉,植药] 爬山猴/ ~ Begoniae Laciniatae [拉,植药] 红孩儿/ ~ Begoniae Yunnanensis [拉,植药] 山海棠/ ~ Belladonnae [拉,植药] 颠茄草/ ~ Bentianae Beitchio 圳 [拉,植药] 蓝花龙胆/ ~ Berchemiae Leiocladae [拉,植药] 光枝勾儿茶/ ~ Berneuxiaethibeticae [拉,植药] 岩筋菜/ ~ Bemoniae Patulae [拉,植药] 咸虾花/ ~ Bidentis Parviflorae [拉,植药] 鹿角草/ ~ Bidentis Pilosae [拉,植药] 金盏银盘/ ~ Bidentis Tripartitae [拉,植药] 狼把草/ ~ Biondiae Henryi [拉,植药] 捆仙丝/ ~ Blumeae Aromaticae [拉,植药] 酸芳艾纳香/ ~ Blumeae Balsaemiferae [拉,植药] 艾纳香/ ~ Blumeae Clarkel [拉,植药] 七里明/ ~ Blumeae Hieraciifoliae [拉,植药] 毛毡草/ ~ Blumeae Lacerae [拉,植药] 红头草/ ~ Blumeae Laciniatae [拉,植药] 走马风/ ~ Blumeae Megacephalae [拉,植药] 东风草/ ~ Blumeae Mollis [拉,植药] 红头小仙/ ~ Blumeae Seicantis [拉,植药] 拟毛毡草/ ~ Boeae Clarkeanae [拉,植药] 散血草/ ~ Boeae Hygrometricae [拉,植药] 牛耳草/ ~ Boehmeriae Gracilis [拉,植药] 麦麸草/ ~ Boenninghauseniae [拉,植药] 石椒草/ ~ Boenninghauseniae Albiflorae [拉,植药] 岩椒草/ ~ Boschniakiare Rossicae [拉,植药] 草苁蓉/ ~ Bothriospermi Secundi [拉,植药] 野山蚂蝗/ ~ Bothriospermi Tenelli [拉,植药] 鬼点灯/ ~ Botrychii [拉,植药] 阳地蕨/ ~ Braseniae [拉,植药] 莼/ ~ Brassicae Narinosae [拉,植药] 蹋菜/ ~ Brediae Amoenae [拉,植药] 秀丽野海棠/ ~ Briggsiae Chienii [拉,植药] 佛肚花/ ~ Bromi Japonici [拉,植药] 雀麦/ ~ Bryophylli Pinnati [拉,植药] 落地生根/ ~ Buchnerae Crciatae [拉,植药] 黑草/ ~ Bulbophylli Odoratissimi [拉,植药] 果上叶/ ~ Bupleuri Candollei [拉,植药] 窄叶飘带草/ ~ Bupleuri Fraanchetii [拉,植药] 空心柴胡/ ~ Bupleuri Scorzonerifolii [拉,植药] 春柴胡/ ~ Calami Tetradactyloidis [拉,植药] 多刺鸡藤/ ~ Calathodis Oxycarpae [拉,植药] 鸡爪草/ ~ Calogynes Pilosae [拉,植药] 离根香/ ~ Calthae [拉,植药] 马蹄叶/ ~ Calthae Membranaceae [拉,植药] 马蹄草/ ~ Calystegiae Hederaceae [拉,植药] 面根藤/ ~ Calystegiae Japonicae [拉,植药] 狗狗秧/ ~ Camptosori Sibirici [拉,植药] 马蹬草/ ~ Canscorae [拉,植药] 穿心草/ ~ Capsellae [拉,植药] 荠菜/ ~ Cardamines Flexuosae [拉,植药] 弯果碎米荠/ ~ Cardamines Lyratae [拉,植药] 水田碎米荠/ ~ Cardiospermi Halicacabi [拉,植药] 假苦瓜/ ~ Caricis Lanceolatae [拉,植药] 羊胡髭草/ ~ Caricis Phacotae [拉,植药] 三棱草/ ~ Carpesii Cemui [拉,植药] 挖耳草/ ~ Carpesii Divaricati [拉,植药] 金挖耳/ ~ Carpesii Lipskyi [拉,植药] 挖耳子草/ ~ Caryopteridis Incanae [拉,植药] 兰香草/ ~ Caryopteridis Nepetaefoliae [拉,植药] / ~ Caryopteridis Termiiflorae [拉,植药] 六月寒/ ~ Cassiae Mimosoidis [拉,植药] 山扁豆/ ~ Cassiae Nomamis [拉,植药] 水皂角/ ~ Cassiae Occidentalis [拉,植药] 望江南/ ~ Cassiae Suffruticosae [拉,植药] 黄槐决明/ ~ Cassiae Torae [拉,植药] 野花生/ ~ Cassythae Filiformis [拉,植药] 无爷藤/ ~ Catharanthi Rosei [拉,植药] 长春花/ ~ Cayrtiae Japonicae [拉,植药] 乌蔹莓/ ~ Centaurii Altaici [拉,植药] 埃蕾/ ~ Centellae [拉,植药] 积雪草/ ~ Centipedae [拉,植药] 鹅不食草/ ~ Centmtherae Cochinchinensis [拉,植药] 胡麻草/ ~ Cephalanoploris [拉,植药] 小蓟/ ~ Ceratophyllidemersi [拉,植药] 细草/ ~ Ceratopteridis Thalictroidis [拉,植药] 水蕨/ ~ Ceropegiae Christensenianae [拉,植药] 吊灯花/ ~ Ceropegiae Pubescentis [拉,植药] 对叶林/ ~ Chamaerhodoris Erectae [拉,植药] 地蔷薇/ ~ Chelidonii [拉,植药] 白屈菜/ ~ Chenopodii [拉,植药] 藜/ ~ Chenopodii [拉,植药] 土荆芥/ ~ Chenopodii Aristati [拉,植药] 刺藜/ ~ Chenopodii Serotini [拉,植药] 灰/ ~ Herrba Chenopodoo Hybridi [拉,植药] 血见愁/ ~ Chersanthemi Lavandulaefolii [拉,植药] 北野菊/ ~ Chlamydoboeae Sinensis [拉,植药] 石青菜/ ~ Chloranthi Henryi [拉,植药] 四块瓦/ ~ Chloranthi Japonici [拉,植药] 银线草/ ~ Chloranthi Multistachydis [拉,植药] 四叶细辛/ ~ Chloranthi Oldhami [拉,植药] 东南金粟兰/ ~ Chlorophyti Comosi [拉,植药] 挂兰/ ~ Chlorophyti laxi [拉,植药] 三角草/ ~ chlorophyti [拉,植药] 钓兰/ ~ Christiae [拉,植药] 双飞蝴蝶/ ~ Christiae Obcordatae [拉,植药] 半边钱/ ~ Chrysopogonis Aciculati [拉,植药] 鸡骨草/ ~ Chrysosplenii Macrophylli [拉,植药] 虎皮草/ ~ Chrysosplenii Sinici [拉,植药] 华金腰子/ ~ Cichorii [拉,植药] 菊苣/ ~ Circaeae Cordatae [拉,植药] 牛泷草/ ~ Circaeae Quadrisulcatae [拉,植药] 谷蓼/ ~ Cirsii Esculenti [拉,植药] 莲座蓟/ ~ Cirsii Japonici [拉,植药] 大蓟/ ~ Cirsii Lineanis [拉,植药] 苦/ ~ Cissampelotis [拉,植药] 亚乎奴,亦称锡生藤/ ~ Cissijavanae [拉,植药] 花斑叶/ ~ Cistanches [拉,植药] 肉苁蓉/ ~ Clematidis Aethusaefoliae [拉,植药] 铁线透骨草/ ~ Clematidis Buchananianae [拉,植药] 毛木通/ ~ Clematidis Glaucae [拉,植药] 苒苒草/ ~ clematidis Huchouensis [拉,植药] 金剪刀/ ~ Clematidis Intricatae [拉,植药] 黄花铁线莲/ ~ Clematidis Lasiandrae [拉,植药] 小木通/ ~ Clematidis Yunnanensis [拉,植药] 云南铁线莲/ ~ Clerodendranthi Spicati [拉,植药] 猫须草/ ~ Clerodendri Indici [拉,植药] 长管假茉莉/ ~ Clerodenndri Serrati [拉,植药] 三台红花/ ~ Clinacanthi Nutatis [拉,植药] 青箭/ ~ Clinopodii Chinensis [拉,植药] 风轮菜/ ~ Clinopodii Confinis [拉,植药] 剪刀草/ ~ Clinopodii Megalanthi [拉,植药] 寸金草/ ~ Clinopodii Polycephali [拉,植药] 荫风轮/ ~ Codonopsis purpureae [拉,植药] 岩人参/ ~ Colei Pumili [拉,植药] 金耳环/ ~ Commelinae Bengalensis [拉,植药] 竹叶菜/ ~ Commelinae Diffusae [拉,植药] 竹节草/ ~ Commelinae Paludosae [拉,植药] 大苞鸭草/ ~ Commelinae [拉,植药] 鸭草/ ~ Corallodisci Cordatuli [拉,植药] 虎耳还魂草/ ~ Corallodisci Flabellate [拉,植药] 石胆草/ ~ corallodisci kingiani [拉,植药] 卷丝苦苣苔/ ~ Corchori Acutanguli [拉,植药] 假黄麻/ ~ coriandri [拉,植药] 胡荽/ ~ Corydalis Bungeanae [拉,植药] 苦地丁/ ~ Corydalis Edulis [拉,植药] 紫堇/ ~ Corydalis Incsae [拉,植药] 紫花鱼灯草/ ~ Corydalis Racemosae [拉,植药] 黄堇/ ~ Corydalis Strictae [拉,植药] 直立紫堇/ ~ Crotalaeiae Mucronatae [拉,植药] 猪屎豆/ ~ Crotalariae Albidae [拉,植药] 黄花地丁/ ~ Crotalariae Ferrugineae [拉,植药] 响铃草/ ~ Crotalariae Linifoliae [拉,植药] 条叶猪屎豆/ ~ Crotalariae [拉,植药] 农吉利/ ~ Cucubali [拉,植药] 小被单草/ ~ Cuscutae [拉,植药] 菟丝/ ~ Cyathulae Prostratae [拉,植药] 杯苋/ ~ Cymbidii Floribundi [拉,植药] 多花兰/ ~ Cymbidii Goerinfii [拉,植药] 春兰/ ~ Cymbidii Penduli [拉,植药] 树茭瓜/ ~ Cymbopogonis [拉,植药] 芸香草/ ~ Cymbopogonis Citrati [拉,植药] 香茅/ ~ Cymbopogonis Goeringii [拉,植药] 野香茅/ ~ Cynachi Thesioidis [拉,植药] 地梢瓜/ ~ Cynanchi Corymbosi [拉,植药] 刺瓜/ ~ Cynanchi Hancockiani [拉,植药] 对叶草/ ~ Cynodontis [拉,植药] 铁线草/ ~ Cynoglossi Amabilis [拉,植药] 狗屎花/ ~ Cynoglossi Lanceolati [拉,植药] 牙痈草/ ~ Cynomoorii [拉,植

药］锁阳／～ Cyperi Brevifolii［拉，植药］短叶茳芏／～ Cyperi Diffirnis［拉，植药］异型莎草／～ Cyperi Flabelliformis［拉，植药］九龙吐珠／～ Cyperi Glomerati［拉，植药］水莎草／～ Cyperi Iriae［拉，植药］三楞草／～ba Cyperi micheliani［拉，植药］护心草／～ Cyperi［拉，植药］莎草／～ Cypripedii Japonici［拉，植药］扇子七／～ Cypripidii Margaritacei［拉，植药］兰花双叶草／～ Damnacanthi［拉，植药］虎刺／～ Dauci Carotae［拉，植药］鹤虱风／～ Delphinii monanthi［拉，植药］奇林翠雀／～ Dendrobii［拉，植药］石斛／～ Dendrobii Adunci［拉，植药］钩状石斛／～ Dendrobii Bellatuli［拉，植药］小美石斛／～ Dendrobii Hancockii［拉，植药］细叶石斛／～ Dendrobii Hercoglossi［拉，植药］重唇石斛／～ Dendrobiilohohensis［拉，植药］罗河石斛／～ Dendrobii Wilsonii［拉，植药］广东石斛／～ Denrobii Linawiani［拉，植药］长爪石斛／～ Desmodii Caudati［拉，植药］青酒缸／～ Desmodii Elegantis［拉，植药］毛排钱草／～ Desmodii Multiflori［拉，植药］饿蚂蝗／～ Desmodii Styracifolii［拉，植药］广金钱草／～ Desmodii Triflori［拉，植药］三点金草／～ Desmodii triquetri［拉，植药］葫芦茶／～ Desmokii Heterocarpi［拉，植药］狗尾花／～ Dianthi［拉，植药］瞿麦／～ Dianthi Amurensis［拉，植药］东北石竹／～ Dichocarpi Fargesii［拉，植药］野黄瓜／～ Dichondrae Repentis［拉，植药］小金钱草／～ Dichrocephalae Auriculatae［拉，植药］蚓疽草／～ Dichrocephalae Benthamii［拉，植药］鱼眼草／～ Diclipterae Chinensis［拉，植药］狗肝菜／～ Dicranostigmatis Leptopodi［拉，植药］秃疮花／～ Didissandrae Sesquifoliae［拉，植药］大一面锣／～ Didymocanihancei［拉，植药］东南长蒴苣苔／～ Digitariae［拉，植药］马唐／～ Dilphinii Anthriscifolii［拉，植药］还亮草／～ Dischidiae Australs［拉，植药］南瓜子金／～ Dischidiae Chinensis［拉，植药］金瓜核／～ Dodartiae Orientalis［拉，植药］牛含水／～ Dracocephali Integrifolii［拉，植药］全叶青兰／～ dracocephali rupestris［拉，植药］岩青兰／～ Dracocephali Tangutici［拉，植药］甘青青兰／～ Dracocerhali［拉，植药］香青兰／～ Driserae Spathulatae［拉，植药］地毡草／～ Droserae Lunatae［拉，植药］茅膏菜／～ Drymariae Cordatae［拉，植药］荷莲豆菜／～ drymoglossi［拉，植药］抱树莲／～ Duchesneae Indicae［拉，植药］蛇莓／～ Dunbariae Podocarpae［拉，植药］长柄野扁豆／～ Eclipate［拉，植药］墨旱莲／～ Edupatorii Tripartiti［拉，植药］三裂叶泽兰／～ Eichhomiae［拉，植药］水葫芦／～ Elatostematis Involucrati［拉，植药］赤车使者／～ Elatostematis Laevigigati［拉，植药］石羊菜／～ Elephantopi［拉，植药］地胆草／～ Elsholtzae［拉，植药］香薷／～ Elsholtziae Blandae［拉，植药］鸡肝散／～ Elsholtziae Bodinieri［拉，植药］凤尾茶／～ Elsholtziae Calycocarpae［拉，植药］尊果香薷／～ Elsholtziae Ciliatae［拉，植药］半边苏／～ Elsholtziae Luteolae［拉，植药］黄香薷／～ Elsholtziae Rugulosae［拉，植药］野拔子／～ Embeliae Longifoliae［拉，植药］长叶酸藤子／～ Emiliae［拉，植药］一点红／～ Epaltis Australis［拉，植药］老鼠脚迹／～ Ephedrae Distachyae［拉，植药］双穗麻黄／～ Ephedrae Likiangensis［拉，植药］丽江麻黄／～ Ephedrae［拉，植药］麻黄／～ Epilobii Angustifolii［拉，植药］红筷子／～ Epilobii Hirsuti［拉，植药］水接骨丹／～ Epilobii Pyrricholophi［拉，植药］心胆草／～ Epimedii Acuminati［拉，植药］尖叶淫羊藿／～ Epimedii Macranthi［拉，植药］长距淫羊藿／～ Epimedii［拉，植药］淫羊藿／～ Epimeredis Indicae［拉，植药］防风草／～ Eqiseti Hiemalis［拉，植药］木贼／～ Equiaeti Ramossissin［拉，植药］笔筒草／～ Equiseti Arvensis［拉，植药］问荆／～ Equiseti Debilis［拉，植药］土木贼／～ Equiseti Palustris［拉，植药］骨节草／～ Eriae Graminifoliae［拉，植药］禾叶墨斛／～ Eriae Panneae［拉，植药］树葱／～ Erigerontis［拉，植药］灯盏细辛，亦称灯盏花／～ Erigerontis Annui［拉，植药］一年蓬／～ Erigerontis Canadensis［拉，植药］祈州一枝蒿／～ Erigerontis Elongati［拉，植药］红蓝地花／～ Erodii Seu Geranii［拉，植药］老鹤草／～ Eryngii Foetidi［拉，植药］假芫茜／～ Erysimi Cheiranthoidis［拉，植药］桂竹糖芥／～ Eupatorii［拉，植药］佩兰／～ Eupatorii Heterophylli［拉，植药］红升麻／～ Eupatorii JaponicI［拉，植药］秤杆草／～ Eupatorii LIndleyani［拉，植药］野马追／～ Eupatorii Odorati［拉，植药］飞机草／～ Euphorbiae Helioscopiae［拉，植药］泽漆／～ Euphorbiae Heterophyllae［拉，植药］叶象花／～ Euphorbiae Hirtae［拉，植药］飞扬草／～ Euphorbiae Humifusae［拉，植药］地锦草／～ Euphorbiae Lunulatae［拉，植药］猫眼草／～ Euphorbiae Pepli［拉，植药］癣草／～ Euphorbiae Prostratae［拉，植药］铺地草／～ Euphorbiae Thymifo1iae［拉，植药］小飞扬草／～ Euphrasiae Regelii［拉，植药］小米草／～ Evolvuli Alsinodis［拉，植药］土丁桂／～ Fargarae Japonici［拉，植药］莲蓬草／～ Fici Stenophyllae［拉，植药］水稻清／～ Frgariae Nilgerrensis［拉，植药］白草莓／～ Funariae Hygromet Ricae［拉，植药］葫芦癣／～ Galii Bungei［拉，植药］四叶草／～ Galii Teneri［拉，植药］猪殃殃／～ Galii Veri［拉，植药］蓬子菜／～ Gei Japonici［拉，植药］卜地香／～ Gei［拉，植药］蓝布正／～ Gelsernii Elegantis［拉，植药］钩吻／～ Genaphalii Hypoleuci［拉，植药］天水蚁草／～ Gendarussae［拉，植药］小驳骨／～ Gentianae Algidae［拉，植药］白花龙胆／～ Gentianae Davidi［拉，植药］落地荷花／～ Gentianae Loureiri［拉，植药］广地丁／～ Gentianae Rhodanmhae［拉，植药］红花龙胆／～ Gentianae Squarrosae［拉，植药］石龙胆／～ Gentianae Urnulae［拉，植药］乌奴龙胆／～ Gentianopsis Paludosae［拉，植药］扁蕾／～ Geranii Carolini 助计［拉，植药］野老鹤草／～ Geranii Nepalensis［拉，植药］尼泊尔老鹤草／～ Geranii Pratensis［拉，植药］草原老鹤草／～ Geranii Robertiani［拉，植药］猫脚印／～ Gerberae Piloselloidis［拉，植药］毛大丁草／～ Girardiniae Palmatae［拉，植药］大荃麻／～ Glechomae［拉，植药］连钱草／～ Glycines Sojae［拉，植药］野大豆藤／～ Gnaphalii Adnati［拉，植药］地膏药／～ Gnaphalii Japonici［拉，植药］天青地白／～ Gnaphalii Uliginosi［拉，植药］温鼠翔草／～ Gonostegiae Hirtae［拉，植药］糯米团／～ Goodyerae Procerae［拉，植药］石风丹(亦称虎头蕉)／～ Goodyerae Repentis［拉，植药］斑叶兰／～ Goodyerae Schlechtendalianae［拉，植药］大斑叶兰／～ Gueldenstaedtiae Diversifoliae［拉，植药］喜马拉雅米口袋／～ Gueldenstaedtiae Multiflorae［拉，植药］羊口袋／～ Gymnothecae Chinensis［拉，植药］百部还魂／～ Gymnothecae Involucratae［拉，植药］水折耳／～ Gynurae Crepidioidis［拉，植药］假茼蒿／～ Gynurae Segeti［拉，植药］三七草／～ Haleniae Comiculatae［拉，植药］花锚／～ Haloragidis Micranthae［拉，植药］小二仙草／～ Hedyotis Mellii［拉，植药］卷毛耳草／～ Hedyotis Diffusae［拉，植药］白花蛇舌草／～ Hedyotis Hispidae［拉，植药］粗叶耳草／～ Hedyotis Lanceae［拉，植药］剑时耳草／～ Hedyotis Tenelliflorae［拉，植药］虾子草／～ Hedyotis Uncinellae［拉，植药］长节耳草／～ Helicteris Elongatae［拉，植药］长叶山芝麻／～ Heliotropii［拉，植药］大尾摇／～ Hemiboeae Henryi［拉，植药］半萌苣苔／～ Hemiboeae［拉，植药］降龙草／～ Hemiphragmatis Heterophylli［拉，植药］鞭打绣球／～ Hemipiliae Flabellatae［拉，植药］独叶一枝花／～ Hemistepteptae Lyratae［拉，植药］泥胡菜／～ herminii［拉，植药］人参果／～ Heteropappi Altaici［拉，植药］阿尔泰紫宛／～ Hibisci Trioni［拉，植药］野西瓜苗／～ Hierach Umbellati［拉，植药］山柳菊／～ Hippuridis Vulgaris［拉，植药］杉叶藻／～ Homalocladii Platycladii［拉，植药］竹节蓼／～ Houttuyniae［拉，植药］鱼腥草／～ Hoyaelyi［拉，植药］石草鞋／～ Humuli Scandentis［拉，植药］草／～ Hydrocharitis Dubiae［拉，动药］水鳖／～ Hydrocotylis［拉，植药］天胡荽／～ Hydrocotylis Nepalensis［拉，植药］红马蹄草／～ Hygrophilae Salicifoliae［拉，植药］大青草／～ Hylotelephii Erythrosticti［拉，植药］景天／～ Hylotelephii Mingjiniani［拉，植药］石蝴蝶／～ Hylotelephii Vertcillati［拉，植药］还魂草／～ Hyperici［拉，植药］红旱莲／～ Hyperici Attenuati［拉，植药］赶山鞭／～ Hyperici Elodeodis［拉，植药］遍地金／～ Hyperici Erecti［拉，植药］小连翘／～ Hyperici Japonici［拉，植药］地耳草／～ Hyperici Monogyni［拉，植药］金丝桃／～ Hyperici Patuli［拉，植药］芒种花／～ Hyperici Perforate［拉，植药］贯叶金丝桃／～ Hyperici Przewalskii［拉，植药］大对经草／～ Hyperici Sampsonii［拉，植药］元宝草／～ Hypiestis Purpureae［拉，植药］青丝线／～ Hypoxis Aureae［拉，植药］野鸡草／～ Hypserpae Nitidae［拉，植药］夜花藤／～ Impatoentis Chinensis［拉，植药］华凤仙／～ Incarvilleae Sinensis［拉，植药］角篙／～ Inddigoferae Parkesii［拉，植药］浙江木蓝／～ Indigoferae Bungeanae［拉，植药］铁扫竹／～ Indigoferae Wilsonii［拉，植药］一味药／～ Inulae Cappae［拉，植药］羊耳菊／～ Inulae Salaoloidis［拉，植药］沙旋覆花／～ lnulae［拉，植药］金佛草／～ lpomoeae Cairicae［拉，植药］五爪龙／～ lpomoeae Pes-capraes［拉，植药］马鞍藤／～ Iresines Herbstii［拉，植药］红木耳／～ Iridis Japonicae［拉，植药］蝴蝶花／～ lxeritis Debilis［拉，植药］剪刀股／～ lxeritis denticulatae［拉，植药］苦卖菜／～ lxeritis Gracilis［拉，植药］粉苞营／～ lxeritis Soncnifoliae［拉，植药］苦碟子／～ Jasmini Beesiani［拉，植药］小酒瓶花／～ Jasmini Laurifolli［拉，植药］桂叶素馨／～ Jasmiini Polyanthi［拉，植药］野素馨／～ Jussaeae Repentis［拉，植药］过塘蛇／～ Kalanchies Spathulate［拉，植药］匙叶咖蓝菜／～ Kalanchoes Laciniatae［拉，植药］佩蓝菜／～ Kalimeridis［拉，植药］马兰草／～ Kmmerowiae［拉，植药］鸡眼草／～ Kyllingae［拉，植药］水娱松／～ Lactucae Indicae［拉，植药］山莴苣／～ LaggeraeAlatae［拉，植药］鹿耳翎／～ Laggerae［拉，植药］臭灵丹草／～ LagopsisSupinae［拉，植药］夏至草／～ Lagotis［拉，植药］洪连／～ Lamii Barbati［拉，植药］野芝麻／～ Lanceae Tibeticae［拉，植药］玄石草／～ laporteae Bulbiferae［拉，植药］野绿麻／～ Lapsanae Apogonoidis［拉，植药］稻搓菜／～ Launaeae acaulis［拉，植药］滑背草鞋／～ leersiae Hexandrae［拉，植药］游草／～ Leibnitziae［拉，植药］大丁草／～ Lemnae Minoris［拉，植药］青萍／～ Leontopodii Leontopodioidis［拉，植药］老头草／～ Leonuri［拉，植药］益母草／～ Leonuri Pseudo-Mac-Ranthi［拉，植药］鏊菜／～ Leonuri Sivirici［拉，植药］细叶益母草／～ Lepisori Thunbergiani［拉，植药］瓦韦／～ Lespedezae Cuneatae［拉，植药］夜关门／～ Lespedezae Davuricae［拉，植药］枝儿条／～ Lespedezae Floribund 扎［拉，植药］铁鞭草／～ Lespedezae Pilosae［拉，植药］铁马鞭／～ Lespedezae Virgatae［拉，植药］掐不齐／～ Leucadis Ciliatae［拉，植药］绣球防风／～ Leycesteriae Formosae［拉，植药］夜吹萧／～ Limnophilae Aromaticae［拉，植药］水芙蓉／～ Limnophilae Rugisae［拉，植药］水茴香／～ Limonii Bicoloris［拉，植药］二色补血草／～ Limoni Gmelinii［拉，植药］补血草／～ Linariae Vulgaris［拉，植药］柳穿鱼／～ Lindermiae' Angustifoliae［拉，植药］羊角草／～ lindemiae Antipodae［拉，植药］水虾子草／～ Lindemiaeciliatae［拉，植药］齿叶泥花草／～ Lindemiae Crustaceae［拉，植药］母草／～ Lindemiae 0blongae［拉，植药］棱萼母草／～ Lindemiae Ruellioidis［拉，植药］鸭嘴／～ Lithospermi Officinails［拉，植药］白果紫草／～ Lobeliae Chinensis［拉，植药］半边莲／～ Lobeliae Mellianae［拉，植药］东南山梗菜／～ Lobeliae Seguinii［拉，植药］野烟／～ Lobeliae Sessilifoliae［拉，植药］山梗菜／～ Lonicerae Delavayi［拉，植药］大金银花／～ Lophatheri［拉，植药］淡竹叶／～ Lophotocarpi Guyanensis［拉，植药］冠果草／～ LotiCorniculati［拉，植药］地羊鹊／～ Loti Tennuis［拉，植药］金花菜／～ Ludisiae Discoloris［拉，植药］石上藕／～ Ludwigiae Prostratae［拉，植药］水丁香／～ Lulsiae Hancurki［拉，植药］纤叶钗子股／～ Lychnidis Coronatae［拉，植药］剪夏罗／～ Lychnidis Senno［拉，植药］剪红纱花／～ Lycianthis Biflorae［拉，植药］毛药／～ lycianthis Lysimachioidis［拉，植药］佛葵／～ Lycopi Coreami［拉，植药］小叶地笋／～ lycopieuropaei［拉，植药］欧地笋／～ LycopiLucidi［拉，植药］地瓜儿苗／～ Lycopi Paruiflori［拉，植药］小花地笋／～ Lycopodii［拉，植药］伸筋草／～ Lycopodii Obscuri［拉，植药］玉柏／～ Lycopodii Selaginis［拉，植药］小接筋草／～ Lygodii［拉，植药］金沙藤／～ Lygodii Flexuosi［拉，植药］牛抄藤／～ Lysimachiae Alfredii［拉，植药］广西过路黄／～ Lysimachiae Candidae［拉，植药］单条草／～ Lysimachiae Capillipedis［拉，植药］排草香／～ Lysimachiae Cinerascentis［拉，植药］小茄／～ Lysimachiae Circaeoidis［拉，植药］水红袍／～ Lysimachiae Congestiflorae［拉，植药］小过路黄／～ Lysimachiae Davuricae［拉，植药］黄连花／～ Lysimachiae Decurrentis［拉，植药］延叶珍珠菜／～ Lysimachiae Foenigraeci［拉，植药］灵香草／～ Lysimachiae Fortunei［拉，植药］星宿菜／～ Lysimachiae Grammicae［拉，植药］金爪儿／～ Lysimachiae Hernsley 机扰［拉，植药］点腺过路黄／～ Lysimachiae Insignis［拉，植药］三张叶／～ Lysimachiae Klattianae［拉，植药］黄开口／～ Lysimachiae Lobelilidis［拉，植药］花被单／～ Lysimachiae Paridiformis［拉，植药］落地梅／～ Lysimachiae Phyllocephalae［拉，植药］大过路黄／～ Lysimachiae Stenosepalae［拉，植药］水伤药／～ Lysimachiae［拉，植药］金钱草／～ Lysimachiae［拉，植药］狼尾巴花／～ Lysionnoti［拉，植药］石吊兰／～ Lyhri Salicariae［拉，植药］千屈菜／～ Macleayae Cordatae［拉，植药］博落回／～ Maesae Indicae［拉，植药］两面青／～ maesae Prelarii［拉，植药］空心花／～ Maianthemi Bifolii［拉，植药］舞鹤草／～ Malachii Aquatici［拉，植药］鹅肠草／～ malvae Parviflorae［拉，植药］苺葵／～ Marisci Compacti［拉，植药］密穗砖子苗／～ Marisci Umbellati［拉，植药］砖子苗／～ Marsileae quadrifoliae［拉，植药］苹／～ Mazi Japonici［拉，植药］绿兰花／～ Mazi Stachydifolii［拉，植药］弹刀子菜／～ Meconopsis Horridulae［拉，植药］多刺绿绒蒿／～ Meconopsis Integrifoliae［拉，植药］绿绒蒿／～ Meconopsis Quintuplinerviae［拉，植药］毛叶兔耳草／～ Medicaginis［拉，植药］苜蓿／～ Medicaginis Falcatae［拉，植药］野苜蓿／～ Medicaginis Lupulinae［拉，植药］老蜗生／～ Melandrii Aprici［拉，植药］女娄菜／～ Melandrii Firm［拉，植药］硬叶女娄菜／～ Melicae Scabrosae［拉，植药］金丝草／～ meliloti Aibi［拉，植药］白香草木犀／～ Meliloti Indici［拉，植药］蛇蜕草／～ Meliloti Offcinalia［拉，植药］黄零陵香／～ Melissae Axiliar［拉，植药］鼻血草／～ Melothriae Indicae［拉，植药］马儿／～ Menthae［拉，植药］薄荷／～ Menthae Rotundidoliae［拉，植药］鱼香草／～ Mesonae Chinensis［拉，植药］凉粉草／～ Micromeriae biflorae［拉，植药］姜味草／～ Microtoenae Insuavis［拉，植药］野藿香／～ Mimosae Pudicae［拉，植药］含羞草／～ Mimuli Platyphylli［拉，植药］猫眼睛／～ Molluginis Pentaphyllae［拉，植药］地麻黄／～ Monochasmatis［拉，植药］鹿茸草／～ Monochoriae Korsakkowii［拉，植药］雨韭／～ba Monochoriae Vaginalis［拉，植药］鸭舌草／～ Morinae Betonicoidis［拉，植药］苓草／～ Morinae Chinensis［拉，植药］华刺参／～ Moslae［拉，植药］青香薷／～ Moslae Cavaleriei［拉，植药］七星剑／～ Moslae Diantherae［拉，植药］大叶香薷／～ Moslae Soochowensis［拉，植药］五香草／～ Munroniae Henryi［拉，植药］地黄连／～ Munroniae Sinicae［拉，植药］花叶沱沱／～ Murdanniae Divergentis［拉，植药］竹叶兰／～ Murdanniae Nudiflorae［拉，植药］红毛草／～ Murdanniae Simplicis［拉，植药］细竹篙草／～ Murdanniae Triquetrae［拉，植药］水竹叶／～ Nanocnides Hapinicae［拉，植药］幼油草／～ Nasturtii officinails［拉，植药］西洋菜干／～ Neottanthes Cucullate［拉，植药］百步还阳丹／～ Nepenthis［拉，植药］猪笼草／～ Nepetae Catariae［拉，植药］假荆芥／～ Nephrolepis Cordifoliae［拉，植药］肾蕨／～ Nicandrae Physsloidis［拉，植药］假酸浆／～ Nymphoidis Peltati［拉，植药］莕菜／～ Oberoniae Myosuri［拉，植药］岩葱／～ Ocimi Pilosi［拉，植药］罗勒／～ Odontitis Serotinae［拉，植药］齿叶草／～ Oenanthes Benghalens［拉，植药］水芹菜／～ Oenanthes Javanicae［拉，植药］水芹／～ of acuminate epimedium［植药］尖叶淫羊藿／～ of barbate deadnettle［植药］野芝麻／～ of chineae osbeckia［植药］金锦香／～ of geminate speedwwell［植药］婆婆纳／～ of gold stargrass［植药］野鸡草／～ of marsh orchis［植药］红门兰／～ of roxburgh anoectochilus［植药］金线莲／～ of rugulose elsholtzia［植药］野拔子／～ of thymeteaf speedwell［植药］地涩涩／～ Ophioglossi［拉，植药］一支箭／～ Ophiorrhizae Japonicae［拉，植药］蛇根草／～ Ophiorrhizae Pumilae［拉，植药］短小蛇根草／～ Orbanches［拉，植药］列当／～ Orchidis Latifoliae［拉，植药］红门兰／～ Oreocharitis Auriculae［拉，植药］长瓣马铃苣苔／～ Oreocharitis Fockienensis［拉，植药］大花石上莲／～ Onigani［拉，植药］牛至／～ Orostachydis［拉，植药］瓦松／～ orostachydis Erubescentis［拉，植药］晚红瓦松／～ Orostachydis Spinosi［拉，植药］黄花瓦松／～ Osbeckiae［拉，植药］金锦香／～ Otteliae Alismoidis［拉，植药］龙舌草／～ Oxalidis Comiculatae［拉，植药］酢浆草／～ Oxalidis Corymbosae［拉，植药］铜锤草 Herrba Oxalidis stricate［拉，植药］扭筋草／～ oxytropis Glabrae［拉，植药］醉马草／～ Oxytropis Kansuensis［拉，植药］甘肃棘豆／～ Oxytropis Melanocalucis［拉，植药］黑萼棘豆／～ Oxytropis Myriophyllae［拉，植药］鸡翎草／～ Oxytropis Psammocaritis［拉，植药］沙棘豆／～ Oxytropis［拉，植药］我大夏／～ Oxzlidis Griffthii［拉，植药］三块瓦／～ Pachysandrae Axillaris［拉，植药］金丝矮陀陀／～ Pachysandrae Stylosae［拉，植药］三角咪／～ pachysandrae Terminalis［拉，植药］雪山林／～ Paederiae［拉，植药］鸡矢藤／～ Paederiae Tomentosae［拉，植药］白鸡屎藤／～ Panici Repentis［拉，植药］铺地黍／～ Parnassiae Wightianae［拉，植药］鸡 草／～ Parnsiae［拉，植药］梅花草／～ Parnsssiae Delavayi［拉，植药］肺心草／～ Parocheti Communis［拉，植药］一颗血／～ Parthenocissi Himalayanae［拉，植药］小红藤／～ Passiflorae caeruleae［拉，植药］西番莲／～ Passiflorae Cochinchinensis［拉，植药］蛇王藤／～ Passiflorae Cupiformis［拉，植药］对叉疗药／～ Passiflorae Foetidae［拉，植药］龙珠果／～ Passiflorae Wilsonii［拉，植药］半截叶／～ Patriniae Rupestris［拉，植药］岩败酱／～ patriniae［拉，植药］败酱草／～ Pedicularis Resupinatae［拉，植药］马先蒿／～ Pedilanthi Tithymaloidis［拉，植药］玉带根／～ Pegani Harmalae［拉，植药］骆驼蓬／～ Pelargonii Graveolentis［拉，植药］香叶／～ Pellioniae［拉，植药］赤车／～ Penniseti［拉，植药］狼尾草／～ Pentanematis Indici［拉，植药］草金杉／～ Penthori Chinensis［拉，植药］水泽兰／～ Peperomiae Dindygulensis［拉，植药］石蝉草／～ Peristrophis［拉，植药］九头狮子草／～ Peristrophis Roxburghhianae［拉，植药］红丝线／～ Phalaridis Arundidaceae［拉，植药］五色草／～ Philydri Lanugmnosi［拉，植药］田葱／～ Phlomidis［拉，植药］糙苏／～ Phlonidis Tuberisae［拉，植药］块根糙苏／～ Pholidotae Cantonensis［拉，植药］细叶石仙桃／～ Phtheirospermi Japonici［拉，植药］松蒿／～ Phylae Nodiflorae［拉，植药］蓬莱草／～ Phylianthi Urinariae［拉，植药］珍珠草／～ Physalis Peruvianae［拉，植药］灯笼草／～ Physalis Pubescentis［拉，植药］苦／～ Pileae Cavaleriei［拉，植药］石油菜／～ Pileae Fanciatae［拉，植药］紫绿草／～ Pileae Microphyllae［拉，植药］透明草／～ Pileae Notatae［拉，植药］水麻叶／～ Pileae Platraniflorae［拉，植药］石筋草／～ Pileae Swinglei［拉，植药］三角形冷水花／～ Pimpinellae Diversifoliae［拉，植药］鹅脚板／～ Piperis Tonkinensis［拉，植药］十八症／～ Pistiae［拉，植药］大浮萍／～ Plantaginis［拉，植药］车前草／～ plantaginis Minoris［拉，植药］大车前／～ Plantherae Japonicae［拉，植药］长距兰／～ Platantherae Minons［拉，植药］猪獠参／～ Pleurospermi Giraldii［拉，植药］太白棱子芹／～ Plumbagellae Micranthae［拉，植药］鸡娃草／～ Plumbaginis Indicae［拉，植药］紫雪花／～

Plumbaginis Zeylanicae［拉，植药］白花丹／～ Poae Sphondylondylodis［拉，植药］龙须草／～ Podcarpii Szechuenensis［拉，植药］红土子／～ Podocarpi Fal1ciis［拉，植药］宽卵叶长柄山蚂蝗／～ Podocarpi Oxyphylli［拉；动药］山蚂蝗／～ Pogonatheri Criniti［拉，植药］笔仔草／～ Pogostemonis［拉，植药］广藿香／～ Pogostemonis Glabri［拉，植药］鸡挂骨草／～ Polcarpaeae Corpymbosam［拉，植药］声色草／～ Polyconi 0rienttalis［拉，植药］草／～ Polygalae Chinensis［拉，植药］大金牛草／～ Polygalae Japonicae［拉，植药］瓜子金／～ Polygalae Telephioidis［拉，植药］金牛草／～ Polygoni Amphibii［拉，植药］两栖蓼／～ Polygoni Caespitosi［拉，植药］丛枝蓼／～ Polygoni Capitati［拉，植药］石荞草／～ Polygoni Chinensis［拉，植药］火炭母／～ Polygoni Lapathifolii［拉，植药］假辣蓼／～ Polygoni Nepalensis［拉，植药］尼泊尔蓼／～ Polygoni Perfo liati［拉，植药］杠板归／～ Polygoni Runcinati［拉，植药］赤腔散／～ Polygoni Senticosi［拉，植药］廊茵／～ Polygoni Tjunbergii［拉，植药］水麻／～ Polygonibarbati［拉，植药］毛蓼／～ Polystichi Acanthophylli［拉，植药］凤尾贯众／～ Polystichi Braunii［拉，植药］布郎耳蕨／～ Polytrichi［拉，植药］大金发藓／～ Portulacae［拉，植药］马齿苋／～ Portulacae Grandiflorae［拉，植药］打砍不死／～ Potamogetonis Cristati［拉，植药］小叶眼子菜／～ Potamogetonis Distincti［拉，植药］眼子菜／～ Potamogetonis Natantis［拉，植药］水案板／～ Potamogetonis Pectinati［拉，植药］齿眼子菜／～ Potentillae Bifurcae［拉，植药］鸡冠草／～ Potentillae Chinensis［拉，植药］委陵菜／～ otentillae Discoloris［拉，植药］翻白草／～ Potentillae Freynianae［拉，植药］三叶委陵菜／～ Potentillae Fulgentis［拉，植药］管仲／～ Potentillae Kleinianae［拉，植药］蛇含／～ Potentillae Multifidae［拉，植药］多裂委陵菜／～ Pothi Chinensis［拉，植药］石柑子／～ Pratiae Begonifoliae［拉，植药］铜锤玉带草／～ Primulae Fabari［植药］蛾山雪莲花／～ Primulae Sinopurpureae［拉，植药］三月花／～ Primulae Sonchifoliae［拉，植药］苣叶报春／～ Primulae Szechuanicae［拉，植药］偷筋草／～ Pronephrii Triphylli［拉，植药］蛇退步／～ Psiloti Nudi［拉，植药］石刷把／～ Psychotriae Siamicae［拉，植药］驳骨草／～ Pteridii Latiusculi［拉，植药］蕨／～ Pteridis Disparis［拉，植药］刺齿凤尾族／～ Pteridis Ensiformis［拉，植药］凤冠草／～ Pteridis Multifidae［拉，植药］凤尾草／～ Pteridis Semipinnatae［拉，植药］半边旗／～ Pterocephali［拉，植药］翼首草／～ Pucionii Comuti［拉，植药］沙芥／～ Pyenosporae Lutescentis［拉，植药］假地豆／～ Pyrilae Japonicae［拉，植药］鹿寿草／～ Pyrolae Atropurpureae［拉，植药］紫背鹿蹄草／～ Pyrolae［拉，植药］鹿衔草／～ Pyrrosiae Adnascentis［拉，植药］贴生石韦／～ Pyrrosiae Cavatae［拉，植药］光石韦／～ Pyrrosiae Millis［拉，植药］柔软石韦／～ Rabdosiae Adenanthae［拉，植药］水龙胆草／～ Rabdosiae Amethystoidis［拉，植药］小叶蛇总管／～ Rabdosiae Coetsae［拉，植药］野苏麻／～ Rabdosiae Nervosae［拉，植药］大叶蛇总管／～ Rabdosiae Rubescentis［拉，植药］冬凌草／～ Rabdosiae Sculponeatae［拉，植药］白沙虫药／～ Rabdosiae Ternifoliae［拉，植药］虫牙药／～ Ranunculi Cantoniensis［拉，植药］自扣菜／～ Ranunculi Chinensis［拉，植药］茴茴蒜／～ Ranunculi Japonici［拉，植药］毛茛／～ Ranunculi Scelerati［拉，植药］石龙芮／～ Ranunculi Siebold［拉，植药］鸭脚板草／～ Reineckeae Carneae［拉，植药］吉祥草／～ rhodiolae Henryl［拉，植药］白三七／～ rhodiolae Sacrae［拉，植药］扫罗玛尔布／～ rhynchosiae volubilis［拉，植药］鹿藿／～ rhynchosporae Rubrae［拉，植药］刺子芫／～ Rorippae Islandicae［拉，植药］风花菜／～ Rosmarini officinalis［拉，植药］迷迭香／～ Rostellulariae［拉，植药］爵床／～ Rotalae Rotundifoliae［拉，植药］圆叶节节菜／～ Rubi Buergeri［拉，植药］寒莓叶／～ Rubi Pacifici［拉，植药］太平莓／～ Rubi Parvifolii［拉，植药］茅莓／～ Rubi Saxatlils［拉，植药］小悬钩子草／～ Rungiae Pectinatae［拉，植药］孩儿草／～ Rutae［拉，植药］臭草／～ Sagittariae Pygmaeae［拉，植药］鸭舌头／～ Salomoniae Cantoniensis［拉，植药］吹云草／～ Salsolae Collinae［拉，植药］猪毛菜／～ Salsolae Ruthenicae［拉，植药］刺沙蓬／～ Salviae Cavaleriei［拉，植药］朱砂草／～ Salviae Chinensis［拉，植药］石见穿／～ Salviae Coccineae［拉，植药］小红花／～ Salviae Plebeiae［拉，植药］荔枝草／～ Salviae pnionitis hance［拉，植药］红根草／～ Salviae Scapiformis［拉，植药］白补发／～ Salviae Simplicifoliae［拉，植药］单叶血盆草／～ Salviae Substoloniferae［拉，植药］走茎丹参／～ Sambuci Adnatae［拉，植药］血满草／～ Sambuci Chinensis［拉，植药］／～ Saniculae Astrantifoliae［拉，植药］草本三角枫／～ Saniculae Lamelligerae［拉，植药］大肺筋草／～ Saniculae orthacanthae［拉，植药］黑鹅脚板／～ Sacandrae［拉，植药］肿节风／～ Saussureae Involucratae［拉，植药］雪莲花／～ Saussureae Japonicae［拉，植药］八楞木／～ Saussureae Medusae［拉，植药］水母雪莲花／～ Saussureae Nigrescentis［拉，植药］瑞苓草／～ Saussureae Romuleifoliae［拉，植药］蛇眼草／～ Saussureae Stellae［拉，植药］匍地风毛菊／～ Saxifragae Fortunei［拉，植药］华中虎耳草／～ Saxifragae Tanguticae［拉，植药］迭达／～ Saxifragae［拉，植药］虎耳草／～ Scnizonepetae Multifidae［拉，植药］多裂叶荆芥／～ Schizonepetae［拉，植药］荆芥／～ Schnabeliae Oligophyllae［拉，植药］四棱金筋骨草／～ Scindapsi officinails［拉，植药］青竹标／～ Scippi Juncoidis［拉，植药］野马蹄草／～ Scirpi Subcapita Thw.［拉，植药］类头状花序／～ Scirpi Tabemaemontnai［拉，植药］水葱／～ Scirpi Wallichii［拉，植药］猪毛草／～ Scleriae Terrestris［拉，植药］高杆珍珠茅／～ Scopariae［拉，植药］野甘草／～ Scorzonerae Divaricatae［拉，植药］苦葵鸦葱／～ Scutellariae Barbatae［拉，植药］半枝莲／～ Scutellariae Discoloris［拉，植药］紫背黄芩／～ Scutellariae Indicae［拉，植药］向天盏／～ Scutellariae orthocalycis［拉，植药］屏风草／～ Scutellariae Sessilifoliae［拉，植药］胡豆草／～ Sedi Aizoon［拉，植药］景天三七／～ Sedi Bulbiferi［拉，植药］小箭草／～ Sedi Drymariodis［拉，植药］光板猫叶草／～ Sedi Elatinoidis［拉，植药］崖松／～ Sedi Emarginati［拉，植药］马牙半支／～ Sedi Kamtschatici［拉，植药］费菜／～ Sedi Leucocari［拉，植药］岩松／～ Sedi Makinoi［拉，植药］圆叶佛甲草／～ Sedi Multicaulis［拉，植药］佛指甲／～ Sedi Sarmentosi［拉，植药］垂盆草／～ Sedilinearis［拉，植药］佛甲草／～ Selaginellae Davidh［拉，植药］小过江龙／～ Selaginellae Delicatulae［拉，植药］薄叶卷柏／～ Selaginellae Doederleinii［拉，植药］大叶菜／～ Selaginellae Involventis［拉，植药］兖州卷柏／～ Selaginellae Moellendorfii［拉，植药］地柏枝／～ Selaginellae Nipponicae［拉，植药］伏地卷柏／～ Selaginellae［拉，植药］卷柏／～ Sellariae neglectae［拉，植药］鸡肚肠草／～ Senecionis Argunensis［拉，植药］斩龙草／～ Senecionis Chrysanthemoidis［拉，植药］土三七／～ Senecionis Dianthi［拉，植药］一扫光／～ Senecionis Nemorinsis［拉，植药］黄苑／～ Senecionis Oldhamiani［拉，植药］肥猪苗／～ Senecionis Oryzetori［拉，植药］大白顶草／～ Senecionis Scandentis［拉，植药］千里光／～ Senecionis Vulgaris［拉，植药］欧洲千里光／～ Sericocalycis Chinensis［拉，植药］狗泡草／～ Serissae［拉，植药］六月雪／～ Seselis Seselodis［拉，植药］邪篙／～ Setariae Geniculate［拉，植药］狗尾草／～ Setariae Glaucae［拉，植药］金色狗尾草／～ Setariae Plicatae［拉，植药］马草／～ Setariae Viridis［拉，植药］狗尾草／～ Seu Flos Convolvuliarvensis［拉，植药］田旋花／～ Seu Fructus Luzulae Multiflorae［拉，植药］地杨梅／～ Seu Fructus Physalis Minimae［拉，植药］天泡子／～ Seu Radix Carduirispi［拉，植药］飞廉／～ Seu Radix Peperomiae Tetraphyllae［拉，植药］豆瓣绿／～ Seu Radix Phrymatis［拉，植药］老婆子针线／～ Seu Radix Quamoclit Pennatae［拉，植药］金凤毛／～ Seu Radix Tetrastig-matis obtecti［拉，植药］走游草／～ Seu Rhizoma Adianti Flabellulati［拉，植药］过坛龙／～ Seu Rhizoma Dianellae Ensifoliae［拉，植药］山猫儿／～ Sheareriae［拉，植药］虾须草／～ Shuteriae［拉，植药］草红藤／～ Sidae Rhombifoliae［拉，植药］黄花母／～ Sidae Szechuensis［拉，植药］拔毒散／～ Silenes Conlideae［拉，植药］米瓦罐／～ Silenes Fortunei［拉，植药］脱力草／～ Siphonostegiae［拉，植药］阴行草／～ Smithiae Sensitivae［拉，植药］田唇乌蝇翼／～ Solani Capsicastri［拉，植药］野海椒／～ Solani Lyarti［拉，植药］白英／～ Solani Nigri［拉，植药］龙葵／～ solani Photeinocarpi［拉，植药］少花龙葵／～ Solani Spiralis［拉，植药］大苦溜溜／～ Solani Surattensis［拉，植药］野颠茄／～ Solidagins［拉；植药］一枝黄花／～ Sonchi Arvensis［拉，植药］苣荬菜／～ Sonchi Oleracei［拉，植药］苦菜／～ Sophorae Alopecuroidis［拉，植药］苦豆草／～ Sopubiae Trifidae［拉，植药］小伸筋草／～ Speranskiae Tuberculatae［拉，植药］透骨草／～ Spilanthis Acmellae［拉，植药］天文草／～ Spiranthis Lanceae［拉，植药］绶草／～ Spirodelae［拉，植药］浮萍／～ Stachydis Baicalensis［拉，植药］毛水苏／～ Stachydis Japonicae［拉，植药］水苏／～ Stachydis Oblongifoliae［拉，植药］野油麻／～ Stachykis Kouyangensis［拉，植药］破布草／～ Stachytarphetae Jamalcensis［拉，植药］玉龙鞭／～ Stellariae Alsines［拉，植药］天蓬草／～ Stellariae Mediae［拉，植药］繁缕／～ Stellariae Saxatilis［拉，植药］地精草／～ Stephaniae Longae［拉，植药］粪箕笃／～ Strigae Asiaticae［拉，植药］独角柑／～ Strigae Masuruae［拉，植药］小白花苏／～ Strobilanthis Japonici［拉，植药］红泽兰／～ Stylophorilasiocarpi［拉，植药］大人血七／～ Swertiae［拉，植药］当药／～ Swertiae Dilutae［拉，植药］淡味当归／～ Swertiae Erythrostictae［拉，植药］红直獐牙菜／～ Swertiae Mileensis［拉，植药］青叶胆／～ swertiae pulchellae［拉，植药］美丽猜牙菜／～ Swertiae Puniceae［拉，植药］山飘儿草／～ Synedrellae Nodiflorae［拉，植药］金腰箭／～ Tagetis Patulae［拉，植药］孔雀草／～ Tephrosiae purpureae［拉，植药］灰毛豆 / ~ Tetragomiae［拉，植药］番杏 / ~ Teucrii Visciai［拉；植药］山藿香 / ~ Thalictri Ichangensis［拉，植药］岩扫把 / ~ Thalictri Ramosi［拉，植药］软水黄连 / ~ Thalictri Sibirici［拉，植药］翅果唐松草 / ~ Thalictri Squarrosi［拉，植药］展枝唐松草 / ~ Thermopsis Lanceolatate［拉，植药］牧马豆 / ~ Thesii［拉，植药］百蕊草 / ~ Thlaspis［拉，植药］菥冥，(亦称苏败酱) / ~ Thuniae Albae［拉，植药］岩笋 / ~ Thyrni Vulgaris［拉，植药］麝香草 / ~ Thymi［拉，植药］地椒 / ~ Tiarellae Polyphyllae［拉，植药］黄水枝 / ~ Torenjiae Glabrae［拉，植药］水韩信草 / ~ Tradescantiae Virginianae［拉，植药］紫鸭草 / ~ Tribullf［拉，植药］蒺藜苗 / ~ Trifolii Pratentis［拉，植药］红车轴草 / ~ Trifolii Repentis［拉，植药］三消草 / ~ Trigonellae Ruthenicae［拉，植药］花苜蓿 / ~ Tripterospermi［拉，植药］肺形草 / ~ Tropaeoli［拉，植药］旱莲花 / ~ Tubocapsici Anomaly［拉，植药］龙珠 / ~ Turczaninowiae Fastigiatae［拉，植药］女苑 / ~ Typhae Minimae［拉，植药］小香蒲 / ~ Typhae［拉，植药］香蒲 / ~ Urariae Lagopokikolkis［拉，植药］狐狸尾 / ~ Urenae Procumbentis［拉，植药］梵天花 / ~ Urticae Cannabinae［拉，植药］荨麻 / ~ Urticae Fissae［拉，植药］裂叶荨麻 / ~ Urticae Macrorrhizae［拉，植药］青活麻 / ~ Urticat Laetevirentis［拉，植药］宽叶荨麻 / ~ vaccinii Uropnylli［拉，植药］大透骨草 / ~ Vallisneriae Spiralis［拉，植药］苦草 / ~ Vanillae Planifoliae［拉，植药］香草兰 / ~ Veeronicae Peregrinae［拉，植药］仙桃草 / ~ Veratri Taliensis［拉，植药］披麻草 / ~ Verbasci Thapsi［拉，植药］毛蕊花 / ~ Verbenae［拉，植药］马鞭草 / ~ Vemoniae Cimereae［拉，植药］伤寒草 / ~ Vemoniae Solanifoliae［拉，植药］斑鸠木 / ~ Veronicae Arvensis［拉，植药］脾寒草 / ~ Veronicae Ciliatae［拉，植药］纤毛婆婆纳 / ~ Veronicae Incanae［拉，植药］白婆婆纳 / ~ Veronicae Persicae［拉，植药］肾子草 / ~ Veronicae Serpyllifoliae［拉，植药］地涩涩 / ~ Veronicae spuriae［拉，植药］一支香 / ~ Veronicae［拉，植药］婆婆纳 / ~ Veronicar Undullatae［拉，植药］水苦卖 / ~ Veronicastri Latifolii［拉，植药］宽叶腹水草 / ~ Veronicastri sibirici［拉，植药］斩龙剑 / ~ Viciae Amoenae［拉，植药］山野豌豆 / ~ Viciae Craccae［拉，植药］广布野豌豆 / ~ Viciae Hirsuatae［拉，植药］小巢菜 / ~ Viclae Sativae［拉，植药］大巢菜 / ~ Violae Beatonicifoliae［拉，植药］叶堇菜 / ~ Violae Collinae［拉，植药］地核桃 / ~ Violae Diffusae［拉，植药］匍匐蔓 / ~ Violae Hortensis［拉，植药］三色堇 / ~ Violae Inconspicuae［拉，植药］长萼堇菜 / ~ Violae Patrinii［拉，植药］铧头草 / ~ Violae Serpentis［拉，植药］冷毒草 / ~ Violae Vaginatae［拉，植药］乌连 / ~ Violae Verecundae［拉，植药］消毒药 / ~ Violae［拉，植药］紫花地丁 / ~ Visci［拉，植药］槲寄生 / ~ Vittriae Flixuosae［拉，植药］书带蕨 / ~ wahlenbergiae［拉，植药］蓝花参 / ~ Wedeliae［拉，植药］澎蜞菊 / ~ Wedeliae Prostratae［拉，植药］卤地菊 / ~ Wedeliae Wallichii［拉，植药］血参 / ~ Youngiae Japonicae［拉，植药］黄鹌菜 / ~ Ypsilandrae Thibeticae［拉，植药］蛾眉石风丹 / ~ Zebrinae Pendu1ae［拉，植药］吊竹梅 / ~ Zephyranthis Candidae［拉，植药］肝风草 / ~ Zinniae elegantis［拉，植药］百日草 / ~ Zomiae Diphyllae［拉，植药］丁癸草 / ~ Zosterae Marinae［拉，植药］海马蔺 / ~ asari 细辛

herbaceous ***a***. 草的，草本的；草质的

herbage ***n***. ①（总称）草本植物 ②多汁部分(叶及细小的部分)

herbal ***a***. 草本植物的；草药的 ***n***. 草药书，本草书

herbalism ***n***. ①草本学 ②草药疗法

herbarium ***n***. ①植物标本室 ②蜡叶标本

Herbaspirillum［拉］***n***. 草螺菌属 ‖ ~ seropedicae［拉］织片草螺菌

Herbertaceae ***n***. 剪叶苔科（一种苔类）

Herbert's operation (Major H. / ~e)赫伯特手术（巩膜楔状瓣移位，以形成过滤性瘢痕，治青光眼）‖ ~ pits 赫伯特小窝（沙眼边缘滤泡治愈后留下的典型缺损）

herbicarnivorous ***a***. 草肉兼食的

herbicide ***n***. 除莠剂

Herbidospora［拉］［*herba* herb + caedere to kill］；**weed killer** ***n***. 草状孢菌属 ‖ ~ cretacea［拉］白垩草状孢菌(粉白草状孢菌)

herbiferous ***a***. 长草的

herbivora［*herb* grass + *vorare* to devour］***n***. 草食动物门

herbivore ***n***. 食草动物

herbivorous ***a***. 草食的，食草的

herborize ***vi***. 采集植物；收集药草

herbs Veronicastri Caulopteri［拉，植药］四方麻

Herbst's corpuscles［Ernst Friedrich Gustav 德医师 1803—1893］赫伯斯特氏小体(一种感觉小体)

herby ***a***. 长满草的，草本植物的，似草的

herculean ***a***. 巨大无比的；费力的，艰巨的

hercynine；**histidine-betaine** ***n***. 组氨酸甜菜碱

herd ***n***. 群、属、堆

herdsman ***n***. 牧人，牧民

here ***ad***.（在）这里，向这里 ***n***. 这里 ‖ ~ and now 此时此地 / ~ and there 各处 / neither ~ nor there 不中肯，不相干，离题 / ~ from on 从这里开始，此后 / both ~ and abroad 国内外(都) / ~，there and every where 到处，四面八方

hereabout(s) ***ad***. 在这里附近

hereafter ***ad***. 从此以后，今后 ***n***. 未来

hereby ***ad***. 以此，特此

hered-［拉］［构词成分］后嗣

Hered heredity ***n***. 遗传

Hereditas ***n***. 遗传(杂志名)

hereditable ***a***. 可遗传的

hereditary ***a***. 遗传的 ‖ ~ achromasia 遗传性全色盲，遗传性色素缺乏 / ~ code 遗传密码 / ~ dyschromatopsia 遗传性色觉障碍 / ~ information 遗传信息 / ~ hemorrhagic telangiectasia (简作 HHT) 遗传性出血性毛细血管扩张症 / ~ macular degeneration 遗传性黄斑变性 / ~ myopia 遗传性近视 / ~ nystagmus 遗传性眼球震颤 / ~ optic meuritis 遗传性视神经炎 / ~ retinoblastoma 遗传性视网膜母细胞瘤 / ~ retinoschisis 遗传性视网膜劈裂 / ~ sensory and auto-nomic neuropathy (简作 HSAN) 遗传性感觉和自主神经病变 / ~ sensory and autonomic neuropathy (type Ⅰ) (简作 HSAN-1) 遗传性感觉和自主神经病变（Ⅰ型）/ ~ sensory and autonomic neuropathy (type Ⅱ) (简作 HSAN-Ⅱ) 遗传性感觉和自主神经病变（Ⅱ型）/ ~ sensory and autonomic neuropathy (type Ⅲ) (简作 HSAN-Ⅲ) 遗传性感觉和自主神经病变（Ⅲ型）/ ~ telangiectasia 遗传性毛细血管扩张 / ~ angioneurotic edema (简作 HAE) 遗传性血管神经性水肿 / ~ capacity ①遗传特性 ②遗传力 / ~ conservation 遗传保守性 / ~disease 遗传性疾病 / ~ factor 遗传因素 / ~ feature 遗传性状 遗传特征 / ~ particle 遗传微粒 / ~ predisposition 遗传素质 / ~ substance 遗传物质 / ~transmission 遗传性传送/ ~ unit 遗传单位 / ~ univalents 遗传性的单价体 / ~ variabilitu 遗传变异性 / ~ bariation 遗传变异

hereditas ***n***. 遗传

hereditation ***n***. 遗传影响，遗传作用

hereditism ***n***. 遗传学

Heredity（简作 H）***n***. 遗传(杂志名)

heredity ***n***. 遗传，遗传特征，继承，传统 ‖ autosomal ~ 常染色体遗传 / ~，atavistic；atavism 隔代遗传，返祖［现象］/ ~，blending 融合遗传 / ~，collateral 旁系遗传 / ~，cross 交互遗传 / ~，cumulative 积显性遗传 / ~，direct；parental ~；immediate ~ 直接遗传；父母遗传 / ~，dominant 显生遗传 / ~，immediate 直接遗传 / ~，indirect；mediate ~ 间接遗传 / ~，mediate 间接遗传 / ~，mosaic 嵌合遗传 / ~，myokymia 遗传性肌纤维长颤触 / ~，particulate 颗粒遗传 / ~，recessive 隐性遗传 / ~，remote 间接遗传，隔代遗传 / sex-linked ~，X-linked ~ 性连锁遗传，X 连锁遗传

heredo-［希］［构词成分］遗传

heredo-akinesia ***n***. 遗传性运动不能

heredo-ataxia ***n***. 遗传性运动失调，遗传性共济失调

heredobiologic ***a***. 遗传内因性的

heredoconstitutional ***a***. 遗传体质的

heredodegeneration ***n***. ①遗传性变性 ②遗传性小脑性共济失调

heredodiathesis ***n***. 遗传素质

heredofamilia(l) ***a***. 家族遗传性的 ‖ ~corneal dystrophy 家族遗传性角膜营养不良

heredoheredisyphilis ***n***. 遗传性梅毒

heredoimmunity ***n***. 遗传免疫，先天免疫

heredoinfection ***n***. 先天传染，胚种传染

heredolues ***n***. 遗传梅毒，先天梅毒

heredoluetic ***a***. 遗传梅毒，先天梅毒

heredomacular ***a***. 遗传性黄斑的 ‖ ~degeneration 遗传性黄斑变性 / ~dystrophy 遗传性黄斑营养不良

heredopathia ***n***. 遗传病 ‖ ~ atactica polyneuritiformis 多神经炎型遗传性运动失调

heredopredisposition ***a***. 遗传素质

heredoretinopathia congenita［拉］先天性遗传性视网膜病，遗传性视网膜病

heredosyphilis ***n***. 遗传梅毒，先天梅毒

heredosyphilitic ***a***. 遗传梅毒的，先天梅毒的 ***n***. 遗传梅毒患者，先天梅毒患者

heredosyphilology ***n***. 遗传梅毒学，先天梅毒学

heredotrophedema；**hereditary edema** ***n***. 遗传性［局部］水肿

herein ***ad***. 此中，于此

hereinabove *ad*. 在上文
hereinafter *ad*. 在下文
hereinbefore *ad*. 在上文
hereinbelow *ad*. 在下文
hereinto *ad*. 到这里面
Herelica *n*. 赫尔菌属 ‖ ~ vaginicoala 阴道赫尔菌
Herelle 见 d'Herelle *n*. 代列耳氏
Herellea［拉］*n*. 赫尔氏菌属 ‖ ~ caseolytica［拉］解酪赫尔氏菌 / ~ lwoffi［拉］路氏赫尔氏菌（沃氏赫尔氏菌）/ ~ saponiphilum［拉］嗜皂赫尔氏菌 / ~ vaginicola［拉］阴道赫尔氏菌
hereof *ad*. 关于这个；在本文（件）中
hereon *ad*. 于此，于是关于这个
heretary fructose intolerance 遗传性果糖不耐症
hereto *ad*. 到这里，至此；对于这个
heretofore *ad*. 到现在为止，在此以前
hereunder *ad*. 在下面
hereupon *ad*. 于此，于是关于这个
herewith *ad*. 与此一道；用此方法
Herf of auriculate dichrocephala［植药］蚯疽草
Herg of nepal cranesbill［植药］尼泊尔老鹤草
Heriades sauteri（**Cockerell**）黑孔蜂（隶属于切叶蜂科 Megachilidae）
Hericiaceae *n*. 猴头菌科（一种菌类）
Heriff' clamp（Otto von Herff）赫夫夹（一种伤口夹）
Hering-Breuer reflex［Karl Ewald Hering；Josef Breuer］赫—布二氏反射（迷走神经反射）
Hering's law（Carl E. K. Hering）赫林定律（①两眼神经支配原理：即两眼的肌肉受同等神经的支配，任何一眼不能单独运动 ②任何概念或感觉的明晰程度视其强度与当时所有其他概念或感觉强度的总和之比而定）‖ ~ test 赫林试验（检实体视觉）/ ~ theory 赫林学说（色觉取决于视质的分解和复原，异化产生红、黄、白，复原产生蓝、绿、黑）
Hering's nerve（Heinrich E. Hering）舌咽神经颈动脉垂支 ‖ ~ phenomenon 赫林现象（在死后的短时间内可用听诊器在胸骨下听到轻杂音）
Hering's phenomenon［Heinrich Ewald 奥医师 1866 生］赫林氏现象（死后在短时间内可在胸骨下听出轻杂音）
Hering-Semon hypothesis［Karl Ewald Hering 德生理 1834—1918；Richard Semon 德博物学家 1859—1908］赫—塞二氏假说（细胞潜记忆迹假说）
heritability（简作 H）*n*. 遗传率，遗传为，遗传性
heritable *a*. ①可继承的 ②可遗传的
heritage *n*. ①继承物 ②传统；遗产
heritor *n*. 继承人
herkogamous *a*. 具异型花的
Herkovitz test 赫科菲茨氏试验（检孕）
HERL Health Effects Research Laboratory 卫生效果研究实验室（环境保护所）
Herlitz's disease（Gillis Herlitz）赫利兹病，交界大疱性表皮松解
Hermann's fluid［Friedtich 德解剖学家 1859—1920］赫尔曼氏液（组织硬化液）
Hermann-Perutz reaction（Otto Hermann；Alfred Pe-rutz）赫—佩反应（检梅毒）
Hermansky-Pudlak syndrome（F. Hermanski；P. Pudlak）海—普综合征（一种常染色体隐性遗传的酪氨酸酶阳性眼皮肤白化病，伴有继发于血小板缺乏的出血性素质以及网状内皮系统、口腔粘膜和尿中有蜡样物质聚积）
hermaphrodism *n*. ① 两性畸形，半阴阳 ②雌雄同体性
hermaphrodism; hermaphroditism *n*. 两性体，半阴阳体，雌雄同体
hermaphrodite *n*. 两性体，半阴阳体，雌雄同体 ‖ ~，false 假两性体 / pseudo- ~ 假两性体 / true ~ 真两性体
hermaphroditic(al) *a*. 两性畸形的，半阴阳的；雌雄同体的
hermaphroditism *n*. ①两性畸形，半阴阳 ②雌雄同体性 ‖ adrenal ~ 肾上腺型两性畸形 / bilateral ~ 双侧两性畸形 / complex ~ 复合两性畸形 / complexmale ~ 复合男性两性畸形 / ~ dimidiate，~ lateral 异侧两性畸形 / ~ female 女性两性畸形 / ~ ithexcess 过余性两性畸形 / false ~，spurious ~ 假两性畸形，假半阴阳 / lateral ~，dimidiate ~ 异侧两性畸形 / male ~ 男性两性畸形 / ~ neuter 中性畸形 / protandrous ~ 先男后女两性畸形 / protogynous ~ 先女后男两性畸形 / transverse ~ 内外异性畸形 / true ~ 真两性畸形 / unilateral ~ 单侧两性畸形
hermaphroditismus *n*.［拉］两性畸形，半阴阳，阴阳体 ‖ ~ verus 真阴阳体，真两性畸形 / ~ veru sbilateralis 双侧真阴阳体，双侧两性畸形 / ~ verus lateralis 单侧真阴阳体，异侧两性畸形 / ~ verusunilateralis 单侧真阴阳体，单侧两性畸形
HERMES heavy element radioactive material electromagnetic separator 重元素放射性同位素电磁分离器
Hermetia *n*. 扁角水虻属 ‖ ~ illucens；soldier fly 光亮扁角水虻（其幼虫可引起人类感染肠蝇蛆病或假蝇蛆病）
hermetic(al) *a*. 深奥的；密封的，不漏气的 ‖ ~ ly *ad*. 密闭地
hermetization *n*. 密封，封闭
Herminium Monorchis（**L.**）**R. Br.**［拉；植药］角盘兰
hermit-crab *n*. 寄居蟹
hermodactyl［希 hermodaktylos］*n*. 花叶秋水仙［根］
hermophenyl *n*. 赫莫芬尼耳（苯酚二磺酸汞）
hermophilia［希 hermes mercury + philein to love］*n*. 汞剂癖
Herna Allii Schoenoprasi［拉，植药］细香葱
Herna Altemantherae［拉，植药］空心莲子草
Herna Bupleuri Microcephali［拉，植药］线柴胡
Herna Dendrobii Moniliformis［拉，植药］细茎石斛
Herna Epilobii Himalayensis［拉，植药］刷把草
Herna Hypecoi Leptocapi［拉，植药］细果角茴香
Herna Larnii Amplexicaulis［拉，植药］宝盖草
Herna Leptochloae Chinensis［拉，植药］油草
Herna Lycopi［拉，植药］泽兰
Hernandiaceae *n*. 莲叶桐科
hernia［拉］（［复］hernias 或 herniae）*n*. 疝，突出 ‖ abdominal ~ 腹疝 / acquired ~ 后天性疝 / ~ adiposa；fat ~；lipocele 脂肪突出，脂肪疝 / ~ adnata 先天性疝 / ~，annular 环形疝 / ~ antevesicalis 膀胱前疝 / ~，Barth's 巴尔特氏疝（位于腹壁与残存的卵黄管之间）/ ~，Beclard's 贝克拉尔氏疝（卵圆孔股疝）/ ~，Birkett's synovial ~ 伯基特氏疝，滑膜突出 / ~ of bladder 膀胱疝 / ~ of brain 脑疝，脑突出 / ~，cecal 盲肠疝 / ~，cerebri 脑疝，脑突出 / ~，Cloquet's；pectineal crural ~ 克洛凯氏疝，耻骨下股疝 / ~，complete 全疝 / concealed ~ 隐匿性疝 / ~，Cooper's 两囊性股疝，库柏氏疝 / ~，crural，pectineal 耻骨下股疝 /cystic ~ 膀恍疝，膀恍突出 / ~，diaphragmatic；diaphragmatocele 膈疝 / ~，diverticular 憩室疝 / direct ~ 直疝 / dry ~ 粘连性疝 / duodenojejunal ~ 十二指肠空肠窝疝 / encysted ~ 包绕性腹股沟疝 / ~，epigastric 上腹疝 / ~，external 外疝 / ~，extrasaccular；sliding ~ 滑动性疝 / ~，false 假疝 / ~，fascial 筋膜疝 / ~，fat；~ adiposa 脂肪疝 / ~，Goyrand's 古瓦朗氏疝（不全性腹股沟疝）/ ~，Gruber's；internal mesogastric ~ 格鲁伯氏疝，胃系膜内疝 / ~，Grynfelt's 格林费耳特氏疝（先天性腰上三角疝）/ ~，Hesselbach's 黑塞耳巴赫氏疝（筛筋膜疝）/ ~，Hey's；encysted ~ 黑氏疝，包绕性腹股沟疝 / moral ~，crural ~，gluteal ~ 股疝 / foraminal ~ 网膜孔疝 / funicular ~ 精索突出 / hiatal ~，hiatus ~ 食管裂孔疝 / ~，Holthouse's；inguinocrural ~ 霍耳特豪斯氏疝，腹股沟股疝 / ~，ileoappendicular 回肠阑尾窝疝 / ~，iliacosubfascialis 骼筋膜下疝 / incarcerated ~ 箝闭性疝 / incisional ~ 切口疝（经腹部旧切口的疝）/ ~，incomplete 不全疝 / indirect ~ 斜疝（腹股沟）/ infantile ~ 婴儿型疝（腹膜精索突后面的饭股沟斜疝）/ inguinal ~ 腹股沟疝 / ~，inguinofemoral 腹股沟股疝 / ~，inguinolabial 腹股沟阴唇疝 / ~，inguinoproperitoneal；Kronlein's ~ 腹股沟腹膜前疝，克伦来因氏疝 / ~，inguinosuperficial；Kuster's ~ 腹股沟浅疝，屈斯特氏疝 / ~，in recto 直肠壁疝 / intermuscular ~ interparietal ~ 腹壁间层疝 / ~ interna vaginalis testiculi 鞘膜囊疝 / ~，internal；entocele 内疝 / ~，intersigmoid 乙状结肠间疝 / ~ intraepiploica 网膜内疝 / ~ intrailiaca 髂窝疝 / ~ intrapelvica 贫腔疝 / ~，intraperitoneal 腹膜内疝 / ~ of iris 虹膜疝，虹膜突出 /iscihorectal ~，perineal ~ 坐骨直肠窝疝，会阴疝 / ~，kronlein's；inguinoproperitoneal ~ 克伦来因氏疝，腹股沟腹膜前疝 / ~，Kuster's；inguinosuperficial ~ 屈斯特氏疝，腹股沟浅疝 / labial ~ 阴唇疝 / ~，lateral；oblique ~；indirect ~ 侧疝，斜疝 / ~，Laugier's 洛日埃氏疝（隐窝韧囊股疝）/ ~，levator；pudendal ~ 阴部疝 / ~，ligamenti uteri lati 子宫阔韧带疝 / ~，Littre's；diverticular ~ 利特雷氏疝，憩室疝 / ~，lumbar 腰疝 / ~ of lungs 肺突出 / ~，mediastinal 纵隔突出 / ~，mesenteric / ~，mesocolic 结肠系膜疝 / mucosal ~，tunicary ~ 肠壁黏膜（层）突出 / lique ~ 斜疝 / obturator ~，aubpubic ~，thyroidal ~ 阴孔疝 / ~ of nucleus pulposus 髓核突出 / ~，oblique 斜疝 / ~，obturator 闭孔疝 / omental ~ 网膜突出 / ovarian ~ 卵巢突出 / ~，pannicular；fat ~ 脂肪疝 / ~，paraesophageal 食管旁疝 / para- peritoneal ~ 腹膜旁疝 / parietal ~ 肠壁疝 / pudendal ~，levator ~ 阴部疝 / ~ of pulp 牙髓息肉，（牙）髓疝 / pulsion ~ 腹压增高性疝，内压性疝 / ~，rectal 直肠疝 / rectovaginal ~ 直肠突出 / reducible 可复性疝 / retrograde ~，w ~ 逆行性（肠突出两个襻，两襻之间的肠段在腹腔内）/ retroperitoneal ~ 腹膜后疝 / ~ retropubica 耻骨后疝 / ~，retrovesical 膀胱后疝 / ~，

Richter's; parietal ~ 里希特氏疝,肠壁疝 / ~, Rieux's; retrocecal ~ 里厄氏疝,盲肠后疝 / ~, Rokitansky's 罗基扯斯基氏疝(肠粘膜或脏层腹膜突出于肠肌纤维而成的囊) / sciatic ~ 坐骨大孔疝 / scrotal ~ 阴囊(腹股沟)疝 / sliding ~, slip ~, slipped ~, extrasaccular ~, parasaccular ~, par glisse- ment 滑动性疝 / spigelian ~ 半月线疝 / strangulated ~ 绞窄性疝 / synovial ~ 滑膜突出 / tonsillar ~ 小脑扁桃体(枕大孔)突出 / ~, Treitz's 特赖茨氏疝[十二指肠空肠窝疝] / ~, true 真疝 / ~, tunicary; mucosal ~ 肠壁黏膜[层]突出 / umbilical ~ 脐疝 / uterine ~ 子宫突出 / ~, vaginal 阴道疝 / vagino-labial ~, posterior labial ~ 阴唇阴道突出,阴唇后疝 / ~, Velpeau's 维耳波氏疝(股血管前股疝) / ventral ~ 腹壁疝 / ~, vesical; cystocele 膀胱突出 / ~, visceral; splanchnocele 内脏疝,内脏突出 / ~, Von Bergmann's 冯贝格曼氏疝(间歇性裂孔疝) / ~, wretrograde ~ 逆行性疝

hernial *a*. 疝,突出 ‖ ~ reposition 疝复位术

herniarin *n*. 7-甲基香豆素

herniary *a*. 疝,突出

herniate *vi*. 疝形成,突出 ‖ ~d *a*. 成疝的,突出的

herniation *n*. 疝形成,突出 ‖ ~ of intervertebral disk 椎间盘突出 / ~ ofnucleus spulposus 髓核突出 / painful fat ~ 痛性脂肪突出,痛性脂肪疝,压力性丘疹(即 piezogenicpapules) / transtentorial ~, uncal ~ 穿小脑幕突出,小脑幕疝

hernio- [希][构词成分] 疝

hernioappendectomy *n*. 疝阑尾切除术

hernioceliotomy *n*. 剖腹治疝术

hernioenterotomy *n*. 肠疝切开术

herniography 疝囊造影术

hernioid *a*. 疝样的

herniolaparotoiny *n*. 剖腹治疝术

herniology *n*. 疝学

hernioplasty *n*. 疝根治术,疝整复术

herniopuncture *n*. 疝穿刺术

herniorrhaphy *n*. 疝缝术,疝修补术

herniotome *n*. 疝刀

herniotomy *n*. 疝切开术

herniotonay *n*. 疝切开术

Herof treasure maesa [植药] 空心花

heroic(al) *a*. 英雄的;崇高的;大剂量的

heroin (简作 H, Him, Horse Harrv) *n*. 海洛因,二乙酰吗啡,二醋吗啡(镇痛药,镇咳药)

heroinism *n*. 海洛因瘾

heroinomania *n*. 海洛因瘾

heroism *n*. 英雄行为,英雄主义

Herone *n*. 二醋吗啡(镇痛药,镇咳药)

Herophilus wine press; [约公元前 335—280,古希腊亚历山大利亚时期的医师和解剖学家]; **torcular Herophili, confluens sinuum** 赫罗菲勒斯氏窦汇,窦汇

herpangina *n*. 疱疹性咽峡炎

herpes *n*. [拉;希] 疱疹 ‖ ~ catarthalis; ~ simplex 单纯性疱疹 / ~ circinatus; tinea circinata 环状疱疹,圆癣 / ~ circinatus bullosus; dermatitis herpetiformis 疱疹样皮炎 / ~ corneae 角膜疱疹 / ~ desquamans; tinea imbricata 迭瓦癣 / ~ digitalis 指单纯疱疹 / ~ exedens 侵蚀性疱疹 / ~ facialis 面疱疹 / ~ farinosus 迭瓦癣 / ~ febrilis 发热性疱疹 / ~ generalisatus 全生性疱疹 / genital ~, ~ genitalis, ~ progenitalis 生殖器疱疹,包皮疱疹 / ~ gestationis 妊娠疱疹 / ~, intercostal 肋间疱疹 / ~ iridis 虹膜疱疹 / ~ iris 环状疱疹 / ~ labialis 唇疱疹 / ~ menstrualis 经期疱疹 / ~ mentalis 头下疱疹 / ~ miliaria 粟粒疱疹 / ~ mucosae 黏膜疱疹 / ~ ophthalmicus 眼[部]疱疹(沿三叉神经眼支分布的带状疱疹) / ~ phlyctaenodes; dermatitis herpetiformis 疱疹样皮炎 / ~ praeputialis 包皮疱疹 / ~ pustulosis 脓疱性疱疹 / ~ recurrens 再发性疱疹 / ~ simplex 单纯疱疹 / ~ simplex conjunctivitis 单纯疱疹性结膜炎 / ~ simplex kertitis 单纯疱疹性角膜炎 / ~ tonsurans 断发癣 / ~ tonsurans maculosu, pityriasis rosae 玫瑰糠疹 /traumatic ~, ~ gladiato-rum, wrestler's, ~ 外伤性疱疹,格斗性疱疹,摔交者疱疹 / ~ vegetans; pemphigus vegetans 增殖性天疱疹 / ~ vulvoris; ~ pudendalis 外阴疱疹 / ~ zoster auricularis 耳带状疱疹 / ~ zoster; acute posterior ganglionitis; shingles; zoster 带状疱疹 / ~ zoster ophthalmicus, ~ ophthalmicus 眼带状疱疹 / ~ zoster keratitis 带状疱疹性角膜炎 / ~ zoste roticus 耳带状疱疹 / ~ simplex viral-induced antigens (简作 HSVIA) 单纯疱疹病毒诱发抗原 / ~ virus (简作 HV) 胞疹病毒 / ~ virus hominis (简作 HVH) 人单纯疱疹病毒 / ~ virus hominis membrane antigen (简作 HVHMA) 人单纯疱疹病毒膜抗原

herpesencephalitis *n*. 疱疹脑炎

Herpesviridae *n*. 疱疹病毒科

herpesvirus *n*. 疱疹病毒

Herpesvirushominis 人疱疹病毒

herpet(o)-[构词成分] ① 疱疹 ②蛇 ③爬行动物,爬行

Herpetacarus *n*. 爬虫螨属 ‖ ~ fukienensis 福建爬虫螨,福建爬虫恙螨

herpetic *a*. 疱疹的;疱疹病毒的 ‖ ~ cyclitis 疱疹性睫状体炎 / ~ iridocyclitis 疱疹性虹膜睫状体炎 / ~ iritis 疱疹性虹膜炎 / ~ keratitis 疱疹性角膜炎 / ~ scleritis 疱疹性巩膜炎 / ~ ulcer 疱疹性[角膜]溃疡 / ~ uveitis 疱疹性葡萄膜炎 / ~ whitlow 疱疹性瘭疽

herpetiform *a*. 疱疹样的

herpetism *n*. 疱疹素质,疱疹体质

herpetologist *n*. 爬虫学家,爬行类学家

herpetology *n*. 爬虫学,爬行类学

Herpetomonas *n*. 匐滴虫属 ‖ donovani 杜诺凡氏匐滴虫 / ~ infantum 婴儿匐滴虫 / ~ muscae domesticae 家蝇匐滴虫 / ~ tropica 热带匐滴虫 / ~ drosophilae Chatton and Alilaire 果蝇蛇滴虫 / ~ muscarum Leidy 虫家蝇蛇滴虫

Herpetomonas Kent 蛇滴虫属

herpetophobia *n*. 爬虫恐怖,恐虫症

Herpetosiphon [拉] *n*. 滑柱菌属 ‖ ~ aurantiacus [拉] 橙色滑柱菌 / ~ cohaerens [拉] 连结滑柱菌 / ~ geysericola [拉] 居泉滑柱菌 / ~ giganteus [拉] 巨大滑柱菌 / ~ nigricans [拉] 黑色滑柱菌 / ~ persicus [拉] 桃色滑柱菌

Herpetosonia *n*. 蛇滴虫亚属 ‖ ~ donovani 杜[诺凡]氏匐滴虫 / ~ infantum 婴儿匐滴虫 / ~ muscae domesticae 家蝇匐滴虫 / ~ sacophagae 麻蝇匐滴虫 / ~ tropica 热带匐滴虫

Herpetospermum caudigerm Wall. [植药] 波棱瓜

Herplex *n*. ①碘苷 ②疱疹净(idoxuridine)制剂的商品名

Herpolitha limax (Esper) 绕石珊瑚(隶属于石芝珊瑚科 Fungiidae)

herquin *n*. 郝昆(青霉素)

Herra Sinocrassulae Indicae [拉,植药] 石莲

Herrick's anemia (James B. Hernick)镰状细胞性贫血

Herring bodies (Percy T. Herring)赫林体(散见于脑垂体神经部的玻璃样或胶态团块)

herringbone *a*. 人字形的

Herrmann's syndrome (Christian Herrmann, Junior) 赫尔曼综合征(一种常染色体显性遗传综合征,开始表现为光致肌阵挛发作和进行性聋,以后发展成糖尿病、肾病和精神衰退直至痴呆)

Herrniannsdorfer diet (Adolf Herrmannsdorfer)赫氏饮食(少脂及蛋白质无盐饮食,治狼疮及结核病)

hersage [法] *n*. 周围神经纤维松解法

HERSS hospital emergency room surveillance system *n*. 医院急救室监视系统

HERSS hospital emergency room surveillance system 医院急救室监视系统

Hert of sarel's spleenwortt [植药] 孔雀尾

Hert of simplex murdammia [植药] 细竹蒿草

Herter - Foster method for indole 赫—福二氏检吲哚法(检粪中吲哚)

Herter-Heubner disease (C. A. Herter; Johann O. L. Heubner)赫脱—霍伊布内病(婴儿型非热带口炎性腹泻,乳糜泻)

herterochromatic cataract 虹膜异色性白内障

Herters disease (infantilism) (Christian A. Herter) 赫脱病(幼稚型)(婴儿型非热带性口炎性腹泻 ‖ ~ test 赫脱试验(检叫垛;检粪臭素)

Hertig-Rock ova (Ar-thur T. Hertig; John Rock) 赫蒂格—罗克受精卵(自 1938 至 1953 年发现的 34 个受精卵,年龄为 1~17 天,其中 13 个为 程度不等的异常卵,21 个为正常卵,为现 存此种早期人类孕体的唯一成组标本)

hertone *n*. 非组蛋白

Herts' disease (Henri-Gery Hers)赫斯病,糖原贮积病(VI 型)

Hertwig-Magendie phenomenon, sign (Richard Hertwig; Francois Magendie)赫特维希—马让迪现象、征,(眼球)反侧偏斜(skew deviation,见 neviatinn 项下相应术语)

Hertwig's sheath (Richard Hertwig) 赫特维希鞘,根鞘(root snfiath,见 sheath 项下相应术语的第一解)

Hertz (简作 Hz) *n*. 赫兹,简称"赫",频率单位

hertzian waves (rays, experiment) (Heinrich R. Hertz) 赫兹电波(类似光波的电波,但波长较长,用于无线电报)

Herudenea *n*. 蛭纲

Herxheimer's fibers (spiralsl) [Karl 德皮肤病学家 1861 生] 赫克斯海默氏纤维(皮肤小螺旋纤维) ~ reaction 赫克斯海默氏反应(疗后梅毒增剧反应)

Herxheimer's fever (Karl Herxneimer)赫克斯海默热(有时伴随雅

里希—赫克斯海默 Herxneime 的反应而来的发热)‖ ~ fibers(spiral)赫克斯海默纤维(皮肤黏膜层小螺旋纤维)/ ~ reaction 赫克斯海默反应,治疗加重反应(见 Jarisch-Herxheimer reaction)
Heryng's sign(Teodor He-ryng)赫林征(用电光透照口腔,如系上额窦积脓,可见眶下部阴影)
herzstoss *n*.[德]心搏动
HES Health Education Service 卫生教育署 /Health Examination Survey 卫生检查概评(国立卫生统计中心)/hydroxyethyl starch 羟乙基淀粉 /hypereosinophilic syndrome 嗜酸细胞增多综合征
HeSCA Health SciencesCommunication Association 卫生科学交流协会
Heschl's convolution, gyrus(Richard L. Heschi)颞横回
hesitance *n*. 踌躇 ,犹豫
hesitant *a*. 踌躇的
hesitate *vi*. 踌躇,犹豫;含糊;口吃
hesitatingly *ad*. 含糊地
hesitation *n*. 踌躇,犹豫; 含糊;口吃
hesitative *a*. 踌躇的,犹豫的; 含糊的;口吃的
HESM hospital electrical safety mete 医院电气安全表
HESO high energy solid oxidizer 高能固体氧化剂
hesperanopia *n*. 夜盲症(昼视)
hesperetin *n*. 橙皮素,橙皮苷原
hesperidin *n*. 橙皮苷(存在于某些柑橘果中,据报道可减少毛细血管脆性)‖ ~ ,chalcone 查耳酮橙皮苷 / ~ phosphorylated 磷酸化橙皮苷
Hess's screen Hess 屏
Hess's test 黑斯氏试验(检毛细血管脆性)
Hesselbach's fascia(**textus retiformis**)[Franz Kaspar 德外科医师 1759—1816]; **fascia cribrosa**; **lamina cribriformis fossae ovalis** 黑塞耳巴赫氏筋膜,卵圆窝筛状板 ‖ ~ hernia 黑塞耳巴赫氏疝(筛筋膜疝)/ ~ ligament; ligamentum interfoveolare 黑塞耳巴赫氏韧带,凹间韧带 / ~ triangle 黑塞耳巴赫氏三角(腹壁下动脉内侧三角)
HET helium equilibrium time 氦平衡时间
het heterozygous phage 杂合噬菌体
hetacillin *n*. 海他林西,缩酮氨苄青霉素(半合成的青霉素,抗生素类药)‖ ~ potassium 海他西林钾,缩酮氨苄青霉素钾
hetaflur *n*. 氢氟酸十六胺(防龋药)
hetastarch *n*. 烃乙基淀粉,淀粉羟乙基醚(血浆容量扩充药)
Hetba Menthae Dahuricae [拉,植药] 兴安薄荷
Hetcrochlorida *n*. 异鞭目
hetcrophagosome *n*. 异噬体,异体吞噬泡
Hetcrophyes *n*. 异形吸虫属 ‖ ~ heterophyes 异形异形吸虫 / ~ katsuradai 桂田异形吸虫
hetcroplasm *n*. 异种组织
HETE hydroxy-eicosatetraenoic acid 羟基二十碳四烯酸 /hexaethyltetraphosphate *n*. 六乙基四磷酸盐,四磷酸六乙酯
heteeromorphism *n*. ①多晶[型]现象 ②异形性,异型性
heter- 见 hetero- 异,不同
heter(o)-[希][构词成分] 异,不同;杂
heteracephalus *n*. 大小体联胎(畸形)
Heteracon biformis Popofsky 两性异棘虫
heteradelphia *n*. 大小体联胎(畸形)
heteradelphus *n*. 大小体联胎(畸胎)
heteradenia *n*. 腺组织异常
heteradenic *n*. 腺组织异常的
heteradenoma *n*. 异形腺瘤
Heterakidae *n*. 异刺科
heterakidosis *n*. 异刺线虫病,盲肠线虫病
Heterakis *n*. 异刺线虫属 ‖ ~ gallinarum(Schrank)鸡异刺线虫(隶属于线虫纲 Nematoda)
heteralius *n*. 大小迥异联胎畸胎
heterandrous plant 雄蕊异长植物
heterantherous *a*. 雄蕊异长的
heteranthery *n*. 雄蕊异长
heterauxesis *n*. 不对称发育,异速生长
heteraxial *a*. 长短不等轴的,复轴的
heterecious *a*. 异栖的,异种(宿主)寄生性的
heterecism *n*. 异栖,异种(宿生)寄生
heterergic *a*. 异效的(指两种不同药物具有不同作用 ,一种有特别的作用 ,另一种则无)
heteresthesia *n*. 差异感觉(体表相邻区域皮肤敏感性有差异)
heterfertilization *n*. 异雄核受精,异受精作用
heterlogical system 杂合系统
hetero topic heart transplantation(简作 HHT)*n*. 异位心脏移植
heteroadenoma; **heterotypic adenoma** *n*. 异型腺瘤
heteroagglutination *n*. 异种凝集反应
heteroagglutinin *n*. 异种凝集素
heteroalbumose *n*. 杂际,异标,不溶性半(蛋白)标
heteroalbumosuria *n*. 杂标尿
heteroallele *n*. 异等位基因
heteroallelic *a*. 异等位基因的
heteroantibody *n*. 异种抗体
heteroantigen *n*. 异种抗原
heteroatom *n*. 杂原子
heteroautoplasty *n*. 自身异位移植术
heteroauxin *n*. ①吲哚乙酸 ②异植物生长素
heteroauxone *n*. 杂苗长素
heterobaric *n*. 异[原子]量的
Heterobasidiomycetidae *n*. 异担子茵亚纲
heterobeltiosis *n*. 超亲优势
Heterobiharzia *n*. 异毕吸虫属 ‖ ~ americana 美洲异毕吸虫
heterobiopolymer *n*. 生物杂聚体
heteroblastic *a*. 异生的
heterobrachial chromosome 异臂染色体,不等臂染色体
Heterocarpus alphonsi(**Bate**)驼背异腕虾(隶属于长额虾科 Pandalidae)
heterocaryon *n*. 异核体
heterocaryosis *n*. 异核性
heterocaryotic vigor 异核优势
heterocaseose *n*. 杂酪 ,异酪
heterocatalysis *n*. 异体催化
heterocellular *a*. 异种细胞的,异型细胞构成的
heterocellular *a*. 异型细胞构成的
heterocelous; **heterocoelous** *a*. 凹度不同的,一面凹一面凸的
heterocentric *a*. 复心的,散乱的(指光线)
Heterocentrotus mammillatus(**Linnaeus**)石笔海胆(隶属于长海胆科 Echinometridae)
heterocephalus *n*. 大小(双)头畸胎
Heterocheilidae *n*. 异唇科(隶属于蛔目 Ascaridida)
heterochiral *a*. 左右异向的,左右相反的
Heterochlorida Pascher 异鞭目
heterochromatic 异染色的 ‖ ~ zone 异染色质区 / ~ cataract 虹膜异色性白内障
heterochromatin *n*. 异染色质 ‖ constitutive ~ 结构异染色质,组成异染色质 / faculta-tive ~ 功能性异染色质,兼性异染色质
heterochromatinization *n*. 异染色质化;莱昂化作用(即 lyonization,X 染色体失活)
heterochromatization *n*. 异染色质化;莱昂化作用
heterochromatosis *n*. 异色[性]
heterochromia *n*. 异色[性]‖ ~ iridis 虹膜异色性 / ~ iridium 虹膜异色症 / ~ ophthalmica 双眼异色
heterochromic *a*. 异色的 ‖ ~ cyclitis 虹膜异色性睫状体炎 / ~ iridocuclitis 异色性虹膜睫状体炎 / ~ uveitis 异色性葡萄膜炎
heterochromosome *n*. 异染色体(一种性染色体)
heterochromous *a*. 异色的
heterochron *a*. 异时值的,不等时值的
heterochronia *n*. 异时性;异时发生
heterochronic *a*. 异时(发生)的
heterochronism *n*. 异时(性)
heterochronous *a*. 异时(发生)的
heterochthonous *a*. 异地发生的
heterochylia *n*. 胃酸突变
heterocinesia *n*. 动作倒错,动作异常
heterocl heteroclite *a*. 不规则的,变态的
heterocladic *a*. 异支吻合的(指不同动脉末梢支之间的吻合)
heteroclite(简作 heterocl)*a*. 不规则的,变态的
heteroclone *n*. 异核系
heterocomplement *n*. 异种补体
heterocomplementophilic *n*. 亲异种补体的
heterocomplex *n*. 杂络物
Heterocotylea; **Polystoma** *n*. 异吸盘类,多口类
heterocrania[希 kranion skull] *n*. ①[左右]不对称头颅 ②偏头痛
heterocrine *a*. 多种分泌的
heterocrisis *n*. 异常危象
heterocycle *n*. 杂环
heterocyclic *a*. 杂环的 ‖ ~ amino acid 杂环氨基酸 / ~ compound 杂环化合物
heterocyst *n*. 异形细胞
heterocytolysin *n*. 异种细胞溶素
heterocyton; **heterocytosome** *n*. 胞质基因杂合体
heterocytotoxin *n*. 异种细胞毒素
heterocytotropic *a*. 亲异种细胞的(如抗体)

Heterodera *n*. 异皮线虫属 ‖ ~ radicicola 住根异皮线虫
heterodermic *a*. 异体皮肤的（移植）
heterodermotrophy *n*. 皮肤营养异常
heterodesmotic *a*. ①异联的 ②连结不同部分的（神经纤维）
heterodidymus *n*. 附头联胎
heteropuplex *n*. 异源双链，异质双链 ‖ ~ mapping 异源双链定位法 / ~ repair 异源双链修复
heterodimer *n*. 杂二聚体
heterodont *a*. 异型牙的 ‖ ~ dentition 异型牙的
Heterodontidae 虎鲨科（隶属于虎鲨目 Heterodontiformes）
Heterodontiformes 虎鲨目(隶属于软骨鱼纲 Chondrichthyes)
Heterodontus japonicus（**Dume ril**）宽纹虎鳖（隶属于虎鳖科 Heterodontidae）
Heterodontus zebra（**Gray**)[拉；动药] 狭纹虎鳖（隶属于虎鳖科 Heterodontidae）
Heterodoxus *n*. 异袋鼠虱属 ‖ ~ longitarsus 异袋鼠虱属
heterodrome *n*. 异向电流，负感电流
heterodromia *n*. 异向(如电流流异向）
heterodromous *a*. 反向运动的，异向的
heteroduplex *n*. 杂交双链 ‖ ~ DNA 杂交双链 DNA
heterodymus *n*. 附头联胎
heteroecious *a*. 异寄主的（指需要两种或两种以上寄主才能完成其生活史的，如某些真菌和昆虫）
heteroecism *n*.（植）转主寄生（现象）异栖
heteroepikeratophakia *n*. 异种表面角膜镜片术
heteroeroticism *n*. 异体性欲，异体恋
heteroerotism *n*. 异体性欲，异体恋
heterofermentation *n*. 异型发酵
heterofermenter *n*. 杂发酵菌（发酵时产生大量乳酸外，还产生醋酸、乙醇和二氯化碳）
heterog heterogeneous *a*. 异质的，非均质的
heterogametangium *n*. 异形配子囊
heterogamete *n*. 异形配子
heterogametic *a*. 异形配子的 ‖ ~ sex 异配性别
heterogamety *n*. 配子异型，异形配子形成
heterogamous *a*. 具异型配子的
heterogamy *n*. ①异配生殖 ②配子异型
heteroganglionic *a*. 不同神经节的
heterogen *n*. 异基因
heterogeneity *n*. 异种性，异质性，多相性（遗传学中指由于不同遗传机制产生相同的或类似的表现型；不匀性，多相性 ‖ genetic ~ 遗传异质性（一个以上的基因型产生一种特殊的临床或生化表现型）
heterogeneous（简作 heterog）*a*. 异种的，异质的；异种基因的，不均匀的；多相的
heterogenesis *n*. 异型生殖，异型世代交替；无性世代；自然发生
heterogenetic *a*. 异型生殖，异型世代交替；无性世代；自然发生 ‖ ~ antigen of blood grour O（简作 H antigen）O 血型的一种嗜异什抗原
heterogenia；**heterogeny** *n*. ①异型生殖，异型世代交替 ②自然发生 ③无性世代
heterogenic *a*. ①异基因的 ②异种的，异源的(错发生于）异性的（如妇女长胡须）
heterogenicity *n*. ①异种性，不纯一性 ②不均匀性，多相性，异质性
heterogenization *n*. 非匀化[作用]，异质化作用 ‖ ~ antigentic 抗原异质化
heterogenote *n*. 异基因细胞，杂基因子
heterogenotic merozygote 杂基因部分合子
heterogenous *n*. ①异种的，异型的，异原的 ②[错发于]异性的（如须髯发生于妇女）
heterogeusia *n*. 味觉异常，味觉倒错
heteroglaucous [hetero - + 希 glaukos bluish green] *a*. 两眼绿色不等的
heteroglobulose *n*. 杂球示，异球示
heterogonous *a*. 异型生殖，异型世代交替 ④无性世代；自然发生
heterogony *n*. ①花蕊异长 ②不等生长，异速生长 ③异型生殖，异型世代交替 ④无性世代；自然发生
heterograft *n*. 异种移植物；异种移植
heterogramete *n*. 异形配子
heterographic *a*. 书写异机错写症，异写症
heterography *n*. 书写异机错写症，异写症
heterogynism *n*. 异雌现象（两种类型的雌体）
heterohemagglutination *n*. 异种血凝反应，异种血细胞凝集（作用）
heterohemagglutinin *n*. 异种血凝素，异种血细胞凝集素
heterohemolysin *n*. 异种溶血素
heterohexosan *n*. 杂己聚糖
heterohypnosis *n*. 他人催眠（非自我催眠）
heteroid；**heteroideous** *a*. 不同构造的，异构的，异质的
heteroimmune *a*. 异种免疫的
heteroimmunity *n*. 异种免疫
heteroimmunization *n*. 异种免疫［法］
heteroinfection *n*. 异种传染，外源性传染
heteroinoculable *a*. 可异体接种的
heteroinoculation *n*. 异体接种
heterointoxication *n*. 外源性中毒
heterokaryon *n*. 异核体
heterokaryosis *n*. 异核体形成，异核性，异核现象
heterokaryote *a*. 有异核的，具异型核的
heterokaryotic vigour 异核性优势
heterokeratoplasty *n*. 异种角膜成形术，异种角膜移植术
heterokinesis *n*. 异化分裂（指性染色体）
heterolactic *a*. 杂乳酸的（指细菌性发酵，产生大量乳酸，伴随着乙酸、乙醇和二氧化碳）
heterolalia *n*. 异语症，错语症
heterolateral *a*. 对侧的
heteroliteral *a*. 错（字）音的
heterolith *n*. 异质肠石（非矿物质组成）
Heterolobes *n*. 异鱼［吸虫］属
heterologous *a*. 异组织的（非该部正常组织组成的）；异种的，异原的；异系的，异性的 ‖ ~ desensiitilaton 异种脱敏
heterology *n*. 异种性；异系性
heterolopia［希 lopos scale ］；heterolopy *n*. 异状痂皮
heterolysin *n*. 异种溶素
heterolysis *n*. 异种溶解（指细胞）；异种裂解，异裂（指原子间的化学键断裂）
heterolysosome *n*. 异型溶酶体
heterolytic *a*. 异种溶解（指细胞）；异种裂解，异裂（指原子间的化学键断裂）
heteromastigida *n*. 异鞭毛类
heteromastigote *a*. 异鞭毛的
heteromeral *a*. 异侧的（神经细胞突）
heteromeric *a*. 异侧的（神经细胞突）
heteromerous *a*. 异侧的（神经细胞突）
heterometabola *n*. 不全变态类(昆虫)
heterometaplasia *n*. 异形发育
heterometropia *n*. 双眼屈光差异
heterometry *n*. 异量
heteromixis *n*. 异源融合，异核融合
heteromorpha *n*. 异形类(昆虫)
heteromorphic *n*. ①异形的，异态的 ②多晶型的
heteromorphism *n*. 异态性，异态现象
heteromorphosis *n*. 异形化，异形形成，形态变异
heteromorphous *n*. ①异形的，异态的 ②多晶型的
heteromorphy *n*. 异态性，异态现象
Heteromycteris japonicus（**Temminck et Schlegel**）日本钩嘴鳎(隶属于鳎科 Soleidae)
Heteronematina *n*. 异眼纽虫亚目
heteronephrolysine *n*. 异种溶肾素
heteronephrotrophy *n*. 肾营养异常
Heteronium Bromide *n*. 海特溴铰（抗胆碱药）
heteronomous *a*. 受不同规律支配的，异律的；受别人支配的，不自主的 ‖ ~ diplopia 交叉性复视 / ~ hemianopia 异侧偏盲，交叉偏盲
heteronomy *n*. ①异侧性 ②异律性
Heteronychia *n*. 欧麻蝇属 ‖ ~ bajkalensis 贝加雨欧麻蝇 / ~ curvifemoralis 曲股 / ~ guoi 郭氏，药甲 / ~ shnitnikovi 细纽/ ~ tasinanesis 济南欧麻蝇
heteronymous *a*. 异名的；异侧的 ‖ ~ astigmatism 异轴伞光 / ~ diplopia 交叉性复视 / ~ field 异侧视野 / ~ hemianopia 异侧偏盲，交叉偏盲 / ~ hemianopsia 异名半盲 / ~ image 异侧 复视像 / ~ parallax 异侧性视差，交叉性视差 / ~ quadrantanopsia 异侧象限盲
hetero-osteoplasty *n*. 异体骨成形术
hetero-ovular *a*. 异卵的，二卵的
heteropagus *n*. 非对称联胎，大小体联胎
Heteropanax fragrans(**Roxb.**)**Seem.**［拉，植药］幌伞枫
heteropancreatism *n*. 胰腺功能异常
Heteropappus altaieus(**Wilid.**) **Novopokr.**［拉，植药］阿尔泰狗哇花
Heteropappus hispidus(**Thunb.**) **Less**［拉，植药］狗哇花

heteropathy *n*. 反应性异常;对抗疗法,对症疗法
heteropentosan *n*. 杂戊聚糖
heterophagy *n*. 异体吞噬,异物吞噬作用
heterophasia *n*. 异语症,错语症
heterophasis *n*. 异语症,错语症
heterophemia; heterophemy; heterophasia *n*. ①异语症,错语症 ②嗜异的 ③异染的
heterophil *n*. 嗜异细胞 *a*. ①嗜异性的(指对抗原或抗体)②异染性的
heterophile *a*. ①嗜异细胞 ②嗜异的 ③异染性的
heterophonia *n*. 声音异常,发声异常
heterophony *n*. 声音异常,发声异常
heterophoralgia *n*. 隐斜眼痛
heterophoria *n*. 隐斜视
heterophoric *a*. 隐斜视的 ‖ ~ asthenopia 隐斜性视疲劳
heterophorica *n*. 隐斜视
heterophorometer *n*. 隐斜计
heterophosphatase *n*. 已糖(磷酸)激酶
Heterophrys 异孢虫属 ‖ ~ glabrescens 光秃异孢虫 / ~ marina 海异孢虫 / ~ myriopoda 多足异孢虫 / ~ radiate 辐射异孢虫
heterophthalmia *n*. ①两眼轴向不等 ②两眼异色
heterophthalmos *n*. 两眼轴向不等;两眼异色
heterophthalmus *n*. ① 两眼轴向不等 ②两眼异色
heterophthongia *n*. 言语异常
heterophyiasis *n*. 异形吸虫病
Heterophyidae *n*. 异形科
Heterophyilous *n*. 具异形叶的
heterophyoid *a*. 类异形的
Heterophyopsis *n*. 疑异[吸虫]属
heterophytic *a*. 异形孢子体的
heteroplasia *n*. 发育异常,再生异常
heteroplastic *a*. 异种移植的,异种成形的 ‖ ~ cutanea; dermatoheteroplasty; transplantation 异皮移植术,异皮成形术
heteroplastid *n*. 异种移植物
heteroplasty *n*. 异种移植,异种移植术,异种成形术 ‖ ~ cutanea; dermatoheteroplasty 异皮移植术,异皮成形术
heteroploid *a*. 异倍体的 *n*. 异倍体(染色体数异常的个体或细胞)
heteroploidy *n*. 异倍性
Heteropoda venatoria *n*. 急走异足的蛛
heteropodal *a*. 异突的(神经细胞)
Heteropogon Pers. N 黄茅属 ‖ ~ contorus(L) Beauv; Andropogon Contortus L. 黄茅属
heteropolar bond 有极键
heteropolarity *n*. 以极性
heteropolymer *n*. 杂聚物
heteropolymeric *a*. 杂聚的
heteropolysaccharide *n*. 杂多糖
heteropore membrane 杂孔膜
heteroprosopus *n*. 双面畸胎,双面联胎
heteroproteose *n*. 杂示,异示
heteropsia *n*. 两眼不等视
heteropsychologic *a*. 非我心理的(指不是自己心理形成的概念)
Heteroptera *n*. 异翅亚目
heteroptics *n*. 视觉异常
heteropycnosis *n*. 异固缩
heteropyknosis *n*. 异固缩(某个染色体或染色体中某一区域,其固编程度与其他部分有所不同的现象) ‖ negative ~ 负异固缩(指固缩浓度较小,染色较浅) / positive ~ 正异固缩(指固缩浓度较高,染色较深)
heteropyknotic *a*. 异固缩的 ‖ negatively ~ 负异固缩的 / positively ~ 正异固缩的
Heteropyxidaceae *n*. 大柱头树科
heterorefraction *n*. 屈光不同(与他人比较)
heterorexia *n*. 食味异常
heterosaccharide *n*. 杂多糖
heteroscope *n*. 斜视镜,斜视计
heteroscopy *n*. 斜视镜检查
heteroserotherapy *n*. 异体血清疗法
heterosexual *a*. 异性的
heterosexuality *n*. 异性性欲,异性恋
heteroside *n*. 甙类,糖甙类
heterosis *n*. 杂种优势
heterosmia *n*. 嗅觉异常
Heterosmilax japonica Kunth [植药] 卵叶土茯苓
heterosomal aberration 染色体间畸变
heterosome *n*. 性染色体,异型染色体
heterospermatoxin *n*. 异种精子
heterospore *n*. 异形孢子
heterosporous *a*. 异形孢子的
heterostatic *a*. 异种静态的
Heterostegina 异可虫属 ‖ ~ suborbicularis 亚圆异盖虫属
Heterostemma esquirolii(Levl·)Tsiang [拉,植药] 贵州醉魂藤
heterostimulation *n*. 异种刺激(用不同种动物的抗原刺激动物)
heterostructural *a*. 异种结构的
heterosuggestibility *n*. 他人暗示
heterosuggestion *n*. 他人暗示
heterotaxia *n*. 内脏异位
heterotaxic *a*. 内脏异位
heterotaxis *n*. 内脏异位
heterotaxy *n*. 内脏异位
heterothallic *a*. 异宗配合,雌雄异株
heterothallism *n*. 异宗配合,雌雄异株
heterotherapy *n*. 抗症状疗法(非特异性疗法)
heterotherm *n*. 异温动物
heterothermic *a*. 异温的
heterothermy *n*. 异温现象
heterotic *a*. 杂种优势的
heterotonia *n*. 异张性,张力不等
heterotonic *a*. 异张性,张力不等
heterotope *n*. 异位
heterotopia *n*. 异位;语音错乱
heterotopic *a*. 异位的
heterotopic *a*. 异位的 ‖ ~ diplopia 异位复视 / ~ image 异位复视现象 / ~ transplantation 异位角膜移植
heterotopic auxillary liver(简作 HAL)异位副肝
heterotopic homotransplantation of the liver(简作 HHL)*n*. 异位同种肝脏移植
heterotopy *n*. 异位;语音错乱 ‖ ~ of macula 黄斑 / ~ of optic nerve 异位视神经异位
heterotoxic *a*. 异性毒素的,外源性毒素的
heterotoxin *n*. 异性毒素,外源性毒素
heterotoxis *n*. 外源性中毒
heterotransplant *n*. 异种移植物;异种移植
heterotransplantation *n*. 异种移植,异种移植术
Heterotricha *n*. 异毛目
Heterotrichida *n*. 异毛目
Heterotrichida *n*. 异孢目
Heterotrichina *n*. 异毛亚目
Heterotrichina *n*. 异孢亚目
heterotrichosis *n*. 毛(发)异色 ‖ ~ superciliorum 眉异色
heterotrichous *a*. 异纤毛的,不等纤毛的
heterotrimer *n*. 异三体(至少具有一个与其他相区别的亚单位的三体)
heterotroph *n*. 异养生物
heterotrophia *n*. 异养性;营养异常
heterotrophic *a*. 异养的;异养生物的
heterotrophism ; **heterotrophia** *a*. 异养性
heterotrophy *n*. 异养性;营养异常
heterotropia *n*. 斜视,斜眼
heterotropic *a*. 向异性的(属于一种变构酶,受一个或一个以上的效应物分子刺激或抑制)
heterotropy *n*. 斜视,斜眼
heterotrypsin *n*. 异种胰蛋白酶
heterotypic(al) *a*. 异型的
heterotypus; heterotypic monster *n*. 异型联胎
heterovaccine *n*. 异种疫苗,异种菌苗(用不引起疾病的微生物制成的疫苗,为一种非特异性疗法)
heterovaccinotherapy *n*. 异种菌苗疗法
heterovalvate *a*. 具有两种瓣的
heterovital *a*. 异种活性的
heteroxanthine; methyl xanthine *n*. 杂黄嘌呤,甲基黄嘌呤
heteroxenous *a*. 异种(宿主)寄生的,异栖的
heteroxeny *n*. 异种(宿主)寄生,异栖
heterozoic *a*. 异种动物的
heterozygosis *n*. 杂合现象,异型接合(具有不同遗传成分性细胞的结合)
heterozygosity *n*. 杂合性,异型结合性(在某一位点上具有不同的等位基因)
heterozygote *n*. 杂合子,杂合体,异型合子(指一个个体具有不同的等位基因) ‖ manifesting ~ 显性杂合子(一种女性杂合子的X连锁遗传病)

heterozygotic *a*. 杂合子,杂合体,异型合子
heterozygous *a*. 杂合的
heterozygous phage (简作 het) *n*. 杂合噬菌体
HETP hexaethyl tetraphosphate 四磷酸六乙酯(抗胆碱脂酶,杀虫剂)
Hetrazan *n*. 乙胺嗪拘橼酸盐(diethylcarbamazine citrate)制剂的商品名
Hetrazan *n*. 海群生,二乙碳酰嗪
hettocyrtosis [希 hetton less + kyrtosis curvature] *n*. 轻度弯曲
Heublein method *n*. (Arthur C. Heublein) 霍伊布莱因法(每日以低剂量的 X 线照射全身 10~20h,连续数日,以治癌症)
Heubner-Herter disease (J. O. L. Heubner; Christian A. Herter) *n*. 霍—赫病,婴儿型非热带性口炎性腹泻
Heubner's disease *n*. (Johann O. L. Heunner) 霍伊布内病(梅毒性大脑动脉内膜炎)
heuristic *a*. ①启发的,启发式的 ②鼓励或促使研究的,诱导发明的 *n*. 启发式研究,启发式论据 ‖ ~ procedure 启发式程序 ‖ ~s *n*. 启发法,直观推断
heurteloup *n*. (Charles L. S. Heurteloup) [法] 吸血器,吸血杯
Heuser's membrane (Chester Heuser)霍伊塞膜(胚外体腔膜)
HEW United States Department of Health, Education and Welfare 美国卫生、教育和福利部(现该为 HHS)
hew *v*. 砍,劈
Hewlett's stain for capsules 休利特氏荚膜染剂
Hex uranium hexafluoride 六氟化铀
HEX hexadecimal *a*. 16 进制的
Hex latifolia Thunb [拉,植药] 大叶冬青
Hex pubescens Hook. Et Arn. [拉,植药] 毛冬青
hex-, hexa- [希][构词成分] 六
hexabasic *a*. 六(碱)价的,六元的
Hexa-Betalin *n*. 维生素 B6,盐酸吡多辛(pyridoxine hydrochloride)制剂的商品名
hexabiose *n*. 已二糖(即二糖)
hexabiscarbacoline *n*. 氨酰胆碱
hexabromidioxydiphenylcarbinol *n*. 六溴二氯二苯甲醇
Hexacapsula Arai and Matsumoto 六囊虫属
Hexacapsulidae Schulman 六囊虫科
hexacarbacholine *n*. 环已二氨甲酰胆碱,已氨胆碱
hexachlobutadiene (简作 HCBD) *n*. 六氯丁二烯
hexachlorethane *n*. 六氯乙烷(杀虫药)
hexachlorobenzd *n*. 灭黑蕙药
hexachlorobenzene (简作 HCB) *n*. 六氯苯(用于有机合成及用作杀真菌剂)
hexachlorocyclohexane (简作 HCCH) *n*. 六氯环已烷,六氯化苯,六六六(杀虫药)
hexachlorocyclopentadine (简作 HCCPD) *n*. 六氯环戊二烯
hexachloroethane *n*. 六氯乙烷(用于牛、羊的抗肝吸虫药)
hexachloroparaxylene (缩 HPX)六氯对二甲苯(血防八四六)
hexachlorophene *n*. 六氯酚(皮肤消毒药及在兽医学中用于反刍动物的抗吸虫药) ‖ ~ ether 六氯氧化二苯
hexachlorophene (简作 HCP) *n*. 双三氯酚,六氯酚(杀菌剂)
hexachromic *a*. 六色的;辨别六色的
Hexacontium aff. H. axotrias Haeckel 轴六枪虫
Hexacontium asteracanthion Haeckel 六枪虫
Hexacontium Haeckel 六枪虫属
Hexacontium prionaxanthum Haeckel 锯棘六枪虫
Hexaconus ciliatus Haeckel 毛六椎虫
Hexaconus Haeckel 六椎虫属
hexacosane *n*. 二十六烷
Hexacyclonate Sodium *n*. 已环酸钠(抗抑郁药)
Hexacyronen *n*. 已西酮(利胆药)
hexad; hexade *n*. 六个一组;六价元素,六价基
hexadactylia *n*. 六指(趾)畸形
hexadactylism *n*. 六指(趾)畸形
hexadactyly *n*. 六指(趾)畸形
hexadecadrol, dexamethasone *n*. 氟甲强的松龙,地塞米松
hexadecanoate *n*. 十六酸盐,棕榈酸盐
hexadecanoic acid *n*. 十六(烷)酸
hexadecimal (简作 HEX) *a*. 16 进制的
hexadethytetraphosphate 四磷酸六乙醋
hexadienol *n*. 已二烯醇
Hexadiline *n*. 海沙地林(抗心绞痛药,血管扩张药)
hexadimethrine bromide *n*. 海美溴铵,溴化已二甲铵(肝素拮抗药)
Hexadiphensulfonium Iodide *n*. 海松碘胺(抗胆碱药,解痉药)
Hexadrol *n*. 地塞米松(dexamethasone)制剂的商品名
hexaethyltetraphosphate *n*. 六乙基四磷酸,四磷酸六乙醋
Hexafluoadiphenine *n*. 六氢芬宁(解痉药)
hexafluorenium bromide *n*. 已药嗅铵,溴化已芴钱(神经肌肉阻断剂,骨骼肌松弛药)
hexafluorobezene *n*. 六氟化苯
hexafluoroethane *n*. 六氟乙烷
hexafluoroisopropanol (简作 HFIP) *n*. 六氟异丙醇
hexafluoro-propylene (简作 HFP) *n*. 六氟丙烯
Hexagenia bilineata *n*. 二纹蜉游
hexagenic *n*. 六基因的
hexagon *n*. 六角形的
hexagonal *n*. 六角形的
Hexagrammidae 六线鱼科(隶属于形目 Scorpaeniformes)
hexahydric *a*. 六氢的
hexahydrobilin; bilan *n*. 胆色素核,六氢胆汁三烯
hexahydrohematoporphyrin *n*. 六氢血卟琳
hexahydrophenol *n*. 六氟苯酚
hexahydroxybenzene; hexahydroxybenzol; hexahydroxybenzene *n*. 六羟苯,苯六酚
hexahydroxycyclohexane; inositol *n*. 六羟基环已烷,肌醇
hexal; hexamethylenetetramine sulfosalicylate *n*. 磺基水杨酸环六亚基四胺
hexaldehyde *n*. 已醛
Hexalen *n*. 六甲蜜胺(altretamine)制剂的商品名
hexalene glycol *n*. 已二醇
Hexalonche cf. H. aristarchi Haeckel 芒六毛虫六矛虫
Hexalonche cf. H. pythagoraea haeckel 派达歌六矛虫
Hexalonche Haeckel 六矛虫属
Hexalonche philosophica Haeckel 哲六矛虫
hexamer *n*. 六聚物;六壳粒(病毒)
hexamethonium *n*. 六甲双铵(季铵神经节阻断剂) ‖ ~ bromide 六甲溴铵,嗅化六甲双铵(抗高血压药) / ~ chloride 六甲氯铵,氯化六甲双铵(抗高血压药)
hexamethoxycyclohexane *n*. 六甲氧基环乙烷
hexamethyl disloxane *n*. 六甲基二硅醚 ‖ ~ dislyamine 六甲基二硅亚胺 / ~ benzene 六甲基苯 / ~ diisocyanate 六甲撑二异氰酸酯
hexamethylated (含) 六甲基的
hexamethylenamine *n*. 环六亚甲基四胺,乌洛托品(尿路消毒药)
hexamethylendiamine *n*. 已二胺
hexamethylene *n*. ①环六亚甲基,环已基 ②环已烷 ‖ ~ meleagridis 黑头六鞭虫 / ~ muris 鼠六鞭虫 / ~ tetramine (简作 H) 六甲撑四胺,乌洛托品
hexamethylenetetramine; methenamine; hexamine; urotropin *n*. 环六亚基四胺,乌洛托品 ‖ ~ bromethylate 溴甲基化乌洛托品 / ~ camphorate 樟脑酸乌洛托品 / ~ methylenecitrate 碘仿乌洛托品 / ~ resorcinol 雷琐辛乌洛托品,间苯二酚乌洛托品 / ~ salicylate 水杨酸乌洛托品 / ~ tetraiodide 四碘化乌洛托品
hexamethylmelamine (简作 HMM) *n*. 六甲蜜胺(抗肿瘤药)
hexamethylpararosaniline chloride; gentian violet 龙胆紫,六甲副蔷薇苯胺氯化物
hexamethylphosphoramide *n*. 六甲基磷酰胺,氮磷致变物(见 hempa)
Hexamidine *n*. 已脒定(消毒防腐药)
hexamine *n*. 环六亚甲基四胺,乌洛托品(尿路消毒药)
Hexamita *n*. 六鞭虫属 ‖ ~ meleagridis 黑头六鞭虫 / ~ muris 鼠六鞭虫
Hexamita crassus Klebs 沟六鞭毛虫
Hexamita cryptocerci Cleveland 隐尾六鞭毛虫
Hexamita Dujardin 六鞭毛虫属
Hexamita inflata Dujardin 膨胀六鞭毛虫
Hexamita intestinalis Dujardin 肠六鞭毛虫
Hexamita meleagridis KcNeil Hinshaw and Kofoid 火鸡六鞭毛虫
Hexamita periplanetae Belar 蠊六鞭毛虫
Hexamita roitratus Stein 吻六鞭毛虫
Hexamita salmonis Moore 鲑六鞭毛虫
Hexamita sinensis Chen 中华六鞭毛虫
Hexamita xenocyprini Chen 鲴六鞭毛虫
hexamitiasis *n*. 六鞭虫病
Hexamitidae *n*. 六鞭科
Hexamitidae Kent 六鞭毛虫科
hexamylose *n*. 直链六已糖
Hexanchidae 六鳃鲨科(隶属于六鳃鲨科 Hexanchiformes)
Hexanchiformes 六鳃鲨目(隶属于软骨鱼纲 Chondrichthyes)
Hexanchus griseus (Bormaterre) 灰六鳃鲨(隶属于六鳃鲨科 Hexanchidae)

hexane *n*. 已烷
hexanedioic acid *n*. 已二酸
2,5-hexanedione *n*. 2,5–已二酮
1,2,6-hexane-1,2,6-triol *n*. 1,2,6–已三醇
hexanetriol *n*. 1,2,6–已三醇
Hexanicotol *n*. 烟酸肌醇酯(inositol niacinate)制剂的商品名
hexanitrin; mannitol hexanitrate *n*. 已六醇六硝酸酯,六硝酸甘露醇
hexanoic acid 已酸
hexanoic acid methyl easter 已酸甲酯
hexaploid *a*. 六倍体的 *n*. 六倍体(含六组染色体的个体或细胞)
hexaploidy *n*. 六倍性
hexaplure *n*. 棉红蛉虫性引诱剂
Hexapoda *n*. 六足纲,昆虫纲
Hexapradol *n*. 已普拉醇(中枢兴奋药)
Hexaprofen *n*. 已洛芬(消炎镇痛药)
Hexapropymate *n*. 已丙氨酯(安定药)
Hexapyle Haeckel 六洞虫属
hexapyranose *n*. 吡喃已糖,六环已糖
hexarch *n*. 六原型
Hexasonium Iodiden *n*. 海松碘胺(抗胆碱药,解痉药)
Hexastylus cf . H . triavonius Haeckel 三轴六柱虫
Hexastylus dimensivus Haeckel 大六柱虫
Hexastylus Haeckel 六柱虫属
Hexastylus phaenaxonius Haeckel 六柱虫
hexatomic *a*. 六元的,六价的;结合六补体的(免疫学中指具有结合不同菌株六种补体的能力的)
Hexatrygon bickelli (Heemstra et Smith) 六鳃(隶展于六鳃科 Hexatrygonidae)
Hexatrygonidae 六鳃魟(隶展于六鳃魟科 Myliobatiformes)
hexavaccine *n*. 六联疫苗,六联菌苗(包含有6种不同微生物的一种疫苗)
hexavalent *a*. 六价的
Hexavibex *n*. 维生素 B_6,盐酸吡多辛(pyridoxinehydrochloride)制剂的商品名
hexavitamin *n*. 六合维生素(含维生素 A、维生素 D、抗坏血酸、盐酸硫胺、核黄素及烟酰胺)
Hexazole *n*. 海克沙唑(解痉药)
hexcarbacholine *n*. 胺酰胆碱
hexedine *n*. 海克西定,双己咪唑(抗菌药)
hexenal; hexobarbital soluble; evipan-sodium *n*. 可溶性环已烯巴比妥,依维派纳
hexenmilch [德] *n*. 新生儿乳,婴乳
hexenol *n*. 已烯醇
hexestrol *n*. 已烷雌酚(雌激素类药)
hexethal sodium 已巴比妥钠(催眠镇静药)
hexetidine *n*. 海克替啶,双辛氢啶,氨已嘧啶(抗真菌、抗原虫、抗细菌药,治疗阴道炎时主要用作局部抗感染药)
hexetone, homocamfin *n*. 黑塞通,甲基异丙基环已烯酮
Hexgrammidos otakii (Jordan) 大泷六线鱼(隶属于六线鱼科 Hexagrammidae)
hexhydric *a*. 六氢的
hexiology *n*. 个体生态学
hexital *n*. 黑西塔耳(成药,含已烯雌酚及苯巴比妥)
hexobarbital *n*. 海索比妥,环已巴比妥(镇静、安眠药) ‖ sodium ~ 环已稀巴比妥钠 / ~ soluble ; evipan-sodium 可溶性环已烯巴比妥,依维派钠
hexobarbitalsodium *n*. 环已稀巴比妥钠
hexobarbitone *n*. 环已稀巴比妥
hexobarbitonen *n*. 海索比妥,环已巴比妥(镇静、安眠药)
hexobendine *n*. 海索苯定,克冠二胺,克冠丙二胺(血管扩张药)
hexocyclium *n*. 已环铵 ‖ ~ methylsulfate 甲硫酸盐,环苯甲哌甲硫酸盐(抗胆碱能药,抗消化性溃疡药)
hexode *n*. 六极管
hexodecane *n*. 十六烷
hexoestrol; hexestrol *n*. 已烷雌酚,已雌的
hexokinase *n*. 已糖(磷酸)激酶
hexon *n*. ①六联体(抗原) ②壳蛋白(病毒)
hexonate *n*. 六烃季铵烟酸醋(神经节阻滞药)
hexone *n*. 异已酮 ‖ ~ bases; histone bases 异已酮硷,组蛋白硷,六碳硷
hexonic *a*. 异已酮的 ‖ ~ acid 已糖酸
hexopentosan *n*. 戊已聚糖
hexoprenaline (ipradol, etoscol) *n*. 六甲双喘定,海索那林,息喘酚
Hexopyrronium Bromide *n*. 海咯溴铵(抗胆碱药)
hexosamine *n*. 已糖胺,氨基已糖
hexosaminidase *n*. 已糖胺酶,氨基已糖苷酶
hexosan *n*. 已聚糖
hexosazone *n*. 已糖脎
hexose (简作 HXS) *n*. 已糖 ‖ ~ diphosphate 二磷酸已糖,已糖二磷酸 / ~ monophosphate 磷酸已糖,已糖磷酸
hexose-1-phosphate uridylyltransferase 已糖–1–磷酸苷酰基转移酶,尿苷二磷酸葡萄糖–已糖–1–磷酸尿苷酰基转移酶
hexosediphosphoric acid *n*. 磷酸已糖,已糖二磷酸
hexosephosphatase *n*. 磷酸已糖酶
hexosephosphate *n*. 磷酸已糖,已糖磷酸 ‖ ~ isomerase 已糖磷酸异构酶,6–磷酸葡糖异构酶
hexoside *n*. 已糖苷
hexosyltransferase *n*. 已糖基转移酶,转已糖酶
hexoxidase *n*. 抗坏血酸氧化酶
hexulose *n*. 已糖酮
hexuronic acid 已糖醛酸
hexyl *n*. 已基, 六硝基炸药,六硝基二苯胺
n-hexyl benzoate 苯甲酸正已酯
n-hexyl methanoate 甲酸已酯
n- hexyl formate 甲酸正已酯
n-hexylamine *n*. 正已胺
hexylamine *n*. 已胺
hexylcaine hydrochloride *n*. 盐酸海克卡因,盐酸已卡因(局部麻醉药)
hexylresorcinol *n*. 已雷琐辛,巴基间苯二酚(抗蠕虫药)
2-hexyne *n*. 2–已炔
3-hexyne *n*. 3–已炔
hexynol *n*. 已炔醇
hey heavy *a*. 重的 ,重型的
Heyd's syndrome [Charles Gordon 美外科医师]; **hepatorenal syndrome** 黑德氏综合征,肝肾综合征
heyday *n*. 全盛期
Heymann's nephritis (Walter Heymann) 海曼肾炎(膜性肾小球肾炎的一种实验模型,对大鼠注射得自肾小管刷状缘的抗原制备诱发,可引起原肾小管的自身免疫反应)
Heynea trijuga Roxb [拉,植药] 鹧鸪花
Heynea velutina How et T. Chen [拉,植药] 茸果鹧鸪花
Heynsius' test (Adrian Heynsius) 海恩修斯试验(检白蛋白)
Hey's amputation (operation) [hei] (William Hey) 海伊切断术(手术)(使跖骨断离跗骨,部分切除第一楔骨) ‖ ~ hernia 包绕性腹股沟疝 / ~ internal derangement 膝关节不全脱位(特征为剧痛并伴肌痉挛) / ~ ligament 阔筋膜镰缘,隐裂孔镰缘/ ~ saw 海伊锯(用以扩大骨内洞口的小锯)
Hf 元素铪(hafniun)的符号
hf half *n*. 半/high frequency 高频/ hyperfine *a*. 超精细的
HF Haemophilus influenza 流感嗜血杆菌/ Hagemanfactor *n*. 海格曼因子(凝血因子Ⅻ) / hard-filled capsule 填紧胶囊/ hay fever 枯草热/ health female 健康女子(人寿保险类别)/ heart failure 心力衰竭/ Hemophilia Foundation 血友病基金会/ hemorrhage factor 出血因素,出血因子/ hemorrhagic fever 出血热/ high flow 高流速/ high frequency 高频(3,000—30,000kc)
HF ap hydrogen fluoride alkylation process 氟化氢烷化法
HFA high frequency amplifier 高频放大器/ human femoral artery 人股动脉
HFAA heptafluoro hutyric acid 七氟丁酸
HFAC Human Factors Association of Canada 加拿大人类因素协会
HFAK hollow fiber artificial kidney 中空纤维人工肾
HFB heptafluorobutyryl *n*. 七氟丁酚
HFBA heptafluorobutyric anhydride 七氟丁酐
HFBI heptafluorobutryl imidazole 七氟丁酚咪唑
HfC hafnium carbide 碳化铅
HFC hard-filled capsule 填紧的胶囊/ high frequency of current 高频电流
HFCWC high freguency chest compression 高频胸壁压迫通气
HFH homozygous familial hypercholesterolemia 同合子性家族性高胆固醇血症
HFI height finding instrument 测高计/ hereditary fructose intolerance 遗传性果糖不耐受性
HFIEPM Howard Florey Institute of Experimental Physiology and Medicine 霍华德·弗洛里氏实验生理学及医学研究所(澳大利亚)
HFIEPM Howard Florey Institute of Experimental Physiology and Medicine 霍华德·弗洛里氏实验生理学及医学研究所(澳大利亚)
HFIP hexafluoroisopropanol *n*. 六氟异丙醇

HFJF human fibroblast interferom 成纤维细胞干扰素
HFJV high frequency jet ventilation 高频喷射通气
HFL high frequency lesions 高频损害
HFLP Hospital Employees Labor Program ***n***. 医院雇员劳动计划
HFMA Hospital Financial Management Association 医院财政管理协会
HFMD hand-foot-and-mouth disease 手足口病
HFO high frequency oscillation 高频振荡/ Hydrous ferrie oxide 氢氧化铁
HFORL Human Factors Operations Research Laboratories 人为因素运筹研究实验室
HFP hexafluoro-propylene ***n***. 六氟丙烯
HFPPJV high frequency positive pressure jet ventilation 高频正压通气
HFPPV high frequency positive pressure ventilation 高频正压通气
HFPS haemorrhagic fever with renal syndrome 肾病综合征出血热
Hfr high frequency 高频/ high frequency of recombination cells 细胞高频度重结合
HFS hyperfine structure 超精细结构
hfs hyperfine splitting 高纯度裂解
HFT Hidden Figures Test 隐形测验(教育测验处)/high frequency transduction 频度转移/ high frequency transfer 高频转移
HFU heat flow unit 热流单位
HFUPR hourly fetal urine production rate 每小时胎儿泌尿率
HFV high requency ventilation 高频通气
Hg hectogram ***n***. 百克 /hemoglobin ***n***. 血红蛋白 / mercury ***n***. 汞(80 号元素)
hg hectogram ***n***. 百克
Hg 元素汞(mercury,hydrargyrum[拉])的符号
HG hepatogram ***n***. 肝 X 线照片/ high gain 增音(放大器)/ hydrogenation ***n***. 氢化(作用),加氢(作用)/ hydroxy granidinum 羟基胍
Hgb hemoglobin ***n***. 血红蛋白
Hgb-F fetal hemoglobin 胎儿血红蛋白
HGBM human glomerular bas ement membrane 人肾小球基底膜
HGF hyperglycemic-glycogenolytic factor ; glucagon 高血糖性糖原分解因子(胰高血糖素)/Human Growth Foundation 人体生长基金会
Hg-F fetal hemoglobin 胎儿血红蛋白
HGG human gamma globulin 人丙种球蛋白/hyperimmune gamma globulin 超免疫丙种球蛋白/ hyperglycenic-glycogenolytic factor glucagon 高血糖性糖原分解因子, 胰高血糖素
HGGE hypergamma globulinemia 高丙种球蛋白血症
HGH human growth hormone 人体生长激素
hGHr growth hormone recombinant 生长激素重组体
HGI hypergl ycemic index 高血糖指数
HGO hepatic glucose output 肝葡萄产生量
HGP hydrogenation process 加氢过程
HGPRT hypoxanthine — guanine phosphorbosyl transferase 次黄嘌呤一鸟嘌呤磷酸核糖转移酶
HGPS Hutchinson-Gilford progeria syndrome 早老综合征
HGR heart gallop rhythm 心脏奔马律
HgSC hemoglobin SC 血红蛋白 SC
HgSS hemoglobin SS 血红蛋白 SS
HGT hand grip test 手握力试验
hgt height ***n***. 高度
HH halfhard 半硬的,中等硬度 /hard of hearing 重听 /heavy hydrogen 重氢,氚 /homozygous ***a***. 同型结合的/ Human Heredity 人类遗传(杂志名,原名 AGSM)/hydroxyhexamide ***n***. 羟二乙氨乙基苯巴比妥 / hypogonadotropic hypogonadism 低促性腺激素性性腺机能减退症/ resin column hemoperfusion 树脂柱吸附式人工肾
Hh heterozygous ***a***. 杂合的
HHA hereditary hemolytic anemia 遗传性溶血性贫血/ Home Health Aide 家庭卫生参谋/Human Histocompability Antigen 人组织相容性抗原
HHb un-ionized (or reduced)hemoglobin 非离子化血红蛋白(还原血红蛋白)
hhd hogshead ***n***. 大桶(液量单位 52.5 英加仑,63 美加仑)
HHD hypertensive heart disease 高血压性心脏病
HHDE hydro-hypodynamic environment 缺水环境
HHF human hydatid fluid 人包虫囊液
hHGF human hepatocyto growth fator 人类肝细胞生长(或增殖)因子
HHHO hypotonia-hypomentia-hypo-gonadism-obesity 张力减退一智力减退一性腺机能减退一肥胖
HHI Henderson-Heggardinhaler inhalator 亨德森一赫加德吸入器
HHL heterotopic homotransplantation of the liver 异位同种肝脏移植
hhld household ***a***. 家用的;家族
HHNKC hyperosmotic hyperglycemic non-ketotic coma 高渗性高血糖性非酮症性糖尿病昏迷
HHRF hypothalamic hypophysiotropic releasing factor 丘脑下部促垂体激素释放因子
HHS Department of Health and Human Services 卫生与人类服务部
HHSA Hospital and Health Services Administration 医院保健业务管理(美国学校卫生协会杂志)
HHSA Hospital and Health Services Administration 医院保健业务管理(美国学校卫生协会杂志)
HhSD a hemoglobin disease 一种血红蛋白病
HHSR Hospital and Health Services Review 医院及保健事业评论(杂志名)
HHT hetero topic heart transplantation 异位心脏移植/ hereditary hemorrhagic telangiectasia 遗传性出血性毛细血管扩张症/ hydroxyheptadecatrienoic acid 羟基十七碳三烯酸
HHV high heat value 高热值
HI hazard index 危险指数/ heart infusion 心脏浸剂 / Heather index 希瑟氏指数(与心输出量显著相关)/ hemagglutination inhibition 血凝抑制 /Hemoplilus influenza 流感嗜血杆菌/ high impulsiveness 高度冲动/high intensity 高强度/ history ***n***. 历史;病史/ homogeneous immersion 均匀(液)浸渍/ hospital infection 院内感染/ hospital insurance 医院保险/ Hospital International 医院国际(杂志名)/ humidity index 湿度指数/ hydriodic acid 氢碘酸/ hydroxy indole 羟基吲哚/ hypopnea index 呼吸不全指数
Hi height ***n***. 高;高度/ histidine ***n***. 组氨酸
hi high ***a***. 高的/ enlargement of hilar or mediastinal lymph nodes 肺门或纵隔淋巴结肿大(X 线片征)
hi ac high accuracy 高精密度
H-I test hemagglutination-inhibition test 血凝抑制试验
HIA hemagglutination-inhibition antibody 红细胞凝集抑制抗体/ hemopoietic inhibiting activity 造血抑制活性/ Hospital Industries' Association 医院设备制造工业协会/ Hospital insurance Act 医院保险法(加拿大)
5-HIAA 5-hydroxyindole acetic acid 5 – 羟基吲哚醋酸
HIAA Health Insurance Association of America 美国健康保险协会/ hydroxvindoleacetic acid 羟基吲哚乙酸
hiant [拉 hiare to yawn] ***a***. ①呵欠的 ②张大的
HIAS Human Intellect Augmentation System 人类智力增长系统
hiatal ***a***. 裂孔的
hiation ***n***. 打呵欠
hiatodontia; **open bite** ***n***. 开殆,无殆
hiatopexia ***n***. 殖道裂孔修复术
hiatopexy ***n***. 殖道裂孔修复术
Hiatula diphos (**Linnaeus**) 双线紫蛤(隶属于紫云蛤科 Psammobiidae)
hiatus ([复]hiatus < es >) [拉] ***n***. 裂孔,孔 ‖ adductor ~ 腱裂孔 / ~ aorticus 主动脉裂孔 / ~, Breschet's 布雷歇特氏孔(蜗孔)/ ~, buccal 面横裂 / ~, canalis facialis 面神经管裂孔 / ~, esophageal; ~ oesophageus 食管裂孔 / ~ ethmoidalis 筛骨裂孔 / ~ fallopii; ~ canalis facialis 面神经管裂孔 / ~ femoralis; femoral ring 股环 / ~ finalis sacralis 骶终裂 / ~ for greater superficial petrosal nerve; ~ fallopii 面神经管裂孔 / ~ intermedius lumbosacralis 腰骶中间裂(变)/ ~ interosseus 骨间裂孔/ ~ leukemicus 白血病性裂隙(成髓细胞与成熟中性粒细胞之间的过渡型细胞完全缺如或很少,见于急性成髓细胞白血病时) / ~ lumbosacralis 腰骶裂 / maxillary ~, ~ of maxil-larysinus 上颌窦裂孔/ ~ musculi adductoris magni 收肌腱裂孔 / neural ~ 神经管裂孔 / ~ oesophageus 食管裂孔 / ~ pleuroperitonealis; Bochdalek's foramen 胸腹裂孔,膈裂,博赫达勒克氏孔 / ~ sacralis 骶管裂孔 / saphenous ~ 隐静脉裂孔,卵圆窝 ~, Scarpa's斯卡帕氏孔(蜗孔) / ~ semilunaris 半月裂孔 / ~ subarcuatus 弓下裂肌 / ~ tendineus 腱裂肌 / ~ tendineus adductorius 收肌腱裂肌 / tentorial ~ 小脑幕切迹 / ~ totalis sacralis 全骶裂(变)/ venacaval ~ 腔静脉孔
HIb Haemophilus influenzae tyne b b 型流感嗜血忓菌
HIBAC Health Insurance Benenfits Advisory Council 健康保险赔偿咨询委员会
Hibbs' frame (Russell A. Hibbs) 希布斯支架(治脊柱侧凸时,用以支持牵引石膏背心的支架) ‖ ~ operation 希布斯手术(波特(Pott)病时脊柱关节固定术)
hibenzate ***n***. 海苯酸盐
hibernaculum ***n***. 越冬场所, 越冬巢
hibernal ***a***. 冬天的;寒冷的
hibernat ***n***. &***a***. 冬眠的(动物)
hibernate ***vi***. 冬眠 ‖ hibernating animal 冬眠动物
hibernation ***n***. 冬眠 ‖ artificial ~ 人工冬眠
hibernoma ***n***. 蛰伏脂瘤

hibernotherpy ***n***. 冬眠疗法
Hibiclens ***n***. 葡糖酸氯已定(chlorhexidine gluconate)制剂的商品名
hibicon; N-benzyl-β-chloropropionamide 海比康,苄基氯丙酰胺(镇痉剂)
Hib-Imune 流感嗜血杆菌 b 多糖疫苗(Haemophilus influen-zae b polysaccharide vaccine)制剂的商品名
Hibiscus L. 木槿属,锦葵属 ‖ ~ esculentus 爪秋葵 / ~ manihot L 黄蜀葵,秋葵/ ~ mutabilis L 芙蓉 / ~ rosa-sinersis L 朱槿,扶桑 /~ syriacus 木槿 / ~ mutabills L·[拉,植药]木芙蓉 / ~ rosa-sinensis L.[拉,植药]朱槿 / ~ sabdariffa L·[拉,植药]玫瑰茄 / ~ syriacus L.[拉,植药]木槿 / ~ tiliaceus L.[拉,植药]黄槿 / ~ trionum L·[拉,植药]野西瓜苗
HIC Health Insurance Benenfits Advisory Council 健康保险委员会/ heart information center 心脏(病)情报中心/ hybrid inttegrated circuit 混合集成电路/ Hi-Cap high capacity 大功率,大容量
HICAPCOM high-capacity communications system 大容量通信系统
HICC heat-inactivated control Ce11 culture fluids 热灭活控制细胞培养液
hiccup, hiccough ***n***. 打呃,呃逆 ‖ epidemic ~ 流行性呃逆(常见于流行性脑炎)
hickory; Carya tomentosa ***n***. 毡毛山核桃
Hicks contractions(sign), version(John Braxton Hicks)希克斯收缩(征),倒转术(见 Braxton Hicks contraction(sign), version)
Hicks' syndrome(Eric P. Hicks)希克斯综合征,遗传性感觉根性神经病变
Hicks' sign[John Braxton 英妇科学家 1825—1897]希克斯征(妊娠三月后子宫的间歇性收缩)‖ ~ version 希克斯氏倒转术(内外足倒转术)
HI-CSFN Hunxly Institute-Canadian Schizophrenia Foundation Newsletter 赫克斯利研究所—加拿大精神分裂症基金会通讯
HID headache, insomnia, depression syndrome 头痛、大眠、抑郁综合征
hid hide 的过去式和过去分词
hidden(hide 的过去分词)隐藏的, 秘密的 ‖ ~ antigen(简作 HB)"隐匿"抗原
hide(hid, hidden 或 hid)***vt***. 隐藏;隐瞒;掩蔽 ***vi***. 躲藏;隐藏 ***n***. 皮革;兽皮
hidebound ***a***. 绷紧的,包紧的(指硬皮病时的皮肤)
hideous ***a***. 可怕的,骇人听闻的 ‖ ~ly ***ad***. 可怕的,骇人听闻的
hiding ***n***. 躲藏(处),鞭打
hidr(o)-[希][构词成分]汗;汗腺
hidradenitis ***n***. 汗腺炎 ‖ ~ axillaris 腋汗腺炎 / ~ suppurativa 化脓性汗腺炎
hidradenoid ***a***. 汗腺样的,类汗腺的
hidradenoma ***n***. 汗腺瘤,汗腺腺瘤 ‖ ~ eruptivum 疹状汗腺瘤
hidroa[希 hidroa sudamina; hidros sweat]***n***. 水疱,水疱病
hidroacanthoma ***n***. 汗腺棘皮瘤 ‖ ~ simplex 单纯性汗腺棘皮瘤
hidroadenoma ***n***. 汗腺瘤,汗腺腺瘤
hidrocystoma ***n***. 汗腺囊瘤
hidrocystomatosis ***n***. 汗腺囊瘤病
hidrolic acid 汗酸
hidromancy[hidro- + 希 manteia divination]***n***. 检汗预后
hidronosus ***n***. 汗腺病
hidropedesis ***n***. 汗液过多
hidroplania ***n***. 异位出汗
hidropoiesis ***n***. 汗生成,汗分泌
hidropoietic ***a***. 汗生成,汗分泌
hidrorrhea ***n***. 多汗(症),大汗
hidrosadenitis ***n***. 汗腺炎 ‖ ~ axillaris 腋部汗腺炎 / ~ destruens suppurativa; Pollitzer's disease 化脓性破坏性汗腺炎,坏死性座疮样结核疹,波利策氏病 / ~, phlegmonous 蜂窝织炎性汗腺炎 / ~, ulcerative 溃疡性汗腺炎
hidroschesis ***n***. 止汗
hidrosis ***n***. 多汗;出汗
hidrotic ***a***. 出汗的,发汗的 ***n***. 发汗药
hidrotopathic ***a***. 汗病的
hie(hieing 或 hying)***vt***. 催促,使赶紧
hiemal ***a***. 冬季的,冬令的;寒冷的
hiemalis ***a***. 冬令的
hier(o)-[构词成分]①骶骨 ②宗教
hiera picra[holy bitters]***n***. 芦荟桂皮粉
Hieracium umbellatum L·[拉,植药]山柳菊
hieralgia ***n***. 骶骨痛
hierarchial population 阶层群体
hierarchical processing 等级处理
hierarchiecal control system 等级控制系统
hierarchization ***n***. 等级化
hierarchy ***n***.(染色体)级系 ‖ ~ of fields 场级说,(染色体)场的级系(说)
Hierodula pateilifera Serrille[动药]巨斧螳螂
Hierodula saussurei(Kirby) 巨斧螳螂(隶属于螳螂科 Mantidae)
hierolisthesis ***n***. 骶骨脱位
hieromania ***n***. 瞻礼狂,宗教狂
hieronosus[希 hieros sacred + nosos disease]; **epilepsy** ***n***. 癫痫(羊癫疯)
hierophobia ***n***. 瞻礼恐怖,礼拜恐怖
hieropyra ***n***. 丹毒
HIF history information form 病史资料表/ high incidence families 高发家族
HIFC hog intrinsic factor concentrate 浓缩猪内因子
hi-fi high-fidelity 高保真度
HIFU high intensity focused ultrasound 高功率聚焦超声
HIg human immunoglobulin 人体免疫球蛋白
Higbee's vaginal speculum 希格比阴道镜
higenamine ***n***. 附子一号
Higginson's syringe[Alfred 19 世纪英外科医师]希京森氏注射器(一种灌肠器)
high ***a***. 高的;高度的;强烈的;非常的;高级的;高尚的,(时机)成熟的;严重的 ***ad***. 高;高价地 ***n***. 高峰;高水准;高地;高处 ‖ aim ~ 力争上游 / at ~ pressure 使劲干, 处于高压 / in ~ terms 称赞地 / ~ time 正该……的时候 / with a ~ hand 高压地, 专横地 / ~ and dry 孤立无援,束手无策 / ~ and low 到处 / ~ on 热心于,热衷于 / on ~ 在高处;在天空 ‖ ~ly ***ad***. 高;高度地;很,非常
high air pollution potenial(简作 HAPP)高层空气污染潜势
High Air Flow with Oxygen Enrichment(简作 HAFOE)浓缩氢快速气流
High Air Flow with Oxygen Enrichment(简作 HAFOE)浓缩氢快速气流
high altitude hearl disease(简作 HAHD)高原性心脏病
High Altitude Temperature(简作 HAT)高空温度
high amplitude(简作 HA)高振幅
high anxieiy(简作 HA)高度焦虑
high astigmatism 高度散光
high blood pressure 高血压
high calorie(简作 HC)高热量
high capacity(简作 HC)高容量,高功率
high carbon(简作 HC)高碳(的)
high cardiac outputstates 高心排血量状态
high conductivity(简作 HC)高电导率,高电导性
high density(简作 HD)高密度
high density lipoprotein(简作 HDL, HDLP)高密度脂蛋白
high density lipoprotein cholesterol(简作 HDL-ch)高密度脂蛋白胆固醇
high density polyethylene(简作 HDPE)高密度聚乙烯
high dose(简作 HD)高剂量,大剂量
high dose technique 大剂量法
high dose methotrexate-leucovorin(简作 HD-MTX-LCV)大剂量氨甲蝶呤化疗方案
high dose urea in invert sugar(简作 HUIS)转化糖高剂量尿素
high efficiency(简作 HE)高效率,高功率
high efficiency particulate air(简作 HEPA)高效能粒子空气(过滤器)
high efficiency paticulate arrestance(简作 HEPA)高效微粒滞留
high egg passage vaccine(简作 HEP)多代鸡胚疫苗,多次卵(胚)传代(狂犬病)疫苗
high egg passage virus(简作 HEP)多代鸡胚病毒
high energy liquidoxidizer(简作 HELO)高能液体氧化剂
high energy particle(简作 HEP)高能粒子
high energy phosphate(简作 HEP)高能磷酸盐
High Energy Physics Laboratory(简作 HEPL)高能物理实验所(美)
high energy ray(简作 HER)高能射线
high energy solid oxidizer(简作 HESO)高能固体氧化剂
high energy(简作 HE)高能
high energy phosphate bond 高能磷酸键
high evepoint eyepieces(简作 HEP)高眼点(目镜)
high fever 高热
high flow 高流量
high frequency chest compression(简作 HFCWC)高频胸壁压迫通气
high frequency jet ventilation(简作 HFJV)高频喷射通气

high frequency of recombination cells（简作 Hfr）细胞高频度重结合
high frequency of current（简作 HFC）高频电流
high frequency positive pressure jet ventilation（简作 HFPPJV）高频正压通气
high frequency positive pressure ventilation（简作 HFPPV）高频正压通气
high frequency（简作 hf）高频
high frequency lesions（简作 HFL）高频损害
high frequency oscillation（简作 HFO）高频振荡
high frequency transduction（简作 HFT）高频度转移
high frequency transfer（简作 HFT）高频转移
high frequency ventilation（简作 HPV）高频通气
high grade A-V block 高度房室传导阻滞
high grade block 高度(传导)阻滞
high grade S-A block 高度塞房传导阻滞
high hypermetropia 高度远视
high impulsiveness（简作 HI）高度冲动
high impulsiveness, low anxiety（简作 HILA）高度冲动,低度焦虑
high insertion 高位插入（虹膜根部的）
high intensity（简作 HI）高强度
high lateral myocardial infarction 高侧壁心肌梗死
high magnification（简作 Hi mag）高倍放大
high myopia 高度近视
high myopic eye 高度近视眼
high output heart failure 高排血量型心力衰竭
high performance (or pressure) liquid chromatography（简作 HPLC）高效（或压力）液相色层分析法
high performance thin chromatography（简作 HPTC）高效薄层层析
high performance thin layer chromatography（简作 HPTC）高效薄层层析
high position（简作 H/P）高位
high potassium diet 高钾饮食
high potential（简作 HPOT）高电位(势能);高电压
High Pressure Low- Laboratory（简作 HPLL）高压寿命实验室
high pressure injector 高压注射器
high pressure solution（简作 HPS）高压溶液
high pressure-low temperature（简作 HP /LT）高压低温
high protein diet 高蛋 白饮食
high protein supplement（简作 HPS）高蛋白补给
high reliability（简作 Hi-Rel）高 度可靠性
high resolution infrared radiation sounder（简作 HIRS）高分辨力红外幅射探测器
high risk infant 高危婴儿
high risk pregnancy 高危妊娠
high school（简作 HS）中学
high sensitivity（简作 HS）高敏感性,高灵敏度
high specific activity（简作 HSA）高比活性
high speed reader（简作 HSR）高速读出器
high speed autoradiography（简作 HSArg）高速自体放射照术
High speed printer（简作 HSP）高速打印机
high styrene-butadiene（简作 HS/B）高苯乙烯丁苯胶乳
high temperature decomposition（简作 HTD）高温分解
high temperature for a short time（简作 HTST）短时高热(灭菌法)
high temperature materials（简作 HTM）高温材料
high temperature（简作 ht）高温
high tensile（简作 HT）高张力
high tension hours（简作 Hth）高压(伏特)小时(调线管用)
high tension（简作 HT）高(电)压(伏特数)
high tide（简作 HT）高潮
high vacuum pump（简作 HVP）高真空泵
high velocity（简作 HV）高速度
high velocity（简作 hi-velocity）高速度
high velocity missile（简作 HVM）高速投射器
high velocity loop（简作 HVL）高速度回际
high vitamin diet 高维生素饮食
high volta electron microscope（简作 HVEM）高电压电子显微镜
high voltage（简作 HV）高(电)压
high voltage direct current（简作 HVDC）高压直流电
high voltage electrophoresis（简作 HVE）电压电泳
high voltage generator（简作 HVG）高压发生器
high voltage paper electrophoresis（简作 HVPE）高压纸电泳
high volume（简作 HV）高音量
high water（简作 HW）高水位,高水分
highband（简作 Hb）*n*. 高频带
high-capacity communications system（简作 HICAPCOM）大容量通信系统
high-ceiling dilutics 强效利尿剂
high-class *a*. 高级的,第一流的
high-density lipoprotein cholesterol（简作 HDL-C）高密度脂蛋白胆固醇
high-density lipoprotein cholesterol /lowdensity lipoprotein cholesterol（简作 HDL-C/LDL-C）高密度脂蛋白胆固醇/低密度脂蛋白胆固醇
high-density lipoprotein（简作 HD）高密度脂蛋白
high-energy chemistry 高能化学
higher nervous activity 高级神经活动
higher limit（简作 H/L）上限
highest asymptomatic dose（简作 HAs）*n*. 最大无症状剂量
highest common factor（简作 HCF）最大公约数,最大公因数
high-fidelity（简作 hi-fi）*n*. 高保真度
high-grade *a*. 优质的
highjack *v*. 抢劫，绑架
highland *n*. 高地,高原 *a*. 高原的
high-level radioactive waste（简作 HAW）强放射性废物
highlight *n*. ①光线最强处 ②最重要的部分 *vi*. 以强光照射;使显著,使突此强调
highly *ad*. 很，非常，高度地 ‖ ~ strung 神经紧张地
highly branched chain（简作 HBC）多支链
highly selective vagotomy（简作 HSV）高度选择性迷走神经切断术
highmammals *n*. 高等动物
Highmore's antrum（Na-thaniel Highmore）上额窦 ‖ ~ body 睾丸纵隔
highmoritis *n*. 上颌窦炎
highness *n*. 高;高度
high-pass filter（简作 HPF）高通滤波器
high-performance research reactor（简作 HPRR）高效率研究性反应堆
high-pitched *a*. 高亢的
high-potential iron protein（简作 HIPIP）高效铁蛋白
high-power field（简作 HPF）最高倍数,（显微镜的）高倍视野
high-power(ed) *a*. 强有力的;大功率的
high-pressure *a*. 高压的;高气压的;使人极度紧张的
high-pressure decompression sickness 高压一减压病
high-pressure oxygen（简作 HPOX）高压氧
high-pressure sodium lamp（简作 HPS）高压钠光灯
high-pressure polyethylene（简作 HPPE）高压聚乙烯
high-pressure test（简作 HPT）高压试验
high-proof *a*. 含酒精度高的
high-quality（简作 Hi-Q）*n*. 优质
high-speed buffer register（简作 HSBR）高速缓冲寄存器
high-speed channel（简作 HSC）高速通道
High-speed data acquisition（简作 HSDA）高速数据采集
high-speed（简作 HS）高速的
high-speed analog computer（简作 HSAC）高速模拟计算机
high-speed repetitive operation（简作 HSRO）高速重复操作
high-spirited *a*. 兴奋的;易怒的
high-strung *a*. ①紧张的 ②非常敏感的 ③易激动的,神经兴奋型的
hight of eye（简作 HE）视线高度
high-temperature hydrogenation（简作 HT hydr）高温加氢
high-temperature oxidation（简作 HTO）高温氧化(作用)
high-temperature component（简作 HTC）高温成分
high-tension（简作 ht）高压
hightension direct current（简作 HTDC）高压直流电
high-test *a*. 经过严峻考验的，有高度挥发的（指汽油）‖ ~ hypochlorite（简作 HTH）高级漂白粉
high-test peroxide（简作 HTP）高浓度过氧化氢
high-velocity（简作 Hv）*n*. 高速度
high-voltage（简作 hi-volt）高(电)压
high-voltage power supply（简作 HVPS）高压电源
highway *n*. 公路
higueron; Ficus laurifolia *n*. 桂叶榕
HIHA high impulsiveness, high anxiety 高度冲动，高度焦虑
Hi-hat 仰摄座
HIHD hypertensive heart disease 高血压性心脏病
HII Health Insurance Institute *n*. 健康保险学会
hijack *v*. 绑架，抢劫，劫持
HILA Health Insurance Logistics Automated 健康保险后勤自动化系统/ high iimpuksiveness, low anxiety 高度冲动,低度焦虑
hilar *a*. ①门的 ②肺门的 ③脐的 ‖ ~ depression 脐凹 / ~ spot

脐点
hilarious ***a***. 欢闹的,狂欢的 ‖ ~ly ***ad***. / ~ness ***n***.
Hildebrandt's test (**Fritz Hildebrandt**) 希尔德布兰特试验 (检尿中尿胆素)
Hildenbrandiaceae ***n***. 腮脂藻科 (一种藻类)
Hildenbrand's disease (Johann V. von Hilden-brand) 斑疹伤寒
hili (**hilus**) [拉] ***n***. 门
hilifuge ***a***. (从) 肺门放射的 (X 线阴影)
hi-lite [图象] 高亮度部分
hilitis ***n***. 门炎 (尤指肺门炎)
Hill posterior gastropexy (Lu-cius D. Hill) 希尔胃后固定术 (一种矫正胃食管的手术)
Hill's katathermometer [Leonard] 希耳氏干湿球温度计
Hillbousia ***n***. 无色含硫球杆菌属
Hilliard's lupus; lupus marginatus 边缘性狼疮
hillock ***n***. 丘, 阜 ‖ auricular ~s, 耳结节, 耳丘 / axon ~ 轴丘 / cloacal ~ 生殖丘, 生殖结节 / ~ germ ~, germ-bearing ~ (载) 卵丘 / ~ Muller's 苗勒氏结节 / seminal ~ 精阜
Hill's sign (Leonard F. Hill) 希尔征 (股动脉收缩区过度增高)
Hill-Sachs lesion (Harold A. Hill; Maurice D. Sachs) 希—萨损害 (后内肋骨兴的一种受压骨折, 有时与肩前脱位同时发生, 系由肪骨头撞击下领窝的前缘所致)
hilt ***n***. (刀、工具) 柄 ‖ (up) to the ~ 完全地, 彻底地
Hilton's law (John Hilton) 希尔顿定律 (分布于某一关节的神经, 亦同时分布于运动该关节的各肌及各肌附着处的皮肤) ‖ ~ muscle 杓会厌肌 / ~ sac 喉室 / ~ white line 梳状线, 肛门皮肤线
hilum ([复] hila) ***n***. ① 门 ② 种脐 (种子) ③ 皮片蒂 (整形手术) ‖ ~ cleft 种脐, 脐点 / ~ glandulae suprarenlis 肾上腺门 / ~ hepatic 肝门 / ~ of kidney 肾门 / ~ of lienis 脾门 / ~ of lung 肺门 / ~ of lymph gland 淋巴结门 / ~ nuclei dentati 齿状核门 / ~ nuclei olivaris 橄榄核门 / ~ ovarii 卵巢门 / ~ pulmonis 肺门 / ~ renalis 肾门 / ~ of spleen 脾门
hilus ([复] hili) ***n***. [拉] 门 ‖ ~, anal; ana; tubercle 肛丘, 肛结节 (胚) / ~, Doyere's 杜瓦叶尔氏隆凸 / ~ hepatis 肝门 / ~ of (the) kidney 肾门 / ~ lienis 脾门 / ~ of (the) lung 肺门 / ~ nuclei dentati 齿状核门 / ~ nuclei olivaris 橄榄核门 / ~ ovarii 卵巢门 / ~ pulmonis 肺门 / ~ renal 肾门 / ~ of the spleen 脾门
Him heroin ***n***. 海洛因
HIM haematogenesis induction microenviroment 造血诱导微环境/ hemophilus influenza meninginitis 流感杆菌性脑膜炎
Himafugu [动药] 条斑东方鲀 ‖ ~ coralbean [植药] 刺木通 / ~ cuckoo [动药] 中杜鹃 / ~ cuckoo meat [动药] 中杜鹃 / ~ helwingia [植药] 西藏青荚叶 / ~ stachyurus [植药] 喜马 山旌节花 / ~ swiftlet [动药] 短嘴金丝燕 / ~ swiftlet nest [动药] 土燕窝巢
Himag high magnification 高倍放大
Himantandraceae ***n***. 芳香木科
himantioid ***a***. 带状的, 状的
Himantolophidae ***n***. 疏刺科 (隶属于双角科 Diceretiidae)
Himantolophus groenlandicus (**Reinhardt**) 疏刺 (隶属于疏刺科 Himantolophidae)
himantosis ***n***. 悬雍垂延长
Himasthla ***n***. 鞭带 [吸虫] 属, 刺茎 [吸虫] 属 ‖ ~ alincia 细长鞭带吸虫, 细长刺茎吸虫 / ~ kusasigi 草橘刺茎吸虫 / ~ muehlensi 鞭带吸虫 / ~ rhigedana 条形鞭带吸虫, 条形刺茎吸虫 / ~ sinsioa 中华鞭带吸虫, 中华刺茎吸虫
Himejaponicus (**Gti nther**) 日本姬鱼 (隶属于仙鱼科 Aulopodidae)
Himigymnus fasciatus (**Bloch**) 横带粗唇鱼 (隶属于隆头鱼科 Labridae)
hinchazon [古巴] ***n***. 脚气 (病)
hind (hinder, hindmost 或 hindermost) ***a***. 后面的, 后部的; 在后的 ‖ ~ body 腹部 / ~ gut 后肠 / ~ intestine 后肠 / ~ kidney 后肾 / ~ limb 后肢 / ~ toe 后趾 / ~ winge 后翘 / ~ cross vein ① 后交差静脉 ② 臀横脉
hindbrain ***n***. 菱脑
Hindenlang's test (**Karl Hindenlang**) 欣登朗试验 (检白蛋白)
hinder ***vt***. 阻止, 阻碍, 妨碍 ***vi***. 阻碍行动 ***a***. 后面的, 后部的; 在后的
hinder magin 后缘
hinder-most ***a***. hind 的最高级; 最后面的
hindfoot ***n***. 足后段 (包括距骨和跟骨)
hindgut ***n***. 后肠
hind-kidney ***n***. 后肾
hindmost ***a***. hind 的最高级; 最后面的
hindrance ***n***. 障碍, 妨碍 ‖ ~ steric 位阻 [现象], 立体障碍
Hindu ***n***. & ***a***. 印度人 (的) ‖ ~ datura [植药] 白曼陀罗 / ~ datura [植药] 洋金花 / ~ lotus [植药] 莲 / ~ lotus [植药] 莲子
Hines-Bannick syndrome (Edgar A. Hines; Edwin Bannick) 海—班综合征 (低温和不能出汗间歇性发作)
Hines-Brown test (Edgar A. Hines; George E. Brown) 海因斯—布朗试验 (冷加压试验, 即先量血压然后将患者的手浸入冰水, 再量血压, 若血压过高, 则表明有原发性高血压
hinge ***n***. ① 铰链; 关键 ② 转折点 ***vt***. 给……装上铰链 ***vi***. 靠铰链转动; 随……而定, 以……为转移 (on, upon) ‖ off the ~s 脱开铰链的; 健康失调的; 精神错乱 / ~s ***n***. 铰链; 关键, 枢纽 / ~ region 铰链区, 关节区
hinge-bow ***n***. 铰链式面弓
hing-joint ***n***. 屈戌关节
hinolitol, **hinokitiol** ***n***. 日柏醇
Hint Hinton test 欣顿试验 (梅毒絮状反应试验)
hint ***n***. 暗示, 提示 ***vt***. & ***vi***. 暗示 ‖ ~ at 暗示, 暗指 / take a ~ 接受别人的暗示, 领会
hinterland ***n***. 内地
Hinton test (William A. Hinton) (简作 Hint) 欣顿试验 (检梅毒)
HIO hypoiodite ***n***. 次碘酸盐
hiolitol, **hinokitiol** ***n***. 日柏醇
HIOMT hydroxyindole-O-methyl trasferase 羟基吲哚氧位甲基转移酶
hip ***n***. 髋 (部), 臀部; 髋关节 ‖ ~ pointer 髋挫伤 / snapping ~ 弹响髋, 髋关节弹响
HIP health insurance plan 健康保险计划 /hydrostatic indiffrence point 流体静力 (学) 无作用点
hipbone ***n***. 髋骨, 坐骨
HIPIP high-potential iron protein 高效铁蛋白
hip-jiont ***n***. 髋关节
hipp(o)- [希] [构词成分] 马
hippanthropia; **hipanthropy** ***n***. 骑马妄想
Hipparion Sp·[拉; 动药] 三趾马
hippasia [希 riding] ***n***. 骑马幻想
hipped ***a***. 臀骨折的 (指马); 臀部……的, 髋部……的
Hippelates ***n***. 潜蝇属 ‖ ~ flavipes 黄潜蝇 / ~ pusio 眼潜蝇
Hippel-Lindau disease (Eugen von Hippel; Arvid Lindau) 希佩尔–林道病 (遗传性斑痣性错构瘤病, 特征为视网膜和小脑先天性血管瘤病, 亦称小脑视网膜血管瘤病)
Hippel's disease (Eugen von Hippel) 希佩尔病 (主要限于视网膜血管瘤病, 当伴有小脑成血管细胞瘤时, 即称 von Hippel-Lindau disease, 见 Hippel-Lindau disease)
Hippeutis ***n***. 圆扁螺属 ‖ ~ cantori 尖口圆扁螺
hippiater ***n***. 兽医
hippiatric; **veterinary** ***a***. 兽医的
hippiatrics; **hippiatry** ***n***. 兽医学
Hippichthysheptagonus (**Bleeker**) 七角海龙 (隶属于海龙科 Syngnathids)
hippinter; **veterinarian** ***n***. 兽医
hippo ***n***. 吐根
Hippobosca ***n***. 虱蝇属 ‖ ~ capensis, ~ longipennis, ~ fancilloni 犬虱蝇 / ~ rufipes 赭虱蝇
Hippoboscidae ***n***. 虱蝇科
hippocamp ***n***. 海马
hippocampal ***a***. 海马的 ‖ ~ cortex 海马皮层 / ~ gyrum 海马回 / ~ fimbria 海马伞 / ~ horn 海马角 / ~ sulcus 海马沟
hippocampus ***n***. 海马 ‖ ~ major, hippocampus 海马 / ~ minor, calcar avis 禽距 / ~ nudus 裸海马
Hippocampus ***n***. 海马属 ‖ ~ coronatus (Temminck et Schlegel) [动药] 冠海马 (隶属于海龙科 Syngnathids) / ~ histrix (Kaup) [动药] 刺海马 (隶属于海龙科 Syngnathids) / ~ japonicus (Kaup) [动药] 日本海马 (隶属于海龙科 Syngnathids) / ~ kelloggi (Jordan et Snyder) [动药] 大海马 (隶属于海龙科 Syngnathids) / ~ kuda (Bleeker) [动药] 管海马 (隶属于海龙科 Syngnathids) / ~ trimaculatus (Leach) [动药] 斑海马 (隶属于海龙科 Syngnathids)
Hippocastanaceae ***n***. 七叶树科
Hippocastanum ***n***. 马力树, 七叶树
hippocoprosterol ***n***. 马粪甾醇
hippocoryza; **equinia** ***n***. 鼻疽, 马鼻疽
Hippocrateaceae ***n***. 翅子藤科
Hippocrates ***n***. 希波克拉底 (古希腊名医, 被尊为"医学之父") ‖ ~ cap 希波克拉底氏帽 (帽式绷带) / ~ cord 希波克拉底氏索, 跟肌 / ~ sleeve 希波克拉底氏袖形滤器 / ~ aphorisms 希波克拉底氏誓言
hippocratic ***a***. 希波克拉底的; 希波克拉底医派的

Hippocratic aphorisms 希波克拉底氏誓言(关于医生道德的一段誓词)
Hippocratic Oath 希波克拉底氏誓言
hippocratism *n*. 希波克拉底医派(以模仿自然过程为基础,并强调治疗与预后)
hippocratisni *n*. 希波克拉底医派
hippocratist *n*. 希波克拉底医派者
hippocrepiform *a*. 马蹄形的
Hippodamia tredecimpunctata (**Linnaeus**) 十三星瓢虫(隶属于瓢虫科 Epilachinae)
Hippoglossides dubius (**Schmidt**) 大牙拟庸鲽(隶属于鲽科 Pleuronectidae)
Hippoglossus hippoglossus L. 庸鲽鱼
hippolith *n*. 马粪石
hippology *n*. 马学,马病学
Hippolytidae 藻虾科(隶属于鼓虾总科 Alpheoidea)
hippomane *n*. 尿囊小体
Hippomane mancinella *n*. 马疯木
hippomelanin *n*. 马黑(色)素
Hippomorpha *n*. 马亚形目
hippomyxoma [hippos + 希 myxa discharge + -oma tumor] *n*. 马黏液瘤(伴马皮疽及鼻疽而发者)
Hippophae rhamnoidesL. [拉,植药] 沙棘
hippophagy *n*. 嗜食马肉
Hippopus hippopus (**Linnaeus**) 砗磲(隶属于砗磲科 Tridacnidae)
Hipposideros armigerHodgson [拉;动药] 大马蹄蝠
hippostercocin; **hippocoprosterol** 马粪雌(甾)酮
hippostercorin *n*. 马粪甾醇
hippotomy *n*. 马解剖学
hippulin *n*. 异马烯雌(甾)酮
hippuran; **sodium iodohoppurate** *n*. 希普兰,碘马尿酸钠
hippurase *n*. 马尿酸酶
hippurate *n*. 马尿酸盐
hippuria *n*. 马尿酸尿
hippuric *a*. 马尿的 ‖ ~ acid (简作 HA)马尿酸
hippuricase *n*. 马尿酸酶
Hippuris vulgarisL. [拉,植药] 杉叶藻
Hippurus [拉;动药] *n*. 金鱼
hippus *n*. 虹膜震颤 ‖ ~ respiratory 呼吸性虹膜震颤
Hiprex *n*. 马尿酸乌洛托品(methenamine hippurate)制剂的商品名
hips *n*. 基节
hip-shot *a*. 髋部骨折的,伤髋的(马)
hip-sickness; **mal de caderas** [南美] *n*. 马锥虫病
Hi-Q high-quality *n*. 优质
HIR hydatid infrectective rate 小牛包虫感染率/ hircic acid 羊脂酸
hirci *n*. 腋毛,腋窝臭,耳屏
hircin [拉 **hircus goat**] *n*. 羊脂膻气素
hircismus *n*. 腋窝臭,狐臭
hircus ([复]hirci) [拉] *n*. ①腋毛 ②耳屏 ③腋窝臭,狐臭
hire *vt*. 租借;雇 *n*. 租用;雇用;租金 ‖ for (或 on) ~ 供出租 / ~r *n*. 雇主,租借者
Hi-Rel high reliability *n*. 高度可靠性
hireling *n*. 佣工 *a*. 被雇用的
HIRS high resolution infrared radiation sounder 高分辨力红外幅射探测器
Hirschberg's reaction [Leonard Keene 美医师 1877 生] 赫希伯格氏反应(伤寒样反应)
Hirschberg's magnet (Julius Hirschberg) 希尔施贝格电磁铁(吸除眼内铁屑) ‖ ~ method 希尔施贝格法(观察角膜的烛光反射,以测量斜视的偏向)
Hirschfelder's tuberculin (JosePh O. Hirschfelder) 氧化结核菌素
Hirschfeld's canals (I. Hirschfeld)牙间管,齿间管
Hirschfeld's disease (Felix Hirschfeld)急性糖尿病
Hirschia [拉] *n*. 海氏菌属 ‖ ~ baltica [拉] 波罗地海海氏菌
Hirschsprung's disease (Harald Hirschsprung) 先天性巨结肠
Hirstionyssus *n*. 皮刺螨科 ‖ ~ callosciuri (Bregetova et Grokhovskaya) 越中赫刺螨(隶属于皮刺螨科 Dermanyssidae) / ~ confacianus (Hirst) 社鼠赫刺螨(隶属于皮刺螨科 Dermanyssidae) / ~ criceti (Suizer) 仓鼠赫刺螨(隶属于皮刺螨科 Dermanyssidae) / ~ geogicus (Bregetova) 乔治亚赫刺螨(隶属于皮刺螨科 Dermanyssidae) / ~ huanglungensis (Liu et Yuan) 黄龙赫刺螨(隶属于皮刺螨科 Dermanyssidae) / ~ hupehensis (Hsu et Ma) 湖北赫刺螨(隶属于皮刺螨科 Dermanyssidae) / ~ indosinensis (Bregetova et Grokhovskaya) 中印赫刺螨(隶属于皮刺螨科 Demianyssidae) / ~ isabellinus (Oudemans) 淡黄赫刺螨(隶属于皮刺螨科 Dermannyssidae) / ~ kirmensis (Cheng, Yin et Chang) 吉林赫刺螨(隶属于皮刺螨科 Dermannyssidae) / ~ microti (Hsu et Ma) 幼田鼠赫刺螨(隶属于皮刺螨科 Dermannyssidae) / ~ musculi (Johnston) 镶鼠赫刺螨(隶属于皮刺螨科 Dermannyssidae) / ~ mustelae (Teng et Pan) 鼬赫刺螨(隶属于皮刺螨科 Dermannyssidae) / ~ neosinicus (Teng et Pan) 新华赫刺螨(隶属于皮刺螨科 Dermannyssidae) / ~ ochotonae (Lang et Petrova) 鼠兔赫刺螨(隶属于皮刺螨科 Dermannyssidae) / ~ sciurinus (Hirst) 松鼠赫刺螨(隶属于皮刺螨科 Dermannyssidae) / ~ selliformis (Liu) 鞍形赫刺螨(隶属于皮刺螨科 Dermannyssidae) / ~ shensiensis (Liu et Yuan) 陕西赫刺螨(隶属于皮刺螨科 Dermannyssidae) / ~ soricis (Turk) 鼹鼠赫刺螨(隶属于皮刺螨科 Dermannyssidae) / ~ sub-minor (Cheng, Yin et Chang) 小赫刺螨(隶属于皮刺螨科 Dermannyssidae) / ~ sunci (Wang) 赫刺螨(隶属于皮刺螨科 Dermannyssidae) / ~ szechuanicus (Teng et Pan) 四川赫刺螨(隶属于皮刺螨科 Dermannyssidae) / ~ tamiopis(Wang) 线鼠赫刺螨(隶属于皮刺螨科 Dermannyssidae) / ~ transiliensis neimongkuensis (Yao) 内蒙伊赫刺螨(隶属于皮刺螨科 Dermanneimyssidae) / ~ trogopteri (Teng et Pan) 箒鼠赫刺螨(隶属于皮刺螨科 Dermannyssidae) / ~ ventricosus (Wang, Chen et Yin) 巨腹赫刺螨(隶属于皮刺螨科 Dermannyssidae)
hirsute *a*. 多毛的(尤指动物到发情期时有粗毛的) ‖ ~ness *n*.
Hirsute gambirplant [植药] 毛钩藤
hirsutic acid 多毛真菌酸
hirsuties *n*. 多毛(症)
hirsutism *n*. 多毛症(尤指妇女多毛症)
hirsutulous *a*. 毛很短的
hirudicidal *a*. 杀水蛭的
hirudicide *n*. 杀水蛭药
hirudin *n*. 水蛭素
Hirudinaria *n*. 水蛭属
Hirudinea *n*. 蛭纲
hirudiniasis *n*. 水蛭病 ‖ ~, exteranl 外水蛭病 / ~, internal 内水蛭病
hirudiniculture *n*. 水蛭养殖
Hirudinidae *n*. 水蛭科
hirudinization *n*. 水蛭素防凝;水蛭疗法
hirudinize *vt*. 用水蛭素防凝
Hirudo *n*. ([复]hirudines) 水蛭属 ‖ ~ aegyp-tiaca 埃及水蛭 / ~ japonica 日本水蛭 / ~ javanica 爪哇水蛭 / ~ medicinalis 医(用水)蛭/ ~ quinque-striata 澳洲水蛭 / ~ sangeisorba 马蛭 / ~ troctina 欧洲水蛭 / ~ nipponica Whitman [拉;动药] 水蛭
hirudo *n*. 马蛭
Hirundinidae *n*. 燕科(隶属于雀形目 Hirundinidae)
Hirundo daurica (**Linnaeus**)金腰燕(隶属于燕科 Hirundinidae)
Hirundo rustica (**Linnaeus**) 家燕(隶属于燕科 Hirundinidae)
His histidine *n*. 组氨酸
his holes *n*. 洞;穴;孔
HIS health care information system 健康监护情报系统/ health interview survey 健康访问调查
Hishistidine *n*. 组氨酸
Hismanal *n*. 阿司咪唑(as-temizole)制剂的商品名
Hismanal (**astemizole**) *n*. 息斯敏(阿司咪唑)
Hispidoberycidae *n*. 刺金眼科(隶属于金眼目 Beryciformes)
Hispidoberyx ambagiosus (**Kotlyar**) 刺金眼(隶属于刺金眼科 Hispidoberycidae)
Hispril *n*. 盐酸二苯拉林(di-phenylpyraline hydrochloride)制剂的商品名
His's bursa (Wilhelm His) 希氏囊(原肠末端的膨大) ‖ ~ canal (duct) 甲状舌管 / ~ cells 希斯氏细胞(血管由此发生) / ~ copula; hypobranchial eminence 希斯氏联桁,舌联桁 / ~ isthmus; isthmus rhombencephali 希斯氏峡,菱脑峡 / ~ perivascular space 希氏血管周隙(脑与脊髓血管外膜和神经胶质血管周界膜之间的空隙) / ~ retrolobular tubercle 希斯氏耳廓后结节 / ~ rule 希斯氏规律(孕期计算规律) / ~ zones 希氏区(沿胚胎脊髓全长有4个增厚束)
His's bundle (**band**) (Wilhelm His, Jr.) 希氏束(带),房室束 ‖ ~ disease 战壕热 / ~ spindle 主动脉梭
Hiss capsule stain (Philip H. Hiss, Jr.) 希斯荚膜染色法(显示细菌荚膜的方法)
Hiss's methods [hilip Hanson 美细菌学家 1868—1913] 希腊氏染色法(荚膜染色法)
hist- (见 histo-Histadyl) [希] [构词成分] 组织
hist histologic *n*. 组织学的 / histology *n*. 组织学/ history *n*. 历史;病史
Hist histamine *n*. 组(织)胺 /histidinemia *n*. 组氨酸血症/ histogram

n. 直方图矩形图(统计)
hist(o)-[希][构词成分] 组织
Histadyl *n*. 美沙吡啉 (methapyrilene) 制剂的商品名
histadyl *n*. 希斯塔地尔(成药,抗组胺药)
histaffine *a*. 亲组织的 *n*. 亲组织素
histaiminemia *n*. 组胺血(症)
Histalog *n*. 倍他唑 (betazole) 制剂的商品名
histametizine *n*. 敏克静
histaminase *n*. 组胺酶
histaminc-fast *a*. 抗组胺的
histamine *n*. 组胺 (诊断用药) ‖ ~$_1$ 组胺 1(使血管扩张和平滑肌收缩的组胺细胞受体点,缩写为 H_1) / ~$_2$,组胺 2 (刺激心率和胃液分泌的组胺细胞受体点,缩写为 H_2) / ~ hydrochloride 盐酸组胺 / ~ phosphate 磷酸组胺 (胃液检查用药,血管扩张药,脱敏药)
histamine (简作 Hist)组(织)胺
histamine-like substance 组织胺样物质
histaminergic *a*. 组胺能的
histaminia *n*. 组胺休克
histaminic *a*. 组胺 (诊断用药)的
histaminolytic *a*. 破坏组胺的
histanoxia *n*. 组织缺氧(症)
Histapyrrodine *n*. 希司咯定(抗组胺药)
Histaspan *n*. 马来那敏,扑尔敏(chlorpheniraminemaleate) 制剂的商品名
histenzyme *n*. 肾马尿酸酶
histi(o)-[希][构词成分] 组织
histic *a*. 组织的
histidase *n*. ①组氨酸酶 ②组氨酸氨—裂解酶
histidinase *n*. ① 组氨酸酶 ②组氨酸氨—裂解酶
histidine *n*. 组氨酸 ‖ ~ monohydrochloride 盐酸组氨酸(曾一度用于治消化性溃疡) / ~ operon 组氨酸操纵子
histidine anamonia-lyase 组氨酸氨—裂解酶 (此酶的遗传性缺乏,为一种常染色体隐性性状,可致组氨酸血症,亦称组氨酸酶)
histidine decarbolase (简作 HDC)组氨酸脱羧酶
histidine (简作 His) *n*. 组氨酸
histidine decarboxylase 组氨酸氨 - 脱羧酶
histidinemia (简作 Hist)组氨酸血症
histidinuria *n*. 组氨酸尿
histidyl *n*. 组氨酰(基)
Histiobalantiidae de Puytorac and Corliss 纤袋虫科
Histiobalantium natans Claparede and Lachmann 游溢纤袋虫
Histiobalantium Stokes 纤袋虫属
histioblast *n*. 成组织细胞
histiocylic (简作 H) *a*. 组织细胞的
histiocyte *n*. 组织细胞 ‖ cardiac ~ 心肌组织细胞 / sea-blue ~ 海蓝色组织细胞 (见 syndrome 项下相应术语) / wandering ~, 游走性组织细胞(一种活动的巨噬细胞)
histiocytic *a*. 组织细胞
histiocytoma *n*. 组织细胞瘤 ‖ fibrou ~ 皮肤纤维瘤 / lipoid ~ 纤维黄瘤
histiocytomatosis *n*. 组织细胞瘤病
histiocytosarcoma [histion, kytos + 希 sarkoma fleshy excrescence] *n*. 组织细胞肉瘤 ‖ ~, lipoidal; Niemann's disease 类脂组织细胞增多病,尼曼氏病 / ~, non-lipid; Letterer-Siwe's disease 非类脂组织细胞增多病,累—赛二氏病
histiocytosis *n*. 组织细胞增多症 ‖ acute disseminated ~ X 急性播散性组织细胞增多症 X (见 Letterer-Siwe disease) / sinus ~ 窦性组织细胞增多症 / ~ X 组织细胞增多症 X (一种统称,包含嗜酸性细胞肉芽肿、累—赛病 (Letterer-Siwe disease)、汉—许—克病 = Hand-Schuller-Chris-tian disease),并表示三者具有共同的起动
histiocytosis X (简作 HX) *n*. 组织细胞增多症 X
histiogenic *a*. 组织原的
histioid *a*. ①蜘蛛网状的 ②单一组织的肿瘤) ③组织样的
histio-irritatiive *a*. 刺激 (结缔) 组织的
histioma *n*. 组织瘤 (如纤维瘤)
histionic *a*. 组织的
Histiophoridae *n*. 旗鱼科(隶属于鲈形目 Pereiformes)
Histiophorus orientalis (**Temminck et Scblegel**) 东方旗鱼 (隶属于旗鱼科 Histiophoridae)
Histiopteridae *n*. 帆鱼鳍科(隶属于鲈形目 Pereiformes)
Histioteuthidae *n*. 帆乌贼科(隶属于枪形目 Teuthoidae)
Histioteuthis celetaria pacifica (**Voss**) 太平洋帆乌贼 (隶属于帆乌贼科 Histioteuthidae)
Histioteuthis dofleini 相模帆乌贼 (隶属于帆乌贼科 Histioteuthidae)
Histioteuthis melegroteuthis (**Chun**)珠鸡帆乌贼 (隶属于帆乌贼科 Histioteuthidae)
HISTLINE history of medicine on line 医学史联机数据库
histo-; hist- [希 histos web, tissue 蛛网, 组织] 组织
histoautoradiograph *n*. 组织自动射线照片
histoautoradiography *n*. 组织放射自显影术
histoblast *n*. 成组织细胞
histochemical *a*. 组织化学的
histochemistry *n*. 组织化学
Histochemistry (简作 H) *n*. 组织化学(杂志名)
histochemotherapy *n*. 组织化学疗法
histochromatosis *n*. 组织着色病
histoclastic *a*. 破坏组织的 (指某些细胞)
histoclinical *a*. 组织临床的
histocompatibility antigen *n*. 组织相容性抗原
histocompatibility (简作 H) *n*. 组织相容性,组织适合性 (指移植物能被接受并维持其原有功能的性质或状态,由于供者和受者的基因型关系,移植物一般不出现排斥现象) ‖ ~ locus-A(简作 HL-A)组织亲合性位点-A / ~ antigen (简作 Hantigen) *n*. 组织相容性抗原 / ~ 2 antigen of mice (简作 H2 antigen) 小鼠组织相容性抗原 2 / ~ gene 组织相容性因子
histocompatible *a*. 组织相容的,组织适合的
histocyte *n*. 组织细胞
histocytoma *n*. 组织细胞瘤
histocytosis *n*. 组织细胞增多病
histocytoxanthoma *n*. 组织细胞黄瘤
histodiagnosis *n*. 组织学诊断
histodialysis *n*. 组织断离,组织分解
histodifferentiation *n*. 组织分化
histoenzymology *n*. 组织酶学
histofluorescence *n*. 组织荧光
histogenesis; histogeny *n*. 组织发生
histogenetic *a*. 组织发生的
histogenous *a*. 组织原的
histogeny; histogenesis *n*. 组织发生
histogram (简作 Hist) *n*. 直方图,柱形图,矩形图 (以柱形或矩形表示统计研究中数值分布的图)
histography *n*. 组织论
histohematin *n*. 细胞色素
histohematogenous *a*. 组织血原性的
histohydria *n*. 组织含水过多
histohypoxia *n*. 组织氧过少
histoid *a*. ①蜘蛛网状的 ②单一组织的 ③组织样的
histoincompatibility *n*. 组织不相容性,组织不适合性 (指移植物不被接受并不具备维持原有功能的性质或状态,由于供者和受者的基因型关系,移植物一般出现排斥现象)
histoincompatible *a*. 组织不相容的,组织不适合的
histokinesis *n*. 组织运动
Histol histology *n*. 组织学
histoleucocyte *n*. 单核细胞
histologic(al) (简作 hist) *a*. 组织学的 (亦称显微解剖学) ‖ ~ accommodation 组织调节
histologist *n*. 组织学家
histology (简作 hist) *n*. 组织学 (亦称显微解剖学) ‖ normal ~ 正常组织学 / pathologic ~ 病理组织学 / ~ topographic 器官组织学,局部组织学
histolysate *n*. 组织溶解物
histolysis *n*. 组织溶解
histolytic *a*. 溶组织的
histoma *n*. 组织瘤 (如纤维瘤)
histometaplastic *a*. 促组织变形的
Histomonas *n*. 组织滴虫病 ‖ ~ meleagridis 黑头组织滴虫
histomoniasis *n*. 组织滴虫病
histomonocyte *n*. 单核细胞
histomorphology *n*. 组织形态学
histomorphometric *a*. 组织形态测定的
histone *n*. 组蛋白 ‖ ~ nucleinate 核酸组蛋白 / ~ thymus 胸腺组蛋白
histonectomy [histo - + 希 ektome excision]; **periarterial sympathectomy** *n*. 动脉周交感神经切除学
histoneurology *n*. 神经组织学
histonic antibody (简作 HAB) 抗(心脏) 组蛋白抗体
histonomy *n*. 组织发生律,组织发生法则
histonuria *n*. 组织蛋白尿
histon-zinc-insulin *n*. 组蛋白锌胰岛素

histopathology *n*. 组织病理学,病理组织学
histophagous *a*. 噬组织的
Histophilus［拉］*n*. 嗜组织菌属 ‖ ～ ovis［拉］绵羊嗜组织菌
histophysiology *n*. 组织生理学
Histoplasma *n*. 组织胞浆菌属 ‖ ～ capsulatum 荚膜组织胞浆菌 / ～ capsulatum var. duboisii 荚膜组织胞浆菌杜氏变种 / ～ farciminosu 马皮疽组织胞浆菌
histoplasmin *n*. (荚膜)组织胞浆菌素,组胞浆菌素
histoplasmoma *n*. 组织胞浆菌瘤
histoplasmosis *n*. 组织胞浆菌病 ‖ African ～ 非洲组织胞浆菌病 /ocular ～眼组织胞浆菌病
histoplast *n*. 葡萄球菌提出液(旧名)
histopochemistry *n*. 局部组织化学
historadioautography 组织放射自显影(术)
historadiograph *n*. 组织射线照片
historadiography *n*. 组织射线照相术
historetention *n*. 组织(内)贮留
historic *a*. 有历史意义的;历史的
historical *a*. 历史的,历史上的 ‖ ～ly *ad*. 历史的,历史上的
historrhexis *n*. 组织破碎
history(简作 hist) *n*. 历史; 病史 ‖ case ～病历,病史;个案史 / family ～ 家族史 / ～ medical 病历,病史; / natural ～ 博物学 / ～ of medicine on line(简作 HISTLINE) *n*. 医学史联机数据库
histosiphon *n*. 隧道(如疥螨所造成的)
histosite *n*. 组织寄生物
histospectrography *n*. 组织光谱照相术
histospectrophotometric *a*. 组织分光光度(学)的
histoteliosis *n*. 组织终变(指细胞的最后分化)
histotherapy *n*. 组织疗法(以动物组织治病)
histothrombin *n*. 组织凝酶
histotome *n*. 组织切片机
histotomy *n*. 组织切片术
histotoxic *a*. 毒害组织的,组织毒的
histotripsy［histo - + 希 tripsis crushing］*n*. 组织摧毁术
histotromy［希 tromos tremor］; **fibrillary contraction** *n*.［原］纤维性收缩
histotroph *n*. 组织营养素
histotrophic *a*. 促组织生成的;组织营养的
histotropic *a*. 向组织的
histotropism *n*. 向组织性
histotypic *n*. 组织型的
histozoa; **Metazoa** *n*. 复细胞动物,后生动物
histozoic *a*. 组织内寄生的
histozyme *n*. 马尿酸酶
histozynae *n*. 马尿酸酶
histrelin acetate 醋酸组氨瑞林(促性腺激素释放激素的合成制剂,用于治疗中枢性早熟,注射给药)
Histriculus muscorum kahl 苔藓织毛虫
Histriculus similis Quennerstedt 似织毛虫
Histriculus vorax Corliss 贪食织毛虫
Histricus Corliss 织毛虫属
Histrio erethisticus Stokes 竞织毛虫
Histrio similis Quennerstrdt 似竞织毛虫
Histrio Sterki 竞织毛虫属
histrionic *a*. 演戏状的,表演样的 *n*. 演员 ‖ ～ muscles 表情肌
histrionism *n*. 表演症,戏迷症
hit(hit;-tt-) *vt*. ①打,打击;击中 ②碰撞 ③袭击;达到 ④偶然碰上 *vi*. 打,打击;碰撞(against);偶然碰上;找到 *n*. 一击;击中碰撞 ‖ ～ or miss 不论成功与否;射中与否 / ～ out at, ～ out against 猛击;抨击
HIT hemgglutination-inhibition test 血细胞凝集抑制试验/ Hypertrophic infiltrative tendinitis 肥大性浸润性腱炎
HITAC Hitachi transistor automatic computer 日立晶体管电子计算机
hitch *vi*. ①蹒跚 ②被钩住 *vt*. ①急拉,急推 ②钩住 *n*. 急拉,急推;蹒跚;故障,障碍;钩住
Hitchcock's reagent; **Benedict - Hitchcock reagent** 希奇科克氏试验(测定血司法部酸)
HITF Hospital Insurance Trust Fund 医院保险信用基金(美国社会保障总署)
hither *ad*. 这里;向这里;到这里 ‖ ～ and thither 到处;向各处;忽此忽彼
hithermost *a*. 最靠近的
hitherto *ad*. 迄今,到目前为止
HITMP highest temperature 最高温度
hitoparasite *n*. 组织寄生虫
hit-or-miss *a*. 不定的,偶然
Hittorf's number(Johann W. Hittorf)希托大值,离子导电率 ‖ ～ tube 希托大管［克击克斯(Crookes) X 线真空管］
Hitzig's girdle(**Eduard Hit-ng**)希茨希带(与乳房同高的一环状痛觉缺失区,在第三和第六背神经支配区内,见于脊髓痨早期) ‖ ～ test 希茨希试验(检前庭器)
HIV heat inactivated vaccine 热灭活疫苗 / human immunodeficiency virus 人类免疫缺陷病毒(艾滋病病原)
HIV-1 1 型人类免疫缺陷病毒
HIV-2 2 型人类免疫缺陷病毒
HIV-2b 2b 型人类免疫缺陷病毒(HIV-3 的同义语)
HIV-3 3 型人类免疫缺陷病毒(最新分离出的一株,参见 HIV 条)
hive *n*. 风团
hi-velocity high velocity 高速度
hives［单或复］*n*. 荨麻疹
hi-volt high-voltage 高(电)压
HJ Howell-Jolley bodies 豪—若二氏体(成熟红细胞核片)
H-K hand-to-knee coordination 手至膝动作协调 /heel-to-knee distance 足跟至膝距离
HK heat-killed *a*. 加热灭活的 /Hefner Kandeia 亥夫纳烛光(发光强度单位:0.903cd)/ hexokinase *n*. 己糖激酶 /Hong Kong 香港 /Human kidney 人肾
HKAFO hip-knee-ankle-foot orthosis 髋大腿矫形器
HKLM heat-killed Listeria monocytogenes 热灭活单核细胞增多性李司忒氏菌
hl hectoliter *n*. 百升 /hole *n*. 孔;洞穴
Hl hectoliter *n*. 百升(100 升) /latent hypermetropia; hyperopia 隐性远视;潜伏远视
HL helf-life *n*. 半衰期,半寿期 /Health for Life 生活保健(杂志名) /hearing level 听度级 /hearing loss 听力丧失 /heat labile 不耐热 /high carbohydrate diet containing leguminous fibre 含豆类纤维的高碳水化 合物饮食 /histocmpatability locus 组织相容 /homologous leucocytic antigen 同种白细胞抗原 /human leucoctte locus A 人白细胞(淋巴细胞)A 位点/ left humerus 左肱骨 /Hygienic Laboratory 卫生学实验室(美国卫生学实验室杂志名) /hyperlipoproteinemia 高脂蛋白血症 /hypermetropia latent 潜伏性远视 / hypertrichosis lanuginosa 毳毛性,多毛症/hypertiglyceridemia *n*. 高甘油三酯血症
HLA histocompatibility antigens 组织相容性抗原 /human leucocyte antigen 人白细胞抗原
HLA system human lymphocyocytic antigen system 人类淋巴细胞抗原系统
HL-A histocompatibility locus-A 组织亲合性位点 - A
HLAg homologous leucocytic antigen 同种白细胞抗原
HL-A-LD human lymphocytrantigen-lymphocyte defined 人淋巴细胞抗原—淋巴细胞限定地
HL-B human B lymphocyte 人类 B 淋巴细胞抗原
HLB hydrophile-lipophie balance 嗜水嗜酯平衡 /Hygienic Laboratory Bulletin 卫生学实验室通报(现名 BNIH)
HLCF heat-labile citrovorum factor 不耐热性亚叶酸
HLD half lethal dose 半数致死量/ hyperkinesis learning disability 运动机能亢进性学习困难,多动性难学症/ hypersensitivity lung disease 过敏性肺炎
Hlg halogen *n*. 卤素
HLH human luteinizing hormone 人黄体化激素 hypoplastic left heart 左心发育不全(综合征)
HLHS hypoplastic left heart syndrome 左心发育不全综合征
HLI hemolysis inhibition 溶血抑制 /Human Leukocyte Inferferon 人类白血球干扰素
HLK heart, liver and kidney 心、肝、肾
HLM heart-lung machine 心肺机
Hlm Hefner lumen 亥夫纳流明(光通最单位之一,1Hlm = 0.903m)
HLMO heart-lung machine opererator 心肺机操作人员
HLP half period 半衰期,半寿期 /Human laryngeal papillomatosis 人咽部乳头状瘤病 /human liver protein 人肝蛋白 /hyperlipoproteinemia *n*. 高脂蛋白血症
HLR heart-lung resuscitation 心肺复苏
HLS Health Laboratory Science 卫生实验室科学(杂志名) /hypertonic lactated Saline Solution 高渗乳酸盐生理盐水溶液
HLT half time 半衰期,半期 / Heat lysis test 热溶血试验 /human lumphocyte transformation 人体淋巴细胞转变
Hlth health *n*. 卫生,健康
HLU Heaviside-Lorentz system of units Heaviside-Lorentz 氏单位制
HLV half-value hayer 半价层 /herpes-like virus 疱疹样病毒
HLVS hypoplastic left ventricle sydrome 左室发育不全综合征
HLW high level waste 高放射性废物
Hlx Hefner lux 亥夫纳勒克斯(光照度单位之一,1Hlx = 0.9031x)

Hm 显性远视(manifest hyperopia)的符号 / hectometer ***n***. 百米/hand novement 手动
HM hand movement 手动 / heavy metals 重金属/ high molecular 高分子的/ History of Medicine 医学史(杂志名) /Hospital Medicine 医院医药(杂志名) /human milk 人乳/hydatidiform mole 水泡状胎块, 葡萄胎 /manifest hyperopia 显性远视 /perceive hand movement 可察觉的手颤动
HMAS History of Medicine and Allied Sciencs, lnc 医学及有关科学史联合会
hmatin ***n***. 正铁血红素;羟高铁血红素
HMB homatropine methy-bromide 溴化甲基后马托品
HMBZ hexamethyl benzene 六甲基苯
HMC Hospital-Medical Care 医院与医疗(加拿大杂志名)/ Hospital Management Committee 医院管理委员会 /human metaphase chromosome 人中期染色体 /hydroxymethyl cystosine 烃甲基嘧啶/Hygiene Mentale au Canada 加拿大精神卫生(杂志名)
hM-CSF human macrophage colony-stimulating factor 人类巨噬细胞群体刺激因子(造血因子之一种)
HMD hyaline membrane disease 透明膜病(呼吸系统综合征)/ carbidopa ***n***. 甲基多巴肼
HMDP hydroxymethylene diphosphonic acid 羟亚甲基二磷酸
HMDS hexamethyl-disilazane 六甲基二硅氨烷
HME heat and moisture exchanger 热—湿交换器
HMEIP Health Manpower Education Initiative Project 卫生人员教育初步规划(卫生资源管理局)
HMERGE high ordermerge 高阶合并
HMF hydroxymethyl-furaldehyde 羟甲基糠醛/Hydroxymethyl-furfural 羟甲基糠醛
HMG 3-hydroxy-3 methylglutaryl 3 – 羟基 – 3 – 甲基戊二酰(基)/human menopausal gonadotropin 人绝经期促性腺激素 /hydroxymethylglutaryl 烃甲基戊二酰
HMG CoA hydroxy-methyl-glutaryli coenzyme A 烃甲基戊二酰辅酶 I
HMHS His Her Majesty's hospital ship 皇家海军医院船
HMI healed myocardial infarction 治愈的心肌梗塞
HML human milk lysozyme 人乳溶菌酶
HMIA human migration inhibitor assay (人淋巴细胞)移动抑制因子测定
HMM heavy meromyosin 重酶解肌珠蛋白 / hexamethylol-melamine ***n***. 六甲蜜胺,六甲三聚氰胺(抗肿瘤药)
HMMA hydroxy-methoxy-mandelic acid 羟基甲氧基孟德立酸
HMN human milk neutrophils 人乳中性白细胞 /Hyperbaric Medicine News letter ***n***. 高气压医学通讯
HMO health maintenance organization(s) 维护健康组织(亦作 HMOs)/ heart minute output 每分钟心血输出量
HMOA Health Maintenance Organization Act of 1973 1973 年维护健康组织法令
HMP hexamethylphosphoramide 六甲基磷酸酚胺 /hexose monophosphate – 磷酸已糖 /hexose monophosphate pathway 一磷酸已糖径路 /high molecular polymer 高分子聚合物 /hot moist pack 湿热裹法
HMPA hexamethyl-phosphoramide 六甲基磷酸酰胺
HMPG hydroxymethoxy phenylglyc 羟甲氧基苯乙二醇
HMPS hexose-monophosphate shunt ***n***. 一磷酸已糖分路
HMPT hexametapol ***n***. 六甲磷酰胺
HMR histiocytic medullary reticulosis 组织细胞性髓性网状细胞增多症
HMRB Hazardous Material sregulation Board 危险物品管制委员会
HMS hyaline membrane syndrome 透明膜综合征(肺脏) /hours, minutes, seconds 定时,定分,定秒;时/分/秒
HMSAS hypertrophic muscular subaortic stenosis 肥大性肌性主动脉下狭窄
HMSN hereditary motor andsensory neuropathy 遗传性运动和感觉神经病变
HMSO Her Majesty's Stationery Office 英国皇家文书局(出版政府文件的机构)
Hmt hematocrit ***n***. 血细胞比容
HMT methenamine ***n***. 乌洛托品 / 4-hydroxy-17a-methyltestosterone 4 – 烃基 – 17a – 甲基睾甾酮(蛋白同化固醇)
HMTA Health Manpower Training Act 卫生人员训练法令
HMU hydroxymethyluracil ***n***. 羟甲基尿嘧啶
HMW high molecular weight 高分子量
HMWK high molecular weight kininogen 高分子量激肽原
HMW-NCF high-rmolecular-weight neutrophil chemotactic factor 高分子量中性粒细胞趋化因子
HMWPE high molecular weight polyethylene 高分子量聚乙烯
hn hocnocte [拉] ***n***. 今晚,今夜
HN headnurse ***n***. 护士长/Hemorrhagic nephrosonephritis 出血性肾病肾炎/ hereditary nephritis 遗传性肾炎/high nitrogen 高氮/ hilar node 肺门淋巴结
hn RNA heterogeneous nuclear ribonucleic acid 异质核核糖核酸
HN2 mechlorethamine ***n***. 氮芥,二氯甲基二乙胺(毒气)
HN3 trichloro-triethylamine ***n***. 三氯乙胺
HNA Harrison Narcotics Act 哈里森麻醉药物法案(1914 年)
HNANBV hepatitis not A and not B virus 非甲非乙型肝炎病毒
HNC heperosmotic nonketotic coma 高渗性非酮症性昏迷/ Hyperosmolar nonketotic coma 高渗性非酮症昏迷/hypothalamic-neurohypophyseal complex 下丘脑神经垂体复合体
HNCM hypertrophic nonobstructive cardiomyopathy 非闭塞性肥厚型心肌病
HNIL high noise immunity logic 高抗扰度逻辑电路
HNKC hyperosmotic nonketotic diabetic coma 高渗性非酮症性糖尿病昏迷
HNP herniated nucleus pulposus 髓核脱出
hns [拉] hec nocte sumendus 今夜服用
HNSHA heraditary nonspherocytic hemolytic anemia 遗传性非球形红细胞溶血性贫血
HNU humoral natriuresis 体液性尿钠排泄
ho honeycomb lung 蜂窝状肺(X 线片征)
Ho 元素钬(holmium)的符号
HO high oxygen 高氧 /Hydrophilic ointment 亲水软膏剂 /hyperbaricoxygen ***n***. 高压氧
H-O variation Hauch-Ohne Haunch variation, flagellar-somatic variation ***n***. H-O 变异,鞭毛菌体(丢失鞭毛变异)
Hoa ***n***. 何麻蝇属 ‖ ~ flexuosa 卷阳何麻蝇
hoang-nan; **Strychnos gaultheriana** 幌楠,冬绿马钱
HOAP therapy haringtonine, oncovin, arabinosyl cytosine, and prednisone therapy 三尖杉酯碱—长春新碱—阿糖胞甙—强的松(联合抗癌)疗法
hoar ***a***. 灰白的, 头发白的 ***n***. 灰白
hoard ***n***. & ***v***. 窖藏,积蓄,储藏
hoarhound; **Marrubium vulgare** 欧夏至草
hoariness; **canities** ***n***. 白发,灰发[症]
hoarse ***a***. 声嘶的,嘶哑的 ‖ ~ly ***ad***. 声嘶的,嘶哑的 / ~ness ***n***. 声嘶,嘶哑
hoary ***a***. ①灰发的,白发的 ②古老的
hobble ***v***. 跛行,蹒跚
hobby ***n***. 癖好
hobnail ***n***. 平头钉,鞋钉
Hoboken's nodules (Nico-las von Hoboken) 霍博肯小结(脐动脉外面扩张) ‖ ~ valves 霍博肯瓣(脐动脉襞)
HOC hydroxycorticoid ***n***. 羟基皮质激素
hoc vesp hoc vespere [拉] 今晚
hoc vespere (简作 hoc vesp) [拉] 今晚
Hocecvar's sterile glands (**blind glands**); **Krause's glands** 霍塞伐尔氏无管腺,克劳斯氏腺(结膜黏液腺)
Hochberg-Melnick-Oser method for ascorbic acid 霍—梅—欧三氏测抗坏血酸法
Hochenegg's operation (Julius von Hochenegg) 霍亨内格手术(治直肠癌手术,即将直肠全切除,而保留肛门括约肌) ‖ ~ symptom 症状(肠梗阻及阑尾炎时直肠壶腹的高度气胀)
Hoche's bandelette (Alfred E. Hoche) 霍赫小带(形成固有束的神经纤维小束) ‖ ~ tract 霍赫束(脊髓隔缘束)
Hochsinger's phenomenon (Karl Hochsinger) 霍赫辛格尔现象(手足搐搦时压迫肢二头肌内侧引起握拳现象) ‖ ~ sign 霍赫辛格尔征(①小儿结核的尿蓝母尿 ②霍赫辛格尔现象)
hock ***n***. 后踝(指马或牛) ‖ capped ~ 跟垫,跟盖(马) / curby ~ 后脚硬瘤(马) / spring ~ 弹簧后跟(马) / ~ joint 跗关节
HOCM hypertrophic obstructive cardiomyopathy 闭塞性肥厚型心肌病
Hocquartia mandshuriensis (**Komar**) **Nakal** 见 Aristolochia mandshuriensis Komar. 千年健[植药]
hocus ***v***. 欺骗,麻醉,在……中掺假
HOD hyperbaric oxygen drenching 高压氧透入
hod- [希] [构词成分] 通道
Hodara's disease [Menahem 土医生] 霍达腊氏病(结节性脆发病的一种)
hodegetics ***n***. 医学伦理学
Hodge's planes 霍靳氏平面
Hodgen apparatus (**splint**) ***n***. [John Thompson 美外科医师 1826—1882] 霍靳氏器(夹)
Hodgen splint (**apparatus**) (John T. Hodgen) 霍金夹(器)(一种金展丝夹板,用于股骨骨折)
Hodge's forceps (Hugh L. Hodge) 霍奇钳(一种产钳) ‖ ~ pessary

霍奇子宫托（子宫后倾子宫托）/ ~ planes 霍奇平面（一组与骨盆入口平行的平面）

Hodgkin cycle（A. L. Hodgkin)霍奇金循环（可兴奋细胞内在去极化与至钠通透性之间发生的一系列再生循环事件;去极化提高钠通透性,从而使进入细胞的 Na^+ 增多,而 Na^+ 浓度增高又使细胞膜进一步去极化）

Hodgkin-Huxley model 霍奇金—赫胥黎模型

Hodgkin's cells（Thomas Hodgkin）霍奇金细胞（见 Sternberg-Reed cells）‖ ~ disease（granulo-ma）霍奇金病(肉芽肿)（恶性淋巴瘤的一型,临床特征为无痛的和进行性淋巴结、脾及全身性淋巴组织肿大,其他症状包括厌食、倦怠、体重减轻、发热、盗汗、贫血等）/ ~ sarcoma 霍奇金肉瘤(淋巴细胞缺失型霍奇金病)

Hodgson's disease（Joseph Hodgson）霍奇森病（主动脉起端部动脉瘤样扩张,常伴心扩张或心肥大）

25-Ho-DHT3 25-hydroxy-dihydrotachysterol ***n.*** 25-羟维生素 D_3

HO-DI homozygous variant 纯合子变异体

hodipotsy ***n.*** 花斑癣

hodoneuromere ***n.*** 神经分支节(胚胎)

hodophobia［希 hodos road + phobos fear］旅行恐怖

HOE 89Ϛd penbutolol 环戊丁心安/hydraulically operated equipment 液压运转设备

hoe ***n.*** 锄（一种切割牙齿的器械）

Hoehne's sign（Ottomar Hoehne）霍内征(分娩时,反复注射催产剂仍不能引起子宫收缩,为子宫破裂之征)

HOEW heavy-oxygen-enriched water 含氧最多的水,富氧水

HOF hydrargyri oxidum flavum［拉］黄氧化汞

hof［德］***n.*** 核窝（由细胞核凹形围成的胞质区）

Hof brittle falsepimpemel［植药］母草

HOF-25;st7090 ustimon;hexobendine ***n.*** 优心平,克冠二胺

Hofacker - Sadler law［ Johann D. Hofacker 德产科医师 1788—1828; Michael Thomas Sadler 英产科医师 1834—1923 ］霍—萨二氏定律（父母年龄和第二代性别的关系）

Hofbauer cells（J. Isfred I. Hofbauer）霍夫包尔细胞（绒毛膜内大的嗜染细胞,很可能是巨噬细胞）

Hoferellus Berg 霍氏虫属

Hoferellus cyprini Doflein 鲤霍氏虫

Hoferellus sinensis Lee and Nie 中华霍氏虫

Hoff Hoffman reflex 霍夫曼氏反射(指反射)

Hoffa-Lorenz operation（A. Hoffa; Adol fLorenz）霍法—洛伦茨手术（见 Lorenz's operation）

Hoffa's disease（Albert Hoffa 霍法病(膝关节创伤性脂肪组织增生(孤立脂肪瘤)‖ ~ operation 霍法手术(见 Lorenz'S operation）

Hoffer's nerve［ Gustave 奥耳喉科医师 1887 生 ］霍弗尔氏神经（主动脉神经）

Hoffman's reflex(简作 Hoff) 霍夫曼氏反射(指反射)

Hoffmann's anodyne（**Friedrich Hoffmann**）霍夫曼止痛药(复方醚酥）‖ ~ drops 霍夫曼滴剂(醚酯)

Hoffmann's atrophy（Johann Hoffmann）霍夫曼萎缩（见 Werdnig-Hoffmann paralysis）‖ ~ phenomenon 霍夫曼现象（感觉神经对;电刺激反应增强,常测试尺神经）/ ~ reflex 霍夫曼反射（指反射,见霍夫曼征第二解）/ ~ sign 霍夫曼征（1.手足抽搦时,感觉神经对机械刺激应激性增强 2. 偏瘫时,突然弹压示指、中指或无名指指甲时,拇指末节及其他指的第二、第三指屈曲,亦称指反射和霍夫曼反射）

Hoffmann's duct（Moritz Hoffmann）胰管

Hoffmann-Werdnig syndrome（Johann Hoff-mann; Guido Werdnig）霍—韦综合征(见 Werdnig-Hoffmann paralysis）

Hofmann's reaction（**test**)［ H 德产科医师 ］霍夫曼氏反应(试验)（检孕）

Hofmann's bacillus（Georg von Hofmann-Wellenhof)假白喉棒状杆菌

Hofmann's violet（August W. von Hofmann）大丽菊紫

Hofmeister's test（Franz Hofmeister)霍夫迈斯特试验(检亮氨酸、麻)

hog ***n.*** 猪 ‖ ~ follicle mite 猪蠕形螨 / ~ itch mite 猪疥螨 / ~ louse 猪盲螨 / ~ intrinsic factor concentrate（简作 HIFC）浓缩猪内因子

Hog phencyclidine ***n.*** 苯环已哌啶(镇痛麻醉药)

Hog bezdoar[动药］肾精子

Hogben test 霍格本氏试验,蟾蜍试验(检孕)

hog-cholera ***n.*** 猪霍乱

hoggish ***a.*** 贪婪的,粗鄙的 ‖ ~ly ***ad.*** / ~ness ***n.***

Högyes's treatment［ Endre 匈医师 1847—1906 ］***n.*** 赫迪斯氏疗法(狂病毒疗法)

Höjer method 赫耶氏法（测维生素 C)

hol hologram ***n.*** 全息照相

hol(o)-［希］［构词成分］全都,完全

Holacanthida ***n.*** 全射棘目

Holacanthida Schewiakoff 全射棘目

holagogue ***n.*** 攻药,剧药

holandric ***a.*** 限雄的（遗传方式从雄亲传给雄性子代,由 Y 染色体上的基因遗传的）

holarctic ***a.*** 北极区的

Holarrhena R.Br 止泻木属 ‖ ~ antidysenterica Wall. 抗痢木,南亚止泻木 / ~ congolensis 刚果止泻木

holarrhenine ***n.*** 刚果止泻木碱 ‖ ~ , needle 持针器 / ~ , sponge 海绵夹,环形夹 / ~ , test tube 试管夹

holarthritic ***a.*** 全身关节炎的

holarthritis ***n.*** 全身关节炎

Holboellia latifolia Wall［拉; 植药］五风藤

hold（**held**）***vt.*** 拿着,握住;夹住;托住;掌握;占据;吸引住,抑制;认为;包含有;持有;使保持某种状态;拥有;举行;容纳 ***vi.*** 顶住;持续,保持;有效,适用 ***n.*** 抓;掌握;控制;支撑点 ‖ ~ back 踌躇;阻止;抑制 / ~ by 坚持 / ~ down 压制;抑制 / ~ forth 给予,提供 / ~ in 约束, 抑制 / ~ off 拖延;不使……接近 / ~ on 继续;抓住……不放,坚持 /（to）~ out 伸此提也坚持;支持,维持 / ~ over 将……延迟;以……威 胁 / ~ to 坚持;紧握/ ~ up 举起……展示;支撑;继续下去;使停顿 / ~ with 赞同,赞成;[用于否定句]容忍 / catch ~ of 抓住 / get ~ of 抓住;得到 / lay（或 take）~ of 抓住;控制住,占有

holdback ***n.*** 阻碍物;暂停

Holden's line（Luther Holden）霍尔登线（腹股沟下方,横过髋关节囊的沟）

holder ***n.*** 支架;柄;持器 ; 持有者 ‖ asbestos ~ 石棉镊 / clamp ~ 持器 / cotton ~ 棉盒 / cotton poll ~ 棉卷固定器

holdfast ***n.*** 固着器;吸盘

hold-fast union（草履虫)粘着结合

holding ***n.*** 占有物

holdup ***n.*** 停顿,阻碍;拦劫

hole ***n.*** ①洞 ②孔眼 ③窝 ④漏洞 ⑤缺点 ***vt.*** 凿洞于,穿孔于 ‖ be in a ~ 处于困境,为难 / every ~ and corner 每个角落,到处 / ~ current 空穴电流

Holectypoida ***n.*** 全雕目（隶属于海胆纲 Echinoidae）

hole-in-card test 孔卡试验（检视力优势）

holergasia ***n.*** 重性精神病

holergastic ***a.*** 重性精神病

holes（简作 his）***n.*** 洞;穴;孔

holiday ***n.*** 假日;节日;[常用复] 假期

Holiodon 日影仪

holism ***n.*** 功能整体性

holistic ***a.*** 功能整体性

Holl's ligament［ Moritz 奥外科医师 1852—1920 ］霍耳氏韧带(阴蒂海绵体韧带）

Holla disease［ **Holla** 挪威地名 ］霍拉病(霍拉地方性复发性溶血性黄疸）

Holland ***n.*** 荷兰［欧洲］

Hollander ***n.*** 荷兰人 ‖ ~ test（简作 HT）霍兰德试验,胰岛素低血糖试验

Hollandina［拉］***n.*** 荷兰菌属 ‖ ~ pterotermitidis［拉］白蚁翼荷兰菌

Hollerith electronic computer 何勒内斯电子计算机

Hollerith electronic computer（简作 HEC）何勒内斯电子计算机

hollow ***a.*** ①中空的;凹的 ②虚假的 ③空腹的,饿的;(声音)空洞的 ***n.*** 洞,穴 ***vt.*** &***vi.***（使)变空 ‖ ~ pith 髓腔 / ~, Sebileeau's 塞比洛氏凹（舌下凹)

hollow-back ***n.*** 脊柱前凸

hollow-eyed ***a.*** 眼睛凹陷的

hollow-foot; talipes cavus ***n.*** 弓形足

hollow-horn; Texas feve r ***n.*** 空角病,特克萨斯热(牛梨桨虫病)

Holly ***n.*** 冬青属植物

Holmes-Adie syndrome［Gordon M. Holmes 英神经病学家; William John Adie 英神经病学家 1886—1935］霍—艾二氏综合征(病侧瞳孔放大及收缩迟缓)

Holmes-King position 霍—金位[肩部投照位置之一]

Holmes's degeneration（Gordon Morgan Holmes）霍姆斯变性(原发性进行性小脑变性）‖ ~ phe-nomenon（sign）回缩现象（rebound phenomenon,见 phenomenon 项下相应术语)

Holmes's operation（Timo-thy Holmes）霍姆斯手术（一种跟骨切除术）

Holmes-Stewart phenomenon（G. M. Holmes; James P. Stewart）回缩现象(rebound phenomenon,见 phenomenon 项下相应术语)

Holmgren-Golgi canals［ Emile Algot Holmgren 丹组织学家 1866—

1922, Camillo Golgi 意组织学家 1844—1926 小管]霍—高二氏管(胞浆内小管)
Holmgren's test (Alarik F. Holmgren)霍姆格伦彩线试验(检色觉,即给患者一束彩线,让他在各色彩线中配色)
holmium *n*. 钬(化学元素)
holo-[希 holos entire 全部] 全部, 完全
holoacardius *n*. 无心寄生胎畸胎 ‖ ~ acephalus 无头无心寄生胎畸胎 / ~ acormus 无躯干无心寄生胎畸胎 / ~ amorphus 无定形无心寄生胎畸胎
holoacrania [holos + a- + 希 kranion skull] *n*. 无颅畸形
holoantigen *n*. 完全抗原
Holobasidiomycetes *n*. 无隔担子菌纲
Holobasidiomycetidae *n*. 无隔担子菌亚纲
holoblastic *a*. 全裂的(卵)
Holocaine *n*. 盐酸非那卡因(phenacaine hydrochloride) 制剂的商品名
holocaine *n*. 霍洛卡因
holocamera *n*. 全息摄影机
holocarboxylase synthetase 全羧化酶合成酶(此酶缺乏,也许是一种常染色体隐性性状,可致多羧化酶缺乏症)
Holocene epoch 全新世
Holocentric *a*. 全着丝粒的,散漫着丝粒的
holocephalic *a*. 头部完整的(畸胎)
holochrome *n*. 全色素
Holoconops *n*. 荷蠓属
holocrine *a*. 全分泌的
holodeme *n*. 全交配同类群
holodesmasome *n*. 全桥粒
holodiastolic *a*. 全舒张(期)的
Holodticha hymenophora Stokes 膜全列虫
holoendemic *a*. 全地方病的
holoenzyme *n*. 全酶
hologamy *n*. 配子大型;成体配合,整体交配
hologastroschisis *n*. 腹壁全裂
hologenesis *n*. 泛生学(主张人类源于地球上一切地方)
hologeny *n*. 个体系统发生
hologram (简作 hol) *n*. 全息照相, 全息图
holograph *n*. 全息光摄影照相
holography *n*. 全息照相术,全息术(用激光把被摄对象的照片以立体的图象记录下来进行研究) ‖ acoustical ~声全息照相术
hologynic *a*. 限雌的(限雌或女性遗传,即通过位于 X 染色体上的基因遗传的)
holohedry 全面像,全对称
hololaser 全息激光器
hololens 全息透镜
holomagnetization 全磁化
holomastigote *a*. 遍身鞭毛的,全身有鞭毛的
holometabola *n*. 全变态类(昆虫)
holometabolic; holometabolous *a*. 全变态的
Holometopus dehaani *n*. 螃蜞(并殖吸虫第二中间宿主)
Holometry 全息照相干涉测量术
Holomicrography 全息显微照相术
holomorph *n*. 全性态[具有所有形式和时期的整个真菌,可能包括一个有性态(telemorph)和一个或一个以上无性态(anamorph),不完全真菌时,只有无性态]
holomorphosis *n*. 完全再生
holomyarial *a*. 全肌型的(指线虫)
holomycin *n*. 全霉素(得自灰色链霉菌的一株)
holonarcosis *n*. 完全麻醉
holoparasite *n*. 全寄生物
holoparasitic *a*. 全寄生物的
holopathy *n*. 全身病
Holophaga[拉] *n*. 全噬菌属 ‖ ~ foetida [拉] 臭味全噬菌
Holophoides ovalis Fiorentini 卵形拟裸口虫
Holophote *n*. 全息反射装置
Holophrya atra Svec 羟裸口虫
Holophrya Ehrenberg 裸口虫属
Holophrya gracilis Penard 俏裸口虫
Holophrya mobilis Wang and Nie 活动裸口虫
Holophrya nigricans Lauterborn 黑色裸口虫
Holophrya sulcata Penard 简单裸口虫
Holophrya vesiculosa Kahl 沟裸口虫
Holophryidae perty 裸口虫科
Holophryoides Gassovsky 拟裸口虫属
Holophyra coli 结肠小袋(纤毛)虫(即 Balantidium coli)
holophytic *a*. 植物式营养的,自养植物的(指某些原虫)
holoplexia *n*. 全身瘫
holoprosencephaly *n*. 前脑无裂畸形(前脑未分裂为半球或叶) ‖ familial alobar ~家族性前脑无叶无裂畸形
holoptic *a*. 接眼的
holorachischisis *n*. 脊柱全裂
holorepressor *n*. 全阻抑物(阻抑物原与辅阻抑物结合之后具有活性的阻抑物)
holosaccharide *n*. 纯多糖
holoscan *n*. 全息扫描
holoschisis *n*. 无丝分裂,直接分裂
holoscope 全息照相机
holoside *n*. 正甙类,纯甙类
Holospora [拉] *n*. 全孢螺菌属 ‖ ~ caryophila [拉] 嗜全孢螺菌(喜核全孢螺菌) / ~ elegans [拉] 华美全孢螺菌(优美全孢螺菌) / ~ obtusa [拉] 钝全孢螺菌 / ~ undulata [拉] 波状全孢螺菌
Holostei *n*. 全骨类
holosteosclerosis; general osteosclerosis *n*. 全身骨硬化
holosteous *a*. 全骨的
Holostephanus *n*. 全冠[吸虫]属
holosteric *a*. 全部固体的
Holosticha algivora Kahl 食藻全列虫
Holosticha kessleri Wrzesniowski 纺锤全列虫
Holosticha vernalis Stokes 春全列虫
Holosticha viridis Kahl 绿全列虫
Holosticha Wrzesniowski 全列虫属
Holostichidae Faure-Fremiet 全列虫科
holostomatous *a*. 全口的, 完口的
Holostomes *n*. 全口[吸虫]类
holosystolic *a*. 全收缩(期)的
Holosystolic murmur (简作 HSLC) *n*. 全收缩期杂音
holotape *n*. 全息录像带
holotape-frame *n*. 全息磁带桢
holotenanus *n*. 全身性破伤风
holotetanus *n*. 全身性破伤风
Holothuria arenicola (**Semper**) 沙海参(隶属于海参科 Holothuriidae)
Holothuria cmerascens (**Brandt**) 黑赤星海参(隶属于海参科 Holothuriidae)
Holothuria edulis (**Lesson**) 红腹海参(隶属于海参科 Holothuriidae)
Holothuria hilla (**Lesson**) 黄扰海参(隶属于海参科 Holothuriidae)
Holothuria impatiens (**Forskal**) 丑海参(隶属于海参科 Holothuriidae)
Holothuria iuscocinerea (**Jaeger**) 棕环海参(隶属于海参科 Holothuriidae)
Holothuria leucospilota (**Brandt**) 玉足海参(隶属于海参科 Holothuriidae)
Holothuria martensii (**Semper**)马氏海参(隶属于海参科 Holothuriidae)
Holothuria moebii (**Ludwig**)米氏海参(隶属于海参科 Holothuriidae)
Holothuria pardalis(**Selenka**) 豹斑海参(隶属于海参科 Holothuriidae)
Holothuria pervicax(**Selenka**) 虎纹海参(隶属于海参科 Holothuriidae)
Holothuria scabra (**Jaeger**) 糙海参(隶属于海参科 Holothuriidae)
Holothuria spinifera (**The el**)尖塔海参(隶属于海参科 Holothuriidae)
Holothuriaatra (**Jaeger**) 黑海参(隶属于海参科 Holothuriidae)
Holothuriidae 海参科(隶属于海参纲 Holothurioidea)
holothurin *n*. 海参毒素
Holothurioidea 海参纲(隶属于棘皮动物门 Echiodermata)
Holothyrus *n*. 全壳螨属
holotomy *n*. 全切开术
holotonia *n*. 全身肌紧张,全身肌强直
holotonic *a*. 全身肌紧张,全身肌强直
holotopy *n*. 全局关系(一器官的位置对于全身的关系)
Holotricha *n*. 全毛目
Holotricha Stein 全毛亚科
Holotrichia diomphalia (**Bates**) 东北大黑鳃金龟(隶属于鳃金龟科 Melolonthidae)
Holotrichia morosa (**Waterhouse**) 暗黑鳃金龟(隶属于鳃金龟科 Melolonthidae)
Holotrichia oblita(**Faldeimann**) 华北大黑鳃金龟(隶属于鳃金龟科 Melolonthidae)
Holotrichia titams(**Reltter**) 棕黑鳃金龟(隶属于鳃金龟科 Melolon-

thidae)
Holotrichia titanus 棕色金龟(隶属于鳃金龟科 Melolonthidae)
holotrichous *a*. 遍生纤毛的,周身有纤毛的
holotype *n*. 全型,正模标本(指微生物一个物种或亚种的模式培养)
holotyphlon *n*. 全盲肠
holoventral *a*. 全腹的
holoxenic *a*. 全污染的(指未在特殊实验室条件下饲养的动物)
holozoic *a*. 动物式营养的 ‖ ~ nutrition 动物性营养
holozygote *n*. 全合子
holozymase *n*. 全酶
Holten's test (Cai Holten) 霍尔顿试验,肌酸酐廓清率试验(检肾功能)
Holter monitor (Norman J. Holter) 霍尔特监护仪(一种非卧床的心电图监护仪)
Holthouse's hernia (Carsten Holthouse) 腹股沟股疝
Holth's operation (Soren Holth) 霍尔思手术(用钻孔术作巩膜切除)
Holt-Oram syndrome (Mary C. Holt; Samuel Oram) 霍一奥综合征[一种严重程度不等的常染色体遗传的心脏疾病,通常有房间隔或室间隔缺损,伴有骨骼畸形(拇指发育不全及前臂短)。亦称心一手综合征]
Holtz machine 霍耳茨氏[静电]摩电机
holvi glass 霍尔维玻璃,透紫外[线]玻璃
holy *a*. 神圣的,圣洁的
Holziuiecht's chroimoradiometer (Guido Holzknecht) 霍尔兹克内希特X线量感色计(测X线剂尺) ‖ ~ space 霍尔兹克内希特间隙(X线斜面投影胸透时三个清晰的肺野的中间一个,亦称H间隙、椎前间隙、心后间隙) / ~ stomach 霍尔兹克内希特胃(X线照片显示幽门部位于对角线下端的动 / ~ unit 霍尔兹克内希特单位创线剂量的单位,等于红斑量的1/5)
Holzknecht's unit (简作 HU 或 H) 侯茨内希特单位(一种X线剂单位相当于1/5红斑量)
HOM home *n*. 家;国内 / homing *n*. 回复原位
homage *n*. 敬意,尊敬
homagra; **omagra** *n*. 肩[关节]痛风
Homalo- [希][构词成分] 扁平,水平
homalocephalus *n*. 扁平头(畸形)
Homalocladium platycladium (F.Muell.) Bailey [拉,植药] 竹节蓼
homalocoryphus [homalos + 希 kor-yphe head] *n*. 平(头)顶者
Homalogaster *n*. 腹乳突[吸虫]属,平腹[吸虫]属
Homalogaster palomae (Poirier) 野牛腹突吸虫(隶属于同盘科 Paramphistomidae)
Homalogastra kahl 胃纤虫属
Homalogastra lucens Maskell 光明胃纤虫
Homalogastra setosa Kahl 刚毛胃纤虫
homalographic *a*. 平断层解剖的
homalography *n*. 平断层解剖术
Homalomena occulata (Lour.) Schott [拉;植药] 千年健
homalometopus *n*. 平额
homalopisthocranius [homalos + 希 opisthen behind + kranion skull] *n*. 扁平后头
homalosternal *a*. 胸骨平坦的
homaluranus *n*. 平腭颈
homaluria *n*. 尿排泄(率)均匀
Homans' sign (John Ho-mans) 霍曼斯征(足被动性背屈时产生疼痛,为腓肠肌深部静脉血栓之征)
Homapin *n*. 甲溴后马托品(homatropine methylbromide)制剂的商品名
homarecoline; **homoarecoline** *n*. 高槟榔碱
homarine *n*. 龙虾肌碱
homatropine *n*. 后马托品(散瞳药) ‖ ~ hydrobromide 后马托品氢溴酸盐(睫状肌麻痹药,散瞳药) / ~ hydrochloride 盐酸后马托品 / ~ methylbromide 甲溴后马托品(解痉药,分泌抑制剂,尤用于胃肠道紊乱,口服) / ~ sulfate 硫酸后马托品
homaxial *a*. 等轴的(指球菌向各方向等轴发育)
HOME home obervation for measurement of the environment 环境评价的家庭观察法
home *n*. 家;住宅;家乡;本国;疗养所,养育院 *a*. 家庭的;家乡的;本地的;国内的 *ad*. 在家;回家,到家;在家乡;在本国 ‖ at ~ 在家;在国内;在本地;像在家里一样舒适、自在;熟悉的 / (with, on, in) ~ in on (如用药物)精确无误地对准
home sickbed 家庭病床
home total parenteral nutrition (简作 HTPN) 家庭病床总静脉营养
home's lobe [Everard 英外科医师 1763—1832] 霍姆氏叶(增大的前列腺中叶或第三叶)
home care (简作 HC) 家庭护理
Home Health Aide (简作 HHA) 家庭卫生参谋
home medical service 家庭医疗服务
home(o)-, homaoe(o)-, homoi(o)- [希][构词成分] 相同,相等,类似
home, convalescent 疗养院
homedric *a*. 等平面的
homeland *n*. 祖国
homeless *a*. 无家可归的
homely *a*. ①家常的 ②简朴的 ③亲切的
homemade *a*. ①家里做的 ②本国制的
Homen's syndrome (Ernst A. Homen) 霍门综合征(一种遗传所决定的神经系统疾病,豆状核明显异常,特征为眩晕、运动失调、构语困难、渐进性痴呆及身体僵硬,尤其是小腿)
homeobox *n*. 同源异形盒(任何一类高度保守的 DNA 顺序,约180碱基对长,把与 DNA 结合的蛋白质结构区编码。本词原先发现作为同源异形突变中重要的果蝇座位而得名的,但亦在人类中发现,通常是在控制发育的基因中找到)
homeochromatic *a*. 同色的
homeochrome *a*. 同染性的(用于某些涎腺的浆液细胞)
homeocyte; **lymphocyte** *n*. 淋巴细胞
homeograft *n*. 同种移植物
homeokinesis *n*. 均等分裂(减数分裂期子细胞得到同等数量和种类的染色质)
homeologous chromosome 部分同质染色体,部分相同染色体
homeomerous *a*. 各部相等的
homeomorphous *a*. 同形(态)的,同结构的
homeo-osmosis *n*. 渗透压恒定,渗透压稳定
homeo-osteoplasty *n*. 同种骨成形术
homeopath *n*. 顺势医疗者
homeopathic *a*. 顺势疗法的
homeopathist *n*. 顺势医疗者
homeopathy *n*. 顺势疗法(对患者给予能使健康者产生类似待治疾病症状的药物进行治疗,但药物须用小剂量)
homeoplasia *n*. 同质形成,同质新生
homeoplastic *a*. 同质的;同质形成的,同质新生的
homeorhesis *n*. 同态碎片
homeorrhesis *n*. 生理过程恒定
homeosemous [希 semeion sign] *a*. 病征相同的,征象相同的
homeosis *n*. 异位同型形成,同源异形
homeosmoticity *n*. 恒渗(透压)性
homeostasis *n*. 体内平衡,自身稳定(功能)(指有机体经常保持体内环境平衡稳定) ‖ immunologic ~ 免疫自身稳定
homeostat *n*. 同态调节器
homeostatic *a*. 体内平衡,自身稳定(功能) ‖ ~ control 稳态控制
homeosynapsis *n*. 同型联会
homeotherapeutic; **homoeotherapeutic** *a*. 顺势疗法的
homeotherapy *n*. 顺势疗法(用一种与病原体相似而不相同的物质以治疗或预防疾病)
homeotherm *n*. 温血动物,恒温动物
homeothermal *a*. 温血的;恒温的
homeothermia *n*. 恒温性
homeothermic *a*. 恒温的;吸热的
homeothermism *n*. 恒温
homeothermy *n*. 恒温
homeotic mutant 同源异形突变型
homeotic mutation 同源异性突变
homeotransplant *n*. 同种移植物
homeotransplantation *n*. 同种移植
homeotypic(al) *a*. 同型的(指生殖细胞的第二次成熟分裂)
homergic *a*. 同效的(指两种药物各自产生相同明显效果)
homergy; **normal metabolism** *n*. 正常代谢
homesick *a*. 想家的,患怀乡病的 ‖ ~ness *n*. 思乡病,怀乡病
hometown *n*. 故乡,家乡
homework *n*. (学生的)课外作业;家庭做的工作;讨论之前的)准备工作
homichlophobia [希 homichlie fog + phobos fear] *n*. 雾恐怖
homicidal *a*. 杀人的
homicide *n*. 杀人;杀人者
homicidomania *n*. 杀人狂
homiculture *n*. 人种改良,积极优生学
homidium *n*. 乙菲啶(杀锥虫药)
homilophobia *n*. 说教恐怖
hominal *a*. 人的,人类的
homing *a*. 回家的,归来的;导航的
hominid *a*. 人科(Homini-dae)的 *n*. 类人类

Hominidae *n*. 人科
homininoxious *a*. 有害于人的
hominoid *a*. 类人科的 *n*. 人科的成员,类人动物
Hominoidea *n*. 类人动物总科
hominy *n*. 玉米片,玉米粥
homiozygote *n*. 纯合子,纯型合子,同质合子(在一定位点上具有一对相同等位基因的个体)
homiozygous *a*. 纯合子,纯型合子
homme [法] *n*. 人 ‖ ~ rouge 大片红斑期(蕈样真菌病的一期,其红斑浸润而连接身体的大片面积)
homo- [希][构词成分] 同一,同,类似;[前缀] 高,后莫
homo homosexual *a*. 同性恋爱的 *n*. 人(学名),人类
Homo [拉] *n*. 人属 ‖ ~ sapiens 智人
Homo sapiens linnaeus [拉; 动药] 人
homoallele *n*. 同质同等(等位)基因,同点等位基因
d-homoandrostane *n*. 高雄甾烷
homoarecoline *n*. 高槟榔碱
homoarterenol; **nordefin**; **norhomoepinphrine** *n*. 高动脉醇,去甲高肾上腺素(血管收缩药) ‖ ~ hydrochloride 盐酸异肾上腺素(血管收缩药)
Homobasidiomycetidae *n*. 无隔担子菌亚纲
homobiotin *n*. 高生物素
homoblastic *a*. 同胚的,同原的
homobody *n*. 同体(指含有一个个体基因型决定簇的一种抗体)
homobrachial *n*. 同臂内的
homocamfin; **hexetone**; **5 - isopropyl-3-methyl-2-cyclohexen-1-one** *n*. 后莫肯芬,甲基异丙基环已烯酮
homocarnosinase *n*. 高肌肽酶
homocarnosine *n*. 高肌肽(人脑的正常成分)
homocarnosinosis *n*. 高肌肽病
homocaryon *n*. 同核体,同核细胞
homocelluar *a*. 同一细胞的
homocentric [homo - + 希 kentron center] *a*. 同心的,共心的 ‖ ~ ray 同心射线
homocerebrin *n*. 类脑素
homochelidonine *n*. 高白屈菜碱
Homochlorcyclizine *n*. 高氯环秦(抗组胺药)
homochromatic after-image 同色后像
homochromatism *n*. 同色幻觉
homochrome *a*. 同染的
homochromous *a*. 同色的
homochronous *a*. 同龄发生的,同期发生的(各世代同龄的)
homocinchonidine *n*. 后莫辛可宁,后莫辛可宁碱
homocinchonine *n*. 后莫辛可宁
homocladic *a*. 同脉吻合的,同支吻合的
homocyclic *a*. 同素环型的,纯环型的
homocysteine *n*. 高半胱氨酸,同型半胱氨酸
homocysteine-tetrahydrofolate methyltransferase 高半胱氨酸 – 四氢叶酸甲基转移酶,5 – 甲基四氢叶酸 – 高半胱氨酸 S – 甲基转移酶
homocystine *n*. 高胱氨酸,同型胱氨酸
homocystinemia *n*. 高胱氨酸血
homocystinuria *n*. 高胱氨酸尿 ‖ ~ cataract 同型胱安酸尿性白内障
homocytotropic *a*. 亲同种细胞的
homodermic *a*. 源自同胚层的
homodesmotic *a*. 同联的,连接相同部分的(指连接中枢神经系统相同部分的神经纤维)
homodimer *n*. 同形二聚体
homodont *a*. 同型牙的
homodromous *a*. 同向运动的,同向的
homoduplex *n*. 同源双键,同质双链
homodynamic gene 同动力基因
homoe(o)-见 **home(o)-**
homoeologous chromosomes 部分同源染色体
homoeomorphic, **homocomorphous** *a*. ①形态类似的 ②结构类似的 ③显出趋同现象
homoeosis *n*. 异位同型形成,同源异形
Homoeothrix [拉] *n*. 须蓝细菌属 ‖ ~ cartilaginea [拉] 软骨须蓝细菌 / ~ fluviatills [拉] 溪生须蓝细菌 / ~ juliana [拉] 朱氏须蓝细菌 / ~ kwangtungsis [拉] 广东须蓝细菌 / ~ lyngbyoides [拉] 鞘丝须蓝细菌 / ~ rubra [拉] 红色须蓝细菌 / ~ sinensis [拉] 中国须蓝细菌
homoeotic mutant 同源异形突变型,同源异形突变体
homoeotypic division 同型分裂
homoeotypic mitosis 同型有丝分裂
homoerotic *a*. 同性性欲的,同性恋的
homoeroticism *n*. 同性性欲,同性恋
homoerotism *n*. 同性性欲,同性恋
Homofenazine *n*. 高氟奋乃静(抗精神病药)
homofermentation *n*. 纯发酵(作用)(通过思伯顿 – 迈耶霍夫 – 帕纳斯 <Embden-Meyerhof-Parnas> 途径,发酵的主要产物为乳酸)
homofermenter *n*. 纯发酵菌
homogamete *n*. 同型配子
homogametic *a*. 同型配子的 ‖ ~ heterosis 同源配子杂种优势
homogamic *a*. 同配生殖
homogamous *a*. 同配生殖
homogamy *n*. 同配生殖
homogenate *n*. (组织)匀浆
homogeneity *n*. 均质(匀)性,同质性 ‖ ~ in energy 能量均匀,单能
homogeneization; **homogenization** *n*. 均化[作用]
homogeneous (简作 H) *a*. 同种的,纯一的;同质的,均一的 ‖ ~ light 单色光 / ~ absober 均匀吸收物 / ~ background 均匀质地背景 / ~ beam 均匀射束,均匀注流/ ~ dose distribution 均匀剂量分布 / ~ echo pattern 均匀性回声表现 / ~ internal echo pattern 均匀性内回声图 / ~ phantom 均匀体模 / ~ radiation 均匀放射,单色放射 / ~ radiation energy 均匀辐射能,单色辐射能 / ~ radiation field 均一射野 / ~ response 均一反应,一致反应 / ~ shield 均匀屏蔽 / ~ solid-type echo pattern 均匀实质回声表现 / ~ system 均匀系统 / ~ x-ray 单色线,均匀线
homogeneously staining region (简作 HSR) 同源染色区
homogenesis *n*. 同型生殖,纯一生 s 殖
homogenetic *a*. 同型生殖,纯一生殖
homogenic *a*. 同种的,同型的;同基因的;纯合的 | ~ adaptation 连续性适应
homogenicity *n*. 同种性,纯一性;同质性,均一性
homogenization *n*. 均化(作用),均质化
homogenize *vt*. 使均匀,匀化,搅匀 ‖ ~ *n*.
homogenized beam 均匀化束,单能束
homogenizer *n*. 匀浆器,均质器 ‖ ~ two stage 二重式匀浆器
homogenom *n*. 同源染色体组
homogenote *n*. 纯基因子,同型基因接合子
homogenous *a*. 同源的,纯系的;同质的
homogentisate 1,2-**dioxygenase** 尿黑酸 1,2 – 双(加)氧酶(此酵缺乏为一种常染色体隐性性状,可致尿黑酸尿)
homogentisate *n*. 尿黑酸,2,5 – 二羟苯乙酸
homogentisic acid oxidase 尿黑酸氧化酶,尿黑酸 1, 2 – 双(加)氧酶
homogentisic acid oxidase deficiency 尿黑酸氧化酶缺乏症,尿黑酸尿
homogentisic acid (简作 HA) 尿黑酸,2,5 – 二羧苯乙酸
homogentisuria *n*. 尿黑酸尿
homogeny *n*. 同型生殖,纯一生殖
homoglandular *a*. 同腺的
homograft *n*. 同种移植物;同种移植
homografting *n*. 同种移植
homograph *n*. 同形异义词
homoharringtonine (简作 H) *n*. 高三尖杉酯碱,高哈林通碱
homohemotherapy *n*. 同种血疗法
homoi(o)-见 home(o)-
homoimmune phage *n*. 同源免疫嗜菌体
Homoiodoris japomca(**Bergh**)石磺海牛(隶属于海牛科 Doridae)
homo-ion *n*. 同离子
homoioplasia *n*. 同质形成,同质新生
homoiopodal *a*. 同突的(指神经细胞)
homoiostasis *n*. 体内平衡,自身稳定(功能)(见 homeostasis)
homoiotherimy *n*. 体温调节,保持恒温
homoiotherm *n*. 温血动物,恒温动物
homoiothermal *n*. 温血的,恒温的
homoiothermal *a*. 温血的,恒温的,调温的
homoiothermic *n*. 体温调节,保持恒温
homoiothermism *n*. 体温调节,保持恒温
homoiothermy *n*. 体温调节,保持恒温
homoiotoxin *n*. 同种毒素
homoithermism *n*. 体温调节,保持恒温
homokaryocyte *n*. 同型核细胞
homokaryoic protoplast *n*. 同型核原生质体
homokaryon *n*. 均核体
homokeratoplasty *n*. 同种角膜成形术,同种角膜移植术
homolactic *a*. 纯乳(酸)的

homolat homolateral *a*. 同测的
homolateral（简作 homolat）*a*. 同测的 ‖ ~ portal 同侧(射)野 / ~ fixation 同侧注视
Homolle's digitalin 霍莫耳氏洋地黄甙,法国洋地黄甙
homolog(ue) *n*. 同种组织;同系(化合)物;相应物
homologate *v*. 同意,认可
homologen *n*. 同系（化合）物
homological *a*. 相应的,类似的;同种的,同源的（指鸟羽及鱼鳞、抗原及其特异性抗体、等位基因染色体）;同种异体的;同系的（化合物）
homologous *a*. 相应的,类似的;同种的,同源的（指鸟羽及鱼鳞、抗原及其特异性抗体、等位基因染色体）;同种异体的;同系的（化合物）‖ ~ chromosomes（简作 HC）同源染色体 / ~ leucocytic antibody 同种白细胞抗体 / ~ serum（简作 HS）同种血清
homologue *n*. ①同种组织 ②同系（化合）物 ③相应物
homology *n*. 同种性,同源性;同系性;相应,符合
homolysin *n*. 同种溶素（用同种的个体的抗原注射至另一个体所产生的溶素）
homolysis *n*. 同种溶解（指细胞）;同一裂解,均裂（指原子间化学键断裂）
homomeric *n*. 同核融合
homomerous［homo - + 希 meros part］*a*. 各部分相等的
homomixis *n*. 同价同效基因
homomorpha *n*. 同形变态, 成幼同形
homomorphic *a*. 同形的 ‖ ~ bivalent 同型二倍体 / ~ chromosome 同形染色体
homomorphism *n*. ①同形 ②同晶［型］,异质同晶
homomorphosis *n*. 同形新生
homomorphous *a*. 同形的
homomycin; hygromycin *n*. 匀霉素,潮霉素
Homonoia riparia Lour.［拉,植药］水柳子
homonomous *a*. 同律的,同列的,同系的（部分）‖ ~ diplopia 同侧性复视
homonomy *n*. 同律性 ,同列性
homonucleside *n*. 同型核苷
homonym *n*. 同名的人（或异物同名 ,同名物）
homonymic *a*. 同名的人的（或异物同名,同名）
homonymy *n*. 同名的;同一关系的
homonynious *a*. 同名的;同一关系的
homonynous *a*. ①同名的 ②同一关系的 ③同侧的 ‖ ~ astigmatism 同轴散光 / ~ field 同侧视野 / ~ hemianopia 同侧偏盲 ,对称性偏盲 / ~ hemianopsia 同侧偏盲/ ~ image 同侧［复视］现象 / ~ parallax 同侧性复视,不交叉性视差 / ~ quadrantanopsia 同侧象限盲
homophil *n*. 嗜同种抗体（只与某一特异性抗原起反应的一种抗体）
homophilic *a*. 嗜同种的（与某一特异性抗原有亲和力或起反应的,指抗体）
homophthalic acid 高邻苯二酸,高酞酸
homophylic *a*. 同源的, 同宗的, 同族的, 同小中的
homopiperidinic acid 高哌啶酸
homoplasmon *n*. 同质体
homoplastic *a*. 同种移植的,同种成形的;同型的,相似的 ‖ ~ transplantation 同种移植术/ ~ graft 种内嫁接, 同种嫁接 ‖ ~ ally *ad*. 同种移植地,同种成形地;同型地,相似地
homoplasty *n*. 同种移植术,同种成形术;同型,相似（指器官相似）
homopleural *a*. 同侧的
homoploid *n*. 同倍体
homoploidy *n*. 同倍性
homopolar *a*. 非极性的
homopolymer *n*. 同聚物
homopolynucleotide *n*. 同聚核苷酸
homopolypeptide *n*. 同多肽
homopolysaccharide *n*. 同多糖
homopore membrane 人工均孔膜
homoptera *n*. 同翅目
homoquinine; ultraquidine *n*. 后莫奎宁,高奎宁
homoreactant *n*. 同种反应物
homorganic *a*. 同种器官的
homosalate *n*. 胡莫柳醋,水杨酸三甲环已酯（紫外线遮光剂）
homosaligenin methal saligenin *n*. 甲基水杨醇
homoscedastic *n*. 同方差的
homoscedasticity *n*. 同方差性,方差齐性
homoserine *n*. 高丝氨酸,同［型］丝氨酸
homosexual（简作 homo）*a*. 同性性欲的,同性恋的 *n*. 同性恋者
homosexuality *n*. 同性性欲,同性恋 ‖ ~ female; lesbianism 女子同性恋
homosomal aberration 染色体内畸变
homospecificity *n*. 同种特异性
homospore *n*. 同形孢子
homosporous *a*. 具同形孢子的
homospory *n*. 孢子同型
homostatic *n*. 同种静态的
homosteroid *n*. 高甾类
homostimulant *a*. 同种刺激的 *n*. 同种刺激剂（一器官的浸出物作用于原器官）
homostimulation *n*. 同种刺激法
homostructural *a*. 同种结构的
homostyle *n*. 花柱同长
homosulfamethazine; 2 -［4'-(aminomethyl) phenyl sulfonamido］-4, 6-dimethylpyrimidine *n*. 高磺胺二甲基嘧啶,2 －［4 －(氨甲基)苯磺酰胺基］－ 4,6 － 二甲基嘧啶
homosulfamine *n*. 甲磺灭脓
homosulfanilamide; 4 - (aminomethyl) benzensulfonamide *n*. 高磺胺,对氨甲基苯磺酰胺
homosulfathiazole; 2 －［4 －(aminomethyl) phenylsulfonamido thiazole *n*. 高磺胺噻唑,对氨甲基苯磺酰胺噻唑
homosynapsis, homosyndesis 同型联会
Homo-Tet *n*. 人破伤风免疫球蛋白(tetanusimmune human glob-ulin)制剂的商品名
homothallic *a*. 同种配合（现象）,同种接合（现象）
homothallism *n*. 同种配合（现象）,同种接合（现象）
homotherm *n*. 温血动物,恒温动物
homothermal *a*. 温血的,恒温的,调温的
homothermic *a*. 温血的,恒温的,调温的
homotonia *n*. 等张性;等渗性
homotonic *a*. 等张的;等渗的
homotopic *a*. 同位的
homotoxin; homoiotoxin *n*. 同种毒素
homotransplant *n*. 同种移植物;同种移植
homotransplantation *n*. 同种移植
Homotrema Hickson 匀孔虫属
Homotrema rubrum Lamarck 红匀孔虫
Homotrematidae Cushman 匀孔虫科
homotropism *n*. 亲同类性
homotype *n*. 同型（身体左右对称的部分,如手）
homotypic(al) *a*. 同型（身体左右对称的部分,如手）
HOMOVAN homovannillic acid *n*. 同型香草酸,0 - 甲基香草酸
homovanilic/vanillym-andelic acid（简作 HVA/VMA）*n*. 高香草酸/香草扁桃酸
homovanillic acid（简作 HVA）高香草酸
homovannillic acid（简作 HOMOVAN）*n*. 同型香草酸,0 - 甲基香草酸
homovital *a*. 同种活性的
homoxenous *n*. 单(宿主)寄生的
homozoic *a*. 同种动物的
homozygosis *n*. 纯合(现象),同型接合
homozygosity *n*. 纯合性（在一定位点上具有一对相同等位基因的情况）
homozygote *n*. 纯合子, 纯合体 , 同型接合体
homozygotic *a*. 纯合（现象)的,同型接合的
homozygous *a*. 纯合的,同型接合的 | hemoglobin C disease（简作 HbCD）纯合血红蛋白 C 病 / ~ typing cell（简作 HTC）纯合子分型细胞
Homprenorphine *n*. 胡丙诺啡（镇痛药 ）
homunculus（［复］homunculi）［拉］*n*. 矮人;小人（一度认为精子或卵子预成的微型人）
HON hydroxy oxonorvaline 羟基氧代正氨酸 /4 -hydroxy -γ- oxo - l-norvaline 羟氧基正缬氨酸
Hondurana *a*. 洪都拉斯的,洪都拉斯人的 *n*. 洪都拉斯人
Honduras［拉丁美洲］*n*. 洪都拉斯
hondziekte［荷 hond dog + ziekte sickness］; **canine babesiasis** *n*. 犬巴贝虫病
honest *a*. 诚实的;正直的;纯正的 ‖ be quite ~ about it 老实说
honesty *n*. 诚实,老实
honey *n*. 蜂蜜 ‖ ~ of borax 硼砂蜜 / ~, clarified; mel 蜂蜜 / ~ of rose 蔷薇蜜 / ~ of rose and borax 硼砂蔷薇蜜
honeycomb *n*. 蜂窝状物;蜂窝 *vt*. 使成蜂窝状 *vi*. 呈蜂窝状,蜂窝状的
honeycombed *a*. 蜂窝状的 ‖ ~ choroiditis 蜂窝状脉络膜炎 / ~ macula 蜂窝状黄斑

honeycomb-lung ***n*.** 蜂窝状肺
Honeysuckle ***n*.** 忍冬属,金银花
Honeysuckle Flower［植药］金银花
Honeysuckle stem［植药］忍冬藤
honey-urine ***n*.** 糖尿病(旧名)
Honeywell Corp（简作 H）***n*.** 霍尼韦尔公司
Hong Kong（简作 HK）***n*.** 香港
honiocystinuria 高胱氨酸尿
honiodromous ***a*.** 同向的,同向运动的
hono(u)r ***n*.** 光荣,荣誉,敬意 ***vt*.** 尊敬;给……以荣誉 ‖ be bound in ~(或 be in ~ bound) to do sth 道义上必须做某事 / be on one's ~ to do sth 道义上有责任做某事 / do ~ to 向……表示敬意;给……带来荣誉 / in ~ of 为庆祝……,为纪念……/ pay（或 give）~ to 向……致敬
hono(u)rable ***a*.** 光荣的;可尊敬的
honorarium（［复］honoraria）［拉］***n*.** 酬金,谢礼
honorary ***a*.** 荣誉的;义务的
HOOD hereditary osteo-onycho dysplasia 遗传性骨－指甲－发育异常
hood ***n*.** 突冠;通风橱 ‖ ~, amniotic 羊膜笠 / ~, isolation 隔离罩(橱) / ~, tooth; odontoclamis 龈裹牙
hoof（［复］hoofs 或 hooves）***n*.** 蹄
hoof-bound ***a*.**（马等）挛缩足的 ***n*.** 挛缩足
hook ***n*.** 钩;针钩;钩状物时钩住;引（人）上钩 ***vi*.** 弯成钩状;钩住 ‖ blunt ~ 钝钩（臀先露胎儿牵引用）/ ~ Braun's 布朗氏钩(断头钩) / ~ cataract 内障钩 / ~ choanal 后鼻孔钩 / ~ decapitating; Braun's ~ 断头钩,布朗氏钩 / ~ embrasure 楔状隙钩 / ~ eye - lid 牵睑钩 / ~ fixation 固定钩 / ~, genital 生殖钩 / ~ horizontal 水平钩 / ~ intramandibular 下颌内钩 / ~ intramaxillary 上颌内钩 / ~ lens 晶状体钩 / ~ Loughnane's 洛克南氏钩(前列腺切除术用)/ ~s, Malgaigne's 马耳盖尼氏钩(髓钩)/ muscle ~, squint ~斜眼钩 / ~ obstetric; crotchet 产钩 / ~ Pajot's 帕若氏［断头］钩 / ~ palate 软腭拉钩,提腭钩 / ~ patella; Malgaigne's ~s 髓钩,马耳盖尼氏钩 / ~, perpendicular 垂直钩 / posteriorpalate ~提腭钩 / ~ Rambotham's 兰博坦氏断头钩 / ~ sheath 套管钩 / ~sinus 实钩 / ~ squint 斜眼钩 / ~ sucker 吸钩 / tracheostomy ~ 气管切开钩 / ~ Tyrrell's; iridectomy ~ 提勒耳氏钩,虹膜钩 / ~ up 钩住,钩起,与……挂上钩 / (with) ~, uterine 子宫钩 / ~ vulsellum 双爪钩 / ~ wire; wire retractor 泉钩
Hooke's law［Robert 英自然学家生理学家及数学家 1635—1702］胡克氏定律（固体在其弹性范围内,应变与应力成正比）
hooked ***a*.** 钩状的,有钩的
Hookeriaceae ***n*.** 油癣科（一种莲类）
hooklet ***n*.** 小钩
hooknose ***n*.** 鹰鼻
hook-shaped ***a*.** 钩形的 ‖ ~ catheter 钩形导管 / ~ guidewire 钩形导丝
hook-shaped cataract 钩状白内障
hook-up ***n*.** 缆络(为特殊诊断治疗所安排的电路、器械及电极)
hookworm ***n*.** 钩虫 ‖ American ~, New World ~ 美洲钩虫（BP-Necator americanus）/ ~ of the dog 犬钩虫（即 Ancylostoma caninum）/ European ~, Old World ~十二指肠钩虫,十二指肠钩口线虫（即 Ancyloatoma duodenale）/ ~ of the rat 鼠钩虫（即 Nippostrongylus mu-ris）/ ~ of ruminants 反刍类钩虫（即 Bunostomum）
hookworm-disease ***n*.** 钩虫病
hoolainite ***n*.** 浮石（测定一氧化碳用的试剂,含发烟硫酸、戊糖苷碘浮石粉,遇一氧化碳即由淡灰色变成绿色）
hoolamite 胡拉探毒石（测定一氧化碳的试剂）
Hooper's pills［ John 18 世纪英药剂师 ］胡珀氏丸(含大量芦荟、没药)
Hoopoe［动药］戴胜
hoose ***n*.** 蠕虫性支气管炎(牛羊等)
hoot ***v*.** 嘲骂,作猫头鹰叫,作汽笛响
hoove; hooven; hoven ***n*.** 胃气胀(牛羊等)
Hoover's sign（Charles F. Hoover）胡佛征（①正常情况或真性麻痹仰卧时,一侧下肢用力压床,则另侧下肢上举,但癔病及诈病无此反应 ②吸气时,两侧肋下缘向中移动,见于肺气肿,但在胸腔积液或气胸则仅有一侧移动）
hop ***n*.** 蛇麻草 ***v*.** 跛行,单足跑,独脚跳
Hop opium ***n*.** 阿片,鸦片
Hop A ilarvirus 酒花麻 A 等轴不稳环斑病毒
Hop B ilarvirus 酒花麻 B 等轴不稳环斑病毒
Hop chloritic ring spot virus 酒花麻退绿环斑病毒
Hop chlorotic disease virus 酒花麻退绿斑病毒
Hop ilarviruses A and C 酒花麻等轴不稳环斑病毒 A 和 C
Hop latent carlavirus 酒花麻潜伏病毒
Hop leaf chlorosis virus 酒花麻叶退绿病毒
Hop mosaic carlavirus 酒花麻花叶香石竹潜伏病毒
Hop mosaic virus 酒花麻花叶病毒
Hop necrotic crinkle mosaic virus 酒花麻坏死皱花叶病毒
Hop petiole crinkle virus 酒花麻皱叶柄病毒
Hop ring spot virus 酒花麻环斑病毒
Hop rosette 酒花麻叶丛簇病毒
Hop yellow leaf blotch virus 酒花麻叶黄痕病毒
Hop yellow net virus 酒花麻黄网病毒
HOP high oxygen pressure 高压氧/ hopantenate ***n*.** 何拌盐酸 /hydroxydaunomycin, oncovin, and prednisone 阿霉素—长春新碱—泼尼松(联合化疗治癌方案)
Hopantenic Acid 高泛酸（精神振奋药）
Hopcalite ***n*.** 霍卡解毒剂(防一氧化碳面具中的吸收剂)
hope ***n*.** 希望 ***vt*. & *vi*.** 希望,期待 ‖ beyond(或 past) ~ 没有希望 / ~ against ~抱一线希望 / in ~s of (或 in the~ of, in the ~ that) 怀着……的希望 / pin (或 lay) one's ~(s) on 把希望寄托在……上
Hope's mixture［ John 英医师 1725—1786 ］侯普氏合剂(酸性樟脑合剂)
hopeful ***a*.** 怀有希望的,有希望的 ‖ ~ness ***n*.** 怀有希望的,有希望的
hopeless ***a*.** 没有希望的,绝望的;医治不好的 ‖ ~ly ***ad*.** 没有希望的,绝望的;医治不好的 / ~ness ***n*.** 没有希望的,绝望的;医治不好的
Hope's sign（James Hope）霍普征（主动脉瘤时出现双重心搏）
Hopkins-Cole test（Frederick G. Hopkins; Siddney W. Cole）霍普金斯—科尔试验(检蛋白质)
Hoplestigmataceae ***n*.** 马蹄柱头树科
Hoplopsyllus anomalus 异胄蚤
Hoplosebastes armatus（Cuvier et Valenciennes）棘(隶属于科 Scorpaenidae）
Hopmann's papilloma（polyp）［ Carl Melchior 德鼻科学家 1849—1925 ］霍普曼氏乳头［状］瘤(鼻息肉)
Hopmann's polyp（papillonia）（Carl M. Hopmann）霍普曼息肉（乳头［状］瘤）,鼻息肉
HOPP hepatic occluded portal pressure 肝脏阻塞后门静脉压
Hoppe-Goldflam disease（symptom complex）［ Johann Ignaz Hoppe 瑞士生理学家 1811—1891; S.Samuel V.Goldflam 波神经病学家 1852—1932 ］霍—戈二氏病(重症肌无力)
hopper ***n*.** 跳蚤,漏斗
Hoppe-Sceylerr's Zeitschrift fur Physioloogische Chemie（简作 HSZPC）荷柏—塞勒耳生理化学杂志
Hoppe-Seyler's test（Ernst F. I. Hoppe-Seyler)霍佩—赛勒试验（检血一氧化碳、黄嘌呤）
hops［拉 humulus or lupulus ］***n*.** 忽布,蛇麻花,啤酒花 ~, Spanish 西班牙蛇麻花,西班牙忽布
hoquizil hydrochloride 盐酸胡喹嗪,盐酸喹派异丁酯(支气管扩张药)
hor horizontal ***a*.** 水平的
Hor. decub.; H. d.（hora decubitus）睡时
Hor. interm.（horis intermediis）在间隔时间内,中间时
Hor. un. spatio. horae unius spatio 一小时后
hor dec matut hora decima matutina［拉］***n*.** 于午前十时
hor decub hora decubitus［拉］寝时
hor interm horis intermed［拉］在间隔的时间内,中间时刻
hor sing horis singulis［拉］***n*.** 每小时
hor som hora somni［拉］就寝时
hor un spatio horae unius spatio［拉］一小时后
hora［拉］(简作 H）***n*.** 小时 ‖ ~ somni 临睡时
hordein ***n*.** 大麦醇溶蛋白
hordenine; paraoxyphenylethydimethylamine ***n*.** 大麦芽碱,对羟基苯代乙替二甲胺
hordeolum［拉］***n*.** 睑腺炎,麦粒肿 ‖ ~external 外睑腺炎 / ~ internal 内睑腺炎
hordeum［拉］***n*.** 大麦
Hordeum vugareL.［拉,植药］大麦
horehound ***n*.** 夏至草（用作祛痰、苦味健胃及驱虫药）
horis singulis（简作 hor sing）［拉］每小时
horismaseope ***n*.** U 型尿蛋白汁
horiz horizontal ***a*.** 水平的
horizocardia［希 horizon horizon + kardia heart ］***n*.** 横位心
horizon ***n*.** ①地平线;水平 ②人胚发育阶段
horizontal（简作 H）***a*.** 水平的;地平线的 ***n*.** 水平线;水平面 ‖

~ fissure 水平裂 / ~ plane 水平面 / ~ disparity 水平视差 / ~ streak 水平视带 / ~ accelerator 卧氏加速器 / ~ baseline 水平基线 / ~ beam 水平线束 / ~ beam frontal view 水平线束正位观 / ~ beam oblique 水平线束斜位 / ~ beam size 水平线束的截面大小 / ~ beam technique 水平线束技术 / ~ deglection coil 水平偏转线圈 / ~ electronic cursor 水平电子指示器 / ~ film changer 水平换片器 / ~ image intensifier 水平影像增强器 / ~ interlace 水平隔行扫描 / ~ layer 水平分层 / ~ linear 水平线样的 / ~ linear tomography 水平直线体层摄影（术） / ~ linear zonography 水平直线厚层体层摄影（术） / ~ position adjust 水平位置调节 / ~ position adjuster 水平位置调节器 / ~ radiobiological beam 水平放射生物线束 / ~ ray 水平线（常指线） / ~ resolution 高水平分辨率［析像］，水平清晰度 / ~ retrace 水平回扫，行回扫 / ~ stretcher（可动）水平治疗 / ~ sweep 水平扫描，横向扫描 / ~ ly *ad*. 地平线地；水平地 / ~ scanning（简作 HS） *n*. 水平扫描

horizontal cell（简作 HC） *n*. 水平细胞

horizontal scale（简作 HS） *n*. 水平刻度

horizontalis *a*. 水平的；平行的

horizontal-scanning generator 水平扫描发生器

horizontal-sweep *n*. 水平扫描 ‖ ~ amplifier 水平扫描放大器 / ~ frequency 水平扫描频率 / ~ system 水平扫描系统

horm-［希］［构词成分］冲动，推动

Horm ReS Hormone Research 激素研究（杂志名）

Hormathiidae 链索海葵科（隶属于海葵目 Actiniaria）

horme *n*. 本能（源），策动

hormephobia［希 horme assault，shock + phobos fear］ *n*. 休克恐怖

hormesis［希］ *n*. 毒物兴奋效应

hormic *a*. 本性的，本性论的

hormion *n*. 蝶枕点，犁蝶点，顶冠穴

Hormocardiol *n*. 蛙心激素（冠状血管舒张药）

Hormodendrum *n*. 着色芽生菌属，单孢枝霉属 ‖ ~ compactum 紧密着色芽生菌 / ~ fontoynonti 着色芽生菌 / ~ pedrosoi 佩德罗索氏着色芽生菌

Hormomya mutabilis（**Gould**）曲线索贻贝（隶属于贻贝科 Mytilidae）

hormonagoga *n*. 催激素剂

hormonagogue *a*. 催激素的 *n*. 催激素剂激素

hormonal *n*. 激素

hormone（简作 H） *n*. 激素 ‖ adrenocortical ~ cortical ~ 肾上腺皮质激素 / adrenocorticotropic ~ 促（肾上腺）皮质激素 / androgenic ~s 雄激素 / ~ adrenomednllotrophic 促肾上腺髓质激素 / ~ Allen-Doisy 艾—道二氏激素（卵泡激素） / anterior pituitary ~（垂体）前叶激素 / ~，antidiabetogenic 抗［生］糖尿激素 / ~ antidiuretic 抗利尿激素 / ~ antigonadotropic 抗促性腺激素 / ~ antigrowth 抗生长激素 / ~ antiketogenic 抗生酮激素 / ~ antithyrotropie 抗促甲状腺激素 / ~ Aschheim-Zondek 黄体化激素 / ~ atretic 卵泡闭锁激素 / ~ bleeding 出血激素 / ~ capillary 毛细管激素（垂体后叶分泌的） / ~ cardiac 心［脏］激素 / ~ chondrotropic；growth ~ 促软骨激素，生长激素 / ~ chorionic gonadotropic；chorionic gonadotropin；prolan 绒［毛］膜促性腺激素 / ~ corpus allatum 虫卵发育素，咽侧体激素 / chromaffin ~ 肾上腺素 / chro-matophorotropic ~ 促黑激素，中叶素 / corpusluteum ~ 黄体激素，孕酮 / corticotropin releasing ~（CRH）促（肾上腺）皮质激素释放激素 / ~ detoxicating 去毒激素，解毒激素 / ~ diabetogenic 致糖尿激素，生糖尿激素 / ~ disassimilatory 异化［代谢］激素 / ~ embryonic 胚激素 / hormones，estrogenic 雌激素 / estrogenie ~s 雌激素 / follicle-stimulating ~（FSH）促卵泡激素 / exophthalmotropic ~ 促突眼激素 / follicle-stimulating hormonereleasing ~（FSH-RH）促卵泡激素释放激素 / galactopoietic ~，lactation ~，lactogenic ~，mammotropic ~ 催乳激素 / gonadotropin releasing ~（Gn-RH）促性腺激素释放激素 / growth ~（GH），chondrotropic ~，somatotrophic ~，somatotropic ~ 生长激素 / growth hormone releasing ~（GH-RH）生长激素释放激 / juve-nile ~ 虫卵发育素，咽侧体激素（昆虫） / luteal ~ 黄体激素，孕酮 / luteinizing ~，interstitial cell stimulating ~ 黄体化激素，促间质细胞激素 / luteinizing hormone releasing ~（LH-RH）促黄体生成激素释放激素 / lutedtropic ~ 促贸体激素 / mela-nocyte-stimulating ~，melano-phore-stimulating ~ 促黑素细胞激素 / orchidic ~，testicular ~，testis ~ 睾丸激素（睾酮） / ~ placeutal 胎盘激素 / ~ plant；phytohormone 植物激素 / posterorpitui-tary ~s（垂体）后叶激素 / progesta-tional ~ 孕酮 / ~ protein-carbohydrace；S ~ 促蛋白质成糖激素 / P.U. ~（pregnancy urine ~）孕尿激素（孕尿中的绒膜促性腺激素） / releasing ~s 释放激素 / ~，sex，female 雌激素 / somatotropin release inhibiting ~ 生长激素释放抑制激素，抑生长素 / somatotropin releasing ~（SRH）生长激素释放激素 / ~ Swingle and Pfiffner's；cortin 斯—菲二氏激素，皮质素 / ~，sympathetic；epinephrine 肾上腺素 / thyroid-stimulating ~（TSH），thyrotropic ~ 甲状腺刺激激素，促甲状腺激素 / thyrotropin releasing ~（TRH）促甲状腺激素释放激素 / ~ tissue 组织激素 / ~ vagus；vagusstoff 迷走神经激素 / ~ wound；traumatic acid 创伤激素（植物） / ~，hypothalamic regulatory 丘脑下部调节激素 / ~，natriuretic 促尿钠［排泄］激素

hormonelike *n*. 激素样

hormoner *n*. 多作用激素

Hormones and Behavior（简作 HB） *n*. 激素与行为（杂志名）

hormonhunger *n*. 激素缺乏

hormonic *n*. 激素

hormono-［希］［构词成分］激素，内分泌

hormonogen *n*. 激素原，前激素

hormonogenesis *n*. 激素生成

hormonogenic *a*. 激素生成

hormonology *n*. 内分泌学，临床内分泌学

hormonopexic *a*. 激素固定的

hormonopoiesis *n*. 激素生成

hormonopoietic［hormone + 希 poiein to make］ *a*. 激素生成的

hormonoprivia *n*. 激素缺乏

hormonosis *n*. 激素过多症（如可的松疗法时治疗使用的结果）

hormonotherapy *n*. 激素疗法，内分泌疗法

hormopoiesis；**hormonopoiesis** *n*. 激素生成

hormopoietic；**hormonopoietic** *a*. 激素生成的

Hormosinidae Haeckel 鲢形虫科

hormothyrin；**thyrotropic hormone** *n*. 促甲状腺激素

horn *n*. 角；角质；角状物 ‖ ~，of Ammon；comu Ammonis；hippocampus 海马 / ~ buccal 颊侧角 / cicatrifial ~ 瘢痕角 / ~ of clitoris 阴蒂角 / coccygeal ~ 尾骨角 / ~ core 角心 / ~ cutaneous；cornu cutaneum 皮角 / ~ dorsal［灰质］后角 / horns，gray 灰质角 / ~ hollow；Texas fever 空角病，特克萨斯热（牛梨浆虫病） / ~ lateral［灰质］侧角 / ~ lingual 舌侧角 / ~ nail 甲角 / ~ pulp 髓角 / ~ pulp chamber 髓室角 / ~，rudimentary 残遗子宫角 / sacral ~ 骶骨角 / ~ sebaceous 皮脂角 / ~ ventral［灰质］前角 / ~ warty 疣角

horn's sign［C. ten 荷外科医师］霍恩氏征（见于急性阑尾炎）

hornblende *n*. 角闪石（矿）

horned *a*. 有角的；角状的

Horned beetle［动药］双叉犀金龟

Horner's law（Joban F. Horner）霍纳定律（一般的色盲经健康妇女由男性传于男性） ‖ ~ syndrome（ptosis）霍纳综合征（上睑下垂）（颈交感神经麻痹时，眼球内陷、上睑下垂、下睑轻度抬高、瞳孔缩小、脸裂变节、以及受累侧面都无汗、潮红）

Horner's muscle（William E. Horner）脸板张肌（眼轮匝肌的泪囊部）

hornification *n*. 角（质）化

Hornner's sign（David A. Horner）霍纳征（见 Spalding sign）

hornpox *n*. 疣状天花

horn-silver *n*. 角银，粗氯化银

hornskin *n*. 漆皮（矫形外科用）

horny *a*. 角的，角制的，角状的

horology *n*. 钟表制造术，钟表学

horopter *n*. 双眼单视界 ‖ ~，Vieth-Muller 维—苗二氏双眼单视界 / ~ circle 双眼单视界圆

horopter-curve *n*. 双眼单视界曲线

horopteric *a*. 双眼单视界

horotelic evolution 中速进化

horotelic rate of evolution 常速进化

Horowitz-Beadle method *n*. 霍—比二氏法（测胆碱）

horrible *a*. 可怕的，恐怖的

horrida cutis；**cutis anserina** *n*. 鹅皮，鸡皮（因冷或惊吓时皮乳头勃起）

horrify *vt*. 使恐怖

horripilation *n*. 鹅皮，立毛状态；鸡皮疙瘩

horror［拉］ *n*. 恐惧 ‖ ~ autotoxicus 恐惧自身中毒，自身中毒禁忌（埃利希（Ehrlich）等提出的术语，表示正常动物形成自身抗体的拒斥现象，认为此种抗体的形成可能导致抗体产生者自身破坏，这是由于存在于组织中的自身抗体与相应的抗原之间的反应结果所致，现称自身耐受性（self-tolerance））

horror drug（简作 HD） *n*. 心跳药（任何含有颠茄而使心率加快的药物）

Horroxks' maieutic［peter 英产科医师 1852—1901］霍罗克斯氏扩张袋，导管式扩张袋

horse［动药］ *n*. 马 ‖ ~ heart［动药］马心 / ~ beef［动药］马肉 / ~ bezoar［动药］马宝 / ~ bone［动药］马骨 / ~ fly［动

药]虻虫 / ~ liver[动药]马肝 / ~ nail[动药]马蹄甲 / ~ placenta[动药]驹胞衣 / ~ teeth[动药]马齿 / ~ flesh[动药]马肉 / ~ hide[动药]马皮 / ~ meat[动药]马肉 / ~'s Mane[动药]马鬃 / ~ enzootic cephalomyelitis 马波尔纳病病毒 / ~hepatitis virus 马肝炎病毒 / ~ infectious anaemia virus 马传染性病毒 / ~ infectious arteritis virus 马传染性关节炎病毒，马发热性伤寒病毒 / ~ pox virus 马痘病毒，马接触性脓包皮炎病毒 / ~ cytomegalovirus 马巨细胞病毒

Horsechestnut infectious variegation 七叶树传染性杂色病毒

Horsechestnut mottled mosaic virus 七叶树斑点花叶病毒

Horsechestnut necrosis virus 七叶树坏死病毒

Horsechestnut spindle tumour virus 七叶树纺锤瘤病毒

horse-chestnut; hippocastannum ***n***. 马栗树，七叶树

horsefly ***n***. 虻

horsefoot ***n***. 马蹄足

horsehair ***n***. 马鬃

horsepower ***n***. 马力 ‖ ~ hour（简作 hp-hr）马 力—小时

horsepox ***n***. 马天花，马痘

horseradish; cochlearia ***n***. 辣根 ‖ ~ peroxidase（简作 HRP）***n***. 辣根过氧化物酶（用作生化测定的试剂，缩写为 HRP）

horseshoe crab 马蹄蟹

horse-sickness ***n***. 马传染病，马疫

horse-tail; equisetum ***n***. 木贼属植物，问荆

horse-tree-person test（简作 HTP）***n***. 马—树—人—测验（绘画测验）

horsiery ***n***. 袜，针织物

Horsley's operation（Victor A. H. Horsley）霍斯利手术（切除皮质运动区以缓解上肢指痉病样和痉挛性运动）‖ ~ test 霍斯利试验（检葡萄糖）/ ~ trephine 霍斯利环钻（一种可拆洗的环钻）/ ~ wax（putty）霍斯利蜡（油灰）（用以填塞小骨髓腔，以控制出血）

hortative ***a***. 劝告的，忠告的

hortatory ***a***. 劝告的，忠告的

hortatoryly ***ad***. 劝告地，忠告地

Hortega cell（Pio del Rio Hortega）小神经胶质细胞 ‖ ~ method 霍特加法（一种使用碳酸氨银显示小神经胶质细胞的染色法）

hortobezoar ***n***. 植物粪石

Horton's headache（Bayard T. Horton）偏头痛性神经病 ‖ ~ arteritis 巨细胞动脉炎，颞动脉炎 / ~ disease 偏头痛性神经痛；颞动脉炎 / ~ syndrome 霍顿综合征（①偏头痛性神经痛 ②巨细胞动脉炎，颞动脉炎）

hortungskörper［德］***n***. 体内沉积物（人变老的一种现象）

HOS human osteosarcoma 人骨肉瘤

hose（[复]hose[s]）（简作 H）***n***. 水龙管，软管

Hosp Bn hospital battalion 医院勤务营，卫生营

Hosp hospital ***n***. 医院

Hosp Ins hospital insurance 医院保险

Hosp Tn hospital train 卫生列车，医疗列车

HOSPACT Hospital Patient Accounting 医院病人记账系统

hospice ***n***. 济贫院，晚期患者收容所

hospitable ***a***. 好客的；殷勤的；适宜的；易接受的

hospitably ***ad***. 好客地；殷勤地；适宜地；易接受地

Hospital Career（简作 HC）***n***. 医院生涯（杂志名）

Hospital Financial Management Association（简作 HFMA）医院财政管理协会

hospital（简作 Hosp 或 H）***n***. 医院 ‖ ~ admission 入院 / ~ banian 兽医院 / base ~ 后方医院 / ~ bed 病床/camp ~ 兵站医院 / ~ children's 儿童医院 / closed ~ 不开放医院（只许本院医师诊治患者）/ ~ contagious; infectious disease ~ 传染病医院 / cottage ~ 诊疗所，乡村小医院/day ~ 日间医院（见 partial hospitalization）/ evacuation ~ 转运医院，后送医院 / field ~ 野战医院 / ~ foundling 育婴院 / ~ for infectious diseases 传染病医院 / ~ free 免费医院 / ~ general 综合医院，普通医院 / ~ governmental 公立医院 / ~ group 联合医院 / ~ infection 医院内感染 / ~ infection surveillance 医院内感染监察 / ~ information managementsystem 医院信息管理系统 / ~ isolation 隔离医院，传染病医院 /lying ~ , maternity ~ 产院 / night ~ 夜间医院（见 partial hospitaliza-tion）/ ~ open 开放医院（在资本主义国家，准许院外医师来院诊治病人）/ ~ philanthropic; voluatary ~ 慈善医院（资本主义国家由捐助而设立的医院）/ ~ proprietary; private ~ 私立医院 / ~ sister 护士长 / ~ special 专科医院 / ~ state 公立医院 / teaching ~ 教学医院 / ~ train 列车医院

hospital-based ambulance service ***n***. 医院为基地的救护车服务，医院救护车服务

hospitalism ***n***. 医务人员病（由于医院的特殊环境而引起的精神病态）；住医院癖，就医癖；（恋母）依赖性抑郁症（anaclitic de-pression，见 de-pression 项下相应术语）

hospitalization ***n***. 住院，入院；住院期 ‖ partial ~ 部分住院（制）［对完全不需要全日住院的患者的一种精神治疗方案，医院有一套专门设施或安排，患者可以在白天来治疗，晚上回家（日间医院 day hospital），或者白天在社区，晚上回来接受夜间治疗，并晚上留院（夜间医院 night hospital），或在一周内从事正常活动后于周末来院接受治疗并留院（周末医院 week end hospital）］

hospitalize ***vt***.（送患者）住院

Hospitals ***n***. 医院（美国护士协会杂志）

hospital-ship ***n***. 医院船

HOS-STPL hospital operating system-structured programming language 医院操作系统—结构程序设计语言

host[1] ***n***. 主人；寄主，宿主（指寄生另一机体的动物或植物，或指接受其他机体器官或组织移植的接受者）‖ ~, aberrant 异常宿主 / ~, alternate 交替宿主，中间宿主 / ~, animal 动物宿主 /definitive ~, final ~, primary ~ 终宿主，最后宿主，首要宿主 / ~, euparatenic 真延宿主 / ~, first intermediate 第一中间宿主 / ~, intermediary 中间宿主 / ~, intermediate 中间宿主 / ~, intermittent 间歇宿主 / ~, invertebrate 无脊椎动物宿主 / ~, larval 幼虫宿主 / ~, larvao-intermediate 幼虫发育中间宿主 / ~, metaparatenic 后延续宿主 / ~, normal 正常宿主 / ~, occasional 偶然宿主 / ~ of predilection 最适宿主 / ~, paradefinitive 副终宿主 / ~, partheno-intermediate 孤性繁殖中间宿主 / ~, paraparatenic 副延续宿主 / ~, postcyclic 后周环宿主 / ~ of predilection 专嗜宿主，最适宿主 / ~, principal 主要宿主 / reservoir ~ 储存宿主 / ~ race 宿主族 / ~ range 宿主范围 / ~ range mutant 宿主范围突变型，宿主范围突变体 / ~, secondary 中间宿主 / second intermediate 第二中间宿主 / ~ spot 热点 / ~, supplementary 辅助宿主 / ~ mediated method 宿主间介法

host[2] ***n***. 许多，大量；一大群

Hosta antaginea（Lam.）Aschers.［拉，植药］玉

Hosta glauca Steam［拉；植药］粉叶玉

Hosta ventricosa（Salisb.）Stearn［拉，植药］紫玉

hostage ***n***. 人质；抵押品

host-cell reactivation（**HCR**）宿主细胞复活

host-condition ***n***. 寄主状态

host-density ***n***. 寄主密度

hostile ***a***. 敌方的；敌对的；不友善的，厌恶的（to）‖ ~ly ***ad***. 敌方的；敌对的；不友善的，厌恶的（to）

hostility ***n***. 敌意，敌视

host-induced modification 宿主诱发变异

Hostis［拉 **enemy**］***n***. 口蹄疫病毒属（旧名）‖ ~ equinus 马口蹄疫病毒 / ~ pecoris 牛口蹄疫病毒

host-kiling efficiency 宿主杀伤效率

host-parasite relation 宿主寄生物关系

HOT human old tuberculin ***n***. 人型旧结核菌素

hot［hat］(-tt-)（简作 H）***a***. ①热的 ②热烈的 ③激烈的 ④辛辣的 ⑤紧随的 ⑥强放射性的 ‖ ~ lesion 高摄取病灶，热病灶 / ~ nodule 热结节，高摄取结节 / ~ operation "热"操作，放射性操作 / ~ patella "热"髌骨/ ~ solution fixer 热定影液 / ~ spot 热点 / ~ tip laser-assisted angioplasty 热尖激光血管成形术 / ~ water circulating（简作 HWC）热水循环 / ~ water circulating 热水循环 / ~ water soluble（简作 HWS）溶于热水 / ~ water tank（简作 HWT）热水槽 / ~ water（简作 HW）热水 / ~ compress 热敷 / ~ line 热线（昼夜电话咨询服务，由非专业人员和精神卫生专业人员组成）

hotbed ***n***. 温床

hot-blooded ***a***. 易激动的；热切的

Hotchkiss' operation（Lucius W. Hotchkiss）霍奇基斯手术（治颊上皮瘤手术，即切除部分上颌骨和下颌骨，然后自舌及颈的一侧做缺损部的整形手术）

hoterophany ***n***. 异种表现，不同表现

hoterophilic ***a***. 嗜异性的（指对抗原或抗体儿异染性的）

hothead ***n***. 鲁莽的人，性子急的人 ‖ ~ed ***a***. 鲁莽的，急性子的

hothouse ***n***. 温室

hot-pressing ***n***. 热压

Hottentot bustle 臀脂过多，女臀过肥（Hottentot 为非洲南部的霍屯督人）

Hottentot tea; buchu 布枯叶

hottentotism ***n***. 剧烈口吃

hot-type developer 热显影

hot-water-bag ***n***. 热水袋

hot-water-bottle ***n***. 热水袋

HOU hydroxyurea ***n***. 羟基脲（治白血病）

hough *n*. 后踝（牛,羊等）
Houghton's test（E. Mark Houghton 1867—1937）霍顿试验（检麦角,即将麦角喂白色来克亨鸦,若鸡冠变深色,则麦角有药力）
hound *n*. 猎狗 *v*. 追逐
hound's-tongue cynoglossum *n*. 倒提壶属植物,狗舌倒提壶
Houned beetle［动药］双叉犀金龟
Hounsfield *n*. 亨斯菲尔德（计算体层摄影的 CT 值单位）‖ ~ dark area 亨斯菲尔德暗区, 岩骨间透亮区 / ~ number 亨斯菲尔德值, CT 值 / ~ unit 亨斯菲尔德单位（X 线衰减单位,用于 CT 扫描）
hour（简作 H）*n*. 小时,时间;……点钟;［复］一段时间 ‖ after ~s 工作（或学习）完毕后 / at all ~ ,在任何时间,一直不断地 /（at）the eleventh ~ 在最后时刻;在危急之时 / by the ~ 按钟点 / ~ after ~ 一小时又一小时,连续地 / ~ by ~ 每小时 / keep early（或 good）~s,早起早睡/ keep late（或 bad）~s 晚睡晚起 / off ~s,业余时间 / out of ~s 在上班时间之外 / the small 或 wee）~s 半夜 1,2,3 点钟 / zero ~ 零时;决定性的时刻,紧急关头 / ~ly *a*. 每小时的;每小时一次的;时时刻刻的 *ad*. 每小时一次地;时刻地,随时
hourglass stomach 砂钟胃
house *n*. 房子;住宅;家庭;机构 *vt*. 给……房子住;收藏;覆盖 *vi*. 住;躲藏 ‖（up）clean ~ 打扫、整理房间;去除一切不需要的事物 / keep ~ 持家,管理家务 / keep the ~ 家居不外出 /（as）safe as ~s 非常安全
House martin［动药］毛脚燕
House Science and Tchnology Committee（简作 HSTC）国会科与技术委员会
house staff *n*. 住院医师
housebound *a*.（因病等）居家不出的
houseful *n*. 满屋子;满座
household *n*. 家庭;户;家务 *a*. 家庭的;家常的 ‖ ~ function 必须功能 / ~er *n*. 户主
house-physician *n*. 内科住院医师
house-surgeon *n*. 外科住院医师
house-to-house *a*. 挨家挨户的,逐户的
housewife（［复］house-wives）*n*. 家庭主妇
housework *n*. 家地平线的;水平的劳动
housing *n*. 住房供给;住房建筑;［总称］房屋,住房;遮盖物;壳,套,钟
Houssay animal *n*.（Bernardo A. Houssay）乌赛动物（切除垂体和胰腺的实验动物）‖ ~ phenomenon 乌赛现象（胰腺切除的实验动物,因垂体切除术可引起低血糖及对胰岛素的过敏性明显增加）
Houston Automatic Spooling Program（简作 HAS）休斯敦自动络筒程序
Houston's muscle（John Houston）休斯顿肌,阴茎背静脉压肌（压迫阴茎背静脉的球海绵体肌的肌纤维）‖ ~ valve 休斯顿瓣,直肠梭襞
Houttuynia cordata Thunb.［拉,植药］蕺菜
Houttuynia Thunb. *n*. 蕺菜属 ‖ ~ dulcis Thunb. 蕺菜（鱼胆草）
Houttuynin *n*. 鱼腥草素（抗菌药）
hove heave 的过去式和过去分词
hoven *n*. 胃气胀
Hovenia Thunb *n*. 枳椇属 ‖ ~ dulcis Thunb.［拉,植药］北拐枣,枳椇
Hoverbed *n*. 气垫床（商品名,供烧伤患者用,患者整个身体支撑在一股温暖的无菌气流上,气流即沿床一些开口处向上流动）
Hovius' canal（Jacob Ho-vius）往维斯管（某些哺乳动物眼球外壁上的涡静脉间的衔接管）‖ ~ circle 往维斯环（一种密切吻合的睫静脉的巩膜内环形排列,见于人类以外的哺乳动物）/ ~ plexus 霍维斯静脉丛（睫状体区内与巩膜静脉塞连接的静脉丛）
how *ad*. 怎样,怎么;多少;多么 *n*. 方式,方法 ‖ ~ about...?（你以为）……怎么样? / How come? 怎么会……的? / ~ goes it ……的情况怎样? / How now? 那是怎么回事? 这是什么意思? / How then? 这是什么意思? 后来怎样? 还有什么?
Howard Florey Institute of Experimental Physiology and Medicine（简作 HFIEPM）霍华德·弗洛里氏实验生理学及医学研究所（澳大利亚）
Howard's method（Benja-min D. Howard）霍华德法（一种人工呼吸法,患者仰卧,背下置一垫子,使其头部低于腹部,然后将其双臂高举过头,在下端肋骨处作向内及向上来回地加压,每分钟约十六次）
Howel-Evans' syndrome（W. Howel-Evans）豪厄尔—埃文思综合征（5 ~ 15 岁间出现的弥漫性掌跖角化病,伴晚年食管癌形成）
Howell unit *n*. 豪威耳氏单位（肝素活性单位）
Howella sherbomi（**Norman**）尖棘（隶属于天丝科 Apogonidae）
Howell-Jolly bodies（W. H. Howell; Justin M. J. Jolly）豪厄尔—若利小体（圆形或卵圆形小体,呈淡红或淡蓝色,出现于各种类型的贫血或白血病以及在脾切除后的红细胞内,可能为非正常的红细胞核残片）
Howell's bodies（William H. Howell）豪厄尔小体（见 Howell-Joily bodies）‖ ~ method 豪厄尔法（检血凝时间）/ ~ test 豪厄尔试验（检凝血酶原）
however *ad*. 无论如何,不管怎样;可是,仍然
Howship's foveolae（**lacunae**）［John 英外科医师 1781—1841］豪希普氏小凹,豪希普氏腔隙 ‖ ~ lacunae（John Howship）吸收腔隙 / ~ sign; ~ symptom 豪希普氏征（箝闭性闭孔疝时）
Howship's lacunae 豪希普氏腔隙
howsoever *ad*. 无论如何,不管怎样
Howthorn leaf［植药］山植叶
hoy plane test 热板试验
Hoya carnosa（**L. F.**）**R. Br.**［拉,植药］球兰
Hoya lyi Levl［拉,植药］香花球兰
Hoya pandurata Tsiang car. Longipandurata W. T. Wang 长琴叶球兰
Hoya pottsii Traill［拉,植药］铁草鞋
Hoyer's canals［Heiarich 波解剖学家及组织学家 1834—1907］; **arteriovenous anastomosis** 奥耶尔氏管,动静脉吻合
Hoyne's sign（Archibald L. Hoyne）霍因征（麻痹性或非麻痹性脊髓灰质炎时引发的征状:患者仰卧,抬起双肩时头即后垂）
Hozukius embremarius（**Jordan et Starks**）眶棘（隶属于科 Scorpaenidae）
hp horse power *n*. 马力:功率单位,1 hp = 735.5 w（米制马力）= 745.7 w（英制马力）
5-HP 5-hydroxypicolinaldehyde thiosemicar-bazone 5 – 羟基吡啶 – 甲醛缩氨基硫脲（抗癌药）
HP haptoglobin *n*. 亲血红素珠蛋白;结合珠蛋白 /Health Physics 保健物理学（杂志名）/heterogeneous polymerization 异原性多聚作用 /higher protein regimen 高蛋白摄生法 /highly purified 高度纯化的 /high-pass filter 高通滤波器 /high performance 高性能 /high polymer 高分子聚合物 /high potency 高能,高效价 /high power 高倍/high pressure 高压/high protein 高蛋白/ history and physicalexamination 病史及体格检查 /horizontal parallax 水平视差/ horizontal plane 水平面/ hormone product 激素产生量/ horse power 马力（参见 hp）/hospital pharmacist 医院药师/ Hospital Physician 医院医生（杂志名）/hot pack or pad 热裹法 /hot particle 热粒子/house physician 内科住院医师/ Human Pathology 人体病理学（杂志名）/ human pituitary 人垂体/ hydrostatic pressure 流体静力压 / hydroxypropyl *n*. 羟丙基/ hyperphoria *n*. 上隐斜视/ hypertension and proteinuria 高血压和蛋白尿/ hypersensitivity pneumonitis 过敏性肺炎
Hp haptoglobin *n*. 血清结合珠蛋白;触珠蛋白 / horse power *n*. 马力（功的单位）
HP/LT high pressure-low temperature 高压低温
Hp hd high pressure high density 高压高密度
HPA histamine phosphate acid 磷酸组胺酸/ Hospital Physician Association 医院医师协会（英国）/ Hospital Physicists' Association 医院物理学家协会（英国）/ Hydroxy propionic acid 烃基丙酸/ hypokalemic primary aldosteronism 原发性低钾性醛固（甾）酮增多症/ hypothalamic-pituitary-adrenal 丘脑—垂体—肾上腺的
HPAA hydroxyphenylacetic acid 羟苯乙酸
HPAC Healthth Policy Advisory Center 卫生政策咨询中心
HP-ACTH highly purified ACTH 高纯度促肾上腺皮质激素
HPB Health Programs Branch 卫生计划局（加拿大国家卫生与福利部）
HPBC hyperpolarizing bipolar cel 超极化两极神经细胞
HPC history of present complaint 主诉病历/ human placental lactogen 人胎盘催乳激素/ hydroxy-phenylcinchoninic acid 羟苯基辛可宁酸/ hydrophobic chromatogrphy 疏水色谱法/hydroxyproply cellulose 烃丙基纤维素
HPCD hereditary protein C deficiency 遗传性蛋白 C 缺乏症
HpD hematoporphyrin derivative 血卟啉衍生物
HPD hematoporphyrin derivative 血紫质衍化物/ Hough-Powell digitizer 霍夫—鲍威尔二氏数字转换器
HPE history and physicalexamination 病史及体格检查
HPEAA Healthth Professions Educational Assistance Act 卫生职业教育援助条例
HPEH hydrogen peroxide-induced erythrocyte hemolysis 过氧化氢引起的红细胞溶血作用
HPER health, physical education and recreation 保健、体育和休养
HPETE hydroperoxyarachidonic acid 过氧化氢花生四烯酸

HPF heparin-precipitable fraction 肝素可沉淀部分/ highest possible frequency 最高可能频率/ high-pass filter 高通滤波器/ high-power field 最高倍数,(显微镜的)高倍视野
HPFH hereditary persistence of fetal hemoglobin 遗传性胎儿血红蛋白持续症
HPFSH human pituitary follicle stimulating hormone 人垂体卵泡刺激激素
HPG human pituitary gonodotroping hormone 人垂体促性腺激素
HPGC high performance gel chromatography 高压凝胶层析法
HPGE hypoplasminogenemia ***n*.** 低纤维蛋白溶酶原血症
hp-hr horsepower hour 马力—小时
HPI history of present illness 现病史
Hpl hospital ***n*.** 医院
HPL human parotid lysozome 人腮腺溶菌酶/ human peripheral lymphocyte 人周围细胞淋巴细胞/ humanplacental lactogen ***n*.** 人胎盘催乳素
HPLA hippuryl-phenyl-lactate ***n*.** 马尿酰苯乳酸盐/hydroxy-phenyl-lactic acid 羟苯乳酸
HPLC high performance (or pressure) liquid chromatography 高效(或压力)液相色层分析法
HPLL High Pressure Low- Laboratory 高压寿命实验室
HPM Harding-Passey melanoma 哈丁—帕西黑素瘤
HPMC hydroxypropylmethyl-cellulose 羟丙基甲基纤维素
HPMCP hydr-oxypropylmmethyl cellulosephthalaate 羟丙基甲基纤维素邻苯二甲酸酯
hpn, **HPN** hypertension ***n*.** 高血压
HPNS high pressure nervous syndrome 高压神经综合病症
HPO high pressure oxygen 高压氧/ Hydrogen peroxide 过氧化氢
HPOT high potential 高电位(势能);高电压
HPOX high-pressure oxygen 高压氧
HPP hydroxy pyrazolo-pyrimidine 羟基吡唑嘧啶
HPPA hydroxy-phenyl-pyruvic acid 羟苯丙酮酸
HPPE high-pressure polyethylene 高压聚乙烯
HPPH hydroxyphenyl-phenylhydantoin ***n*.** 羟苯基-苯妥因
HPr human prolactin 人催乳激素
Hpro hydroxyproline ***n*.** 羟脯氨酸
HPRR high-performance research reactor 高效率研究性反应堆
HPRT hypoxanthine-phosphori-bosyl-transferase ***n*.** 次黄嘌呤-磷酸核糖转移酶
hps high protein supplement 高蛋白补充
HPS Hazardous Polluting Substances 危险污染物质/ Health Physics Society 卫生物理学学会(美)/ hematoxylin-phloxine-saffron ***n*.** 苏木精—根皮红—藏花红 /hepatoportal sclerosis 肝门脉硬化症(同IPH)/high-pressure sodium lamp 高压钠光灯/ high pressure solution 高压溶液/ high protein supplement 高蛋白补给/ His-purkinje system 希斯—普肯野系统(心脏传寻)/ hydroxypropyl starch 羟内基淀粉/ hypertrophic pyloric stenosis 肥厚性幽门狭窄
HPT high-pressure test 高压试验 /hyper-parathyroidism ***n*.** 甲状旁腺功能亢进症/ house-tree-person test 画出房屋—树—人测验/ hyperparathyroidism ***n*.** 甲状旁腺机能亢进
HPTC high performance thin chromatography 高效薄层层析
HPUS Homeopathic Pharmacopoeia of the United States 美国顺势疗法药典
HPV Hemophilus pertussis vaccine 百日咳嗜血杆菌疫苗/ High Passage Virus 多次传代病毒/ human papilloma virus 人乳头状瘤病毒/human parvovirus 人细小病毒
HPV-77 rubella high passage virus vaccine 风疹多次传代病毒疫苗
HPVC hypoxic pulmonary vasoconstriction 低氧性肺血管收缩
HPVD hypertensive pulmonary vascular disease 肺动脉高压症
HPV-D rebella high passage virus vaccine 风疹多次传代病毒疫苗
HPVG hepatic portal venous gas 肝门静脉气体(分析)
HPX hemopexin ***n*.** 运血红素蛋白,血红素结合蛋白/ hexachloronaraxylenum ***n*.** 六氯对儿、二甲苯,血防 846 /hypophysectomized ***a*.** 切除垂体的
HQ headquarters ***n*.** 总部 /high-quality ***n*.** 高质,高质量因数/ Homeostasis Quarterly 内环境稳定季刊(肾上腺代谢研究学会) Hypnosis Quarterly 催眠季刊(杂志名)
HQT hemoquant test 血红素定量试验
5-Hr 5-hydroxy-tryptamine(serotonine) ***n*.** 5-羟色胺(血清紧张素)
HR heart rate 心率/ hemispherical radiometer 半球状辐射仪 /high resolution 高溶解;高分辨率/ hospital record(or report)住院记录(或报告)/ humidity relative 相对湿度/ X-linked familial hypophospatemic rickets 伴性家族性低磷酸盐血症佝偻病
Hr blood factor related to Rh 与 Rh 有关的血因子/ hour ***n*.** 小时(现已规定用 H)/ hemorheology ***n*.** 血液流变学
Hr factor ***n*.** Hr 因子(Rh 阴性红细胞内的 Hr 抗原)
HRA Health Resources Administration 卫生资源处(美国卫生、教育和福利部)/ heart reactive antibody 心反应性抗体/ high right atrial electrogram 高位右房心电图 /high right atrium 高右心房(电描记图)
H-rays ***n*.** 氢核素
HRBC horse red blood cell 马红细胞/ human red blood cell 人红细胞
HRBT histamine release from basophils test 嗜碱细胞组胺释放试验
HRCT high resolution computerized tomography 高分辨率计算机断层摄影
HRD Bureau of Health Resources Development 卫生资源发展局(卫生资源处)
Hrd hard ***a*.** 硬的 / half-round ***a*.** 半圆形
HRDG holographcally recorded Diffraction grating 全息光记录衍射(光)栅
HRDI hospital reserve disaster in ventory 医院保存的事故报表
HRE high resolution electrocardiography 高分辨率心电描记法/ Hormone response element 激素应答单元(基因)
H-reflx Hoffmann reflex 霍夫曼氏反射(指反射)
HRET Hospital Research and Educational Trust 医院研究与教育联合企业
HRF health-related facility 卫生有关设备 / homologous restriction factor 同种限制因于/ humoral recognition factor 体液辨别因子/histamine releasing factor 组胺释放因子
HRG Health Research Group 卫生研究小组(艾)/ histidine-rich glycoprotein 富有组氨酸糖蛋白
HRI Holt Radium Institute 霍尔特镭学研究所(英国)
HRIG human rabies immune globulin 人狂犬病免疫球蛋白
HRLC high resolution liquid chromatography 高效液相色谱法
HRM heart rate meter 心率计
HRN Health Rights News 卫生实况(杂志名)
H-RNA 不均—RNA, 异质 RNA
HRP horseradish peroxidase 辣根过氧化物酶 / hypothalamic regulatory peptides 丘脑下部调节性多肽
Hrpetomoniasis ***n*.** 匐滴虫病
H-R-R Hardy, Rand and Ritter 哈迪—兰德—里特三氏色觉检查表
hrs hours ***n*.** 小时数
HRS Hamilton rating scale 汉密尔顿测定率/ health resources statistics 卫生资源统计学/ hepatorenal syndrome 肝肾综合征
HRSA Health Resources and Services Administration 卫生资源与卫生事业管理局(反美国公共卫生署)
HRSEM high resolution scanningelectron microscope 高分辨扫描电子显微镜
HRt heartrate ***n*.** 心率
HRT Hormone Replacement Therapy 激素替代治疗
HRTI Hospital Research and Testing Institute 医院研究和试验所
HRV high resolution valve 高溶解阀
HRVL human reovirus-like agent 人呼肠孤病毒样物质
hs hora somni [拉] 就寝时
HS half-strength ***n*.** 强度之半 ,半强度/ half subtracter 半减法器/ Hartmann's solution 哈特曼氏溶液/ hearing span 听域/ heart sounds 心音/ heat shield 热屏蔽,防热层/ heat stable 耐热的(抗原)/ heating surface 加热表面受热面积/ heme synthetase 血红素合成酶/ hemosiderin ***n*.** 含铁血黄素/ heparin sulfate 硫酸肝素/ hereditary spherocytosis 遗传性球形红细胞增多症/ herpes simplex 单纯疱疹/ high school 中学/ high sensitivity 高敏感性,高灵敏度/ high speed 高速/ high strength styrene sesin 高强度苯乙烯树脂/ homeostasis ***n*.** 内环境稳定/ homologous serum 同种血清/ hora somni [拉] 就寝时/ horizontal scale 水平刻度/ horizontal scanning 水平扫描/ horse serum 马血清/ hospital ship 医疗船,医务船 / hours of sleep 睡眠时间/ house surgeon 外科住院医师
Hs hardness ***n*.** 硬度 / Saturated humidity ***n*.** 饱和湿度
HS/B high styrene-butadiene 高苯乙烯丁苯胶乳
HSA Hazardous Substance Act 有害物质管制法令/ Health Services Administration 保健服务管理局(美国卫生、教育和福利)/ health service agency 保健服务机构/ Hearing and Speech Action 听与说(杂志名) /high specific activity 高比活性/ Hospital Savings Association 医院储蓄协会/ Hospital Seminar on Audit 医院审计讨论会/ human salt-poor albumin 人低盐白蛋白/ human serum albumin 人血清白蛋白
HSAA Health Sciences Advancement Award 保健科学促进奖
HSAC high-speed analog computer 高速模拟计算机
HSAN hereditary sensory and auto-nomic neuropathy 遗传性感觉和自主神经病变
HSAN-Ⅰ hereditary sensory and autonomic neuropathy (type Ⅰ) 遗传性感觉和自主神经病变(Ⅰ型)
HSAN-Ⅱ hereditary sensory and autonomic neuropathy (type Ⅱ) 遗传

性感觉和自主神经病变（Ⅱ型）
HSAN-Ⅲ hereditary sensory and autonomic neuropathy（type Ⅲ）遗传性感觉和自主神经病变（Ⅲ型）
HSAP heat-stable alkaline phosphatase 耐热碱性磷酸酶
HSArg speed autoradiography 高速自体放射照术
HSAs Health Service Areas 卫生服务区
HSAS hypertrophic subaortic stenosis 肥厚性主动脉瓣下狭窄
HSBR high-speed buffer register 高速缓冲寄存器
HSC Hand Schuller-Christian 汉—许—克三氏病，慢性特发性黄瘤病/ Health Stands and Consultants 卫生标准顾问（加拿大国家卫生福利部）/ hearing speech clinic 聋哑诊所/ high-speed channel 高速通道
HSCA Health Sciences Communications association 卫生科学交流协会
HSCD Hand-Schuller-Christain disease 汉—许—克三氏病，慢性特发性黄瘤病
HS-CoA Coenzyme A, reduced 还原型辅酶 A
H-scope H 型显示器，H 型指示器
HSD hydroxysteroid dehydrogenase 羟基类固醇脱氢酶
HSDA Health Systems Development Act 卫生系统发展条例/ High-speed data acquisition 高速数据采集
HSDB hazardous substances date bank 危险物质联机数据库
HSE herpes simplex encephalitis 单纯性疱疹脑炎
H-section attenuatorH 节衰减器间隙，椎前
HSF histamine sensitizing factor 组织胺致敏因子/ horse spleen-ferritin 马脾铁蛋白/ hydrazine sensitive factor 肼敏感因子
HSF-ACTH Hypothalmic secretory factor For Adreno-Corticortropic Hormone 促肾上腺皮质激素的下丘脑分泌因子
HSF-CoA coenzyme A in tissue oxidations 组织氧化性辅酶 A
HSG hystero-salpingogram 子宫输卵管造影片/ herpes simplex genitalis 单纯性生殖器疱疹
HSGP heat stable glycoprotein 热稳定性糖蛋白
HSI Highway Safety Institute 高速公路安全研究所/ horizontal situation indicator 水平位指示器
Hsieh position 西位（髋关节后斜位投照位置）
HSK 单纯性疱疹性角，膜炎
HSL herpes simplex labialis 唇单纯疱疹 hormone-sensitive lipase 激素敏感性脂肪酶
HSLC high speed liquid chromatography 高速存储器/ Holosystolic murmur 全收缩期杂音
HSM high-speed memory 高速储存器/ holosystolic murmur 全收缩期杂音
HSMET Health System and Medical Engineering Technology Committee 卫生系统和医学工程技术委员会
HSMHA Health Service and Mental Health Administration 卫生服务；精神保健管理局（现称 HRA）
HSP Henoch-Schonlein purpur 亨—许兰二氏紫癜/ High speed printer 高速打印机
H-space ***n.*** H 间隙，心后间隙（用 X 线斜透胸部时，心脏后的明朗区域）
HSQR Division of Health Seervices Quality Research 保健服务质量研究所（卫生事业研究局）
HSR Bureau of Health Services Research 卫生事业研究局/ Health Services Research 卫生事业研究（杂志名）/ high speed reader 高速读出器/ homogeneously staining regions 同源染色区
HSRI Health Systems Research Institute 卫生系统研究所（美）
HSRO high-speed repetitive operation 高速重复操作
HSRS Health-Sickness rating Scale 健康—疾病评价尺度
Hss hora somni sumendus［拉］临睡时服用
HSS Hallervorden-Spatz syndrome 哈—斯二氏综合征/ History of Science Society 科学史学会
HSt hereditary stomatocytosis 遗传性裂口红细胞增多症（一种先天性溶血性贫血）
HSTC House Science and Tchnology Committee 国会科学与技术委员会
HSTS human specific thyroid stimulate 人特异性甲状腺刺激物
H-subst histamine like substance 组织胺样物质
H-substance heterogenetic antigen substance of blood group O O 血型的嗜异性抗原物质/ histamine-like substance 组织胺样物质
Hsuolepis ***n.*** 许壳绦虫属 ‖ ~ sinensis（Liaang et Cheng）陕西许壳绦虫（隶属于膜壳科 Hymenolepididae）
HSV herpes simplex virus 单纯疱疹病毒/ highly selective vagotomy 高度选择性迷走神经切断术
HSV-2 herpes simplex virus type 2 Ⅱ型单纯疱疹病毒
HSVIA herpes simplex viral-induced antigens 单纯疱疹病毒诱发抗原
HSZPC Hoppe-Sceylerr's Zeitschrift fur Physioloogische Chemie 荷柏—塞勒耳生理化学杂志
Ht hautus ***n.***［拉］顿服剂/ heat treat 热处理/ height ***n.*** 高度/ high temperature 高温/ high tension 高压/ heart ***n.*** 心/ heat ***n.*** 热/ height ***n.*** 高，身高/ hematocrit ***n.*** 血细胞比容，红细胞压积 / total hyperopia 总远视（显性远视加隐性远视）/ hydr high-temperature hydrogenation 高温加氢
HT hydr high- temperature hydrogenation 高温加氢
HT RES heat resistant 耐热的
H-T test hemagglutination-inhibition test 血凝抑制试验
ht tr heat treatment 热处理
HT half thickness 半厚度（同 HVL）/ halftime ***n.*** 半衰期，半寿期/ hand tremor 手震颤/ height ***n.*** 高度/ hemagglutination titer 血细胞凝集效价/ high temperature 高温/ high tensile 高张力/ high tension 高（电）压（伏特数）/high tide 高潮/ histamine test 组胺试验/ Histologic Technician 组织学技术员（杂志名）/ Hollander test 霍兰德试验，胰岛素低血糖试验/ horizontal tabulation charater 横向列表字符/ hormone therapy 激素疗法/ hospitalization and treatment 住院治疗/ Temporary Hospital 临时（军）医院/ Hospital Topics 医院话题（杂志名）/ hospital train 卫生列车，医疗列车 / hospital Tribune 医院论坛（杂志名）/ hydrotherapy ***n.*** 水疗法/ hyroxytryptamine ***n.*** 5－羟色胺（5－HT）/ hypermetropia totalis［拉］总远视 / hypertension ***n.*** 高血压/ hypertropia ***n.*** 上斜视/ hypodermic tablet 经皮下给予的水溶性片剂/ hypothermia ***n.*** 低温，降温/total hypermetropia 总远视
HTA hydroxy-tryptamine ***n.*** 5－羟色胺
HTACS human thyroid adenylcyase stimulator 人类甲状腺腺甙环化酶刺激素
HTC heat transfer coeffcient 传热系数/ hepatoma cells 肝细胞瘤细胞/high-temperature component 高温成分/ homozygous typing cell 纯合子分型细胞
htd heated ***n.*** 加热；升温
HTD high temperature decomposition 高温分解
HTDC hightension direct current 高压直流电
HTdR H-thymidine ***n.*** 胸（腺嘧啶脱氧核）甙
^{3}H-TdR tritium-labeled thymidine 氚标记胸苷
hterophenogamy ***n.*** 异表型交配
H-tetanase ***n.*** 破伤风溶血素
Hth high tension hours 高压（伏特）小时（调线管用）
HTH high-test hypochlorite 高级漂白粉/ homeoctatic thymus hormone 稳衡胸腺激素/ human thyroid hormone 人甲状腺激素/ calcium hypochlorite 次氯酸钙
HTHD hypertensive heart disease 高血压性心脏病
HTL hearing threshold level 听阈级/ high threshold logic 高阈值逻辑电路
HTLA human T lymphocyte antigen 人 T 淋巴细胞抗原
HTLV human T-cell leukemia / lymphoma virus 人 T 淋巴细胞白血病 / 淋巴瘤病毒
HTLV-1 human T cell leukemia/lymphoma virus type-1 人类 T 细胞白血病/淋巴瘤病毒 1 型
HTM heat transfer medium 传热介质/ high temperature materials 高温材料
HTO high-temperature oxidation 高温氧化（作用）
HTOH hydroxy-tryptophol ***n.*** 5－羟色醇，5 羟－B－蚓躁乙醇/htone na ***n.*** 疟疾性神经炎
5-HTP 5-Hydroxytryptophan ***n.*** 5－羟色氨酸
HTP high-test peroxide 高浓度过氧化氢/ horse-tree-person test 马—树—人测验（绘画测验）/ Humantrockenplasma［德］***n.*** 人干燥血浆
HTPF heat-treated plasma fracltion 热处理血浆部分
HTPN home total parenterai nutrition 家庭病床总静脉营养
HTr hospital troop 医疗队，卫生队
HTR heater ***n.*** 加热器 / hemolytic framsfusion reactim 溶血性输血反应
HTS high-tension supply 高压电源 / human thyroid stimulator 人甲状腺刺激物
HTSG high-temperature strain gauge 高温应变计
HTSH human thyroid stimulating hormone 人甲状腺刺激激素
HTST high temperature for a short time 短时高热（灭菌法）
HTT heat treatment telmperature 热处理温度
HT-transducer 高转导突变型
HTU heat transfer unit 热传导单位
HTV herpes-type virus 疱疹型病毒
HU Hampson unit 汉普森氏单位（调线剂量单位，相当于 1/4 红斑量）/ Harvard University 哈佛大学/ hemagglutinating unit 血细胞凝集单位/ Holzknecht unit 霍耳次克内希特氏单位（调线单位，相当于 1/5 红斑量）/ Hungary ***n.*** 匈牙利/ hydroxyurea ***n.*** 羟基脲

(抗癌药)/ hyperemia unit 充血单位
hU dihydrouridine ***n***. 二氢尿嘧啶核甙
Hu MTV human mamma tumor virus 人类乳腺肿瘤病毒
Hua ***n***. 华螺属 ‖ ~ ningpoensis 宁波华螺 / ~ toucheana 触发华螺
Huaceae ***n***. 葱味木科
hub ***n***. 中心,中枢, 电线插孔; 轴, 柄
Hubbard tank (Carl Hubbard) 哈伯特槽(供患者在水下练力的浴槽)
hubbing ***n***. 压制阴模法, 切压制模
Huber's ganglion [Johann Jacob 瑞士解剖学家 1707—1778] 休伯氏神经节(第一颈神经节)
Huber's stain 休伯氏染剂(染尼斯耳氏体)
Hubrecht's protocordal knot [Ambrosius Arnold Willen 荷动物学家和比较解剖学家 1858—1915]; **Hensen's knot** 胡伯雷希特氏原结, 亨森氏结, 原结
hubris ***n***. 傲慢, 自大
Hubschmann's pseudaconitine 胡伯施曼氏假乌头碱
HUC human umbilical cord 人脐带
Huchard's disease (**Henri Huchard**) 尤夏病 (持续性动脉压过高, 被认为是引起动脉硬化的原因) ‖ ~ sign (symptom) 尤夏征(症状)(肺水肿时的一种反常叩响)
Huchotamien (**Pallas**) 哲罗鱼 (隶属于鲑科 Salmonidae)
hucker ***n***. 小贩, 贩子
huckle ***n***. 髋部, 臀部, (羊鹿的) 腰部
hÜckle theory 休克尔理论
huckle-bone ***n***. 距骨
HUCU hyperuricosuric calcium urolithiasis 高尿酸尿性钙尿石病
HUD human urine derivative 人尿衍生物
huddle ***vi***. 挤作一团 (together); 卷缩(up) ***vt***. 乱堆; 缩成一团; 草率地做 ***n***. (杂乱的) 一团; 一堆; 混乱
Huddleson's test 赫德耳森氏试验 (检人的布鲁氏菌病)
Hudson's line 赫德逊氏线, 老年性角膜线
hue (简作 H) ***n***. 色彩, 色调, 颜色
Huebner-Herter disease (J. O. L. Huebner; Christian A. Herter) 婴儿型非热带性口炎性腹泻, 乳糜泻
Huechys sanguinea de Geer [拉; 动药] 红娘子
Huechys Sanguinea [拉; 动药] 红娘子
Hueck's ligament (Alexan-der F. Hueck) 许克韧带(虹膜角膜角小梁网)
Huenefeld's mixture [Friedrich Ludwig 德化学家 1798—1882] 许内费耳德氏合剂(醋酸 2.0, 蒸馏水 1.0, 纯乙醇 100.0, 氯仿 100.0)
Hueppe's disease [Ferdinand 德细菌学家 1852—1938]; hemorrhagic septicemia 许珀氏病, 出血性败血症(动物)
Hueter's bandage (Karl Hueter) 许特绷带 (会阴人字形绷带) ‖ ~ line 许特线 (当臂伸展时, 连接肱骨上髁与鹰嘴尖的直线) / ~ maneu-ver 许特手法 (插胃管时, 用左手食指将患者的舌向下及向前压下) / ~ sign 许特征(骨折断片间有纤维组织时, 骨振动传递缺乏)
Huët-Pelger nuclear anomaly (G. J. Huet; Karel Pelger) 许特—佩尔格尔核异常 (见 Pel-ger-Huet nuclear anomaly)
Hufeland's powder [Christoph Wilhelm 德医师 1762—1836] 胡费兰德氏散剂(含碳酸镁、大黄、茴香油糖)
huff ***vt***. 把……吹胀; 激怒 ***vi***. 喷 (或吹) 气 ***n***. 发怒
huffily ***ad***. 发怒的, 易怒的
huffy ***a***. 发怒的, 易怒的
Hufnagel operation [Charles A 美外科医科 1916 生] 赫夫纳格耳氏手术(治主动脉瓣不全)
hug (-gg-) ***vt***. 紧抱; 坚持; 紧靠 ***vi***. 紧紧拥抱
huge ***a***. 巨大的 ‖ ~ mass 巨大团块 / ~ space-occupying lesion 巨大占位病变 / ~ tumor mass 巨大瘤体 / ~ tumor mass echo 巨大瘤体回声 / ~ uptake 大量摄取, 大量吸收 ‖ ~ly ***ad***. 巨大地
Huggins operation (Charles B. Huggins) 哈金斯手术 (治前列腺癌的睾丸切除术) | ~ test 哈金斯试验(检癌, 即取患者血样, 以碘乙酸处理并加热, 血清白蛋白在健康人结块较快, 癌症患者较慢)
Huggins-Miller-Jensen test; Huggins' test 哈—米—晏三氏试验, 哈金斯氏试验(检癌)
Hughes' reflex (Charles H. Hughes) 休斯反射, 男性反射 (virile reflex, 见 reflex 相应术语的第二解)
Hughes-Stovin syndrome (John P. Hughes; Peter G. I. Stovin) 休斯—斯托文综合征 (肺动脉和周围静脉血栓形成, 特征为头痛、发热、咳嗽、视神经乳头水肿和咯血)
Hughlings Jackson's sign [John Hughlings Jackson 英神经病学家 1835—1911] ; **Jackson's sign** 杰克逊氏征(心力衰竭)
Huguenin's edema (Gus-tave Huguenin) 于根南水肿 (急性充血性脑水而后肿) ‖ ~ projection systems 于根南氏投射系统
Huguier's canal (Pierre C. Huguier) 鼓索小管 ‖ ~ circle 于吉埃环 (在子宫颈和子宫体结合都附近, 由子宫动脉形成的环) / ~ disease 于吉埃氏病(①外阴狼疮 ②子宫纤维肌瘤) / ~ gland 于吉埃氏腺(阴道腺) / ~ sinus 于吉埃窦 (鼓室前庭窗与蜗窗间的凹陷) / ~ theory 于吉埃氏学说(认为大部分的子宫脱垂是由于阴道上端的子宫颈延长所致)
Huhner test (Max Huhner) 胡纳试验, 性交后试验(检精子)
HuIFN human interferon 人干扰素
HUIS high dose urea in invert sugar 转化糖高剂量尿素
Hulett-Bonner method 赫—邦二氏法(配制标准氢氯酸)
hulk ***n***. 巨大笨重的船, 残骸
hull ***n***. 外壳 ***vt***. 去壳
hum (-mm-) 发哼哼声, 哼鸣 ***n***. 嗡嗡声, 哼鸣 ‖ venous ~ 静脉哼鸣
Hum Human ***a***. 人类的
huma T lymphocytic leukemia virus I (HTLV-I) associater bronchio-alveolar disorder 伴人类淋巴细胞病毒性支气管—肺泡异常症
humalator ***n***. 吸乳器
human ***a***. 人的, 人类的 ***n***. 人 ‖ ~ being 人 / ~ computer 全身计数器
Human adeno-associated parvoviruses 1—4 人腺病毒相关细小病毒 1—4 型
human enteric viruses (简作 HE virus) 人类肠病毒
human froblast interferom (简作 HFJF) 成纤维细胞干扰素
Human (alpha) herpesvirus 1 人(α)疱疹病毒 1
Human (alpha) herpesvirus 2 人(α)疱疹病毒 2
Human (beta) herpesvirus 5 人疱疹病毒 5, 人(β)疱疹病毒 5
Human (gamma) herpesvirus 4 人(γ)疱疹病毒 4
Human adenovirus 人腺病毒(标准株的血清型见表 1.2)
Human adenovirus (**Rowe**) (**Adenoid-degeneration agents, Adenoidal pharyngeal-conjunctival virus Respiratory illness agent**) 人腺病毒
Human adult serum (简作 HAS) 成年人血清
Human albumin microspheres 人血清白蛋白微球
human alpha-fetal protain (简作 HAFP) 人甲胎蛋白
human antimurine antibodies (简作 HAM) 人抗鼠(的免疫球蛋白)抗体
human antimurine antibodies 人抗鼠(的免疫球蛋白)抗体
human behavior (简作 HB) 人类行为
human Blymphocyte (简作 HL-B) 人类 B 淋巴细胞抗原
Human cailcirus 人嵌杯样病毒
human calcitonin (简作 HCT) 人降钙素
human cell agglutination test (简作 HCAT) 人细胞凝集试验
human chorionic gonadotropin (简作 HCG) 人绒毛膜促性腺激素
human chorionic somatomammotropin (简作 HCSM) 人绒毛膜生长催乳激素
human chorionic thyroxine (简作 HCT) 人绒毛膜促甲状腺素
Human chorionic gonadotrophin(HCG) 人绒毛膜促性腺激素
human component analysis (简作 HCA) 人类组成分析
Human Coronary viurus (简作 HCV) 人冠状病毒
Human coronaviruses (**Tyrrell et al.**) 人日冕形病毒, 人冠状病毒
Human coxsackie enteroviruses A1-22, 24, B1-6 人柯赛基肠道病毒 A1-22, 24, B1-6
human cytogenetics 人类细胞遗传学
Human cytomegalic inclusion disease virus = human cytomegalovirus (**Smith**) 人巨细胞包含体病毒, 人巨细胞病毒
human cytomegalovirus (简作 HCMC) 人巨细胞病毒
Human cytomegalovirus (**Smith**) 人巨细胞病毒
Human cytomegalovirus group 人巨细胞病毒组
Human cytomegalovirus = human (**beta**) **herpesvirus 5** 人巨细胞病毒, 人(β)疱疹病毒 5
Human denoassociated virus 人腺病毒相关病毒
human diploid cell rabies vaccine (简作 HDCV) 人二倍体细胞狂犬病疫苗
human diploid cell vaccine (简作 HDCV) 人二倍体细胞疫苗
human diploid cellstrain (简作 HDCS) 人二倍体细胞株
Human echo enterovirus 1-9, 11-27, 29-34 人艾可肠道病毒 1-9, 11-27, 29-34
human embro kindey cellculture (简作 HEK) 人胚肾细胞培养
human embryo lung cell culture (简作 HEL) 人胚肺细胞培养
human embryonic lung fibroblast (简作 HELF) 人胚肺成纤维细胞
human encephalitogenic protein (简作 HEP) 人类致脑炎蛋白
human engineering (简作 HE) 人类工程学
Human enteric coronavirus 人肠道日冕形病毒
human enteric virus (简作 HE) 人肠病毒

Human enterovirus 肠道病毒
Human entric virus type 4 = Reovirus types 1,2,3 (**Ramos Alvarez et al.**) 人呼吸肠孤病毒 1,2,3,型
Human epidemic gastro-enteritis virus(**Rolman**)(**Acute infectious gastro-enteritis, virus Winter vomiting disease virus, Viral dysentery infanttie diarrhea virus**(**pp**), **Human gastro-enteritis parvovirus** 流行性胃肠炎病毒(人胃肠炎细小病毒)
human epithelioid(简作 HEp)人上皮细胞样的
human erythrocyte agglutination test(简作 HEAT)人红细胞凝集试验
human erythrocyte with rabbit antiserum and mouse complement(简作 HEAC)抗人红细胞兔血清和鼠补体
Human Erythrocyte Antigen(简作 HEA)人类红细胞抗原
Human Exercise Laboratory(简作 HEL)人类运动实验室
Human Factors Association of Canada(简作 HFAC)加拿大人类因素协会
Human Factors Operations Research Laboratories(简作 HFORL)人为因素运筹研究实验室
human fibrinogen lyophilized 冻干人体纤维蛋白原
Human foamy spumavirus 人泡沫病毒,人合胞病毒
Human foamy virus 人泡沫病毒,人合胞病毒
human gamma globulin(简作 HGG)人丙种球蛋白
human genetics 人类遗传学
human growth hormone(简作 HGH)人体生长激素
Human Growth Foundation(简作 HGF)人体生长基金会
human hepatocyto growth fator(简作 hHGF)人类肝细胞生长(或增殖)因子
Human Heredity(简作 HH)人类遗传(杂志名,原名 AGSM)
Human herpesvirus 1 人疱疹病毒 1,人(α)疱疹病毒 1
Human herpesvirus 3 = Chickenpox virus, herpesvirus varicellae, Varicella-zoster virus 人疱疹病毒 3 水痘病毒,水痘带状疱疹病毒
Human herpesvirus 4 人疱疹病毒 4,人(γ)疱疹病毒 4
Human herpesvirus 5 人疱疹病毒 5,人(β)疱疹病毒 5
Human Histocompability Antigen(简作 HHA)人组织相容性抗原
Human HRS-A;SRs-A hu human slow reacting substance of anaphy laxis 人过敏症慢反应物质
human hydatid fluid(简作 HHF)人包虫囊液
human immunodeficiency virus(简作 HIV)人类免疫缺陷病毒(艾滋病病原)
human immunoglobulin(简作 HIg)人体免疫球蛋白
Human infantile diarrhea rotavirus 人婴儿腹泻轮状病毒
Human infectious warts virus(**Strauss**)(**Verruca ulgarisvirus, Myrmecia virus, Papilloma virus, Common wart virus, Condyloma virus**)人乳头瘤病毒
Human influenza virus(**Smith et al.**)人流感病毒
Human Intellect Augmentation System(简作 HIAS)人类智力增长系统
Human Intelligence(简作 HUMINT)人类智力
Human kidney(简作 HK)人肾
human leucoctte locus A(简作 HL)人白细胞(淋巴细胞)A 位点
Human Leucocyte Antigen(简作 HLA)人类白细胞抗原
human luteinizing hormone(简作 HLH)人黄体化激素
human lymphocytic antigen system(简作 HLA)人类淋巴细胞
human macrophage colony-stimulating factor(简作 hM-CSF)人类巨噬细胞群体刺激因子(造血因子之一种)
human mamma tumor virus(简作 Hu MTV)人类乳腺肿瘤病毒
Human mastadenoviruses 1-33 人乳腺病毒 1-33 型
human menopausal gonadotropin(简作 HMG)人绝经期促性腺激素
human metaphase chromosome(简作 HMC)人中期染色体
human migration inhibitor assay(简作 HMlA)(人淋巴细胞)移动抑制因子测定
human milk neutrophils(简作 HMN)人乳中性白细胞
human milk lysozyme(简作 HML)人乳溶菌酶
human mitotic chromsome 人类有丝分裂染色体
Human nasopharynacal carcinoma virus(**Achong et al.**)人鼻咽癌病毒
human old tuberculin(简作 HOT)人型旧结核菌素
Human orthomyxovirus type A(**Francis**)(**Myxovirus influenza-Ahuminis**)人流感正黏病毒 A 型
human papilloma virus(简作 HPV)人乳头状瘤病毒
Human papilloma virus type 1-9 人乳头瘤病毒 1-9 型
Human parainfluenza ciruses 人副流感病毒
Human parainfluenza paramyxovirus 人副流感副黏病毒
Human pararotavirus 人副轮状病毒
human parotid lysozome(简作 HPL)人腮腺溶菌酶
human parvovirus(简作 HPV)人细小病毒
Human Pathology(简作 HP)人体病理学(杂志名)
human pituitary follicle stimulating hormone(简作 HPFSH)人垂体卵泡刺激激素
human pituitary gonodotroping hormone(简作 HPG)人垂体促性腺激素
human pituitary(简作 HP)人垂体
Human Placental lactogen 人胎盘催乳激素
human placental lactogen(简作 HPC)人胎盘催乳激素
Human poliovirus 人脊髓灰质炎病毒
Human poliovirus enteroviruses1-3 人脊髓灰质炎肠道病毒 1-3 型
Human polyomaviruses 人多型瘤病毒
human prolactin(简作 HPr)人催乳激素
human rabies immune globulin(简作 HRIG)人狂犬病免疫球蛋白
human red blood cell(简作 HRBC)人红细胞
Human reoviruses 1-3 人呼肠孤病毒 1-3 型
Human reovirus-like agent 人呼肠孤病毒样因子,人轮状病毒,婴幼儿肠胃炎病毒
Human reovirus-like agent 人轮状病毒,人呼肠孤病毒样因子
Human Resource Information System(简作 HUMARIS)人类资源情报系统(美国国立肿瘤研究所)
Human respiratory syncytial virus(**Hilleman**)(**Chimpanzee coryza agent**)人呼吸道合胞病毒
Human rhinovirus 人鼻病毒,ERC 组病毒
Human rhinovirus 1A-113 人鼻病毒 1A-113 型
Human rhinovirus(**Pelton et al.**)(**Commoncold virus, Coryza virus**)人鼻病毒属(人鼻病毒属的血清型分类见表 8)
Human rotavirus 人轮状病毒,人呼肠孤病毒样因子
Human rotavirus = Infantile gastro-enteritis virus 人呼肠孤病毒样因子,人轮状病毒,婴幼儿肠胃炎病毒
Human salivary gland virus 人巨细胞病毒
human salt-poor albumin(简作 HSA)人低盐白蛋白
human serum albumin(简作 HSA)人血清白蛋白
human slow reacting substance of anaphylaxis(简作 Human HRS-A; SRs-A hu)人过敏症慢反应物质
human specific thyroid stimulate(简作 HSTS)人特异性甲状腺刺激物
human syncytial virus 人泡沫病毒,人合胞病毒
human T lymphocytic leukemia virus I(HTLV-1) associated bronchoalveolar disorder 伴人类 T 淋巴细胞病毒性支气管—肺泡异常症
human T cell leukemia/lymphoma virus type-1(简作 HTLV-1)人类 T 细胞白血病/淋巴瘤病毒 1 型
human T lymphocyte antigen(简作 HTLA)人 T 淋巴细胞抗原人
human T lymphocytlc leukemia virus(简作 HTLV)人 T 淋巴细胞白血病病毒
human thyroid hormone(简作 HTH)人甲状腺激素
human tolerance 人体耐受性
Human trocken plasma(简作 HTP)[德]人干燥血浆
human umbilical cord(简作 HUC)人脐带
human urine derivative(简作 HUD)人尿衍生物
Human(**alpha**)**herpesvirus 1** 人疱疹病毒 1,人(α)疱疹病毒 1
Human(**alpha**)**herpesvirus 2** 人疱疹病毒 2,人(α)疱疹病毒 2
Human(**beta**)**herpesvirus 5 = Visveral disease virus** 人(β)疱疹病毒 5,内脏病病毒,包含体疾病毒
Human(**gamma**)**herpesvirus 4** 人疱疹病毒 4,人(γ)疱疹病毒 4
human(**umbical**)**cord serum**(简作 HCS)人脐带血清
humane ***a***. 仁慈的,人道的 ‖ ~ly ***ad***. 仁慈地,人道地
humanism ***n***. 人道主义
humanist ***n***. 人道主义者
humanistic ***a***. 人道主义的
humanitarian ***n***. 博爱主义者;人道主义者 ***a***. 博爱的;人道主义的
humanitarianism ***n***. 博爱主义;人道主义
humanity ***n***. 人性;人类;博爱
humanize ***v***. 使成为人,教化赋予……人性
humanized ***a***. 人化的
humankind ***n***. 人类
humanoid ***a***. 具有人特点的 ***n***. 人形机 ‖ ~ phantom 拟人体模
humanoscope ***n***. 连续解剖图谱
Human's sign(J. U. Hu-man)下颌回缩征
human-thymus leukemiaassociated antigen(简作 H Thy-L)人胸腺白血病相关抗原
HUMARIS Human Resource Information System 人类资源情报系统(美国国立肿瘤研究所)
Humata tyermanni Moore[拉,植药]圆盖阴石蕨

Humatin *n*. 硫酸巴龙霉素(paromomycin sulfate)制剂的商品名
humble *a*. ①谦逊的 ②卑贱的 ③粗陋的
humectant *a*. 致湿的 *n*. 致湿物,致湿剂
humectation *n*. 致湿(作用)
humeral *a*. 肱骨的 ‖ ~ angle 肩角/ ~ plate 肩板/ ~ stripe 肩条/ ~ suture 肩沟
humeri(**humerus**)*n*. 肱骨
humero- [希][构词成分] 肱骨
humeroradial *a*. 肱桡的
humeroscapular *a*. 肱(骨)肩胛的
humeroulnar *a*. 肱尺的
humerus [复/humerin][拉]肱骨 ‖ ~ varus 肱骨内弯
humi humidity *n*. 湿度
humic *a*. 腐殖的 ‖ ~ acid 腐殖酸
humid *a*. 湿的;湿气重的 ‖ ~ly *ad*. 湿地;湿气重地 / ~ness *n*.
humidification *n*. 湿化,增湿
humidifier *n*. 增湿器,加湿器
humidify *vt*. 使湿润
humidistat *n*. 恒湿器,湿度调节器
humidity *n*. 湿气;湿度 ‖ absolute ~ 绝对湿度 / ~ level 湿度水平/ ~, maximum 最大湿度 / relative ~ 相对湿度/ ~, saturated 饱和湿度 / ~ relative (简作 HR) 相对湿度 / ~ temperature charts (简作 HUTCH) 湿度温度图
humidizer *n*. 增湿剂,加湿剂
humification *n*. 腐殖化(作用)
Humifuse euphorbia [植药] 地锦
humin *n*. 腐殖酸;(水解蛋白)腐黑物
HUMINT Human Intelligence 人类智力
Humiraceae *n*. 核果树科
humo(u)r ([复]humors, humores) *n*. ①液 ②体液 ③幽默 ④情绪 *vt*. ①使满足 ②迁就 ③使自己适应于 ‖ aqueous ~ 水状液(眼房水) / crystalline ~ 晶状体;玻璃体 / ocular ~ 眼液(眼房水或玻璃体液) / vitreous- ~ 玻璃体;玻璃体液
humoral *a*. 体液的 ‖ ~ immunity (简作 HAI) 体液免疫
humoralism *n*. 体液学说(一种废弃的学说,认为一切疾病都是由体液的变化引起的)
humorism *n*. 体液学说(一种废弃的学说,认为一切疾病都是由体液的变化引起的)
humorous *a*. 有幽默感的 ‖ ~ly *ad*. 有幽默感地
Humorsol *n*. 地美溴铵(de-mecarium bromide)溶液的商品名
hump *n*. 驼背,忧郁 *vt*. 使作弓状隆起 ‖ ~sign 驼峰征
humpback *n*. 脊柱后凸,驼背
Humphry's ligament (George M. Humphry) 半月板股骨前韧带
humulene *n*. 律草萜,律草烯
humulin *n*. 律草素
Humulin *n*. 重组 DNA 技术生产的人胰岛素(insulin human)制剂的商品名
humulon; humulone *n*. 律草酮
humulus (所有格 humuli) [拉] 忽布,律草 ‖ ~ flava usta 伏龙肝
Humulus L. 律草属(蛇麻属) ‖ ~ japonicus S. et Z. 律草 / ~ lupulus L. 忽布,啤酒花(香蛇麻)/ ~ lupulus var. Cordifolius maxim. 蛇麻 / ~ scandens (Lour.) Merr. 律草
humus [拉] *n*. 腐殖土,腐殖质
humycin; paromomycin *n*. 巴龙霉素
hunch *v*. (使)隆起
hunchback *n*. 驼背,脊柱后凸;驼背者 ‖ ~ ed *a*. 驼背的
Hund th hundred thousand 十万,百千
hundred thousand (简作 Hund th) *n*. 十万,百千
hundred woman years (简作 HWY) *n*. 一百妇女年(调线曝光量单位)
hundred (简作 H) *num*. 百,百个 *n*. [复]数以百计,许多 ‖ a ~ and one 许多 / a ~ percent 百分之百,完全 / by the ~ (或 by ~s) 数以百计,大批大批地 / ~ s of 好几百,许许多多/ninety-nine out of a ~ 百分之九十九,几乎全部
hundredfold *n*. 一百倍
Hundred-pace snake [动药] 尖吻腹
Hundred-pace snake cephalosome [动药] 白花蛇头
Hundred-pace snake eyes [动药] 白花蛇目睛
hundredth *a*. ①第一百个 ②百分之一(的)
hundstaupe *n*. 犬瘟[热]
hung hang 的过去式和过去分词
Hung Hungary *n*. 匈牙利
Hung P Hungarian Pharmacopoeia *n*. 匈牙利药典
Hung's method *n*. 洪氏[浮集]法(钩虫卵盐水浮集法)
Hungarian *a*. ①匈牙利的 ②匈牙利语的 *n*. ①匈牙利人 ②匈牙利语
Hungary (简作 HU 或 Hung) *n*. 匈牙利
hunger *n*. 饥饿;食欲;渴望 (for, after) *vi*. 挨饿;渴望 (for, after) *vt*. 使挨饿 ‖ air ~ 空气饥(一种阵发性痛苦状呼吸困难)/ calcium ~ 钙饥饿,缺钙症(在月经期或月经后的剧烈头痛)/ chlorine ~ 氯饥饿,血氯离子缺乏(血内氯缺乏所致的渴望食盐)/ hormone ~ 激素饥饿,激素缺乏(身体器官缺乏其保持生理功能所需特殊激素的状态)/ ~, insatiable 不饱症,贪食
hunger-cure; limotherapy *n*. 饥饿疗法
hunger-evil *n*. 类癫痫病(马)
hunger-pains *n*. 饥痛,空胃痛
hungrily *ad*. 饥饿的;渴望的
hungry *a*. 饥饿的;渴望的
hunker *vi*. 蹲下(down) *n*. [复] 腿臀部
Hunner's ulcer (Guy LeRoy Hunner) 亨纳溃疡,全(膀胱)壁纤维变性(慢性间质性膀胱炎的一种损害,危及膀恍壁所有层,黏膜上呈现红褐色斑点)
hunt *vt*. 追猎,搜索;追获 *vi*. 打猎;搜寻 *n*. 打猎;搜索 ‖ ~ down 搜寻……直至发现 / ~ up, ~ for 猎取;搜寻
Hunt's reaction (test) [Reid 美药理学家 1870—1948] 亨特氏反应(试验),乙腈反应(检甲状腺机能亢进)
Hunter's membrane; decidua 亨特氏膜,蜕膜
Hunter-Addison's anemia [William Hunter 英医师 1861—1937; Thomas Addison 英医师 1793—1860]; **Biermer's syndrome** 亨—阿二氏贫血,恶性贫血
hunterian (**JohnHun-ter**) *a*. 亨特的(如 ~ chancre 亨特下疳,硬下疳)
Hunter's gubernaculum *n*. 亨特引带
Hunter's canal (John Hun-ter) 亨特管,收肌管 ‖ ~ gubernaculum 睾丸引带 / ~ operation 亨特手术(动脉瘤近侧即在第一侧支上方的动脉结扎术)
Hunter's glossitis *n*. (William Hunter) 亨特舌炎(见于恶性贫血,舌表面及舌缘呈光滑性萎缩)
Hunter's ligament *n*. (William Hunter) 子宫圆韧带 ‖ ~ chancre; indurated chancre 亨特氏下疳,硬下疳 / ~ line (腹) 白线 / ~ membrane 亨特氏膜 / ~ glossitis 亨特氏舌炎
Hunter's syndrome, **Hunter-Hurler syndrome** (Charles H. Hunter; GertrudHurler) 亨特综合征,亨特—胡尔勒综合征(黏多糖病的一型,临床上类似胡尔勒综合征,但无驼背和角膜混浊,其他症状为色素性视网膜炎、多毛、视神经乳头水肿、视神经萎缩、进行性耳聋,属于 X 染色体隐性遗传,亦称黏多糖 [贮积] 病 II 型)
hunting *n*. 图象摆动
Huntington's chorea (**disease**) (简作 HC) (George Huntington) 亨廷顿舞蹈病(一种罕见的遗传性疾病,特征为慢性遗传性舞蹈病和精神衰退,最终导致痴呆,一般发病后 15 年即死亡,由常染色体显性遗传)
Huntoon's stains 杭通氏染剂(荚膜染色)
Hunt's atrophy (James Ram-say Hunt) 亨特(肌)萎缩(神经性手部小肌萎缩,无感觉障碍) ‖ ~ disease 亨特病(①肌阵挛性小脑协同失调 ②见 Ramsay Hunt syndrome 第一解)/ ~ neuralgia 亨特神经痛(见 Ramsay Hunt syndrome 第一解)/ ~ paradoxical phenomenon 亨特反常现象(变形性肌张力障碍时,令患者将原向背侧痉挛的足用力向跖侧屈曲,则背侧痉挛加强,若令患者伸足,反见其足向厢侧屈曲)/ ~ phenomenon 亨特氏现象(变形性肌张力障碍的一种反常现象)/ ~ striatal syndrome 亨特纹状体综合征(①旧纹状体综合征,特征为自动性联合运动麻痹、肌强直及震颤麻痹型节律性震颤,为纹状体的苍白球系统的萎缩或变性所致,亦称苍白球综合征、震颤麻痹综合征 ②新纹状体综合征,特征为自动联合型自发性舞蹈状样运动,为纹状体的新纹状体系统或纹状体苍白球系统的萎缩或变性所致,亦称舞蹈病样综合征;③混合性纹状体综合征,特征为舞蹈病及麻痹震颤的各种合并症状,有手足徐动症、肌张力障碍和进行性痘状核变性)/ ~ syndrome (见 Ramsay Hunt syndrome)
Hunt's method (Reid Hunt) 亨特法(测甲状腺制剂的活性) ‖ ~ reaction (test) 亨特反应(试验),乙腈反应(小白鼠受甲亢患者的血处理后,增加对乙脑的抵抗力)
Hunxly Institute-Canadian Schizophrenia Foundation Newsletter (简作 HI-CSFN) 赫克斯利研究所—加拿大精神分裂症基金会通讯
Huppert's disease [Hugo 波希米亚医师 1832—1904]; multiple myeloma 赫珀特氏病,多发性骨髓瘤 ‖ ~ test 赫珀特氏试验(检胆色素)
hurl *v*. 猛投
Hurler's syndrome (**disease**) (简作 HS) (Gertnid Hurler) 胡尔勒综合征(病)(一种常染色体隐性遗传性疾病,特征为滴水嘴面形、鼻塌陷、体格矮小、耳聋,驼背、精神发育迟缓,角膜混浊等,亦称脂肪软骨营养不良黏多糖(贮积)病 I 型)

Hurler-Scheie syndrome（G. Hurler; Harold G. Scheie）胡尔勒—沙伊综合征（黏多糖病1型3个等位基因疾病之一，其临床特征介于胡尔勒综合征和沙伊综合征之间，系由L－艾杜糖苷酸酶缺乏所致，特征为颊后缩［小额症］，症状包括智力迟钝、侏儒症、多发性骨发育不全、角膜混浊、耳聋、疵、关节强直［爪形手］及瓣膜性心脏病，患者可活到18～19岁或20几岁。亦称黏多糖病I H/S型）

hurricane *n*. 飓风，十二级风

hurried *a*. 匆促的，慌忙的，急速的 ‖ ～ly *ad*. 匆促的，慌忙的，急速的

hurry *vt*. 使赶紧；催促；急派 *vi*. 赶紧；匆忙 *n*. 匆忙；急切；混乱 ‖ ～ through 匆匆赶完 / ～ up 赶紧 / in a ～ 匆忙；很快地；一下子很容易地 / in no ～ 不急于

Hurst disease（Edward W. Hurst）赫斯特病，急性坏死性出血性脑脊髓炎

hurt *vt*. & *vi*. 刺痛；（使受）伤痛；危害，损害 *n*. 伤痛；伤害；（精神、感情上的）创伤 ‖ ～ful *a*. 造成伤痛的；有害的（to）

Hürthle cells（Karl Hurthle）许特尔细胞（大嗜酸细胞，有时见于甲状腺内的大细胞）‖ ～ cell tumor 许特尔细胞瘤（由许特尔细胞组成的一种甲状腺瘤）

Hurtley's test（William H. Hurtley）赫特利试验（检乙酰乙酸）

HUS hemolyti-uremic syndrome 溶血性尿毒性综合征/ hyaluronidase unit for semen 精液透明质酸酶单位

husband *n*. 丈夫

Huschke's canal（Emil Huschke）胡施克管（鼓环管，由鼓环的小结连合而成的通道，一般在童年即已消失）‖ ～ anditory teeth［Emil 德解剖学家 1797—1858］胡施克氏听牙，听牙 / ～ cartilage 胡施克软骨 / ～ forarnen 胡施克孔（靠近鼓板内端的穿孔，由发育停止所致）/ ～ ligaments 胃胰壁 / ～ valve 鼻泪管壁

hush *vt*. & *vi*.（使）不作声，（使）静下 *n*. 静寂；沉默 / ～ up 不声张出去；秘而不宣；压下（报告、讨论）而不张扬

Husi sturgeon［动药］鳇

husk *n*. 嘶哑，（牛、羊等的）蠕虫性气管炎

huskily *ad*. ①喉咙发干地 ②沙哑地 ③结实地，强健地

huskiness *n*. ①喉咙发干 ②沙哑 ③结实，强健

husky *a*. ①喉咙发干的 ②沙哑的 ③结实的，强健的

Huso dauricus (Georgi) 鳇（隶属于鲟科 Acipenseridae）

hustazol; chloperastine hydrochloride 咳平，氯二苯甲基乙基哌啶盐酸盐（镇咳药）

HUTCH humidity temperature charts 湿度温度图

Hutchinson-Boeck disease［Jonathan Hutchinson; Caesar Peter Moeller Boeck］; Besnier-Boeck-Soeck-Schau-mann's syndrome 郝—伯二氏病，贝—伯—绍三氏综合征（全身性肉样瘤病）‖ ～ erythema; erythema infectiosum 于延内耳氏红斑，传染性红斑

Hutchinson-Gilford disease, syndrome（Jonathan Hutchinson; Hastings Gilford）简作 HGPS 早老症

hutchinsonian（Jo-nathan Hutchinson）*a*. 哈钦森的

Hutchinson's disease（Jonathan Hutchinson 英外科医师 1828—1913）哈钦森病（①夏令痒疹 ②匐行性血管瘤 ③泰氏脉络膜炎（见 Tay's choroiditis）‖ ～ crescentic notch 赫秦生氏新月形切迹（梅毒性牙）/ ～ facies 哈钦森面容（眼外肌麻痹的一种特殊表现，眼球固定，眼眉提高和眼睑下垂）/ ～ mask 哈软森面具感觉（面都皮肤有一种面具感觉，常为脊诅榜性症状）/ ～ patch 哈钦森斑（梅毒性角膜炎时角膜上的红色或橙黄色斑）/ ～ prurigo; prurigo aestivalis 郝秦生氏痒疹，夏令痒疹 / ～ pupil 哈钦森瞳孔（一个瞳孔散大，另一个瞳孔不散大）/ ～ sign 哈钦森征（①先天性梅毒时的间质性角膜炎及角膜暗红变色 ②哈钦森牙 ③哈钦森三征）/ ～ syndrome 郝秦生氏综合征（①婴儿肾上腺肉瘤 ②郝秦生氏三征）/ ～ teeth 哈钦森牙，锯齿形牙（为先天性梅毒征，但不一定由先天梅毒引起）/ ～ triad 哈钦森三征（弥漫性间质性角膜炎、耳迷路病及哈钦森牙，见于先天性梅毒）

Hutchison type (syndrome)（Robert Hutchison）哈奇森型（综合征）（成神经细胞瘤转移至颅内）

Hu-Tet 人破伤风免疫球蛋白（tetanus immune human globulin）制剂的商品名

HUTHAS human thymus antiserum 人胸腺抗血清

Hutinel's disease（Victor H. Hutinel）于廷内尔病（小儿结核性心包炎，伴有肝硬变）‖ ～ erythema; erythyma infectiosum 于廷内尔红斑

Huxham's tincture［John 英医师 1694—1768］; compound tincture of cinchona 赫克塞姆氏酊，复方金鸡纳酊

Huxley's layer (membrane)（Thomas H. Huxley）赫胥黎层（膜）（毛囊的内根鞘层）

huygenian（Christian Huygens 或 Huyghens）*a*. 惠更斯的（如 ～ eyepiece 惠更斯目镜）

Huygens' eyepiece（简作 H）惠根斯氏门镜

Huygens' ocular［Christian 荷物理学家，天文学家及数学家 1629—1695］惠根氏目镜（物理）

hv heavy *a*. 重的

Hv high-velocity *n*. 高速度

HV health Visitor 卫生监察员（英国卫生监察员协会杂志）/variable region of heavy chain 重链可变区/ heating value 热值，卡值 hepatic vein 肝静脉/ herpes virus 疱疹病毒/ high vacuum 高真空/ high velocity 高速度/ high voltage 高（电）压/ high volume 高音量/ hospital visit 探病/ hyperventilation *n*. 通气过度

HVA Health Visitors Association 卫生监察员协会（英）/homovanillic acid 高香草酸

HVA/VMA homovanilic/vanillym-andelic acid 高香草酸/香草扁桃酸

HVAA heated vaporization atomic absorption spectroscopy 加热蒸发原子吸收分光学

HVB hydrocortisone 氢化可的松

HVD hypertensive vascular disease 高血压性血管疾患

HVDC high voltage direct current 高压直流电

HVDRR hypocalcemic vitamin D-resistant rickcts 低钙血症性维生素D抵抗性佝偻病

HVE high-voltage electrophoresis 电压电泳

HVEM high volta electron microscope 高电压电子显微镜

HVG high voltage generator 高压发生器

HVGR host versus graft reaction *n*. 宿主抗移植反应

HVH herpes virus hominis 人单纯疱疹病毒

HVHMA herpes virus hominis membrane antigen 人单纯疱疹病毒膜抗原

HVJ hemoagglutinating virus of Japan 日本血细胞凝集病毒

HVL half value layer 半价层（辐射防护屏）/ Hypophysenvorderlappen［德］脑垂体前叶 / high-velocity loop 高速度回际

HVM high velocity missile 高速投射器

HVO hepatic venus obstruction 肝静脉阻塞

HVP high vacuum pump 高真空泵

HVPE high vo ltage paper electrophoresis 高压纸电泳

HVPG hepatic venous pressure gradient 肝静脉压力梯度

HVPS high-voltage power supply 高压电源

HVRA Heating and Ventilating Researeh Association 采暖与通风研究协会（英）

HVS high voltage slow wave 高（电）压慢波

HVSD hydrogen-detected ventricular septal defect 氢检出的室间隔缺损

HVT half-value thickness 半价厚度（辐射防护屏）/hepatic venous thrombosis 肝静脉栓塞

hvy heavy *a*. 重的

hw hardware *n*. 硬件（计算机）/ hectowatt *n*. 百瓦（特）

HW heavy water 重水/ high water 高水位，高水分/ hot water 热水/ housewife *n*. 主妇/hardware *n*. 硬件（计算机）/ hectowatt *n*. 百瓦（特）

HWC Health and Welfare Canada 加拿大保健与福利/ hot water circulating 热水循环

HWD Halbwertsdosis［德］*n*. 50%致死剂量

HWS hot water soluble 溶于热水 / human whole serum 人全血清

HWT hemiwave time 半波时间 / histamine wheal test 组织胺丘斑试验/ hot water tank 热水槽

HWY hundred woman years 一百妇女年（调线曝光量单位）

HX histiocytosis X *n*. 组织细胞增多症X

Hx hemopexin *n*. 凝乳素 /history *n*. 历史，病史/ hypoxanthine *n*. 次黄嘌呤/ hexokinase *n*. 已糖激酶

HXA hypoxemia *n*. 低氧血症

HXM hexamethyl-melamine *n*. 六甲蜜胺（抗肿瘤药）

HXR hypoxanthine riboside 次黄嘌呤核（糖核）甙

HxR inosine *n*. 肌甙

HXs hexose *n*. 已糖

HXS hexose *n*. 已糖，六碳糖

Hy heavy *a*. 重的/ hyaluronic acid 透明质酸/ hydrocarbons *n*. 烃，碳氢化合物/ hyperopia *n*. 远视/ hypidiomorphic *a*. 半月形（的）/ hysteria *n*. 歇斯底里，癔病/ henry *n*. 亨利（电感单位）/ hypermetropia *n*. 远视

Hyacinth dolichos［植药］扁豆

hyacinth *n*. 洋水仙，风信子

hyal *a*. 舌骨的

hyal- 见 hyalo-

Hyala chinensis Guenther［拉；动药］中国雨蛙

hyalin *n*. 透明蛋白，透明素；包囊素质（包虫囊壁的构成物质）‖ hematogenous ～ 血透明质

hyaline *a*. 透明的，玻璃样的 ‖ ～ cap 透明冠 / ～ casts（简作

HC）透明管型 / ~ arteriosclerosis 透明性动脉硬化 / ~ cartilage 透明骨
hyalinization *n*. 玻璃样化,透明化
hyalinize *v*. 使透明化
hyalinosis *n*. 透明变性 ‖ ~ cutis et mucosae 皮肤黏膜透明变性,脂质蛋白沉积病
hyalinuria *n*. 透明蛋白尿
hyalitis *n*. 玻璃体膜炎;玻璃体炎,玻璃体囊炎 ‖ asteroid ~ 星形玻璃体炎 / ~ punctata 点状玻璃体炎 / ~ suppurativa 化脓性玻璃体炎
hyalo-, hyal-［希］［构词成分］透明,玻璃体,玻璃液;玻璃样的
Hyalococcus［拉］*n*. 透明球菌属 ‖ ~ pneumoniae［拉］肺炎透明球菌
hyalocyte *n*. 玻璃体细胞
hyaloenchondroma *n*. 透明软骨病
hyalogen *n*. 透明蛋白原
hyalohyphomycosis *n*. 透明丝状菌病,无色丝状菌病
Hyaloiaceae *n*. 明木耳科(一种菌类)
hyaloid *a*. 透明的,玻璃样的
hyaloidecapsular *a*. 玻璃体晶状体囊的
hyaloideoretinal *a*. 玻璃体视网膜的
hyaloidin *n*. 玻璃糖质（类似软骨质,但不含硫酸）
hyaloiditis; hyalitis *n*. 玻璃体膜炎;玻璃体炎,玻璃体囊炎
hyaloma; colloid milium *n*. 透明样肿,胶状粟粒疹 ‖ ~ aegypticum 埃及璃眼蜱 / ~ detritum albipictum 白纹璃眼蜱
hyalomere *n*.（血小板）明区
hyalomitome *n*. 透明质,胞基质
Hyalomma *n*. 璃眼蜱属 ‖ ~ aegypticum 埃及璃眼蜱 / ~ anatolicum 三宿璃眼蜱 / ~ anatolicum anatolicum（koch）小亚璃眼蜱（隶属于硬蜱科 Ixodidae）/ ~ asiaticum（Schuize & Schlottke）亚洲璃眼蜱(隶属于硬蜱科 Ixodidae) / ~ asiaticum koziovi（Olenev）亚东璃眼蜱（隶属于硬蜱科 Ixodidae）/ ~ detritum（Schulze）残缘璃眼蜱（隶属于硬蜱科 Ixodidae）/ ~ detritum albopictum 白纹璃眼蜱 / ~ dromedarii（Koch）嗜驼璃眼蜱（隶属于硬蜱科 Ixodidae）/ ~ marginatum marginatum（koch）边缘璃眼婢（隶属于硬蜱科 Ixodidae）/ ~ rufipes（Koch）麻点璃眼蜱(隶属于硬蜱科 Ixodidae）/ ~ scupense（Schuize）盾糙璃眼蜱(隶属于硬蜱科 Ixodidae)
hyalomucoid *n*. 玻璃体黏液质
hyalonema *n*. 透明线
hyalonyxis *n*. 玻璃体穿刺术
hyalophagia *n*. 食玻璃癖
hyalophagy *n*. 食玻璃癖
hyalophobia *n*. 玻璃恐怖
Hyalophora cecropia 大柏天蛾
hyaloplasm *n*. 透明质,胞基质;轴浆 ‖ nuclear ~ 核透明质,核液,核淋巴
Hyaloscyphaceae *n*. 晶杯菌科（一种菌类）
hyaloserositis *n*. 透明性浆膜炎 ‖ progressive multiple ~ 进行性多发性透明性浆膜炎
Hyalosidase *n*. 透明糖酶(酶制剂)
hyalosis *n*. 玻璃体变性 ‖ asteroid ~ 星形玻璃体变性（亦称星形玻璃体炎）
hyalosome *n*. 拟核仁,透明体
Hyalosphenia *n*. 茄科虫属 ‖ ~ minuta 小茄科虫 / ~ papilio 碟形茄科虫 / ~ subflava 亚莫茄科虫
Hyalospheniinae *n*. 茄壳亚科
hyalotome *n*. 透明质,胞基质;轴浆
hyalurate *n*. 透明质酸盐(或醋)
hyaluronate *n*. 透明质酸盐(或醋) ‖ ~ lyase 透明质酸裂解酶
hyaluronic acid（简作 HA）透明质酸
hyaluronidase *n*. 玻璃酸酶,透明质酸酶(针剂)
hyaluronoglucosaminidase *n*. 透明质酸氨基葡糖苷酶
hyaluronoglucuronidasee *n*. 透明质酸葡糖醛酸酶
hyanisognathism *n*. 上下颌不等
hyaoid condensation 玻璃体凝聚
hyapophysis *n*. 椎体下突
Hyate: C 抗血友病因子（猪的）（antinemophilic factor（porcine））制剂的商品名
hyatodontia; open bite *n*. 开合，合
Hyatrichaspis *n*. 箭猪虫属 ‖ ~ dorsata 背箭猪虫
Hyazyme *n*. 透明质酸酶(hyaluronidase) 制剂的商品名(针剂)
hyb hybrid *n*. 杂种
hybaroxia *n*. 高压氧疗法
hybenzate *n*. 羟苯酰苯酸盐 ,邻-（4-羟基苯 甲酰基）苯甲酸盐［0-(4-hydroxybenzoyl) benzoate 的 USAN 缩约词］
hyboma［希 hybos humpbacked］*n*. 脊柱后突,驼背
hybometer *n*. 驼背测量器
Hybomitra *n*. 瘤虻属 ‖ ~ acuminate 尖腹瘤虻 / ~ adachii 黑条瘤虻 / ~ aequetincta 斧角瘤虻 / ~ arpadi 红棕瘤虻 / ~ astur 星光瘤虻 / ~ asturoides 类星瘤虻 / ~ atripes 黑腹瘤虻 / ~ bimaculata 二斑瘤虻 / ~ borealis 北方瘤虻 / ~ brevifrons 短额瘤虻 / ~ brevis 短小瘤虻 / ~ ciureai 雏毛瘤虻 / ~ confinis 缘瘤虻 / ~ erberi 白条瘤虻 / ~ expollicata 膨条瘤虻 / ~ hunnorum 凶恶瘤虻 / ~ kashgarica 喀什瘤虻 / ~ kaurii 北方瘤虻 / ~ kordzumii 类黑角瘤虻 / ~ lamades 驼瘤瘤虻 / ~ lapponica 拉普蓝瘤虻 / ~ lundbechi sibiriensis 黄角瘤虻 / ~ lurida 浅黄瘤虻 / ~ mai 高原瘤虻 / ~ montana 突额瘤虻 / ~ morgani 订正瘤虻 / ~ muehlfeldi 短板瘤虻 / ~ nigricauda 黑尾瘤虻 / ~ nigricorhis 黑角瘤虻 / ~ nitidifrons nitidifrons 光额瘤虻 / ~ nola 小铃瘤虻 / ~ nura 新型瘤虻 / ~ olsi 细须瘤虻 / ~ pavlovskii 金黄瘤虻 / ~ peculiaris 特殊瘤虻 / ~ sexfaciatat 六脸瘤虻 / ~ shanghaiensis 上海瘤虻 / ~ shnitnikovi 浅斑瘤虻 / ~ stenopselapha 窄须瘤虻 / ~ stigmoptera 痣翅瘤虻 / ~ svenhedini 细瘤 瘤虻 / ~ tarandina / ~ tarandinoides / ~ tatarica 鞑靼瘤虻 / ~ tibetana 西藏瘤虻 / ~ turkestana 土耳其瘤虻 / ~ ussuriensis 乌苏里瘤虻 / ~ zaitzevi 灰股瘤虻
hybrid *n*. 杂种;混血儿 *a*. 杂种的 ‖ ~ accelerator 组合加速器 / false ~ 假杂种 / ~, intermediate 中间杂种 / ~, vegetative 无性杂种 / ~ orbital 杂化轨道 / ~ ribosome 杂种核蛋白,杂种核糖体 / ~ tobacco mosaic virus 混合烟草花叶病毒 / ~ breakdown 杂种破落 / ~ cell 细胞/ cline 渐变群 / ~ combination 组合 / ~ complex 复合体 / ~ corn 杂种玉米 / ~ DNA 杂种,杂合 / ~ duplex molecule 杂种双链分子 / ~ generation 杂种世代 / ~ incapacity 杂种［生殖］无能 / ~ index method 杂种指数法 / ~ inviability 无活力 / ~ molecules 杂种分子 / ~ nursery 杂种圃 / ~ plasmid replicons 杂交质粒复制子 / ~ population 杂种群体 / ~ scanner 混合式扫描机 / ~ seeds production 杂种制种 / ~ species 杂交种/ ~ sterility 杂种不育性 / ~ subtraction 混合减影（法）/ ~ swarm 杂种群集，杂种群 / ~ tobacco mosaic virus 杂种烟草花叶病毒 / ~ vigor 杂种优势 / ~ weakness 杂种弱势 / ~ zone 杂种地带/ ~ zygote 杂种合子
hybrid animal（简作 HA）杂交群(实验)动物
hybrid computer link（简作 HYCOL)混合式计算机连接程序
hybrid computer translator（简作 HYCOTRAN)混合式计算机翻译器
hybrid digital analog pulse time（简作 HyDAPT)混合数字模拟脉冲时间日
hybrid digital analog computer（简作 HYDAC)混合式数字模拟计算机
hybrid integrated circuit（简作 HIC）混合集成电路
hybrida *n*. 杂种
hybridisation *n*. 杂交 ‖ ~ technique 杂交技术
hybridism *n*. 杂种性;杂交
hybridity *n*. 杂种性
hybridization *n*. 杂交;杂化 ‖ ~ arrest 杂交扣留 / colony ~ 菌落杂交法 / crose-blot ~ 交叉阴迹杂交 / ~ in situ 原位杂交 / nonstringent ~ 非严谨杂交
hybridize *v*.（使）杂交,(使）杂混
hybridoma *n*. 杂交瘤
hycanthone *n*. 海恩酮,羟胺硫蒽酮(抗血吸虫药) ‖ ~ mesylate 甲磺酸羟胺硫蒽酮
2-hychoxypropylamine *n*. 2-羟基苯胺
hyclate *n*. 盐酸盐半醇半水合物
Hycodan *n*. 重酒石酸氢可酮(hydrocodone bitartrate) 制剂的商品名
HYCOL hybrid computer link 混合式计算机连接程序
HYCOTRAN hybrid computer translator *n*. 混合式计算机翻译器
HYD hydraulic *a*. 水力的; 液压的
hyd hydrate *n*. 水合物/ hydrolysis *n*. 水解作用/ hydrostatics *n*. 流体静力学/ hydrothermal *a*. 热液的
Hyd hydration *n*. 水合(作用),水化(作用) / hydraulic *a*. 水压的,液力的/ hydrolysis *n*. 水解(作用)/ hydrolyzing *a*. 水解(的)
HYDAC hybrid digital analog computer 混合式数字模拟计算机
hydantoic acid 脲乙酸
hydantoin *n*. 乙内酰脲
hydantoinate *n*. 乙内酰脲盐
HyDAPT hybrid digital analog pulse time 混合数字模拟脉冲时间日
Hydargyrum［拉; 化学］水银
hydat-［希］［构词成分］水
hydathodal cell 吐水细胞
hydathode *n*. 排水器,排水孔(植物)

hydatic *a*. 棘球囊的
hydatid *n*. ①棘球囊,棘球蚴素 ②包虫囊 ③囊 ‖ alveolar ~s 泡状棘球素 / ~ fremitus; ~ thrill 棘球囊震颤 / ~ of Morgagni ①睾丸附件 ②[卵巢冠]囊状附件 / ~, non-pedunculated; apendix testis 睾丸附件 / ~, osseous 骨内棘球囊 / ~, pedunculated; appendix epididymidis 附睾附件 / ~, secondary 继发棘球囊 / ~, stalked; appendix veaiculosa 囊状附件(卵巢冠) / sessile ~ 睾丸附件 / ~, stalked; appendix veaiculosa 囊状附件(卵巢冠)
hydatid disease(简作 **HD**) 囊虫病
hydatid infectective rate(简作 **HIR**) 小牛包虫感染率
hydatid Morgagni 睾丸系带
hydatidiform *a*. 囊状的;棘球囊状的,包虫囊状的 ‖ ~ mole 葡萄胎
hydatidocele *n*. 阴囊棘球蚴瘤
hydatidocystis; **hydatid cyst**; **echinococcus cyst** *n*. 棘球囊, 棘球蚴囊,包虫囊
hydatidoma *n*. 棘球囊瘤
hydatidosis *n*. 棘球蚴病,包虫病
hydatidostomy *n*. 棘球囊切开引流术
hydatidotoxemia; **hydatid toxemia** *n*. 棘球蚴性毒血症
hydatiduria *n*. 棘球囊尿
Hydatigena *n*. 绦虫属,带绦虫属(即 Taenia)
Hydatigera *n*. 无颈绦虫属 ‖ ~ taeniaeformis 肥颈泡尾绦虫 / ~ taemaeformis (Batsch) 带状泡尾绦虫(隶属于带虫科 Taenidae)
Hydatina physis (**Linnaeus**) 泡螺(隶属于泡螺科 Hydatinidae)
Hydatirndae 泡螺科(隶属于头盾目 Cephalaspidae)
hydatism *n*. 腔液音(腔内液体动荡声)
hydatogenesis [希 hydor water + gensis prodection] *n*. 水生成,生水
hydatoid *n*. 水状液,房水;玻璃体膜 *a*. 水状液的,房水的
hydatoncus *n*. 水瘤
Hydcroxypyridine Tartrate 酒石酸羟吡啶
Hyde's disease; [James Nevin 美皮肤病学家 1840—1910] **prurigi nodularis** 结节性痒疹
Hydeltra *n*. 泼尼松龙(pred-nisolone)制剂的商品名
Hydeltrasol *n*. 泼尼松龙磷酸钠(prednisolone sodium phosphate)制剂的商品名
Hydeltra-TBA prednisone pivaloyl *n*. 三甲基乙醚强的松龙
Hydergine *n*. 海得琴,氢化麦角碱(商品名,血管舒张药)
Hydnaceae *n*. 齿菌科(一种菌类)
hydnocarpate *n*. 次大风子油酸盐(或酯)
hydnocarpic acid 次大风子油酸,环戊烯十一(烷)酸
Hydnocarpus *n*. 大风子属 ‖ ~ anthelmintica Pierre 大风子 / ~ heterophillus Krz. 缅甸大风子 / ~ kurzii 缅甸大风子 / ~ wightiana Blume 印度大风子
Hydnophora microconos (**Lamarck**) 小角刺柄珊瑚(隶属于蜂巢珊瑚科 Faviidae)
Hydnoraceae *n*. 根寄生科
25-hydnoxyvitamin D3 25-羟基维生素 D_3 25-羟基胆钙化醇
hydr hydraulic *a*. 水力的, 水压的
hydr bic hydrargyrum bichloratum [拉] *n*. 升汞,氯化高汞,二氯化汞
hydr chlo hydrargyrum chloratum [拉] *n*. 甘汞,氯化亚汞
hydr(o)- [希][构词成分] ①水 ②氢 ③氢化
Hydra *n*. 水螅属
Hydracarbazine *n*. 肼卡巴嗪(利尿药)
Hydracarina *n*. 水螨属
hydracetin *n*. 乙酚苯肼
hydracid *n*. (氢)卤酸
hydracrylic acid β-羟基丙酸,3-羟基丙酸
hydradenitis *n*. 汗腺炎 ‖ ~ destruens suppurativa 化脓性破坏性汗腺炎,坏死性痤疮样结核疹
hydradenoma *n*. 汗腺腺瘤
hydraemia; **hydremia** *n*. 稀血症,血水分过多[症]
hydraeroperitoneum *n*. 水气腹(腹腔积水充气)
hydragogue *a*. 致水泻的 *n*. 水泻剂
hydralazine hydrochloride 盐酸肼屈嗪,盐酸肼酞嗪(抗高血压药)
hydralazine *n*. 肼苯哒嗪
hydramine *n*. 羟基胺
hydramnion; **hydrannios** *n*. 羊水过多
Hydramoeba *n*. 水变形虫属
hydranencephaly *n*. 积水性无脑(畸形)
Hydrangea *n*. 绣球(花)属,八仙花甙 ‖ ~ aspera Don 土常山,甜茶 / ~ acrophylla [拉; 植药] 绣球 / ~ davidii [拉; 植药] 西南绣球 / ~ strigosa [拉; 植药] 腊莲绣球 / ~ umbellate [拉,植药] 伞形绣球
hydrangea *n*. 绣球甙,八仙花
Hydrangeaceae *n*. 绣球科
hydrangeitis *n*. 淋巴管炎
hydrangin *n*. 绣球甙,八仙花甙
hydrangiography *n*. 淋巴管论;淋巴管 X 线造影(术)
hydrangiology *n*. 淋巴管学
hydrangiotomy *n*. 淋巴管切开术
hydrarg hydrargyrum [拉] *n*. 汞
Hydrargaphen *n*. 汞加芬(抗真菌药,消毒防腐药)
hydrargyrate *a*. 水银的
hydrargyri (hydrar-gyrum 的所有格) [拉] *n*. 汞,水银 ‖ ~ aminochloridum 氯化氨基汞(白降汞) / ~ benzoas; mercuric benzoate 苯甲酸汞 / ~ bichloridum, ~ chloridum corrosivum 升汞 / ~ bromidum 溴化汞 / ~ chloridum mite; mild mercurous chloride 甘汞, / ~ cyanidum; mercury bicyanide 二氰化汞 / ~ dichloridum 二氯化汞,升汞 / ~ iodidum flavum 黄碘化亚汞 / ~ iodidum rubrum; red mercuric iodide (红)碘化汞 / ~ monochloridum 甘汞,氯化亚汞 / ~ mononitras 硝酸亚汞 / ~ nitras 硝酸汞 / ~ oxidum flavum [拉]; yellow mercuric oxide 黄氧化汞,黄降汞 / ~ oxidum rubrum; red mercuric oxide [拉,植药] 红氧化汞,红降汞 / ~ oxycyanidum 氧氰化汞 / ~ salicylas 水杨酸汞 / ~ subchloridum 甘汞,氯化亚汞,轻粉 / ~ succinimidum; mercuric succinimide 丁二酰亚胺
hydrargyria *n*. 汞中毒
hydrargyrisin *n*. 汞中毒
Hydrargyrl Oxydum Rubrum 红粉(红氧化汞)
hydrargyro-iodohemol *n*. 汞碘还原血红蛋白(一种含汞和碘的制剂)
hydrargyrol; **mcrcury paraphenolsulfonate** *n*. 对苯酚磺酸汞
hydrargyromania *n*. 汞中毒性精神病
hydrargyrophobia *n*. 水银恐怖,汞恐怖
hydrargyrophthalmia; [hydrargyros + 希 ophthalmos eye] *n*. 汞毒性眼炎
hydrargyrorelapsing *a*. 汞(中毒)治疗后复发的
hydrargyrosis *n*. 汞中毒
hydrargyrum bichloratum (简作 hydr bic) [拉] *n*. 升汞,氯化高汞,二氯化汞
hydrargyrum [拉] *n*. 汞,水银 ‖ ~ aceticum 醋酸汞,乙酸汞 / ~ ammoniatum 氯化氨基汞,白降汞 / ~ chloridum mite 甘汞 / ~ depuratum 精制汞 / ~ oleatum 油酸汞 / ~ praecipitatum album 白降汞
hydrargyrum chloratum (简作 hydr chlo) [拉] *n*. 甘汞,氯化亚汞
hydrargyrum praecipitatum album (简作 HA) 氯化氨基汞,白降汞
hydrarthrodial *a*. 关节积水的
hydrarthrosis *n*. 关节积水 ‖ intenaittent ~ 间歇性关节积水
hydras *n*. 水化物,水合物
hydrase *n*. 水化酶
hydrastine *n*. 北美黄连碱 ‖ ~ hydrochloride 盐酸北美黄连次碱
hydrastinine *n*. 北美黄连次碱 / ~ chloride 氯化北美黄连次碱
Hydrastis *n*. 北美黄连属 / ~ canadensis L. 北美黄连
hydrastis; **yellowroot** *n*. 北美黄连[根]
hydratase *n*. 水合酶
hydrate (简作 hyd) *n*. 水合物,水化物 *vt*. & *vi*. (使)水合
hydrated *a*. 水合的,水化的 ‖ ~ volume 水合体积
hydration *n*. 水合(作用),水化(作用) ‖ ~ excretory urography 水化排泄性尿路造影(术)
Hydraul hydraulics *n*. 水力学
hydraulic (简作 HD) *a*. 水力的;水压的,液压的 ‖ ~ flow 湍流 / ~ microdrive 液压显微推进器 / ~ damper 液压阻尼器 / ~ manipulator (简作 hydroman) 液压控制器,水力操纵器
hydraulically operated equipment (简作 HOE) 液压运转设备
hydraulics (简作 Hydraul 或 H) *n*. 水力学, 液压系统
hydrazid; **hydrazide** *n*. 酰肼
hydrazine *n*. 肼,联胺 ‖ ~, acetylpheyl; hydracetin 乙酰苯肼 / ~ sulfate 硫酸肼
hydrazine sensitive factor (简作 HSF) 肼敏感因子
hydrazinolysis *n*. 肼解(作用)
hydrazinophthalazine; **hydralazine** 肼苯达嗪,肼肽嗪
hydrazoate *n*. 叠氮化物
hydrazoic acid 叠氮酸
hydrazone *n*. 腙 ‖ ~, o-hydroxybenzolisonicotinyl 邻羟基苯异烟腙(降压药)
Hydrea *n*. 羟基脲(hydroxyurea)制剂的商品名
hydrelactic *a*. 分泌水的(指神经作用于腺体,使排出其分泌物的水样部分)

hydremia *n*. 血水分过多（症），稀血症
hydrencephal *n*. 脑积水
hydrencephalitis *n*. 积水性脑炎
hydrencephalocele *n*. 积水性脑突出
hydrencephalocriny *n*. 脑脊液分泌
hydrencephalomeningocele *n*. 积水性脑膜突出
hydrencephalus *n*. 脑积水
hydrencephaly *n*. 脑积水
hydrenterocele *n*. 积水性肠突出
hydrepigastrium *n*. 腹膜腹肌间积水
hydrepigastriuna *n*. 腹膜腹肌间
Hydrergine *n*. 麦角生物碱甲磺酸盐类（ergoloid mesylates）制剂的商品名
hydriatric *a*. 水疗法的
hydriatrics; hydriatry *n*. 水疗法
hydric *a*. 氢的，含氢的
hydride *n*. 氢化物
hydrindicuria *n*. 吲哚尿
hydriodate *n*. 氢碘酸盐
hydriodic *a*. 氢碘的 ‖ ~ acid 氢碘酸
hydrion *n*. 氢离子
hydrionic *a*. 氢离子的
hydro hydrogenation *n*. 氢化，加氢/ hydrotherapy *n*. 水疗法
hydroa *n*. 水疱，水疱病 ‖ ~，aestivale; ~ puerorum 夏季水疱 / ~ febrie; herpes simplex 热性水疱/ ~; gestations; ~ gravidarum 妊娠水疱 / ~ herpetiform 疱疹样水疱 / ~ puerorum; ~ vacciniforme 牛痘样水疱，夏季水疱 / ~ vesiculosum; herpes iris 环状疱疹
hydroa vacciniform 牛痘样水疱病
hydroabdomen *n*. 腹腔积水，水腹
hydro-adenitis; hydradenitis *n*. 汗腺炎
hydroadipsia *n*. 不渴（症），渴感缺乏
hydroappendix *n*. 阑尾积水
hydroberberine *n*. 氢化小药碱
Hydrobiidae *n*. 角螺科
Hydrobiinae *n*. 角螺亚科
hydrobilirubin *n*. 氢胆红素
hydrobiology *n*. 水生生物学
hydrobiont *n*. 水生生物
hydroblepharon *n*. 睑水肿
hydrobromate *n*. 氢溴酸盐
hydrobromic *a*. 氢溴的 ‖ ~ acid 氢溴酸
hydrobromide *n*. 氢溴化物
hydrocaffeic acid 二羟苯丙酸
Hydrocal *n*. 含水煅石膏（商品名，用于牙科）
hydrocalycosis *n*. 肾盏积水
hydrocalyx *n*. 肾盏积水，肾盏积液
hydrocarbarism *n*. 碳氢化合物中毒
hydrocarbon（简作 HC）*n*. 烃，碳氢化合物 ‖ alicyclic ~ 脂环烃 /aliphatic ~ 脂肪族烃，链烃 / carcinogenic ~ 致癌性烃 / cyclic ~ 环烃 / ~，Diel's; methyl cyclopentinophenanthrene 迪耳氏烃，甲基环戊烷菲 / saturated ~ 饱和烃 / unsaturated ~ 不饱和烃 / ~s，aromatic 芳香烃，芳香族碳氢化合物 / ~s，bivalent 二价烃类 / ~s，fatty 脂肪族烃
hydrocarbonism *n*. 碳氢化合物中毒
hydrocardia *n*. 心包 积水
hydrocele *n*. 水囊肿；阴囊水囊肿 ‖ cervical ~，~ of neck 颈导管积水，颈导管水囊肿 /chylous ~ 乳糜样水囊肿 / ~ colli; cervical ~ 颈导管水囊肿，颈导管积水 / ~，congenital 先天性水囊肿 / diffused ~ 弥漫性（精索）水囊肿 / ~，Dupuytren's 杜普伊特伦氏水囊肿(二房性睾丸鞘膜水囊肿)/ encysted ~ 包绕性水囊肿 / ~，feminae 女性水囊肿 / ~，filarial 丝虫性水囊肿 / funicular ~ 精索水囊肿/ ~，Gibbon's 带疝水囊肿 /hernial~ 疝水囊肿 / ~，infantile 婴儿［鞘膜］水囊肿 / ~，Maunoir's; cervical ~ 莫努瓦氏水囊肿，颈导管水囊肿 / ~，muliebris 女阴水囊肿 / ~ of neck; cervical ~ 颈导管水囊肿 / ~，Nuck's; ~ feminae 努克氏水囊肿，女性水囊肿 / ~，scrotal 阴囊水囊肿 / ~，spermatic 精索水囊肿 / ~ spinalis; spina bifida 脊柱裂 / ~ testis 睾丸鞘膜水囊肿
hydrocelectomy *n*. 水囊肿切除术
hydrocenosis *n*. 导液法 ‖ ~ basalis; basal drainage 脑底导液法，脑底引流法 / ~ capillaris; capillary drainage 毛细管导液法，毛细管引流法 / ~ dependens; dependent drainage 就下导液法 / ~ vaginalis; vaginal drainage 阴道引流法，阴道导液
hydrocephalic *a*. 脑积水，水脑
hydrocephalocele *n*. 积水性脑突出
hydrocephaloid *a*. 脑积水样的 *n*. 类脑积水
hydrocephalous *a*. 脑积水，水脑
hydrocephalus *n*. 脑积水，水脑 ‖ ~，acute 急性脑积水（结核性脑膜炎时）/ ~，chronic 慢性脑积水 / communicating ~ 交通性脑积水 / ~，congenital; chronic ~ 先天脑积水，慢性脑积水 / ~，external 脑外积水 / ~，infantile; chronic ~ 婴儿脑积水，慢性脑积水 / ~，internal 脑内积水 / obstructive ~，noncommunicating ~ 阻塞性脑积水 / ~，otitic 中耳炎性脑积水 / ~，primary; chronic ~ 原发性脑积水，慢性脑积水 / ~，secondary 继发性脑积水 / ~，thrombotic 栓塞性脑积水
hydrocephaly *n*. 脑积水，水脑
Hydrocharis L. *n*. 水鳖，马尿花 / ~ morsus-ranae L 水鳖，马尿花
hydrochinone; hydroquinone *n*. 氢醌，对苯二酚
hydrochl hydrochloricus［拉］*a*. 盐酸的
Hydro-Chlor *n*. 氢氯噻嗪（hydrocniorotniazide）制剂的商品名
hydrochlorate *n*. 盐酸盐
hydrochloric *a*. 氯化氢的
hydrochloric acid 盐酸，氢氯酸
hydrochloricus（简作 hydrochl）*a*.［拉］盐酸的
hydrochloride *n*. 氢氯化物，盐酸化物，盐酸盐
hydrochloroplatinic acid 氯铂酸
hydrochlorothiazide *n*. 氢氯噻嗪，双氢克尿塞，双氢氯噻嗪（利尿药）
hydrocholecystis *n*. 胆囊积水，胆囊水肿
hydrocholeresis *n*.（稀）胆液排泄增多
hydrocholeretic *a*.（稀）胆液排泄增多的
hydrocholesterol *n*. 氢化胆淄醇，氢化胆固醇
hydrocholine *n*. 氢化胆碱
hydrocinchonidine *n*. 氢化辛可尼丁
hydrocinchonine *n*. 氢化辛可尼
hydrocinnamic acid 氢化桂皮酸，苯基丙酸
hydrocirsocele *n*. 精索静脉曲张水囊肿
hydrocodone *n*. 氢可酮，二氢可待因酮（镇咳药）‖ ~ bitartrate 重酒石酸二氢可待因酮（镇咳药）
Hydrocoleum［拉］*n*. 水鞘蓝细菌属 ‖ coeruleum［拉］鼓岭水鞘蓝细菌 / fontanus［拉］泉生水鞘蓝细菌 / heterotrichus［拉］异丝水鞘蓝细菌 / holdenii［拉］荷氏水鞘蓝细菌 / lyngbyanceus［拉］林比水鞘蓝细菌
hydrocollidine *n*. 氢化可力丁
hydrocolloid *n*. 水胶体 ‖ irreversible ~ 不可逆性水胶体 / reversible ~ 可逆性水胶体
hydrocolpos *n*. 阴道积液，阴道积水
hydroconion *n*. 喷雾器，喷酒器
hydroconquinine; hydroquinidine *n*. 氢化奎尼丁（一种金鸡纳皮生物碱）
hydrocortamate *n*. 氢可他酯，氢可松氨酯 ‖ ~hydrochloride 盐酸氢可松氨酯（合成糖皮质激素）
hydrocortancyl *n*. 氢化可坦齐耳（成药，治风湿病）
hydrocortisone（简作 HC）*n*. 氢化可的松，皮质（出）醇（糖皮质激素）‖ ~ acetate（简作 HCA）醋酸氢化可的松 / ~ cyclopentylpropionate，~ cypionate 氢化可的松环戊丙酸酯 / ~ hemisuccinate 氢化可的松半琥酯 / ~ sodium phosphate 氢化可的松磷酸酯钠 / ~ sodium succinate 氢化可的松琥珀酸钠酯 / ~ valerate 戊酸氢化可的松
Hydrocortone *n*. 氢化可的松（hydrocortsone）制剂的商品名
hydrocotarnine *n*. 氢化可他宁
Hydrocotyle L.［hydro- + 希 kotyle cup］*n*. 天胡荽属，破铜钱属 ‖ ~ asiatica; Centella asiatica 积雪草 / ~ centella; Centella asiatica 积雪草 / ~ maritima Honda; ~ wilfordinon Maxim 毛叶天胡荽［植药］全草入药—天胡荽，金钱草 / ~ nepalensis Hook［拉，植药］红马蹄草 / ~ sibthorpioides Lam·［拉，植药］天胡荽 / ~ sibthorpioides Lam·var. Batrachium（Hance）Hand.-Mazz. 破铜钱［植药］全草入药—天胡荽，金钱草
hydrocrania; hydrocephalus *n*. 脑积水
hydrocumaric acid *n*. β-苯酚丙酸
hydrocupreidine *n*. 氢化叩卜林
hydrocupreine *n*. 氢化叩卜林 ‖ ~，ethyl 乙基氢化叩卜林 / ~，hydroxyethyl 羟乙基氢化叩卜林 / ~，isoamyl 异戊基氢化叩卜林 / ~，isopropyl 异丙基氢化叩卜林 / ~，methyl; hydroquinine 甲基氢叩卜林，氢化奎宁
hydrocyanic acid *n*. 氢氰酸，氰化氢
hydrocyanism *n*. 氢氰酸中毒
hydrocyst *n*. 水囊肿
hydrocystadenoma *n*. 汗腺腺瘤
hydrocystoma［hydro- + 希 kystis sac + -oma］; **hidrocystoma** *n*. 汗腺囊瘤 ‖ ~ mammae; Reclus' syndrome 乳房汗腺囊瘤

hydrodelineation ***n*.** 注液划区（白内障手术时,用钝针在晶状体核层之间注射液体,以便划出核区）
hydroderma ***n*.** 皮肤水肿
hydrodiarrhea ***n*.** 水泻
hydrodiascope ***n*.** 散光矫正镜
hydrodictiotomy ***n*.** 视网膜移位术
Hydrodictyaceae ***n*.** 水网藻科（一种藻类）
hydrodiffusion ***n*.** 水中扩散
hydrodipsia ***n*.** 饮水(习性)
hydrodipsomania ***n*.** 剧渴性癫狂,发作性狂渴
hydrodissection ***n*.** 注液切开（将少量液体,通常为等渗性盐溶液,注入晶状体囊,以便从晶状体皮质切开它的前面部分,在囊外手术和晶状体乳化法手术时便于对晶状体核进行操作）
hydrodiuresis ***n*.** 水性多尿
HydroDIURIL ***n*.** 氢氯噻嗪(hydrochlorotniazide)制剂的商品名
hydrodiurl; **hydrochlorothiazide** ***n*.** 氢氯噻嗪，双氢克尿噻
Hydrodyn hydrodynamics ***n*.** 流体动力学
hydrodynamic ***a*.** 水力的,水压的;流体动力学的 ‖ ～ wave 流体动力波 / flow model 水流体动力学模型
hydrodynamics（简作 Hydrodyn）***n*.** 流体动力学
hydroelectric ***a*.** 水电的;水力发电的;水电治疗的
hydroelectrization ***n*.** 水电疗法
hydroencephalocele ***n*.** 积水性脑突出
hydro-epigastrium; **hydrepigastrium** ***n*.** 腹膜腹肌间积水
hydroergotinine ***n*.** 氢化麦角异毒碱
hydro-exostosis ***n*.** 积水性外生骨疣
hydroferricyanate ***n*.** 氰［高］铁酸盐,氢［高］铁氰酸盐
hydroferrocyanate ***n*.** 氰亚铁酸盐,氢亚铁氰酸盐
hydroflumethiazide ***n*.** 氢氟噻嗪（利尿药,用于治疗高血压和水肿）
hydrofluoric acid 氢氟酸
hydrofluosilicate ***n*.** 氢氟硅酸盐
hydrofluosilicic acid 氟硅酸(饮水氟化剂)
hydrofuge［hydro- + 拉 fugare to flee］; hydrofugous ***a*.** 不透水的,防湿的
hydrogalvanic ***a*.** 液电的
hydrogaster; **ascites** ***n*.** 腹水
hydrogel ***n*.** 水凝胶
hydrogen（简作 H）***n*.** 氢 ‖ ～ accepter 氢受体 / ～, activated 活性氢 / arseniuretted ～ 砷化氢,胂 / ～ bond 氢键 / ～ bridge 氢桥 / ～ bromide 溴化氢 / ～, carbureted; ～ carbide 烃,碳氢化合物 / ～ chloride 氯化氢/ ～ cyanide 氰化氢 / ～ disulfide 二硫化二氢/ ～, dioxide; ～ peroxide 过氧化氢 / ～, double weight; heavy ～ 重氢,氘 / ～donor 氢供体 / ～ electrode 氢电极 / ～ fluoride 氟化氢 / heavy ～ 重氢 / ～ iodide 碘化氢 / ～ ion concentration 氢离子浓度 / isotope 氢同位素 / light ～ 轻氢 / ～ monoxide 一氧化氢,水 / ～ peroxide 过氧化氢/ ～, phosphide 磷化氢 / ～, radioactive 放射性氢 / ～ selenide 硒化氢 / source 质子源, 氢分子离子源/ ～ sulfide, ～ sulfuretted 硫化氢
hydrogenase ***n*.** 氢化酶 ‖ fumaric ～ 延胡素酸氢化酶
hydrogenate ***vt*.** 使氢化;使还原
hydrogenation（简作 HG）***n*.** 氢化（作用),加氢(作用)
hydrogenation process（简作 HGP）加氢过程
hydrogenesis ***n*.** 氢解作用, 水生成
hydrogenide ***n*.** 氢化物
hydrogen-ion ***n*.** 氢离子
hydrogenize ***vt*.** 使氢化;使还原
hydrogenlyase ***n*.** 氢解酶,甲酸脱氢酶
Hydrogenobacter［拉］***n*.** 氢杆菌属 ‖ ～ acidophilus［拉］嗜酸氢杆菌（嗜酸氢细菌）/ ～ thermophillis［拉］嗜热氢杆菌
hydrogenoid ***a*.** 湿性体质的（顺势疗法的术语）
hydrogenolysis ***n*.** 氢解作用
Hydrogenomonadeae ***n*.** 氢丛毛杆菌族 ‖ ～ pantotropha 全养氢丛毛杆菌
Hydrogenomonas［拉］***n*.** 氢单胞菌属（氢细菌属,爆鸣气细菌属）‖ ～ agilis［拉］敏捷氢单胞菌 / ～ carboxydovorans［拉］噬一氧化碳氢单胞菌 / ～ eutropha［拉］真养氢单胞菌 / ～ facilis［拉］见 Acidovorax facilis / ～ flava［拉］黄色氢单胞菌 / ～ minor［拉］小氢单胞菌 / ～ pantotropha［拉］见 Pseudomonas pantotropha / ～pyenotica［拉］坚实氢单胞菌 / ～ ruhlandii［拉］吕氏氢单胞菌 / ～ vitrea［拉］见 Pseudobacterium vitreum
Hydrogenophaga［拉］***n*.** 氢噬胞菌属（噬氢菌属）‖ ～ flava［拉］黄色氢噬胞菌（黄色噬氢菌，黄假单胞菌）/ ～ palleronii［拉］帕氏氢噬胞菌(帕氏假单胞菌) / ～ pseudoflava［拉］类黄色氢噬胞菌(类黄色噬氢菌，类黄假单胞菌) / ～ taeniospiral［拉］螺纹氢噬菌（索绕氢噬胞菌，螺纹噬氢菌）
hydrogenous ***a*.** 氢的;含氢的 ‖ ～ filter 氢过滤器
Hydrogenovibrio［拉］***n*.** 氢弧菌属 ‖ ～ marinus［拉］***n*.** 海洋氢弧菌
hydroglossa; **ranula** ***n*.** 舌下囊肿
hydrogymnasium ***n*.** 运动池, 水中运动场
hydrogymnastic ***a*.** 水中运动的
hydrogymnastics ***n*.** 水中运动(治疗)学
hydrohaemostasis; **hydrohemostasis** ***n*.** 水止血法
hydrohaemothorax; **hydrohemothorax** ***n*.** 血水胸
hydrohalogen acid ***n*.**（氢）卤酸
hydrohematonephrosis ***n*.** 肾积血尿
hydrohemia；**hydremia** ***n*.** 血水分过多症，稀血症
hydrohepatosis ***n*.** 肝积水
hydrohymenitis ***n*.** 浆膜炎
hydrohystera; **hydrometra** ***n*.** 子宫积水
hydroid ***a*.** ①螅状的,螅体的 ②螅体
Hydroidomedusae ***n*.** 水螅水母亚纲(隶属于水螅虫纲 Hydrozoa)
hydrojunction ***n*.** 水利枢纽
hydrokinesitherapy ***n*.** 水中运动疗法
hydrokinetic ***a*.** 流体动力的
hydrokinetics ***n*.** 流体动力学
hydrokollag ***n*.** 石墨悬液（用于纤毛活动及淋巴引流的实验研究）
hydrol hydrolysis ***n*.** 加水分解
hydrol ***n*.** 二聚水分子;玉米糖母液
hydrolabile ***a*.**（组织内）水分不稳定的
hydrolability ***n*.**（组织）内水分不稳定性
hydrolabyrinth ***n*.** 膜迷路积水
hydrolactometer ***n*.** 乳比重计
Hydrolagus isengi（**Fang et Wang**）曾氏兔银鲛（隶属于银鲛科 Chimaeridae）
hydrolase ***n*.** 水解酶 ‖ ～, guanosine 鸟甙水解酶
hydrold hydrolyzed ***a*.** 已水解的
hydrolg hydrolyzing ***a*.** 水解的
hydrolocation ***n*.** 水声定位
hydrology ***n*.** 水文学,水理学
Hydrolose ***n*.** 甲基纤维素(methylcellulose)制剂的商品名
Hydroluic Acid 羟甲苯酸（消炎镇痛药）
hydro-lyase ***n*.** 水裂解酶
hydrolymph ***n*.** 水淋巴,血淋巴（某些低等动物的水样营养液）
hydrolysate ***n*.** 水解［产］物 ‖ ～, plasma 血浆蛋白质水解物 / ～, protein 蛋白质水解物
hydrolysis（［复］hydro-lyses)（简作 hydrol）***n*.** 加水分解,水解(作用)
hydrolysis（简作 hyd）***n*.** 水解作用
hydrolyst ***n*.** 水解酶,水解催化剂
hydrolyte ***n*.** 水解质
hydrolytic ***a*.** 水解的 ‖ ～ enzyme 水解酶 / ～ reaction 水解反应
hydrolyzate; **hydrolysate** ***n*.** 水解［产］物
hydrolyze ***vt*. & *vi*.**（使)水解
hydrolyzed（简作 hydrold）***a*.** 已水解的
hydrolyzing（简作 hydrolg）***a*.** 水解的
hydroma ***n*.** 水囊瘤
Hydromadinone ***n*.** 烃地孕酮（孕激素类药）
hydromagnetic wave 磁流波
hydromagnetics ***n*.** 磁流体学
hydromagnetism ***n*.** 水磁学
hydroman hydraulic manipulator ***n*.** 液压控制器,水力操纵器
hydromania ***n*.** 自溺狂
hydromassage ***n*.** 水按摩,漩水按摩
hydromechanics ***n*.** 水力学
hydromel ***n*.** 蜂蜜水;水蜜剂
hydromeningitis ***n*.** 浆液性脑膜炎
hydromeningocele ***n*.** 积水性脑膜突出
hydromeninx ***n*.** 脑膜积水
hydrometer ***n*.**（液体）比重计 ‖ ～ for alcohol 酒精比重计 / ～, Baume's 博梅氏［液体］比重计 / ～, Brix 布里氏［液体］比重计/ ～, normal 标准［液体］比重计 / ～, Twadde's 特活德耳氏［液体］比重计
hydrometra ***n*.** 子宫积水
hydrometrectasia［希 ektasis dilatation］***n*.** 积水性子宫扩张
hydrometric(al) ***a*.** 液体比重测定法的
hydrometrocolpos ***n*.** 子宫阴道积水
hydrometry ***n*.** 液体比重测定法
hydromicrocephaly ***n*.** 积水性小头

hydromorphinol *n*. 氢吗啡醇（镇痛药）
hydromorphone *n*. 氢吗啡酮（麻醉镇痛药）‖ ～ hydrochloride 盐酸氢吗啡酮（亦称盐酸二氢吗啡酮）
Hydromox *n*. 喹乙宗（quinethazone）制剂的商品名
Hydromphalocele *n*. 积水性脐突出
hydromphalus *n*. 脐积水
hydromyelia *n*. 脊髓积水 ‖ ～, acquired 后天性脊髓积水／～, congenital 先天性脊髓积水
hydromyelitis *n*. 积水性脊髓炎
hydromyelocele *n*. 积水性脊髓膜突出
hydromyelomeningocele *n*. 积水性脊髓膜突出
hydromyoma *n*. 水囊性肌瘤
hydromyringa［hydro-＋希 myrinx tympanic membrane］; hydromyrinx *n*. 鼓室积水
hydromyrinx *n*. 鼓室积水
hydronal; **viferral** *n*. 海德朗那，维费腊耳(一种氯醛和砒啶的聚合物)
hydronaphthol *n*. 氢化萘酚
hydronaphthylamine *n*. 氢化萘胺（散瞳药）
hydroncus［hydro-＋希 onkos mass］*n*. 水肿，水瘤
hydrone *n*.［单体］水分子
hydronephrectasia *n*. 积水性肾盂扩张
hydronephros *n*. 肾盂积水
hydronephrosis *n*. 肾盂积水 ‖ closed ～密闭性肾盂积水／opened ～开放性肾盂积水
hydronephrotic *a*. 肾盂积水的
hydronium *n*. 水合氢离子
hydronol; **isosorbide** *n*. 异山梨醇(商品名)
hydro-oligocythemia *n*. 稀血性红细胞减少
hydropancreatosis *n*. 胰积水
hydroparacumaric acid 苯酚丙酸
hydroparasalpinx *n*. 副输卵管积水
hydroparesis *n*. 水肿性轻瘫
hydroparotitis *n*. 积水性腮腺炎
hydropathic *a*. 水疗的
hydropathy *n*. 水疗法
hydrope［拉;希］*n*. 积水，水肿 ‖ ～ abdominis; ascites 腹［腔积］水／～ ad matulam; polyuria 多尿症／～ amnii; hydramnion 羊水过多／～ antri 上颌窦积水／～ articuli 关节积水／～ bursae 滑囊积水，黏液囊水肿／～ congenitus; Schridde's disease 先天性全身水肿，施时迪氏病／endolymphatic ～, labyrinthine ～ 内淋巴积水，(膜)迷路积水／～ ex vacuo 补空性水肿，补空性积水／fetal ～胎儿水肿（发生于 Rh 阴性母亲血液中的抗体所致的溶血性疾病）／～ folliculi 卵泡积液／～ of gallbladder 胆囊积水／～ gravidarum 妊娠水种／hypostrophos; angioneurotic edema 血管神经性水肿／～ inflammatorius; inflammatory edema 炎性水肿／～ pericardii 心包积水，水心包／～spurius 假性积水，腹膜假黏液瘤／～ tubae 输卵管积水／～ tubae profluens 外溢性输卵管积水，间歇性输卵臂积水
hydropenia *n*.（体内）缺水
hydropenic *a*.（体内）缺水的
hydropericarditis *n*. 积水性心包炎
hydropericardium *n*. 心包积水
hydroperididyma *n*. 睾丸鞘膜积水
hydroperinephrosis *n*. 肾周积水
hydroperion *n*. 卵膜水
hydroperitoneum *n*. 腹水
hydroperitonia *n*. 腹水
hydroperoxidase *n*. 氢过氧化物酶
hydroperoxide *n*. 氢过氧化物，过氧化氢物
hydroperoxy acid 过氧化氢酸
hydroperoxyeicosatetraenoic acid 氢过氧化二十碳四烯酸
hydroperoxyl *n*. 过氧羟基 ‖ ～ radical 过羟基根
hydropexia *n*. 水固定，水滞留
hydropexic *a*. 水固定的，水滞留的
hydropexis *n*. 水固定，水滞留
hydrophagocytosis *n*. 路易士氏现象，吞噬血浆作用，饮液作用
hydrophallus *n*. 阴茎水肿
Hydrophiidae *n*. 海蛇科(隶属于蛇目 Serpentiformes)
hydrophil *a*. 吸水的，亲水的
hydrophile-lipophie balance（简作 HLB）*n*. 嗜水嗜酯平衡
hydrophilia *n*. 吸水，亲水性
hydrophilic *a*. 吸水的，亲水的 ‖ ～ polymer 亲水聚合物
hydrophilism *n*. 吸水性，亲水性
hydrophilous *a*. 吸水的，亲水的
Hydrophis cyanocinctus（**Daudin**）青环海蛇（隶属于海蛇科 Hydrophiidae）
Hydrophis cyanocinctus Daudin［拉；动药］青环海蛇
Hydrophis Cyanoinctus［拉；动药］青环海蛇
Hydrophis melanocephalus（**Gray**）黑头海蛇（隶属于海蛇科 Hydrophiidae）
hydrophobe［hydor＋希 phobos fear］*a*. & *n*. ①疏水的，憎水的 ②狂犬病患者
hydrophobia *n*. 狂犬病（恐水病）‖ paralytic ～瘫痪型狂犬病
hydrophobic *a*. 狂犬病的；疏水的
hydrophobicity *n*. 疏水性
hydrophobin; **lyssin** *n*. 狂犬病毒(旧名)
hydrophobophobia; **lyssophobia**; **rabiophobia** *n*. 狂犬病恐怖
hydrophone［hydor＋希 phone voice］*n*. 隔水听诊器
Hydrophoria *n*. 蝇属
hydrophorograph *n*. 液流描记器
hydrophthalmia *n*. 水眼，眼积水
hydrophthalmos *n*. 水眼，眼积水 ‖ ～ anterior 眼前部水眼／～ posterior 眼后部水眼／～ totalis 全眼球水眼
hydrophthalmoscope *n*. 水检眼镜
hydrophthalmus *n*. 水眼，眼积水
Hydrophyllaceae *n*. 田基麻科
hydrophysocele *n*. 水气囊肿
hydrophysometra *n*. 子宫积水气
hydrophyte *n*. 水生植物
hydrophytic *a*. 水生植物的
hydropic *a*. 积水的，水肿的
hydropigenous *a*. 致水肿的，水肿性的
hydroplankton *n*. 水中浮游生物
hydroplasma *n*. 透明质
hydroplasmia *n*. 血浆变稀症，血浆稀薄
hydropleuritis *n*. 积水性胸膜炎
hydropneumatic *a*. 积水积气的，液(压)气(动)的
hydropneumatosis *n*. 水气肿症，(组织内)水气积贮
hydropneumogony *n*. 关节注气检查法
hydropneumonia; **pulmonary edema** *n*. 积水性肺炎，肺水肿
hydropneumopericardium *n*. 水气心包，心包积水气
hydropneumoperitoneum *n*. 水气腹，腹腔积水气
hydropneumothroax *n*. 水气胸
hydroponic *a*.（植物）溶液栽培学的
hydroponicist *n*. 溶液栽培学家
hydroponics *n*.（植物）溶液栽培学，水栽法（现利用来为宇宙飞行员提供新鲜食用植物）
hydroponist *n*. 溶液栽培学家
hydropotherapy *n*. 腹水注射疗法
hydroprednisone *n*. 氢化泼泥松（强的松龙，去氢氢化可的松）
Hydropres *n*. 氢氯噻嗪－利血平（hydrochlorothiazide with re-serpine）制剂的商品名
hydrops［拉;希］*n*. 积水，水肿 ‖ ～ abdominis; ascites 腹［腔积］水／～ ad matulam; polyuria 多尿症／～ amnii; hydramnion 羊水过多／～ antri 上颌窦积水／～ articuli 关节积水／～ bursae 滑囊积水，黏液囊水肿／～ congenitus; Schridde's disease 先天性全身水肿，施时迪氏病／endolymphatic ～, labyrinthine ～ 内淋巴积水，(膜)迷路积水／～ ex vacuo 补空性水肿，补空性积水／fetal ～胎儿水肿（发生于 Rh 阴性母亲血液中的抗体所致的溶血性疾病）／～ folliculi 卵泡积液／～ of gallbladder 胆囊积水／～ gravidarum 妊娠水种／～ hypostrophos; angioneurotic edema 血管神经性水肿／～ inflammatorius; inflammatory edema 炎性水肿／～ pericardii 心包积水，水心包／～spurius 假性积水，腹膜假黏液瘤／～ tubae 输卵管积水／～tubae profluens 外溢性输卵管积水，间歇性输卵臂积水
hydropsia *n*. 积水，水肿
hydropsy *n*. 积水，水肿
hydropsychotherapy *n*. 水浴心理疗法，精神病水疗法
hydropueumothorax *n*. 水气胸
hydropyonephrosis *n*. 肾盂积尿脓
hydropyosalpinx *n*. 输卵管积水
Hydropyrum setaria *n*. 刺毛菇
Hydroquinidine *n*. 氢化奎尼丁(一种金鸡纳皮生物碱)
hydroquinine *n*. 氢化奎宁
hydroquinol; **hydroquinone** *n*. 氢醌，对苯二酚
hydroquinone *n*. 氢醌（脱色药）
hydroquinone-acetic acid 尿黑酸
hydrorachis *n*. 椎管积水
hydrorachitis *n*. 炎性椎管积水
hydrorenal *a*. 肾水肿的
hydrorheostat *n*. 水变阻器

hydrorrhachiocentesis *n*. 椎管积水穿刺术
hydrorrhea *n*. 溢液 ‖ ~ gravidarum 妊娠溢液 / nasal ~鼻溢液
hydros hydrosiatics *n*. 流体静力学
hydrosalpinx *n*. 输卵管积水 ‖ intermittent ~ 间歇性输卵管积水,外溢性输卵管积水
hydrosarca; anasarca *n*. 水肿,全身水肿
hydrosarcocele *n*. 睾丸积水肉样肿
hydrosaturnism *n*. 水铅中毒(饮水内杂有铅)
hydroscheoccle *n*. 积水性阴囊疝
hydroscope *n*. 检水器,检湿器
hydroscopic *a*. 收湿的
hydrosol *n*. 水溶胶
hydrosoluble *a*. 水溶性的 ‖ ~ contrast media 水溶性造剂
hydrosolvent *n*. 水溶剂
hydrospermatocele *n*. 精液水囊肿
hydrospermatocyst *n*. 精液水囊肿
hydrosphere *n*. 水界,地水层,水圈
hydrosphygmograph *n*. 水柱(式)脉搏描记器
hydrospirometer *n*. 水柱(式)肺活量计
hydrostabile *a*. (组织内)水分稳定的
Hydrostachyaceae *n*. 水穗科
hydrostat *n*. 水压调节器
hydrostatic *a*. 水静力的,流体静力(学)的
hydrostatic(al) *a*. 流体静力(学)的 ‖ ~ pressure (流体)静(力)压,(静)水压(力) / ~ indifference point (简作 HIP) *n*. 流体静力(学)无作用点
hydrostatics (简作 hydros) *n*. 流体静力学
hydrostomia *n*. 流涎
hydrosudotherapy; hydrosudopathy *n*. 水浴发汗疗法
hydrosulfate *n*. 硫氢酸盐,硫酸化物
hydrosulfide *n*. 氢硫化物 ‖ ~ group, hydrosulfuryl 巯基,硫氢基
hydrosulfite *n*. 氢亚硫酸盐
hydrosulfuric acid 氢硫酸,硫化氢
hydrosulfurous acid 硫什硫酸
hydrosulphate *n*. 硫氢酸盐,硫酸化物
hydrosynthesis *n*. 水合成(作用)
hydrosyringomyelia *n*. 脊髓积水空洞症
hydrot hydrotherapy *n*. 水疗
hydrotactic *a*. 趋水性的(指能动的生物体或细胞)
Hydrotaea *n*. 齿股蝇属 ‖ ~ affinis 剑刺齿股蝇 / ~ armipes 刺足齿股蝇 / ~bimaculoides 疑双斑齿股蝇 / ~ cinerea 栉足齿股蝇 / ~ dentipes 常齿股蝇 / ~dukouensis 渡口齿股蝇 / ~ harpagospinosa 钩刺齿股蝇 / ~ hsiai 夏士齿股蝇 / ~ jacobsoni 毛足齿股蝇 / ~ mai 马氏齿股蝇 / ~ meteorica 速跃齿股蝇 / ~ occulta 隙齿股蝇 / ~ parva 小齿股蝇
Hydrotaeadentipes (Fabricius) 常齿股蝇(隶属于蝇科 Muscidae)
Hydrotalcite *n*. 铝碳酸镁(抗酸药)
hydrotaxis *n*. 趋水性(指能动的生物体或细胞)
hydrotherapeutic *a*. 水疗法的
hydrotherapeutics *n*. 水疗法
hydrotherapy (简作 hydrot) *n*. 水疗法
hydrothermal *a*. 热水的,热液的
hydrothermic *a*. 热水的(如热水浴)
hydrothermostat *n*. 水柱式恒温器
hydrothion; hydrogen sulfide *n*. 硫化氢
hydrothionammonemia *n*. 氢硫化铵血
hydrothionemia *n*. 硫化氢血
hydrothionuria *n*. 硫化氢尿
hydrothorax 胸膜(腔)积水,水胸 | chylous ~ 乳糜胸
hydrotimeter *n*. 水硬度计
hydrotis *n*. 耳(内)积水
hydrotomy *n*. 注水解剖术
hydrotropic *a*. 向水性(指不运动的生物体)
hydrotropism *n*. 向水性(指不运动的生物体) ‖ ~, negative 负向水性 / ~ positive 正向水性
hydrotubation *n*. 输卵管通液术
hydrotympanum *n*. 鼓室积水
hydroureter *n*. 输尿管积水
hydroureteronephrosis *n*. 输尿管肾盂积水
hydroureterosis *n*. 输尿管积水
hydrouria *n*. 稀尿,尿量增多
hydrous *a*. 含水的
hydrovarium *n*. 卵巢积水
Hydroxamethocaine *n*. 羟丁卡因(局部麻醉药)
hydroxide (简作 hydx) *n*. 氢氧化物 ‖ ferric ~氢氧化铁(砷中毒解毒药) / ~ radical 羟基,氢氧根 / ~ colloid 氢氧化物胶体
hydroxidion; hydroxylion *n*. 羟离子,氢氧离子
Hydroxindasate *n*. 羟吲达酯(利尿药)
Hydroxindasol *n*. 羟吲达醇(精神振奋药)
hydroxocobalamin *n*. 羟钴胺,维生素 B_{12a}(具有长效造血作用)
hydroxy, hydroxyl *a*. 羟(基)的 *n*. 羟基 / ~ granidinum (简作 HG) 羟基胍 / pyrazolo-pyrimidine (简作 HPP) 羟基吡唑嘧啶
hydroxy benzaldehyde p- 对羟基苯醛
hydroxy- [法][构词成分] 羟基(OH—)
hydroxy acid *n*. 羟酸
17-hydroxy-11-dehydro-corticosterone acetate *n*. 乙酸 17 – 羟 – 11 – 脱氢皮质酮,乙酸可的松
17-hydroxy-11-dehydro-corticosterone; cortisone *n*. 17 – 羟 – 11 – 脱氢皮质酮,可的松
16-hydroxy-11-desoxycorticosterone *n*. 16 – 羟 – 11 – 脱氧皮质酮
17-hydroxy-11-desoxycorticosterone *n*. 17 – 羟基 – 11 – 脱氧皮质酮
19-hydroxy-11-desoxycorticosterone *n*. 19 – 羟 – 11 – 脱氧皮质酮
3-hydroxy-2-butanone *n*. 3 – 羟基 – 2 – 丁酮
3-hydroxy-2-naphthoic acid 3 – 羟基 – 2 – 萘甲酸
4-hydroxy-2-oxoglutarate aldolase 4 – 羟基 – 2 – 酮戊二酸醛缩酶
5-hydroxy-2-pentanone *n*. 5 – 羟基 – 2 – 戊基酮
3-hydroxy-3-Hiethylglutaryl *n*. 3 – 羟基 – 3 – 甲基戊二酸单酰(基)(亦可写成 β-hydroxy-β-methylglutaryl)
3-hydroxy-3-methylglutaric acid 3 – 羟基 – 3 – 甲基戊二酸
3-hydroxy-3-methylglutaricaciduria 3-羟基 – 3 – 甲基戊二酸尿(亦可写成 β-hydroxy-β-methylglutari-caciduria)
5-hydroxy-4-epi-tetracycline *n*. 5 – 羟 – 4 – 差向四环素
4-hydroxy-4-methyl-2-pentanone *n*. 4 – 羟基 – 4 – 甲基 – 2 – 戊酮
4-hydroxy-4-nitrosotoluene *n*. 4 – 亚硝基邻甲酚
2-hydroxy-5-chlorobenzaldehyde *n*. 2 – 烃基 – 5 – 氯苯甲酚
hydroxyacetainilide *n*. 对乙酰氨基酚,扑热息痛(解热镇痛药)
hydroxyacetic acid 羟乙酸,乙醇酸
hydroxyacetone; acetol *n*. 羟丙酮,丙酮醇
hydroxyacetophenone *n*. 羟苯乙酮,对羟基苯乙酮
hydroxy-acid iodide (简作 HAI) 羟基酰碘
hydroxyaciglutathione hydrolase 羟酰基谷胱甘肽水解酶
hydroxyacyl CoA 羟酰辅酶 A
3-hydroxyacyl CoA epimerase 3 – 羟酰辅酶 A 表异构酶,3 – 羟丁酰辅酶 A 表异构酶
3-hydroxyacyl CoA epimerase 3 – 羟酰辅酶 A 表异构酶,3 – 羟丁酰辅酶 A 表异构酶
hydroxyacyl coenzyme A 羟酰辅酶 A
3-hydroxyacyl-CoA dehydrogenase 3 – 羟酰 – 辅酶 A 脱氢酶,3 – 羟酰 CoA 脱氢酶
3-hydroxyacyl-CoA dehydrogenase 3 – 羟酰 – 辅酶 A 脱氢酶,3 – 羟酰 CoA 脱氢酶
hydroxyamphetamine *n*. 羟苯丙胺(拟交感神经药、鼻内减轻充血药、加压素及散瞳药) ‖ ~ hydrobromide 氢溴酸羟苯丙胺(肾上腺素能药,散瞳药)
hydroxyanthranilic acid 羟基氨基苯甲酸
hydroxyapatite (简作 H) *n*. 羟基磷灰石
hydroxyaptie (简作 HA) *n*. 羟磷灰石
hydroxyazo-benzene benzoic acid (简作 HABA) 羟基偶氮苯苯甲酸
4-hydroxyazobenzenecar boxylic acid (简作 HABCA) 4 – 羟基偶氮苯羧酸
hydroxybenzene *n*. 羟基苯,苯酚
hydroxybenzene sulfonic acid p- 对羟基苯磺酸
hydroxybenzene sulfonic acid p- 对羟基苯磺酸
hydroxybenzenzoate hydroxylase 对羟基苯甲酸盐羟化酶
o-hydroxybenzoic acid 水杨酸
p-hydroxybenzoic acid 对羟苯甲酸
m-hydroxybenzoic acid 间羟基苯甲酸
hydroxy-benzyl alcohol (简作 HBA)羟基苄醇
hydroxybenzyl benzi-midazole (简作 Hbb) 羟卡基苯并咪唑
hydroxybenzylpenicillin; penicillin X *n*. **p** – 对羟苄基青霉素,青霉素 X
hydroxybenzylpenzylpenicillin; penicillin X *n*. **p** – 对羟苄基青霉素,青霉素 X
hydroxybutyrate *n*. 羟丁酸(盐或阴离子型)
3-hydroxybutyrate dehydrogenase 3 – 羟丁酸脱氢酶
3-hydroxybutyrate dehydrogenase 3 – 羟丁酸脱氢酶
hydroxybutyric dehydrogenase (简作 HDB) 羟丁酸脱氢酶
hydroxybutyric acid (简作 HBA) 羟(基)丁酸
4-hydroxybutyricaciduria, γ-hydroxybutyncaciduria 4 – 羟丁酸尿(症),γ – 羟丁酸尿(症),琥珀酸半醛脱氢酶缺乏症

4-hydroxybutyricaciduria, γ-hydroxybutyncaciduria 4－羟丁酸尿（症），γ－羟丁酸尿（症），琥珀酸半醛脱氢酶缺乏症
hydroxybutyryl *n*. 羟基丁酰（基）
3-hydroxybutyryl-CoA epimerase 3－羟丁酰辅酶 A 表异构酶（亦称 3－羟酰辅酶 A 表异构酶）
3-hydroxybutyryl-CoA epimerase 3－羟丁酰辅酶 A 表异构酶（亦称 3－羟酰辅酶 A 表异构酶）
hydroxycaffeine *n*. 羟咖啡因
Hydroxycambamide *n*. 羟基脲（抗肿瘤药）
hydroxycamptothecine *n*. 羟基喜树碱（抗肿瘤药）
hydroxychloroquine sulfate 硫酸羟氯喹（抗疟药，红斑狼疮抑制药）
25-hydroxycholecalciferol *n*. 25－羟胆钙化（甾）醇，25－羟维生素 D_3
hydroxycholecalciferol（简作 HCC）*n*. 羟基胆甾醇，维生素 D_3 ‖ 25-～ 25－羟胆骨化醇
hydroxycholesterol *n*. 羟基胆淄醇，羟基胆固醇
hydroxycholine; muscarine *n*. 羟胆碱，毒蕈碱
hydroxycinchonine *n*. 羟辛可宁
hydroxycobalamin *n*. 羟钴维生素
hydroxycodeine *n*. 羟可待因
hydroxycorticoid（简作 HC）*n*. 羟皮质激素
17-hydroxycorticoids *n*. 17－羟皮质激素类
17-hydroxycorticosteroid *n*. 17－羟皮质类固醇，17－轻皮质淄醇
hydroxycorticosteroid *n*. 羟皮质类田醇 ‖ 17-～(17-OHCS)17－羟皮质类固醇
17-hydroxycorticosterone; compound F *n*. 17－羟皮质酮，氢化可的松，复合物 F
hydroxycumene *n*.（对）异丙基苯酚
m-hydroxycumene *n*. 间异丙酚
hydroxyd; hydroxide *n*. 羟化物，氢氧化物
17-hydroxydesoxycorticosterone *n*. 17－羟脱氧皮质酮
hydroxydione sodium succinate 羟二酮琥钠（静脉麻醉药）
hydroxydopamine（简作 HDD）*n*. 羟基多巴胺
hydroxy-eicosatetraenoic acid（简作 HETE）*n*. 羟基二十碳四烯酸
hydroxyergocalciferol *n*. 羟基麦角骨化醇 ‖ 25-～ 25－羟基麦角骨化醇
25-hydroxyergocalciferol *n*. 25－轻麦角钙化（甾）醇，25－羟维生素 D_2
hydroxyestrin benzoate 苯（甲）酸雌二醇
2-hydroxyethanesulfonate *n*. 2－羟乙磺酸盐
2-hydroxyethanesulfonic acid 2－羟乙磺酸
hydroxyethanoic acid 羟基乙酸
hydroxyethyl acetate 已二醇乙酸醋
hydroxyethyl piperazine ethanesulfonic acid（简作 HEPES）羟乙基哌嗪乙烷磺酸
hydroxyethyl starch（简作 HES）羟乙基淀粉
hydroxyethylamine *n*. 羟乙胺
hydroxyethylapocupreine *n*. 羟乙基阿朴叩卜林
hydroxyethylapoquinine *n*. 羟乙基阿朴奎宁
hydroxyethyltheophylline *n*. 羟乙基茶碱（治心绞痛）
hydroxyformobenzoylic acid 羟甲醛苯甲酰酸
6-hydroxyfumigatin *n*. 6－羟烟曲霉醌
hydroxyglutamic acid 羟谷氨酸
hydroxyglutaric acid 羟基戊二酸
hydroxyheptadecatrienoic acid 羟基十七碳三烯酸
3-hydroxyheptane *n*. 3－庚醇
α-hydroxyhexanedial *n*. α－羟基已二醛
3-hydroxyhexyne *n*. 3－羟基已炔
5-hydroxyindoleacetic acid 5－羟基吲哚乙酸
2-hydroxyisobutyronitrile *n*. 2－羟基异丁
3-hydroxyisobutyryl *n*. 3－羟基异丁酰（基）
3-hydroxyisobutyryl-CoA hydro-lase 3－羟异丁酰－辅酶 A 水解酶，3－羟异丁酰－CoA 水解酶
hydroxyisovaleric acid 羟基异戊酸
hydroxykynurenine *n*. 羟基犬尿氨酸，羟基犬尿素
hydroxyl *n*. 羟（基），氢氧基
hydroxylamine（简作 HA）*n*. 羟胺（用作还原剂）‖ ～ nitrate 硝酸烃胺 / ～hydrochloride 盐酸羟胺
hydroxylapatite *n*. 羟磷灰石
hydroxylase *n*. 羟化酶 ‖ 11β-～ 11β－羟化酶，类固醇 11β－单（加）氧酶/17α～17α－羟化酶，类固醇 17α－单（加）氧酶/21－～21－羟化酶，类固醇 21－单（加）氧酶/27－～27－羟化酶，胆甾烷三醇 26－单（加）氧酶 11β-hydroxylase deficiency 11β－羟化酶缺乏症（一种类固醇生成的常染色体隐性遗传病，类固醇 11β－单（加）氧酶缺乏可致典型和非典型先天性肾上腺增生症的一型（IV 型））
17α-hydroxylase deficiency 17α－羟化酶缺乏症（一种类固醇生成的常染色体隐性遗传病，类固醇 17α－单（加）氧酶缺乏可致先天性肾上腺增生症〈V 型〉）
21-hydroxylase deficiency 21－羟化酶缺乏症（一种类固醇生成的常染色体隐性遗传病，类固醇 21－单（加）氧酶缺乏有损于糖皮质激素生成的能力，若严重而又末治疗，则可致命。本症可致若干型先天性肾上腺增生症的一型（III 型））
18-hydroxylase deficiency 18－羟化酶缺乏症，皮质（甾）酮甲基氧化酶缺乏症
hydroxylation *n*. 羟（基）化作用
hydroxylic *a*. 羟（基），氢氧基
hydroxylysine（简作 Hyl）*n*. 羟赖氨酸
hydroxylysyl galactosyltransferase 羟赖氨酰半乳糖（基）转移酶，原胶原半乳糖（基）转移酶
hydroxymandelic acid 对羟苯羟乙酸
hydroxymethyl *n*. 羟甲基
n-hydroxymethyl acrylamide *n*. n－羟甲基丙烯酰胺
hydroxymethylbilanc synthase 羟甲基（原）胆色烷合酶（此酶缺乏，为一种常染色体显性性状，可致急性间歇性叶啉症。亦称胆色素原脱氨酶，尿叶啉原 I 合酶）
Hydroxymethylcoumarine *n*. 羟甲基豆素（利胆药）
hydroxymethylfurfural *n*. 羟甲基糠醛
hydroxymethylglutaryl-CoA lyase 羟甲基戊二酰－辅酶 A 裂解酶，羟甲基戊二酰－CoA 裂解酶（此酶缺乏，为一种常染色体隐性性状，可致 3－羟基－3－甲基戊二酸尿）
hydroxymethylglutaryl-CoA reductase 羟甲基戊二酸单酰辅酶 A 还原酶（NADPH）
hydroxymethylglutaryl-CoA synthase 羟甲基戊二酸单酰辅酶 A 合酶
hydroxymethyltransferase *n*. 羟甲基转移酶，转羟甲酶
Hydroxymycin; paromomycin *n*. 巴龙霉素（商品名）
hydroxynaphthoic acid *n*. 羟萘甲酸
hydroxynervone *n*. 羟烯脑苷脂，羟神经苷脂
Hydroxypethidine *n*. 羟哌替定（镇痛药）
hydroxyphenamate *n*. 羟基丁氨酯，奥芬氨酯（弱安定药）
hydroxyphenol; resorcino *n*. 间苯二酚，雷琐辛
hydroxyphenylaminopropionic acid 酪氨酸
hydroxyphenylethylamine *n*. 酪胺
hydroxyphenylhydrazinoisocytosine *n*. 羟苯肼异胞嘧啶
hydroxyphenylhydrazinouracil *n*. 羟苯肼尿嘧啶
hydroxyphenylketonuria *n*. 羟苯酮尿
o-hydroxyphenylmercuric chloride *n*. 邻羟基苯汞氯
hydroxyphenylpyruvate *n*. p－对羟苯丙酮酸（阴离子型，亦可写成 4-hydroxy-phenylpyruvate）
4-hydroxyphenylpyruvate dioxygenase 4－羟苯（基）丙酮酸双（加）氧酶（此酶的遗传性缺乏，据认为可致酪氨酸代谢症，亦称对羟苯（基）丙酮酸氧化酶）
hydroxyphenylpyruvate hydroxylase 对羟苯（基）丙酮酸羟化酶
hydroxyphenylpyruvate oxidase 对羟苯（基）丙酮酸氧化酶，4－羟苯（基）丙酮酸双（加）氧酶
hydroxyphenylpyruvic acid（简作 HPPA）p－对羟苯丙酮酸（缩写为 PHPP，亦可写成 4-hydroxy-phenylpyruvic acid）
5-hydroxypicolinaldehyde thiosemicar-bazone（简作 5-HP）5－羟基吡啶－甲醛缩氨基硫脲（抗癌药）
Hydroxyprednisolone Acetonide 地奈德（肾上腺皮质激素类药）
hydroxypregnenolone *n*. 羟基孕（甾）烯醇酮
hydroxyprocaine *n*. 5－羟普鲁卡因
17α-hydroxyprogesterone *n*. 17α－羟孕（甾）酮
hydroxyprogesterone *n*. 羟孕酮 ‖ ～caproate 羟孕酮已酸酯（合成孕激素）已酸孕酮，长效黄体酮
17α-hydroxyprogesterone aldolase 17α－羟孕（甾）酮醛缩酶（此酶活性缺乏称为 17,20－裂解酶缺乏症，亦称 17,20－裂解酶，17,20－碳链（裂解）酵）
hydroxyproline（简作 hypro）*n*. 羟脯氨酸 / ～ **oxidase** 羟脯氨酸氧化酶（此酶缺乏为一种常染色体隐性性状，可致高轻脯氨酸血症）
hydroxy-proline（简作 Hyp）*n*. 羟脯氨酸
hydroxyprolinemia *n*. 羟脯氨酸血症（一种氨基酸代谢障碍，特征为血浆和尿内有过及的游离羟脯氨酸，系由羟脯氨酸氧化酵缺乏所缺，可伴有精神发育迟缓，亦称 4－羟－L－脯氨酸氧化酶缺乏症）
2-hydroxypropionic acid 2－羟基丙酸，乳酸
2-hydroxypropionitrile *n*. 2－羟基丙腈
3-hydroxypropionitrile *n*. 3－羟基丙腈

hydroxypropyl methylcellulose 羟丙基甲基纤维素（药用辅料）
hydroxypropylmethyl cellulosephthalaate（简作 HPMCP）羟丙基甲基纤维素邻苯二甲酸酯
hydroxypropylmethyl-cellulose（简作 HPMC）*n*. 羟丙基甲基纤维素
hydroxyquinaseptol; diaphtherine *n*. 酚碘酸双羟[基]喹啉
hydroxyquinline *n*. 羟喹啉 ‖ 8－～ 8－羟喹啉／～ sulfate 硫酸 8－羟喹啉
8-hydroxyquinoline *n*. 8－羟基喹啉，羟喹啉 ‖ ～ sulfate 硫酸 8－羟喹啉
8-hydroxy-quinoline-antimony complex 8－羟喹啉锑复剂（一种口服治疗血吸虫病的锑剂）
hydroxystearic acid 羟硬脂酸
Hydroxystenozol *n*. 羟雄唑（雄激素类药）
18-hydroxysteroid dehydrogenase 18－羟甾类脱氢酶（此酶的活性缺乏称为皮质（甾）酮甲基氧化酶缺乏症 II 型）
17β-hydroxysteroid dehydrogenase 17β－羟甾类脱氢酶，睾酮 17β-脱氢酶
3β-hydroxysteroid dehydrogenase deficiency 3β－羟甾类脱氢酶缺乏症（一种类固醇生成的常染色体隐性遗传性疾病，可致若干型先天性肾上腺增生症的一型[II 型]）
17-hydroxysteroid *n*. 17－羟甾类，17－羟类固醇
17-hydroxysteroid *n*. 17－羟淄类
hydroxysteroid dehydrogenase（简作 HSD）羟基类固醇脱氢酶
17β-hydroxysteroid dehydrogenase deficiency 17β－羟甾类脱氢酶缺乏症（一种类固醇生成的常染色体隐性遗传病，由于缺乏睾丸酶即肇酮 17β－脱氢酶所致。特征为男性假两性畸形伴青春期后男性化，有时为男子女性型乳房。血浆睾酮减少，雄烯二酮增加）
2-hydroxystilbamidine 羟二脒春，羟芪脒 ‖ ～ isethionate 乙醇磺酸羟二脒春
hydroxystilbamidine isethionate 乙醇磺酸羟二脒春
hydroxystreptomycin *n*. 羟链霉素
hydroxysulfapyridine *n*. 羟磺胺吡啶
2-hydroxytetracaine *n*. 2－羟丁卡因
α-hydroxytetracosanic acid α－羟（基）二十四（烷）酸
hydroxytetracycline *n*. 羟四环素，氧四环素，土霉素
hydroxythiamine *n*. 羟硫胺素
5-hydroxytryptammne（简作 5－HT）*n*. 5－羟色胺
hydroxytryptophane *n*. 羟色氨酸
hydroxy-tryptophol（简作 HTOH）*n*. 5－羟色醇，5 羟－B－蚓跺乙醇
hydroxytyramine *n*. 羟酪胺
hydroxyurea *n*. 羟基脲（抗肿瘤药）
hydroxyvaline *n*. 羟缬氨酸
hydroxyvitamin D 25－羟基维生素 D
hydroxyzine *n*. 羟嗪（安定药，解痉药，抗组胺药）‖ ～ hydrochloride 盐酸羟嗪，安泰乐／～ pamoate 双羟萘酸羟嗪
a-hydroxy-β，β-dimethyl-γ-butyrolactone *n*. a－羟－β，β－二甲基－γ－丁内酯
4-hydroxy-γ-oxo-ι-norvaline *n*.（缩 HON）羟氧基正缬氨酸
3β-hydroxy-Δ^5-steroid dehydrogenase 3β－羟－Δ5－甾类脱氢酶（此酶的遗传性缺乏，可引起 17－羟基孕烯醇酮在血内聚积，并导致先天性肾上腺增生症 II 型）
Hydrozoa *n*. 水螅纲（隶属于腔肠动物门 Coelenterata）
hydrozoan *n*. 水螅，水蝇纲生物
Hydruraceae *n*. 水树藻科（一种藻类）
hydruresis *n*. 稀尿症
hydruret; hydride *n*. 氢化物
hydruria *n*. 稀尿症，多尿
hydruric *a*. 多尿的
hydrymenitis; hydrohymenitis *n*. 浆膜炎
hydx hydroxide *n*. 氢氧化物
Hyella［拉］*n*. 兰枝蓝细菌属（希氏蓝细菌属）‖ ～ caespitosa［拉］簇生兰枝蓝细菌（簇生希氏蓝细菌）／～ balani［拉］藤壶兰枝蓝细菌（藤壶希氏蓝细菌）
Hyellaceae［拉］*n*. 兰枝蓝细菌科，蓝枝藻科（一种藻类）
hyelophobia; hyalophobia *n*. 玻璃恐怖
hyenanchin *n*. 南非野葛素（其作用类似士的宁）
hyerogenosome *n*. 氢化酶颗粒
hyetometry［希 hyetos rain＋metron measure］*a*. 雨量测定
Hyg hygiene *n*. 卫生学
HYG hygromycin B *n*. 潮霉索 B
Hygeia［希］*n*. 健康女神（医神 Aesculapius 之女）
hygeian *a*. 健康的，医药卫生的
hygeiolatry; hygieclatry *n*. 卫生过度，卫生癖
hygeiophrontis; hypochondriasis *n*. 疑病（症）
hygeiophrontistic *a*. 疑病（症）
hygiastic *a*. 卫生的，卫生学的
hygiastics *n*. 卫生学
hygieism *n*. 卫生，摄生
hygieist *n*. 卫生学家
hygiene（简作 H 或 Hyg）*n*. 卫生，卫生学，保健（法）‖ ～，child 儿童卫生／～，environmental 环境卫生／～，experimental 实验卫生／industrial ～工业卫生／～，maritime 港口卫生，海上卫生／mental ～心理卫生，精神卫生／oral ～口腔卫生／～，personal 个人卫生／～，prenatal 产前卫生／～，school 学校卫生／sex ～ 性卫生／social ～ 社会（心理）卫生
hygienic *a*. 卫生的
Hygienic Laboratory Bulletin（简作 HLB）卫生学实验室通报（现名 BNIH）
hygienics *n*. 卫生学
hygienisim *n*. 卫生，摄生
hygienist *n*. 卫生学家 ‖ dental ～牙科保健员（洁治员）
Hygieniste Dentaire du Canada（简作 HDC）加拿大牙科保健医生的加拿大口腔卫生协会杂志）
hygienization *n*. 卫生化
hygieology *n*. 卫生学
hygiogenesis *n*. 保健机制
hygiology *n*. 卫生学
Hygophum atratum（**Garman**）黑壮灯鱼灯鱼（隶属于灯笼鱼科 Myctophidae）
hygr hygroscopic *a*. 吸湿的，湿度计的
hygr(o)-［希］［构词成分］湿度，水分，潮湿
hygrechema *n*. 水音（一种听诊音）
hygremometry *n*. 血干燥物质测定法（测血红蛋白比例）
hygric *a*. 湿的，潮的
hygrine *n*. 古柯叶液碱
hygro- 湿
hygroblepharic *a*. 润睑的
hygroblepharon *n*. 润睑
hygrocele; hydrocele *n*. ①水囊肿 ②阴囊水囊肿
hygrodermia *n*. 皮肤水肿
hygrograph *n*. 湿度记录器
hygrol *n*. 汞胶液，胶态汞
hygrology *n*. 湿度学
hygroma（［复］hygro-mas 或 hygromata）*n*. 水囊瘤 ‖ ～colli 颈部水囊瘤／cystic ～水囊状淋巴管瘤／～ Fleischmann's; Fleischmann's bursa 髌前水囊瘤／～ praepatellare 髌前囊炎／subdural ～硬膜下水囊瘤
hygromatosis lipocalcinogranulomatosa progressiva; Teutschlader's syndrome 进行性脂钙肉芽肿性水囊瘤，托伊奇拉德氏综合征
hygromatous *a*. 水囊瘤的
hygromed *n*. 皮蒸发量测定量
hygromedry *n*. 皮蒸发量测定法
hygrometer *n*. 湿度计 ‖ hair ～ 毛发湿度计
hygrometric *a*. 湿度测定的
hygrometrograph *n*. 湿度描计器
hygrometry *n*. 湿度测定法
hygromycin *n*. 潮霉素（抗生素类药）‖ ～B 潮态素 B（抗蠕虫药，用于猪）
Hygrophila *n*. 水蓑衣属 ‖ ～ salicifolia（Vahl）Nees［拉；植药］水蓑衣
hygrophobia *n*. 潮湿恐怖
Hygrophoraceae *n*. 腊伞科（一种菌类）
hygrophylous; hygrophilous *a*. 喜湿的
hygroplasm *n*. 液质
hygroscope *n*. 验湿器
hygroscopic *a*. 吸湿的，收湿的；湿度器的 ‖ ～ water 湿存水
hygroscopicity *n*. 吸湿性，收湿性
hygroscopy *n*. 温度测定法
hygrostat *n*. 恒湿器
hygrostomia［hygro-＋希 stoma mouth］；**ptyalism** *n*. 唾液分泌过多，流涎
hygrotaxis *n*. 趋湿性
Hygroton *n*. 氯噻酮（chlorthalidone）制剂的商品名
hygrotropism *n*. 向湿性
Hykinone *n*. 维生素 K_3，亚硫酸氢钠（menadione sodium bisulfite）的商品名
Hyl hydroxylysine *n*. 羟赖氨酸

hyl(o)-, hyle-［希］［构词成分］物质
Hyla［拉;动药］***n*.** 雨蛙 ‖ ~ annetans Jerdon［拉;动药］华西雨蛙 / ~ arborea immacula Boettger［拉;动药］无斑雨蛙 / ~ Arborea Immaculata［拉;动药］无斑雨蛙 / ~ chinensis Gunther［拉,动药］中国雨蛙 / ~ Chinensis［拉,动药］金蛤蟆 / ~ japonica Guenther［拉;动药］东北雨蛙 / ~ Japonica［拉;动药］东北雨蛙 / ~ sanchangensis Pope［拉;动药］三港雨蛙 / ~ simplex (Boettger) 华西雨蛙（隶属于雨蛙科 Hylidae）/ ~ tsinlingen (Liu et Hu) 秦岭雨蛙（隶属于雨蛙科 Hylidae）
hyla; paraqueduct ***n*.** 中脑水管旁支,副中脑水管
Hylaeus variagatus (Fabricius) 艳叶舌蜂（隶属于分舌蜂科 Colletidae）
Hylastes parallelus (Chapuis) 黑根小蠹（隶属于小蠹科 Scolytidae）
hyle［希］***n*.** 原质,原始物质
Hyleimyia ***n*.** 黑蝇属 ‖ ~ antique 葱种蝇 / ~ cana 灰种蝇 / ~ cardui 蓟种蝇 / ~ cinerella 粪种蝇 / ~ coarctata 麦种蝇 / ~ detracta 黄股种蝇 / ~ floralis 匍匐种蝇 / ~ latifrons 黑足种蝇 / ~ nigrimana 黑附种蝇
Hylemy(i)a cilicrura 种蝇
Hylemy(i)a platura 种蝇
hylephobia; hylophobia ***n*.** 森林恐怖
hylergography ***n*.** 环境（对细胞）影响记录法
Hylesinus laticollis (Blandford) 圆海小蕊（隶属于小蠹科 Scolytidae）
hylic ***a*.** 物质的;髓质的（指胚胎的原髓组织）
Hylidae 雨蛙科（隶属于无尾目 Anura）
hylo- 物质
Hylobates ***n*.** 长臂猿属
Hylocereus undatus Britt. et Rose［拉,植药］量天尺
Hylocomiaceae ***n*.** 塔藓科(一种藓类)
hylogenesis ***n*.** 物质生成
hylogeny ***n*.** 物质生成
hylology ***n*.** 原始物质学
hyloma ***n*.** 髓质瘤 ‖ ~ atypical; gliosarcoma 非典型髓质瘤 / ~ mesenchymal 间叶髓质瘤 / ~ mesotheliale; mesothelioma 间皮髓质瘤 / ~ typical; glioma 典型髓质瘤
hylopathism ***n*.** 质变致病论(旧学说)
hylopathist ***n*.** 质变致病论者
Hylopetes alboniger Hodgson 黑白飞鼠［动药］药材:粪便—五灵脂
hylophobia［hyle forest + 希 phobos fear］***n*.** 森林恐怖
Hylotelephium mingjinianum (Fu) Ohba［拉,植药］紫花景天
Hylotelephium verticillatum (L.) Ohba［拉,植药］轮叶景天
Hylotephium eryhrostictum (Miq.) Ohba［拉,植药］景天
hylotropic ***a*.** 恒质变形,保组变相(物质改变物理形态,化学成分不变)
hylotropy ***n*.** 恒质变形,保组变相(物质改变物理形态,化学成分不变)
hylozoic ***a*.** 万物有生
hylozoism ***n*.** 万物有生
Hylurgops major (Eggers) ***n*.** 大干小蠹（隶属于小蠹科 Scolytidae）
hymecromone ***n*.** 羟甲香豆素（利胆药）
hymen［希］***n*.** 处女膜 ‖ ~ bifenestratus; ~ biforis 环状处女膜 / circular ~, annular- ~ 环状处女膜 / cribriform ~, fenestrated ~ 筛状处女膜 / denticular ~ 锯齿状处女膜 / faleiform ~ 镰状处女膜 / imperforate ~ 无孔处女膜,处女膜闭锁 / infundibuliform ~ 漏斗形处女膜 / lunar ~ 半月形处女膜 / ~, ruptured 处女膜破损 / septate ~ 中隔处女膜 / ~ subseptus 部分中隔处女膜 / ~ vaginae; ~ (femininus)［BNA］处女膜 ‖ ~ al ***a*.** 处女膜;子实层,子囊层
hymen(o)-［希］［构词成分］膜;处女膜
hymenectomy ***n*.** 处女膜切除术
hymenitis ***n*.** 处女膜炎
hymenium (［复］hy-meniums 或 hymenia) ***n*.** 子实层,子囊层
Hymenocephalus gracilis (Gilbert et Hubbs) ***n*.** 齿棘膜头鳕（隶属于长尾鳕科 Macrouridae）
Hymenochaetaeeae ***n*.** 刺革菌科（一种菌类）
Hymenogastraceae ***n*.** 腹菌科（一种菌类）
hymenolepiasis ***n*.** 膜壳绦虫病 ‖ ~ murina; ~ nana 鼠型膜壳绦虫,短膜壳绦虫
Hymenolepididae ***n*.** 膜壳(绦虫)科(隶属于圆叶目 Cyclophyllidea)
Hymenolepis ***n*.** 膜壳绦虫属 ‖ ~ diminuta 缩小膜壳绦虫,长膜壳绦虫 / ~ fraterna, ~ nana; var. fraterna 鼠型短膜壳绦虫,鼠变异型短膜壳绦虫 / ~ lanceolata 矛形剑带绦虫（即 Drepanidotaenia lanceo-lata）/ ~ coronula 冠状膜壳绦虫（隶属于膜壳科 Hymenolepididae）/ ~ corvi 鸭膜膜壳绦虫（隶属于膜壳科 Hymenolepididae）/ ~ diminuta 缩小膜壳绦虫（隶属于膜壳科 Hymenolepididae）/ ~ gracilis 纤细膜壳绦虫（隶属于膜壳科 Hymenolepididae）/ ~ nana 短膜壳绦虫（隶属于膜壳科 Hymenolepididae）/ ~ parafola 彩膜壳绦虫（隶属于膜壳科 Hymenolepididae）/ ~ serpentulus 蛇形膜壳绦虫（隶属于膜壳科 Hymenolepididae）
hymenology ***n*.** 膜学
Hymenomycetes ***n*.** 层菌纲
Hymenophyllaceae ***n*.** 膜蕨科
hymenopolypus ***n*.** 处女膜息肉
Hymenoptera ***n*.** 膜翅目(昆虫)
hymenopteran ***n*.** 膜翅（目）昆虫 ***a*.** 膜翅昆虫的
hymenopterism ***n*.** 膜翅目昆虫螫症,蜂螫症
hymenopterous ***a*.** 膜翅（目）昆虫 ***a*.** 膜翅昆虫的
hymenorrhaphy ***n*.** 处女膜缝术
Hymenostomatia ***n*.** 膜口目
Hymenostomatia ***n*.** 膜口亚纲
Hymenostomatida ***n*.** 膜口目
Hymenostomatidae ***n*.** 膜口科
Hymenostoniatia ***n*.** 膜口亚纲
hymenotome［希 hymen membrane + tome a cut］***n*.** 膜刀
hymenotomy ***n*.** 处女膜切开术
Hymenoyadus kuronumai (Kamohara) ***n*.** 黑沼膜鳕（隶属于长尾鳕科 Macrouridae）
hymeromone ***n*.** 利胆素
hyminal; methaqualone ***n*.** 安眠酮,2 – 甲基 – 3 – 邻甲苯基 – 4 – 喹唑酮
hymograph ***n*.** 示波器
Hynobiidae ***n*.** 小鲵科（隶属于有尾目 Caudata）
Hynobius Chinensis Guenther［拉: 动药］中国小鲵
Hynobius Chinensis［拉;动药］中 国小鲵
Hyo hyoscine ***n*.** 东莨菪碱
hyo-［希］［构词成分］①舌骨 ②U 形的
Hyobacter［拉］***n*.** 泥杆菌属 ‖ ~ delafeildii［拉］德氏泥杆菌 / ~ polytrophus［拉］多食泥杆菌 / ~ tartaricus［拉］酒石酸泥杆菌
hyobasioglossus ***n*.** 舌骨舌肌底部
hyocholalic ***a*.** 猪胆的
hyodeoxycholic acid（简作 HDCA）***n*.** 猪去氧胆酸,3,6 – 二羟基胆烷酸
hyodesoxycholaneresis［hyodesoxycholic acid + 希 hairesis a taking］***n*.** 猪胆酸排出增多
hyoepiglottic ***a*.** 舌骨会厌的
hyoepiglottidean ***a*.** 舌骨会厌的
hyogeusia ***n*.** 味觉减退
hyoglossal ***a*.** 舌骨舌的
hyoglycocholic acid 猪甘氨胆酸
hyoid ***a*.** 舌骨的;舌骨形的,(希腊字母)γ 形的 ‖ ~ arch 骨弓 / ~ artery 动脉 / ~ cartilage 骨
hyolaryngeal ***a*.** 舌喉的
hyomandiblar ***a*.** 舌下颌的 ‖ ~ bone 舌颌骨 / ~ cartilage 舌下颌乱骨 / ~ cleft 舌下颌
hyomandibular ***a*.** 舌骨下颌的
hyomental ***a*.** 舌下颏的
hyoscine（简作 Hyo 或 H）***n*.** 东莨菪碱 ‖ ~ hydrobromide 氢溴酸莨菪碱
hyoscyamine ***n*.** 莨菪碱,天仙子胺(解痉药,散瞳药) ‖ ~ hydrobromide 氢溴酸莨菪碱（作用和用途与阿托品 < atropine > 相似）/ ~ sulfate 硫酸莨菪碱（作用和用途与阿托品相似）
hyoscyamism; henbane poisoning ***n*.** 莨菪中毒
hyoscyamus ***n*.** 莨菪
Hyoscyamus ***n*.** 莨菪属 ‖ ~ albus L. 百莨菪 / ~ bohemicus F. W. Schmidt; ~ agrestis Kitaibel 北莨菪［植药］/ ~ muticus L. 埃及莨菪 / ~ niger L. 黑莨菪, 天仙子［植药］
hyoscypicrin ***n*.** 莨菪甙
hyospondylotomy［hyoid + spondylos vertebra + temnein to cut］; bypospondyl-otomy ***n*.** 椎骨下切开术
hyostapes ***n*.** 舌镫肌
hyosternal ***n*.** 舌骨胸骨的
Hyostrongylus rubidus 淡红猪圆线虫
hyostyly ***n*.** 舌接型,舌颌柱
hyotaurocholic acid 猪牛磺胆酸
hyothyroid ***a*.** 舌骨甲状软骨的
hyovertebrotomy; hypospondylotomy ***n*.** 椎骨下切开术
Hyp hydroxy-proline ***n*.** 羟脯氨酸/ hypergolic ***a*.** 自燃的/ hyperreso-

nance *n*. 反响过强/ hypertrophy *n*. 肥大/ hypothesis *n*. 假说,假定/ hypophysectomized *n*. 已切除脑垂体的/hypertrophy *n*. 肥大
hyp hyperbolie *n*. 双曲函数/ hypodermic *n*. 皮下注射;皮下的/ hypoxanthine *n*. 次黄嘌呤
hyp(o)- [希][构词成分] ①下,低,少 ②减退,迟,在下 ③逊,不足,次,过少
hyp-; hypo- 下,低,少,减退,迟,在下,逊,不足,次,过少
hypacidemia *n*. 血酸过少
hypacidity *n*. 酸过少,胃酸过少
hypactic [希 hypagein to carry down] *a*. 轻泻的
hypacusia *n*. 听觉减退,重听 ‖ ~, professional 职业性听觉减退
hypacusis *n*. 听觉减退,重听 ‖ ~, professional 职业性听觉减退
hypadrenia *n*. 肾上腺功能减退,肾上腺功能不全
hypaesthesia; hypoaesthesia; hypesthesia *n*. 感觉减退
hypagogue; hypactic *a*. 轻泻的
hypalbuminemia *n*. 血白蛋白减少
hypalbuminosis *n*. 血白蛋白减少
hypalgesia *n*. 痛觉减退
hypalgesic *a*. 痛觉减退的
hypalgetic *a*. 痛觉减退的
hypalgia *n*. 痛觉减退
hypamnion *n*. 羊水过少
hypamnios *n*. 羊水过少
hypanakinesia *n*. 蠕动缺失,蠕动功能减退,运动功能减退
hypanakinesis *n*. 蠕动缺失,蠕动功能减退,运动功能减退
hypanisognathism *n*. 上下颌不等
hypaphorine *n*. 下箴刺桐碱,色氨酸三甲基内盐
hypaphrodisia; hyposexuality *n*. 性欲减退
hypapophysis *n*. 下骨突
hypapoplexia *n*. 轻中风
hypaque sodium *n*. 泛影葡胺—泛影钠(datrizoate meglumine and dia-trizoate sodium)制剂的商品名
hypaque-meglumine *n*. 泛影胺
HYPAR hysterectomy produced and artificially reared 子宫切除术生产和人工抚养的
hyparchic gene 下效基因
hyparterial *a*. 动脉下的
hypasthenia *n*. 轻度衰弱
hypatmism [hypo + 希 atmos vapor]; **fumigation** *n*. 熏烟,熏烟消毒法
hypatonia *n*. 轻度无张力,张力减退
hypaxial *a*. 体轴下的
hypazoturia *n*. 尿氮减少
hypecephalon *n*. 下脑(指中脑、脑桥和延髓)
Hypecoum erectum L. [拉,植药] 角茴香
Hypecoum leptocarpum [拉,植药] 节裂角茴香
hypectasis; hypectasis 扩张不全
Hypeerlaelaps microti (Ewing) 田鼠上厉螨(隶属于厉螨科 Laelaptidae)
hypemia *n*. 贫血
hypencephalon *n*. 下脑
hypenchyme *n*. 下胚叶(原肠腔内胚组织)
hypendocrisia *n*. 内分泌机能减退
hypengyophobia [希 hypengyas responsible + phobia] *n*. 负责恐怖
hypenormal *a*. 超常的
hypeosinophil *n*. 次嗜酸细胞 *a*. 次嗜酸性的
hyper- [希][构词成分] ①上 ②高,过多,过度 ③亢进 ④重,过
hyperabduction [hyper- + 拉 ab-ductio from abducere to lead away] *n*. 外展过度
hyperabsorption *n*. (肠)吸收过多
hyperabuction *n*. 外展过度
hyperacanthosis *n*. 棘层增厚
hyperacid *a*. 酸过多的
hyperacidaminuria *n*. 尿氨基酸过多,高氨基酸尿
hyperacidity *n*. 酸过多,胃酸过多 ‖ gastric ~ 胃酸过多(症)/ ~, larval 隐匿性胃酸过多
hyperacousia *n*. 听觉过敏
hyperacoustic *a*. 超声波的
hyperaction *n*. 活动过强, 功能亢进
hyperactive *a*. 活动过强的;功能亢进的
hyperactivity *n*. 活动过强的;功能亢进的
hyperacuity [hyper- + 拉 acutus sharp] *n*. [感觉] 过敏
hyperacusia *n*. 听觉过敏
hyperacusis *n*. 听觉过敏
hyperacute *a*. 过急性的,超急性的
hyperadenosis *n*. 腺增大
hyperadiposis *n*. 肥胖过度
hyperadiposity *n*. 肥胖过度
hyperadrenalemia *n*. 血(内)肾上腺素过多,高肾上腺素血(症)
hyperadrenalism *n*. 肾上腺功能亢进
hyperadrenia *n*. 肾上腺功能亢进
hyperadrenocorticism *n*. 肾上腺皮质功能亢进
hyperaemia *n*. 充血
hyperaemic *a*. 充血的
hyperaemization *n*. 致充血,人工充血法(尤其为了治疗目的而使用)
hyperaeration *n*. 充气过分
hyperaesthesia *n*. 感觉过敏 ‖ ~ sexualis; sexual hyperesthesia 性欲亢进,性感过敏
hyperaesthetic *a*. 感觉过敏的
hyperaffective *a*. 情感过强
hyperaffectivity *n*. 情感过强
hyperakusis *n*. 听觉过敏
hyperalbuminemia *n*. 血白蛋白过多
hyperalbuminosis *n*. 白蛋白过多
hyperaldosteronemia *n*. 血(内)醛固酮过多,高醛固酮血
hyperaldosteronism *n*. 醛固酮过多症
hyperaldosteronuria *n*. 尿(内)醛固酮过多,高醛固酮尿
hyperalgesia *n*. 痛觉过敏 ‖ auditory ~ 听觉性痛觉过敏 / muscular ~ 肌痛觉过敏
hyperalgesic *a*. 痛觉过敏的
hyperalgetic *a*. 痛觉过敏的
hyperalgia *n*. 痛觉过敏
hyperalimentation *n*. 营养过度 ‖ parenteral ~ 胃肠外高营养,静脉高营养
hyperalimentosis *n*. 营养过度病
hyperalkalescence *n*. 碱性过度
hyperalkalinity *n*. 碱性过度
hyperallantoinuria *n*. 尿(内)尿囊素过多
hyperalonemia *n*. 血盐过多
hyperalphalipoproteinenaia *n*. 血 α - 脂蛋白过多,高 α - 脂蛋白血(症)
hyperaminoacidemia *n*. 血氨基酸过多,高氨基酸血
hyperaminoaciduria *n*. 高氨基酸尿(症),氨基酸尿(症)
hyperammonemia; hyperammoniemia *n*. 血氨过多,高氨血(症)‖ cerebroatrophic ~ 大脑萎缩性血氨过多,雷特综合征(见 Rett syndrome) / congenital ~, type / 先天性高氨血症 I 型,氨甲酰基磷酸合成酶缺乏症 / congenital ~, type II 先天性高氨血症 II 型,鸟氨酸氨甲酚基磷酸缺乏症
hyperammonuria *n*. 尿氨过多,高氨尿
hyperamnesia *n*. 记忆增强
hyperanacinesia *n*. 蠕动亢进,蠕动过强,运动过度,运动功能亢进 ‖ ~ ventriculi 胃蠕动亢进
hyperanakinesia *n*. 蠕动亢进,蠕动过强,运动过度,运动功能亢进
hyperanaylasemia *n*. 血淀粉酶过多
hyperandrogenism *n*. 雄激素过多症
hyperanteflexion *n*. 前屈过度
hyperaphia *n*. 触觉过敏
hyperaphic *a*. 触觉过敏的
hyperaphrodisia; hypererosia *n*. 性欲过度,性欲过盛
hyperapolysis *n*. 绦虫未成熟节片脱落
hyperarginemia *n*. 血(内)精氨酸过多,高精氨酸血症
hyperarousal *n*. 觉醒过度
Hyperaspis repensis (Herbst) 四星盾瓢虫(隶属于瓢虫科 Epilachninae)
Hyperaxis soitellatus (Baly) 齿骨鳞毛叶甲(隶属于肖叶甲科 Eumolpidae)
hyperazotemia *n*. 血氮过多,高氮血(症)
hyperazoturia *n*. 尿氮过多,高氮尿
hyperbaria *n*. 气压过高
hyperbaric *a*. 高压的;高比重的 ‖ ~ therpy 高压氧疗法 / ~ oxygen 高压氧 / ~ oxygen chamber 高压氧舱 / ~ oxygeniation 高压氧治疗 / ~ chamber(简作 HBC)*n*. 高压氧仓
hyperbarism *n*. 高气压病
hyperbaropatina *a*. 高气压病
hyperbasophilic *a*. 强嗜碱性的
hyperbetalipoproteinemia *n*. 血(内)β - 脂蛋白过多,高 β - 脂蛋白血症/ familial ~ 家族性高 β - 脂蛋白血症,家族性高脂蛋白血症
hyperbicarbonatemia *n*. 血重碳酸盐过多,高重碳酸盐血
hyperbilirubinemia *n*. 血(内)胆红素过多,高胆红素血症 ‖ con-

genital ~ 先天性高胆红素血（症），克－奈综合征（见 Crigler-Najjar syndrome）/ conjugated ~ 结合性血胆红素过多症 / constitution-al ~，~ I 体质性血胆红素过多症，血胆红素过多症 I，吉尔伯（Gilbert）综合征 / neonatal ~ 新生儿血胆红素过多症 / ~，shunt 分流性高胆红素血 / unconjugated ~ 非结合性血胆红素过多症
hyperblastosis *n*. 组织增生
hyperbola（[复]hyper-bolas 或 hyperbolae）*n*. 双曲线
hyperbolic(al)（简作 H）*a*. 双曲线的
hyperbolically *ad*. 双曲线地
hyperboliod *n*. 双曲面
hyperborean *a*. 极北的；寒冷的；北极人的 *n*. 北极人
hyperbrachycephalic *a*. 头部过短的（颅指数 85.5 或以上的）
hyperbrachycephaly *n*. ① 头部过短（症）②头过短的
hyperbradykininemia *n*. 血（内）缓激肽过多，高缓激肽血症
hyperbradykininism *n*. 缓激肽过多症
hyperbulia *n*. 意志过强
hypercalcemia *n*. 血（内）钙过多 ，高钙血症 ‖ familial hypocalciuric ~ 家族性低尿钙性血钙过多症 / idiopathic ~特发性血钙过多（婴儿）
hypercalcinemia（简作 H）*n*. 血（内）钙过多，高钙血症
hypercalcipexy *n*. 钙沉积过多
hypercalcitoninemia *n*. 血降钙素过多，高降钙素血症
hypercalciuria, hypercalcinuria *n*. 尿钙过多，高钙尿症
hypercapnia *n*.（血内）碳酸过多，高碳酸血
hypercapnie *a*.（血内）碳酸过多的，高碳酸血的
hypercarbia *n*.（血内）碳酸过多，高碳酸血
hypercardia *n*. 心肥大 ‖ ~ compensatoria 代偿性心肥大
hypercardiotrophia；**hypercardia**；**hypercardiotrophy** *n*. 心肥大
hypercarotenemia；**hypercarotinemia** *n*. 血胡萝卜素过多，高胡萝卜素血
hypercatabolic *a*. 分解代谢过度的
hypercatabolism *n*. 分解代谢过度
hypercatharsis *n*. 泻下过度，腹泻过度
hypercathartic *a*. 导泻过度的，剧泻的
hypercathexis [hyper- + 希 kathexis retention] *n*. 精神贯注过强
hypercator *n*. 高频电刀，高频手术器
hypercedemonia [hyper + 希 kedemonia anxiety] *n*. 焦虑过度
hypercellular *a*. 细胞过多（如骨髓中）的
hypercellularity *n*. 细胞过多（如骨髓中）
hypercementosis *n*. 牙骨质增生
hypercenesthesia *n*. 健康感过盛，多幸症
hypercharge *n*. 超荷
hyperchloremia *n*. 血氯过多，高氯血症
hyperchloremic *a*. 血氯过多的，高氯血症的
hyperchlorhydria *n*. 胃酸过多（症）
hyperchloridation *n*. 供盐过多
hyperchloridemia *n*. 高氯血症
hyperchloruration *n*. 氯化物过多
hyperchloruria *n*. 尿氯过多，高氯尿（症）
hyperchogenicity *n*. 产超声回波过多性
hypercholesteremia *n*. 血胆固醇过多
hypercholesteremic *a*. 血胆固醇过多的
hypercholesterinemia *n*. 血胆固醇过多
hypercholesterolemia *n*. 血胆固醇过多，血胆甾醇过多，高胆固醇血，高胆甾醇血 ‖ familial ~ 家族性高胆固醇血症，家族性高脂蛋白血症 IIα 型
hypercholesterolemic *a*. 血胆固醇过多的
hypercholesterolia *n*.（胆汁内）胆固醇过多
hypercholia *n*. 胆汁（分泌）过多
hyperchondroplasia *n*. 软骨增殖过多
hyperchroma [hyper- + 希 chroma color] *n*. 色素形成过度
hyperchromaffinism *n*. 嗜铬组织功能亢进
hyperchromasia *n*. 着色过度，染色过深
hyperchromatic *a*. 染深色的，浓染的；含染色质多的
hyperchromatin *n*. 深色染色质
hyperchromatism *n*. 着色过度，染色过深 ‖ ~，macrocytic；hyperchromatic macrocythemia 大红细胞性色素过多，高色素性大红细胞症
hyperchromatopsia *n*. 色视症
hyperchromatosis *n*. 色素过多；着色过度，染色过深
hyperchromemia *n*. 血色指数过高
hyperchromia *n*. 血红蛋白过多；着色过度，染色过深
hyperchromic *a*. 深色的，浓染的 ‖ ~ effect 增色效应
hyperchromicity *n*. ①增色现象 ②增色度，增色性
hyperchromotrichia *n*. 毛[发] 着色过度
hyperchylia *n*. 胃液（分泌）过多
hyperchylomicronemia *n*. 血（内）乳糜微粒过多，高乳糜微粒血症（亦称乳糜微粒血症）‖ familial ~ 家族性高乳糜微粒血症，家族性高脂蛋白血症 I 型
hypercinesia *n*. 运动过度，运动功能亢进
hypercoagulability *n*. 凝固性过高
hypercoagulable *a*. 凝固性过高的
hypercomplex *a*. ①超复杂的 ②超复数的
hyperconjugation *n*. 超共轭
hypercoria *n*. 易饱症
hypercorticalism *n*. 肾上腺皮质功能亢进
hypercorticism *n*. 皮质醇过多症；肾上腺皮质功能亢进
hypercortisolism *n*. 皮质醇过多症；肾上腺皮质功能亢进
hypercreatinemia *n*. 高肌酸血症
hypercrine *a*. 内分泌功能亢进的
hypercrinemia *n*. 内分泌过多，内分泌功能亢进
hypercrinia *n*. 内分泌过多，内分泌功能亢进
hypercrinism *n*. 内分泌过多，内分泌功能亢进
hypercrisia *n*. 内分泌过多，内分泌功能亢进
hypercryalgesia *n*. 冷觉过敏
hypercryesthesia *n*. 冷觉过敏
hypercupremia *n*. 血铜过多，高铜血（症）
hypercupriuria *n*. 尿铜过多，高铜尿
hypercyanotic *a*. 高度发绀的，高度青紫的
hypercycle *n*. 超循环
hypercyclophoria *n*. 上旋转隐斜
hypercyesis *n*. 异期复孕（指卵）
hypercythemia *n*.（血内）红细胞过多（症）
hypercytochromia *n*. 血细胞染色过深
hypercytosis *n*. 血细胞过多（尤指白细胞）
hyperdacryosis *n*. 泪过多，多泪
hyperdactylia *n*. 多指（趾）
hyperdactylism *n*. 多指（趾）
hyperdactyly *n*. 多指（趾）
hyperdense *n*. 高密度
hyperdesmosis *n*. 结缔织过多
hyperdeviation *n*. 上方偏位
hyperdiastole *n*. 心脏舒张过度
hyperdicrotic *a*. 强二波（脉）的
hyperdicrotism *n*. 强二波脉（现象）
hyperdiemorrhsis *n*. ①角化过度的 ②角膜肥厚
hyperdiemorrhysis [hyper- + 希 dia through + haima blood + rhysis flowing]；**capillary hyperemia** *n*. 毛细管充血
hyperdiploid *a*. 超二倍的，高二倍的，多倍的 *n*. 超二倍体，高二倍体，多倍体（见 polyploid）
hyperdiploidy *n*. 多倍性，超二倍性
hyperdipsia *n*. 剧渴
hyperdistention *n*. 膨胀过度
hyperdiuresis *n*. 尿分泌过多，多尿
hyperdontia *n*. 牙（数）过多
hyperdontogeny *n*. 额外生牙，第三牙列
hyperdynamia *n*. 肌活动过多，肌力过度 ‖ ~ uteri 子宫收缩过度
hyperdynamic *a*. 肌活动过多，肌力过度
hypereccrisia *n*. 排泄过多
hypereccrisis *n*. 排泄过多
hypereccritic *a*. 排泄过多
hyperechema *n*. 听诊音过强
hyperecho *n*. 强回声
hyperechogenicity *n*. 高回声，强回声
hyperechoic *a*. 高回声的，强回声的 ‖ ~ area 高回声区 ，强回声
hyperelastosis cuits 弹性皮肤症
hyperelectrolytemia *n*. 血（内）电解质过多，高电解质血
hyperemesis *n*. 剧吐 ‖ ~ gravidarum 妊娠剧吐/ ~ hiemis 冬季剧吐病 / ~ lactentium 乳儿剧吐/ ~ neonatorum 新生儿剧吐
hyperemetic *a*. 剧吐的
hyperemia（简作 H）*n*. 充血 ‖ active ~，arterial ~，fluxionary ~ 主动性充血，动脉性充血，流动性充血 / ~，Bier's passive 比尔氏被动性充血 / collateral ~ 侧支充血 / ~，compensatory 代偿性充血 / ~，constriction；Bier's passive ~ 紧窄性充血法，比尔氏被动性充血法 / leptomenuigeal ~ 软脑（脊）膜充血/ ~ neuroparalytic 神经麻痹性充血/ ~，neurotonic 神经兴奋性充血 / passive ~，venous ~ 被动性充血，静脉性充血 / ~，peristatic 初期郁滞[性充血] / ~，reactive 反应性充血 / ~，stauungs；Bier's passive ~ 紧窄性充血法

hyperemic *a*. 充血
hyperemization *n*. 致充血,人工充血法(尤其为了治疗目的而使用)
hyperemotivity *n*. 情感过强
hyperencephalus *n*. 缺顶露脑畸胎
hyperendemic *a*. 高度地方性的
hyperendocrinia *n*. 内分泌过多,内分泌功能亢进
hyperendocrinism *n*. 内分泌过多,内分泌功能亢进
hyperendocrisia *n*. 内分泌过多,内分泌功能亢进
hyperenergia *n*. 精力过盛,活动过度
hyperenteritis *n*. 重[度]肠炎
hyperenzootia *n*. 高度地方性动物病
hyperenzootic *a*. 高度地方性动物病的
hypereosinophilia *n*. 嗜酸细胞增多症 ‖ filarial ~ 丝虫性嗜酸细胞增多症,热带嗜酸细胞增多症
hyperephidrosis *n*. 多汗,剧汗
hyperepinephrinemia *n*. 血肾上腺素过多,高肾上腺素血
hyperepinephry *n*. 肾上腺功能亢进
hyperepithymia [hyper- + 希 epithymia desire] *n*. 欲望过强
hyperequilibrium *n*. 平衡觉过敏,易晕性
hypererethism *n*. 兴奋过度
hyperergasia *n*. 活动力过强,功能活动亢进
hyperergia *n*. 活动力过强,功能活动亢进;超反应性,变应性过强,过敏
hyperergic *a*. 活动力过强;超反应性的,反应性增高的
hyperergy *n*. 活动力过强;超反应性,反应性增高
hypererosia; **hyperaphrodisia** *n*. 性欲过度,性欲过盛
hypererotism *n*. 性欲过度
hypererythrocythemia *n*. 红细胞过多(症)
hyperesonant *a*. 反响过强的
hyperesophoria *n*. 上内(向)隐斜视
hyperesthesia *n*. 感觉过敏 ‖ acoustic ~ , auditory ~ 听觉过敏 / cerebral ~大脑性感觉过敏 / gustatory ~ 味觉过敏 / muscular ~肌觉过敏 / ~, olfactory; hyperosmia 嗅觉过敏 / oneiric ~睡梦性感觉过敏 / optic ~视觉过敏,光感过敏 / ~, sexual 性欲亢进,性欲过度 / tactile ~触觉过敏
hyperesthetic *a*. 感觉过敏的
hyperestrinism *n*. 雌激素过多
hyperestrogenemia *n*. 血雌激素过多,高雄激素血
hyperestrogenism *n*. 雌激素过多
hyperestrogenosis *n*. 雌激素过多
hypereuryopia *n*. 睑裂过大,眼过度开大
hyperevolutism *n*. 发育过度
hyperexcitability *n*. 超兴奋性
hyperexcitation; **hypererethisia** *n*. 兴奋过度
hyperexcretory *a*. 排泄过度的
hyperexophoria *n*. 上外(向)隐斜视
hyperexplexia *n*. 肌张力过度
hyperextension *n*. 伸展过度
hyperfecundation; **superfecundation** *n*. 同期复孕
hyperferremic *a*. 血铁过多,高铁血
hyperferremia *n*. 血铁过多,高铁血
hyperferricemia *n*. 血铁过多,高铁血
hyperfibrinogenemia *n*. 血纤维蛋白原过多,高纤维蛋白原血
hyperfiltration *n*. 超过滤(肾小球滤过率升高,常为早期胰岛素依赖性糖尿病之征)
hyperfine interaction 超精细相互作用
hyperfine splitting(简作 hfs)*n*. 高纯度裂解
hyperfine structure(简作 HFS)*n*. 超精细结构
hyperflexion *n*. 屈曲过度
hyperfluorescence *n*. 强荧光,高荧光
hyperfolliculinemia *n*. 血滤泡素过多
hyperfolliculinism *n*. 滤泡素过多
hyperfolliculinuria *n*. 尿滤泡素过多
hyperfractionation *n*. 高分割(放射治疗日程安排的细分部分,每次照射减少一定的剂量,但在总的治疗跨距中并不减少,以便在给予等且或较大的总放射剂量时减少副作用)
hyperfrequency *n*. 超高频 ‖ ~ waves 微波,超高微波
hyperfunction *n*. 功能亢进
hyperfunctioning *n*. 功能亢进
hypergalactia *n*. 乳汁(分泌)过多
hypergalactosia *n*. 乳汁过多
hypergalactosis *n*. 乳汁(分泌)过多
hypergalactous *a*. 乳汁(分泌)过多
hypergamesis *n*. 过交配
hypergammaglobulinemia *n*. 超几何分布
hypergammaglobulinemia(简作 HGGE)*n*. 血(内)丙球蛋白过多,高丙球蛋白血症,多丙球蛋白血症(常见于慢性传染病)‖ mono-clonal ~单克隆高丙球蛋白血症,浆细胞恶性增生
hypergasia *n*. 活动力减弱
hypergastrinemia *n*. 血(内)胃泌素过多,高胃泌素血症
hypergastritis *n*. 重度胃炎
hypergenesis *n*. 发育过度
hypergenetic *a*. 发育过度
hypergenitalism *n*. 生殖器发育过度,性腺功能亢进
hypergeusesthesia *n*. 味觉过敏
hypergeusia *n*. 味觉过敏
hypergia *n*. 活动力减弱;变应性减弱,反应性减弱
hypergigantosoma *n*. 极度巨大发育,巨大畸形,巨人症
hyperglandular *a*. 腺功能过强的
hyperglobulia *n*. 红细胞过多(症),红细胞增多
hyperglobulinemia *n*. 血球蛋白过多,高球蛋白血症,多球蛋白血症
hyperglobulism *n*. 红细胞过多(症),红细胞增多
hyperglucagonemia *n*. 血(内胰)高血糖素过多,高胰增血糖素血症
hyperglycemia *n*. 血糖过多,高血糖(症)
hyperglycemic *a*. 血糖过多的,高血糖的 *n*. 促血糖增高药
hyperglycemic index(简作 HGl)高血糖指数
hyperglycemic-glycogenolytic factor(简作 HGF)高血糖素,高血糖性糖元分解因子(又名 glucagon)
hyperglycenic-glycogenolytic factor glucagon(简作 HGG)高血糖性糖原分解因子,胰高血糖素
hyperglyceridemia *n*. 血甘油酯过多,高甘油酯血(通常为甘油三酯)
hyperglyceridemic *a*. 血甘油酯过多的,高甘油酯血(通常为甘油三酯)的
hyperglycerolemia *n*. 血(内)甘油过多,高甘油血(症)
hyperglycinemia *n*. 血甘氨酸过多,高甘氨酸血(为一种遗传性先天性疾病)
hyperglycinuria *n*. 尿(内)甘氨酸过多,高甘氨酸尿症
hyperglycistia *n*. 组织糖分过多
hyperglycodermia *n*. 皮肤糖分过多
hyperglycogenolysis *n*. 糖原分解过度
hyperglycoplasmia *n*. 血浆糖分过多
hyperglycorrhachia *n*. 脑脊液糖分过多
hyperglycosemia *n*. 血糖过多,高血糖(症)
hyperglycosuria *n*. 尿糖过多
hyperglyctstia; **hyperglycistia** *n*. 组织糖分过多
hyperglykemia *n*. 血糖过多,高血糖(症)
hypergnosia *n*.(妄想性)如觉过敏
hypergonadism *n*. 腺功能亢进
hypergonadotropic *a*. 促性腺激素过多的
hypergraph *n*. 超图
hypergravity *n*. 超重
hyperguanidinemia *n*. 血胍过多,高胍血(症)
hyperhedonia *n*. 快感过盛,过度快感,欣快(症)
hyperhedonism *n*. 快感过盛,过度快感,欣快(症)
hyperhematosis *n*. 血过多
hyperhemicysteinuria *n*. 高半胱胺酸尿酸
hyperhemoglobinemia *n*. 血红蛋白过多,高血红蛋白血
hyperheparinemia *n*. 血肝素过多,高肝素血
hyperhepatia *n*. 肝功能亢进
hyperhidrosis *n*. 多汗(症)‖ ~ lateralis 偏侧多汗(症)
hyperhidrotic *a*. 多汗的,引起多汗的
hyperhistaminemia *n*. 血组氨过多,高组氨血
hyperhormonal *a*. 激素过多的
hyperhormonic *a*. 激素过多的
hyperhormonism *n*. 激素过多(症),内分泌功能亢进
hyperhydration *n*. 水分过多,多水
hyperhydremia *n*. 血内水分过多,多水血症,稀血症
hyperhydrochloria *n*. 胃酸过多(症)
hyperhydrochloridia; **hyperchlorhydria** *n*. 胃酸过多(症)
hyperhydropexia; **hyperhydropexis** *n*. 水分滞留过多
hyperhydropexy; **hyperhydropexis** *n*. 水分滞留过多
hyperhydroxyprolinemia *n*. 血(内)羟脯氨酸过多,高羟脯氨酸血症
hyperhypercytosis *n*. 中性粒细胞过多性白细胞增多
hyperhypnosis *n*. 睡眠过多
hyperhypocytosis *n*. 中性粒细胞过多性白细胞减少
hyperhypophysism *n*. 垂体功能亢进
hyperia *n*. 贫血

Hypericaceae *n*. 金丝桃科

Hypericum *n*. 金丝桃属 ‖ ~ ascyron L·[拉,植药] 黄海棠 / ~ attenunatm Choisy[拉,植药]赶山鞭 / ~ Bellum Li [拉; 植药] 美丽金丝梅 / ~ elodeoides Chiosy [拉,植药] 挺茎金丝桃 / ~ erectum Rhunb.[拉; 植药] 小连翘 / ~ monngynum L·[拉,植药] 金丝桃 / ~ aseyron L. 湖南连翘 / ~ erectum 小连翘 / ~ japonicum Thunb. 地耳草 / ~ perforatum L.贯叶连翘[植药] / ~ sampsonii Hance 元宝草 / ~ sinense L .金丝桃 / ~ patulum Thunb [拉, 植药] 金丝梅 / ~ przewalskii Maxi [拉; 植药] 突脉金丝桃 / ~ sapsonii Hance [植药] 元宝草 / ~ japonicum Thunb [拉, 植药] 地耳草 / ~ perforatui L [拉,植药]贯叶金丝桃

hyperideation *n*. 想象过度

hyperidrosis *n*. 多汗 (症)

hyperimidodipeptiduria *n*. 高亚氨基二肽尿,氨酰基脯氨酸 (二肽) 酶缺乏症

hyperimmune *a*. 超免疫的 (在血清中含有极丰富的特异性抗体) / ~ antiviriola gamma globulin (简作 HAFP) 抗天花超免疫丙种球蛋白 / ~ gamma globulin (简作 HGG) 超免疫丙种球蛋白

hyperimmunity *n*. 超免疫性 (比通常相同情况下显示更强的免疫性程度)

hyperimmunization *n*. 超免疫 (作用) (多次注射加强剂量的抗原使产生较高的自动获得性免疫,或注射超免疫丙球蛋白使产生较高的被动获得性免疫)

hyperimmunoglobulinemia *n*. 血免疫球蛋白过多,高免疫球蛋白血症 ‖ ~E 高免疫球蛋白 E 血症 (伴皮肤无反应性及缺乏抗体反应,如约伯综合征时。见 Job's syndrome)

hyperindicanemia *n*. 血尿蓝母过多,高尿蓝母血

hyperinfection *n*. 高度传染

hyperinflation *n*. 膨胀过度(如肺),充气过度

hyperingestion *n*. 摄食过度

hyperino-epithelioma *n*. 纤维组织增多性上皮瘤

hyperinosemia [hyper- + 希 is, inos fiber + haima blood + -ia] *n*. 血纤维蛋白过多

hyperinosis; **hyperinosemia** 血纤维蛋白过多

hyperinsulinar *a*. 胰岛素(分泌)过多的

hyperinsulinemia *n*. 血胰岛素过多,高胰岛素血(症)

hyperinsulinism *n*. 胰岛素分泌过多;胰岛素休克;血胰岛素过多,高胰岛素血(症)

hyperinterrenal *a*. 肾上腺皮质功能亢进的

hyperinterrenopathy *n*. 肾上腺皮质功能亢进病

hyperinvolution *n*. 复旧过度(如妊娠后子宫复旧过度)

hyperiodemia *n*. 血碘过多,高碘血

hyperirritability *n*. 过度应激性,高度过敏

hyperisotonia *n*. 高度等张性

hyperisotonic *a*. 高渗的

hyperkalemia *n*. 血钾过多,高钾血

hyperkalemic *a*. 血钾过多的,高钾血的

hyperkaliemia *n*. 血钾过多,高钾血

hyperkeratinization *n*. 角化过度

hyperkeratomycosis *n*. 真菌性角化过度

hyperkeratosis [hyperkeratosis + 希 mykes fungus] ([复] hyperkeratoses) *n*. ①角化过度 (症) ②表皮角化病 ③角膜肥厚 ④牲畜皮肤角化症 (亦称 perkeratosis) ‖ ~ congenitalis; ichthyosis congenita 先天角化过度[症],先天 [鱼] 鳞癣 / ~ congenitalis palmaris et plantaris; keratosis palmaris et plantaris 先天掌跖角化过度[症],掌跖角化病 / epidermolytic ~ 表皮松解性角化过度 / ~ excentrica; porokeratosis 汗管角化过度[症],汗管角化病 / ~ figurata centrifuga atrophica; porokeratosis 中心性萎缩性角化过度,汗管角化过度 / ~ follicularis in cutem penetrans, ~ follicularis et paraflicularis in cutempenetrrans 真皮穿通性毛囊和毛囊旁角化过度 / ~ lacunaris 扁桃体陷窝角化过度/ ~ lenticularis perstan,持久性豆状角化过度 / ~ linguae; black tongue 舌角化过度,黑舌 [病] / ~ of palms and soles 掌跖角化过度,掌蹠角皮病 / ~ penetrans 穿人性角化过度,厝钉性角化过度 / progressive dystrophic ~ 进行性营养不良性角化过度,遗传性残毁性角化瘤 / ~ subungualis 甲床角化过度 / ~ universalis congenita; ichthyosis 先天性全身角化过度,[鱼] 鳞癣

hyperkeratotic *a*. 角化过度(症)的

hyperketonemia *n*. 血酮过多,高酮血(症)

hyperketonuria *n*. 尿酮过多,多酮尿

hyperketosis *n*. 酮过多

hyperkinemia *n*. 心输出量过多

hyperkinemic *a*. 组织血流增多的 *n*. 促组织血流增多剂

hyperkinesia *n*. 运动过度,运动功能亢进 ‖ ~ essential 特发性运动过度 / ~ professioaal; occupation neurosis 职业性运动过度,职业性神经机能病

hyperkinesis *n*. 运动过度,运动功能亢进

hyperkinetic *a*. 运动过度的,运动功能亢进的 / ~ child syndrome 好动儿

hyperkoria *n*. 易饱症

hyperlactacidemia *n*. 血乳酸过多,高乳酸血(症)

hyperlactation *n*. 泌乳过多,乳汁过多,泌乳期过久

hyperlecithinemia *n*. 血卵磷脂过多,高卵磷脂血(症)

hyperleptorrhine *a*. 长狭鼻的,过狭鼻的

hyperlethal *a*. 超致死量的

hyperleukocytosis *n*. 白细胞过多

hyperleydigism *n*. 莱迪希间质细胞(Leydig's cells)功能亢进,雄激素分泌过多

hyperlipemia *n*. 血脂过多,高脂血症 ‖ carbohydrate-induced ~ 碳水化合物引起的高脂血症,高脂蛋白血症 IV 型 / combined fatand carbohydrate-induced ~ 联合脂肪和碳水化合物引起的高脂血症,家族性高脂蛋白血症 V 型 / essential familial ~ 原发性家族性高脂血症,家族性高脂蛋白血症 I 型 / familial fat-induced ~ 家族性脂肪引起的高脂血症,家族性高脂蛋白血症 I 型 / idiopathic ~ 特发性高脂血症,家族性高脂蛋白血症 I 型 / mixed ~ 混合高脂血症,家族性高脂蛋白血症 II_b 和 V 型

hyperlipoproteinemia *n*. 血脂蛋白过多,高脂蛋白血症 ‖ acquired ~ 获得性高脂蛋白血症 / familial ~ 家族性高脂蛋白血症 (有五种类型: Ⅰ型亦称家族佳脂蛋白脂酶缺乏症,家族性高乳糜微粒血症,原发性家族性高脂血症,家族性脂肪引起的高脂血症或特发性高脂血症。Ⅱ型有两种亚型: $Ⅱ_a$ 型,亦称低密度脂蛋白受体病,家族性高胆固醇血症,家族性高 β 脂蛋白血症; $Ⅱ_b$ 型,亦称家族性联合高脂蛋白血症或高脂血症,混合高脂蛋白血症或高脂血症。Ⅲ型亦称 β 脂蛋白病或脂蛋白血症,家族性血 β 脂蛋白异常症,家族性宽广高脂蛋白血症。IV 型亦称家族性高前 β 脂蛋白血症,碳水化合物引起的高脂血症。V 型亦称家族性脂蛋白脂酶缺乏症,家族性高乳糜微粒血症伴高脂蛋白血症,联合脂肪和碳水化合物引起的高脂血症,混合高脂蛋白血症或高脂血症) / familial broad-beta ~ 家族性宽 β 高脂蛋白血症,家族性高脂蛋白血症 III 型 / fatmilial combined ~ 家族性联合高脂蛋白血症,家族性高脂蛋白血症 II 和 II_b 型 / mixed ~ 混合高脂 蛋白血症,家族性高脂蛋白血症 II_b 和 V 型)

hyperliposis *n*. 脂肪过多

hyperlithemia *n*. 血锂过多,高锂血

hyperlithic *a*. 尿酸过多的

hyperlithuria *n*. 尿(内)尿酸过多,高尿酸尿

hyperlogia *n*. 言语过多

hyperlordosis *n*. 脊柱前凸过度

hyperlucent *a*. 过度透光的

hyperlucency *n*. 过度透亮,过度透光(超射线透射性)

hyperluteinization *n*. 黄体化过度,过度黄体化

hyperlutemia *n*. 血(内)黄体激素过多,商黄体激素血,高孕酮血

hyperluteoidisim *n*. 黄体机能亢进

hyperlysinemia *n*. 血(内)赖氨酸过多,高赖氨酸血症(亦称 L-赖氨酸:NAD 氧化还原酶缺乏症,赖氨酸不耐症)

hypermagnesemia *n*. 血镁过多,高镁血(症)

hypermania *n*. 重(症)躁狂

hypermastia *n*. 多乳腺;乳腺肥大

Hypermastigida *n*. 超鞭毛目

Hypermastigida Grassi and Fod 超鞭毛目

Hypermastigina *n*. 超鞭毛目

hypermastigote *n*. 超鞭毛虫

hypermature *a*. 成熟过度的

Hypermedication *n*. 用药过度

hypermegalia; **hypermegaly** *n*. 极度增大

hypermegasoma *n*. (极度)巨大身体,巨大畸形

hypermelanotic *a*. 黑色素沉着过多的

hypermenorrhea *n*. 月经过多

hypermesosoma *n*. 中 (等以) 上身材

hypermetabolic *a*. 代谢增进,代谢亢进

hypermetabolism *n*. 代谢增进,代谢亢进 ‖ extrathyroidal ~ 非甲状腺性代谢亢进

hypermetamorphosis *n*. 思想变化过速,思维奔逸(见于躁狂症); 对视觉刺激过分注意

hypermetaplasia *n*. 组织变形过度,间交过度

hypermethioninemia *n*. 血(内)蛋氨酸过多,高蛋氨酸血(症)

hypermetria *n*. 伸展过度,运动范围过度

hypermetrope *n*. 远视者

hypermetropia (简作 H) *n*. 远视 ‖ ~, absolute 绝对远视 / ~, axial 轴性远视 / ~, curvature 曲度远视 / ~, facultative manifest

条件性显性远视 / ～, index 填质性远视(潜伏远视)/ ～, latent 隐性远视 (潜伏远视)/ ～, manifest 显性远视 / ～, relative 相对远视 / ～, total 总远视(隐性远视加显性远视)
hypermetropic *a*. 远视
hypermicrosoma *n*. (过度) 矮小身材(明显的侏儒症)
hypermimia *n*. 表情过分,表情(运动)过度(讲话时)
hypermineralization *n*. 矿质过多
hypermnesia *n*. 记忆过旺 ,记忆增强
hypermnesic *a*. 记忆过旺的,记忆增强的;精神活动增强的
hypermodal *a*. 超众数的 (在统计学上,指在变近曲线上位于众数的右方的数值或项目)
hypermorph *n*. 上型身材者(躯短肢长身材者);超效等位基因,强效基因(一种突变基因,功效较强)
hypermotility *n*. 运动过度,运动过强 ‖ ～, gastric 胃运动过强,胃蠕动过强
hypermutability *n*. 超突变性
hypermyelohemia *n*. 脊髓充血
hypermyesthesia; **hypermyaesthesia** *n*. 肌觉过敏
hypermyoglobinemia *n*. 高肌红蛋白血征
hypermyotonia *n*. 肌张力过度
hypermyotrophy *n*. 肌肥大
hypernanosoma *n*. 极度矮小 (并非绝对侏儒身材)
hypernasality *n*. 鼻音过多
hypernatremia *n*. 血钠过多,高钠血 (症) ‖ hypodipsic ～ 渴感减退性血钠过多
hypernatremic *a*. 血钠过多的,高钠血 (症) 的
hypernatronemia *n*. 血钠过多,高钠血 (症)
hypernea *n*. 精神活动亢进,精神活动增强
hyperneocytosis *n*. 幼稚 (白) 细胞过多性白细胞增多 (症)
hypernephritis *n*. 肾上腺炎
hypernephroid *a*. 肾上腺样的
hypernephroma *n*. 肾上腺样瘤 ‖ ～ ovarii 卵巢肾上腺样瘤
hypernephrotrophy *n*. 肾肥大
hyperneuria *n*. 神经机能亢进
hyperneuroma *n*. 神经增殖过度
hyperneurotization *n*. 神经功能加强法 (神经移植)
hypernidation; **supernidation** *n*. 着床过度(月经蜕膜增生过度)
hypernitremia 血氮过多,高氮血(症)
hypernoia *n*. 精神活动过度
hypernomic *a*. 超规律的,过度的
hypernormocytosis *n*. 中性粒细胞过多(症)
hypernutrition *n*. 营养过度
hyperoitis [希 hy peroa palate + - itis inflammation] *n*. 腭炎
hyperon *n*. 超子
hyperoncotic *a*. 高膨胀压的
hyperontomorph *n*. 甲状腺功能亢进体型者
hyperonychia *n*. 甲状腺功能亢进体型者
hyperonychosis *n*. 甲状腺肥大
Hyperoodon ampullatus (**Forster**) 长吻鲸 (隶属于剑吻鲸科 Ziphiidae)
Hyperoodon planifrons (**Flower**) 南巨齿褪鲸 (隶属于剑吻鲸科 Ziphiidae)
hyperope *n*. 远视者
hyperophthalmotonic effect 眼高张力效应
hyperopia *n*. 远视 ‖ ～, absolute 绝对远视 / axial ～ 轴性远视 / curvature ～曲度远视 facultative ～, relative ～ 条件性远视,相对远视 / index ～填质性远视(指数远视) / latent ～隐性远视 (潜伏远视) / manifest ～显性远视 / ～, relative 相对远视 / total ～总远视 (显性远视加隐性远视)
hyperopic *a*. 远视的
hyperopia *n*. 视力过强
hyperoracoid *n*. 上喙骨
hyperorchidism *n*. 睾丸功能亢进
hyperorexia *n*. 食欲过旺,善饥
hyperornithinemia *n*. 高鸟氨酸血(症) (血浆内鸟氨酸过多)
hyperorthocytosis *n*. 正比例性白细胞增多 (症)
hyperorthognathy *n*. 颌过直
hyperosmia *n*. 嗅觉过敏
hyperosmolality *n*. (体液) 重量渗摩尔浓度过高,高(重及)渗摩尔浓度,高渗透压
hyperosmolar non-ketotic diabetic coma, **HNDC** 高渗性非酮症糖尿病昏迷
hyperosmolarity *n*. 容积渗摩尔浓度过高,高容积渗摩尔浓度
hyperosmotic *a*. 高渗的 ‖ ～ hyperglycemic non-ketotic coma (简作 HHNKC) 高渗性高血糖性非酮症性糖尿病昏迷 / ～ nonketotic diabetic coma (简作 HNKC) 高渗性非酮症性糖尿病昏迷 / ～ solution 高渗溶液
hyperosphresia *n*. 嗅觉过敏
hyperosphresis *n*. 嗅觉过敏
hyperosteogeny *n*. 骨发育过度,骨质增生
hyperosteopathy *n*. 剧性骨病
hyperostosis *n*. 骨肥厚 ‖ ～ corticalis infantilis; Caffey-Silverman's syndrome 婴儿骨外层肥厚,卡—赛二氏综合征 / ～ cranii 颅骨肥厚 / flowing ～ 条纹状骨肥厚/ ～ frontalis interna; Morgagni's ～ 额骨内面骨肥厚 / infantile cortical ～婴儿骨外层肥厚/ ～, monomelic 单肢骨肥厚 / ～, streak; rheostosis 条纹状骨肥厚
hyperostotic *a*. 骨肥厚的
hyperovaria *n*. 卵巢功能亢进
hyperovarianism *n*. 卵巢功能亢进
hyperovarism *n*. 卵巢功能亢进
hyperoxaluria *n*. 尿草酸盐过多,高草酸盐尿
hyperoxemia *n*. 血酸过多
hyperoxia *n*. (组织内)氧过多
hyperoxic *a*. 氧过多的,含氧量高的
hyperoxidation *n*. 氧化过度
hyperoxide *n*. 过氧化物
hyperoxygenation *n*. 氧合过度
hyperpallesthesia *n*. 振动觉过敏
hyperpancreorrhea *n*. 胰液(分泌)过多
hyperparasite *n*. 重寄生物(寄生于寄生虫的寄生物) ‖ second degree ～ 第二级重寄生物
hyperparasitic *a*. 重寄生的(在寄生物上寄生的)
hyperparasitism *n*. 重寄生(现象)
hyperparathyroidism *n*. 甲状旁腺功能亢进
hyperparotidism *n*. 腮腺功能亢进
hyperpathia *n*. 痛觉过敏
hyperpelvic *n*. 骨盆上的
hyperpepsia *n*. 胃酸过多性消化不良;消化过速
hyperpepsinemia *n*. 血(内)胃蛋白酶过多,高胃蛋白酵血
hyperpepsinia *n*. 胃蛋白酶过多
hyperpepsinuria *n*. 尿(内)胃蛋白酶过多,高胃黄白酶尿
hyperperfusion *n*. 过度灌注
hyperperistalsis *n*. 蠕动过强
hyperperitonitis *n*. 剧性腹膜炎
hyperpermeability *n*. 渗透性过高
hyperpexia *n*. 固定(量)过多 (组织)
hyperpexy *n*. 固定(量)过多(组织)
hyperphagia *n*. 饮食过及,饮食亢进
hyperphagocytic *a*. 超吞噬的
hyperphalangia *n*. 多节指(趾)
hyperphalangism *n*. 多节指 (趾)
hyperphasia *n*. 言语过多,多语症
hyperphenylalaninemia *n*. 血苯丙氨酸过多,高苯丙氨酸血症
hyperphlebectasy *n*. 剧性静脉扩张
hyperphlogosis *n*. 剧性炎症
hyperphonesis *n*. 声响过强 (听诊或叩诊音)
hyperphonia *n*. 发声过强 (如口吃时)
hyperphoria (简作 HP) *n*. 上隐斜视 ‖ alterocular ～ 交替性上隐斜视 / concomitant ～ 共同性上隐斜视 / innervational ～ 神经支配性上隐斜视/ intrinsic ～ 内在性上隐斜视 / paretic ～ 轻瘫性上隐斜视 / static ～ 静态性上隐斜视
hyperphoric *a*. 上隐斜视的
hyperphosphatasemia *n*. 血(内)磷酸酯酶过多,高磷酸酶血
hyperphosphatasia *n*. 磷酸酯酶过多
hyperphosphatemia *n*. 血磷酸盐过多 ,高磷酸盐血(症)
hyperphosphatemic osyeomalacia 高磷性骨化症
hyperphosphaturia *n*. 尿(内)磷酸盐过多,高磷酸盐尿
hyperphospheremia *n*. 血 (内)磷酸盐过多,高磷酸盐血(症)
hyperphrenia *n*. 精神兴奋过度;精神活动亢进
hyperphysemia [hy per- + 希 physa air + aema blood] 血内气体过多
hyperpicrous *a*. 极苦的
hyperpiesia *n*. ①压力过高,高压 ②血压过高,高血压
hyperpiesis [hyper- + 希 piesis pressure] *n*. ①压力过高,高压 ②血压过高,高血压
hyperpietic *a*. ①高压的 ②高血压的
hyperpigmentation *n*. 色素沉着过多,着色过度
hyperpimelic *a*. 肥胖的
hyperpinealism *n*. 松果体功能亢进
hyperpipecolatemia *n*. 血 (内)六氢吡啶羟酸过多,高六氢吡啶羟酸血(症)
hyperpituitarism *n*. 垂体功能亢进
hyperpituitary *a*. 垂体功能亢进的

hyperplasia *n*. 增生，增殖 ‖ ～, adrenal, congenital 先天肾上腺增生 / areolar ～蜂窝组织增生 / cementum ～ 牙骨质增生 / ～ endothelialis; endotheliosis 内皮[细胞] 增生 / ～ fascilis ossification, Munchmeyer's syndrome 筋膜骨化增生 / ～, giant follicle; Brill-Symmers syndrome 筋膜骨化增生; 巨滤泡增生 / ～ inflammatory 炎性增生 / lipoid ～类脂组织增生 / neoplastic ～瘤性增生 / ovarian stromal ～ 泡膜细胞增生症（卵巢）/ ～ polar 极性增生 / ～ replacement 更代性增生 / Swiss-cheese ～瑞士干酪样增生 / follicular 滤泡增生 / ～ thymic medullary 胸腺髓质增生
hyperplasmia *n*. 血浆过多,巨大红细胞（红细胞的体积因吸收血浆而异常增大）
hyperplasminemia *n*. 血(内)纤维蛋白溶酶过多,高纤维蛋白溶酶血
hyperplastic *a*. 增生的 ‖ ～ alveolar nodules（简作 HAN）增生性蜂窝状结节
hyperplatymeric [hyper- + 希 platys broad + meros thigh] *a*. 股骨过宽的
hyperploid *a*. 超倍的,高倍的 *n*. 超倍体,高倍体（指一个个体或细胞在不平衡的组合中含有多于典型数的染色体）
hyperploidy *n*. 超倍性,高倍性
hyperpnea *n*. 呼吸过度,呼吸深快
hyperpneic *a*. 呼吸过度的,呼吸深快的
hyperpolarization *n*. 超极化
hyperpolarizing current 电流
hyperpolypeptidemia *n*. 血多肽过多,高多肽血
hyperpolyploid *n*. 超多倍体
hyperponesis *n*. 皮质运动区活动过度
hyperponetic *a*. 皮质运动区活动过度的
hyperporosis *n*. 骨痂形成过多
hyperposia *n*. 饮水过多,进液过多(短时期多饮症,参见polyposia)
hyperpostpituitary *a*. 垂体后叶激素过多的
hyperpotassemia *n*. 血钾过多,高钾血(症)
hyperpragia *n*. 精神活动过度
hyperpragic *a*. 精神活动过度的
hyperpraxia *n*. 活动过度,动作过多
hyperprebetalipoproteinemia *n*. 血前 β－脂蛋白过多,高前 β－脂蛋白血症 ‖ familial ～家族性高前 β－脂蛋白血症,家族性高脂蛋白血症 IV 型
hyperpresbyopia *n*. ①高度远视 ②绝对老视
hyperprochoresis [hyper- + 希 prochoresis a going forth] *n*. 前进运动过度,蠕动亢进
hyperproinsulinemia *n*. 血胰岛素原过多,高胰岛素原血症
hyperprolactinemia *n*. 血催乳素过多,高催乳素血症,高泌乳素血症
hyperprolactinemic *a*. 血催乳素过多的,高催乳素血症的,高泌乳素血症的
hyperprolanemia *n*. 血(内)促性腺激素过多,高促性腺激素血
hyperprolinemia *n*. 血脯氨酸过多,高脯氨酸血
hyperprosexia *n*. 注意过强
hyperprosody *n*. 语韵调过分
hyperproteinemia *n*. 血蛋白过多,高蛋白血
hyperproteosis *n*. 蛋白过多,蛋白摄食过多
hyperprothrombinemia *n*. 血凝血酶原过多,高凝血酶原血
hyperpselaphesia *n*. 触觉过敏
hyperpsychosis *n*. 精神活动亢进(伴思维奔逸)
hyperptyalism *n*. 多涎(症),唾液(分泌)过多
hyperpyremia *n*. 血碳过多,高碳血
hyperpyretic *a*. 高热的
hyperpyrexia *n*. 高热
hyperpyrexial *a*. 高热的
hyperreactive *a*. 反应过度的
hyperrec mutant 高重组率突变型
hyperreflexia *n*. 反射亢进,反射过强
hyperreninemia *n*. 血(内)紧张肽原酶过多,高血管紧张肽原酶血症,高肾素血症
hyperreninemic *a*. 血(内)紧张肽原酶过多,高血管紧张肽原酶血症,高肾素血症
hyperresonance *n*. 反响过强
hyperresponsiveness *n*. 高应答性
hyperrhinencephalia *n*. 嗅脑肥大
hyperrhinoplaty [hy per- + 希 rhis nose + platys wide] *n*. 鼻过阔,阔鼻 ‖ ～ interocular, ocular hypertelorism 两眼分离过远
hyperrhodopsin *n*. 超视紫红质
hyperrugosity *n*. 黏膜皱襞粗大
hypersalemia *n*. 血盐过多,高盐血
hypersaline *a*. 多盐的（给以大剂量食盐的治疗法）
hypersalivation *n*. 多涎（症）,唾液（分泌）过多
hypersarcosinemia *n*. 血肌氨酸过多,高肌氨酸血
hypersarcosis *n*. 肉芽过多
hypersecretion *n*. 分泌过多 ‖ gastric ～胃液分泌过多,胃酸过多（症）
hypersecretory *a*. 分泌过多的
hypersegmentation *n*. 分裂过多,分节过多,分叶过多
hypersensibility *n*. 过敏(性),超敏感性
hypersensitisation *n*. 超敏感化
hypersensitive *a*. 过敏的,超敏感的
hypersensitiveness *n*. 过敏［性］
hypersensitivity *n*. 过敏性,过敏反应,超敏反应;变应性 ‖ contact ～接触性过敏反应 / cutaneous basophil ～皮肤嗜碱粒细胞过敏反应 / delayed ～（DH）,delayed ～ type ～（DTK）迟发型过敏反应 / immediate ～ 速发型超敏反应,立即型超敏反应 / ～, mixed 混合型过敏 / tuberculin-type ～ 结核菌素型过敏反应 / ～ angitis（简作 HA）过敏性血管炎 / ～ pneumonitis（简作 HP）过敏性肺炎
hypersensitization *n*. 促过敏作用,致敏作用
hypersensitizer *n*. 过增感剂
hyperserotonemia *n*. 血（内）血清素过多,血 5－羟色胺过多
hypersexuality *n*. 性活动亢进,性亢进
hypersialosis *n*. 多涎（症）,唾液(分泌)过多
hyperskeocytosis *n*. 幼稚(白)细胞过多性白细胞增多(症)
hypersomatotropism *n*. 生长激素分泌过多
hypersomia *n*. 巨大发育,巨人症
hypersomnia *n*. 睡眠过度,嗜睡（症）‖ ～ periodica; Kleine-Levin's syndrome 周期性睡眠过度,克—列二氏综合征
hypersomnolence *n*. 嗜睡(症)
hypersonic *a*. ①高超音速的 ②超声的 ‖ ～sound 特超生波 / ～ speed 超生速
hypersonics *n*. 特超生速空气动力学
hypersound *n*. 特超生
hyperspace *n*. 多维空间
hyperspasmia; convulsion *n*. 抽搐,惊厥
hypersphyxia *n*. 血循环加速合并高血压
hypersplenia *n*. 脾功能亢进
hypersplenism *n*. 脾功能亢进
hypersplenotrophy *n*. 脾(肿)大
hyperspongiosis *n*. 海绵质增生
Hyperstat *n*. 氯甲苯噻嗪,二氮嗪(diazoxide) 制剂的商品名
hypersteatosis *n*. 皮脂分泌过多,皮脂溢
hypersteopathy *n*. 剧性骨病
hyperstereoroentgenography *n*. 增距立体 X 线摄影(术)
hyperstereoscopy *n*. 增距立体镜检查[法]
hyperstereoskiagraphy *n*. 增距立体 X 线摄影（术）
hypersthenia *n*. 体力过盛
hypersthenic *a*. 体力过盛的
hypersthenuria *n*. 尿浓缩过度,高渗尿
hyperstructure *n*. 超级结构
hypersuprarenalemia *n*. 血肾上腺素过多,高肾上腺汞血
hypersuprarenalinemia *n*. 血肾上腺素过多,高肾上腺汞血
hypersuprarenalism *n*. 肾上腺功能亢进
hypersusceptibility *n*. 感受性过强,过敏性,超易感性
hypersympathicotonus *n*. 交感神经张力过敏
hypersynchrony [hyper- + 希 synchronein to be contemporary with] *n*. 脑电波同步性过强
hypersynergia *n*. 协同[动作]过度
hypersystole *n*. 心收缩过度
hypersystolic *a*. ［心］收缩过度的
hypertarachia *n*. 神经兴奋性过度
hypertaurodontism *n*. 超牛牙［症］,牙根不分支的牛牙症
hypertelorism *n*. （两器官间）距离过远 ‖ ocular ～, orbital ～两眼距离过远,眼距过宽症（有时伴精神发育不全）
Hyperten hytentension *n*. 高血压
Hypertensin *n*. 加压素,增压素,血管紧张素胺（angiotensinamide）制剂的商品名
hypertensinase *n*. 血管紧张肽酶,血管紧张素酶,高血压蛋白酶
hypertensinogen *n*. 血管紧张素原, 高血压蛋白原, 高压素原
hypertensinogensina *n*. 血管紧张肽原,血管紧张素原,高血压蛋白原
hypertension（简作 Hypn）*n*. 高血压,血压过高;张力过强,压力过高 ‖ accelerated ～急进型高血压,恶性高血压 / adrenal ～肾上腺（缺血）性高血压 / ～, arterial 高动脉压,动脉压过高 / benign～, red ～良性高血压,红色高血压 / benign intracranial ～脑假瘤 / essential ～, primary ～, idiopathic ～ 特发性高血压,原

发性高血压 / familial pulmonary ~ 家族性肺动脉高压 / ~, Goldblatt 戈德布拉特氏高血压(肾动脉闭塞性高血压)/ high altitude ~ 高原高血压/ ~ states of pregnancy 妊娠高血压状态 / low-renin ~ 低肾素高血压 / malignant ~, accelerated ~, pale ~ 恶性高血压 / neuromuscular ~ 神经肌肉张力过强 / ocular ~ 高眼压症 / portal ~ 门静脉高血压,门静脉血压过高 / pregnancy-induced ~, PIH 妊娠高血压 / primary ~ 原发性高血压 / primary pulmonary ~ 原发性肺动脉高压 / pulmonary ~ 肺动脉高血压(症),肺动脉血压过高 / renal ~ 肾性高血压 / renin-dependent ~ 肾素依赖性高血压 / renovascular ~ 肾血管性高血压 / renovascular ~ 肾血管性高血压 / secondary ~, symptomatic ~ 继发性高血压 / secondary pulmonary ~ 继发性肺动脉高压 / symptomatic ~ 症状性高血压 / systolic ~ 收缩期高血压 / vascular ~ 高血压(症),血压过高 vaso-reactive ~ 血管反应性血压增高 /volume dependent ~ 容量依赖性高血压 / ~ and proteinuria 简作 HP 高血压和蛋白尿

hypertensive *a*. 高血压的 *n*. 高血压患者 ‖ ~ crisis (简作 HC) 高血压危象 / ~ emergencies, HE 高血压急症 / ~ encephatopathy 高血压脑病 / ~ heart disease 高血压性心脏病 / ~ urgencies (简作 HU) 高血压急症 / ~ arteriosclerotic heart disease (简作 HASHD) 高血压动脉硬化性心脏病 / ~ vascular disease (简作 HVD) 高血压性血管疾患

hypertensor *n*. 加压药,增(血)压药

hypertestoidism *n*. 睾丸机能亢进

Hyper-Tet *n*. 人破伤风免疫球蛋白(tetanus immune human globulin) 制剂的商品名

hypertetraploid *a*. 超四倍体的,高四倍体的 *n*. 超四倍体,高四倍体(指一个个体或细胞在不平衡组合中含有多于四倍体的染色体〈4n + X〉)

hyperthecosis *n*. 滤囊泡膜细胞增殖,卵泡膜细胞增殖症 ‖ ~, testoid 睾丸间介细胞增殖

hyperthelesia *n*. 意志过强

hyperthelia *n*. 多乳头(畸形)

hypertherm *n*. 发热[治疗]机

hyperthermal *a*. 高温的,热的

hyperthermalgesia *n*. 热觉过敏

hyperthermesthesia *n*. 热觉过敏

hyperthermia *n*. 体温过高,高热 ‖ malignant ~, ~ of anesthesia 恶性体温过高,麻醉性体温过高

hyperthermoesthesia *n*. 热觉过敏

Hyperthermus [拉] *n*. 栖高温菌属 ‖ ~ butylicus [拉] 丁醇栖高温菌

hyperthermy *n*. 体温过高,高热

hyperthrombinemia *n*. 血(内)凝血酶过多,高凝血酶血

hyperthrombocytemia *n*. 血小板过多

hyperthymergasia *n*. 情感过盛,情感活泼

hyperthymergastic *a*. 情感过盛的,情感活泼的

hyperthymia *n*. 情感增盛

hyperthymic *a*. 情感增盛的

hyperthymism *n*. 胸腺功能亢进

hyperthymization *n*. 胸腺功能亢进

hyperthyrea; hyperthyreosis *n*. 甲状腺机能亢进

hyperthyreosis *n*. 甲状腺功能亢进(症)

hyperthyroid *a*. 甲状腺功能亢进的 *n*. 甲状腺功能亢进患者

hyperthyroidation *n*. [促使]甲状腺机能亢进[作用]

hyperthyroidism *n*. 甲状腺功能亢进(症) ‖ latent ~ 隐性甲状腺功能亢进 / masked ~ 掩蔽性甲状腺功能亢进(症) / primary ~ 原发性甲状腺功能亢进 / secondary ~ 继发性甲状腺功能亢进

hyperthyroidosis *n*. 甲状腺功能亢进

hyperthyroxinemia *n*. 血甲状腺素过多,高甲状腺素血症 ‖ familial dysalbuminemic ~ 家族性白蛋白血异常性高甲状腺素血症(一种家族性常染色体显性遗传综合征)

hypertonia *n*. 张力过强,压力过高 ‖ ~ oculi 眼内压过高 / ~ polycythaemica 红细胞增多性高血压

hypertonic *a*. 高张的;高渗的 ‖ ~ solution 高渗溶液 / ~ contrast media 高渗造影剂

hypertonicity *n*. 高张性;高渗性

hypertonus *n*. 张力过强,压力过高 ‖ ~ oculi 眼内压过高

hypertoxic *a*. 剧毒的

hypertoxicity *n*. 剧毒性

hypertrephocytosis [hyper- + trephone + 希 kytos cell] *n*. 营养细胞过多

hypertrichiasis *n*. 多毛(症),毛过多 ‖ ~ lanuginosa 胎毛过多 / ~ partialis 局部性多毛/ ~ universalis 全身性多毛(症)

hypertrichophrydia [hyper- + 希 thrix hair + ophrys eyebrow] *n*. 浓眉,眉毛过多

hypertrichosis *n*. 多毛(症),毛过多 ‖ ~ lanuginosa 胎毛过多 / ~ partialis 局部性多毛 / ~ pinnae auris 耳翼多毛症(耳翼毛异常过度生长,可能是一种 X 连锁或常染色体显性遗传特性) / ~ universalis 全身性多毛(症)

hypertriglyceridemia *n*. 血甘油三酯过多,高甘油三酯血症 ‖ carbohyarate induced ~ 碳水化合物引起的高甘油三酯血症, / familial ~ 家族性高甘油三酯血症,家族性高脂蛋白血症Ⅲ型和Ⅳ型

hypertriiodothyroninemia *n*. 血[内]三碘甲状腺氨酸过多,高三碘甲状腺氨酸血

hypertriploid *a*. 超三倍体的,高三倍体的 n 超三倍体,高三倍体(指一个个体或细胞在不平衡组合中含有多于三倍体的染色体 < 3n + x)

hypertron *n*. 超小型电子射线加速器

hypertrophia; hypertrophy *n*. 肥大 ‖ ~ ex vacuo 补空肥大 / ~ ovarii; oophorauxe 卵巢肥大

hypertrophic *a*. 肥大的 ‖ ~ cadiomyopathy (简作 HCM) 肥厚型心肌病 / ~ cardiomyopathy (简作 HC) 肥厚型心肌病 / ~ infiltrative tendinitis (简作 HIT) 大性浸润性腱炎 / ~ obstructive cardiomyopathy 肥厚梗阻性心肌病 / ~ subaortic stenosis 肥厚性主动脉瓣下狭窄

hypertrophy *n*. 肥大 ‖ adaptive ~ 适应性肥大 / asymmetric septal ~, ASH 非对称性间隔肥厚/ atrial ~ 心房肥大 / ~, Billroth; idiopathic benign hypertrophy of pylorus 特发性良性幽门肥大 / ~, cardiac 心肥大 / ~, cicatricial 瘢痕性肥大 / compensatory ~ 代偿性肥大/complementary ~ 补偿性肥大/concentric ~ 向心性肥大 / eccentric ~ 离心性肥大,扩张性肥大 / ~, endemic; big heel 地方性跟骨肥大,巨跟 / ~, false 假肥大 / ~, functional 机能性肥大 / ~ of heart 心[脏]肥大 / ~ of heart, compensatory 代偿性心[脏]肥大 / ~ of heart, congenital idiopathic 先天性特发性心肌肥厚 / ~, idiopathic 特发性肥大 / ~, inflammatory 炎性肥大 /~, insulin 胰岛素性肥大/ ~, Marie's 马里氏肥大(骨膜炎致关节软组织肿大)/ myocardial ~ 心肌肥厚,心肌肥大 / numeric ~ 增数性肥大/ ~, pathological 病理性肥大 / ~, physiologic 生理性肥大 / pseudomuscular ~ 假性肌肥大,假肥大性肌营养不良/ ~, pulp [牙]髓肥大 / quantitative ~ 数量性肥大,增生 / right ventricular ~, RVH 右室肥大/ ~, septal gingiva 牙间龈肥大 / ~, simple 单纯性肥大 / ~, simulated 假肥大 / ~, true 真肥大 / ~, ventricular 心室肥大/vicarious ~ 替代性肥大

hypertropia *n*. 上斜眼

hypertrypyophanemia *n*. 高色胺酸血症

Hypertusis *n*. 人百日咳免疫球蛋白(pertussis immune human globulin) 制剂的商品名

hypertypic *n*. 超常型的

hypertyrosinemia *n*. 血(内)酯氨酸过多,高酪氨酸血(症)

hyperuresis *n*. 多尿症

hyperuricaciduria *n*. 尿(内)尿酸过多,高尿酸尿

hyperuricemia *n*. 血(内)尿酸过多,高尿酸血(症)

hyperuricemic *a*. 血(内)尿酸过多,高尿酸血(症)

hyperuricosuria *n*. 尿(内)尿酸过多,高尿酸尿

hyperuricuria *n*. 尿(内)尿酸过多,高尿酸尿

hypervaccination *n*. 超接种(对已预先免疫了的动物,再以足够的疫苗进一步接种(一次或多次),使其能对其他动物产生保护性血清)

hypervagotonia *n*. 迷走神经兴奋过度

hypervalinenmia *n*. 血缬氨酸过多,高缬氨酸血症

hypervariable amino acid 超变氨基酸部位

hypervariable region 超变区

hypervascular *a*. 血管过多的

hypervegetative *a*. 内脏型的,高自主性功能体型的(内脏功能即自主性神经功能占优势)

hypervenosity *n*. 静脉发育过度

hyperventilate *vi*. 通气过度

hyperventilation *n*. 通气过度[过量空气进入肺泡,致二氧化碳张力降低,最终导致碱中毒状况过度呼吸(常用于癫痫及手足搐搦时的检验方法]

hyperviscosity *n*. 黏滞性过高,高黏滞性

hypervitaminosis *n*. 维生素过多(症) ‖ ~ A 维生素 A 过多症 / ~ D 维生素 D 过多症

hypervitaminotic *a*. 维生素过多(症)的

hypervolemia *n*. (循环)血容量过多,血量增多

hypervolemic *a*. (循环)血容量过多的,血量增多的

hypervolia *n*. 水(含)量过多,液量过多

hyper-β-alaninemia *n*. 血(内)β-丙氨酸过多,高β-丙氨酸血(症)(亦称β-丙氨酸血症)

hyper-β-aminoisobutyricaciduria *n*. 高－β－氨基异丁酸尿（症），β－氨基异丁酸尿（症）
hypesthesia *n*. 感觉减退，感觉迟钝
hypesthesic *a*. 感觉减退的，感觉迟钝的
hypha（［复］hyphae：］）*n*.［拉］菌丝 ‖ ～，coenocytic 多核体菌丝 / ～，fertile 结实菌丝 / ～，germinal 出芽菌丝 ‖ ～l *a*. 菌丝的
hypharyngeus *n*. 咽中缩肌，舌骨咽肌
hypharyngeus；constrictor pharyngis medius *n*. 舌咽肌
hyphedonia *n*. 快感减少
hyphema *n*. 眼前房出血，眼前房积血
hyphemia *n*. 血量减少，贫血
hyphen *n*. 连字符号
hyphenated sequences 不完善顺序
hyphenated symmetry 不完善对称
hyphephilia *n*. 恋丝织物（色情）癖
hyphidrosis *n*. 少汗
Hyphochytriaceae *n*. 丝壶菌科（一种菌类）
hyphogenous［希 hy phe web + gennan to produce］*a*. 菌丝原的，菌丝性的
hyphology *n*. 组织学（旧名）
Hyphomicrobiaceae［拉］*n*. 生丝微菌科
Hyphomicrobiales［拉］*n*. 生丝微菌目
Hyphomicrobium［拉］*n*. 生丝微菌属 ‖ ～ aestuarii［拉］河口生丝微菌 / ～ coagulans［拉］凝结生丝微菌 / ～ facilis［拉］敏捷生丝微菌 / ～ facilis subsp. tolerans［拉］敏捷生丝微菌忍耐亚种 / ～ facilis subsp. ureaphilum［拉］敏捷生丝微菌嗜脲亚种 / ～ hollandicum［拉］荷兰生丝微菌 / ～ indicum［拉］印度生丝微菌 / ～ methylovorum［拉］嗜甲基生丝微菌 / ～ neptunium［拉］海王生丝微菌 / ～ variabile［拉］变形生丝微菌（可变生丝微菌）/ ～ vulgare［拉］普通生丝菌 / ～ zavarzinii［拉］札氏生丝微菌（札瓦金氏生丝微菌）
Hyphomonas［拉］*n*. 生丝单胞菌 ‖ ～ hirschiana［拉］赫氏生丝单胞菌（希氏生丝单胞菌）/ ～ jannaschiana［拉］詹氏生丝单胞菌（雅氏生丝单胞菌）/ ～ neptunium［拉］海洋生丝单胞菌 / ～ oceanitis［拉］海洋生丝单胞菌 / ～ polymorpha［拉］多态生丝单胞菌
Hyphomyces *n*. 丝霉菌属 ‖ ～ destruens 毁坏性丝霉菌
hyphomycete *n*. 丝状菌
Hyphomycetes *n*. 丝状菌类，不［完］全菌纲
hyphomycetic *a*. 丝状菌的
hyphomycetoma *n*. 丝状菌瘤
hyphomycosis *n*. 丝状菌病 ‖ ～ destruens equi 马毁坏性丝状菌病
hyphostroma［希 hyphe web + ostroma bed］；**mycelium** *n*. 菌丝体
hyphotomy *n*. 组织解剖术
hyphylline *n*. 双羟丙茶碱，喘定（血管和支气管扩张药、强心药、利尿药）
hypinosis［hypo- + 希 is，inos fiber］*n*. 血纤维蛋白减少
hypinotic *a*. 血纤维蛋白减少的
hypisotonic *a*. 低张的；低渗的
Hypn hypertension *n*. 高血压
hypn（o）-［希］［构词成分］睡眠，催眠
Hypnaceae *n*. 灰藓科（一种藓类）
hypnagogic *a*. 催眠的，安眠的；入睡前的（指幻觉）
hypnagogue *a*. 催眠的 *n*. 安眠药，催眠药
hypnal；chloralantipyrine *n*. 海卜那，氯醛安替比林（商品名）
hypnalgia *n*. 睡眠疼痛
hypnapagogic *n*. 阻眠的，妨碍睡眠的
Hypneaceae *n*. 沙菜科（一种藻类）
hypnenergia；somnambulism *n*. 梦行症
hypnesthesia；sleepiness *n*. 睡意
hypniater *n*. 催眠术士
hypnic *a*. 催眠的，睡眠的
hypnoacetin；hypnacetin；acetophenon acetylparaamidophenol ester *n*. 海普纳西延，乙酰替苯酰甲氧基苯胺（催眠药）
hypnoanalysis *n*. 催眠（精神）分析
hypnoanesthesia *n*. 催眠麻醉（法）
hypnobate；somnambulist *n*. 梦行者
hypnobatia［hypno- + 希 bainein to walk］；**hypnobasis** *n*. 梦行［症］
hypnocartharsis *n*. 催眠疏泄
hypnocinematograph *n*. 睡眠动作记录仪
hypnocyst *n*. 静止囊肿
Hypnodendraceae *n*. 村灰藓科（一种藓类）
hypnodontia *n*. 牙科催眠术
hypnodontics *n*. 牙科催眠术
hypnody［希 hypnodes of a sleepy nature］*n*. 昏睡（昆虫类似冬蛰状态）
hypnogenesis *n*. 催眠
hypnogenetic *a*. 催眠的
hypnogenic *a*. 催眠的
hypnogenous *a*. 催眠的
hypnoid *a*. 催眠（状态）样的
hypnoidal *a*. 催眠样的
hypnoidization *n*. 催眠样状态
hypnolepsy *n*. 发作性睡（眠）病
hypnologist *n*. 催眠术士，催眠学家
hypnology *n*. 催眠学
hypnonarcoanalysis *n*. 催眠麻醉（精神）分析
hypnonarcosis *n*. 催眠麻醉法
hypnone；acetophenone *n*. 海卜农，苯乙酮
hypnopathia *n*. 嗜眠（症）
hypnopedia *n*. 睡眠中教学，睡眠学习（如听录音）
hypnophobia *n*. 睡眠恐怖
hypnophrenosis *n*. 睡眠障碍
hypnopompic *a*. 半醒前的；睡意朦胧（状态）的
hypnopyrine *n*. 海普诺比林（解热、镇痛、安眠药）
hypnosia *n*. 嗜眠（症）
hypnosigenesis *n*. 催眠
hypnosis（［复］hypnoses）*n*. 催随催眠状态
hypnosophy *n*. 睡眠学
Hypnot hypnotism *n*. 催眠术
hypnotherapy *n*. 催眠疗法
hypnotic *a*. 催眠的；催眠性的 *n*. 催眠药，安眠药 ‖ ～s，basal 基础安眠药 / ～s，indirect 间接安眠药 ‖ ～ally *ad*. 催眠的；催眠性的
hypnotism（简作 Hypnot）*n*. 催眠状态；催眠术 ‖ ～，lethargic 催眠性昏睡 / ～，major 深催眠状态 / ～，minor 浅催眠状态
hypnotist *n*. 催眠术士
hypnotization *n*. 诱导催眠
hypnotize *vt*. 催眠
hypnotoid *a*. 催眠样的
hypnotoxin *n*. 催眠毒素
hypnozoite *n*. 休眠体
hypo-；hyp- 下，低，少，减退，迟，在下，逊，不足，次，过少
hypo（简作 H）*n*. ①皮下注射 ②皮下注射器 ③海波，硫代硫酸钠（用作相片定影剂）④疑病
Hypo hypochondriac *a*. 疑病（症）的；疑病（症）病人/ hypodermic injection 皮下注射/ hyposulfite of soda 连二亚硫酸钠
hypoaccommodative *a*. 调节不全的 ‖ ～ esotropia 调节不全性内斜视
hypoacidity *n*. 酸过少，胃酸过少
hypoactive *a*. 活动减退的
hypoactivity *n*. 活动减退
hypoacusia *n*. 听力减退，重听
hypoacusis *n*. 听力减退，重听
hypoadenia *n*. 腺功能减退
hypoadrenalemia *n*. 血肾上腺素过少，低肾上腺素血
hypoadrenalism *n*. 肾上腺功能减退
hypoadrenia *n*. 肾上腺功能减退
hypoadrenocorticism *n*. 肾上腺皮质功能减退
hypoaesthesia *n*. 感觉减退
hypoaffective *a*. 情感过弱的
hypoaffectivity *n*. 情感过弱
hypoagnathus *n*. 无下颌畸胎
hypoalbuminemia *n*. 血白蛋白过少
hypoalbuminemic *a*. 低蛋白血的
hypoalbuminosis *n*. 白蛋白过少
hypoaldosteronemia *n*. 血（内）醛固酮过少，低醛固酮血
hypoaldosteronism *n*. 醛固酮减少症 ‖ isolated ～ 孤立性醛固酮减少症
hypoaldosteronuria *n*. 尿（内）醛固酮过少，低醛固酮尿
hypoalgesia *n*. 痛觉减退
hypoalimentation *n*. 营养不足，进食不足
hypoalimentosis *n*. 营养不足，进食不足
hypoalkaline *a*. 碱性不足的
hypoalkalinity *n*. 碱性不足的
hypoalonemia *n*. 血盐过少，低盐血
hypoalphalipoproteinemia *n*. 低 α 脂蛋白血（症）（① 血内高密度（α）脂蛋白缺乏 ②丹吉尔（Tangier）病）
hypoaminoacidemia *n*. 血氨基酸过少，低氨酸血
hypoandrogenism *n*. 雄激素缺乏，雄激素不足
Hypoaspis hrdyi（**Samsinak**）力下下盾螨（隶属于厉螨科 Laelapti-

dae)
Hypoaspis linteyini (**Samsinak**) 林下盾螨(隶属于厉螨科 Laelaptidae)
Hypoaspis lubrica (**Voigts et Oudemans**) 溜下盾螨(隶属于厉螨科 Laelaptidae)
Hypoaspis taitzujungi (**Samsinak**) 戴下盾螨(隶属于厉螨科 Laelaptidae)
Hypoatherina temmincki (**Bleeker**) 谭氏下银汉鱼(隶腐于银汉鱼科 Atherinidae)
hypoazoturia *n*. 尿氮过少,低氮尿
hypobaria *n*. 低气压
hypobaric *a*. 低压的(气体);低密度的(溶液)
hypobarism *n*. 低气压病
hypobaropathy *n*. 低气压病,高空病
hypobasophilism *n*. (脑)垂体功能减退
hypobetalipoproteinemia *n*. 血清 β-脂蛋白过少,低 β-脂蛋白血(症) ‖ familial ~家族性低 β-脂蛋白血(症)
hypobilirubinemia *n*. 血胆红素过少,低胆红素血
hypoblast *n*. 下胚层,内胚层
hypoblastic *a*. 下胚层的,内胚层的 ‖ ~ organ 下胚层器官
hypoblepharon *n*. 眼睑下垂
Hypobosca rufipes *n*. 赭虱蝇
hypobranch bone *n*. 下鳃骨
hypobranchial *a*. 鳃下的 ‖ ~ groove 鳃下沟
hypobromite *n*. 次溴酸盐
hypobromous acid *n*. 次溴酸
hypobulia [hypo- + 希 boule will + -ia] 意志薄弱
hypocalcemia *n*. 血钙过少,低钙血(症)
hypocalcemic *a*. 血钙过少的,低钙血症的
hypocalcemic vitamin D-resistant rickcts (简作 HVDRR) 低钙血症性维生素 D 抵抗性佝偻病
hypocalcia *n*. 钙过少,钙不足
hypocalcification *n*. 钙化不全 ‖ enamel ~釉质钙化不全,牙釉质发育不良
hypocalcipectic *a*. 钙沉积过少
hypocalcipexy *n*. 钙沉积过少
hypocalciuria *n*. 尿钙过少,低钙尿(症)
hypocapnia (**hypocarbia**) *n*. 血(内)碳酸过少,低碳酸血 ‖ primary ~ 原发性低碳酸血 / secondary ~继发性低碳酸血
hypocapnic *a*. (血内)碳酸过少,低碳酸血
hypocarbia *n*. (血内)碳酸过少,低碳酸血
hypocardia *n*. 低位心
hypocatalasemia *n*. 血过氧化氢酶过少,低过氧化氢酶血
hypocatalasia *n*. 过氧化氢酶过少(症)
hypocatalepsis *n*. 轻[性]僵住症
hypocatharsis *n*. 轻泻
hypocathexis *n*. 精神贯注减弱
hypocellular *a*. 细胞过少的
hypocellularity *n*. 细胞过少
hypocelom *n*. 下体腔
hypocenesthesia *n*. 普通感觉减退,存在感觉减退
hypocenter *n*. 震源(核弹爆炸时)
hypocentrum *n*. 椎腹体
hypocerebral ganglion *n*. 椎脑下神经节
hypochloremia *n*. 血氯过少,低氯血(症)
hypochloremic *a*. 血氯过少的,低氯血(症)的
hypochlorhydria *n*. 胃酸过少(症)
hypochloridation *n*. (组织)氯过少
hypochloridemia *n*. 血氯过少,低氯血(症)
hypochlorite *n*. 次氯酸盐
hypochlorization *n*. (饮食)供盐减少,减盐疗法
hypochlorous acid 次氯酸
hypochloruria *n*. 尿氯过少,低氯尿
hypocholesteremia *n*. 血胆固醇过少,血胆甾醇过少,低胆固醇血,低胆甾醇血
hypocholesteremic *a*. 血胆固醇过少,血胆甾醇过少,低胆固醇血,低胆甾醇血
hypocholesterinemia *n*. 血胆固醇过少,血胆甾醇过少,低胆固醇血,低胆甾醇血
hypocholesterolemia *n*. 血胆固醇过少,血胆甾醇过少,低胆固醇血,低胆甾醇血
hypocholesterolemic *a*. 血胆固醇过少,血胆甾醇过少,低胆固醇血,低胆甾醇血
hypocholia *n*. 胆汁过少
hypocholuria *n*. 尿(内)胆汁过少,低胆汁尿
hypochondria *n*. 季肋部(hypochondrium 的复数);疑病(症)
hypochondriac (简作 Hypo) *a*. 疑病症的;季肋部的 *n*. 疑病患者
hypochondriacal *a*. 疑病(症)的
hypochondriasis *n*. 疑病(症)
hypochondrium ([复]hypochondria) *n*. 季肋部
hypochondroplasia *n*. 季肋发育不全
hypochordal *a*. 脊索腹侧的
hypochromasia *n*. 着色不足,染色过浅
hypochromatic *a*. 含染色体少的;染浅色的,淡染的
hypochromatism *n*. 着色不足(尤指细胞核内染色质过少)
hypochromatocytosis *n*. 色素过少性血细胞增多症
hypochromatosis *n*. 细胞核(染色质)消失,核溶解
hypochrome *n*. 淡色团
hypochromemia *n*. 血色指数过低 ‖ ~, idiopathic; idiopathic hypochromic anemia 特发性低色[指数]性贫血
hypochromia *n*. ①血红蛋白过少 ②着色不足(尤指细胞核内染色质过少)
hypochromic *a*. 血红蛋白过少的;着色不足的
hypochromica *n*. 血红蛋白过少;着色不足的(尤指细胞核内染色质过少)
hypochromicity *n*. ①减色现象 ②减色性, 减色度
hypochromotrichia *n*. 毛(发)着色不足
hypochrosis *n*. 低色性贫血,血红蛋白过少性贫血
hypochylia *n*. 胃液(分泌)过少
hypocinesia; **hypokinesis** *n*. 运动机能减退
hypocinesis *n*. 运动碱少,少动症
hypocist *n*. 大花寄生草汁
hypocistis *n*. 大花寄生草汁
hypocitremia *n*. 血枸橼酸过少,低枸橼酸血
hypocitruria *n*. 尿枸橼酸过少,低拘橼酸尿
hypoclnesia *n*. 运动碱少,少动症
hypoclysis *n*. 灌肠法
hypocoagulability *n*. 凝固性过低的
hypocoagulable *a*. 凝固性过低的
hypocoelom *n*. 下体腔
hypocoinplementemic *a*. 低补体血症
hypocolasia; **hypokolasia** *n*. [神经]抑制机能减退
Hypocomatina *n*. 腹纤毛亚目
hypocomplementemia *n*. 低补体血症
hypocondylar *a*. 髁下的
hypocone *n*. 次尖(上磨牙的远中舌尖)
hypoconid *n*. 下次尖(下磨牙的远中颊尖)
hypoconule *n*. 次小尖(上磨牙的远中舌尖)
hypoconulid *n*. 下次小尖(下磨牙的远中尖)
hypocoracoi *n*. 下喙骨
hypocorticalism; **hypoadrenocorticism** *n*. 肾上腺皮质功能减退
hypocorticism *n*. 肾上腺皮质功能减退
hypocorticoidism *n*. 肾上腺皮质功能减退
hypocotyl *n*. 下胚轴(植物)
hypocotyledonary; **hypocotyledonous** *a*. 下胚轴的
Hypocreaceae *n*. 肉座菌科(一种菌类)
Hypocreales *n*. 肉座菌目
hypocrine *a*. 内分泌功能减退的
hypocrinia ; **hypocrinism** *n*. 内分泌过少
hypocrinism *n*. 内分泌过少
hypocrisy *n*. 伪善,虚伪
hypocupremia *n*. 血铜过少,低铜血
hypocycloidal *n*. 内摆线 ‖ ~ tomogrphy 内摆线断层成像
hypocyclosis *n*. 调视功能减退,调节功能减退 ‖ ~, ciliary 睫状体性调视机能减退 / ~, lenticular 晶状体性调视机能减退
hypocystotomy *n*. 经会阴膀胱切开术
hypocythemia *n*. 红细胞减少(症)
hypocytosis *n*. 血细胞减少
hypodactylia *n*. 指(趾)缺少,缺指(趾)
hypodactyly *n*. 指(趾)缺少,缺指(趾)
hypodense *a*. 低致密的(特指 X 线片上的物体或区域,其致密度比其他地方低)
Hypoderaeum conoideum (**Bloch**) *n*. 似椎低颈吸虫(隶属于棘口科 Echinostomatidae)
hypoderm *n*. 皮下组织 ‖ ~al *a*. 皮下组织的
Hypoderma *n*. 皮下蝇属展,皮蝇属 ‖ ~bovis 牛皮下蝇 / ~ diana 鹿皮下绳 / ~lineatum 纹皮下蝇
hypoderma *n*. 皮下组织
Hypodermataceae *n*. 皮下盘菌科(一种菌类)
hypodermatic (简作 H) *a*. 皮下的
hypodermatoclysis *n*. 皮下灌注术,皮下输液
hypodermatomy *n*. 皮下切开术

hypodermiasis *n*. 皮下蝇蛆病
hypodermic *a*. 皮下的;皮下注射的 *n*. 皮下注射,皮下注射器 ‖ by ~ needle 用皮下注射 / ~ injection (简作 Hypo) 皮下注射 / ~ needle 皮下注射针,皮下注射针头 / ~ envelope 皮下鞘 ‖ ~ally *ad*. 皮下;皮下注射
hypodermis *n*. 皮下组织;真皮(昆虫)
hypodermoclysis *n*. 皮下灌注术,皮下输液 ‖ hypodermoclysis infusion (简作 H inf) 皮下输注
hypodermolithiasis *n*. 皮下结石(症)
hypodesmus; **hypodesis** *n*. 结扎,扎法,缚术
hypodevelopement *a*. 发育不足
hypodiaphragmatic *a*. 肝下的
hypodicrotous *a*. 弱二波[脉]的
hypodiploid *a*. 亚二倍的,低二倍的 *n*. 亚二倍体,低二倍体(指一个个体或细胞含有少于二倍体数目的染色体)
hypodiploidy *n*. 亚二倍性,低二倍性
hypodipsia *n*. 渴感减退
hypodipsic *a*. 渴感减退的
hypodontia *n*. 牙发育不全
hypodynamia *n*. 力不足,乏力 ‖ ~ cordis 心力不足
hypodynamic *a*. 力不足,乏力
hypodynia *n*. 轻痛,微痛
hypoeccrisia *a*. 排泄过少
hypoeccrisis *n*. 排泄过少
hypoeccritic *a*. 排泄过少的
hypoechoic *a*. 低回声的,弱回声的
hypoelectrolytemia *n*. 低电解质血
hypoemia; **anemia** *n*. 贫血
hypoemotivity *n*. 情感减弱,情感不足
hypoendocrinia *n*. 内分泌过少,内分泌功能减退
hypoendocrinism *n*. 内分泌过少,内分泌功能减退
hypoendocrisia *n*. 内分泌过少,内分泌功能减退
hypoeosinophilia *n*. 嗜酸细胞减少
hypoepinephria; **hypoadrenalism** *n*. 肾上腺机能减退
hypoepinephrinemia *n*. 血肾上腺素过少,低肾上腺素血
hypoepinephry *n*. 肾上腺机能减退
hypoequilibrium *n*. 平衡觉减退
hypoergasia *n*. (功能)活动力减弱
hypoergia *n*. (功能)活动力减弱;反应力过低(对变应原低敏感性)
hypoergic *a*. 活动性减弱;低应性,反应性减退
hypoergy *n*. 活动性减弱;低应性,反应性减退
hypoerythrocythemia *n*. 红细胞过少[症]
hypoesophoria *n*. 下内(向)隐斜视
Hypoestes purpurea (**L.**) **Soland**. *n*. [拉,植药]枪刀药
hypoesthesia *n*. 感觉减退 ‖ acoustic ~, auditory ~ 听觉减退 / gustatory ~ 味觉减退 / olfactory ~ 嗅觉减退 / tactile ~ 触觉减退
hypoesthetic *a*. 感觉减退的
hypoestrinemia *n*. 血雌激素过少,低雌激素血
hypoestrogenemia *n*. 血雌激素过少,低雌激素血
hypoevolutism *n*. 发育迟缓,发育不良
hypoexophoria *n*. 下外(向)隐斜视
hypoferremia *n*. 血(内)铁过少
hypoferrism *n*. (组织)铁过少
hypofertile *a*. 生殖力减低的
hypofertility *n*. 生殖力减低
hypofibrinogenemia *n*. 血纤维蛋白原过少
hypofluorescence *n*. 弱荧光, 低荧光
hypofunction *n*. 功能减退 ‖ ~, adrenal cortical 肾上腺皮质机能减退
hypogalactia *n*. 乳汁减少
hypogalactous *a*. 乳汁减少的
hypogammaglobulinemia *n*. 血(内)丙球蛋白过少,低丙球蛋白血症 ‖ acquired ~ 获得性低丙球蛋白血症 / common variable ~ 常见变异型低丙球蛋白血症 / congenital ~ 先天性低丙球蛋白血症 / transient ~ of infancy 婴儿一时性低丙球蛋白血症 / X-linked ~, X-linked infantile ~ X 连锁低丙球蛋白血症,婴儿 X 连锁低丙球蛋白血症
hypogammaglobulinemic *a*. 血(内)丙球蛋白过少的,低丙球蛋白血症的
hypoganglionosis *n*. 肠肌丛神经节细胞缺乏症
hypogastralgia *n*. 腹下部痛, 下腹痛
hypogastrectasia; **hypogastrectasis** *n*. 腹下部扩张,下腹扩张
hypogastric *a*. 腹下部的,下腹的;髂内动脉的 ‖ ~ ganglion 下腹神经节/ ~ nerve 下腹神经
hypogastrium ([复]hypogastria) *n*. 腹下部,下肢
hypogastrocele *n*. 下腹疝
hypogastrodidymus; **hypogastropagus** *n*. 下腹联胎
hypogastrohemia *n*. 下腹出血
hypogastropagus *n*. 下腹联胎
hypogastrorrhexis *n*. 腹脏突出
hypogastroschisis *n*. 下腹裂(畸形)
hypogastrotomy; **suprapubic incision** *n*. 下腹切开术,耻骨上切开术
hypogenesis *n*. 发育不全 ‖ polar ~ 极性发育不全(胚胎头尾两极发育不全,可形成畸形)
hypogenetic *a*. 发育不全的
hypogenitalism *n*. 生殖器发育不全
hypogenous [hypo under + root gen] 下面生长的,生于下面的
hypogeusesthesia *n*. 味觉减退
hypogeusia *n*. 味觉减退
hypogigantosoma *n*. 轻度巨大发育
hypoglandular *a*. 腺功能减退的
hypoglobulia *n*. 红细胞减少(症)
hypoglossal *a*. 舌下的 ‖ ~ nerve 舌下神经 / ~ nucleus 舌下神经核
hypoglossiadenitis *a*. 舌下腺炎
hypoglossis; **hypoglottis** *n*. ①舌下部,舌下 ②舌下囊肿
hypoglossitis *n*. 舌下[组织]炎
hypoglossus *n*. 舌下神经
hypoglottis *n*. 舌下部,舌下;舌下囊肿
hypoglucagonemia *n*. 血(内胰)高血糖素过少,低(胰)高血糖素血症
hypoglycemia *n*. 血糖过少,低血糖(症) ‖ factitial ~, factitious ~ 人为血糖过少,假性低血糖 / fasting ~ 空腹性低血糖 / ketotic ~ 酮性低血糖 / leucine-induced ~ 亮氨酸诱导性低血糖 / mixed ~ 混合性低血糖 / reactive ~ 反应性低血糖/ hypoglycemic *a*. 低血糖的 *n*. 降血糖药
hypoglycemic *n*. 降血糖药; *a*. 低血糖的 ‖ ~ coma 低血糖性昏迷 / ~ shock therapy 低血糖休克疗法
hypoglycemosis *n*. 低血糖症
hypoglycin *n*. 降糖氨酸,甲叉环丙基丙氨酸(有 A 和 B 两型)
hypoglycine *n*. 降糖氨酸,甲叉环丙基丙氨酸(有 A 和 B 两型)
hypoglycogenolysis *n*. 糖原分解不足
hypoglycorrhachia *n*. 脑脊液糖分过少
hypognathadenitis *a*. 颌下腺炎
hypognathoparasitus; **hypognatic parasite** *n*. 下颌寄生胎
hypognathous *a*. 下颌突出的;下颌寄生胎的
hypognathus *n*. 下颌寄生胎
hypogonadia *n*. 性腺功能减退(症),性腺发育不足
hypogonadism *n*. 性腺功能减退(症),性腺发育不足 ‖ eugonadotropic ~ 促性腺激素正常性性腺功能减退 / hypergonadotropic ~, primary 促性腺激素过多性性腺功能减退,原发性性腺功能减退 / hypogonadotropic ~, secondary ~ 促性腺激素不足性性腺功能减退,继发性性腺功能减退
hypogonadotrophic *a*. 促性腺激求分泌不足的,低促性腺素性的
hypogonadotropic *a*. 促性腺激求分泌不足的,低促性腺素性的
hypogranulocytosis *n*. 粒细胞过少症
hypogravity *n*. 低重
hypogynous *a*. 下位的(指花被、雄蕊)
hypohemia *n*. 贫血
hypohemoglobinemia *n*. 低血红蛋白血,血红蛋白过少
hypohepatia *n*. 肝功能减退
hypo-hexaploid *n*. 亚六倍体
hypohidrosis *n*. 少汗
hypohidrotic *a*. 少汗的
hypohormonal *a*. 激素不足的
hypohormonic *a*. 激素不足的
hypohormonism *n*. 激素过少(症),内分泌功能减退
hypohydration *n*. (体内)水分过少,失水
hypohydremia *n*. 血内水分过少
hypohydrochloria *n*. 胃酸过少(症)
hypohyloma *n*. 下胚层髓质瘤
hypohypnosis *n*. 轻度睡眠,轻度催眠
hypohypnotic *a*. 浅睡眠的,浅催眠的
hypohypophysism *n*. 垂体功能减退
hypoidrosis *n*. 少汗
hypoimmunity *n*. 低免疫性(降低的免疫性)
hypoinosis; **hypoinosemia** *n*. 血纤维蛋白过少,低纤维蛋白血
hypoinsulinemia *n*. 血胰岛素过少,低胰岛素血(症)
hypoinsulinism *n*. 胰岛素分泌过少

hypointense *a*. 低强度的(具有比某一物体的强度较低的)
hypoiodidism *n*. (体内)碘过少
hypoiodite (简作 HIO) *n*. 次碘酸盐
hypoisotonic *a*. 低渗的
hypokalemia *n*. 血钾过少,低钾血(症)
hypokalemic *a*. 血钾过少的,低钾血的 *n*. 降血钾药
hypokaliemia *n*. 血钾过少,低钾血(症)
hypokinemia *n*. 心输出量不足,心排血量过少
hypokinesia *n*. 运动减少,少动症
hypokinesis *n*. 运动减少,少动症
hypokinetic *a*. 运动减少的,少动症的
hypokolasia *n*. [神经]抑制机能减退
hypolacrimia *n*. 泪液分泌不全
hypolactasia *n*. 肠乳糖酶缺乏
hypolarynx *n*. 声门下,喉下部
hypolemmal *a*. 膜下的
hypolepidoma *n*. 下胚层皮质瘤
hypolepsiomania [hypo- + 希 iepsis a seizing + mania madness] *n*. 轻度精神失常
hypolethal *a*. 致死量以下的,小于致死量的
hypoleucocytosis *n*. 白细胞减少
hypoleukemia; **hypoleukocytosis** *n*. 白细胞减少
hypoleukia; **hypoleukocytosis** *n*. 白细胞减少
hypoleydigism *n*. 莱迪希(Leydig)间质细胞功能减退
hypolipaemia *n*. 血脂过少,低脂血
hypolipemia *n*. 血脂过少,低脂血
hypolipidemic *a*. 促血清脂质减少的
hypolipoproteinemia *n*. 血脂蛋白过少,低脂蛋白血(症)
hypoliposis *n*. 脂质过少
hypoliquorrhea *n*. 脑脊液不足
hypologia *n*. 少语[症]
hypolutemia *n*. 血(内)黄体激素过少,高孕酮血
hypolymphemia *n*. 血(内)淋巴细胞减少
hypomagnesemia *n*. 血镁过少,低镁血(症)
hypomania *n*. 轻(症)躁狂
hypomaniac *n*. 轻躁狂者
hypomanic *a*. 轻(症)躁狂
hypomastia *n*. 乳腺过小
hypomazia *n*. 乳腺过小
hypomedication *n*. 皮下投药法
hypomegasoma *n*. 轻度巨大发育,高身材
hypomelancholia *n*. 轻性忧郁症
hypomelanosis *n*. 黑素减少病 ‖ idiopathic guttate ~ 特发性点状黑素减少病 / ~ of Ito 伊藤黑素减少病,无色素性色素失禁
hypomenorrhea *n*. 月经过少
hypomerals *n*. 椎下骨
hypomere *n*. (肌节)腹侧段;下中胚层,轴外中胚层
hypomesosoma *n*. 中(等以)下身材
hypometabolic *a*. 代谢减退的
hypometabolism *n*. 代谢减退
hypomethioninemia *n*. 低蛋氨酸血(症)(血内蛋氨酸浓度减少)
hypometria *n*. 伸展不足,运动范围不足
hypometropia *n*. 近视
hypomicrognathus [hypo- + 希 mikros small + gnathos jaw] *n*. 下颌过小
hypomicron *n*. 亚微粒,次微粒
hypomicrosoma *n*. 矮小身材
hypomineralization *n*. 矿质过少
hypomineralocorticoidism; **Debre-Fibiger's syndrome** *n*. 盐[肾上腺]皮质素过少,矿质[肾上腺]皮质机能减退,德—菲二氏综合征
hypomnesis *n*. 记忆减退
hypomodal *a*. 低于众数的(在统计学上,指在变量曲线上位于众数的左方的数值或项目,即数值小于众数的变量)
hypomoria *n*. 轻度童样痴呆
hypomorph *n*. 肢短体高者,下型身材者;亚效等位基因,减效基因(一种突发基因 ,其功效较弱)
hypomorphic *a*. 肢短体高者,下型身材者;亚效等位基因,减效基因(一种突发基因 ,其功效较弱)
hypomotility *n*. 运动不足,运动减弱
Hypomycetaceae *n*. 疣孢壳科、菌寄生科(一种菌类)
hypomyotonia *n*. 肌张力减低
hypomyxia *n*. 黏液(分泌)减少
hyponanosoma *n*. 过小侏儒(畸形)
hyponasality *n*. 鼻音过少
hyponasty [希 hypo-under + nastos pressed close] *n*. 下偏性
hyponatremia *n*. 血钠过少,低钠血(症) ‖ depletional ~ 失水失钠性低钠血(症) / dilutional ~ 稀释性低钠血(症) / hyperlipemic ~ 高脂血性低钠血(症)
hyponatruria *n*. 钠尿过少,低钠尿
hyponea *n*. 精神迟钝,精神活动不足
hyponeocytosis *n*. 幼稚(白)细胞性白细胞过少(症)
hyponeuria *n*. 神经机能不足
hyponitremia *n*. 血氮过少,低氮血(症)
hyponitrous acid 氮酸,次硝酸
hyponoderma; **larva migrans** *n*. 幼虫移行病,游走性幼虫病
hyponoia *n*. 精神迟钝,精神活动不足
hyponoic *a*. 潜意识精神活动的
hyponomoderma; **larva migrans** *n*. 幼虫移行病,游走性幼虫病
hyponomous [hypo- + 希 nemein to feed] *a*. 穿掘性的,深蚀的(溃疡)
hyponychial *a*. 甲下的
hyponychium *n*. 甲下皮
hyponychon *n*. 甲下瘀斑
hypo-oncotic *a*. 低膨胀压的
hypo-orchidia *n*. 睾丸内分泌功能减退
hypo-orchidism *n*. 睾丸功能减退
hypo-orthocytosis *n*. 正比例性白细胞减少(症)
hypo-osmolality *n*. (体液)重量渗摩尔浓度降低
hypo-ovaria *n*. 卵巢功能减退
hypo-ovarianism *n*. 卵巢功能减退
hypopallesthesia *n*. 振动觉减退
hypopancreatism *n*. 胰腺功能减退
hypopancreorrhea *n*. 胰液分泌过少
hypoparathyreosis *n*. 甲状旁腺功能减退(症)
Hypoparathyroid-Addison-Monilia syndrome (简作 HAM syndrome) 甲状旁腺机能低下—阿狄森—念珠菌病综合征
hypoparathyroidism *n*. 甲状旁腺功能减退(症) ‖ ~, familial 家庭性甲状旁腺机能减退
hypopathia *n*. 轻病
hypopepsia *n*. 消化不良
hypopepsinia *n*. 胃蛋白酶过少
hypoperfusion *n*. 血流灌注不足
hypoperistalsis *n*. 蠕动迟缓
hypopermeability *n*. 渗透性过低,渗透性减低
hypopexia *n*. 固定(量)不足(组织)
hypopexy *n*. 固定(量)不足(组织)
hypophalangism *n*. 少节指(趾)
hypophamine *n*. 垂体胺 ‖ alpha ~ α-垂体胺,催产素 / beta ~ β-垂体胺,加压素
hypopharyngeal *a*. 下咽(部),喉咽(部) ‖ ~ groove 咽下沟 / ~ nerve 舌神经 / ~ process 舌突 / ~ sclerite 舌悬骨 / ~ suspensoricer 舌悬肌
hypopharyngoscope *n*. 下咽(窥)镜
hypopharyngoscopy *n*. 下咽镜检查
hypopharynx *n*. 下咽(部),喉咽(部)
hypophasis *n*. 眼睑闭合不全
Hypophloeus flavipennis (**Mots.**) 黄翅皮下甲(隶属于拟步行虫科 Lacordaire)
hypophonesis *n*. 声响过弱
hypophonia *n*. 发声过弱
hypophoria *n*. 下隐斜视
hypophosphatasia *n*. 磷酸酯酶过少,低磷酸酯酶症
hypophosphate *n*. 连二磷酸盐,低磷酸盐
hypophosphatemia *n*. 血磷酸盐过少,低磷酸盐血(症) ‖ familial ~ 家族性低磷酸盐血症(一种 X 连锁显性遗传的磷酸盐代谢障碍,可能伴有抗维生素 D 佝偻病)
hypophosphatemic *a*. 血磷酸盐过少的,低磷酸盐血(症)的 ‖ ~ bone disease (简作 HBD, HBDH) 低磷酸盐血症性骨病
hypophosphaturia *n*. 尿(内)磷酸盐过少,低磷酸盐尿
hypophosphite *n*. 次磷酸盐
hypophosphoremia; **hypophos-phatemia** *n*. 血磷酸盐过少,低磷酸盐血
hypophosphoric acid 低磷酸
hypophosphorous acid 次磷酸
hypophrasia [hypo- + phrasis utterance] *n*. 言语过少
hypophrenia *n*. 智力薄弱,低能 (精神发育迟缓)
hypophrenic *a*. 低能的;膈下的
hypophrenium *n*. 膈下腔
hypophrenosis *n*. 智力薄弱症
hypophrodisia *n*. 性欲减退
Hypophthalmichthys molitrix (**Cuvier et Valenciennes**) 链鱼(隶属于鲤科 Cyprinidae)
hypophyse cell 胚根原细胞

hypophyseal *a*. 垂体的
hypophysectomize *vt*. 切除垂体
hypophysectomized（简作 hypox）*a*. 已切除脑垂体的
hypophysectomy *n*. 垂体切除术
Hypophysenvorderlappen［德］（简作 HVL）*n*. 脑垂体前叶
hypophyseoportal *a*. 垂体门脉的
hypophyseoprivous *a*. 垂体［分泌］缺乏的
hypophyseotropic *a*. 促垂体的
hypophysial *a*. 垂体的
hypophysiectomy *n*. 垂体切除术
hypophysin; pituitrin *n*. ［垂体］后叶素
hypophysioportal *a*. 垂体门脉的
hypophysioprivic *a*. 垂体分泌缺乏的
hypophysis（［复］hypo-physes）*n*. 垂体 ‖ ～cerebri（大脑）垂体 / ～ pars distalis 垂体远［侧］部 / ～ pars intermedia 垂体中间部 / ～ pars nervosa 垂体神经部 / ～ pars tuberalis 垂体结节部 / pharyngeal ～ 咽垂体 / ～ sicca 干垂体后叶 / ～ inhibitor 垂体抑制因子
hypophysitis *n*. 垂体炎
hypophysoma *n*. 垂体瘤
hypophysoprivic *a*. 垂体分泌缺乏的
hypophysoprivus; hypophysioprivic *a*. 垂体［分泌］缺乏的
hypopiesia *n*. 血压过低,低血压
hypopiesis *n*. 压力过低,低压
hypopietic *n*. 压力过低,低压
hypopigmentation *n*. 色素沉着不足,色素减退
hypopigmenter *n*.（皮肤）脱色剂
hypopinealism *n*. 松果体功能减退
hypopituitarism *n*. 垂体功能减退
hypopituitary *n*. 垂体功能减退
hypopituitaxism *n*. 垂体机能减退
hypoplasia *n*. 发育不全,再生不良 ‖ cartilage-hair ～软骨毛发发育不良 / ～, chronologic 年轮性发育不全 / ～, dental 牙发育不全 / enamel ～ 釉质发育不全/focal dermal ～局灶性皮肤发育不良/ ～, local 局部发育不全 / ～ of mesenchyme; osteogenesis imperfecta 间叶发育不全,成骨不全 / ～, multiple 多因性发育不全 / ～ musculorum generalisata congenitale; Krabbe's 先天性全身性肌发育不全,克雷比氏综合征 / oligomeganephronic renal ～ 肾单位稀少巨大症性肾发育不全,肾单位稀少巨大症 / ～ of right ventricle 右心室发育不全 / thymic ～胸腺发育不良
hypoplasminogenemia（简作 HPGE）*n*. 低纤溶酶原血症
hypoplastic *a*. 发育不全,再生不良 ‖ ～ acute myelogenous leukemia（简作 HAML）低增生性急性粒细胞白血病 / ～ hypoplastic left heart（简作 HLH）左心发育不全(综合征)/ ～ left heart syndrome（简作 HLHS）左心发育不全综合征
hypoplasty; hypoplasia; dysgenesis *n*. 发育不全,再生不良
hypopleura *n*. 下后侧板(昆虫)
hypopleuron *n*. 下后侧板
hypoploid *a*. 亚倍的,低倍的 *n*. 亚倍体,低倍体(居于异倍体,少于正常二倍体数目的染色体,例如人体为 45 个染色体,即 2n-1)
hypoploidy *a*. 亚倍的
hypopnea *n*. 呼吸不足,呼吸不全 ‖ ～ index（简作 HI）呼吸不全指数
hypopneic *a*. 呼吸不足的,呼吸不全的
hypopneumonism *n*. 肺血低气体扩散症
hypopolarization *a*. 低级化
hypoponesis *n*. 皮质运动区活动不足
hypoporosis *n*. 骨痂形成不全
hypoposia *n*. 饮水过少,进液过少
hypopotassemia *n*. 血钾过少,低钾血(症)
hypopotassemic *n*. 血钾过少的,低钾血(症)的
hypopotentia *n*. 电位过低(尤指大脑皮质电活动性减少)
hypopraxia *n*. 活动减退,动作减退
Hypoprion atripinnis（Chu） *n*. 黑鳍基齿鲨(隶属于真鲨科 Carharhinidae)
hypoprolanemia *n*. 血［内］促性腺激素过少
hypoproliferation *n*. 增殖低下
hypoprosexia［hypo- + 希 prosexis application］*n*. 注意不足
hypoprosody *n*. 言语韵谰减少
hypoproteinemia *n*. 血蛋白过少,低蛋白血（症）‖ prehepatic ～ 肝前性血蛋白过少
hypoproteinia *n*. 蛋白过少,蛋白缺乏
hypoproteinic *a*. 蛋白过少的,蛋白缺乏的
hypoproteinosis *n*. 蛋白(质)缺乏症
hypoprothrombinemia *n*. 血凝血酶原过少,低凝血酶原血(症)
hypopselaphesia *n*. 触觉减退
hypopsia *n*. 视力减退
hypopsychosis *n*. 思想迟钝
hypopteronosis cystica 羽下囊肿病(鸟类)
Hypopterygiaceae *n*. 孔雀藓科(一种藓类)
hypoptyalism *n*. 唾液(分泌)减少,缺涎症
hypopus *n*. 休眠体,休眠稚虫(螨类)
hypopygium *n*. 肛门,膨腹端(昆虫)
hypopyon *n*. 眼前房积脓
hypopyum *n*. 前房积脓
hypoquebrachine *n*. 白坚木次碱
hyporeactive *a*. 反应不足的
hyporeflexia *n*. 反射减弱
hyporeninemia *n*. 血(内)血管紧张肽原酶减少,低血管紧张肽原酶血症,低肾素血症
hyporeninemic *a*. 血(内)血管紧张肽原酶减少的,低血管紧张肽原酶血症的,低肾素血症的
Hyporfiamphus paucirastris（Collette et Parm） 少耙下
hyporrhea *n*. 轻度出血
hypos; hypochondriasis *n*. 疑病症
hyposalemia *n*. 血盐过少,低盐血(症)
hyposalivation *n*. 唾液(分泌)减少,缺涎症
hyposarca *n*. 全身水肿,普遍性水肿
hyposcheotomy *n*. 睾丸鞘膜低位穿刺术
hyposcleral *a*. 巩膜下的
hyposecretion *n*. 分泌过少
hyposensitive *a*. 敏感减轻的, 弱敏的
hyposensitiveness *n*. 敏感减轻, 弱敏性
hyposensitivity *n*. 敏感减轻,低敏感性
hyposensitization *n*. 降低敏感作用,脱敏作用
hyposensitize *vt*. 减弱…… 的敏感度,(使)脱敏(感)
hyposexuality *n*. 性欲减退
hyposiagonarthritis *n*. 颞下颌关节炎
hyposialadenitis *n*. 颌下腺炎
hyposialosis *n*. 唾液(分泌)过少
hyposkeocytosis *n*. 幼稚(白)细胞性白细胞过少(症)
hyposmia *n*. 嗅觉减退
hyposmolarity *n*. 容积渗摩尔浓度过低
hyposmosis *n*. 透渗进力减弱,低渗
hyposodemia; hyponatremia *n*. 血钠过少,低钠血
hyposomatotropism *n*. 生长激素过少症
hyposomia *n*. 身体发育不全
hyposomnia *n*. 失眠(症)
hypospadia *n*. 尿道下裂
hypospadiac *n*. 尿道下裂者
hypospadias *n*. 尿道下裂 ‖ balanic ～, balanitic ～, glandular ～ 龟头部尿道下裂 / female ～ 女性尿道下裂 / penoscrotal ～阴茎阴囊部尿道下裂 / perineal ～, pseudovaginal ～会阴部尿道下裂
hyposphagma *n*. 结膜下出血
hyposphresia *n*. 嗅觉减退
hyposphyxia［hypo- + 希 sphyxis pulse + -ia］*n*. ［血］循环活动减弱
hyposplenism *n*. 脾功能减退(症)
hypospondylotomy *n*. 椎骨下切开术
hypostasis［复］hypostases *n*. ①(血液)坠积; ②下位（以～基因或诸基因掩饰或抑制另一基因）‖ ～ pulmonum 肺血液坠积
hypostatic *a*.（血液）坠积;下位
hyposteatolysis *n*. 脂肪分解不全
hyposteatosis *n*. 皮脂分泌不足
hyposthenia *n*. 衰弱,体力不足
hypostheniant *a*. 致衰弱的 *n*. 致衰弱剂
hyposthenic *a*. 衰弱,体力不足
hyposthenuria *n*. 低渗尿,尿浓缩不足 ‖ tubular ～肾小管性低渗尿 / ～, vascular 血管性低渗尿
Hypostomatia *n*. 下口纤毛虫亚纲
Hypostomatia Schewiakoff 下口亚纲
hypostome *n*. 口下板(口下器)
hypostomia *n*. 小嘴（畸形）
hypostomial *a*. 下口纤毛虫亚纲的
hypostosis *n*. 骨发育不全
hypostraeum *n*. 下角层
hypostyle 后附尘(上远中尖)
hypostypsis *n*. 轻度收敛
hypostyptic *a*. 轻度收敛
hyposulfite *n*. 次硫酸盐 ‖ ～ of soda（简作 Hypo）连二亚硫酸钠
hyposuprarenalemia *n*. 血肾上腺素过少,低肾上腺素血(症)

hyposuprarenalism *n*. 肾上腺功能减退
hyposympathicotonus *n*. 交感神经张力减退
hyposynergia *n*. 协同(动作)不足
hyposystole *n*. [心]收缩过弱
hypotaxia *n*. 控制力减弱,自制力减弱(如发生于催眠初期)
hypotelorism *n*. (两器官间)距离过近 ‖ ocular ~ ,orbital ~ 两眼距离过近
hypotension *n*. 低血压 ‖ ~, arterial 低动脉压 / chronic orthostatic ~ ,chronic idiopathico orthostatic ~ , idiopathic orthostatic ~ 慢性直立性低血压,慢性特发性直立性低血压,特发性直立性低血压 /constitutional ~ 体质性低血压 / essential ~ 原发性低血压 / high altitude ~ 高原低血压 / idiopathic postural ~ 特发性体位性低血压/ ~, intracranial 颅内压力减低 / orthostatic ~, postural ~直立性低血压,体位性低血压 / postural ~ 体位性低血压 / primary ~ 原发性低血压 (体质性低血压) / secondary ~ 继发性低血压 / secondary postural ~ 继发性体位性低血压 / vascular ~ 血管性低血药
hypotensive *a*. 低血压的 *n*. 低血压者
hypotensor *n*. 降压药
hypotenuse *n*. 斜边
hypotestoidism *n*. 睾丸机能减退
hypotetraploid *a*. 亚四倍的 ,低四倍的 *n*. 亚四倍体,低四倍体,[指一个个体或细胞在不平衡的组合中 ,含有少于四倍体数目的染色体(4n-x)]
hypothalamic *a*. 下丘脑的 ‖ ~ regulatory peptides (简作 HRP)丘脑下部调节性多肽 / ~ hypophysiotropic releasing factor (简作 HHRF)丘脑下部促垂体激素释放因子 / ~ releasing factor 下丘脑释放因子
hypothalamotomy *n*. 下丘脑切断术(治精神病疾患)
hypothalamus *n*. 丘脑下部,下丘脑
Hypothalmic secretory factor For Adreno-Corticortropic Hormone (简作 HSF – ACTH)促肾上腺皮质激素的下丘脑分泌因子
Hypothalmichthys molitrix 鳊鱼 ‖ ~ nobilis 大头鱼
hypothecium [希 hypo-under + theke box] *n*. 子囊下层
hypothelesia [希 hypo-under + thelesis will] *n*. 意志薄弱
hypothenar *a*. 小鱼际 (的)
hypothermal *a*. 低温,降温,低体温
hypothermia *n*. 低温,降温,低体温 ‖ endogenous ~ 内源性低体温
hypothermic *n*. 低温,降温,低体温
hypothermy *n*. 低温,降温,低体温
hypothesis *n*. 假设,假说 ‖ alternative ~备择假设(在统计检验时与无效假设 < null hypothesis > 做比较的假设。符号为 H_1 或 H_2) / ~, Bergmann's 贝格曼氏假说(蛋白质有效假说) / biogenic amine ~ 生物胺假说(认为抑郁症与在大脑功能上很重要的受体部位缺乏儿茶酚胺特别是去甲肾上腺素有关,并认为情绪高涨与儿茶酚胺过多有关) / ~, Buchner's 布赫内氏假说(机体蛋白和抗原结合而形成复合物) / cardionector ~心动调节结构假说(认为心脏内有两个起搏点或心动调节结构,一个是交房结(atrionector),支配心房,另一个是房室束 (ventriculonec-tor),支配心室) / ~, dineur's 凝集假说 / ~, dipole 两极说 / ~, Ehrlich's 欧力希氏假说(免疫形成的假链假说) / ~, Gad's 加德氏假说(动脉与门静脉交通处成锐角) / gate ~ 闸门假说 (即闸门学说,见 theory 项下相应术语) / ~, Harrower's; hormone hunger 哈娄尔氏假说(激素饥饿假说) / ~, Hering's 赫林氏假说(关于色觉的) / insular ~胰岛假说 (糖尿病是由于胰岛功能失常所致) / lattice ~格子假说,万字格假说(认为抗原抗体反应为多价抗原与二价抗体之间的反应而构成万字格状的抗原—抗体复合物) / ~ Makeham's 马克哈姆假说(关于死亡规律)/ ~ mnemic 潜记忆假说 / null ~无效假设,冬假设(假定正在研究的效果是不存在的假设) / onegene-one polypeptidechain ~ 一基因一多肽链假说 (基因为提供产生一个多肽链密码的 DNA 顺序。以前称为一基因一酶假说 (one gene-one enzyme hypothesis)或一基因一蛋白假说(one gene-one protein hypothesis)。抗体基因是一例外,其可变部位和恒定部位的单个基因重新组合,提供单个多肽的密码) / ~, Planck's quantum 普朗克氏量子假说 / ~, resonance-volley 共鸣排放假说 /sliding-filament ~ 滑动细丝假说[牵拉个别肌纤维可增加滑动收缩的蛋白成分(肌动蛋白和肌球蛋白) 之间形成的张力增强桥的数目,从而增加下一次肌收缩的力量] / unitarian ~ 抗体一元论(认为抗体总是一种单一的变异血清球蛋白,虽然它与同原抗原反应能产生明显的结果,如凝集反应、沉淀反应、补体结合反应等) / ~, Welch's 魏尔希氏假说 (细菌抵抗假说) / wobble ~ 摇摆假说,变偶假说 (克里克(F. H. C. Crick) 为解释一种特异的 tRNA 分子如何能够把不同的密码子翻译成 mRNA 模板而提出的一种假说。据此假说,tRNA 反密码子 的第三碱基不一定与互补密码子配对(而前两个碱基则与之配对),但能与几种 mRNA 密码子形成碱基配对) / ~ Young's 扬氏假说
hypothesize *vt*. & *vi*. 假设,假定
hypothetic *a*. 假设的;有前提的 ‖ ~ly *ad*. 假设的;有前提的
hypothetical *a*. 假设的;有前提的
hypothrepsia *n*. 营养不良
hypothrombinemia *n*. 血(内)凝血酶过少,低凝血酶血(症)
hypothromboplastinemia *n*. 血[内]凝血激酶过少
hypothymergasia *n*. 情感低落性整体反应
hypothymergastic *a*. 情感低落性整体反应
hypothymia *n*. 情感减退
hypothymic *a*. 情感减退
hypothymism *n*. 胸腺功能减退
hypothyrea *n*. 甲状腺功能减退
hypothyreosis *n*. 甲状腺功能减退
hypothyroid *a*. 甲状腺功能减退的 *n*. 甲状腺功能减退者
hypothyroidation *n*. (促使)甲状腺功能减退(作用)
hypothyroidea *n*. 甲状腺功能减退
hypothyroidism *n*. 甲状腺功能减退 ‖ ~, primary 原发性甲状腺机能减退 / ~, secondary 继发性甲状腺机能减退
hypothyrosis *n*. 甲状腺功能减退
hypotonia *n*. 张力减退,压力过低 ‖ benign congenital ~良性先天性张力减退 / ~oculi 眼压过低
hypotonic *a*. 低张的;低渗的 ‖ ~ solution 低渗溶液
hypotonicity *n*. 低张性;低渗性
hypotonus *n*. 张力减退,压力过低
hypotony *n*. 张力减退,压力过低
hypotoxicity *n*. 弱毒性,低毒性
hypotransferrinemia *n*. 血(内)转铁蛋白过少,低转铁蛋白血
Hypotricha *n*. 腹纤毛亚目
Hypotricha Stein 下毛亚目
hypotrichiasis *n*. 先天性脱发,先天性秃
Hypotrichida *n*. 腹纤毛目, 稀毛虫类
Hypotrichida Stein 下毛目
Hypotrichidium conicum Ilowaisky 锥状腹毛虫
Hypotrichidium Ilowaiky 腹毛虫属
hypotrichosis *n*. 毛(发)稀少,稀毛(症) ‖ ~ congenita hereditaria; Unna's syndrome 先天稀毛[症]
hypotrichous *a*. 下纤毛的(指某些纤毛虫)
hypotriploid *a*. 亚三倍的 *n*. 亚三倍体(指一个个体或细胞在不平衡的组合中,含有少于三倍体数目的染色体〈3n-x〉)
hypotrophia infantum *n*. 婴儿营养不足
hypotrophy *n*. 生活力缺失;半自主生长,亚独立生长; 营养不足, 生长不足
hypotropia *n*. 下斜视
hypotropic *a*. 下斜视的
hypotryptophanic *a*. 色氨酸缺乏的
hypotympanic *n*. 鼓室下的
hypotympanotomy *n*. 下鼓室开放术,鼓室下部切开术
hypotympanum *n*. 下鼓室,鼓室下部
hypouremia *n*. 血(内)尿素过少
hypouresis *n*. 排尿减少
hypouricemia *n*. 血 (内) 尿酸不足,低尿酸血症
hypouricrinia; hypourocrinia *n*. 尿分泌减少,尿量减少
hypovagotonia *n*. 迷走神经兴奋减退
hypovaria *n*. 卵巢功能减退
hypovarianism *n*. 卵巢功能减退
hypovegetative *a*. 躯体型的,低自主性功能体型的(躯体系统比内脏占优势)
hypovenosity *n*. 静脉(系统)发育不全
hypoventilation *n*. 肺换气不足,通气不足 ‖ obstructive ~ 阻塞性换气不足 / restrictive ~ 限制性换气不足
hypovertebrotomy hypospondylotomy *n*. 椎骨下切开术
hypoviglance *n*. 觉醒不全
hypovitaminosis *n*. 维生素缺少(症),维生素缺乏(症)
hypovolemia *n*. (循环)血容量减少,低血容量症
hypovolemic *a*. (循环)血容量减少的,低血容量症的 ‖ ~ shock (简作 HS)低血容量休克
hypovolemic shock 低血容量休克
hypovolia *n*. 水(含)量过少,液量过少
hypox hypophysectomized *a*. 已切除脑垂体的
hypoxaemia; **hypoxemia** *n*. 血氧过少,低氧血
hypoxanthine (简作 hyp) *n*. 次黄嘌呤,6 – 羟基嘌呤 ‖ ~ oxidase 次黄嘌呤氧化酶,黄嘌呤氧化酶 / ~ phosphoribosyl-transferase

(HPRT)（简作 HPRT）次黄嘌呤酸核糖基转移酶[此酶活性缺乏，为一种 X 连锁性状，可致莱—尼（Lesch-Nyhan）综合征，亦称次黄嘌呤鸟嘌呤磷酸核糖基转移酶] / ~ guanine phosphoribosyl transferase（简作 HGPRT）次黄嘌呤鸟嘌呤磷酸核糖基转移酶，次黄嘌呤磷酸核糖基转移酶 / ~ riboside（HXR）; inosine（简作 HXR）次黄嘌呤核（糖核）甙

hypoxanthine-9-β-d-ribofuranoside *n*. 次黄嘌呤 - 9 - β - d - 五环苷核糖甙

hypoxanthylic acid 次黄（嘌呤核）苷酸，肌脊酸

hypoxathine-aminopterin-Thymidine(medium)（简作 HAT）次黄嘌呤 - 氨蝶呤 - 胸苷（培养基）

hypoxemia（简作 HXA）*n*. 血氧过少，低氧血 ‖ hypotonic ~ 低张性低氧血症 / isotonic ~ 等张性低氧血症

hypoxia *n*. 氧过少，缺氧，低氧 ‖ acute attitude ~ 急性高空缺氧 / anemic ~ 贫血性缺氧 / chronic altitude ~ 慢性高空缺氧 / circulatory ~ 循环性缺氧 / diver's ~ 潜水员缺氧症 / fulminating altitude ~ 暴发性高空缺氧 / histo-toxic ~ 组织中毒性缺氧 / hypokinetic ~ 低血流动力性缺氧 / hypoxic ~ 低氧性缺氧 / ischemic ~ 缺血性缺氧 / stagnant ~ 淤血性缺氧

hypoxia-ischemia *n*. 低氧—局部缺血（血供中断时组织内发生的病变，尤见于窒息的胎儿或婴儿）

hypoxic *a*. 氧过少的，缺氧的，低氧的 ‖ hypoxic pulmonary vasoconstriction（简作 HPVC）低氧性肺血管收缩

Hypoxidaceae [植药] *n*. 长喙科，仙茅科 [植药]

hypoxidosis *n*. 低氧症

Hypoxis L. N *n*. 小金梅草属 ‖ ~ aurea Lour 小金梅草

hypoxyphoremia *n*. 血氧输送功能不正常

HypRho-D Rho(D) 免疫血清球蛋白 [Rho(D) immune serum globulin] 制剂的商品名

hyprinia *n*. 内分泌过少

hypro hydroxyproline *n*. 羟脯氨酸

Hyprolose *n*. 羟丙纤维素（药用辅料）

Hypromellose *n*. 羟甲丙纤维素（药用辅料）

hypsar(r)hythmia *n*. 高度节律失常[指一种脑电图异常，有时见于儿童，通常呈现痉挛或震颤发作（肌阵挛），常与精神发育迟缓有关]

Hypserpa nitida Miers [拉，植药] 夜花藤

hypsi- [希][构词成分] 高

hypsibrachycephalic *a*. 高阔头的

hypsicephalia *n*. 尖头（畸形）

hypsicephalic *a*. 尖头（畸形）的

hypsicephaly *n*. 尖头（畸形）

hypsiconch *n*. 高眶者

hypsiconchous *a*. 高眶的

hypsiloid *a*.（希腊字母）γ 字形的

hypsiphobia; **hypsophobia** *n*. 高处恐怖，高空恐怖

hypsistaphylia *n*. 高狭腭

hypsistenocephalic *a*. 高狭头的

hypso- [希][构词成分] 高

hypsocephalous *a*. 尖头（畸形）的

hypsocephaly *n*. 尖头（畸形）

hypsochrome *n*. 浅色团，向紫团

hypsochromic *a*. 浅色团，向紫团

hypsochromic shift 向紫（增色）效应，增频效应

hypsochromy *n*. 浅色团作用，向紫（吸收光带向较高频率移动，使色变浅）

hypsodont *a*. 长冠牙的（如食草哺乳动物）

hypsokinesis *n*. 后仰，后倾（见于震颤麻痹及其他肌震颤性综合征）

hypsonosus *n*. 高空病，高山病

hypsophobia; **hypsiphobia** *n*. 高处恐怖，高空恐怖

hypsophyll *n*. 高出叶

Hypsosomamongolica (Me nl) *n*. 蒙古高鳖甲（隶属于拟步行虫科 Lacordaire）

hypsotherapy *n*. 高地疗法

hypural bone *n*. 尾下骨

hypurgia *n*. 辅助因素，辅助疗法

hyraceum *n*. 蹄兔香

hyracoidea *n*. 蹄兔月

hyrax [a mouse] *n*. 蹄兔，岩狸

Hyriopsis cumingii(lea) [拉；动药] 三角帆蚌

hyrtenal *n*. 莲叶桐萜醛

Hyrtl's loop (anastomosis)（Jozsef Hyrti）希尔特尔襻（吻合）（偶见于颊舌骨肌中的左右舌下神经襻形吻合）‖ ~ foramen 希尔特耳氏孔（蝶颊肌孔）/ ~ recess 鼓室上隐窝 / ~ sphincter 希尔特尔括约肌（一种不完全的肌纤维带，位于肛门约 10 cm 以上的直肠壁内，亦称直肠括约肌）

Hys hysterectotomy *n*. 子宫切除术
hysteria *n*. 歇斯底里，癔病
hysterical *a*. 癔病的

hysluronic acid 透明质酸

hyssop; **Hyssopus officinalis** *n*. 海索草

hyster(o)- [希][构词成分] ①子宫 ②癔病 ③后，迟

hyster-; **hystero-** ①子宫 ②癔病

hystera [希][uterus] 子宫

hysteralgia *n*. 子宫痛

hysteranesis [希 anesis relaxation] *n*. 子宫松弛，子宫无力

Hysterangiaceae *n*. 辐片包科（一种菌类）

hysteratresia *n*. 子宫闭锁

hysterauxesis *n*. 子宫增大

hysterauxin *n*. 女性促长素

hysterectomy（简作 Hys）*n*. 子宫切除术 ‖ abdominal ~ 腹式子宫切除术 / cesarean ~ 剖腹产子宫切除术 / chemical ~ 化学性子宫内膜破坏法 / ~, complete 全子宫切除术 / ~, paravaginal 阴道旁子宫切除术 / ~, Porro; cesarean ~ 剖腹产子宫切除术 / ~, radical 根治性子宫切除术 subtotal ~, partial ~, supracervical ~, supravaginal ~ 次全子宫切除术，部分子宫切除术，颈上式子宫切除术，阴道上子宫切除术 / total ~, complete ~ 全子宫切除术 / ~ and radiation（简作 H&R）子宫切除术与放射疗法 / ~ produced and artificially reared（简作 HYPAR）子宫切除术生产和人工抚养的

hysteresis *n*. ①滞后（现象），滞后作用 ②磁带 ③平衡阻碍 ‖ protoplasmic ~ 原生质滞后现象（细胞衰老的一个假设的原因）

hysteretic *a*. 滞后（现象）的

hystereurynter *n*. 宫口扩张袋（一种宫颈扩张袋）

hystereurysis *n*. 宫口扩张术

hysteria（简作 Hys）*n*. 癔病，歇斯底里 ‖ anxiety ~ 焦虑性质病 / canine ~ 犬惊病，犬癔病 / conversion ~ 转换性病病 / dissociative ~ 分裂性癔病 / fixation ~ 固定（病位）性癔病 / ~ libidinosa 性冲动性癔病，性冲动性歇斯底里 / ~ major 大发作性质病，重癔病 / ~ minor 小发作性癔病，轻癔病 / monosymptomatic ~ 单一症状性癔病 / ~, traumatic 外伤性癔病，外伤性歇斯底里患者

hysteriac（简作 Hys）*n*. 癔病患者

Hysteriaceae *n*. 缝裂菌科（一种菌类）

hysteric *a*. 癔病的，歇斯底里的 *n*. 癔病患者 ‖ ~ stigma 癔病性特征，歇斯底里性特征

hysterical *a*. 癔病的，歇斯底里的 ‖ ~ stricture 癔病性（食管）狭窄，歇斯底里性（食管）狭窄 / ~ vomiting 癔病性呕吐，歇斯底里性呕吐

hystericism *n*. 癔病素质，歇斯底里素质

hystericoneuralgic *a*. 癔病性神经痛的，歇斯底里性神经痛的

hysterics *n*. 癔病发作，歇斯底里发作

hysteriform *a*. 癔病样的，歇斯底里样的

hysterism *n*. 癔病，歇斯底里

hysteritis; **metritis** *n*. 子宫炎

hystero-; **hyster-** [希][构词成分] ①子宫 ②癔病

hysterobubonocele *n*. 腹股沟子宫疝

hysterocarcinoma *n*. 子宫癌

hysterocatalepsy *n*. 癔病性僵住（症），歇斯底里性僵住（症）

hysterocataphraxis; **hysterokataphraxis** *n*. 子宫定位支持术

hysterocele *n*. 子宫疝

hysterocervicectomy *n*. 子宫颈切除术

hystero-cervicoscope *n*. 子宫颈镜

hysterocervicotomy *n*. 子宫颈切开术

hysterocleisis *n*. 子宫口闭合术

hysterocolpectomy *n*. 子宫阴道切除术

hysterocolposcope *n*. 子宫阴道镜

hysterocyesis [hystero- + 希 kyesis pregnancy] *n*. 子宫内妊娠

hysterocystic *a*. 子宫膀胱的

hysterocystocleisis *n*. 子宫膀胱缝术

hysterocystopexy *n*. 膀胱子宫腹壁固定术

hysterocystorrhaphy *n*. 子宫膀胱缝术

hysterodemonopathy *n*. 癔病性魔凭妄想，歇斯底里性魔附妄想

hysterodynia *n*. 子宫痛

hysteroepilepsy *n*. 癔病性质痛，歇斯底里性癫痫

hysteroepileptogenic *a*. 致癔病性癫痫的

hysteroerotic *a*. 癔病性色情的

hysteroflator *a*. 宫腔充气器

hysterofrenatory; **hysterofrenic** *a*. 制止癔病发作的

hysterofundusectomy; **defundation** *n*. 子宫底切除

hysterogastrorrhaphy; **gastrohysterorrhaphy** *n*. 子宫腹壁缝术

hysterogenic ***a***. 致癔病的
hysterogram ***n***. 子宫 X 线(照)片
hysterograph ***n***. 子宫收缩描记器
hysterography ***n***. 子宫收缩描记术;子宫造影(术)
hysteroid ***a***. 癔病样的,类歇斯底里的
hysteroidal ***a***. 癔病样的,类歇斯底里的
hysterokataphraxis [希 kataph-rasein to fence in] ***n***. 子宫定位支持术
hysterolaparotomy ***n***. 剖腹子宫切开术
Hysterolecitha ***n***. 宫腺[吸虫]属, 药黄[吸虫]属
hysterolith ***n***. 子宫石
hysterolithiasis ***n***. 子宫石病
hysterology ***n***. 子宫学
hysteroloxia [希 hystera uterus + loxos slanting] ***n***. 子宫倾斜
hysterolysis ***n***. 子宫松解术
hysteroma ***n***. 子宫瘤
hysteromalacia ***n***. 子宫软化
hysteromania ***n***. 癔病性躁狂;慕男狂,女子色情狂
hysterometer ***n***. 子宫测量器
hysterometry ***n***. 子宫测量法
Hysteromorpha ***n***. 宫太[吸虫]属
hysteromucography ***n***. 子宫黏膜[X 线]造影术
hysteromyoma ***n***. 子宫肌瘤
hysteromyomectomy ***n***. 子宫肌瘤切除术
hysteromyotomy ***n***. 子宫肌切开术
hysteronarcolepsy ***n***. 癔病发作性睡病,歇斯底里性睡病
hysteroneurasthenia ***n***. 癔病性神经衰弱,歇斯底里性神经衰弱
hysteroneurosis ***n***. 子宫神经机能病
hystero-oophorectomy ***n***. 子宫卵巢切除术
hystero-oothecectomy ***n***. 子宫卵巢切除术
hystero-ovariectomy; **ovariohysterectomy** ***n***. 子宫卵巢切除术
hystero-ovariotomy; **hystero-oophorectomy** ***n***. 子宫卵巢切除术
hysteropathy ***n***. 子宫病
hysterope ***n***. 癔病性视力障碍者
hysteropexia ***n***. 子宫固定术
hysteropexy ***n***. 子宫固定术
hysterophilia ***n***. 癔病癖,歇斯底里
hysterophore; **pessary** ***n***. 子宫托
hysteropia [hystero- + 希 ops eye] ***n***. 癔病性视力障碍
hysteropnix [希 pnix suffocation]; **globus hystericus** ***n***. 癔病球,歇斯底里性窒息
hysteropsychopathy ***n***. 癔病性精神变态
hysteropsychosis ***n***. 癔病性精神病
hysteroptosia ***n***. 子宫下垂,子宫脱垂
hysteroptosis ***n***. 子宫下垂,子宫脱垂
hysterorrhaphy ***n***. 子宫固定术;子宫缝术
hysterorrhexis ***n***. 子宫破裂
hysterosalpingectomy ***n***. 子宫输卵管切除术
hysterosalpingography ***n***. 子宫输卵管造影(术)
hysterosalpingo-oophorectomy ***n***. 子宫输卵管卵巢切除术
hysterosalpingo-oothecectomy ***n***. 子宫输卵管卵巢切除术
hysterosalpingostomy ***n***. 子宫输卵管吻合术
hysteroscope ***n***. 子宫镜,官腔镜
hysteroscopy ***n***. 宫腔镜检查
hysterosoma ***n***. 后半体
hysterospasm ***n***. 子宫痉挛
hysterostat ***n***. 子宫内镭管支持器,官腔射源装置器
hysterostomatocleisis ***n***. 宫口闭合术
hysterostomatome ***n***. 宫口刀
hysterostomatomy ***n***. 宫口切开术
hysterosyphilis ***n***. 梅安性癔病,梅毒性歇斯底里(梅毒引起的癔病性神经功能病)
hysterosystole ***n***. 期后收缩, 过晚收缩
hysterotabetism ***n***. 癔病脊髓痨
hysterothermometry ***n***. 子宫温度测设法
hysterotokotomy [hystero- + 希 to-kos birth + temnein to cut]; **cesarean section** ***n***. 剖腹产术
hysterotome ***n***. 子宫刀
hysterotomotokia; **cesarean section** 剖腹产术
hysterotomy ***n***. 子宫切开术 (常用于取儿术) ‖ abdominal ~ 腹式子宫切开术 / vaginal ~ 阴道式子宫切开术
hysterotonics ***n***. 子宫收缩
hysterotrachelectasia ***n***. 宫颈扩张术
hysterotrachelectomy ***n***. 宫颈切除术
hysterotracheloplasty ***n***. 宫颈成形术
hysterotrachelorrhaphy ***n***. 宫颈缝合术
hysterotrachelotomy ***n***. 宫颈切开术
hysterotraumatic ***a***. 创伤性癔病,创伤性歇斯底里
hysterotraumatism ***n***. 创伤性癔病,创伤性歇斯底里
hysterotrismus; **hysterospasm** ***n***. 子宫痉挛
hysterotubography ***n***. 子宫输卵管造影(术)
hysterovagino-enterocele ***n***. 子宫阴道肠疝
hysterythrine ***n***. 子宫红质(女性激素之一)
Hystix ***n***. 豪猪属 ‖ ~ hodgsoni 豪猪 / ~ indica 印度豪猪 / ~ yunnanensis 云南豪猪
Hystrchopsyllidae ***n***. 多毛蚤科(隶属于蚤目 Siphonaptera)
Hystrichopsyliidae ***n***. 猬形蚤科
Hystrichopsylla ***n***. 多毛蚤属
hystriciasis ***a***. 竖毛症
Hystricidae ***n***. 豪猪(隶属于豪猪科 Muridae)
hystricism ***n***. 高起[鱼]鳞
hystriclasis [希 hystrix hedgehog + -iasis] ***n***. 高起[鱼]鳞癣
hystriclasisism ***n***. 高起[鱼]鳞癣
hystriclasistrix ichthyosis hystrix ***n***. 高起[鱼]鳞癣
hystrix ***n***. 高起[鱼]鳞
Hystrix hodgsoni (**Grey**) 豪猪科(隶属于啮齿目 Hystricidae)
Hystrix hodgsoni hodgsoni (**Gray**) 豪猪指名亚种(隶属于豪猪科 Hystricidae)
Hytakerol ***n***. 双氢速甾醇(dihydrotachysterol) 制剂的商品名
hyteresis ***n***. 滞后作用
hyther [希 hydor water + therme heat] ***n***. 湿热作用
hytherograph ***n***. 温湿圃
Hytone ***n***. 氢化可的松(hydrocortisone) 制剂的商品名
Hytrin ***n***. 盐酸特拉唑嗪(terazosin hydrochlonde)制剂的商品名
hyuosensitive ***a***. 敏感减轻的,低敏感的
hyzone [缩 H^3]; **triatomic hydrogen** ***n***. 三原子氦,氦
Hyzyd ***n***. 异烟肼 (isoniazid) 制剂的商品名
Hz Hertz ***n***. 赫兹(简称"赫",频率单位)
Hz Herz ***n***. 赫兹(频率单位)
Hz hydrohaemostasis; **hydrohemostasis** ***n***. 水止血法
H-zone H—区

I i

I electric current 电流 / hypoxanthine 次黄嘌呤 / ice 冰 / ice refrigerator 冰箱,冷藏器 / Immunochemistry 免疫化学(杂志名)/ Immunogenetics 免疫遗传学(杂志名)/ Immunology 免疫学(杂志名)/ imperfection 不完美性/ inactive 无活性的;钝性的;不旋(光)的 / incisor 切齿,门齿 / inclination 倾斜,倾角 / inclusion 包涵体;包涵,包埋 / incomplete 不完全的,未完的 / index 指数;索引;食指 / indicating 指示;显示 / indicator 指示器 / induction 诱导;感应 / Infection 感染(杂志名)/ Inflammation 炎症(杂志名)/ inhibitor 抑制物,抑制剂 / initial 初始的 / Injury 损伤(杂志名)/ inner 内部的 / inosine 次黄(嘌呤核)甙,肌甙 / input 输入 / inspection 检查,望诊 / inspired gas 吸入的气体 / institute 学会;学院;研究所 / intake 吸入,摄取 / intensity 强度 / intensity of light 光强度 / intensity of magnetism 磁力强度 / intermediate 中间的,中间物 / intermediate speed 中速 / internal medicine 内科 / internist 内科医师 / Intervirology 国际病毒学(杂志名)/ intrusives 侵入体 / Iodamoeba 嗜碘变形虫属,嗜碘阿米巴属 / iodine 碘(53 号元素)/ ionic strength 离子强度 / islet 小岛,屿 / isoleucine 异亮氨酸,异白氨酸 / permanent incisor 恒切牙,恒门齿 / %I percet inhibition; %inhibition 抑制百分数 / ^{128}I, ^{130}I, ^{131}I iodine 碘^{128}碘^{130}碘^{131}放射性碘

i impurity 不纯,杂质 / optically inactive 不旋光的 / inch 英寸 / incisor 切齿,门齿 / indicated 指示的 / induced 感应的;诱导的 / inseparable 不可分的 / insoluble 不溶解的 / inverter 变换器 / isobrachial chromosome; isochromosome 等臂染色体,同臂染色体 / iso-compound 异构化合物

I_1 ***n***. 自交第一代

I_2 ***n***. 自交第二代

I display I 型显示

I scope I 型显示器,径向图形扫描的三度空间显示器

I type 中间型(见 intermediate type)

IA idiopathic Addison's disease 特发性阿狄森氏病 / immediatd action 直接作用 / immune adherence 免疫粘连 / immunoassay 免疫测定 / immunobiologic activity 免疫生物学活性 / impedance angle 阻抗角 / indirect addressing 间接定址 / infected area 传染病区;污染地区 / infusion agar 肉浸液琼脂 / initial appearance 初始状态 / intelligence age 智力年龄 / interaural attenuation 耳间衰减 / internal audetory 内听器 / International Audiology 国际听力学(杂志名)/ Intestinal Absorption 肠的吸收(杂志名)/ intra amniotic 羊膜内的 / intra-aortic 主动脉内的 / intra-arterial 动脉内的 / intra-articular 关节内的 / iodine affinity 碘亲合力 / iodoacetic acid 碘醋酸

Ia immune response associated antigen 免疫反应相关抗原 / impedance angle 阻抗角 / increased accelerator 高速加速器 / injectio arteriosa(拉)动脉注射

-ia [希][拉][构词成分] 病,病症(表示"性质"或"状态"等)

IA / Ao left atrial to aortic root ratio 左心房与主动脉根比率

IAA indole-3-acetic acid 吲哚-3-乙酸 / insulin autoantibody 胰岛素自身抗体 / International Allergy Association 国际变态反应协会 / International Association of Allergology 国际变态反应学协会(世界卫生组织医学科学国际组织委员会)/ International Association of Asthmology 国际哮喘学协会 / iodoracetamide 碘乙酰胺 / iodo-acetate 碘乙酸盐 / iodoacetic acid 碘醋酸 / monoiodoacetamide 一碘乙酰胺

IAAAI 国际变态反应和应用免疫学文献(瑞典国际变态反应学会)(见 International Archives of Allergy and Applied Immunology)

IAAM 国际农药协会(见 International Association of Agricultural Medicine)

IAAMRH 国际农村医学和农村卫生协会(见 International Association of Agricultural Medicine and Rural Health)

Ia-antigens I a 抗原,免疫反应区相关抗原(见 immune-response-region-associated antigens)

IAAP 国际应用心理学协会(见 International Association of Applied Psychology)

IAATM 国际交通事故与交通医学协会(见 International Association for Accident and Traffic Medicine)

IAB inter-atrial block 房内传导阻滞 / Abstracting Board, International Council of Scientific Unions 国际科学协会理事会文摘委员会 / intra-aortic balloon 主动脉内气囊(反搏)

IABC 主动脉内球囊反搏(见 intra-aortic balloon counterpulsation)

IABCD 主动脉内球反向搏动(见 intra-aortic ballon countenpulsation device)

IABLA 美洲国家书目学与图书馆协会(见 Inter-American Bibliographical and Library Association)

IABO 国际生物海洋学协会(见 International Association of Biological Oceanography)

IABP 主动脉内气囊泵(见 intra-aortic balloon pumping)

IABPA 主动脉内球囊辅助泵(见 intra-aortic balloon pumping assistance)

IABS International Abstracts of Biological Sciences 国际生物科学文摘(杂志名)/ International Association of Biological Standardization 国际生物标准协会

IAC imidazoleacetic acid 醋酸咪唑 / Institute for Advanced Computation 高级计算机研究所 / internal auditory canal 内耳道 / International Anesthesiology Clinics 国际临床麻醉学(杂志名)/ International Association for Cybernetics 国际控制论协会 / interposed abdominal counterpulsation 插入式腹部反搏术

IACPAP 国际儿童精神病及有关各科协会(见 International Association for Child Psychiatry and Allied Professions)

IAD idiotypic antigenic determinant 遗传性抗原决定簇 / initiation area discriminator 初始区鉴别器

IADCJ 国际儿童牙科协会杂志(英)(见 International Association of Dentistry for Children Journal)

IADH 非专属性抗利尿激素(见 inappropriate antidiuretic hormone)

IADHS 非专属性抗利尿激素综合征(见 inappropriate antidiuretic hormone syndrome)

IADR 国际牙科研究协会(见 International Association for Dental Research)

IADSA 动脉数字减影血管造影术(见 Intra-arterial Digital Subtraction-Angiography)

IAEA 国际原子能机构(联合国)(见 International Atomic Energy Agency)

IAF 国际宇航联合会(见 International Astronautical Federation)

IAFI 婴儿型家族黑蒙性痴呆(见 infantile amaurotic familial idiocy)

IAG 国际老年医学协会(见 International Association of Gerontology)

IAGC 瞬时自动增益控制(见 instant aneous automaticgain control)

IAGP 国际地域病理学协会(见 International Association of Geographic Pathology)

IAGUS 国际泌尿生殖外科医师协会(见 International Association of Genito-Urinary Surgeons)

IAH idiopathic adrenal hype rplasia 特发性肾上腺增生(症)/ immune adherence hemaglutination 免疫粘连血凝试验

IAHA immune adherance hemagglutination assay 免疫粘连血凝测定 / immune adherence haemagglutination 免疫吸附血凝试验

IaHCC 1-α-羟维生素 D_3(见 1-αlpha-hydroxy vitamin D3)

IAIN 国际喉切除患者协会新闻(见 International Association of Laryngectomees News)

IAIS 胰岛素自身免疫综合征(见 inuslin autoimmune syndrome)

IAL 国际喉切除患者协会(见 International Association of Laryngectomees)

IAM Institute of Aviation Medicine 航空医学研究所 / Institute of Applied Microbiology 应用微生物研究所 / internal auditory meatus 内耳道 / International Association of Microbiologists 国际微生物学家协会

IAMAP 国际气象与大气物理协会(见 International Association of Metorology and Atmospheric Physics)

IAMAT 国际旅游团医助协会(见 International Association for Medical Assistance to Travelers)

iamatology ***n***. 药疗学

IAMB 国际微生物学家协会(见 International Association of Micro-Biologists)

IAMC Indian Army Medical Corps 印度陆军军医总队 / Institute for Advancement of Medical Communication 医学交流促进会
IAMFES 国际食品、奶品及环境卫生学家协会（见 International Association of Milk, Food and Environmental Sanitarians）
IAMLT 国际医学实验室技师协会（见 International Association of Medical Laboratory Technologists）
IAMM 国际医学博物馆协会（见 International Association of Medical Museums）
IAMS 国际微生物学协会（见 International Association of Microbiological Societies）
ianthinopsia *n*. 紫视症
ianthopsia *n*. 紫幻视
IAO intermittent aortic occlusion 间歇性主动脉阻塞 / International Academy of Orthodontics 国际正牙学学会
IAOH 国际职业卫生文献(杂志名)(见 International Archives of Occupational Health)
IAOS 国际口腔外科医师协会(丹麦)(见 International Association of Oral Surgeons)
IAP immune adherence phenomenon 免疫粘连现象 / immunosuppressive acidic protein 免疫抑制性酸性蛋白 / Institute of Animal Physiology 动物生理学研究所(英国) / International Academy of Pathology 国际病理学会 / International Academy of Proctology 国际直肠病学学会 / iodoantipyrine 碘代安替比林 / ion activity product 离子活性产物 / Island Activating Protein 胰岛素活动蛋白 / left anterior papillary muscle 左前头乳头肌
IAPB 国际防盲协会(世界卫生组织医学科学国际组织委员会)(见 International Association for Prevention of Blindness)
IAPC 国际污染控制协会（见 International Association for Pollution Control）
IAPMJ 国际预防医学学会杂志（见 International Academy of Preventive Medicine Journal）
IAPP 胰岛淀粉状蛋白多肽（见 islet amyloid polypeptide)/国际预防儿科学协会（见 International Association for Preventive Pediatrics）
IAPRD 以色列精神病学及有关学科年刊(杂志名)(见 Israel Annals of Psychiatry and Related Disciplines)
IAPT 国际植物分类学协会（见 International Association for Plant Taxonomy）
IAQJ 大不列颠和爱尔兰回肠造中术协会季刊（见 Ileostomy Association of Great Britain and Ireland Quarterly Journal）
IAR 指令地址寄存器（见 instruction address register）
IARC 国际癌病研究机构(世界卫生组织)(见 International Agency for Research on Cancer)
iarovization *n*. 春化作用
IARS 国际麻醉研究学会（见 International Anesthesia Research Society）
IAS immediate access store 立即存取存贮器 / Indian Academy of Science 印度科学院 / Institute of Accident Surgery 事故外伤研究所 / insulin autoimmune syndrome 胰岛素自身免疫综合征 / interatrial septum 房中隔、房间隔 / International Abstract of Surgery 国际外科学文摘 / intra-amniotic saline infusion 羊膜内盐水输注 / intrauterine adhesion syndrome 子宫内粘连综合征
IASA 特发性异常铁粒幼红细胞性贫血（见 idiopathic abnormal sideroblastic anaemia）
IASD (心)房间隔缺损（见 interatrial septal defect）
-iasis [希] [构词成分] 病,病症(尤指寄生虫病);行为,过程
IASL 国际肝脏研究协会（见 International Association for the Study of the Liver）
IASLIC 印度专门图书馆与情报中心协会（见 Indian Association of Special Libraries and Information Centres）
IASP International Association for the Study of Pain 国际疼痛研究协会 / International Association of Scholarly Publishers 国际学术出版社协会
IASSMD 国际智力缺陷科学研究协会（见 International Association for the Scientific Study of Mental Deficiency）
IAT image annotationtape 影像注记带 / indicated air temperature 标准大气温度 / inside air temperature 内部空气温度 / invasive activity test 侵袭活性试验 / iodine-azide test 碘叠氮化物试验
IATA 国际航空运输协会（见 International Air Transport Association）
iateria *n*. ①治疗学 ②疗法,治疗
iathergy *n*. 脱敏性免疫(结核菌素脱敏性免疫状态)
IATJ 实验动物技术员学会杂志(英)(见 Institute of Animal Technicians Journal)
iatraliptic *a*. 涂擦法的,擦药疗法的
iatraliptics *n*. 涂擦法，擦药疗法
iatrarchy *n*. 医师监视
iatreusiology *n*. 治疗学,疗学
iatreusis *n*. 疗法,治疗
iatric *a*. 医师的，医学的
-iatrics [希] [构词成分] 医学;医术,疗法
iatro- [希] [构词成分] 医师;医学,医疗
Iatrobdella *n*. 水蛭属
iatrochemia (iatrochemistry) *n*. 化学医学[派]
iatrochemical *a*. 化学医学[派]的
iatrochemist *n*. 化学医学家
iatrochemistry *n*. 化学医学[派]
iatrogenesis *n*. 医源病发生
iatrogenic *a*. 医源性的,受医师影响的 ‖ ~ disease 医原性疾病,医疗过失所造成的病症 / ~ drug intoxication 医源性药物中毒 / ~ glaucoma 医源性青光眼 / ~ hearing loss 药物性听力损失
iatrogeny *n*. 医源病发生
iatroleptica *n*. 擦药疗法,涂擦法
iatrology *n*. 医学
iatromathematical (iatrophysical) *a*. 物理医学的
iatromechanical (iatrophysical) *a*. 物理医学的
iatron *n*. 投影电位示波器,存储显示器
iatrophysical *a*. 物理医学的
iatrophysicist *n*. 物理医学家
iatrophysics *n*. ①物理医学[派] ②物理疗法
iatrotechnics *n*. 治疗[技]术
iatrotechnique (iatrotechnics) *n*. 治疗[技]术
-iatry [希] [构词成分] 医学术,医疗术
IAVTC 国际视听技术中心(荷兰)(见 International Audio-Visual Technical Centre)
IAW in accordance with 按照 / Institute of Antibiotics, Warsaw 华沙抗生素研究所 / isotopic atomic weight 同位素原子量
IAWMC 国际适应不良儿童工作者协会（见 International Association of Workers for Maladjusted Children）
IAWPR 国际水污染研究协会（见 International Association of Water Pollution Research）
IB immune body 免疫体 / inclusion body 包含体 / index of body build 体型指数 / infectious bronchitis 传染性支气管炎 / information bulletin 新闻公报;情报通报 / Insect Biochemistry 昆虫生物化学(杂志名) / institution bulletin 通报;说明书 / isobutyl alcohol 异丁醇
Ib Ar 22619 orbivirus Ib Ar 22619 环状病毒
Ib Ar 33853 orbivirus Ib Ar 33853 环状病毒
IBA 传染性腔上囊病原体（见 infectious bursal agent）
Ibacitabine [商名] *n*. 伊巴他滨(抗肿瘤药)
Ibafloxacin [商名] *n*. 依巴沙星(抗菌药)
I-band *n*. I－带(横纹肌)
Ibandronic acid [商名] *n*. 伊班膦酸(钙调节药)
Ibaraki orbivirus 衣巴拉克衣环型病毒
Ibaraki virus 衣巴拉克衣病毒
IBB intestinal brush border 肠刷状缘 / isobutyl benzene 异丁基苯
IBC iron-binding capacity 铁结合力 / Isobutyl-2-cyanoacrylate 氰基丙烯酸异丁酯
IBCA 异丁基－2－氰丙烯,氰基丙烯酸异丁酯(治疗脑动静脉畸形和瘘药物)(见 isobutyl-2-cyanoacrylate)
IBD 炎症性肠疾病（见 inflammatory bowel disease）
Ibex bezoar [动药] 北山羊石
Ibex blood [动药] 北山羊血
Ibex gall [动药] 北山羊胆
IBF 免疫球蛋白结合因子（见 immunoglobulin-binding factor）
IBG 碘代苯甲基胍（见 iodobenzyl-guanidine）
IBHA 细菌间接血凝试验（见 indirect bacterial hemagglutination test）
IBHAI 细菌间接血凝抑制试验（见 indirect bacterial hemagglutination-inhibition test）
IBI 间歇膀胱冲洗（见 intermittent bladder irrigation）
IBIB-ICC 政府间情报局国际计算中心（见 Intergovernmental Bureau for Informatics International Computation Centre）
ibit *n*. 氧碘鞣酸铋
IBK 传染性牛结膜角膜炎（见 infectious bovine keratoconjunctivitis）
IBL 免疫母细胞性淋巴结病（见 immunoblastic lymphadeopathy）
IBMX 异丁基甲基黄嘌呤（见 isobutyl-methylxanthine）
IBN ischemia brachial neuropathy 缺血性臂丛神经病 / isobutyronitrile 异丁腈
ibn Sīnā; Avicenna [塔什克哲学家、医学家约 980—1037]伊本·辛纳，阿维森纳
ibogaine (ibogine) 伊博格碱(制自 Tabernanthe iboga Baill 生物碱,抗忧郁药)
Ibopamine [商名] *n*. 异波帕胺(利尿药)
ibotenic acid 鹅膏蕈氨酸

IBP initial boiling point 初沸点 / International Biological Program 国际生物学计划 / iron-binding protein 铁结合蛋白
IBPF 华氏温度初沸点（见 initial boiling point in Fahrenheit）
IBR 传染性牛鼻气管炎（见 infectious bovine rhinotracheitis）
IBRD 国际复兴开发银行(联合国)（见 International Bank for Reconstruction and Develop ment）
IBRMR 精神发育迟缓基础研究所（见 Institute for Basic Research on Mental Retardation）
IBRO 国际脑研究组织（见 International Brain Research Organization）
IBRON 国际脑研究组织新闻(杂志名)（见 International Brain Research Organization News）
Ibrotamide［商名］***n***. 异溴米特(催眠镇静药)
IBS immunoblastic sarcoma 免疫母细胞肉瘤 / indirect bilirubin syndrome 间接胆红素综合征 / ion beam scanning 离子束扫描 / irritable bowel syndrome 肠应激综合征;敏感性肠综合征
IBST 英国外科技师学会（见 Institute of British Surgical Technicians）
IBT 靛红 - β - 缩氨基硫脲（见 isatin-beta-thiosemicarbasone）
IBU 苯甲酸盐国际单位（见 international benzoate unit）
Ibudilast［商名］***n***. 异丁司特(抗过敏药)
ibufenac［商名］***n***. 异丁芬酸,异丁苯乙酸(消炎镇痛药)
ibuprofen［商名］***n***. 布洛芬,异丁苯丙酸,对异丁基苯异丙酸(消炎镇痛药)
Ibuproxam［商名］***n***. 异丁普生(消炎镇痛药)
Ibuterol［商名］***n***. 异丁特罗(支气管扩张药)
Ibutilide［商名］***n***. 伊布利特(扩心律失常药)
Ibuverine［商名］***n***. 异丁维林(解痉药)
IBV 传染性支气管炎疫苗（见 infectious bronchitis vaccine）
IBW 理想体重（见 ideal body weight）
IBWM 国际度量衡局,国际权度局（见 International Bureau of Weights and Measures）
-ic［后缀］属于……的,显示……特征的;在化学上用以表示离子或酸,显示两种氧化状态中较高的一种,另一种则以后缀 -ous表示）
IC immune complex 免疫复合物 / impedance cardiography 阻抗心动描记术 / index correction 仪表刻度;指数校正;勘误表 / indicating controller 指示控制器 / indigocarmine 靛胭脂 / indirect Coombs'method 间接库姆斯氏法 / inductance-capacitance 电感 - 电容 / Information Circular 资料通报(加拿大护士协会)(杂志名) / information content 信息量 / injury current 损伤电量(心电) / input circuit 输入电路 / inspiratory capacity 吸气容积;深吸气量 / inspiratory center 吸气中枢 / Institute of Chiropodists 手足医师学会(英) / instruction code 指令码 / instrtuction countre 指令计数器 / integrated circuit 集成电路 / intensive care 加强护理 / interchange center 交换中心 / intercostal 肋间的 / intercristal diameter 嵴间直径 / intermediate care 中间护理 / intermittent claudication 间歇性跛行 / internal connection 内部连接 / internal-conversion 内部转换（γ射线）/ International Classification 国际分类 / International Clinics 国际临床学(杂志名,现称 NIC) / interstitial cell 间质细胞 / intracvitary 腔内的 / intracellular 细胞内的 / intracerebral 大脑内(的) / intracranial 颅内的 / intracutaneous 皮内的 /intracutaneous injection 皮内注射 / iodocholesterol 碘化胆固醇 / 5-iodocytosine 5 - 碘胞嘧啶 / ion chromatography 离子色谱法 / irritable colon 结肠过敏 / isovolumic contraction 同容积收缩
ic incomplete 不完整性的 / increase 增加 / inter cibos［拉］两餐间 / ionization chamber 电离室
IC50 引起 50%抑制作用的血浆浓度
-ica［拉］［构词成分］……剂;属于……,有……性质,引起……的
ICA immunocyto-adherence 免疫细胞粘着现象 / insular cellular antibody 胰岛细胞抗体 / internal carotid artery 颈内动脉 / International Chiropractors Association 国际按摩技师协会 / International Commission on Acoustics 国际声学委员会 / intracranial aneurysm 颅内动脉瘤 / islet-cell cytoplasmic antibody 胰岛细胞胞浆抗体
ICAA 病残儿童救援协会（见 Invalid Children's Aid Association）
Icacinaceae ***n***. 茶茱萸科
icaja ***n***. 毒毛旋花子
icajine ***n***. 毒毛旋花子碱
-icam［构词成分］- 昔康（1998 年 CADN 规定使用此项名称,主要系指神经系统消炎镇痛药苯并噻嗪［benzothiazine］类的一些药名,如吡罗昔康［Piroxicam］、舒多昔康［Sudoxicam］等,与"-oxicam"相同）
ICAM-1 胞间粘连分子 1（见 intercellular adhesion molecule 1）
ICAM-2 胞间粘连分子 2（见 intercellular adhesion molecule 2）
ICAP 国际实用心理学大会（见 International Congress of Applied Psychology）
ICAS 原子光谱学国际会议（见 International Conference on Atomic Spectroscopy）
ICASHS 国际保健科学高级研究中心(国立卫生研究院)(见 International Center for Advanced Study in the Health Sciences）
ICAT 间接碳凝集试验（见 indirect carbon agglutination test）
Icatibant［商名］***n***. 艾替班特(缓激肽拮抗药)
ICAW 原子量国际委员会（见 International Commission on Atomic weights）
ICBP 细胞内结合蛋白（见 intracellular binding protein）
ICC immunocompetent cells 免疫活性细胞 / Indian childhood cirrhosis 印度儿童肝硬化 / intensive coronary care 冠心病加强护理 / International Children's Centre 国际［保卫］儿童中心 / International Computation Center 国际计算机中心
ICCB 细胞生物学国际会议（见 International Congress on Cell Biology）
ICCC International Conference of Culture Collections 国际培养物收集会议 / International Congress on Clinical Chemistry 国际临床化学大会
ICCU 冠心病加强监护治疗病房,冠心病重危病房（见 intensive coronary care unit）
ICD I-cell disease I - 细胞病 / immune complex disease 免疫复合物病 / implantablecardioverter-defibrillator 埋藏式体内复律除颤器 / International Classification of Diseases 国际疾病分类 / intrauterine contraceptive device 宫内避孕器 / intraventricular catheter clefibrillation 心内导管除颤 / Institute for the Crippled and Disabled 残疾与伤残者学会 / International College of Dentists 国际牙医师学院 / isocitric dehydrogenase 异柠檬酸脱氢酶
ICDA International Classification of Diseases Adapted 国际疾病分类法修改版 / International Classification of Diseases Adapted for Use in the United States 美国使用的国际疾病分类法修改版
ICDH 异柠檬酸脱氢酶（见 isocitric dehydrogenase）
ICDN 国际牙科医师学会通讯（见 International College of Dentists Newsletter）
ICD-O 国际肿瘤学疾病分类法（见 the International Classification of Diseases for Oncology）
ICE 人 IL-1β 转换酶(目前发现于人类的第一种自杀基因)/ 输入校验设备（见 input checking equipment）
ice ***n***. 冰 ‖ ~, bag over head 头部冰袋 / ~, dry 干冰,碳酸雪 / ~, eutectic 共融冰,盐冰(约含盐 23.3%)/ ~ point 冰点
ICEAN 国际分娩教育协会新闻（见 International Childbirth Education Association News）
ice-bag ***n***. 冰袋
ice-bath ***n***. ① 冰浴器 ② 冰浴
iceberg ***n***. 晶态水分子团
ice-cap ***n***. 冰帽
ice-cold ***a***. 冰冷的,极冷的
ice-cream ***a***. 乳白色的
iced ***a***. 冰镇的
ICEEGL 现代脑电描记术文献索引（见 Index to Current Electroencephalography Literature）
Iceland ***n***. 冰岛［欧洲］‖ ~ disease 冰岛病,慢性疲劳综合征,良性肌痛性脑脊髓炎 / ~ moss 冰岛苔 / ~ spar 冰岛晶石［矿］(晶形碳酸钙)
Icelander ***n***. 冰岛人
Icelandic ***a***. 冰岛的;冰岛人的;冰岛语的, ***n***. 冰岛语
I-cell disease(简作 ICD) I - 细胞病;包涵体细胞病(又名第二型黏液脂肪代谢障碍)
ice-point decreasing method 冰点下降法
ICF indirect complement fixation 间接补体结合 / intensive care facility 加强护理设施 / intracellular fluid 细胞内液 / intravascular coagulation with fibrinolysis 血管内凝血合并纤维蛋白溶解
ICFA induced complent fixing antigen 诱发补体结合抗原 / International Cystic Fibrosis Association 国际膀胱纤维组织变性协会
ICFE 创伤性(侵入性)心机能检查(见 invasive cardiac functional examination）
ICG immune complex glomerulonephritis 免疫复合物肾小球肾炎 / impedance cardiogram 心图阻抗 / impulse cardiogram 心冲动图 / indocyanine green 靛氰绿(试验) / electrical impedance cephalography 脑电阻图
ICH infectious canine hepatitis 犬传染性肝炎 / interstitial cell hormone 间质细胞激素 / intracerebral hematoma 颅内血肿 / intracranial hemorrhage 颅内出血
ich ichthyopthiriasis***n***. 白点病
Ichampadi virus 衣钱帕蒂病毒
ICHLS 卫生实验室服务社团委员会(见 Intersociety Committee on Health Laboratory Services）
ichnogram ***n***. 足印

ichor *n*. 腐败液,脓水
ichoremia *n*. 败血病,败血症
ichoroid *a*. 败液样的
ichorous *a*. 败液的 ‖ ~, pus 败液性脓,稀臭脓
ichorrhea *n*. 败液溢
ichorrhemia *n*. 败血病,败血症
ICHPER 国际卫生、体育及娱乐理事会(见 International Council on Health, Physical Education and Recreation)
ichthalbin *n*. 鱼石脂蛋白
Ichthammol [商名] *n*. 鱼石脂(外科用药)
ichthiamin *n*. 抗硫胺[维生]素(复合维生素 B 中的一种成分)
ichthoform *n*. 甲醛鱼石脂,鱼石脂仿
ichthulin *n*. 鱼卵磷蛋白
ichthydin (ichthyn; ichthulin) *n*. 鱼卵磷蛋白
ichthyism (ichthyismus) *n*. 鱼中毒
ichthyismus *n*. 鱼中毒 ‖ ~ exanthematicus 红疹性鱼中毒
ichthylepidin *n*. 鱼鳞硬蛋白
ichthymall (ichthammol) *n*. 鱼石脂
ichthyn (ichthydin) *n*. 鱼卵磷蛋白
ichthynat (ichthammol) *n*. 鱼石脂
ichthyo- [希] [构词成分] 鱼
ichthyoacanthotoxin *n*. 鱼刺毒
ichthyoacanthotoxism *n*. 鱼刺中毒
Ichthyobodo necatrix Henneguy *n*. 漂游鱼波豆虫
Ichthyocampus belcheri (Kaup) 勃氏海龙(隶属于海龙科 Syngnathidae)
ichthyocholaotoxin *n*. 鱼胆毒素
Ichthyococcus ovatus (Cocco) 嵌额鱼(隶属于钻光鱼科 Gonostomatidae)
ichthyocolla *n*. 鱼胶
ichthyodin *n*. 伊克锡奥丁,磺酸铵(一种类似鱼石脂的药品)
ichthyography *n*. 鱼类学
ichthyohemotoxin *n*. 鱼血毒
ichthyohemotoxism *n*. 鱼血中毒
ichthyoid *a*. 鱼样的;流线型的
ichthyol (ichthammol ; ammonium ichthyolsulfonate) *n*. 鱼石脂,鱼石脂磺酸铵 ‖ ~ albuminate 鱼石脂[白]蛋白 / ~ lithium 鱼石脂锂 / ~ silver 鱼石脂银
ichthyolform (ichthoform) *n*. 甲醛鱼石脂,鱼石脂仿
ichthyol-formaldehyde (ichthyolform) *n*. 甲醛鱼石脂,鱼石脂仿
ichthyology *n*. 鱼类学
ichthyolsulfonate *n*. 鱼石脂磺酸盐
ichthyootoxin *n*. 鱼卵毒
ichthyootoxism *n*. 鱼卵中毒
ichthyophagous *a*. 食鱼[类]的
ichthyophagy *n*. 食鱼[生活]
ichthyophobia *n*. 鱼恐怖,恐鱼症
ichthyophthiriasis *n*. 白点病,小瓜虫病(海鱼和淡水鱼因感染多子小瓜虫而发生的皮、鳃、眼的脓疱性皮疹)
Ichthyophthirius [拉] *n*. 鱼虱属 ‖ ~ Fouquet 小瓜虫属 / ~ marinus Sikama 海小瓜虫 / ~ multifiliis 多毛鱼虱 / ~ multifiliis Fouquet 多子小瓜虫
Ichthyornis *n*. 鱼鸟
ichthyosarcotoxin *n*. 鱼肉毒
ichthyosarcotoxism *n*. 鱼肉中毒
Ichthyosaunia *n*. 鱼龙目
ichthyosiform *a*. [鱼]鳞癣状的
ichthyosis *n*. [鱼]鳞癣,干皮病 ‖ ~ congenita; hyperkeratosis congenita; keratosis diffusa foetalis 先天鳞癣,先天角化过度症 / ~ cornea; keratosis pilaris 角样鳞癣,毛发角化病 / ~ follicularis; keratosis follicularis 毛囊鳞癣,毛囊角化病 / ~ hystrix 高起鳞癣 / ~ intra-uterina; ~ congenita 先天鳞癣 / ~, linear 条状鳞癣 / ~ linguae; leukoplakia 舌白斑病,黏膜白斑病 / ~, nacreous 珠光状鳞癣,珠母状鳞癣 / ~ palmaris; ~ palmaris et plantaris; ~ plantaris; keratosis palmaris et plantaris 掌跖角化病 / ~ sauroderma; crocodile skin 鳄皮状鳞癣,重鳞癣 / ~ scutulata 黄鳞痂状鳞癣 / ~ sebacea cornea; keratosisfollicularis 毛囊角化病 / ~ sebacea neonatorum 新生儿鳞屑皮脂溢 / ~ serpentina 蛇皮状鳞癣 / ~ simplex; ~ vulgaris 单纯鳞癣,寻常鳞癣 / ~ spinosa 棘状鳞癣 / ~ thysanotrichica; trichostasis spinulosa 发根黑点病,毛囊多毳角栓病 / ~ universalis 全身鳞癣 / ~ uteri 子宫鳞癣(子宫内膜上皮变为复层上皮) / ~ vulgaris 寻常鳞癣,普通鳞癣
ichthyosismus (ichthyismus) *n*. 鱼中毒
Ichthyostega *n*. 鱼甲龙
Ichthyostegalia *n*. 鱼甲龙目
ichthyotic *a*. [鱼]鳞癣的
ichthyotocin *n*. 鱼神经叶激素,4 – 丝 – 8 – 异亮催产素
ichthyotoxic *a*. 鱼毒的
ichthyotoxicology *n*. 鱼毒学
ichthyotoxicon *n*. 鱼毒质
ichthyotoxicum *n*. [鳗]鱼血清毒
ichthyotoxin *n*. 鱼毒
ichthyotoxism *n*. 鱼中毒
Ichthyoxenus [拉;动药] *n*. 鱼怪 .(亦称鱼虱子) ‖ ~ japonensis Richardson [拉;动药] 鱼怪 / ~ sinensis Shen [拉;动药] 中华鱼怪 / ~ tchangi Yu [拉;动药] 张氏鱼怪
ichthysmus (ichthyismus) *n*. 鱼中毒
ichtyootoxism *n*. 鱼中毒
ICI Imperial Chemical Industries 帝国化学工业公司(英) / International Commission on Illumination 国际照明委员会
ICI 24223 molucid, isobutyltriphenyl methylamine 三苯甲基异丁胺(杀扁螺和钉螺药)
ICI 33828 methallibure 甲代烯丙硫脲
ICI 45520 propranolol 萘心安,心得安
ICI 45763 toliprolol 甲苯心安
ICI 47319 dexpropranolol 右旋萘心安(抗心律失常药)
ICI 66082 atenolol 氨酰心安
ICI-50172 practolol 心得宁,醋氨心安
ICIA 国际抗生素情报中心(见 International Center of Information on Antibiotics)
icicle *n*. 冰柱,冷冰冰的人
ICIL 帝国化学工业公司(英)(见 Imperial Chemical Industries Ltd.)
icily *ad*. 冰冷地,非常冷淡地
ICIP 国际信息处理会议(见 International Conference on Information Processing)
ick (ichthyophthiriasis) *n*. 白点病
ICL incoming line 输入线(路) / International Computers Limited 国际计算机有限公司(英国) / Interpersonal check list (利 – 利氏设计的)性格试验表
ICLA 国际实验动物委员会(见 International Committee on Laboratory Animals)
Iclazepam [商名] *n*. 伊氯西泮(抗焦虑药)
ICLC 国际隐形眼镜临床学(杂志名)(见 International Contact Lens Clinic)
ICM image cytometry or cytophotometry 细胞图像光度术 / inner cell mass 内细胞群 / intercostal margin 肋间缘 / ipsilateral eompeting message 同侧竞争信息
ICMA 原发性慢性巨成红细胞性贫血(见 idiopathic chronic megaloblastic anemia)
ICMBE 国际医学和生物工程学会议(见 International Conference on Medical and Biological Engineering)
ICMH 儿童精神保健研究所(见 Institute for Child Mental Health)
ICMLT 国际医学实验室技术专家协会(见 International Congress of Medical Laboratory Technologists)
ICMMP 国际军事医学和药学委员会(见 International Committee of Military Medicine and Pharmacy)
ICMP 国际医学物理学会议(见 International Conference on Medical Physics)
ICN intensive care nursery 加强护理保育室 / International Council of Nurses 国际护士理事会
ICNBC 国际血液凝固学命名委员会(见 International Committee on Nomenclature for Blood Coagulation)
ICNS 国际护理统计学会议(见 Interagency Conference on Nursing Statistics)
ICNV 国际病毒命名委员会(见 International Committee on Nomenclature of Viruses)
ICO impedance cardiac output 阻抗心输出量 / International Commission for Optics 国际光学委员会
Icoaraci bunyavirus 衣科拉西本场病毒
Icoaraci phlebovirus 衣科拉西静脉病毒
Icoaraci virus 衣科拉西病毒
Icodextrin [商名] *n*. 艾考糊精(腹膜透析药)
Icoduline [商名] *n*. 艾考度林(消炎镇痛药)
Icometasone Enbutate [商名] *n*. 醋丁艾可米松(肾上腺皮质激素类药)
icometry *n*. 量影学
icon *n*. ①影像 ②插图
iconic representation 图像表示
iconography *n*. ①影像学 ②影像塑造术
iconolagny *n*. 画像色情
iconolog *n*. 光电读像仪
iconomania *n*. 恋像癖,偶像崇拜癖

iconometer *n*. 量影仪,光像测定仪,测距镜
iconoscope *n*. 光电摄像管,光电显像管 ‖ ~, camera 光电摄像管摄像机 / ~, tube 光电摄像管
iconotron *n*. 移像光电摄像管
Icopezil [商名] *n*. 艾考哌齐(益智药)
icosa- [构词成分] 20,二十(从廿一~廿九阿拉伯数字写法)
icosadeltahedron *n*. 再分三角形的二十面体
icosahedral *a*. 二十面体的 ‖ ~, capsid 廿面体衣壳 / ~, phage heads 二十面体噬菌体头部
icosahedron *n*. 二十面体
icosanoic acid 二十(烷)酸,花生酸
Icosapent [商名] *n*. 二十碳五烯酸(抗凝药)
Icospiramide [商名] *n*. 艾考螺胺(镇吐药)
icotype *n*. 定种代表标本
ICP inductively coupled plasma 感应性耦合血浆(光谱学) / International Congress of Publishers 国际出版者协会 / intracardiac phonocardiogram 心内心音图 / intracranial pressure 颅内压 / intracuff pressure 套管内压 / isometric contraction period 等长收缩期
ICPHS 国际哲学与人文科学研究委员会(来自法文名称的缩略语为 CIPHS)(见 Internationl Council for Philosophy and Humanistic Studies)
ICPI 病理学情报社团委员会(见 Intersociety Committee on Pathology Information)
ICPQ 感应性耦合血浆定量计(见 inductively-coupled plasma quantometer)
ICPRT 国际粒子和放射疗法会议(见 International Conference on Particles and Radiation Therapy)
ICPSJ 爱尔兰内科医师和外科医师学会杂志(前称 RCSIJ)(见 Irish Colleges of Physicians and Surgeons Journal)
ICR distance between iliac crests 髂嵴间距 / immunodeficiency-cancer registry 免疫缺陷性癌症登记 / inductance-capacitance-resistance 电感—电容—电阻 / initial conversion ratio 初始转化率 / Institute of Cancer Research 癌症研究所(英) / a white mouse of Institute of Cancer Research 由癌症研究所培育成的一种近交系小白鼠的代号 / intercostalraum (德)肋间隙 / International Congress of Radiology 国际放射学会议 / International Council for Reprography 国际复制技术委员会 / ion-cyclotron resonance 离子迴旋加速共振
ICRC 国际红十字委员会(见 International Committee of the Red Cross)
ICRDB 国际癌症研究资料库(见 International Cancer Research Data Bank)
ICRETT 国际癌症研究技术转让程序(见 International Cancer Research Technology Transfer Programme)
ICREW 国际癌症研究专题讨论会程序(见 International Cancer Research Workshop Programme)
ICRF 帝国癌症研究基金会(伦敦)(见 Imperial Cancer Research Fund)
ICRF 159 1,2-双(3,5-二氧哌嗪-1)丙烷,抗癌散,丙亚胺,抗癌-173,亚胺-159(抗白血病淋巴肉瘤)(见 1,2-bis(3,5-dioxopiperazine-1-yl) propane; razoxane)
ICRFL 帝国癌症研究基金会实验室(见 Imperical Cancer Research Fund Laboratories)
ICRM 国际放射性核素计量学委员会(见 International Committee for Radionuclide Metrology)
ICRO 国际细胞研究组织(见 International Cell Research Organization)
ICRP 国际辐射防护委员会(见 International Commission on Radiological Protection)
ICRU 国际辐射单位与量度委员会(见 International Commission on Radiation Units and Measurements)
ICS immobile cillia syndrome 不动纤毛综合征 / impulse-conducting system 冲动传导系统 / incident command system 事故处理指挥系统 / induction coil sensitivity (助听器)感应线圈灵敏度 / Institution of Computer Sciences 计算机科学协会(英)/ integrated circuit tester 集成电路测试仪器 / intercellular substance 细胞间物质 / intercostal space 肋间隙 / intermidiate coronary syndrome 中间冠状动脉综合征 / International Cardiovascular Society 国际心血管学会(医学科学国际组织委员会) / International College of Surgeons 国际外科医师学会 / intracranial stimulation 颅内刺激
-ics [希][拉][构词成分] ……学;……剂
ICSA insular cell-surface antibody 胰岛细胞表面抗体 / islet-cell-surface antibody 岛细胞表面抗体
icsahedral capsid 二十面体衣壳
icsahedral cytoplasmic deoxyribovirus of amphibians 两栖动物二十面体胞质型脱氧核糖核酸病毒
icsahedral symmetry 二十面体对称
ICSB 国际系统细菌学委员会(见 International Committee of Systematic Bacteriology)
ICSCED 国际科学编辑中心(见 International Center for Scientific Editing)
ICSEB 国际系统与进化生物学会议(见 International Congress of Systematic and Evolutionary Biology)
ICSH International committee for Standardization in Hematology 国际血液学标准化委员会 / interstitial cell-stimulating hormone 间质细胞刺激素(亦称 LH)
ICSHB 国际人类生物学标准化委员会(见 International Committee for Standardization in Human Biology)
ICSM 速溶玉米大豆奶(见 instant corn-saya milk)
ICSP 国际病理学会理事会(见 International Council of Societies of Pathology)
ICSS 脑内盗(窃)血综合征(见 intracerebral steal syndrome)
ICST 帝国科学技术学院(英)(见 Imperial College of Science and Technology)
ICSU 国际科学联盟理事会(15 个机构组成的国际联合协调组织,设于意大利)(见 International Council of Scientific Unions)
ICSUAB 国际科学联合会理事会文摘部(见 International Council of Scientific Unions Abstracting Board)
ICT immune cell transfer 免疫细胞转移 / immunoreactive human calcitonin 人免疫反应性降钙素 / indigo carmine test 靛卡红试验 / indirect Coombs' test 间接库姆斯氏试验 / inflammation of connective tissue 结缔组织炎症 / Institute of Computer Technology 计算机技术研究所 / insulating core transformer 绝缘芯转换器 / insulin coma therapy 胰岛素昏迷疗法 / integrated computer/telemetry 集成电路计算机遥测技术 / International Computers and Tabulators, Ltd 国际计算机与制表机公司(英国) / intracoronary thrombolysis 冠状动脉内溶栓疗法 / intracutaneous test 皮内试验 / inulin clearance test 菊糖清除试验 / isometric contraction time 等长期收缩期 / isovolumetric contraction time 等容积收缩时间
ictal *a*. 发作的
icter(o)- [构词成分] 黄疸
Icteranthidium laterale (Latreille) 赤黄斑蜂(隶属于切叶蜂科 Megachilidae)
icterepatitis (icterohepatitis) *n*. 黄疸性肝炎
icteric *a*. 黄疸的
icteritious *a*. ①黄疸的 ②黄疸色的
ictero- [希][拉][构词成分] 黄疸
icteroanemia *n*. (hemolytic icteroanemia; Widal's syndrome)溶血性黄疸贫血病,肥达氏综合征 ‖ ~, acquired hemolytic 后天[获得性]溶血性黄疸贫血病
icterode (icteroid) *a*. 黄疸样的
icterogenic *a*. 致黄疸的 ‖ ~ spirochetosis (spirochetosis icterohaemorrhagica) 黄疸性螺旋体病,出血性黄疸螺旋体病,钩端螺旋体性黄疸
icterogenicity *n*. 致黄疸性
icterohematuria *n*. 黄疸血尿,牛羊水心胸病
icterohematuric *a*. 黄疸血尿的
icterohemoglobinuria *n*. 黄疸血红蛋白尿
icterohemorrhagic *n*. 出血性黄疸 ‖ ~, leptospirosis 出血性黄疸钩端螺旋体病
icterohepatitis *n*. 黄疸性肝炎
icteroid *a*. 黄疸样的
icterus *n*. 黄疸 ‖ ~ acathecticus 胆汁排泄障碍性黄疸 / ~ anhepaticus; anhepatogenous jaundice 非肝[原]性黄疸 / ~, bilirubin; retention jaundice; bilirubinicterus 胆红素黄疸,潴留性黄疸 / ~ castrensis gravis 军营重黄疸(外耳氏病) / ~ castrensis levis 军营轻黄疸(传染性黄疸) / ~ catarrhalis; catarrhal jaundice 卡他性黄疸,传染性黄疸 / ~, congenital familial 先天性家族性黄疸 / ~, cythemolytic 血细胞溶解性黄疸 / ~, diffusion 弥散性黄疸 / ~, epidemic catarrhal 流行性卡他性黄疸 / ~, familial hemolytic 家族性溶血性黄疸 / ~, febrile; ~ febrilis; acute infectious jaundice 发热性黄疸,急性传染性黄疸 / ~ gravis 重黄疸(急性黄色肝萎缩等病) / ~ gravis familiaris 家族性重黄疸 / ~ gravis neonatorum 新生儿重黄疸 / ~, Gubler's 古布累氏黄疸(一种血原性黄疸)/ ~ haemorrhagicus 出血性黄疸 / ~, Hayem's; hemolytic jaundice 溶血性黄疸 / ~ hemolyticus; hemolytic jaundice 溶血性黄疸 / ~ infectiosus; leptospiral jaundice 钩端螺旋体性黄疸,出血性黄疸型螺旋体病 / ~ intermittens juvenilis 青年间歇性黄疸/ ~, Liouville's; ~ neonatorum 利乌维耳氏黄疸,新生儿黄疸 / ~ melas; ~ nigrum; Winckel's disease 黑色黄疸,温克耳氏病 / ~ neonatorum; Liouville's ~ 新生儿黄疸,利乌维耳氏黄疸 / ~, nuclear; kernicterus 核黄疸 / ~ obstructivus 阻塞性黄疸 / ~, physiologic 生理性黄疸 / ~ praecox

早发性黄疸 / ~ saturninus 铅毒性黄疸 / ~ simplex 单纯性黄疸 / ~, spirochetal; leptospiral jaundice 螺旋体性黄疸,钩端螺旋体性黄疸 / ~ with splenomegaly, acholuric hemolytic 巨脾性无胆色素尿性溶血性黄疸,溶血性黄疸 / ~ toxicus; toxemic jaundice 中毒性黄疸 / ~ typhoides 伤寒样黄疸(急性黄色肝萎缩) / ~, urobilin; regurgitation jaundice 尿胆素性黄疸,回流性黄疸 / ~ viridans; green jaundice 绿色黄疸

ICTMM 国际热带医学与疟疾大会(见 International Congress on Tropical Medicine and Malaria)

ictometer *n*. 心搏测量器,心搏计

ICTP 三磷酸碘胞啶(见 iodocytidine-triphosphate)

ictus(复 ictus) *n*. ①暴发,发作 ②搏动,冲击 ‖ ~ cordis 心搏 / ~ epilepticus 癫痫发作 / ~ fulminis; lightening stroke 触电,电击 / ~ immunisatorius 冲击式免疫法,大量免疫法 / ~ paralyticus 麻痹发作 / ~ sanguinis 卒中发作 / ~ solis; sunstroke 日射病,中暑

ICTV 病毒分类学国际委员会(见 International Committee on the Taxonomy of Viruses)

ICU 加强监护治疗病室,重危病房(见 intensive care unit)

-icum[拉][构词成分]……剂;属于……,有……性质,引起……的

ICUMSA 国际糖类分析统一方法委员会(见 International Commission for Unifrom Methods of Sugar Analysis)

-icus[拉][构词成分]……剂;属于……,有……性质,引起……的

ICV 国际种痘证明书(见 International Certificate of Vaccination)

ICVD ischemic cardiovascular diseases 缺血性心血管病 / ischemic cerebrovascular diseases 缺血性脑血管病

ICW 细胞内水分(见 intracellular water)

id ill-defined(image) 不清晰的(影像) / injectio intradermica[拉]皮内注射 / inner diameter 内(直)径 / inverted 倒置的

id *n*. ①遗子(魏斯曼遗传学说的术语,相当于染色粒)②伊特,私我(精神分析法的术语)③附发疹(全身病的皮肤症状)

-id[构词成分]形状,形式,型

ID identification 鉴定 / identification camera 鉴别 X 线胶片用暗箱(可自动记录病人号码) / identification card 鉴别卡片 / identification point 标识点,识别点 / identifier 标识符 / indiotypic determinant 遗传型决定簇 / immunodiffusion 免疫扩散 / immunoglobulin deficiency 免疫球蛋白缺乏 / Index of Dermatology 皮肤病学索引(杂志名) / diabetic index 糖尿病指数 / index of discrimination 辨别指数 / indicating device 指示器,显示装置 / infant death 婴儿死亡 / infectious disease 传染性疾病 / infective does 感染剂量 / informal documentation 非正式文件(文献) / information density 信息密度 / information distributor 信息分配器 / inside or internal diameter 内径 / intensity-duration 强度—间期曲线 / intercalated disk 间盘(电镜) / interconnection diagram 相互联系图 / intergenic distance 基因间距离 / internal diameter 内径 / intradermal 皮内的 / intradermic injection 皮内注射 / intrinsicoid deflection 类本位曲折(心电图) / isotope dilution 同位素稀释 / item description 项目说明

ID / g 每克注入量(见 injected dose per gram)

ID / R 回肠病 / 切除术(见 ileal disease/resection)

ID curve 强度—间期曲线(兴奋性与不应期)(见 intensity-duration curve)

ID_{50} mean infective dose 半数感染量 / mean inhibiting dose 半数抑制量

-ida[拉]代表目(order)一级的词尾(动物分类学)

IDA image display and analysis 影像的显示与分析 / iminodiacetic acid 亚氨二醋酸 / Institute for Defense Analysis 防护分析研究所 / International Development Association 国际开发协会 / Irish Dental Association 爱尔兰牙科协会 / iron deficiency anemia 缺铁性贫血 / isotope-dilution analysis 同位素稀释分析法 / isotopic dilution analysis 同位素稀释分析(法) / Israel Dental Association 以色列牙科协会

-idae 代表“科”(Family)一级的词尾,(动物分类学,如 Hirudinidae 医蛭科)

idaein *n*. 山越橘甙

Idaho State College(简作 ISC) 爱达荷州立学院(美)

IDAJ 爱尔兰牙科协会杂志(见 Irish Dental Association Journal)

Idamycin *n*. 盐酸伊达比星(idarubicin hydrochloride)制剂的商品名

idant *n*. 遗子团(魏斯曼的术语,相当于染色体)

Idarubicin[商名] *n*. 伊达比星(抗生素类药)

idarubicin hydrochloride 盐酸伊达比星,盐酸去甲氧柔红霉素(蒽环类抗肿瘤药,用于治疗急性髓性白血病,静脉内给药)

Idaverine[商名] *n*. 异达维林(解痉药)

Idazoxan[商名] *n*. 咪唑克生(α 受体阻滞药)

IDC idiopathic dilated cardiomyopathy 特发性扩张型心肌病 / International Documentation Center 国际文献资料中心 / International Documentiation in Chemistry 国际化学文献中心 / International Dermatiological Committee 国际皮肤病学委员会

IDCG 泪囊插管照影术(见 intubation dacryocystography)

IDCS 图像分析照相机系统(见 image dissetor camera system)

IdCTP 三磷酸碘去氧胞嘧啶核甙(见 iododeoxycytidine-triphosphate)

IDD immune deposit disease 免疫性沉着病 / insulin-dependent diabetes 胰岛素依赖性糖尿病

^{131}-I-DDD ^{131}I-二氧二苯二氯乙烷(肾上腺扫描剂)(见 ^{131}I-dichlorodiphenyl-dichloroethane)

IDDM 胰岛素依赖性糖尿病(见 insulin-dependent diabetes mellitus)

-ide[法][构词成分]……化物;……甙

Ide reaction[Sobei Ide; Tamao Ide 日医师]井出氏反应(检梅毒) ‖ ~ test 井出氏试验(检梅毒)

idea *n*. 观念,思想 ‖ ~, autochthonous 自发观念 / ~, compulsive; obsession 强迫观念 / ~, dominant 优势观念 / ~, fixed 固定观念 / ~, hyperquantivalent 支配观念 / ~, imperative; compulsive ~ 强迫观念 / ~ of reference; delusion of reference 牵涉观念,牵涉妄想 / ~, ruminative 沉思观念,反复思考观念

ideal *a*. 观念的,理想的 *n*. 理想,典范 ‖ ~, articulation 理想发音 / ~, body weight(简作 IBW)理想体重 / ~, ego 自我理想 / ~, scan 理想扫描 / ~, voltage amplifier(简作 IVA)理想电压放大器

idealised population 理想化群体

idealism *n*. 唯心主义,唯心论

idealistic *a*. 唯心主义者的,唯心论的

idealization *n*. 观念化,理想化

idealize *vt*. 使理想化;使观念化, *vi*. 形成理想(或观念)

ideally *ad*. 理想地

ideate *vt*. 对……形成概念, *vt*. 形成概念;想象

ideation *n*. 观念作用,思想作用 ‖ ~, incoherent; flow of ideas 思想散漫

ideational *a*. 观念[作用]的,思想[作用]的

Idebenone[商名] *n*. 艾地苯醌(脑代谢改善药)

idée[法](idea) *n*. 观念,思想 ‖ ~ fixe 固定观念

Idenast[商名] *n*. 艾地司特(抗过敏药)

idendity by descent 血源同一

idendity in state 状态同一

identical *a*. 同一的,同等的 ‖ ~, twin 同卵双生,单卵双生,全等双生 / ~, twins 同卵双胎

identifiable *a*. 可看作是相同的,可证明是同一的,可辨认的

identifiably *ad*. 可看作是相同地,可证明是同一地,可辨认地

identification *n*. ①证明同一,等同 ②鉴定,验明 ③自居思想,等同思想 ‖ ~, anthropometric 人体测量鉴定法 / ~ of bacterial agents 细菌战剂鉴定 / ~ of blood 血液鉴定 / ~ of bullet 弹头鉴定 / ~ camera(简作 ID)鉴别 X 线胶片用暗箱(可自动记录病人号码) / ~ card(简作 ID)鉴别卡片 / ~ of corpse 尸体鉴定 / ~, cosmic 自居万物思想 / ~ of dead(identification of corpse)尸体鉴定 / ~ in disputed paternity 亲权鉴定 / ~ by fingernail 指甲鉴定 / ~ by fingerprint 指纹鉴定 / ~ of firearm 火器鉴定 / ~, Galton system of 戈耳顿氏鉴定制(指纹鉴定制) / ~ by hair 毛发鉴定 / ~ of human remain 人体残骸鉴定 / ~ of immature fetus 未成熟儿鉴定 / ~ of living 活体鉴定 / ~ mark(简作 IMK)鉴别,标志,鉴定特征 / ~, palm and sole system of 掌足跖鉴定制 / ~ of pieces of tissue 组织碎片鉴定 / ~ of poison 毒物鉴定 / ~ of position(简作 IP)位置识别,位置的确定 / ~ of suicidal injury 自杀伤的鉴定 / ~ of suicidal injury 自杀伤的鉴定 / ~ of suicidal injury 自杀伤的鉴定 / ~ of victims 死者识别 / ~ point(简作 IP)识别点

identifier *n*. 识别符,鉴别器

identify *vi*. 使等同于,认为……一致;识别,鉴定,验明;确定……在分类学上的位置 *vi*.(成为)一致

identifying *n*. 识别

identity *n*. 同一性,特性 ‖ ~, crisis 认同危机,认同转折点;身分转变

ideo-[希][构词成分]意想,思考,观念

ideodynamism *n*. 意想统制,观念统制

ideogenetic(ideogenous) *a*. 意想性的,观念性的

ideoglandular *a*. 意想性腺分泌的,观念性腺分泌的

ideograph *n*. 理想图,标准图,象征图

ideokinetic(ideomotor) *a*. 意想性动作的,观念性动作的

ideological *a*. 思想上的,意识形态的

ideologically *ad*. 思想上地,意识形态地

ideologist *n*. 思想家,思想理论家
ideology *n*. ①观念学②观念形态
ideometabolic *a*. 意想性代谢的,观念性代谢的
ideometabolism *n*. 意想性代谢,观念性代谢
ideomotion *n*. 意想性动作,观念性动作
ideomotor *a*. 意想性动作的,观念性动作的
ideomuscular *a*. 意想性肌动作的
Ideonella Malmquvist *n*. 艾德昂菌属 ‖ ~ dechloratans Malmquvist 脱氯艾德昂菌
ideophrenia *n*. 观念倒错
ideophrenic *a*. 观念倒错的
ideoplastia（idioplasty）*n*. 意想凝注,观念凝注
ideoplasty *n*. 意想凝注,观念凝注
ideosynchysia *n*. 意想混乱,谵妄
ideotype *n*. ①外型,异模标本 ②自定模式标本
ideovascular *a*. 意想性血管作用的
IDES 析像管阶梯光栅分光计(见 image dissector echelle spectrometer)
IDF inhibitor for DNA synthesis DNA 合成抑制因子 / International Dental Federation 国际牙科联合会(国际医学科学组织理事会)/ integrated date file 综合数据文件 / International Diabetes Federation 国际糖尿病联合会
IDFB 国际糖尿病联合会通报(国际医学科学组织理事会)(见 International Diabetes Federation Bulletin)
IDFNL 国际牙科联合会通讯(英)(见 International Dental Federation News Letter)
IDFT 离散傅里叶逆变换(见 inverse discrete Fourier transform)
IDH 异柠檬酸脱氢酶(见 isocitrate dehydrogenase)
IDI improved data interchange 改进数据交换 / induction-delivery interval 引产间歇
IdI 个体独特型决定位(见 individual idiotope)
idio- [希][构词成分] 自发,自生,特异,独有(来自希腊 idios)
idio-adaptation *n*. 个别适应,特殊适应
idioadaptive evolution 特殊适应性进化
idio-agglutinin *n*. 自发凝集素
idiobiology *n*. 个体生物学
idioblapsis *n*. 自发性食物过敏
idioblaptic *a*. 自发性食物过敏的
idioblast *n*. 细胞原体,生原体;异细胞
idiochromatin *n*. 性染色质
idiochromidia *n*. 核外性染色质,原生殖质
idiochromosome *n*. 性染色体
idiocrasy（idiosyncrasy）*n*. ①特[异反]应性 ②特异体质
idiocratic（idiosyncratic）*a*. ①特[异反]应性的 ②特异体质的
idioctonia *n*. 自杀
idiocy *n*. 白痴,极端愚蠢 ‖ ~, absolute; profound ~ 深度白痴 / ~, amaurotic familial 家族黑蒙性白痴/~, athetosic; athetosis 手足徐动性白痴,手足徐动症 /~, cretinoid; cretinism 克汀病性白痴,呆小病 /~, developmental 发育性白痴 /~, diplegic 双瘫性白痴 /~, eclamptic 惊厥性白痴 /~, epileptic 癫痫性白痴 / ~, genetous 先天性白痴 /~, hemiplegic 偏瘫性白痴 /~, hydrocephalic 水脑性白痴 /~, intrasocial 合作性白痴(能从事某些职务) /~, microcephalic 小头白痴 /~, mongolian 先天愚型,伸舌样白痴 /~, moral 悖德白痴 /~, paralytic 麻痹性白痴,瘫痪性白痴 /~, paraplegic 截瘫性白痴 /~, plagiocephalic 斜头白痴,颅变形性白痴 /~, scaphocephalic 舟形头白痴, /~, sensorial 感觉缺陷性白痴 /~, traumatic 创伤性白痴 /~, versatile 易感性白痴
idiogamist *n*. 特偶者
idiogamy *n*. 自体受精
idiogenesis *n*. 自发病,疾病自发
idioglossia *n*. 自解[言]语症
idioglottic *a*. 自解[言]语症的
idiogram *n*. 染色体组型,染色体模式图
idiohetero-agglutinin *n*. 自发异种凝集素
idioheterolysin *n*. 自发异种溶素
idiohypnotism *n*. 自我催眠
idio-imbecile *n*. 痴愚
idio-iso-agglutinin *n*. 自发同种凝集素
idio-isolysin *n*. 自发同种溶素
idiolalia *n*. 新语症,语词新作
idiolog *n*. 自解词
idiologism *n*. 自解[言]语症
idiolysin *n*. 自发溶素
idiom *n*. 惯用语,习语,成语
idiomatic *a*. 成语的,独特的
idiomere *n*. 染色粒
idiometritis *n*. 子宫实质炎
idio-morphosis *n*. 特殊变形
idiomuscular *a*. 肌本身的(收缩)
idioneural *a*. 神经本身的,神经自身的
idioneurosis *n*. 自发性神经[机能]病
idioparasite *n*. 自体寄生物,自体寄生虫
idiopathetic（idiopathic）*a*. 自发的,特发的
idiopathic *a*. 自发的,特发的,原发性的 ‖ ~ abnormal sideroblastic anaemia（简作 IASA）特发性异常铁粒幼红细胞性贫血 / ~ Addison's disease（简作 IA）特发性阿狄森氏病 / ~ adolescent gynecomastia 特发的青春期男子乳房女性化 / ~ adrenal atrophy 特发性肾上腺萎缩 / ~ adrenal hype rplasia（简作 IAH）特发性肾上腺增生(症) / ~ atrial fibrillation 特发性心房颤动 / ~ atrophy 特发性萎缩 / ~ CD4 Iymphopenia（简作 ICL)特发性 CD4 淋巴细胞减少症(与 HIV 病相似的免疫系统疾病) / ~ chronic megaloblastic anemia（简作 ICMA）原发性慢性巨成红细胞性贫血 / ~ cyclophoria 特发性旋转隐斜,原发性旋转隐斜 / ~ detachment 特发性脱离 / ~ dilatation of the pulmonary artery（简作 IDPA）原发性肺动脉扩张 / ~ dilated cardiomyopathy（简作 IDC）特发性扩张型心肌病 / ~ epilepsy 不明原因型癫痫,自发性癫痫/ ~ epilepsy 特发性癫痫 / ~ fibrosing alveolitis（简作 IFA）特发性纤维素性肺泡炎 / ~ hemeralopia 特发性昼盲[症] / ~ hemochromatosis（简作 IH）特发性血色病 / ~ hypercalcemia（简作 IHC）特发性高钙血钙 / ~ hypercalciuria（简作 IHC）特发性高钙尿症 / ~ hypertension 特发性高血压 / ~ hypertrophic osteoathropathy（简作 IHO)特发性肥大性骨关节病 / ~ hypertrophic subaortic stenosis（简作 IHSS）特发性肥厚性主动脉瓣下狭窄 / ~ hypopituitarism（简作 IHP）特发性垂体功能低下症 / ~ ineffective erythropoieseis（简作 IIE）特发性无效性红细胞生成 / ~ infertility 特发性不育 / ~ interstitial pneumonia（简作 IIP）特发性间质性肺炎 / ~ juvenile periodontitis（简作 IJP）自发性少年牙周炎 / ~ megacolon 特发性巨结肠 / ~ methemoglobinemia 自发性正铁血红蛋白血[症] / ~ midline destructive disease（简作 IMDD）特发性中线破坏性疾病 / ~ mottling 特发性斑牙 / ~ myocardial hypertrophy（简作 IMH）特发性心肌肥大 / ~ necrotizing and crescentic glomerulonephritis（简作 INCGN）特发性坏死性半月体肾小球肾炎 / ~ nephrotic syndrome（简作 INS）特发性肾病综合症 / ~ nystagmus 特发性眼球震颤 / ~ oligozoospeimja 特发性少精症 / ~ orthostatic hypotension（简作 IOH）特发性直立体位性低血压 / ~ parafoveal telangiectasia 特发性旁中心凹毛细血管扩张 / ~ portal hypertension（简作 IPH）特发性门静脉高血压 / ~ postpartum acute renal failure（简作 I-PARF）特发性产后急性肾功能衰竭 / ~ pulmonary fibrosis（简作 IPF）特发性肺纤维化 / ~ pulmonary hemosiderosis（简作 IPH）特发性肺含铁血黄素沉积症 / ~ refractory sideroblastic anemia（简作 IRSA）特发性顽固性铁粒幼红细胞性贫血 / ~ regional migratory osteoporosis（简作 IRMO）特发性局限性移行性骨质疏松症 / ~ repiratory distress of the newborn infant（简作 IRDNI）新生儿特发性呼吸困难 / ~ respiratory distress（简作 IRD）原发性呼吸困难 / ~ respiratory distress syndrome（简作 IRDS）特发性呼吸窘迫综合征 / ~ retinoschisis 特发性视网膜劈裂 / ~ serous detachment 特发性浆液性脱离 / ~ sexual precocity 特发性性早熟 / ~ steatorrhea 特发性脂肪痢 / ~ thrombocytopenic purpura（简作 ITP）特发性血小板减少性紫癜 / ~ ulcerative colitis（简作 ICU）特发性溃疡性结肠炎
idiopathy *n*. 自发病,特发病 ‖ ~, toxic 中毒性自发病
idiophase *n*. 繁殖期,生殖期;分化期
Idiophlebotomus [拉] *n*. 特异蛉属 ‖ ~ longiforceps 长铗[特异]白蛉
idiophonia *n*. 不愉快音
idiophore *n*. 原活质
idiophrenic *a*. 脑本身的
idioplasm *n*. 种质(陈旧名词),胚质
idiopsychologic *a*. 自发思想的,自发心理的
idioreflex *n*. 自发[性]反射
idioretinal *a*. 视网膜自感性的
Idiosepiidae *n*. 微鳍乌贼科（隶属于乌贼目 Sepioidea）
Idiosepius paradoxa（Ortmann）玄妙微鳍乌贼（隶属于微鳍乌贼科 Idiosepiidae）
idiosome *n*. ①胶粒,微胶粒 ②核旁体(指精母细胞的中心体及其周围的网体和线粒体)
idiosomnambulism *n*. 自发性梦行症
idiospasm *n*. 局部痉挛
idiospastic *a*. 局部痉挛的
idiostatic *a*. 等位差的,同电位的

idiosthenia *n*. 自生力
idiosyncrasy *n*. ①特[异反]应性 ②特异体质 ‖ ~, absolute 绝对特[异反]应性 / ~, food 食物特[异反]应性 / ~, local 局部特[异反]应性 / ~, relative 相对特[异反]应性
idiosyncratic *a*. ①特[异反]应的 ②特异体质的
Idiot 巴比妥酸盐丸剂(见 barbiturate pill)
IDIOT 数字联机转录装置(见 instrumentation digital online transcriber)
idiot *n*. 白痴者,痴子,愚人 ‖ ~, erethistic 兴奋型痴子 / ~, pithecoid 猿样痴子 / ~, profound 深度痴子 / ~, superficial 轻度痴子 / ~, torpid 迟钝性痴子
idiotia (idiotism; idiocy) *n*. 白痴 ‖ ~, familialis amaurotica 家族性黑蒙性白痴
idiotic *a*. 白痴的,愚蠢的
idiotically *ad*. 白痴地,愚蠢地
idiotism (idiocy) *n*. 白痴
idiotope *n*. 特发位,差位(抗体分子可变区上能被其他抗体识别的特殊部位)
idiotopy *n*. 各部关系,各部相关
idiotoxin *n*. 变[态反]应原
idiotrophic *a*. 自选食物的
idiotropic *a*. 自向性的
idiot-savant (idiot-prodigy) *n*. 低能特才者
idiotype *n*. 遗传型,基因型
idiotype network theory 独特型网络学说
idiotypic *a*. 个体遗传型的,个体基因型的 ‖ ~ antigenic determinant (简作 IAD) 遗传性抗原决定簇 / ~ determinant 独特型决定簇 / ~ specificity (简作 IS) 遗传性特异性
idiovariation *n*. 自发[性]变异
idioventricular *a*. 心室自身的
idioventricular rhythm (简作 IVR) 心室自搏心律(心电图)
idiozome (idiosome) *n*. ①胶粒,微胶粒 ②核旁体(指精母细胞的中心体及其周围的网体和线粒体)
idiozona *n*. 固有带,先天带
iditol *n*. 艾杜醇
L-iditol 2-dehydrogenase *n*. L - 艾杜糖醇 2 - 脱氢酶(亦称山梨[糖]醇脱氢酶)
IDJ 国际牙科杂志和通讯(国际牙科联合会)(见 International Dental Journal and Newsletter)
IDK 膝关节内脱位(见 internal derangement of knee joint)
IDL Index of Dental Literature/牙医文献索引(美)(test)intensity difference limen (test) 声音强度辨别阈(试验)/ intermediate-density lipoprotein 中密度脂蛋白 / intermediate lipoprotein 中间脂蛋白
idle *a*. 空闲的,无用的,无效的, 无根据的. *vi*. 虚度,浪费; 使空闲 *vi*. 懒散,闲逛 ‖ ~ frequency 闲频,中心频率
idleidly *ad*. 空闲地,无用地,无效地,无根据地
idleness *n*. 空闲;无用,无效;无根据
IDM 糖尿病母亲的婴儿(见 infant of diabetic mother)
IDMEC 消化间期肌电综合波(见 interdigestive myoelectric complex)
IDMS 同位素稀释质谱法(见 isotopic dilution mass spectrometry)
IDOD 瞬间需氧量(见 immediate oxygen demand)
idolomania *n*. 偶像狂
idolum *n*. 幻像性错觉,魔像
idorgan *n*. 初器,浆质群
idose *n*. 艾杜糖(一种六碳糖)
Idotheoidae *n*. 盖鳃水虱科 (隶属于等足目 Isopoda)
idotron *n*. 光电管检测仪
Idoxifene [商名] *n*. 艾多昔芬(抗过敏药)
Idoxuridine [商名] *n*. 碘苷,5 - 碘脱氧尿苷,疱疹净(抗病毒药)
IDP imidodiphosphate 亚氨基二膦酸酯(骨显像剂) / initial dose period 初始剂量期间 / inosine diphosphate 二磷酸肌甙,二磷酸次黄嘌呤核甙 / integrated data processing 集中数据处理
IDPA 原发性肺动脉扩张(见 dilatation of the pulmonary artery)
IDPN 亚氨二丙腈(见 imino-dipropio-nitrile)
IDR incidence desity ratio 发病密度比率 / intradermal reaction 皮内反应
Idralfidine [商名] *n*. 伊屈非定(α_2 受体阻滞药)
Idramantone [商名] *n*. 伊决孟酮(免疫兴奋药)
Idrapril [商名] *n*. 伊屈普利(血管紧张素转换酶抑制药)
IDRC 国际发展研究中心(加拿大)(见 International Development Research Center)
Idrocilamide [商名] *n*. 羟乙桂胺(肌肉松弛药)
idromania *n*. 自溺狂,投水狂
Idropranolol [商名] *n*. 氢萘洛尔(β 受体阻滞药)
idrosis *n*. ①多汗 ②出汗 ③汗病
-idrosis [希] [构词成分] ……汗(症)
ids 皮肤真菌疹反应(见 dermatophytid reaction)
IDS immunity deficiency state 免疫缺陷状态 / inhibitor of DNA synthesis 脱氧核糖核酸合成抑制物 / Investigative Dermatiological Society 皮肤病研究学会
IDTN 国际药物治疗通讯(见 International Drug Therapy Newsletter)
IDU 碘甙,疱疹净(见 idoxuridine)
IDUR (见 iododeoxyuridine 碘甙,5 - 碘去氧尿甙)
iduronate *n*. 艾杜糖醛酸 (盐、酯或阴离子型)
iduronate-2-sulfatase *n*. 艾杜糖酸 - 2 - 硫酸酯酶(此酶缺乏,为一种 X 连锁隐性性状,可致亨特[Hunter]综合征,即黏多糖贮积病 Ⅱ 型)
iduronic acid 艾杜糖醛酸
L-iduronidase L - 艾杜糖苷酸酶(此酶的遗传性缺乏为一种常染色体隐性性状,可致点多糖贮积病 Ⅰ 型)
IDVC 静脉内插管(见 indwelling venous catheter)
IDX 智能 X 线诊断系统 (见 system intelligent diagnostic x-ray system)
IE immunitats einheit [德] 免疫单位 / immuno-electrophoresis 免疫电泳 / industrial engineer 工业工程师 / index error 指数误差,代表误差,刊误 / infective endocarditis 感染性心内膜炎 / initial echo 直接波,初发反应(超声波的) / infectious endocarditis 感染性心内膜炎 / inspiratory - expiratory time ratio 吸气 / 呼气时间,吸气 - 呼气时间比 / insulin Einheit [德] 胰岛单位 / internal energy 内能 / internal conversion electron 内转换电子 / internal environment 内部环境 / international Einheit [德] 国际单位 / ionization efficiency 离子化效率
ie. [拉] id est 就是;即 (= that is)
IEA immunoenzymtic assay 免疫酶测定 / interictal epileptiform activity 发作间期癫痫样活动 / International Energy Agency 国际能源署 / International Epidemiological Association 国际流行病学协会(国际医学科学组织理事会) / intravascular erythrocyte aggregation 血管内红细胞凝集
IEC injection electrode catheter 插入电极导管 / integrated environmental control 综合环境控制 / International Electrotechnical Commission 国际电子技术委员会 / intraepithelial carcinoma 上皮内癌 / ion exchange chromatography 离子交换色谱法
IED 免疫电扩散(见 immunoelectrodiffusion)
IEE inner enamel epithelium 内釉上皮内层,釉上皮内层 / Institute of Electrical Engineers 电气工程师协会(英) / Institute of Environmental Engineers 环境保护工程师协会(美)
IEEE 电气与电子工程师协会(见 Institute of Electrical and Electronics)
IEEECS 电气与电子工程师协会计算机学会(见 Institute of Electrical and Electronics Engineers Commputer Society)
IEF International Eye Foundation 国际眼科基金会 / isoelectric focusing 等电聚焦
IEG 免疫病理学交流组(英)(见 Immunopathology Exchange Group)
IEIF 印迹电泳免疫结合(见 imprint electroimmunofixation)
IEL 上皮内淋巴细胞 (见 intraepithelial lymphocytes)
i-ELISA 间接型酶联免疫吸附测定 (见 indirect enzyme-linked immunosorbent assys)
IEM immune electronmicroscopy 免疫电子显微镜检查,免疫电镜法 / immuno electron microscopy 免疫电子显微镜检查,免疫电镜法 / Institute of Environmental Medicine 环境医学研究所 / Institute of Epidemiology and Microbiology 流行病学微生物学研究所 / ion exchange medium 离子交换介质 / ion-exchange membrane 离子交换膜
IEMG 综合肌电图(见 integrated electromyogram)
I-em-hotep (Imhotep) [古埃及医神,约纪元前三千年左右] 伊姆霍提普
IEMS 实验医学及外科研究所(加拿大蒙特利尔大学)(见 Institute of Experimental Medicine and Surgery)
IEOP 免疫电渗电泳(见 immuno-electro-osmophore)
IEP 免疫电泳(见 immuno-electrophoresis)
IEPP 国际能源政策展望(杂志名)(见 International Energy Policy Perspectives)
IER immunological enhancement reaction 免疫促进反应 / Institute for Environmental Research 环境保护研究所(美)/ ion exchange resin 离子交换树脂
IER test 教育研究学会智力测验(见 Institute of Educational Research intelligence test)
Ieri virus 伊理病毒
IES Illuminating Engineering Society 照明工程学会 / immuoelctrosyneresis 免疫电凝析 / Institutes of Environmental Sciences 环境科学研究所 / interpolated extrasystole 间插性期前收缩

IEST 免疫酶染色试验（见 immunoenzymic staining test）
IF immunofluorescence 免疫荧光 / inflammatory factor 炎症因子 / Index of Fungi 真菌索引(杂志名) / inflammatory factor 炎症因子 / information feedback 信息反馈 / infrared 红外线的 / initiation factor 起动因子 / interferon 干扰素 / intermediate frequency 中频 / interstitial fluid 组织间液 / intrinsic factor 内因子 / isoelectric focusing 等电聚焦
if *conj*. 如果;要是;虽然,即使;是否 ‖ ~ only 只要;要是……就好/ ~ so 要是这样
If 1 inovirus If 1 丝形病毒
If 2 inoviruses If 2 丝形病毒
IFA idiopathic fibrosing alveolitis 特发性纤维素性肺泡炎 / immunofluorescence assay 免疫荧光测定[法] / indirect fluorescent antibody test 间接荧光抗体试验 / intermediate frequency amplifier 中频放大器 / International Federation of Anatomists 国际解剖学家联合会 / International Fertility Association 国际生育协会 / International Filariasis Association 国际丝虫病协会 / intrinsic factor antibody 内因子抗体 / intrinsic fibrosing-alveolitis 内源性纤维素性肺泡炎
IFAC 国际自动控制联合会(见 International Federation of Automatic Control)
IFAT immunofiuorescent antibody test 免疫荧光抗体检查(试验) / indirect fluorescent antibody technique 间接荧光抗体法 / indirect fluorescent antibody test 间接荧光抗体试验
IFC Intant Formula Council 婴儿食物配方咨询委员会 / intrinsic factor concentrate 浓缩内因子
IFCB 国际细胞生物学联合会(见 International Federation for Cell Biology)
IFCC 国际临床化学联合会(见 International Federation of Clinical Chemists)
IFCL 间隙流式离心白细胞单采术(见 intermittent flow contrifugation leukapheresis)
IFCP 国际天主教药师联合会(见 International Federation of Catholic Pharmacists)
IFCR 国际癌症研究基金会（见 International Foundation for Cancer Research)
IFCS 国际计算机科学联合会(见 International Federation of Computer Sciences)
IFD interfacet distance 关节突间距(脊柱检查) / International Federation for Documentation 国际文献工作联合会
IFDC 国际肥料发展中心(见 International Fertilizer Development Center)
Ife orbivirus 爱菲环状病毒
IFEMS 国际电子显微镜学会联合会(见 International Federation of Electron Microscope Societies)
-ifene [构词成分] -米(或昔)芬（1998 年 CADN 规定使用此项名称,主要系指氯米芬[Clomifene]或他莫昔芬[Tamoxifene]一类的抗雌激素药名)
Ifenprodil [商名] *n*. 艾芬地尔(血管扩张药)
-iferous [拉] [构词成分] 含有……的,产生……的 ,具有……的
Ifetroban [商名] *n*. 伊非曲班(抗血栓药)
Ifex *n*. 无菌异环磷酰胺 (sterile ifosfamide) 制剂的商品名
IFF 髂股部皮瓣(见 iliac-femoral flap)
IFGO 国际妇产科联合会(见 International Federation of Gynecology and Obstetrics)
IFGOJ 国际妇产科联合会杂志(见 International Federation of Gynecology and Obstetrics Journal)
IFIP 国际信息处理联合会(设于瑞士;来自法文名称的缩略语为 FITI)(见 International Federation for Information Processing)
IFIPS 国际信息处理学会联合会(见 International Federation of Information Processing Societies)
IFIWS 胚胎本身的特发性衰竭综合征(见 inherent fetal wastage syndrome)
IFLA 国际图书馆协会联合会(设于英国;来自法文名称的缩略语为 FIAB)(见 International Federation of Library Associations)
IFM immunoflurorescence microscopy 免疫荧光镜检查 / indicating flow meter 指示流量计 / Instrumentation for Medicine Inc 医疗器械有限公司
IFMA 免疫荧光测量法(见 immunoflurometric assay)
IFMBE 国际医学与生物工程学联合会(亦称 FIGMB)(见 International Federation for Medical and Biological Engineering)
IFME 国际医用电子学联合会(见 International Federation for Medical Electronics)
IFMEBE 国际医学电子学与生物工程学联合会(现为 IFMBE)(见 International Federation for Medical Electronics and Biological Engineering)
IFMP 国际医学心理疗法联合会(见 International Federation for Medical Psychotherapy)
IFMSAN 国际医学生协会联合会新闻(见 International Federation of Medical Student Associations News)
IFMSS 国际多发性硬化症学会联合会(见 International Federation of Multiple Sclerosis Societies)
IFN information 信息;情报 / interferon 干扰素
IFO 大阪发酵研究所(见 Institute for Fermentation, Osaka)
IFOG 国际产科与妇科联合会(见 International Federation of Obstetrics and Gynecology)
IFORL 国际耳鼻喉科联合会(国际医学科学组织理事会)(见 International Federation of Oto - Rhino- Laryngology)
IFOS 国际眼科学会联合会(国际医学科学组织理事会)(见 International Federation of Ophthalmological Societies)
Ifosfamide [商名] *n*. 异环磷酰胺(抗肿瘤药)
ifosfamide *n*. 异环磷酰胺(抗肿瘤药)
IFOV 瞬时视野,瞬时视界(见 instataneous field of view)
Ifoxetine [商名] *n*. 伊福西汀(抗抑郁药)
IFP 中频前置放大器(见 intermediate-frequency preamplifier)
IFPAG 聚丙烯酰胺凝胶板等电聚焦电泳(见 isoelectric focusing in polyacrylamide gel)
IFPEB 国际体育联合会通报(见 International Federation of Physical Education Bulletin)
IFPM 国际医学联合会(国际医学科学组织理事会)(见 International Federation of Physical Medicine)
IFPMA 国际药品制造商协会联合会(见 International Federation of Pharmaceutical Manufactures Associations)
IFPP 国际期刊联合会(同法文 FIPP)(见 International Federation of the Periodical Press)
IFPRI 国际食品政策研究协会(见 International Food Policy Research Institute)
IFR indirect fluorescent rabies antibody test 间接荧光狂犬病抗体试验 / inspiratory flow rate 呼气气流率 / internal function register 内部操作寄存器
IFRA 间接荧光狂犬病抗体试验(见 indirect fluorescent rabies antibody test)
IFRP 国际生育研究方案(北卡罗来纳大学和国际开发署)(见 international Fertility Research Program)
IF-RT 累及区放射疗法(见 involved-field radiotherapy)
IFRU 抗干扰装置(见 interference rejection unit)
IFSC 国际外科学会联合会(国际医学科学组织理事会)(见 International Federation of Surgical Colleges)
IFSEEGCN 国际脑电图与临床神经生理学联合会(国际医学科学组织理事会)(见 International Federation of Societies for Electroencephalography and Clinical Neurophysiology)
IFSEM 国际电子显微镜学会联合会(见 International Federation of Societies for Electron Microscopy)
IFST 食品科学与技术研究所(英)(见 Institute of Food Science and Technology)
IFSW 国际福利救济工作者联合会(见 International Federation of Social Workers)
IFT immune fluorescence technique 免疫荧光法 / immunofluorescence technic 免疫荧光技术,免疫荧光法 / immunofluorescence test 免疫荧光试验 / Institute of Food Technologists 食品工艺师学会 / intermadiate frequency transformer 中频变压器 / International Frequency Tables 国际频率表
IFTPP 国际技术与期刊出版社联合会(来自法文名称的缩略语为 FIPTP)(见 International Federation of the Technical and Periodical Press)
IFV 细胞内液容量(见 intracellular fluid volume)
IG icterogram 黄疸图(黄疸检查图表) / image guide 映象规准 / interchromatin granule 染色质间颗粒(电镜) / isogram 等值线图
Ig immunoglobulin 免疫球蛋白 / intestinal ganglioneuromatosis 肠神经节神经瘤病 / intragastric 胃内的
IgA 免疫球蛋白 A(见 immunoglobulin A)
IGA 婴儿遗传性粒细胞缺乏症(见 infantile genetic agranulocytosis)
IGAM 免疫球蛋白 G, AM(见 immunogoblins G, A and M)
Iganidipine [商名] *n*. 伊加地平(钙通道阻滞药)
IGC ischemic glomerular change 缺血性肾小球改变 / isothermal gas chromatography 等温气体色谱法
IGCD 等压气体逆回弥散(见 isobaric gas counter diffusion)
IGCN 爱尔兰天主教护士协会(见 Irish Guild of Catholic Nurses)
IgD imunoglobulin D 免疫球蛋白 D / immunoglobulin deficiency 免疫球蛋白缺乏
IGDM 妊娠糖尿病母亲的婴儿(见 infant of gestational diabetic mother)

IgE 免疫球蛋白 E(见 immunoglobulin E)
IgE ND 免疫球蛋白 E ND(见 immunoglobulin E ND)
IgE SH 免疫球蛋白 E Sha(一种骨髓瘤蛋白)(见 immunoglobulin E Sha)
IgE YU 免疫球蛋白 E YU(一种骨髓瘤蛋白)(见 immunoglobulin E YU)
IGF 胰岛素样生长因子(见 insulin-like growth factor)
IgF 免疫球蛋白 F(见 immunoglobulin F)
IGFET 绝缘栅场效应晶体管(见 isolated gate filed effect transistor)
IGF-I 胰岛素样生长因子-Ⅰ(见 insulin-like growth factor-Ⅰ)
IgG 免疫球蛋白 G(见 immunoglobulin G)
IgG-R 免疫球蛋白 G 受体(见 immunoglobulin G receptor)
IgGf 快[泳]免疫球蛋白 G(见 immunoglobulin G fast)
IGGS 免疫球蛋白基因超家系,或免疫球蛋白超基因族(见 immunoglobulin gene superfamily)
IgH 免疫球蛋白 H(见 immunoglobulin H)
IGH 总医院总监(见 Inspector General of Hospitals)
IGHD 单纯生长激素缺乏症(侏儒症)(见 isolated growth hormone deficiency)
IgIP 免疫反应性胃抑多肽(见 immunoreactive gastric inhibiting polypeptide)
IgJ 606 免疫球蛋白 J 606(见 immunoglobulin J 606)
IgL 免疫球蛋白 G 轻链(见 immunoglobulin G light chain)
IGL 离子化气体激光器(见 ionized gas laser)
IgM 免疫球蛋白 M(见 immunoglobulin M)
Igmesine [商名] ***n***. 伊格美新(阿片受体阻滞药)
ignatia [拉] ***n***. 吕宋豆
IgND 免疫球蛋白 ND(见 immunoglobulin ND)
igniextirpation ***n***. 烙除法
ignioperation ***n***. 热烙手术
ignipedites ***n***. 足底灼痛
ignipuncture ***n***. 火针术
ignis [拉] ***n***. ①发热 ②火 ‖ ~ infernalis; infernal fire; ergotism 麦角中毒 / ~ sacer; sacred fire ①麦角中毒 ②丹毒 ③带状疱疹 / ~ Sancti Antonii 丹毒 / ~ St. Ignatii 丹毒
ignisation ***n***. 人工热源照射法
ignitable (ignitible) ***a***. 可燃的
ignite ***vt***. 点燃;使灼热;使兴奋 ***vi***. 着火,变灼热
igniter (ignitor) ***n***. 点火器,点火剂
ignition ***n***. 燃,灼热;点火,发火装置 ‖ ~, anode 触发[阳]极,点火[阳]极
ignitor ***n***. 电火电极
ignoble ***a***. 卑鄙的,不体面的,可耻的
ignobly ***ad***. 卑鄙地,不体面地,可耻地
ignominious ***a***. 耻辱的,卑鄙的
ignominy ***n***. 污辱,不名誉,无耻行为
ignorance ***n***. 无知,愚昧;不知
ignorant ***a***. 无知的,愚昧的;不知道的
ignorantly ***ad***. 无知地,愚昧地;不知道地
ignore ***vt***. 不顾,不理,忽视
ignotin ***n***. 肌肽
-igo [拉] [构词成分] 病;痛
Igovomab [商名] ***n***. 伊戈伏单抗(诊断用药)
IGP 肠糖蛋白(见 intestinal glycoprotein)
IgR 免疫球蛋白受体(见 immunoglobulin receptor)
IGR 总胃泌素反应值(见 integrated gastrin response)
IGS 肾小球内壁硬化症(见 intramural glomerulosclerosis)
IgSC 免疫球蛋白分泌细胞(见 immunoglobulin secreting cells)
IGSS 免疫金—银染色法(见 immunogold-silver staining)
IgT 免疫球蛋白 T(见 immunoglobulin T)
IGT impaired glucose tolerance 葡萄糖耐量异常 / Institute of Gas Technology 气体技术研究所
IGTC 国际谷氨酸盐技术委员会(见 International Glutamate Technical Committee)
IGTT 静脉葡萄糖耐量试验(见 injection glucose tolerance test)
Iguana virus (Iguanid herpesvirus 1) 鬣蜥病毒,鬣疱疹病毒 1
Iguanid herpesvirus (Iguana virus) 鬣蜥病毒,鬣疱疹病毒 1
IGV 胸腔内气体容积(见 intrathoracic gas volume)
IgX 免疫球蛋白 X(见 immunoglobulin X)
IgY 免疫球蛋白 Y(见 immunoglobulin Y)
IGY 国际地球物理年(见 International Geophysical Year)
ihinside height 内高 / inverted hour 反转时数
IH idiopathic hemochromatosis 特发性血色病 / indirect heating 间接加热 / industrial hygienist 工业卫生学家 / infectious hepatitis 传染性肝炎 / injectio hypodermica [拉]皮下注射 / inner half 内半 / Institute of Hygiene 卫生学研究所 / inverted hour 反转时数
IHA indirect hemagglutination(test) 间接血细胞凝集(试验)/ infution hepatic arterio-graphy 输注性肝动脉照影 / Institute of Hospital Administrators 医院管理人员协会 / iodinated (125 I) human albumin 125 碘化人白蛋白
IHAE 手术中肝动脉栓塞法(见 intraoperative hepatic arterial embolization method)
IHAT 间接血细胞凝集试验(见 Indirect Haemagglutination Test)
IHBTD 配合禁忌性溶血性输血疾患(见 incompatible hemolytic blood transfusion disease)
IHC idiopathic hypercalcemia 特发性高钙血钙 / hypercalciuria 特发性高钙尿症 / inner hair cell 内毛细胞 / inorganic heparin complex 非活性肝素复合物 / International Hematology Congress 国际血液学会议 / intrahepatic cholestasis 肝内胆汁郁滞
IHD 缺血性心脏病(见 ischemic heart disease)
IHDA 16 – 碘十六烷酸(见 16-iodohexadecanoic acid)
IHEA 国际健康评价协会(见 International Health Evaluation Association)
IHF Industrial Health Foundation, Inc 工业卫生基金会 / International Hospital Federation 国际医院联合会
IHFA 美国工业卫生基金会(见 Industrial Hygiene Foundation of America)
IHG 免疫反应性人胃泌素(见 immunoreactive human gastrin)
IHL 国际顺势疗法联合会(见 International Homeopathic League)
IHMS 异烟肼甲磺酸钠(见 sodium isonicotiny1hydrazide methanesulfonate)
IHN 异烟肼(抗结核药)(见 isoniazid)
IHO idiopathic hypertrophic osteoathropathy 特发性肥大性骨关节病 / International Health Organization 国际卫生组织
IHP 特发性垂体功能低下症(见 idiopathic hypopituitarism)
IHR Institute of Hearing Research 听力研究学会(医学研究理事会) / intrinsic heart rate 固有心率
IHRB 工业卫生研究委员会(英)(见 Industrial Health Research Board)
IHS Indian Health Service 印度健康服务处 / International Haemophilia Society 国际血友病学会 / Italian Headache Society 意大利头痛学会
IHS 印第安人保健部(属美国公共卫生署)(见 Indian Health Service)
IHSA 碘化人血清白蛋白(见 iodinated human serum albumin)
IHSS 特发性肥厚性主动脉瓣下狭窄(见 idiopathic hypertrophic subaortic stenosis)
IHV impaired hypoxic vasoconstriction 低氧性血管收缩障碍 / isocapnic hyperventilation challenge 二氧化碳过度通气试验
IHYP 碘羟苄心得静(见 iodohydroxybenzyl pindolol)
II icterus index 黄疸指数 / illinjum (now promethium 现名钷,61 元素) / illustration 说明,图 / image intensifier 影像增强器 / interventional immunology 介入性免疫学(癌治疗法之一) / Infection and Immunity 感染和免疫(杂志名) / insulinogenic index 胰岛素源性指数 / intracutaneous injection 皮内注射
II stylovirusII 长尾病毒
IIA 美国焚化炉学会(见 Incinerator Institute of America)
IIAC 红外线信息分析中心(密执安大学)(见 Infrared Information Analysis Center)
IIASA 国际应用系统分析协会(见 International Institute for Applied Systems Analysis)
IIATA 抗移植物抗原的同种免疫(见 isoimmunization against transplantation antigen)
I-ibotenic acid 鹅膏蕈氨酸
IIC 同位素情报中心(见 Isotopes Information Center)
^{123}I-ICG ^{123}I – 靛花青绿(见 ^{123}I-indecyanine green)
IID 不依赖胰岛素型糖尿病(见 insulin independent diabates)
IIE 特发性无效性红细胞生成(见 idiopathic ineffective erythropoiesis)
Iiex serrata Thunb. [拉;植药] 落霜红
IIF 间接免疫荧光(见 indirect immunofluorescent)
IIFA 间接免疫荧光试验(见 indirect immunofluorescent assay)
IIG 疾病效果调查表(见 illness-impact questionnaire)
IIH 异丙异烟肼(见 iproniazide)
III 次黄[嘌呤核]甙酰肌甙酰肌甙(见 inosinyl inosinyl inosine)
IIIVC 下腔静脉肝下阻塞(见 infrahepatic interruption of the inferior vena cava)
IIL 联合注射的逻辑(合理性)(见 integrated injection logic)
IIMT 国际技术处理学会(见 International Institute for the Management of Technology)
Iina geoffrensis (de Blainville) 亚马孙河豚(隶属于淡水海豚科

Platanstidae)
Iinadian bullfrog [动药] 虎纹蛙
Iinfection of amniotic cavity 羊膜腔感染综合征(羊膜及其附属物和胎儿在孕期或产时所发生的非特异性感染,发生于胎膜早破后由阴道或宫颈部上行感染有关。胎儿吸入感染的羊水可发生肺炎及败血症,再者,胎膜早破易致产程延长,则发生羊膜炎)
IIP 特发性间质性肺炎(见 idiopathic interstitial pneumonia)
IIS 情报科学工作者学会(英)(见 Institute of Information Scientists)
IIT ineffective red cell iron turnover 无效性红细胞铁转换 / Illinois Institute of Technology 伊利诺斯理工学院(美) / Israel Institute of Technology 以色列理工学院
IITA 国际热带农业研究所(尼日利亚)(见 International Institute of Tropical Agriculture)
IITP 同种免疫血小板减少性紫癜(见 iso-immune thrombocytopenic purpura)
IITRI (美国)伊利诺斯技术学院研究所(见 Illinois Institute of Technology Research Institute)
IIU 胰岛素国际单位(见 international insulin unit)
IJ 中间连接带(电镜)(见 intermediate junction)
IJA 国际吸毒成瘾杂志(见 International Journal of the Addictions)
IJAP 国际空气污染杂志(见 International Journal of Air Pollution)
IJARI 国际应用放射学和同位素杂志(见 International Journal of Applied Radiation and Isotopes)
IJBC 国际生物医学计算杂志(见 International Journal of Bio-Medical Computing)
IJBE 国际生物医学工程学杂志(见 International Journal of Biomedical Engineering)
IJC International Journal of Cancer 国际癌症杂志(国际抗癌联合会) / Insrael Journal of Chemistry 以色列化学杂志
IJCEH 国际临床及实验催眠术杂志(临床实验催眠术协会)(见 International Journal of Clinical and Experimental Hypnosis)
IJCPTT 国际临床药物学治疗与毒物学杂志(见 International Journal of Clinical Pharmacology Therapy and Toxicology)
IJD 国际皮肤病学杂志(见 International Journal of Dermatology)
IJDM 以色列牙科杂志(以色列牙科协会)(见 Israel Journal of Dental Medicine)
IJE 国际流行病学杂志(国际流行病学协会)(见 International Journal of Epidemiology)
IJFD 国际法医牙科学杂志(英)(见 International Journal of Forensic Dentistry)
IJGO 国际妇产科学杂志(见 International Journal of Gynaecology and Obstetrics)
Ijimaia dofleini (Sauter) 大紫鲆鱼(隶属于鲆鱼科 Ateleopidae)
IJL 国际麻风杂志(见 International Journal of Leprosy)
IJLOMD 国际麻风及其他分支杆菌病杂志(国际麻风协会)(见 International journal of Leprosy and Other Mycobacterial Disease)
IJMH 国际心理卫生杂志(见 International Journal of Mental Health)
IJMS International Journal of Medicine and Surgery 国际内科学与外科学杂志 / Irish Journal of Medical Science 爱尔兰医学杂志(爱尔兰皇家医学会)
IJN International Journal of Neuroscience 国际神经学杂志 / International Journal of Nursing 国际护理杂志
IJNMB 国际核医学与生物学杂志(见 International Journal of Nuclear Medicine and Biology)
IJO 国际畸齿矫形学杂志(畸齿矫形学协会联合会)(见 International Journal of Orthodontics)
IJOS 国际口腔外科学杂志(国际口腔外科医师协会)(见 International Journal of Oral Surgery)
IJP inhibitory junction potential 抑制性接点电位 / internal jugular pressure 颈内静脉压 / International Journal for Parasitology 国际寄生虫学杂志 / International Journal of Psychoanalysis 国际心理分析学杂志(国际心理分析协会)
IJPM 国际精神病学杂志(见 International Journal of Psychiatry in Medicine)
IJPPR 国际肽及蛋白质研究杂志(见 International Journal of Peptide and Protein Research)
IJROBP 国际肿瘤放射学、生物学、物理学杂志(见 International Journal of Radiation Oncology, Biology, and Physics)
IJRPC 国际放射物理学及化学杂志(见 International Journal of Radiation Physics and Chemistry)
IJRT 持续性结合性折返性心动过速(见 incessant junctional reciprocation tachycardia)
IJSP 国际社会精神病学杂志(见 International Journal of Social Psychiatry)
IK Immunekorper (德)免疫体 / infusoria killing unit 纤毛虫致死单位 / international kandela 国际烛光(发光强度单位)
I-K 免疫胶固素(见 immunoconglutinin)
IK unit 纤毛虫致死单位(见 infusoria killing unit)
ikaja (icaja) *n*. 毒草毛旋花子
IKE 离子动能(见 ion kinetic energy)
Ike inovirus 爱克丝形病毒
ikotan *n*. 西伯利亚跳跃病
IL immunoblastic lymphadenopathy 免疫母细胞性淋巴结病 / initial line 开始线,起始线 / insensible weight loss 感觉不到的体重减轻 / inside length 内长 / instrumentation laboratory 仪器测试实验室 / intracavity lead 腔内导联(心电图) / interleukin 白细胞间介素 / interlingua 舌间
IL-2 白细胞介素-2(见 interleukin-2)
IL-3 白细胞介素-3(见 interleukin-3)
IL-6 白细胞介素-6(见 interleukin-6)
iLa 丘脑板内核(见 intralaminar nuclei of thalamus)
ILA insulin-like activity 胰岛素样活性 / International Leprosy Association 国际麻风病协会(国际医学科学组织理事会)
I-Lac 咪唑乳酸(见 imidazole lactic acid)
ILAE 国际抗癫痫联合会(见 International League Against Epilepsy)
ILAMS 红外激光大气监测系统(见 infrared laser atmospheric monitoring system)
ILAR 实验动物资源研究所(美国)(见 Institute for Laboratory Animal Resources)
ILAR 国际抗风湿病联合会(国际医学科学组织理事会)(见 International League Against Rheumatism)
Ilarvirus *n*. 等轴不稳环斑病毒
ILAS 胰岛素样(作用)物质(见 insulin-like activity substance)
Ilatreotide [商名] *n*. 伊拉曲肽(抗溃疡药)
ILB, ILBW 低出生体重婴儿(见 infant, low birth weigth)
ILBBB 不完全性左束支传导阻滞(见 incomplete left bundle branch block)
ILCA 国际非洲家畜中心(埃塞俄比亚)(见 International Livestock Center for Africa)
ILD induced labyrinthine deviation 诱发迷路性偏斜 / ischemic leg or limb disease 缺血性腿部或肢体疾病
ILDL 中间低密度性脂蛋白(见 intermediate low density lipoprotein)
ILE immunoreactive luteinizing hormone 免疫反应性黄体化激素 / International League Against Epilepsy 国际抗癫痫联合会
-ile [法][拉][构词成分] 有……性能的,关于……的,能做……的,适于……的,易于……的
Ile isoleucine 异亮氨酸,异白氨酸
ileac *a*. ①肠梗阻的 ②回肠的
ileadelphus (iliadelphus; iliopagus) *n*. 髂部联胎
ileal *a*. 回肠的 ‖ ~ disease(resection)(简作 ID(IR)) 回肠病(回肠切除术) / ~ valve ①回肠瓣 ②后肠缢
ileectomy *n*. 回肠切除术
ileitis *n*. 回肠炎 ‖ ~, distal; regional ~; terminal ~; Crohn's disease 回肠末端炎,节段性回肠炎
ileo- [拉][构词成分] 回肠
ileocecal *a*. 回盲肠的 ‖ ~ cutaneous diversion 回盲肠皮肤尿流改道 / ~ fold 回盲襞 / ~ opening 回盲口 / ~ sphincter 回盲括约肌 / ~ valve 回盲瓣
ileocecostomy *n*. 回肠盲肠吻合术
ileocecum *n*. 回盲肠
ileocleisis *n*. 回肠梗阻
ileocolic *a*. 回肠结肠的 ‖ ~ artery 回结肠动脉 / ~ lymph nodes 回结肠淋巴结 / ~ vien 回结肠静脉
ileocolitis *n*. 回肠结肠炎 ‖ ~ ulcerosa chronica 慢性溃疡性回肠结肠炎
ileocolon ①回结肠 ②前后肠
ileocolonic (ileocolic) *a*. 回肠结肠的
ileo-colonoscope *n*. 回肠结肠镜
ileo-colonoscopy *n*. 回肠结肠镜检查
ileocolostomy *n*. 回肠结肠吻合术
ileocolotomy *n*. 回肠结肠切开术
ileocystoplasty *n*. 回肠膀胱成形术
ileocystostomy *n*. 胆囊回肠吻合术;回肠膀胱吻合术
ileoileostomy *n*. 回肠回肠吻合术
ileojejunitis *n*. 回肠空肠炎
ileoproctostomy (ileorectostomy) *n*. 回肠直肠吻合术
ileorectal *a*. 回肠直肠的(如瘘)
ileorectostomy (ileoproctostomy) *n*. 回肠直肠吻合术
ileorrhaphy *n*. 回肠缝术
ileoscope *n*. 回肠镜
ileoscopic *a*. 回肠镜检查的 ‖ ~, diagnosis 回肠镜诊断

ileoscopy *n*. 回肠镜检查
ileosigmoid *a*. 回肠乙状结肠的
ileosigmoidostomy *n*. 回肠乙状结肠吻合术
ileostomy *n*. 回肠造口术
Ileostomy Association of Great Britain and Ireland Quarterly Journal（简作 **IAQJ**）大不列颠和爱尔兰回肠造中术协会季刊
ileotomy *n*. 回肠切开术 ‖ ~ abdominal; laparoileotomy 剖腹回肠切开术
ileotransversostomy *n*. 回肠横结肠吻合术
ileotyphus *n*. 肠伤寒,伤寒
ileoureteral substitution 回肠代输尿管术
Ilepcimide［商名］*n*. 伊来西胺(抗惊厥药)
Ilesha bunyavirus 衣勒夏本扬病毒
Ilesha virus 衣勒夏病毒
iletin（insulin）*n*. 胰岛素(商品名)
ileum［拉］*n*. 回肠 ‖ ~, duplex 双回肠
ileus *n*. 肠梗阻 ‖ ~ ,acute duodenal 急性十二指肠梗阻 / ~ ,adynamic 无力性肠梗阻 / ~ ,angiomesenteric; arteriomesenteric ~ 肠系膜血管性肠梗阻 / ~ ,duodenal 十二指肠梗阻 / ~ ,duodenal,chronic 慢性十二指肠梗阻 / ~ duplex 重复肠梗阻 / ~ ,dynamic; hyperdynamic ~ ; spastic ~ 动力性肠梗阻,痉挛性肠梗阻 / ~ ,gastromesenteric 胃系膜性肠梗阻 / ~ ,mechanical 机械性肠梗阻 / ~ ,meconium 胎粪性肠梗阻 / ~ ,occlusive; mechanical ~ 机械性肠梗阻 / ~ , paralytic; ~ paralyticus; adynamic ~ 麻痹性肠梗阻,无力性肠梗阻 / ~ ,spastic 痉挛性肠梗阻 / ~ subparta 孕性肠梗阻 / ~ ,terminal 小肠终部梗阻 / ~ verminosus 蠕虫性肠梗阻
Ilex *n*. 冬青属植物 ‖ ~ asprella (Hook. et Arn.) Champ. ex Benth.［拉;植药］秤星树 / ~ corallina Franch.［拉;植药］珊瑚冬青 / ~ cornuta Lindl.［拉;植药］枸骨 / ~ franchetiana Loes.［拉;植药］川鄂冬青/ ~ paraguayensis Lambert. 巴拉圭茶 / ~ pedunculosa Miq. 冬青/ ~ pernyi Franch.［拉;植药］猫儿刺/ ~ pubescens Hook. Et Arn.［拉;植药］毛冬青/ ~ purpurea Hassk［拉;植药］冬青/ ~ rotunda Thunb.［拉;植药］铁冬青
ilexanthine *n*. 冬青黄嘌呤
Ilexonin［商名］*n*. 毛冬青甲素(抗心绞痛药)
ILGB 国际遗传学与生物物理所实验学(见 International Laboratory of Genetics and Biophysics)
I-LH 免疫活性黄体化激素(见 immunoreactive luteinizing hormone)
Ilheus encephalitis（Ilheus 为巴西一地名,1944 年首次在该地区发现此病)伊利乌斯脑炎(巴西蚊子传播的一种病毒性脑炎) ‖ ~ virus 伊利乌斯病毒(黄病毒属的一种虫媒病毒,首次从巴西伊蚊和鳞蚊中分离出来;也见于巴拿马,其宿主可能是鸟,与圣路易斯病毒、日本乙型脑炎和西尼罗河病毒有关)
Ilheus encephalitis virus 伊利乌斯脑炎病毒
Ilheus flavivirus 伊利乌斯黄病毒
Ilheus virus 伊利乌斯病毒
ilia（单 ilium）*n*. 髂,髂骨
iliac *a*. 髂的,髂骨的 ‖ ~ ala 髂骨翼 / ~ body 髂骨体 / ~ bone 髂骨 肠骨/ ~ crest 髂嵴 / ~ fascia 髂筋膜 / ~ muscle 髂肌 / ~ tuberosity 髂骨粗隆
iliac-femoral flap（简作 IFF）髂股部皮瓣
iliaco-femoral *a*. 髂股的
iliaco-trochanteric *a*. 髂转子的
iliacus *n*. 髂肌
iliadelphus（iliopagus; ileadelphus）*n*. 髂部联胎
ilial（iliac）*a*. 髂的,髂骨的
ILIC 国际图书馆情报中心(美)(见 International Library Information Center)
ilicin *n*. 冬青素
Ilidar *n*. 磷酸阿扎培汀（azapetine phosphate）制剂的商品名
ilikibiology *n*. 老年生物学
ilio-［拉］［构词成分］髂,髂骨
iliococcygeal *a*. 髂骨尾的 | ~ muscle 髂尾肌
iliococcygeus *n*. 髂尾肌
iliocolotomy *n*. 髂式结肠切开术
iliocostal *a*. 髂肋的 ‖ ~ muscle of thorax 胸髂肋肌
iliocostalis *n*. 髂肋肌
iliodorsal *a*. 髂背面的
iliofemoral *a*. 髂骨的 ‖ ~ ligament 髂股韧带
iliofemoroplasty *n*. 髂骨成形术
iliohypogastric *a*. 髂下腹的 ‖ ~ nerve 髂腹下神经
ilio-inguinal *a*. 髂腹股沟的 ‖ ~ nerve 髂腹股沟神经
iliolumbar *a*. 髂腰的 ‖ ~ artery 髂腰动脉 / ~ ligament 髂腰韧带 / ~ vein 髂腰静脉
iliolumbocosto-abdominal *a*. 髂腰肋腹的
iliometer *n*. 髂棘测量器
iliopagus *n*. 髂部联胎
olioparasitus *n*. 髂部寄生肢畸胎
iliopectineal *a*. 髂耻的
iliopelvic *a*. 髂盆的
ilioperoneal *a*. 髂腓的
iliopsoas *n*. 髂腰肌
iliopubic（iliopectineal）*a*. 髂耻的 ‖ ~ bursa 髂耻间囊 / ~ eminence 髂耻隆起
iliosacral *a*. 髂骶的
iliosciatic *a*. 髂［坐］骨的
iliospinal *a*. 髂脊柱的
iliothoracopagus *n*. 髂胸联胎
iliotibial *a*. 髂胫的 ‖ ~ ,tract 髂胫束
iliotrochanteric *a*. 髂转子的
ilioxiphopagus *n*. 髂部剑突联胎
Iliparcil［商名］*n*. 伊利帕西(抗血栓药)
Ilisha elongata（Bennett）鳓（隶属于鲱科 Clupeidae）
ilium（复 ilia）［拉］*n*. 髂骨
ill *a*. 病的,坏的,恶劣的 *n*. 病 ,不幸,灾难 *ad*. 恶劣地,不利地 ‖ ~ colt; strangles 腺疫(幼马) / ~ condition 病态 ,病态条件 / ~ fohn［欧洲］热南风病 / ~ joint 驹关节病(刚出生后马的脓毒血症) / ~ leaping; looping ~ ; louping ~ 羊跳跃病 / ~ louping 羊跳跃病(绵羊脑脊髓炎) / ~ neavel; omphalophlebitis 脐静脉炎 / ~ thorter; staggers 蹒跚病(家畜晕倒病)
illacrimation *n*. 泪溢
illaqueate *n*. 拔除倒睫
illaqueation *n*. 倒睫拔除［法］
illative *a*. 演绎的,推论的 *n*. 引起推论的词,推论
illatively *ad*. 演绎地,推论地
ill-defined *a*. 边缘［轮廓］模糊的
Illecebraceae *n*. 裸果木科
ill-effect *n*. 不良作用
illegal *a*. 非法的
illegality *n*. 违法
illegalize *vt*. 使非法,宣布……为非法
illegally *ad*. 非法地
illegibility *n*. 难以辨认,字迹模糊
illegible *a*. 难以辨认的,字迹模糊的
illegibly *ad*. 难以辩认地,字迹模糊地
illegitimacy *n*. 私生,违法
illegitimate *a*. 私生的,违法的 ‖ ~ copulation ①不正常接合 ②同性接合 / ~ copulation ①不正常接合 ②同性接合 / ~ crossing over 不正常交换 / ~ mating 不正常交配 / ~ pollination 人工自花授粉 / ~ recombination 异常重组 / ~ recombination 异常重组 / ~ recombination 不正常重组
ill-founded *a*. 无理由的,站不住脚的
ill-health *n*. 健康不佳,不适
ill-humor *n*. 心境恶劣,心情恶劣
illiberal *a*. 无教养的,粗鲁的,气量狭窄的
illiberality *n*. 无教养,粗鲁,气量狭窄
illiberally *ad*. 无教养地,粗鲁地,气量狭窄地
illicit *a*. 违法的,不正当的 ‖ ~ ,illicit transport 不正当输运
illicitly *ad*. 违法地,不正当地
Illicium Henryi Diels［拉;植药］红茴香
Illicium L.［拉］八角茴香属 ‖ ~ anisatum L. 毒八角,莽草 / ~ difengtpi K.［拉;植药］地枫皮 / ~ lanceolatum A.C.Smith［拉;植药］披针叶茴香/ ~ religiosum Sieb. et Zucc. 毒八角,莽草 / ~ verum Hook. Frl.［拉;植药］八角茴香,大茴香
Illidaceae *n*. 八角科
illimitable *a*. 无限的,不可计量的,无边无际的
illinition *n*. 涂擦法
illinjum *n*. 钷,61 元素的旧名
Illinois Institute of Technology（简作 IIT）伊利诺斯理工学院(美)
Illinois Institute of Technology Research Institute（简作 IITRI）(美国)伊利诺斯技术学院研究所
Illinois Test of Psycholinguistic Abilities（简作 ITPA）伊利诺斯州心理语言能力测试
illiteracy *n*. 文盲,无知
illiterate *a*. 文盲的,无知的 *n*. 文盲,无知的人 ‖ ~ E chart 文盲 E 字视力表
ill-natured *a*. 性情坏的,怀恶意的
illness-impact questionnaire（简作 IIG）疾病效果调查表
illness 病 *n*. ‖ ~ ,compressed-air; decompression sickness 压缩空气病,减压病 / ~ ,present 现在病 / ~ ,previous; past ~ 既往病 / ~ ,radiation 放射病

ill-nour'shed *a*. 营养不良的
illogic *n*. 不合逻辑,缺乏逻辑
illogical *a*. 不合逻辑的,无条理的
illogicality *n*. 不合逻辑,无条理
illogically *ad*. 不合逻辑地,无条理地
illotycin *n*. 红霉素
ill-suited *a*. 与……不适合的
ill-sustained *n*. 衰弱 ‖ ~, accommodation 调节衰弱
ill-timed *a*. 不适时的
illudin *n*. 隐陡头菌素 ‖ ~ M 隐陡头菌素 M / ~ S 隐陡头菌素 S
illuminance *n*. 照度,照明度
illuminant *a*. 发光的,照明的,*n*. 发光物,照明剂
illuminate *vt*. 照亮,照明;阐明,启发
illuminated vaginal speculum 照明阴道镜
Illuminating Engineering Society(简作 IES)照明工程学会
illumination *n*. 照明,映光,阐明,灯彩 ‖ ~, artificial 人工照明 / ~, axial 轴心照明 / ~, central; axial ~ 中心照明,轴心照明 / ~, contact 接触照明 / ~, critical 临界照明 / ~, darkfield; darkground ~ 暗[视]野照明 / ~, direct 直接照明 / ~, flicker 亮度闪烁 / ~, focal 焦点照明 / ~, general 一般照明,全面照明 / ~, indirect 间接照明 / ~, Kohler 科勒氏照明(显微镜) / ~, lateral; oblique ~ 侧面照明,斜面照明 / ~, natural 自然照明,自然采光 / ~, orthogonal 正交照明 / ~, partial 部分照明 / ~, semi-indirect 半间接照明 / ~, through; transillumination 透照[法] / ~ vertical; direct ~ 垂直照明,直接照明
illuminative *a*. 照明的;使照亮的;阐明的;启发的
illuminator *n*. 照明器,映光器;反光镜 ‖ ~, film 胶片映光器,胶片施照器,胶片观察灯箱 / ~, mouth 口腔照明灯 / ~, X-ray X线映光器,X线施照器,X线观察灯箱
illumine *vt*. 照亮,启发
illuminism *n*. 通神妄想
illuminometer *n*. 照度计
illusion *n*. 错觉 ‖ ~, expansive 展开性妄想,夸大妄想 / ~, gustatory 味错觉,错味 / ~, Kuhnt's 昆特氏视错觉 / ~, olfactory 嗅错觉,错嗅 / ~, optical 视错觉,错视 / ~, passive 被动错觉 / ~, psychical 精神性错觉 / ~, visual 视错觉,错视
illusional *a*. 错觉的
illusionist *n*. 幻想家,魔术师
illusive *a*. 产生错觉的;虚幻的
illusively *ad*. 产生错觉地;虚幻地
illusiveness *n*. 产生错觉;虚幻
illustrate *vt*. (用图或例子等)说明,阐明 *vi*. 举例
illustrated parts breakdown(简作 IPB)标明的部分毁坏
illustration *n*. 说明,图解,例证
illustrative *a*. 用作说明的;作为例证的
illustratively *ad*. 用作说明地;作为例证地
illustrious *a*. 辉煌的,卓越的,著名的;明亮的
illustriously *ad*. 辉煌地,卓越地,著名地;明亮地
illutation *n*. 泥浴疗法
ILM 胰岛素样物质(见 insulin-like material)
Ilm 国际流明(光通量单位之一,1Ilm = 1.0191m)(见 international lumen)
Ilmofosine[商名] *n*. 伊莫福新(抗肿瘤药)
ILN 喉下神经(见 inferior laryngeal nerve)
Ilomastat[商名] *n*. 伊洛马司他(抗肿瘤药)
Ilonidap[商名] *n*. 伊洛达普(消炎镇痛药)
Ilopan *n*. 右泛醇(dexpanthenol)制剂的商品名
Iloperidone[商名] *n*. 伊潘立酮(抗精神病药)
Iloprost[商名] *n*. 伊洛前列素(前列腺素类药)
ilosone *n*. 依洛宋,丙酸红霉素月桂基硫酸盐
Ilotycin *n*. 红霉素(erythromycin)制剂的商品名
Ilozyme *n*. 胰脂肪酶(pancrelipase)制剂的商品名
ILR right ilium 右髂骨 / Institute of Library Research 图书馆学研究所
ILRAD 国际动物疾病研究实验所(肯尼亚)(见 International Laboratory for Research on Animal Diseases)
ILS increase in life span 寿命增长 / infrared liver scanner 外线肝扫描器
ILSA 离子发光分光镜分析(见 ion luminescence spectroscopy for analysis)
ILSMH 国际精神障碍学会联合会(见 International League of Societies for the Mentally Handicapped)
ILT immune lymphocyte transfer (reaction) 免疫淋巴细胞转化反应 / infectious laryngotracheitis 传染性喉气管炎
ILT reaction 免疫淋巴细胞转化反应(见 immune lymphocyte transfer reaction)
ilvin *n*. 伊耳文,N[1]-(4'-乙酰苯基)氨苯磺胺
Ilx 国际勒克斯光照度单位之一(见 international lux)
Ilyobacter Janssen et Harfoot *n*. 泥杆菌属 ‖ ~ delafieldii Janssen et Harfoot 德氏泥杆菌 / ~ hydrogenatrophicus Dong, Tu, Su et Cheng 嗜氢泥杆菌 / ~ polytropus Schink 多养泥杆菌(多营养型泥杆菌) / ~ tartaricus Schink 酒石酸泥杆菌
Ilyoplax deschampsi(Rathbum)谭氏泥蟹(隶属于沙蟹科 Ocypodidae)
im-[构词成分] 亚氨基,二价的 NH 基
im image 图像 / imidazole; iminazole 咪唑,异吡唑,亚胺唑 / immediate 直接的;立即的 / intramuscular 肌肉的
IM immunology 免疫学 / inclusion model 包裹体模型 / Index Medicus 医学索引(美国立医学图书馆出版物) / indolent myeloma 无痛性骨髓瘤 / inducing material 诱导物质 / Industrial Medicine 工业医学(杂志名) / infectious mononucleosis 传染性单核细胞增症 / infra-marginal 缘下的 / Institute of Medicine 医学研究所(全国科学院) / interface memory (computer) 交替贮存 / intermodulation 相互调节 / internal mammary artery 乳房内动脉 / internal medicine 内科 / intramedullary 髓内的 / intramuscular 肌内的 / intramuscularly 肌内(注射)
IMA Indian Medical Association 印度医学协会 / Industrial Medical Association 工业医学协会 / inferior mesenteric artery 肠系膜下动脉 / internal mammary artery 胸廓内动脉(内乳动脉) / Irish Medical Association 爱尔兰医学会
ima[拉] *a*. 最下的
^{131}I-MAA 碘巨凝集白蛋白(见[131]I-macroaggregated albumin)
IMAA 放射性碘标记的凝聚白蛋白(见 iodinated macroaggregated albumin)
IMAD 免疫吸附剂(见 immunoadsorbent)
imadyl *n*. 因玛迪耳(一种镇痛药)
imafen hydrochloride *n*. 盐酸苯双咪唑(抗抑郁药)
IMAG 乳房内动脉移植(见 the internal mammary artery graft)
image *n*. 像,影像,映像 ‖ ~ acceleration 图像转移加速器 / ~ accelerator 图像加速电极 / ~, accidental; after-image 意外像,后像 / ~, acoustic 听像,声像 / ~, aerial 像,投影 / ~ amplification fluoroscopy 影像增强荧光屏检查,影像增强透视检查 / ~ amplifier 影像放大器,荧光增倍[强]管 / ~ amplifier iconoscope 像增强光电摄像管 / ~ analysis 图像分析 / ~, analyzer 析像器,图像扫描 / ~ angle 图像角 / ~ annotationtape(简作 IAT)影像注记带 / ~ array 图像矩阵 / ~, artifact 伪影 / ~, attenuation 对等[影像,镜频]衰减 / ~, auditory; acoustic ~ 听像,声像 / ~ blackness 影像黑度 / ~ blur 影像模糊 / ~, body 体像 / ~ brightness 图像亮度,影像辉度 / ~ brightness stabilizer 影像亮度稳定器 / ~ brilliance 影像亮度,影像辉度 / ~ build-up 影像构成 / ~ carrier 图像载波 / ~ charge 像电荷 / ~ circle 像圈 / ~ clarity 影像清晰度 / ~ contrast 影像对比[度] / ~ converter 变像管,光电变换器,图像转换器 / ~ converter tube 变像管,图像光电变换管 / ~ current density 像电流密度 / ~ cytometry or cytophotometry(简作 ICM)细胞图像光度术 / ~ defect 图像缺陷 / ~ deflection scanning 移像扫描,偏像扫描 / ~ deletion 图像缺失 / ~ density 影像密度 / ~ detail 图像的细节 / ~ device 成像器件 / ~ diagnostics 显(成)像诊断学,影像诊断学 / ~ diameter 影像直径 / ~ digitization 图像数字化 / ~, direct; erect ~ 直接像,正像 / ~ display 图像显示 / ~ display and analysis(简作 IDA)影像的显示与分析 / ~ display system 图像显示系统 / ~, dissection 析像 / ~, dissector 析像器 / ~, dissector echelle spectrometer(简作 IDES)析像管阶梯光栅分光计 / ~ dissetor camera system(简作 IDCS)图像分析照相机系统 / ~ distance 像距 / ~ distortion 影像失真 / ~, divider 分像器 / ~ documentation equipment 影像设备 / ~, double 重像,复像 / ~ drift 图像漂移 / ~ effect 镜像效应 / ~, eidetic 遗觉像 / ~ element 像素 / ~ encoding 图像编码 / ~ enhancement 影像增强 / ~, false 虚像,假像 / ~ fault 图像缺陷 / ~ field 影像野 / ~ filtering 图像滤波 / ~ flicker 图像闪烁 / ~ focus 像聚焦 / ~ fog 影像模糊 / ~ force 像力 / ~, formation 成像 / ~ freezing 图像冻结 / ~ frequencies 像信号频率,镜像频率 / ~ frequency 影像信号频率,图像频率,视频 / ~ gating 图像选通 / ~ guide(简作 IG)映像规准 / ~ height 影像高度 / ~, heteronymous 远复视像 / ~ iconoscope 移像光电摄像管 / ~ impedance 影像阻抗,对等阻抗 / ~, incidental 副像,残像 / ~ integrating tracker 图像累积跟踪器 / ~ integration 影像综合,图像整合 / ~ intensification 影像增强 / ~ intensification system 影像增强系统 / ~ intensifier(简作 II)影像增强器 / ~ intensifier carriage 影像增强器滑架 / ~ intensifier gamma-ray camera 影像增强型 γ[射线]照

相机 / ~ intensifier housing 影像增强器外壳 / ~ intensifier orthicon 增强式超正析像管 / ~ intensifier television chain 影像增强电视通道 / ~ intensifier television system 影像增强电视系统 / ~ intensifier TV system 影像增强—电视系统 / ~ intensifier 像亮化器,像增强器 / ~ intensifying chain 影像增强通道 / ~ intensity 影像强度 / ~ interference 图像干扰,像频干扰 / ~ inversion 影像倒转 / ~, inverted; real ~ 倒像,实像 / ~ isocon 分流正析像管 / ~, latent 隐像 / ~ manipulation 影像处理 / ~ matrix line 影像矩阵线 / ~, memory 记忆影像 / ~, mental 意像,心像 / ~ method 影像法,镜像法 / ~, mirror ①裂隙灯像 ②镜像 / ~ model 图像模型 / ~ morphology 影像形态学 / ~, motor 运动像 / ~ multiplier 像倍增器 / ~, negative; after-image 负像,后像 / ~, ocular; visual ~ 目像,视觉像 / ~ of Purkinje-Sanson 蒲肯野—桑松像 / ~ of target 靶像 / ~, ophthalmoscopic 眼底影像 / ~, optical 光像 / ~ orthicon 超[移像]正析像管,低速电子束摄像放大管 / ~ orthicon assembly 超正析像管摄像装置 / ~ orthicon camera 超正析像管摄像机 / ~ orthicon x-ray intensifier 正析像管 X 线影像增强器 / ~ orthiconscope 超正析摄像管 / ~ output transformer 帧扫描输出变压器 / ~ overlap 影像重叠 / ~ parameter 镜像参数 / ~ pattern 像图形 / ~ persistence 影像暂留 / ~ photocell 图像光电管,光电摄像管 / ~ pick-up device 摄像器 / ~ pick-up tube 摄像管 / ~ plane 影像平面 / ~ point 像点,像素 / ~, positive after 正后像 / ~ post-processing 图像后处理 / ~ preprocessing 图像前处理 / ~ process function (简作 IPF) 影像处理功能 / ~ processing 图像加工,图像处理 / ~ processor 图像处理器 / ~ production 图像生成,图像形成 / ~ programmer 图像程序设计器 / ~ quality 影像质量 / ~ raster 影像光栅 / ~ rate 影像率 / ~ ratio 镜像比 / ~ receiving tube 收显管 / ~ reconstruction 图像重建 / ~ reconstructor 显像管,复像管 / ~ recording 图像记录 / ~ refresh data base 图像更新数据库 / ~ registration 图像配准 / ~ rejection 图像载抑制 / ~ repetition rate 图像重复率 / ~ reproducer 显像管 / ~ reproduction 图像复原,图像重现 / ~ resolution 图像分辨力 / ~ restoration 图像复原 / ~ reversal 图像倒转 / ~ rotation 图像旋转 / ~ sampling 图像抽样 / ~ scale 像标,图像比例尺 / ~ scanner 图像扫描器 / ~ section 移像部分 / ~ section coils 移像线圈 / ~ segmentation 图像分割 / ~ sensor 影像传感器 / ~ sharpening 图像锐化 / ~ sharpness 图像清晰度,图像锐度 / ~ shift 图像偏移 / ~ signal 图像信号 / ~ smoothing 图像平滑 / ~ source 像源 / ~ space 像空间 / ~ stage 图像传输部分 / ~ storage device 录像设备 / ~ storage translation and reproduction (简作 ISTAR) 图像存储变换和再生,图像存储翻译和再生 / ~ storing tube 储像管,图像存储管 / ~ taking speed 成像速度 / ~ transcription 影像录制 / ~ transferring 图像转换 / ~ transform 图像变换 / ~ translation 图像平移 / ~ transmission 图像传输,传真 / ~ transmission scanning 图像传输扫描 / ~ tube 显(移,摄)像管 / ~ vericon 移像直像管 / ~ viewing tube 图像管 / ~ white 图像白色,白电平

image-amplifier *n*. 影像增强器

image-degrading *n*. 影像衰减 ‖ ~, effect 影像衰减效应

image-disturbing *n*. 影像干扰 ‖ ~, factor 影像干扰因素

image-enhancing equipment 影像增强设备

image-forming *n*. 成像 ‖ ~, radiation 成像辐射 / ~, x-ray photon X 线成像光子

image-frequency *n*. 像频 ‖ ~, refection 像频抑制比 / ~, selectivity 像频率选择性 / ~, signal 像频率信号

image-guided biopsy 影像引导活检

image-intensification camera 影像增强照相机

image-intensified fluoroscopy apparatus 影像增强透视装置

imageless *a*. 缺乏想象的

imageology *n*. 影像学,医学影像学,医学器官影像学

imager *n*. 成像器

imagery *n*. ① 成像,像,画像,塑像 ② 显像术,形象性,雕刻,形象化的描述 ‖ eidetic ~ 遗觉像 / ~ therapy 想像疗法

images, Purkinje's (Purkinje-Sanson's images) 浦肯野氏[影]像,浦—桑二氏[影]像(角膜前面和晶状体前后面的三个投射像) ‖ ~, real 实像 / ~, retinal 网膜视像 / ~, sensory 感觉像 / ~, specular 镜像 / ~, tactile 触觉像 / ~, true 真像 / ~, virtual; direct 虚像,直接像 / ~, visual 视觉像 / ~, window 窗影

image-scanning device 图像扫描装置

image-sensing panel 图像检测板

image-viewing tube 显像管,图像光电变换管

imaginable *a*. 可以想象得到的

imaginal *a*. ①成虫的[昆虫]②意像的[心理] ‖ ~ bud 器官芽 / ~ disc 器官原基,成虫盘 / ~ germ 器官原基 / ~ organogenesis 成体器官发生

imaginary *a*. 假想的,幻想的;虚数的 ‖ ~ number 虚数

imagination *n*. ①成虫化 ②想象

imaginative *a*. 富于想象力的,想象的

imagine *vt*. 想像;设想,料想 *vi*. 想像起来

imagined scanner malfunction 成像扫描装置功能故障

imaging *n*. 显像,成像,影像学 ‖ ~ agent 显像剂 / ~ array 显像矩阵 / ~ artifact 显像伪差 / ~ capability 成像能力 / ~ device 显像装置 / ~ diagnosis 影像诊断 / ~ diagnostics 影像诊断学 / ~ distortion 图形扭曲,失真 / electrostatic ~ 静电成像 / ~ lung ventilation 肺通气成像 / magnetic resonance ~ (MRI) 磁共振成像 / ~ method 成像法 / ~ modality 显像模式 / ~ plate 成像板 / ~ process 成像过程 / ~ technology 影像技术学 / ~ time 显像时间

imago (复 imagoes; imagines) [拉] *n*. ①成虫[昆虫]②意像[心理]

imagochrysalis *n*. 成蛹(期)

imagocide *n*. 杀成虫剂(尤指杀蚊剂)

Imanixil [商名] *n*. 伊马昔尔(抗动脉硬化药)

imapunga *n*. 南非洲牛疫(一种类似非洲马疫的病)

Imaus mundus (Wallker) 锯纹毒蛾(隶属于毒蛾科 Lymantriidae)

Imazodan [商名] *n*. 伊马唑旦(强心药)

IMB 月经间期出血(见 intermenstrual bleeding)

imbalance *n*. 不平衡,失调;肌平衡觉缺失 ‖ ~, autonomic 自主神经机能失调,植物神经机能失调 / ~, gene 基因失衡 / ~, sympathetic 交感神经机能失调 / ~, vasomotor; autonomic ~ 血管运动机能失调,自主神经机能失调

imbalantia [拉] (imbalance) *n*. 不平衡,失调

IMBC 间接最大呼吸量(见 indirect maximum breathing capacity)

imbecile *a*. ①痴愚的 ②痴愚者 *n*. 低能者,笨人 ‖ ~, moral 悖德痴愚者

imbecilic *a*. 痴愚的

imbecility *n*. 痴愚,愚钝 ‖ ~, phenylpyruvic; phenylpyruvic oligophrenia 苯丙酮酸性精神幼稚症

imbed (embed) *vi*., *vt*. 包埋,植入

imbedding (embedding) *n*. 包埋,把……嵌入,植入

imbibe *vt*., *vi*. 浸渗,吸取,吸入,饮

imbibition *n*. 浸渗,吸取(液体);吸胀作用 ‖ ~, hemoglobin 血红蛋白浸渗

IMBLMS 医学和行为实验室综合检查系统(全国航空与空间部,美国卫生、教育和福利部)(见 Integrated Medical and Behavioral Laboratory Measurement System)

imbricate *vt*., *vi*. (使)叠盖 *a*. 叠盖的

imbricated *a*. 叠瓦状的

imbrication *n*. 叠盖

imbrue *vt*. 沾污

imbue *v*. 使浸透,染,使充满

IMC Institute of Medicine of Chicago 芝加哥医学会(美)/ interdigestive myoelectric complex 消化间期肌电复合波

Imcarbofos [商名] *n*. 英卡波磷(抗螨虫药)

IMCAS 捷克科学院微生物研究所(见 Institute of Microbiology, Cxechoslovak Academy Sciences)

Imchem 免疫化学(杂志名)(见 Immunochemistry)

Imciromab [商名] *n*. 英西单抗(免疫调节药)

imcompetence *n*. 无能,不能胜任,(瓣膜)闭锁不全

imcomplete blindness 不全盲

imcomplete hemianopia 不全偏盲

IMD immunologically mediated disease 免疫(介导的)疾病 / Institute for Muscle Disease 肌病研究所 / International Medical Digest 国际医学文摘

ImD 免疫剂量(见 immunizing dose)

ImD_{50} 半数免疫剂量(见 median immunizing dose)

IMDCG 插管放大泪道造影术(见 intubation macrodacryocystography)

IMDD 特发性中线破坏性疾病(见 midline destructive disease)

IME independent medical examiner 独立医学检查员 / Instituto de Medicos Especialistas 特种医学研究所(巴西)

IMEKO 国际测量技术联合会(见 International Messtechnische Konfoderation)

IM-EM-BA-CA 医学索引/医学文摘/生物学文摘/化学文摘(医学界主要使用的四大文献检索工具)(见 Index medicus/ Excerpta Medica/ Biological Abstracts/ Chemical Abstracts)

IMEP 平均有效指示压力(见 indicated mean effective pressure)

Imerslund syndrome (Olga Imerslund) 伊默斯伦综合征,家族性巨成红细胞贫血

Imerslund-Graesbeck syndrome (Olga Imerslund; Ralf G. Graesbeck) 伊—格综合征,家族性巨成红细胞贫血

I-Methasone 磷酸钠地塞米松（dexamethasone sodium phosphate）制剂的商品名
-imex-［构词成分］－美克－（1998年CADN规定使用此项名称，主要系指免疫系统的兴奋药，如福酚美克［Forfenimex］、罗喹美克［Roquinimex］以及伊美克［Imexon］等）
Imexon［商名］*n*. 伊美克（免疫调节药）
IMF immunofixation 免疫固定／intermediate moisture foods 半干食品／intense magnetic field 强磁场
Imferon *n*. 右旋糖酐铁注射剂（iron dextran injection）制剂的商品名
IMH 特发性心肌肥大（见 idiopathic myocardial hypertrophy）
Imhoff tank［Karl 德公共卫生学家 1876 年生］；digestion tank 英霍夫氏池，隐化池
Imhotep［古埃及医神，约公元前3000年左右］伊姆霍提普
IMHRN 国际精神健康研究通讯（见 International Mental Health Research Newsletter）
IMI imipramine 丙咪嗪（抗忧郁药）／immunological measurable insulin 胰岛素免疫测定／impending myocardial infarction 频临心肌梗塞／indirect menbrane immunofluorescence 间接膜免疫荧光／inferior myocardial infarction 心肌后壁梗塞／intramuscular injection 肌内注射
Imiclopazine［商名］*n*. 咪克洛嗪（抗精神病药）
imictron *n*. 模拟神经元
imid（imide）*n*. 亚胺
Imidamine *n*. 安他唑啉（antazoline，抗组胺药，抗心律失常药）
Imidapril［商名］*n*. 咪达普利（抗高血压药）
Imidaprilat［商名］*n*. 咪达普利拉（抗高血压药）
imidazole amino-aciduria 咪唑氨基酸尿征
imidazole-N-methyt ansferase（简作 INMT）咪唑－N－甲基转移酶
Imidazole Salicylate［商名］*n*. 水杨酸咪唑（解热镇压痛药）
imidazolei（iminazole）*n*. 咪唑，异吡哇，亚胺唑
imidazoline *n*. 咪唑啉
imidazolylethylamine *n*. 咪唑乙胺，组胺
imidazolyl-thio-guanine chemotherapy（简作 ITC）咪唑—硫—鸟嘌呤化疗
imide *n*. 亚胺
Imidecyl Iodine［商名］*n*. 咪癸碘（消毒防腐药）
imido-［构词成分］亚氨基
imidoacidopathy *n*. 亚氨基酸病
Imidocarb［商名］*n*. 咪多卡（抗原虫药）
imidocarb hydrochloride 盐酸咪多卡，盐酸双咪苯脲，盐酸双咪唑啉苯基脲（抗原虫药）
imidodipeptide *n*. 亚氨二肽（C末端氨基酸为亚氨基酸的二肽）
imidodipeptiduria *n*. 亚氨二肽尿（症）
imidogen *n*. 亚氨基
Imidoline［商名］*n*. 咪多林（安定药）
imidoxanthin *n*. 鸟嘌呤
Imiglucerase［商名］*n*. 伊米苷酶（酶类药）
IMII 间接游走抑制指数（见 indirect migration inhibition index）
Imiloxan［商名］*n*. 咪洛克生（抗抑郁药）
iminazole *n*. 咪唑，异吡唑，亚胺唑
iminazolyl-ethylamine *n*. 组胺
imine *n*. 亚胺
imino-［构词成分］亚氨基
imino acid 亚氨基酸
iminodiacetic acid（简作 IDA）亚氨二醋酸
iminodipeptide *n*. 亚氨基二肽（N末端氨基酸为亚氨基酸的二肽）
imino-dipropio-nitrile（简作 IDPN）亚氨二丙腈
iminoglycinuria *n*. 亚氨基甘氨酸尿
Iminophenimide［商名］*n*. 伊苯亚胺（催眠镇静药）
imino-urea *n*. 胍
iminoxyl free radical 氧化亚胺自由基
Imipenem［商名］*n*. 亚胺培南（抗生素类药）
Imipramine［商名］*n*. 丙米嗪（抗抑郁药）
Imipraminoxide［商名］*n*. 氧米帕明（抗抑郁药）
Imiquimod［商名］*n*. 咪喹莫特（免疫调节药）
Imirestat［商名］*n*. 咪瑞司他（醛糖还原酶抑制药）
imitability *n*. 可模仿，值得模仿
imitable *a*. 可模仿的，值得模仿的
imitate *vt*. 模仿；模拟；仿造
imitation *n*. ①模仿，仿制 ②仿制品 ‖ ～ morbid 病态模仿
imitative *a*. 模仿的，模拟的，仿造的
imitator *n*. 模拟器；模仿者
Imitrodast［商名］*n*. 咪曲司特（平喘药，抗血栓药）
IMK 鉴别，标志，鉴定特征（见 identification mark）
Imlach's fat plug［Francis 英医师 1819—1891］英拉克氏脂肪块（有时存在于腹股沟外环内角的脂肪小块）‖ ～ ring 英拉克氏环（腹股沟管承受子宫圆韧带之部）
IMLT 医学实验室技术研究所（英）（见 Institute of Medical Laboratory Technology）
IMLTG 医学实验室技术研究所学报（见 Institute of Medical Laboratory Technology Gazette）
IMM 肌内黏液瘤（见 Intramuscular myxoma）
immaculate *a*. 无斑点的，无瑕疵的，洁净的
Immaculate tree toad［动药］无斑雨蛙
immaculately *ad*. 无斑点地，无瑕疵地，洁净地
immanence *n*. 内在［性］，固有［性］
immanent *a*. 内在的；固有的
Immataure fruit of cassiabarktree［植药］桂丁
immaterial *a*. 非物质的，无形的；不重要的
immaterialism *n*. 非物质论
immaterialist *n*. 非物质论者
immateriality *n*. 非物质，无形物
immaterialize *vi*. 使无形
immaturation *n*. 不够成熟，未成熟
immature *a*. 未成熟的 ‖ ～ cataract 未成期白内障／～ infant 未成熟儿／～ newborn 不成熟新生儿／～ schizont 未成熟裂殖体／～ teratoma 未成熟畸胎瘤；实性畸胎瘤；恶习性畸胎瘤
Immature bitter orange［植药］枳实
Immature fruit medicine terminalia［植药］藏青果
Immature fruit of betelnutpalm［植药］枣槟榔
Immature fruit of common guava［植药］番石榴干
Immature fruit of guava［植药］番石榴干
Immature fruit of trifoliate-orange［植药］枸橘
Immature sweet orange［植药］枳实
immaturity *n*. 未成熟，粗糙，发育不全
IMMC 消化间移行运动组合（见 interdigestive migrating motor complex）
immeasurable *a*. 无法计量的，无边无际的
immeasurably *ad*. 无法计量地，无边无际地
immediacy *n*. 直接，即刻
immediatd action（简作 IA）直接作用
immediate *a*. 直接的，立即的 ‖ ～ access 立即存取／～ access store（简作 IAS）立即存取存贮器／～ barium examination 即时钡剂检查法／～ cause of death 直接死因／～ early transcription 即时早期转录；最早期转录／～ hypersensitivity 速发型超敏反应／～ imaging 即刻成像／～ ligand binding assay 直接配位基结合分析法／～ operation use（简作 IOU）直接操作用，直接运算用／～ oxygen demand（简作 IOD）直接需氧量
immediately *ad*. 立即，马上；直接地 *conj*. 一经……（立即）
immedicable *a*. 不治的，无法可治的
immemoria1 *a*. 无法追忆的，古老的，太古的
immemoria1ly *ad*. 无法追忆地，古老地，太古地
immense *a*. 广大的，巨大的
immensely *ad*. 大大地，无限地
immensity *n*. 广大，巨大，无限
immerse *vt*. 浸［入］，专心，埋头
immersion *n*. 浸，浸渍 ‖ ～，homogeneous 同质油浸（显微镜）／～，method 水浴法／～，oil 油浸法（显微镜）／～，technique 水中扫描／～，water 水浸法（一种显微镜检查法）
immersion-scanner *n*. 浸沉式扫描器
immersion-scanning *n*. 浸沉式扫描
immersion-system *n*. 浸渍装置
immethodical *a*. 无次序的，无条理的
immigrate *v*.［从外国］移来，移居入境
immigration *n*. 移民，移入
imminence *n*. 迫切，危急
imminent *a*. 迫切的，危急的 ‖ ～ angle-closure 危急的房角闭塞／～ glaucoma 前驱期青光眼
immiscibility *n*. 不容混性
immiscible *a*. 不可混合的
immiscibly *ad*. 不可混合地
Immission Rate Measuring Apparatus（简作 IRMA）注射速度测量装置
immitigable *a*. 不能缓和的，不能减轻的
immitigably *ad*. 不能缓和地，不能减轻地
immix *vt*. *vi*. 混合
immixture *n*. 混合
immnuized *n*. 高度致敏性
immobile *a*. 不动的，固定的，稳定的；不变的 ‖ ～ cillia syndrome（简作 ICS）不动纤毛综合征

immobility *n*. 不动[性],固定
immobilization *n*. ①制动术,固定术 ②活动抑制,固定化
immobilize *vt*. 制动,固定 ‖ ~ the affected limb 患肢制动 / ~, biomolecules 固定性生物分子 / ~, DNA 固定化 DNA / ~, enzyme 固定化酶 / ~, RNA 固定化 RNA
immobilizer *n*. 固定器,制动装置 ‖ sternal-occipital-mandibular ~ (SOMI) 胸骨—枕骨—下颌骨组合制动装置(亦称 SOMI orthosis)
immobilizing strap 固定带
immoderate *a*. 无节制的;过度的;不合理的
immoderation *n*. 无节制,过度
immoral *a*. 不道德的,邪恶的
immorality *n*. 不道德,道德败坏
immorally *ad*. 不道德地,邪恶地
immortal *a*. 不朽的,不死的
immortality *n*. 不朽 ,不变
immovable *a*. 不可移动的,固定的;不动的,不屈的;坚定不移的
immu-G *n*. 免疫球蛋白 (immune globulin) 制剂的商品名
immuity test (简作 IT) 免疫(性)试验
immun immunity 免疫,免疫性 / immunization 免疫作用 / immunology 免疫学
immune *a*. 免疫的 *n*. 免疫者 ‖ ~ adherence (简作 IA) 免疫粘连 / ~ adherence aemagglutination (简作 IAHA) 免疫吸附血凝试验 / ~ adherance hemagglutination assay (简作 IAHA) 免疫粘连血凝测定 / ~ adherence hemaglutination (简作 IAH) 免疫粘连血凝试验 / ~ adherence phenomenon (简作 IAP) 免疫粘连现象 / ~ antibody 免疫抗体 / ~ ascitic fluids 免疫腹水 / ~ associated antigen (简作 IaAg) 免疫相关抗原 / ~ biology 免疫生物学 / ~ body (简作 IB) 免疫体 / ~ cell 免疫细胞 / ~ cell transfer (简作 ICT) 免疫细胞转移 / ~ clearance 免疫清除 / ~ competent cell 免疫活性细胞 / ~ complex (简作 IC) 免疫复合物 / ~ complex disease (简作 ICD) 免疫复合物病 / ~ complex glomerulonephritis (简作 ICG) 免疫复合物肾小球肾炎 / ~ compromised host 免疫功能受累宿主 / ~ cytolysis 免疫细胞溶解(作用) / ~ deficiency 免疫缺损, 免疫缺陷 / ~ deposit disease (简作 IDD) 免疫性沉着病 / ~ deviation 免疫偏离 / ~ electron microscopy (简作 IEM) 免疫电子显微镜检查,免疫电镜法 / ~ elimination 免疫消除(作用) / ~ escape 免疫逃避,免疫逃逸 / ~ evasion 免疫逃避 / ~ fluorescence technique (简作 IFT) 免疫荧光法 / ~ globulin 免疫球蛋白 / ~ hemagglutinin 免疫凝血素 / ~ hemolysin 免疫溶血 / ~ hypersensitivity 免疫过敏性 / ~ lymphocyte transfer reaction (简作 ILT) 免疫淋巴细胞转化反应 / ~ modulation 免疫调制 / ~ opsonin 免疫调理素 / ~ regulatory alpha globulin (简作 IRA) 免疫调节甲种球蛋白 / ~ regulatory dysfunction syndrome (简作 IRDS) 免疫调节机能障碍综合征,免疫失衡综合征 / ~ response 免疫反应 / ~ response enhancing region (简作 IRER) 免疫应答增强区 / ~ response gene, Ir gene 免疫应答基因 / ~ response inhibiting region (简作 IRIR) 免疫应答抑制区 / ~ ribonucleic acid (简作 IRNA) 免疫核糖核酸 / ~ ring 免疫环(角膜的) / ~ serum (简作 IS) 免疫血清 / ~ serum globulin (简作 ISG) 免疫血清蛋白 / ~ suppressive therapy 免疫抑制疗法 / ~ surveillance 免疫监视 / ~ system 免疫系统 / ~ tolerance 免疫耐受性
immunelysis *n*. 免疫溶解
immune-response-region-associated antigens (简作 Ia-antigens) I a 抗原,免疫反应区相关抗原
immunifacient *a*. 使免疫的,引起免疫的
immunifaction (immunization) *n*. 免疫法
immunisin *n*. 介体
immunitas non sterilisans 有菌免疫
immunitats einheit [德] (简作 IE) 免疫单位
immunity *n*. 免疫,免疫性 ‖ ~, absolute 绝对免疫 / ~, acquired 后天免疫/ ~ active 自动免疫 / ~, actual; active ~ 真正免疫,自动免疫 / ~, antibacterial; antimicrobic ~ 抗菌免疫 / ~, antiblastic 制菌免疫 / ~, antimicrobic 抗菌免疫 / ~, antitoxic 抗毒免疫 / ~, antiviral 抗病毒免疫 / ~, areactive 无反应免疫 / ~, artificial 人工免疫 / ~, artificial acquired 人工后天免疫 / ~, athreptic 缺营养免疫 / ~, bacterial 菌免疫 / ~, bacteriolytic; antibacterial ~ 溶菌免疫,抗菌免疫 / ~, cellular; cell-mediated ~ 细胞免疫 / ~, community; herd ~ 群体免疫 / ~, congenital 先天免疫 / ~, ross 交叉免疫 / ~, depression 阻抑免疫 / ~, familial 家族免疫 / ~, fundamental 基础免疫 / ~, general 全身免疫 / ~, hematogenic 血原免疫 / ~, herd 群体免疫 / ~, histogenic; tissue ~ 组织免疫 / ~, humoral 体液免疫 / ~, individual 个体免疫 / ~, infection 传染免疫 / ~, inherent 先天免疫,遗传免疫 / ~, inherited 先天免疫,遗传免疫 / ~, innate; natural ~ 先天免疫,天然免疫 / ~, intra-uterine 子宫内免疫 / ~, labile 不稳定免疫,传染期免疫 / ~, leukocytic 白细胞免疫 / ~, local 局部免疫 / ~, lytic 溶解[性]免疫/ ~, maturation 成熟免疫 / ~, mixed; acquired ~ 混合免疫,后天免疫 / ~, natural 天然免疫 / ~, natural acquired 天然后天免疫 / ~, natural antibacterial 天然抗菌免疫 / ~, naturalnatitoxic 天然抗毒免疫 / ~, nonspecific 非特异免疫 / ~, opsonic 调理素免疫 / ~, passive 被动免疫 / ~, phagocytic 噬细胞免疫 / ~, placental; intra-uterien ~ 胎盘免疫,子宫内免疫 / ~, postoncolytic 溶瘤后免疫 / ~, preemptive 优先占据免疫(属干扰范畴) / ~, Profeta's 普罗费塔氏免疫,抗梅毒免疫 / ~, racial 种族免疫 / ~, relative 比较免疫,相对免疫 / ~, residual 残余免疫 / ~, species 种免疫 / ~, specific 特殊免疫,特异性免疫 / ~, tissue; local ~ 组织免疫,局部免疫 / ~, toxin 毒素免疫 / ~, toxin-antitoxin 毒素抗毒素免疫
immunity deficiency state (简作 IDS) 免疫缺陷状态
immunization *n*. 免疫法 ;免疫接种,免疫作用 ‖ ~, active; isopathic ~ 自动免疫法 / ~, artificial 人工免疫法 / ~, collateral 副免疫法,非特异性免疫法 / ~, general 全身免疫法 / ~, Haffkine's 哈夫金氏免疫法(霍乱预防法) / ~, isopathic; active ~ 自动免疫法 / ~, occult 潜在免疫法 / ~, passive 被动免疫法 / ~, side-to-side 抗原抗体分侧免疫法 / ~, simultaneous 同时免疫法,合并免疫法 / ~, toxin-antitoxin 毒素抗毒素免疫法
immunizator *n*. 致免疫物
immunize *vt*. 使免除;使免疫
immunizing *a*. 致免疫的,免疫的 ‖ ~ dose (简作 ImD) 免疫剂量 / ~ unit (简作 IU) 免疫单位
immuno- [拉] [构词成分] 免疫
immuno electron microscopy (简作 IEM) 免疫电子显微镜检查,免疫电镜法
immuno electron microscopy 免疫电子镜检术
immuno fluorescence (简作 IF) 免疫荧光
immuno thrombocytopenia (简作 ITP) 免疫性血小板减少症
immunoactivator *n*. 免疫激活剂
immunoadjuvant *n*. 免疫佐剂
immunoadsorbent *n*. 免疫吸附剂,免疫吸着剂
immunoadsorption *n*. 免疫吸附
immunoaffinity chromatography 免疫亲和层析
immunoaffinity purification 免疫亲和纯化
immuno-affinoelectrophoresis *n*. 免疫亲合电泳
immunoassay *n*. 免疫测定 ‖ enzyme ~ (EIA)酶免疫测定 / ~, pregnancy test 免疫妊娠试验
immunobead test (简作 IBT) 免疫珠试验
immunobiologic *a*. 免疫生物学的 ‖ ~ activity (简作 IA) 免疫生物学活性
immunoblast *n*. 成免疫细胞,免疫母细胞,淋巴母细胞
immunoblastic *a*. 成免疫细胞的,免疫母细胞的,淋巴母细胞的 ‖ ~, lymphadenopathy (简作 IL) 免疫母细胞性淋巴结病 / ~, sarcoma (简作 IBS) 免疫母细胞肉瘤
immunoblot *n*. 免疫印染(经由抗原—抗体特异性反应分析或鉴定蛋白质的一种技术,或由此产生的印染,如用于西部吸印技术或斑点吸引技术) ‖ ~, analysis 免疫印迹分析
immunoblotting *n*. 免疫印渍技术,免疫印染法,免疫印迹技术
immunocapture *n*. 免疫捕捉,免疫捕获
immunocatalysis *n*. 免疫催化作用
immunochemical *a*. 免疫化学的
Immunochemistry (简作 Imchem) 免疫化学(杂志名)
immunochemotherapy *n*. 免疫化学疗法,免疫化疗
immunochromatography *n*. 免疫色谱法,免役层析法
immunocoagglutinin *n*. 免疫副凝集素
immunocompetence *n*. 免疫活性,免疫能力
immunocompetency *n*. 免疫活性能力
immunocompetent *a*. 免疫活性的,免疫能力的 ‖ ~ cells (简作 ICC) 免疫活性细胞
immunocomplex *n*. 免疫复合物
immunocompromise *n*. 免疫妥协
immunocompromised *a*. 免疫妥协的
immunocongltination *n*. 免疫凝集(作用)
immunoconglutinin *n*. 免疫胶固素
immunocontraception *n*. 免疫避孕
immunocyte *n*. 免疫细胞
immunocyto-adherence (简作 ICA) 免疫细胞粘着现象
immunocytochemistry *n*. 免疫细胞化学
immunocytodynamics *n*. 免疫细胞动力学
immunodeficiency *n*. 免疫缺陷,免疫缺损(体液抗体介导的或免疫淋巴细胞介导的免疫应答缺陷) ‖ combined ~ 联合免疫缺

陷(指体液免疫和细胞免疫都有缺陷)/ common variable ~ , common variable unclassifiable ~ 常见的可变型免疫缺陷,常见的可变型不可分类性免疫缺陷 / ~ ,disease 免疫缺陷病 / ~ with hyper-IgM 高免疫球蛋白 M 性免疫缺陷 / severe combined ~ (SCID) 严重联合免疫缺陷 / ~ with short-limbed dwarfism 短肢侏儒症型免疫缺陷 / ~ with thymoma 胸腺瘤型免疫缺陷

immunodeficiency-cancer registry (简作 ICR) 免疫缺陷性癌症登记

immunodepressant *n*. 免疫抑制剂

immunodepression *n*. 免疫抑制

immunodepressive *a*. 抑制免疫的 *n*. 免疫抑制剂

immunodermatology *n*. 免疫皮肤学

immunodetection *n*. 免疫检测,免疫闪烁显像 (即 immunoscintigraphy)

immunodeviation *n*. 免疫偏移

immunodiagnosis *n*. 免疫诊断

immunodiffusion *n*. 免疫扩散 ‖ ~ ,method 免疫扩散法 / radial ~ (RID) 辐射状免疫扩散,单向辐射状扩散 / ~ ,technique 免疫扩散技术

immunodominance *n*. 免疫显性

immunodominant *a*. 免疫显性的

immunodotting *n*. 免疫斑点(试验),免疫打点(试验)

immunoelectromicroscopy *n*. (简作 IEM) 免疫电镜检查法;免疫电镜术

immuno-electro-osmophore (简作 IEMS) 免疫电渗电泳

immunoelectrophoresis *n*. (简作 IE) 免疫电泳(法) ‖ counter ~ , countercurrent ~ 对流免疫电泳 / cross ~ 交叉免疫电泳 / reverse ~ 反向免疫电泳(将抗原与抗体位置倒置的一种免疫电泳技术)/ rocket ~ 火箭免疫电泳

immunoelectrophoresis *n*. 免疫电泳

immunoenhancement *n*. 免疫促进,免疫增强

immunoenhancer *n*. 免疫增强剂

immunoenzymic *a*. 酶免疫的

immunoenzymic staining test (简作 IEST) 免疫酶染色试验

immunoenzymtic assay (简作 IEA) 免疫酶测定

immunoferritin *n*. 免疫铁蛋白 ‖ ~ , technique 免疫铁蛋白技术

immunofiltration *n*. 免疫过滤 ‖ ~ ; technique 免疫过滤技术

immunofiuorescent antibody test (简作 IFAT) 免疫荧光抗体检查(试验)

immunofluorescence (简作 IF) 免疫荧光 ‖ ~ assay (简作 IFA) 免疫荧光测定(法) / ~ technic (简作 IFT) 免疫荧光技术,免疫荧光法 / ~ test (简作 IFT) 免疫荧光试验

immunofluorescent histochemistry 免疫萤光组织化学

immunoflurometric assay (简作 IFMA) 免疫荧光测量法

immunoflurorscence microscopy (简作 IFM) 免疫荧光镜检查

immunogen *n*. 免疫原 ‖ ~ reactive cell (简作 IRC) 免疫原反应性细胞

immunogene therapy 免疫基因治疗

immunogenesis *n*. 免疫发生

immunogenetic incompatibility 免疫遗传不亲和性

immunogenetics *n*. 免疫遗传学

immunogenic *a*. 致免疫的 ‖ ~ , uveitis 免疫源性葡萄膜炎

immunogenicity *n*. 免疫原性

immunoglobulin *n*. 免疫球蛋白 ‖ ~ class 免疫球蛋白的类别 / ~ class switching 免疫球蛋白类别转换 / ~ deficiency (简作 ID) 免疫球蛋白缺乏 / ~ , gene superfamily (简作 IGGS) 免疫球蛋白基因超家系,或免疫球蛋白超基因族 / monoclonal ~ 单克隆免疫球蛋白 / ~ receptor (简作 IgR) 免疫球蛋白受体 / ~ -related molecule 免疫球蛋白相关分子 / ~ secreting cells (简作 IgSC) 免疫球蛋白分泌细胞 / secretory ~ 分泌型免疫球蛋白 / ~ superfamily 免疫球蛋白超家族 / thyroid-binding inhibitory ~ s (TBII) 甲状腺结合抑制性免疫球蛋白 / thyroid-stimulating ~ s (TSI) 促甲状腺免疫球蛋白(亦称人甲状腺腺苷酸环化酶刺激因子,以前称长效甲状腺刺激素) / TSH-binding inhibitory ~ s (TBII) 促甲状腺激素结合抑制性免疫球蛋白(亦称 TSH 置换性抗体)

immunoglobulin-binding factor (简作 IBF) 免疫球蛋白结合因子

immunoglobulinopathy *n*. 免疫球蛋白病,丙球蛋白病

immuno-gold labeling 免疫金标记

immunogold-silver staining (简作 IGSS) 免疫金—银染色法

immunohematology *n*. 免疫血液学

immunoheterogeneity *n*. 免疫不均性,免疫多相性,免疫异质性

immunoheterogenous *a*. 免疫不均的,免疫多相的,免疫异质的

immunohistochemical *a*. 免疫组织化学的 ‖ ~ method 免疫组织化学法

immunohistochemistry *n*. 免疫组织化学

immunohistofluorescence *n*. 免疫组织荧光

immunohistologic *a*. 免疫组织学的

immunohistology *n*. 免疫组织学

immunoincompetent *a*. 无免疫活性的,免疫功能不全的

immunoisoelectric focusing 免疫等电聚焦

Immunol Commun 免疫学通讯(杂志名)(见 Immunological Communications)

immunoliposome *n*. 免疫脂质体

immunolocalization *n*. 免疫定位

immunologic(al) *a*. 免疫的 ‖ ~ array 免疫阵容 / ~ competence 免疫活性 / ~ graft enhancement 免疫性移植增强 / ~ imbalance 免疫不平衡 / ~ immaturity 免疫不成熟 / ~ intervention 免疫调停 / ~ specificity 免疫特异性 / ~ tumor rejection 免疫肿瘤排斥 / ~ competence 免疫活性 / ~ disease 免疫疾病 / ~ distance 免疫距离 / ~ drift 免疫漂流(连续变异),免疫漂变 / ~ enhancement 免疫增强作用 / ~ enhancement reaction (简作 IER) 免疫促进反应 / ~ evershoot phenomenon (简作 IOP) 免疫回跳现象 / ~ genetics 免疫遗传学 / ~ infertility 免疫性不育 / ~ measurable insulin (简作 IMI) 胰岛素免疫测定 / ~ memory 免疫记忆 / ~ network 免疫网络 / ~ paralysis 免疫麻痹 / ~ pregnancy test 妊娠免疫试验 / ~ rejection 免疫排斥 / ~ suppression 免疫抑制 / ~ surveillance (简作 IS) 免疫监视 / ~ tests 免疫学实验 / ~ tolerance 免疫耐受 / ~ unresponsiveness 免疫无应答性,免疫无反应性

Immunological Communications (简作 Immunol Commun) 免疫学通讯(杂志名)

immunologically competent 免疫活性的

immunologically competent cell 免疫活性细胞

immunologically mediated disease (简作 IMD) 免疫(介导的)疾病

immunologiccal compliance 免疫顺从

immunologist *n*. 免疫学家

Immunology 免疫学(杂志名)

immunology *n*. 免疫学 ‖ ~ ,oral 口腔免疫学

immunoluminescent *a*. 免疫发光的

immunolymphoscintigraphy *n*. 免疫淋巴闪烁图检查(使用放射标记的单克隆抗体或肿瘤相关抗原特异性的抗体片段,对淋巴结内的转移性肿瘤进行闪烁图检测)

immunomagnetic assay 免疫磁性分离法

immunomagnetic separation 免疫磁性分离性

immuno-microbiological concept 免疫—微生物学说

immunomodulation *n*. 免疫调节

immunomodulator *n*. 免疫调节剂

immunoneutropenia *n*. 免疫性粒细胞减少症

immunoparalysis *n*. 免疫麻痹

immunoparasitology *n*. 免疫寄生物学

immunoparesis *n*. 免疫不全麻痹

immunopathogenesis *n*. 免疫发病机制

immunopathologic *a*. 免疫病理学的

immunopathology *n*. 免疫病理学

Immunopathology Exchange Group (简作 IEG) 免疫病理学交流组(英)

immuno-PCR *n*. 免疫 PCR

immunoperoxidase *n*. 免疫过氧化物酶 ‖ ~ ,antibody (简作 IPA) 免疫过氧化物酶抗体

immunopharmacology *n*. 免疫药理学

immunophenotype *n*. 免疫表型(造血肿瘤细胞的一种表型)

immunophilin *n*. 亲免素,亲免蛋白,可与免疫抑制剂结合的蛋白质,如亲球素

immunophysiology *n*. 免疫生理学

immunopolysaccharides *n*. 免疫多糖类

immunopotency *n*. 免疫效价,免疫能力,免疫效能

immunopotentiation *n*. 免疫强化(利用佐剂或免疫刺激剂增强免疫应答)

immunopotentiator *n*. 免疫强化剂(如疫苗,在注射时产生全身性免疫应答)

immunoprecipitation *n*. 免疫沉淀反应(特异性抗体和抗原相互作用引起的)

immunoproliferatire small intestinal disease (简作 IPSID) 免疫增生性小肠病

immunoproliferative *a*. 免疫增生的(以淋巴细胞增生并产生免疫球蛋白为特征的)

immunoprophylaxis *n*. 免疫预防(法)

immunoprotectant 免疫保护剂

immunoprotein (immunprotein) *n*. 免疫蛋白质

immuno-radioassayable human chorionic somato-mammotropin (简作 IRHCS) 免疫放射可测性人绒毛膜生长激素—催乳激素

immunoradioautography *n*. 免疫放射自显影
immunoradiometric *a*. 免疫放射测定的 ‖ ~ assay (简作 IRMA) 免疫放射测定法
immunoradiometry *n*. 免疫放射测定
immunoreactant *n*. 免疫反应物 ‖ glucagon ~s 高血糖素免疫反应物,肠高血糖素
immunoreaction *n*. 免疫反应
immunoreactive *a*. 免疫反应的 ‖ ~ ACTH 免疫反应(产生) ACTH / ~ gastrin (简作 IRG) 免疫反应性促胃液素 / ~ glucagon (简作 IRG) 免疫反应高血糖素 / ~ human calcitonin (简作 ICT) 人免疫反应性降钙素 / ~ human gastrin (简作 IHG) 免疫反应性人胃泌素 / ~ human growth hormone (简作 IRHGH) 免疫反应性人生长激素 / ~ insulin (简作 IRI) 免疫反应性胰岛素 / ~ luteinizing hormone (简作 I-LH) 免疫活性黄体化激素 / ~ parathyroid hormone (简作 IPTH) 免疫反应性甲状旁腺激素 / ~ proinsulin (简作 IRP) 免疫反应性前胰岛素 / ~ secretin (简作 IRS) 免疫反应性分泌素 / ~ somatostatin (简作 IRS) 免疫反应性生长激素释放抑制因子 / ~ trypsin (简作 IRT) 免疫反应性胰蛋白酶
immunoreactivity *n*. 免疫反应性 ‖ glucagon-like ~ 高血糖素样的免疫反应性,肠高血糖素
immunoregulation *n*. 免疫调节
immunoregulatory α-globulin (简作 IRA) 免疫调节甲种球蛋白
immunoresponsiveness *n*. 免疫应答
immunoscanning *n*. 免疫扫描
immunoscintigraphy *n*. 免疫闪烁显像(使用放射标记的单克隆抗体或与损害相关的抗原特异性的抗体片段,对损害进行闪烁显像)
immunoscreening *n*. 免疫筛选法
immunoselection *n*. 免疫选择(法)(某些细胞系的生存由于表面抗原性极弱,因此对抗体和(或)免疫淋巴细胞极不敏感)
immunosenescence *n*. 免疫衰老(免疫系统随机体年龄增长而减弱和萎缩)
immunoserotherapy *n*. 免疫血清疗法
immunosorbent *n*. 免疫吸附剂,免疫吸收剂(一种含抗原的不溶性支持物,用以从抗体混合物中吸收同种抗体)
immunostaining *n*. 免疫染色
immunostimulant *a*. 免疫刺激的 *n*. 免疫刺激剂,免疫刺激物
immunostimulating *a*. 免疫刺激的
immunostimulating complex (简作 ISCOM) 免疫刺激复合物
immunostimulation *n*. 免疫刺激(作用)
immunostimulator *n*. 免疫刺激物
immunostimulatory *a*. 免疫刺激的
immunosubstitute *n*. 免疫替代剂
immunosuppressants *n*. 免疫抑制剂
immunosuppression *n*. 免疫抑制作用 通常指组织或器官移植时免疫反应的抑制,须使用化学的、药物的、物理免疫抑制物质
immunosuppressive (immunosuppressant) *a*. 抑制免疫的,免疫抑制的 *n*. 免疫抑制剂 ‖ ~ acidic protein (简作 IAP) 免疫抑制性酸性蛋白 / ~ agent 免疫抑制剂 / ~ drug 免疫抑制药物
immunosurgery *n*. 免疫外科
immunosurveillance *n*. 免疫监视,免疫监督(指免疫系统的监视作用)
immunosympathectomy *n*. 免疫交感神经破坏法,交感神经免疫去除术(静脉注射交感神经细胞主要蛋白质的抗血清至新生动物以达到破坏交感神经节)
immunotherapy *n*. 免疫疗法
immunotoxin *n*. 抗毒素
immunotransfusion *n*. 免疫输血法
immunotropic *a*. 向免疫的,亲免疫的
immuno-ultracentrifugation *n*. 免疫超速离心(技术)
immunperoxidase-stained cell assay (简作 IPSCA) 免疫过氧化物酶细胞分析法
immunprotein *n*. 免疫蛋白质
Immuoelctrosyneresis (简作 IES) 免疫电凝析
immutability *n*. 不变性,不易性
immutable *a*. 不可改变的,不变的
immutably *ad*. 不变性地,不易性地
IMN 缺血性心肌坏死(见 ischenic myocardial necrosis)
IMNDN 内科学新闻和诊断学新闻(杂志名)(见 Internal Medicine News& Diagnosis News)
6-^{125}I-MNDP 6-^{125} 碘甲萘醌二磷酸钠(见 6-^{125} I -menadiol sodium diphosphote)
imnlantable cardioverter-defibrillator (简作 ICD) 埋藏式体内复律除颤器

IMNS 帝国陆军护士队(英国)(见 Imperial Military Nursing Scrvice)
IMO 中间氧化物(见 intermediate oxide)
-imod [构词成分] -莫德 (1998 年 CADN 规定使用此项名称,主要系指免疫调节剂一类的药名,如阿替莫德[Atiprimod]、舒沙利莫德[Susalimod]等)
Imodium *n*. 盐酸洛哌丁胺 (Ioperamide hydrochloride) 制剂的商品名
Imolamine [商名] *n*. 伊莫拉明(冠脉扩张药)
Imoxiterol [商名] *n*. 伊莫特罗(支气管扩张药)
IMP impact 冲击[量] / improved 改善的,好转的 / impulse 脉冲;冲击 / incomplete male pseudohermaphoditism 不完全性男性假两性畸形 / infected mouse plasma 感染鼠的血浆 / inosine monophosphate 一磷酸肌甙,肌甙酸 / integrated monitor panel 综合监控台 / intramembranous particle 内膜颗粒
Imp implant 植入物,植入片 / important 重要的 / impotence 阳痿 / impression 印象,拟诊 / imprint 特征;痕迹 / improved 改进的,改善的 / impulse 冲动;搏动 / impurus [拉]不纯的
IMPA 下颌面切角(见 incisal mandibular plane angle)
IMPACT 统一管理程序设计分析控制技术(见 integrated managerial programming analysis control technique)
impact *v*. & *n*. 冲突,冲击,撞击,碰撞 ‖ ~ acceleration 碰撞加速 / ~ cell mill 冲击式细胞破碎装置 / ~ electron 碰撞电子 / ~ energy 碰撞能,冲击能 / ~ excitation 碰撞激励 / ~ injury 撞击伤 / ~ ionization 碰撞电离 / ~ neutron 碰撞中子 / ~ point 着力点(外伤) / ~ radiation 碰撞辐射 / ~ strength 冲击强度 / ~ velocity 碰撞速度,冲击速
Impact of Science on Society (简作 ISS) 科学对社会的影响(杂志名)
impacted *a*. ① 嵌入的,嵌塞的 ② 阻生的(牙)
impact-excited transmitter 脉冲激励发射机
impacting *a*. 撞击的,碰撞的 ‖ ~ neutron 撞击中子 / ~ proton 碰撞质子
impaction *n*. ①嵌入,嵌塞 ②阻生(牙) ‖ ~, buccoangular 颊向阻生 / ~, ceruminal 耵聍嵌塞 / ~, dental 牙阻生 / ~, distoangular 远中阻生 / ~, fecal 粪便嵌塞 / ~, food 食物嵌塞 / ~ of high site 高位阻生 / ~, horizontal 水平阻生 / ~, impaction loss 碰撞损失 / ~, inverted 倒阻生 / ~, of low site 低位阻生 / ~, mesioangular 近中阻生 / ~, partial 部分阻生/ ~, vertical 垂直阻生
impair *vt*. *vi*. 削弱,减少,减低 *n*. |损害,损伤
impaired glucose tolerance (简作 IGT) 葡萄糖耐量异常
impaired hypoxic vasoconstriction (简作 IHV) 低氧性血管收缩障碍
impairment *n*. 削弱,减少,减低;损害,损伤
impalement *n*. 阴茎阴囊刺伤
impalpable *a*. 不可触知的,极细微的
impalpably *ad*. 感触不道地,极细微地,难以捉摸地
impaludation *n*. 疟热疗法
impaludism *n*. 疟疾,瘴
impantation matastasis 种植性转移
impar *a*. 奇[数]的,无对的
impardigitate *a*. 奇数指(趾)的
imparipinnate *a*. 奇数羽状的(指复叶)
imparity *n*. 不等,不同,差异
impart *vt*. 把……分给,给予;告诉,透露
impartation *n*. 传递,告诉,透露
impartial *a*. 公正的,无偏见的
impartiality *n*. 公正,无偏见
impartially *ad*. 公正地,无偏见地
impassability *n*. 不通
impassable (impermeable) *a*. 不通的,不[渗]透的;不可流通的
impassibility *n*. 无疼痛,麻木
impassible *a*. 不感疼痛的;不受伤害的
impassion *vt*. 激起……的热情,激动
impassioned *a*. 充满热情的,热烈的
impassive *a*. 缺乏热情的,冷淡的;无感觉的
impassively *ad*. 缺乏热情地,冷淡地;无感觉地
impassivity *n*. 缺乏热情,冷淡;无感觉
impatency *n*. 不通,闭阻
impatent *a*. 不通的,闭阻的
impaternate offspring 无父后代
impatience *n*. 不耐烦,急躁;渴望
Impatiens L. 风仙花属 ‖ ~ arguta Hook. f. et Thoms. [拉;植药] 锐齿凤仙花 / ~ balsamina L. [拉;植药] 凤仙花 / ~ chinensis L. [拉;植药] 华凤仙
impatient *a*. 不耐烦的,急躁的;急切的 ‖ be ~ of 不能忍受,不

耐烦;急于
impatiently *ad*. 不耐烦地,急躁地;急切地
IMPC 库存管理程序与控制(见 inventory management program and control)
IMPDA 腺(嘌呤核)甙酸脱氨酶(见 adenylate deaminase)
impeach *v*. 控告,指责
impeachment *n*. 控告,指责
impedance *n*. 阻抗(电) ‖ ~ angle (简作 IA) 阻抗角 / ~ camera 阻抗照相机 / ~ cardiac output (简作 ICO) 阻抗心输出量 / ~ cardiogram (简作 ICG) 心图阻抗 / ~ cardiography (简作 IC) 阻抗心动描记术 / ~ diagram 阻抗图 / ~ matching 阻抗匹配 / ~ phlebography (简作 IPG) 阻抗静脉搏动描记法 / ~ plethysmography (简作 IPG) 阻抗体积描记器 / ~ pneumography (简作 IPG) 呼吸气流图,阻抗呼吸描记法 / ~ relay 阻抗继电器 / ~ rheogram (简作 IRG) 阻抗血流图 / ~ transducer 阻抗换能器
impede *vt*. 妨碍,阻碍,阻止
impediment *n*. 妨碍,障碍(物)
impedimental *a*. 妨碍的,障碍(物)的
impedin *n*. 阻抗素
impediography *n*. 超声阻抗描记术
impedometer *n*. 阻抗计,阻抗测量仪
impedor *n*. 阻抗器 *a*. 阻抗元件的
impel *vt*. 推动,推进;驱使,迫使
impellent *a*. 推动的,促使的,推进的 *n*. 推动物,推进器
impend *vi*. 悬挂;逼近
impendent *a*. 悬挂的;逼近的
impending *a*. 即将发生的,来临的 ‖ ~ death 垂死,濒死 / ~ glaucoma 前驱期青光眼 / ~ myocardial infarction (简作 IMI) 频临心肌梗塞 / ~ rupture of uterus 先兆子宫破裂
impenetrable *a*. 穿不过的,透不过的;费解的;顽固的
impenetrably *ad*. 穿不过地,透不过地;费解地;顽固地
impenetrate *vt*. 贯穿,刺穿,渗透
impenitence *n*. 顽固
impenitent *a*. & *n*. 不悔悟的(人),顽固的(人)
imperaline *n*. 壮丽贝母碱
Imperata culindrica Beauv. Var. major (Nees) C. E. Hubb. [拉;植药] 白茅
Imperata Cyrillo 白茅属 ‖ ~ cylindrica (L.) Beauv. 白茅
imperatival *a*. 祈使语气[动词]的
imperative *a*. 难忍的,强制的 *n*. 命令,规则
imperatoria *n*. 王草
imperatorin *n*. 王草素
imperceptible *a*. 感觉不到的,难以觉察的;细微的
imperceptibly *ad*. 感觉不到地,难以觉察地;细微地
imperception *n*. 知觉缺失
impercipient *a*. 没有知觉的
imperfect *a*. 不完美的;未完成的;有缺陷的 ‖ ~ chiasma 不全交叉 / ~ flower 不完全花 / ~ fungi 半知菌,不完全真菌 / ~ joint 不全关节 / ~ stage 无性阶段
imperfecta hereditary dentinogenesis 遗传性牙本质发育不良
imperfection *n*. 不完善;缺陷
imperfectly *ad*. 不完美地;未完成地;有缺陷地
imperforate *a*. 不通的,无孔的,闭锁的 ‖ ~ anus 不通肛,肛门闭锁 / ~ hymen 无孔处女膜,处女膜闭锁
imperforation *n*. 不通,无孔,闭锁 ‖ ~, otic; ankylotia 外耳道闭锁
imperial *a*. 特大的;英国法定的,帝国的 ‖ ~ Cancer Research Fund (简作 ICRF) 帝国癌症研究基金会(伦敦)/ ~ Cancer Research Fund Laboratories (简作 ICRFL) 帝国癌症研究基金会实验室 / ~ Chemical Industries Ltd. (简作 ICIL) 帝国化学工业公司(英) / ~ College of Science and Technology (简作 ICST) 帝国科学技术学院(英)/ ~ Military Nursing Service (简作 IMNS) 帝国陆军护士队(英国)
imperialism *n*. 帝国主义
imperialist *n*. 帝国主义者 *a*. 帝国主义的
imperialistic *a*. 帝国主义的,帝国主义者的
imperialize *v*. 帝国主义化,帝制化
imperially *ad*. 特大地;帝国地
imperil *vt*. 使处于危险,危害
imperious *a*. 强制的,不随意的;专横的,傲慢的
imperiously *ad*. 强制地,不随意地;专横地,傲慢地
imperishable *a*. 不朽的,不灭的
imperium *n*. 最高权力,绝对统治
impermanent *a*. 非永久的,暂时的 ‖ ~ memory 非永久性记忆,短期记忆
impermeability *n*. 不[渗]透性 ‖ ~, water 不透水的
impermeable *a*. 不[渗]透的
impermephane *n*. 透明保护敷料
impermissible *a*. 不允许的,不许可的
impersonal *a*. 非个人的,非特指某人的;非人力的
impersonally *ad*. 非个人地,非特指某人地;非人力地
impersonate *vt*. 体现;扮演
impersonation *n*. 体现;扮演
impertinent *a*. 不恰当的,不适合的;离题的
imperturbability *n*. 沉着,冷静
imperturbable *a*. 沉着的,冷静的
impervious *a*. 不能透过的
impetiginization *n*. 脓疱化,脓疱病发生
impetignous *a*. 脓疱病的
impetigo [拉] *n*. 脓疱病 ‖ ~ adenosa 腺性脓疱病 / ~, Bockhart's; superficial pustular perifolliculitis 博克哈特氏脓疱病,浅脓疱性毛囊周炎 / ~ bullosa 大疱性脓疱病 / ~ circinata 轮状脓疱病 / ~, commissural 融合性脓疱病 / ~ contagiosa 触染性脓疱病 / ~ contagiosa bullosa; Corlett's pyosis 大疱触染性脓疱病,科利特氏化脓病 / ~ eczematodes; pustular eczema 湿疹样脓疱病,脓疱性湿疹 / ~ follicularis; superficial pustular perifolliculitis 毛囊脓疱病,浅脓疱性毛囊周炎 / ~ herpetiformis 疱疹样脓疱病 / ~ neonatorum; pemphigus neonatorum 新生儿脓疱病 / ~ parasitaria 寄生性脓疱病 / ~ pityroides 糠疹样脓疱病 / ~ primarum viarum; sprue 口炎性腹泻 / ~ simplex 单纯脓疱病 / ~ staphylococcic 葡萄球菌性脓疱病,毛囊脓疱病 / ~ syphilitica 梅毒性脓疱病 / ~ variolosa 天花脓疱病 / ~ vulgaris; ~ contagiosa 寻常脓疱病,触染性脓疱病
impetuosity *n*. 激烈,迅疾;急躁
impetuous *a*. 激烈的,迅疾的;急躁的 ‖ ~, type 兴奋型
impetuously *ad*. 激烈地,迅疾地;急躁地
impetus *n*. ①冲动,动能 ②起始(病)
impf-malaria *n*. 接种性疟疾
impf-tetanus [德] *n*. 接种性破伤风
impilation *n*. 红细胞钱串形成
impinge *vi*., *vt*. 撞击,冲击;侵犯
impingement *n*. 撞击,冲击;侵犯;入射 ‖ ~ angle 入射角 / ~ of dust / ~, particle 碰撞粒子 / ~ on target 打靶
impingement-type target 撞击型固靶
impinger *n*. 尘埃测定器
impious *a*. 不信神的,不顺从的,邪恶的
implacability *n*. 不宽恕,不能缓和
implacental *a*. 无胎盘的
implacentalia *n*. 无胎盘类
implaeable *a*. 不宽恕的,不能缓和的
implant *n*. 植入物,植入片 *vi*. 注入,插入 ‖ ~, anchor type 锚状种植体 / ~, basket 篮状植入物(假眼) / ~, bioceramic 生物陶瓷种植体 / ~, bioceramic screw 生物陶瓷螺栓种植体 / ~, blade 叶状种植体 / ~, blade, endosseous 骨内[金属]片植入 / ~, blade-vent 开口叶状种植体 / ~, complete 全颌种植体[牙] / ~, dental 牙植入物 / ~, double blades 叶双状种植体 / ~, endodontic 根管内种植物 / ~, endometrial 内膜植入片 / ~, frame 支架种植体[牙] / ~, injectable collagen 注射性胶原种植体 / ~, intermediary 中间种植体[牙] / ~, osseo-integrated 骨整合种植体[牙] / ~, permanent 永久性植入物 / ~, planar 平面式植入物 / ~, plane 平面植入物 / ~, radium 镭植入管 / ~, ramus 下颌支种植体 / ~, screw 螺旋种植体[牙] / ~, screw-shaft 螺钉式种植体 / ~, spiral-shafr 螺旋式种植体 / ~, subperiosteal 骨膜下植入物(如义齿) / ~, terminal 末端种植体[牙] / ~ therapy 植入疗法 / ~, tripod 三脚架式种植体 / ~, vitreous carbon 玻璃碳种植体 / ~, volume 容积植入物 / ~, wing blades 翼式叶状种植体
implantable *a*. 可植入的 ‖ ~ miniature detector 可植入的微型探头
implantation *n*. ①植入法,移植法(如神经腱等) ②植入(胚胞在子宫内的) ③埋入法,植入法(如药物等) ‖ ~ of artifical lens 人工晶状体植入术 / ~, central; superficial ~ 中心植入,表面植入(胚泡) / ~, circumferential; superficial ~ 环形植入,表面植入(胚泡) / ~ cyst 植入性囊肿 / ~, digerminal 双胚性植入(胚泡) / ~, eccentric 偏心植入(胚泡) / ~, endodontic 根管内种植法 / ~, endosseous 骨内种植法 / ~, ent-to-end 端端植入法 / ~, filigree 银网植入法(银网修补腹疝法) / ~, hypodermic 皮下植入法(药物) / ~, interstitial 间质植入(胚泡) / ~, lateral 侧面植入法 / ~, magnet 强磁体种植法 / ~, nerve 神经植入法 / ~ of ovum 卵植入 / ~, parenchymatous 实质内植入法(药物) / ~, pellet 弹丸剂植入法 / ~, periosteal 骨膜植入法 / ~, radon 氡植入法 / ~, silicone 硅胶植入法 / ~, silk 丝线植入法 / ~, ubmucous 黏膜下种植法 / ~, subperiosteal 骨膜下种植法 / ~,

substructrue (flame-work) 结构下种植法 / ~, superficial 表面植入(胚泡) / ~, tendon 腱植入法 / ~, teratic 植入性[畸胎]畸形(不完全胎儿和几乎完全胎儿的部分融合) / ~ test (简作 IT) 植入试验 / ~, tooth 牙移植法 / ~, transosteal 穿骨种植术(牙) / ~, tubal uterine 输卵管子宫内植入法

implanted electrode 埋藏电极

implanted hormones in brain 大脑内植入激素

implantodontics (implantodontology) *n*. 植入牙医学

implantodontist *n*. 植入牙医学家

implantologist *n*. 植牙医师

implantology *n*. 植入学 ‖ dental ~, oral ~ 植入牙医学

implement *n*. 工具,器具 *vt*. 贯彻,完成,履行

implemental *a*. 器具的,起作用的,辅助的

implicate *vt*. 含有……的意见;影响;使和……有关

implication *n*. 牵连;含义;暗示

implicative *a*. 含蓄的;牵连的

implicit *a*. 含蓄的;内隐的;无疑的,无保留的

implied *a*. 暗指的,含蓄的,不言而喻的

impliedly *ad*. 暗指地,含蓄地,不言而喻地

implosion *n*. 爆聚,内向爆炸;以恐治恐法(精神病学中用接触恐惧物的方法治疗恐怖症)

imply *vt*. 含有……的意见;暗示

IMP-Na 肌甙 磷酸钠(见 sodium inosine 5'-monophosphate)

impolarizable electrode 去极化电极

impolicy *n*. 失策

impolite *a*. 不礼貌的

impolitely *ad*. 不礼貌地

impolitic *a*. 失策的,不得当的

impoliticly *ad*. 失策地,不得当地

imponderable *a*. 无重量的

import *vt*. 进口,输入;意味,表明 *vi*. 有关系 *n*. 进口,输入,含意,重要性

importance *n*. 重要性,重大 ‖ attach ~ to 重视

important *a*. 重要的,重大的

importantly *ad*. 重要地,重大地

importation *n*. 输入,传入

importunate *a*. 强求的;迫切的,坚持的;讨厌的

importune *vt*. 向……强求;纠缠

impose *vt*. 征(税等);把……强加

imposing *a*. 给人印象深刻的

imposition *n*. 征税,强加,欺骗

impossibility *n*. 不可能,不可能的事

impossible *a*. 不可能的

impossibly *ad*. 不可能地

imposture *n*. 冒名顶替,欺骗,欺诈

impotence *n*. ①阳痿,性无能 ②无能力,无力,无效 ‖ ~, exhaustion 衰弱性阳痿 / ~, functional 机能性阳痿 / ~, organic 器质性阳痿 / ~, psychic 精神性阳痿

impotency (impotence) *n*. ①阳痿 ②无能力

impotent *a*. 阳痿的;无能力的,虚弱的

impotentia [拉](impotence) *n*. ①阳痿 ②无能力 ‖ ~ coeundi 交媾不能 / ~ erigendi 勃起不能 / ~ generandi 生育不能

impoverish *vt*. 使穷困;使枯竭

impoverishment *n*. 使穷困;使枯竭

impracticability *n*. 不能实行;不能用

impracticable *a*. 不能实行的;不能用的,行不通的

impracticably *ad*. 不能实行地;不能用地

impractical *a*. 不切实际的,不现实的

imprecise *a*. 不精确的,不明确的,含糊不清的

impregnable *a*. 攻不破的,坚定不移的,毫不动摇的

impregnate *vt*. 使受孕,使受精,使饱和 *a*. 浸渗的,怀孕的,充满的 *n*. 浸渗,怀孕,受精

impregnation *n*. ①受孕,受精 ②浸渗[作用] ‖ ~ artificial 人工受孕,人工授精

impress *vt*. 压印;铭刻;传递 *n*. 印记;特征;印象

impressio (复 impressiones) (impression) *n*. 压迹 ‖ ~ cardiaca 心压迹 / ~ colica 结肠压迹 / ~ deltoidea; tuberositas deltoidea 三角肌粗隆 / impressiones digitatae; digital; impressions 脑压迹 / ~ duodenalis 十二指肠压迹 / ~ gastrica 胃压迹 / impressiones gyrorum 脑回压迹 / ~ hepatica 肝压迹 / ~ ligamenti costoclavicularis; tuberositas costalis (claviculae) 肋粗隆(锁骨) / ~ muscularis 肌压迹 / ~ oesophagea 食管压迹 / ~ petrosa 岩压迹 / ~ petrosa pallii 岩压迹(大脑) / ~ renalis 肾压迹 / ~ suprarenalis 肾上腺压迹 / ~ trigemini 三叉神经压迹 / ~ trigemini ossis temporalis 颞骨三叉神经压迹

impression *n*. ①压迹 ②印模 ③印象,影响 ‖ ~, anatomic 解剖性印模 / ~, basilar; platybasia; basilar invagination 扁后脑,扁颅底 / ~, bone direct 骨上直接印模 / ~, boxing 围[印]模,弹性印模 / ~, bridge 桥牙印模 / ~, centrifugal 远心性影响 / ~, centripetal 向心性影响 / ~, cleft-palate 腭裂印模 / ~, complete denture 全口义齿印模(压迹) / ~ compound 印模胶 / ~ compound elastic 弹性印模胶 / ~ cytology 印痕细胞学(检查法) / ~, dental 牙印模 / ~, denture partial 部分义齿印模 / ~, direct bone 骨上直接印模 / ~, duplicate 复制印模 / ~, facial 面印模 / ~, final 终印模 / ~, final paste 糊剂终印模 / ~, first 第一印模 / ~, foe gasserian ganglion angular 颞骨之三叉神经压迹 / ~, hydrocolloidal 水胶体印模 / ~, lower 下颌体印模 / ~, mandibular 下颌印模 / ~, maternal 母感印象,母印迹 / ~, maxillary 上颌印模 / ~, mental 精神印象,心理印象 / ~, nervous 神经印象,脑感印象 / ~, partial denture 部分义齿印模 / ~, plaster 石膏印模 / ~, plastic 塑性印模 / ~, preliminary 初印模 / ~, rebase 垫底印模 / ~, rhomboid; costal tuberosity 菱形压迹,肋粗隆 / ~, sensory 感觉印象 / ~, snap 速印模 / ~ taking 取印模 / ~ tonometer 压陷眼压计 / ~ tonometry 压陷眼压测量法 / ~, upper 上颌印模 / ~, visual 视觉印象

impressionability *n*. 易感性,敏感性

impressionable *a*. 可塑的;易受影响的,敏感的

impression-cup (impression-tray) *n*. 印模[托]盘

impressiones (单 impressio) [拉] *n*. 压迹

impressionist *a*. & *n*. 印象主义的,艺术家

impression-tray *n*. 印模[托]盘

impressive *a*. 给人深刻印象的,感人的

impressment *n*. 强征

impressorium [拉] *n*. 印象中枢,感觉中枢

imprest *a*. 预付的,借予的 *n*. 预付款

imprint *vt*. 印;铭刻 *n*. 印;痕迹,特征,深刻的印象 ‖ ~, of cell 细胞印迹 / ~, electroimmunofixation (简作 IEIF) 印迹电泳免疫结合

imprinting *n*. 胎教, 印刻(作用)(动物在生命早期敏感发育时期,接触到适当的刺激后,很快学到物种独有 的行为模式);铭记

imprison *vt*. 监禁,束缚

imprisonment *n*. 监禁,束缚

improbability *n*. 未必会 ,不大可能(发生),未必确实

improbable *a*. 未必会的 ,不大可能(发生)的,未必确实的

improbably *ad*. 或许

improcreance *n*. 无生育力

improcreant *a*. 无生育力的

Impromidine [商名] *n*. 英普咪定(诊断用药)

impromptu *a*. & *ad*. 无准备的(地),临时的(地),即席的(地)

improper *a*. 不适当的;不合理的;不正确的

improperly *ad*. 不适当地;不合理地;不正确地

impropriety *n*. 不适当,不正确,不合适的举止

Improsulfan [商名] *n*. 英丙舒凡(抗肿瘤药)

improvable *a*. 可以改进的,适于耕种的

improve *vt*. 改善,增进;利用 *vi*. 变得更好;增加

improved data interchange (简作 IDI) 改进数据交换

improved mass selection 改良混合选择

improved papahicolaou staining 改良巴氏染色法

improved variety 改良品种,育成品种,育成种

improvement *n*. 改善,好转,增进

improvidence *n*. 无远见,不节约,不顾将来

improvident *a*. 无远见的,不顾将来的,浪费的

improvidently *ad*. 无远见地,不顾将来地,浪费地

imprudent *a*. 轻率的,鲁莽的

imprudently *ad*. 轻率地,鲁莽地

IMPS 住院病人多元精神病学评定尺度(见 inpatient multidimensional psychiatric scale)

impuberal *a*. 无阴毛的,未成年的

impuberism *n*. 未成年

impubis *a*. 无毛的

impugn *vt*. 指责,非难;对……表示怀疑

impuissance *n*. 无力,无能,虚弱

impuissant *a*. 无力的,无能的,虚弱的

impulsator *n*. 脉冲发生器

impulse *n*. ①冲动 ②搏动 ③ 兴奋波,脉冲 ‖ ~, afferent 传入冲动 / ~, antidromic 逆行冲动 / ~, cardiac ①心冲动,心兴奋波 ②心搏动 / ~, cardiogram (简作 ICG) 心冲动图 / ~, cortical 皮质冲动 / ~ counter 脉冲计数器 / ~ Doppler imaging 脉冲多普勒成像 / ~, ectopic 异位冲动 / ~, efferent 传出冲动 / ~ s, enteroceptive 内感受性冲动 / ~, episternal 胸骨上搏动 / ~ s, exteroceptive 外感受性冲动 / ~, heterogenetic 异原性冲动 / ~, homogenetic 同原性冲动 / impulses proprioceptive 自体感受性冲动 / ~, interoceptive 内感受性冲动 / ~, kinaesthetic; kinesthetic ~ 运动觉冲动 / ~, morbid 病态冲动 / ~, nerve; nervous ~; neural ~ 神经冲动 / ~, noise 脉冲噪音 / ~ radiation 脉冲辐射 / ~ recorder 脉冲记录器 / ~ response 脉冲反应,脉冲响应 / ~ scaler 脉冲定标器 / ~, sexual 性冲动 / ~ signal 脉冲信号 / ~ timer 脉冲定时器 / ~, trophic 营养性冲动 / ~, voluntary 随意冲动 / ~, x-radiation 脉冲 X 线辐射

impulse-conducting system(简作 ICS)冲动传导系统

impulser *n*. 脉冲发生器

impulse-register *n*. 脉冲寄存器

impulsing *n*. ①发生脉冲 ②冲击,激励

impulsion *n*. 推动[力],冲动[性],刺激 ‖ ~, morbid 病态冲动 / ~, wandering; fugue 神游[症]

impulsive *a*. 冲动的,脉冲的 ‖ ~ current 脉冲电流 / ~ discharge 脉冲放电 / ~ impedance 脉冲阻抗

impulsively *ad*. 冲动地,脉冲地

impulsiveness *n*. 冲动,脉冲

impunctate *a*. 非点状的

impunity *n*. 不受惩罚,免罪,不受损害

impure *a*. 不纯的,掺杂的,混合的,脏的 ‖ ~ atrial fibrillation 不纯型心房颤动

impurity *n*. ①不纯 ,杂质 ②下流,不道德 ‖ ~ activation 杂质激活 / ~ atom 杂质原子 / ~ element 杂质元素 / ~ gradient 杂质梯度 / ~ level 杂质能级,不纯度 / ~ quenching 杂质猝熄 / ~ scattering 杂质散射

imputability *n*. 可归罪,可负责

imputation *n*. 归罪,诋毁,污名

imputative *a*. 归罪的,有归罪倾向的

imputatively *ad*. 归罪地,有归罪倾向地

impute *vt*. 把……归因于,把……归咎于

IMR infant mortality rate 婴儿死亡率 / infectious monomucleosis receptor 传染性单核细胞增多受体 / Institute for Medical Research 医学研究会(全国老年研究所)/ ion-molecule reaction 离子 - 分子反应

IMRAD 导言、方法、结果和讨论(论文通用模式)(见 introduction, methods results and discussion)

Imre's treatment [Josef 匈眼科医生 1884—1945]伊姆雷氏疗法(治色素性视网膜炎)

IMRS 住院病人多项测定标准(见 inpatient multidimensional rating scale)

IMS incurred in military service 服现役 / Indian Medical Service 印度医学服务处 / infectious mononucleosis syndrome 传染性单核细胞增多综合征 / syndrome of infectious mononucleosis 传染性单核细胞增多综合征 / information management system 情报处理系统 / Inspector of Medical Services 医务检查官 / Institute of Mathematical Statistics 数字统计研究所 / The Institute of Medical Sciences 医学科学协会 / inventory management and simulator 库存管理与模拟程序 / involuntary movements 不随意的活动 / ion mobility spectrometer 离子游动分光计 / irradiate measuring system 照射测量系统

IMSP 国际截瘫医学会(见 International Medical Society of Paraplegia)

IMTGB 大不列颠国际医学论坛(杂志名)(见 International Medical Tribune of Great Britain)

Imu *n*. 伊姆病(日本阿伊努人患的地方病,因情绪上受打击,而发生精神运动性疾患)

Imuracetam [商名] *n*. 英拉西坦(脑代谢改善药)

imuran *n*. 硫唑嘌呤(免疫抑制药)

-imus [构词成分] - 莫司(1998 年 CADN 规定使用此项名称,主要系指免疫系统之免疫抑制剂,如曲培莫司[Tresperimus]等)

IMV 间歇指令式通气(见 intermittent mandatory ventilation)

IMVPC 吲哚 - 甲基红 - V. P. - 大肠杆菌枸橼酸盐试验(见 indole, methyl red, Voges Proskauer, and citrate tests for coliform bacteria)

IMVS 医学和兽医学学会(澳大利亚)(见 Institute of Medical and Veterinary Science)

IN indigo 靛青,靛蓝 / industrial nurse 工业护士 / injuries 损伤 / inlet valve 进口阀 / input 输入,输入端 / insoluble nitrogen 不溶氮 / isonicotinic acid 异烟酸 / intralymph node 淋巴结内 / intranasal 鼻内的

In indium 铟(49 号元素)/ indigo 靛青,靛蓝 / insulin 胰岛素 / inulin 菊粉

in-[拉][构词成分](作否定词在 b, m, p 前变 im-, 在 l, r 前变 il-, ir-)无,不;在里,入内,在上,朝向;再

-in[法][构词成分]……素,……质,……精

in[1] *prep*. 在……里;在……期间;在……过程中;在……之内;在……方面;以,用;按;由于,为了;对于;在于;成为 *ad*. 进,入;在里头;在家 ‖ be ~ for 必定会遭到;参加 / be ~ on 参加;分享 / ~ all 总共 / ~ and out 进进出出 / ~ that 因为

in[2] *prep*. [拉] = in[1] (*prep*) ‖ ~ accordance with (简作 IAW) 按照 / ~ articulo mortis [拉] 濒死,临终时 / ~ corpore 体内 / ~ dies 每日 / ~ extremis [拉] 濒死,将死 / ~ our culture (简作 IOC) 在我们的培养物中 / ~ ovo 卵内 / ~ parallel 并联 / ~ pulmento 作成稀粥状 / ~ secondary (简作 IS) 其次,第二 / ~ series 串联 / ~ service 待命状态(专指救护车及其人员处于随时可工作的状态) / ~ situ [拉] (简作 IS) 原位 / ~ situ activation 原位激活 / ~ situ hybridization 原位杂交,原位分子杂交法 / ~ situ hybridization histochemistry (简作 ISHH) 原位杂交组织化学 / ~ situ nucleotide 3' end-labeling (简作 ISEL) 核苷酸 3'末端标记法 / ~ situ polymerase chareaction 原位 PCR / ~ statu quo [拉] 在原状,依旧 / ~ statu quo ante [拉] 在原状,依旧 / ~ tela 组织内 / ~ toto 全部地,全然;整体 / ~ utero [拉] 在子宫内 / ~ vacuo [拉] 在真空内 / ~ vitro (简作 iv) 试管内,在活体外,人工培养 / ~ vitro complementation 离体互补 / ~ vitro culture method 离体培养法 / ~ vitro diagnosis (简作 IVD)体外诊断 / ~ vitro fertilization (简作 IVF) 体外受精 / ~ vitro fertilization and embryo transfer (简作 IVF-ET) 体外受精及胚胎移植 / ~ vitro fertilization-embryo transfer (简作 IVF-ET) 体外受精—胚胎移植 / ~ vitro marker 离体标记 / ~ vitro monocyte lysozyme production (简作 IVMLP) 体外单核细胞溶菌酶的产生 / ~ vitro mutagenesis 在试管内诱变 / ~ vitro penetration test 体内穿透试验 / ~ vitro spermicidal test 体内杀精试验 / ~ vivo [拉] (简作 iv) 活体,活体内 / ~ vivo adhesive platelet (简作 IVAP) 活体内黏附性血小板 / ~ vivo culturing of imaginal discs 器官芽体内培养 / ~ vivo enutron activation analysis (简作 IVNAA) 体内中子激活分析 / ~ vivo marker 活体标记 / ~ Vivo Metric Systems (简作 IVM) 活体测量系统

IN / IN 不洁氮与总氮之比(见 insoluble nitrogen to total nitrogen)

INA instant untrition assessment 快速营养评定 / Institute for New Antibiotics 新抗生素研究所(苏)/ International Neurological Association 国际神经病学协会 / isonicotinic acid 异烟酸 / Jena Nomina Anatomica 耶纳解剖名词(也称 JNA)

-ina 代表"亚族"(Subtreibe)一级的词尾,动物分类学

INAA 中子仪器活化分析(见 instrumental neutron activation analysis)

inability *n*. 无能,无力,不能

inaccessibility *n*. 难接近性,格格不入

inaccessible *a*. 达不到的,难接近的 ‖ ~ antigen 隐蔽抗原

inaccuracy *n*. 不精密(性),不准确(度)

inaccurate *a*. 不精密的,不准确的

inaccurately *ad*. 不精密地,不准确地

Inachis cytoplasmic polyhedrosis reovirus Inachis 胞质型多角体呼肠弧病毒

inacidity *n*. 无酸

inaction *n*. 无作用

inactivate *vt*. 灭活,使不活动

inactivated poliomyelitis vaccine (简作 IPV) 灭活脊髓灰质炎疫苗

inactivating DNA alteration 失活 DNA 变异

inactivation *n*. 灭活,灭能[作用],失效 ‖ ~ of complement 补体灭活

inactivator *n*. 灭活剂,灭活酶 ‖ anaphylatoxin ~ (AI) 过敏毒素灭活酶 / C3b ~ (C3b INA) C3b 灭活剂,因子 I

inactive *a*. 不活跃的;迟钝的;静止性的,非活动性的;不旋光的,非放射性的 ‖ ~ area 非活性区,非放射性 / ~ chromatin 失活染色质,钝化染色质 / ~ tracer 非放射性示踪物 / ~ X hypothesis 失活 X [染色体]假说

inactivity *n*. 不活跃;迟钝;静止性,非活动性;不旋光

inactose *n*. 不旋糖

INAD 婴儿神经轴索萎缩(见 infantile neuroaxonal dystrophy)

inadaptation *n*. 不适应

inadaptive phase 不适应阶段

inadequacy *n*. ①机能不全 ②闭锁不全,关闭不全 ‖ ~, cardiac 心机能不全 / ~, hepatic 肝机能不全 / ~, mitral 二尖瓣关闭不全,二尖瓣闭锁不全 / ~, renal 肾机能不全 / ~, valvular 瓣膜关闭不全,瓣膜闭锁不全

inadequate *a*. 不充足的,不适当的;功能不足的,功能不全的 ‖ ~ personality 人格不健全,不适当人格

inadequately *ad*. 不充足地,不适当地;功能不足地,功能不全地

inadian bullfrog [动药] 虎纹蛙

inadmissible *a*. 不能接纳的,不能承认的;不能允许的

inadvertence (inadvertency) *n*. 漫不经心,粗心大意,疏漏

inadvertent *a*. 粗心大意的,疏忽的;非故意的 ‖ ~ splenectomy (简作 IS)"疏忽性"脾切除
inadvertently *ad*. 粗心大意地,疏忽地;非故意地
inadvisable *a*. 不可取的,不妥当的,不明智的
-inae[1]代表"亚族"(Subtribe)一级的词尾(植物分类学)
-inae[2]代表"亚科"(Subfamily)一级的词尾(动物分类学)
inaemia (inemia) *n*. 纤维蛋白血
inagglutinability *n*. 不凝集性
inagglutinable *a*. 不凝集的
INAH 异烟肼(见 isonicotinic acid hydrazide)
inalienable *a*. 不可分割的,不能让的,不可剥夺的
inalienably *ad*. 不可分割地,不能让地,不可剥夺地
inalimental *a*. 无营养的
inalterable *a*. 不可更变的,不变的
inane *a*. 空的,空虚的;无意义的
inanely *ad*. 空地,空虚地;无意义地
inanimate *a*. ①无生命的 ②无生机的
inanition *n*. 食物不足,营养不足
inanity *n*. 空虚
inankyloglossia *n*. 舌不动症,舌运动不能
inantherate flower 无花药花
Inaperisone [商名] *n*. 依那立松(肌肉松弛药)
INAPPA 国际防止大气污染协会(见 International Air Pollution Protection Association)
inapparent *a*. 隐性的,不显性的 ‖ ~ infection 无外观感染;隐性感染
inappetence *n*. 食欲不振
inapplicable *a*. 不适用的
inapposite *a*. 不适合的,不恰当的
inappositely *ad*. 不适合地,不恰当地
inappreciable *a*. 小得难以察觉的,微不足到的
inappreciative *a*. 不欣赏的,没眼光的
inapprehensible *a*. 难了解的,不可理解的,难以领会的
inapprehensive *a*. 缺乏了解的,未意识到危险的
inapproachable *a*. 难接近的,无可比拟的
inappropriate *a*. 不恰当的,不适宜的 ‖ ~ antidiuretic hormone syndrome (简作 IADHS) 非专属性抗利尿激素综合征
Inapsine *n*. 氟哌利多(droperridol)制剂的商品名
inapt *a*. 不适当的,不合适的(for);不熟练的;拙劣的(at)
inaptitude *n*. 不适当,不合适 (for);不熟练,拙劣的(at)
inarticulate *a*. ①无关节的 ②无音节的(语言);发音不清楚的
inartificial *a*. 天然的,天真的,不熟练的
inasmuch *ad*. 因为,由于
inassimilable *a*. 不[能]同化的
inattention *n*. 不注意,疏忽 ‖ selective ~ 选择性忽略
inattentive *a*. 不注意的,疏忽的,漫不经心的
inaudibility *n*. 听不见
inaudible *a*. 听不见的
inaugural *a*. 就职的;开始的
inaugurate *vt*. 开始,开创
inauguration *n*. 开始,开创
inauspicious *a*. 不祥的,不利的
inauspiciously *ad*. 不祥地,不利地
inaxon (inaxone) *n*. 长轴素细胞
inbeing *n*. 内在的事物,本质,本性
INBICU 山区新生儿重点监护(护理)中心(见 Intermountain Newborn Intensive Care Unit)
inborn *a*. 先天的,生来的 ‖ ~ error 先天者障碍,先天性缺陷 / ~ errors of metabolism 先天性代谢病 因某个酶缺陷而产生的代谢阻断导致的病理变化 / ~ metabolic error 先天性代谢缺陷
inbreak *n*. 入侵
inbred *a*. 生来的,先天的近亲繁殖的,近交的 ‖ ~ animal 纯系动物 / ~ line 近交系,一个个体与其后代重复进行近交而产生遗传上同一的(或较为同一的)品系 / ~ minimum 近交极限 / ~ mutant 近交突变型 / ~ strain (inbreeding) 同系交配,近亲婚配;近交 ;近交品系,纯系 / ~ strain animal (简作 ISA) 近交系(实验用)动物
inbred-variety cross 顶交
inbreed *vt*. 同系交配,近亲交配,使近交
inbreeding *n*. 同系交配,近亲交配,近交;近亲繁殖 ‖ ~ coefficient 近交系数 / ~ depression 近交衰退 / ~ effect of variance 方差近交效应 / ~ population 近亲繁殖人群
inbteathe *vt*. 吸入,灌输,启发
INC incinerator 焚化炉 / incoming 进入的 / incorporated 合并的 / increment list 增量表 / increase 增加 / inlet close 进气停止

inc incinerator 焚化炉 / incomplete 不完全的 / inconclusive 无结论的,未能确定的 / incorporated 混合的,加入的 / increase 增加,增量 / incur 惹起;遭遇 / incurable 未能治的,难治的
Inc B 包含体 (见 inclusion body)
Inca bone 顶间骨 (见 incarial bone)
Incadronic Acid [商名] *n*. 英卡膦酸(钙代谢药)
incalculable *a*. 不可胜数的,无数的;难预测的,易变的
incallosal *a*. 缺胼胝体的
incandescent *a*. 白炽的,白热的 ‖ ~ lamp 白炽灯
incanous *a*. 灰白的,白发的
incapability *n*. 无行为能力
incapable *a*. 无能力的,不能的(of)
incapacitant *n*. 失能性毒剂,智能麻醉剂(精神性毒剂,暂时引起嗜睡、头晕、瘫痪等反应)
incapacitate *vt*. 使无能力,使残废,使无资格
incapacity *n*. 无机力,机能不全 ‖ ~, renal; renal insufficiency 肾机能不全
incapsulation *n*. 包囊形成
incapsuled (encapsuled) *a*. 有被膜的,[被]包围的
incarcerated *a*. 箝闭的 ‖ ~ hernia 嵌顿性疝 / ~ placenta 牢固胎盘 / ~ retina 视网膜嵌闭
incarceration *n*. 箝闭
incarial *a*. 印卡人的
incarnant (incarnative) *a*. 肉芽生长的 *n*. 生肉芽剂
incarnate *vt*. 使成化身;使具体化,体现 *a*. 人体化的;实体化的;肉色的,玫瑰红的
incarnatio [拉] *n*. 入肉(长入或包入肉内) ‖ ~ unguis 嵌甲
incarnation *n*. 化身;体现;入肉(长入或包入肉内)
incarnative *a*. 肉芽生长的 *n*. 生肉芽剂
Incarvillea delavayi Bur. Et. Franch. [拉;植药] 鸡肉参
Incarvillea grandiflora Bur. Et. Franch. [拉;植药] 山羊参
Incarvillea Juss 角蒿属
Incarvillea sinensis Lam. [拉;植药] 角蒿
incasement *n*. 被覆,包装
incautious *a*. 不谨慎的,不小心的
incautiously *ad*. 不谨慎地,不小心地
INCB 国际麻醉品管制局(联合国)(见 International Narcotics Control Board)
incendiarism *n*. 放火狂
incendiary *a*. 放火的;纵火的 *n*. 纵火者;燃烧弹
incense *vt*. 使发怒,激怒
incentive *n*. 刺激,鼓励 *a*. 刺激的,鼓励的 ‖ ~ motivation 刺激的动机(外刺激所致,并非内生的需要、欲望) / ~ spirometry (简作 IS) 鼓励性肺活量测定法
incept *vt*. 开始,接收,取得学位
incertae sedis [拉] 地位未确定(指生物分类上)
incertitude *n*. 不肯定,无把握,怀疑;不安全
incessancy *n*. 持续不渐的状态,不间断性
incessant *a*. 不停的,持续不断的 ‖ ~ junctional reciprocation tachycardia (简作 IJRT) 持续性结合性折返性心动过速
incessantly *ad*. 不停地,持续不断地
incest *n*. 近亲通婚,乱伦 ‖ ~, breeding 血族婚配,近亲交配
INCGN 特发性坏死性半月体肾小球肾炎(见 idiopathic necrotizing and crescentic glomerulonephritis)
INCH 集成削波器(见 integrated chopper)
inch *n*. 英寸
inchacao *n*. 脚气[病]
inchde *vt*. 包住,包含,算入
inches per minute (简作 IPM) 英寸/分
inchoate *a*. 才开始的,初期的;未发达的,不完全的
incidence *n*. ①入射 ②发生率,发生数 ‖ ~, age 年龄发生率 / ~, caries 龋患率 / ~, desity ratio (简作 IDR) 发病密度比率 / ~, angle of 入射角 / ~, disease 发病率 / ~, family 家族发生率 / ~, line of 入射线 / ~, point of 入射点 / ~ of threshold character 性状出现率
incident *n*. 事故,偶然事件 *a*. 易发生的,入射的 ‖ ~ beam 入射束 / ~ command system (简作 ICS) 事故处理指挥系统 / ~ dose 入射剂量 / ~ electron 入射电子 / ~ energy 入射能量 / ~ light 入射光 / ~ particle 入射粒子 / ~ photon 入射光子 / ~ power flux 入射功率通量 / ~ radiation 入射辐射 / ~ ray 入射线 / ~ wave 入射波
incidental *a*. 偶然的,伴随的,易发生的 ‖ ~ phase modulation (简作 IPM) 偶发的相位调制,附随的相位调制
incinerate *vt*. 焚化,灰化;火葬 *vi*. 烧成灰
incineration *n*. 焚化,灰化;火葬
incinerator *n*. 焚化炉 ‖ ~, crematory 火葬炉 / ~, refuse 垃圾焚

化装置

Incinerator Institute of America（简作 IIA）美国焚化炉学会

incipience *n*. 起初,初发,(病的),初期

incipient *a*.初发的,初期的 ‖ ~ cataract 初期白内障 / ~ presbyopia 初期老视 / ~ species 端始种 发端种 / ~ strabismus 初期斜视,前驱性斜视

incisal *a*. 切[开]的 ‖ ~ mandibular plane angle（简作 IMPA）下颌面切角 / ~ plane 牙切面 / ~ rest 牙切支托

incise *vt*. 切

incised *a*. 切开的,雕刻的 ‖ ~ margin 切缘 / ~ palmate foot 凹蹼足 / ~ wound 切割伤

Incised notopterygium [植药] 羌活

incision *n*. ①切开,切 ②缺口(叶) ‖ ~, abdominal 腹壁切口,腹切开 / ~ of abscess of sublingual gland 舌下腺脓肿切开术 / ~ of alveolar abscess 牙槽脓肿切开术 / ~, Auvray 奥弗莱氏切口(脾切除术) / ~, Bar's 巴尔氏切口(剖腹产) / ~, Battle's; Battle-Jalaguier-Kammerer ~ 巴特尔氏切口(开腹的一种方法) / ~, Bergmann's 贝格曼氏切口(暴露肾脏的切开方法) / ~, Bevan's 比万氏切口(沿右侧腹直肌外缘垂直切开暴露胆囊法) / ~, biopsy 切取活组织检查 / ~, buttonhole 钮孔式切开 / ~, celiotomy 腹壁切开 / ~, circular 环状切开 / ~, collar 领状切开 / ~, confirmatory 诊断性切开 / ~, crescent 新月状(会阴)切开 / ~, crucial; cross shaped ~ 十字切开 / ~, Deaver's 迪维尔氏切口(阑尾手术的一种切开法) / ~, and drainage（简作 I&D）切开引流 / incisions, Dührssen's 迪尔森氏切开(子宫颈) / ~, elliptical 椭圆形切开 / ~, exploratory 探查性切开 / ~, extra-oral 口外切口 / ~, Fergusson's 福格逊氏切口(上颌骨切除的皮肤切开法) / ~, flap-shaped 瓣状切开 / ~, Fowler's angular 福勒氏直角形切口 / ~, free 畅通切开 / ~, funnel-shaped 漏斗状切开 / ~ of gingival abscess 龈脓肿切开术 / ~, gridiron 条状切开 / ~, hockey stick; Meyer's hockey stick ~ 弯形切口,麦耶氏弯形切口 / ~, horizontal; transverse ~ 横切开 / ~, intraoral 口内切开 / ~, Kehr's 克尔氏切口(一种腹部切开法) / ~, Kocher's 柯赫尔氏切口(胆囊手术时右侧肋弓下的切开法) / ~, Küstner's 屈斯特内氏切口(腹部的半月状切开法 / ~, Langenbeck's 兰根贝克氏切口(在半月状线上与腹直肌肌纤维平行的切开法) / ~, lateral 侧切开,旁切开 / ~, lateral rectus 腹直肌旁切口 / ~, of lip abscess 唇脓肿切开术 / ~, longitudinal 纵切开 / ~, Longuet's 隆盖氏切口(在精索静脉曲张和阴囊水囊肿手术时的切开法) / ~, Mackenrodt's 马肯罗特氏切口(耻骨上 2 厘米半月状横切开) / ~ of maxillary sinus, simple 上颌窦单纯切开术 / ~, McArthur's 麦克阿瑟氏切口(上腹部纵切开,横行切开腹直肌后鞘和腹膜) / ~, McBurney's 麦克伯尼氏切口(髂前上棘内按腹外斜肌肌纤维方向的切口,入内则按肌纤维方向分别切开腹内斜肌和腹横肌) / ~, median 正中切口 / ~, Meyer's hockey stick 麦耶氏弯形切口 / ~, muscle-splitting 肌肉分离切口 / ~, oval; elliptical ~ 椭园形切开 / ~ of palatal abscess 腭脓肿切开术 / ~, paramedian 正中旁切口 / ~, Parker's 帕克氏切口(阑尾周围脓肿的手术切开法) / ~, Perthes' 佩特兹氏切口(一种胆囊手术的切开方法) / ~, Pfannenstiel's 凡能斯提耳氏切口(耻骨上腹部横行半月状切开) / ~, racket-shaped 球拍形切开 / ~, radial 放射状切开 / ~, rectangular 直角切开 / ~, rectus 腹直肌切口 / ~, relief 减张切开 / ~, Risdons 里斯顿切口(下颌角切口) / ~, suprasymphysial 耻骨联合上切开 / ~ of tongue abscess 舌脓肿切开术 / ~, spreading forceps 切口扩张镊 / ~, trap-door; valvular ~ 活门状切开,瓣状切开 / ~, T-shaped T 字形切开 / ~, Visscher's lumboiliac 维歇尔氏髂腰部切口 / ~, Warren's 华伦氏切口(乳房手术的切口) / ~, Wilde's 王尔德氏切口(乳突耳后切开治乳突脓肿) / ~, Wilsons 威尔逊氏切口(硬腭 U 形切口) / ~, zigzag Z 字形切开

incisive *a*. ①切牙的 ②切的,切入的,锋利的,尖锐的 ‖ ~ bone 切牙骨,门齿骨 / ~ canal 切牙管,门齿管 / ~ foramen 切牙孔 / ~ fossa 切牙窝 / ~ papilla 切牙乳头

incisolabial *a*. 切唇的

incisolingual *a*. 切舌的

incisoproximal *a*. 切邻的

incisor *n*. 切牙,门齿 ‖ ~, central; first ~; medial ~ 中切牙,中门齿 / ~, deciduous 乳切牙,乳门齿 / ~, deciduous central 乳中切牙 / ~, hawk bill 鹰嘴切牙 / ~, Hutchinson's 郝秦生氏切牙,郝秦生氏门齿(先天梅毒牙) / ~, impacted 阻生切牙/ ~, lateral 侧切牙,侧门齿 / ~, medial 中切牙,中门齿 / ~, peg-shaped 钉状切牙,钉状门齿 / ~, permanent 恒切牙,恒门齿 / ~, rodent 啮切牙,啮门齿 / ~, scalpriform 凿形切牙,凿形门齿 / ~, second; lateral ~ 侧切牙,侧门齿 / ~, shovel-shaped 铲形切牙,铲形门齿

incisura（复 incisurae）[拉] *n*. 切迹 ‖ ~ acetabuli; acetabular notch 髋臼切迹 / ~, anacrotic 升线小隆切迹 / ~ angularis 角切迹 / ~ anterior auris 耳前切迹 / ~ apicis cordis 心尖切迹 / ~ cardiaca 心切迹 / ~ cardiaca pulmonis; cardiac notch 心切迹(肺) / incisurae cartilaginis meatus acustici externi (Santorini) 外耳道软骨切迹 / ~ cerebelli anterior 小脑前切迹 / ~ cerebelli posterior 小脑后切迹 / ~ clavicularis 锁骨切迹 / ~ clavicularis (sterni) 锁骨切迹(胸骨) / incisurae costales 肋骨切迹 / incisurae costales (sterni) 肋骨切迹(胸骨) / ~ ethmoidalis (ossis frontalis) 筛骨切迹(额骨) / ~ fastigii 顶切迹 / ~ fibularis (tibiae) 腓骨切迹(胫骨) / ~ frontalis; foramen frontale 额骨内侧切迹,额骨内侧孔 / ~ interarytaenoidea (laryngis) 杓状软骨间切迹(喉) / ~ interlobaris hepatis; ~ umbilicalis 脐切迹(肝) / ~ intertragica 耳屏间切迹 / ~ ischiadica major 坐骨大切迹 / ~ ischiadica minor 坐骨小切迹 / ~ jugularis (ossis occipitalis) 颈静脉切迹(枕骨) / ~ jugularis (ossis temporalis) 颈静脉切迹(颞骨) / ~ jugularis (sterni) 颈静脉切迹(胸骨) / ~ lacrimalis 泪切迹 / ~ ligamenti teretis (hepatis); ~ unbilicalis [肝]脐[静脉]切迹 / ~ mandibulae 下颌切迹 / ~ marginalis 缘切迹 / ~ mastoidea (ossis temporalis) 乳突切迹(颞骨) / ~ nasalis (maxillae) 鼻切迹(上颌骨) / ~ pancreatis 胰腺切迹 / ~ parietalis (ossis temporalis) 顶切迹 / ~ preoccipitalis 枕前切迹 / ~ pterygoidea; fissura pterygoidea 翼切迹 / ~ radialis (ulnae) 桡骨切迹(尺骨) / ~ Rivini; ~ tympanica (Rivini) 鼓切迹 / ~ sacrococcygea 骶尾切迹 / ~ Santorini; ~ cartilaginis meatus acustici externi (Santorini) 桑托里尼氏切迹,外耳道软骨切迹 / ~ scapulae 肩胛切迹 / ~ semilunaris (ulnae); ~ trochlearis 半月切迹(尺骨),滑车切迹 / ~ sphenopa latina (ossis palatini) 蝶腭切迹(腭骨) / ~ supraorbitalis; foramen supraorbitale 眶上切迹,眶上孔 / ~ temporalis 颞切迹 / ~ tentorii [小脑] 幕切迹 / ~ terminalis auris 耳界切迹 / ~ thyreoidea inferior 甲状软骨下切迹 / ~ thyreoidea superior 甲状软骨上切迹 / ~ tragica; ~ intertragica 耳屏切迹 / ~ trochlearis; ~ semilunaris (ulnae) 滑车切迹,半月切迹(尺骨) / ~ tympanica (Rivini) 鼓切迹 / ~ ulnaris (radii) 尺骨切迹(桡骨) / ~ umbilicalis; ~ ligamenti teretis (hepatis) 脐[静脉]切迹 / ~ vertebralis inferior 椎骨下切迹 / ~ vertebralis superior 椎骨上切迹

incisure *n*. 切迹 ‖ incisures, Schmidt-Lantermann's 施—兰二氏切迹(髓鞘漏斗切迹) / ~, frontal 额骨切迹 / ~ of frontal bone, ethmoidal 额骨之筛骨切迹 / ~ of Henle palatine 汉勒氏蝶骨腭骨切迹 / ~ of mandible 下颌骨切迹 / ~ of mandible lacrimal 上颌骨泪切迹 / ~ of mandible semilunar 下颌骨半月切迹 / ~ of mandible sigmoid 下颌骨乙状切迹 / ~ of maxilla nasal 上颌骨鼻切迹 / ~ of palatine bone sphenopalatine 腭骨蝶腭切迹 / ~, palatine 腭切迹,翼沟 / ~, pterygoid 翼突切迹 / ~, supraobital 眶上切迹 / ~ of temporal bone digastric 颞骨之二腹肌切迹 / ~ of temporal bone jugular 颞骨之颈静脉切迹 / ~ of temporal bone mastoid 颞骨之乳突切迹

incitant *n*. 刺激因素,激发因素(如引起传染病或诱发变应性反应);提神药,精神兴奋药 *a*. 刺激的,激发的,兴奋的

incitantia *n*. 提神剂,精神兴奋剂

incite *vt*. 激动,刺激;促成

incitement (incitation) *n*. 激动,刺激;促成

incitogram *n*. 冲动发放[状态]

incivility *n*. 无礼

inclemency *n*. 险恶,严寒,冷酷无情

inclement *a*. 寒冷的,无情的,狂风暴雨的

inclinable *a*. 倾向于……的;赞成……的;可使倾斜的

inclinate *a*. 倾斜的

inclinatio（复 inclinationes）[拉]（inclination）*n*. 倾斜,斜度 ‖ ~ pelvis 骨盆斜度

inclination *n*. 倾斜,斜度 ‖ ~, buccal 颊侧倾斜 / ~, condylar guidance 髁导斜度 / ~, cusp 牙尖斜度 / ~, excessive lingual 舌侧过度倾斜 / ~, incisal 切牙斜度 / ~, incisal guidance 切导斜度 / ~, labial 唇侧斜度 / ~, lateral condylar 侧髁道斜度 / ~, lingual 舌侧斜度 / ~, mesial 近中倾斜 / ~, outward 外[倾]斜 / ~ of pelvis 骨盆倾斜 / ~, plane 平面倾斜 / ~, test 倾斜实验 / ~ of uterus 子宫倾斜

incline *vt*. ①倾斜 ②斜面 ‖ ~, guiding 导斜面 / ~, frontal tomography 额面倾斜断层成像,正位倾斜体层摄影[术] / ~, position 斜位 / ~, posterior oblique position 倾后斜位 / ~, tomography 倾斜断层成像,倾斜体层摄影[术]

inclinometer *n*. 眼径计

inclose *vt*. 围住,圈起

inclusion *n*. ①包含物 ②包含,包埋 ‖ ~ blennorrhea 包含体性结膜炎 / ~ body（简作 IB）包含体,病毒感染宿主细胞后胞核或胞浆内有病毒颗粒或未装配的病毒成分 / ~, cell 细胞包含物 / ~ conjunctivitis 包含体性结膜炎 / ~, dental 牙包埋 / ~, fetal

胎内胎[畸形] / inclusions, intranuclear; inclusion bodies [核内]包含体 / inclusions, leukocyte; Döhle's inclusion bodies 白细胞包含体,窦勒氏包含体 / inclusions, Walthard' 瓦尔塔德氏包含物 / ~ model (简作 IM) 包裹体模型
Inclusion conjunctivitis virus 包含体结膜炎病毒
Inclusion disease of pigeone virus 鸽包含体病病毒
inclusional cyst 包含囊肿(生于女性阴道、会阴或阴唇系带的囊肿)
Inclusion-body disease virus 包含体病病毒
Inclusion-body hepatitis of chickens virus 鸡包含体肝炎病毒
Inclusion-body hepatitis virus 包含体肝炎病毒
Inclusion-body of HFRS virus 肾病综合征出血热病毒包含体
Inclusion-body rhinitis virus (of pigs) 乳猪包含体鼻炎病毒
inclusive ***a***. 包括的,包含的,包围住的,范围广的
inclusively ***ad***. 包括地,包含地
incoagulable ***a***. 不凝的,不能凝固的
incoercible ***a***. 不可控制的
incognizable ***a***. 不可认识的,不可知的,不可辨别的
incognizant ***a***. 没认识到的,没意识到的
incoherence ***n***. 不连贯,无凝聚性,支离破碎 ‖ ~ of speech 语无伦次,言语不连贯
incoherent ***a***. 不连贯的;无绪的;头脑不清;不相干的 ‖ ~ radiation 不相干辐射
incombustibility ***n***. 不燃性
incombustible ***a***. 不燃[烧]的
income ***n***. 收入,收益,所得
incomer ***n***. 进来者,新来者,后继者
incoming ***a***. 入射的,进来的,即将到来的 ***n***. 进来,到来;[复] 收入 ‖ ~ beam 入射[光]束 / ~ data 输入数据 / ~ line (简作 ICL) 输入线(路) / ~ neutron flux 入射中子通量 / ~ particle 入射粒子
incommensurable ***a***. 不能比较的,不配与……比较的;不可通约的
incommensurate ***a***. 不相称的,不适当的;不充足的;不能相比的,不能用同一单位计量的
incommode ***vt***. 使感不便,妨碍
incommodious ***a***. 不方便的,不舒服的
incommunicable ***a***. 不能传达的,不能表达的
incommutable ***a***. 不能交换的
incompact ***a***. 不紧密的,松散的,不结实的
incomparable ***a***. 不能比较的,无比的,无共同衡量基础的
incompat incompatible 不相容的 / incompatibility 配伍禁忌
incompatibility ***n***. 不[能]配合,配合禁忌 ;不亲和性,不相容性 ‖ ~, blood group 血型不配合 / ~, chemical 化学性配合禁忌 / ~, physiologic 生理性配合禁忌 / ~ therapeutic 治疗性配合禁忌
incompatible ***a***. 配合禁忌的 ‖ ~ hemolytic blood transfusion disease (简作 IHBTD) 配合禁忌性溶血性输血疾患
incompensated glaucoma 非代偿性青光眼,充血性青光眼
incompensation ***n***. 代偿不全
incompetence ***n***. ①机能不全 ②闭锁不全,关闭不全 ‖ ~, aortic 主动脉瓣闭锁不全,主动脉关闭不全 / ~ of cardiac valves 心瓣闭锁不全,心瓣关闭不全 / ~, ileocecal 结肠瓣闭锁不全 / ~, muscular 肌失调性心瓣闭锁不全 / ~, pyloric 幽门闭锁不全 / ~, relative 相对性闭锁不全 / ~, valvular 瓣闭锁不全
incompetency (incompetence) ***n***. ①机能不全 ②闭锁不全,关闭不全
incompetent ***a***. ①机能不全的 ②无能力者 ‖ ~ cervix 宫颈关闭不全;不完整子宫颈
incomplete ***a***. 不完全的,不完善的 ‖ ~ abortion 不全流产 指部分妊娠物已排出体外,尚有部分留在子宫腔内 / ~ antibody 不完全抗体 / ~ antigen 不完全抗原,半抗原 / ~ A-V block 不完全性房室传导阻滞 / ~ block 不完全性传导阻滞 / ~ breech 不完全臀位 一足或双足,一膝或双膝或一足一膝先露 / ~ crossover 不完全交换 / ~ dislocation 不全脱位 / ~ dominance 不完全显性;对于某一特定基因而言,显性基因未能完全表达,生物体表现为介于显性与隐性性状之间的中间状态,也称"半显性" / ~ intra-atrial block 不完全性房内传导阻滞 / ~ left bundle branch block (简作 ILBBB) 不完全性左束支传导阻滞 / ~ MAC 不完全的恶联变 (见 incomplete malignant associated changes) / ~ male pseudohermaphroditism (简作 IMP) 不完全性男性假两性畸形 / ~ malignant associated changes (简作 MAC) 不完全的恶联变 / ~ metamorphosis 不全变态(指医学昆虫) / ~ metaporphosis 不[完]全变态 / ~ orchiocatabasis 睾丸下降不全 / ~ penetrance 不完全外显 / ~ precocity 不完全性早熟 / ~ recovery 不完全康复 / ~ right bundle branch block (简作 IRBBB) 不完全性右束支传导阻滞 / ~ ring sign 不完全环征(口服胆囊造影剂滞留于十二指肠溃疡壁龛内的征象) / ~ S-A block 不完全性窦房传导阻滞 / ~ sex-linkage ①不完全性连锁 ②不完全伴性[遗传] / ~ testicular feminization 不完全睾丸女性化 / ~ testicular feminization syndrome (简作 ITFS) 不完全性睾丸女性综合征
incompletely ***ad***. 不完全地,不完善地
incomprehensible ***a***. 不能理解的,难懂的
incomprehension ***n***. 缺乏理解,不了解
incomprehensive ***a***. 范围狭的;理解不深的
incomprehensively ***ad***. 范围不广地;理解不深地
incompressible ***a***. 不能压缩的,不易压缩的
incomputable ***a***. 不能计算的,极大量的
inconceivable ***a***. 不能想象的,不可理解的
inconclusive ***a***. 非决定性的,无确定结果的,非最后的
inconclusively ***ad***. 非决定性地,无确定结果地,非最后地
inconcomitance ***n***. 非共同性
inconcomitant ***a***. 非共同性的 ‖ ~ diplopia 非共同性复视 / ~ esotropia 非共同性内斜视 / ~ exotropia 非共同性外斜视 / ~ heterophoria 非共同性隐斜 / ~ squint 非共同性斜视,非共转性斜视 / ~ strabismus 非共同性斜视,非共转性斜视
incondensable ***a***. 不冷凝的;不能浓缩的,不能减缩的
inconformity ***n***. 不一致,不符合
incongruence ***n***. 不交合,不适合
incongruent nystagmus 分离性眼球震颤
incongruity ***n***. 不交合,不适合 ‖ ~, retinal 视网膜不对应,视网膜不交合
incongruous ***a***. 不调和的,不一致的;不适合的,不合理的 ‖ ~ hemianopia 非对称性偏盲 / ~ diplopia 非一致性复视,不调和性复视 / ~ image 不等像 / ~ scotoma 非一致性暗点
incongruously ***ad***. 不调和地,不一致地;不适合地,不合理地
inconsequence ***n***. 不连贯,前后不符;不重要
inconsequent ***a***. 不连贯的,前后不符的;不重要的
inconsequently ***ad***. 不连贯地,前后不符地;不重要地
inconsiderable ***a***. 不值得考虑的;无足轻重的,微小的
inconsiderably ***ad***. 不值得考虑地;无足轻重地,微小地
inconsiderate ***a***. 不替别人着想的;考虑不周的,轻率的
inconsiderately ***ad***. 不替别人着想地;考虑不周地,轻率地
inconsiderateness ***n***. 不替别人着想;考虑不周,轻率
inconsistency ***n***. 不协调,不一致
inconsistent ***a***. 不协调的,不一致的
inconsistently ***ad***. 不协调地,不一致地
inconspicuous ***a***. 难以觉察的,不引人注意的,不显著的
inconspicuously ***ad***. 难以觉察地,不引人注意地 不显著地
inconstant ***a***. 不定的,变易的,不恒定的,反复无常的 ‖ ~ strabismus 非恒定性斜视 ,间歇性斜视
incontestable ***a***. 无可争辩的,无可置疑的
incontinence ***n***. 失禁,无节制 ‖ ~, active 自动性失禁 / ~, fecal; ~ of feces 大便失禁 / ~, intermittent 间歇性失禁(尿) / ~ of milk, galactorrhea 乳汁失禁,乳溢 / ~, overflow 溢流性[尿]失禁,滞留性[尿]失禁 / ~, paradoxical 反常性[尿]失禁 / ~, paralytic 麻痹性[尿]失禁,瘫痪性[尿]失禁 / ~, passive 被动性失禁 / ~, rectal 直肠失禁 / ~, sexual 不节欲,性欲无度 / ~, stress [腹部]压迫性[尿]失禁 / ~, urinary; ~ of urine 尿失禁 / ~, urinary exertional 用力性尿失禁
incontinent ***a***. 不能自制的,失禁的;无节制的 ***ad***. 立即,即刻,仓促地
incontinentia [拉] (incontinence) ***n***. 失禁,无节制 ‖ ~ alvi; fecal incontinence 大便失禁 / ~ pigmenti 色素失调症 / ~ urinae 尿失禁 / ~ vulvae; flatus vaginalis 阴道气响
incontinently ***ad***. 不能自制地,失禁地;无节制地
incontrollable ***a***. 不能控制的
incontrollably ***ad***. 不能控制地
incontrovertible ***a***. 无可辩驳的,颠扑不破的
inconvenience ***n***. 不方便,烦扰 ***vt***. 使感不便
inconvenient ***a***. 不方便的,烦扰的
inconveniently ***ad***. 不方便地,烦扰地
inconvertibility ***n***. 不可转化性,不可逆性
inconvertible ***a***. 不可转化的,不可逆的
incoordinate ***a***. 不协调的,不对等的
incoordination ***n***. 共济失调,协调不能 ‖ ~, jerky 跳跃性共济失调 / ~, pluriglandular 多腺共济失调
incorporate ***vt***. 掺合,混合,合并
incorporated radioactivity 参入的放射性,[体内]结合的放射性
incorporation ***n***. 掺合,混合,合并 ‖ ~, error (mistake) 参入误差
incorporeal ***a***. 非物质的,精神的,无形的

incorporeity *n*. 非物质性,无形体
incorrect *a*. 不正确的,错误的
incorrectly *ad*. 不正确地,错误地
incorrectness *n*. 不正确,错误
incorrigible *a*. 难以纠正的
incorruptibility *n*. 不易腐蚀,不易败坏
incorruptible *a*. 不易腐蚀的,不易败坏的
incostapedial *a*.砧镫[骨]的
incrassate *a*. 增厚的
incrassation *n*.浓厚化,浓缩
increase (natural) *n*. 自然增加(人口) ‖ ~, in life span (简作 ILS) 寿命增长
increased radiolucent lung 肺透光度增加(X线)
increased tension 眼压上升
increased value (简作 iv) 增加值,增量
increasingly *ad*. 继续增加地,日益
incredibility *n*. 不可相信的,难以置信的
incredible *a*. 不可相信的,难以置信的
incredibly *ad*. 不可相信地,难以置信地
incredulity *n*. 不相信,怀疑
incredulous *a*. 不相信的,不轻信的;表示怀疑的
incredulously *ad*. 不相信地,不轻信地;表示怀疑地
INCREF 国际儿童救济基金(见 International Children Rescue Fund)
increment *n*.增加,增大 ‖ ~, absolute 绝对增加 / ~, relative 相对增加 / ~, threshold 增加(长,益)
incremental line 釉质生长线
incremental threshold 增值阈
increscent *a*. 增大的
incretin *n*.肠促胰液素
incretion *n*.①内分泌 ②激素
incretodiagnosis *n*. 内分泌病诊断法
incretogenous *a*. 内分泌原的,激素原的
incretology *n*.内分泌学
incretopathy *n*.内分泌病
incretory *a*. 内分泌的
incretotherapy *n*. 内分泌疗法
incross *n*. ①品种内异系交配 ②纯合体交配(相同的纯合体之间的交配)
incrossbred *n*.①品种内异系繁育 ②纯合体繁育
incrustation *n*.①结痂 ②痂
incubate *vt*. 孵育,孵化
incubation *n*. 孵育,孵化;潜伏;保温育婴(在恒温箱内温育早产婴儿);保温(将培养基或反应混合物保持在特定的温度的过程) ‖ ~ of culture 孵育 / ~, intrinsic 内[在性]潜伏期 / ~, period (简作 IP) 潜伏期,自感染微生物至出现症状之间的时间 / ~, xetrinsic 外[在性]潜伏期
incubative *a*. 孵育的;潜伏期的 ‖ ~ stage 潜伏期
incubator *n*.孵化器,保温箱 ‖ ~, root canal culture 根管细菌培养器
incubatorium *n*. 育囊
incubus *n*. ①梦魇 ②梦魇
incudal *a*.砧骨的
incudectomy *n*.砧骨切除术
incudiform *a*.砧形的,铁砧形的
incudius *n*.砧骨肌
incudomalleal *a*.砧锤[骨]的
incudomalleolar articulation 砧锤关节
incudostapedial *a*.砧镫[骨]的 ‖ ~ articulation 砧镫关节
inculturing *n*.接种
incumbent *a*. 内向的(植物)
incunabulum (incunabula) *n*.出生地点
incuneation *n*.楔入,嵌入
incur *vt*. 招致,引起;遭受,受到
incurable *a*.不能治愈的
incurious *a*. 无好奇心的,不感兴趣的,不关心的
incurred in military service (简作 IMS) 服现役
incurrence *n*. 招致,遭受
incursion *n*. 进入,流入;侵入,袭击
incursive *vt*. 进入,流入;侵入,袭击
incurvate *a*. 弯曲的,向内弯曲的 *vt*., *vi*.(使)弯曲,(使)向内弯曲
incurvation *n*.内曲,弯曲
incurve *vt*., *vi*.(使)弯曲,(使)向内弯曲 *n*.弯曲,内弯
incus *n*.砧骨
incustapedic *a*. 砧镫[骨]的
incwadi *n*. 南非石蒜
incycloduction *n*. 眼球内旋
incyclofusion *n*. 内旋转融合
incyclofusional rotation 内旋[转]融合性旋转
incyclophoria *n*. 内旋转隐斜视
incyclotropia *n*. 内旋转斜视
incyclovergence *n*. 共同内旋
ind independent 不依赖的,独立的 / index 指数;索引;食指 / indicated 标明的,指明的 / indication 批示,指征 / indicator 批示器;指示剂 / indies(拉)每日 / indirect 间接的 / industry 工业 / ind reg induction regulator 感应调整器
Ind index 指数;索引;食指 / India 印度
IND indicator 指示器,指示剂 / in dies (拉)每日 / indomethacin trihydrate 三水合消炎痛 / International Nomenclature of Disease 国际疾病命名法 / Investigational new drug 审查的新药
Ind Mde 医学索引(美国国立医学图书馆)(见 Index Medicus)
Ind P 印度药典 (见 Pharmacopoeia of India)
Ind Vet 兽医文献索引 (见 Index Veterinarius)
indaconitine *n*.印乌头碱 (制自 Aconitum chasmaothum)
indacrinic acid 吲达克林酸(indacrinone 的 INN 名)
Indacrinone [商名] *n*. 茚达立酮,吲达克林酮(促尿酸排泄的利尿药)
indagation *n*.诊查
indalone *n*.因达隆,避虫酮(邻苯二甲酸二甲脂)
Indalpine [商名] *n*. 吲达品(抗抑郁药)
Indanazoline [商名] *n*. 茚唑啉(血管收缩药)
indanedione *n*. 茚满二酮
Indanidine [商名] *n*. 吲达尼定(抗高血压药)
Indanorex [商名] *n*. 茚达雷司(食欲抑制药)
Indapamide [商名] *n*. 吲达帕胺,茚磺苯酰胺(抗高血压药,利尿药)
Indatraline [商名] *n*. 茚达曲林(抗抑郁药)
indchiscent *a*. 不裂的
Indecainide [商名] *n*. 英地卡尼(抗心律失常药)
indecency *n*. 猥亵行为
indecent *a*. 猥亵的
Indecidua (复 Indeciduata) *n*. 无蜕膜类(动物)
indecision *n*. 决定不能
indecisive *a*. 非决定性的,非结论性的;犹豫不决的
indecisively *ad*. 非决定性地,非结论性地;犹豫不决地
indecomposable *a*. 不能分解的
indeed *ad*. 真正地,实际上;(加强语气)确实,实在;(表示让步)当然,固然;(表示惊讶等)真的;真是
indefatigable *a*. 不倦的;努力不懈的
indefeasible *a*. 不能取消的,不能废除的
indefectible *a*. 不易损坏的;无缺点的,完美的
indefensible *a*. 无法防御的;无法辩护的,站不住脚的
indefinable *a*. 难下定义的,模糊不清的
indefinite *a*. 无定限的,无限期的;不明确的;模糊的 ‖ ~ remote point 无限远点 / ~ uterus sign 宫影模糊征(超声异位妊娠征象之一)
indehiscent *a*.不裂的
indelible *a*. 洗不掉的,持久的
indelibly *ad*. 洗不掉地,持久地
Indeloxazine [商名] *n*. 茚洛秦(抗心律失常药)
indemnification *n*. 保障,保护;赔偿,补偿
indemnify *vt*. 保障,保护;赔偿,补偿
indemnity *n*. 保障,保护;赔偿,补偿
indemonstrable *a*. 无法证明的,无法表明的
indenization *n*.移生,移地发育
Indenoestrol Diacetate [商名] *n*. 二醋酸茚雌酚(抗抑郁药)
Indenolol [商名] *n*. 茚诺洛尔(β 受体阻滞药)
indentation *n*. ①切迹 ②凹入 ‖ ~, teeth 牙切迹 / ~, tongue 舌切迹 / ~, tonometer 压陷眼压计
independence *n*.自主性,独立性 ‖ ~, functional 机能自主性 / ~, genetic 遗传自主性
independent *a*. 不依赖的,独立的 ‖ ~ of 独立于……之外的,不受……支配的;与……无关的;不依赖……的 / ~ assortment 自由组合,独立分配 / ~ assortment 独立分配,自由组合 / ~ character 独立性状 / ~ comparison 独立比较 / ~ culling levels 独立淘汰水平 / ~ cutting method 分别剔除法 / ~ gene 独立分配基因 / ~ inversion 各别倒位 / ~ medical examiner (简作 IME) 独立医学检查员 / ~ variable (简作 IV) 自变数 自变量
independently *ad*. 不依赖地,独立地
in-depth *a*. 深入的,彻底的
Inderal *n*. 盐酸普萘洛尔(propranolol hydrochloride)制剂的商品名
Inderide *n*. 盐酸普萘洛尔氢氯噻嗪(propranolol hydrochloride with

hydrochlorothiazide)制剂的商品名
indescribable ***a***. 难以描述的
indestructibility ***n***.不灭性
indestructible ***a***. 破坏不了的,不可毁灭的
indeterminable ***a***. 无法决定的,不能解决的;无法确定的,不能查明的
indeterminably ***ad***. 无法决定地,不能解决地;无法确定地,不能查明地
indeterminacy principle 测不准原理
indeterminate ***a***. 不确定的,不明确的,模糊的,未解决的 ‖ ~ cleavage 不定裂 / ~ sleep (简作 IS) 不确定性睡眠
indetermination ***n***.不确定,不明确,模糊不清,犹豫不决
index (复 indexes; indices) [拉] ***n***. ①食指 ②指数 ③索引 ‖ ~, ACH 臂胸髋指数 / ~, acidosis 酸中毒指数 / ~, alpha α-波指数(脑电图) / ~, altitudinal; height ~; length-height ~ 颅长高指数 / ~, alveolar; gnathic ~ 牙槽指数,颌指数 / ~, ametropia 指数性屈光不正 / ~, anatomic 解剖指数 / ~, anethetic 麻醉指数 / ~, anthropophilic [嗜]人血指数(昆虫) / ~, antibacterial 抗菌指数 / ~, antitryptic 抗胰蛋白酶指数(检癌) / ~, of Arneth, phagocytic 阿尔内特氏噬细胞指数 / ~, Arneth 阿尔内特氏指数(多形核白细胞依核分叶多少的正常比例) / ~, astigmatism 指数性散光 / ~, attachment 附着指数(牙根周) / ~, auricular 耳幅高指数 / ~, auriculoparietal 耳顶幅指数 / ~, auriculovertical 头耳高指数 / ~, Ayala 阿亚拉氏指数,脑脊液压指数 / ~, Barach's 贝腊克氏指数(根据心力计算病者的手术性) / ~, baric 体重身长指数(100 × 体重公斤数/身长厘米数^3) / ~, basilar 颅槽指数 / ~, Bazett 巴泽特氏公式(按心率矫正 Q-T 时限的公式) / ~, Becker-Lennhoff; Lennhoff's 贝-伦二氏指数,伦霍夫氏指数(躯干长腹围指数) / ~, biochemical racial 种族生物化学指数 / ~, Bodecker 博德克氏指数(一种龋齿指数) / ~ of body build (简作 IB) 体型指数 / ~, body build 体格指数 / ~, Bogue 博格氏指数(口腔科) / ~, Bouchard's 布夏尔指数(体重千克数/身高分米数) / ~, brachial 臂指数 / ~, breeding 指数选育 / ~, Broders' 布罗德氏指数(肿瘤分级) / ~, Brown's vasomotor 布朗氏血管运动指数(注射伤寒菌苗后肢体皮肤温度增加数值与口腔温度增加数值之比) / ~, Brugsch 布鲁格氏指数(胸围 × 100 / 身高) / ~, buffer 缓冲指数 / ~, calcium 血钙指数 / ~, calculus 牙垢指数 / ~, calculus surface 牙石面指数 / ~, cardiac 心指数 / ~, cardiothoracic 心胸横径指数(心胸横径比率) / ~, caries severity 龋蚀指数 / ~, case 指示病例 / ~, catalase 过氧化氢酶指数 / ~, cephalic 颅指数 / ~, cephalo-orbital 颅眶指数 / ~, cephalospinal 颅脊指数 / ~, cerebral 脑指数 / ~, cerebrospinal 脑脊液压指数,脑脊液压商数 / ~, chemotherapeutic 化学治疗指数 / ~, chest 胸径指数 / ~, clinical dysfunction [下颌]临床功能障碍指数 / ~, clotting 凝血指数 / ~, cnemic 胫骨干指数 / ~ of coincidence 符合系数 / ~, color 血色指数 / ~, coronofrontal 颅额指数 / ~, correction (简作 IC) 仪表刻度;指数校正;勘误表 / ~, cranial 颅指数 / ~, creatine 肌酸耐量指数 / ~ to Current Electroencephalography Literature (简作 ICEEGL) 现代脑电描记术文献索引 / ~, cytological 细胞学指数 / ~, cytophagic 噬细胞指数 / ~, debris 软垢指数 / ~, degenerative 变性指数(白细胞) / ~ of Dental Literature (简作 IDL) 牙医文献索引(美) / ~, dental; Flower's index 牙指数,弗劳尔氏指数 / ~ of Dermatology (简作 ID) 皮肤病学索引(杂志名) / ~ of diffusion 扩张指数 / ~ of discrimination (简作 ID) 辨别指数 / ~, effective temperature 有效垣温指数 / ~, empathic 移情指数 / ~, endemic 地方病流行指数 / ~ ephalorrhachidian; cerebrospinal ~ 脑脊液压指数,脑脊液压商数 / ~, error (简作 IE) 指数误差,代表误差,刊误 / ~ of excursion of uterus 子宫移动指数 / ~, facial 面指数 / ~, femorohumeral 肱股指数 / ~, fertility 生育指数 / ~, Flower's; dental ~ 弗劳尔氏指数,牙指数 / ~, forearm-hand 前臂手长指数 / ~, Fourmentin's thoracic 福尔门廷氏胸廓指数 / ~ of Fungi (简作 IF) 真菌索引(杂志名) / ~, generation 各代增长指数(细菌) / ~, gingival recession 牙龈退缩指数 / ~, gingival 牙龈指数 / ~, gingivitis 龈炎指数 / ~, gnathic 颌指数,牙槽指数 / ~, habitus 体形指数 / ~, hand 手幅长指数 / ~ height; altitudinal ~ 颅长高指数 / ~ hematopneic 血氧合[作用]指数 / ~, hemophagocytic; opsonocytophagic ~ 调理吞噬指数 / ~, hemorenal; hemorenal salt ~ 尿血无机盐指数,尿血无机盐比值 / ~, Hench-Aldrich, 汉—奥二氏唾脲指数 / ~, hieric 骶骨指数 / ~, hyperglycemic 高血糖指数 / ~, hypermetropia 指数性远视 / ~, icteric; icterus ~ 黄疸指数 / ~, inframaxillary 上颌下指数 / ~, intermembral 肢间指数 / ~, iron 血铁指数 / ~, Kaup 考普氏指数(体重/身高^2) / ~, Krebs's leukocyte 克雷布斯氏白细胞指数(中性白细胞百分率与淋巴细胞百分率之比) / ~, length-breadth 颅长阔指数 / ~, length-height-altitudinal ~ 颅长高指数 / ~, Lennhoff's 伦霍夫氏指数(躯干长腹围指数) / ~, leukopenic 白细胞减少指数 / ~, Livi's 利维氏指数(身长和体重的关系) / ~, lower leg-foot 小腿足长指数 / ~, lymphocyte-monocyte 淋巴细胞单核细胞指数 / ~, Macdonald 麦克唐纳氏指数(脾肿大与同时疟原虫阳性的比例) / ~, maxillo-alveolar 颌牙槽指数 / ~, McLean's 麦克累恩氏指数(公式)(计算肾脏排脲指数) / ~, Medicus 医学杂志总索引 / ~, Medicus (简作 Ind Med) 医学索引(美国国立医学图书馆) / ~, Medicus, Quarterly Cumulative 医学杂志总索引季刊 / ~, medicus/ Excerpta Medica/ Biological Abstracts/ Chemical Abstracts (简作 IM-EM-BA-CA) 医学索引/医学文摘/生物学文摘/化学文摘(医学界主要使用的四大文献检索工具) / ~, Meulengracht icteric 莫伊伦格腊赫特氏黄疸指数 / indices, Miller 米勒氏指数 / ~, monocyte-leukocyte 单核细胞白细胞指数 / ~, morphologic face 面部形态学指数 / ~, morphological 形态指数(躯干体积/肢长) / ~, myopia 屈光指数性近视 / ~, nasal 鼻指数 / ~, nucleoplasmic 核质指数 / ~, Number Table (简作 INT) 计算值诊断表 / ~, obesity 肥胖指数 / ~, opsonic 调理指数 / ~, opsono-cytophagic; hemophagocytic ~ 调理吞噬指数 / ~, optical 光学指数 / ~, orbital [眼]眶指数 / ~, orbitonasal 眶鼻指数 / ~, orientation 定向生长指数 / ~, oscillometric 示波[计]指数 / ~ of overall condition 全条件指数 / ~, palatal; palatine ~; palatomaxillary ~ 腭指数 / ~, palatine 腭指数 / ~, palatomaxillary 腭颌指数 / ~, parasite 原虫指数(当地居民中血片检查有疟原虫的百分率) / ~ of patchiness 聚集度指数 / ~, pelvic-inlet 骨盆入口指数 / ~, pelvic 骨盆指数 / ~ of performance (简作 IP) 性能指数 / ~, periodontal disease 牙周病指数 / ~, periodontal 牙周指数 / ~, permanganate 高锰酸甲指数 / ~, phagocytic 吞噬[细胞]指数 / ~, physiognomonic upper face 上面部[面形]指数,上脸面貌指数 / ~, Pignet 皮涅氏指数(由体重及胸围计算体型强弱) / ~, Pirquet's 披尔奎氏指数(由体重和坐高计算营养状态) / ~, plaque 菌斑指数 / ~, plaster face-bow 石膏面弓指数 / ~, plaster 石膏指数 / ~, platymeric 股骨宽度指数 / ~, ponderal 重量指数 / ~ of potential contaimination (简作 IPC) 潜在污染指数 / ~, prothrombin 凝血酶原指数 / ~, radiohumeral 桡肱指数 / ~ of refraction 折射率 / ~, refractive 屈光指数,屈光率 / ~, register 变址寄存器,指数寄存器 / ~ of relative refraction 比较屈光指数 / ~, remounting 再装置指数 / ~ of resistance 抵抗力指数(中性白细胞数与白细胞总数之比) / ~ of Rheumatology (简作 IR) 风湿病指南(杂志名) / ~, Röhrer's 勒莱尔氏指数(一种营养状况指数) / ~, sacral 骶骨指数 / ~, salivary urea 涎尿素指数(唾脲) / ~, saturation 饱和指数(表示红细胞的血红蛋白含量) / ~, Schilling's 希林氏[白细胞]指数 / ~, sedimentation 血沉指数 / ~, selection 指数选择 / ~ of sexuality (简作 IS) 性指数 / ~, simplified oral hygiene 简易口腔卫生指数 / ~, splanchnoptotic 内脏下垂指数 / ~, spleen 脾肿指数(当地居民中有疟疾的百分率) / ~, staphylo-opsonic 葡萄球菌调理指数 / ~, stephanozygomatic 颧颌指数 / ~, stomatal 气孔指数(植物) / ~, sulcus bleeding 龈沟出血指数 / ~, thoracic 胸径指数 / ~, tibiofemoral 胫骨指数 / ~, tibioradial 胫桡指数 / ~, tissue destruction 组织破坏指数[牙] / ~, transverse frontoparietal 额顶横度指数 / ~, transversovertical 颅长高指数 / ~, trunk 躯干指数 / ~, tuberculo-opsonic 结核菌调理指数 / ~, ureosecretory; urea ~ 脲分泌指数 / ~, uricolytic 尿酸分解指数 / ~, vertical 颅长高指数 / ~, Veterinarius (简作 Ind Vet) 兽医文献索引 vital; birth-death ratio 生命指数,出生死亡比率 / ~, volume 容积指数(红细胞) / ~, vrntilation 换气指数 / ~, xanthoproteic 黄蛋白[质]指数 / ~, zygomatico-auricular 颧耳幅指数
indexed sequential sccess method (简作 ISAM) 索引按序存取法
indexometer ***n***. 折射指数计
India ***n***. 印度
Indian ***a***. 印度的;印度人的;印第安人的 ***n***.印度人;印第安人;印第安语 ‖ ~ Academy of Science (简作 IAS) 印度科学院 / ~ Army Medical Corps (简作 IAMC) 印度陆军军医总队 / ~ Association of Special Libraries and Information Centres (简作 IASLIC) 印度专门图书馆与情报中心协会 / ~ bread [植药] 茯苓 / ~ bullfrog [动药] 虎纹蛙 / ~ childhood cirrhosis (简作 ICC) 印度儿童肝硬化 / ~ corn [植药] 玉蜀黍 / ~ cuckoo [动药] 四声杜鹃 / ~ cuckoo meat [动药] 四声杜鹃 / ~ edible-nest swiftlet [动药] 短嘴金丝燕 / ~ edible-nest swiftlet neat [动药] 土燕窝巢 / ~ grey shark [动药] 恒河真鲨 / ~ grey shark gall [动药] 恒河真鲨胆 / ~ grey shark liver [动药] 恒河真鲨肝 / ~ grey shark muscle [动药] 恒河真鲨 / ~ grey shark swim-bladder [动药] 恒河真鲨鳔 / ~ Health Service (简作 IHS) 印度健康服务处 / ~ jungle night-jar [动药] 普通夜鹰 / ~ jungle nightjar fat

[动药]夜鹰油 / ~ Medical Association(简作 IMA)印度医学协会 / ~ Medical Service(简作 IMS)印度医学服务处 / ~ National Scientific Documentation Centre(简作 INSDOC)全印科学文献中心(印度) / ~ Pediatrics(简作 IP)印度儿科学(杂志名) / ~ pokeberry[植药]商陆 / ~ Standard Institute(简作 ISI)印度标准学会

Indiana virus 印地安那病毒

india-rubber *n*. 弹性树胶,橡皮

India-rubber(简作 IR)天然橡胶

indican *n*. 尿蓝母

indicanemia *n*. 尿蓝母血

indicanidrosis *n*. 尿蓝母汗

indicanmeter *n*. 尿蓝母定量器

indicanorachia *n*. 尿蓝母脑脊液

indicant *n*. 指征 *a*. 指示的

indicantion *n*. 指示,显示,征兆

indicanuria *n*. 尿蓝母素

indicarmine *n*. 靛卡红,靛胭脂

indicate *vt*. 指示

indicated air temperature(简作 IAT)标准大气温度

indicated mean effective pressure(简作 IMEP)平均有效指示压力

indicating controller(简作 IC)指示控制器

indicating device(简作 ID)指示器,显示装置

indicating flow meter(简作 IFM)指示流量计

indicating lamp 指示灯

indicating yellow 指示黄

indicatio[拉] *n*. 指征,适应证 ‖ ~ causalis 病因指征 / ~ curative; ~ morbi 病理指征,治疗指征 / ~ symptomatica 症状指征

indication *n*. ①指示,指示剂 ②指征,适应证

indicative *a*. 指示的,表示的,预示的 ‖ ~ of 表示,提示

indicator *n*. ①指示剂 ②指示器 ③食指伸肌 ‖ ~, alizarin 茜素指示剂 / ~, anaerobic 缺氧指示剂(亚甲蓝稀溶液) / ~, Andrade's 安特拉德氏指示剂(显示生酸细菌)/ ~, anteroposterior dysplasia 前后发育异常指示器 / ~, beam direction 线索方向指示器 / ~, cells 指示细胞 / ~, complex 情结指示物 / ~, consistency 稠度指示器 / ~, current 指示器电流 / ~, dilution curve 指示剂稀释曲线 / ~, dilution method 指示剂稀释法 / ~, dilution technique 指示剂稀释技术 / ~, element 信号元素,示踪元素,显示元件 / ~, lamp 指示灯 / ~, light 指示灯 / ~, medium 指示培养基 / ~, overbite depth 覆咬合深度指示器 / ~, paper 试纸 / ~, plant 指示植物 / ~, radioactive 放射性示踪器 / ~, redox 氧化还原指示器 / ~, Schneider's 施奈德氏指数(表示心血管适合度) / ~, strain 指示菌株 / ~, system 指示系统 / ~, time test(简作 ITT)指示剂时间试验 / ~, transition interval 转变间隔指示剂 / ~, yellow 指示黄(由视紫质产生)

indicatory *a*. 指示的,表示的

indicaxanthin 梨果仙人掌黄质

indicophose *n*. 蓝光幻视

indiect *a*. 间接的

Indiella Brumpt[拉] *n*. 因迪菌属(因杰菌属) ‖ ~ somaliensis Brumpt[拉]索马里因迪菌(索马里因杰菌)

indifférence[法] *n*. 不计较;无关紧要,不在乎;中性;淡漠,漠不关心,泰然漠视(指癔症患者对自己躯体症状采取自满的态度)

indifferent *a*. ①中性的 ②无作用的,无亲和力的 ③淡漠的 ‖ ~ electrode 无关电极 / ~ equilibrium 随遇平衡 /~ gonads 未分化性腺 / ~ period 未分化期

indiffusible *a*. 不扩散的

indigence *n*. 贫困

indigenous *a*. 原产的,本土的 ‖ ~ plant 乡土植物 / ~ species 乡土种

indigent *a*. 贫困的 ‖ ~ patient 贫穷病人,贫困病人

indigested *a*. 未消化的;考虑不充分的

indigestible *a*. 不消化的

indigestion *n*. 消化不良,不消化 ‖ ~, acid; hyperchlorhydria 胃酸过多性消化不良,胃酸过多[症] / ~, carbohydrate 碳水化物消化不良,糖类消化不良 / ~, fat 脂肪消化不良,脂肪痢 / ~, gastric 胃消化不良 / ~, intestinal 肠消化不良 / ~, nervous; nervous dyspepsia 神经性消化不良 / ~, psychic 精神性消化不良 / ~, sugar 糖消化不良

indigitation *n*. 套迭

indiglucin *n*. 靛糖

indigo *n*. 靛,靛蓝 ‖ ~ blue; indigotin 靛蓝,靛蓝色 / ~ carmine 靛卡红,靛胭脂 / ~ carmine test(简作 ICT)靛卡红试验 / ~ pulverata levis 青黛 / ~, red; cudbear 地衣紫 / ~, wild 野靛

Indigofera L.[拉]槐蓝属,木蓝属 ‖ ~ amblyantha Craib[拉;植药]多花槐蓝 / ~ bungeana Steud.[拉;植药]铁扫帚 / ~ carlesii Craib[拉;植药]苏木蓝 / ~ finctoria L.[拉;植药]木蓝 / ~ fortunei Craib[拉;植药]华东木蓝 / ~ ichangensis Craib[拉;植药]宜昌槐蓝 / ~ incarnata(Wild.)Nakai[拉;植药]庭藤 / ~ neopolygaloides Hu[拉;植药]远志木蓝 / ~ parkesii Craib[拉;植药]浙江木蓝 / ~ potaninii Craib[拉;植药]波氏木蓝 / ~ Pseudotinctoria Mats.[拉;植药]马棘 / ~ stachyoides Lindl.[拉;植药]茸毛木蓝 / ~ suffruticosa Mill.[拉;植药]野青树 / ~ szechuenensis Craib[拉;植药]四川木蓝 / ~ teysmannii Miq.[拉;植药]密花木蓝 / ~ tinctoria L.[拉;植药]木蓝

Indigofern Pseudotinctoria Mats.[拉;植药]马棘

indigogen(indigo white) *n*. 靛原,靛白

Indigoplant[植药] *n*. 蓼蓝

indigopurpurine *n*. 靛紫红

indigotic *a*. 靛蓝的,靛青的

indigotin *n*. 靛蓝,靛蓝色

Indigotindisulfonate Sodium[商名] *n*. 靛胭脂,靛蓝二磺酸钠(诊断用药,用于肾功能试验,亦称可溶性靛蓝)

indigouria(indiguria) *n*. 靛蓝尿

Indigowoad[植药]草大青

indiguria *n*. 靛蓝尿

Indinavir[商名] *n*. 茚地那韦((治疗艾滋病药物)

Indingenous Systems of Medicine(简作 ISM)民间医学派系

indiotypic determinant(简作 ID)遗传型决定簇

indirect *a*. ①间接的,曲折的 ②间接生长的 ‖ ~ activation theory 间接活化[学]说 / ~ addressing(简作 IA)间接定址 / ~ astigmatism 不合例散光,逆规性散光 / ~ autogamy 间接自花受精 / ~ bacterial hemagglutination(test)(简作 IBHA)细菌间接血凝试验 / ~ bacterial hemagglutination-inhibition(test)(简作 IBHAI)细菌间接血凝抑制试验 / ~ bilirubin syndrome(简作 IBS)间接胆红素综合征 / ~ carbon agglutination test(简作 ICAT)间接碳凝集试验 / ~ complement fixation(简作 ICF)间接补体结合 / ~ Coombs' test(简作 ICT)间接库姆斯氏试验 / ~ crossgraphy 间接断面造影[术] / ~ diaphanoscopy 间接透照检查 / ~ division 间接分裂 / ~ effects 间接效应,间接作用 / ~ ELISA 间接 ELISA;间接酶联免疫吸附试验 / ~ enhancement 间接增强 / ~ enzyme-linked immunosorbent assys(简作 i-ELISA)间接型酶联免疫吸附测定 / ~ field 间接视野,周边视野 / ~ fluorescent antibody technique(简作 IFAT)间接荧光抗体法 / ~ fluorescent antibody test(简作 IFAT)间接荧光抗体试验 / ~ fluorescent rabies antibody test(简作 IFRA)间接荧光狂犬病抗体试验 / ~ haemagglutination assay(简作 IHA)间接红细胞凝集试验 / ~ Haemagglutination Test(简作 IHAT)间接血细胞凝集试验 / ~ heating(简作 IH)间接加热 / ~ hemagglutination 间接血凝试验 / ~ illumination 间接照明法 / ~ image 间接像 / ~ immunofluorescent(简作 IIF)间接免疫荧光 / ~ immunofluorescent assay(简作 IIFA)间接免疫荧光试验 / ~ infection 间接传染 / ~ ionizing particle 间接致电离粒子 / ~ laryngoscopy 间接喉镜检查 / ~ lymphangiography 间接淋巴管造影[术] / ~ magnification roentgenography 间接放大 X 线摄影[术] / ~ maximum breathing capacity(简作 IMBC)间接最大呼吸量 / ~ menbrane immunofluorescence(简作 IMI)间接膜免疫荧光 / ~ method 间接[眼底检查]法 / ~ migration inhibition index(简作 IMII)间接游走抑制指数 / ~ ophthalmoscope 间接检眼睛 / ~ ophthalmoscopy 间接检眼睛检查[法] / ~ placentography 间接胎盘造影[术] / ~ portogram 间接门静脉造影[照]片 / ~ portography 间接门静脉造影[术] / ~ ray 间接射线 / ~ reacting bilirubin 间接反应胆红素 / ~ reduction(简作 IR)间接还原 / ~ reflex 间接光反射 / ~ renal phlebography 间接肾静脉造影[术] / ~ roentgenography 间接 X 线摄影[术] / ~ safelight lamp 间接安全[光源]灯 / ~ selection 间接选择 / ~ sign 间接征象 / ~ splenoportography 间接脾门静脉造影[术] / ~ tomogram 间接体层摄影[照]片 / ~ transillumination 间接透照法 / ~ vision 间接视,周边视觉 / ~ waste(简作 IW)间接废物

Indirubin[商名] *n*. 靛玉红(抗肿瘤药)

indirubinuria *n*. 靛红尿

indiscernible *a*. 难辨别的,觉察不出的

indiscerptible *a*. 不可溶解的

indiscreet *a*. 不慎重的,轻率的

indiscreetly *ad*. 不慎重地,轻率地

indiscrete *a*. 分不开的;紧凑的

indiscretion *n*. 不慎重,轻率

indiscriminate *a*. 无差别的,普遍的

indispensable *a*. 必要的,必需的 ‖ ~ amino acid 必须氨基酸

indisposed *a*. 不愿的,不倾向的;不舒服的,有病的

indisposition *n*. 不适,违和

indisputable *a*. 无可争辩的,无可置疑的

indissoluble *a*. 不可溶解的,不能分解的;稳定的,持久的
indistinct *a*. 不清楚的,模糊的
indistinctive *a*. 无特色的,不显著的
indistinctly *ad*. 不清楚地,模糊地
indistinctness *n*. 不清楚,模糊
indistingushable *a*. 难区分的,不能辨别的,不易觉察的;无特征的
Indium *n*.(缩 In)铟(49 号元素) ‖ ~, Chloride [^{113m}In] [商名] 氯化铟 [^{113m}In](诊断用药) / ~ foil 铟箔 / ~ generator 铟发生器 / ~, nitrate 硝酸铟 / ~, Pentatate [^{113m}In] [商名] 喷替酸铟 [^{113m}In](诊断用药)
individual *a*. 个人的,个体的,个别的 ‖ ~ death 个体死亡 / ~ development 个体发育 / ~ mating 个体交配 / ~ monitoring 个人监测 / ~ noise exposure (简作 INE) 个体噪声暴露 / ~ plant selection 单株选择 / ~ pollination 个体间授粉 / ~ Potential Demand (简作 IPD) 个人潜在需求 / ~ psychotherapy 个别心理治疗 / ~ reproduction 个体繁殖,个体生殖 / ~ seed strength 单[放射性]粒强度 / ~ selection 个体选择,单株选择 / ~ training (简作 IT) 个别训练 / ~ variability 个体变异性
individuality *n*. 个性,个人的特征;个体,个人 ‖ ~ of chromosomes 染色体个性
individualization 个体化
individualize *vt*. 使具有个性,使有个人特色,使适应个别需要;一一列举,分别详述
individuate *vt*. 使个体化,使具个性(或特色)
individuation *n*. ①个别发生 ②个体化
indivisibility *n*. 不可分性
indivisible *a*. 不可分的;不能除尽的 *n*.不可分的东西
INDM 非糖尿病母亲的婴儿(见 infant of non-diabetic mother)
INDO INDO 分子轨道法(见 molecular orbital method)
Indobufen [商名] *n*. 吲哚布芬(消炎镇痛药)
Indocalamus tessellatus (munro) keng f. [拉;植药] 箬叶
Indocin *n*. 吲哚美辛(indomethacin)制剂的商品名
indococcus *n*. 蓝球菌
indocyanine green (简作 ICG) 靛氰绿(试验)
Indocyanine Green [商名] *n*. 吲哚青绿(诊断肝与心功能检查用药)
indocyanine green videoangiography 吲哚氰绿视频血管造影术
Indoklon *n*. 氟替尔(flurothyl)制剂的商品名
indolaceturia *n*. 吲哚乙酸尿
Indolamine *n*. 吲哚胺(吲哚的衍生物,如 5-羟色胺或褪黑激素)
Indolapril [商名] *n*. 吲哚普利(抗高血压药)
indole (indol) *n*. 吲哚,靛基质 ‖ ~, butyric acid 吲哚丁酸 / ~, methyl 甲基吲哚,粪臭素
indole, methyl red, Voges Proskauer, and citrate tests for coliform bacteria (简作 IMVPC) 吲哚-甲基红-V.P.大肠杆菌枸橼酸盐试验
indole-3-acetic acid (简作 IAA) 吲哚-3-乙酸
indoleacetic acid 吲哚乙酸
indolence *n*. 无痛
indolent *a*. 无痛的 ‖ ~ myeloma (简作 IM) 无痛性骨髓 / ~ ulcer 无痛性[角膜]溃疡
Indolidan [商名] *n*. 吲哚利旦(强心药)
indolmycin *n*. 吲哚霉素
indologenous *a*. 吲哚生成的
indoluria *n*. 吲哚尿
Indomethacin [商名] *n*. 吲哚美辛,消炎痛,1-对氯苯甲酰-5-甲氧-2-甲基吲哚醋酸(消炎镇痛药)
Indonesia *n*. 印度尼西亚
Indonesian *a*. 印度尼西亚的;印度尼西亚人的;印度尼西亚语的 *n*. 印度尼西亚人;印度尼西亚语 ‖ ~ soybean dwarf luteovirus 印度尼西亚大豆矮黄症病毒
indoor *a*. (在)室内的
indoors *ad*. 在屋内,进入室内 ‖ keep (stay) ~ 呆在家里,不外出
Indopanolol [商名] *n*. 吲帕洛尔(β受体阻滞药)
indophenol *n*. 靛酚
indophenolase *n*. 靛酚酶
indophenol-oxidase *n*. 靛酚氧化酶,细胞色素氧化酶
Indopine [商名] *n*. 吲哚平(镇痛药)
Indoprofen [商名] *n*. 吲哚洛芬,茚酮苯丙酸(消炎镇痛药)
indopropionic acid 吲哚丙酸
Indoramin [商名] *n*. 吲哚拉明(抗高血压药)
Indorenate [商名] *n*. 吲哚瑞脂(抗高血压药)
Indoxole [商名] *n*. 吲哚克索,双甲氧苯吲哚(退热、消炎药)
indoxyl *n*. 吲哚酚 ‖ ~ glucoside 吲哚酚甙 / ~, potassium sulfate 硫酸吲哚酚钾盐
indoxylemia *n*. 吲哚酚血
indoxylglucuronic acid 葡糖吲哚苷酸
indoxylic acid 羟吲哚酸
indoxyl-sulfate *n*. 硫酸吲哚酚
indoxylsulfonic acid 羟吲哚磺酸
indoxyluria *n*. 吲哚酚尿
indraft (indraught) *n*. 吸入,引入
indrawing *n*. 牵入,凹入
Indriline [商名] *n*. 茚屈林(精神振奋药)
indriline hydrochloride 盐酸茚屈林,盐酸苯茚二甲乙胺(中枢神经系统兴奋药)
indubitable *a*. 不容置疑的,明确的
induce *vt*. ①诱导 ②感应 ‖ ~, mutation 诱导突变 / ~, variation 诱导变异
induced *a*. ①诱导的 ②感应的 ‖ ~ abortion 人工流产 / ~ after-image 诱发后像 / ~ apomixis 诱发无融合生殖 / ~ CF antigen 诱导补体结合抗原 / ~ complenent fixing antigen (简作 ICFA) 诱发补体结合抗原 / ~ current 感生电流 / ~ dipole 感生偶极子 / ~ enzyme 诱导酶 / ~ fluorescence imaging 诱发荧光成像 / ~ hallucination 感应性幻觉 / ~ labor 引产[中期妊娠(13~14 周)时,需要终止妊娠而采用的方法] / ~ labyrinthine deviation (简作 ILD) 诱发迷路性偏斜 / ~ mutation 诱导突变 / ~ nuclear disintegration 诱发核衰变 / ~ nuclear reaction 诱发核反应 / ~ nystagmus 诱发性眼球震颤 / ~ ovulation 诱导排卵 / ~ parthenocarpy 诱发单性结实 / ~ parthenogenesis 诱发孤雌生殖 / ~ phoria 诱发隐斜 / ~ polarization (简作 IP) 激发极化 / ~ polyploid 诱发多倍体 / ~ radiation flux (简作 IRF) 感应性辐射通量 / ~ radioactivity 感生放射性 / ~ reaction 诱导反应 / ~ transplantation antigen 诱导移植抗原 / ~ variation 诱发变异
inducement *n*. 引诱;诱因,动机
inducer *n*. 诱导剂 ‖ ~, T ymphocyte 诱导性 T 淋巴细胞
inducible enzyme 诱导酶
inducible phage 诱导噬菌体
inducible system 诱导系统
inducing material (简作 IM) 诱导物质
induct *vt*. 使入会;介绍;引入,引导
inductance *n*. 电感;感应系数
inductance-capacitance (简作 IC) 电感—电容
inductance-capacitance-resistance (简作 ICR) 电感—电容—电阻
inductile *a*. 不能拉长的,无延性的
induction *n*. ①诱导,激发 ②感应,磁感 ‖ ~, accelerator 感应加速器 / ~, autonomous 自身感应 / ~, coil sensitivity (简作 ICS) (助听器)感应线圈灵敏度 / ~, complementary 补偿感应 / ~, heat sterilization 感应热灭菌法 / ~ of labour 引产术 / ~, machine 感应起电机;感应加速器 / ~ of mutation 诱变,人工诱变 / ~, mutual 相互诱导 / ~, negative 负诱导 / ~, period (简作 IP) 诱导期;孕育期 / ~, positive 正诱导 / ~, ratio (简作 IR) 诱导比率 / ~, reciprocal 交互诱导 / ~, regulator (简作 IR) 感应调压器 / ~, screen 磁屏 / ~, simultaneous 同时诱导 / ~, somatic 躯体诱导 / ~, Spemann's 施佩曼氏诱导(胚胎早期发育时组织间的影响) / ~, spinal 脊髓诱导 / ~, successive 相继诱导
induction-delivery interval (简作 IDI) 引产间歇
inductive *a*. 引入的;诱发的;归纳(法)的;感应的 ‖ ~, statistics 归纳统计学
inductively coupled plasma (简作 ICP) 感应性耦合血浆(光谱学)
inductively-coupled plasma quantometer (简作 ICPQ) 感应性耦合血浆定量计
inductivity *n*. 感应率,诱导率
inductogram *n*. X 线照片
inductometer *n*. 电感计
inductopyrexia *n*. 电发热法
inductor *n*. ①诱导者,诱导体 ②感应器,感应机
inductorium *n*. 感应器
inductosyn *n*. 感应同步器
inductotherapy *n*. 感应电疗法
inductotherm *n*. 感应电热器
inductothermy *n*. 感应电热疗法
inductuner *n*. 感应[电感]调谐装置
indue *vt*. 赋予,授予
indulge *vt*. 使(自己)沉迷,放纵 *vi*. 纵情,沉溺
indulgence (indulgency) *n*. 任性,沉溺;放纵;嗜好
indulgent *a*. 纵容的,溺爱的
indulgently *ad*. 纵容的,溺爱的
indulin *n*. 引杜林,对氮蒽蓝(染料)
indulinophil *a*. 嗜引杜林的

indulinophilic *a*. 嗜引杜林的
indurate *vt*. 使硬化,使硬结 *vi*. 变硬 *a*. 硬化的
indurated *a*. 硬结的
induration *n*. 硬结 ‖ ~,black 黑色硬结 / ~,brown 褐色硬结 / ~,cyanotic 绀色硬结 / ~,fibroid; cirrhosis 纤维性硬结,硬变 / ~,Froriep's; myositis fibrosa 弗罗时普氏硬结,纤维性肌炎 / ~,granular; cirrhosis 颗粒性硬结,硬变 / ~,gray 灰色硬结 / ~,laminate 层片硬结(下疳底) / ~,parchment; laminate ~ 层片硬结 / ~,penile; Peyronie's disease 阴茎硬结,佩罗尼氏病,纤维性海绵体炎 / ~,plastic 阴茎海绵体硬结症 / ~,red 红色硬结 / ~,slaty 石板色硬结
indurative *a*. 硬结的
indurescent *a*. 渐硬的
indusium *n*. ①羊膜 ②胚被[昆虫]③幼虫膜[昆虫] ‖ ~ griseum 灰被(胼胝体上回)
industrial *a*. 工业的 产业的 ‖ ~ conjunctivitis 工业性结膜炎 / ~ engineer(简作 IE)工业工程师 / ~ Health Foundation, Inc(简作 IHF)工业卫生基金会 / ~ Health Research Board(简作 IHRB)工业卫生研究委员会(英) / ~ Hygiene Foundation of America(简作 IHFA)美国工业卫生基金会 / ~ hygienist(简作 IH)工业卫生学家 / ~ Medical Association(简作 IMA)工业医学协会 / ~ Medicine(简作 IM)工业医学(杂志名) / ~ melanism 工业黑化 / ~ nuisance 工业公害 / ~ nurse(简作 IN)工业护士 / ~ photophthalmia 工业性强光眼炎 / ~ psychiatry 工业精神病学 / ~ Research(简作 IR)工业研究(杂志名) / ~ robot 工业机器人 / ~ toxicant 工业毒物
industrial, scientific and medical equipment capable of causing interference(简作 ISM)可生产干扰的工业,科学与医学设备
industrialization *n*. 工业化
industrialize *vt*. 使工业化 *vi*. 工业化
industrious *a*. 勤劳的,勤奋的
industriously *ad*. 勤劳地,勤奋地
industry *n*. 工业,产业;勤劳
indwelling *a*. 留置的(指留在器官内的导管以便引流或给药等) ‖ ~ catheter 留置导尿管 / ~ electrode 埋藏电极 / ~ venous catheter(简作 IDVC)静脉内插管
-ine [拉][构词成分]属于……的,有……性质;……素(表示多种衍生物,尤指生物碱等)
INE individual noise exposure 个体噪声暴露 / infantile necrotizing encephalomyelopathy 婴儿坏死性脑脊髓病
-ine; -in [构词成分]碱,素,质
INEA 国际电子学协会(见 International Electronics Association)
-ineae 代表"亚目"(Suborder)一级的词尾(生物分类学)
inebriant *a*. 致醉的 *n*. 酩酊剂,致醉剂
inebriate *vt*. 使醉 *a*. 酒醉的 *n*. 醉汉
inebriation *n*. 醉[状]
inebriety *n*. 醉癖,习惯性酒醉
inedible *a*. 不可食的,不适合食用的
ineffaceable *a*. 不能消除的,抹不掉的
ineffective *a*. 无效的,不起作用的 ‖ ~ peristalsis 无效蠕动(小肠梗阻后造影见到的无推进性蠕动) / ~ red cell iron turnover(简作 IIT)无效性红细胞铁转换
ineffectively *ad*. 无效地,不起作用地
ineffectiveness *n*. 无效,不起作用
ineffectual *a*. 无效的,徒劳无益的
ineffectually *ad*. 无效地,徒劳无益地
inefficacious *a*. 无效的,无效力的
inefficacy *n*. 无效,无效力
inefficient *a*. 无效的,无效力的
inelastic *a*. 无弹性的,非弹性的 ‖ ~ collision 非弹性碰撞 / ~ cross section 非弹性[碰撞]截面 / ~ event 非弹性[碰撞]事件 / ~ neutron 非弹性[散射]中子 / ~ scattering 非弹性散射 / ~ scattering cross section 非弹性散射截面 / ~ scattering threshold 非弹性散射阈 / ~ spectrum 非弹性散射[能]谱
inemia *n*. 纤维蛋白血
inenucleable *a*. 不能剜出的
inept *a*. 不适当的,不符合要求的
ineptly *ad*. 不适当地,不符合要求地
inequality *n*. 不等,不同 ‖ ~ of pupils 瞳孔不等
ineradicable *a*. 不能根除的,根深蒂固的
Inermicapsifer *n*. 无头虫属
Inermonephtys cf. Inermis(Ehlers)无疣齿蚕(隶属于齿吻沙蚕科 Nephtyidae)
inert *a*. 惰性的,无作用的,无效的 ‖ ~ chromatin 惰性染色质 / ~ chromosome 惰性染色体 / ~ gene 惰性基因 / ~ region [染色体]惰性区段
inertia [拉] *n*. 惰性,不活动,无力 ‖ ~ psychic 精神惰性 / ~ uteri 子宫无力
inertial *a*. 惯性的
inertialess *n*. 无惯性的
inescapable *a*. 逃避不了的,必然发生的
inessential *a*. 非必要的,无关紧要的
inestimable *a*. 难以计算的,无法估计的;极珍贵的
inestinguishable *a*. 不能消灭(或扑灭)的;不能遏制的
inevitable *a*. 不可避免的,必然(发生)的,难免的 ‖ ~ abortion 难免流产(流产已不可避免,一般多由先兆流产发展布来,此时阴道流血量大,腹痛加剧,羊膜已破)
inevitablility *n*. 不可避免,必然(发生),难免
inevitably *ad*. 不可避免地,必然(发生)地,难免地
inexact *a*. 不精确的,不准确的
inexactitude *n*. 不精确,不准确
inexactly *ad*. 不精确地,不准确地
inexcusable *a*. 不可原谅的;无法辩解的
inexhaustible *a*. 用不完的,无穷无尽的;不会疲劳的,不倦的
inexistent *a*. 不存在的
inexorable *a*. 不屈不挠的;无情的;无法制止的
inexpensive *a*. 花费不多的,不贵的
inexpensively *ad*. 花费不多地,不贵地
inexperience *n*. 缺乏经验,不熟练
inexperienced *a*. 无经验的,不熟练的
inexpert *a*. 不熟练的 *n*. 生手
inexpertly *ad*. 不熟练地
inexplicable *a*. 不能说明的,费解的
inexplicit *a*. 含糊的,模糊不清的
inexpressive *a*. 无表情的;无表示的
inextensibility *n*. 无伸展性
inextensible *a*. 不能伸展的
inextricable *a*. 不能解决的;无法避免的
inf infantile 婴儿的 / infected 受感染的 / infection 传染,感染 / inferior 下方的,下部的 / infiltration 渗透,浸润 / infinity 无穷的,无限大(数) / infirmary 小医院,医务室 / inflamed 发炎的,炎症的 / information 信息,情报;报告资料 / infunde[拉]注入 / infusion 灌输,输入 / infusum [拉]浸剂
INF clitizina 呋乙异烟肼 / infection[inf] 传染,感染 / inferior[inf] 下方的 / infiltration 浸润,渗透 / isonicotinic acid methyl-furfurylide-hydrazide 异菸酸甲基-呋喃亚甲基-酰肼
infallibility *n*. 没错误;确实可靠
infallible *a*. 没错误的;确实可靠的
infancy *n*. 婴儿期(两岁以内) ‖ ~,natural 幼年(七岁前)
infanette *n*. 婴儿床
infant *n*. 婴儿 ‖ ~ care unit 婴儿治疗台 / ~ death(简作 ID)婴儿死亡 / ~ of diabetic mother(简作 IDM)糖尿病母亲的婴儿 / ~ of gestational diabetic mother(简作 IGDM)妊娠糖尿病母亲的婴儿 / ~,immature 不成熟儿 / ~ incubator 保育箱 / ~,mature 成熟儿 / ~ mice epizootic diarrhoa virus 初生小鼠流行性腹泻病毒 / ~ mice lethal intestinal virus 小鼠致死性肠病毒 / ~ mortality rate(简作 IMR)婴儿死亡率 / ~ mortality 婴儿死亡率 / ~ of non-diabetic mother(简作 INDM)非糖尿病母亲的婴儿 / ~,postmature; post-term ~ 过熟儿 / ~,premature 早产儿 / ~ Temperament Questionnaire(简作 ITQ)婴儿气质调查表 / ~ ventilator 婴儿通气机 / ~ warmer 婴儿保暖箱
infanticide *n*. 杀害婴孩,杀婴者
infanticulture *n*. 育儿法
infantile *a*. 婴儿的,幼稚的 ‖ ~ amaurotic familial idiocy(简作 IAFI)婴儿型家族黑蒙性痴呆 / ~ cataract 婴儿白内障 / ~ dementia 婴儿痴呆 / ~ diarrhoea virus 流行性胃肠炎病毒 / ~ gastro-enteritis virus 婴幼儿胃肠炎病毒,人轮状病毒 / ~ genetic agranulocytosis(简作 IGA)婴儿遗传性粒细胞缺乏症 / ~ glaucoma 婴幼儿型青光眼,牛眼,先天性青光眼 / ~ kernicterus 新生儿核黄疸 / ~ necrotizing encephalomyelopathy(简作 INE)婴儿坏死性脑脊髓病 / ~ neuroaxonal dystrophy(简作 INAD)婴儿神经轴索萎缩 / ~ nucleus [晶状体]婴儿核 / ~ paralysis virus 脊髓灰质炎病毒 / ~ periarteritis nodosa(简作 IPN)婴儿 型结节性动脉周围炎 / ~ pyretic myopia 婴儿发热性近视 / ~ spasms 婴儿痉挛症 / ~ strabismus 婴儿斜视,假性斜视 / ~ vitamine K deficiency 婴儿维生素 K 缺乏症
infantilism *n*. 幼稚型,婴儿型 ‖ ~,angioplastic 血管发育障碍性幼稚型 / ~,Brissaud's; infantile myxedema 布里索氏幼稚型,婴儿黏液性水肿 / ~,cachectic 恶病质性幼稚型 / ~,celiac 粥样泻性幼稚型 / ~,dysthyroidal 甲状腺机能障碍性幼稚型 / ~,hepatic 肝硬化性幼稚型 / ~ Herter's; intestinal ~ 赫脱氏幼稚型,肠性幼稚型 / ~,hypophysial; pituitary ~; pituitary dwarfism;

Levi-Lorain dwarfism; Paltauf's dwarfism; ateleiosis; pituitaria 垂体性幼稚型,垂体性侏儒症 / ~, idiopathic 自发性幼稚型 / ~, intestinal 肠性幼稚型(幼儿脂性下痢) / ~, Levi-Lorain; Lorain's; ~ hypophysial ~ 垂体性幼稚型 / ~, lymphatic 淋巴[体质]性幼稚型 / ~, myxedematous; cretinism 黏液水肿性幼稚型,呆小病,克汀病 / ~, pancreatic 胰腺性幼稚型 / ~, partial 部分幼稚型 / ~, pituitary 垂体性幼稚型 / ~, proportionate 相称性幼稚症 / ~, psychic 精神幼稚型 / ~, regressive; reversive ~ 迟发幼稚型(成年期发育停顿) / ~, renal; renal osteodystrophy 肾性幼稚型,肾病性骨营养不良 / ~, sex 性幼稚型 / ~, static 静力性幼稚型 / ~, symptomatic 症状性幼稚型 / ~, tardy; regressive ~ 迟发幼稚型(成年期发育停顿) / ~, toxemic; intestinal ~ 肠性幼稚型 / ~, universal 全身性幼稚型 / ~ of uterus 子宫幼稚型

infantorium *n*. 婴儿医院

Infantoskop *n*. 一种儿科 X 线诊断仪

infarct *n*. 梗塞,梗死 ‖ ~, anemic; pale ~; white ~ 贫血性梗塞,白梗塞 / ~, infarcts, bilirubin 胆红素性梗塞 / ~, bland 单纯梗塞 / ~, infarcts, Brewer's 布鲁尔氏梗塞(肾盂肾炎时类似梗死的病灶) / ~, calcareous 钙盐沉着,石灰质梗塞 / ~, cicatrized 结瘢梗塞 / ~, cystic 囊性梗塞 / ~, embolic 栓子性梗塞 / ~, healed 愈合梗塞 / ~, hemorrhagic; red ~ 出血性梗塞,红梗塞 / ~, infected 感染性梗塞 / ~, marginal 边缘性梗塞(胎盘) / ~, pale; anemic ~ 白梗塞,贫血性梗塞 / ~, recent 新近梗塞 / ~, red; hemorrhagic ~ 红梗塞,出血性梗塞 / ~, remote 陈旧梗塞 / ~, size index (简作 ISI) 梗塞范围指数 / ~, thrombotic 血栓性梗塞 / ~, uric acid 尿酸梗塞,尿酸沉着 / ~, white; anemic ~ 白梗塞,贫血性梗塞

infarctectomy *n*. 梗死切除术

infarction *n*. ①梗塞形成,梗死形成 ②梗塞,梗死 ‖ ~, anemic 贫血性梗塞形成 / ~, cardiac; myocardial ~ 心梗塞形成,心肌梗塞形成 / ~, embolic 栓子性梗塞形成 / ~, hemorrhagic 出血性梗塞形成 / ~, intestinal 肠梗塞形成 / ~, pulmonary 肺梗塞形成 / ~, size (简作 IS) 心肌梗塞范围

infarctus (infarct) *n*. 梗塞,梗死 ‖ ~ uterinus 子宫梗塞 / ~ glandular tarsalis 睑板腺梗塞

infaust *a*. 不利的,不良的

infect *n*. 传染,感染

Infect immum 传染与免疫(杂志名)(见 Infection and Immunity)

infected *a*. 受染的 ‖ ~ area (简作 IA) 传染病区;污染地区 / ~ cell 受感染细胞 / ~ (infectious) abortion 感染性流产 / ~ mouse plasma (简作 IMP) 感染鼠的血浆

infectible *a*. 能受染的

infection *n*. 传染,感染 ‖ ~, aerial; air-borne ~ 空气传染 / ~, agonal; treminal ~ 濒死感染,末期感染 / ~, alimentary 胃肠感染 / ~, apical [牙]根尖感染 / ~, apical [牙]根尖感染 / ~, artificial 人工传染 / ~, autochthonous 本地性感染 / ~ of buccal space 颊间隙感染 / ~ of canine fossa 犬齿窝感染 / ~, coli 大肠杆菌感染 / ~, concurrent 合并感染 / ~, consecutive 连续感染 / ~, contact; direct ~ 接触传染,直接传染 / ~, contagious 接触传染 / ~, cross 交叉感染,交叉传染 / ~, cryptogenic 隐原性感染 / ~, dental focal 牙病灶感染 / ~, dental focal 牙病灶感染 / ~, diaplacental 经胎盘感染 / ~, direct 直接感染 / ~, double 双重感染 / ~, droplet 飞沫传染 / ~, dust 尘埃传染 / ~, endogenous 内原性感染 / ~, epizootic 兽疫性传染 / ~, exogenous 外原性感染 / ~, falciparum 恶性疟原虫感染 / ~, focal 病灶感染 / ~, food-borne 食物传染 / ~, gas gangrene 气性坏疽感染 / ~, general 全身感染 / ~, germinal 胚种传染 / ~, hand-borne [经]手传染 / ~, herd 集体传染 / ~, hook-worm 钩虫感染,钩虫传染 / ~, hypha 侵染丝 / ~, inapparent; subclinical ~ 不显性感染,无症状性感染 / ~, indirect 间接传染 / ~ of infratemporal space 颞下间隙感染 / ~, insect-borne 昆虫传染 / ~ of jaw, tuberculous 颌骨结核性感染 / ~, latent 潜伏性感染 / ~, lateral pharyngeal space 咽旁间隙感染 / ~ of lingual tonsil, Vincents 舌扁桃体奋森氏 / ~, local 局部感染 / ~, low-greade 轻度感染 / ~, mass 大量感染 / ~ of masseteric space 嚼肌间隙感染 / ~, miasmatic 瘴气传染 / ~, mixed 混合感染 / ~, multiple 多种感染,复性感染 / ~, natural 天然感染 / ~ of neck, soft tissue 颈部软组织感染 / ~, obsidional 战场感染 / ~, odontogenic 牙[原]性感染 / ~, odontogenic 牙源性感染 / ~, ongenital 先天传染 / ~, oral foal 口腔病灶感染 / ~ of parapharyngeal space 咽旁间隙感染 / ~, parasitic 寄生虫感染 / ~, percutaneous 经皮肤传染 / ~, periapical [根]尖周感染 / ~, periodontal 牙周感染 / ~, peroral 经口传染 / ~, peroral 经口传染感染 / ~, phytogenic 植物原感染 / ~, postextraction 拔牙后感染 / ~, prevention (简作 IP) 感染预防 / ~, primary 初次感染 / ~ of pterygomandibula space 翼颌间隙感染 / ~, pyogenic 脓性感染 / ~, residual 残余感染 / ~, retrograde 逆行性感染 / ~, Salinem 钩端螺旋体感染 / ~ of salivary gland, viral 涎腺病毒感染 / ~, Sanitary Department (简作 ISD) 防疫局(英) / ~, secondary 继发感染 / ~, septic; septicemia 脓毒性感染,败血病 / ~, silent; subclinical ~ 隐性感染,无症状感染 / ~, simple 单纯感染 / ~, soil 土壤传染 / ~, sources of 传染源 / ~, stomatogenous 口源性感染,口菌感染 / ~, stomatogenous 口原性感染,口菌感染 / ~, subclinical 无症状性感染 / ~ of sublingual space 舌下间隙感染 / ~ of submandibular space 颌下间隙感染 / ~, submental space 颏下间隙感染 / ~, symptomless; subclinical ~ 无症状性感染 / ~ of temporal space 颞间隙感染 / ~, terminal 末期感染 / ~, transovarian 经卵巢感染 / ~, Vincent's 奋森氏感染(溃疡性咽峡炎) / ~, water-borne 水传染 / ~, wound 创伤感染 / ~, zoogenetic 动物性感染

Infection and Immunity (简作 Infect immum) 传染与免疫(杂志名)

infection-potentiating factor (简作 IPF) 感染潜在因子

infection-potentiating fractions (简作 IPFs) 感染性更强的碎片

infectiosity *n*. 传染度,感染度

infectious *a*. 传染性的 ‖ ~ anemia virus of horses 马传染性贫血病毒 / ~ arteritis virus of horses 马传染性动脉炎病毒 / ~ bovine rhinotracheitis (简作 IBR) 传染性牛鼻气管炎 / ~ bovine keratoconjunctivitis (简作 IBK) 传染性牛结膜角膜炎 / ~ bronchitis (简作 IB) 传染性支气管炎 / ~ bronchitis vaccine (简作 IBV) 传染性支气管炎疫苗 / ~ bronchitis virus 传染性支气管炎病毒 / ~ bronchitis virus group 传染性支气管炎病毒群 / ~ bulbarparalysis virus 假狂犬病病毒 / ~ bursal agent (简作 IBA) 传染性腔上囊病原体 / ~ bursal disease virus 传染性黏液囊病病毒 / ~ bursal disease virus of chickens 鸡传染性黏液囊病病毒 / ~ canine hepatitis (简作 ICH) 犬传染性肝炎 / ~ canine hepatitis virus 犬腺病毒 / ~ catarrh of rats 大鼠传染性卡他 / ~ centre assay 感染中心试验 / ~ disease (简作 ID) 传染性疾病 / ~ dropsy virus of carp 鲤鱼传染性水肿病毒,鲤鱼弹性病毒 / ~ ectromelia virus 小鼠脱脚病病毒 / ~ endocarditis (简作 IE) 感染性心内膜炎 / ~ enteritis virus 蓝冠病毒 / ~ hematopoietic necrosis rhabdovirus 传染性造血组织坏死弹状病毒 / ~ hematopoietic necrosis rhabdovirus of fish 鱼传染性造血组织坏死弹状病毒 / ~ hematopoietic necrosis virus 传染性造血组织坏死病毒 / ~ hepatitis (简作 IH) 传染性肝炎 / ~ hepatitis virus (Havens) 传染性肝炎病毒(甲型肝炎病毒) / ~ heredity 感染性遗传 / ~ labial dermatitis 传染性脓疱皮炎病毒,口疮病毒 / ~ laryngotracheitis (简作 ILT) 传染性喉气管炎 / ~ laryngotracheitis virus 禽传染性喉气管炎病毒 / ~ monomucleosis receptor (简作 IMR) 传染性单核细胞增多受体 / ~ mononucleosis (简作 IM) 传染性单核细胞增症 / ~ mononucleosis syndrome (简作 IMS) 传染性单核细胞增多综合征 / ~ mononucleosis virus 传染性单核细胞增症病毒 / ~ mononucleosis virus 传染性单核白细胞症病毒 / ~ myocarditis virus of gosling 雏鹅传染性心肌炎病毒,鹅流感病毒,败血症无血清溢出病毒 / ~ myxoma virus 传染性兔黏液瘤病毒,黏液瘤病毒 / ~ nucleic acid 传染性核酸 / ~ pancreatic necrosis virus 传染性胰坏死病毒 / ~ pancreatic necrosis virus genus 传染性胰坏死病毒属 / ~ pancreatic necrosis virus of fish 鱼传染性胰坏死病毒 / ~ porceine poliomyelitis virus 传染性猪脊髓灰质炎病毒,猪肠道病毒 / ~ porcine encephalomyelitis virus 猪肠道病毒,猪脊髓灰质炎病毒 / ~ pustular vaginitis (简作 IPV) 传染性脓疱性阴道炎 / ~ pustular vulvovaginitis (简作 IPV) 传染性脓疱性外阴阴道炎 / ~ splenomegaly 感染性脾大 / ~ substance 感染物质,传染物质 / ~ units 传染单位

infectiousness *n*. 传染性,传染力

infective *a*. 传染性的,感染性的 ‖ ~ blepharitis 感染性睑炎 / ~ center 感染中心 / ~ conjunctivitis 感染性结膜炎 / ~ does (简作 ID) 感染剂量 / ~ endocarditis (简作 IE) 感染性心内膜炎 / ~ hepatitis virus 甲型肝炎病毒(传染性肝炎病毒) / ~ ophthalmoplegia 感染性眼肌麻痹 / ~ scleritis 感染性巩膜炎 / ~ stage 传染期 / ~ uveitis 感染性葡萄膜炎

infectivity (infectiousness) *n*. 传染力,传染性

infecundity *n*. ① 不[生]育,无生育力 ② 不结实性,不结实现象

InFed *n*. 右旋糖酐铁注射剂(iron dextran injection)制剂的商品名

infer *vt*. 推论,推断;意味着,暗示 *vi*. 作出推论

inferable *a*. 可推论的,可暗示的

inference *n*. 推论,推理

inferent (afferent) *a*. 传入的,输入的

inferential *a*. 推论的,推理的

inferior *a*. (位置)下方的;下等的;劣的,差的 ‖ ~ alveolar nerve 下牙槽神经 / ~ angle of scapula 肩胛骨下角 / ~ anterior iliac spine 髂前下棘 / ~ articular fovea 下关节凹 / ~ articular process

下关节突 / ~ articular surface 下关节面 / ~ basal vein 下基底静脉 / ~ bulb of internal jugular vein 颈内静脉下球 / ~ aval vein 下腔静脉 / ~ cerebellar vein 小脑下静脉 / ~ cerebral vein 大脑下静脉 / ~ colliculus 下丘 / ~ commissure 下连合,视交叉后连合 / ~ conus 下方弧形斑 / ~ ornu 下角 / ~ costal facet 下肋凹 / ~ crescent 下方弧形斑 / ~ dental arch 下牙弓 / ~ dental plexus 下牙丛 / ~ duodenal recess 十二指肠下隐窝 / ~ epigastric artery 腹壁下动脉 / ~ epigastric vein 腹壁下静脉 / ~ epilblepharon 下方赘皮 / ~ extensor retinaculum 伸肌下支持带 / ~ extremity 下端,下肢 / ~ eyelids 下睑 / ~ fascia of pelvic diaphragm 盆膈下筋膜 / ~ fissure 眶下裂 / ~ fronto-orbital bristle 下侧额鬃 / ~ gluteal artery 臀下动脉 / ~ gluteal line 臀下线 / ~ gluteal nerve 臀下神经 / ~ gluteal vein 臀下静脉 / ~ humerals 肩下毛 / ~ ileocecal racess 回盲下隐窝 / ~ labium 下唇 / ~ lacrimal gland 下泪腺(泪腺睑部) / ~ laryngeal artery 喉下动脉 / ~ laryngeal nerve (简作 ILN) 喉下神经 / ~ laryngeal vein 喉下静脉 / ~ lingular bronchus 下舌段支气管 / ~ lobe 下叶 / ~ maxilla 下颌骨 / ~ meatus of nose 下鼻道 / ~ medullary velum 后髓帆 / ~ mesenteric artery (简作 IMA) 肠系膜下动脉 / ~ mesenteric artery 肠系膜下动脉 / ~ mesenteric vein 肠系膜下静脉 / ~ myocardial infarction (简作 IMI) 心肌后壁梗塞 / ~ nasal concha 下鼻甲 / ~ nuchal line 下项线 / ~ oblique muscle 下斜肌 / ~ olivary nucleus 下橄榄核 / ~ omental recess 网膜囊下隐窝 / ~ orbital fissure 眶下裂 / ~ orbital tendon 眶下腱 / ~ pancreatic artery 胰下动脉 / ~ parietal lobule 顶下小叶 / ~ pelvic aperture 盆骨下口 / ~ perinfarction block (简作 IPIB) 下壁梗塞周围阻滞 / ~ peroneal retinaculum 腓骨肌下支持带 / ~ petrosal sinus 岩下窦 / ~ phrenic artery 膈下动脉 / ~ phrenic vein 膈下静脉 / ~ ramus of pubis 耻骨下肢 / ~ rectal artery 直肠下动脉 / ~ rectus muscle 下直肌 / ~ retina 下半[部]视网膜 / ~ retractor 下缩肌 / ~ right pulmonary vein 右下肺静脉 / ~ salivary nucleus 下涎核 / ~ sphenoidal fissure 眶下裂 / ~ suprarenal artery 肾上腺下动脉 / ~ tarsal muscle 下睑板肌 / ~ tarsal 下睑板 / ~ temporal line 下颞线 / ~ thyroid artery 甲状腺下动脉 / ~ thyroid notch 甲状下切迹 / ~ thyroid tubercle 甲状下结节 / ~ transverse ligament of scapula 肩胛下横韧带 / ~ vena cava (简作 IVC) 下腔静脉 / ~ vena cava pressure (简作 IVCP) 下腔静脉压 / ~ vena cavogram 下腔静脉造影[照]片 / ~ vena cavography 下腔静脉造影[术] / ~ venacavography (简作 IVCV) 下腔静脉描记(造影) / ~ vertebral notch 椎骨下切迹 / ~ vesicle artery 膀胱下动脉 / ~ wall myocardial infarction (简作 IWMI) 下壁心肌梗塞 / ~ wing 后翅

inferiority *n*. ①下位,下级 ②次等,劣等

infernal sympathetic actiuity (简作 ISA) 内源性拟交感活性

inferocostal *a*. 肋下的

inferofrontal *a*. 额叶下的

inferolateral *a*. 下侧的 ‖ ~ myocardial infarction 下侧壁心肌梗死

inferomedian *a*. 下中的

inferonasal *a*. 鼻下的

inferoposterior *a*. 下后的 ‖ ~ myocardial infarction 下后壁心肌梗死

inferoseptal myocardial infarction 下间壁心肌梗死

infero-superior position 下—上位(X 线非常规投照影位置)

inferotemporal *a*. 颞下的 ‖ ~ cortex 颞下皮层

infertile *a*. 不生育的;不结果实的 ‖ ~ cyst 不育囊 / ~ period 不育期

infertilitas [拉] (infertility) *n*. 不生育,不育症 ‖ ~ feminis; barrenness 不育症,不孕症

infertility *n*. 不生育,不育症 ‖ primary ~ 原发不育症(患者重未受孕) / secondary ~ 继发不育症(患者曾受孕)

infertility *n*. 不生育,不育症;不稔性

infest *n*. 传染,感染

infestation *n*. 侵染,感染

infibulation *n*. 锁阴术,阴部扣锁法

infiltrate *vt*., *vi*. (使)渗入,(使)透过;(使)浸润 *n*. 渗入物,浸润物

infiltration *n*. 浸润 ‖ ~, adipose; fatty ~ 脂肪浸润 / ~, albuminous 蛋白浸润 / ~, amyloid 淀粉样浸润 / ~, calcareous 石灰质浸润 / ~, calcium 钙质浸润 / ~, cellular 细胞浸润 / ~, circumferential 周边性浸润 / ~, edematous 水肿性浸润 / ~, epituberculous 结核灶周[围]浸润 / ~, fatty 脂肪浸润 / ~, gelatinous; gray ~ 胶样浸润,灰色浸润(结核性胶样肺炎) / ~, globocellular; round-cell ~ 圆细胞浸润 / ~, glycogenic 糖原浸润 / ~, gray 灰色浸润 / ~, hepatic adipose; fatty liver 脂肪肝 / ~, heterogeneous echopattern 浸润不均匀回声型 / ~, inflammatory 炎性浸润 / ~, medullary 髓样浸润 / ~, mineral 矿物质浸润 / ~, paraneural; paraneural anesthesia 神经周浸润[麻醉],神经周麻醉 / ~, pattern 浸润型 / ~, peripheral annular; ring abscess 周围性环形浸润,环形脓肿 / ~, pigmentary 色素浸润 / ~, purulent 脓液浸润 / ~, round-cell 圆细胞浸润 / ~, saline 盐类浸润 / ~, sanguineous 血[液]浸润 / ~, serous 浆液浸润 / ~, tuberculous 结核浸润 / ~, urinous 尿浸润,尿外渗 / ~, waxy 蜡样浸润,淀粉样浸润

infiltrative *a*. (使)渗入的,(使)透过的;(使)浸润的 ‖ ~ anesthesia 浸润麻醉

infinite *a*. ① 无限的,无穷的 ② 无穷大 ‖ ~ population 无限总体,无限群体

infinitesimal *a*. 无穷小的,无限小的 *n*. 无穷小

infinity *n*. ①无穷大,无限性 ②无穷不连续点 ‖ ~, gamma γ-线无限距

infirm *a*. 衰弱的

infirmary *n*. 医务所,医务室,小医院 ‖ ~, camp 兵站医务所

infirmity *n*. 衰弱

infitrate *n*. ①浸润 ②浸润物 ‖ ~, corneal 角膜浸润 / ~, infraclavicular 锁骨下浸润

Inflabilis Prevot [拉] *n*. 鼓胀菌属 ‖ ~ barati Prevot [拉] 巴氏鼓胀菌(巴拉特氏鼓胀菌) / ~ carbonei (Arnaudi) Prevot [拉] 卡氏鼓胀菌(卡博氏鼓胀菌) / ~ fulminans (Schrire et Greenfield) Prevot [拉] 迅雷鼓胀菌(讯雷杆菌) / ~ indolicus Prevot [拉] 吲哚鼓胀菌 / ~ litus-eburense Laplanche et Saissac [拉] 象牙海岸鼓胀菌 / ~ maguns Prevot [拉] 大型鼓胀菌 / ~ mangenoti Prevot et al. [拉] 曼氏鼓胀菌 / ~ megalosporus (Choukevitch) Prevot [拉] 巨胞鼓胀菌 / ~ plagarum (Adamson) Prevot [拉] 创伤鼓胀菌 / ~ pseudo-perfringens (Adamson) Prevot [拉] 假产气荚膜鼓胀菌 / ~ rectus (Choukevitch) Prevot [拉] 直肠鼓胀菌 / ~ sanguicola (Vaucher et al.) Prevot [拉] 血生鼓胀菌 / ~ satellitis (Loris-Melikov) Prevot [拉] 卫星鼓胀菌(伴卫鼓胀菌) / ~ setiensis Prevot et al. [拉] 塞特鼓胀菌(塞特杆菌) / ~ talis Prevot [拉] 优秀鼓胀菌 / ~ teras (Knorr) Prevot [拉] 奇异鼓胀菌

inflame *vt*. 使燃烧,使红(肿);使发炎;使极度激动 *vi*. 红肿;发炎;激动

inflammable *a*. 易燃的;易激动的 *n*. 易燃物

inflammagen *n*. 促炎物质

inflammation *n*. 炎[症] ‖ ~, acute 急性炎 / ~, adhesive 粘连性炎 / ~, allergic 过敏性炎 / ~, alterative 变质性炎 / ~, ascending 上行性炎 / ~, atrophic 萎缩性炎 / ~, autotoxic 自身中毒性炎 / ~, bacterial 细菌性炎 / ~, catarrhal 卡他性炎 / ~, chemical 化学性炎 / ~, chronic 慢性炎 / ~, cirrhotic; atrophic ~ 硬变性炎,萎缩性炎 / ~ of connective tissue (简作 ICT) 结缔组织炎症 / ~, croupous 格鲁布性炎,假膜性炎 / ~, degenerative 变性性炎 / ~, diffuse 弥漫性炎 / ~, diphtheritic 白喉性炎 / ~, disseminated 播散性炎 / ~, exogenous 外原性炎 / ~, exotoxic 外毒性炎 / ~, exudative 渗出性炎 / ~, fibrinous 纤维蛋白炎 / ~, fibroid; atrophic ~ 纤维性炎,萎缩性炎 / ~, focal 局灶性炎 / ~, follicular 滤泡性炎 / ~, gangrenous 坏死性炎 / ~, granulomatous 肉芽肿性炎 / ~, gouty 痛风性炎 / ~, hemorrhagic 出血性炎 / ~, hyperplastic 增生性炎 / ~, hypertrophic 肥大性炎 / ~, infective 感染性炎 / ~, interstitial 间质性炎 / ~, irriable 刺激性炎 / ~ of jaws 颌骨炎症 / ~, low grade 轻度炎 / ~, membranous 膜性炎 / ~, metastatic 转移性炎 / ~, necrotic 坏死性炎 / ~, obliterative 闭塞性炎 / ~, ossifying 骨化性炎 / ~, parasitic 寄生性炎 / ~, parenchymatous 实质性炎 / ~, periodontal 牙周炎 / ~, phlegmonous 脓性蜂窝织炎 / ~, plastic; productive ~; proliferous ~; hyper-plastic ~ 增生性炎 / ~, protective 防御性炎 / ~, purulent 脓性炎 / ~, reactive 反应性炎 / ~, rheumatic 风湿性炎 / ~, selerosing; atrophic ~ 硬化性炎,萎缩性炎 / ~, septic 脓毒性炎 / ~, serofibrinous 浆液纤维蛋白性炎 / ~, seroplastic 浆液组织形成炎 / ~, serous 浆液性炎 / ~, simple 单纯性炎 / ~, specific 特异性炎 / ~, subacute 亚急性炎 / ~, subchronic 亚慢性炎 / ~ of submaxillary gland 颌下腺炎 / ~, suppurative 化脓性炎 / ~, toxic 中毒性炎 / ~, traumatic 外伤性炎 / ~, tuberculous 结核性炎 / ~, ulcerative 溃疡性炎

inflammatory *a*. 炎的,炎性的 ‖ ~ atrophy 炎性萎缩 / ~ bowel disease (简作 IBD) 炎症性肠疾病 / ~ bowel disease 发炎性肠病 / ~ cataract 炎性白内障 / ~ detachment 炎性脱离 / ~ factor (简作 IF) 炎症因子 / ~ glaucoma 炎性青光眼 / ~ hemorrhage 炎性出血 / ~ hypotony 炎性低眼压 / ~ linear striation 炎性线样条纹(肾盂输尿管黏膜水肿造影征象) / ~ oedema 炎性水肿 / ~ pannus 炎性血管翳 / ~ pelvic disease (简作 IPD) 炎症性盆腔疾病 / ~ pseudotumor 炎性假瘤

inflatable *a*. 可膨胀的 ‖ ~ breast implant 可膨胀乳房埋植物 / ~ plastic splint 充气塑料夹板

inflate *vt*. 使充气;使膨胀,使胀大 *vi*. 进行充气;膨胀
Inflated ark [动药]魁蚶
inflation *n*. ①膨胀 ②充气 ③(射线)偏转,拐点
inflator *n*.吹张器
inflect *vt*. 内曲
inflection (inflexion) *n*. 内曲,屈曲
inflection point (简作 IP) 回折点
inflector *n*. 偏转器 ‖ ~, assembly 偏转装置 / ~, magnet 偏转磁铁
inflexibility *n*. 不可弯曲;僵硬;坚定
inflexible *a*. 不可弯曲的;僵硬的;坚定的
inflexibly *ad*. 不可弯曲地;僵硬地;坚定地
inflexion *n*.内曲,屈曲;(射线)偏转,拐点
inflict *vt*. 使遭受,使承受
infliction *n*. 打击,加给痛苦;伤害
inflorescence *n*. 花序 ‖ ~, definite 有限花序 / ~, indefinite 无限花序
inflow *vt*. 流入 *n*. 流入物 ‖ ~, venous 静脉输入 / ~, inflow tract 流入道
influence *n*.影响,感应
influent *a*. 流入的, *n*.流入
influential *a*. 有影响的;施以影响的
influentially *ad*. 有影响地;施以影响地
influenza *n*. 流行性感冒,流感 ‖ ~, A virus 甲型流感病毒 / ~, A1 virus 甲 1 型流感病毒 / ~, A2 virus 甲 2 型流感病毒 / ~, abdominal 腹型流感 / ~, B virus 乙型流感病毒 / ~, C virus 丙型流感病毒 / ~, clinical 临床性流感 / ~, D virus 副流感病毒 1 型 / ~, endemic 地方性流感,类流感 / ~, epidemic 流行性感冒 / ~, equine 马流感 / ~, gastrointestinal 胃肠炎型流感 / ~, horse 马流感 / ~, intestinal; abdominal ~ 肠型流感,腹型流感 / ~, laryngeal [马]喉流感 / ~ lymphatica; glandular fever 淋巴性流感,腺热 / ~ nostras; endemic ~ 类流感,地方性流感 / ~, pandemic 大流行性流感 / ~, Spanish 西班牙流感 / ~, swine 猪流感 / ~, Vaccine [商名] 流行性感冒疫苗(生物制品) / ~ vera 真性流感 / ~, virus (简作 IV) 流感病毒 / ~, virus A avian 禽甲型流感病毒 / ~, virus A equine 马甲型流感病毒 / ~, virus A hominis 人甲型流感病毒 / ~, virus A porcine 猪甲型流感病毒 / ~, virus A, B, C, 甲 乙 丙型流感病毒 / ~, virus A/WS/33(H_0N_1) 流感病毒 A/WS/33(H_0N_1) / ~, virus B/Lee/40 流感病毒 B/Lee/40 / ~, virus vaccine (简作 IVV) 流感病毒疫苗
influenzal *a*. 流行性感冒的,流感的 ‖ ~ conjunctivitis 流感性结膜炎 / ~ keratitis 流感性角膜炎
influx *n*.注入,流入
INFOL 情报定向语言 (见 information oriented language)
infolded wall 折叠胞壁,折入胞壁
infolding *n*. 内折
infooted *a*.趾内向的
inform *vt*. 告诉,通知;使充满 *vi*.告发
INFORM 法医学与科学国际咨询组织(见 International Reference Organization in Forensic Medicine and Science)
informal *a*. 非正式的 ‖ ~ documentation (简作 ID) 非正式文件(文献)
informality *n*. 非正式
informally *ad*. 非正式地
informant *n*. 提供消息(情报)者;病史申诉者
informatin *n*. 信使颗粒蛋白,信使素
informatin *n*.信息质,信使颗粒蛋白
information (简作 IFN) *n*. 通知;消息,情报;资料;信息 ‖ ~ bulletin (简作 IB) 新闻公报;情报通报 / ~ capacity 信息容量 / ~ capacity 信息容量 / ~, census 人口普查资料 / ~, Circular (简作 IC) 资料通报(加拿大护士协会)(杂志名) / ~ compression 信息压缩 / ~ content (简作 IC) 信息量 / ~ density (简作 ID) 信息密度 / ~ distributor (简作 ID) 信息分配器 / ~ entropy 信息熵 / ~ feedback (简作 IF) 信息反馈 / ~, genetic 遗传信息 / ~, hereditary 遗传信息 / ~ management system (简作 IMS) 情报处理系统 / ~ of medical sciences and technology 医学科学技术情报 / ~ oriented language (简作 INFOL) 情报定向语言 / ~ overload testing apparatus (简作 IOTA) 信息过载试验装置 / ~ processing 信息处理 / ~ processing center (简作 IPC) 信息处理中心 / ~ processing code (简作 IPC) 信息处理码 / ~ processing in the central nervous system (简作 INPRCNS) 中枢神经系统的信息处理 / ~ processing language (简作 IPL) 信息处理语言 / ~ processing language-V (简作 IPI-V) 信息处理语言 - V / ~ Processing Society of Japan (简作 IPSJ) 日本信息处理学会 / ~ processing system (简作 IPS) 信息处理系统 / ~, proeesing in the central nervous system (简作 INPCNS) 中枢神经系统的信息处理 / ~ rate 信息率 / ~ report (简作 IR) 情报报告 / ~, Research Center (简作 IRC) 情报研究中心(美) / ~, Resources Center for Mental Health and Family Life Education (简作 IRC) 精神卫生与家庭生活教育情报资源中心(精神卫生物质中心) / ~, Resources Center for Mental Health and Family Life Education (简作 IRCMHFLE) 精神卫生与家庭生活教育情报资源中心(精神卫生物质中心) / ~ retrieval (简作 IR) 情报检索,信息检索 / ~ retrieval system (简作 IRS) 情报检索系统 / ~ separator (简作 IS) 信息分离符 / ~ Service Division (简作 ISD) 情报服务处 / ~ Storage and Retrieval (简作 ISR) 情报存储与检索(刊名) / ~ Storage and Retrieval Base (简作 ISAR BASE) 信息存储与检索库 / ~ storage and retrieval system (简作 INSTARS) 情报存贮与检索系统 / ~ storage and retrieval (简作 ISAR) 信息存储与检索 / ~ storage unit 信息存储器 / ~ theory (简作 IT) 信息论 / ~, thinking and experiment (简作 ITE) 资料/思维/实验(科研三要素) / ~ transfer 信息传递 / ~ transmission 信息传递
informational *a*. 通知的;消息的,情报的;资料的;信息的 ‖ ~ macromolecules 信息大分子 / ~ suppression 信息抑制因子
information-processing element 信息加工元件
information-retrieval language (简作 IRL) 信息检索语言,情报检索语言
information-sharing *n*.情报共享,资讯分享
informative (informatory) *a*. 报告消息的,提供资料的
informatively *ad*. 报告消息地,提供资料地
informaton *n*. 信息粒
informed consent 同意书(在病人理解有关手术或治疗的危险性和利益后自愿签署的同意书)
informofer *n*. 信息子;核信使颗粒
informosome *n*. 信息体(mRNA 和蛋白质的结合物,见于真核细胞的胞质中)
infra- [拉] [构词成分] 下,下方,下部,低
infra red microscopy 红外线[显微]镜检术
infra red spectroscopy 红外线光谱学
infra-audible sound 次声波
infra-axillary *a*.腋下的
infrabar *n*.次级棒眼
infrabranchial *a*. 鳃下的
infrabulge *n*. 膨出下(牙)
infracardiac *a*.心下的
infraciliary lattice 纤毛下格状结构
infraciliary rod 纤毛下棒
infraciliature *n*. 下层纤毛结构
infraclass *n*. 下纲(生物分类)
infraclavicular *a*.锁骨下的
infraclusion *n*. 低咬合
infraclypeus 前唇基
infracommissure *n*.下连合
infraconscious *a*.下意识的
infraconstrictor *n*.咽下缩肌
infracortical *a*.皮质下的,皮层下的
infracostal *a*.肋骨下的
infracostalis (复 infracostales) *n*.肋下肌
infracotyloid *a*.髋臼下的
infraction *n*.不全骨折 ‖ ~, Freiberg's 弗莱伯氏不全骨折(第二跖骨骨软骨炎)
infracture *n*.不全骨折
infradentale *n*. 牙下点,龈下点(头颅测量学名词,在下颌骨中切牙之间齿龈前面的最高点)
infradextroversion *n*. 下右转
infradian *a*. 超昼夜的 *n*. 长日节律 ‖ ~ frequency 超昼夜频率
infradiaphragmatic *a*.膈下的
infraduction *n*.下转,眼下转
infra-eye *n*. 红外[线]摄像机
infragenual *a*.髌下的
infraglenoid *a*.关节盂下的
infraglottic *a*.声门下的
infrahepatic interruption of the inferior vena cava (简作 IIIVC) 下腔静脉肝下阻塞
infrahuman *a*. ①低于人类的,似人类的,类人猿的 ②代试动物
infrahyoid *a*.舌骨下的 ‖ ~ branch 舌骨下支 / ~ bursa 舌骨下囊
infra-inguinal *a*.腹股沟下的
infralemnisc *n*.丘系下层
infralevoversion *n*. 下左转
infraluminescence *n*. 红外发光
inframammary *a*.乳房下的

inframammillary *a*. 乳头下的
inframandibular *a*. 下颌下的
inframarginal *a*. 缘下的
inframaxillary *a*. 上颌下的
inframicrobe *n*. [滤过性]病毒
inframolecular level 亚分子水平
infranics *n*. 红外线电子学
infranuclear *a*. 核下的 ‖ ~ paralysis 核下性麻痹
infraoccipital *a*. 枕下的 ‖ ~ foramen 枕[骨]下孔 / ~ margin 枕[骨]下缘 / ~ suture 枕[骨]下缝
infra-occlusion *n*. 低咬合
infraocular *a*. 眼下的
infraoesophageal *a*. 食管下的
infraoptic tubercle 视下结节
infraoral *n*. 下口部
infraorbital *a*. 眶下的 ‖ ~ artery 眶下动脉 / ~ bar 眶下条 / ~ bone 眶下骨 / ~ canal 眶下管 / ~ groove 眶下沟 / ~ line 眶下线 / ~ margin 眶下缘 / ~ nerve neurinoma 眶下神经鞘瘤 / ~ nerve 眶下神经 / ~ plexus 眶下从 / ~ point 眶下点 / ~ process 眶下突 / ~ region 眶下区 / ~ suture 眶下缝
infrapabic *a*. 耻骨下的
infraparticle *n*. 红外粒子
infrapatellar *a*. 髌下的 ‖ ~ pad of fat 髌下脂肪体 / ~ synovial fold 髌下滑膜襞
infraplacement *n*. 向下移位
infra-protein *n*. 变性蛋白
infraprotein *n*. 变性蛋白
infrapsychic *a*. 精神域以下的,自动性的
infrapulmonary *a*. 肺下的
infrarectus *n*. 下直肌(眼)
infrared *n*. 红外线,红外区 *a*. 红外[线]的,红下的 ‖ ~ absorption (简作 IR-S) 红外线吸收 / ~ amplification by the stimulated emission of radiation (简作 IRASER) 红外线量子放大器,红外激光 / ~ analyzer 红外线分析器 / ~ cataract 红外线性白内障 / ~ counter-counter measures (简作 IRCCM) 红外线反干扰措施 / ~ countermeasures (简作 IRC) 红外线干扰措施 / ~ dichroism 红外二色性 / ~ engineering (简作 IRE) 红外线工程 / ~ film 红外胶片 / ~ gas radiation (简作 IRGAR) 红外线气体辐射 / ~ heater (简作 IRH) 红外线加热器 / ~ image 红外影像 / ~ Infomation and Analysis Center (简作 IRIA) 红外线情报与分析中心 / ~ Information Analysis Center (简作 IIAC) 红外线信息分析中心(密执安大学) / ~ lamp (简作 IRL) 红外线灯 / ~ laser 红外激光器 / ~ laser atmospheric monitoring system (简作 ILAMS) 红外激光大气监测系统 / ~ liver scanner (简作 ILS) 红外线肝扫描器 / ~ mapping 红外摄影 / ~ maser 红外激射器 / ~ photography 红外照相[术],红外摄影[术] / ~ photography 红外摄影术 / ~ probe 红外探头[探测器] / ~ radiation (简作 IR) 红外线辐射 / ~ radiometry 红外辐射测量术 / ~ rays (简作 IRR) 红外线 / ~ reflectance (简作 IRR) 红外线反射系数 / ~ reflection (简作 IR) 红外线反射 / ~ scanner 红外扫描器 / ~ scanning 红外扫描 / ~ spectrometer (简作 IRSP) 红外线分光计 / ~ spectrophotometer (简作 ISP) 红外线分光光度计 / ~ spectroscopy (简作 IR) 红外光谱学 / ~ spectroscopy (简作 IRS) 红外分光镜检查;红外光谱学 / ~ spectrum 红外光谱 / ~ Structural Correlation Tables (简作 IRSCOT) 红外结构关联表 / ~ Temperature Sounder (简作 IRTS) 红外温度探测器 / ~ temperature profile radiometer (简作 ITPR) 红外温度廓线辐射仪 / ~ thermometer (简作 IRT) 红外线温度计
Infra-ren spectra 红外光谱
infra-roentgen ray 跨界[射]线,境界[射]线
infrascan *n*. 红外线扫描
infrascapular *a*. 肩胛下的
infra-slow cortical change 亚慢皮质改变
infrasonic *a*. 听域下的 ‖ ~ frequency 次声频
infrasonics *n*. 次声学飞行中核反应
infrasound *n*. 次声
infraspinatus *n*. 冈下肌
infraspinous *a*. 冈下的,棘突下的
infrasplenic *a*. 脾下的
infrastapedial *a*. 镫骨下的
infrasternal *a*. 胸骨下的 ‖ ~ angle 胸骨下角
infrastructure *n*. 下部结构 ‖ implant ~ 植入结构
infratemporal *a*. 颞下的 ‖ ~ arcade 颞下弓
infratentorial *a*. 幕下的
infratonsillar *a*. 扁桃体下的
infratracheal *a*. 气管下的
infratrame coding 帧内编码
infratrochlear *a*. 滑车下的 ‖ ~ nerve 滑车下神经
infratubal *a*. 管下的
infraturbinal *n*. 下鼻甲
infra-umbilical *a*. 脐下的
infravergence *n*. 下转[眼]
infraversion *n*. ①低位[牙]②眼下斜
infraxyphisternal *a*. 胸骨剑突下的
infrequency *n*. 很少发生;偶有,不寻常
infrequent *a*. 很少发生的;偶有的,不寻常的
infrequently *ad*. 很少发生地;偶有地,不寻常地
infriction *n*. 涂擦法
infrnfrared thermography 红外热显影[术],红外温度记录法
infunde [拉] *n*. 倒入,注入
infundibular *a*. 漏斗的 ‖ ~ detachment 漏斗状脱离 / ~ pulmonary stenosis (简作 IPS) 漏斗部肺动脉狭窄
infundibulectomy *n*. 动脉圆锥切除术
infundibuliform *a*. 漏斗状的
infundibuloma *n*. (下丘脑)漏斗瘤
infundibulo-ovarian *a*. (输卵管)漏斗卵巢的
infundibulopelvic *a*. 漏斗骨盆的 ‖ ~ ligament 漏斗骨盆韧带
infundibulum (复 infundibula) *n*. ①漏斗 ②动脉圆锥 ‖ ~, cardiac 动脉圆锥 / ~ crurale; ~ cruralis; femoral canal 股管 / ~ ethmoidale (ossis ethmoidalis); ethmoidal ~ of ~, ethmoidal bone 筛骨筛漏斗 / ~ ethmoidale cavi nasi ; ethmoidal ~ of cavity of nose 鼻腔筛漏斗 / ~ of frontal sinac; frontonasal duct 额窦漏斗,额鼻管 / ~ of heart; conus arteriosus 动脉圆锥 / ~ hypothalami ; ~ of hypothalamus 下丘脑漏斗 / ~ of lungs 肺漏斗 / ~ pronephrosum 前肾漏斗 / ~ pulmonis; ~ pulmonum; alveolar duct 肺漏斗,肺泡小管 / infundibula renum 肾小盏 / ~ tubae uterinae 输卵管漏斗
infusa (单 infusum) [拉]; (infusions) *n*. 浸剂
infuse *vt*. (向……)注入,(向……)灌输;浸渍;泡制(药) *vi*. 注;泡,浸
infuser *n*. 注入器;浸渍器
infusible *a*. 不溶的
infusion *n*. 浸,浸出,浸剂 *vt*. 输注,注入 ‖ ~, agar (简作 IA) 肉浸液琼脂 / ~ cannula 注入导管 / ~, cavernosography 阴茎海绵体灌流造影术 / ~, cold 冷浸剂 / ~ of fluid 输液 / ~, fresh 新鲜浸剂 / ~, glucose 葡萄糖液输注 / ~, glucose-saline 葡萄糖盐水输注 / ~, granule 颗粒冲服剂 / ~, gum-saline 树胶盐水输注 / ~ hepatic angiography 滴注法肝血管造影[术] / ~, meat 肉浸液 / ~ nephrotomography 滴注法肾体层成像[术] / ~, orange peel 橙皮浸剂 / ~ preparation table 输液准备台 / ~, pump 输液泵 / ~, saline 盐水输注 / ~ of senna, fresh 新鲜番泻叶浸剂 / ~ solution 灌注液 / ~ system 灌注系统 / ~ therapy 灌注疗法 / ~ tip 灌注头 / ~ tomography 滴注法体层成像[术] / ~ tomography of the gallbladder (简作 ITGB) 滴注法胆囊体层成像[术] / ~ urography 滴注法尿路造影[术]
infusodecoction *n*. 浸煎剂
Infusoria [拉;复] *n*. 纤毛虫类
infusoria killing unit (简作 IK unit) 纤毛虫致死单位
infusorian *n*. 纤毛虫 *a*. 纤毛虫的
infusorigen *n*. 纤毛虫形幼虫原体
infusoriotoxin *n*. 杀纤毛虫毒素
infusorium *n*. 纤毛虫
infusum [拉] *n*. 浸剂
infution hepatic arterio-graphy (简作 IHA) 输注性肝动脉照影
Infy RM 皇家海军医院(见 Royal Marine infirmary)
ING 强中子发生器(见 intense neutron generator)
ingest *vt*. 摄入,食入,摄食
ingesta *n*. 饮食物
ingestant *n*. 食入物,摄食物
ingestion *n*. 摄入,食入,摄食 ‖ ~ of alkali 碱食入
ingestive *a*. 摄入的,食入的,摄食的
ing-handled *a*. 不均称的,片面的
ingluveosis *n*. 贲门痉挛
ingluvial *a*. 嗉囊的
ingluvies *n*. 嗉囊 ‖ ~ Galli [拉;动药] 鸡嗉 / ~ Gypaeti Barbati [拉;动药] 胡兀鹫嗉囊
ingluvin *n*. 鸡嗉囊酶
ingoing neutron 入射中子
InGP 吲哚基甘油磷酸脂(见 indolglycerophosphate)
Ingrassia's process [Giovanni Flippo 意解剖学家 1510—1580] 英格拉希阿氏突,蝶骨小翼
ingravescence *n*. 渐重期

ingravescent *a*. 渐重的
ingravidation *n*. 受孕
ingredient *n*. 成分 ‖ ~, active 有效成分 / ~, interfering 阻碍成分 / ~, porcelain basal 瓷基成分
ingrowing *a*. 向内长的,长入肌肉内的
ingrown *a*. 长在内的,向内长的,长入肌肉内的;天生的,生来的
ingrowth *n*. 向内生长;向内生长物 ‖ epithelial ~ 上皮向内生长
inguen (复 inguina) [拉] *n*. 腹股沟(旧名鼠蹊)
inguinal *a*. 腹股沟的 ‖ ~ adenopathy 腹股沟淋巴结肿大 / ~ canal 腹股沟管 / ~ canal 腹股沟管 / ~ flax 腹股沟镰 / ~ groove 腹股沟 / ~ hernia 腹股沟疝 / ~ ligament 腹股沟韧带 / ~ ligament 腹股沟韧带 / ~ pore 鼠蹊窝(蜥蜴) / ~ trigone 腹股沟三角
inguino-abdominal *a*. 腹股沟腹的
inguinocrural *a*. 腹股沟股的
inguinocutaneous *a*. 腹股沟皮肤的
inguinodynia *n*. 腹股沟痛
inguinolabial *a*. 腹股沟阴唇的
inguinoproperitoneal *a*. 腹膜外腹股沟的
inguinoscrotal *a*. 腹股沟阴囊的
ingurgitation *n*. 吞入,咽下
Ingwavuma (ING) Thailand virus 泰国英瓦维尤马(ING)病毒
Ingwavuma bunyavirus 英瓦维尤马本扬病毒
Ingwavuma virus 英瓦维尤马病毒
INH isonicotinic acid hydrazide 异烟肼 / Isonicotinic hydrazide 异烟肼 / Institut National d'Hygiene 国立卫生研究所(法)
inhabit *vt*. 居住于;栖居于
inhabitant *n*. 居民
inhabitation *n*. 居住;栖居
inhabited *a*. 载人(或生物)的 ‖ ~ satellite 载人卫星,载生物卫星
inhalant *n*. 吸入剂 ‖ ~, adrenalin 肾上腺素吸入剂
inhalation *n*. ①吸入剂 ②吸入法 ‖ ~, anesthetics 吸人性麻醉剂 / ~, bronchography 吸人性支气管造影[术] / ~, dose 吸入[放射性]剂量 / ~, epinephrine 肾上腺素吸入 / ~, injury 吸入性损伤 / ~ of alkali 碱吸入 / ~, steam; vapour ~ 蒸汽吸入 / ~, test (简作 IT) 吸入试验 / ~ therapy (简作 IT) 吸入疗法
inhalator *n*. 吸入器
inhalatorium *n*. 吸入治疗室
inhale *vt*. 吸入 *vi*. 吸气 ‖ ~, toxicity 吸入中毒
inhaler *n*. 吸入器 ‖ ~, Allis' 艾利斯氏吸入器(乙醚吸入器) / ~, ether 醚吸入器 / ~, H. H. (Henderson-Haggard) 汉—哈二氏氧吸入器
inhere *vi*. 生来即存在于,本质上属于
inherence *n*. 内在(性),固有(性),基本属性
inherent *a*. 固有的,生来的 ‖ ~ contrast 固有对比 / ~ fetal idiopathic wastage syndrome (简作 IFIWS) 胚胎本身的特发性衰竭综合征 / ~ filter 固有滤波器 / ~ filtration [X 线]固有滤过 / ~ gamma flux 固有 γ 通量 / ~ regulation 自动调节 / ~ resolution 固有分辨力 / ~ viscosity 固有黏度,特性黏度
inherit *vt*. 继承;遗传
inheritable *a*. 可继承的;可遗传的 | ~ character 遗传性状
inheritance *n*. 遗传 ‖ ~ of acquired characters 获得性状遗传 / ~, alternative 交替遗传 / ~, amphigonous 双亲遗传 / ~, biparental; amphigonous ~ 双亲遗传 / ~, blending 融合遗传 / ~, collateral 旁亲遗传 / ~, crisscross 交叉遗传 / ~, cumulative 积显遗传 / ~, cytoplasmic 细胞质遗传 / ~, dominant 显性遗传,强性遗传 / ~, duplex; amphigonous ~ 双亲遗传 / ~, extrachromosomal 非染色体性遗传 / ~, familial 家属遗传 / ~, holandric 全雄遗传,限雄遗传 / ~, hologynic 全雌遗传,限雌遗传 / ~, homochronous 同期遗传 / ~, homotropic 获得性遗传 / ~, individual 个体遗传 / ~, maternal 母体[影响]遗传 / ~, Mendelian 孟德尔氏遗传(按分离定律遗传) / ~, mosaic 嵌合遗传 / ~, particulate 颗粒遗传,单独遗传 / ~, recessive 隐性遗传,弱性遗传
inherited *a*. 遗传的 ‖ ~ immunity 遗传免疫 / ~ releasing mechanism (简作 IRM) 遗传释放机理
INHG 古罗糖酸异烟腙(抗结核药)(见 isonicotinylhydrazine gurucuronic acid)
inhibin *n*. 抑制素;抑制因子[为 germinal epithelium 分泌,能抑制下视丘释放向性腺激素释放因子(GnRH)促使卵泡激素释放作用]
inhibit *vt*. 抑制 *vi*. 起抑制作用 ‖ ~, circuit 禁止电路,阻通电路
inhibitant 抑制剂,抑制药
inhibiting factor 抑制因子
inhibition *n*. 抑制 ;抑制作用,阻碍作用 ‖ ~, autogenous 自生抑制 / ~, central 中枢抑制 / ~, competitive 竞争抑制 / ~ of complement 补体抑制 / ~, conditioned 条件抑制 / ~, congenital 先天抑制,非条件抑制 / ~, cortical 皮质抑制 / ~, delayed 延缓抑制 / ~, differential 分化抑制 / ~, discriminative 辨别抑制 / ~, external 外抑制 / ~ by extinction; extinguishing ~ 消退抑制 / ~, general 一般抑制,普通抑制 / ~ of inhibition 抑制的抑制 / ~, internal 内抑制 / ~, irradiation of 抑制扩散 / ~, parabiotic 间生态抑制 / ~, passive 被迫抑制 / ~, prohibitive 超限抑制 / ~, protective 保护抑制 / ~, reciprocal 交互抑制 / ~, reflex 反射性抑制 / ~ by retardation 延缓抑制 / ~, selective 选择性抑制 / ~, simple 简单抑制 / ~, sleep 睡眠抑制 / ~, specific 特殊抑制 / ~, successive 后抑制,相继抑制 / ~, temporary external 暂时性外抑制 / ~, transmarginal 超限抑制 / ~, unconditioned 非条件抑制 / ~, Wedensky 维金斯基氏抑制(神经传导)
inhibitive (inhibitory) *a*. 抑制的
inhibitor *n*. 抑制剂;抑制物 | angiotensin converting enzyme inhibitors 血管紧张肽转化酶抑制剂 / c_1 esterase ~ c_1酯酶抑制剂,补体 1 酯酶抑制剂 / carbonic anhydrase ~ 碳酸酐酶抑制剂 / cholesterol ~ 胆固醇抑制剂 / cholinesterase ~ 胆碱酯酶抑制剂 ,抗胆碱酯酶 / ~, competitive 竞争抑制物 / ~ for DNA synthesis (简作 IDF) DNA 合成抑制因子 / ~ of DNA synthesis (简作 IDS) 脱氧核糖核酸合成抑制物 / membrane attack complex ~ 膜攻击复合物抑制剂 ,S 蛋白 / ~ ,mitotic 核分裂抑制物 / monoamine oxidase ~ (MAOI)单胺氧化酶抑制剂 / ~ of plasminogen activator (简作 IPA) 纤溶液酶原活化抑制物 / ~, resistant esterase (简作 IRE) 抗酯酶抑制物 / ~, sensitive esterase (简作 ISE) 抑制物敏感酯酶 / ~, specific 特殊抑制剂
inhibitory *a*. 抑制的 ‖ ~ amblyopia 抑制性弱视 / ~ centre 抑制中枢 / ~ coating 保护层,防护层 / ~ junction potential (简作 IJP) 抑制性接点电位 / ~ neuron 抑制性神经元 / ~ postsynaptic potential (简作 IPSP) 抑制性突触后电位 / ~ potential 抑制电位 / ~ retina 抑制期视网膜(视网膜电图) / ~ state 抑制状态 / ~ synapse 抑制性突触 / ~ type 抑制型
inhibitrope *n*. 抑制倾向者
inhomogeneity *n*. 不纯一性,不同质性,不均匀性 ‖ ~ in energy 能量不均匀性
inhomogeneous *a*. 不纯一的 ‖ ~ high level echo 不均质高水平回声
in-hospital cardiac arrest 院内心脏聚停
in-hospital resuscitation 院内(心脏)复苏
in-hospital transfer 院内传送
inhuman *a*. 无人性的,非人的,野蛮的
inhumanity *n*. 无人性,野蛮
inhumation *n*. 埋葬
INI International News Items 国际新闻条目(杂志名) / International Nursing Index 国际护理指南(杂志名) / intranuclear inclusion 核内包含物
-ini 代表"族"(Tribe)一级的词尾,动物分类学
iniac *a*. 枕外隆凸尖的
iniad *n*. 向枕外隆凸尖
inial (iniac) *a*. 枕外隆凸尖的
Inicarone [商名] *n*. 吡香豆酮(纤维蛋白溶解药)
iniencephalus *n*. 枕骨裂脑露畸胎
iniencephaly *n*. 枕骨裂脑露畸形
inimical *a*. 敌意的;有害的,不利的
Inimicus Japonicus [拉;动药]鬼鲉
Inimicus cuvieri (Gray) 居氏鬼鲉(隶属于毒鲉科 Synanceidae)
Inimicus japonicus (Cuvier et Valenciennes) [拉;动药] 鬼鲉
Ininicus japonicus (Cuvier et Valenciennes) 鬼鲉 (隶属于毒鲉科 Synanceidae)
inio-[构词成分] 枕[骨]部
iniodymus *n*. 枕部联胎
iniofacial *a*. 枕外隆凸[与]面的
inioglabellar *a*. 枕外隆凸[与]眉间的
inion *n*. 枕外隆凸尖
iniopagus *n*. 枕部联胎
iniops *n*. 双脸畸胎
Inioteuthis japonica (Verrill) 暗耳乌贼 (隶属于耳乌贼科 Sepiolidae)
inirritative *a*. 不刺激的,缓和性的
INIS (联合国)国际核情报系统 (见 International Nuclear Information System)
inisio *n*. ①切口 ②切开 ③缺口(叶)
initial *a*. 开始的,初期的 ‖ ~ appearance (简作 IA) 初始状态 / ~ attenuation 初始衰减 / ~ beam 初始束 / ~ beam radius 初始束流半径 / ~ body 始体(衣原体的) / ~ boiling point (简作

IBP) 初沸点 / ~ boiling point in Fahrenheit (简作 IBPF) 华氏温度初沸点 / ~ calibration 初始校正 / ~ cells 原始细胞,初始细胞 / ~ conversion ratio (简作 ICR) 初始转化率 / ~ cross section 初始截面 / ~ current 初始电流 / ~ data 原始数据 / ~ dose 初剂量 / ~ dose period (简作 IDP) 初始剂量期间 / ~ echo (简作 IE) 直接波,初发反应(超声波的) / ~ energy 初始能量 / ~ gamma radiation 初始 γ 辐射 / ~ immunization 首次免疫法 / ~ insertion 初始插置 / ~ line (简作 IL) 开始线,起始线 / ~ meiois 第一次减数分裂 / ~ myocardial uptake ratio 起始心肌摄取率 / ~ opacificance 肝内胆管早期显形征 / ~ particle 初始粒子 / ~ point (简作 IP) 起点,始点 / ~ position 初始位置 / ~ prognostic score (简作 IPS) 初期预后记分 / ~ program loading (简作 IPL) 起始载入程序 / ~ receiving point (简作 IRP) 初始接收点 / ~ segment 起始段 / ~ species 原始种 / ~ speed 初速度 / ~ stage 初期 / ~ state (简作 IS) 初始状态 / ~ velocity (简作 iv) 初始速度

initiate *vt*. 开始,起始,创始;发动;使入门;引进 ‖ ~, button 启动按钮 / ~, key 启动键

initiatic signal 起始信号

initiating particle 粒子

initiating pulse 启动脉冲,触发脉冲

initiation *n*. [肿瘤]起始阶段 ‖ ~ area discriminator (简作 IAD) 初始区鉴别器 / ~ codon 起始密码子 (mRNA 分子上编码多肽链第一个氨基酸的密码子,如 AUG) / ~ complex 起始复合物 (蛋白质合成) / ~ contracture (心肌)最初收缩 / ~ factor (简作 IF) 起始因子 (发动翻译或转录所必须的蛋白质因子 。如原核生物的三种起始因子——IF1, IF2, IF3) / ~ factors 起始因子 / ~ marker 起始标记 / ~ signal 起始信号

Initiation-propagation-termination 起始—延展—终止(一般事物的规律,疾病亦不例外)

initiative *a*. 起始的,创始的;初步的 *n*. 发端,创始;首创精神,主动(性) ‖ have the ~ 掌握主动权 / on one's own ~ 主动地 / take the ~ 带头,采取主动

initiator *n*. 开始者,发起者;起始物,起始因子;(树脂聚合)引发剂 ‖ ~, codon 起始密码子 / ~, RNA 起始子 RNA / ~, T lymphocyte (简作 ITL) 起始 T 淋巴细胞 / ~, tRNA 起始子 tRNA

initiatory *n*. 起始的,创始的;初步的;入会的

initis *n*. 肌炎

inj injectable 可注射的 / inject 注射 / injection 注射,注射液;喷射 / injector 注射器,喷射器 / injury 损伤 / injurious 有害的

Inj. (injection) *vt*. 注射 *n*. 注射液 ‖ ~, amobarbital sodium 异无巴比妥钠注射液 / ~, antondin 安痛定注射剂 / ~, atropine sulfate 硫酸阿托品注射液 / ~, bupivacaine HCL 盐酸布比卡因注射液 / ~, digoxini 地高辛注射液 / ~, enem . 注入灌肠剂 (见 injiciatur enema) / ~, ephedrine HCL 盐酸麻黄碱注射液 / ~, epinephrine (盐酸)肾上腺素注射液 / ~, glucose hypertonic 高渗葡萄糖注射液 / ~, ketamine HCL 盐酸氯胺酮注射液 / ~, metaraminol bitartrate 重酒石酸间羟胺注射液 / ~, nalorphine hydrobromide 氢溴酸丙烯吗啡注射液 / ~, neostigmini methylsulfate 甲基硫酸新斯的明注射液 / ~, nikethamide 尼可刹米注射液 / ~, oxytocin 缩宫素注射液 / ~, pethidine HCL 盐酸哌替啶注射液 / ~, succinylcholine CL 氯化琥珀胆碱注射液

inject *vt*. 注射

injecta [拉] *n*. 注射液

injectable *a*. 可注射的 ‖ ~ progestogen 注射用孕激素(女性避孕方法)

injectant *n*. 注射物

injected *a*. ①注入的 ②充血的 ‖ ~ dose per gram (简作 ID / g) 每克注入量

injectio (复 injectiones) (injection) *n*. ①注射 ②注射液 ‖ ~, aetheris 乙醚注射液/ ~, hypodermica (简作 IH) (拉)皮下注射 / ~, infatmuli 脂肪乳注射液

injection *n*. ①注射 ②注射液 ③充血 ‖ ~, anatomical 解剖[用]注射液 / ~, anterior palatine 腭前孔注射法 / ~, booster 激发注射 / ~, Brown-Séquard's; ~ of testicular extract 布朗·塞卡尔氏注射,睾丸浸出液注射 / ~, capillary 毛细管充血 / ~, circumcorneal 角膜周围充血 / ~, coagulation 凝固性注射 / ~, coarse 大血管注射液 / ~, electrode catheter (简作 IEC) 插入电极导管 / ~, endermic; intracutaneous ~ 皮内注射 / ~, epifascial 筋膜上注射 / ~, exciting; sensitizing ~ 致敏性注射 / ~, extra-oral 口外注射法 / ~, fine 小血管注射液 / ~, gaseous 气体注射 / ~, gelatin 明胶注射液 / ~, glucose tolerance test (简作 IGTT) 静脉葡萄糖耐量试验 / ~, greater palatine foramen 腭大孔注射法 / ~, hypertonic saline 高 渗盐水注射液 / ~, hypodermic 皮下注射 / ~, infraorbital foramen 眶下孔注射法 / ~, intracardiac 心内注射 / ~, intracutaneous ~; intradermal ~; intradermic ~ 皮内注射 / ~, intramuscular 肌肉注射 / ~, intraocular 眼球内注射 / ~, intra-oral 口内注射法 / ~, intrapleural 胸膜腔注射 / ~, intrauterine 子宫内注射 / ~, intravascular 血管注射 / ~, intravenous 静脉注射 / ~, intravesical 膀胱注射 / ~, intrazygomatic pterygoid process 翼腭突注射法 / ~, jet 喷射注射 / ~, mandibular 下颌注射 / ~, maxillary tuberosity 上颌结节注射法 / ~, nesal 鼻内注射 / ~, opacifying 造影注射 / ~, opaque 造影注射(解剖或显微镜检用) / ~, oval foramen 卵圆孔注射法 / ~, parenchymatous 主质内注射 / ~, peritoneal 腹膜腔注射 / ~, preparatory; sensitizing ~ 准备性注射,致敏性注射 / ~, preservative 防腐性注射 / ~, pterygomandibular 翼下颌注射法 / ~, pterygopalatine canal 翼腭管注射法 / ~, pterygopalatine fossa 翼腭凹注射法 / ~, rectal 直肠注射 / ~, saline 盐水注射 / ~, Schlösser 施勒塞氏注射(酒精注射三叉神经治疗三叉神经痛) / ~, sclerosing 硬化性注射 / ~, sclerosing agent 硬化剂注射 / ~, sensitizing 致敏性注射 / ~, sodium morrhuate 鱼肝油酸钠注射液 / ~, subconjunctival 结膜下注射 / ~, subcutaneous; hypodermic ~ 皮下注射 / ~ of temporomandibular joint , intra- articular 颞下颌关节囊内注射 / ~, urethral 尿道注射 / ~, vaginal 阴道注射

injector *n*. 注射器

injectron *n*. 高压转换管

injure *vt*. 损伤

injury *n*. 伤,损伤 ‖ ~, abdominal 腹部损伤 / ~ of alveola process 牙槽突损伤 / ~ of alveolar bone 牙槽骨损伤 / ~, atmospheric blast 大气冲击波损伤 / ~, back 背部损伤 / ~, birth 产伤 / ~, bladder 膀胱损伤 / ~, blast 冲击波损伤 / ~, brain 脑损伤 / ~, cauda equina 马尾损伤 / ~, cervicular vascular 颈部血管损伤 / ~, cold 冻伤 / ~, crush 挤压伤 / ~, current (简作 IC) 损伤电量(心电) / ~ of deciduous teeth 乳牙损伤 / ~, decompression 减压损伤,减压病 / ~, egg-white; biotin deficiency 生物素缺乏 / ~ of facial bone 面骨损伤 / ~ of facial nerve 面神经损伤 / ~ of facial soft tissue 面部软组织损伤 / ~, gallbladder 胆囊损伤 / ~, Goyrand's; pulled elbow 古瓦朗氏损伤,牵引肘,桡骨头半脱位 / ~, gunshot 枪弹伤 / ~, high-explosive 爆炸伤 / ~ of hypoglossal nerve 舌下损伤 / ~, industrial 工业损伤 / ~, interior alveolar nerve 下齿槽神经损伤 / ~, internal 内部损伤 / ~, kidney 肾损伤 / ~, light 光射损伤[眼] / ~, lingual 舌损伤 / ~, lingual nerve 舌神经损伤 / ~, liver 肝损伤 / ~, mandibular firearm 下颌火器伤 / ~, maxillofacial 颌面部损伤 / ~, maxillofacial war 颌面战伤 / ~ of mouth 口腔损伤 / ~ of neck war 颈部战伤 / ~ in new born facial nerve 新生儿面神经损伤 / ~ of nose cold 鼻冻伤 / ~ occupational 职业性损伤 / ~ of palate 腭损伤 / ~, parathyroid 甲状旁腺损伤 / ~ of pharynx 咽损伤 / ~, potential 损伤电位 / ~, prostate 前列腺损伤 / ~, recurrent nerve 喉返神经损伤 / ~, renal 肾损伤 / ~ of salivary gland 涎腺损伤 / ~, seriousness scale (简作 ISS) 创伤严重程度等级 / ~, shell 弹片伤 / ~, sound 声震损伤 / ~, spinal 脊髓损伤 / ~, spinal, unilatral 单侧性脊髓损伤 / ~, steering-wheel 驾驶盘损伤 / ~ of teeth 牙齿损伤 / ~ of temporomandibular joint 颞下颌关节损伤 / ~ of tongue 舌损伤 / ~, traffic 交通损伤 / ~, ureteral 输尿管损伤 / ~, urethral 尿道损伤 / ~, visceral 内脏损伤 / ~, war 战伤

injustice *n*. 非正义;不公开

ink *n*. 墨汁,墨水 *vi*. 用墨水描

Ink marble wasp [动药] 阿勒颇没食瘿蜂

inkling *n*. 暗示;微觉

in-knee *n*. 膝外翻

Inkoo bunyavirus 英库本扬病毒

Inkoo virus 英库病毒

INL 内核层 (见 inner nuclear layer)

inlaid *a*. 镶嵌的

inland *a*. 内地的;国内的

inlay *n*. ①嵌体 ②内置[法],嵌入法 ‖ ~, acrylic 丙烯酸脂嵌体 / ~, alloy 合金嵌体 / ~ Ames 艾姆斯氏嵌体(用金或铂制备) / ~, baked-porcelain 烤瓷嵌体 / ~, bone 骨内置[法] / ~, cast; gold ~ 金嵌体 / ~, epithelial 上皮内置[法] / ~, gold 金嵌体 / ~, gold shell 金壳嵌体 / ~, porcelain 瓷嵌体 / ~, wax 蜡型嵌体 / ~, window 窗嵌体

inlet *n*. 入口,进[水]口 ‖ ~, pelvic 骨盆入口,骨盆上口 / ~, valve (简作 IV) 进气(水)阀

in-line *a*. 一列式的,串联式的;在线中的,在线的,联机的 ‖ ~ instrument 在线仪器

INM 海军医学研究所(英国)(见 Institute of Naval Medicine)

Inman's disease [Thomas 英医师 1820—1876] 英曼氏病,肌痛

inmate *n*. 同住者;(精神病院等)被收容者;(医院的)住院者

INMI 微生物研究所(苏)(见 Institute for Microbiology)

inmost *a*. 最内的,最深入的;内心深处的

INMT 咪唑 – N – 甲基转移酶（见 imidazole- N-methyt ansferase）
INN international nonproprietary names（for Pharmaceutical Substances）国际非专有药物名称，国际非专利药名（世界卫生组织）/ isoimmune neonatal neutropenia 自身免疫性（同族免疫性）新生儿中性粒细胞减少症 / terbutaline 间羟舒喘宁（一种 β 受体兴奋剂有扩张支气管、兴奋心脏作用）
innate *a*. 先天的，生来的 ‖ ~ immunity 天然免疫 / ~ release mechanism（简作 IRM）先天性释放机理
inner *a*. 内部的，里面的；内心的；精神的 ‖ ~ acrosomal membrane 顶体内摸 / ~ canthus 内眦 / ~ capsid 内衣壳 / ~ catheter 内导管 / ~ cell mass ①囊胚内的细胞团（日后胚胎发育的始基）②内细胞群（胚泡腔内一端的一群细胞）/ ~ cell mass（简作 ICM）内细胞群 / ~ cell 内细胞 / ~ chiasma 内［神经］交叉 / ~ complex 内络合物，螯合物 / ~ cone fiber 内锥纤维 / ~ duct 内膜 / ~ ear 内耳 / ~ enamel epithelium（简作 IEE）内釉上皮内层，釉上皮内层 / ~ enamel epithelium 内釉质上皮 / ~ filter effect 内滤光效应 / ~ fovea 内凹（视网膜中心凹）/ ~ hair cell（简作 IHC）内毛细胞 / ~ labia 小阴唇 / ~ limiting membrane 内界膜 / ~ lip 内唇 / ~ membrane 内膜 / ~ most electron shell 最内电子壳层 / ~ nuclear layer（简作 INL）内核层 / ~ orbit 内［层］轨道 / ~ ovariolar sheath 卵巢膜内层 / ~ pectoral fin sinus 胸鳍内［淋巴］窦 / ~ phalangeal cell 内指状细胞 / ~ pillar cell 内柱细胞 / ~ plexiform layer 内网织层 / ~ radiafon zone（简作 IRZ）内辐照区 / ~ reflector 内部反射层 / ~ segment 内节 / ~ shell membrane of fowl's egg［动药］凤凰衣 / ~ toe 内趾 / ~ volume 内水体积
innermost *a*. 最里面的，最深出处的
inner-shell *n*. 内壳层 ‖ ~，electron 内壳层电子 / ~，ionization 内壳层电离［作用］
innervate *vt*. 使受神经支配
innervatioinal hyperphoria 神经支配性上隐斜
innervation *n*. 神经支配，神经分布 ‖ ~，double 双重神经支配 / ~，extrinsic 外来神经支配 / ~，reciprocal 交互神经支配 / ~，sympathetic 交感神经支配
innervational esophoria 神经支配性内隐斜，强直性内隐斜
innervational exophoria 神经支配性外隐斜
innervational myopia 神经支配性近视
innervational strabismus 神经支配性斜视
innidiation *n*. 移生，移地发育
innminatum *n*. 无名骨，髋骨
innocence *n*. 无罪；单纯；无知；无害；良性
innocent *a*. 良性的，无害的
Innocua *n*. 无毒蛇
innocuous *a*.（harmless）无害的，良性的
innominatal *a*. 无名的
innominate *a*. 无名的 ‖ ~ gland 无名腺（下泪腺）
innominatum *n*. 无名骨，髋骨
Innominatus Prevot［拉］*n*. 未定名菌属 ‖ ~ albus Prevot［拉］白色未定名菌 / ~ bombycis Hauduroy et al.［拉］蚕病未定名菌 / ~ danicus Prevot［拉］火炬未定名菌 / ~ leguminiperdus（von Oven）Hauduroy et al.［拉］毁豆未定名菌 / ~ morulans Prevot［拉］桑葚未定名菌 / ~ theae（Hori）Hauduroy et al. 茶未定名菌
innotate *a*. 无斑纹的
innovate *vi*. 革新，创新，变革
innovation *n*. 革新，创新，新方法
innovator *n*. 革新者，创新者
innoxious *a*. 无害的
innrt web 内蹼
innumerable *a*. 无数的，数不清的
innutrition *n*. 营养缺乏
ino-［构词成分］纤维
INO internuclear ophthalmoplegia 核间眼肌麻痹 / Irish Nurses' Organization 爱尔兰护士组织
inoblast *n*. 成结缔［组］织细胞，成纤维细胞
inobservance *n*. 忽视，违反
inobservant *a*. 忽视的，违反的
inocarcinoma *n*. 纤维癌，硬癌
inoccipitia *n*.［脑］枕叶缺失
inochondritis *n*. 纤维软骨炎
inochondroma *n*. 纤维软骨瘤
inocomma 肌节
Inocoterone［商名］*n*. 伊诺特隆（皮肤科用药）
inocula（单 inoculum）*n*. 接种物
inoculability *n*. 可接种性
inoculable *a*. 可接种的
inoculate *vt*. 接种；预防注射
inoculation *n*. 接种 ‖ ~，aseptic 无菌接种 / ~，bacterial 菌苗接种 / ~，curative 治疗接种 / ~，cutaneous 皮肤接种 / ~，preventive；prophylactic ~ 预防接种 / ~，protective 防御接种 / ~，provocative 诱发接种 / ~，side-to-side 双边接种 / ~，simultaneous 同时接种 / ~，stab 针刺接种 / ~，streak 划线接种 / ~，vaccine 疫苗接种，菌苗接种
inoculative *a*. 接种的；预防注射的
inoculator *n*. 接种者；注射者；接种器
inoculator *n*. ①接种员 ②接种器
inoculum（复 inocula）［拉］*n*. 接种物
inocystoma *n*. 纤维囊肿
inocyte *n*. 纤维细胞
inodorous *a*. 无香味的，无气味的
ino-endothelioma *n*. 纤维内皮瘤
ino-epithelioma *n*. 纤维上皮瘤，纤维上皮癌
inoffensive *a*. 无害的，不伤害人的；不令人讨厌的
Inogatran［商名］*n*. 伊诺加群（凝血酶抑制药）
inogen *n*. 肌收缩原
inogenesis *n*. 纤维组织形成
inogenous *a*. 纤维组织原的
inoglia *n*. 纤维胶质
inohymenitis *n*. 纤维膜炎
inoization constant of water（简作 Kw）水的电离常数
inoleiomyoma *n*. 纤维平滑肌瘤
Inolimomab［商名］*n*. 伊诺莫单抗（免疫抑制药）
inolith *n*. 纤维石
inoma *n*. 纤维瘤
inomyoma *n*. 纤维肌瘤
inomyositis *n*. 纤维肌炎
inomyxoma *n*. 纤维黏液瘤
inoneuroma *n*. 纤维神经瘤
inopectic *a*. 血液自凝性的
inoperable *a*. 不能手术的，不宜手术的
inoperative *a*. 不起作用的；不生效的
inopexia *n*. 血液自凝性
inophlogosis *n*. 纤维织炎
inophragma *n*. 基膜
inopolypus *n*. 纤维［性］息肉
inordinate *a*. 紊乱的，不规则的；无节制的，过度的
inordinately *ad*. 紊乱地，不规则地；无节制地，过度地
inorganic *a*. 无机的，非活性的 ‖ ~ heparin complex（简作 IHC）非活性肝素复合物 / ~ phosphorus（简作 IP）无机磷 / ~ pyrophosphatase 无机焦磷酸酶
inorgoxydant *n*. 无机［质］氧化菌
inorrhabdomyoma *n*. 纤维横纹肌瘤
inoscleroma *n*. 纤维织硬结
inosclerosis *n*. 纤维织硬化
inoscopy *n*. 纤维质消化检查
inosculance *n*. 吻合，连合
inosculate *vt*., *vi*. 吻合，连合
inosculating ①网结的，连结的 ②吻合，连合
inosculation *n*. 吻合，连合
inose *n*. 肌醇，环已六醇
inosemia *n*. ①肌醇血 ②纤维蛋白血
inosinate *n*. 肌苷酯（1998 年 CADN 的规定，在盐或酯与加合物之命名中，使用此项名称）
Inosine［商名］*n*. 肌苷（保肝药）
inosine *n*. 肌甙，次黄［嘌呤核］甙 ‖ ~，diphosphate（简作 IDP）二磷酸肌甙，二磷酸次黄嘌呤核甙 / ~，monophosphate（简作 IMP）一磷酸肌甙，肌甙酸 / ~，triphosphatase（简作 ITP）肌甙三磷酸酶，次黄嘌呤核甙三磷酸酶 / ~，triphosphate（简作 ITP）三磷酸肌甙
inosine-5-phosphate dehydrogenase 肌核苷 – 5 – 磷酸盐脱（去）氢酶
inosinephosphorylase *n*. 肌甙磷酸化酶
inosinic acid 次黄（嘌呤核）苷酸，肌苷酸
inosinic acid pyrophosphorylase 肌苷磷酸酶
inosinicase *n*. 次黄核苷酸酶，肌苷酸酶
inosiplex（inoprinosine）*n*. 异丙基苷
inosis（inogenesis）*n*. 纤维组织形成
inosite（inositol）*n*. 肌醇，环已六醇
inositide *n*. 肌醇化物
inositis *n*. 纤维织炎
Inositol［商名］*n*. 肌醇（维生素类药）‖ ~，Nicotinate［商名］烟酸肌醇（周围血管扩张药）

inositol *n*. 肌醇,环已六醇 ‖ ~, triphosphate(简作 ITP)肌醇三磷酸盐
inositoluria(inosituria) *n*. 肌醇尿
inosituria *n*. 肌醇尿
inosteatoma *n*. 纤维脂瘤
inostosis *n*. 骨质再生
inosuria *n*. ①肌醇尿 ②纤维蛋白尿
inotagma *n*. 肌细胞收缩线
inotropic *a*. 影响收缩力的,变力的(心神经纤维) ‖ ~, effect 收缩能效应 / ~, negatively 减弱收缩力的 / ~, positively 增强收缩力的
inotropism *n*. 肌收缩力变化,变力性
Inoue virus 伊诺病毒
in-out box 输入—输出盒
Inoviridae *n*. 丝形病毒科
Inovirus *n*. 丝形病毒
INP Institute of Nuclear Physics 核物理学会 / interpenetrating network plymer 互穿网状聚合物 / intracellular negative potential 细胞内负电位
inpacted feces 嵌顿粪便
INPADOC 国际专利文献中心(见 International Patent Documentation Center)
inpatient *n*. 住院病人 *a*. 住院病人的 ‖ ~ department(简作 IPD)住院处 / ~ multidimensional psychiatric scale(简作 IMPS)住院病人多元精神病学评定尺度 / ~ multidimensional rating scale(简作 IMRS)住院病人多项测定标准 / ~ unit(简作 IPU)住院单位
INPC 异丙基–N–苯基氨基甲酸酯(见 isopropyl- N-phenylcarbamate)
INPCNS 中枢神经系统的信息处理(见 information proeessing in the central nervous system)
INPH 磷酸异丙异烟肼(抗结核药)(见 iproniazid phosphate)
in-phase *a*. 同相的 ‖ ~ signal 相同信号
Inpoxvirus subgroup 昆虫痘病毒亚群
INPRCNS 中枢神经系统的信息处理(见 information processing in the central nervous system)
input *n*. 输入;输入端 ‖ ~ block 输入块 / ~ checking equipment(简作 ICE)输入校验设备 / ~ circuit(简作 IC)输入电路 / ~ count 输入计数 / ~ data 输入数据 / ~ device 输入设备 / ~ function 输入函数 / ~ impedance 输入阻抗 / ~ impedance 输入阻抗 / ~ instruction 输入指令 / ~ offset current 输入补偿电流 / ~ output 输入—输出 / ~ output control(简作 IOC)输入输出控制 / ~ output control center(简作 IOCC)输入输出控制中心 / ~ output control command(简作 IOCC)输入输出控制指令 / ~ output control program(简作 IOCP)输入输出控制程序 / ~ output control system(简作 IOCS)输入输出控制系统 / ~ output converter(简作 IOC)输入输出转换器 / ~ output processor(简作 IOP)输入输出处理机 / ~ output register 输入输出寄存器 / ~ potential 输入电位 / ~ power(简作 IP)输入功率 / ~ screen 输入屏 / ~ select 输入选择 / ~ signal 输入信号 / ~ terminal 输入端 / ~ translator(简作 IT)输入翻译器程序 / ~ window 输入窗
input / output programming system(简作 IOPS)输入输出程序设计系统
input / output register(简作 IOR)输入输出寄存器
input / output supervisor(简作 IOS)输入输出管理程序
INPV 间歇性的负压辅助换气(见 intermittent negative-pressure assisted ventilation)
inquest *n*. 验尸 ‖ ~, coroner's 验尸,检验
inquiline *n*. 寄食生物
inquilinism *n*. 寄食现象;寄食作用
inquilinous *a*. 寄食的,客居的
inquination *n*. 污染,感染
inquire *vi*. 询问;调查 *vt*. 问,打听;调查 ‖ ~ after 问起(某人)的健康(或生活)的情况 / ~ for 询问;要见
inquirer *n*. 询问者;调查人
inquiry *vt*. 询问;调查;探究
inquisition *n*. 调查,审问
INR 国际麻醉剂报道(见 International Narcotic Report)
INRC 国际麻醉剂研究学会(见 International Narcotic Research Conference)
INREM 内放射剂量(以雷姆单位计)(见 internal radiation dose in rem units)
inructation *n*. 咽气声
inrush *n*. 流入,涌入
ins inches 英寸 / inspection 检查,检验,望诊 / insulator 绝缘体,隔热体 / insurance 保险
INS idiopathic nephrotic syhdrom 特发性肾病综合征 / insertion 插入 / insula 岛,胰岛 / iodine number and saponification number factor 碘值与皂化值因数 / ion neutralization spectroscopy 离子中和(电子)光谱学
insaccation *n*. 围囊[现象](包于囊内)
insalivate *n*. 混涎,和涎
insalivation *n*. 混涎作用
insalubrious *a*. 有碍卫生的,有碍健康的
insane *a*. 精神错乱的
insanitary *a*. 不卫生的
insanity *n*. 精神病 ‖ ~, acquired 后天性精神病 / ~, adolescent; dementia praecox 青年期精神病,早发性痴呆 / ~, affective; affective psychosis 情感性精神病 / ~, alcoholic 酒毒性精神病 / ~, alternating; manic-depressive psychosis 循环性精神病,躁狂抑郁性精神病 / ~, anemic 贫血性精神病 / ~, anticipatory 早发性精神病 / ~, Basedowina 巴塞多氏病性精神病 / ~, choreic; Huntington's chorea 舞蹈病性精神病,杭廷顿氏舞蹈病 / ~, circular; cyclic ~ 循环性精神病 / ~, climacteric; involutional melancholia 更年期精神病,衰老期忧郁症 / ~, communicated; folie à deux 感应性精神病,双人精神病 / ~, compound 混合精神病 / ~, compulsive 强迫性精神病 / ~, concurrent 并发精神病 / ~, confusional 惑乱性精神病 / ~, congenital 先天性精神病 / ~, consecutive 继发性精神病 / ~, constitutional 体质性精神病 / ~, cyclic; circular ~ 循环性精神病 / ~, degenerative 变质性精神病 / ~, delusional 妄想性精神病 / ~, depressive 抑郁性精神病 / ~, deuteropathic 病后精神病 / ~, diabetic 糖尿病性精神病 / ~, diathetic 素质性精神病 / ~, double 双人精神病 / ~, doubting 猜疑性精神病 / ~, drug 药物性精神病 / ~, emotional; affective psychosis 情感性精神病 / ~, epidemic 流行性精神病 / ~, erotic 色情精神病 / ~, feigned 诈癫,伪装精神错乱 / ~, hereditary 遗传性精神病 / ~, homochronous 同年龄性精神病 / ~, hysteric; anxiety hysteria 癔病性精神病,焦虑性癔病 / ~, ideal 观念性精神病 / ~, idiophrenic 脑病性精神病 / ~, imitative 模仿性精神病 / ~, imposed 感应性精神病 / ~, impulsive 冲动性精神病 / ~, induced 感应性精神病 / ~, intermittent; cyclic ~ 循环性精神病 / ~ of lactation 授乳期精神病 / ~, manic-depressive 躁狂抑郁性精神病,躁郁病 / ~, melancholic 忧郁性精神病 / ~, moral 悖德精神病 / ~, myxedematous 黏液水肿性精神病 / ~, neurasthenic 神经衰弱性精神病 / ~, notional 意念性精神病(旧名,包括精神分裂症及神经官能症) / ~, perceptional 知觉性精神病 / ~, periodic 循环性精神病,定期精神错乱 / ~, polyneuritic; Korsakoff's syndrome 多神经炎性精神病,科尔萨科夫氏综合征 / ~ of pregnancy 妊娠[期]精神病 / ~, primary 原发性精神病 / ~, pubescent 青春期精神病 / ~, puerperal 产后精神病 / ~, recurrent 间歇性精神病 / ~, religious 宗教性精神病,宗教狂 / ~, reproductive 胎产期精神病,产褥期精神病 / ~, senile 老年精神病 / ~, simultaneous; folie à deux 感应性精神病 / ~, solar 日射性精神病 / ~, stuporous 木僵性精神病 / ~, surgical 手术后精神病,外科性精神病 / ~, thyrogenous 甲状腺精神病 / ~, toxic; toxic psychosis 毒物性精神病 / ~, transitory 一时性精神病 / ~, traumatic 外伤性精神病 / ~, volitional 意志性精神病
insatiability *n*. 贪食不饱,不饱症
insatiable *a*. 不能满足的,不饱的
insatiate *a*. 不满足的
inscribe *vt*. 刻(写);题写;牢记,铭记
inscriber *n*. 记录器
inscriptio(复 inscriptiones)(inscription) *n*. ①划 ②药量记载 ‖ ~ tendinea 腱划
inscription *n*. ①划 ②药量记载
INSDOC 全印科学文献中心(印度)(见 Indian National Scientific Documentation Centre)
insect *n*. 昆虫 ‖ ~, active 传病[毒]昆虫 / ~ Biochemistry(简作 IB)昆虫生物化学(杂志名) / ~ bite 昆虫叮咬 / ~, cochineal 胭脂虫 / ~ flower [植药] 除虫菊 / ~ iridescent chloriridoviruses 3-5, 7, 8, 11-15 昆虫虹彩绿虹彩病毒 3-5, 7, 8, 11-15 / ~ iridescent iridovirus 1, 2, 6, 9, 10, 16-29 昆虫虹彩虹彩病毒 1, 2, 6, 9, 10, 16-29 / ~ iridescent virus 昆虫虹彩病毒 / ~ iridescent virus group 昆虫虹彩病毒群 / ~ multivoltine 多孢性昆虫 / ~ parvovirus group 昆虫细小病毒 / ~ picornavirus 昆虫小核糖核酸病毒 / ~ pollination 虫媒授粉 / ~ pox viruses 昆虫痘病毒 / ~ sting kit 昆虫叮咬伤包 / ~ vector 昆虫媒介 / ~ wax [植药] 虫白蜡
Insecta *n*. 昆虫纲(隶属于节支动物门 Arthropoda),六足纲
insectan *a*. 昆虫的

insectarium *n*. 昆虫[饲养]室,养虫室
insectary *n*. 养虫室
insect-borne *a*. 昆虫传播的
insect-box *n*. 昆虫盒
insectean *a*. 昆虫的
insect-flower *n*. 除虫菊
insecticida *n*. 杀昆虫剂
insecticidal *a*. 杀昆虫的
insecticide *a*. 杀昆虫的 *n*. 杀昆虫剂 ‖ ~, contact 触杀剂 / ~, fumigant 熏杀剂 / ~, organophosphorus 有机磷杀虫剂 / ~, residual 缓效杀虫剂
insectiform *a*. 昆虫状的
insectifuge *n*. 驱昆虫剂
insectile (insectival) *a*. (似)昆虫的
Insectivora *n*. 食虫目 (隶属于哺乳纲 Mammalia)
insectivorous *a*. 食虫的
insectology *n*. 昆虫学
insectoverdins *n*. 虫绿蛋白
insect-powder *n*. 除虫菊粉
insecure *a*. 不安全的,无保障的
insecurely *ad*. 不安全地,无保障地
insecurity *n*. 不安全感,无保障
inseide *n*. 杀虫剂
inseminate *vt*. 对……施人工授精
insemination *n*. 授精 ‖ ~, artificial 人工授精,人工受孕 / ~, donor (缩 A.I.D.); heterologous ~ 供者人工授精,异配[人工]授精 / ~, homologous (缩 A.I.H.) 丈夫人工授精,同配[人工]授精 / ~, medium 人工授精介质,人工授精培养基
insenescence *n*. 衰老
insensate *a*. 没有感觉的,无知觉的;没有理智的,无情的
insensibility *n*. ①无感觉,麻木 ②人事不省
insensible *a*. ①无感觉的,麻木的 ②人事不省的 ‖ ~ perspiration 不自觉性出汗 / ~ water (简作 IW) 不显性出汗,不感性蒸发水分(生理) / ~ water loss (简作 IWL) 不显性水分丢失 / ~ weight loss (简作 IL) 感觉不到的体重减轻
insensitive *a*. 感觉迟钝的,不灵敏的
inseparable *a*. 分不开的,不可分割的
insert *vt*. 插入,植入 *n*. 插入物 ‖ ~, tube 插入式 X 线管 / ~, x-ray tube 插入式 X 线管
inserted *a*. ①插入的 ②着生的 ‖ ~ gene or DNA fragment 转移基因或 DNA 片段物(一般是指基因改造生物)
inserting tyay 托盘置入法
insertio [拉] (insertion) *n*. 附着 ‖ ~ centralis 中央附着 / ~ excentralis 偏附着 / ~ funiculi umbilicalis 脐带附着 / ~ furcata 叉状附着 / ~ lateralis 侧附着 / ~ marginalis 缘附着 / ~ velamentosa; velamentous insertion 帆状附着(脐带)
insertion *n*. ①插入,植入 ②附着 ‖ ~, element 插入成分 / ~ of muscle 肌附着,肌止端 / ~ mutation 插入突变 / ~ parasol 伞形附着(脐带) / ~ phase delay (简作 IPD) 接入相位延迟 / ~ region 着丝区,插入区 / ~ sequence 插入顺序,插入片段 / ~ sequence (简作 IS) 插入顺序 / ~ sequence 插入序列 (能在质粒与质粒之间,质粒与染色体之间转移位置的一段 DNA)
insertional duplication 插入重复
insertional translocation 插入易位 (易位中的一种,一段染色体插入到另一个非同源染色体上的非末端部位)
insertosome *n*. 插入体,插入序列段
insertron *n*. 插入子,嵌入子
inserts, intramucosal 黏膜内嵌入物
inserts, submucosal 黏膜下嵌入物
in-service education 在职教育
inset *n*. 插入物 *vt*. 插入,嵌入
insheathed *a*. 包于鞘内的,被包的
inshoot wound 射入伤口
inshore *ad*. *a*. 沿海地(的);向海岸地(的)
inside *n*. 里面,内部;内侧 *a*. 里面的,内部的 *ad*. 在里面,在内部 *prep*. 在……的里面,在……之内 ‖ air temperature (简作 IAT) 内部空气温度/ ~ counting 内记数 / ~ indicator 内指示剂 / ~ length (简作 IL) 内长 / ~ of 在……之内;少于 / ~ out 里面翻到外面 / on the ~ 在(或从)里面 / ~ or internal diameter (简作 ID) 内径 / ~ rail 内轨道
inside-outside transition 内—外转变
insidious *a*. 隐袭的 ‖ ~ glaucoma 隐匿性青光眼
insight *n*. 自知力,洞察,顿悟
insignificance (insignificancy) *n*. 无意义,无关紧要
insignificant *a*. 无意义的,无关紧要的
insignificantly *ad*. 无意义地,无关紧要地
insination *n*. 超声作用
insipid *a*. 无味的
insist *vi*. 坚持;坚决要求,定要 *vt*. 坚持;坚决要求
insistence (insistency) *n*. 坚持,坚决主张;坚决要求
insistent *a*. 坚持的;显著的
in-situ keratomileusis 原位角膜磨削术
insolate *vt*. 暴晒
insolation *n*. ①日射病,中暑 ②日光浴 ‖ ~, hyperpyrexial 高热性日射病
insolubility *n*. 不溶性
insoluble *a*. 不溶解的 ‖ ~ enzyme 固相酶 / ~ nitrogen (简作 IN) 不溶氮 / ~ residue (简作 IR) 不溶性残渣,不溶物
insolvable *a*. 不能解决的
insomnia *n*. 失眠[症]
insomniac *n*. 失眠患者
insomnic *a*. 失眠的
insomnious *a*. 失眠的,患失眠症的
insomuch *ad*. 到这样的程度,如此地 ;因为,由于
insonate *vt*. (使)接受超声波
insoral *n*. 苯乙双胍(商品名)
insorfar *ad*. 到这个程度(或范围) ‖ ~ as 在……的限度内,在……的范围内
insorption *n*. 内吸渗(指胃肠道的内含物进入循环血液内)
$InsP_3$ insitol 1, 4, 5-triphosphate 肌醇 1,4,5 – 三磷酸
inspect *vt*. 检查,视察
inspection *n*. ①检查,视察,监督 ②望诊 ‖ ~, antemortem 宰前检查 / ~, postmortem 宰后检查 / ~, sanitary 卫生检查
inspection, palpation, percussion and auscultation (简作 IPPA) 视诊,触诊,叩诊及听诊(望、触、叩、听)
inspectionism *n*. 窥阴癖,窥淫癖
inspector *n*. 检查员,视察员 ‖ ~, General of Hospital (简作 Insp-Gen of Hosp) 总医院总监 / ~, health 卫生检查员 / ~, medical 医务视察员 / ~ of Medical Services (简作 IMS) 医务检查官/ ~, sanitary 卫生检查员
inspector's rejection (简作 IR) 检验员驳回
inspector's report (简作 IR) 检验员报告
inspectoscope *n*. ① 检查镜 ② X 线透视检查仪
INSPEL 国际专业图书馆业务通讯(刊名)(见 International Newsletter of Special Libraries)
inspergation *n*. 撒粉法,扑粉法
inspersion *n*. 撒粉法,扑粉法
Insp-Gen of Hosp 总医院总监(见 Inspector General of Hospital)
inspirate *vt*. 吸气(吸入气体或空气)
inspiration *n*. 吸[气] ‖ ~, active 主动吸[气] / ~, crowing 啼声吸气
inspirator *n*. 注射器,喷注器,吸入器
inspiratory *a*. 吸入性的,吸气的 ‖ ~ capacity (简作 IC) 吸气容积;深吸气量 / ~ center (简作 IC) 吸气中枢 / ~ centre 吸气中枢 / ~ flow rate (简作 IFR) 呼气气流率 / ~ reserve capacity (简作 IRC) 吸气贮气量 / ~ reserve volume (简作 IRV) 吸气储备量;补吸气量 / ~ standstill 吸气停顿
inspiratory-expiratory time ratio (简作 IE) 吸气 / 呼气时间,吸气—呼气时间比
inspire *vt*. 吸入,鼓舞;激起;产生;注入 *vi*. 吸入
inspired vital capacity (简作 IVC) 吸气肺活量
inspiring *a*. 鼓舞人心的
inspirit *vt*. 鼓舞,使振作
inspirium (inspiration) *n*. 吸[气]
inspirometer *n*. 吸气测量器
inspissant *a*. ①使蒸浓的,使浓缩的 ②浓缩剂
inspissate *vt*. (使)蒸浓,(使)浓缩
inspissated *a*. 蒸浓的,浓缩的
inspissation *n*. 蒸浓法,浓缩法
inspissator *n*. 蒸浓器,浓缩器
Insrael Journal of Chemistry (简作 IJC) 以色列化学杂志
Inst installation 设备,装置 / instantaneous 瞬时的,立刻的 / institute 协会,学会;研究所;院,学院 / instruction 说明书;指令 / instrument 仪器,器械
instability *n*. 不稳定性
instable allele 易变等位基因
instable gene 易变基因
instal(l) *vt*. 任命;安装,设置
installation *n*. ①结构,装置,设备 ②设立 ③计算法 ‖ ~, air-intake 进气装置 / ~, area 安装面积 / ~, cable 安装电缆 / ~, drawing 安装图纸 / ~, recommendation 安装维护规则 / ~, ven-

tilation 通风设备
instaminate flower 雌性花
instance *n*. ①优势(精神分析用词)②例证
instant *a*. 紧急的;立即的,直接的;(食品)配制好的 *n*.(某一)时刻;瞬息 ‖ on the ~ 立即,马上 / the ~ 一……(就) / aneous automaticgain control (简作 IAGC) 瞬时自动增益控制 / ~ cornsoya milk (简作 ICSM) 速溶玉米大豆奶 / ~ thermometer 即刻体温表 / ~ untrition assessment (简作 INA) 快速营养评定 / ~ videosubtraction 即刻视频减影[法]
instantaneous *a*. 瞬间的,瞬时的;即刻的,即时的 ‖ ~ neutron 瞬时中子 / ~ neutron pulse 瞬发中子脉冲 / ~ parallax 瞬间视差 / ~ pressure (简作 IP) 瞬间压力 / ~ pressure 瞬时压 / ~ rate of mortality 既时死亡率 / ~ roentgen ratameter 瞬时伦琴率测量仪 / ~ sound particle acceleration [瞬时]声质点加速度 / ~ sound particle displacement [瞬时]声质点移位 / ~ sound particle velocity [瞬时]声质点速度 / ~ speciation 瞬时物种形成 / ~ value 瞬时值,即时值 / ~ valve 瞬时值 / ~ vector 瞬时向量 / ~ velocity 瞬时速度 / ~ velocity profile 瞬时速展剖面图
instantaneously *ad*. 瞬间地,瞬时地;即刻地,即时地
instantly *ad*. 立即,即刻 *conj*. 一……就
instar *n*. 龄[虫](幼虫两次蜕皮之间)
INSTARS 情报存贮与检索系统(见 information storage and retrieval system)
instataneous field of view (简作 IFOV) 瞬时视野,瞬时视界
instauration *n*. 机能初现
instead *ad*. 代替,顶替 ‖ ~ of 代替,而不是……
instep *n*. 足背,足弓
instigate *vt*. 教唆,激励;煽动
instigateor *n*. 唆使者,激励者;煽动者
instigation *n*. 教唆,激励;煽动
instil *vt*. 滴注
instillation *n*. 滴注法;装置,设备 ‖ ~, rectal 直肠滴注法
instillator *n*. 滴注器
instinct *n*. 本能 ‖ ~, death 死亡本能 / ~, ego 自我本能 / ~, herd 群集本能 / ~, life 生命本能 / ~, mother 母性
instinctive *a*. 本能的 ‖ ~ behavior 本能行为
Institut National d' Hygiene (简作 INH) 国立卫生研究所(法)
Institut Royal des Sciences Naturelles de Belgique (简作 IRSNB) 比利时皇家自然科学研究院
institute *n*. 学会,协会;学院,(研究)所;基本原理 *vt*. 建立;制定,开始 ‖ ~ s of medicine 医学基本原理(尤指生理学、病理学及医学教育近缘学科) / ~ of Accident Surgery (简作 IAS) 事故外伤研究所 / ~ for Advanced Computation (简作 IAC) 高级计算机研究所 / ~ for Advancement of Medical Communication (简作 I-AMC) 医学交流促进会 / ~ of Animal Physiology (简作 IAP) 动物生理学研究所(英国) / ~ of Animal Technicians Journal (简作 IATJ) 实验动物技术员学会杂志(英) / ~ of Antibiotics, Warsaw (简作 IAW) 华沙抗生素研究所 / ~ of Applied Microbiology (简作 IAM) 应用微生物研究所 / ~ of Aviation Medicine (简作 IAM) 航空医学研究所 / ~ for Basic Research on Mental Retardation (简作 IBRMR) 精神发育迟缓基础研究所 / ~ of biological products 生物制品研究所 / ~ of British Surgical Technicians (简作 IBST) 英国外科技师学会 / ~ of Cancer Research (简作 ICR) 癌症研究所(英) / ~ of Chemistry (简作 IOC) 化学学会 / ~ for Child Mental Health (简作 ICMH) 儿童精神保健研究所 / ~ of Chiropodists (简作 IC) 手足医师学会(英) / ~ of Computer Technology (简作 ICT) 计算机技术研究所 / ~ for the Crippled and Disabled (简作 ICD) 残疾与伤残者学会 / ~ for Defense Analysis (简作 IDA) 防护分析研究所 / ~ of drugs and biological products assay 药品生物制品检定所 / ~ of drugs assay 药品检验所 / ~ of Educational Research intelligence test (简作 IER test) 教育研究学会智力测验 / ~ of Electrical and Electronics (简作 IEEE) 电气与电子工程师协会 / ~ of Electrical and Electronics Engineers Commputer Society (简作 IEEECS) 电气与电子工程师协会计算机学会 / ~ of Electrical Engineers (简作 IEE) 电气工程师协会(英) / ~ of Environmental Engineers (简作 IEE) 环境保护工程师协会(美) / ~ of Environmental Medicine (简作 IEM) 环境医学研究所 / ~ for Environmental Research (简作 IER) 环境保护研究所(美) / ~ of Epidemiology and Microbiology (简作 IEM) 流行病学微生物学研究所 / ~ of Experimental Medicine and Surgery (简作 IEMS) 实验医学及外科研究所(加拿大蒙特利尔大学) / ~ for Fermentation, Osaka (简作 IFO) 大阪发酵研究所 / ~ of Food Science and Technology (简作 IFST) 食品科学与技术研究所(英) / ~ of Food Technologists (简作 IFT) 食品工艺师学会 / ~ of Gas Technology (简作 IGT) 气体技术研究所 / ~ of Hearing Research (简作 IHR) 听力研究学会(医学研究理事会) / ~ of Hospital Administrators (简作 IHA) 医院管理人员协会 / ~ of Hygiene (简作 IH) 卫生学研究所 / ~ of Information Scientists (简作 IIS) 情报科学工作者学会(英) / ~ for Laboratory Animal Resources (简作 ILAR) 实验动物资源研究所(美国) / ~ of Library Research (简作 ILR) 图书馆学研究所 / ~ of Mathematical Statistics (简作 IMS) 数字统计研究所 / ~ of Medical and Veterinary Science (简作 IMVS) 医学和兽医学学会(澳大利亚) / ~ of Medical Laboratory Technology (简作 IMLT) 医学实验室技术研究所(英) / ~ of Medical Laboratory Technology Gazette (简作 IMLTG) 医学实验室技术研究所学报 / ~ for Medical Research (简作 IMR) 医学研究会(全国老年研究所) / ~ of Medicine (简作 IM) 医学研究所(全国科学院) / ~ of Medicine of Chicago (简作 IMC) 芝加哥医学会(美) / ~ of Microbiology (简作 INMI) 微生物研究所(苏) / ~ of Microbiology, Cxechoslovak Academy Sciences (简作 IMCAS) 捷克科学院微生物研究所 / ~ for Muscle Disease (简作 IMD) 肌病研究所 / ~ of Naval Medicine (简作 INM) 海军医学研究所(英国) / ~ for New Antibiotics (简作 INA) 新抗生素研究所(苏) / ~ of Nuclear Physics (简作 INP) 核物理学会 / ~ of occupational health and diseases 职业病防治院 / ~ of Operation Theatre Technicians (简作 IOTT) 手术教室技师协会(英) / ~, Pasteur (简作 IP) 巴斯德研究所(法) / ~ of Pharmacologic Research (Milan) (简作 IPR) 药理学研究所(米兰) / ~ of Physical Medicine and Rehabilitation (简作 IPMR) 物理医学(理疗)与康复学会 / ~ of Physics Neutron Scattering Group (简作 IOPNSG) 物理研究所中子散射小组 / ~ of Plasma Physics (简作 IPP) 等离子物理研究所(德) / ~ of Psycho- Analysis (简作 IP-A) 精神分析学会(英) / ~ of Public Health Engineers (简作 IPHE) 公共卫生工程师学会 / ~ of Radiation Medicine (简作 IRM) 放射医学研究所 / ~ of Radiation Physics (简作 IRP) 放射物理学会 / ~ of Radiotherapy and Oncology (简作 IRO) 肿瘤与放射协会(澳大利亚) / ~ du Radium (简作 IR) 放射线研究所(加拿大) / ~ de Recherched d' Informatique et d' Automatique (简作 IRIA) 信息自动化研究所(法) / ~ of Rehabilitation Medicine (简作 IRM) 康复医学会 / ~ for Research in Hypnosisi (简作 IRH) 催眠研究学会 / ~ of Research on Mental Retardation (简作 IRMR) 精神发育迟缓研究会 / ~ of Sanitation Management (简作 ISM) 环境卫生管理协会 / ~ for Scientific Information (简作 ISI) 科学情报研究所(美) / ~ for Scientific Judgment (简作 ISJ) 科学鉴定学会 / ~ of Sewage Purification (简作 ISP) 污水净化研究所 / ~ of society , Ethics and the Life Sciences (简作 ISELS) 社会学,伦理学与生命科学学会 / ~ for tte Study of Mental Retardation and Related Disabilities (简作 ISMRRD) 精神发育迟缓及有关劳动能力丧失研究会 / ~ of Surgical Research (简作 ISR) 外科研究会 / ~ of Water Pollution Control (简作 IW-PC) 水污染控制学会(英)
Institutefor Research on Animal Disease (简作 IRAD) 动物疾病研究学会
institutes *n*. 基本原理 ‖ ~ of medicine 医学基本原理(旧名,指生理学、病理学及近缘学科)
Institutes of Environmental Sciences (简作 IES) 环境科学研究所
institution *n*. ①机关,机构 ②设施 ‖ ~, bulletin (简作 IB) 通报;说明书 / ~, child 儿童机构 / ~ of Computer Sciences (简作 ICS) 计算机科学协会(英) / ~, medical 医疗机构 / ~ of Sanitary Engineers (简作 ISE) 环境卫生工程师学会
Institutional Research Council (简作 IRC) 公共事业研究委员会(美)
institutionalization *n*. 收容入院(常为精神病患者);适应收容环境(长期住院的患者过多依赖医院的一套常规制度,因而他们独立活动的意志也就逐渐减少)
Instituto de Medicos Especialistas (简作 IME) 特种医学研究所(巴西)
Instr instructor 教师,讲师 / instrument 仪器,器械 / instrumental 仪器的,器械的
instrtuction countre (简作 IC) 指令计数器
instruct *n*. 教,指导;指示
instruction *n*. 教学,教育;指导,指示;[复]用法说明;(计算机)指令 ‖ ~, address register (简作 IAR) 指令地址寄存器 / ~, code (简作 IC) 指令码 / ~, register (简作 IR) 指令寄存器 / ~, tooth-brushing 刷牙指导
instructional television fixed service (简作 ITFS) 电视教育固定服务(站)
instructive *a*. 教育的,指导性的;有教益的,有启发的 ‖ ~ theory 指令学说
instructively *ad*. 教育地,指导性地;有教益地,有启发地
instructor *n*. 指导者,教师;(美)大学讲师
instrument *n*. 器械,仪器 ‖ ~, cleftlip 唇裂手术器械 / ~, cone-

socket 锥孔器械 / ~, curettage 刮治器 / ~, cutting 切器 / ~, electric dental 电牙医器械 / ~, electric dental 电牙医器械 / ~, Feleki's 费累基氏器(前列腺按摩器) / ~, hand 手用器械 / ~, holding 握器 / ~, instruments, diagnostic 诊断器械 / ~ for operation on jaw 颌骨手术器械 / ~, plastic 成形质充填器 / ~, Society of America(简作 ISA)美国仪器学会 / ~, splitting 分解器 / ~, stitching 缝合器 / ~, surgical 外科器械 / ~, test repair laboratory(简作 ITRL)仪器检测修理实验室 / ~ for tooth filling 芽体充填器械 / ~, ultraspeed rotary 超高速转磨器 / ~ for uranoplastry 腭裂手术器械

instrumenta cibaria 口器

instrumental *a*. 器械的 ‖ ~ cholangiography 器械性胆管造影[术] / ~ conditioning 器械条件反射建立 / ~ error 仪器误差 / ~ myopia 器械性近视 / ~ neutron activation analysis(简作 INAA)中子仪器活化分析 / ~ parallax 仪器视差

instrumentality *n*. 手段,工具

instrumentarium *n*. 全套器械,特组器械

instrumentation *n*. 器械用法,器械操作法;测试设备;手段 ‖ ~, digital online transcriber(简作 IDIOT)数字联机转录装置 / ~, hand 手用器械操作法 / ~ for Medicine Inc(简作 IFM)医疗器械有限公司 / ~, laboratory(简作 IL)仪器测试实验室

insubstantial *a*. 无实质的,非实在的;薄弱的

insuccation *n*. 浸渍

insudate *n*. 蓄积物

insudation *n*. 蓄积

insufferable *a*. 难以忍受的

insufficiency *n*. ①机能不全 ②闭锁不全,关闭不全 ‖ ~, active 肌运动机能不全 / ~, adrenal; Addison's disease 肾上腺机能不全,阿狄森氏病 / ~, aortic 主动脉瓣闭锁不全 / ~, capsular; hypoepinephry 肾上腺机能不全,肾上腺机能减退 / ~, cardiac 心肌机能不全 / ~, circulatory 循环机能不全 / ~, convergence 集合不足 / ~ of externi 眼外直肌机能不全 / ~ of eyelids 眼睑机能不全 / ~, gastric; gastromotor ~ 胃运动机能不全,胃肌无力 / ~, hepatic 肝机能不全 / ~ of interni 眼内直肌机能不全 / ~, mitral 二尖瓣闭锁不全 / ~, muscular; muscular incompetence 肌机能不全 / ~, myocardial 心肌机能不全 / ~, myovascular 心血管机能不全 / ~, ocular 眼肌力不全 / ~, palatal [软]腭闭锁不全 / ~, pancreatic 胰腺机能不全 / ~, parathyroid; hypoparathyroidism 甲状旁腺机能减退 / ~, pituitary 垂体机能不全 / ~, pluriglandular 多腺机能不全 / ~, proteopexic; hemoclastic crisis 血液崩解危象 / ~, pseudoaortic 假性主动瓣闭锁不全 / ~, pulmonary 肺动脉瓣闭锁不全 / ~, pyloric 幽门关闭不全 / ~, relative 相对性机能不全 / ~, renal 肾机能不全 / ~, thyroid; hypothyroidism 甲状腺机能减退 / ~, tricuspid 三尖瓣闭锁不全 / ~, uterine 子宫机能不全 / ~ of valves; valvular ~ 心瓣闭锁不全 / ~, velopharyngeal 腭咽闭锁不全,腭咽机能不全 / ~, venous 静脉机能不全

insufficient *a*. 不足的,不够的;不适当的;功能不全的

insufficient sample(简作 IS)不足量样品

insufficientia(insufficiency; incompetence) *n*. ①机能不全 ②闭锁不全,关闭不全 ‖ ~, vertebrae 脊柱机能不全

insufficiently *ad*. 不足地,不够地;不适当地;功能不全地

insufflate *vt*. 吹入

insufflation *n*. ①吹入法,注气法 ②吹入剂 ‖ ~, cranial 颅内注气 / ~, endopharyngeal 咽内吹入法 / ~, endotracheal; intratracheal ~ 气管内吹入法 / ~ of Eustachian tube 咽鼓管鼓气法 / ~ of Fallopian tube 输卵管鼓气法,输卵管吹气术 / ~, intratracheal 气管内吹入法 / ~ of lungs 肺吹气法 / ~, mouth-to-mouth 口对口吹气法 / ~, oxygen 注氧法 / ~, perirenal 肾周注气法 / ~, tubal; Rubin's test 输卵管通气法,鲁宾氏试验

insufflator *n*. 吹入气

insula(复 insulae) *n*. ①岛 ②脑岛 ‖ ~ lactea; maculae albidae [乳]白斑(见于尸体腹膜) / ~, Langerhans' 朗格罕氏岛,胰岛 / ~ tendinea; maculae albidae [乳]白斑(见于尸体腹膜)

insular *a*. ①岛的 ②胰岛的 ③脑岛的 ‖ ~ cell-surface antibody(简作 ICSA)胰岛细胞表面抗体 / ~ cellular antibody(简作 ICA)胰岛细胞抗体 / ~ scotoma 孤立性暗点,岛屿状暗点

insularine *n*. 海岛锡生藤碱

insular-pancreatotropic *a*. 促胰岛的

insulatard NPH 低精蛋白锌胰岛素混悬液(isophane insulin suspension)制剂的商品名

insulate *vt*. 绝缘

insulating core transformer(简作 ICT)绝缘芯转换器

insulating oil 绝缘油

insulation *n*. 绝缘[电]

insulator *n*. 绝缘体 ‖ ~, laminated 胶质绝缘纸

insulin *n*. 胰岛素 ‖ ~, amorphous 无定形胰岛素 / ~, Argine [商名] 精氨胰岛素(降血糖药) / ~, autoantibody(简作 IAA)胰岛素自身抗体 / ~, autoimmune syndrome(简作 IAS)胰岛素自身免疫综合征 / ~, coma therapy(简作 ICT)胰岛素昏迷疗法 / ~, crystalline 结晶胰岛素 / ~, Defalan [商名] 地法胰岛素(降血糖药) / ~, depot 贮存胰岛素(商品名,精蛋白锌胰岛素悬液) / ~, Einheit [德](简作 IE)胰岛单位 / ~, globin 珠蛋白胰岛素 / ~, globin zinc 珠蛋白锌胰岛素 / ~, histone zinc 组蛋白锌胰岛素 / ~, histone 组蛋白胰岛素 / ~, Human [商名] 人胰岛素(降血糖药) / ~, independent diabates(简作 IID)不依赖胰岛素型糖尿病 / ~, infusion pump 胰岛素输注器 / ~, isophane 低精蛋白锌胰岛素(一种中效胰岛素) / ~, lente 慢胰岛素(中效的胰岛素锌悬液) / ~, like growth factor 类胰岛素生长因子 / ~, Lispro [商名] 赖脯胰岛素(降血糖药) / ~, NPH; isophane ~ 低精蛋白锌胰岛素(一种中效胰岛素) / ~, oral; peroral ~ 口服胰岛素 / ~, pectin 果胶胰岛素 / ~, plant; glucokinin 植物胰岛素,激糖素 / ~, protamine calcium 精蛋白钙胰岛素 / ~, protamine zinc 精蛋白锌胰岛素(一种长效胰岛素) / ~, protamine; ~ protaminate 精蛋白胰岛素 / ~, receptor 胰岛素受体 / ~, releasing test(简作 IRT)胰岛素释放试验 / ~, resistance 胰岛素抵抗 / ~, resistance diabetes(简作 IRD)胰岛素拮抗性糖尿病 / ~, semilente 半慢胰岛素(短效的胰岛素锌悬液) / ~, sensitivity index(简作 ISI)胰岛素敏感指数 / ~, sensitivity test(简作 IST)胰岛素敏感性试验 / ~, shock therapy(简作 IST)胰岛素休克疗法 / ~, shock 胰岛素休克 / ~, tannate 鞣酸胰岛素 / ~, three-to-one 胰岛素精蛋白锌胰岛素 3:1 混合剂 / ~, tolerance test(简作 ITT)胰岛素耐量试验 / ~, ultralente 特慢胰岛素(长效的胰岛素锌悬液) / ~, vegetable; glucokinin 植物胰岛素,激糖素 / ~, Zinc Globin [商名] 珠蛋白锌胰岛素(降血糖药) / ~, Zinc Protamine [商名] 精蛋白锌胰岛素(降血糖药) / ~, zinc-protamine; protamine zinc ~ 精蛋白锌胰岛素

insulinase *n*. 胰岛素酶

insulin-dependent 胰岛素依赖性(指糖尿病)

insulin-dependent diabetes(简作 IDD)胰岛素依赖性糖尿病

insulin-dependent diabetes mellitus(简作 IDDM)胰岛素依赖性糖尿病

insuline(insulin) *n*. 胰岛素

insulinemia *n*. 胰岛素血[症]

insulin-independent 胰岛素不依赖性(指糖尿病)

insulinization *n*. 胰岛素疗法

insulin-like activity(简作 ILA)胰岛素样活性

insulin-like activity substance(简作 ILAS)胰岛素样(作用)物质

insulin-like growth factor- I(简作 IGF-I)胰岛素样生长因子 - I

insulin-like material(简作 ILM)胰岛素样物质

insulinlipodystrophy *n*. 胰岛素性脂肪萎缩

insulinogenesis *n*. 胰岛素生成

insulinogenic(insulogenic) *a*. 胰岛素原的,胰岛素性的 ‖ ~ index(简作 II)胰岛素源性指数

insulinoid *a*. 胰岛素样的 *n*. 类胰岛素

insulinoma *n*. 胰岛瘤

insulinopenic *a*. 胰岛素分泌减少的

insulinotherapy(insulinization) *n*. 胰岛素疗法

insulinotropic hormone 促胰岛素

insulin-receptor kinase 胰岛素受体磷酸转化酶

insulin-shock treatment 胰岛素休克疗法

insulinum(insulin) *n*. 胰岛素

insulism *n*. 胰岛功能亢进,胰岛素过多;胰岛素过多性休克

insulitis *n*. 胰岛炎

insulogenic *a*. 胰岛素原的,胰岛素性的

insuloma *n*. 胰岛[腺]瘤

insulopathic *a*. 胰岛素分泌异常的

insulose *n*. 具小窝

insult *vt*. 发作,损伤

insultus [拉] *n*. 发作 ‖ ~ apoplecticus; apoplectic seizure 中风发作,卒中发作 / ~ epilepticus 癫痫发作 / ~ hystericus 癔病发作,歇斯底里发作 / ~ maniacalis 躁狂发作

insuperable *a*. 不能克服的,不可战胜的

insupportable *a*. 不能容忍的;无根据的

insurance *n*. 保险 ‖ ~, accident 意外伤害保险 / ~, health 健康保险 / ~, life 人寿保险 / ~, sickness 疾病保险

insurmountable *a*. 难以超越的,不可克服的

insusceptibility *n*. 不易感受性,免疫性

insusceptible *a*. 不受……影响的;不容许……的

INT Index Number Table 计算值诊断表 / interphone 内部[互通]电话 / interrogate 询问,询问机 / interrupt 中断,间断 / intersection 交义,相交 / Iodophenyl-nitrophenyl-phenylte trazolium chloride 氯化

碘苯硝基苯四唑(分析染料)
int initial 开始的,初期的 / integral 整体的,完整的;积分 / intelligence 报道,情报;信息 / interference 干涉,干扰;阻碍 / interest 兴趣 / intermediate 中间的,中介的 / intermittent 间歇的,暂时的 / internal 内部的 / international 国际的;世界的 / intestinal 肠的
Int intime [拉]充分,彻底 / interne 实习医生 / internist 内科医师 / interval 间隔,间期
Int J Epidemiol 国际流行病学杂志(见 International Journal of Epidemiology)
Int J Neurol 国际神经病学杂志(见 International Journal of Neurology)
Int Med internal medicine 内科学 / internal medicine 内科
intact *a*. 完整的,无伤的
intake *n*. 摄取量 ‖ ~,caloric 热量摄取 / ~,fluid 液体摄取 / ~,food 食物摄取,摄食
INTAL 色甘酸二钠,咽泰(抗过敏性哮喘药)(见 disodiam cromoglycate [intaly])
Intal *n*. 色甘酸钠 (cromolyn sodium) 制剂的商品名
intangibility *n*. 触摸不到的;难以确定的
intangible *a*. 触摸不到的;难以确定的 ‖ ~ variation 难解变异
Intant Formula Council (简作 IFC) 婴儿食物配方咨询委员会
intarvin *n*. 十七酸甘油酯
intea-vaginal culture (简作 IVC) 体外受精—阴道培育法
integral *a*. 构成整体所必要的,组成的;完整的;积分的 *n*. 整体;积分 ‖ ~ absorbed dose 累积吸收 / ~ check 积分检验 / ~ counting 积分计数 / ~ differential equation 积分微分方程 / ~ discriminator 积分甄别器 / ~ dose 积分(累积)剂量 / ~ dose minimization 减少积分剂量 / ~ equation 积分方程 / ~ fluoroscopy time module 透视时间积累器组件 / ~ measurement 积分测量 / ~ protein 嵌入蛋白 / ~ pulse frequency modulation (简作 IPFM) 脉搏组成频率调节 / ~ pulse height distribution 积分脉冲高度分析 / ~ squared area (简作 ISA) 总平方面积
integrality *n*. 完整性
integrally *ad*. 构成整体所必要地,组成地;完整地;积分地
integrand *n*. 被积函数
integrant *a*. 组成的,完整的 *n*. 组成部分,要素
integrase *n*. 整合酶(把 HIV,DNA 整合入宿主细胞 DNA 的酶)
integrate *vt*. 使结合,使并入 ;求……积分 *vi*. (与……)结合起来 ‖ ~,backscattering coefficieat 积分背向散射系统
integrated *a*. 积分的,集成的 ‖ ~ backscatter sonography 反[背]向散射集合系统 / ~ chopper (简作 INCH) 集成削波器 / ~ circuit (简作 IC) 集成电路 / ~ circuit tester (简作 ICS) 集成电路测试仪器 / ~ computer / telemetry (简作 ICT) 集成电路计算机遥测技术 / ~ count 积分计数,累积计数 / ~ data processing (简作 IDP) 集中数据处理 / ~ device 集成(半导体)器件 / ~ dosage 积分剂量 / ~ electromyogram (简作 IEMG) 综合肌电图 / ~ environmental control (简作 IEC) 综合环境控制 / ~ exposure 积分照射[量] / ~ gastrin response (简作 IGR) 总胃泌素反应值 / ~ imaging 积分显像 / ~ injection logic (简作 IIL) 联合注射的逻辑(合理性) / ~ managerial programming analysis control technique (简作 IMPACT) 统一管理程序设计分析控制技术 / ~ Medical and Behavioral Laboratory Measurement System (简作 IMBLMS) 医学和行为实验室综合检查系统(全国航空与空间部,美国卫生、教育和福利部) / ~ monitor panel (简作 IMP) 综合监控台 / ~ neutron flux 积分中子通量 / ~ photomultiplier tube 整体光电倍增管 / ~ polarization charge (简作 IQ) 极化总电荷(经络-脏器机能测定的要素) / ~ remasking 合成再蒙片(数字减影血管造影术语) / ~ Scientific Information Service (简作 ISIS) 综合科学情报服务处(日内瓦) / ~ state 整合状态 / ~ switching and multiplexing (简作 ISAM) 集成开关及多路传送系统 / ~ system 积分系统 / ~ therapy 综合治疗 / ~ viral genome 整合的病毒基因组
integrated-circuit microelectrode 集成电路型微电极
integrating *n*. 积分,集成 ‖ ~,circuit 积分电路 / ~,dosimeter 累计剂量计 / ~,ionization chamber 累积电离室 / ~,type dosemeter 积累剂量式剂量表
integration *n*. ① 整合[作用] ② 同化[作用] ③ 积分 ‖ ~ of allied reflexes 联合反射的整合 / ~,area 积分区域 / ~,biological 生物整合 / ~,deficient mutant 整合缺陷型 / ~,efficiency 整合效率 / ~,insufficiency 综合机能不全 / ~ of metabolism 代谢的整合作用 / ~,primary 初级整合 / ~,secondary 次级整合
integrative *a*. 综合的;一体化的 ‖ ~ suppression 整合校正
integrator *n*. ①积分仪,求积仪 ②体表求积仪 ‖ ~,gene 整合基因
integrin *n*. 整合素(是一类广泛存在的细胞表面黏附受体介导细胞—细胞及细胞—细胞外基质的黏附和细胞内外的信息传递)
integro-differential equation 积分微分方程
integrogram *n*. 积分图
integument *n*. ①体被,皮 ②珠被,包膜 ‖ ~,inner 内珠被 / ~,outer 外珠被
integumentary *a*. 体被的,皮的 ‖ ~ system 皮肤系统
integumentum (integument) *n*. ①体被,皮 ②珠被,包膜 ‖ ~ commune 皮,皮肤
intellect *n*. 智力,才智
intellection *n*. 智力活动
intellectronics *n*. 智能电子学
intellectual *n*. 知识分子 *a*. 智力的,理智的 ‖ ~ deterioration 智力减退
intellectualization *n*. 理智化
intellectually *ad*. 智力地,理智地
intelligence *n*. ①智力 ②信息,信号 ‖ ~ age (简作 IA) 智力年龄 / ~ quotient (简作 IQ) 智(力)商 / ~ quotient classification 智商分类
intelligent *n*. 智能 ‖ ~ behavior 智能行为 / ~ diagnostic x-ray system (简作 IDX system) 智能 X 线诊断系统 / ~ diagnostic x-ray system 智能 X 线诊断系统 / ~ robot 智能机器人
intelligentsia (intelligentzia) *n*. 知识分子;知识界
intelligibility *n*. 可理解度,可懂度 ‖ ~,speech 语音清晰
intelligible *a*. 可理解的,明白的
intelligibly *ad*. 可理解地,明白地
intemperance *n*. 无节制(一般指酗酒) ‖ ~,alcoholic 酗酒
intemperant *n*. 酗酒者
intemperate *a*. 无节制的;饮酒过度的
intemperately *ad*. 无节制地;饮酒过度地
intend *vt*. 想要,打算;意指
intended *a*. 打算中的,预期的
intensain *n*. 延通心,乙胺香豆素
intense *a*. 强的 ‖ ~ beam 强束流 / ~ beam ion source 强束流离子源 / ~ gamma radiation 强 γ 辐射 / ~ magnetic field (简作 IMF) 强磁场 / ~ neutron generator (简作 ING) 强中子发生器
intensicon *n*. 增强光电导摄像管,增强硅靶视像管
intensification *n*. ①强化[作用] ②增强;加厚 ‖ ~ of immunity 免疫性增强 / ~,photographic 照相增强 / ~,factor 增感因素 / ~,pulse 增亮[增强]脉冲
intensified fluoroscopy 影像增强,透视检查
intensified image 增亮图像
intensified screen 增光屏,光增强屏
intensifier *n*. 增强器,增辉电路;强化因子 ‖ ~ ebsicon 微光[硅靶增强]摄像管 / ~ electrode 后加速电极,加强电极 / ~ flame 焰增强器 / ~ image orthicon 增强式正析像管 / ~ image 影像增强器 / ~ input 增强器输入 / ~ output 增强器输出 / ~ pulse 增辉脉冲 / ~ stage 放大级
intensify *n*. 增强
intensifying screen 增感屏
intensifying screen support 增感屏支架
intensimeter *n*. X 线强度计
intension *n*. 紧张,加强,强度;专心致志
intensionometer *n*. X 线强度量计
intensitometer *n*. X 线强度计
intensity *n*. 强度 ‖ ~ of activation 活化强度 / ~,current 电流强度 / ~,discrimination 强度识别 / ~ of electric field 电场强度 / ~,illumination 照度 / ~,level 强度级,亮度级 / ~ of light 光强 / ~,linear 线形强度 / ~,luminous 发光强度 / ~ of magnetic field 磁场强度 / ~ of magnetization 磁化强度 / ~,map 色强显示 / ~,modulation 亮度调制 / ~ of radiation 辐射强度 / ~ of radioactivity 放射性强度 / ~ of roentgen ray X 线强度 / ~ of roentgen rays 伦琴线强度 / ~,scale bar 强度刻度尺 / ~ of selection 选择强度
intensity-duration (简作 ID) 强度—间期曲线 | ~ curve (简作 ID curve) 强度—间期曲线(兴奋性与不应期) / ~ curve 强度时间曲线
intensive *a*. 增强的,强化的 ‖ ~ care (简作 IC) 加强护理 / ~ care facility (简作 ICF) 加强护理设施 / ~ care nursery (简作 ICN) 加强护理保育室 / ~ care unit (简作 ICU) 加强监护治疗病室,重危病房 / ~ coronary care (简作 ICC) 冠心病加强护理 / ~ coronary care unit (简作 ICCU) 冠心病加强监护治疗病房,冠心病重危病房 / ~ ionizing radiation therapy 加强放射治疗 / ~ irradiation 强化照射 / ~ therapy observation unit (简作 IOU) 重点治疗监护病室 / ~ therapy unit (简作 ITU) 重点治疗监护病室
intensivist *n*. 监护室医师
intent *a*. 急切的;热心的 *n*. 意图,目的 ‖ to all ~s and purposes 实际上,实质上

intention *n*. ①愈合 ②意向 ‖ ~ ,first 第一期愈合 / ~ ,second 第二期愈合 / ~ ,tremor 意向性震颤;用心震颤
intentional *a*. 有意(识)的,故意的 ‖ ~ accident 意向性事故
intentionally *ad*. 有意(识)地,故意地
intently *ad*. 急切地;热心地
intentness *n*. 急切的;热心的
inter-[拉][构词成分]间,在……中间,相互
inter *vt*. 埋藏
Inter Med 内科(杂志名)(见 Internal Medicine)
interaccessory *a*. 副突间的
interacinar *a*. 腺泡间的
interacinous(interacinar) *a*. 腺泡间的
interact *vi*. 相互作用
interactant *n*. 相互作用物;反应物
interaction *n*. 相互作用,交叉作用 ‖ ~ ,deviation 上位离差 / ~ of genes 基因互作 / ~ ,host-parasite 宿主寄生物间相互关系 / ~ , process analysis(简作 IPA)相互作用过程的分析 / ~ ,variance 互作变量,交互作用方差
interactive *a*. 相互作用的 ‖ ~ computer graphics 交互式计算机图形学 / ~ terminal facility(简作 ITF)迭代式终端装置 / ~ test generator(简作 ITG)迭代式测试生成程序
Interagency Conference on Nursing Statistics(简作 ICNS)国际护理统计学会议
interagglutination *n*. 交互凝集
interal canthus 内眦
interal capsule 内囊
interal limiting membrane 内界膜
interal ophthalmoplegia 眼内肌麻痹
interal rotation 内旋转
interallelic complementation 等位基因间互补
interallelic recombination 等位基因间重组
interalveolar *a*. ①牙槽间的 ②小泡间的 ‖ ~ distance 牙槽间距 / ~ septum 牙槽间隔
Interamerican Society of Cardiology(简作 ISC)泛美心脏病学会
Inter-American Bibliographical and Library Association(简作 IABLA)美洲国家书目学与图书馆协会
Inter-American Society of Psychology(简作 ISP)泛美心理学会
interangular *a*. 角间的
interanimal transfer 动物间传递
interannular *a*. 环间的
interarm duplication 臂间重复
interarticular *a*. 关节间的
interarytenoid *a*. 杓状软骨间的
INTERASMA 国际哮喘病学协会(见 International Association of Asthmology)
interasteric *a*. 星点间的
interated risk information system(简作 IRIS)综合性危险情报系统联机数据库
interatism *n*. 整合论
interatomic *a*. 原子间的
interatrial *a*. 房间的(心) ‖ ~ block(简作 IAB)房内传导阻滞 / ~ septal defect(简作 IASD)(心)房间隔缺损
inter-attraction *n*. 相互吸引
interaural attenuation(简作 IA)耳间衰减
interaural cues 耳间提示
interaural time difference(简作 ITD)两耳间到达时间差
interauricular(interatrial) *a*. 房间的(心) ‖ ~ septem 房间隔
inter-autogamous period 自交间期
interavenous angiocardiography 静脉性心血管造影[术]
interband *n*. 间带,间纹
interbiotic *a*. 生物间的
interblock *n*. 中间封锁;信息记录区
interbody *n*. 介体
interbrachial *a*. 腕间的
interbrain *n*. ①间脑 ②丘脑
interbranchial septem 鳃隔膜
interbreed *n*. ①晶种间杂交 ②变种间杂交
interbreeding *n*. 杂种繁殖
interburst hyperpolarization 爆发波间超极化
intercadence *n*. 介脉,脉间脉
intercadent *a*. 介脉,脉不整的
intercalary *a*. 插入的,间介的 ‖ ~ attachment 中间附着 / ~ band ①[中]间带 ②间瓣环 ③间插带 / ~ cells 输卵管内膜的闰细胞 / ~ deletion 中间缺失 / ~ inversion 中间倒位 / ~ nucleus 闰核 / ~ scleral staphyloma 间插性巩膜葡萄肿 / ~ seta 间毛 / ~ trabant 中间随体 / ~ translocation 中间易位
intercalated(intercalary) *a*. 插入的,间介的 ‖ ~ discs 介在性间盘,心肌间连接盘 / ~ disk(简作 ID)间盘(电镜)
intercalation *n*. 插语症;嵌入 ‖ ~ of DNA 嵌入 DNA
intercalatum *n*. 黑质
intercanalicular *a*. 小管间的
intercapillary *a*. 毛细管间的
intercarotic *a*. 颈动脉间的
intercarotid(intercarotic) *a*. 颈动脉间的
intercarpal *a*. 腕骨间的 ‖ ~ interosseous ligaments 腕骨[间骨]间韧带 / ~ joint 腕骨间关节
intercarpo-metacarpal *a*. 腕掌骨间的
intercartilaginous *a*. 软骨间的
intercavernous *a*. 腔间的
intercellular *a*. 细胞间的 ‖ ~ adhesion molecule(简作 ICAM)(细)胞间黏着分子,(细)胞间黏附分子 / ~ adhesion molecule 1(简作 ICAM-1)胞间粘连分子 1 / ~ adhesion molecule2(简作 I-CAM-2)胞间粘连分子 2 / ~ bridge 胞间桥 / ~ canal 胞间管道 / ~ cavity 胞间腔 / ~ cleft 细胞间隙 / ~ duct 胞间管 / ~ fluid 细胞间液,细胞内液 / ~ junctional complex 胞间结合复合物 / ~ layer 胞间层 / ~ lipid accumulation 细胞间脂类堆积 / ~ passage 胞间通道 / ~ secratory canal 细胞间分泌小管 / ~ space(简作 IS)细胞间隙(电镜) / ~ space 胞间隙 / ~ substance(简作 ICS)细胞间物质 / ~ substance 细胞质
intercentral *a*. 中枢间的
intercentrum *n*. 椎间体
intercept *vt*. 阻断,截留 *n*. 交叉点
interception *n*. 抗着床(生育控制方法)
intercerebral *a*. 脑间的,脑半球间的
interchain *a*. 链间的
interchange *vt*. 交换,交替 *vi*. 交替发生 *n*. 交换,交替;易位 ‖ ~ ,center(简作 IC)交换中心
interchangeable *a*. 可交换的,可交替的;可互换的 ‖ ~ grid 通用滤线栅,可换用滤线栅 / ~ plug in unit 可互换插件
interchanger *n*. 交换器
interchannel *a*. 通道间的 ‖ ~ time difference(简作 ITD)管间二系统到达时间差
interchondral *a*. 软骨间的 ‖ ~ joints 软骨间关节
interchromatin granule(简作 IG)染色质间颗粒(电镜)
interchromatinic area 染色质间区
interchromomeres *n*. 染色粒间[丝]部分
interchromosomal *a*. 染色体间的
inter-chromosome balance 染色体间平衡
intercident *a*. ①插入的 ②介脉的,脉不整的
interciliary fiber 睫状突间纤维
intercilium *n*. 眉间
interclass correlation 等级[间]相关
interclavicular *a*. 锁骨间的
interclinoid *a*. 床突间的
intercoccygeal *a*. 尾骨间的
intercolumnar *a*. 柱间的
INTERCOM intercommunication system 内部通讯(联络系统)
Intern internal 内,内部的 / Internist 内科医师(杂志名)
internat international 国际的
intercom unit [内部]对讲装置
intercommunicate *vt*. 互相联系,互相通信
intercommunication *n*. 互相联系,互相通信
interconceptional gynecologic care(两次)妊娠间的妇科常规检查
intercondylar *a*. 髁间的 ‖ ~ eminence 髁间隆起 / ~ fossa 髁间窝 / ~ line 髁间线
intercondyloid(intercondylar) *a*. 髁间的
intercondylous(intercondylar) *a*. 髁间的
interconnect *vt*. 使互相联系,使互相连结
interconnected cell 互连细胞
interconnecting box 接线盒
interconnection *n*. 使互相联系,使互相连结 ‖ ~ ,cable 内部连接电缆 / ~ ,diagram(简作 ID)相互联系图
interconversion *n*. 互变[现象]
intercoronoideal *a*. 冠突间的
intercostal *a*. ①肋间的 ②脊间的 ③脉搏间的 ‖ ~ lymph nodes 肋间淋巴结 / ~ margin(简作 ICM)肋间缘 / ~ muscles 肋间肌 / ~ space(简作 ICS)肋间隙
intercostohumeral *a*. 肋间臂的
intercostohumeralis *n*. 肋间臂神经
intercourse *n*. 交际,往来 ‖ ~ ,sexual; coitus 性交,交媾
intercoxal *a*. 髋间的 ‖ ~ plate 基节间板
intercricothyrotomy *n*. 喉下部切开术,环甲膜切开术

intercristal *a*. 嵴间的 ‖ ~ diameter(简作 IC) 嵴间直径
intercross *vt*. *vi*. (使)交叉;(使)杂交 *n*. 互交(杂合体之间的交配)
intercrosslinks *n*. 分子间联接
intercrural *a*. 股间的,脚间的 ‖ ~ fiber 脚间纤维
intercrystalline *a*. 晶间的
intercuneiform ligament 楔骨间韧带
intercurrent *a*. 间发的,介入的
intercuspation *n*. 牙尖吻合 ‖ ~, maximum 最大牙尖吻合
intercusping *a*. 牙尖吻合的
intercutaneomucous *a*. 皮肤黏膜间的
interdeferential *a*. 输精管间的
interdeme selection 群间选择
interdental *a*. 牙间的 ‖ ~ papilla 牙尖乳头
interdentale *n*. 中切牙间点
interdentium *n*. 牙间隙
interdepedent *a*. 互相依赖的,互相依存的
interdependence (interdependency) *n*. 互相依赖,互相依存
interdialytic *a*. 透析间期的(指血液透析疗法之间的时期)
interdiction *n*. 禁止;阻断,闭锁
interdigestive migrating motor complex (简作 IMMC) 消化间移行运动组合
interdigestive myoelectric complex (简作 IDMEC) 消化间期肌电综合波
interdigestive myoelectric complex (简作 IMC) 消化间期肌电复合波
interdigit *n*. 指(趾)间隙
interdigital *a*. 指(趾)间的 ‖ ~ pad 指间垫,趾间垫
interdigitality *n*. 牙间音 ‖ ~, multiple 多发性牙间音
interdigitate *n*. ①并指(趾) ②犬牙交错
interdigitation *n*. ①牙尖间拾 ②并指(趾) ‖ ~, normal 正常牙尖间咬合
Interdisciplinary Science Reviews (简作 ISR) 学科间科学评论(英国杂志)
interelectrode capacitance 电极间电容
interelectrode distance 电极间距离
interelectronic *a*. 电子间的
interenin *n*. 肾上腺皮质激素提出物
interest *n*. 兴趣;注意,关心;利益;重要性 *vt*. 使发生兴趣;使关心 ‖ in the ~ of 为了……的利益,为了 / lose ~ 不再感兴趣;不再引起兴趣 / make ~ with sb 施加影响于某人 / take (an) ~ in 对……感兴趣 / to one's ~ 对某人有好处 / with ~ 有兴趣地
interested *a*. 感兴趣的;注意的,关心的;有(利害)关系的
interesting *a*. 有趣味的,引起兴趣的 ‖ in an ~ condition 怀孕
interestingly *a*. 有趣味的,引起兴趣的
interface *n*. 界面 ‖ ~ board 接口插板 / ~, dineric 二液界面 / ~ image 界面影像(超声扫描所见) / ~, memory (computer) (简作 IM) 交替贮存 / ~ message processor 接口信息处理器 / ~, principle (简作 IP) 界面原理 / ~ sign 界面征(区分胸腔与腹腔积液的 CT 征象) / ~ voltage 接口电压 / ~ zone 界面带
interfacet distance (简作 IFD) 关节突间距(脊柱检查)
interfacial *a*. 界面的 ‖ ~ tension (简作 IT) 界面张力
interfascial *a*. 筋膜间的 ‖ ~ space 筋膜间隙
interfascicular *a*. 束间的
interfeminium [拉] *n*. 股间,股内侧
interfemoral *a*. 股间的
interfemus [拉] (interfeminium) *n*. 股间,股内侧
interfere *vi*. ①干扰,干涉 ②碰(腿)马
interference *n*. 干扰,干涉,阻碍 ‖ ~ atrial dissociation 干扰性房性脱节 / ~, cusp 牙尖阻碍 / ~, dissociation 分离性干扰 / ~ distance [交叉的] 干扰距离 / ~ factor 干扰因子 / ~ figure 干涉图 / ~ filter (简作 if) 干扰滤器 / ~ fringe 干涉条纹 / ~, functional 机能性干扰 / ~ intra-ventricular dissociation 干扰性室内脱节 / ~ long P-R interval 干扰性 P-R 间期延长 / ~ microscope 干涉显微镜 / ~ microscopy 干涉[显微]镜检术 / ~ pattern 干涉图 / ~ pulse 干涉脉冲,假脉 / ~ rejection unit (简作 IFRU) 抗干扰装置 / ~, scattering 相干散射 / ~, voltage 参考电压
interfering *a*. 干涉的
interferogram *n*. 干涉图
interferometer *n*. 干扰仪 ‖ ~, electron 电子干扰仪
interferometry *n*. 干扰量度法 ‖ ~, electron 电子干扰量度法
Interferon [商名] *n*. 干扰素(抗病毒药)
interferons *n*. 干扰素(对诱发病毒以外的病毒能加以干扰,而在诱发动物种的细胞内比其他种的细胞更为有效分子量 20 000 以内的高分子,在细胞培养或宿主组织内,对活性化或不活性化病毒所引起的感染发生反应而形成的小型蛋白质,能对关联性或非关联性病毒的重复感染产生抵抗性) ‖ ~-α (IFN-α) 干扰素 α / ~ -β (IFN-β) 干扰素 β / epithelial ~, fibroblast ~ fibropithelial ~ 上皮细胞干扰素,成纤维细胞干扰素,纤维上皮细胞干扰素(干扰素 β) / ~ -γ (IFN-γ) 干扰素 γ / immune ~ 免疫干扰素(干扰素 γ) / leukocyte ~ 白细胞干扰素(干扰素 α) / type Ⅰ ~ Ⅰ型干扰素(干扰素 α 和干扰素 β) / type Ⅱ ~ Ⅱ型干扰素(干扰素 γ)
interferoscope *n*. 干涉镜
interfertile *a*. 互交可孕的
interfertility *n*. 互交可孕性
interfibrillar *a*. 原纤维间的
interfibrillary (interfibrillar) *a*. 原纤维间的
interfibrous *a*. 纤维间的
interfield distance 野间距
interfilamentous *a*. 丝间的
interfilar *a*. 丝间的 ‖ ~ substance 丝间质
interfixation movement 注视间运动
interfollicular *a*. 滤泡间的 ‖ ~ cell 滤泡间细胞 / ~ ligament 凹间韧带
interfragmentation *n*. 分子间分节
interfrontal *a*. 额骨间的 ‖ ~ bristle 额间鬃
interfurca ([复] interfurcae) *n*. 牙根间区
interfuse *vt*. 使融合,使混合;使渗透,使充满 *vi*. 融合,混合
interfusion *n*. 融合,混合
interganglionic *a*. 神经间的 ‖ ~ nerve cord 神经节间索
intergemmal *a*. 味蕾间的,芽间的
intergeneric cross 属间杂交
intergeneric hybridization 属间杂种形成
intergeneric mating 属间交配
intergenic *a*. (两个)基因间的 ‖ ~ change 基因间变化 / ~ complementation 基因间互补 / ~ distance (简作 ID) 基因间距离 / ~ recombination 基因间重组 / ~ selectivity 基因间选择性 / ~ sequence 基因间顺序 / ~ suppression 基因间抑制
intergenous hybridization 属间杂种形成
intergenous hyhrid 属间杂种
interglandular *a*. 腺间的
interglobular *a*. 球间的 ‖ ~ space 球间区
intergluteal *a*. 臀间的
intergonial *a*. 下颌角间的
Intergovernmental Bureau for Informatics International Computation Centre (简作 IBIB-ICC) 政府间情报局国际计算中心
Intergovernmental Oceanographic Commission (简作 IOC) 政府间海洋学委员会
intergradation *n*. 间渡,渐变(指物种间的杂交繁殖) ‖ primary ~ 初级间渡 / secondary ~ 次级间渡
intergrade *n*. 中间级,中间期 ‖ ~, sex 雌雄间体
intergranal lamella [复 intergranal lamellae] 基粒间片层(基粒间类囊体)
intergranal region 基粒间区
intergranal thylakoid (intergranal lamella) 基粒间类囊体(基粒间片层)
intergranular *a*. [脑]粒细胞间的
intergrative asthenopia 综合性视疲劳
intergroup selection 群间选择
intergyral *a*. 脑回间的
interhaemal spine 血管间棘
interhemicerebral *a*. [脑]半球间的
interhemispheric *a*. [脑]半球间的 ‖ ~ transfer 脑半球间传递
interhuman *a*. 人与人间的(传染)
interhyal bone 舌间骨
interictal *a*. 发作间的 ‖ ~ epileptiform activity (简作 IEA) 发作间期癫痫样活动
interim *n*. 间歇 *a*. 间歇的,暂时的 | in the ~ 在此期间
interinhibitive *a*. 交互抑制的
interionic selectivity 离子间选择
interior *a*. 内面的 *n*. 内部 ‖ ~, mapping 开映象 / ~, thickness 中间厚度
interischiadic *a*. 坐骨间的
interjacent *a*. 处在中间的 ‖ ~ RNA 处在中间的 RNA
interjected (interposed) *a*. ①插入的,居间的 ②补入的
interjectional *a*. 插入的,居间的
interjugal *a*. 颧突间的 ‖ ~ plate 间颈板
interkinesis *n*. 分裂间期
interlabial *a*. 唇间的

interlace *vt*., *vi*.(使)交错,(使)交织
interlaced energy subtraction 交智能量减影[法]
interlamellar *a*. 板间的,层间的 ‖ ~ scleral resection 巩膜层间切除术 / ~ space 角膜间隙层板间隙
interleukin(简作 IL)*n*. 白细胞介素 ‖ ~ -1(简作 IL-1)白细胞介素-1 / ~ -2(简作 IL-2)白细胞介素-2 / ~ -3(简作 IL-3)白细胞介素-3 / ~ -6(简作 IL-6)白细胞介素-6
interligamentary *a*. 韧带间的
interligamentous(interligamentary)*a*. 韧带间的
interlinear hybrid 单交杂种,品系间杂种
interlink *vt*. 把……互相连结起来
interlobar *a*. 叶间的
interlobitis *n*. 叶间胸膜炎
interlobular *a*. 小叶间的 ‖ ~ artery 小叶间动脉 / ~ duct 小叶间胆管 / ~ vein 小叶间静脉
interlocal interaction 座位间相互作用[基因]
interlock *n*. 连锁 ‖ ~,circuit 连锁电路
interlocked chromosomes 互锁染色体
interlocking *n*. ①交锁 ②碰撞,冲突 ‖ ~,angle(三镜摄像机)锁角 / ~ unit 连锁电路
intermadiate frequency transformer(简作 IFT)中频变压器
intermalar *a*. 颧骨间的
intermalleolar *a*. 踝间的
intermammary *a*. 乳房间的
intermammillary *a*. 乳头间的
intermarginal *a*. 缘间的
intermarriage *n*. ①血族婚姻 ②异种结婚
intermastoid *a*. 乳突间的
intermaxilla *n*. 上颌间骨
intermaxillary *a*. [上]颌间的 ‖ ~ gland 颌间腺 / ~ suture 上颌间缝
intermedial *n*. 中间 ‖ ~,seta 居中毛 / ~,ventral nucleus 腹中间内侧核 / ~,zone ①中间区(脑垂体)②中间带
intermediary *a*. 中间的 ‖ ~ lymph sinus 中间窦(淋巴结)/ ~ meiosis 居间减数分裂 / ~ metabolism 中间代谢 / ~ metabolism 中间代谢[作用]
intermediate *a*. 中间的,居间的 *n*. 中间体,媒介物 *vi*. 起媒介作用 ‖ ~ coup injury 中间冲击伤 / ~ cuneiform bone 中间楔骨 / ~ bundle 中间维管束 / ~ care(简作 IC)中间护理 / ~ cell 中间细胞 / ~ character 中间性状 / ~ cleavage 中间卵裂 / ~ colony 中间型菌落 / ~ density lipoprotein 中密度脂蛋白 / ~ dominance 中间显性 / ~ energy area 中能区 / ~ energy neutron 中能中子 / ~ ephedra [植药] 中麻黄 / ~ fiber 中间纤维 / ~ form 中间类型,过渡类型 / ~ frequency(简作 if)中间频率,中频 / ~ frequency amplifier(简作 IFA)中频放大器 / ~ great muscle 股中间肌 / ~ host 中间宿主 / ~ host vector 中间寄生 / ~ hybrid 中间杂种 / ~ inheritance 中间性遗传 / ~ isotope 中等[原子量]同位素 / ~ junction(简作 IJ)中间连接带(电镜)/ ~ lamella 中间板 / ~ line 中间线 / ~ lipoprotein(简作 IDL)中间脂蛋白 / ~ lobe [脑下]垂体中叶 / ~ low density lipoprotein(简作 ILDL)中间低密度性脂蛋白 / ~ mesenteron rudiment 间中肠原基 / ~ mesoderm 中段中胚层 / ~ moisture foods(简作 IMF)半干食品 / ~ neutron 中能中子 / ~ oxide(简作 IMO)中间氧化物 / ~ phase 间期(血管造影中之实质期或毛细血管期)/ ~ piece 中段(中胚层)/ ~ placenta 间介胎盘 / ~ plate 中板(中胚层)/ ~ power amplifier(简作 IPA)中间功率放大器 / ~ pressure(简作 IP)中压 / ~ product 中间产物 / ~ regrafting 中间重复嫁接 / ~ segmentation 中间分裂 / ~ sex 同性恋 / ~ Shigella coli alkalescens disper(简作 ISCAD)产碱大肠志贺氏菌特殊中间型 / ~ space 中间部,中间区 / ~ stage 间期,中期 / ~ syndrome 中间综合征 / ~ tissue 中间组织 / ~ type 中间型,居间型 / ~ uveitis 中间葡萄膜炎 / ~ zone ①中间带 ②中间区(脑垂体)
intermediate-density lipoprotein(简作 IDL)中密度脂蛋白
intermediate-frequency preamplifier(简作 IFP)中频前置放大器
intermediately *ad*. 在中间
Intermedin [商名] *n*. 垂体中叶素(激素类药)
intermedin *n*. 促黑素细胞激素,[垂体]中间素
intermediolateral *a*. 中间[与]外侧的
intermedium([复]intermidiums 或 intermedia)*n*. 中间体,媒介物 ‖ ~,type(简作 IT)中间型
intermedius *n*. ①中间部 *a*. ②中间的 ‖ ~,type 中间型
intermembranous *a*. 膜间的
intermeningeal *a*. 脑脊膜间的
intermenstrual *a*. [月]经间期的 ‖ ~ bleeding(简作 IMB)月经间期出血 / ~ fever 经间期限热(排卵期体温轻度升高)
intermenstruum *n*. [月]经间期
interment *n*. 埋葬
intermesenteric *a*. 肠系膜间的
intermesoblastic *a*. 中胚层间的
intermetacarpal *a*. 掌骨间的 ‖ ~ joints 掌骨间关节 / ~ ligament 掌骨间韧带
intermetallic *a*. 金属间的
intermetameric *a*. 体节间的
intermetatarsal *a*. 跖骨间的 ‖ ~ joints 跖骨间关节
intermetatarseum(intermetatarsal bone)*a*. 跖[骨]间的
intermicellar *a*. 微胞间的,微晶间的
intermicrotubular bridse 微管间桥
intermidiate coronary syndrome(简作 ICS)中间冠状动脉综合征
intermidiate sacral crest 骶中间嵴
intermingle *vt*. 使混合,使搀合 *vi*. 混合
intermission *n*. ①间歇 ②间歇期
intermit *vt*., *vi*.(使)间断,(使)中断
intermitosis *n*. 有丝分裂间期
intermitotic *a*. 有丝分裂间期的 ‖ ~ cell 有丝分裂间期细胞 / ~ time(简作 IT)有丝分裂间期时间
intermittence *n*. 间歇,中止
intermittent *a*. 间歇的 ‖ ~ aortic occlusion(简作 IAO)间歇性主动脉阻塞 / ~ beam 间断束 / ~ bladder irrigation(简作 IBI)间歇膀胱冲洗 / ~ bundle branch block 间歇性束支传导阻滞 / ~ claudication(简作 IC)间歇性跛行 / ~ dacryops 间歇性泪腺管囊肿 / ~ diplopia 间歇性复视 / ~ disc storage 间断性磁盘存储器 / ~ exophthalmos 间歇性眼球突出 / ~ exotropia 间歇性外斜视 / ~ exposure 间断曝光 / ~ fault 间发故障 / ~ flow ontrifugation leukapheresis(简作 IFCL)间隙流式离心白细胞单采术 / ~ glaucoma 间歇性青光眼 / ~ hyperphoria 间歇性上隐斜 / ~ lameness 间歇性跛行 / ~ mandatory ventilation(简作 IMV)间歇指令式通气 / ~ negative-pressure assisted ventilation(简作 INPV)间歇性的负压辅助换气 / ~ nystagmus 间歇性眼球震颤 / ~ peritoneal dialysis(简作 IPD)间歇性腹膜透析 / ~ positive / negative pressure ventilation 间歇性正 / 负压通气 / ~ positive negative pressure breathing(简作 IPNPB)间歇性正负压呼吸 / ~ positive negative pressure ventilation(简作 IPNPV)间歇性正负压换气 / ~ positive pressure(简作 IPP)间歇性正压 / ~ positive pressure breathing(简作 IPPB)间歇性正压呼吸 / ~ positive-pressure inflation with oxygen(简作 IPPO)间歇正压充氧 / ~ positive-pressure respiration(简作 IPPR)间歇性正压呼吸 / ~ positive-pressure ventilation(简作 IPPV)间歇性正压通气 / ~ postponing 延迟间歇的(疟)/ ~ pre-excitation 间歇性预激 / ~ pre-excitation syndrome 间歇性预激综合征 / ~ proptosis 间歇性眼球突出 / ~ squint 间歇性斜视 / ~ strabismus 间歇性斜视,非恒定性斜视 / ~ vacuum regulator(简作 IVR)间歇真空调节器 / ~ vision 间歇视觉
intermix *vt*., *vi*.(使)混合,(使)混杂
intermixture *n*. 混合,混合物
intermodulation distortion 变调间失真
intermolecular *a*. 分子间的 ‖ ~ ligation 分子间连接
Intermountain Newborn Intensive Care Unit(简作 INBICU)山区新生儿重点监护(护理)中心
Intermountain Regional Medical Program(简作 IRMP)山区医疗计划
intermural *a*. 壁间的
intermuscular *a*. 肌间的 ‖ ~ bone 肌间骨 / ~ ligament 肌肉间韧带,肌肉间膜
intern *n*. 实习医师
internal *a*. 内的,内部的;内在的;体内的,内服的 *n*. [复]内脏,内部器官;本质 ‖ ~ absorbed dose 内吸收剂量 / ~ acoustic meatus 内耳道 / ~ acoustic port 内耳门 / ~ arcuate fibers 内弓状纤维 / ~ arcuate ligament 内侧弓状韧带 / ~ asphyxia 内窒息 / ~ audetory(简作 IA)内听器 / ~ auditory meatus(简作 IAM)内耳道 / ~ balance 内部平衡 / ~ beam 内束 / ~ biliary drainage 胆系内引流[术] / ~ branchia 内鳃 / ~ bremsstrahlung 内韧致辐射 / ~ calibration 内校准 / ~ calibration source 内校准源 / ~ capsule 内囊 / ~ cardiac massage 胸内心脏按压 / ~ carotid artery(简作 ICA)颈内动脉 / ~ carotid insufficiency 颈内动脉系统供血不全 / ~ carotid plexus 颈内动脉丛 / ~ cause 内源因素 / ~ cervicalos 子宫颈内口 / ~ chiasma 内交叉 / ~ clock 体内钟 / ~ connection(简作 IC)内部连接 / ~ contamination [体]内污染 / ~ conversion ①内转换 ②内转向术(血管插管技术)/ ~ conversion coefficient 内转换系数 / ~ conversion electron(简作 IE)内转换电子 / ~ conversion neutron detector 内转换中子探测器 / ~ current 内束流 / ~ derangement of knee

joint (简作 IDK) 膝关节内脱位 / ~ diameter (简作 ID) 内径 / ~ dose 内照射剂量 / ~ dosimetry 内照射剂量学 / ~ drainage 内引流 / ~ ear 内耳 / ~ echo 内部回声,内回波 / ~ energy (简作 IE) 内能 / ~ environment (简作 IE) 内部环境 / ~ exposure 内部照射 / ~ fertilization 体内受精 / ~ function register (简作 IFR) 内部操作寄存器 / ~ gas counting 内冲气计数 / ~ genitalia 内生殖器 / ~ genual seta 膝内毛 / ~ gill 内鳃 / ~ hordeolum 内睑腺炎 / ~ hormone 内分泌 / ~ iliac lymph nodes 髂内淋巴结 / ~ iliac vein 髂内静脉 / ~ injury 内伤 / ~ insemination 体内受精 / ~ intercostal membrane 肋间内膜 / ~ intercostal muscle 肋间内肌 / ~ irradiation 内照射 / ~ jugular pressure (简作 IJP) 颈内静脉压 / ~ jugular vein 颈内静脉 / ~ labelling 内标记 / ~ ligament 内韧带 / ~ lip 内唇 / ~ mammary artery (简作 IM) 乳房内动脉 / ~ mammary artery (简作 IMA) 胸廓内动脉(内乳动脉) / ~ mammary phlebography 内乳静脉造影[术] / ~ mammary scintigraphy 乳房内闪烁成像[术] / ~ mammary venography 内乳静脉造影[术] / ~ medicine (简作 IM) 内科 / ~ Medicine (简作 Inter Med) 内科(杂志名) / ~ Medicine News& Diagnosis News (简作 IMNDN) 内科学新闻和诊断学新闻(杂志名) / ~ medullary lamina 内髓板 / ~ memory 内存贮器 / ~ morphologic sex 内生殖器 / ~ nares 内鼻孔 / ~ nasal branches 内鼻支 / ~ oblique muscle of abdomen 腹内斜肌 / ~ obturator muscle 闭孔内肌 / ~ occipital crest 枕内嵴 / ~ occipital protuberance 枕内隆凸 / ~ oval migration 内移行(卵子自一侧输卵管经子宫移行到对侧输卵管) / ~ perimysium 内肌束膜 / ~ placed transducer 内置[超声]换能器 / ~ plate 内板 / ~ prosthesis 内涵管,内假体 / ~ pterygoid muscle 翼内肌 / ~ pudendal angiography 内阴血管造影[术] / ~ pudendal vein 阴部内静脉 / ~ quenching 内猝熄 / ~ radiation 内照射 / ~ radiation dose in rem units (简作 INREM) 内放射剂量(以雷姆单位计) / ~ rectus muscle 内直肌 / ~ reflection spectrometry (简作 IRS) 内反射光谱法 / ~ remodeling 内部再造 / ~ resistance (简作 IR) 内部阻力,内电阻 / ~ reticular apparatus 内网器 / ~ rotation 内旋转 / ~ secretion 内分泌 / ~ secretion gland 内分泌腺 / ~ shell 内壳层 / ~ shield (简作 IS) 内部屏蔽 / ~ sinus 内窦 / ~ sinus of lymph gland 淋巴结内窦 / ~ skeleton 内骨骼 / ~ source 内[照射]源,内[放射]源 / ~ spermatic vein 精索内静脉 / ~ sphincter muscle of anus 肛门内括约肌 / ~ sphincter 内括约肌 / ~ spiral 内螺旋 / ~ standard (简作 IS) 内部标准 / ~ standard method 内标法 / ~ standardization method 内标法 / ~ target 内靶 / ~ target irradiation 内靶辐射 / ~ translator (简作 IT) 内部译码器 / ~ twist 内在扭曲 / ~ urethral sphincter 尿道内括约肌 / ~ version (胎位)内倒转术 / ~ vertebral venous plexus 板内静脉丛 / ~ yolk sac 内卵黄囊

internal-conversion (简作 IC) 内部转换

internalization *n*. ①内在化 ② 细胞内摄作用

internally *ad*. 内地,内部地;内在地;体内地,内服地

internally specified index (简作 ISI) 内部规定指标

internarial *a*. 鼻孔间的

internasal *a*. 鼻骨间的,鼻孔间的

internasal suture 鼻骨间缝

Internat 国际癌症杂志(见 J Can International Journal of Cancer)

Internat J Mol Immunol 国际分子免疫学杂志(见 International Journal of Molecular Immunology)

Internat J Lep Mycobat Dis 国际麻风病及其他分支杆菌病杂志(见 International Journal of Leprosy & other- Mycobacterial Diseases)

Internat J Nucl Med Biol 国际核医学与生物学(杂志名)(见 International Journal of Nuclear Medicine & Biology)

Internat J Occup Heal Saf 国际职业保健与安全(杂志名)(见 International Journal of Occupational Health & Safety)

Internat J Tuber 国际结核病杂志(见 International Journal of Tubecle)

internatal *a*. 臀间的

internation *n*. 拘禁,禁闭(如精神病人)

Internation Council on Health, Physical Education and Recreation (简作 ICHPER) 国际卫生、体育及娱乐理事会

Internation Federation for Medical and Biological Engineering (简作 IFMBE) 国际医学与生物工程学联合会(亦称 FIGMB)

international *a*. 国际的 ‖ ~ Abstract of Surgery (简作 IAS) 国际外科学文摘 / ~ Abstracts of Biological Sciences (简作 IABS) 国际生物科学文摘(杂志名) / ~ Academy of Orthodontics (简作 IAO) 国际正牙学学会 / ~ Academy of Pathology (简作 IAP) 国际病理学会 / ~ Academy of Preventive Medicine Journal (简作 I-APMJ) 国际预防医学学会杂志 / ~ Academy of Proctology (简作 IAP) 国际直肠病学学会 / ~ Agency for Research on Cancer (简作 IARC) 国际癌病研究机构(世界卫生组织) / ~ Air Pollution Protection Association (简作 INAPPA) 国际防止大气污染协会 / ~ Air Transport Association (简作 IATA) 国际航空运输协会 / ~ Allergy Association (简作 IAA) 国际变态反应协会 / ~ Anesthesia Research Society (简作 IARS) 国际麻醉研究学会 / ~ Anesthesiology Clinics (简作 IAC) 国际临床麻醉学(杂志名) / ~ Archives of Allergy and Applied Immunology (简作 IAAAI) 国际变态反应和应用免疫学文献(瑞典国际变态反应学会) / ~ Archives of Occupational Health (简作 IAOH) 国际职业卫生文献(杂志名) / ~ Association of Agricultural Medicine and Rural Health (简作 IAAMRH) 国际农村医学和农村卫生协会 / ~ Association of Allergology (简作 IAA) 国际变态反应学协会(世界卫生组织医学科学国际组织委员会) / ~ Association for Accident and Traffic Medicine (简作 IAATM) 国际交通事故与交通医学协会 / ~ Association for Child Psychiatry and Allied Professions (简作 IAC-PAP) 国际儿童精神病及有关各科协会 / ~ Association for Cybernetics (简作 IAC) 国际控制论协会 / ~ Association for Dental Research (简作 IADR) 国际牙科研究协会 / ~ Association for Medical Assistance to Travelers (简作 IAMAT) 国际旅游团医助协会 / ~ Association for Plant Taxonomy (简作 IAPT) 国际植物分类学协会 / ~ Association for Pollution Control (简作 IAPC) 国际污染控制协会 / ~ Association for Prevention of Blindness (简作 IAPB) 国际防盲协会(世界卫生组织医学科学国际组织委员会) / ~ Association for Preventive Pediatrics (简作 IAPP) 国际预防儿科学协会 / ~ Association for the Scientific Study of Mental Deficiency (简作 IASSMD) 国际智力缺陷科学研究协会 / ~ Association for the Study of Pain (简作 IASP) 国际疼痛研究协会 / ~ Association for the Study of the Liver (简作 IASL) 国际肝脏研究协会 / ~ Association of Medical Laboratory Technologists (简作 I-AMLT) 国际医学实验室技师协会 / ~ Association of Agricultural Medicine (简作 IAAM) 国际农药协会 / ~ Association of Applied Psychology (简作 IAAP) 国际应用心理学协会 / ~ Association of Asthmology (简作 INTERASMA) 国际哮喘病学协会 / ~ Association of Biological Oceanography (简作 IABO) 国际生物海洋学协会 / ~ Association of Biological Standardization (简作 IABS) 国际生物标准协会 / ~ Association of Dentistry for Children Journal (简作 IADCJ) 国际儿童牙科协会杂志(英) / ~ Association of Genito-Urinary Surgeons (简作 IAGUS) 国际泌尿生殖外科医师协会 / ~ Association of Geographic Pathology (简作 IAGP) 国际地域病理学协会 / ~ Association of Gerontology (简作 IAG) 国际老年医学协会 / ~ Association of Laryngectomees (简作 IAL) 国际喉切除患者协会 / ~ Association of Laryngectomees News (简作 IAIN) 国际喉切除患者协会新闻 / ~ Association of Medical Museums (简作 IAMM) 国际医学博物馆协会 / ~ Association of Meteoorology and Atmospheric Physics (简作 IAMAP) 国际气象与大气物理协会 / ~ Association of Microbiological Societies (简作 IAMS) 国际微生物学协会 / ~ Association of Microbiologists (简作 IAM) 国际微生物学家协会 / ~ Association of Micro-Biologists (简作 I-AMB) 国际微生物学家协会 / ~ Association of Milk, Food and Environmental Sanitarians (简作 IAMFES) 国际食品、奶品及环境卫生学家协会 / ~ Association of Oral Surgeons (简作 IAOS) 国际口腔外科医师协会(丹麦) / ~ Association of Scholarly Publishers (简作 IASP) 国际学术出版社协会 / ~ Association of Water Pollution Research (简作 IAWPR) 国际水污染研究协会 / ~ Association of Workers for Maladjusted Children (简作 IAWMC) 国际适应不良儿童工作者协会 / ~ Astronautical Federation (简作 IAF) 国际宇航联合会 / ~ Atomic Energy Agency (简作 IAEA) 国际原子能机构(联合国) / ~ atomic weight (简作 IWt) 国际原子量 / ~ Audiology (简作 IA) 国际听力学(杂志名) / ~ Audio-Visual Technical Centre (简作 IAVTC) 国际视听技术中心(荷兰) / ~ Bank for Reconstruction and Development (简作 IBRD) 国际复兴开发银行(联合国) / ~ benzoate unit (简作 IBU) 苯甲酸盐国际单位 / ~ Biological Program (简作 IBP) 国际生物学计划 / ~ Brain Research Organization News (简作 IBRON) 国际脑研究组织新闻(杂志名) / ~ Brain Research Organization (简作 IBRO) 国际脑研究组织 / ~ Bureau of Weights and Measures (简作 IB-WM) 国际度量衡局,国际权度局 / ~ Cancer Research Data Bank (简作 ICRDB) 国际癌症研究资料库 / ~ Cancer Research Technology Transfer Programme (简作 ICRETT) 国际癌症研究技术转让程序 / ~ Cancer Research Workshop Programme (简作 ICREW) 国际癌症研究专题讨论会程序 / ~ Cardiovascular Society (简作 ICS) 国际心血管学会(医学科学国际组织委员会) / ~ Cell Research Organization (简作 ICRO) 国际细胞研究组织 / ~ Center for Advanced Study in the Health Sciences (简作 ICASHS) 国际保健科学高级研究中心(国立卫生研究院) / ~ Center for Scientific Editing (简作 ICSCED) 国际科学编辑中心 / ~ Center of Information on Antibiotics (简作 ICIA) 国际抗生素情报中心 / ~

Certificate of Vaccination（简作 ICV）国际种痘证明书 / ~ chart 国际视力表 / ~ Childbirth Education Association News（简作 ICEAN）国际分娩教育协会新闻 / ~ Children Rescue Fund（简作 INCREF）国际儿童救济基金 / ~ Children's Centre（简作 ICC）国际[保卫]儿童中心 / ~ Chiropractors Association（简作 ICA）国际按摩技师协会 / ~ Classification（简作 IC）国际分类 / ~ Classification of Diseases（简作 ICD）国际疾病分类 / ~ Classification of Diseases Adapted（简作 ICDA）国际疾病分类法修改版 / ~ Classification of Diseases Adapted for Use in the United States（简作 ICDA）美国使用的国际疾病分类法修改版 / ~ classification system 国际分类法 / ~ Clinics（简作 IC）国际临床学（杂志名，现称 NIC）/ ~ College of Dentists（简作 ICD）国际牙医师学院 / ~ College of Dentists Newsletter（简作 ICDN）国际牙科医师学会通讯 / ~ College of Surgeons（简作 ICS）国际外科医师学会 / ~ Commission for Optics（简作 ICO）国际光学委员会 / ~ Commission for Unifrom Methods of Sugar Analysis（简作 ICUMSA）国际糖类分析统一方法委员会 / ~ Commission on Acoustics（简作 ICA）国际声学委员会 / ~ Commission on Atomic weights（简作 ICAW）原子量国际委员会 / ~ Commission on Illumination（简作 ICI）国际照明委员会 / ~ Commission on Radiation Units and Measurements（简作 ICRU）国际辐射单位与量度委员会 / ~ Commission on Radiological Protection（简作 ICRP）国际辐射防护委员会 / ~ Committee for Radionuclide Metrology（简作 ICRM）国际放射性核素计量学委员会 / ~ committee for Standardization in Hematology（简作 ICSH）国际血液学标准化委员会 / ~ Committee for Standardization in Human Biology（简作 ICSHB）国际人类生物学标准化委员会 / ~ Committee of Military Medicine and Pharmacy（简作 ICMMP）国际军事医学和药学委员会 / ~ Committee of Systematic Bacteriology（简作 ICSB）国际系统细菌学委员会 / ~ Committee of the Red Cross（简作 ICRC）国际红十字委员会 / ~ Committee on Laboratory Animals（简作 ICLA）国际实验动物委员会 / ~ Committee on Nomenclature for Blood Coagulation（简作 ICNBC）国际血液凝固学命名委员会 / ~ Committee on Nomenclature of Viruses（简作 ICNV）国际病毒命名委员会 / ~ Committee on the Taxonomy of Viruses（简作 ICTV）病毒分类学国际委员会 / ~ Computation Center 国际计算机中心 / ~ Computers and Tabulators, Ltd（简作 ICT）国际计算机与制表机公司（英国）intracoronary thrombolysis（简作 ICT）冠状动脉内溶栓疗法 / ~ Computers Limited（简作 ICL）国际计算机有限公司（英国）/ ~ Confederation for Plastic Surgery（简作 IPS）国际整形外科联合会 / ~ Conference of Culture Collections（简作 ICCC）国际培养物收集会议 / ~ Conference on Atomic Spectroscopy（简作 ICAS）原子光谱学国际会议 / ~ Conference on Information Processing（简作 ICIP）国际信息处理会议 / ~ Conference on Medical and Biological Engineering（简作 ICMBE）国际医学和生物工程学会议 / ~ Conference on Medical Physics（简作 ICMP）国际医学物理学会议 / ~ Conference on Particles and Radiation Therapy（简作 ICPRT）国际粒子和放射疗法会议 / ~ Congress of Applied Psychology（简作 ICAP）国际实用心理学大会 / ~ Congress of Medical Laboratory Technologists（简作 ICMLT）国际医学实验室技术专家协会 ~ Congress of Publishers（简作 ICP）国际出版者协会 / ~ Congress of Radiology（简作 ICR）国际放射学会议 / ~ Congress of Systematic and Evolutionary Biology（简作 ICSEB）国际系统与进化生物学会议 / ~ Congress on Cell Biology（简作 ICCB）细胞生物学国际会议 / ~ Congress on Clinical Chemistry（简作 ICCC）国际临床化学大会 / ~ Congress on Tropical Medicine and Malaria（简作 ICTMM）国际热带医学与疟疾大会 / ~ Contact Lens Clinic（简作 ICLC）国际隐形眼镜临床学（杂志名）/ ~ Council for Philosophy and Humanistic Studies（简作 ICPHS）国际哲学与人文科学研究委员会（来自法文名称的缩略语为 CIPHS）/ ~ Council for Reprography（简作 ICR）国际复制技术委员会 / ~ Council of Nurses（简作 ICN）国际护士理事会 / ~ Council of Scientific Unions（简作 ICSU）国际科学联盟理事会（15 个机构组成的国际联合协调组织，设于意大利）/ ~ Council of Scientific Unions Abstracting Board（简作 ICSUAB）国际科学联合会理事会文摘部 / ~ Council of Societies of Pathology（简作 ICSP）国际病理学会理事会 / ~ Cystic Fibrosis Association（简作 ICFA）国际膀胱纤维组织变性协会 / ~ Dental Federation（简作 IDF）国际牙科联合会（国际医学科学组织理事会）integrated date file（简作 IDF）综合数据文件 / ~ Dental Federation News Letter（简作 IDFNL）国际牙科联合会通讯（英）/ ~ Dental Journal and Newsletter（简作 IDJ）国际牙科杂志和通讯（国际牙科联合会）/ ~ Dermatiological Committee（简作 IDC）国际皮肤病学委员会 / ~ Development Association（简作 IDA）国际开发协会 / ~ Development Research Center（简作 IDRC）国际发展研究中心（加拿大）/ ~ Diabetes Federation（简作 IDF）国际糖尿病联合会 / ~ Diabetes Federation Bulletin（简作 IDFB）国际糖尿病联合会通报（国际医学科学组织理事会）/ ~ Documentation Center（简作 IDC）国际文献资料中心 / ~ Documentiation in Chemistry（简作 IDC）国际化学文献中心 / ~ Drug Therapy Newsletter（简作 IDTN）国际药物治疗通讯 / ~ Einheit［德］（简作 IE）国际单位 / ~ Electronics Association（简作 INEA）国际电子学协会 / ~ Electrotechnical Commission（简作 IEC）国际电子技术委员会 / ~ Energy Agency（简作 IEA）国际能源署 / ~ Energy Policy Perspectives（简作 IEPP）国际能源政策展望（杂志名）/ ~ Epidemiological Association（简作 IEA）国际流行病学协会（国际医学科学组织理事会）/ ~ Eye Foundation（简作 IEF）国际眼科基金会 / ~ Federation for Cell Biology（简作 IFCB）国际细胞生物学联合会 / ~ Federation for Documentation（简作 IFD）国际文献工作联合会 / ~ Federation for Information Processing（简作 IFIP）国际信息处理联合会（设于瑞士；来自法文名称的缩略语为 FITI）/ ~ Federation for Medical Electronics（简作 IFME）国际医用电子学联合会 / ~ Federation for Medical Electronics and Biological Engineering（简作 IFMEBE）国际医学电子学与生物工程学联合会（现为 IFMBE）/ ~ Federation for Medical Psychotherapy（简作 IFMP）国际医学心理疗法联合会 / ~ Federation of Anatomists（简作 IFA）国际解剖学家联合会 / ~ Federation of Automatic Control（简作 IFAC）国际自动控制联合会 / ~ Federation of Catholic Pharmacists（简作 IFCP）国际天主教药师联合会 / ~ Federation of Clinical Chemists（简作 IFCC）国际临床化学联合会 / ~ Federation of Computer Sciences（简作 IFCS）国际计算机科学联合会 / ~ Federation of Electron Microscope Societies（简作 IFEMS）国际电子显微镜学会联合会 / ~ Federation of Gynecology and Obstetrics Journal（简作 IFGOJ）国际妇产科联合会杂志 / ~ Federation of Gynecology and Obstetrics（简作 IFGO）国际妇产科联合会 / ~ Federation of Information Processing Societies（简作 IFIPS）国际信息处理学会联合会 / ~ Federation of Library Associations（简作 IFLA）国际图书馆协会联合会（设于英国；来自法文名称的缩略语为 FIAB）/ ~ Federation of Medical Student Associations News（简作 IFMSAN）国际医学生协会联合会新闻 / ~ Federation of Multiple Sclerosis Societies（简作 IFMSS）国际多发性硬化症学会联合会 / ~ Federation of Obstetrics and Gynecology（简作 IFOG）国际产科与妇科联合会 / ~ Federation of Ophthalmological Societies（简作 IFOS）国际眼科学会联合会（国际医学科学组织理事会 / ~ Federation of Oto-Rhino-Laryngology（简作 IFORL）国际耳鼻喉科联合会（国际医学科学组织理事会）/ ~ Federation of Pharmaceutical Manufactures Associations（简作 IFPMA）国际药品制造商协会联合会 / ~ Federation of Physical Education Bulletin（简作 IFPEB）国际体育联合会通报 / ~ Federation of Social Workers（简作 IFSW）国际福利救济工作者联合会 / ~ Federation of Societies for Electroencephalography and Clinical Neurophysiology（简作 IFSEEGCN）国际脑电图与临床神经生理学联合会（国际医学科学组织理事会）/ ~ Federation of Societies for Electron Microscopy（简作 IFSEM）国际电子显微镜学会联合会 / ~ Federation of Surgical Colleges（简作 IFSC）国际外科学会联合会（国际医学科学组织理事会）/ ~ Federation of the Periodical Press（简作 IFPP）国际期刊联合会（同法文 FIPP）/ ~ Federation of the Technical and Periodical Press（简作 IFTPP）国际技术与期刊出版社联合会（来自法文名称的缩略语为 FIPTP）/ ~ Fertility Association（简作 IFA）国际生育协会 / ~ Fertility Research Program（简作 IFRP）国际生育研究方案（北卡罗来纳大学和国际开发署）/ ~ Fertilizer Development Center（简作 IFDC）国际肥料发展中心 / ~ Filariasis Association（简作 IFA）国际丝虫病协会 / ~ Food Policy Research Institute（简作 IFPRI）国际食品政策研究协会 / ~ Foundation for Cancer Research（简作 IFCR）国际癌症研究基金会 / ~ Frequency Tables（简作 IFT）国际频率表 / ~ Geophysical Year（简作 IGY）国际地球物理年 / ~ Glutamate Technical Committee（简作 IGTC）国际谷氨酸盐技术委员会 / ~ Haemophilia Society（简作 IHS）国际血友病学会 / ~ Health Evaluation Association（简作 IHEA）国际健康评价协会 / ~ Health Organization（简作 IHO）国际卫生组织 / ~ Hematology Congress（简作 IHC）国际血液学会议 / ~ Homeopathic League（简作 IHL）国际顺势疗法联合会 / ~ Hospital Federation（简作 IHF）国际医院联合会 / ~ Institute for Applied Systems Analysis（简作 IIASA）国际应用系统分析协会 / ~ Institute for the Management of Technology（简作 IIMT）国际技术处理学会 / ~ Institute of Tropical Agriculture（简作 IITA）国际热带农业研究所（尼日利亚）/ ~ insulin unit（简作 IIU）胰岛素国际单位 / ~ Journal for Parasitology（简作 IJP）国际寄生虫学杂志 / ~ Journal of Air Pollution（简作 IJAP）国际空气污染杂志 / ~ Journal of Applied Radiation and Isotopes（简作 IJARI）国际应用放射学和同位素杂

志 / ~ Journal of Bio-Medical Computing（简作 IJBC）国际生物医学计算杂志 / ~ Journal of Biomedical Engineering（简作 IJBE）国际生物医学工程学杂志 / ~ Journal of Cancer（简作 IJC）国际癌症杂志（国际抗癌联合会）/ ~ Journal of Clinical and Experimental Hypnosis（简作 IJCEH）国际临床及实验催眠术杂志（临床实验催眠术协会）/ ~ Journal of Clinical Pharmacology Therapy and Toxicology（简作 IJCPTT）国际临床药物学治疗与毒物学杂志 / ~ Journal of Dermatology（简作 IJD）国际皮肤病学杂志 / ~ Journal of Epidemiology（简作 IJE）国际流行病学杂志（国际流行病学协会）/ ~ Journal of Forensic Dentistry（简作 IJFD）国际法医牙科学杂志（英）/ ~ Journal of Gynaecology and Obstetrics（简作 IJGO）国际妇产科学杂志 / ~ Journal of Leprosy（简作 IJL）国际麻风杂志 / ~ Journal of Leprosy & other- Mycobacterial Diseases（简作 Internat J Lep Mycobat Dis）国际麻风病及其他分支杆菌病杂志 / ~ Journal of Medicine and Surgery（简作 IJMS）国际内科学与外科学杂志 / ~ Journal of Mental Health（简作 I-JMH）国际心理卫生杂志 / ~ Journal of Molecular Immunology（简作 Internat J Mol Immunol）国际分子免疫学杂志 / ~ Journal of Neurology（简作 Int J Neurol）国际神经病学杂志 / ~ Journal of Nuclear Medicine & Biology（简作 Internat J Nucl Med Biol）国际核医学与生物学（杂志名）/ ~ Journal of Nursing（简作 IJN）国际护理杂志 / ~ Journal of Occupational Health & Safety（简作 Internat J Occup Heal Saf）国际职业保健与安全（杂志名）/ ~ Journal of Oral Surgery（简作 IJOS）国际口腔外科学杂志（国际口腔外科医师协会）/ ~ Journal of Orthodontics（简作 IJO）国际畸齿矫形学杂志（畸齿矫形学协会联合会）/ ~ Journal of Peptide and Protein Research（简作 IJPPR）国际肽及蛋白质研究杂志 / ~ Journal of Psychiatry in Medicine（简作 IJPM）国际精神病学杂志 / ~ Journal of Psychoanalysis（简作 IJP）国际心理分析学杂志（国际心理分析协会）/ ~ Journal of Radiation Oncology, Biology, and Physics（简作 IJROBP）国际肿瘤放射学、生物学、物理学杂志 / ~ Journal of Radiation Physics and Chemistry（简作 IJRPC）国际放射物理学及化学杂志 / ~ Journal of Social Psychiatry（简作 IJSP）国际社会精神病学杂志 / ~ Journal of the Addictions（简作 IJA）国际吸毒成瘾杂志 / ~ Journal of Tubecle（简作 Internat J Tuber）国际结核病杂志 / ~ kandela（简作 IK）国际烛光（发光强度单位）/ ~ Laboratory for Research on Animal Diseases（简作 ILRAD）国际动物疾病研究实验所（肯尼亚）/ ~ Laboratory of Genetics and Biophysics（简作 ILGB）国际遗传学与生物物理所实验学 / ~ League Against Epilepsy（简作 ILAE）国际抗癫痫联合会 / ~ League Against Rheumatism（简作 ILAR）国际抗风湿病联合会（国际医学科学组织理事会）/ ~ League of Societies for the Mentally Handicapped（简作 ILSMH）国际精神障碍学会联合会 / ~ Leprosy Association（简作 ILA）国际麻风病协会（国际医学科学组织理事会）/ ~ Library Information Center（简作 ILIC）国际图书馆情报中心（美）/ ~ Livestock Center for Africa（简作 ILCA）国际非洲家畜中心（埃塞俄比亚）/ ~ Medical Digest（简作 IMD）国际医学文摘 / ~ Medical Society of Paraplegia（简作 IMSP）国际截瘫医学会 / ~ Medical Tribune of Great Britain（简作 IMTGB）大不列颠国际医学论坛（杂志名）/ ~ Mental Health Research Newsletter（简作 IMHRN）国际精神健康研究通讯 / ~ Messtechnische Konfoderation（简作 IMEKO）国际测量技术联合会 / ~ Narcotic Report（简作 INR）国际麻醉剂报道 / ~ Narcotic Research Conference（简作 INRC）国际麻醉剂研究学会 / ~ Narcotics Control Board（简作 INCB）国际麻醉品管制局（联合国）/ ~ Neurological Association（简作 INA）国际神经病学协会 / ~ News Items（简作 INI）国际新闻条目（杂志名）/ ~ Newsletter of Special Libraries（简作 INSPEL）国际专业图书馆业务通讯（刊名）/ ~ Nomenclature of Disease（简作 IND）国际疾病命名法 / ~ Nonproprietary Names 国际非专利药名 / ~ nonproprietary names（for Pharmaceutical Substances）（简作 INN）国际非专有药物名称，国际非专利药名（世界卫生组织）/ ~ Nuclear Information System（简作 INIS）（联合国）国际核情报系统 / ~ Nursing Index（简作 INI）国际护理指南（杂志名）/ ~ Office of Epizooties（简作 IOE）国际兽疫防治局 / ~ Optometric and Optical League（简作 IOOL）国际验光与光学联合会 / ~ Organization for Standardization（简作 IOS）国际标准化组织 / ~ Organization Against Trachoma（简作 IOAT）国际沙眼防治组织 / ~ Organization for Medical Physics（简作 IOMP）国际医学物理学组织 / ~ Organization for Pure and Applied Biophysics（简作 IOPAB）国际理论与应用生理物理学组织 / ~ Organization for Standardization（简作 ISO）国际标准化组织 / ~ Organization of Citrus Virologist（简作 IOCV）国际枸橼病毒学家组织 / ~ Paediatric Association（简作 IPA）国际儿科学协会（国际医学科学组织委员会，世界卫生组织）/ ~ Patent Classification（简作 IPC）国际专利分类法 / ~ Patent Documentation Center（简作 IN-PADOC）国际专利文献中心 / ~ Patent Institute（简作 IPI）国际专利学会（设于荷兰海牙：来自法文名称的缩语为 IIB）/ ~ Pathology（简作 IP）国际病理学（杂志名）/ ~ Pediatric Research Foundation（简作 IPRF）国际儿科研究基金会 / ~ Pharmaceutical Students' Federation（简作 IPSF）国际药学院系学生联合会 / ~ Pharmacopoeia（简作 IP）国际药典 / ~ Phonetic Alphabet（简作 IPA）国际音标 / ~ Phonetic Association（简作 IPA）国际语音学协会 / ~ Pilot Study of Schizophrenia（简作 IPSS）国际精神分裂症研究指导（世界卫生组织）/ ~ Planned Parenthood Federation（简作 IPPF）国际计划生育联合会 / ~ Psychoanalytical Association（简作 IPAA）国际精神分析学会 / ~ quarantine 国际检疫 / ~ Radiation Protection Association（简作 IRPA）国际辐射防护学会 / ~ Radiocarbon Dating Conference（简作 IRDC）国际放射性碳（^{14}C）测定年代技术联合会 / ~ Radium Standard Commission（简作 IRSC）国际镭标准委员会 / ~ Radium Unit（简作 IRU）国际镭单位 / ~ Record of Medicine and General Practice Clinics（简作 IRMGPC）国际医学与普通临床实践报道（杂志名）/ ~ Red Cross Committee（简作 IRCC）国际红十字委员会 / ~ Red Cross（简作 IRC）国际红十字会 / ~ Reference Organization in Forensic Medicine and Science（简作 INFORM）法医学与科学国际咨询组织 / ~ reference preparation（简作 IRP）国际参考制品 / ~ Referral System（简作 IRS）国际指点系统（联合国环境资料）/ ~ Refugee Organization（简作 IRO）国际难民组织 / ~ Rehabilitation Review（简作 IRR）国际康复评论（国际残疾者康复协会杂志）/ ~ Rescue and First Aid Association（简作 IRFAA）国际救援及急救协会 / ~ Rescue Committee, Inc（简作 IRC）国际救援委员会 / ~ Research and Development Company（简作 IRDC）国际研究与发展公司（英）/ ~ Research Communication System Medical Science（简作 IRCSMS）国际科学研究通讯；医学部分（英，丛刊）/ ~ Research Communication Systems（简作 IRCS）国际研究通讯系统 / ~ Research Communications System Journal of Medical Science（简作 IRCS-JMS）国际医学科学研究通讯杂志（英）/ ~ Research Council（简作 IRC）国际研究理事会（属国际科学技术委员会）/ ~ Research Information Service（简作 IRIS）国际研究情报部（属 AFB）/ ~ Review of Applied Psychology（简作 IRAP）国际应用心理学评论 / ~ Review of Psychoanalysis（简作 IRP）国际精神分析评论（杂志名）/ ~ sanitary regulations（简作 ISR）国际环境卫生条例 / ~ Science Information Studies（简作 ISIS）国际科学情报研究所 / ~ Science Organization（简作 ISO）国际科学组织 / ~ Scientific Committee for Trypanosomiasis Research（简作 ISCTR）国际锥虫病研究科学委员会 / ~ Scientific Vocabulary（简作 ISV）国际通用科技词汇 / ~ Social Security Association（简作 ISSA）国际社会保障协会 / ~ Society and Federation of Cardiolog（简作 ISFC）国际心脏联合协会 / ~ Society for Biochemieal Pharmacology（简作 ISBP）国际生化药理学学会 / ~ Society for Burn Injuries（简作 ISBI）国际烧伤学会 / ~ Society for Cell Biology（简作 ISCB）国际细胞生物学学会 / ~ Society for Clinical and Experimental Hypnosis（简作 ISCEH）国际临床与实验性催眠术学会 / ~ Society for Clinical Electroretinography（简作 ISCE）国际临床视网膜电流扫描记法学会 / ~ Society for Clinical Laboratory Technology（简作 ISCLT）国际临床实验室技术学会 / ~ Society for Electrosleep and Electroanaes-thesia（简作 ISEE）国际电睡眠与电麻醉学会 / ~ Society for Human and Animal Mycology（简作 ISHAM）国际人类与动物真菌学学会 / ~ Society for Neurochemistry（简作 ISN）国际神经化学学会 / ~ Society for Paediatric Neurosurgery（简作 ISPN）国际小儿神经外科学会 / ~ Society for Research on Civilization Diseases and Vital Substances（简作 ISRCDVS）国际现代文明疾病及生活必需品研究会 / ~ Society for Technology Assessment（简作 ISTA）国际技术鉴定学会 / ~ Society for the Rehabilitation of the Disabled（简作 ISRD）国际残疾人康复学会（康复国际）/ ~ Society for the Study of Origin of Life（简作 ISSOL）国际生命起源研究学会 / ~ Society of Acupuncture（简作 ISA）国际针刺学会 / ~ Society of Art and Psychopathology（简作 ISAP）国际医术与精神病理学会（国际医学科学组织理事会）/ ~ Society of Audiology（简作 ISA）国际听力学学会 / ~ Society of Blood Transfusion（简作 ISBT）国际输血学会 / ~ Society of Cardiology Bulletin（简作 IS-CB）国际心脏病学会通报 / ~ Society of Clinical Pathology（简作 ISCP）国际临床病理学学会 / ~ Society of Comparative Pathology（简作 ISCP）国际比较病理学学会 / ~ Society of Cybernetic Medicine（简作 ISCM）国际控制论医学学会 / ~ Society of Gastro-Enterology（简作 ISGE）国际胃肠学学会 / ~ Society of Geographical Pathology（简作 ISGP）国际地理病理学学会 / ~ Society of Haematology（简作 ISH）国际血液学学会 / ~ Society of Hydatid Disease（简作 ISHD）国际包囊虫病学会 / ~ Society of Hypertension（简作 ISH）国家高血压学会 / ~ Society of Internal Medicine（简作 ISIM）国际内科学学会 / ~ Society of Lymphology（简作 ISL）国际淋巴学会 / ~ Society of Medical Hydrology and Climatology（简作 ISMHC）国际医学水文学及气候学学会 / ~ Society of Microbiologists(简作 ISM）国际微生物学家学会 / ~ Society of Naturopathic Physicians（简作 ISNP）国际自然疗法医师学会 / ~ Society of Nephrology（简作 ISN）国际肾脏病学会 / ~ Society of Orthopaedic Surgery and Traumatology（简作 ISOST）国际矫形外科及创伤学学会 / ~ Society of Radiology（简作 ISR）国际放射学学会 / ~ Society of Surgery（简作 ISS）国际外科学学会 / ~ Society of the History of Medicine（简作 ISHM）国际医学史学会 / ~ Society of Tropical Dermatology（简作 ISTD）国际热带皮肤病学学会 / ~ Society of Urology（简作 ISU）国际泌尿学学会 / ~ Society on Biotelemetry（简作 ISB）国际生物遥测学会 / ~ Society on Toxicology（简作 IST）国际毒理学学会(英) / ~ Standard Atmosphere（简作 ISA）国际标准大气压 / ~ Standard Serial Number（简作 ISSN）国际标准期刊编号(杂志用) / ~ standards method（简作 ISM）国际标准(分类)法 / ~ Standards Organization-A（简作 ISO-A, OCR-A）国际标准化组织光学符号识别标准-A / ~ Statistical Institute（简作 ISI）国际统计学会(设于荷兰海牙) / ~ Statistical Institute（简作 ISI）国际统计研究所 / ~ steam table calorie（简作 IT cal）国际水蒸气表卡[路里] / ~ Streptomyces Project（简作 ISP）国际放线菌研究机构 / ~ Surgery（简作 IS）国际外科(杂志名) / ~ Symposium on Computer-Assisted Tomography（简作 ISCAT）国际计算机控制 X 线断层照相讨论会 / ~ Symposium on the Planning of Radiological Departments（简作 ISPRAD）国际放射学科计划讨论会 / ~ System for Human Cytogenetic Nomenclature(简作 ISCN)国际人类细胞遗传学命名法 / ~ System of Units（简作 IS）国际单位制(通常皆使用法文缩语 S I) / ~ System of Virus Nomenclature（简作 ISVM）国际病毒命名法 / ~ table calorie（简作 ITc）国际表卡(热量单位 = 4.1868 焦耳) / ~ Temperance Association（简作 ITA）国际戒酒协会 / ~ Temperance Union（简作 ITU）国际戒酒联合会 / ~ Tuberculosis Association（简作 ITA）国际结核病学会 / ~ Union Against Cancer（简作 IUAC）国际抗癌联合会 / ~ Union Against Alcoholism（简作 IUA）国际防止酒精中毒联合会 / ~ Union Against Tuberculosis（简作 IUAT）国际防痨协会 / ~ Union Against Tuberculosis Mycobacterium（简作 IUTM）国际(分支杆菌)结核病防治联合会 / ~ Union Against Venereal Diseases and Treponematoses（简作 IUAVDT）国际性病与密螺旋体病防治联合会 / ~ Union for Children Welfare(简作 IUCW）国际儿童福利联合会 / ~ Union for Conservation of Nature and Natural Resources（简作 IUCN）国际自然与自然资源保护联盟 / ~ Union for Health Education（简作 IUHE）国际卫生教育联合会 / ~ Union for Pure and Applied Biophysics（简作 IUPAB）国际理论与应用生物物理学协会 / ~ Union for the Study of Social Insects（简作 IUSSI）国际群居昆虫研究联合会 / ~ Union of Physiological Science（简作 IUPS）国际生理科学联合会 / ~ Union of Railway Medical Services（简作 IURMS）国际铁道医疗服务联合会 / ~ Union of Air Pollution Prevention Association（简作 IUAPPA）国际防止空气污染协会联合会 / ~ Union of Angiology(简作 IUA）国际脉管学联合会 / ~ Union of Anthropological and Ethnological Sciences（简作 IUAES）国际人类学及人种学联盟 / ~ Union of Anthropological Sciences（简作 IUAS）国际人类学联合会 / ~ Union of Biochemistrry（简作 IUB）国际生物化学联合会 / ~ Union of Biological Sciences（简作 VIUBS）国际生物科学联合会 / ~ Union of Counter Cancer（简作 IUCC）国际抗癌协会 / ~ Union of Immunological Societies（简作 IUIS）国际免疫学会联合会 / ~ Union of Nutritional Science（简作 IUNS）国际营养学联合会 / ~ Union of Pharmacology（简作 IUPHAR）国际药理学联合会 / ~ Union of Pure and Applied Chemistry（简作 IUPAC）国际理论与应用化学联合会 / ~ Union of Pure and Applied Physics（简作 IUPAP）国际理论与应用物理学联合会 / ~ Union of Scientific Psychology（简作 IUSP）国际科学心理学协会 / ~ Union of the Medical Press（简作 IUMP）国际医学报刊联盟(设于巴黎) / ~ Union of Therapeutics（简作 IUT）国际治疗学联合会(国际医学科学组织理事会) / ~ unit（简作 IU）国际单位 / ~ Veterinary Federation of Zootechnics（简作 IVFZ）国际畜牧学兽医联合会 / ~ Veterinary Students' Union（简作 IVSU）国际兽医院系学生联合会 / ~ Vine and Wine Office（简作 IWO）国际葡萄与葡萄酒局 / ~ X-ray Unit Committee（简作 IXUC）国际 X 线单位委员会(现称国际辐射单位和测定委员会)

interne［法］(intern) *n*. 实习医师

internema *n*. 间线

interneural *a*. 脉间的;神经间的

interneuron *n*. 中间神经元

interneuronal *a*. 神经元间的

internist *n*. 内科医师

Internist Observer（简作 IO）内科医师评论(杂志名)

internodal *a*. 结间的

internode *n*. 结间部 ‖ ~ of Ranvier 朗飞氏结间部(神经纤维)

internodular *a*. 小间的,结间的

internuclear *a*. 核间的 ‖ ~ distance 核间距 / ~ ophthalmoplegia（简作 INO）核间眼肌麻痹 / ~ palsy 核间麻痹

internuncial *a*. 联络的(中枢间或神经元间) ‖ ~ neuron 联络神经元

internus *a*. 内的,内部的 *n*. 眼内直肌 ‖ ~ blepharitis 睑内膜炎,睑结膜炎 / ~ paresis（简作 IP）内直肌麻痹

interocclusal *a*. 咬合面间的

interocclusion *n*. 咬合面间

interoception *n*. 内感受

interoceptive *a*. 内感受的;感受内脏刺激的

interoceptor（intero-receptor; entero-ceptor）*n*. 内感受器

interocular *a*. 眼间的 ‖ ~ distance ①两眼旋转中心间距②瞳孔间距,瞳孔距离,瞳距 / ~ hyperrhinoplaty 两眼距离过远 / ~ transfer 眼间传递

interodontoblastic *a*. 成牙［本］质细胞间的

interofection *n*. 对内反应作用

interofective *a*. 对内反应的

interogestate *a*. 宫内发育的 *n*. 宫内发育婴儿

intero-inferiorly *ad*. 向内下

interolivary *a*. 橄榄体间的

interommatidial angle 小眼夹角

interopercle *n*. 鳃盖骨间

interoposition（interposition）*n*. ①中间位,间位 ②介植,补植 ③插补术(骨科)

interorbital *a*. 眶间的 ‖ ~ line 眶间线,瞳孔间线 / ~ space ①眶间隙 ②眼间隔

interosculate *vi*. 互通,混合

interosseal *a*. ①骨间的 ②骨间肌的

interosseous *a*. 骨间的 ‖ ~ border 骨间缘 / ~ cuncometatarsal ligament 楔跖骨间韧带 / ~ membrane of forearm 前臂骨间膜 / ~ membrane of leg 小腿骨间膜 / ~ metatarsal ligament 跖骨间韧带 / ~ metatarsal spaces 跖骨间隙 / ~ sacroiliac ligament 骶髂骨间韧带 / ~ talocalcaneal ligament 距跟骨间韧带 / ~ tarsal ligament 附骨间韧带

interosseus（复 interossei）*n*. 骨间肌 ‖ ~, cuneocuboid ligament 楔骰骨间韧带

interpalpebral *a*. 眶间的 睑间的 ‖ ~ zone 睑裂区

interpandemic *a*. 大流行期间的 ‖ ~ line 乳头间线(尿路造影片测量肾皮质厚度用)

interparietal *a*. ①顶骨间的 ②壁间的 ‖ ~ sulcus ①顶间沟 ②壁间沟

interparoxysmal *a*. 发作间期的

interpedicular distance（简作 IPD）椎弓根间距(脊柱的检查)

interpediculate *a*. 椎弓根间的,蒂间的

interpeduncular *a*. ［脑］脚间的 ‖ ~ cistern 脚间池 / ~ fossa 脚间窝 / ~ nucleus 脚间核

interpelvic process 腹鳍间突

interpenetrate *vt*. 贯穿;渗透 *vi*. 互相贯穿;互相渗透

interpenetrating network plymer（简作 INP）互穿网状聚合物

interpenetrating polymernetworks（简作 IPNs）互(相贯)穿(的)聚合物网状组织

interpenetration *n*. 贯穿;渗透,互相贯穿,互相渗透

Interpersonal check list（简作 ICL）(利—利氏设计的)性格试验表

interpersonal crises 人际关系的危机

interpersonal reaction test（简作 IPRT）人际反应测验

interpetrous lucency 岩骨间透亮区,汉斯菲尔德暗区(CT 伪影)

interphalangeal *a*. 指(趾)节间的

interphase *n*. 核分裂间期 ‖ ~ of mitosis 有丝分裂间期 / ~, nucleus 间期核

interphone *n*. 传话器

interphyletic *a*. 中间型的

interpial *a*. 软脑膜间的

interplanar *n*. 平面间的 ‖ ~ space 星际空间

interplant *n*. 分植体

interpleural *a*. 胸膜间的

interpleuricostal *a*. 胸膜肋骨间的

interplexiform cell 网织层间细胞

interpolar *a*. 极间的

interpolate *n*. 内插 ‖ ~, background subtraction 内插背景减影［法］

interpolated extrasystole（简作 IES）间插性期前收缩

interpolated ventricular premature beat 插入性室性早搏
interpolation *n*. ①插入,补入 ②移植[组织]
interpollination *n*. 交互授粉
interpolymer *n*. 互聚物
interpolymerization *n*. 共聚作用
interposed *a*. ①插入的,居间的 ②补入的 ‖ ~ abdominal counterpulsation(简作 IAC)插入式腹部反搏术
interposition *n*. ①中间位,间位 ②介植,补植 ③插补术 ‖ ~, hepatodiaphragmatic 肝膈肌插入
interpositum *n*. 中间帆
interpret *vt*. 解释,说明;把……理解(为) *vi*. 翻译,口译;解释 ‖ ~, parity error(简作 IPE)解释奇偶校验误差
interpretation *n*. 解释,阐明;翻译 ‖ ~ of image 图像判读
interpretative *a*. 解释的,阐明的
interpreter *n*. 译员;解释者;翻译器
interpretoscope *n*. 译释显示器
interprotometamere *n*. 原节间组织
interproximal(interproximate) *a*. 邻接面间的
interpterion *a*. 翼点间的
interpterygoid *a*. 翼突间的 ‖ ~ cavity 翼间窝 / ~ vacuity 翼间窝
interpubic *a*. 耻骨间的 ‖ ~ disc 耻骨间盘
interpulse *n*. 脉[冲]间 ‖ ~ time 脉冲间隔时间
interpupillary *a*. 瞳孔间的 ‖ ~ distance rule 瞳孔距离测量尺 / ~ distance(简作 IPD)瞳孔间距(亦称 PD)/ ~ distance 瞳孔距离,瞳距 / ~ gauge 瞳孔距离计 / ~ line 瞳孔间线
interpyramidal *a*. 锥体间的
interracial *n*. 品种间内 *a*. 种族间的
interradial *a*. 射线间的
interradicular septum 牙根间隔
inter-record gap(简作 IRG)记录间歇,字区间歇
interreduplication *n*. 间期复制,内多倍体化
interrelate *vt*., *vi*.(使)相互联系
interrelation *n*. 相互关系,相互联系(性)
interrelationship *n*. 相互关系
interrenal *a*. 肾间的 ‖ ~ body 肾间体
interrenalin *n*. 肾上腺皮质要素(旧名)
interrenalism *n*. 肾上腺皮质机能亢进
interrenalopathy *n*. 肾上腺皮质病
interrenalotropic(interrenotropic) *a*. 促肾上腺皮质的
interrenin *n*.(肾上腺)皮质激素(旧名)
interrenotropic *a*. 促肾上腺皮质的
interrenotropin *n*. 促皮质素,促肾上腺皮质激素
inter-retinal *a*. 视网膜间的 ‖ ~ fluid 视网膜间液 / ~ hemorrhage 视网膜内出血
interrgator-responder(简作 IR)询问应答器
interrupt *vt*. 间接,阻断,中止 ‖ ~, controller 中断控制器 / ~, processor(简作 IRP)中断处理机
Interrupted clubmoss[植药]单穗石松子
interrupted *a*. 间断的,阻断的,中止的 ‖ ~ suture 间断缝合[术]/ ~ urination 尿流中断 / ~ wave(简作 IW)断续电波
interrupter *n*. 断续器 ‖ ~, mercury spring 水银弹簧断续器
interrupting pulse 断续脉冲
interruption *n*. 间断,阻断,中止 ‖ ~ of pregnancy for psychiatric indication(简作 IPPI)因精神病中断妊娠
interruptions per minute(简作 IPM)每分钟间断数
interruptor *n*. ① 断续器,断流器 ② 斩波器
inter-saccadic *a*. 跳跃[运动]间的
intersaeptum(interseptum) *n*. 隔膜
interscan *n*. 中间扫描
interscapilium[拉] *n*. 肩胛间隙
interscapular *a*. 肩胛间的
interscapulum(interscapilium) *n*. 肩胛间隙
intersciatic *a*. 坐骨间的
intersect *vt*. 横切,和……交叉 *vi*.(线)相交,交叉
intersectio([复]intersectiones)[拉] *n*. 交切,交叉;交切点 ‖ ~ tendinea(interscriptio tendinea)腱划
intersection *n*. ①交切,交叉 ②交切点
intersegment *n*. 节间
intersegmental *a*. 节间的
interseptal *a*. 隔间的
interseptum[拉] *n*. 隔膜
intersex *n*. 雌雄间性,间性;间性体,雌雄间体 ‖ female ~ 雌间性,女性假两性体 / male ~ 雄间体,男性假两性体 / ture ~ 真中间性,真两性体
intersexual *a*. 雌雄间性的,间性的
intersexuality *n*. 雌雄间性,间性
intersexus *n*. 中间性
intership(interneship) *n*. ①实习医师职位 ②实习医师期
intersigmoid *a*. 乙状结肠间的 ‖ ~ recess 乙状结肠间隐窝
intersititial laser coaqulation 组织间插入式激光凝固
Inter-Society Commission for Heart Disease Resources(简作 ISCHDR)心脏病防治手段会际委员会
Intersociety Committee on Health Laboratory Services(简作 ICHLS)卫生实验室服务社团委员会
Intersociety Committee on Pathology Information(简作 ICPI)病理学情报社团委员会
intersolubility *n*. 互溶性;互溶度
intersomitic *a*. 肌节间的
interspace *n*. 间隙 ‖ ~, dineric 二液界面
interspecies comparisons 种属间比较
inter-species fusion 种间融合
interspecific *a*. 种间的 ‖ ~ competition 种间竞争 / ~ hybrid cell 种间杂交细胞 / ~ hybridization 种间杂交 / ~ relation 种间关系 / ~ selection 种间选择 / ~ transfer 种间移植
intersperse *vt*. 散布;点缀
interspersion *n*. 散布;点缀
intersphincteric plexus[瞳孔]括约肌间丛
interspike interval histogram(简作 ISIH)峰间频率分析图,R-R 间直方图(心电图统计)
interspike interval 峰电位间隔
interspinal *a*. 椎间的,棘突间的 ‖ ~ muscle of neck 颈棘间肌 / ~ muscle of thorax 胸棘间肌
interspinalis(复 interspinales)[拉] *n*. 棘突间肌
interspinous(interspinal) *a*. 椎间的,棘突间的 ‖ ~ ligament 棘间韧带 / ~ muscle 棘间肌
interstage *a*. 级间的,级际的 ‖ ~ coupling 级间耦合 / ~ Sanitation Commission(简作 ISC)州际环境卫生委员会
intersterility *n*. 杂交不育性,杂交不孕性
intersternal *a*. 胸骨间的
interstice *n*. 小间隙
interstitial *a*. ①间隙的 ②间质的 ③基质的 ‖ ~ canal 胞间道 / ~ cataract 间质性白内障 / ~ cavity 胞间腔 / ~ cell(简作 IC)间质细胞 / ~ cell hormone(简作 ICH)间质细胞激素 / ~ cell stimulating hormone 间质细胞刺激荷尔蒙(同 LH)/ ~ chiasma 中间交叉 / ~ conjunctivitis 基质性结膜炎 / ~ deletion 中间缺失 / ~ exchange 中间交换 / ~ fluid(简作 IF)间质液;组织间液 / ~ gamma-ray therapy 间质 γ 线治疗 / ~ gland 间质腺(卵泡退化的晚期,内膜细胞肥大,胞质内充满类脂和脂滴,变成多边形的上皮样细胞,形似黄体细胞,被结缔组织和毛细血管分隔成分散排列的细胞团或索,即为间质腺)/ ~ implant [组织]内植入 / ~ implantation 间质植入 / ~ irradiation therapy 间质放射治疗,组织间放射疗法 / ~ keratitis 基质性角膜炎 / ~ lamella 间板(骨)/ ~ line 间线,间脊 / ~ method 间质方法(一种放疗方法)/ ~ optic neuritis 间质性视神经炎 / ~ plan 间质插植方法,间质镭疗方案 / ~ pneumonitis(简作 IP)间质性肺炎 / ~ pregnancy 间质妊娠 / ~ pulmonary emphysema(简作 IPE)间质性肺气肿 / ~ radiation 间质放射疗法,组织内放射疗法 / ~ radiation therapy 间质放射治疗 / ~ radium 间质镭 / ~ radium therapy 间质镭疗[法]/ ~ segment(染色体)中间节段 / ~ space 组织间隙;胞间隙 / ~ substance 间质,基质 / ~ therapy 组织间治疗 / ~ tissue 间质组织 / ~ tissue of testis 睾丸间质 / ~ tubal pregnancy 输卵管子宫间质部妊娠
interstitial-cell-stimulating hormone(简作 ICSH)间质细胞刺激激素(即男性的 LH)
interstitialoma *n*. 间质瘤
interstitium(interstice) *n*. ①小间隙 ②间质组织
interstock hybrid 品系间杂种
intersuperciliary *a*. 眉[弓]间的
intersystem crossing(简作 ISC)系统间交叉(分光学)
intersystole *n*. 收缩间期
intertarsal *a*. 跗骨间的 ‖ ~ joint 跗骨间关节
intertexture *n*. 交织;交织物
intertinctus *a*. 染色不同的,异色的
intertragicus[拉] *n*. 耳屏间肌
intertransversalis(复 intertransversales)[拉] *n*. 横突间肌
intertransverse *a*. 横突间的 ‖ ~ ligament 横突间韧带 / ~ muscle 横突间肌
intertriginous *a*. 擦烂的 ‖ ~ xanthoma(简作 ITX)擦烂性黄瘤病
intertrigo *n*. 擦烂 ‖ ~ ani 肛擦烂 / ~ labialis 唇间擦烂 / ~ podicis 肛擦烂 / ~ saccharomycetica 酵母菌性擦烂
intertrochanteric *a*. 转子间的 ‖ ~ crest 转子间嵴 / ~ fracture 转子间骨折 / ~ line 转子间线

intertubercular *a*.结子间的 ‖ ~ synovial sheath 结节间滑液鞘
intertubular *a*.管间的
intertwine *vt*. *vi*.(使)缠结
intertwist *vt*., *vi*.(使)缠结 *n*.缠结,缠绕
interureteral (interureteric) *a*.输尿管间的
interureteric *a*.输尿管间的 ‖ ~ ridge 输尿管间嵴(膀胱照影片上的弧形带状透亮区)
intervaginal *a*.鞘间的 ‖ ~ space 鞘间隙
interval *n*. ①间隔,间距 ②间期 ‖ ~, a.-c.; atriocarotid ~; auriculocarotid ~ 心房颈动脉间期 / ~, atrioventricular; auriculoventricular ~; a.-v. ~ 房室[收缩]间期 / ~, c.-a.; cardioarterial ~ 心搏动脉间期 / ~, focal 焦间距(前后焦点间的距离) / ~, histogram 间隔直方图 / ~, isometric 等长收缩间期(心) / ~, least 最小间期,最小间歇 / ~, lucid [神志]清明期 / ~, passive 被动间期(心) / ~, postsphygmic 脉后间期(心) / ~, P-R P-R 间期(心电图) / ~, presphygmic 脉前间期(心) / ~, QRST Q-T 间期(心电图) / ~, Q-T Q-T 间期(心电图) / ~, R-R R-R 间期(心电图) / ~, signal (简作 IS) 间隔信号,周期信号 / ~, sphygmic 脉搏间期 / ~, Sturm's; focal ~ 斯图姆氏间距,焦间距
intervalometer *n*. 定时器,时间间隔计
intervalometer 时间间隔计,定时器
intervalvular *a*.瓣膜间的 ‖ ~ hybrid 变种间杂种 / ~ hybridization 品种间杂交 / ~ mating reaction 变种间交配反应
intervascular *a*.血管间的
intervene *vi*. 干涉,介入
intervenient *a*. 干涉的,介入的 *n*.介入物
intervening cause 干预原因
intervening sequence 插进顺序;插入序列
intervenous tubercle 静脉间结节
intervent *n*. 干涉剂
intervention *n*. 干涉,干预,介入 ‖ ~ button 急停钮 / crisis ~ (精神病)危机干预;应急性措施 / surgical ~ 外科手术
interventional angiographic therapy 介入性血管造影治疗
interventional angiography 介入性血管造影[术]
interventional arthrography 介入性关节造影[术]
interventional biliary radiology 介入性胆系放射学
interventional cardiology 介入性心脏学
interventional CT scanning 介入性计算体层摄影扫描
interventional immunology (简作 II) 介入性免疫学(癌治疗法之一)
interventional mammographer 介入性乳房摄影人员
interventional mammography 介入性乳房摄影[术]
interventional management 介入治疗
interventional neuroradiologic technique 介入性神经放射学技术
interventional neuroradiology 介入性神经放射学
interventional nuclear medicine 介入核医学
interventional radiologic procedure 介入性放射学操作
interventional radiologic technique 介入性放射学技术
interventional radiology (简作 IVR) 介入性放射线学技术,介入放射学
interventional treatment 介入治疗
interventional ultrasound 介入性超声
interventional uroradiology 介入性泌尿放射学
interventricular *a*.(心)室间的 ‖ ~ septal defect (简作 IVSD) 室间隔缺损 / ~ septal flattening 室间隔展平 / ~ septum (简作 IVS) 室间隔 / ~ septum thickness (简作 IVST) 心室间隔厚度 / ~ valvule 心室间瓣
intervenular *a*. 脉间的
intervertebral *a*.椎[骨]间的 ‖ ~ disk (简作 IVD) 椎间盘 / ~ foramen line 椎间孔线 / ~ foramen 椎间孔 / ~ joint complex (简作 IVJC) 椎间关节综合征 / ~ joint 椎间关节 / ~ notch 椎间切迹 / ~ system 椎间系 / ~ tubercle 椎间结节 / ~ vein 椎间静脉
intervesical probe 膀胱探头
interview *n*., *vt*. 接见,会见,访问;面谈,面试
intervillous *a*.绒毛间的
Intervir 中间病毒学(杂志名)(见 Intervirology)
Intervirology (简作 Intervir) 中间病毒学(杂志名)
intervolve *vt*., *vi*.缠绕
interweave (interwove 或 interweaved, interwoven 或 interweaved) *vt*., *vi*.使交织;使紧密结合;(使)混杂
interzonal *a*.带间的 ‖ ~ fiber ①中间纤维 ②中间丝 / ~ region 中间区(纺锤体)
Intestina Bovis Seu Bubali [拉;动药] 牛肠
Intestina Galli [拉;动药] 鸡肠
Intestina Vulpes [拉;动药] 狐肠
intestinal *a*.肠的 ‖ ~ Absorption (简作 IA) 肠的吸收(杂志名) / ~ absorption 肠吸收 / ~ antiseptics 肠防腐剂 / ~ atony 肠紧张减退症 / ~ brush border (简作 IBB) 肠刷状缘 / ~ caecum 肠盲管 / ~ calculus 肠石 / ~ contrast ultrasonography 肠系膜超声造影成像 / ~ endoscope 肠镜 / ~ endoscopy 肠镜检查 / ~ fiberscope 纤维肠镜,肠纤维镜 / ~ fiberscopy 纤维肠镜检查 / ~ fluke 肠吸虫 / ~ ganglioneuromatosis (简作 Ig) 肠神经节神经瘤病 / ~ gland 肠腺 / ~ glycoprotein (简作 IGP) 肠糖蛋白 / ~ intraepithelial lymphocyte 肠道上皮细胞间淋巴细胞 / ~ lipodystrophy 肠性脂肪营养不良,肠原性脂肪代谢障碍(又称 Whipples disease) / ~ obstruction (简作 IO) 肠梗阻 / ~ polyposis 肠息肉病 / ~ protozoal infection 肠道原虫感染 / ~ tract 肠道 / ~ transit time 药物或食物通过肠道时间 / ~ type malignant histocytosis (简作 ITMH) 肠型恶性组织细胞增生症 / ~ villi 肠绒毛
intestinalisation *n*. 肠生化
intestine *n*.肠 ‖ ~, crypt 肠隐窝 / ~, iced 糖衣肠,慢性纤维包裹性腹膜炎 / ~, large 大肠 / ~, small 小肠
intestines injury and mesentery injury 肠损伤和肠系膜损伤
intestino-intestinal *a*. 肠肠的(两个不同部分的肠,如肠肠反射)
intestinotoxin *n*. ①肠毒素 ②肠[原]性毒素
intestinum (复 intestina) [拉] (intestine) *n*. 肠 ‖ ~ caecum; cecum; caecum 盲肠 / ~ caudalis 尾肠(后肠) / ~ crassum; large intestine 大肠 / ~ ileum 回肠 / ~ jejunum 空肠 / ~ rectum 直肠 / ~ tenue; small intestine 小肠 / ~ tenue mesenteriale 系膜小肠(指空肠与回肠)
Inteuigenztruktur test (简作 IST) 智力结构试验(德)
in-the-bag lens [晶状体]囊袋内固定
intima (复 intimae) *n*.内膜
intimacy *n*. 亲密,熟悉
intimae (单 intima) [拉] *n*.内膜
intimal *a*. 内膜的
intima-pia *n*. 内膜软膜
intimate *a*. 亲密的;熟悉的;内部的;私人的 *n*. 熟友,知己 *vt*. 宣布,通知;暗示,提示 ‖ ~ intercostal muscle 肋间最内肌
intimately *ad*. 亲密地,熟悉地;私人地
intimectomy (endarterectomy) *n*. 动脉内膜切除术
intimidate *vt*. 威吓
intimidation *n*. 威吓
intimitis *n*. 内膜炎 ‖ ~, proliferative 增殖性内膜炎
intine *n*. [花]粉粒内壁
into *prep*. 进入到;到……里;成为;转入
intocostrin *n*.印妥可斯特灵,氯化筒箭毒碱(商品名)
intoe *n*.拇外翻
intolerable *a*. 不能忍受的,无法容忍的;过度的,极端的
intolerably *ad*. 不能忍受地,无法容忍地;过度地,极端地
intolerance *n*.不耐[性],偏执;不容忍 ‖ ~, alcoholic 不耐酒 / ~ of light; photophobia 不耐光,畏光,羞明
intolerant *a*. 不容忍的;偏狭的
intolerantly *ad*. 不容忍地;偏狭地
intolerantness *n*. 不容忍;偏狭
intonation *n*.音调,声调
Intoplicine [商名] *n*. 苗托利辛(抗肿瘤药)
intorsion *n*. 内扭转,内旋
intort *n*. 内扭转,内旋
intortor *n*.内旋肌
intoxation *n*.中毒
intoxicant *a*. 使中毒的 *n*. 中毒药
intoxicate *vt*. 使喝醉;使中毒
intoxicatio (**poisoning**) *n*.中毒
intoxication *n*.①中毒 ②醉[酒] ‖ ~, acid; acid poisoning 酸中毒 / acute alcohol ~ 急性酒精中毒 / agricultral ~ 农药中毒 / alcohol ~ 酒精中毒 / ~, alimentary 食物性中毒,胃肠道中毒 / ~, alkaline; lye poisoning; alkali poisoning 碱中毒 / ~, amaurosis 中毒性黑蒙 / ammonia ~ 氨中毒 / ~, anaphylactic 过敏性中毒 / carbon-monoxide ~ 一氧化碳中毒 / drug ~ 药物中毒 / fungal toxin ~ 真菌毒素中毒 / ~, intestinal; auto-intoxication 肠中毒,自体中毒 / ~, mentrual 经期中毒 / oxygen ~ 氧中毒 / ~, pathologic 病态醉酒 / ~, premenstrual 经期前中毒 / ~, roentgen X线中毒,放射病 / ~, septic; sapremia 脓毒中毒,腐血症 / ~, serum 血清中毒 / ~, water 水中毒
intoximeter *n*. 呼气醇测量器,醉酒测量器
intra- [拉] [构词成分] 内,在……内,内部
intra amniotic (简作 IA) 羊膜内的
intra vitam [拉] 生活期间
intra-abdominal *a*.腹内的

intra-abdominal pressure 腹内压
intra-acinous *a*. 腺泡内的
intraallelic complementation 基因内互补作用
intraallelic interaction 等位基因内相互作用
intraamnionic saline 羊膜内盐水,流产的方法
intra-amniotic infusion (injection) 羊膜内注射
intra-amniotic saline infusion (简作 IAS) 羊膜内盐水输注
intra-aortic *a*. 主动脉内的 ‖ ~ ballon countenpulsation device (简作 IABCD) 主动脉内球反向搏动 / ~ balloon (简作 IAB) 主动脉内气囊(反搏) / ~ balloon counterpulsation (简作 IABC) 主动脉内球囊反搏 / ~ balloon pumping (简作 IABP) 主动脉内气囊泵 / ~ balloon pumping assistance (简作 IABPA) 主动脉内球囊辅助泵 / ~ catheter 主动脉内导管 / ~ injection 主动脉内注射
intra-appendicular *a*. 阑尾内的
intra-arachnoid *a*. 蛛网膜内的
intra-arterial *a*. 动脉内的 ‖ ~ Digital Subtraction-Angiography (简作 IADSA) 动脉数字减影血管造影术 / ~ enhancement 动脉内增强 / ~ infusion 动脉灌注 / ~ perfusion scan 动脉内灌注扫描 / ~ therapy 动脉内治疗
intra-articular *a*. 关节内的
intra-atomic *a*. 原子内的
intra-atrial *a*. 心房内的
intra-aural *a*. 耳内的
intra-auricular (intra-atrial) *a*. 心房内的
intrabronchial *a*. 支气管内的
intrabuccal *a*. 口内的,颊内的
intracaine *n*. 因特腊卡因,对乙氧基苯甲酸 - β - 二乙氨乙酯(商品名,局部麻醉药) ‖ ~ hydrochloride 盐酸因特腊卡因
intracanalicular *a*. 小管内的
intracanicular fibroma 乳腺内颗粒和纤维组织良性增生
intracanicular papilloma 乳腺内良性乳头状瘤
intracapsular *a*. 囊内的 ‖ ~ extraction 囊内摘出术 / ~ fracture 关节囊内骨折
intracardiac *a*. 心内的 ‖ ~ catheter 心内导管 / ~ phonocardiogram (简作 IPCG) 心内心音图
intracardicentesis *n*. 心内穿刺术
intracarotid *a*. 颈动脉内的
intracarpal *a*. 腕内的
intracartilaginous *a*. 软骨内的
intracavenous injection 血管活性药物阴茎海绵体内注射
intracavernosal injection of vasoactive agents (简作 ICIVAA) 血管活性药物海绵内注射
intracavitary *a*. 腔内的 ‖ ~ administration 腔内给药 / ~ appliance 腔内[照射] 装置 / ~ applicator 腔内[照射] 用具 / ~ brachytherapy 腔内近距离治疗 / ~ cesium treatment 腔内铯治疗 / ~ exposure 腔内照射 / ~ gamma-ray therapy 腔内 γ 线治疗 / ~ ionization chamber 腔内电离室 / ~ irradiation 腔内照射,腔内辐照 / ~ irradiation therapy 腔内放射疗法 / ~ lead (简作 IL) 腔内导联(心电图) / ~ probe 内腔探头 / ~ therapy 腔内[放射]治疗 / ~ x-ray therapy 腔内 X 线疗法
intracelial *a*. 体腔内的
intracellular *a*. [细]胞内的 ‖ ~ binding protein (简作 ICBP) 细胞内结合蛋白 / ~ canaliculus 胞内小管;细胞内微管 / ~ connection 胞内联络 / ~ digestion 胞内消化 / ~ electrode 细胞内电极 / ~ enzyme 胞内酶 / ~ fluid (简作 ICF) 细胞内液 / ~ fluid volume (简作 IFV) 细胞内液容量 / ~ negative potential (简作 INP) 细胞内负电位 / ~ perfusion 细胞内灌注 / ~ potential (简作 IP) 细胞内电位 / ~ recording 细胞内记录 / ~ staining 细胞内染色 / ~ transport 胞内运输 / ~ water (简作 ICW) 细胞内水分
intracephalic *a*. 脑内的
intracerebellar *a*. 小脑内的
intracerebral *a*. 大脑内的 ‖ ~ hematoma (简作 ICH) 颅内血肿 / ~ inoculation 脑内接种 / ~ steal 脑内盗血 / ~ steal syndrome (简作 ICSS) 脑内盗(窃)血综合征
intracervical *a*. [子宫]颈管内的 ‖ ~ fistula 子宫颈内瘘 / ~ insemination (简作 ICI) 经宫颈授精 / ~ ring 子宫内环,避孕器具
intrachange *n*. 内交换
intrachondral *a*. 软骨内的
intrachondrial *a*. 软骨内的
intrachordal *a*. 脊索内的
intrachromosomal *n*. 染色体内 ‖ ~, aberration 染色体内畸变 / ~, recombination 染色体内重组
intra-chromosome balance 染色体内平衡
intraciliary *a*. 睫状体内的
intracisternal *a*. 脑池内的 ‖ ~ tubular inclusions (简作 ITI) 池内管状包含体
intracistronic complementation 顺反子内互补
intraclass correlation 组内相关,同类相关
intraclass sterility 同群内不育
intracodon recombination 密码子内重组
intracolic *a*. 结肠内的
intracordal *a*. 心内的
intracoronal *a*. 冠内的
intracoronary *a*. 冠状动脉内的 ‖ ~ injection 冠状动脉内注射 / ~ stent 冠状动脉内支架 / ~ stenting 冠状动脉内支架置入术
intracorporeal (intracorporal) *a*. 体内的 ‖ ~ organ 体内器官
intracorpuscular *a*. 小体内的
intracostal *a*. 肋内[面]的
intracranial *a*. 颅内的 ‖ ~ aneurysm (简作 ICA) 颅内动脉瘤 / ~ angiography 脑血管造影[术] / ~ gumma 颅内树胶样肿 / ~ hemorrhage (简作 ICH) 颅 内出血 / ~ hypertension syndrome 颅内高压综合征 / ~ hypertension 颅内高压症 / ~ hypotension syndrome 颅内低压综合征 / ~ pressure (简作 ICP) 颅内压 / ~ pressure monitoring 颅内压监护 / ~ stimulation (简作 ICS) 颅内刺激
intracrine *n*. 脑内分泌
intracritsal *a*. 嵴内的 ‖ ~ space 嵴内腔
intracrosslinks *n*. 分子内联接
intracrureus *n*. 股间肌
intracrystalline water 晶体内水
intractable *a*. 难处理的,难控制的,难治的,难固的
intracuff pressure (简作 ICP) 套管内压
intracutaneous *a*. 皮内的 ‖ ~ inoculation 皮内接种 / ~ test (简作 ICT) 皮内试验
intracuti-reaction *n*. 皮内反应
intracystic *a*. 囊内的 ‖ ~ body 囊内小体
intracytoplasm *n*. 胞浆内,胞质内
intracytoplasmatic membrane system 胞质内膜系
intracytoplasmic *a*. ①[细]胞质内的 ②胞浆内的 ‖ ~ amorphous inclusion 胞浆内无定形的包含体 / ~ inclusion 胞浆内包含体 / ~ membrane system 胞质内膜系 / ~ sperm injectin (简作 ICSI) ①胞浆内单精子注射 ②卵细胞内显微注射授精
intracytosis *n*. 内小泡形成
intrademe selection 群间选择
intradental *a*. 牙内的
intradermal *a*. 真皮内的 ‖ ~ injection 皮内注射 / ~ progestogen implant 皮内孕激素植入(女性避孕方法) / ~ reaction (简作 IDR) 皮内反应 / ~ test (简作 IT) 皮内试验
intradermic (intradermal) *a*. 真皮内的
intradermoreaction (intradermal reaction) *n*. 皮内反应
intradesmose *n*. 间带
intraductal *a*. 管内的 ‖ ~ carcinoma 女性乳腺管内癌 / ~ ultrasonography 管腔内超声成像[术],管内超声检查,管内超声
intraduodenal *a*. 十二指肠内的
intradural *a*. 硬膜内的 ‖ ~ hematoma 硬膜下血肿
intraepicardial *a*. 心外膜的
intra-epidermal *a*. 表皮内的
intra-epidermic (intra-epidermal) *a*. 表皮内的
intra-epiphysial *a*. 骺内的
intraepithelial *a*. 上皮内的 ‖ ~ carcinoma (简作 IEC) 上皮内癌 / ~ carcinoma of vulva 外阴上皮内癌 / ~ gland 上皮内腺 / ~ lymphocytes (简作 IEL) 上皮内淋巴细胞 / ~ plexus [角膜]上皮内丛
intraeranial pneumography 颅内气造影[术]
intraerythrocytic *a*. 红细胞内的
intrafaradization *n*. 内部感应电疗法,体腔感应电疗法
intrafascicular *a*. 束内的
intrafat *a*. 脂肪(组织)内的
intrafebrile *a*. 发热期内的
intrafetal *a*. 胎内的 ‖ ~ gas 胎儿内气体(死胎的 X 线征象之一) / ~ gas shadow 胎儿内气体影(死胎的 X 线征象之一)
intrafetation *n*. 胎内[成]胎
intrafilar *a*. 丝内的,网内的
intrafissural *a*. 裂内的
intrafistular *a*. 瘘管内的
intrafoetatio (intrafetation) *n*. 胎内[成]胎
intrafollicular *a*. 滤泡内的
intrafragmentation *n*. 分子内分节
intrafusal *a*. 肌梭内的
intragalvanization *n*. 体腔流电疗法
intraganglionic *a*. 神经节内的

intragastric *a*. 胃内的
intragemmal *a*. 蕾内的,芽内的
intragenic *a*. 基因内的 ‖ ~ change 基因内变化 / ~ complementation 基因内互补 / ~ mutation 基因内突变 / ~ recombination 基因内重组 / ~ regions 基因内区段(不编码的间隔段) / ~ selectivity 基因内选择性 / ~ suppression 基因内抑制
intrageniculate *a*. 膝状体内的
intragenus *a*. 属内的
intraglandular *a*. 腺内的
intraglobular *a*. 小体内的,红细胞内的
intragluteal *a*. 臀肌内的
intragroup (intragroupal) *a*. 组内的 ‖ ~ selection 群内选择
intragyral *a*. 脑回内的
intrahepatic *a*. 肝内的 ‖ ~ bite duct 肝内胆管 / ~ cholestasis of pregnancy (简作 ICP) 妊娠期肝内胆汁淤积症(一种妊娠期较为常见的并发症。其临床特点是妊娠中、晚期发生全身瘙痒,黄疸和肝酶升高。此病发生与妊娠雌孕激素分泌增加有关,遗传代谢缺陷也是发病因素。肝内胆汁淤积对母儿均会产生不良影响) / ~ phlebography by parenchymal deposition 经实质沉着的肝内静脉造影[术],功能性肝造影[术] / ~ portal hypertension (简作 IPH) 肝内型门脉高压症
intrahyoid *a*. 舌骨内的
intraictal *a*. 发作中的,发作期内的
intra-intestinal *a*. 肠内的
intrajugular *a*. 颈静脉内的
intralamellar *a*. 板内的 ‖ ~ dialysis 层间分离术 / ~ space 间片内隙 / ~ nuclei of thalamus (简作 iLa) 丘脑板内核 / ~ nucleus 髓板内核
intralaryngeal *a*. 喉内的
intralesional *a*. 损害内的
intraleukocytic *a*. 白细胞内的
intraligamentous *a*. 韧带内的
intralingual *a*. 舌内的
Intralipid *n*. 脂肪乳剂 (intravenous fat emulsion) 的商品名(含有以卵黄磷脂稳定的 10%豆油,用以防治必需脂肪酸缺乏及在胃肠道外全面营养时提供高密度形式的热能)
intralobar *a*. 叶内的
intralobular *a*. 小叶内的 ‖ ~ vein 小叶内静脉
intralocular *a*. 小房内的
intralocus interaction 位点内相互作用
intralumbar *a*. 腰髓内的,脊髓腰段内的
intraluminal *a*. 管腔内的 ‖ ~ diverticula 腔内憩室 / ~ duodenal diverticulum 十二指肠腔内憩室 / ~ echography 体腔超声扫查 / ~ filling defect 腔内充盈缺损 / ~ stent 管腔内支架
intra-lymphatic infusion 淋巴灌注
intramammary *a*. 乳房内的
intramarginal *a*. 边缘内的
intramastoiditis *n*. 乳突窦炎,乳突腔炎
intramatrical *a*. 基质内的
intramaxillary anchorage 颌内支抗
intramedullary *a*. 髓内的 ‖ ~ dose [骨]髓内剂量 / ~ phlebography 骨髓内法静脉造影[术] / ~ pneumatosis 骨髓内积气症
intramembrane *n*. 膜内
intramembranous *a*. 膜内的 ‖ ~ ossification 膜内骨化 / ~ particle (简作 IMP) 内膜颗粒
particles 膜内颗粒 / ~ space 膜间腔
intrameningeal *a*. 脑(脊)膜内的
intramolecular *a*. 分子内的 ‖ ~ interaction 分子内相互作用 / ~ ligation 分子内连接 / ~ migration 分子内迁移作用,分子内重排作用 / ~ rearrangement 分子内重排[作用] / ~ recombination 分子内重组
intramural *a*. 壁内的 ‖ ~ gas 壁内气体 / ~ glomerulosclerosis (简作 IGS) 肾小球内壁硬化症 / ~ myoma 肌壁间肌瘤 / ~ oviduct 壁内输卵管,输卵管在子宫中的部分 / ~ protion (fallopian tube) 输卵管(子宫)壁内部
intramuscular *a*. 肌内的, *n*. 肌内注射 ‖ ~ electrode 肌内电极 / ~ gland 肌内腺 / ~ injection (简作 IMI) 肌内注射 / ~ injection 肌肉注射 / ~ myxoma (简作 IMM) 肌内黏液瘤 / ~ urography 肌注法尿路造影[术]
intramyocardial *a*. 心肌内的
INTRAN infrared transmitting 红外线透射 / input translator 输入翻译程序
intranarial *a*. 鼻孔内的
intranasal *a*. 鼻内的
intranatal *a*. 产期的
intraneural *a*. 神经内的
intranidal *a*. [子宫]巢内的
Intranstylum asellicola Kahl 栉水虱间隙虫
Intranstylum Faure-Fremiet 间隙虫属
Intranstylum invaginatum Stokes 内褶间隙虫
intranuclear *a*. 核内的 ‖ ~ canaliculus 核内小管 / ~ chromatin zone 核仁内染色质区 / ~ DNA 核仁内 DNA / ~ force 核内力 / ~ inclusion (简作 INI) 核内包涵物 / ~ spindle 核内纺锤体
intraoccipital anterior synchondrose 前枕内软骨结合
intraoccipital posterior synchondrose 后枕内软骨结合
intraocular *a*. 眼内的 ‖ ~ coenurosis 眼内多头条虫蚴病 / ~ foreign body (简作 IOFB) 眼内异物 / ~ hemorrhage 眼内出血 / ~ injection 眼内注射 / ~ irrigating solution 眼内灌注液 / ~ lens 人工晶状体 / ~ microforceps 眼内显微镜 / ~ microscissors 眼内显微剪 / ~ nonmagnetic foreign body 非磁性眼内异物 / ~ pressure (简作 IOP) 眼内压 / ~ tamponade 眼内填充物 / ~ tension 眼压,眼内压
intraoperative *a*. 手术(期)中的 ‖ ~ cholangiogram 术中胆管造影[照]片 / ~ cholangiography 术中胆管造影[术] / ~ choledochoscopy 术中胆总管镜检查 / ~ colonoscopy 术中结肠镜检查 / ~ endoscopy 术中内镜检查 / ~ hepatic arterial embolization method (简作 IHAE) 手术中肝动脉栓塞法 / ~ ultrasonography 术中超声检查法
intraoral *a*. 口内的 ‖ ~ bite film 口内咬合[照]片 / ~ cassette 口内片夹 / ~ cone 口腔照射筒 / ~ film 口内[照]片 / ~ implant (放射源)口腔内植入 / ~ projection 口内位投照 / ~ radiograph 口内 X 线摄影[照]片 / ~ therapy 口腔内治疗
intra-orbital *a*. [眼]眶内的 ‖ ~ abscess 眶内囊肿 / ~ forgein body 眶内异物
intraorganic *a*. 器官内的
intra-osseous *a*. 骨内的 ‖ ~ epidural venography 骨内[穿刺法]硬膜外静脉造影[术] / ~ gas 骨内气体 / ~ venography 骨内[注入法]静脉造影[术] / ~ vertebral plexus venography 骨内[穿刺法]脊椎静脉丛造影[术] / ~ vertebral venography 椎体内静脉造影[术]
intra-osteal *a*. 骨内的
intra-ovarian *a*. 卵巢内的
intra-ovular *a*. 卵内的
intrapancreatic *a*. 胰内的
intraparenchymal hemorrhage (简作 IPH) 脑实质内出血
intraparenchymatous *a*. 实质内的
intraparietal *a*. ①壁内的 ②[脑]顶区内的
intrapartum *a*. 分娩期[内]的
intrapelvic *a*. 骨盆内的
intrapericardial *a*. 心包内的
intraperineal *a*. 会阴内的
intraperitoneal *a*. 腹膜内的 ‖ ~ chemotherapy 腹腔化疗 / ~ injection 腹腔内注射 / ~ injection 腹膜内注射 / ~ insemination (简作 IPI) 经腹腔授精 / ~ instillation 腹腔内滴注 / ~ therapy 腹腔内治疗
intrapetrous *a*. 岩部内的
intraphagic *a*. 噬菌体内的
intraphyletic *a*. [细胞]发育期内的
intrapial *a*. 软膜内的,软膜下的
intraplacental *a*. 胎盘内的 ‖ ~ sonolucent area 胎盘内透声区,无绒毛间隙
intrapleural *a*. 胸膜内的 ‖ ~ instillation 胸腔内滴注 / ~ pressure 胸膜内压
intrapolar *a*. 极间的
intrapontine *a*. 脑桥内的
intraprostatic *a*. 前列腺内的
intraprotoplasmic *a*. 原生质内的
intrapsychic *a*. 内心的
intrapsychical (intrapsychic) *a*. 内心的
intrapulmonary *a*. 肺内的 ‖ ~ right to left shunting 肺内动静脉分流,肺内动静脉短路
intrapulmonic pressure 肺内压
intrapulpal *a*. 牙髓内的
intrapyretic *a*. 发热期内的
intrarachidian (intraspinal) *a*. 脊柱内的
intrarectal *a*. 直肠内的 ‖ ~ probe 直肠内[超声]探查 / ~ ultrasonography 超声直肠镜成像,直肠内超声检查
intrarenal *a*. 肾内的
intra-residue *a*. 残基内的
intraretinal *a*. 视网膜内的
intraretinal *a*. 视网膜内的 ‖ ~ hemorrhage 视网膜内出血 / ~ microangiopathy (简作 IRMA) 视网膜内微血管病 / ~ microvas-

cular abnormalities（简作 IRMA）视网膜内微血管异常 / ~ transit time 眼内循环时间
intrarhachidian *a*. 脊柱内的
intrarious（拉，intrarius）*a*. 向轴的，位于内面的
intrasaccal *a*. 囊内的
intrascleral *a*. 巩膜内的 ‖ ~ plexus 巩膜内丛，巩膜深层丛
intrascrotal *a*. 阴囊内的
intrasegmental *a*. 节段内的(在一个节段内的，如支气管肺段和脊髓节段)
intrasellar *a*. 蝶鞍内的
intraserous *a*. 血清内的
intrasexual *a*. 性内的 ‖ ~ selection 性内选择
intrasinus *a*. 窦内的
intrasonic *n*. 超低频
intraspecific *a*. 种内的 ‖ ~ crossing 种内杂交 / ~ selection 种内选择 / ~ competition 种内竞争
intraspinal *a*. 脊柱内的
intrasplenic *a*. 脾内的 ‖ ~ pressure 脾内压
Intrasporangium Kalakoutski, Kivilova et Krasil'nikov［拉］*n*. 间孢囊菌属 ‖ ~ calvum Kalakoutskii et al.［拉］秃裸间孢囊菌
intrastamineal *a*. 雄蕊内的
intrasternal *a*. 胸骨内的
intrastitial *a*. ①细胞内的 ②纤维内的
intrastroma photorefractive keratectomy 基质内光性屈光性角膜切除术
intrastromal *a*. 基质内的
intrasynovial *a*. 滑膜[腔]内的
intratarget dosage 靶内剂量
intratarsal *a*. 跗骨内的 ‖ ~ joint 跗内关节
intratesticular *a*. 睾丸内的
intrathecal *a*. 鞘内的 ‖ ~ injection 鞘内注射；脊髓腔内注射 / ~ radioisotope 鞘内放射性同位素[治疗]
intrathenar *a*. 鱼际间的
intrathoracic *a*. 胸内的，胸廓内的 ‖ ~ artificial heart 胸内人造心脏 / ~ gas volume（简作 IGV）胸腔内气体容积 / ~ large vascular injury 胸腔内大血管损伤 / ~ pressure 胸腔内压 / ~ upper esophagus（简作 IU）胸腔上部食管
intratonsillar *a*. 扁桃体内的
intratrabecular *a*. 滤帘内的，小梁内的
intratracheal *a*. 气管内的 ‖ ~ instillation 气管内滴入法 / ~ tube（简作 IT）气管内管
intratubal *a*. 管内的，输卵管内的 ‖ ~ insemination（简作 ITI）经输卵管授精
intratubular *a*. 小管内的
intratumorally *n*. 瘤内(注射)
intratympanic *a*. 鼓室内的
intra-ureteral *a*. 输尿管内的
intra-urethral *a*. 尿道内的
intrauterine *a*. 子宫内的 ‖ ~ adhesion syndrome（简作 IAS）子宫内粘连综合征 / ~ contraceptive device（简作 IUCD）子宫内避孕器 / ~ death（简作 IUD）子宫内死亡 / ~ device（简作 IUD）子宫内(避孕)装置；宫内节育器 / ~ diagnosis 宫内诊断 / ~ fetally malnourished（简作 IUM）宫内胎儿营养不良 / ~ foreign body（简作 IUFB）子宫内异物 / ~ growth retardation（简作 IUGR）子宫内生长缓慢 / ~ growth rate（简作 IUGR）子宫内生长速度 / ~ growth retardation 胎儿宫内生长迟缓(指胎儿体重低于其孕龄平均体重第十百分位数或低于平均体重的二个标准差) / ~ injection 子宫内注射 / ~ insemination（简作 IVI）经子宫授精；子宫内授精 / ~ insertion 宫腔内插入 / ~ membrane（简作 IUM）膜型宫内节育器(弯曲性更好) / ~ pressure 子宫内压 / ~ progesterone T-shaped device 含孕酮形宫内节育器 / ~ speculum 子宫镜 / ~ tandem 宫腔内管 / ~ transfusion（简作 IUT）宫内输血(输液) / ~ tube 宫腔管
intravaginal *a*. 阴道内的 ‖ ~ culture（简作 IVC）阴道内培养 / ~ insemination（简作 IVI）经阴道授精
intravarietal *a*. 品种内的
intravasation *n*. 内渗，进入血管(异物)
intravascular *a*. 血管内的 ‖ ~ bronchioalveolar tumor（简作 IVBAT）血管内细支气管肺泡瘤 / ~ cast technique 血管内铸型技术 / ~ coagulation 血管内凝固 / ~ coagulation with fibrinolysis（简作 ICF）血管内凝血合并纤维蛋白溶解 / ~ consumption coagulopathy（简作 IVCC）血管内消耗性凝血病 / ~ electromagnetic flowmeter 血管内电磁测流计 / ~ erythrocyte aggregation（简作 IEA）血管内红细胞凝集 / ~ fluid（简作 IVF）血管内液 / ~ interventional technique 血管内介入性技术 / ~ mass（简作 IVM）血管内(物)质 / ~ occlusive technique 血管内闭塞技术 / ~ papillary endothelial hyperolasia（简作 IPEH）血管内乳头状内皮增生 / ~ pool 血管内淤血 / ~ pressure 血管内压 / ~ stent 血管[内]支架 / ~ stenting 血管内支架置入术 / ~ ultrasonography 血管内超声成像 / ~ ultrasound 血管内超声
intravenation *n*. 进入静脉，注入静脉(异物)
intravenous *a*. 静脉内的 ‖ ~ amino acid（简作 IV-AA）静脉内氨基酸 / ~ anesthetics 静脉麻醉剂 / ~ angiocardiography［经］静脉心血管造影[术] / ~ angiography［经］静脉血管造影[术] / ~ arteriography［经］静脉动脉造影[术] / ~ arteriography（简作 IVA）经静脉动脉造影[术] / ~ biliary contrast agent 静脉胆系造影剂 / ~ bolus injection 静脉造影剂团注射 / ~ bolus nephrotomography 静脉造影剂团[注射法]肾体层成像[术] / ~ bolus technique 静脉造影剂团注射技术 / ~ chemotherapy 静脉化疗 / ~ cholangiogram（简作 IVC）静脉注射胆管造影照片 / ~ cholangiographic contrast agent 静脉胆管造影剂 / ~ cholangiography（简作 IVC）静脉胆管造影 / ~ cholecystography（简作 IVC）静脉胆囊造影 / ~ cholegraphy 静脉胆系造影[术] / ~ contrast agent 静脉性造影剂 / ~ contrast medium infusion 静脉内造影剂滴注 / ~ digital subtraction angiography（简作 IV DSA）静脉数字减影血管造影[术] / ~ digital subtraction angiography 静脉数字减影血管造影[术] / ~ drip urography 静脉滴注尿路造影[术] / ~ drip 静脉滴注法 / ~ glucose tolerance test（简作 IVGTT）静脉葡萄糖耐量试验 / ~ hyperalimentation（简作 IVH）静脉高营养疗法；静脉营养过度 / ~ infusion cholangiography 静脉滴注胆管造影[术] / ~ injection 静脉内注射 / ~ nephrotomography 静脉肾断层成像[术] / ~ placentography 静脉胎盘造影[术] / ~ pulmonary angiogram 经静脉肺血管造影[照]片 / ~ pyelogram（简作 IVP）静脉肾盂造影[照]片 / ~ pyelography（简作 IP）静脉肾盂造影[术] / ~ radionuclide cholescintigraphy（简作 IVRC）静脉放射性核黄素胆囊闪烁术 / ~ therapy 静脉注射疗法 / ~ tolbutamide tolerance test（简作 IVTTT）静脉甲磺丁脲耐量试验 / ~ transfusion（简作 IVT）静脉输血(输液) / ~ urogram 静脉尿路造影[照]片 / ~ urography（简作 IVU）静脉尿路造影 / ~ uroradiology 静脉尿路放射学 / ~ video arteriography 静脉电视动脉造影[术] / ~ video carotid arteriography 静脉电视颈动脉造影[术] / ~ videoangiography 静脉电视血管造影[术]
intraventricular *a*. 心室内的 ‖ ~ block 心室内传导阻滞 / ~ hemorrhage（简作 IVH）(脑)室出血 / ~ pressure（简作 IVP）心室内压力 / ~ septum（简作 IS）室间隔
intraversion *n*. 牙弓狭窄
intravertebral（intraspinal）*a*. 脊柱内的
intravesical *a*. 膀胱内的 ‖ ~ injection 膀胱注射
intravillous *a*. 绒毛内的
intravital *a*. 生活期内的；活体的 ‖ ~ microscopy 活体显微镜检查 / ~ staining 活体染色法 / ~ staining 体内活体染色
intravitelline *a*. 卵黄内的
intravitreal *a*. 玻璃体内的 ‖ ~ hemorrhage 玻璃体内出血 / ~ injection 玻璃体内注射
Intrazole［商名］*n*. 吲四唑(消炎镇痛药)
intricacy *n*. 错综，复杂；[复]错综复杂的事物
intricate *a*. 复杂的，错综的，难懂的
intricately *ad*. 复杂地，错综地，难懂地
intrinsic *a*. ①先天的，天然的 ②固有的，特具的 ③内在的 ‖ ~ activity 内在活性；内因性活性 / ~ asthma 内因性气喘 / ~ birefringence 内禀双折射 / ~ birefringence 内禀双折射 / ~ blurring 固有污点，内因性模糊 / ~ counter efficiency 计数器本身效率 / ~ cycle 内循环 / ~ cyclophoria 内在性旋转隐斜(肌肉异常) / ~ efficacy 内因性效能；内在效能，基本效能 / ~ esophoria 内在性内隐斜 / ~ exophoria 内在性外隐斜 / ~ eye muscles 眼内肌 / ~ factor（简作 IF）内因子 / ~ factor antibody（简作 IFA）内因子抗体 / ~ factor concentrate（简作 IFC）浓缩内因子 / ~ fibrosing-alveolitis（简作 IFA）内源性纤维素性肺泡炎 / ~ gastric factor of Castle 卡斯特胃的内因子 / ~ heart rate（简作 IHR）固有心率 / ~ heart rate 内因性心跳频率；基本心跳频率 / ~ hyperphoria 内在性上隐斜 / ~ interference 实质性干扰 / ~ ocular muscle 内附肌(如眼内肌) / ~ pathway（简作 IP）内源性凝血系统 / ~ pathway of thrombin formation 凝血酶形成的内在途径 / ~ photopeak efficiency 本征光[电]峰效率 / ~ protein 内在性蛋白，嵌入蛋白 / ~ radiosensitivity 内在放射敏感性，固有放射敏感性 / ~ resolution 固有分辨率 / ~ semiconductor 本征半导体，纯半导体 / ~ speciation 内在性物种形成 / ~ sympathomimetic activity 内在性拟交感神经兴奋活性 / ~ tracer 内部示踪物 / ~ unsharpness 固有模糊 / ~ viscosity（简作 iv）特性黏度，固有黏度 / ~ weight（简作 IW）固有重量
intrinsic(al) *a*. 内在的，内源性的，固有的；内部的，体内的
intrinsically *ad*. 内在地，内源性地，固有地；内部地，体内地

intrinsicoid deflection（简作 ID）类本位曲折(心电图)
intrinsie efficiency 固有效率
Intriptyline［商名］*n*. 英曲替林(抗抑郁药) ‖ ～, hydrochloride 盐酸英曲替林,盐酸印替林(抗抑郁药)
intro-［构词成分］入内,在内
intro-acinous *a*. 腺泡内的
introception *n*. 内感受作用
introcession *n*. 凹陷
introcision *n*. 外阴切开术
introduce *vt*. 引进;输入,传入,采用;介绍;提出;把……插入;导入
introduced gene or DNA fragment 转移基因或 DNA 片段物(一般是指基因改造生物)
introduced plant 外来植物,引种植物,引进植物
introduced variety 引入品种
introducer *n*. 插管器,喉管插入器
introduction *n*. 引进,传入,采用;介绍;导言,引言;入门
introduction, methodsresults and discussion（简作 IMRAD）导言、方法、结果和讨论(论文通用模式)
introductive（introductory）*a*. 介绍的,导言的
introfier *n*. 促浸透剂 ;减张剂
introflexion *n*. 内屈
introgastric *a*. 入胃的
introgressant *n*. 渗入基因 ;显示出有自杀倾向的人 *a*. 显示出有自杀倾向人的
introgression *n*. ①基因渗入 ②种质渗入 ③渐渗现象
introgressive *a*. 基因渗入的 ‖ ～ hybridization 渐渗杂交,群体间基因交换
introitus *n*. 入口,口 ‖ ～ oesophagi 食管入口 / ～ pelvis; pelvic inlet 骨盆入口 / ～ vaginae 阴道入口
introjection *n*. 内向投射(一种精神作用,使人视某一事件或特性为私有,而成为自我的一部分,或把对他人的敌意转向自己,造成自我敌对)
introjection *n*. 吸取,摄取(精神分析用词)
intromission *n*. 插入,输入
intromit *vt*. 插入,输入;让……进入
intromittent *a*. 输送的,输入的 ‖ ～ organ 射精器
intron *n*. 内含子,基因内区
intronic DNA 基因内［无信息］DNA
Intropin *n*. 盐酸多巴胺(dopamine hydrochloride)制剂 的商品名
introrsus［拉］*a*. 内转的,内翻的
introscope *n*. 内［窥］镜,内腔检视仪,内部检视器
introscopic *a*. 内镜的
introscopy *n*. 内镜检查
introspection *n*. 内省
introspective *a*. 内省的
introsusception *n*.（intussusception）套迭,肠套迭
introversion *n*. ①内翻,内向 ②［精神］内向
introvert *n*. ①［精神］内向者 ②内向
introvision *n*. 内省,自省
intrude *vi*.［向内］突入
intruse（拉, intrusus）*a*. 侵入的
intrusion *n*.［向内］突入
InTT 胰岛素耐量试验（见 insulin tolerance test）
intubate *vt*. 插管
intubating connector 插管式连接器
intubation *n*. 插管法,插管术 ‖ ～, dacryocystography（简作 IDCG）泪囊插管照影术 / ～, macrodacryocystography（简作 IMDCG）插管放大泪道造影术 / ～, oral 口腔插管法 / ～, salivary 涎腺插管法 / ～, set 插管包 / ～, stylet 插管管心针 / ～, tube 插管
intubationist *n*. 插管者
intubator *n*. 插管器,喉管插入器
intuit *vt*., *vi*. 由直觉知道;直观
intuition *n*. 直觉,直观;直觉知识
intuitional *a*. 直觉的,直观的;直觉知识的
intuitive *a*. 直觉的,直观的
intuitively *a*. 直觉的,直观的
intumesce *n*. 肿大 *vi*. 膨大,隆起
intumescent *a*. ①肿大的 ②膨大的,隆起的 ‖ ～ cataract 膨胀期白内障
intumescentia（复 intumescentiae）［拉］*n*. ①肿大 ②膨大,隆起 ‖ ～ cervicalis 颈［部］膨大 / ～ gangliformis; geniculate ganglion 节状膨大,膝［状］神经节 / ～ lumbalis 腰［部］膨大 / ～ semilunaris 半月状膨大 / ～ tympanica; tympanic swelling 鼓室膨起
intussusception *n*. 套迭,肠套迭 ‖ ～, agonic; postmortem ～ 濒死肠套迭 / ～, ascending 上行性套迭 / ～, chronic 慢性肠套迭 / ～, colic 结肠套迭 / ～, descending 下行性套迭 / ～, double 双重套迭 / ～, double-barrelled 双筒状套迭 / ～, enteric 小肠套迭 / ～, gastric 胃套迭 / ～, ileal 回肠套迭 / ～, ileocecal 回肠盲肠套迭 / ～, ileocolic 回肠结肠套迭 / ～, jejunogastric 空肠胃套迭 / ～, multiple 多数性套迭 / ～, postmortem 濒死肠套迭 / ～, progressive 进行性套迭 / ～, retrograde 逆行性套迭
intussusceptum［拉］*n*. 肠套迭套入部
intussuscipiens［拉］*n*. 肠套迭鞘部
Inula L.［拉］旋覆花属(菊科) ‖ ～ britannica L.［拉;植药］欧亚悬覆花 / ～ cappa DC.［拉;植药］羊耳菊 / ～ flower［植药］悬覆花 / ～ Helenium L.［拉;植药］土木香 / ～ herb［植药］金佛草 / ～ japonica Thunb.［拉;植药］悬覆花 / ～ lineariifolia Turcz.［拉;植药］条叶旋覆花 / ～ nervosa Wall.［拉;植药］显脉悬覆花 / ～ pterocaula Franch.［拉;植药］翼茎羊耳菊 / ～ Racemosa Hook. F.［拉;植药］总状木香 / ～ root［植药］悬覆花根 / ～ salsoloides (Turez) Ostenf.［拉;植药］蓼子朴
inulase（inulinase）*n*. 菊粉酶,土木香酶 ‖ ～, inosine 肌甙菊粉酶
inulenin *n*. 土木香糖
inulin *n*. 菊粉,土木香粉 ‖ ～, clearance test（简作 ICT）菊糖清除试验
inulinase（inulase）*n*. 菊粉酶,土木香酶
inuloid *n*. 类菊粉,类土木香粉
inulol *n*. 土木香醇,菊醇
inuncta（inunctions）*n*. 涂擦剂
inunction *n*. 涂擦法,涂擦剂
inunctum *n*. 涂擦剂 ‖ ～ mentholis 薄荷脑涂擦剂 / ～ mentholis compositum; compound menthol ointment 复方薄荷脑涂擦剂,复方薄荷脑软膏
inundation *n*. 充满,横溢
inure *vt*. 使习惯(不利条件)
inurement *n*. 习惯
inuslin autoimmune syndrome（简作 IAIS）胰岛素自身免疫综合征
inustion *n*. 烧灼法
inutile *a*. 没用的,无益的
inutility *n*. 无益,无用;废物
InV 一种同种异型免疫球蛋白（见 Inhibitor Virm）
inv invention 发明,创造 / inverse 相反的,对立的 / inversion 内翻;转化(化学);转换(功能) / invert 转化的 / inverter 反相器 / investigation 研究;考察
invaccination *n*. 意外接种
invade *vt*. 侵入,侵袭
invader *n*. 侵入物,侵袭者
invaginate *vt*. 折入,凹入,内陷 *vi*. 套迭
invaginated *a*. 内凹的,陷如的
invagination *n*. ①折入,凹入,内陷 ②套迭 ‖ ～, agonic 濒死肠套迭 / ～, amniotic 羊膜内陷 / ～, anal 肛内陷 / ～, basilar; basilar impression; platybasia 扁后脑,扁颅底 / ～, coronal 冠套迭 / ～, embolic 栓塞性套迭 / ～, epibolic 外包内陷 / ～, gastrula 原肠胚内陷 / ～, groove-like 沟状内陷 / ～, radicular 根套迭 / ～, retrograde 逆行性肠套迭
invagination *n*. 内褶,内陷,内凹
invaginator *n*. 套入器,疝复位器
invalid *n*. 病废者,久病衰弱者 *a*. 病废的 ‖ ～ Children's Aid Association（简作 ICAA）病残儿童救援协会
invalidate *vt*. 使无效,使无力
invalidation *n*. 无效,无力
invalidism *n*. 病弱,伤残
invalidity *n*. 病废,劳动能力丧失
invaluable *a*. 无法估价的,无价的
invariability *n*. 不变,不变性
invariable *a*. 不变的,恒定的,一律的
invariably *ad*. 不变地,永恒地,总是
invariance *n*. 不变性
invariant *a*. 不变的,恒定的 *n*. 不变量,不变式
invasin *n*. 侵袭素,透明质酸酶
invasion *n*. ①侵袭,侵入 ②发病
invasive activity test（简作 IAT）侵袭活性试验
invasive amoebiasis 侵袭型阿米巴病
invasive carcinoma 侵润癌（当癌细胞穿透上皮基底膜,侵犯间质深度超 5 毫米。根据癌细胞分化程度,病理上又可分为Ⅰ,Ⅱ,Ⅲ级）
invasive cardiac functional examination（简作 ICFE）创伤性(侵入性)心机能检查
invasive hydatidiform mole 侵蚀性葡萄胎（葡萄胎对子宫肌层呈侵蚀性生长或有子宫外的转移）
invasiveness *n*. 侵入力,侵袭力

invenol *n*. 依凡诺,磺胺丁脲
invent *vt*. 发明,创造
invention *n*. 发明,创造
inventor *n*. 发明者,创制者
inventory *n*. 调查表 ‖ Millon clinical multiaxial ~（MCMI）米伦临床多轴调查表 / Minnesota Multiphasic Personality Inventory（MMPI）明尼苏达多相人格调查表 / ~, management and simulator（简作 IMS）库存管理与模拟程序 / ~, management program and control（简作 IMPC）库存管理程序与控制
invercone *n*. 曝光表转换器
invermination *n*. 蠕虫感染,蠕虫病
inversa cilia 反向睫[毛]
inversa myopia 反规性近视
inverse *a*. 倒转的,相反的 *n*. 反面 *vt*. 使倒转,使成反面 ‖ ~ agonists 反作用剂与作用剂作用相反(指与作用剂作用于同样受体但产生相反效果)的药物 / ~ astigmatism 不合例散光,逆规性散光 / ~ correlation 反相关 / ~ current 反向电流 / ~ discrete Fourier transform（简作 IDFT）离散傅里叶逆变换 / ~ Fourier transform 傅里叶逆变换 / ~ fuel cell 燃料发生电池 / ~ glaucoma 反向性青光眼 / ~ isotope dilution analysis 反向同位素稀释法 / ~ isotope dilution method 同位素反稀释法 / ~ matrix 逆矩阵,反矩阵 / ~ nystagmus 反向性眼球震颤 / ~ occlusion 逆遮蔽法 / ~ PCR（简作 iPCR）反向聚合酶链(式)反应 / ~ probability 逆概率 / ~ steal syndrome（简作 IVSS）反窃(盗)血综合征 / ~ transcriptase 反转录酶 / ~ transcription 反转录
inversed ratio ventilation（简作 IRV）反比通气
inversely *ad*. 相反地
Inversine *n*. 盐酸美加明（mecamylamine hydrochloride）制剂的商品名
inversion *n*. ①转化 ②内翻 ③反向,倒向,倒位 ④性欲反向 ‖ ~ axis 转换轴 / ~ of bladder 膀胱内翻 / ~ bridge 倒位桥 / ~, carbohydrate 碳水化物转化,碳水化物水解[作用] / ~ of chromosomes 染色体倒位 / ~ crossover 倒位交换 / ~ crossover 倒位交换 / ~ of disk 视盘反向 / ~ heterozygote 倒位杂合子,倒位杂合体 / ~ hybrid 倒位杂种 / ~ loop 倒位环 / ~ polymorphism 倒位多型 / ~ race 倒位族 / ~ recovery sequence 反转恢复序列 / ~, sexo-esthetic 性欲反向 / ~, sexual; homosexuality 性欲反向,同性恋爱 / ~, thermic 体温反常 / ~ of uterus 子宫内翻 / ~, visceral 内脏[左右]易位,内脏反向
inversion-recovery sequence（简作 IR）反转恢复序列(MR 扫描程序之一)
inversive *a*. [蔗糖]转化的
inversus *a*. 反向的,倒向的 ‖ ~ conus 反向弧形斑
invert *vt*. 使颠倒,使内翻,转换;使转化 *a*. 转化的 *n*. 性倒错者,同性恋者 ‖ ~ correlation 逆相关
invert sugar 转化糖
invertase（invertin）*n*. 转化酶,蔗糖酶
invertebral *a*. 无脊椎的
Invertebrata *n*. 无脊椎动物类
invertebrate *n*. 无脊椎动物 *a*. 无脊椎的 ‖ ~ pox viruses 无脊椎动物痘病毒类
inverted *a*. 倒置的,倒垂的 ‖ ~ 3 sign 反"3"字征 / ~ field pulses 帧频倒脉冲 / ~ figure 3 sign 反"3"字征 / ~ hour（简作 IH）反转时数 / ~ image 倒像 / ~ microscope 倒置显微镜 / ~ nipples 乳头内陷 / ~ nystagmus 错向眼震 / ~ oculocardiac reflex 眼心倒错反射 / ~ papilloma 内翻性乳头状瘤 / ~ pulse 反极性脉冲 / ~ repeats（简作 IR）反向互补重复序列,反补序列 / ~ retina 倒转型视网膜(动物) / ~ shading tomography 倒向剖切成像[术] / ~ triangle sign 倒三角形征 / ~ uncinate field 反向钩形视野(生理盲点下部暴露) / ~ V 倒 V[征]
inverter *n*. ①倒向[相]器,变换器 ②变换电路 ‖ ~, transistor 倒相晶体 / ~, unit 倒相部件
invertibility *n*. 可逆性
invertin *n*. 转化酶,蔗糖酶
invertor *n*. 内转肌
invertose *n*. 转化糖
invest *vt*. 包埋,围模
investigation *vt*., *vi*. 调查,调查研究,探查 ‖ ~, case 病案调查 / ~, epidemiological 流行病学调查 / ~, field 现场调查 / ~ of odontopathy, statistical 牙病调查统计
Investigational new drug（简作 IND）审查的新药
investigative *a*. 研究的 ‖ ~ Dermatiological Society（简作 IDS）皮肤病研究学会 / ~ Ophthalmology（简作 IO）研究眼科学(视觉及眼学研究会杂志) / ~ Radiology（简作 IR）放射学研究(杂志名) / ~ research radiology 实验研究放射学 / ~ Urology（简作 IU）泌尿学研究(杂志名)
investing *n*. 包埋,围模 ‖ ~, bone 膜[成]骨 / ~, vacuum 真空包埋法
investment *n*. ①包埋料,围模料 ②包埋法,围模法 ‖ ~, cast 包埋法,围模法 / ~, fibrous 纤维膜,纤维性包被 / ~, first; first coating 内层包埋料,内层围模料 / ~, gypsum-bonded 石膏基包埋料 / ~, high temperature 高热包埋料,高热围模料 / ~, inlay 嵌体包埋料 / ~, refractory 耐高温包埋料 / ~, silica-bonded 硅基包埋料 / ~, soldering ①焊接围模法 ②焊接围模料 / ~, stone ①人造石围模法 ②人造石围模料 / ~, vertical 垂直围模法
investstone *n*. 围摸[人造]石
inveterate *a*. 慢性顽固性的,绵延难治的
in-viewing *n*. 直视 ‖ ~, endoscope 直视内镜 / ~, endoscopy 直视内镜检查 / ~, gastroscope 直视胃镜检查 / ~, gastroscopy 直视胃镜检查 / ~, laryngoscopy 直视直接喉镜检查
invirility *n*. 男性机能缺失,阳痿
inviscate *n*. 食物混涎法
inviscation *n*. 食物混黏液[作用]
invisibility *n*. 无形,看不见,觉察不出
invisible *a*. 无形的,看不见的,微小得觉察不出的 ‖ ~ radiation 不可见辐射
invisibly *ad*. 无形地,看不见地,微小得觉察不出地
invitation *n*. 邀请,吸引
invite *vt*. 邀请;请求;引起,招致
inviting *a*. 吸引人的,诱人的
in-vitro fertilisation（简作 IVF）体外受精
invoke *vt*. 祈求;行使;恳求;引起
involucel *n*. 小总苞(植物)
involucre *n*. 总苞
involucrum（复 involucra）*n*. ①总苞 ②包壳(死骨的) ‖ ~ Castaneae [拉;植药] 板栗壳 / ~ Castaneae Seguinii [拉;植药] 茅栗
involuntary *a*. 不随意的 ‖ ~ convergence 不随意集合 / ~ fixation 不随意注视 / ~ movements（简作 IMS）不随意的活动 / ~ muscle 不随意肌 / ~ nervous system 不随意之神经系统 / ~ nervous system 不随意之神经系统 / ~ recovery 不随意恢复
involuntomotory *a*. 不随意运动的
involute *vt*., *vi*. ①复旧 ②退化
involution *n*. ①退化 ②复旧 ③内卷,内转 ‖ ~, buccal 颊内转(胚) / ~, form 衰残型[细菌] / ~, pituitary 垂体退化,垂体萎缩 / ~, senile 老年性退化 / ~, sexual; menopause 性退化,绝经期 / ~ of thymus 胸腺退化 / ~ of uterus 子宫复旧
involutional *a*. ①更年期的,绝经期的 ②退化的,复旧的 ‖ ~ depression 更年期抑郁症 / ~ gynecomastia 老年性男子乳房女性化 / ~ psychosis 更年期精神病 / ~ psychotic reaction 衰老性心理反应
involution-form *n*. 退化型
involve *vt*. ①累及,牵涉 ②包含
involved-field radiotherapy（简作 IF-RT）累及区放射疗法
involvement *n*. 累及 ‖ ~, advanced periodontal 累及牙周的晚期病变 / ~, bifurcation 累及根间的病变 / ~, interradicular 累及根间的病变 / ~, pulp 累及牙髓的病变 / ~, trifurcation 累及三根分叉的病变
Involvohauerina cribrostoma Heron-Allen and Earland *n*. 筛口包扁块虫
Involvohauerina Loeblich and Tappan *n*. 包扁块虫属
invulnerable *a*. 不会受伤害的;无懈可击的
inward *a*. 向内的 ‖ ~ current 内向电流 / ~ rotation 内旋
inwards *ad*. 向内
inymenitis（inohymenitis）*n*. 纤维膜炎
-io-[构词成分] 碘 -（1998 年 CADN 规定使用此项名称,主要系指诊断用药含碘造影剂等一些药名,如阿列氟烷碘普胺[Iopromide]、丙碘酮[Propyliodone]等)
IO Internist Observer 内科医师评论(杂志名) / intestinal obstruction 肠梗阻 / intraocular 眼内的 / Investigative Ophthalmology 研究眼科学(视觉及眼学研究会杂志)
Io ionium 锾(钍的同位素^{230}Th) / interpretative operation 解释操作
IOAT 国际沙眼防治组织(见 International Organization Against Trachoma)
Iobenguane [商名] *n*. 碘苄胍(诊断用药)
Iobenzamic Acid [商名] *n*. 碘苯扎酸,碘苯酰氨酸(诊断用胆囊造影剂)
Iobitridol [商名] *n*. 碘比醇(诊断用药)
IOC in our culture 在我们的培养物中 / input; output control 输入输出控制 / input; output controller 输入输出控制器 / input; output

converter 输入输出转换器 / Institute of Chemistry 化学学会 / Intergovernmental Oceanographic Commission 政府间海洋学委员会
iocarmate meglumine 双碘酞葡胺,碘卡明(造影剂,用于腰骶神经根造影、脑室造影和膝关节造影)
Iocarmic Acid[商名] ***n*.** 碘卡酸(诊断用药)
IOCC input output control center 输入输出控制中心 / input output control command 输入输出控制指令
Iocetamic Acid[商名] ***n*.** 碘西他酸,碘醋胺酸(口服胆囊造影剂)
IOCP 输入输出控制程序(见 input output control program)
IOCS 输入输出控制系统(见 input output control system)
IOCV 国际枸橼病毒学家组织(见 International Organization of Citrus Virologist)
IOD 直接需氧量(见 immediate oxygen demand)
iodacetanilid ***n*.** 碘乙酰苯胺
iodacetanilide(iodo-acetanilide) ***n*.** 碘乙酰苯胺
iodaemia(iodemia) ***n*.** 碘血
iodamide[商名] ***n*.** 碘达酸,碘酰胺(诊断用造影剂)
Iodamoeba[拉] ***n*.** 嗜碘变形虫属,嗜碘阿米巴属 ‖ ~ buetschlii; Entamoeba buetschlii 布[奇利]氏嗜碘变形虫,布[奇利]氏嗜碘内阿米巴 / ~ williamsi; ~ buetschlii 布[奇利]氏嗜碘变形虫
iodamylum(iodamyl) ***n*.** 碘淀粉
iodanisol ***n*.** 碘苯甲醚
iodantifebrin(iodacetanilide) ***n*.** 碘乙酰苯胺
iodantipyrine(iodopyrine) ***n*.** 碘安替比林,碘比林
iodate ***n*.** 碘酸盐(根据 1998 年 CADN 的规定,在盐或酯与加合物之命名中,使用此项名称)
iodatol ***n*.** 碘化油
iod-Basedow(jodbasedow) ***n*.** 碘性巴塞多氏病,碘性甲状腺机能亢进
Iodecimol[商名] ***n*.** 碘西醇(诊断用药)
iodeikon(iodophthalein sodium) ***n*.** 碘代康,碘酚酞钠(商品名)
iodemia ***n*.** 碘血
iodeosin ***n*.** 藻红,真曙红
ioderma ***n*.** 碘疹
Iodetryl[商名] ***n*.** 碘硬酯(诊断用药)
iodglidine(iodoglidine) ***n*.** 碘葛利汀(碘植物蛋白制剂)
iodhydrate(hydriodate) ***n*.** 氢碘酸盐
iodic ***a*.** 碘的
iodicin ***n*.** 碘迪辛(碘蓖麻油酸钙制剂)
iodide ***n*.** 碘化物 ‖ ~ peroxidase 碘化物过氧(化)物酶(此酶缺乏,为一种常染色体隐性性状,影响有机碘的形成,可致家族性甲状腺肿,亦称甲状腺过氧物酶)
iodidum[拉](iodide) ***n*.** 碘化物
iodimetry ***n*.** 碘定量法
iodinase ***n*.** 碘化酶
iodinate ***n*.** 碘化,碘处理
Iodinated Human Serum Albumin[^{125}I][商名](简作 IHSA) 碘[^{125}I] 人血清白蛋白(诊断用药)
iodinated macroaggregated albumin(简作 IMAA) 放射性碘标记的凝聚白蛋白
Iodinated Oil[商名] ***n*.** 碘化油(诊断用药)
iodination ***n*.** 碘化作用
iodine(缩 I) ***n*.** 碘(53 号元素) ‖ ~ affinity(简作 IA) 碘亲和力 / ~, bromide 溴化碘 / ~, neutral 中性[红]碘 / ~ number 碘值 / ~ number and saponification number factor(简作 INS) 碘值与皂化值因数 / ~, pentabromide 五溴化碘 / ~, pentoxide 五氧化二碘 / ~, protein-bound 蛋白结合碘 / ~, radioactive 放射性碘 / ~ solution staining 碘液染色法 / ~ tolerance test(简作 ITT) 碘耐量试验 / ~, tribromide 三溴化碘 / ~ trichloride 三氯化碘 / ~, value(简作 iv) 碘值;碘价
iodine-azide test(简作 IAT) 碘叠氮化物试验
iodinin(jodinin) ***n*.** 碘菌素
iodinophil ***a*.** 嗜碘的 ***n*.** 嗜碘细胞,嗜碘性
iodinophilia ***n*.** 嗜碘性
iodinophilous ***a*.** 嗜碘的
iodipamide ***n*.** 碘肥胺,胆影酸(造影剂) ‖ ~, meglumine 胆影葡胺,甲基葡胺碘肥胺 / ~, methylglucamine 胆影葡胺,甲基葡胺碘肥胺 / ~ sodium 胆影酸钠
iodipin ***n*.** 碘迪平,碘油(造影剂)
iodised poppy-seed oil 碘化油,碘化罂粟油
iodism ***n*.** 碘中毒
iodismus[拉](iodism) ***n*.** 碘中毒
iodisovalerylurea(iodival) ***n*.** 碘异戊酰脲,碘迪伐
iodite ***n*.** 亚碘酸盐
iodival ***n*.** 碘迪伐,碘异戊酰脲
Iodixanol[商名] ***n*.** 碘克沙醇(诊断用药)
iodization ***n*.** 碘化作用
iodize ***vt*.** 加碘
Iodized Oil[商名] 碘化油(诊断用药)
iodo-[希][构词成分] 碘;紫蓝色
5-iodo-2-deoxyuridine(缩 IUD; IUDR)(idoxuridine) 5 - 碘 - 2 - 脱氧脲嘧啶核甙,碘甙,疱疹净
1-iodo-2-naphthol ***n*.** 1 - 碘 - 2 - 萘酚(驱钩虫药)
iodoacetamide ***n*.** 碘乙酰胺
iodo-acetanilide ***n*.** 碘乙酰苯胺
iodoacetic acid(简作 IA) 碘醋酸
iodoacetone ***n*.** 碘丙酮
iodoalbin(iodoalbumin) ***n*.** 碘化白蛋白
iodo-albumin ***n*.** 碘化白蛋白
Iodoalphionic Acid[商名] ***n*.** 碘阿芬酸,碘苯丙酸(诊断用药)
iodoamylum ***n*.** 碘淀粉
iodoantipyrine ***n*.** 碘安替比林
Iodobacter Logan[拉] ***n*.** 碘杆菌属 ‖ ~ fluviatile Logan[拉] 河流碘杆菌(河流色杆菌)
iodobenzene ***n*.** 碘苯
iodobenzyl-guanidine(简作 IBG) 碘代苯甲基胍
iodobismuthite sodium 碘化铋钠
iodobrassid(lipoiodine) ***n*.** 二碘顺芜酸乙酯(碘治疗及造影剂)
iodocaffeine ***n*.** 碘咖啡因
iodocasein ***n*.** 碘酪蛋白
Iodocetylic Acid[商名] ***n*.** 碘软脂酸(诊断用药)
Iodochlorhydroxyquin[商名] ***n*.** 氯碘羟喹(抗阿米巴药)
iodochlorohydroxyquinoline(**viofoym**) ***n*.** 氯碘喹啉,慰欧仿
iodochlorol ***n*.** 氯碘油剂(商品名,造影剂)
Iodocholesterol[^{131}I][商名] ***n*.** 碘[^{131}I]胆甾醇(诊断用药)
iodocol ***n*.** 碘愈创木酚
iodocresol ***n*.** 碘甲酚
iodocrol ***n*.** 碘香荆芥酚
iodocyanide ***n*.** 碘氰化物
iodocytidine-triphosphate(简作 ICTP) 三磷酸碘胞啶
Iododeoxycytidine[商名] ***n*.** 碘去氧胞苷(抗病毒药)
iododeoxycytidine-triphosphate(简作 IdCTP) 三磷酸碘去氧胞嘧啶核甙
iododeoxyuridine(简作 IUDR) 碘甙,疱疹净,5 - 磺去氧尿甙(抗病毒药)
iododerma ***n*.** 碘疹
iodo-eugenol ***n*.** 碘丁香粉
Iodoform[商名] ***n*.** 碘仿(消毒防腐药),三碘甲烷 ‖ ~ albuminate; iodoformogen 白蛋白碘仿,碘仿莫根 / ~, deodorous 无臭碘仿
iodoformagen(iodoformogen) ***n*.** 碘仿莫根,白蛋白碘仿
iodoformalbumin(iodoformogen) ***n*.** 白蛋白碘仿,碘仿莫根
iodoformism ***n*.** 碘仿中毒
iodoformize ***n*.** 碘仿处理
iodoformogen(iodoformalbumin) ***n*.** 碘仿莫根,白蛋白碘仿
iodoformum(iodoform) ***n*.** 碘仿,三碘甲烷
iodogenic ***a*.** 生碘的
iodoglidine(iodglidine) ***n*.** 碘葛利汀(碘植物蛋白制剂)
iodoglobulin ***n*.** 碘球蛋白
iodoglycerin ***n*.** 碘甘油
iodognost(iodophthalein sodium) ***n*.** 碘酚酞钠,四碘酚酞钠
Iodoheparin Sodium[商名] ***n*.** 碘肝素钠(抗凝药)
iodohippurate ***n*.** 碘马尿酸盐 ‖ ~ , sodium 碘马尿酸钠(肾功能测定药)
Iodohippuric Acid[商名] ***n*.** 碘马尿酸(诊断用药)
iodohydrargyrate ***n*.** 碘汞腊特(一种碘汞的衍生物)
iodohydric ***a*.** 氢碘的
9-α-iodohydrocortisone ***n*.** 9 - α - 碘氢可的松
iodohydroxybenzyl pindolol(简作 IHYP) 碘羟苄心得静
iodol ***n*.** 碘咯,四碘吡咯
iodolein ***n*.** 碘油
iodolipolum ***n*.** 碘油
iodolography ***n*.** 碘油造影术
iodolum(iodol) ***n*.** 碘咯,四碘吡咯
iodomercurate ***n*.** 碘汞酸盐 ‖ ~, sodium(iodoxyl) 碘多啥,二碘
iodomethamate 甲基白屈氨酸钠(造影剂)
iodomethane ***n*.** 碘甲烷
iodomethylnorcholesterol ***n*.** 碘甲基降胆固醇(^{131}I 碘 - 6β - 碘甲基降胆固醇,一种^{131}I 碘标记的胆固醇类似物,用于肾上腺皮质的放射性核素显像。亦称 NP-59)

iodometric *a*. 碘定量的
iodometry *n*. 碘定量法
iodonaphthol *n*. 碘萘酚
iodone *n*. 高碘苯甲酸酐
iodonucleoid *n*. 碘核素(碘核蛋白制剂)
iodopanoic acid 碘番酸(胆囊造影剂)
iodophen(iodophene; iodophthalein) *n*. 碘酚酞(商品名)
iodophenacetin *n*. 碘非那西汀
iodophene(iodophthalein) *n*. 碘酚酞
iodophenin *n*. 碘芬宁
iodophenol *n*. 碘[苯]酚
***p*-iodophenylarsenic acid** 对碘苯砷酸
Iodophenyl-nitrophenyl-phenylte trazolium chloride(简作 INT) 氯化碘苯硝基苯四唑(分析染料)
iodophenylundecylate *n*. 碘苯酯
iodophil(iodinophil) *a*. 嗜碘的 *n*. 嗜碘细胞,嗜碘体
iodophilia *n*. 嗜碘性 ‖ ~, extracellular 细胞外嗜碘性 / ~, intracellular 细胞内嗜碘性
iodophor *n*. 碘附(碘与一种载体如聚乙烯吡咯烷的化合物)
iodophosphide *n*. 碘磷化物
iodophthalein *n*. 碘酚酞 ‖ ~ sodium [商名] 碘酚酞钠(诊断用药),四碘酚酞钠 / ~ soluble; ~ sodium 可溶性碘酚酞,碘酚酞钠
iodophthisis *n*. 碘消瘦
Iodopropylidene Glycerol [商名] *n*. 碘丙甘油(祛痰药)
iodoprotein *n*. 碘蛋白[类]
iodopsin *n*. 视紫蓝质网膜圆锥体内的视色素
Iodopyracet [商名] *n*. 碘吡啦啥(血管尿路造影剂) ‖ ~ clearance 碘吡清除率
iodopyridone *n*. 碘吡啶酮
iodopyrine *n*. 碘比林,碘安替比林
iodoquinofonum *n*. 喹碘方,药特灵
Iodoquinol [商名] *n*. 双碘喹林(抗阿米巴药,防腐药)
iodo-ray *n*. 四碘酚酞钠,碘酚酞钠
iodo-salicylic acid 碘(代)水杨酸
iodosobenzoic acid 氧碘(代)苯甲酸
iodostarine(**diiodotariric acid**) *n*. 二碘塔利利果脂酸,二碘十八碳炔酸
iodosulfate *n*. 碘硫酸盐
iodotannin(iodotannic acid) *n*. 碘[代]鞣酸
iodoterpin *n*. 碘化萜二醇
iodotheine *n*. 碘咖啡因
iodotheobromine *n*. 碘可可豆碱
iodotherapy *n*. 碘疗法
iodothiophen *n*. 碘噻吩
Iodothiouracil [商名] *n*. 碘硫氧嘧啶(抗甲状腺药)
iodothymol *n*. 碘化麝香草酚
iodothyrine *n*. 甲状腺碘质
iodothyroglobulin *n*. 碘甲状腺球蛋白
iodothyroidin *n*. 类碘化甲状腺素
iodothyronine *n*. 碘化甲(状)腺原氨酸
iodotyrosine *n*. 碘酪氨酸 ‖ ~ deiodinase 碘酪氨酸脱碘酶(此酶的先天性缺乏,可致碘严重丧失,并导致甲状腺功能减退和甲状腺肿,亦称碘酪氨酸脱卤酶)
iodouracil desoxyriboside(简作 IUD) 5 - 碘 - 2 - 脱氧脲嘧啶核甙,碘甙,疱疹净
iodoventriculography *n*. 碘剂脑室造影术,碘剂脑室照相术
iodovolatilization *n*. [藻类]放碘作用
iodoxamate *n*. 碘氧胺酸葡胺
iodoxamic acid 碘沙酸,碘氧胺酸(胆囊造影剂)
iodoxybenzoic acid 二氧碘(代)苯甲酸
Iodoxyl [商名] *n*. 碘多啥(诊断用药)
iodoxyquinoline sulfonic acid 碘羟喹啉磺酸
iodterpin(iodoterpin) *n*. 碘化萜二醇
iodum(所有格 iodi) [拉](iodine) *n*. 碘(53 号元素)
ioduret(iodide) *n*. 碘化物
ioduria *n*. 碘尿
IOE 国际兽疫防治局(见 International Office of Epizooties)
IOFB 眼内异物(见 intraocular foreign body)
Iofendylate [商名] *n*. 碘苯酯(诊断用药)
Iofetamine [^{123}**I**] [商名] *n*. 碘[^{123}I]非他胺(诊断用药)
Ioflupane [^{123}**I**] [商名] *n*. 碘[^{123}I]氟潘(诊断用药)
Iofratol [商名] *n*. 碘拉醇(诊断用药)
Ioglicic Acid [商名] *n*. 碘格利酸,碘异酞氨酸(造影剂)
Ioglucol [商名] *n*. 碘葡醇(诊断用药)
Ioglucomide [商名] *n*. 碘葡胺(诊断用药)
Ioglunide [商名] *n*. 碘葡苯胺(诊断用药)
ioglycamate *n*. 碘甘葡胺,甘氨碘苯酸
Ioglycamic Acid [商名] *n*. 碘甘卡酸(胆囊造影剂)
IOH 特发性直立体位性低血压(见 idiopathic orthostatic hypotension)
Iohalamic acid 碘他拉酸(诊断用药)
Iohexol [商名] *n*. 碘海醇,碘酞六醇(一种非离子型水溶性低同渗不透射线造影剂,鞘内或血管内注射给药)
iohexol *n*. 碘苯六醇
iojap *n*. 自主叶绿体[突变型]
Iolopride [商名] *n*. 碘[^{123}I]必利(诊断用药)
IOM 医学会(全国科学会)(见 Istitute of Medicine)
Iomazenil [^{123}**I**] [商名] *n*. 碘[^{123}I] 西尼(苯二氮草受体阻滞药,诊断用药)
Iomeglamic Acid [商名] *n*. 碘美拉酸(诊断用药)
Iomeprol [商名] *n*. 碘美普尔(诊断用药)
Iometin [^{125}**I**] [商名] *n*. 碘[^{125}I]美丁(诊断用药)
Iomorinic Acid [商名] *n*. 碘吗酸(诊断用药)
IOMP 国际医学物理学组织(见 International Organization for Medical physics)
-ion [拉] [构词成分] 行为,过程,结果,状态
ion *n*. 离子,游子 ‖ ~ accelerating tube 离子加速管 / ~ accelerator 离子加速器 / ~ activity product (简作 IAP) 离子活性产物 / ~ beam 离子束 / ~ beam scanning (简作 IBS) 离子束扫描 / ~ bombardment 离子轰击 / ~ capture 离子俘获 / ~ chamber detector 电离室型探测器 / ~ channel 离子通道 / ~ chromatography (简作 IC) 离子色谱法 / ~ counter 离子计数管,离子计 / ~ cyclotron 离子回旋加速器 / ~ cyclotron-type source 回旋加速器型离子源 / ~ density 离子密度 / ~ density peak 离子最大密度 / ~ density 离子密度 / ~ ,dipolar; zwitterion 偶极离子,两性离子 / ~ emiss 离子发射 / ~ etching 离子蚀刻 / ~ exchange 离子交换 / ~ exchange chromatography (简作 IEC) 离子交换色谱法 / ~ exchange chromatography 离子交换层析术 / ~ exchange column 离子交换柱 / ~ exchange column 离子交换柱 / ~ exchange medium (简作 IEM) 离子交换介质 / ~ exchange resin (简作 IER) 离子交换树脂 / ~ exchange resin 离子交换树脂 / ~ exclus 离子排阻 / ~ gage 电离真空计 / ~, gaseous 气体离子 / ~, gram 克离子 / ~ guide 离子导向(加速器术语) / ~ gun 离子枪 / ~, hydrogen 氢离子 / ~, hydronium 水合氢离子 / ~, hydroxyl 羟离子,氢氧离子 / ~ impact 离子碰撞 / ~ impact ionizat 离子碰撞电离 / ~ implantat 离子注入[技术],离子种入[技术] / ~ kinetic energy (简作 IKE) 离子动能 / ~ laser 离子激光器 / ~ luminescence spectroscopy for analysis (简作 ILSA) 离子发光分光镜分析 / ~ microscope 离子显微镜 / ~ mobility spectrometer (简作 IMS) 离子游动分光计 / ~, negative 阴离子,负离子 / ~ neutralizatspectroscopy (简作 INS) 离子中和(电子)光谱学 / ~ orbit 离子轨道 / ~ pair 离子对 / ~ path 离子射程,离子轨道 / ~ path length 离子射程[长度] / ~, positive 阳离子,正离子 / ~ probe 离子探针,离子探头 / ~ pump 离子泵 / ~ radiat 离子辐射 / ~ retardat (简作 IR) 离子阻滞 / ~ scattering spectroscopy (简作 ISS) 离子扩散分光术 / ~ selective electrode (简作 ISE) 离子选择电极 / ~ source 离子源 / ~ source injector (简作 ISI) 离子原注射器 / ~ stream 离子流 / ~ trap 离子阱 / ~ wave 离子波 / ~, zwitter 两性离子,兼性离子
Ionamin *n*. 芬特明 (phentermine) 制剂的商品名
ion-cyclotron resonance (简作 ICR) 离子迴旋加速共振
ion-exchange chromatography 离子交换色谱
ion-exchange equilibria 离子交换平衡
ion-exchange materials 离子交换剂
ion-exchange membrane (简作 IEM) 离子交换膜
ion-exchange resin 离子交换树脂
ion-exchanger *n*. 离子交换剂
ionic *a*. 离子的 ‖ ~ activity 离子活度 / ~ bond 离子键 / ~ contrast agent 离子型造影剂 / ~ current 离子流 / ~ discharge 电离放电 / ~ mobility 电子迁移率 / ~ model 离子模型 / ~ permselectivity 离子选择通透性 / ~ potential (简作 IP) 离子电位 / ~ selectivity 离子选择性 / ~ sieving 离子过筛 / ~ strength 离子强度 / ~ strength 离子强度 / ~ strength adjustor (简作 ISA) 离子强度调节器 / ~ x-ray contrast medium 离子型 X 线造影剂
ionicing radiation (简作 IR) 电离辐射
Ionidium ipecacuanha St. Hill. (White ipecac) 白吐根
ion-induced *n*. 离子感生的
ionising radiation [致]电离辐射
ionite *n*. 离子交换剂
ionium *n*. 锾(90 号元素钍的放射性同位素)

ionization *n*. ①电离,离子化 ②离子电渗作用 ‖ ~,air 空气电离 / ~ by collision 碰撞电离 / ~ chamber 电离室 / ~ chamber dosimetry 电离室剂量测定法 / ~ chamber-based dosimetry 电离室剂量测定法 / ~ chamber 电离箱 / ~ constant 游离常数 / ~,copper 铜电离 / ~ cross section 电离截面 / ~,cumulative 蓄积电离[作用] / ~ current 电离电流 / ~ curve 电离曲线 / ~ degree 电离度 / ~ density 电离密度 / ~ detector 电离探测器 / ~ device 电离装置 / ~ effect 电离效应 / ~ efficiency (简作 IE) 离子化效率 / ~ electrometer 电离静电计 / ~ energy 电离能 / ~ energy 电离能 / ~ equilibrium 电离平衡 / ~ frequency 电离频率 / ~ gauge 电离[真空]计,电离压力计 / ~ gauge 电离真空计 / ~,intermittent 间歇电离[作用] / ~ loss 电离损失 / ~,medical; iontophoresis 离子电渗疗法,电离子透入疗法 / ~ potential 电离势,电离电位 / ~ probability curve 电离概率曲线,电离几率曲线 / ~,secondary 次级电离 / ~,specific 电离比度 / ~ thermal 高温电离 / ~ thimble 电离筒,电离室 / ~ track 电离径迹 / ~ type radiation monitor 电离型辐射监察器 / ~,zinc 锌电离

ionize *vt*., *vi*. [致]电离,离子化

ionized atom [已]电离原子

ionized energy 电离能

ionized gas laser (简作 IGL) 离子化气体激光器

ionized gas readout 气体电离式显示

ionized layer 电离层

ionizer *n*. 电离剂

ionizer chamber 电离室

ionizing *n*. 电离 ‖ ~ energy 电离能 / ~ event 电离事件 / ~ power 电离能力;电离本领 / ~ radiation 游离辐射 / ~ radiation detector 离子照射探测器 / ~ radiation 电离辐射

ionmicroscope *n*. 离子显微镜

ion-molecule reaction (简作 IMR) 离子分子反应

ionocolorimeter *n*. 氢离子比色计

ionogen *n*. 离子化基团

ionogenic *a*. 离子生成的,致电离的

ionogram *n*. 电离图,电离层回波探测

ionography *n*. 离子摄影[术]

ionoluminescence *n*. 离子发光

ionomer *n*. 离子键聚合物

ionometer *n*. X 射线强度计,离子计(测量射线量的仪器)

ionometry *n*. X 线量测量法

-ionone [构词成分] 紫香酮, - 紫罗酮, - 紫罗兰香酮

ionone *n*. 紫罗兰[香]酮

ionopause *n*. 电离顶层

ionophilic *a*. 亲离子的

ionophore *n*. 离子载体,促离子载运体,通道蛋白离子搬运体

ionophores *n*. 离子载体

ionophoresis *n*. 电泳;离子电泳(作用)

ionophoric agent 离子载体

ionophose *n*. 紫幻视

ionoscatter *n*. 电离层散射

ionoscope *n*. [氧化亚氮]酸碱杂质测定器,存储摄像管

ionosonde *n*. 电离层探测器

ionosphere *n*. 电离层(大气)

ionospheric *a*. 电离层的(大气)

ionotherapy *n*. ①离子电渗疗法,电离子透入疗法 ②紫外线疗法

ionotron *n*. 静电消除器

ionotropy *n*. 离子移变(作用)

ion-protein *n*. 离子蛋白

ion-selective *a*. 离子选择的 ‖ ~ microelectrode (简作 ISM) 离子选择性微电极

iontherapy (iontophoresis) *n*. 离子电渗疗法,电离子透入疗法

ion-thrustor *n*. 离子加速器

Iontomat *n*. 自动曝光定时器

iontophoreser *n*. 离子透入治疗器

iontophoresis *n*. 离子电渗疗法,电离子透入疗法

iontoquantimeter (ionometer) *n*. 离子计(测量射线量的仪器)

iontoradeometer (ionometer) *n*. 离子计(测量射线量的仪器)

iontotherapy *n*. 离子电渗疗法,电离子透入疗法

ion-trap *n*. 离子[陷]阱 ‖ ~,gun 离子[陷]阱电子枪

IOOL 国际验光与光学联合会(见 International Optometric and Optical League)

IOP immunological evershoot phenomenon 免疫回跳现象 / input; output processor 输入输出处理机 / The Institute of Physics 物理研究所(英)/ intraocular pressure 眼内压

IOPAB 国际理论与应用生理物理学组织(见 International Organization for Pure and Applied Biophysics)

Iopamidol [商名] *n*. 碘帕醇,碘异酞醇(造影剂,用于脊髓造影)

iopanoate *n*. 碘番酸盐

Iopanoic Acid [商名] *n*. 碘番酸(诊断用药,胆囊造影剂)

iopax *n*. 碘拍克斯,5 - 碘 - 2 - 吡啶酮 - N - 醋酸钠(尿道造影剂)

Iopentol [商名] *n*. 碘喷托(诊断用药)

Iophendylate [商名] *n*. 碘芬酯.碘苯酯,碘苯十一酸乙酯(脊髓造影剂)

Iophenoic Acid [商名] *n*. 碘芬酸(诊断用药)

Iophenoxic Acid [商名] *n*. 碘芬酸(胆囊造影剂)

iophobia *n*. 毒物恐怖

IOPNSG 物理研究所中子散射小组(见 Institute of Physics Neutron Scattering Group)

iopodate *n*. 胺碘苯丙酸

Iopodic Acid [商名] *n*. 碘泊酸(诊断用药)

Ioprocemic Acid [商名] *n*. 碘普西酸(诊断用药)

Iopromide [商名] *n*. 碘普胺(诊断用药)

Iopronic Acid [商名] *n*. 碘普罗酸(诊断用药)

iopropane *n*. 二碘羟基丙烷,1,3 - 二碘 - 2 - 丙醇

IOPS 输入输出程序设计系统(见 input;output programming system)

Iopydol [商名] *n*. 碘吡多,碘吡醇(造影剂,用于支气管造影)

Iopydone [商名] *n*. 碘吡酮,二碘吡啶酮(支气管造影)

IOR 输入输出寄存器(见 input;output register)

[131] I-orthoiodohippurate *n*. [131] I - 邻碘马尿酸

IOS input; output supervisor 输入输出管理程序 / International Organization for Standardization 国际标准化组织

Iosarcol [商名] *n*. 碘沙考(诊断用药)

iosdrin *n*. 异艾剂

Iosefamic Acid [商名] *n*. 碘西法酸(诊断用药)

Ioseric Acid [商名] *n*. 碘丝酸(诊断用药)

Iosimide [商名] *n*. 碘西胺(诊断用药)

Iosulamide [商名] *n*. 碘磺拉胺(诊断用药) ‖ ~,meglumine 碘舒葡胺(造影剂)

iosumetic acid 碘琥酸,舒明酸(造影剂)

IOTA 信息过载试验装置(见 information overload testing apparatus)

iotacism *n*. 衣(i)音滥用

iotalamate *n*. 碘拉酸盐(根据 1998 年 CADN 的规定,在盐或酯与加合物之命名中,使用此项名称) ‖ ~,sodium 放射性碘他拉酸钠(诊断用药)

Iotalamic Acid [商名] *n*. 碘他拉酸(诊断用药)

Iotasul [商名] *n*. 碘酞硫(诊断用药)

Iotetric Acid [商名] *n*. 碘替酸(诊断用药)

iothalamate *n*. 碘酞酸盐 ‖ ~ meglumine 碘酞葡胺 / ~, sodium 碘酞钠

Iothalamic Acid [商名] *n*. 碘他拉酸(造影剂)

iothion *n*. 二碘羟基丙烷(商品名)

iothiouracil sodium 二碘尿嘧啶钠

Iotriside [商名] *n*. 碘赛特(诊断用药)

Iotrolan [商名] *n*. 碘曲仑(诊断用药)

iotroxamide *n*. 碘托葡胺

Iotroxic Acid [商名] *n*. 碘曲西酸(造影剂)

IOTT 手术教室技师协会(英)(见 Institute of Operation Theatre Technicians)

IOU immediate operation use 直接操作用,直接运算用 / intensive therapy observation unit 抢救治疗观察单位 / intensive therapy observation unit 重点治疗监护病室

Ioversol [商名] *n*. 碘佛醇(诊断用药)

Iowa State College (简作 ISC) 衣阿华州立学院

Iowa State university (简作 ISU) 衣阿华州立大学(美)

Iowa Tests of Basic Skills (简作 ITBS) 衣阿华州基础技能试验

Iowa Tests of Educational Development (简作 ITED) 衣阿华州教育发展试验

Ioxabrolic Acid [商名] *n*. 碘克溴酸(诊断用药)

ioxaglate *n*. 碘克沙酸盐(或酯) ‖ ~ meglumine 碘克沙酸葡胺(用作低同渗重摩不透射线造影剂)/ ~ sodium 碘克沙酸钠(用作低同渗重摩不透射线造影剂)

Ioxaglic Acid [商名] *n*. 碘克沙酸(诊断用药,一种低同渗重摩不透射线造影剂)

Ioxilan [商名] *n*. 碘昔兰(诊断用药)

ioxilhalamate *n*. 碘酞羟胺(照影剂)

Ioxitalamic Acid [商名] *n*. 碘羟拉酸(诊断用药)

Ioxotrizoic Acid [商名] *n*. 羟泛影酸(诊断用药)

IP ice point 冰点 / identification of position 位置识别,位置的确定 / identification point 识别点 / immunoperoxidase 免疫过氧化物酶 / impedance plethysmography (电)阻抗体积描记法 / incisoproximal

切邻的 / incubation period 潜伏期 / index of performance 性能指数 / cathode-ray-tube indicator 阴极射线管指示器 / Indian Pediatrics 印度儿科学(杂志名) / induced polarization 激发极化 / induction period 诱导期;孕育期 / infection prevention 感染预防 / inflection point 回折点 / initial point 起点,始点 / inorganic phosphorus 无机磷 / input power 输入功率 / instantaneous pressure 瞬间压力 / Institute Pasteur 巴斯德研究所(法) / interface principle 界面原理 / intermediate pressure 中压 / International Paediatric Association 国际儿科协会(国际医学科学组织理事会) / International Pathology 国际病理学(杂志名) / International Pharmacopoeia 国际药典 / internus paresis 内直肌麻痹 / interphalangeal 指(趾)间(关节) / intersection point 交点 / interstitial pneumonitis 间质性肺炎 / intracellular potential 细胞内电位 / intraperitoneal 腹膜内的 / intravenous pyelography 静脉肾盂造影 / intrinsic pathway 内源性凝血系统 / ionic potential 离子电位 / isoelectric point 等电离点 / isolation and purification 分离和提纯 / isomeric polymers 异构聚合物 / isoprene 异戊二烯 / isopropyl alcohol 异丙醇 / isoproterenol 异丙肾上腺素 / isotopic purity 同位素纯度

IP$_3$ inositol 1,4,5-triphosphate 肌醇 1,4,5 – 三磷酸

IP-A 精神分析学会(英)(见 Institute of Psycho- Analysis)

IPA immunoperoxidase antibody 免疫过氧化物酶抗体 / inhibitor of plasminogen activator 纤溶液酶原活化抑制物 / interaction process analysis 相互作用过程的分析 / intermediate power amplifier 中间功率放大器 / International Paediatric Association 国际儿科学协会(国际医学科学组织委员会,世界卫生组织) / International Phonetic Alphabet 国际音标 / International Phonetic Association 国际语音学协会 / isopropylalcohol 异丙醇 / isopropylarterenol 异丙肾上腺素 / isopropenyl acetylenc 异丙烯基乙炔

IPAA 国际精神分析学会(见 International Psychoanalytical Association)

I-para primipara 初产妇

IPARF 特发性产后急性肾功能衰竭(见 idiopathic postpartum acute renal failure)

I-pattern ***n.*** 粒柄层图案

Ipazilide[商名] ***n.*** 依帕利特(抗心律失常药)

IPB 标明的部分毁坏(见 illustrated parts breakdown)

IPC index of potential contaimination 潜在污染指数 / information processing center 信息处理中心 / information processing code 信息处理码 / isopropyl carbanilate 苯氨甲酸异丙酯 / isopropyl chiorophenyl 异丙氯苯 / isopropyl-N-phenylcarbamate 苯氨甲酸异丙酯 / International Patent Classification 国际专利分类法

IPCG 心内心音图(见 intracardiac phonocardiogram)

IPD Individual Potential Demand 个人潜在需求 / inflammatory pelvic disease 炎症性盆腔疾病 / inpatient department 住院处 / insertion phase delay 接入相位延迟 / intermittent peritoneal dialysis 间歇性腹膜透析 / interpedicular distance 椎弓根间距(脊柱的检查) / interpupilary distance 瞳孔间距(亦称 PD) / isotope powered device 同位素动力装置

IPE interpret parity error 解释奇偶校验误差 / interstitial pulmonary emphysema 间质性肺气肿 / isopropyl ether 异丙醚

ipecac ***n.*** 吐根 ‖ ~, American; Gillenia stipulata 美吐根 / ~, Cartagena 披叶金鸡纳吐根 / ~, deëmetinized 去碱吐根 / ~, false 假吐根,稀纹吐根 / ~, farinaceous 波纹吐根 / ~, Indian 印度吐根(马来产吐根) / ~, powdered 吐根粉 / ~, undulated 波纹吐根 / ~, white 白吐根 / ~, wild 野吐根

ipecacuanha (ipecac) ***n.*** 吐根

ipecacuanhic acid 吐根酸

ipecacuanhin ***n.*** 吐根甙

ipecine ***n.*** 吐根碱,依米丁

IPEH 血管内乳头状内皮增生(见 intravascular papillary endothelial hyperolasia)

Ipenoxazone[商名] ***n.*** 伊培沙宗(NMDA 受体阻滞药)

ipesandrine ***n.*** 衣珀散准(镇咳剂)

IPF idiopathic pulmonary fibrosis 特发性肺纤维化 / image process function 影像处理功能 / infection-potentiating factor 感染潜在因子

IPFM 脉搏组成频率调节(见 integral pulse frequency modulation)

IPFs 感染性更强的碎片(见 infection-potentiating fractions)

IPG impedance phlebography 阻抗静脉搏动描记法 / impedance plethysmography 阻抗体积描记器 / impedance pneumography 呼吸气流图,阻抗呼吸描记法 / isopropyl thiogalactoside 异丙硫半乳糖甙

IPH idiopathic portal hypertension 特发性门静脉高血压 / idiopathic pulmonary hemosiderosis 特发性肺含铁血黄素沉积症 / interphalangeal 指(趾)间的 / intrahepatic portal hypertension 肝内型门脉高压症 / intraparenchymal hemorrhage 脑实质内出血

IPHE 公共卫生工程师学会(见 Institution of Public Health Engineers)

Iphiana tenuisculpta (Lischke) 细雕壮螺(隶属于小塔螺科 Pyramidellidae)

Iphigenia indica Kunth[拉;植药] 山慈姑

IPI International Patent Institute 国际专利学会(荷兰海牙:来自法文名称的缩语为 IIB) / intraperitoneal insemination 经腹腔授精

IPIB 下壁梗塞周围阻滞(见 inferior perinfarction block)

Ipidacrine[商名] ***n.*** 伊匹达克林(胆碱酯酶抑制药)

IPL information processing language 信息处理语言 / initial program loading 起始载入程序

IPL-V 信息处理语言-V(见 information processing language-V)

IPM inches per minute 英寸/分 / incidental phase modulation 偶发的相位调制,附随的相位调制 / interruptions per minute 每分钟间断数

IPMB 异丙基溴化汞(见 isopropyl mercuric bromide)

IPMC 异丙基氯化汞(见 Isopropyl marcuric chloride)

IPMI 异丙基碘化汞(见 Isopropyl mercuric iodide)

IPMR 物理医学(理疗)与康复学会(见 Institute of Physical Medicine and Rehabilitation)

IPN infantile periarteritis nodosa 婴儿型结节性动脉周围炎 / Infectious pancreatic necrosis virus 传染性胰坏死病毒 / isopropyl nitrate 硝酸异丙酯

IPN virus 传染性胰坏死病毒

IPNA 异丙去甲肾上腺素(见 isopropyl noradrenaline)

Ipnopidae ***n.*** 炉眼鱼科(隶属于灯笼鱼目 Scopeliformes)

IPNPB 间歇性正负压呼吸(见 intermittent positive negative pressure breathing)

IPNPV 间歇性正负压换气(见 intermittent positive negative pressure ventilation)

IPNs interpenetrating polymernetworks 互(相贯)穿(的)聚合物网状组织 / isotactic polypropylene 等规聚丙烯

ipodate ***n.*** 碘泊酸,胺碘苯丙酸 ǀ ~ calcium 碘泊酸钙,胺碘苯丙酸钙(造影剂,用于胆囊造影)/ ~, sodium 碘泊酸钠,胺碘苯丙酸钠(造影剂,用于胆囊造影)

ipoh ***n.*** 马来箭毒 ‖ ~ aker 马来箭毒

ipomea (ipomea) ***n.*** 药薯(根) ‖ ~ resin 药薯脂

Ipomoea L. 番薯属(旋花科) ‖ ~ aquatica Forsk.[拉;植药] 雍菜 / ~ batatas Poir 甘薯,红薯 / ~ bonanox 夜牵牛 / ~ cairica (L.) Sweet [拉;植药] 五爪金龙 / ~ hederacea 牵牛 / ~ nil Roth. 大花牵牛 / ~ orizabensis Ledenois 药薯 / ~ pandurata 野马铃薯 / ~ pes-caprae (L.) Sweet [拉;植药] 二叶红薯 / ~ purga Hayne 药喇叭 / ~ purpurea(L.) Lam. 圆叶牵牛,紫花牵牛

IPP Institute of Plasma Physics 等离子物理研究所(德) / intermittent positive pressure 间歇性正压

IPPA 视诊,触诊,叩诊及听诊(望、触、叩、听)(见 inspection, palpation, percussion and auscultation)

IPPB 间歇性正压呼吸(见 intermittent positive pressure breathing)

IPPB / I 间歇性正压呼吸/吸气(见 intermittent positive pressure breathing / inspiratory)

IPPC 苯氨甲酸异丙酯(除莠剂)[见 isopropyl N-phenylcarbamate (herbicide)]

IPPD 异丙基苯基对苯二胺(见 isopropyl phenyl paraphenylene diamine)

IPPF 国际计划生育联合会(见 International Planned Parenthood Federation)

IPPI 因精神病中断妊娠(见 interruption of pregnancy for psychiatric indication)

IPPO 间歇正压充氧(见 intermittent positive-pressure inflation with oxygen)

IPPR 间歇性正压呼吸(见 intermittent positive-pressure respiration)

IPPV 间歇性正压通气(见 intermittent positive-pressure ventilation)

Ippy virus 伊派病毒

IPR 药理学研究所(米兰)[见 Institute of Pharmacologic Research (Milan)]

ipral ***n.*** 伊普拉,异丙巴比妥(商品名) ‖ ~ calcium; calcium 5-ethyl-5-isopropyl barbiturate 伊普拉钙,5 – 乙基 – 5 – 异丙基巴比土酸钙 / ~ sodium; sodium 5-ethyl-5-isopropyl barbiturate 伊普拉钠,5 – 乙基 – 5 – 异丙基巴比土酸钠

Ipramidl[商名] ***n.*** 异丙地尔(冠脉扩张药)

ipratropine ***n.*** 异丙基甲托品

Ipratropium Bromide[商名] ***n.*** 异丙托溴铵(支气管扩张药)

ipratropium bromide 异丙托溴铵(支气管扩张药)

Iprazochrome[商名] ***n.*** 异丙佐罗(抗偏头痛药)

Iprazone［商名］*n*. 异普拉酮(消炎镇痛药)
IPRF 国际儿科研究基金会(见 International Pediatric Research Foundation)
Ipriflavone［商名］*n*. 依普黄酮(钙调节药)
Iprindole［商名］*n*. 依普吲哚(抗偏头痛药)
Iproclozide［商名］*n*. 异丙氯肼(抗抑郁药)
Iprocrolol［商名］*n*. 异丙洛尔(β受体阻滞药)
Iproheptine［商名］*n*. 异丙海汀(血管收缩药)
ipronal *n*. 丙羟巴比妥
Iproniazid［商名］*n*. 异丙烟肼(单胺氧化酶抑制药) ‖ ~ phosphate (简作 INPH) 磷酸异丙异烟肼(抗结核药)
Ipronidazole［商名］*n*. 异丙硝唑,异丙硝哒唑(抗原虫药,抗滴虫药)
Iproplatin［商名］*n*. 异丙铂(抗肿瘤药)
Iprotiazem［商名］*n*. 异丙硫䓬(钙通道抑制药)
Iproxamine［商名］*n*. 异丙沙明(血管扩张药) ‖ ~ hydrochloride 盐酸异丙沙明,盐酸异丙芹胺(血管扩张药)
IPRT 人际反应测验(见 interpersonal reaction test)
IPS information processing system 信息处理系统 / infundibular pulmonary stenosis 漏斗部肺动脉狭窄 / initial prognostic score 初期预后记分 / International Confederation for Plastic Surgery 国际整形外科联合会
Ipsalazide［商名］*n*. 伊普柳氯(抗溃疡性结肠炎药)
Ipsapirone［商名］*n*. 伊沙匹隆(抗焦虑药)
ipsation *n*. 手淫
IPSCA 免疫过氧化物酶细胞分析法(见 immunperoxidase-stained cell assay)
IPSF 国际药学院系学生联合会(见 International Pharmaceutical Students' Federation)
ipsi-［构词成分］相同的,同一的
IPSID 免疫增生性小肠病(见 immunoproliferatire small intestinal disease)
ipsilateral *a*. 同侧的 ‖ ~ eompeting message (简作 ICM) 同侧竞争信息 / ~ routing of signal (简作 IROS) 信息同侧传送
IPSJ 日本信息处理学会(见 Information Processing Society of Japan)
ipsolateral (ipsilateral) *a*. 同侧的
IPSP 抑制性突触后电位(见 inhibitory postsynaptic potential)
IPSS 国际精神分裂症研究指导(世界卫生组织)(见 International Pilot Study of Schizophrenia)
IPTD 氨磺丙唑;磺胺异丙噻二唑(见 glyprothiazol)
IPTG 异丙基 – β – D – 硫代半乳糖苷 (见 isopropyl-β-D-thiogalactoside)
IPTH 免疫反应性甲状旁腺激素(见 immunoreactive parathyroid hormone)
IPU 住院单位(见 inpatient unit)
IPV inactivated poliomyelitis vaccine 灭活脊髓灰质炎疫苗 / infectious pustular vaginitis 传染性脓疱性阴道炎 / infectious pustular vulvovaginitis 传染性脓疱性外阴阴道炎
Ipxidine［商名］*n*. 伊培西定(防龋齿药)
IQ integrated polarization charge 极化总电荷(经络—脏器机能测定的要素) / intelligence quotient 智(力)商
Ir (iridium) *n*. 铱(77 号元素)
IR immune response 免疫反应 / immunoreactive 免疫反应性 / immunogenicity ratio 免疫遗传率 / incidence ratio 发病率 / index of resistance 电阻指数(阻抗血流图参数) / index of response 反应指数 / Index of Rheumatology 风湿病指南(杂志名) / India-rubber 天然橡胶 / indirect reduction 间接还原 / induction ratio 诱导比率 / induction regulator 感应调压器 / Industrial Research 工业研究(杂志名) / information report 情报报告 / information retrieval 情报检索,信息检索 / infrared 红外线 / infra-absorption 红外线吸收 / infra-red radiation 红外线辐射 / infra-red reflection 红外线反射 / infra-red spectroscopy 红外光谱学 / innervation 神经支配 / inside radius 内半径 / insoluble residue 不溶性残渣,不溶物 / inspector's rejection 检验员驳回 / inspector's report 检验员报告 / inspiratory reserve 补吸气 / Institute du Radium 放射线研究所(加拿大) / instruction register 指令寄存器 / internal resistance 内部阻力,内电阻 / interrogator-responder 询问应答器 / interventional radiology 介入放射学 / inverted repeats 反向互补重复序列,反补序列 / Investigative Radiology 放射学研究(杂志名) / ionicing radiation 电离辐射 / ion retardation 离子阻滞 / isoprene rubber 异戊二烯橡胶
I-R interrogator-responder 询问应答器 / Ito-Reenstierna reaction 伊藤—林斯蒂尔纳反应(检软性下疳皮肤反应)
Ir J med Sci 爱尔兰医学科学杂志(见 Irish Journal of Medical Science)
IRA immune regulatory alpha globulin 免疫调节甲种球蛋白 / immunoradiometric assay 免疫放射测定分析 / immunoregulatory α-globulin 免疫调节甲种球蛋白 / infarct-relate dartery 与梗死有关的动脉 / infrared A 短波红外线
IRAD 动物疾病研究学会(见 Institute for Research on Animal Disease)
iraigia *n*. 虹膜痛
Iraki *a*. 伊拉克的;伊拉克人的;伊拉克人讲的阿拉伯语的 *n*. 伊拉克人;伊拉克讲的阿拉伯语
Iralukast［商名］*n*. 伊拉司特(平喘药)
Iran *n*. 伊朗［亚洲］
Iranian *a*. 伊朗的;伊朗人的;伊朗语(系)的 *n*. 伊朗人;伊朗人语系
IRAP 国际应用心理学评论(见 International Review of Applied Psychology)
Iraq, Irak *n*. 伊拉克［亚洲］
irascibility *n*. 愤怒,易怒性
IRASER infrared amplification by the stimulated emission of radiation 红外线量子放大器,红外激光 / infrared laser 红外线激光;红外线激光器
iraser *n*. 红外激射;红外激射器
irate *a*. 发怒的,激怒的
IRBBB 不完全性右束支传导阻滞(见 incomplete right bundle branch block)
Irbesartan［商名］*n*. 厄贝沙坦(血管紧张素Ⅱ受体阻滞药)
IRC immunogen reactive cell 免疫原反应性细胞 / Information Research Center 情报研究中心(美) / Information Resources Center for Mental Health and Family Life Education 精神卫生与家庭生活教育情报资源中心(精神卫生物质中心) / infrared C 长波红外线;红外线 C / infrared countermeasures 红外线干扰措施 / inspiratory reserve capacity 吸气贮气量 / Institutional Research Council 公共事业研究委员会(美) / International Red Cross 国际红十字会 / International Rescue Committee, Inc 国际救援委员会 / International Research Council 国际研究理事会(属国际科学技术委员会)
IRCC 国际红十字委员会(见 International Red Cross Committee)
IRCCM 红外线反干扰措施(见 infrared counter-counter measures)
IRCMHFLE 精神卫生与家庭生活教育情报资源中心(精神卫生物质中心)(见 Information Resources Center for Mental Health and Family Life Education)
Ircon *n*. 富马酸亚铁 (ferrous fumarate) 制剂的商品名
IRCS 国际研究通讯系统(见 International Research Communication Systems)
IRCS MS 国际科学研究通讯;医学部分(英,丛刊)(见 International Research Communication System Medical Science)
IRCS-JMS 国际医学科学研究通讯杂志(英)(见 International Research Communications System Journal of Medical Science)
IRD idiopathic respiratory distress 原发性呼吸困难 / insulin resistance diabetes 胰岛素拮抗性糖尿病
IRDC International Radiocarbon Dating Conference 国际放射性碳(^{14}C)测定年代技术联合会 / International Research and Development Company 国际研究与发展公司(英)
IRDNI 新生儿特发性呼吸困难(见 idiopathic repiratory distress of the newborn infant)
irdome *n*. 红外导流罩,线罩
IRDS idiopathic respiratory distress syndrome 特发性呼吸窘迫综合征 / immune regulatory dysfunction syndrome 免疫调节机能障碍综合征,免疫失衡综合征
IRE infra-red engineering 红外线工程 / inhibitor resistant esterase 抗酯酶抑制物
Ireland *n*. 爱尔兰［欧洲］
IRER 免疫应答增强区(见 immune response enhancing region)
Iresine herbstii Hook. f. ex Lindl.［拉,植药］血苋
IRF induced radiation flux 感应性辐射通量 / ischemic reaction factor 缺血反应系数
IRFAA 国际救援及急救协会(见 International Rescue and First Aid Association)
IRG immunoreactive gastrin 免疫反应性促胃液素 / immunoreactive glucagon 免疫反应高血糖素 / serum immunoreactive pancreatic glucagon 血清免疫反应性胰高血糖素 / impedance rheogram 阻抗血流图 / inter-record gap 记录间歇,字区间歇
irgafen *n*. N-suifanilyl-3-4-xylamide 伊格芬,对氨基苯磺酰基 – 3,4 – 二甲苯甲酰胺
irgapyrin *n*. 伊格比林(抗风湿病药)
IRGAR 红外线气体辐射(见 infra-red gas radiation)
IRGI 免疫反应性高血糖素(见 immunoreactive glucagons)
IRH infrared heater 红外线加热器 / Institute for Research in Hypnosisi

催眠研究学会
IRHCS 免疫放射可测性人绒毛膜生长激素—催乳激素(见 immuno-radioassayable human chorionic somato-mammotropin)
IRHGH 免疫反应性人生长激素(见 immunoreactive human growth hormone)
IRI 免疫反应性胰岛素(见 immunoreactive insulin)
IRIA Infrared Infomation and Analysis Center 红外线情报与分析中心 / Institute de Recherched d' Informatique et d' Automatique 信息自动化研究所(法)
irid-(irido-)[构词成分] 虹膜
Iridaceae *n*. 鸢尾科
iridadenosis *n*. 虹膜腺病
iridaemia (iridemia) *n*. 虹膜出血
iridal *a*. 虹膜的
iridalgia *n*. 虹膜痛
iridauxesis *n*. 虹膜肥厚
iridavulsion *n*. 虹膜撕脱
iridectasis *n*. 虹膜开大,瞳孔开大
iridectome *n*. 虹膜刀
iridectomesodialysis *n*. 虹膜分离切除术
iridectomize *vt*. 虹膜切除
iridectomoencleisis *n*. 虹膜切除箝顿术
iridectomy *n*. 虹膜切除术 ‖ ~, antiphlogistic [消炎]减压性虹膜切除术 / ~, optic 光学虹膜切除术(造瞳术) / ~, preliminary; preparatory ~ 准备性虹膜切除术 / ~, stenopeic 小孔形虹膜切除术(周边虹膜切除术) / ~ therapeutic 治疗性虹膜切除术
iridectopia *n*. 虹膜异位
iridectropium *n*. 虹膜外翻
iridelcosis *n*. 虹膜溃疡
iridemia *n*. 虹膜出血
iridencleisis *n*. 虹膜箝顿术
iridentropium *n*. 虹膜内翻
irideremia *n*. 无虹膜,虹膜缺失
irides(单 iris) *n*. 虹膜
iridescence *n*. 虹色,晕色
iridescent *a*. 虹色的,晕色的 ‖ ~ viruses 虹色病毒类
iridesis *n*. 虹膜固定术
iridiagnosis (iridodiagnosis) *n*. 虹膜诊断
iridial (iridian; iridic) *a*. 虹膜的 ‖ ~ parts of retina 视网膜虹膜部
iridic *a*. 虹膜的 ‖ ~ acid 鸢尾根酸
iridin *n*. 香菖甙,鸢尾甙
iridioplatinum *n*. 铱铂合金
iridium [拉] *n*. (缩 Ir)铱(77 号元素) ‖ ~ pin 铱针 / ~ source 铱[放射]源 / ~ wire 铱丝
iridization *n*. 虹视,虹晕感觉(青光眼)
irido-[希][构词成分] 虹膜虹,着色的环
irido-avulsion *n*. 虹膜撕脱
iridocapsulitis *n*. 虹膜晶状体囊炎
iridocele *n*. 虹膜突出
iridoceratitis (iridokeratitis) *n*. 虹膜角膜炎
iridochoroiditis *n*. 虹膜脉络膜炎
iridocinesia (iridocinesis; iridokinesia) *n*. 虹膜伸缩
iridocinetic *a*. 虹膜伸缩的
iridocoloboma *n*. 虹膜缺损,虹膜裂开
iridoconstrictor *n*. 虹膜收缩肌
irido-corneal *a*. 虹膜角膜的
iridocorneosclerectomy *n*. 虹膜角膜巩膜切除术
iridocyclectomy *n*. 虹膜睫状体切除术
iridocyclitis *n*. 虹膜睫状体炎 ‖ ~ septica 脓毒性虹膜睫状体炎
iridocyclochoroiditis *n*. 虹膜睫状体脉络膜炎
iridocystectomy *n*. 虹膜囊切除术
iridocyte *n*. 虹[色]细胞
iridodesis (iridesis) *n*. 虹膜固定术
iridodiagnosis *n*. 虹膜诊断
iridodialysis *n*. ①虹膜根部分离术 ②虹膜脱离,虹膜松摇 ③虹膜分裂
iridodiastasis *n*. 虹膜[根部]脱离
iridodilator *n*. ①虹膜扩大肌 ②虹膜扩大剂
iridodonesis *n*. 虹膜震颤
iridokeratitis *n*. 虹膜角膜炎
iridokinesia (iridokinesis) *n*. 虹膜伸缩
iridokinetic *a*. 虹膜伸缩的
iridoleptynsis *n*. 虹膜薄缩,虹膜萎缩
iridology *n*. 虹膜学
iridolysis *n*. 虹膜松解术
iridomalacia *n*. 虹膜软化
iridomedialysis (iridomesodialysis) *n*. 虹膜内缘黏着部分离
iridomotor *a*. 虹膜伸缩的,虹膜运动的
iridomyrmecin *n*. 虹蚁素
iridoncosis *n*. 虹膜肥厚
iridoncus *n*. ①虹膜肿 ②虹膜瘤
iridoparalysis *n*. 虹膜麻痹
iridoparelkysis *n*. 瞳孔旁移术
iridoparesis *n*. 虹膜轻麻痹
iridopathy *n*. 虹膜病
iridoperiphacitis *n*. 虹膜晶状体囊炎
iridoplania *n*. 虹膜震颤
iridoplatinum *n*. 铱铂合金
iridoplegia *n*. 虹膜麻痹 ‖ ~, accommodation 调节性虹膜麻痹 / ~, complete 完全虹膜麻痹 / ~, reflex 反射性虹膜麻痹 / ~, sympathetic 交感性虹膜麻痹
iridoptosis *n*. 虹膜垂脱
iridopupillary *a*. 虹膜瞳孔的
iridorhexis *n*. ① 虹膜破裂 ② 虹膜撕裂法
iridoschisma (iridoschisis) *n*. 虹膜分裂
iridosclerotomy *n*. 虹膜巩膜切开术
iridoscope *n*. 虹膜镜
iridoscopy *n*. 虹膜镜检查
iridosis (iridesis) *n*. 虹膜固定术
iridostaphyloma *n*. 虹膜葡萄肿
iridosteresis *n*. 虹膜缺失
iridotasis (Brothen's operation) *n*. 虹膜展开术,博森氏手术
iridotome *n*. 虹膜刀
iridotomy (irotomy) *n*. 虹膜切开术
iridotromos *n*. 虹膜震颤
iridovalosis *n*. 椭圆形瞳孔
Iridoviridae *n*. 虹彩病毒科
iridovirus *n*. 虹色病毒
iridovitreal *a*. 虹膜玻璃体的
Irindalone [商名] *n*. 茚达酮(抗高血压药)
Irinotecan [商名] *n*. 伊立替康(抗肿瘤药)
IRIR 免疫应答抑制区(见 immune response inhibiting region)
IRIS interated risk information system 综合性危险情报系统联机数据库 / International Research Information Service 国际研究情报部(属 AFB)
iris(复 irides) *n*. ①虹膜 ②[蓝旗]鸢尾根 ③ 可变光阑 ‖ ~ bombé 虹膜膨起 / ~, Florentine 南欧香菖根 / ~, shutter 可变光栅,开闭器 / ~, tremulous; iridodonesis 虹膜震颤 / ~, umbrella; ~ bombé 虹膜膨起
Iris fulva mosaic potyvirus 茶色紫鸢花叶马铃薯 Y 病毒
Iris germanica leaf stripe rhabdovirus 锗紫鸢叶条纹弹状病毒
Iris L. 鸢尾属 ‖ ~ collettii Hook. f. [拉;植药] 高原鸢尾 / ~ dichotoma Pall. . [拉;植药] 野鸢尾 / ~ ensata 马蔺 / ~ florentina L. 南欧香菖 / ~ germanica 德鸢尾 / ~ halophila Pall. [拉;植药]喜盐鸢尾 / ~ japonica Thunb. [拉;植药]蝴蝶花 / ~ pallida Lamarck 淡香菖,欧洲马蔺 / ~ sanguinea Donn [拉;植药] 溪荪 / ~ sibirica 溪荪 / ~ tectorum Maxim. [拉;植药]鸢尾 / ~ versicolor 蓝旗鸢尾
Iris latent mosaic virus 紫鸢潜伏花叶病毒
Iris mosaic potyvirus 紫鸢轻性花叶马铃薯 Y 病毒
Iris mosaic virus 紫鸢花叶病毒
Iris pallasii Fisch. Var. chinensis Fisch. [拉;植药]马蔺
Iris severe mosaic potyvirus 紫鸢严重花叶马铃薯 Y 病毒
iris-diaphragm *n*. 虹膜式光阑
Irish *a*. 爱尔兰的;爱尔兰人的;爱尔兰语的 ‖ the ~ 爱尔兰人;爱尔兰语 / ~ Colleges of Physicians and Surgeons Journal (简作 ICPSJ) 爱尔兰内科医师和外科医师学会杂志(前称 RCSIJ) / ~ Dental Association (简作 IDA) 爱尔兰牙科协会 / ~ Dental Association Journal (简作 IDAJ) 爱尔兰牙科协会杂志 / ~ Guild of Catholic Nurses (简作 IGCN) 爱尔兰天主教护士协会 / ~ Journal of Medical Science (简作 IJMS) 爱尔兰医学杂志(爱尔兰皇家医学会) / ~ Journal of Medical Science (简作 Ir J med Sci) 爱尔兰医学科学杂志 / ~ Medical Association (简作 IMA) 爱尔兰医学会 / ~ Nurses' Organization (简作 INO) 爱尔兰护士组织
irisin *n*. 鸢尾糖,鸢尾淀粉
irisopsia *n*. 虹视
iritic *a*. 虹膜炎的
iritis *n*. 虹膜炎 ‖ ~ blennorrhagique à rechutes; recurrent hypopyon 复发性[眼]前房积脓性虹膜炎 / ~ catamenialis 经期前虹膜炎 / ~, diabetic 糖尿病虹膜炎 / ~, follicular 滤泡性虹膜炎 / ~, gouty; uratic ~ 痛风虹膜炎 / ~ papulosa 丘疹性虹膜炎 / ~,

plastic 成形性虹膜炎 / ～, purulent 脓性虹膜炎 / ～, quiet 静止性虹膜炎 / ～ recidivans staphylococco-allergica 复发性葡萄球菌过敏性虹膜炎 / ～, serous 浆液性虹膜炎 / ～, spongy 海绵状虹膜炎 / ～, sympathetic 交感性虹膜炎 / ～, uratic; gouty ～ 痛风虹膜炎

iritoectomy *n*. 虹膜部分切除术

iritomy *n*. 虹膜切开术

Irituia orbivirus 艾丽图亚环状病毒

Irituia virus 艾丽图亚病毒

irium *n*. 月桂硫酸钠,十二烷硫酸钠

IRL information-retrieval language 信息检索语言,情报检索语言 / infrared lamp 红外线灯

Irloxacin［商名］*n*. 伊洛沙星(抗菌药)

IRM immunoradiometric assay 免疫放射测定分析 / inherited releasing mechanism 遗传释放机理 / innate release mechanism 先天性释放机理 / Institute of Radiation Medicine 放射医学研究所 / Institute of Rehabilitation Medicine 康复医学会

IRMA Immission Rate Measuring Apparatus 注射速度测量装置 / immunoradiometric assay 免疫放射测定法 / intraretinal microangiopathy 视网膜内微血管病 / intraretinal microvascular abnormalities 视网膜内微血管异常

IRMGPC 国际医学与普通临床实践报道(杂志名)(见 International Record of Medicine and General Practice Clinics)

IRMO 特发性局限性移行性骨质疏松症(见 idiopathic regional migratory osteoporosis)

IRMP 山区医疗计划(见 Intermountain Regional Medical Program)

IRMR 精神发育迟缓研究会(见 Institute of Research on Mental Retardation)

IRNA 免疫核糖核酸(见 immune ribonucleic acid)

IRO Institute of Radiotherapy and Oncology 肿瘤与放射协会(澳大利亚) / International Refugee Organization 国际难民组织

Irolapride［商名］*n*. 伊咯必利(镇吐药)

iron *n*. 铁(26 号元素) ‖ ～ acetate 醋酸铁 / ～ adenylate 腺甙酸铁 / ～ albuminate 白蛋白铁 / ～, albuminized 白蛋白铁 / ～, alcoholized; pulverized ～ 铁粉 / ～ alginate 海草酸铁,藻酸铁 / ～ alum 铁明矾 / ～ and ammonium citrate 枸橼酸铁铵 / ～ and ammonium sulfate 硫酸铁铵 / ～ and ammonium tartrate 酒石酸铁胺 / ～ arsenate; ferrous arsenate 砷酸铁 / ～ arsenite 亚砷酸铁 / ～ ascorbate 抗坏血酸铁 / ～, available［食物］可利用铁,可吸收铁 / ～ benzoate 安息香酸铁 / ～ bromide 溴化铁 / ～ cacodylate 臬胂酸铁,二甲胂酸铁 / ～ carbonate 碳酸铁 / ～ caseinate; ～ nucleo-albuminate 酪蛋白酸铁 / ～ cevitamate 抗坏血酸铁 / ～ chloride 氯化铁 / ～ citrate 枸橼酸铁 / ～ citrate green 绿枸橼酸铁 / ～, core 铁芯 / ～ deficiency anemia (简作 IDA) 缺铁性贫血 / ～ Dextran［商名］右旋糖酐铁(抗贫血药) / ～, dialyzed 渗析铁 / ～, enzyme 含铁酶 / ～, exsiccated sulfate of 干燥硫酸亚铁 / ～ ferrocyanide 亚铁氰化铁 / ～ gluconate 葡萄糖酸铁 / ～ glycerophosphate 甘油磷酸铁 / ～ by hydrogen; reduced ～ 还原铁 / ～ hydroxide 氢氧化铁 / ～ hypophosphite 次磷酸铁 / ～ iodate 碘酸铁 / ～ iodide 碘化铁 / ～ iodobehenate 碘榆树酸铁,碘廿二碳酸铁 / ～ lactate 乳酸铁 / ～ and magnesium citrate 枸橼酸铁镁 / ～ magnesium sulfate 硫酸铁镁 / ～ malate 苹果酸铁 / ～ nucleo-albuminate; ～ caseinate 酪蛋白酸铁 / ～ oleate 油酸铁 / ～ oxalate 草酸铁 / ～ oxide 氧化铁 / ～ oxide, black; magnetic ～ oxide 黑氧化铁,碱式氧化铁 / ～ oxide, magnetic 磁性氧化铁 / ～ oxide, red 红氧化铁,磁性碳酸铁 / ～ oxide, saccharated 含糖氧化铁 / ～, parenchyma 主质铁 / ～ peptonate 蛋白胨铁 / ～ perchloride 氯化高铁 / ～ phosphate 磷酸铁 / ～ phosphate, soluble 可溶性磷酸铁(溶于枸橼酸钠) / ～ phosphate, white; ferric phosphate 磷酸铁 / ～ plasma clearance 血浆铁清除率 / ～ and potassium tartrate 酒石酸钾铁 / ～, pulverized 铁粉 / ～ pyrites 黄铁矿,二硫化铁 / ～ pyrophosphate 焦磷酸铁 / ～ pyrophosphate, soluble 可溶性焦磷酸铁 / ～, Quevenne's; reduced ～ 凯文氏铁,还原铁 / ～ and quinine citrate 枸橼酸奎宁铁 / ～, radioactive 放射性铁 / ～, reduced 还原铁 / ～ Sorbitex［商名］山梨醇铁(抗贫血药) / ～ and strychnine citrate 枸橼酸铁士的宁 / ～ subcarbonate 次碳酸铁 / ～ subsulfate 次硫酸铁,碱式硫酸铁 / ～ succinate 琥珀酸铁,丁二酸铁 / ～ sulfate; ferrous sulfate 硫酸亚铁 / ～ sulfate, dried 干燥硫酸亚铁 / ～ sulfide 硫化铁 / ～ tannate 鞣酸铁 / ～ valerianate 戊酸铁 / ～, walking 行走铁架

iron-binding capacity (简作 IBC) 铁结合力

iron-binding globulin 铁结合球蛋白

iron-binding protein (简作 IBP) 铁结合蛋白

irone *n*. 鸢尾酮

iron-haematoxylin *n*. 铁苏木精

ironing *n*. 熨平 ‖ ～ image 熨平样影像,腊样影像(小肠病变之X线征象) / ～ pattern 熨平样影像,腊样影像(小肠病变之 X 线征象)

ironophore *n*. 铁载体

iron-sulfur protein 铁硫蛋白质

iron-triangle *n*. 铁三角架

irony *a*. 铁的,含铁的 *n*. 冷潮,反话

Iroplact［商名］*n*. 伊罗普拉(免疫调节药)

IROS 信息同侧传送(见 ipsilateral routing of signal)

irotomy (iridotomy) *n*. 虹膜切开术

IRP immunoreactive proinsulin 免疫反应性前胰岛素 / initial receiving point 初始接收点 / Institute of Radiation Physics 放射物理学会 / international reference preparation 国际参考制品 / International Review of Psychoanalysis 国际精神分析评论(杂志名) / interrupt processor 中断处理机 / isovolumic relaxation period 等容弛缓期

IRPA 国际辐射防护学会(见 International Radiation Protection Association)

IRR infrared rays 红外线 / infrared reflectance 红外线反射系数 / International Rehabilitation Review 国际康复评论(国际残疾者康复协会杂志) / intrarenal reflux 肾内反流

irradiance *n*. 光辉;辐照度

irradiant *a*. 光辉的;射出光线的

irradiate *vt*. 照耀,使发光;阐明;(用 X 线或其他放射线)照射,辐射 *vi*. 发光 ‖ ～, measuring system (简作 IMS) 照射测量系统

irradiated *a*. 受辐照的,被照射的 ‖ ～ area 受射区域 / ～ field 照射野 / ～ lesion 照射病灶 / ～ region 照射区 / ～ site 辐照区,照射部位 / ～ volume 照射体积,照射区

irradiation *n*. ①照射[法] ② 扩散,放射 ③光渗 ‖ ～ bomb 照射源 / ～ capsule 辐照盒 / ～ and concentration 扩散与集中 / ～ damage 辐照损伤 / ～ decay 放射性衰变 / ～ device 照射装置 / ～ drum 照射筒 / ～ effect 辐射效应 / ～ equipment 辐照装置,照射装置 / ～ of excitation 兴奋扩散 / ～ facility 照射装置 / ～ field 照射野 / ～ hazard 照射危险性,辐射危险性 / ～ hazard 辐照危害,辐照危害性 / ～ of inhibition 抑制扩散 / ～ injury 照射伤害,放射损伤,辐射损伤 / ～, interstitial 组织内照射法 / ～, intracavitary 腔内照射法 / ～ life 照射寿命 / ～, Medinger-Craver 迈–克二氏照射(全身照射) / ～ room 辐照室 / ～, sandwich 夹入照射 / ～ sickness 放射病 / ～ sterilization 辐照灭菌 / ～, surface 表面照射 / ～ swelling 辐照肿胀 / ～ traverse 照射横过 / ～, ultraviolet blood (缩 UBI) 紫外线照血法(取出病者血液,照射紫外光,复注入其血循环) / ～, ultraviolet 紫外线照射法 / ～ vessel 照射容器,辐照容器

irradiative *a*. 有放射力的;有启发的

irradiator *n*. 辐照器

irradicable *a*. 不能根除的

irrational *a*. 非理性的 ‖ ～ number 无理数

irrealizable *a*. 不能实现的,不能达到的

irreciprocal conductivity 单向传导体

irrecognizable *a*. 不能认识的,不能辨认的

irrecoverable *a*. 不能挽回的,不能恢复的;医治不好的

irreducible *a*. ①不能复位的 ②不能还原的 ‖ ～ representation 不可约表示

irregular *a*. 不齐的,不规则的 ‖ ～ aggregation 聚集不规则状(红细胞聚集现象之一) / ～ allopolyploid ①不规则异源多倍体 ②同源异源多倍体 / ～ dominance 不规则显性

irregularity *n*. 不齐,不规则 ‖ ～, boundary 边界不规则 / ～, phasic 位相性心律不齐 / ～ of pulse; arrhythmia 脉律不齐,心律不齐,无节律 / ～, shaped target volume 不规则形靶体积 / ～, sinus 窦性心律不齐

irreinoculability *n*. 再接种不能

irrelative *a*. 无关系的;不相干的

irrelevance (irrelevancy) *n*. 无关系;不相干

irrelevant *a*. 不相干的,不中肯的

irremediable *a*. 医治不好的;不可挽回的

irremissible *a*. 不能原谅的;不能避免的

irremovable *a*. 不能切除的;不能移动的

irreparable *a*. 不可弥补的;不能恢复的

irreplaceable *a*. 不能恢复原状的;不能替代的

irrepressible *a*. 压抑不住的,控制不住的

irreproachable *a*. 无可指责的,无缺点的

irresistible *a*. 不可抵抗的,不能压制的

irresolute *a*. 无决断的,犹豫不决的

irresolution *n*. 无决断,犹豫不决

irrespective *a*. 不顾的,不问的,不考虑的

irrespirable *a*. 不能呼吸的

irresponsibility *n*. 无责任感;无责任能力

irresponsible *a*. 无责任感的;无责任能力的

irresponsive *a*. 无反应的(to);不答复的
irresuscitable *a*. 不能复苏的
irretention *n*. 不能保持;失禁(尤指小便)
irretentive *a*. 不能保持的,无保持力的(尤指记忆)
irretrievable *a*. 不能挽救的,不能恢复的,无法弥补的
irreversibility *n*. 不可逆性 ‖ ~ of conduction 传导不可逆性
irreversible *a*. 不可逆的 ‖ ~ antagonists 不可逆拮抗剂 / ~ sickled cells (简作 ISC) 不可逆性镰状细胞 / ~ system 不可逆系统 / ~ thermodynamics 不可逆过程热力学
irrevocable *a*. 不能改变的,不能挽回的;不可取消的
irrhythmia *n*. 心律失常,心律不齐,无节律
irrigate *vt*., *vi*. 灌溉;冲洗(伤口)
irrigation *n*. ①冲洗法 ②灌溉 ‖ ~, continuous 连续冲洗法 / ~, mediate 间接冲洗法 / ~, subsurface 地下灌溉
irrigator *n*. 冲洗器
irrigoradioscopy (irrigoscopy) *n*. 灌肠 X 线透视检查,注洗 X 线检查法
irrigoscopy (irrigoradioscopy) *n*. 注洗 X 线检查法,灌肠 X 线透视检查
irritability *n*. ①应激性,兴奋性,刺激感受性 ②兴奋增强,过敏 ‖ ~ of bladder 膀胱过敏 / ~, chemical 化学应激性 / ~, electric 电应激性 / ~, faradic 感应电应激性 / ~, galvanic 流电应激性 / ~, mechanical 机械[刺激]应激性 / ~, mental 精神过敏 / ~, muscular 肌应激性 / ~, myotatic 肌牵张应激性 / ~, nervous 神经应激性,神经过敏 / ~, specific 特殊应激性 / ~ of stomach 胃过敏 / ~, tactile 接触应激性(细胞) / ~, voltaic [化]电流应激性
irritable *a*. ①应激性的 ②过敏的 ‖ ~ bowel syndrome (简作 IBS) 肠应激综合征;敏感性肠综合征 / ~ colon (简作 IC) 结肠过敏 / ~ colon syndrome 激惹结肠综合征 / ~ uterus 子宫过敏
irritant *n*. 刺激剂,刺激物 *a*. 刺激的 ‖ ~, chemical 化学刺激物 / ~, external 外来刺激物 / ~, mechanical 机械刺激物 / ~ purgatives 刺激性泻药 / ~ toxicant 刺激性毒剂
irritants *n*. 刺激物
irritate *n*. 刺激
irritation *n*. ①刺激[作用] ②兴奋 ‖ ~, cerebral 大脑刺激 / ~, chemical 化学刺激 / ~, direct 直接刺激 / ~, functional 机能性刺激 / ~, mechanical 机械性刺激 / ~, reflex 反射刺激,反射兴奋 / ~, spinal 脊髓刺激 / ~, sympathetic 交感神经刺激
irritative *a*. 刺激的 ‖ ~ irritative radiation 刺激性放射[疗法]
irrotational binding 无旋键
irrupt *vi*. 侵入,闯入
irruption *n*. 侵入,闯入
irruptive *a*. 侵入的,闯入的
IRS immunoreactive secretin 免疫反应性分泌素 / immunoreactive somatostatin 免疫反应性生长激素释放抑制因子 / information retrieval system 情报检索系统 / infrared spectroscopy 红外分光镜检查;红外光谱学 / internal reflection spectrometry 内反射光谱法 / International Referral System 国际指点系统(联合国环境资料)
IR-S 红外线吸收(见 infra-red absorption)
IRSA 特发性顽固性铁粒幼红细胞性贫血(见 idiopathic refractory sideroblastic anemia)
IRSC 国际镭标准委员会(见 International Radium Standard Commission)
IRSCOT 红外结构关联表(见 Infrared Structural Correlation Tables)
IRSNB 比利时皇家自然科学研究院(见 Institute Royal des Sciences Naturelles de Belgique)
Irsogladine [商名] *n*. 伊索拉定(抗溃疡药)
IRSP 红外线分光计(见 infrared spectrometer)
IRT immunoreactive trypsin 免疫反应性胰蛋白酶 / insulin releasing test 胰岛素释放试验 / isovolumetric relaxation time 等容弛缓(舒张)期 / infrared thermometer 红外线温度计 / Issues in Radical Therapy 根治疗法期刊(杂志名)
IRT method 同位素比示踪剂法 (见 isotope ratio tracer method)
Irtemazole [商名] *n*. 伊替马唑(抗痛风药)
irtron *n*. 红外光射电源
IRTS 红外温度探测器 (见 Infra- Red Temperature Sounder)
IRU 国际镭单位 (见 International Radium Unit)
IRV inspiratory reserve volume 吸气储备量;补吸气量 / inversed ratio ventilation)反比通气
Irvingiaceae *n*. 包芽树科
IRZ 内辐照区 (见 inner radiafon zone)
IS idiotypic specificity 遗传性特异性 / immune serum 免疫血清 / Immunological surveillance 免疫监视 / inadvertent splenectomy "疏忽性"脾切除 / incentive spirometry 鼓励性肺活量测定法 / indeterminate sleep 不确定性睡眠 / index of sexuality 性指数 / intercostal space 肋间隙 / infarction size 心肌梗塞范围 / information separator 信息分离符 / initial state 初始状态 / in secondary 其次,第二 / insertion sequence 插入顺序 / in situ 原位 / instrumentation 仪器和设备 / insufficient sample 不足量样品 / intercellular space 细胞间隙(电镜) / intercostal space 肋间隙 / internal shield 内部屏蔽 / internal standard 内部标准 / International Surgery 国际外科(杂志名) / International System of Units 国际单位制(通常皆使用法文缩语 S I) / interspace 间隙 / intraspinal 椎内 / interspinal diameter 椎间径,棘突间径 / interval signal 间隔信号,周期信号 / intraventricular septum 室间隔
ISA inbred strain animal 近交系(实验用)动物 / Instrument Society of America 美国仪器学会 / integral squared area 总平方面积 / infernal sympathetic actiuity 内源性拟交感活性 / International Society of Acupuncture 国际针刺学会 / International Society of Audiology 国际听力学学会 / International Standard Atmosphere 国际标准大气压 / ionic strength adjustor 离子强度调节器
isacen (isaphen) *n*. 依沙生,双醋酚丁(商品名,缓泻药)
Isachne mosaic potyvirus Isachne 花叶马铃薯 Y 病毒
isaconitine (benzaconine; picroaconitine) *n*. 苦乌头碱,苯甲酰乌头原碱
Isactis Thuret [拉] *n*. 栅须蓝细菌属 (单行须蓝细菌属) ‖ ~ plana (Harvey) Thuret [拉] 扁平栅须蓝细菌(扁平单行须蓝细菌)
isadelphia *n*. 对等联胎畸形(对称性表浅联胎畸形)
Isaglidole [商名] *n*. 伊格列哚(降血糖药)
Isalsteine [商名] *n*. 伊沙司坦(黏液溶解药)
ISAM indexed sequential sccess method 索引按序存取法 / integrated switching and multiplexing 集成开关及多路传送系统
Isambert's disease [Emile 法医师 1828—1876] 伊桑贝尔氏病(急性粟粒性咽喉结核)
Isamfazone [商名] *n*. 伊胺法宗(消炎镇痛药)
Isamoltan [商名] *n*. 艾沙莫坦(抗焦虑药)
ISAP 国际医术与精神病理学会(国际医学科学组织理事会)(见 International Society of Art and Psychopathology)
isaphen *n*. 双醋酚汀,二乙酰酚靛红(缓泻药)
Isaphenin [商名] *n*. 双醋酚丁(导泻药)
ISAR 信息存储与检索(见 information storage and retrieval)
ISAR BASE 信息存储与检索库 (见 Information Storage and Retrieval Base)
Isaria cicadae miq. [拉,动药] 蝉棒束孢菌
isarol (**sulfaphenazole**) *n*. 依撒罗,磺胺苯吡唑
isatin *n*. 靛红
Isatin-β-thiosemicarbazone (简作 IBT) 靛红 – β – 缩氨基硫脲
Isatis L. 菘蓝属 ‖ ~ indigotica Fort. [拉;植药] 草大青 / ~ tinctoria Fort. 菘蓝
isatropylococaine *n*. 异阿托酰可卡因
isauxesis *n*. 均等增生,同度发育
Isaxonine [商名] *n*. 伊沙索宁(神经生长促进药)
ISB 国际生物遥测学会(见 International Society on Biotelemetry)
ISBI 国际烧伤学会 (见 International Society for Burn Injuries)
ISBN 国际标准书号(见 International Standard Book Number)
Isbogrel [商名] *n*. 伊波格雷(抗凝药)
ISBP 国际生化药理学学会(见 International Society for Biochemieal Pharmacology)
ISBT 国际输血学会 (见 International Society of Blood Transfusion)
Isbufylline [商名] *n*. 异丁茶碱(平喘药)
ISC Idaho State College 爱达荷州立学院(美) / Iowa State College 衣阿华州立学院 / Interamerican Society of Cardiology 泛美心脏病学会 / international statistical classification 国际统计分类法 / Interstate Sanitation Commission 州际环境卫生委员会 / interstitial cell 间质细胞 / intersystem crossing 系统间交叉(分光学) / irreversibly sickled cells 不可逆性镰状细胞
ISCAD 产碱大肠志贺氏菌特殊中间型(见 intermediate Shigella coli alkalescens disper)
ISCAT 国际计算机控制 X 线断层照相讨论会(见 International Symposium on Computer-Assisted Tomography)
ISCB International Society of Cardiology Bulletin 国际心脏病学会通报 / International Society for Cell Biology 国际细胞生物学学会
ISCE 国际临床视网膜电流扫描记法学会(见 International Society for Clinical Electroretinography)
ISCEH 国际临床与实验性催眠术学会(见 International Society for Clinical and Experimental Hypnosis)
ischaemic cardiomyopathy 缺血性心肌病
ischaemic T wave change 缺血性 T 波改变
ischaemic type S-T segment depression 缺血性 S-T 段压低
ISCHDR 心脏病防治手段会际委员会(见 Inter-Society Commission

for Heart Disease Resources)
ischelium retard 舒脑宁
ischemia *n*.局部缺血 ‖ ~ brachial neuropathy (简作 IBN) 缺血性臂丛神经病 / ~ cordis intermittens 间歇性心缺血 / ~, myocardial 心肌缺血 / ~, postural 体位性缺血 / ~, retinae 视网膜缺血
ischemia-reperfusion injury 缺血再灌注损伤
ischemic *a*.局部缺血的 ‖ ~ anoxia phase 缺血缺氧期 / ~ cardiovascular diseases (简作 ICVD) 缺血性心血管病 / ~ glomerular change (简作 IGC) 缺血性肾小球改变 / ~ heart disease (简作 IHD) 缺血性心脏病 / ~ hypoxia 缺血性低氧症 / ~ leg or limb disease (简作 ILD) 缺血性腿部或肢体疾病 / ~ myocardial necrosis (简作 IMN) 缺血性心肌坏死 / ~ pain 缺血性疼痛 / ~ preconditioning 缺血预处理 / ~ reaction factor (简作 IRF) 缺血反应系数
ischesis *n*.分泌物潴留
ischia *n*.(单 ischium)坐骨
ischiac (ischiatic) *a*.坐骨的
ischiadelphus (ischiodidymus) *n*.坐骨联胎
ischiadic (ischiatic) *a*.坐骨的 ‖ ~ body 坐骨体 / ~ ramus 坐骨支 / ~ spine 坐骨棘 / ~ tuberosity 坐骨结节
ischiagra *n*.坐骨痛风
ischial spine 坐骨棘
ischial tuberosity 坐骨结节
ischialgia (ischias) *n*. 坐骨神经痛
ischias (ischialgia) *n*. 坐骨神经痛 ‖ ~ scoliotica 脊柱侧凸性坐骨神经痛
ischiatic *a*. 坐骨的
ischiatitis *n*. 坐骨神经炎
ischidrosis *n*. 汗闭
ischiectomy *n*. 坐骨切除术
ischio-[希][构词成分] 坐骨
ischioanal *a*.坐骨肛门的
ischiobulbar *a*. 坐骨尿道球的
ischiocapsular *a*. 坐骨囊韧带的
ischiocavernosus *n*.坐骨海绵体肌
ischiocavernous *a*.坐骨海绵体的 ‖ ~ muscle 坐骨海绵体肌
ischiocele (ischiatic hernia) *n*.坐骨孔疝
ischiococcygeal *a*.坐骨尾骨的
ischiococcygeus *n*. 坐骨尾骨肌,尾骨肌
ischiodidymus *n*. 坐骨联胎
ischiodymia *n*. 坐骨联胎畸形
ischiodynia (ischialgia) *n*. 坐骨神经痛
ischiofemoral *a*. 坐骨股骨的
ischiofibular *a*. 坐骨腓骨的
ischiohebotomy *n*. 耻骨坐骨支切开术
ischiomelus *n*. 坐骨寄生肢畸胎
ischiomyelitis *n*. 腰髓炎
ischioneuralgia *n*. 坐骨神经痛
ischionitis *n*.坐骨结节炎
ischiopagia *n*.坐骨联胎畸形
ischiopagus *n*.坐骨联胎 ‖ ~ parasiticus; ~ truncatus 坐骨寄生胎畸胎
ischiopagy (ischiopagia) *n*.坐骨联胎畸形
ischioperineal *a*.坐骨会阴的
ischiopodite *n*. 坐节,坐肢节
ischiopubic *n*. ①坐耻骨连结处 ②坐耻骨 *a*. 坐耻骨的
ischiopubiotomy (ischiopubotomy) *n*.耻骨坐骨支切开术
ischiopubis *n*.①坐耻骨连接处 ②坐耻骨
ischiorectal *a*.坐骨直肠的 ‖ ~ fossa 坐骨直肠窝
ischiosacral *a*.坐骨骶骨的
ischiothoracopagus (iliothoracopagus) *n*.坐骨胸部联胎,髂胸联胎
ischiotibial *a*.坐骨胫骨的
ischiovaginal *a*.坐骨阴道的
ischiovertebral *a*.坐骨脊椎的
ischium (复 ischia) (ischii) *n*.坐骨
Ischnipsyllus[拉] *n*. 蝠蚤属 ‖ ~ comans 长鬃蝠蚤 / ~ delectabilis 后延蝠蚤 / ~ elongatus 巨柄蝠蚤 / ~ indicus 印度蝠蚤 / ~ kolenatii 内弯蝠蚤 / ~ liae 李氏蝠蚤,椭圆蝠蚤 / ~ needhami 弯鬃蝠蚤 / ~ obscurus 阴暗蝠蚤
Ischnochiton Hakodadensis[拉;动药] 八节毛(亦称石鳖)
Ischnochiton hakodadensis Pilsbry[拉:动药] 八节毛(亦称石鳖),函馆锉石鳖
ischnogyria *n*.脑回发育不全
ischnophonia *n*.口吃,讷吃
Ischnopsyllas *n*.蝠蚤属 ‖ ~ comans 多毛蝠蚤
Ischnopsyllidae *n*.蝠蚤科
ischo-[希][构词成分] 闭止,抑制,郁阻
ischoblennia *n*.黏液闭止
ischocenosis *n*.排泄液闭止
ischocholia *n*.胆汁闭止
ischochymia *n*.[胃]食糜郁阻
ischogalactia *n*.乳液闭止,乳郁阻
ischogalactic *a*.乳汁闭止的 *n*.乳汁闭止剂
ischogyria *n*.脑回萎小
isholochia *n*.恶露郁阻,恶露闭止
ischomenia *n*. 月经停止;月经血流闭止或抑制
ischopyosis *n*. 脓液郁阻
ischospermia *n*.精液郁阻
ischuretic *a*.尿闭的
ischuria *n*.尿闭 ‖ ~ paradoxa 矛盾尿闭,奇异尿闭(患者虽排尿而膀胱仍过度膨胀) / ~ spastica 痉挛性尿闭
ISCLT 国际临床实验室技术学会 (见 International Society for Clinical Laboratory Technology)
ISCM 国际控制论医学学会 (见 International Society of Cybernetic Medicine)
ISCN 国际人类细胞遗传学命名法(见 International System for Human Cytogenetic Nomenclature)
ISCP International Society of Clinical Pathology 国际临床病理学学会 / International Society of Comparative Pathology 国际比较病理学学会
ISCTR 国际锥虫病研究科学委员会(见 International Scientific Committee for Trypanosomiasis Research)
ISD Infection Sanitary Department 防疫局(英) / Information Service Division 情报服务处 / isosorbide dinitrate 二硝酸异山梨醇酯,消心痛
ISE inhibitor sensitive esterase 抑制物敏感酯酶 / Institution of Sanitary Engineers 环境卫生工程师学会 / ion selective electrode 离子选择电极
isedrin *n*.伊西德林,葡萄糖酸麻黄碱
ISEE 国际电睡眠与电麻醉学会 (见 International Society for Electrosleep and Electroanaes-thesia)
iseiconia (iso-iconia) *n*.双侧像相同
iseiconic (iso-iconic) *a*.双侧像相同的
iseikonia (iso-iconia) *n*.双侧像相同
ISEL in situ nucleotide 3' **end-labeling** 核苷酸 3'末端标记法
ISELS 社会学,伦理学与生命科学学会 (见 Institute of society , Ethics and the Life Sciences)
isentropic *a*.等熵的
Isepamicin[商名] *n*. 异帕米星(抗生素类药)
isethionate *n*. 依西酸盐(根据 1998 年 CADN 的规定,在盐或酯与加合物之命名中,使用此项名称;用此者比"isetionate"略多)
isethionate *n*.羟乙基磺酸盐
isethionic acid 羟乙磺酸
isetionate *n*. 依西酸盐 (根据 1998 年 CADN 的规定,在盐或酯与加合物之命名中,使用此项名称,与"isethionate"相同)
Isfahan vesiculovirus 伊斯法罕水泡病毒
Isfahan virus 伊斯法罕病毒
ISFC 国际心脏联合协会(见 International Society and Federation of Cardiolog)
ISG 免疫血清蛋白(见 immune serum globulin)
ISGE 国际胃肠学学会(见 International Society of Gastro-Enterology)
ISGP 国际地理病理学学会(见 International Society of Geographical Pathology)
ISH icteric serum hepatitis 黄疸型血清性肝炎 / International Society of Haematology 国际血液学学会 / International Society of Hypertension 国家高血压学会
ISHAM 国际人类与动物真菌学学会 (见 International Society for Human and Animal Mycology)
ISHD 国际包囊虫病学会 (见 International Society of Hydatid Disease)
ISHH 原位杂交组织化学(见 in situ hybridization histochemistry)
Ishigeaceae *n*. 铁钉菜科(一种藻类)
Ishihara's test[石原忍,日眼科学家 1879 年生] 石原氏试验(检梅毒,色彩视力)
ISHM 国际医学史学会 (见 International Society of the History of Medicine)
ISI Indian Standard Institute 印度标准学会 / infarct size index 梗塞范围指数 / Institute for Scientific Information 科学情报研究所(美) / International Statistical Institute 国际统计研究所 / insulin sensitivity index 胰岛素敏感指数 / internally specified index 内部规定指标 / International Statistical Institute 国际统计学会(荷兰海牙) / ion

source injector 离子原注射器
Isidora *n*. 伊螺属(其中数种可成为日本血吸虫的中间宿主)
ISIH 峰间频率分析图,R-R 间直方图(心电图统计)(见 interspike interval histogram)
ISIM 国际内科学学会(见 International Society of Internal Medicine)
isinglass *n*. 鱼胶 ‖ ~, Japanese; agar 琼脂,洋粉 / ~, vegetable 琼脂
Isiolo virus 伊索罗病毒
ISIS Integrated Scientific Information Service 综合科学情报服务处(日内瓦) / International Science Information Studies 国际科学情报研究所
Isistius brasiliensis (Quoy et Gaimard) 唇达摩鲨(隶属于铠鲨科 Dalatiidae)
ISJ 科学鉴定学会(见 Institute for Scientific Judgment)
ISKCON 国际讫里什那意识学会(见 The International Society for Krishna Consciousness)
ISL 国际淋巴学会(见 International Society of Lymphology)
island *n*. 岛 ‖ ~, blood; blood islet 血岛 / ~, bone 骨岛 / ~, mite 螨岛 / ~ model 岛式模型 / islands of Calleja (Calleja's islets) 卡耶哈氏岛(海马回) / islands, cartilage 软骨岛,软骨内骨(胚胎的耳被囊内) / ~, cytoplasmic 胞质岛 / islands of Langerhans; pancreatic jslet 朗格罕氏岛,胰岛 / islands, olfactory 嗅岛 / ~, pancreatic 胰岛 / islands, Pander's blood 潘德尔氏血岛 / ~ of Reil; insula 赖耳氏岛,脑岛 / islands, tonal 音岛
Island Activating Protein (简作 IAP) 胰岛素活动蛋白
islet *n*. 岛,小岛 ‖ islet-cell cytoplasmic antibody (简作 ICA) 胰岛细胞胞浆抗体 / islet-cell-surface antibody (简作 ICSA) 岛细胞表面抗体 / islets of Langerhans 朗格罕氏岛,胰岛 / ~ of pancreas 胰岛 / islets of Langerhans 蓝氏小岛,胰岛 / islets, Calleja's 卡耶哈氏岛(海马回) / islets, Walthard's 瓦耳塔德氏小岛(卵巢上皮小岛)
ISM Indingenous Systems of Medicine 民间医学派系 / industrial, scientific and medical equipment capable of causing interference 可生产干扰的工业,科学与医学设备 / Institute of Sanitation Management 环境卫生管理协会 / International Society of Microbiologists 国际微生物学家学会 / international standards method 国际标准(分类)法 / ion-selective microelectrode 离子选择性微电极
-ism [希][拉][构词成分] 病,病症(尤指中毒等);性质,情况,行为;学派,学术,论点
Ismelin *n*. 依斯米林,硫酸胍乙啶 (guanethidine sulfate) 制剂的商品名
ISMHC 国际医学水文学及气候学学会(见 International Society of Medical Hydrology and Climatology)
ISMRRD 精神发育迟缓及有关劳动能力丧失研究会(见 Institute for the Study of Mental Retardation and Related Disabilities)
ISN International Society for Neurochemistry 国际神经化学学会 / International Society of Nephrology 国际肾脏病学会
ISNP 国际自然疗法医师学会(见 International Society of Naturopathic Physicians)
iso- [构词成分] ①相等,均等 ②同族,同种 ③异构
ISO International Organization for Standardization 国际标准化组织 / International Science Organization 国际科学组织 / isoprinosine 异丙肌苷(抗病毒药) / isoproterenol 异丙(去甲)肾上腺素
iso- [希] [构词成分] 异,异构(化学);等,相等,均等,相似;同种,同族
Iso rhothophilus (Ogilby) 刀浪花鱼(隶属于浪花鱼科 Isonidae)
isoaccepting tRNA 同功 tRNA
isoacceptor *n*. 同功受体 ‖ ~ transfer RNA 同氨基酸受体转移 RNA,同功转移 RNA / ~ tRNA 相同受体 tRNA,同功 tRNA
iso-adenine *n*. 异腺嘌呤
iso-adrenocorticism *n*. 肾上腺皮质机能正常
iso-agglutination *n*. 同种凝集,同族凝集
iso-agglutinative *a*. 同种凝集的,同族凝集的
iso-agglutinin *n*. 同种凝集素,同族凝集素
iso-agglutinogen *n*. 同种凝集原,同族凝集原
iso-allele *n*. 同等位基因(只能通过特殊检测方法才能区别于正常基因的等位基因)
isoallelism *n*. 同等位基因
17-isoallopregnane-(3-β,17-β)-diol *n*. 17-异别孕二醇-(3-β,17-β)
iso-alloxazine *n*. 异咯嗪 ‖ ~ adenine dinucleotide 异咯嗪腺甙二核甙酸 / ~ mononucleotide 异咯嗪[单]核甙酸
Isoaminile [商名] *n*. 异米尼尔(镇痛药)
isoamy *n*. 同配生殖
isoamyl formate 甲酸异戊酯
isoamyl nitrite 亚硝酸异戊酯(抗心绞痛药)
isoamylalcohol *n*. 异戊醇
iso-amylamine *n*. 异戊胺
isoamylase *n*. 异淀粉酶
iso-amylbiguanide *n*. 异戊基双胍
iso-amylene *n*. 异戊烯
iso-amylethylbarbituric (amytal) 异戊基乙基巴比土酸,异戊巴比妥
isoamylhydrocupreine *n*. (eucupine) 异氢化叩卜林,优库平
iso-anaphylaxis *n*. 同种过敏性,同族过敏性
iso-androsterone *n*. 异雄甾酮
iso-anisosyndetic alloploid 同源异源联会异源多倍体
isoantibody *n*. ①自体抗体 ②同种抗体,同族抗体
isoantigen *n*. ①自体抗原 ②同种抗原,同族抗原
ISO-AOCR-A 国际标准化组织光学符号识别标准-A(见 International Standards Organization-A)
iso-apiol *n*. 异洋芫荽醚
isoascorbic acid 异抗坏血酸,阿拉伯糖型抗坏血酸
isoauxesis *n*. 等速增长
isobamate *n*. 肌安宁
isobar *n*. ①同量异位素,同质异位素 ②等压线 ③等权 ‖ ~ decay 同质异位素衰变,同量异位素衰变
isobarbaloin *n*. 异芦荟甙
isobaric *a*. 等比重的,等压的 ‖ ~ atom 同量异位原子 / ~ gas counter diffusion (简作 IGCD) 等压气体逆回弥散 / ~ resonance 同质异位素共振 / ~ system 等压体系
isobestic point 等消光点
isobilateral *a*. 等面的(叶肉)
isobody *n*. 同种抗体
isobolism *n*. 均等兴奋性
isoborneol *n*. 异龙脑
Isobornyl Thiocyanoacetate [商名] *n*. 硫氰醋酸异龙脑(抗组胺药)
isobrachial chromosome 等臂染色体
Isobromindione [商名] *n*. 依溴二酮(抗痛风药)
Isobucaine [商名] *n*. 依布卡因(局部麻醉药) ‖ ~, hydrochloride 盐酸异布卡因,盐酸异丁卡因(牙科局部麻醉药)
isobulyl propionate 丙酸异丁酯
isobutamben *n*. 氨苯异丁酯,对氨苯酸异丁酯(局部麻醉药)
isobutane *n*. 异丁烷
isobutanol *n*. 异丁醇
isobutrazine *n*. 异丁嗪
isobutyl *n*. 异丁基 ‖ ~ alcohol (简作 IB) 异丁醇 / ~ benzene (简作 IBB) 异丁基苯 / ~ bromoacetate 溴乙酸异丁酯 / ~ chloride 氯代异丁烷 / ~ chlorocarvbonate 氯碳酸异丁酯 / ~ chloroformate 氯甲酸异丁酯 / ~ formate 甲酸异丁酯 / ~ methacrylate 甲基丙烯酸异丁酯 / ~ methanoate 蚁酸异丁酯 / ~ nitrite 亚硝酸异丁酯
isobutyl-2-cyanoacrylate (简作 IBCA) 异丁基-2-氰丙烯,氰基丙烯酸异丁酯(治疗脑动静脉畸形和瘘药物)
5-isobutyl-2-sulfanilamido-1,3,4-thiadiazole *n*. 5-异丁-2-氨苯磺胺基-1,3.4 噻二唑
isobutylacetone *n*. 异丁基丙酮
Isobutylcain [商名] *n*. 异丁卡因(局部麻醉药)
isobutyl-isobutyrate *n*. 异丁酸异丁酯
isobutyl-methylxanthine *n*. (简作 IBMX) 异丁基甲基黄嘌呤
isobutylundecylenamide *n*. 十一烯酰异丁胺(杀虫药)
isobutyric acid 异丁酸
Isobuzole [商名] *n*. 格列布唑(降血糖药)
isocalciferol *n*. 异骨化醇
isocaloric *a*. 等热量的
isocapnic hyperventilation challenge (简作 IHV) 二氧化碳过度通气试验
Isocarboxazid [商名] *n*. 异卡波肼,异唑肼(单胺氧酶抑制药,抗抑郁药)
isocarveol *n*. 异香芹醇,松香芹醇
isocellobiose *n*. 异纤维二糖
isocellular *a*. 相同细胞[构成]的
isocenter *n*. 等中心(指最大或最小照射剂量点) ‖ ~ dose 等中心剂量 / ~ point 等中心点
isocentric *a*. 等中心的 ‖ ~ equivalent 等中心设置 / ~ examination chair 等中心检查椅 / ~ gantry 等中心装置 / ~ machine 等中心机 / ~ moving-field 移动野等中心照射 / ~ neutron therapy machine 等中心中子治疗机 / ~ rotation 等中心旋转,同心旋转 / ~ somersault chair 等中心旋转椅 / ~ technique 等中心技术 / ~ treatment 等中心治疗 / ~ treatment method 等中心[治]疗法 / ~ treatment technique 等中心治疗技术 / ~ unit 等中心

治疗机
isochasm *n*. 极光等频线
isocholesterin（isocholesterol）*n*. 异胆甾醇,异胆固醇
isocholesterol *n*. 异胆甾醇,异胆固醇
isocholine *n*.异胆碱
isochore *n*. 等容线(在等体积下温度气压关系曲线)
isochromatic *a*. 等色的
isochromatid break 等点染色单体断裂,单体等点断裂
isochromatid deletion 等臂染色单体缺失
isochromatism *n*. 等色性
isochromatophil *a*. 等嗜染的
isochromocentric nucleus 等染色中心核
isochromosome *n*.等臂染色体
isochron *a*.等时值的
isochronal（isochronous）*a*.等时的 ‖ ~ rhythm 等时节奏性
isochrone *n*. 等时线
isochrones *n*. 等时性环
isochronia *n*. ①等时 ②等时值
isochronic（isochronous）*a*. 等时的
isochronism（isochronia）*n*. ①等时 ②等时值 ‖ ~, physiological 生理等时值
isochronograph *n*. 等时图
isochronous *a*.等时的 | ~ cyclotron 等时性回旋加速器
isochroous（isochromatic）*a*. 等色的
Isochrysidaceae *n*. 等鞭金藻科(一种藻类)
isocitrate *n*. 异柠檬酸盐 ‖ ~ dehydrogenase（NAD^+）异柠檬酸脱氢酶（NAD^+）/ ~ dehydrogenase（$NADP^+$）异柠檬酸脱氢酶（$NADP^+$）
isocitric acid 异柠檬酸
isocitric dehydrogenase（简作 ICD）异柠檬酸脱氢酶
isocoagulase *n*. 同功凝固酶
isococaine *n*.异可卡因,假可卡因(局部麻醉药)
isocoding *n*.同类编码
Isocoelioides［拉］*n*. 同等腔［吸虫］属
Isocoelium［拉］*n*. 等腔［吸虫］属
isocolloid *n*. 等相胶体,等相胶质
isocomplement *n*. 同种补体
isocomplementophilic *a*. 亲同种补体的
isocompound *n*. 异构化合物
isocon *n*. 分流直像管 ‖ ~ camera 分流直像管摄像机
Isoconazole［商名］*n*. 异康唑,双二氯苯唑(抗细菌和抗真菌药)
isoconcentration point 等浓［度］点
isocoria *n*. 瞳孔等大
isocortex *n*. 同形皮质
isocount *n*. 等计数 ‖ ~ band 等计数带 / ~ line 等计数线
isocratic elution 常液洗脱
isocreatinine *n*.异肌酸酐
Isocrin *n*. 双醋酚丁(oxyphenisatin acetate)制剂的商品名
Isocromil［商名］*n*. 异克罗米(抗过敏药)
isocurrent *n*. 恒定电流
isocyanide *n*. 胩,异腈,异氰化物
isocyanoethane *n*. 异氰基乙烷
isocyclic（**homocyclic**）*a*. ①等环的,同素环的(化合物)②碳环的(化合物)
isocycloheximide *n*.异环己酰亚胺
Isocystis Borzi［拉］*n*. 等囊胞蓝细菌属(等囊胞菌属) ‖ ~ messanensis Borzi［拉］麦三等囊胞蓝细菌(麦三等囊胞菌) / ~ pallida Woronichin［拉］苍白等囊胞蓝细菌(苍白等囊胞菌)
isocytic *a*.相同细胞［构成］的
isocytolysine *n*.同种溶细胞素
isocytosis *n*.细胞等大,红细胞等大
isocytotoxin *n*.同种细胞毒素
isodactylism *n*.指等长
isodemic population 同数量群体
isodense *n*. 等密度 ‖ ~ image 等密度图像 / ~ structure 等密度结构
isodensity centrifugation 密度梯度离心
isodensity equilibrium sedimentation 等密度平衡沉降
isodensity pattern 等密度图,等密度表现
isodesmosine *n*. 异锁链(赖氨)素
isodiagnosis *n*.血液接种诊断法
isodiametric *a*.等径的
isodicentric *a*.具同形双着丝粒的
isodiffusion *n*. 等漫射
isodihydro-androsterone *n*.异二氢雄酮
isodimorphism *n*. 同二晶(现象)
isodimorphous *a*. 同二晶(现象)的
isodiploterata *n*. 对称性联体儿
isodirectional distribution 同向分布
isodispersoid（isocolloid）*n*.等相胶体,等相胶质
isodont *n*. 同形牙
isodontic *a*. 同形牙的
isodose *n*. 同等［辐射］量 *a*. 等剂量的 ‖ ~ chart 等剂量图 / ~ contour 等剂量图型 / ~ curve 等剂量曲线 / ~ distribution 等剂量分布 / ~ field 等剂量野 / ~ line 等剂量线 / ~ measurement 等剂量测量 / ~ pattern 等剂量图 / ~ profile 等剂量分布图 / ~ projection 等剂量投照 / ~ rate 等剂量率 / ~ rate curve 等剂量率曲线 / ~ rate line 等剂量率线 / ~ surface 等剂量面
isodoublet *n*. 同位旋二重态
isodulcite *n*. 鼠李糖
isodynamia *n*. 等力,等热力
isodynamic *a*. 等力的,等热力的;放出等能的 ‖ ~ enzyme 同工酶,同功酶
isodynamogenic *a*. 生力均等的
isoechoic *n*. 等回声(超声术语)
isoeffect *n*. 等效(应) ‖ ~ curve 等效应曲线 / ~ dose 等效剂量 / ~ function 等效函数
iso-electric *a*. 等电的,等电势的 ‖ ~ focusing (简作 IEF) 等电聚焦 / ~ focusing electrophoresis 等电聚焦电泳 / ~ focusing in polyacrylamide gel (简作 IFPAG) 聚丙烯酰胺凝胶板等电聚焦电泳 / ~ fucusing electrophoresis (简作 IEF) 等电点电泳法 / ~ point (简作 IP) 等电离点 / ~ spectrum 等电谱
isoelectrofocusing *n*. 等电聚焦
isoelectronic *a*. 等电子数的 ‖ ~ ion 等电子离子
iso-elixer（iso-alcoholic elixer）*n*. 等醇酏
iso-emodin *n*. 异泻素,异大黄素
iso-energetic *a*. 等能的
isoenergy *n*. 等能［量］‖ ~ curve 等能［量］曲线
isoenzyme *n*. 同功酶,同工酶
isoephedrine *n*. 异麻黄碱 ‖ ~ hydrochloride 盐酸异麻黄碱
isoerucic acid 异芥子酸,异二十二碳烯酸
Isoetaceae *n*. 水韭科(一种蕨类)
Isoetales *n*. 水韭纲(植物分类学)
Isoetarine［商名］*n*. 异他林,乙基异丙肾上腺素(支气管扩张药)
Isofezolac［商名］*n*. 三苯唑酸(消炎镇痛药)
isoflavine *n*. 异吖啶黄
isoflavone *n*. 异黄酮
Isoflupredone［商名］*n*. 异氟泼尼龙(肾上腺皮质激素类药) ‖ ~ acetate 异氟泼尼龙醋酸酯,醋异氟龙(抗炎药)
Isoflurane［商名］*n*. 异氟烷(吸入麻醉药)
Isoflurophate［商名］*n*. 异氟磷,异丙氟磷,氟磷酸二异丙酯(缩瞳药,胆碱酯酶抑制药)
isoform *n*. 对碘氧基苯甲醚
isofosfamide *n*. 异环磷酰胺
isogame（isogamy）*n*. 同配生殖,同形接合
isogametangium *n*.同形配子囊
isogamete *n*.同形配子
isogamety *n*. 同形配子产生
isogamic（isogamous）*a*. 同形配子的
isogamous *a*. 同配生殖的,同形接合的
isogamy *n*. ①同配生殖,同型配子结合 ②配子同型
isogeneic *a*. 同基因的,同系的,同源的 ‖ ~ graft 同源嫁接,同源移植
isogeneric *a*. 同属的(生物)
isogenes *n*. 等基因频率线
isogenesis *n*. 同式发育;同起源性
isogenetic *a*. 同基因的,同系的
isogenic *a*. 同基因的,同系的 ‖ ~ line 等基因系
isogenicity *n*. 基因纯化
isogenomatic *a*. 同染色体组的,同基因组的
isogenome *n*. 同基因组,同质基因组
isogenous *a*. 同源的
isoglutamine *n*. 异谷氨酰胺
isognathous *a*. 同形颌的
isogonic *a*. 异种同殖的
isogonism *n*. 异种同殖
isograft（isogeneic graft）*n*. 同基因移植物(同卵双胎之间,或同系动物之间)
isoguanine *n*. 异鸟嘌呤
isohemagglutinin *n*. 同种血细胞凝集素,同族血细胞凝集素
isohemoagglutination *n*. 同种血细胞凝集［作用］

isohemolysin *n*. 同种溶血素
isohemolysis *n*. 同种溶血
isohesperidin *n*. 柚[皮]甙,异橙皮甙
isohistocompatibility *n*. 同基因组织适合性,同系组织相容性
isohistogenicity *n*. 同基因组织遗传性
isohistoincompatibility *n*. 同基因组织不适合性,同系组织不相容性
isohormone *n*. 同功激素
isohydria *n*. 体液平衡
isohydric *a*. 等氢离子的 ‖ ~ concentration 等氢离子浓度 / ~ shift 等氢离子转移
isohypercytosis *n*. 等比例白细胞增多
isohypocytosis *n*. 等比例白细胞减少
iso-iconia *n*. 双侧像相同
iso-iconic *a*. 双侧像相同的
iso-idiolysin *n*. 自发同种溶素
iso-ikonia (iso-iconia) *n*. 双侧像相同
iso-ikonic (iso-iconic) *a*. 双侧像相同的
isoimmune neonatal neutropenia (简作 INN) 自身免疫性(同族免疫性)新生儿中性粒细胞减少症
iso-immune thrombocytopenic purpura (简作 IITP) 同种免疫血小板减少性紫癜
iso-immunization *n*. 同种免疫;同族免疫作用(接种)
isoimmunization against transplantation antigen (简作 IIATA) 抗移植物抗原的同种免疫
isoinhibitor *n*. 同效抑制剂
isointense *a*. 等强度的(具有与某一物体的强度相同的)
isointensity *n*. 等强度 ‖ ~ contour processing 等强度轮廓处理 / ~ curve 等强度曲线
iso-iodeikon *n*. 异碘代康,四碘酚酞钠
iso-ionia *n*. 离子浓度恒等,离子浓度恒定
iso-ionic point 等离子点
isokinetic *a*. 等动力的(指一种操练,在肌肉缩短或伸长时,维持经常的旋力和张力) ‖ ~ gradient 等动力梯度
isokit *n*. 同位素试剂盒,同位素药盒
isokreatinin *n*. 异肌酸酐
isolabelling *n*. 同等标记
isolactose *n*. 异乳糖
Isolapotamon *n*. 石蟹属(传染肺吸虫病的第二中间宿主之一) ‖ ~ nasicum 鼻肢石蟹(斯氏狸殖吸虫的第二中间宿主) / ~ physalisum 僧帽石蟹(斯氏狸殖吸虫的第二中间宿主)
isolate *n*. ①分离 ②分离菌,隔离种群 ③隔离,绝缘 ‖ ~, breaking 隔离种群(纯合子频率)降低 / ~, effect 孤群效应,互作方差
isolated *a*. ① 离体的 ② 隔离的,孤立的 ③ 绝缘的 ‖ ~ aortic imcompetence 孤立性主动脉瓣闭锁不全 / ~ culture 离体培养 / ~ electron 孤立电子 / ~ flying spot detection 隔离飞点探测 / ~ form 隔离型 / ~ gate filed effect transistor (简作 IGFET) 绝缘栅场效应晶体管 / ~ organ 离体器官 / ~ plot 隔离小区 / ~ system 孤立系统 / ~ systolic hypertension 单纯收缩期高血压
isolates *n*. 隔离群
isolating mechanism 隔离机制
isolation *n*. ①隔离 ②分离,离析 ③隔绝,绝缘 ‖ ~ of bacteria 细菌分离 / ~ barrier 隔离阻碍 / ~, biological 生物隔离 / ~ by distance 路程隔离 / ~, genetic 遗传隔离 / ~, genital 生殖隔离 / ~, geographical 地理隔离 / ~ medium 分离培养基 / ~ and purification (简作 IP) 分离和提纯 / ~, temporal 时间隔离(季节隔离) / ~ ward 隔离病室
isolator *n*. 隔离者;隔离物,隔离包;绝缘体;隔离器,单向导电的导体 ‖ surgical ~ 外科隔离包,手术隔离包(用透明塑料制成,可分别容纳并隔离患者和医护人员)
isolecithal *a*. 等黄的,均黄的 ‖ ~ egg 均黄卵
isolette *n*. 早产婴儿保育箱
Isoleucine[商名] *n*. 异亮氨酸(氨基酸类药),异白氨酸
isoleucyl *n*. 异亮氨酰
isoleukoagglutinin *n*. 同种白细胞凝集素,同族白细胞凝集素
isoleukocytosis *n*. 等比例白细胞增多
isolichenin *n*. 异地衣糖
isolocus breakage 等位断裂
isolocus breakage 等臂断裂
isolocus breaks 等位断裂(染色体,染色线)
isolog (isologue) *n*. 同构[异素]体
isologous *a*. 同基因的,同系的 ‖ ~ blood 同系的血液;同遗传型的血液 / ~ cell line 同源细胞系 / ~ tissue 同系的组织;同遗传型的组织
isolophobia *n*. 孤独恐怖
isolysergic acid 异麦角酸
isolysin *n*. 同种溶素,同族溶素
isolysis *n*. 同种溶解,同族溶解
isolytic *a*. 同种溶解的,同族溶解的
isomaltase *n*. 异麦芽糖酶,低聚 1,6 - α - 葡糖苷酶
isomaltose *n*. 异麦芽糖,糊精糖
isomastigote *a*. 等鞭毛的
Isomazole[商名] *n*. 伊索马唑(强心药)
isomer *n*. [同分]异构体;同质异能素 ‖ ~ shift 同质异能移位
isomerase *n*. [同分]异构酶 ‖ ~, phosphotriose 磷酸丙糖异构酶
isomeric *a*. [同分]异构的 ‖ ~ polymers (简作 IP) 异构聚合物 / ~ shift 同质异能移位 / ~ state 同质异能态 / ~ transition (简作 IT) 同位异构转变 / ~ transition 同质异能跃迁 γ 衰变
isomeride (isomer) *n*. [同分]异构体
isomerism *n*. [同分]异构[现象] ‖ ~, chain; nuclear ~ 异链[同分]异构,同核异构 / ~, dynamic; tautomerism 互变异构,动态异构 / ~, functional group [同分]机能基团异构 / ~, geometric 几何异构 / ~, nuclear; chain ~ 同核异构,异链[同分]异构 / ~, optical 旋光异构 / ~, physical 物理异构 / ~, position 位置异构 / ~, spatial; stereoisomerism 立体异构 / ~, stereochemical; stereoisomerism 立体异构 / ~, structural 结构异构 / ~, substitution; position ~ 位置异构
isomerization *n*. [同分]异构化[作用]
isomerous (isomeric) *a*. [同分]异构的
Isomethadone[商名] *n*. 异美沙酮(解痉镇痛药)
isometheptene hydrochloride 盐酸异美汀,盐酸甲异辛烯胺(肾上腺素能药,解痉药,血管扩张药)
isometheptene mucate 半乳糖二酸异美汀,半乳糖二酸异辛烯胺(与氯醛比林[dichloroalphenazone]和对乙酰氨基酚[acetaminophen]合用,治疗血管性和紧张性头痛,口服给药)
isometric *a*. 等长的;等距的 ‖ ~ contraction 等长收缩 / ~ contraction period (简作 ICP) 等长收缩期 / ~ display 等距显示 / ~ DNA sequence 同组成异序列 DNA / ~ labile ring spot virus group 等轴不稳环斑病毒群 / ~ mapping 等距映像,等距测绘,同轴映像 / ~ particle 等轴颗粒,立方颗粒 / ~ phase 肌肉收缩之等长相 / ~ ribophage group 等轴核糖噬菌体群 / ~ viruses 轴对称病毒
Isometronidazole[商名] *n*. 异甲硝唑(抗滴虫药)
isometropia *n*. 折光相等,屈光相等
isometry *n*. 等长,等距
isomicrogamete *n*. 同形小配子
isomolar *a*. 等克分子的
Isomolpan[商名] *n*. 异莫泮(抗精神病药)
isomone *n*. 同型异分化子,同型异分化素
isomorphic (isomorphous) *a*. ①同形的 ②[异质]同晶的 ‖ ~ image 同构图形
isomorphism *n*. ①同形 ②[异质]同晶[现象]
isomorphism *n*. 同态性,同态现象
isomorphous *a*. ①同形的 ②[异质]同晶的 ‖ ~ replacement 同晶置换 / ~ transformation 同晶转换
isomuscarine *n*. 异毒蕈碱
isomycomycin *n*. 异霉霉素
Isomylamine[商名] *n*. 异戊拉明(解痉药) ‖ ~, hydrochloride 盐酸异戊拉明,盐酸异戊环胺(平滑肌松弛药)
isomyn *n*. 伊索明,安非他明,苯异丙胺
isonaphthol *n*. 异萘酚,β - 萘酚
isonephrotoxin *n*. 同种肾毒素
Isoniazid[商名] *n*. (简作 IHN) 异烟肼(抗结核药) ‖ ~ methanesulfonic sodium 异烟肼磺酸钠,异烟肼甲烷磺酸钠
isoniazidi-*p*-aminosalicylas; pasiniazide *n*. 百生肼,对氨水杨酸异烟肼
isoniazone *n*. 异烟腙
isonicid *n*. 异烟肼
isonicotine *n*. 异烟碱 ‖ ~ acid (简作 IN) 异烟酸 / ~ acid hydrazide (简作 INH) 异烟肼 / ~ acid methyl-furfury-lide-hydrazide (简作 INF) 异菸酸甲基 - 呋喃亚甲基 - 酰肼 / ~ hydrazide (简作 INH) 异烟肼
isonicotinylhydrazide *n*. 异烟肼,雷米封
isonicotinylhydrazine (isoniacid) *n*. 异烟肼 ‖ ~, gurucuronic acid (简作 INHG) 古罗糖酸异烟腙(抗结核药)
Isonidae *n*. 浪花鱼科 (隶属于银汉鱼目 Atherinidae)
isonipecaine *n*. 哌替啶,杜冷丁(麻醉镇痛药)
isonitrile *n*. 异腈,胩,异氰化物
isonitroso-antipyrine *n*. 肟基安替比林,异亚硝基安替比林
Isonixin[商名] *n*. 异尼辛(消炎镇痛药)
isonomic *a*. 同系列的
isonorin *n*. 异丙基去甲肾上腺素(商品名)

isonormocytosis *n*. 等比例白细胞正常
isonovobiocin *n*. 异新生霉素
isonymous marriage 同姓婚姻
isooctadecane *n*. 异十八烷
isooctane *n*. 异辛烷
iso-octanol *n*. 异辛醇
isooctene *n*. 异辛烯
isooctylhydrocupreine *n*. 异辛基氢化叩卜林,乌增(杀菌药)
iso-oncotic *a*. 等膨胀压的
iso-osmotic *a*. 等渗的
isopamaquine *n*. 异扑疟喹啉
Isopaque *n*. 甲泛影钠(metrizoate sodium)制剂的商品名 ‖ ~ amin 埃索培克阿明 / ~ B 埃索培克 B / ~ cerebral 脑用埃索培克 / ~ coronar 埃索培克寇罗那 / ~ M 埃索培克 M,甲泛影葡胺 / ~ Na 埃索培克钠,甲泛影钠
Isoparochis hypselobagra(Billet) 鱼鳔等睾吸虫(隶属于等睾科 Isoparorchiidae)
Isoparorchiidae(chidae) *n*. 等睾科(隶属于复殖目 Digenea)
Isoparorchis *n*. 等睾吸虫属 ‖ ~ hypselobagri 鳔等睾吸虫 / ~ trisimilitubis 三等管等睾吸虫
isopathotherapy *n*. 同源疗法
isopathy *n*. 同源疗法
isopatin *n*. 无蛋白免疫原
isopelletierine *n*. 异石榴皮碱
isopenicillin *n*. 异青霉素
isopentane *n*. 异戊烷
Isopentaquine[商名] *n*. 异戊喹(抗疟药)
isopentenyl-diphosphate δ-isomerase 异戊烯(基)二磷酸 δ – 异构酶
isopentyl formate 蚁酸异戊酯
isopentyl nitrite 亚硝酸异戊酯
isopentyl salicylate 水杨酸异戊酯
isopepsin *n*. 异胃蛋白酶
isoperistaltic *a*. 同向蠕动的
isophagy *n*. 自溶,自体溶解
isophan *n*. 同形杂种
isophane *a*. 低精蛋白锌的 ‖ ~ Insulin [商名] 低精蛋白胰岛素(降血糖药) *n*. 低精蛋白锌胰岛素
isophen *n*. 伊索芬,盐酸脱氧麻黄碱
isophene *n*. 等表型线,等物候线
isophenic *a*. 同形杂种的
isophenol *n*. 异酚(酚和甲酚的混合物)
isophenolization *n*. 异酚处理法
isophenylephrine *n*. 异苯肾上腺素
isophil antibody 同嗜性抗体
isophil antigen 同嗜性抗原
isophoria *n*. 两眼视线等平(无上下隐斜视)
isophosphamide *n*. 异环磷酰胺
Isophrin *n*. 盐酸苯福林,盐酸去氧肾上腺素(phenylephrine hydrochloride)制剂的商品名
isopia *n*. 两眼视力相等
isopiestic method 等压法
isopilocarpine *n*. 异毛果芸香碱
isoplassont *n*. 同种物
isoplastic *a*. 同基因的,等基因的(移植物)
isoplith *n*. 等长片段
isoploid *n*. 同倍体,偶倍体
Isopoda *n*. 等足目(隶属于软甲亚纲 Malacostraca) ‖ ~ Chen and Hsieh 等足虫属
isopolls *n*. 等粉线
isopolyploid *n*. 偶倍多倍体
isoporphyrm *n*. 类卟啉,类紫质
isopotential *a*. 等电势的,等电的
isopral *n*. 三氯异丙醇(麻醉药)
Isoprazone[商名] *n*. 异普拉酮(消炎镇痛药)
isoprecipitin *n*. 同种沉淀素
Isoprednidene[商名] *n*. 异泼尼定(肾上腺皮质激素类药)
isopregnenone *n*. 异孕烯酮,6 – 脱氢(逆)孕酮(人工合成的孕酮)
Isoprenaline[商名] *n*. 异丙肾上腺素(支气管扩张药) ‖ ~, HCL 盐酸异丙基肾上腺素
isoprene *n*. 异戊二稀 ‖ ~ rubber(简作 IR) 异戊二烯橡胶
isopressor *a*. 等加压的
isoprinosine *n*. 异丙肌苷
Isoprofen[商名] *n*. 异洛芬(消炎镇痛药)
isopromedol *n*. 异普罗麦多尔(止痛药)
Isopromethazine[商名] *n*. 异丙美沙嗪(抗组胺药)
isopropamide *n*. 异丙胺 ‖ ~, iodide 异丙碘铵(抗胆碱能药,抗消化性溃疡药)
isopropanol *n*. 异丙醇
isopropanolamine *n*. 异丙醇胺
isopropenyl acetate 乙酸异丙烯酯
isopropenyl benzene 甲基苯乙烯
isopropenyl trimethylsilylether(简作 ITE) 异丙烯基三甲基甲硅烷醚
Isopropicillin[商名] *n*. 异丙西林(抗生素药)
Isopropiram[商名] *n*. 异丙吡仑(解热镇痛药)
isopropyl *n*. 异丙基 ‖ ~ benzoate 苯甲酸异丙酯 / ~, borate 硼酸异丙酯 / ~, bromide 溴化异丙烷 / ~, carbanilate(简作 IPC) 苯氨甲酸异丙酯 / ~, chlorphenyl(简作 IPC) 异丙氯苯 / ~, cinnamate 桂皮酸异丙酯(驱避剂,防蚴剂) / ~ ether 异丙醚 / ~ marcuric chloride(简作 IPMC) 异丙基氯化汞 / ~ mercuric bromide(简作 IPMB) 异丙基溴化汞 / ~ mercuric iodide(异简作 IPMI) 丙基碘化汞 / ~, nitrate 硝酸异丙酯 / ~, nitrite 亚硝酸异丙酯 / ~ noradrenaline(简作 IPNA) 异丙去甲肾上腺素 / ~ phenyl paraphenylene diamine(简作 IPPD) 异丙基苯基对苯二胺 / ~ thiogalactoside(简作 IPG) 异丙硫半乳糖甙
isopropyl-N-phenylcarbamate(简作 INPC) 异丙基 – N – 苯基氨基甲酸酯
5-isopropyl-2-sulfanilamido-1,3,4-thiadiazole *n*. 5 – 异丙基 – 2 – 氨苯磺胺基 – 1,3,4 – 噻二唑
isopropylacetic acid(异)戊酸
isopropylamine *n*. 异丙基胺
isopropylaminoacetic acid 异丙氨乙酸,缬氨酸
Isopropylantipyrine[商名] *n*. 异丙安替比林(解热镇痛药)
isopropylarterenol *n*. 异丙[去甲]肾上腺素 ‖ ~ hydrochloride 盐酸异丙[去甲]肾上腺素 / ~ sulfate 硫酸异丙[去甲]肾上腺素
isopropyl-benzanthracene *n*. 异丙苯并蒽
isopropylbenzene hydroperoxide 过氧化氢基茴香素
Isopropylmethoxamine[商名] *n*. 异丙甲氧明(血管收缩药)
isopropylnoradrenaline *n*. 异丙[去甲]肾上腺素 ‖ ~ sulfate 硫酸异丙[去甲]肾上腺素(喘息定)
isopropyl-N-phenylcarbamate(简作 IPC) 苯氨甲酸异丙酯
***p*-isopropylphenol** *n*.(对)异丙基苯酚
***m*-isopropylphenol** *n*.(间)异丙基苯酚
***o*-isopropylphenol** *n*.(邻)异丙基苯酚
isopropylscopolamine bromide 异丙东莨菪碱
6-isopropylthiouracil *n*. 6 – 异丙基硫氧嘧啶
isopropylthiourea *n*. 异丙硫脲
p-isopropyltoluene *n*.(对)甲基异丙基苯
isopropyl-β-D-thiogalactoside(简作 IPTG) 异丙基 – β – D – 硫代半乳糖苷
Isoproterenol[商名] *n*. 异丙[去甲]肾上腺素(支气管扩张药) ‖ ~ hydrochloride 盐酸异丙[去甲]肾上腺素 / ~ test 异丙基肾上腺素试验
isopter *n*. 等视力线(以白色视标直径为分子,检查距离为分母所表示的分数,来显示视野内的网膜等感度曲线)
Isoptera *n*. 等翅目
isoptin(**verapamil**) *n*. 异搏定
isopulse *n*. 等脉冲
isopycnic *a*. 等密度的 ‖ ~ centrifugation 等密度离心 / ~ gradient centrifugation 等密度梯度离心
isopycnotic *a*. 等密度的
isopyenal *n*. 等密度线
isopyknic *a*. 等固缩的,等致密的,等密度的,等体积的,等容的
isopyknosis *n*. 等固缩现象,致密(度)相等(染色体)
isopyknotic *a*. 等固缩的,等致密的
isoquinine *n*. 异奎宁
isoquinolin *n*. 异喹啉
isorad *n*. 同拉德,等拉德线
isorauwolfine *n*. 异萝芙木碱
isorbide *n*. 异山梨醇酯
Isordil *n*. 硝酸异山梨酯(isosorbide dinitrate)制剂的商品名
isoreceptor *n*. 同功受体,异受体
isorhamnose *n*. 异鼠李糖
isorhamnoside *n*. 异鼠李糖甙
isorhodeose *n*. 异万年青糖,奎诺糖
isorhodomycin *n*. 异紫红霉素
isorhodopsin *n*. 异视紫红质
isoriboflavin *n*. 异核黄素
isorrhea *n*. 水出纳相等,水平衡
isorrhopic *a*. 等价的,等值的
isorubin *n*. 新品红
isosaccharic acid 异葡萄糖二酸

isosafrole *n*. 异洋檫木脑,异黄樟脑
isosbestic point 等消光点
isoschizomer *n*. ①同裂酶 ②异源同功酶 ③等裂序列
isoscope *n*. 同位素探伤仪;眼动测位镜
isosensitization *n*. 同族致敏作用
isoserine *n*. 异丝氨酸
isoserotherapy *n*. 同病血清疗法,恢复期血清疗法
isoserum *n*. 同病血清
isosesamin *n*. 异芝麻素(为除虫菊素增效剂)
isosexual *a*. 同性的
isosmotic *a*. 等渗的 ‖ ~ solution (isotonic solution) 等渗溶液
isosmoticity *n*. 等渗性
Isosorbide [商名] *n*. 异山梨醇(利尿药) ‖ ~ Dinitrate (简作 ISD) [商名] 硝酸异山梨酯,消心痛(冠状动脉扩张药) / ~ Mononitrate [商名] 单硝酸异山梨酯(冠脉扩张药)
isospermotoxin *n*. 同种精子毒素
Isospglumic acid [商名] *n*. 异冬谷酸(抗过敏药)
Isosphaera Giovannoni, Schabtach et Castenholz [拉] *n*. 等球菌属 ‖ ~ pallida Giovannoni, Schabtach et Castenholz [拉] 苍白等球菌
Isospora [拉] *n*. 等孢子球虫属 ‖ ~ belli Wenyon 贝氏等孢子球虫,大等孢子球虫 / ~ bigemina Stiles 成双等孢球虫;二联等孢子球虫 / ~ felis Wenyon 猫等孢子球虫 / ~ hominis Rivolta 人等孢子球虫 / ~ lacazei 鸟等孢子球虫 / ~ natalensis 塔尔等孢球虫 / ~ rivolta 犬等孢子球虫 / ~ sinensis Chen 中华等孢球虫 / ~ suis 猪等孢子球虫 / ~ xantusiae Amrein 黄色等孢球虫
isospore *n*. 同形孢子
isosporiasis *n*. 等孢子球虫病
isosporous *a*. 同型孢子的
isospory *n*. 孢子同型
ISOST 国际矫形外科及创伤学学会(见 International Society of Orthopaedic Surgery and Traumatology)
isostath *n*. 等密度线
isostemonous *a*. 同基数雄蕊的
isostere *n*. [电子]等排物,等配物
isosteric *a*. 同(型空间)配(立)的
isosthenuria *n*. 等渗尿,等张尿
isostich *n*. 等长片段
isostimulation *n*. 同质刺激法
isostress *n*. 等应力
isosulfazecin *n*. 异磺胺菌素
isosulfocyanic acid 异硫氰酸
isosyndetic allopolyploid 同源联会异源多倍体
isotachophoresis *n*. 等速电泳
isotactic *a*. 全同立构的 ‖ ~ polymer 等规聚合物,全同立构聚合物
isotel *n*. 同功能物质
isothebaine *n*. 异蒂巴因,异二甲基吗啡
isotherapy *n*. 同源疗法
isotherm *n*. 等温线
isothermal *n*. 等温的
isothermal gas chromatography (简作 IGC) 等温气体色谱法
isothermognosis *n*. 等温感觉(痛、冷、热等刺激均引起温觉)
isothiazine hydrochloride 盐酸二乙异丙嗪(抗震颤麻痹药)
isothiazolone *n*. 异噻唑酮(抗真菌药)
isothiocyanate *n*. 异硫氰酸盐 ‖ ~, acrinyl 羟苄基异硫氰酯,异硫氰酸羟苄酯 / ~, allyl 异硫氰酸丙烯酯,丙烯基芥子油 / ~, butyl 异硫氰酸丁酯 / ~ glycosides 异硫氰酸盐甙 / ~, phenylethyl 异硫氰酸苯乙酯
isothiocyanic acid 异硫氰酸
Isothipendyl [商名] *n*. 异西喷地,氮异丙嗪(抗组胺药)
isothreonine *n*. 异苏氨酸
isothromboagglutinin *n*. 同族血小板凝集素
isothymol *n*. 异麝香草酚,香荆芥酚
Isotiquimide [商名] *n*. 依索喹胺(抗溃疡药)
isotocin *n*. 鱼神经叶激素,4－丝－8－异亮催产素
isotone *n*. 等中子[异位]素
isotonia *n*. ①等张性 ②等渗性
isotonic *a*. ①等张的 ②等渗的 ‖ ~ contraction 等张性收缩 / ~ contrast media 等渗性造影剂 / ~ dehydration 等渗性脱水 / ~ process 等渗过程 / ~ solution 等张溶液
isotonicity *n*. ①等张性 ②等渗性
isotope *n*. 同位素 ‖ ~, abundance 同位素丰度 / ~, abundance ratio 同位素丰度比 / ~, activity 同位素活性 / ~, addition method 同位素加入法 / ~, analysis 同位素分析 / ~, analyzer 同位素分析器 / ~, assay 同位素分析[法] / ~, balance 同位素平衡 / ~, brain imaging 脑同位素成像 / ~, build-up 同位素积累 / ~, button 同位素按钮 / ~, calibrator 同位素校准器 / ~, can 同位素容器,同位素罐 / ~, capsule 同位素[密封]盒 / ~, carrier ①同位素储运容器 ②同位素运载体 / ~, carrier-free ~ 无载体同位素 / ~, cask 同位素[贮运]容器 / ~, centre 同位素生产中心 / ~, cisternograph 同位素脑池图 / ~, isternography 同位素脑池照影[术] / ~, cluster technique 同位素群集技术 / ~, container 同位素容器 / ~, cow 同位素"母牛", 同位素发生器 / ~, derivative method 同位素衍生物法 / ~, dilution (简作 ID) 同位素稀释 / ~, dilution method 同位素稀释法 / ~, dispenser 同位素计量器 / ~, effect 同位素效应 / ~, encephalogram 同位素脑图 / ~, enrichment 同位素富集,同位素浓集 / ~, exchange 同位素交换 / ~, exchange reaction 同位素交换反应 / ~, fractionation 同位素分离,同位素分凝,同位素分馏 / ~, group 同位素群 / ~, handling equipment 同位素处理设备 / ~, ion 同位素离子 / ~, iron 同位素铁 / ~, labeled 同位素标定 / ~, labelling 同位素标记 / ~, long-lived 长寿命同位素 / ~, loopography 同位素肠曲显像[术] / ~, mass ratio 同位素质量比率 / ~, milker 子同位素发生器 / ~, mixture 同位素混合器 / ~, neutron source 同位素中子源 / ~, lacentography 胎盘同位素检查 / ~, powered device (简作 IPD) 同位素动力装置 / ~, production reactor 同位素[反应]堆 / ~, radio 放射性同位素 / ~, ratio 同位素比率 / ~, ratio tracer 同位素比示踪物 / ~, ratio tracer method 同位素比示踪物法 / ~, recovery 同位素回收 / ~, renogram 同位素肾图 / ~, renography 肾同位素成像 / ~, scanner [放射性]同位素扫描器 / ~, scanner 同位素扫描器 / ~, scanning 同位素扫描 / ~, scinticisternogram 同位素闪烁脑池图 / ~, scintigram 同位素闪烁图 / ~, scintigraphy 同位素闪烁成像,同位素闪烁摄影[术] / ~, separation apparatus 同位素分离器 / ~, separation method 同位素分离法 / ~, separation power (简作 ISP) 同位素分离率 / ~, short-lived 短寿命同位素 / ~, stable tracer 稳定示踪同位素 / ~, stable 稳定同位素,安定同位素 / ~, substitute 同位素代替物 / ~, subtraction scan 同位素减影扫描 / ~, technician (简作 IT) 同位素技师 / ~ therapy 同位素疗法 / ~, tracer 同位素示踪剂 / ~, tracer method 同位素示踪法 / ~, tracing 同位素示踪 / ~, x-ray fluorescence analysis 同位素 X 线荧光分析
isotope-dilution analysis (简作 IDA) 同位素稀释分析法
isotope-ratio mass spectrometer 同位素比质谱计
Isotopes Information Center (简作 IIC) 同位素情报中心
isotopic *a*. 同位的 ‖ ~ abundance ratio 同位素丰度比 / ~ activation cross section 同位素激活截面,同位素活化截面 / ~ amplitude 同位旋振幅 / ~ analysis 同位素分析 / ~ atomic weight (简作 IAW) 同位素原子量 / ~ carrier 同位素载体 / ~ cisternography 同位素脑池成像[术] / ~ competition 同位素竞争 / ~ composition 同位素组成,同位素成分 / ~ constituency 同位素用户 / ~ contamination 同位素污染 / ~ content 同位素成分,同位素组成 / ~ dilution analysis (简作 IDA) 同位素稀释分析(法) / ~ dilution mass spectrometry (简作 IDMS) 同位素稀释质谱法 / ~ effect 同位素效应 / ~ element 同位素元素 / ~ enrichment 同位素浓度 / ~ exchange 同位素交换 / ~ flux 同位素通量 / ~ indicator 同位素指示剂 / ~ labelling 同位素标记 / ~ mass 同位素质量 / ~ mess spectometry 同位素质谱分析法 / ~ purity (简作 IP) 同位素纯度 / ~ scintillator 同位素闪烁体,同位素闪烁器 / ~ scintiphoto 同位素闪烁[照]片 / ~ scintiscan 同位素闪烁扫描 / ~ tracer 同位素示踪物 / ~ tracer technique 同位素示踪技术 / ~ tracing 同位素示踪 / ~ trapping 同位素捕获法 / ~ weight (简作 IW) 同位素的原子量
isotopic-dilution method 同位素稀释法
isotopics *n*. 同位素组成
isotopology *n*. 同位素学
isotopy *n*. 同位素学,同位素性质
isotoxic *a*. 同种毒素的,同族毒素的
isotoxin *n*. 同种毒素,同族毒素
isotransplant *n*. 同基因移植物(同卵双胎之间,同系动物之间)
isotransplantation *n*. 同基因移植术
Isotretinoid [商名] *n*. 异维 A 酸,异维甲酸,异维生素 A 酸(角质溶解药)
Isotricha intestinalis 肠纤毛菌
Isotricha Stein *n*. 等毛虫属 ‖ ~ intestinalis Stein 肠等毛虫 / ~ prostoma Stein 原口等毛虫
Isotrichidae Bütschli *n*. 等毛虫科
isotrimorphism *n*. 同三晶形[现象]
isotrimorphous *a*. 同三晶形的
isotron *n*. 同位素分析器
isotrope *n*. 均质,各向同性

isotropic *a*. 各向同性的 ‖ ~ band 单折光带,明带[肌肉] / ~ point source 各向同性点源 / ~ radiator 各向同性辐射体 / ~ scatterer 各向同性散射体,迷向散射体 / ~ shift 等向位移
isotropism *n*. 各向同性(现象)
isotropous *a*. 各向同性的
isotropy *n*. 等轴性;各向同性
isotype *n*. 同型(指免疫球蛋白重链或轻链类或亚类) ‖ ~, switch 转型 / ~, switching 同种型转换
isotypic *a*. 同型的 ‖ ~ determinant 同种型决定簇 / ~ variation 同型变异
isotypical *a*. 同型的
isouramil *n*. 异尿咪
isourea *n*. 异脲
isouretin *n*. 氨基甲肟
isouric acid 异尿酸
isovaleric acid (isovalerianic acid) 异戊酸
isovaleric acidemia 异戊酸血症
isovalericacidemia *n*. 异戊酸血(症)
isovalery-CoA dehydrogenase 异戊酰 – CoA 脱氢酶,异戊酰辅酶 A 脱氢酶(此酶缺乏,为一种常染色体隐性性状,可致异戊酸血症)
isovaleryl *n*. 异戊酰
isovalerylglycine *n*. 异戊酰甘氨酸
isovaline *n*. 异缬氨酸
isovalthine *n*. 异缬硫氨酸
iso-volum pressure-flow (简作 IVPF) 等容量压力流速
isovolumetric contraction time (简作 ICT) 等容积收缩时间
isovolumetric relaxation time (简作 IRT) 等容弛缓(舒张)期
isovolumetric time (简作 IVT) 等容积时间
isovolumic *a*. 等容的(维持相同容量的) ‖ ~ contraction (简作 IC) 同容积收缩 / relaxation period (简作 IRP) 等容弛缓期
Isovue *n*. 碘帕醇 (iopamidol) 制剂的商品名
isoxanthopterin *n*. 异黄蝶呤
Isoxaprolol [商名] *n*. 异噁洛尔(β受体阻滞药)
Isoxepac [商名] *n*. 伊索克酸(消炎药)
Isoxicam [商名] *n*. 伊索昔康,异噁噻酰胺(消炎药)
Isoxsuprine [商名] *n*. 异克舒令(血管扩张药) ‖ ~, hydrochloride 盐酸异克舒令,盐酸苯氧丙酚胺(血管扩张药)
isozygosity *n*. 纯合性,同型接合性
isozygote *n*. 纯合子
isozygoty *n*.(遗传性)纯合
isozyme *n*. 同功酶
isozymes (isoenzymes) *n*. 同功酶
isozymogram *n*. 同功酶谱
ISP infra-red spectrophotometer 红外线分光光度计 / Institute of Sewage Purification 污水净化研究所 / Inter-American Society of Psychology 泛美心理学会 / International Streptomyces Project 国际放线菌研究机构 / intraspinal 脊柱内的 / isotope separation power 同位素分离率 / distance between iliac spines 髂棘间距离
ispaghul (ispaghula) *n*. 卵叶车前子
ISPN 国际小儿神经外科学会(见 International Society for Paediatric Neurosurgery)
ISPRAD 国际放射学科计划讨论会(见 International Symposium on the Planning of Radiological Departments)
ISR Information Storage and Retrieval 情报存储与检索(刊名) / Institute of Surgical Research 外科研究会 / Interdisciplinary Science Reviews 学科间科学评论(英国杂志) / international sanitary regulations 国际环境卫生条例 / International Society of Radiology 国际放射学学会
Isradipine [商名] *n*. 伊拉地平(血管扩张药)
Israel *n*. 以色列[亚洲];[总称]以色列人,犹太人 ‖ ~ Annals of Psychiatry and Related Disciplines (简作 IAPRD) 以色列精神病学及有关学科年刊(杂志名)/ ~ Dental Association (简作 IDA) 以色列牙科协会 / ~ Institute of Technology (简作 IIT) 以色列理工学院 / ~ Journal of Dental Medicine (简作 IJDM) 以色列牙科杂志(以色列牙科协会) / ~ turkey meningoencephalitis flavivirus 以色列火鸡脑膜脑炎黄病毒 / ~ turkey meningoencephalitis virus 以色列火鸡脑膜脑炎病毒
Israeli *n*. 以色列人;以色列语 *a*. 以色列的;以色列人的
Israelson's reaction (test) 伊斯雷尔森氏反应(试验)(检血清)
ISRCDVS 国际现代文明疾病及生活必需品研究会(见 International Society for Research on Civilization Diseases and Vital Substances)
ISRD 国际残疾人康复学会(康复国际)(见 International Society for the Rehabilitation of the Disabled)
Isrodipine [商名] *n*. 伊拉地平(血管扩张药)
ISS Impact of Science on Society 科学对社会的影响(杂志名) / injury seriousness scale 创伤严重程度等级 / International Society of Surgery 国际外科学学会 / ion scattering spectroscopy 离子扩散分光术
ISSA 国际社会保障协会(见 International Social Security Association)
Issayeff's method 伊萨耶夫氏法(在腹部手术前,注射盐水于腹膜内,促使局部白细胞增多)
ISSN 国际标准期刊编号(杂志用)(见 International Standard Serial Number)
ISSOL 国际生命起源研究学会(见 International Society for the Study of Origin of Life)
issuable *a*. 可争论的;可能产生的;可发行的
issuance *n*. 发行,颁布;发给
issue *n*. 流出,流出物;结果,结局;问题;发行,(报刊)期,号;脓疮口 *vt*. 使流出;发行;发表;发给 *vi*. 出(来);流出;由……得出,由……产生;导致,造成 ‖ at ~ 在争论中;在考虑中 / in ~ 在争论中 / in the ~ 结果,到头来 / join(take) ~ with 与……争论
Issues in Radical Therapy (简作 IRT) 根治疗法期刊(杂志名)
Issyk-Kul virus 伊斯克考病毒
IST insulin sensitivity test 胰岛素敏感性试验 / insulin shock therapy 胰岛素休克疗法 / Inteuigenztruktur test 智力结构试验(德) / International Society on Toxicology 国际毒理学学会(英)
ISTA 国际技术鉴定学会(见 International Society for Technology Assessment)
ISTAR 图象存储变换和再生,图象存储翻译和再生(见 image storage translation and reproduction)
ISTD 国际热带皮肤病学学会(见 International Society of Tropical Dermatology)
isthmectomy *n*. 峡部切除术(甲状腺)
isthmian *a*. 峡的
isthmic *a*. 峡的
Isthmiophora [拉] *n*. 似颈[吸虫]属
isthmitis *n*. 咽峡炎
isthmodynia *n*. 咽峡痛
isthmoid *a*. 峡样的
isthmoparalysis *n*. 咽峡麻痹
isthmopathy *n*. 咽峡病
isthmoplegia *n*. 咽峡麻痹
isthmopolypus *n*. 咽峡息肉
isthmopyra *n*. 咽峡炎
isthmospasm *n*. 咽峡痉挛
isthmus *n*. 峡 ‖ ~, amniotic 羊腹峡 / ~, aortae 主动峡脉 / ~, eartilaginis auris 耳软骨峡 / ~ cerebri 中脑 / ~ of Eustachian tube 咽鼓管峡 / ~ faucium 咽峡 / ~ glandulae thyreoideae 甲状腺峡 / ~, Guyon's; ~ uteri 居永氏峡,子宫峡 / ~ gyri cinguli; / ~ gyri fornicati 穹窿回峡 / ~, Haller's; fretum of Haller 哈勒氏峡(胎儿心房和心室或主动脉球间的狭窄) / ~ hippocampi 海马峡 / ~, His's; rhombocephalic ~ 希斯氏峡,菱脑峡 / ~, Krönig's 克勒尼希氏峡(锁骨以上肺尖所在区) / ~ of limbic lobe 穹窿回峡 / ~ meatus acustici externi 外耳道峡 / ~ oropharyngeus; ~ faucium 咽峡 / ~ pharyngonasalis 咽鼻峡 / ~ prostatae 前列腺峡,前列腺中叶 / ~, rhombocephalic 菱脑峡 / ~ of thyroid 甲状腺峡 / ~ tubae auditivae 咽鼓管峡 / ~ tubae pharyngotympanicae 咽鼓管峡 / ~ tubae uterinae 输卵管峡 / ~ uteri 子宫峡 / ~ ventriculi 胃峡
Istitute of Medicine (简作 IOM) 医学会(全国科学会)
istizin *n*. 伊斯提津,二羟蒽醌
ISU International Society of Urology 国际泌尿学学会 / International System of Units 国际单位制(一般皆使用法文缩语 SI) / Iowa State university 衣阿华州立大学(美)
isuprel [商品名] *n*. 伊苏普勒耳,异丙[去甲]肾上腺素
isuria *n*. 平均排尿
Isurus [动药] *n*. 灰鲭鲨 ‖ ~ gall [动药] 灰鲭鲨胆 / ~ glaucus (Muller et Henle) [拉;动药] 灰鲭鲨 / ~ liver [动药] 灰鲔鲨肝 / ~ muscle [动药] 灰鲭鲨 / ~ swim-bladder [动药] 灰鲭鲨鳔
ISV 国际通用科技词汇(见 International Scientific Vocabulary)
ISVM 国际病毒命名法(见 International System of Virus Nomenclature)
IT immuity test 免疫(性)试验 / immunotoxin 免疫毒素(单克隆抗体与毒的轭合物) / implantation test 植入试验 / individual training 个别训练 / information theory 信息论 / inhalation test 吸入试验 / inhalation therapy 吸入疗法 / input translator 输入翻译器程序 / interfacial tension 界面张力 / intermedium type 中间型 / internal translator 内部译码器 / intradermal test 皮内试验 / intrathecal 鞘内的 / intrathoracic 胸腔内的 / intratracheal 气管内的 / intratracheal tube 气管内管 / intratumoral 瘤内的 / isomeric transition 同

位异构转变 / isotope technician 同位素技师 / Italy 意大利 / item transfer 项目转移
it *pron*. 这,那,它 ‖ as ~ is (或 was)事实上,既然如此 / as ~ were 似乎,可以说是
IT cal 国际水蒸气表卡[路里](见 international steam table calorie)
ITA International Temperance Association 国际戒酒协会 / International Tuberculosis Association 国际结核病学会 / itaconic acid 甲烯丁二酸;衣康酸;乌头二酸
itaconic acid (简作 ITA) 甲烯丁二酸;衣康酸;乌头二酸
itai-itai *n*. 痛痛病
Itaituba phlebovirus 伊塔图巴静脉病毒
Itakura virus 伊塔库拉病毒
Ital J Immunol Immunopathol 意大利免疫学与免疫病理学杂志(见 Italian Journal of Immunology and Immunopathology)
Ital J Biochem (见 Italian Journal of Biochemistry) 意大利生物化学杂志
Italian *a*. 意大利的,意大利人的,意大利语言的 *n*. 意大利人,意大利语 ‖ ~ Headache Society (简作 IHS) 意大利头痛学会 / ~ Journal of Immunology and Immunopathology (简作 Ital J Immunol Immunopathol) 意大利免疫学与免疫病理学杂志 / ~ Journal of Biochemistry (简作 Ital J Biochem) 意大利生物化学杂志
italic *a*. 斜体的 *n*. 斜体字
Italy *n*. 意大利 [欧洲]
Itameline [商名] *n*. 伊他美林(拟胆碱药)
Itanoxone [商名] *n*. 伊他诺酮(排尿酸药)
Itaporanga bunyavirus 伊塔波兰加本扬病毒
Itaporanga phlebovirus 伊塔波兰加静脉病毒
Itaporanga virus 伊塔波兰加病毒
Itaqui bunyavirus 伊塔奎本扬病毒
Itaqui virus 伊塔奎病毒
Itard's catheter [Jean Marie Gaspard 法耳科学家 1774—1838] 伊塔尔氏导管(咽鼓管导管)
Itard-Cholewa sign [J. M. G. Itard; Erasmus Rudolph Cholewa 德医师 1845 生] 伊-科二氏征(耳硬化时的鼓膜感觉消失)
Itasetron [商名] *n*. 伊他司琼(5-羟色胺受体阻滞药)
Itate *n*. [乳中]亚硝酸氧化质
Itazigrel [商名] *n*. 伊他格雷(抗凝药)
ITBS 衣阿华州基础技能试验(见 Iowa Tests of Basic Skills)
ITC 咪唑—硫—鸟嘌呤化疗(见 imidazolyl-thio-guanine chemotherapy)
ITc 国际表卡(热量单位 = 4.1868 焦耳)(见 international table calorie)
itch *n*. 痒,痒病 *vi*. 发痒 ‖ ~, alkali 碱性皮炎 / ~, Aujeszky's; mad ~ (牛)假狂犬病 / ~, bakers' 揉面痒病 / ~, barbers' 须癣 / ~, barley 谷痒病 / ~ bath 浴痒病 / ~ bricklayers' 砌砖痒病 / ~ cat 猫痒病 / ~ chorioptic 皮螨痒病 / ~ collectors' 血吸虫皮炎 / ~ copra 椰子螨皮炎 / ~ cow-lot; ground ~ 钩虫痒病 / ~, crotch; tinea cruris 股癣 / ~, dairyman's 牛乳癣 / ~, dew; ground ~ 钩虫痒病 / ~, dhobie 朵比癣,洗衣员癣 / ~, filarial 丝虫皮病,科罗病,盘尾丝虫病 / ~, foot; ground ~ 钩虫痒病 / ~, frost; pruritus hiemalis 冬令瘙痒 / ~, grain 谷痒病 / ~, grocers' 食品店员痒病 / ~, ground 钩虫痒病,着地痒 / ~, jock; tinea cruris 股癣 / ~, lumbermen's 冬令瘙痒 / ~, mad; bovine pseudorabies (牛)假狂犬病 / ~, mattress; grain ~ 谷痒病 / ~, millers'; grain ~ 谷痒病 / ~, miners'; ground ~ 钩虫痒病 / ~, Moeller's; scabies crustosa 默勒氏痒病,结痂性疥疮 / ~, poultrymen's 鸡螨痒病 / ~, prairie 草原痒病 / ~, sedge-pool 血吸虫皮炎 / ~, seven-year 疥疮,疥螨病 / ~, straw 谷痒病 / ~, summer; prurigo aestivalis 夏令痒疹 / ~, swamp; ground ~ 钩虫痒病 / ~, swimmers'; schistosome dermatitis 血吸虫皮炎 / ~, tar 焦油痒病 / ~, toe 钩虫痒病 / ~, warehousemen's 仓库工痒病,手部湿疹 / ~, washerman's; dhobie ~ 洗衣员癣 / ~, washerwomen's 女洗衣员癣 / ~, water; schistosome dermatitis 血吸虫皮炎 / ~, wet weather; ground ~ 钩虫痒病 / ~, winter; pruritus hiemalis 冬令瘙痒
itching *n*. 痒,瘙痒,
itch-mite *n*. 疥螨
itchy *a*. 生疥疮的;[发]痒的;渴望的
itchyite *n*. 矿物,岩石;身体,器官;亚……酸盐
ITD interaural time difference 两耳间到达时间差 / interchannel time difference 管间二系统到达时间差
ITE isopropenyl trimethylsilylether 异丙烯基三甲基甲硅烷醚 / information, thinking, and experiment 资料、思维、实验(科研三要素)
-ite [希][法][构词成分] 石,岩;亚……酸盐(或酯)
Itea chinensis Hook. et Arn. Var. oblonga (Hand.-Mazz.) Wu [拉;植药] 矩叶鼠刺
ITED 衣阿华州教育发展试验(见 Iowa Tests of Educational Development)
item *ad*. 又,同上 *n*. 条;项(目) ‖ ~ description (简作 ID) 项目说明 / ~ transfer (简作 IT) 项目转移
itemize *vt*. 逐条列记,详细说明
item-subscale *n*. 分量表(用于统计等)
iter *n*. 导管,通路 ‖ ~ ad infundibulum 漏斗口 / ~ a tertio ad quartum ventriculum 中脑水管 / ~ chordae anterius; Huguier's canal 鼓索出口小管,于吉埃氏管 / ~ chordae posterius 鼓索入口,鼓索小管鼓室口 / ~ dentium 牙导管 / ~ of Sylvius; aquaeductus cerebri 中脑水管
iteral *a*. 导管的,通路的
iterance *n*. 重复[述]
iterancy *n*. 重复[述]
iterate *vt*. 反复重述,重复
iteration *n*. 反复重述,重复,迭代,迭代法
iterative *a*. 反复的,迭代的 ‖ ~ approach 反覆法,相互影响法(主要用于化学) / ~ approximation 逐步近似[法],迭代重建[法] / ~ reconstruction 逐步近似重建[法],迭代重建[法]
iteroparity *n*. 反复生殖
iteroparous *a*. 反复生殖的
-ites [构词成分] 水肿,浮肿
ITF 迭代式终端装置(见 interactive terminal facility)
ITFS incomplete testicular feminization syndrome 不完全性睾丸女性综合征 / instructional television fixed service 电视教育固定服务(站)
ITG 迭代式测试生成程序(见 interactive test generator)
ITGB 滴注法胆囊体层成像[术](见 infusion tomography of the gallbladder)
ithycyphos *n*. 脊柱后突
ithylordosis *n*. 脊柱前突
ithyokyphosis *n*. 脊柱后突
ITI 池内管状包涵体(见 intracisternal tubular inclusions)
Itimirim bunyavirus 伊蒂米里姆本扬病毒
itinerant *a*. 巡回的 *n*. 巡回者
itinerary *n*. 连续拍摄
-itis [希][构词成分]……炎
ITL 起始 T 淋巴细胞(见 initiator T lymphocyte)
ITLC 瞬时薄层色谱法(玻璃纤维纸)(见 instant thin-layer chromatography)
ITM 免疫比浊法(见 immanoturbidimetry)
ITMH 肠型恶性组织细胞增生症(见 intestinal type malignant histocytosis)
ITMV 间断强制性通气(见 intermittent mandatory ventilation)
Ito nevus (Minor Ito) 伊藤痣(亦称肩峰三角肌褐青色痣)
Itopride [商名] *n*. 伊托必利(镇吐药)
Ito-Reenstierna test [伊藤隼三 日病理学家 1865 生; John Reenstierna 瑞典皮肤病学家 1882 生] Reenstierna test 伊藤—林二氏试验(软下疳皮内试验)
ITP idiopathic thrombocytopenic purpura 特发性血小板减少性紫癜 / immuno thrombocytopenia 免疫性血小板减少症 / immune thrombocytopenic purpura 免疫性血小板减少性紫癜 / inosine triphosphatase 肌苷三磷酸酶,次黄嘌呤核苷三磷酸酶 / inosine triphosphate 三磷酸肌苷 / isotachophoresis 等速诱人 / tazolol 噻唑心胺
ITPA 伊利诺斯州心理语言能力测试(见 Illinois Test of Psycholinguistic Abilities)
ITPR 红外温度廓线辐射仪(见 infrared temperature profile radiometer)
ITQ 婴儿气质调查表(见 Infant Temperament Questionnaire)
Itraconazole [商名] *n*. 伊曲康唑(抗真菌药)
Itramine Tosilate [商名] *n*. 托西硝乙胺(冠脉扩张药)
ITRL 仪器检测修理实验室(见 instrument test repair laboratory)
Itrocainide [商名] *n*. 伊曲卡尼(抗心律失常药)
Itrocinonide [商名] *n*. 伊曲奈德(肾上腺皮质激素类药)
itrol *n*. 枸橼酸银
Itron *n*. 伊管(一种荧光显示管)
Itrumil *n*. 碘硫尿嘧啶 (iothiouracil) 制剂的商品名
itself *pron*. 它自己,它本身,自身 ‖ by ~ 单独地;独力地 / in ~ 本身,实质上 / of ~ 自行
ITT Indicator time test 指示剂时间试验 / insulin tolerance test 胰岛素耐量试验 / iodine tolerance test 碘耐量试验
ittiolo *n*. 鱼石脂
ITU intensive therapy unit 重点治疗病室 / International Temperance Union 国际戒酒联合会
ITX 擦烂性黄瘤病(见 intertriginous xanthoma)
IU immunizing unit 免疫单位 / international unit 国际单位 / intrauterine 子宫内 / intrathoracic upper esophagus 胸腔上部食管 / Investigative Urology 泌尿学研究(杂志名)

5-IU (5-iodouracil) 5－碘尿嘧啶
IU/g 每克国际单位,国际单位/克(见 international units pergram)
IU/L 每升国际单位,国际单位/升(见 international units perliter)
IUA International Union Against Alcoholism 国际防止酒精中毒联合会/International Union of Angiology 国际脉管学联合会
IUAC 国际抗癌联合会(见 International Union Against Cancer)
IUAES 国际人类学及人种学联盟(见 International Union of Anthropological and Ethnological Sciences)
IUAPPA 国际防止空气污染协会联合会(见 International Union of Air Pollution Prevention Association)
IUAS 国际人类学联合会(见 International Union of Anthropological Sciences)
IUAT 国际防痨协会(见 International Union Against Tuberculosis)
IUAVDT 国际性病与密螺旋体病防治联合会(见 International Union Against Venereal Diseases and Treponematoses)
IUB 国际生物化学联合会(见 International Union of Biochemistry)
IUBS 国际生物科学联合会(见 International Union of Biological Sciences)
IUC 特发性溃疡性结肠炎(见 idiopathic ulcerative colitis)
IUCC 国际抗癌协会(见 International Union of Counter Cancer)
IUCD 子宫内避孕器(见 intrauterine contraceptive device)
IUCN 国际自然与自然资源保护联盟(见 International Union for Conservation of Nature and Natural Resources)
IUCW 国际儿童福利联合会(见 International Union for Children Welfare)
IUD intrauterine death 子宫内死亡/intrauterine device 子宫内(避孕)装置/iodouracil desoxyriboside; idoxuridine 疱疹净(抗病毒药)
IUDR 碘甙,疱疹净,5－碘去氧尿甙(抗病毒药)(见 iododeoxyuridine)
IUFB 子宫内异物(见 intrauterine foreign body)
IUFGR 胎儿宫内生长迟缓(见 intrauterine fetal growth retardation)
IUGR intrauterine growth rate 子宫内生长速度/intrauterine growth retardation 子宫内生长缓慢
IUHE 国际卫生教育联合会(见 International Union for Health Education)
IUIS 国际免疫学会联合会(见 International Union of Immunological Societies)
IUM intrauterine fetally malnourished 宫内胎儿营养不良/intrauterine membrane 子宫内膜
-ium [希][构词成分]多用来构成身体或生物体的部位名称和金属元素等
IUMP 国际医学报刊联盟(设于巴黎)(见 International Union of the Medical Press)
IUNS 国际营养学联合会(见 International Union of Nutritional Science)
IUPAB 国际理论与应用生物物理学协会(见 International Union for Pure and Applied Biophysics)
IUPAC 国际理论与应用化学联合会(见 International Union of Pure and Applied Chemistry)
IUPAP 国际理论与应用物理学联合会(见 International Union of Pure and Applied Physics)
IUPHAR 国际药理学联合会(见 International Union of Pharmacology)
IUPS International Union of Physiological Science 国际生理科学联合会/International Union of Psychological Science 国际心理科学联合会
IURMS 国际铁道医疗服务联合会(见 International Union of Railway Medical Services)
IUSP 国际科学心理学协会(见 International Union of Scientific Psychology)
IUSSI 国际群居昆虫研究联合会(见 International Union for the Study of Social Insects)
IUT International Union of Therapeutics 国际治疗学联合会(国际医学科学组织理事会)/intrauterine transfusion 宫内输血(输液)
IUTM 国际(分支杆菌)结核病防治联合会(见 International Union Against Tuberculosis Mycobacterium)
IUVDT 国际性病与密螺旋体病防治联合会(见 International Union Against the Venereal Diseases and the Terponematoses)
iv increased value 增加值,增量/initial velocity 初始速度/interventricular 室间的/intervertebral 椎间的/intravascular 血管内的/intravenous 静脉内的 静脉注射的/intraventricular (心)室内的/intrinsic viscosity 特性黏度,固有黏度/in vacuum 在真空内/invasive 侵入的,侵略的,攻击的/in vitro 试管内/in vivo 活体内/iodine value 碘值;碘价
IV independent variable 自变数,自变量/influenza virus 流感病毒/initial velocity 初始速度/inlet valve 进气(水)阀/interventricular 心室间的/intervertebral 椎骨间的/intravenous 静脉内的/inverter 反相器/iodine value 碘值;碘价
IV DSA 静脉数字减影血管造影[术](见 intravenous digital subtraction angiography)
iv gtt 静脉滴注(见 intravenously guttae)
IVA ideal voltage amplifier 理想电压放大器/intravenous arteriography 经静脉动脉造影[术]
IV-AA 静脉内氨基酸(见 intravenous amino acid)
Ivabradine [商名] ***n.*** 伊伐布雷定(减缓心率药)
ivain ***n.*** 麝蓍草素
Ivalon ***n.*** 埃氟伦,聚乙烯醇(可作治疗性栓塞的栓子材料)
ivaol ***n.*** 麝蓍油
IVAP 活体内黏附性血小板(见 in vivo adhesive platelet)
Ivarimod [商名] ***n.*** 伊伐莫德(免疫调节药)
IVBAT 血管内细支气管肺泡瘤(见 intravascular bronchioalveolar tumor)
IVC inferior vena cava 下腔静脉/inspired vital capacity 吸气肺活量/intravenous cholangiogram 静脉注射胆管造影照片/intravenous cholangiography 静脉胆管造影/intravenous cholecystography 静脉胆囊造影
IVCC 血管内消耗性凝血病(见 intravascular consumption coagulopathy)
IVCD 室内传导缺陷(或延迟)[见 intraventricular conduction defect (or delay)]
IVCP 下腔静脉压(见 inferior vena cava pressure)
IVCT 等容收缩时间(见 isovolumetric contraction time)
IVCV 下腔静脉描记(造影)(见 inferior venacavography)
IVD 椎间盘(见 intervertebral disk)
-ive [拉][构词成分]能……的,属于……的,具有……性质的,有……倾向的
Ivela auripes nuclear polyhedrosis virus 黄足毒蛾核型多角体病毒
Ivemark's syndrome (Bjön I. I. Ivemark) 伊弗马克综合征(先天性脾脏发育不全,有心脏缺陷及部分内脏转位,亦称无脾综合征)
Ivermectin (简作 IVM) [商名] ***n.*** 伊维菌素,异阿凡曼菌素(抗寄生虫药)
IVF intravascular fluid 血管内液/in-vitro fertilisation 体外受精
IVF-ET 体外受精及胚胎移植(见 in vitro fertilization and embryo transfer)
IVFZ 国际畜牧学兽医联合会(见 International Veterinary Federation of Zootechnics)
IVGTT 静脉葡萄糖耐量试验(见 intravenous glucose tolerance test)
IVH intravenous hyperalimentation 静脉高营养疗法/intraventricular hemorrhage (脑)室出血
IVI (isovaline) 异缬氨酸,2－氨－2－甲基丁酸
Iviqualine [商名] ***n.*** 伊伏夸林(抗精神病药)
IVJC 椎间关节综合征(见 intervertebral joint complex)
IVM intravascular mass 血管内(物)质/In Vivo Metric Systems 活体测量系统/Ivemectin 伊维菌素
IVMLP 体外单核细胞溶菌酶的产生(见 in vitro monocyte lysozyme production)
IVNAA 体内中子激活分析(见 in vivo enutron activation analysis)
IV-NaCl 静脉内(输注)氯化钠(见 intravenous sodium chloride)
ivomyelitis ***n.*** 腰髓炎
ivory ***n.*** ①牙[本]质 ②象牙 ‖ ~, dental 牙[本]质
IVP intravenous pyelogram 静脉肾盂造影/intraventricular pressure 心室内压力
IVPF iso-volum pressure-flow 等容量压力流速/intraventricular pressure 室内压
IVR idioventricular rhythm 心室自搏心律(心电图)/intermittent vacuum regulator 间歇真空调节器/interventional radiology 介入性放射线学技术,介入放射学
ivr 瞬时反应速度(见 instantaneous velocity of reaction)
IVRC 静脉放射性核黄素胆囊闪烁术(见 intravenous radionuclide cholescintigraphy)
IVRT 等容舒张时间(见 isovolumic relaxation time)
IVS 室间隔(见 interventricular septum)
IVSD 室间隔缺损(见 interventricular septal defect)
IVSS 反窃(盗)血综合征(见 inverse steal syndrome)
IVST 心室间隔厚度(见 interventricular septum thickness)
IVSU 国际兽医院系学生联合会(见 International Veterinary Students' Union)
ivt initial vaporization temperature 起始蒸发温度/isovolumetric time 等容量的时间
IVT intravenous transfusion 静脉输血(输液)/isovolumetric time 等容积时间
IVTTT 静脉甲磺丁脲耐量试验(见 intravenous tolbutamide tolerance

test)
IVU 静脉尿路造影(见 intravenous urography)
IVV 流感病毒疫苗(见 influenza virus vaccine)
ivy Hedera helix 常春藤 ‖ ~ berry 冬绿树 / ~, poison 毒葛
Ivy vein clearing rhabdovirus 常春藤叶脉清除弹状病毒
Ivy's method (Andrew C. Ivy)艾维法(测出血时间,即以标准穿刺刺伤前臂后引起出血持续时间)
ivyol *n*. 艾维油(毒葛提取物)
IW indirect waste 间接废物 / insensible water 不显性出汗,不感性蒸发水分(生理) / interrupted wave 断续电波 / intrinsic weight 固有重量 / isotopic weight 同位素的原子量
Iwanoff's retinal edema [Wladimir P. 苏眼科学家 1861 生] 伊万诺夫氏视网膜水肿(视网膜周囊样变性)
IWL 不显性水分丢失(见 insensible water loss)
IWMI 下壁心肌梗塞(见 inferior wall myocardial infarction)
IWO 国际葡萄与葡萄酒局(见 International Vine and Wine Office)
IWPC 水污染控制学会(英)(见 institute of Water Pollution Control)
IWt 国际原子量(见 international atomic weight)
IX 离子交换(见 ion exchange)
ixbut *n*. 危地马拉奶茶
Ixeris debilis A. Gray [拉;植药] 低滩苦荬菜
Ixeris denticulata (Houtt.) Stebb. [拉;植药] 苦荬菜
Ixeris gracilis Stebb. [拉;植药] 细叶苦荬
Ixeris sonchifolia hance [拉;植药] 抱茎苦荬菜
Ixodes *n*. 硬蜱属 ‖ ~ acutitarsus (Karsch) 锐跗硬蜱(隶属于硬蜱科 Ixodidae) / ~ arboricola (Schulze &Schlottke) 嗜鸟硬蜱(隶属于硬蜱科 Ixodidae) / ~ bicornis 双角硬蜱 / ~ calvepalpus 须硬蜱 / ~ crenulatus (Koch) 草原硬蜱(隶属于硬蜱科 Ixodidae) / ~ dammini 丹敏硬蜱(在西方主要传染莱姆病之媒介) / ~ frequens 常见硬蜱 / ~ granulatus (Supino) 粒形硬蜱(隶属于硬蜱科 Ixodidae) / ~ hexagonus 六角形硬蜱 / ~ holocyclus 全环硬蜱 / ~ japonensis 日本硬蜱 / ~ kingi 球形硬蜱 / ~ kuntzi (Hoogstraal & Kohls) 鼯鼠硬蜱(隶属于硬蜱科 Ixodidae) / ~ nuttallianus (Schulze) 拟蓖硬蜱(隶属于硬蜱科 Ixodidae) / ~ ochotonarius (Teng) 鼠兔硬蜱(隶属于硬蜱科 Ixodidae) / ~ ovatus (Neumann) 卵形硬蜱(隶属于硬蜱科 Ixodidae) / ~ persulcatus (Schuze) 金沟硬蜱(隶属于硬蜱科 Ixodidae) / ~ persulcatus 全沟硬蜱 / ~ pilosus 多毛硬蜱 / ~ pomerantzevi (Serdukova) 钝跗硬蜱(隶属于硬蜱科 Ixodidae) / ~ putus 海鸟硬蜱 / ~ rangtangensis (Teng) 壤塘硬蜱(隶属于硬蜱科 Ixodidae) / ~ rasus 獾硬蜱 / ~ ricinus 羊硬蜱 / ~ ricinus 蓖子硬蜱 / ~ rubicundus 浅红硬蜱 / ~ shinchikuensis (Sugimoto) 新竹硬蜱(隶属于硬蜱科 Ixodidae) / ~ simplex (Neumann) 简蝠硬蜱(隶属于硬蜱科 Ixodidae) / ~ sinensis (Teng) 中华硬蜱(隶属于硬蜱科 Ixodidae) / ~ spinipalpis 刺须硬蜱 / ~ taiwanensis (Sugimoto) 台湾硬蜱(隶属于硬蜱科 Ixodidae) / ~ tick 壁虱(俗称八脚虫) / ~ vespertilionis (Koch) 长蝠硬蜱(隶属于硬蜱科 Ixodidae)
ixodiasis *n*. 蜱病
ixodic *a*. 蜱的
Ixodidae *n*. 硬蜱科(隶属于蜱螨科 Acarina)
Ixodides *n*. 蜱亚目
Ixodiphagus caucurtei 柯[库尔特]氏食蜱蝇
ixodism *n*. 蜱病
Ixodoidea *n*. 蜱总科
ixodynamics *n*. 黏滞动力学
ixomyelitis *n*. 腰髓炎
Ixonanthaceae *n*. 黏木科
Ixora L. 龙船花属(卖子木属) ‖ ~ coccinea 红龙船花 / ~ sinensis Lam. [拉;植药] 龙船花,山丹花,卖子木 / ~ stricta 卖子木
IXUC 国际 X 线单位委员会(现称国际辐射单位和测定委员会)(见 International X-ray Unit Committee)
izal *n*. 爱酒(一种消毒药的商品名)
Izar's reagent [Guido 意病理学家 1883 生] 伊扎氏试剂(等量亚油酸和蓖麻油酸)
-ize [构词成分] ① 使成为,变成,化 ② 使包含,使饱和
IZS 胰岛素锌混悬液(见 insulin zinc suspension)

J j

J J blood factor J 血液因子 / joint 关节,接口 / joule 焦耳,(简称"焦",功、热量、能量单位,1 焦耳 = 0.239 小卡) / Joule's equivalent 焦耳当量 / Journal 杂志 / July 七月 / June 六月 / Jurassic period 侏罗纪 / marijuana cigarette 大麻烟
j jark 塞孔 / joule 焦耳,电能的绝对单位,等于一千万 ergs / junction 接头,连接
J Adult Dis Journal of Adult Diseases 成人病杂志
J Allergy Clin Immunol 变态反应学与临床免疫学杂志(见 Journal of Allergy and Clinical Immunology)
J Am Chem Soc 美国化学会杂志(见 Journal of the American Chemical Society)
J Am Dent Assos 美国牙科协会杂志(见 Journal of the American Dental Association)
J Am med Assoc 美国医学会会刊(见 Journal of the American Medical Association)
J Am Pharm Assoc 美国药学会杂志(见 Journal of the American Pharmaceutical Association)
J Antibiot 抗生素杂志(见 Journal of Antibiotics)
J Appl Chem 应用化学杂志(见 Journal of Applied Chemistry)
J Asthma Res 哮喘研究杂志(美)(见 Journal of Asthma Research)
J Biol C 生物化学杂志(见 Journal of Biological Chemistry)
J Biol Chem 生物化学杂志(见 Journal of Biological Chemistry)
J Chronic Dis 慢性病杂志(见 Journal of Chronic Diseases)
J Clin Endocrinol Metab 临床内分泌学与新陈代谢杂志(见 Journal of Clinical Endocrinology and Metabolism)
J Clin Invest 临床检验杂志(见 Journal of Clinical Investigation)
J Clin Pathol 临床病理学杂志(见 Journal of Clinical Pathology)
J Clin Pharmacol 临床药理学杂志(见 Journal of Clinical Pharmacology)
J Community Health 公共卫生杂志(见 Journal of Community Health)
J Dermatol 皮肤病学杂志(见 Journal of Dermatology)
J Egypt Med Assoc 埃及医学会杂志(见 Journal of the Egyptian Medical Association)
J Exp Biol 实验生物学杂志(英)(见 Journal of Experimental Biology)
J Exp Med 实验医学杂志(见 Journal of Experimental Medicine)
J Immunol 免疫学杂志(见 Journal of Immunology)
J Jpn Assoc Thorac Surg 日本胸外科协会杂志(见 Journal of the Japanese Association for Thoracic Surgery)
J Jpn Soc Cancer Ther 日本癌症治疗学会杂志(见 Journal of Japan Society for Cancer Therapy)
J Jpn Soc Intern Med 日本内科学杂志(见 Journal of Japanese Society of Internal Medicine)
J Kumamoto Medical Journal(简作 Kumamoto Med)熊本医学(日)
J Lab Clin Med 实验和临床医学杂志(日)(见 Journal of Laboratory and Clinical Medicine)
J Natl Cancer Inst 国立癌症研究所杂志(华盛顿)(见 Journal of the National Cancer Institute)
J Pathol 病理学杂志(伦敦)(见 Journal of Pathology)
J Pharm Soc Jpn 日本药学会杂志(见 Journal of the Pharmaceutical Society of Japan)
J Pharm Belg 比利时药学杂志(见 Journal of de Pharmaciede Belgigue)
J pharm pharmac 药学与药理学杂志(英)(见 Journal of pharmacy and pharmacology)
J pharm sci 药物科学杂志(美)(见 Journal of Pharmaceutical Science)
J virus J 病毒
J_1,J_2,J_3 ***n*.** 近交第一代,第二代,第三代
JA Journal of Allergy 变态反应杂志 / Journal of Anatomy 解剖学杂志 / The Journal of Antibiotics 抗生素杂志 / jump address 转移地址
JAAC 分析化学协会杂志(见 Journal of the Association of Analytical Chemists)
jaagsiekte ***n*.** 南非羊肺炎
jaagsiekte virus ***n*.** 南非羊肺炎病毒
JAAHA 美国动物医院协会杂志(见 The Journal of the American Animal Hospital Association)
JAAMI 医疗器械发展协会杂志(现称 MIJ)(见 Journal of the Association for the Advancement of Medical Instrumentation)
JAB 应用细菌学杂志(见 Journal of Applied Bacteriology)
jaba ***n*.** 朱槿,扶桑
jabber ***n*.** 急促不清语
jaborandi ***n*.** [巴西]毛果芸香叶 ‖ ~, Paraguay 巴拉圭毛果芸香叶
jaboridine ***n*.** 贾博里丁(一种毛果芸香生物碱)
jaborine ***n*.** 贾博林(一种毛果芸香生物碱)
jabot ***n*.** 嗉囊
Jaboulay's button [Mathieu 法外科医师 1860—1913] 雅布累氏钮(肠吻合钮) ‖ ~ method 雅布累氏法(动脉缝合法) / ~ operation 雅布累氏手术(股盆部分切断术) / ~ pyloroplasty 雅布累氏幽门成形术
JAC 联合委任(考评,鉴定)委员会(美国医院协会)(见 Joint Accreditation Committee)
JACA 日本空气净化协会(见 Japan Air Cleaning Association)
Jacaranda caroba 巴西蓝花楹
Jacareacanga orbivirus 杰克雷肯格环状病毒
jacareuba ***n*.** 巴西红厚壳
JACC 日本防腐协会(见 Japan Association of Corrosion Control)
Jaccoud's dissociated fever [Sigismond 法医师 1830—1913] 雅库氏分离性热(脉搏缓慢不整的发热,见于成人结核性脑膜炎) ‖ ~ sign 雅库氏征(白血病时,胸骨上切迹的主动脉隆起)
JACEPUAEMS 美国急诊医师学会与大学医院急诊部协会杂志(见 Journal of the American College of Emergency Physicians and the University Association for Emergency Medical Services)
JACI 变态反应与临床免疫学杂志(见 Journal of Allergy and Clinical Immunology)
jacinth ***n*.** 橘红色
jack ***n*.** 插座,塞孔 ‖ ~, base 插孔板 / ~, box 插接箱 / ~, fastener 插口线夹 / ~, yellow 黄热病
Jack bean [植药] 刀豆
Jackass penis [动药] 驴阴茎
jacket ***n*.** 背心,背夹 ‖ ~, cell 套细胞 / ~, celluloid 赛璐珞背心 / ~, cotton 棉背心 / ~, initial cell 套层原始细胞 / ~, leather 皮背心(用于脊柱结核) / ~, Minerva 米讷瓦背心(用于脊柱骨骨折) / ~, plaster-of-paris 石膏背心 / ~, pneumonia 肺炎用背心 / ~, poroplastic 毡背心 / ~, Sayre's 塞尔氏石膏背心 / ~, strait 约束衣 / ~, Willock's respiratory 威洛克氏助呼吸背心
Jack-fruit [植药] 菠萝蜜
jack-in unit 插换部件
jacking ***n*.** 包壳,封装
Jackinthepulpit tuber [植药] 天南星
Jackknife clam [动药] 马刀肉
Jackknife clam shell [动药] 马刀
jackscrew ***n*.** 螺旋正牙器
Jackson appliance (crib) (Victor Hugo Jackson) 杰克逊矫正器(正牙器)(一种可摘正牙矫正器)
Jackson turbidity unit (简作 JTU) 杰克逊浊度单位
Jackson's epilepsy [John Hughlings 英神经病学家 1835—1911] 杰克逊氏癫痫(皮质性癫痫) ‖ ~ law 杰克逊氏定律(最晚发生的神经机能最早损坏) / ~ rule 杰克逊氏规律(癫痫发作后,低级神经机能先行恢复) / ~ sign 杰克逊氏征(心力衰竭) / ~ syndrome 杰克逊氏综合征(舌下迷走神经麻痹综合症)
Jackson's sign [James Jackson Jr. 美医师 1810—1854] 杰克逊氏征(肺结核呼气音延长)
Jackson's bronchoesophagoscope 杰克逊支气管食管镜
Jackson's bronchoesophagoscopy 杰克逊支气管食管镜检查
Jackson's bronchoscope 杰克逊支气管镜
Jackson's bronchoscopy 杰克逊支气管镜检查
Jackson's endoscope kit 杰克逊食道—支气管内镜器械包

Jackson's endoscopic operation table 杰克逊食道—支气管内镜手术台
Jackson's esophagoscope 杰克逊食管镜
Jackson's esophagoscopy 杰克逊食管镜检查
Jackson's laryngoscope 杰克逊喉镜
Jackson's laryngoscopy 杰克逊喉镜检查
Jackson's law（John H. Jackson）杰克逊定律(最晚发生的神经功能最早损坏) ‖ ~ rule 杰克逊规律(癫痫发作后,低级神经功能先行恢复)/ ~ syndrome 杰克逊综合征(第十、十一和十二脑神经麻痹,软腭、喉、半面舌麻痹,伴胸锁乳突肌及斜方肌麻痹)
Jackson's membrane（**veil**）[Jabez North 美外科医师 1868—1935] 杰克逊氏[粘连]膜(帆)(引起膜性结肠周炎)
Jackson's safety triangle [Chevalier 美耳科医师 1865—1958] 杰克逊氏安全三角 ‖ ~ sign 杰克逊氏征(气喘病样哮鸣)
Jackson's vaginal speculum 杰克逊阴道[窥]镜
jacksonian epilepsy（John H. Jackson）杰克逊癫痫(皮质局限性癫痫)
jacksonism（Jackson's theory）杰克逊氏学说(关于人脑的分化程度)
jacnliferous *a*. 具刺的
Jacob's membrane [Arthur 爱眼科医师 1790—1874] 雅各布氏膜,[视网膜]杆体[锥体]层 ‖ ~ ulcer 雅各布氏溃疡(睑侵蚀性溃疡)/ ~ wound 雅各布氏创伤,软下疳
Jacobaeus operation [Hans Christian 瑞典外科医师 1879—1937] 雅科贝厄斯氏手术（胸膜粘连松解术,用胸腔镜检查和烙术治胸膜粘连）
jacobine *n*. 贾可宾,千里光碱(一种有毒的生物碱,可引起肝坏死)
Jacob-Monod model 雅各布—莫诺德模型
Jacobson's anastomosis [Ludwig Levin 丹解剖学家 1783—1843] 雅各布逊氏吻合（鼓室丛吻合）‖ ~ canal 雅各布逊氏管（鼓室小管）/ ~ cartilage 雅各布逊氏软骨,犁鼻软骨 / ~ nerve 雅各布逊氏神经,鼓室神经 / ~ organ 雅各布逊氏器(犁鼻器) / ~ plexus 雅各布逊氏丛,鼓室丛 / ~ reflex 雅各布逊氏屈指反射
Jacobson's retinitis [Julius 德眼科学家 1829—1889] 雅各布逊氏视网膜炎,梅毒性视网膜炎
Jacobson's solution [Jacob 法眼科学家] 雅各布逊氏溶液(含桂皮酸苄酯)
Jacobsthal's test [Erwin Wolfgang Jakob 德细菌学家 1879 生] 雅各布斯他尔氏试验(检梅毒)
Jacod's syndrome（**triad**）(Maurice Jacod) 雅可综合征(三联征)(单侧盲和眼肌麻痹,伴面偏瘫或三叉神经痛,常由于蝶骨后肿瘤或某一损害造成对第 2、第 3、第 4、第 5 和第 6 脑神经损伤所致)
jaconette *n*. 防水油布
Jacquemet's recess [Marcel 法解剖学家 1872—1908] 惹克美氏隐窝(胆囊肝隐窝)
Jacquemier's sign（**spot**）[Jean Marie 法产科医师 1806—1879] 惹克米埃氏征(妊娠四月后尿道口下方的阴道黏膜出现紫色斑点)
Jacquemin's test 惹克曼氏试验(检石炭酸)
Jacques's plexus 惹克氏神经丛(输卵管的肌内)
Jacquet's apparatus [Alfred 瑞士药理学家 1865—1937] 惹凯氏器(静脉心脏搏动描记器)
Jacquet's dermatitis（**erythema**）(Leonard M. L. Jacquet) 尿布皮炎
Jacquet's disease [Lucien 法皮肤病学家 1860—1915] 惹凯氏病,反射性斑秃 ‖ ~ erythema 惹凯氏红斑,尿布红斑
JACS Journal of the American Chemical Society 美国化学学会杂志 / Journal of Autism and Childhood Schizophrenia 孤独癖与儿童精神分裂症杂志
jact- [拉] [构词成分] 投,投影
jactatio *n*. [拉] 辗转不安 ‖ ~ capitis nocturna 睡前摇头
jactitation（**jactation**）*n*. 辗转不安
jacutin *n*. 贾库廷(六六六-γ-异构体)
JADA Journal of the American Dental association 美国牙科协会杂志 / Journal of the American Dietetic Association 美国饮食营养协会杂志
Jadassohn's disease [Josef 德皮肤病学家 1863—1936] 雅达逊氏病(①皮肤松垂 ②蓝痣) ‖ ~ test 雅达逊氏试验(用硼酸水冲洗法,检后尿道病)
Jadassohn's anetoderma (Josef Jadassohn) 雅达逊皮肤松弛(炎症或荨麻疹性皮诊后发生的原发性皮肤松弛) ‖ ~ sebaceous nevus 脂腺痣 / ~ test 雅达逊试验,(尿道)冲洗试验(检后尿道病)
Jadassohn-Lewandowsky syndrome（Josef Jadassohn; Felix Lewandowsky）雅—列综合征,先天性厚甲
Jadassohn-Pellizari anetoderma（Josef Jadassohn; Pietro Pellizari）雅—佩皮肤松弛（见 Jadassohn's anetoderma）
JADC 加拿大牙科学会杂志（见 Journal de I' Association Dentaire Canadienne）
Jadelot's furrows [Jean Francois Nicolas 法医师 1791—1830] 惹德洛氏面纹(指示儿病的面部线纹) ‖ ~ lines(sign) 惹德洛氏线(征),病容线(指示儿病的面部线纹)
Jadelot's lines（**furrows**）(Jean F. N. Jadelot) 惹德洛线(面纹),病容线(幼儿面部表现特定疾病类型的线纹)
JAE 解剖与胚胎学杂志（见 Journal of Anatomy and Embryology）
JAEC 日本原子能委员会(见 Japanese Atomic Energy Committee)
Jaeger's tast-type [Edward Jaeger von Jastthal 奥眼科医师 1818—1884] 耶格氏近距视力[试]标型
Jaeken syndrome 缺糖基团糖蛋白综合征（见 carbohydrate deficient glycoprotein syndrome）
JAERI 日本原子能研究所（见 Japan Atomic Energy Research Institute）
JAFC 农业化学与食品化学杂志（见 Journal of Agriculture and Food Chemistry）
jaff *n*. 复式干扰
Jaffé's test [Max 德生理化学家 1841—1911] 雅费氏试验(检肌酸酐、葡萄糖及尿蓝母)
jaffaite *n*. 树脂
Jaffe's reaction (Max Jaffé) 雅费反应(检肌酸酐) ‖ ~ test 雅费试验(检肌酸酐、葡萄糖及尿蓝母)
Jaffe-Lichtenstein disease 雅—利二氏病,囊状骨纤维瘤病
jag *n*. 锯齿状缺口
Jäger's diplococcus [Heinrich 德细菌学家 1856—1930]; Diplococcus crassus 耶格氏双球菌,肥双球菌
jagged *a*. 锯齿状的 ‖ ~ edges 锯齿边缘,不平坦边沿
JAGS 美国老年医学会杂志（见 Journal of the American Geriatrics Society）
jagziekte（jaagsiekte）*n*. 南非羊肺炎
JAI 少年期黑蒙性白痴（见 juvenile amaurotic idiocy）
JAIH 美国顺势疗法学会杂志（见 Journal of the American Institute of Homeopathy）
jail *n*. 监狱;监禁 *vt*. 监禁
Jakob' diease [Alfons 德精神病学家 1884—1931]; spastic pseudosclerosis 雅各布氏病,痉挛性假硬化
Jakob-Creutzfeldt disease [Alfons Jakob; Hans Gerhard Creutzfeldt 德精神病学家 1885 生]; spastic pseudosclerosis 雅—克二氏病,痉挛性假硬化
Jaksch's anemia（**disease**）[Rudolf von 捷医师 1855—1947] 雅克什氏贫血(婴儿假白血病性贫血) ‖ ~ disease 雅克什氏病(婴儿假白血病性贫血) / ~ test 雅克什氏试验(检胃酸、尿酸、尿葡萄糖、黑素)
jalap *n*. [西] 药喇叭 ‖ ~ Indian; Ipomoea turpethum 印度药喇叭(印度药薯) / ~, male 雄药喇叭(药薯) / ~, Mexican; jalap 墨西哥药喇叭,药喇叭 / ~, powdered 药喇叭粉 / ~, resin 药喇叭脂 / ~, wild 野药喇叭
jalapa（jalap）*n*. 药喇叭
jalapin *n*. 药喇叭脂
jalapinolic acid 药喇叭脂酸,11-羟基十六酸
JAM 美国医学杂志（见 Journal of American Medicine）
jam *n*. 果酱
jam *vt*. 塞进,挤进,堵塞 *vi*. 拥挤,堵塞,挤进 *n*. 拥挤,堵塞
JAMA 美国医学会杂志（见 Journal of the American Medical Association）
Jamaica *n*. 牙买加[拉丁美洲]
Jamaican *a*. 牙买加的;牙买加人的 *n*. 牙买加人
jamais vu [法] 见所未见,旧事如新症
Jambolanplum [植药] 海南蒲桃
jambu assu *n*. 巴西胡椒
jambul *n*. 海南蒲桃
JAMC 加拿大医学会杂志（见 Journal de l' Association Médicale Canadienne）
James' pill [Robert 英医师 1705—1776] 詹姆斯氏丸(主成分为三氧化锑、芦荟、没药等) ‖ ~ powder 詹姆斯氏散(锑粉)
James-Lange theory [William James 美心理学家 1842—1910; C. Lange 丹心理学家 1834—1900] 詹—兰二氏学说(情感为内分泌所引起)
Jamestown canyon bunyavirus 詹姆士城峡谷本扬病毒
Jamestown canyon virus 詹姆士城峡谷病毒
jamming *n*. ①堵塞,卡住 ②干扰 ‖ ~, avoidance response 避干扰反应 / ~, effectiveness 干扰对信号比 / ~, intensity 干扰强度 / ~, pattern 干扰图 / ~, signal 干扰信号 / ~, tolerant neurons 可容干扰神经元

jam-to-signal *n*. 干扰[噪声]信号比
JAMWA 美国女医务工作者协会杂志(见 Journal of the American Medical women's Association)
Jan.(January) 一月,正月
Janet's disease [Pierre Marie Felix 法医师 1859—1947] 惹奈氏病(精神衰弱) ‖ ~ test 惹奈氏试验(鉴别感觉缺失)
Janet's treatment 惹奈氏疗法(淋病的过锰酸钾液注洗法)
Janeway's pill [Edward Gamaliel 美医师 1841—1911] 詹韦氏丸(含芦荟、鬼臼脂)
Janeway's sphygmomanometer [Theodore C. 美医师 1872—1917] 詹韦氏血压计 ‖ ~ spots 詹韦氏斑(亚急性细菌性心内膜炎时的出血点)
Janeway's lesion, spots (Edward Gamaliel Janeway) 詹韦损害、斑(亚急性细菌性心内膜炎时,手掌和足底常出现小的红斑性或出血性损害)
janiceps *n*. 双面联胎 ‖ ~ asymmetros 不对称双面联胎 / ~ parasiticus 寄生性双面联胎
Janimine *n*. 盐酸米帕明,盐酸丙米嗪(imipramine hydrochloride)制剂的商品名
Janin's tetanus [Joseph 法医师 1864 生] 惹南氏破伤风,头部破伤风
janitor(pylorus) *n*. 幽门
janitrix *n*. 门静脉
Jannetta procedure (Peter J. Jannetta) 詹内特手术,微血管减压术
Janosik's embryo [Jan 捷解剖学家 1856—1927] 雅诺西克氏胚(具有三个主动脉弓和二个鳃囊的胚
Jansen's operation [Albert 德耳科学家] 扬森氏手术(额窦手术)
Jansen's test [W. Murk 荷矫形外科医师 1863—1935] 扬森氏试验(检畸形性髋关节炎)
Jansen's disease (W. Murk Jansen) 干骺端发育不全 ‖ ~ test 扬森试验(检畸形性髋关节炎)
Jansky's blood group [Jan 捷医师] 江斯基氏血型 ‖ ~ classification 江斯基氏分类(将人类血液分为四型)
Jansky-Bielschowsky disease (J. Jansky; Alfred Bielschowski) 杨—比病,婴儿晚期型家族性黑朦性白痴
J-antenna *n*. J 形天线
Janthinobacterium De Ley et al. [拉] *n*. 紫色杆菌属 ‖ ~ lividum (Eisenberg) De Ley et al. [拉] 兰黑紫色杆菌
Janthinosoma 詹森蚊属 ‖ ~ lutzi 卢[茨]氏詹森蚊
January *n*. 一月,正月
janus (janiceps) *n*. 双面联胎
Janus green 杰纳斯绿
Janus green B 神绿,詹纳斯绿 B
JAOA 美国骨病学杂志(见 Journal of the American Osteopathic Association)
Jaoaceae *n*. 空盘藻科(一种藻类)
JAP Journal of Analytical Psychology 分析心理学杂志(英分析心理学会) / Journal of Applied Physics 应用物理学杂志 / Journal of Applied Physiology 应用生理学杂志
Jap P 日本药典(见 The Pharmacopoeia of Japan)
JAPA Journal of the American Pharmaceutical Association 美国药学协会杂志 / Journal of the American Psychoanalytic Association 美国精神(心理)分析学会杂志
japaconine *n*. 日本乌头原碱
japaconitine *n*. 日本乌头碱
Japalura flaviceps (Barbour et Dunn) 草绿龙蜥(隶属于鬣蜥科 Agamidae)
Japalura varcoae (Boulenger) 昆明龙蜥(隶属于鬣蜥科 Agamidae)
Japan *n*. 日本[亚洲] ‖ ~, Air Cleaning Association (简作 JACA) 日本空气净化协会 / ~, Association of Corrosion Control (简作 JACC) 日本防腐协会 / ~, Atomic Energy Research Institute (简作 JAERI) 日本原子能研究所 / ~, Centra Revuo Medicine 日本医学中央杂志 / ~, Centra Revuo Medicine (简作 Japan Cen Rev Med) 日本医学中央杂志 / ~ clover [植药] 鸡眼草 / ~, Electronic Industry Development Association (简作 JEIDA) 日本电子工业发展协会 / ~, Electronic Parts Industry Association (简作 JEPI-A) 日本电子元件工业协会 / ~, Engineering Standard of Roentgen Apparatus (简作 JESRA) 日本 X 射线设备工程标准 / ~, Information Center of Science & Technology (简作 JICST) 日本科技情报中心 / ~, J Anest 日本麻醉学杂志(见 Japan Journal of Anesthesiology) / ~, J Antibio 日本抗生素杂志(见 Japanese Journal of Antibiotics) / ~, J Can Res 日本癌症研究杂志(见 Japanese Journal of Cancer Research) / ~, J Chem 日本化学杂志 (见 Japanese Journal of Chemistry) / ~, J Ches Dis 日本胸部疾病杂志(见 Japanese Journal of Chest Diseases) / ~, J Clin Derm 日本临床皮肤病学杂志(见 Japanese Journal of Clinical Dermatology) / ~, J Clin Hema 日本临床血液学杂志(见 Japanese Journal of Clinical Hematology) / ~, J Clin Opht 日本临床眼科学杂志(见 Japanese Journal of Clinical Ophthalmology) / ~, J Clin Path 日本临床病理学杂志(见 Japanese Journal of Clinical Pathology) / ~, J Clin Urol 日本临床泌尿学杂志(见 Japanese Journal of Clinical Urology) / ~, J Derm 日本皮肤病学杂志(见 Japanese Journal of Dermatology) / ~, J Exp Med 日本实验医学杂志(见 Japanese Journal of Experimental Medicine) / ~, J Ferti Steril 日本生育不孕(学会)杂志(见 Japanese Journal of Fertility & Sterility) / ~, J Hyg 日本卫生学杂志(见 Japanese Journal of Hygiene) / ~, J Indus Heal 日本工业卫生学杂志(见 Japanese of Journal of Industrial Health) / ~, J med Sci 日本医学科学杂志(见 Japanese Journal of Medical Sciences) / ~, J Pharm 日本生药学杂志(见 The Japanese Journal of Pharmacognosy) / ~, J Radio Techn 日本放射技术学杂志(见 Japanese Journal of Radiological Technology) / ~, J Ryod Auton Nerv Sys 日本良导络自律神经杂志(见 Japanese Journal of Ryodoraku Autonomic Nervous System) / ~, J Thora Surg 日本胸部外科 杂志(见 The Japanese Journal of Thoracic Surgery) / ~, J Veter Sci 日本兽医学杂志(见 The Japanese Journal of Veterinary Science) / ~, Journal of Anesthesiology (简作 Japan J Anest) 日本麻醉学杂志 / ~, Microphotography Association (简作 JMA) 日本显微照相协会 / ~, Water Works Association (简作 JWWA) 日本给水协会
Japanant orbivirus 杰潘兰特环状病毒
Japanaut virus 杰潘兰特病毒
Japanese *a*. 日本的;日本人的 *n*. [单复同] 日本人;日语 ‖ ~ Asllus [动药] 日本栉水虱 / ~ Lamprey Lamprey-eel [动药] 日本七鳃鳗 / ~ Pharmacopedia (简作 JP) 日本药典 / ~ angel-shark [动药] 日本扁鲨 / ~ angel-shark fetus [动药] 日本扁鲨胎 / ~ angel-shark gall [动药] 日本扁鲨胆 / ~ angel-shark liver [动药] 日本扁鲨肝 / ~ angel-shark muscle [动药] 日本扁鲨 / ~ angel-shark swim-bladder [动药] 日本扁鲨鳔 / ~ apricot [植药] 梅 / ~ asellus [动药] 日本栉水虱 / ~ Association of Radiological Physicists (简作 JARP) 日本放射物理学家协会 / ~ Atomic Energy Committee (简作 JAEC) 日本原子委员会 / ~ Bencephalitis (简作 JBE) 日本 B 型脑炎 / ~ Bencephalitis Virus (简作 JEV) 日本乙型脑炎病毒 / ~ butterfly ray [动药] 日本燕魟 / ~ butterfly ray gall [动药] 日本燕魟胆 / ~ butterfly ray liver [动药] 日本燕魟肝 / ~ campanumoea [植药] 金钱豹 / ~ cinnamon [植药] 天竺桂 / ~ clam worm [动药] 日本沙蚕 / ~ coral [动药] 珊瑚 / ~ coral [动药] 桃色珊瑚 / ~ diamond skate [动药] 日本燕魟 / ~ diamond skate gall [动药] 日本燕魟胆 / ~ diamond skate liver [动药] 日本燕魟肝 / ~ dodder [植药] 金灯藤 / ~ dog shark gall [动药] 灰星鲨胆 /, ~ dogfish [动药] 长吻角鲨 / ~ dogfish gall [动药] 长吻角鲨胆 / ~ dogfish liver [动药] 长吻角鲨肝 / ~ dogfish swim-bladder [动药] 长吻角鲨鳔 / ~ encephalitis flavivirus 日本脑炎黄病毒 / ~ Encephalitis Vaccine [商名] 流行性乙型脑炎疫苗(生物制品) / ~ encephalitis (简作 JE) 日本脑炎 / ~ felt fern [植药] 石韦 / ~ ginseng [植药] 竹节参 / ~ grey smoothhound [动药] 灰星鲨 / ~ grey smoothhound fetus [动药] 灰星鲨胎 / ~ grey smoothhound liver [动药] 灰星鲨肝 / ~ grey smoothhound muscle [动药] 灰星鲨 / ~ grey smoothhound swim-bladder [动药] 灰星鲨鳔 / ~ helwingia [植药] 青荚叶 / ~ helwingia [植药] 青荚叶 / ~ honeysuckle [植药] 忍冬 / ~ iancelet [动药] 白氏文昌鱼 / ~ inula [植药] 悬覆花 / ~ joint Committee (简作 JJC) 日本联合委员会(癌症) / ~ Journal of Antibiotics (简作 Japan J Antibio) 日本抗生素杂志 / ~ Journal of Cancer Research (简作 Japan J Can Res) 日本癌症研究杂志 / ~ Journal of Chemistry (简作 Japan J Chem) 日本化学杂志 / ~ Journal of Chest Diseases (简作 Japan J Ches Dis) 日本胸部疾病杂志 / ~ Journal of Clinical Dermatology (简作 Japan J Clin Derm) 日本临床皮肤病学杂志 / ~ Journal of Clinical Hematology (简作 Japan J Clin Hema) 日本临床血液学杂志 / ~ Journal of Clinical Ophthalmology (简作 Japan J Clin Opht) 日本临床眼科学杂志 / ~ Journal of Clinical Pathology (简作 Japan J Clin Path) 日本临床病理学杂志 / ~ Journal of Clinical Urology (简作 Japan J Clin Urol) 日本临床泌尿学杂志 / ~ Journal of Dermatology (简作 Japan J Derm) 日本皮肤病学杂志 / ~ Journal of Experimental Medicine (简作 Japan J Exp Med) 日本实验医学杂志 / ~ Journal of Fertility & Sterility (简作 Japan J Ferti Steril) 日本生育不孕(学会)杂志 / ~ Journal of Hygiene (简作 Japan J Hyg) 日本卫生学杂志 / ~ Journal of Hygiene (简作 Jpn J Hyg) 日本卫生学杂志 / ~ Journal of Medical Sciences (简作 Japan J med Sci) 日本医学科学杂志 / ~ Journal of Nuclear Medicine (简作 Jpn J Nucl Med) 日本核医学杂志 / ~ Journal of Pharmacology (简作 Jpn J Pharmacol) 日本药理学杂志 / ~ Journal of Physiology (简作 Jpn J Physiol) 日本生理学杂志 / ~ Jour-

nal of Radiological Technology（简作 Japan J Radio Techn）日本放射技术学杂志 / ~ Journal of Ryodoraku Autonomic Nervous System（简作 Japan J Ryod Auton Nerv Sys）日本良导络自律神经杂志 / ~ Journal of Surgery（简作 JJS）日本外科学杂志 / ~ Journal of Surgery（简作 Jpn J Surg）日本外科学杂志 / ~ lamprey［动药］八目鳗 / ~ mahonia［植药］华南十大功劳 / ~ monk-fish fetus［动药］日本扁鲨胎 / ~ monk-fish gall［动药］日本扁鲨胆 / ~ monk-fish liver［动药］日本扁鲨肝 / ~ monk-fish muscle［动药］日本扁鲨 / ~ monk-fish swim-bladder［动药］日本扁鲨鳔 / ~ monk-fish［动药］日本扁鲨 / ~ of Journal of Industrial Health（简作 Japan J Indus Heal）日本工业卫生学杂志 / ~ oyster［动药］长牡蛎 / ~ pearl oyste［动药］马氏珍珠贝 / ~ pipistrelle［动药］伏翼 / ~ saw shark［动药］日本锯鲨 / ~ saw shark fetus［动药］日本锯鲨胎 / ~ saw shark gall［动药］日本锯鲨胆 / ~ saw shark muscle［动药］日本锯鲨 / ~ saw shark swim-bladder［动药］日本锯鲨鳔 / ~ slugfish［动药］白氏文昌鱼 / ~ stemon［植药］蔓生百部 / ~ tree toad［动药］东北雨蛙 / ~ vapricot mumeplant［植药］梅 / ~ white birch［植药］华北白桦

japbenzaconine *n*. 苯甲酰日本乌头原碱

JAPCA 空气污染控制学会杂志（见 Journal of the Air Pollution Control Association）

Japetella diaphana（Hoyle）乍波蛸（隶属于单盘蛸科 Boliraenidae）

japonic acid 儿茶鞣酸

Japonolaeops dentatus（Amaoka）多齿日左鲆（隶属于鲆科 Bothidae）

Jaquet's apparatus（Alfred Jaquet）雅盖记录仪（记录静脉和心脏搏动）

JAR（见 Journal of Auditory Research 听觉研究杂志）

jar *n*. ①加尔［电容单位］②震击器 ③缸，罐，瓶 ‖ ~，Coplin 玻片染色缸 / ~，infusion 浸剂罐 / ~，ointment 软膏罐 / ~，precipitating 沉淀瓶 / ~，specimen 标本缸

jararaca *n*. 巴西具窍腹蛇

Jarcho's pressometer［Julius 美产科医师 1882 生］贾科氏［子宫造影］压力测量器

Jarcho-Levin syndrome（Saul W. Jarcho; Paul M. Levin）贾—列综合征（一种常染色体隐性遗传病，包括多发性脊椎缺损、胸短、肋骨畸形、指（趾）弯曲及并指（趾）畸形；有时存在泌尿生殖畸形，通常在婴儿期发生呼吸功能不全造成的死亡。亦称脊椎胸发育不全）

jargon *n*. 乱杂语 ‖ ~ paraphasia 乱杂性错语

jargonaphasia *n*. 乱杂性失语

jargonize *n*. 说话乱杂

Jarisch's ointment［Adolf 奥皮肤病学家 1850—1902］雅里施氏软膏（焦性没食子酸软膏）

Jarisch-Herxheimer reaction［Adolf Jarisch 奥皮肤病学家 1850—1902; Karl Herxheime 德皮肤病学家 1861 生］; Jarisch's reaction 雅—赫二氏反应（疗后梅毒增剧反应）

Jarjavay's ligaments［Jean Francois 法医师 1815—1868］子宫骶骨韧带（直肠子宫宫襞）‖ ~ muscle 尿道压肌

Jarotzky's diet［Alexander 俄医师 1866 生］雅若茨基氏饮食（胃溃疡饮食）

Jarotzky's（Jarotsky's）treatment（Alexander Jarotzky）雅若茨基疗法（胃溃疡饮食疗法）

jarovization *n*. 春化处理

JARP 日本放射物理学家协会（见 Japanese Association of Radiological Physicists）

jarring *n*. 抖动，震动 ‖ ~，effect 震动效应

Jarvis' operation（William C. Jarvis）贾维斯手术（用金属绞勒器切除与下鼻甲相连的肥大组织的蒂）

Jarvis' snare［William Chapman 美喉科学家 1855—1895］贾维斯氏勒除器

JAS 腹部外科杂志（美国腹部外科学会）（见 Journal of Abdominal Surgery）

jasmin *n*. 浅黄色

jasmine *n*. ①素馨属植物 ②钩吻根

Jasmine infectious variegation virus 茉莉传染性杂色病毒

Jasminum L.［拉］素馨属，茉莉属 ‖ ~ beesianum Forrest et Diels［拉；植药］红茉莉 / ~ floridum Bunge［拉；植药］探春花 / ~ giraldii Diels［拉；植药］毛叶探春 / ~ gradiflorum 素馨花［一种药用植物］/ ~ humile L.［拉；植药］矮探春 / ~ lanceolarium Roxb.［拉；植药］北青香藤 / ~ laurifolium Roxb.［拉；植药］岭南茉莉 / ~ nudiflorum Lindl.［拉；植药］迎春花 / ~ odoratissimum 秀英花［一种药用植物］/ ~ officinale L. var. grandiflorum（L.）Kobuski［拉；植药］素馨花 / ~ officinale L.［拉；植药］素方花 / ~ polyanthum Franch.［拉；植药］多花素馨 / ~ sambac（L.）Aiton［拉；植药］茉莉花

jasmone *n*. 素馨酮

JASNDT 美国非创伤性试验协会杂志（见 Journal of the American Society for Non-Destructive Testing）

jasper *n*. 墨绿色

Jateorrhiza palmata（Lamarck）Miers 非洲防己，古伦朴

jateorrhizine *n*. 非洲防己碱，古伦朴根碱

Jatropha L.［拉］麻风树属 ‖ ~ curcas L.［拉；植药］麻风树 / ~ gossypifolia; tua-tua 棉叶麻风树 / ~ janipha 双面假白榄 / ~ manihot 木薯 / ~ multifida L. 珊瑚花 / ~ urens 掀毛麻风树

jatrophine *n*. 麻风树碱

jaundice *n*. 黄疸 ‖ ~，absorption 吸收性黄疸 / ~，acathetic 胆汁排泄障碍性黄疸 / ~，acholuric 无胆色素尿性黄疸 / ~，acholuric, chronic 慢性无胆色素尿性黄疸 / ~，acholuric famillial 家族性无胆色素尿性黄疸，先天溶血性黄疸 / ~，acute febrile 急性发热性黄疸，急性传染性黄疸，传染性肝炎 / ~，anhepatic 非肝［原］性黄疸 / ~，arsenical 砷原性黄疸 / ~，black; Winckel's disease 黑色黄疸，温克耳氏病（流行性血红蛋白尿）/ ~，blue 青紫色黄疸 / ~，catarrhal; infectious hepatitis 卡他性黄疸，传染性肝炎 / ~，cholangetic 胆管性黄疸，阻塞性黄疸 / ~，clinical 显性黄疸 / ~，complete 完全性黄疸 / ~，congenital 先天性黄疸 / ~，constitutional 体质性黄疸 / ~，dissociated 分离性黄疸 / ~ of dogs, malignant 犬恶性黄疸 / ~，dynamic; hemolytic ~ 动力性黄疸，溶血性黄疸 / ~，emotional 情绪性黄疸 / ~，epidemic catarrhal; infectious hepatitis 流行性卡他性黄疸，传染性肝炎 / ~，familial non-hemolytic 家族非溶血性黄疸 / ~，febrile; Weil's disease 发热性黄疸，外耳氏病，钩端螺旋体性黄疸 / ~，functional 机能性黄疸 / ~，green 绿色黄疸 / ~，Budd's; acute parenchymatous hepatitis 巴德氏黄疸，急性实质性肝炎 / ~，Hayem's; hemolytic ~ 阿扬氏黄疸，溶血性黄疸 / ~，hemapheic; urobilin ~ 尿胆素性黄疸 / ~，hematogenous 血原性黄疸 / ~，hematohepatogenous 血肝原性黄疸（溶血性及肝细胞性混合型黄疸）/ ~，hemolytic 溶血性黄疸，溶血性贫血 / ~，hemolytic, congenital 先天溶血性黄疸 / ~，hemorrhagic; leptospiral ~ 出血性黄疸，钩端螺旋性黄疸 / ~，hepatic dissociation 肝性分离性黄疸 / ~，hepatocellular 肝细胞性黄疸 / ~，hepatogenic 肝原性黄疸 / ~，homologous serum; human serum ~ 同种血清性黄疸，人血清性黄疸 / ~，hyperhemolytic 高溶血性黄疸，溶血过多性黄疸 / ~，index（简作 JI）黄疸指数 / ~，infectious 传染性黄疸 / ~，inogenous 纤维组织原性［新生儿］黄疸 / ~，intralobular 肝小叶内性黄疸，肝细胞性黄疸 / ~，latent 潜伏性黄疸，隐性黄疸 / ~，leptospiral 钩端螺旋体性黄疸 / ~，lutein 胡萝卜素血［症］/ ~，malignant 恶性黄疸（急性黄色肝萎缩）/ ~，mechanical 机械性黄疸，阻塞性黄疸 / ~ of newborn 新生儿黄疸 / ~，nonobstructive 非阻塞性黄疸，非梗阻性黄疸 / ~，nuclear 核黄疸 / ~，obstructive 阻塞性黄疸，梗阻性黄疸 / ~，occult 隐性黄疸 / ~，painless 无痛性黄疸 / ~，parenchymatous 实质性黄疸，肝细胞性黄疸 / ~，physiologic 生理性黄疸 / ~，picric acid 苦味酸性黄疸 / ~，pleiochromic 多色素性黄疸，溶血性黄疸 / ~，post-arsphenamine 胂凡纳明［注射后］黄疸 / ~，postvaccinal 疫苗［注射后］黄疸 / ~，red 红色黄疸，红疸 / ~，regurgitation 回流性黄疸 / ~，renal dissociation 肾分离性黄疸 / ~，retention 潴留性黄疸 / ~，saturnine 铅毒性黄疸 / ~，Schmorl's; kernicterus 施莫尔氏黄疸，核黄疸 / ~，spherocytic 球形红细胞性黄疸 / ~，spirochetal 钩端螺旋体性黄疸 / ~，toxemic 中毒性黄疸 / ~，urobilin 尿胆素性黄疸 / ~，white 萎黄病，绿色贫血 / ~，xanthochromic 黄变病性黄疸，掌跖黏膜黄疸

jaundice-root *n*. 北美黄连［根］

Java ape-man 爪哇猿人

Java amomum［植药］爪哇白豆蔻

Java campanumoea［植药］大花金钱豹

Javal's ophthalmometer［Louis Emile 法眼科医师 1839—1907］惹瓦耳氏检眼计

javanicin *n*. 爪哇新月菌素，爪哇镰刀菌素

javanine *n*. 贾伐宁（一种金鸡纳生物碱）

Javelle solution 惹维尔溶液（次氯酸钠或钾溶液，用于创伤防腐或水的净化）

javellization *n*. 次氯酸钠消毒净水法

Javenine *n*. 贾维宁（一种金鸡纳生物碱）

JAVMA 美国兽医协会杂志（见 Journal of the American Veterinary Medical Association）

jaw *n*. 颌，颌骨 ‖ ~，big 大颌病，牛放线菌病 / ~，bulldog 犬颌 / ~，contracted 收缩颌 / ~，crackling 弹响颌 / ~，drop 颌下垂 / ~，edentulous 无牙颌 flattened 平坦颌 / ~，gill-arch 腮弓颌 / ~，Hapsburg 哈普斯堡型突颌 / ~，India-rubber 橡皮颌 / ~，jerk（简作 JJ）（下）颌反射 / ~，lenticular 透明颌 / ~，locked 牙关紧闭 / ~，lumpy 大颌病，牛放线菌病 / ~，parrot 鹦鹉型突颌

/ ~, phossy 磷毒性颌骨坏死 / ~, pig 豕型突颌 / ~, pipe 烟斗颌病/ ~, primary 原发性颌 / ~, protruding 突颌 / ~, radium 镭[中]毒颌炎 / ~, retracted 退缩颌 / ~, scintigraphy 颌骨闪烁成像[术] / ~, snapping 弹响颌 / ~, straight 正颌 / ~, upper 上颌 / ~, wolf 狼颌,腭裂

jawbone *n*. 颌骨

jaw-capsule *n*. 颌鞘

jaw-claw *n*. 颌爪

jaw-foot *n*. 颌足

Jaworski's bodies [Velary 波医师 1849—1925]雅沃斯基氏小体 ‖ ~ corpuscles 雅沃斯基氏小体(由黏液形成的螺旋形小体,存于胃酸过多的胃液中) / ~ test 雅沃斯基氏试验(检葫芦胃)

jaw-plate *n*. 颌板

jaw-prop *n*. 支颌器

jaw-winking *n*. 颌动瞬目反射

Jay 大麻香烟(含有大麻烟的香烟)(见 marijuana cigarette)

Jayle's vaginal speculum 杰尔阴道[窥]镜

jayrator *n*. 移相位

JB Journal of Bacteriology 细菌学杂志 / Journal of Biocommunications 生物通讯杂志 / Journal of Biomechanics 生物力学杂志

J-band, striated muscle 横纹肌明板(J-带)

JBC Joint Blood Council 血液(病)联合会 / Journal of Biological Chemistry 生物化学杂志

JBE Japanese B encephalitis 日本 B 型脑炎 / junctional bullous epidermatosis 交界性大疱性表皮病

JBJS 骨与关节外科学杂志(见 Journal of Bone and Joint Surgery)

JBMR 生物医学物质研究杂志(见 Journal of Biomedical Materials Research)

JBS 生物医学系统杂志(见 Journal of Biomedical Systems)

JBSB 健康与社会行为杂志(见 Journal of Health and Social Behavior)

JBTEP 行为疗法与实验性精神病杂志(见 Journal of Behavior Therapy and Experimental Psychiatry)

JC Journal of Chemotherapy 化学疗法杂志 / Journal of Chromatography 色谱法杂志 / junction center 接合中心 / junctional complex 复合连接体(电镜)

JC human polyomavirus 人多瘤病毒

JC virus (简作 JCV) JC 病毒(一种人多瘤病毒)

JCAE 原子能联合委员会(美)(见 Joint Committee on Atomic Energy)

JCAH 医院委任(鉴定)联合委员会(见 Joint Commission on the Accreditation of Hospitals)

JCAR 应用放射性联合委员会(英)(见 Joint Commission on Applied Radioactivity)

J-carrier system J 型载波制,宽带载波系统

JCB 细胞生物学杂志(见 Journal of Cell Biology)

JCBB 癌症生物化学与生物物理学杂志(英)(见 Journal of Cancer Biochemistry and Biophysics)

JCC Joint Communication Center 联合通信中心 / Journal of Clinical Chiropractic 临床按摩疗法杂志 / Journal of Clinical Computing 临床计算杂志

JCCP Journal of Cellular and Comparative Physiology 细胞与比较生理学杂志(现称 JCP) / Journal of Consulting and Clinical Psychology 咨询及临床心理学杂志

JCD Jakob- Creutzfeldt disease 雅—克二氏病(同 CJD) / Journal of Children's Dentistry 儿童牙科杂志 / Journal of Chronic Diseases 慢性病杂志(英) / Journal of Communication Disorders 传染病杂志

JCDA Journal of the Canadian Dental Association 加拿大牙科学会杂志 / Journal of Clinical Data and Analysis 临床资料与分析杂志

JCDS 皮肤病与梅毒杂志(见 Journal of Cutaneous Diseases Including Syphilis)

JCE Journal of Chemical Education 化学教育杂志 / Journal of Clinical Endocrinology 临床内分泌学杂志 / Journal of Clinical Engineering 临床工程杂志

JCEH 临床与实验催眠杂志(见 Journal of Clinical and Experimental Hypnosis)

JCEM 临床内分泌学与新陈代谢杂志(见 Journal of Clinical Endocrinology and Metabolism)

JCEMB 医学与生物学工程联合委员会(见 Joint Committee on Engineering in Medicine and Biology)

JCEN 护士进修杂志(见 Journal of Continuing Education in Nursing)

JCGC 加拿大细胞遗传学杂志(见 Journal Canadien de Genetique et de Cytologie)

JCH 公共卫生杂志(见 Journal of Community Health)

JCI 临床检查杂志(美)(见 Journal of Clinical Investigation)

JCIC 学会间协作联合委员会(见 Joint Committee on Intersociety Cooperation)

JCIS 胶体与界面科学杂志(见 Journal of Colloid and Interface Science)

JCL 作业控制语言(见 job control language)

JCN Journal of Clinical Nutrition 临床营养杂志 / Journal of Comparative Neurology 比较神经病学杂志

JCO 临床正牙学杂志(见 Journal of Clinical Orthodontics)

J-coupling constant J-偶合常数

JCP Journal of Cellular Physiology 细胞生理学杂志(原称 JCCP) / Journal of Clinical Pathology 临床病理学杂志(美国病理工作者协会) / Journal of Clinical Pharmacology 临床药理学杂志(原称新药杂志,美国临床药理学会) / Journal of Clinical Psychology 临床心理学杂志 / Journal of Comparative Pathology 比较病理学杂志(英) / Journal of Consulting Psychology 咨询心理学杂志 / Journal of Contemporary Psychotherapy 现代精神(心理)治疗杂志 / Journal of Counseling Psychology 评议心理学杂志 / juvenile chronic polyarthritis 少年型慢性多关节炎

JCPDS 粉剂衍射标准联合委员会(X 线)(见 Joint Committee on Powder Diffraction Standards)

JCPHLD 公共卫生实验室主任联合会杂志(见 Journal of the Conference of Public Health Laboratory Directors)

JCPP 比较与生理心理学杂志(见 Journal of Comparative and Physiological Psychology)

JCPT Journal of Cardiovascular and Pulmonary Technology 心血管与肺技术学杂志 / Journal of Comparative Pathology and Therapeutics 比较病理学与治疗学杂志

JCR 化学研究杂志(见 Journal of Chemical Research)

JCS The Journal of Cardiovascular Surgery 心血管外科学杂志(意) / Journal of Cell Science 细胞科学杂志 / Journal of Chromatographic Science 色谱法科学杂志(原称气体色谱法杂志) / Journal of Clinical Surgery 临床外科杂志(日本)

JCSPPHLD 州与地方公共卫生实验室主任联合会杂志(见 Journal of the Conference of State and Provincial Public Health Laboratory Directors)

JCU 临床超声波杂志(见 Journal of Clinical Ultrasound)

JD Journal of Dentistry 牙科杂志(英) / Judging distance 目测距离

JDC job description card 作业说明卡 / Journal of Dentistry for Children 儿童牙科杂志(美国儿童牙科协会)

JDE 牙科教育杂志(美国牙科学校协会)(见 Journal of Dental Education)

JDFN 乔斯林糖尿病基金会通讯(见 Joslin Diabetes Foundation, Inc Newsletter)

JDMS 少年型皮肌炎(见 juvenile dermatomyositis)

JDQ 魁北克牙科杂志(加拿大)(见 Journal Dentaire du Quebec)

JDR 牙科研究杂志(国际牙科研究会)(见 Journal of Dental Research)

JE Japanese encephalitis 日本脑炎 / Journal of Electrocardiology 心电学杂志(美) / Journal of Endocrinology 内分泌学杂志(英国内分泌学会) / Journal of Endodontics 牙髓病学杂志(美) / junctional escape 交界性逸搏(心电图)

jealous *a*. 妒忌的

jealousy *n*. 嫉妒,嫉羡

Jeanselme's nodules [Edouard 法皮肤病学家 1858—1935]让塞耳姆氏小结,关节旁结节(见于梅毒、雅司病等)

JEB 实验生物学杂志(见 Journal of Experimental Biology)

jecolein *n*. 鳖肝油酸甘油酯,鳖肝油酯

jecoral *a*. 肝的

jecoric acid 十八(碳)三烯酸、肝酸

jecorin *n*. 肝糖磷脂

jecorize *n*. 鱼肝油化(如用紫外线照射牛乳)

ject- [拉][构词成分]投,投影

Jectofer *n*. 山梨醇铁(iron sorbitex)制剂的商品名

jecur *n*. 肝 ‖ ~ adiposum 脂[肪]肝 / ~ alopiatis pelagici [拉;动药] 浅海长尾鲨肝 / ~ alopiatis vulpini [拉;动药] 狐形长尾鲨肝 / ~ aonycis cinereae [拉;动药] 小爪水獭肝 / ~ balaenopterae acutorostratae [拉;动药]小鳁鲸肝 / ~ balaenopterae physali [拉;动药] 长须鲸肝 / ~ bovis seu bubali [拉;动药)牛肝 / ~ canis [拉;动药]狗肝 / ~ caprinus [拉;动药]山羊肝 / ~ carcharhini albimarginati [拉;动药] 白边真鲨肝 / ~ carcharhini gangetici [拉;动药] 恒河真鲨肝 / ~ carcharhini longimani [拉;动药] 长鳍真鲨肝 / ~ carcharhini melanopteri [拉;动药] 乌翅真鲨肝 / ~ carchariadis arenarii [拉;动药] 沙锥齿鲨肝 / ~ cetorhini maximi [拉;动药] 姥鲨肝 / ~ chiloscyllii colacis [拉;动药] 长鳍斑竹鲨肝 / ~ cuniculi [拉;动药] 兔肝 / ~ equi [拉;动药] 马肝 / ~ eschrichtii gibbosi [拉;动药] 灰鲸肝 / ~ fugu niphoblis［拉；动药］星点东方鲳肝 / ~ fugu vermicularis［拉；动药］虫纹东方鲀肝 / ~ fugu xanthopteri［拉；动药］条斑东方鲀肝 / ~ gadi macrocephali［拉；动药］大头鳕肝 / ~ galei eastmani［拉；动药］伊氏锯尾鲨肝 / ~ galli［拉；动药］鸡肝 / ~ gymnurae bimaculatae［拉；动药］双斑燕魟肝 / ~ gymnurae japonicae［拉；动药］日本燕魟肝 / ~ gymnurae poecilurae［拉；动药］花尾燕魟肝 / ~ heptranchiatis perlonis［拉；动药］尖吻七鳃鲨肝 / ~ heterodonti zebrae［拉；动药］狭纹虎鲨肝 / ~ hexanchi grisei［拉；动药］灰六鳃鲨肝 / ~ lsuri glauci［拉；动药］灰鲭鲨肝 / ~ lutrae perspicillatae［拉；动药］江獭肝 / ~ musetli manazonis［拉；动药］白斑星鲨肝 / ~ musteli grisei［拉；动药］灰星鲨肝 / ~ myliobatis tobijei［拉；动药］鸢鲼肝 / ~ notorhynchi platycephali［拉；动药］扁头哈那鲨肝 / ~ oncorhynchi ketae［拉；动药］大麻哈鱼肝 / ~ orcini orcae［拉；动药］虎鲸肝 / ~ orectolobi japonici［拉；动药］日本须鲨肝 / ~ physetris［拉；动药］抹香鲸肝 / ~ prionaces glaucae［拉；动药］大青鲨肝 / ~ pristiophori japonici［拉；动药］日本锯鲨肝 / ~ pristis cuspidati［拉；动药］尖齿锯鳐肝 / ~ rajae porosae［拉；动药］孔鳐肝 / ~ ranae limnocharitis［拉；动药］虾蟆肝 / ~ rhinobati［拉；动药］许氏犁头鳐肝 / ~ scatophagi［拉；动药］金钱鱼肝 / ~ scoliodontis walbeehmi［拉；动药］瓦氏斜齿鲨肝 / ~ scyliorhini torazamis［拉；动药］虎纹猫鲨肝 / ~ sepiae［拉；动药］乌贼肝 / ~ squali mitsukurii［拉；动药］长吻角鲨肝 / ~ squatinae japonicae［拉；动药］日本扁鲨肝 / ~ ssqualii acanthiatis［拉；动药］白斑角鲨肝 / ~ vulpis［拉；动药］狐肝

Jeddah ulcer 皮肤利什曼病（Jeddah 为阿拉伯半岛一城市名）

JEDEC 电子设备工程联合委员会（见 Joint Electron Device Engineering Council）

JEE 经济昆虫学杂志（见 Journal of Economic Entomology）

JEEM 胚胎学与实验形态学杂志（见 Journal of Embryology and Experimental Morphology）

Jefferson fracture（Sir Geoffrey Jefferson）杰斐逊骨折（寰椎粉碎骨折）| ~ syndrome 杰斐逊综合征，海绵窦综合征（即 cavernous sinus syndrome，见 syndrome 项下相应术语）

Jeffersonia *n*.［T. Jefferson1743—1826］鲜黄莲属（虎耳草科）‖ ~ diphylla 北美鲜黄莲 / ~ dubia Benth. et Hook. f. 鲜黄莲

Jefron *n*. 多糖铁（polyferose）制剂的商品名

Jegher's syndrome 杰格氏综合征（色素沉着息肉病综合征）

Jehol ligusticum［植药］辽藁本

JEIDA 日本电子工业发展协会（见 Japan Electronic Industry Development Association）

jeimyoma of seminal vesicle 精囊平滑肌瘤

jejunal *a*. 空肠的

jejune *a*. 干燥无味的；缺乏营养的；不成熟的

jejunectomy *n*. 空肠切除术

jejunitas *n*. 断食，禁食

jejunitis *n*. 空肠炎

jejunization *n*. 空肠化（回肠黏膜皱襞增大如结肠黏膜）

jejuno-［希］［构词成分］空肠

jejunocecostomy *n*. 空肠盲肠吻合术

jejunocolostomy *n*. 空肠结肠吻合术

jejunoduodenostomy *n*. 十二指肠空肠吻合术

jejunogastric *a*. 空肠胃的

jejunoileal *a*. 空肠回肠的

jejuno-ileitis *n*. 空肠回肠炎

jejuno-ileostomy *n*. 空肠回肠吻合术

jejunoileum *n*. 空［肠］回肠

jejunojejunostomy *n*. 空肠空肠吻合术

jejunorrhaphy *n*. 空肠缝术

jejunoscope *n*. 空肠镜

jejunoscopy *n*. 空肠镜检查

jejunostomy *n*. 空肠造口术

jejunotomy *n*. 空肠切开术

jejunotyphoid *n*. ［空］肠伤寒，伤寒

jejunum *n*. 空肠

Jelks' operation 杰尔克斯氏手术（直肠狭窄切开术）

jellies *n*. 凝胶剂

Jellinek's sign［Stefan 奥医师 1871 生］耶利内克氏征（甲状腺机能亢进时褐色色素沉着）‖ ~ symptom 耶利内克氏症状，耶利内克氏征

jelly *n*. 凝胶，胶冻 ‖ ~，bacterial 菌胶冻 / ~，cardiac 心胶冻（胚胎）/ ~，contraceptive 避孕胶冻 / ~，enamel 釉胶质 / ~，glycerin 甘油凝胶 / ~，K-Y K-Y 凝胶（一种滑润剂，含硼酸、甘油、西黄蓍胶等 / ~，mineral 矿油凝胶，石油凝胶 / ~，petroleum 石油凝胶，矿油凝胶 / ~，vaginal 阴道胶冻 / ~ of Wharton 华顿氏胶，脐带胶样组织

jellyfish *n*. 海蜇，水母

JEM Journal of Electron Microscopy 电子显微镜检查术杂志 / Journal of Experimental Medicine 实验医学杂志

Jemer's stain［Louis 英医师 1866—1904］詹纳尔氏血液染剂

jemerize *n*. 减毒接种

Jena Nomina Anatomica 耶纳解剖名词（也称 JNA）

Jendrassik's maneuver［Ernst 匈医师 1858—1921］晏德腊西克氏手法（使两手相握用力分离，以试膝反射）

JENER 核能联合研究中心（见 Joint Establishment for Nuclear Energy Research）

jengkol *n*. 金龟豆

Jenkin's filter 詹金氏滤菌器

Jenner vaccination［Edward 英医师 1749—1823］詹纳尔氏接种，臂臂接种（人浆接种）

jennerization *n*. 减毒接种

Jenner-kay test［H. D. Jenner 加医师 1907 生。H. D. Kay 英生物化学家］詹—凯二氏试验（检血清碱性磷酸酶）| ~ unit 詹—凯二氏单位（磷酸酶单位）

Jensen's sarcome［Carl Oluf 丹兽医 1864—1934］晏森氏肉瘤（鼠）‖ ~ tumor 晏森氏瘤，晏森氏肉瘤（鼠）

Jensen's classification［Orla 丹生理化学家］晏森氏分类法（根据细菌对营养的特性分类）

Jensen's disease［Edmund Zeuthen 丹眼科学家 1861—1950］晏森氏病（近视乳头性视网膜脉络膜炎）

jeopardize *vt*. 使受危险，危害

jeopardized *a*. 危急的

JEP Journal of Educational Psychology 教育心理学杂志 / Journal of Existential Psychiatry 实体精神病学杂志（现称 Exist Psychiat）

Jephcott method 杰弗科特氏法（制胰岛素法）

Jephson's powder 杰弗森氏散（含沉淀硫 2 份、愈创木脂 1 份）

JEPIA 日本电子元件工业协会（见 Japan Electronic Parts Industry Association）

JEQ 环境生物学质量杂志（美）（见 Journal of Environmental Biology Quality）

jequiritin *n*. 相思豆毒素（旧名相思豆毒碱）

jequirity *n*. 相思豆，相思子

Jerb of pilose gerbera［植药］毛大丁草

jerboa *n*. 飞鼠（后腿长的鼠类动物）

jerk *n*. 反射 ‖ ~，Achilles；ankle ~ 踝反射 / ~，biceps 肱二头肌反射 / ~，chin 颏反射 / ~，crossed 交叉性反射 / ~，elbow 肘反射 / ~，jaw［下］颌反射 / ~，knee 膝反射 / ~，tendon 腱反射，腱反应 / ~，triceps 肱三头肌反射

jerk-finger *n*. 弹响指，弹簧指

jerks *n*. 舞蹈病，抽搐

Jerry Slough bunyavirus 杰丽斯劳本扬病毒

Jerry Slough virus 杰丽斯劳病毒

Jerry stylovirus 杰西长尾病毒

Jervell and Lange-Nielsen syndrome（Anton Jervell；Friedrik Lange-Nielsen）耶维尔 – 朗厄 – 尼尔逊综合征（一种常染色体隐性遗传型 Q-T 间期延长综合征，特征为神经性聋和晕厥，有时伴心室纤维性颤动并猝死。参见 Romano-Ward syndrome）

Jervell Lange Nielsen syndrome（简作 JLN syn）杰—兰—尼三氏综合征（为先天性耳聋，QT 间期延长综合征）

jervine *n*. 白藜芦碱

jesaconitine *n*. 杰斯乌头碱，（制自日本乌头）

Jesionek lamp［Albert 德皮肤病学家 1870—1935］耶济奥内克氏灯（一种人工太阳灯）

JESRA 日本 X 射线设备工程标准（见 Japan Engineering Standard of Roentgen Apparatus）

jessamine（jasmine）*n*. ①素馨属植物 ②钩吻根 ‖ ~，yellow；Gelsemium sempervirens 常绿钩吻

jessur *n*. 杰塞耳毒蛇（亚洲南部及东南部）

Jesuit's balsam 骨湃香脂，骨湃香胶 ‖ ~ bark；cinchona 金鸡纳［树］皮 / ~ drops；friars' balsam 复方安息香酊 / ~ powder；powdered cinchona 金鸡纳皮散

jet *vt*.，*vi*. 喷出，射击，喷射 *n*. 喷射，喷注，喷气；喷嘴，喷射器；喷气式飞机 ‖ ~，flow 射流，喷流 / ~，generator 喷注式［超声波］发声器 / ~，nebulizer 喷射雾化器 / ~，Propulsion Laboratory（简作 JPL）喷气推进实验室（加省理工学院）/ ~，ventilator 喷射通气机 / ~，wash（简作 JW）喷射冲洗（子宫内膜癌过筛检查）

jet-injector 无针注射器

jetmizer *n*. 鼻用喷雾器

jetter *n*. 喷洗器，喷洗装置

jetting *n*. 喷洒［注］

jetting process 水冲法

Jeuné's syndrome (Mathis Jaune) 惹恩综合征,窒息性胸廓营养不良
JEV 日本乙型脑炎病毒(见 Japanese B encephalitis virus)
Jewett nail [Eugene Lyon 美外科医师 1900 生] 朱厄特氏钉(转子骨折内固定钉)
Jew's ear [植药] 木耳
Jezler-Takata test 耶-高田二氏试验(检肝机能)
J-FET 结型场效应晶体管 (见 junction type field effect transistor)
JFI 富兰克林学会杂志(见 Journal of the Franklin Institute)
JFS 法律科学杂志(见 Journal of Forensic Sciences)
JFSS 法律科学会会志(英)(见 Journal of the Forensic Science Society)
JG Journal of Gerontology 老年学杂志 / juxtaglomerular 肾小球旁,球旁
JGA 球旁装置,肾小球旁器(见 juxtaglomerular apparatus)
JGC 球旁细胞(见 juxtaglomerular cell)
JGCC 球旁细胞计数(见 juxtaglomerular cell count)
JGI 球旁颗粒指数 (见 juxtaglomerular granulation index)
JGM 普通微生物学杂志(英)(见 Journal of General Microbiology)
JGP Journal of General Physiology 普通生理学杂志 / Journal of Genetic Psychology 遗传心理学杂志
JGV 普通病毒学杂志 (见 Journal of General Virology)
JH Journal of Helminthology 蠕虫学杂志 / Journal of Hygiene 卫生学杂志 / juvenile hormone 青春激素,返幼激素
JH virus JH 病毒
JHC 组织化学与细胞化学杂志 (见 Journal of Histochemistry and Cytochemistry)
JHDA 初级住院医师协会 (见 Junior Hospital Doctors Association)
JHDP 医院牙科实践杂志(美)(见 Journal of Hospital Dental Practice)
jhin (jhinia) ***n*.** 今今尼亚病(一种模仿性精神病)
JHM 危险物质杂志 (见 Journal of Hazardous Materials)
JHM strain of mouse hepatitis virus 小鼠肝炎病毒 JHM 株
JHMAS 医学史及有关科学杂志 (见 Journal of the History of Medicine and Allied Sciences)
JHMO 初级住院军医(杂志名)(见 Junior Hospital Medical Officer)
JHPER 卫生、体育与娱乐杂志(见 Journal of Health, Physical Education and Recreation)
JHS 人类应激反应杂志(见 Journal of Human Stress)
JI Journal of Immunology 免疫学杂志(美) / jaundice index 黄疸指数
JIAM 国际共生生物学学会杂志 (见 Journal International Academy of Metabiology)
JICR 学科协作研究杂志 (见 Journal of Interdisciplinary Cycle Research)
JICS 国际外科医师学会杂志 (见 Journal of the International College of Surgeons)
JICST 日本科技情报中心 (见 Japan Information Center of Science and Technology)
JID Journal of Infectious Diseases 传染病杂志 / Journal of Investigative Dermatology 皮肤病学研究杂志
JIDDM 幼年型胰岛素依赖型糖尿病 (见 juvenile insulindependent diabetes mellitus)
JIDM 幼年型胰岛素依赖性糖尿病 (见 juvenile insulin-depending mellitus)
jigger ***n*.** ①衰减波变压器 ②可变耦合 ③沙蚤 ‖ ~, coupling 电感偶合
jigging ***n*.** 筛,筛选,振动 ‖ ~, screen 振动筛
JIHT 工业卫生与毒理学杂志 (见 Journal of Industrial Hygiene and Toxicology)
Jiii cells 吉依细胞(一种来源于人单核细胞白血病周围血的异倍体细胞系,供检验病毒等用之)
jijoye cells 吉侥益细胞(一种来源于非洲黑童肝伯基特淋巴瘤腹水的细胞系)
Jilinobilharzia [拉] ***n*.** 吉毕[吸虫]属 ‖ ~ crecci 绿翅鸭吉毕吸虫 / ~ yokogawai 横川吉毕吸虫
JIM 免疫方法杂志(荷)(见 Journal of Immunological Methods)
JIMR 国际医学研究杂志 (见 Journal of International Medical Research)
jimson weed 紫曼陀罗
JINR 联合原子核研究所 (见 Joint Institute for Nuclear Research)
jird ***n*.** 沙鼠
jitter ***n*.** 颤动现象 (单纤维电描记法中,发生连续放电时的电势间间隔中的变化,通常以连续电势差的平均数表示之)
jitterbug ***n*.** 图像不稳定故障
jiujitsu ***n*.** 柔术 ,柔道(日本的一种武术)
JJ [下]颌反射 (见 jaw jerk)
JJAID 日本传染病协会杂志 (见 The Journal of the Japanese Association for Infectious Diseases)
JJC 日本联合委员会(癌症) (见 Japanese joint Committee)
JJMI 日本医疗器械杂志 (见 The Journal of Japanese Medical Instruments)
JJS 日本外科学杂志 (见 Japanese Journal of Surgery)
JJSCT 日本癌症治疗学会杂志 (见 The Journal of the Japanese Society for Cancer Therapy)
JJSIM 日本内科学会杂志 (见 The Journal of the Japanese Society of Internal Medicine)
JJSOM 日本东洋医学会杂志 (见 Journal of the Japan Society for Oriental Medicine)
JJSS 日本口腔学会杂志 (见 Journal of the Japanese Stomatological Society)
JJVC 日本兽医协会杂志 (见 Journal of the Japanese Veterinary Medical Association)
JK[a] antibody; Kidd antibody 基德抗体 / antigen; Kidd antigen 基德抗原
JLCM 实验和临床医学杂志(日) (见 Journal of Laboratory and Clinical Medicine)
JLD 病废练习杂志 (见 Journal of Learning Disabilities)
JLM 法医学杂志(见 Journal of Legal Medicine)
JLN syn 杰—兰—尼三氏综合征(为先天性耳聋,QT 间期延长综合征)(见 Jervell Lange Nielsen syndrome)
JLO 喉科与耳科杂志(英)(见 Journal of Laryngology and Otology)
JLR 脂质研究杂志 (见 Journal of Lipid Research)
JLS 林奈氏学会杂志 (见 Journal of the Linnaean Society)
JM (josamyciu) 交沙霉素
JMA 日本显微照相协会 (见 Japan Microphotography Association)
JMB Journal of Membrane Biology 膜生物学杂志 / Journal of Molecular Biology 分子生物学杂志
JMC 医药化学杂志(美) (见 Journal of Medicinal Chemistry)
JMCC 分子及细胞心脏学杂志 (见 Journal of Molecular and Cellular Cardiology)
JMD 幼年型糖尿病 (见 Juvenile diabetes mellitus)
JMDI 牙科医学杂志(以色列) (见 Journal de Medecine Dentaire D' Israel)
JMDR 精神缺陷研究杂志(英) (见 Journal of Mental Deficiency Research)
JME Journal of Medical Education 医学教育杂志(美国医学院协会) / Journal of Medical Entomology 医学昆虫学杂志(美) / Journal of Medical Ethic 医学伦理学杂志
JMH 精神卫生杂志(见 Journal of Mental Health)
JMM Journal of Medical Microbiology 医学微生物学杂志 / Journal of Molecular Medicine 分子医学杂志
JMPM 医学与药物销售学杂志 (见 Journal of Medical and Pharmaceutical Marketing)
JMQ 联合海港检疫(见 joint maritime quarantine)
JMS Journal of Medical Science 医学科学杂志(英) / Journal of Mental Science 精神科学杂志 / Journal of Molecular Structure 分子结构杂志
JMT 音乐疗法杂志(见 Journal of Music Therapy)
JN Journal of Neurochemistry 神经化学杂志 / Journal of Neurophysiology 神经生理学杂志 / Journal of Neurosurgery 神经外科杂志(美国神经外科学会) / The Journal of Nutrition 营养学杂志
JNA Jena Nomina Anatomica 耶那解剖学名词 / Journal of Nursing Administration 护士管理杂志
JNCL 国立癌症研究所杂志(美)(见 Journal of the National Cancer Institute)
JNCM 中国新医学杂志 (见 Journal of New Chinese Medicine)
JND 确有显著差异 (见 just noticeable difference)
JNE 护士教育杂志 (见 Journal of Nursing Education)
JNEN 神经病理学与实验性神经病学杂志 (见 Journal of Neuropathology and Experimental Neurology)
JNM Journal of Nuclear Medicine 核医学杂志(核医学会) / Journal of Nurse- Midwifery 护士—助产士杂志(美国护士—助产士学会)
JNMA 全国医学会杂志 (见 Journal of the National Medical Association)
JNMD 神经与精神病杂志 (见 Journal of Nervous and Mental Disease)
JNMS 全国疟疾学会杂志 (见 Journal of the National Malaria Society)
JNMT 核医学技术杂志(核医学会) (见 Journal of Nuclear Medicine Technology)
JNN 神经外科护理杂志(美国神经外科学会) (见 Journal of Neurosurgical Nursing)

JNNP 神经病学,神经外科与精神病学杂志(英)(见 Journal of Neurology, Neurosurgery and Psychiatry)
JNRC 新药与临床杂志(日)(见 Journal of New Remedies & Clinics)
JNS 神经病学杂志(世界神经病学联合会)(见 Journal of the Neurological Science)
job *n*. 工作;职责,任务;作用 ‖ ~, control language (简作 JCL) 作业控制语言 / ~, description card (简作 JDC) 作业说明卡 / ~, program 工作程序 / ~, step 工作步骤
Job's syndrome (Job 为[旧约]中的人物,身患皮肤病及蒙受其他不幸)约伯综合征(为常染色体隐性遗传的中性粒细胞病,特征为葡萄球菌性寒性脓肿及湿疹,常伴有红发和白肤,以及高免疫球蛋白 E 血症,多见于女孩)
Jober's vaginal speculum 若贝尔阴道[窥]镜
Jobert's fossa [Antoine Joseph Jobert de Lamballe 法外科医师 1799—1867] 若贝尔氏窝(腘内侧窝) ‖ ~ suture 若贝尔氏缝术(肠管间断缝术) / ~ operation 若贝尔氏手术(阴道膀胱瘘修补术)
JOC 有机化学杂志 (见 Journal of Organic Chemistry)
Jocasta complex 柔卡斯塔情结,(母)恋子情结
Jochmann's serum [Georg 德内科学家 1874—1915] 约克曼氏血清(抗脑膜炎球菌血清) ‖ ~ test; Müller-Jochmann test 约克曼氏试验,苗—约二氏试验(①鉴别结核性脓 ②抗胰蛋白酶试验)
jockey *n*. 薄膜
JOD 幼年起病型糖尿病 (见 juvenile-on-set diabetes)
jodbasedow *n*. 碘性巴塞多氏病,碘性甲状腺机能亢进
jodinin (iodinin) *n*. 碘菌素
JODM 幼年起病型糖尿病(见 juvenile origin diabetes mellitus)
Joest's bodies [Ernst 德兽医病理学家 1873—1926] 耶斯特氏小体
Joffroy's reflex [Alexis 法医师 1844—1908] 若夫鲁瓦氏反射(臀肌反射) ‖ ~ symptom 若夫鲁瓦氏症状(臀部受压时臀肌收缩,见于痉挛性麻痹)
jog *vt*. 轻推;轻摇;唤起(记忆) *vi*. 慢吞吞地走,缓步前进 *n*. 轻推;轻摇;慢步,缓步
JOGBC 英联邦妇产科杂志 (见 Journal of Obstetrics and Gynaecology of the British Commonwealth)
jogging *n*. 慢性长跑
JOGNN 妇产科与新生儿护理杂志(美)(见 Journal of Obstetric, Gynecologic and Neonatal Nursing)
johannisine *n*. 安达油碱
johimbine *n*. 育亨宾碱
John von Neumann, Integrator and Automatic Computor (简作 JOHNNIAC) 纽曼积分器和自动计算机
Johne's bacillus [Heinrich Albert 德病理学家 1839—1910]; Mycobacterium paratuberculosis 约内氏杆菌,副结核分支杆菌 ‖ ~ disease 约内氏病(牛慢性痢疾)
johnin *n*. 副结核[杆]菌素
Johnius amblycephalus (Bleeker) 团头叫姑鱼 (隶属于石首鱼科 Sciaenidae)
JOHNNIAC 纽曼积分器和自动计算机(见 John von Neumann, Integrator and Automatic Computor)
Johnson's test [George 英医师 1818—1896] 约翰逊氏试验(检白蛋白)
Johnsonella Moore et Moore [拉] *n*. 约翰森氏菌属 ‖ ~ ignava Moore et Moore [拉] 懒惰约翰森氏菌
Johnson-Stevens disease (Frank C. Johnson; Albert M. Stevens) 约翰逊 - 史蒂文斯病(见 Stevens-Johnson syndrome)
Johnston atoll virus 约翰斯顿环状珊瑚岛病毒
Johnstonianidae [拉] *n*. 江[斯东]氏恙螨科
join *vt*. 连接,使结合;参加,加入 *vi*. 联合,相遇;参加,加入(in);邻接,毗连 *n*. 连接,结合;接合点,连接处
joining enzyme 连接酶
joining gene (简作 J gene) J 基因 免疫球蛋白分子上连接区 (J 区)编码的基因
joining gene segment J 基因区段
joining region (简作 J region) 连接区,J 区位于免疫球蛋白等分子的 V 区与 C 区之间
Joinjakaka rhabdovirus 约英杰卡卡弹状病毒
Joinjakaka virus 约英杰卡卡病毒
joint *n*. ①关节 ② 结合③ 组件 ‖ ~, Accreditation Committee (简作 JAC) 联合委任(考评,鉴定)委员会(美国医院协会) / ~, acromioclavicular 肩锁关节 / ~, action 联合作用 / ~, amphidiarthrodial 屈戍动关节 / ~, ankle 踝关节 / ~, arthrodial 摩动关节 / ~, atlanto-axial 寰枢关节 / ~, atlanto-occipital 寰枕关节 / ~, ball-and-socket 球窝关节,杵臼关节 / ~, biaxial 双轴关节 / ~, bilocular 双腔关节 / ~, bleeders' 出血性关节,血友病性关节 / ~, Blood Council (简作 JBC) 血液(病)联合会 / ~, Brodie's; hysteric ~ 布罗迪氏关节,癔病关节 / ~, Budin's 布丹氏关节(出生时枕骨鳞部与髁部之间的软骨带) / ~, calcaneocuboid 跟骰关节 / ~, cavity 关节腔 / ~ circuit 联合线路 / ~, Commission on Applied Radioactivity (简作 JCAR) 应用放射性联合委员会(英) / ~, Commission on the Accreditation of Hospitals (简作 JCAH) 医院委任(鉴定)联合委员会 / ~, Committee on Atomic Energy (简作 JCAE) 原子能联合委员会(美) / ~, Committee on Engineering in Medicine and Biology (简作 JCEMB) 医学与生物学工程联合委员会 / ~, Committee on Intersociety Cooperation (简作 JCIC) 学会间协作联合委员会 / ~, Committee on Powder Diffraction Standards (简作 JCPDS) 粉剂衍射标准联合委员会(X 线) / ~, Communication Center (简作 JCC) 联合通信中心 / ~, coupling ①偶接 ②联结器接续套管 / ~, current 总电流 / ~, efficiency 连接效应 / ~, Electron Device Engineering Council (简作 JEDEC) 电子设备工程联合委员会 / ~, Establishment for Nuclear Energy Research (简作 JENER) 核能联合研究中心 / ~, fertilization 共同受精,接合受精 / ~, imaging 关节显像 / ~ impedance 总合阻抗,结点阻抗 / ~, Institute for Nuclear Research (简作 JINR) 联合原子核研究所 / ~, lubrication 关节润滑 / ~ maritime quarantine (简作 JMQ) 联合海港检疫 / ~, molecule 接合分子,连接分子 / ~ position sense (简作 JPS) 关节位置觉 / ~, radiography 关节 X 线摄影[术] / ~ replacement 关节置换术 / ~ resistance 总合电阻 / ~ Review Committee for Inhalation Therapy Training (简作 JRCITT) 吸入疗法训练联合评议会(美) / ~, Review Committee on Education in Radiologic Technology (简作 JRCERT) 放射技术教育联合评议会(美国放射学会) / ~ sac 关节囊 / ~ Scientific and Technical Intelligence Committee (简作 JS&TIC) 科学技术情报联合委员会 scintiscanning 关节闪烁扫描 / ~ sensation 关节感觉 / ~ sleeve 连接套管 / ~, transduction 连锁转导 / ~, transformation 连锁转化 / ~, up 接入 / ~, use 公用
joint-capsule *n*. 关节囊
jointed *a*. 有接缝的;有关节的
jointing *n*. 连接,接法,焊接
jointly *ad*. 联合地,共同地;连带地
joints *n*. 关节 ‖ ~, carpal 腕关节 / ~, carpometacarpal 腕掌关节 / ~, cartilaginous 软骨性关节 / ~, Charcot's; neurogenic arthropathy 夏科氏关节,神经原性关节病 / ~, Chopart's; articulatio tarsi transversa 肖帕尔氏关节,跗横关节 / ~, Clutton's 克勒顿氏关节(见于先天梅毒) / ~, coccygeal 尾骨关节 / ~, cochlear 蜗状关节 / ~, coffin 舟关节(马) / ~, composite 复合关节,复关节 / ~, condyloid 髁状关节 / ~, costochondral 肋软骨关节 / ~, costotransverse 肋横突关节 / ~, costovertebral 肋椎关节 / ~, cotylic; ball-and-socket ~ 杵臼关节,球窝关节 / ~, cricoarytenoid 环杓关节 / ~, cricothyroid 环甲关节 / ~, Cruveilhier's 克律韦利埃氏关节,寰枢关节 / ~, cubonavicular 骰舟关节 / ~, cuneocuboid 楔骰关节 / ~, cuneometatarsal 楔跖关节 / ~, cuneonavicular 楔舟关节 / ~, diarthrodial 动关节 / ~, dry; chronic villous arthritis 慢性绒毛[增生]性关节炎 / ~, elbow 肘关节 / ~, ellipsoid 椭圆关节 / ~, enarthrodial 杵臼关节 / ~, etacarpophalangeal 掌指关节 / ~, false, pseudarthrosis 假关节 / ~, femoropatellar 股髌关节 / ~, femorotibial 股胫关节 / ~, flail 连枷状关节 / ~, freely movable 动关节 / ~, fringe 慢性绒毛[增生]性关节炎 / ~, ginglymoid 屈戍关节 / ~, gliding 摩动关节 / ~, hemophilic 血友病性关节,出血性关节 / ~, hinge 屈戍关节 / ~, hip 髋关节 / ~ humeroradial 肱桡关节 / ~, humero-ulnar 肱尺关节 / ~, hysteric 癔病关节 / ~, immovable 不动关节 / ~, inclination 倾斜关节 / ~, incudomalleolar 砧锤关节 / ~, incudostapedial 砧镫关节 / ~, intercarpal 腕骨间关节 / ~, interchondral 软骨间关节 / ~, intercuneiform 楔骨间关节 / ~, intermetacarpal 掌骨间关节 / ~, intermetatarsal 跖骨间关节 / ~, interphalangeal 指(趾)骨间关节 / ~, intertarsal 跗骨间关节 / ~, irritable 激动性关节,敏感性关节 / ~, jaw 下颌关节 / ~, joints, digital 指(趾)关节 / ~, joints, tarsometatarsal 跗跖关节 / ~, knee 膝关节 / ~, Lisfranc's; tarsometatarsal articulation 利斯弗朗氏关节,跗跖关节/ ~, mandibular 下颌关节 / ~, manubriosternal [胸骨]柄胸骨关节,胸骨柄关节 / ~, metatarsophalangeal 跖趾关节 / ~, midcarpal 腕中关节,腕横关节 / ~, mixed 微动关节 / ~, mortise; articulatio talocruralis 踝关节,距骨小腿关节 / ~, movable 动关节 / ~, multiaxial; enarthrosis 多轴关节,杵臼关节 / ~, neurocentral 椎体[椎]弓连接 / ~, open 开放性关节病(兽医) / ~, pastern 关节(马) / ~, peg and socket; gomphosis 钉状关节,嵌合 / ~, phalangeal 指(趾)关节 / ~, pisicuneiform 豆楔关节,腕豆关节 / ~, pisotriquetral 豆三角关节,腕豆[三角]关节 / ~, pivot; rotary ~ 车轴关节,旋转关节 / ~, plane 平面关节 / ~, polyaxial; enarthrosis 多轴关节,杵臼关节 / ~, radiocarpal 桡腕关节 / ~, radio-ulnar, inferior 桡尺远侧

关节 / ~, radio-ulnar, superior 桡尺近侧关节,肘关节桡尺部 / ~, rotary 旋转关节,车轴关节 / ~, sacrococcygeal 骶尾联合 / ~, sacro-iliac 骶髂关节 / ~, saddle 鞍状关节 / ~, scapuloclavicular ~ 肩锁关节 / ~, shoulder 肩关节 / ~, simple 单关节 / ~, slip 滑动关节 / ~, snapping 弹响关节 / ~, socket 球窝关节,杵臼关节 / ~, spheroidal 球窝关节 / ~, spiral 蜗状关节 / ~, sternal 胸骨关节 / ~, sternocostal 胸肋关节 / ~, stiff 关节强硬 / ~, stifle 后膝关节(马) / ~, subtalar 距跟关节 / ~, suture 缝,骨缝 / ~, synarthrodial 不动关节 / ~, talocalcanean, anterior 距跟前关节 / ~, talocalcanean, posterior 距跟后关节 / ~, talocalcaneonavicular 距跟舟关节 / ~, tarsal, transverse 跗横关节 thigh; hip ~ 髋关节 / ~, through 动关节 / ~, tibiofibular, inferior 胫腓远侧关节 / ~, tibiofibular, superior 胫腓近侧关节 / ~, Tinner's 廷讷氏接口(制造烤瓷冠所用的铂质基质接口) / ~, trochoid; rotary ~车轴关节,旋转关节 / ~, uniaxial 一轴关节 / ~, unilocular 一腔关节 / ~, universal ①自在关节 ②通用联接器 / ~, von Gies 冯吉斯氏关节(梅毒性软骨骨关节炎) / ~, wrist 腕关节 / ~, xiphisternal 剑突胸骨关节

joints-capsule *n*. 关节囊

joke *n*. 玩笑,笑话;笑柄 *vi*. 开玩笑

Jolles' test [Adolf 奥化学家 1864 生] 约勒斯氏试验(检尿内胆色素、尿蓝母)

Jolly's reaction [Friedrich 德神经学家 1844—1904] 约利氏反应(检肌无力)

Jolly's bodies [Justin 法组织学家 1870—1953]; Howell's bodies 若利氏体,豪威耳氏体(成熟红细胞核片)

jolt *vt*., *vi*. (使)震摇,(使)颠簸 *n*. 震摇,颠簸

jolter *n*. 震动仪

JOM Journal of Occupational Medicine 职业医学杂志 / Journal of Oral Medicine 口腔医学杂志(美)

Jonas' symptom [Siegfried 奥医师 1874 生] 约纳斯氏症状(婴儿幽门痉挛)

Jones' brace (Robert Jones) 琼斯支架(一种胸腰骶椎矫形器) ‖ ~ fracture 琼斯骨析(第五跖骨骨干的骨折)/ ~ position 琼斯位置(前臂锐屈,治肱骨内侧髁骨折)

Jones's nasal spilint [John 美外科医师 1729—1791] 琼斯氏鼻[骨折]夹

Jones's position [Robert 英外科医师 1858—1933] 琼斯氏位置(前臂锐屈) ‖ ~ splint 琼斯氏夹

Jones's albumose [Henry 英医师 1813—1873]; Bence Jones albumose 本斯·琼斯氏朊 ‖ ~ cylinder; Bence Jones cylinders 本斯·琼斯氏圆柱体(精囊内圆柱形胶状物) / ~ protein; Bence Jones albumin 本斯·琼斯氏[白]蛋白

Jonesia Rocourt, Wehmeyer et Stackebrandt [拉] *n*. 琼斯氏菌属 ‖ ~ denitrificans (Prevot) Rocourt, Wehmeyer et Stackebrandt 反硝化琼斯氏菌(反硝化利斯特氏菌)

Jonnesco's fold [Thoma 罗外科医师 1860—1926]; parietoperitoneal fold 江内斯科氏褶,腹膜壁层褶 ‖ ~ fossa; duodenojejunal fossa 江内斯科氏窝,十二指肠空肠隐窝 / ~ operation 江内斯科氏手术(交感神经切除术) / ~ spinal anesthesia 江内斯科氏脊髓麻醉

Jonquil mild mosaic potyvirus 长寿花轻度花叶马铃薯 Y 病毒

Jonston's arc [Johns 波医师 1603—1675]; alopecia areata 斑秃,斑形脱发

jook itch 股癣

JOR 口腔病康复杂志(英)(见 Journal of Oral Rehabilitation)

Jordan *n*. 约旦[亚洲]

Jordan's anomaly 家族性白细胞空泡畸形

jordanon *n*. 约登种

Jordansia *n*. 约旦螨属

Jorissenne's sign [Gustav 比医师] 若里森氏征(从卧位变到立位,不引起脉搏增快,系妊娠征象之一)

JOS 口腔外科学杂志(美国牙科医学会杂志,原称 JOSAHDS)(见 Journal of Oral Surgery)

JOSA 美国光学学会杂志 (见 Journal of the Optical Society of America)

JOSAHDS 口腔外科,麻醉与医院牙科杂志(现称 JOS) (见 Journal of Oral Surgery, Anesthesia and Hospital Dental Service)

josamycin [商名] *n*. 交沙霉素[一种大环内酯抗生素,其抗菌作用类似红霉素(erythromycin)]

Joseph clamp (Jacques Joseph) 约瑟夫夹(鼻手术后使用的夹,用以改善鼻骨构架活动碎片的排列) ‖ ~ knife 约瑟夫刀(用于鼻成形术)/ ~ rhinoplasty 约瑟夫鼻成形术(用锯切除鼻背骨软骨隆起的鼻)

Joseph's disease (Joseph 为亚速尔群岛感染此病的家族) 约瑟夫病(见 Azorean disease)

Joslin Diabetes Foundation, Inc Newsletter (简作 JDFN) 乔斯林糖尿病基金会通讯

joss-stick *n*. 线香,袪秽香

jot *n*. 一点儿,少量 *vt*. 草草记下(down)

Joubert's syndrome (Marie Joubert) 儒贝尔综合征(一种常染色体隐性遗传综合征,包括小脑蚓部部分或全部发育不全,伴张力减低、发作性呼吸深快、智力迟钝及眼运动异常;大部分患者于婴儿期死亡)

joule [James Prescott Joule 英物理学家 1818—1899] *n*. 焦耳(热量单位) ‖ ~ effect 焦耳效应 / ~ heat 焦耳热 / ~ second 焦耳秒 / ~ wire effect 焦耳线效应 / ~'s equivalent 焦耳氏当量(热功当量) / ~'s heat energy 焦耳热量 / ~'s law 焦耳定律

Jourdain's disease [Anselme Louis Bernard 法外科医师 1734—1816] 儒丹氏病(牙槽脓炎)

journal *n*. 日报;杂志;定期刊物 ‖ ~, Canadien de Genetique et de Cytologie (简作 JCGC) 加拿大细胞遗传学杂志 / ~ de I'Association Dentaire Canadienne (简作 JADC) 加拿大牙科学会杂志 / ~ de l'Association Médicale Canadienne (简作 JAMC)加拿大医学会杂志 / ~ de Medecine Dentaire D'Israel (简作 JMDI) 牙科医学杂志(以色列) / ~, Dentaire du Quebec (简作 JDQ) 魁北克牙科杂志(加拿大) / ~, International Academy of Metabiology (简作 JIAM) 国际共生生物学学会杂志 / ~ of Allergy and Clinical Immunology (简作 JACI) 变态反应与临床免疫学杂志 / ~ of Auditory Research (简作 JAR) 听觉研究杂志 / ~ of Medical Ethic (简作 JME) 医学伦理学杂志 / ~ of Neurophysiology (简作 JN) 神经生理学杂志 / ~ of Abdominal Surgery (简作 JAS) 腹部外科杂志(美国腹部外科学会) / ~ of Adult Diseases (简作 J Adult Dis) 成人病杂志 / ~ of Agriculture and Food Chemistry (简作 JAFC) 农业化学与食品化学杂志 / ~ of Allergy (简作 JA) 变态反应杂志 / ~ of Allergy and Clinical Immunology (简作 J Allergy Clin Immunol) 变态反应学与临床免疫学杂志 / ~ of American Medicine (简作 JAM) 美国医学杂志 / ~ of Analytical Psychology (简作 JAP) 分析心理学杂志(英分析心理学会) / ~ of Anatomy (简作 JA) 解剖学杂志 / ~ of Anatomy and Embryology (简作 JAE) 解剖与胚胎学杂志 / ~ of Antibiotics (简作 J Antibiot) 抗生素杂志 / ~ of Applied Bacteriology (简作 JAB) 应用细菌学杂志 / ~ of Applied Chemistry (简作 J Appl Chem) 应用化学杂志 / ~ of Applied Physics (简作 JAP) 应用物理学杂志 / ~ of Applied Physiology (简作 JAP) 应用生理学杂志 / ~ of Asthma Research (简作 J Asthma Res) 哮喘研究杂志(美) / ~ of Autism and Childhood Schizophrenia (简作 JACS) 孤独癖与儿童精神分裂症杂志 / ~ of Bacteriology (简作 JB) 细菌学杂志 / ~ of Behavior Therapy and Experimental Psychiatry (简作 JBTEP) 行为疗法与实验性精神病杂志 / ~ of Biocommunications (简作 JB) 生物通讯杂志 / ~ of Biological Chemistry (简作 J Biol C) 生物化学杂志 / ~ of Biological Chemistry (简作 J Biol Chem) 生物化学杂志 / ~ of Biological Chemistry (简作 JBC) 生物化学杂志 / ~ of Biomechanics (简作 JB) 生物力学杂志 / ~ of Biomedical Materials Research (简作 JBMR) 生物医学物质研究杂志 / ~ of Biomedical Systems (简作 JBS) 生物医学系统杂志 / ~ of Bone and Joint Surgery (简作 JBJS) 骨与关节外科学杂志 / ~ of Cancer Biochemistry and Biophysics (简作 JCBB) 癌症生物化学与生物物理学杂志(英) / ~ of Cardiovascular and Pulmonary Technology (简作 JCPT) 心血管与肺技术学杂志 / ~ of Cell Biology (简作 JCB) 细胞生物学杂志 / ~ of Cell Science (简作 JCS) 细胞科学杂志 / ~ of Cellular and Comparative Physiology (简作 JCCP) 细胞与比较生理学杂志(现称简作 JCP) / ~ of Cellular Physiology (简作 JCP) 细胞生理学杂志(原称 JCC P) / ~ of Chemical Education (简作 JCE) 化学教育杂志 / ~ of Chemical Research (简作 JCR) 化学研究杂志 / ~ of Chemotherapy (简作 JC) 化学疗法杂志 / ~ of Children's Dentistry (简作 JCD) 儿童牙科杂志 / ~ of Chromatographic Science (简作 JCS) 色谱法科学杂志(原称气体色谱法杂志) / ~ of Chromatography (简作 JC) 色谱法杂志 / ~ of Chronic Diseases (简作 J Chronic Dis) 慢性病杂志 / ~ of Chronic Diseases (简作 JCD) 慢性病杂志(英) / ~ of Clinical and Experimental Hypnosis (简作 JCEH) 临床与实验催眠杂志 / ~ of Clinical Chiropractic (简作 JCC) 临床按摩疗法杂志 / ~ of Clinical Computing (简作 JCC) 临床计算杂志 / ~ of Clinical Data and Analysis (简作 JCDA) 临床资料与分析杂志 / ~ of Clinical Endocrinology and Metabolism (简作 J Clin Endocrinol Metab) 临床内分泌学与新陈代谢杂志 / ~ of Clinical Endocrinology and Metabolism (简作 JCEM) 临床内分泌学与新陈代谢杂志 / ~ of Clinical Endocrinology (简作 JCE) 临床内分泌学杂志 / ~ of Clinical Engineering (简作 JCE) 临床工程杂志 / ~ of Clinical Investigation (简作 J Clin Invest) 临床检验杂志 / ~ of Clinical Investigation (简作 JCI) 临床检查杂志(美) / ~ of Clinical Nutrition (简作 JCN) 临床营养杂志 / ~ of Clinical Orthodontics (简作

JCO）临床正牙学杂志 / ～ of Clinical Pathology（简作 J Clin Pathol）临床病理学杂志 / ～ of Clinical Pathology（简作 JCP）临床病理学杂志(美国病理工作者协会) / ～ of Clinical Pharmacology（简作 J Clin Pharmacol）临床药理学杂志 / ～ of Clinical Pharmacology（简作 JCP）临床药理学杂志(原称新药杂志，美国临床药理学会) / ～ of Clinical Psychology（简作 JCP）临床心理学杂志 / ～ of Clinical Surgery（简作 JCS）临床外科杂志(日本) / ～ of Clinical Ultrasound（简作 JCU）临床超声波杂志 / ～ of Colloid and Interface Science（简作 JCIS）胶体与界面科学杂志 / ～ of Communication Disorders（简作 JCD）传染病杂志 / ～ of Community Health（简作 J Community Health 或 JCH）公共卫生杂志 / ～ of Comparative and Physiological Psychology（简作 JCPP）比较与生理心理学杂志 / ～ of Comparative Neurology（简作 JCN）比较神经病学杂志 / ～ of Comparative Pathology and Therapeutics（简作 JCPT）比较病理学与治疗学杂志 / ～ of Comparative Pathology（简作 JCP）比较病理学杂志(英) / ～ of Consulting Psychology（简作 JCP）咨询心理学杂志 / ～ of Consulting and Clinical Psychology（简作 JCCP）咨询及临床心理学杂志 / ～ of Contemporary Psychotherapy（简作 JCP）现代精神(心理)治疗杂志 / ～ of Continuing Education in Nursing（简作 JCEN）护士进修杂志 / ～ of Counseling Psychology（简作 JCP）评议心理学杂志 / ～ of Cutaneous Diseases Including Syphilis（简作 JCDS）皮肤病与梅毒杂志 / ～ of de Pharmaciede Belgigue（简作 J Pharm Belg）比利时药学杂志 / ～ of Dental Education（简作 JDE）牙科教育杂志(美国牙科学校协会) / ～ of Dental Research（简作 JDR）牙科研究杂志(国际牙科研究会) / ～ of Dentistry for Children（简作 JDC）儿童牙科杂志(美国儿童牙科协会) / ～ of Dentistry（简作 JD）牙科杂志(英) / ～ of Dermatology（简作 J Dermatol）皮肤病学杂志 / ～ of Economic Entomology（简作 JEE）经济昆虫学杂志 / ～ of Educational Psychology（简作 JEP）教育心理学杂志 / ～ of Electrocardiology（简作 JE）心电学杂志(美) / ～ of Electron Microscopy（简作 JEM）电子显微镜检查术杂志 / ～ of Embryology and Experimental Morphology（简作 JEEM）胚胎学与实验形态学杂志 / ～ of Endocrinology（简作 JE）内分泌杂志(英国内分泌学会) / ～ of Endodontics（简作 JE）牙髓病学杂志(美) / ～ of Environmental Biology Quality（简作 JEQ）环境生物学质量杂志(美) / ～ of Existential Psychiatry（简作 JEP）实体精神病学杂志(现称 Exist Psychiat) / ～ of Experimental Biology（简作 J Exp Biol）实验生物学杂志(英) / ～ of Experimental Biology（简作 JEB）实验生物学杂志 / ～ of Experimental Medicine（简作 J Exp Med）实验医学杂志 / ～ of Experimental Medicine（简作 JEM）实验医学杂志 / ～ of Forensic Sciences（简作 JFS）法律科学杂志 / ～ of General Microbiology（简作 JGM）普通微生物学杂志(英) / ～ of General Physiology（简作 JGP）普通生理学杂志 / ～ of General Virology（简作 JGV）普通病毒学杂志 / ～ of Genetic Psychology（简作 JGP）遗传心理学杂志 / ～ of Gerontology（简作 JG）老年学杂志 / ～ of Hazardous Materials（简作 JHM）危险物质杂志 / ～ of Health and Social Behavior（简作 JHSB）健康与社会行为杂志 / ～ of Health, Physical Education and Recreation（简作 JHPER）卫生、体育与娱乐杂志 / ～ of Helminthology（简作 JH）蠕虫学杂志 / ～ of Histochemistry and Cytochemistry（简作 JHC）组织化学与细胞化学杂志 / ～ of Hospital Dental Practice（简作 JHDP）医院牙科实践杂志(美) / ～ of Human Stress（简作 JHS）人类应激反应杂志 / ～ of Hygiene（简作 JH）卫生学杂志 / ～ of Immunological Methods（简作 JIM）免疫方法杂志(荷) / ～ of Immunology（简作 J Immunol）免疫学杂志 / ～ of Immunology（简作 JI）免疫学杂志(美) / ～ of Industrial Hygiene and Toxicology（简作 JIHT）工业卫生与毒理学杂志 / ～ of Infectious Diseases（简作 JID）传染病杂志 / ～ of Interdisciplinary Cycle Research（简作 JICR）学科协作研究杂志 / ～ of International Medical Research（简作 JIMR）国际医学研究杂志 / ～ of Investigative Dermatology（简作 JID）皮肤病学研究杂志 / ～ of Japan Society for Cancer Therapy（简作 J Jpn Soc Cancer Ther）日本癌症治疗学会杂志 / ～ of Japanese Society of Internal Medicine（简作 J Jpn Soc Intern Med）日本内科学杂志 / ～ of Laboratory and Clinical Medicine（简作 J Lab Clin Med）实验和临床医学杂志(日) / ～ of Laboratory and Clinical Medicine（简作 JLCM）实验和临床医学杂志(日) / ～ of Laryngology and Otology（简作 JLO）喉科与耳科杂志(英) / ～ of Learning Disabilities（简作 JLD）病理练习杂志 / ～ of Legal Medicine（简作 JLM）法医学杂志 / ～ of Lipid Research（简作 JLR）脂质研究杂志 / ～ of Medical Microbiology（简作 JMM）医学微生物学杂志 / ～ of Medical and Pharmaceutical Marketing（简作 JMPM）医学与药物销售学杂志 / ～ of Medical Education（简作 JME）医学教育杂志(美国医学院协会) / ～ of Medical Entomology（简作 JME）医学昆虫学杂志(美) / ～ of Medical Science（简作 JMS）医学科学杂志(英) / ～ of Medicinal Chemistry（简作 JMC）医药化学杂志(美) / ～ of Membrane Biology（简作 JMB）膜生物学杂志 / ～ of Mental Deficiency Research（简作 JMDR）精神缺陷研究杂志(英) / ～ of Mental Health（简作 JMH）精神卫生杂志 / ～ of Mental Science（简作 JMS）精神科学杂志 / ～ of Molecular and Cellular Cardiology（简作 JMCC）分子及细胞心脏学杂志 / ～ of Molecular Biology（简作 JMB）分子生物学杂志 / ～ of Molecular Medicine（简作 JMM）分子医学杂志 / ～ of Molecular Structure（简作 JMS）分子结构杂志 / ～ of Music Therapy（简作 JMT）音乐疗法杂志 / ～ of Nervous and Mental Disease（简作 JNMD）神经与精神病杂志 / ～ of Neurochemistry（简作 JN）神经化学杂志 / ～ of Neurology, Neurosurgery and Psychiatry（简作 JNNP）神经病学，神经外科与精神病学杂志(英) / ～ of Neuropathology and Experimental Neurology（简作 JNEN）神经病理学与实验性神经病学杂志 / ～ of Neurosurgery（简作 JN）神经外科杂志(美国神经外科学会) / ～ of Neurosurgical Nursing（简作 JNN）神经外科护理杂志(美国神经外科学会) / ～ of New Chinese Medicine（简作 JNCM）中国新医学杂志 / ～ of New Remedies & Clinics（简作 JNRC）新药与临床杂志(日) / ～ of Nuclear Medicine Technology（简作 JNMT）核医学技术杂志(核医学会) / ～ of Nuclear Medicine（简作 JNM）核医学杂志(核医学会) / ～ of Nurse- Midwifery（简作 JNM）护士－助产士杂志(美国护士－助产士学会) / ～ of Nursing Administration（简作 JNA）护士管理杂志 / ～ of Nursing Education（简作 JNE）护士教育杂志 / ～ of Obstetric, Gynecologic and Neonatal Nursing（简作 JOGNN）妇产科与新生儿护理杂志(美) / ～ of Obstetrics and Gynaecology of the British Commonwealth（简作 JOGBC）英联邦妇产科杂志 / ～ of Occupational Medicine（简作 JOM）职业医学杂志 / ～ of Opticilanry（简作 JO）眼科光学杂志(见 RXO-JO) / ～ of Oral Medicine（简作 JOM）口腔医学杂志(美) / ～ of Oral Rehabilitation（简作 JOR）口腔病康复杂志(英) / ～ of Oral Surgery（简作 JOS）口腔外科学杂志(美国牙科医学会杂志，原称 JOSAHDS) / ～ of Oral Surgery, Anesthesia and Hospital Dental Service（简作 JOSAHDS）口腔外科，麻醉与医院牙科杂志(现称 JOS) / ～ of Organic Chemistry（简作 JOC）有机化学杂志 / ～ of Parasitology（简作 JP）寄生虫学杂志 / ～ of Parenteral Therapy（简作 JPT）胃肠外给药疗法杂志 / ～ of Pathology and Bacteriology（简作 JPB）病理学与细菌学杂志 / ～ of Pathology（简作 J Pathol）病理学杂志(伦敦) / ～ of Pathology（简作 JP）病理学杂志(大不列颠及爱尔兰病理学会) / ～ of Pediatric Cardiology（简作 JPC）儿童心脏病学杂志 / ～ of Pediatric Ophthalmology（简作 JPO）儿童眼科杂志 / ～ of Pediatric Surgery（简作 JPS）小儿外科杂志 / ～ of Pediatrics（简作 JP）儿科学杂志 / ～ of Perinatal Medicine（简作 JPM）围产期医学杂志 / ～ of Periodontology（简作 JP）牙周病学杂志(美国牙周病学会，原缩影为 JPP) / ～ of Periodontology- Periodontics（简作 JPP）牙周病－牙周(骨)膜病学杂志(现称 JP) / ～ of Personality and Social Psychology（简作 JPSP）人格与社会心理学杂志 / ～ of Personality（简作 JP）人格杂志 / ～ of Pharmaceutical Science（简作 J pharm sci）药物科学杂志(美) / ～ of Pharmaceutical Sciences（简作 JPS）药物科学杂志(美国药学会) / ～ of Pharmacokinetics & Biopharmaceutics（简作 JPB）药物动力学与生物制药学杂志(英) / ～ of Pharmacology and Experimental Therapeutics（简作 JPET）药理学与实验治疗学杂志(美) / ～ of pharmacy and pharmacology（简作 J pharm pharmac）药学与药理学杂志(英杰 / ～ of Pharmacy and Pharmacology（简作 JPP）药学与药理学杂志(英) / ～ of Physics（简作 JP）物理杂志 / ～ of Physiology（简作 JP）生理学杂志(伦敦) / ～ of Podiatric Medicine（简作 JPM）手足病医学杂志 / ～ of Postgraduate Medicine（简作 JPM）研究生医学杂志 / ～ of Practical Nursing（简作 JPN）实践护理杂志 / ～ of Preventive Medicine（简作 JPM）预防医学杂志 / ～ of Prosthetic Dentistry（简作 JPD）镶牙学杂志 / ～ of Psychiatric Nursing（简作 JPN）精神病护理杂志 / ～ of Psychiatric Research（简作 JPR）精神病研究杂志 / ～ of Psychoanalysis in Groups（简作 JPG）分组精神分析杂志 / ～ of Psychodelic Drugs（简作 JPD）致幻药物杂志 / ～ of Psychology（简作 JP）心理学杂志 / ～ of Psychosomatic Medicine（简作 JPM）身心医学杂志 / ～ of Psychosomatic Research（简作 JPR）身心研究杂志 / ～ of Public Health Dentistry（简作 JPHD）公共卫生牙科杂志(美) / ～ of Radioanalytical Chemistry（简作 JRC）放射分析化学杂志 / ～ of Rehabilitation（简作 JR）康复杂志 / ～ of Reproduction and Fertility（简作 JRF）生殖与生育力杂志(英) / ～ of Research National Bureau of Standards（简作 JRNBS）国家标准局研究杂志 / ～ of Reticuloendothelial Society（简作 JRS）网状内皮学会杂志 / ～ of Rheumatology（简作 JR）风湿病杂志 / ～ of School Health（简作 JSH）学校卫生杂志 / ～ of Sex Research（简作 JSR）性研究杂志 / ～ of Social Ophthalmology（简作 JSO）

社会眼科学杂志(国际防盲学会) / ~ of Social Psychology (简作 JSP) 社会心理学杂志 / ~ of Speech and Hearing Disorders (简作 JSHD) 语言与听力障碍杂志 / ~ of Speech and Hearing Research (简作 JSHR) 语言与听力研究杂志 / ~ of Surgical Oncology (简作 JSO) 外科肿瘤学杂志 / ~ of Surgical Research (简作 JSR) 外科研究杂志 / ~ of Thanatology (简作 JT) 死亡学杂志 / ~ of the American Institute of Homeopathy (简作 JAIH) 美国顺势疗法学会杂志 / ~ of the Forensic Science Society (简作 JFSS) 法律科学杂志(英) / ~ of the Air Pollution Control Association (简作 JAPCA) 空气污染控制学会杂志 / ~ of the American Chemical Society (简作 J Am Chem Soc) 美国化学会杂志 / ~ of the American Chemical Society (简作 JACS) 美国化学学会杂志 / ~ of the American College of Emergency Physicians and the University Association for Emergency Medical Services (简作 JACEPUAEMS) 美国急诊医师学会与大学医院急诊部协会杂志 / ~ of the American Dental Association (简作 J Am Dent Assos) 美国牙科协会杂志 / ~ of the American Dental association (简作 JADA) 美国牙科协会杂志 / ~ of the American Dietetic Association (简作 JADA) 美国饮食营养协会杂志 / ~ of the American Geriatrics Society (简作 JAGS) 美国老年医学会杂志 / ~ of the American Medical Association (简作 J Am med Assoc) 美国医学会会刊 / ~ of the American Medical Association (简作 JAMA) 美国医学会杂志 / ~ of the American Medical women's Association (简作 JAMWA) 美国女医务工作者协会杂志 / ~ of the American Osteopathic Association (简作 JAOA) 美国骨病学杂志 / ~ of the American Pharmaceutical Association (简作 J Am Pharm Assoc) 美国药学会杂志 / ~ of the American Pharmaceutical Association (简作 JAPA) 美国药学协会杂志 / ~ of the American Psychoanalytic Association (简作 JAPA) 美国精神(心理)分析学会杂志 / ~ of the American Society for Non-Destructive Testing (简作 JASNDT) 美国非创伤性试验协会杂志 / ~ of the American Veterinary Medical Association (简作 JAVMA) 美国兽医协会杂志 / ~ of the Association for the Advancement of Medical Instrumentation (简作 JAAMI) 医疗器械发展协会杂志(现称 MIJ) / ~ of the Association of Analytical Chemists (简作 JAAC) 分析化学协会杂志 / ~ of the Canadian Dental Association (简作 JCDA) 加拿大牙科学会杂志 / ~ of the Conference of Public Health Laboratory Directors (简作 JCPHLD) 公共卫生实验室主任联合会杂志 / ~ of the Conference of State and Provincial Public Health Laboratory Directors (简作 JCSPPHLD) 州与地方公共卫生实验室主任联合会杂志 / ~ of the Egyptian Medical Association (简作 J Egypt Med Assoc) 埃及医学会杂志 / ~ of the Franklin Institute (简作 JFI) 富兰克林学会杂志 / ~ of the History of Medicine and Allied Sciences (简作 JHMAS) 医学史及有关科学杂志 / ~ of the International College of Surgeons (简作 JICS) 国际外科医师学会杂志 / ~ of the Japan Society for Oriental Medicine (简作 JJSOM) 日本东洋医学会杂志 / ~ of the Japanese Association for Thoracic Surgery (简作 J Jpn Assoc Thorac Surg) 日本胸外科协会杂志 / ~ of the Japanese Stomatological Society (简作 JJSS) 日本口腔学会杂志 / ~ of the Japanese Veterinary Medical Association (简作 JJVC) 日本兽医协会杂志 / ~ of the Linnaean Society (简作 JLS) 林奈氏学会杂志 / ~ of the National Cancer Institute (简作 J Natl Cancer Inst) 国立癌症研究所杂志(华盛顿) / ~ of the National Cancer Institute (简作 JNCL) 国立癌症研究所杂志(美) / ~ of the National Malaria Society (简作 JNMS) 全国疟疾学会杂志 / ~ of the National Medical Association (简作 JNMA) 全国医学会杂志 / ~ of the Neurological Science (简作 JNS) 神经病学杂志(世界神经病学联合会) / ~ of the Optical Society of America (简作 JOSA) 美国光学学会杂志 / ~ of the Pharmaceutical Society of Japan (简作 J Pharm Soc Jpn) 日本药学会杂志 / ~ of the Pharmaceutical Society of Japan (简作 JPSJ) 日本药学会杂志 / ~ of the Royal Army Medical Corps (简作 JRAMC) 皇家陆军医疗队杂志 / ~ of the Royal College of Physicians, London (简作 JRCPL) 伦敦皇家医师学会杂志 / ~ of Theoretical Biology (简作 JTB) 理论生物学杂志 / ~ of Thoracic and Cardiovascular Surgery (简作 JTCS) 胸腔与心血管外科学杂志(美) / ~ of Thoracic Surgery (简作 JTS) 胸外科杂志 / ~ of Toxicology and Environmental Health (简作 JTEH) 毒理学与环境卫生杂志 / ~ of Traffic Medicine (简作 JTM) 交通医学杂志 / ~ of Trauma (简作 JT) 创伤杂志(美) / ~ of Tropical Medicine and Hygiene (简作 JTMH) 热带医学与卫生学杂志 / ~ of Tropical Pediatrics (简作 JTP) 热带儿科杂志(在 ECH) / ~ of Ultrastructure Research (简作 JUR) 超微结构研究杂志 / ~ of Urology (简作 JU) 泌尿学杂志 / ~ of Veneral Disease (简作 JVD) 性病杂志 / ~ of Virology (简作 JV) 病毒学杂志 / ~ page (简作 JP) 期刊页数

journalist *n*. 新闻工作者,报界人士

journalistic *a*. 新闻工作者的;报刊的

journey *n*. 旅行,旅程;历程 *vi*.旅行

jowl *n*. 下颊

joy *n*. 欢乐,高兴,乐趣,嗜痛乐(癔病时) *vi*.欢欣,高兴

joyful *a*. 快乐的,使人喜悦的

joyfully *ad*. 快乐的,使人喜悦的

JP Japanese Pharmacopedia 日本药典 / Journal page 期刊页数 / Journal of Parasitology 寄生虫学杂志 / Journal of Pathology 病理学杂志(大不列颠及爱尔兰病理学会) / Journal of Pediatrics 儿科学杂志 / Journal of Periodontology 牙周病学杂志(美国牙周病学会,原缩影为 JPP) / Journal of Personality 人格杂志 / Journal of Physics 物理杂志 / Journal of Physiology 生理学杂志(伦敦) / Journal of Psychology 心理学杂志

Jpapnese saw shark liver [动药] 日本锯鲨肝

JPB Journal of Pharmacokinetics & Biopharmaceutics 药物动力学与生物制药学杂志(英) / Journal of Pathology and Bacteriology 病理学与细菌学杂志

JPC Journal of Pediatric Cardiology 儿童心脏病学杂志 / junctional premature contraction 房室交界性期前收缩

JPD Journal of Prosthetic Dentistry 镶牙学杂志 / Journal of Psychodelic Drugs 致幻药物杂志

JPET 药理学与实验治疗学杂志(美)(见 Journal of Pharmacology and Experimental Therapeutics)

JPG 分组精神分析杂志(见 Journal of Psychoanalysis in Groups)

JPHD 公共卫生牙科杂志(美)(见 Journal of Public Health Dentistry)

JPL Jet Propulsion Laboratory 喷气推进实验室(加省理工学院) / Journal of Psychiatry and law 精神病与法律杂志

JPM Journal of Perinatal Medicine 围产期医学杂志 / Journal of Podiatric Medicine 手足病医学杂志 / Journal of Postgraduate Medicine 研究生医学杂志 / Journal of Preventive Medicine 预防医学杂志 / Journal of Psychosomatic Medicine 身心医学杂志

JPN Journal of Practical Nursing 实践护理杂志 / Journal of Psychiatric Nursing 精神病护理杂志

Jpn J Hyg 日本卫生学杂志(见 Japanese Journal of Hygiene)

Jpn J Nucl Med 日本核医学杂志(见 Japanese Journal of Nuclear Medicine)

Jpn J Pharmacol 日本药理学杂志(见 Japanese Journal of Pharmacology)

Jpn J Physiol 日本生理学杂志(见 Japanese Journal of Physiology)

Jpn J Surg 日本外科学杂志(见 Japanese Journal of Surgery)

JPO 儿童眼科杂志(见 Journal of Pediatric Ophthalmology)

Jpomoea digitata L. [拉;植药] 七爪龙

JPP The Journal of Pediatric Practice 小儿科诊疗(日本杂志) / Journal of Periodontology- Periodontics 牙周病—牙周(骨)膜病学杂志(现称 JP) / Journal of Pharmacy and Pharmacology 药学与药理学杂志(英) / The Journal of Practical Pharmacy 药局杂志(日)

JPR Journal of Psychiatric Research 精神病研究杂志 / Journal of Psychosomatic Research 身心研究杂志

JPS joint position sense 关节位置觉 / Journal of Pediatric Surgery 小儿外科杂志 / Journal of Pharmaceutical Sciences 药物科学杂志(美国药学会)

JPSJ 日本药学会杂志(见 Journal of the Pharmaceutical Society of Japan)

JPSP 人格与社会心理学杂志(见 Journal of Personality and Social Psychology)

JPT 胃肠外给药疗法杂志(见 Journal of Parenteral Therapy)

JR Journal of Rehabilitation 康复杂志 / Journal of Rheumatology 风湿病杂志 / junctional rhythm 交界性心律(心电图)

JRA 青少年类风湿性关节炎(见 juvenile rheumatoid arthritis)

JRAMC 皇家陆军医疗队杂志(见 Journal of the Royal Army Medical Corps)

JRC 放射分析化学杂志(见 Journal of Radioanalytical Chemistry)

JRCERT 放射技术教育联合评议会(美国放射学会)(见 Joint Review Committee on Education in Radiologic Technology)

JRCITT 吸入疗法训练联合评议会(美)(见 Joint Review Committee for Inhalation Therapy Training)

JRCPL 伦敦皇家医师学会杂志(见 Journal of the Royal College of Physicians, London)

JRF 生殖与生育力杂志(英)(见 Journal of Reproduction and Fertility)

JRNBS 国家标准局研究杂志(见 Journal of Research National Bureau of Standards)

JRS 网状内皮学会杂志(见 Journal of Reticuloendothelial Society)

JRT 交界区性反复性心动过速(见 junctional reciprocating tachycardia)

JS Junkman-Schoeller unit (of thyrotropin)(促甲状腺激素的)琼克

曼—肖勒氏单位 / jutisfied 证明是正确的
JS&TIC 科学技术情报联合委员(见 Joint Scientific and Technical Intelligence Committee)
JSC 日本科学委员会(见 The Japan Science Council)
J-scan *n*. J型扫描
JSH 学校卫生杂志(见 Journal of School Health)
JSHD 语言与听力障碍杂志(见 Journal of Speech and Hearing Disorders)
JSHR 语言与听力研究杂志(见 Journal of Speech and Hearing Research)
JSO Journal of Social Ophthalmology 社会眼科学杂志(国际防盲学会) / Journal of Surgical Oncology 外科肿瘤学杂志
JSP 社会心理学杂志(见 Journal of Social Psychology)
Jspanese dogfish muscle [动药] 长吻角鲨
JSR Journal of Sex Research 性研究杂志 / Journal of Surgical Research 外科研究杂志
JT Journal of Thanatology 死亡学杂志 / Journal of Trauma 创伤杂志(美) / junctional tachycardia 交界性心动过速(心电图)
JTB 理论生物学杂志(见 Journal of Theoretical Biology)
JTCS 胸腔与心血管外科学杂志(美)(见 Journal of Thoracic and Cardiovascular Surgery)
JTEH 毒理学与环境卫生杂志(见 Journal of Toxicology and Environmental Health)
JTM 交通医学杂志(见 Journal of Traffic Medicine)
JTMH 热带医学与卫生学杂志(见 Journal of Tropical Medicine and Hygiene)
JTP 热带儿科杂志(在 ECH)(见 Journal of Tropical Pediatrics)
JTS 胸外科杂志(见 Journal of Thoracic Surgery)
JTU 杰克逊浊度单位(见 Jackson turbidity unit)
JU 泌尿学杂志(见 Journal of Urology)
Juan Diaz bunyavirus 朱恩达兹本扬病毒
Juan Diaz virus 朱恩达兹病毒
jubate *n*. 具缘毛,有缘毛
juccuya *n*. 溃疡[型]皮肤利什曼病
judder *n*. 位移,不稳定
judg(e)ment *n*. 判断(力);鉴定,评价;见解
judge *vt*., *vi*. 判断;鉴定,识别,评价 *n*. 法官;评判员;裁判员;鉴赏家
Judging distance (简作 JD) 目测距离
judgment *n*. 判断
judicious *a*. 明断的;明智的,审慎的 ‖ ~ mating 定向杂交,合理交配
judo *n*. 柔术,柔道(日本的一种武术)
JUG 颈静脉搏动(见 jugular pulse)
jug *n*. 罐,大壶,盂 *vt*. 把……放入壶(或罐)中;炖,煨
Jug. P. 南斯拉夫药典(见 Jugoslav Pharmacopoeia)
juga [拉] *n*. 轭,隆凸 ‖ ~ alveolaria 牙槽轭 / ~ cerebralia 大脑轭
jugal *a*. ①轭的 ②颧骨的 ‖ ~ bristle 轭鬃 / ~ fold 轭褶 / ~ lobe 轭叶 / ~ region 轭域 / ~ vein 轭脉 / ~ veolaria 牙槽轭
jugale *n*. 颧点
jugalia *n*. 颈板
jugatae *n*. 轭翅类
jugate *a*. ①共轭的,联锁的 ②有隆突的,有嵴的 ③有轭翅的(鳞翅目昆虫)
jugged *a*. 有腺肿的(马)
Juglandaceae *n*. 胡桃科
Juglandales *n*. 胡桃目(植物分类学)
juglandic acid 胡桃皮酸
juglandin *n*. 胡桃素
juglandis folia 胡桃叶
Juglans L. [拉 Jove's nut, walnut] 胡桃属 ‖ ~ cathayensis Dode [拉;植药] 野核桃 / ~ cinera; butternut 灰胡桃 / ~ mandshurica Maxim. [拉;植药] 胡桃楸 / ~ regia L. [拉;植药] 胡桃,核桃
juglone *n*. 胡桃酮,黑栗素
jugomaxillary *a*. 颧颌的
Jugoslav Pharmacopoeia (简作 Jug. P.) 南斯拉夫药典
Jugra flavivirus 朱格拉黄病毒
Jugra virus 朱格拉病毒
jugular *a*. ①颈的 ②颈静脉的 ‖ ~ arch 颈静脉弓 / ~ foramen 颈静脉孔 / ~ fossa 颈静脉窦 / ~ injury 颈静脉损伤 / ~ notch 颈静脉切迹 / ~ process 颈静脉突 / ~ trunk 颈干 / ~ vein 颈静脉 / ~ venous pressure (简作 JVP) 颈静脉压 / ~ venous pulse (简作 JVP) 颈静脉搏动
jugularia *n*. 颈板
jugulars *n*. 喉位腹鳍
jugulate *vt*. 顿挫,陡止
jugulation *n*. 顿挫疗法,陡止疗法
jugulocephalic *a*. 颈[与]头的
jugulum *n*. 颈
jugum *n*. 轭,隆凸 ‖ ~ alveolare 牙槽轭(前牙根嵴间凹) / ~ cerebrale 大脑轭 / ~ penis 阴茎钳 / ~ sphenoidale 蝶轭
jugume *n*. 轭,隆突
juice *n*. 汁,液 ‖ ~, appetite 食欲液 / ~ of belladonna 颠茄汁 / ~, black 粗制甘草浸膏 / ~, cherry 樱桃汁 / ~ of dandelion 蒲公英汁 / ~, digestive 消化液 / ~, duodenal 十二指肠液 / ~, fruit 果[子]汁 / ~, gastric 胃液 / ~, intestinal 肠液 / ~, lemon 柠檬汁 / ~ pancreatic 胰液 / ~, pine needle 松针汁 / ~, press 榨出汁 / ~, raspberry 红覆盆子汁
Juice of japanese banana [植药] 芭蕉油
juicy *a*. 多液汁的 ‖ ~ sac 汁囊
jujitsu [日] (**jiujitsu**) *n*. 柔术,柔道(日本的一种武术)
Jujube [植药] 大枣
Jukes unit 朱克斯氏单位(每日核黄素饲养鼠的单位数)
Jukes-Lepowsky unit 朱 - 列二氏单位(一种滤液因子的活性单位)
julep *n*. 甜酒,甜香酒
Julianiaceae *n*. 三柱科
Julianiales *n*. 絮木目(植物分类学)
Julliard's mask [Gustave 比外科医师 1836—1911] 儒利阿尔氏面罩(乙醚麻醉面罩)
July *n*. 七月
julymycin (**julimycin**) *n*. 七月霉素
jumble-beads (**jequirity**) *n*. 相思豆,相思子
jumbo-soap *n*. 琼博皂(一种碱性含浮石硬皂)
jumbul *n*. 海南蒲桃
jumentous *a*. 有兽腥气的
jumirhodopsin *n*. 光视紫红质
jump *vi*. 跳,跳跃;跳越;猛增 *vt*. 跳过,越过;(使)跳跃 *n*. 跳跃;猛增;转变;突变;[复]舞蹈病,震颤性谵妄 ‖ ~ address (简作 JA) 转移地址 / at a full ~ 全速地(的) / ~ at 欣然接受 / ~ counter 跳进式脉动计算器 / ~ feed 快速越程 / from the ~ 从开始 / ~ function 跃变函数 / ~ in brightness 亮度落差 / ~ in potential 电势[跳]跃值 / ~ joint 对接 / ~ on 叱责 / ~ operation 转移操作 / ~ scanner 跳光栅式扫描器 / ~ spark 跳[跃]火[花] / ~ steepness 阶跃陡度 / ~ transfer 转移
jumper *n*. 跳跃病患者,神经质性跳跃者
jumpgraft *n*. 跳跃式旁路移植
jumping *a*. 跳跃的 *n*. 跳跃病(见 Gilles de la Tourette's syndrome) ‖ ~ the bite 反咬合矫正 / ~ gene 跳跃基因 / ~ gene 跳跃基因,移动基因 / ~ phenomena 跳动现象
jumps *n*. ①神经性颤搐 ②舞蹈病 ③震颤谵妄
Jun. (June) *n*. 六月
Juncaceae *n*. 灯心草科
Juncaginaceae *n*. 水麦冬科
Junco avipoxvirus 贾恩科禽痘病毒
Junco pox. virus 贾恩科痘病毒、禽痘病毒
junctio ciliaris 纤毛联系
junctio interfilamentaris 丝间联系
junction *n*. 接[合]处,接点,[接]界 ‖ ~, amelocemental 釉质牙骨质界 / ~, amelodental 釉质牙[本]质界,牙[本]质釉质界 / ~, cemento-enamel 牙骨质釉质界 / ~ battery 结型电池 / ~ box ①分线盒 ②套管 ③联轴器 / ~ capacitance 结 - 电容 / ~ capacitor 结电容器 / ~ capacity 结电容 / ~ center (简作 JC) 接合中心 / ~ circuit 连接电路,中继电路 / ~ current 结电流 / ~, dentinocemental 牙[本]质牙骨质界 / ~, dentino-enamel 牙[本]质釉质界 / ~ diode 结型二级管 / ~ laser 结型激光器,注入型激光器 / ~ line 中继线 / ~, mucocutaneous 黏膜皮肤[接]界 / ~, mucogingival 黏膜龈[接]界 / ~, myoneural 肌神经接点 / ~ of tendon 腱间结合 / ~ phototransistor 结型光电晶体管 / ~ point 连接点,结点 / ~ resistance 结电阻 / ~, sclerocorneal 角膜巩膜[接]界,角膜巩膜缘 / ~ surface 结合面 / ~, synaptic 突触,神经键 / ~ tetrode transistor 结型四极晶体管 / ~ thermoelectric 热电接点,温差电偶接头 / ~ triode 结型晶体三极管 / ~ type field effect transistor (简作 J-FET) 结型场效应晶体管 / ~ varactor 结变容二极管
junctional *a*. 接合的,结合的 ‖ ~ arrhythmia 交接区心律不齐(失常) / ~ bullous epidermatosis (简作 JBE) 交界性大疱性表皮病 / ~ complex 联络复合体 / ~ complex 复合接连体,联络复合体 / ~ complex (简作 JC) 复合连接体(电镜) / ~ diversity 连接多样性 / ~ dual tachycardia 交接区双重性心动过速 / ~

ectopic rhythm 交界性逸搏节律 / ~ escape (简作 JE) 交界性逸搏(心电图) / ~ extrasystolic tachycardia 交接区早搏性心动过速 / ~ fold 接头褶 / ~ fold 连接褶 / ~ membrane 连接膜 / ~ membrane 连接膜 / ~ potential 接点电位 / ~ potential 接点电位,接点电势 / ~ premature beat 交接区早搏 / ~ premature contraction (简作 JPC) 房室交界性期前收缩 / ~ reciprocating tachycardia (简作 JRT) 交界区性反复性心动过速 / ~ rhythm (简作 JR) 交界性心律(心电图) / ~ seal 连接区封锁 / ~ tachycardia (简作 JT) 交界性心动过速(心电图) / ~ transmission 接合部的传递 / ~ tube 接合管,结合小管

junctura (复 juncturae) ***n***. ①结合,接合 ②关节 ‖ ~ cartilaginea 软骨结合 / juncturae cinguli membri inferioris 下肢带结合 / juncturae cinguli membri superioris 上肢带结合 / juncturae columnae vertebralis 脊柱结合 / ~ fibrosa 纤维关节 / juncturae membri inferioris liberi 游离下肢结合 / juncturae membri superioris liberi 游离上肢结合 / ~ ossium 骨结合 / juncturae ossium cranal 颅骨结合 / ~ ossium extremitatis pelvinae 髋骨结合 / ~ radio-ulnaris 桡尺远侧关节 / ~ sacrococcygea 骶尾联合 / ~ synovialis 滑膜关节,动关节 / juncturae tendinum 腱结合 / ~ tibiofibularis 胫腓韧带联合

juncture ***n***. 结合;接合点;时机

juncture, 4 way 四通结合

Juncus L. 灯心草属 ‖ ~ balticus 北欧灯心草 / ~ communis 灯心草 / ~ effusus L. [拉;植药] 灯心草

June ***n***. 六月

June beetle [动药] 红脚绿丽金龟

June beetle larva [动药] 红脚绿丽金龟

Jung's method [Carl Gustav 瑞士精神病学家 1875 生] 荣格氏法,精神分析法

Jung's muscle [Karl Gustav 瑞士解剖学家 1793—1864] 荣格氏肌,耳廓锥状肌

Jung's method (Carl C. Jung) 荣格法,精神分析法

Jungbluth's vasa propria [Hermann 德医师] 荣格布路特氏固有血管(早期胚羊膜下血管) ‖ ~ vessels 荣格布路特氏血管(早期胚羊膜下滋养血管)

Jungermanniaceae ***n***. 叶苔科(一种苔类)

Jungermanniales ***n***. 鳞藓目(植物分类学)

jungle ***n***. 丛林,密林 ‖ ~, circuit 稠密[复杂]电路

jungle-plant ***n***. 巽他风车子,马来风车子

Jüngling's disease [Otto 德外科医师 1884 生] 荣格林氏病,囊状多发性结核性骨炎

Junin arenavirus 呼宁沙粒样病毒

Junin virus 呼宁病毒

junior ***a***. 年少的,较年幼的;(等级、地位)较低的;三年级(生)的;新颖的 ***n***. 年少者;等级较低的;晚辈;三年级生 ‖ ~ Hospital Doctors Association (简作 JHDA) 初级住院医师协会 / ~ Hospital Medical Officer (简作 JHMO) 初级住院军医(杂志名) / ~ range circuit 辅助测距电路

juniper ***n***. 杜松[实] ‖ ~, moss; Polytrichum juniperinum 杜松苔(一种利尿草药) / ~ oil 杜松油 / ~ tamarisk [植药] 桧柽柳 / ~ tar 杜松焦(由杜松木部干馏出来的焦油,作为皮肤病外用剂)

juniperin ***n***. 杜松素

Juniperis ***n***. 刺柏[属]

Juniperus [拉] ***n***. 桧属 ‖ ~ chinensis 龙柏 [一种药用植物] / ~ communis 欧洲杜松 / ~ formosana Hayata [拉;植药] 刺柏 / ~ rigida Sidb. et Zuce. [拉;植药] 杜松 / ~ sabina; ~ thurifera 沙比桧,新疆圆柏 / ~ sinensis L. 桧 / ~ virginiana 铅笔柏

junk ***n***. ①麻絮敷料 ②〈俚〉麻醉品(尤指海洛因) ③金属片块,厚片

Junker apparatus [F. E. 19 世纪英医师] 琼克氏吸入器(瓶状吸入器,氯仿麻醉时用) ‖ ~ bottle (inhaler) 琼克氏吸入器(瓶状吸入器,氯仿麻醉时用) / ~ gas calorimeter 琼克气体

junket ***n***. 乳冻[食品]

Junkman- Schoeller unit (of thyrotropin) (简作 JS) (促甲状腺激素的) 琼克曼 – 肖勒氏单位

juno cathode 卷状阴极

Junod's boot [Victor Theodor 法医师 1809—1881] 朱诺氏靴(引血靴)

Junonia coenia granulosis virus 鹿眼蛱碟颗粒体病毒

Junonia coenia nuclear polyhedrosis virus 鹿眼蛱碟核型多角体病毒

Junonia densovirus 鹿眼浓核病毒

juntio interlamellaris 瓣间联系

jupiter ***n***. 弧光灯

JUR 超微结构研究杂志(见 Journal of Ultrastructure Research)

Jurassic period (简作 J) 侏罗纪

Jürgensen's sign (Theodor von Jügrensen) 于根森征(急性肺结核听诊时有时可听到细微的捻发音)

Jurisprudence ***n***. 法学,法律学 ‖ ~, dental 牙[科]法医学 / ~, medical 法医学

jurist ***n***. 法理学家;律师,法官

Jurona bunyavirus 朱罗纳本扬病毒

Jurona virus 朱罗纳病毒

jury ***n***. 陪审员 ***a***. 应急的,临时的 ‖ ~, coroner's 验尸陪审员 / ~ of inquest 验尸陪审员 / ~ of matrons 妇女陪审员

jury-mast ***n***. 正头支柱

juscul (jusculum) ***n***. 肉汤

jusculum [拉] ***n***. 肉汤

Jussiaea repens L. [拉;植药] 水龙

Jussieuan system [Antoine Laurent de Jussieu 法植物学家 1699—1776] 朱西厄氏分类系统

just ***a***. 正义的;应得的;合理的;正确的 ***ad***. 正,恰;刚;仅仅 ‖ ~ about 差不多,几乎 / ~ as 正像;正当……的时候 / ~ as it is 恰好如此,完全照原样 / ~ as . . . , so . . . 正像 …… 一样,……也 / ~ noticeable difference (简作 JND) 确有显著差异 / ~ now 刚才,一会儿以前;现在;此刻 / ~ the same 完全一样;(虽然……)还是,仍然 / ~ scale 自然律 / ~ so 正是如此,一点不错

justape ***n***. 整行磁带全自动计算机

Juster's reflex 贾斯特氏反射(手掌反射)

justice ***n***. 公正,正当;正确,合法 ‖ do ~ (to) 公平对待,适当地处理 / do oneself ~ 充分发挥自己的能力,公正待己

Justicia L. 裹篱樵属 ‖ ~ gendarussa Burm. f. 裹篱樵(小驳骨丹) / ~ procumbens L. 六角英(爵床)

Justicia viruscence virus 爵床变绿病毒

justifiable ***a***. 证明为正当的;有理的

justification ***n***. ①证明为正当,正当的理由 ②码速调整

justify ***n***. 调整 ***vt***. 证明为正当,为……辩护

Justitia longimanus (H. Mile-Edwards) 长臂正龙虾 (隶属于龙虾科 Palinuridae)

justness ***n***. 公正,正确,正当

justo ***n***. 正,正常 ‖ ~ major 大于正常,过大 / ~ minor 小于正常,过小

justomajor ***n***. 大于正常,过大

justominor ***n***. 小于正常,过小

Justus' test [J. 匈皮肤病学家] 贾斯特斯氏试验(检梅毒)

jut ***vt***., ***vi***. (使)突出,(使)伸出 ***n***. 突出(部),伸出(部)

jute ***n***. 黄麻

Jute leaf mosaic virus 黄麻花叶病毒

Jutiapa flavivirus 朱蒂亚帕黄病毒

Jutiapa virus 朱蒂亚帕黄病毒

juvabione 保幼生物酮

juvantia ***n***. 佐药

juvenal ***n***. 幼小 ***a***. 少年的 ‖ ~ cent phase 青年期

juvenescenca ***n***. 复壮现象

juvenescent phase 青年期

juvenile ***a***. 幼年的,少年的,幼稚的 ‖ ~ amaurotic idiocy (简作 JAI) 少年期黑蒙性白痴 / ~ cell 幼稚细胞 / ~ chronic polyarthritis (简作 JCP) 少年型慢性多关节炎 / ~ dermatomyositis (简作 JDMS) 少年型皮肌炎 / ~ diabetes mellitus (简作 JMD) 幼年型糖尿病 / ~ glaucoma 幼年性青光眼 / ~ hormone (简作 JH) 青春激素,返幼激素 / ~ insulindependent diabetes mellitus (简作 JIDDM) 幼年型胰岛素依赖型糖尿病 / ~ insulin-depending mellitus (简作 JIDM) 幼年型胰岛素依赖性糖尿病 / ~ muscular dystropy 幼年性肌营养不良 / ~ origin diabetes mellitus (简作 JODM) 幼年起病型糖尿病 / ~ paresis 轻瘫(先天梅毒致部分瘫痪,在 10 ~ 15 岁发病) / ~ rheumatoid arthritis (简作 JRA) 青少年类风湿性关节炎 / ~ stage 幼年期

juvenile-on-set diabets (简作 JOD) 幼年起病型糖尿病

juveniles ***n***. 少年未到青春期的人

juvenilism ***n***. 迟发幼稚型

juvenility ***n***. 年轻,幼稚

juvenilize ***vi***. 使保护青春;延长……的发育期

juxta- [拉] [构词成分] 近,接近

juxta-articular ***a***. 近关节的,关节旁的

juxtacortical ***a***. 近皮质的 ‖ ~ chondroma 近皮质软骨瘤 / ~ chondrosarcoma 皮质旁软骨肉瘤 / ~ sarcoma 近皮质肉瘤

juxtaductal coarctation 近动脉导管缩窄

juxta-epiphysial ***a***. 近骺的,

juxtaglomerular ***a***. 近肾小球的 ‖ ~ apparatus (简作 JGA) 球旁装置,肾小球旁器 / ~ apparatus 近肾小球结构,近肾小球旁器 /

~ cell count（简作 JGCC）球旁细胞计数 / ~ cell（简作 JGC）球旁细胞 / ~ cells 肾小球旁器细胞 / ~ desmosome 近肾小球桥粒 / ~ granulation index（简作 JGI）球旁颗粒指数
juxtalaminar desmosome 近基膜桥粒
juxtallocortex ***n***. 中间皮质
juxtamedullary nephron 近髓肾单位
juxtamembranal cytoplasm 近基膜细胞质
juxtamembranal desmosome 近膜桥粒
juxtangina ***n***. 咽肌炎
juxtapose ***n***. 并列,并量
juxtaposition ***n***. 并列,并置,对合 ‖ ~ eye 并列象眼
juxtapulmonary-capillary receptor ***n***. 肺毛细血管旁感受器
juxtapyloric ***a***. 近幽门的
juxtaspinal ***a***. 近脊柱的,脊柱旁的
juxtavesical ***a***. 近膀胱的,膀胱旁的
juxtra-articular ***n***. 关节附近
JV Journal of Virology 病毒学杂志 / jugular vein 颈静脉 / jugular venour 颈静脉的
JVD 性病杂志(见 Journal of Veneral Diseases)
JVI virus JVI 病毒
JVP jugular venous pressure 颈静脉压 / jugular venous pulse 颈静脉搏动
JW 喷射冲洗（子宫内膜癌过筛检查）(见 jet wash)
JWWA 日本给水协会(见 Japan Water Works Association)
Jynx torquilla Linnaeus［拉;动药］蚁䴕

K k

K absolute zero 绝对零度 / capsular antigen(from kapsel) 荚膜抗原 / cathode 阴极,负极 / centuple calori 百卡(=100卡) / constant 常数 / chloromethyl chloroformate 氯甲基氯甲酸酯(毒气) / dissociation constant 离解常数 / electrostatic capacity 静电电容 / equilibrium constant 平衡常数 / ionization constant 电离常数 / magnetic susceptibility 磁化率 / phagocytic index 吞噬指数 / thermal conductivity 热传导率;导热性 / a thousand 一千 / watt-hour constant 瓦时常数(电度表) / kalium 钾 / Kapsel (capsular)antigen 荚膜(包囊)抗原(K抗原,细菌学术语) / Karat 开(黄金纯度单位,纯金24开;克拉(宝石质量单位=0.2克) / Karman constant 卡曼常数 / Katayama 钉螺属 / kathode (德)cathode 阴极,负极 / keg 小桶(容量单位,约近10加仑之量) / Kell blood system 凯尔血液型系统 / Kell-negative 凯尔阴性(血液型)/ Kelvin 开尔文(略作"开")[国际单位制(SI)和ISO标准以及我国的法定计量单位均将K定为热力学温度的基本单位] / Kelvin temperature scale; absolute scale 绝对温标,开氏温度标(0K= -273.15℃) / Kernensrgie 核子能(杂志名) / Kerr constant 克尔常数 / Key 电键,按钮 / khat 卡塔叶,阿拉伯茶树叶 / kilo-ohm 千欧姆 / kilogram 千克,公斤 / knot 节,海里/小时,(=1.852公里/小时)海里 / K-10 gastric tube 胃管

k kilo- 表示"千"的词头[旧时常作大写K,已不符合国际单位制(SI)和ISO规定,我国法定计量单位中也规定必须使用小写k] / absolute zero 绝对零度 / carat 开;克拉(符号来自德文karat,见上条)/ eletrostatic capacity 静电容量 / ioinzation constant 电离常数 / septal Kerley lines Kerley 氏隔线(放射学符号) / velocity constant of chemical reaction 化学反应速度常数

K conversion ***n***. K转换

K (electron) capture ***n***. K[电子]俘获

K chain K链(见 kappa chain)

K stoff 甲酸氯甲酯(毒气)(见 chloromethyl chloroformate)

K virus K病毒

K-17 thalidomide 酞胺哌啶酮,反应停(用于麻风反应,安眠、免疫抑制等)

K19 mmyovirus K19 肌病毒

K19 virus K19 病毒

K9 virus K9 病毒

KA alkaline phosphatase 碱性磷酸酶 / ketoacdosis 酮酸中毒 / kiloampere 千安[培](电流单位) / kinetic analyzer 动态分析仪 / king-Armstrong unit 金氏单位(一种磷酸酶效能单位)

Ka cathode (德)阴极,负极 / antigenK K抗原,荚膜抗原 / absorption rate constant (药物等的)吸收速率常数

KAAD kerosine, alcohol, acetic acid, dioxane 煤油—酒精—醋酸—二噁烷合剂(杀昆虫剂) / K-acid 1-amino-8-naphthol-4,6-disulfonic acid 1-氨基-8-萘酚-4,6-二硫酸

Kabicidin ***n***. 杀真菌素

Kabikinase ***n***. 链激酶(streptokinase)制剂的商品名

Kaburagia ensigallis (Tsai et Tang) [拉;动药] 红麸杨枣铁倍蚜(隶属于棉蚜科 Eriosomatidae)

Kaburagia ovogallis (Tsai et Tang) 蛋铁倍蚜 (隶属于棉蚜科 Eriosomatidae)

kabure ***n***. 蚴疹,血吸虫蚴疹

KAC 酮酸中毒性昏迷 (见 ketoacidotic coma)

kachang jijau 赤小豆

-kacin [构词成分] -卡星 (1998年CADN规定使用此项名称,主要系指卡那霉素[Kanamycin]一类的抗生素药物,如阿米卡星[Amikacin]、布替卡星[Butikacin]等)

Kadam flavivirus 凯丹姆黄病毒

Kadam virus 凯丹姆病毒

Kader's operation [Bronislaw 波外科医师 1863—1937] 卡德尔氏手术(胃瓣状造口术)

Kadsura coccinae(Lem.) A.C. Smith [拉;植药]冷饭团

Kadsura heteroclita(Roxb.) Craib [拉;植药] 异味南五味子

Kadsura Kaempf. ex Juss. 南五味子属 ‖ ~ longipedubculata Finet et Gagnep. [拉;植药] 南五味子 / ~ oblongifolia Merr. [拉;植药] 冷饭藤 / ~ sinensis; ~ japonica L. 南五味子

Kaempferia L. [拉] 山柰属 ‖ ~ galanga L. [拉;植药] 山柰 / ~ pundurata 蓬莪茂,蓬莪迷

kaempferol ***n***. 山柰酚,四羟基黄酮

Kaeng khoi bunyavirus 肯科伊本扬病毒

Kaeng khoi virus 肯科伊病毒

Kaes's feltwork [Theodor 德神经病学家 1852—1913] 卡斯氏神经纤维网 ‖ ~ layer 卡斯氏层(别赫捷列夫氏层)

Kaes-Bechterew layer [Theodor Kaes; Vladimir Mikhailovich von Bechterew 苏生理学家 1857—1927]; Bechterew's layer 卡—别二氏层(大脑皮质第三层内的纤维带)

KAF 胶固素原活化因子(见 conglutinogen-activating factor)

kaffee hag 去碱咖啡(一种除去大部分咖啡因及蜡的咖啡制剂)

Kaffir-pox virus 凯菲尔痘病毒、轻型天花病毒

kafir ***n***. 卡菲尔高粱

kafirin ***n***. 高粱醇溶蛋白

Kafka's reaction [Victor 德医师 1881生] 卡夫卡氏反应(检脑脊髓梅毒) ‖ ~ test 卡夫卡氏试验(检脑脊髓梅毒)

KAFO 大腿矫形器 (见 knee-ankle-foot orthosis)

Kafocin ***n***. 头孢来星(cephaloglycin) 制剂的商品名

Kahlbaum's disease [Karl Ludwig 德医师 1828—1899] 紧张症

Kahler's disease [Otto 奥医师 1849—1893] 卡勒氏病(多发性骨髓瘤) ‖ ~ law 卡勒氏定律(脊神经升支定律)

Kahn's albumin A reaction (test) [Herbert 德医师] 康氏白蛋白A反应(试验)

Kahn's test [Reuben Leon 美细菌学家 1887生] (简作KT) 康氏试验(检梅毒)

Kahn-Falta's sign 康—法二氏征(见于潜在性手足搐搦)

kahweol ***n***. 咖啡白脂

kaif ***n***. 梦样舒畅(如用麻醉品后)

Kaikalur bunyavirus 凯卡勒本扬病毒

Kaikalur virus 凯卡勒病毒

Kainic Acid [商名] ***n***. 卡英酸(抗蛔虫药)

kainite ***n***. 钾盐镁矾(肥料)

kainogenesis ***n***. 新性发生

Kainonereis alata (Chamberlin) 鳞须沙蚕 (隶属于沙蚕科 Nereidae)

kainotype ***n***. 新相

Kairi bunyavirus 凯里本扬病毒

Kairi virus 凯里病毒

kairine ***n***. 开林(退热药,喹啉的衍生物,羟正乙基四氢喹啉)

kairolin ***n***. 甲基四氢化喹啉

kairomone ***n***. 种间激素

kaiserling ***n***. 凯泽林(①凯泽林氏溶液 ②用凯泽林氏溶液保存的标本)

Kaiserling's method [Karl 德病理学家 1869—1942] 凯泽林氏[保色]法 ‖ ~ solution 凯泽林氏溶液(固定标本用)

Kaiserstuhl disease (Kaiserstuhl 为德国一地区) 凯泽斯杜病(二次大战前在德国葡萄园工人中发生的一种慢性砷中毒,由于葡萄上使用含砷的杀虫剂所致)

Kaisodi antigenic group viruses 凯苏第抗原组病毒

Kaisodi bunyavirus 凯苏第本扬病毒

Kaisodi virus 凯苏第病毒

Kakalur virus 卡卡勒病毒

kakatrophy ***n***. 营养不良

kakergasia ***n***. 部分精神障碍,精神整合,机能不良

kakergastic ***a***. 部分精神障碍的,精神整合,机能不良的

kakesthesia ***n***. 感觉异常,感觉障碍

kaki ***n***. 柿

kakidrosis ***n***. 臭汗

kakke ***n***. 脚气[病]

kako- [构词成分] 恶,有病

kako- [希] [构词成分] 恶劣,坏的,不良,有病的

kakodyl ***n***. 二甲胂

kakogenic ***a***. ①不育的 ②劣生的

kakogeusia ***n***. 劣味,恶味

kakon ***n***. 劣性反应(焦虑性神经机能病时)

kakorrhaphiophobia ***n***. 失败恐怖

kakosmia ***n***. ①恶臭 ②恶臭幻觉

kakostomia *n*. 口臭
kakotrophy *n*. 营养不良
kal ppt (拉)碳酸钾(见 kali paeparatum)
kala-azar *n*. 黑热病,内脏利什曼病 ‖ ~, canine; infantile ~; Mediterranean ~; ponos 犬利什曼病,婴儿黑热病,地中海黑热病 / ~, dog 犬利什曼病 / ~, infantile 婴儿黑热病,婴儿利什曼病
kaladana *n*. 牵牛子
Kalafungin [商名] *n*. 卡拉芬净(抗生素类药)
kalafungin *n*. 卡拉芬净,卡拉霉素(抗真菌抗生素)
kalagua *n*. 卡拉瓜(南美产,治肺结核的药物)
Kalanchoe *n*. 落地生根[属] ‖ ~ laciniaea (L.) DC. [拉;植药] 伽蓝菜 / ~ spathulata DC. [拉;植药] 匙叶伽蓝菜
kale *n*. 羽衣甘蓝
kaleidophon *n*. 光普仪,示振仪
kalemia, kaliemia *n*. 血钾过多,高钾血(症)
kalfax *n*. 卡尔发克斯感光剂 ‖ ~, film 紫外线感光定影胶片
kali [德] *n*. 钾 ‖ ~ arsenicosum 亚砷酸钾
kaliemia *n*. 高钾血[症]
kaligenous *a*. 产生[碳酸]钾的
kalii *n*. 钾
kalikrein *n*. 胰激肽释放酶
kalikrein-Inhibit-or-Einheit (简作 KIE) 激肽释放酶—抑制剂单位[德]
-kalim [构词成分] -卡林(1998 年 CADN 规定使用此项名称,主要系指心血管系统钾通道激活剂一类的药名,如马佐卡林[Mazokalim]等)
Kalimeris indica (L.) Sch.-Bip. [拉;植药] 马兰
kalimeter *n*. 碱定量器,碳酸定量器,碱定量法
kalio-natrium tartaricum 酒石酸钾钠
kaliopenia *n*. 血钾过少,低钾血(症)
kalium [拉] *n*. (缩 K)钾(19 号元素) ‖ ~ aceticum 醋酸钾,乙酸钾 / ~ alum 钾明矾 / ~ bicarbonicum 碳酸氢钾 / ~ bichromicum 重铬酸钾 / ~ bitartaricum 酒石酸氢钾 / ~ bromatum 溴化钾 / ~ bromicum 溴酸钾 / ~ carbonicum 碳酸钾 / ~ causticum 苛性钾 / ~ chloratum 氯化钾 / ~ chloricum 氯酸钾 / ~ chromicum 铬酸钾 / ~ citricum 枸橼酸钾 / ~ dichromicum 重铬酸钾 / ~ ferricyanatum 铁氰化钾 / ~ ferrocyanatum 亚铁氰化钾 / ~ hydroxydatum fusum depuratum 纯苛性钾 / ~ hydroxyquinolinum sulfuricum 硫酸(硫酸羟基喹啉-8-钾羟基喹啉与硫酸钾等分子的混合物) / ~ jodatum 碘化钾 / ~ nitricum 硝酸钾 / ~ permanganicum 高锰酸钾,过锰酸钾 / ~ sulfocyanicum 硫氰化钾 / ~ sulfoguajacolicum 愈创木酚磺酸钾 / ~ sulfuratum 硫化钾 / ~ sulfuricum 硫酸钾 / ~ tartaricum 酒石酸钾
kaliuresis *n*. 钾尿排泄,利钾作用;尿钾过高症
kaliuretic *a*. (促)钾尿排泄的,利钾的 *n*. 钾尿排泄药,利钾剂
kallak *n*. 爱斯基摩[化脓性]皮炎
Kallicon *n*. 一种 X 线电视机
kallidin (callidiu) *n*. 卡里定(有两种:~ Ⅰ缓激肽,~ Ⅰ赖氨酸缓激肽)
Kallidinogen *n*. 胰激肽原
Kallidinogenase [商名] *n*. 血管舒缓素(血管扩张药) ‖ ~ inactivator units (简作 KIU) 胰激肽原酶失活单位
Kallikak *n*. 卡利卡克家族(美国社会学家 H.H. Goddard 描述的一个虚构的新泽西家族,该家族有两个分支,一个是由非常聪明而有成就的成员组成,另一支则显示智力缺陷、道德败坏、犯罪率高,据此提出一种理论,即这些特性都是由遗传决定的)
Kallikrein *n*. 激肽释放酶;血管舒缓素(一种蛋白水解酶)
Kallikrein-inhibiting unit (简作 KIU) 血管舒缓素抑制单位
Kallikrein-kinin system (简作 KKS) 激肽释放酶-激肽系列(用于精子活动力低下治疗)
kallikreinogen *n*. 血管舒缓素原,激肽释放酶原
kallirotron *n*. 负阻抗[负电阻]管
kallitron *n*. 卡利管[振荡器]
Kallmann's syndrome (Franz J. Kallmann) 卡尔曼综合征,促性腺激素分泌不足性无睾征
Kallmorgen's vaginal speculum 卡尔摩根阴道镜
Kalmia L. *n*. 山月桂属(杜鹃花科,美洲产)
Kalmuk idiocy 伸舌样白痴(一种伴有唐氏综合征[Down's syndrome]的严重精神发育迟缓,Kalmuk 为蒙古族名)
Kalopanax septemlobus (Thunb.) Koidz. [拉;植药] 刺楸
kalopsia *n*. 美视症,视物显美症
Kalotermes minor 普通干木白蚁 ‖ ~ snyderi 斯氏木白蚁
kaluresis *n*. 钾尿排泄,利钾作用
kaluretic *a*. [促]钾尿排泄的,利钾的 *n*. 钾尿排泄药,利钾剂
kalvar *n*. 卡尔瓦光致散射体(一种激光选址膜)
kalymana-bacterium *n*. 性病肉芽肿杆菌
kalymma *n*. ①染色体基质 ②胶泡
kalymmocyte *n*. 包卵细胞(海鞘)
kamala *n*. 卡马拉(一种泻药);吕宋楸荚粉,粗糠柴
kamaline *n*. 卡马拉素,吕宋楸荚粉素,粗糠柴素
kambi *n*. 坎比(栀子树胶)
Kambin's triangular working zone (Parviz Kambin) 坎宾三角工作区(无明显血管和神经结构的三角区,在显微椎间盘切除术时可安全接近腰盘。前界为脊神经,下界为下一个下椎板的上缘,后界为上关节突的侧缘)
Kamese rhabdovirus 凯米斯弹状病毒
Kamese virus 凯米斯病毒
Kaminer reaction [Gisa 奥医师 1887—1941]; Freund's reaction 卡米内尔反应,弗罗因德氏反应(诊断癌的血清反应)
Kammavanpettai virus 凯马范帕塔病毒
Kamoharia megastoma (Kamohara) 大嘴鳄口鲆(隶属于鲆科 Bothidae)
kampometer *n*. 热辐射计,视场仪
Kampuchea *n*. 柬埔寨[亚洲]
kanagugui *n*. 铁钉树
Kanamycin [商名 拉] *n*. 卡那霉素(抗生素类药)
Kanavel's sign [Allen Buchner 美外科医师 1874—1938] 卡纳佛尔氏征(见于手指腱鞘炎)
Kanchia subvitrea (Waller) 辉毒蛾(隶属于毒蛾科 Lymantriidae)
kangaroo *n*. 袋鼠(澳洲产)
kangri *n*. 炭火蓝
Kanincheneinheit (简作 KE) (德)家兔单位
kaninloma *n*. 毁形性鼻咽炎
Kannamangalam virus 肯纳曼格拉姆病毒
Kanner's syndrome (Leo Kanner)卡纳综合征,孤独征
Kansas State University (简作 KSU) 堪萨斯州立大学(美)
kansasiin *n*. 堪萨斯杆菌素(用于过敏性皮肤试验)
kantor's sign (John L. Kantor) 坎特征,线样征(结肠 X 线摄影时,可见一条造影剂通过充盈缺损的线样构型)
kantrex (kanamycin) *n*. 卡那霉素(商品名)
kanyemba (chiufa) *n*. 坏疽性直肠结肠炎
Kao Shuan nairovirus 考休恩内罗病毒
Kao Shuan virus 考休恩病毒
Kaochlor *n*. 氧化钾 (potassium chloride) 制剂的商品名
kaodzera *n*. 罗得西亚锥虫病
kaoliang [中] *n*. 高粱
Kaolin *n*. 白陶土,高岭土 ‖ ~ cataplasma 白陶土泥罨剂,白陶土敷剂 / ~ cephalin clotting time (简作 KCCT) 白陶土脑磷脂凝血时间 / ~ clotting time (简作 KCT) 白陶土凝血时间 / ~ partial thromboplastin time (简作 KPTT) 白陶土部分凝血活酶时间
kaoliner *n*. 铸圈衬料
Kaolinite [拉;化学] 软滑石
kaolinosis *n*. 白陶土肺,肺白陶土沉着病
kaolinum (kaolin) *n*. 白陶土,高岭土
kaon *n*. 卡介子 ‖ ~, atom K 介原子
Kaplan leukemia virus 凯普兰白血病病毒
Kaplan's test [David M. 美医师 1876 生] 卡普兰氏试验(检脊髓液球蛋白及白蛋白)
Kaplan-Meier survival curve(method) 卡普兰-迈耶存活曲线(法)(能由随机调查数据计算出的对存活曲线的相容估计,亦称乘积极限估计)
Kaposi sarcoma (简作 KS) 卡波济氏肉瘤(皮肤多发性出血性肉瘤)
Kaposi's disease [Moritz Kohn 奥皮肤病学家 1837—1902] 卡波济氏病(着色性干皮病) ‖ ~ sarcoma 卡波济氏肉瘤(皮肤多发性出血性肉瘤) / ~ varicelliform eruption 卡波济氏水痘样疹
kappa *n*. 希腊语的第 10 个字母(Κ, κ);卡巴粒(某些草履虫的细胞中含有 DNA,结构复杂而又能自体复制的颗粒);卡巴(原生动物病毒) ‖ ~, angle κ-角 / ~, cell 卡帕盒 / ~, factor K 因子(卡巴因子)
Kappadione *n*. 磷钠甲萘醌,甲萘二酚二磷酸酯四钠(menadiol sodium diphosphate)制剂的商品名
kappaxin *n*. 卡帕克辛,甲萘醌
Kappeler's maneuver [Otto 德外科医师 1841—1909] 卡珀勒氏手法(麻醉时下颌前推法)
kaps- [构词成分] 被膜,胶囊
kapsanthin *n*. 辣椒黄素
kapsanthinosis *n*. 辣椒黄素着色
kapselcoccus *n*. 荚膜球菌
kapsizismus *n*. 辣椒嗜好,辣椒瘾
kara-kurt *n*. 红带毒蛛
karaya *n*. 卡拉牙胶,梧桐胶 ‖ ~, gum 卡拉牙树胶,印度树胶

kardin *n*. 牛心浸膏
kardiotrast *n*. 碘司特(造影剂)
Kareius bicoloratus (Basilewsky) 石鲽 (隶属于鲽科 Pleuronectidae)
Karell's cure [Philip 俄医师 1806—1886] 卡列尔氏疗法(用牛乳治心脏及肾病) ‖ ~ diet 卡列尔氏肾炎饮食
Karimabad bunyavirus 凯里马巴德本扬病毒
Karimabad phlebovirus 凯里马巴德静脉病毒
Karimabad virus 凯里马巴德病毒
Karlsruhe cyclotron 卡尔斯鲁厄回速加速器
Karnofsky scale (David A. Karnofsky) 卡诺夫斯基量表(测定患者执行功能的能力和进行正常活动的能力,评分范围从 0(患者为无功能者或死亡者)到 100(功能完全正常者)
karnosin; caruosiue *n*. 肌肽
Karplus' sign (Johann P. Karplus) 卡普拉斯征(一种语响改变,胸膜腔积液处听诊时,患者发元音 u,而听到的是 a 音)
Karroo syndrome [Karroo region of South Africa] 卡罗综合征(高烧、肠胃道障碍及颈淋巴结有压痛等综合征)
Karshi flavivirus 卡西黄病毒
Karshi virus 卡西病毒
Kartagener's syndrome (triad) [M. 德医师] 卡塔格内氏综合征(三征)(支气管扩张、鼻窦炎及内脏易位)
karus *n*. 卡拉司(一种南非洲植物,治痢和肠溃疡出血等症)
Karyamoebina *n*. 丛核变形虫属 ‖ ~ falcata 镰状丛核变形虫
karyapsis *n*. 核融合
karyaster *n*. 核星体 ‖ ~ stage 核星期
karyenchyma *n*. 核液
karyo- [希] [构词成分] 核,细胞核
karyobionta *n*. 有核生物
karyoblast *n*. 成核红细胞核胚细胞
karyochromatophil *a*. 核嗜染色性的,核嗜染的
karyochrome *n*. 核[染]色细胞(神经细胞的一种)
karyochylema *n*. 核液
karyoclasis *n*. 核破裂
karyoclastic *a*. ①核破裂的 ②分裂中止的
karyocyte *n*. 核细胞
karyodesma *n*. 核质丝
karyodieresis *n*. ①有丝分裂 ②核分裂
karyoenchyma *n*. 核液
karyogamic *a*. 核配合的
karyogamy *n*. 核融合
karyogen *n*. 核铁质
karyogene *n*. 核基因
karyogenesis *n*. 核生成
karyogenetics *n*. 核遗传学
karyogenic *a*. 核生成的,生核的
karyogonad *n*. 小核,生殖核
karyogram *n*. 染色体组型
karyoid *n*. 类核体
karyokinesis *n*. [间接]核分裂,有丝分裂 ‖ ~, asymmetrical 不对称核分裂 / ~, hyperchromatic 染色质过多性核分裂 / ~, hypochromatic 染色质过少性核分裂 / ~, spindle 有丝分裂纺锤体
karyokinetic *a*. [间接]核分裂的,有丝分裂的 ‖ ~, division 有丝分裂 / ~, phase 核活动期 / ~, spindle 核分裂纺锤体
karyoklasis *n*. 核破裂
karyoklastic *a*. ①核破裂的 ②分裂中止的
karyolemma *n*. 核膜
karyolobic *a*. [细胞]核分叶的
karyolobism *n*. 核瓣状结构,核分叶
karyology *n*. 细胞核学
karyolymph *n*. 核液,核淋巴
karyolysis *n*. [细胞]核溶解
Karyolysus lacertarum 蜥蜴溶核簇虫
karyolytic *a*. 核溶解的,溶核的
karyomastigont *n*. 核鞭毛
karyomegaly *n*. 核(过)大
karyomere *n*. ①染色粒 ②染色体泡
karyomerite *n*. ①染色体泡 ②局部核
karyometry *n*. 细胞核测量法
karyomicrosome *n*. 核微粒
karyomit *n*. ①核网丝 ②染色体
karyomite *n*. ①核网丝 ②染色体
karyomitome *n*. 核网丝
karyomitosis *n*. [间接]核分裂,有丝分裂
karyomitotic *a*. [间接]核分裂的,有丝分裂的
karyomixis *n*. 核融合
karyomorphism *n*. 核形
karyon *n*. 细胞核,核
karyonide *n*. 核系
karyophage *n*. 噬核细胞;噬核体
karyophthisis *n*. 核消耗
karyoplasm *n*. 核质,核浆
karyoplasmic *a*. 核质的,核浆的 ‖ ~ ratio 核质比率
karyoplast *n*. 细胞核
karyoplastin *n*. 副染色质
karyopsis *n*. 颖果
karyopyknosis *n*. 核固缩 ‖ ~ index (简作 KPI) 核固缩指数
karyo-race *n*. 染色体小种
Karyorelictida Corliss 核残迹目
karyoreticulum *n*. 核网
karyorrhexis *n*. 核破裂
karyoschisis *n*. 核分裂
karyosome *n*. 染色质核仁,核粒
karyosphere *n*. 核球
karyospherical *a*. 核球的
karyostasis *n*. 核静止,核静止期
karyostatic *a*. 核静止的
karyostenosis *n*. 直接核分裂
karyota *n*. 有核细胞
karyotheca *n*. 核膜
karyotin *n*. 染色质,核染质
karyotype *n*. 染色质组型,核型
Karyotyping *n*. 核型分析
karyozoic *a*. 核内寄生的
Kasabach position 凯瑟贝尔位(X 线投照位)
Kasabach-Merritt syndrome (Haig Haigouni Kasabach; Katharine Krom Merritt) 卡—梅综合征(发生在婴儿的综合征,表现为皮肤和脾脏巨大血肿,伴血小板减少性紫癜和纤维蛋白原缺乏血症,亦称血管瘤血小板减少综合征)
kasai *n*. 开赛病(发生在扎伊尔的一种综合征,表现为贫血、皮肤脱色和水肿,所有这些症状可能继发于铁的缺乏)
kasal *n*. 碱性磷酸钠铝(食品添加剂)
Kasanin-Vigotsky test 卡—维二氏试验(测验概念性思考力)
Kasba orbivirus 凯斯巴环状病毒
Kasba virus 凯斯巴病毒
Kaschin-Beck's disease (Nilolai I. Kashin [或 Kaschin; E. V. Bek [或 Beck] 卡—贝病,大骨节病(一种周围关节和脊柱的缓慢进行性慢性致残性变性病,主要发生于儿童,为西伯利亚东部、中国北方和朝鲜的地方病。据认为此病系由摄食分支孢镰刀菌 [Fusarium sporotrichiella] 污染的谷粒所致,亦称地方性变形性骨关节炎)
kassa *n*. 麻风
Kast's syndrome (Alfred Kast) 卡斯特综合征 (见 Maffucci's syndrome)
kasugamycin *n*. 春日霉素
kat- [希] [构词成分] 下,降,缓,退;反对,相反;完全
Kata virus 卡塔病毒
katabolic *a*. 分解代谢的,异化的
katabolism *n*. 分解代谢,异化[作用]
katabolite *n*. 分解代谢产物
katachromasis *n*. 末期核变
katadidymus *n*. 下身联胎,双上身联胎
katagenesis *n*. 退行进化
katakinetomere *n*. 低能物质(指分子和原子)
katakinetomeric *a*. 低能的(指分子和原子)
katal *n*. 卡特尔(酶活性测量单位,1 凯特尔相当于每秒钟催化 1 摩尔基质的反应速率的酶活性的量)
katalase *n*. 过氧化氢酶
katallober *n*. 负变压线
katamnesis (catamnesis) *n*. 诊后病历
kataphase *n*. 后末期(有丝分裂)
kataphoresis *n*. ①阳离子电泳 ②电泳
Kataphoria *n*. 下隐斜
kataphraxis *n*. 器官定位支持术
kataphylaxis *n*. ①炎灶趋向性(指抗体、白细胞)②[机体]防卫力毁灭
katapleure *n*. 前前侧片
katastaltic *a*. 抑制的 *n*. 抑制剂
katathermometer *n*. 干湿球温度计,卡他温度计 ‖ ~, Hill 希[尔]氏干湿球温度计
katatonia *n*. 紧张症
Katayama; Oncomelanice *n*. 钉螺属 ‖ ~ disease 日本血吸虫病 /

~ nosophora 片山钉螺 / ~ taiwana 台湾钉螺
Katayama's test [片山国嘉 日医师 1856—1931]片山氏试验(检碳氧血红蛋白)
katchromasis *n*. 子核再生
katechin (Blum substance) *n*. 卡底钦,布路姆氏物质(血内抗甲状腺作用的物质)
katelectrotonus *n*. 阴极[电]紧张
katepimeron *n*. 下后侧片
katepisternum *n*. 下前侧片
katex (kathode excitation) *n*. 阴极兴奋
kathaemoglobin *n*. 变性正铁血红蛋白
katharometer *n*. 基础代谢测量器,热导计
katharometry *n*. 热导测量术
kathepsin *n*. 组织蛋白酶
kathetometer *n*. 高差计
kathetron *n*. 辉光放电管
kathion (cation) *n*. 阳离子,阴向离子
kathisophobia *n*. 静坐恐怖,静坐不能
kathodal (catuodal) *a*. 阴极的,负极的 ‖ ~ (cathodal) closing contraction (简作 KCC) 阴极通电收缩
kathode *n*. 阴极,负极
Kathodenoffnungszuchung (简作 KOZ) (德)阴极断电收缩
Kathodenschliebungs zuckung (简作 KSZ) (德)阴极通电收缩
katholysis *n*. 阴极电解法
Kathon *n*. 甲基异噻唑啉酮 (methylisothiazolinone and methylchloroisothiazolinone) 制剂的商品名
Kathrein's test 卡特林氏试验(检胆色素)
katine *n*. 阿拉伯茶叶碱
kation *n*. 阳离子,阴向离子
katogene *n*. 破坏作用
katogenic *a*. 分解的
katolysis *n*. 不完全分解,中间分解(消化过程的)
katophoria *n*. 下隐斜视,下斜视
katotropia *n*. 下隐斜视,下斜视
Katsuwonus pelamis (Linaeus) 鲣(隶属于金枪鱼科 Thunnidae)
Katz formula (Johann R. Katz) 卡茨公式[平均血沉率 = (S_1 + S_2/2)/2,其中 S_1 为 1h 结束时清液柱高度的毫米数,S_2 为 2h 结束时的高度]
katzenjammer [德] *n*. 宿酒病,酒后病
Katzenstein's test [Moritz 德外科医师 1872—1932] 卡岑斯坦氏试验(检心肌效率)
Katzman-Doisy method 卡-道二氏法(自孕妇尿中提取绒毛膜促性腺激素)
Kauffmann's test [Friedrich 德医学家 1893 生] 考夫曼氏试验(饮水四次后,观尿量变化,测循环机能)
Kauffmann-White classification (Fritz Kauffmann; P. B. White) 考—怀分类(血清学鉴定沙门菌属各菌种对 O,H 和 Vi 抗血清的反应的一种分类表)
Kaufman-McKusick syndrome (Robert L. Kaufman; Victor A. McKusick) 考-麦综合征(一种罕见的常染色体隐性遗传性子宫阴道积水病,伴轴后多指[趾]畸形、先天性心脏缺损及随后有时为两侧肾盂积水。男性表现症状包括尿道下裂和明显的阴囊缝)
Kaufmann's method (treatment) [Fritz 德神经病学家 1875 生] 考夫曼氏法(疗法)(用强电流休克,治精神神经病)
Kaup- Davenport index (简作 KI) 考—达指数(乳幼儿营养状态判定指数)
kauri *n*. 考里树胶,贝壳松脂
kava *n*. 卡法根,麻醉椒(根和根茎)
kavaine *n*. 卡法根素
Kawakami-Theilen strain of cat leukemia virus 猫白血病病毒凯哇卡米特兰株
Kawasaki disease 川崎病(一种罕见的综合征,常与儿童有关,亦见之于成人,特征为高热持续 5 天以上、眼周充血、口唇干红、手足发红、肢体肿胀以及指尖脱屑。Kawasaki[川崎]为日本东京湾一城市名)
Kawasaki syndrome (Tomisaku Kawasaki) 川崎综合征,黏膜皮肤淋巴结综合征(即 mucocutaneous lymph node syndrome, 见 syndrome 项下相应术语)
kawine *n*. 卡法树脂
Kay Ciel 氯化钾 (potassium chloride) 制剂的商品名
Kay test 凯氏试验(检巴斯德氏灭菌法的效果)
kayak vertige 独木舟眩晕(美洲爱斯基摩人的病)
Kayexalate *n*. 聚苯乙烯磺酸钠(sodium polystyrene sulfonate)制剂的商品名
kayquinone *n*. 凯醌,甲萘醌
kayser *n*. 凯塞[波数的单位]
Kayser's disease [Bernhard 德眼科学家 1869 生]; hepatolenticular degeneration 凯泽氏病,肝豆状核变性
Kayser-Fleischer ring [Bernhard Kayser; Richard Fleischer 德医师 1848—1909] 凯—弗二氏环(角膜外缘的绿色环,见于肝豆状核变性)
kazol *n*. 乳冻(一种发醇乳)
KB ketone body 酮体 / key-board 键盘 / Komuro- Boyse assay 科慕罗-博伊斯测定 / Kunstliche Besamung(德)人工授精
KB cell KB 细胞(人的 KB 细胞)
K-band *n*. K[频]带,间线 K 波段
K-bands *n*. 间带,K-带
KBM 一种功能假腿(见 Kondylen Bettung Munster)(德)
KBS (见 krebs-Ringer's bicarbonate solution 克雷布—林格氏碳酸氢盐溶液)
KBSH virus KBSH 病毒
kc killer cell 细胞,杀伤细胞 / kilocharacter 千字符 / kilocurie 千居里(放射单位) / kilocycle 千周 / kilohertz(1000 cycles per second) 千赫兹(每秒钟 1000 周),千周/秒
KC cathodal closing 阴极通电(亦作:CC) / ketoacidotic coma 酮酸中毒性昏迷 / kilocycle 千周 / Krishna Consciousness Society member 讫里什那意识学会成员
Kc chain K K 链 / killer cell 杀伤细胞 / kilocurie 千居里(放射单位)
KC / S 千赫兹,千周/秒(见 kilocycles per second)
Kcal *n*. 千卡,大卡(见 kilocalorie; K-cal)
kcat irreversible inhibitor 酶激活不可逆抑制剂,自杀底物
KCC kathodal (cathodal) closing contraction 阴极通电收缩 / key board common contact 键盘公共触点 / kulchizky cell carcinoma K 细胞癌
KCCT 白陶土脑磷脂凝血时间(见 kaolin cephalin clotting time)
KCF 千立方英尺(气体)(见 kilo cubic feet)
KCG kinetocardiogram 心振动图 / kinetocardiography 心振动图描记术
KCI 千居里(放射单位)(见 kilocurie)
KCL 园锥形角膜缘(见 keratoconus line)
Kco 转送系数(肺功能)(见 transfer coefficient)
K-conversion *n*. K 转换
KCP 膝胸位(见 knee-chest posture)
KCS keratoconjunctivitis sicca 干燥性角膜结膜炎 / krishna Consciousness Society Krishna (讫里什那印度神话中的牧牛神)意识学会
KCT cathode closing tetanus 阴极通电(肌)强直 / kaolin clotting time 白陶土凝血时间
KD cathodal duration 阴极持续期(又称 CD) / kidney disease 肾脏疾病 / kiln-dried 人工干燥,烘干 / knocked down 分解的
K-DNA 动基体去氧核糖核酸(见 kinetoplast deoxyribonucleic acid)/ 动质 DNA(见 kinetoplast DNA)
KDP 磷酸二氢钾(见 potassium dihydrogen phosphate)
KDS 肌肥大无力综合征(见 kocker-Debre-Semelaigne syndrome)
KDT 阴极持续期(肌)强直(又称 CDT)(见 cathodal duration tetanus)
Ke exchangeable potassium 可交换钾 / eliminate rate constant (药物等的)消除速率常数 / Ke 标记(一种抗原标记,以区别人免疫球蛋白 λ 轻链亚型,亦称 Kern)
KE Kanincheneinheit(德)家兔单位 / Kendall's compound E (cortisone) 可的松 / kindling effect 点燃效应(慢性实验性癫痫模型) / kinetic energy 动能(也缩写为 Ke)
KEA 激酶分析器(见 kinetic enzyme analyzer)
Kearns-Sayre syndrome (Thomas P. Kearns; George P. Sayre) 克-塞综合征(进行性眼肌麻痹、视网膜色素变性、肌病、共济失调及心脏传导缺陷,为常染色体显性遗传,于 15 岁前发病)
Keating-Hart's method [Walter Valentine de Keating-Hart 法医师 1870—1922] 基廷—哈特氏疗法,电灼疗法
kebocephaly *n*. 猴头畸形
Kebuzone [商名] *n*. 凯布宗(消炎镇痛药)
ked *n*. 羊蜱蝇
Kedong virus 凯唐病毒
Kedougou virus 凯多各病毒
keegan's operation 基根式手术(印度式人工鼻成形手术)
keel *n*. ①龙骨 ,龙骨状突起,脊棱 ②幼鸭败血病(由一种沙门氏菌引起)③中肋 ④龙骨瓣
Keel blood group 凯尔血型
keeled *a*. ①具龙骨瓣的 ②具龙骨状突起的
Keeley cure [Leslie E. 美医师 1834—1900] 基利氏疗法(用氯化金治疗酒精或鸦片中毒的秘方)

keen *a*. 尖锐的;敏锐的;强烈的;渴望的 ‖ be ~ about 喜爱,对……着迷 / ~ on 喜爱;渴望
Keen's operation［William Williams 美外科医师 1837—1932］基恩氏手术(脐切除术) ‖ ~ sign 基恩氏征(腓骨波特氏骨折的一种体征)
keenly *ad*. 尖锐地;敏锐地;强烈地;渴望地
keep(kept) *vt*. 保存;保持;看守;遵守;赡养 *vi*. 保持(某一状态);继续不断 *n*. 保持,保养 ‖ ~, at 坚持(做),使不停地做 / ~, away 站开,使离开 / ~, back 留在后面;隐瞒;阻止;留下 / ~, down 卧下,蹲下;控制;缩减;咽下,吞下 / ~, form 阻止,使免于;抑制 / ~, in 使(火)不灭;抑制(感情);隐瞒;不出家门 / ~, in with 和……友好 / ~, off 让开,不接近;不让……接近 / ~ ,on［常接-ing］继续(进行),继续下去 / ~ ,oneself to oneself 不与人来往 / ~, out 使……在外,不准进入 / ~ ,out of (使)置身于……之外,不参加 / ~,patient absolutely quiet 保持病人绝对安静 / ~ ,to 坚持,保持,固守 / ~, to oneself 不交际,不与人来往;保守秘密 / ~, under 控制,压制 / ~, under observation 仔细观察 / ~, up 维持,坚持;继续 / ~, up with 跟上;保持联系
keeper *n*. 看守者;看护人
keeping *n*. 保管,保存;看守;供养;饲养,饲育;一致,协调 ‖ in ~ with 与……一致;与……协调 / out of ~ with 与……不一致,与……不协调
kefir *n*. 高加索发酵乳,开菲乳 ‖ ~,arsenical 含砷发酵乳 / ~ grains 开菲小粒(含开菲醇母等的小粒,用以制开菲乳) / ~, guaiacol carbonate 碳酸愈创木酚发酵乳
Keflex *n*. 头孢氨苄(cephalexin)制剂的商品名
Keflin *n*. 头孢噻吩钠(cephalothin sodium)制剂的商品名
Keftab *n*. 盐酸-水头孢氨苄(cephalexin hydrochloride monohydate)制剂的商品名
Kefzol *n*. 头孢唑林钠(cefazolin sodium)制剂的商品名
Kegel Exercise 耻尾肌的自动收缩以加强其紧张度
Kehr's incision［Hans 德外科医师 1862—1916］克尔氏切口(一种腹部切开法) ‖ ~ operation 克尔氏手术(胆囊胆管切除肝管引流术)
Kehrer's reflex［Ferdinand 德神经病学家 1883 生］克勒尔氏反射(耳睑反射,用触觉或温觉刺激外耳道最深部和鼓室,则睑闭) ‖ ~ sign 克勒尔氏征(见于脑瘤)
keirophobia *n*. 剃须恐怖,剃发恐怖
keirospasm *n*. 修面痉挛
Keishi virus 凯西病毒
Keith's bundle［Arthur 英解剖学家 1866 生］基思氏束,窦房束 ‖ ~ node 基思氏结,窦房结
Keith's low ionic diet［Norman M.美医师 1885 生］基思氏低离子饮食
Keith's-Flack node［Arthur Keith; Martin Flack 英生理学家 1882—1931］基—弗二氏结,窦房结
Keith-Flack node(Arthur Keith;Martin W. Flack)窦房结
kelectome *n*. 瘤组织剪钳
K-electron capture K 电子俘获
kelene *n*. 基伦,氯乙烷
kelis *n*. ①硬斑病 ②瘢痕瘤
Kell antibody 凯耳抗体(血清学)
Kell-Cellano antibodies 凯尔—塞拉诺二氏抗体
Keller operation(Col. William L. Keller)凯勒手术(为矫正拇外翻所做的手术,即矢状切除第一跖骨头的内侧突,并切除近端拇趾骨的基底部)
Keller's test［Philipp 德皮肤病学家 1891 生］凯勒氏试验(紫外线试验)
Keller-Blake splint 凯—布二氏夹(股骨骨折用)
kellin *n*. 基林,凯林,2 - 甲基 - 5,8 - 二甲氧基呋喃并色原酮(制自阿密茴,治心绞痛、支气管气喘等)
Kelling's test［Georg 德医师 1866 生］凯林氏试验(检胃癌、胃乳酸、食管憩室)
Kellock's sign 凯洛克氏征(胸腔积液叩诊时,肋骨震动增加)
Kelly's operation［Howard Atwood 美外科医师 1858—1943］凯利氏手术(治妇女尿失禁) ‖ ~ sign 凯利氏征(检输尿管蠕动) / ~ speulum 凯利氏直肠窥器
keloid *n*. 瘢痕瘤,瘢痕疙瘩 ‖ ~,acne 痤疮性瘢痕瘤 / ~,Addison's;morphea 阿狄森氏瘢痕瘤,硬斑病 / ~,Alibert's; cicatricial 阿利贝尔氏瘢痕瘤,假瘢痕瘤 / ~,gingival 龈瘢痕瘤
keloidectomy *n*. 瘢痕瘤切除术
keloidosis *n*. 瘢痕瘤病
keloma *n*. 瘢痕瘤,瘢痕疙瘩
keloplasty *n*. 瘢痕成形术
kelos *n*. 瘢痕瘤,瘢痕疙瘩
kelosomia *n*. 露脏畸形
kelosomus *n*. 露脏畸胎
kelotomy *n*.［绞窄性］疝切开术
Kelp［植药］海藻
Kelp bass［动药］云纹石斑鱼
kelvin［Kelvin(William Thompson)英物理学家 1824—1907］*n*. 开耳芬(电单位) ‖ ~,scale 开耳芬氏温标,绝对温标
KEM 千周电磁的(见 kilocycle electromagnetics)
kemadrin *n*. 开马君,盐酸普环啶(副交感神经阻滞药)
Kemerovo antigenic group viruses 克米罗沃抗原组病毒
Kemerovo orbivirus 克米罗沃环状病毒
Kemerovo virus 克米罗沃病毒
kemithal *n*. 开米他(静脉麻醉剂)
Kempner diet［Walter 美医师 1903 生］肯普纳氏饮食(高血压病饮食)
kenacort *n*. 曲安西龙(triamcinolone)制剂的商品名
Kenal orbivirus 克纳伊环状病毒
Kenalog *n*. 曲安奈德(triamcinolone acetonide)制剂的商品名
Kendall compound A［Edward Calvin 美化学家 1886 生］;11-dehydrocorticosterone 肯达尔氏化合物 A,11 - 脱氢皮质甾 ‖ ~ compound E; 17-hydroxy-11-dehydro-corticosterone; cortisone 肯达耳氏化合物 E,17 - 羟 - 11 - 脱氢皮质酮,可的松 / ~ compound F; 17-hydroxycorticosterone 肯达耳氏化合物 F,17 - 羟皮质酮,氢化可的松
Kendall's compound E (cortisone)(简作 KE)可的松
Kendall's fever 肯达耳氏热(黄热病)
Kendall's method(Edward C. Kendall)肯德尔法(检甲状腺组织中的碘)
Kendall's rank correlation coefficient (tau)(Maurice George Kendall)肯德尔秩相关系数(τ)(一种非参数性相关量,计算如下:一组 n 次观察数据样本,按变量值以递增次序排列;然后观察另一相应的变量值,在顺序中后一种观察数据的数要超过前一种观察数据中每一个数,并计算之,最后计数的总和乘以 4,除以 n[n-1],并减 1 而得出-1 和 + 1 之间的值)
kenencephalocele *n*. 脑膨出
kenenchyma *n*. 空组织
kenesthesia *n*. 普通感觉,存在感觉
Kennedy classification(Edward Kennedy)肯尼迪分类法(部分无牙状态及分义齿的分类法,根据无牙间隙相对于残存牙的位置所作的分类)
Kennedy's sign *n*. 肯尼迪氏征,脐带杂音
Kennedy's syndrome［Foster 美神经病学家 1884—1952］肯尼迪氏综合征(脑前叶肿瘤征)
Kennedya Y potyvirus 肯尼迪亚 Y 马铃薯 Y 病毒
Kennedya yellow mosaic tymovirus 肯尼迪亚黄花叶芜菁黄花叶病毒
kennel *n*. 下水道;阴沟
Kennel cough 肯尼耳峡谷病毒(犬腺病毒)
Kennethiella［拉］*n*. 圣尼螨属
Kenny method (treatment)［Elizabeth 澳护士 1886—1952］肯尼氏［疗］法(用湿热绒布敷裹小儿麻痹患者的背与四肢,俟痛止,施被动运动,而后教以自动运动)
Kenny Rehabilitation Institute(简作 KRI)肯尼氏康复学会
kenny's treatment(Elizabeth Kenny)肯尼疗法(用湿热绒布敷裹小儿麻痹患者的背与四肢,俟痛止,施被动运动,而后教以自动运动)
keno-［构词成分］空,空间
kenophobia *n*. 广厅恐怖,广场恐怖
kenosis *n*. ①［病理］排泄 ②［病理］排泄物
kenotic *a*.［病理］排泄的
kenotoxin *n*. 疲倦毒素
kenotoxinism *n*. 疲倦毒素中毒
kenotron *n*. 两极整流管
Kent's bundle［Albert Frank Stanley 英生理学家 1863 生］肯特氏束,房室束(哺乳类)
Kent-His bundle［Albert Frank Stanley Kent 英生理学家; Wilhelm His,Jr. 德医师 1864—1934］bundle of His 肯—希二氏束,希氏束,房室束
kentrokinesis *n*. 中枢性运动
kentrokinetic *a*. 中枢性运动的
kenwood therapeutic liquid 生命素(维生素类药)
Kenya *n*. 肯尼亚［非洲］
Kenyan *a*. 肯尼亚的;肯尼亚人的 *n*. 肯尼亚人
kephal-［构词成分］头
kephalepsalis *n*. 切胎头剪
kephalin *n*. 脑磷脂

kephalo-[构词成分] 头
kephalohematoma *n*. 头血肿
kephalophosphoric acid 脑磷脂磷酸
kephir *n*. 高加索发酵乳,开菲乳
kephrine *n*. 克弗林,肾上腺酮 ‖ ~ hydrochloride 盐酸克弗林
Kepler- Robinson- Power test(简作 K-R-PT)克—罗—鲍氏试验
Kepone *n*. 开蓬,十氯酮(chlordecone)的商品名(杀虫药)
kept keep 的过去式和过去分词
keracele *n*. 角膜后层突出
Keracyanin[商名] *n*. 凯拉花青(视紫质再生药)
Kerandel's symptom(sign)[Jeap Francois 法医师 1873 生] 克兰德耳氏症状(征)(非洲锥虫病时,深部感觉过敏)
keraphen *n*. 开拉芬(四碘酚酞钠造影剂)
keraphyllocele *n*. 角质瘤(马蹄)
keraphyllous *a*. 角质层的
kerasin *n*. 角甙脂
keratalgia *n*. 角膜痛
keratan sulfate 硫酸角质素
keratansulfaturia *n*. 硫酸角质素尿征,莫尔基奥(Morquio)综合征
keratectasia *n*. 角膜扩张,角膜突出
keratectomy *n*. 角膜切除术,角膜切削术
keratein *n*. 还原角蛋白
keratiasis *n*. 角质疣
keratic *a*. ①角的 ②角膜的 ‖ ~, precipitates 角膜后沉着物
keratin *n*. ①角蛋白,角质素 ②肌酸,甲胍基乙酸 ‖ ~ filament 角蛋白丝 / ~, sulfate 硫酸角质素
keratinase *n*. 角蛋白酶
keratinization *n*. 角[质]化
keratinize *n*. 角[质]化
keratinocyte *n*. 角(质)化细胞,角质形成细胞
keratinoid *n*. 角衣片(一种肠溶片)
keratinosome *n*. 角化小粒
keratinous *a*. ①角质的 ②角蛋白的
keratitic precipitate(简作 KP)角膜炎沉着物
keratitis *n*. 角膜炎 ‖ ~, acne rosacea 酒渣鼻性角膜炎 / ~, actinic 光化性角膜炎 / ~, alphabet 条状角膜炎 / ~, annular 环状角膜炎 / ~, arborescens 树枝状角膜炎 / ~, artificial silk 人造丝角膜炎 / ~, band; band-shaped ~; 带状角膜炎 / ~ bullosa 大泡性角膜炎 / ~, deep 深层角膜炎,间质性角膜炎 / ~, dendriform 树枝状角膜炎 / ~, Dimmer's; ~ nummularis 迪默尔氏角膜炎,钱币状角膜炎 / ~ disciformis 盘状角膜炎 / ~, exposure 暴露性角膜炎,兔眼性角膜炎 / ~, fascicular 束状角膜炎 / ~ filamentosa 丝状角膜炎 / ~, furrow 树枝状角膜炎 / ~, herpetic 疱疹性角膜炎 / ~, hypopyon 前房积脓性角膜炎 / ~, interstitial; deep ~ 间质性角膜炎,深层角膜炎 / ~, lagophthalmic 兔眼性角膜炎 / ~, lattice 格状角膜炎 / ~, marginal 边缘性角膜炎 / ~, mycotic 真菌性角膜炎,角膜真菌病 / ~, neuroparalytic 神经麻痹性角膜炎 / ~ nummularis 钱币状角膜炎,迪默尔氏角膜炎 / ~ parenchymatosa 主质性角膜炎 / ~ petrificans 石化性角膜炎 / ~, phlyctenular 小泡性角膜炎 / ~ profunda; interstitial ~ 深层角膜炎,间质性角膜炎 / ~ punctata; punctate ~ 点状角膜炎(角膜后沉着物) / ~ punctata subepithelialis 上皮下点状角膜炎 / ~, purulent 脓性角膜炎 / ~ pustuliformis profunda 脓疱状深层角膜炎 / ~ ramificata superficialis 分支状浅层角膜炎 / ~, reapers' 割禾人角膜炎 / ~, reticular 网状角膜炎 / ~, ribbon-like 带状角膜炎 / ~, rosacea 酒渣鼻性角膜炎 / ~, sclerosing 硬化性角膜炎 / ~, scrofulus; phlyctenular ~ 腺病质角膜炎,小泡性角膜炎 / ~, secondary 继发性角膜炎 / ~, serpiginous; ulcus serpens corneae 匐行性角膜炎,匐行性角膜溃疡 / ~ sicca; keratoconjunctivitis sicca 干性角膜炎,干性角膜结膜炎 / ~, striate; alphabet ~ 条状角膜炎 / ~, superficial 浅层角膜炎 / ~, suppurative 化脓性角膜炎 / ~, syphilitic 梅毒性角膜炎 / ~, trachomatous; pannus 沙眼性角膜炎,血管翳 / ~, traumatic 外伤性角膜炎 / ~, trophic; neuroparalytic ~ 神经麻痹性角膜炎 / ~, ulcerative 溃疡性角膜炎 / ~, vascular 血管性角膜炎 / ~, vasculonebulous; pannus 血管[云]翳性角膜炎,血管翳 / ~, vesicular 水泡性角膜炎 / ~, xerotic 干燥性角膜炎(角膜软化前)
kerato-[希][构词成分] 角膜;角质
kerato hyaline body 透明角蛋白体
keratoacanthoma *n*. 角化棘皮瘤
kerato-angioma *n*. 毛细管扩张性疣,血管角质瘤
keratocele *n*. 角膜后[弹性]层突出
keratocentesis *n*. 角膜穿刺术
keratochromatosis *n*. 角膜着色
keratoconiosis *n*. 角膜尘埃沉着症
keratoconjunctivitis *n*. 角膜结膜炎 ‖ ~, epidemic; shipyard eye 流行性角膜结膜炎,船坞眼 / ~, epizootic 兽疫流行性角膜结膜炎 / ~, flash 电光性角膜结膜炎,闪光性角膜结膜炎 / ~, phlyctenular 小泡性角膜结膜炎 / ~ sicca 干性角膜结膜炎 / ~, virus; epidemic ~ 病毒性角膜结膜炎,流行性角膜结膜炎
keratoconometer *n*. 圆锥角膜测量计
keratoconus *n*. 圆锥形角膜 ‖ ~, line(简作 KCL)圆锥形角膜线 / ~, posticus 后圆锥角膜
keratocricoid *n*. 角环肌 *a*. 下角环状软骨的
keratocyst odontogenic 牙源性角质囊肿
keratocyte *n*. 角膜细胞
keratoderma *n*. ①皮肤角质层 ②角膜 ③皮肤角化病 ‖ ~ blennorrhagica 脓溢性皮肤角化病 / ~ climactericum; endocrine ~ 经绝期皮肤角化病 / ~, symmetric 掌跖角化病
keratodermatitis *n*. 皮肤角质层炎
keratodermatocele *n*. 角膜后[弹性]层突出
keratodermatomalacia *n*. 角膜软化
keratodermatosis *n*. 皮肤角质层病
keratodermia *n*. 皮肤角化病,角皮病 ‖ ~ blennorrhagica 脓溢性皮肤角化病 / ~ excentrica; porokeratosis 汗孔角化病 / ~ palmaris et plantaris 掌跖角化病 / ~ plantare sulcatum 跖沟状角皮病 / ~ symmetrica 掌跖角化病
kerato-ectasia *n*. 角膜扩张,角膜突出
keratoepithelioplasy *n*. 角膜上皮移植术
keratogenesis *n*. 角质生成
keratogenetic *a*. 角质生成的,生角质的
keratogenous *a*. 生角质的,角质增生的
keratoglobus *n*. 球形角膜
keratoglossus *n*. 角舌肌
keratohelcosis *n*. 角膜溃疡
keratohemia *n*. 角膜血沉着
keratohyal *a*. 舌骨角的
keratohyalin *n*. [表皮]角质透明蛋白 ‖ ~, granule 透明角质颗粒(电镜)
keratohyaline *a*. 角质性(与)透明的,透明角质性的 ‖ ~, granule 角膜透白颗粒
keratoid *a*. 角质样的
keratoiditis *n*. 角膜炎
kerato-iridocyclitis *n*. 角膜虹膜睫状体炎
kerato-iridoscope *n*. 角膜虹膜镜
kerato-iritis *n*. 角膜虹膜炎 ‖ ~, hypopyon 前房积脓性角膜虹膜炎,前房积脓性角膜炎
keratokyphosis *n*. 驼背形角膜成形术
keratoleptynsis *n*. 结膜遮盖角膜术
keratoleukoma *n*. 角膜白斑
keratolysis *n*. 角质层分离 ‖ ~ exfoliativa 剥脱性角质层分离 / ~ neonatorum; dermatitis exfoliativa infantum 新生儿角质层分离,婴儿剥脱性皮炎
keratolytic *a*. 角质层分离的 *n*. 角质层分离剂 ‖ ~, agents 角质溶解药
keratoma *n*. ①角化病 ②角质瘤(马蹄) ‖ ~ diffusum; ichthyosis congenita 弥漫性角化病,先天鳞癣 / ~ hereditaria mutilans 遗传残毁性角化病 / ~ malignum congenitale 先天恶性角化病,[鱼]鳞癣 / ~ palmare et plantare 掌跖角化病 / ~ plantare sulcatum 跖沟状角化病 / ~ senile 老年角化病
keratomalacia *n*. 角膜软化[症]
keratome *n*. 角膜刀
keratomegalia *n*. 球性角膜
keratomeninx *n*. 角膜
keratometer *n*. 角膜散光计,角膜曲面计
keratometric *a*. 角膜散光测量的
keratometry *n*. 角膜散光测量法
keratomileusis *n*. 屈光性角膜移植术,屈光性角膜成形术;角膜磨削术
keratomy *n*. 角膜切开术
keratomycosis *n*. 角膜真菌病,角膜霉菌病 ‖ ~ linguae 黑舌[病]
keratoncus *n*. 角质瘤
keratonosis *n*. 皮肤角质层病
keratonosus *n*. 角膜病
keratonyxis *n*. 角膜穿刺
keratopathy *n*. 角膜病 ‖ band ~, band-shaped ~ 带状角膜病
keratophagia *n*. 角膜真菌病,角膜霉菌病
keratophakia *n*. 角膜透镜移植术,角膜晶体术
kerato-photography *n*. 角膜照相术
kerato-photometry *n*. 角膜光度测量法
keratoplasia *n*. 皮肤角质层增生

keratoplastia *n*. 角膜成形术,角膜移植术 ‖ ~ conjunctivalis 结膜型角膜成形术
keratoplasty *n*. 角膜成形术,角膜移植术 ‖ ~, optic 复明角膜成形术,光学角膜移植术 / ~ tectonic 整复性角膜成形术
keratoprosthesis *n*. 人工角膜
keratoprotein *n*. 角质蛋白
keratorefractive *a*. 角膜屈光[性]的 ‖ ~, surgery 角膜屈光矫正手术
keratorrhapy *n*. 角膜缝线术
keratorrhexis *n*. 角膜破裂
keratoscleritis *n*. 角膜巩膜炎
keratoscope *n*. 角膜镜 ‖ ~, arc 角膜散光计弧
keratoscopy *n*. 角膜散光盘检查,角膜镜检查
keratose *a*. 角样的,角化的
keratosis (复 keratoses) *n*. ①角化病 ②角膜病 ‖ ~, arsenical 砷角化病 / ~ blennorrhagica 脓溢性角化病 / ~ conjunctive 结膜角化病 / ~ diffusa foetalis; ichthyosis congenita 胎儿普遍角化病,先天鳞癣 / ~ follicularis; Darier's disease 毛囊角化病,毛囊鳞癣 / ~ follicularis contagiosa 触染性毛囊角化病 / ~, gonorrheal; ~ blennorrhagica 淋病性角化病,脓溢性角化病 / ~ labialis 唇角化病 / ~ linguae 舌角化病,舌白斑病 / ~ nevoid 痣状角化病 / ~ nigricans 黑[色]棘皮症 / ~ obturans 阻塞性角化病,耵聍栓塞 / ~ palmaris et plantaris 掌跖角化病 / ~ pharyngea 咽[部]角化病 / ~ pilaris; lichen pilaris; pityriasis pilaris 毛发角化病,毛发苔癣 / ~ punctata 点状角化病 / ~ seborrheica 皮脂溢性角化病 / ~ senilis 老年角化病 / ~ suprafollicularis; ~ pilaris 毛发角化病,毛发苔癣 / ~ vegetans; ~ follicularis 增殖性角化病,毛囊角化病,毛囊鳞癣
keratosulfate (keratosulphate) *n*. 硫酸角质素
keratotic *a*. 角化病的
keratotome *n*. 角膜刀
keratotomy *n*. 角膜切开术 ‖ ~, delimiting 限界性角膜切开术 / photorefractive ~ 光屈光性角膜切开术 / radial ~ 放射状角膜切开术 / trapezoidal ~ 菱形角膜切开术
keratotorus *n*. 角膜隆凸
keraunoneurosis *n*. 闪电性神经[机能]病
keraunophobia *n*. 闪电恐怖
kerboard *n*. 键盘,电键板
Kerckring's folds [Theodorus 荷解剖学家 1640—1693]; ~ valves; plicae circulares 克尔克林氏襞,环状襞,克尔克林氏褶 ‖ ~ nodule; noduli valvularum aortae 克尔克林氏小结,主动脉瓣结 / ~ ossicle 克尔克林氏小骨(偶见于枕骨大孔后缘的独立化骨中心) / ~ valves; 克尔克林氏襞,环状襞
kerectasis *n*. 角膜突出,角膜扩张
kerectomy *n*. 角膜[部分]切除术
kerion *n*. 脓癣 ‖ ~ celsi; Celsus' ~ 塞耳萨斯氏脓癣(脓性发癣)
keritherapy *n*. ①石蜡疗法 ②石蜡浴疗法
Kerley's line 克尔利线,间隔线 [肺水肿的胸片征象]
Kerlone *n*. 盐酸倍他洛尔 (betaxolol hydrochloride) 制剂的商品名
kerma *n*. 比释动能(表示每单位质量的被照射基质由非带电粒子转移给带电粒子的动能的计量单位)
kermes; Coccus ilicis *n*. 冬青虫 ‖ ~ mineral; antimony oxysulfide 硫锑矿,氧硫化锑
kermesite *n*. 橘红硫锑矿
kern *n*. 核 ‖ ~ oscillation 核振荡 / ~ plasma erlation theory 质核关系学说
Kern canyon rhabdovirus 克恩峡谷弹状病毒
Kern canyon vesiculovirus 克恩峡谷水泡性病毒
Kern canyon virus 克恩峡谷病毒
kernel *n*. ①仁,核;种仁,籽粒,珠心 ②稳定电子量 ③零磁场强度线 ‖ ~, alpha-active α-放射核 / ~, beta-active β-放射核 / kernels, waxing 儿童腹股沟淋巴结肿大
kernicterus [德] *n*. 核黄疸
Kernig's sign [Vladimir 俄医师 1840—1917] 克尼格氏征(脑膜炎时提腿试验)
Kernohan's notch (James W. Kwenohan) 坎诺汉切迹(在某些小脑幕疝病例中,脑干对着小脑幕向下移位在大脑脚内造成一条沟)
kernschwund [德] *n*. [神经细胞]核发育不良
kerocaine *n*. 克罗卡因,盐酸普鲁卡因
kerocele *n*. 蹄角质瘤(马)
kerogenesis *n*. 新生性变态,不适发育
keroid *a*. ①角质样的 ②角膜样的
Keronopsis gracilis Kahl *n*. 俏角毛虫
Keronopsis macrostoma Reuter *n*. 大口角毛虫
Keronopsis monilata Kahl *n*. 念珠角毛虫
Keronopsis multinucleata Maupas *n*. 多核角毛虫
Keronopsis multiplex Ozaki and Yagiu *n*. 多足角毛虫
Keronopsis ovalis Kahl *n*. 卵形角毛虫
Keronopsis Penard *n*. 角毛虫属
Keronopsis rubra Ehrenberg *n*. 红色角毛虫
Keronopsis similis Stokes *n*. 似角毛虫
kerosene *n*. 煤油 | ~, chlorinated 氯化煤油
kerosine, alcohol, acetic acid, dioxane (简作 KAAD) 煤油—酒精—醋酸—二噁烷合剂(杀昆虫剂)
kerosolene *n*. 凯罗索伦(石油中得到的一种挥发液体)
kerotherapy *n*. ①石蜡疗法 ②石蜡浴疗法
Kerr cell 科尔盒,光电调制器
Kerr effect 科尔效应(属于一种"二次光电效应",见 quadratic electooptic effect)
Kerr's sign 克尔氏征(脊髓损害平面下的皮肤变厚)
Kerria DC. *n*. 棣棠属 ‖ ~ japonica DC. [拉;植药] 棣棠花
kerril *n*. 毒海蛇(印度洋产)
kertomalacia *n*. 角膜软化
Keshan disease 克山病(一种致命性充血性心肌病,首次发现于中国克山的儿童)
Kesling appliance (Harold D. Kesling) 凯斯林矫正器(用于治疗磨牙症) ‖ ~ spring 凯斯林弹簧(用于固定正牙装置以分隔牙齿,便于放置环带)
Kestenbaum's sign (Alfred Kestenbaum) 凯斯顿波姆征(小动脉横穿视神经盘缘的数目减少,可作为视神经萎缩的标准)
Kestose *n*. 蔗果三糖
Keta [动药] 大麻哈鱼 ‖ ~ head [动药] 大麻哈鱼头 / ~ liver [动药] 大麻哈鱼肝 / ~ Roe [动药] 大麻哈鱼子 / ~ spermaries [动药] 大麻哈鱼精巢
Ketaject *n*. 盐酸氯胺酮 (kwtamine hydrochloride) 制剂的商品名
ketal *n*. 缩酮,酮缩醇
Ketalar *n*. 盐酸氯胺酮 (ketamine hydrochloride) 制剂的商品名
Ketamine [商名] *n*. 氯胺酮(麻醉药) ‖ ~ hydrochloride 盐酸氯胺酮(全身麻醉药)
Ketanserin [商名] *n*. 酮色林(5-羟色胺拮胺药)
Ketapang bunyavirus 凯塔潘本扬病毒
Ketapang virus 凯塔潘病毒
Ketarax *n*. 左咪唑,左旋四咪唑
Ketaset 盐酸氯胺酮(ketamine hydrochloride)制剂的商品名
Ketazocine [商名] *n*. 酮佐辛,酮佐辛(镇痛药)
Ketazolam [商名] *n*. 凯他唑仑(安定药)
KETB 用碳酸氢治疗酮酸中毒(见 ketoacidosis treated with bicarbonate)
Keteleeria davidiana var. formosana 台湾油杉[一种药用植物]
Keteleeria fortunei (Murr) Carr. [拉;植药] 油杉
ketene *n*. ①烯酮 ②乙烯酮
Keterah virus 凯特拉病毒
kethoxal *n*. 凯托沙,乙氧丁酮醛(抗病毒药)
ketimine *n*. 酮亚胺
Ketimipramine [商名] *n*. 凯替帕明(抗抑郁药)
ketipramine fumarate 富马酸凯替帕明,富马酸氧丙咪嗪(抗抑郁药)
keto- [法] [构词成分] 酮,酮基;氧代(O=)
α-keto acid dehydrogenase α-酮酸脱氢酶 ‖ ~, deficiency α-酮酸脱氢酶缺乏症状(①硫辛酰氨脱氢酶缺乏症 ②任何一种α-酮酸脱氢酶复合物缺乏)
keto-acid *n*. 酮酸
3-ketoacid CoA transferase 3-酮酸辅酶 A 转移酶
ketoacidemia *n*. 酮酸血症
ketoacid-lyase *n*. 酮酸裂解酶
ketoacidosis *n*. 酮症酸中毒 ‖ ~, treated with bicarbonate (简作 KETB) 用碳酸氢治疗酮酸中毒
ketoacidotic coma (简作 KAC) 酮酸中毒性昏迷
ketoaciduria *n*. 酮酸尿症 ‖ branched-chain ~ 支链酮酸尿症,槭糖浆尿病
ketoacyl *n*. 酮酰(酮酸酰基)
3-ketoacyl-CoA thiolase 3-酮酰 CoA 硫解酶,3-酮酰辅酶 A 硫解酶,乙酰-CoA C-酰基转移酶
α-ketoadipate *n*. α-酮己二酸(阴离子型) ‖ ~, dehydrogenase α-酮己二酸脱氢酶(此酶缺乏可致 α-酮己二酸尿症)
α-ketoadipic acid α-酮己二酸(亦可写成 2-ketoadipic acid)
α-ketoadipicacidemia α-酮己二酸血(症)
α-ketoadipicaciduria α-酮己二酸尿(症)
keto-aldehyde *n*. 酮醛
ketoamine compound 酮胺化合物,胺酮化合物

ketoaminoacidemia *n*. 酮氨基酸血症,槭糖浆尿病
Ketobemidone［商名］*n*. 凯托米酮(镇痛药)
keto-bodies *n*. 酮体
β-ketobutyric acid β-丁酮酸,乙酰乙酸
Ketocaine［商名］*n*. 凯托卡因(局部麻醉药)
Ketocainol［商名］*n*. 凯托卡诺(抗心律失常药)
ketocaproic acid 己酮酸
ketochol *n*. 克托可耳,牛胆浸膏
ketocholanic acid 酮胆烷酸
7-ketocholesterol *n*. 7-酮胆甾醇
Ketoconazole［商名］*n*. 酮康唑,酮哌嗯咪唑(口服抗真菌药) ‖ ~, lotion 酮康唑洗剂
Keto-Diastix *n*. 测定尿酮尿糖试纸(商品名)
keto-enol tautomerization 酮式-烯醇式互变异构
ketogenesis *n*. 酮生成
ketogenetic *a*. 酮生成的
ketogenic *a*. 生酮的 ‖ ~, amino acids 生酮氨酸;生酮性氨基酸 / ~, steroid (简作 KGS) 生酮类固醇
ketoglulonic acid (简作 KGA) 酮古洛糖酸
α-ketoglutarate *n*. α-酮戊二酸(阴离子形式)
ketoglutarate dehydroge nase (简作 KGDH) 酮戊二醛脱氢酶
α-ketoglutarate dehydrogenase α-酮戊二酸脱氢酶
α-ketoglutaric acid α-酮戊二酸
ketoheptose *n*. 庚酮糖
ketohexokinase *n*. 己酮糖激酶(此酶的遗传性缺乏可致原发性果糖尿症,亦称果糖激酶)
ketohexonic acid 己酮糖酸
ketohexose *n*. 己酮糖
ketohydroxyestratriene(estroue) *n*. 雌酮
ketohydroxyestrin *n*. 雌酮
α-ketoisovalerate dehydrogenase α-酮异戊酸脱氢酶
ketol *n*. 酮醇［类］
ketolase *n*. 酮酶 ‖ ~, pyruvic 丙酮酸酮酶
ketole (indole) *n*. 吲哚,靛基质
ketol-isomerase *n*. 乙酮醇异构酶
ketolysis *n*. 解酮［作用］
ketolytic *a*. 解酮的
ketone *n*. 酮 ‖ ~ body (简作 KB) 酮体 / ~, dimethyl 二甲酮,丙酮
ketonemia *n*. 酮血［症］
ketonic *a*. 酮的
ketonization *n*. 酮化［作用］
ketonuria *n*. 酮尿［症］
ketonurine *n*. 食物性酮尿
ketopentose *n*. 酮戊糖
ketoplasia *n*. 酮体生成
ketoplastic *a*. 酮体生成的
ketopregnene *n*. 氧代孕烯
Ketoprofen［商名］*n*. 酮洛芬,苯酮苯丙酸(非类固醇性抗炎药)
ketoreductase *n*. 酮还原酶
Ketorfanol［商名］*n*. 酮啡诺(镇痛药)
Ketorolac［商名］*n*. 酮咯酸(消炎镇痛药) ‖ ~ tromethamine 酮咯酸氨丁三醇(非甾类抗炎药,用以短期处理疼痛,肌内或口服给药)
ketose *n*. 酮糖
ketoside *n*. 酮［糖］甙
ketosis *n*. 酮病 ‖ ~ threshoid 酮阈(组织氧化酮体的最大限度)
ketostearic acid 酮硬脂酸
ketosteril *n*. 肾灵 (抗肾衰药)
ketosteroid *n*. 甾酮类,酮甾类,酮固醇类
17β-ketosteroid reductase 17β-酮甾类还原酶,睾酮 17β-脱氢酶
ketosubstrate *n*. 酮基底物
ketosuccinic acid 酮丁二酸,草酰乙酸
ketosuria *n*. 酮糖尿
keto-tetrahydrophenanthrene *n*. 酮四氢菲
ketotetrose *n*. 酮丁糖
β-ketothiolase deficiency β-酮硫解酶缺乏症,α-甲基乙酰乙酸尿(症)
3-ketothiolase (β-ketothiolase) *n*. 3-酮硫解酶,β-酮硫解酶,乙酰 CoA C-酰基转移酶
ketotic *a*. 酮病的
Ketotifen［商名］*n*. 酮替芬,甲呱噻庚酮(抗组胺药,平喘药)
Ketotrexate［商名］*n*. 酮曲沙(抗肿瘤药)
ketotriose *n*. 酮丙糖
keto-urine *n*. 食物性酮尿
Ketoxal［商名］*n*. 凯托沙(抗病毒药)
ketoxime *n*. 酮肟
ketoxylose *n*. 木酮糖
kettle *n*. 壶,锅,镬 ‖ ~, croup 熏气壶 / ~, steam 蒸汽镬,蒸汽锅 / ~, super-pressure 超压热锅
Kety-Schmidt method (Seymour S. Kety; Carl F. Schmidt) 基—施法(测定脑组织血液灌溉流量的方法)
Keuralibao rhabdovirus 凯尤拉尼巴弹状病毒
Keuralibao virus 凯尤拉尼巴病毒
KeV 千电子伏(见 kilo electron volts)
kevatron *n*. 千电子伏级加速器
key *n*. 钥匙;解答;关键;电钥;栓体;键;调 *a*. 主要的,关键的,基本的 *vt*. 调节……音调;准备,适合 ‖ ~ atom 钥原子 / ~, blood 血液图解 / ~ board 键盘 board common contact (简作 KCC) 键盘公共触点 / ~ board send/receiver (简作 KSR) 键盘发送接收机 / ~ board typing reperforator (简作 KTR) 键盘打字自动穿孔机 / ~, cabinet 电话［电键］控制盒 / ~ DuBois-Reymond's 杜布瓦·雷蒙氏电钥(一种开闭器) / ~ enzyme 关键酶 / ~ filter 键路火花滤除器,键噪滤波器 / ~ hole 电键插孔 / ~ instruction 引导指令 / ~ lever 电键杆 / ~ lights 主光 / ~ load 键带信息输入 / ~ map 总图 / ~ modulation 键控调制 / ~ point 关键,要点 / ~ relay 键控继电器 / ~ sender 电键发送器,按钮电键 / ~ sent 电键发送 / ~ set 电键 / ~ single contact 单电钥 / ~ sound 键音,急促声响 / ~ spacer 电键垫片 / ~ species 关键种 / ~ station 主台,主控台,控制站 / ~ stimulus 电键刺激 / ~ switch 按键开关 / ~ tape load 键带信息输入 / ~ tapered 锥状栓体 / ~ tooth 拔牙键 / torquing ~ 扭转键(一种正牙器) / ~ up 使紧张;使激动,激励 / ~ verify 键盘检验 / ~ word 关键字
keyboard computer printer 计算机的键盘打印机
keyboard punch 键盘穿孔机
keyboard selection 键控选择
keyboard sign 键盘征(超声图像)
key-click filter 电键声滤除器
keycoder *n*. 键盘编码器
key-colour *n*. 基本色
keyed *a*. 键控的 ‖ ~ amplifier 键控放大器 / ~ amplifier tube 键控放大管 / ~ automatic gain control 键控自动增益控制 / ~ automatic gain control circuit 键控自动控制电路 / ~ burst-amplifier stage 键控彩色同步脉冲放大级 / ~ detector 键控检波器 / ~ rainbow signal 键控彩虹信号 / ~ system 键控系统
keyer *n*. 键控(控制、调制)器 ‖ ~, tube 键控管
keyframe *n*. 键盘
key-gene *n*. 主基因
key-generator output 选通脉冲发生器输出
keyhole pupil 钥孔状瞳孔
key-in *n*. 键盘输入,通频带
keying *n*. 键控(法),按键 ‖ ~ absorber 键控火花吸收器 / ~ wave generator 键控信号发生器
keynote *n*. 同治药性(顺势疗法用词)
key-out *n*. 切断,断开,阻挡
keypoint *n*. 关键点
key-pulse *n*. 选通脉冲
Key-Retzius corpuscles ［Ernst Axel Henrik Key 瑞典医师 1832—1901; Magnus Gustaf Retzius 瑞典组织学家 1842—1919］基-雷二氏触觉小体 ‖ ~ foramen 基-雷二氏孔,第四脑室外侧孔
keyshelf *n*. 电键盘,键座
keystone *n*. 梯形失真 ‖ ~ correction 梯形失真校正 / ~ distortion 梯形失真 / ~ effect 梯形失真效应 / ~ scanning 梯形扫查 / ~ wave 梯形波
Keystone bunyavirus 凯斯通本扬病毒
Keystone virus 凯斯通病毒
keystoning *n*. 梯形失真
key-to-disk *n*. 键盘—磁盘输入器
key-vein *n*. 钥状扩张静脉
keyway *n*. 栓道 ‖ ~, tapering 锥状栓道
keyword *n*. 关键字 ‖ ~, Index in Internal Medicine (简作 KIIM) 内科学关键词索引(杂志名)
key-word-out-of context index (简作 KWOC) 上下文关键词索引
Kf flocculation speed 絮状反应速度 / symbol indicating flocculation speed in antigen-antibody reactions 抗原抗体絮状反应速度记号 / Kochfestigkeit(德)抗煮沸性 / Kupffer cell 枯否氏细胞
K-F ring, Kayser- Fleisch-er's ring (简作 KFR) 凯—弗二氏环(肝豆状核变性的角膜外缘的绿色环
KFAB 肾脏结合抗体(见 kidney-fixing antibody)
K-factor *n*. K 系数,［中子］增殖系数
KFD 夸赛纳森林病(见 Kyasanur Forest disease)

KFR 凯－弗二氏环(肝豆状核变性的角膜外缘的绿色环(见 K-F ring, Kayser- Fleisch-er's ring)
KFS 克一费二氏综合征(先天性颈椎缺少或融合)(见 Klippel- Feil syndrome)
KG keratohyalin granule 透明角质颗粒(电镜) / kilogauss 千高斯(磁感应单位) / kilogram 千克,公斤(现已改用 kg) / King's Gazatte(Journal of King's College Hospital) 皇家学会医院辑要 / Korpergewicht(德) / body weight 体重
kg *n*. 千克,公斤(见 kilogram)
KGA 酮古洛糖酸(见 ketoglulonic acid)
kg-cal (kilogram-calorie) *n*. 千卡,大卡
KGDH 酮戊二醛脱氢酶(见 ketoglutarate dehydroge nase)
KGF 细胞动力增益因子(见 kinetics gain factor)
kg-m (kilogram-meter) *n*. 千克米
KGS 生酮类固醇(见 ketogenic steroid)
KGT 肾葡萄糖甙转换酶(见 kidney glucoside transferase)
KH (德)糖类(见 Kohlenhydrate)
Khair [植药] 儿茶
Kharkov linac 哈尔科夫直线加速
Khasan bunyavirus 凯山本扬病毒
Khasan virus 凯山病毒
Khawia sinensis (Hsu) 中华荷氏绦虫(隶属于核叶科 Caryophyllaeidae)
KHb 血红蛋白钾盐(见 Potassium hemoglobinate)
khelidine *n*. 凯利丁(制自阿密茴)
khelin *n*. 基林 2－甲基－5,8－二甲基呋喃并色原酮(制自阿密茴,治心绞痛,支气管气喘等)
Khellin [商名] *n*. 凯林(血管扩张药)
khellinine *n*. 凯林甙(制自伞形科植物阿密茴)
Khelloside [商名] *n*. 凯林苷(血管扩张药)
KHF 朝鲜出血热(见 Korean haemorrhagic fever)
KHNS (国王的)宫廷护士(英)(见 King's Honorary Nursing Sister)
khosam *n*. 苦参子,鸦胆子
KHP (国王的)宫廷医官,御医,太医(英)(见 King's Honorary Physician)
KHS (国王的)宫廷外科医官,外科御医(英)(见 King's Honorary Surgeon)
KHV 膝踵试验(检查共济运动)(见 Knie -Hachen- Versuch)
KI karyopyknosis index 核固缩指数 / Kaup- Davenport index 考－达指数(乳幼儿营养状态判定指数) / Kernicterus 核黄疸 / Kroenig's isthmus 克氏峡(锁骨上肺尖所在区) / bactericidal index 杀菌指数 / potassium iodide 碘化钾
KIA killed in action 战死,阵亡 / Klinger iron agar Klinger 氏含铁琼脂
Kibdelosporangium Shearer et al. [拉] *n*. 拟孢囊菌属 ‖ ~ albatum Tomita et al. 微白拟孢囊菌 / ~ aridum Shearer et al. 荒漠拟孢囊菌 / ~ aridum subsp. largum Shearer et al. 荒漠拟孢囊菌巨大亚种 / ~ philippinense Mertz et Yao 菲律宾拟孢囊菌
kibe *n*. 冻疮
kibisitome *n*. 晶状体囊刀
Kichia scoparia (L.) Schrad. [拉;植药] 地腹
kick *n*. 踢伤,突跳,对抗 ‖ ~, circuit 突跳电路,脉冲电路
kickback *n*. 逆[倒]转,回[返]程 ‖ ~, power supply 回扫脉冲电源 / ~, transformer 回[扫]描变压器
kicker light 强聚光
kicking coil 扼流线圈
kicking field 快速脉冲场
kickpoint *n*. 转折点
kicksorting of pulses 脉冲振幅分析
kidd antibodies 基德氏抗体
Kidd antibody 基德抗体(基德血型分类的名称,基德是病人姓)
Kidd antigen 基德抗原
kideny bean lectin 菜豆外源凝集素
kidinga pepo 类登革热
Kidneu bean [植药] 白饭豆
kidney *n*. 肾 ‖ ~, aglomerular 无小球[性]肾 / ~, amyloid 淀粉样肾 / ~, and upper bladder (简作 KUB) 肾脏与膀胱上部 / ~, arteriosclerotic 动脉硬化性肾 / ~, artificial 人工肾 / ~, atrophic 萎缩肾 / ~, branny 糠样肾 / ~, cake; caked ~ 饼状肾 / ~, cicatricial 瘢痕肾 / ~, cirrhotic; ~ contracted; ~, grarular 硬变肾,固缩肾,[颗]粒状肾 / ~, confluent 融合肾 / ~, cyanotic 郁血肾 / ~, cystic 囊肾 / ~, definite 后肾 / ~ disease (简作 KD) 肾脏疾病 / ~, disk 盘状肾 / ~, double, fused 融合重复肾 / ~, doughnut 环状肾 / ~, embryonic 胚肾 / ~, fatty 脂[肪]肾 / ~, fiberscope 纤维肾镜 / ~, fiberscopy 纤维肾镜检查[法] / ~, flea-bitten 蚤咬状肾 / ~, floating 游动肾,浮游肾 / ~ form 肾形的 / ~, Formad's 福马德氏肾(慢性酒精中毒肾肿大) / ~, fused 融合肾,并肾 / ~ glucoside transferase (简作 KGT) 肾葡萄糖甙转换酶 / ~, gouty 痛风肾 / ~, granular[颗]粒状肾 / ~, head; pronephros 前肾 / ~, heart 心形肾 / ~, hind 后肾 / ~, horseshoe 蹄铁形肾 / ~, lardaceous 淀粉样肾 / ~, large red 大红肾 / ~, large white 大白肾 / ~, leaky 低阈肾 / ~, lobulated 分叶肾 / ~, lump; cake ~ 块状肾,饼状肾 / ~ medulla 肾髓质 / ~, middle 中肾 / ~, movable 游动肾,移动肾 / ~, mural 腹壁肾 / ~, myelin 髓磷脂肾 / ~, palpable 可扪肾 / ~ pedicle 肾蒂 / ~, pelvic 骨盆[异位]肾 / ~, permanent 恒肾 / ~, pig-back 猪背肾(慢性酒精中毒时,肾脏充血肿大) / ~, polycystic 多囊肾 / ~, pregnancy 妊娠肾 / ~, primitive 前肾 / ~, primordial 前肾 / ~, red contracted; granular ~ 红缩肾,[颗]粒状肾 / ~, Rokitansky's; amyloid ~ 罗基坦斯基氏肾,淀粉样肾 / ~, Rose-Bradford [青年]炎性纤维化肾 / ~, sacciform; ~ distended; ~ nephrectasia 囊状肾,扩张肾 / ~, sacculated 囊状肾 / ~ scanning 肾扫描 / ~ scintigraphy 肾闪烁成像术 / ~ scintiscanning 肾闪烁扫描 / ~, sclerotic granolar 硬化肾,[颗]粒状肾 / ~ segment 肾段 / ~ shaped 肾形的 / ~, sigmoid 乙状肾 / ~, small red nephroselerosis 小红肾,肾梗化,肾硬变 / ~, small white 小白肾 / ~, soapy 肥皂样肾 / ~ stone 肾结石 / ~ succenturiate 肾上腺 / ~, supernumerary 额外肾 / ~, surgical 外科肾,脓肾 / ~, tandem 融合肾 / ~ ureter and bladder (简作 KUB) 肾脏、输尿管及膀胱(X 线) / ~ ureter bladder (简作 KUB) 尿路平片,肾输尿管膀胱区平片 / ~, wandering 游动肾,游走肾 / ~, waxy; amyloid ~ 淀粉样肾
Kidney *n*. 肾脏(杂志名)
kidney-fixing antibody (简作 KFAB) 肾脏结合抗体
KIE 激肽释放酶－抑制剂单位[德](见 kalikrein- Inhibit-or- Einheit)
kiecelguhr *n*. 硅藻土
Kieffer's stain 基弗尔氏染剂(耐酸性染剂)
Kielland's (Kjelland's) forceps 基耶兰德氏钳(一种产钳)
Kienböck atrophy [Robert 奥放射学家 1871—1953] 金伯克氏骨萎缩 ‖ ~ disease 金伯克氏病(①腕半月骨慢性进行性骨软骨病 ②脊髓外伤性空腔形成) / ~ phenomenon 金伯克氏现象(脓胸时,病侧膈肌在吸气时上升,呼气时下降) / ~ unit 金伯克氏单位(一种 X 线剂量单位,相当于 1/10 红斑量)
Kienböck-Adamson points (Robert Kienböck; Horatio G. Adamson) 金伯克－亚当森点(X 线治疗发癣的定位点)
Kiernan's space [Francis 英医师 1800—1874] 凯尔南氏间隙(肝小叶间淋巴隙)
kieselguhr (diatomite) *n*. 硅藻土
Kiesselbach's area (space) [Wilhelm 德喉科学家 1839—1902] 基塞尔巴赫氏区(间隙),鼻中隔薄区
kiestein *n*. 孕尿翳,孕尿皮(孕妇尿表面有皮样形成)
kifussa *n*. 昏睡病
KIIM 内科学关键词索引(杂志名)(见 Keyword Index in Internal Medicine)
kikekunemalo *n*. 漆用树胶
Kikuchi line 菊池线(电子束入射于晶体时由电子散射所产生的谱线)
KIL 氪离子激光器(见 krypton ion laser)
kil *n*. 黑海白黏土(消毒后可作软膏基质)
kilfoam *n*. 抗泡剂
Kilham parvovirus 基尔汉氏细小病毒
Kilham rat virus 基尔汉氏小鼠病毒
Kilian's line [**Hermann Friedrich** 德妇科学家 1800—1863] 基利安氏线(骶岬隆凸线) ‖ ~ pelvis 基利安氏骨盆,骨软化性骨盆
kill *vt*. 杀死;毁掉;消磨(时间);使终止;中和,抵消 *vi*. 杀死,消灭,杀,杀伤 ‖ ~ off 消灭,杀光
killed in action (简作 KIA) 战死,阵亡
killed measles-virus vaccine (简作 KMV) 灭活麻疹病毒疫苗
killed vaccine (简作 KV) 灭活疫苗
killeen *n*. 角叉菜
killer *n*. 杀人者,凶手;杀伤细胞;抑制,消色 ‖ ~, cell (简作 k cell) 杀伤细胞,k 细胞 / ~, circuit 抑制电路,熄灭电路 / ~, stage 彩色通路抑制级 / ~, strain 杀伤细胞蛛 / ~, tube 彩色信道抑制管,抑色管
Killer whale [动药] 虎鲸
Killer whale liver [动药] 虎鲸肝
Killer whale panceas [动药] 虎鲸胰脏
Killian's bundle [Gustav 德耳鼻喉科学家 1860—1921] 基利安氏束(咽下缩肌的最下部肌束) ‖ ~ operation 基利安氏手术(治额窦积脓)
Killian's handle for endoscope 基利安内镜柄
Killian's laryngeal endoscope 基利安喉镜

Killian's nasal mirror 基利安鼻镜
Killian's nasal-pharyngeal speculum 基利安鼻咽镜
Killian's test（John A. Killian）基利安试验（检糖耐量）
Killian-Freer operation（Gustav Killian; Otto [Tiger] Freer）基－弗手术（鼻中隔黏膜下切除术，其中包括切除鼻中隔软骨、梨骨和筛骨垂直板）
killifish *n*. 克鲤鱼 ‖ ～，green 绿色克鲤鱼
killing curve 杀菌曲线
Killy's cystoscope 凯利膀胱镜
Killy's cystoscopy 凯利膀胱镜检查
Killy's speculum 凯利直肠窥器
kilo-［希］［构词成分］千（10^3）
kilo cubic feet（简作 KCF）千立方英尺（气体）
kiloampere *n*. 千安［培］
kilobar *n*. 千巴（旧压强单位，现用 Pa 帕［斯卡］）
kilobarn *n*. 千靶［恩］
kilobase *n*. 千碱基（用以表示核酸顺序长度的单位，缩写为 kb）
kilobit *n*. 千比特［信息量单位］，千位
kilocalorie（large calorie） *n*. 千卡，大卡
kilocurie *n*. 千居里（旧放射强度部位，现用 Bq 贝可［勒尔］）‖ ～ cobalt unit 千居里固定治疗机 / ～ source 千居里［放射］源
kilocycle *n*. 千周 ‖ ～ electromagnetics（简作 KEM）千周电磁的
kilodalton *n*. 千道尔顿（质量单位，缩写为 kD 或 kDa）
kilodyne *n*. 千达因
kiloelectron-volt *n*. 千电子伏特
kilogamma *n*. 千微克
kilogauss *n*. 千高斯（磁感应强度单位）
kilogram *n*. 千克，公斤
kilogram-meter *n*. 千克米
kilohertz *n*. 千赫兹（kHz）
kilohm *n*. 千欧姆
Kiloh-Nevin syndrome（Leslie G. Kiloh; Samuel Nevin）卡—内综合征（①上睑下垂和进行性外眼肌麻痹患者的眼肌病；②骨间前综合征（即 anterior interosseous syndrome，见 syndrome 项下相应术语）
kilojoule［James P. Joule 英物理学家］*n*. 千焦耳
kiloline *n*. 千磁力线
kiloliter *n*. 千升
kilolumen *n*. 千流明
kilomega *n*. 千兆
kilomegacycle *n*. 千兆周（kMc）（用于电磁波频率）
kilometer *n*. 千米，公里 ‖ ～，wave 千米波，长波
kilomol *n*. 千摩尔
kilonem *n*. 千能母（营养值单位，相当于 667 卡）
kiloohm *n*. 千欧［姆］
kilorad *n*. 千拉德
kiloroentgen *n*. 千伦琴
kilorutherford *n*. 千卢［瑟福］
kilostere *n*. 千公秉，千立方米
kilotron *n*. 整流管
kilounit *n*. 千单位（ku）
kilovar *n*. 千乏，无功千伏安［培］
kilovolt *n*. 千伏［特］‖ ～，peak 千伏峰值
kilovoltage *n*. 千伏电压 ‖ ～ measurement 千伏测量 / ～ x-ray machine 千伏 X 线机 / ～ x-ray therapy 千伏 X 线治疗
kilovolt-ampere *n*. 千伏［特］安
kilovoltmeter *n*. 千伏［特］计
kilowatt *n*. 千瓦［特］
kilowatt-hour *n*. 千瓦［特小］时
kilurane *n*. 千铀单位 ‖ ～，qian 千铀，千由阑（放射性能量单位）
KIM 同位素动态（分析）法（见 kinetic isotope method）
Kimbel unit（简作 KU）Kimbel 氏单位
Kimberley horse disease 金伯利马病（西澳大利亚东北部金伯利区的一种马病，亦称踯躅病）
Kimberley rhabdovirus 金伯利弹状病毒
Kimmelstiel-Wilson syndrome［Paul Kimmelstiel 德病理学家 1900 生；Clifford Wilson 英医师 1906 生］基—威二氏综合征（毛细血管间性肾小球硬化症）
Kimpton-Brown tube［Arthur Ronald Kimpton 美外科医师］金—布二氏管（输血管）
kimputu［非洲］*n*. 回归热
Kimray-Greenfield filter 基—格滤器
Kimura's disease（Tetsuji Kimura）木村病，血管淋巴样增生
kin *n*. 家族；家属，亲属 *a*. 亲属关系，有亲属关系的 ‖（near）of ～ 近亲的 / next of ～ 最近的亲属（们）
kin-［希］［拉］［构词成分］运动
kinaesthesia *n*. 运动觉
kinanesthesia *n*. 运动感觉缺失 由深部感觉障碍，引起运动方向或范围的感觉能力缺乏，其结果会导致运动失调
kinase *n*. 激酶（①致活酶，激活酶 ②磷酸根转移酶）‖ ～，bacterial 细菌激酶，细菌致活酶 / ～，insulin 胰岛素激酶，胰岛素致活酶 / ～，inhibitor library 激酶抑制剂分子库，活化酶抑制剂分子库
kind *n*. 种，类；性质 *a*. 仁慈的，好意的，亲切的 ‖ a ～ of 几分，稍稍 / in ～ 以实物 / nothing of the ～ 毫不相似（的事物）；决非如此（的事物）/ of a ～ 同一种类的；徒有其名的 / something of the ～ 类似的事物
kindergarten *n*. 幼儿园 ‖ ～，test chart 幼儿园视力表
K-index *n*. k 指数
kindle *vt*.，*vi*. 点燃；（感情）激动
kindling *n*. 诱发（脑生理学中一种改变，系由反复阈下电刺激引起，最后结果可能是致癫痫性改变或者是不太明显的但却是慢性的行为改变）
kindling effect（简作 KE）点燃效应（慢性实验性癫痫模型）
kindling point（简作 KP）燃点，着火点
kindly *a*. 仁慈的，友好的；宜人的 *ad*. 仁慈地，友好地；自然地
kindness *n*. 仁慈，和气，好意
kindred *n*. 宗族；亲缘族；亲属 *a*. 宗族的；亲属的；同种的，同源的，类似的 ‖ ～，plant 同种植物，近缘植物
kine *n*. 显像管 ‖ ～，bias 像偏（彩色电视）/ ～ oscilloscope 电视显像管示器
kine-［希］［拉］［构词成分］运动
kined aortic arch 主动脉弓扭结
kinedensigraphy *n*. 运动密度测定法
kinema *n*. 电影 ‖ ～ camera 电影摄像机 / ～ colour 彩色片，彩色电影
kinemacolor *n*. 彩色电影
kinemadiagraphy *n*. 电影照相术
kinematic face bow 运动式面弓
kinematic imaging 运动学成像
kinematic viscosity 动力黏度
kinematic viscosity index（简作 KVI）运动黏度指数
kinematics *n*. 运动学
kinematograph *n*. 电影摄影机，运动描记器
kinemia *n*. 心输出量（心搏量）
kinemic *a*. 心输出量的，心搏量的
kinemograph *n*. 活动影片
Kineococcus Yokota et al.［拉］*n*. 动球菌属 ～ aurantiacus Yokota et al. 橘橙色动球菌
Kineosporia Pagan et Parenti［拉］*n*. 动孢囊菌属 ‖ ～ aurantiaca Pagan et Parenti 橘橙动孢囊菌（橙色动孢囊菌）
kinephantom *n*. 运动幻像
kinephantoscope *n*. 运动幻像计
kinephoto *n*. 显像管录像，屏幕录像 ‖ ～，equipment 屏幕录像设备
kineplastics *n*. 运动成形切断术
kineplasty *n*. 运动成形切断术
kineplex *n*. 动态滤波多路
kineradiography *n*. 运动性 X 线摄影术
kineradiotherapy *n*. 移动放射治疗
kinergety *n*. 运动能量
kinesalgia *n*. 动作性［肌］痛，肌动痛
kinescope *n*. 眼折射计；电子显像管，屏幕录像 ‖ ～，grid 显像管控制栅极 / ～，recorder 屏幕录像 / ～，recording 屏幕录像
kinescopy *n*. 眼屈光计检查
kinesi *n*. 运动
-kinesia［希］［构词成分］运动
kinesia（kinetosis） *n*. 晕动病
kinesialgia（kinesitherapy） *n*. 动作性［肌］痛，肌动痛
kinesiatrics *n*. 运动疗法
kinesic *a*. 运动的，动的，动力的
kinesics *n*. 运动学
kinesi-esthesiometer *n*. 肌动觉测量器
kinesigenic *a*. 运动引起的
kinesimeter *n*. ①运动测量器 ②皮肤感觉计
kinesin *n*. 动力蛋白
kinesio-［希］［构词成分］运动
kinesiodic *a*. 运动道的
kinesiograph（mandibular）下颌运动轨迹扫描仪
kinesiology *n*. 运动学；运动疗法
kinesiometer *n*. ①运动测量器 ②皮肤感觉计

kinesioneurosis *n*. 运动[性]神经机能病
kinesiotherapy *n*. 运动疗法
kinesipathist *n*. 运动疗法技师
kinesipathy *n*. ①运动障碍 ②运动疗法
kinesiphony *n*. 蜂音器疗法
kinesi-[希][构词成分] 运动
kinesis *n*. 运动,动作 ‖ ~ paradoxa 运动倒错
kinesitherapy *n*. 运动疗法
kineso-[希][构词成分] 运动
kinesodic *a*. 运动道的
kinesophobia *n*. 运动恐怖,怕动症
kinesthesia *n*. 运动觉,动觉
kinesthesiometer *n*. 肌动觉测量器
kinesthesis *n*. 运动觉,动觉
kinesthetic *a*. 运动觉的,动觉的 ‖ ~ receptor 运动感受器
Kinetenoid *n*. 类激动素
kinetia *n*. 晕动病
kinetic *a*. 动态的, 运动的, 动的, 动力的 ‖ ~ analyzer (简作 KA) 动态分析仪 / ~ blur 运动模糊 / ~ body 着丝粒 / ~ body 着丝粒,着丝点 / ~ border line 运动边缘线 / ~ coefficient 动力学系数 / ~ constant 动力学常数 / ~ constriction 着丝粒缢痕 / ~ energy (简作 KE) 动能(也缩写为 Ke) / ~ enzyme analyzer (简作 KEA) 激酶分析器 / ~ equation 动力学方程 / ~ equilibrium 动态平衡 / ~ isotope method (简作 KIM) 同位素动态(分析)法 / ~ perimetry 动态视野检查法 / ~ stereoscope 动态立体镜 / ~ strabismus 运动过强性斜视 / ~ visual field 动态视野
kinetic-control *n*. 动态控制
kinetic-potential *n*. 动势
kinetics *n*. 动力学 ‖ first-order ~ 1 级动力学 / ~, gain factor (简作 KGF) 细胞动力增益因子 / second-order ~ 2 级动力学
kinetid *n*. 运动体,动粒(纤毛原虫基本的重复的结构单位)
kinetin *n*. 激动素,N^6 – 呋喃甲基腺嘌呤(一种植物生长因子)
kinetinkinetochore *n*. 着丝粒
kinetism *n*. [肌肉]运动能力
kineto-[构词成分] 运动
kineto desmal fiber 动粒联丝
kinetocamera *n*. 电影摄像机
kinetocardiogram *n*. (简作 KCG) 心振动图
kinetocardiography (简作 **KCG**) 心振动图描记术
kinetochore *n*. 着丝粒,动原体 ‖ ~, organizer 着丝粒组织者
kinetocyte *n*. 活动细胞,动细胞
kinetocythemia *n*. 活动细胞增多
kinetocytopenia *n*. 活动细胞减少
kinetocytosis *n*. 活动细胞增多
kinetodesma ([复]kinetodesmata) *n*. 动丝
Kinetofrag minophorea [拉] 动基裂纲(毛口目小袋科属之,如结肠小袋鞭毛虫等;锥虫科的锥虫亦属之)
kinetofragment *n*. 动基片
Kinetofragminophorea *n*. 动基片纲
Kinetofragminophorea de Puytorac et al *n*. 动基片纲
kinetogene *n*. 毛基体基因,动粒基因
kinetogenesis *n*. 行动进化说
kinetogenic *a*. 促动的,引起运动的
kinetograph *n*. 电影摄像机
kinetographic *a*. 描记运动的
kinetoid *n*. 类激动素
kinetonucleus *n*. 动核,动基体
kinetoplasm *n*. 动质,动浆
kinetoplast *n*. 动基体(属于一种含 DNA 的特殊细胞器,其功能近似线粒体) ‖ ~, deoxyribonucleic acid (简作 K-DNA) 动基体去氧核糖核酸 / ~, DNA (简作 K-DNA) 动质 DNA
kinetoplastid *a*. 动基体目原生物的
Kinetoplastida [拉] *n*. 动基体目 (如锥虫科的锥虫等属于本目) ‖ ~ Honigberg 动体目
kinetoplast-mitochondrion complex 动质线粒体复合体
kinetoscope *n*. 人体运动电影照相机
kinetoscopy *n*. 人体运动电影照相术
kinetosis (复 kinetoses) *n*. 晕动病
kinetosomal conplex [有]基体复合器
kinetosome *n*. 动体,基体,毛基体;基体复合物(鞭毛动物的鞭毛发出部位)
Kinetostatics *n*. 运动静力学
kinetotherapy *n*. 运动疗法
kinetron *n*. 一种电子束管
kinety (复 kinetia, kineties) *n*. 动体(总体),动体列(亦称动体系)
kineurine *n*. 基瑙林,甘油磷酸奎宁
king *n*. 雄虫(社会性雄虫) ‖ ~ cobra venom 眼镜王毒蛇
King solomonseal [植药] 滇黄精
King syndrome (J. O. King) 金氏综合征(恶性体温过高的一型,患者同样显示具有特征的躯体畸形。其中包括身材矮小、特征性面容、脊柱后侧凸、鸡胸、隐睾病、迟发性运动发育、进行性肌病及心血管结构缺损)
King unit *n*. 金氏单位(一种磷酸酶效能单位)
king's evil 淋巴结结核,瘰疬
King's Gazatte(Journal of King's College Hospital)(简作 KG) 皇家学会医院辑要
King's Honorary Nursing Sister (简作 KHNS) (国王的)宫廷护士(英)
King's Honorary Physician (简作 KHP) (国王的)宫廷医官,御医,太医(英)
King's Honorary Surgeon (简作 KHS) (国王的)宫廷外科医官,外科御医,(英)
King's operation 金氏手术(①杓状软骨固定术②杓肌固定术)
King's stain 金氏染剂,石炭酸硫堇染剂(染尼斯耳氏体)
king-Armstrong unit (简作 KA) 金氏单位(一种磷酸酶效能单位)
Kingdom *n*. 界 (一般分为动物界、植物界、矿物界,但亦有微生物界的) ‖ ~, Animalia 动物界 / ~, Protista 原生生物界
Kingella Henriksen et Bovre [拉] *n*. 金氏菌属 ‖ ~ denitrificans Snell et Lapage [拉] 反硝化金氏菌(脱氮金氏菌) / ~ indologenes Snell et al. [拉] 生吲哚金氏菌 / ~ kingae Henriksen et Bovre [拉] 金氏金氏菌 / ~ orale Dewhirst et al. [拉] 口腔金氏菌 / ~ oralis Dewhirst et al . [拉] 口金氏菌
King-Kong 巴比妥盐或其他安眠药丸(见 barbiturate or other sedative pill)
Kingsley appliance (plate) (Norman W. Kingsley) 金斯莱矫正器(基托) ‖ ~ splint 金斯莱夹(上颌骨骨折用)
kinic acid 奎尼酸
kinin *n*. ①细胞分裂素②激肽
kininase *n*. 激肽酶 ‖ ~ Ⅰ 激肽酶Ⅰ,丝氨羧羟肽酶 / ~ Ⅱ 激肽酶Ⅱ,肽基二肽酶 A
kininogen *n*. 激肽原 ‖ ~, precursor 激肽原前体
kininogenase *n*. 激肽原酶
kink *n*. 扭结,纠缠 ‖ ~ cough 百日咳 / ~, ileal; Lane's ~; Lane's band 回肠扭结,累恩氏扭结,累恩氏带 / ~, sign 扭结征(回肠扭结的 X 线征)
Kinkajou herpesvirus 蜜熊疱疹病毒
Kinkajou kidney virus 蜜熊肾病毒
kinks in DNA DNA 扭曲
kinky *a*. 纠缠的,扭结的;卷曲的
kinky-hair syndrome 卷发综合征(X 线征象)
Kinney's law 金尼氏定律(听力与言语丧失的关系)
Kinney's yeast extract 金尼氏酵母浸膏
kino *n*. 奇诺(收敛剂) ‖ ~, eucalyptus 桉胶 / ~, Gambia 冈比亚奇诺
kino-[希][拉][构词成分] 运动
kino lamp 显像管
kinocentrum *n*. 中心体
kinocilium (复 kinocilia) *n*. 动纤毛,动毛
kinoform *n*. 开诺全息照片,[位]相衍[射成像]照片
kinohapt *n*. 触觉计
kinoin *n*. 奇诺因,奇诺素
kinology *n*. 运动学
kinomere *n*. 着丝粒染色粒
kinometer *n*. 子宫移位测量器
kinomomeer *n*. 指腕动度测量器
kinone *n*. 醌
kinoplasm *n*. 动质,动浆
kinoplasmosome *n*. 动质体
kinoplastic *a*. 动质的,动浆的
Kinorhyncha *n*. 动吻纲
kinoscope Hanau 汉诺氏牙扫描器
kinosphere *n*. 星体
kinotoxin *n*. 疲劳毒素
kinovin *n*. 奎诺温,金鸡纳[皮]甙
-kinra [构词成分] – 白滞素(1998 年 CADN 规定使用此项名称,主要系指白介素受体阻滞剂[interleukin receptor blocking agent]一类的药名,如阿那白滞素[Anakinra]等)
kinship *n*. 家属关系,血缘关系 ‖ ~, system 亲属关系系统
Kinyoun stain 金扬氏染剂(染白喉杆菌)
kionectomy *n*. 悬雍垂切除术
kionitis *n*. 悬雍垂炎

kiono-[构词成分] 悬雍垂
kionorrhaphy ***n*.** 悬雍垂缝术
kiotome ***n*.** 悬雍垂刀
kiotomy ***n*.** 悬雍垂部分切除术
kipp ***n*.** 脉冲 ‖ ～, generator 基普氏气体发生器 / ～, phenomenon 跳跃现象
kipp-pulse ***n*.** 选通脉冲
Kirchner's diverticulum [Wilhelm 德耳科医师 1849—1935] 基尔希内氏憩室,咽鼓管憩室
-kiren [构词成分] – 吉仑(1998 年 CADN 规定使用此项名称,主要系指心血管系统抗高血压药物肾素抑制剂[renin inhibitor]的一类药名
Kirilow rhodiola [植药] 狭叶红景天
Kirk virus 柯克病毒
Kirk's amputation [Norman T. 美军医 1888—1960] 柯克氏切断术(包括膝关节的小腿切断术的一种)
Kirmisson's operation [Edouard 法外科医师 1848—1927] 基尔米松氏手术(将跟腱移植于腓长肌,治畸形足)
kirrhonosis (kirronosis) ***n*.** 胎儿黄疸,胸腹膜黄变病
kirronosis ***n*.** 胎儿黄疸,胸腹膜黄变病
Kirschneri wire [Martin 德外科医师 1879—1942] ***n*.** 基尔希纳氏钢丝(骨胳牵引时用)
Kirstein's method [Alfred 德医师 1863—1922] 基尔斯坦氏法(直接检喉法)
Kirsten leukemia virus 柯斯顿白血病病毒
Kirsten mouse sarcoma virus 柯斯顿小鼠肉瘤病毒
Kirsten sarcoma oncovirus 柯斯顿肉瘤病毒
Kisch's reflex [Bruno 奥生理学家 1891 生] 基施氏反射(耳睑反射)
kiss ***vt*.** 吻 ***vi*.** 接吻
kissing artifact 吻样伪影[胃肠造影术语]
Kissingen salts ***n*.** 基辛根矿泉盐
kit ***n*.** 背囊,用具;试剂盒,药盒 ‖ ～, alveolar pyorrhea instruments 牙槽脓肿器械包 / ～, bur 牙钻套包 / ～, dental instruments 牙医器械包 / ～, first-aid 急救包 / ～, gingivectomy instruments 龈切除器械包 / ～, miniature bur 微型牙钻套包 / ～, periodontopathy instruments 牙周病器械包 / ～, prophylactic 预防性药囊
Kitasamycin [商名] ***n*.** 吉他霉素,柱晶白霉素(抗生素类药)
Kitasato's bacillus [北里柴三郎 日细菌学家 1852—1931] 北里氏杆菌,鼠疫杆菌 ‖ ～ filter 北里氏滤器(素瓷滤器) / ～ serum 北里氏血清(抗霍乱血清)
Kitasatoa Matsumae et Hata [拉] ***n*.** 北里氏菌属 ‖ ～ griseophaeus Ōmura, Ohtani et Hata 灰暗北里氏菌
Kitasatosporia Ōmura et al. [拉] ***n*.** 北里孢菌属 ‖ ～ brunnea Sveshnikova, Maksimova et Kudrina 棕褐北里孢菌 / ～ clausa Liu et al. 分隔北里孢菌 / ～ cystarginea (Nakagaito et al.) Kusakabe et Isono 西斯塔北里孢菌(西斯塔尔金北里孢菌) / ～ grisea Nakagaito et al. 灰色北里孢菌 / ～ griseola Takahashi, Iwai et Ōmura 浅灰北里孢菌 / ～ kifunensis Nakagaito et al. 基芬北里孢菌 / ～ mediocidica Labeda 中杀菌素北里孢菌 / ～ melanogena Shimazu et al. 产黑北里孢菌 / ～ phosalacinea Takahashi, Iwai et Ōmura 光燧北里孢菌 / ～ setae Ōmura et al. 世田北里孢菌 / ～ setalba Ōmura et al. 白世田北里孢菌
kitazine ***n*.** 稻瘟净
kitchen ***n*.** 厨房 ‖ ～, milk 乳类厨房 / ～, police (简作 KP) (总称)部队炊事值勤员
Kite apparatus [Joseph Hiram 美矫形外科家 1891 生] 凯特氏器械(一种用于练习前臂和手部肌肉的器械)
Kite ray [动药] 鸢鲼
Kite ray gall [动药] 鸢鲼胆
Kite ray liver [动药] 鸢鲼肝
kitol ***n*.** 鲸肝醇(一种前维生素 A)
Kittel's method [M. J. 德医师] 基特耳氏[疗]法(用按摩法治疗痛风性关节炎) ‖ ～ treatment 基特耳氏疗法
KIU kallidinogenase inactivator units 胰激肽原酶失活单位 / Kallikrein-inhibiting unit 血管舒缓素抑制单位
KIV 酮异戊酸(见 ketoisovaleric acid)
Kiwifruit [植药] 猕猴桃
k.j 膝反射(见 knee-jerk)
Kjeldahl apparatus [Johan Gustav Christoffer 丹化学家 1849—1900] 基耶达氏[定氮]仪器(从有机化合物蒸溜氨的仪器) ‖ ～ flask 基耶达氏测氮瓶,长颈烧瓶 / ～ method 基耶达氏法(检氮量)
Kjelland's forceps [Christian 挪产科医师、妇科学家 1871—1941] 基耶兰德氏钳(产钳用于枕横位或枕后位时旋转胎头)
Kjflower of beatiful lespedeza [植药] 美丽胡枝子花

k.k. 膝反射(见 knee kicks)
k-ks 激肽释放酶 – 激肽系列(见 Kallikrein-kinin system)
kladogenesis ***n*.** [地区]适应分化
Klamath rhabdovirus 克拉马斯弹状病毒
Klamath virus 克拉马斯病毒
klang ***n*.** [德] 音响
Klapp's creeping treatment [Rudolf 德外科医师 1873—1949] 克拉普氏爬行疗法(对脊椎侧凸者练习脊柱运动的方法) ‖ ～ suction cups 克拉普氏吸杯(适合于身体各部的人工充血各式玻璃吸杯)
klatsch-preparation ***n*.** 印片标本
Klatskin's tumor (Gerald Klatskin) 克拉斯金瘤,肝门胆管瘤
Klausner's reaction (test) [Erwin 捷皮肤病学家 1883 生] 克劳斯讷氏[絮凝]反应(试验)(检梅毒)
Kleb's tuberculin 克雷白氏结核菌素,杀结核菌素
Klebs' disease (Theodor A. E. Klebs) 克雷伯病,肾小球肾炎
Klebsiella Trevisan [拉] ***n*.** 克雷伯氏菌属(克雷白氏菌属,克氏杆菌属) ‖ ～ aerogenes (Kruse) Taylor et al. [拉] 产气克雷伯氏菌 / ～ atlantae Cowan [拉] 亚特兰大克雷伯氏菌 / ～ bombycis (Bergey et al.) Bergey et al. [拉] 蚕病克雷伯氏菌 / ～ capsulata (Sternberg) Bergey et al. [拉] 荚膜克雷伯氏菌(荚膜杆菌) / ～ caviae Hauduroy et al. [拉] 豚鼠克雷伯氏菌 / ～ cloacae (Jordan) Brisou [拉] 阴沟克雷伯氏菌 / ～ crassa (Jordan) Brisou [拉] 粗克雷伯氏菌 / ～ cuniculi Hauduroy et al. [拉] 疥虫克雷伯氏菌 / ～ cyprinicida (Plehn) Bergey et al. [拉] 杀鲤克雷伯氏菌 / ～ edwardsii Cowan et al. [拉] 爱氏克雷伯氏菌(爱德华兹氏克雷伯氏菌) / ～ edwardsii subsp. atlantae Bronchial [拉] 爱氏克雷伯氏菌大西洋亚种(爱氏克雷伯氏菌亚特兰大亚种) / ～ edwardsii subsp. edwardsii Snijders [拉] 爱氏克雷伯氏菌爱氏亚种 / ～ enteritidis (Gaertner) Trevisan [拉] 肠炎克雷伯氏菌 / ～ friedlaenderi Trevisan [拉] 弗氏克雷伯氏菌 / ～ genitalium (Dimock et Edward) Hauduroy et al. [拉] 生殖道克雷伯氏菌 / ～ granulomatis Ribeiro et al. [拉] 肉芽肿克雷伯氏菌(肉芽肿杆菌) / ～ indigogena (Trevisan) Trevisan [拉] 产吲哚克雷伯氏菌(产吲哚荚膜杆菌) / ～ mobilis Bascomb et al. [拉] 活动克雷伯氏菌 / ～ ornithinolytica [拉] 解鸟氨酸克雷伯氏菌 / ～ oxytoca (Flügge) Lautrop [拉] 产酸克雷伯氏菌 / ～ paralytica Cahn, Wallace rt Thomas [拉] 麻痹克雷伯氏菌(麻痹克雷白氏杆菌) / ～ phage [拉] 克莱伯氏杆菌属噬菌体 / ～ planticola Bagley, Seidler et Brenner [拉] 植生克雷伯氏菌(特氏克雷伯氏菌) / ～ pneumoniae (Schröeter) Trevisan [拉] 肺炎克雷伯氏菌(肺炎克氏杆菌,弗里德兰德氏杆菌,肺炎荚膜杆菌,肺炎杆菌,塔西提欧文氏菌) / ～ pneumoniae subsp. ozaenae Bergey et al. [拉] 肺炎克雷伯氏菌臭鼻亚种 / ～ pneumoniae subsp. pneumoniae Bergey et al. [拉] 肺炎克雷伯氏菌肺炎亚种 / ～ pneumoniae subsp. rhinoscleromatis Bergey et al. [拉] 肺炎克雷伯氏菌鼻硬结亚种 / ～ putrificus Trevisan [拉] 腐败克雷伯氏菌(腐败荚膜杆菌) / ～ rubiacearum Centifano rt Silver [拉] 茜草克雷伯氏菌 / ～ salivaris Trevisan [拉] 唾液克雷伯氏菌 / ～ scheromatis 11 phage [拉] 鼻硬结克莱伯氏菌噬菌体 11 / ～ scheromatis 467Sd phage [拉] 鼻硬结克莱伯氏菌噬菌体 467Sd / ～ scheromatis 483 phage [拉] 鼻硬结克莱伯氏菌噬菌体 483 / ～ scheromatis 490 phage [拉] 鼻硬结克莱伯氏菌噬菌体 490 / ～ scheromatis A phage [拉] 鼻硬结克莱伯氏菌噬菌体 A / ～ scheromatis C phage [拉] 鼻硬结克莱伯氏菌噬菌体 C / ～ scheromatis K1 70/11 phage [拉] 鼻硬结克莱伯氏菌噬菌体 K1 70/11 / ～ scheromatis L1 phage [拉] 鼻硬结克莱伯氏菌噬菌体 L1 / ～ scheromatis L2 phage [拉] 鼻硬结克莱伯氏菌噬菌体 L2 / ～ septica Trevisan [拉] 败血克雷伯氏菌 / ～ sputi Hauduroy et al. [拉] 痰克雷伯氏菌 / ～ terrigena Izard et al. [拉] 土生克雷伯氏菌 / ～ urothece (Hansgirg) Hansgirg [拉] 尿道克雷伯氏菌 / ～ vitulinum (Chester) Houduroy [拉] 犊克雷伯氏菌(犊杆菌)
Klebsielleae [拉] ***n*.** 克雷伯氏菌族;克雷伯杆菌科
Klebs-Löffler bacilus [Edwin Klebs 德细菌学家 1834—1913; Friederich A. J Lòffler 德细菌学家 1852—1915]. ; Corynebacterium diphtheriae 克 – 吕二氏杆菌,白喉杆菌
kleeblattschadel ***n*.** [德]三叶草形头颅,苜蓿状颅
Kleemania [拉] ***n*.** 克螨属
Klein's bacillus [Edward Emanuel 匈细菌学家 1844—1925]; Bacillus enteritidis sporogenes 克莱因氏杆菌,产芽胞肠炎杆菌 ‖ ～ muscle 克莱因氏肌,吮肌(唇的压肌)
kleine regel [德] 排卵期月经
Kleine-Levin syndrome (Willi Klein; Max Levin) 克莱恩 – 莱文综合征(周期性嗜睡、贪食,可持续数周,通常发生于青春期男孩)
Klein-Gumprecht shadow nuclei [Edward Emanuel Klein; Ferdinand Gumprecht 德医师 1864 生] 克 – 古二氏影核(涂片中的破碎细

胞,常见于淋巴性白血病
Kleinschmidt's glands［A.19 世纪德医师］克兰希米特氏腺(结膜腺)
Klein-Waardenburg syndrome（David Klein; Petrus J. Waardenburg）克—瓦综合征(见 Waardenburg's syndrome 第二解)
Kleist's sign（Karl Kleist）克莱斯特征(检查者用数个手指轻轻抬起患者手指时,如患者手指钩住检查者手指,提示大脑及丘脑损伤)
Klemm's sign 克累姆征(慢性阑尾炎的 X 线征象)
Klemm's tetanus［Paul 苏外科医师 1861—1921］; kopftetanus 克雷姆氏破伤风,头部破伤风
Klemperer's tuberculin［Felix（1866—1931）and Georg（1865—1946）Klemperer 德医师］克伦珀勒氏结核菌素(牛结核菌素)
klepto-［构词成分］偷窃
kleptohemodeipnonism *n*.［幼蛹］间接喂血法
kleptomania *n*. 偷窃狂
kleptomaniac *n*. 偷窃狂者
kleptophobia *n*. 偷窃恐怖
K-level *n*. K 能级
klieg conjunctivitis 电光性结膜炎
Klieg eye 电影［性］眼(拍电影时由强烈灯光所引起的眼病)
klieglight *n*. 溢光灯
kliegshine *n*. 溢光灯的光
Klimmer's vaccine 克利默氏菌苗(一种抗结核菌苗)
Klimow's test［Iwan Alex 苏医师 1865 生］克利莫夫氏试验(检尿血)
Klinckowstroemiidae［拉］*n*. 克林螨科
K-line *n*.［光谱的］K 线
Kline test［Benjamin S. 美医师 1886 生］克莱恩氏试验(检梅毒)
Klinefelter's syndrome（简作 KS）克莱恩费尔特氏综合征(细精管发育不全)
Kline-Young test［Benjamin S. Kline 美医师 1886 生; Anna May Young 美医师 1898 生］; **Kline test** 克—杨二氏试验,克莱恩氏试验
Klinger iron agar（简作 KIA）Klinger 氏含铁琼脂
klinokinesis *n*. 调转运动
Klinophilus *n*. 臭虫属
Klippel Ttenaunay Syndrome（简作 KTS）克—特二氏综合征(骨肥大性毛细血管瘤综合片)
Klippel's disease［Maurice 法神经病学家 1858—1942］克利佩尔氏病(关节炎性全身假瘫)
Klippel-Feil disease（syndrome）［M. Klippel; André Feil 法医师］(简作 KFS) 克—费二氏病(综合征) ‖ ～ syndrome 克—费二氏综合征(先天颈椎缺少或融合,使颈部短缩,头部运动受限,可伴有神经系统病变)
Klippel-Trénaunay syndrome（Maurice Klippel; Paul Trénaunay）克—特综合征(一种罕见的病症,通常累及肢体,特征为骨及相关软组织肥大、皮肤大血管瘤、持久性鲜红斑痣及皮肤脉管曲张)
Klippel-Trénaunay-Weber syndrome（M. Klippel; P. Trénaunay; Frederick P. Weber）克—特—韦综合征(见 Klippel-Trénaunay syndrome)
Klippel-Weil sign（Maurice Klippel; Mathieu P. Weil）克—魏征(检查者将患者屈曲的手指伸直时,如拇指屈曲与内收,提示锥体束病)
klirr *n*. 失真 ‖ ～, factor 波形失真系数 / ～, factor meter 失真系数计
klirr-attenuation *n*. 失真衰减量
klirrfactor *n*. 非线性失真系数
kliseometer *n*. 骨盆斜度计
klnetosome *n*. 动体
klone *n*. 无性［繁殖］系
klopemania *n*. 偷窃狂
KLT 千吨(核爆炸力当量)(见 kiloton)
Kluge's method［Karl Alexander Ferdinand 德产科医师 1782—1844］克卢格氏法(用特殊海绵扩张子宫口引产) ‖ ～ sign; Jacquemier's sign 克卢格氏征(妊娠四月后尿道口下方的阴道黏膜出现紫色斑点)
Klumpke's paralysis［Madame A. Déjerine 法神经病学家 1859—1927］克隆普克氏麻痹(臂麻痹的下丛型)
Klumpke-Déjerine paralysis［Madame A. Déjerine Klumpke; Joseph Jules Déjerine 法神经病学家 1849—1917］; Klumpke's paralysis 克—代二氏麻痹(臂麻痹的下丛型) ‖ ～ sydrome 克—代二氏综合征(臂麻痹的下丛型)
Klüver-Bucy syndrome（Heinrich Klüver; Paul Clancy Bucy）克—布综合征(两侧额叶切除后出现的异常行为,表现为用口检查各种物体、运动与情感反应减退、视觉刺激过分注意和性抑制力缺乏)
Kluyvera Farmer et al.［拉］*n*. 克吕沃尔氏菌属 ‖ ～ ascorbata Farmer et al.［拉］抗坏血酸克吕沃尔氏菌 / ～ citrophila Asai et al.［拉］嗜柠檬酸克吕沃尔氏菌 / ～ cryocrescens Farmer et al.［拉］栖冷克吕沃尔氏菌 / ～ noncitrophila Asai et al.［拉］非嗜柠檬酸克吕沃尔氏菌
klydonogram *n*. 脉冲电压记录图,脉冲电压显示［照］片
klydonograph *n*. 脉冲电压记录器,脉冲电压拍摄机
klystron *n*. 速调管 ‖ ～ control grid 速调管控制栅 / ～ power source 速调管电源
km concentration in plasma at which the clearance rate is one-half maximal 半数最大清除率时血浆浓度 / kilometer 千米,公里
KM Kanamycin 卡那霉素 / Kilometer 千米,公里 / Kontrastmittel［德］造影剂
Km 米夏利斯 - 孟汀二氏常数(见 Michaelis- Menten constant)
k-map *n*. 双维度显像图
KMER 柯达金属抗蚀剂(见 Kodak metal etch resist)
k-meson *n*. k 介子
K-Mimage *n*. K-M 图像,电子衍射图像
KMV 灭活麻疹病毒疫苗(见 killed measles-virus vaccine)
Knapp's forceps［Herman Jakob 美眼科学家 1832—1911］; roller forceps 纳普氏镊,转轴镊(压碎沙眼小粒镊) ‖ ～ operation 纳普氏手术(治内障) / ～ streaks 纳普氏线(网状血管样线条)
Knapp's test［Karl 德化学家］克纳普氏试验(检尿糖、胃中有机酸)
knapper *n*. 破碎器
knaus method of family planning 日历法自然避孕
Knaus' reaction 克瑙斯氏反应(兔经孕激素处理后,其离体子宫对垂体后叶不起反应)
kneading *n*. 揉捏法
knee *n*. 膝,弯曲处 *a*. 曲线的 ‖ ～, automobile 汽车膝病 / ～, back; genu recurvatum 膝反屈,翻膝 / ～, beat 膝蜂窝织炎 / ～, big ①膝黏液囊炎(牛) ②膝骨瘤(马) / ～, Brodie's 布罗迪氏膝(慢性膝关节滑膜炎) / ～, crutch 弯头吊灯［影像增强器附件］ / ～, football 足球员的膝病 / ～, housemaid's 髌前囊炎 / ～, in; knock ～ 膝外翻 / ～ of internal capsule 内囊膝 / ～, locked 膝闭锁 / ～, out, bowleg 膝内翻,弓形腿 / ～, Rugby; Schlatter's disease 橄榄球员膝病,施莱特氏病(胫骨粗隆骨软骨病) / ～, scintiscanning 膝闪烁扫描 / ～, septic 化脓性膝关节炎 / ～, sprung 膝前弯(马)
knee-ankle-foot orthosis（简作 KAFO）大腿矫形器
knee-cap *n*. 髌,膝盖骨
knee-chest posture（简作 KCP）膝胸位
kneed *a*. 膝曲的
knee-gall *n*. 膝肿(马膝关节背侧腕鞘膨胀)
knee-jerk *n*. 膝反射 ‖ ～, crossed adductor 对侧内收性膝反射
knee-joint *n*. 膝关节
kneel *vi*. 跪
knee-pan *n*. 髌,膝盖骨
knee-reflex *n*. 膝反射
Kneipp method［Sebastian 德经验医者,僧侣 1821—1897］克奈普氏法(践露疗法)
kneippism *n*. 克奈普氏法,践露疗法
Knemidokoptes *n*. 鸟疥螨属 ‖ ～ gallinae 鸡疥螨
knew know 的过去式
Knie -Hachen- Versuch（简作 KHV）膝踵试验(检查共济运动)
γ-knife *n*. 咖马刀
knife *n*. 刀 ‖ ～, amputation 切断刀,切肢刀 / ～, Beer's 贝尔氏刀(内障刀) / ～, blunt-pointed 钝头刀 / ～, canalicular 泪小管刀 / ～, capsule 晶状体囊刀 / ～, cataract 内障刀 / ～, cautery 烙刀 / ～, convex-edged 凸刃刀 / ～, curved 弯刀 / ～, discission 内障针刺刀 / ～, double-edged 双刃刀 / ～, electric 电热刀 / ～, electrosurgical 电热刀 / ～, endotherm 电热刀 / ～, finishing 精修刀,修整刀 / ～, flap 皮瓣刀 / ～ and fork model 刀叉模型 / ～, galvanocautery 电烙刀 / ～, gingival 龈刀 / ～, Goldman-Fox 戈—福氏刀(塑形龈刀) / ～, Graefe's 线状内障刀 / ～, Groff; 手术用电刀 / ～, hernia 疝刀 / ～, implantation 移植刀 / ～, inoculation 种痘刀 / ～, interchangeable 换片刀 / ～, iris 虹膜刀 / ～, Kirkland 柯克兰德氏刀(心形龈刀) / ～, laminotomy 椎板切开刀 / ～, lance-shaped 枪状刀 / ～, laparotomy 剖腹刀 / ～, lenticular 扁豆形刀 / knives, Liston's; long-bladed amputation knives 利斯顿氏刀,长刃切断刀 / ～, lithotomy 膀胱石刀 / ～ for maxillary sinus, mucos 颌窦黏膜刀 / ～, Merrifield's 麦里费耳德氏刀(长柄龈刀) / ～, microtome 切片刀 / ～, notching 刻划刀 / ～, pen 小刀 / ～, periodontal 牙周刀 / ～, plaster 石膏刀 / ～, pyorrhea 脓溢刀,龈刀 / ～, ring 环状刀,铡除刀 / ～, sharp point harelip 唇裂修补刃刀 / ～, sharp-pointed 尖头刀 / ～, sickle-shaped 镰状

刀 / ~, spring 弹簧刀 / ~, stab 穿刺刀 / ~, straight 直刀 / ~, tenotomy 腱刀 / ~, trigeminal 三叉神经刀 / ~, valvotomy 瓣膜切开刀
knife-needle *n*. 刀针
knismogenic *a*. 发痒的,引起酥痒的
knit *vt*., *vi*. 编结;皱起;接合(断骨等);(使)紧密结合
knitting *n*. 骨愈合
KNL 达罗氏钾溶液(见 Darrow's potassium solution)
knob *n*. ①结,隆凸 ②调解器 ③手柄 ‖ ~, aortic 主动脉球,主动脉结 / ~, embryonic 胚结 / knobs, synaptic 突触小结,突触小丘 / ~, protrusion 疣突 / ~, trophoblastic 滋养层结
knobble *n*. 节瘤,小圆块
knock *vt*., *vi*. 打,敲,击 *n*. 敲击,打击;叩音 ‖ pericardial ~ 心包叩音 ‖ ~ about(或 around)(在某处)未被注意;漫游;粗暴待人(或处理某事)/ ~ down 击倒;撞倒;降价 / ~ off 把……敲掉;击倒;停止(工作);杀害;扣除;结束(工作)/ ~ out 敲空;击倒;使震惊;使失去效能;破坏;(药物)使人入睡 / ~, pericardial 心包叩音 / ~ over 弄倒,打翻 / ~, wave 冲击波
knocked down(简作 KD)分解的
knock-knee *n*. 膝外翻
knock-on displacement 碰撞位移
knock-on electron 撞出的电子,打出的电子
knockout drops(简作 KOD)一滴滴叩出(液体氯醛)
Knoepfelmacher's butter meal [Wilhelm 维也纳儿科学家 1866 生] 克内费尔马赫尔氏奶油餐
knokkelkoorts [荷 knuckle fever] *n*. 印度尼西亚登革热
Knoll's glands [Philipp 奥生理学家 1841—1900] 克诺耳氏腺(假声带即室襞内的腺)
Knoop's theory 努普氏学说(脂肪酸 - β - 氧化学说)
Knopf's method(treatment) [Sigard Adolphus 美医师 1857—1940] 瑙夫氏[疗]法(常作膈式呼吸治肺结核)
Knopper [动药] 五倍子
Knork 刃与叉的组合(见 combination knife and fork)
knot *n*. 结 *vt*., *vi*. 打结 ‖ ~, caudal; end-knob 尾结 / ~, chromatin 染色质结 / ~, clove-hitch 双眼结 / ~, double 双结 / ~, embryonic 胚结 / ~, enamel 釉结 / ~, false ①[脐带]假结 ②顺结,十字结 / ~, friction 双结 / ~, granuy 顺结,十字结 / ~, Hensen's 亨森氏结,原结 / ~, net; karyosome 染色核仁,核粒 / ~, primitive 原结 / ~, protochordal 原结 / ~, reef 帆结,反结 / ~, sailors'; square ~; reef ~ 水手结,方结,反结 / ~, Staffordshire 蒂结(卵巢切除术中的一种结扎法)/ ~, stay 合结 / ~, surgical 外科结 / knots, syncytial 合胞体结 / ~, Tait's; Staffordshire ~ 泰特氏结,蒂结(卵巢切除术中的一种结扎法)/ ~, true 真结(脐带)/ ~, vital; vital center 生命中枢(延髓内呼吸中枢)
know(knew, known) *vt*. 知道,了解;认识,熟悉;识别 *vi*. 知道,了解 ‖ all one ~ s 力所能及的一切,尽全力地 / ~ better(than)很懂得,很明白(而不至于)/ ~ from 分辨 / ~ of 听说过
know-how *n*. 专门技能,知识水平
knowing *a*. 知道的;有知识的;故意的 *n*. 知道,认识
knowingly *ad*. 故意地
knowledge *n*. 知识,学问;认识;知道,了解 ‖ to(the best of) one's ~ 据某人所知
known(know 的过去分词) *a*. 大家知道的,已知的 ‖ be ~ as 称为;以……知名;被认为是 / be ~ for 因……而众所周知 / be ~ to 为……所知
Knox's powder 诺克斯氏散剂(含氯石灰,漂白粉)
Knoxia corymbosa Willd. 红芽大战
Knoxia root [植药] 红大戟
Knoxia valerianoides Thorel et Pitard [拉;植药] 红大戟
knuckle *n*. ①指节 ②膨出部 ‖ ~, aortic 主动脉弓节 / ~, finger 指节
knuckling *n*. 球节前突(马)
KO1173 mexiletine 慢心利,慢心率,脉律定(抗心律失常药)
Ko1366 bunitrolol 丁苄腩心安
KO592 toliprolol 甲苯心安
koagamin *n*. 可阿加明(一种止血用注射剂,内含草酸、丙二酸)
koagulations vitamin 凝血维生素,维生素 K
koagulen *n*. 科阿古伦(成药、由血小板中提制的止血制剂)
koaxin *n*. 可阿克辛(成药、合成维生素 K 制剂)
Kobelt's cysta [Georg L 德医师 1804—1857] 科贝耳特氏囊肿 ‖ ~ muscle 科贝耳特氏肌(阴茎背静脉压肌)/ ~ network 科贝耳特氏网(前庭球静脉网)/ ~ tubes 科贝耳特氏管(卵巢冠横管)
Kober test 科贝尔氏试验(检雌激素及牛乳蛋白质)
Kobert's test [Eduard Rudolf 德化学家 1854—1919] 科贝特氏试验(检血红蛋白)
Köbner's disease [Heinrich 德皮肤病学家 1838—1904]; epidermolysis bullosa 科布内氏病,大疱性表皮松解
KOC cathode opening contraction 阴极断电收缩(又称 COC)/ kathodal opening contraction 阴极断电收缩
Koch's bacillus [Robert 德细菌学家家 1843—1910] 郭霍氏杆菌(结核杆菌)‖ ~ eruption 郭霍氏疹(结核菌素引起的皮疹)/ ~ law; ~ postulates 郭霍氏定律,郭霍氏要点(确定病原体的四要点)/ ~ lymph 郭霍氏浆苗(结核菌素)/ ~ phenomenon 郭霍氏现象(结核菌再感染剧烈反应)
Koch's node [Walter 德外科医师 1880 生]; atrioventricular node 郭霍氏结,房室结
Koch's postulates 郭霍氏假设,郭霍氏法则
Koch-Ehrlich stain *n*. 郭—欧二氏染剂(染血细胞)
Kocher's forceps [Emil Theodor 瑞士外科医师 1841—1917] 柯赫尔氏钳(手术时夹持组织或压出血组织用)‖ ~ operation 柯赫尔氏手术 ①踝关节切除法 ②甲状腺切除法的一种 ③舌切除术的一种 ④幽门切除术的一种 ⑤肱骨喙突下脱位整复法 ⑥移动十二指肠的一法 / ~ symptom 柯赫尔氏症状(突眼性甲状腺机能亢进时)
Kocher-Debré-Sémélaigne syndrome(Emil Theodor Kocher; Robert Debré; Georges Sémélaigne)柯—德—塞综合征
kocherization *n*. 柯赫尔处置(暴露胆总管壶腹)
Kochia Roth. 地肤属 ‖ ~ scoparia(L.)Schrader 地肤,扫帚菜/ ~ sieversiana(Pall.)C. A. Mey. 碱地肤
koch's triangle 柯氏三角
Koch-Weeks bacillus [Robert Koch; John Elmer Weeks 美眼科医师 1853—1949](简作 KWB)结膜炎杆菌
kocker-Debre-Semelaigne syndrome(简作 KDS)肌肥大无力综合征
Kocks' operation [Joseph 德外科医师 1846—1916] 科克斯氏手术(经阴道缩短阔韧带,治子宫变位及脱垂)
KOD 一滴滴叩出(液体氯醛)(见 knockout drops)
Kodak *n*. 柯达[小形]照像机 ‖ ~ film 柯达胶片 / ~ metal etch resist(简作 KMER)柯达金属抗蚀剂 / ~ thin flim resist(简作 KTFR)柯达薄膜抗蚀剂
Koeberle's forceps [Eugene 法外科医师 1828—1915] 克贝尔勒氏止血钳
Koeberliniaceae *n*. 刺枝树科
Koebner's phenomenon(Heinrich Koebner)凯布内现象,同形现象(一种皮肤反应,见于某些皮肤病,如银屑病、扁平苔)
Koellikeria [拉] *n*. 镶双[吸虫]属
Koelreuteria bipinnata Franch. [拉;植药] 复羽叶栾树
Koelreuteria Laxm. 栾[树]属 ‖ ~ paniculata Laxm. 栾树
Koenecke's reaction 克内克氏反应(检骨髓机能)‖ ~ test 克内克氏试验(检骨髓机能)
koeppe lens koeppe [房角]镜
koeppe nodules 克普结节
Koerte-Ballance operation [Werner Koerte 德外科医师 1853—1937; Charles Alfred Ballance 英外科医师] 克—巴二氏手术(面神经舌下神经吻合术)
Koester's nodule [Karl 德病理学家 1843—1904] 克斯特氏小结(巨细胞结节)
Kogia breviceps(Blainville)小抹香鲸(隶属于抹香鲸科 Physeteridae)
Kogia simus(Owen)拟小抹香鲸(隶属于抹香鲸科 Physeteridae)
Kogoj's pustule(Franjo Kogoj)科戈伊脓疱(即科戈伊海绵状脓疱 spongiform pustule of Kogoj)
koha *n*. 隐花青(一种日本药物,据说有促进伤口愈合的功效)
Kohirausch veins 科耳劳施静脉,即阴茎浅静脉
Köhler's bone disease(Alban Köhler)克勒骨病(①儿童足舟骨病;②第二跖骨病)‖ ~ second disease 克勒第二病(第二跖骨病)
Köhler-Pellegrini-Stieda Alban Kohler; Augusto Pellegrini; Alfred Stieda)克勒—佩莱格利尼—施蒂达病(见 Pellegrini's disease)
kohlrausch bend 科尔劳施屈曲
Kohlrausch's fold(valve)[Otto Ludwing Bernhard 德医师 1811—1854] 科耳劳施氏褶(瓣)(直肠右襞)‖ ~ muscle 科耳劳施氏肌(直肠壁的纵行肌)
Kohn's bodies [Alfred 捷组织学家 1867 生] 科恩氏体,嗜铬体
Kohn's pores [Hans 德病理学家 1866 生] 科恩氏孔,肺泡间孔
Kohnstamm's phenomenon [Oskar 德医师 1871—1917] after-movement 康斯塔姆氏现象,后继性运动
koidin *n*. 科伊丁,甲萘醌
koilo- [希] [构词成分] 凹,洼
koilocyte *n*. 中空细胞
koilocytosis *n*. 中空细胞病
koilocytotic *a*. 中空细胞的

koilonychia *n*. 凹甲,匙状甲,反甲
koilorrhachic *a*. 腰椎后凸的
koilosternia *n*. 胸骨凹陷[畸形],漏斗[状]胸
koinonia *n*. 联合作用
koinoniphobia *n*. 拥挤恐怖
koinotropic *a*. 向群性的
koinotropy *n*. 向群性
Kojewnikoff's epilepsy 科耶夫尼科夫氏癫痫,持续性癫痫
kojic acid 曲酸
Kokobera flavivirus 科科百拉黄病毒
Kokobera virus 科科百拉病毒
Kok-saghyz yellows virus 橡胶草黄花病病毒
koktigen *n*. 煮沸疫苗
kola *n*. 柯拉子 ‖ ~ tannin 柯拉鞣酸(柯拉中的咖啡因与鞣酸结合的物质)
kolanin *n*. 柯拉素
Kolantyl *n*. 氧化铝—氧化镁(alumina and magnesia)制剂的商品名
kolatin *n*. 柯拉廷(柯拉子中的一种成分)
Kolenationyssus [拉] *n*. 柯刺螨属
Kolle's serum [Wilhelm 德细菌学家 1868—1935] 科利氏血清(治疗脑脊髓膜炎的血清)
kollidon *n*. 科利当,聚乙烯吡咯烷酮,聚烯吡酮
kölliker's cells [Rudolf Albrecht von 瑞士解剖学家、组织学家、动物学家 1817—1905] 克利克尔氏细胞 ①细精管内的小细胞 ②骨髓内的多核性巨细胞) ‖ ~ dental crest 克利克尔氏齿嵴,切牙骨 / ~ gland 克利克尔氏腺(嗅黏膜内的小腺) / ~ layer 克利克尔氏[纤维]层 / ~ nucleus 克利克尔氏核,脊髓中央灰质(脊髓中心管四周的灰质) / ~ reticulum 克利克尔氏网,神经胶质
Kollmann's dilator [Arthur 德泌尿科学家 1858 生] 科曼氏扩张器(可屈尿道扩张器)
kollonema *n*. 黏液瘤
kolloxylin *n*. 火棉
Kolmer's test [John A. 美病理学家 1886—1962] 科尔默氏试验(检梅毒)
Kolmer's test with Reiter protein (简作 KRP) 用莱特氏蛋白的科耳默氏试验(梅毒试验)
Kolmogorov backward equation 柯尔摩高罗夫向后方程
Kolmogorov forward equation 柯尔摩高罗夫向前方程
Kolmogorov-Smirnov test (Andrei N. Kolmogorov; Nicolai V. Smirnov) 高尔莫哥罗夫—斯米诺夫检验(拟合适度的统计检验,检查样本是否符合特定的理论分布函数,或两种样本是否来自同一群体)
Kolongo virus 科隆各病毒
kolopexy *n*. 结肠固定术
kolp- [构词成分] 阴道
kolpo- [构词成分] 阴道
kolyone *n*. 抑素[类],抗内分泌素
kolypeptic *a*. 抑制消化的,调整消化的
kolyphrenia *n*. 精神过度抑制
kolyseptic *a*. 防腐的
kolytic *a*. 抑制的,沉静气质的
kombé *n*. 绿毒毛旋花箭箭,康毗箭毒
Komuro-Boyse assay (简作 KB) 科慕罗—博伊斯测定
Konakion *n*. 维生素 K_1(phytonadione) 制剂的商品名
Kondoleon's operation [Emmerich (Emmanuel) 希外科医师 1879—1939] 康多累昂氏手术(切除皮下组织,治象皮病)
Kondylen Bettung Munster (简作 KBM) [德] 一种功能假腿
Konidierformen *n*. 分生于型(亚纲)
König's operation [Franz 德外科医师 1832—1910] 柯尼格氏手术(治先天性髋脱位) ‖ ~ symptom 柯尼格氏症状(粒状肾时的蓝色盲)
König's rods [Charles Joseph 德耳科学家 1868 生] 柯尼格氏[音]杆
konimeter *n*. 尘埃计算器
koniocortex *n*. 粒状皮质
koniology *n*. 尘埃学
koniosis *n*. 粉尘病,尘埃沉着病
koniscope *n*. 尘埃镜
konometer *n*. 尘埃计算器
Konstantinovich's artery [Vikentiz Bonifatiyevich 俄解剖学家 1845 年生] 康斯坦丁诺维奇氏动脉(直肠背动脉) ‖ ~ vein 康斯坦丁诺维奇氏静脉(肛门缘静脉)
Konsuloff's test [S. 保医师] 康苏洛夫氏试验(检孕)
Konsyl *n*. 车前草吸水性胶浆剂 (psyllium hydrophilic muciloid) 的商标
kontrastin *n*. 氧化锆
koomis *n*. 霉乳酒
Koongol bunyavirus 科戈本扬病毒
Koongol virus 科戈病毒
koosin *n*. 苦辛,苦苏苦素(苦苏花的一种驱肠虫树脂)
kooso *n*. 苦苏花
kopflichtbad [德] *n*. 头部电光浴(眼科用)
kopf-tetanus *n*. 头部破伤风
kophemia *n*. 辨语聋,听性聋
kopiopia *n*. 视疲劳
Koplik's sign [Henry 美医师 1858—1927]; Filatov's spots 科泼力克氏征,费拉托夫氏斑(麻疹前驱兆) ‖ ~ spots 科泼力克氏斑(麻疹前驱兆) / ~ stigma of degeneration 科泼力克氏退化特征
kopophobia *n*. 疲劳恐怖
Kopp's asthma [Johann Heinrich 德医师 1777—1858] 科普氏气喘(喘鸣性喉痉挛);
kopr- [构词成分] 粪
kopraemia *n*. 粪毒血症,粪中毒症
kopratin *n*. 次高铁血红素
koprosterin *n*. 粪甾醇,粪甾烷
koprosterol *n*. 粪甾醇,粪甾烷醇
kopsia officinalis Tsiang et P. T. Li [拉;植药] 云南蕊木
Koranyi's auscultation [F. von 匈医师 1829—1913] 科兰伊氏听诊法(听叩诊法的一种) ‖ ~ method 科兰伊氏[叩诊]法 / ~ percussion 科兰伊氏叩诊(听诊法的一种) / ~ sign 科兰伊氏征(格罗科氏三角,椎旁三角形浊音界) / ~ treatment 科兰伊氏疗法(治白血病)
Korányi-Grocco triangle (Baron F. von Korányi; Pietro Grocco) 科兰伊-格罗科三角 (见 Grocco sign 第一解)
kore- [构词成分] 瞳孔
Korea *n*. 朝鲜[亚洲]
Korean *a*. 朝鲜的;朝鲜人的;朝鲜语的 *n*. 朝鲜人;朝鲜语 ‖ ~ lespedeza [植药] 长萼鸡眼草 / ~ epimedium [植药] 朝鲜淫羊藿 / ~ haemorrhagic fever (简作 KHF) 朝鲜出血热 / ~ hemorrhagic fever virus 朝鲜出血热病毒
korectomia *n*. 人造瞳孔
korectopia *n*. 瞳孔异位
korector *n*. 视觉训练器
Korff's fibers 科尔夫氏纤维,生牙质纤维
Kornberg enzyme 科恩伯格酶(DNA 聚合酶)
Kornhauser's quadruple stain 科恩豪泽氏四重染剂(染结缔组织)
Kornilow's reflex 科尼洛夫氏反射,足趾屈肌反射
koro *n*. 柯罗病,缩阴症(一种特定文化背景下的急性妄想综合征,见于马来人,患者认为阴茎正在缩入腹内而消失,一旦发生,即将死亡)
korocyte *n*. 幼稚白细胞,杆状中性白细胞
koronion *n*. [下颌骨]冠突尖
koroscopy *n*. 瞳孔检影法
koroseal *n*. 聚乙烯树脂
Korotkoff sound 克罗特柯夫声
Korotkoff's method [Nicolai 苏医师 1874 生] 科罗特科夫氏法(用听诊法测定血压) ‖ ~ sounds 科罗特科夫氏音(测血压时听到动脉扩张音) / ~ test 科罗特科夫氏试验(检动脉瘤的侧支循环)
korotrin *n*. 科罗特林(成药,绒膜促性腺激素制剂)
Korsakoff's psychosis (syndrome) [Sesgei Sergeyevich 俄神经病学家 1854—1900] 科尔萨科夫氏精神病(综合征)(多神经炎性精神病)
Körte-Ballance operation [Werner Körte 德外科医师 1853—1937; Charles A. Ballance 英外科医师] 克—巴二氏手术(面神经舌下神经吻合术)
kosam *n*. 苦参子,鸦胆子
Koserella Hickman-Brenner et al. [拉] *n*. 科泽氏菌属 ‖ ~ trabulsii (Hickman-Brenner et al.) Brenner et al. [拉] 特氏科泽氏菌(小棒科泽氏菌)
Koshevnikoff's (Koschewnikow's) disease [Alexei Jakovlevich 俄神经病学家 1836—1902] 科谢夫尼克夫氏病,持续性不全癫痫
kosin *n*. 苦辛,苦苏苦素(苦苏花的一种驱肠虫树脂)
kosotoxin *n*. 苦苏毒素
Kossel's test [Albrecht 德生理学家 1853—1917] 科塞尔氏试验(检次黄嘌呤)
Kossel-Siegfried's protamine nucleus hypothesis 科—西二氏精蛋白核心假说
Köster's nodule [Karl 德病理学家 1843—1904] 克斯特氏小结(含有巨细胞的结核结节,四周有双层细胞围绕)
Kostmann's syndrome (Rolf Kostmann) *n*. 科斯曼综合征,婴儿遗

传性粒细胞缺乏症
Kotochalin junodi nuclear polyhedrosis virus 相思蓑蛾核型多角体病毒
Kotonkan lyssavirus 科唐肯狂犬病毒
Kotonkan virus 科唐肯病毒
Kottmann's reaction [K. 德医师 1877—1952] 科特曼氏反应(检甲状腺机能) ‖ ~ test 科特曼氏试验(检甲状腺机能)
koumiss *n*. 霉乳酒 ‖ ~, kefir 发酵乳霉乳酒
koussein *n*. 苦苏素
koussin *n*. 苦辛,苦苏苦素(苦苏花的一种驱肠虫树脂)
kousso *n*. 苦苏花
Koutango flavivirus 科坦戈黄病毒
Koutango virus 科坦戈病毒
Kowala coval (Cuvier) 玉鳞鱼 (隶属于鲱科 Clupeidae)
Kowanyama bunyavirus 科旺亚马本扬病毒
Kowanyama virus 科旺亚马病毒
Kowarsky's test [A. 德医师] 科瓦尔斯基氏试验(检尿糖、血糖)
Koyalevski's cannal [Alexander Onoufrievich 俄解剖学家 1846—1901] 科瓦列夫斯基氏管(神经肠管)
Koyter's muscle [Volcherus 荷解剖学家 1534—1600]; corrugator supercilii 科伊透氏肌,皱眉肌
KOZ Kathodenoffnungszuchung [德] 阴极断电收缩
Kozlovea [拉] *n*. 库麻蝇属 ‖ ~ cetu 侧突库麻蝇 / ~ tshernovi 复门库麻蝇
Kozlovea lopesi (Nandi) 陋库麻蝇 (隶属于麻蝇科 Sarcophagidae)
KP keratitic precipitate 角膜炎沉着物 / keratitis punctata 点状角膜炎 / heyboard perforator 键盘穿孔机 / key pulse 键控脉冲 / kindling point 燃点,着火点 / kitchen police (总称) 部队炊事值勤员 / Kochpunkt [德] 沸点
KPAB 对氨基苯甲酸钾(见 potassium p-aminobenzoate)
K-particle *n*. K 粒子
KPB 酮保泰松(见 kebuzone)
K-Phos *n*. 磷酸二氢钾 (monobasic potassium phosphate) 制剂的商品名
KPI 核固缩指数(见 karyopyknosis index)
KPK 肌酸磷酸激酶(见 kreatinephokinase)
K-polyomavirus K 多瘤病毒
KPTT 白陶土部分凝血活酶时间(见 kaolin partial thromboplastin time)
K-R 一种从锥体虫提出的抗癌复合物 (见 An anti-cancer compound extracted from trypanosomes)
Kr (krypton) *n*. 氪(36 号元素)
Krabao [植药] 大风子
Krabbe's disease (leukodystrophy) (Knud H. Krabbe) 克拉贝病(一种家族型脑白质病,亦称家族性弥漫性婴儿脑硬化、球样细胞性脑白质营养不良)
Krad *n*. 克拉[γ 辐射单位]
K-radiation *n*. K 辐射
Kraepelin's classification [Emil 德精神病学家 1856—1926] 克雷佩林氏分类(辨别精神分裂症及躁狂抑郁性精神病)
krait *n*. 金环蛇(印度产)
Krajian's Congo stain 克腊晏氏刚果红染剂(染弹性纤维) ‖ ~ rapid staining 克腊晏氏快速染色
kra-kra *n*. 科罗病,盘尾丝虫病
Krameria [J. G. H. and W. H. Kramer 德植物学家] 拉坦尼属 ‖ ~ argentea 巴西拉坦尼 / ~ triandra 秘鲁拉坦尼
Krameriaceae *n*. 刚毛果科
Kramers-Kronig relations 克喇末—克朗尼格关系
Kramer-Tisdall method 克—提二氏法(检血清钾及血清钠)
Kr-are lamp 氪弧灯
krarupization 均匀(连续)加感
Kraschenikowia rhaphanorrhiza (Hemsl.) Kryl. 孩儿参
Krasilnikovia Perfil'eiv et Gabe [拉] *n*. 克拉西里尼克科氏菌属 ‖ ~ capsulata Kriss et Mitskevich [拉] 荚膜克拉西里尼克科氏菌 / ~ incapsulata Kriss et Mitskevich [拉] 无荚膜克拉西里尼克科氏菌
Kraske's operation [Paul 德外科医师 1851—1930] 克脂斯克氏手术(治直肠癌)
k-rating factor 额定因子
k-rating graticule k 值格线
kratoculator *n*. 矫视器
kratom *n*. 克腊托姆(一种咀嚼剂)
kratometer *n*. 棱镜矫视器
krauomania *n*. 节律性抽搐
kraurosis *n*. 干皱 ‖ ~ penis; balanitis xerotica obliterans 干阴茎干皱症,干燥性龟头炎 / ~ vulvae 外阴干皱
Kraus's reaction 克劳斯氏反应(伤寒病沉淀反应)
Kraus's syndrome 克劳斯氏综合征(女子男征)
Krause's bone [Wilhelm 德解剖学家, Karl Friedrich Theodor Krause 之子 1833—1910] 克劳泽氏骨,髋臼骨(髂、耻骨间的第二化骨中心) ‖ ~ bundle 克劳泽氏束(延髓孤立束) / ~ corpuscles 克劳泽氏小体(球状小体) / ~ end bulb 克劳泽氏终球 / ~ membrane 克劳泽氏膜(横纹肌间线)
Krause's gland [Karl Friedrich Theodor 德解剖学家 1797—1868] 克劳泽氏腺(结膜腺) ‖ ~ ligament 克劳泽氏韧带(骨盆横韧带) / ~ median puboprostatic ligament 克劳泽氏耻骨前列腺中韧带,骨盆横韧带) / ~ valve 克劳泽氏瓣(泪囊襞)
Krause's method [Fedor 德外科医师 1857—1937] 克劳泽氏植皮法 ‖ ~ muscle 克劳泽氏肌(唇肌) / ~ operation 克劳泽氏手术(半月神经节硬膜外切除术,治三叉神经痛)
Krause-Wolfe graft (Fedor Krause; John R. Wolfe) 克劳泽—沃尔夫移植片(全层皮移植片)
Krauss test 克劳斯氏试验(肾上腺素碘酸盐反应)
KRB 克雷布斯—林格尔二氏碳酸氢盐缓冲液(见 Krebs-Ringer bicarbonate buffer)
kreatinase *n*. 肌酸[脱水]酶
kreatinin *n*. 肌酸酐,肌酸内酰胺
kreatininase *n*. 肌酸酐酶
kreatinuria *n*. 肌酸尿
Kreb's cycle 克雷布氏循环,三羟酸循环
krebiozen *n*. 克力生物素(由美国食品及药物管理局鉴定为与肌酸同一物质,据称该物质治癌有效。美国已禁止出售)
Krebs' leukocyte index [Carl 丹病理学家 1892 生] 克雷布斯氏白细胞指数
Krebs-Hanseleit cycle 克—汉二氏循环,鸟氨酸循环
Krebs-Ringer bicarbonate buffer (简作 KRB) 克雷布斯—林格尔二氏碳酸氢盐缓冲液
Krebs-Ringer phosphate (简作 KRP) 克雷布斯—林格尔二氏磷酸盐
Krebs-Ringer's bicarbonate solution (简作 KBS) 克雷布—林格氏碳酸氢盐溶液
kreo- [构词成分] 肉
kreoform *n*. 次甲基二愈创木酚
kreosol *n*. 甲氧甲酚,2-甲氧基-4-甲基苯酚,木溜油酚
kreosote *n*. 木溜油,杂酚油
kreotoxicon *n*. 肉毒质
kreotoxin *n*. 肉毒素
kreotoxism *n*. 肉中毒
kresamine *n*. 克里萨明(乙二胺和甲酚的混合物,消毒杀菌剂)
kresofuchsin *n*. 甲酚品红
kresol *n*. 甲酚,煤酚
k-resonance *n*. k 介子共振
kretinism *n*. 侏儒
Kretschmann's space [Friedrich 德耳科学家 1858—1934] 克雷奇曼氏间隙(中耳隐窝内的小凹)
Kretschmer trpes [Ernst 德精神病学家 1888 生] 克雷奇默氏体型(一种唯心学说,认为体型与人格及精神病的发生有关)
Kretz's granules [Richard 德病理学家 1865—1920] 克雷茨氏粒(肝硬化小结) ‖ ~ paradox 克雷茨氏奇异现象(反常的毒素中和反应)
Kreysig's sign [Friedrich Ludwig 德医师 1770—1839] 克来济希氏征(心包粘连时的一种望诊体征)
KRI 肯尼氏康复学会 (见 Kenny Rehabilitation Institute)
krimpsiekte *n*. 子叶中毒病(南非洲牛羊吃子叶后的中毒病)
krinin *n*. 激泌素
krinosin *n*. 脑氨脂
Krishaber's disease [Maurice 匈医师 1836—1883] 克里萨贝氏病(脑心血管机能病)
krishna Consciousness Society Krishna 讫里什那(印度神话中的牧牛神)意识学会
Krishna Consciousness Society member (简作 KC) 讫里什那意识学会成员
Krisovski's sign 克列苏夫斯基氏征(先天梅毒患者口角显放射形皱纹)
kristallin *n*. 克里斯塔林(牙洞衬剂,商品名)
Kristeller method (technic) [Samuel 德妇科学家 1820—1900] 克里斯特勒氏法(术)(胎儿压出法)
Kroenig's isthmus (简作 KI) 克氏峡(锁骨上肺尖所在区)
Kromayer's burn (Ernst L. F. Kromayer) 紫外线灼伤 ‖ ~ lamp 克罗迈尔灯(水银石英灯,放出紫外线)
Kromayer's lamp [Ernst Ludwig Franz 德皮肤病学家 1862—1933] 克罗迈尔氏灯(水银石英灯,放出紫外线)

kromgram *n*. 彩色图
Krompecher's carcinoma (tumor) [Edmund 奥病理学家 1870—1926]; rodent ulcer 侵蚀性溃疡
Kromscope *n*. 彩色图像观察仪
kromskop *n*. 原色摄影装置(病理标本)
Kronecker's center [Karl Hugo 瑞士病理学家 1839—1914] 克罗内克尔氏中枢(心抑制中枢) ‖ ~ puncture 克罗内克尔氏穿刺(穿刺心抑制中枢) / ~ solution 克罗内克尔氏溶液(显微镜检查新鲜组织时用)
Krönig's area [Georg 德医师 1856—1911] 克勒尼希氏区(肺尖的叩响区) ‖ ~ isthmus 克勒尼希氏峡(锁骨以上,肺尖所在区)/ ~ steps 克勒尼希氏阶梯(右心室肥大时,右侧心浊音界呈阶梯状增大)
Krönig's method [Bernhard 德妇科学家 1863—1918] 克勒尼希氏法(肠线消毒法)
Krönlein's hernia [Rudolf Ulrich 瑞士外科医师 1847—1910] 克伦来因氏疝(腹股沟腹膜前疝) ‖ ~ operation 克伦来因氏手术(治面神经痛及清除眶内肿瘤)
Kronopolites acuminatus biagrilectus Hoffman [拉;动药] 尖跗陇带马陆
Kronopolites svenhedini (Verhoff) [拉;动药] 宽跗陇带马陆
Kronopolites swirhoei (Pocock) [拉;动药] 窄跗陇带马陆
KRP Kolmer's test with Reiter protein 用莱特氏蛋白的科耳默氏试验(梅毒试验) / Krebs-Ringer phosphate 克雷布斯-林格尔二氏磷酸盐
K-R-PT 克—罗—鲍氏试验(见 Kepler- Robinson- Power test)
KRT 阴极射线管(见 Cathode-ray tube)
Krüger-Schmidt's method 克—施二氏法(使尿酸与嘌呤碱沉淀分离法)
Krukenberg's arm [Hermann 德外科医师 1863 年生] 克鲁肯伯格氏臂(前臂叉形残株假手) ‖ ~ hand 克鲁肯伯格氏手(前臂叉形残株假手)
Krukenberg's spindle [Friedrich 德病理学家 1871 年生] 克鲁肯伯格氏梭(角膜后面垂直梭状棕红色浑浊) ‖ ~ tumor 克鲁肯伯格氏瘤,黏液细胞癌
Krukenberg's vein [Adolph 德解剖学家 1816—1877] 克鲁肯伯格氏静脉(肝中央静脉)
Kruse's brush [Walther 德细菌学家 1864—1943] 克鲁泽氏刷(细白金丝刷,用于接种培养基表面)
krymo- [构词成分] 寒冷,冷
krymotherapy *n*. 冷冻疗法
kryo- [构词成分] 冷
kryogenine *n*. 克里奥吉宁,间氨苯酰胺基脲
kryoscopy *n*. [溶液] 冰点测定法
krypto-; crypto- [希] [构词成分] 隐,隐蔽的;隐窝;秘密的
kryptomnesic *n*. 潜隐记忆的,潜在记忆的
Krypton *n*. 氪(惰性气体元素之一种,少量地存在于大气中。记号 Kr,原子序 36,原子量 83.80) ‖ ~ laser 氪离子激光 / ~ ion laser (简作 KIL) 氪离子激光器 / ~ laser 氪激光 / ~ perfusion study 氪灌注研究
krypton washout technique 氪洗出术
kryptoscope *n*. 荧光镜
kryptosterol (chrysolgan) *n*. 酵母甾醇,隐花植物甾醇
kryptoxanthin *n*. 隐黄素(一种维生素 A 原)
krysolgan *n*. 克里索耳干(4-氨基-2-金硫代水杨酸钠)
KS Kaposi sarcoma 卡波济氏肉瘤(皮肤多发性出血性肉瘤) / keratan sulfate 硫酸角质素 / ketosteroid 甾酮,酮类固醇 / Klinefelter's syndrome 克莱恩费尔特氏综合征(细精管发育不全)
17-KS 17- ketosteroids 17-甾酮类,17-酮甾类,17-酮固醇类
KSC 阴极通电收缩(也缩写为 CCC)(见 cathodal closing contraction)/ 阴极通电收缩(见 kathodal closure contraction)
K-scan *n*. K 型扫描
K-scope *n*. K 型[位移距离]显示器
K-series *n*. K[线]系[列],因 K 辐射而产生的线谱
K-shell *n*. K[电子]层,K 壳[层],二电子壳层
KSM 放射菌素 D,更生霉素(抗肿瘤药)(见 actinomycin D, kengshengmycin)
K-space *n*. K(动量,波失量)空间
KSR 键盘发送接收机 (见 key board send/receiver)
KST cathodal closing tetanus 阴极通电(肌)强直 / kathodal closure ttanus 阴极通电强直
KSU 堪萨斯州立大学(美)(见 Kansas State University)
KSZ [德]阴极通电收缩 (见 Kathodenschliebungs zuckung)
Kt total glucose disappearance 总葡萄糖消失(率) / Karat 克拉;开(亦作 K) / kiloton 千吨 / knot 节,海里/小时(现已改用 kn;1 海里 = 1.852 千米)
KT Kahn test 康氏试验(检查梅毒) / Korpertemperatur 体温
KTFR 柯达薄膜抗蚀剂(见 Kodak thin flim resist)
KTN 钽酸铌酸钾(见 potassium tantalateniobate)
KTR 键盘打字自动穿孔机 (见 keyboard typing reperforator)
KTS 克—特二氏综合征(骨肥大性毛细血管瘤综合征)(见 Klippel Trenaunay Syndrome)
K-type fading K 型衰落
K-type file K 型锉
KU Karmen unit Karmen 氏单位 / Kienbock unit Kienbock 氏单位金伯克氏单位(X 线剂量单位,相当于 1/10 红斑量) / Kimbel unit Kimbel 氏单位 / Kunitz unit Kunitz 氏单位
KUB kidney and upper bladder 肾脏与膀胱上部 / kidney, ureter and bladder 肾脏、输尿管及膀胱(X 线)
Kubisagari *n*. 垂头病(日本流行的一种麻痹性眩晕)
Kuchendorf position 库亨道夫位[髌骨投照位]
Kudoa Meglitsch *n*. 四囊虫属
Kufs' disease (H. Kufs) 库福斯病(青年后期家族性黑朦痴呆)
Kugel's artery 库格耳氏动脉(心内一大吻合动脉)
Kugelberg-Welander syndrome (Eric K. H. Kugelburg; Lisa Welander) 库—韦综合征(一种遗传性青少年型肌萎缩,通常作为常染色体隐性性状遗传,系由脊髓前角损害所致。本征特点为 10 或 20 岁内(主要在 2 岁和 17 岁之间)起病,下肢和骨盆带近端肌肉萎缩和无力,然后累及远端肌肉和肌颤搐。亦称青少年[脊髓性]肌萎缩或近端脊髓性肌萎缩)
Kuhlmann's test (Frederick Kuhlmann) 库尔曼智力测验(比奈[Binet]智力测验的一种改良,以适合婴儿智力测验)
Kuhn's mask [Ernst 德医师 1873—1920] 库恩氏面罩(治疗肺结核的面罩)
Kuhn's tube [Franz 德外科医师 1866—1929] 库恩氏管(气管内麻醉用)
Kühne's fiber [Wilhelm Friedrich (Willy) 德生理学家 1837—1900] 屈内氏纤维 ‖ ~ gracilis experiment 屈内氏股薄肌实验(神经双向传导) / ~ phenomenon 屈内氏现象(肌现象) / ~ plates 屈内氏板,终板 / ~ spindle 屈内氏[肌]梭(梭形膨大,在若干神经进入肌束之处)
Kühne's methylene blue [Heinrich 德组织学家] 屈内氏甲烯蓝(溶于酚液内甲烯蓝和无水乙醇)
Kühne's muscular phenomenon (Wilhelm F. Kühne) 屈内肌现象(持续电流通过活肌纤维引起由阳极至阴极的波动) ‖ ~ terminal plates 屈内终板(肌梭内神经运动终板)/ ~ spindle 肌梭
Kuhnt's illusion [Hermann 德眼科学家 1850—1925] 昆特氏视错觉 ‖ ~ operation 昆特氏手术(额窦的一种手术) / ~ spaces 昆特氏间隙(蓄房水的间隙)
Kuhnt-Junius disease (Hermann Kuhnt; Paul Junius) 库—尤病,盘状黄斑变性
Külz's casts [Rudolph Eduard 德医师 1845—1895]; comacasts 屈耳茨氏管型,昏迷[兆]管型(见于糖尿病性昏迷) ‖ ~ test 屈耳茨氏试验(检 β-羟丁酸)
kukoline *n*. 青藤碱(旧名汉防己甲素)
kukuruku *n*. 库库鲁库病(尼日利亚似黄热病)
Kulchitsky's (kultschizky's) cells [Nicholas 苏组织学家 1856—1925] 库尔契茨基氏细胞(胃肠嗜银细胞) ‖ ~ hematoxylin stain 库尔契茨基氏苏木精染剂 / ~ myelin stain 库尔契茨基氏髓磷脂染剂
kulchizky cell carcinoma (简作 KCC) 细胞癌
Kulenkampff's anesthesia [Dietrich 德外科医师 1880 生] 库伦康普氏麻醉(臂丛阻滞麻痹)
Kuill's method 库尔氏法(染线粒体)
Kumamoto Med 熊本医学(日)(见 J Kumamoto Medical Journal)
Kumba virus 坎姆巴脑炎病毒
kumiss *n*. 霉乳酒
Kumlinge flavivirus 坎姆林格黄病毒
Kumlinge virus 坎姆林格病毒
Kümmell's disease [Hermann 德外科医师 1852—1937] 坎梅耳氏病(创伤性脊椎病) ‖ ~ kyphosis 坎梅耳氏驼背(受外伤后,经历很久时间出现的驼背) / ~ point 坎梅耳氏点(慢性阑尾炎时脐右下方 1~2 厘米处的压痛点)
Kümmell-Verneuil disease 坎—韦二氏病,坎梅耳氏病
Kummerowia stipulacea (Maxim.) Makino [拉;植药] 长萼鸡眼草
Kummerowia striata (Thunb.) Schindl. [拉;植药] 鸡眼草
Kumon method for indican 库蒙氏尿蓝母试法(检尿蓝母)
kumyss *n*. 霉乳酒
Kundrat's lymphosarcoma [Hans 德病理学家 1845—1893] 昆德腊特氏淋巴肉瘤
Kunitachi virus 库尼塔卡衣病毒
Kunitz unit (简作 KU) Kunitz 氏单位

Kunjin flavivirus 库宁黄病毒
Kunjin virus 库宁病毒
Kunkel's syndrome（Henry George Kunkel）孔凯尔综合征，狼疮样肝炎
Kunstliche Besamung（简作 KB）［德］人工授精
Küntscher nail［Gerhard 德外科医师］金彻氏钉（骨髓腔内插钉）
Kununurra rhabdovirus 库卢卢拉弹状病毒
Kununurra virus 库卢卢拉病毒
Kupffer cell（简作 Kf）枯否氏细胞
Kupffer's canals［Karl William von 德解剖学家 1829—1902］枯否氏管（由中肾管生出的小管，由此分出输尿管）‖ ～ cells 枯否氏细胞（星形细胞）
Kupffer's vesicle 枯否氏泡（鱼）
kupramite *n*. 防氨面罩
Kupressoff's center［J. 19 世纪俄医师］库普雷索夫氏中枢（膀胱括约肌中枢）
kurcheine *n*. 库契次碱，抗痢木次碱
kurchi *n*.［印］库契［皮］，抗痢木［皮］‖ ～ bark 库契皮，抗痢木皮
kurchinine *n*. 库契碱，抗痢木碱 ‖ ～ hydrochloride 盐酸库契碱，盐酸抗痢木碱
Kurella's powder［Ernst G. 德医师 1725—1799］库雷拉氏散剂（复方甘草散剂）
kurhaus *n*. 疗养所
Kurloff's（Kurlou's）bodies［Mikhail Georgiyevitch 苏医师 1859—1932］库尔洛夫氏体（豚鼠淋巴细胞原虫）
Kurpramite *n*. 防氨面罩
kursone（cortisone） *n*. 威尔松
Kurthia［Heinrich Kurth 德细菌学家 1860—1901］［拉］*n*. 库尔特氏杆菌属 ‖ ～ coronata（Keck）Pribram［拉］冠状库特氏菌／～ gibsonii Shaw et Keddie［拉］吉氏库特氏菌／～ sibirica Belikova, Cheravach et Kalakoutskii［拉］西伯利亚库特氏菌／～ variabilis Severi 可变库特氏菌／～ zenkeri（Hauser）Bergey et al.［拉］曾氏库特氏菌（生长于腐败物质中的杆菌）／～ zopfii（Kurth）［拉］佐普夫氏库［尔特］氏杆菌（生长于腐败物质中的杆菌）
Kurthiae *n*. 库尔特氏杆菌族
kurtosis *n*. 峭度，峰态
kuru *n*. 库鲁病，新几内亚震颤病（一种由病毒引起的慢性进行性神经系统疾病，仅在新几内亚福雷族及相邻的土著人中发现，主要症状为躯干与四肢共济失调、震颤及构语障碍）
Kuru agent（unconventional agent） 库鲁因子（非常规因子）
Kuru virus 库鲁病毒
Kurunegala ulcer 库鲁涅加拉溃疡，热带化脓病
Kurzrok-Ratner test 库腊二氏试验（检尿中雌激素）
Kusafugu［动药］黑点东方鲀
Kusafugu blood［动药］星点东方鲀血
Kusafugu liver［动药］星点东方鲀肝
Kusafugu ovaries［动药］星点东方鲀卵巢
Kusafugu roe［动药］星点东方鲀卵
Kusamaki［植药］罗汉松
Kusnezovia（S. I. Kusnezov）*n*. 库兹涅佐夫菌属
Küss's experiment［Emil 德生理学家 1815—1871］屈斯氏实验（示膀胱上皮的不透性）
Kussmaul's aphasia（Adolph Kussmaul）库斯毛尔失语（有意识的不语，如精神错乱时）‖ ～ disease 结节性动脉外膜炎，结节性多动脉炎／～ paralysis 急性热病性多神经炎／～ pulse 奇脉，逆脉／～ respiration 库斯毛尔呼吸，空气饥（air hunger，见 hunger 项下相应术语）／～ sign 库斯毛尔征（①吸气时颈静脉出现怒张，见于纵隔心包炎及纵隔瘤；②胃病时由于毒素吸收作用所致的昏迷及惊厥；③奇脉）
Kussmaul's breathing［Adolf 德医师 1822—1902］库斯毛耳氏呼吸（昏迷病人深而大的呼吸）‖ ～ coma 库斯毛耳氏昏迷（糖尿病性昏迷）／～ disease 库斯毛尔氏病（结节性动脉外膜炎）／～ pulse 库斯毛耳氏脉，奇脉（深吸气时，脉显微弱或消失，常见于心包炎）／～ respiration 库斯毛尔氏呼吸（昏迷病人深而大的呼吸）／～ symptom 库斯毛尔氏症状（①吸气时静脉出现怒张，见于纵隔心包炎及纵隔瘤 ②糖尿病性昏迷 ③胃病时的昏迷及惊厥 ④奇脉）
Kussmaul's gastroscope 库斯毛尔胃镜
Kussmaul's gastroscopy 库斯毛尔胃镜检查
Kussmaul-Kien respiration［Adolf Kussmaul; Alphonse M. J. Kien 德医师］库—金二氏呼吸（昏迷病人深而大的呼吸）
Kussmaul-Landry paralysis［Adolf Kussmaul; Jean Baptiste Octave Landry 法医师 1826—1865］；Landry's paralysis 库—兰二氏麻痹（急性上行性脊髓麻痹）
Kussmaul-Maier disease［Adolf Kussmaul; R. Maier 德医师］; periarteritis nodosa 库—迈二氏病，结节性动脉外膜炎
kusso *n*. 苦苏花
Küster's operation［Ernst Georg Ferdinand 德外科医师 1839—1930］屈斯特氏手术（乳突炎时的排脓术）
Küstner's law［Otto Ernst 德妇科学家 1849—1931］屈斯特内氏定律（卵巢囊肿扭转方向为其蒂所在侧的对侧）‖ ～ sign 屈斯特内氏征（卵巢皮样囊肿可在子宫前方中线上呈现一囊肿物）
Kutrol *n*. 尿抑胃素（urogastrone）制剂的商品名
kuttarosome *n*. 并杆小体
Kütter's ganglion 屈特诺淋巴结，（颈）二腹肌淋巴结（位于内颈静脉上正在二腹肌后腹下的大淋巴结，形成舌的主要淋巴终支
Kuttner's gastroscope 库特纳胃镜
Kuttner's gastroscopy 库特纳胃镜检查
Kutzneria Stackebrande et al.［拉］*n*. 库茨涅尔氏菌属（库氏菌属）‖ ～ albida（Furumai, Ogawa et Okuda）Stackebrande et al.［拉］白色库茨涅尔氏菌（白色库氏菌，微白链孢囊菌）／～ kofuensis（Nonomura et Ohara）Stackebrande et al.［拉］甲府库茨涅尔氏菌（甲府库氏菌，绿灰链孢囊菌甲府亚种）／～ viridogrisea（Okuda et al.）Stackebrande et al.［拉］灰绿库茨涅尔氏菌（灰绿库氏菌，灰绿链孢囊菌）
Kuwait（Kuweit）*n*. 科威特［亚洲］
Kuzinia［拉］*n*. 库济螨属
Kuznezovia Perfil'ev et Gabe［拉］*n*. 库兹涅佐夫氏菌属 ‖ ～ personatum Perfil'ev et Gabe［拉］覆盖库兹涅佐夫氏菌／～ polymorpha Perfil'eiv［拉］多形库兹涅佐夫氏菌
KV killed vaccine 灭活疫苗／kilovolt 千伏［特］
kv（kilovolt）*n*. 千伏［特］
K-value *n*. K 值，黏度［值］，K［增殖］系数
kvar *n*. 千乏，无效千乏伏［特］，安［培］
kvarh *n*. 千乏小时
KVI 运动黏度指数（见 kinematic viscosity index）
KW Keith- Wagener 二氏
Kw 水的电离常数（见 inoization constant of water）
kw（kilowatt）*n*. 千瓦［特］
Kwangsi turmeric［植药］广西莪术
kwashiorker *n*. 红体病
kwashiorkor *n*. 夸希奥科病，恶性营养不良病
kwaski *n*. 寒战病
Kwatta rhabdovirus 克瓦塔弹状病毒
Kwatta virus 克瓦塔病毒
KWB Keith, Wagener and Barker Keith, Wagener 及 Barker 三氏／Koch-Week's bacillus 结膜炎杆菌
kwell; lindane *n*. 克威尔，林丹，六六六（商品名）
kw-hr *n*. 千瓦［特小］时（见 kilowatt-hour）
kwilecki's method 奎列基氏法（检尿白蛋白）
KWOC 上下文关键词索引（见 key-word-out-of context index）
KWS 基梅尔施蒂尔—威尔逊氏综合征（糖尿病肾病综合征）（见 Kimmelstiel- Wilson's syndrome）
KY a sterile lubricating jelly 一种无菌的润滑胶冻／US Public Service（Narcotics）Hospital in Lexinton Kentucky 肯塔基州莱克星顿市美国公共卫生服务部（麻醉剂）医院
kyano-［构词成分］青紫，绀，蓝，氰
kyanophane *n*. 视青质，视蓝质（视网膜内）
kyanopsia *n*. 蓝视［症］
Kyasanur forest disease flavivirus 库阿撒鲁尔森林黄病毒
Kyasanur forest disease virus 库阿撒鲁尔森林病毒
Kyasanur Forest disease（简作 KFD）夸赛纳森林病
kyestein *n*. 孕尿翳，孕尿皮（孕妇尿表皮有皮样形成）
Kyllinga brevifolia Rottb.［拉；植药］水蜈蚣
Kyllinga Rottb. 水蜈蚣属 ‖ ～ monocephala Rottb. 单穗水蜈蚣，一箭球
kyllopodia *n*. 畸形足
kyllosis *n*. 畸形足
kymatism *n*. 肌纤维颤搐
kymatology *n*. 脉波学
kymbocephalia *n*. 舟状头［畸形］
kymo-［希］［构词成分］波，波动 17-KGS 17-ketogenic steriods 17－生酮类固醇
kymocyclograph *n*. 运动描记器
kymogram *n*. 记波［纹］图
kymograph *n*. 记波［纹］器 ‖ ～, electric 电动记波［纹］器／～ film 记波摄影照片／～ grid 记波摄影滤线栅／～, spring 弹簧记波［纹］器
kymographion *n*. 记波［纹］器
kymography *n*. 记波［纹］法 ‖ ～, roentgen X 线记波照相术，X 线

记波[纹]法
kymoscope ***n***.记波透视,血流观察器
kymoytrichous ***a***.卷发的
kynex (**sulfanethoxyphridazine**)***n***.磺胺甲氧嗪,磺胺甲氧吡哒嗪
kynocephalus ***n***.狗头畸胎
kynophcbia ***n***.犬恐怖,假性狂犬病
kynurenic acid 犬尿烯酸
kynurenin (kynurenine) ***n***.犬尿氨酸,犬尿素
kynureninase ***n***.犬尿氨酸酶
kynurenine ***n***.狗尿氨酸 ‖ ~,3-hydroxylase 犬尿氨酸3-羟化酶,犬尿氨酸3-单(加)氧酶 / ~,3-monooxygenase 犬尿氨酸3-单(加)氧酶(亦称犬尿氨酸3-羟化酶)
kynurin ***n***.犬尿碱
kyogenic ***a***.引起妊娠的,致孕的
kyphorachitis ***n***.佝偻病性驼背
kyphos ***n***.脊柱后凸,驼背
kyphoscoliorachitis ***n***.佝偻病性脊柱后侧凸
kyphoscoliosis ***n***.脊柱后侧凸
kyphoscoliotic ***a***.脊柱后侧凸的
kyphosis ***n***.脊柱后凸,驼背 ‖ ~ dorsalis juvenilis; juvenile ~; Scheuermann's ~ 幼年期脊柱后凸,绍伊尔曼氏脊柱后凸(脊柱骨软骨病)
kyphotic ***a***.脊柱后凸的,驼背的 ‖ ~ angulation 脊柱后凸成角 / ~ rotation 脊柱后凸旋转
kyphotone ***n***.驼背矫正器
kyrine ***n***.三肽
Kyrle's disease (Joseph Kyrle) 克尔病(一种罕见的慢性角化病,其特征为丘疹样皮疹和在毛囊及小汗腺管内角化过度的锥形栓形成,经表皮侵入真皮,引起异物巨细胞反应和疼痛,亦称真皮穿通性毛囊及毛囊旁角化过度)
kyrtometer ***n***.曲面测量计,曲度计
kyrtorrhachic ***n***.腰椎前凸的
kysth-[构词成分] 阴道
kysthitis (**colpitis**)***n***.阴道炎
kysthoptosis ***n***.阴道脱垂
kystis ***n***. 包囊
kysto-[构词成分] ①囊,囊肿 ②膀胱
kystoma (**cystoma**)***n***.囊瘤
kythemolytic ***a***.血细胞溶解的
kyto-[构词成分][容器]细胞
kytomitome (**cytomitome**)***n***.胞质网丝
kytoplasm ***n***. [细]胞质,[细]胞
Kytorhinus thermopsis (Motschulsky) 腹边豆象(隶属于豆象科 Bruchidae)
Kyzylagach alphavirus 克泽拉格齐甲病毒
Kz Kurzzeichen [德]符号,缩写符号

L l

L-(levo-)(or counterclockwise)左旋(或逆时针的)(用于化学式中)
L-L 型,左型
L 长度(length)的符号
L̄ 罗马数字符号代表"5万"
L 牛痘与天花病毒蛋白抗原的不耐热成分,罗马数字符号代表"五十" inductance 电感
L 英语的第 12 个字母,朗伯(lambert)、左(left)、升(liter)、肺(lung)、轻链(light chain)和腰椎(lumber vertebrae)(L_1 ~ L_5)的符号
L 自感(self-induction)和发光率(luminance)的符号
L / 3 lower third 下三分之一
L / C ratio induction-capacitance ratio 电感电容比
L / D length-diameter 长度直径(比)(light / dark)ratio (明 / 暗)比例
L / H low-to-hing 从低至高,低—高
l / hr liter / hour 升 / 小时
L / kg litre per kilogram 升 / 千克(比体积单位)
L / L lower limit 下限
L / m liters per minute 每分钟升数,升 / 分
L / MF low and medium frequency 低中频
l / min liters per minute 升 / 分,每分钟升数
L / N letter-numerical system 字母—数字系统
L / P(lactate / pyruvate) ratio 乳酸盐—丙酮酸盐之比,乳酸盐 / 丙酮酸盐
L / R(left / righ) ratio 左 / 右比率
L / S(lecithin / sphingomyelin) ratio 卵磷脂 / 鞘髓磷脂比例
l / s liters per second 升 / 秒
L / sec liters per second 升 / 秒
L / W living and well 健在
l / λ reciprocal lambda (或 meter) 波数单位(1 / = 1m)
L ① Latia, Lactobacillus, left, light sense, ligamentum, libra(pound, balance), liter, length, lymbar, coefficient of induction ②lethal ***n***. 拉丁文;乳酸菌属;左;光觉;韧带的符号①磅 ②天平;升;长度,长;腰;诱导系数 ***a***. 致死的
L antigen heat labile component of protein antigen 蛋白质抗原的不耐热成分
L cell L 细胞(小鼠成纤维细胞)
L cell virus L 细胞病毒
L Ch Licentiate in Surgery 外科学硕士;领有外科开业执照的医生
L chain light chain 轻链
L disppay L 型显示(器),双方位显示(器)
L fraction labile fraction 不稳定部分
L line L 射线
L Med Ch Licentiate in Medicine andd Surgery 内科及外科学硕士;领有内、外科开业执照的医生
L scope L 型显示器
L&A light and accommodation 瞳孔对光及调节反应(瞳孔反应)
L&B left and below 左下
L&H lymphocytic and histocytic 淋巴胞和织细胞的
L&N Leeds and Northrup Co 利兹—诺斯拉浦公司
L&R left and right 左和右
L&S liver and spleen 肝和脾
L&U lower and upper 下及下,低的与高的
L&W living and well 健在
L(a)evorotation ***n***. 左旋现象
L(a)evorotatory ***a***. 左旋的
L(a)evulinic ***n***. 乙酰丙酸
L(a)evulosaemia ***n***. 果糖血
L.[拉] 磅(libra)的符号
l. c.; lc loco citato 在上述引文中(亦作 loc it)
L. evamisole ***n***. 左旋咪唑(抗蠕虫药)
L. L. L lefe lower lobe 左(肝)下叶
L_+ 致死界量(limes tod)的符号
L→R left to right 左到右
L_0 limes zero 无毒界量,零度限量的符号

L_1, L_2 ..., first, second etc lumbar vertebra 第一,第二……腰椎
L-10-W levulose 10% in water 果糖水溶液
L17 tectivirus L17 盖病毒
L1718 oxaphenamide 利胆酚
L4, 5 iridoviruses L4, 5 型虹彩病毒
L-5-HTP L-5-hydroxytryptophan L-5-HTP 5-羟色氨酸
L-5-hydroxytryptophan(简作 L-5-HTP)5-羟色氨酸
L-6 lower left 6-year molar tooth 左下 6 龄臼齿
L-6 uopper left 6-year molar tooth 左上 6 龄臼齿
L8412 2-ethyl-3-[3, 5, -dimethyl-4-(y-dibutylamin-opropoxy) benzyl] benzofuranhydrochlorkde2-乙基-3-[3,5 二甲基-4-(y-二丁胺基丙氧基)苯甲酰基]苯并呋喃盐酸盐,丁胺甲呋酮
L-8-V lysine-8-vasopressin 赖氨酸-8-后叶加压素
LA Lab Animal 实验室动物(杂志名) /late antigen 晚期抗原 latex-leptospiral agglutination Test 乳胶钩端螺旋体凝集试验 / leucine aminopeptidase 亮氨酸氨基肽酶 /Leukemia Abstracts 白血病文摘(杂志名) /Leukoagglutinin 白细胞凝集素 /light accommodation 光调节(反应) /lighter than air 比空气轻 /lightning arrester 避雷针 /linguoaxial 舌轴的 /local accommodation 局部适应 /local anesthesia 局部麻醉 /long acting 长效的 /low anxiety 轻度焦虑 / lung association 肺协会
La lacma 软骨陷窝
La Crosse bunyavirus 拉克罗斯本扬病毒
La Crosse virus 拉克罗斯病毒
la Joya virus 拉乔亚病毒
LA vol left atrial volume 左房容量(毫升)
LAA left acromion anterior position 左肩峰前位 /leukemia associated antigen 白血病相关抗原 /leukocyte ascorbic acid 白细胞抗坏血酸 /Library Association of Australia 澳大利亚图书馆协会 /lusergic acid amide 麦角酰胺
LAABNMS Latin American Association If Biological and Nuclear Medicine Societies 拉丁美洲及核医学学会联合会
LAAO L-amino acid oxidase L-氨基酸氧化酶
lab label 标签,标记,符号 /labferment [德]凝乳酶 /labile 易变的,可适应的,不稳定的 /laboratory 实验室,研究所;药厂
Lab Animal(简作 LA)实验室动物(杂志名)
Lab proc laboratory procedure 实验室检查程序
Labarraque's solution [Antoine Germain 法化学家 1777—1850] 拉巴腊克氏溶液(用等量的水稀释的次氯酸钠)
Labbé's neurocirculatory syndrome [Ernest M. 法医师 1870—1939] 拉贝氏神经循环综合征
Labbé's triangle [Léon 法外科医师]
Labbé's vein 拉贝氏静脉(大脑上吻合静脉)
labdacism; lambdacism ***n***. ①言语中 r 发 l 音 ②l 发音不准
labdanum ***n***. 岩茨脂,劳丹脂
labdanum; ladanum ***n***. 岩茨脂,劳丹脂
labe-[希][构词成分]……质,感……色素
label ***n***. 标签,瓶签;标记,记录单 ***v***. 贴标签;做标记;把……称为;把……列为(as);(用放射性核素)使(元素或原子)示踪 ‖ ~, shake 摇匀标签 / radioactive ~ 放射性标记 / ~ index 标记指数
Label(l)ed ***a***. 标记的,示踪的 ‖ ~ atom 示踪原子,显迹原子,标记原子 / ~ compound 标记化合物 / ~ in vitro 体外标记 / ~ in vivo 体内标记 / ~ lymphocyte 标记淋细胞 / ~ nuclide 标记核素
labeling efficiency(简作 LE)标记效率
labeling mitotic index(简作 LMI)标记有丝分裂指数
labella(单 labellum)[拉];**labial flap**[英] ***n***. 唇瓣
labellar ***a***. 唇瓣的
Labelling ***n***. 标记 ‖ aferent ~ 传入标记 / affinity ~ 亲和力标记 / double ~ 双标记 / enzyme ~ 酶标记 / flood ~ 溢流式标记 / fluorescent ~ 荧光标记 / general ~ 全标记 / halogen exchange ~ 卤素交换标记 / Isotope ~ 同位素标记 / multiple ~ 多标记 / random primed ~ DNA 随机引导的去氧核糖核酸标记 / ~ kit 标记试剂盒,标记药盒 / ~ pattern 标记位置,标记类型

labelling index（简作 LI）标记指数
labellum（复 labella）［拉］***n***. 唇瓣
label-staphyloc-occus aureus protein A-Co-Agglutination test（简作 L-SPA-Co-AT）标记含 A 蛋白金黄色葡萄球菌的协同凝集试验
lab-enzyme ***n***. 凝乳酶
Labeo collaris 土鲮鱼（华支睾吸虫重要的第二中间宿主）
Labeo kontius 土鲮鱼（华支睾吸虫重要的第二中间宿主）
Labetalol ***n***. 拉贝洛尔，柳胺心定（β 和 α 受体阻滞药，用于治疗高血压）‖ ~ hydrochloride 盐酸拉贝洛尔，盐酸柳胺心定（β 肾上腺素能阻滞药，用于治疗高血压）
labi-［拉，labium］［构词成分］唇
Labia（复 labium）［拉］；**cheilos**［希］；**lip**［英］***n***. 唇 ‖ ~ oris［拉］口唇 / ~ inferius oris；~ mandibularis；lower lip 口下唇 / ~ oris；lips 口唇 / ~ superius oris；~ maxillaris；upper lip 口上唇
labiad ***a***. 向唇
labial［拉 labialis］***a***. 唇的 ‖ ~ gland ①唇腺 ②阴唇腺 / ~ nerve 下唇神经 / ~ palpus 下唇须 / ~ pit 唇窝 / ~ segment 下唇节 / ~ suture 下唇沟 / ~ tooth 唇齿，向唇 / ~ oris 口唇
labial minor salivary gland（简作 LMSG）唇小唾液腺
labial tumescence（简作 LT）唇肿胀，唇肿大
labialis virus = Herpes simplex virus 单纯疱疹病毒
labialism ***n***. 唇音滥用
labialla ***n***. 唇
labially ***a***. 向唇
labiatae ***n***. 唇形科
labiate ***n***. 唇形的 ‖ ~ process 唇突
labichorea；labiochorea 唇舞病，口吃病唇肌痉挛性口吃
Labidognatha ***n***. 钳腭亚目
labidometer［希 labis（labid-）forceps + metron measure］；**labimeter** ***n***. 胎头测量钳
labidophorinae ***n***. 钳爪螨亚科
labidophorus ***n***. 钳爪螨属
labile［拉 labilis unstable；labi to glide］***a***. 不稳定的，易变的 ‖ ~，heat；themolabile 不耐热的 / ~ determination 不稳定决定 / ~ factor 不安定的因素 / ~ gene 不稳定态，易变基因 / ~ hypertension 不安定的高血压 / ~ region 不稳定区，易变区 / ~ sate 不稳定态，易变性
labile aggregation stimulating substance（简作 LASS）易变凝聚刺激物质
labile iron pool（简作 LIP）不稳定性铁库
lability ***n***. 不稳定性，易变性 ‖ ~，pathological 病理的易变性 / ~ test 不稳定试验，压迫一充血试验
labilization ***n***. 不稳定，易变作用
labimeter；labidometer ***n***. 胎头测量钳
labio-［拉 labium lip 唇］［构词成分］唇
labio-alveolar ***a***. 唇牙槽的
labioaxiogingival ***a***. 唇牙轴龈的
labiocervical ***a***. 唇颈的
labiochorea［拉 labium lip + chorea］***n***. 唇舞病，口吃病
labioclination ***n***. 唇侧倾斜［牙］
labiodental ***a***. 唇牙的
labiogingival ***a***. 唇龈的
labioglossopharyngeal ***a***. 唇舌咽的
labiograph ***n***. 唇动描记器
labioincisal ***a***. 唇牙切［面］的
labiolingual ***a***. 唇舌的
labiologic ***a***. 唇运动学的
labiology ***n***. 唇运动学
labiomancy［拉 labium lip + manteia foreteiling］；**lip reading** ***n***. 唇读法（视人唇动而知其言语）
labiomental ***a***. 唇颊的
labiomycosis ***n***. 唇真菌病，唇霉菌病
labionasal ***a***. 唇鼻的
labiopalatine ***a***. 唇腭的
labioplacement ***n***. 唇向移位［牙］
labioplastic；cheiloplastic ***a***. 唇成形的
labioplasty；cheiloplastiy ***n***. 唇成形术
labiorrhaphy ***n***. 唇缝术
labioscratal ***n***. 阴唇样阴囊 ‖ ~ folds 阴唇阴囊褶 / ~ fusion 阴囊样阴唇融合 / ~ swellng 阴囊阴唇突
labiotenaculum［拉 labium lip + tinaculum］***n***. 固唇器
labioversion ***n***. 唇向移位
labis ***n***. 沟形突（鳞翅目）
labitome［希 labis forceps + temnein to cut］***n***. 有刃钳
labium（复 labia）［拉］***n***. 唇 ‖ ~ anterius 前唇 / ~ anterius（orificii exteri uteri）子宫颈前唇 / ~ anterius（ostii pharyngei tubae auditivae）咽鼓管口前唇 / ~ articulare 关节唇 / ~ cerebri 大脑唇 / ~ externum 外唇 / ~ frenum；frrenum labiorum 唇系带 / ~ glenoidale 肩臼缘 / ~ hypopharynx 下唇舌 / ~ inferius oris lower lip 口下唇 / ~ internum 内唇 / ~ laterale 外侧唇 / ~ leporinum 唇裂 / ~ majus pudendi 大阴唇 / ~ majus pudendi（复 labia majora）大阴唇 / ~ mandibular；labium inferius otis；lower lip 下颌唇，口下唇 / ~ maxillarre；/ ~ superius（oris）；upper lip 上颌唇，口上唇 / ~ mediale 内侧唇 / ~ minus pudendi 小阴唇 / ~ minus pudendi（复 labia minora）小阴唇 / ~ posterius 后唇 / ~ posterius（orificii externi uteri）子宫颈后唇 / ~ posterius（ostii pharyngei tubae auditivae 咽鼓管口后唇 / ~ superius（oris），upper lip［口］上唇 / ~ tympanicum；/ ~ limbi tympanicum 鼓室唇 / ~ tympanicum cochleae 耳蜗鼓室唇 / ~ urethrae 尿道唇 / ~ uteri 子宫唇（子宫颈阴道部）/ ~ vestibulare；/ ~ limbi vestibulare 前庭唇 / ~ vestibulare cochleae 耳蜗前庭唇 / ~ vocale 声带唇
labor［拉 work］；**accouchement**；**delivery**；**childbirth**；**confinement**；**parturition**；**travail** ***n***. 分娩，生产，分娩前之阵痛 ‖ ~，artificial；induced 引产 / ~，atonic 子宫乏力性分娩 / ~，complicated 并发症分娩 / ~，difficult 难产 / ~，dry 干产 / ~，false 假［临］产 / ~，forced 迫产，强迫分娩 / ~，immature 早产 / ~，induced 引产 / ~，instrumental 器械分娩 / ~，mimetic 假［临］产 / ~，missed 死胎不下 / ~，multiple 多胎分娩 / ~，natural 顺产，自然分娩 / ~，normal 正常分娩，顺产 / ~，obstructed 梗阻性分娩 / ~，pain 产痛 / ~，painless 无痛分娩 / ~，pathologic 病理性分娩 / ~，perverse 异常分娩，逆产 ~，postmature 逾期分娩，过期分娩 / ~，postponed 逾期分娩，过期分娩 / ~，precipitate 急产 / ~，premaure 早产 / ~，premature，habitual 习惯性早产 / ~，prolonged；protracted 滞产 / ~，spontaneous 顺产，自然分娩 / ~，tedious 滞产 / ~，twin 双胎分娩
labor and delivery（简作 LD）阵痛和分娩
laboratorian ***n***. 检验师，化验员
laboratory［拉 laboratorium］***n***. 实验室，检验室，化验室研究室；药厂；实验课 ‖ ~，bacteriological 细菌学检验室 / ~，brush 实验室刷 / ~，dental 牙科技工室 / ~，population 实验室群体，实验室种群 / ~，public health 公共卫生实验室 / Laboratory Animals（简作 LA）实验室动物（英国杂志名）/ ~ optician 眼镜技工 / ~ services 实验室辅助设备 / ~ strains 实验室株 / ~ technician 化验员 / ~ timer 实验室用定时器
Laboratory Admission Baseline Studies（简作 LABS）实验室认可的基线研究
Laboratory Automation System（简作 LAS）实验室自动化系统
Laboratory Centre for Disease Control（简作 LCDC）疾病控制实验室中心（加拿大卫生福利部卫生防护局）
laboratory data（简作 LD）实验室数据，实验室资料
Laboratory Data Control Co（简作 LDC）实验室资料控制公司
laboratory data（简作 LB）数据，实验室资料
laboratory instrument computer（简作 LINC）实验室仪表电子计算机
Laboratory Investigation（简作 LI）实验室研究（杂志）名
Laboratory Management（简作 LM）实验室管理（杂志名）
Laboratory Medicine（简作 LM）实验医学（杂志名）
Laboratory of Molecular Biology（简作 LMB）（英国医学研究委员会的）分子生物学实验室
Laboratory of Molecular Biology（简作 LMB）（英国医学研究委员会的）分子生物学实验室
Laboratory Practice（简作 LP）实验室实践（杂志名）
laboratory procedure（简作 Lab proc）实验室检查程序
Laboratory Proudct Problem Report（简作 LPPR）（美国食品及药物管理局）美国专利实验室产品问题报告
laboratory reactor（简作 LR）实验室反应堆
laboratory reagent（简作 LR）实验室试剂
laboratory reference（简作 LR）实验室参考
laboratory report（简作 LR）实验室报告
laboratory system（简作 LS）实验室系统
Laborde's forceps 拉博德氏钳（持舌钳）
Laborde's method 拉博德氏法（以节奏性的牵舌动作刺激呼吸中枢，治疗窒息患者）
Laborde's sign；Cloquet's needle sign 拉博德氏征，克洛凯氏针征（二头肌）
laborious ***a***. 吃力的，困难的；勤劳的
Labortory of Immunodiagnosis（简作 LI）免疫诊断实验室（美国国立癌症研究所）
Laboulbeniaceae ***n***. 虫囊菌科（一种菌类）
Laboulbeniales ***n***. 虫生菌目（植物分类学）
labiomaxillary ***a***. 下唇下腭的（昆虫）
Labral gland 上唇腺

Labral nerve 上唇神经
labral suture 上唇沟
labrale *n*.唇(皮缘)中点,唇缘(人体测量名词) ‖ ~ inferius 下唇缘 / ~ superius 上唇缘
labrocyte [希 labros greedy + -cyte] *n*.肥大细胞
Labrofrontal lobe 后脑
labrum (复 labra) [拉] *n*.①唇,缘 ②上唇(昆虫) ‖ ~ acetabularre; ~ glenoidale (articulationis coxae) 髋关节盂缘,髋臼缘 / ~ glenoidale 盂缘,关节盂缘 / ~ glenoidale (articulationis coxae) / 髋关节盂缘 / ~ glenoidale(articulationis humeri) 肩关节盂缘
labrum-epipharynx *n*.上内唇(昆虫)
labrys *n*.双头菌属 ‖ ~ monachus 单一双头菌属
LABS Laboratory Admission Baseline Studies 实验室认可的基线研究 / Laser Active Boresight System 激光作用瞄准系统
laburnine; cytisine *n*.金雀花碱,野靛碱
laburnum mosaic virus 金莲叶花叶病毒
labyrinth [希 labyrinthos] *n*.迷路,如内耳中感应平衡之系统 ‖ ~, acustic, cochlea 耳迷路,耳蜗 / ~, bony 骨迷路 / ~, cortical [肾]皮质激素 / ~, kinetic 运动觉迷路 / ~, Ludwig's; renal; ~ pars convoluta 路德维系氏迷路,肾迷路,纡曲部 / ~, membranous; labyrinthus membranaceus 膜迷路 / ~, nssal 鼻甲迷路 / ~, nonacoustic; statokinetic 平衡运动觉迷路(前庭及半规管) / ~, olfactory; ethmoidal 筛骨迷路 / ~, osseous; bony; ~ labyrinthus osseus 骨迷路 / ~, renal; pars convoluta 肾迷路,纡曲部 / ~, static 平衡觉迷路 / ~, statokinetic 平衡运动觉迷路(前庭及半规管)
labyrinthectomy *n*.迷路切除术
labyrinthine *a*.迷路的 ‖ ~ artery 迷路动脉 / ~ edema 迷路水肿 / ~ nystagmus 迷路性眼球震颤 / ~ vein 迷路静脉
labyrinthine defect (简作 LD) 迷路缺陷
labyrinthitis *n*.迷路炎 ‖ ~, circumscribed 局限性迷路炎 / ~, diffuse 弥漫性迷路炎 / ~, ossification 迷路炎性骨化 / ~, serous 浆液性迷路炎 / ~, suppurative 化脓性迷路炎 / ~, toxic 中毒性迷路炎 / ~, traumatic 外伤性迷路炎
labyrintho- [希] [构词成分] 迷路
labyrinthodont *n*. & *a*.迷齿亚纲动物(的)
Labyrinthomorpha *n*.盘蜷门
Labyrinthomorpha levine et al 盘蜷亚门
labyrinthomyxa marina virus 迷黏菌病毒
labyrinthotomy [拉 labyrinth + 希 temnein to cut] *n*.迷路切开术
Labyrinthulea *n*.盘根足虫纲
Labyrinthulea levine and corliss 盘蜷纲
Labyrinthulida *n*.盘根足虫目
Labyrinthulida lankester 盘蜷目
labyrinthus (labyrinthi) [希 labyrinthos]; *n*. labyrinth 迷路 ‖ ~ ethmoidalis 筛骨迷路 / ~ pubicus impar; ~ pudendalis; udendal plexus 阴部丛
LAC Laboratory Animal Centre 实验动物中心 /left anterior coronary 冠状动脉左前支 /left aortic cusp 左主动脉瓣 /Licentiate of the Apothecaries' Company 医药公司开业证书持有人 /linear ansorption coefficient 线形吸收系数 /load accumulator 寄存累加器 /long arm cast 长臂管型
Lac laceration 撕裂;裂伤
lac (复 lacta; 所有格 lactis) [拉] *n*.①虫胶,虫漆 ②乳,牛乳 ‖ ~ argenti 沉降氯化银 / ~ caninum; dog's milk 犬乳 / ~ defloratum 脱脂乳 / ~ fermentum; koumiss 酵乳,霉乳酒(牛、马发酵所制成的一种饮料) / ~ ferri 沉降磷酸铁 / ~ operator 乳糖操纵基因 / ~ operon, lactose operon 乳糖操纵子 / ~ plumbi 铅乳(碱式醋酸铅与牛乳的混合液) / ~ repressor 乳糖抑制体 / ~ sulfuris; precipitated sulfur 沉淀硫 / ~ vaccinum; cow's milk 牛乳 / ~ virginale; virgin's milk 铅乳(碱式醋酸铅与牛乳合成的洗剂) / ~, zapon 火棉护漆
lac bovum (简作 l bov) [拉]牛乳
Lac repressor 乳糖抑制体
lacarnol *n*.腺苷
lacarocolpohysterotomy *n*.剖腹阴道子宫切开术
lacca *n*.①虫胶,虫漆 ②紫草茸 ‖ ~ sinica exsiccata 干漆
laccaic acid 紫胶酸
Laccaria amethystina virus 紫晶蜡蘑病毒
Laccaria laccata (Blattny et Kralik) 漆蜡蘑病毒
laccase *n*.漆酶
Laccifer *n*.胶蚧属
lace *n*.带子;花边,饰带 *v*.用带子缚紧;用带子穿过,交织
LACE Library Advisory Council for England 英国图书馆咨询委员会
lacerable *a*.可撕裂的,易划破的;
lacerate *v*.撕裂,裂伤,划破(软组织等);伤害(感情) *a*.撕碎了的,划破了的
lacerated *v*.撕裂的 ‖ ~ foramen 破裂孔 / ~ wound 裂伤,撕裂伤
lacerating wound (简作 LW) 撕裂伤
laceration *n*.撕裂,划破;破口,撕裂伤 ‖ ~ of canaliculus 泪小管撕裂 / ~ of cervix 宫颈撕裂、宫颈裂伤 / ~ of eye 眼撕裂伤 / gingival ~ 龈撕裂伤 / ~ of perineum 会阴撕裂 / ~ of tongue 舌裂伤 / toothbrush ~ 刷伤牙 / ~ vaginal mucosa 阴道黏膜撕裂 / ~ of uterus 子宫破裂
lacertofulvin [拉 lacertus lizard + fulvus yellow] *n*.蛇黄质
lacertus *n*.①纤维束 ②腱膜 ‖ ~ cordis; teabeculae carneae cordis 心肉柱 / ~ fibrosus 肱二头肌腱膜 / ~ lateral rectus 外直肌腱膜 / ~ medius 前纵韧带 / ~ musculi recti laterslis oculi 眼外直肌腱膜
lach lachrymator 催泪毒气,催泪剂
Lachesis [拉;希] *n*.饭匙倩属(蝰科) ‖ ~ flavovilidis 饭匙倩 / ~ lanceolatus; fer-de-lance 大具窍蝮蛇,矛头蛇(南美及中美等地的大毒蛇) / ~ mutus; bushmaster 丛林王(南美热带大毒蛇)
Lachnocladiaceae *n*.茸瑚菌科(一种菌类)
Lachnospira *n*.毛螺菌属 ‖ ~ multiparis 多对毛螺菌 / lachnospira pectinoschiza 裂果胶毛螺菌
lachry-; lacri- [构词成分] 泪(两个字头通用)
lachryma *a*.催泪的
lachrymal *a*.泪的 ‖ ~ ducts 泪管 / ~ glands 泪腺 / ~ secretion; 泪分泌
Lacidipine *n*.拉西地平
lacinia [拉 fringe]; **fimbria** *n*.①伞 ②内颚叶
Lacistemaceae *n*.裂蕊树科
lack *n*. & *v*.缺乏,不足 ‖ for (或 by, from, through) ~ of 因缺乏 / ~ of resolution 清晰度欠佳,分辨率不足
lacmoid *n*.类石蕊,间苯二酚蓝
lacmus [德 Lackmus]; **litmus** *n*.石蕊 ‖ ~ paper 石蕊试纸
lacO lactose operon 乳糖操纵子 /Lac operator 乳糖操纵基因
lacquer cracks 漆裂纹
lacri- [拉] [构词成分] (亦作 lachry-或 lacrimo-) 泪
lacrific *a*.产乳的
lacrima (复 lacrimae); **tear** *n*.泪
lacrimae cruentae 血泪溢
lacrimal [拉 lacrimalis; lacrima tear] *a*.泪的 ‖ ~ abscess 泪囊脓肿 / ~ ampulla 泪小管壶腹 / ~ apparatus 泪器 / ~ artery 泪腺动脉 / ~ blepharitis 泪性睑炎 / ~ bone 泪骨 / ~ calculus 泪石 / ~ canal ①泪小管 ②鼻泪管 ③泪腺管 / ~ canal fold 鼻泪管壁 / ~ canaliculitis 泪小管炎 / ~ canaliculus 泪小管 / ~ caruncle 泪阜,泪丘 / ~ concretion 泪石 / conjunctivitis 泪道性结膜炎 / ~ crest 泪嵴 / ~ diverticulitis 泪囊憩室炎 / ~ duct 泪管 / ~ fascia 泪筋膜 / ~ film 泪膜 / ~ fissure 泪裂 / ~ fistula ①泪腺瘘 ②泪管瘘 / ~ flow 泪溢 / ~ fluid 泪液 / ~ fold 鼻泪管襞 / ~ fossa 泪腺窝 / ~ gland 泪腺 / ~ glandcyst 泪腺囊肿 / ~ gland ducts division 泪腺管切断术 / ~ gland tumor 泪腺肿瘤 / ~ groove 泪沟 / ~ hamulus 泪[骨]钩 / ~ hypersecretion 泪液泌过多 / ~ hyposecretion 泪液泌过少 / ~ lake 泪湖 / ~ margin 泪骨缘 / ~ nerve 泪腺神经/ ~ notch 泪切迹 / ~ outflow 泪液排出 / ~ papilla 泪乳头 ~ passage 泪道 / ~ point 泪点 / ~ probe 泪管探针 / ~ process 泪[骨]突 / ~ punctum 泪点 / ~ reflex 流泪反射 / ~ river 泪河 / ~ sac 泪囊 / ~ sac cyst 泪囊囊肿 / ~ sac fistula 泪囊瘘 / ~ sac retractor 泪囊牵开器 / ~ secretion 泪液分泌 / ~ secretion anomaly 液分化异常 / ~ style 泪管探针 / ~ sulcus 泪沟 / ~ system 泪器 / ~ tubercle 泪嵴结节 / ~ vein 泪腺静脉
lacrimale *n*.泪嵴点
lacrimalin *n*.促流泪素
lacrimalis apparatus 泪器
lacrimalis maxillae sulcus 上颌泪骨沟
lacrimalis processus 泪突
lacrimase *n*.泪[腺]酶
lacrimation *n*.流泪 ‖ gusiatory ~ 味觉性流泪 / psychic ~ 精神性流泪
lacrimator *n*.催泪剂
lacrimatory *n*.催泪的 ‖ ~ agent 催泪剂
lacrimoethmoid cell 泪塞小房
Lacrimo-gustatory reflex 泪味觉反射
lacrimomy *n*.泪器切开术
lacrimonasal; nasolacrimal *a*.鼻泪的 ‖ ~ duct 鼻泪管
lacrimotome [lacrima tear + 希 tomē a cut] *n*.泪器刀
Lacrymaia ehrenberg 长吻虫属
lacrymal *a*.泪的
Lacrymaria coronata claparde and lachmann 具冠长吻虫
Lacrymaria minima kahl 小长吻虫

Lacrymaria olor muller 天鹅长吻虫
Lacrymaria pupula muller 瞳孔长吻虫
lacrymatory *a*. 催泪的
Lact Lactation *n*. 哺乳(杂志名)
LACT lecithin cholsterol Acyltransferase 卵磷脂—胆固醇乙酰转移酶
lact-; lacto-[拉 lactis][构词成分]乳
lactace *n*. (简作 Lac)乳酸盐
lactacidase *n*. 乳酸菌酶
lactacidemia[lactic acid + 希 haima blood + -ia]同 lacticacidemia, lacticemia *n*. 乳酸血症
lactacidin *n*. 拉克塔西丁(一种由乳酸与水杨酸组成的食物防腐剂)
lactacidogen *n*. 6 – 磷酸果糖
lactaciduria *n*. 乳酸尿症,同 lacticaciduria
lactagogue[拉 lac milk + 希 agōgos leading]; **galactagogue** *a*. 催乳的 *a*. 催乳剂
lactalase *n*. 乳酸酶
lactalbumin *n*. 乳白蛋白,乳清蛋白
Lactalfate *n*. 乳铝硫(抗溃疡药)
lactam *n*. 内酰胺,酯 ‖ β-Lactam antibiotics β-内酰胺抗生素
lactamide *n*. 乳酰胺
lactamine; alanine *n*. 丙氨酸
Lactaminic acid N-乙酰神经氨酸
lactan; lactam *n*. 内酰胺,酯
lactant *n*. ①乳儿 ②哺乳的
Lactariaceae *n*. 乳菇科(一种菌类)
lactarinic acid 十八碳 – 6 – 酮酸
lactarion-atrophy *n*. 哺乳期子宫萎缩
Lactarius *n*. 乳菇属
lactaroviolin *n*. 乳菇紫素(旧名乳紫林)
lactase *n*. 乳糖酶 ‖ adult ~ deficiency 成人乳糖酶缺乏症,二糖不耐症Ⅲ / ~ deficiency 乳糖酶缺乏症,乳糖不耐症 / intestinal ~ deficiency 肠乳糖酶缺乏症,二糖不耐症Ⅲ
lactate *n*. 乳酸盐(阴离子形式)(根据 1998 年 CADN 的规定,在盐或酯与加合物之命名中,使用此项名称) *vi*. 分泌乳汁;授乳 ‖ lactic acid ~ 乳酸乳酸盐 / ~ dehydrogenase 乳酸脱氢酶 / ~ dehydrogenase-X isoenzyme 乳酸脱氢酶 – X 同工酶、LDH-X / ~ dehydrogenase virus 乳酸脱氢酶披膜病毒 / ~ dehydrogenase virus 乳酸脱氢酶病毒
lactate / pyruvate) ratio(简作 L / P)乳酸盐 – 丙酮酸盐之比,乳酸盐 / 丙酮酸盐
lactate dehydrogenase A(简作 LDH A)乳酸脱氢酶 A
lactate dehydrogenase B(简作 LDH B)乳酸脱氢酶 B
lactate dehydrogenase L(简作 LDH L)乳酸脱氢酶 L
lactate dehydrogenase P(简作 LDH P)乳酸脱氢酶 P
lactate dehydrogenase P(简作 LDP)乳酸脱氧酶 P
lactate dehydrogenase(简作 LD)乳酸脱氢酶
lactated Ringer's solution(简作 LR)乳酸盐林格氏溶液
lactation[拉 lactatio; lactare to suckle] *n*. ①哺乳,授乳 ②泌乳(同 breast feeding) ‖ ~ amblyopia 哺乳性弱视 / ~ atrophy 乳期子宫萎缩 / ~ blindness 哺乳性盲 / ~ optic neuritis 哺乳性视神经炎
lactational *a*. ①哺乳的,授乳的 ②泌乳的 ‖ ~ amenorrhea 哺乳期闭经
lacteal[拉 lacteus milky] *n*. ①乳糜管 ②乳的(同 chyle vessel) ‖ ~ calculus 乳石,乳腺管结石 / ~ cataract 乳液状白内障
lactein; lactolin *n*. ①炼乳 ②乳酸菌素
lactenin *n*. 乳抑菌素
lactescence[拉 lactescere to become milky] *n*. 乳色,乳状
lactescent *a*. 乳色的,乳状的
lactic *a*. 乳的;乳酸性的 ‖ ~ acid 乳酸,2 – 羟基丙酸
lactic aci dehydrogenase(简作 LAD)乳酸脱氧酶
lactic acidosis(简作 LC)乳酸性酸中毒
lactic dehydrogenase virus(简作 LDV)乳酸脱氢酶病毒
lactic dehydrogenase; lactate dehydrogenase(简作 LDH)乳酸脱氧酶
lacticaidemia *n*. 乳酸血(症)
Lacticare *n*. 氢化可的松(hydrocortisone)[商名]
lactication *n*. 授乳
lacticemia *n*. 乳酸血
lactides *n*. 交酯类
lactiferous[拉 lac milk + ferre to bear]; **lactigerous** *a*. 输乳的,造乳的 ‖ ~ duct 泌乳管 / ~ sinus 输乳窦
lactification *n*. 乳酸生成
lactifuge[拉 lac milk + fugarre to expel] *a*. 回乳的,止乳的 *n*. 回乳剂,止乳剂
lactigerous[拉 lac milk + 希 gerere to carry]; **lactiferous** *a*. 输乳的,造乳的
lactigo *n*. 乳痂,婴儿湿疹
lactiladrenaline *n*. 乳酰肾上腺素
lactim *n*. 内酰亚胺,酯
lactimorbus; milk sickness *n*. 乳毒病(因饮用震颤病牛羊的乳或乳制品所致)
lactin *n*. 乳糖
lactinated *a*. 含乳糖的
lactiphagous[拉 lac milk + 希 phagein to eat] *a*. 乳食的
lactipotous[拉 lac milk + 希 potare to drink] *a*. 饮乳的
lacto-[拉 lac milk 乳汁,希 lactis of milk 乳的][构词成分]乳,乳酸
lactoalbumin *n*. 乳白蛋白,乳清蛋白 ‖ ~ hydrolysate 水解乳蛋白
lactoalbumin hydrolysate(简作 LE)乳蛋白白水解产物(培养基)
lactoalbuminyeastolate *n*. 乳白蛋白—酵母酶
lactoba cillus lactis Dorner factor(简作 LLD)乳酸杆菌多尔诺因子(维生素 B_{12})
Lactobacillaceae *n*. 乳(酸)杆菌科
Lactobacillea *n*. 乳[酸]杆菌族
Lactobacillin *n*. 乳[酸]杆菌素 ‖ ~ acetotolerans 耐酸乳杆菌 / ~ acidophil-aerogenes 嗜酸产气乳杆菌 / ~ acidophilus-pathogenes 嗜酸病原乳杆菌 / ~ acidophilus 嗜酸乳杆菌 / ~ agilis 敏捷乳杆菌 / ~ alcoholphilus 嗜醇乳杆菌 / ~ alimentarius 消化乳杆菌 / ~ amylophilus 嗜淀粉乳杆菌 / amylovorans 嗜淀粉乳杆菌 / ~ amylovorus 食嗜淀粉乳杆菌 / ~ animalis 动物乳杆菌 / ~ arabiosus 阿拉伯糖乳杆菌 / ~ aviarius subsp. araffinosus 鸟乳杆菌乳杆菌不解棉籽糖亚种 / ~ aviarius subsp. aviarius 鸟乳杆菌鸟亚种 / ~ aviarius 鸟乳杆菌,(鸟类乳杆菌) / ~ batatas 巴他酸乳杆菌 / ~ bavaricus 巴伐利亚乳杆菌 / ~ beijerincki 拜氏乳杆菌 / ~ bifermentans 双发酵乳杆菌 / ~ bifidus subsp. pensylvanicus 两歧乳杆菌宾西法尼亚亚种 / ~ bifidus type Ⅱ; ~ parabifidus 副双叉乳杆菌 / ~ bifidus 见 Bifidobacterium bifidum 双叉乳杆菌 / ~ boas-oppleri 博—奥氏乳杆菌(博—奥二氏乳杆菌,嗜酸乳杆菌) / ~ brassicae 巴西乳杆菌(巴西链球菌) / ~ brevis 短乳杆菌 / ~ brevis subsp. brevis 短乳杆菌短亚种 / ~ brevis subsp. gravesensis 短乳杆菌格雷夫斯亚种 / ~ brevis subsp. lindneri 短乳杆菌林氏亚种 / ~ brevis subsp. otakiensis 短乳杆菌大泷亚种 / ~ buchneri 布赫内氏乳杆菌 / ~ buchneri 布氏乳杆菌(布赫内氏乳杆菌,布氏杆菌) / ~ bulgaricus 见 delbrueckii subsp. bulgaricus / ~ bulgaricus 保加利亚乳杆菌 / ~ carnis 见 Carnobacterium pisicora / ~ casei 干酪乳杆菌 / ~ casei subsp. Fusiformis 干酪乳杆菌梭形亚种 / ~ casei subsp. alactosus 干酪乳杆菌无乳亚种 / ~ casei subsp. casei 干酪乳杆菌干酪亚种 / ~ casei subsp. pseudoplantarum 干酪乳杆菌假植物亚种 / ~ casei subsp. rhamnosus(见 ~ rhamnosus / ~ casei subsp. tolerans 干酪乳杆菌坚韧亚种 / ~ catenaformis 链状乳杆菌 / ~ caucasicum 见 Lactobacterium caucasicum / ~ caucasicus 高加索乳杆菌 / ~ caviae 豚鼠乳杆菌 / ~ cellobiosus 纤维二糖乳杆菌 / ~ cerealis 谷物乳杆菌 / ~ coaguland 凝结乳杆菌 / ~ collinoides 丘状菌落乳杆菌 / ~ confusa 见 Weissella confusa / ~ congloneratus 凝聚乳杆菌 / ~ coprophilus subsp. confuseus 嗜粪乳杆菌融合亚种 / ~ coprophilus 嗜粪乳杆菌 / ~ coryniformis subsp. coryniformis 棒状乳杆菌棒状亚种 / ~ coryniformis subsp. torquens 棒状乳杆菌极曲亚种 / ~ coryniformis 棒状乳杆菌 / ~ corynoides subsp. corynoides 棒形乳杆菌棒形亚种 / ~ corynoides subsp. minor 棒形乳杆菌小亚种 / ~ corynoides 棒形乳杆菌 / ~ crispatus 卷曲乳杆菌 / ~ cucumeris 黄瓜乳杆菌 / ~ curvatus 弯曲乳杆菌 / ~ delbruekii ssubsp. bulgaricus 戴耳布吕克氏乳杆菌保加利亚亚种 / ~ delbruekii ssubsp. delbrueckii 戴耳布吕克氏乳杆菌德氏亚种 / ~ delbruekii ssubsp. Lactis 戴耳布吕克氏乳杆菌乳亚种 / ~ delbruekii 戴耳布吕克氏乳杆菌 / ~ desidiosus 懒惰乳杆菌 / ~ disciformans 碟形乳杆菌 / ~ doederlein 多氏乳杆菌 / ~ enzymothermophilus 嗜热酵素乳杆菌 / ~ exilis 纤细乳杆菌 / ~ farciminis 香肠乳杆菌 / ~ fermentatae 发酵性乳杆菌 / ~ fermenti 酶乳杆菌 / ~ fermentium 发酵乳杆菌 / ~ frigidus 坚硬乳杆菌 / ~ fructivorans 食果糖乳杆菌 / ~ fructosus 果糖乳杆菌 / ~ gallinarum 鸡乳杆菌 / ~ gasseri 加氏乳杆菌 / ~ gayonii 盖氏乳杆菌 / ~ gracile 纤细乳杆菌 / ~ graminis 草乳杆菌 / ~ granulosum 粒状乳杆菌 / ~ hamsteri 哈氏乳杆菌 / ~ hayducki 海乳杆菌 / ~ helveticus 瑞士乳杆菌 / ~ heterohiochii 异型腐酒乳杆菌 / ~ hilgardii 希氏乳杆菌 / ~ homohiochii 同型腐酒乳杆菌 / ~ hordniae 霍氏乳杆菌 / ~ intermedius 中间型乳杆菌 / ~ intestinalis 肠乳杆菌 / ~ jensenii 詹氏乳杆菌 / ~ johnsonii 约氏乳杆菌 / ~ kefir 高加索酸奶乳杆菌 / ~ kefiranofaciens 马乳酒样乳杆菌 / ~ kefirgranum 高加索酸奶粒乳杆菌 /

~ lactentis 乳乳杆菌(乳双歧杆菌) / ~ lactis 乳酸乳杆菌 / ~ lebenis 乳酒乳杆菌 / ~ leichmannil 莱希曼氏乳杆菌 / ~ lindneri 林氏乳杆菌 / ~ listeri 李氏乳杆菌 / ~ malefermentans 坏发酵乳杆菌 / ~ mali 马里乳杆菌 / ~ maltaromicus 麦芽香乳杆菌 / ~ mannitopoeus 甘露醇乳杆菌 / ~ murinus 鼠乳杆菌 / ~ odontodecalcificans 牙脱钙乳杆菌 / ~ odontolyticus 溶牙乳杆菌,蚀牙乳杆菌 / ~ orientale 东方乳杆菌 / ~ oris 口乳杆菌 / ~ pabulib 酸性饲料乳杆菌 / ~ panis 面包乳杆菌 / ~ parabifidus 副双歧乳杆菌 / ~ parabuchneri 类布氏乳杆菌 / ~ paracasei subsp. Paracasei 类干酪乳杆菌类干酪亚种 / ~ paracasei subsp. tolwrans 类干酪乳杆菌坚韧亚种 / ~ paracasei 类干酪乳杆菌 / ~ parakefir 类高加索酸奶乳杆菌 / ~ pastorianus 巴斯德氏乳杆菌 / ~ pentosus 戊糖乳杆菌 / ~ plantarum 植物乳杆菌 / ~ plantarum var. mobilis 植物乳杆菌活动变种 / ~ plantarum 胚芽乳杆菌 / ~ pontis 桥乳杆菌 / ~ raffinolactis 棉子乳乳杆菌 / ~ reuteri 路氏乳杆菌 / ~ rhamnosus 鼠李糖乳杆菌 / ~ rogosae 罗氏乳杆菌 / ~ ruminis 瘤胃乳杆菌 / ~ sake 清酒乳杆菌 / ~ salivarius subsp. salicinius 唾液乳杆菌水杨苷亚种 / ~ salivarius subsp. salivarius 唾液乳杆菌唾液亚种 / ~ salivarius 唾液乳杆菌 / ~ sanfrancisco 旧金山乳杆菌 / ~ sharpeae 沙氏乳杆菌 / ~ soyae 大豆乳杆菌 / ~ sporogenes 生孢乳杆菌 / ~ suebicus 猪双臼乳杆菌 / ~ thermophlius 嗜热乳杆菌 / ~ trichodes 发状乳杆菌 / ~ uli 齿龈乳杆菌 / ~ uri 尿乳杆菌 / ~ vaccinostercus 牛痘乳杆菌 / ~ vaginalis 阴道乳杆菌 / ~ viridescens 绿色乳杆菌 / ~ viridescens subsp. minor 绿色乳杆菌小亚种 / ~ viscosus 黏乳杆菌(黏液乳杆菌) / ~ vitulinus 犊乳杆菌 / ~ yamanashiensis 果汁乳杆菌 / ~ yamanashiensis subsp. mali 果汁乳杆菌苹果亚种 / ~ yamanashiensis subsp. ymanashiensis 果汁乳杆菌果汁亚种 / ~ zeae 玉米乳杆菌

Lactobacillus *n*. 乳(酸)杆菌属,(复 lactobacilli) ‖ ~ acidopilus 嗜酸乳杆菌 / ~ odontodecalcificans 牙脱钙乳杆菌 / ~ odontolyticus 溶牙乳杆菌,蚀牙乳杆菌 / ~ casei 300 phage 干酪乳酸杆菌噬菌体 300 / ~ casei J1 phage 干酪乳酸杆菌噬菌体 J1 / ~ fermentati 222a phage 发酵乳酸杆菌噬菌体 222a / ~ fermentati 535 / 222a phage 发酵乳酸杆菌噬菌体 535 / 222a / ~ phage 乳酸杆菌噬菌体

lactobacillus factor(简作 LBF)乳酸杆菌生长因子

lactobacillus lactis Dorner factor(简作 LLD factor)乳酸杆菌多尔诺因子(维生素 B_{12})

Lactobacteriaceae *n*. 乳酸杆菌科

Lactobacterium *n*. 乳细菌属 ‖ ~ acidophil-aergenes 嗜酸产气乳细菌 / ~ acidophilus 嗜酸乳细菌 / ~ boas-oppleri 博—奥氏乳细菌 / ~ arabinosum 5 阿拉伯糖乳细菌 / ~ breve 短乳细菌 / ~ buchneri 布氏乳细菌(布赫内氏乳细菌) / ~ bulagricum 保加利亚乳细菌 / ~ casei 干酪乳细菌 / ~ casei var. alactosus 干酪乳细菌无乳变种 / ~ caei var. casei 干酪乳细菌干酪变种 / ~ casei var. rhamnosus 干酪鼠乳细菌李糖变种 / ~ caucasicum 高加索乳细菌(高加索乳杆菌) / ~ cerevisiae 啤酒乳细菌 / ~ coagulans 凝结乳细菌 / ~ conglomeratum 凝聚乳细菌 / ~ cucumeris fermentati 黄瓜发酵乳细菌 / ~ delbruckii 德氏乳细菌 / ~ fermentum 发酵乳细菌 / ~ fructivorans 食果糖乳细菌 / ~ granulosum 粒状乳细菌 / ~ hayducki 海氏乳细菌 / ~ helveticum 瑞士乳细菌 / ~ intermedius 中间型乳细菌 / ~ lactis 乳酸乳细菌 / ~ leichmannii 莱氏乳细菌 / ~ lindneri 林氏乳细菌 / ~ listeri 李氏乳细菌 / ~ longum 长乳细菌 / ~ lycopersici 番茄乳细菌 / ~ mannitopoeus 甘露醇乳细菌 / ~ oligoacidificans 寡酸化乳细菌 / ~ orientale 东方乳细菌 / ~ pabuli acidi 酸性饲料乳细菌 / ~ pastorianum 巴氏乳细菌 / ~ pentosum 戊糖乳细菌 / ~ plantarum 植物乳细菌(植物乳杆菌) / ~ terricola 地生乳细菌 / ~ thermophilum 嗜热乳细菌(嗜热乳杆菌) / ~ wehmeri 韦氏乳细菌(韦氏乳杆菌) / ~ wortmanni 沃氏乳细菌 / ~ zeae 玉米乳细菌

lactobionate *n*. 乳糖酸盐(根据 1998 年 CADN 的规定,在盐或酯与加合物之命名中,使用此项名称)

Lactobiose; lactose *n*. 乳糖

lactobutyrometer *n*. 乳脂计

lactocele; galactocele *n*. ①乳腺囊肿 ②乳状水囊肿,乳性鞘膜积液

lactochrome; riboflavin *n*. 核黄素,维生素 B_2

Lactococcus *n*. 乳球菌属 ‖ ~ agglutinans 凝聚乳球菌 / ~ dextranicus 葡萄糖乳球菌 / ~ garviae 格氏乳球菌(加氏乳球菌) / ~ lactis 乳酸乳球菌 / ~ lactis subsp. cremoris 乳酸乳球菌乳脂亚种(酪链球菌) / ~ lactis subsp. diacetylicum 乳酸乳球菌双乙酰亚种 / ~ lactis subsp. hordinae 乳酸乳球菌霍氏亚种 / ~ lactis subsp. lactis 乳酸乳球乳菌亚种(乳链球菌) / ~ lactis subsp. plantarum 乳酸乳球菌植物亚种 / ~ pisium 乳球乳 / ~ plantarum 植物乳球乳 / ~ raffinolactis 棉籽糖乳球乳

lactoconium [lacto- + 希 konis dust] *n*. 乳微粒

lactocrit [lacto- + 希 kritēs judge] *n*. 乳脂计

lactodensimeter; lactometer *n*. 乳比重计

lactofarinaceous *a*. 乳和谷粉的

lactoferrin *n*. (简作 LFN) 乳铁蛋白,乳铁传递蛋白

lactoflavin; riboflavin *n*. 核黄素,维生素 B_2

lactogen *n*. 催乳物,催乳激素 ‖ human placental ~ 人胎盘催乳激素(亦称绒毛膜生长催乳激素,胎盘生长激素)

lactogenesis *n*. 生乳,乳生成

lactogenic *a*. 生乳的,乳生成的 ‖ ~ hormone 催乳激素

lactogenic hormone(简作 LTH) 催乳激素

lactoglobulin *n*. 乳球蛋白 ‖ ~ s, immune 免疫乳球蛋白

lactoglucose *n*. 乳葡萄糖

lactolace *n*. 乳酸酶

lactolin *n*. 炼乳

lactometer *n*. 乳比重计 ‖ ~, Keven's 克文氏乳比重计

lactomucin *n*. 乳黏蛋白

lactonaphthol; lactol *n*. 乳酸萘酚,β-萘酚乳酸酯

lactonase *n*. 内酯酶

lactone *n*. 内酯,乳酸干馏液

lactonic acid 半乳糖酸

lacto-ovovegetarian *n*. 乳蛋素食者

lactoperoxidase *n*. (简作 LP) 乳过氧化物酶

Lactophenin *n*. 乳酸乙氧基苯胺(镇静,解热药)

lactophosphate *n*. 乳磷酸盐

lactoprecipitin *n*. 乳沉淀素

lactoprotein *n*. 乳蛋白[质]

lactoproteinotherapy *n*. 乳蛋白疗法

lactoransferrin *n*. 乳运铁蛋白

Lactoridaceae *n*. 鸟嘴果科

lactorrhea *n*. 乳溢

lactosazone *n*. 乳糖脎

lactoscope *n*. 乳酪计

lactose [拉 saccharum lactis]; milk sugar *n*. 乳糖 ‖ ~, beta β-乳糖

lactose breath hydrogen test(简作 LBHT)乳糖呼吸氢试验

lactose cataract 乳糖性白内障

lactose-free diet(简作 LFD)无乳糖饮食

lactose intolerance(简作 LI)不耐乳糖,乳糖不耐性

lactose-barium meal 乳糖钡餐

lactoserum *n*. 抗乳血清

lactose-saccharose-urea agar culture medium(简作 LSU)乳糖—蔗糖—尿素琼脂培养基

lactoside *n*. 乳糖苷 ‖ ceramide ~ 酰基鞘胺醇乳糖苷,神经酰胺乳糖苷(亦称胞糖脂 H)

lactosidosis(复 lactosidoses) *n*. 乳糖苷沉积症 ‖ ceramide ~ 氨基鞘胺醇乳糖苷沉积症,乳糖基酰胺基鞘胺醇过多症

lactosum; lactose *n*. 乳糖

lactosuria [lactose + 希 ouron urine + *-ia*] *n*. 乳糖尿症

lactosyl ceramide *n*. 乳糖基酰基鞘胺醇,酰基鞘胺醇乳糖苷

lactosyl ceramidosis *n*. 糖基酰基鞘氨醇过多症

lactotherapy *n*. 乳食疗法

lactotoxin *n*. 乳毒素

lactotransferrine *n*. (简作 LTF) 乳酸转铁蛋白

lactotrope *n*. 泌乳细胞,催乳细胞

lactotrophic cell *n*. 催乳素细胞

lactotrophin, lactotropin *n*. 泌乳素,催乳激素

lactovegetarian *n*. 乳品素食者 *a*. 乳与蔬菜的

lactovegetarianism *n*. 乳品素食主义

lactoyl *n*. 乳酰(基)

lactoylglrtathione *n*. 乳酰谷胱苷肽 ‖ ~ lyase 乳酰谷胱苷肽裂解酶(以前称乙二醛酶 I)

lactse synthetase(简作 LS)乳糖合成酶

lacttalbumin hydrolysate(简作 LH) 乳蛋白水解物

Lactuca L. [拉] *n*. 莴苣属 ‖ ~ debilis Maxim. 剪刀股 / ~ denticulata Maxim. 苦贝菜 / ~ laciniata 裂叶山窝莒 / ~ sativa Bisch 莴苣(生菜) / ~ sibirica; Mulgedium sibiricum / 西伯利亚山莴苣 / ~ stolonifera Benth 蔓莴苣(岩苦菜) / ~ virosa L. 毒莴苣 / ~ virus 莴苣花叶病毒

lactucarium [拉] *n*. 毒莴苣浓汁

lactucerin *n*. 毒莴苣素

lactucerol *n*. 毒莴苣醇

lactucin *n*. 莴苣苦素

Lactulose *n*. 乳果糖,半乳糖苷果糖(泻药)

lactyl *n*. 乳酸基,乳酰基

lactylphenetidine ***n***. 乳酰非那替汀，乳酰乙氧基苯胺
lactyltropeine ***n***. 乳酰托品因(心脏和呼吸兴奋剂) ‖ ~ nitrate 硝酸乳酰托品因
lacuna(复 lacunae) ***n***. ①空白，脱漏 ②腔隙，陷窝 ③气泡 ‖ ~ absorption；Howship's 吸收腔隙，豪希普氏陷窝 / ~，air 空气腔隙 / ~ amatorum 人中，上唇陷窝 / ~，Blessig's 布累西格氏陷窝(位于视网膜前部的空隙) / ~，blood 血腔隙 / ~，bone 骨腔隙 / ~，cartilage 软骨腔隙 / ~ cementum 牙骨质腔[隙] / ~ cerebri ①脑腔隙(脑的小动脉栓塞所致) ②脑漏斗 / ~ of cornea 角膜腔隙 / ~，Graafian；Graafian follicle 格雷夫氏卵泡，囊状卵泡 / ~，Havers' 哈佛氏腔隙，骨腔隙 / ~，Howship's；absorption ~ 豪希普氏陷窝，吸收腔隙 / ~，intervillous 绒毛间腔隙
lacunae；laterales sinuum 窦外侧陷窝 ‖ ~，labii superior 上唇陷窝 / ~ magna 大陷窝(尿道舟状窝内最大的腺口) / ~，Morgagni's；lacunae urethrales 莫尔加尼氏陷窝，尿道陷窝，尿道腔隙 / ~ musculorum 肌腔隙 / ~，osseous 骨腔隙 / ~，parasinoidal；parasinoidal sinus 窦外侧陷窝，窦旁窦 / ~ pharyngis 咽陷窝 / ~ of tongue 舌盲孔 / ~，rophoblastic；trophodermal ~；intervillous 滋养层腔隙，绒毛间腔隙 / ~ of urethra 尿道腔隙 / ~ vasorum 血管腔隙
lacunar ***a***. 腔隙的，陷窝的 ‖ ~ infarction 腔隙性脑梗死 / ~ ligament 陷窝韧带 / ~ skull 颅骨陷窝 / ~ tissue 腔隙组织
lacunula[拉] ***n***. lacunule 小腔隙，小陷窝
lacus(复 lacus)；**lake** ***n***. 湖 ‖ ~ lacrimalis 泪湖 / ~ seminalis 精湖
L-AD liver alcohol dehydrogenase 肝脏酒精脱氢酶 / lady snow cocaine 可卡因
LAD lactic aci dehydrogenase 乳酸脱氧酶 / left anterior descending 左前降支 / left atrial dimension 左房径(超声心动图) / left axis deviation (心电)轴左偏
ladanum[希 lēdanon gum-ladanum]；***n***.
ladder ***n***. 梯 | ~ attenuator 梯形衰减器，链式衰减器 / ~ sign 阶梯征
ladder-effect ***n***. 阶梯作用
laddergram ***n***. 阶梯图(即 ladder diagram，见 diagram 项下相应术语)Ladd-Franklin theory 莱德—富兰克林学说(关于色觉的一种学说，即红、绿、蓝刺激物质是由复合性感光分子的适当波在神经末梢释放的)Ladd's syndrome (William E. Ladd)莱德综合征(十二指肠先天性梗阻，由于盲肠旋转不良形成腹膜带所致)
lade ***v***. (laded，laded 或 laden) 装；塞满，吸取(液体)
laden lade 的过去分词 ***a***. 装满的，充满了的
Ladendorff's test[August 19 世纪德医师] 拉登道夫氏试验(验血)
Ladin's sign[Louis Julius 美妇科学家 1862 年生] 莱丁氏征(子宫前壁中线宫体宫颈交界处的环行区，指触有波动感，随妊娠增大)，(妊娠 5～6 周时宫颈与子宫连接部变软)
ladle；melting ***n***. 熔杓
lady snow cocaine(简作 L-AD) 可卡因
Lady-slipper；cypripedium ***n***. 毛勺兰根，美缬草
LAE left atrial enlargement 左心房扩大
Laelaps ***n***. 暴螨属 ‖ ~ echidninus 毒厉螨
Laelaptidae ***n***. 厉螨科
Laelia red leafspot rhahdovirus Laelia 红叶斑弹状病毒
Laemoparalysis；lemoparalysis ***n***. 食管麻痹
Laennec, s catarrh[René Théophile Hyacinthe 法医师 1781—1826] 拉埃奈克氏卡他(气喘性支气管炎) ‖ ~ cirrhosis 拉埃奈克氏肝硬变(畏缩性门静脉性肝硬变) / ~ pearis 拉埃奈克氏珠(见于支气管气喘) / ~ suffocative catarrh 拉埃奈克氏窒息性卡他 / ~ thrombus 拉埃奈克氏血栓(心脏内形成球形血栓，主要见于脂肪变性时)
laeotropic；leotropic ***a***. 左蟠的，左旋的
laeritlin ***a***. 红砖灰状的，土红色的
Laetrile laevo-mandelo-nitrilebeta Glucuronic acid 的商品名 ***n***. 1－扁桃腈－β－葡萄糖醛酸左旋－可仁腈－β－葡萄糖醛酸(抗癌药，禁用于美国及加拿大，此词有时可以和 amygdalin <苦杏仁苷>换用)
laev laevus[拉] ***a***. 左侧的
laev-；levo-[构词成分] ①左，向左 ②左旋
laeve ***a***. 无绒毛的(如平滑绒毛膜 chorion laeve)
laevigate ***v***. 光滑的
laevo-；levo-[拉 lae-vus][构词成分] ①左，向左 ②左旋(反时针的) ‖ laevoisomer 左旋异构体
LAF laminar air flow 层状气流 / lymphocyte activating factor 淋巴细胞活化因子
Lafayette's mixture；compound mixture of Copaiba 拉菲德氏合剂，复方古巴香胶合剂
Lafora's bodies(Gonzalo R. Lafora)[Rodriguez 西医师] 拉福拉体(胞质内的包涵体，见于肌阵挛性癫痫) ‖ ~ disease 肌阵挛性癫痫 / ~ sign 拉夫拉征(挖鼻孔动作被视为早期脑脊膜炎之征)
lag ***v***. 迟滞，落后，延迟 ***n***. 迟滞期，迟延现象，迟滞；惯性 ‖ ~，nitrogen 氮迟滞，/ ~，period 延迟期，/ ~ phase 延迟期
LAG labiogingival 唇龈的 / lymphangiogram 淋巴管造影片 / lymphangiography 淋巴管造影术
Lag. lagena[拉] 瓶，壶
lagena[拉 flask](缩 Lag) ***n***. ①瓶，壶蜗管顶盲端 ②听壶(低等动物)
lagenaria vulgaris Ser. 葫芦
lagenavirus ***n***. 瓶状病毒
Lagenidiaceae ***n***. 链壶菌科(一种苗类)
lageniform；flask-shaped ***a***. 烧瓶形的，瓶形的
lagentomum[希 lagos hare + en in + tome cut]；**harelip** ***n***. 兔唇，唇裂
lagging ***n***. 迟滞，后曳，迟延(指细胞分裂后期染色体从赤道板向两极移动的延迟) ‖ ~ edge 后沿；/ ~ chromosome 落后染色体
lagneia ***n***. 色情狂 ‖ ~ furor 色情狂
lagnesis；lagnosis ***n***. 色情狂
lagneuomania ***n***. 色情狂
lagnia[希 lagneia lust] ***n***. 色情
lagocephalous[希 lagos hare + kephale head] ***a***. 兔头[畸形]的
lagocheilus；lagochilos；lagostoma ***n***. 唇裂，兔唇
Lagochilascaris minor 小兔唇蛔虫
Lagomorph herpesvirus = Leporid herpesvirus 兔疱疹病毒
Lagomorpha ***n***. 兔形目
lagophthalmia ***n***. 兔眼
Lagophthalmic ***n***. 暴露性的，兔眼性的 ‖ ~ keratitis 兔眼性角膜炎
Lagophthalmos[希 lagos hare + ophthalmos eye]；**hare's eye** ***n***. 兔眼
Lagophthalmus；lagophthalmos ***n***. 兔眼
Lagos bat lyssavirus 拉格斯蝙蝠狂犬病病毒
Lagos bat virus 拉格斯蝙蝠病毒
Lagrange multipliers 拉格朗吉乘子
Lagrange's operation[Pierre Felix 法眼科学家 1857—1928]；sclerecto-iridectomy 拉格朗热氏手术，巩膜虹膜切除术
Lagrangian ***n***. ①拉氏函数 ②拉格朗日算子
lagrippe[法] ***n***. 流行性感冒
Lagynonphya conifera kahl 锥瓶口虫
Lagynopgrya kahl 瓶口虫属
Lagynopgrya pupula muller 吻瓶口虫
LAH lactalbumin hydrolysate 水解乳蛋白 / left anterior hemiblock 左前分支半阻滞(心脏) / left atrial hypertrophy 左心房肥厚 / Licentiate of Apothecaries Hall，Dublin 都柏林(爱尔兰首都)药学院硕士 lithium aluminum hydride 氧化铝锂
LAHB left anterior hemiblock 左前半束支阻滞
lahioglossolaryngeal ***a***. 唇舌喉的
LAI labioincisal 唇切的 / latex-leptospiral agglutination inhibition test 乳胶钩端螺旋体凝集抑制试验，乳凝抑制试验 / leucocyte adherent inhibition 白细胞粘连抑制反应 / lipid accumulation index 脂类聚集指数
Laid lay[1]的过去式和过去分词
LAIF leucocyte adherence inhibition factor 白细胞粘附抑制因子
Lain lie[1]的过去分词
Lain's disease[Everett Samuel 美皮肤病学家] 累恩氏病(流电[性]口病)
laiose ***n***. 莱奥糖(糖尿病人尿中的一种左旋糖)
LAIR latex agglutination-inhibition test 乳胶凝集抑制试验
LAIT 见 leukocyte adherence inhibition test
laitmatophobia ***n***. 深渊恐怖
laity ***n***. [希 laos people]外行[人]
LAK lymphokine-activated killer 淋巴因子激活性杀伤细胞
Lake Victoria cormorant virus 维多利亚湖鸬鹚病毒
Lake's pigment[Richard 英耳鼻喉科学家 1861—1949] 累克氏涂剂(一种乳酸、甲醛液、酚和水的混合物，用于喉结核止痛)
lake[1] ***n***. ①血细胞溶解 ②湖 ‖ lacrimal ~ 泪湖 / marginal ~ 缘湖(靠近胎盘边缘，亦称缘窦) / subchorial ~ 绒毛膜下窦(在胎盘边缘，亦称绒毛下腔) / venous ~ 静脉湖(常见于老人唇部、耳朵和面部的丘疹或大疱) / ~，blood；hematoma 血肿 / ~，capillary 毛细管血
lake[2] ***n***. 色淀；胭脂红
laked blood 已溶血液
Laki-Lorand factor(简作 LLF) 雷奇—罗兰因子

laking ***n***. 血细胞溶解,成深红色
laky ***a***. 深红色的
lal-［希 laleo］［构词成分］说话,语言
LAL light-adjusting lens 光调节透镜 / limulus amebocyte lysate 变形细胞溶解物 lusinoalanine ***n***. 赖氨酸丙氨酸
lalia ***n***. 言语
-lalia［拉 L 语症］［构词成分］‖ a～ 哑,言语不清 / brady ～; bradyphrasia 言语徐缓 / dys～; dysphrasia 言语困难 / glosso～言不清 / hetero ～; heterophasia 异语症,错语症 / idio ～; neologism 新语症 / oxy ～; tachy ～; tachyphrasia 言语快速,急语 / para ～; paraphrasia; 言语错乱 / rhino～鼻音,鼻语 / stomato ～鼻塞语音 /tachy ～; tachyphrasia 言语快速,急语 / uranisco ～腭裂语音
laliatry［希 lalia talking ＋ iatria therapy］***n***. 言语病学
laliophobia ***n***. 谈话恐怖
lallation［拉 lallatio］***n***. 婴儿样语
Lallemand's bodies［Claude Francois 法外科医师 1790—1853］; **Bence Jones Cylinders** 拉尔孟氏体,本斯·琼斯氏圆柱体(精囊内圆柱形胶状物)
lalling ***n***. 婴儿样语;言语不清
LALM Limulus amebocyte lusate, Lysate method 鲎阿米巴样细胞溶解产物法
lalo-［希 lalein to babble, speak 多言,讲话］［构词成分］***n***. 言语 ‖ ～ gnosis ***n***. 言语理解 / ～ neurosis ***n***. 神经性言语障碍 / ～ pathology ***n***. 言语病理学 / ～ pathy ***n***. 言语障碍 / ～phobia ***n***. 谈话恐怖,言语恐怖 / ～ phoniatrician 语音矫治医师 / ～ phoniatrist ***n***. 语音矫治学家 / ～ plegia ***n***. 言语器官麻痹,言语机能障碍 / ～ rrhea［lalo- ＋希 rhoia flow］***n***. 多言癖
lalopathology ***n***. 言语病理学
Lalorette's pyramid (Pierre Lalouette) 拉路埃特氏椎体,甲状腺锥体叶
LALT limulus amoebocyte tysate test 鲎阿米巴样细胞溶解物试验
Lam lamella mediales (thalamus) 内侧板层(丘脑)
LAM lymphangioleiomyomatosis 淋巴管平滑肌瘤病 / left anterior measurement 左前测量 / load accumulator with magnitude 有(数)值的寄存累加器
LAMA local automatic message accounting 局部信息自动计算,本地信息自动计算(电话术语)
Lamarckian effect 拉马克效应
Lamarckian inheritance 拉马克式遗传
Lamarck's theory (Jean B.P. A. M.de Lamarck) 拉马克学说(认为物种通过不断加强和完善适应性状,便能逐渐转变成新种,而且这些获得性状能遗传给后代)
Lamaze method of childbirth 拉马兹无痛分娩法
Lamaze method (Fernand Lamaze) 拉马士法(一种准备分娩的心理预防法,包括教育待产妇有关妊娠生理和分娩以及一些促进分娩的技术,如练习呼吸和分娩时屏气)
lamb ***n***. 羔羊,羔羊肉
Lamb modle 兰伯模型
lambda ***n***. ①希腊语的第 11 个字母 λ(Λ,λ) ②人字形缝尖 ③微升 ‖ ～ chain 轻链,λ 链 / ～ paticle(λpaticle) λ 粒子 / ～phage (λphage) λ 噬菌体 / ～ pipet(te) λ 吸管(微升吸量管) / ～ stylovirus［＝λ stylovirus］λ 长尾病毒 / ～ wave λ 波
lambdacism; lambdaciamus ***n***. 言语中 r 音发 l 音; l 发音不准
Lambdina fiscellaria lugubrosa nuclear ployhedrosis virus 西部铁杉尺蠖(西方毋树尺蠖)核型多角体病毒
Lambdina fiscellaria nuclear ployhedrosis virus 杉尺蠖核型多角体病毒
Lambdina fiscellaria somniaria nuclear polyhedrosis virus 西部株尺蠖核型多角体病毒
lambdoid ***a***. 希腊字母 λ 形的;人字形的 ‖ ～ border 人字缘 / ～ phage λ 形噬菌体 / ～ suture 人字缝
lambdoidal ridge 人字脊
lambert (Johann H. Lambert) ***n***. 朗伯(旧亮度单位,现用坎［德拉］)
Lambert-Beer Law 朗伯—比尔定律
Lambert-Eaton syndrome (Edward H. Lambert; Lealdes Mckendree Eaton) 兰—伊综合征(见 Eaton-Lambert syndrome) Lambert's cosine law (Johann H. Lambert) 朗伯特余弦定律(平行光线对于一吸收面的辐射强度与其入射角成比例)
Lambert's tretment (Alexander Lambert) 朗伯特疗法(戒鸦片瘾)
Lamblia［Wilhelm Dusan Lambl 波希米亚医师 1824—1895］***n***. 兰(伯)氏鞭毛虫属(贾第鞭毛虫属) ‖ ～ intestinalis; Giardia lamblia 肠兰(伯)氏鞭毛虫
lambliasis lambliosis 兰(伯)氏鞭毛虫病
Lambo lambo; tropical myositis 热带肌炎
Lambotte's treatment［Albin 比外科医师 1856—1912)］兰博特疗法(骨折牵伸疗法)
lame ***a***. 跛的,跛行的; ‖ ～ly ***ad***. / ～ness ***n***.
lame foliacee［法］叶状板(某些痣内含有,亦称 foliate lamina)
lamel ***n***. 眼片(眼用薄片剂)
lamella (复 lamellae) ***n***. 板,层,眼片 ‖ ～ articular. 关节软骨板 / ～ atropinae 阿托品眼片 / ～ body 片层体 / ～ branchialis 鳃瓣 / ～ circumferential 环板 / ～ cocainae 可卡因眼片 / ～ concentric haversian 同心板,哈弗氏板 / ～ corpuscle 环层小体 / ～ enamel 釉板 / ～ endoderm 内胚层板 / ～ endosteal 骨内板 / ～ ground interstitial 间板 / ～ homatropinae 后马托品眼片 / ～ intermediate interstitial 间板 / ～ interstitial ground intermediate 间板 / ～ membrane ①间片,膜 ②片层膜 / ～ middle 中层 / ～ osseous 骨板 / ～ periosteal peripheral 间板 / ～ physostigminae 毒扁豆碱眼片 / ～ sexualis 生殖板 / ～ structure 片层结构 / ～ terminal terminal plate 终板 / ～ triangular 三角层(第三脑室脉络组织) / ～ vitreous lamina basalis chouioideae 透明层,脉络膜基底层
lamellae ***n***. 板,层,眼片(眼用薄片)
lamellar ***a***. 板的,层的 ‖ ～ body (简作 LB) 板层小体(电镜) / ～ cataract 板层白内障 / ～ ell 环状细胞 / ～ corneal graft 板层角膜移植片 / ～ corpuscle 环层小体 / ～ hole 板层裂孔 / ～ keratoplasty 板层角膜移植术,板层角膜成形术 / ～ macular hole 板层黄斑洞 / ～ scleral resection 板层巩膜缩短术 / ～ tissue 层状组织
lamellasome ***n***. 片层体(一种胞质内包涵体)
lamellation ***n***. 层化
Lamellibranchia ***n***. 瓣鳃纲
lamelliform ***n***. 薄片形的,片层状的
lamelliopdia (单 lamellipodium) ***n***. 板状伪足
lamellipodum ***n***. 板状伪足
lameness ***n***. 跛,跛行 ‖ ～, intermittent 间歇性跛行
lament ***n***. 悲痛,哀悼,痛惜
lamentable ***a***. 可悲的;令人惋惜的 ‖ lamentably ***ad***.
Lamiaceae; Labiatae ***n***. 唇形科
lamide lauraamide ***n***. 月桂酰胺
Lamifiban ***n***. 拉米非班(抗血小板药)
lamiflo ***n***. 片流膜
lamilla ***n***. ①薄片 ②片层 ③间片
lamina (复 laminae)［拉］***n***. 板,层叶片 ①薄片,薄板 ②层状体 ③神经板 ‖ ～, affixa 附着板 / ～ air flow(LAF) 空气层流 / ～, alaris (nervrum); alar ～ 翼板(神经管) / ～ analis 肛上板
lamina proprical lymphocyte (简作 LPL) (黏膜)有层淋巴胞
laminae ***n***. 板,层,叶片 ‖ ～ albae laminae medullares 髓板(小脑) / ～ arcus vertebrae 椎弓板 / ～ basalis 基底板,基底层(神经管) / ～ basalis vitrea basal layer bfuch's layer bruch's membrane henle's membrane 脉络膜基底层 / ～ basilaris 蜗和,基底层 / ～ bowman's elastica anterior 鲍曼氏层 / ～ buccogingival 颊龈板 / ～ cartilaginis cricoideae 环状软骨板 / ～ cartilaginis lateralis 外侧软骨板 / ～ cartilaginis medialis 内侧软骨板 / ～ choriocapillaris ruysch's mem-brane Ruyschian membrane 脉络膜毛细管层,伊鲁施氏膜 / ～ chorioidea epithelialis 脑室 / ～ cinerea terminalis 终板 / ～ circularis ①圆形骨质板 ②环状层 / ～ cribriformis fossae ovalis 卵圆窝筛状板 / ～ cribrosa cribriform plate of the ethmoid bone 筛板 / ～ cribrosa sclerae 巩膜筛区 / ～ of cricoid cartilage 环状软骨板 / ～ of crystalline lens 晶状体板 / ～ dental dentalis 牙板 / ～ dental lateral 外侧牙板 / ～ dental, primary 原始牙板 / ～ dental proper 牙龈板 / ～ decntogingival dental 牙龈板,牙板 / ～ dorsalis 背板线 / ～ dorsi nali 鼻背板,鼻梁板 / ～ dara 硬板 / ～, elastic exteunal exteroal elastic mimbrane 外弹性膜 / ～ elastica 弹性层 / ～ elastica anterior bowman's layer bow-man's membrane 前弹性层(角膜),鲍曼氏层 / ～ elastica corneae anterior 角膜前弹性层 / ～ elastica corneae posterior 角膜后弹性层 / ～ elastica posterior descemet's membrane dmours' membtane duddell's membrane 后弹性层(角膜) / ～ eentata crista spiralis 牙板,前庭唇 / ～ episcleralis 巩膜上层 / ～ epitheliae 上皮板 / ～ externa outer table 外板(颅骨) / ～ fibrocartilaginea interpubjica discus inter-pubicus interpubic disk 耻骨间纤维软骨板,耻骨盘 / ～ flow prinviple 层流原理 / ～ fornicis 穹窿板 / ～ fusca 棕黑层(巩膜) / ～ fusca sclerae 巩膜棕黑层 / ～ horizontalis 水平板 / ～ ganglionaris 神经节层 / ～ genitalis 生殖板 / ～ inguinalis 腹股沟隔(鼠蹊隔) / ～ intermuscularis 肌间板 / ～ interna 内板(颅骨) / ～ interstitialis 间板 / ～ intestimalis 肠叶 / ～, labial 唇板 / ～, labiodebtal 唇牙板 / ～, labiogingival 唇龈板 / ～ lateralis processus pterygoidei 翼突外侧板 / ～ lentis 晶状体板 / ～ linitans posterior medialis processus ～ pterygoidei 翼突内侧板 / ～ mediana perpendicularis laminae ～ laminae mediastinales 纵隔层 / ～ of ethmoid bone, perpendicular; lamina perpendicularis ossisethmoidalis 筛骨

垂直板 / ~ of thyroid cartilage 软骨板 / ~ horizontalis ossis palatini; horizontal plate of palatine bone 腭骨水平板 / ~ medullares 髓板(小脑),神经板(小脑) / ~ medullares 神经板,髓板 / ~ medullaris lateralis 外侧髓板 / ~ medullaris medialis 内侧髓板 / ~ membranacea 膜板 / ~ mesenterii propria 肠系膜固有层 / ~ modioli 蜗轴板 / ~ muscularis mucosae 黏膜肌层 / ~ neural 神经板 / ~ of neural tube alar 神经管翼板 / ~ papyracea (纸样)眶板,纸板(筛骨) / ~ parietalis(tunicae vaginalis propriae testis)睾丸包膜壁层 / ~ pectinata 栉齿板 / ~ periclaustral external capsule 外囊 / ~ periosteal 骨膜板 / ~ perpendicularis 正中板,垂直板 / ~ pharyngobasilaris 咽颅底板,咽腱膜 / ~ placentation 层状胎座 / ~ prertachealis 气管前层,颈筋膜中层 / ~ prevertebralis 椎前层,颈筋膜深层 / ~ profunda 颞筋膜深 / ~ profunda (nusculu levator palpebrae superioris) 深层 / ~ propria 固有层,鼓膜中层,黏膜固有层 / ~ propria mucosae 黏膜固有层 / ~ quadrigemina 四迭板,顶板 / ~ reticularis reticular plate 网状板 / ~ rostralis 嘴板 / ~ septi 鼻隔板,鼻中隔软骨 / ~ septi pellucidi 透明隔板 / ~ spinalis 脊板 / ~ spiralis(cochlea) 螺旋板(耳蜗) / ~ spiralis ossea 骨螺旋板 / ~ piralis secundaria 次螺旋板 / ~ superficialis 浅层,颈筋膜浅层 / ~ suprachorioidea 脉络膜上层 / ~ supraneuroporica 室间孔上板 / ~ tecti 顶板,四迭板 / ~ terminalis 终板 / ~ laminae of thyroid cartilage 甲状软骨板 / ~ tragi 耳屏板 / ~ vasculosa 血管层(脉络膜) / ~ vasculosa testis 睾丸血管膜 / ~ vertebral 椎骨板 / ~ of vertebral arches 椎弓板 / ~, vestibular 前庭板 / ~ visceralis 脏层 / ~ vitelli 卵黄板 / ~ vitrea basalis choriodeae 脉络膜基底层 / ~ vltrea 透明层,基底层(脉络膜)

laminagram *n*. 体层照片,断层照相机

laminagraph *n*. 体层照相机,断层照相机

laminagraphy *n*. 体层照相术,断层照相术

laminaplasty *n*. 椎板成形术

laminar *a*. 板状的,层状的,迭片的 ‖ ~ flow 层流,片流 / ~ flow reverse isolation unit 层流反向隔离室

Laminaria *n*. 海带多糖(扩宫颈药) ‖ ~ tent 海带多糖 扩子宫颈药

Laminaria *n*. 昆布属 ‖ ~ digitata 掌状昆布 / ~ japonica 昆布,海带 / ~ saccharina 糖昆布 / ~ tent 昆布塞条

Laminariaceae *n*. 昆布科

laminarin *n*. 昆布多糖,海带多糖 ‖ ~ sulfate 硫酸海带多糖(具有抗血脂和抗凝作用)

laminarinase *n*. 昆布多糖酶,海带多糖酶

laminate *v*. 分成薄片;分层,成层;迭片;铁芯片 ‖ ~, partial porcelain 部分瓷贴面 / ~ cell 迭层电池

laminated *a*. 层状的,层的;叠层的层压的 ‖ ~ calculus 层状结石 / ~ fluid level 分层状面 / ~ gallstone 分层状胆石

laminated polyethylene file(简作 LP) 分层聚乙烯片

lamination *n*. 板状构造,层状构造, *v*. ①分层,成层 ②迭片 ③铁芯片

lamine *n*. 野芝麻碱

laminectomy *n*. 椎板切除术

laminin, **LN** 层粘连蛋白 IV type collagen IV 型胶原

laminine *n*. 昆布氨酸, N^6-三甲基赖氨酸内盐

laminitis *n*. 板炎,蹄叶炎

L-amino acid oxidase(简作 LAAO) L-氨基酸氧化酶

laminogram *n*. 体层照片,断层照片

laminograph *n*. 深层 X 线机,X 线断层摄像机,体层(断层)照相机

Laminography *n*. 体层照像(术),X 线断层摄影(术) ‖ ~ of temporomandibular joint, lateral 颞下颌关节侧立体层摄影

laminotomy *n*. 椎板切开术

lamium *n*. 野芝麻属 ‖ ~ purpureum mosaic virus (Hein) 野芝麻花叶病毒

Lamivudine(简作 3TC) 拉米夫定(治疗艾滋病药物)

lamotrigine *n*. 拉莫三嗪

lamotte's drops 拉莫特氏滴剂,氯化高铁酊

lamp *n*. 灯 ‖ alcohol sodium ~ 酒精钠灯 / alpine-sum ~ 高山太阳灯 / annealing ~ 炼韧灯 / antrum ~ 窦灯 arc ~ 弧光灯 / birch-hirschfele ~ 比尔希—希施费耳德氏光治疗灯 / blast ~; blow lamp 喷灯 / burdick ~ 紫外线灯 / carbon arc ~ 炭弧灯 / carbon filament ~ 炭丝灯 / cold quartz inercury vapor ~ 太阳灯,冷光石 / cold red-light ~ 氖灯,冷红光灯 / daylight ~ 日光灯 / duke-elder ~ 杜克—埃耳德氏紫外线治疗灯 / eld-idge-green ~ 埃-格二氏灯 / finsen ~ 芬森氏弧光灯 / finsen-reya ~ 芬—雷二氏灯/ flame ~ 火焰灯 / fluorescent ~ 萤光,荧光灯 / forehead ~ 额灯 / gullstrand'sslit ~ 古耳斯特兰德氏裂隙灯 / head ~ 额灯头灯 / infrared ~ 红外线灯 / ktomayer's ~ 克罗迈尔氏灯 / mercury vapor ~ 水银蒸汽灯 / mignon ~ 微型灯 / minin minin light ~ 米宁氏灯 / nernst ~ 内伦斯特氏灯 / operating ~ 手术灯 / pilot ~ 批示灯 / polarization ~ 偏振光计灯 / quartz ~ 石英灯 / quartz mercury ~ 石英水银灯 / radiang heat ~ 辐射热灯 / safety ~ 安全灯 / shadowless ~ 无影灯 / simpson ~ 辛普林氏弧光灯 / slit gullstrad's slit ~ 裂隙灯,古耳斯特兰德氏 / sodium ~ 钠灯 / sumlight ~ 太阳灯,日光灯 / tumgstea arc ~ 钨弧灯 / ultra-violet ~ 紫外线灯 / uviol ~ 透紫(外线)玻璃灯(用能透过紫外线的玻璃所制的电灯泡)

LAMP Laser Abstracts for the Medical Profession 医用激光文摘 / left atrial mean pressure 左房平均压 / library addition and maintenance point 程序库补充及维护点

lampas *n*. 腭嵴红肿(马)

lampblack *n*. ①油熏,煤熏 ②灯黑

Lampbrush chromosome 灯刷形染色体

Lampra fimbriata cytoplasmis polyhedrosis virus 吉丁虫胞质型多角体病毒

Lamprey *n*. 八目鳗

Lampro-; lampros[希]; **clear**[英]清晰

Lamprobacter *n*. 闪杆菌属 ‖ ~ odestohalophilus 嗜中盐闪杆菌

Lamprocyclas haeckel 丽袍虫属

Lamprocyclas maritalis haeckel 美丽袍虫

Lamprocysteae *n*. 闪光囊硫菌属族

Lamprocystis *n*. 闪光囊硫菌属 ‖ ~ gelatinosa 冻胶闪囊菌 / ~ rosea 玫瑰色闪囊菌 / ~ roseopersicina 桃红色闪囊菌 / ~ rubra 红色闪囊菌 / ~ violacea 紫色闪囊菌

Lamprodermataceae *n*. 亮皮菌科(一种苗类)

Lampromitra coronata haeckel 美帽虫

Lampromitra haeckel 美帽虫属

Lampromitra sinuosa popofsky 波曲美帽虫

Lampropedia *n*. 俊片菌属 ‖ ~ acidi-lactic 乳酸俊片菌 / ~ alba 白俊片菌 / ~ cerevisiae 啤酒俊片菌 / ~ hyalina 透明俊片菌 / ~ ochracea 赭俊片菌 / ~ reitenbachii 赖氏俊片菌 / ~ rosea 玫瑰俊片菌 / ~ violacea 堇菜俊片菌

lamprophonic *a*. 发音清晰的

lamprophony; lamprophonia *n*. 发音清晰

Lampyris *n*. 萤火虫[属]

LAMT large autonomous multinodular thyroid 植物神经性多结节性甲状腺肿

lamtidine *n*. 拉姆替丁(H2 受体拮抗剂)

Lamus *n*. 莱末蝽属(现归属锥蝽属 Panstrongylus 和 Triatoma)

lamziekte[荷] *n*. 骨毒病,肉毒病(牛)

lana(复 lanae)[拉] *n*. ①羊毛 ②绒毛

Lanatoside C *n*. 毛花甙 C,西地兰(强心药) ‖ ~ A 毛花洋地黄甘 A / ~ B 毛花洋地黄甘 B / ~ C cedianid 毛花洋地黄甘 C

Lanatosides *n*. 柔毛羊地黄

lanaurin *n*. 羊毛黄

Lancaster screen 兰开斯特屏

lancaster's advancement 兰开斯特氏徙前术(一种斜视矫正手术)

lance *n*. 柳叶刀,小刀 *v*. 用柳叶刀切割 ‖ ~-shaped knife 枪状刀

lancefield classification 兰斯菲耳德氏分类法(链球菌沉淀反应分类法)

lanceolate *a*. 柳叶刀形的,披针形的(叶 Lancereau-Mathieu disease (Etienne Lancereau; Albert Mathieu) 钩端螺旋体性黄疸

Lancereaux's diabetes 朗瑟氏糖尿病(伴有胰腺疾病及消瘦)

Lancet *n*. 柳叶刀(英国杂志)

lancet[英]; **lancea**[拉] *n*. 柳叶刀,小刀 ‖ ~, abscess 脓肿刀 / ~, acne 痤疮刀 / ~, dental 牙[龈]刀 / ~, gingival 龈刀 / ~, gum 龈刀 / ~, laryngeal 喉柳叶刀 / ~, spring 弹簧刀 / ~, thumb 宽柳叶刀 / ~, vaccinating 种痘刀 / ~, for venesection 刺络刀,静脉切开刀

Lancet coefficient(The Lancet 为英国一家医学期刊名) 兰塞特系数,苯酚系数(化合物的消毒能力与苯酚的比较值)

lancinate *v*. 撕裂;刺,刀刺

lancinating *a*. 刀刺般的;撕裂性的

lancination *n*. 刀刺;撕裂

Lancisi's nerve(stria)[Giovanni M Lancisi 意医师 1654—1720] 胼胝体外侧纵纹与胼胝体内侧纵纹

land lines communication facilities(简作 LICOF) 陆线通信设备

Landau's color test(reaction)(Leopold Landau) 兰道色试验(检梅毒)

land-climate 大陆气候

Lande g-factor 朗德 g 因子

landerer's tuberculinl tuberculol 兰德罗氏结核菌素

Landfill disposal 垃圾填埋处理

landjia virus 兰德几亚病毒

Landlofi's caustic 兰多耳菲氏腐蚀剂(含氯化睇、金、溴、锌)
landmark *n*. 界标;里程碑;明显标志
Landolt chart 朗多环形视力表
Landolt'a bodies 郎多耳氏体(视网膜杆状和锥体之间的小长形体)
landouzy-Dejerine dystrophy (L. T. J. Landouzy; Joseph J. Dejerine) 兰杜兹—代热林营养不良(萎缩)(一种良性的肌营养不良,亦称面肩肱型肌营养不良) ‖ ~ type; andouzy's type 兰代二氏型,兰杜兹氏型
Landouzy-Grasset law [法医师] 兰—格二氏定律(一侧大脑半球病变时,如有瘫痪则头偏向同侧,如有痉挛则偏向对侧)
Landouzy's disease (Louis T. J. Landouzy) 钩端螺旋体性黄疸 ‖ ~ dystrophy (type) 兰杜兹营养不良(型)(见 Landouzy-Dejerine dystrophy) / ~ type 兰杜兹氏型(面眉红型肌营养不良)
Landry's paralysis (disease, palsy, syndrome) [Jean B. O. Landry 法医师] 兰德氏麻痹(急性,上行型脊髓麻痹)急性热病性多神经炎
Landry-Guillain-Barre syndrome (简作 LGB) 兰—格—巴三氏综合征(急性感染性多神经炎)
Land-scurvy *n*. 陆地坏血病,出血性紫癜
Landsteiner's method 奥生物学家
Landsteiner's classification (Karl Landsteiner) 兰斯泰讷分类(一种 ABO 血型系)
Landstrom's muscle 瑞典外科医师;兰斯特勒姆氏肌(眼球筋膜内肌纤维)
Landzert's canal 兰策特氏管,颅咽管
Landzert's fossa 兰策特氏窝(十二指肠旁隐窝)
lane *n*. 狭路;通路;小巷
Lane-Lannelongue operation 累—兰—二氏手术(脑减压手术)
Lane's band (kink) (William A Lane) 莱恩带(纽结),回肠纽结 ‖ ~ disease 莱恩病(慢性肠停滞,慢性便秘时小肠梗阻) / ~ operation 莱恩手术(一种回肠吻合术) / ~ plates 莱恩(接骨)板(用于固定骨折)
Langat encephalitis (简作 LGT) 兰加特脑炎
langat flavivirus 兰加特黄病毒
langat virus (Simth) 兰加特病毒
Langdon Down's disease (John H. Down) 兰登·唐氏病(见 Down's syndrome)
Lange's solution 兰给氏溶液(胶) ‖ ~ test 兰给氏试验(①检脑脊液体球蛋白 ②检尿内丙酮)
Lange's operation 兰给氏手术(人工腱移植术)
Langenbeck's incision 兰根贝克氏切口(在半月壮线上与腹直肌肌纤维平行的切开法)
Langenbeck's nerve 德外科医师;兰根贝克氏神经,锁骨上神经后支
Langenbeck's triangle 兰根贝克氏三角(股骨颈三角)
Langendorff colloid cells 兰根道尔夫胶质细胞 ‖ ~ cells 兰根道尔夫氏细胞,甲状腺腺泡细胞 / ~ method 兰根道尔夫氏法(离体心脏灌注法)
Langer's axillary arch 奥解剖学家;朗格氏腋弓 ‖ ~ lines 朗格氏线(皮肤正常张力线) / ~ muscle 朗格氏肌(腋弓)
Langerhans' cell histocytosis (简作 LCH) 组织郎罕细胞增生症
Langerhans' cells 朗格罕氏细胞(1 表皮粒层深部的星形细胞 2 角膜细胞间隙中不规则的游走细胞) ‖ ~ islands; pancreatic islet 朗格罕氏岛,胰岛 / ~ layer 朗格罕氏层(表皮粒层)
Langley *n*. (简作 Ly) 朗格来(太阳热辐射单位)
Langley's ganglion [英生理学家] 兰利氏神经节(下颌下神经节) ‖ ~ granules 兰利氏粒,分泌腺的细胞粒 / ~ nerves; pilomotor nerve 兰利氏神经,立毛神经 / ~ test 兰利氏试验(检肾上腺素)
language *n*. (简作 lang) 语言;代码(如计算机上的) ‖ ~, algorithmic 算法语言 / ~, gesture 手[势]语 / ~ interface 语言接口 / ~, lip 中唇语(聋哑人用嘴唇动作交谈) / ~, symbolic 符号语言 / ~, synthetic 人工语言 / ~ translation machine 语言翻译机 / ~ laboratory (简作 LL) 语言实验室 / ~ translation (简作 LT) 语言翻译
language for conversational computing 会话计算语言
language for the expression of associative procedures (简作 LEAP) 表达相联过程的语言
languas galanga Stuntz 大高良姜
languid *a*. 疲倦的,无精神的 ‖ ~ly ***ad***.
Languish *v*. 变得衰弱无力,失去
languor *n*. 疲倦,无力
Langur retrovirus 长尾猴逆转病毒
Laniarii *n*. 犬齿
laniary *a*. 适于撕裂的,短形的(指犬牙)
laning *v*. 形成狭窄通道
Lanjan bunyavirus 兰简本杨病毒
Lanjan virus 兰简病毒
Lankestereia culicis 蚊兰[克]氏原虫
Lankesterella ranarum (Edwin R. Lankester) 蛙兰(克)氏球虫
lanlary *a*. 短刀形的(犬牙)
lannelongue's foramina 法外科学家及病理学家;兰内龙孔(心小静脉丸) ‖ ~ ligament 兰内龙格氏韧带(胸背心包韧带) / ~ operation 兰内龙格氏韧带(颅骨切开的各种方法) / ~ tibia; syphilitic tibia 兰内龙格氏胫骨,梅毒性胫骨
LANNET large artificial nerve nerwork 大型人工神经网络
Lannois-Gradenigo syndrome 拉—格综合征(见 Gradenigo's syndrome)
lanoceric acid *n*. 羊毛蜡酸,二羟三十(烷)酸
lanolin *n*. 羊毛脂 ‖ ~, anhydrous 无水羊毛脂
lanolinum; lanolin *n*. 羊毛脂 ‖ ~ hydricum; hydrated wool fat 无水羊毛脂
lanonol *n*. 羊毛醇
lanosterol *n*. 羊毛淄醇,5α-lanosta-8, 24-dien-3β-ol (存在于羊毛脂中的硬脂醇 (sterol),同 iso-cholesterol)
Lanoxin; digoxin *n*. 拉诺辛(地高克辛的商品名,强心药)
Lansoprazole *n*. 兰索拉唑,达克普隆(抗溃疡药)
lantana *n*. 马缨丹属
lantanine *n*. 马缨丹碱
Lantermann's incisures (**clefs**) (A. J. Lanterman) 兰特曼切迹(裂)(神经元髓鞘上通向神经鞘细胞体的细胞质通道,在鞘内呈斜线形或条状) ‖ ~ segments 兰特曼氏节(髓鞘节)
Lanterman-Schmit incisures (A. J. Lanterman; Henry D. Schmit) 兰—施切迹(即 incisures of Lanterman, 见 Lanterman's incisures)
lantern *n*. 提灯,幻灯
lantern test *n*. 色灯试验(检色觉)
lantern-slide *n*. 幻灯片
lanthanic *a*. 无症状的(疾病)
Lanthanide *n*. 镧系元素;稀土元素
lanthanin *n*. 嗜酸染色质
lanthanum *n*. 镧(57 号化学元素,一种稀有金属,记号 La)
lanthionine *n*. 羊毛硫氨酸
lanthopine *n*. 兰梭平(一种鸦片生物碱)
lanuginous *a*. (被)胎毛的
lanugo *n*. 胎毛,毳,柔毛
lanulous *a*. [被以]细毛的
lanum *n*. 羊毛脂
Lanz's line 兰茨氏线(连接两侧骷前上棘的线)
lanz's operation 兰茨手术(治象皮病) ‖ ~ point 兰茨点(表明阑尾位置的点,位于两髂前上棘的连线上,距右棘 1/3 处)
LAO left anterior oblique 左前斜位 / Licentiate of the Art lof Obstetrics LAO 持证助产士;产科学硕士
Laos *n*. 老挝
lap- [希 lapara] [构词成分] 腰部,肋腹,腹
Lap lapatotomy (简作 Lap) *n*. 剖腹术
LAP left acromion position 左肩后位 /left atrial pressure 左心房压 / leucocyte adhesion protein 白细胞粘连蛋白 /leucine aminopeptidase 亮氨酸氨基肽酶 /leukocyte alkaline phosphatase 白细胞碱性磷酸酶 /lyophilized anterior pituitary 低压冻干的垂体前
lap[1] ***n*. & *v*.** ①互搭,重叠部分(-pp-) ②用……包住;使形成部分重叠 ③被包住;部分重叠
lap[2] (-pp-) ***v*. & *n*.** 舔
Lapachol; tecomin *n*. 拉帕醇,特可用(拉帕树的一种色素)
lapactic *a*. 泻下的,致泻的
lapara- [希] [构词成分] ①腰 ② 腹
laparacele *n*. 腹[壁]疝
laparectomy *n*. 腹壁部分切除术
lapare-ileotomy *n*. 剖腹回肠切开术
laparelytrotomy *n*. 剖腹阴道切开术
laparesalpingo-oophorectomy *n*. 剖腹输卵管卵巢切除术
laparo- [希] [构词结构] 腰;肋腹,腹
laparocele *n*. 腹[壁]疝
laparocholecystomy *n*. 剖腹胆囊造口术
laparocolotomy *n*. 剖腹结肠切除术,结肠切除术
laparocyatdotomy *n*. 剖腹结肠造口术
laparocyatotomy *n*. 剖腹结肠切开术
laparocystotomy *n*. 子宫外胎儿取出术
laparocyumtectomy *n*. 剖腹结肠切除术,结肠切除术
laparo-elytyotomy *n*. 剖腹阴道子宫切开术
laparo-enterostomy *n*. 剖腹阴道切开术

laparo-enterotomy *n*. 剖腹肠造口术
laparogastroscopy *n*. 剖腹胃检查
laparogastrotomy *n*. 剖腹肝切开术
laparohepatotomy *n*. 剖腹子宫切除术
laparohyaterotomy *n*. 剖腹子宫切开术
laparohystero-oophorectomy *n*. 剖腹子宫卵巢切除术
laparohysteropexy *n*. 腹壁子宫固定术,子宫悬吊术
laparohysterosalpinge-oophorectomy *n*. 剖腹子宫输卵管卵切开术
laparokeluphotomy *n*. 剖腹宫外孕胎囊切开术
laparomonodidymus *n*. 双上身畸胎
laparomyitis *n*. 腹肌炎
laparomyomectomy *n*. 剖腹肌瘤切除术
laparomyomotomy *n*. 剖腹肌瘤切除术
laparonephectomy *n*. 剖腹肾切除术
laparoovariectomy *n*. 剖腹卵巢切除术
laparorrhaphy *n*. 腹壁缝合术
laparosalpingectomy *n*. 剖腹输卵管切除术
laparosalpingotomy *n*. 剖腹输卵管切除术
laparoscope *n*. (简作 laparo) 腹腔镜
laparoscopically *a*. 腹腔镜的 ‖ ~ assisted 腹腔镜辅助的 / ~-assisted salpingectomy 腹腔镜输卵管切除术
laparoscopy *n*. 腹腔镜检查 ‖ ~-assistde salpingectomy 腹腔镜输卵管切除术 / ~-assisted salpingectomy 腹腔镜输卵管切除术 / ~-assisted salpingoohorectomy 腹腔镜输卵管卵巢切除术 / ~-assisted salpingopexy 腹腔镜输卵管固定术 / ~-assisted salpingorrhaphy 腹腔镜输卵管缝术 / ~- assisted saplingoalpingostomy 腹腔镜输卵管输管吻合术 / ~-assisted salpingotomy 腹腔镜输卵管卵切开术 / ~-assisted simoid resection 腹腔镜乙状结肠切除(术) / ~-assisted uterofixation 腹腔镜子宫固定术 / ~ plus guided boipsy (简作 LB) 腹腔镜检查和定向活组织检查
laparosplenectomy *n*. 剖腹脾切除术
laparosplenotomy *n*. 剖腹脾切开术
laparothoracoscope *n*. 腹胸腔镜
laparothoracoscopy *n*. 腹胸腔镜检查
laparotomaphilia *n*. 剖腹手术薛
laparotome *n*. 剖腹刀
laparotomy *n*. 剖腹术
laparotrachelotomy *n*. 子宫颈切开剖腹产,子宫下段剖腹产术
laparotyphlotomylaparo-uterotomy *n*. 剖腹盲肠切除术
laparovaginal *a*. 腹与阴道的
laparozoster *n*. 腹部带状疱疹
lapaxis *n*. ①排泄,泻出 ②排泄物,泻出物
laperoscopic *a*. 腹腔镜的 ‖ ~ adrenalectomy 腹腔镜肾上腺切除术 / ~ appendectomy(LA) 腹腔镜阑切除术 / ~ appendiectomy (LA) 腹腔镜阑尾切除术 / ~ approach 腹腔镜探查 / ~ assosted vaginal hysterectomy 腹腔镜阴道子宫切除术 / ~ cholecystectomy(LC) 腹腔镜胆囊切除术,腹腔镜胆囊摘除术 / ~ classification 腹腔镜分型,腹腔镜分类 / ~ colectomy 腹腔镜结肠切除术 / ~ diagnosis 腹腔镜诊断 / ~ distal panctratomy 腹腔镜胰尾切开术 / ~ excision 腹腔镜切除术 / ~ excision 腹腔镜切除术 / ~ evaluation 腹腔镜评价,腹腔镜检查 / ~ fallextomy 腹腔镜输卵管切除术 / ~ fallectomy 腹腔镜表现 / ~ finding 腹腔镜表现,腹腔镜所见 / ~ gastrectomy 腹镜胃切除术 / ~ gastrostomy 腹腔镜胃造瘘术 / ~ hernia repair 腹腔镜疝修补术 / ~ herniorrhaphy 腹腔镜疝修补术 / ~ intestinal anastmosis 腹腔镜肠吻合术 / ~ manifestations 腹腔镜表现 / ~ cophorectomy 腹腔镜卵巢囊肿切除术 / ~ cophororrhaphy 腹腔镜卵巢缝术 / ~ cophorosalpingectomy 腹腔镜卵巢卵管切除术 / ~ oophorotomy 腹腔镜卵巢切除(切开)术 / ~ oothecectopexy 腹腔镜卵固定术 / ~ oothecosalpingectomy 腹腔镜卵巢输卵管切除术 / ~ oothecotomy 腹腔镜卵巢切除术 / ~ operation 腹腔镜手术,腹腔镜操作 / ~ ovariopxy 腹腔镜卵巢固定术 / ~ ovariosalpingectomy 腹腔镜卵巢输卵管切除术 / ~ ovariotomy 腹腔镜卵巢切除术,腹腔镜巢切开术 / ~ resection 腹腔镜切除术 / ~ sterilization 腹腔镜绝育手术 / ~ splenectomy 腹腔镜脾切除术 / laparoscopic surgery 腹腔镜手术
Lapham-Friedman test 拉—弗二氏试验(验孕)
Laphygma exempta (Spodopteraexempta) nuclear polyhedrosis virus 莎草粘虫核型多角体病毒
Laphygma exigua (Spodopteraexigua) granulosis virus 甜菜夜娥颗粒体病毒
Laphygma exigua (Spodopteraexigua) polyhedrosls virus 甜菜夜娥核型多角体病毒
Lapicque's constant [法生理学家] 拉皮克氏常数(0.37 的数值,用于把无线电阻换算为直流电当量) ‖ ~ law 拉皮克氏定律(神经时值与神经纤维道径成反比)
lapideum [拉] (简作 lapid) *a*. 石样的,硬的
Lapidus ooperation 拉皮德斯手术(矫正踇外翻手术)
lapillus; otolith *n*. 耳石,耳沙
lapina *n*. 兔痘苗
Lapine parvovirus = Rabbit parvovirus 兔细小病毒
Lapine rotavirus 兔轮状病毒
Lapinised virus = lapinized virus 兔化病毒,适应于兔的病毒
lapinization *n*. 兔化法,通过兔体[减毒]法(指病毒、痘苗等)
lapiriumchloride *n*. 拉匹氯胺(表面活化剂)
lapis [拉]; **lithos** [希]; **stone** [英] 石 *n*. ‖ ~ albus 臼石(硅氟化钙) / ~ calaminaris; calamine 炉甘石,异极石 / ~ causticus; fused potash 熔凝碳酸钾 / ~ chloriti 青礞石 / ~ dentalis 牙垢,牙石 / ~ divinus; ~ ophthalmicus; sluminat-ed copper 神效石,铜矾 / ~ fluoris 紫石英 / ~ imperlalis; ~ infernalis; ~ lunaris; silver nitrate 熔凝硝酸银 / ~ micae aureum 金礞石 / ~ pumicis 浮石 / ~ rubrum 赤石脂
lap-joint *n*. 超头接合,迭接
Laplaccian *n*. 拉普拉斯算子
Laplace equation 拉普拉斯方程[式]
Laplace transform 拉普拉斯变换[式]
Laplace's law 拉普拉斯定律(为说明在球体或圆柱体内壁所承受之张力(T)与球体内充填液体所产生之压力(P)与球体半径(R)间之关系式。球体为 ΔP = 2T / R,圆柱体为 ΔP = T / R)
Laplacian curve 拉普拉斯曲线
Laporytea Gaudich 艾麻属 ‖ ~ bulbifera Wedd 零余子艾麻
lappa *n*. 牛根
lappacoitine *n*. 拉普乌头碱
lappetcholesteatoma *n*. 垂肉胆酯瘤
Lappula Moench *n*. 鹤虱属 ‖ ~ echinata Gilib. var. heteracanth a. o. Ktze 东北鹤虱
Lapsana apogonoides Maxim. 稻槎菜
lapse *n*. & *v*. ①失误;跌落,下降;偏离;(时间)间隔 ②背离(from);陷入;(时间)流逝;消失,终止;失效 ③使失效
lapsus [拉 lacito slip or fall] *n*. 下垂,下落;失误 ‖ ~ calami 笔误 / ~ linguae 失言 / ~ memoriae 失忆,遗忘 / ~ palpebrae superioris 上睑下垂 / ~ pilorm 脱[毛]发 / ~ unguium 脱甲
lapsuslinguae *n*. 失言
Laptop computer 膝上型计算机
LAPW posterior left atrial wall 左房室后壁
lapyrium chloride 拉匹氯铵(表面活性剂)
laquear; cast separation agent *n*. 分离剂
laqueus *n*. 丘系(蹄系)
LAR late asthmtic responpse 延迟哮喘反应 /Latex agglutination reaction 胶乳凝集反应 /lefgt arm recumbent 左侧位,左臂平直
LARAM line-accessed randomaccessed memory Larat's treatment (Jules L. F. A. Larat) 拉腊疗法(电疗白喉性腭麻痹)偶然性近似记忆
larbish *a*. 匐行的,幼虫移行病(指非洲若干地区的)
LARC Leukocyte Automatic Recognition Computer (Corning / AHSC) 白细胞自动识别计算机(Corning / 美国医院供应公司) /library automation research communications 图书馆自动化研究通信 /Livermore automatic research ocmpiler 利弗莫尔自动研究编译程序 / Livbermore automatic research compter 利弗莫尔自动研究计算机洲若干地区的)
larch *n*. 落叶松
Larcoidea haeckel 炭蓝虫亚目
Larcopyle butschlii dreyer 炭蓝虫
Larcopyle dreyer 炭蓝虫属
Larcopylidae dreyer 炭蓝虫科
Larcospira haeckel 旋蓝虫属
Larcospira quadrangula haeckel 四角旋蓝虫
Larcospirinae haeckel 旋蓝虫亚科
lard *n*. 豚脂,猪油
lardacein *n*. 豚脂状蛋白
lardaceous *a*. ①豚脂状的 ②含有豚脂状蛋白的
lardennois' buton 拉德努瓦氏纽(肠吻合纽)
lardeous; lardiformis *a*. 豚脂状的
lardizabalaceae *n*. 木通科
large *a*. 大的 ‖ ~ ly *ad*. 大量地;大部分;主要地 / at ~ 逍遥自在地;详尽地;普遍地,一般地;笼统地; / by and ~ 总的说来,大体上,基本上; / in (the) ~ 大规模地;一般地; / ~ and medium lymphocytes (简作 LML) 大淋巴细胞和中淋巴细胞 / ~-angle scanning 宽角扫描,大角度散射 / ~ angle strabismus 大角度斜视 / ~- aperture 大孔径的 / ~ area detector 大面积探测器 / ~ artificial nerve nerwork (简作 LANNET) 大型人工神经网络 / ~ autonomous multinodular thyroid (简作 LAMT) 植物神经性多结节性甲状腺肿 / ~ bolus injection 大剂量(造影 剂)注射 / ~

bolus technique 大剂量造影剂团剂技术 / ~ bowel (简作 LB) 大肠 / ~ calorie 大卡,千卡 / ~ cerebral vein 大脑大静脉 / ~ cleaved cell type (简作 LCCT) 大裂隙细胞型 / ~ core memory 大容量磁心存储器 / ~ core memory (简作 LCM) 大容量磁心存储器 / ~ core storage (简作 LCS) 大容量磁心存储器 / ~ dose 大剂量 / ~ external transformation sensitive protein (简作 LETS) 膜外转化敏感区蛋白 / ~ external trypsin-sensitive protein (简作 LETS) 巨外胰蛋白酶敏感蛋白 / ~ fenestra stapedectomy (简作 LFS) 大耳窗镫骨切除术 / ~ field body phantom 大野体 / ~ field image intensifier 大野影像增强器 / ~ field radiotherapy 大野放射疗法 / ~ fluorescence research microscope 大型荧光研究显微镜 / ~ focal spot 大焦点 / ~ for date (infant) (简作 LFD) 过大儿 / ~ for gestation (简作 LGA) 过期(多胎)妊娠 / ~ for gestational age (简作 LGA) 大于胎龄 / ~ gastric folds 胃黏膜巨大皱襞 / ~ granular lumphocyte (简作 LGL) 大颗粒淋巴细胞(含有天青颗粒的大淋巴细胞) / ~ granular lumphocyticlerkemia (简作 LGLL;亦称 GLPD) 大颗粒淋巴细胞性白血病(参见上条) / ~ granular lymphocyte, (简作 LGL) 大颗粒淋巴细胞/ ~ image 大帧面 / ~ integrated monolithic array computer (简作 LIMAC) 大规模集成化单片阵计算机 / ~ intestine (简作 LI) 大肠 / ~ iridescent insect virus group 大虹彩昆虫病毒组 / ~ lymphocyte (简作 LL) 大淋巴细胞 / ~ multifunctional protease 多机能性蛋白分解酶复合体 / ~ non-cleave cell type (简作 LN-CCT) 无裂隙大细胞型 / ~ of gestational age (简作 LGA) 大于孕龄 / ~ opaque vesicle (简作 LOV) 大暗囊泡 / ~ optical cavity laser 大光腔激光器 / ~ pyroninophilic blast cell 大嗜派洛宁母细胞 / ~ radioisotope heat source capsule (简作 LRHSC) 大型放射性同位素热源盒 / ~ scale compute 大型计算机 / ~ scale integrated circuit 大规模集成电路 / ~ subunits (简作 LS) 大亚基 / ~ unilamellar vesicles (简作 LUV) 单层大泡 / ~ unstained cells (简作 LUC) 未染色大细胞 / ~ volume intravenous arteriography 大剂量(造影剂)静脉造影(术) / ~-angle 大(宽)角度的 / ~-aperture endoscope 大孔径光学系统 / ~-area 大面积的 / ~-area flicker 大面积闪烁 / ~ area photomutiplier 大面积光电倍增管 / ~-capacity memory (简作 LCM) 大容量存储器 / ~-capacity storage (简作 LCS) 大容量存储器 / ~-needle asiration viopsy (简作 LNB) 大针抽吸活组织检查

Larger calices 大盏

larger calices of kidney 肾大盏

larger forcep 大钳

larger palatine 腭大沟

larger palatineartery 腭大动脉

larger posterior straight muscle of head 头后大直肌

larger roundmuscle 大圆肌

larger sublingualduct 舌下大管

larger supraclavicular fossa 锁骨上大凹

larger word (简作 LWD) 大(写)字(数据处理)

large-scale integrated digital logic circuit (简作 LSI) 大规模集成数字式工作程序电路

L-arginase ureohydrolase (简作 L-AU) 精氨酸酶

Largon *n*. 盐酸丙酰马嗪,盐酸丙酰异丙嗪 (promazine hydrochloride) [商名]

Lariam *n*. 盐酸甲氟喹 (mefloquine hydrochloride)

laricic acid *n*. 落叶松酸

laricin; coniferin *n*. 松柏苷,松甘

laricis cortex 落叶松皮

larinoid *a*. 豚脂样的,脂状的

larithmics *n*. 人口学(人口数量的研究)

Larix [拉] *n*. 落叶松属 ‖ ~ decidua Miller 欧落叶松

larixin *n*. 落叶松酸

Larkspur *n*. 飞燕草子(灭虱药)

Larmor frequency 拉莫尔频率

Larmor precession 拉莫尔进动

Larnacantha haeckal 箱虫属

Larnacidae haeckel 箱虫科

larngocrilis *n*. 喉危象

Larocaine *n*. 拉罗卡因,对氨基苯甲酸—3—二乙氨基 2,—2—二甲基丙脂(商品名) ‖ ~ hydrochlorde 盐酸了罗卡因

Larodopa *n*. 左旋多巴 (levodopa) [商名]

Laron dwarf 拉隆侏儒(骨骼生长迟缓的人是由于合成胰岛素样因子 I 的能力受损所致,通常因生长激素受体缺损之故。本病为常染色体隐性性状遗传)

Larotid *n*. 阿莫西林,羟氨卡青霉素 (amoixcillin) [商名]

Laroyenne's operation 拉罗诞氏手术(盆腔引流)

Larrey' samputation (operation) [Dominique Jean 法外科医师 1766—1842] 拉雷氏切断术(肩关节段离术) ‖ ~ bandage 拉雷氏绷带(多头胶边绷带) / ~ cleft; sternocostal triangle 拉雷氏裂,胸肋三角 / ~ ligation 拉雷氏结扎法(在腹股沟韧带下,将股动脉结扎)

Larrey-Well diseade; Weil's disease; leptospirs jaun-dice 拉—外二氏病,钩断螺旋体性黄甘

larry *n*. 薄浆

Larsen-Johansson disease (Christian M. F. S. Larsen; Sven Johansson) 拉尔逊病、拉尔逊—约翰逊病(一种髌骨病,X 线显示髌骨下极副骨化中心形成)

Larson method 拉尔逊氏法(检尿中尿囊素)

Larswen's syndrome (Loren J. Larsen) 拉尔逊综合征(腭裂,扁平面容,多处关节先天性脱位和足畸形)

LART linear array realtime scanner 线阵实时扫描器

larungotyphoid *n*. 喉型伤寒

larva [拉] (复 larvae) *n*. 幼虫昆虫), 蚴(蠕虫) ‖ ~ migrans 皮肤游走性幼虫疹 / ~ currens 肛周匍行症,类圆线虫病 / ~ migrans 游走性幼虫疹,匍行症,幼虫移行症 / ocular ~ migrans 眼幼虫移行症 / visceral ~ migrans 内脏幼虫移行症 / ~l *a*. 幼虫的,蚴的;隐蔽的,潜在的 / ~, bladder 囊蚴 / ~, encysted 包蚴 / ~, filariform 丝状物 / ~ migrans 游走性幼虫病 / ~, rat-talled 长尾蛆 / ~, rhabditid 杆状蚴

larvaceous; larvate *a*. 隐蔽的,潜在的(指病或病的症状)

larvacidal; larvicidal *a*. 杀幼虫的,杀蚴的

larval conjunctivitis 蚴性结膜炎,结膜蝇蛆病

larvascope *n*. 幼虫检查镜

larvate *a*. 隐蔽的,潜在的

larve *n*. 幼虫

larvicide *n*. 杀幼虫剂,杀蚴剂 *vt*. 对……施杀幼虫剂 / Panama ~ 杀按蚊幼虫剂

larvifoum *n*. 幼虫形

larviparous *a*. 产幼虫的

larviphagic *a*. 食幼虫的,食孑孓的

larviposition *n*. 产幼虫(现象)

larvivorous *a*. 食幼虫的(尤指食孑孓的鱼)

larygocele *n*. 喉囊肿 ‖ ~, congenltal ventrlcular 先天性喉室囊肿

Laryng Laryngoscope 喉镜(美国耳鼻喉科学会杂志名)

Laryng- [希 larynx] [构词成分] 喉

laryngalgia *n*. 喉痛

laryngeal *a*. 喉的 ‖ ~ aperture 喉口 / ~ applicator forceps 喉涂药钳 / ~ artery 喉动脉 / ~ biopsy forceps 喉部活检钳 / ~ cartilage 喉软骨 / ~ cavity 喉腔 / ~ curet 喉刮匙 / ~ endoscope 喉镜 / ~ endoscopy 喉镜检查 / ~ gland 喉腺 / ~ lymphatic follicles 喉淋巴滤泡 / ~ mirror 喉镜 / ~ muscle 喉肌 / ~ polypus 喉息肉 / ~ prominence 喉结 / ~ saccule 喉小囊 / ~ speculum 喉窥镜 / ~ spray 喉头喷雾器

laryngeal muscle (简作 LM) 喉肌

laryngect; laryngectomee *n*. 喉切除患者

laryngectomy *n*. 喉切除术 | anterior fronto-vertical partial ~ 前半喉垂直切除术 / frontal ~ 前喉切除术 / near total with epiglottlc reconstruction ~ 重建会厌的次全喉切除术 / sipraglottic ~ 声门上喉切除术 ~ total ~ 上半喉切除术

laryngectomy *n*. (简作 LG) 切除术

laryngemphraxis *n*. 喉阻塞

laryngendoscope *n*. 喉内镜

laryngendoscopy *n*. 喉内镜检查

larynges larynx 的复数

laryngismal *a*. 喉痉挛的

laryngismus *n*. 喉痉挛 ‖ ~ pralyticus; roaring 麻痹性喉痉挛,喘鸣症(马) / ~ stridulus 喘鸣性喉痉挛

laryngitic *a*. 喉炎的

laryngitis *n*. 喉炎 ‖ ~, acute catarrhal 急性卡他性喉炎 / ~, atrophic 萎缩性喉炎 / ~, chronic catarrhal 慢性卡他性喉炎 / ~, croupous 格鲁布性喉炎 / ~, diphtheritic 白喉性喉炎 / ~, dry; ~ siccz; Turck's trachoma 干性喉炎,提尔克氏干皱 / ~, edematous 水肿性喉炎 / ~, granulomatous 肉芽肿性喉炎 / ~, membranous 膜性喉炎 / ~, phlegmonous 蜂窝织炎性喉炎 / ~, relapsing ulcerative 复发性喉溃疡 / ~ sicca; chronic ~ 干性喉炎 / ~, spasmodic 喘鸣性喉痉挛 / ~ stridulosa; laryngismus stridulrs 喘鸣性喉痉挛 / ~, subglottic 声门下喉炎 / ~, syphilitic 梅毒性喉炎 / ~, tuberculous 结核性喉炎

laryngo-; laryng- [希] [构词成分] 喉,喉头

laryngocarcinoma *n*. 喉癌

laryngocentesis *n*. 喉穿刺术

laryngoesophagectomy *n*. 喉食管切除术

laryngofaradization *n*. 喉感应电疗法

laryngofiberscope *n*. 纤维喉镜

laryngofiberscopy *n*. 纤维喉镜检查
laryngofission *n*. 喉中部切开术
laryngofissure *n*. 喉中部切开术
laryngogram *n*. 喉 X 线[照]片
laryngograph *n*. 喉动描记器
laryngograph *n*. 喉描记器
laryngography *n*. 喉摄影[术]
laryngography; laryngological *n*. ①喉照相术 ②喉论
laryngological *a*. 喉科学的
laryngologist *n*. 喉科学家
laryngology *n*. 喉科学
laryngometry *n*. 喉测量法
laryngoparalysis *n*. 喉麻痹
laryngopathy *n*. 喉病
laryngophantom *n*. 喉模型
laryngopharyngeal *a*. 咽喉的 ‖ ~ mirrow 咽喉镜
laryngopharyngectomy *n*. 咽喉切除术
laryngopharyngitis *n*. 咽喉炎
laryngopharyngoscope *n*. 咽喉镜
laryngopharyngoscope *n*. 咽喉镜检查
laryngopharynx *n*. 咽下部,喉咽
laryngophone *n*. 喉头微音器
laryngophony *n*. 喉听诊音
laryngophthisis *n*. 喉结核
laryngoplasty *n*. 喉成形术
laryngoplegia *n*. 喉麻痹
laryngoptosis *n*. 喉下垂
laryngopyocele *n*. 喉脓囊肿
laryngorentgenography *n*. 喉 X 线照相术
laryngorhagla *n*. 喉出血
laryngorhinology *n*. 鼻喉科学
laryngorodntgenography *n*. 喉 X 线照相[术],喉 X 线摄影[术]
Laryngorrhaphy *n*. 喉缝术
laryngorrhea; laryngorrhoea *n*. 喉黏液溢
laryngoscleroma *n*. 喉硬结
laryngoscope *n*. 喉镜 ‖ ~, electrothermic 电热喉镜
Laryngoscope (简作 Laryng) *n*. 喉镜(美国耳鼻喉科学会杂志名)
laryngoscopic *n*. 喉镜检查的 ‖ ~ image 喉镜像
laryngoscopicset *n*. 喉镜器械
laryngoscopist *n*. 喉镜检查专家
laryngoscopy *n*. 喉镜检查 ‖ ~, direct 直接喉镜检查 / ~, indirect 间接喉镜检查 / ~, suspension 仰垂喉镜检查,悬吊喉镜检查 ‖ laryngoscopic(al) *a*.
Laryngosigma Loeblich and Tappan 曲管虫属
Laryngosigma williamsomi Terquem 明亮曲管虫
laryngospasm *n*. 喉痉挛
laryngospasmus; laryngismus *n*. 喉痉挛
laryngostasis *n*. 喉阻塞,格鲁布,哮吼
laryngostat *n*. 喉镭疗支持器
laryngostenosis *n*. 喉狭窄
laryngostomy *n*. 喉造口术
laryngostroboscope *n*. 喉动态镜
laryngostrochebroscopy *n*. 喉动态镜检查
laryngosurgery *n*. 喉外科
laryngosyrinx *n*. 喉瘘管
laryngotome *n*. 喉刀
laryngotomy *n*. 喉切开术 ‖ ~, complete 全喉切开术 / ~, cricothyroid 环甲膜切开术 / ~, inferor 喉下部切开术,环甲膜切开术 / ~, median 喉中部切开术,环甲膜切开术 / ~, subhylod 甲状舌骨膜切开术甲状舌骨膜切开术 / ~, superior; thyrohyokd ~; subhyois ~ 喉上部切开术,甲状舌骨膜切开术
laryngotracheal *a*. 喉气管的 ‖ ~ autograft 喉气管自体移植术
laryngotrachealtis *n*. 喉气管炎
Laryngotracheitis virus = Infectious laryngotracheitis virus (of fowls) (May et Tittsler) 食传染性喉气管炎病毒
laryngotracheobronchitis *n*. (简作 LTB) 喉气管支气管炎
laryngotracheobronchoseopy *n*. 喉气管支气管镜检查
laryngotracheotomy *n*. 喉气管切开术
laryngotrochebronchoscope *n*. 喉气管支气管镜
laryngotrocheoscopy *n*. 喉气管镜检查,经口气管镜检查
laryngovestibulitis *n*. 喉前庭炎
laryngoxerosis *n*. 喉干燥
larynx (复 larynges) *n*. 喉 ‖ artificial ~ 人工喉;假喉 / ~ duster 喉头喷粉器 / ~ ice bag 喉头冰囊 / ~ nebulizer 喉头喷雾器
LAS leucine aminopeptidase 亮氨酸氨基肽酶 /Licentiate of the Sociey of Apothecaries 领有药学会开业证书者 / Light activated switch 光每开关机 /Linear alkylsulfonate 直链烷基磺酸盐 /Local adaptation ayndrome 局部适应综合征(应激) /Lung alveolar surfactant 肺泡表面活性物质 /Lumphadenopathy syndrome 淋巴结病综合征 / Laboratory Automation System 实验室自动化系统
las(er)ing *a*. 产生微光(的),激光作用 ‖ ~ abilith 光激射能力 / ~ efficiency 激光效率 / ~ emitter 激光放射体 / ~ fiber 激光(光学)纤维 / ~ light emitter 激光源 / ~ threshold 激光阈,光激射阈
Lasaloeid *n*. 拉沙洛西(抗球虫药)
lasanum *n*. 产科椅
lasciviaa *n*. 求雌狂
lase *n*. 放射激光,使受激光照射
lasecon *n*. 激光转换器
Lasegue's disease 法医师;拉塞格氏病(迫害狂) ‖ ~ sign 拉塞格氏征(1 坐骨神经痛时,大腿再髋部弯曲有痛 2 癔病患者闭眼时,不能动四肢) / ~ syndrome 拉塞格氏综合征(癔病患者闭眼时,不能动四肢)
laser *n*. (旧译名:莱赛)激光,激光器 ‖ argon ~ 氩激光器(用于光凝固) / argon dye ~ 氩染料激光器 / carbon-diioxide ~ 二氧化碳激光器(用于切除和切开组织并使之汽化) / capsulotomy ~ 激光晶状体囊切开术 / dye ~ 染料激光器(用于光动力疗法) / gold vapor ~ 金蒸气激光 / gonipuncture ~ 激光前房角穿刺 / helium-neon ~ 氦、氖激光器(用作激光器在不可见光波长操作时的导向光束) / ion ~ 离子激光器 / keratotomy 激光角膜切开术 / krypton ~ 氪激光器(用于光凝固); / neodynium: yttrium-aluminum-garnet(Nd: YAAG) ~ 钕:钇—铝—石榴石激光器(用于光凝固和光挥发) / ~ breeding 激光育种 / ~ action 激光作用 / ~ amplitier 激光放大器 / ~ beam 激光束 / ~ biology 激光生物学 / ~ camera 激光照相机 / ~ cane 激光手杖 / ~ cauter 激光烙器 / ~ coagulation 激光照射止血,激光凝固止血 / ~ conversion efficiency 激光转换效率 / ~ cyclotrabeculospasis 激光睫状体小梁牵张术 / ~ data line 激光谱数传输换线路 / ~ detector 激光探测器 / ~ diode 激光二极管 / ~ Doppler flowmetry 激光多普勒血流仪 / ~ dyes 激光染料(一种用于医疗药物及显微光谱、同位素分离、微量分析、化学反应动力学、激光光谱和其他高科技的染料) / ~ endoscopy 激光内镜术 / ~ energy density 激光能量密度 / ~ energy meter 激光能量计 / ~ flash lamp 激光闪光灯 / ~ flash tuber 激光闪光管 / ~ flux 激光通量 / ~ frequency multiplier 激光倍频器 / ~ frequency 激光频率 / ~ fusion 激光熔合 / ~ gonioplasty 激光房角成形术 / ~ guidance 激光导引 / ~ gun 激光枪 / ~ gyroscope 激光器陀螺 / ~ holography 激光全息摄影[术] / ~ host 激光器基质 / ~ illuminator 激光照明器 / ~ interference filter 激光干扰滤波器 / ~ intcrferometer 激光干涉仪 / ~ interferometry 激光干涉测量术 / ~ intiating explosive device 激光起爆炸装置 / ~ iridectomy 激光虹膜切除术 / ~ iridotomy 激光虹膜切开术 / ~ irradiation 激光照射 / ~ jet printer 激光喷射打印机 / ~ laparoscopy 激光腹腔镜检查 / ~ light scattering 激光散射 / ~ light 激光[显]微探子,激光显微刀 / ~ light-beam marker 激光束标志器 / ~ linewidth 激光线宽 / ~ medicine 激光医学 / ~ microbeam 激光微束 / ~ microirradiation 激光微照射 / ~ microprobe 激光显微探针,激光显微取样 / ~ microscope 激光显微镜 / ~ nephelometer 激光浊度计 / ~ operating apparatus 激光手术器 / ~ optics 激光光学 / ~ oscillater 激光振荡器 / ~ output frequency 激光输出频率 / ~ penetration 激光穿透 / ~ phacoemulsification 激光晶状体乳化术 / ~ photocoagulation 激光凝固术 / ~ photocoagulator 激光凝固器 / ~ plasma 激光等离子体 / ~ power density 激光功率密度 / ~ precise alignment 激光精密准直 / ~ probe mass spectrometry 激光探针质普法 / ~ processing 激光加工 / ~ pump 激光泵 / ~ pyrolysis-GC-MS (gas chro-matograph mass spectrometry) 激光热解气相层析质谱法 / ~ radar 激光雷达 / ~ Raman spectromrter 激光拉曼光谱仪 / ~ Raman spectrum 激光拉曼光谱 / ~ rendezvous beacon 轨道会合激光信标 / ~ rod 激光器棒 / ~ scalpel 激光手术刀 / ~ sclieren apparatus 激光条纹照相装置 / ~ search observer 激光探测器 / ~ slit lamp 激光裂隙灯 / ~ speckle 激光散斑 / ~ spectrum analyser 激光光谱仪 / ~ surgery 激光外科 / ~ surgery equipment 激光外科设备 / ~ surgery unit for colonoscope 结肠镜激光手术器 / ~ surgical unit for gastroscope 胃镜激光手术器 / ~ television 激光电视 / ~ thansmitter 激光发射机 / ~ therapy apparatus 激光治疗 / ~ thermia 激光加热疗法 / ~ thermokeratectomy 热效应角膜切除术 / ~ trabecular puncture 激光小梁穿刺[术],激光滤帘穿刺[术] / ~ trabeculoplasty 激光小梁成形术,激光滤帘成形术 / ~ trabeculostimalation 激光小梁刺激术,激光滤帘刺激术 / ~ treatmentor 激光速度计 / ~ welding 激光焊接(组织或器官)
Laser Abstracts for the Medical Profession (简作 LAMP) 医用激光

文摘
Laser Active Boresight System（简作 LABS）激光作用瞄准系统
laser beam image reproducer（简作 LBIR）激光束图像重现器
Laser Energy Meter（简作 LEM）激光能量测定器
laser image converter（简作 LIC）激光变像器
laser isotope separation（简作 LIS）激光同位素分离
Laser optical modulator（简作 LOM）激光光学调制器
laser scanne（简作 LS）激光扫描装置
laser semi-active homing（简作 LASH）激光半主动追踪
laser trabeculoplasty（简作 LTP）激光小梁成形术（治疗青光眼的方法）
laser visual acuity（简作 LVA）激光视力
laser-assited *a*. 激光辅助的 ‖ ~ laparoscopic excision 激光腹腔镜切除术
laser-bounce *n*. 激光反射
laser-Doppler *n*. 激光多普勒 ‖ ~ fluid-flow velocimeter system 激光多普勒液流速度计系统
lasereader *n*. 激光图表阅读器
laser-emulsion *n*. 激光（感光）乳胶
laser-emulsion storage *n*. 激光（感光）乳胶存储器
laser-interferometer *n*. 激光干涉仪 ‖ ~ camera 激光干涉仪照相机
laseropuncture *n*. 激光穿刺术
laserphoto *n*. 激光照片传真
laser-photochromic *a*. 激光光色的 ‖ ~ dixplay 激光色显示，激光照射变色彩色显示
laserprobe microanalyser（简作 LPMA）激光探针显微
laser-pumped ruby maser 激光泵激红宝石量子放大器
laser-scope *n*. 激光观察器，激光显示器
lasertelevision *n*. 激光电视 ‖ ~ camera 激光电视摄影
laserthermia *n*. 激光热疗
laser-tube cavity 激光谐振腔，气体激光腔
lash *n*. 鞭打；睫毛 *v*. 鞭打；急伸（手脚）‖ ~ out 痛打；痛斥
LASH laser semi-active homing 激光半主动追踪
lashes *n*. 睫毛
lashmet-Newburgh's test 拉—钮二氏试验（检肩机能）
Lasiocampus quercus cytoplasmic polyhedrosia virus 栎枯叶蛾胞质型多角体病毒
lasioderma serricorne 烟蠹虫
Lasiohelea *n*. 蠛蠓属 ‖ ~ taoxana 台湾蠛蠓
lasiosphaera *n*. 马勃
lasix *n*. 呋塞米，呋喃苯胺酸（furosemide）[商名]
LASL Los Alamos Scientific Laboratory 斯阿拉莫斯市科学实验室（美）
Lasosphaeriaceae *n*. 毛球壳科（一种菌类）
L-ASP lasparagingase 左旋天冬酰氨酶
lasryngopharyngeus *n*. 咽下缩肌
LASS labile aggregation stimulating substance 易变凝聚刺激物质
Lassa arenavirus = lassa virus（Buekley et Casls）拉沙砂粒样病毒，拉沙病毒
Lassa fever, virus（lassa 为尼日利亚城市，拉沙热于 1959 年首次报道）拉沙热，病毒（分别见 fever, virus 项下相应术语）
Lassa virus of S. E. Africa = Mozambique virus 东南非拉沙病毒，莫桑比克病毒
Lassa virus of W. Africa 西非拉沙病毒
Lassar's paste 拉萨尔氏糊[剂]（水杨酸氧化锌糊）
lassitude *n*. 倦怠，无力
last[1] *a*. 最后的，刚过去的 *ad*. 最后；上一次 *n*. 最后；末尾 ‖ at（long）~ 终于 / brathe one's ~ 断气，死 / ~ but not least 最后但并不是最不重要的（一点）/ ~ but one（two）倒数第二（第三）/ every ~ 每一 / to the ~ 到最后 / ~ menstrual period, LMP，末次月经
last[2] *vi*. 持续，支持；耐久 *vt*. 够……之用，经受住
lasting *a*. 持久的，耐久的
lastly *ad*. 最后
LAT latex agglutination test 胶乳凝集试验 /Latitude 纬度 /Leukocyte aggregation test 白细胞凝聚试验 /Liner accelerator tube 直线加速管 /Lat admov lateri admoveatum [拉] 用于该侧 /Lat dol lateri dolente [拉] 于痛侧
Lat-[拉 latus][构成成分] 搬运，传播来
Lat lateral *a*. 侧面的，外侧的 /lattice arrangement 晶格批排列（电镜）
Lat admov lateri admoveatum [拉]（简作 LAT）用于该侧
Lat dol lateri dolente [拉]（简作 LAT）于痛侧
Lat ht latent heat 潜热
Latah latahl Tourette's discase 拉塔病，图雷特氏病（一种文化特异性综合征，主要见于马来人和其他东南亚人，表现为极其受暗示、模仿言语、模仿行动、淫秽言语、混乱和自动服从症；表现共济失调、言语障碍及抽搐的一种神经病）
Latamoxef *n*. 羟羧氧酰胺菌素，拉他头胞，拉氧头孢（抗生素）
Latargt's nerve 赖塔泽氏神经，骶前神经 ‖ ~ vein; pyloric vein 赖塔泽氏静脉，幽门静脉
latch bur *n*. 齿形圆钻
late *a*. 迟的，晚期的；新近的；已故的；前任的 *ad*. 迟，晚；在晚期；不久前，最近 ‖ at the ~ st 最迟，至迟 / early ane ~ 从早到晚 / early or ~（= sooner or ~ r）迟早 / keep ~ hours 晚睡晚起 / no ~ r than 不迟于…… / of ~ 近来，最近 / of ~ years 近年来 / sit up ~ 深夜不睡 / ~ receptor potential 晚期感受器电位 / ~ replicating 延迟复制 / ~ excretory urogram 延迟排泄性尿路造影照）片 / ~ venou phase 静脉晚期相血管造影期相之一
late allergic response 迟发性过敏反应
late antigen（简作 LA）晚期抗原
late asthmtic respopnse（简作 LAR）延迟哮喘反应
late clamped（简作 LC）后夹
late deceleration 晚期减速（指孕妇行胎儿监护仪监护，图纸上描记的一种表现，子宫收缩开后一段时间（多在高峰后）出现胎心音减慢，但下降缓慢，持续时间长，恢复亦缓慢，晚期减速是胎儿缺氧的表现）
Late generalized tubeculosis（简作 LGT）晚期（全身）播散性结核
late genes 晚期基因
late infantile amaurotic familial idiocy（简作 LIAFI）婴儿后期家族黑蒙性白痴
late membrane antigen（简作 LMA）晚期膜抗原
late onset hepatic failure（简作 LOHF）迟发性肝衰竭
late positive component（简作 LPC）晚期阳性成分
late postpartum hemorrhage 晚期产后出血（指分娩 24 小时后在产褥期内发生的子宫出血。主要由子宫复原不全，特别是胎盘附着部位复原不全所致）
late potential（简作 LP）后电位
late receptor potential（简作 LRP）晚期感受器电位
Late rep; ocating *n*. 延迟复制
Late replicating X chromosome 迟复制 X 染色体（在哺乳动物细胞中，雌性或女性细胞中的两条 X 染色体中有一条呈异固缩状态，多认为不具有功能活性，在染色体复制过程中，其复制落后于另一条有转录活性的 X 染色体）
late syphilid 晚期梅毒（同三期梅毒）
late systolic murmur（简作 LSM）收缩晚期杂音
late type ①多体突变体 ②lata 突变型 ③lata 突变体
late, fractionated potentials（简作 LFPs）迟发碎裂电位
latebra *n*. 卵黄心
Latecella reniformis Heron-Allen and Earland 肾形隐室虫
lately *ad*. 最近，不久前
latency *n*. ①潜伏期 ②潜伏，隐伏 ‖ ~ relaxation（简作 LR）潜伏性弛缓
latent *a*. 潜伏的，潜在的；隐性的 ‖ ~ accommodation 隐性调节 / ~ arenavirus 潜伏沙粒样病毒 / ~ astigmatism 隐性散光 / ~ bud 潜伏芽 / ~ deviation 隐斜 / ~ enzyme 潜在酶 / ~ gene 潜在基因 / ~ hamster virus 地鼠潜伏病毒 / ~ heat 潜热每克溶解热 / ~ heredity 潜伏遗传 / ~ hypermetropia 隐性远视 / ~ image 潜像，隐像 / ~ image decay 潜影衰减 / ~ image fading 潜影消失 / ~ image revesal 潜影反转 / ~ immunization 隐性免疫作用 / ~ Infections 潜伏性感染 / ~ mosaic 潜伏花叶病 / ~ neutron 潜中子 / ~ nystagnms 隐性眼球震颤 / ~ period 潜伏期 / ~ phase 潜伏期，是指从临产后规律宫缩开始，至宫颈扩张 3 厘米，约需 8 小时。/ ~ proteins 晚期蛋白 / ~ rat virus（Kilham）大鼠潜伏病毒 / ~ squint 隐斜，潜伏性斜视 / ~ stage of syphilis 潜伏梅毒（二期梅毒之后的无症状阶段）/ ~ stage of syphilis 梅毒潜伏期 / ~ stage of syphilis 隐性梅毒梅毒三期（其特点是较长时间无症状）/ ~ strabismus 潜伏性斜视，隐斜 / ~ syphilis 潜伏梅毒（有梅毒感染史而无临床症状或临床症状已消失，仅有梅毒血清反应阳性，其他实验室检查均无梅毒存在的指征）/ ~ virus 潜伏性病毒 ‖ ~ ly *ad*.
latent cardiomyopathy（简作 LCM）隐性心肌病
latent coronary heart disease（简作 LCHD）隐性冠心病
latent energy（简作 LE）潜伏能，潜能
latent heat（简作 Lat ht & lh）潜热
latent iron-binding capacity（简作 LIBC）潜在铁结合能（力）
Latent membrane protein（简作 LMP）潜伏感染膜蛋白
latent period（简作 LP）潜伏期
latentiation *n*. 潜伏化作用（在药理学上，指对一种生物活性化合物进行化学改变，以影响它的吸收、分布等，被改变了的化合物

口服后通过生物学过程转变为有活性的化合物)
late-postprandial hypoglycemia 餐后低血糖症
later *ad*. 以后,随后 ‖ ~ on 以后,随后
Later-[拉 lateris][构词成分] 侧
laterad *n*. 侧向
lateral *a*. ①侧的,外侧的 ②侧生的,侧出的 ③肋盾 ‖ ~ aberration 旁(向)像差 / ~ abdominalgill 侧腹鳃 / ~ acoustic shadow 侧边声影 / ~ amniotiefold 羊膜侧褶 / ~ angleofeye 外眦 / ~ aperture 外侧孔 / ~ arc technique 侧面钟摆(照射)技术 / ~ arcuate segament 外侧弓状韧带 / ~ axis 横轴 / ~ basalsegment 外基底段 / ~ bonyampulla 外骨壶腹 / ~ body 侧体 / ~ branch 根管侧支 / ~ calcarine sulcus 距状外侧沟 / ~ cancerization 侧向癌变 / ~ caneiform bone 外侧楔骨 / ~ canthoplasty 外眦成形术 / ~ canthus 外眦 / ~ cassette clamp 侧置储片夹卡架 / ~ cassette holder 侧置储片夹支架 / ~ cerebral fossa 大脑外侧窝 / ~ cerebral ventricle 侧脑室 / ~ cervical ligaments 子宫侧韧带 / ~ cervical triangle 颈外侧三角 / ~ chain 侧链 / ~ chest film 侧位胸片 / ~ chiasms 侧交叉 / ~ chromatism 旁(向)色像差 / ~ circumflex femoral vein 股外侧静脉 / ~ circumflex femoral artery 旋股外侧动脉 / ~ column 侧柱 / ~ condyle 外侧髁 / ~ condyle path 侧髁道 / ~ cord 外侧束,外侧索 / ~ cortico-spinal tract 皮质脊髓侧束 / ~ cricoarytenoid muscle 环勺侧肌 / ~ crus 外侧角 / ~ cutaneous branch 外侧皮支 / ~ deformation 旁向形变 / ~ deviation 侧位偏斜 / ~ diffusion 侧向扩散 / ~ diplopia 侧向复视 / ~ displacement 旁向位移 / ~ element 侧向成分,侧体(接合丝复合体的) / ~ eye momement (简作 LEM) 侧眼运动 / ~ epicondyle 外上髁 / ~ excursion 侧向移动 / ~ field 侧野 / ~ filament 侧丝 / ~ fin 侧鳍 / ~ fissure 外侧裂 / ~ funicula 侧索 / ~ funiculus 侧索 / ~ fovea 外侧凹 / ~ geniculate [外]侧膝体 / ~ geniculate boby 外侧膝状体 / ~ gray column 灰质侧柱 / ~ group 侧基 / ~ hemianopia 外侧偏盲,垂直性偏盲 / ~ habenula (简作 LH) 外侧下丘脑 / ~ horn 侧角 / ~ inclined tomography 侧位倾斜 X 线断层成像(术),侧位倾斜 X 线体层摄影(术) / ~ in extension 伸展侧位 / ~ inferior genicular artery 膝下外[侧]动脉 / ~ in flexion 屈曲侧位 / ~ inhibition 侧抑制 / ~ intercondylar 外侧髁间结节 / ~ jaw radiogaphy 侧位颌骨 X 线(照片) / ~ keel 侧龙骨 / ~ labium 外侧唇 / ~ lactobionate 乳糖酸盐(根据 1998 年 CADN 的规定,在盐或酯与加合物之命名中,使用此项名称) / ~ .leminiscus 外侧丘系 / ~ lid commissure 睑外侧连合 / ~ line organ 侧线器官 / ~ ligament 外侧韧带 / ~ ligament of malleus 锤骨外侧韧带 / ~ longitudinal stria 外侧纵纹 / ~ magnification 横向放大率 / ~ malleola (简作 LM) 外踝 / ~ malleolus fossa 外踝窝 / ~ malleolus rete 外踝网 / ~ mass 侧块 / ~ membranous ampulla 外膜壶腹 / ~ meniscus 外侧半月板 / ~ mid-line laminagraphy 侧位中线体层摄影(术) / ~ movement 侧向运动 / ~ nervecord 侧神经索 / ~ neuralfold 侧神经褶 / ~ nucleus 外侧核 / ~ nucleus of thalamus 压脑外侧核 / ~ nystagmus 横向性眼球震颤 / ~ oblique projection 斜侧位投照 / ~ occipital sulcus 枕骨外侧沟 / ~ olfactory tract (简作 LOT) 外侧溴束 / ~ orbital tubercle 眶外侧结节 / ~ orbitotomy 外侧眶切开术 / ~ palpebral artery 睑外侧动脉 / ~ palpebral ligament 睑外侧韧带 / ~ palpebral raphe 睑外侧缝 / ~ patellar retinuculum 髌外侧支持带 / ~ pectoral nerve 胸外侧神经 / ~ phoria 横向隐斜 / ~ planter artery 足底外侧动脉 / ~ preoptic area (简作 LPO) 外侧视叶前区 / ~ process 侧突,外侧突 / ~ process of calcanean tubercle 跟结节外侧突 / ~ process of talus 距骨外(侧)突 / ~ projection radiography 侧位投影 X 线摄影(术) / ~ position (简作 LP) 侧位,侧卧位 / ~ pterygoid muscle 翼外侧肌 / ~ puelogram 侧位肾盂造影(照)片 / ~ pyelography 侧位肾盂造影(术) / ~ pyramid tract 皮质脊髓侧束,锥体侧束 / ~ radiograph 侧位平片 / ~ ramulus 外侧束 / ~ resolution 横向分辨力,侧向分辨力 / ~ ridge 侧脊 / ~ sacral artery 骶外侧动脉 / ~ sacral crest 髓外侧嵴 / ~ sacrococcygeal ligament 骶尾侧韧带 / ~ sagittal axillaru scanning 腋部侧方矢状扫描 / ~ semicircular duct 外半规管 / ~ septal nucleus (简作 LS) 激光系统/ ~ serratus muscle 侧锯肌 / ~ shadow 侧壁声影,外侧阴影 / ~ sperm head displacement ~侧位 / ~ spines 侧刺突 / ~ spinothalamic tract 脊髓丘脑侧束 / ~ sternal line 胸骨外侧线 / ~ strabismus 侧向斜视 / ~ symmetry 两侧对称,左右对称 / ~ talocalcaneal ligament 距跟外侧韧带 / ~ tasal artery 跗外侧动脉 / ~ temporal arcade 侧颞弓 / ~ thoracic artery 脚外侧动脉 / ~ thoracic vein 胸外侧静脉 / ~ tissue dose 侧面组织剂量 / ~ tomogram 侧位体层摄影(照)片 / ~ tomography 侧位体层摄影术,侧位断层成像术 / ~ trabant 侧生随体 / ~ tooth 侧牙 / ~ tubercle 外侧结节 / ~ ventricle 侧脑室 / ~ vestibular nucleus 前庭外侧核 / ~ view 侧位观,侧面像 / ~ wall echo 侧面(壁)超声像侧面壁回声 / ~ wall echo drop-out 侧避回声失落 / ~-viewing 侧视内镜 / ~-viewing endoscopy 侧视内镜检查 / ~-viewing duodenoscpe 侧视十二指肠镜 / ~-viewing duodenoscopy 侧视十二指肠检查 / ~-viewing gasroscope 侧视胃镜 / ~-viewing gastroscopu 侧视胃镜检查
lateralination *n*. 侧枝化
lateralis *a*. 侧的,外侧的 ‖ ~ posterior (简作 LP) 后外侧核
laterality *n*. 偏利,偏侧优势 ‖ ~, crossed 交叉偏利 / ~, dominant 同侧偏利 / ~ quotient (简作 LQ) (手的)偏用商
lateralization *n*. 单侧化
lateralized *a*. 单侧性的
latericeous *a*. 红砖灰状的,土红色的
latericumbent *a*. 侧卧的
lateriflexion *n*. 侧屈,旁屈 ‖ ~, flection 横行的,侧步的
laterigrade *a*. 横行的,侧步的
lateriversion; lateroversion *n*. 侧,旁
laterlgrade *n*. 土红新月[孢子]菌素,土红[镰刀]菌素
laterltious *n*. 侧倾
latero-[构词成分] 侧,旁
latero-abdominal *a*. 腹旁的
latero-axial projection 外侧轴位投照
Laterocaudate Chen and Hsieh 侧尾虫属
laterocervical *a*. 颈旁的
laterodetrusion *n*. 一侧下移
laterodeviation *n*. 侧向偏斜,侧偏
lateroduction *n*. 侧转,侧展
lateroflexion *n*. 侧屈,旁屈
lateroganathism *n*. 下颌偏移
lateromarginal *n*. 侧缘的
latero-oblique tomography 侧斜位断层成像术
lateropharyngeal *n*. 咽侧的,头侧的
lateroposition *n*. 偏侧变位
lateroprotrusion *n*. 一侧前移
lateropulsion *n*. 侧步,横行
lateroretrusion *n*. 一侧后移
laterosporin *n*. 侧孢菌素
laterosurtrusion *n*. 一侧上移
laterotorsion *n*. 侧旋,外旋
laterotrusion *n*. 侧移位
lateroversion *n*. 侧倾(牙)
latex *n*. (简作 Ltx) 乳汁、胶乳 ‖ ~ balloon 乳胶胶囊 / ~ cell 乳胶细胞 / ~ glove 乳胶手套 / ~-leptospiral agglutination Test (简作 LA) 乳胶钩端螺旋体凝集试验 / ~ particle 乳胶颗粒
Latex agglutination reaction (简作 LAR) 胶乳凝集反应
latex agglutination test (简作 LAT) 胶乳凝集试验
latex and resorcinol formaldehyde (简作 LRF) 乳胶—间苯二酚甲醛
latex fixation test (简作 LFT) 胶乳絮凝试验
latex particle agglutination (简作 LPA) 胶乳颗粒凝集
latex particle agglutination test (简作 LPAT) 胶乳颗粒凝集试验
latexed *a*. 侧屈的
latexion *n*. 侧屈,旁屈
latex-leptospiral agglutination test (简作 L-Lat) 胶乳钩端螺旋体凝集素试验
latham's circle 累瑟姆氏圈(心包浊音区)
lathe *n*. 车床 ‖ ~, dental 牙医车床
lather *n*. 泡沫, *v*. 以泡沫布满,起泡沫
lathy *a*. 板条状的;瘦长的
lathyrism *n*. 山黧豆中毒
lathyrogen *n*. 致山黧豆中毒物,山黧豆中毒因子
Lathyrogenic *a*. 致山黧豆中毒的
Lathyrus L *n*. 山熏豆属 ‖ ~ davidii 茫茫决明 / ~ maritimus 野豌豆 / ~ sativus 草香豌豆 / ~ chalumnae 香豌豆,甜豌豆
latibulum *n*. 病巢,病窟
latices latex 的复数
laticiferoustube *n*. 乳汁管
laticos[植药] *n*. 乳汁,胶乳
Latimeria chalumnae *n*. 矛尾鱼
Latin *a*. 拉丁的;拉丁人的;拉丁人语的 *n*. 拉丁语;拉丁语 ‖ ~ America 拉丁美洲 / ~-American 拉丁美洲的
Latin American Association lf Biological and Nuclear Medicine Societies (简作 LAABNMS) 拉丁美洲生物及核医学学会联合会
Latin square 拉丁方
Latino arenavirus = Latino virus (Webb et al.) 拉丁美洲砂粒样病毒
Latino virus 拉丁美洲病毒
latissimus widest 最阔的 ‖ ~ colli; palatysma 颈阔肌 / ~ dorsi 背

阔肌
latitude ***n*.**（简作 LAT）纬度；地区；宽容度，暴曝范围 ‖ latitudinal ***a*.**
latitude data computer（简作 LDC）纬度数据计算机
Latour circuit；Greinacher circuit 拉图氏电路，格雷因纳契氏电路
latrine ***n*.** 坑厕，沟厕，（公共）厕所
LATRIX light accessible transestor matrix 光存取晶体管矩阵
latrodectism ***n*.** 毒蛛中毒
Latrodectus ***n*.** 毒蛛属 ‖ ～ lugubris；kara-kurt 红带毒蛛 / ～ mactans；black widow 美国毒蛛
LATS long-acting thyroid stimulator 长效甲状腺刺激素
LATS-p LATS protector 长效甲状腺刺激保护剂
latta's ***n*.** 点阵，格子 ‖ ～，reciprocal 倒易点阵 / ～，space 空间点阵
latter ***a*.** 最近的；后面的；后者的 ‖ the ～ 后者
latter-day ***a*.** 近代的，现代的
lattice ***n*.** ①格栅 ②点阵，晶格 ③网格 ‖ ～ arrangement（简作 Lat）晶格状排列 / ～ array 点阵列 / ～ constant 晶格常数 / ～ corneal dystrophy 格子状角膜营养不良 / ～ defect 点阵缺陷，晶格缺陷 / ～ degeneration（视网膜）格子样变性 / ～ distance 点阵间距 / ～ dystrophy 网格状营养不良 / ～ energy 晶格能 / ～ hypothesis 晶格学说 / ～ keratitis 网格状角膜炎 / ～-like corneal dystrophy 网格状角膜营养不良 / ～ opacity 格子状混浊
latumcidin ***n*.** 网状链丝菌素
latus ***n*.** 侧部 ***a*.** 侧，胁腹，阔的
Latzke's cesasrean section ***n*.** 腹膜外剖腹产术
Latzko's operation 拉茨科手术（剖腹产手术）
L-AU L-arginase ureohydrolase 精氨酸酶
Laudable ***a*.** 值得称赞的，健康的
laudanidine ***n*.** 劳丹尼丁
Laudanine ***n*.** 劳丹宁（一种鸦片生物碱）
Laudanosine ***n*.** 劳丹诺辛，正甲基四氢罂碱
laudanum ***n*.** 鸦片酒，鸦片酊，西登哈姆氏鸦片酒，鸦片酒
Laudexiummetilsulfate ***n*.** 劳地铵甲硫酸盐（消毒防腐药）
Laue method 劳厄氏法（一种衍射试验法）
Laue pattern 劳厄图像
laugh ***n*.** 笑，笑声 ***v*.**（大）笑；发笑 ‖ canine ～，sardonic ～ 痉笑 / ～ at 嘲笑；漠视 / ～ off（away）对……一笑置之 / ～，canine；sardonic lapis sardonicus 痉笑
laughing ***a*.** 笑的，带着笑的；可笑的 ***n*.** 笑
laughing-gas ***n*.** 笑气，N_2O（nitrous oxidoe）的俗称
laughlen's test 劳克林氏试验
laughter ***n*.** 笑；大笑 ‖ compulsive ～，forced ～，obsessive ～ 强制性痴笑（精神分裂症的一种症状）
Laugier's hernia 洛日埃疝（陷窝韧带疝）‖ ～ sign 洛日埃征（桡骨径突出和尺骨径突在同一水平上，见于桡骨下端骨折）
lauher ***n*.** 启动装置发射架，发射器
Laumonier's ganglion［Jean B. P. N. R Laumonier 法外科医师］，carotid ganglion 洛莫尼埃氏神经节，颈动脉神经节
launch ***vt*.** 发射；发动；开展；开办 ***vi*.** 投入（into）；着手进行（on，upon）***n*.** 发射 ‖ ～ out 开始新的事情，评述 / ～ out into 开始从事，着手进行 / ～ vehicle 运载火箭
laundry ***n*.** 洗衣；洗衣房
launea arborescens stunt rhabdovirus 矮弹状病毒
Launois syndrome［Launois-clerat 法医师］**adoposogeritl dystrophy** 洛—克二氏综合征，肥胖性生殖器退化
Laura's nucleus 劳拉氏核
Lauraceae ***n*.** 樟科
lauraldehyde ***n*.** 月桂醛，十二（烷）醛
Lauralkoniurnchloride ***n*.** 劳拉氯胺（消毒防腐药）
lauranga ***n*.** 丛林病（新西兰牛羊性贫血）
laurate ***n*.** 月桂酸盐（酯或阴离子型）
laurel ***n*.** 月桂树，月桂；桂冠，荣誉 ‖ ～ butter 月桂油 / ～ cherry laurocerasus 月桂樱
laureline ***n*.** 月桂碱
Laurence's pupillometer Laurence 瞳孔计
Laurence-Biedl syndrome［J. Z. laurence 英眼科学家 1830—1874；Arthur Biedl 捷内分泌学家 1869—1933］；劳—比二氏综合征（肥胖、生殖机能减退等综合征）
Laurence-Moon-Biedl syndrome 劳—穆—比三氏综合征（肥胖、生殖机能减退等综合征。一种常染色体隐性遗传病，罕见的遗传性疾病，以肥胖、生殖器官发育不全、视网膜色素性、多指症及智力低下为特征）
Laurence-Moon-Biedl's syndrome（简作 LMB）视网膜色素变性肥胖多脂综合征
Laurenstein popsition 劳恩期坦位（关节侧位投照位置之一）
Laurer's canal 劳氏管（某些吸虫所特有）
laureth 9 聚乙二醇单十二醚（杀精子剂和表面活性剂）
lauric acid，laurostearicacid 月桂酸，十二（烷）酸，同 dodecanoic acid
lauric aldehyde 月桂醛，十二（烷）醛
lauric diethamide（简作 LDE）月桂酸二乙酰胺
lauril ***n*.** 十二烷（基）（根据 1998 年 CADN 的规定，在盐或酯与加合物之命名中，使用此项名称）
laurilsulfate ***n*.** 十二烷基硫酸盐（根据 1998 年 CADN 的规定，在盐或酯与加合物之命名中，使用此项名称）
laurin ***n*.** 月桂酸甘油酯
Laurixamine ***n*.** 劳立沙明
laurocapram ***n*.** 十二烷氮卓酮（辅料）
laurocerasus ***n*.** 月桂樱（树）
lauroliniumacetate ***n*.** 劳利铵醋酸盐（消毒防腐药）
Lauron ***n*.** 劳朗（成药，金硫代乙醇酰苯胺的油悬液，治风湿性关节炎）
laurotetanine ***n*.** 山鸡椒痉挛碱
Laurus ***n*.** 月桂树属（樟科）‖ ～，camphora lin camphora officinarum 樟树 / ～，nobilis 月桂树
laurusin ***n*.** 脱氢间型霉素
lauryl mercaptan 十二烷基硫醇
Laurylthiocyanate 硫氰酸十二酯（人工合成杀虫药）
lauter ***n*.** 过滤
Lauth's sinus 德生理学家
Lauth's violet 英化学家，劳思氏紫硫蔓，盐酸硫堇
Lauth'sligament 法解剖学家，外科医师
Lauth's canal，sinus ***n*.** 巩膜静脉窦
Lauth's liganment ***n*.** 寰锥横韧带
Lauth's sinus（canal）***n*.** 巩膜静脉窦
Lautier test 洛提埃氏试验（结核菌素皮肤试验）
Lautropia 劳特洛普氏菌属（口动菌属）
Lautropia mirabilis 奇异劳特洛普氏菌属（奇异口动菌属）
Lauxaniidae ***n*.** 缟蝇科
LAV left A-V valve 左房室瓣 /Lymphadenopathy associated virus 淋巴结病相关病毒 /long-axis view 长轴切面
lava ***n*.** 火石（一种顺势疗法）
lavage ***n*. & *vi*.** 灌洗，洗出法 ‖ ～ of blood 血液毒素洗出法 / ～ eter 乙醚洗法 / ～ gastric 洗胃 / ～ intestinal 洗肠 / ～ peritoneal 腹腔灌洗 / ～ pleural 胸膜腔灌洗 / ～ systemic blood 血液毒素洗出法
Laval Medical（简作 LM）拉瓦尔医学（杂志名，现更名 VMCF，见该条）
Lavandula ***n*.** 熏衣草属 ‖ ～ vera 熏衣草
lavandula，lavender ***n*.** 熏衣草（花）
lavandulin ***n*.** 淡紫放线菌素
lavation ***n*.** 灌洗，洗出法
lavatory ***n*.** 盥洗室，厕所；马桶
Lavdovski's nucleoid［俄组织学家 1846—1902］**centrosome** 拉夫多夫斯基氏小体中心体
lave ***vt*.** 洗，冲洗；沿……流 ‖ ～ment ***n*.** 盥洗，洗出去
Lavema ***n*.** 酚丁（oxyphenisation）［商名］
lavementlavender ***n*.** 熏衣草（花）‖ ～ grand 大熏衣草
lavendulin ***n*.** 淡紫放线菌素
Laverania ***n*.** 莱［佛兰］氏原虫（即疟原虫）‖ ～ falcipara plasmodium falciparum 恶性疟原虫 / ～ malariae plasmodium malariae 三日疟原虫
Laveran's bodies，corpucles 莱佛兰氏体，疟原虫 ‖ ～ stain 莱佛兰氏染剂（染血片）
laveur ***n*.** 灌洗器
lavicidal ***a*.** 杀幼虫剂的，杀蚴剂的
lavipedium ***n*.** 足浴
lavish ***a*.** 过分丰富的；大量的浪费的 ***vt*.** 慷慨地给予，乱花（钱等）‖ ～ly ***ad*.**
lavulose quantltatzve assay 果糖定量测定
law ***n*.** 定律，法律 ‖ ～ of acceleration 促进法则 / ～，all or none 全或无定律 / ～，allen's paradoxic 艾伦工反常定律 / ～，ambard's 昂巴尔氏定律 / ～ of ancestral heredity 祖先遗传定律 / ～，angstrom's 埃氏定律（物持所吸收的光线波长与其被照明时所发了的光线波长相等）/ ～ of anticipation mott's 莫特氏定律（精神病者后代发病年龄提早）/ ～，aran's 阿朗氏定律（颅底骨折）/ ～，arndt-schulz 安—舒二氏定律（弱刺激增强生理活动，强刺激抑制生理活动）/ ～，arrhenius'阿里纽斯定律（液体在高渗透压时始呈电导性）/ ～ of articulation 排牙定律 / ～ of avalanche 雪崩定律，爆发定律 / ～ of average localization 平均定位定律 / ～，Avogadro's 阿伏伽德罗氏定律（一切液体及气体

相等容的分子数,在等温、等压的情况下,必定相等)/ ~,Babinski's 巴彬斯奇氏定律,(电压眩晕定律)/ ~,Baer's 巴尔氏定律(幼型相肖)/ ~,Baruch's 巴鲁克氏定律(水疗时,当水温高于或低于皮肤温度,则起兴奋作用,当水温与皮肤温度相同时,则起镇静作用)/ ~,Bastian's bastian-bruns 巴斯强氏定律,巴—布二氏定律(脊髓腰膨大上部发生脊髓完全横贯损伤时,下肢腱反射消失)/ ~,Baumes colles'博梅氏定律,科勒斯氏定律 / ~,Beer's 贝尔氏定律(光度与其所通过的液体深度成反比)/ ~,Behring's 贝林格氏定律(注射免疫者的血或血清于另一人,后者即获得免疫)/ ~,Bell's bell-magendie 贝耳氏定律,贝—马二氏定律(脊髓前根为运动根,后根为感觉根)/ ~,Bergonie-tribondeau 贝—特二氏定律(细胞对射线的第三性与其繁殖能力成正比,与其分化程度成反比)/ ~,Berthollet's 贝托莱氏定律(由溶解较镐的二盐获得溶解度较低的盐)/ ~,Biogeretic 生物发生律 / ~,Blagden's 布拉格登氏定律(深液冰点的降低与溶解物质的量成正比)/ ~,Bordet's 博代氏定律(大量血细胞加入于溶血质内较分次加入时溶解为快)/ ~,Bouein's 布丹氏定律(疟疾与结核间的对抗定律 / ~,Bowditch's 鲍迪奇氏定律,心肌刺激定律,神经不疲劳性 / ~,Boyle's 波义耳氏定律(气体)/ ~,Breton's 布雷顿氏定律(刺激与反应的关系)/ ~,Buhl-bittrich 布—比二氏定律(粟粒性结核患者必先有老病灶)/ ~,Bunge's 崩格氏定律(乳腺细胞获取矿质的定律)/ ~,Bunsen-roscoe 本—罗二氏定律(关于光化学效应)/ ~,Camerer's 凯麦勒氏定律(体重相同的獐,不论年龄如何,所需食物量相同)/ ~ of chance 机遇定律 / ~,Charles' 查理氏定律(气体)/ ~,Clapyron's 克拉普龙氏定律(热动力学说之一)/ ~,Cohn's 孔恩氏定律 / ~,Colles' 科勒斯氏定律(患先天梅毒獐,其母无平状,亦不传染其母)/ ~,Colles-baume's colles 科—博二氏定律,科勒斯氏定律)/ ~ of compensation 补偿法则 / ~,conservation 守恒定律 / ~ of constant numbers in ovulation 排卵常数定律(同种动物每次排卵数大致相等)/ ~ of contiguity 邻接定律 / ~ of contrary innervation meltzer's 拮抗神经支配定律,梅耳泽氏定律 / ~,Cope's 柯普氏定律(分化少的属发生很多型的生物,高级分化的属发生很少生物变异)/ ~,Coppet's 柯佩氏定律(冰点相同的深液其分子数相等)/ ~,Coulomb's 库化氏定律(电学)/ ~,Courvoisier's courvoisiser's sign 库化氏定律(电学)/ ~,Curie's 居里氏定律(放射学)/ ~,Cushing's 库兴氏定律(颅内张力增高定律)/ ~,Dalton's 道尔顿氏定律(气体混合物的总压力等于各气体的分压之和)/ ~,Daton-henry 道—亨二氏定律(液体吸收气体定律)/ ~,Dastre-mouat 达—英二氏定律(内脏血管扩张多半以体表血管收缩,反之亦然)/ ~ of definite proportions proust's 定比定律,普劳斯特氏定律 / ~ of denervation 神经去除定律(去除神经的结构对化学刺激的第三性增高)/ ~,Descartes' 笛卡儿氏定律(关于光的折射)/ ~,Desmrres' 代马尔氏定律(视轴方向与物像位置间的关系)/ ~,Diday's 迪代伊氏定律(梅毒病妇与各次胎儿的关系)/ ~ of diffusion 扩散定律 / ~ of displacement 位移定律 / ~,Dollos' 多洛斯氏定律(种系的发展是不可逆的)/ ~ of dominance 显性定律 / ~,Donders' 东德氏定律(眼球视物旋转定律)/ ~,Draper's 德莱柏氏定律 / ~,DuBois-Reymond 杜布瓦—雷蒙氏定律(神经电刺激)/ ~,Dulong-Petit's 杜—波二氏定律(一切元素原子的热容量都相等)/ ~,Edinger's 埃丁格氏定律(关于神经机能和生长)/ ~,Elliott's 埃利奥特氏定律(交感神经对肾上腺素分泌的作用)/ ~ of equilibrium 平衡律 / ~,Ewald's 埃瓦耳特氏定律(关于眼霹颤)/ ~ of excitarion 兴奋定律 / ~ of failitation 接通定律 / ~,Faget's 法盖氏黄热病定律 / ~,Fajans' 法扬工定律(放射后产物的原子量)/ ~,Faraday's 法拉第氏定律(电分解)/ ~,Farr's 法尔氏定律 / ~ of fatingue 疲劳定律 / ~,Fehner's 费希内氏定律(感觉)/ ~,Ferry-Porter 费—波二氏定律(光学)/ ~,Fildes 法耳兹定律(从新生儿血液中可以诊断婴母的梅毒)/ ~ of filial regression 后代回归律 / ~ of filisl regression 子女退化定律 / ~,Fitz's 菲兹氏定律 / ~,Flatau's 弗拉托氏定律(诊断急性胰腺炎)/ ~,Flechsig's myelogenteic; myelogen-etic / ~ 弗累西格氏髓鞘发生定律,髓鞘发生定律 / ~,Flint's 弗林特氏定律(一器官的个体发生定律)/ ~,Flouren's 弗洛朗氏定律(关于眼震颤)/ ~,Freund's 弗罗因德氏定律(卵巢肿瘤在生长过程中改变位置的现象)/ ~,Froriep's 弗罗里普氏定律(头颅发生和生长定律)/ ~,Galton's 戈耳顿氏遗传定律 / ~,Gay-Lussac's; Charles' 给—吕萨克氏定律,查理 / ~,Gerhardt-Semon 格—赛二氏定律(声带)/ ~,Giraud-Teulon 吉—托二氏定律(关于双眼视网膜上的物象)/ ~,Godelier's 果代理埃氏定律(腹膜结核同时有胸膜结)/ ~,Golgi's 高尔基氏疟疾定律 / ~,Grahanm's 冈珀茨氏定律 / ~,Grasset'sl Landouzy-Grasser 古德耳氏定律(一疾病的死亡机率与年)/ ~ ~ of gravitation; Newton's ~ 万有引力定律,牛顿 / ~,Grotthus' 格罗瑟氏定律(被吸收的紫外线始产生化学效应)/ ~,Gudden's 古登氏定律(关于神经被切断后发生的变性)/ ~,Guldberg-Waage's; ~ of mass action; ~,Mass ~ l ~ of chemical kinetics 格—瓦二氏定律,质量作用与定律,分量作用定律 / ~,Gullstrand's 古耳斯特兰德定律(角膜上的光反射与头移动的关系)/ ~,Gull-Toynbee 加—托二氏定律(中耳炎时如乳突被累易波及横窦及小脑,如鼓室顶被累易波及大脑)/ ~,Gunn's 格恩氏定律(脱位)/ ~,Haeckel's 黑克耳氏定律(生物发生律)/ ~,Hallion's 阿利翁氏定律(某—器官浸出物对同器官起刺激作用)/ ~,Hamburger's 汉布格氏离转移定律 / ~ of heart 心脏定律(心肌收缩定律)/ ~,Hecker's 黑克尔氏定律(认为在连续分娩中同步一婴可比前婴的体重 / ~,Heidenhain's 海登海因氏定律(腺体分泌经常改变腺体结构)/ ~,Hellin's 海林氏定律(用计算多胎妊娠的发生率)/ ~,Henry'sl Dalton's ~ 亨利氏定律,道尔顿氏定律(液体吸收气体定律)/ ~,Hering's 赫林氏定律(①双眼神经支配原理②任何要领或感觉的明晰度视其强度与当时所有其他要领或感觉强度的总和之比而定)/ ~,Heyman's 海曼氏定律(有关视觉刺激阈的定律 / ~,Hiltoh's 希耳顿氏定律(分布于一关节肌的神经亦分布于运动该关节和各肌及各肌附丽处的皮肤)/ ~,Hofacker-Sadler 霍—萨二氏定律(父母年龄和第二代性别的关系)/ ~,Hoff'sl van't Hoff's ~ 范霍夫氏定律 / ~ of homologous series 同源系列律 / ~,Hoorweg's 胡奥尔韦氏定律(电刺激)/ ~,Horner's 霍纳氏定律(色盲经健康女性由男性传于男性)/ ~ of independent assortment 独立分配定律 / ~ of individual variance 个体变异定律 / ~ of inertia 惰性法则 / ~ of initial value, Wilder's 魏耳德氏初期值定律 / ~ of intestines 肠需动定律 / ~,inverse-square 平方反比律 / ~ of isochronism 等时值定律 / ~,isodynamic 等热定律,等力定律 / ~ of isolated conduction 隔绝性传导定律 / ~,Jackson's 杰克逊氏定律(最是发生的神经机能最早损坏)/ ~,Kahler's 卡勒氏定律(脊神经升支定律)/ ~,Kassowitz'sl Kiday's ~ 卡索维次氏定律,迪代伊氏定律(梅毒病妇—各次胎儿的关系)/ ~,Kinney's 金尼氏定律(听力与言语丧失的关系)/ ~,Koch'sl koch's postulates 郭霍氏定律,郭霍氏要点(确定病原体的四要点)/ ~,Kustner's 屈斯特内氏定律(卵巢囊肿扭转方向为其蒂所在侧的对侧)/ ~,Lambert's cosine 朗伯特氏余弦定律(平行光线对于一吸收面的辐射强度与其入射角余弦成比例)/ ~,Lancereaux's 朗瑟罗氏血栓形成定律 / ~,Landouzy-Grasset; Grasset's ~ 兰—格二氏定律,格腊塞氏定律 / ~,Lapicque's 拉皮克氏定律(神经时值与神经纤维直径成反比)/ ~ of large numbers 大数定律 / ~,Le chatelier's 勒夏特里尔氏定律(动态平衡定律)/ ~,Leopold's 利奥波德氏定律(胎盘附着部位和输卵管位置方向的关系)/ ~,Levret's 利夫雷氏定律(前置胎盘的脐带为边缘性附着)/ ~,Linkage 连锁定律 / ~ of lipschiltz 利普许茨氏定律,排卵常数定律 / ~,Listing's 利斯廷氏定律(关于眼球运动的基本原理)/ ~,Lossen's 洛林氏(血友病)定律 / ~,Louis'路易工定律(肺结核定位)/ ~,Magendie's bell's 马让迪氏定律,贝耳氏定律(脊髓前根为运动根,后根为感觉根)/ ~,Marey's 马莱氏定律(高血压的脉博,其频率慢)/ ~,Mariotte's boyle's 马里奥特氏定律,波义耳氏定律(气体)/ ~ of mass action mass guldeberg-waage's 质量作用定律,分量作用定律,格—瓦二氏定律 / ~ of Maxwell 麦克斯韦氏定律(介电常数与折射率的关系)/ ~,Meltzer's 梅耳泽氏定律(拮抗神经支配定律)/ ~,Mendel's mendelian 孟德尔氏定律(遗传律)/ ~,Mendeloeff's periodic 门捷列夫氏定律,周期定律 / ~,Metchnikoff's 麦奇尼科夫氏定律(吞噬细胞的吞噬)/ ~,Meyer's 麦耶氏定律(骨内部构造定律)/ ~ of migration of ions kohlrausch's 科耳劳施氏离子徒动定律 / ~ of the minimum 最少(养分定律)/ ~,Muller's 苗勒氏定律(1)重演定律(2)牧民应激性定律 / ~ of multiple proportions 倍比定律 / ~ of multiple variants 多发性变异定律 / ~,Muri's 穆里氏定律(心脏病理生理代偿作用)/ ~,Myelogenetic 髓鞘发生定律 / ~,Nageli's 内格利氏定律(伤寒与嗜曙红细胞定律)/ ~,Natural 自然定律 / ~,Nernst's 内伦斯特氏定律(刺激所需强度随刺激频率的平方根而改变)/ ~,Neumann's 诺伊曼氏定律(类似成分的化合物其分子热量相等)/ ~,Newland's periodic 纽兰工定律,周期定律 / ~,Newton's of gravitation 牛顿氏定律,万有引力定律 / ~,Nyster's 奈斯当氏定律(尸僵定律)/ ~,Ohm's 欧姆氏定律(电流)/ ~,Ollier's 奥利埃氏定律(平等长骨的发育)/ ~,Orbital-canine 眼眶犬牙定律 / ~,orbital-gnathion 眶颌定律 / ~,Pajot's 帕若氏定律(说明分娩过程中,胎儿旋转动作的发生机理)/ ~ of parsimony 节省律,简约原则 / ~ of participation 重身律,参预律 / ~,Pascal's 帕斯卡耳氏定律(液体压)/ ~,Periodic mendeleeff's 周期定律,门捷列夫氏定律 / ~,Perin's 珀蓝氏定律(胶体内相颖粒依地心引力而分布,与气体同)/ ~,Peter's 彼得氏定律(动脉粥样化最多发生在血管曲折或弯转处）/ ~，Pfeiffer's 发否氏定律（注射能抗某一疾病的免疫血清于另一动物体内，能破坏该病的病原菌）/ ~，Pflliger's 弗吕格氏定律（极兴奋法则，极收缩法则）/ ~ of photoelectricity 光电定律 / ~，Poiseuille's 普瓦泽伊氏定律（管内流速与管的横断面成比例）/ ~ of polar excitaton 极兴奋定律 / ~，Prevost's 普雷活氏定律（一侧大脑有病时，头偏向病侧）/ ~ of priority 优先律 / ~ of probability 或然率，几率定律 / ~，Profeta's 普罗费费塔氏定律（关于梅毒免疫性）/ ~ of progress 进化定律（神经系统为进化中的主要因素）/ ~，Profeta's 普劳斯特氏定律（定比定律）/ ~，Psychophysical weber-fechner 精神物理定律，韦一费二氏定律 / ~ of radiation 辐射定律 / ~ of radioactive decay 放射性蜕变定律 / ~，raouit's 腊乌耳氏定律（溶液冰点）/ ~ of recpitulation 重演定律 / ~ of reciprocal innervtion 交互神经支配定律 / ~ of reciprocal proportions 互比定律 / ~，reciprocity 倒易定律 / ~ of referred pain 牵涉性痛定律 / ~ of refrction 折射定律 / ~ of refreshmentregeneration 复原定律（肌）/ ~ of regression galton's of regression 退化定律，戈耳顿氏退化定律 / ~ of relativity 相关定律 / ~，Ricco's 里科氏定律（照度）/ ~，Ritter's 里特尔氏定律（民流通断对神经发生的刺激作用）/ ~，Ritter-vallirommd-laere'w 里一瓦二氏定律（将神经由神经中枢切断时，所引起的向周边行走的兴奋性初期增强，继之消失 / ~，Roa's 罗落氏定律（关于种每当生变异性）/ ~，Rosenbach's 罗森巴赫氏定律（神经中枢及神经于有病灶时，瘫痪道德见于伸肌群）/ ~，Rothwein 罗特万氏规律（胎面磨改递减规律）/ ~，Rubner's 鲁布内氏定律，能消耗不变律，发育商不变律）/ ~，Schroeder van der kolk's 施勒德.范德科耳克氏定律（混合神经感觉纤维分布区的运动肌乃由同一神经的运动纤维所支配 / ~，Schutz's schutz-borissov 许茨氏定律（酶活性与其浓度平方根成正比）/ ~ of segregation 分离定律[又称孟德尔第一定律：指一对遗传因子（等位基因）随着两条同源染色体的分离，分配到两个生殖细胞中去的遗传规律。每代中(1)纯显性，(2)按显性三隐性一的比例产生子代的显性，与(3)纯隐性的比率为 1:2:1] / ~，Semon's 塞蒙氏定律（喉运动神经有进行性器质性疾病时，环杓后肌首先受影响）/ ~，Semon-rosenbach semon's 塞一罗二氏定律 / ~，Sherrington's 谢灵顿氏定律，脊神经后根的分布，肌收缩与拮抗肌松弛）/ ~ of similars 类似（疗法）定律（疗法）/ ~ of sines 正弦定律 / ~，Snell's descartes' 斯内耳氏定律，笛卡儿氏定 / ~，Spallanzani's 斯特朗扎尼氏定律（再生力）/ ~ of specific irritability 特殊应激性定律 / ~ of spinal root 脊神经根定律 / ~，Starling's 斯塔林氏定律，心脏定律，心脏输出量也回流量的关系）/ ~，Sterilization 绝育法律 / ~，Stokes' 斯托克斯氏定律（肌肉下的黏膜或浆膜发炎时则该肌麻痹）/ ~ of succession 演变定律 / ~，surface 表面积定律 / ~，Tait's 泰特氏定律（盆腔、腹部疾病的控查）/ ~，Talbot's 塔波特氏定律（光觉）/ ~，Teevan's 提万氏定律（骨折）/ ~，Toynbee's 托恩比氏定律（中耳炎引起的脑脓肿，由乳突引起者位于小脑及横窦，由鼓室顶引起者位于大脑）/ ~，Van der kolk's schroeder van der kolo's 范德科耳克氏定律（混合神经感觉纤维分布区的运动肌乃由同一神经的运动纤维所支配）/ ~，Van't hoff's 范特霍夫氏定律，物体在深液内的渗透压等于在同温同压情况下的气压，如果其分子为气体状态并占有与深液相等的窖，温度每增高10℃，化学反应的速度增加一倍或一倍以上）/ ~ of variabiity 变异定律 / ~ of velicities 速度定律 / ~，Virchow's 魏尔啸氏定律（关于肿瘤细胞发源）/ ~，Vulpian's 伍耳皮安氏定律（脑部分损坏时，该处机能即由其剩部分司理）/ ~，Waller's wallerian 华勒氏定律（在神经节中枢侧切断脊神经根感觉纤维，则中枢段退变）/ ~，Walton's ~ of recipcocal proportions 华尔顿氏定律，互比定律 / ~，Weber's 韦伯氏定律（感觉）/ ~ W，eber-Fechner；psychphysical ~ 韦一费二氏定律，精神物理定律 / ~，Weigert's 魏格特氏定律（损耗过补律）/ ~，Wien's displacetment 维恩氏位移定律 / ~，Wolff's 午非氏定律（骨机能变化必伴以内部组织的变化）/ ~，Wundt-Lamansky 冯一拉二氏定律（关于视线的移动）/ ~，Wyssakovitsch's 魏沙科维奇氏定律（关于被覆细胞保护特性）/ ~，Zeun's 索伊内氏定律（关于盲人与气温条件的关系）/be within (outside) the ~ 合（不合）法

lawful *a*. 合法的，法定的 ‖ ~ly *ad*.

lawless *a*. 不为法律控制的；非法的，不法的 ‖ ~ly *ad*. / ~ness *n*.

lawn *n*. 菌苔

Lawrence Berkeley Laboratory（简作 LBL）劳伦斯一伯克利研究实验室

Lawrence Livermore Laboratory（简作 LLL）劳伦斯一利费莫尔实验室（美）

Lawrence position 劳伦斯位（投照位置）

Lawrence Radiation Laboratory（简作 LRL）劳伦斯放射线实验室

Lawrence Radiation Laboratoy translator（简作 LRLTRAN）劳伦斯放射线实验室翻译程序（语言）

lawrencium *n*.（简作 Lr）铹（现已改用 Lr，103 与元素）

Laws view 劳位观（乳突侧斜位观）

lawsone *n*. 散沫花素，2-烃（基）-1，4-萘醌

lawsonia *n*. 散沫花叶，指甲花叶

Lawsonia *n*. 散沫花属；指甲花属（千屈菜科）‖ ~ albe；inermis L 散沫花，指甲花 / ~，inermis L 散沫花，指甲花

Lawyer's Medical Journal（简作 LMJ）法医学杂志

lax *a*. 松弛的；易通便的；腹泻的；不严格的 ‖ ~ly *ad*.

Lax laxative 轻泻剂

Lax ear 码稀果穗（指玉米）

Lax spilked variety 细穗品种

laxation *n*. 松弛；排粪，轻泻

laxative *a*. 轻泻的 *n*. 轻泻药

laxator *n*. 松弛肌 ‖ ~ tympanl major；ligamnetum mallsi anterius；ligamenrum processus liongi mallsi 锤骨长突韧带 / ~ tympani minor；ligamentum mallei laterale 锤骨外侧韧带

laxitas [拉 looseness] *n*. 松弛，无紧张 ‖ ~ alvi；diarrhea 腹泻 / ~ gingivarum；spongy gums 龈松弛，软龈，海绵状龈 / ~ intestinorum；diarrhea 腹泻 / ~ ventriculi 胃松弛，胃无紧张

laxity *n*. 松弛，无紧张

lay[1] *v*. 放，搁；使倒下；敷设；布置，安排；使处于某种状态；拟订；提出 ‖ ~ about 进攻；痛打，痛斥 / ~ aside（或 by）把……放在一边，把……搁置起来；把……留待后用，积蓄 / ~ at 归咎于 / ~ away 防下，使躺下；交出，献出；规定，制定；建造 / ~ in 贮存 / ~ off 停止工作（或活动），休息 / ~ on 安装；长（肉），增（重）/ ~ oneself open to 使自己遭到 / ~ open 揭露；擦伤 / ~ out 展示；布置，安排 / ~ over 涂，覆盖；压倒；胜过；使延期 / ~ to 把……归于；努力于 / ~ up 贮存，储蓄；搁置；（常用被动语态）（因并）卧床

lay[2] *a*. 外行的，非专业性的

lay[3] lie[1]的过去式

layer *n*.（简作 Lyr）层 ‖ ambiguous ~ 凝层（大脑皮质第二层 / bacillary ~（视网膜）杆体（锥体）层 / basal ~ 脉络膜基地层 / basement ~ 基层，基膜 / cerebral ~ 脑层（视网膜第五至第九层）/ columnar ~ 杆体（锥体）层；套层 / compact ~ 致密层（脱膜）/ cuticular ~ 表皮层（柱状上皮细胞）/ deep ~ of triangular ligament 尿生殖隔上筋膜 / germ ~，blastodermic ~ 胚层 / germinative ~ of epodermis 表皮生发层 / granule ~ 小脑粒层 / half-value ~ 半值层，半价厚度 / horny ~ of epidermis 表皮角质层 / ~ of rods and cones 杆（体）锥（体）层 / trophic ~，vegetative ~ 滋养层，内胚层 / yellow ~ 血沉棕黄色层 / ~ absicssion 离层 / ~ adamantine；aubstantia asamantina 釉质层，牙釉质 / ~ aleurone 糊粉层 / ~ ambiguous 疑层（大脑皮质第二层）/ ~ ameloblastic 成釉细胞层 / ~ animal-germ；epibast 外胚层 / ~ anisoropic；anisotropic band 重屈折层，各向异性层 / ~ bacillary；Jacob's membrane；strume ~ bacillorum 杆体（锥体）层，雅各布氏膜 / ~ Baillarger's；baillarger's line 贝亚尔惹氏层，贝亚尔惹氏线（大脑皮质锥体细胞层内的白色带）/ ~ bassal 基底层 / ~ bassal-cell 基底细胞层 / ~ basemnet；basement membrane 基层，基膜 / ~ bernard's 别赫捷列运动会氏层（大脑皮质第三层内的纤维带）/ ~ bernard's glandular 伯纳尔氏腺层（胰腺腺泡层）/ ~ border 界层（虹膜第四层，由前向后）/ ~ bowman's lamina elastica anterior 鲍曼氏层，前弹性层（角膜）/ ~ bruch's lamina basalis（chorioideae 布鲁赫氏层，脉络膜基底层）/ ~ cambium 形成层（骨膜）/ ~ cellular 细胞层 / ~ central gray stratum griseum centrale layers of cerebellar cortex 小脑皮质层 / ~ of cerebellum molecular 小脑分子层 / ~ cerebral 脑层（视网膜第五至九层）/ ~ of cerebral cortex molecular 大脑皮质分子层 / ~ chievitz 契维茨氏层（视杯）/ ~ choriocapillary lamina choriocapollaris 脉络膜毛细管层 / ~ claustral 屏状核层 / ~ clear stratum lucidun 透明层 / ~ closing 封闭层 / ~ colrmnar 杆本（锥体）层，套层 / ~ compact stratum compactum 致密层（蜕膜）/ ~ corneal 角质层 / ~ cortical 皮质层 / ~ cuticular 表质层（柱状上皮细胞）/ ~ dentate 齿状层 / ~ dermal epiblast 外胚层 / ~ dermic stratum mucosum membranae ~ tympani 皮层鼓膜黏膜层 / ~ dierk's 迪尔克氏层（阴道上皮角化层）/ ~ dobie's krause's mimbrane 赛比氏层，克劳斯氏膜（横纹肌间线）/ ~ of ear drum circular stratum circulare membranae tympani 鼓膜环层 / ~，elastic 弹性层 / ~ enamel 釉质层 / ~ ependymal 室管膜层 / ~ of epidermis malpighian 表皮生发层 / ~，epitrichial 皮上层（胎）/ ~，fillet stratum lemnisci 丘系层 / ~，floegel's 弗娄格耳氏层（肌纤维中的一种组织）/ ~ of fusiform cells 梭形细胞层 / ~，ganglion cell 神经节细胞层（视网膜）/ ~，ganglionic 神经节层（大脑皮质）/

～,gennari's 詹纳里工层(大脑皮质锥体细胞内层的白色带) / ～,germ 胚层 / ～,germinal embryonal germ 胚层 / ～,gerimnative 生发层 / ～,granular 粒层 / ～,granular, external 外粒层(大脑皮质第二层) / ～,granular, internal 内粒层(大脑皮质第四层) / ～,granule 粒层 / ～,half-value;half-value thickness 半值层,半价厚度 / ～,haller's 哈勒氏层(脉络膜血管层) / ～, height 层高/ ～,horny;stratum corneum epidermidis 表皮角质层 / ～,huxley's 赫胥黎氏层(毛鞘) / ～,hyaline 透明层(内胚乳残体) / ～,infra-granular 粒下层 / ～,inner nuclear 内胞核层 / ～,intermediate cementum 中间牙骨质层 / ～,internal epithelial 内上皮层 / ～,layer kaes-Bechterew's Bechterew's 卡-别二氏层,别赫捷列氏层(大脑皮质第三层内的纤维带) / ～,keratohyaline;stratum granuliosum / ～,epidermidis 透明角质层,表皮粒层 / ～,kolliker's fibrous' mesiris 克利克尔氏纤维层,虹膜中层) / ～,langerhans;stratum ganulosum / ～,epidermidis 朗格罕氏层,表皮粒层 / ～,langhans';cytorophoblast 朗罕氏层,细胞滋养层 / ～,latticed 格子样层 / ～,lingitudinal 纵层 / ～,malpighian;stratum germintivum / ～,epidermidis (malpighii) 马耳皮基氏层,表皮生发层 / ～,mantle 套层 / ～,marginal 缘层 / ～,meyunert's 迈内特工(锥体细胞)层 / ～,molecular, inner 内分子层,内丛状层(视网膜) / ～,moleculr, outer 外分子层,外丛状层(视网膜) / ～,mosaic;mesoretina 视网膜中层 / ～,mucous;rete mucosum 黏膜层,生发层 / ～,muscular 肌层 / ～,nerve fiber 神经纤维层(视网膜) / ～,nervous 神经层(视网膜) / ～,nerodermal;epiblast 神经胚叶,外胚层 / ～,nitabuch's;nitabudh's stria 尼塔布赫氏层,尼塔布赫氏纹(胎盘基蜕膜) / ～,odontoblastic 成牙质细胞层 / ～,oehl's stratum lucidum 奥耳氏层,透明层 / ～ of olfactory bulb, glemerular 嗅球小球层 / ～,of olfactory bulb, molecular 嗅球分子层 / ～,ollier's;osteogenetic 奥利埃氏层,生骨层 / ～,outer nuclear 外胞核层 / ～,palisade 厨状层,表皮基底层 / ～,pander's 潘德尔氏层(中胚层脏壁层) / ～,papillary 乳头层(真皮) / ～,parietal 体壁层 / ～ of pericardium, visceral;epicardium 心包脏层,心外膜) / ～,pericemental 牙骨质周层 / ～,periosteal 骨膜层 / ～,peripheral 周围层(大脑皮质外分子层) / ～,peritoneal 腹膜层 / ～,pignentary;stratum pigmenti retinae 色素层,视网膜色素层 / ～, planigraphy 断层平面摄影术 / ～,plasma;still 缓动层(血流) / ～,plating method 夹层培养法 / ～,plexiform 分子层,丛状层(视网膜) / ～,polmorphous 多形层 / ～,prickle cell;stratum germinativum / ～,epidermidis 棘细胞层,表皮生发层 / ～,primitive 原始胚层 / ～,purkinje 蒲肯野氏细胞层(在小脑皮质中) / ～,pyramidal cell 锥体细胞层 / ～,rauber's;blastodermic ectoderm; / ～,primitive ectoderm 劳贝尔氏层,胚盘外胚层,原始外胚层 / ～, radiography 体层摄影术 / ～,radiography apparatus 断层摄影仪 / ～,renaut's 雷诺氏层,基膜(分隔真皮与表皮之间的薄膜) / ～,reticular 网状层,固有膜 / ～ of retina, pigmentary 视网膜色素层 / ～ of rods and coned;bacillary 杆体(锥体)层 / ～,rohr's;rohr's stria 罗尔氏层,罗尔氏纹(绒毛间纤维纹) / ～, sattler's elstic 萨特勒氏弹性层(脉络膜) / ～,sclerotogenous' skeletogenous 生骨胳层 / ～,sensory 感觉层 / ～ of skin ,reticular 皮肤网状层 / ～,sluggish;still 缓动层(血流) / ～,somatic 体壁层 / ～,splanchnic 脏壁层 / ～,spongy 海绵层 / ～,still;sluggish 缓动层(血流) / ～,structure 层状结构 / ～,subcalloseal 胼胝体下层 / ～,subendocardial 心内膜下层 / ～,subendothelial 内皮下层 / ～,subepicardial 心内膜下层 / ～,submantle 套下层(牙质) / ～,subpapillary 乳头下层(真皮) / ～,subzonal 带下层 / ～,auperpapillary;rete mucosum 乳头上层,生发层脉络膜上层 / ～, suprachorioid;laminasuprachorioidea / ～,syncytial 合胞体层 / ～,synovial 滑膜层 / ～,tenth value 十分之一值层,十分之一价厚度 / ～,tomes' granular 托姆斯氏粒层[牙] / ～ of tragus 耳屏板 / ～,trophec;entoderm 滋养层,内胚层 / ～,tympanic covering 鼓(阶)被覆层(蜗管) / ～,waldeyer's 瓦耳代尔氏层(卵巢血管层) / ～,water earing 含水层 / ～,weil's basal 外耳氏基底层[牙] / ～,yellow;crusra pholgistica 血块黄层,血沉粽黄层 / ～,zeissel's 蔡塞耳氏层(胃壁黏膜肌层与黏膜下层之间) / ～,zonulr;stratum zonale 带状层 / ～ low 层流 / ～ line 层线

layergram ***n***.分层(照)片,体层(X线)摄影机

layering ***n***.分层 ‖ ～ effect 分层效应,交叉现象

layette ***n***.新生儿衣被

laying ***n***.敷设

layman ***n***.门外汉,外行

layout ***v***.①引导,布置 ②线路图

lazar ***n***.麻风病人

lazaret;lazaretto ***n***.传染病院,隔离病院,检疫留验站

lazar-house ***n***.麻风病院

Lazuline ***n***.暗蓝色的

lazy ***a***.懒惰的,懒散的 ***v***.懒惰,懒散 ‖ ～ eye 弱视 ‖ lazily ***ad***./ laziness ***n***.

LB lamellar body 板层小体(电镜) /laparoscopy plus guided boipsy 腹腔镜检查和定向活组织检查 /large bowel 大肠 /lewy body 路易体 /lifeboat 救生船 /line bufferer 线路缓冲器 /lipid body 脂质体 /live birth 活产,活胎产 /liver biopsy 肝活检,肝穿刺活检 / loose body 疏松体 /low back 腰背部,下背部;背下部 / lowband 低频带 /lymphocyte blastogencesis 淋巴细胞胚细胞样转变

lb / ft² pounds per square foot 磅 / 平方英尺

lb ap apothecaries' pound 药衡磅

lb avdp avoirdupois pound 常衡磅

Lb Cal pound-calorie 磅卡(热单位)

Lb CHU pound calorie heat unit 磅卡单位

lb libra [拉] 磅

lb per cu foot pounds per cubic foot 磅 / 立方英尺

lb per sq in pounds per square inch 磅 / 平方英寸

LB ratio length breadth ratio 长宽比

LB-46 pindolol 吲哚心安,心复宁,心得静

LBA left brow anterior position 额左前位

L-band linac L 波段直线加速器

LBB left bundle branch 左束支

LBBB left bundle branch block 左束支传导阻滞

LBBsB left bundle brach system block 左束支传导系统阻滞

LBC liquor benzoic acid Co 复方苯甲酸溶液

LBCD left border of cardiac dullness 心脏浊音界左缘

LBD left border of dullness (叩诊的)浊音界缘

LBE left bundle electrocardiogram 左束支电图

LBES lower border esophageal sphincter 食管括约肌下缘

LBF lactobacillus factor 乳酸杆菌生长因子

lb-ft pound-foot 磅英尺

LBG locust bean gum 角豆树籽树胶

LBH lengh , breadth, height 长,宽,高

LBHT lactose breath hydrogen test 乳糖呼吸氢试验

LBI low serum-bound iron 低血清结合铁

LBIR laser beam image reproducer 激光束图像重现器

LBL Lawrence Berkeley Laboratory 劳伦斯—伯克利研究实验室 / lymphoblastic Lymphoma 成淋巴细胞性淋巴瘤

LBM lean body mass 脂肪除外体重

LBNP lower-body negative pressure 降体负压

LBP lert brow posterior position 额左后位 /length between perpendiculars 垂直线间的距离 /low back pain 腰背痛,下背部痛 /low blood pressure 低血压

lbr laboratory ***n***.实验室,研究所 /labour ***n***.劳动;分娩

Lbs libres 磅(复数)

LBT left brow transverse position 额左横位

LBTI Lima bean trypsin inhibitor 利马蚕豆胰酶抑制剂(利马:秘鲁首都)

LBW low birth weight 低出生体重

LBWI low birth weight infant 出生低体重婴儿

LBWR (lung / body) weight ratio (肺脏 / 躯体)重量比例

L-C ligation and cryotherapy 结扎寒冷疗法, L-C 疗法(毒蛇咬伤)

Lc lynmphocyte 淋巴细胞

L-C Therapy ligation and cryo therapy 结扎冷疗法,L-C 疗法(毒蛇咬伤)

LC lactic acidosis 乳酸性酸中毒 /laryngitis chronica 慢性喉炎 /last card 最新卡片 /late clamped 后夹 /leas concentration 最低浓度 / lecithin **n.**卵磷脂 /left center 左侧中枢 /lethal concentration 致死浓度 /leucocratic *a*.淡色的 /leucocyte conts 白细胞计数 /level control 水平控制,电平控制 /Library of Congress 国会图书馆 / light chain 轻链 /light cone 光锥,感光细胞(网膜明视觉细胞) / link circt 链路;中继电路 /line connector 接线器,线路连接器 / lipid cytosoms 脂质胞质体 / liquid chromatograhphy 液相色谱法 / liquid crystal 液晶 /liver cell 活动细胞 /liver cirrhoses 肝硬化 / living children 存活儿童 /load cast 负荷模型 /load cell 负载单元,寄存元件 /N locrs caeruleus 蓝斑核 /low carbohydrate 低碳水化合物(饮食) /lung compliance 肺顺应性

lc light current 弱电流 /low calorie 低卡[路里],低热量 /low caron 低碳 /lower case 小写字母盘

LC_{50}median lethal concentration 半数致死浓度

LCA lecithin-cholestero acyltransferase 卵磷脂—胆固醇酰基转移酶 /left coronary artery 左冠状动脉 /leucocyte common antigen 白细胞普通抗原 /lithocholic acid 石胆酸

LCAD deficiency long-chain acyl-CoA dehydrogenase deficiency 长链酰基辅酶 A 脱氢酶缺乏症

LCAI ieucocyte common antigen isoform 白细胞普通抗原异构型

L-cassette holder L 形储片夹托
LCAT lecithin cholesterol acyltransferase 卵磷脂—胆固醇酰基转移酶
LCBF local cerbral blood flow (简作 LCBF) 局部脑血流量
LCBV local cerebral blod bolume 局部脑血容量
LCC language for conversational computing 会话计算语言 /left cardiac catheterization 左心导管术 /left coronary cusp 左冠状动脉瓣 /liquid phase column chromatography 液相柱色谱法 /luxatio coxae congenital 先天性髋关节脱臼
LCCS low cervcal cesarean section 低位子宫颈剖腹产
LCCT large cleaved cell type 大裂隙细胞型
LCD least common denominator 最小公分母(将几个分数化成分母相同的分数而不改变每个分数的值,此相同分母即称公分母) /light chain disease 轻链病 /liquid crystal display 液晶显示
LCDB Library of Congress, Division for the Blind 国会图书馆盲人阅览部
LCDC Laboratory Centre for Disease Control 疾病控制实验室中心(加拿大卫生福利部卫生防护局)
LCDTL load-compensated diodetransistor logic 负载补偿二极管晶体管逻辑(电路)
LCF least common factor 最小公因数(一个数同时是几个数的约数称公因数或公约数) /lipemia cleaning factor 血脂症净化因子 /local cycle fatigue 局部循环疲劳 /lymphocyte chemotactic factor 淋巴细胞趋化因子
LCFA long-chain fatty acid 长链脂肪酸
LCH Langerhans, cell histocytosis 组织郎罕细胞增生症
LCHA lens culinaris hemagglutinin A 血细胞凝集素 A 调制透镜
LCHB lens culinaris hemagglutinin B 血细胞凝集素 B 调制透镜
LCHD latent coronary heart disease 隐性冠心病
LCI lymphocytic leukemia 淋巴细胞性白血病
LCIS lobular carcinoma in situ 原位小叶癌
Lcium virus 枸杞病毒
Lcl local *a*. 局部的,本地的
LCL lens culinaris lectin 植物凝血素调制透镜 /Levinthal-Cloes-Lillie bodies 列—柯—利(LCL)三氏小体(细菌学) lymphocyic lymphosarcoma 淋巴细胞性淋巴肉瘤
LCL_0 lowest published lethal concentration 已知(已发表)的最低致死浓度
LCM virus lymphocytic choriomeningitis virus 淋巴细胞性脉络丛脑膜炎病毒
LCM large-capacity memory 大容量存储器 /large core memory 大容量磁心存储器 /latent cardiomyopathy 隐性心肌病 /least common multiple 最小公倍数 /left costal margin 左肋缘 /lincomycin 林可霉素 /liquid column monometer 液柱压力计 /liquid curing medium 液体硫化介质 /long chain molecule 长链分子 /lymphatic choriomeningitis 淋巴脉络丛脑膜炎 /lymphatic choriomeningitis 淋巴细胞性脉络丛脑膜炎
LC-MS-COM lipuid chroatog raphmass spectrometer-computer 液体色谱仪—质谱仪—计算机联用
LCP long chain polymer 长链聚合物 /lysosoma cationic protein 容酶体阳离子蛋白
LCPC least coagulable proteinconcentration 最低凝固蛋白浓度
LCPS Licentiate of the College of Physicias and Surgeons 领有内科学及外科学会开业执照的医生
LCR leurocristine 长春新碱
LCS large-capacity storage 大容量存储器 /large core storage 大容量磁心存储器
LCT least concentration time 最低浓缩时间 /liquid cryatal thermogram 液晶热像图 /liquid cryatal thermography 液晶热像摄影术 /long-chain triglyceride 长链甘油三酯 /lymphocyte conversion test 淋巴细胞转化试验 /lymphocytotoxity test 淋巴细胞毒性试验
LCTA lymphcytotoxic antibodies 淋巴细胞毒抗体
LCV leukocytoblastic vasculitis 成白细胞脉管炎,母细胞脉管炎 /leukocytoclastic vasculitis 白细胞碎裂性血管炎 /low calorific value 低发热量,低热值 /lymphocytic choriomeningitis virus 淋巴细胞性脉络丛脑膜炎病毒
lcwt long hundred werght 长担,英担(=50.8kg)
LCx left circumflex coronary artery 冠状动脉回旋支
LCYH L-cystathionine 左旋胱硫醚
L-cystathionine (简作 LCYH) 左旋胱硫醚
ld levo-dextrorotatory 左—右旋的
Ld limited 有限的
LD 50 time lethal dose-50 time 被照射者 50%死亡的时间
Ld lmt load limit 负荷界限
LD labor and delivery 阵痛和分娩 /laboratory data 实验室数据,实验室资料 /labyrinthine defect 迷路缺陷 /lactate dehydrogenase 乳酸脱氢酶 /N lateralis dorsalis 背外侧核 /leak detector 测漏器 /learning disability 学习能力丧失 /left deltoid 左三角肌 /left-hemisphere damage 左半球损害 /legionnaires' disease 军团菌氏病 /leifson desoxycholate 利夫森氏去氧胆酸盐 /lethal dose 致死量 /leuco dye 无色染料,染料 /leukodystrophy 脑白质营养不良 /light difference 光差(左右两眼对光感受性之差) /light driver 光激励器 /light duty 轻型的(器械等) /linear decision 线性判定 /linguodistal *a*. 舌侧远中的 /living donor 活供体 /logic driver 逻辑电路驱动器 /long delay 长时间延迟 /long distance 远距离 /long duration 长持续时间 /low density 低密度 /low dose 小剂量 /lower distal inclination 下颌牙尖的,远下斜面 /luftdusche [德] 耳咽管通气 /lymphocyte defined 淋巴细胞决定 /lymphocyte-depletion 淋巴细胞限定部位试验 /lymphocyte depletion 淋巴细胞衰竭 /lymphocytically determined 淋巴细胞决定的
L-D Leishman-Donovan body 利—杜二氏体,黑热病小体 /light-dark cycle 明暗周期
LD_{100} lethal dose-100 全部致死量
LD_{50} median lethal dose 半数致死量(能使实验动物中的 50%死亡的剂量)
LD_{50}/ 30 lethal dose-50 / 30 照射后 30 天的半数致死量
LDA test lymphocyte dependent antibody test 淋巴细胞依赖性抗体试验
LDA left dorsoanterior 背左前位(胎位) /limiting dilution analysis 有限稀释分析 /Linear displacement analusis 线性置换分析法 /lithium diisopropyl amide 二异丙基酰胺锂 /lymphocytic dependent antibody 淋巴细胞依赖性抗体
LDACM lymphocyte-dependent antibody crossmatching 淋巴细胞依赖抗体交互配型试验
LDAg lymphocyte defined antigen 淋巴细胞决定簇抗原 /lymphocyte-response defined antigen 抗原,淋巴细胞反应性限定抗原
LDB Legionnaires disease bacteria 军团军病杆菌
LDC Laboratory Data Control Co 实验室资料控制公司 /latitude data computer 纬度数据计算机 /less-developed country 不发达国家
LDD light-dark discrimination 明 / 暗辨别 /low-density data system 低密度数据系统
LDDS local dentist 局部牙医(口腔外科医生)
LDE lauric diethamide 月桂酸二乙酰胺 /linear differential equation E 线性微分方程式
LDH lactic dehydrogenase; lactate dehydrogenase 乳酸脱氧酸
LDH-A lactate dehydrogenase 乳酸脱氢酶 A
LDH-B lactate dehydrogenase 乳酸脱氢酶 B
LDH-L lactate dehydrogenase 乳酸脱氢酶 L
LDH-P lactate dehydrogenase 乳酸脱氢酶 P
LDL low-density lipopeoteins 低密度脂蛋白 / loudness discomfort level 响度不适级
LDL_0 lowest published lethal dose 已知(已发表)的最低致死量
LDL-C loe-density lipoprotein cholesterol 低密度脂蛋白胆固醇
LDLP low density lipoprotein 低密度脂蛋白
Ldn level of day-night average sound 昼夜平均噪声级
L-dopa levodopa 左旋多巴
LDP lactate dehydrogenase P 乳酸脱氧酶 P /left dorsoposteior 背左后位(胎位)
LDPE low density polyethylene 低密度聚乙烯
LDR light-dependent resistors 光敏电阻 /linear dynamic range 线形动态范围;线形动力学研究范围
LDRI low data-rate input 低传输率输入,低速输入
LDS Licentiate in Dental Surgery 口腔外科学硕士 /lumbar disk syndrome 腰椎间盘综合征
Lds leads 铅,铅制品
LDSc Licentiate in Dental Science 领有牙医执照的医师
LDV lactic dehydrogenase virus 乳酸脱氢酶病毒
LE labeling efficiency 标记效率 /lactoalbumin hydrolysate 乳蛋白白水解产物(培养基) /latent energy 潜伏能,潜能 /leading edge 前缘 /left eye 左眼 /less than or equal to 小于或等于 /leukoerythrogenetic 红细胞发生(的) /lower extremiry 下肢 /lupus erythematosus [拉]红斑性狼疮 /lupus erythematosrs cells 红斑狼疮细胞 /LE test lupus erythematosus test 红斑狼疮试验 /LE method leaching electrolysis method 浸出电解法
LE cell phenomenon lupus erythematosus cell phenomenon 红斑狼疮细胞现象
Le Leonard ray unit 伦纳德氏线单位(阴极射线单位)
le bel-van' t hoff rule 勒—范二氏法则(有机化合物立体异构体规律)
LE cell lupus erythematosrs cell 红斑狼疮细胞

Le Dantec virus 利丹特病毒
Le dentu's suture 勒当屠氏缝术(腱分裂缝术)
Le fort's amputation 勒福尔切断术(皮罗果夫切断术的一种改良法,即将跟骨横锯而非直锯) ‖ ~ fracture 勒福尔骨折(双侧上颌横行骨折) / ~ operation 勒富尔手术,阴道闭合术(沿中线将阴道前后壁连在一起,以修复子宫脱垂) / ~ sound 勒富尔探子(带有联结线形探条的螺旋头,用于通过紧缩的尿道狭窄) / ~ suture 勒富尔缝术(用于缝合腱断裂)
Le IFN leukocyte interferon 白细胞干扰素
LE method leaching electrolysis method (简作 LE) 浸出电解法
LE test lupus erythematosus test (简作 LE test) 红斑狼疮试验
leach *n*. 沥液(液体);滤取,滤去 *vi*. 滤掉 *n*. 沥滤;沥滤器 ‖ ~ bale a 可沥滤的,可滤去(或滤取)的
leaching *n*. 沥滤法,沥取法,浸沥法 ‖ ~ liquor 沥滤液
lead[1] *vt*. 领导;带领,致使;过(某种生活);引导 *vi*. 领导;引,通(to);导致(to) *n*. 领导,引导榜样;提示;前置量 *a*. 领头的;最重要的,以显著地位刊载的 ‖ ~ off 开始,开头 / ~ on 率领(或带领)……继续前进;诱使……继续下去 / ~ out 开始 / ~ up to 把……一直带领到;导致 / take the ~ 领先,带头,做榜样
lead[2] *n*. 铅(82 号元素) ‖ ~, acetate 醋酸铅,乙酸铅 / ~, apron 铅围裙 / ~, arsenate of 砷酸铅(砷酸钠与醋酸铅的混合水溶液) / ~, bar phantom 铅制的人体模型 / ~, barrier 铅屏 / ~, bearing glass 含铅玻璃 / ~, bitannate; ~ tannate 鞣酸铅 / ~, black; graphite 石墨 / ~, block shielding 铅块遮挡 / ~, borosilicate 硼硅酸铅 / ~, brick 铅砖,铅块 / ~, carbonate 碳酸铅 / ~, castle 铅制容器 / ~, chloride 氯化铅 / ~, chromate chrome yellow 铬酸铅,铬黄,贡黄 / ~, chromate basic 碱式铬酸铅 / ~, colic 铅绞痛 / ~, collimator 铅准直器 / ~, colloidal 胶体铅 / ~, container 铅容器 / ~, diaphragm 铅阑,铅隔板 / ~, equivalent 铅当量 / ~, equivalent thickness 铅等效厚度 / ~, field rubber apron (充)铅橡胶围裙 / ~, filter 铅滤过板 / ~, flatness beam filter 铅制线束展平滤过板 / ~, foil 器反箔 / ~, glass 铅玻璃 / ~, glove 铅手套 / ~, intensifying screen 铅增感屏 / ~, letter 铅字母[X 光片用] / ~, line 铅线,蓝线 / ~, male 导线插柱 / ~, marker 铅字,铅号码 / ~, iodide 碘化铅 / ~, linoleate 亚麻油酸铅 / ~, monoxide 一氧化铅,密陀信 / ~, nitrate 硝酸铅 / ~, oleate 油酸铅 / ~, orthoplumbate 原高铅酸铅 / ~, oxide 氧化铅 / ~, paraffin mixture 铅—石蜡混合物 / ~, pencill eye shield 铅制笔形眼遮挡物 / ~, phenolsulfonate 酚磺酸铅 / ~ pipe 铅管(征) / ~ plate 铅板 / ~ poisoning amblyopia 铅毒性弱视 / ~ protective glove 铅防护手套 / ~ protective shield 铅保护罩 / ~, red tetroxied 红铅,四氧化铅,铅丹 / ~, red oxide of red 红色氧化铅,红铅 / ~, rubber 铅橡胶 / ~, rubber apron 铅橡皮围裙 / ~, rubber gloves 铅橡皮手套 / ~, screen 铅屏 / ~, seenide 硒化铅 / ~, selecter 导联选择器 / ~, shield 铅遮板,铅屏 / ~, shot-paraffin mixture 铅粒—石蜡混合物 / ~, strip 铅条 / ~, subacetate 碱式醋酸铅 / ~, subacetate cerate 碱式醋酸铅蜡剂 / ~, suar of acetate 铅糖,醋酸铅 / ~, sulfide 硫化 / ~, fannate 鞣酸铅 / ~, tetra-ethyl ethyl gas 四乙基铅 / ~, tetroxied 四氧化铅,红铅,铅丹 / ~, white 铅白,碳酸铅白,碱式碳酸铅
lead[3] *n*. 导程,导联 ‖ ~, iv(r l f) 第四导程(右手,左手,左腿) / ~, leads bipolar 双极导程 / ~, cf cf 导程,胸左手导程 / ~, chest 胸前导程 / ~, cl cl 导程,胸左手导程 / ~, cr cr 导程,胸右手导程 / ~, cv 胸部结合电极导程 / ~, direct 直接导程 / ~, electrocardiogram 心电图导程 / ~, esophageal 食管导程 / ~, leads precordial 间接导程 / ~, semidirect 半直接导程 / ~, unipolar 单极导程 / ~, voltage v 电压导程 / ~, wire 引线 / ~, word number 铅字码 / ~, ziconate-titanate 锆钛酸铅 / ~ compound 先导化合物
lead tetraacetate (简作 LTA) 四乙酸铅,四醋酸铅
lead tetra-acetate Schiff (简作 LTAS) 希夫四醋酸铅
lead zine primer (简作 LZ) 铅锌引物
leaded isooctane-benzene (简作 LIB) 加铅异辛烷—苯(值)
leader *n*. 领袖,领导;腱(旧名);引线,导管 ‖ ~ peptides 前导性肽类
lead-free *a*. 无铅的
leadglass goggles 铅玻璃护目镜
lead-glass protective 防护铅玻璃
lead-in *n*. ①引导线,输入端 ②引入,输入
leading *n*. 领导;指导,引导 *a*. 领导的;最主要的,第一位的 ‖ ~ edge (简作 LE) 前沿,前缘 / ~ image 主导像 / ~ ion 前导离子 / ~-out 引出线,引线,输出 / ~ variety 主要变种,主要变异
leadpipe fracture 铅管骨折
lead-rubber *n*. 铅橡皮
leads *n*. 先导结合分子
leaf (复 leaves) *n*. 叶;(书刊等)一张;箔片;扉门,门扇 *vi*. 生叶,长叶(out) ‖ in ~ 生有叶子的;叶茂的 / turn over a new ~ 翻开新的一页,重新开始 / ~ through 翻阅 / ~, compound 复叶 / ~, connate 合生叶 / ~, palmately compound 掌状复叶 / ~, pinnately compound 羽状复叶 / ~ rudiment 胚叶 / ~ variegation 叶杂色性,叶色变异 / ~ curl 缩叶病 / ~ drop streak 条纹落叶病 / ~ nodule 叶瘤 / ~ roll 卷叶病 / ~ scorch 叶焦病 / ~ spot 叶斑病
leafhopper A reovirus 跳跃昆虫 A 呼肠孤病毒
leafless-tree appearance 枯枝现象(移植肾被排斥的血管造影征象)
leaflet *n*. 小叶(尤指心瓣的尖)
leafy *a*. 叶状的
league *n*. 同盟,联盟,联合会;种类,范畴 ‖ in ~ (with)和……联合着
League of Red Cross Societies (简作 LRCS) 红十字会联盟
leak *vi*. 漏,渗 *vt*. 使(空气、液体等)渗漏漏 ‖ ~ natural 自漏 / ~-back 回漏,回流 / ~ current shenglou 渗漏电流
leak detector (简作 LD) 测漏器
leakage *n*. (简作 LKg) 漏;漏出;漏出物;漏失量,分析遗漏(精神分析学派名词) ‖ ~ current 泄漏电流 / ~ effect 漏泄效应,分流作用 / ~ field 漏泄场 / ~ meter (简作 LM) 漏电流检测器 / ~ neutuon 泄漏中子 / ~ radiaton 泄漏辐射
leakance *n*. 防漏的,密封的 ‖ ~ of genetic block 遗传性阻隔遗漏
leake-guy's method 利一盖二氏法(检血小板)
leakiness *n*. 泄漏程度
leakoderma *n*. 白斑病 ‖ ~, acquisitum centrifugum sutton's disease 离心性后天白斑病,萨顿氏病 / ~, colli 颈部白斑病 / ~, congenital albinism 白化病 / ~, syphilitic 梅毒性白斑病
leaky *a*. 漏的,渗漏的 ‖ ~ block 渗漏阻隔(遗传) / ~ gene 渗漏基因 / ~ mutant 渗漏突变体 / ~ patch modle 渗漏补片模式 / ~ protein 渗漏蛋白质
lean body mass (简作 LBM) 脂肪除外体重
lean[1] *vi*. 倾斜;靠,倚;依赖 *vt*. 使倾斜 *n*. 倾向;倾斜
lean[2] *a*. 瘦的,贫弱的,歉收的 *n*. 瘦肉 *vt*. 使变瘦
leaning *n*. 倾斜;倾向(towards)
Leao's spreading depression 雷阿扩张性阻抑(从大脑皮质记录的正常电节律的阻抑,同时从刺激区或皮质损坏区向外扩张,扩散率十分接近偏头痛的视觉先兆。亦称扩散性阻抑)
leap *vi*. 跳,跃 *vt*. (使)跃过 *n*. 跳跃;飞跃,跃进 ‖ by ~ s and bounds *ad*. 飞跃地,极迅速地
LEAP language for the expression of associative procedures 表达相联过程的语言 /leaper amphetasmine tablet 苯丙胺片,安非他明片
leaper amphetasmine tablet (简作 LEAP) 苯丙胺片,安非他明片
leaping mydriasis 交替性瞳孔散大
leaping organ 跳跃器
leaping-ill *n*. 羊跳跃病
LEAR logistic evaluation and review technique 逻辑鉴定与评论技术
learn *vt*. 学习;学会;听到;认识到;记住 *vi*. 学习;获悉,听到 ‖ ~ er *n*. 学习者,初学者
learned *a*. 有学问的,学术上的
learning *n*. 学习,知识,学问 ‖ ~, insight 洞察学习 / ~, latent 指动物未加以强化的学习,如予以强化或奖赏,效果就明显 / ~ disability (简作 LD) 学习能力丧失 / ~ matrix 学习矩阵 / ~ network 学习网络
Learning Experience Guides for Nursing Students (简作 LEGS) 护校学生学习指南(培训教材)
LEAS lower echelon automatic switchboard 低级梯阵自动配电盘
leas concentration (简作 LC) 最低浓度
leash *n*. 索 *vt*. 用皮带缚住;束缚,抑制
least *a*. 最小的,最少的,最不重要的 *ad*. 最小,最少;最少,最不; *n*. 最小,最少,最不重要 ‖ at (the) ~ 至少,起码;无论如何 / ~ of all 最不 / not in the ~ 一点也不;丝毫不 / least scalene muscle 最小斜角肌 / least square method 最小二乘法 / least square equations 最小二乘方程式
least coagulable proteinconcentration (简作 LCPC) 最低凝固蛋白浓度
least common denominator 最小公分母(将几个分数化成分母相同的分数而不改变每个分数的值,此相同分母即称公分母)
least common factor (简作 LCF) 最小公因数(一个数同时是几个数的约数称公因数或公约数)
least common multiple (简作 LCM) 最小公倍数
least concentration time (简作 LCT) 最低浓缩时间
least cost estimating and scheduling system (简作 LESS) 最低成本

估算与计划系统
least effective dose（简作 LED）最小有效剂量
least energy principle（简作 LEP）最小能量原则
least fatal dose（简作 LFD）最小致死量
least perceptible chromaticity difference（简作 LPD）最小视光色差，最低可见（色度）差
least significant bit（简作 LSB）最低有效数位
least significant character（简作 LSC）最低位字符，最小有效字符
least significant difference（简作 LSD）最小显著性差别
least significant digit（简作 LSD）最低位，最小有效数
least voltage coincidence detection（简作 LVCD）最小符合检波电压
leather *n.* 皮革 *a.* 皮革（制）的 *vt.* 用皮革包盖 ‖ ~ bottle stomach 皮革状胃
leathern *a.* 皮革制的；皮革样的
leathery *a.* 似皮革的；坚韧的
leave[1] *vt.* 离开，留下；把……留在；把……交给；剩下遗忘；使……处于（某中状态）；听任，让 *vi.* 离去，出发，动身 ‖ ~ alone 不管，不理会 / ~ behind 留下，忘带；遗留；把……丢在后面，超过 / ~ off（使）停止；不再使用 / ~ out 省去，略去；遗漏，没有考虑，不考虑 / ~ over 留下，剩下 / ~ sth as it is 听任某事自然发展
leave[2] *n.* 许可，同意；假期；离去 ‖ on ~ 休假 / sick ~ 病假 / take one's ~ 离去
leave of absence（简作 LOA）休假，获准的假期
leave on pass（简作 LOP）脱险，离开险境，渡过危险期
leaven *n.* 发酵剂，曲 *vt.* 使发酵；使渐变
leavening *n.* 发酵；发酵剂；引起渐变的因素；影响
leavings *n.* 剩余，残渣
Lebaese *a.* 黎巴嫩的；黎巴嫩人的；*n.* ［单复同］黎巴嫩人
Lebanese hashish *n.* 大麻，印度大麻
Lebanon *n.* 黎巴嫩
leben *n.* ［阿拉伯］发酵乳饮料
Leber's congenital amaurosis 勒伯尔先天性黑朦（一种常染色体隐性遗传性疾病，出生时或出生后双目即告使命，常伴有视神经萎缩和视网膜血管稀少等症状，此型较少见）‖ ~ optic atrophy 勒伯尔视神经萎缩（男性遗传性疾病，主要症状为双侧性进行性视神经萎缩，大约出现于 20 岁，被认为是 X 连锁遗传特性）/ ~ corpuscle 勒伯尔小体（胸腺小体）/ ~ disease 勒伯尔病（见勒伯尔视神经萎缩及勒伯尔先天性黑朦）~，disease 利伯氏病（家族遗传性视神经萎缩）/ ~，plexus 利伯氏静脉丛（眼内）
Lebistes *n.* 虹鳉属 ‖ ~ reticulatus 虹鳉（普通称为"百万鱼"，是孑孓）
Lebombo orbivirus 利庞博环状病毒
Lebomho virus 利庞博病毒
Leboyer method（technique） 勒博耶分娩法（此法基于这样一种理论，认为分娩时使用暴力会导致婴儿情绪创伤，影响儿童的性格极其一生，故此法强调分娩必需轻巧调和有节制，轻柔地处理婴儿）
LEC lupus erythematosus cell 红斑狼疮细胞
Lecannacfidaceae *n.* 隔孢皿科（一种菌类）
lecanopagus *n.* 腰下联胎
lecanosomatopagus *n.* 胸（骨）盆联胎（双头畸胎的一种）
Lecat's gulf 勒卡湾（尿道球膨大）
Leche de higueron ［西］野无花果乳汁（驱虫药）
lechodochium *n.* 产室
lechopyra *n.* 产褥热
Lecideaceae *n.* 网衣科（一种地衣类）
lecithal *a.* 卵黄的
lecithalbumin *n.* 卵磷脂白蛋白
lecithid *n.* 蛇毒深血卵磷脂 ‖ cobra ~ 蝮蛇毒溶血卵磷脂
lecithigenous *a.* 产生卵磷脂的
lecithin（phosphatidylcholine）*a.* 卵磷脂，磷脂酰胆碱 ‖ ~，albumin *n.* 卵磷脂白蛋白 / ~ / sphingoatyelin ratio 卵磷脂 / 鞘磷脂比值（测定羊水肺表面活性物质含量的较准确生物化学方法。L / S比值≥2 为胎肺成熟标准）
lecithin / sphingomyelin ratio（简作 L / S）卵磷脂 / 鞘髓磷脂比例
lecithin cholesterol acyltransferase（简作 LCAT）卵磷脂—胆固醇酰基转移酶
lecithin to sphingomyelin（简作 L-S）卵磷脂—神经鞘髓磷脂
lecithinase *n.* 卵磷脂酶 ‖ ~ A 卵磷脂酶 A（磷酸脂酶 A1 和磷酸脂酶 A2）/ ~ B 卵磷脂酶 B（溶血磷酸脂酶）/ ~ C 卵磷脂酶 C / ~ D 卵磷脂酶 D（磷酸脂酶 D）/ ~，cobra 蝮蛇毒卵磷脂酶 / lecithin-cholesterolacyltransfe-rase（LCAT）卵磷脂—胆固醇酰基转移酶，磷脂酰胆固醇 / ~ deficiency 家族性卵磷脂—胆固醇酰基转移酶缺乏症 / lecithin-cholesterolacyltransfer-ase（LCAT）磷脂胆固醇酰几本转移酶缺乏症（一种常染色体隐性遗传病，由于 LCAT 不能脂化血浆胆固醇所致；胆固醇和磷脂酰胆碱在血浆和组织内蓄积，从而导致角膜浑浊，贫血和常为蛋白尿症。各类脂蛋白显示异常）
lecithin-cholestero acyltransferase（简作 LCA）卵磷脂—胆固醇酰基转移酶
lecithinemia *n.* 卵磷脂血症
lecitho *n.* 卵黄
lecithoblast *n.* 成卵黄细胞
lecithocoel *n.* 卵黄腔
lecithoid *n.* 卵磷脂样的
lecithoprotein *a.* 卵磷脂蛋白
lecithovitellin *a.* 卵黄悬胶液
lecithymen *n.* 卵黄膜
leclanche's cell 勒克朗谢氏电池（一种电动势电池）
Leclercia *n.* 勒克氏菌属 ‖ ~ adelaidensis 非脱羧勒克氏菌（非脱羧埃希氏菌）
leclinology *n.* 凝集素学
Lect lecturer *n.* 讲师
lectin *n.* 植物凝血素（在凝集红细胞时，表现了血型的特异性，亦称外源凝集素，某些植物蛋白能与卵子透明带上的多糖结合，阻止精于穿入）‖ endogenous ~ 内源性选择素 / membrane ~ 膜选择素
lectotype *n.* 选型（细菌培养物等）
lectual *a.* 床的
lectulum *n.* 小床 ‖ ~，unguis 甲床
lecture *n.* 演讲；讲课；讲稿 *vi.* 讲演 *vt.* 向……讲演 ‖ ~ clinical 临床讲演 / ~ scope 教学镜，示教镜
lecturer *n.* 演讲者；讲师
Lecythidaceae *n.* 玉蕊科
LED least effective dose 最小有效剂量 /light-emitting diode 发光二极管 /lupus erythematosus disseminatus ［拉］播散性红斑狼疮
Ledbander bungoer's bands 宾格内氏带（周围神经变性时鞘细胞融合带条）
Ledebouriella wolff 防风属 ‖ ~，seseloides wolff 防风
ledercillin *n.* 普鲁卡因青霉素 C
Lederer's anemia（diease） 莱德勒氏贫血，莱德勒氏贫血（病）（急性溶血性贫血的一种）
Ledge，enamel dental ledge 牙棚，釉棚
ledging *n.*（根管壁上的）阶梯，台阶
ledistis reticulatus 食孑鲦鱼
Lednice 110 **Virus** = Yaba 1 virus 莱德丽丝 110 病毒，亚巴猴 1 病毒
Lednice virus 莱搏丽丝本扬病毒
Ledocarpaceae *n.* 杜香果科
ledran's suture 莱德朗氏缝术（一种肠管缝术）
leduc's current 勒杜克氏电流（等强断续直流）
lee's ganglion 李氏神经节（子宫颈神经节）
Leeaceae *n.* 火筒树科
leech *n.* 水蛭；蛭，蚂蝗 *vt.* 用水蛭给……抽血 ‖ american ~ 美洲水蛭（即北美巨蛭 macrobdella decora）/ artificial ~ 人工呼吸器，人工水蛭 / land ~ 山蛭（即山蛭属 haemadipsa）/ medicinal ~ 医用水蛭，医蛭（即 hirudo medicinalis）/ ~，australian 澳洲水蛭 / ~，german hirudo medicinalis 医用水蛭 / ~，green 绿水蛭 / ~，heurteloup'w artificial 人工水蛭，人工吸血器 / ~，horse 马蛭 / ~，hungarian 匈牙利水蛭 / ~，land haemadipsa 山蛭 / ~，medicinal 医用水蛭 / ~，swedish 瑞典水蛭
leechery *n.* 医术
leeches *n.* 夏疮 ‖ ~，phycomycetes
leech-finger ring-finger 环指，无名指
leeching *n.* 水蛭吸血法
LEED low-energy electron diffraction 低能量电子衍射（法）
Leeds and Northrup Co（简作 L&N）利兹—诺斯拉浦公司
Leek yellow stripe potyvirus 韭葱黄条纹马铃薯 Y 病毒
lees *n.* 酒渣滓，糟
leeuwenhoek's canals 雷文赫克氏管，哈弗氏管
Leeuwenhoekia australiensis 澳洲里汶恙螨
leeuwenhoekia australiensis 荷显微镜学家，澳洲雷氏恙螨
Lee-White method（简作 LW）（检血凝时间）李—怀二氏法
LE-factor lupus erythematosrs factor 红斑狼疮因子
lefe lower lobe（简作 L.L.L）左（肝）下叶
lefgt arm recumbent（简作 LAR）左侧位，左臂平直
Leflunomide *n.* 来氟米特（消炎镇痛药）
LeFort 1 line 莱弗特 1 线，面骨低位横行骨折线

LeFort 2 line 莱弗特 2 线,面骨圆锥状骨折线
LeFort 3 line 莱弗特 3 线,面骨高位横行骨折线
LeFort weakness line 莱弗特脆弱线
LeFort's fracture 莱弗特骨折,双侧上颌骨横行骨折
left[1] ***a***.左边的,左侧的 ***n***.左,左边 ***ad***.在左边,向左 ‖ ~ angle(简作 LA) 左角 / ~ anterior axillary line 左腋前线 / ~ anterior descending artery 左冠状动脉前降支 / ~ anterior oblique (LAO) 左前斜位,第二斜位 / ~ anterior obique projection 左前位投照 / ~ apical cap 左肺尖部胸膜外增宽,左(肺)尖帽(征) ~ arm(简作 LA) 左臂 / ~ atrial appendage 左心耳 / ~ atrial enlargement (LAE) 左心房扩大 / ~ atrial diamension 左房内径 / ~ atrial notch 左心房切迹 / ~ atrial wall 左房壁 / ~ atrium(LA) 左心房 / ~ auricle(简作 LA) 左心耳 / ~ axillary lymph gland 左腋淋巴结 / ~ brachiocephalic vein 左头臂静脉 / ~ bronchus 左主支气管 / ~ circumflex artery 左冠状动脉回旋支 / ~ circumflex coronary artery(简作 LCx) 左冠状动脉回旋支 / ~ colic artery 左结肠动脉 / ~ colic vein 左结肠静脉 / ~ coronary artery 左冠状动脉,冠状大动脉 / ~ cups 左半月瓣 / ~ eye 左眼 / ~ gastric artery 胃左动脉 / ~ gastric lymph node 胃左淋巴结 / ~ gastric vein 胃左静脉 / ~ gastroepiploic artery 胃左动脉 / ~ gastroepiploic lymph node 胃网膜左淋巴结 / ~ gastroepiploic vein 胃网膜左静脉 / hepatic artery 肝左动脉 / ~ hepatic duct 左肝管 / ~ hepatic vein 肝左静脉 / ~ hyperphoria 左上隐斜 / ~ inferior (bronchial) trunk 左下(支气管)干 / ~ kidney 左肾 / ~ lteral 左侧位的 / ~ lateral decubitus position 左侧卧位 / ~ lateral projection 左侧卧位 / ~ lateral projection 左侧卧位投照 / ~ lateral sternal line 左胸骨线 / ~ lower lobe 左下叶 / ~ lung 左肺 / ~ memmillary line 左乳头线 / ~ mid-clavicular line 左锁骨中线 / ~ mid-scapular line 左肩胛中线 / ~ main coronary artery(简作 LMCA) 冠状动脉主干 / ~ occiput anterior(LOA)左枕前位 / ~ ovarian vein 左卵巢静脉 / ~ parasternal line 左胸骨旁线 / ~ phrenie nerve 左膈神经 / ~ posterior cerebral artery 左后大脑动脉 / ~ posterior oblique (LPO) 左后斜位 / ~ posterior oblique projection 左后斜位投照 / ~ pulmonary artery 左肺动脉 / ~ pulmonary vein 左肺静脉 / ~ recumbent position 左侧卧位 / ~ renal artery 左肾动脉 / ~ renal vein 左肾静脉 / ~ retrograde cardioangiography 左侧逆行心血管造影(术) / ~ sacro-anterior(LSA) 骶左前 / ~ scapular line 左肩胛线 / ~ semilunar valve 左半月瓣 / ~ spermatic vein 左精索静脉 / ~ subclavian artery 左锁骨下动脉 / ~ subclavian vein 左锁骨下静脉 / ~ superior(bronchial) trunk 左上(支气管)干 / ~ testicular vein 左睾丸静脉 / ~ triangular ligament 左三角韧带 / ~ ureter 左输尿管 / ~ vagusnerve 左迷走神经 / ~ ventricle (LV) 左心室 / ~ ventricle assist pump 左心辅助泵 / ~ ventricular ejection time(简作 LVET) 左室射血时间 / ~ ventricular hypertrophy 左室肥厚 / ~ ventricular outflow tract(简作 LVOT) 左室流出道 / ~ vertebral artery 左椎动脉 / ~ vision 左眼视力
left[2] leave 的过去式和过去分词
left-brained ***a***.左脑性的
left-eared ***a***.善用左耳的,左耳性的
left-eyed ***a***.善用左眼的,左眼性的
left-handed ***a***.左边的,左手的;善用左手的
left-hemisphere damage (简作 LD) 左半球损害
leftmaincoronaryartery ***n***.左冠状动脉主干
Leg legl 法定的;合法的;法律上的
leg ***n***.腿(尤指小腿) ‖ badger ~ 獾腿(两腿长短不等) / baker ~ 膝外翻 / bandy ~ 膝内翻 / bayonet ~ 枪刺形腿 / black ~ 黑腿病,气肿性炭疽 / bow ~ 弓形腿,膝内翻 / deck ~ s;tropical ~ 甲板腿,热带腿(热带乘船旅行者的下肢水肿) / elephant; elephantiasis ~ 象皮腿 / milk;phlegmasia alba dolens ~ 股白肿 / red ~ 蛙腿红肿病, / restless ~ s 多动腿(小腿麻痛感,不断活动可以消除) / rider's ~ 骑马者腿病(内收肌劳损) / scissor ~ 剪形腿 / white ~ 股白肿 / beon (或 upon) one's ~ s 站着;(病后)能起来走动 / feel (或 find) one's ~ s(婴孩)开始能站起(或行走) / get (或 set) sb on his ~ s 使某人恢复健康 / on one's(或 its) last ~ s 十分疲乏;垂死;临近结束 / stand on one's own ~ s 自立,自主 / stretch one's ~ s (坐久后)走一走,散散步 / ~, anglesey 格耳西假腿(将木块,以承肢端,并连以铁制的关节) / ~, artificial 假腿 / ~, badber 獾腿,两腿长短不等 / ~, baker genr valgum 膝外翻 / ~, bandy genu varum 膝内翻 / ~, bayonet 枪刺形腿 / ~, black symptomatic anthrax 黑腿病,气肿性炭疽 / ~, boomerang 扁腿 / ~, bow geru varum 弓形腿,膝内翻 / ~, legs deck 甲板腿(热带乘船旅行者的下肢水肿) / ~, elephant elephantiasis 象皮病 / ~, golfers' 杓球员腿病 / ~ s jimmy restless legs 多动腿 / ~ s jitter 腿颤抖 / ~, jury 木腿,假腿 / ~, lawn-tennis 网球员腿病 / ~, milk; phlegmasia alba dolens 股白肿 / ~, red 蛙腿红肿病 / ~ s' restless 多动腿(小腿麻痛感,不断活动可以消除) / ~, rider's 骑马者腿病(内收肌劳损) / ~, scaly 鳞痂腿(禽) / ~, scissor 剪形腿 / ~, stork 剪形腿(见于进行性肌萎缩) / ~, support 腿支架 / ~, trench 战壕腿 / ~, legs, tropical; deck legs 热带腿,甲板腿 / ~, white; phlegmasia alba dolens 股白肿
Leg com legally committed 法律约束,法律上的委托
legacy ***n***.遗产
legal ***a***.法律(上)的;合法的;正当的 ***n***.法定权利 ‖ ~ly ***ad***. / ~ dentistry 牙法医学 / ~ blindness 法定盲
legal information through electronics (简作 LITE) 通过电子设备的合法信息
legal medicine (简作 LM) 法医学
legal occupational disease 法定职业病
Legal's disease 累加耳氏病(咽鼓室炎性头痛) ‖ ~, test 累加耳氏试验(检丙酮及吲哚)
legality ***n***.合法性;(法律上的)义务
legalization ***n***.合法化
legalize ***vt***.使合法
legally committed (简作 Leg com) 法律约束,法律上的委托
legally separated (简作 LS) 合法分离
legashenia ***n***.读书困难症
Legcholeglobin ***n***.豆胆绿蛋白
lege artis [拉] 依照常规
legend ***n***.图例,代号,说明书
Legendre's nodes 勒让德莱氏结(近端指关节德结节形成,为关节变性德症状)
Legg-Calve-Perthes disease [Arthur Thornton Legg 美外科医师 1874—1939; Jacques Calve 法矫形外科师; Georg Clemens Perthes 德外科医师 1869—1972]; Legg's disease; osteochondritis deformans juvenilis 累—卡—佩三氏病,累—佩二氏病,累格氏病,幼年变形性骨软骨炎
leghemoglobin ***n***.豆血红蛋白
legible ***a***.易读的,字迹清楚的,易读性,自己清晰性
leg-ill ***n***.蹄间炎(羊)
Legionella ***n***.军团菌属 ‖ ~ adelaidensis 阿德来德军团菌 / ~ anisa 回芹军团菌(茴香军团菌) / ~ birminghamensis 伯名瀚军团菌 / ~ bozemanii 博氏军团菌(博兹曼氏军团菌) / ~ brunensis 布吕嫩军团菌 / ~ cherrii 彻氏军团菌 / ~ cincinnatiensis 辛辛那提军团菌 / ~ dumoffii 杜氏军团菌(杜莫夫氏军团菌) / ~ erythara 艾里塔拉军团菌 / ~ fairfieldsis 费氏军团菌(法菲尔德氏军团菌) / ~ feeleii 菲氏军团菌(费勒氏军团菌) / ~ geestiana 吉斯特军团菌 / ~ gormanii 戈氏军团菌(戈曼军团菌) / ~ gratiana 戈拉提阿那军团菌 / ~ hackeliae 哈氏军团菌(哈开里军团菌) / ~ israelensis 以色列军团菌 / ~ jamestowniensis 詹姆斯敦军团菌 / ~ jordanis 约旦军团菌 / ~ lansigensis 兰斯格军团菌 / ~ londiniensis 伦敦军团菌 / ~ longbeachae 长滩军团菌 / ~ maceachernii 见 Tatlockia maceachernii / ~ micdadei 麦氏军团菌(匹兹堡军团菌) / ~ moravica 摩拉维采军团菌 / ~ nautarum 水手军团菌 / ~ oakridgensis 橡树岭军团菌 / ~ parisiensis 巴黎军团菌 / ~ pittsburghensis 见 Legionella micdadei / ~ pneumophila 侵肺军团菌 / ~ pneumophila subsp. fraseri 嗜肺军团菌弗雷泽亚种 / ~ pneumophila subsp. pascullei 嗜肺军团菌牧场亚种 / ~ pneumophila subsp. pneumophila 嗜肺军团菌嗜肺亚种 / ~ quaateirensis 考特拉军团菌 / ~ quinlivanii 昆氏军团菌(昆里万军团菌) / ~ rubrilucens 红光军团菌 / ~ saithelensis 赫仑荒原军团菌 / ~ santicrucis 卫生十字军团菌 / ~ shakespearei 沙氏军团菌 ~ spiritensis 斯皮里特湖军团菌(圣灵军团菌) / ~ steigerwaltii 施氏军团菌(斯特格尔渥特军团菌) / ~ tucsonensis 图森军团菌(图克逊军团菌) / ~ wadsworthii 沃氏军团菌(沃斯沃滋氏军团菌) / ~ worsleiensis 沃斯利军团菌
Legionella pneumophilia (简作 Lp) 亲肺军团菌(军团菌肺炎的主要病原体)
legionellaceae ***n***.军团杆菌科
legionellosis ***n***.军团杆菌病
Legionnaires' disease (简作 LD) 军团病(见 disease 项下相应术语)
Legionnaires disease bacteria (简作 LDB) 军团军病杆菌
legislation ***n***.立法,法规 ‖ ~, sanitary 卫生法规
legitimacy ***n***.合法性,正统性
legitimate ***a***.合法的,正统的;合理的 ***vt***. 使合法;证明……有理 ‖ legitimation ***n***. / ~ combination 同型花组合 / ~ copulation 正常接合,异性接合 / ~ fertillization 同型花受精 / ~ pollination 同型花传粉 ‖ ~ ly ***ad***.
legless ***a***.无腿的
LEGS Learning Experience Guides for Nursing Students 护校学生学习

指南(培训教材)
leg-sticker; stomoxys calcitrans 厩螫蝇
leg-stroke *n*. 肢敲击声
legume *n*. 豆,豆荚/豆科植物 ‖ ~ bacteria 根瘤菌/~ little leaf virus(Hutton, et Grylls) 豆类小叶病毒/~ yellows luteovirus 豆类黄化病黄症病毒
legumelin *n*. 豆白蛋白,豆清蛋白
legumin *n*. 豆球蛋白
leguminiverous *a*. 豆食的
Leguminosae *n*. 豆科
Leguminous *a*. 豆科的
leiastyenia *n*. 平滑肌无力
leiboff-kahn's method 列—康二氏法(检血脲)
leicht [德] *a*. 轻的
Leichtenstern's phenomenon [德医师]来希敦斯坦氏现象(征)(见于脑脊髓膜炎) ‖ ~, type encephalitis hemorrhagica 来希敦斯坦氏型,出血性脑炎
Leichtenstern's encephalitis 出血性脑炎 ‖ ~ sign 来希敦斯坦征(现象)(脑脊髓膜炎时,轻叩四肢骨,患者迅即退缩)
leifson desoxycholate (简作 LD) 利夫森氏去氧胆酸盐
Leigh disease, syndrome (Archibald Denis Leigh) 利氏病、综合征(亚急性坏死性脊髓病 subacute necrotizing encephalomyelopathy)
leimyomatosis peritonealis disseminata (简作 LPD) 弥漫性腹膜平滑肌瘤病
Leiner's disease 莱内氏病(婴儿脱屑性红皮病) ‖ ~ test 莱内氏试验(检酪蛋白)
leio- [希 leilos] [构词成分] 平滑肌
leiodermatous *a*. 滑泽皮的
leiodermia *n*. 滑泽皮
leiodystonia *n*. 平滑肌张力障碍
leiognathus bacoti liponyssus bacoti 巴[科特]氏刺脂螨(即巴[科特]氏禽刺螨 Ornithonyssus bacoti)
leiomyoblastoma *n*. 成平滑肌瘤,上皮样平滑肌瘤
leiomyoblastoma *n*. (简作 LMB) 成平滑肌瘤
leiomyofibroma *n*. 平滑肌纤维瘤
leiomyoma *n*. 平滑肌瘤 ‖ epithelioid ~, bizarre ~ 上皮样平滑肌瘤(亦称成平滑肌瘤)/~ uteri 子宫平滑肌瘤/vascular ~ 血管平滑肌瘤/~ cutis 皮肤平滑肌瘤
leiomyomatosis *n*. 平滑肌瘤病 ‖ ~ peritonealis disseminata 播散性腹膜平滑肌肌瘤病
leiomyosarcoma *n*. (简作 LMS) 平滑肌肉瘤
leiomyosarcoma *n*. 平滑肌肉瘤 ‖ ~ of uterus 子宫平滑肌肉瘤
Leiopyrrole *n*. 利奥吡洛(解痉药)
leiothric *a*. (毛)发滑泽的
leiotonin *n*. 平滑肌强力素
leiotrichous *a*. 发滑泽的
leiphemia *n*. 血液缺乏
Leipo-; lipo- [构词成分] ①脂肪或肥胖(亦作 lipo-)②缺乏,无
leipobrachia *n*. 缺臂(畸形),缺肢
leipodermia; defectus cutaneus *n*. 无皮(畸形)
leipomeria *n*. 缺臂(畸形)
leipopsychia *n*. 失神,气绝
leipothyimc *n*. 晕厥,昏厥的
leipothymia *n*. 晕厥,昏厥
leischmaniasis, naso-oral *n*. 鼻口利斯曼病
leischmaniasis, nasopharyngeal *n*. 鼻咽利斯曼病
leischmaniasis, oropharyngeal 口咽利斯曼病
leischmaniasis; leischmaniosis *n*. 利斯曼病
Leishman-Donovan body (简作 L-D) 利—杜二氏体,黑热病小体
Leishman's cells 英外科军医,利什曼氏色素细胞(黑水热时所见的嗜碱性白细胞) ‖ ~ method 利什曼氏法(计算白细胞的噬菌指数)/~ stain 利什曼氏染剂(曙红和亚甲蓝溶液)
Leishman-donovan body 利什曼—杜诺凡氏体,利—杜(二氏)体,黑热病小体(组织内)
leishmania [拉] 利什曼[原]虫[属]
Leishmania donovani Laveran and Mesnil 杜氏利什曼虫 = Leishmania infantum Nicolle ‖ ~ donovani 杜氏利什曼原虫杜氏亚种/~ donivani infantum 杜氏利什曼原虫婴儿亚种/~ leishmania enriettii Munt et Mednil 豚鼠利什曼虫/~ farciminosa 马皮疽利什曼虫/~ furunculosa tropica 疖利什曼虫,热带利什曼虫/~ infantum 婴儿利什曼虫/~ major 大型利什曼原虫/~ mediterranea infantum 婴儿利什曼虫/~ tropica Wright 热带利什曼虫/~ tropica major 大型热带利什曼原虫/~ mexicana Biaic 墨西哥利什曼原虫/~ mexicana amazonensis 墨西哥/利什曼原虫亚马逊亚种/~ mexicana mexicana 利什曼原虫墨西哥亚种/~ peruviana 秘鲁利什曼原虫/~ pifanoi, ~ mexicana pifanoi 玻氏利什曼原虫,玻氏墨西哥利什曼原虫/~ tropica, ~ nilotica 热带利什曼原虫,尼罗河利什曼原虫
Leishmania form 利什曼型(指利什曼原虫感染者)
Leishmania Genus [拉] 利什曼原虫属
Leishmania Ross 利什曼(原)虫属 ‖ ~ aethiopica, aethiopica 埃塞俄比亚利什曼原虫,埃塞俄比亚/~ braziliensis 巴西利什曼原虫/~ braziliensis braziliensis 巴西利什曼原虫亚种/~ brasiliensis Vianna 巴西利什曼虫/~ braziliensis guyanensis/巴西利什曼原虫圭亚那亚种/~ braziliensis panamensis 巴西利什曼原虫巴拿马亚种/~ canis 犬黑热病虫/~ donovani 杜[诺凡]氏利什曼虫/~ donovani chagasi 杜氏利什曼原/虫恰加斯亚种
Leishmaniasis *n*. 利什曼病 ‖ ~ americana american brazilian forest yaws bouba braxiliana mucocutaneous naso-oral; ~ nasopharyngeal espundia 美洲利什曼病(新大陆型利什曼病),巴西利什曼病,皮肤黏膜利什曼病/~, canine 犬利什曼病(婴儿型内脏利什曼病)/~, cutanea 皮肤利什曼病/~, dermal 皮肤利什曼病/~, diffuse cutaneous; ~, anergic; ~, cutaneous ~ tegmentaria diffuse 弥漫性皮肤利什曼病/~, infantile infantile kala-azar 婴儿利什曼病,婴儿黑热病(婴儿型内脏利什曼病)/~, mucocutaneous; naso-oral; Americana 黏膜皮肤利什曼病,鼻口利什曼病,美洲利什曼病/~, nasopharyngeal; americana 鼻口利什曼病,美洲利什曼病/~, Post-Kala-azaar dermal 黑热病后皮肤利什曼病/~, New World 新大陆型利什曼病/~, Old World 旧大陆型利什曼病/~, recidivans; ~, lupoid 复法性利什曼病,狼疮样利什曼病/~, rural 农村利什曼病/~, urban 城区利什曼病/~, visceral kala-azar 内脏利什曼病,黑热病
leishmanicidal *a*. 杀利什曼原虫的
Leishmanid *n*. 利什曼结节
Leishmaniform *a*. 利什曼形的
leishmanin *n*. 利什曼原虫素(用于皮肤试验,检皮肤利什曼病)
Leishmaniosis *n*. 利什曼病
Leishmanoid *a*. 类利什曼病的 *n*. 利什曼斑,皮肤利什曼斑 ‖ ~, dermal 皮肤利什曼斑
leistungskern [德] *n*. 功能核心细胞
leisure *n*. 空闲,闲暇 *a*. 空闲的 ‖ at ~ 闲着的,有空的;从容不迫的/at one's ~ 当有空的时候
leiter's coil 鼠恙螨
Leitneriacefe *n*. 银毛本科
Leitneriales *n*. 塞子木目(植物分类学)
Lejeuneaceae *n*. 细鳞苔科(一种苔类)
LEK leu-enkephalin 亮氨酸脑啡肽(内啡肽)
Leksell apparatus 莱克塞尔定位器(用于立体定位外科的莱克塞尔技术) ‖ ~ technique 莱克塞尔技术(一种立体定位技术,使用弧形制导和立方形支架使头部定位,并标以三维定向的 X、Y 和 Z 坐标)
Leksell gamma knife 雷克塞尔伽玛刀
LEL lower explosive limit 爆炸下限(混合气体)
Lelaps *n*. 棘螃螨属(即 echinolaelaps) ‖ ~ echidninus 毒棘螃螨(即 echinolaelaps echidninus)
Lelaps echidnius 盘状红斑狼疮
leloir's disease 李洛尔氏病,红斑样寻常狼疮
Lem lemon 柠檬,柠檬黄
LEM Laser Energy Meter 激光能量测定器/lateral eye momement 侧眼运动/leukocyte endogenous mediator 白细胞内源介质
lema *n*. 睑皮脂
Lemanoaceae *n*. 鱼子菜料(一种藻类)
lembadiion Perty 舟形虫属
lembadion bullimum Perty 泡形舟虫属
lembadion lucens Maskell 光明舟形虫
lembadion magnum Stokes 大舟形虫
lembadionidae Jankowski 舟形虫科
Lembert's suture 朗贝尔氏缝术(肠外衣缝术)
Lembophyllaceae *n*. 船叶藓科(一种藓类)
lembus Cohn 梭虫属 = cohnilwmbus Kahl
lememia *n*. 鼠疫菌(败)血症
lemic *a*. 疫病的
Lemidosul *n*. 来米多舒(利尿药)
Lemieux-Neemeh syndrome 勒—内综合征(一种常染色体显性遗传综合征,包括进行性神经性肌萎缩,伴进行性聋)
Leminorlla *n*. 勒米诺氏军团菌 ‖ ~, grimontii 格氏勒米诺氏菌/~, richardii 理氏勒米诺氏菌
lemma *n*. 膜,衣,鞘
lemma- [希] [构词成分] 膜
Lemmermsnn *n*. 瑞典定形裸藻虫
lemmocyte *n*. 神经鞘膜细胞

lemna minor 浮萍
Lemnaceae *n*. 浮萍科
lemniscate *n*. 双扭线
lemniscus *n*. 丘系(蹄系) ‖ ~ acoustc 听觉丘系,外侧丘系 / ~ bulbar 内侧丘系 / ~ gustatory visceral 味觉丘系,内脏丘系 / ~ lateralis 外侧丘系 / ~ medialis 内侧丘系 / ~ olivaris 橄榄丘系 / ~ optic tract 视束丘系 / ~ spinalis 脊髓丘系 / ~ temporalis et occipitalis hoeve's bundle 颞枕叶束,下纵束 / ~ trigeminalis 三叉丘系 / ~ visceral *n*. 内脏丘系,味觉丘系
lemniscus medialis (简作 LM) 内侧丘系
lemnocyte *n*. 成神经鞘细胞
lemoblastoma *n*. 成神经鞘细胞瘤
lemography *n*. 疫病论,疫病论文集
lemology *n*. 传染病学(尤指疫病学)
lemon *n*. 柠檬,柠檬色的;柠檬味的 ‖ ~y *a*. 柠檬的;有柠檬香味的 / ~ oil 柠檬油 / ~ seented thyme leaf chlorosis rahabdovirus 柠檬味的麝香草叶绿症弹状病毒
lemonade *n*. 柠檬水
lemonadelemon-balm melissa 蜜里萨香草
lemon-grass *n*. 香茅草,柠檬草
lemoparalysis *n*. 食管麻痹,食管瘫痪
lemostenosis *n*. 食管狭窄,咽狭窄
Lemper's fenestration operation 兰柏特开窗术(用于治耳硬化症,即在外半规管钻上一小窗,然后在瘘管上置一层皮瓣,只要新通道保持畅通,听力即有明显改善)
Lemuroidea *n*. 狐猴亚目
lenampicillin *n*. 仑氨苄西林(抗生素)
Lenard Ray 阴极射线,勒纳氏射线(通过放电管外的阴极射线)
Lendenwirbel *n*. (简作 LW) [德]腰椎
Lenegre's disease 勒纳格病(获得性完全性心传导阻滞,由于传导性系统原发性变性所致)
Lenetran *n*. 美芬噁酮(mephenoxalone)[商名]
LENG length 长度
lengh, breadth, height (简作 LBH) 长,宽,高
lenghthened off time (简作 LOT) 延长脉冲音中断时间(测试方法)
length *n*. 长、长度,期间 ‖ ~, average (简作 LA) 平均长度 / ~, arch 牙弓长度 / ~, basialveolar 基槽长度 / ~, basinasal 基鼻长度 / ~, bompton wave 康普顿氏波长 / ~, constant 距离常数 / ~, crown-heel 顶踵长度,(系人胚、胎儿、婴儿的颅最高点至足跟的长度,类同成人的立高) / ~, crown-rump 枯臂长度顶臀长度(系人胚,胎儿、婴儿的颅最高点至臂部的和蔗,类同成人的坐高) / ~ of day 日照长度 / ~, dental 牙长度 / ~, focal 焦距 / ~, foot 足长度(估计胎儿的年龄) / ~, greatest 最长度(测量早期胚胎) / ~, optimal 最适长度 / ~, palatomaxillary 腭颌长度 / ~, stem 躯干长 / ~, tube 管长 / ~, wave 波长/at full ~ 全身平伸地; / go to and ~ (或 great ~s)竭尽全力
length between perpendiculars (简作 LBP) 垂直线间的距离
length breadth ratio (简作 LB ratio) 长宽比
length overall (简作 LO) 全长,总长
length-diameter (简作 L / D) 长度直径(比)(light / dark)ratio (明/暗)比例
lengthen *vt*. (使)延长,(使)变长,(使)延伸
lengthening *n*. 延长术 ‖ ~ of buccal frenum 颊系带延长术 / ~ of labial frenum 唇系带延长术 / ~ of lingual frenum 舌系带延长术 / ~ of mandibular buccal frenum 下颌颊系带延长术 / ~ of mandibular labial frenum frenum 下颌唇系带延长术 / ~ of maxillary buccal frenum 上颌颊系带延长术 / ~ of maxillary labial frenum 上颌唇系带延长术
length-tension relationship 长度—张力关系
lengthways *a*. 纵长的(地)
lengthy *a*. 过长的,漫长的
Lenhartz treatment [德][医师]伦哈兹氏疗法(胃溃疡饮食疗法)
Lenhossek's bundle [匈][解剖学家]伦霍塞克氏束(迷走舌咽神经升根) ‖ ~ processes 伦霍塞克氏突(神经节细胞树状突)
Lenhossek's fibers [匈] 解剖学家伦霍塞克氏纤维,网状结构 ‖ ~ formatio reticularis 伦霍塞克氏纤维,网状结构
leniceps *n*. 短柄产钳
lenigallol *n*. 三乙酰焦没食子酚,三乙酰焦掊酚
Leniquinsin *a*. 来尼喹新,黎胺喹(抗高血压药)
Lenit [拉] leniter 柔和地;轻轻地;渐渐地
Lenition *n*. 软化,弱变
Lenitive *a*. 润泽的,缓和的 *n*. 润泽药
lenity *n*. 宽大
Lenk (leucine-enkephalin) *n*. 亮氨酸—脑啡肽
Lennander's operation [瑞典外科医师]伦南德氏手术(腹股沟等处淋巴结清除术)
Lennhoff's index 伦霍夫氏指数(躯干长腹围指数,即胸骨切迹至趾骨联合的距离除以最大腹围乘上 100 所得之数) ‖ ~ sign 伦霍夫征(深呼吸时,最后一根肋骨下及肝包虫囊上方出现的横沟)
Lennoaceae *n*. 盖裂寄生科
Lennox syndrome 伦克斯综合征(见 lennox-gastaut srndome)
Lennox-Gastaut syndrome 伦—格综合征(一种非典型失神性癫痫,特征为弥漫性慢棘波,常伴有弛缓性强直性或阵挛性癫痫发作以及智力迟钝;可能有其他神经病学异常或多发性癫痫发作型。与典型的失神性癫痫病不同。非典型的失神性癫痫可能持续到成年期。亦称癫痫小发作变型)
Lenny virus 利尼病毒
Lenoir's facet 勒努瓦氏小面,髌内侧面的小面
Lenperone *n*. 仑哌隆,氟苯哌丁酮(安定药)
lens *n*. 晶状体,透镜,镜片 ‖ ~, A-B-C self-centering contact A-B-C 自定心接触镜(一种巩膜接触镜) / ~, aberration 镜片像 / ~, absorption 吸收透镜 / ~, achromatic 消色差透镜 / ~, acrylic 丙烯透镜 / ~, adherent contact 附着透镜,接触镜片 / ~, afocal contact 无焦点接触镜 / ~, anastigmatic 无散光镜片 / ~, anatomical 解剖透镜 / ~, aplanatic 消球面差透镜 / ~, acrylichromatic 复消色差透镜 / ~, anatomical 人工晶状体 / ~, barrel 透镜像差 / ~, barrel 镜筒 / ~, biconcave concavoconcave 双凹透镜 / ~, biconvex convexoconvexe 双凸透镜 / ~, bicylindrical 双圆柱透镜 / ~, bifocal 双焦点透镜 / ~, bispherical 双球面透镜 / ~, bitoric iseiconic 双复曲面眼相平衡透镜 / ~, blown contact 吹制接触镜 / ~, brdcke 布吕克氏透镜组(一组双凹透镜和双凸透镜) / ~, capsule 晶状体囊 / ~, capsule forceps 晶状体囊镊 / ~, capsule permeabili 晶状体囊渗透性 / ~, cataract 白内障镜片 / ~, cell 晶状体细胞,透镜状细胞 / ~, cleaner 镜头清洁器 / ~, collective field 收集透镜,向场透镜 / ~, compound 复透镜 / ~, concave dispersing 凹透镜,近视镜片 / ~, condensing 聚光透镜 / ~, contact 接触镜片 / ~, conveerging convex 会聚透镜,凸透镜 / ~, convex converging 凸透镜,会聚透镜 / ~, convexoconcave 凸凹透镜 / ~, coquille 有色眼镜罩 / ~, cortex 晶状体皮质 / ~, crookes' 克鲁克斯氏镜片(有吸收紫外线和红外线的作用) / ~, crossed 最小球差单透镜 / ~, cryoextraction 白内障冷冻摘出术 / ~, crystallina 晶状体 / ~, crystalline 晶状体 / ~, cylindrical 圆柱透镜 / ~, decentered 轴偏透镜 / ~, delivery 晶状体挽出 / ~, diameter 透片直径 / ~, dislocation 晶状体 / ~, dispersing concave 凹透镜,近视镜片 / ~, diverging 分散透镜 / ~, doublet iseiconic 双合眼相平衡透镜 / ~, epithelium 晶状体上皮 / ~, equator of 晶状体赤道部 / ~, eye 晶状体,目镜,眼透镜 / ~, fenestrated contact 带气孔接触镜 / ~, fiber 晶状体纤维 / ~, field 向场秀镜 / ~, flat 平面镜片 / ~, frontal 前透镜 / ~, fused bifocal 融合无形双焦点透镜 / ~ gauge 镜片计 / ~, ground contact 磨光接触镜 / ~, haptics 人工晶体支持部 / ~, high power 高倍镜 / ~, holding forceps 人工晶体植入镊 / ~, hood 镜头折光罩 / ~, hook 晶状体钩 / ~, immersion 油浸镜 / ~, intraorneal 角膜内透镜(人工角膜) / ~, intraocular 眼内透镜(人工晶状体) / ~, iris -capsular 虹膜晶体囊(人工)晶体 / ~, iris clip 虹膜夹(人工)晶状体,虹膜固定(人工)晶状体 / ~, iseikonic 眼像平衡透镜 / ~, lacrimal 泪镜(接触镜和角膜之间的泪液层) / ~, laminated 叠层镜片(一种防护性防碎镜片) / ~, lenticular 透镜状镜片 / ~, loop 晶状体套圈 / ~, low power 低倍镜 / ~, luxation 晶状体脱位 / ~, meniscus 弯月形透镜 / ~, meter 米距透镜 / ~, minus concave 负透镜,凹透镜,近视镜片 / ~, molded contact 压制接触镜 / ~, negative 负透镜 / ~, nucleus 晶状体核 / ~, object objective 接物镜 / ~, objective 接物镜 / ~, ocular 目镜,眼透镜 / ~, oil immersion 油浸镜 / ~, opacification 晶状体混浊 / ~, opacity 晶状体混浊 / ~, ophthalmic 无畸透镜 / ~, optical center of 透镜改正过度 / ~, orthoscopic 周视透镜 / ~, overcorrection of 平凹镜片,平凹透镜 / ~, paper 擦镜纸 / ~, partical glaucoma 晶状体颗粒性青光眼 / ~, periscopic 周视透镜 / ~, pit 晶状体窝 / ~, placode 晶状体基板 / ~, planoconcave 平凹镜片,平凹透镜 / ~, planoconvex 平凸镜片,平凸透镜 / ~, plate 晶状体板(胚胎) / ~, plus convex 正透镜,凸透镜 / ~, power 透镜光学能力 / ~, prefabricated contact 预制接触镜 / ~, prismatic prismatic glasses 三棱镜片 / ~, prosthetic artificial 人工晶状体 / ~ protein 晶状体蛋白 / ~, punktal 准光镜片,焦点型透镜 / ~, reducing 缩小镜,显小镜 / ~, regular facet contact 规则小面接触镜(一种角膜接触镜) / ~, remnants 晶状体残留[物] / ~, removal 晶状体摘除 / ~, retroscopic 回顾透镜 / ~, rupture 晶状体破裂 / ~ scoop 晶状体匙 / ~, screen 光阑 / ~, spherical 球面镜片 / ~, spherocylinerical 球柱面镜片 / ~, spoon 晶状体匙 / ~, stalk 晶状体茎(胚胎) / ~, star 晶状体星线 / ~, stereoscope 透镜立体镜 / ~,

stokes' 斯托克斯氏透镜(用于诊断散光) / ~ , subluxation 晶状体十脱位 / ~ , suture 晶状体缝 / ~ , tangent cone contact 正切锥状接触镜(一种角膜接触镜) / ~ , toric 托力克镜片,复曲面透镜 / ~ , toric facet contact 复曲面小面接触镜(一种角膜接触镜) / ~ , trial 试镜片 / ~ , trifocal 三焦点镜片 / ~ , vasicle 晶状体泡 / ~ , ventilated contact 带气孔接触镜 / ~ , undercorrection of 透镜矫正不足
lens / eye volume ratio (简作 LEVR) 晶体 / 眼球容积的比值
lens cell 晶状体细胞,透镜状细胞
lens culinaris hemagglutinin A (简作 LCHA) 血细胞凝集素 A 调制透镜
lens culinaris hemagglutinin B (简作 LCHB) 血细胞凝集素 B 调制透镜
lens culinaris lectin (简作 LCL) 植物凝血素调制透镜
lensectomy *n*. 晶状体切开摘除术
Lens-induced glaucoma 晶状体性青光眼
lens-induced uveitis 晶状体性葡萄膜炎
lenslet *n*. ①小透镜 ②小晶[状]体
lens-like *n*. 晶状体样的
lensometer *n*. 检镜片计
lensprotein *n*. 晶状体蛋白
lens-vesicle *n*. 晶状体泡
lent lend 的过去式和过去分词
Lent-[希][构词成分] 扁豆状的,豆状的
Lentard *n*. 胰岛素锌混悬液(insulin zinc supension)[商名]
lente *a*. 长效的
lentectomize *vt*. 切除晶状体
lentectomy *n*. 晶状体切除术
Lentibulariaceae *n*. 狸藻科
lenticel *n*. ①舌根腺 ②皮孔
lenticel *n*. 皮孔(植物),舌根腺
lenticele *n*. 晶状体突出
lenticonus *n*. 圆锥形晶状体
lenticula *n*. 豆状核,着色斑
lenticular *a*. 豆状核的,晶状体的,双凸透镜状的,透镜的 ‖ ~ astigmatism 晶状体性散光 / ~ cataract 晶状体[皮质核]性白内障 / ~ fossa 晶状体窝 / ~ ganglion 睫状神经节 / ~ glaucoma 晶状体性光眼 / ~ halo 晶状体性晕[轮] / ~ hypermetropia 晶状体性远视 / ~ hypocyclosis 晶状体调节(机能)减退 / ~ loop 豆状核袢 / ~ myopia 晶状体性近视 / ~ nucleus 豆状核 / ~ opacity 晶状体混浊 / ~ papilla 豆状乳头 / ~ sac 晶状体凹 / ~ sheet 透镜板 / ~ stereoscope 晶状体镜
lenticularis progressiva (**xerodermapigmentosum**)进行性豆状黑变病(着色性干皮病)
lenticulate *a*. 豆状的,扁豆状的
lenticulated film 双面膜胶片
lenticule *n*. 微透镜
lenticulo-optic *a*. 豆状核丘脑的
lenticulo-papular *a*. 豆状丘疹的
lenticulostriate *a*. 豆状核纹状体的
lenticulothalamic *a*. 豆状核丘脑的
lentiform *a*. ①豆状的 ②晶状体状的,透镜状的 ‖ ~ nucleus 豆状核 / ~ process 豆状突
lentigines *n*. 着色斑,小痣 (lengtigo 的复数) ‖ ~ , leprosae 麻风着色斑
lentiginose lentiginous *a*. 着色斑的
lentiginosis *n*. 着色斑病,雀斑样痣病 ‖ progressive cardiomyopathic ~ 进行性心肌性着色斑病(见 Moynahan's syndrome 第一解)
lentiglobus *n*. 球形晶状体
lentigo[拉](复 lentigines) *n*. 着色斑,小痣雀斑样痣 ‖ ~ maligna, malignant ~ 恶性小痣,恶性雀斑样痣 / nevoid ~ 痣样雀斑,雀斑样痣,斑痣 / senile ~ , senilis 老年性雀斑样痣痔 / ~ simplex 单纯性雀斑样痣;痣样雀斑 / solar ~ 日光性着色斑;老年性雀斑样痣 / ~ , aestiva; summer freckles 夏令雀斑,汗斑
lentigo maligna melanoma (简作 LMM) 恶性雀斑黑素瘤
lentigo malignant melanoma 恶性小痣型黑[色]素瘤
lentigomelanosis *n*. 着色斑性黑变病
lentil *n*. 晶状体
Lentin carbachol 伦廷,碳酰胆碱,氯化氨甲酰胆碱
lentinan *n*. (简作 LNT) 香菇多糖(免疫增强剂)
lentinan *n*. 香菇病
lentinus edoes virus 球形香菇病毒
lentitis *n*. 晶状体炎
Lentivirinae *n*. 慢病毒亚科
lentivirus *n*. 慢病毒
Lentivirus *n*. 慢病毒属,包括人类免疫缺损病毒
lentogenic strains 兰托吉里克株
lentoptosis *n*. 晶状体脱位
lentor *n*. 缓慢;愈着,粘连
Lentula *n*. 根管糊螺旋形输送器(即 lentulo)
Lentulo *n*. 根管糊剂螺旋形输送器(用于牙根管疗法)
Lentulo-type paste filler 螺旋形糊剂充填器
Lentzea *n*. 伦茈菌属 ‖ ~ albidocapillata 白丝伦茈菌
lenus *n*. 凹
lenzmann's point 伦茨曼氏点(阑尾炎时麦克伯尼氏点下方 2 厘米处的压痛点)
Lenz's syndrome 伦茨综合征(一种 X 连锁性咱混岗遗传综合征,包括单侧或双侧眼小或无眼畸胎、指(趾)异常、窄肩 = 双拇指及其他骨骼以后采纳感;牙、泌尿生殖器及心血管缺陷也可能发生)
Leo stylovirus 利欧长尾病毒
leocillin penethamate 青霉素 G 氨乙酯
Leonard ray unit (简作 Le) 伦纳德氏线单位(阴极射线单位)
Leonard Wood Memorial for the Eradication of Leprosy (简作 LWMEL) 根治麻风列奥纳德伍德纪念医院
Leonard-George position 伦—乔位(股骨颈外侧轴位投照位置)
leontiasis *n*. 狮面(瘤型麻风) ‖ ~ ssea, ~ ossium 骨性狮面(亦称巨头)
leontodin *n*. 蒲公英膏
leontodon *n*. 狮齿菊属,蒲公英属 ‖ ~ , taraxacum dandelion taraxacum 蒲公英
leonurine *n*. 益母草碱
leonurinine *n*. 益母草次碱
leonurus l *n*. 益母草属 ‖ ~ , cardiaca l 欧益母草 / ~ , heterophyllus sweet 益母草 / ~ , macranthus maxim 錾菜,大花益母草 / ~ , sibiricus l 益母草,蔚 / ~ , villosus desf 毛益母草
leonurus motherwort 益母草
leopard flog 乳蛙
leopard fundus 豹纹状眼底
leopard retina 豹纹状视网膜,豹纹状眼底
leopold's law 德医师利奥波定律(胎盘附着于前壁,胎盘如附着于子宫前壁,则侧卧位时输卵管转向后方,与子宫轴平行)
Leo's test 莱奥试验(检游离演算)
Leotiaceae 锤舌菌科(一种菌类)
leotropic *a*. 左蟠的,左旋的
leotta's sign 莱奥塔氏征(结肠粘连于肝或胆囊的一种体征)
LEP least energy principle 最小能量原则 /left frotoopoaterior 左额后(胎位) /leucoerythroblastic picture 原始红细胞增多血象 /low egg passage 少代鸡胚疫苗,少次卵(胚)传代 /low egg passage virus 少次鸡胚传代病毒 /lowest effective power 最低有效功率
Lep / Ser leptospira 钩端螺旋体,细螺旋体
lepal *n*. 变态雄蕊
LEPD low-energy photon detector 低能光子探测器
lepehne-pickowrth method 列—皮二氏法(显示大脑毛细血管的分布)
leper *n*. 麻风病人
Lepicoleacea *n*. 复叉苔科(一种苔类)
lepid(o)[构词成分] 鳞,鳞屑
lepidic *a*. 鳞屑的,胚层的
lepidine *n*. 勒皮定,对甲基啉
lepidium *n*. 独行菜属 ‖ ~ , apetalum willd micranthum ledeb 腺茎独行菜 / ~ , latifolium l 宽叶独行菜 / ~ , micranthum ledeb 腺茎独行菜 / ~ , virginicum l 琴叶独行菜
Lepidobotryaceae *n*. 节柄科
Lepidodendraceae *n*. 鳞木科
lepidoma *n*. 里膜瘤,衬膜瘤 ‖ ~ , endothelial 内皮性里膜瘤 / ~ , of first order 一级里膜瘤 / ~ , of second order 二级里膜瘤
lepidophyton *n*. 鳞癣菌属
lepidoplastic *a*. 形成鳞屑的
lepidoptera *n*. 鳞翅目 ‖ ~ entomopoxviruses 鳞翅目昆虫痘病毒
lepidosis *n*. 鳞屑疹
lepidosome *n*. 鳞片体,同 cohnilwmbus Kahl
lepidotriehia *n*. 鳞质鳞条
Lepidoziaceae *n*. 指叶苔科(一种苔类)
Lepiotaceae *n*. 环柄菇科(一种菌类)
lepocincils ovum Ehrenberg 卵圆定形裸藻虫
lepocinclis longistrste Chu. 长纹定形裸藻虫
lepocinclis steinii Lemmermann 斯氏定形裸藻虫
lepocinclis steinii var. Suecica
lepocyte *n*. 有壁细胞
leporid (**gamma**) **herpesvirus** 1 兔(γ)疱疹病毒 1
leporid herpesvirus 1 = Rabbit herpesvirus = Lagomorph herpesvirus 兔

疱疹病毒 1, 兔疱疹病毒
leporid herpesvirus 2 兔疱疹病毒 2
leporipoxvirus *n*. 兔痘病毒属
lepothrix *n*. 鳞毛病,腋毛菌病,结节性毛菌病
Lepr Leprosy (简作 Lepr) 麻风病
lepra *n*. 麻风 ‖ ~, alba 白麻风,白斑麻风 / ~, alphos alphoides psoriasis 牛皮癣 / ~, anaesthetica 麻木性麻风 / ~, arabum; tuberculoid leprosy 结核样麻风 / ~, borealis 痂皮病,麻风(旧名) / ~, conjunctivae 结膜麻风 / ~, cutanea dermal leprosy 皮肤麻风 / ~, graecorum 麻风 / ~, indeterminata 未定型麻风 / ~, lepromatosa 瘤型麻风 / ~, maculosa 斑纹性麻风 / ~, mixta 混合麻风 / ~, mutilans 脱落性麻风,残毁性麻风 / ~, nervorum 神经麻风,麻木性麻风 / ~, nervosa; anesthetic leprosy 神经麻风,麻木性麻风 / ~, orientalis; elephantiasis 象皮病 / ~, septentrlonalis 痂皮病,麻风(旧名) / ~, trophoneurotica 营养神经性麻风,麻木性麻风 / ~, tubercloides 结核样麻风 / ~, tuberosa nodosa 结节性麻风 / ~, willan's psoriasis circinata 环状牛皮癣
LEPRAN Britkish Leprosy Relief Associatioon News 英国麻风病救济协会新闻
lepraphobia *n*. 麻风恐怖
Leprechaunism *n*. 矮妖精貌综合征(面貌如传说中的矮妖精,内分泌严重紊乱)
leprelcosis *n*. 麻风溃疡
lepriasis *n*. 麻风病
lepric *a*. 麻风的
leprid *n*. 麻风疹
lepride *n*. 麻风诊
leprologist *n*. 麻风学家
leprology *n*. 麻风学
leproma *n*. 麻风结节
lepromatous *a*. 麻风结节的
lepromatous leprosy 瘤型麻风(睾丸可萎缩)
lepromin *n*. 麻风菌素
lepropthalmia *n*. 麻风性眼病
leprosarium *n*. 麻风病院,麻风病人隔离区
leprosery *n*. 麻风病院
leprosin *n*. 麻风杆菌蜡质
leprosis *n*. 麻风
leprosity *n*. 麻风状态
leprostatic *a*. 抑制麻风菌的,制麻风菌药
leprosy Review (简作 LR) 麻疯评论(杂志名)
leprosy; Lepra; elephantiasis graecorum *n*. 麻风 ‖ ~, anesthetic 麻木性麻风 / ~, articular 关节麻风,残毁性麻风 / ~, black 黑斑麻风 / ~, cutaneous; nodular ~ 皮肤麻风,结节性麻风 / ~, dermal 皮肤麻风 / ~, dry andstbetic 麻木性麻风 / ~, lazarine 残毁性麻风 / ~, lepromatous; nodular ~ 瘤型麻风,结节性麻风 / ~, macular; maculo-anesthetic ~; neural ~ 斑纹性麻风,神经麻风 / ~, murine; rat ~ 鼠麻风 / ~, neural 神经麻风 / ~, nodular 结节性麻风 / ~, scabby; psoriasis 牛皮癣 / ~, smooth; macular ~ 斑纹性麻风 / ~, troponeurotic; anesthetic ~ 营养神经性麻风,麻木性麻风 / ~, tuberculoid 结核样麻风 / ~, water-buffalo 水牛麻风 / ~, white; lepra alba 白麻风,白斑麻风
leprotene *n*. 麻风菌红素(一种天然的维生素 A 原)
leprotic; eprous *a*. 麻风的 ‖ ~ blepharitis 麻风性睑炎 / ~ choroiditis 麻风性脉络膜炎 / ~ conjunctivitis 麻风性结膜炎 / ~ dacryoadenitis 麻风性泪腺炎 / ~ dacryocystitis 麻风性泪囊炎 / ~ iridocyclitis 麻风性虹膜睫状体炎 / ~ iritis 麻风性虹膜炎 / ~ pannus 麻风性血管翳 / ~ uveitis 麻风性葡萄膜炎
leprotine *n*. 麻风菌经红素(一种天然维生素 A 原)
leprous *a*. 麻风的
lepsia -, lepsy-[构词成分] 发作,发作灵仙
lepsy-[希] [构词成分] 亦作 lepsis-,发作,发作性
Lept *n*. 钩端螺旋体属
lept(o)-[构词成分] 薄,细,狭,软
Leptandra *n*. 黑根,北美草本灵仙(用作泻药) ‖ ~ sibirica nutt veronica sibirica l 草本威灵仙 / ~, virginica 美洲草本威灵仙
leptandrin *n*. 黑根甙
Leptazol *n*. 戊四氮,五甲稀四氮挫(中枢兴奋药)
leptazol cardiazol 列普他唑,卡地阿唑
lepthymenia *n*. 膜过薄
leptics-[希] [构词成分] 剂,药
Leptin *n*. 瘦素(又称"瘦质",是新近发现的有脂肪细胞分泌的两种激素,是由 167 个氨基酸组合而成,为 OB 基因的产物,它在肥胖患者血清中是很高的)
Leptobasaceae *n*. 细基藻科(一种藻类)
Leptocephalia *n*. 狭长头
Leptocephalic; leptocephalous *a*. 狭长头的
leptocephalus *n*. 狭长头者
leptochaeta *n*. 细毛蓝细菌属 ‖ ~ crustaceo 皮壳细毛蓝细菌
leptochroa *n*. 皮肤过嫩
leptochromatic *a*. ①细染色质网的 ②核弱染色性
leptochymia *n*. 体液不足
Leptoconops *n*. 细蠓属
leptocyte *n*. 薄红细胞,细长红细胞
leptocytosis *n*. 薄红细胞增多
Leptodactyline *n*. 来普替林(降压药)
leptodactylous *n*. 细长指(趾)的
leptodactyly *n*. 细长指(趾)
leptodera pellio rhabditis genitalis 生殖器小杆线虫
leptodermic, thin skinned *n*. 薄皮的
leptodontous *a*. 细长牙的
leptohonic *n*. 声弱的
leptokurtic *a*. 峰态的
Leptolegniellaceae *n*. 小细囊霉科(一种菌类)
leptomeningeal *a*. 柔脑膜的
leptomeninges *n*. 柔脑(脊)膜
leptomeningioma *n*. 柔脑(脊)膜瘤
leptomeningitis *n*. 柔脑脊膜炎 ‖ ~ externa; arachnitis *n*. 外层柔脑(脊)膜炎,蛛网膜炎 / ~ interna 内层柔脑膜炎, 软脑(脊)膜炎 / ~ sarcomatous ~ 肉瘤性柔脑膜炎
leptomeningopathy *n*. 柔脑膜病
leptomeninx *n*. [复]软脑膜
leptomere *n*. 微粒质(旧名)
leptomicrognathia *n*. 细小颌[畸形]
leptomicrurus *n*. 细尾珊瑚蛇属
Leptomitaceae *n*. 水节霉科(一种苗类)
leptomitus *n*. 细丝菌属 ‖ ~, epidermidis 表皮细丝菌
leptomonad *a*. 细滴虫的
leptomonas ctenocephali Fantham 刺兴细滴虫
Leptomonas Kent 细滴虫属
Leptomyxida Pussard 细胶丝目
lepton *n*. 轻子,轻粒子
leptonema *n*. 细线,细丝体,细丝团,细线期(原指细线状的染色体,加以引申,指这一时期)
leptonema *n*. 纤线菌属 ‖ ~ illini 伊利诺斯菌属
leptonemaa *n*. 细线
leptonomorphology *n*. 膜形态学
leptopellic *a*. 狭骨盆的
Leptopeltidaceae *n*. 细盾菌科(一种菌类)
leptopharyngidae Kahl 薄咽虫科
leptopharynx aggilis Savoie 敏捷薄咽虫
leptopharynx Mermod 薄咽虫属
leptopharynx sphagnetorum Levander 水藓薄咽虫
leptophonia *n*. 声弱
leptoprosope *n*. 窄面人
leptoprosopia *n*. 窄面(长颅)
leptoprosopic *n*. 窄面的
Leptopsylla *n*. 细蚤属 ‖ ~ segnis, ~ musculi 缓慢细蚤
Leptopsyllidae *n*. 细蚤科
Leptorrhine *a*. 窄鼻的(鼻指数在 48 以下)
leptoscope *n*. 薄膜镜
leptosomatic *a*. 瘦长型的
leptosome *n*. 瘦长型者
leptosomic *a*. 瘦长型的
leptospira *n*. 钩端螺旋体属(细螺旋体属) ‖ ~, alexi 亚氏钩端螺旋体 / ~, andamana 安达曼钩端螺旋体 / ~, antwerpen 安特卫普钩端螺旋体 / ~, aqueductum 水道沟钩端螺旋体(假黄疸水道变种钩端螺旋体) / ~, arboraea 树状钩端螺旋体 / ~, asthenoalgiae 见 Spirochaeta asthenoalgiae / ~, australis 澳大利亚钩端螺旋体 / ~, australis australis, ~ interrogans serogroup australis 南方钩端螺旋体,澳大利亚钩端螺旋体,澳大利亚问号血清型钩端螺旋体 / ~, autumnalis var. autumnalis 秋季钩端螺旋体(秋季热钩端螺旋体) / ~, autumnalis var. rachmati 秋季钩端螺旋体拉黑迈变种(秋令热钩端螺旋体拉黑迈变种) / ~, autumnalis a 秋季热钩端螺旋体 / ~, autumnalis b hebdomadis 秋季热钩端螺旋体,七日热钩端螺旋体,秋季问号血清型钩端螺旋体 / ~, Ballum 致病性钩端螺旋体 18 个血清群之一 / ~, bafani 巴伐尼钩端螺旋体 / ~, bakeri 巴氏钩端螺旋体(巴克尔氏钩端螺旋体) / ~, ballico 裸麦钩端螺旋体 / ~, ballum 拜伦钩端螺旋体 / ~, bangkinang 班金南钩端螺旋体 / ~, basovizza 巴苏维萨钩端螺旋体 / ~, bataviae 巴达维亚钩端螺旋体 / ~ bataviae, ~ interrogas serogroup bataviae 巴达维亚钩端螺旋体,巴达维

亚问号血清钩端螺旋体／～, bataviae var. bataviae 巴达维亚钩端螺旋体巴达维亚变种／～, batunica 巴吐聂卡钩端螺旋体／～, benjamini 本杰明钩端螺旋体／～, berincano 保里坎那钩端螺旋体／～, bessemans 贝氏钩端螺旋体(贝斯曼氏钩端螺旋体)／～, biflexa 双曲钩端螺旋体／～, biggis 巨大钩端螺旋体／～, biliohemoglobinuriae 胆色素尿钩端螺旋体／～, bindjei 宾耶钩端螺旋体／～, bonariensis 波诺钩端螺旋体／～, borgpetersenii 博氏钩端螺旋体／～, borgpetersenii serotype javanica 博氏钩端螺旋体爪哇血清型／～, bovis 牛钩端螺旋体／～, bratislava 布拉迪斯拉发钩端螺旋体／～, broomi 布鲁姆钩端螺旋体／～, buccalis 面颊钩端螺旋体／～, budapest 布达佩斯钩端螺旋体／～, butembo 布氏钩端螺旋体／～, canicola 犬钩端螺旋体／～ interrogans serogroup canicola 犬钩端螺旋体,犬型问号血清型钩端钩端螺旋体／～, castelionis 卡斯泰利钩端螺旋体／～, Cau 致腐生性钩端螺旋体 8 个血清群之一／～, celledoni 塞尔东尼钩端螺旋体／～, congo 刚果钩端螺旋体／～, couvyi 登革热钩端螺旋体／～, Cynopteri 蝙蝠钩端螺旋体(致病性钩端螺旋体 18 个血清群之一)／～, dentium 齿钩端螺旋体／～, djaj 兹及钩端螺旋体／～, djasiman 查西曼钩端螺旋体／～, djatzi 贾斯钩端螺旋体／～, dmitrowi 德氏钩端螺旋体／～, doberdo 多贝多钩端螺旋体, 致病性钩端螺旋体 18 个血清群之一／～, erythran 血红色钩端螺旋体／～, geffeni 格氏钩端螺旋体／～, georgia 佐治亚钩端螺旋体／～, ghent 根特钩端螺旋体／～, grippotyphosa, ～ interrrogans serogroup grippotyphosa 流感伤寒钩端螺旋体,流感伤寒型问号血清型钩端螺旋体／～, haemoglobinurie 血色素尿钩端螺旋体／～, hardjo 哈德焦钩端螺旋体／～, hasamiyami 剪区热钩端螺旋体／～, hebdomadis 七日热钩端螺旋体／～ interrogans serogroup hebdomidis 七日热钩端螺旋体,七日热问号血清型钩端螺旋体／～, hemolyticus 溶血钩端螺旋体／～, hyos 猪钩端螺旋体／～, icterogenes 黄疸钩端螺旋体／～, icterohaemorrhagiae 出血性黄疸钩端螺旋体,／～ interrogansserogroup icterohaemorrhagiae 出血性黄疸问号血清型钩端螺旋体／～, icteroides 类黄疸性钩端螺旋体／～, illini 伊林钩端螺旋体／～, inadai 稻田氏钩端螺旋体／～, interrogans 问号钩端螺旋体(肾脏钩端螺旋体)／～, interrogans serogroup patoc 问号钩端螺旋体波氏血清群／～, interrogans serotype australis 问号钩端螺旋体澳大利亚血清群／～, interrogans serotype autumnalis 问号钩端螺旋体秋季血清群／～, interrogans serotype bataviae 问号钩端螺旋体巴达维亚血清群／～, interrogans serotype bradislava 问号钩端螺旋体布拉迪斯拉血清群／～, interrogans serotype budapest 问号钩端螺旋体布达佩斯血清群／～, interrogans serotype butembo 问号钩端螺旋体布腾博血清群／～, interrogans serotype canicola 问号钩端螺旋体犬血清群／～, interrogans serotype grippotyphosa 问号钩端螺旋体流感伤寒血清群／～, interrogans serotype icterohaemorrhagiae 问号钩端螺旋体出血黄疸血清群／～, interrogans serotype malaya 问号钩端螺旋体马来西亚血清群／～, interrogans serotype mankarso 问号钩端螺旋体曼卡索血清群／～, interrogans serotype pomona 问号钩端螺旋体波莫纳血清群／～, interrogans serotype pyrogens 问号钩端螺旋体产脓血清群／～, interrogans serotype wolffii 问号钩端螺旋体沃氏血清群／～, interrogans serovar. kunming 问号钩端螺旋体昆明血清变种(致命性钩端螺旋体昆明血清型)／～, interrogans serovar. manzhuang 问号钩端螺旋体曼庄血清变种(致命性钩端螺旋体曼庄血清型)／～, interrogans serovar. nanla 问号钩端螺旋体南腊血清变种(致命性钩端螺旋体南腊血清型)／～, javanica 爪哇钩端螺旋体／～, kabura 卡布拉钩端螺旋体／～, kambole 坎博莱钩端螺旋体／～, kamituga 卡米图加钩端螺旋体／～, kantorowicz 堪朵落温钩端螺旋体／～, kebleri 基氏钩端螺旋体／～, koseri 科氏钩端螺旋体／～, lamal 拉马钩端螺旋体／～, louisiana 路易斯安那钩端螺旋体／～, malaya 马来亚钩端螺旋体／～, manhos 曼霍钩端螺旋体／～, mankarso 曼卡索钩端螺旋体／～, medanensis 棉兰钩端螺旋体／～, meyeri 迈氏钩端螺旋体／～, mezzana 曼扎娜钩端螺旋体／～, minei 米氏钩端螺旋体／～, mini 小钩端钩端螺旋体／～, mitis 轻型钩端螺旋体／～, monjakow 莫斯科钩端螺旋体／～, morsusmuris 鼠咬热钩端旋体／～, moscow 莫斯科钩端旋体／～, muenchen 慕尼黑钩端旋体／～, mukingilwa 姆金日哇钩端旋体／～, naami 纳氏钩端旋体／～, nallathamby 那拉兹钩端旋体／～, nanukayami 七日热钩端旋体／～, ndambari 恩坦巴里钩端旋体／～, nero 尼落钩端旋体／～, nezzana pomona 波蒙纳钩端螺旋体／～, nodosa icterohaemorrhagiae 出血性黄疸钩端螺旋体／～, noguchii 野口氏钩端螺旋体,类黄疸性钩端螺旋体／～, noguchii serotype panama 野口氏钩端螺旋体巴拿马血清型／～, oryzeti 米钩端螺旋体／～, paigan 巴叶赞钩端螺旋体／～, palestinae 巴勒斯坦钩端螺旋体／～, panama 巴拿马钩端螺旋体,致病性钩端螺旋体 18 个血清群之一／～, parva 弱小钩端螺旋体／～, pettiti 裴氏钩端螺旋体／～, poi 波河钩端螺旋体／～, Percedol 腐生性钩端螺旋体 8 个血清群之一／～, pomona 波蒙纳钩端旋体, ～ interrogansserogroup pomoa 波那钩端螺旋体,波摩那问号血清型钩端螺旋体／～, pseudicterogeres biflexa 假黄疸性钩端螺旋体／～, pyogenes 化脓性钩端螺旋体／～, pyrogenes 致热色钩端螺旋体／～, rachmat 拉黑迈钩端螺旋体／～, rattum 鼠钩端螺旋体／～, robinsoni 鲁氏钩端螺旋体／～, roesel 洛衣钩端螺旋体／～, salina 盐钩端螺旋体／～, santarosai 圣他罗西亚钩端螺旋体／～, santarosai serotype borincana 圣他罗西亚钩端螺旋体保里坎那血清型／～, santerosai serotype shermani 圣他罗西亚钩端螺旋体谢尔曼血清型／～, sarmiri 撒氏钩端螺旋体／～, saxkoebing 撒克并钩端螺旋体／～, schuffneri 舒氏钩端螺旋体／～, sejroe 丹麦回归热钩端螺旋体／～, semaranga 三宝钩端螺旋体, 腐生性钩端螺旋体 8 个血清群之一／～, sentoti 森脱钩端螺旋体／～, sp. (serotype) australis B 澳大利亚乙型(血清型)钩端螺旋体／～, sp. (serotype) ballum 拜伦(血清型)钩端螺旋体／～, sp. (serotype) banfani 班尼(血清型)钩端螺旋体／～, sp. (serotype) bangkinang 班金南(血清型)钩端螺旋体／～, sp. (serotype) bataviae 巴达维亚(血清型)钩端螺旋体／～, sp. (serotype) berincano 保里坎那(血清型)钩端螺旋体／～, sp. (serotype) bindjei 宾耶(血清型)钩端螺旋体／～, sp. (serotype) broomi 布鲁姆(血清型)钩端螺旋体／～, sp. (serotype) butembo 布腾博(血清型)钩端螺旋体／～, sp. (serotype) celledoni 塞尔东尼(血清型)钩端螺旋体／～, sp. (serotype) geffeni 格芬(血清型)钩端螺旋体／～, sp. (serotype) hardjo 哈勒焦(血清型)钩端螺旋体／～, sp. (serotype) kabura 卡布拉(血清型)钩端螺旋体／～, sp. (serotype) kamituga 卡米图加(血清型)钩端螺旋体／～, sp. (serotype) malaya 马来亚(血清型)钩端螺旋体／～, sp. (serotype) mankarso 曼卡索(血清型)钩端螺旋体／～, sp. (serotype) mini 小(血清型)钩端螺旋体／～, sp. (serotype) mitis 柔弱(血清型)钩端螺旋体／～, sp. (serotype) muenchen 慕尼黑(血清型)钩端螺旋体／～, sp. (serotype) ndambari 恩丹巴(血清型)钩端螺旋体／～, sp. (serotype) poi 波河(血清型)钩端螺旋体／～, sp. (serotype) robinsoni 鲁滨逊(血清型)钩端螺旋体／～, sp. (serotype) sorex 句青鼠(血清型)钩端螺旋体／～, sp. (serotype) zanoni 扎诺尼(血清型)钩端螺旋体／～, Shermani 致病性钩端螺旋体 18 个血清群之一／～, sorex 田鼠钩端螺旋体／～, straubing 司屈屏钩端螺旋体／～, suis 豕钩端螺旋体／～, swart 司瓦特钩端螺旋体／～, Tarassovi 致病性钩端螺旋体 18 个血清群之一／～, tenryuensis 登莱钩端螺旋体／～, trimerodonta 口腔钩端螺旋体／～, utrecht 乌特勒支钩端螺旋体／～, valbuzzi 瓦氏钩端螺旋体／～, vantienen 佛提尼钩端螺旋体／～, verdum 维登钩端螺旋体,致病性钩端螺旋体黄疸出血群／～, vitulina 犊钩端螺旋体(维杜林那钩端螺旋体)／～, whitcombi 惠氏钩端螺旋体(惠特科姆氏钩端螺旋体)／～, weilii 韦氏钩端螺旋体／～, weilii serotype celledonii 韦氏钩端螺旋体塞尔东尼血清型／～, wijnbers 委纳坡钩端螺旋体／～, wolbachii 沃尔氏钩端螺旋体／～, wolffi 沃氏钩端螺旋体／～, zan 扎恩钩端螺旋体／～, zanoni 扎诺尼钩端螺旋体

leptospira vaccine *n*. 钩端螺旋体菌苗

leptospira, leptospire *n*. 钩端螺旋体 ‖ leptospiral *a*.

Leptospiraceae *n*. 钩端螺旋体科

Leptospirillum *n*. 钩端螺菌属 ‖ ～ ferrooxidans 铁氧化钩端螺菌

leptospirolysin *n*. 钩端螺旋体溶素

leptospirosis *n*. 钩端螺旋体病 ‖ benign anicteric ～ 良性钩端螺旋体病／～ icterohemorrhagica 出血性黄疸钩端螺旋体病,钩端螺旋体性黄疸

leptospirura *n*. 钩端螺旋体尿

leptostaphyline *a*. 窄腭的(腭指数为 79.9 或少于 79.9)

leptotene stage *n*. 细线期(减数分裂的一个时期,染色体呈细长如线)

leptotene stage 细线期

leptotenema *n*. 细线期(原指细线状染色体,加以引申指这一时期,即减数分裂的第一次分裂前期的第一时期,在联会开始之前)

leptotheca Thelohan 壳瓣虫属

leptothricosis *n*. 纤毛菌病 ‖ ～, conjunctivae parinaud's conjunctivitis 结膜纤毛菌病,帕里诺氏结膜炎

leptothrix *n*. 纤毛菌属 ‖ ～, buccalis 颊纤毛菌／～, cholodnii 霍氏纤毛菌／～, discophora 生盘纤毛菌／～, echinata 鬃纤毛菌／～, epidermitis 表此纤毛菌／～, epiphytica 植表纤毛菌／～, falciformis 镰形纤毛菌／～, flagmentata 断裂纤毛菌／～, fluitans 漂浮纤毛菌／～, gigantea 巨大纤毛菌／～, hyalina 透明纤毛菌／～, innominata 无名纤毛菌／～, issatchenkoi 依氏纤毛菌／～, lanceolata 柳叶刀纤毛菌／～, longissima 极长纤毛菌／～, lopholea 冠毛纤毛菌 / ～, major 大纤毛菌 / ～, maxima 最大纤毛菌 / ～, maxima buccalis 颊最大纤毛菌 / ～, meyeri 麦氏纤毛菌 / ～, ochracea 赭色纤毛菌,铁菌,赭色披毛菌 / ～, placoides 鳞甲状纤毛菌 / ～, placoides alba 白色鳞甲状纤毛菌 / ～, pleuriticum 胸膜炎纤毛菌 / ～, pseudo-ochracea 假赭色纤毛菌 / ～, pseudovacuolata 假液胞纤毛菌 / ～, pulmonalis 肺纤毛菌 / ～, racemosa 葡萄状纤毛菌 / ～, sibirica 西伯利亚纤毛菌 / ～, sideropous 铁基纤毛菌 / ～, skujae 斯氏纤毛菌 / ～, thermalis 热纤毛菌 / ～, vaginalis 阴道纤毛菌 / ～, variabilis 涎纤毛菌,变易性纤毛菌 / ～, volubilis 缠绕纤毛菌 / ～, winogradskii 维氏纤毛菌

Leptotrichia *n*. 纤毛菌属(旧名) ‖ ～, buccalis vignal's bacillus 颊纤毛菌 / ～, dentium 牙纤毛菌 / ～, innominata 未命名纤毛菌

leptotrichosis *n*. 纤毛菌病 ‖ ～ conjunctivae 结膜纤毛菌病

leptotrichous conjunctivitis 纤毛菌性结膜炎

Leptotrombidium *n*. 纤恙螨亚属 ‖ ～ akamushi 红纤恙螨即(Trombicula akamushi) / ～ deliense 地里纤恙螨 / ～ scutellare 小盾纤恙螨

lepto-zygonema *n*. 细偶线

leptuntic *n*. 血液稀释剂

leptus *n*. 蛱,恙虫属(旧名) ‖ ～ akamushi 红恙螨即(Trombicula akamushi) ～, / ～ autumnalis 日本恙虫,日本秋蛱

leptystic *a*. 消瘦的

Lerch's percussion 勒奇氏叩诊,落槌叩诊

lerema *n*. 冗谈,饶舌

leresis *n*. 冗谈,饶舌

Lergotrile *n*. 麦角腈(泌乳素抑制素) ‖ ～ mesylate 甲磺酸麦角腈(抗震颤麻药)

Leriche's disease 勒里施氏病外伤后骨质疏松(症)(外伤性急性骨萎缩) ‖ ～, operation periarterial sympathectomy 勒里施氏手术,动脉周交感神经切除术 / ～, syndrome 勒里施氏综合征(主动脉末端梗塞引起的综合征,一般见于男性,特征为髋、股或腿部在活动时疲劳,股动脉搏动缺失和阳痿下,下肢经常苍白和冷冰)

Leri's sign 累里征(偏瘫侧手及腕被动屈曲时,肘部无正常屈曲运动)

Leritine *n*. 阿尼利定(anileridine)[商名]

Lermoyez's syndrome 莱穆瓦耶综合征(耳鸣、耳聋、随之发生眩晕,眩晕发生后即消失)

Leroux's method 法产科医师,勒鲁氏法(前置胎盘时在阴道填塞纱条止血)

lert brow posterior position (简作 LBP) 额左后位

LES local excitatory state 局部兴奋状态

lesbian *a*. 女子同性恋的 *n*. 女子同姓恋 ‖ ～ism *n*.

Lesch -Nyhan syndrome 莱—尼综合征,自毁容貌综合征(一种罕见的 X 连锁遗传嘌呤代谢病,由于次黄嘌呤磷酸核糖基遗传酶缺乏所致,特征为身体和精神发育迟缓、有咬指唇的强迫性自残行为、舞蹈手足徐动症、痉挛性大脑性麻痹及肾功能损害,另为鸟嘌呤合成过度,由此而引起高尿酸血和尿酸尿)

leschenema *n*. 冗谈,饶舌

leschkd's syndrome 累施克氏综合征(无力、皮褐色斑及高血糖综合征)

Lesch-Nyhan syndrome (简作 L-N) 雷施—尼翰二氏综合征

Leser-Trelat sign 累—特征(癌的前驱征,突然发生脂溢性角化病,并迅速变大增多,可能是内脏尤其是胃肠道恶性肿瘤的体征)

lesgislative Roundup (简作 LR) (卫生)法规综览(杂志名)

Lesieur-Privey sign [Paul Privey 法医师] 勒—普二氏征(痰蛋白反应)

lesion *n*. 损害 / 损伤 ‖ ～, chemical 化学性损害 / ～, coarse macroscopical 大体损害,肉眼损害 / ～, coin 钱币形损害(指瘤) / ～, councilman 康西耳曼氏损害(基热病时肝细胞的一种病变) / ～, Cramer-Schilling's 下腔静脉内之粥样化斑病变 / ～, degenerative 变性损害 / ～, depressive 阻抑性损害 / ～, destructive 破坏性损害 / ～, diffuse 弥漫性损害 / ～, discharging 猝放性损害 / ～, disseminated 播散性损害 / ～, duret's 杜雷氏损害(由于轻度损伤所致的第四脑室) / ～, ebstein's 埃布斯坦氏损害(糖尿病时肾小管上皮细胞透明变性和灶性坏死) / ～, electrical 电损害,电伤 / ～, fibro-osseous 纤维—骨病变 / ～, focal 局灶性损害 / ～, fulgural ligtening 电击性损害 / ～, functional 机能性损害 / ～, ghon's primary ghon's tubercle 原发性损害,结节 / ～, gross 肉眼损害 / ～, histologic microscopical 组织损害,(一种显微镜可见损害) / ～, impaction 嵌塞损害,碰撞损害 / ～, incisa incised wound 刀伤,割伤 / ～, indiscriminate mixed 散在性损害,混合性损害 / ～, initial syphilitic true chancre hard chance 真下疳,硬下疳 / ～, irritative 刺激性损害 / ～, local 局部损害 / ～, microscopical 肉眼损害 / ～, microscopical minute 显微镜损害,组织损害 / ～, mixed indiscriminate 混合性损害,散在性损害 / ～, molar macroscopical 大体损害,肉眼损害 / ～, molecular 分子损害 / ～, nervous 神经损害 / ～, organic structural 器质性损害,结构损害 / ～, occupying 占位性病变 / ～, partial 部分损害 / ～, peripical 尖周损害 / ～, periodontal 牙周损害 / ～, peripheral 神经末梢损害 / ～, perophereal 神经末梢损害 / ～, phonetic 声震损害 / ～, photic 光射伤害(眼) / ～, post-mortem 死后损害 / ～, potential precancerous 潜在性癌前病变 / ～, precancerous 癌前期损害,癌前期病变 / ～, primary 原发损害,梅毒初期损害,下疳 / ～, ring-wall 环状(出血性)损害(见于恶性贫血) / ～, secondary 继发性损害 / ～, skjagraphic x-ray X 线损害 / ～, structural 结构损害 / ～, systemic 器官系统损害 / ～, total 全部损害 / ～, toxic 中毒性损害 / ～, transverse 横贯性损害(脊髓) / ～, traumatic 外伤性损害 / ～, trophic 营养性损害 / ～, vascular 血管 损害 / ～, wire-loop 铁袢状损害,白金耳样损害,线圈损害(散播性红斑狼疮时)

Leskeaeeae *n*. 薄罗藓科(一种藓类)

lesocupethy *n*. 心理社会科学(旧名)

Lesotho *n*. 莱索托[非洲]

LESP lower esophageal sphincter pressure 食管下端括约肌压力

lesquereusia epitomium Penard 旋扁壳虫属

Lesquereusia epitomium Penard 褶口旋扁壳虫

Lesquereusia modesta Rhumbler 适当旋扁壳虫

Lesquereusia spiralis Ehrenberg 螺形旋扁壳虫

less *a*. 较少的;比较小的 *ad*. 较少地 *n*. 较少,更少(或更小)一些 ‖ no ～ (than)(和……)一样,不少(于……),不亚(于……) / still(或 much, even) ～ 更不必说,何况

LESS least cost estimating and scheduling system 最低成本估算与计划系统

Less intense echo 低强度回声

Less powerful x-ray generator 低能 X 线发生器

less than carload (简作 LTC) 低于荷载量,负荷不足

less than or equal to (简作 LE) 小于或等于

less-developed country (简作 LDC) 不发达国家

Lessels juxta-apiphyseal vessels 累克塞氏血管,近骺血管

lessen *vt*. 减少,减轻;缩小 *vi*. 变少,变小,减轻

lesser [little 的比较级] *a*. 较小的,更小的,次要的 *ad*. 更少(过更小)地,较少(或较小)地 ‖ ～ alar cartilage 小翼软骨 / ～ calices 小盏 / ～ corn 小角 / ～ urvature 小弯 / ～ curvature side 小弯侧 / ～ fissure 小裂,水平裂 / ～ gluteal muscle 臀小肌 / ～ lip of vulva 小阴唇 / ～ occipital nerve 枕小神经 / ～ omentum 小网膜 / ～ alatine canal 腭小管 / ～ palatine foramen 腭小孔 / ～ palatine nerve 腭小神经 / ～ petrosalnerve 岩浅小神经 / ～ posterior straight muscle of head 头后小直肌 / ～ posas muscle 腰小肌 / ～ rhomboid muscle 小菱形肌 / ～ ssc 小囊 / sciatic foramen 坐骨小孔 / ～ secondary coverts 次级小覆 / ～ tuberculous crest 小结节嵴 / ～ estibular gland 前庭小腺 / ～ wing of sphenoid bone 蝶骨小翼 / ～ zygomatic muscle 小颧肌

Lesser's test 累塞尔氏试验(含碘的分泌物用甘汞处理时变成黄色)

Lesser's triangle 累塞尔氏三角(二腹肌舌下神经三角)

Lesshaft's space (triangle) 勒斯哈夫特间隙(腰上三角)(斜方形:前界外斜肌,后界背阔肌,上界后锯肌,下界内斜肌,常为脓头出现或疝发生之处)

lessivation *n*. 洗涤

lesson *n*. 课;功课;[常数]课程,一节课;教训 *vt*. 给……上课;教训

Lessoniaceae *n*. 巨藻科(一种藻类)

lest *conj*. 唯恐,免得

let (let;-tt-) *vt*. 让;使流出;放出;假设;允许;让……进入(或通过) ‖ ～ alone 更不用说;不打扰,不干涉,不管,不碰 / ～ be 听任,不打扰 / ～ blood 放血 / ～ down 放下;放底;使失望;辜负 / ～ in 让……进来,放进 / ～ in for 使某人(或自己)遭到 / ～ 释放,放出;发出,吐出 / ～ off 放掉(蒸汽等);准许……暂时停止工作;不加以惩罚 / ～ on 泄露,泄露秘密,假装 / ～ oneself go 尽情欢乐,彻底休息;不注重外表 / ～ out 让……出去,放出;泄露 / ～ pass 放过,不追究 / ～ through 让……通过 / ～ up 减少,松弛;减缓;停止(工作)

LET diatribution 线性能量转换分布

LET linear energy transfer 线性能量传递

LET parameter 线性能量转换参数

LET range 线性能量转换范围

LET value 线性能量转换值

let- [拉][英][构词成分] 小……

let-down *n*. 失望;下降,减退;射乳 ‖ milk ～ 射乳

Leterocaudata Mastacembela Chen and Hsieh 刺鳅侧尾虫
Leth lethal 致命的,致死的
Lethaceae *n*. 坏死病毒科
lethal *a*. 致死的 *n*. 致死因子 ‖ ~ agent 致死剂量 ~ blood concentration 致死的血中浓度 / ~ concentration (简作 LC) 致死浓度 / ~ dose (简作 LD) 致死量 / ~ dose-50 / 30 (简作 LD_{50}/ 30) 照射后 30 天的半数致死量 / ~ dose-100 (简作 LD_{100}) 全部致死量 / ~ equivalent 致死当量 / ~ equivalent value 致死等值 / ~ factor 致死因子,阻断正常发育过程,导致机体在某个发育阶段夭折的突变型基因或染色体 / ~ gene 致死基因,使细胞或个体的代谢或发育过程受到严重影响,使其不能生存的突变基因 / ~ Index 致死指数 / ~ midline granuloma (简作 LMG) 致死性中线肉芽肿 / ~ mutation 致死突变 / ~ range (简作 LR) 致死范围 / ~ sedtoring 致死扇形区 / ~ synthesis 致死合成 / ~ temperature 致死温度 / ~ time (简作 LT) 致死时间 / ~ zygosis 致死接合 / ~ Intestinal disease of Infant mice virus 婴鼠致死性肠病病毒 ‖ ~ ly *ad*.
Lethaline *n*. 勒撒林(一种箭毒生物碱)
lethalis *a*. 致死的
lethality *n*. ①致死率 ②致死现象
lethane *n*. 来散三八四(硫氰酸本氧基乙氧乙酯,杀蚊剂)
lethargia africana 非洲昏睡病
lethargic *a*. 昏睡的,嗜眠的;冷淡的 ‖ ~ ally *ad*.
lethargus *n*. 昏睡病
lethargy *n*. 昏睡,嗜眠 ‖ ~, african 非洲昏睡病,非洲锥虫病 / ~, hysteric 歇斯底里性嗜眠 / ~, induced hypnotic trance 催眠性迷睡 / ~, lucid 清醒呆滞
lethe [希] *n*. 记忆缺失,遗忘症
letheomania *n*. 麻药癖,麻醉药癖
letheral *n*. 记忆缺失的
Lethocerus columbiae Iridescent virus 负子蝽虹彩病毒
lethonogica *n*. 词性遗忘,用字健忘
lethum australlensis (**Holmes**) = Tomato spotted wilt virus (Samuel et al.) 番茄斑萎病毒
letigo maligna (简作 LM) 恶性誉斑,恶性小痣
Letimide hydrochloride 盐酸来替米特,盐酸乙胺哦嗪酮(镇痛药)
Letonoff-reinhold's method 列—莱二氏法(检血清地机硫酸盐)
Letosteine *n*. 来托半胱(黏液溶解药)
LETS large external transformation sensitive protein 膜外转化敏感区蛋白 /large external trypsin-sensitive protein 巨外胰蛋白酶敏感蛋白
letter *n*. 字母,文字,信件 ‖ test ~ 视力(试)标型(视力表) / by ~ 以书信形式 / to the ~ 严格按照字句 / ~ shift (简作 LTRS) 换字母档
Letter *n*. 左甲状腺素钠(levothyrexine sodium)[商名]
letterbox *n*. 信箱
Letterer-Christian disease 累—赛二氏病(1.慢性特发性黄瘤病 2.非类脂组织细胞增多病 3.囊性骨纤维瘤病)
Letterer-Siwe's disease (Erich letterer; sture *a*. siwe) 累—塞病(婴儿非类脂网状内纸组织增殖,很可能是一种常染色体隐性遗传特性,其特征为出血性倾向、湿疹样皮疹、肝脾肿大和淋巴结肿大,进行性贫血)
letter-numerical system (简作 L / N) 字母—数字系统
lettuce *n*. 莴苣 ‖ ~ big vein virus 莴苣(包心)巨脉病毒 / ~ callco virus 莴苣(包心)印花病毒 / ~ mosaic potyvirus virus 球叶莴苣花叶马铃薯 Y 病毒 / ~ mosaic virus 莴苣(包心)花叶病毒 / ~ necrotic yellows rhabdovirus 球叶莴苣坏死黄化弹状病毒 / ~ necrotic yellows virus 莴苣(包心)坏死黄化病毒 / ~ ring spot virus 莴苣(包心)环斑病毒 / ~ yellows mosaic virus 莴苣(包心)黄花叶病毒 / ~ separara nuclear polyhedrosis virus 黏虫核型多角体病毒
letup *n*. 停止;减缓,放松
Leu leucine 亮氨酸,白氨酸
leube-biegel test dinner 德医师洛—里二氏试餐(检胃液)
Leuc-, leuk-[希 leukos] [构词成分] 白,白的
leucaemoid *a*. 白血病样的
leucanaemia *n*. 白血病
leuceine *n*. 白血病性贫血
leucemia; leukemia *n*. 白血病 ‖ ~, aleucemic 非白血病性白血病,白细胞不增多性白血病 / ~, cutis 皮肤白血病
Leuchart's canal 洛卡特氏管,子宫阴道管
leucic *a*. 亮氨酸的
leuciferin *n*. 荧光素
leuciferinase *n*. 荧光素酶
leucine *n*. 亮氨酸,白氨酸 ‖ ~ aminopeptidade (LAP) 亮氨酸氨肽酶 / ~ aminopeptidase (简作 LA) 亮氨酸氨基肽酶 / ~ aminopeptidase (简作 LAS) 亮氨酸氨基肽酶 / ~ aminopeptidase (简作 LAP) 亮氨酸氨基肽酶
leucinethylester *n*. 亮氨酸乙酯
leucinimide *n*. 环缩二亮氨酸
Leucinocaine *n*. 亮氨卡因(局麻药)
leucinosis *n*. 亮氨酸过多(症),亮氨酸病,白胺酸尿症,组织或体液中白胺酸异常多量地存在之状态
leucinuria *n*. 亮氨酸尿
leucismus *n*. 白变 ‖ ~ pilorum (头)发白变
leucitis; scleritis *n*. 巩膜炎
leuckart's canal [德比较解剖学家、动物学家]洛卡特氏管,子宫阴道管
leuco- , leuko-[希] [构词成分] 白,白细胞 ‖ ~ agglutination 白细胞凝集作用 / ~ agglutinin 白细胞凝集素 / ~ anthocyanidin 无色花色素
leuco dye (简作 LD) 无色染料,染料
leuco(cyto)lysin *n*. 白细胞溶素
leuco(cyto)lysis *n*. 白细胞解体
leucoblast *n*. 成白细胞
Leucobryaceae *n*. 白发藓科(一种藓类)
leucocianidol *n*. 白西尼多(维生素类)
leucocidin *n*. 杀白细胞素
leucocoria *n*. 白瞳征
leucocratic *a*. 淡白色的
leucocytaxis *n*. 白细胞超群向性
leucocyte *n*. 白细胞(旧名白血球)
leucocyte adherence inhibitory factor (简作 LAI) 白细胞黏着抑制因子 与 interleukin—8 同义。
leucocyte adhesion protein (简作 LAP) 白细胞粘连蛋白
leucocyte common antigen (简作 LCA) 白细胞普通抗原
leucocyte common antigen isoform (简作 LCAI) 白细胞普通抗原异构型
leucocyte conts (简作 LC) 白细胞计数
leucocyte function-associated antigen (简作 LFA) 白细胞功能相关抗原(包括 LFA-1、2、2 等抗原)
leucocyte inhibitory factor (简作 LIF) 白细胞抑制因子
leucocyte migration enhancement (简作 LME) 白细胞移动增强
leucocyte migration inhibition factor (简作 LMIF) 白细胞游走(移动)抑制因子
Leucocyte migration inhibition test (简作 LMIT) 白细胞移动抑制试验
leucocyte migration test (简作 LMT) 白细胞移行试验
leucocyte miration inhibition (简作 LMI) 白细胞游走抑制
leucocyte mobilizing factor (简作 LMF) 白细胞动员因子
leucocyte-stimulatin factor (简作 LSF) 白细胞刺激因子
Leucocyte-stimulating factor (简作 LSF) 白细胞分裂刺激因子
leucocythemia; leukocythemia 白血病 ‖ ~, lymphatic 淋巴性白血病 / ~, myelogenous 骨髓性白血病 / ~, splenomedullary *n*. 脾骨髓性白血病
leucocytic *a*. 白细胞的 ‖ ~ immunity 白血球免疫性
leucocytogenesis *n*. 白细胞形成
leucocytoma *n*. 白细胞瘤
leucocytopenia *n*. 白细胞减少(症)
Leucocytosis *n*. 白血球增多(症)(同 leukocytosis)
leucocytozoon *n*. 白细胞球虫属 ‖ ~, danilewskyi 枭白细胞虫 / ~, macleani 鸹白细胞虫 / ~, pallidum ross' bodies 梅毒白细胞虫,罗斯氏体 / ~, sakharoffi 乌鸦白细胞虫 / ~, smithi 火鸡白细胞虫
Leucocytozoon anatis Wichwareleucocytozoonosis 白细胞球虫病(家禽的一种急性疟疾样原虫病)
Leucocytozoon caulleryi Nathis and leger 卡氏住白虫
Leucocytozoon Danilewsky 住白虫属
Leucocytozoon simondi Mathis and Leger 斯氏住白虫
Leucocytozoon simondi Mathis and liger = Leucocytozoon anatis Wichware 斯氏住白虫
leucocyturia; leukocyturia *n*. 白细胞尿
leucoderma *n*. 白斑病
Leucodontaceae *n*. 白齿藓科(一种藓类)
leucodystrophy, leukodystorphy *n*. 脑白质病
leucoerythroblastic picture (简作 LEP) 原始红细胞增多血象
leucoflavin *n*. 无色核黄素
leucofluorescein *n*. 白荧光素,无色荧光素
leucogen *n*. 利血生
Leucoium [拉;希] *n*. 雪片莲属(石蒜科)
leucokeratosis; leucoplakia *n*. 黏膜白斑病
leucokinin *n*. 白细胞激肽

leucolactoflavin *n*. 无色核黄素
leucolysin *n*. 白细胞溶素
leucolysis *n*. 白细胞溶解
leucoma; leukoma *n*. 角膜白斑,颊白斑 ‖ ~ candida nuclear polyhedrosis virus 柳毒蛾核型多角体病毒 / ~ salicis nuclear polyhedrosis virus 杨毒蛾核型多角体病毒
leucomaine *n*. 蛋白碱
leucomainemia *n*. 蛋白碱血
Leucomethylene blue 无色美蓝,无色亚甲蓝,还原美蓝
Leucomiaceae *n*. 白藓科(一种藓类)
Leucomycin kitasamycin *n*. 北里霉素,柱晶白霉素,吉他酶素(抗生素类药)
leucon *n*. 白细胞系
Leuconostoc *n*. 明串珠菌属,白联珠菌属 ‖ ~ amelibiosum 酵母促生明串珠菌 / ~ arabinosaceus 阿拉伯糖明串珠菌 / ~ carnosum 肉色明串珠菌 / ~ citreum 柠檬明串珠菌 / ~ citrovorum 噬柠檬酸明串珠菌 / ~ cremoris 乳脂明串珠菌 / ~ dextranicum 葡聚糖明串珠菌 / ~ fallax 橘诈明串珠菌 / ~ gelidum 硬明串珠菌 / ~ herbarum 草绿明串珠菌 / ~ lactis 乳明串珠菌 / ~ mesenteroides 肠系膜样明串珠菌 / ~ mesenteroides subsp. cremoris 肠系膜样明串珠菌乳脂亚种(乳脂明串珠菌) / ~ mesenteroides subsp. dextranicum 肠系膜样明串珠菌葡聚糖亚种 / ~ mesenteroides subsp. lactosum 肠系膜样明串珠菌乳亚种 / ~ mesenteroides subsp. mesenteroides 肠系膜样明串珠菌肠系膜亚种 / ~ mesenteroides var. sake 肠系膜样明串珠菌清酒变种 / ~ oenos 酒明串珠菌 / ~ pseudomesenteroides 假明串珠菌 / ~ soyae 大豆明串珠菌 / ~ wolffi 沃氏明串珠菌
leucopenia *n*. 白细胞减少症
leucophyll *n*. 叶白素
leucoplast *n*. 白色体
leucoplastid *n*. 白色粒,白色[质]
leucopoiesis *n*. 白细胞生成
leucopoietin *n*. 白细胞生成素
leucoprotease *n*. 白细胞蛋白酶
leucopterin *n*. 无色蝶呤,白蝶呤
leucoregulin *n*. 白细胞调节素
leucoriboflavin *n*. 无色核黄素
leucorrhea *n*. 白带
leucosin *n*. 谷白蛋白
leucosis *n*. 造白细胞组织增生
leucotaxin *n*. 白细胞诱素
Leucotaxis *n*. 致白血球趋向性(同 leukotaxis, leukocytotaxis)
leucothoe grayana maxim 木藜芦
Leucothrix *n*. 亮发菌属
leucotine *n*. 拟柯托皮碱(制自南美洲植物拟柯托皮的一种生物碱)
leucotomy *n*. 脑白质切除术
leucotoxin *n*. 白细胞毒素
Leucotrichaceae *n*. 亮发菌科 ‖ ~ mucor 毛霉亮发菌
Leucotrichales *n*. 亮发菌目
Leucotrienes *n*. 白三烯素
Leucovirus *n*. 白血病病毒
Leucovorin *n*. 亚叶酸,甲酰四氢叶酸(抗贫血药) ‖ ~ calcium 亚叶酸钙,甲酰四氢叶酸钙(解毒药)
Leucyl-*n*. 亮氨酰(基)
leucyl aminopeptidase 亮氨酰氨肽酶(亦称胞液氨肽酶,缩写为 LAP)
leucylglycine *n*. (简作 LG) 亮氨酸甘氨酸
leucylglycylalanine *n*. 亮甘丙肽,亮氨酰甘氨酰丙氨酸
leucylpeptidase *n*. 亮氨酰肽酶
leudemogenesis *n*. 白血病生成
leudemoid *a*. 白血病样的
Leuderma *n*. 白斑病
Leudet'a tinnitus (bruit, sign)(theodor e. leudet)勒代耳鸣(耳鸣杂音、征)(由耳内部肌肉不随意收缩所产生)
leudoprotease *n*. 白细胞蛋白酶
Leu-enkephalin *n*. (简作 LEK) 亮氨酸脑啡肽亮脑啡肽
leuk(o)-, leuc(o)-[构词成分] 白,白细胞
leukanemia *n*. 白血病性贫血
leukangeitis; lymphangitis *n*. 淋巴管炎
Leukapheresis *n*. 白细胞除去法,白细胞提取法
Leukaplasmapheresis *n*. 白细胞血浆去除素
leukasmus; vitiligo *n*. 白斑(皮肤脱色斑,如白癜风或白纹)
Leukemia Abstracts (简作 LA) 白血病文摘(杂志名)
leukemia associated antigen (简作 LAA) 白血病相关抗原
leukemia Research (简作 LR) 白血病研究(杂志名)
leukemia society (简作 LS) 白血病学会
Leukemia Society of America (简作 LSA) 美国白血病学会
leukemia virus (简作 LV) 白血病病毒
leukemia; Leukocythemia *n*. 白血病 ‖ ~, acute 急性白血病 / ~, acute nonlymphocytic (ANLL)急性非淋巴细胞白血病 / ~, acute promy-elocytic 急性早幼粒细胞白血病 / ~, adult T-cell 成人T细胞白血病 aleucemic aleukemic aleukocythemic 白细胞不增多性白血病,非白血性白血病 / ~, aleukemic; aleukemic ~; aleukocythemic ~ 白细胞不增多白血病,非白血病白血病 / ~, amygdaline 扁桃体病性白血病 / ~, aplastic 发育不全性白血病 / ~, basophilic; basophilocytic 嗜碱细胞性白血病 / ~, bovine 牛白血病 / ~, chronic granulocytic; chronic myelocytic ~ 慢性粒细胞白血病,慢性髓细胞白血病 / ~, cutis 皮肤白血病 / ~, ebstein's 埃布斯坦氏白血病(超急性白血病) / ~, embryonal stem-cell 干细胞性白血病 / ~, eosinophilic 嗜酸细胞性白血病 / ~, granulocjytic 粒细胞白血病 / ~, of fowls 禽白血病 / ~, Frankel's 弗伦克耳氏白血病(单核淋巴细胞性白血病) / ~, hepatic 肝性白血病 / ~, hairy-cell 毛细胞白血病 / ~, hemoblastic; hemocytoblastic ~ 成血细胞白血病 / ~, histiocytic; acute monocytic ~ 组织细胞性白血病,急性单核细胞性白血病 / ~, hybid acute 杂交性急性白血病 / ~, intestinal 肠性白血病 / ~, leukopenic 白细胞减少性白血病 / ~, lienomyelogenous 脾骨髓性白血病 / ~, lymphatic; lymphoblastic ~; lymphocytic ~; lymphogenous ~; lymphoid ~ 淋巴性白血病,淋巴细胞性白血病 / ~; lymphosarcoma cell 淋巴肉瘤细胞性白血病 / ~, Mallory 马洛里氏白血病(由焦油,吲细胞性白血病) / ~, mast-cell; basophilic ~ 嗜碱细胞性白血病 / ~, medullary 骨髓性白血病 / ~, megakaryoblastic 巨核细胞白血病,出血性血小板增多 / ~, megakaryocytic 巨核细胞白血病,出血性血小板增多 / ~, micromyeloblastic 小原粒型白血病 / ~, monocytic 单核细胞性白血病 / ~, moore's infectious fowl typhoid 穆尔氏传染性白血病,禽伤寒 / ~, myeloblastic 原始粒细胞性白血病 / ~, myelocytic; myelogenous ~ 髓细胞白血病 / ~, myeloid granulocytic 骨髓粒细胞白血病 / ~, myeloid 骨髓性白血病 / ~, plasma-cell 浆细胞性白血病 ~, promyelocytic 前髓细胞白血病 / ~, polymorphocyte 多形核细胞性白血病 / ~, pseudosplenic 假脾性白血病 / ~, rieder-cell 李德尔氏细胞性白血病 / ~, schilling's 希林氏白血病,急性单核细胞性白血病 / ~, splenic 脾性白血病 / ~, splenomedullary; splenomyelogenous ~ lieno-myelogenous ~ 脾性髓性白血病 / ~, stem-cell, blast cell ~, embryonal ~, 干细胞白血病,未分化细胞白血病 / ~, subleukemic 亚白血性白血病 / ~, symptomatic temporary 症状性白血病,暂时性白血病(指白细胞增多,罕用) / ~, tar mallory 煤焦油白血病,马洛里氏白血病 / ~, thymic thmica 胸腺性白血病 / ~, undiferentiated cell 未分化细胞性白血病
leukemic *a*. 白血病的 ‖ ~ reticuloendotheliosis 白血病性网状内皮组织增殖 / ~ retinitis 白血病性视网膜炎 / ~ retinopathy 白血病性视网膜病变
leukemic reticulo endotheliosis (简作 LRE) 白血病性网状内皮细胞增生症
leukemid *n*. 白血病疹
leukemogen *n*. 致白血病性物质
leukemogenic *n*. 致白血病的
leukencephalitis *n*. 脑白质炎
Leukeran *n*. 苯丁酸氮芥(chlorambucil)[商名]
leukergy *n*. 高能白细胞团集
leukethiope *n*. 白化病人
leukethiopia *n*. 白化病
leukexosis *n*. 死白细胞聚集
leukin *n*. 白细胞(杀菌)素,亮氨酸,白氨酸
-leukin[构词成分] -白介素(1998 年 CADN 规定使用此项名称,主要系指免疫系统白细胞类免疫调节药的一类药名,如替西白介素[Teceleukin]、依莫白介素[Emoctakin]等)
Leukine *n*. 粒—巨噬细胞集落刺激因子(sargramostim)[商名]
leukiridia *n*. 虹膜变白
leuklplasstid *n*. 白色体
leuko-agglutinin *n*. (简作 LA) 白细胞凝集素
leukobilin *n*. 无色胆汁
leukoblast *n*. 成白细胞 ‖ granular ~ 前髓细胞,早幼粒细胞
leukoblastoma *n*. 成白细胞瘤
leukoblastosis *n*. 白细胞组织增生
leukoceratosis *n*. 黏膜白斑病
leukochloroma *n*. 白血病性绿色瘤(鸟病,似人的绿色瘤)
leukochroos *a*. 皮肤白晰的
leukocidin *n*. 杀白细胞素
leukocoria *n*. 白瞳(症),瞳孔泛白

leukocrit *n*. 白细胞比容
leukocrystallin *n*. 白血病晶质
leukocytactic leukocytotactic *a*. 白细胞趋向性的,诱白细胞的
leukocytal *a*. 白细胞的
leukocytapheresis 白细胞去除疗法
leukocyte *n*.(简作 LKC) 白细胞(旧名白血球) ‖ ~, acidophil 嗜酸性白细胞 / ~, leukocytes agranular onogranular leukocytes lymphoid leukooytes 无粒白细胞(指淋巴细胞和单核细胞) / ~, alpha- 白细胞 / ~, basophil 嗜碱性白细胞 / ~, beta- 白细胞 / ~, endothelial 内皮性白细胞 / ~, eosinophil 嗜曙红白细胞,嗜酸性白细胞 / ~, leukotytes globular 球形白细胞 / ~, leukocytes granular granulocytes 粒细胞,粒性白细胞 / ~, leukocytes heterophil 嗜异性白细胞 / ~, hyaline monocyte 单核细胞 / ~, lymphoid nongranular 无粒白细胞(指淋巴细胞和单核细胞) / ~, mast 肥大细胞,嗜碱性白细胞 / ~, mononuclear monocyte 单核细胞 / ~, motile 运动性白细胞 / ~, multinuclear polynulear 多核白细胞 / ~, neutrophil 中性白细胞 / ~, nongranular 无粒白细胞(指淋巴细胞和单核细胞 / ~, nonmotile 非动性白细胞 / ~, oxyphile 嗜酸性白细胞 / ~, polymorphonuclear 多形核白细胞 / ~, transitional, monocyte 单核细胞 / ~, turk's irritation 提尔克氏刺激性白细胞(一种病理的单核无粒白细胞)
leukocyte adherence inhibition test(简作 LAIT) 白细胞黏附抑制试验
Leukocyte aggregation test(简作 LAT) 白细胞凝聚试验
leukocyte alkaline phosphatase(简作 LAP) 白细胞碱性磷酸酶
leukocyte ascorbic acid(简作 LAA) 白细胞抗坏血酸
Leukocyte Automatic Recognition Computer(Corning / AHSC)(简作 LARC) 白细胞自动识别计算机(Corning / 美国医院供应公司)
leukocyte endogenous mediator(简作 LEM) 白细胞内源介质
leukocyte function-associated antigen 1(简作 LFA-1) 白细胞相关抗原 1
leukocyte function-associated antigen 2(简作 LFA-2) 白细胞相关抗原 2
leukocyte function-associated antigen 3(简作 LFA-3) 白细胞相关抗原 3
leukocyte inhibition factor(简作 LIF) 白细胞抑制因子
leukocyte interferon(简作 Le IFN) 白细胞干扰素
leukocyte mobilization rate(简作 LMR) 白细胞移动率
leukocyte-associated herpesvirus 白细胞相关疱疹病毒
leukocyte-associated rhesus viruses 白细胞相关的恒河猴病毒
leukocyte-poor(简作 LP) 白细胞热原
leukocythemia *n*. 白血病
leukocytic *a*. 白细胞的
leukocytoblast *n*. 成白细胞
leukocytoblastic vasculitis(简作 LCV) 成白细胞脉管炎,母细胞脉管炎
leukocytoclastic vasculitis(简作 LCV) 白细胞碎裂性血管炎
leukocytogenesis *n*. 白细胞形成
leukocytoid *a*. 白细胞样的
leukocytology *n*. 白细胞学
leukocytolysin *n*. 白细胞溶素
leukocytolysis *n*. 白细胞溶 ‖ venom ~ 蛇毒性白细胞溶解 / leukocytolytic *a*. 白细胞溶解的 *n*. 致白细胞溶解剂
leukocytolytic *a*. 白细胞溶解的
leukocytoma *n*. 白细胞瘤
leukocytometer *n*. 白细胞计数器
leukocytopenia *n*. 白细胞减少
leukocytophagy *n*. 吞噬白细胞现象(网状内皮系统的组织细胞吞噬和破坏白细胞的现象)
leukocytoplania *n*. 白细胞游出
leukocytopoiesis *n*. 白细胞生成
leukocytosis *n*. 白细胞增多 ‖ ~, absolute 绝对性白细胞增多 / ~, active 主动性白细胞增多 / ~, agonal 濒死期白细胞增多 / ~, basophilic 嗜碱性白细胞增多 / ~, digestive 消化性白细胞增多 / ~, distribution 分布性白细胞增多,白细胞分布异常 / ~, emotlonal 情绪性白细胞增多 / ~, inflammtory 炎性白细胞增多 / ~, mononuclear mononucleosis 单核细胞增多 / ~, motile 运动性白细胞增多 / ~, neutrophilic 中性白细胞增多 / ~, nonmotile 非动性白细胞增多 / ~, passive 被动性白细胞增多 / ~, physiologic 生理性白细胞增多 / ~, pure 单纯性白细胞增多(多核白细胞增多) / ~, relative 比较性白细胞增多 / ~, trminal agonal 濒死期白细胞增多 / ~, toxic 中毒性白细胞增多
leukocytosis-inducing factor(简作 LIF) 促白细胞增多因子
leukocytosis-promoting factor(简作 LPF) 白细胞增多促进因子
leukocytotactic *a*. 白细胞趋性的,诱白细胞的
leukocytotaxis *n*. 白细胞趋性
leukocytotherapy *n*. 白细胞疗法
leukocytotic, leukocytic *a*. 白细胞的
leukocytotoxicity *n*. 白细胞毒性,白细胞毒力
leukocytotoxin *n*. 白细胞毒素
leukocytotropic *a*. 白细胞趋向性的,诱白细胞的
Leukocytozoon *n*. 白细胞虫属
leukocyturia *n*. 白细胞尿
leukoderivative *n*. 白色衍生物
Leukoderma *n*. 白斑;白斑病(皮肤之部分的或全身的黑色素缺乏)
leukodermatous leukodermic 白斑病的
leukodermia *n*. 白斑病
leukodermic *a*. 白斑病的
leukodextrin *n*. 无色糊精
leukodiagnosis *n*. 白细胞诊断法
leukodystrophy *n*.(简作 LD) 脑白质营养不良 ‖ globoid ~, golboid cell ~ 球样细胞性白质营养不良 / hereditar cerebral ~, sudanophilic ~ 遗传性脑白质营养不良,嗜苏丹性脑白质营养不良,家族性脑中叶硬化 / metachromatic ~ 异染性脑白质营养不良(一种脑白质病,遗传方式属常人色体隐性,其特征为在神经和非神经组织中鞘脂类<硫脂类>积聚中枢神经系统中髓磷脂弥漫性缺失,亦称异染色性脑白质病,异质性脑白质病,硫脂沉积症) / spongiform ~, Canavan's disease 海绵状脑白质营养不良,卡纳万氏病
leukoecephalopathy *n*. 脑白质病 ‖ metachromatic ~ 异染性脑白质病(见 leukodystrophy 项下相应术语)/ progressive multifocal ~ 进行性多灶性脑白质病 / suvbacute sclerlosing ~ 亚急性硬化性脑白质病,亚急性硬化性全脑炎 ‖ leukencephaly *n*.
leukoedema *n*. 白斑水肿
leuko-encephalitis *n*. 脑白质炎 ‖ acute hemorrhagic ~ 急性出血性脑白质病炎 / ~ periaxialis concentrica 同中心性轴周脑白质炎 ~ periaxialis concentrica 同中心性轴周脑白质炎
leuko-erythroblastosis *n*. 成白红细胞增多病(亦称成白细胞性贫血、骨髓病性贫血)
leukoerythrogenetic(简作 LE) *a*. 红细胞发生(的)
leukoethiope, leukethiope *n*. 白化病人
leukoferment *n*. 溶白细胞酶
leukogasterous *n*. 白腹的
leukogenic *n*. 生白细胞的
leukogram *n*. 白细胞像
leukogresin *n*. 白细胞游出素
leukokeratosis *n*. 黏膜白斑病
leukokinesis *n*. 白细胞移动 ‖ leukokinetic *a*.
leukokinetics *n*. 白细胞动态学
leukokinin *n*. 白细胞激肽
leukokininase *n*. 白细胞激肽酶
leukokininogen *n*. 白细胞激肽原
leukokoria *n*. 白瞳(症),瞳孔泛白
leukokraurosis *n*. 外阴干皱
leukolymphosarcoma *n*. 淋巴肉瘤细胞性白血病
leukolysin *n*. 白细胞溶素
leukolysis *n*. 白细胞溶解 ‖ ~, venom 蛇毒性白细胞溶解
leukolytic leukocytolytic 白细胞溶解的
leukoma(复 leukomata) *n*. 角膜白斑,颊白斑 ‖ ~, adhaerens 粘连性角膜白斑 ‖ ~ tous *a*. / ~, buccalis 颊白斑
leukomaine *n*. 蛋白碱 ‖ leukomainc *a*.
leukomainemia *n*. 蛋白碱血
leukomainic *n*. 蛋白碱
leukomatorrhea *n*. 白液溢
leukomatous *a*. 角膜白斑的,颊白斑的
leukomethyleneblue methylene white 亚甲白,无色亚甲蓝
leukomonocyte *n*. 淋巴细胞
leukomyelitis *n*. 脊髓白质炎
leukomyelopathy *n*. 脊髓白质病
leukomyoma *n*. 脂肌瘤,白色肌瘤
leukon *n*. 白细胞系
leukonecrosis *n*. 白色坏疽
leukonid leukonoid *n*. 明串珠菌,白联珠菌
leukonostoc leuconostoc 明串珠菌属,白联珠菌属
leukonuclein *n*. 白细胞核素
leukonychia *n*. 白甲病
leukopathia *n*. 白斑病 ‖ ~ punctata reticularis symmetrica 对称性网点状白斑病,(即特发性点状黑素过少症) / ~, unguinm leukonychia 白甲病
leukopathy *n*. 白斑病 ‖ ~, acquired 后天性白斑病 / ~, congeni-

tal albinism 先天性白斑病,白化病
leukopedesis *n*. 白细胞渗出 ‖ ~, gastrica 消化性白细胞渗出
leukopenia *n*. 白细胞减少 ‖ ~, basophil basophilic 嗜碱性白细胞减少 / congental ~ 先天性中性粒细胞减少
leukopenic *a*. 白细胞减少
leukophagocytosis *n*. 吞噬白细胞现象
leukopheresis *n*. 白细胞除去法
leukophlegmasia *n*. 股白肿 ‖ ~, dolens 痛性股白肿,股白肿
leukophthalmos *n*. 白眼(巩膜)
leukophthalmous *a*. 白眼的
leukophylleukophyll *n*. 叶白(色)素(可转为原叶绿素)
leukopin *n*. 视白质
leukopin visual white 视白质
leukoplaetin *n*. 白细胞生成素;粒细胞生成素
leukoplakia *n*. 黏膜白斑病 ‖ ~, buccalis psoriasis buccalis 颊黏膜白斑病 / ~, homogeneous 均质性白斑 / ~, lingualis 舌白斑病 / ~, oris 口白斑病 / ~, penis 阴茎白斑病 / ~, speckled 颗粒性白斑 / ~, verrucous 疣状白斑 / ~, vulvae, kraurosis vulvae 外阴白斑病,外阴干皱 / ~, vulvitis 自斑病外阴炎
leukoplania *n*. 白细胞游出
leukoplasia *n*. 黏膜白斑病
leukoplast *n*. 白色体
leukopoiesis *n*. 白血球生成
leukopoietic *n*. 白细胞生成的
leukoprecipitin *n*. 白细胞沉淀素(对白细胞抗原具有特异性的一种沉淀素)
leukoprophylaxis *n*. 白细胞预防法(通过人工的方法增加血中白细胞数以便获得对外科感染的免疫性)
leukopsin *n*. 视白质
leukoriboflavin *n*. 无色核黄素
leukorrhagia *n*. 白带过多
leukorrhea *n*. 白带 ‖ ~, mentrual periodic 经期白带
leukorrheal *a*. 白带的
leukosarcoma *n*. 白血病性肉瘤
leukosarcomatosis *n*. 白血病性肉瘤病
leukoscope *n*. 色盲测验器
leukosin *n*. 谷白蛋白
leukosis *n*. 造白细胞组织增生 ‖ ~, avian; avian complex fowl leukosis 家禽造白细胞增生 / ~, fowl avian 家禽造白细胞组织增生 / ~, lymphoid 造淋巴细胞组织增生 / ~, myeloblastic 造成髓细胞组织增生 / ~, myelocytic 造髓细胞组织增生 / ~, leukotactic 造髓细胞组织增生
Leukosis virus-negative Rous cells (简作 L-R) 造白细胞组织增生病毒阴性老氏细胞
Leukosis-sarcoma virus group 造白细胞组织增生病毒组
leukotaxin *n*. 白细胞诱素(组织损伤时出现的一种晶体含痰多肽,可从炎症渗出液中分出,能促进白细胞增多,增高毛细管渗透性和促使白细胞渗出)
leukotaxine *n*. 白细胞诱素
leukotaxis *n*. 白细胞趋向性 ‖ ~ leukotactic 白细胞趋向性的,诱白细胞的
leukotherapy *n*. 白细胞疗法 ‖ ~, preventive leukoprophylaxis 预防性白细胞疗法,增白细胞防病法(见 leukoprophylaxis)
Leukothrix *n*. 亮发菌属
leukothrombopenia *n*. 白细胞血小板减少
leukotic *a*. 白细胞增生的
leukotichia *n*. 白发 ‖ ~, annularis 白环发,花斑发,黑白段发
leukotome *n*. 脑白质切断器
leukotomy *n*. 脑白质切断术 ‖ ~, prefrontal 前额叶白质切断术 / ~, transorbital 经眼眶白质切断术
leukotoxic *a*. 毒害白细胞的
leukotoxicity *n*. 对白细胞毒害性
leukotoxin *n*. 白细胞毒素
Leukotrichceae *n*. 亮发菌科
leukotrichous *a*. 白发的
leukotriene *n*. 白细胞三烯,白三烯(一类具有生物活性的化合物,其功能为调节变态反应和炎症反应,白三稀 A,B,C,D 和 E 加上下标表明分子中的双键数。有些 < LTB4 > 促进白细胞运动,有些 < LTC4、LTD4 和 LTE4 > 构成过敏性慢反映物质,从而引起支气管收缩以及其他变态反应)
leukotrienes *n*. (简作 LTS) 白三烯
leukotropin *n*. 白细胞调理素
leukotytoreacion *n*. 白细胞反应
leuko-urobilin *n*. 无色尿胆素
leukous *a*. 白的
leukovirus *n*. 白血病病毒
leukovorin *n*. (简作 LKV) 亚叶酸;甲酰四氢叶酸
leukovorum leucovorin folinic acid 亚叶酸,甲酰四氢叶酸
leukuresis *n*. 蛋白尿
leunbach's paste 洛因巴赫氏糊(注入子宫可引起流产)
leupeptin *n*. 亮肽酶素
Leuprorelin *n*. 亮丙瑞林(抗肿瘤药)
leurocristine *n*. (简作 LCR) 长春新碱
Leurocristine (Vincristine) *n*. 长春新碱
Leuteinizing hormone (LH) 促黄体生成激素
Leutridae *n*. 卷石蝇科
Lev [拉] levis 轻
lev(o)-; laevo- [拉] [构词成分] 左,向左;左旋
Levacetylmethadol *n*. 左醋美沙朵(镇痛药)
levaditi staining method [罗医师] 列瓦迪提氏染色法(染螺旋体) ‖ ~, stain 列瓦迪提氏染剂
Levallorphan 1-N-allyl-3-hydroxymorphinan *n*. 丙烯基 – 3 – 羟基吗啡烷,丙烯左吗南(吗啡拮抗药)
Levallorphan tartrate *n*. 酒石酸左洛啡烷,酒石酸稀丙左吗喃(麻醉药拮抗药)
Levamfetamine *n*. 左(旋)苯丙胺(食欲抑制药) ‖ ~ succinate 琥珀酸左(旋)苯丙胺
levamisole hydrichloride *n*. 盐酸左旋咪唑(抗蠕虫药,也是免疫增强剂,用于癌症以刺激免役反应)
Levamphetamine = levamfetamine *n*. 左苯丙胺(抑制食欲药)
levan *n*. 果聚糖,左聚糖
levansucrase *n*. 果聚糖生成酶,蔗糖 6-果糖基转移酶,果聚糖蔗糖酶
Levarterenol *n*. 去甲肾上腺素(升压药) ‖ ~, bitartrate 酸性酒石酸去甲肾上腺素(血管加压药)
Levatol *n*. 硫酸喷布洛尔(penbutolol sulfate) [商名]
levator *n*. 提肌 ‖ ~, anguli oris 口角提肌 / ~, costarum 肋提肌 / ~, ani muscle 提肛肌 / ~, labii inferioris 下唇提肌 / ~, labii superioris 上唇提肌 / ~, labii superioris alaeque nasi 上唇鼻翼提肌 / ~, menti 颊提肌 / ~, palati veli pala tini muscle 腭帆提肌 / ~ palpebrae muscle 上睑提肌,提上睑肌 / ~ palpebrae superioris 上睑提肌,提上睑肌 / ~, pharyngeus stylopharyngeus 茎突咽肌 / ~, scapular 肩胛提肌 / ~ m. of anus 肛提肌(M. 1evator ani) / ~ m. of prostate 前列腺提肌
levator ani exercise 肛提肌锻炼
levator sling 提腭吊带
levatores *n*. 提肌,骨片提拉器
level *n*. 水平,水平线,水平面水准,等级,程度;电平,能级 *a*. 水平的;同高度的(-l-) *vt*. 变平;使同等;把……对准(at);使均匀 *vi*. 变平;拉平(with) ‖ confidence ~ 置信度 / ~s of consciousness 意识程度,神志清醒程度,意识水准 / isoelectric ~ 等电位(心电图基线) / singnificance ~, of singnificace a- ~ 显著性水平(统计检测无效假设时用) / do one's ~ best 全力以赴 / draw ~ (with)(和……)拉平,(同……)相齐 / find one's(或 its) own ~ 找到相称的位置 / ~ off(或 out)把……弄平;变平;达到平衡,稳定 / on a ~ with 和……同一水准,和……相等 / on the ~ 说真话,不要花招 / ~, air-fluid 气—液平面 / ~, of andibility 听度级 / ~, bacteriostatic 抑菌程度 / ~, background activity 本底放射性水平 / ~, control 电平控制 / ~, development 心理发展阶段 / ~, hearing threshold 听阈级 / ~ setting 水平调定 / ~, of loudness 响级 / ~, screen (cut off value) 甄别阈 / ~, sensation 感觉水平,感觉级 / ~, of sensitivity 感觉水平,感觉级 / ~ of significance of difference 差异显著平准 / ~, of sound enerty 声能级 / ~, trophic 营养级
level control (简作 LC) 水平控制,电平控制
level gauge (简作 LG) 水准仪
level glass (简作 LG) 液面视镜
level of consciousness (简作 LOC) 清醒程度(意识水平)
level of day-night average sound (简作 Ldn) 昼夜平均噪声级
level recorder (简作 LR) 液面记录器,电平记录器
level recording controller (简作 LRC) 液面记录控制器
level switch (简作 LS) 电平开关
level-headed *a*. 头脑冷静的
leveling of maxilla 上颌整平术
lever *n*. 杠杆,杆,途径,工具 *vt*. 用杠杆移动 *vi*. 用杠杆 ‖ ~, after-load 后负荷杠杆 / ~, davy's 戴维氏杆(直肠止血杆) / ~, isometric 等长杠杆 / ~, isotonic 等张杠杆 / ~, jaw 颌杆 / ~, muscle 肌肉杠杆 / ~, optical 光杠杆 / ~, rotating 旋转杆 / ~, tension 张力杠杆 / ~, universal 通用杠杆
leverage *n*. 杠杆作用;杠杆率;力量,影响
levi's syndrome 法内分泌学家
levibactivirus *n*. 光滑噬菌体

levicellular *a*. 平滑细胞的
levidulinose *n*. 甘露三糖
levigable *a*. 可研末的
levigate *v*. 研末,研碎,磨光
levigation *n*. 研碎,研末(药)
levin's tube 美医师,列文管(经鼻胃肠管)
Levinea *n*. 莱文氏菌属 ‖ ~ amalonatica 无丙二酸莱文氏菌 / ~ malonatica 丙二酸莱文氏菌
Levinthal-Cloes-Lillie bodies (简作 LCL) 列—柯—利(LCL)三氏小体(细菌学)
levis *a*. 平滑的
Levi's syndrome 阵甲状腺功能亢进
levisoprenaline *n*. 左异丙肾上腺素
levisticum lovage 欧当归
levitation *n*. (躯体)飘浮太空感,(严重烧伤患者的)支持系统
Leviviridae *n*. 光滑病毒科
levivirus *n*. 光滑病毒
Levobunolol *n*. 左布诺洛尔(β受体阻滞剂)
Levocabastinc nasal aerosol *n*. 左卡巴司丁鼻用气雾剂
levocabastine *n*. 左卜巴司丁(抗组胺药)
levocarbinoxamine = rotoxamlne *n*. 罗托沙敏(抗组胺药)
levocardia *n*. 左位心 ‖ isolated ~ 孤立性左位心 / mixed ~ 混合性左位心
levocardiogram *n*. 左心电图
Levocarnitine *n*. 左卡尼汀(用于治疗原发性系统性卡尼汀 < carnitine > 缺乏症,口服给药)
levoclinaton *n*. 左旋
levo-compound 左旋化合物
Levocurium methochloride 左旋氯甲箭毒,海轮碱 II(肌松药)
levocycloduction *n*. 左旋(眼)
levo-dextrorotatory (简作 ld) 左—右旋的
Levodopa *n*. 左旋多巴,左多巴(抗胆碱能药,抗震颤麻痹药)
levodopa (简作 L-dopa) *n*. 左旋多巴
Levo-Dromoran *n*. 酒石酸左啡偌(lwevorphanol tartrate)[商名]
Levo-dromoran levorphan 左吗南(商品名,左旋 – N – 甲[基]吗啡烷)
levoduction levocycloduction *n*. 左转(眼)
Levofacetoperane *n*. 左法哌酯(抗忧郁药)
Levofexidine *n*. 左洛非西定(降压药)
Levofloxacin *n*. 左旋氧氟沙星,可乐必妥
levoform *n*. 左式,左旋式
Levofuraltadone *n*. 左呋喃他酮,左旋呋吗唑酮(抗菌药,抗原虫药)
levoglucose *n*. 左旋糖
levoglutamide *n*. 左谷酰胺
levoglutamine = levoglutamide *n*. 左谷酰胺
levogram *n*. 左心电图;轴左偏心电图(表明左心室肥大)
levogyrate levootatory *a*. 左旋的
levogyration *n*. 左旋
levogyric *a*. 左旋
levogyrous *a*. 左旋的
levoid *n*. 左甲状腺素钠(levothyroxine sodium)[商名]
Levomepate = atromepine *n*. 阿托美品(抗胆碱药)
Levomepromazine *n*. 左美内嗪(抗精神病药)
Levomethadone *n*. 左美沙酮(镇痛药)
Levomethadyl acetate *n*. 左醋美沙朵,左旋乙酰美沙酮,左旋乙酰美散通(麻醉止痛药,用于治海洛因瘾)
Levomethorphan *n*. 左美沙芬(镇痛药)
Levometiomeprazine *n*. 左甲硫拉嗪(抗精神病药)
Levomisole *n*. (简作 LMS)左旋咪唑(免疫增强剂)
Levomoramide *n*. 左吗拉胺(镇痛药)
Levomordefrin *n*. 左旋异肾上腺素(血管收缩药)
levomycetin *n*. 左菌素,氯霉素
Levonantradol *n*. 左南曲朵(镇痛药)
Levonmepromazine *n*. 左美丙嗪,左旋架丙嗪(即架氧异丁嗪 methorimeprazine,镇痛药,安定药)
Levonordefrin = corbadrine *n*. 可巴君(血管收缩药)
Levonorgestrel *n*. 左旋诺孕酮(与雌激素组分结合,用作口服避孕药)
Levophacetoperane = levofaeetoperane *n*. 左法哌酯(抗忧郁药)
Levophed *n*. 重酒石酸去甲肾上腺素(norepinephrine bitartrate)[商名]
Levophenacylmorphan *n*. 左芬吗烷(镇痛药)
levophobia *n*. 左侧,恐怖
levophoria *n*. 左隐斜视
Levopopylhexedrine *n*. 左丙己君(抑制食欲药)
Levopromazine = levomepromazine *n*. 左美丙嗪(抗精神病药)
Levoprome *n*. 左美丙嗪(methotrimeprazine)[商名]
Levopropicillin *n*. 左普匹西林(抗生素)
Levopropoxyphene *n*. 左丙氧芬(镇咳药)
Levopropoxyphene napsylate *n*. 萘磺酸左丙氧吩(镇咳药)
Levopropycillin potassium *n*. 左普匹西林钾,左旋苯氧丙基青霉素钾(抗菌药)
Levopropylcillin = levopropicillin *n*. 左普匹西林(抗生素)
Levorin *n*. 来佛林,制酵母菌素(抗菌药)
levorotation *n*. 左旋
levorotatory *a*. 左旋的,左旋性的
Levorphan Ttartrate 酒石酸左吗南(麻醉性镇痛药)
Levorphanol *n*. 左啡诺(镇痛药)
Levorphanol; Levorphan 左吗南(左旋 – 3 – 羟 – N 甲基吗啡烷,止痛药)
levosin *n*. 利沃辛(小麦、黑麦中的一种淀粉)
levotartaric acid 左旋酒石酸
levo-tetramisole *n*. (简作 LMZ) 左旋四咪唑
levothyroxine *n*. (简作 LT) 左旋甲状腺
Levothyroxine *n*. 左甲状腺素
levothyroxine sodium 左甲状腺素纳(甲状腺激素)
levotorsion *n*. 左旋(眼)
levovectorcardiogram *n*. 左侧心电向量图
levoversion *n*. 左转
Levoxadrol *n*. 左嗯库尔(抗忧郁药)
Levoxadrol hydrochoride 盐酸左恶屈尔,盐酸二苯哌啶二恶烷(局部麻醉药,平滑肌松弛药)
LEVR lens / eye volume ratio 晶体 / 眼球容积的比值
levret's forceps 利夫雷氏产钳(一种改良钱伯伦氏原始产钳)
Lev's disease 利夫病(获得性完全性心传导阻滞,由于心脏骨骼硬化所致)
Levugen *n*. 果糖(fructose)[商名]
levulan *n*. 果聚糖
levulin *n*. 块茎糖,多缩左旋糖
levulinate *n*. 块茎糖,乙酰丙酸盐
levulinate *n*. 戊酮酸盐(根据 1998 年 CADN 的规定,在盐或酯与加合物之命名中,使用此项名称,用此者比"levulate"略多)
levulinic acid 乙酰丙酸
levulosan *n*. 果聚糖(如菊粉)
levulosazone *n*. 果糖脎
levulose 10% in water (简作 L-10-W 10%) 果糖水溶液
levulose = fructose *n*. 左旋糖,果糖
levulosemia *n*. 果糖血(症)
levulosuria *n*. 果糖尿
levurid *n*. 念珠菌疹
levuride *n*. 念珠菌疹
levy test babcock-levy test 雷维氏试验,巴—雷二氏试验(智力测验)
levy-roussy syndrome 雷—罗二氏综合征(进行性肌萎缩伴发脊柱侧突及小脑性共济失调)
Levy-Roussy syndrome 雷唯—罗西综合征(见 roussy-Levy syndrome)
lewandowsky's disease 德皮肤科学家,酒渣鼻样结核疹,丘疹坏死性皮结核疹
Lewandowsky-Lutz disease 列—鲁病,疣状表皮发育不良
Lewandowsky's nevus elastivus 列文道夫斯基弹力纤维痣,结缔组织痣
Lewis acid 刘易斯酸(电子对受体)
Lewis antibodies 刘易斯氏抗体
Lewis antigen 路易士抗原(其结构类似 H 物质,唯其 fucose 之位置有所不同,见 ABH antigen)
Lewis base 刘易斯碱(电子对供体)
Lewis' reaction (thomas lewis) 刘易斯反应,风团潮红反应(即 wheal and flare reaction, 见 reaction 项下相应术语)
Lewis system 路易士血型[体系]
Lewis' phenomenon 路易士氏现象(吞噬血浆作用)
Lewisite *n*. 刘易斯毒气(战争用毒气,如芥气,但比芥气更毒之发泡性肺刺激毒,全身性毒素会由肺及皮肤进入血液循环中,有丝核分裂毒素会抑制核分裂。解毒药为 dimercaprol)
Lewisohn's method 路易逊氏法(输血时加枸橼酸钠法)
Lewisonella *n*. 路易士氏锥虫
Lewis-Pickering test 刘—皮试验(使用迅速升温的方法,使待检部分产生血管扩张,以检外周循环状况)
Lewy bodies (Frederic H. Lewy) 雷维小体(向心性多层的圆形站体,见于震颤麻痹患者的中脑一些神经元的胞浆)
lewy body (简作 LB) 路易体

Lex liver extract 肝脏提取物
Lexer's operation 累克塞氏手术(半月神经节切除术)
Lexofenae *n*. 来克芬酸(消炎镇痛药)
Lexotactics *n*. 词子结构学
Lext lower extremity 下肢
Leyden's ataxia 莱登氏共济失调(假脊髓痨) ‖ ~, crystals 莱登氏晶体(气喘晶体,嗜酸粒细胞破后晶体,亦称气喘晶体,白细胞晶体) / ~, disease 莱登氏病(周期性呕吐) / ~, duct 莱登氏管(中肾管) / ~, neuritis lipomatous neuritis 莱登氏神经炎,脂瘤性神经炎
Leydenjar *n*. 莱登瓶(用作电流的电容器或聚电器)
Leyden-Mobius dystrophy 德神经病学家,进行性肌营养不良
Leydig cell agenesis or dysgenesis, onadotropin unresponsiveness 促性腺激素不反应性间质细胞不发育或发育不全
Leydig cell tumor 睾丸间质细胞瘤
leydigarche *n*. 睾丸机能开始
Leydigarche *n*. 睾丸机能开始
Leydig's cells 间质细胞、睾丸间质细胞、莱迪希细胞、雷氏细胞(①睾丸间质细胞,亦称间介细胞;②不排出黏液于上表皮面的黏液细胞) ‖ aplasia 睾丸间质细胞发育不全 / cylinders 莱迪希圆柱体(被愿生质所隔开的肌纤维束) / duct 中肾管
Leymus *n*. 滨麦[属]
LF lactoferrin 乳糖肝褐质 /laryngofissure 喉中部切开术 /late follicular phase 卵胞晚期 /lifeform anatomical replica 解剖学复制品,解剖学模型 /limit flocculation 絮凝极限 /line feed 线路馈电;移行 /line feed character 换行字符 /liver function test 肝功能试验 /load factor 负载系数(因数) /low forceps 低位钳 /Lupus Foundation 狼疮基金会 /lumphocyte factor 淋巴细胞因子
lactoferrin *n*. (简作 LF) 乳糖肝褐质
laryngofissure *n*. (简作 LF) 喉中部切开术
late follicular phase (简作 LF) 卵胞晚期
lifeform anatomical replica (简作 LF) 解剖学复制品,解剖学模型
limit flocculation (简作 LF) 絮凝极限
line feed (简作 LF) 线路馈电;移行
line feed character (简作 LF) 换行字符
liver function test (简作 LF) 肝功能试验
load factor (简作 LF) 负载系数(因数)
low forceps (简作 LF) 低位钳
Lupus Foundation (简作 LF) 狼疮基金会
lumphocyte factor (简作 LF) 淋巴细胞因子
Lf leaf 叶,薄片
L-F left frontal 左额部
Lf 絮状反应限量(limes flocculating)的符号
LF 17-895 2-methylpindolol 甲基吲哚心安
LFA left femoral artery 左侧股动脉 /left frontoanterior 额左前位(胎位) /low frequency amplifier 低频放大器
LFA-1 leukocyte function-associated antigen 1 白细胞相关抗原 1
LFA-2 leukocyte function-associated antigen 2 白细胞相关抗原 2
LFA-3 leukocyte function-associated antigen 3 白细胞相关抗原 3
LFC low frequency correction 低频校正 /low frequency of colicinogey transfer 产大肠杆菌素性状低频度转移
LFD lactose-free diet 无乳糖饮食 /large for date (infant) 过大儿 /least fatal dose 最小致死量 /low frequency disturbance 低频干扰 /low-fat diet 低脂(肪)饮食 /low forceps delivery 低位产钳分娩
LFF low frequency filter 低频滤波器
L-FFA long-chain free fatty acids 长链游离脂肪酸
LFFC low frequency current 低频电流
LFMCS line-focusing monochromator-spectrometer 行聚焦单色光镜分光计
LFN lactoferrin 乳糖肝褐质
L-form L-型,L-相变种(L phase variant)
L-form *n*. L 型
L-form bacteria L 型细菌
LFP left frontoposterior 额左后(胎位)
LFPs late, fractionated potentials 迟发碎裂电位
LFPS Licentiate of the Faculty of Physicians and Surgeons 领有内、外科医师学会开业执照的医生
LFQ light foot quantizer 光尺数字转换器
LFS large fenestra stapedectomy 大耳窗镫骨切除术
Lft [德] luft 空气,大气
LFT latex fixation test 胶乳絮凝试验 /left frontotransverse 额左横位(胎位) /liver function test 肝功能试验 /low frequency transduction 低频转导 /low frequency transfer 低频转移
LFU lost to follow-up 失去随访
Lg large *n*. 大,巨大的 /length *n*. 长度 /logarithm *n*. 常用对数 /low grade 平缓坡度;低等级的
LG laryngectomy *n*. 切除术 /left gastric arteria 胃左动脉 /left gluteal 左臂的 /leucylglycine *n*. 亮氨酸甘氨酸 /level gauge 水准仪 /level glass 液面视镜 /line generator 直线发生器(用于显示) /linguogingival *a*. 舌龈的 /liquid gas 液化气体 /lymphomatoid granulomatosis 淋巴瘤样肉芽肿病
lg tn long ton 长吨,英吨
LGA large for gestation 过期(多胎)妊娠 /large of gestational age 大于孕龄
LGB Landry-Guillain-Barre syndrome 兰 – 格 – 巴三氏综合征(急性感染性多神经炎)
Lge large *n*. 大的
LGE left gastroepioloic arteria 左胃网膜动脉
LGH lactogenic hormone 催乳酸—葡萄糖指数
LGL large granular lumphocyte 大颗粒淋巴细胞(含有天青颗粒的大淋巴细胞) /Lown-Ganong-Levin syndrome 罗—甘—列三氏综合征[P-R 间期缩短(QRS 波群正常或变窄)综合征, Clerc-Levy-Cristesco 三氏综合征]
LGLL large granular lumphocyticlerkemia 大颗粒淋巴细胞性白血病(参见上条);亦称 GLPD
LGLS Lown-Ganog-Levine's syndrome P-R 间期缩短,(QRS 正常)综合征(参见上条)
LGN lateral geniculate nucleus 外侧膝状核 / lobular glomerulonerphritis 分叶性肾小球性肾炎
LGPM lipid-golbular protein mosaic model 脂质球状蛋白质镶嵌模型
LGT limulus gelationtest 鲎细胞溶解物凝胶试验 /Langat encephalitis 兰加特脑炎 / Late generalized tubeculosis 晚期(全身)播散性结核
lgth length 长,长度
LGV lymphogranuloma venereum 性病性淋巴肉芽肿
LgX lymphogranulomatosis X 淋巴肉芽肿病 X 型
LH lacttalbumin hydrolysate 乳蛋白水解物 /lateral habenula 外侧下丘脑 /left hand 左手;左侧;向左;左方 /life and Health 生活与健康(杂志名,现名:健康与生活) /liquid hydrogen 液态氢 /lithium sulfate 硫酸锂 /lower half 下(部的一)半 /lues hereditaria [拉] 遗传性梅毒 /luteinizing hormone 黄体生成素,黄体化激素,促黄体生成激素
lh left hand 左手 /latent heat 潜热
LH_2 liquid hydrogen 液态氢
LH_2-AMP luciferyl adenylate 萤虫素腺酸盐
LHA left hepatic arteria 左肝动脉
LHASA logistics and heurisic applied to synthetic analysis 逻辑和探试应用于合成解析
LHC low hydrocardon 低烃(压缩气体)
LHCP light-harvesting chlorophyll protein complex 光能叶绿素蛋白质复合体
LHD lyophilized human dura 冻干人硬脑膜
Lhermitte's sign 莱尔米特征(当患者将头向前屈曲时,发生突然的、短暂的电击样休克感觉向下扩散到全身,主要见于多发性脑脊髓硬化、脊髓变性及劲髓损伤)
LHG localized hemolysis in gel 凝胶中局限性溶血
LHL left hepatic lobe 肝左叶 /lymphoid hamartoma of lung 肺淋巴组织样错构瘤
LHLY l-hydroxylysine *n*. 左旋羟基赖氨酸
LHOX oxygen service low and high pressure 低压高压氧气设备
LHP lymphocyte helping protease 淋巴细胞协助蛋白酶
LHR ligukd holding recovery 液效恢复
l-hr lumen-hour 流明一小时(流明为光通单位)
LHRBI luteinizing hormone receptor binding inhibitor 黄体激素受体结合抑制物
LHRF luteinizing hormone-releasing factor 黄体生成素释放因子
LHRH luteinizing hormone-releasing hormone 黄体生成素释放激素,现在认为与 GnRH 相同
LHS left hand side 左侧 /left heart strain 左心劳损
LHV low heat value 低热值
l-hydroxylysine *n*. (简作 LHLY) 左旋羟基赖氨酸
Li link *n*. 令(英国长度单位 = 20.1 厘米) /liter *n*. 升 /limitans *n*. 界膜 /lithium *n*. 锂(3 号元素) /low-intensity *a*. 低强度的
Li Br lithium bromide 溴化锂
LI Q lower inner quadrant 内下四分之一,内下象限
LI labelling index 标记指数 /Labortory of Immunodiagnosis 免疫诊断实验室(美国国立癌症研究所)/ Laboratory Investigation 实验室研究(杂志)名 /lactose intolerance 不耐乳糖,乳糖不耐性 /large intestine 大肠 /linguoincisal *n*. 舌切齿的 /low impulsivendss 低冲动,低冲击;低脉冲 /lung imaging 肺显像 /luteinization inhibitor 黄体化抑制物 /lymphocyte index 淋巴细胞指数

LI，LII，LIII I 期梅毒，II 期梅毒，III 期梅毒
LIA liver infusion agar *n*. 肝浸液，琼脂 /luminescence immuno-assay 发光免疫分析法 /lymphocyte-induced angiogenesis 淋巴细胞诱导性血管生成 /lymphocyte inhibition assay 淋巴细胞抑制测定
liability，caries *n*. 责任，义务；易遭受；有……倾向；龋易患性，龋易患率
liable *a*. 对……责任的，有义务的；有……倾向的，易于……的 ‖ ～ to cross 易杂交的
LIAFI late infantile amaurotic familial idiocy 婴儿后期家族黑蒙性白痴
Lian's point 利安氏点（穿刺腹腔点）
liar *n*. 谎言者；光学物镜
LIB leaded isooctane-benzene 加铅异辛烷－苯（值）
Lib liberation *n*. 释放，游离 /librirm *n*. 利眠宁
libanotus *n*. 乳香
LIBC latent iron-binding capacity 潜在铁结合能（力）
libecillide *n*. 利贝西林（抗生素）
liber *n*. 韧皮部，自由的，游离的
liberate *vt*. 解放；释放，放出
liberation *n*. 解放；释放，游离 ‖ ～ of virus 病毒释放
Liberator *n*. 解放者；释放剂
liberators histamine 组胺释放剂
Liberia *n*. 利比里亚，利比里亚人 *a*. 利比里亚的；利比里亚人的
liberomotor *n*. 随意运动的
liberty *n*. 自由；特许 ‖ at ～ 自由；可以，允许；有空，闲着 / take liberties with 对……放肆随便，随意对待
libidinal *a*. 性欲的，色情的
libidinous *a*. 好色的，淫荡的
libidinousness *n*. 好色
libido *n*. 性欲，欲望，力必多，欲力（见 sex drive） ‖ ～，bisexual 两性性欲 / ～，ego self-love 自爱欲，恋己癖
Libman's sign（Emanuel Libman）利伯曼征（乳突骨尖部剧烈触痛，但无压痛）
Libman-sacks disease［美医师］利萨二氏病（综合征）播散性红斑狼疮伴有疣状心内膜炎）
Liborius method 利博里厄斯氏厌氧培养法
libra［拉］［复 librae］pound *n*. 磅；天平
library *n*. 图书馆；文库（在遗传学上指一套克隆的 DNA 片断一起代表整个基因组或者由某一特别组织转录的基因群。亦称 DNA 文库） ‖ genomic ～ cc（genomic bank）基因组文库 / ～ of recombinant 重组基因文库
library addition and maintenance point（简作 LAMP）程序库补充及维护点
Library Advisory Council for England（简作 LACE）英国图书馆咨询委员会
Library and Information Science Abstracts（简作 LIS）图书馆秘情报科学文（刊名）
Library Association of Australia（简作 LAA）澳大利亚图书馆协会
library automation research communications（简作 LARC）图书馆自动化研究通信
Library of Congress（简作 LC）国会图书馆
Library of Congress，Division for the Blind（简作 LCDB）国会图书馆盲人阅览部
librate *vt*. 摆动；保持平衡
librirm *n*.（简作 Lib）利眠宁
Libritabs *n*. 氯氮（cholr dia-zepoxide）［商名］
Librium *n*. 盐酸氯氮（chlordiazepoxide hydrochloride）［商名］librium chlorazepoxide 利眠宁，甲氨二氮革（商品名，安定药）
libron *n*. 自由子
Libya *n*. 利比亚［非洲］，利比亚的；利比亚人的，利比亚人
Lic Licentiate 持有开业执照者，领有开业许可（证明）的医生；硕士
Lic Med Licentiate in Medicine 内科学硕士；领的内科开业执照的医生
LIC laser image converter 激光变象器 /limiting isorrheic concentration 限制水平衡的浓度
LICA left interal casrotid artery 左侧颈内动脉
lice *n*. 虱（louse 的复数）
Liceaceae *n*. 无丝菌科（一种菌类）
Liceida Lister 无丝目
license；licence *n*. 许可证，执照 *vt*. 发许可证给……，准许
licensed *a*. 领有执照的 ‖ ～ to practice 已批准开业
Licensed Physical Therapist（简作 LPT）领有执照的理疗医生；特许理疗医生
Licensed Practical Nurse（简作 LPN）有执照的经验护士；特许经验护士（亦称 VN）
Licensed Practical Nurse Association（简作 LPNA）特许经验护士协会
licensed visitng nurse（简作 LVN）执照访视护士（亦称 VN）
licensed vocational nurse（简作 LVN）执照职业护士
Licentiate *n*.（简作 Lic）持有开业执照者，领有开业许可（证明）的医生；硕士
licentiate *n*. 开业证持有人
Licentiate in Dental Science（简作 LDSc）领有牙医执照的医师
Licentiate in Dental Surgery（简作 LDS）口腔外科学硕士
Licentiate in Medicine（简作 Lic Med）内科学硕士；领的内科开业执照的医生
Licentiate in Medicine and Surgery（简作 LMS）内科及外科学硕士；领有皇家医师学会开业执照的内外科医生
Licentiate in Medicine and Surgery of the Society of Apothecaries，London（简作 LMSSA）领有伦敦药学会内、外科医师兼药剂员开业执照的医生
Licentiate in Medicine andd Surgery（简作 L Med Ch）内科及外科学硕士；领有内、外科开业执照的医生
Licentiate in Midwifery（简作 LM）产科学硕士；领有产科学开业执照的医生；批准的开业产士
Licentiate in Midwifery of the Royal Collge of Physicians（简作 LM-RCP）皇家医士；领有皇家医师学会产科开业执照的医生（或助产士）
Licentiate in Surgery（简作 L Ch）外科学硕士；领有外科开业执照的医生
Licentiate of Medical Council of Canada（简作 LMCC）领有加拿大医学委员会开业执照的医生
Licentiate of the Art lof Obstetrics（简作 LAO）持证助产士；产科学硕士
Licentiate of the College of Physicias and Surgeons（简作 LCPS）领有内科学及外科学会开业执照的医生
Licentiate of the Faculty of Physicians and Surgeons（简作 LFPS）领有内、外科医师学会开业执照的医生
Licentiate of the King and Quee；'s Collee of Physicians of Ireland（简作 LKQCPI）领有爱尔兰皇家内科学会开业执照的医生
Licentiate of the Royal College of Physicians（简作 LRCP）领有皇家内科医师学会开业执照的医生
Licentiate of the Royal College of Physicians and Surgeons，Ireland（简作 LRCP&SI）领有皇家内科外科医师学会开业执照的医生（爱尔兰）
Licentiate of the Royal College of Surgeons（简作 LRCS）领有皇家外科医师学会开业执照的医生
Licentiate of the Royal College of Surgeons，Edinburgh（简作 LRCSE）领有皇家外科长医师学会开业执照的医生（爱丁堡）
Licentiate of the Royal College of Surgeons，Ireland（简作 LRCSI）领有皇家外科医师学会开业执照的医生（爱尔兰）
Licentiate of the Royal Faculty of Physicians and Surgeons（简作 LRFPS）领有皇家内、外科医师学会开业执照的医生
Licentiate of the Society of Apothecaries，London（简作 LSA）领有药学会开业执照者（伦敦）
Licentiate of the Sociey of Apothecaries（简作 LAS）领有药学会开业证书者
Light activated switch（简作 LAS）光每开关机
lichen *n*. 地衣，苔癣 ‖ ～，acuminatus 尖锐苔癣 / ～，agrius 疱疹性苔癣，重湿疹 / ～，albus chronic trophic lichenoid dermatitis 白苔癣，慢性萎缩性苔癣样皮炎 / ～，albus of von zumbusch sclerosus et / ～，atrophicus 硬化萎缩苔癣 / ～，annularis 环状苔癣 / ～，annulatus serpiginosus 匐行性环状苔癣 / ～，atrophicus 萎缩性苔癣 / ～，chronicus simplex 单纯慢性苔癣 / ～，circinatus tinea tonsurans 断发癣 / ～，corne 角质性苔癣 / ～，diabeticus xanthoma diabecticum 糖尿病性苔癣 / ～，disseminatus 播散性苔癣 / ～，eczematodes 湿疹样苔癣 / ～，frambesianus 苔癣状雅司病 / ～，haemorrhabicus 出血性苔癣 / ～，hypertrophicus 肥大性苔癣 / ～，lceland 冰岛衣，冰岛苔 / ～，infantum strophulus 婴儿苔癣 / ～，iris 虹状苔癣 / ～，irlandicus arragheen 角叉菜，爱兰苔 / ～，islandicus iceland moww cetraria ～，islandica 冰岛衣，冰岛苔 / ～，lividus acne scorbutica 坏血病性痤疮 / ～，mentl sycosis barbae 须疮 / ～，myxedematosus；papular mucinosis 黏液水肿性苔癣，丘疹性粘蛋白沉积［症］/ ～，nitidus 光泽苔癣 / ～，obtusus 钝头苔癣 / ～，obtusus corneus 角质性钝头苔癣 / ～，pilaris keratosis pilaris 毛以苔癣，毛发角化病 / ～，planus 扁平苔癣 / ～，planus annularis 环状扁平苔癣 / ～，planus circumscriptus neurodermatitis 局限性扁平台苔癣 / ～，planus et acuminatus atrophicans 萎缩性尖锐扁苔癣 / ～，planus hypertrophicus 肥大性扁平苔癣 / ～，planus morphoeicus sclerosus et atrophicus 硬化缩苔癣 / ～，planus ocreaformis 胫部簇集性扁平苔癣 / ～，planus sclerosus et aatrophicus（hallopeau）sclerosus et atrophicus 硬化攻缩扁平苔癣 / ～，

planus verrucosus 疣状扁平苔癣 / ~, psoriasis 毛发红糠疹,扁平苔癣 / ~, ruber ruber acuminatus pityriasis rubra pilaris 红苔癣,毛发红糠 / ~, ruber follicularis decalvane 脱发性毛囊红苔癣 / ~, ruber moniliformis 念珠状红苔癣 / ~, ruber planus 扁平红苔癣 / ~, ruber spinulosus 小棘红苔癣 / ~, sclerosus et atrophicus 硬化萎缩苔癣 / ~, scorbuticus acne scorbutica 坏血病性痤疮 / ~, scrofulosus scrofulosorum 瘰疬性苔癣 / ~, simplex papular ecxema 单纯苔癣,丘疹性湿疹 / ~, eimplex chronicus simplex circmscriptus neurodermatitis 单纯慢性苔癣,神经性皮炎 / ~, spinulosus 小棘苔癣 / ~, striatus 条纹状苔癣 / ~, strophulosus miliaria rubra 红粟疹 / ~, syphiliticus 梅毒性苔癣 / ~, tropicus miliaria 热带苔癣,粟疹 / ~, urticatus 荨麻疹性苔癣,丘疹性荨麻疹 / ~, variegatus maculopapular erythroderma 斑丘疹性红皮病 / ~, verrucosus 疣状苔癣

lichen myxedematous (简作 LM) 黏液水肿性苔藓

lichenase ***n***. 苔聚糖酶,地衣聚糖酶,昆布多糖酶

Lichenes ***n***. 地衣类[指担子菌纲(Basidiomycetes)与囊子菌纲(Ascomycetes)的附属纲]

licheniasis ***n***. 苔癣病,苔癣形成

lichenification ***n***. 苔癣化,苔藓样变

licheniformin ***n***. 地衣形菌素

lichenin ***n***. 地衣淀粉,地衣聚糖

lichenization ***n***. 苔癣形成,苔癣化

lichenoid ***n***. 苔癣样的

lichtheimia ***n***. 毛霉菌属(犁头霉属 Absidia 的旧名)

lichtheimia corymbifera 伞状毛霉菌

lichtheim's aphasia (Ludwig Lichtheim) 利希特海姆语(可重复他人语言,但无自发说话能力) ‖ ~ disease 利希特海姆病(亚急性脊髓混合变性) / ~ plaque 利希特海姆病(恶性贫血时在脑白质的变性区) / ~ sign 利希特海姆征(皮质性失语患者不能言语,但能用手指示意) / ~ syndrome 利希特海姆氏综合征(①脊髓后侧束变性 ②巨脾性恶性贫血伴有骨髓增生) / ~ test 利希特海姆测验(检查失语症)

licht-reflex [德] (简作 LR) 光反射

lichtsinn ***n***. (简作 LS)[德] 光觉

LICM left intercostals margin 左侧肋间缘

LICOF land lines communication facilities 陆线通信设备

licophorina ***n***. 簸箕虫亚目

licorice ***n***. 甘草 ‖ ~, spanish glycyrrhiza glabra typica 欧甘草,西班牙甘草)

licorinine ***n***. 石蒜晶碱

lid lidra [拉] 磅

L-I-D like-indifferent-dislike 爱好—无所谓—厌恶(心理学用语)

lid ***n***. 盖;睑 graular ‖ ~s 沙眼 / ~, of collie tucked 柯立尔氏睑缩进(一种眼肌麻痹症状) / lid aponeurosis 眶膈 / ~ clamp 睑夹 / ~ closure 闭睑 / ~ coloboma 睑缺损 / ~ crutch 睑支器 / ~ cyst [眼]睑囊肿 / ~ fissure 睑裂 / ~ fold 睑褶,结膜穹窿 / ~ furrow 睑沟 / ~ lag 瞳迟滞 / ~ margin 睑缘 / ~ neurofibroma 睑神经纤维瘤 / ~ plate 睑板 / ~ reflex 闭睑反射,角膜反射 / ~ retraction (眼)睑退缩 / ~ retractors 开睑器 / ~ speculum 开睑器 / ~ twitch 睑抽搐

Lida-Mantle ***n***. 利多卡因(lidocaine)[商名]

Lidamidine ***n***. 利达脒,盐酸二甲苯甲脒脲(止泻药)

lidar ***n***. 激光雷达

liddell and sherrington reflex (E-dward G. T. Liddell; Sir Charles S. Sherrington) 牵张反射

Lidex ***n***. 氟轻松醋酸酯(fluocinonide) [商名]

Lidimycin ***n***. 利地霉素

Lidners Initial body In trachoma 沙眼包含体

Lidocaine xylocaine 利多卡因(局部麻醉及抗心律失常药),赛罗卡因 ‖ ~, hydrochloride 盐酸利多卡因(局部麻醉药)

Lidofenin ***n***. 利多苯宁,二甲苯双酸(测肝功能)

Lidoflazin(e) ***n***. 利多氟嗪,利多神福心,立得安(冠状动脉扩张药)

LIDP lumbar intervertebral disc protrusion 腰椎间盘突出症

Lidpop lid popper (amphetamine tablet) 安排他明片

lie[1] (lay, lain; lying) 躺卧;被平放,展现;位于;处于某种状态位置;状态;产式 ‖ ~ longitudinal, 纵产式 / ~ tuansverse 横产式 / ~ by 躺在……边上;近在手边;被搁置不用;休息 / ~ of foetus 胎儿位置,胎儿姿势

lie[2] (lied; lying) ***v***. 说谎;欺骗;造成错觉谎骗谎言;假象

Lie algebra 李代数

lieben's test (reaction) (Adolf Lieben) 李本氏试验(反应)(检尿丙酮)

lieberkuhn's ampulla (Johann n. Lieberkuhn) 德解剖学家,利贝昆氏壶腹(肠绒内乳糜管壶腹) ‖ ~, crypts intestinal glands 利贝昆氏腺,肠腺

Lieberkuhnia Claparede and lacgmann 薄壳虫属

Lieberkuhnia wagneri Claparede and Lachmann 柔薄壳虫

liebermann's test 李伯曼氏试验(Leovon S. Li-ebermeister) 肋压迹(肝) ‖ ~ rule 利贝迈斯特规律(发热性心动过速时,体温每升高 1℃,脉率每分钟约增加 8 次)

liebermann-Burchard reaction (Carl T. Liebermann; H. Burchard) 李—伯反应(胆固醇氯仿混合液中加入浓缩于醋酐的硫酸后即产生绿色) ‖ ~ test 李—伯试验(检胆固醇)

liebermann-Burchard test 李—伯试验(胆甾醇定量法的基础反应)

liebig's 李比希氏 ‖ ~ extract 李比希氏牛肉浸膏 ‖ ~, test 李比希氏试验(脸胱氨酸) / ~, theory 李比希氏学说(易氧化的烃类为供动物生热的食物)

liefson's staining method 利夫森氏染色法(染细菌鞭毛)

Liehinaceae 异极衣科(一种地衣类)

lien ***n***. 脾 ‖ ~, accessorius 副脾 / ~, lobatus lobulated spleen 分叶脾 / ~, mobilis floating spleen movable spleen ~, wandering spleen 游动脾 / ~, succenturiatus accessorius 副脾

Lien- [拉] [构词成分] 脾

lienal ***a***. 脾的

lienculus ***a***. 副脾的

lienectomy ***n***. 脾切除术

lienic ***a***. 脾的

lienitis ***n***. 脾炎

lieno- [拉] [构词成分] 脾

lienocele ***n***. 脾疝

lienography ***n***. 脾造影术

lieno-intestinal ***a***. 脾肠的

lienomadullary ***a***. 脾骨髓的

lienomalacia ***n***. 脾软化

lienomyelogenous ***a***. 脾骨髓原的

lienomyelomalacia ***n***. 脾骨髓软化

lienopancreatic ***a***. 脾胰的

lienopathia splenopathy ***n***. 脾病

lienopathy ***n***. 脾病

Lieno-portal venography 脾—门静脉造影(术)

lienorenal ***a***. 脾肾的

lienotoxin splenotoxin 脾毒素

lienteric ***a***. 消化不良性腹泻的

lientery ***a***. 消化不良性腹泻的

lienunculus lien accessorius 副脾

liepmann's apraxia [德神经病学家] 利普曼氏运用不能(四肢并不麻痹,却不能作协调运动)

liesegang's phenomenon [德化学家] 利泽甘氏现象(纹,波)两种电解质在溶胶中扩散和遇合时所形成的环状、波状、纹状沉淀)

Lieskeela (Lieske) ***n***. 利斯克菌属 ‖ ~ bifida 双歧利斯克菌

lieu ***n***. 场所(一般仅用于 in < of > 中)in < of > 作为(……的)替代

lieutaud's body (Joseph Liutaud 法医师) 吕托氏体,膀胱三角 ‖ ~, sinus 吕托氏窦(直窦) / ~, triangle, trigonum vesicae 吕托氏三角,膀胱三角 / ~, uvula 吕托氏膀胱悬雍垂,膀胱三角中嵴

LIF left iliac fossa 左髂窝 /leukocytosis inducing factor 升白因子;白细胞增多诱导因子;促白细胞增多因子 /leukocyte inhibition factor 白细胞抑制因子 /leucocyte migration inhibition factor 白细胞移行抑制因子 /low incidence families 低发家族 /lymphocyte proliferation inducing facto 淋巴细胞增生诱导因子 /lymphocyte proliferation inhibiting factor 淋巴细胞增生抑制因子

life ***n***. 生活,生存,生命,寿命 ‖ all one's ~ 一生 / a metter of ~ and death 生死攸关的事情 / at large(或 big)as ~ 与原物一般大小;实际上,的确 / bring to ~ 使苏醒 / change of ~ 绝经 / come to ~ 苏醒过来 / for ~ 终身 / in ~ 一生中;世间 / nothing in ~ 毫无,一点也没有 / take one's (own) ~ 自杀 / to the ~ 逼真地 / rue to ~ 逼真的 / ~, animal 动物性生活 / ~, antenatal 出生前生活(胎儿) / ~, averge 平均寿命 / ~, average future 平均预期寿命 / ~, curve 生命曲线 / ~, cycle 生活周期,生活史 / ~, embryonic 胚胎生活 / ~, expectation of 预期寿命 / ~, extra-uterine 出生后生活(婴儿) / ~ form 生活型 / ~, half 半衰期 / ~, history 生存史 / ~, instinct 生存本能 / ~, intellectual mental psychic 精神生活 / ~, intensity 生命强度 / ~, intra-uterine uterine 出生前生活(胎儿) / ~, mean 平均寿命 / ~, open air 户外生活 / ~, period 寿命,生存时期 / ~, probable 可能寿命(同年龄组尚有一半生存的时期) / ~, sexual 性生活 / ~, span 寿命 / ~, stage 生活期,虫态 / ~, table 生命表 / ~, vegetative 植物性生活

life and Health (简作 LH) 生活与健康(杂志名,现名:健康与生活)

Life and Lung（简作 LL）生活与肺脏(杂志名)
Life Sciences（简作 Life Sci）生命科学(杂志名)
life span（简作 LSp）寿命
Life Support Equipment Corp（简作 LSE）生命维持装备公司
Life Support System Evaluator（简作 LSSE）生命维持系统鉴定器
life support unit（简作 LSU）生命支持单位
lifeblood *n*. 生命必需的血液;生命线
lifeboat（简作 LB）救生船
life-insurance *n*. 人寿保险
lifeless *a*. 无生命的;单调的,没的生气的 ‖ ~ly *ad*. / ~ness *n*.
lifelong *a*. 毕生的,终身的
liferaft *n*. 充气救生船
lifesavig *a*. 救生用的,救生的救生法
lifesaving station（简作 LSS）救生站
life-span *n*. 寿命,平均生命期
Life-Styles Tomorrow（简作 LST）未来生活方式(杂志名)
life-support system 生命保障系统
life-threatening *a*. 威胁生命的
lifetime *n*. 一生,终身;寿命(原子能),生命期(主要用于化学等方面,长度以 μs 或 ns 计)
Lifetime against bremsstrahlung 抗韧辐射寿命
Lifetime against damage 抗辐射损伤(的)使用期
Lifetime against scattering 抗散射寿命
Lifibrate *n*. 利贝特,降脂哌啶,降脂新,新安妥明(抗高血脂药)
LIFT logically integrated FORT-RAN translator 逻辑集成公式翻译和序,逻辑集成公式转换器
lift *vt*. 抬高,负;提起,举起,提高被提(或举起),升起;(云雾等)消散 *n*. 提,升,吊,举;电梯,升降机 ‖ ~,back 背对背负法 / ~,fireman's 肩负法
lift posterior hemiblock（简作 LPH）(心脏传导系统的)左后半阻滞
lifter section 移片铲
lifting *n*. 举起(的),提升(的),隆起
lig ligament, ligamentum 韧带
Lig-[拉 ligo][构词成分] 扎,捆,结,联
Ligadin *n*. 配体蛋白
ligaloes lignaloo eagle-wood 沉香,枷罗木
ligament of Wieger 带,玻璃体晶状囊韧带
ligament of Zinn Zinn 总腱环
ligament; ligamentum; ligare to bind[拉] *n*. 韧带 ‖ ~, accessory ligamenta accessoria 副韧带 / ~, acromiocoracoid 啄肩韧带 / ~, adipose 脂壁 / ~, alar odontoid 翼状韧带 / ~, alveolodental pericementu 牙周膜 / ~ of ankle anterior 踝前韧带 / ~ of ankle lateral 踝外侧韧带 / ~, apical odontoid ligamentum apicis dentis 齿突 / ~, appendiculo-ovarian 阑尾卵巢韧带 / ~, arantius' ligamentum venosum 阿朗希乌斯氏韧带,静脉韧带(静脉导管索) / ~, arcuate 弓状韧带 / ~, arnold's 阿诺德氏韧带(①环枢韧带 ②斩故韧带) / ~ of auditory ossicle 听小骨韧带 / ~ of axilla suspensory campbell's 腋窝悬韧带 / ~, bardinet's 巴迪内氏韧带(肘关节尺侧副韧带的后部) / ~, baarkow's 巴迪科夫氏韧带(肘关节前及后韧带) / ~, bellini's iliotrochanteric 贝利尼氏韧带,髂转子韧带 / ~, berard's 贝腊尔氏韧带,心包悬韧带(附着第三、四胸椎) / ~, ligaments berry's 贝里氏韧带(甲状腺外侧韧带) / ~, bertin's ischiocapsular 贝坦氏韧带,坐骨囊韧带 / ~, bichat's 比沙氏韧带,骶髂后韧带下束 / ~, bigelow's ligamentum iliofemorale 比吉洛氏韧带,髂股韧带 / ~ of bladder 膀胱外侧韧带 / ~, borgery's ligamentum popliteum ~, obliquum 腘斜韧带 / ~, botal's botallo's 博塔洛氏韧带,动脉导管索 / ~, brachiocubital 尺侧副韧带(肘关节) / ~, brachioradial 桡侧副韧带(肘关节) / ~ of breast ssuspensory 乳房悬韧带 / ~, broad 阔韧带 / ~, broad hepatic ligmentum falciforme hepatis 肝镰状韧带 / ~, brodie's transverse humeral 肱骨横韧带 / ~, bruns's 伯恩斯氏韧带(阔筋膜镰缘) / ~, calcaneocuboid medial 跟股内侧韧带 / ~, calcaneonavicular lateral 跟舟外韧带 / ~, cladani's 卡耳达尼氏韧带(啄锁韧带) / ~, campbells 坎贝尔氏韧带,腋窝悬韧带(啄锁胸筋膜) / ~, camper's deep perineal fascia 坎珀尔氏韧带,会阴深筋膜 / ~, ligaments canthal external and internal palpebral ligaments 眦韧带,睑内外侧韧带 / ~, capitular ligamentum capituli 小头韧带 / ~, carcassonne's 卡尔氏索恩氏韧带(尿道三角韧带) / ~, cardinal 主韧带,基本韧带(子宫) / ~, caroticoclinoid 颈动脉床突韧带 / ~, casserian external of the malleus 锤骨外侧韧带 / ~, cervical 颈韧带(指颈前及颈后韧带) / ~, cervical anterior 颈前韧带 / ~, cervical posterior ligamentum nuchae 颈后韧带,项韧带 / ~, check ligamentum alare 翼状韧带 / ~, ciliary ciliary muscle 睫状体韧带,睫状肌 / ~, civinini' sligamentum pterygospinosum 契维尼尼氏韧带,翼棘韧带 / ~, clado's appendiculo-ovarian 克拉多氏韧带,阑尾卵巢韧带 / ~, cloquet's haller's habenula 克洛凯氏韧带,哈勒氏系带(腹膜鞘突遗迹) / ~ of cochlea spiral 耳蜗螺旋韧带 / ~, collateral metatarsophalangeal 跖趾关节韧带 / ~, colles' 科勒斯氏韧带,反旋转韧带 / ~, conoid 锥状韧带 / ~, cooper's ligmentum pectineale 库珀氏韧带,趾骨 / ~ cooper's suspensory ligamenta suspensoria mammae 库珀氏悬韧带,乳房支持带 / ~, coracoid 啄肩韧带,啄突韧带 / ~, coronary 冠状韧带,肝隔韧带 / ~, costocentral 肋中央韧带,肋小头椎体韧带 / ~, costocoracoid 肋喙韧带 / ~, costopeicardiac 肋心包韧带 / ~, costosternal 胸肋韧带 / ~, costotransverse middle 肋横突中韧带 / ~, costovertebral 肋椎韧带 / ~, cotyloid 髋臼韧带,髋关节盂缘 / ~, cowper's; fascia pectinea 库珀氏韧带,耻骨筋膜 / ~, cricosantorinian; ligamentum corniculopharyngeum 小角咽韧带 / ~, cruciform 寰枢十字韧带 crural; ligamentum inguinale 腹股沟韧带 / ~, cruveilhier's 克律韦利埃氏韧带,掌指关节掌侧韧带 / ~, cuneonavicular 楔韧带 / ~, cushioned hammock 吊垫韧带 / ~, cutaneophalangeal 指(趾)皮韧带 / ~, cysticoduodenal; cystoduodenal 胆囊十二指肠韧带(变) / ~, Denonvillier's; puboprostatic ligament 德农维利叶氏韧带,耻骨前列 / ~, Dental 牙周韧带 / ~, Denuce's 德努塞氏韧带(在腕关节中连结桡骨尺骨的宽带) / ~, Diaphragmatic 膈韧带(胚) / ~, Diaphragmatic, arcuate; arcus ~, lumbocostalis 隔弓状韧带,腰肋弓 / ~, Donglas' 直肠子宫襞,子宫骶韧带 / ~ of elbow, lateral 桡侧副韧带(附关节) / ~ of elbow, medial; ligamentum collaterale ulnare 尺侧副韧带(附关节) / ~, ellis' 艾利斯氏韧带(直肠膀胱筋膜延至直肠两侧的部分) / ~, epihyal 茎突舌骨韧带 / ~ of eyebll, suspensory 眼球悬韧带 / ~, fallopian; ligmentum inguinale 腹股沟韧带(子宫腹股沟索) / ~, false 韧带(腹膜襞所成的悬带) / ~, of femur, round 股骨头韧带 / ~, ferrein's 费蓝氏韧带,颞颌韧带(颞颌关节囊外侧肥厚部) / ~ of fingers, vaginal 指鞘韧带 / ~ flava 黄韧带 / ~, flood's 费勒德氏韧带(三个盂肱韧带之一) / ~, of foot, fundiform 足背系韧带 / ~, gastrohepatic 胃肝韧带 / ~, gstropancreatic 胃胰韧带 / ~, gastrosplenic; ligamentum gastrolienale 胃脾韧带 / ~, gerdy's 惹迪氏韧带(腋前襞韧带) / ~, gimbernat's; lacunar 希姆比纳特氏韧带,陷窝韧带 / ~, glossoepiglottic 舌会厌韧带 / ~, giintz's 京茨氏韧带(闭膜管的上内壁) / ~, hamatometacarpal 钩骨掌骨韧带 / ~, hmmock 吊韧带(牙周纤维) / ~, of head of femur; ligamentum teres ~, femoris 股骨头韧带 / ~, helmholtz's 黑姆霍耳茨氏韧带锤骨长突韧带 / ~, henle's 汉勒氏韧带(连合腱内部分) / ~, hensing's 汉勒氏韧带(左结肠上韧带) / ~, hepatic 肝韧带 / ~, hesselbach's; ligamentum interfoveolare(hesselbachi) 黑氏韧带(阔筋膜镰缘) / ~, hueck's; ligamentum pectinatum iridis 许克氏韧带,虹膜梳状韧带 / ~, hunter's; ligamentum teres uteri 亨特氏韧带,子宫圆韧带(子宫腹股沟索) / ~, huschke's 胡施克氏韧带(胃胰韧带) / ~, hyaloideocapsular 玻璃体晶状体囊韧带 / ~, hyothyroid 舌骨甲状韧带 / ~, iliopectineal 髂耻韧带 / ~, iliopubic; ligamentum inguinle 腹股沟韧带 / ~, iliotrochanteric 髂转子韧带 / ~ of incus 砧骨韧带 / ~, infra-alveolar dental 牙周膜下韧带 / ~, inguinal, pectineal part; Gimbernat's; ~, lacunar 陷窝韧带,希姆比纳特氏韧带 / ~, interarticular 关节内韧带 / ~, intercarpal 腕骨间韧带 / ~, interchondral 肋软骨间韧带 / ~, interclinlid 床突间韧带 / ~, intercormual 骶尾角间韧带 / ~, intercuneiform 楔骨间韧带 / ~, intermetacarpal 掌骨间韧带 / ~, intermetatarsal, dorsal and plantar 跖骨间背侧及跖侧韧带 / ~, interosseous metatarsel; ligamenta basium interossea 跖骨间远见卓识带,底骨间韧带 / ~, interprocess 突间韧带 / ~, linterureteral 输尿管间襞 ~, intra-articular 肋椎关节内韧带 / ~, of iris, pectinate 虹膜梳状韧带 / ~, ischiofemoral; ligamentum ischiocapsulare 坐骨囊韧带 / ~, ischioprostatic 会阴深筋膜,坐骨前列腺韧带 / ~ of kidney, diaphragmatic 肾膈韧带 / ~ of knee, arcuate; ligamentum popliteum arcuatum 膝弓状韧带,弓状韧带 / ~ of knee, coronry 膝交叉韧带 / ~ of knea, lateral; ligamentum collaterale fibulare 腓侧副韧带 / ~ of knee, medial 膝内侧韧带 / ~ of knee, posterior 膝后韧带 / ~ of knee, posterior oblique; ligamentum ~, popliteum obliquum 斜韧带 / ~ of knee, trnsverse 膝横韧带 / ~, krause's 克劳泽氏韧带(骨盆横韧带) / ~, labial 阴唇韧带 / ~, lambdoid; ligamentum fundiforme penis 桡腕外侧韧带;阴茎系韧带 / ~, lateral, external; ligamentum rakiocarpeumla, lateral, internal; ligamentum ulnocarpeum eediale 腕内侧韧带 / ~, lauth's 劳特氏韧带(实椎横韧带) / ~ of lens, suspensory 晶状体悬韧带 / ~, lienophrenic 脾膈韧带 / ~, lienorenal 脾肾韧带 / ~, lisfranc's 利斯弗朗氏韧带(楔跖韧带) / ~ of liver, coronary 肝冠状韧带,肝膈韧带 / ~ of liver, falciform 肝镰状韧带 / ~ of liver, round; ligamentum teres hepatis 肝圆韧带,脐静脉索 / ~ of liver, triangular 肝三角韧带 / ~, lockwood's 洛克伍德氏韧带

(眼球悬韧带) / ~, lougitudinal 纵韧带(脊柱) / ~, luschka's; sternopericardial 胸骨心包韧带 / ~, Mackenrodt's 子宫骶韧带, 直肠子宫襞 / ~, malleolr, lateral 踝外侧韧带 / ~ of malleus, axisl; lateral of malleus 锤骨外则韧带 / ~, k Mauchart's 毛夏特氏韧带(状韧带) / ~, Mayer's; radiocarpal 迈尔氏韧带, 桡腕韧带 / ~, Meckel's; Meckel's band 美克耳氏带(锤骨长突韧带之一部) / ~, Mesenteriomesocolic; mesenteriomesocxolic fold 肠系膜结肠系膜襞 / ~, Metacarpal 掌骨韧带 / ~, Nephroclic 肾结肠韧带 / ~, Oblique; oblique cord 斜韧带, 斜束 / ~, occipito-axial 环枕膜 / ~, Odontoid; check ligamentum lare 状韧带 / ~, Orbicular 桡骨环韧带 / ~, Ovarian 卵巢子宫索 / ~, Ligaments, palmar carpal 腕掌侧韧带 / ~, palmar carpometacarpal; ligamenta carpometacarpea volaria 腕掌骨掌侧韧带 / ~, palmar, deep transverse; ligamenta capitulorum (ossum metacarpalium) transversa 掌骨小头横韧带 / ~, palmr intercarpal; ligamenta intercarpea volria 腕骨间掌侧韧带 / ~, Palpebral 睑韧带 / ~ of patella 髌韧带 / ~, Pancreaticosplenic 胰脾韧带 / ~ of penis, fundiform 阴茎系韧带 / ~, Peineal, transverse 会阴横韧带 / ~, Petit's 波替氏韧带(子宫骶韧带) / ~, Petrosphenoid 岩蝶韧带 / ~, Piaiunciform; pisohamate 豆钩韧带 / ~, Pisohamate 豆钩韧带 / ~, Poupart's; ligamentum inguinale 普帕尔氏韧带, 腹股沟韧带 / ~, Pubofemoral; ligamentum pubocapsulare 耻骨囊韧带 / ~, pubovesical 耻骨膀胱韧带(相当于男子耻骨前列腺韧带) / ~, radiocarpal 桡腕韧带 / ~, Radiocarpal, anterior 桡腕掌韧带 / ~, Radiocrpal, posterior 桡腕背仙韧带 / ~, reinforcing 加强性韧带 / ~, Rhomboid ①菱形韧带, 肋锁韧带②桡腕掌侧韧带 / ~ of rib radiate 肋小头辐状韧带 / ~, Round; ligamentum teres 圆韧带 / ~, Sacrococcygeal 骶尾韧带 / ~, aacrosciatic 骶坐骨韧带 / ~, Sacrosciatic, anterior; sacrospinous 骶棘韧带 / ~, Sacrosciatic, posterior; sacrotuberous 骶结节韧带 / ~, Sappey's 萨氰氏韧带(下颌关节囊的增厚后部) / ~, schlemm's 施累姆氏韧带(盂肱韧带) / ~, sheath; vaginal 鞘韧带(指, 趾) / ~, Sommering's 塞梅林氏韧带(泪腺悬韧带) / ~, Spinoglenoid; inferior transverse scapulr 盂韧带, 跟舟跖侧韧带 / ~, stapedial; ligamentum annulare baseos 镫骨底环韧带 / ~, steilte; ligamenta sternocostlia radiata 胸肋辐射韧带 / ~, sternocostal; ligamentum sternocostale interarticulare 胸肋关节间韧带 / ~, subflavous 黄韧带(椎板间的黄色韧带) / ~, subpubic; ligamentum arcuatum pubis 耻骨弓状韧带 / ~, suprascapular; superior transverse scapular 肩胛上横韧带 / ~, sutural 骨缝韧带 / ~, synovial 滑膜韧带(襞)距跟韧带 / ~, tarsal, lateral; lateral palpebral 睑外侧韧带, 外眦韧带 / ~, tarsal, medial; medial palpebral 睑内侧韧带, 内眦韧带 / ~, tendinotrochanteric 腱转子韧带(髋关节囊韧带一部分) / ~, tensor; Toynbe's 锤骨前韧带, 鼓膜张肌 / ~, teutleben's 心包膈韧带 / ~, thyrohyoid 甲状舌骨外侧韧带 / ~, thyrohyoid, median 甲状舌骨中韧带 / ~, tibiofibular; ligamentum malleoli 踝韧带 / ~ of toes, vginal 趾鞘韧带 / ~ of treitz; muscle of treitz 特赖茨工韧带, 十二指肠提肌 / ~, tuffier's inferior 髂窝韧带 / ~, utero-ovarian; ligaments of the ovaries 子宫卵巢韧带, 卵巢子宫索 / ~, uteropelvic 子宫骨盆韧带 / ~, uterorectosacral 子宫直肠骶韧带, 直肠子宫襞 / ~, uterosacral 子宫骶专带, 直肠子宫襞 / ~ of uterus, broad; ligamentum latum uteri 肠阴道襞, 子宫阔韧带 / ~ of uterus, cervical 子宫颈韧带(膀胱子宫襞及直肠道襞) / ~ of uterus, round 子宫圆韧带, 子宫腹股沟索 / ~, valsalva's 瓦耳萨耳氏韧带(耳廓韧带) / ~, vertebropelvic 椎骨骨盆韧带 / ~, vertebropleural; sibson's aponeurosis 椎胸膜韧带, 西布逊氏腱膜 / ~, vesalius'; ligamentum inguinale 韦萨留斯氏韧带, 腹股沟韧 / ~, vesicopubic 膀胱脐韧带 / ~, wlther's oblique; posterior / ~, astragalofibular 瓦尔物氏斜韧带, 距腓生韧带 / ~, wrisbercht's 魏特布雷希特氏韧带(桡骨环韧带之一部) / ~, winslow's 温斯娄氏韧带(膝后韧带) / ~, wrisberg's 里斯伯格氏韧带(半月板外侧韧带) / ~, of wrist, lateral; ligamentum collaterale caerpiradiale 腕桡侧副韧带 / ~, of wrist, medial; ligamentum collaterale carpiulnare 腕侧副韧带 / ~, xiphocostal 肋剑突韧带 / ~, xiphoid; costoxiphoid 肋剑突韧带 / ~, Y; iliofemoral 髂股韧带 / ~, yellow; ligamenta flava brbflavous 黄韧带 / ~, Zaglas'; oblifque sacro-iliac 札格勒斯氏韧带, 骶髂斜韧带 / ~, Zinn's, annulus tendineus communis; annulus zinnii; tendon of zinn 秦氏韧带, 总环跟直肌

Ligamentopexis ligamentopexy 圆韧带固定术, 吊宫术 ‖ ~, vaginalis 圆韧带阴道固定术

ligamentopexy ***n***. 圆韧带固定术, 吊宫术

ligamentotomy syndesmotomy ***n***. 韧带切开术

ligamentous ***a***. 韧带的 ‖ ~ ossification 韧带骨化

ligamentum ***n***. 韧带

ligand ***n***. 配位子, 配体(能和某结构的互补位置相结合的分子, 如氧是血红蛋白的配合基), 配位分子

Ligand-field theory 配位场理论

ligandin ***n***. 配体素, 配基

ligase ***n***. 连接酶

Ligat's test 李加特氏试验(检腹部病的皮肤触觉过敏)

ligate ***v***. ①连接 ②结扎

ligation ***n***. 结扎, 结扎法 ‖ ~, aneurysmal 动脉瘤结扎 / ~, desault's 佐氏结扎(脑动脉瘤) / ~, distal 远侧扎法(动脉瘤) / ~, double 复扎法 / ~, immediate 直接结扎(单纯结扎动脉, 不包括周围组织 / ~, masive 大扎法 / ~, mediate 间接结扎(结扎动脉及周围组织) / ~ of oviduct 输卵管结扎 / ~, pole 两极扎法(甲状腺) / ~, proximal 近侧扎法(动脉) / ~, vascular 血管结扎

ligation and cryotherapy (简作 L-C) 结扎寒冷疗法, L-C 疗法(毒蛇咬伤)

ligator ***n***. 结扎器

ligature ***n***. ①结扎线, 缚线 ②结扎法 ‖ ~, absorbable 可吸收结扎线 / ~, aseptic 无菌结扎线 / ~, catgut 肠线 / ~, chain 锁链样扎法 / ~, double 复扎法 / ~, elastic 弹性结扎线 / ~, erichsen's 埃里克森氏结扎线(双线, 一黑一白, 结扎痣用) / ~, immediate 直接扎法 / ~, intrlacing; interlocking 交叉扎法 / ~, intermediate 间接扎法 / ~, kangaroo 袋鼠腱结扎线 / ~, lateral 侧扎法 / ~, McGraw's elastic 麦格劳氏弹性结扎线(肠吻合) / ~, Nonabsorbable 不吸收结扎线 / ~, Occluding 闭塞性扎法 / ~, Orthodontic 牙列矫形线 / ~, Provisional 临时结扎线 / ~, Silk 结扎丝线 / ~, Soluble 可溶化结所线 / ~, of stannius 施坦尼乌斯氏扎法(蛙心) / ~, Starvation 阻血性扎法 / ~, Subocduding 轻闭塞性扎法 / ~, Terminal 末端扎法 / ~, Wire 结扎线 / ~, Woodbridge's 伍德布里季氏扎法(分离心室)

light proof shade (简作 LPS) 遮光罩

lighcholic acid 石胆酸

light[1] ***n***. 光, 光线; 日光; 发光体, 灯; 眼光, 见解 ***vt***. (lighted 或 lit) 点燃 ‖ bring to ~ 暴露 / by the ~ of nature 本能地, 自然而然地 / come to ~ 暴露 / in ~ 被光线照着 / in of ~ 按照, 根据; 当作 / see the ~ (of nature) 出世; 问世, 出版; 领悟 / stand in one's own ~ 背光; 对自己不利 / throw (或 shed) on ~ 使明了, 说明 / ~ adaptation 光适应 / ~ adapted eye 光适应眼 / ~ and siren 视听警报(在执行任务情况下允许救护车不受普通交通法规约束的一种装置) / ~ absorption 光谱吸收 / ~ Actinic 光化性光 / ~ activated 光激发的, 光敏的 / ~ adjusting lens 光调节透镜 / ~ ageing 光致老化 / ~ alarm 光信号报警(装置) / ~ ambient 环境光 / ~ and shade 明暗, 光与影 / ~ Arc; voltaic arc 弧光, 电弧 / ~ area (瞳孔)照亮区; (视网膜)照亮区 / ~ Axial; central 轴光 / ~ band 明带(肌) / ~ beam 光束 / ~ bias 光偏移, 点亮 / ~ blue 淡蓝的光 / ~ box 灯箱, 看片灯 / ~ bridge 亮桥 / ~ cell 光电元件 / ~ chain 轻链 / ~ chain Immnnoglobulin 免疫球蛋白轻链 / ~ Chaos; dust 光浑, 光尘 / ~ charactyeeristic 光亮度特性 / ~ chopper 光续断器 / ~ coagulation 光凝(术) / ~ cold 冷光 / ~ collector optics 聚光镜 / ~ control 光亮控制 / ~ cure 光固化 / ~ current 视频电流 / ~ curve 光变曲线 / ~ cut and ~ profile microscopy 光切和光剖面显微镜术 / ~ cutting 浅切 / ~ dark 光的阴暗, 光的浓淡分布 / ~ demanding 喜光的, 需光的 / ~ dependent resistor 光敏电阻 / ~ Difference (简作 L.D) 光差 / ~ Diffused 弥散光 / ~ duration 光照延续时间 / ~ Dust; chaos 光尘, 光浑 / ~ emission decay 光子发射衰变 / ~ emitting diode 发光二极管 / ~ Finsen 芬森氏光(主要为紫及紫外线) / ~ fiter 滤光器 / ~ fixture 电灯组件 / ~ flow 光通量 / ~ Fluorescent 萤光, 荧光 / ~ flux 光通量 / ~ flux sensitivity 光束灵敏度 / ~ foux meter 光通量计 / ~ guide 光导管 / ~ guide cap 光导管罩 / ~ gun 光束, 光枪 / ~ hardening 光照锻炼 / ~ head 光电传感头 / ~ high 强光部 / ~ hole 轻空穴 / ~ homer 光学自动跟踪设备 / ~ homing guidance 光制导 / ~ Idioretinal 视网膜自发光感 / ~-induced bleaching 光诱致褪色 / ~ induced nystagml 光诱发性眼球震颤 / ~ inducement 光诱导 / ~ injury 光损伤 / ~ Infra-red 红外线 / ~ ing 照明, 采光 / ~ intensity 光强度 / ~ Inytinsic (of retina) 内在光感(视网膜) / ~ knife 光刀 / ~ Landeker-Steinberg 兰—斯二氏光(近似于太阳光, 但其中无紫外线) / ~ level 亮度级, 光强级 / ~ localizer 光线定位器 / ~ luminescent 冷光 / ~ meromyosin 轻酶解肌凝蛋白 / ~ meter 照度计 / ~ microguide 微型光导管 / ~ microscope 光学显微镜 / ~ Minimum (简为 L.M) 最低度光觉 / ~ Minin 米宁氏灯(一种治疗用灯) / ~ mixing 光信号混合 / ~ moduator 调光器 / ~ Monochromatic 单色光 / ~ Neon 氖光 / ~ neon indicator 氖灯指示器 / ~ nucleus 氢核 / ~ oblique 斜光 / ~ one 光锥 / ~ path 光程 / ~ pattern 光图案, 光带 / ~ peak potential 光峰电位 / ~ peak time 光峰时间 / ~ pen 光笔 / ~ pencil (细)光束 / ~ perception 光感 / ~ photon 可见光光子 / ~ photon emission 可见光光子发射 / ~ photon TOF 可见光光子渡越时间 / ~ -pipe *n*. 导光管 / ~ Polarized 偏振光 / ~ projection 光定位,光投射 / ~ proof 防光 / ~ Qood 伍德氏光(光线中仅含的 3650A 的紫外线) / ~ quantity 光通量 / ~ quantum 光(量)子 / ~ Quartz 石英光 / ~ ray 光线 / ~ reaction 光反应 / ~ Red-free 无红射线光 / ~ reflex 光反射 / ~ Reflexcted 反射光 / ~ refracted 折射光 / ~ Refracted 折射光 / ~ Refrigerated 聚光灯(手术用) / ~ region 亮区 / ~ repair 光修复 / ~ resistant 耐光的 / ~ respiration 光呼吸 / ~ response 光反应 / ~ rigidity pupil 光强直性瞳孔 / ~ scatter 光散乱 / ~ scattering 光散射 / ~ seeking 光导的 / ~ sensation 感光,光敏 / ~ sense 光觉 / ~ sense tester 光觉测验器 / ~ sensitive 光敏的,感光的 / ~ sensitiveness 感光性 / ~ shielding 光屏蔽 / ~ Simpson 辛普森氏弧光灯 / ~ source apparatus 光源装置 / ~ source 光源 / ~ spot 光斑 / ~ stage 光照阶段 / ~ stimulation 光源刺激法 / ~ stimulus 光刺激 / ~ strand 轻链 / ~ stroboscopic 频闪观测器光 / ~ Subdued 暗光 / ~ Sun 日光 / ~ threshold 光阈 / ~ tight 不透光的 / ~ Transmitted 透射光 / ~ transmitting bundle 导光束 / ~ treatment 光照处理 / ~ tube 光调制管 / ~ Tyndall 廷德耳氏光(气体或液体中分子反射光) / ~ Ultraviolet 紫外线 / ~ ultraviolet 紫外线 / ~ valve 光阀 / ~ Visible 可见光 / ~ wave 光波 / ~ weight cassette 轻型储片夹 / ~ weight laser 携带式激光器

light[2] *a*. 轻的;轻微的;少量的;易醒的;晕眩的;易消化的;淡食的;松软的;浅色的,轻地 *vt*.(lighted 或 lit)突然降临 ‖ ~, on upon, 偶然的得到; / ~ in the head 头晕;头脑简单 / make of ~ 轻视,藐视 / ~ chain 轻链 / ~ ish (颜色)有点淡的 / ~-activated switch 光激转换开关 / ~-adaptation 光适应 / ~-beam 光束 / ~-beam collimator 光束准直仪 / ~-beam diaphragm 光束遮光器 / ~-beam pointer 光束指示器 / ~-conducting 光导(的) / ~-conducting fibers 光导纤维 / ~ green SF, 淡绿 SF(诊断用药)

light accessible transestor matrix(简作 LATRIX) 光存取晶体管矩阵

light accommodation(简作 LA) 光调节(反应)

light amplification by stimulated emission of radiation(简作 laser)(旧译名:莱赛)激光,激光器;

light and accommodation(简作 L&A) 瞳孔对光及调节反应(瞳孔反应)

light chain(简作 L chain) 轻链

light chain disease(简作 LCD) 轻链病

light cone(简作 LC) 光锥,感光细胞(网膜明视觉细胞)

light current(简作 lc) 弱电流

light difference(简作 LD) 光差(左右两眼对光感受性之差)

light driver(简作 LD) 光激励器

light duty(简作 LD) 轻型的(器械等)

light foot quantizer(简作 LFQ) 光尺数字转换器

light meromyosin(简作 LMM) 轻酶解肌球蛋白(分子生物学)

light metals(简作 LM) 轻金属

light microscope(简作 LM) 光学显微镜检查

Light mineral oil 轻矿油

light minimum(简作 LM) 最小明视光度;最小光度阈值

light mitochondrial faction(简作 LMF) 光性线粒体部分

light pen control system(简作 LPCS) 光笔控制系统

light perception(简作 LP) 光觉

light perception only(简作 LPO) 仅有光觉,光觉视力

light petroleum(简作 LP) 石油醚

light reaction(简作 LR) 光反应

light sensitivity(简作 LS) 照明开关

light source(简作 LS) 光源

light stool 稀粪便

light strand(简作 L-strand) 轻链

light-dark cycle(简作 L-D) 明暗周期

light-dark discrimination(简作 LDD) 明 / 暗辨别

light-dependent resistors(简作 LDR) 光敏电阻

light-emitting diode(简作 LED) 发光二极管

lighten[1] *vt*. 照亮,使明亮发亮,变亮

lighten[2] *vt*. 减轻(……的负荷);使轻松缓和,变轻,变得轻松

lightening *n*. 孕腹轻松(产前数星期子宫下降所致的感觉)

lighter than air(简作 LA) 比空气轻

lightguide *n*. 光导装置

lightguidetube *n*. (电视)投影管

light-harvesting chlorophyll protein complex(简作 LHCP) 光能叶绿素蛋白质复合体

lighthouse *n*. 光源,拍摄示波管荧光屏图像的设备

lightin, natural 自然采光

lighting *n*. 照明(设备),采光 ‖ ~ cataract 强光性白内障,电击性白内障 / ~ power 亮度 / ~ generator 脉冲发生器

light-injury *n*. 光线损伤

lightning arrester(简作 LA) 避雷针

lightpenia *n*. 光缺损区,冷区

light-pipe *n*. 光导管,导光管

light-positive *n*. 正光电导性,空穴导光性

lightproof box 暗盒

light-sensitiveness *n*. 光过敏

lightshow *n*. 光展示

light-spot *n*. 光点

light-water breeder reactor(简作 LWBR) 轻水增殖反应堆

light-water reactor(简作 LWR) 轻水反应堆

lightymeter *n*. 光度计

Lightywood-Albright's disease [Reginald lightywood 英儿科学家, Fller Albright 美医师] 莱—奥二氏病肾细管性酸毒症

Lightywood's syndrome [Reginald Lightwood] 赖特伍德综合征,肾小管性酸中毒

ligneous *n*. 木的,木质的;木样的 ‖ ~ conjunctivitis 木样结膜炎

Lignierea' test(reaction) 利尼埃尔氏试验(反应)(一种结核菌素皮肤反应)

lignification *n*. 木化作用

lignin *n*. 木素,木质素

lignite brown coal 褐煤

Lignocaine *n*. 利多卡因,二乙氨基乙酰二甲苯胺(局部麻醉及护心律失常药)

lignocellulose *n*. 木质纤维素

lignoceric acid 巴西棕榈酸(即 tetracosanoic acid)

lignoceric acid 二十四(烷)酸

Lignoceric acid 掬焦油酸;木蝇酸

lignocerylsphingosine *n*. 廿四酰[神经]鞘氨醇

lignocrate *n*. 二十四(烷)酸(盐、酯或阴离子型)

lignum *n*. 木,拉木 sanctum vitae 愈创木 ‖ ~, Acronychiae 降香 / ~, Aloes 沉香[木] / ~, Aquilariae 沉香 / ~, Aristolochiae 木通 / ~, Benedictum guaiaci 愈创木 / ~, campechianum 洋苏木 / ~, cedrium; cedar-wood 香柏木 / ~, et folium trachelospermi 络石藤 / ~, fernambuci; fernambuco wood 巴西苏木 / ~, guaiaci; ~ vitae 愈创木 / ~, hfaematoxyli 洋苏木 / ~, juniperi 杜松木 / ~, millettiae 鸡血藤 / ~, phetimlae 石楠藤 / ~, pini nodi 油松节 / ~, quassiae 洋苦木,苦木 / ~, quassiae japonensis 日本苦木 / ~, sanctum; ~ veate 愈创木 / ~, santall 檀香木 / ~, sappan 苏木 / ~, sassafras 洋條木 / ~, viae 愈创木

ligroin *n*. 石油英,轻石油

Liguatrin syringin 女贞甙,丁香甙

Liguatrum L. 女贞属 ‖ ~, ibota Sieb. 钝叶水蜡树 / ~, Japenicum Thunb. 日本女贞 / ~, lucidum Ait. 女贞 / ~, sinense 小蠔树,山蜡树

liguid holding recovery(简作 LHR) 液效恢复

ligula taenia ventriculi quarti 第四脑室带

Ligularia Cass 毫吾属 ‖ ~, fischeri Turcz 蹄叶毫吾 / ~, sibirica Cass 葫芦七

ligule ligula 第四脑室带

Ligusticum L 蒿本属 ‖ ~, acutilobum Sieb. et Zucc. 日本当归 / ~, brachyulobum Franch. 短叶蒿本,川防风 / ~, jeholense Nakai et Kitag; cnidium jeholense Nak. et kitaga 辽蒿本 / ~, sinense Oliv. 蒿本 / ~, wallichii Franch. 川芎

Ligustrazine *n*. 川芎嗪

ligustrum mosaic virus 女贞花叶病毒

LIHA low impulsiveness, low anxiety 低冲动,低度焦虑

liipoxysm *n*. 油酸中毒

like-indifferent-dislike(简作 L-I-D) 爱好—无所谓—厌恶(心理学用语)

like[1] *a*. 相像的,相同的,像,如同,同样(或同类)的人(或事物) ‖ ~ and the ~ 等等,以及诸如此类 / (as) as not ~ 很可能 / as as ~ two peas(in aopd) ~ 一模一样 / feel ~ 想要 / look ~ 像要,看来也许 / nothing ~ 没有什么能比得上 / something ~ 几分像;大约 / ~ that 就像上述那样的地

like[2] *vt*. 喜欢,愿意喜欢,愿意;希望,想;适合于[常用复]爱好 ‖ if you ~ 如果你愿意;如果你愿意这样理解 / it or not ~ [用作插入语] 不管你喜欢不喜欢

likelihood *n*. 可能性;似然 ‖ in all ~ 十之九,极有可能 / ~ function 似然函数 / ~ ratio 似然比率

likely *a*. 很可能的;(像是)可靠的可信的;有希望的多半;很可能 ‖ as as not ~ 很可能

liken *vt*. 把……比作(to)

likeness *n*. 类似,想像;外表,表象
likewiswse *vt*. 同样地;也,又
liking *n*. 喜欢,爱好 ‖ have for ~ 喜欢 / take a for (或 to) ~ 对……产生好感,喜欢上 / ~-to sb's 配某人胃口,合某人的意
Lilac *n*. 紫丁香 ‖ ~ chlorolie leaf spot closterovirus 丁香花退绿病叶斑纺锤病毒 / ~ mottle carlavirus 丁香花斑点香石竹潜伏病毒 / ~ ring mosaic virus 丁香花环花叶病毒 / ~ ring mottle I-larvirus 丁香花环斑点等轴不稳环斑病毒 / ~ Syuringa vulgaris L. 紫丁香 / ~ witches broom virus 丁香花丛枝病毒
lilacin;syringin 女贞甙,[紫]丁香甙
Lilaeaceae *n*. 异柱草科
liliaceae *n*. 百合科
Lilienfeld position 利连菲尔德式位(投照位置)
Lilienthal's probe (Howard Lilienthal) 利连撒尔探子(检弹探子)
Liliifiorae *n*. 百合花目(植物分类学)
Lilium L. *n*. 百合属 ‖ ~,brownii F.E. Brown 百合 / ~,concolor Salisb. 山丹 / ~,duchartrei Fr. 野百合 / ~,tenuifolium Fisch. 细叶百合 / ~,tigrinum Gawl. 卷丹
lillie's stains 利里氏染剂
Lilliputian hallucinatiOn 显小性幻视,视物显小性幻视
Lilopristone *n*. 利洛司酮(抗孕药)
lily *n*. 百合,百合花 ‖ ~,flax 新西兰麻 / ~ of the valley;Convallaria majalis 铃兰,君影草 / ~ fleck virus 鹿子百合斑点病毒 / ~ latent mosaic virus 百合潜伏花叶病毒 / ~ of the valley mosaic virus 铃兰花叶病毒 / ~ potexvirus 百合花马铃薯 X 病毒 / ~-rash *n*. 百合花疹 / ~ rosette virus 百合丛簇病毒 / ~ symptomless carlavirus 百合无症状香石竹潜伏病毒 / ~ symptomless virus 百合无症状病毒 / ~ virulent coarse mottle virus 百合致死粗斑点病毒 / ~ X potexvirus 百合花 X 马铃薯 X 病毒
lim limit *n*. 极限;界限;限制
Lima bean trypsin inhibitor (简作 LBTI) 利马蚕豆胰酶抑制剂(利马:秘鲁首都)
LIMAC large integrated monolithic array computer 大规模集成化单片阵计算机
limacia sagittata oliv. 青牛胆
liman *n*. 咸湖,咸沼
limatura;filings 锉屑 *n*. ‖ ~,ferri 铁屑
limb *n*. 肢,零件,分度盘 ‖ ~,anacrotic 升脚,升支 / ~,artificial 假肢 / ~,ascending 升脚,升支 / ~,descending 降脚,降支 / ~,girdle 肢带 / ~ lead 肢体导程 / ~,lower 下肢,腿 / ~,pectoral;thoracic 上肢 / ~,pelvic;leg;lower extrecity 下肢 / ~,phantom 幻肢 / ~ prosthetles 假肢学 / ~ replantation 断肢再植 / ~,upper 上肢,臂 out on a ~ 孤立无援,外于困境尤指意见或争论)‖ ~less *a*. 无肢的
limb vascular resistance (简作 LVR) 肢体血管阻力
limbal *a*. 缘的 ‖ ~ based flap 角膜缘为基底的结膜瓣 / ~ conjunctiva 角膜缘(球)结膜 / ~ epithelium 角膜缘上皮 / ~ incision 角膜缘切开 / ~ ring 角膜缘环 / ~ transplantation 角膜缘(上皮)移植
limbectomy *n*. 角膜缘切除术
limber *a*. 易弯曲的,柔软的,可塑的;富于弹性的使柔软(up)
limberneck *n*. 鸡垂颈病
limb-fitting *n*. 假肢装配
limbic *a*. 缘的 ‖ ~ system 边缘系统(大脑球内侧面边缘部或其邻近之脑构造的集合词,意指脑半球,尤其是海马、扁桃、脑弓回等。大脑中对性欲有影响的部分)/ ~ system dysfunction (简作 Lsd) 边缘系统机能不全
limbitrol *n*. 阿米替林—氯氮(amitriptyline and chlordiazepoxide)复合剂的商品名
limboscleral *a*. 角膜缘巩 ‖ ~ trephination 角膜缘巩膜环钻术
Limbosclerectomy *n*. 角膜缘巩膜切除术
limbus *n*. 缘 ‖ limbic limbal *a*.缘的 / ~,alveolaris 牙槽缘 / ~,angulosus 角状缘(甲状软骨斜线)/ ~,chorioideus 脉络丛缘 / ~,conjunctivae 结膜缘 / ~,corneae 角膜缘 / ~,corneoseleral 角膜巩膜缘 / ~,corticalis 皮质缘 / ~,fossae ovalis 卵圆窝缘 / ~,laminae spirlais;laminae spiralis osscae 骨螺旋板缘绿,螺旋板缘 / ~,luteus;macula lutea 黄斑缘 / ~,medullaris 髓缘 / ~,membranae tympani 鼓膜缘 / ~,limbi palpebrales anteriores 睑前缘 / ~,limbi palpebrales posteriors 睑后缘 / ~,luteus 黄斑 / ~,palpebralis 睑缘 / ~,sphenoidalis 蝶缘 / ~,test 角膜缘试验 / ~,spiralis(cochlea) 螺旋缘(耳蜗)
lime *n*. ①石灰,氧化钙 ②酸柚,枸橼 ③粘鸟胶 ‖ ~,arsenae 砷酸石杀昆虫剂 / ~,bird 粘鸟剂 / ~,chlorinated 氯化石灰,含氯石灰,漂白粉 / ~,quick 生石灰 / ~,slaked;calcium hydroxide 熟石灰,消石灰,氢氧化钙 / ~,soda 苏打石灰,钠石灰 / ~,sulfurated 硫化石灰 / ~,syrup of 石灰糖浆
lime tree mosaic virus (Smolak) 酸橙花叶病毒
limekiln *n*. 石灰窑
limen [拉][复 limina] *n*. 阈 ‖ ~ of insula 岛阈 / ~ of twoness 两触点区别阈,两点阈
limes *n*. 界量,限量 ‖ ~ dose 限量(指 L+ dose, L0 dose, Lf dose 和 Lr dose,见 dose 项下各相关术语)/ ~, linsulae 岛阈 / ~, linsdi 鼻阈 / ~ of twoness 两触点区别阈 / ~ reaction (简作 Lr) 反应限量 / ~ reaction dose (简作 LRD) 限量反应
limestone *n*. 石灰石
limewater *n*. 石灰水
limic *a*. 饥饿的
limiing intensity 极限强度
limina *n*. 阈
liminal *a*. 阈的
liminal sensitivity (简作 LS) 阈值敏感度
liminometer *n*. 反射阈
limit *n*. ①限度,界限,极限,范围 ②限定,限制 ③公差 ‖ ~ of alkalinity 碱度限度 / ~,Anstie's 安斯提氏极限,饮酒限量 / ~,assimilation;saturation 同化限度,饱和限度 / ~,audibility 可听限度 / ~,bridge 窄限电桥 / limits,bvilkinetictemperat-ure 生物活动温度 / ~,cycle 极限环 / ~,dilution passage 限度稀释传带 / ~ dextrinase 极限糊精酶,糊精酶 / ~ of flocculation 絮凝限度(用以表示毒素、类毒素和抗毒素的强度的术语)/ ~,gauge 极限规 / ~,normal 正常限度,常限 / ~ of brightness 亮度极限 / ~ of resolving power 鉴别力限度,分辨率限度 / ~ of perception 视觉限度 / ~,quantum;minimum wave lengh 量子限,最短波长 / ~, range 极限周 / ~, region 极限区 / ~,saturation;assimilation 饱和限度,同化限度 / ~, signal 有限信号 / ~ switch (简作 LS) 限止开关 / ~, value 极限值 / ~,viaibllity 可见限度 / go beyond(或 over)the ~ 超过限度 / to the (utmost) ~ 到顶点 / within ~s 在一定范围之内,适当地 / within the ~s of 在……的范围内 / without ~ 无限制的;无限的
limitans *n*. (简作 Li) 界膜
limitans membrana limitan [拉] 界膜
limitation *n*. 限界,限制,限度局限 ‖ eccentric ~ 偏心性限界(指视野)/ flow ~ 流速限制 / genetic ~ 遗传限度(指所有细胞必需依其所属特殊种类的标准发生反应)/ ~ of motion (简作 LoM 活动限度 / sex ~ 限性现象
limitative *a*. 限制性的
limited *a*. ①有限的,限界的,局限的 ②(被)限制的 ‖ ~ angle reconstruction 受限角度重建 / ~ chromosome 有限染色体 / ~ depth 限定深度, / ~ dilution passage 限度稀释传带 / ~ enrichment 限量补给法 / ~ field irradiation 限定野照射 / ~ field reconstruction 受限范围重建 / ~ paricle density 粒子最大密度 / ~ range 限界(度)/ ~ signal 限幅信号
limited cutaneous systemic sclerosis (简作 lssc) 局限性全身性硬皮病
limiter *n*. ①限制器 ②限幅器 ‖ ~diode 限幅二极管 / ~ stage 限幅级 / ~ tube 限幅管,限制管
limiting amplifier 限幅放大器
limiting circuit 限制电路,限幅电路
limiting current 限制电流,极限电流
limiting device 限制器,限幅器
limiting dilution analysis (简作 LDA) 有限稀释分析
limiting energy 极限能量
limiting factor 极限因素
limiting frequency 截止频率,极限频率
limiting function 极限函数
limiting isorrheic concentration (简作 LIC) 限制水平衡的浓度
limiting level 限幅平
Limiting membrane 界膜
limiting of resolution 分辨能力限制,清晰度限制
limiting plate 界板
limiting position 极限位置
limiting resistor 限流电阻
limiting resolution 极限分辨率,极限清晰度
limiting surface 界面
limiting value 极限值
limiting veiocity 极限速度
limiting voltage 极限电压,限幅电压
limit-reaction *n*.(简作 LR)(最小)反应限度
limitroophes *n*. 节绿系(交感神经节及其联系)
limitrophic *a*. 管制营养的(多指交感神经系统)
Limnaea lymnaea 椎实螺属
Limnanthaceae 沼泽草科
Limnanthemum S. P. Gmel.; Nymphoide Medic. 莕属 ‖ ~,

nymphoides; Nymphoides peltatum Britt. et Bcnd
Limnatis *n*. 软水蛭属 ‖ Nilotica ~, 尼罗河水蛭(亦称埃及水蛭 Hirudo aegyptaca)
Limnea peregar 椎实螺
limnemia; malarial cachexia *n*. 疟疾恶病质
limnemic *a*. 疟疾恶病质的
Limnobiidae *n*. 沼大蚊科
Limnodium *n*. 沼泽群落
Limnodophilus *a*. 适沼泽的,喜沼泽的
limnology *n*. 淡水生物学
limnology *n*. 湖沼学
limnoophilous *n*. 沼泽种类 *a*. 沼泽种类的池沼生活的
limo[拉 lemon] *n*. 柠檬
limoctonia *n*. 饿
limon *n*. 柠檬
limonada *n*. 柠檬水
limonene *n*. 柠檬烯
limonin *n*. 柠檬甙
limonis[拉] *n*. 柠檬的 ‖ ~, cortex; lemon peel 柠檬皮 / ~, eortex siccatus 干柠檬皮 / ~, oleum 柠檬油 / ~, succusl lemon juice 柠檬汁
limonitum; limonite *n*. 褐铁矿,禹粮石
limophoitos limophoitosis 饥饿狂
limophthisis *n*. 饥饿性虚损
limoplankton *n*. 淡水浮游生物
Limoplankton *n*. 沼大蚊科
limoseric *a*. 饥饿的
limosis *n*. 善饥症
limosphere *n*. 顶体球
limotherapy hunger cure 饥饿疗法
limp *n*. 跛行 *a*. 饥饿性虚损
limpidity *n*. 清晰度,透明度
Limulus *n*. 鲎属 ‖ ~, polyphemus 鲎 / ~, eye 鲎眼 / ~, test 鲎试验[用于检定内毒素。同 linralus lysate test(鲎裂解物试验)]
limulus amoebocyte tysate test(简作 LALT) 鲎阿米巴样细胞溶解物试验
limulus gelationtest(简作 LGT) 鲎细胞溶解物凝胶试验
limulus lysis test(简作 LLT) 鲎溶解物试验
limulus test(简作 LT) 鲎试验
LIN liquid nitrogen 液态氮
LINAC linear accelerator 线性加速器
linac *n*. 直线加速器 ‖ ~ axis 直线加速器轴线 / ~ focusing 直线加速器聚焦 / ~ length 直线加速器长度 / ~ operation group 直线加速器运行组 / ~ output 直线加速器输出 / ~ with prebunching (加速器粒子)预群聚(的)直线加速器
Linaceae *n*. 亚麻科
linadryl morpholine 林乃迪耳环吗啉
linagogue; linagogus *n*. 缝线导引器
linalool linalool; xoriandrol 芫荽油醇,淇沉
linalyl acetate 醋酸沉香酶
linamarin phaseolunatin 棉豆甙,亚麻苦苷
linaria *n*. 柳穿鱼
linatron *n*. 直线回旋加速器
LINC laboratory instrument computer 实验室仪表电子计算机
Lincocin *n*. 盐酸林可霉素(linco-Mycin hydroxhloride)[商名]
Lincomycin *n*. (简作 LCM) 林可霉素,洁霉素(获自林肯链霉素菌)
linct[拉]linctus *n*. 舐膏剂
linctus ; lincture *n*. 舐膏剂 ‖ ~, chloroformi er morphinae compositus 复方氯仿 / ~, simoplex pro infantibus 婴儿用单舐膏
Lindae gamma benzene hexachloride 林丹,六六六,丙体六六六(抗寄生虫药)
Lindau's disease(Arvid Lindau; Eugen von Hippel) 林道病、林道—(冯)希佩尔病(见 Hippel-Lindau disease)
Lindbergh pump 林白氏唧筒(灌注活体器官用)
Lindbergh pump(Charles *a*. Lindbergh) 林白泵(一种灌注泵,用于长期保存离体器官)
lindemann's cannula 林德曼氏套管(输血套管) ‖ ~, glass 林德曼氏玻璃 / ~, method 林德曼氏法(直接输血法)
linden; tilia *n*. 椴树
linden-flowers *n*. 椴树花,菩提树花
lindera Thuinb. ‖ ~, benzoin 桂皮钓樟 / ~, glauca Bl. 山胡椒 / ~, sericea Bl. 毛钓樟 / ~, strychnifolia vill.; Benzoin strychnifolium 乌药 / ~, tzumu; Sassafras tzumu 洋擦木
Lindsaeaceae 陵齿蕨科(一种蕨类)
line *n*. 线;绳索;路线;界线;(书页中的)行;系,品系,株系;(皮肤上的)条纹;行列;家系;血统划线;使有线条;使起皱纹;使排成一列排队,排齐 ‖ (up), recessional ~s 退缩线 / ~ of sight 视线 / visual ~ 视线,视轴 / all along the ~ 在全线,到处;在每一点上 / bring(或 come, get) into ~ (with) 使协调起来,使一致 / come(或 fall)into ~ 排齐;取得一致,符合 / down the ~ 完全地,彻底地 / draw the at ~ 不干,不接受 / hold the ~ 不挂断电话,保持线路通畅;坚定不移,不肯退让 / in ~ 成一直线,整齐;一致,协调 / ~ in for 即获得,可以得到 / ~ in with 跟一致,符合 / ~ out 划线标明,标出 / ~ through 划掉,勾销 / out of ~ 不成一直线;不一致,不协调 / ~ up(使)排列起来 / read between the ~s 体会字里行间的言外之意 / take a strong ~ 干得起劲 / under the ~ 在赤道上的 / ~, abdominal 腹线 / ~, absorption 吸收线 / ~, accentuated contour 增加外廓线 / ~, accretion; Retzius' lines 增积线,钙化线,雷济厄 / ~, aclinic 无倾线 / ~, adminculum; adminiculum line, linae albae 白线支座 / ~, adrenal; sergent's white adrenal 肾上腺性白线(腹部手指划痕后发生的白线,见于肾上腺功能不良),赛尔让氏肾上腺性白线, / ~, aity 行扫描(直线)性 / ~, alba cervicalls 颈白线 / ~, alba 腹腔白线 / ~, albicantes 白纹因皮肤萎缩,脂肪减少而引起的 / ~, alveobasilr 槽基线 / ~, alveolonasal 牙槽鼻线 / ~, amberg'sl lateal sinus 安伯格氏线 / ~, amplifier 水平扫描放大器,线路放大器 / ~, angular 角线 / ~, anocutaneus; pectinate 肛门皮肤线,梳状线 / ~, anorectal 肛门直肠线 / ~, arcuata 弓状线 / ~, aropic 眼旋转轴平面方向线 / ~, aspera crista femoris 股骨嵴视线 / ~, asynchronous 行异步 / ~, atrophicae 萎缩性线纹(库兴氏综合征患者腹壁上的细而红的线纹) / ~, auriculovregmatic 耳前囟线,耳点冠矢点间线 / ~, axillaries 腋线 / ~, axillary, posterior 腋后线 / ~, axillary, anterior 腋前线 / ~, azygos 奇线 / ~, bade-apex 底尖线折光角等分线 / ~ Baillarger's 贝亚尔惹氏线(大脑皮质锥体细胞层内的白色带) / ~, base 底线 / ~, basinasal 基鼻线 / ~, basiobregmatic 底穴前囟线(枕骨大孔前绿中点至冠) / ~, baslalveolar 基槽线 / ~, baudelocque's 鲍德洛克氏张(骨盆外直径) / ~ Beau's 博氏线(指甲在消耗性疾病时所显线) / ~, biauricular 双耳线,耳道间弧线 / ~, bi-iliac 髂嵴间线 / ~, blanking 回程电子束熄灭 / ~, blood 血统 / ~, blue 蓝线,铅线 / ~, bone cement 骨粘合线 / ~, borsierl's 博西埃里氏线(猩红热早期皮肤白色划纹) / ~, bounce 直线跳动 / ~, Bridgett's 布里杰特氏线(脂示面神经管的途径) / ~, breeding 品系繁育,品系育种 / ~, broadening 谱线增宽 / ~, brodel's white 布勒德耳氏白线(肾前面凸绿上的纵行白线) / ~ bruecke's 布吕克氏线(横纹肌内) / ~, bryant's 布莱恩特氏(髂股三角的垂直边) / ~, burton's blue 伯顿氏线,蓝线,铅线(铅毒性龈绿) / ~, calcification; accretion lines, 钙化线,增积线 / ~, camper's 坎珀尔氏线(由外耳道至鼻棘下的线) / ~, cementing 沉积线 / ~, cerebelli 小脑线 / ~, cervical 颈线 / ~, characteristic 线路特性 / ~, charge 线电荷 / ~, chausler's 肖西埃氏线(胼胝体正中缝) / ~, check 线痕 / ~ chiene's 契恩氏线,绿线(脑手术时,为判定部位而设的假想线) / ~, clapton's 克拉普顿氏线,绿线(铜中毒) / ~, clavicular 锁骨线 / ~ cleavage 皮纹[线] / ~, comfort 舒适线(温度) / ~ conductor 导线 / ~, conradl's 康拉迪氏线(从剑突底部到心尖的一条线,示左叶肝的浊音界) / ~, contemporaneous calcification 同时钙化线 / ~ contour; lines of owen 外廓线,外形线,欧文氏 / ~, copper 铜线,绿线 / ~, corneae senllis 老年性角膜 / ~, correra's 考里腊氏线(胸部 X 线片上环绕胸廓的线) / ~, corrigan's 科里根氏线,紫线(铜中毒) / ~, costo-articular 肋胸锁关节线 / ~, costoclavicula; parasternal 胸骨旁线 / ~, crampton's 克兰顿氏线(髂总动脉投影线) / ~, cricoclasvicular 环[状软骨]锁骨线 / ~ cross 品系间杂交 / ~ current 供电线电流,路线电流 / ~, daubenton's 多邦通氏线(由枕骨大孔前绿中点至枕骨大孔后绿中点的线) / ~, de salle's; nasal 德萨利氏线,鼻线 / ~, defoection 扫描线偏转,行偏转 / ~, dentate; pectinate 齿状线梳状线 / ~, dentine contour 牙本质外廓线 / ~, dentine imbracation 牙本质生长线 / ~, developmental 发育线 / ~, dobie's; kiause's membrane 比氏线,无劳泽氏膜横向联合纹肌间线 / ~, douglas'; ~ a semicircularis 道勤务员拉斯氏线,半环线 / ~, duhot's 杜霍氏线(髂前上棘至骶骨尖间线) / ~ Eberth's 埃伯特氏线心肌 / ~, ectental 外内胚层间线 / ~, Ellis'; ellis-garland 艾利斯氏线,艾—加二氏线胸膜积液的胸部 s 形线 / ~, embryonic 胚线 / ~, enamel check 釉质线痕 / ~, enamel contour 釉质外廓线 / ~, enamel neonatal 釉质新生线 / ~, eplphysialis 骺线 / ~, external oblique 外斜下颌 / ~, facial 面线 / ~, farre's white 法尔氏白线卵巢系膜附着卵巢门的线 / ~, feed 换行,移行 / ~, feiss' 法斯线(由内踝至第一跖趾关节跖侧面的线) / ~, ficker 行间闪烁 / ~, fiducial 基线 / ~, finish 完成线 / ~, Fischgold's 硬腭枕骨线 / ~, flyback pulse 行回扫脉冲,行频(率)回扫脉冲 / ~ flyback

pulse 行回扫脉冲,行频(率)回扫脉冲 / ~ flyback pulse 行回扫脉冲,行频(率)回扫脉冲 / ~,focal, anterior 前焦线 / ~,focus 线形焦点 / ~,focus tube 线形焦点 X 线管 / ~,focusing 线聚焦 / ~,foyback 行回扫 / ~,fraunhofer's 日光谱暗线 / ~,frequency 行频,行扫描频率,线路频率 / ~ frommann's 弗罗氏线(有髓神经纤维轴索上的横纹) / ~,fulcrum 支点线 / ~,gamma 线,丙型线 / ~,gant's 甘特氏线(股骨大转子下的假想线) / ~,genal 颊线 / ~,gingival 龈线 / ~,glipectinea;terminalis 髂耻线,界线 / ~,glutaea anterior 臀前线 / ~,glutaea inferior 臀下线 / ~,glutaea posterior 臀后线 / ~,glutaea 臀线 / ~,gottinger's 戈廷格耳氏线(颧弓上绿线) / ~,gouteal, anterior 臀前线 / ~,granger 格兰哲氏线头颅 X 线片所见,指示交叉沟位置的曲线 / ~,gubler's 古布累氏线(连接胸桥下第)五胸神经各根起点的想象线 / ~,gukde 导线,观测线 / ~,gum;gingival 龈线 / ~,hair 发际(线) / ~,haller's; ~ a splendens 哈勒氏线,软骨脊膜前纤维索 / ~,helmholtz's 黑姆霍耳茨氏线(与眼旋转轴平面相垂直的线) / ~,hensen's;mesophragma;M band' M disk 亨森 / ~,high survey 高观测线 / ~,hilton's white 希耳顿氏白线,梳状线 / ~,holden's 霍尔敦氏线(腹股沟韧带下方的沟) / ~,horizontal 水平线 / ~,hudaon's; ~ a corneae senilis 赫德逊氏线,老年性角膜线 / ~,hueter's 许特氏线(当臂伸时联结肱骨上髁与尺骨鹰嘴尖线) / ~,hunter's; ~ a alba 亨特氏线,腹白线 / ~,imaging 线成像 / ~,imbrication 迭盖线 / ~ incremental 行长线,增长线牙本质 / ~,infracostal 肋下线联结第十肋软骨下绿的线 / ~,infrascapular 肩胛线肩胛下角间的水平线 / ~,innominata;terminalis 界线 / ~,input 线路输入 / ~,intercemental 牙骨质间线 / ~,intercondyloidea intercondylaris 髁间线 / ~,interlace 隔行扫描 / ~,intermedia cristae iliacae 髂嵴中间线 / ~,intermediate 中间线 / ~,internal oblique 内斜线下颌 / ~,interpupillary 瞳间线 / ~,interspinal 髂前上棘间线 / ~,intertrochanterica 转子间线 / ~,intertuberal 额结节间线 / ~,intertubvercular 髂嵴间线 / ~,irregularity (扫描)不规则性 / ~,isodyamic 等磁力线 / ~,isoelectric 等电线 / ~,isolation 株系隔离 / ~,isopotential 等势线 / ~,isothermfal 等温线 / ~ jadelot's;fjadelot's furrows' Jadelot's traits 惹德洛氏线,病容线(指示儿病的面部线纹) / ~ K K 线(X 线谱) / ~,Kerley's 间隔线 / ~,labial 唇线 / ~ langer's 郎格氏线(皮肤正常张力线) / ~,lateral sinus;Amberg's 侧实线,安伯格氏线 / ~,lateral sternal 胸骨外侧线 / ~,lattice 线点阵,直线品格 / ~,laughing 笑线 / ~,lead 铅线,蓝线 / ~,lizars' 利扎斯氏线(髂后上棘至坐骨结节与大转子) / ~,longitudinal 甲纵嵴 / ~,looped 圈形线 / ~,lwer lung 肺下界线 / ~ M M 线(X 线谱) / ~,main 主要(掌纹)线 / ~,mamillaris 乳头线 / ~,mammary 乳头间线 / ~,mammillary 乳头线 / ~,marginal 绿线 / ~,McKee's 麦基氏线,髂总动脉投影线 / ~,mediana anterior 前正中线 / ~,mediana posterior 后正中线 / ~,mediana 正中线,中线 / ~,medlian 正中线,中线 / ~,mensalis 掌面指屈线 / ~,mercury 汞线 / ~,mesenteric 肠系膜线 / ~,meyer's 麦耶氏线趾轴线 / ~,midapinal 脊柱中线 / ~,midaxillary 掖中线 / ~,midclavicular;linca medi- ~,midsternal 胸骨中线 / ~,milk 乳线 / ~,monitorint tube 行扫频信号监视管 / ~,monro's 门罗氏线(从脐至左髂前上棘的直线) / ~,monro-Richter 门里二氏线(自脐至髂前上棘的线) / ~,moyer's 莫耶氏线(第三骶椎中点至髂前上棘间中点的线) / ~,mucogingival 膜龈线 / ~,musculares 肌附着线 / ~,mylohyoidea 颌舌骨线 / ~ N N 线(X 线谱) / ~,nasobasilar 鼻基线 / ~,nasolabial 鼻唇线 / ~,nelaton's 内拉通氏线(髂前上棘至坐骨结节的线) / ~,neonatal 新生线 / ~,nfasal 鼻线 / ~,nigra 黑线(白线在妊娠时因色素沉着而变成的) / ~,nipple;mammillary 乳头线 / ~,noise 线路噪声 / ~,nuchae inferior 下项线 / ~,nuchae saperior 上项线 / ~,nuchae suprema 最上项线 / ~,nuchal,highest 最上项线 / ~,nuchal,median 正中项线 / ~ nuxchal 项线 / ~ O O 线(X 线谱) / ~,oblique 斜线 / ~,obturator 闭孔线 / ~,oclavicularis;lines,amamillaris 锁骨中线,乳头线 / ~,oculozygomatic 眼颧线 / ~ of amici;krause's membrane 阿米契氏线,克劳泽氏膜(横纹肌间线) / ~ of best fit 最适线 / ~ of best fit 最适线 / ~ of demarcaton 分界线 / ~ of denmarcation 分界线 / ~ of descen 系普 / ~ of electric force 电力线 / ~ of enamel, radial 釉千周辐射线 / ~ of fixation 注视线 / ~ of flux 通量线 / ~ of force 力线 / ~ of force 力线 / ~ of force, magnetic 磁力线 / ~ of gennari 詹纳里氏线(楔叶皮质外白带) / ~ of ilium curved 髂骨臀线 / ~ of incidence 入射线 / ~ of incidence 入射线 / ~ of magnetic force 磁力线 / ~ of occipital bone, curved 枕骨项线 / ~ of occlusion 咬合线 / ~ of Owen's contour lines 欧文氏线,外廓线,外形线 / ~ of separation 分离线 / ~ of sight 视线 / ~ of sutre 缝合行 / ~ of venus 维纳斯腕线腕掌侧面横线 / ~ of zahn 粲氏线血栓表面皱痕,因血小板层的边缘凸出所致 / ~,ogston's 奥格斯顿氏线(从股骨结节至髁间切迹的线,依此切除内侧髁) / ~,omphalospinous 脐棘线 / ~,output 行扫描输出,线路输出 / ~,output stage 行扫描输出级,线路输 / ~ P P 线(X 线谱) / ~ pair 线对 / ~ pair resolution 线对分辨率 / ~,papillary;papillary axis 瞳孔轴 / ~,parasternalis 胸骨旁线 / ~ pastia's 帕斯蒂阿氏线(猩红热患者胸部出现红线状皮疹) / ~,pectinate;fanocutaneous;dentate;hilton's white 梳状线,肛门皮肤线,齿状线 / ~,pectinea 耻骨线 / ~,pericemental 根周线 / ~,period 行扫描周期 / ~,pickerill's inbrication 皮克里耳氏迭盖线 / ~,plate 基板线 / ~,poirier's 普瓦里埃氏线(腹臂上经腹股沟韧带中点的垂直线) / ~,poplitea;musculus solei 脑线 / ~,prectntral 中央前线 / ~,primitive;primitive streak 原线,原条 / ~,printer 行打印机 / ~,profile;camper's 半面线,坎珀尔氏线(由外耳道至鼻棘下的线) / ~,pure 纯系 / ~,quadrate 股方肌线 / ~,recersed 反转线 / ~ recessional 退缩线 / ~,recurved 从曲线 / ~ regression 回归线 / ~ resorption 吸收线 / ~,respiratory 呼吸基线 / ~,resting 休止线 / ~ retzius';accretion ~ s 雷济厄斯氏线,增积线钙化线 / ~,ringed 环状线 / ~,robson's 罗布逊氏线(乳头至脐的线) / ~,rolando's 罗朗多氏线(中央沟线) / ~,roser';s;nelaton's 罗泽氏线,内拉通氏线 / ~,rotation 旋转线 / ~ salter's;incremental lines 索尔特氏增长线,生长线 / ~,scan 行线扫描 / ~,scan recorder 行扫描记录器 / ~,scanned digital radiography 线性扫描数字式 X 线摄影术 / ~,scanning 线扫描 / ~,scanning frequency 线扫描频率 / ~,scanning period 线扫描周期 / ~,scanning recorder 线扫描记录器 / ~,scapularis 肩胛线 / ~,schoemaker's 舍马克氏线大转子至髂前上棘的线 / ~ schreger's 施雷格尔氏线釉质光暗带 / ~,selector oscilloscope 分行示波器, / ~,semicircularis;arcuata 半月线 / ~,sergent's white adrenal 赛尔让氏肾上腺性白线(腹部手指划痕后发生的白线见于肾上腺机能不良) / ~,shape 线形 / ~,shenton's 兴顿氏线(正常髋关节的 X 线曲线) / ~,side-sternal 胸骨旁线 / ~,sinulsa analis 肛门窦线 / ~,skinner's;shenton's 斯金讷氏线,兴顿氏线 / ~,slope 行斜率 / ~,soleal; ~ a poplitea 腿线 / ~,source (直)线(放射)源系统 / ~,spectral 光谱线 / ~,spigeliual 斯皮格耳氏线,半月线腹横肌 / ~,spiral 螺旋线 / ~,spiralis;intertrochanterica 螺旋线,转子间线 / ~,splendens 软脊膜前纤维索 / ~,spread function (LSF) 线扩布函数 / ~,stahli's pigment; ~ a corneae senilis 斯大林太利氏色素线,老年性角膜线 / ~,sternomastoid 胸骨乳突线 / ~,stwenalis 胸骨线 / ~,subcostal 肋下线 / ~,subtraction 线性剪影法 / ~,supra-prbital 眶上线 / ~,surveyed 观测线 / ~,sylvian 西耳维厄斯氏线大脑侧裂后支线 / ~,temporalis 颞线额骨 / ~,temporalis inferior 下颞线顶骨 / ~,temporalis superior 上颞线顶骨 / ~,terminalis 界线 / ~,test 试线(检股骨颈长短) / ~,thompson's 汤普森氏线结核病人齿龈红线 / ~,thyroid red 甲状腺工线甲状腺机能亢进患者上胸部及前颈部皮肤受刺激后所形成的红色线反应 / ~,topinard's 托皮纳尔氏线眉间至颏点的线 / ~,transpyuloric 幽门横线 / ~,transyersae 横线 / ~,trapezoidea;trapezoid ~ 斜方韧带线,菱形线 / ~,trend 倾向线 / ~,triimmerfeld 特伦默费耳德氏线婴儿坏血病的时可见的骺变性线 / ~,ullmann's 乌耳曼氏线诊断脊椎前移 / ~,umbilico-iliac 脐髂前上棘线 / ~,vertical 垂直线 / ~,vibrating 震动线 / ~,vicq d'azyr's 维克达济尔氏线在大脑皮质的布劳德曼氏外粒层内 / ~,virchow's 魏尔啸氏线鼻根至人字缝尖的线 / ~,visus;visual axis 视轴 / ~,visusl;visual axis 视线,视轴 / ~,vitalis 生命线(手掌拇指根部的线) / ~ voigt's boundary 伏伊特氏界线周围神经分布 / ~ voltage compensator 电源电压补偿器 / ~ voltage control 电源电压控制 / ~ voltagef selector jumper atrap 电源电压选择器跨越接线 / ~,wagner's 华格纳氏线,骨骺线 / ~,waldeyer's;farre's white 瓦耳代尔氏线,法尔氏白线卵巢系膜附着卵巢门的线 / ~,white 白线 / ~,width 线宽 / ~ wrisberg's 里斯伯氏线三锗叉神经感觉及运动根小束 / ~ zermak's 策玛无氏线牙 / ~ zollner's 泽耳纳氏线

line bufferer (简作 LB) 线路缓冲器

line connector (简作 LC) 接线器,线路连接器

line generator ***n.*** (简作 LG) 年直线发生器(用于显示)

line of balance (简作 LOB) 平衡线,对称线

line of duty (简作 LoD) 值勤,公务

line relay (简作 LR) 线路继电器

line spread function (简作 LSF) 线性传布机能

line width (s) 线宽

linea (复 lineae) ***n.*** [拉]线 ‖ ~ alba 白线 / ~ aspera 股骨嵴 / ~ corneae senilis [拉] 老年性角膜线 / ~ visus [拉] 视线,视轴

line-accessed randomaccessed memory (简作 LARAM) 拉腊疗法(电疗白喉性腭麻痹)偶然性近似记忆

lineage ***n.*** 谱系 ‖ ~,cell 细胞谱系

lineal ***a***. 直系的;世系的;线的;线状的 ‖ ~ energy 直线能量,线性能量 / ~ energy spectra 线性能量范围,线性分布 / ~ energy spectra 线性能量范围,线性能量谱 ‖ ~ly ***ad***.

lineament ***n***. 面貌 ,面部轮廓;特征

linear ***a***. ①线的,直线的;长度的;线性的 ②线形的 ‖ ~ accelerator 直线加速器 / ~ accelerator 线性加速器 / ~ algebra 线性代数 / ~ amplifier 线性放大器 / ~ area 线状区 / ~ arrangement 直线排列 / ~ array 线阵 / ~ array electronic realtime scanner 电子线阵实时扫描仪 / ~ array scanner 线阵扫描仪 / ~ absorption coefficient 线性吸收系数 / ~ atelectasis 线状肺不张 / ~ attenuation coefficient 线性衰减系数 / ~ beam 直线束 / ~ beam density 直线束流密度 / ~ busy effect 占线效应 / ~ chiain 直链 / ~ characteristic 线性特性 / ~ clipper 线性削波器 / ~ compound 直链化合物 / ~ computing element 线性计算元件 / ~ control 线性控制,直线控制 / ~ corical radiolucency (骨)皮质线样透 X 线区 / ~ corneae senilis [拉] 老年性角膜线 / ~ coronal tomogram 直线冠状面体层摄影(照)片 / ~ correlation 线性相关 / ~ coupler (直)线性耦合 / ~ decrement 线性减缩 / ~ deformation 线性变形 / ~ densitometer 线性光密度计 / ~ density 沿线密度 / ~ dependence 线性依赖 / ~ detection (直)线性检波 / ~ detector 线性检波器 / ~ dichroism 线二色性 / ~ discriminator 线性鉴频器 / ~ displacement 线性位移 / ~ distortion 线性失真,线性畸变 / ~ dose dependence 线性剂量依赖 / ~ electooptic effect 线性光电效应 / ~ electronical scanning equipment 线型电子扫描仪 / ~ energy transger(LET) 线性能量传递 / ~ extraction 线状摘除术 / ~ field gradient 线性场梯度 / ~ filter 线性滤波器 / ~ fracture 线形骨折 / ~ function 线性函数 / ~ gray scale scan 线性灰阶(超声)扫描 / ~ grid 线性滤线板 / ~ growth 线性生长 / ~ image pick-up device 线性电视摄像机 / ~ image 线状影像 / ~ induction accelerator 直线感应加速器 / ~ inheritance 直线遗传 / ~ inhibition 线性抑制 / ~ intramural air collection 线样(肠)壁内气体聚积 / ~ knife 线状刀 / ~ molecule 线型分子 / ~ molecule 线状视乳头 / ~ mucosal striation 线状黏膜纹 / ~ multi-detector scan 线性输出 / ~ order 直线序列 / ~ order of genes 基因直线排列 / ~ preprocessing 线性预处理 / ~ pulsed filter 线性脉冲滤波器 / ~ quadrotie model 直线二次方模型 / ~ radial sweep 直线径向扫描 / ~ radiator 线性辐射器 / ~ ramp 线性扫描电压,线性斜坡电压 / ~ rate meter 直线率计 / ~ reflection 线状反射 / ~ regression 直线回归 / ~ response 线性感应,线性反应 / ~ scan 线性扫描,线扫查 / ~ scanner 线性扫描仪 / ~ scanning movement 线性扫描运动 / ~ selection 谱系选择 / ~ shadow 线状阴影,线影 / ~ source 线源,直线放射源 / ~ strabismometry 线标度斜视测量法 / ~ superposition 单纯重合法,逆投影法 / ~ sweep 直线扫描,线性扫描 / ~ sweep generator 直线性扫描震荡器 / ~ sweep polarography 线性扫描极普法 / ~ tomography 直线体层摄影(术),直线断层成像 / ~ trace 线性扫迹 / ~ translation 直线移动,平移 / ~ translational motion 直线运动 / ~ velocity 线速度 / ~ video amplifier (直)线性视频放大器 / ~ visus [拉]视线,视轴 / ~ vivrator 线性震荡器 / ~ waveguide accelerator 线性波导加速器 / ~ wedged grid 线楔形滤线板 / ~ X-ray attenuation coefficient 线性 X 线衰减系数 / ~ X-ray stroboscope 线性 X 线频闪观测器

linear (high density) polyethylene (简作 LPE) 线性(高密度)聚集乙烯

linear accelerator (简作 LINAC) 线性加速器

Linear alkylsulfonate (简作 LAS) 直链烷基磺酸盐

linear array realtime scanner (简作 LART) 线阵实时扫描器

linear decision (简作 LD) 线性判定

linear differential equation (简作 LDE) 线性微分方程式

Linear displacement analusis (简作 LDA) 线性置换分析法

linear dynamic range (简作 LDR) 线形动态范围;线形动力学研究范围

linear information processing language (简作 LIPL) 线性信息处理语言

linear log-analog-todig-ital converter (简作 LLAD) 线形记录模拟信息—数字信息转换器

linear power controller (简作 LPC) 线性功率控制器

linear programming (简作 LP) 线性规划,线性程序设计

linear programming system (简作 LPS) 线性规划系统

linear quantizer (简作 LQT) 线性数字转换器

linear select memory (简作 LSM) 线性选择存储器

linear variable differential transformer (简作 LVDT) 线性可调差示变压器

linear velocity transducer (简作 LVT) 线性速度传感器

linearity ***n***. 线性 ‖ ~ checker 线性检查仪 / ~ cotrol 线性调整 / ~ failrue 线性故障

linearization ***n***. 线性化,直线性

line-focusing monochromator-spectrometer (简作 LFMCS) 行聚焦单色光镜分光计

linen ***n***. 亚麻布;内衣裤;床单(或台布等)

Lineola ***n***. 线丝菌属 ‖ ~ articulata 分节线丝菌 / ~ longa 长线丝菌

liner ***n***. 衬里,衬垫 ‖ cavity ~ 龋洞分离剂;护洞剂,洞衬剂 / ~,denture 托牙分离剂

Liner accelerator tube (简作 LAT) 直线加速管

LINES ling interspersed repeated segment 长散布重复片段

lines of ilium 髂骨臀线

lines per minute (简作 LPM) 每分钟行数,行 / 分

lines per second (简作 LPS) 每秒行数

Lineweaver-Burk equation (Hans Lineweaver; Dean Burk) 莱因威绋—伯克方程式(为米)凯利斯—门顿(Michaelis-Menten)酶动力学方程式的重排;其中,为反应常数,为底物浓度,为最大速度,为米氏常数。如果酶反应按照米凯利斯—门顿动力学进行,则对的标绘将为一直线,见 Lineweaver-Burk plot

Lineweaver-Burk plot (Hans Lineweaver, Dean Burk)莱荔枝威弗—伯克图(为米凯利斯—门顿)(Michaelis-Menten)(方程式的双倒数变换图,其中作为的函数作图,当 x 截距在)

ling interspersed repeated segment (简作 LINES) 长散布重复片段

ling's system (method) 林氏运动法

Linger ***n***. 逗留;苟延;拖延 ***vt***. 拖延 ‖ ~ing ***a***. 拖延的,逗留不去的

lingu-[拉 lingua] [构词成分] 舌

lingua; **tongue** (复 linguae) ***n***. 舌 ‖ ~,alba 白舌 / ~,dissecta; geographic tongue 地图样舌 / ~,fraenata; tonguetie 结舌,舌系带短缩 / ~,geograohica; geographic tongue 地图样舌 / ~,nigra; black tongue 黑舌病 / ~,plicata; fissured tongue 皱襞舌,裂缝舌 / ~,villosa nigra; black tongue 黑舌病

linguad ***a***. 向舌

lingual ***a***. 舌的 ‖ / ~ artery 舌动脉 / ~ follicle 舌滤泡 / ~ gland 舌腺 / ~ gurus 舌状回 / ~ lymph node 舌淋巴结 / ~ muscle 舌肌 / ~ nerve 舌神经 / ~ septum 舌中膈 / ~ vein 舌静脉 ‖ ~ly ***ad***. 向舌地

linguale ***n***. 舌点下颌联合上端舌侧点

lingualis (复 linguales) ***n***. ①拉舌的 ②舌肌 ‖ ~,exyternus perpendicularis; verticalis linguae 舌垂直肌 / ~,inferior; longitudinalis inferior 舌下纵肌 / ~,longitudinalis superior; longitudinalis superior 舌上纵肌 / ~,profundus; longitudinalis inferior 舌深肌,下纵肌 / ~,superficialis; superior; longitudinalis ~,superior 舌浅肌,上纵肌 / ~,transverses 舌横肌 / ~,verticalis 舌垂直肌

Lingually rhinaria 鼻肌

Linguatula; **tongue worms** 舌形虫属 ‖ ~,rhinaria (serrata) 鼻腔锯齿状舌形虫

linguatulid ***n***. 舌形虫

linguatulidae ***n***. 舌形虫科

linguiform; **tongue-shaped** ***a***. 舌形的

linguistic ***a***. 语言的

linguistic-kinesic method (简作 L-K) 语言—运动法

linguistics ***n***. 语言学

lingula ***n***. 舌叶,小舌

lingular ***n***. 舌段

lingulate ***a***. 舌形的 ,舌状的

lingulectomy ***n***. 肺小舌切除术,肺舌叶切除术

linguoaxdiogingival ***a***. 舌轴龈的

linguo-axial ***a***. 舌轴的

linguoaxial (简作 LA) 舌轴的

linguoaxiocervical ***a***. 舌轴颈的

linguocclusal ***a***. 舌的

linguocclution ***n***. 舌颌

linguocervical ***a***. ①舌牙颈的 ②舌龈的

linguoclination ***n***. 舌侧倾斜牙

linguodental ***a***. 舌牙的

linguo-distal ***a***. (简作 Ld) 舌侧远中的

Linguofacial ***a***. 舌面的 ‖ ~ arterial trunk 舌面动脉干

linguogingival ***a***. (简作 LG) 舌龈的

linguogingival ***a***. 舌龈的

linguoincisal ***a***. 舌牙切面的,舌切的

linguoincisal ***n***. (简作 LI) 舌切齿的

linguomesial ***a***. (简作 LM) 舌侧近中的

linguomesial ***a***. (简作 LM) 舌侧近中的

linguomesial ***a***. 舌侧近中的

linguo-occlusal ***a***. (简作 LO) 舌骀的

linguopapllitis ***n***. 舌乳头炎

linguopulpal *a*.(简作 LP) 舌侧髓的
linguopulpal *a*. 舌侧髓的
linguotrlte *n*. 牵舌器
linguoversion *n*. 舌向移位牙
linim.(liniment) *n*. 搽剂,擦剂
liniment *n*. 搽剂,擦剂 ‖ ~,aconite 乌头搽剂 / ~,anodyne 止痛搽剂,鸦片搽剂 / ~,calamine 炉甘石搽剂 / ~,Canada 加拿大搽剂(复方鸦片搽剂) / ~,chloroform 氯仿搽剂 / ~,dental 牙搽剂 / ~,drying 干性搽剂 / ~,hartshoru;ammonia 氢搽剂,挥发性搽剂 / ~ Kentish;linimentum terebinthinae 松节油搽剂 / ~,lime 石灰搽剂 / ~,medicinal soft soap 药用软皂搽剂 / ~,mercurial 汞搽剂 / ~,neocalamine 新炉甘石搽剂 / ~,soap,solid 固形肥皂搽剂 / ~,linimentum liniment 搽剂,擦剂 / ~,A.B.C. A.B.C,搽剂,乌头颖氯仿搽剂 / ~,ammoniae;ammonia liniment;volatile liniment 氨搽剂,挥发性搽剂 / ~,belladonnae;belladonna liniment 颖茄搽剂 / ~,calcii hydroxidi;calcium hydroxide liniment 氢氧化钙搽剂 / ~,calcis;lime liniment;carron oil.石灰搽剂,卡伦油 / ~,camphorae;camphor linim- ~,ent 樟脑肥皂搽剂 / ~,cantharidini;cantharidin liniment 斑蝥素搽剂 / ~,chloroformi;chlorlform liniment 氯仿搽剂 / ~,crotonis 巴豆搽剂 / ~,exsiccantium;exsiccated liniment 干性搽剂 / ~,methylis salicylatis et euca-lyate and eucalyptus liniment 水杨酸甲酯按叶搽剂,冬绿油按叶搽剂 / ~,opii 鸦片搽剂 / ~,picis 煤焦油搽剂 / ~,sapionato-camphoratum 樟脑肥皂搽剂 / ~,saponis 肥皂搽剂 / ~,saponis mollis;medicinal soft soap liniment 药用软皂搽剂 / ~,scopoliae 东莨菪搽剂 / ~,sinapis 芥子搽剂 / ~,terebinthinae;turpentine liniment 松节油搽剂 / ~,terebinthinae aceticum;acetic turpentine liniment;stokes' liniment 松节油醋酸搽剂,斯托克斯氏搽剂 / ~,volatile ammioniae 挥发性搽剂,氨搽剂
linin nucleohyaloplasm 核丝,核透明质
linin reticulum 核丝网
lining *n*. 衬料,垫片,衬筒 ‖ ~,aluminum 铝衬料 / ~,cavity 洞衬料 / ~,vulcan 橡皮里板
linitis *n*. 胃蜂窝织炎 ‖ ~,plastica Brinton's disease;cirrhotic gastritis leather bottle stomach 皮革状胃,布林顿氏病,硬变性胃炎
linitis plastica 革囊(见于皮革状胃或原发性大肠革囊状癌等)
link *n*. 令(英国长度单位=20.1 厘米)
LINK peripheral progressor control package 外部处理机标准控制部件(雷尼韦公司)
link *vi*. 连锁,链环;环节;连接;联系 ‖ ~circt (简作 LC) 链路;中继电路 / ~ pack area (简作 LPA) 连接装配(存储)区
linkage *n*. 键;连接,结合,连锁(在遗传学上指等位基因存在于同一染色体上,比期望的自由组合有更高的机会共同遗传的现象) ‖ sex ~ 性连锁 / ~,amide 酰胺键 / ~,disequilibrium 连环不平衡 / ~, group 连锁群 / ~, map 连锁图 / ~ of characters 性状连锁 / ~,peptide 肽键 / ~, strength 连锁值
linked *a*. 连接的,结合的 ‖ ~,reaction 偶连反应 / ~,transduction 连锁转导[作用] / ~,transformation 连锁转化[作用]
linker *n*. 连接,联系;联结分子,接连分子,连接物;连接程序,编辑程序
Linn(a)eon (Carolus Linnaeus)**system** 林内氏系统(矿物、植物、动物的分类)
Linnaean Society (简作 LS) 林奈学会(英)
Linneon *n*. 林奈种
Linodil *n*. 烟酸肌醇酯(inisitol niacinate)[商名]
Linogliridc *n*. 利诺格列(降糖药)
Linognathus *n*. 长颚虱属 ‖ ~ setosus 犬长颚虱
linoleate *n*. 亚油酸(盐、酯或阴离子型) ‖ ~ ethyl 亚油酸乙酯
linoleic acid, **linlic acid** 亚油酸,十八碳二烯酸
linolein *n*. 亚麻油酸脂
linolenic acid 亚麻酸,十八碳三烯
linoxanthine *n*. 亚麻黄质
linseed *n*. 亚麻子 ‖ ~,crushed 碎亚麻子 / ~,oil 亚麻油
linser's method (paul linser) 德皮肤病学家林塞尔氏法(注射氯化汞治静脉曲张)
linstowiidae *n*. 连士(绦虫)科
lint *n*. 绒布(外科用敷料) ‖ ~,boric 硼酸绒布 / ~,common 单面绒布 / ~,cotton 棉绒布 / ~,iodoform 碘仿绒布 / ~,patent;sheet 整块绒布 / ~,picked 提松绒布 / ~,salicylic 水杨酸绒布 / ~,scraped 刮松绒布 / ~,sheet 整块绒布 / ~,lintin 脱脂绒布
linton shunt 林顿分流术,脾肾静脉分流术
Linum *n*. 亚麻属 ‖ ~,perenne L 宿根亚麻 / ~,sativum 山西胡麻 / ~,usitatissimum L 亚麻
Linum;Linseed *n*. 亚麻[属],亚麻子
Linum usitatissimum 栽培亚麻
linuodistal *a*. 舌侧远中的
linuoplacement *n*. 舌向移位牙
liny *a*. 似线的;细的;有皱纹的
linzenmeier's blood sedimentation tube 林曾迈尔氏血沉管
lio-[构词成分] 以 lio-起始的词,同样见以 leio-起始的词
liodermia *n*. 滑泽皮
liomyofibroma, **leiomyofibroma** *n*. 平滑肌纤维瘤
liomyosarcoma;**leiomyosarcoma** 平滑肌肉瘤
liomyuoma;**leiomyoma** 平滑肌瘤
lioparia *n*. 肥胖
liopoproteinemia *n*. 脂蛋白血症
Lioresal *n*. 巴氯芬(baclofen)[商名]
Liosphaera Haeckel 光滑球虫属
Liothyronine *n*. 碘塞罗宁,三碘甲状腺氨酸 ‖ ~ sodium 三碘甲状腺氨酸钠
Liothyronine (125I) *n*. 放射性碘塞罗宁(诊断用药)
Liothyronine (131I) *n*. 放射性碘塞罗宁(诊断用药)
Liotrix *n*. 复方甲状腺素,三碘合剂(三碘甲状腺氨酸钠与左甲状腺素钠按重量 1:4 的合剂)
liouville's icterus;**icterus neonatorum** 利乌维耳氏黄,新儿黄疸
lip *n*. 唇 ‖ ~,blastoporal 胚孔唇 / ~,cleft;harelip 唇裂 / ~,cracked 唇皲裂 / ~,dorsal 背唇 / ~,double 重复唇 / ~,gatrular 胚孔唇 / ~,hapsburg 哈普斯堡唇,下唇肥厚 / ~,hare 唇裂 / ~ line 唇线 / ~,median dorsal 中背唇 / ~,oral 口唇(寄生虫) / ~,rhombic 菱脑唇 / ~,rympanic labium tympanicum 鼓室唇 / ~,upper 上唇 / ~,ventro-lateral 腹侧唇 / ~,vestibular;labium vestibulare 前庭唇
LIP labile iron pool 不稳定性铁库 /lymphoid interstitial pneumonia P 淋巴细胞性间质性肺炎
lipa *n*. 油脂
lipacemia;**pionemia lipemia** 脂血症
lipacidemia *n*. 脂酸血
lipaciduria *n*. 脂酸尿
lipaemia;**pionemia lipemia** 脂酸尿
liparis *n*. 羊耳兰属
liparocele *n*. ①阴囊脂瘤 ②脂肪疝
liparodyspnea *n*. 肥胖性呼吸困难
liparoid *a*. 脂肪样的
liparomphalus *n*. 脂肪瘤
liparotrichia *n*. 毛发油腻
liparous *a*. 肥胖的
liparthritis *n*. 关节脂肪组织炎
lipase *n*. 脂(肪)酶 ‖ ~,pancreatic 胰脂(肪)酶,三酰甘油脂(肪)酶 acid 酸性脂(肪)酶
lipasic *a*. ①脂酶的 ②分解脂肪的
lipasuria *n*. 脂酶尿
lip-biting *n*. 咬唇癖
lipectomy *n*. 脂肪切除术
lipedema *n*. 脂肪水肿(皮下脂肪过多兼水肿)
lipemia, **lipidemia** *n*. 脂血症, ‖ ~,alimentary 饮食性脂血症 / ~,retinalis 脂血症性视网膜炎 ‖ lipemic *a*.
lipemia cleaning factor (简作 LCF) 血脂症净化因子
lipese *n*. 合脂酶
lipfanogen *n*. 成球脂质,脂球原
lipid body (简作 LB) 脂质体
lipid cytosoms (简作 LC) 脂质胞质体
lipid-golbular protein mosaic model (简作 LGPM) 脂质球状蛋白质镶嵌模型
lipid mobilizing hormone (简作 LMH) 脂质动员激素
Lipid Research Clinic (简作 LRC) 脂质研究临床部(美国国立心脏及肺研究所)
Lipid sphyngomyelin 神经磷脂
lipid(e) *n*. 脂类,脂质 ‖ ~,bilayer 双分子脂膜,脂双分子层 / ~ corneal degeneration 类脂质状角膜便性 / ~ containing phage group 含类脂质噬菌体群 / ~ globular protein mosaic model 脂类与球状蛋白质镶嵌模型 / ~ globule 脂质小球 / ~ granule 脂质颗粒 / ~ keratitis 脂质沉着性角膜炎 / ~ keratopathy 脂肪性角膜病变,角膜脂肪变性 / ~ membrane 类脂膜 / ~ microvesicle 微脂膜泡 / ~ peroxide,LPO 脂质过氧化物 / ~ phage PM2 类脂噬菌体 PM2 / ~ solvent 脂溶剂 / ~ triad 脂质三联体
lipidal *n*. 脂醛
lipidase *n*. 脂类酶,脂质酶统称
lipide; **lipid** *n*. 脂类,脂质,类脂 A
lipidemia, **lipemia** *n*. 脂血症
lipidic *a*. 脂类的
lipidogram *n*. 血清脂蛋白谱

lipidol *n*. 脂醇
lipidolysis *n*. 脂类分解
lipidolytic *a*. 分解脂类的
lipidosis *n*. 脂沉积症(亦称 lipid storage disease cerebroside 脑苷脂积症戈谢病 gaucher disease galactosylceramie 半乳糖苷酰鞘氨醇脂沉积症,戈谢病 gauche's disease hereditary dystoic 遗传性异位脂积症,法布莱病 fabry's disease sphigomyelin 鞘磷脂沉积症,尼皮病 niemannpick disease sulfaftide 硫脂沉积症,异染性脑白质营养不良)
lipidperoxidafion *n*. 脂质过氧化物
Lipids *n*. (简作 LIP) 脂质(杂志名)
lipids turbidity test (简作 LITT) 脂浊度试验
lipidtemns *n*. 脂肪分解产物
lipiduria *n*. 脂肪尿
lipin *n*. 脂类,脂质
lipiodol *n*. (简作 LPD) 碘化油(造影剂)
lipiodol; iodized oil 碘油商品名, 用作造影剂
lipiodologhraphy *n*. 碘油造影术
lipiodol-ultrafluid *n*. 乙碘油
lipiodol-viscous *n*. 碘油
lipiuria *n*. 脂类尿
LIPL linear information processing language 线性信息处理语言
LIPM Lister Instiute of Preventive Medicine 利斯特预防医学研究所(伦敦)
lipo lutun 利波路廷孕酮的商品名
lipo-; lip-[希][构词成分]脂肪,肥胖,缺乏,无
lipoadenoma *n*. 脂肪腺瘤
lipoaide dehydrogenase 硫辛醛称胺脱氢酶
lipoalbumin *n*. 脂白蛋白,脂清蛋白,脂清蛋白
lipoamide *n*. 硫辛酰胺
lipoamide dehydrogenase deficiency 硫辛酰胺脱氢酶缺乏症一种常染色体隐性遗传氨基酸病
lipoangioma *n*. 脂肪血管瘤
lipoarthritis *n*. 关节脂肪组织炎
lipoatrophy *n*. 脂肪萎缩;脂肪营养不良 ‖ insulin ~ 胰岛素性脂肪萎缩,胰岛素反复注射处的局限性脂肪萎缩 / ~, circumscripta 局限性脂肪萎缩 / ~, circumscripta 局限性脂肪萎缩
Lipobactivirus *n*. 类脂噬菌体
lipoblast *n*. 成脂细胞
lipoblastoma *n*. 成脂细胞瘤
lipoblastomatosis *n*. 成脂细胞瘤病,多发性成脂细胞发生,局部扩散,但无转移倾向
lipocaic *n*. 胰抗脂肪肝因素
lipocarcinoma *n*. 脂瘤癌
lipocardiac *a*. 胰抗脂肪肝因素的
lipocatabolic *a*. 脂肪分解代谢的
lipoceleadipocele *n*. 脂肪突出,脂肪疝
lipocellulose *n*. 脂肪纤维(脂类和纤维素组成的一种杂己聚糖)
lipoceratous; adipoceratous *a*. 尸蜡[样]的
lipocere; adipocere *n*. 尸蜡
lipochalico-granulomatosis *n*. 脂肪石末肉芽肿病
Lipochcindriome *n*. 脂粒体系
lipochondria *n*. 脂粒体
lipochondrodystrophy *n*. 脂肪软骨营养不良
lipochondroma *n*. 脂肪软骨瘤
lipochrin *n*. 脂褐黄质
lipochrome *n*. (简作 Lic) 脂色素(电镜)
lipochrome chromolipoid 脂色素
lipochromemia *n*. 脂色素血症
lipochromogen *n*. 脂色素原
lipoclasis *n*. 脂肪分解
lipoclastic *a*. 分解脂肪的
lipocorticoid *n*. 脂肪肾上腺皮质激素类
lipocorticotrophic *a*. 促脂肪肾上腺皮质素的
lipocortin *n*. 脂皮质蛋白(介导糖皮质素抗炎作用的一组磷脂酶 A2 抑制蛋白,与 annexln I 同义)
lipocrit *n*. 脂肪比容管理体制,脂肪比容
lipocyanine *n*. 脂蓝质
lipocyte *n*. 脂细胞 ‖ ~ fat cell 脂细胞, 肝内贮脂细胞
lipod nephrosis (简作 LN) 类脂质性肾变病
lipoderm'a leipodermia 无皮[畸形]
lipodieresis *n*. 脂肪分解
lipodieretic *a*. 分解脂肪的
lipodogramme *n*. 脂质谱
lipodystrophia; lipodystrophy *n*. 脂肪营养不良,脂肪代谢障碍 ‖ ~ corneae 角膜脂肪营养不良 / partial ~ 部分脂肪营养不良, progressive ~ 进行性脂肪营养不良 / generalized ~ 全身性脂肪营养不良, / congenital ~ 先天性脂肪营养不良 / intestinal lipodystrophy 肠原性脂肪代谢障碍 / ~, paradoxa 奇异性脂肪代谢障碍
lipodystrophy *n*. 脂肪营养不良症(先天型可见外生殖器肥大) ‖ ~, inferior 下肢脂肪营养不良 / ~, insulin 胰岛素注射处脂肪营养障碍 / ~, intestinal 肠原性脂肪代谢障碍 / ~, progressive; lipodystrophia progressiva 进行性脂肪营养不良
lipoferous *a*. 带脂肪的,嗜好苏丹的
lipofibroma *n*. 脂肪纤维瘤
lipofibromyxoma *n*. 脂肪纤维黏液瘤
lipofuscin *n*. 脂褐质
lipofuscinosis *n*. 脂褐质沉积症 ‖ neuronal ceroid ~ 神经元蜡样脂褐质沉积症
lipogenesis *n*. 脂肪生成
lipogenetic *a*. 脂肪生成的
lipogenic *a*. 脂肪生成的 生脂肪的
lipogenous *a*. 脂肪生成的确良生脂肪的
lipogranuloma *n*. 脂肪肉芽肿
lipogranulomatosis *n*. 脂肪肉芽肿病 ‖ ~, intestinal 肠脂肪肉芽肿病 / ~, intramuscularis pprogressiva 进行性肌内脂肪肉芽肿病 / ~, subcutanea 皮下脂肪肉芽肿病
lipohemarthrosis *n*. 关节积脂血病
lipohemia lipemia *n*. 脂血[症]
lipo-hepin *n*. 肝素钠(heparin sodium) 剂的商品名
lipohistiodieresis *n*. 组织内脂肪消失
lipohyalmosis *n*. 脂质透明变性
lipohypertroph *n*. 脂肪肥大皮下脂肪肥大 ‖ insulin ~ 胰岛素性脂肪肥大胰岛素注射时皮下脂肪局限性肥大,由于胰岛素的生脂肪作用所致
lipoic acid. 硫辛酸
lipoic dehydrogenase 硫辛酸脱
lipoic transsuccinglase 硫辛酸转琥铂酰酶
lipoid *a*. 脂样的 脂类,脂质化学,生化类脂病理 ‖ ~al *ad*. 类脂地 / ~, anisotropic 双折射脂类 / ~, brain 脑脂类 / ~, forssman's antigen 福斯曼氏脂类,福斯氏抗原嗜异抗原 / ~, lsotropic 单折射脂类 / ~ hyperplasia 脂质增生
lipoidaemea, lipoidemia 脂血症
lipoidal *a*. 脂样的
lipoidase *n*. 脂酶
lipoidemia *n*. 脂血症
Lipoideosis *n*. 脂沉积[症], 类脂沉积[症] ‖ ~, arterial atherosclerosis [动脉]粥样硬化 / ~, cerebroside gaucher's disease 脑甙脂沉积, 高歇氏病 / ~, cholesterol hand schiiller christian disease 胆甾醇沉积症, 汉—许—克三氏病 / ~, corneae 角膜脂沉积症 / ~, cutis et mucosae lipid proteinosis 皮肤黏膜类脂沉积症, 类脂蛋白沉积症 / ~, epidermal 表皮脂沉积症 / ~, epidermal 表皮脂沉积症 / ~, phosphatide niemann-pick disease 磷脂沉积症, 尼—皮二氏病 / ~, renal lipoid nephrosis 肾[脏]脂沉积症, 脂性肾变病 / ~, symmetrical madelung's neck 对称性脂沉积症, 马德隆生氏颈
lipoidic *a*. 脂样的
lipoidolytic *a*. 分解脂类的
Lipoidosis *n*. 脂质沉积症,类脂质沉积症 ‖ ~ corneae 角膜脂质沉积症
lipoidproteinosis *n*. 类脂蛋白质沉积症
lipoids, acetone-insoluble 丙酮不溶性脂类
lipoidsiderosis *n*. 类脂铁质沉积症
lipoid-sieve theory 脂筛学说
lipoiduria *n*. 脂尿
lipoiodine *n*. 二碘顺芜酸乙脂
lipolipoidosis *n*. 脂肪分解
lipolipoidosis *n*. 脂肪类脂沉积症
Lipolysis *n*. 脂肪分解(同 lipoclasis, lipodieresis)
lipolytic *a*. 分解脂肪的 ‖ ~, coefficient 脂(分)解系数
lipoma *n*. 脂[肪]瘤 ‖ ~, annulare colli 颈部环形脂瘤 / ~, arborescens 树枝状脂瘤 / ~, capsulare [器官]被膜脂瘤 cavernosum 海棉状脂瘤 / ~, diffuse 弥漫性脂瘤 / ~, diffusunm renis; lipomatous nephritis 肾弥漫性脂瘤,脂瘤性肾炎 / ~, durum 硬脂瘤 / ~, fibrosum 纤维脂瘤 / ~, lipomatodes; essential xanthoma 特发性黄瘤 / ~, nevoid 痣样脂瘤 / ~ of spermatic cord 精索脂肪瘤 / ~ of the vulvar 外阴脂肪瘤 / ~, ossificans 骨化脂瘤 / ~, petrificans; calcified ~ 钙化脂瘤 / ~, petrificum oddificans; ossified ~ 骨化脂瘤 / ~, sarcinatodes; liposarcoma 脂肉瘤 / ~, telangiectatic; ~ telangiectodes 毛细管扩张性脂瘤
lipomata diffusa symmetrica 对称性弥漫性脂瘤

lipomatoid *a*. 脂瘤样的
lipomatosis *n*. 脂调制素
lipomatosis *n*. 脂肪过多症 ‖ ~,atrophicans 萎缩性脂肪过多症 / ~,dolorosa 痛性脂肪过多症 / ~,gigantea 巨大脂肪过多症 / ~,neurotica;adiposis dolorosa 痛性肥胖症 / ~,nodular circumscribed 结节性局限性脂肪过多症 / ~ ptosis 脂瘤性上睑下垂 / ~,renis;lipomatous nephritis 脂瘤性肾病,脂瘤性肾炎
lipomatous *a*. 脂肪瘤的
lipomeningocele *n*. 脂性脑膜膨出
lipomeria *n*. 缺肢畸形
lipometabolism *n*. 脂肪代谢
lipometbolic *a*. 脂肪代谢的
lipomicron *n*. 血脂粒
lipomodulin *n*. 脂调制素
lipomphalus *n*. 脐部脂肪过多
lipomucopolysaccharidosis *n*. 脂黏多糖贮积病,黏脂沉积病型
lipomyelomeningocele *n*. 脂性脊髓膜突出
lipomyohemangioma *n*. 脂肌血管瘤
lipomyoma *n*. 脂肌瘤
lipomyxoma *n*. 黏液脂瘤
liponephrosis *n*. 脂性肾变病
liponeurocyte *n*. 脂神经细胞
Liponyssus *n*. 刺脂螨属 ‖ bacoti ~ 巴氏刺脂螨 / ornithonyssus bursa sylviarum ~ 林刺脂螨
liponyssus bacoti 巴[科特]氏刺脂螨
lipopathy *n*. 脂质代谢病
lipopenia *n*. 脂肪减少
lipopenic *a*. 脂肪减少的
lipopeptid *n*. 脂肽
lipopexia *n*. 脂肪蓄积
lipopexic; **lipopectic** *a*. 脂肪蓄积的
lipophage *n*. 噬脂细胞
lipophagia *n*. 噬脂性脂肪消失,脂肪分解 ‖ ~,graulomatosis 噬脂性肉芽肿,肠性脂肪营养不良
lipophagy *n*. 噬脂性脂肪耗失,脂肪分解 ‖ lipophagic *a*.
lipophil *a*. 亲脂的,亲脂体
lipophilia *n*. 亲脂性;肥胖倾向
lipophilicity *n*. 亲脂性;嗜脂度
lipophobic *a*. 疏脂的
lipophore *n*. 黄色素细胞
lipoplast *n*. 脂质体
lipoplasty *n*. 脂肪整复
lipopohanerosis *n*. 脂粒显现
lipopolysacchardie *n*.(简作 LPS) 脂多糖
lipopolysfaccharide *n*. 脂多糖
lipoprotein *n*.(简作 LP)脂蛋白 ‖ ~ cholesterol 脂蛋白胆固醇 / fmilial ~ deficiency 家族性脂蛋白缺乏 / familial high density ~ deficiency 家族性高密度脂蛋白缺乏症,丹吉尔病 / tagier disase-high-density ~ 高密度脂蛋白,亦称脂蛋白 / intermediate density ~ 中密度脂蛋白 / low-density ~ 低密度脂蛋白亦称脂蛋白 / lp ~,lp 脂蛋白(亦称前脂蛋白) / X ~, X 脂蛋白(一种异常低密度脂蛋白,游离胆固醇含量高和蛋白含量异常,见于胆汁淤积病人)
lipoprotein electrophoresis(简作 LPE)脂蛋白电泳
lipoprotein lipase(简作 LPL) 脂蛋白脂肪酶,此酶的遗传性缺乏可致家族性高脂蛋白血症型
lipoproteinesterase *n*. 脂蛋白酯酶 ,限速酶
lipoproteinlipae deficiency,familial 家族性脂蛋白脂肪酶缺乏症,家族性高脂蛋白血症
lipoproteinosis *n*. 脂蛋白沉积症
liporhodin *n*. 脂红质
liporopin *n*. 促脂素,向脂素
Liporrhagia retinalis 视网膜脂血症
liposarcoma *n*. 脂肉瘤
liposarcous *a*. 消瘦的
liposis *n*. 脂肪过多症
lipositol *n*. 肌醇磷脂
liposoluble *a*. 脂溶的
liposome *n*. 脂质体
liposome-mediated gonodal transgenesis 脂质引介基因转殖法
lipostomy *n*. 无口畸形
liposuction *n*. 脂肪抽吸法,脱脂整容术(通过高压真空装置,由切口经皮下将管插入,手术除去局限性脂肪沉积)
liposyn *n*. 静脉脂肪乳剂的商品名(含 10%用卵磷脂稳定的红花油,在长期全胃肠外营养时骼以上必需脂肪酸的缺乏)
lipoteichoic acid(简作 LTA) 脂膜酸,脂磷壁(酸)质
lipothiamide pyrophosphate(简作 LTPP) 焦磷酸酯硫碳胺
lipotroph *n*. 促脂肪增多细胞
lipotrophic *a*. 脂肪增多的
lipotrophy *n*. 脂肪增多
lipotropic *a*. 亲脂肪的,促脂肪的,抗脂肪肝的,抗脂肪肝剂 ‖ ~ agents *n*. 亲脂剂 / ~ factor(简作 LTF) 嗜脂因子(抗脂肝因素)
lipotropin *n*. 促脂素,脂肪动作用激素,脂肪酸释放激素,促脂解激素
lipotropin hormone(简作 LPH) 促脂肪激素
lipotropoism lipotropy *n*. 亲脂性;抗脂肪肝现象
lipotuberculin *n*. 类脂结核菌互在溶液或乳剂内含有分支杆菌脂肪组分的一种结核菌素制剂
lipovaccine *n*. 类脂菌苗在植物油中混悬微生制备的一种菌苗,能使抗原物质延缓吸收
lipovirus *n*. 脂肪病毒
lipovitellin *n*. 卵黄脂磷蛋白
lipovnik orhivirus 利波夫尼克环状病毒
lipovnik virus 利波夫尼克病毒
lipoxathine *n*. 脂黄质
lipoxin *n*. 脂毒素;脂黄质
lipoxygenase lipoxidase 脂肪氧合酶
lipoyl *n*. 硫辛酰基
lipoyl trasacetylase 硫辛酰转乙酰酶,二氢硫辛酰胺乙酰基转移酶
lipozyme *n*. 硫辛酸酰胺
lippa; **lippitude**; **marginal blepharitis** *n*. 睑缘炎
lipping *n*. 唇状影象(X 线),唇状突出
lippitude *n*. 睑缘炎
lip-reading *n*. 聋者从他人嘴唇的动作了解话意的唇读法,读唇
Lipschutz bodies 利普许茨氏包含体
lipschutz bodies 利普许茨体核内包涵体,见于单纯性疱疹中心细胞 ‖ ~,cell;centrocyte 利普许茨细胞,中心细胞(见于红色苔癣) / ~,disease 利普许茨氏病(急性外阴溃疡) / ~,ulcer;ulcus vulvae acutum 利普许茨氏溃疡,急性外阴溃疡
lipsis *n*. 停止
lipsotrichia *n*. 脱发,脱毛
lipuid chroatog raphmass spectrometer-computer(简作 LC-MS-COM) 液体色谱仪—质谱仪—计算机联用
lipuria *n*. 脂肪尿
lipuric *a*. 脂肪尿的
Liq dr liqukd dram 液打兰(同 fldr ,见该条)
Liq pz liquid ounce 液两(同 floz ,见该条)
liq. Liquor *n*. 液,溶液,液剂
LIQSS Liquid Steady State 液体稳定状态
liquamar *n*. 苯丙香豆素制剂的商品名
liquate *v*. 液化
liquation *n*. 液化(作用)
liquefacient *n*. 液化的解凝剂
liquefaction *n*. 液化作用 ‖ ~ of vitreous 玻璃体液化
liquefiable *a*. 能液化的
liquefied natural gas(简作 LNG) 液天然气
liquefied petroleum gas(简作 LPG) 液化石油气
liquefier *n*. 液化器;液化剂
liquefy *vt*. 使溶化,使液化
liquescent *a*. 变液的,液化的
Liqueur *n*. 香酒;甜香酒(含有砂糖及芳香剂之酒精性饮料。同 cordial)
liquid *n*. 液体 *a*. 液体的,液态的;流动的 易变的 ‖ ~ radioctive waste 放射性废液 / ~ chemical dosimeter 液体化学剂量剂 / ~ chromatograph 液相色谱仪 / ~ chromatography 液相色谱法 / ~ coolant 冷却剂 / ~ counter 液体计数器 / ~ crystal 液态晶体 / ~ crystal display 液晶显示器 / ~ crystal thermography 液晶热像图 / ~ cuticle 火棉胶 / ~ echopattern 液性回声 / ~ emboliaing agent 液体(血管)栓塞剂 / ~ -filled stomach method 胃液体充盈法 / ~ holding recovery 液体存储复活 / ~ hump 液性驼峰 / ~ hydrogen target 液氢靶 / ~ image 液体影像,透声影像 / ~ junction potential 液体接界电势 / ~ laser 液体激光器 / ~ -liquid chromatography 液—液色谱 / ~ -liquid phase extraction 液—液相萃取 / ~ medium 液体培养基 / ~ nitrogen cryosurgical system 液氮冷冻手术刀 / ~ nitrogen cryosurgical system 液氮容器 / ~ nitrogen plan 液氮装置 / ~ nitrogen vapor 液氮蒸汽法 用液氮做致冷源,冻储精液 / ~ paraffin 液体石蜡 / ~ phase combinatorial chemistry 液相组式化学 / ~ phase combinatorial synthesis(简作 LPCS) 液相组合式合成 / ~ phase organic synthesis 液相有机合成法:液相化学合成法 / ~ radiochromattography 液相放射层析法 / ~ scintillation 液体闪烁谱 / ~ scintillation counter 液体闪烁计数器 / ~ scintillation counting 液体闪烁计数 / ~ scintilla-

tion spectrometer 液体闪烁谱仪 / ~ scintillation spectrometer 液体闪烁谱仪 / ~ scintillator 液体闪烁体(剂) / ~ scitillation counter 液体闪烁计数装置 / ~ silicone 液态硅酮 / ~-solid chromatography 液—固色谱 / ~-tight 不透液的 / ~-vapour Interface 气—液界面

liquid chromatograhphy(简作 LC) 液相色谱法

liquid column monometer(简作 LCM) 液柱压力计

liquid cryatal thermogram 液晶热像图

liquid cryatal thermography 液晶热像摄影术

liquid crystal display(简作 LCD) 液晶显示

liquid curing medium(简作 LCM) 液体硫化介质

liquid gas(简作 LG) 液化气体

liquid hydrogen(简作 LH_2) 液态氢

liquid ion-exchange(简作 LIX) 液体离妇交换

liquid marsh gas(简作 LMG) 液化沼气

liquid metal(简作 LM) 液态甲烷

liquid metal hydride(简作 LMH) 液态金属氢化物

liquid metal products(简作 LMP) 液态金属产物

liquid methane gas(简作 LMG) 液化甲烷气

liquid nitrogen(简作 LN_2) 液(态)氮

liquid nitrogen temperature(简作 LNT) 液态氮温度

liquid ounce(简作 Liq oz) 液两(同 floz ,见该条)

liquid oxygen(简作 LO_2) 液(态)氧

liquid ozone(简作 LOZ) 液态臭氧

liquid phase column chromatography 液相柱色谱法

liquid pressur filter(简作 LPF) 液压滤器

liquid progane gas(简作 LPG) 液化丙烷气

liquid protein supplement(简作 LPS) 液体蛋白质补充剂

liquid purification process(简作 LPP) 液体精制法

liquid scintillation(简作 LS) 液体闪烁(现象)

liquid scintillation counter(简作 LSC) 液体闪烁计数器

Liquid Steady State(简作 LIQSS) 液体稳定状态

liquidate *vt*. 肃清,消灭;取消 ‖ liquidation *a*.

liquidform *a*. 液状的

liquidity *n*. 流动性

liquidize *vt*. 使液化

liquid-liquid chromatography(简作 LLC) 液—液色谱法

liquid-liquid extaction(简作 LLE) 液—液萃取(法)

liquid-metal fuel(简作 LMF)液体金属燃料

liquid-metal, fast breeder Reactor(简作 LMFBR) 液态金属快中子增殖反应堆

liquidness *n*. 液态

liquidometer *n*. 液位计

liquid-solid chromatography(简作 LSC) 液固相色谱法

liquidus *n*. 沸点曲线 ,液线

liquify area *n*. 液化区

liqukd dram(简作 Liq dr) 液打兰(同 fldr, 见该条)

liquogel *n*. 液胶体,液状凝胶

liquor *n*. 液,汁;溶液,液剂;酒 *vt*. 用液态物质处理;把……浸入水中

liquor benzoic acid Co(简作 LBC) 复方苯甲酸溶液

liquorice *n*. 甘草(同 glycyrrhiza)

liquorrhea *n*. 体液排出过多

LIR left inferior rectus 左下直肌

LIRBM liver, iron, red bone marrow 肝,铁,红骨髓

lirellate *a*. 嵴状的

lirelliform *n*. 嵴状的

LIS laser isotope separation 激光 /lobular in situ 原位小叶(癌)

LISA Library and Information Science Abstracts 图书馆秘情报科学文(刊名)

Lisacort *n*. 泼尼松,强的松(prednisone)[商名]

Lisch nodules(karl lisch)列希结节(神经纤维瘤病时发生的虹膜错构溜)

Lisfranc's amputation 利斯弗朗切断术肩关节切断术跖跗关节切断术 ‖ ~ joint 利斯弗朗氏关节,跗跖关节 / ~ ligament 利斯弗朗韧带(楔跖韧带) / ~ tubercle 利斯弗朗氏结节,斜角肌结节

Lisinopril *n*. 赖诺普利(依普利 enallapril 激活型的赖氨酸衍生物,一种血管紧张素转换酶抑制剂,用于治疗高血压)

LISP list processing 表格处理机

lisp *n*. 牙语,咬舌发音(如将 s, z 读作 th)

lisping *n*. 牙语,咬舌音

LISR low ionic strength reaction 低离子强度反应

LISS low ionicstrengt (salt) solution 低离子强度(盐)溶液

Lissamine green 丽丝胺绿

Lissamine rhodamine 里沙明玫瑰红

Lissauer's marginal zone(Heinrich Lissauer)利骚厄缘区(脊髓外周与后角尖间的白质) ‖ ~, paralysis 卒中型麻痹性痴呆 / ~, tract (column) 背外侧束 / ~, lissencephala 缺脑回动物类(脑回甚少或无的胎盘动物)

lissencephalia *n*. 缺脑回, 缺脑回动物的; 无脑固畸形 ‖ lissencephaly *ad*. 无脑回畸形

lissencephalic *a*. 缺脑回的(动物);缺脑回动物的;无脑固畸形的

lissive *a*. 促肌肉弛缓的,解痉挛的

Lissocarpaceae *n*. 尖药科

list *n*. 表,一表;目录;名单记入目录;列举 ‖ ~, critical 病危名单 / ~, sick 病人名单,病人册 / ~ mode 表格方式

list processing(简作 LISP) 表格处理机

list processing language(简作 LPL) 表单加工语言

listen *vi*. 听,倾听(to)in 收听

Lister Instiute of Preventive Medicine(简作 LIPM) 利斯特预防医学研究所(伦敦)

Listerella *n*. 李斯特氏小菌属 ‖ ~ bessonii 贝氏李斯特氏小菌 / ~ hepatolytica 溶肝李斯特氏小菌 / ~ ovis 绵羊李斯特氏小菌

Listeria *n*. (Joseph alister)李斯特菌属 ‖ ~ grayi 格氏李斯特菌 / ~ hepatolytica 溶肝李斯特菌 / ~ innocua 无害李斯特菌 / ~ i-vanovii 伊氏李斯特菌 ~ ivanovii subsp. londoniensis 伊氏李斯特菌伦敦亚种 / ~ monocytogenes 单核细胞增生李斯特菌 / ~ murrayi 默氏李斯特菌 / ~ ovis 绵羊李斯特菌 / ~ seeligeri 斯氏李斯特菌 / ~ welshimeri 威氏李斯特菌 / ~ denitrificans 去硝化李司忒菌

Listeria *n*. 利斯顿氏菌属 ‖ ~ anguillarum 鳗利斯顿氏菌 / ~ pelagia 海利斯顿氏菌

listeria monocytogenes(简作 LM) 单核细胞增多性李司忒菌

listerial *a*. 李斯特菌的

listeriosis olisterellosis 李斯特菌病

listerism *n*. 防腐无菌法

listing's law(Johann B Listing) 利斯廷定律(当眼球运动离静止位置时,在第二位置的转动角,与眼围垂直于视线第一位第二位置的固定轴上转动时相同) ‖ ~, plane 利斯廷平面垂直于眼前后轴的横垂直面

listless *a*. 没精神的,不想活动的

Liston's forceps 利斯顿钳剪骨钳 ‖ ~, knives 利斯顿刀(长刃切断刀) / ~, operation 利斯顿手术上颌骨切除术

Lisuride *n*. 降催乳素,麦角乙脲(5-羟色胺抑制药)

Lit uochostaurus rhombicus Haeckel 菱形枪十字虫

LITE legal information through electronics 通过电子设备的合法信息

lite-[希][构词成分] 石,化石

liter *n*. 升溶量单位[公升、立升两词已废止,升为立方分米(dm^3)的专门名称。小写 l 仅作为备用符号,因其与数字 1 易混淆,一般皆应作为 L]

liter / hour(简作 l / hr) 升 / 小时

liter-, litre-[法][构词成分]

literacy *a*. 文字(上)的;字面的;确切的 ‖ ~ly *ad*. 照字义,逐字地,确实

literacy1 *n*. 识字;阅读及书写能力

literature *n*. 著作;文学;文献

liters per minute(简作 LPM) 升 / 分(钟)

liters per second(简作 L / sec) 升 / 秒

-lith-[希] [构成分词] 石,结石

lith(o)-[希] [构词成分] 石;结石

lithagogectasia *n*. 尿道扩张取石术

lithagogue *a*. 排石的,驱石的 *n*.驱石剂

Lithane *n*. 碳酸锂(lithium carbonate) [商名]

lithangiuria *n*. 尿路结石

litharge *n*. 密陀僧,一氧化铅

lithate *n*. 尿酸盐

Lithcmelissa campanulaeoformis Campbell and Clark 钟石蜂虫

lithe; lithesome *a*. 软的;易弯曲的

lithecbole *n*. 结石排出

lithectasy *n*. 尿道扩张取石术,结石切除术

Lithelidae *n*. 石太阳虫科

Lithelidae Haeckel 石太阳虫亚科

Lithelide Haekel 光滑球虫科

Lithelius haeckel 石太阳虫属

Lithelius of. L. Alveolina Haeckel 蜂房石太阳虫

Lithelius solaris Haeckel 日石太阳虫

Lithelius spiralis Haeckel 螺石太阳石

lithemia *n*. 尿酸血症 ‖ lithemic *a*.

lithia *n*. 氧化锂

lithiasic *a*. 结石病的
lithiasis *n*. 结石病 ‖ ~, appendicular 阑尾结石(梗阻) / ~, conjunctivae 结膜结石 / ~, conjunctivitis 结石性结膜炎 / ~, pancreatic 胰腺结石 / ~, renal 肾石病
lithiasis-[希][构词成分]结石病
lithic *n*. 结石的;锂的 ‖ ~, acid 尿酸性结石 / ~ conjunctivitis 结石性结膜炎
lithium *n*.(简作 Li)锂化学元素 ‖ ~ bromide 溴化锂中枢神经系统抑制药 / ~ carbonate 碳酸锂治躁狂抑郁性精神病药 / ~ citrate 枸橼酸盐(抗燥狂药) / ~ sulfate 硫酸锂(抗燥狂药) / ~ acetate 醋酸锂(抗燥狂药)
lithium diisopropyl amide(简作 LDA)二异丙基酰胺锂
lithium perchlorate ammonlate(简作 LPA)氨化高氯酸锂
lithium sulfate(简作 LH)硫酸锂
lithium trisiamyl boro hydride(简作 LTSBH)三戊氢硼化旬
Lithocampe Ehrenberg 石毛虫属
lithocenosis *n*. 碎石清除术
lithocholate *n*. 石胆酸解离型
lithocholic acid(简作 LCA)石胆酸
lithocholylgoycine *n*. 石胆酸牛磺酸
Lithocircus Hertwig 环骨石属
lithoclast *n*. 碎石器
lithoclasty *n*. 碎石术
lithoclysmia *n*. 膀胱灌药溶石法
Lithocmpidae Haeckel 石毛虫科
Lithocolla globosa Schulze 球形石球虫
Lithocolla Schulze 石球虫属
lithoconion *n*. 碎石器
lithocyst *n*. 晶细胞
lithocystotomy *n*. 膀胱切开取石术
lithocyte *n*. 石细胞
lithodialysis *n*. 溶石术;碎石术
lithofellic *a*. 胆石的
lithogenesis *n*. 结石形成,结石发生
lithogenic *a*. 结石生成的,促结石形成的
lithogenicbile *n*. 石胆汁
lithogenous *a*. 结石形成的,成结石的
lithography *n*. 结石造影术
lithokelyphopedion; lithokelyphopaedium *n*. 胎膜胎儿石化
lithokelyphos *n*. 胎膜石化
lithokonion *n*. 碎石器
litholabe *n*. 持石器
litholapaxy *n*. 碎石洗出术
lithology *n*. 结石学
litholysis *n*. 结石溶液
litholyte *n*. 溶石液灌注器
litholytic *a*. 溶石的 ‖ ~ therapy 溶石疗法
Lithomelissa *n*. 多刺石蜂虫
Lithomelissa buetschlii Haeckel 芋石峰虫
Lithomelissa Ehrenberg 石峰虫属
Lithomelissa monoceras Popkofsky 单角石蜂虫
Lithomelissa thoracites Haeckel 石蜂虫
lithometer *n*. 结石测定器
lithometra *n*. 子宫骨化
Lithomitra Butschli 石帽虫属
Lithomitra lineata Ehrenberg 线石帽虫
lithomoscus *n*. 牛胎石化
lithomyl *n*. 膀胱碎石器
lithonephria *n*. 肾石病
lithonephritis *n*. 结石性肾炎
lithonephrotomy *n*. 肾石切除术
lithontriptic *a*. 碎石的
lithopedion *n*. 胎儿石化,石胎
Lithopera bacca Ehrenberg 石囊虫
Lithopera Ehrenberh 石囊虫属
Lithophane leautierl cytoplasmic polyhedrosis virus 是冬夜蛾胞质型多角体病毒
lithophone *n*. 听石探杆
lithoplaxy *n*. 碎石洗出术
lithoripsy *n*. 碎石术
lithoscope *n*. 膀胱石窥镜
lithoscopy *n*. 膀胱石镜检查
lithosperman *n*. 紫草多糖
Lithospermum ring spot virus 紫草环斑病毒
Lithostat *n*. 醋羟胺酸(acetohydroxamic acid)[商名]
lithotome *n*. 切石刀
lithotomist *n*. 切石术者
lithotomy *n*. 切开取石术,结石切除术 ‖ ~ clamp 膀胱取石夹 / ~ forceps 膀胱取石器 / ~ gorget 膀胱取石器 / ~ gorget 膀胱取石有槽导子 / ~, median prerectal 正中切石术,直肠前切石 / ~, perineal 经会阴切石术 / ~ position 膀胱结石位 / ~ probe 膀胱取石探子 / ~, rectal rectovesical 经直肠石术 / ~ scoop 膀胱取石匙 / ~ sound 膀胱取石探子 / ~, suprapubic high 耻骨上切石术,商位切石术 / ~, vaginal ~, vesicovggial 经阴道切石术 / ~, vbilterl 两侧切石术,横行切石术
lithotony *n*. 造瘘取石术
lithotresis *n*. 结石钻孔术
lithotriptic *a*. 碎石术的,碎石的
lithotriptor *n*. 碎石器
lithotriptoscope *n*. 碎石膀胱镜
lithotriptoscopy *n*. 膀胱镜碎石术
lithotrite; lithotiptor *n*. 碎石器
lithotrity *n*. 碎石术
lithotroph *n*. 无机营养菌
lithous *a*. 石的,结石的
lithoxiduria *n*. 黄嘌呤尿
lithum bromide(简作 Li Br)溴化锂
lithuresis *n*. 石尿症
lithureteria *n*. 输尿管结石病
lithuria *n*. 石尿
litmocidin *n*. 石蕊样放线菌素,变色放线菌素
litmus *n*. 石蕊
litomosoides carinii 棉鼠丝虫
Litonotus carinatus Stokes 龙骨漫游虫
Litonotus fasciola Ehrenberg 片状漫游虫
Litonotus fasciola Schewiakoff 扁平漫游虫
Litonotus obtusus maupas 纯漫游虫
Litonotus Wrzesniowski = Linotus Butschli Hemiophrys Wrzesniwski 漫游虫属
Litracene *n*. 利曲新(抗忧郁药)
litre per kilogram(简作 L / kg)升 / 千克(比体积单位)
litre per second(简作 LPS)每秒升数
Litsea cubeba 山胡椒卜(一种药用植物)
Litsea gerclae[植药]兰屿木姜子卜
Litsea kostermanin[植药]木姜子
LITT lipids turbidity test 脂浊度试验
litten's diaphragm phenomenon (sign) 利滕膈现象征呼吸时胸廓下部可移动的水平下陷
litter[1] *n*. 担架;窝,同窝仔(多产物一胎所生的仔)
litter[2] *n*. 尿道腺开口于海绵体陷窝底部(尿道腺细胞多呈锥形或柱状,胞质清明,腺腔较大,能分泌黏液,腺腔有时可深达黏膜下层甚至海绵体内)
littermate control 同窝对照
little *a*.(比较级 less 或 lesser,最高级 least)小的;少的;不多的;短暂的;少量地,一点儿;毫不,没有多少,少许 ‖ after a ~, 过了一会儿 / by and by ~ 一点一点地,逐渐地 / for a ~ 一会儿 / in ~, 小规模地;缩小地 / ~, or nothing 简直没有 / make of ~, 不重视;难了解 / no ~, 许多 / not a ~, 许多,很 / the ~ 仅有的一点
Little's area 利特尔区(见 kiesselbach's area)
Little's disease(William J. Little)利特尔病(四肢先天性痉挛性强直,从出生之日起有,为一种大脑痉挛性瘫痪,由于锥体束缺乏发育所致,可能伴有各种疾病,包括产伤、胎儿缺氧,或母亲在妊娠期生病,在临床上,此病特点为肌无力、步行困难等。亦称痉挛性双瘫)
littoral *n*. 沿海地区
Littre's colotomy 利特雷氏结肠切开术,腹股沟部结肠切开术
Littre's crypts(Alexis littre)包皮
Littre's glands 利特雷腺,男尿道腺
Littre's hernia 憩室疝
Littre's operation 利特雷手术(腹股沟部结肠切开术)
Littre's sinus 利特雷氏窦,横窦
littritis *n*. 尿道腺炎
Lituolidae de Blainville 叶足亚纲
Liturgosa *n*. 螳螂[属]
LI-type mycoplasma group LI 型支原体群
Litzmann's obliqity 利次曼倾斜后头盆倾势不均
LIV law of initial value 始期机能定律
Livbermore automatic research compter(简作 LARC)利弗莫尔自动研究计算机
live birth(简作 LB)活产,活胎产

live vaccine(简作 LV)活菌苗
live virus(简作 LV)活病毒
live[1] *vi*. 活着,生存,生活,居住,过生活,度过 ‖ ~ by 靠……过活 / ~ off 靠……生活 / ~ on 继续活着;以为主食－生活 / ~ out 活过(某一时间);住在外面 / ~ through 度过,经受住 / ~ up to 决定于,取决于
live[2] *a*. 活的,有生命的;充满活力的;尚在争论中的;空气清新的以现场直播方式 ‖ ~ live bacterial vaccine 活菌苗 / ~ image 活动图像 / ~ load 工作负载 / ~ time 生存时间,有效计数时间 / ~ vaccine 活疫苗 / ~-blood 睑跳
liveborn *a*. 活产的,胎生的
livedo *n*. 青斑 ‖ ~, annularis; ~, racemosa; ~, reticularis 网状青斑,网状窒息 / ~, reticularis; asphyxia reticularis; ~, annularis; ~, racemosa 网状青斑,网状窒息 / ~, reticularis idiopathica 自发性网状青斑 / ~, reticularis symptomatica 症状性网状青斑 / ~, telangiectatica 毛细血管扩张性青斑
livedoid *a*. 青斑样的
lively *a*. 活泼的;活跃的;快活的;生动的 *ad*. 活泼地;轻快地 ‖ liveliness *n*.
liver *n*. 肝 ‖ ~, albuminoid, lardaceous, waxy 淀粉样肝 / ~, biliary cirrhotic 胆汁性肝硬变 / ~, vrimstone 硫磺色肝 / ~, bronze 青铜色肝 / ~, cardiac; stasis cirrhosis 郁血肝,淤滞性肝硬变 / ~, cirrhotic 硬变肝 / ~, degraded 分叶肝 / ~, fatty 脂(肪)肝 / ~, fluke 肝吸虫,肝蛭(同 Fasciola hepatica) / ~, foamy 泡沫肝 / ~, frosted, ~, icing sugar-icing 糖衣肝,结霜样肝(慢性增生性肝周样炎) / ~, hobnail 鞋钉状肝,结节性肝硬变,萎缩性门脉性肝硬变(肝表面由于硬化而形成鞋钉状点) / ~, linfantile 小儿胆汁性肝硬变 / ~, iron 铁沉着肝 / ~, nutmeg 肉豆蔻肝 / ~, pignmented 肝色素沉着 / ~, sago 西米肝, / ~, syphilitic 梅毒肝 / ~, vrimstone 硫磺色肝 / ~, wandering 游动肝 / ~, waxy; albuminoid 淀粉样肝 / ~ angiography 肝血管造影术 / ~ biopsy forceps 肝脏活检钳 / ~ biosy needle 肝脏活检针 / ~ capsule 肝包膜 / ~ computed tomography 肝计算机 X 线断层成像术 / ~ metasis 肝转移 / ~ overlap sign 肝脏重叠症 / ~ parenchma 肝实质 / ~ phosphorylase 肝磷酸化酶糖原磷化酶的肝同功酶 / ~ phoosphorylase kinade deficiency 肝磷酸酶化酶缺乏症,磷酸化酶 b 激酶缺乏症 / ~ portal canal 肝(门)管 / ~ pujcture needle 肝脏活检针 / ~ scanning 肝扫描 / ~ scintigraphy 肝闪烁成像术,肝闪烁摄影术 / ~ scintiscanning 肝闪烁扫描 / ~ sinusoid 肝窦状隙 / ~ spots 肝色斑 / ~ tomography 肝断层成像 / ~-diverticulum 肝盲囊 / ~-fluke 肝吸虫
liver alcohol dehydrogenase(简作 L-AD)肝脏酒精脱氢酶
liver and spleen(简作 L&S)肝和脾
liver biopsy(简作 LB)肝活检,肝穿刺活检
liver cell(简作 LC)活动细胞
liver cell membrane antibody(简作 LMA)肝细胞膜抗体
liver cirrhoses(简作 LC)肝硬化
liver extract(简作 Lex)肝脏提取物
liver function test(简作 LFT)肝功能试验
liver infusion agar(简作 LIA)肝浸液,琼脂
liver membrane specific lipoprotein(简作 LSp)肝细胞膜特异性脂蛋白
liver membrtane antigen(简作 LM-Ag)肝细胞膜肮原
liver menbrane autoantibody(简作 LMA)抗肝膜自身抗体
liver plasma membrane(简作 LPM)肝浆膜
liver protectants 保肝药
liver residue factor(简作 LRF)肝残余因子
liver specific antigen(简作 LSA)肝特异抗原
liver specific autoantibody(简作 LSpA)肝特异性自身抗体
liver specific lipoprotein(简作 LSL)肝特异性脂蛋白
liver specific membrane lipoprotein(简作 LSP)肝竺异膜蛋白
liver test(简作 LT)肝脏试验
liver tumor survey(简作 LTS)肝肿瘤调查
liver, iron, red bone marrow(简作 LIRBM)肝,铁,红骨髓
liver, spleen, kidneys(简作 LSK)肝、脾、肾
Livermore automatic research ocmpiler(简作 LARC)利弗莫尔自动研究编译程序
Livermore time-sharing system(简作 LTSS)利弗莫尔分时系统(美国利弗莫尔实验室的一种操作系统)
Liverpool vervet monkey virus(Clarkson et al.)利物浦南非小猿病毒
Liverpool vervet monkey virus 利物浦小猿猴病毒
liver-rot *n*. 肝吸虫病
liver-specific antigen 1(简作 LP-1)肝特异抗原 1
liver-specific antigen 2(简作 LP-2)肝特异抗原 2
liverwort *n*. 苔类植物,地钱
lives *n*. life 的复数
livestock *n*. 家畜,牧畜
livetin *n*. 卵黄蛋白
livid *a*. 青紫的(由于挫伤或充血而呈现)
lividity *n*. 绀,青紫 ‖ ~, cadaveric 尸斑
lividomycin *n*.(简作 LVDM)青紫霉素
lividomycin *n*. 利维霉素
Livierato's sign 利韦拉托征(沿剑)突脐线叩击前腹,可刺激腹部交感神经而引起血管收缩
living *a*. 活的;现存的;起作用的,活跃的生活的;*n*. 生活,生计;活着~ being 生物 ‖ ~ cell 活细胞 / ~ clock 生物钟 / ~ model 生物模型 / ~ modified organnisms 改造活生物体(主要是基因转殖方面的) / ~ orgenism 活生物体(指任何能转移或复制基因之材料者,包括不育生物体、病毒及类病毒等)
living and well(简作 L&W)健在
living children(简作 LC)存活儿童
living donor(简作 LD)活供体
living matter(简作 lm)有生命物质,活物
Livingston's sriangle 利文顿三角(髂耻脐三角,阑尾时,触敏区)
Livi's index 利维指数
Livistona virus 蒲葵病毒
livor[拉](复,livores) *n*. 青紫 ‖ ~ mortis 尸斑
Liw loss in weight 重量损失
LIX liquid ion-exchange 液体离妇交换
Lixaminol *n*. 氨茶碱(aminophylline)[商名]
lixiviate[拉] *vt*. 浸滤,浸提;去碱
lixiviation; lixcivium *n*. 浸滤液,灰汁,碱汁
lizard *n*. 蜥蜴
Lizars' operation 扎斯手术一种上颌切除术体离妇交换
Lizars's line 利扎斯氏线(髂后上棘至坐骨结节与大转子间的线)
L-K linguistic-kinesic method 语言—运动法
LK left kidney 左肾 /locus Kiesselbachii [拉] 基塞耳巴赫氏区,鼻中隔薄区 /lymphokine *n*. 淋巴激活素,淋巴因子
LKC Leukocyte 血细胞,白血球
LKg Leakage 泄漏
LKQCPI Licentiate of the King and Queen's College of Physicians of Ireland 领有爱尔兰皇家内科学会开业执照的医生
LKS liver, kidney, spleen 肝、肾、脾皆未触及
LKV leukovorin 亚叶酸;甲酰四氢叶酸
LL language laboratory 语言实验室 /large lymphocyte 大淋巴细胞 / left lateral 左侧的 /left leg 左腿,左小腿 /left limb 左肢,左侧肢体 /left lower 左下 /left lung 左肺 /Life and Lung 生活与肺脏(杂志名) /Loicht Loslich [德] 易溶解的 /Longitude and latitude 经度和纬度 / Loudness level 响度级 /Lower lid 下(眼)睑 /Lower limit 下限 /Lower lobe 下叶 /Low level test 低水平实验 /Lufteitung [拉] 气导听力 /Lysolecithin 容血卵磷脂
LL1530 nadoxolol 萘羟心安
LLAC lupus-lide anticoagulated Component 狼疮样抗凝因子
LLAD linear log-analog-todig-ital converter 线形记录模拟信息—数字信息转换器
LL-AL;471-E akdgamycin E 阿德加霉素 E
Llano seco orbivirus 拉罗塞可环状病毒
L-Lat latex-leptospiral agglutination test 胶乳钩端螺旋体凝集素试验
LLB long-leg-brace 下肢梏具(假肢)
LLBCD left lower border of cardiac dullness 心浊音界左下缘
LLC liquid-liquid chromatography 液—液色谱法 /long leg cast 长腿管型 /lymphocytic leukemia 淋巴细胞性白血病
LLCC long leg cylinder cast 长腿圆柱管型
LLC-MK 2 cells L2 细胞(来源于新西兰白兔肾非整倍体上皮样细胞系,供检验病毒等用之)
LLC-RK 1 cells L1 细胞(来源于恒河猴肾的异倍体细胞系,供检验病毒等用之)
LLC-WRC 256 cells LW256 细胞(来源于 Walker 大鼠癌的异倍体细胞系,供检验病毒等用之)
LLD Doctor of Law 法学博士 /lactoba cillus lactis Dorner factor 乳酸杆菌多尔诺因子(维生素 B_{12}) /lowel level discrimination 下甄别器
LLD factor lactobacillus lactis Dorner factor factor 乳酸杆菌多尔诺因子(维生素 B_{12})
LLE left lower extremity 左下肢 /liquid-liquid extaction 液—液萃取(法)
LLF Laki-Lorand factor 雷奇—罗兰因子
LLFC factor VIII 凝血因子 VIII
LLL left lower lobe (of the lung) 左下叶肺 /Lawrence Livermore Labo-

ratory 劳伦斯—利费莫尔实验室(美) /left lower lobe 左下肢 /low-level logic 低电平逻辑(电路) /lower left limb 左下肢
LLM localized leukocyte mobilization 局部白细胞动员
LLN lower limits of normal 正常下限
Llorazepam *n*. 劳拉西泮(安定类药)
Llotucaine *n*. 洛土卡因(局麻药)
LLQ left lower quadrant of abdomen 左下腹部
LLR left lateral rectus 左外直肌
LLSB left limits of sternal border 胸骨左缘
LLT limulus lysis test 鲎溶解物试验 /lock-layer transistor 固定层晶体管
LLW low-level waste 低放射性废物
Lm lemniscus medialis 内侧丘系(丘脑)
lm limit 限度
LM lateral malleolus 外踝 /legal medicine 法医学 /Laboratory Management 实验室管理(杂志名) /Laboratory Medicine 实验医学(杂志名) /laryngeal muscle 喉肌 /Laval Medical 拉瓦尔医学(杂志名,现更名 VMCF,见该条) /leakage meter 漏电流检测器 /left middle 左中;左侧腰部 /lemniscus medialis 内侧丘系 /letigo maligna 恶性誉斑,恶性小痣 /leucomycin; kitasamycin 柱晶白霉素,北里霉素 /Licentiate in Midwifery 产科学硕士;领有产科学开业执照的医生;批准的开业产士 /lichen myxedematous 黏液水肿性苔藓 /light metals 轻金属 /light microscope 光学显微镜检查 /light minimum 最小明视光度;最小光度阈值 /linguomesial 侧近中的 /liquid metal 液态甲烷 /listeria monocytogenes 单核细胞增多性李司忒菌 /linguomesial 舌侧近中的 /longitudinal muscle 纵肌 /lower motor neuron 运动神经元
LM hormone lipid mobilizing homone hormone 脂质动员激素
LMA late membrane antigen 晚期膜抗原 /left mentoanterior 颏左前位(胎位) /liver cell membrane antibody 肝细胞膜抗体 /liver menbrane autoantibody 抗肝膜 自身抗体
LM-Ag liver membrtane antigen 肝细胞膜肮原
LMB Laboratory of Molecular Biology (英国医学研究委员会的)分子生物学实验室 /Laurence-Moon-Biedl's syndrome 视网膜色素变性肥胖多脂综合征 /leiomyoblastoma 成平滑肌瘤
LMC large cells of the Malpigihan bodies 肾小体的大细胞,马尔皮基氏小体的大细胞 /lime-magnesium carbonate 氧化钙—碳酸镁,钙—镁碳酸盐 /lymphocyteediated cytolysis 淋巴细胞介异细胞裂解 /lymphocyte mediated cytotoxicity 淋巴细胞介异的细胞毒实验
LMCA leftmaincoronaryartery 左冠状动脉主干
LMCC Licentiate of Medical Council of Canada 领有加拿大医学委员会开业执照的医生
LMD local medical doctor 地区内科医师 /logarithmic mean difference 对数平均差(温度) /low molecular weight dextran 低分子(量)葡聚糖
LMDX low molecular weight dextran 低分子(量)葡聚糖
LME leucocyte migration enhancement 白细胞移动增强
LMERGE low order merge 低阶合并
LMET longitudinal multiplane emission tomography 断层多层发射断层成像术
LMF leucocyte mobilizing factor 白细胞动员因子 /light mitochondrial faction 光性线粒体部分 /liquid-metal fuel 液体金属燃料 /lymphocyte mitogenic fafctor 淋巴细胞致有丝分裂因子
LMFBR liquid-metal, fast breeder Reactor 液态金属快中子增殖反应堆
LMG lethal midline granuloma 致死性中线肉芽肿 /liquid marsh gas 液化沼气 /liquid methane gas 液化甲烷气
LMH lipid mobilizing hormone 脂质动员激素 /liquid metal hydride 液态金属氢化物
LMI labeling mitotic index 标记有丝分裂指数 /leucocyte miration inhibition 白细胞游走抑制
LMIF leucocyte migration inhibition factor 白细胞游走(移动)抑制因子
LMIT leucocyte migration inhibition test 白细胞游走抑制试验
LMIT 见 Leucocyte migration inhibition test
LMJ Lawyer's Medical Journal 法医学杂志
LML large and medium lymphocytes 大淋巴细胞和中淋巴细胞 /left mediolateral 左侧斜切(外阴切开术) /left middle loble (肺的)左中叶
LMLR load memory lockout register 寄存存储锁寄存器
LMM lentigo maligna melanoma 恶性雀斑黑素瘤 /light meromyosin 轻酶解肌球蛋白(分子生物学)
lmmoblast *n*. 成神经鞘细胞
lmmoblastic *a*. 成神经鞘的
LMN lower motor neuron 下运动神经元
LMP last menstrual period 月经;末期月经 /Latent membrane protein 潜伏感染膜蛋白 /left mentoposterior 颏左后位(胎位) /liquid metal products 液态金属产物 /low melting point 低熔点 /lumbar puncture 腰椎穿刺
lmphocyte transformation test (简作 LTT) 淋巴细胞转化试验
LMR localized magnetic resonance 定域磁共振 /left media rectus 左内直肌 /leukocyte mobilization rate 白细胞移动率
LMRCP Licentiate in Midwifery of the Royal College of Physicians 皇家医士;领有皇家医师学会产科开业执照的医生(或助产士)
LMS levomisole *n*. 左旋咪唑(免疫增强剂) Licentiate in Medicine and Surgery 内科及外科学硕士;领有皇家医师学会开业执照的内、外科医生
leiomyosarcoma *n*. 平滑肌肉瘤
LMSG labial minor salivary gland 唇小唾液腺
LMSSA Licentiate in Medicine and Surgery of the Society of Apothecaries, London 领有伦敦药学会内、外科医师兼药剂员开业执照的医生
LMT left metotransverse 颏左横位(胎位) /leucocyte migration test 白细胞移行试验 longitudinal multiplane emission tomogranhy 纵向多面照射 X 线断层照相术 /Lowenfeld Mosiac Test 罗文费尔德马赛克试验
LMW low molecular weight compound 低分子量
LMWC low molecular weight dextran 低分子右旋糖酐
LMWN NA low molecular weight nuclear ribonucleic acid 低分子量核内核糖核酸
LMW-UK low molecular weight urokinase 低分子量尿激酶
LMZ levo-tetramisole 左旋四咪唑
L-N Lesch-Nyhan syndrome 雷施—尼翰二氏综合征
ln naturnal logarithm 自然对数(以 e 为底的对数)
LN lipod nephrosis 类脂质性肾变病 /liquid nitrogen 液(态)氮 /lupus nephritis 狼疮性肾炎 /lymph node 淋巴结
LN_2 liquid nitrogen 液(态)氮
LNB large-needle asiration viopsy 大针抽吸活组织检查
LNC lymph node cells 淋巴结细胞
LN-CCT large non-cleave cell type 无裂隙大细胞型
LNG liquefied natural gas 液天然气
lng long *n*. 长久的
LNI lymph node imaging 淋巴结显像
LNMP last normal menstrual period 末次正常月经;末期正常月经
lnparogastrostomyu *n*. 剖腹胃造口术
LNPF lymph node permeability factor 淋巴结通透性因子
LNT lentinan 香菇多糖(免疫增强剂) /liquid nitrogen temperature 液态氮温度
L-O left occipital 左枕部的
LO length overall 全长,总长 /local oscillator 本机振荡器 /linguo-occlusal 舌骀的
Lo limes zero 无毒界量 /longitude 经度;横距 /low 低的;体质差的 /lower 低级的 /ludricating oil 润滑油
LO_2 liquid oxygen 液态氮
Loa *n*. 罗阿丝虫属, 罗阿丝虫,眼丝虫
LOA leave of absence 休假,获准的假期 /left occipitoanyterior 枕左前胎位
LOAC low accuracy 低精(准)确度
load *n*. 负载,负荷,力 *vt*. 装载,充填 装载;使负担,装满,使某物增加重量装货 ‖ ~, occlusal 面的负荷, / axial over ~ 轴超负荷, / ~ dependence 负荷依赖性
load cast (简作 LC) 负荷模型
load cell (简作 LC) 负载单元,寄存元件
load-compensated diodetransistor logic (简作 LCDTL) 负载补偿二极管晶体管逻辑(电路)
load limit (简作 Ld lmt) 负荷界限
load memory lockout register (简作 LMLR) 寄存存储锁寄存器
load on call (简作 LOCAL) 调用输入
load taps (简作 Ltap) 负载端
loaded contact 负接载点
loader *n*. 输入器,输入程序
loading *n*. 连接率 负荷试验如组氨酸负荷试验 *a*. 负荷的,装载的 ‖ ~ cone 装载锥形罩 / ~ dose 负荷剂量 / ~ endoscope 负荷内镜 / ~ endoscopy 负荷内镜检查 / ~ facility 装载设备
loaf *n*. loaves 一条面包;圆锥形糖块;面包形食品
Loaiasis *n*. 罗阿丝虫病
loan *n*. 贷款;借出 ‖ ~, on 出借书
Loasaceae *n*. 硬毛草科
loath *a*. 愿意的 厌恶的 ‖ ~, nothing 很愿意,很乐意
loathe *n*. 厌恶,憎恨的
LOB line of balance 平衡线,对称线

lobar *n*. 叶的 ‖ ~ atelectasis 大叶性肺不张
lobate *n*. 有叶的,叶状的
lobation *n*. 叶状形成 ‖ ~, rena 肾叶形成 X 片上出现肾表面小切迹,表示肾叶的位置
lobe *n*. 叶 ‖ ~, azygos 奇叶右肺 / ~ of cerebrum 大脑叶 / ~ of ear 耳垂 / ~ frot 瓣足 / ~ of hypophysis 垂体叶 / ~ of liver 肝叶 / ~ of lung 肺叶 / ~ of mammary gland 乳腺叶 / ~, optic 视中四叠体
lobectomy *n*. 叶切除术,切除甲状腺,肝、脑或肺的一叶
lobelet *n*. 小叶突
Lobelia *n*. 北美山梗菜,祛痰菜
Lobelia cardinalis chlorosis virus 山梗菜退绿病毒
Lobeliaceae *n*. 半边莲科
Lobeline *n*. 洛贝林,山梗菜碱(呼吸中枢兴奋药,目前用于戒烟制剂)
Lobendazole *n*. 洛苯达唑,罗苯哒唑,2-苯并咪唑氨甲酸乙酯兽用抗蠕虫药
lobenzarite *n*. 氯苯扎利(消炎镇痛药)
lobi *n*. lobus 的复数
lobite *a*. 限于一叶的
lobitis *n*. 叶炎
Loboa, loboi *n*. 罗布菌,罗布芽生菌痕疙瘩性芽生菌病的致病因子
lobocyte *n*. 分叶核白细胞
Lobonema smithi (Mayer) 叶腕水母(隶属于叶腕水母科 Lobonematidae)
Lobonematidae *n*. 叶腕水母科(隶属于根口水母目 Rhizostomeae)
Lobonemoides gracilis (Light) 拟叶腕水母(隶属于叶腕水母科 Lobonematidae)
lobopodium, lobopodia *n*. 叶状伪足
Lobo's disease (Jorge Lobo) 洛伯病,疤痕疙瘩性芽生菌病
lobose *a*. 有叶的,叶状的
Lobosea *n*. 叶足纲
lobotomy *n*. 叶切断术,额叶切断术,前额叶切断术,前额叶白质切断术,经眼眶额叶切断术,经眼眶白质切断术
Lobstein's cancer; retroperitoneal sarcoma 洛布斯坦癌,腹膜后肉瘤
Lobstein's disease 成骨不全,洛布斯坦病,骨脆病
Lobsten's ganlion 洛布斯坦氏神经节,内脏大神经节
Lobsten's placenta 洛布斯坦氏胎盘,帆状胎盘
lobster *n*. 龙虾;龙虾肉 ‖ ~ claw ①螯状指 ②螯状趾
lobular *a*. 小叶的 ‖ ~ detachment 小叶状脱离 / ~ carcinoma in situ (简作 LCIS) 原位小叶癌 / ~ glomerulonerphritis (简作 LGN) 分叶性肾小球性肾炎 / ~ in situ (简作 LIS) 原位小叶(癌)
lobulated *a*. 分成小叶的
lobulation *n*. 分成小叶,小叶状, ‖ ~ 门小叶形成
lobule *n*. 小叶 ‖ ~ of mammary gland 乳腺小叶 / ~ of testis 睾丸小叶 / ~ of thymus 胸腺小叶 / ~ of thyroid gland 甲状腺小叶
lobuli testis 睾丸小叶
lobuli thymi 胸腺小叶
lobulose *a*. 小叶的
Lobulus [拉] (复, lobuli) *n*. ①小叶 ②翅瓣
Lobuprofen *n*. 氯布洛芬(消炎镇痛药)
lobus [拉] (复, lobi) *n*. 叶
LOC level of consciousness 清醒程度(意识水平)
loc local 局部的,当地的 /location 定位;位置 /loss of consciousness 意识消失
loc- [拉 locus] [构词成分] 位置,地位,场所等
loc cit loco citato [拉] 在上述引文中
loc doc loco dolente [拉]于疼痛部位
local *a*. 局部的 ‖ ~ anaphylaxis 局部过敏 / ~ anesthesia 局部麻醉 / ~ anesthetics 局部麻醉剂 / ~ absorved dose calorimeter 局部量热式吸收剂量计 / ~ battery 自给程序 / ~ electroretinogram 局部视网膜电图 / ~ hormones 局部荷尔蒙 / ~ Infection 局部感染 / ~ immunity 局部免疫 / ~ injection therapu 局部注射疗法 / ~ irradiation 局部照射 / ~ population sample 地区群体样品 / ~ regionas irradiation 局部区域性照射 / ~ variety 地方变种
LOCAL load on call 调用输入
local accommodation (简作 LA) 局部适应
local adaptation syndrome (简作 LAS) 局部适应综合征(应激)
local anesthesia (简作 LA) 局部麻醉
local cerebral blod volume (简作 LCBV) 局部脑血容量
local cerebral blood flow (简作 LCBF) 局部脑血流量
local cycle fatigue (简作 LCF) 局部循环疲劳
local dentist (简作 LDDS) 局部牙医(口腔外科医生)
local excitatory state (简作 LES) 局部兴奋状态
local irradiation (简作 LX) 局部照射法
local medical doctor (简作 LMD) 地区内科医师
local oscillator (简作 LO) 本机振荡器
local oxidation of silicon (简作 LOCOS) 硅的局部氧化
local pertusion rate (简作 LPR) 局部灌注率
local physician (简作 LP) 当地医师
local thermodynamic equilibrium (简作 LTE) 局部热动平衡
local xenogenic graft versus host reaction (简作 LxGvHR) 局部异种移植物抗宿主反应
localising cone 定位遮光筒
localizability *n*. 可定位性,可定域性
localization *n*. ①定位 ②局部化 ③探测 ‖ ~ diagnosis 定位诊断,显象诊断 / ~ of chiasms 交叉局部化 / ~ of intraocular foreign body 眼内异物定位法
localized *a*. 局限的,定域的 ‖ ~ corneal drying 局限性角膜干燥 / ~ displacement 局限性移位 / ~ hyperrhermia 局部高温 / ~ impression 局限性变薄 / ~ orbital 定域[分子]轨道 / ~ x-irradiation 局部 X 线照射
localized hemolysis in gel (简作 LHG) 凝胶中局限性溶血
localized leukocyte mobilization (简作 LLM) 局部白细胞动员
localized magnetic resonance (简作 LMR) 定域磁共振
localized plaque formation (简作 LPF) 局部斑块形成
localizer *n*. 定位器
locating *n*. 定位法 ‖ mark ~ 定位标记
location *n*. ①定位 ②位置
locator *n*. ①定位器 ②探测器
lochia *n*. 恶露 ‖ ~, alba 白恶露 / ~, cruenta; ~, rubra 红恶露 / ~, healthy 无病恶露,正常恶露 / ~, purulenta; ~, alba 脓性恶露,白恶露 / ~, rubra 红恶露 / ~, sanguinea 血性恶露 / ~, sanguinolenta 血性恶露 / ~, serosa 浆液性恶露,血清样恶露 / ~, serosanguinea 浆液血性恶露
lochiocolpos *n*. 阴道积恶露
lochiocyte *n*. 恶露细胞
lochiometra *n*. 子宫积恶露
lochiometritis; puerperal metritis 产生子宫炎,产褥期子宫炎
lochiorrhagia *n*. 恶露过多
lochiorrhea *n*. 恶露过多
lochioschesis *n*. 恶露猪留
Lochnericine *n*. 洛柯因
lochoperitonitis; puerperal peritonitis 产后腹膜炎
LOCI logarithmic computing instrument 对数计算器
Locicortone *n*. 氯西可通(肾上腺皮质类药)
lock *n*. 锁
lock circuit 锁定电路
lock nut 锁定螺母
lock remover 开锁器
Lock-and-key theory *n*. 锁钥学说
locked twins 交锁双胎
lock-finger 锁指症(指半屈)
lock-in *n*. 锁定
locking *n*. 锁定,同步
lock-layer transistor (简作 LLT) 固定层晶体管
loclizing electrode 定位电极
locn location 位置;定位
loco Marijunan 大麻
locomotive *a*. 运动的,行动
locomotor *a*. 运动的,行动的 ‖ ~ ataxia 运动性共济失调,脊髓痨 / ~ difficulty 运动困难
Locomotorium *n*. 运动器
locomotory *a*. 运动的
LOCOS local oxidation of silicon 硅的局部氧化
locular *a*. 小腔的
loculate *a*. 分为小腔的
loculation *n*. 小腔形成
loculus (复, loculi) *n*. 小腔
locus (复 loci) *n*. ①位置 ②轨迹 ③焦点 ④基因座(基因在染色体上占有位置) ‖ ~ genetic 基因位点 / ~ histocompatibility, 组织适合性位点 / ~ ceruleus (第四脑室之)蓝斑核(同 substantia ferruginea; locus cinereus; locusferrugineus)
locus Kiesselbachii [拉] (简作 LK) 基塞耳巴赫氏区,鼻中隔薄区
locust bean gum (简作 LBG) 角豆树籽树胶
Locust witches broom virus 刺槐丛枝病毒
Locusta migratoria (Linneaus) 飞蝗(隶属于蝗科 Acrididae)
LoD line of duty 值勤,公务

lod *n*. 优势对数
Lodazecar *n*. 氯达丙卡(降脂药)
lodging *n*. 倒伏
Lodinixil *n*. 氯地克昔(降脂药)
Lodiperone *n*. 氯地哌隆(抗精神病药)
Lodose *n*. 毒物的无限剂量
Lodoxamide *n*. 洛卓氨酸(抗过敏药)
lody snow(cocaine)(简作 LS) 可卡因因粉
Loeb's deciduoma 洛博氏蜕膜瘤(用人工方法产生的蜕膜瘤样变化)
loe-density lipoprotein cholesterol(简作 LDL-C) 低密度脂蛋白胆固醇
Loevit's cells 成红细胞,有核红细胞
LOF lowest observed frequency 测得最低频率
Lofemizole *n*. 洛非咪唑(消炎镇痛药)
Lofendazam *n*. 洛芬达詹(安定类药)
Lofentanil *n*. 洛芬太尼(镇痛药)
Lofepramine *n*. 洛非帕明(抗忧郁药)
Lofexidine *n*. 洛非西定(降压药)
Loffer's endocerditis; constrictive endocarditis 吕夫勒氏心内膜炎,缩窄性心内膜炎
lofflerella *n*. 吕夫勒氏菌属 ‖ ~ mallei 鼻疽吕夫勒氏菌 / ~ whitmori 惠氏吕夫勒氏菌
Loffleria *n*. 无症状白喉,非典性白喉
Loflucarban *n*. 氯氟卡苯(抗菌药)
log-[希][构词成分]说或说出、说明
LOG logarithm (常用)对数
log *n*. ①记录 ②测程器 ③对数 ‖ ~ subtraction 对数剪影
log common logarithm (以 10 为底的)常用对数 /logarithm 对数(包括常用对数和自然对数,但通常是指前者)
log_{10}common logarithm to the base 10 常用对数,以 10 为底的对数
logadectomy *n*. 结膜切除术
logades *n*. 眼白
logaditis *n*. 巩膜炎
logadoblennorrhea *n*. 结膜脓溢
Loganberry callico(yellow blotch mosaic)virus (Wilhelm et al) 罗甘莓印花(黄斑花叶)病毒
Loganberry degeneration virus 罗甘莓退化病毒
Loganberry mosaic virus(Zeller) 罗甘莓花叶病毒
LOGANDS logical commands 逻辑指令
Loganiaceae *n*. 马钱科(一种蕨类)
logarithm *n*.(简作 log) 对数(包括常用对数和自然对数,但通常是指前者)
logarithmic *a*. 对数的 ‖ ~ curve 对数曲线/ ~ phase, log phase 对数期 / ~ survivor couve 对数生存曲线 / ~ transformation 对数变换
logarithmic mean difference(简作 LMD)对数平均差(温度)
logarithmic omputing instrument(简作 LOCI) 对数计算器
log_e natural logarithm to the base e 自然对数,以 e(2.718)为底的对数
logger *n*. 记录器,对数标度仪
logic *n*. 逻辑电路,逻辑 ‖ ~ machine 逻辑机
logic core(简作 Logicor) 逻辑磁心
logic driver(简作 LD) 逻辑电路驱动器
logic processor(简作 LP) 逻辑处理机,逻辑处理程序
logic theory(简作 LT) 逻辑理论
logical commands(简作 LOGANDS) 逻辑指令
logical language(简作 LOGLAN) 逻辑语言(佛罗里达大学)
logical operation 逻辑运算
logical professor and computer(简作 LOGIPAC) 逻辑教授与计算机
logical program(简作 LOGRAM) 逻辑程序
logical unit(简作 LU) 逻辑部件
logically integrated FORT-RAN translator(简作 LIFT) 逻辑集成公式翻译程序,逻辑集成公式转换器
Logicor logic core 逻辑磁心
LOGIPAC logical professor and computer 逻辑教授与计算机
logisporin *n*. 长孢菌素
-logist[希词素 log-][构词成分]学者、专家、……学家、……工作者
logistic equation 逻辑计算方程
logistic evaluation and review technique(简作 LEAR) 逻辑鉴定与评论技术
logistics and heurisic applied to synthetic analysis(简作 LHASA) 逻辑和探试应用于合成解析
logit *n*. 对元
logitron *n*. 磁性逻辑元件
LOGLAN logical language 逻辑语言(佛罗里达大学)
logo-[希][构词成分]词,言语
logogram *n*. 疾病鉴诊器用法
logoscope *n*. 疾病鉴诊器
logoseopy *n*. 疾病鉴诊器用法
LOGRAM logical program 逻辑程序
logue-[希][构词成分]说话,编写
-logy[希 log-][构词成分]"一门学问"、"一种专科知识"、"……学")
LOHF late onset hepatic failure 迟发性肝衰竭
Loiasis *n*. 罗阿丝虫病
Loicht Loslich[德](简作 LL)易溶解的
loimia *n*. 疫病
loimic *a*. 疫病的
loin *n*. 腰部
Lokav(**Chinese blue**)*n*. 中国蓝
lokern bunyavirus 洛肯恩本扬病毒
lokern virus 洛肯恩病毒
LOL left occipito-lateral 左枕侧(胎位)
Loligo beka(Sasaki) 火枪乌贼(隶属于枪乌贼科 Loliginidae)
Loligo bleekeri(Keferstein) 长枪乌贼(隶属于枪乌贼科 Loliginidae)
Loligo chinensis(Gray) 中国枪乌贼(隶属于枪乌贼科 Loliginidae)
Loligo duvaucelii(Orbigny) 杜氏枪乌贼(隶属于枪乌贼科 Loliginidae)
Loligo edulis(Hoyle) 剑尖枪乌贼(隶属于枪乌贼科 Loliginidae)
Loligo formosana(Sasaki) 台湾枪乌贼(隶属于枪乌贼科 Loliginidae)
Loligo gotoi(Sasaki) 五岛枪乌贼(隶属于枪乌贼科 Loliginidae)
Loligo japonica(Steenstrup) 日本枪乌贼(隶属于枪乌贼科 Loliginidae)
Loligo kobiensis(Hoyle) 神户枪乌贼(隶属于枪乌贼科 Loliginidae)
Loligo oshimai(Sasaki) 小管枪乌贼(隶属于枪乌贼科 Loliginidae)
Loligo tagoi(Sasaki) 田乡枪乌贼(隶属于枪乌贼科 Loliginidae)
Loligoinidae *n*. 枪乌贼科(隶属于枪形目 Teuthoidae)
Lolium enation figivirus 黑麦草耳突斐济病毒
Lolium rhabdovirus 黑麦草弹状病毒
lollipops *n*. 糖果,不正常的噬菌体颗粒
LoM limitation of motion 活动限度 /loss of motion 丧失活动 /Laser optical modulator 激光光学调制器
Lomariopsidaceae *n*. 罗蔓藤蕨科(一种蕨类)
lomasome *n*. 质膜外泡
Lombazole *n*. 隆巴唑(防腐药)
Lomefloxacin *n*. 洛荚沙星
Lomentariaceae *n*. 节荚藻科(一种藻类)
Lometraline *n*. 洛美曲林(安定类药)
Lomevactone *n*. 洛荚内酯(抗忧郁药)
Lomifylline *n*. 洛米茶碱(血管扩张药)
Lomustine *n*. 洛莫司丁,罗氮芥(抗肿瘤药)
Lonapalene *n*. 氯萘帕林(抗牛皮癣药)
Lonaprofen *n*. 氯萘洛芬(消炎镇痛药)
Lonazolac *n*. 氯那唑醇(消炎镇痛药)
Lonchaeidae *n*. 尖尾蝇科
London dispersion 伦敦色散
Lone star bunyavirus 郎星本杨病毒
lone star tick *n*. 美洲花蜱
Lone star virus 郎星病毒
lone-pair electrons 孤对电子
long *a*. 长的 ‖ ~-acting thyroid stimulator LATS 长效甲状腺刺激素 / ~-acting embolic material 长效栓塞材料,永久栓塞材料 / ~ adductor muscle 长收肌 / ~ arm 长臂 / ~-axial focus 长轴聚焦 / ~ axis view 长轴切面 / ~ band of union of the tendons 长键纽 / ~ cilia 长睫毛 / ~ ciliary nerve 睫状长神经 / ~ day plant 长日照植物 / ~ extensor muscle digits 趾长伸肌 / ~ extensor muscle of great toe 踇长伸肌 / ~ flexorof digits 指长屈肌 / ~ flexormuscle of thumb 拇长屈肌 / ~-flowering *a*. 开花期长的 / ~ flowering branch 长花枝 / ~ flowering period 长花期 / ~ fluid level sign 长液平征 / ~ focal transducer 长焦距(超声)换能器 / ~ fruit branch 长果枝 / ~ live isotope 长寿命同位素 / ~ levator muscle of rib 肋提长肌,提肋长肌 / ~ muscle of head 头长肌 / ~ palmar muscle 掌长肌 / ~ persistence CRT 长余辉式阴极射 / ~ persistence CRT 长余辉式阴极射线管 / ~ plantar ligament 跖长韧带 / ~-pulse laser 长脉冲激光器 / ~ radial extensor carpal muscle 桡侧腕长伸肌 / ~ range particle 长射程粒子 / ~ range radiation 长射程辐射 / ~ recording camera 长记录照相机 / ~

scale contrast 长阶对比 / ~ scan 慢扫描 / ~ septal lines 长间隔线 / ~ sight 远视 / ~ stalked variety 高杆品种 / ~ stamened flower 长雄蕊花 / ~ T 1 hypointense 长 T1 低信号(磁共振成像术语) / ~ T2hyperintense 长 T2 高信信号(磁共振成像术语) / ~ thoracic nerve 胸长神经 / ~ wave length expoure 长波 X 线曝光,软 X 线曝光

long longitudinal ***n*.** 纵的

long acting(简作 LA)长效的

long chain molecule(简作 LCM)长链分子

long chain polymer(简作 LCP)长链聚合物

long cwt long hundred weight 长担,英担(=50.8 kg)

long delay(简作 LD)长时间延迟

long distance(简作 LD)远距离

long duration(简作 LD)长持续时间

long hundred werght(简作 lcwt)长担,英担(=50.8 kg)

long leg cast(简作 LLC)长腿管型

long QT syndrome(简作 LQTS)QT 间期延长综合征

long range input monitor(简作 LRIM)远距离输入监控器

long range requirements(简作 LRR)长期需要量

long scarf syndrome(简作 LSS)长围巾综合征

long single cone(eye)(简作 LS)长型单在锥体(眼)

long spacing fibril(简作 LSF)长距原纤维

Long tailed phage group 长尾噬菌体群

long term memory(简作 LTM)长时间记忆

long terminal repeats(简作 LTR)长末端重复(序列)

long ton(简作 ltn)长吨,英吨(=2 240 磅)

long wave lenghth infrared illuminator(简作 LWII)长波红外线发光体

long wavelength infrared(简作 LWIR)长波红外线的

long-acting thyroid stimulator(简作 LATS)长效甲状腺刺激素

longan witches broom agent(Li)龙眼丛枝病原

long-axis view(简作 LAV)长轴切面

long-chain fatty acid(简作 LCFA)长链脂肪酸

long-chain free fatty acids(简作 L-FFA)长链游离脂肪酸

long-chain triglyceride(简作 LCT)长链甘油三酯

longest menstrual life 最长育龄期

longest muscle 最长肌

longest muscle of head 头最长肌

longest muscle of neck 颈最长肌

longest muscle of thorax 胸最长肌

longevity ***n*.** 寿命

longevo ***n*.** 长寿人

longinymph ***n*.** 阴唇展开,阴门帘

longipedate ***n*.** 长脚的

longiradiate ***a*.** 长放线状的,长突的

longissimus ***a*.** ①最长的 ②最长肌 ‖ ~ muscle 最长肌

longitude and latitude(简作 LL)经度和纬度

longitudinal ***a*.** 纵向的,纵行的 ‖ ~ aberration 纵(向)像差 / ~ aderraion 纵向声学模式 / ~ arch weight-bearing position 纵向足弓承重位 / ~ axis 纵轴,长轴 / ~ band 纵束 / ~ canal of cochlear axia 蜗轴板 / ~ choke coil 纵向扼流圈 / ~ chromatism 纵(向)色像差 / ~ debvunching 纵散束 / ~ effent 纵向效应 / ~ emission tomographic imaging 纵向发射体层成像 / ~ fiber(睫状肌)纵纤维 / ~ fissure of brain 大脑纵裂 / ~ fracture 纵行骨折 / ~ horopter 纵向双眼单视界 / ~ incision 纵向切开 / ~ impedance 纵向阻抗 / ~ ligament 纵韧带 / ~ locking device 纵向锁定装置 / ~ magnetic field 纵向磁场 / ~ magnetization vector 纵向磁化矢量 / ~ magnification 纵向放大率 / ~ myocardial tomogram 纵向心肌断层摄影照片 / ~ obique projection 纵向倾斜投照 / ~ off-centre angulation 纵向偏移角度 / ~ relaxation 纵向弛豫 / ~ relaxation time 纵向弛豫时间,自旋点阵弛豫时间,自旋晶格弛豫时间 / ~ section 纵切面,纵截面 / ~ section scanner 纵向断层扫描 / ~ section tomography 纵向分层体层摄影术 / ~ septum of vagina 阴道纵隔 / ~ sonogram 纵向声像图 / ~ split 纵裂 / ~ transverse 纵横切的 / ~ tube axis x 线管长轴 / ~ ulceration 纵向溃疡 / ~ wave 纵波

longitudinal multiplane emission tomogranhy(简作 LMT)纵向多面照射 X 线断层照相术

longitudinal multiplane emission tomography(简作 LMET)断层多层发射断层成像术

longitudinal muscle(简作 LM)纵肌

longitudinal redundancy check(简作 LRC)纵向冗余校验

longitudinalis ***a*.** 纵的 ***n*.** 纵肌

longitypical ***a*.** 细长形的,长形的

long-leg-brace(简作 LLB)下肢梏具(假肢)

long-period ***a*.**(简作 LP)长周期

Long-range data(简作 LRD)长距离数据

Long-Range Health Planning Branch(加拿大卫生福利部的)(简作 LRHPB)卫生远景规划局

longsightedness ***n*.** 远视

longstanding illness 长期受限的疾病

longterm ***n*.**(简作 LT)长期的,长远的

long-term care 长期意料照顾院(收容老人以及慢性病患者)

long-term care(简作 LTC)长期护理

long-term potentiation(简作 LTP)长时程突触增强

longterm response 长效反应

longuet's incision 隆盖切口(精索静脉曲张和阴囊水肿手术时的切开法)

Longuet's operation 隆盖手术(治疗精索静脉曲张和阴囊水囊肿)

longus ***a*.** 长的 ***n*.** 长肌

longuscapitis ***n*.** 头长肌

Longv Longevity 长寿(杂志名)

Lonicera latent carlavirus 金银花潜伏香石竹潜伏病毒

Lonidamine ***n*.** 氯尼达明(生育调节药)

looking ***n*.** 看,查看,调查 ‖ ~ glass 窥镜

Look-out angle 视界角

loop ***n*.** 环,回路 ‖ cardiac force ~ 心力环 / caudate-nigral-caudate ~ 尾核—黑质—尾核环 / inversion ~ 倒拉攀 / microtiter ~ 微量滴定环 / mitral ~ 二尖瓣圈 / radial ~ 反其型纹 / suspensory ~ 悬吊圈 / ulnar ~ 正其型纹 / ~ chromatid 环染色单体 / ~ clil 螺环 / ~ diuretics 管套利尿削(作用于亨利氏环之利尿剂) / ~ of Henle 亨利氏环 / ~ oscillograph 回线示波器 / ~ out effect 环出效应 / ~ stamened flower 环染色单体 / ~ technique 环绕技术(一种血管查管技术)

loopagram ***n*.**(肠)袢造影照片

Loops of Vieussens 锁骨下袢

loose ***n*. & *a*.** 间隙,松(散,弛)的,游离的 ‖ ~ body 游离体 / ~ fracture 松脱骨折 / ~ joint 关节松弛

loose body(简作 LB)疏松体

Looser's bond 卢塞带,假骨折线,卢塞线

Looser's zone 卢塞线,假骨折线,卢塞线

LOP leave on pass 脱险,离开险境,渡过危险期 /left oblique projection 左前斜投影,第二斜位 / left occipitoposterior 左枕后位(胎位)

Loperamide ***n*.** 洛帕丁胺,洛哌丁胺,易蒙停(止泻药)

Lophiodes infrabrunneus(Smith et Radcliffe)褐拟鮟鱇(隶属于鮟鱇科 Lopiidae)

Lophiodes moseleyi(Regan)莫氏拟鮟鱇(隶属于鮟鱇科 Lopiidae)

Lophiodes naresi(Gunther)奈氏拟鮟鱇(隶属于鮟鱇科 Lopiidae)

Lophiodesformes ***n*.** 鮟鱇目(隶属于硬骨鱼纲 Actinopterygii)

Lophiomus setigerus(Vahl)黑鮟鱇(隶属于鮟鱇科 Lopiidae)

Lophiostomaceae ***n*.** 扁孔腔菌科(一种菌类)

Lophiostomataceae ***n*.** 扁孔腔菌科(一种菌类)

Lophius litulon(Jordan)黄鮟鱇(隶属于鮟鱇科 Lopiidae)

Lophocoleaceae ***n*.** 齿萼苔科(一种苔类)

Lophomoadidae Kent 缨滴虫科

Lophomonadina Light 缨滴虫亚目

Lophomonas Stein 缨滴虫属

Lophomones strata Butschli 沟缨滴虫

Lophophorina capronata Penard 触手冠虫

Lophophorina Penard 冠虫滴

Lophopteryx capucina cytoplasmic polyhedrosis virus 天社蛾胞质型多角体病毒

Lophosquilla coastata(de Haan)脊条褶虾蛄(隶属于虾蛄科 squillidae)

Lophosteron ***n*.** 龙骨脊

lophotoxin ***n*.** 海帆毒

Lophoziaceae ***n*.** 裂叶苔科(一种苔类)

Lopiidae ***n*.** 鮟鱇科(隶属于鮟鱇目 Lophiiformes)

Lopirazepam ***n*.** 氯吡西泮(安定类药)

Lopomonas blttarum Stein 蠊缨滴虫

Loprazolam ***n*.** 氯普唑仑(镇静催眠药)

Loprodiol ***n*.** 洛丙二醇(安定类药)

LOQ lower outer quadrant 外下四分之一,外下象限

Lorajmine ***n*.** 劳拉明(抗心律失常药)

Loranthaceae ***n*.** 桑寄生科

Lorapride ***n*.** 氯拉必利(镇吐药)

Loratadine ***n*.** 氯雷地定,克敏能(抗组胺药)

Lorbamate ***n*.** 劳氨酯(肌松药)

Lorcainide ***n*.** 劳卡胺(抗心律失常药)

lordoma ***n*.** 脊柱前凹

lordoscoliosis ***n*.** 脊柱前侧(凸)

lordosis *n*. 脊柱前凸(雌性啮齿类动物交配姿势)
lordotic *a*. 脊柱前凸的 ‖ ～ position 脊柱前位,前弓位 / ～ projection 脊柱前凸位投照,前弓投照 / ～ view 脊柱前凸位观,前弓位观(用于观察肺尖部病变)
Lorellaceae *n*. 单列藻科(一种藻类)
Lorenzini's ampulla 罗氏壶腹(某些鱼电感应器)
lorgnette *n*. 有柄眼镜
Lormetazepam *n*. 氯甲西泮(催眠药)
Lortalamine *n*. 氯地拉明(抗忧郁药)
Lorzafone *n*. 氯扎封(安定类药)
Los Alamos Scientific Laboratory(简作 LASL) 斯阿拉莫斯市科学实验室(美)
LOS loss of signal 信号丢失 /low output syndrome 低排出量综合征
Losindole *n*. 洛吲哚(抗忧郁药)
loslich [德] *a*. 可溶解的
loss in weight(简作 Liw) 重量损失
loss modulds 损失模量
loss mutation 丧失突变,缺损(肺扫描用语)
loss of motion(简作 LoM) 丧失活动
loss of sight 失明
loss of signal(简作 LOS) 信号丢失
lost fixation 注视丧失
lost to follow-up(简作 LFU) 失去随访
Losulazine *n*. 洛硫醇(降压药)
LOT lateral olfactory tract 外侧溴束 /left occipitotransverse 左枕横位(胎位) /lenghthened off time 延长脉冲音中断时间(测试方法)
lot *n*. 签,抽签 ‖ ～ numver 批号
Lot [拉] lotion 洗剂
Lota lota(Linnaeus) 江鳕(隶属于鳕科 Gadidae)
Lotella phycis(Temminck et Schlegel) 肌鳕(隶属于深海鳕科 Moridae)
Lotifazole *n*. 氯替法唑(免疫调节药)
Lotion *n*. 洗剂
Lotrifen *n*. 氯曲芬(抗生育药)
lotus stem necrosis rhabdovirus 莲茎坏死弹伏病毒
loudness *n*. 响度 ‖ ～ contour 响度曲线,等响曲线
Loudness level(简作 LL) 响度级
loudspeaker(简作 LS) 扬声器
Louisiana State Medical Society(简作 LSMS) 路易斯安那州医学会
loulation *n*. 分叶
loupe *n*. 双目放大镜,放大镜
Louping ill flavivirus 跳跃病黄病毒
Louping ill virus 跳跃病病毒
Louse-borne *n*. 虱传播
LOV large opaque vesicle 大暗囊泡
Lovage mosaic virus 拉维纪草花叶病毒
lovar(perfusion)**defect** 大叶性(灌注)
Lovastatin *n*. 洛伐他丁(降脂药)
lovemap(s) 爱的模式(个人特别的性兴趣和内在的行为模式)
low *a*. 低的 ‖ ～-angle scattering 底角散射 / ～-abundance 低丰度的 / ～-abundance isotoe 低丰度同位素 / ～-activitu 低放射性 / ～ background counter 低本底计数器 / ～ contrast detectaility 低对比可检测性 / ～ contrast image 低对比影像 / ～ current beam 弱流束 / ～ density 低密度 / ～ density area 低密度区 / ～ density artefact 低密度伪影 / ～ density lipoprotein (简作 LDL) *n*. 脂蛋白低密度 / ～-density plaques 低密度斑 / ～ density target 低密度靶 / ～ dosage computed tomography 低(照射)量胎头骨盆测量 / ～ dose computed tomography 低剂量计算机体层摄影术 / ～ dose CT system 低剂量计算机体层摄影系统 / ～ dose fractionation 低剂量分割 / ～ dose imaging 低剂量成像 / ～ dose infusion cholangiography 小剂量(造影剂)滴注性胆管造影术 / ～ dose rate 低剂量率 / ～ dose rate implant 低剂量率插置 / ～ dose rate irradiation 低剂量率照射(放射,辐射) / ～ dynamic range echograms 低动态范围(回声)图像 / ～ echo 低回声 / ～ echo area 低回声区 / ～ echogenic area 低回声区 / ～ echo-level 低回声 / ～ echo-level mass 低回声块 / ～ egg passage flury rabies vaccine (LEP) 少次鸡胚减毒狂犬病活疫苗 / ～-energy 低能量的 / ～ energy collimator 低能准直仪 / ～ energy injection system 低能注入系统 / ～ energy particle 低能粒子 / ～ energy phosphate compound 低能磷酸化合物 / ～ energy photon 低能光子 / ～-energy photon detector 低能光子探测器 / ～ energy x-ray photon 低能X线光子 / ～ estrogen responders 低雌激素应答 / ～ fat diet 低脂餐 / ～ frquency 低频率 / ～-frequency amplification 低频放大,低频放大率 / ～ frequency drop 低频跌落 / ～ frequency transduction(LFT) 低频转导 / ～ frequency transfer 低频转移 / ～-grade fibromyxoid sarcoma 低度恶性纤维黏液样肉瘤 / ～ hypermetropia 低度远视 / ～-intensity 低强度的 / ～-intensity radiation 低强度辐射 / ～ key 暗色调图像调节键 / ～ key tone (图像)阴暗色调 / ～ LET 低线性能量转换成分 / ～ LET damage 低线性能量转换损伤 / ～ LET radiation 低线性能量转换照射 / ～ LET radioterapy 低线性能量转换放射治疗 / ～-level 低级的,低水平的 / ～-level detection 低功率检查 / ～ level echo 低回声,弱回声 / ～ level echo area 低回声区 / ～ level gamma radiation meter 低剂量辐射仪 / ～-level radiation 低强度辐射 / ～ level waste 低放射性废物 / ～-mass electrode 轻量电极 / ～ metabolic rate 低代谢率 / ～ molecular weight heparin 低分子肝素 / ～ myopia 低度近视 / ～ noise detector 低噪声探测器 / ～-order antiboby 低级抗体 / ～-pass filter 低通滤波器 / ～ pass filtering process 低通道滤过处理 / ～ penetration 低穿透,穿透不足 / ～ penetr field 低倍视野 / ～ power lens 低倍镜头 / ～ power objective 低倍接物镜 / ～ power ocular 低倍目镜 / ～ powered x-ray unit 低功率 X 线机 / ～ protein diet 低蛋白餐 / ～ radiopacity 低不透 X 线性,X 线上片低密度 / ～ sensitivity 低灵敏度 / ～ spatial frequency profile 低空间频率曲线 / ～ speed anode rotation unit 低速旋转阳装置 / ～ speed conversion set 低速转换装置 / ～ speed screen 低速增感屏 / ～ spin 低自旋 / ～ tension 低(眼)压 / ～ tension feed unit 低压供电装置 / ～ tension glaucoma 低眼压性青光眼/～copu 低位气管镜检查,经气管切口气管镜检查 / ～-velocity 低速的 / ～-velocity electron 低速电子 / ～-velocity neutuon 慢中子 / ～-velocity scanning 慢速扫描 / ～ virus 弱病毒 / ～ viscosity silicone rubber 低黏度硅胶 / ～ vision 低视力 / ～-voltage 低电压 / ～ voltage accelerator 低压加速器 / ～ voltage injector 低压注入器 / ～ voltage step-down transformer 低压降压变压器 / ～-zone tolerance 低区耐受
low accuracy(简作 LOAC) 低精(准)确度
low and medium frequency(简作 L / MF) 低中频
low anxiety(简作 LA) 轻度焦虑
low arbohydrate(简作 LC) 低碳水化合物(饮食)
low back(简作 LB) 腰背部,下背部;背下部
low back pain(简作 LBP) 腰背痛,下背部痛
low birth weight(简作 LBW) 低出生体重
low birth weight infant(简作 LBWI) 出生低体重婴儿
low blood pressure(简作 LBP) 低血压
low calorie(简作 lc) 低卡(路里),低热量
low calorific value(简作 LCV) 低发热量,低热值
low caron(简作 lc) 低碳
low cervcal cesarean section(简作 LCCS) 低位子宫颈剖腹产
low data-rate input(简作 LDRI) 低传输率输入,低速输入
low density(简作 LD) 低密度
low density lipoprotein(简作 LDLP) 低密度脂蛋白
low density polyethylene(简作 LDPE) 低密度聚乙烯
low dose(简作 LD) 小剂量
low egg passage(简作 LEP) 少代鸡胚疫苗,少次卵(胚)传代
low egg passage virus(简作 LEP) 少次鸡胚传代病毒
low-energy electron diffraction(简作 LEED) 低能量电子衍射(法)
low-energy photon detector(简作 LEPD) 低能光子探测器
low forceps delivery(简作 LFD) 低位产钳分娩
low frequency 低频
low frequency amplifier(简作 LFA) 低频放大器
low frequency correction(简作 LFC) 低频校正
low frequency current(简作 LFFC) 低频电流
low frequency disturbance(简作 LFD) 低频干扰
low frequency filter(简作 LFF) 低频滤波器
low frequency of colicinogey transfer(简作 LFC) 产大肠杆菌素性状低频度转移
low frequency transduction(简作 LFT) 低频转导
Low frequency transfer(简作 LFT) 低频转移
low grade(简作 Lg) 平缓坡度;低等级的
low heat value(简作 LHV) 低热值
low hydrocardon(简作 LHC) 低烃(压缩气体)
low impulsiveness, low anxiety(简作 LIHA) 低冲动,低度焦虑
low incidence families(简作 LIF) 低发家族
low ionic strength reaction(简作 LISR) 低离子强度反应
low ionicstrengt (salt)solution(简作 LISS) 低离子强度(盐)溶液
Low level test(简作 LL) 低水平实验
low melting point(简作 LMP) 低熔点
low molecular weight compound(简作 LMW) 低分子量
low molecular weight dextran(简作 LMD) 低分子(量)葡聚糖
low molecular weight nuclear ribonucleic acid(简作 LMWN NA) 低分子量核内核糖核酸
low molecular weight urokinase(简作 LMW-UK) 低分子量尿激酶
low order merge(简作 LMERGE) 低阶合并

low output syndrome（简作 LOS）低排出量综合征
low paraplegia（简作 LP）低位截瘫
low pass（简作 LP）低通
low power（简作 LP）低倍（指显微镜检）
low pressure（简作 LP）低压
low pressure copressor（简作 LPC）低压压缩机
low pressure liquid chromatography（简作 LPLC）低压液相色谱法
low pressure oxygen（简作 LPOx）低压氧气
low protein（简作 LP）低蛋白
low resistance ohmmeter（简作 LRO）低电阻欧姆表
low serum-bound iron（简作 LBI）低血清结合铁
low speed（简作 LS）低速
low temperature coefficient（简作 LTC）低温系数
low temperature cooling（简作 LTC）低温冷却
low temperature distillation（简作 LTC）低温蒸馏
low temperature long time pasteurization（简作 LTLT）低温长时间巴氏灭菌法
low tension（简作 LT）低张力
low-to-hing（简作 L/H）从低至高，低—高
low voltage（简作 LV）低电压
low voltage capacitor（简作 LVC）低压电容
low voltage neon（简作 LVN）低压氖
low voltage slow wave（简作 LVS）低（电）压慢波
lowband（简作 LB）低频带
LOWBI low birth-weight infant 低出生体重婴儿
low-density data system（简作 LDD）低密度数据系统
lowel level discrimination（简作 LLD）下甄别器
Lowenberg's canal 勒文伯格氏管，蜗管
Lowenfeld Mosiac Test（简作 LMT）罗文费尔德马赛克试验
lower *a*. 低的，下的 ‖ ～ amplitude internal echo 低振幅内回波 / ～ contrast 低对比 / ～ cut-off frequency 下限截止频率，频率下限 / ～ edge 下缘 / ～ esophageal ring 食管下环，非收缩性 B 环 / ～ extremitu lymphography 下肢淋巴造影术 / ～ eyelid 下睑 / ～ field 下肺野 / ～ half body irradiation 下半身照射 / ～ hemianopia 下偏盲 / ～ jaw 下颌，下颚 / ～ limb arteriography unit 下肢动脉摄影装置 / ～ lip 下唇 / ～ lung line 肺下界限 / ～ mandible 下颌，下嘴（鸟）/ ～ member 低级物 / ～ retina 下半（部）视网膜 / ～ segment C，S 下段剖宫产术 / ～ thoracic opening 胸廓下口 / ～ thyroid artery 甲状腺最下动脉 / ～ velocityu display 低速度血流显示
lower and upper（简作 L&U）下及下，低的与高的
lower border esophageal sphincter（简作 LBES）食管括约肌下缘
lower case（简作 lc）小写字母盘
lower distal inclination（简作 LD）下颌牙尖的，远下斜面
lower echelon automatic switchboard（简作 LEAS）低级梯阵自动配电盘
lower esophageal sphincter 食管下括约肌
lower esophageal sphincter pressure（简作 LESP）食管下端括约肌压力
lower explosive limit（简作 LEL）爆炸下限（混合气体）
lower extremiry（简作 LE）下肢
lower half（简作 LH）下（部的一）半
lower inner quadrant（简作 LI Q）内下四分之一，内下象限
lower left limb（简作 LLL）左下肢
Lower lid（简作 LL）下（眼）睑
Lower limit（简作 LL）下限
lower limits of normal（简作 LLN）正常下限
Lower lobe（简作 LL）下叶
lower motor neuron（简作 LM）下运动神经元
lower motor neuron（简作 LM neurone）下运动神经元
lower motor neuron（简作 LMN）下运动神经元
lower outer quadrant（简作 LOQ）外下四分之一，外下象限
lower part（简作 LP）下部
lower protein regimen（2.3 gm/kg/day）（简作 LP 低蛋白摄生法（2.3 克/千克体重/日）
lower respiratory infectin（简作 LRI）下呼吸道感染
lower respiratory tract（简作 LRT）上呼吸道
lower right quadrant（简作 LRQ）右下四分之一，右下腹
lower segment cesarean section（简作 LSCS）（宫颈）下段剖腹产术
lower uterine caesarian section（简作 LUCS）子宫下部剖腹产
lower-body negative pressure（简作 LBNP）降体负压
Lower's rings 娄厄氏环，心纤维环
Lower's tubercle 娄厄氏结节，静脉间结节
lowest effective power（简作 LEP）最低有效功率
lowest observed frequency（简作 LOF）测得最低频率
lowest published lethal concentration（简作 LCL_0）已知（已发表）的最低致死浓度
lowest published lethal dose（简作 LDL_0）已知（已发表）的最低致死量
lowest quadrant（简作 LQ）最下四分之一
lowest required radiated power（简作 LRRP）最低需要辐射功率
lowest usable frequency（简作 LUF）最低可用频率
low-fat diet（简作 LFD）低脂（肪）饮食
Lowiaceae *n*. 兰花蕉科
low-intensity *a*.（简作 Li）低强度的
Lowitt's bodies 勒维特氏体，巨核淋巴细胞
low-level logic（简作 LLL）低电平逻辑（电路）
low-level waste（简作 LLW）低放射性废物
Lown-Ganong-Levin syndrome（简作 LGL）罗—甘—列三氏综合征［P-R 间期缩短（QRS 波群正常或变窄）综合征，Clerc-Levy-Cristesco 三氏综合征］
lowohmic *a*. 低电阻的 ‖ ～ network 低阻网络
low-pass filter（简作 LPF）低通滤器
low-power data retention（简作 LPDR）低功率数据保
low-power field（简作 LPF）低倍（镜）视野
low-pressure sodium lamp（简作 LPS）低压钠灯
low-resolution infrared radiometer（简作 LRIR）低分辨力红外射线探测仪
lows *n*. 低频
low-temperature holding（简作 LTH）低温保持（巴氏消毒法）
low-voltage fast wave（简作 LVF）低（电）压快波
low-voltage foci（简作 LVF）低电位焦点
LOX liquid oxygen 液（态）氧
Loxanast *n*. 洛那可特（抗过敏药）
Loxapine *n*. 洛沙平（抗精神病药）
loxia *n*. 斜颈，捩颈
loxo-［希］［构词成分］斜
Loxoblemmus doenitze(**Stein**)棺头蟋蟀（隶属于蟋蟀科 Gryllidae）
Loxocepghalus ellipticus Kahl 椭圆斜头虫
Loxocephalus eberhard 斜头虫属
Loxocephalus plasgius Stokes 侧斜头虫
loxocyesis *n*. 妊娠子宫倾斜
Loxodes Ehrenberg 鸟喙虫属
Loxodes magnus Stokes 大鸟喙虫
Loxodes rostrum muller 喙鸟喙虫
Loxodes striatus Penard 条纹鸟喙虫
Loxodes vorax Stokes 贪食鸟喙虫
Loxodidae Butschli 鸟喙虫科
Loxodon macrorhinus（Muller et hnle）广鼻曲齿鲨（隶属于真鲨科 Carharhinidae）
loxodont *a*. 斜牙的
loxophthalmos，loxophthalmus *n*. 斜视，斜眼
Loxophyllum Dujardin = Opisthodon Stein 斜叶虫属
Loxoprofen *n*. 环氧洛芬（消炎镇痛药）
loxosis *n*. 斜位
Loxostomidae Loeblich and Tappan 鸟口虫科
Loxostomum Ehrenberg 鸟口虫属
Loxostomum limbatum costlatum Cushman 细肋镶边鸟口虫
loxotic *a*. 斜的
Loxphyllum meleagris Dujardin 珏瘤斜叶虫
Loxphylum setigerm Quennerstedt 有刺斜叶虫
Loxphylum uminucleatum Kahl 单核斜叶虫
loxtidine *n*. 洛克替丁（H2 受体拮抗剂）
loz liquid ozone 液态臭氧
Lozilurea *n*. 氨齐脲（抗溃疡药）
LP lipoprotein 脂蛋白 /Legionella pneumophilia 亲肺军团菌（军团菌肺炎的主要病原体）/ Laboratory Practice 实验室实践（杂志名）/ lactoperoxidase［LPO］乳过氧化物酶 /laminated polyethylene file 分层聚乙烯片 /late potential 后电位 /latent period 潜伏期 /lateral position 侧位，侧卧位 /lateralis posterior 后外侧核 /leukocytepoor 白细胞热原 /light perception 光觉 /light petroleum 石油醚 /linear programming 线性规划，线性程序设计 /linguopulpal 舌侧髓的 /lipoprotein 脂蛋白 /local physician 当地医师 /logic processor 逻辑处理机，逻辑处理程序 /long-period 长周期 /low paraplegia 低位截瘫 /low pass 低通 /lower part 下部 /lower protein regimen（2.3 gm/kg/day）低蛋白摄生法（2.3 克/千克体重/日）/ low power 低倍（指显微镜检）/low pressure 低压 /low protein 低蛋白 /lumbar puncture 腰椎穿刺 / lymphocytic predominance 淋巴细胞占优势 /lymphoid plasma 淋巴样的血浆
L-P left parietal 左顶骨的，左壁的 /long-period 长期

LP-1 liver-specific antigen 1 肝特异抗原 1
LP-2 liver-specific antigen 2 肝特异抗原 2
LPA latex particle agglutination 胶乳颗粒凝集 /left pulmonary artery 左肺动脉 /link pack area 连接装配(存储)区 /lithium perchlorate ammonlate 氨化高氯酸锂
L-PAM l-phenylalanine mustard 左旋—苯丙氨酸氮芥,溶肉瘤素
LPAT latex particle agglutination test 胶乳颗粒凝集试验
LPC late positive component 晚期阳性成分 /linear power controller 线性功率控制器 /low pressure copressor 低压压缩机 /lysophosphatidyl choline 脱脂酸磷脂酰胆碱,溶血磷脂胆碱
LPCS light pen control system 光笔控制系统
LPCS 液相组合式合成(见 liquid-phase combinatorial synthesis)
LPD least perceptible chromaticity difference 最小视光色差,最低可见(色度)差 /leimyomatosis peritonealis disseminata 弥漫性腹膜平滑肌瘤病 /lipiodol 碘化油(造影剂)
LPDR low-power data retention 低功率数据保
LPE linear (high density) polyethylene 线性(高密度)聚集乙烯 /lipoprotein electrophoresis 脂蛋白电泳
LPF leukocytosis-promoting factor 白细胞增多促进因子 /liquid pressur filter 液压滤器 /localized plaque formation 局部斑块形成 /low-pass filter 低通滤器 /low-power field 低倍(镜)视野 /Lymphocytosis-Promoting Factor 淋巴细胞增多促进因子
LPFB left posterior fascicular block 左后束支阻滞(心电图)
LPG liquefied petroleum gas 液化石油气 /liquid progane gas 液化丙烷气
LPH lift posterior hemiblock(心脏传导系统的)左后半阻滞 /lipotropin hormone 促脂肪激素
l-phenylalanine mustard(简作 L-PAM)左旋—苯丙氨酸氮芥,溶肉瘤素
LPIF lymphocyte proliferation inhibition factor 淋巴细胞增生抑制因子
LPL lamina proprical lymphocyte (黏膜)有层淋巴胞 /lipoprotein lipase 脂蛋白脂酶 /list processing language 表单加工语言
LPLC low pressure liquid chromatography 低压液相色谱法
LPM lines per minute 每分钟行数,行/分 /liters per minute 升/分(钟) /liver plasma membrane 肝浆膜 /lymphoproliferation malignancies 淋巴增殖性恶性肿瘤
LPMA laserprobe microanalyser 激光探针显微分析仪
LPN Licensed Practical Nurse 有执照的经验护士;特许经验护士(亦称 VN)
LPNA Licensed Practical Nurse Association 特许经验护士协会
Lpo nucleus latero-polaris of thalamus 丘脑外侧极核
LPO lactoperoxidase 乳过氧化物酶 /lateral preoptic area 外侧视叶前区 /left posterior oblique 左后斜位 /light perception only 仅有光觉,光觉视力
LPOx low pressure oxygen 低压氧气
LPP left posterior papillary muscle 左后乳头肌 /liquid purification process 液体精制法
LPP-1 (algal) virus LPP-1(藻)病毒
LPP-2 (algal) virus LPP-2(藻)病毒
LPPR Laboratory Proudct Problem Report (美国食品及药物管理局)美国专利实验室产品问题报告
LPR local pertusion rate 局部灌注率
LPS litre per second 每秒升数 /ligh proof shade 遮光罩 /linear programming system 线性规划系统 /lines per second 每秒行数 /lipopolysacchardie 脂多糖 /liquid protein supplement 液体蛋白质补充剂 /low-pressure sodium lamp 低压钠灯 /lyophilized porcine skin 冷冻干燥猪皮
LPT Licensed Physical Therapist 领有执照的理疗医生;特许理疗医生
lptocimex ***n.*** 细臭虫属(即臭虫属 Cimex)‖ ~ boueti 卜氏细臭虫(即卜氏臭虫 Cimex boueti)
LPV left pulmonary vein 左肺静脉 /lymphopathia venereum 性病性淋巴肉芽肿,腹股沟淋巴肉芽肿
LP-X lipoprotein-X 脂蛋白 X
lq liquid lq ***n.*** 液体,流体
LQ laterality quotient (手的)偏用商 /lowest quadrant 最下四分之一
LQT linear quantizer 线性数字转换器
LQTS long QT syndrome QT 间期延长综合征
LR laboratory reactor 实验室反应堆 /laboratory reagent 实验室试剂 /laboratory reference 实验室参考 /laboratory report 实验室报告 /lactated Ringer's solution 乳酸盐林格氏溶液 /latency relaxation 潜伏性弛缓 /lesgislative Roundup (卫生)法规综览(杂志名) /leprosy Review 麻疯评论(杂志名) /lethal range 致死范围 /leukemia Research 白血病研究(杂志名) /level recorder 液面记录器,电平记录器 /licht-reflex [德] 光反射 /light reaction 光反应 /limit-reaction (最小)反应限度 /line relay 线路继电器 /livedo reticularis [拉] 网状青斑
Lr lawrencium 铹(旧作"Lw",103 号元素) /limes reaction 反应限量
L-R Leukosis virus-negative Rous cells 造白细胞组织增生病毒阴性老氏细胞
L-R cells 造白细胞组织增生病毒阴性劳氏细胞(见 leukosis virus-negative Rous cells,供检验病毒等用之)
l^r^ loop radial 桡侧萁,反萁
LRC level recording controller 液面记录控制器 /Lipid Research Clinic 脂质研究临床部(美国国立心脏及肺研究所) /longitudinal redundancy check 纵向冗余校验
LRCP Licentiate of the Royal College of Physicians 领有皇家内科医师学会开业执照的医生
LRCP&SI Licentiate of the Royal College of Physicians and Surgeons, Ireland 领有皇家内科外科医师学会开业执照的医生(爱尔兰)
LRCS League of Red Cross Societies 红十字会联盟 /Licentiate of the Royal College of Surgeons 领有皇家外科医师学会开业执照的医生
LRCSE Licentiate of the Royal College of Surgeons, Edinburgh 领有皇家外科长医师学会开业执照的医生(爱丁堡)
LRCSI Licentiate of the Royal College of Surgeons, Ireland 领有皇家外科医师学会开业执照的医生(爱尔兰)
LRD limes reaction dose 限量反应 /Long-range data 长距离数据
LRE leukemic reticulo endotheliosis 白血病性网状内皮细胞增生症
LRF latex and resorcinol formaldehyde 乳胶—间苯二酚甲醛 /liver residue factor 肝残余因子 /luteinizing hormone releasing factor 黄体化激素释放因子 /follicle stimulating hormone ressing factor 促卵泡激素释放因子
LRFPS Licentiate of the Royal Faculty of Physicians and Surgeons 领有皇家内、外科医师学会开业执照的医生
LRG long range 远距离,远程
LRh luquid rheostat 液体变阻器
LRH luteinizing hormone-releasing hormone 黄体化激素释放激素 /lutein releasing hormone 黄素释放激素
LRHPB Long-Range Health Planning Branch (加拿大卫生福利部的)卫生远景规划局
LRHSC large radioisotope heat source capsule 大型放射性同位素热源盒
LRI lower respiratory infectin 下呼吸道感染
LRIM long range input monitor 远距离输入监控器
LRIR low-resolution infrared radiometer 低分辨力红外射线探测仪
LRL Lawrence Radiation Laboratory 劳伦斯放射线实验室 /Lunar Receiving Laboratory 接受月球资料研究实验室
LRLTRAN Lawrence Radiation Laboratoy translator 劳伦斯放射线实验室翻译程序(语言)
LRO low resistance ohmmeter 低电阻欧姆表
LRP late receptor potential 晚期感受器电位
LRQ lower right quadrant 右下四分之一,右下腹
LRR long range requirements 长期需要量
LRRP ligand responsive regulatory protien 配体反应性调节蛋白/ lowest required radiated power 最低需要辐射功率
LRS lactated Ringer's solution 乳酸盐林格氏溶液 /long-range search 远距离检索,远距离探索
LRT left ventricular isovolumetric relaxation time 左心室等容舒张期间 /lower respiratory tract 上呼吸道
LRW respiratory water loss 呼吸性水分丢失量
L-S lecithin to sphingomyelin 卵磷脂—神经鞘髓磷脂
LS laboratory system 实验室系统 /lactse synthetase 乳糖合成酶 /lody snow(cocaine) 可卡因因粉 /large subunits 大亚基 /laser scanne 激光扫描装置 /lateral septal nucleus 激光系统 /left side 左侧,左边 /legally separated 合法分离 /leukemia society 白血病学会 /level switch 电平开关 /lichtsinn [德]光觉 /Life Sciences 生命科学(杂志名) /light source 光源 /light sensitivity 照明开关 /liminal sensitivity 阈值敏感度 /limit switch 限止开关 /Linnaean Society 林奈学会(英) /liquid scintillation 液体闪烁(现象) /long single cone (eye) 长型单在锥体(眼) /loudspeaker 扬声器 /low speed 低速 /lumbosacral 腰骶的 /lymphosarcoma 淋巴肉瘤
LS virus LS 病毒
LS121 naftidrofuryl 萘呋胺酯(血管扩张药)
LSA / RCS lymphosarcoma-reticulum cell sarcoma 淋巴肉瘤—网状细胞肉瘤
LSA left sacroanterior 左骶前位(胎位) /Leukemia Society of America 美国白血病学会 /Licentiate of the Society of Apothecaries, London 领有药学会开业执照者(伦敦) /liver specific antigen 肝特异抗原 /lymphosarcoma 淋巴肉瘤 /lung sufactant activity 肺表面化剂活性

LSB least significant bit 最低有效数位 /left sternal border 胸骨左缘
LSC least significant character 最低位字符,最小有效字符 /liquid scintillation counter 液体闪烁计数器 /liquid-solid chromatography 液固相色谱法
LScA left scapulo-anterior(fetus) 左肩前位(胎位)
LSCI left sxale compound integration 大规模集成电路
LScP left scapulopostrior(fetus) 左肩后位(胎位)
LSCS lower segment cesarean section (宫颈)下段剖腹产术)
Lsd limbic system dysfunction 边缘系统机能不全
LSD least significant difference 最小显著性差别 /least significant digit 最低位,最小有效数 /d-lysergic acid diethylamide 麦角酸二乙酰胺(致幻剂及 5HT 受体拮抗剂,亦名 lysergide)
LSD-25 d-lysergic acid diethylamide tartrate-25 麦角酸二乙酰胺酒石酸盐
LSE Life Support Equipment Corp 生命维持装备公司
LSF leucocyte-stimulatin factor 白细胞刺激因子 /line spread function 线性传布机能 /long spacing fibril 长距原纤维 /lymphocytosis stimulating factor 淋巴细胞增多刺激因子
Lsg [德] Losung 溶液
LSG green LS cone 绿色长型单在锥体(眼)
LSH lutein stimulation hormone 黄体刺激激素 /lymphocytosis stimulating hormone 淋巴细胞增多刺激激素
L-shaped *a*. L形的 ‖ ~ kidney L形肾 / ~ portal L形野
LSHI large scale hybrid integrated circuit 大规模混合集成电路
LSI large-scale integrated digital logic circuit 大规模集成数字式工作程序电路 /left sacralitiac 左骶髂的
LSK liver, spleen, kidneys 肝、脾、肾
LSL left sacro-lateral 左骶侧位(胎位) /liver specific lipoprotein 肝特异性脂蛋白
LSM late systolic murmur 收缩晚期杂音 /linear select memory 线性选择存储器 /lysergic acid morpholde 麦角酸酰替吗啉
LSMS Louisiana State Medical Society 路易斯安那州医学会
L-sorbose a-L-sorbopyranose a-L-山梨吡喃糖
LSP left sacroposterior 左骶后位(胎位) /liver specific membrane lipoprotein 肝竺异膜蛋白
LSp life span 寿命 /liver membrane specific lipoprotein 肝细胞膜特异性脂蛋白
LSpA liver specific autoantibody 肝特异性自身抗体
L-SPA-Co-AT label-staphyloc-occus aureus protein A-Co-Agglutination test 标记含 A 蛋白金黄色葡萄球菌的协同凝集试验
LSR red LS cone(eye) 红色长型单在锥体(眼)
lsryngotracheoscopy *n*. 喉气管镜检查,经口气管镜检查
LSS lifesaving station 救生站 /long scarf syndrome 长围巾综合征 /lung serum simulant 肺血清拟态
lssc limited cutaneous systemic sclerosis 局限性全身性硬皮病
LSSE Life Support System Evaluator 生命维持系统鉴定器
LST left sacrotransverse 左骶横位(胎位) /Life-Styles Tomorrow 未来生活方式(杂志名)
L-strand light strand 轻链
LSU lactose-saccharose-urea agar culture medium 乳糖—蔗糖—尿素琼脂培养基 /life support unit 生命支持单位 /Luoisiana State university 路易斯安那大学(美)
LSV left subclavian vein 左锁骨下静脉
LSVC left superior vena cava 左上腔静脉
lt counterclockwise 逆时针方向,左转的 / left 左
Lt light 光;轻的 /lymphotoxin 淋巴毒素
L-T left temporal 左颞颥的,左太阳穴的
LT 1-4 newt ranaviruses 蝾螈蛙病毒
Lt Fl flashing light 闪光
LT iridoviruses 1-4 LT 虹彩病毒 1-4 型
lt lat left lateral 左侧的,左外侧的
Lt Occ occulting light 歇光,明暗光
LT labial tumescence 唇肿胀,唇肿大 /language translation 语言翻译 /left thigh 左大腿,左股 /lethal time 致死时间 /leukotriene 白细胞三烯 /levothyroxine 左旋甲状腺 /limulus test 鲎试验 /liver test 肝脏试验 /logic theory 逻辑理论 /longterm 长期的,长远的 /long ton 长吨(英吨) /low tension 低张力 /lymphocyte transformation 淋巴细胞转化 /lymphotoxin *n*. 淋巴毒素
LT_{50}mean lethal temperature 平均致死温度,50%致死温度
LTA lead tetraacetate 四乙酸铅,四醋酸铅 /lipoteichoic acid 脂膜酸,脂磷壁(酸)质 /lymphocyte transforming activity 淋巴细胞转化活性
Ltap load taps 负载端
LTAS lead tetra-acetate Schiff 希夫四醋酸铅
LTB laryngo-tracheo-bronchitis 喉—气管—支气管炎
LTC Division of Long Term Care 长期护理部(美卫生、教育和福利部卫生部卫生服务调查局所属单位之一) /long-term care 长期护理 /less than carload 低于荷载量,负荷不足 /low temperature coefficient 低温系数 /low temperature cooling 低温冷却 /low temperature distillation 低温蒸馏
Ltd limited 有限的
LTD platinum resistance thermometer 铂电阻温度计
LTE local thermodynamic equilibrium 局部热动平衡 /lymphocyte transformation 淋巴细胞转化
LTF lactotransferrine 乳酸转铁蛋白 /lipotropic factor 嗜脂因子(抗脂肝因素) /lymphocyte transforming factor 淋巴细胞转化因子
LTH lactogenic hormone 催乳激素 /low-temperature holding 低温保持(巴氏消毒法) /luteotropic hormone 促黄体激素
LTHIF luteotropic hormone inhibitory factor 催乳激素抑制因子
L-TLE left temporal lobe epilepsy 左颞叶癫痫
LTLT low temperature long time pasteurization 低温长时间巴氏灭菌法
LTM long term memory 长时间记忆
ltn long ton 长吨,英吨(=2240 磅)
LTP laser trabeculoplasty 激光小梁成形术(治疗青光眼的方法) /long-term potentiation 长时程突触增强
LTPP lipothiamide pyrophosphate 焦磷酸酯硫碳胺
LTR long terminal repeats 长末端重复(序列) /lymphocyte transformationratge 淋巴细胞转化率
LTRS letter shift 换字母档
LTS leukotrienes *n*. 白三烯 /liver tumor survey 肝肿瘤调查
LTSBH lithium trisiamyl boro hydride 三戊氢硼化句
LT-SRH lymphocytic thyroiditis with spontaneously resolving hyperthyroidism 伴甲亢自发性缓解的淋巴细胞性甲状腺炎
LTSS Livermore time-sharing system 利弗莫尔分时系统(美国利弗莫尔实验室的一种操作系统)
LTT lactose tolerance test 乳糖耐量试验
Ltx latex 胶乳,树脂乳剂
L-type colony L 型菌落
Lu III parvovirus Lu III 细小病毒
Lu III virus Lu III 病毒
LU left upper 左上的 /logical unit 逻辑部件 /Luxemb(o)urg 卢森堡
Lu lumen *n*. 管腔;流明(光通量单位) /lung *n*. 肺 /lutetium *n*. 镥(71 号元素)
lub lubricant 润滑剂
Lubarch's crystals 鲁巴尔希氏结晶(精液结晶)
lube *n*. 润滑油
lubricant *n*. 润滑剂
lubricating oil 润滑油
lubrication *n*. 润滑作用 ‖ ~ layer theory 润滑层理论
lubricator *n*. 润滑器,润滑剂
LUC large unstained cells 未染色大细胞
luc p luce prima [拉] 清晨 /luteining hormone releasing factor 黄体生长素释放因子
Lucanthone *n*. 硫恩酮(抗血吸虫药)
Lucartamide *n*. 鲁卡他胺(抗溃疡药)
Lucas-Championniere's disease 吕卡尚皮奥尼埃尔氏病,慢性假膜性支气管炎
luce prima [拉](简作 luc p) 清晨
lucency *n*. 透亮,透明,透光
lucent *a*. 透亮的,透明的,透光的 ‖ ~ area 透亮区
Lucerne Auslralian latent nepovirus 澳大利亚紫花苜蓿潜伏线虫传多角体病毒
Lucerne enation rhabdovirus 紫花苜蓿耳突弹状病毒
Lucerne transient streak virus (Blatiny) 紫花苜蓿多棘病毒
Lucerne witches broom agent (Edwards) 紫花苜蓿丛枝病原
Lucerne yellow virus 紫花苜蓿黄化病毒
luchiophyra *n*. 产褥热
Lucibacterium *n*. 射光杆菌属(透明杆菌属) ‖ ~ harveyi 哈氏射光杆菌(哈佛透明杆菌)
lucid *v*. 清,明化;透明化(细胞浆)
lucidril *n*. 氯酯醒
Lucifer faxoni (Borradaile) 费氏莹虾(隶属于樱虾科 Sergestidae)
luciferase *n*. 荧光素酶
luciferin *n*. 虫荧光素
luciferyl adenylate (简作 LH_2-AMP) 萤虫素腺酸盐
lucigenin *n*. 光泽精
Lucilia porphyrina (Walker) 紫绿蝇(隶属于蝇科 Muscidae)
Lucimycin *n*. 鲁西霉素(抗生素)
Luciogobius guttatus (Gill) 竿鰕虎鱼(隶属于鰕虎鱼科 Gobiidae)

lucite *n*. 有机玻璃 ‖ ~ blocking 有机玻璃遮挡 / ~ blocking tray 有机玻璃遮挡物 / ~ bridge 有机玻璃桥 / ~ pipe 透明塑料管
Lucke herpetovirus 卢克疱疹病毒
Lucke tumor virus 卢克肿瘤病毒,蛙疱疹病毒
Lucke virus 卢克病毒,蛙疱疹病毒 1
Lucke's renal adenocarcinoma 路可肾腺癌(蛙的实验性肿瘤)
LUCS lower uterine caesarian section 子宫下部剖腹产
Ludotherapy *n*. 游戏疗法
Ludwig's angina 路德维希氏咽峡炎(脓性颌下腺炎)
LUE left upper extremity 左上肢
Luehdorfia japonica nuclear polyhedrosis virus 吉氏凤蝶核型多角体病毒
Luer tubing connector 路厄氏管连接体
Lues Ⅰ primary syphilis 第一期梅毒
Lues Ⅱ secondary syphilis 第二期梅素
Lues Ⅲ tertiar syphilis 第三期梅毒
lues hereditaria [拉](简作 LH) 遗传性梅毒
Lues; syphilis *n*. 梅毒 ‖ ~, congenita 先天梅毒,遗传梅毒 / ~, hepatis 肝梅毒 / ~, nervosa 神经梅毒 / ~, tarda; late syphilis 晚期梅毒 / ~, venerea; syphilis 梅毒
Luetic *a*. 梅毒的
luetin *n*. 梅毒螺旋体素
Luetism *n*. 轻梅毒
LUF lowest usable frequency 最低可用频率 / luteinized unruptured follicle 黄体化卵泡不破裂
LUFS lutenized unruptured follicle syndrome 未破裂卵泡黄素化综合征(即卵泡不排卵但有黄素化,该病多发于月经不调和不孕妇女,近年来公认是难解释的不孕症原因之一。其特点为:1.于早期黄体期行腹腔镜检查时,卵巢表面无排卵痕迹;2.干预期)
luftdusche (简作 LD) [德] 耳咽管通气
Lufteitung *n*. (简作 LL)(拉)气导听力
Lufuradom *n*. 鲁夫拉米(镇痛药)
LuH-6 toxogonin 双复磷(胆碱酯酶复活药)
Luidia maculata 斑砂海星(隶属于砂海星科 Luidiidae)
Luidia orientalis (Fisher) 东方砂海星(隶属于砂海星科 Luidiidae)
Luidia pridia prionota (Fisher) 锯棘砂海星(隶属于砂海星科 Luidiidae)
Luidia quinaria (von Martens) 砂海星(隶属于砂海星科 Luidiidae)
Luidia yesoensis (Goto) 虾夷砂海星(隶属于砂海星科 Luidiidae)
Luidiidae *n*. 砂海星科(隶属于显带目 Phanerozonia)
Lukunl bunyavirus 卢库尼本扬病毒
Lukunl virus 卢库尼病毒
LUL left upper limb 左上肢 /left upper lobe 左(肺)上叶
lum lumbago *n*. 腰部风湿痛
lumadsorption *n*. 血吸附,红血球吸附
lumb [拉 lumbus][构词成分] 腰,腰部
Lumbago *n*. 腰痛
Lumbar *a*. 腰部的 ‖ ~ aortography 腰段主动脉造影术 / ~ artery 腰动脉 / ~ diskography 腰椎间盘造影术 / ~ enlargement 腰膨大 / ~ ganglion 腰神经节 / ~ interspinal muscle 腰棘间肌 / ~ intumescentia 腰膨大 / ~ lateral intertransverse muscle 腰外侧横突间肌 / ~ lymphnode 腰淋巴结 / ~ myelography 腰段脊髓造影术 / ~ nerve 腰神经 / ~ pneumoencephalography 经腰穿刺气脑造影术 / ~ portal 腰照射野 / ~ puncture needle 腰椎穿刺针 / ~ quadrate muscle 腰方肌 / ~ rib 腰助 / ~ spine 腰椎 / ~ triangle 腰三角 / ~ vertebrae 腰椎
lumbar disk syndrome (简作 LDS) 腰椎间盘综合征
lumbar intervertebral disc protrusion (简作 LIDP) 腰椎间盘突出症
lumbar puncture (简作 LP) 腰椎穿刺
lumbarization *n*. 腰椎化
lumbo bunyavirus 浪博本扬病毒
lumbo virus 浪博病毒
lumbo- [拉][构词成分] 腰,腰部
lumbo-abdominal *n*. 腰腹的
lumbocostal *a*. 腰肋的 ‖ ~ ligament 腰肋韧带
lumbocrural *a*. 腰股的
lumbodorsae fascia 腰背筋膜
lumbodorsal *a*. 腰背的
lumbo-iliac *a*. 腰髂的
lumbo-inguinal *a*. 腰腹股沟的 ‖ ~ nerve 腰腹股沟神经
lumboisehial *a*. 腰坐骨的
lumbo-ovaria *a*. 腰(与)卵巢的
Lumbosacral *a*. (简作 LS) 腰骶部的 ‖ ~ ligament 腰骶韧带 / ~ radiculography 腰骶神经根造影术 / ~ strain 腰骶劳损 / ~ trunk 腰骶干
Lumbrical *a*. 蚯蚓的,蚓状的 ‖ ~ muscle 蚓状肌
lumbricalis (复, limbricales) *n*. 蚓状肌
Lumbricida *n*. 正蚓目(隶属于寡毛纲 Olinochaeta)
Lumbricidae *n*. 正蚓科(隶属于正蚓目 Lumbricida)
Lumbrineris *n*. 索沙蚕科(隶属于矶沙蚕目 Eunicida) ‖ ~ cruzensis (Hartman) 双唇索沙蚕(隶属于索沙蚕科 Lumbrineridae) / ~ inflata (Moore) 圆头索沙蚕(隶属于索沙蚕科 Lumbrineridae) / ~ latreilli (Audouin et M-Edwards) 短叶索沙蚕(隶属于索沙蚕科 Lumbrineridae) / ~ longiforlia (Imajima et Higuchi) 长叶索沙蚕(隶属于索沙蚕科 Lumbrineridae) / ~ nagae (Crallardo) 异足索沙蚕(隶属于索沙蚕科 Lumbrineridae) / ~ spharocephala (Schmarda) 球索沙蚕(隶属于索沙蚕科 Lumbrineridae) / ~ tetraura (Schmarda) 四索索沙蚕(隶属于索沙蚕科 Lumbrineridae)
lumbus *n*. 腰(部)
lumen (复 lumina) *n*. ①流明(光通量单位)②腔 ③间片内隙 ‖ ~ of gland 腺腔
lumen-hour *n*. (简作 l-hr) 流明—小时(流明为光通量单位)
lumenmeter *n*. 流明计
lumerg *n*. 流末格(光能量单位)
lumichrome *n*. 光色素,二甲基异咯嗪
lumiflavin *n*. 光黄素,三甲基异咯嗪
luminaire *n*. 光源
luminance *n*. 亮度,照度,辉度 ‖ ~ blue sky 透明蓝片基 / ~ crrier 亮度信号载波 / ~ delay 亮度延迟 / ~ distribution 亮度分布 / ~ gray sky 透明灰片基 / ~ immuno-assay (简作 LIA) 发光免疫分析法 / ~ resolution 光亮信号分辨率
Luminesscent *a*. 发光的 ‖ ~ activator 荧光激活剂 / ~ crystal 荧光晶体 / ~ diode 发光二极管 / ~ enzyme Immunoassay, LEIA 发光酶免疫测定 / ~ immunoassay, LIA 发光免疫测定 / ~ screen 荧光屏 / ~ spectrum 发光光谱
luminiferous *a*. 发冷光的
luminogen *n*. 激活发光的
luminography *n*. 发光绘图法
Luminometer *n*. 光度计,照度计
luminophor *n*. ①发光团 ②发光体
luminosity *n*. 发光度,亮度 ‖ ~ contrast 发光度对比,[明]亮度对比 / ~ curve 发光度曲线
luminotron *n*. 发光管
luminous bacteria 发光细菌
Luminous energy 光能
luminous object 发光体
luminous ophthalmoscope 带光源检眼镜
luminous organ 发光器
Luminous point 发光点
Luminous power 光功率(本领)
Luminous radiance 光辐射率
Luminous radiation 光辐射
luminous retinoscope 带光源检影镜
Luminous source 光源
Luminous spot 光点,光斑
lumi-rhodopsin *n*. 光视紫红[质]
lumirubin *n*. 光红素
lumisterol *n*. 光甾醇,光固醇
lumone *n*. 腔激素
Lump *n*. 块,团,总共 ‖ ~ kidney 团块肾
lumpectomy *n*. 肿块切除术,局部病灶切除术(见 partial mastectomy 乳房部分切除术)
lumped *a*. 集中的 *n*. 集中负 ‖ ~ param model 淋巴系统
Lumphadenopathy syndrome (简作 LAS) 淋巴结病综合征
lumpy shin disease capripoxvirus 结节性皮肤病山羊痘病毒
lumpy shin disease virus = Neethling virus 结节性皮肤病病毒,利瑟琳病毒
Lumsden's center 拉姆斯登氏中枢,呼吸调节中枢
lunar module 登月舱
Lunar Receiving Laboratory (简作 LRL) 接受月球资料研究实验室
lunare *n*. 月骨
lunaria *n*. 月经
lunate *a*. 月状的 ‖ ~ sulcus 月状沟 / ~ tail [新] 月形尾
lunatomalacia *n*. 月骨软化
lunella; hypopyon *n*. 眼前房积脓
lung *n*. 肺 ‖ ~, airless 无气肺 / ~, bird-breeder's; bird-fancier's ~; pigeon-breeder's ~, 养鸟者肺,养鸽者肺(一种变应性肺泡炎) / ~, brown induration of 肺褐色硬结 / ~, butterfly (蝴)蝶状肺 / ~, cardiac 心力衰竭肺充血 / ~, coal-mner's; anthracosis 矿

工肺,炭末沉着病,炭肺 / ~,collier;anthracosis 矿工肺,炭末沉着病,炭肺 / ~,cotton candy 棉籽肺 / ~,drowned 溺水肺(指肺不张) / ~,idiopathic hyperlucent 特发性透明肺 / ~,dust-disease of 肺尘埃沉着病 / ~,farmar's 农民肺(吸入发霉草灰尘引起的肺病) / ~,fibroid 纤维化肺 / ~,fluid 肺水肿 / ~,hilus of 肺门 / ~,honeycomb 蜂窝[状]肺 / ~,iron;Drinker respirator 铁肺,德林克氏人工呼吸器 / ~,mason's 肺石末沉着病 / ~,miners';anthracosis 炭末沉着病,炭肺 / ~,mushroom-picker's 采蘑菇者肺(一种变应性肺泡炎) / ~,pituitary snuff-taker's 鼻吸垂体粉者肺(一种变应性肺泡炎) / ~,root of 肺根 / ~,stone-cutter's 石[工]肺 / ~,trench 战壕肺 / ~,turtle 龟肺,支气管扩张 / ~,uremic 尿毒症肺 / ~,wet 肺积水 / ~,white;white pneumonia 白肺,白色肺炎(婴儿梅毒性肺炎) / ~ angiography 肺血管造影术 / ~ block 肺遮挡物 / ~ calculus 肺石 / ~ catheter 肺导管 / ~ fluke 肺吸虫(同 Paragonimus westermani) / ~ imaging 肺显象 / ~ inhalation scan 肺吸入扫描 / ~ marking 肺纹理 / ~ perfusion imaging 肺灌注成像 / ~ perfusion scan 肺血流灌注扫描 / ~ radiography 肺部 X 线摄影术 / ~ scintigraphy 肺闪烁成像术,肺闪烁照相法 / ~ scintiscanning 肺闪烁扫描 / ~ vessel 肺导管 / ~-air-sac system 肺气囊系统 / ~-bud 肺芽(胚胎)

Lung alveolar surfactant(简作 LAS) 肺泡表面活性物质

lung association(简作 LA) 肺协会

lung compliance(简作 LC) 肺顺应性

lung imaging(简作 LI) 肺显象

lung serum simulant(简作 LSS) 肺血清拟态

lung sufactant activity(简作 LSA) 肺表面化剂活性

Lungers virus = Jaagsiekte virus 南非羊肺炎病毒,慢性进行性肺炎病毒

Lung-fish *n*. 肺鱼类

lung-markings *n*. 肺纹理

lung-sac *n*. 肺囊

lungu(o)-[拉][构词成分] 舌,语言

lungworm *n*. 肺蠕虫(如肺吸虫)

luniform *a*. 月状的

lunik *n*. 月球卫星

Lunminous intensity 光密度

lunokhod *n*. 月行车,月球车

lunula(lunule,lunulet) *n*. 斑新月形

lunula lacrimalis[拉] 泪弧影

lunulae valvularum semilunarium 半月瓣弧影

lunulate(lunulatus) *a*. 小新月形的

lunule *n*. 半月弧影

Lunulicardia retusa(Linnaeus)陷月鸟蛤(隶属于鸟蛤科 Cardiidae)

Luoisiana State university(简作 LSU) 路易斯安那州大学(美)

lupia *n*. 睑囊肿

lupiform *a*. 狼疮状的;粉瘤状的

lupin yellow vein rhabdovirus 白羽扇豆黄叶脉弹状病毒

Lupitidine *n*. 鲁匹替丁(1-12 受体拮抗剂)

Lupocyclus philippinensis(Semper) 菲岛狼牙蟹(隶属于梭子蟹科 Portunidae)

lupoid *a*. 狼疮状的;类狼疮,伯克氏肉样瘤

lupoma *n*. 狼疮结节

lupous *a*. 狼疮的

Luprostiol *n*. 鲁前列醇(子宫收缩药)

lupus *n*. 狼疮 ‖ ~,acute 急性狼疮 / ~,annularis 环状狼疮 / ~,atrophicans 萎缩性狼疮 / ~,butterfly 蝶状狼疮 / ~,carcinoma 狼疮癌 / ~,Cazenave's;~,erythematosus 卡泽内夫氏狼疮,红斑狼疮 / ~,chilblain 冻疮样狼疮 / ~,crustosus 结痂性狼疮 / cutaneous ~ erythematosus 皮肤红斑狼疮 / ~,discretus;~,disseminatus 播散性狼疮 / ~,disseminated follicular 播散性毛囊狼疮 / ~,disseminatus 播散性狼疮 / drug-induced ~ 药物引起的狼疮 / ~,erythematodes;~,erytematosus 红斑狼疮 / ~,erythematosus;~,erythematosusdiscoides;~,erythematodes;~,sebaceus;~,Cazenave's 红斑狼疮 / ~,erythematosus discoides;~,erythematosus 盘状红斑狼疮,红斑狼疮 / ~,erythematosus,disseminatus 播散性红斑狼疮 / ~,erythematosus ,systemic 全身性红斑狼疮 / ~,erythematosus unguium mutilans 甲残毁性红斑狼疮 / ~,exedens 溃疡性狼疮,侵蚀性狼疮 / ~,exfoliativus 剥脱性狼疮 / ~,exulcerans 溃疡性狼疮 / ~,facialis 面部狼疮 / ~,Hilliard's;~,marginatus 边缘性狼疮 / ~,hypertrophicus;~,vegetans 增殖性狼疮 / ~,impetiginosus;pustular 脓疱性狼疮 / ~,keloid 瘢痕瘤性狼疮 / ~,livido 青紫狼疮 / ~,lymphaticus;lymphangioma circumscriptum congenitale 先天局限性淋巴管瘤 / ~,maculosus 斑疹狼疮 / ~,marginatus 边缘性狼疮 / ~,miliaris disseminatus 播散粟粒状狼疮 / ~,miliaris disseminatus faciei 面部播散粟粒状狼疮 / ~,mucosae 黏膜狼疮 / ~,mutilans 残毁性狼疮 / neonatal ~ transisent neonatal systemic ~ ervthematosus 新生儿狼疮,暂时性新生儿系统性红斑狼疮 / ~,nephritis 狼疮性肾炎 / ~,nodosus 结节狼疮 / ~,nonexedens 非溃疡性狼疮 / ~,papillomatosus 乳头瘤样狼疮 / ~,permio;Boeck's sarcoid 冻疮样狼疮,伯克氏肉样瘤 / ~,planus 扁平狼疮 / ~,psoriasis 牛皮癣样狼疮 / ~,pustuar;~,impetiginosus 脓疱性狼疮 / ~,sclerosus 硬化性狼疮 / ~,sebaceus;~,erythematosus 皮脂腺狼疮,红斑狼疮 / ~,serpiginosus 匍性狼疮 / ~,superficialis 表浅狼疮 / ~,tuberculosus 结节状狼疮,结核性狼疮 / ~,tumidus 肿胀性狼疮 / ~,vegetans;~,hypertrophicus 增殖性狼疮 / ~,verrucosis;~,vorax;~,true 疣状狼疮,真狼疮 / ~,vulgaris;~,true 寻常狼疮,真狼疮 / ~,vulgaris erythematoides;Leloir's ~,红斑样寻常狼疮,李洛尔氏狼疮 / ~,vulvae 外阴狼疮 / ~,willard's;tuberculous 结核性狼疮 / ~ anticoagulant 狼疮抗凝物,狼疮抗凝因子

lupus band test(简作 LBT) 狼疮带实验

lupus erythematosrs cells(简作 LE) 红斑狼疮细胞

lupus erythematosus(简作 LE)[拉]红斑性狼疮

lupus erythematosus disseminatus[拉](简作 LED) 播散性红斑狼疮

lupus nephritis(简作 LN) 狼疮性肾炎

lupus-lide anticoagulated Component(简作 LLAC) 狼疮样抗凝因子

LUQ left upper quadrant 左上四分之一,左上象限(腹)

luquid rheostat(简作 LRh) 液体变阻器

lura *a*. 漏斗的 *n*. 袋口

lural *a*. ①漏斗口的 ②袋口的

luri-[构词成分] 多数,多

lurong *n*. 鹿茸

luscitas *n*. 单眼盲

Lusckka's bursa 路施卡氏咽囊,咽扁桃体

Lusckka's cartilage 路施卡氏软骨 (①声带软骨小结(变) ②腭扁桃体软骨块(变))

Lusckka's duct 路施卡氏管,胆囊腺管

Lusckka's foramen 路施卡氏孔,第四脑室外侧孔

Lusckka's gland 路施卡氏腺 ①咽扁桃体 ②颈动脉球 ③尾骨

Lusckka's tonsil 路施卡氏咽囊咽扁桃体

LuscLka's crypts 路施卡氏隐窝,胆囊黏膜

lusergic acid amide(简作 LAA) 麦角酰胺

lussavirus *n*. 狂犬病病毒属

lust[1] *n*. 性欲

lust[2] lustrous *n*. 光泽;光彩

luster *n*. 光泽,闪光

lustering *n*. 上光

lusus[拉] *n*. 畸形 ‖ ~,naturae;sport 先天畸形

lute-, luteo[拉][构词成分] 黄,黄色;黄体

Luteal *a*. 黄体的 ‖ ~ cells 黄体细胞 / ~ hormone 黄体激素 / ~ phase 黄体期 / ~ phase insufficiency / ~ phase support

lutein *n*. ①叶黄素(植)②黄体制剂(动)

lutein releasing hormone(简作 LRH) 黄素释放激素

lutein stimulation hormone(简作 LSH) 黄体刺激激素

luteinic *a*. ①黄体的,②黄体素的,③黄体化的

luteining hormone releasing factor(简作 lucp) 黄体生长素释放因子

luteinization *n*. 黄体形成

luteinization inhibitor(简作 LI) 黄体化抑制物

luteinized cysts 黄体囊肿卵巢中出现的异常黄体结节

luteinized unrupture follicle syndrome(简作 LUFS) 黄体化未破裂卵泡综合征

luteinized unruptured follicle(简作 LUF) 黄体化卵泡不破裂

luteinizing hormone(简作 LH) 黄体生成素,黄体化激素

luteinizing hormone induced protein(简作 LH) 黄体生成素诱导蛋白黄体刺激素(同 lutropin)

luteinizing hormone receptor binding inhibitor(简作 LHRBI) 黄体激素受体结合抑制物

luteinizing hormone-releasing factor(简作 LHRF) 黄体生成素释放因子

luteinizing hormone-releasing hormone(简作 LRH) 黄体化激素释放激素

luteinoma *n*. 黄体瘤

Lutembacher's complex (disease); syndrome 鲁藤巴赫氏病,鲁藤巴赫氏综合征(二尖瓣狭窄伴有房间隔缺损)

lutenized unruptured follicle syndrome(简作 LUFS) 未破裂卵泡黄素化综合征(即卵泡不排卵但有黄素化,该病多发于月经不调

和不孕妇女,近年来公认是难解释的不孕症原因之一。其特点为:1.于早期黄体期行腹腔镜检查时,卵巢表面无排卵痕迹;2.干预期)
luteococcus *n*. 黄球菌属 ‖ ~ japonicus 日本黄球菌
Luteofuscous *a*. 黑黄色的
luteohormone *n*. 孕酮,黄体酮
Luteoid *n*. 类黄体素
Luteolysine *n*. 黄体退化因子
Luteolysis *n*. 黄体退化,黄体溶解
Luteolytic factor 黄体溶解因子使黄体退化的物质
luteoma;xanthofibroma thecocellulare *n*. 黄体瘤
Luteosterone *n*. 孕酮
Luteotrophin *n*. 催乳激素
luteotropic hormone(简作 LTH)促黄体激素
luteotropic hormone inhibitory factor(简作 LTHIF)催乳激素抑制因子
Luteovirus *n*. 大麦黄矮病毒组
lutetium *n*.(简作 Lu)镥(71 号元素)
Lutheran blood group system 卢氏型系统
Lutjanidae *n*. 笛鲷科(隶属于鲈形目 Perciformes)
Lutjanus bohar(Forskal)白斑笛鲷(隶属于笛鲷科 Lutianidae)
Lutjanus fulviflamma(Forskal)金焰笛鲷(隶属于笛鲷科 Lutianidae)
Lutjanus gibbus(Forskal)驼背笛鲷(隶属于笛鲷科 Lutianidae)
Lutjanus vaigiensis Quoy et Gaimard 金带笛鲷(隶属于笛鲷科 Lutianidae)
Lutra lutra(Linnaeus)水獭(隶属于鼬科 Mustelidae)
lutrelin *n*. 黄体瑞林
lutropin *n*. 促黄体素,黄体生成索
lututrin *n*. 卵黄素,黄体松弛子宫素
LUV large unilamellar vesicles 单层大泡
Lux *n*. 勒克司,米烛光(光亮度单位)
Lux gauge 照度计,勒克司计
Luxabendazole *n*. 氨苯达唑(抗蠕虫药)
luxated eyeball 眼球[前]脱位
luxated lens 晶状体脱位
luxatio[拉];**dislocation** 脱位 *n*. ‖ ~, pathologica 病理性脱位 / ~ of eyeball 眼球脱位 / ~ of lens 晶状体脱位
luxatio coxae congenital 先天性髋关节脱臼
Luxemb(o)urg *n*.(简作 LU)卢森堡
luxmeter *n*. 照度计
luxotonic response 光紧张反应
Luxuriance *n*. 杂种旺势
luxurians ectropion 结膜肥厚性睑外翻,肉瘤性睑外翻
Luxury *a*. 丰富的 ‖ ~ perfusion 过度灌注 / ~ perfusion syndrome 灌注过多综合征(肺血流扫描用语)
luys'body 吕伊斯氏体,丘脑下部核
Luzula *n*. 地杨梅[属]
lv leave 离开,脱离
LV left or lateral ventricle 左(或外侧)心室)/left visus 左眼视力 / leukemia virus 白血病病毒 /live vaccine 活菌苗 /live virus 活病毒 /low voltage 低电压 /variable region of light chain 轻链可变区
LVA laser visual acuity 激光视力
LVAD left ventricular assist device 左心室辅助装置
LVAW anterior left ventricular wall 左室前壁(超声心动图)
LVBP left ventricular bypass pump 左室分路泵
LVC low voltage capacitor 低压电容
LVCD least voltage coincidence detection 最小符合检波电压
LVD dextran 低分子葡聚糖
LVDd left ventricular diastolic dimension 左室舒张期内径(超声心动图)/left ventricular end diastolic dimension 左室舒张末期内径(超声心动图)
LVDM lividomycin 青紫霉素
LVDP left ventricular diastolic pressure 左室舒张压
LVDs left ventricular end systolcic dimension 左室收缩末期内径(超声心动图)
LVDT linear variable differential transformer 线性可调差示变压器
LVE left ventricular enlargement 左心室增大
LVE Te corrected left ventricular ejection time 左室射血(喷血)校正时间
LVED left ventricular end diastolic 左心室舒张末期的
LVEDI left ventricular end-diastolic volume index 左室舒张末期容积指数
LVEDP left ventricular end diastolic pressure 左心室舒张末期压力
LVEDV left ventricular enddiastolic pressure 左心室舒张末期容积
LVEF left ventricular ejection fraction 左室射血(喷血)分数
Lvela auripes(Butler)黄足毒蛾(隶属于毒蛾科 Lymantriidae)
Lvela ochropoda(Eversmann)榆黄足毒蛾(隶属于毒蛾科 Lymantriidae)
LVES left ventricular end systolic 左心室终末收缩期的
LVESI left ventricular end systolic volume index 左室收缩末期容积指数
LVESV left ventricular end diastolic volume 左室收缩末期容积
LVET left ventricular ejection time 左心室射血时间 /left ventricular emptying time 左心室排空时间
LVF left ventricular failure 左心室衰竭 /low-voltage fast wave 低(电)压快波 /low-voltage foci 低电位焦点
LVFP left ventricular filling pressure 左心充盈压
LVH left ventricular hypertrophy 左心室肥大
LVID left ventricular internal dimension 左室内径(超声心动图)
LVIDd end-diastolic left ventricular internal dimension 左室舒张末期内径(超声心动图)
LVIM lividomycin 青紫霉素
LV-inflow left ventricular inflow 左室流入量
LVMI left ventricular mass index 左心室质量指数
LVN licensed visitng nurse 执照访视护士(亦称 VN)/ licensed vocational nurse 执照职业护士 /low voltage neon 低压氖
LVO left ventricular outflow 左心室流出量
LVOT left ventricular outflow tract 左室流出道
LVOTD left ventricular outflow tract dimension 左室流出道内径(超声心动图)
LV-outflow left ventricular outflow 左室流出量
LVP left ventricular pressure 左心室压力 /lysine-vasopressin 赖氨酸加压素
LVPSP left ventricular pak systolic pressure 左心室收缩峰压
LVR limb vascular resistance 肢体血管阻力
LVS left ventricular strain 左心室劳损 /low voltage slow wave 低(电)压慢波
LVSM left ventricular systolic mean pressure 左心室收缩期平均压
LVSP left ventricular systolic pressure 左心室收缩压
LVSTI left ventricular systolic time intervals 左心室收缩间期
LVSV left ventricular storke volume 左心室搏出量
LVSW left ventricular-stroke work 左心室排血作功
LVT linear velocity transducer 线性速度传感器
LVV left ventricular volume 左心室容积
LVW left ventricular work 左心室作功
LVWI left ventricular work index 左心室作功指数
LVWMI left ventricular wall motion index 左心室壁运动指数
Lw low 低,矮;薄 /lumen per watt(简作 l / w)流明(光通量单位)/ 瓦特(电功率单位)/lawrencium(简作 Lw)铹(现已改用 Lr, 103 号元素)
LW lacerating wound 撕裂伤 /Lee-White method(检血凝时间)李 - 怀二氏法 /Lendenwirbel [德] 腰椎
LWBR light-water breeder reactor 轻水增殖反应堆
LWD larger word 大(写)字(数据处理)
LWII long wave lenghth infrared illuminator 长波红外线发光体
LWIR long wavelength infrared 长波红外线的
LWMEL Leonard Wood Memorial for the Eradication of Leprosy 根治麻风列奥纳德伍德纪念医院
LWR light-water reactor 轻水反应堆 /lower *a*. 低的,低级的;弱的,微弱的 /lignt-water reactor 轻水反应堆
LX local irradiation 局部照射法
lx lux 勒克斯(照度单位,等于 1 流明/米^2)
LXA lipoxin A 脂氧素 A
LXB lipoxin B 脂氧素 B
LxGvHR local xenogenic graft versus host reaction 局部异种移植物抗宿主反应
ly-[希 lyo][构词成分] 松开或可溶的
Ly Langley 朗格来(太阳热辐射单位)
LY lactoalbuminyeastolate 乳白蛋白—酵母酶 /lymphocyte 淋巴细胞 /lysin(= 2,6-diaminocaproicacid) *n*. 赖氨酸(2,6-二氨基己酸)/lysosome *n*. 溶酶体
Lyapolatesodium'sodiumapolate 阿朴醇钠(抗凝药)
lyapounov stability 里雅普诺夫稳定性
lyase *n*. 裂合酶,裂解酶
lyate ion 失质离子
Lycaena phlaeas cytoplasmic polyhedrosis virus 灰蝶胞质型多角体病毒
Lycastopsis augenari(Okuda)多美沙蚕(隶属于沙蚕科 Nereidae)
Lychnaspis gultxhi haeckl 格氏栖形提灯虫
Lychnaspis polyancistra Haeckel 异孔栖形提灯虫

Lychnaspis serrata Haeckel 锯齿楯形提灯虫
Lychnis ring spot hordeivirus 剪夏萝环斑大麦病毒
Lychnis ring spot virus 剪夏萝环斑病毒
Lychnodictyum haeckel 网灯虫属
Lychnodityum challengeri Haeckel 网灯虫
Lycobetaine *n*. 石蒜碱内铵盐,氧化石蒜碱
Lycodon fasciatus (Anderson) 双全白环蛇(隶属于游蛇科 Colubridae)
Lycodon ruhstrati (Fischer) 黑背白环蛇(隶属于游蛇科 Colubridae)
Lycogalaceae *n*. 粉瘤菌科(一种菌类)
lycomarasmin *n*. 番茄菌肽,N-乳酸基甘氨酰天冬酰胺
lycopene 番茄红素
Lycoperdaceae *n*. 马勃科(一种菌类)
lycopersicon esculentum 番茄
lycopersicon virus 3 = Tomato spotted wilt virus 番茄斑萎病毒
lycopersicon virus 5 = Tomato big bud virus 番茄巨芽病毒
lycopersicon virus 6 = Tomato bunchy top virus 番茄束顶病毒
Lycopodiaceae *n*. 石松科
Lycopodiales *n*. 石松纲(植物分类学)
Lycopodiales eligulatae 无舌石松目
Lycopodiales ligulatae 有舌石松目
Lycorma delicatula (White) 樗鸡(隶属于樗鸡科 Fulgoridae)
lycostoma *n*. 狼咽,腭裂
lydimycin = lidimycin *n*. 利地霉素
LYDMA Lymphocyte-defined membrane antigen 淋巴细胞决定性膜抗原
Lyell's disease, syndrome (Alanlyell)莱尔病综合征(即毒性表皮坏死松解 toxic epidermal necrolysis)
LYG lymphogranuloma *n*. 淋巴肉芽肿
LyG lymphomatoid gramulmatosis 淋巴瘤样肉芽肿病
Lygel *n*. 赖杰耳(成药,一种避孕胶)
Lygosoma indicum (Gray) 蝘蜓(隶属于石龙子科 Scincidae)
Lygranum antigen 淋巴肉芽肿抗原
lying *n*. 卧着 ‖ ~ down position 卧位 / ~-in 产褥期 / ~ position 卧位
Lym lymphocyte 淋巴细胞
LYMA lymphcyte-defined membrane antigen 淋巴细胞决定性膜抗原
Lymantria *n*. 毒蛾[属] ‖ ~ apicebrunnea (Gaede) 褐顶毒蛾(隶属于毒蛾科 Lymantriidae) / ~ argyrochroa (Collenette)银纹毒蛾(隶属于毒蛾科 Lymantriidae) / ~ bantaizana (Matsumura)肘纹毒蜘(隶属于毒蛾科 Lymantriidae) / ~ bivittata (Moore)汇毒蛾(隶属于毒蛾科 Lymantriidae) / ~ celebesa (Collenette)绯毒蛾(隶属于毒蛾科 Lymantriidae) / ~ concolor (Walker)络毒蛾(隶属于毒蛾科 Lymantriidae) / ~ dispar (Linnaeus)舞毒蛾(隶属于毒蛾科 Lymantriidae) / ~ dispar cytoplasmic polyhedrosis virus 舞毒蛾胞质型多角体病毒 / ~ dispar nuclear polyhedrosis virus 舞毒蛾核型多角体病毒 / ~ dispar japonica nuclear polyhedrosis virus 日本舞毒蛾核型多角体病毒 / ~ fumida cytoplasmic polyhedrosis virus 毒蛾胞质型多角体病毒 / ~ fumida nuclear polyhedrosis virus 毒蛾核型多角体病毒 / ~ mathura aurora nuclear polyhedrosis virus 栎毒蛾核型多角体病毒 / ~ monacha cytoplasmic polyhedrosis virus 僧尼舞毒蛾核型多角体病毒 / ~ monacha nuclear polyhedrosis virus 木毒蛾核型多角体病毒 / ~ dissoluta (Swinhoe)条毒蛾(隶属于毒蛾科 Lymantriidae) / ~ elassa (collenette)剑毒蛾(隶属于毒蛾科 Lymantriidae) / ~ marginata (Walker)忙果毒蛾(隶属于毒蛾科 Lymantriidae) / ~ mathura (Moore)栎毒蛾(隶属于毒蛾科 Lymantriidae) / ~ monacha (Linnaeus)模毒 (隶属于毒蛾科 Lymantriidae) / ~ orestera (Collenette)1 白尾毒蛾(隶属于毒蛾科 Lymantriidae) / ~ polioptera (Collenette)灰翅毒蛾(隶属于毒蛾科 Lymantriidae) / ~ roseola (Matsumura)瑰毒蛾(隶属于毒蛾科 LymanUiidae) / ~ servula (Collenette)油杉毒蛾(隶属于毒蛾科 Lymantriidae) / ~ similis (Moore)纭毒蛾(隶属于毒蛾科 Lymantriidae) / ~ umbrifera (Wileman)枫毒蛾(隶属于毒蛾科 Lymantriidae) / ~ viola (Swinhoe)珊毒蛾(隶属于毒蛾科 Lymantriidae) / ~ xylina (Swinhoe)木毒蛾(隶属于毒蛾科 Lymantriidae)
Lymantriidae *n*. 毒蛾科(隶属于鳞翅目 Lepidoptera)
lyme borreliosis 莱姆疏螺旋体病
Lyme disease 莱姆病(1975 年首次在美国康涅狄洲 old lyme 报道,开始出现游走性慢性红斑,继以大关节炎,肌肉酸痛,不适以及神经系统和心肌症状,亦称莱姆关节炎 lymearthritis)
lymecycline *n*. 赖甲环素(抗生素)
lymhangiogram *n*. 淋巴管造影片
Lymnea *n*. 锥实螺属
lymph- [拉 lympha] [构词成分] 水,淋巴
Lymph-Lymphology (IST journal)淋巴学(国际淋巴学学会杂志名)
lymph node (简作 LN) 淋巴结
lymph node cells (简作 LNC) 淋巴结细胞
lymph node imaging (简作 LNI) 淋巴结显象
lymph node permeability factor (简作 LNPF) 淋巴结通透性因子
lymph(a) *n*. 淋巴 ‖ ~ cataract 淋巴性白内障 / ~ cell 淋巴细胞 / ~ channel 淋巴腺 / ~ follicle 淋巴结 / ~ gland 淋巴腺 / ~ node 淋巴结 / ~ node imaging 淋巴结显像 / ~ nodule 淋巴小结 / ~ serum 淋巴血清 / ~ stream 淋巴流 / ~ versel 淋巴管
lymphaceus *a*. 淋巴的
lymphaden *n*. 淋巴结
lymphadenectasis *n*. 淋巴结肿大
lymphadenectomy *n*. 淋巴结切除术
lymphadenhypertrophia *n*. 淋巴结肥大
lymphadenia *n*. 淋巴组织增生
lymphadeniaossea *n*. 多发性骨髓瘤
lymphadenism *n*. 淋巴组织增生病
lymphadenitis *n*. 淋巴结炎(旧名淋巴腺炎) ‖ ~, calculosa 结石性淋巴结炎 / ~, caseous; ~, paratuberculous 干酪性淋巴结炎,异处结核性淋巴结炎 / ~, colli 颈淋巴结炎 / ~, leukemic 白血病性淋巴结炎 / ~, scrofulosa 瘰疬性淋巴结炎,淋巴结结核 / ~, syphilitica 梅毒性淋巴结炎 / ~, tuberculosa 结核性淋巴结炎 / ~, virus 病毒性淋巴结炎
lymphadenocele; adenolymphocele *n*. 淋巴结囊肿
lymphadenogram *n*. 淋巴结造影(照)片
lymphadenography *n*. 淋巴结造影术
lymphadenoid *a*. 淋巴结样的(组织)
lymphadenoleukopoiesis *n*. 淋巴组织性白细胞生成
lymphadenoma; lymphoma *n*. 淋巴腺(组织)瘤 ‖ ~, malignant; lymphosarcoma 恶性淋巴瘤,淋巴肉瘤 / ~, multiple; Hodgkin's disease 多发性淋巴瘤,霍奇金氏病
lymphadenomatosis; lymphomatosis *n*. 淋巴瘤病 ‖ ~, of bones, general; kahler's disease 多发性骨髓瘤,卡勒氏病
lymphadenomatous *a*. 淋巴瘤的
lymphadenopathy *n*. 淋巴结病 ‖ angioimmunoblastic ~, angioimmunoblastic ~ with dysproteinemla (AILD)血管免疫母细胞性淋巴结病,血内蛋白异常性血管免疫母细胞性淋巴结病,(亦称免疫母细胞性淋巴结病 / immunoblastic lymphadenopathy); immunobtastic ~ 免疫母细胞性淋巴结病(即血管免疫母细胞性淋巴结病 / angioimmunoblastic lympadenopathy); tuberculous ~ 结核性淋巴结病(即结核性淋巴结炎 / tuberculous lymphadenitis) ~, dermatopathic 皮肤淋巴结病 / ~, dermopathic 皮肤淋巴结病 / ~, lgiant follicular; giant ollicular lymphoma; Brill-symmers disease 巨滤泡性淋巴结病,巨滤泡性淋巴瘤,布一西二氏病
Lymphadenopathy associated virus (简作 LAV) 淋巴结病相关病毒
lymphadenosarcoma *n*. 淋巴肉瘤
lymphadenosis *n*. 淋巴组织增生 ‖ ~, acute; infectious mononucleosis 急性淋巴组织增生,传染性单核细胞增多(症) / ~, aleukaemica 非白血病性淋巴组织增生 / ~, aleukaemica parasitaria; East Coast ~, fever 牛二联巴贝虫病 / ~, benign 良性淋巴组织增生 / ~, benigna cutis 良性皮肤淋巴组织增生 / ~, leukemic; lymphatic leukemia 白血病性淋巴组织增生,淋巴性白血病
lymphadenovarix *n*. 淋巴结增大
lymphaemia *n*. 淋巴性白血病
lymphagogue *n*. 催淋巴剂
lymphakine *n*. 淋巴因子
lymphangeitis; lymphangitis *n*. 淋巴管炎
lymphangial *a*. 淋巴管的
lymphangiectasis *n*. 淋巴管扩张
lymphangiectatic *a*. 淋巴管扩张的
lymphangiectodes; lymphangioma circumscriptum *n*. 局限性淋巴管瘤
lymphangiitis; lymphangitis *n*. 淋巴管炎
lymphangio- [希] [构词成分] 淋巴管
lymphangioadenography *n*. 淋巴系造影术
lymphangio-endothelioblastoma *n*. 淋巴管成内皮细胞瘤
lymphangio-endothelioma; lymphendothelioma *n*. 淋巴管内皮瘤
lymphangiofibroma *n*. 淋巴管纤维瘤
lymphangiography *n*. 淋巴管造影术
lymphangioitis; lymphangitis *n*. 淋巴管炎 ‖ ~, farciminosa bovis cattle farcy 牛皮疽性淋巴管炎
lymphangioleiomyomatosis *n*. 淋巴管平滑肌瘤病
lymphangiology *n*. 淋巴管学
lymphangioma *n*. 淋巴管瘤 ‖ ~, capsulare varicosum; circumscriptum 曲张性淋巴管瘤,局限性淋巴管瘤 / ~, cavernosum 海绵状淋巴管瘤 / ~, circumscriptum 曲张性淋巴管瘤,局限性淋巴管瘤 / ~, circumscriptum congenitale 先天局限性淋巴管瘤 / ~,

cysticum 囊状淋巴管瘤 / ~, fissural 胎缝性淋巴管瘤 / ~, simplex 单纯性淋巴管瘤 / ~, superficium simplex; circumscriptum 单纯浅表性淋巴管瘤,局限性淋巴管瘤 / ~, tuberosum multiplex 多发性结节状淋巴管瘤 / ~, xanthelasmoideum 黄斑样淋巴管瘤
lymphangiomatous *a*. 淋巴管瘤的
Lymphangiomyomatosis *n*. 淋巴管肌瘤病
lymphangion *n*. 淋巴管
lymphangiophlebitis *n*. 淋巴管静脉炎
Lymphangioplasty *n*. 淋巴管成形术
lymphangiosarcoma *n*. 淋巴管肉瘤
lymphangiovarix *n*. 淋巴管曲张
lymphangitis *n*. 淋巴管炎 ‖ ~, carcinomatosa 癌性淋巴管炎 / ~, epizootica; pseudofarcy; cryptococcus farcy 兽疫性淋巴管炎,假(性)马皮疽 / ~, ulcerosa pseudofarinosa; pseudoglanders 假鼻疽溃疡性淋巴管炎,假[马]鼻疽 / gummatous ~ 树胶肿性淋巴管炎(即屠宰工人帚霉病 cladiosis)
lymphangoncus *n*. 淋巴管肿大
Lymphapheresis *n*. 淋巴细胞除去法,淋巴细胞提取法
lymphapostema *n*. 淋巴管脓肿
lymphatic *a*. 淋巴管的 *n*. 淋巴管,淋巴素质 ‖ ~ cataract 淋巴性白内障 / ~ capillary 淋巴毛细管 / ~ conjunctivitis 淋巴性结膜炎 / ~ filariasis 淋巴管丝虫病 / interventional radilolgy 淋巴介入放射学 / ~ keratoconjunctivitis 淋巴性角结膜炎,泡性角结膜炎 / ~ organ 淋巴器官 / ~ plexus 淋巴丛 / ~ system 淋巴系统 / ~ valve 淋巴管瓣(膜) / ~ vessel 淋巴管
lymphatic choriomeningitis(简作 LCM)淋巴细胞性脉络丛脑膜炎
lymphatico-sanguine *a*. 淋巴性及血性的
lymphaticosplenic *a*. 淋巴管(与)脾的
Lymphatism *n*. ①淋巴体质 ②淋巴毒血症
lymphatitis *n*. 淋巴系炎
Lymphatology *n*. 淋巴学
Lymphatolysin *n*. 淋巴组织溶素
lymphatolysis *n*. 淋巴组织溶解,淋巴组织破坏
Lymphatolytic *a*. 溶解淋巴组织的
lymphcyte-defined membrane antigen(简作 LYMA)淋巴细胞决定性膜抗原
lymphcytotoxic antibodies(简作 LCTA)淋巴细胞毒抗体
lymphectasia *n*. ①淋巴性扩张 ②淋巴管扩张
lymphedema *n*. 淋巴水肿 ‖ ~, congenital 先天性淋巴水肿 / ~ conjunctivae 结膜淋巴水肿 / ~, praecox; ~ primary 原发性淋巴水肿
lymphemia; lymphatic leukemia *n*. 淋巴性白血病
lymphendothelioma; lymphangio-endothelioma *n*. 淋巴管内皮瘤
lymphenteritis *n*. 浆液性肠炎
lymphepithelioma; lymphangio-epithelioma *n*. 淋巴上皮瘤,淋巴上皮癌
Lympherythrocyte *n*. 无色红细胞
lymphization *n*. 淋巴生成
lymphnoditis 淋巴结炎
lympho-[希][构词成分]淋巴
lympho-adenoma *n*. 淋巴[组织]瘤
lymphoblast *n*. 淋巴母细胞,成淋巴细胞
lymphoblasthemia; lymphoblastosis 成淋巴细胞增多[症]
lymphoblastic *a*. 成淋巴细胞的
lymphoblastic Lymphoma(简作 LBL)成淋巴细胞性淋巴瘤
lymphoblastoid cell 类淋巴母细胞
lymphoblastoma *n*. 成淋巴细胞瘤
lymphoblastomatosis *n*. 成淋巴细胞瘤病
lymphoblastomatous *n*. 成淋巴细胞瘤的
lymphoblastomid *n*. 成淋巴细胞疹
lymphoblastosis *n*. 成淋巴细胞增多
lymphocele *n*. 囊状淋巴管瘤
lymphocerastism *n*. 淋巴细胞生成
lymphocinesia *n*. ①内淋巴流动 ②淋巴循环
lymphocyic lympho-sarcoma(简作 LCL)淋巴细胞性淋巴肉瘤
lymphocyst *n*. 淋巴囊肿
lymphocystis disease Iridovirus 淋巴囊肿病虹彩病毒
Lymphocystis disease virus genus 淋巴囊肿病病毒属
lymphocystis viruses 淋巴囊肿病毒 .
lymphocystosis *n*. 淋巴囊病
lymphocyte *n*. 淋巴细胞,淋巴球 ‖ ~ adherence inhibition test 淋巴细胞粘连抑制试验,淋巴细胞粘着受体 / ~ blastogenesis 淋巴细胞转化 / ~ blastogenesis test 淋巴细胞转化实验 / ~ choriomeningitis virus, LCMV 淋巴细胞性脉络丛脑膜炎病毒 / ~ choriomeningitis, LCM 淋巴细胞性脉络丛脑膜炎 / ~ homing 淋巴细胞归巢,淋巴细胞寻靶(寻找并定居于特定组织的特定微环境)/ ~ Immunity 淋巴细胞免疫性 / ~ receptor ropertoire 淋巴细胞受体谱 / ~ receptor 淋巴细胞受体 / ~ recirculation receptor 淋巴细胞再循环受体 / ~ rossette test 淋巴细胞花结试验 / ~ transfer test 淋巴球转移试验 / ~ transformation 淋巴球转化,淋巴细胞幼稚化
lymphocyte blastogencesis(简作 LB)淋巴细胞胚细胞样转变
lymphocyte blastogenesis test(简作 LBT)淋巴细胞转化试验
lymphocyte chemotactic factor(简作 LCF)淋巴细胞趋化因子
lymphocyte conversion test(简作 LCT)淋巴细胞转化试验
lymphocytotoxity test(简作 LCT)淋巴细胞毒性试验
lymphocyte defined(简作 LD)淋巴细胞决定
lymphocyte defined antigen(简作 LDAg)淋巴细胞决定簇抗原
lymphocyte depletion(简作 LD)淋巴细胞衰竭
lymphocyte index(简作 LI)淋巴细胞指数
lymphocyte inhibition assay(简作 LIA)淋巴细胞抑制测定
lymphocyte mitogenic fafctor(简作 LMF)淋巴细胞致有丝分裂因子
lymphocyte proliferation inducing factor(简作 LIF)淋巴细胞增生诱导因子
lymphocyte proliferation inhibiting factor(简作 LIF)淋巴细胞增生抑制因子
lymphocyte proliferation inhibition factor(简作 LPIF)淋巴细胞增生抑制因子
lymphocyte transformation(简作 LT)淋巴细胞转化
lymphocyte transformationratge(简作 LTR)淋巴细胞转化率
lymphocyte transforming activity(简作 LTA)淋巴细胞转化活性
lymphocyte transforming factor(简作 LTF)淋巴细胞转化因子
Lymphocyte-defined membrane antigen(简作 LYDMA)淋巴细胞决定性膜抗原
lymphocyte-dependent antibody crossmatching(简作 LDACM)淋巴细胞依赖抗体交互配型试验
lymphocyte-depletion(简作 LD)淋巴细胞限定部位试验
lymphocyte-induced angiogenesis(简作 LIA)淋巴细胞诱导性血管生成
lymphocyte-response defined antigen(简作 LDAg LD)抗原,淋巴细胞反应性限定抗原
lymphocythemia *n*. 淋巴细胞增多(症)
lymphocytic *a*. 淋巴细胞的 ‖ ~ choriomeningitis arenavirus 淋巴细胞性脉络丛脑膜炎砂粒样病毒,淋巴细胞性脉络丛脑膜炎病毒 / ~ choriomeningitis virus group 淋巴细胞性脉络丛脑膜炎病毒群 / ~ leukemia 淋巴球性白血病
lymphocytic and histocytic(简作 L&H)淋巴胞和织细胞的
lymphocytic choriomeningitis virus(简作 LCV)淋巴细胞性脉络丛脑膜炎病毒
lymphocytic dependent antibody(简作 LDA)淋巴细胞依赖性抗体
lymphocytic leukemia(简作 LLL)淋巴细胞性白血病
lymphocytic predominance(简作 LP)淋巴细胞占优势
lymphocytic thyroiditis with spontaneously resolving hyperthyroidism(简作 LT-SRH)伴甲亢自发性缓解的淋巴细胞性甲状腺炎
lymphocytically determined(简作 LD)淋巴细胞决定的
Lymphocytoblast *n*. 成淋巴细胞,原(始)淋巴细胞
Lymphocytolysis *n*. 淋巴细胞裂解,淋巴细胞溶解
lymphocytoma *n*. 淋巴细胞瘤 ‖ ~, aleukemic nodular 非白血病性结节性淋巴细胞瘤
lymphocytomatosis *n*. 淋巴细胞瘤病
Lymphocytopenia *n*.(同 lymphopenia)淋巴球减少(症)(循环血液中之淋巴球数相封的或绝封的减少之状态)
lymphocytopheresis *n*. 淋巴细胞清除法
Lymphocytophthisis *n*. 淋巴细胞萎缩
lymphocytopoiesis *n*. 淋巴细胞生成
lymphocytorrhexis *n*. 淋巴细胞破裂
lymphocytosis stimulating factor(简作 LSF)淋巴细胞增多刺激因子
lymphocytosis stimulating hormone(简作 LSH)淋巴细胞增多刺激激素
Lymphocytosis-Promoting Factor(简作 LPF)淋巴细胞增多促进因子
lymphocytotic *a*. 淋巴细胞增多的
lymphocytotoxin *n*. 淋巴细胞毒素皮肤淋巴[系]病 ‖ ~, perniciosa 恶性皮肤淋巴病
lymphoduct *n*. 淋巴管
lympho-epithelioma *n*. 淋巴上皮瘤,淋巴上皮癌
Lympho-erythrocyte *n*. 无色红细胞
lymphofluxion *n*. 淋巴溢流
lymphoganglin *n*. 淋巴结激素
lymphogenesis *n*. 淋巴生成

lymphogenic *a*. 成淋巴的
lymphogenous *a*. 成淋巴的;淋巴原的
lymphoglandula(复,lymphoglandulae) *n*. 淋巴结
lymphogonia *n*. 淋巴原细胞
lymphogram *n*. 淋巴造影(照)片
lymphogranuloma *n*. 淋巴肉芽肿 ‖ ~, benignum; Boeck's sarcoid 良性淋巴肉芽肿,泊克氏肉样瘤 / ~, inguinale; venereal ~ 腹股沟淋巴肉芽肿,性病性淋巴肉芽肿 / ~, schaumann's benign; Boeck's sarcoid 绍曼氏良性淋巴肉芽肿,泊克氏肉样瘤 / ~, venereal; lymphogranuloma inguinale; fifth venereal disease 性病性淋巴肉芽肿,腹股沟肉芽肿,第五性病
lymphogranuloma venereum(简作 LGV) 性病性淋巴肉芽肿
Lymphogranuloma venereum agents 性病性淋巴肉芽肿因子
lymphogranuloma venereum conjunctivitis 性病淋巴肉芽肿性结膜炎
lymphogranulomatosis *n*. ①颗粒性淋巴瘤病,淋巴肉芽肿病 ②霍奇金氏病 ‖ ~, benign 良性淋巴肉芽肿病 / ~, cutis 皮肤淋巴肉芽肿病(霍奇金氏病皮肤表现) / ~, inguinalis; venereal lymphogranuloma 腹股沟淋巴肉芽肿 / ~, maligna; Hodgkin's disease 恶性淋巴肉芽肿,霍奇金氏病 / ~, typhoid 伤寒淋巴瘤 / ~, typical 典型淋巴瘤
lymphogranulomatosis *n*.(简作 LgX) X 淋巴肉芽肿病 X 型
lymphographic *n*. 淋巴造影的 ‖ ~ apparatus 淋巴造影器 / ~ abnormanality 淋巴造影异常
lymphography *n*. 淋巴系统造影术
lymphoid *a*. ①淋巴样的 ②淋巴组织样的 ③淋巴的,淋巴系统的 ‖ ~ stem cell 淋巴干细胞 / ~ follicle 淋巴滤泡 / ~ leukemia viruses 类淋巴白血病病毒 / ~ tissue 淋巴组织
lymphoid hamartoma of lung(简作 LHL) 肺淋巴组织样错构瘤
lymphoid interstitial pneumonia(简作 LIP) 淋巴细胞性间质性肺炎
lymphoid plasma(简作 LP) 淋巴样的血
lymphoidocyte *n*. 淋巴样细胞,成血细胞
lymphoidotoxemia *n*. 淋巴毒血症
lymphokentric *a*. 刺激淋巴细胞生成的
lymphokine *n*.(简作 LK) 淋巴激活素,淋巴因子
Lymphokine activaled killer cells(简作 LAK) 激活的杀伤细胞
lymphokineactivation *n*. 淋巴因子活化
lymphokinesis *n*. ①内淋巴流动(半规管) ②淋巴循环
lymphokinology *n*. 淋巴因子学
lympholeukocyte *n*. 淋巴细胞
lymphology *n*. 淋巴学
lympholytic *a*. 溶淋巴细胞的
lymphoma *n*. 淋巴瘤
lymphoma, Burkitt's; Burkitt's tumor 伯基特氏淋巴瘤(由病毒引起的恶性淋巴瘤)
lymphomagenesis *n*. 淋巴瘤的生成
lymphomatoid *a*. 淋巴瘤样的
lymphomatoid granulomatosis(简作 LG) 淋巴瘤样肉芽肿病
lymphomatosis *n*. 淋巴瘤病 ‖ ~, avian; ~ of fowl 禽淋巴瘤 / ~, diffusa; Hodgkin's disease 弥漫性淋巴瘤病,霍奇金氏病 / ~, graunlomatosa; Hodgkin's disease 肉芽肿性淋巴瘤病,霍奇金氏病
lymphomatous *a*. 淋巴瘤的
lymphomegaloblast *n*. 无色巨成红细胞
Lymphomonocyte *n*. 单核细胞
Lymphomyelocyte *n*. 成髓细胞
lymphomyeloma *n*. 淋巴髓细胞瘤,小圆细胞肉瘤
lymphomyxoma *n*. 淋巴黏液瘤
Lymphonodulus(复,1ymphonoduli) *n*. 淋巴小结
Lymphonodus(复,1ymphonodi) *n*. 淋巴结
lymphopathia venereum(简作 LPV) 性病性淋巴肉芽肿,腹股沟淋巴肉芽肿
lymphopathia; lymphopathy *n*. 淋巴[组织]病
lymphopathy *n*. 淋巴[组织]病
Lymphopenia *n*. 淋巴细胞减少
lymphophoresis *n*. 淋巴去除术
lymphoplasia *n*. 淋巴组织增生,淋巴组织形成 ‖ cutaneous ~ 皮肤淋巴组织形成(即皮肤淋巴细胞瘤 lymohcytomacuis)
lymphoplasm *n*. 透明质
lymphoplasmapheresis *n*. 淋巴血浆交换法,淋巴细胞与血浆除去法,淋巴细胞与血浆提取法
lymphoplsmia *n*. 红细胞失色症
lymphopoieis *n*. ①淋巴细胞生成 ②淋巴组织生成
lymphopoietic *n*. ①淋巴细胞生成的 ②淋巴组织生成的
lymphoproliferation malignancies(简作 LPM) 淋巴增殖性恶性肿瘤
lymphoproliferative disease of turkeys virus 火鸡淋巴增生病病毒
lymphoproliferative herpesvirus group 淋巴增生疱疹病毒组
lymphoproliferative virus group 淋巴增生病毒组
Lymphoprotease *n*. 淋巴细胞蛋白酶
lymphoreticulosis *n*. 淋巴网状内皮细胞增生[症]
Lymphorrhage *n*. 淋巴细胞集积
lymphorrhagia *n*. 淋巴溢
lymphorrhea *n*. 淋巴溢
lymphorrhoid *n*. 肛周淋巴管扩张,淋巴管痔
lymphos lymphocyte 淋巴细胞
lymphosarcoleukemia *n*. 淋巴肉瘤细胞性白血病
lymphosarcoma *n*. 淋巴肉瘤 ‖ ~, cutis 皮肤淋巴肉瘤 / ~, kundrai's 昆德腊特氏淋巴肉瘤(一种在多数淋巴结中扩散,但不侵犯临近器官的淋巴肉瘤病 / ~, malignum multiplex 多发性恶性淋巴肉瘤
lymphosarcoma-reticulum cell sarcoma(简作 LSA / RCS) 淋巴肉瘤—网状细胞肉瘤
lymphosarcomatosis *n*. 淋巴肉瘤病
lymphoscintigtam *n*. 淋巴闪烁图
lymphoscitigraphy *n*. 淋巴闪烁图检查,放射性核素淋巴成像
lymphoscrotum; elephantiasis scroti; chyloderma 阴囊淋巴肿象皮病,阴囊淋巴管扩张
lymphosis *n*. 淋巴性白血病(旧名)
lymphosporidiosis; lymphangitis wpizootica *n*. 淋巴孢子虫病,兽疫性淋巴管炎
Lymphostasis *n*. 淋巴郁滞
lymphotaxis *n*. 淋巴细胞趋向性
lymphotism *n*. 淋巴组织发育障碍
Lymphotome *n*. 增殖体切除器
Lymphotomy *n*. 淋巴系统解剖学
lymphotorrhoea *n*. 耳淋巴溢
lymphotoxemia *n*. 淋巴毒血症
Lymphotoxin *n*.(简作 LT)淋巴毒素,β-型肿瘤坏死因子
lymphotropic (monkeys) polyomavirus 亲淋巴(猴)多瘤病毒
lymphotropm *a*. 亲淋巴的
Lymphous *a*. ①淋巴的 ②含淋巴的
lymphoyte adherence determination(简作 LAD) 淋巴细胞粘附测定
lymph-plasma *n*. 淋巴浆
lymph-scrotum *n*. 阴囊淋巴管扩张
lymph-sinus *n*. 淋巴窦
lymph-space *n*. 淋巴隙
Lymph-stream *n*. 淋巴流
lymph-thrombus *n*. 淋巴栓
Lymphuria *n*. 淋巴尿
Lymph-varix(复,Lymph-varices) *n*. 淋巴管曲张
Lymph-vascular *a*. 淋巴管的
Lymph-vessel *n*. 淋巴管
lympLoplasty *n*. 淋巴管成形术
lympnocytosis *n*. 淋巴细胞增多[症](同 lymphocytic leukocytosis; achroacytosis; lymphocythemia) | ~, acute infectious 急性传染性淋巴细胞增多
lynestrenoln *n*. 去氧炔诺酮,利萘孕醇(孕激素)
lyngbya *n*. 鞘丝蓝细菌属 ‖ ~, aerugineo-coerulea 铜色鞘丝蓝细菌 / ~, aestuarii 江口鞘丝蓝细菌(河口鞘丝蓝细菌) / ~, allorgei 阿氏鞘丝蓝细菌 / ~, attenuata 渐细鞘丝蓝细菌 / ~, birgei 盘氏鞘丝蓝细菌 / ~, birgei var. tenuior 盘氏鞘丝蓝细菌薄小变种 / ~, ceylanica 锡兰鞘丝蓝细菌 / ~, ceylanica var. hyalina 锡兰鞘丝蓝细菌透明变种 / ~, lyngbya circumcreta 环鞘丝蓝细菌 / ~, lyngbya cladophorae 附刚毛鞘丝蓝细菌 / ~, confervoides 丝状鞘丝蓝细菌 / ~, contorta 螺纽鞘丝蓝细菌 / ~, digueti 栖霞鞘丝蓝细菌 / ~, distincta 分开鞘丝蓝细菌 / ~, epiphytica 附生鞘丝蓝细菌 / ~, fluvistilis 溪河鞘丝蓝细菌 / ~, gracilis 细鞘丝蓝细菌 / ~, infixa 基附鞘丝蓝细菌 / ~, kuetzingii 顾氏鞘丝蓝细菌 / ~, kuetzingii var. tibatica 顾氏鞘丝蓝细菌西藏变种 / ~, lagerheimii 赖氏鞘丝蓝细菌 / ~, lanata 羊毛鞘丝蓝细菌 / ~, limnetica 湖泊鞘丝蓝细菌 / ~, lutea 黄色鞘丝蓝细菌 / ~, major 大型鞘丝蓝细菌 / ~, majuscula 巨大鞘丝蓝细菌 / ~, martensiana 马氏鞘丝蓝细菌 / ~, mucicola 栖藓鞘丝蓝细菌 / ~, nigra 黑色鞘丝蓝细菌 / ~, ornata 纹饰鞘丝蓝细菌 / ~, ornata var. kwangsiensis 纹饰鞘丝蓝细菌广西变种 / ~, perelegans 美丝鞘丝蓝细菌 / ~, plicata 皱纹鞘丝蓝细菌 / ~, putealis 井栏鞘丝蓝细菌 / ~, putealis var. attenuata 井栏鞘丝蓝细菌渐尖变种 / ~, semiplana 半丰满鞘丝蓝细菌 / ~, sphaeroceephara 球头鞘丝蓝细菌 / ~, spirulinoides 螺旋鞘丝蓝

细菌 / ~, truncicola 栖干鞘丝蓝细菌 / ~, truncicola var. singularia 栖干鞘丝蓝细菌孤生变种 / ~, willei 惠氏鞘丝蓝细菌
Lynx lynx 猞猁(隶属于猫科 Felidae)
Lynx torquilla himalayana (Vaurie)蚁䴕西藏亚种(隶属于啄木鸟科 Picoides)
Lynx-torquilla (Linnaeus)蚁䴕(隶属于啄木鸟科 Picidae)
Lyo-[构词成分]溶解 ‖ ~cytosis ***n***. 溶泡作用 / ~enzyme ***n***. 细胞外酶 / ~lipase ***n***. 胞外脂酶 / ~lysis 液解作用,溶剂解作用
Lyon's hypothesis 莱昂氏假说
Lyonization ***n***. (Xchromosome inactivation) 莱昂化作用(X 染色体失活)
lyophile ***n***. ①亲液胶体 ②亲液物 ③亲液的 ‖ ~ apparatus 冻干器
lyophilization ***n***. 冷冻干燥,冻干 ‖ ~ unit 低压冻干器,冷冻真空干燥器
lyophilized anterior pituitary (简作 LAP) 低压冻干的垂体前
lyophilized human dura (简作 LHD) 冻干人硬脑膜
lyophilized porcine skin (简作 LPS) 冷冻干燥猪皮
lyophillizer ***n***. 冻干器
lyophobe ***n***. ①疏液胶体 ②疏液的 ③疏液物
lyosorption ***n***. 吸收溶剂[作用]
lyotrope ***n***. ①感胶离子 ②易溶物
Lyotropic ***a***. 易溶的(同 lyophilic) ‖ ~ series 感胶离子序
lyovac cosmegen 放线菌素 D(商品名)
Lypesthes ater (Motschulsky) 粉筒胸叶甲(隶属于肖叶甲科 Eumolpidae)
Lyponyssoides sanguineus 家鼠螨
Lypoxygenase ***n***. 脂氧化酶
Lypressm ***n***. 赖氨加压素(抗利尿药)
Lyprops sinensis (Mars.) 中华垫甲(隶属于拟步行虫科 Lacordaire)
Lyr layer ***n***. 层 /Lyre of David 海马联合 /lyre of fornix 海马联合
Lyre of David (简作 Lyr) 海马联合
lyre of fornix (简作 Lyr) 海马联合
Lys ***n***. lysine 赖氨酸
lys(in)ogen ***n***. 细胞溶素原
LYS, LZM lysozyme 溶血酶,溶菌酶
lysate ***n***. 溶胞产物,溶解产物
Lyscrgide ***n***. 麦角二乙胺(致幻药)
Lyse-[构词成分]溶解;溶化
lysergic acid diethlamide (简作 LSD) 麦角酰二乙胺
lysergic acid morpholde (简作 LSM) 麦角酸酰替吗啉
lysin ***n***. 细胞溶素
lysin(= 2,6-diaminocaproicacid) ***n***.(简作 LY) 赖氨酸(2,6-二氨基己酸)
lysine ***n***. 赖氨酸 ‖ ~ - rich histone 赖氨酸丰富型组蛋白 / ~-vasopressin 赖氨酸加亚素 / ~ decarboxylase 赖氨酸脱羧酶 / ~ intolerance 赖氨酸不耐症 / ~ racemase 赖氨酸消旋酶
lysine-8-vasopressin (简作 L-8-V) 赖氨酸-8-后叶加压素
lysine-vasopressin (简作 LVP) 赖氨酸加压素
lysinosis ***n***. 肺棉屑沉着病,棉屑肺
lysionotin ***n***. 石吊兰素,岩豆素
lysis ***n***. ①溶原,分解 ②松解术 ③溶菌作用 ‖ ~ from without 外因裂解,自外溶菌作用 / ~ from within (噬菌体)内溶菌作用 / ~ from without(噬菌体)外溶菌作用,噬菌体吸附溶解 / ~ inhibition 溶菌抑止作用
-lysis[构词成分]松解或溶解
lyso-[希][构词成分]溶解溶化
Lysobacter ***n***. 溶杆菌属 ‖ ~, antibioticus 抗生素溶杆菌(抗生溶杆菌) / ~, brunescens 变棕溶杆菌 / ~, enzymogenes 产酶溶杆菌 / ~, enzymogenes subsp. cookii 产酶溶杆菌库氏亚种 / ~, enzymogenes subsp. enzymogenes 产酶溶杆菌产酶亚种 / ~, gummosus 胶状溶杆菌(胶状质溶杆菌)
Lysobacteraceae ***n***. 溶杆菌科
Lysobacterales ***n***. 溶杆菌目
Lysocephalin ***n***. 溶血脑磷脂
Lysochrome ***n***. 脂肪染色剂
Lysocythin ***n***. 溶细胞素
Lysogen ***n***. 细胞溶素原,溶源性细菌
Lysogenesis ***n***. 溶源性噬菌体
lysogenic ***a***. ①生成溶素的 ②引起溶解的 ‖ ~ acteria 溶原性细菌,溶原菌 / ~ conversion 溶原转变 / ~ immumty 溶原(性)免疫,指原噬菌体阻碍另一同类噬菌体基因组的建立 / ~ virus 溶源病毒 / ~ response 溶源性反应 / ~ strain ①溶源菌株 ②溶源品系
lysogenicity ***n***. 产噬菌体,致溶解性
lysogenization ***n***. 溶源化
lysogenized state 致溶状态
lysogeny ***n***. ①溶源现象 ②溶源性
LysOH hydroxylysine 羟基赖氨酸
Lysolecithin ***n***.(简作 LL) 容血卵磷脂
Lysolecithin ***n***. 溶血卵磷脂(同 lysophosphatidylcholine)
Lysophosphatidic acid 溶血磷脂酸
lysophosphatidyl choline (简作 LPC) 脱脂酸磷脂酰胆碱,溶血磷脂胆碱
Lysophosphatidyl choline 溶血磷脂酸胆碱,溶血卵磷脂
Lysophospholipase ***n***. 溶血磷脂酶,磷脂酶 B
lysorption ***n***. 溶剂吸附作用
lysosoma cationic protein (简作 LCP) 容酶体阳离子蛋白
Lysosomal disease 溶酶体缺陷症
lysosomal enzyme 溶酶体酶
lysosomal storage disease 溶酶体存储病
lysosome ***n***.(简作 LY) 溶酶体
lysosome ***n***. 溶酶体
lysosomophagy ***n***. 溶嗜
lysosomosecretion ***n***. 溶泌
lysotoxin ***n***. 溶毒素
Lysozyme ***n***.(简作 LZ) 溶菌酶
lysozyme ***n***. 溶菌酶,其含量可反映机体防御功能及其所在组织器官炎症 ‖ ~ lysis 溶菌酶溶泡作用
lyssa virus 狂犬病病毒
lyssa; rabies ***n***. 狂犬病,仞咬病
lyssic ***a***. 狂犬病的
Lyssodexis ***n***. 狂犬咬伤
lyssoid ***n***. 狂犬病样的
lysuride ***n***. 稠环乙脲(多巴胺受体激动剂)
lysyl-[构词成分]赖氨酰(基) ‖ ~ aminoadenosine 赖氨酰氨基酰苷 / ~ oxidase 赖氨酰氧化酶
Lythraceae ***n***. 千屈菜科
lytic-[希][构词成分]溶解的,分解的,松解的 ‖ ~ factor 裂解因子 / ~ lesion 溶骨性病变 / ~ phage 裂解性噬菌体 / ~ reaction 裂解反应 / ~ response 溶菌反应,裂解反应 / ~ virus 裂解病毒
Lyticum ***n***. 溶菌属 ‖ ~, flagellatum 鞭毛溶菌 / ~, sinuosum 多曲溶菌
lytta ***n***. 狂犬病
Lytta caragane (Pallas) 绿芫青(隶属于芫青科 Meloidae)
Lytta suturella (Motschulsky) 缝纹绿芫青(隶属于芫青科 Meloidae)
Lyze ***v***. 溶解,溶化
LZ lead zine primer 铅锌引物 /Lysozyme ***n***. 溶菌酶 /lysozyme 溶菌酶

M m

M 百万,兆(10^6)(mega)、摩尔浓度(molar)、磨牙(morla)、摩(morgan)、黏液状(菌落)(mucoid <colony>)、近视(myopia)以及第一心音低频成分的符号
m- meta- [构词成分] 间位(化学名用)
μ micro- micron 微,微米
mμ millimicron 纤米,毫微米
m^1 质量(mass)和(重量)摩尔(molal)的符号
m^2 中位数(median)、米(meter)和毫(milli-)的符号
Mr 相对分子量(relative molecular mass)的符号
m 量滴(minim)和肌(musculus[拉])的符号
M. 混合(misce)和合剂(mistura)的符号
M.A.D.(methyl androsterone) 甲基雄甾酮
M.A.M.(milliampere minute) 毫安[培]分
m.b. misce bene [拉] 混合均匀,混匀
M.et sig. misce et signa [拉] 混合及写明用法
M.flac. membrana flaccida [拉] 松弛膜,骨膜松弛部
M.ft. mistura flat [拉] 制成合剂
m.u. mouse unit 小鼠单位(雌激素的生物鉴定单位)
M + Am compound myopic astigmatism 复性近视散光
M + As myopic astigmatism 近视散光
MI mitral valve closure 左房室瓣关闭的符号
MA mental age 智力年龄,心理年龄 / meter angle 米角/ Master of Arts 文学硕士 / mentumanterior 前颏
mA milliampere 毫安[培]的符号
ma huang 麻黄
Ma masurium 锝(43 号元素锝的旧名)
mA.s. 毫安[培]秒
mal- [拉 malus bad 不好] 不良,恶劣
Maba Forst 象牙树属 ‖ ~ ebenos 乌木
Mabuprofen *n*. 马布洛芬(消炎镇痛药)
Mabuterol *n*. 马布特罗(支气管扩张药)
MAC maximum allowable concentration 最高容许浓度 / membrane attack complex 膜攻击复合体
MAC INH membrane attack complex inhibitor 膜攻击复合体抑制剂
Mac. macerare [拉] 浸渍,浸软
macabuhay 绉叶蝙蝠葛
Macaca *n*. 猕猴属 ‖ ~ cynomulgus 南美猕猴/~ mulatta 猕猴,罗猴,恒河猴
Macacus *n*. 猕猴属
macaja; macaya 马卡牙油
macalline 马卡罗碱
Macchiavello's staining method 马基阿韦洛氏立克次氏体染色法
MACC methotrexate, Adriamycin, cyclophosphamide, and CCNU 甲氨蝶呤—阿霉素—环磷酰胺—环已亚硝脲(联合化疗治癌方案)
MacConkey's bile salt agar, broth [Alfred T. MacConkey 英细菌学家 1861—1931] 麦康基琼脂(肉汤)(分离大肠菌类用,亦称麦康基胆盐琼脂) ‖ ~ bouillon 麦康基肉汤(含胆盐及糖)
Mace *n*. 麦斯催泪剂[商品名]
mace *n*. [拉 macis] 肉豆蔻衣 ‖ ~ double blade 重片肉豆蔻衣/~ Papua; Macassar 马卡剃肉豆蔻衣/~ single blade 单片肉豆蔻衣
macene *n*. 肉豆蔻萜
macerate *v*. [拉 macerare to make soft]; macera 浸渍,浸软
maceration *n*. [拉 maceratio] 浸渍,浸软
macerative *a*. 浸渍的,浸软的
macerator *n*. 浸渍器
Macewen's operation *n*. [William 英外科医师 1848—1924] 麦丘恩氏手术(①动脉瘤囊内针刺法 ②股骨髁上楔形切骨治膝外翻 ③疝根治术) ‖ ~ triangle, suprameatal triangle 麦丘恩氏三角,外耳道上三角
Machado-Guerreiro reaction *n*. 马—格二氏反应(锥虫病补体结合反应)
Machado-Joseph disease *n*. 神经系统亚速尔病(发现于亚速尔群岛后裔的家族,Machado 和 Joseph 为受患家族)
Mache unit [**Heinrich Mache** 奥医师 1876 生] *n*. 马谢氏单位(激光气浓度单位)
machine [英], **machina** [拉] *n*. 机,机器 ‖ ~, automatically controlled electric casting 电动自控铸造机/~, casting 熔铸机,铸造机/~, centrifugal 离心机/~, crown forming 牙冠成形机/~, dental casting 牙用铸造机/~, dental soldering 牙用焊接机/~, electro centrifugal casting 电动离心铸造机/~, laser enamel fusing 激光牙釉质熔合器/~, for orthodontics, laser welding ~ 激光正牙焊接机/~, polishing 磨光机/~, seamless crown 无缝冠冲压器/~, swaging 锤造机
machine *n*. [拉 machina] 机,机器 ‖ breathing ~ 呼吸机/casting ~ 熔铸机,铸器/centrifugal ~ 离心机/comminuting ~ 粉碎机/extruding ~ 压出机/Holtz ~ 霍耳茨氏[静电]摩电机/kneading ~ 捏合机/loading ~ 装料机/masging ~ 制丸块机,强力搅拌机/packing ~ 包装机/perforating ~ 穿孔机/portable X-ray ~ 手提式 X 线机/punching ~ 钻孔机/rotary type tablet ~ 旋转式压片机/tablet ~ 压片机/tensile testing ~ 张力试验机/washing ~ 洗涤机
machinery *n*. 机器,机械(总称);(机器的)运转部分;机构
macho *n*. 结节型皮肤利什曼病
machonnement [法] *n*. 连续咀嚼[症](脑病时)
machromin *n*. 还原桑橙素,五羟基二苯甲酮
Macht's test (David I. Macht 美药理学家 1882 生) *n*. 麦克特(马克特)试验(检血清对白羽扇豆苗生长的效果,恶性贫血及其他不正常血液的血清可使其苗生长缓慢)
macies [拉] *n*. 消瘦
macilent *a*. [拉 macilentus lean] 瘦的,消瘦的
macintosh [Charles Macintosh 英化学家 1766—1843] *n*. 橡皮防水布,不透水布(曾用作外科敷料)
macis *n*. [拉] 肉豆蔻衣
MacKay-Marg electronic tonometer (Ralph S. Mackay; Elwin Marg) *n*. 麦—马电子眼压计(带有平芯直接放在角膜上测量眼内压的电子压平眼压计)
Mackenrodt's ligament (Alwin K. Mackenrodt) *n*. 直肠子宫襞 ‖ ~ operation 马肯罗特手术(阴道式圆韧带固定术,用以矫正子宫后移位)
Mackenrodt's operation [A1Win Karl 德妇科学家 1859—1925] *n*. 马肯罗特氏手术(阴道式圆韧带固定术)
Mackenzie's disease [James 英医师 1853—1925] 麦肯齐氏病(呼吸,心脏、消化机能紊乱、对冷过敏等的综合征)
Mackenzie's syndrome (Stephen Mackenzie) *n*. 麦肯齐综合征(即 Jackson's sydrome)(同侧舌、软腭、声带合并麻痹)
Maclagan's thymol turbidity test [Noel F. Maclagan 英病理学家] *n*. 麦克拉根麝香草酚浑浊度试验(检肝代谢紊乱)
maclayin *n*. 马克拉因(获自 illipe maclayana 的一种甙)
MacLean-Maxwell disease [Charles Murry Maclean 西非洲医师; James Laidlaw Maxwell 英医师] *n*. 麦克莱恩—马克斯韦尔病(跟骨的一种慢性疾病,特征为跟骨后三分之一肿大,并有压痛)
Macleaya R. Br. *n*. 博落回属 ‖ ~ cordata R. Br.; Bocconia cordata 博落回
MacLeod's capsular rheumatism (Roderick MacLeod) *n*. 麦克劳德关节囊风湿病(一种类风湿关节炎,有渗出液进入滑液囊、黏液囊及关节囊鞘中)
Macleod's syndrome (William Mathieson Macleod) *n*. 麦克劳德综合征(单侧透明肺综合征,见 Swyer-James syndrome)
macleyine; fumarine *n*. 蓝堇碱金银花碱
Maclura Nutt *n*. 桑橙属
maclurin *n*. 桑橙素,桑鞣酸
MacMunn's test [Charlcs Alexander 英病理学家 1852—1911] *n*. 麦克莫恩氏试验(检尿蓝母)
MacQuarrie's test [F. W. MacQuarrie 美心理学家] *n*. 麦夸里试验(以铅笔及纸,试一般机械操作能力)
macr(o)- [构词成分] 巨,大,长
Macracanthorhynchus *n*. 巨吻棘头虫属 ‖ ~ hirudianceus 猪巨吻棘头虫
macradenous *a*. [macro- + 希 aden gland] 巨腺的

macrencephalia［macro- + 希 enkephalos brain + -ia］*n*. 巨脑
macrencephalic［macros + 希 enkephalos brain］, **macrencephilous** *a*. 巨脑的
macrencephalus *n*. 巨脑者
macrencephaly, macrencephalia *n*. 巨脑
macrencephilus *n*. 巨脑者
macrencranus *n*.［希 makros large + es in + kranion skull］巨颅者
macro-, makro-［希 makros large, long］巨,大,长
macroadenoma *n*. 巨腺瘤(直径超过 10 mm 的一种垂体腺瘤)
macroaggregate *n*. 大集合物
macroaleuriospore *n*. 大粉状孢子,大侧生孢子
macromylase *n*.巨淀粉酶,大分子淀粉酶
macroamylasemia *n*. 巨淀粉酶血症 ‖ macroamylasemic *a*.
macroanalysis *n*. 常量分析
macrobacterium *n*. 巨型细菌
Macrobdella *n*. 巨蛭属 ‖ ~ decora 北美巨蛭
macrobiosis *n*. 长寿,延年
macrobiota *n*. 大生物区(系)
macrobiotic *a*. 大生物区的;长寿的,延年的 ‖ ~s *n*. 长寿法(如通过节食方式)
macroblast *n*. 大成红细胞
macroblepharia［macro- + 希 blepharon eyelid］*n*. 巨睑
macrobrachia *n*. 巨臂
macrocardius *n*.［macro- + 希 kardia heart］巨心畸胎
macrocephalia *n*. 巨头
macrocephalic; macrocephalous; macrocephalicus *a*. 巨头的
macrocephaly *n*. 巨头
macrocephalus *n*. 巨头 ‖ macrocephalous, macrocephalic *a*.
macrocheilia; macrochilia *n*. 巨唇
macrocheiria, macrochiria *n*. 巨手
macrochemical *a*. 常量化学的
macrochemistry *n*. 常量化学(可以用肉眼观察化学反应的化学) ‖ macrochemical *a*.
macrochiria *n*. 巨手
macrochromosome *n*. 大染色体
macrochylomicron *n*. 大乳糜微粒
macrochylomicronemia *n*. 大乳糜微粒血[症]
Macroclinidium verticillatum; Pertya rigidula *n*. 无柄帚菊
macroclitoris *n*. 巨阴蒂
macroclyster; copious enema *n*. 大量灌肠法
macrocnemia［macro- + 希 kneme shin + -ia］*n*. 巨小腿
macrococcus［macro- + 希 kokkos berry］*n*. 巨型球菌
macrocolon; macrocoly *n*. 巨结肠
macrocomous *a*. 长发的,长毛的
macroconidium(复 macroconidia) *n*. 大分生孢子
macrocornea *n*. 巨角膜
macrocosm *n*. 宏观世界;大宇宙
macrocrania *n*. 巨颅
macrocranus *n*. 巨颅者
macorcronea *n*. 巨角膜
macrocyclic *a*. 大环的(大环有机化合物的,一般有 15 个以上的原子)
macrocyst *n*. 巨囊;大包囊,产囊体
macrocytase *n*. 巨噬细胞溶酶体
macrocyte *n*. 大红细胞,巨红细胞 ‖ macrocytic *a*.
macrocythemia［macrocyte + 希 haima blood + -ia］; **macrocytosis** *n*. 大红细胞症 ‖ hyperchromatic ~; macrocytic hyperchromatism 高色素性大红细胞症,大红细胞性色素过多
macrodactylia; macrodactyly *n*. 巨指(趾)
macrodont versus micromaxilla 牙大颌小
macrodont; macrodontic *a*. 巨牙的
macrodontia; macrodontism *n*. 巨牙 ‖ macrodontic, macrodont *a*.
macrodontic; macrodonticus *a*. 巨牙的
macrodystrophia［macro- + dys- + trophe nutrition］*n*. 营养异常性巨大发育 ‖ ~ lipomatosa progressive 进行性脂瘤性巨大发育
macroelement *n*. 常量元素
macroembolism *n*. 肉眼血栓
macroencephaly *n*. 巨脑
macroerythroblast *n*. 大成红细胞
macroerythrocyte *n*. 大红细胞
macroesthesia *n*. 物体巨大感,触物显大症
macrofauna *n*. 大(体)动物区系(某一地区能用肉眼看到的动物)
macroflora *n*. 大(体)植物区系(某一地区能用肉眼看到的植物)
macrogamete *n*. 大配子,巨配子
macrogametocyte *n*. 大配子体,大配子母细胞
macrogamont *n*. 大配子母细胞
macrogamy *n*. ①配子大型 ②成体配合
macrogastria *n*. 巨胃,胃扩张
macrogenesis *n*. 巨大发育,巨人症
macrogenesy［macro- + 希 genesis production］; **gigantism** *n*. 巨大发育,巨人症
macrogenia *n*. 巨颏
macrogenitosomia *n*. 巨生殖器巨体 ‖ ~ praecox 早熟性巨生殖器巨体/~ praecox suprarenalis 肾上腺性早熟性巨生殖器巨体
macrogingiva; congenital *n*. 先天性巨龈
macrogingivae; fibromatosis gingivae; elephantiasis gingivae *n*. 巨大龈,龈纤维瘤病,龈象皮病
macroglia; astroglia *n*. 大神经胶质,星形神经胶质
macroglobulin *n*. 巨球蛋白
macroglobulinemia *n*. 巨球蛋白血(症)
macroglossia; megaloglossia *n*. 巨舌,舌肥大
macrognathia *n*. 巨颌
Macrogol Ester *n*. 聚乙二醇脂(药用辅料)
Macrogol ester *n*. 苯乙二醇(辅料)
Macrogol *n*. 聚乙二醇(药用辅料)
macrogonite *n*. 大微生子(细菌)
macrography; macrographia *n*. 巨大字体
macrogyria *n*. 巨脑回
macrolabia; macrocheilia 巨唇
macrolecithal *a*. 巨(卵)黄的
macroleukoblast *n*. 巨成白细胞
macrolide *n*. 大环内酯物
macrolymphocyte *n*. 大淋巴细胞
macrolymphocytosis *n*. 大淋巴细胞增多
macromania *n*. ①夸大狂,夸大妄想 ②显大性妄想(指外界物体或自己肢体显大)
macromastia［macro- + 希 mazos breast + -ia］; **macromazia** *n*. 巨乳房
macromelia *n*. 巨肢
macromely *n*. 巨肢
macromelus *n*. 巨肢畸胎
macromere *n*. 大(分)裂球
macromerozoite *n*. 大裂殖子
macromethod *n*. ①大体方法,肉眼方法 ②常量法
macromimia *n*. 模仿过分,表情夸张
macromolecular *a*. 大分子的,巨分子的
macromolecule *n*. 大分子
Macromonas *n*. 大单胞菌属,大极毛硫细菌属
macromonocyte *n*. 巨单核细胞
macromyeloblast *n*. 巨成髓细胞
macronodular *a*. 巨结的
macronormoblast *n*. 巨成红细胞
macronosia［macro- + 希 nosos disease］*n*. 痼疾,久病
macronucleus; trophic nucleus *n*. 大核,滋养核
macronuclear *a*. 大核的,滋养核的
macronutrient *n*. 大量营养素,大量营养物(需要相当数量的一种必需营养素,如钙、氯化物、镁、磷、钾和钠)
macronychia［macro- + 希 onyx nail + -ia］*n*. 巨(指)甲
macroohotograph *n*. 放大像,放大照
macro-o-prchidism *n*. 巨睾丸
macropathology *n*. 大体病理学,肉眼病理学
macrophage; macrophagocyte; macrophagus *n*. 巨噬细胞 ‖ fixed ~ 固定巨噬细胞/free ~; inflammatory ~ 游走巨噬细胞,炎性巨噬细胞
macrophagic *a*. 巨噬细胞的
macrophagocyte *n*. 巨噬细胞
macrophallus *n*. 巨阴茎
macrophotograph *n*. 放大像,放大照
macrophthalmia *n*. 巨眼
macrophthalmous *a*. 巨眼的
macrophthamus; megalophthalmus *n*. 巨眼
macropia［macro- + 希 ops eye］; **macropsia** *n*. 视物显大症
macroplastia; macroplasia *n*. 过度发育
macropodia; macropoosy *n*. 巨足
macropody *n*. 巨足
macropolycyte *n*. 大多核白细胞
macroprolactinoma *n*. 巨泌乳素瘤,巨催乳激素瘤
macropromyelocyte *n*. 巨前髓细胞
macroprosopia［macro- + 希 prosopon face + -ia］*n*. 巨面
macroprosopus *n*. 巨面者
macropsia［macro- + 希 opsis vision + -ia］; **macropia; megalopsia** *n*. 视物显大症

macrorhinia *n*. 巨鼻
Macrosalb(^{131}I) *n*. 放射性颗粒碘人血清白蛋白(诊断用药)
Macrosalb(99mTc) *n*. 放射性颗粒锝人血清白蛋白(诊断用药)
macroscelia[macro- + 希 skelos leg + -ia] *n*. 巨腿
macroscopic[macro- + 希 skopein to examine]; **macroscopical** *a*. 肉眼[检查]的,肉眼可见的,目视的;宏观的
macroscopy *n*. 肉眼检查,粗视检查;宏观 ‖ macroscopical *a*. 肉眼检查的;肉眼可见的,目视的;宏观的
macroshock *n*. 强震荡(心脏病学使用的术语,表示电流通过完整皮肤两个区域的中到高电平电流;约 100 mA 就能引起心室纤维性颤动)
macrosigma; macrosigmoid *n*. 巨乙状结肠,乙状结肠扩张
macrosis *n*. 巨大;体积增加
macrosmatic *a*. 嗅觉敏锐的
macrosomatia[macro- + 希 soma body] *n*. 巨体 ‖ ~ adiposa congenita 先天肥胖性巨体
macrosome *n*. [核]粗粒体
macrosomia; macrosomatia *n*. 巨体
macrosplanchnia *n*. 巨脏,巨腹(矮胖体型)
macrosplanchnic *a*. 巨脏的,巨腹的 macrosplanchnia *n*.
macrospore; macrosporium *n*. 大孢子
macrostereognosia *n*. 物体巨大感
Macrostoma mesnili; Chilomastix mesnili *n*. 迈(斯尼耳)氏巨口鞭毛虫,迈(斯尼耳)氏唇鞭毛虫
macrostomia[macro- + 希 stoma mouth + -ia]; **meloschisis** *n*. 巨口,颊横裂
macrostructural *a*. 大体构造的,巨大结构的
macrotia[macro- + 希 ous ear] *n*. 巨耳
macrotin; cimisifugin *n*. 美升麻脂
macrotome[macro- + 希 tome cut] *n*. 大切片刀
Macrotomia euchroma (Royle) Pauls.; Lithospermum euchromum Royle *n*. 新疆紫草
macrotooth; macrodontia; megalodontia *n*. 巨牙
macrotys; cimisifuga *n*. 美升麻,黑升麻
macula *n*. (复 maculae)[拉]斑[点] ‖ maculae acusticae 听斑/maculae albidae; maculae lacteae 乳色斑,髓样斑/maculae atrophicae 萎缩斑/maculae caeruleae 青斑/cerebral ~; tache cérébrale 脑膜[病]性划痕/~ communis 共斑/~ corneae; corneal opacity 角膜斑,角膜混浊/~ cribrosa 筛斑,筛区/~ cribrosa inferior; area cribriformis ampullaris 壶腹筛区/~ cribrosa media; area cribriformis saccularis 球囊筛区/~ cribrosa superior; area cribriformis utriculoampullaris 椭圆囊壶腹筛区/~ densa 致密斑/false ~ 假性黄斑/~ flava 黄斑/~ folliculi 卵巢小斑/~ germinativea; germinal area 胚斑,胚区/~ gonorrhoeica; Saenger's ~ 淋病性斑,曾格尔氏斑/maculae labyrinthi membranacei; maculae acusticae 听斑/macnlae lacteae; maculae albidae 乳色斑,腱样斑/~ lutea 黄斑(视网膜)/Mongolian ~; Mongolian spots 胎斑(初生时青紫斑)/Robert's ~ 罗伯特氏斑(红细胞经稀鞣酸溶液处理后出现的有色斑)/~ sacculi 球囊斑/~ solaris 晒斑/maculae tendineae; maculae albidae 腱样斑,乳色斑/~ utriculi 椭圆囊斑
macular *a*. 斑点的;斑疹的 ‖ ~ pucker 黄斑皱褶/~ reflex 黄斑反射/~ region 黄斑区/~ sparing 黄斑回避/~ star 黄斑星芒状放射/~ threshold 黄斑阈/~ vesicular edema 黄斑囊样水肿/~ vision 黄斑视觉
macularringreflex *n*. 黄斑环状反光(晕)
maculary fasiculus *n*. 黄斑束
maculate[拉 maculatus spotted] *a*. 斑(点)的,有斑的
maculation *n*. [拉 macula Spot] 成斑(点)
macule *n*. 斑(点)
maculo-apillary bundle *n*. 黄斑乳头束,乳头黄斑束
maculocerebral *a*. 黄斑(与)脑的
maculo-cerebral degeneration *n*. 黄斑大脑变性
maculomacular diplopia *n*. 黄斑—黄斑性复视
maculopapillary *a*. 黄斑(与)视(神经)乳头的
maculopapular *a*. 斑丘疹的
maculopapule *n*. 斑丘疹
maculopathy *n*. 黄斑病 ‖ bull's eye ~ 牛样眼黄斑病(视网膜黄斑环形区色素增加,伴变形,见于某种中毒状态,斑状角膜营养不良、施塔加特〈Stargardt〉病及其他病)
maculoperimacular diplopia *n*. 黄斑—黄斑周围性复视
maculopseudomacular diplopia *n*. 黄斑—假黄斑性复视
maculosus[拉]; **maculate** *a*. 斑(点)的,有斑的
maculovesicular *a*. 斑疹水疱的
MacWilliam's test[John Alexander MacWilliam 英医师 1857—1937] *n*. 麦克威廉试验(检尿白蛋白)
MAD methyl androsterone 甲基雄甾酮
mad *a*. ①发狂的 ②患狂犬病的
Madagascar *n*. 马达加斯加[非洲] ‖ Madagascan *a*. 马达加斯加的,马达加斯加人的 *n*. 马达加斯加人
madaroma *n*. ①睫毛脱落 ②眉毛脱落
madarosis *n*. ①睫毛脱落 ②眉毛脱落
MADD multiple acyl CoA dehydrogenation deficiency *n*. 多酰基辅酶 A 脱氢作用缺乏,戊二酸尿Ⅱ型
madden *v*. 使发狂,激怒,发怒
madder *n*. 欧茜草[根]
Maddox glass rod *n*. Maddox 十字架(检查隐斜及斜视)
Maddox prism[Ernest Edmund 英眼科学家 1860—1933] *n*. 马多克斯氏棱镜(检眼球) ‖ ~ rod 马多克斯氏杆(检隐斜视)
Maddox rod test *n*. 马多克斯杆试验
Maddoxwing *n*. 马多克斯翼
made *v*. make 的过去式和过去分词 *a*. 人工制造的;定制的
madefaction *n*. 湿润
Madelung's deformity *n*. [Otto Wilhelm 法外科医师 1846—1926] 马德隆氏畸形(腕关节进行性半脱位) ‖ ~ disease 马德隆氏病(对称性脂肪过多症,先天性腕关节脱位)/~ neck 马德隆氏颈(颈部患对称性脂沉积症)/~ operation 马德隆氏手术(腰部结肠造口术)/~ sign 马德隆氏征(腋下及直肠温度的差度增加,证明为产褥性腹膜炎)
madema; madarosis *n*. ①睫毛脱落 ②眉毛脱落
madescent[拉 madescere to become moist] *a*. 湿的,微湿的
madesis; madarosis *n*. ①睫毛脱落 ②眉毛脱落
madhouse *n*. 疯人院
madidans[拉] *a*. 湿的
madisterion; madisterium *n*. 拔毛镊
mad-itch; pseudorabies *n*. 假狂犬病
madness *n*. 狂,疯狂
madra buba *n*. 初发雅司疹,母雅司疹
madreporic; madreporiform *a*. 石珊瑚状的
madribon; sulfadimethoxine *n*. 磺胺二甲氧基嘧啶(高效磺胺)
maduramicin *n*. 马度米星(抗生素)
Madurella *n*. 马杜拉分支菌属 ‖ ~ mycetomi 足[肿]分支菌
Maduromycosis *n*. 足分支菌属
Maedi *n*. 绵羊肺腺瘤病(由病毒引起的冰岛绵羊慢性进行性肺病)
maerodontism; maecrodontia *n*. 巨牙
Maesa Forsk *n*. 杜茎山属 ‖ ~ doraena; ~ japonica 杜茎山
MAF macrophage activating factor *n*. 巨噬细胞激活因子
Mafenide *n*. 磺胺米隆(磺胺类抗菌药) ‖ ~ acetate 醋酸磺胺米隆(局部抗感染药)/~ hydrocloride 盐酸磺胺米隆(局部抗感染药)
Maffucci's syndrome (Angelo Maffucci) *n*. 马富西综合征(内生软骨瘤病合并多发性皮肤或内脏血管瘤)
Mafoprazine *n*. 马福拉嗪 (抗精神病药)
Mafosfamide *n*. 马磷酰胺 (抗肿瘤药)
Mag. magnus *a*. 大的
Magaldrate *n*. 镁加铝,氢氧化镁铝(抗酸药)
Magan[商品名] *n*. 阿司匹林镁,水杨酸镁(magnesium salicylate)
magazine *n*. 杂志
mageiric mageirikos relating to cookery *a*. 烹调的,饮食的
magenblase[德] *n*. 胃泡(在胃 X 线片上,造影餐明亮区上方的暗区,显示胃上部有气体积存)
Magendie-Hertwig sign (Francois Magendie; Richard Hertwig) *n*. (眼球)反侧偏斜
Magendie-Hertwig sign; Magendie's sign 马—赫二氏征,马让迪氏征(一眼内下转,他眼则外上转)
Magendie's foramen[Francois 法生理学家 1783—1855]; **apertura mediana ventriculi quarti** 马让迪氏孔,第四脑室正中孔 ‖ ~ law 马让迪氏定律(脊髓前根为运动根,后根为感觉根)/~ solution 马让迪氏液(硫酸吗啡液)/~ spaces 马让迪氏隙(蛛网膜下池)
magenstrasse[德] *n*. 胃路,胃道,胃管
magenta; basic fuchsin *n*. 品红,复红 ‖ acid ~ 酸性品红/basic ~ 碱性品红
magersucht[德]; **pathologic leanness** *n*. 消瘦症
maggot *n*. 蛆 ‖ Congo floor ~ 刚果地板蛆/rat-tail ~ 长尾蛆/sheep ~ 羊蝇蛆(指丝光绿蝇的蛆)
magic *n*. 魔术,魅力 *a*. 巫术的,魔术的;神奇的,不可思议的
magical *a*. 巫术的,魔术的;不可思议的,奇妙的 ‖ ~ ly *ad*.
magisterial *a*. 长官的;教师的;有权威的;硕士的
magistery *n*. ①沉淀物 ②精巧制剂 ‖ ~ of bismuth subnitrate 碱式硝酸铋,次硝酸铋/~ of tin; precipitated stannous oxide 沉淀氧

化亚锡
magistral *a*. 按处方配制的
Magitot's disease［Emile 法牙医师 1833—1897］*n*. 马吉托氏病（牙槽骨膜炎）
magma *n*. 乳浆剂；糊状黏质 ‖ bentonite ~ 皂黏土乳（浆）/bismuth ~ 铋乳（浆）/dihydroxyaluminum aminoacetate ~ 氨乙酸二羟铝乳浆剂/magnesia ~ 镁乳（浆）/~ reticulare 网状黏质
magmata; magmas *n*. 乳浆剂
Magnacort［商名］*n*. 氢可他酯（hydrocortamate）
magnalium *n*. 镁铝合金
magnamycin; carbomycn *n*. 大霉素，碳霉素
Magnan's movement［Valentin Jacques Joseph 法精神病医师 1835—1916］马尼安氏运动（麻痹性痴呆患者舌外伸时之前后伸缩动作）‖ ~ sign 马尼安氏征（慢性可卡因中毒时，皮内觉有圆体）/~ trombone movement; ~ movement 马尼安氏喇叭运动
magnesemia *n*. 镁血（症）
magnesia; magnesium oxide *n*. 苦土，氧化镁 ‖ ~ alba; magnesium carbonate 白苦土，碳酸镁/black ~ 黑苦土，二氧化锰/~ calcinata; magnesium oxide 煅镁，氧化镁/~ carbonata; magnesium carbonate 碳酸镁/heavy ~; heavy magnesium oxide 重质氧化镁/light ~ 轻质氧化镁/~ usta 煅镁，氧化镁/white ~; magnesium carbonate 白苦土，碳酸镁
magnesic *a*. 镁的
magnesiemia; magnesemia *n*. 镁血症
magnesite *n*. 菱镁矿，碳酸镁
magnesium *n*.（所有格 magnesii）（缩 Mg）镁（12 号元素）‖ ~ acetate 醋酸镁/~ acetylsalicylate 乙酰水杨酸镁/~ aluminium glycinate 甘氨酸镁铝（抗酸药）~ ammonium chloride 氯化铵镁/~ benzoate 苯甲酸镁/~ borate 硼酸镁/~ borocitrate 硼枸橼酸镁/~ bromide 溴化镁/~ carbonicum leve; light ~ carbonate 轻质碳酸镁/~ carbonicum pondersum; heavy ~ carbonate 重质碳酸镁/~ chloride 氯化镁/~ citricum granulatum 粒状枸橼酸镁酸/~ glycerophosphate 甘油磷酸镁/~ gyanocardate 大风子酸镁/~ hydroxide 氢氧化镁/~ hypophosphite 次磷酸镁/~ lactate 乳酸镁/~ lactophosphate 乳磷酸镁/~ mandelate 杏仁酸镁/~ oxide 氧化镁（抗酸药）/~ oxydatum leve; light ~ oxide 轻质氧化镁/~ oxydatum ponderosum; heavy ~ oxide 重质氧化镁/~ peroxide 过氧化镁/~ phenolsulfonate 酚磺酸镁/~ phosphate, dibasic 磷酸氢镁/~ phosphate, tribasic 三碱磷酸镁/~ salicylate 水杨酸镁/~ silicate 硅酸镁/~ stearate 硬脂酸镁（辅料）/~ sulfate, exsiccated 干燥硫酸镁/~ sulfite 亚硫酸镁/~ sulphuricum; ~ sulfate; Epsom salt 硫酸镁，泻盐/~ sulphuricum effervescens; sffervescent ~ sulphate 泡腾硫酸镁，泡腾泻盐/~ trisilicate 三硅酸镁（抗酸药）
Magnesium carbonate 碳酸镁（抗酸药）
Magnesium Clofibrate *n*. 氯贝酸镁（降血脂药）
Magnesium Laurylsulfate *n*. 月桂硫酸镁（药用辅料）
Magnesium valproate 丙戊酸镁（抗癫痫药）
magnet *n*. 磁铁，磁体，磁石 ‖ giant ~ 巨磁铁/Grüning's ~ 格吕宁氏磁铁（用于吸出眼中小金属片）/Haab's 哈布氏磁铁（眼手术时吸眼内异物用）/horseshoe ~ 蹄形磁铁/Mellinger ~ 梅林格氏磁铁（眼科用）/permanent ~ 永［久］磁铁/temporary ~ 暂时磁铁
magnet extraction *n*. 磁铁吸出［法］
magnetic *a*. 磁的；有磁性的
magnetism *n*. 磁力，磁性；磁学 ‖ animal ~ 动物磁力（Mesmer 所主张的一种假设的力量，可传至他人进行治疗性催眠术）
magnetite *n*. 磁铁矿
magnetization *n*. 磁化，起磁
magnetize *vt*. & *vi*.（使）磁化；（使）起磁 ‖ magnetization *n*.
magnetocardiograph *n*. 磁心动描记器
magnetoconstriction *n*. 磁性伸缩
magneto-electricity *n*. 磁电
magnetoencephalograph *n*. 磁脑电描记器
magnetoinduction *n*. 磁感应
magnetology *n*. 磁学
magnetometer *n*. ①磁强计 ②地磁仪
magneton *n*. 磁子
magneto-optics *n*. 磁光学
magnetotherapy *n*. 磁力疗法
magnetron *n*. 磁控（电子）管
magnetropism *n*. 应磁性，向磁性
Magnevist［商名］*n*. 钆喷酸二甲基葡胺（gadopentetate dimeglumine）
magnicellular *a*. 大细胞性的
magniductor *n*. 大收肌
magnification *n*. 放大；放大率；放大倍数
magnificent *a*. 壮丽的，宏伟的
magnified vision *n*. 视物变大症
magnifier *n*. 放大镜 ‖ binocular ~ 双目放大镜/doublet ~ 二重放大镜/pocket ~ 袖珍放大镜
magnify *v*. 放大
magnifying *a*. 放大的
magnitude *n*. 巨大，重大；重要性；大小；量 ‖ of the first ~ 最重要
magnocellular *a*. 大细胞性的
magnoflorine *n*. 玉兰碱，荷花玉兰碱，洋玉兰碱
Magnolamia *n*.（L.）［Pierre Magnol 1638—1715］米兰属 ‖ ~ conspicua Salisb.; denudate Desr. 玉兰/~ grandiflora 广玉兰/~ hypoleuca 厚朴/~ kobus DC. 白花辛夷/~ liliflora Desr. 木兰，辛夷/~ obovata Thunb. 和厚朴/~ officinalis R. et W. 厚朴/~ parviflora S. et Z. 天女花
magnolamine *n*. 木兰胺
magnolia *n*. 木兰皮
Magnolia *n*. 木兰属
Magnoliaceae *n*. 木兰科
magnoline *n*. 木兰甙
magnum［拉］*n*. ①大 ②头状骨
magnus［拉］*a*. 大的
Magnus's sign of death 马格纳斯氏死征（死后缚一肢，远端无静脉淤血）
Mag-Tab［商名］*n*. 乳酸镁（magnesium lactate）
magueloconstriction *n*. 磁性伸缩
mahamari *n*. 马哈马利（喜马拉雅山南麓的一种鼠疫）
mahdifying *a*. 放大的
Maher's disease［J. J. E. 美医师 1857—1931］; **paracolpitis** 马赫尔氏病，阴道周组织炎
Mahler's sign［Richard A. 德产科学家］马勒氏征（血栓形成时，脉数不断增多，而体温并不随之上升）
Mahonia Nutt. 十大功劳属 ‖ ~ fortunei Mouill. 细叶十大功劳/~ ganpinensis（Lev.）Fedde; ~ gracilipes（Oliv.）Redde 甘平十大功劳，刺黄柏/~ japonica DC. 华南十大功劳/~ nepalensis 多叶刺黄柏
Mahonine *n*. 十大功劳碱
Mahuang［中］; **Ephedra vulgaris** *n*. 麻黄
maidalokri *n*. 桂叶楠皮
maidenhead *n*. 处女膜
maidenhood, maidhood *n*. 处女时期
maidism; pellagra *n*. 糙皮病，蜀黍红斑，陪拉格
Maier's sinus［Rudolf Maier 德医师 1824—1888］*n*. 迈尔氏窦（泪囊憩室）
maieusiomania; puerperal *n*. 产褥狂，产后躁狂
maieusiophobia *n*. 分娩恐怖
maieutic *a*. ①产科学的 ②导管式［手宫颈］扩张袋 ‖ Horrocks' ~ 霍罗克斯氏扩张袋，导管式扩张袋
maieutics; obstetrics *n*. 产科学
Mailphline *n*. 马立替林（抗忧郁药）
maim; mayidism *n*. 伤残，残废 *vt*. 残伤，使残废
maimlform *a*. 乳房形的
main[1]［法］; **hand** *n*. 手 ‖ ~ d'accoucheur; obstetrician's hand 助产（士）手/~ de tranchées; trench hand 战壕手病（因冻伤所致的挛缩等）/~ en crochet 钩针手，第三、四指屈曲手/~ en griffe; clawhand 爪形手/~ en lorgnette; opera-glass hand 短指手（由慢性关节炎所致的指缩短）/~ en pince; cleft hand 钳形手，手裂［畸形］，裂手［畸］形/~ en singe; monkey hand 猴手（鱼际肌萎缩）/~ en squelette; skeleton hand 枯骨状手（手高度萎缩，见于进行性肌萎缩）/~ fourché; cleft hand 龙虾爪手，手裂［畸形］，裂手［畸形］/~ succilente; Marinesco's succulent hand 腊肠样手，马里内斯科氏浮胀手
main[2] *n*. 体力；力量；主要部分，要点 *a*. 主要的，总的 ‖ in（或 for）the ~ 基本上，大体上 ‖ ~ly *ad*. 大体上；主要地
main axis *n*. 主轴
main optic tract 主视束
main pulmonary artery 主肺动脉
Mainini test［Carlos Galli 阿根廷医师］迈尼尼氏试验（雄蛙妊娠试验）
maintain *vt*. 保持，维持；保养，维修；坚持 ‖ ~able *a*. 可维持的；可维修的；可坚持的
maintainer *n*. 保持器 ‖ space maintainer 间隙保持器/temporary maintainer 暂时保持器
maintenance *n*. 保持，维持；保养，维修；坚持
maintenance space *n*. 间隙固位法，间隙保持法

maiosis *n*. 减数分裂,成熟分裂
maiotic *a*. 减数分裂的
maise *n*. 玉蜀黍,玉米
maisin *n*. 玉蜀黍蛋白
maisonneuve;Maisonnoeuve's urethrotome *n*. 尿道刀,梅宗讷夫氏尿道刀
Maisonneuve's amputation [Jules G. F. Maisonneuve] 梅宗讷夫切断术(先切破骨,然后切除软组织部分) ‖ ~ bandage 梅宗讷夫绷带(一种巴黎石膏绷带)/~ urethrotome 梅宗讷夫尿道刀(直达狭窄处方始露出的一种尿道刀)
Maisonneuve's bandage [Jules Germain Francois 法外科医师 1809—1897] 梅宗讷夫氏绷带(一种石膏绷带)
Maissiat's band [Jacques Henri 法解剖学家 1805—1878]; **iliotibial band** 梅希雅氏带,髂胫带,髂胫束
Maitansine *n*. 美坦辛(抗肿瘤药)
Maixner's cirrhosis [Emmerich 捷医师 1847—1920] 迈克斯讷氏肝硬变(门静脉性肝硬变之一型)
maize;maise;mays *n*. 玉蜀黍,玉米
maizenate *n*. 玉米酸盐
Majocchi's disease (purpura) [Domenico Majocchi 意医师 1849—1929]; **purpura annularis telangiectodes** 马约基氏病,毛细管扩张性环状紫癜
majoon *n*. 印度大麻
major *a*. 较大的;成年的;主要的;严重的 *n*. 成年人;主课;专科学生 *vi*. 主修,专攻(in)
major amblyoscope *n*. 大型弱视镜
major axis *n*. 长轴
majoram;majorana;Origanum majorana *n*. 墨角伦(唇形科植物)
majority *n*. 大多数;成年,法定年龄
make[1] (made) *vt*. 做,制造;构成,组成;使……成为;使得;引起,产生;实行;估计;使(电路)接通 *vi*. 开始;似乎要;趋向 *n*. 制造(法);构造;体格;(电路)接通 ‖ ~ after 追逐,跟随/~ against 和……相违反;不利于,有害于/~ as if (或 as though)假装,装作/~ at 攻击,扑向/~ away with 偷走;除去;吃掉;杀死/~ believe 假装/~ for 走向;有助于,导致/~ from 由……制造……,用……为原料制取……/~ into 把……制成……;使转变为/~ it 规定时间;办成功;赶到;(病痛)好转,得救/~ of 用……制造……;了解,明白;对待,处理;重视/~ off (匆忙)逃走/~ off with 偷走/~ or mar (或 break) 或成功,或失败/~ out 辨别出,断定;理解;书写,填写;证明,把……说成;完成;设法应付;自称,声称/~ out of 用……制造出……;理解,了解/~ over 改变,改造;转让/~ through with 完成/~ up 配制;组成;编制,捏造;弥补,偿还;安排;(争吵,争论后)和解;化装,打扮/~ up for 补偿/~ up to 巴结,奉承
make[2] *n*. 通,关(电路)
maked *a*. 有标记的,显著的 ‖ ~ly *ad*.
Makeham's hypothesis 马克哈姆氏假说(关于死亡规律的假说)
maker *n*. 标记,标志 ‖ cellsurface ~ 细胞表面标记(在特殊类型细胞表面上的抗原决定簇)/genetic ~ 遗传标记(用以研究群体中基因的分布和连锁分析)
makeup,make-up *n*. 组成,结构;性格,特质,体格;编排;化妆,化妆品
making *n*. 制造;形成;发展;成功的原因(或手段);[常用复]素质,内在素质 ‖ in the ~ 正在制造;正在形成
Makin's murmur [George Henry 英外科医师 1853—1933]麦金斯氏杂音(在心前区听到由受伤动脉所引起的收缩期杂音)
makr(o)-以 makr(o)- 起始的词,同样见以 macr(o)-起始的词
mal-[法];**malum**[拉];**caco-;kakos**[希];**bad;ill**[英]不良,恶劣
mal;disease *n*. [疾]病 ‖ ~ comitial;epilepsy 癫痫/~ d'aviateur;avitors' disease 航空病,飞行员病/~ de abajo 子宫癌,子宫梅毒(秘鲁的称谓)/~ de Boeck;Boeck's sarcoid 伯克氏肉样瘤/~ de caderas [南美]马锥虫病/~ de Cayenne;elephantiasis 象皮病/~ de coit;dourine 马类性病,马类锥虫病/~ de la Cordillera;mountain sickness 高山病/~ de la rosa;pellagra 蜀黍红斑,糙皮病,陪拉格/~ de los pintos;pinta 品他病(螺旋体性皮肤病)/~ de Meleda 梅勒达地方病,先天掌跖角化病/~ de mer;sea-sickness 晕船/~ de quebracho;paaj 漆树皮炎(阿根廷)/~ de San Lazaro;elephantiasis 象皮病/~ de siete dias;seven-day disease 七日病/~ delsole;pellagra 蜀黍红斑,糙皮病,陪拉格/~ des bassines 蚕丝工业皮炎/~ destomac;ancylostomiasis 钩[口线]虫病/grand ~;haut ~ 癫痫大发作/~ perforant 足部穿通性溃疡/petit ~ 癫痫小发作
mala [拉],**zygōma**[希] *n*. 颊,颧骨
malabathrum [拉] *n*. 三条筋树叶
malabsorption *n*. 吸收障碍 ‖ congenital lactose ~ 先天性乳糖吸收障碍,二糖不耐症Ⅱ/congenital sucrose-isomaltose ~ 先天性蔗糖—异麦芽糖吸收障碍,二糖不耐症Ⅰ/familial glucose-galactose ~ 家族性葡糖—半乳糖吸收障碍
malac(o)-[构词成分] 软化,软
Malacarne's pyramid *n*. [Michele Vincenzo Giacintos 意外科医师 1744—1816]马拉卡内氏锥体(小脑蚓锥体后端) ‖ ~ space 马拉卡内氏隙(后穿质)
malachite *n*. 孔雀石
malacia *n*. ①软化 ②嗜调味品癖 ‖ metaplastic ~ 囊状纤维性骨炎/myeloplastic ~ 成骨不全/porotic ~ 骨痂形成性软化
malacic *a*. 软化的
malacipeous;malacopoeous *a*. 软化的,缓和的
malaco-[构词成分] 软化,软
malacogaster;gastromalacia *n*. 胃软化
malacoma *n*. 软化
malacopathia;Kohler's disease *n*. 软化病,科布内氏病
malacoplakia;malakoplakia *n*. 软化斑(指空腔器官的黏膜) ‖ ~ vesicae 膀胱软化斑
malacosarcosis *n*. 肌软化
malacosis *n*. 软化
malacosteon;osteomalacia *n*. 骨软化
malacotic *a*. 软化的,润滑的(指牙)
malacotomy *n*. 软部切开术(尤指腹壁切开术)
malactic *a*. 软化的,润滑的 *n*. 润滑剂
maladie [法]; **disease** (疾病) ‖ ~ bleue 蓝色病,紫绀病/~ bronzéo 流行性血红蛋白尿;艾迪生(Addison)病/~ de Capdepont 牙(本)质生长不全/~ des jambes 足病(见于美国路易斯安那州的稻农,可能为脚气病)/~ de Nicolas et Favre 性病性淋巴肉芽肿/~ de plongeurs 海葵皮炎/~ de Roger 罗杰病(见 Roger's disease)/~ du sommeil 昏睡病,非洲锥虫病/~ des tics 抽搐病(见 Gilles de la Tourette sydrome)
maladjusted *a*. 调节得不好的;适应不良的 ‖ maladjustment *n*. 失调;(社会生活)适应不良
maladjustment *n*. 适应不良
malady [法 maladie] *n*. 病 ‖ deer-fly ~ 兔热病
Malagasy (复 Malagasy 或 Malagasies) *n*. 马尔加什人;马尔加什语 *a*. 马尔加什的;马尔加什人的;马尔加什语的
malagma *n*. [希] 润滑剂,泥罨剂
malaise [法];**disease** [疾]病 ‖ ~ bleue;morbus caeruleus;congenital cyanosis 蓝紫病,紫绀病/~ bronze ①流行性血红蛋白尿 ②阿狄森氏病/~ cystique 乳房囊肿病/~ de coit;dourine 马类性病,马类锥虫病/~ de plongeurs 潜水员病/~ de Roger's disease 罗杰氏病(先天性心室间隔缺损)/~ de Woillez;Woillez's disease 瓦勒氏病(急性特发性肺出血)/~ du coit;dourine 马类性病,马类锥虫病/~ du sommeil;sleeping sickness 昏睡病
malakoplakia;malacoplakia *n*. 软化斑(指空腔器官的黏膜)
malalinement;malalignment *n*. 行列不齐,错乱排列 ‖ crowded ~ 牙列拥挤,挤乱排列
malanders;malenders;callenders;malandria *n*. 马膝湿疹
malapropos *a*. ;*ad*. 不合时宜的(地);不适当的(地)
malar [英];**malaris**[拉] *a*. ①颊的 ②颧骨的 *n*. 颧骨 ‖ ~ bone *n*. 颧骨/~ fold 颊褶(下睑与颊的接合处)
malaria *n*. 疟[疾] ‖ ~ aestivo-autumnalis;estivo-autumnal ~ 夏秋疟/algid ~ 寒冷型疟/autochthonous ~ 本地疟/avian ~ 禽疟,鸡疟/benign ~ 良性疟/benign tertian ~ 良性间日疟/bilious remittent 黄疸性弛张疟/bovine ~;Texas fever 牛疟,得克萨斯热/cerebral ~ 脑型疟/choleriac ~ 霍乱型疟/~ chronica;cahexia malarica;chronic ~ 慢性疟,疟疾恶病质/~ comatsa 昏迷性疟/delirious ~ 谵妄型疟/dysenteric ~ 痢疾型疟/eclamptic ~ 惊厥型疟/hemiplegic ~ 偏瘫型疟/hemolytic ~;black-water fever 溶血性疟,黑水热/human ~ 人疟/hybrid ~ 并发疟/incidental ~ 偶发疟/induced ~ 诱发疟/~ inoculata;inoculated ~ 接种疟/intermittent ~ 间歇疟/~ irregularis 不规则疟/~ larvata;masked ~;dumb ague 隐疟,哑疟/malignant ~ 恶性疟/malignant tertian ~ 恶性间日疟/monkey ~;simian ~ 猴疟/~ perniciosa algida;algida pernicious fever 寒冷型恶性疟/pernicious ~ 恶性疟/~ quartana;quartan ague;quartan ~ 三日疟/quotidian ~ 日发疟/~ remittens 弛张疟/semitertian ~ 半间日疟,日发间日混合疟/subtertian ~;malignant ~ 恶性疟/~ tertiana 间日疟/~ typhoides;typhopaludism 伤寒型疟
malariacidal *a*. 杀疟原虫的
malarial *a*. 疟疾的 ‖ ~ amblyopia 疟疾性弱视
malarialization *n*. 疟热治疗,疟疾疗法
malarialize *v*. 用疟热治疗
malariated *a*. 感染疟疾的
malariatherapy;malariotherapy *n*. 疟热疗法

Malaridine *n*. 略萘啶(抗疟药)
malarin; acetophenonephenetidin 玛拉林,苯乙酮缩非那替啶
malariologist *n*. 疟疾学家
malariology *n*. 疟疾学 ‖ malariologist 疟疾学家
malariometry *n*. 疟疾统计
malariosis *n*. 疟后神经机能病
malariotherapy *n*. 疟热疗法
malarious *a*. 疟疾的
malaris *a*. ①颊的 ②颧骨的
Malassezia *n*. ［Louis Charles Malassez］马拉色氏霉菌属 ‖ ～ furfur 糠秕马拉色氏霉菌
malassez's disease［Louis 法生理学家 1842—1910］马拉色氏病(睾丸囊肿) ‖ ～ method 马拉色氏法(染神经胶质)/～ rests 马拉色氏上皮剩余
malassimilation *n*. 同化不全,同化不良
malate dehydrogenase (oxaloacetate-decarboxylating)(NADP-) 苹果酸脱氢酶 (草酰乙酸脱羧)(NADP-)
malate *n*. 苹果酸盐(或酯)
malathion *n*. 马拉硫磷,马拉松(有机磷杀虫剂)
Malawi *n*. 马拉维［非洲］
malaxate *vt*. 捏,揉(如制药丸) ‖ malaxation *n*. 揉捏法
malaxtion *n*. 揉捏法
Malay *a*. 马来西亚的;马来西亚的;马来人的;马来语的 *n*. 马来人;马来语 ‖ ～an *a*. *n*.
Malaysia *n*. 马来西亚［亚洲］ ‖ ～n *a*. 马来西亚的;马来西亚人的 *n*. 马来西亚人
Malcotran［商名］*n*. 溴甲后马托品(homatropine methylbromide)
maldescent *n*. 降下不良
maldevelopment *n*. 发育不良
maldigetion *n*. 消化不良
maldistribution *n*. 分布异常
Maldive *n*. 马尔代夫［亚洲］
male *n*.男性,男子,雄性生物 *a*.男性的,雄性的
maleate *n*. 顺丁烯二酸盐
maleic acid *n*. 烯二酸,马来酸
malemission *n*. 射精不良
MaLeod's capsular rheumatism［derick 英医师 1795—1852］麦克劳德氏［渗出性］关节囊风湿病
Malerba's test (Pasquale Malerba) 马莱尔巴试验(检丙酮)
maleruptio［拉］; **maleruption**［英］*n*. 错位长出(牙) ‖ ～ dentis; tooth maleruption 牙错位长出
Maletamer *n*. 聚马来他(止泻药)
Malethamer *n*. 马来他姆,聚马来乙烯马来 / 酐乙烯聚合物(减蠕动药)
4-maleylacetoacetate *n*. 4－马来酰乙酰乙酸
maleylacetoacetate isomerase 马来酰乙酰乙酸异构酶
Maleylsulfathiazole *n*. 马来磺胺噻唑(磺胺类药)
Malfatti formol titration method 马耳法蒂氏甲醛滴定法(检尿氨基氮)
malformation *n*. 畸形,变形 ‖ malformed *a*.
malformation; deformity *n*. 畸形,变形 ‖ hereditary ～ 遗传性畸形/～ of occlusion 牙合畸形
malfunction *vi*. 失灵;功能失常 *n*. 失灵;功能障碍,功能不良
Malgaigne's *n*. 马耳盖尼氏 ‖ Malgaigne's fossa 马耳盖尼氏窝(颈动脉上窝)/Malgaigne's triangle; superior carotid triangle 马耳盖尼氏三角(颈动脉上三角)
Malgaigne's amputation［Joseph Francois 法外科医师 1806—1865］马耳盖尼氏切断术骨(一种保留距骨的足切断术) ‖ ～ apparatus 马耳盖尼氏器(股骨折用)/～ fossa 马耳盖尼氏窝(颈动脉上三角)/～ hernia 马耳盖尼氏疝(幼儿的疝,肠降入腹膜的鞘突内)/～ hooks 马耳盖尼氏钩(髌钩)/～ pads 马耳盖尼氏垫(膝关节脂肪垫)/～ triangle; superior carotid triangle 马耳盖尼氏三角,颈动脉上三角
malgenic *a*. 成病的,致病的
malgnancy, malignance *n*. 恶性,毒性;恶性肿瘤,癌
malignin *n*. ①毒曲菌素 ②致恶性肿瘤素
Malherbe's calcifying epithelioma (Albert Malherbe) *n*. 马莱伯钙化上皮瘤,毛母质瘤
Mali *n*. 马里［非洲］
maliasmus *n*. (马)鼻疽
malic *a*. 苹果的
malic acid 苹果酸,羟基丁二酸
malic enzyme 苹果酸酶
malidone; 3-allyl-5-methyloxazolidine-2,4-dione 马立酮,3－丙烯基－5－甲噁唑啉二酮［2,4］
malign *a*. 有害的;恶性的
malignant *a*. 有害的;恶性的(指肿瘤) ‖ ～ diabetic retinopathy 恶性糖尿病性视网膜病变/～ exophthalmos 恶性突眼症/～ glaucoma 恶性青光眼/～ melanoma［脉络膜］恶性黑色素瘤/～ myopia 恶性近视/～ scleritis 恶性巩膜炎 ‖ ～ly *ad*.
malignocytoma *n*. 恶性细胞瘤
malignogram *n*. 癌发生图
malignometer *n*. 恶性病测验器
mali-mali *n*. 麻立病(菲律宾的一种痉跳病)
malinger *vi*. 诈病,装病 ‖ ～er *n*. 诈病者,装病者
malingerer *n*. 诈病者,装病者
malingering *n*. 诈病,伪病
malingering amblyopia 伪装性弱视
malinterdigitation 异常牙尖间骀
malis *n*. 寄生物性皮肤病 ‖ ～ pediculi; pedculosis 虱病
malissmus *n*. (马)鼻疽
mallanders; malanders; mallenders *n*. 马膝湿疹
malleability *n*. 展性
malleable *a*. ①可展的 ②易适应的
mallear, malleal *a*. 锤骨的
mallease *n*. (马)鼻疽菌酶
malleation *n*. (手肌)锤击状颤搐
mallein *n*. (马)鼻疽菌素
malleinization *n*. (马)鼻疽菌素接种
mallenders; malanders; mallanders *n*. 马膝湿疹
malleoidosis; malioidosis *n*. 类鼻疽
malleo-incudal *a*. 锤骨砧骨的
malleolar *a*. 踝的
malleolus *n*. 踝 ‖ external ～; outer ～; lateral ～ 外踝/～ fibulae; external ～ 腓踝,外踝/internal ～; inner ～; medial ～ 内踝/～ lateralis 外踝/～ medialis 内踝/～ tibiae; internal ～ 胫踝,内踝
Malleomyces *n*. 鼻疽杆菌属 ‖ ～ mallei 鼻疽杆菌/～ pseudomallei 假鼻疽杆菌/～ whitmori; ～ pseudomallei 惠特莫尔氏鼻疽杆菌,假鼻疽杆菌
malleotomy *n*. ①踝切离术 ②锤骨切开术
mallet *n*. 锤,槌 ‖ automatic ～ 自动牙锤/automatic back-action ～ 自动反击锤/electric ～ 电锤/engine ～ 牙机锤/hand ～ 手锤/hand-plugging ～ 手充填锤/horn ～ 角锤/horn peen 角制尖头锤/mechanical ～ 机械锤/plugging ～ 充填锤/pneumatic ～ 气压锤,气锤/surgical ～ 外科锤/swaging horn ～ 造型角锤
mallet-finger *n*. 槌状指
malleus (复 mallei)［拉］*n*. 锤骨;(马)鼻疽
malleus *n*. ①锤骨 ②(马)鼻疽
mallochorion *n*. 原绒(毛)膜
Mallophaga *n*. 食毛目(虱)
mallophene; pyridium; phenylazo-diamino-pyridine hydrochloride 马洛芬,吡利杜姆,盐酸苯偶氮二氨基吡啶
Mallory's bodies (Frank B. Mallory) *n*. 马洛里小体 ①营养性肝硬变时肝细胞内透明的内质网 ②猩红热时皮肤上皮细胞及淋巴间隙内的原虫样小体 ‖ ～ acid fuchsin, orange G, and anilne blue stain, ～ triple stain 马洛里酸性品红、橙红 G 及苯胺蓝染剂,马洛里三重染料(染结缔组织和分泌粒)/～ phosphotungstic acid-hematoxylin stain 马洛里磷钨酸苏木精染剂(染细胞核与胞浆的细微结构以及结缔组织纤维)
Mallory-Weiss syndrome (G. K. Mallory; Soma Weiss) *n*. 马—魏综合征(典型者在严重呕吐或干呕数小时或数天之后出现呕血或黑粪,纵形位于食管胃连接处或略低的部位可查出一处或多处为骨黏膜裂隙样撕裂伤)
mallotoxin; rottlerin *n*. 粗糠柴毒,卡马拉素
Mallotus Lour. 野桐属,楸属 ‖ ～ philippinensis Muel. Arg; kamala 粗糠柴,卡马拉
mallow *n*. 锦葵 ‖ marsh ～; Althaea officinalis 欧蜀葵,药蜀葵/wood ～ 木锦葵
Malloy-Evelyn method 马—伊二氏法(检血胆红素)
Mall's formula［Franklin Paine Mall 美解剖学家 1862—1917］马耳氏公式(胎龄与胎长的关系)(胎龄〈天数〉等于从头顶至臀部胎长毫米数的平方根×100) ‖ ～ ovum 马耳氏卵(一种受孕卵)
malnourished *a*. 营养不良的
malnutrition atrophy 营养不良性萎缩
malnutrition *n*. 营养不良 ‖ malignant ～, protein ～ 恶性营养不良蛋白质营养不良(见 kwashiorkor)
maloante *n*. 丙二酸盐
malocclusion［英］; **malocclusio**［拉］*n*. 错骀,错位咬合 ‖ close-bite malocclusion 短面错骀,紧咬合/congenital malocclusion 先天性错骀/hereditary malocclusion 遗传性错骀/open-bite malocclusion 开骀,开位错骀/malocclusion of temporomandibular joint 颞下颌关节

性错软
malodo(u)r *n*. 恶臭
malodorous *a*. 恶臭的
malol; ursolic acid; ursone 乌索酸(乳化剂)
malomaxillary *a*. 颧骨[与]上颌的
malomic acid 丙二酸
malonal; barbital; diethyl malonylurea 马罗那,巴比妥,二乙基丙二酰脲
malonate *n*. 丙二酸盐
malonate-semialdehyde dehydrogenase (acetylating) 丙二酸半醛脱氢酶(乙酰化的)
malonurea *n*. 丙二酰脲
malonyl CoA *n*. 丙二酸单酰辅酶 A
malonyl *n*. 丙二酰[基]
malonylguanidine *n*. 丙二酰胍
malonylnurea *n*. 丙二酰脲
maloplasty; genyplasty *n*. 颊成形术
Malotilate *n*. 马洛替酯(保肝药)
Malpighiaceae *n*. 金虎尾科
malpighian bodies (corpuscles) **of kidney** (Marcello Malpighi) 肾小体 ‖ ~ bodies (corpuscles) of spleen 脾淋巴滤泡,脾淋巴小结/~ cell 角(质)化细胞/~ glomeruli 肾小球/~ layer, ~ rete 表皮生发层/~ stigma 马尔皮基小孔(脾静脉上小静脉的入口)/~ tuft 肾小球
Malpighi's pyramids (Marcello Malpighi) 肾锥体 ‖ ~ vesicles 肺泡
malposed *a*. 错位的,异位的
malposition [英]; **malpositio** [拉] *n*. 错位 ‖ buccal-version malposition; buccoversion malposition 颊向错位/distoversion malposition 远中向错位/infraversion malposition 低[位]错位/jaw mal- position 下颌错位/labial-version malposition; labioversion 唇向错位/lingual-version mal-position; linguoversion 舌向错位/mesioversion malposition 近中错位/perversion malposition 错乱错位/supraversion malposition 高位错位/torsiversion malposition 扭转错位/transversion malposition 横向错位
malpractice, malpraxis *n*. 治疗失当,医疗差错;过失行为,违法行为
malpraxis; malpractice *n*. 疗法失当,医疗差错
malpresentation *n*. 先露异常(胎儿产式异常)
malprojection *n*. 投射错误
malreduction *n*. 复位不良
malrotation *n*. 旋转不良(如脊柱)
Malsssezia (Louis C. Malassz) *n*. 马拉色霉菌属,糠疹癣菌 ‖ ~ furfur, ~ tropica 糠秕马拉色霉菌
malt *n*. 麦芽
Malta *n*. 马耳他[欧洲]
maltase *n*. 麦芽糖酶
Maltese *a*. 马耳他的;马耳他人的;马耳他语的 *n*. 马耳他人,马耳他语
Malthusian [Thomas R. Malthus 1766—1834] *a*. 马尔萨斯的 ‖ ~ law 马尔萨斯人口论(一种说明人口增加的速度,超过人口赖以为生的物质增加速度的假设)
Malthusianism *n*. 马尔萨斯人口论
maltine *n*. 麦芽制品
malto-amylase *n*. 麦芽淀粉酶
maltobiose; miltose *n*. 麦芽糖
maltodextrin *n*. 麦芽(糖)糊精
maltoflavin *n*. 麦芽黄素
maltol *n*. 落叶松皮素(3-羟[基]-2-甲[基]-4-吡喃酮)
maltosazone *n*. 麦芽糖脎
maltose *n*. 麦芽糖
maltoside *n*. 麦芽(糖)苷
maltosuria *n*. 麦芽糖尿
maltotriose *n*. 麦芽三糖
malt-sugar *n*. 麦芽糖
maltum; malt *n*. 麦芽
malturned *a*. 错扭转的(指以中央轴扭转的牙齿)
Malucidin *n*. 苹果杀菌素([商名],可使狗、猫和绵羊堕胎的酵母浸膏)
malum [拉] **evil; disease** *n*. [疾]病 ‖ ~ articulorum senilis 老年性关节痛/~ coxae 髋关节病/~ coxae senilis 老年性髋关节病/~ epiphyseonecroticum vertebrale 脊椎骺坏死病/~ perforans pedis 足穿通性溃疡/~ pilare; trichinosis 旋毛虫病,毛线虫病/~ Potti 波特氏病,脊椎结核病/~ primarium; primary disease; primary affection 原发病/~ Rusti 鲁斯特氏病(结核性颈椎炎)/~ senile 老年性关节病,变形性关节病/~ vertebrale suboccipitale 枕骨下脊椎结核(第一第二颈椎结核)
malunion *n*. (骨)连接不正
Malva L. [拉] *n*. 锦葵属 ‖ ~ sylvestris L. 锦葵/~ /~ verticillata L. 冬葵
Malvaceae *n*. 锦葵科
malvae folia 锦葵叶
malvaria *n*. 紫红因子尿
Maly's test [Richard Leo 奥化学家 1839—1894] 马利氏试验(检胃液游离盐酸)
MAM milliampere minute 毫安[培]分
M + Am compound myopic astigmatism 复性近视散光
mamaliga *n*. 粗玉米粉粥
mamanpian *n*. 初发雅司疹,母雅司疹
mamba *n*. 窄头眼镜蛇(南非产)
mamelon *n*. [法 nipple] ①切结(牙) ②乳头状物
mamelonated *a*. ①切结的 ②乳头状的
mamelonation *n*. 乳头形成
mamilla (复 mamillae) *n*. 乳头;乳头状物
mamillaria *n*. 深层粟疹
mamimise *vt*. 使达到最大化
mamm(o)- [构词成分] 乳房
mamma *n*. (复 mammae) 乳房 ‖ ~ aberrans; supernumerary breast 迷离乳房,额外乳房/accessory ~; supernumerary ~ 额外乳房/~ areolata 乳晕/~ erratca 异位乳房/~ virilis; ~ masculina; male breast 男性乳房
mammal *n*. 哺乳动物 ‖ ~ian *a*.
mammala *n*. 干乳制品
mammalgia *n*. 乳房痛
Mammalia *n*. 哺乳纲
mammaliferous *a*. 含有哺乳动物遗骸的
mammalogy *n*. 哺乳动物学
mammalogist *n*. 哺乳动物学家
mammaplasty *n*. 乳房成形术 ‖ reduction ~ 乳房复位成形术
mammary *a*. 乳房的
mammate *a*. 有乳房的
mammatroph *n*. 泌乳细胞,催乳细胞
mammectomy *n*. 乳房切除术
mammiferous *a*. 有乳房的;哺乳类的
mammiform *a*. 乳房形的
mammilla (复 mammillae) [拉] *n*. 乳头 ‖ mammillary *a*.
mammillaplasty; mammilliplasty *n*. 乳头成形术
Mammillaria; Anhalonium *n*. 鸡冠仙人掌属
mammillary *a*. 乳头的,乳头状的
mammillate(d) *a*. 乳头状的;有乳头的;乳头状突起的
mamillation *n*. 乳头形成;乳头状隆凸
mammillated *a*. 有乳头的
mammillation *n*. ①乳头形成 ②乳头状隆凸
mammilliform *a*. 乳头状的
mammilliplasty *n*. 乳头成形术
mammillitis *n*. 乳头炎 ‖ bovine ulcerative ~ 牛溃疡性乳头炎
mammiloid *a*. 乳头样的
mammiplasia *n*. 乳房组织增生
mammillothalamic *a*. 乳头体丘脑的
mammitis *n*. 乳腺炎,乳房炎
Mammlia *n*. 哺乳类
mammo- [拉 mamma 乳房] 乳房
Mammococcus *n*. 乳房球菌属
mammogen *n*. [垂体]激乳腺素,乳腺发育激素
mammogenesis *n*. 乳腺发育
mammogram *n*. 乳房 X 线(照)片
mammography *n*. 乳房 X 线摄影(术)
mammoplasia *n*. 乳房组织增生 ‖ adolescent ~ 青年期乳房组织增生
mammoplasty *n*. 乳房成形术
mammose [拉 mammosus] *a*. ①大乳房的 ②有乳头的
mammoth *n*. 猛犸(古生物) *a*. 巨大的
mammotomy; mastotomy *n*. 乳房切开术
mammotroph *n*. 泌乳细胞,催乳细胞
mammotropic *a*. 激乳腺的
mammotropin *n*. 催乳激素
man *n*. 人 ‖ mechanical ~; artificer 技工(牙科)/Neanderthal ~ 尼安德塔人(在德国尼安德塔谷发现旧石器时代的人骨)/Peking ~ 北京人(1929 年在北京附近周口店发现的史前人骨)/Piltdown ~ 皮耳丹人(1911 年在英国皮耳丹发现的史前人骨)
Man. Manipulus [拉] 一把,少量
Man. Pr. mane primo 清晨
manaca; Brunfelsia hopeana; Franciscea hopeana 番茉莉

manacine *n*. 番茉莉碱
manage *v*. 办理,处理,管理;操纵;设法(对付)
manageable *a*. 易处理的,易管理的;能操纵的
management *n*. 管理,处理;治疗
manager *n*. 经理,管理人
Manchester operation (Manchester 为英国一港市)曼彻斯特手术(一种子宫脱垂手术,包括扩张宫颈和刮宫术,修补阴道前壁,切断宫颈阴道部,缩短主要韧带及后阴道会阴缝术)
manchette *n*. [法 acuff] 领(精子颈部)
manchineel; Hippomane mancinella 马疯木
mancinism; left-handedness *n*. 左利,善用左手
Mancke's test 曼凯氏试验(检肝机能)
mandama *n*. 蟾皮病
mandarin *n*. 导尿管导子,管心针
mandate *n*. 命令,训令
mandatory *a*. 命令的,强制性的,义务的
Mandelamine; methenamine mandelate 曼德拉明,杏仁酸乌洛托品
mandelate *n*. 扁桃酸盐(或酯),杏仁酸盐,杏仁酸酯
Mandelbaum's reaction [Maier 德医师 1881 生]; **faden-reaction** 曼德耳包姆氏反应,丝状反应(检伤寒带菌者)
Mandelic Acid *n*. 扁桃酸、苯乙醇酸(尿路抗菌药)
mandelonitrilase *n*. 杏仁腈酶,苯羟基乙腈酶
mandelonitrile *n*. 杏仁腈,苯羟基乙腈
Mandel's test [John Alfred 美生物化学家 1865—1929] 曼德耳氏试验(检蛋白质)
mandelyl p-phenetidine 杏仁酰非那嗒汀
mandible; low jaw 下颌骨 ‖ mandibular *a*.
mandibula (复 mandibulae) [拉]; **mandibule; lower jaw** [英] *n*. 下颌骨
mandibular [英]; **mandibularis** [拉] *a*. 下颌[骨]的
mandibulectomy *n*. 下颌骨切除术
mandibuloconjunctival reflex 下颌结膜反射
mandibulopalpebral *a*. 下颌眼睑的
mandibulopalpebral synkinesis 下颌眼睑连合运动
mandibulopharyngeal [英]; **mandibulopharyngeus** [拉] *a*. 下颌(骨)咽的
mandioca; manioc *n*. 木薯
Mandl's solution [Louis 匈医师 1812—1881] 曼德耳氏液(含碘,碘化钾、石碳酸及甘油)
Mandragora L. [拉] 毒参茄属 ‖ ~ officinalis 毒参茄
Mandragora *n*. [拉] 毒参茄属
mandragorine *n*. 毒参茄碱
mandrake *n*. ①毒参茄 ②普达非伦根,北美鬼臼根
mandrel mandril 轴柄 ‖ parting nut ~ 钉帽轴柄/screw head ~ 螺头轴柄/screw shoulder ~ 螺旋肩轴柄/stylet ~ 管心针
mandrill *n*. 山魈
mandrin *n*. 导尿管导子,管心针
manducation [英]; **manducatio** [拉] *n*. 咀嚼(作用)
manducatory [英]; **manducatorius** [拉] *a*. 咀嚼的
manetotherapy *n*. 磁力疗法
maneuver *n*. 手法,手技,操作法 ‖ Bracht's ~ 布拉赫特氏[臀位娩出]手法/Credé's ~ 克勒德氏法(①新生儿硝酸银滴眼法②腹外用手压出胎盘法)/De Lee's~ 德李氏[产科]手法(面先露变成额先露)/Heiberg-Esmarch ~海—埃二氏手法(麻醉时下颌向前推移法)/Hodge ~ 霍季氏[产科]手法(在分娩阵痛时紧压胎儿额部帮助屈曲和使其旋转)/Hoguet's ~ 霍格特氏手法(疝修补时一种疝囊取出法)/Hueter's ~ 许特氏手法(插胃管时,用左食指将患者的舌向下向前压下)/Jendrassik's ~ 晏德腊西克氏手法(使两手相握用力分离,以试膝反射)/Kappeler's ~ 卡珀勒氏手法(麻醉时下颌前推法)/Leopold's maneuvers 利奥波德氏[产科]手法/Massini's ~ 马西尼氏[产钳娩出]手法/Mauriceau's ~ 莫里索氏[胎头后出娩出]手法/Mauriceau-Smellie-Hillis ~ 莫—斯—韦三氏[娩出]手法/Müller's ~; Müller-Hillis ~ 苗勒氏手法(确定产妇骨盆和儿头大小的关系)/Munro Kerr ~ 孟罗·克尔氏手法(确定产妇骨盆和儿头的比例)/Negeli's ~ 内格利氏手法(鼻出血时,将一手放于枕下,另一手放于下颌,猛推头向上)/Pajot's ~ 帕若氏[产钳牵引]法/Pinard's ~ 皮纳尔氏[足牵引]手法/Prague ~ 布拉格手法(臀产式时的一种助产法)/Ritgen ~ 里特根氏[娩出]手法/Saxtorph's; Pajot's ~ 萨克斯托夫氏[产钳牵引]法,帕若氏[产钳牵引]法/Scanzoni ~ 斯坎佐尼氏[产钳娩出]手法/Schatz's ~ 沙茨氏[产科]手法/Schreiber's ~ 施赖贝尔氏手法(检膝反射)/Thorn's; Thorn's manipulation ~ 托尔恩氏[内屈头胎]手法/Valsalva's ~ 耳萨耳瓦氏手法(将口鼻闭住,作深吸气,以行咽鼓管充气)/Van Hoorn's ~ 范霍恩氏[臀位娩出]手法/Wigand's ~ 维甘德氏手法(横位胎儿外倒转术)
manfold; omasum *n*. 重瓣胃(反刍类之第三胃)
manful *a*. 勇敢的,果断的
Mangafodipir *n*. 锰福地吡(诊断用药)
manganate *n*. 锰酸盐
manganese *n*. (缩 Mn) 锰(25 号元素) ‖ ~ acetate 醋酸锰/~ albuminate 白蛋白锰,清蛋白锰/~ butyrate 丁酸锰/~ carbonate 碳酸锰/~ citrate 枸橼酸锰/~ dioxide 二氧化锰/~ glycerophosphate 甘油磷酸锰/~ hypophosphite 次磷酸锰/~ iodide 碘化锰/~ lactate 乳酸锰/~ peptonate 蛋白胨锰/~ phosphate 磷酸锰/~ salicylate 水杨酸锰/~ sulfate 硫酸锰/~ tartrate 酒石酸锰
manganic *a*. 锰的,三价锰的 ‖ ~ acid 锰酸
manganism *n*. 锰中毒
manganismus *n*. 锰中毒
manganite *n*. 亚锰酸盐
manganoconiosis *n*. 锰尘沉着病,锰尘肺
manganous *a*. 亚锰的,二价锰的 ‖ ~ acid 亚锰酸
manganum [拉] *n*. manganese 锰(25 号元素)
mange *n*. (家畜的)疥癣 ‖ demodectic ~, follicular ~ 犬毛囊蠕螨病/sarcoptic ~ 兽疥癣
Mangifera L. *n*. 杧果属 ‖ ~ indica L.; mango 杧果
mango *n*. 杧果
Mangoldt's epithelial grafting [Heinrich von Mangoldt 德外科医师 1860—1909] 曼戈尔特上皮移植术(用剃刀从表皮切下上皮组织覆盖伤口)
mangosteen *n*. 倒捻子
mangostin *n*. 倒捻子素
man-hole *n*. 检查井,[进]入孔
manhood *n*. 成年;成年期
mania *n*. [希 madness] 躁狂,狂 ‖ acute ~ 急性躁狂/acute hallucinatory ~; Ganser's syndrome 急性幻觉性躁狂,甘塞氏综合征/akinetic ~ 无动性躁狂/~ alcoholica 酒毒性躁狂,酒狂/~ à potu; frlitium tremens 震颤性谵妄/Bell's ~ 贝耳氏躁狂(急性谵妄)/brooding ~ 默念狂,沉思狂/~ circularis 循环性躁狂/dancing ~ 舞蹈狂/delirious ~ 谵妄性躁狂/doubting ~; fo1ie du doute 多疑癖,怀疑性精神病/epileptic ~ 癫痫性躁狂/~ furiosa 重躁狂,暴怒性躁狂/~ gravis 重躁狂,暴怒性躁狂/histrionic ~ 演戏状躁狂/homicidal ~ 杀人狂/hysterical ~ 癔病性躁狂,歇斯底里性躁狂/~ levis; hypomania; ~ mitis 轻躁狂/peracute ~ 过急性躁狂/periodical ~ 周期性躁狂/puerperal ~ 产后躁狂/questioning ~ 问难癖/Ray's ~ 雷氏精神病(悖德性精神病)/reasoning ~ 推理癖/religious ~ 宗教狂/~ secandi 手术癖/senile ~ 老年[性]躁狂/suicidal ~ 自杀狂/transitory ~ 暂时性躁狂/unproductive ~ 少动性躁狂
maniac *a*. 躁狂的 *n*. 躁狂者
maniacal *a*. 躁狂的
maniaphobia *n*. 疯狂恐怖,精神病恐怖
manic *a*. 躁狂的
manic-depressive *a*. 躁狂抑郁的 *n*. 躁狂抑郁症患者
Manidipine *n*. 马尼地平(血管扩张药)
manifest *a*. 明白的,明显的 *vt*. 显示,表示,出现;证明 *vi*. 出现显露 ‖ ~ accommodation 显性调节/~ hypermetropia 显性远视/~ squint 显性斜视/~ strabismus 显性斜视
manifestastigmatism *n*. 显性散光
manifestation *n*. 表现,表示 ‖ immunologic ~ 免疫表现
manifestation, oral *n*. 口腔表现
manifestdeviation *n*. 斜视,显性偏斜
manifold *a*. 多种的,多方面的;许许多多的 *n*. 歧管,支管
manigraphy *n*. 精种病论
Manihot Adans *n*. 木薯属 ‖ ~ utilissima Pohl. 木薯
manikin, dental; manikinum dentale 牙科实习模型
manikin *n*. 人体模型 ‖ dental ~ 牙科实习模型
Manila hemp; abaca *n*. 马尼拉麻
maniloquism; dactylology; gesture *n*. 手语
maniluvium *n*. 手浴
manioc *n*. 木薯
Manip. manipulus [拉] *n*. 一把,少量
maniphalanx *n*. 手指骨
maniple *n*. 一把,少量
manipulate *vt*. 熟练地使用,处理;操作;控制 ‖ manipulative, manipulatory *a*. (用手)操作的;操纵的
manipulation *n*. ①操作法 ②手推法 ‖ aseptic ~ 无菌操作法/conjoined ~ 双手操作法 manipulator *n*. ①操作者 ②操纵器,调制器 ‖ amalgam ~ 汞合金调制器
manipulator, amalgam; amalgamator *n*. 汞合金调拌器
manipulus handful *n*. 一把,少量
mankind *n*. 男子,男性

manly *a*. 男性的;适合男子的 *ad*. 男子般地,果断地
man-made *a*. 人造的,人工的
manmtol *n*. 甘露醇
manmtolnitrate; mannitolhexanitrate *n*. 甘露六硝酯(抗心绞痛药)
manna *n*. 甘露,木蜜 ‖ Turkish ~;trehala 茧蜜,土耳其甘露
Mannaberg's Sign [Julius 奥医师 1860 生] 曼纳伯格氏征(第二肺动脉音增强为腹部病症之一)
mannan *n*. 甘露聚糖(见于植物中)
mannase *n*. 甘露聚糖酶
Mann-Bollman fistula [Frank C. Mann; Jesse L. Bollman] 曼—博尔曼瘘(在一段分离的肠管做一个人工开口,其近端缝合于腹壁,而远端则与十二指肠或小肠的其他部分做端边吻合,用于动物实验)
manner *n*. 方式,方法;态度;习惯;种类;(复)礼貌;生活方式 ‖ all ~ of 各种/by all ~ of means 当然,一定/by any ~ of means 无论如何/by no. ~ of means 决不,并没有/in a ~ 在某种意义上,在一定程度上,有点/in like ~ 同样地/not by any ~ of means 决不/(as) to the ~ born 从小就习惯,生来就适合
mannerism *n*. 装相,作态;刻板姿态
manninositose *n*. 甘露醇肌醇
manninotriose *n*. 甘露三糖,木蜜三糖
mannitan *n*. 一缩甘露醇
mannite; mannitol *n*. 甘露醇,甘露糖醇
mannitic acid *n*. 甘露酸
Mannitol Hexanitrate *n*. 甘露六硝酯(抗心绞痛药)
Mannitol *n*. 甘露(糖)醇(利尿药以及用于肾功能诊断性试验) ‖ ~ hexanitrate 甘露六硝酯(血管扩张药) ‖ mannite *n*.
Mannitol Nitrate *n*. 甘露六硝酯(抗心绞痛药)
mannitol *n*. 甘露醇,甘露糖醇 ‖ ~ hexanitrate; hexanitrin 六硝酸甘露醇,己六醇六硝酸酯
Mannitolhexanitrate *n*. 甘露六硝酯(抗心绞痛药)
mannitose; mannose *n*. 甘露糖
Mannkopf's sign (symptom) [Emil Wilhelm Mannkopf 德医师 1836—1918] 曼科普夫征(症状)(压迫痛点,则脉数增加,诈痛时不增加)
mannocarolose *n*. 甘露多糖
mannoheptose *n*. 甘露庚糖
mannohydrazone *n*. 甘露糖腙
mannoketoheptose *n*. 甘露庚糖
Mannomustine *n*. 甘露莫司汀(抗肿瘤药)
mannonic acid 甘露糖酸
mannopyranose *n*. 甘露吡喃糖,甘露糖
mannosaccharic acid *n*. 甘露糖二酸
mannosamine *n*. 甘露糖胺
mannosan; mannan *n*. 甘露聚糖
mannose *n*. 甘露糖
mannose-1-phosphate guanylyl-transferase(GDP) 甘露糖-1-磷酸鸟苷酰转移酶(GDP)
mannose-6-phosphate isomerasemannosidase *n*. 甘露糖苷酶
mannoside *n*. 甘露糖苷
mannosidosis *n*. 甘露糖苷过多症
mannosidostreptomycin; streptomycin *n*. 甘露糖苷链霉素,链霉素 B
mannosocellulose *n*. 甘露糖纤维素
Mannosulfan *n*. 甘露舒凡(抗肿瘤药)
mannotetrose *n*. 甘露四糖
mannotriose *n*. 甘露三糖
Mann's sign [John Dixon 英医师 1840—1912] 曼氏征(①突眼性甲状腺肿时的一种眼征 ②外伤性神经病时头皮对直电流的阻力降低腺)
mannuronic acid *n*. 甘露糖醛酸
Mann-Whitney test [Henry Berthold Mann; Donald Ransom Whitney] 曼—惠特试验,秩和检验(即 rank sum test,见 test 项下相应术语)
Mann-Williamson operation *n*. [Frank C. Mann; Carl S. Williamson 美外科医师 1896—1952] 曼—威二氏手术(研究动物胃溃疡) ‖ ~ ulcer 曼—威二氏溃疡(实验动物行胃切除术或胃肠吻合术后发生的进行性消化性溃疡)
Mann-Willianmson ulcer (Frank C. Mann; Carl S. Williamson) *n*. 曼-威廉森溃疡(实验动物行胃切除术或胃肠吻合术后产生的进行性消化性溃疡)
manoeuvre; maneuver *n*. 手技,手法,操作法
manoflorine *n*. 玉兰碱,荷花玉兰碱,洋玉兰碱
Manoiloff's (Manoilov's) reaction [E.O.俄医师] 曼诺伊洛夫氏反应(①检胎儿性别及父系鉴别反应 ②检孕)
manomalous deuteranopia *n*. 红绿色觉缺失
manometer *n*. 测压计,[液体]压力计
manometer *n*. [希 manos thin + metron measure] 测压计,[液体]压力计 ‖ aneroid ~; dial ~ 无液压力计/Barcroft's differential ~ 巴克罗夫特氏压差计/blood gas ~ 血[液]气[体]测压计/compound ~ 复式测压计/differential ~ 测压差计/Hurthle's ~ 许特耳氏测压计/Hurthle's membrane ~ 许特耳氏薄膜测压计/Kenig's ~ 克尼格氏测压计/membrane ~ 薄膜测压计/mercury ~ 水银测压计/Piper's ~ 派珀尔氏测压计/spring ~ 弹簧测压计/U tube ~ U 形管[液体]压力计/vacuum ionization ~ 真空电离压力计/water ~ 水测压计
manometric *a*. ①测压计的 ②测压的
manometry *n*. 测压法,[液体]压力测定法
manoptoscope *n*. 主视检查器(测眼优势)
manoptoscope test 视检查器试验
manoscopy *n*. 气体密度检查法
Manozodil *n*. 马诺地尔(血管扩张药)
manpower *n*. 人力
manquea *n*. 南美牛腿脓肿
mansa *n*. 洋蕺菜根
Mansil [商名] *n*. 澳沙尼喹(oxamniquine)
Mansonella *n*. 曼森线虫属 ‖ ~ ozzardi 奥(扎尔德)氏曼森线虫/~ perstans 常现曼森线虫/~ streptocerca 链尾曼森线虫
mansonelliasis *n*. 曼森[氏]线虫病
mansonellosis, mansonelliasis *n*. 曼森线虫病
Mansonia *n*. 曼蚊属 ‖ ~ annulatus 环纹曼蚊/~ crassipis 粗腿曼蚊/~ longipalpi 长须曼蚊/~ ochracer 淡黄曼蚊/~ uniformis 常型曼蚊
Mansonioides *n*. 曼蚊亚属 ‖ ~ annulifera 多环曼蚊
Manson's disease [Patrick 英医师 1844—1922] 曼森氏病(血吸虫病) ‖ ~ pyosis 曼森氏化脓病(触染性天疱疮)/~ solution 曼森氏溶液(硼砂亚甲蓝蒸馏水溶液,用于血液寄生虫的染色)
Manson's hemoptysis (Patrick Manson) *n*. 曼森咯血(由于肺部感染卫氏并殖吸虫〈Paragonimus westermani〉所致,亦称寄生虫性咯血) ‖ ~ schistosomiasis(disease) 曼森血吸虫病
mantle *n*. 外套 ‖ brain ~ (大脑)皮质/chordomesodermal ~ 中胚层索膜/myoepicardial ~ 心肌心外膜套
Mantoux conversion (Charles Mantoux) 芒图转化,结核菌素试验阳转(由结核菌素试验阴性转化为结核菌素试验阳性) ‖ ~ reversion 芒图逆转,结核菌素试验阴转(结核菌素试验阳性随时间消逝变为结核菌素试验阴性,见于用卡介苗免疫者,芒图逆转表明需再接种卡介苗)/~ test (reaction) 芒图试验(反应)(皮内注射 0.1 mL 结核菌素,连续注射其逐渐增加的浓度直到反应发生为止,亦称皮内结核菌素试验)
Mantoux reaction (test) [Charles 法医师 1877 生] 芒图氏反应(试验)(结核菌素皮内试验)
manual *a*. 手的,手工的,用手的;体力的 *n*. 手册,指南 ‖ ~ly *ad*.
manubrial *a*. 柄的
manubrium *n*. (复 manubria) [拉] ①柄 ②中腹突(昆) ‖ ~ mallei 锤骨柄/~ sterni 胸骨柄
manuduction *n*. 手法,徒手施术法
manuductor *n*. 主视训练器
manudynamometer *n*. 器械冲力计
manufactory *n*. 工厂,制造厂
manufacture *n*. (大量)制造;产品 *vt*. (大量)制造
manufacturing optician 眼镜制造者
manure; dung *n*. 肥料;粪肥 *vt*. 施肥
manus (复 manus) [拉] *n*. 手 ‖ ~ cava 空凹手/~ extensa 过伸手/~ flexa 过屈手/~ plana; flat hand 扁平手/~ superextensa; ~ extensa 过伸手/~ calga 外偏手/~ vara 内偏手
manuscope *n*. 主视检查器
manuscript *n*. 手稿,原稿 ‖ in ~ 尚未付印的
manustupration; masturbation *n*. 手淫
many *a*. 许多的 *pron*. [用作复] 许多;许多人 *n*. 多数 ‖ ~ a (或 an, another) (后接单数名词) 许多的,多的,一个又一个的/a good ~ 很多,相当多/a great ~ 许许多多,极多/as ~ 一样多的,同样数目的/as ~ as 和……一样多/as (或 like) so ~ 像同数的…… 一样/be one too ~ for 胜过……,非…… 所能敌/half as ~ again 加半倍,一倍半/the ~ 多数人;人民,群众
manyplies; omasum *n*. 重瓣胃(反刍类之第三胃)
manzanita *n*. [西]美熊果
Manz's disease [Wilhelm 德眼科学家 1833—1911] 曼茨氏病(增生性视网膜炎)
Manz's glands [Wilhelm Manz] 曼茨腺,球结膜囊状腺(睑缘上的腺性凹陷)
Manzullo's test [Alfredo Manzullo 1938 生] 曼楚洛氏试验,亚碲酸

钾试验(用亚碲酸钾溶液涂在咽部白苔上,如系白喉则变黑色)
MAO monoamine oxidase 单胺氧化酶,一元胺氧化酶 ‖ ~ inhibitor 单胺氧化酶抑制剂
MAOI monoamine oxidase inhibitor 单胺氧化酶抑制剂
Maolate[商名] ***n***. 氯苯甘油氨酯(chlorphenesin carbamate)
MAP mean arterial pressure 平均动脉压
map ***n***. 地图;图,图型 ***vt***. 绘制……的地图;制订(out) ‖ fate ~ 囊胚发育图(表示将来胚胎正常发育)/genetic ~ 基因图(示基因在染色体上的直线排列)/linkage ~ 连锁图(示基因在同一染色体上的相对位置和距离)
mapharsen; oxophenarsine hydrochloride[商名] 马法胂,盐酸氧苯胂
Mapinastine ***n***. 马哌斯汀(抗组胺药)
mapping ***n***. 定位,绘图(示基因在染色体上的相对位置)
Maprotiline ***n***. 马普替林(抗抑郁药)
maqui ***n***. 马魁(南美一种百合科灌木)
mar (-rr-) ***vt***. 损坏,毁坏,弄糟
Mar. March ***n***. 三月
Maracci's muscle[Arturo 意生理学家 1854—1915] 马拉切氏肌(乳晕及乳头下的平滑肌束)
Maragliano's serum[E. 意医师 1849—1940] 马拉格利阿诺氏血清(抗结核菌性动物血清)
Maranón's sign (reaction)[Gregorio Maranón 西医师 1887 生] 马拉尼翁征(反应)(刺激喉头皮肤引起的一种血管舒缩反应,见于突眼性甲状腺肿) ‖ ~ syndrome 马拉尼翁综合征(包括脊柱侧凸、扁平足及卵巢功能不全的综合征)
maransis; marasmus ***n***. 消瘦,消耗
Maranta ***n***. 竹芋属
Maranta Plum. Ex L. ***n***. 竹芋属 ‖ ~ arundinacea L. 竹芋
Marantaceae ***n***. 竹芋科
maraschino ***n***. 马拉斯金酒(樱桃酒的一种)
marasmatic; marasmic ***a***. 瘦的,消瘦的
marasmic ***a***. 消瘦的,消耗的
marasmoid ***a***. 消瘦样的
marasmus ***n***. 消瘦,消耗 ‖ enzootic ~ 地方性牛羊消瘦病,丛林病/nutritional ~ 消瘦性恶性营养不良病 ‖ marasmic, marantic, marasmatic ***a***.
marble ***n***. 大理石
marbleization ***n***. 大理石状纹理
Marbofloxacine ***n***. 马波沙星(抗菌药)
Marburg disease (hemorrhagic fever) (Marburg 为德国一城市,1967 年首次报道此病)马尔堡病(出血性热)(见 disease 项下相应术语) ‖ ~ virus 马尔堡病毒(见 virus 项下相应术语)
marc ***n***. [法] 浸渍渣,残渣
Marcaine[商名] ***n***. 麻卡因,盐酸布比卡因(bupivacaine hydrochloride)
marcescent ***a***. 凋存的,凋而不落的(叶)
March ***n***. 三月
march ***vi***. 前进;通过;进行,进展 ***vt***. 使行进 ***n***. 前进,进行(在神经病学中,指癫痫活动在大脑皮质运动区中前进),行军 ‖ on the ~ 行军中,进行中
Marchand's adrenals (organs)[Felix J. Marchand 德病理学家 1846—1928] 马尔尚肾上腺(器官)(阔韧带内的副肾上腺) ‖ ~ cell 马尔尚细胞(外膜细胞,周皮细胞) ‖ ~ wandering cell 马献德氏游走细胞
marchantia ***n***. 地钱属植物
Marchantiaeae ***n***. 地钱科
Marchantiales ***n***. 地钱目
Marchant's zone[Gerard 法外科医师 1850—1903] 马尚氏脑膜附着区(硬脑膜附着于蝶骨与枕骨在颅底的区)
marche à petits pas[法] 短小步态(见于脑动脉硬化强直)
Marchesani's syndrome (Oswald Marchesani) 马克萨尼综合征,球形晶状体—短矮畸形综合征(一种常染色体显性或隐性性状遗传的先天性结缔组织病,特征为短头、短指〈趾〉、身材矮小、胸廓宽大及肌肉系统发达、关节活动度减少、球形晶状体、晶状体异位、近视及青光眼,亦称先天性中胚叶增生性营养不良,球形晶状体—短身材综合征)
Marchiafava-Bignami disease[Ettore Marchiafava; Amico Bignami] 马基法瓦—比恩亚米病(胼胝体进行性变性)
Marchiafava-Micheli disease[Ettore Marchiafava; F. Mecheli 意医师] 马—米二氏病(阵发性夜间血红蛋白尿并有贫血) ‖ ~ syndrome; ~ disease 马—米二氏综合征,马—米二氏病
Marchi's balls[Vittorio Marchi] 马尔基小球(髓鞘质变性时所产生的节片,呈椭圆形或卵圆形,用马尔基法染色后呈褐色) ‖ ~ globules 马尔基小体(经马尔基法染色的髓鞘分解球,见于脊髓变性)/~ method 马尔基法(显示变性神经纤维的染色法,先将组织在重铬酸钾溶液中固定,以防止正常髓鞘纤维被锇酸着色)/~ reaction 马尔基反应(神经髓鞘用锇酸处理后不能褪色的反应)/~ tract 顶盖脊髓束
Marchi's bundle[Vittorio 意医师 1851—1908] 马尔基氏束(小脑脊髓降束) ‖ ~ globules 马尔基氏小体(髓鞘分解球)/~ reaction 马尔基氏反应(神经髓鞘用锇酸处理后的反应)/~ tract; tractus tecto-spinalis 马尔基氏束,顶盖脊髓束
marcid ***a***. 消瘦的,消耗的
Marcile's triangle[Maurice 1871 生] 马西耳氏三角(腰脊三角)
Marckwald's operation[Max 德外科医师 1844—1923] 马克瓦耳德氏手术(治疗子宫外口狭窄)
marcor; marasmus ***n***. 消瘦,消耗
Marcus Gunn phenomenon[Robert 英眼科学家 1850—1909] 马卡斯—格恩氏现象(上睑与下颌的联合运动)
Marcus Gunn 见 Gunn
marcy ***n***. 马尔西病毒(伴有无热型病毒性腹泻的病毒)
Maréchal's test, Maréchal-Rosin test[Louis E. Maréchal; Heinrich Rosin] 马雷夏尔试验、马雷夏尔—罗辛试验(检尿内胆色素)
Marécharl's test[Louis Eugène 法医师] 马雷夏耳氏试验(检尿内胆色素)
marennin ***n***. 马瑞尼蠔绿
marenzine; cyclizine ***n***. 赛克利嗪(抗吐剂,治晕动病)
mareo[西]; **seasickness** ***n***. 晕船
mare's-tail ***n***. ①杉叶藻 ②问荆 ③飞蓬
Marey's law[Etienne Jules 法生理学家 1830—1904] 马莱氏定律(高血压的脉搏,其频率慢) ‖ ~ sphygmograph 马莱氏脉搏描计器
Marezine[商名] ***n***. 盐酸赛克利嗪(cyclizine hydrochloride)
Marfanil; homosulfanilamide ***n***. 马法尼,高磺胺[商名]
marfanoid ***a***. 马方(Marfan)综合征的
Marfan's disease[Bernard-Jeao Antonin 法儿科医师 1858—19421] 马方氏病(进行性痉挛性截瘫) ‖ ~ method of puncture 马方氏穿刺法(心包穿刺法)/~ sign 马方氏征(患伤寒病时,舌面有苔,舌尖呈红色的三角形)/~ syndrome 马方氏综合征(先天遗传性细长指、趾、两侧晶状体异位及其他身体缺陷)
Marfan's puncture (epigastric puncture, method) (Bernard-Jean A. Marfan) 马方穿刺(上腹部穿刺、法)(穿刺心包) ‖ ~ sign 马方征(患伤寒时舌面有苔,舌尖呈红色三角,此现像罕见)/~ syndrom 马方综合征(一种先天性结缔组织病,特征为指、趾极为细长、两侧晶状体异位,心血管异常〈一般为升主动脉扩张〉以及其他身体缺陷,系常染色体显性遗传)
margarate ***n***. 十七[烷]酸盐
margaric ***a***. 十七烷的
margaric acid ***n***. 十七(烷)酸
margarid; pearl-like ***a***. 珠状的
margarimeter ***n***. 乳脂汁
margarine ***n***. 人造奶油,珠脂
margarine-needles ***n***. 珠脂针(呈现于气管或肺坏死时的一种脂肪结晶)
margarite ***n***. 珍珠云母
margaritoma; cholesteatoma ***n***. 珠光瘤,胆脂瘤
margarone ***n***. 软脂酮,十七(烷)酮,棕榈酮
margarone; palmitone ***n***. 软脂酮,十七[烷]酮,棕榈酮
Margaropus ***n***. 巨肢蜱属 ‖ ~ annulatus 具环牛蜱(即 Boophilus annulatus)/~ winthemi 巨肢蜱/~ annulatus; ~ mannulatus 环斑牛蜱,具环方头蜱
margin ***n***. 缘 ‖ axial ~ 轴缘/buccal ~ 颊缘/cervical ~ 颈缘/ciliary ~ [虹膜]睫状缘/costal ~ 胸肋缘,肋骨缘/cutting ~ 切缘/dentate ~; pectinate line; anocutaneous line 齿状线,梳状线,肛门皮肤线/free ~ 独立缘,游离缘/free gum ~ 游离龈缘/gingival ~; gum ~ 龈缘/incisel ~ 切缘/labial ~ 唇缘/lingual ~ 舌缘/mesial ~ 近中缘/occlusal ~ 𬌗缘,咬合缘/papillary ~ 瞳孔缘/radial ~ 桡侧缘/~ of safety 安全范围/ulnar ~ 尺侧缘
marginal ***a***. 缘的 ‖ ~ aberration 周边像差/~ arterial arcades 睑板动脉弓/~ blepharitis 睑缘炎/~ chalazion 睑缘霰粒肿/~ conjunctiva 睑缘部睑结膜/~ contrast [视野]边缘对比/~ corneal degeneration 边缘角膜变性/~ furrow [角膜]周边沟/~ keratitis 边缘性角膜炎/~ sinus 边缘窦/~ tenotomy 周边腱切断术/~ ulcer 边缘性[角膜]溃疡/~ vein 缘静脉,视网膜睫状静脉/~ muscular defect 边缘部肌性缺损
marginate ***vt***. 加边于 ***a***. 有边缘的 ‖ margination 边缘,着边,壁立(炎症初期时,白细胞粘着于血管壁)
margination ***n***. 着边(炎症初期白细胞附集于血管壁)
margines ***n***. (单 margo)[拉]缘
marginoplasty ***n***. (睑)缘成形术
margo (复 margines)[拉] ***n***. 缘 ‖ ~ alveolaris; limbus alceolaris 齿

槽缘,牙槽缘/～ anterior 前缘前嵴/～ axillaries; ～ lateralis (scapulae)腋缘/～ ciliaris iridis 虹膜睫状缘/～ dexter 右侧缘/～ dorsalis 背侧缘/～ falciformis 镰缘/～ frontalis 额缘/～ infraorbitalis 下缘/～ interissea; crista interossea 眶下缘/～ interossea; crista interossea 骨间嵴/～ lacrimalis 泪骨缘/～ lambdoideus 人字缘/～ lateralis 侧缘,外侧缘/～ liber 独立缘,游离缘/～ linguae; ～ lateralis(linguae) 侧缘(舌)/～ mastoideus 乳突缘/～ medialis 内侧缘/～ mesovaricus; incisura nasal border 鼻缘,鼻切与缘/～ occipitalis 枕骨缘/～ occultus 隐缘/～ orbitalis/眶缘/～ palpebrae 睑缘/～ parietalis 顶缘/～ pedis lateralis 足外侧缘/～ pedis medialis 足内侧缘/～ posterior (partis petrosae) 后缘(颞骨岩部)/～ pupillaris 瞳孔缘/～ radialis humeri 肱骨桡侧缘/～ sagittalis 矢状缘/～ sphenoideus; ～ sphenoidalis 蝶缘/～ squamosus 矢状缘/～ superior(partis petrosae) 上缘(颞骨岩部)/～ supraorbitalis 眶上缘/～ ulnaris humeri 肱骨尺侧缘/～ uteri; ～ lateralis (uteri) 侧缘(子宫)/～ vertebralis; ～ medialis(scapulae) 脊柱缘/～ volaris 掌侧缘/～ zygomaticus alae magnae 颧缘(大翼)

margosate *n*. 楝油酸盐

mariahuana; mariajuana; marihuana; Cannabis sativa *n*. 大麻

mariculture *n*. 海产养殖

Maridomycin *n*. 马立霉素 (抗生素类药)

Marie-Bamberger disease [Pierre Marie 法医师 1853—1940; Eugen Bamberger 奥医师 1858—1921] **hypertrophic osteoarthropathy** 马—班二氏病;肥大性肺性骨关节病

Marie-Foix sign [Pierre Marie; Charles Foix] 马—福征(横压跗骨或用力屈曲足趾时,即使下肢不能随意运动,小腿也会回缩)

Marie-Kahler symptom 马—卡二氏症状(甲状腺机能亢进患者的手震颤)

Marie's ataxia [Pierre Marie] 遗传性小脑性运动失调 ‖ ～ disease 马里病(肢端肥大症;肥大性肺性骨关节病)/～ hypertrophy 马里肥大(骨膜炎所致的关节软组织肥大)/～ sign 马里征(突眼性甲状腺肿时,身体或四肢震颤)/～ syndrome 马里综合征(垂体分泌异常性肢端巨大症;肥大性肺性骨关节病)

Marie's disease [Pierre 法医师 1853—1940] 马里氏病(①肢端肥大症 ②肥大性肺性骨关节病) ‖ ～ hypertrophy 马里氏肥大(骨膜炎致关节软组织肿大)/～ sign 马里氏征(突眼性甲状腺肿时;身体或四肢震颤)

Marie-Strümpell disease [Pierre Marie 法医师 1853—1940; Adolf von Strümpell 德医师 1853—1925] 马—施二氏病(关节强硬性脊椎炎) 类风湿性脊柱炎

Marie-Tooth disease [Pierre Marie; Howard H. Tooth] 进行性神经性(腓骨)肌萎缩

marigold; calendula *n*. 金盏花

mariguana; marihuana *n*. 大麻

marihuana; mariguana; marijuana *n*. 大麻

marijuana; marihuana *n*. 大麻

Marimastat *n*. 马立马司他 (抗肿瘤药)

marine *a*. 海的;海生的;航海的;海上的

Marinesco's succulent hand (sign) [Georges Marinesco 罗马尼亚神经病学家 1863—1938] 马里内斯科浮胀手(手皮肤青紫和冷厥并有水肿,见于脊髓空洞症) (腊肠样手)

Marinesco-Sjögren syndrome [G. Marinesco; Karl G. T. Sjögren] 马—斯综合征(为常染色体隐性性状遗传的综合征,包括小脑共济失调、精神和躯体生长发育迟缓、先天性白内障、咀嚼无力、薄脆甲及头发稀少且角化不全)

marinobufagin *n*. 海蟾蜍毒素

Marinol [商名] *n*. 屈大麻酚 (dronabinol)

marinotherapy *n*. 海滨治疗,海滨疗养

Marion's disease (Jean B. C. G. Marion) 马里翁病(由于膀胱颈肌层肥厚或泌尿道丛状开大肌纤维缺如所致的先天性后尿道阻塞)

Mariotte's experiment [Edme 法物理学家 1620—1684] 马里奥特氏实验(检眼盲点) ‖ ～ law 马里奥特氏定律(温度固定时,气体的容积适与其所受的压力成反比例)/～ spot; blind spot 马里奥特氏[生理盲]点,盲点

mariposia *n*. 饮(用)海水

Mariptiline *n*. 马立替林(抗抑郁药)

marisca (复 mariscae) *n*. 痔 ‖ ～l *a*.

mariscal; hemorrhoidal *a*. 痔的

marital *a*. 婚姻的

maritonucleus *n*. 受精卵核

marixca (复 mariscae); **hemorrhoid** *n*. 痔

Marjoin's ulcer [Jean N. Marjolin] 马乔林溃疡,疣状溃疡(旧瘢痕处的溃疡)

marjoram *n*. 马郁兰(唇形科植物)

Marjorlin's ulcer [Jean Nicolas 1780—1850] 马乔林氏溃疡,疣状溃疡(旧瘢痕处的溃疡)

mark *n*. ①标[记],标志 ②痕迹,斑[点] ‖ alignment ～ 对线法标志/atrophy ～ 萎缩痕/double ～ 双标/enamel ripple ～ 釉质波纹/mother's ～ 母斑,胎记,胎痣/mulberry ～; nevus morus 桑葚样痣/port-wine; nevus flammeus 葡萄酒色痣,焰色痣/pressure ～ 压痕/raspberry ～; strawberry ～; hemangioma simplex 状痣,单纯性血管瘤/secondary ～ 继发性标(牙)/strawberry ～; hemangioma congenitale 莓状痣,先天性血管瘤

Markee test [J. E. 美解剖学家 1904 年生] 马基氏试验(检孕)

marker *n*. 标[志] ‖ identification ～ 鉴别标志,认证标志/time ～ 计时标(时间标记器)

marking *n*. 斑纹,记号 ‖ abdominal markings 腹部花纹/convolutional markings 脑回迹/Fontana's markings 丰塔纳氏条纹(神经干切面的横纹)/lung markings 肺纹理

Markow's reflex 乌尔科夫氏反射(叩三四趾间足背时,跗趾跖屈)

Marlea platanifolia; Alangium platanifolium *n*. 八角枫

Marlow' test [Frank W. Marlow 意眼科学家 1858 年生] *n*. 马尔洛试验(检隐斜视)

marma *n*. 马尔玛(古代印度对于人体一重要部位的称呼,这个部位如受伤害,即可致严重后果或死亡)

marmirekin *n*. 马莫雷克氏血清

Marmirek's serum [Alexander 在巴黎的奥医师 1865—1923] 马英雷克氏血清(动物性多价抗链球菌血清)

marmite *n*. ①酸制酵母 ②砂锅,蒸煮器

Marmor *n*. 植物花叶病病毒属

marmor serpentinatum *n*. 花蕊石

Marmoraceae *n*. 植物花叶病病毒科

marmoration; marbleization *n*. 大理石状纹理

marmoreal, marmorean *a*. 大理石的,大理石状的

Marmo's method [Serafino 意产科医师] 马尔莫氏法(新生儿窒息人工呼吸法)

marmot *n*. 土拨鼠 ‖ small ～ 小土拨鼠

Marogen *n*. α 型红细胞生成素(epoetin alfa)

Maroxepin *n*. 马罗塞平(抗忧郁药)

Marplan *n*. 异卡波肼(isocarboxazid)[商名]

Marplan; Isocarboxazid *n*. 闷可乐,马普兰,异噁唑酰肼(兴奋药)

marriage *n*. 婚姻,结婚 ‖ consanguineous ～ 近族婚姻/inbred ～ 血族婚姻

married *a*. 已婚的

Marris's test 马里斯氏试验(注射阿托品以推测伤寒及副伤寒的临床试验法)

Marriott's method [William McKim Marriott 美医师 1885—1936] 马里奥特氏法(检碱储量)

marron *n*. 栗色,紫酱色 *a*. 栗色的,紫酱色的

marrow *n*. 髓(尤指骨髓) ‖ bone ～ 骨髓/depressde ～ 骨髓功能减退/fat ～, yellow (bone) ～ 黄骨髓/red ～ (bone) ～ 红骨髓/spinal ～ 脊髓

marrowbrain; myelencephalon *n*. ①末脑 ②脑脊髓

marrubin *n*. 夏至草素(二羟基二萜苹内酯)

Marrubium L. 夏至草属 ‖ ～ incisum Benth. 夏至草/～ vulgare; hoarhound 欧夏至草

marry *vt*. 娶,嫁,和……结婚 *vi*. 结婚;结合

mars; iron *n*. 铁

Marsden's paste [Alexander 英外科医师 1832—1902] 马斯登氏糊(含亚砷酸)

marsh *n*. 沼地,沼泽

Marshall Hall 见 Hall

Marshall Hall's disease [英医师 1790—1857] 马歇尔·霍尔氏病(假性水脑) ‖ ～ facies 马歇尔·霍尔氏面容(水脑面容)/～ method 马歇尔·霍尔氏法(一种人工呼吸法)

Marshall's fold (John Marshall) 左腔静脉(上)襞,左腔静脉索(心包) ‖ ～ vein 左房斜静脉

Marshall's fold [John Marshall 英解剖学家 1818—1891]; **ligamentum venae cavae sinistrae** 马歇尔氏褶,左腔静脉束(心包) ‖ ～ oblique vein; vena oblique 马歇尔氏静脉,左房斜静脉

Marshall's method [Eli Kennerly 美医师 1889 年生] 马歇尔氏法(检脲)

Marsh's disease [Henry 爱尔兰医师 1790—1860] **exophthalmic goiter** 马希氏病,突眼性甲状腺肿

Marsh's test [James Marsh 英化学家 1789—1846] 马希氏试验(检砷或锑)

Marsilia quadrifolia *n*. 苹(蕨类)

marsilid; iproniazid [商名] *n*. 异烟酰异丙肼

marsupia patellaris; plicae alares *n*. 翼状襞(膝关节)

marsupial *a*. 有袋(类)的;袋状的 *n*. 有袋类(动物)

Marsupialia *n*. 有袋目
marsupialization *n*. 袋形缝术,造袋术,造口术
marsupialization of ranula *n*. 舌下囊肿袋形[缝]术
marsupium(复 **marsupia**)[拉] *n*. 阴囊;袋(指动物的育儿袋或卵袋) ‖ marsupia patellaris 翼状襞
Martegiani area *n*. Martegiani 区(乳头玻璃体起端)
Marteiliida *n*. 闭合孢子虫目(即 Occlusosporida)
martial *a*. 战争的,军事的;含铁的,铁的
Martinotti's cell[Giovanni 意病理学家 1857—1928] 马尔提诺蒂氏细胞(大脑皮质多形层内的梭形细胞)
Martin's bandage[Henry Austin 美外科医师 1824—1884] 马丁氏绷带(薄弹性橡胶绷带) ‖ ~ disease 马丁氏病(过劳性足骨膜关节炎)/~ operation 马丁氏手术(①阴道式子宫切除术 ②会阴缝合术 ③阴囊水囊肿根治手术)
Martin's tube[August 德妇科学家 1847—1933] 马丁氏引流管
Martinott's cell[Giovanni 意病理学家 1857—1928] 马尔提诺蒂氏细胞(大脑皮质多形层内的梭形细胞)
Martius yellow *n*. 马体黄,2,4-二硝基萘酚钠
Martorell's syndrome(Fernando Martorell Otzet) 马托雷尔综合征,无脉病
martyr *n*. 殉难者,烈士;(因疾病等)长期受苦者 *vt*. 折磨
Maruta cotula 臭甘菊
marvel *n*. 奇迹(-l⟨l⟩-) *vi*. 惊奇(at) *vt*. 对……感到惊奇
marvel(l)ous *a*. 奇异的,奇迹般的;极好的,妙极的 ‖ ~ly *ad*.
Marx circuit *n*. 马克思氏电路(脉冲发电机的电路)
marzulene-S granules 麦滋林-S 颗粒
Mas. Pil. massa pilularum 丸块
Mas. pil. massa pilularum[拉] 丸块
masc mass concentration 质量浓度
maschaladenitis *n*. 腋腺炎
maschale[希];**axilla** *n*. 腋
maschalephidrosis *n*. 腋汗过多
maschaliatria *n*. 腋部搽药法
maschaliatry *n*. 腋部搽药法
maschaloncus *n*. 腋窝瘤
Maschke's test 马施克氏试验(检肌酸酐)
masculation *n*. 男征发生
masculin *n*. 男性素(旧名)
masculine *a*. 男性的,雄性的
masculinity *n*. 男子本性,男性
masculinism;viraginity *n*. 女子男征
masculinization *n*. 男性化(指女子)
masculinize *vt*. 男性化 *n*. 男性化(指女子) ‖ masculinization *n*.
masculinovoblastoma *n*. 男化卵巢瘤,卵巢类脂质细胞瘤
masculonucleus;arsenoblast *n*. 雄胚质,雄性原核
maser(microwave amplification by stimulated emission of radiation) *n*. 微波激射器;微波激射,脉泽
mash *n*. 麦芽汁,麦芽浆 *vt*. 制成麦芽浆;捣碎,捣烂
mask *n*. 口罩,面罩,面具 ‖ anaesthetic ~ 麻醉罩/BLB;Boothby Lovelace Bulbulian ~ BLB 面具(飞行员用的供氧面具)/Curschmann's ~ 库施曼氏吸药罩/death ~ 尸体面模/ecchymotic ~ 淤斑状面色/Esmarch's ~ 埃斯马赫氏麻醉罩/face ~ 面印模罩,面罩/filtration ~ 过滤式防毒面具/gas ~ 防毒面具/Hutchinson's ~ 郝秦生氏固具感(脊髓痨性面具感)/~ for inhalation 吸入口罩/Julliard's ~ 儒利阿尔氏面罩(乙醚麻醉面罩)/Kuhn's ~ 库恩氏面罩(治疗肺结核的面罩)/luetic ~ 梅毒面色/meter ~ 氧量计面具(飞行员用)/Mikulicz's ~ 米库利奇氏手术口罩/Ombrédanne's ~ 翁布雷丹氏面罩,(乙醚麻醉面罩)/open ~ 开放式麻醉罩/Parkinson's ~ 帕金森氏面容(震颤麻痹病人特殊的呆板面容)/~ of pregnancy 妊娠面容/respiratory ~ 呼吸面具/Schimmelbusch's ~ 席梅耳布施氏面罩(氟烷麻醉面罩)/tabetic ~;Hutchinson's ~ 脊髓痨性面具感,郝秦生氏面具感/tropical ~;chloasma bronzinum[热带]日晒褐黄斑/Tuttle's ~ 塔特耳氏手术面罩/uterine ~ 妊娠面斑
masked *a*. 潜伏的,潜在的,掩蔽的,隐蔽的
masking *n*. ①掩蔽(声音或脑电波的) ②掩蔽物(金属假牙的)
Maslimomab *n*. 马司莫单抗(免疫调节药)
masochism *n*. 受虐狂 ‖ masochist *n*. 受虐狂者/masochistic *a*.
masochist *n*. 受虐色情者
mason *n*. 泥水工,石工
Masoprocol *n*. 马索罗酚(抗肿瘤药)
masquerade syndrome 假面综合征
mass *n*. ①质,物质 ②块,丸块,团质量 ‖ achromatic ~ 非染色质/appendix ~ 阑尾块/atomic ~ 原子质量/blue ~;mercury ~ 蓝丸块,汞丸块/cell ~ 细胞群/inner ~ 内细胞群/intermediate cell ~ 中间细胞/electronic ~ 电子质量/epithelial ~ 上皮团/ferrous carbonate ~ 碳酸亚铁丸块/fleecy ~ 羊毛块状/~ of Femming,filbrillar 弗莱明氏海绵质(细胞)/inner cell ~ 内细胞群/intermediate cell ~;nephrotome 中间细胞群,肾节/mercury ~;massa hydrargyri;blue ~;blue pill 汞丸块,蓝丸块/mulberry ~;morula 桑葚胚,桑葚体/pill ~;pilular ~ 丸块/Priestley's ~ 普里斯特利氏物质(前牙上的绿色沉淀物)/rest ~;proper ~ 静质量/Schultze's granular masses 舒尔策氏颗粒块(在血中的团块,其中包括大量血小板碎块)/Stent's ~ 斯滕特氏印模膏[牙]/tigroid masses;Nissl's bodies 虎斑[小体],尼斯尔氏体/Vallet's ~;massa ferri carbonatis 瓦莱氏丸块,碳酸亚铁丸块/ventrolateral ~ 腹外侧块(胚胎)/viteline ~ 卵黄团
massa([复]**massae**)[拉];mass ①质,物质 ②块,丸块,团 ‖ ~ carnea jacobi sylvii 足副肌/~ copaibae 古巴香块/~ hydragyri;mercury mass 汞丸块/~ innominata;paradidymis 旁睾/~ intermedia;intermediate mass;interthalamic commissure;commissura mollis;soft commissure;middle commissure 中间块/~ lateralis atlantis 寰椎侧块/~ pilularum(缩 Mas. Pil.)丸块/~ sublingualis 舌下腺块
massage *n*. 按摩[法] ‖ active ~ 主动按摩/anointing ~ 涂油按摩/auditory ~ 鼓膜按摩/cardiac ~ 心脏按摩,心脏挤压/Cederschild's ~ 塞德邵耳德氏节奏按摩[法]/dental ~ 牙科按摩[法]/douche ~ 冲洗按摩法/electrovibratory ~ 电震颤按摩/gingival ~ 龈按摩[法]/hydropneumatic ~ 水气按摩/inspiratory ~ 吸气按摩[法]/introducing ~ 诱导按摩/nerve-point ~ 神经点按摩[法]/passive ~ 被动按摩/prostatic ~ 前列腺按摩/rubber-cup ~ 橡胶杯按摩[法]/streaking ~ 轻按摩/toothbrush ~ 牙刷按摩[法]/tremolo ~ 机械震颤按摩/vapoaural ~ 耳部蒸汽按摩[法]/vapopulmonary ~ 肺部蒸汽按摩[法]/vapor ~ 蒸汽变压按摩[法]/vibratory ~ 震动按摩[法]
Massauah's vibrio 马骚阿氏弧菌(假弧菌)
Masselon's spectacles[Miche Julien Masselon 法眼科学家 1844—1917] 马塞龙氏眼镜,睑垂镜,上睑下垂矫正眼镜 ‖ ~ test 马塞龙氏试验(检智力)
masseter *n*. 咬肌
masseteric *a*. 咬肌的,嚼肌的
Masset's test[Alfred Auguste Masset 法医师 1870 生] 马塞试验(检尿内胆色素)
masseur[法] *n*. 男按摩员;按摩器
masseuse[法] *n*. 女按摩员
massicot;lead monoxide *n*. 铅黄,铅丹,一氧化铅
Massini's maneuver *n*. 马西尼氏[产钳娩出]手法
massive *a*. 大块的,整块的;大量的;大规模的
massive periretinal proliferation 视网膜前高度增生
massive retinal gliosis 视网膜神经胶质高度增生
massive vitreous retraction 严重玻璃体牵引
massive vitreous traction 严重玻璃体牵引
massodent *n*. 龈按摩器
Massol's bacillus[Léon 瑞士细菌学家 1837—1909];**Lactobacillus bulgaricus** 马索耳氏杆菌,保加利亚乳杆菌
Masson stain(C. L. Pierre Masson) 马森染剂(一种三色染剂,染结缔组织)
massor *n*. ①按摩员 ②按摩器
massotherapy *n*. 按摩疗法
massoy *n*. 马索桂皮,天竺桂皮
mass-reflex *n*. 总体反射
MAST miltary or medical antishock trousers 军用或医用抗休克裤
mast(o)-[构词成分] 乳房;乳突
mast-;masto-[构词成分] ①乳房 ②乳突
mastadenitis *n*. 乳腺炎
mastadenoma *n*. 乳腺瘤
Mastadenovirus *n*. 乳腺腺病毒属
mastalgia *n*. 乳腺痛
mastatrophia *n*. 乳腺萎缩
mastatrophy, mastatrophia *n*. 乳腺萎缩
mastauxe *n*. 乳房增大
mastauxy *n*. 乳房增大
mastax *n*. 破碎器
mastecchymosis *n*. 乳房淤斑
mastectomy *n*. 乳房切除术 ‖ extended radical ~ 次广泛根治性乳房切除术/modified radical ~ 改良式根治性乳房切除术/radical ~ 根治性乳房切除术/segmental ~, partial ~ 乳房部分切除术/simple ~, total ~ 单纯乳房切除术,全乳房切除术/subcutaneous ~ 乳房皮下切除术
Master "2-step" exercise test(Arthrur M. Master) 马斯特二阶运动试验(检冠状动脉供血不足:一种心电图试验,被试者反复上下梯阶,每级高 22.5 cm,其运动量〈登梯数〉依年龄、体重及性别而定其标准,于运动刚停止时以及然后于 2 min 与 6 min 后立

即各作心电图一次)
master *n*. (男)主人;(学院)院长;师傅,能手 *a*. 主人的;支配的;熟练的;优秀的;主要的,总的 *vt*. 控制,制服;精通,掌握,熟练 ‖ be ~ of 控制,掌握/be one's own ~ 独立,自主
mastereye *n*. 优势眼,主眼
masterful *a*. 熟练的,巧妙的
Masterone[商名] *n*. 屈他雄酮丙酸酯(dromostanolone propionate)
masterpiece *n*. 杰作
mastery *n*. 控制;优势;精通
masthelcosis, mastelcosis *n*. 乳房溃疡,乳腺溃疡
mastic *n*. 洋乳香,熏陆香(原名乳香,易与中药乳香 olivanum 混淆)
masticate *vt*. & *vi*. 咀嚼 ‖ masticaton *n*. 咀嚼者,咀嚼器官
mastication *n*. 咀嚼[作用] ‖ indolent ~ 不痛咀嚼/unilateral ~ 单侧咀嚼
masticatory *a*. 咀嚼的;咀嚼器官的 *n*. 咀嚼剂
mastiche[拉] *n*. 洋乳香,熏陆香
mastichic acid 熏陆香脂酸
Mastigomycotina *n*. 鞭毛(真)菌亚门
mastigont *n*. 鞭毛
Mastigophora *n*. 鞭毛纲
mastigophoran *n*. 鞭毛虫 ‖ mastigophorous *a*.
mastigote *n*. 鞭毛虫
mastitis *n*. 乳腺炎,乳房炎 ‖ ~ carcinoma; carcinoma mastitoides 癌性乳腺炎,乳腺炎性癌/chronic cystic 慢性囊性乳腺炎/~ chronica fibrosa 慢性纤维性乳腺炎/gargantuan ~ 乳房巨大性乳腺炎/glandular ~; parenchymatous ~ 实质性乳腺炎/interstitial ~ 间质性乳腺炎/~ neonatorum 新生儿乳腺炎/phlegmonous ~ 蜂窝织炎性乳腺炎,乳腺脓肿/plasma cell ~ 浆细胞性乳腺炎/puerperal ~ 产褥期乳腺炎/~ purulenta 脓性乳腺炎/retromammary ~; submammary ~; paramastitis 乳腺周炎/stagnation ~; caked breast 乳汁潴留性乳腺炎/submammary ~ 乳腺周炎
masto-[希 mastos breast]; **mast-**[构词成分]乳房;乳突
mastocarcinoma *n*. 乳(房)癌
mastoccipital *a*. 乳突枕骨的
mastochondroma, mastochondrosis *n*. 乳房软骨瘤
mastocyte *n*. 肥大细胞
mastocytoma *n*. 肥大细胞瘤
mastocytosis *n*. 肥大细胞增生病 ‖ diffuse ~; diffuse cutaneous ~ 弥漫性肥大细胞增生病,弥漫性皮肤肥大细胞增生病/systemic ~ 系统性肥大细胞增生病
mastodealgia[希 mastoelds like a breast + algos pain] *n*. 乳突痛
mastodynia *n*. 乳房痛
mastofibroma *n*. 乳房纤维瘤
mastogram *n*. 乳房 X 线(照)片
mastography *n*. 乳房 X 线摄影(术)
mastoid *a*. 乳头状的;乳突的 *n*. 乳突
mastoidal *a*. 乳突的
mastoidale *n*. 乳突尖
mastoidalgia; mastoidealgia; mastoddealgia *n*. 乳突痛
mastoidea, mastoideum *n*. 乳突部(颞骨)
mastoidectomy *n*. 乳突切除术
mastoideocentesis *n*. 乳突穿刺术
mastoideum *n*. 乳突部(颞骨)
mastoiditis *n*. 乳突炎 ‖ ~ externa 外乳突炎,乳突骨膜炎/~ interna 内乳突炎、乳突气房炎/sclerosing ~ 硬化型乳突炎/silent ~ 隐性乳突炎,无症状乳突炎
mastoidoplasty *n*. 乳突成形术
mastoidotomy *n*. 乳突凿开术
mastoidotympanectomy *n*. 根治乳突切术,乳突根治术
mastolith *n*. 乳腺石
mastology *n*. 乳腺学
mastomenia *n*. 乳房倒经
mastoncus *n*. 乳房瘤,乳腺瘤
masto-occipital *a*. 乳突枕骨的
mastoparietal *a*. 乳突顶骨的
mastopathy, mastopathia, n 乳腺病,乳房病
mastopexy *n*. 乳房固定术
Mastophora *n*. 秘鲁毒蛛属 ‖ ~ gasteracanthoides 秘鲁毒蛛
mastoplasia, mastoplastia; mazoplasia *n*. 乳房组织增生
mastoplasty *n*. 乳房成形术
mastoptosis; pendulous breasts *n*. 乳房下垂,悬垂乳房
mastorrhagia *n*. 乳腺出血
mastoscirrhus *n*. 乳腺硬癌
mastosis(复 mastoses) *n*. 乳房病,乳腺病
mastosquamous *a*. 乳突鳞部的
mastostomy *n*. 乳房切开引流术
mastotic *a*. 乳房病的,乳腺病的
mastotomy *n*. 乳房切开术
masturbate *vi*. & *vt*. 行手淫 ‖ masturbation *n*. 手淫/masturbator *n*. 手淫者
Masugi's nephritis(Matazo Masugi) 马杉肾炎(即肾毒性血清肾炎 nephrotoxic serum nephritis,见 nephritis 项下相应术语)
masurium *n*. 钨(元素锝的旧名)
mat[1] *n*. 席;垫;丛,簇(-tt-) *vt*., *vi*. (使)缠结
mat[2] *a*. 无光泽的;表面粗糙的,不光滑的
Matas' band(Rudolph Mntas) 马塔斯带(铝质带,用以暂时关闭大血管,检侧支循环情况) ‖ ~ operation 动脉瘤内缝术/~ test 马塔斯试验(检侧支循环)
match[1] *n*. 火柴
match[2] *n*. 比赛;对手;相配者,配偶 *vt*. 比得上;和……相配;使相称;使比较 *vi*. 相配,相适合;结婚 ‖ cross ~ 交叉配血
matching *n*. 配合 ‖ ~ of blood 配血,血液配合/cross ~ 交叉配血
mate *n*. 同事,同伴;配偶;配对物 *v*. (使)成配偶;(使)交配;使紧密配合
maté *n*. 巴拉圭茶,冬青茶
Mátéfy test(reaction)(László Mátéfy) 马太菲试验(反应)(早期诊断肺结核血清试验)
mater[拉] *n*. 脑膜,脊膜 ‖ dura ~ 硬膜/pia ~ 软膜
materia[拉] *n*. (复 materiae) 物质 ‖ ~ alba 白垢牙/~ dentica 牙医药物学
material *a*. 物质的;身体的;实质性的 *n*. 物质;原料,材料;资料;(复)必需品 ‖ base ~ 基质/cross - reacting-(CRM)交叉反应物质(突变型顺反子所产生的一种蛋白质)/genetic ~ 遗传物质/raw ~ 原料/tissue equivalent ~ 组织等效物质,组织等效材料 ‖ ~ly *ad*. 物质上;实质上;大大地
materialism *n*. 唯物主义,唯物论 ‖ materialist *n*. 唯物主义者/materialistic *a*. 唯物主义的;唯物主义者的
materialize *vt*. 使物质化,使具体化 *vi*. 物质化,具体化,成为事实;实现 ‖ materialization *n*.
materies *n*. [拉] 物质 ‖ ~ morbi 致病物质/~ peccans 病因物,致病物质
maternal *a*. 母亲的;母系的;母性的
maternity *n*. 母性;产院
maternohemotherapy *n*. 母血疗法(注射母血至婴儿,过去曾用此法企图将麻疹、脊髓灰质炎等免疫力从母亲转移给儿童)
math *n*. 数学
mathematical *a*. 数学(上)的;精确的 ‖ ~ly *ad*.
mathematics *n*. 数学
Mathieu's disease(Albert Mathieu) *n*. 钩端螺旋体性黄疸
Matico *n*. 马替可(叶),狭叶胡椒(叶)(以前用作收敛、止血药)
mating *n*. 交配 ‖ assortative ~; assorted ~; assortive ~; nonrandom ~ 选择性交配,非随机交配/backcross ~ 回交,逆代杂交/random ~ 随机交配,随机配种
Matinotti's cell[Giovanni 意病理学家 1857—1928] 马尔提诺氏细胞(大脑皮质多形层内德梭形细胞)
matlazahuatl *n*. 地方性斑疹伤寒(墨西哥)
matrass *n*. (长颈)卵形瓶
matrical, matricial *a*. 基质的,基层的,母质的
Matricaria[拉] *n*. 母菊属
matridine 苦参次碱
matrilineal *a*. 母系的
matrimony *n*. 婚姻;婚姻生活
matrine 苦参碱
matrix(复 matrices)[拉] *n*. 基质,成形片 ‖ ~ amalgam 汞合金成形片/~ copper 铜质成形片/~ dentine 牙(本)质基质/~ enamel 牙釉质基质
matrix(复 matrixes 或 matrices)[拉] *n*. 基层,基质,母质;床;型片(牙) ‖ amalgam ~ 汞合金型片/fluid ~ 液体基质/hair ~ 毛基质/interterritorial 区间基质/nail ~ 甲床/territorial ~ 区基质(软骨)
matrixitis 甲床炎
matroclinous; matriclinous *a*. 母传的,偏母的(母性遗传特征的)
matrocliny *n*. 母(性遗)传,偏母遗传
matromycin; oleandomycin[商名] 夹竹桃霉素
matron *n*. 主妇;女管理员;护士长;保姆
matt *a*. 无光泽的
matter *n*. ①物质;事情,问题;要紧(事) ②脓 *vi*. 有关系,要紧;化脓,出脓 ‖ gelatinous ~ 胶质/gray ~ of nervous system 灰质/radiant ~ 辐射质/white ~ of nervous system 白质 ‖ a ~ of (表

示数量)若干,几个,左右,上下/a ~ of course 理所当然的事/as a ~ of fact 事实上,其实/as ~ s stand(或 as the ~ stands)照目前的情况/for that ~ (或 for the ~ of that)就此而言,至于那个/in the ~ of 在……上,就……而论/make no ~ 没有关系,不要紧/no ~ how(what, when, where, who, whether)……不管怎样(什么,何时,哪里,谁,是否)……/what ~ if 即使……又何妨
mattoid [拉 mattus intoxicated + 希 edidos resemblance] 半癫狂,类精神病(旧名)
mattress ***n***. 褥垫,床垫 ‖ ~ suture 褥式缝合[术],U 字型缝合
Matulane ***n***. 盐酸丙卡巴肼,盐酸甲苄肼(procarbazine hydrochloride)[商名](抗肿瘤药)
maturant ***n***. 催脓药
maturate ***v***. (使)成熟;(使)化脓 ‖ maturation ***n***. 成熟;化脓
mature ***a***. 成熟的;成年人的 ***vi***.; ***vt***. (使)成熟;(使)成长 ‖ ~ ly ***ad***.
maturecataract ***n***. 成熟期白内障
maturity ***n***. 成熟,成年;成熟期,发身期
Matut. matutinus ***n***. [拉] 晨间
matutinal ***a***. 晨间的,早晨的
matzoon ***n***. 乳冻(一种发酵乳)
Mauchart's ligament 翼状韧带
maul-und-klauenseuche; foot-and-mouth disease 口蹄疫
Maumené's test (Edme J. Maumené) 莫默内试验(检尿葡萄糖)
Maunoir's hydrocele [Jean P. Maunoir 法外科医师 1768—1861] **cervical hydrocele** 莫努瓦氏水囊肿;颈导管水囊肿
Maurer's dots (clefts, spots, stippling) [Georg Maurer 德医师] 毛雷尔小点(裂、点、点彩)(恶性疟的红细胞内红色不规则小点)
Mauriac's syndrome (Pierre Mauriac) 莫里阿克综合征(侏儒症、肝大、肥胖、迟缓性成熟伴糖尿病)
Mauriac's disease [Charles 法医师 1832—1905] **erythema nodosu msyphiliticum** 莫里阿克氏病,梅毒结节性红斑
Mauriceau's lance (Francois Mauriceau) 莫里索柳叶刀(切胎尖刀) ‖ ~ maneuver 莫里索手法(臀先露时胎头后出娩出法)
Mauritania ***n***. 毛里塔尼亚[非洲] ‖ ~n ***n***. 毛里塔尼亚人 ***a***. 毛里塔尼亚的;毛里塔尼亚人的
Mauritius ***n***. 毛里求斯[非洲] ‖ Mauritian ***n***. 毛里求斯人 ***a***. 毛里求斯的,毛里求斯人的
Mauthner's cell (Ludwig Mauthner) ***n***. 毛特讷细胞(在鱼类和两栖类后脑中分出毛特讷纤维的大细胞) ‖ ~ fiber 毛特讷纤维(从鱼类和两栖类的后脑延伸到脊髓尾端的轴索,是尾部兴奋的最后共同路径)/~ membrane (sheath) 轴膜/~ test 毛特讷试验(检色盲)
mauve ***n***. & ***a***. 紫红色(的)
mauvein ***n***. 苯胺紫(指示剂)
MAVE methallyl vinyl ether 甲代烯丙基乙烯基醚
Mavi [波多黎各印第安语] 番薯酒(中美洲的)
mawseed ***n***. 罂粟子
max maximum ***n***. 最大(量),最高(量),最大限度;顶点;极限
max. cap maximum capacity ***n***. 最大容量
max. l maximum loose ***n***. 最大松散度
max. t maximum tight ***n***. 最大紧密度
Maxacalcitol ***n***. 马沙骨化醇(维生素类药)
Maxair [商名] ***n***. 醋酸吡布特罗(pirbuterol acetate)
Maxate [商名] ***n***. 甲氨喋呤钠(methotrexate sodium)
Maxcy'S disease (Kenneth F. Maxcy) 马克西病(美国东南部地方性斑疹伤寒)
MaxEPA [商名] ***n***. 二十碳五烯酸—二十二碳六烯酸(eicosapentaenoic acid and docosahexaenoic acid)
Maxibolin [商名] ***n***. 乙雌烯醇(ethylestrenol)
Maxidex [商名] ***n***. 眼用地塞米松悬液(dexamethasone ophthalmic suspension)
Maxiflor [商名] ***n***. 双醋酸二氟拉松(diflorasone diacetate)
maxiilojugal ***n***. 上颌颧的
maxilla ***n***. (复 maxillas; maxillae) [拉] ‖ superior maxilla; supramaxilla; superior maxillary bone; upper jaw bone 上颌骨/maxilla, inferior mandible; lower jaw 下颌骨/maxilla, superior; maxilla; upper jaw 上颌骨
maxillate; maxilliferous ***a***. 有上颌的
maxillae (单 maxilla) [拉] ***n***. 上颌骨
maxillary [英]; **maxitlaris** [拉] 上颌的,上颌骨的 ‖ maxillary bones 上颌骨/maxillary fissure 上颌裂/maxillary nerve 上颌神经/maxillary sinus 上颌窦
maxillectomy; maxillectomia ***n***. 上颌骨切除术 ‖ maxillectomy, partial 上颌骨部分切除术/maxillectomy, total 上颌骨全切除术
maxillitis ***n***. 上颌骨炎
maxillodental ***a***. 上颌牙的
maxilloethmoidai suture 颌筛缝
maxilloethmoidectomy ***n***. 上颌筛骨切除术
maxillofacial ***a***. [上]颌面的 ‖ maxillofacial prosthetics 颌面部修复学
maxillofrontale ***n***. 上颌额点
maxillojugal ***a***. 上颌颧的
maxillolabial ***a***. 上颌唇的
maxillolacrimal suture 颌泪缝
maxillomandibular ***a***. 上下颌的
maxillopalatine ***a***. 上颌腭的
maxillopharyngeal ***a***. 上颌咽的
maxillotomia; maxillotomy ***n***. 上颌骨切开术
maxillotomy ***n***. 上颌骨切开术
maxilloturbinal ***a***. 上颌鼻甲的
maxim ***n***. 格言,准则
mixima maximum 最大(量),最高(量),最大限度;顶点;极限
maximal ***a***. 最大的,最高的
maximize ***vt***. 把……增加到最大限度 ‖ maximization ***n***.
maximum (复 maxima) ***n***. 最大(量),最高(量),最大限度;顶点;极限 ***a***. 最大的,最高的;顶点的 ‖ tubular ~ 肾小管最大排泄量,肾小管排泄最高限/~ field 最大视野,绝对视野
Maximow's hematoxylin-azure 2-eosin method 马克莫夫氏苏木精天青 2 曙红染色法
Maxipen [商名] ***n***. 非奈西林钾(phenethicillin potassium)
Maxitate [商名] ***n***. 甘露六硝酯(六)硝酸酯(mannitol hexanitrate)
maxtllomandibular ***a***. 上下颌的
Maxwell (James C. Maxwell) ***n***. 麦克斯韦(旧磁通量单位,现用韦 <伯> <Wb>) ‖ ~ spot Maxwell 点
Maxwell's ring (Patrick W. Maxwell) 马克斯韦尔环(一种类似勒韦 <Löwe> 环,但较纤细而微弱) ‖ ~ spot 视网膜斑
May[1] (might) ***v***. & ***aux***. 可以;可能;祝愿 ‖ as best one ~ 尽最大努力/as the case ~ be 看情况,根据具体情况/~ (或 might)(just) as well 还是……的好,最好……/ ~ as well...as...(做)……与(做)…… 一样/~ well 很可能
May[2] ***n***. 五月
May's sign [Charles Herny 美眼科学家 1861—1943] 梅氏征(青光眼的一种瞳孔征)
May's test 梅氏实验(检青光眼)
maya 乳酸酶
maybe ***ad***. 大概,可能
Maydl's hernia (Kartel Maydl) 梅德尔氏疝(逆行性绞窄性疝)
Maydl's operation (Karel Maydl) 梅德尔手术(①结肠造口术,将结肠牵出切口,在下面垫一玻璃棒,保持其位置直至粘连形成;②导输尿管入直肠中,用于膀胱外翻)
mayer (Julius R. von Mayer 德物理学家 1814—1878)(缩 my) 迈尔(比热容单位,1 mayer = 10^3 J <kg·K>)
Mayer-Rokitansky-Küster-Hauser syndrome (Augst F. J. K. Mayer; Karl F. von Rokitansky; Hermann Küster; G. A. Hauser) 迈—罗—屈—豪综合征(副中肾管发育缺陷,先天性阴道缺失及子宫未成熟 <典型者仅有双角残留物>,而输卵管、卵巢、女性第二性征及生长均正常)
Mayer's hemalum (Paul Mayer) 迈尔苏木精明矾染剂(由氧化苏木精、明矾、麝香草脑和 90% 乙醇的水溶液制成的染剂) ‖ ~ muchematein 迈尔明矾苏木精染剂(使黏液着色的特殊染剂)
Mayer's test (reagent) (Ferdinand F. Mayer) 迈尔试验(试剂)(检生物碱)
Mayer's fluid [Ferdinand F. Mayer19 世纪美药化学家] 迈尔氏溶液(氯化银碘化锌溶液,用于测定生物碱)
Mayer's ligament; radiocarpal ligaments 迈尔氏韧带,桡腕韧带
Mayer's reflex [Karl 奥神经病学家 1862—1932] 迈尔氏反射(拇内收反射)
Mayer's speculum [Karl Wilhelm 德妇科医师 1795—1868] 迈尔氏[玻管]窥器(检阴道)
Mayer-Tanret test 迈—唐二氏实验(检尿中奎宁)
Mayet's paste 梅耶氏糊(由氧化锌,氯化锌,淀粉制成)
mayfly ***n***. 蜉蝣
mayhem ***n***. 伤残,残废
mayidism; mayidismus; maidism ***n***. 糙皮病,蜀黍红斑,陪拉格
Mayo Robson's point [Arthur William 英外科医师 1853—1933] 梅尔—罗布逊氏点(胆囊病压痛点)
Mayo Robson's position 梅尔—罗布逊氏卧位(仰卧,背部用沙袋垫高)
Mayor's scarf (Mathias L. Mayor) 梅尔三角巾(固定上肢)
Mayor's hammer [Mathias Louis 瑞士外科医师 1776—1846] 梅尔氏锤(皮肤抗刺激用的金属锤)

Mayo's operation (William J. Mayo and Charles H. Mayo) 梅奥手术(①切除胃幽门端,缝合十二指肠和胃,再施行一独立性后侧胃空肠吻合术 ②脐疝根治术时腹肌腱膜折叠缝术 ③静脉曲张皮下治疗法) ‖ ~ sign 梅奥征(下颌肌肉松弛,指示麻醉已达到深度)/~ vein;pyloric vein 梅奥氏静脉,幽门静脉
Mayo's method [Charles H. 美外科医师 1865—1939] 梅奥氏法(治痛性抽搐法)
Mayo's treatment 梅奥氏疗法(拇囊炎肿疗法)
mays (maydis 所有格)[拉] **maize;maise** 玉米
maytansine ***n***. 美登素,美坦新(抗肿瘤药)
May-White syndrome (Duane L. May; Harry H. White) 梅—怀综合征(一种罕见的常染色体显性遗传综合征,表现为肌阵挛、小脑性共济失调和耳聋)
maz(o)-[构词成分] 乳房,乳腺;同样见以 mamm(o)-和 mast(o)-起始的词
maza ***n***. [希] 胎盘
mazalgia [希 mazos breast + algos pain] 乳房痛
mazamorra;ground itch 钩虫痒病
Mazapertine ***n***. 马扎哌汀(抗精神病药)
Mazaticol ***n***. 马扎替可(抗震颤麻痹药)
maze ***n***. 迷宫,迷津(用于测验实验动物学习和记忆能力)
Mazer-Hoffman test [Charles Mazer 美医师 1881 生 Jacob Hoffman 美医师 1900 生] 梅—霍二氏实验(检孕)
mazic;placenaal ***a***. 胎盘的
Mazicon ***n***. 氟马西尼(flumazenil)[商名]
Mazindol ***n***. 马吲哚,氯苯咪吲哚(食欲抑制药)
Mazipredone ***n***. 马泼尼酮(消炎药)
mazischesis;mazalysis 胎盘滞留;胎盘不下
mazo-①[希 mazos breast] ② [希 maza a barley cake(placing)] ①乳房 ②胎盘
mazodynia [mazo + 希 odye pain] ***n***. 乳房痛
Mazokalim ***n***. 马佐卡林(钾通道激活药)
mazocacothesis [mazo + kakkos bad + thesis a placing] 胎盘位置不正
mazology;mastology 乳腺学
mazolysis 胎盘分离
mazolytic 胎盘分离的
mazomorria;ground itch 钩虫痒病
mazopexy ***n***. 乳房固定术
mazoplasia;mastoplasia ***n***. 乳房组织增生
mazun ***n***. 美成(一种发酵乳,由水牛或山羊奶制成)
Mazzini's test (L.Y. Mazzini) 梅齐尼试验(一种诊断梅毒用的絮状试验)
Mazzoni's corpuscles (Vittorio Mazzoni) 马佐尼小体(感觉神经末梢,类似克劳泽 <Krause> 小体)
Mb misce bene 混合均匀;混匀
MB Medicinae Baccalaureus [拉] 医学士
MB mesiobuccal 近中颊的
MBA methyl methacrylate and butyl acrylate 甲基丙烯酸甲酯和丙烯酸丁酯(自凝树脂粉)
MBF myocardialbloodflow 心肌血流量
Mbori 姆波利(一种骆驼病,可能为兽类锥虫病)
MBP melitensis bovine porcine antigen 布鲁氏杆菌抗原(曾用于治疗波状热)
MBP myelin basic protein 髓磷脂碱性蛋白
MBq 兆贝可(勒尔)(megabecquerel)的符号
mbundu 姆本杜毒(一种西非洲的毒物,得自马钱科植物)
mC 毫库[仑](millicoulomb)的符号
MC medical corps 医疗队
Mc millicurie 毫居里
μc Microcurie 微居里
μc.h Microcurie hour 微居里小时
mcg microgram 毫克
M-concentration M-浓度(在液体培养基内微生物的最大密度)
MC Magister Chirurgiae [拉] 外科硕士
Mc Murray's sign (Thomas P. Mc Murray) 麦克默里征(用手活动膝部时听到软骨的咔嗒声,提示半月板损伤 ‖ ~ test 麦克默里试验(检半月板撕裂)
MCA 3-methylcholanthrene 3-甲基胆蒽
MCAD deficiency medium-chain acyl-CoA dehydrogenase deficiency 中链酰基辅酶 A 脱氢酶缺乏症
McArdle's disease (syndrome) (Brian McArdle) 麦卡德病(综合征),糖原贮积病(V 型)
McArthur's method [Louis Linn 美外科医师 1858—1934] 麦克阿瑟氏法(胆囊手术后灌洗法)
McBride operation (Earl D. McBride) 麦克布赖德手术(为矫正踇外翻而切除第一跖骨头的内侧突手术)
McBurney's incision (Charles McBurney) 麦克伯尼切口(髂前上棘内按腹外斜肌肌纤维方向切口,入内则按肌纤维方向分别切开腹内斜肌和腹横肌) ‖ ~ operation 麦克伯尼手术(腹股沟疝根治手术)/~ point 麦克伯尼点(急性阑尾炎压痛点)/~ sign 麦克伯尼征(距脐到髂前上棘三分之二的点有压痛,为阑尾炎之征)
McCarthy's reflex (Daniel J. McCarthy) 麦卡锡反射(轻触眶上神经时眼轮匝肌收缩)
McClintock's sign [Alfred Henry 爱医师 1822—1881] 麦克林托克氏征(产后一小时脉搏每分钟超过百次为产后出血现象)
McClure-Aldrich test (William B. McClure; Charles A. Aldrich) 麦克卢尔—奥尔德里奇试验(皮内注射 0.8% 氯化钠溶液,中毒时氯化钠吸收速度 <亦即肿块消失的速度> 较正常者慢)
McCormac's reflex;crossed knee-jerk 麦考马克氏反射,对侧膝反射,交叉膝反射
McCrudden method 麦克鲁登氏法(检尿中钙及镁)
McCullagh's method 麦卡拉氏法(检碘)
McCune-Albright syndrome (Donovan J. McCune; Fuller Albright) 麦—奥综合征(见 Albright syndrome)
MCD mean of consecutive difference 连续差平均值
McDonald's maneuver (Ellice McDonala) 麦克唐纳法(测量腹围以推算孕期) ‖ ~ rule 麦克唐纳规律(从耻骨连合上缘到宫底的腹围长度厘米数除以 3.5,即孕期的阴历月数,只适用于妊娠 6 个月后)
McDowell's operation [Ephraim 美外科医师 1771—1820] 麦克道厄耳氏手术(剖腹卵巢囊肿切除术)
Mcewen's operation (William Macewen) 麦克尤恩手术 ①股骨踝上楔形切骨治膝外翻;② 疝根治术 ‖ ~ sign 麦克尤恩征(脑积水及脑脓肿时,叩诊额骨,颞骨和顶骨接缝后的颅骨,则反响叩音较正常强)/~ triangle 麦克尤恩三角(颞骨乳突窝)
MCF macrophage chemotactic factor 巨噬细胞趋化因 Mcg, Mcg 标记(区别人免疫球蛋白 λ 轻链亚型的一种抗原标记)
McFarlane's method 麦克法林氏法(检铜)
mcg ***n***. 微克(microgram)的符号
McGinn-White sign (Sylvester McGim; Paul D. White) 麦克金—怀特征(Ⅲ导联呈 Q 波及末段倒置的 T 波,Ⅱ导联 S-T 段与 T 波低位及胸导联 V2 与 V3 的 T 波倒置,为严重性肺栓塞引起右心室扩张的心电图所显示者,外加急性肺源性心脏病的临床体征)
McGraw's elastic ligature [Theodore A. 美外科医师 1839—1921] 麦格劳氏弹性结扎线(肠吻合)
MCH mean corpuscular hemoglobin 平均红细胞血红蛋白量
McHardy dilator [George Gordon 美医师 1910 生] 麦克哈迪氏扩张器
MCHB Maternal and Child Health Bureau 妇幼保健处(属卫生资源与卫生事业管理局)
MCHC mean corpuscular hemoglobin Concentration 平均红细胞血红蛋白浓度
mCi ***n***. 毫居里(millicurie)的符号
MCI/MI a mixture of methylchloroiso-thiazolinone and methylisothiazolinone 甲氯异噻唑啉酮—甲基异噻唑啉酮合剂
mcies ***n***. [瘦]消瘦
mCi-hr millicurie-hour 毫居里—小时
Mcintosh test 麦金托什氏试验(脲廓清试验)
McKendrick reaction (test) 麦肯德里克氏反应(试验)(诊断肠管感染)
McKusick-Kaufman syndrome (Victor A. McKu-sick; Robert L. Kaufman) 麦—考综合征(见 Kaufman-McKusick syndrome)
McLean's formula (index) (Franklin C. McLean) 麦克莱恩公式(指数)(计算肾脏排脲指数,即每 24 h 脲克数、每升尿内脲克数 × 8.96 / 体重/千克 × (每升血内脲克数)2
McLean's formula (index) [Franklin C 美病理学家 1888 生] 麦克累思氏公式(指数)(计算肾脏排脲指数)
McMeekin's method; Koch-McMeekin's method 麦克米金氏法,郭—麦二氏法(检总氮)
MCMI Millon clinical multiaxial inventory 米伦临床多轴调查表
McNaughten ***n***. 见 M'Naughten
McNeil stain 麦克尼耳氏四色染剂
mcniscitis ***n***. 半月板炎
McPheeters' treatment (Herman O. McPheeters) 麦克菲特斯疗法(治静脉曲张性溃疡,即用橡皮海绵缚于溃疡处,并指令患者尽量多走路)
McPheeter's treatment [Herman Oscar 美外科医师 1891 生] 麦克菲特斯氏疗法(缚橡皮绷带治疗静脉曲张性溃疡)
Mcps megacycles per second 兆周/秒
M-CSF macrophage colony-stimulating factor 巨噬细胞集落刺激因子
MCT mean circulation time 平均循环时间

MCT/LVT fat emulsion 中链/长链脂肪乳剂 + A5068
MCV mean corpuscular volume 平均红细胞容积
Md 元素钔(mendelevium)的符号
MD Medicinae Doctor［拉］医学博士
MDA mento-dextra anterior 颏右前(胎位) / motor discriminative acuity 电动甄别敏度
MDD Doctor of Dental Medicine 牙医内科博士
MDP mento-dextra posterior 颏右后（胎位）
MDS Master of Dental Science 牙医学硕士 / Master of Dental Surgery 牙医外科硕士
MDT mento-dextra transversa 颏右横(胎位)
Me ***n*.** 甲基(methyl)的符号
Meable［拉 meabilis］易透过性
Mead 蜜酒
Meadow-saffron; Colchium autumnale 秋水仙
meal ***n*.** 膳食,餐;粗粉 ‖ bismuth ~ 铋餐/butter ~ 奶油餐(一种含奶油、糖、奶的浓缩食物)/liver ~ 肝粉/motor test ~ 胃肠运动试餐(X线检查)/opaque ~ 造影餐,不透光餐/retention ~ 滞留(试验)餐/test ~ 试餐,试(验)食
Mealylphenobarbital ***n*.** 甲苯比妥(催眠镇静药)
mean[1]（meant）***vt*.** 表示……的意思,意味着;意指;打算 ***vi*.** 用意;具有意义 ‖ be meant to 应该;必须,不得不
mean[2] ***a*.** 吝啬的;卑鄙的;低劣的（指能力）;简陋的;不适的
mean[3] ***a*.** 中间的;中等的;平均的 ***n*.** 中间;平均数,均值 ‖ arithmetic ~ 算术平均数/geometric ~ 几何平均数/population ~ 总体均数/sample ~ 样品平均(值)
mean deviation ***n*.** 平均偏差,均差
mean parallax ***n*.** 平均视差
meaning ***n*.** 意义,意思;意图 ***a*.** 意味深长的;有(某种)意图的 ‖ ~less ***a*.** 无意义的
Mean's sign ***n*.**（James H. Mean）米氏征(突眼性甲状腺肿时向上凝视可见眼球迟滞)
means（复）***n*.**（常作单）方法,手段;工具 ‖ by all（manner of）~ 尽一切办法;一定,务必/by any ~ 无论如何/by fair ~ or foul 用正当或不正当的手段,不择手段地/by ~ of 用,依靠/by no（manner of）~ 决不,并没有/by some ~ or other 用某种方法
meantime; meanwhile ***ad*.** 当时;同时 ***n*.** 其时,其间 ‖ in the ~ 在此期间;当其时,同时
measles（复）（用作单或复）麻疹;（家畜）囊尾蚴病 ‖ bastard ~ German ~ 风疹/black ~ hemorrhagic ~ 黑麻疹,出血性麻疹/three-day ~ 三日麻疹,风疹
measles keratitis 麻疹性角膜炎
measles maculopathy 麻疹性黄斑病变
Measles Vaccine 麻疹疫苗（生物制品）
measly ***a*.** 含囊尾蚴的,米珠的 ‖ pork ~ 猪囊尾蚴病
measurable ***a*.** 可测量的 ‖ measurably ***ad*.** 适度地;显著地;觉察得出地
measure ***n*.** 尺寸;测量;度量;量器;程度;措施 ***vt*.** 量;估量 ***vi*.** 量 ‖ beyond（或 above, out of）~ 无法估量,极度,过分/for good ~ 作为额外增添,另外/in（a）great(或 large) ~ 在很大程度上,多半,大部分/in a(或 some) ~ 在一定程度上,一部分,有几分/know no ~ 无止境,极度/~ up 合格,符合标准/~ up to（或 with）符合,达到,够得上/set ~s to 限制,约束/take ~ s 采取措施/take sb's ~ get the ~ of sb 给某人量尺寸;估量某人(的能力、品格等)/within ~ 适当地,不过分/without ~ 过度,过分
measure gauge 量尺,量规
measured ***a*.** 量过的;按标准的;慎重的
measurement ***n*.** 量度,测量 ‖ ~ electronic root canal 根管长度电测量/~ horizontal 水平测量/~ oral 口测法/~ vertical dimension 垂直距离测量/~ wire 线量度,量线法/~ points of face（Ricketts' method）面部测量定点(立克次氏法)
measuring ophthalmoscope 测量检眼镜
measuring prism 测量棱镜,矫正棱镜
measuring stereoscope 测量立体镜
meat ***n*.** 食用肉类;食用部分,肉
meatal ***a*.** 道的
meat-extract 肉膏;肉汁
meatometer ***n*.** 尿道口计
meatoplasty ***n*.** 耳道成形术
meatorrhaphy ***n*.** 尿道口缝术
meatoscope ***n*.** 尿道口(窥)镜
meatoscopy ***n*.** 尿道口镜检查 ‖ ureteral ~ 输尿管口镜检查
meatotome; meatome ***n*.** 尿道口刀
meatotomy ***n*.** 尿道口切开术
meatus（复 meatusesl meatus）［拉］道 ‖ ~ bony common nasal; ~ nasi communis osseus 骨性总鼻道/~ bony inferior nasal; ~ nasi inferior osseus 骨性下鼻道/~ bony middle nasal; ~ nasi medius osseus 骨性中鼻道/~ bony nasopharyngeal; ~ nasopharyngeus osseus 骨性鼻咽道/~ bony superior nasal, ~ nasi superior osseus 骨性上鼻道/~ conchaeethmoidalis minoris; ~ nasi superior 上鼻道/~ conchae maxilloturbinalis; ~ nasi inferior 下鼻道/~ conchae turbinalis majoris; ~ nasi medius 中鼻道/~ nasi; nasalmeatus 鼻道/~ nasicommunis; common ~ of nose 总鼻道/~ nasi communis osseus; bony common ~ of nose 骨性总鼻道/~ nasi inferior; inferior nasal ~ 下鼻道/~ nasi inferior osseus; bony inferior ~ of nose 骨性下鼻道/~ nasi ~ middle ~ of nose 中鼻道/~ nasi medius osseus; bony middle ~ of nose 骨性中鼻道/~ nasi superior; superior ~ of nose 上鼻道/~ nasi superior osseus; bony superior meatus of nose 骨性上鼻道/~ nasopharyngeal; ~ nasopharyngeus 鼻咽道/~ nasopharyngeusosseus; bony nasopharyngeal ~ 骨性鼻咽道
meaty ***a*.** 肉的,多肉的
Meballymal = secobarbital ***n*.** 司可巴比妥（催眠药）
Meban［商名］***n*.** 去氢依米丁（dehydroemetine）
Mebanazine ***n*.** 美巴那肼(抗忧郁药)
Mebaral［商名］***n*.** 甲苯比妥(mephobarbital)
Mebendazole ***n*.** 甲苯咪唑,甲苯达唑(抗蠕虫药)
Mebeveine ***n*.** 美贝维林(解痉药)
Mebeverine hydrochloride ***n*.** 盐酸美贝维林,盐酸甲苯凡林(平滑肌松弛药)
Mebhydrolin ***n*.** 美海屈林,美海洛林(抗组胺药)
Mebiquine ***n*.** 甲铋喹（消毒防腐药）
Mebolazine ***n*.** 美勃嗪（雄激素,同化激素类）
mebropine ***n*.** 胃疡平（溴化甲基阿托品）
Mebrofenin ***n*.** 甲溴菲宁（诊断用药）
Mebumal; pentobarbital ***n*.** 戊巴比妥（催眠镇静药）
Mebutamate ***n*.** 美布氨酯,甲基眠尔通,甲戊氨酯(抗高血压药)
Mebutizide ***n*.** 美布噻嗪（利尿药）
Mecamine ***n*.** 美加明,四甲双环庚胺(抗高血压药)
Mecamylamine hydrochloride ***n*.** 盐酸美加明,盐酸四甲双环庚胺（神经节阻断药,用作抗高血压药）
Mecamylamine ***n*.** 美卡拉明（抗高血压药）
Mecarbinate ***n*.** 美卡比酯（抗高血压药）
Mecasermin ***n*.** 美卡舍明（生长因子）
MeCbl methylcobalamin ***n*.** 甲钴胺
meCCNU semustine ***n*.** 司莫司汀,赛氮芥,甲环亚硝脲,甲基罗氮芥,甲基氯乙环己亚硝脲
Mecetronium Etilsulfate 乙硫酸美西铵(消毒防腐药)
mechanical ***a*.** 机械的,力学的 ‖ ~ ectropion 机械性睑外翻/~ effect 机械效应/~ entropion 机械性睑内翻/~ ocular injury 机械性眼外伤/~ phosphene 机械性光幻视/~ ptosis 机械性上睑下垂/~ strabismus 机械性斜视
mechanicorecepter 机械性刺激感受器
mechanicotherapeutics; mechanicotherapy; mechanotherapy 力学疗法,机械疗法
mechanics 力学,机械学
mechanism［英］; **mechanismus**［拉］***n*.** 机理 ‖ ~ condylar 髁机理,髁机械作用/~ dental 牙机理,牙机械学/~ occlusal neuromuscular programming 殆神经肌肉执行机制
mechanist 机械论者
mechanistic 机械论的
mechano- 机械
mechanocyte; fibroblast 成纤维细胞
mechanogram 肌动描记图
mechanogymmastics 应用器机械体操
mechanology 机械学
mechanorecpter 机械性刺激感受器
mechanotherapy 力学疗法,机械疗法
mechanothermy 按摩生热法,力学热疗法
mechanurgy 矫形外科
meche［法］纱布条
Mechikov theory 麦奇尼克夫学说(细胞吞噬)
mecholin; mecholyl chloride 美可林,氯化乙酰甲胆碱
mecholyl 乙酰甲胆碱
Mechlorethamine ***n*.** 氮芥(抗肿瘤药)
Mechlorethaminoxide ***n*.** 氧氮芥(抗肿瘤药)
Meciadanol ***n*.** 美西达醇(抗溃疡病药)
Mecillinam ***n*.** 美西林(抗生素类药)
mecism［希 mekos length］过长
mecistocephalous ***n*.** 头极长的(头指数低于 71)
mecistocephalic ***n*.** 头极长的(头指数低于 71)
Mecistocirrhus 长刺线虫属

Meckel's band [Johann Friedrich(Senior)] 美克耳氏带(锤骨长突韧带之一部)
Meckel's cavity 美克耳氏腔(包围半月神经节的硬膜腔)
Meckel's ganglion 美克耳氏神经节(蝶腭神经节)
Meckel's cartilage [Johann Friedrich Meckel (Junior)德解剖学家 1781—1833] 美克耳氏软骨(第一鳃弓软骨)
Meckel's diverticulum 美克耳氏憩室(卵黄管的遗迹)
Meckel's plane 美克耳氏平面(牙槽平面)
Meckel's rod; Meckel's cartilage 美克耳氏软骨
meckelectomy 蝶腭神经节切除术
Meclizine; meclozine *n*. 美克洛嗪(抗组胺药)
mecocephalic; dolichocephalic 长头的
meclocycline *n*. 甲氯环素(抗生素)
Meclofenamate *n*. 甲氯芬那酸,甲氯灭酸(为甲氯灭酸的结合型,用作 meclofenamate sodium <甲氯灭酸钠>,以治骨关节炎和类风湿性关节炎)
Meclofenamic Acid *n*. 甲氯芬那酸(消炎镇痛药)
Meclofenoxate *n*. 甲氯芬酯(精神振奋药,据称此药在氧浓度减少时有助于细胞代谢)
Meclomen *n*. 甲氯灭酸钠(meclofenamate sodium)[商名]
Meclonazepam *n*. 马甲氯西泮(安定药)
Mecloqualone *n*. 甲氯喹酮(催眠镇静药)
Mecloralurea *n*. 甲氯醛脲(安定类药)
Meclorisone *n*. 甲氯松(肾上腺皮质激素类药)
Mecloxamine *n*. 甲氯沙明(抗胆碱药)
Meclozine *n*. 美克洛嗪(抗组胺药)
Mecobalamin *n*. 甲钴胺(抗贫血药)
mecocephalic *a*. 长头的
mecometer 婴儿长度计
mecon ①罂粟 ②鸦片,阿片
meconaligia 停鸦片痛
meconate *n*. 袂康酸盐
meconic acid *n*. 袂康酸
meconidine 袂康尼定(鸦片的一种生物碱)
Meconin; meconine 袂康宁(安眠药)
meconiorrhea *n*. 胎粪溢
meconism *n*. 阿片癖,阿片中毒
meconium *n*. 胎粪;阿片
meconology *n*. 鸦片学
meconphagism *n*. 吞鸦片瘾
Mecrifurone *n*. 美克立酮(冠脉扩张药)
Mecrylate *n*. 美克立酯(外科材料)
mecystasis *n*. 等张性(肌纤维)长度增加
Mecysteine *n*. 美司坦(镇咳药)
Mecysteine *n*. 半胱甲酯(镇痛药)
MED minimal effective dose 最小有效量 / minimal erythema dose 最小红斑量
Medatomidine *n*. 美托咪啶(安定类药)
Medazepam hydrochloride 盐酸美达西泮,盐酸去氧安定(弱安定药)
Medazepam *n*. 美达西泮(安定药)
Medazonamide; Medazomide *n*. 美达唑胺(镇咳药)
meddle *vi*. 干涉,干预
medea *n*. ①生殖器 ②壮阳药
Medetomidine *n*. 美托咪定(安定药)
Médex [法] (medecin extension) *n*. 军医召募方案(召募原军队卫生员进行培训使之成为助理医师的方案)
medi *n*. 见 maedi
MEDI, ARS Medical Literature Analysis and Retrieval System 医学文献分析和检索系统(美国国家医学图书馆的一个计算机化文献目次系统,由此产生医学索引 <Index Medicus>) MEDI, INE (MEDLARS On-line) 联机医学文献分析和检索系统(一种计算机化的文献目次检索系统,是 MEDLARS 的联机部分)
media *n*. [拉] medium 的复数;(血管)中层
mediad *ad*. 向中
medial *a*. 内侧的,近中的;中层的 ‖ ~ canthus 内眦/~ lid commissure 睑内侧连合/~ longitudinal bundle 内侧纵束/~ rectus *n*. 内直肌
medialecithal *a*. 中(卵)黄的
medialis *a*. [拉] 内侧的,近中的
median *a*. 中央的,正中的 *n*. 中线;正中;中(位)数 ‖ ~ canthal tendon 内眦韧带/~ eye 中央眼,正中眼/~ fold 正中褶
medianbuccal *a*. 中颊的
medianus *a*. [拉]正中的
mediaometer *n*. 眼介质屈光计
mediastina *n*. mediastinum 的复数
mediastinal *a*. 纵隔的
mediastinitis *n*. 纵隔炎 ‖ fibrous ~, indurative ~ 纤维性纵隔炎,硬化性纵隔炎
mediastinogram *n*. 纵隔 X 线照片
mediastinography *n*. 纵隔 X 线摄影(术)
mediastinopericarditis *n*. 纵隔心包炎
mediastinoscope *n*. 纵隔镜 ‖ mediastinoscopic 纵隔镜的;纵隔镜检查的/mediastinoscopy *n*. 纵隔镜检查
mediastinotomy *n*. 纵隔切开术
mediastinum (复 mediastina) [拉] *n*. 纵隔
mediastinus [拉] *n*. (内外科)助理医师
mediate *vi*. 居间;处于中间地位;调解 *vt*. 作为引起……的媒介;传递;调解 *a*. 间接的,居间的
mediation *n*. 间介(作用),居间(作用) ‖ chemical ~ 化学间介作用
mediator *n*. 间介器,传递器;介质,介体
Medibazine *n*. 美地巴嗪(抗抑郁药)
medic *n*. 医学生
medicable *a*. 可治疗的
Medicogo L. 苜蓿属
Medicogo sativa L. 苜蓿
Medicaid *n*. 医疗补助方案(美国联邦、州和地方税收中拨款补助低收入的人支付住院和医疗费用的方案)
medical *a*. 医学的,医疗的;内科的 ‖ ~ly *ad*.
Medical Corps *n*. 军医队
medical ophthalmologist *n*. 眼内科病专家
medical ophthalmology *n*. 眼内科学
medical ophthalmoscopy *n*. 检眼镜诊断[法]
medicament *n*. 药物,药剂
medicamentarius; apothecary [拉] *n*. 药店,药房
medicamentosus; medicamentous [拉] *a*. 药物的,药剂的
medicamentum [拉] *n*. 药物,药剂
Medicare *n*. 医疗保险方案(美国社会保险管理局对 65 岁以上老年人提供医疗保险的方案)
medicaster *n*. 庸医
medicate *vt*. 用药治疗,投药;加药,使含药 ‖ ~d *a*. 含药(物)的,药制的/medicative ~ *a*. 加入药物的;医药的,药用的,医治的
medication [英]; **medicatio** [拉] *n*. 药疗法,投药法;药物,药剂 ‖ conservative ~ 补养药疗法/dialytic ~ 渗透药疗法,矿泉饮料法/hypodermatic ~ 皮下投药法/ionic ~ 离子透药疗法/sublingual ~ 舌下投药法/substitutive ~ 代替(药)疗法/transduodenal ~ 十二指肠内投药法
medicator *n*. 涂药器
Medicel [商名] *n*. 磺胺甲痒嗪(sulfamethoxypyridazine)
medicephalic *a*. 头正中(静脉)的
medicerebellar *a*. 小脑中部的
medicerebral *a*. 大脑中部的
Medicina Charcoal *n*. 药用炭(吸附药)
medicinal *a*. 医药的,药用的,医治的
medicine *n*. 药品,药物;医学;内科学 ‖ aviation ~ 航空医学/clinical ~ 临床医学/comparative ~ 比较医学/compound ~ 复方药物/domestic ~ 家庭医疗/dosimetric ~ 剂量学/emergency ~ 急救医学/environmental ~ 环境医学/experimental ~ 实验医学/family ~ 家庭医学/folk ~ 民间医药/forensic ~ legal ~ 法医学/geriatric ~ 老年医学,老年病学,老人学/group ~ 联合医疗(如联合诊所)/holistic ~ 整体医学(把人当作一个不可分割的有机整体的医学)/Indian ~ 印第安医学(北美的一种民间医学)/internal ~ 内科学/mental ~ 精神病学/nuclear ~ (原子)核医学/oral ~ 口腔医学,口腔内科学/patent ~ 成药,专卖药(指不要处方就能买到的现成药)/physical ~ 物理医学,理疗学/preclinical ~ 基础医学/preventive ~ 预防医学/proprietary ~ 特许专卖药/psychologic ~ 精神病学,心理医学/psychosomatic ~ 身心医学/rational ~ 合理医学/social ~ 社会医学/socialized ~ state ~ 国家公费医疗/space ~ 宇宙医学/sports ~ 运动医学/static ~ 饮食医学(以饮食、排泄量和体重的关系为医疗的根据)/suggestive ~ 暗示疗法/tropical ~ 热带病学,热带医学/veterinary ~ 兽医学
medicinal treatment *n*. 药物疗法
medicine ①医学 ②内科学 ③药物,药品
medicine, oral; medicina oralis *n*. 口腔医学,口腔内科学
medicinerea 中间灰质(指豆状核及屏状核的灰质)
medicisterna 大脑大静脉池,中池
medico-; medic- ①药物学 ②内科学 ③药物
medico *n*. 医生
medicochirurgical *a*. 内外科的

medicochirurgic *a*. 内外科的
medicodental［英］; **medicodentalis**［拉］*n*. 医学与牙医学的
medicolegal *a*. 法医学的
medicomechanical *a*. 药物与机械(治疗)的
medicommissure *n*. 中连合
medicon; **dextromethorphan** 左甲吗南
medicophysical *a*. 医学物理学的
medicophysics *n*. 医学物理学
medicopsychology *n*. 医学心理学
medicopsychological *a*. 医学心理学的
medicornu *n*. 中角(侧脑室)
medicostatistic *a*. 医学统计的
medicosocial *a*. 医学社会的
medicothorax *n*. 药蒸气(人工)气胸
medicotopographical *a*. 临床(与)局部解剖学的
medicozoological *a*. 医用动物学的
medicus(复 medici)［拉］*n*. 医师(尤指内科医师)
medidural *a*. 硬膜中部的
medieval *a*. 中世纪的
Medifoxamine *n*. 美地沙明(冠脉扩张药)
medifrontal *a*. 额中部的
Medigoxin *n*. 甲地高辛(强心药)
Medin's disease［Oskar Medin 瑞典医师 1874—1928］; **anterior poliomyelitis** *n*. 梅丁氏病,脊髓前角灰质炎
medinal *n*. 麦地那,巴比妥那［商名］
medio-; **medi-**［英］; **medius**［拉］*n*. 中部
mediocarpal *a*. 腕骨间的,腕骨中部的
medioccipital *a*. 枕中(部)的
mediocommissure 中连合
mediodorsal *a*. 背中部的
mediofrontal *a*. 额中部的
mediolateral *a*. 中间外侧的,中侧的
medionecrosis *n*. (主动脉)中层坏死 ‖ ~ of aorta 主动脉中层坏死
mediopalatine *a*. 腭中部的
mediopontine *a*. 桥脑中央的
Mediopyrine *n*. 美碘吡啉(诊断用药)
mediotarsal *a*. 跗中部的
medipeduncle *n*. 小脑中角,脑桥臂
Medipren［商名］*n*. 布洛芬(Ibuprofen)
mediscalenus *n*. 中斜角肌
medisect *vt*. 正中切开
medisylvian 大脑外侧裂中部的
meditemporal 颞叶中部的
meditation *n*. 沉思;默念 ‖ transcendental ~ (印度教的)超脱静坐(默念一段祷文使身心放松的方法)
Mediterranean *n*. & *a*. 地中海(的)
Mediterranean disease; **Cooley'sanemia** 地中海病,库利氏贫血
meditullium profundum 下丘
medium(复 mediums 或 media)*n*. 方法,手段;媒质,介质;培养基 *a*. 中等的,中间的 ‖ active ~ 活性介质/clearing ~ 透明介质,澄清剂/contrast ~ 造影剂,对比剂/culture ~ 培养基/disperse ~ dispersion ~ dispersive ~ 分散媒,分散介质/HAT ~ HAT 培养基(含次黄嘌呤,hypoxanthine,氨喋呤 aminopterin 和胸苷 thymidine 的组织培养基,用于体细胞融合实验)/mounting ~ 封固剂/nutrient ~ 营养培养基/radiolucent ~ 透射线造影剂/radiopaque ~ 不透射线造影剂/refracting media 屈光介质/separating ~ 分离介质,分离剂/~ hypermetropia 中度远视/~ myopia 中度近视/~ nystagmus 中度眼球震颤
medius［拉］*a*. 中间的
medomin; **heptabarbital** 美多眠
Medorinone *n*. 美多力农,美多利酮(强心药)
Medorrhea; **gleet** *n*. 尿道溢,后淋
Medorubicin *n*. 美多比星(抗生素类药)
Medrogestone *n*. 美屈孕酮,二甲去氢孕酮(孕激素类药)
Medrol［商名］*n*. 甲泼尼龙(methyl-prednisolone)
medronate disodium 甲撑二磷酸二氢二钠(药物佐剂)
Medronic Acid *n*. 亚甲二磷酸(钙代谢调节药)
Medroxalol *n*. 美沙洛尔(β受体阻滞药)
Medroxyprogesterone acetate *n*. 甲羟孕酮醋酸酯,安宫黄体酮(孕激素类药)
Medroxyprogesterone *n*. 甲羟孕酮(孕激素类药)
Medrylamine *n*. 甲氧拉敏(抗组胺药)
Medrysone *n*. 甲羟松(肾上腺皮质激素类药)
medulla(复 medullas 或 medullae)*n*.［拉］髓(质) ‖ adrenal ~ suprarenal ~ 肾上腺髓质/~ oblongata 延髓/spinal ~ 脊髓
medullae(单 medulla)［拉］髓质
medullar *a*. 髓的,髓状的
medullary *a*. 髓的,髓状的
medullated *a*. 有髓(鞘)的
medullated nerve fiber 有髓神经纤维
medullation *n*. 髓鞘形成
medullectomy *n*. 髓质切除术
medullispinal *a*. 脊髓的
medullitis *n*. 骨髓炎;脊髓炎
medullization *n*. [骨]髓形成,[骨]髓化
medulloadrenal; **medulliadrenal** *a*. 肾上腺髓质的
medulloarthritis *n*. 关节骨髓炎
medulloblast *n*. 成神经管细胞
medulloblastoma *n*. 成神经管细胞瘤
medullocell; **myelocyte** *n*. 髓细胞
medulloculture *n*. 骨髓培养
medulloencephalic *a*. 脑脊髓的
medullo-epithelioma *n*. 髓上皮瘤
medulloid *n*. 类(肾上腺)髓质素
medullosis; **myelocytosis** *n*. 髓细胞增多症
medullosuprarenoma *n*. 肾上腺髓质瘤,嗜铬细胞瘤
medullotherapy *n*. 脊髓疗法(狂犬病的预防疗法)
medusa *n*. 水母,海蜇
medusocongestin *n*. 水母毒素
Meeh-Dubios formula 米杜二氏公式(从身高和体重计算体表面积)
meeistocephalous; **mecistocephalic** *a*. 头极长的
Mees' line *n*. (R.A.Mees)米士线(指甲上出现一条或多条白色横行条纹,与砷中毒和其他微量元素中毒有关,见于麻风、败血症、主动脉夹层动脉瘤和急慢性肾衰竭)
meet(met)*vt*. 遇见;迎接;会见;符合 *vi*. 相遇;接触;会合;开会 ‖ ~ one's end(或 fate)死,送命/~ up with 偶尔碰见/~ with(偶尔)遇见,碰到;得到;遭受/~ with one's death 死去
meeting *n*. 会议;集会;会合;会见
Mefeclorazine *n*. 美非氯嗪(抗精神病药)
Mefenamic Acid *n*. 甲芬那酸(消炎镇痛药)
Mefenidil *n*. 甲苯地尔(血管扩张药)
Mefenidramium Metilsufate *n*. 甲硫美芬铵(抗过敏药)
Mefenidramium metilsulfate *n*. 美芬铵甲硫酸盐(抗过敏药)
Mefenorex *n*. 美芬雷司(食欲抑制药)
Mefenorex hydrochloride *n*. 盐酸美芬雷司,盐酸氯丙苯丙胺(食欲抑制药)
Mefeserpine *n*. 美非舍平(抗高血压药)
Mefexamide *n*. 美非沙胺(精神振奋药)
Mefformin *n*. 二甲双胍(降糖药)
Meflophenhydramine *n*. 甲氟海明(抗组胺药)
Mefloquine *n*. 甲氟喹(抗疟药)
Mefoxin［商名］*n*. 头孢西丁钠(ce-Foxitin sodium)
Mefruside *n*. 美夫西特(利尿药)
MEG magnetoencephalograph 脑磁波描记器
Mega-［构词成分］巨,大[见 megalo-;兆,百万(10^6)]
mega-; **megalo-**［希］; **large**［英］巨,大
megabacterium *n*. 巨型细菌
megabecquerel *n*. 兆贝可(勒尔)(放射性强度单位,10^6 Bq)
megabladder *n*. 巨膀胱,膀胱扩张
megacalycosis *n*. 巨肾盏
megacardia; **cardiomegaly** *n*. 心肥大
megacaryoblast *n*. 成巨核细胞,原(始)巨核细胞
megacaryocyte *n*. 巨核细胞
megacaryophthisis *n*. [骨髓]巨核细胞缺乏症
Megace［商名］*n*. 甲地孕酮(megestrol acetate)
megacecum *n*. 巨盲肠
megacephalia; **megacephaly**; **macrocephalia**; **macrocephaly** *n*. 巨头[畸形]
megacephalic; **megacephalous**; **macrocephalic**; **macrocephalous** *a*. 巨头的
megacephaly *n*. 巨头 ‖ megacephalic, megacephalous *a*.
megacholedochus *n*. 巨总胆管(总胆管异常扩大)
megacin 巨杆菌素,大杆菌素
megacoccus 巨型球菌
megacolon; **giant colon**; **Hirschsprung's disease** 巨结肠,赫希施便龙氏病
megacoly; **megacolon** *n*. 巨结肠
megacurie *n*. 兆居里(旧放射单位, = 10^6 Ci,现用贝可 <勒尔> <Bq>)

megacycle *n*. 兆周(一百万周)
megacystis *n*. 巨膀胱,膀胱扩张
megadolichocolon *n*. 长巨结肠
megadont; megadontia *n*. 巨牙(其牙指数在 44 以上的)
megadontia; maerodontia; megadontism *n*. 巨牙 ‖ megadont, megadontic
megadontic; macrodontic *a*. 巨牙的
megadontism; macrodontism *n*. 巨牙(其牙指数超过 44 的)
megaduodenum *n*. 巨十二指肠
megadyne *n*. 兆达因(旧功的单位, = 10^6 dyn,现用牛[顿]<N>)
mega-esophagus *n*. 巨食管,食管扩张
megafarad *n*. 兆法拉
megamete; macrogamete 大配子,巨配子
megagametophyte *n*. 大配子体
megagnathia; macrognathia *n*. 巨颌
megahertz *n*. 兆赫[兹](10^6Hz,10^6 周/s)
megakaryoblast *n*. 成巨核细胞,原(始)巨核细胞
megakaryoblastoma *n*. 成巨核细胞瘤
megakaryocyte *n*. 巨核细胞 ‖ ~ ic *a*.
megakaryocytopoiesis *n*. 巨核细胞生成
megakaryocytosis *n*. 巨核细胞增多症
megakaryophthisis *n*. [骨髓]巨核细胞缺乏症
megal(o)-[构词成分]巨,大
megalakria; acromegaly *n*. 肢端肥大症
megalecithal *a*. 多(卵)黄的
megaleikonic *a*. 大影像的
megalencephalon, megalencephaly *n*. 巨脑
megalerythema; megalo-erythema *n*. [巨]大红斑 ‖ ~ epidemicum 流行性[巨]大红斑/~ infectiosum 传染性[巨]大红斑
megalgia *n*. 剧痛(如在肌风湿病时)
megaloblast *n*. 巨成红细胞,巨幼细胞 ‖ ~ ic *a*.
megaloblastoid *a*. 巨成红细胞样的,巨幼细胞样的
megalobulbus *n*. 十二指肠冠过大(X 线片)
megalocardia *n*. 心肥大
megalocaryocyte *n*. 巨核细胞
megalocephalia; megalocephaly; macrocephalia; macrocephaly *n*. 巨头[畸形]
megalocephaly; megalocephalia *n*. 巨头
megalocephalic *a*. 巨头的
megaloceros *n*. 有角畸胎
megalocheiria *n*. 巨手
megalocheirous *a*. 巨手的
megaloclitoris *n*. 巨阴蒂
Megalococcus myxiodes 黏液巨型球菌
megalocoly; megacolon *n*. 巨结肠
megalocornea *n*. 巨角膜,球形角膜
megalocystis *n*. 巨膀胱,膀胱扩张
megalocyte *n*. 巨红细胞
megalocythemia; megalocytosis *n*. 巨红细胞症
megalocytosis *n*. 巨红细胞症
megalodactylism; megalodactylia *n*. 巨指(趾)
megalodactyly; megalodactylia; megalodactylism *n*. 巨指(趾)
megalodactylous *a*. 巨指(趾)的
megalodont *a*. 巨牙的
megalodontia; macrodontia *n*. 巨牙
megaloeheirous *a*. 巨手的
megaloelitoris *n*. 巨阴蒂
megalo-enteron; enteromegaly *n*. 巨肠
megalo-erythema; megalerythema *n*. 巨大红斑
megalo-esophagus; mega-esophagus *n*. 巨食管,食管扩张
megalogastria *n*. 巨胃
megaloglossia; macroglossia *n*. 巨舌
megalographia; megalography *n*. 巨大字体
megalohepatia *n*. 巨肝,肝肿大
megalokaryocyte *n*. 巨核细胞
megalomania *n*. 夸大狂
megalomanic *a*. 夸大狂的 *n*. 夸大狂者
megalomelia *n*. 巨肢
megalomelia; macromelia *n*. 巨肢
megalomicin *n*. 美加米星(抗生素)
Megalomicin potassium phosphate 美加米星 A 磷酸二氢钾,巨霉素磷酸二氢钾(抗生素类药)
megalonychia *n*. 巨(指)甲
megalonychosis *n*. 巨(指)甲
megalopapilla *n*. 巨大乳头
megalopenis *n*. 巨阴茎
megalophonic *a*. 扩音的
megalophthalmos *n*. 大眼球
megalophthalmia *n*. 巨眼
megalophthalmos *n*. 巨眼 ‖ anterior ~ 巨角膜,球形角膜
megalophthalmus *n*. 大眼球
megalopia *n*. 视物显大症
megalopia, megalopsia *n*. 视物显大症
megaloplastocyte *n*. 巨血小板
megalopodia *n*. 巨足
megalopolis *n*. 特大城市;人口稠密区
megalopolitan *a*. & *n*. 特大城市的居民
megalopsia *n*. 视物显大症
Megalopyge *n*. 绒蠹属 ‖ ~ opercularis 壳盖绒蠹
megaloscope *n*. 放大镜,扩大镜
megalosplanchnic *a*. 巨脏的,巨腹的
megalosplenia *n*. 巨脾,脾(肿)大
megalospore *n*. 大孢子;大孢子癣菌
megalosporon *n*. 大孢子癣菌
megalosyndactyly *n*. 巨并指(趾)
megalothymus *n*. 巨胸腺,胸腺肥大
megaloureter *n*. 巨输尿管(没有明显原因的先天性输尿管扩张,亦称先天性或原发性巨输尿管,原发性输尿管张力缺乏和输尿管神经肌发育异常) ‖ congenital ~; primary ~ 先天性巨输尿管,原发性巨输尿管(即巨输尿管)/reflux ~ 逆流性巨输尿管(输尿管扩张伴输尿管逆流现象)
megamere; macromere *n*. 大分裂球
megamerozoite *n*. 大裂殖子;大裂体性孢子
meganthropus *n*. 巨人
meganucleus; macronucleus *n*. 巨核,大核
megaphone *n*. 扩声器,扩音器,喊话器
megaphonia *n*. 声音响亮
megaprosopous; macroprosopous *a*. 巨面的
megarectosigmoid *n*. 巨直肠乙状结肠
megarectum *n*. 巨直肠,直肠扩张
Megarhinini *n*. 巨蚊族
Megarhinus *n*. 巨蚊属
megascopic *a*. 放大了的,肉眼可见的,根据肉眼观察的
megascopically *ad*. 放大了地
Megaselia *n*. 巨沟蝇属
megaseme *n*. 巨眶(眶指数为 89 或超过 89)
megasigmoid; macrosigmoid *n*. 巨乙状结肠,乙状结肠扩张
megasoma *n*. 巨体,身材高大
megasome; macrosome *n*. [核]粗粒体
Megasphaerea *n*. 巨球型菌属
megasporangium (复 megasporangia) *n*. 大孢子囊
megaspore; macrospore *n*. 大孢子;大分生孢子
megasporic *a*. 大孢子的;大分生孢子的
Megastoma 大口[鞭毛虫]属
megastria; megalogastria 巨胃
Megatrichophyton *n*. 巨毛癣菌属
Megatrypanum *n*. 巨锥虫亚属
megaunit *n*. 兆单位,100 万国际单位(IU)(10^6 倍于标准单位)
megaureter *n*. 巨输尿管,输尿管扩张
megavitamin *n*. 大剂量维生素
megavolt *n*. 兆伏(特)(10^6V)
megavoltage *n*. 兆伏数(10^6V),巨电压(电离放射疗法时大于 1 兆伏的电压)
Megestrol acetate 甲地孕酮,甲地羟孕酮醋酸酯,妇宁片(黄体激素,抗肿瘤药)
Megestrol *n*. 甲地孕酮 (孕激素类药)
megestrolacetate *n*. 醋酸甲地孕酮(孕激素)
Megimide *n*. 贝美格(bemegride)[商名]
Méglin's point (J. A. Méglin)梅格兰点,腭孔点(腭神经自腭大孔出现之点)
Meglucycline *n*. 甲葡环素 (抗生素类药)
meglumine *n*. 葡甲胺,甲基葡胺(用以制备某些不透 X 线的造影剂) ‖ ~ diatrizoate 泛影葡胺(尿路、心血管造影剂)/~ iodipamide 胆影葡胺(胆道造影剂)/~ iothalamate 碘酞葡胺(脑血管,尿路,周围动脉造影剂)
Meglumineiocarmate *n*. 碘卡明葡胺(诊断用药)
Meglutol *n*. 美格鲁托,羟甲戊二酸(抗高脂蛋白血症药)
megohm *n*. 兆欧(姆)($10^6\Omega$)
megophthalmos *n*. 巨眼,牛眼,大眼球
megophthalmus *n*. 大眼球

megoxycyte *n*. 巨嗜酸细胞
megoxyphil *n*. 巨粒嗜酸粒细胞
megrim *n*. 偏头痛
mehlnährschaden［德］*n*. 谷粉营养障碍(一种营养缺乏综合征，类似夸希奥科病 kwashiorkor)
mehphenoxydiol *n*. 愈创木酚甘油醚(即 guaifenesin)
meibomian *n*. 睑板腺
meibomian cyst (Heinrich Meibom) 迈博姆囊肿(睑板腺囊肿，霰粒肿) ‖ ~ foramen 舌盲孔/~ glands 睑板腺/~ stye 迈博姆睑腺炎(睑板腺炎)
meibomian gland 睑板腺
Meibomian sty 内睑腺炎，内麦粒肿
meibomitis; meibomianitis *n*. 睑板腺炎
Meige's disease［Henri Meige 法医师 1866—1940］; **Milroy's disease** 迈热氏病，米耳罗伊氏病(遗传性下肢水肿)
Meigs' capillaries (Arthur V. Meigs) 梅格斯毛细管(心肌毛细管) ‖ ~ test 梅格斯试验(检乳脂)
Meigs's syndrome［Joe Vincent 美外科医师 1892 生］梅格斯氏综合征(卵巢纤维瘤伴有胸水及腹水)
Meinicke reaction (test)［Ernst 德医师 1878 生］迈尼克氏反应(试验)(梅毒絮凝反应)
meingoma *n*. 脑(脊)膜瘤
Meio-［构词成分］减少，不足，减缩
meiolecithal; miolecithal 少［卵黄］的
meiogenic *a*. 致减数分裂的，引起减数分裂的
meiosis (复 meioses)［希］*n*. 减数分裂，成熟分裂 ‖ meiotic *a*.
meisen mixture［Valdemar 丹外科医师 1878—1934］迈森氏合剂(50%葡萄糖治静脉曲张)
Meirowsky phenomenon［Emil Meirowsky］迈洛夫斯基现象(黑色素颜色变深现象：黑色素经过长波紫外线照射后也许由于氧化作用其颜色在数秒钟内开始变深，数分钟到数小时内完成)
Meissner's corpuscles［Georg Meissner］触觉小体(乳头内) ‖ ~ ganglion 迈斯纳神经节(肠黏膜下丛神经节)/~ plexus 黏膜下丛
mel［拉］*n*. 蜂蜜，蜜浆
mel(o)-［构词成分］肢
meladinin 甲氧扫若仑，氧化补骨脂素
Meladrazine *n*. 美拉嗪(解痉药)
melagra *n*. 肢痛(肢肌肉痛)
Melaeuca L. 白千层属
melalgia *n*. 肢痛(肢神经痛)
melaminsulfone sodium; sulfamidopyrine sodium *n*. 甲磺比林钠
melancholia *n*. 忧郁症 ‖ affective ~ 情感性忧郁症/agitated ~ 激越性忧郁症/~ with delirium 谵妄性忧郁症/involutional ~ 衰老期忧郁症，更年期忧郁症/recurrent ~ 周期性忧郁症/~ religiosa 宗教性忧郁症/~ simplex 单纯性忧郁症/stuporous ~; ~ attonita 木僵性忧郁症
melancholiac *a*. 忧郁症的 *n*. 忧郁症患者
melancholic *a*. 忧郁的；忧郁症的 *n*. 忧郁症患者
melancholy *n*. 忧郁，忧郁症 *a*. 忧郁的
melancocyte *n*. 黑色素细胞
Melandryum 王不留行属
melanedema; anthracosis 炭末沉着病，炭肺
melanemesis *n*. 黑色呕吐
melanemia *n*. 黑血(症)
mélangeur［法］*n*. 血液混合管
Melania *n*. 川蜷螺属
melanic *a*. 黑变病的，黑色素沉着病的
melanicterus; Winckel's disease *n*. 黑色黄疸，温克耳氏病
melanidrosis; melanephidrosis 黑汗症
melaniferous *a*. 含黑素的
melanin *n*. 黑(色)素 ‖ artificial ~; factitious ~ 人造黑素
melanism *n*. 黑化，黑变病，黑素沉着病 ‖ industrial ~ 工业黑化(由于捕食动物的选择压力，栖息在煤灰漫布区域里的生物群体逐渐黑化，未黑化的个体被吃掉，只有具备黑化基因型的个体能成活并繁殖)/metallic ~ 银质沉着病 ‖ melanistic *a*.
melanistic; melanotic *a*. 黑变病的，黑素沉着病的
melanize *vt*. 使黑素过多，使产生黑变病 ‖ melanization *n*.
melano-［希］; **nigro-**［拉］; **black**［英］黑
melanoacanthoma *n*. 黑棘皮瘤
melanoameloblastoma *n*. 黑素性牙釉质母细胞瘤
melanoblast *n*. 成黑素细胞
melanoblastoma *n*. 成黑素细胞瘤，恶性黑素瘤
melanoblastosis *n*. 成黑素细胞增多症
melanocancroid *n*. 黑素角化癌
melanocarcinoma *n*. 黑(素)癌
melanocataracta *n*. 黑内障
melanochroous 面色黑的，黑肤的
melanocyte *n*. 黑素细胞 ‖ dendritic ~ 树突状黑素细胞/melanocytic *a*.
melanocytoma *n*. 黑素细胞瘤 ‖ compound ~ 复合性黑素细胞瘤/dermal ~ 真皮黑素细胞瘤(蓝痣；细胞性蓝痣)
melanocytoma of optic nerve *n*. 视神经黑色素细胞瘤
melanocytosis *n*. 黑素细胞增多，黑素细胞增生病 ‖ oculodermal ~ 眼、皮肤黑素细胞增生病(即太田痣 nevus of Ota)
melanoderm *n*. 黑种人
melanoderma *n*. 黑皮病 ‖ ~ eachectieomm 恶病质性黑皮病/parasitic ~ vagabond's disease 寄生性黑皮病/senile ~ 老年黑皮病
melanodermatitis *n*. 黑皮炎 ‖ ~ toxica lichenoides 中毒性苔藓样黑皮炎
melanodermic *a*. 黑皮的
melanoepithelioma *n*. 黑素上皮癌，恶性黑瘤
melanoflocculation *n*. 黑(色)素絮凝反应(检疟疾)
melanogen *n*. 黑素原
melanogenesis *n*. 黑素生成
melanogenic *a*. 黑素生成的
melanoglossia; black tongue; nigrities linguae *n*. 黑舌［病］
melanoid *a*. 黑素样的 *n*. 类黑素，人造黑素
melanoides 拟黑螺属(并殖吸虫宿主)
melanoidin *n*. 蛋白黑素
Melanolestes *n*. 小墨蝽 ‖ ~ picipes 刺唇蝽
melanoleukoderma *n*. 黑白皮病，黑白斑(如慢性砷中毒时) ‖ ~ colli 颈部黑白皮病，颈部梅毒白斑病
melanoleukoderma colli *n*. 颈部黑白斑
melanoma *n*. (复 melanomas 或 melanomata) *n*. 黑素瘤 ‖ acral-lentiginous ~; subungual ~ 肢端雀斑样痣性黑素瘤，甲下黑素瘤/amelanotic ~ 无黑素性黑素瘤/benign juvenile ~; juvenile ~ 良性幼年黑素瘤，幼年黑素瘤/lentigo maligna ~ 恶性雀斑样痣黑素瘤/malignant ~ 恶性黑素瘤/nodular ~ 结节性黑素瘤/superficial spreading ~ 浅表性扩张性黑素瘤 ‖ ~tous *a*.
melanoma of choroid *n*. 脉络膜黑色素瘤
melanoma *n*. 黑瘤，黑素瘤 ‖ malignant ~ 恶性黑瘤/oral ~ 口黑瘤/subungual ~; elanoticwhitlow 甲床黑瘤，黑变性资本瘭疽
melanoma, oral *n*. 口黑瘤
melanomalignancy *n*. 恶性黑瘤
melanomalytic *n*. 黑色素瘤融解性
melanomalytic glaucoma *n*. 黑色素瘤融解性青光眼
melanomatosis *n*. 黑瘤病，黑素瘤病
melanonychia *n*. 黑甲
melanopathy *n*. 黑变病
melanophage *n*. 噬黑素细胞
melanophore *n*. 黑色素细胞
melanophorin *n*. 黑素细胞刺激素
melanoplakia *n*.［口］黏膜黑斑
melanoprecipitation *n*. 黑素沉淀反应(检疟疾)
melanoptysis *n*. 咳黑痰(如炭末沉着病时)
melanoprotein *n*. 黑素蛋白
melanorrhea; melanorrhagia *n*. 黑粪症
melanosarcoma *n*. 黑肉瘤，黑色素肉瘤
melanosarcomatosis *n*. 黑肉瘤病，黑素肉瘤病
melanosareoma *n*. 黑肉瘤，黑素肉瘤
melanoscirrhus; melanocarcinoma *n*. 黑硬癌，黑［素］瘤
melanosed *n*. 黑变病的
melanosis *n*. 黑变病，黑素沉着病 ‖ ~ coli 结肠黑变病/~ corii-idegenerafiva 变性真皮黑变病/~ iridis 虹膜黑变病，lentieularis progresslva; xeroderma pigmentosam 进行性豆状黑变病，着色性干皮病/~ Riehl's 黑耳氏黑变病(面和颈的皮肤色素沉着)/~ sclerae 巩膜黑变病/~ tar 焦油性黑变病/~ bulbi 球黑变病/~ corneae 角膜黑变病/~ iridis 虹膜黑变病/~ oculi眼球黑变病/~ of conjunctiv 结膜黑变病/~ of retina 视网膜黑变病/~ retinae 视网膜黑变病/~ sclerae 巩膜黑变病/~ Rich's 里耳氏黑病变(面和颈的皮肤黑色素沉着)
melanosity *n*. 面黝黑
melanosome *n*. 黑素体，黑素粒(黑素细胞内含黑素的颗粒)
melanotic *a*. 黑色素的；黑变病的，黑素沉着病的
melanoticcarcinoma *n*. 黑色素瘤
melanotrichia *n*. 毛黑变，黑毛发 ‖ ~ linguae 黑舌(病)
melanotrichia linguae; black tongue *n*. 黑舌病
melanotriehia *n*. 毛黑变，黑毛发
melanotroph *n*. 促黑激素细胞
melanotropic *a*. 向黑(色)素的
melanotropin *n*. 促黑素细胞激素

melanous *a*. 黑发的,黑肤的,面黝黑的
melanthin *n*. 毛茛籽皂素
melanuria, melanuresis *n*. 黑尿
melanuric *a*. 黑尿的
melanurin *n*. 尿黑质
melarsen *n*. 密胺砷(治锥虫病)
Melarsomine *n*. 美拉索明(抗寄生虫药)
Melarsonyl potassium *n*. 美拉胂钾(抗感染药)
Melarsoprol *n*. 美拉胂醇(抗锥虫药)
melasicterus; Winckel's disease *n*. 黑色黄疸,温克耳氏病
melasma *n*. 黑斑病 ‖ ~ addisonii; Addison's disease 阿狄森氏[黑斑]病/~ gravidarum 妊娠期黑斑病/~ suprarenale; Addison's disease 肾上腺性黑斑病,阿狄森氏病/~ universale 全身黑斑病
melatonin *n*. 褪黑激素,N-乙酰-5-甲氧基色胺(松果体的激素)
Meleda disease; familial hyperkeratosis palmaris et plantaris 梅勒达病,家族性掌跖角化过度(症)
melena *n*. 黑粪症;呕黑 ‖ ~ neonatorum 新生儿黑粪症/~ spuria 假性黑粪症/~ vera 真性黑粪症
melenemesis *n*. 黑色呕吐
Meleney's ulcer (chronic undermining ulcer) (Frank Lamont Meleney) 米兰尼溃疡(慢性穿凿性溃疡)(进行性协同性坏疽) ‖ ~ synergistic gangrene 米兰尼协同性坏疽(进行性协同性坏疽)
Melengestrol acetate 醋酸美仑孕酮,醋酸甲烯雌醇,甲烯雌醇-17-醋酸酯(孕激素,抗肿瘤药)
Melengestrol *n*. 美仑孕酮(孕激素类药)
melenic *a*. 黑粪的
meletin *n*. 槲皮素,槲皮黄素,栎精
Meleumycin *n*. 麦白霉素(抗生素类药)
melezitase *n*. 松三糖酶
melezitose *n*. 松三糖
meli-[希]; **mel** [拉]; **honey**[英][构词成分]蜜,糖
Melia L. 楝属
-melia 肢
Meliaceae 楝科
meliatin; menyanthin *n*. 睡菜甙
melibiase *n*. 蜜二糖酶
melibiose *n*. 蜜二糖
melicera; meliceris *n*. 蜜样囊 *a*. 粘稠的,糖浆状的
melicitose *n*. 松三糖
melilot *n*. 黄香草木犀
melilotic acid *n*. 黄木犀酸,邻羟苯丙酸
melilotin *n*. 草木犀甙
melilotoxin *n*. 草木犀毒素,双香豆素
Melilotus *n*. 草木犀属
melin; rutin 芸香甙;芦丁
melioidosis; Whitmore's disease *n*. 类鼻疽,惠特莫尔氏病
Melissa Tourn ex. L.[拉 bee] 蜜蜂花属;滇荆芥属
melissa *n*. 蜜蜂花
melissophobia 蜂蛰恐怖
melissic acid *n*. 蜂花酸,三十(烷)酸
melissotherapy *n*. 蜂毒疗法
melit(o)-[构词成分] 蜜,糖
melitagra *n*. 密状结痂性湿疹
melitemia *n*. 糖血症
melitensis *n*. 波状热,布鲁(杆)菌病
melitin *n*. 波状热菌素,布鲁菌素
melitis *n*. 颊炎
melitococcosis; undulant fever 波状热,布鲁(杆)菌病
melitococcus; Brucella melitensis *n*. 波状热菌;马耳他布鲁(杆)菌
melitoptyalism *n*. 糖涎(涎内含葡萄糖分泌)
melitoptyalon *n*. 糖涎(涎内产生的葡萄糖)
melitose; melitriose *n*. 蜜三糖,棉籽糖
melitoxin; dicoumarin 草木犀毒素,双香豆素
Melitracen hydrochloride 盐酸美利曲辛,盐酸四甲蒽丙胺(抗抑郁药)
Melitracene *n*. 美利蒽(抗忧郁药)
Melitracin *n*. 美利曲辛(抗抑郁药)
melitriose; melitose *n*. 蜜涎症,糖涎症
Melittangium *n*. 蜂窝囊菌属
melituria *n*. 糖尿(症) ‖ ~ inosita 肌醇糖尿
melituric *a*. 糖尿症的
melizame *n*. 四唑氧酚(甜味剂)
melizitose *n*. 松三糖
Melkersson-Rosenthal syndrome (Ernst Gustaf Melkersson; Curt Rosenthal) 麦—罗综合征(见 Melkersson's syndrome)
Melkersson's syndrome (Ernst Gustaf Melkersson) 麦克逊综合征(为常染色体显性遗传综合征,通常始于儿童期或青春期,主要特征为慢性非炎性面部水肿(通常局限于口唇)及复发性外周性面部麻痹,有时有舌裂。伴有眼部症状,可包括兔眼、眼部烧灼感、睑松垂、眼睑水肿、角膜混浊、眼球后神经炎及双侧复发性眼球突出)
mella [拉](单 mel) *n*. 蜜剂
Mellaril 商名] *n*. 盐酸硫利达嗪(thioridazine hydrochloride)
Mellinger magnet 梅林格氏磁铁(眼科用)
mellite [拉 mellitum] *n*. 蜜剂
mellitum [复 melliti] [拉] *n*. 蜜剂
mellitic acid *n*. 苯六(羧)酸,苯六甲酸
mellitum (复 melliti) [拉] *n*. 蜜剂
mellituria *n*. 糖尿(症)
Melnick method 梅耳尼克氏抗坏血酸定量法
melo-肢
melodidymus *n*. 额外肢畸胎
melodiotherapy; musicotherapy 音乐疗法
Meloidae 芫菁科
melomaniac 音乐迷者
melomania *n*. 音乐迷
melomelus *n*. 赘肢畸胎
melonemetin; melonenemetin 甜瓜吐素
mēlon [希]; **bucca** [拉]; **cheek** [英]颊
meloncus *n*. 颊瘤
melonoplasty; meloplasty *n*. 颊成形术
Melophagus *n*. 蜱蝇属 ‖ ~ ovinus 羊蜱蝇
meloplasty; meloplastia *n*. 颊成形术
melorheostosis; melorheostosisleri *n*. 肢骨纹状肥大
melosalgia *n*. 下肢痛
meloschisis; macrostomia *n*. 颊横裂,巨口(症)
melotia *n*. 颊耳畸形
melotridymus *n*. 三对肢畸胎
Melotte's metal (Geotge W. Melotte) *n*. 梅洛特合金(铋铅锡软合金,有时用于牙科)
melotus *n*. 颊耳畸胎
Meloxicam *n*. 美洛昔康(消炎镇痛药)
Melperone *n*. 美哌隆(抗精神病药)
Melphalan *n*. 美法仑,苯丙氨酸氮芥(抗肿瘤药)
Melquinast *n*. 甲喹司特(抗过敏药)
melt *v*. & *n*. (使)溶解,(使)溶化,(使)消失
Meltzer-Auer test 梅奥二氏试验(检肾上腺素)
Meltzer-Lyon test (method) (S. J. Meltzer; B. B. Vincent Lyon) 梅尔泽—莱昂试验(法)(检胆管病)
Meltzer's law (Samuel J. Meltzer) 梅尔泽定律(拮抗神经支配定律,即所有生命活动均经常受两种相反的力量控制,一方面是增强或引起作用,另一方面则为抑制) ‖ ~ method(anesthesia) 梅尔泽法(麻醉)(含麻醉性蒸汽的空气通过气管内导管的吹入用法,用于胸外科手术)
melubrin *n*. 麦路冰
MEM macrophage electrophoretic mobility (test) 巨噬细胞电泳泳动度(试验)
Memantine *n*. 美金刚(抗震颤麻痹药)
member *n*. 成员,会员;肢,肢体 **membership** *n*. 成员资格;全体成员
memberment *n*. 各部配列式(体内各部配置情形)
membra (membrum 的复数) *n*. 膜 ‖ ~ capsulopuplllaris [拉] 囊瞳孔膜(胚胎)/~ granulosa interna [拉] [视网膜]内颗粒层/~ choriocapillaris [拉] 脉络膜毛细血管膜/~ coronae ciliaris [拉] 睫状小带,晶状体悬韧带/~ epipapillaris [拉]视(神经)乳头上膜/~ fusca [拉] 巩膜棕黑层/~ granulosa externa [拉] (视网膜)外颗粒层/~ hyaloidea [拉] 玻璃体膜/~ limitans interna [拉] 内界膜/~ nictitans [拉] 瞬膜/~ orbitalis musculosa [拉] 眶肌膜/~ pupillaris perseverans [拉] 瞳孔残膜,永存性瞳孔膜/~ ruyschiana [拉] 脉络膜毛细血管层
membranaceous *a*. 膜性的,膜状的
membranaceous septum 膜性间隔
membranate *a*. 膜性的
membrana (复 membranae) [拉]; **membrane** [英]; **lemma** [希] *n*. 膜
membrane *n*. 膜 ‖ adventitious ~ 异位膜/alveolodental ~ 牙周膜/anal ~ 肛膜,肛板/basement ~ 基膜/birth ~ s 衣胞(即羊膜及绒毛膜)/buccopharyngeal ~ 颊咽膜(咽颅底筋膜;口咽膜)/chorioallantoic ~ 绒(毛)膜尿囊/cloacal ~ 泄殖腔膜,一穴肛膜/costocoracoid ~ 喙锁筋膜/cyclitic ~ 睫状体炎性假膜/enamel ~ 釉膜;牙护膜/endoneura ~ 神经鞘,神经膜/exocoelomic ~ 胚外

体腔膜/false ~; accidental ~ 假膜/germinal ~ 胚盘,胚层/glassy ~ 玻璃膜;基底层/gradocol ~s 超滤膜(应用在超滤法中的一种薄膜)/ground ~ 基膜/haptogen ~ 凝膜(蛋白质组成的膜)/homogeneous ~ 均质膜(胎盘绒毛的)/interspinal ~ 棘间膜,棘(突)间韧带/ion-selective ~ 离子选择膜/keratogenous ~ 甲床/meconic ~ 胎肛膜/medullary ~ 骨内膜,/mucous ~ 粘膜/nictitating ~ 瞬膜/oral ~ 口膜,咽颅底筋膜/ovular ~ 卵黄膜/proligerous ~ (载)卵丘/prophylactic ~ pyophylactic ~ 防脓膜/purpurogenous ~ 眼色素上皮层/slit ~ 裂孔膜,裂隙滤过膜/striated ~ 透明带/submucous ~ 黏膜下组织/tarsal ~ 睑板/tympanic ~ 鼓膜/unit ~ 单位膜/vitreous ~ 玻璃体膜;透明膜(毛根);脉络膜基底层;角膜后界层
membranae (单 membrana) [拉] 膜
membrane prism *n*. 膜状棱镜
membranectomy *n*. 膜切除术
membranelle *n*. 微膜,小膜
membranes; gradocol *n*. 超滤膜
membraniferous *a*. 有膜的
membraniform *a*. 膜样的,膜状的
membranin *n*. ①膜蛋白 ②酵母菌纤维素
membranocartilaginous *a*. 膜(与)软骨性的
membranoid *a*. 膜样的,膜状的
membranolysis *n*. 细胞膜破裂
membranous *a*. 膜的,膜性的,膜样的
membranous cataract *n*. 膜性白内障
membranous conjunctivitis *n*. 膜性结膜炎
membroid 动物膜[肠溶]胶囊
membrum (复 membra) [拉] *n*. 肢,肢体 ‖ ~ inferius 下肢/~ muliebre 阴蒂/~ superius 上肢/~ virile 阴茎
memhol *n*. 薄荷脑
memngomyelocele *n*. 脊髓脊膜突出
memngopneumonitis *n*. 脑膜肺炎
memngorecurrence *n*. [梅毒]脑膜再发
memometer 记忆测试器
memorable *a*. 难忘的;值得注意的
memorial *a*. 记忆的;纪念的,追悼的
memorize, memorise *vt*. 记住,熟记;存储
memorise *n*. 存储器
memory *n*. 记忆;纪念;存储,存储器 ‖ anterograde ~ 远事记忆,顺行性记忆/coast ~ 热带性遗忘/echoic ~ 回声记忆/iconic ~ 映象记忆,瞬时形象记忆/immunologic ~ 免疫记忆(指免疫系统对第二次接触抗原的应答能力比第一次更快且更强)/kinesthetic ~ 动觉记忆/long-term ~ 长期记忆,长时记忆/screen ~ 映幕记忆,掩蔽性记忆(用以掩蔽其他不愉快或痛苦的回忆)/short-term ~ 短期记忆,短时记忆/visual ~; eye ~ 视觉记忆/beyond (within) the ~ of men 有史以前(以来)/to the best of one's ~ 就记忆所及
memotine hydrochloride *n*. 盐酸美莫汀,盐酸甲氧苯异喹(抗病毒药)
Memotine *n*. 美莫汀(抗病毒药)
memsome *n*. 节片,体节
men *n*. man 的复数
MEN multiple endocrine neoplasia *n*. 多发性内分泌腺瘤
men(o)-[构词成分] 月经
Menabitan *n*. 美大麻坦(镇痛药)
menace *n*. 恐吓,威胁 *vt*. & *vi*. (进行)恐吓,(进行)威胁
menacme *n*. 经潮期
menadiol sodium diphosphate 磷钠甲萘醌,甲萘二酚二磷酸酯四钠(维生素 K 制剂)
Menadiol Diacetate 醋酸甲萘氢醌(止血药)
menadiol *n*. 维生素 K_4
Menadiol *n*. 甲萘氢醌(止血药)
Menadiol Sodium Sulfate 甲萘氢醌硫酸钠(止血药)
Menadioldiacetate *n*. 维生素 K_4 醋酸酯
Menadiolsodiumsulfate *n*. 维生素 K_4 硫酸钠
Menadione *n*. 维生素 K_3,甲萘醌(止血药) ‖ ~ sodium bisulfite 维生素 K_3 亚硫酸氢钠(止血药) ‖ menaphthone *n*.
Menadione Sodium Bisulfite 甲萘醌亚硫酸氢钠(止血药)
menadionesodiumbisulfite *n*. 维生素 K_3
Menadoxime *n*. 甲萘多苷(止血药)
Menagen *n*. 雌酮(estrone)[商名]
menagogue 通经药
menalgia *n*. 痛经
menaphthene; menadione *n*. 甲萘醌
menaquinone *n*. 甲基萘醌类(亦称维生素 K_2)
menarche *n*. 月经初潮 ‖ menarchal, menarcheal, menarchial *a*.
Menatetrenone *n*. 四烯甲萘酯,维生素 K_2(止血药)
Menbutone *n*. 孟布酮(利胆药)
mend *vt*. 修理,修补;改正;治愈,使恢复健康 *vi*. 渐愈,好转 *n*. 修补,好转,痊愈 ‖ on the ~ (或 on the ~ ing hand) (病情或事态)在好转中
mendacity *n*. 谎言癖;谎言
Mendel-Bekhterev reflex (sign), Mendel's reflex, Mendel's dorsal reflex of foot (Kurt Mendel; V. M. Bekhterev) 孟德尔—别赫捷列夫反射(征)、孟德尔反射、孟德尔足背反射(轻叩足背时,通常引起第二到第五趾向背侧屈曲,但在某些器质性神经病变时,则导致足趾向跖侧屈曲)
Mendeléeff's (Mendeleev's) law (Dimitri I. Mendeléeff) 门捷列夫定律(周期律)
mendelevium *n*. 钔(化学元素)
mendelian *n*. (Gregor J. Mendal) *a*. 孟德尔的 ‖ ~ characters 孟德尔性状(遗传学中指动物或植物所显示各别的特殊的性状,这些性状取决于生物体的基因组成,可能是隐性的,也可能是显性的)/~ law 孟德尔定律 (见 Mendel's law)
mendelism *n*. 孟德尔遗传学说 (见 mendelian characters 及Mendal's law)
mendelizing *a*. 孟德尔(遗传)方式的
Mendel's law (Gregor J. Mendel) 孟德尔定律(遗传律,即在某一特征或性状上,子代的特征并非介于父母之间,而是从父母中之一遗传得来,现今孟德尔定律常以独立分配定律 < law Of independent assortment > 及分离定律 < law of segregation > 表示之)
Mendel's reflex [Kurt 德精神病学家 1874 生] 孟德尔氏反射(足背反射)
Mendel's test (Felix Mendal) 孟德尔试验 (见 Mantoux test)
Mendelsohn's test (Martin A . Mendelsohn) 门德尔松试验(检心肌效率,即根据运动所致心跳加速及复原时间的快慢而测定之)
menelipsis; menolipsis 停经
menelkosis 溃疡部倒经
Menest [商名] *n*. 酯化雌激素 (esterified estrogen)
Ménétrier's disease (Pierre Ménétrier) 巨大肥厚性胃炎
Menformon *n*. 雌酮(estrone)[商名]
Menge's operation [Karl 德妇科学家 1864 生] 门格氏手术(一种绝育手术)
Menge's pessary (Karl Menge) 门格子宫托(环状有柄子宫托)
menginitis, piarachnitis, leptomeningitis *n*. 软膜蛛网膜炎,柔脑(脊)膜炎
Menglytate *n*. 孟格产酯(镇咳药)
Menhidrosis; menidrosis *n*. 月经代偿性出汗,出汗倒经
-menia 月经
Ménière's disease (syndrome) (Prosper Ménière) 梅尼埃病(综合征),耳性眩晕病
meningarthrocace 关节膜病(旧名)
menigoblastoma *n*. 成脑(脊)膜细胞瘤
menigogenic *a*. 脑膜源性的
mening(o)-[构词成分] 脑膜,脊膜
meningeal *a*. 脑(脊)膜的
meningematoma *n*. 硬脑(脊)膜血肿
meningeocortical *a*. 脑膜脑皮质的
meningeoma *n*. 脑(脊)膜瘤
meningeorrhaphy *n*. 脑(脊)膜缝术
meninges (meninx 的复数) [希] *n*. 脑(脊)膜
meninghematoma *n*. 硬脑(脊)膜血肿
meninginitis; piarachnitis; leptomeningitis *n*. 软膜蛛网膜炎,柔脑(脊)膜炎
meningioma; durosarcoma; arachnoid fibroblastoma; meningofibroblastoma *n*. 脑(脊)膜瘤 ‖ angioblastic ~; angioblastoma 成血管细胞性脑(脊)膜瘤,成血管细胞瘤/~ parasagittal 矢状窦旁脑膜瘤/~ suprasellar 蝶鞍上脑膜瘤
meningiomatosis *n*. 多发性脑(脊)膜瘤,脑(脊)膜(纤维)瘤病
meningism; meningismus *n*. 假性脑(脊)膜炎
meningism *n*. 假性脑(脊)膜炎
meningitic *a*. 脑(脊)膜炎的
meningitides (单 meningitis) *n*. 脑(脊)膜炎
meningitis (复 meningitides) *n*. 脑(脊)膜炎 ‖ African ~ 非洲脑膜炎,昏睡病/cerebral ~ 脑膜炎/cerebrospinal ~ (CSM) 脑脊膜炎/epidemic cerebrospinal ~, menin- gococcic ~ 流行性脑脊膜炎,脑膜炎双球菌性脑膜炎/external ~ 硬脑(脊)膜外层炎/gummatous ~ 树胶肿性脑膜炎/internal ~ 硬脑(脊)膜内层炎/mumps ~ 流行性腮腺炎性脑膜炎/posterior ~ 后(颅凹)脑膜炎/purulent ~ 化脓性脑膜炎/simple ~ 单纯性脑膜炎/spinal ~

脊膜炎/sterile ~ 无菌性脑膜炎/torula ~; torular ~ 串酵母菌性脑膜炎/tubercular ~; tuberculous ~ 结核性脑膜炎/viral ~; aseptic ~; acute aseptic ~; benign lymphocytic ~; lymphocytic ~ 病毒性脑膜炎,无菌性脑膜炎,急性无菌性脑膜炎,良性淋巴细
meningitis, mumps *n*. 腮腺炎性脑膜炎
meningitismeningitides(复 meningitides) *n*. 脑[脊]膜炎 ‖ acute ~ aseptic; lymphocytic choriomeningitis 急性无菌性脑膜炎,淋巴细胞性脉络丛脑膜炎/ acute cerebral ~ 急性脑膜炎/acute spinal ~ 急性脊膜炎/African ~ 非洲脑膜炎,昏睡病/alcoholic ~ 酒毒性脑膜炎/aseptic ~ 无菌性脑膜炎/~ of base; basilar ~ 基底性脑膜炎/benign lymphocytic ~; lymphocytic choriomeningitis ~ 良性淋巴细胞性脑膜炎,淋巴细胞性脉络丛脑膜炎/cerebral ~ 脑膜炎/cerebrospinal 脑脊膜炎/epidemic cerebrospinal ~; 流行性脑脊膜炎
mening(o)- 脑膜,脊膜
meningoarteristis *n*. 脑膜动脉炎
meningoblastoma *n*. 成脑(脊)膜细胞瘤
meningocele *n*. 脑(脊)膜突出 ‖ ~, spurious 假性脑膜膨出
meningocephalitis *n*. 脑膜脑炎
meningoencephalistis, menningocerebritis *n*. 脑膜脑炎
meningocerebritis *n*. 脑膜脑炎
meningococcal conjunctivitis *n*. 脑膜炎双球菌性结膜炎
Meningococcal Polysaccaride Vaccin 脑膜炎球菌多糖菌苗(生物制品)
meningococcemia *n*. 脑膜炎球菌血症 ‖ ~, acute fulminating 急性暴发性脑膜炎球菌血症
meningococcic, meningococcal *a*. 脑膜炎球菌的
meningococcidal *a*. 杀脑膜炎球菌的
meningococcin *n*. 脑膜炎球菌素
meningococcosis *n*. 脑膜炎球菌病
meningococcus, meningococci *n*. 脑膜炎球菌
meningocortical *a*. 脑膜皮质的
meningocyte *n*. 脑膜(组织)细胞
meningoencepalocele *n*. 脑膜突出
meningoencephalitis *n*. 脑膜脑炎 ‖ eosinophilic ~ 嗜酸性脑膜脑炎,嗜酸性脑膜炎/mumps ~ 腮腺炎性的脑膜脑炎/primary amebic ~ 原发性阿米巴脑膜脑炎/syphilitic ~ 梅毒性脑膜脑炎,全身性麻痹症,麻痹性痴呆
meningoencephalocele *n*. 脑膜突出
meningoencephalomyelitis *n*. 脑脊膜脑脊髓炎
meningoencephalomyelopathy *n*. 脑脊膜脑脊髓病
meningoencephalopathy *n*. 脑膜脑病
meningoexothelioma *n*. 脑膜外皮瘤,外脑膜瘤
meningofibroblastoma *n*. 脑(脊)膜成纤维细胞瘤,脑(脊)膜瘤
meningoma; meningioma; meningeoma *n*. 脑(脊)膜瘤
meningomalacia *n*. 脑膜软化
meningomyelitis *n*. 脊髓脊膜炎,脊膜脊髓炎
meningomyelocele *n*. 脊髓脊膜突出
meningomyeloencephalitis *n*. 脑脊膜脑脊髓炎
meningomyeloradiculitis *n*. 脊髓脊膜神经根炎
meningomyelorrhaphy *n*. 脊髓脊膜缝合术
meningo-osteophlebitis *n*. 骨膜骨静脉炎
meningopathy *n*. 脑(脊)膜病
meningopneumonitis *n*. 脑膜肺炎
meningorachidian *a*. 脊膜脊髓的
meningoradicular *a*. 脑(脊)膜神经根的
meningoradiculitis *n*. 脑(脊)膜神经根炎
meningorecurrence *n*. (梅毒)脑膜再发(抗梅毒治疗诱发的梅毒性脑膜炎)
meningorrhagia *n*. 脑(脊)膜出血
meningorrhea *n*. 脑(脊)膜渗血
meningosis *n*. (骨间)膜性附着
meningotyphoid *n*. 脑膜炎型伤寒
meningothelioma *n*. 脑脊膜瘤
meningovascular *a*. 脑(脊)膜血管的
meninguria *n*. 膜片尿
meninx(复 meninges)[希] *n*. 脑(脊)膜
meniscal *a*. 半月板的
meniscectomy *n*. 半月板切除术
menischesis *n*. 经闭,闭经
menisci meniscus 的复数
meniscitis *n*. 半月板炎
meniscocyte *n*. 新月形红细胞,镰状红细胞
meniscocytosis *n*. 新月形红细胞症,镰状红细胞性贫血
meniscosynovial *a*. 半月板滑膜的
meniscus(复 meniscuses 或 menisci) *n*. [拉] 半月板;弯月面,新月面;凹凸透镜 ‖ articular; ~ joint ~ 关节半月板/~ converging 会聚透镜,正透镜/~ divering 分散透镜,负透镜/ negative ~ 负透镜,凸凹透镜 positive/~ 正透镜,凹凸透镜 tactile menisci/~ 触盘,触觉半月板
meniscus lens 弦月透镜
meniseetomy *n*. 半月板切除术
meniseetomy temporosubmaxillary 颞下颌半月板切除术
Menispermaceae *n*. 防己科
menispermine *n*. 印防己碱
Menispermum *n*. 蝙蝠葛属
menispine *n*. 加防己碱
Menitrazepam *n*. 甲硝西泮(安定类药)
Menkes' syndrome 门克士综合征(遗传性铜吸收异常,特点为大脑严重变性及动脉病变,导致在婴儿期死亡,头发稀疏脆弱并在显微镜下呈卷缩状,系 X 连锁隐性性状遗传,亦称扭结发综合征,硬质毛发综合征)
menlngomyelitis *n*. 脊髓脊膜炎,脊膜脊髓炎
menlngomyeloradiculitis *n*. 脊膜脊髓神经根炎
menlngopathy *n*. 脑[脊]膜病
menlngoradiculitis *n*. 脑[脊]膜神经根炎
menlngosis *n*. [骨间]膜性附着
menlngotyphoid *n*. 脑膜炎型伤寒
menlseitis *n*. 半月板炎
menocelis *n*. 停经斑
Menoctone *n*. 美诺克酮(抗疟药)
Menogaril *n*. 美诺立尔(抗肿瘤药)
menolipsis *n*. 停经
menometastasis *n*. 代偿性月经
menometrorrhagia *n*. 异常子宫出血,子宫功能性出血(月经期或不规则子宫出血过多);月经频多
menopad *n*. 月经垫
menopathy *n*. 月经病
menopause *n*. 绝经期 ‖ artificial ~ 人工绝经 praecox/~ 早期绝经
menopausal *a*. 绝经的
menophania *n*. 异位初现,初经
menoplania *n*. 异位月经,代偿性月经
menorrhagia *n*. 经血过多,月经过多
menorrhalgia *n*. 经痛,痛经
menorrhea *n*. ①行经,月经 ②月经过多
menorrheal *a*. ①行经的 ②月经过多的
menoschesis *n*. 经闭,闭经
menosepsis *n*. 月经滞留中毒
menostasia, menostasis *n*. 经闭,绝经
menostaxis *n*. 经期延长,月经淋漓
Menotrophin *n*. 尿促性素(激素类药)
menotropins *n*. 尿促性腺素,促生育素,促月经素(绝经期后人尿中的提取物,亦称促卵泡激素,绝经期促性腺激素)
menoxenia; abnormal menstruation 月经不调
menrium[商名] *n*. 氯氮—水溶性酯化雌激素(chlordiazaepozide and water-soluble esterified estrogers)
mens *n*. [拉] 精神,意志;心
mensa; occlusal surface *n*. 殆面
mensis(复 menses) *n*. [拉] 月经
menstrual *a*. 月经的
menstruant *n*. 有月经者
menstruate *vi*. 行经
menstruation *n*. 月经,行经 ‖ anovular; ~ anovulatory ~ 无卵性月经,不排卵性月经 climacteric/~ 更年期月经 delayed/~ 初经迟延/difficult ~ 月经困难/infrequent ~ 月经稀少/irregular ~ 月经不调/latent ~ 隐性月经/membranous ~ 膜性月经/nonovulational; ~ anovular ~ 无卵性月经,不排卵性月经/painful ~ 痛性月经,痛经/precocious ~ 初经过早/profuse ~ 月经过多/regurgitant ~ 逆行月经/retained ~ 滞留性月经/retrograde; ~ regurgitant 逆行月经/scanty ~ 月经过少/supplementary ~ 附加性月经/suppressed ~ 经闭/tubal ~ 输卵管性月经/vicarious ~ 代偿性月经,异位月经
menstruous *a*. 月经的
menstruum *n*. 溶媒
mensual *a*. 按月的,每月的
mensurable *a*. 可量的
mensuration *n*. 测量,测诊
ment(o)-[构词成分] 颏
mentagra; sycosis *n*. 须疮
mentagrophyton *n*. 须疮菌(现名须发癣菌 Trichophyton mentagrophytes)

mental; chin 颏的
mental eye *n*. 独眼
mental image *n*. 感觉像
mental parallax *n*. 精神性视差
mental[1] *a*. 精神的,脑力的,智力的,心理的;精神病的 ‖ ~ly *ad*. 精神上,智力上
mental[2] *a*. 颏的
mentalia *n*. 视听幻觉症
mentalis［拉］*a*. & *n*. ①颏的 ②颏肌
mentality *n*. 智力,智能;心态,心性
mentation *n*. 精神活动,精神作用
Mentha *n*. 薄荷属 ‖ canadensis ~ 加拿大薄荷,野薄荷/piperita ~ 欧薄荷 ~ pulegium 欧亚薄荷/spicata; ~ viridis ~ 留兰香,绿薄荷
menthal-phenic *n*. 薄荷酚
menthane *n*. 薄荷烷
menthene *n*. 薄荷烯
menthenone *n*. 薄荷烯酮
mentho-, menth-薄荷
Menthol *n*. 薄荷脑,薄荷醇,醇(芳香药,驱风药,局部止痒药)
menthone *n*. 薄荷酮
menthyl *n*. 薄荷酯,薄荷基
mentia pyramidalis; eminentia pyramidalis 锥隆起
menticide *n*. 精神摧毁,洗脑
mentimeter *n*. 智力测验器
mentism *n*. 幻觉性精神病;精神幻像
mention *n*. & *vt*. 叙述;说到,提及 ‖ make ~ of 提及……/not to ~ (或 without ~ing) 更不必说
mento-［希］; **mentum**［拉］; **chin**［英］颏
mentoanterior *n*. 颏前位(胎位)
mentobregmatic *a*. 颏前囟的
mentohyoid *a*. 颏舌骨的
mentolabial *a*. 颏唇的
mentolabialis; depresso labii inferioris; quadratus labii inferioris *n*. 下唇方肌
menton *n*. 颏(下)点
mentoplasty *n*. 颏成形术
mentoposterior *n*. 颏后位(胎位)
mentotransverse *n*. 颏横位(胎位)
mentula［拉］*n*. 阴茎
mentulagra *n*. ①阴茎异常勃起 ②痛性阴茎勃起
mentulate *a*. 巨阴茎的
mentum［拉］*n*. 颏
menu *n*. 菜单
Menyanthes *n*. 睡菜属
Menyanthin; meliatin *n*. 睡菜甙
Menzer's serum［Arthur August Ludwig 德细菌学家 1871 生］门策尔氏血清(抗链球菌血清)
Meobentine *n*. 甲氧苯汀(抗心律失常药)
Meobentine sulfate *n*. 硫酸甲氧苯汀,硫酸甲氧苄胍(抗心律失常的心抑制药)
meonine *n*. 消旋蛋氨酸(racemethionine)［商名］
mepacrine hydrochloride *n*. 盐酸米帕林,盐酸阿的平(抗疟药)
Mepacrine *n*. 米帕林(抗疟药)
Mepacrine *n*. 阿的平(抗疟药)
Mepartricin *n*. 美帕曲星,甲帕霉素(抗真菌和抗原虫药)
Mepazine *n*. 甲哌啶嗪(安定药)
Mepazine acetate *n*. 乙酸密哌嗪,乙酸甲哌啶嗪(安定药)
Mepenzolate bromide *n*. 溴美喷酯,溴化甲哌佐酯,宁胃适(口服抗胆碱能药)
Meperidine hydrochloride *n*. 盐酸哌啶,盐酸哌替啶(镇痛药)
Mepethidine; pethidine *n*. 哌替啶(镇痛药)
mephaquine［商名］*n*. 盐酸甲氟喹(mefloquine hydrochloride)
mephedrine 甲基麻黄碱
Mephenamine *n*. 邻甲苯海拉明(即奥芬那君 orphenadrine,解痉药)
Mephenesin *n*. 美芬新,甲酚甘油醚,甲苯丙醇(骨骼肌松弛药)
Mephenoxalone *n*. 美芬噁酮,甲苯噁酮,甲氧苯氧甲基噁唑啉酮(安定药)
Mephentermine *n*. 美芬丁胺(升压药)
Mephentermine sulfate *n*. 硫酸美芬丁胺,硫酸甲苯丁胺(肾上腺素能药,用作血管加压药,升压药)
Mephenytoin *n*. 美芬妥英,3－甲基苯乙妥因(抗癫痫药)
mephitibic *a*. 污气内生活的
mephitibiosis *n*. 污气内生活
mephitic *a*. 污气的,臭气的
mephitis［拉］*n*. 臭气
mephitismus *n*. 臭气中毒
Mephobarbital; methylphenobarbital *n*. 甲苯比妥,甲基苯巴比妥(催眠镇静药)
Mephytal 甲基苯巴比妥(治癫痫药)
Mephyton［商名］*n*. 维生素 K_1(phytonadione)
mepicycline *n*. 美吡四环素
mepindolol *n*. 甲吲洛尔(p 受体阻滞剂)
Mepiprazole *n*. 美吡哌唑(安定类药)
Mepivacaine hydrochloride *n*. 盐酸甲哌卡因,盐酸卡波卡因(局部麻醉药)
Mepivacaine *n*. 甲哌卡因(局麻药)
Mepixanox *n*. 甲哌帖司(抗过敏药)
Mepramidil *n*. 美普地尔(扩冠药)
Meprane［商名］*n*. 美雌酚二丙酸酯,丙甲雌酚二丙酸酯(promethestroldipropionate)
meprednisone *n*. 甲泼尼松,甲基强的松(合成糖皮质激素)
Meprobamate *n*. 甲丙氨酯,氨甲丙二酯,安宁,眠尔通(安定药) ‖ ~, isopropyl 异丙安宁(即卡立普多 carisoprodol,安定药,肌肉松弛药)
meprobamate *n*. 安宁
Meprochol *n*. 美普溴胺(解痉药)
Meprophendiol *n*. 美普芬醇(安定类药)
Meproscillarine *n*. 甲海葱次甙(强心药)
Meprospan［商名］*n*. 甲丙氨酯(meprobamate)
Meprothixol; meprotixol *n*. 美普替索(镇咳药)
Meprylcaine hydrochloride *n*. 盐酸美普卡因,盐酸甲丙卡因(局部麻醉药)
Meprylcaine *n*. 美普卡因(局麻药)
Mepyramine maleate *n*. 马来酸美吡拉敏,马来酸甲氧苄二胺(抗感染药)
Mepyramine *n*. 美吡拉敏(抗组胺药)
Mepyrapone *n*. 甲双吡丙酮,甲吡酮(即美替拉酮 metyrapone,用于下丘脑功能试验)
mEq., meq melliequivalent *n*. 毫克当量
Mequidox *n*. 美喹多司,甲喹氧(抗菌药)
mequinol *n*. 对甲氧酚(脱色剂)
Mequitazine *n*. 甲喹吩嗪美喹他嗪(抗组胺药)
MER the methanol extraction residue of BCG 卡介苗的甲醇提取残留物
Meralein sodium 美拉林钠(消毒防腐药)
Meralgia *n*. 股痛 ‖ paresthetica ~ 感觉异常性股痛
Meralluride *n*. 美拉鲁利,汞鲁来(汞利尿药)
meramaurosis *n*. 部分黑蒙
meranesthesia 部分感觉消失
Meratia praecox 腊梅
meratran *n*. 哌苯甲醇
Merbromin *n*. 汞溴红,红汞(局部抗菌药)
merbromine *n*. 红汞
Mercaleukin 麦卡累金(治白血病药)
mercaptal *n*. 缩硫醛
Mercaptamine *n*. 巯乙胺(解毒药)
Mercaptan *n*. 硫醇
Mercaptide *n*. 硫醇盐
mercapto-巯基
2-mercapto-5-amino-1,3,4-thiodiazole 2－巯基－5－氨基－1,3,4－噻二挫
2-mercaptobenzimidazole 2－巯基苯咪挫
mercaptoethylamine 巯基乙胺
2-mercaptoglyoxaline 2－巯基咪挫
2-mercapto-imidazole 2－巯基咪挫
2-Mercaptoethanol 2－巯基乙醇 ‖ β-mercaptoethylamine *n*. β－巯基乙胺
mercaptol *n*. 缩硫醇
Mercaptomerin *n*. 硫汞林(利尿药) ‖ 6－mercaptopurine *n*. 6－巯基嘌呤,乐疾宁(抗肿瘤药)
6-mercaptopurine *n*. 6－巯基嘌呤,乐疾宁(抗肿瘤药)
2-mercaptomethylglyoxaline 2－巯基甲基咪挫
2-mercapto-oxazoline 2－巯基噁挫啉
2,3-mercaptopropanol 二巯基丙醇
2-mercapto-4-propylimidazole 2－巯基－4－丙基咪挫
2-mercaptothiazoline 2－巯基噻挫啉
2-mercapto-1,2,4-triazole 2－巯基－1,2,4－三氮挫
mercapturic acid *n*. 硫醚氨酸

mercarbolide 氯化酚汞
Mercier's bar(valve)(Louis a. Mercier)输尿管间襞,输尿管间嵴 ‖ ~ catheter 梅尔西埃导管(弯头软导管,用于前列腺肥大病人)
Mercocresols *n*. 汞克利索,汞甲酚剂(灭菌药)
Mercuderamide *n*. 汞拉米特(利尿药)
mercuhydrin
Mercumatilin sodium *n*. 汞香豆林钠(利尿药)
Mercupurin *n*. 汞罗茶碱,汞茶碱(mercurophylline 的旧名,利尿药)
Mercuramide *n*. 汞撒利(利尿药)
mercurammonium *n*. 氨基汞 ‖ ~ chloride 氯化氨基汞,白降汞
mercurare *vi*. 使汞化,用汞处理
mercurial *a*. 水银的,汞的 汞制剂
mercurialentis *n*. 汞中毒性晶状体变色
Mercurialis *n*. 山靛属 ‖ ~ annua 法国山靛(曾用作利尿、抗梅毒药)
mercurialism; mercurialismus; hydrargyrism *n*. 汞中毒,水银中毒 ‖ mercurialism, chronic; mercurial cachexia 慢性汞中毒,汞毒恶病质
mercurialize *vt*. 用汞治疗
mercurialization *n*. (持续小量)汞剂治疗,汞剂化
mercurialized *a*. 用汞剂治疗的;含汞的
mercuriate *n*. 汞盐
mercuric *a*. 汞的,二价汞的 ‖ ~, benzoate 苯甲酸汞(曾用于治疗梅毒)/~ chloride 氯化汞,升汞(消毒防腐药)/~ cyanide 氰化汞(曾用于治疗梅毒)/~ oxycyanide 氧氰化汞(曾用作抗菌和抗梅毒药)/red ~ iodide 红碘化汞(曾用作抗菌药)/~ salicylate 水杨酸汞(曾用于治疗梅毒)/yellow ~ oxide 黄氧化汞,黄降汞(眼科用局部抗感染药)
Mercuricchloride *n*. 升汞(消毒防腐药)
mercurin *n*. 汞林
Mercurio's position[Geronimo Scipione 意产科医师 1550—1595]梅尔库里奥氏卧位(一种分娩位法)
mercurius 汞
Mercurobutol *n*. 汞氯丁酚(消毒防腐药)
Mercurochrome[商名] *n*. 汞溴红,红汞(merbromin)的制剂
mercurophen 汞酚
Mercurophylline *n*. 汞罗茶碱,汞茶碱(利尿药)
Mercurophylline *n*. 汞非林(利尿药)
mercurothiolate' thiomersal *n*. 硫柳汞
mercurous *a*. 亚汞的,一价汞的 ‖ yellow ~ iodide 黄碘化亚汞(曾用于治疗梅毒)
Mercurouschloride *n*. 甘汞(消毒防腐药)
mercury; liquid silver[英]**; mercurius; hydrargyrum**[拉] *n*. 汞,水银 ‖ ammoniated ~ 氯化氨基汞,白降汞(局部抗感染药)/bichloride; ~ perchloride ~ 氯化汞,升汞(曾用作治疗梅毒,现用作消毒剂)/~ with chalk 汞白垩(治阴虱病)/French ~ 法国山靛(曾用作利尿、抗梅毒药)/mild ~ chloride 甘汞,氯化亚汞(消毒防腐药)/ Mercuzanthin *n*. 汞罗茶碱,汞茶碱(mercurophylline)[商名](利尿药)
mercusal; mersalyl; salyrgan 汞散利
Mercuzanthin[商名] *n*. 汞罗茶碱,汞茶碱(mercurophyline)(利尿药)
-mere[构词成分]节段,部分
mere *a*. 仅仅的,只不过的;纯粹的 ‖ ~ly *ad*.
merebranoid *a*. 膜样的
meremphraxis *n*. 部分阻塞
merergasia *n*. 轻精神病
merergastic *a*. 轻精神病的
merethoxylline *n*. 乙氧汞林
merethoxylline procaine 汞乙氧茶碱普鲁卡因(用于治疗继发于充血性心力衰竭和肾病中和征所致的水肿)
Meretoja type familial amyloid polyneuropathy (**syndrome**)(J. Meretoja)梅莱托耶型家族性淀粉样蛋白多神经病,芬兰型家族性淀粉样蛋白多神经病
merge *vi*. & *vt*. 使合并,使结合;使渐渐消失 ‖ ~nce *n*.
Mergocriptine *n*. 甲麦角隐亭(5 羟色胺拮抗药)
mericarp *n*. 悬果片
meridian *n*. 经线,子午线
meridian angle *n*. 子午线角
meridianal *a*. 经线的,子午线的
meridian *n*. ① 子午线,经线 ②经络(针灸) ③顶点;全盛时期 *a*. ①子午线的,经线的,顶点的 ②全盛时期的 ‖ ~ of the cornea 角膜子午线/~ s of eyeball 眼球子午线/~ ray 子午射线,经线
meridianus(复 meridiani) *n*. [拉]子午线,经线
meridional *a*. 经线的,子午线的 ‖ ~ aberration 子午圈像差/~ accommodation 散光性调节/~ amblyopia 经线性弱视/~ fiber 经线纤维,子午纤维
Merieux-Baillon test 梅贝二氏试验(结核病血清试验)
merinthophobia 被缚恐怖
merisis *n*. (细胞)分裂性增大
merism *n*. 节构造
Merismopedia *n*. 碟状菌属
merispore *n*. 分裂孢子
Merisoprol(197Hg) *n*. 放射性汞丙醇(诊断用药)
meristele *n*. 分体中柱
meristem *n*. 分生组织
meristematic *a*. 分生组织的
meristic *a*. 对称排列的
meristiform *a*. 八叠球菌状的
meristoma *n*. 分生组织瘤
merit *n*. 优点,价值;功绩 *vt*. 值得,应受
Merkel-Ranvier cells(F. S. Merkel; Louis *a*. Ranvier)默—郎细胞(表皮基层的明细胞,含有儿茶酚胺颗粒,类似黑素细胞)
Merkel's cells(corpuscles, disks, tactile cells)(Friedrich S. Merkel)默克尔细胞(小体盘、触觉细胞),触觉,触觉半月板
Merkel's filtrum(Karl L. Merkel)喉室沟 ‖ ~ muscle 角环肌
Merkel's ganglion 默克尔氏神经节
Merkel's touch cells 默克尔氏触细胞
Merkel's muscle 默克尔氏肌
Mermithid *a*. 索虫科的
Mermithidae *n*. 索虫科
Mermithoidea *n*. 索虫总科
mero-[构词成分]部分,局部;股
meroacrania *n*. 部分无颅(畸形)
meroanencephaly *n*. 部分无脑(畸形)
meroblastic *a*. 部分无裂的,不全卵裂的
merocele 股疝
merocomous[macro- + 希 kome hair] *a*. 长发的,长毛的
merocoxalgia *n*. 髋股痛
merocrine *a*. 部分分泌的,局(部分)分泌的
merocyst *n*. 裂殖子囊
merocyte *n*. 剩余精核
meredialysis *n*. 部分分离
merodiastolic *a*. 部分舒张期的
meroergasia *n*. 轻精神病
merogamy *n*. 配子小型,小体配合
merogastrula *n*. 偏裂卵原肠胚
merogenesis *n*. 卵裂
merogenetic *a*. 卵裂的
merogenic *a*. 卵裂的,节裂的
merogony *n*. 卵片发育,(无核)卵块发育 ‖ diploid ~ 二倍卵片发育/ parthenogenetic ~ 单性卵片发育 ‖ merogonic *a*.
merology *n*. 基本组织学
meromelia *n*. 部分缺肢畸形
meromicrosomia *n*. 部分躯干过小,部分体小
meromorphosis *n*. 再生不全,复原不全
meromyarial; meromyarian *a*. 少肌形的
meromyosin *n*. 酶解肌球蛋白
meronecrobiosis; memnecrosis *n*. 细胞[渐进性]坏死
meronecrosis; cellular necrosis *n*. 细胞[渐进性]坏死
meroparesthesia 四肢感觉异常
meront *n*. 子粘变体,分裂体
meropia *n*. 部分失明,部分盲
Meroquinolamide *n*. 汞喹米特(利尿药)
merorachischisis *n*. 部分脊柱裂,脊柱不全裂
meroscope *n*. 心音分段听诊器
meroscopy *n*. 心音分段听诊法
merosmia *n*. 嗅觉减退
merosome *n*. 节片,体节
merostotic *a*. 骨段的,部分骨段的
merosystolic *a*. 部分收缩期的
merotomy *n*. 分节,节裂(尤指细胞)
Merozoa; Cestoda 多节绦虫亚纲
merozoite *n*. 裂殖子,裂体性孢子
merozygote *n*. 部分合子,局部接合子,半合子
merphenyl[商名] *n*. 苯汞化合物(phenykmercuric compounds)
merry *a*. 愉快的,快活的
Mersalyl *n*. 汞撒利(利尿药)
Merseburg triad *n*. 梅尔泽堡三征(突眼性甲状腺肿的特征,即甲状腺肿、突眼及心动过速,梅尔泽堡为德国一地名)

Merthiolate［商名］***n***. 硫柳汞(thimerosal)
Merulius ***n***. 干朽真菌属
Mery's glands 梅里氏腺
merycism; mercismus ***n***. 反刍
merycole ***n***. 反刍者
Merzbacher-Perlizaeus disease (Ludwig Merzbacher; Friedrich Pelizaeus) 家族性脑中叶硬化
mes(o)-［前缀］正中,中间;中位;内消旋
Mesabolone ***n***. 美沙勃龙(同化激素)
mesaconitine ***n***. 中乌头碱
mesad ***ad***. 向中线,向中
mesal ***a***. 正中的,中线的
mesalamine, mesalazine ***n***. 氨水杨酸(5-氨基水杨酸,柳氮磺胺吡啶的活性代谢产物,用于治疗轻度到中度远侧溃疡性结肠炎、直肠乙状结肠炎核直肠炎)
Mesalazine ***n***. 氨水杨酸(消炎药)
mesameboid ***n***. 成血细胞
mesangiocapillary ***n***. 肾小球系膜毛细血(管)的
mesangium ***n***. 肾小球系膜
mesangial ***a***. 肾小球系膜的
mesantoin ***n***. 麦山妥英
mesarch ***n***. 中原型
mesaortitis ***n***. 主动脉中层炎
mesaraic ***a***. 肠系膜的
mesarteritis ***n***. 动脉中层炎 ‖ ~ Monckeberg's; Monckeberg's sclerosis 门克伯格氏动脉中层炎,门克伯格氏动脉硬化
mesaticephalic; mesocephalic ***a***. 中脑的;中型头的
mesatikerkic ***a***. 中等肱桡指数的(肱桡指数 75 ~ 80 之间)
mesatipellic; mesatipelvic ***a***. 中型骨盆的
mesatone 麦撒同
mesaxon ***n***. 轴突系膜
mescal ***n***.［墨］威廉斯仙人球;龙舌兰酵汁,龙舌兰酒
mescaline ***n***. 麦司卡林,仙人球毒碱;三甲氧苯乙胺
mescalism ***n***. 仙人球瘾
Meseclazone ***n***. 美西拉宗,甲氧唑噁酮(消炎镇痛药)
mesectic ***a***. 正常血氧的(血氧分解曲线正常)
mesectoblast ***n***. 中外胚层,外中胚层
mesectoblast; ectomesoblast ***n***. 中外胚层,外中胚层
mesectoderm ***n***. 中外胚层
mesembrine ***n***. 松叶菊碱
Mesembryanthemum.［拉］松叶菊属
mesembryo; blastula stage ***n***. 中胚期,囊胚期
mesencephalic ***a***. 中脑的
mesencephalitis ***n***. 中脑炎
mesencephalohypophyseal ***a***. 中脑垂体的
mesencephalon; mesencephal ***n***. 中脑 ‖ mesencephalic ***a***.
mesencephalotomy ***n***. 中脑切开术
mesencephalothalamotomy ***n***. 中脑丘脑切开术
mesenchyma; mesenchyme ***n***. 间充质 ‖ mesenchymal ***a***.
mesenchymal ***a***. 间[充]质的
mesenchymoma ***n***. 间叶瘤,间充质瘤
mesendoderm; mesentoderm ***n***. 中内胚层
mesenna ***n***. 驱虫合欢皮
mesenterectomy ***n***. 肠系膜切开术
mesenteric ***a***. 肠系膜的
mesentericomesocolic ***a***. 肠系膜结肠系膜的
mesenterin ***n***. 肠系膜[诺卡氏]菌素
mesenteriolum ***n***. 小肠系膜 ‖ ~ appendicis vermiformis; ~ processus vermiormis 阑尾系膜
mesenteriopexy ***n***. 肠系膜固定术
mesenteriophthisis ***n***. 肠系膜结核
mesenteriorrhaphy ***n***. 肠系膜缝术
mesenteriplication ***n***. 肠系膜折术
mesenteritis ***n***. 肠系膜炎
mesenterium ***n***. 肠系膜
mesenteron ***n***. 中肠 ‖ ~ic ***a***.
mesentery ***n***. 肠系膜 ‖ caval ~ 腔静脉系膜/ common; ~ dorsal ~ common 背侧总肠系膜/ dorsal ~ 背肠系膜,背侧总肠系膜/ ~ of vermiform appendix 阑尾系膜
mesentoderm ***n***. 中内胚层
mesentomere ***n***. 中内裂球
mesentorrhaphy ***n***. 肠系膜缝术
mesepithelium; mesothelium ***n***. 间皮
mesethmoid ***n***. 筛骨中部
MeSH Medical subject headings 医学主题词(美国国家医学图书馆出版的词汇,为 MEDLARS 所采用)
mesh ***n***. 筛眼,筛孔;网眼
meshwork ***n***. 网 ‖ reabecular ~ 小梁网
mesiad ***ad***. 向中线,向中
mesial; medial ***a***. 近中的
mesially ***ad***. 向中线
mesien ***a***. 正中面的
mesio-［希］［构词成分］近中
mesiobuccal; mesiobuccalis ***a***. 近中颊的
mesiobuccdal ***a***. 近中颊侧的
mesiobucco-occlusal ***a***. 近中颊殆的
mesiobuccopulpal ***a***. 近中颊髓的
mesiocervical ***a***. 近中颈的;近中龈的
mesiocervical; mesiocervicalis ***a***. 近中颈的
mesioclination; mesial inclination ***n***. 近中颌斜(牙)
mesioclusion; mesio-occlusion ***n***. 近中错殆
mesioclusodistal; mesioclusodistalis ***a***. 近中殆远中的
mesiodens (复 mesiodentes)［拉］***n***. 近中额外牙,楔形牙
mesiodistal; mesiodistalis ***a***. 近中远中的
mesiogingival; mesiogingivalis ***a***. 近中龈的
mesioincisal; mesioincisalis ***a***. 近中切的
mesioincisodistal; mesioincisodistalis ***a***. 近中切远中的
mesiolabial; mesiolabialis ***a***. 近中唇的
mesiolabioincisal; mesiolabioincisalis ***a***. 近中唇切的
mesiolabiopulpal ***a***. 近中唇髓的
mesiolingual; mesiolingualis ***a***. 近中舌侧的
mesiolinguoincisal ***a***. 近中舌切的
mesiolinguo-occlusal ***a***. 近中舌侧殆面的
mesiolinguopulpal ***a***. 近中舌(侧)髓的
mesiomolar ***a***. 近中磨牙
mesion[1] ***a***. 正中面的
mesion[2] ***n***. 正中面
mesionlinguopulpal ***a***. 近中髓的
mesio-occlusal ***a***. 近中殆面的
mesio-occlusion; mesioclusion ***n***. 近中殆面
mesio-occlusodistal; mesio-occlusodistalis ***a***. 近中殆远侧的
mesiopulpal ***a***. 近中髓的
mesiopulpolabial ***a***. 近中髓唇的
mesiopulpolingual; mesiopulpolingualis ***a***. 近中髓舌[侧]的
mesioversion ***n***. 近中向位,近中错位
mesioversion; mesioversio ***n***. 近中错位
mesiris ***n***. 虹膜中层
mesitylene ***n***. 均三甲苯,1,3,5-三甲苯
mesitylenic acid ***n***. 二甲基苯甲酸
mesityluric acid ***n***. 二甲基苯甲酰甘氨酸
meslopulpolablal; mesiopulpolabialis ***a***. 近中髓唇的
mesmerism (Franz ***a***. Mesmer) 催眠术 ‖ mesmeric ***a***.
mesmeromania ***n***. 催眠狂
mesmerize ***vt***. 对……施催眠术,催眠 ‖ mesmerization ***n***. 施催眠术
mesna ***n***. 美司钠,巯乙磺酸钠(一种巯基化合物,与尿毒素抗肿瘤药如异环邻酰胺 < cyclophosphamide > 或环磷酰胺 < cyxlophosphamide > 合用,口服或静脉内给药,因它可使这些药物的代谢产物失活,从而减少对膀胱的损伤)
meso-［希］; **medianus**［拉］; **median**［英］正中,中间
meso-aortitis ***n***. 主动脉中层炎 ‖ ~ syphilitica 梅毒性主动脉中层炎
mesoappendicitis ***n***. 阑尾系膜炎
mesoappendix ***n***. 阑尾系膜
mesoarium ***n***. 卵巢系膜 ‖ mesoarial ***a***.
mesobacterium (复 mesobacteria) ***n***. 中型细菌
mesobilin ***n***. 中胆色素
mesobilirubin ***n***. 中胆红素
mesobilirubinogen ***n***. 中胆红素原,四氢中胆红素,中胆色烷
mesobiliviolin ***n***. 中胆紫素
mesoblast ***n***. 中胚层 ‖ ~ic ***a***.
mesoblastema ***n***. 中胚层细胞
mesobronchitis ***n***. 支气管中层炎
mesocardia ***n***. (正)中位心
Mesocardia ***n***. 中位心
mesocardium ***n***. 心系膜 ‖ arterial ~ 动脉性心系膜/ dorsal ~ 背心系膜/ lateral ~ 侧心系膜,肺嵴/ venous ~ 静脉性心系膜/ ventral ~ 腹心系膜
mesocarpal ***a***. 腕骨间的
mesocecum ***n***. 盲肠系膜 ‖ mesocecal ***a***.
mesocephalic ***a***. 中脑的;中型头的(颅指数在 76.0 ~ 80.9 之间)

mesocephalon *n*. 中脑
Mesocestoides *n*. 中殖孔(绦虫)属
Mesocestoididae *n*. 中殖孔(绦虫)科
mesochondrium *n*. 软骨基质
mesochoroidea *n*. 脉络膜中层
mesococcus; mesococci *n*. 中型球菌
mesocolon *n*. 结肠系膜 ‖ accending; ~ right ~升结肠系膜/ descending; ~ left ~ 降结肠系膜/ sigmoid; ~ iliac; ~ pelvic ~乙状结肠系膜/~ transverse 横结肠系膜 ‖ mesocolic *a*.
mesocolopexy *n*. 结肠系膜固定术
mesocoloplication *n*. 结肠系膜折术
mesocord *n*. 脐带系膜
mesocornea *n*. 角膜中层,角膜固有层
mesocortex *n*. 中间皮质(亦称 juxtalloxortex)
mesocranial; mesocranic *a*. 中型头的(颅指数在 75 ~ 79.9 之间)
mesocranic *a*. 中型头颅的
Mesocricetus *n*. 仓鼠属 ‖ ~ aurius 金仓鼠
mesocuneifourm *n*. 第二楔骨
mesocyst *n*. 胆囊系膜
mesocytoma *n*. 结缔组织瘤
mesodens; mesiodens *n*. 额外牙,楔形牙
mesoderm *n*. 中胚层 ‖ ~ head 头中胚层/~ peristomal 口缘中胚层
mesodermal *a*. 中胚叶的
mesodermal dysgenesis *n*. 中胚叶性形成异常
mesodern *n*. 中胚层,中胚叶 ‖ ~ extraembryonic 胚外中胚层/~ gastral 原肠中胚层/~ peristomal 口缘中胚层/~ splanchnic 脏壁中胚层 ‖ ~al; ~ic *a*.
mesodiastolica *a*. 舒张期中的
mesodont *n*. 中型牙的(牙指数在 42~44 之间)
mesodontic; mesodont *a*. 中型牙的
mesodontism *n*. 中型牙(牙指数在 42~44 之间)
mesoduodenum *n*. 十二指肠系膜(胚胎早期) ‖ mesoduodenal *a*.
mesoepididymis *n*. 附睾系膜
mesoesophagus *n*. 食管系膜
mesogastrium; mesogaster *n*. 胃系膜 ‖ mesogastric
mesoglea *n*. 中蚀层,中蚀质
mesoglia *n*. 少突(神经)蚀质,间(神经)蚀质;小神经蚀质 ‖ ~l *a*.
mesoglioma *n*. 间[神经]胶质瘤,少突[神经]胶质瘤
mesogluteus *n*. 臀中肌 ‖ mesogluteal *a*.
mesognathic *a*. 中型颌的
mesognathion *n*. 切牙骨,内颌点
mesognathism *n*. 中型颌
mesognathous; mesognathic *a*. 中型颌的(颌指数在 98~103 之间)
Mesogonimus *n*. 中殖(吸虫)属 ‖ heterophyes ~ 异形吸虫(即 Heterophyes heterophyes)
mesohemin *n*. 中氯化血红素
mesohyloma *n*. 间皮瘤
mesohypoblast *n*. 中内胚层
mesoileum *n*. 回肠系膜
meso-inositol *n*. 肌醇,内消旋肌醇
mesojejunum *n*. 空肠系膜
mesolecithal *n*. 中(等卵)黄的
mesolepidoma *n*. 间皮皮质瘤,胚间皮细胞瘤 ‖ atypic ~ 非典型间皮皮质瘤,恶性胚间皮细胞瘤/ typical ~ 典型间皮皮质瘤,良性胚间皮细胞瘤
mesology *n*. 生态学
mesolymphocyte *n*. 中型淋巴细胞
mesomelic *a*. 肢中部的
mesomere *n*. 中(分)裂球;中段(中胚层)
mesomeric *a*. 内消旋的;中介的
mesomerism *n*. 稳变异构(现象),缓变异构(现象);中介(现象)
mesometritis *n*. 子宫肌层炎
mesometrium *n*. 子宫系膜;子宫肌层
mesomorph *n*. 中胚层体形者;中型身材者 ‖ ~y *n*. 中胚层体形;中型身材/~ic *a*.
mesomucinase *n*. 中黏蛋白酶
mesomula *n*. 中实肠胚
meson *n*. 正中面,介子(中电子) ‖ ~ic *a*.
mesonasal *a*. 鼻中部的
mesonephroma *n*. 中肾瘤(卵巢) ‖ ~ ovarii 卵巢中肾瘤
mesonephros(复 mesonephroi); **mesonephron** *n*. 中肾 ‖ mesonephric *a*.
mesoneuritis *n*. 神经间质炎 ‖ ~ nadular 结节性神经间质炎
meso-omentum *n*. 网膜系膜
meso-ontomorph *n*. 矮胖体形者
mesopallium *n*. 旧(大脑)皮质,原(大脑)皮质
mesopexy *n*. 肠系膜固定术
mesophile *n*. 嗜(常)温菌
mesophilic *a*. 嗜(常)温的,适温的(指细菌)
mesophlebitis *n*. 静脉中层炎
mesophragma *n*. 中线(横纹肌)
mesophryon *n*. 眉间
mesophyll *n*. 叶肉 ‖ ~ic; ~ous *a*.
mesopia *n*. 暮视,中等照明视力 ‖ mesopic *a*.
mesopic *a*. 中等照明视力的
mesopic vision *n*. 中间视觉
Mesopin[商名] *n*. 甲溴后马托品(homatropine methylbromide)
Mesopneumon *n*. 肺系膜,胸膜连系
Mesoporphyrin *n*. 中卟啉
Mesoprosopic *a*. 中型颜面的
mesoprosopic *a*. 中型面的
Mesopsychic *a*. 发育中期的
Mesopulmonum *n*. 肺系膜
mesorachischisis; partialrachischisis *n*. 脊柱不全裂
mesorchium *n*. 睾丸系膜 ‖ mesorchial *a*.
mesorectum *n*. 直肠系膜
mesoretina *n*. 视网膜中层
Mesoridazine *n*. 美索达嗪,甲砜哒嗪(安定药) ‖ besylate; ~ benzenesulfonate ~ 美索达嗪苯磺酸盐,苯磺酸甲砜哒嗪
mesoropter *n*. 眼球正位
mesorrhaphy *n*. 肠系膜缝术
mesorrhine *a*. 中型鼻的(鼻指数在 48 ~ 53 之间)
mesosalpinx *n*. 输卵管系膜
mesoscapula *n*. 肩胛冈
mesoscope *n*. 中视镜
mesoseme *a*. 中型眶的(眶指数在 83 ~ 89 之间)
mesosigmoid *n*. 乙状结肠系膜
mesosigmoiditis *n*. 乙状结肠系膜炎
mesosigmoidopexy *n*. 乙状结肠系膜固定术
mesoskelic *a*. 中型腿的
mesosoma *n*. 中等身材 ‖ ~ tous *a*.
mesosome *n*. 间体(某些细菌细胞膜的向内陷入部分,各种间体与 DNA 复制以及与蛋白质分泌有关)
mesosphilis *n*. 二期梅毒
mesostaphyline *a*. 中型腭的(腭指数在 80~84.9 之间)
mesostaphyline; mesuranic; meso-uranic *a*. 中型腭的
mesostenium *n*. 小肠系膜
mesosternum *n*. 胸骨体
mesostroma *n*. 中基质
mesosyphilis; secondarysyphilis *n*. 二期梅毒
mesosystolic *a*. 收缩中期的
mesotarsal *a*. 跗骨间的
meso-tartaric acid *n*. 内消旋酒石酸,中酒石酸
mesotaurodontism *n*. 中牛牙
mesotendineum; mesotendon, mesotenon *n*. 腱系膜
mesothelial *a*. 间皮的
mesothelioma *n*. 间皮瘤
mesothelioma(复 mesotheliomas 或 mesotheliomata) *n*. 间皮瘤
mesothelium(复 mesothelia) *n*. 间皮 ‖ mesothelial *a*.
mesothenar *n*. 拇收肌
mesothorium *n*. 新钍(用以治癌)
mesotocin *n*. 中催产素,8-异亮催产素
mesotron *n*. 介子(中电子) ‖ ~ic *a*.
mesotropic *a*. 腔中央的
mesotympanum *n*. 中鼓室
mesouranic *a*. 中型腭的(见 mesuranic)
mesovarium *n*. 卵巢系膜
mesoxalic acid 丙酮二酸
mesozoa *n*. 中生动物(一群小的寄生物,与原生动物和后生动物的关系尚未明确)
Mespirenone *n*. 美螺利酮(利尿药)
mess *n*. 伙食,一份食品,足够吃一顿的量;混乱;困境 *vt*. 给……供膳;搞乱,弄脏,妨碍 *vi*. 供膳;陷入混乱,干涉
message *n*. 通讯,消息,信息
messenger *n*. 信使 ‖ second ~ 第二信使(环腺苷酸或环鸟苷酸,为激素作用的介体,主要位于细胞质膜上)
messy *a*. 凌乱的;混乱的;肮脏的 ‖ messily *ad*. /messiness *n*.
Mestanolone *n*. 美他诺龙(雄激素)
Mesterolone *n*. 美睾酮,1-甲氢睾酮(雄激素类药)
mestilbol 一甲基己烯雌酚

mestinon［商名］*n*. 溴吡斯的明(pyridostigmine bromide)
Mestranol *n*. 美雌醇,炔雌醇甲醚(雌激素类药)
Mesudipine *n*. 甲巯地平(血管扩张药)
Mesulergine *n*. 美舒麦角(催乳素分泌抑制药)
mesulfamide *n*. 美磺胺
Mesulfen *n*. 灭疥(抗芥螨药)
Mesulphen 二甲基硫蒽(抗芥螨药)
Mesulphen'mesulfen *n*. 灭疥(抗芥螨药)
Mesuprine hydrochloride 盐酸美舒令,盐酸胺丙磺苯胺(血管扩张药,平滑肌松弛药)
Mesuprine *n*. 美舒普林(血管扩张药)
mesuranic *a*. 中型腭的(上颌牙槽指数 110.0 ~ 114.9 之间)
Mesuximide *n*. 甲琥胺(抗癫痫药)
mesylate *n*. 甲磺酸盐(methanesulfomate 的 USUA 缩约词)
Met methionine *n*. 蛋氨酸,甲硫氨酸
met[1] meet 的过去式和过去分词
met[2] *n*. 梅脱(测机体产热的一个单位:在静坐时产生的代谢热,每小时每平方米身体面积为 209 kJ〈千焦〉)
meta-［前缀］变,转;后,旁,次;间(位);偏(位)
meta-analysis *n*. 荟萃分析
meta-arthritic *a*. 关节炎后的
metabasis(复 metavases) *n*. 疾病转变;转移,迁徙(病理过程由身体的一个区向另一个区部位的转移或变化)
metabiosis *n*. 共生,共栖
Metabola *n*. 变态类
metabolic *a*.［新陈］代谢的
metabolic cataract *n*. 代谢性白内障
metabolic keratitis *n*. 代谢性角膜炎
metabolimeter *n*. 基础代谢测量计
metabolimetry *n*. 基础代谢测量法
metabolin *n*. 代谢产物
metabolism *n*. (新陈)代谢 ‖ ammonotelic ~ 排胺代谢/ basal ~ 基础代谢/ endogenous ~ 内源性代谢/energy ~ 能(量)代谢/ excess ~ of exercise 运动过量代谢/ exogenous ~ 外源性代谢/ inborn error of ~ 先天性代谢病/ intermediary ~ 中间代谢/ urotelic ~ 排尿素代谢/ uricotelic ~ 排尿酸代谢 ‖ metabolic *a*.
metabolism, enamel *n*. 釉质代谢
metabolite *n*. 代谢产物 ‖ ~ essential 主要代谢产物
metabolize *vt*. (使)产生代谢变化,引起代谢
metabolizable *a*. 可代谢的
metabology *n*. 新陈代谢学
metabolon *n*. 蜕变中间物质
metabolopathology *n*. 新陈代谢病理学
metabolor *n*. 基础代谢率计
metaborate *n*. 偏硼酸盐
Metabromsalan *n*. 美溴沙仑,间二溴柳苯胺(消毒防腐药)
Metabuterthamine hydrochloride *n*. 盐酸美布他明,盐酸间乙丁胺(牙科用局部麻醉药)
Metabutethamine *n*. 间布他敏(局麻药)
Metabutoxycaine hydrochloride *n*. 盐酸美布卡因,盐酸间丁氧卡因(牙科用局部麻醉药)
metabutoxycaine *n*. 美布卡因
metacarcinogen *n*. 致癌变物质
metacarpal *a*. 掌的 *n*. 掌骨
metacarpectomy *n*. 掌骨切除术
metacarpophalangeal *a*. 掌指的
metacarpus, metacarpi *n*. 掌
metacasein *n*. 间酪蛋白
metacele *n*. 第四脑室后部,后室;后体腔
metacentric *a*. 中间着丝点的,具中间着丝粒的(指着丝粒位于中央部位的染色体,因此两臂的长度相等)
metacercaria; metacercariae *n*. 后囊蚴
metacetone 间丙酮
metacheirisis 治疗处置
metachemistry 原子结构化学;超级化学
metachemical *a*. 原子结构化学的
metachloridine *n*. 间磺胰嘧啶
metachmmasia *n*. 异染性,变色反应性
metachoresis *n*. ①转移,迁徙 ②脱位,变位
metachromasia; metachromatism, metachromia *n*. 原子结构化学;超级化学异染性,变色反应性,变色现象
metachromatic *a*. 异染性的
metachromatic; kmetachromic *n*. 原子结构化学;超级化学异染性
metachromatin *n*. 异染质
metachromatism; metachromasia *n*. 异染性,变色反应性
metachromatophil *n*. 嗜异染细胞
metachromia; metaehromasia *n*. 异染性,变色反应性
metachromic; metachromatic *a*. 异染性的
metachromophil *a*. 嗜异染的
metachromosome *n*. 后期染色体
metachronous *a*. 异时的
metachrosis, metachroses *n*. 变色(指动物)
metachysis *n*. 输血
metacinesis *n*. 中期分裂(有丝分裂时子星体互相分离)
metacoele *n*. 第四脑室后部,后室;后体腔
metacoelia *n*. 第四脑室后部,后室;后体腔
metacoeloma *n*. 后体腔
metacone *n*. 上后尖,后尖(上磨牙的远中颊尖)
metaconid *n*. 下后尖(下磨牙的近中舌尖)
metaconule *n*. 后小尖(哺乳动物上磨牙的上后尖与原尖之间的小尖,有时也见于人)
metacortandracin *n*. 泼尼松,强的松(即 prednisone,合成糖皮质激素)
metacortandralone *n*. 泼尼松龙,强的松龙,氢化泼尼松(即 prednisolone,合成糖皮质激素)
metacresalol 水杨酸间甲苯酯
metacresol *n*. 间甲酚(最强防腐剂) ‖ ~ acetate 醋酸间甲酚酯(用于真菌感染)/~ purple; ~ sulfonphthalein 甲酚紫,间甲酚磺酞
metacycline *n*. 甲烯土霉素(抗生素)
metacyesis; extra-uterine pregnancy *n*. 子宫外妊娠,子宫外孕
metadiiodoaniline 间二碘苯氨
metadobulin; fibrinogen *n*. 纤维蛋白原
Metadoxin *n*. 美他多辛(保肝药)
metaduodenum *n*. 后十二指肠(胚)
metadysentery *n*. 变型痢疾
metafemale *n*. 超雌(性染色体异常,雌性中核型为 XXX,亦称 X 三体)
metagaster *n*. 后肠管(胎)
metagastrula *n*. 后原肠胚
metagelatin *n*. 变性明蚀(用草酸处理过的明蚀)
metagenesis *n*. 世代交替 ‖ metagentic *a*.
metagglutinin *n*. 部分凝集素,变性凝集素
metaglobulin, metagonimiasis *n*. 后殖吸虫病
metaglobulin *n*. 纤维蛋白原
Mmetaglycodol *n*. 美他二醇(安定类药)
Metagonimus *n*. 后殖吸虫属 ‖ ~ yokogawai, ~ ovatus 横川后殖吸虫
metagranulocyte *n*. 晚幼粒细胞
metagrippal *a*. 流感后遗的
metahemoglobin *n*. 正铁血红蛋白,高铁血红蛋白
metaherpetic *a*. 变态疱疹性的
metaherpetic keratitis *n*. 变态疱疹性角膜炎
Metahexamid *n*. 美他己脲(降糖药)
metahydrin［商名］*n*. 三氯噻嗪(trichlormethiazide)
metaicteric *a*. 黄疸后遗的
metainfective *a*. 传染的
metaiodobenzylguanidine *n*. (偏)碘苄基胍(一种以 123I 或 131I 标记的去甲肾上腺素类似物,被神经内分泌细胞所吸收,并在激素储存囊内浓缩,用于肾上腺髓质现象及嗜铬细胞瘤定位,缩写为 MIBG)
metakinesis *n*. 中期分裂;中期
metal *n*. 金属 ‖ ~ alkali 碱金属/alkaline earth ~s 碱土合金/bell ~ 钟铜(铜锡合金)
metalbumin; pseudomuein *n*. 假黏蛋白
Metaldehyde *n*. 聚乙醛(曾用作消毒药)
metallaxis［希］*n*. (器官)变形
metallergy *n*. 变型变态反应(机体经特异性致敏后,能与其他抗原反应,其临床表现与对原致敏原的反应相同)
metallesthesia *n*. 金属(触)觉
Metallibure *n*. 美他硫脲(避孕药)
metallic *a*. 金属的;金属制的
metallize *vt*. 敷金属
metallized *a*. 敷金属的
metallization *n*. 敷金属[法]
metallizing *a*. 敷金属的
metallocarboxypeptidase *n*. 金属羧肽酶
metallocyanide *n*. 氰化金属
metalloendopeptidase *n*. 金属肽链内切酶
metalloenzyme *n*. 金属(结合)酶
metalloflavoprotein *n*. 金属黄素蛋白

metallogenium *n*. 生金菌属
metalloid *a*. 金属样的
metallophilic *a*. 嗜金属的(指细胞)
metallophobia 金属恐怖
metalloplastic *n*. 金属修补术的
metalloporphyrin *n*. 金属卟啉
metalloprotein *n*. 金属蛋白
metalloscopy *n*. 金属反应检查发[法]
metallotherapy *n*. 金属疗法
metallurgy *n*. 冶金学,冶金术 ‖ metallurgic(al) *a*.
metalol *n*. 美他洛尔(D受体阻滞剂)
metal-sol *n*. 金属溶蚀
metaluetic *a*. ①梅毒后的 ②变性梅毒的 ③终期梅毒的
metamelfalan *n*. 美他芳芥(抗肿瘤药)
metamer *n*. 位变异构体,同质异性体
metamere *n*. 体节,节
metamerism *n*. 位变异构(现象),同质异性;分节(一种结构类型系列重复排列成节)
metameric *a*. ①位变异构的;同质异性的 ②分节的
metameride *n*. 位变异构体,同质异性体
metamerism ①位变异构现象;同质异性 ②体节
metamfazone *n*. 美坦法宗(消炎镇痛药)
metamfepramone *n*. 甲胺苯丙酮(抑制食欲药)
metamine *n*. 磷酸三乙硝胺(trolnitrate phosphate)[商名]
metamonad *n*. 鞭毛虫类
metamorphic *a*. 变态的
metamorphopsia *n*. 视物变形症 ‖ ~ varians 变异性视物变形症
metamorphopsia varians *n*. 变异性视物变形症
metamorphose *vt*. (使)变形;(使)变质
metamorphosis *n*. 变态;变形;变质 ‖ fatty ~ 脂肪变态/ovulational ~ 排卵变态/retragrade ~;retrogressive ~ 退行性变态/revisionary ~ 返祖性组织变态,退化/tissue ~ 组织变态/viscous ~;platelet ~;structural ~ 黏性变态,血小板变态,结构变态 ‖ metamorphotic, metamorphic *a*.
metamorphotic *a*. ①变态的 ②变形的 ③变质的
metamorphous *a*. ①变态的 ②变形的 ③变质的
metampicillin *n*. 美坦西林(抗生素)
metamucil[商名] *n*. 车前子亲水蚀浆(psyllium hydrophilic mucilloid)
metamyelocyte *n*. 晚幼粒细胞
metandienone *n*. 去氢甲睾酮(雄激素)
metandren[商名] *n*. 甲睾酮,甲基睾丸素(methultestosterone)
metanephridium *n*. 后肾管
metanephrine *n*. 间甲肾上腺素,3-o-甲基肾上腺素
metanephrogenic *a*. 生后肾的
metanephroi *n*. 后肾
metanephros (复 metanephroi); **metanephron** *n*. 后肾 ‖ metanephric *a*.
metaneutrophil *a*. 中性异染的
Metanixin *n*. 甲尼克辛(消炎镇痛药)
metanucleus *n*. 成熟期卵核
metaoestrus *n*. 动情后期
metapeptone *n*. 变性(蛋白)胨
metaphase *n*. 中期(细胞分裂)
Metaphedrin *n*. 硝甲酚汞—麻黄碱(nitromersol and ephedrine)[商名]
metaphen *n*. 硝基汞甲酚
metapheny lenediamine hydrochloride 盐酸间苯二胺
Metaphen *n*. 硝甲酚汞,米他芬(nitromersol)[商名]
metaphloem *n*. 后生韧皮部
metaphor *n*. 隐喻 ‖ ~ical *a*.
metaphosphatase *n*. 偏磷酸酶
metaphosphate *n*. 偏磷酸盐
metaphosphoricd acid *n*. 偏磷酸
metaphrenia *n*. 精神变态
metaphrenon *n*. 肩间(左右两肩之间的部分)
metaphyllin *n*. 氨茶碱
metaphysical *a*. 形而上学的,先验的
metaphysics *n*. 形而上学,玄(理)学
metaphysis (复 metaphyses) *n*. 干骺端
metaphyseal; metaphysial *a*. 形而上学的,玄学的
metaphysitis *n*. 干骺端炎
metaplasia *n*. (组织)转化,化生,组织变形 ‖ agmogenic myeloid ~ 特发性骨髓外化生(原因不明的骨髓外造血,亦称非白血病性骨髓组织增生,成白红细胞性贫血)/~ pulp 牙髓转化 ‖ metaplastic *a*. (组织)转化的,化生的;后成质的
metaplasis *n*. 完全发育期
metaplasm *n*. 后成质,滋养质,副浆 ‖ ~ic *a*.
metaplex *n*. 后丛,第四脑室脉络丛
Metaplexis R. Br 紫藦属
metaplexus *n*. 后丛,第四脑室脉络丛
metapneumonic *a*. 肺炎后的
metapodialia *a*. 掌跖骨的(掌骨与跖骨的合称)
metapophysis *n*. 椎骨乳状突
metapore *n*. 第四脑室正中孔
Metapramine *n*. 美他帕明(抗忧郁药)
metaprel[商名] *n*. 硫酸异丙喘宁,硫酸间羟喘息定(metaproterenol sulfate)
metaprotein *n*. 变性蛋白
Metaproterено sultate *n*. 硫酸异丙喘宁,硫酸间羟喘息定(β-肾上腺素能药,支气管扩张药)
Metaproterenol; orciprenaline *n*. 奥西那林(平喘药)
metapsyche *n*. 后脑
metapsychics *n*. 心理玄学,心灵学(研究意识范围以外的心理现象的学科)
metapsychology *n*. 心理玄学,心灵学(研究心理作用和心理"结构"的各种哲理,靠逻辑推理,而未为实验或观察所证实;在精神分析中此种哲理涉及心理过程的心理分域(潜意识、自我、超自我)和经济学(精神能力或兴奋的量))
metaptosis; metastasis *n*. 转移,迁徙
metapyretic *a*. 发热后的
metapyrone *n*. 甲双吡丙酮,甲吡酮(即美替拉酮 metyrapone,用于下丘脑垂体功能试验)
Metaradrine; metaraminol *n*. 间羟胺(升压药)
Metaraminol *n*. 间羟胺,间羟基去甲麻黄碱(升压药)
Metaraminol bitartrate *n*. 阿拉明(升压药)
metarchon *n*. 害虫诱惑剂
metareriole *n*. 后小动脉,前毛细血管
metargon *n*. 重氩
meta-rhodopsin *n*. 间视紫质
Metarrhizium anisopliae
metarsenic acid *n*. 偏砷酸
metarteriole *n*. 后小动脉,前毛细血管
metarubricyte *n*. 正染性幼红细胞,晚幼红细胞
metasaccharicd acid *n*. 甘露糖二酸
metasomatome *n*. 原椎(骨)间凹痕
Metasstrongylus *n*. 后圆线虫属 ‖ ~ elongatus 长后圆线虫
metastable *a*. 亚稳的(相对稳定的,非安全稳定的)
metastannic acids *n*. 偏锡酸
metastasectomy *n*. 转移瘤切除术,转移灶切除术
metastasis *n*. 转移,迁徙 ‖ adnervos ~ 转移到神经/biochemical ~ 生物化学性转移,代谢性转移/calcareous ~ 钙质转移/carcinomatous; ~ caneerometastasis 癌转移/contact ~ 接触性转移/crossed ~ 交叉转移/direct ~ 直接转移/implantation ~ 植入性转移/paradoxic; ~ retrograde ~ 逆行转移/~ retrograde 逆行转移/transplantation ~ 移植性转移/tumor ~ 瘤转移
metastasize *v*. 转移,迁徙
metastatic *a*. 转移性的 ‖ ~ choroiditis 转移性脉络膜炎/~ cyclitis 转移性睫状体炎/~ endophthalmitis 转移性眼内炎/~ iridocyclitis 转移性虹膜睫状体炎/~ iritis 转移性虹膜炎/~ ophthalmia 转移性眼炎/~ panophthalmitis 转移性全眼球炎/~ retinitis 转移性视网膜炎/~ uveitis 转移性葡萄膜炎
metasternum *n*. 剑突(胸骨)
Metastrongylidae *n*. 后圆线虫科
Metastrongylus *n*. 后圆线虫属
metastyle *n*. 后附尖(邻近上磨牙中颊尖的小尖)
metasynapsis *n*. 衔接联合(染色体)
metasyncrisis *n*. 废物排除
metasyndesis *n*. 衔接结合染色体
metasyphilis *n*. ①变性梅毒(先天梅毒的一种,有全身障碍而没有梅毒疹 ②终期梅毒,四期梅毒(脊髓痨或麻痹性痴呆)
metasyphilitic *a*. 梅毒后的;变性梅毒的;终期梅毒的
metatarsal *a*. 跖的 *n*. 跖骨
metatarsalgia; Morton's disease; morton's foot; Morton's neuragia; Moron's toe *n*. 跖[骨]痛,摩顿氏病
metatarsectomy *n*. 跖骨切除术
metatarsophalangeal *a*. 跖趾的
metatarsus *n*. 跖;跗基节(昆虫腿的基节的最后一节)
metatela *n*. 第四脑室脉络组织
Metatensin[商名] *n*. 三氯噻嗪—利血平(trichlorme-thiazide with reserpine)
Metaterol *n*. 美他特罗(支气管扩张药)

metathalamus *n*. 丘脑后部,后丘脑
Metatheria *n*. 后兽亚纲
metatherian *n*. 后兽亚纲的动物
metathesis *n*. 病变移植;复分解(作用),置换(作用),易位(作用)病变移植的,置换的,复方解的,易位的
metathetic(al) *a*. 异形的,变型的
metathrombin *n*. 变性凝血酶,无活力凝血酶
metatocia *n*. 异常产
metatroph *n*. 腐物寄生菌
metatrophia *n*. 营养不良性萎缩;饮食改变
metatrophic *a*. 腐物寄生的,嗜有机质的
metatrophy *n*. 营养不良性萎缩;饮食改变;腐物寄生性营养
metatuberculosis *n*. 变形结核
metatypic(al) *a*. 异型的,变型的(指肿瘤)
metavanadate *n*. 偏钒酸盐
metavfanadic acid *n*. 偏钒酸
metavolimeter *n*. 基础代谢计 metabolimetry 基础代谢测量法
metaxenia *n*. 果实直感(见 xenia);孕势(ectogony 的误用名,见 ectogony)
metaxeny *n*. 转换寄生
Metaxolone;metaxalone *n*. 美他沙酮(安定类药)
Metaxolone *n*. 美他沙酮(平滑肌松弛药)
metaxylem *n*. 后生木质部
Metazamide *n*. 美他扎咪(消炎镇痛药)
metazoa *n*. 后生动物门,多细胞动物门(原生动物以外的一切动物均属之)
Metazocine *n*. 美他佐辛(镇痛药)
metazoon(复 metazoa) *n*. 后生动物(有时指多细胞动物)
metazoal *a*. 后生动物的
metazoan *a*. **&** *n*. ①后生动物 ②后生动物的
Metbufen *n*. 甲布芬(消炎镇痛药)
Metcaraphen *n*. 二甲卡芬(解痉药)
metchnickoff's law(theory) *n*. 梅契尼可夫定律(学说)(身体一旦受到细菌侵袭时,多形核细胞很快变具有保护作用的吞噬细胞) ‖ ~ theory 梅契尼可夫学说(认为细菌和其他有害成分在体内由吞噬附着和破坏,有害物质和吞噬细胞之间的相互作用产生炎症)
metchnikovellida *n*. 异型目
metebolopathology *n*. 新陈代谢病理学
metecious *a*. 异栖的,异种(宿主)寄生的
metencephalon(复 metencephala); **metencephal** *n*. 后脑 ‖ metancephalic *a*.
metencephalospinal *a*. 后脑脊髓的
meteneprost *n*. 甲烯前列素
met-enkephalin *n*. 甲硫氨酸脑腓肽
metenolone *n*. 美替诺龙(雄激素)
meteorism *n*. 鼓胀,腹中积气
meteoropathology *n*. 气候病理学
meteorology *n*. 气象学
meteoropathty *n*. 气候病
meteororesistant *a*. 对气候不敏感的
meteorosensitive *a*. 对气候敏感的
meteorotropism *n*. 气候影响性(反应)
meteorotropic *a*. 受气候影响的
metepencephalon *n*. 末脑
-meter[构词成分]计,表,量器
meter[英];**meter**[法];**metron**[希];**metrum**[拉] *n*. 米,公尺,计,表,量器 ‖ ~ biting force 咬力测量计/~ endodontic 牙髓电测计/~ root canal 根管长度电测/ *vi*. 用表测量(或计量);计量(或按规定量)供给
meteragsis *n*. 功能变化,机能变化
meterangle *n*. 米角,公尺角
Metergoline *n*. 甲麦角林(5 羟色胺拮抗药)
Metescufylline *n*. 甲七叶茶碱(毛细血管保护药)
Metesculetol *n*. 美替来托(止血药)
metestrus,metestrum *n*. 动情后期
Metethoheptazine *n*. 美索庚嗪(镇痛药)
Metetoin *n*. 美替妥英(抗惊厥药)
Metformin *n*. 甲福明,二甲双胍(口服降血糖药)
Methabital *n*. 美沙比妥,甲基巴比妥(抗惊厥药,抗癫痫药)
methacholine *n*. 醋甲胆碱,乙酰甲胆碱 ‖ ~ bromide 溴醋甲胆碱,溴化乙酰甲胆碱(用法与氯化乙酰甲胆碱同)/~ chloride 氯醋甲胆碱,氯化乙酰甲胆碱(胆碱能药,主要治管系统疾病)
methacrylate *n*. 甲基 5 烯酸酯(用语医药和牙科);甲基丙酸树脂
methacrylic acid *n*. 甲基丙烯酸
Methacycline *n*. 美他环素,甲烯土霉素(抗生素类药) ‖ ~ hydrochloride 盐酸甲烯土霉素(抗菌药)
Methadilazine *n*. 甲地嗪,甲吡咯嗪(抗组胺药,止痒药) ‖ ~ hydrochlide 盐酸甲地嗪,盐酸甲吡咯嗪(抗组胺药,止痒药)
Methadone hydrochloride *n*. 盐酸美沙酮,盐酸美散痛(镇痛药)
Methadone *n*. 美沙酮(镇痛药)
Methadyl acetate *n*. 醋美沙朵,乙酰美沙醇(麻醉镇痛药)
Methadyl acetate;acetylmethadol *n*. 醋美沙朵(镇痛药)
methaerylate *n*. 丙烯酸甲脂 ‖ ~ methyl 甲基丙烯酸甲脂/~ methyl, elastic 甲基丙希酸甲脂弹性塑料
Methafurylene;methafurilene *n*. 美沙呋林(抗胆碱药)
Methallatal *n*. 美沙拉妥(催眠镇静药)
Methallenestril *n*. 美沙雌酸,甲氧萘二甲戊酸(雌激素类药)
Methallibure; metallibure *n*. 美他硫脲(避孕药) 甲烯丙双硫脲(用作猪垂体前叶激活剂)
Methalthiazide *n*. 美沙噻嗪(利尿药)
Methamphazone;metamfazone *n*. 美坦法宗(消炎镇痛药)
Methamphetamine *n*. 去氧麻黄碱(中枢兴奋药,升压药) ‖ ~ hydrochloride *n*. 盐酸去氧麻黄碱(中枢兴奋药)
Methamtheline bromide *n*. 溴甲胺太林,溴本辛(抗胆碱能药)
methanal *n*. 甲醛
methanal;formaldehyde *n*. 甲醛
methandienone' metandienone *n*. 去氢甲睾酮(雄激素)
Methandriol *n*. 美雄醇,甲雄烯二醇(雄激素,同化激素类药)
Methandrostenolone *n*. 美雄酮,去氢甲睾酮(雄激素,同化激素类药)
methandrostenolone;metandienone *n*. 去氢甲睾酮(雄激素)
methane *n*. 甲烷,沼气
methanesulfonate *n*. 甲磺酸盐(或酯)
methanesulfonic acid *n*. 甲磺酸
Methaniazide *n*. 甲磺烟肼(抗结核药)
Methanobacteriaceae *n*. 甲烷杆菌科
Methanobacterium *n*. 甲烷杆菌属
Methanococcus *n*. 甲烷球菌属
methanogen *n*. 产甲烷细菌
methanogenic *a*. 产甲烷的
methanol *n*. 甲醇,木醇(溶媒,溶剂)
methanol;woodalcohol *n*. 甲醇,木醇
methanolysis *n*. 甲醇分解
Methanomonadaceae *n*. 甲烷单胞菌科(即甲基球菌科 Methylococcaceae)
Methanomonas *n*. 甲烷单胞菌属
Methanosarcina *n*. 甲烷八叠球菌属
Methanthelinebromide *n*. 溴甲胺太林(抗胆碱药)
Methaphenilene *n*. 美沙芬林(抗组胺药)
Methapyrilene *n*. 美沙吡林,噻吡二胺(抗组胺药) ‖ ~ fumarate 富马酸噻吡二胺(抗组胺药)/~ hydrochloride 盐酸噻吡二胺(抗组胺药)
Methapyrilene *n*. 美沙呋林(抗组胺药)
Methaqualone *n*. 甲喹酮,安眠酮(催眠镇静药) ‖ ~ hydrochloride 盐酸甲喹酮(催眠镇静药)
Methaqualone *n*. 安眠酮(催眠药)
Metharbital *n*. 美沙比妥(抗癫痫药)
Metharbitone;metharbital *n*. 美沙比妥(抗癫痫药)
Methazolamide *n*. 醋甲唑胺,甲醋唑胺(碳酸酐酶抑制药,治青光眼药)
Methdilazine 甲地拉嗪(抗组胺药)
methectic *a*. 各级智力的
methemalbumin *n*. 正铁白蛋白,高铁白蛋白(亦称假高铁血红蛋白)
methemalbuminemia *n*. 正铁白蛋白血症,高铁白蛋白血症
metheme *n*. 正铁血红素,高铁血红素
methemoglobin *n*. 正铁血红蛋白,高铁血红蛋白
NADH methemoglobin reductase *n*. 高铁血红蛋白还原酶(NADH),细胞色素 - b5 还原酶
methemoglobinuria *n*. 正铁血红蛋白尿,高铁血红蛋白尿
methemoglovinemia *n*. 正铁血红蛋白血(症),高铁血红蛋白血(症)
methemoglobinemic *a*. 正铁血红蛋白血症的,致高铁血红蛋白血症药
Methenamine *n*. 乌洛托品,环六亚甲基四胺(尿路抗菌药)
Methenaminetetraiodide *n*. 四碘乌洛托品(尿路消毒药)
Methenolone *n*. 美替诺龙,1 - 甲雄烯醇酮(同化激素类药) ‖ ~ acetate 醋酸美替诺龙,1 - 甲雄烯醇酮醋酸酯/~ enanthate 庚酸美替诺龙,1 - 甲雄烯醇酮庚酸酯
methenyltetrahydrofalate cyclohydrolase *n*. 次甲基四氢叶酸环化脱水酶

5,10-methenyltetrahydrofalate synthetase *n*. 5,10－次甲基四氢叶酸合成酶,5,10－甲酰四氢叶酸环连接酶
Metheptazine *n*. 美庚嗪(镇痛药)
methergine［商名］*n*. 马来酸甲麦角新碱(methylergonovine maleate)
Methescufylline; metescufylline *n*. 甲七叶茶碱(毛细血管保护药)
Methesculetol *n*. 甲七叶醇(扩冠药)
Methestrol diproprionate *n*. 二丙酸美雌酚,丙甲雌酚二丙酸酯(即 promethestrol dipropionatem,雌激素类药)
methestrol *n*. 美雌酚(雌激素)
Methetoin; metetoin *n*. 美替妥英,1－甲基苯乙妥英(抗惊厥药)
Methexenyl *n*. 环己巴比妥(即海索比妥 hexobarbital,催眠镇静药)
Methicillin sodium *n*. 甲氧西林钠,甲氧苯青霉素钠(抗菌药)
methicillin; meticillin *n*. 甲氯西林(抗生素)
methilepsia *n*. 酒狂
Methimazole; thiamazole *n*. 甲巯咪唑,他巴唑(抗甲状腺药)
Methimral *n*. 美西妥拉(催眠镇静药)
methine *n*. 次甲,甲川(即 methylidyne)
methiodal sodium *n*. 碘甲磺钠,碘甲磺酸钠(尿路造影剂)
Methiomeprazine *n*. 甲硫美嗪(抗组胺药)
methionic acid *n*. 甲二磺酸
methionine *n*. 蛋氨酸,甲硫氨酸(一种天然氨基酸,为饮食的必需成分)
methionine sytnthase *n*. 甲硫氨酸合酶
methionyl *n*. 甲硫氨酰基
Methisazone *n*. 美替沙腙,甲吲噻腙,甲红硫脲(抗病毒药)
Methisazone; metisazone *n*. 美替沙腙(抗病毒药)
Methitural *n*. 美西妥拉(催眠镇惊药)
methium［商名］*n*. 氯己双胺(hexamethonium chloride)
Methixene hydrochloride *n*. 盐酸美噻吨,盐酸甲哌噻吨(平滑肌松弛药)
Methixene; metixene *n*. 美噻吨(抗震颤麻痹药)
methlonine adenosyltrane / sferase *n*. 甲硫氨酸腺苷基转移酶
Methocarbamol *n*. 美索巴莫,氨甲酸愈甘油醚酯(骨骼肌松弛药)
methocel［商名］*n*. 甲基纤维素(methulcellulose)
methocidin *n*. 美索菌素(抗生素)
method［英］; **methodus**［拉］; *n*. 方法 ‖ ～ air dent 牙气磨法/method Barsky's 巴斯基氏法(一种唇裂修补术)/～ casting 铸［造］法/centrifugal casting ～ 离心［熔］铸法,离心铸造法/～ cephalometric 头测量法/～ check chew 咀嚼检查法/～ check chew in 吞咬定位法/～ Dorrance 多冉氏法(一种腭裂修补术)/～ duplicating 复制法/～ extra-oral 口外法/～ gravitation casting 重力熔铸法/～ Howe silver precipitation 豪氏银沉淀法/～ indirect-direct 间接直接法/insufflation ～ 吹入法/～ intra-oral 口内法/method, Langenback 郎根贝克氏法(一种腭裂修补术)/～ Le-Mesurier 乐麦舒里尔氏法(一种唇裂修补术)/～ Millard's (rotation-advancement) 米拉氏法(一种唇裂修补法,旋转推进法)/～ photocclusion 光殆法(光学咬合法)/～ of removing pulp, heroic 直接去髓法/～ Skoog's 斯古格氏法(一种唇裂修补术)/～ split-cast 分模法/～ Steffenson's 斯蒂芬森氏法(一种唇裂修补术)/～ Tenison-Randall 坦—仁氏法(一种唇裂修补术)/～ Wardill four-flap 华迪耳氏四瓣法(腭裂手术)
methodic(al) *a*. 有方法的,有条理的
methodism *n*. 方法医学 ‖ methosist 方法医学派(根据少数简单法则和理论治病的古代医学派);方法医学派者
methodology *n*. 方法论,方法学
methodological *a*. 方法论的,方法学的
methodologist *n*. 方法论者,方法学者
methoestrol; methestrol *n*. 美雌酚(雌激素)
Methohexital *n*. 美索比妥,甲己炔巴比妥(供制备制作钠盐用) ‖ ～ sodium 美索比妥钠,甲己炔巴比妥钠(静脉用全身麻醉药)
Methohexitone; methohexital *n*. 美索比妥(催眠镇静药)
Methoin *n*. 美芬妥英(抗癫痫药)
Mephenytoin *n*. 美芬妥英(抗癫痫药)
Methophenazine; metofenazate *n*. 美托奋乃酯(抗精神病药)
Methopholine *n*. 甲氧夫啉,甲氧苯啉(镇痛药)
Methopromazine maleate *n*. 马来酸美索丙嗪,马来酸甲氧丙嗪(中枢抑制药)
Methopromazine *n*. 美索丙嗪(抗精神病药)
Methoserpidine *n*. 美索舍平(抗精神病药)
Methotrexate *n*. 甲氨喋呤(抗肿瘤药)
methotrimeprazine *n*. 甲氧异丁嗪(镇痛药,供肌内注射,亦称左美丙嗪 leveomepromazine)
Methotrimeprazine; levomepromazine *n*. 左美丙嗪(抗精神病药)
Methoxamedrine; methoxamine *n*. 甲氧明(升压药)
Methoxamine hydrochloride *n*. 盐酸甲氧明,盐酸甲氧胺(肾上腺能药,用作血管加压药)
Methoxamine *n*. 甲氧明(升压药)
Methoxiflurane; methoxyflurane *n*. 甲氧氟烷(麻醉药)
Methoxiphenadrin; methoxyphenamine *n*. 甲氧非那明(平喘药)
Methoxsalen *n*. 甲氧沙林,甲氧补骨脂素(紫外线照射促使白癜风再着色,对银屑病产生光毒性反应,亦用作促晒黑药和防晒药)
methoxsalen *n*. 甲氧补骨脂素(着色剂)
Methoxyambenoniumchloride *n*. 美安贝氯铵(抗胆碱酯酶药)
Methoxychlor *n*. 甲氧氯,甲氧滴滴涕(杀虫药)
Methoxyflurane *n*. 甲氧氟烷(吸入性麻醉药)
methoxyl *n*. 甲氧基
Methoxymerphalan *n*. 甲氧方芥(抗肿瘤药)
Methoxyphedrine *n*. 甲氧非君(升压药)
Methoxyphenamine hydrochloride *n*. 盐酸甲氧那明,盐酸甲氧苯丙甲胺(肾上腺能药,主要用于支气管扩张药)
Methoxyphenamine *n*. 甲氧非那明(平喘药)
Methoxypromazien mealeate *n*. 马来酸美索丙嗪,马来酸甲氧丙嗪(中枢抑制药)
Methoxyprophylline *n*. 美棠茶碱(血管扩张药)
8-methoxypsoralen *n*. 甲氧沙林,甲氧补骨脂素(见 methoxsalen)
Methoxysarcolysine *n*. 甲氧芳芥(抗肿瘤药)
Methscopolamine bromide *n*. 甲溴东莨菪碱,溴甲东莨菪碱(抗胆碱能药)
methsuximide *n*. 甲琥胺(抗惊厥药,用于治疗癫痫小发作和精神运动性癫痫)
methtclothiazide *n*. 甲氯噻嗪(利尿药,用于治疗高血压和水肿)
methyl methacrylate(简作 MMA) *n*. 甲基丙烯酸甲脂
Methyl *n*. 甲基 ‖ ～ chloride 氯甲烷(局部喷雾麻醉药)/～ iodide 碘甲烷(局部麻醉药)/～ methacrylate 甲基丙稀酸甲脂(有时用于外科和牙科手术)/～ salicylate 水杨酸甲脂冬绿油(风湿性疾病、腰痛、坐骨神经痛时用作表面搽剂)/～ sulfonate 磺酸甲脂(一种无腐蚀性、无毒性晶状防腐剂)
3-methyl-2-oxobutanoate methyldehydrogenase(lipoamide) *n*. 3－甲基－2－酮丁酸脱氢酶(硫辛酰胺)(亦称 α－酮异戊酸脱轻酶)
N-methyl-D-aspartate(NMDA) N－甲基－D－天冬氨酸(一种神经递质,类似谷氨酸,见于中枢神经系统,合成制备用于实验研究谷氨酸递质的兴奋机制)
methylparaben *n*. 羟苯甲酯,尼泊金甲酯,对羟苯甲酸甲酯(康真菌药,用作药物制剂的防腐剂)
methylacetic acid *n*. 丙酸
-methylacetoacetic acid *n*. －甲基乙酰乙酸
-methylacetoaceticaciduria *n*. －甲基乙酰乙酸尿(症)
-methylacetoacetyl *n*. －甲基乙酰乙酰基
-methylacetoacetyl CoA-ketothiolase *n*. －甲基乙酰乙酰基辅酶A－酮硫解酶,乙酰－CoA 酰基转移酶
-methylacetoacetyl CoA thiolase *n*. －甲基乙酰乙酰基辅酶 A 解酶(此酶缺乏为一种常染色体隐性性状,可致－甲基乙酰乙酸尿症)
methylal *n*. 甲酸醛,甲醛缩二甲醇(催眠麻醉药,在某些化学反应时似甲醛)
methylamine *n*. 甲胺(一种气体尸碱)
methylamino acid *n*. 甲基氨基酸
methyl-aminoacetic acid *n*. 甲基甘氨酸,肌氨酸
methylandrostandiol *n*. 甲雄二醇(雄激素)
methylarsinate *n*. 甲(基)砷酸盐
methyl-arsinic acid *n*. 甲基砷酸
methylate *n*. 甲醇盐甲基化,加甲基 ‖ ～d 甲基化的/methylation 甲基化作用
Methylatropine nitrate *n*. 甲硝阿托品(抗胆碱能药)
Methylatropinenitrate; atropine methonitrate *n*. 甲硝阿托品(抗胆碱药)
Methylaurin *n*. 甲(基)蔷薇色酸
Methylazoxymethanol *n*. 甲基氧化偶氮甲醇(经肠道细菌水解苏苷铁［cyca sin］后形成的一种致癌物质)
Methylbenzethomium chloride. Methylcellulose 防腐剂
Methylbenzethomium chloride *n*. 甲苄索氯胺,氯化甲苄乙氧胺(消毒防腐剂)
Methylbenzoquate; nequinate *n*. 萘喹酯(抗球虫药)
Methylcellulose *n*. 甲基纤维素(用作药品制剂中的悬浮、增黏、赋形剂,口服用作泻药,在某些眼科手术中局部用于结膜以保护和润滑角膜)
methylchloroformate *n*. 氯甲酸甲酯(一种催泪性毒气)
methylchloroisothiazolinone *n*. 甲氯异噻唑磷酮(见 methylisothiazolinone)

3-methylcholanthrene *n*. 3 - 甲(基)胆蒽
Methylcholineiodide *n*. 碘甲胆碱(抗胆碱酯酶药)
Methylchromone *n*. 甲克罗酮(扩冠药)
methylclutaconyl-CoA hydratase *n*. 甲基戊烯二酸单酰辅酶 A 水化酶(此酶缺乏为一种常染色体阴性性状,可致 3 - 甲基戊烯二酸尿症)
methylcobalamin *n*. 甲钴胺
methylcreosol *n*. 甲基木溜油酚,甲基甲氧甲酚
3-methylcrotonic acid *n*. 3 - 甲基巴豆酸,3 - 甲基丁烯酸
β-methylcrotonylglycinuria *n*. β - 甲基巴豆酰甘氨酸尿症(患者可能出现精神发育迟缓,中枢神经系统障碍和肌萎缩)
3-methylcrotonyl CoA carboxylase defiency 3 *n*. - 甲基巴豆酰 CoA 羧化酶缺乏症(亦称 β - 甲基巴豆酸甘氨酸尿症)
3-methylcrotonylglycine *n*. 3 - 甲基巴豆酰甘氨酸
Methylcysteine; mecysteine *n*. 半胱甲酯(镇痛药)
methylcytosine *n*. 甲基胞嘧啶
Methyldesorphine *n*. 甲地索啡(镇痛药)
Methyldfopa *n*. 甲基多巴(抗高血压药)盐酸甲基多巴乙酯(抗高血压药 methyldopate hydrochloride,静脉输液)
methyldichlorarsin *n*. 甲基二氯砷(一种致命的糜烂性毒气)
methyldihydromorphinone *n*. 甲基吗啡酮,甲基二氢吗啡酮
Methyldihydromorphne *n*. 甲二氢吗啡(镇痛药)
Methyldiphenhydramine *n*. 对甲苯海明(抗组胺药)
Methyldopa *n*. 甲基多巴(降压药)
methylene diphosphonate 亚甲基二膦酸
Methyleneblue; methylthioniniumchloride *n*. 美蓝(解毒药)
MDA methylenedioxyamphetamin *n*. 甲撑二氯苯甲胺(本品具有致幻性质,被广泛滥用,造成依赖性)
methylenetetrahydrofolate dehydrogenase 甲叉四氢叶酸脱氢酶(NADP +)
methylenetetrahydrofolate(THF) reductase difiency 甲基四氢叶酸还原酶缺乏症(主要临床症状是中枢神经系统损害)
Methylene 甲叉,亚甲(基),甲撑 ‖ ~ blue 亚甲蓝,*n*. 酶蓝(解毒药)/ ~ chloride; ~ dichloride; ~ bichloride 二氯甲烷(曾用作小手术麻醉药)
methylenophil *n*. 嗜亚甲蓝质 *a*. 嗜亚甲蓝的
methylenophilous *a*. 嗜亚甲蓝的
Methyllergonovine maleate 马来酸甲麦角新碱(催产药)
methylglucamine *n*. 甲葡糖胺,甲基葡胺
methylenophilous *a*. 嗜亚甲蓝的
Methylephedrine *n*. 甲麻黄碱(平喘药)
Methylergometrine *n*. 甲麦角新碱(子宫收缩药)
Methylergonovine; Methylergometrine *n*. 甲麦角新碱(子宫收缩药)
methylestradiol *n*. 甲雌二醇(雌激素)
methylestrenolone *n*. 甲诺酮(孕激素)
methylglucamine *n*. 甲葡糖胺,甲基葡胺
3-methylglutacomic acid *n*. 3 - 甲基戊烯二酸
3-methylglutacomicaciduria *n*. 3 - 甲基戊烯二酸尿(症)
3-methylglutaconyl *n*. 3 - 甲基戊烯二酸单酰(基)
3-methylglutaric acid *n*. 3 - 甲基戊二酸
methylglyoxal *n*. 甲基乙二醛,丙酮醛
methylglyoxalase *n*. 甲基乙二醛酶,乳酸古胱甘肽裂解酶
Methylglyoxalidin *n*. 甲咪唑啉(抗风湿药)
methylguanidine *n*. 甲(基)胍
methylguanidinoacetic acid *n*. 甲基胍(基)乙酸,肌酸
methylhexamiamine; methylhexamine *n*. 甲己酸
methylhydantoic acid *n*. 甲基脲乙酸
methylhydantoin *n*. 甲内酰脲,甲脲乙醇酸酐
Methylhydroxybenzoate *n*. 尼泊金甲酯(消毒防腐药)
methylhydroxybenzoic acid *n*. 甲(基)对羟苯甲酸,甲基水杨酸
methylidyne *n*. 次甲基,甲川(亦称 methine) methylindol *n*. 甲苯吲哚,粪臭素
methylisothiasolinone *n*. 甲基异噻锉啉酮(一种防腐剂,与甲氧异噻锉啉酮 < methylchloroisothiamethylzolinone > 合用,用作广普抗真菌和抗生素药,用于化妆品,游泳池杀虫剂及各种工业制剂,为接触变异性的常见疾病,高浓度时可致化学烧伤)
5,10-methyllenetetrahydrofolate reductase *n*. 5,10 - 甲叉四氢叶酸还原酶(FADH2)(此酶缺乏为一种长染色体阴性性状,可致高胱胺酸尿症)
Methyllergonovine maleate *n*. 马来酸甲麦角新碱(催产药)
methyllic *a*. 甲(基)的
methylmaleic acid *n*. 甲基顺丁烯二酸,柠康酸
methylmalonic acid *n*. 甲基丙
methylmalonicacidemia *n*. 甲二酸基丙二酸血症(①为一种长染色体阴性遗传氨基酸病,特征为血内和尿内甲基二酸过多,亦称为甲基丙二酸尿 ②血内甲基丙二酸过多)
methylmalonicaciduria *n*. 甲基丙二酸尿(症)(①尿内甲基丙二酸过多 ②甲基丙二酸血)
methylmalonyl *n*. 甲基丙二酸单酰(基)
methylmalonyl-CoA epimerase *n*. 甲基丙二酸单酰 - CoA 表异构酶,甲基丙二酸单酰辅酶 A
methylmalonyl-CoA racemase *n*. 甲基丙二酸单酰 - CoA 消旋酶,甲基丙二酸单酰辅酶 A 消旋酶,甲基丙二酸单酰 - CoA 表异构酶
methylmalonyl-CoAmutase *n*. 甲基丙二酰单酰 CoA 变位酶,甲基丙二线单酰辅酶 A 变位酶(此酶缺乏为一种长染色体阴性性状,可致甲基丙二酸血症)
methylmercaptan *n*. 甲硫醇
methylmorphine *n*. 甲基吗啡,可待因
Methylococcaceae *n*. 甲基球菌科
Methylococcus *n*. 甲基球菌属
methyloestradid; methylestradiol *n*. 甲雌二醇(雌激素)
methyloestrenolone; methylestrenolone *n*. 甲诺酮(孕激素)
Methylomonadaceae *n*. 甲基单胞菌科(即甲基球菌科 Methylococca-ceae)
Methylomonas *n*. 甲基单胞菌属(旧称甲烷单胞菌属 Methanomonas)
methylparaben; methylhydroxybenzoate *n*. 羟苯甲酯,尼泊金甲酯,对羟苯甲酸甲酯(康真菌药,用作药物制剂的防腐剂)
Methylparafynol, methylpentynol *n*. 甲戊炔醇(催眠镇静药)
methylpentose *n*. 甲基戊糖
Methylpentynol *n*. 甲戊炔醇(催眠镇静药)
Methylperone; melperone *n*. 美哌隆(抗精神病药)
methylphenidate *n*. 利他林,哌醋甲酯
Methylphenidate *n*. 盐酸哌醋甲酯(中枢兴奋药)
methylphenidylacetate; methylphenidate *n*. 利他林
Methylphenobarbital *n*. 甲苯比妥(催眠镇静药)
methylphenylhydrazine *n*. 甲(基)苯肼
methylphenyl *n*. 果糖甲苯杀
methylprednisolone *n*. 甲泼尼龙,加强龙,甲基强的松龙,6 - 甲强的松龙(合成糖皮质激素) ‖ ~ acetate 醋酸甲泼尼龙,醋酸 6 - 甲强的松龙/ ~ hemisuccinate 半琥珀酸甲泼尼龙,半丁二酸 6 - 甲强的松龙/ ~ sodium phosphate 磷钠甲泼尼龙,磷钠酸 6 - 甲基强的松龙/ ~ sodium methylsuccinate 琥钠甲泼尼龙,丁二酸钠 6 - 甲基强的松龙
Methylprednisoloneaceponate *n*. 甲泼尼龙醋丙酯(肾上腺素皮质类药)
methylprotocatechuic acid *n*. 4 - 羟基 - 3 - 甲痒基苯甲酸,香草酸
methylpurine *n*. 甲(基)嘌呤
methylpyrapone *n*. 甲双吡丙酮,甲吡酮(即美替拉酮 metyrapone,用于下丘脑垂体功能试验)
methylpyridine *n*. 甲(基)吡啶
methylquinoline *n*. 甲(基)喹啉
methylrosaniline chloride *n*. 甲紫,龙胆紫(消毒防腐剂)
methylrrotonoyl-CoA carboxlase *n*. 甲基巴豆酸 - COA 羧化酶,甲基巴豆酸辅酶 A 羧化酶(此酶的遗传性缺陷可致 β - 甲基巴豆酸甘氨酸尿症)
10-methylstearic acid *n*. 10 - 甲基硬脂酸,结核菌硬脂酸
methylsuccinic acid *n*. 甲基琥珀酸,焦酒石酸
Methyltestosterone *n*. 甲睾酮,甲基睾丸素(雄激素类药)
methyltetrahydrofolate *n*. 甲基四氢叶酸
5-methyltetrahydrofolate-homocysteine S-methyltransferase *n*. 5 - 甲基四氢叶酸—睾半胱氨酸 S - 甲基转移酶(此酶活性降低,可致睾半胱氨酸尿症,伴发育迟缓和发育异常,以及低蛋氨酸血症)
methyltheobromine *n*. 甲基可可豆碱,咖啡因
Methylthionine chloride *n*. 亚甲蓝,美蓝(解毒药)
Methylthioniniumchloride *n*. 美蓝(解毒药)
Methylthiouracil *n*. 甲硫氧嘧啶(抗甲状腺素药)
methyltransferase *n*. 转甲基酶,甲基转移酶
5-methyluracil *n*. 5 - 甲基尿嘧啶,胸腺嘧啶
methyluramine *n*. 甲(基)胍
methylviolet; methylrosaniline chloride *n*. 龙胆紫
methylxanthine *n*. 甲基黄嘌呤
methynodiol diacetate *n*. 双醋甲异炔诺醇(孕激素)
methypregnone; medroxyprogesterone *n*. 甲羟孕酮(孕激素)
Methyprylon *n*. 甲乙哌酮(催眠镇静药)
Methyridine; metyridine *n*. 美替吡啶(抗蠕虫药)
methysergide *n*. 美西麦角,二甲麦角新碱(5 - 羟色氨拮抗药,具有直接血管收缩作用) ‖ ~ maleate 马来酸二甲麦角新碱(阵痛药,治疗某些患者的血管性偏头痛)

Methysergide *n*. 美舍吉特(抗偏头痛药)
Methyzazone; metisazone *n*. 美替沙腙(抗病毒药)
Metiamide *n*. 甲硫米特,甲硫咪胺(抗组胺药)
metiapine *n*. 甲硫平,甲哌硫蛋卓(安定药,治精神分裂症)
Metiazinicacid *n*. 甲嗪酸(消炎镇痛药)
Metibride *n*. 美替立特(降脂药)
meticillin *n*. 甲氧西林(抗生素)
Meticortelone[商名] *n*. 泼尼松龙,氢化泼尼松(prednisolone)
Meticorten[商名] *n*. 泼尼松,强的松(prednisone)
Meticrane *n*. 美替克仑(利尿药)
meticulous *a*. 过细的,细致的 ‖ ~ly *ad*.
Metildigoxin *n*. 甲地高辛(强心药)
Metindizate *n*. 甲茚扎特(解痉药)
Metiodol; methiodalsodium *n*. 碘甲磺钠(诊断用药)
Metioprim *n*. 美替普林(抗感染药)
Metioxate *n*. 甲噻克酯(抗感染药)
Metipirox *n*. 甲吡罗司(抗真菌药)
metipranolol *n*. 美替洛尔(β受体阻滞剂)
Metiprenaline *n*. 甲丙那林(支气管扩张药)
Metirosine *n*. 甲酪氨酸(抗高血压药)
Metisazone *n*. 美替沙腙(抗病毒药)
Metiteoine *n*. 甲替平(抗精神失常药)
metitorious *a*. 有功的;可称赞的
Metixene *n*. 美噻吨(抗震颤麻痹药)
metizoline hydrochloride *n*. 盐酸美替锉啉,盐酸甲噻恩锉啉(肾上腺素能药,具有血管收缩作用)
Metizoline *n*. 美替唑啉(血管扩张药)
Metkefamide *n*. 美克法胺(镇痛药)
metmfibroma *n*. 子宫纤维瘤
metmoecfie *a*. 伴性遗传的,性连遗传的
metmyoglobin *n*. 正铁肌红蛋白
Metochalcone *n*. 美托查酮(利胆药)
Metochis *n*. 次睾吸虫属
Metoclopramide *n*. 灭吐灵(镇吐药)
Metoclopramide *n*. 盐酸甲痒氯普胺(镇吐药)
Metocurine iodine *n*. 碘甲筒箭毒(骨骼肌松弛药)
Metocurinechloride; dimethyltubocurarine chloride 氯二甲箭毒(神经肌肉阻断药)
metodontiasis *n*. ①发育不全 ②恒牙列
metoestrus; metoestrum *n*. 动情后期
Metofenazate *n*. 美托奋乃酯(抗精神病药)
Metofoline *n*. 甲氧夫啉(镇痛药)
Metofurone; nifurmerone *n*. 硝呋美隆(抗真菌药)
metogest *n*. 二甲诺龙(一种激素)
metolazone *n*. 美托拉宗,甲苯喹锉酮(利尿药,用于治疗高血压和水肿)
Metomidate *n*. 美托咪脂(催眠镇静药)
metonymy *n*. 换喻语言,近似性代语(一种语言障碍,见于精神分裂症) ‖ metonymialc *a*.
metop(o)-[构词成分] 额
metopagus *n*. 额部联胎
metopagus; metopopagus *n*. 额部联胎
metopantralgia *n*. 额窦痛
metopantritis *n*. 额窦炎
metopantrum *n*.[拉]; **metopantron**[希] 额窦
metopic *a*. 额的
Metopimazine *n*. 美托哌丙嗪,甲磺哌丙嗪(镇吐药)
metopin *n*. 额中点
metopion; glabella *n*. 额穴,额中点,眉间印堂
Metopirone *n*. 美替拉酮 (metyrapone)[商名]
metopism *n*. 囟门不闭
metopium; forehead *n*. 额
metopo-; metōpon[希]; **fronto-; frons**[拉]; **forehead**[英]额
metopodynia; frontal headache *n*. 额部头痛
Metopon *n*. 美托酮,甲氢吗啡酮(镇痛药)
metopopagus; metopagus *n*. 额部联胎
metopoplasty *n*. 额成形术
metoposcopy *n*. 相面法
Metoprine *n*. 氯苯氨啶(抗肿瘤药)
metoprolol *n*. 美托洛尔,甲痒乙心安,美多心安(β-受体阻滞药,治高血压)
metoprolol tartrate *n*. 酒石酸美托洛尔(心脏选择性β-肾上腺素能阻滞药,用于治疗高血压,慢性心绞痛和心肌梗死)
Metoserpate hydrochloride *n*. 盐酸美托舍酯,盐酸 18-表甲基利血酸甲酯(兽用镇静药)
Metoserpate *n*. 美托舍酯(抗精神病药)
metostilenol *n*. 美托烯醇
metoxeny *n*. 转换寄生 ‖ metozenous *a*.
Metoxepine *n*. 甲氧塞平(抗忧郁药)
metr(o)-[构词成分] 子宫[同样见 hyster(o)-]
metra[希] *n*. 子宫
Metrafazoline *n*. 美曲唑啉(血管收缩药)
metralgia *n*. 子宫痛
Metralindole *n*. 美曲吲哚(抗忧郁药)
metranemia *n*. 子宫贫血
metrapectic *a*. 伴遗传性的,性联遗传的
metraterm *n*. 字宫末段,小宫(绦虫)
metratonia *n*. 子宫无力,肌张力缺乏
metratrophia; uterine atrophy *n*. 子宫萎缩
metrauxe; metrypertrophia *n*. 子宫肥大
Metrazifone *n*. 美三嗪酮(镇痛药)
Metrazol[商名] *n*. 戊四氮,戊四铿(pentylenetetrezol)
metra-见 metro-
metre *n*. 米,公尺(即 meter)
metrechoscopy *n*. 量听望联(合)疹法
metrectasia *n*. 子宫扩张(指非怀孕子宫)
metrectomy *n*. 子宫切除术
metrectopia *n*. 子宫异位,子宫移位
Metreton[商名] *n*. 磷酸钠泼尼松龙(prednisolone sodium phosphate)
metreurysis *n*. 宫颈扩张术
metreutynter *n*. 宫颈扩张袋
metria *n*. 产后子宫炎
metribolone *n*. 美曲勃龙(雄激素)
metric *a*. 米的,公尺的;(以米)测量的;公制的,米制的
metric ophthalmoscopy *n*. 检眼镜屈光检查[法]
metrical *a*. 测量的,量度的
Metrifonate, metriphonate *n*. 美曲膦酯,敌百虫(杀虫药)
Metrifudil *n*. 腺苷地尔(扩冠药)
metriocephalic *a*. 中型头的(头长高指数在 72~77 之间)
metritic *a*. 子宫炎的
metritis *n*. 子宫炎 ‖ ~ 分割性子宫炎 dissecans, dissecting/puerperal ~ 产褥期子宫
metrizamide *n*. 甲泛葡胺,甲泛影葡胺,甲基泛影酰胺脱氧葡萄糖(造影剂)
metrizoate sodium *n*. 甲泛影酸钠(诊断性造影剂)
metr(o)-[构词成分] 子宫,[同样见 hyster(o)-]
metrizoate sodium *n*. 甲泛影酸钠(诊断性造影剂)
Metrizoicacid *n*. 甲泛影酸(诊断用药)
metrocace *n*. 子宫坏疽
metrocarcinoma *n*. 子宫癌
metrocele *n*. 子宫疝
metrocolpocele *n*. 子宫阴道突出
metrocystosis *n*. 子宫囊肿形成
metrocyte *n*. 母细胞
metrodynia *n*. 子宫痛
metro-endometritis *n*. 子宫内膜炎,宫肌层内膜炎
metrofibroma *n*. 子宫纤维瘤
metrogenous *a*. 子宫源的
metrogonorrhea *n*. 子宫淋病
metrography *n*. 子宫 X 线摄影(术),子宫 X 线造影术
Metroidazole *n*. 甲硝唑,家硝达唑灭滴灵(抗毛滴虫及阿米巴药)
metroleukorrhea *n*. 子宫白带
metrology *n*. 度量衡学,计量学;度量衡制,计量制
metrolymphangitis *n*. 子宫淋巴管炎
metromalacia, metromalacoma; metromalacosis *n*. 子宫软化
metromenorrhagia; menorrhagia *n*. 月经过多
metroneuria *n*. 神经性子宫
metronidazole *n*. 灭滴灵
metronoscope *n*. 眼肌失调矫正器
metroparalysis *n*. 子宫麻痹
metropathia; metropathy *n*. 子宫病 ‖ ~ hemorrhagica 功能性子宫出血症,自发性子宫出血
metropathy *n*. 子宫病 ‖ syncytiotrophoblastic ~ 合胞体滋养层子宫病合胞体细胞子宫内膜炎
metropathic *a*. 子宫病的
metroperitoneal *a*. 子宫腹膜的,子宫腹膜相通的
metroperitonitis *n*. 子宫腹膜炎
metrophlebitis *n*. 子宫静脉炎
Metropine *n*. 甲硝阿托品(methylaingogrophy)
metropolypus *n*. 子宫息肉
metroptosis *n*. 子宫下垂,子宫脱垂

metrosalpingitis *n*. 子宫输卵管炎
metroscope *n*. 子宫镜
metroseirrhus *n*. 子宫硬癌
metrostasis *n*. 定长状态(肌纤维活动时原长度不变)
metrostaxis *n*. 子宫溢血
metrostenosis *n*. 子宫狭窄
metrosynizesis *n*. 子宫粘连
metrotherapy *n*. 测算量法(如精确测算损伤关节随意运动的增加程度,使患者了解其进步情况)
metrotomy *n*. 子宫切开术
metrotoxin *n*. 子宫毒素(有孕妇子宫产生的物质,能抑制卵巢功能)
metrotubography *n*. 子宫输卵管造影(术)
-metry [构词成分] 测定,定量,测量
metrypertrophia; metrauxe *n*. 子宫肥大
Mett's(Mette) *n*. 梅特法(检验胃蛋白酶活力) method[met](E-mailL. P. Mett < Mette >) ‖ ~ test 梅特试验(测验胃蛋白酶)/~ tubles 梅特管(检胃蛋白酶活力)
Metubine [商名] *n*. 碘甲筒箭毒 (metocure iodide)
metula *n*. 梗基
Meturedepa *n*. 美妥替哌,四甲尿烷亚胺,双二甲磷酰胺乙酯(抗肿瘤药)
Metycaine [商名] *n*. 哌罗卡铟 (piperocaine)
Metyrapone *n*. 美替拉酮(利尿药),甲双吡丙酮,甲吡酮(用于下丘脑垂体功能试验) ‖ ~ tartrate 酒石酸美替拉酮,酒石酸甲双吡丙酮
Metyridine *n*. 美替吡啶(抗蠕虫药)
Metyrosine *n*. 甲基酪氨酸(抗高血压药)
Metyzoline; metizoline *n*. 美替唑啉(血管扩张药)
Meulengracht's diet (Einer Meulengracht) 莫伊伦格腊赫特饮食(胃溃疡饮食) ‖ ~ method 莫伊伦格腊赫特法(检血清胆红素)
MeV megaelectron volt *n*. 兆电子伏(特)
Mevacor [商名] *n*. 洛伐他汀(lovastatin)
mevalonate *n*. 甲羟戊酸
mevalonate kinase 甲羟戊酸激酶(此酶缺乏,可致甲羟戊酸尿症)
mevalonic acid 甲羟戊酸,3-甲(基)-3,5-二羟(基)戊酸
mevalonicaciduria *n*. 甲羟戊酸尿(症)(一种遗传性氨基酸病,由于甲羟戊酸激酶缺乏所致,特征为尿内大量排泄甲羟戊酸,伴发育迟缓、张力减退、肝脾肿大、不能茁壮成长等临床症状)
Mevastatin *n*. 美伐他汀(降脂药)
Mexafylline *n*. 美沙茶碱(支气管扩张药)
Mexazolam *n*. 美沙唑仑(安定类药)
Mexenone *n*. 美克西酮(防晒药)
Mexican *n*. 墨西哥人 *a*. 墨西哥的,墨西哥人的
Mexico *n*. 墨西哥[拉丁美洲]
mexiletine hydrochloride 盐酸美西律(口服抗心律失常药,其结构与作用与利多卡因 < lidocaine > 相类似,用于治疗室性心律失常)
Mexiletine *n*. 慢心律(抗心律失常药)
mexiprostil *n*. 美苷前列腺
Mexitil [商名] *n*. 盐酸美西律(mexiletine hydrochloride)
Mexoprofen *n*. 美索洛芬(消炎镇痛药)
Mexrenoate potassium 孕甲酯丙酸钾(醛固酮拮抗药)
Meyer-Archambault loop [A. Meyer; La Salle Archambault] 麦—阿襻(见 Meyer's loop)
Meyer-Betz disease [Friedrich Meyer-Betz] 麦耶—贝茨病(一种罕见的病因不明的家族病,可能由于极度劳累或某种感染促使肌肉不同程度的压痛、肿胀及软弱无力,可能伴有慢性弥漫性肌病或营养不良。亦称特发性或家族性肌红蛋白尿)
Meyer's disease [Hans Wilhelm 丹医师 1824—1898] 麦耶氏病(腺样增殖病)
Meyer's line 麦耶线(拇趾轴线)(Georg H. von Meyer) ‖ ~ organ 麦耶器官(舌后部两侧轮廓乳头区)/~ sinus 麦耶窦(外耳道底骨膜前的小凹)
Meyer's loop [Adolf B. Meyer] 麦耶襻(视辐射某些纤维在向后转向前环绕侧脑室下角所形成的襻)
Meyer-Schwickerath and Weyers syndrome [GerhardR. E. Meyer-Schwickerath; Helmut Weyers] 麦—魏综合症,眼牙指(趾)发育不良
Meyert's bundle, fasciculus, tract [Theodor H. Meynert] 后屈束 ‖ ~ cells 迈内特细胞(大脑皮质巨状裂内孤独的锥体细胞)/~ commissure 迈内特联合(视上背侧或上方联合)
Meynet's nodes [Paul C. H. Meynet] 迈内结(风湿病时关节囊级腱内的小结,尤见于儿童)
Mezepine *n*. 美西平(抗忧郁药)
mezerium, mezereon *n*. 紫花欧瑞香
Mezlin [商名] *n*. 美洛西临钠(mezlocillin sodium)
Mezlocillin *n*. 美洛西林,磺铿氨下青霉素,硫苯咪错青霉素(抗生素类药)
mezzo-aortitis; meso-aortitis *n*. 主动脉中层炎
mf *n*. 微法(拉 microfarad)的符号
mg *n*. 毫克(milligram)
Mg *n*. 元素镁(magnesium)的符号
mgma *n*. ①乳浆剂 ②糊状黏质 ‖ bentonite ~ 皂黏土乳[浆]/bismuth ~ 铋乳[浆]/ferric hydroxide ~ 氢氧化铁乳[浆]/magnesiae ~; magnesium hydroxide mixture 镁乳[浆],氢氧化镁合剂/~ reticulare 网状黏质(填充组织)
MHA-TP microhemagglutination assay-Treponema-pollidum *n*. 梅毒螺旋体微量血细胞凝集测定
MHC major histocompatibillity complex *n*. 主要组织相容性复合体
MHD minimum hemolytic dose *n*. 最小溶血量
mho *n*. 姆[欧](旧电导单位)
MI myocardial infarction *n*. 心肌梗死
Miacalcicsalcalcitonin *n*. 密钙息(抗骨质疏松药)
miana *n*. 回归热(指中东地区)
Mianeeh bug *n*. 波斯瑞缘蜱(Mianeh 为伊朗城市名)
Mianserin hydrochloride *n*. 盐酸咪安色林,盐酸甲苯吡卓(5-羟色胺抑制药,抗组胺药)
Mianserine *n*. 米安舍林,米安色林(抗忧郁药)
miasma; miasm *n*. 瘴毒,瘴气 ‖ miasmatic, miasmic *a*.
Mibelli's disease [Vittorio 意皮肤病学家 1860—1910]; **porokemtosis** 汗孔角化[病]
Mibelli's porokeratosis [Vittorio Mibelli] 汗孔角化病
MIBG metaiodobenzylguanidine *n*. (偏)碘卞基胍
mibolerone *n*. 米勃酮,7α,17-二甲诺龙)(雄激素类药,同化激素)
mibolerone *n*. 米勃龙(雄激素)
mica [拉] *n*. 云母,小片,小粒
MicaTin [商名] *n*. 硝酸咪康锉(miconazole nitrate)
Mication *n*. 急促动作(如瞬目)
micatosis *n*. 云母屑肺,云母尘肺
mice mouse 的复数
micelle (复 micellae) *n*. 胶粒,胶束;微团,分子团 ‖ micellar *a*.
Michaelis constant [leonor Michaelis] 米氏常数(表示酶反应速度为最大速度一般时的底物浓度)
Michaelis-Gutmannbodies [Leonor Michaelis; C. Gutmann] 米—古小体(见于膀胱软斑病灶内的小体)
Michaelis-Menten equation [leonor Michaelis; Maude Lenore Menten] (酶动力学的基本方程式)
Michaelis's rhomboid [Gustav A. Michaelis] 米氏菱形区(骼后上峰小凹、臀肌线和骼后上嵴末端沟形成的盆腔后侧上方的菱形区)
Michel's deafness [E. M. Michel] 米歇尔聋(由于内耳全部未发育而引起的先天性聋)
Micinicate *n*. 米西烟酯(血管扩张药)
Miconazole *n*. 咪康唑(抗真菌药)
Miconazole nitrate *n*. 硝酸咪康锉,硝酸双氯苯咪锉(抗真菌药)
Micornase [商名] *n*. 格裂本脲(glyburide)
micr(o)- [构词成分] 小,细,微
micra micron *n*. 的复数
micracaustic *a*. 听弱声的 *n*. 弱声助听器
micranatomy *n*. 显微解剖学;组织学
micrangiopathy; microangiopathy *n*. 毛细[血]管病
micrangium *n*. 微血管(一般指毛细血管)
micranthine *n*. 小花莞碱
micreikonic *a*. 小影像的
micrencephalon *n*. 脑过小
micrencephalous *a*. 脑过小的
micrencephaly; micrencephalia *n*. 脑过小 ‖ micrencephalous *a*.
micrergy *n*. 显微操作术
micro-; mikros [希]; **small** [英]小,细,微
microabscess *n*. 微观脓肿(仅在显微镜下才能看到的极小脓肿)
microadenoma *n*. 微腺瘤
microadenopathy *n*. 细淋巴管病
microaerophile *n*. 微量需氧菌,微需氧微生物
microaerophilic, microaerophilous *a*. 微需氧的,微量需氧的
microaerotonometer *n*. 微量血压计
microaggregate *n*. 小颗粒(聚集体)
microalbuminuria *n*. 微蛋白血尿(症)(尿内排泄量过稀,以致无法用常规方法测得,常见于胰岛素依赖型糖尿病超过滤时)
microaleuriospore *n*. 小粉状孢子
microammeter *n*. 微安[培]计

microampere *n*. 微安[培](符号为 μm)
microanalysis *n*. 微量分析
microanastomosis *n*. 微吻合术
microanatomy *n*. 组织学(尤指器官学)
microaneurysm *n*. 微动脉瘤
microangiopathy *n*. 微血管病 ‖ diabetic ~ 糖尿病性微血管病 ‖ microangiopathic *a*.
microangioscopy *n*. 毛细血管显微镜检查
Microascaceae *n*. 小囊菌属
Microascales *n*. 小囊菌目
Microbacterium *n*. 微杆菌属,小细菌属 ‖ ~ flavum 黄色微杆/~ lactism 乳酸微杆菌
Microbacterium (复 microbacteria) *n*. 微杆菌,微生物
microbalance *n*. 微量天平
microbe *n*. 微生物 ‖ microbial; microbic *a*. /microbian *a*. *n*.
microbial keratitis *n*. 细菌性角膜炎
microbicide *n*. 杀微生物剂 ‖ ~ microbicidal *a*. 杀微生物的
microbioassay *n*. 微生物测定法
microbiology *n*. 微生物学 ‖ microbiologic(al) *a*. /microbiologist *n*. 微生物学家
microbiota *n*. 微生物区系,微生物丛
microbiotic *a*. 微生物区系的,微生物的
microbism; microbiosis *n*. 微生物[原]病
Microbispora *n*. 小双孢菌属
microblast *n*. 小成红血细胞(直径为 5μ 或更小)
microblepharia *n*. 小[眼]睑
microblepharon *n*. 小[眼]睑
microblephary *n*. 小[眼]睑
microbody *n*. 微体(细胞)
microbrachia *n*. 细臂,臂过小
microbrachius *n*. 细臂者
microbrachycephalia *n*. 小短头
microbrenner *n*. 尖头电烙器
microbubble *n*. 微泡
microburet *n*. 微量滴定管
microcalix; calyx *n*. 微肾盏
microcalorie; microcalory *n*. 小卡
microcardia *n*. 心过小
microcaulia *n*. 小阴茎
microcentrum *n*. 中心体
microcephalia *n*. 小头[畸形] ‖ ~, familial 家族性小头[畸形]
microcephalic *a*. 小头的
microcephalism; microcephalia *n*. 小头,头过小
microcephalous; microcephalic *a*. 小头的
microcephalus *n*. 小头者
microcephalus *n*. 小头畸胎
microcephaly, microcephalia, microcephalism *n*. 小头 ‖ microcephalic; microcephalous *a*.
microcheilia *n*. 小唇
microcheiria *n*. 小手,手过小
microchemistry *n*. 微量化学 ‖ microchemical *a*.
microchromosome *n*. 小染色体
microcinematography *n*. 显微电影摄影(术)
microcirculation *n*. 循环(直径小于 100μm 的微细血管中的血液循环)
microcirculatory *a*. 循环的
microclimate *n*. 微气候,小气候(如指病媒昆虫的气候环境)
microclyster *n*. 微量灌肠(小量直肠灌肠)
microcnemia *n*. 小腿过短
Micrococcaceae *n*. 微球菌科
Micrococcus (复 micrococci) *n*. 微球菌属
micrococcus gingivae pyogenes 龈脓细球菌
microcolon *n*. 小结肠
microcolony *n*. 小菌落,微菌落
microconcentration *n*. 微浓缩
microconidium (复 microconidia) *n*. 小分生孢子
microcoria *n*. 小瞳孔
microcornea *n*. 小角膜
microcoulomb *n*. 微库[仑]
microcoustic *a*. 弱声助听器
microcrania *n*. 小颅,颅过小(颅腔直径减小,而相对地面部扩大)
microcrystal *n*. 微晶(体)
microcrystalline *a*. 微晶的,细晶质的
microcurie *n*. 微居里
microcurie-hour *n*. 微居里一小时
microcyst *n*. 微囊,小孢囊
microcystic corneal dystrophy 小囊泡状角膜营养不良
microcystometer *n*. 袖珍膀胱内压测量器
microcytase *n*. 小嗜细胞消化酶
microcyte *n*. 小红细胞(直径为 5μm 或更小) ‖ microcytic *a*.
microcythemia; microcytosis *n*. 小红细胞症
microcytotoxicity *n*. 微量细胞毒(性)
microdactylous *a*. 细指[趾]的
microdactyly; microdactylia *n*. 细指(趾),指(趾)过小
microdensitometer *n*. 显微光密度计
microdermatome *n*. 微植皮刀
microdetermination *n*. 微量测定法
microdislectomy *n*. 显微椎间盘切除术 ‖ arthroscopic ~ 关节镜显微椎间盘切除术
microdissection *n*. 显微解剖
microdont, microdontous *a*. 小牙的(牙指数在 42 以下)
microdontia; microdentism; microdontism *n*. 小牙,牙过小
microdontic *a*. 小牙的,牙过小的
microdontism; microdontia *n*. 小牙[症],牙过小
microdose *n*. 微量,小量
microdose; microdosis *n*. 微[剂]量
microdrepanocytic *a*. 小镰状细胞的
microdrepanocytosis *n*. 小镰状细胞病,镰状红细胞珠蛋白生成障碍性贫血(病)
microecology *n*. 微观生态学(寄生物生态学的分支,研究寄生物与其宿主提供的环境之间的关系)
microecosystem *n*. 微生态系(自然的或为试验目的再实验室建立的微型生态系统)
microelectrode *n*. 微电极
microelectronics *n*. 微电子学
microelement *n*. 微量元素
Microellobosporia *n*. 小荚孢囊菌属
microembolism *n*. 微血栓
microembolus (复 microemboli) *n*. 微栓子
microencephaly *n*. 脑过小
microenviroment *n*. 小环境,微环境
microerythrocyte *n*. 小红细胞
microestimation *n*. 微量测定(法)
microevolution *n*. 微观进化,种内进化(从短期角度探讨生物进化的历程,常涉及物种的分化)
microexotropia *n*. 微小外斜视
microfarad *n*. [拉]微法
microfaum *n*. 微动物区系(某一地区的仅在显微镜下能看到的极小的动物)
microfibril *n*. 微原纤维,微纤维
microfilament *n*. 微丝
microfilaremia *n*. 微丝蚴血
microfilaria *n*. 微丝蚴 ‖ ~ bancrofti 班(克罗夫特)氏微丝蚴/~ diurna 昼现微丝蚴/~ strepocerca 旋盘尾微丝蚴
microfilm *n*. 显微胶片,小型胶片 *vt*. 摄制显微胶片
microflora *n*. 微(生)植物区系,微植物丛
microfluorometry *n*. 显微荧光测定法(即细胞光度测定法 cytophotometry)
microforceps *n*. 显微镊
microfracture *n*. 小骨折
microgamete *n*. 小配子,雄配子
microgametocyte *n*. 小配子体
microgametophyte *n*. 小配子体
microgamma *n*. (10^{-12}g 即 picogram)微微克
microgamont *n*. 小配子母细胞
microgamy *n*. 配子小型,小体配合
microgastria *n*. 小胃,胃过小
microgenesis *n*. 矮小发育,发育过小
microgenia *n*. 小颏
microgenitalism *n*. 小生殖器,生殖器过小
microglia *n*. 小神经胶质(细胞) ‖ ~l *a*.
microgliocyte; microgliacyte *n*. 小神经胶质细胞
microglioma *n*. 小神经胶质细胞瘤
microgliomatosis *n*. 小神经胶质细胞瘤病,脑网状细胞肉瘤
microglobulin *n*. 微球蛋白 ‖ β_2-microglobulin; microglossia β_2 – 微球胆白
microglossia *n*. 小舌,舌过小
micrognathia *n*. 小舌,舌过小
micrognathia *n*. 小颌[畸形]
microgonioscope *n*. 小前房角镜
microgonioscope *n*. 小颌,下颌过小

microgram *n*. 前房角镜
micrograph *n*. 微动扫描器;显微照片 ‖ electron ~ 电子显微照片
micrography *n*. 显微镜描记法;字体过小;显微镜检查 ‖ micrographic *a*.
microgyria *n*. 小脑回,多小脑回
microgyria; polymicrogyria *n*. 小脑回,多小脑回
microgyrus(复 microgyri) *n*. 小脑回
microhematocrit *n*. 微量血细胞比容(用毛细管及高速离心机快速测定血细胞比容)
microhepatia *n*. 小肝
microhistology *n*. 显微组织学
microhistology; microscopical histology *n*. 显微组织学
microhm *n*. 微欧[姆](百万分之一欧姆)
microincineration *n*. 微量灰化法(组织灰化后,从其灰烬中辨别其成分)
microinfarct *n*. 微梗塞
microinjector *n*. 微量注射器
microinvasion *n*. 微管侵袭(指恶性细胞微小蔓延侵入原位癌临近组织) ‖ microinvasive *a*.
microkilematography *n*. 显微电影摄影(术)
Micro-K *n*. 氯化钾(potassium chloride)[商名]
microlaryngoscopy *n*. 显微喉镜检查
microleakage *n*. 微漏(微量液体、碎屑和细菌漏入牙修复体或它的黏固粉与洞制备的临近表面之间的显微间隙,也可能经过牙本质进入牙髓)
microleakage *n*. 微漏(牙充填)
microlecithal *a*. 小(卵)黄的
microlens *n*. 小角膜接触镜
microlentia *n*. 小晶状体
microlesion *n*. 小损害,微小损伤
microleukoblast *n*. 成髓细胞,原(始)粒细胞
microliter *n*. 微升(千分之一毫升,或百万分之一升,缩写为 μL)
microlith *n*. 小结石,细石
microlithiasis *n*. 小结石病,微石症 ‖ ~ alveolaris micropulmonum, pulmonary alveolar ~ 肺泡微石症
micrology *n*. 显微科学
microlymphoidocyte *n*. 小淋巴样细胞
micromandible *n*. 小颌,下颌过小
micromandible; micrognathia *n*. 小下颌,下颌过小
micromanipulator *n*. 显微操作器(一种显微镜附件)
micromanometer *n*. 微量(液体)测压计 ‖ micromanometric *a*. 微量(液体)测压的
micromastia; micromazia *n*. 小乳房,乳房过小
micromaxilla *n*. 小上颌骨,上颌骨过小
micromazia *n*. 小乳房,乳房过小
micromegalopsia *n*. 视物显大显小交替症
micromelia *n*. 细肢,小肢,四肢短小(畸形)
micromelus *n*. 细肢者,小肢者
micromere *n*. 小(分)裂球
micrometabolism *n*. 微体(新陈)代谢
micrometastasis *n*. 微转移 ‖ micrometastatic *a*.
micrometeorology *n*. 微气象学,地面气象学
micrometer[1] *n*. 测微计 ‖ diffraction ~ 眼晕测定器;红细胞折光晕测量器/eyepiece ~;ocular ~(接)目镜测微计/filar ~ 螺旋测微计/stage ~(显微镜)镜台测微计
micrometer[2] *n*. 微米(10^{-6}m,符号为 μm)
micrometry *n*. 测微法 ‖ micrometric(al) *a*.
micromicro-[前缀] 微微(10^{-12},现改用皮[可] pico,符号为 p)
micromicrocurie *n*. 微微居里,皮居里(10^{-6}μCi,或 10^{-12}Ci)
MicroMicrocyclus *n*. 微环菌属
micromicron *n*. 微微米,皮米(10^{-6}μm,10^{-9}mm,或 10^{-12}m)
micromicrosphygmia; microsphygmy *n*. 微脉,细脉
micromolar *a*. 微摩尔的
micromolecular *a*. 小分子的
Micromonospora *n*. 小单孢菌属,单孢丝菌属 ‖ ~ ketratolyticum 溶胶质小单孢菌/~ pururea 紫色小单孢菌
Micromonosporaceae *n*. 小单孢菌科
micromonosporin *n*. 单孢丝菌素,小单孢菌素
micromotor dental set 微型牙医电机
micromovement *n*. 微小运动
Micromyces *n*. 小霉菌属
micromyelia *n*. 小脊髓
micromyeloblast; micromyelolymphocyte *n*. 小成髓细胞,小骨髓淋巴细胞
micron(复 microns micra) *n*. 微米(10^{-3}mm,10^{-6}m,现为 micrometer 取代符号为 μm);微粒(10^{-3} ~ 10^{-5}cm)
microne *n*. 微粒(10^{-3}-10^{-5}cm)
microneedle *n*. 显微操作针
microneme *n*. 微线体,短丝
microneurography *n*. 微神经学(用微电极研究个体神经纤维或纤维束的传导)
microneurosurgery *n*. 纤维神经外科,纤维神经手术
micronize *vt*. 微粒化
micronodular *a*. 小结的
micronomicin *n*. 小诺米星(抗生素)
micronormoblast *n*. 小幼红细胞
micronucleus *n*. 小核,微核(纤毛虫细胞中性状较小的生殖核,区别于大型的营养核);核仁 ‖ micronuclear *a*.
Micronutrient *n*. 微量营养素,微量养科
micronychia; micronychosis *n*. 指(趾)甲过小
micronystagmus *n*. 轻微眼球震颤
micro-orchidia; micro-orchidism *n*. 小睾丸
microorgnanism *n*. 微生物 ‖ microorganic; ~ al *a*.
microparasite *n*. 微寄生物,寄生性微生物 ‖ microparasitic *a*.
micropathology *n*. 显微病理学,微生物病理学
micropenis *n*. 小阴茎
microperfusion *n*. 微量灌注
microphage; microphagocyte; microphagus *n*. 小噬细胞
microphakia *n*. 小晶状体
microphakic *a*. 小晶状体的
microphallus *n*. 小阴茎
microphone *n*. 扩音器,传声器 ‖ cardiac catheter- ~ 心音导管
microphonia *n*. 声弱症
microphonic *a*. 传声的,*n*. 耳蜗微音电位 ‖ cochlear ~s 耳蜗微音效应,耳蜗微音电位
microphonograph *n*. 微音传声器(聋者学话用)
microphony *n*. 音弱,微音
microphotograph *n*. 显微照片 ‖ ~ic *a*. /~y *n*. 显微摄影(术)
microphthalmia *n*. 小眼球,眼球过小
microphthalmos *n*. 小眼球,眼球过小,小眼
microphthalmoscope *n*. 小型检眼镜
microphthalmus *n*. 小眼,眼过小;小眼者
microphysiocs *n*. 微粒物理学
microphyte *n*. 微(生)殖物 ‖ microphytic *a*.
micropia *n*. 视物显小症
micropinocytosis *n*. 微胞饮作用
micropipet(te) *n*. 微量吸移管,微量移液管
micropituicyte *n*. 小垂体(后叶)细胞
microplasia; dwarfism *n*. 矮小,侏儒症
microplastocyte *n*. 小血小板
microplethysmography *n*. 微差体积描记法
micropodia *n*. 小足,足过小
micro-point needle *n*. 微尖针
micropoloariscope *n*. 偏振(光)显微镜
micropolygyria *n*. 小脑回,多小脑回
Micropolyspora *n*. 小多孢菌属 ‖ ~ faeni 费(恩)氏小多孢菌
micropore *n*. 微量沉淀反应
micropredation *n*. 依附寄生
micropredator *n*. 依附寄生物
microprint *n*. 显微印制卡
microprobe *n*. (显)微探子、(显微手术用) ‖ laser ~ 激光(显)微探子,激光显微刀(显微手术用)
microprojection *n*. 显微投影
microprolactinoma *n*. 小泌乳素瘤,小催如激素瘤
microprosopia *n*. 小面
microprosopus *n*. 小面者(胎儿)
microprosopus *n*. 小面畸胎
micropsia *n*. 视物显小症 ‖ microptic *a*.
micropus *n*. ①小足 ②小足者
micropyle *n*. 卵孔,珠孔 ‖ micropylar *a*.
microradiogram *n*. 显微放射胶片,X 线放大摄影(照)片
microradiographic *a*. 显微放射照相的
microradiography *n*. 显微放射摄影(术)X 线放大摄影(术)
microrchidia *n*. 小睾丸
microrefractometer *n*. 显微折射计
microrespirometer *n*. 微量呼吸计
microrhinia *n*. 小鼻
microroentgen *n*. 微伦琴(百万分之一伦琴,缩写为 μR)
microscelous *a*. 短腿的

Microscillia *n*. 微产菌属
microscissors *n*. 显微剪
microscler; dolichomorphic *n*. 长形的
microscope *n*. 显微镜 ‖ ~ anatomical 解剖显微镜/~ binocular 双目显微镜,双筒显微镜/~ centdfuge 离心显微镜/~ compound 复式显微镜/~ corneal 角膜显微镜/~ dissecting 解剖显微镜/~ electron 电子显微镜/~ fluorescence 萤光显微镜/~ Greenough binocular 竖棱柱双目显微镜/~ high power 高倍显微镜/~ low power 低倍显微镜/~ measuring 度量显微镜/~ micrometer 测微显微镜/~ mineralogical 矿物显微镜/~ phase; phase ~ contrast ~ [位]相显微镜/~ with photographical arrangement 显微镜照相机/~ polarizing 偏振[光]显微镜/~ quantitative 定量显微镜/~ reading 读数显微镜/~ simple; single ~ 单式显微镜/~ slit lamp 裂隙灯显微镜/~ stereoscopic; binocular ~ 实体显微镜,双目显微镜/~ ultrapaque 超暗显微镜/~ ultraviolet 紫外线显微镜/~ X-ray X 线显微镜
microscope, chair side *n*. [牙]椅旁显微镜
microscopic(al) *a*. 显微镜的;用显微镜可见的;微观的;显微的
microscopist *n*. 显微镜学家,显微镜工作者
microscopy *n*. 显微镜检查,显微术 ‖ clinical ~ 临床显微镜检查/electron ~ 电子显微术/fluorescene ~ 荧光显微术/fundus ~ 眼底显微镜检查/immunofluorescent ~ 免疫荧光显微(术)/television ~ 电视显微术
microsecond *n*. 微秒(百万分之一秒,符号为 μs)
microsection *n*. 显微切片
microseme *n*. 小眼型的
microshoch *n*. 微震荡(心脏病学使用的术语,表示直接用于心肌组织的低电平电流;小到 0.1 mA 就能引起心室纤维颤动)
Microsiphonales *n*. 发癣菌目
microslide *n*. 显微镜玻片,载玻片
microsmatic *a*. 嗅觉减退的
microsoma *n*. 矮小(身材矮小,但非侏儒)
microsomatia; micmsomia *n*. 矮小[身材]
microsome *n*. 微粒体 ‖ microsomal *a*.
microsomia; microsomatia *n*. 矮小(身材)
microspectrophotometer *n*. 显微分光光度计,测微分光光度计
microspectroscope *n*. 显微分光镜
microsphere *n*. 中心体,中心球
microspherocyte *n*. (小)球形红细胞
microspherocytosis *n*. (小)球形红细胞症
microspherolith *n*. 小球状石
microspherophakia *n*. 小球形晶状体
Microspira *n*. 小螺旋菌属
Microspironema *n*. 米螺旋体属
microsplanchnic *a*. 细腹的,瘦长体型的
microsplanchnic, microsplanchnous *a*. 小内脏型的(体形)
microsplenia *n*. 小脾,脾过小 ‖ microsplenic *a*.
microsplenic *a*. 小脾的
Microspora *n*. 微孢子门
microsporangium (复 microsporangia) *n*. 小孢子囊
microspore *n*. 小孢子 ‖ microsporic *a*.
Microsporea *n*. 微孢子纲
microsporia; Gruby's disease *n*. 小孢子菌病,格鲁比氏病(秃发癣)
microsporid *n*. 小孢子菌疹
Microsporida *n*. 微孢子目
microsporidan *n*. 微孢子虫;微孢子门原虫 *a*. 微孢子门原虫的
Microsporidia *n*. 微孢子目
microsporidialkeratitis *n*. 微孢子虫性角膜炎
microsporidian *n*.
Microsporon *n*. 小孢子菌属
microsporophyll *n*. 小孢子叶
microsporosis *n*. 小孢子菌病
Microsporum *n*. 小孢子菌属 ‖ ~ audouini 奥杜安小孢子菌/~ canis; ~ felineum; ~ lanosum 犬小孢子菌,猫小孢子菌,羊毛状小孢子菌/~ furfur 糠秕小孢子菌/~ gypseum 石膏样小孢子菌
microstat *n*. 显微镜(载物)台
microsthenic *a*. 肌力弱的
microstomia *n*. 小口[畸形],口过小
microstrabismus *n*. 微小斜视
microsurgery *n*. 显微手术,显微外科
microsurgical *a*. 显微手术的
microsyringe *n*. 微量调节注射器
Microtatobiotes *n*. 最小微生物纲(包含立克次体目、病毒目)
microtechnic *n*. 显微技术
microteeth *n*. 小牙,牙过小
microthelia *n*. 小乳头,乳头过小
Microthoracina *n*. 小胸虫亚目
microthrombosis *n*. 小血栓形成
microthrombus *n*. 小血栓
microtia *n*. 小耳,而过小;小耳畸形
microtiter *n*. 微量滴定
microtome *n*. 切片机 ‖ ~ Beaker's 比克氏[机动]切片机/~ freezing 冷冻切片机/~ hand 手节片机/~ handy 轻便切片机/~ rocking 摇动切片机/~ rotary 轮转切片机/~ sliding 滑动切片机/~ well 井式切片机
microtomy; histotomy *n*. 组织切片术
microtonometer *n*. 微测压计(测定动脉血液中洋和二氧化碳张力)
microtransfusion *n*. 小(量)输血
microtrauma *n*. 轻(外)伤,微伤
microtremor *n*. 微震颤
Microtrombidium akamushi *n*. 红恙螨(即 Trombicula akamushi)
microtron *n*. 电子回旋加速器
microtropia *n*. 微斜视
microtropic *a*. 微斜视的
microtropic amblyopia *n*. 微斜视性弱视
microtubule *n*. 微管(许多能运动的细胞,尤其是红细胞胞浆内的长而空的柱状结构,在有丝分裂纺锤体中发现有微管) ‖ subpelicular ~ 表膜下微管
Microtus *n*. 田鼠属 ‖ ~ montebelli 野田鼠
microtus *n*. 小耳者,而过小者
microunit *n*. 微单位
microvascular *a*. 微血管的,微脉管的
microvasculature *n*. 微脉管系统
microvillus (复 microvilli) *n*. 微绒毛(细胞游离表面的微突起)
microviscosimeter *n*. 微量黏度计
microvivisction *n*. 显微活体解剖
microvolt *n*. 微伏[特](百万分之一伏特,符号为 μV)
microvoltometer *n*. 微电位计,微伏计
microvotumitry *n*. 微容量计数法
microwatt *n*. 微瓦[特](百万分之一瓦特,符号为 μW)
microwave cataract *n*. 微波性白内障
microwave *n*. 微波
Microx *n*. Mikrox 以前的名称
microxycyte; microxyphil *n*. 小嗜酸细胞
microzoaria *n*. 微生物(统称)
microzoom (复 microzoa) *n*. 微(生)动物
micrurgic *a*. 显微操作的
micrurgy *n*. 显微手术,显微操作术 ‖ micrurgic *a*. 显微操作的
Micrurus *n*. 小尾眼镜蛇属,珊瑚毒蛇属
miction *n*. 排尿
micturate *vi*. 排尿 ‖ micturition *n*.
MID mesioincisodistal *a*. 近中切面远中的
mid[1] *a*. 温和的,缓和的,轻度的
mid[2] *a*. 中央的,中间的
MID minimum infecvtive dose *n*. 最小感染量
midabdomen *n*. 中腹,中腹部
Midaflur *n*. 咪达氟,氨达氟,氟咪胺(镇静药)
Midalcipran *n*. 米达普仑(抗忧郁药)
Midamaline *n*. 咪达马林(局麻药)
Midamor [商名] *n*. 盐酸阿米洛利(amiloride hydrochloride)
midaxilla *n*. 腋窝中点,腋中
Midazogrel *n*. 咪唑格雷(抗凝药)
midazolam *n*. 咪达唑仑,咪唑二氮卓 ‖ ~ maleate 马来酸咪达唑仑
midbody *n*. 中体,中间体(有丝分裂后期纺锤体赤道区形成的颗粒体;亦指躯干中区)
midbrain *n*. 中脑
midcarpal *a*. 腕中间的
midday *n*. 正午,日中
Middeldorpf's triangle (splint) *n*. (Albrecht T. Middle-dorpf) 米德尔多夫三角(夹)(三角形夹板,用于肱骨骨折)
middiastostic *a*. 中 1/3 舒张期的
middle *a*. 中间的,中等的 *n*. 中央,中间,中部 ‖ in the ~ of 在……当中,在……的中途
middle retina *n*. 中间(部)视网膜
middle-aged *a*. 中年的
middlepiece *n*. 中段(精子头和尾之间的部分)
middle-sized *a*. 中等大小的,中等尺寸的
midecamycin *n*. 麦迪霉素

midepigastrium ***n***. 腹中上部
midface ***n***. 面中部(包括鼻、鼻根和眉间)
midfoot ***n***. 足中段(包括舟骨、骰骨和楔骨部分)
midfrantal ***a***. 额中(部)的
midge ***n***. 蠓,蚋 ‖ owl ~ 白蛉
midget ***n***. 躯干矮小,正常侏儒 ***a***. 小型的
midgetism ***n***. 侏儒症
midgut ***n***. 中肠
mid-line ***n***. 中线
midnight ***n***. 午夜
midoccipital ***a***. 枕中(部)的
Midodrine ***n***. 米多君,甲氧胺福林(升压药)
midpain ***n***. 径间痛
midperiphery ***n***. 视网膜赤道部,视网膜中周部
midpiece ***n***. 补体中段(在早期免疫学说中指豚鼠血清的优球蛋白部分,相当于补体的 C1 部分)
midplane ***n***. 正中平面(盆腔中段平面)
midriff ***n***. 膈
midsection ***n***. 正中切开
midst ***n***. 正中,中间,中央 ‖ first ~ and last 彻头彻尾,始终/from (out of) the ~ of 自……之中/in our (your, their) ~ 在我们(你们,他们)当中/in the ~ of 在……之中
midsternum ***n***. 胸骨体
midstream ***n***. 中流;中段
midtarsal ***a***. 跗骨间的
midtegmentum ***n***. 被盖中部
midway ***n***. 中途 ***a***.中途的 ***ad***. 在中途
midwife (复 midwives) ***n***. 助产士,接生员 ‖ ~ry ***n***. 助产学,产科学
mierocheilia; microchilia ***n***. 小唇[畸形]
mieroptic ***a***. 视物显小的
Mierzejewski effect [Jan Lucian 波神经病学、精神病学家 1839—1908] 米尔泽耶尔斯基氏效应(脑灰质及白质的不对称性发育,灰质过多)
Miescheria (J. F. Miescher) 米[舍尔]氏肉孢子虫属
Miescher's tubule, tube ***n***. (Johann F. Miescher) 米[舍尔]氏小管、管;肉孢子虫囊
MIF melanocyte-stimulating hormone inhibiting factor ***n***. 促黑素细胞激素抑制因子 migration inhibiting factor 游走抑制因子
mifentidine ***n***. 咪芬替丁(H2 受体拮抗剂)
Mifepristone 米非司酮(抗孕药)
Mifobate ***n***. 米福酯(抗动脉粥样硬化药)
might[1] ***n***. 力量,威力,能力 ‖ with (或 by) ~ and main 尽全力
might[2] **may** 的过去式 ***v***. & ***aux***. 可能,也许,可以;会,能 ‖ ~ well 很可能/~ (just) as well 还是……的好,最好
mighty ***a***. 强大的,有力的
Miglitol ***n***. 米格列醇(降糖药)
migraine ***n***. 偏头痛 ‖ abdominal ~ 腹型偏头痛/fulgurating ~ 闪电状偏头痛/ophthalmic ~ 眼型偏头痛/opgthalmoplegic ~ 眼肌麻痹性(周期性)偏头痛/migrainous ***a***.
migraineur [法] ***n***. 偏头痛患者
migrainoid ***a***. 类偏头痛的
migrainous headache ***n***. 偏头痛
migrate ***vi***. 迁移;移动;移行
migration ***n***. 迁移;移动;移行
migrateur ***n***. 流浪癖者
migration ***n***. 移行 ‖ ~ transperitoneal; external ~ 腹膜性移行,外移行
migratory ***a***. 迁移的;流动的;移行的;游走的
migratory ophthalmia ***n***. 迁移性眼炎,交感性眼炎
Migula's classification ***n***. (Walter Migula)米古拉细菌分类法
mikamycin ***n***. 米卡霉素(抗生素)
Mikedimide [商名] ***n***. 贝美格(bemegride)
Mikulicz's cells [Johann von Mikulicz-Radecki 波外科医师 1850 — 1905] 米库利奇细胞(鼻硬结细胞,内含鼻硬结杆菌,亦称泡沫细胞) ‖ ~ angle 米库利奇角(由两平行面形成的角,一经股骨骺长轴,另一经股骨干长轴该角正常为 130 度,亦称偏角或偏倾角)/~ clamp 米库利奇结肠夹(钳)(袋形缝术后压碎结肠近段和远段之间的中隔所使用的夹)/~ disease(syndrome)米库利奇病(综合征)(原指泪腺及涎腺慢性良性炎症性肿大,有人扩大次病范围,即泪腺及涎腺肿大伴其他疾病如 Sjogren 综合征、结节病、红斑狼疮、白血病及结核病,并称为米库利奇综合征)/~ drain 米库利奇引流敷料/~ operation 米库利奇手术(①胸锁乳突肌切除术,治疗斜颈 ②见 Heineke-Mkulicz pyloroplasty ③跗骨切除术 ④分期肠切除术)/~ pad 米库利奇垫(纱布折成的垫,用于外科手术)
Mikuliczsyndrome ***n***. 米库利兹综合征
Milacemide ***n***. 米拉醋胺(抗癫痫药)
milammeter ***n***. 毫安[培]计
mildew ***n***. 霉,植物霉病 ***vt***. & ***vi***. 使(发霉) ‖ ~y ***a***. 发霉的
Milenperone ***n***. 咪仑哌隆,本哌咪酮(安眠药)
Milipertine ***n***. 米利哌啶(抗精神病药)
Milepnstone ***n***. 米非司酮(抗孕药)
Mile's operation ***n***. (Willian E. Miles)迈尔斯手术(腹部会阴直肠癌切除术)
milestone ***n***. 里程碑
milfoil ***n***. 洋耆草
milia ***n***. (单 milium) 粟粒疹
Milian's erythema (Gaston A. Milian) 米利安红斑 ‖ ~ sign 米利安征
miliaria; miliaria rubra; lichen tropicus; prickly heat ***n***. 粟疹,痱子,汗疹 ‖ ~ alba; ~ crystallina; sudamina crystallina 白粟疹,晶状粟疹,白痱/~ papulosa 丘疹状,粟疹/~ puerperalis 产褥期粟疹/~ pustular 脓疱性粟疹/~ rubra; miliaria [红]粟疹,痱子,汗疹/~ vesiculosa 小疱性粟疹
miliary ***n***. 粟粒状的,粟粒的
miliary choroiditis ***n***. 粟粒性脉络膜炎
Milieu [法] ***n***. 周围,环境 ‖ ~ exerieur 外环境/~ exerieur 内环境(指细胞周围的血液和淋巴)
milieu ***n***. 环境 ‖ ~ interne 内环境
Miliolina ***n***. 粟虫亚目
Miliperting ***n***. 米利哌汀,苯哌乙吲(安定药)
military ***a***. 军事的
militaryophthalmia ***n***. 沙眼
milium (复 milia) [拉] ***n***. 粟粒疹 ‖ colloid ~ 胶状粟粒疹/milia neonatorum 新生儿粟粒疹
milk ***n***. 乳,奶;牛奶;乳状物;乳剂 ‖ acidophilus ~ 酸乳/adapted ~ 适应乳(适于婴儿消化的)/certified ~ 给症牛乳/condensed ~ 炼乳/diabetic ~ 低乳糖乳/dialyzed ~ 透析乳/fortified ~ 强化乳(加乳汁或蛋白的乳)/homogenized ~ 匀脂乳/laboratory ~ 配方乳/litmus ~ 石蕊乳/metallized ~ 金属强化乳/modified ~ 加工乳(使成分和人乳相近)/perhydrase ~ 过氧化氢乳/skimmed ~ 脱脂乳/uviol ~ 紫外线消毒乳/vegetable ~ 植物合成乳/virgin's ~ 铅乳(碱式醋酸铅与牛乳合成的洗剂)/witch's ~ 新生儿乳,婴乳/cry over split ~ 作无益的后悔/in ~ 在授乳期中的
milking ***n***. 挤奶,挤出(从管道中挤出,如用手指沿尿道向外挤压)
milk-leg ***n***. 股白肿,产后髂骨栓塞性静脉炎
Milkman's syndrome [Louis Arthur Milkman 美 X 线学家 1895—1951] 米尔克曼综合征(一种全身性骨病,特征为长扁骨内有多发性透明吸收带,全身骨内多发性吸收)
milkpox ***n***. 乳白痘,类天花
milksich ***n***. 白蛇根中毒
milk-tooth; deciduous tooth; temporary tooth 乳牙
milky ***a***. 乳汁的;牛奶的;乳状的;乳色的
milky cataract ***n***. 乳液状白内障
Millard-Gubler syndrome (paralysis) [Auguste L. J. Millard; Adolphe M. Gubler] 米耶—古布累综合征(麻痹)(影响身体一侧肢体及对侧面神经的交叉性麻痹,伴眼外展运动麻痹,系脑桥梗塞所致)
Millard's test (Henry B. Millard) 弥勒德试验(检白蛋白)
Millar's asthma (John Millar) 喘鸣性喉痉挛
Miller-Abbott tube (T. Grier Miller; William O. Abbott) 勒艾波特管(一种双腔肠管,用于治疗小肠梗阻,有时亦用于诊断)
millet ***n***. 黍,小米
milli- [前缀] 毫,千分之一 (符号为 m)
milliammeter; milliamperemeter ***n***. 毫安[培]计
milliampere [法] ***n***. 毫安[培](千分之一安培,符号为 mA)
milliampere-minute ***n***. 毫安[培]分(电量单位,每分钟输出 1 mA 电流)
milliard ***n***. 十亿
millibar ***n***. 毫巴(千分之一巴,符号为 mbar)
millicoulomb ***n***. 毫库仑
millicurie-hour ***n***. 毫居里小时
milliequivalent ***n***. 毫[克]当量
milligram(me) ***n***. 毫克(千分之一克,符号为 mg)
milligramma ***n***. 毫微克,纳克 (即 nanogram, ng)
Millikan rays (Robert A. Millikan) 宇宙线
Millikan-Siekert syndrome (Clark H. Millican; Rob-ert G. Siekert) 米—西综合征,椎动脉及基底动脉供血不全

millilambert ***n***. 毫郎伯(旧亮度单位,千分之一郎伯,符号为 cd 坎[德拉])
millilitre; milliliter ***n***. 毫升千分之一升,符号为 mL)
millimeter; millimetre ***n***. 毫米(千分之一米,符号为 mm)
millimicro-[前缀]毫微,纳
millimicrocurie ***n***. 毫微居里,纳居里(10^{-9}Ci,nCi)
millimicrogram ***n***. 毫微克,纳克(10^{-9}g,ng)
millimicroliter ***n***. 毫微升,纳升(10^{-9} L,nL)
millimicrometer ***n***. 毫微米,纳米(10^{-9}m,nm)
millimolar ***n***. 毫库尔德(符号为 mM)
millimolie ***n***. 毫摩尔,毫模(符号为 mmol)
milling-in ***n***. 咀嚼正咬合法
millinormal ***a***. 毫当量的,千分之一当量的
million ***n***. 百万
millions ***n***. 百万鱼
milliosmol(e) ***n***. 毫渗模,毫渗量,毫渗摩尔(符号为 mOsm)
millipede ***n***. 千百虫
milliphot ***n***. 毫辐透
millirad ***n***. 毫拉德
millirem ***n***. 毫雷姆(旧吸收计量单位,符号为 mrem)
milliroentgen ***n***. 毫伦琴(计量单位,$=10^{-3}$伦琴,符号为 mR)
millisecond ***n***. 毫秒(千分之一秒)
milliunit ***n***. 毫单位(千分之一单位,符号为 mU)
millivolt ***n***. 毫伏[特](千分之一伏特,符号为 mV)
Miller syndrome ***n***. (Marvin Miller)米勒综合征
Millon's test (reaction, reagent) ***n***. (Auguste N. E. Milion)米隆试验(反应、试剂)(检蛋白质及含氮化合物)
Mills's disease[Charles K. 美神经病学家 1845—1931]; progressive ascending hemiplegia 米耳斯氏病,进行性上行性偏瘫
Milontin[商名] ***n***. 苯琥胺(phensuximide)
miloxacin ***n***. 米洛沙星(抗菌素)
Milpath[商名] ***n***. 甲丙氨酯—曲地氯铵(meprobamate and tridihexethyl chloride)
milphae; milphosis ***n***. 眉毛脱落;睫毛脱落
milphosis ***n***. ①眉毛脱落 ②睫毛脱落
Milrinone ***n***. 米力农(强心药)
Milroy's disease[William Forsyth 美医师 1855—1942]; **Milroy's-Meige's syndrome** 米耳罗伊氏病(遗传性下肢水肿)
Milton's disease (urticaria)[John Laws 英皮肤病学家 1820—1898]; **giant urticaria; angioneurotic edema** 密尔顿氏病,巨大荨麻疹,血管神经性水肿
Miltown[商名] ***n***. 眠尔通,甲丙氨酯(meprobamate)
Milverine ***n***. 米尔维林(解痉药)
milzbrand; anthrax ***n***. 炭疽(脾脱疽)
Mima polymorpha 多形模仿菌(即醋酸钙不动杆菌 Acinetobacter calcoaceticus)
Mimbane hydrochloride 盐酸米姆本,盐酸甲基育亨烷(镇痛药)
Mimbane ***n***. 米姆本(镇痛药)
mimesis ***n***. 模仿,模拟;拟态;疾病模仿
mimetic ***a***. ①拟态的 ②模仿的,模拟的 ③模仿疾病的
mimetism ***n***. 拟态,模仿性
mimic ***a***. 模仿的,模拟的;拟态的;模仿疾病的 ***n***. 仿制品(mimicked; mimicking) ***vt***. 模仿,摹拟;酷似 ‖ genetic ~ 遗传模拟(见 genocopy)
mimicry ***n***. 模仿;仿制品;拟态(一种动物和另一种动物的外表的相似性)
mimmation ***n***. 音滥用
mimosis; mimesis ***n***. ①拟态(生物) ②模仿,模拟 ③疾病模仿
mi ***n***. minimum ①最小,最低,极小 ②最低点 ③最小量,最低量,最低数
Minamata disease 水俣病(烷基汞中毒所致的一种严重的神经疾病,其特征一般为周围及口周感觉异常、运动失调、构语困难和周边视觉丧失,并导致严重永久性神经病和精神病或死亡。1953~1958 年间日本水俣湾海洋食物含大量烷基汞化合物,人食用后即得此病)
Minaxolone ***n***. 米那索龙(麻醉药)
Mincard[商名]氨美啶(aminometradine)
mind ***n***. 心,精神;心理;理智;意向;记忆 ***vt***. **&** ***vi***. 当心,注意;照应;介意 ‖ bear(或 keep) in ~ 记住/be in one's right ~ 精神正常,精神健全/be in two ~s 三心两意,犹豫不决/be of one ~ 同心协力,相一致/be of the same ~ 意见相同;保持原来的意见/be out of one's ~ 精神不正常,发狂/bring (或 call) to ~ 想起;使被想起/change one's ~ 改变主意/give one's ~ to 专心于/give (sb) a piece of one's ~ 对(某人)直言不讳或责备/go out of one's ~ 被遗忘/have a(good 或 great) ~ to (很)想做某事/have half a ~ to 有点想做某事/have sth in ~ 记得某事,想到某事,想要做某事/keep one's ~ on 专心于/know one's own ~ 有自己的想法,有决断/make up one's ~ 下心,决意/never ~ 不要紧,没关系,不用担心/on one's ~ 压在某人心上,心事重重/out of one's ~ 精神错乱,(因忧虑等而)发狂(with)/put in ~ 想起某事/set one's ~ on 决心要,很想要/take one's ~ of 使某人不想(某事),转移某人(对某事)的注意/to one's ~ 根据某人的意见,如某人所想
mind-blindness ***n***. 精神性盲
Mindererus(Ratymund Minderer) ‖ spirit of ~ 醋酸铵溶液
mindful ***a***. 留心的,注意的,不忘的(of) ‖ ~ly ***ad***.
mindless ***a***. 不注意的,不留心的,忘却的(of)
Mindodilol ***n***. 明多地索(血管扩张药)
Mindoperone ***n***. 明多哌隆(抗精神病药)
mine ***n***. 矿 ‖ ~r ***n***. 矿工
Minepentate ***n***. 米萘喷酯(抗震颤麻痹药)
miner nystagmus ***n***. 矿工性眼球震颤
mineral ***n***. 矿(物)质;无机物 ***a***. 矿(物)质的;无机的 ‖ ~ acid 矿物酸;无机酸
mineralize ***vt***. 使矿物质化;使含无机化合物 ‖ mineralization ***n***. 矿化(作用);供给矿质(法)
mineralocorticoid ***n***. 盐(肾上腺)皮质激素,矿质(肾上腺)皮质激素
mineralogy ***n***. 矿物学 ‖ mineralogical ***a***. /mineralogist ***n***. 矿物学家
Minerva jacket(Minerva 为罗马智慧女神,此背心酷似她的盔甲,故名)密涅瓦背心(一种煅石膏背心,包括躯干和头,耳、面在外,用于颈椎骨折和斜颈手术后)
mineta-[希]变,转,后,次
mingin ***n***. 明京(尿中的一种含氮物质)
mingle ***vt***. **&** ***vi***. (使)混合
mini-[构词成分]极小的,微型的
miniature ***n***. 雏型,缩样,小型物 ***a***. 小型的,小规模的 ‖ in ~ 小型的,在小规模上
minified vision 视物变小症
minify ***vt***. 缩减,缩小
minification ***n***. 缩减,缩小
minilaparotomy ***n***. 小切口开腹术
Mini-Lix[商名] ***n***. 氨茶碱(aminophylline)
minim ***n***. 量滴(旧液量单位,=1/60 液量打兰,或 0.0616 mL);微小物 ***a***. 微小的,最小的
minimal ***a***. 最小的,最低的
minimal luminal cross-sectional area(简作 MLCA)最小管腔面积
minimize ***vt***. 使减到最少;把……估计得最低 ‖ minimization ***n***.
minimum(复 minima)[拉] ***n***. 最小(量),最低(量) ***a***. 最小的,最低的 ‖ ~ audibile(最小)听阈/~ cognoscibile 最小辨视阈/~ legibile 最小明视阈/light ~; ~ visibile: 最小明视光度/~ sensibile 意识阈,知觉阈/~ separable 最小辨距阈
minimum visual angle ***n***. 最小视角
Minin light(A. V. Minin)米宁灯(一种治疗用灯,所发出的光可作紫光与紫外线治疗)
miniplate ***n***. 小骨板
Minipress[商名] ***n***. 盐酸哌唑嗪(prazosin hydrochloride)
Minisporida ***n***. 小孢子目
minister ***n***. 长
ministry ***n***. 部(政府部门)
Minitran[商名] ***n***. 硝酸甘油(nitrogenlycerin)
minium[拉] ***n***. 铅丹,四氧化铅,红铅
Minizide[商名] ***n***. 盐酸哌唑嗪—多噻嗪(prazosin hydrochloride with polythiazide)
Minkowski-Chauffard syndrome(Oskar Minkowski; Anatole-Marie-Emile Chauffard)遗传性球形红细胞症
Minkowski-chauffard syndrome; hemolytic jaundice ***n***. 明—肖二氏综合征,溶血性黄疸
Minkowskis figure(Oskar Minkowski)明科大斯基值(用数字表示纯肉食时尿中葡萄糖与氮之比,禁食时为 2.8:1) ‖ ~ method 明科夫斯基法(用气体扩张结肠后,进行肾触诊检查)
Minocin[商名] ***n***. 盐酸米诺环素,盐酸二甲胺四环素(minicycline hydrochloride)
Minocromil ***n***. 米诺罗米(抗过敏药)
Minocycline ***n***. 米诺环素,二甲胺四环素(抗生素类药) ‖ ~ hydrochloride 盐酸米诺环素,盐酸甲胺四环素(抗生素类药)
minor axis ***n***. 短轴
minor ***a***. 较少的;少数的;不重要的;未成年的;(疾病等)不严重的;(大学中)次要学科的 ***n***. (大学中)次要学科,选修科要学科,选修科

minor vascularcircle *n*. 虹膜小血管环,虹膜血管小环
minority *n*. 未成年;少数;少数民族
Minor's disease［Lazar Salomovitsch 苏神经病学家 1855 生］米诺尔氏病(中央性脊髓出血) ‖ ~ sign 米诺尔征(坐骨神经痛患者由坐位起立时,以健侧支撑身体,一手置于背后,弯曲患腿,并以健肢保持平衡)
Minot-Murphy diet (treatment) (George R. Minot; William P. Murphy) 米诺特—墨菲饮食疗法(食物中加生肝或肝精治恶性贫血)
Minot-von Willebrand syndrome (Francis Minot; Erick A. von Willebrand) 迈诺特—冯威勒布兰特综合征(见 Willebrand's disease)
Minoxidil *n*. 米诺地尔,长压定,敏乐定(抗高血压药)
mint *n*. 薄荷 ‖ wild ~ 北美野薄荷,加拿大薄荷
Mintezol［商名］*n*. 噻苯达唑 (thiabendazole)
minus *prep*. 减(去) *a*. 负的,减的 *n*. 负数;负号;负量 ‖ ~ cyclophoria 内旋转隐斜,负旋转隐斜/~ declination 内旋转隐斜/~ torsion 负扭转,颞侧扭转
minute[1] *n*. 分;分(钟);片刻,复记录 ‖ half a ~ 片刻/in a ~ 马上,立刻/the ~ that) 一……(就)/to the ~ 一分不差,恰好/up to the ~ 最新的,最新式的
minute[2] *a*. 微小的;精密的;详细的 *n*. 微(小)体 ‖ double ~s 双微体(无着丝粒染色体断片,为基因放大所创造,并新近才被整合成染色体;双微体是肿瘤标记,提示实体性肿瘤,预后不良)
minuthesis［希］*n*. 感觉器疲劳
mio-［构词成分］减少,不足,减缩
MIO minimal identifiable odor *n*. 最低可嗅度
miocamycin *n*. 麦迪霉素
miocardia *n*. 心收缩
Miochol［商名］*n*. 氯乙酰胆碱(acetylcholine chloride)
miodidymus *n*. 后顶联胎,枕联双头畸胎
miofiazine *n*. 米氟嗪
miolecithal *a*. 少(卵)黄的
mionectic *a*. 低氧的,少氧的(血)
miophone *n*. 肌音听测器
mioplasmia *n*. 血浆减少
miopragia *n*. 功能减弱
miopus *n*. 单面双头畸胎
miosis *n*. 瞳孔缩小,缩瞳;成熟分裂,减数分裂;(疾病)减退期 ‖ spastic ~ irritative ~ 痉挛性瞳孔缩小,刺激性瞳孔缩小 ‖ miotic *a*. 缩瞳的;减数分裂的 *n*. 缩睡药
miostagmin *n*. 微滴(感染动物血清中的一种假设的物质,能与抗原结合降低此混合物的表面张力)
miotic agent *n*. 缩瞳剂
miotic cataract *n*. 缩瞳剂性白内障
miotic glaucoma *n*. 缩瞳剂性青光眼
miotic pupil *n*. 瞳孔缩小
miotics *a*. ①缩瞳的 ②缩瞳药
Mipimazole *n*. 咪匹马唑(抗甲状腺药)
miracidium (复 miracidia) *n*. 毛蚴,纤毛幼虫
miracle *n*. 奇迹
miraculin *n*. 改味糖蛋白
miraculous *a*. 不可思议的,奇迹般的,非凡的
Miradon［商名］*n*. 茴茚二酮 (anisindione)
mirage *n*. 海市蜃楼,幻景;幻想
mire[1] *n*. 淤泥 ‖ in the ~ 陷入困境
mire[2]［法］*n*. 梯形目标(检眼计臂上数字之一,其影像反射到角膜上,影像改变即可测量散光程度)
Mirincamycin hydrochloride *n*. 盐酸米林霉素,盐酸米林可霉素(抗菌药和抗疟药)
mirincamycin *n*. 米林霉素
Miristalkoniumchloride *n*. 米他氯胺(抗感染药)
Miroprofen *n*. 咪洛芬(消炎镇痛药)
mirror *n*. 镜,反光镜 *vt*. 反映,反射 ‖ concave ~ 凹面(反光)镜/convex ~ 凸面(反光)镜 / frontal ~; head ~ 额镜,头镜/mouth ~; dental ~ 口腔镜/nasographic ~ 鼻通气检验镜/plane ~ 平面(反光)镜
mirror area *n*. 镜面区(裂隙灯检查时角膜和晶状体反射区)
mirror haploscope *n*. 镜面式视轴测定器
mirror image *n*. ①镜像 ②裂隙灯像
mirror stereoscope *n*. 镜式立体镜
mirror test *n*. 镜面试验(检视觉优势)
mirror-screen test *n*. 镜屏试验(检抑制区)
miryachit［俄］*n*. 西伯利亚痉跳病
mis(o)-［构词成分］厌恶,憎恨
mis-action *n*. 行为失检,错误行为(由于自我的正常压抑失去效力所致)
misadventure *n*. 不幸的事,灾难
misadvise *vt*. 给……错误的劝告 ‖ misadvice *n*.
misanthropia; misanthropy *n*. 厌恶人类,厌世,愤世嫉俗,嫌人症
misapply *n*. 误用,滥用 ‖ misapplication *n*.
misapprehend *vt*. 误解,误会 ‖ misapprehension *n*.
misbehave *vt*. 行为不当,举止不端
misbehavio(u)r *n*. 不正当举动(或行为)
misbrand *vt*. 贴错(药品、食品等)的标记
miscalculate *vt*. & *vi*. 算错(数量等);错误地估计 ‖ miscalculation *n*.
miscarriage *n*. (计划等)失败;(孕妇)流产
miscarry *vi*. (计划等)失败;(孕妇)流产
misce［拉］混合,混和(符号为 M.)
miscegenation *n*. 种族(间)通婚
miscellaneous *a*. 混杂的,各种各样的
mischance *n*. 不幸,灾难
mischief *n*. 损害,伤害;顽皮,恶作剧
mischievous *a*. 有害的;顽皮的,恶作剧的 ‖ ~ly *ad*./~ness *n*.
miscible *a*. 能溶和的,可混合的
misconceive *vt*. & *vi*. 误解,(对……)有错误看法(of) ‖ misconception *n*.
misconduct *vt*. 对……处置不当; *n*. 处置不当;不端行为 ‖ ~ oneself with 与……通奸
misconstrue *vt*. 曲解,误解 ‖ misconstruction *n*.
miscount *vt*. & *vi*. & *n*. 误算,算错
misdate *vt*. 写错日期,弄错日期
misdiagnosis *n*. 误诊
miserable *a*. 悲惨的,痛苦的 ‖ miserably *ad*.
miserere; mei［拉］肠扭转;肠绞痛
misery *n*. 痛苦,悲惨,不幸
misfortune *n*. 不幸,灾难
misgive *vt*. & *vi*. (使)疑虑(或担心,害怕)
mishap *n*. 不幸,灾祸
misidentification *n*. 错误认同,错认(不能正确认同患者所知的人和物,由于精神模糊或记忆丧失所致) ‖ delusional ~ 妄想性错认(错误认为人或物身心均已改变所致)
misinterpret *vt*. 曲解,解释错 ‖ misinterpretation *n*.
misjudge *vt*. & *vi*. 判断错,估计错 ‖ misjudg(e)ment *n*.
mislead *vt*. 引入歧途,使误解
mismarriage *n*. 不相配的婚姻
mismatch *n*. *vt*. (使)失配,失谐
misogamy *n*. 厌婚症,婚姻嫌忌 ‖ misogamist *n*. 厌恶婚姻者
misogyny *n*. 厌女症,女人嫌忌
misoneism *n*. 厌新(症),守旧主义 ‖ misoneist *n*. 厌新者,守旧者
Misonidazole *n*. 米索硝唑,醚醇硝唑(抗滴虫、抗原虫药)
misoprostol *n*. 米索前列醇(合成的前列腺素 E1 类似物,口服治疗由于长期使用非类固醇性抗炎药物疗法所引起的胃刺激)
misplace *vt*. 误放
misplaced cilia *n*. 异位睫(毛)
misprint *vt*. 印错,误印 *n*. 印刷错误
mispronounce *v*. 发错音,读错音 ‖ mispronunciation *n*.
misquote *v*. 错误地引用,误引 ‖ misquotation *n*.
misread (misread) *vt*. 错读
miss *vt*. 未击中,未达到;未觉察;错过;免于;发觉没有;遗漏(out) *vi*. 未击中,失败 *n*. 击不中,得不到,达不到;避免 ‖ give sth *a*. ~ 避开某物,略去某物
missed *a*. 稽留的,滞留的
missense *n*. & *a*. 错义(的)
missexual *a*. 性平衡失调的
misshape *vt*. 使成畸形
misshapen *a*. 畸形的
missile *n*. 投射器;导弹
mission *n*. 代表团;慈善机构;使命,任务 *vt*. 派遣
mist *n*. 雾;迷糊不清;眼翳 *vt*. & *vi*. (使)变得模糊
mist.; Mistura［拉］*n*. 合剂
mistakable *a*. 易弄错的,易误解的
mistake (mistook, mistaken) *vt*. & *vi*. 弄错;估计错 *n*. 错误;误会,过失 ‖ and no ~ 无疑地,的确/by ~ 错误地/make no ~ 切莫怀疑,别弄错/~ for 误认为,错认为
mistaken mistake 的过去分词 *a*. 错误的
mistime *vt*. 使……不合时宜;估计错……的时间
mistletoe *n*. 槲奇生,槲奇生属植物
mistranslate *vt*. & *vi*. 错译,误译 ‖ mistranslation *n*.
mistrust *n*. & *vt*. & *vi*. 不信任,不相信,怀疑 ‖ ~ful *a*.
mistura［拉］*n*. 合剂(符号为 M.) ‖ ~ create 白垩合剂/~ glycyrrhizae composita 复方甘草合剂,棕色合剂/~ oleobalsamica 油

香树脂合剂/～ pectoralis 祛痰合剂,舒胸合剂
misty *a*. 有雾的;模糊的
misunderstand(misunderstood) *vt*. 误会,误解
misunderstanding *n*. 误会,误解
misuse *vt*. 误用,滥用 *n*. 误用,滥用
MIT monoiodotyrosine 一碘酪氨酸
Mit. mitte[拉]送,发
mitapsis *n*. 染色质粒融合
Mitchell operation(Charles L. Mitchell)米切尔手术(为矫正拇外翻而对第一跖骨做远侧骨切除手术)
mitchella *n*. 挛果藤(曾用作子宫收缩药)
Mitchell's disease(Silas W. Mitchell)红斑性肢痛病 ‖ ～ treatment 米切尔疗法(通绝对卧床休息、按摩、电疗等治神经衰弱、癔病等)
mite *n*. 螨 ‖ auricular ～ 耳螨/bird ～;chicken ～' poultry ～ 鸟螨,鸡螨(即鸡皮刺螨 Dermanyssus gallinae)/borrowing ～ 疥螨/cheese ～ 长食酪螨(即 Tyrophagus longior)/copra ～ 长粉螨(即卡氏食酪螨 Tyrophagus castellani)/depluming ～ 弃羽螨(即鸡疥螨 Knemidokoptes gallinae)/face ～ 脸螨(即毛囊端螨 Demodex folliculorum)/flour ～ 粉螨,蛘螨(即粗脚食酪螨 Tyrophagus farlnae)/fowl ～ 鸡螨/hair follicle ～ 毛囊螨(即毛囊蠕螨 Demodex folliculorum)/harvest ～ 秋/itch ～ 疥螨/kedani ～ 红恙螨(即 thrombicula akamush)/louse ～;straw ～ 虱螨/mange ～ 兽疥螨/meal ～ 蛘螨/mouse ～ 鼠螨/mower's ～;red ～ 恙螨/onion ～ 洋葱螨(即 Acarus rhyzoglypticus hyacinthi)/rat ～ 鼠螨,刺脂螨/scab ～ 痒螨/spider ～ 革螨/spinning ～ 刺螨(即苜蓿苔螨 Bryobia praetiosa)/tropical fowl ～ 囊禽刺螨(即 Ornithonyssus bursa)/tropical rat ～ 热带鼠螨(即柏氏禽刺螨 Ornithonyssus bacoti)
mitella *n*. 臂吊带,臂悬带
Mithracin[商名] *n*. 光辉霉素(mithramycin)
mithramycin *n*. 光辉霉素(即普卡霉素 plicamycin,抗肿瘤抗生素)
mithridatism *n*. 人工耐毒法(日常服用逐渐增量的毒物而获得对毒物的耐受性)
miticidal *a*. 杀螨的,杀疥虫的
miticide *n*. 杀螨药,杀疥虫药
mitigate *vt*. & *vi*. (使)缓和;(使)镇静;(使)减轻 ‖ mitigation *n*. q/mitigative, mitigatory *a*./mitigator *n*. 缓和剂
Mitindomide *n*. 米丁度胺(抗肿瘤药)
mitis[拉] *a*. 轻的,缓和的
mito-[构词成分]线
mitobronitol *n*. 二溴甘露醇
mitochondria(单 mitochondrion) *n*. 线粒体
mitochondrial ATPase *n*. 线粒体腺甘三磷酸酶,H+-转运腺苷三磷酸合酶
mitochondrion(复 mitochondria) *n*. 线粒体(细胞质中的一种细胞器) ‖ mitochondrial *a*.
mitochysis *n*. 有丝分裂
mitoclomine *n*. 米托氯明
mitocromin *n*. 丝裂霉素(抗肿瘤抗生素)
mitogen *n*. 有丝分裂原,分裂素 ‖ pokeweed ～ 美洲商陆有丝分裂原
mitogenesia *n*. 有丝分裂期发生
mitogenesis *n*. 有丝分裂发生;促有丝分裂(作用) ‖ mitogenetic *a*.
mitogenetic *a*. ①有丝分裂期发生的 ②致有丝分裂的
mitogenic *a*. 促有丝分裂的
mitokinetic *a*. 有丝分裂动能的
mitolactol *n*. 二溴卫矛醇
mitomalcin *n*. 米托马星,丝裂马菌素(抗肿瘤抗生素)
mitome *n*. 原质丝,胞网丝,原浆网质
mitomycin *n*. 丝裂霉素(抗肿瘤抗生素)
Mitonafide *n*. 米托萘胺(抗肿瘤药)
mitoplasm *n*. 核染质
Mitoquidone *n*. 米托喹酮(抗肿瘤药)
mitoschisis *n*. 有丝分裂,(间接)核分裂
mitosin *n*. [核]分裂激素
mitosis(复 mitoses) *n*. 有丝分裂(细胞间接分裂的一种方法) ‖ heterotypic ～ 异型有丝分裂/homeotypic ～ 同型有丝分裂/pathologic ～ 病理性有丝分裂/pluripolar ～;multicentric ～ 多极有丝分裂 ‖ mitotic *a*.
Mitosome *n*. 纺锤剩体(从在先的有丝分裂的纺锤体纤维中所形成的小体) mitosper *n*. 米托司培,丝裂帕菌素(抗肿瘤药)
mitospore *n*. 有丝分裂孢子
Mitotane *n*. 米托坦,邻对滴滴滴,邻氯苯对氯苯二氯乙烷(抗肿瘤药)
mitoxantrone hydrochloride *n*. 盐酸米托蒽醌(一种蒽二酮族抗肿瘤药,静脉内给药,治疗急性非淋巴细胞白血病)
Mitoxantrone *n*. 米托蒽醌,米妥蒽醌(抗肿瘤药)
Mitozoiomide *n*. 米托唑胺(抗肿瘤药)
mitral *a*. 僧帽状的;僧帽瓣的,左房室瓣的
mitralism *n*. 左房室瓣病素质
mitralization *n*. 左房室瓣狭窄阴影(X 线片上)
mitralregurgitation *n*. 二尖瓣返流
Mitsuda antigen(Kensuke Mitsuda 光田健辅)光田抗原,麻风菌素 ‖ ～ reaction 光田反应,麻风菌素晚期反应(皮内注射麻风菌素后 3～4 周,在注射部位出现丘疹结节损害,这表示对麻风杆菌的细胞免疫,而不是感染麻风杆菌)/～ test 光田试验,麻风菌素试验(即 lepromin test,见 test 项下相应术语)
mittelschmerz[德] *n*. 经间痛
mittor *n*. 神经传器,神经元接头
Mivacron *n*. 米伐氯铵(mivacurium chloride)[商名]
mivacurium chloride *n*. 米伐氯铵(一种短时间非去极化神经肌肉阻断剂,静脉内给药,用作全身麻醉的辅助剂,便于气管插管及在机械通气时促使骨骼肌松弛)
mix *vt*. & *vi*. (使)混合;配制,调制 *n*. 混合(物),搀和(物) ‖ ～ up 搅匀,拌和,混淆
mixed *a*. 混合性的
mixed astigmatism *n*. 混合散光
mixed cataract *n*. 混合性白内障
mixed congestion *n*. 混合充血
mixed glaucoma *n*. 混合型青光眼
mixed myopia *n*. 混合性近视
mixed nystagmus *n*. 混合性眼球震颤
mixed trachoma *n*. 混合性沙眼
mixed tumor *n*. (泪腺)混合瘤
mixer, amalgam; amalgamator *n*. 汞合金调拌器
Mixidine *n*. 米克昔定,米克西定,二甲氧苯乙亚氨甲基吡咯烷(冠状血管扩张药)
mixing, Vacuum *n*. 真空调拌法(低于大气压层的)
mixoscopia *n*. 性交窥视癖
mixotroph *n*. 兼养微生物
mixotrophic *a*. 混合营养的,兼养的
Mixtard *n*. 混合注射液([商名],含 30% 胰岛素注射液 <普通胰岛素> 和 70% 低精蛋白锌胰岛素混悬液)
Mixture *n*. 合剂,混合物 ‖ A.C.E. ～ ACE 合剂(乙醇、氯仿、乙醚混合而成)/brown ～ 棕色台剂,复方甘草合剂(镇咳祛痰药) chalk ～ 白垩合剂/expectorant ～;pectoral ～ 祛痰合剂/racemic 消旋(混合)/T.-A. ～;toxin-antitoxin ～ 毒素抗毒素合剂 triple dye-soap ～ 三重染料肥皂合剂
Miyagawanella(Yoneji Miyagawa 宫川米次) *n*. 宫川体属
Miyasato disease(Miyasato 为先证者的姓氏)α2-抗血纤维蛋白酶缺乏症
Mizoribine *n*. 咪唑立宾(免疫抑制药)
Mizuo's phenomenon *n*. 水尾氏现象
MK monkey lung *n*. 猴肺(细胞培养)
MKS meter-kilogram-second system *n*. 米千克秒制
mL, ml *n*. 毫升(millillter)的符号
Mla mesiolabial *a*. 近中唇的
MLA mento-laeva anterior *n*. 颏左前(胎位)
Medical Library Association 医学图书馆协会
MLaI mesiolabioincisal *a*. 近中唇切的
mlarin; phenonephenetidin *n*. 玛拉林,苯乙酮缩非那譬汀
MLBW moderate low birth weight (infant) *n*. 中等低出生体重(儿)
MLC mixed lymphocyte culture *n*. 混合淋巴细胞培养
MLCA minimal luminal cross-sectional area *n*. 最小管腔面积
mlcroblepharism *n*. 小(眼)睑
mlcroblepharon *n*. 小(眼)睑
mlcrocoria *n*. 小瞳孔
mlcrocornea *n*. 小角膜
mlcroseme *a*. 小型眶的
MLD median lethal dose *n*. 半数致死量 / minimum lethal dose 最小致死量 / minimal luminal diameter *n*. 最小管腔直径
MLI mesiolinguoincisal *a*. 近中舌切的
MLNS mucocutaneous lymph node syndrome *n*. 黏膜皮肤淋巴结综合征
MLO mesiolinguo-occlusal *a*. 近中舌殆的
MLP mento-laeva posterior *n*. 颏左后(胎位) / mesiolinguopulpal *a*. 近中舌髓的
MLR mixed lymphocyte reaction *n*. 混合淋巴细胞反应
MLT mento-laeva transversa *n*. 颏左横(胎位)
MM mucous membranes *n*. 黏膜
mm *n*. 毫米(millimeter)的符号

mM *n*. 毫摩尔(millimolar)的符号
mmesencephalotomy *n*. 中脑切开术
mmHg millimeter of mercury *n*. 毫米汞柱
MMIHS megacystis-microcolon-intestinal hypoperistalsis syndrome *n*. 巨膀胱—小结肠—肠蠕动迟缓综合征
mmillaplasty *n*. 乳头成形术
mmillothalamic *a*. 乳头体丘脑的
MMPI Minnesota Multiphasic Personality Inventory *n*. 明尼苏达多相人格调查表
MMR measles-mumvs-rubella (vaccine) *n*. 麻疹—腮腺炎—风疹(疫苗)
Mn *n*. 元素锰(manganese)的符号
M'Naghten (McNaughten) **rule** *n*. 麦克诺登原则(精神病患者不负刑事责任的原则。M'Naghten 为英国一精神病患者,1843 年病发时杀人,法庭判其无罪。此原则现仍在美国司法中沿用)
mnducatory [英]; **manducatorius** [拉] *a*. 咀嚼的
mnemism; mnemic theory *n*. [细胞]潜记忆迹假说(见 mnemic theory,见 theory 项下相应术语)
mnemonic; mnemic *a*. 记忆的
mnemonics *n*. 记忆术;(用作复)记忆力培养法
mnemotechnics *n*. 记忆术
Mngosteen *n*. 倒捻子(收敛药)
MO Medical Officer *n*. 医官 / mesio-occlusal *a*. 近中胎的
Mol. wt molecular weight *n*. 分子量
Moban [商名] *n*. 盐酸吗茚酮(molindone hydrochloride)
Mobecarb *n*. 吗贝卡(止血药)
Mobenzoxamine *n*. 莫苯沙明(解痉药)
mobile *a*. 可(活)动的,流动的;易变的
mobile vision *n*. 活动视觉
Mobilina *n*. 游动亚目
mobility *n*. 可动性,移动性;移动度,迁移率 ‖ electrophoretic ~ 电泳泳动
mobility, tooth *n*. 牙(齿松)动度
mobilization *n*. (使)活动法,松动术;动员 ‖ stapes ~ 镫骨松动术(治聋)
mobilize *vt*. 动员;使活动,松动 *vi*. 动员
mobilizable *a*. 可活动的,可移动的
mobilometer *n*. 淌度计(量液体的稠度)
Mobiluncus *n*. 游动钩菌属
Mobius' disease (Paul J. Mobius) 默比厄斯病(周期性偏头痛兼眼肌麻痹) ‖ ~ sign 默比厄斯征(突眼性甲状腺肿时,左右眼球不能聚合于一定位置)/ ~ syndrome 默比厄斯综合征(脑神经运动核发育不全或先天萎缩,特征为先天性双侧面瘫,兼有单侧或双侧眼外展肌麻痹,有时伴脑神经特别是动眼神经、三叉神经和舌下神经受累及肢体异常)
MOCA METHOTREXAT, Oncovin, cyclophosphamide, and Adriamycin *n*. 甲氨蝶呤—长春新碱—环磷酰胺—阿霉素(联合化疗治癌方案)
moccasin *n*. 噬鱼蝮蛇
mocezuelo; trismus neonatorum *n*. 新生儿牙关紧闭,新生儿破伤风
Mocimycin *n*. 莫西霉素(抗生素)
Mociprazine *n*. 莫西哌嗪(镇吐药)
mock-up *n*. 模型机(供试验或教学用)
Moclobemide *n*. 吗氯贝胺(抗忧郁药)
MOD mesio-occlusodistal *a*. 近中胎远侧的(三面的龋洞)
mod. praesc. modo praescripto [拉] 依指示方式
modal *a*. 形式的,形态的,方式的;(统计学中)众数的
Modaline *n*. 莫达林,甲哌吡嗪,2 - 甲基 - 3 - 哌嗪(抗抑郁药)
modality *n*. 形式,方式;药征;用药程序(顺序疗法派的名词);感觉体(如味觉)
mode *n*. 方式;样式,风尚;众数(在统计学上指在一个变异曲线中频率最高的值)
model *n*. 模型 *v*. 作(……的)模型 ‖ ~ antagonizing 反模/ ~ compound 印模膏/ ~ contour 外形模型/ ~ duplicating 复制模型/ ~ plaster 石膏模型/ ~ record 记录模型[牙]/ ~ semicircular arch 半圆弓型法/ ~ stone (人造) 石模型/ ~ study 研究模型/ ~ three-layer veneered plate 三层瓷覆盖板状模型法/ ~ three-layer veneered split ring 三层瓷覆盖分裂环模型法/ ~ wax; wax patern 蜡模型/ ~ work 工作模型
modeling *a*. 造型(一种行为矫正法,指导病人模仿他人的行为)
moderate *a*. 中等的,适度的,温和的;有节制的 *n*. 稳健派(使)变和缓;(使)减轻
moderation *n*. 适度,中等,缓和,节制 ‖ in ~ 适中地,有节制地
moderator *n*. 缓和器;减速器;调节者;调节子;减速剂(核化学和核物理学中的一种物质,如石墨或铍,以减缓亚原子粒子流或辐射)
Moderil [商名] *n*. 瑞西那明(rescinnamine)
modern *a*. 现代的,近代的;时新的; *n*. 现代人
modernize *v*. (使)现代化 ‖ modernization *n*. 现代化
modest *a*. 谦虚的;不过分的;少量的;朴素的;羞怯的
modestly *ad*. 谦虚地;不过分地;少量地;朴素地;羞怯地
modesty *n*. 谦逊;节制;朴素;羞怯
modicum *n*. 一小部分;少量
modifiable *a*. 可缓和的;可更改的
modification *n*. 矫正,改变 ‖ behavior ~ 行为矫正,行为改变/ racemic ~ 外消旋(变)体
modificatory *a*. 缓和的;减轻的;更改的
modifier *n*. 变更者;修改者;复变更因子,变更基因,修饰因子,修饰基因(多因子,多基因)
modify *vt*. 缓和;减轻;修改
modioliform *a*. 轴状的,毂状的
modiolus *n*. 蜗轴(口角附近一点)
modish *a*. 时髦的,流行的 ‖ ~ ly *ad*.
modulate *vt*. 调整,调节,适应,调制
modulation *n*. 调节,调整,适应 ‖ antigen ~ 抗原调节
modulation transfer function 调制传递函数,对比敏感度
modulator *n*. 调节者;调制器;调幅器;调质;调理素
modulus of resilience 回弹模数
moduretic *n*. 盐酸阿米洛利—氢氯噻嗪(amiloride hydrochloride with hydrochlorothiazide)[商名]
MODY maturity-onset diabetes of youth 青年成熟期突发型糖尿病
Moe plate (John H. Moe) 莫氏板(股骨转子间骨折内固定的一种不锈钢板)
Moebius *n*. 见 Mobius
Moeller-Barlow disease [J. O. L. Moeller; Thomas Barlow 英医师 1845—1945] 默—巴二氏病,婴儿出血性骨病(佝偻病骨膜下血肿)
Moeller's disease [Julius Otto. L. 德外科医师 1819—1887]; **infantile scurvy** 默勒氏病,婴儿坏血病
Moeller's glossitis (Julius O. L. Moeller) 默勒舌炎,慢性舌乳头炎,光滑舌
Moeller's itch [C. P. 丹皮肤病学家 1845—1917]; **scabies crustosa** 默勒氏痒病,结痂性疥疮
Moeller's reaction. (Afred Moeller) 默勒反应(鼻内结核菌素反应)
Moenckeberg *n*. 见 Monckeberg
Moenckeberg's sclerosis [Johann Georg 德病理学家 1877—1925] 门克伯格氏硬化(动脉中层钙化)
Moentjang tina *n*. 桐油中毒
Moerner-Sjoqvist method (test) (Carl T. Moerner; John A. Sjoqvist) 默尔纳—斯耶克维斯特法(试验)(检尿中脲)
Mofebutazone *n*. 莫非保松(镇痛药)
Mofloverine *n*. 吗洛维林(解痉药)
mogi- [希]; **difficulty** [英]困难
mogiarthria *n*. 发音困难
mogilalia; dyslalia *n*. 出语困难
mogiphonia; mogiarthria; dysphonia *n*. 发音困难
mogitocia *n*. 难产
Moh's technique (chemosrgery, surgery) 莫氏技术(化学外科、外科)(一种切除皮肤瘤的化学外科术)
Mohr syndrome (Otto L. Mohr) 莫尔综合征(一种常染色体陷性遗传病,特征为短指 <趾>、指 <趾> 弯曲、多指 <趾>、并指及双侧 趾多并畸形,颅 、面、舌、腭及下颌骨异常,并有发作性神经肌肉紊乱。亦称口—面—指 <趾> 综合征 Ⅱ 型)
Mohrenheim's fossa (J. J. F. von Mohrenheim) 锁骨下窝
Mohr's test (Francis Mohr) 莫尔试验(检胃内容物的盐酸)
Mohs hardness number (Friedrich Mohs) 莫氏硬度值
Moiety *n*. 等分,一半;一部分 ‖ carbohydrate ~ 碳水化合物部分 /corrin ~ 咕啉部分
moist *a*. 湿的,湿性的;有分泌物的
moisten *v*. 弄湿 变潮湿
moisture *n*. 湿气,潮湿;湿度;水分,含水量
moisturize *v*. (使)增加水分 (使)恢复水分
mol *n*. 摩尔,克分子,模
mol wt molecular weight *n*. 分子量
molal *a*. (重量)摩尔的,(重量)克分子的,重模的(符号为 M) ‖ ~ ity *n*. 重量摩尔浓度,重量克分子浓度,重模浓度
molar¹ *a*. (容积)摩尔的,(容积)克分子的,容模的 *n*. 摩尔浓度,克分子浓度(符号为 M, mol 或 M) ‖ ~ ity *n*. 容积摩尔浓度,容积克分子浓度,容模浓度
molar² 磨牙 ‖ ~ bicuspoid 双尖形磨牙/ ~ buccal impacted third 颊

向阻生第三磨牙/~ bud 蕾状磨牙(先天梅毒牙)/~ disto- 远中磨牙/~ dome-shaped 圆顶形磨牙(先天梅毒磨牙)/~ first 第一磨牙/~ first deciduous 第一乳磨牙/~ first permanent; six-year molar 第一恒磨牙/~ fourth (molar of Primates) 第四磨牙(灵长类磨牙)/~ impacted 阻生磨牙/~ impacted third 阻生第三磨牙/~ lingual impacted third 舌向阻生第三磨牙/~ mandibular; lower ~ 下颌磨牙/~ mandibular first; lower first ~ 下颌第一磨牙/~ mandibular second; lower second ~ 下颌第二磨牙/~ mandibular third; lower third ~ 下颌第三磨牙/~ maxillary; upper ~ 上颌磨牙/~ maxillary first; upper first molar 上颌第一磨牙/~ maxillary second; upper second ~ 上颌第二磨牙/~ maxillary third; upper third molar 上颌第三磨牙/~ mesio- 近中磨牙/~ Moon's 穆恩氏磨牙(梅毒性第一磨牙)/~ mulhery 桑椹状磨牙/~ second 第二磨牙/~ second deciduous 第二乳磨牙/~ second permanent; twelf-year ~ 第二恒磨牙,十二岁磨牙/~ six-year 六岁磨牙(第一恒磨牙)/~ third; wisdom tooth; dens serotinus 第三磨牙,智齿/~ twelfth-year 十二岁磨牙(第二恒磨牙)

molariform ***a*.** 磨牙形的

molaris ***a*. & *n*.** 宜磨的磨牙 ‖ ~ tertius 第三磨牙

molasses ***n*.** 糖蜜 ‖ sugar house ~ 糖浆/West India ~ 西印度糖蜜

molc molar concentration ***n*.** 容积摩尔浓度,容积克分子浓度,容模浓度

mold ***n*.** 霉,霉菌 ***v*.** (使)发霉 ‖ slime ~ 黏菌/white ~ 白霉

mold, mould ***n*.** 模型铸模 ‖ ~ acrylic 塑胶模/~ cavity 洞模/~ cold 冷模/~ copper-formed 铜模/~ dentoform 牙形模/~ hot 热模/~ rubber dentoform 橡胶牙形模

mold-guide ***n*.** 模标

molding; moulding ***n*.** 塑型 ‖ ~ border; muscle trimming tissue ~ 边缘整塑,肌功能修整,组织整塑/~ compression 压迫塑型/~ injection 注入塑型/~ tissue; border ~; muscle trimming 组织整塑,边缘整塑,肌功能修整

moldy ***a*.** 发霉的

mole[1] ***n*.** 摩尔,克分子(量),克模

mole[2] ***n*.** ①胎块 ②痣 ③克分子,模 ‖ ~ blood 血性胎块/~ Breus'; hematomole 血肿性胎块/~ cameous; fleshy ~ 肉样胎块/~ Common; intradermal nevus 真皮内痣/~ cystic; hydatid ~ 水泡状胎块,葡萄胎/~ destruens; chorioadenoma 恶性葡萄胎,绒[毛]膜腺瘤/~ false 假胎块/~ flat 扁平疣/~ fleshy 肉样胎块/~ grape; hydatidiform ~ 葡萄胎,水泡状胎块/~ hairy; hairy nevus 毛痣/~ hydatid; hydatidiform ~; vesicular ~ 水泡状胎块,葡萄胎/~ invasive; malignant ~; chorioadenoma 侵袭性葡萄胎,恶性葡萄胎,绒[毛]膜腺瘤/~ maternal 胞衣胎块/~ pigmented; nevus pigmentosus 色[素]痣/~ stone 石化胎块/~ true 真性胎块/~ tubal 输卵管胎块/~ vesicular; hydatid ~ 水泡状胎块,葡萄胎/~ warty 疣状痣

molecular ***a*.** 分子的 ‖ cell interaction (CI) ~s, CI ~s 细胞相互作用因子(细胞相互作用基因的产物)/diatomic ~ 二原子分子/hexatomic ~ 六原子分子/monatomic ~ 单原子分子/nanpolar ~ 无极分子/polar ~ 有极分子/tetratomic ~ 四原子分子/triatomic ~ 三原子分子

molilalia ***n*.** 出语困难,口吃

molimen (复 molimina) [拉] ***n*.** 功能紧张,违和

Molinazone ***n*.** 吗啉那宗(镇痛药)

Molindone hydrochloride ***n*.** 盐酸吗茚酮,盐酸吗啉吲酮(抗精神病药)

Molindone ***n*.** 吗茚酮(抗忧郁药)

mol-Iron (ferrous sulfate) [商名] ***n*.** 硫酸亚铁(ferrous sulfate)

Molisch's test (reaction) ***n*.** (Hans Molisch)莫利施试验(反应)(检尿葡萄糖、尿蛋白质)

mollescence ***n*.** 软化

mollescuse ***n*.** 软化

Mollicutes ***n*.** 柔膜体纲

mollify ***vt*.** 平息,使平静,使软;缓和,减轻‖mollification ***n*.**

mollin ***n*.** 软皂脂(一种含甘油肥皂脂肪的外用润滑基质)

mollities ***n*.** [拉] 软化

mollities [拉]; **softness** ***n*.** 软化 ‖ ~ cerebri 大脑软化/~ ossium; osteomalacia 骨软化/~ unguium 指(趾)甲软化

Moll's glands ***n*.** (Jacob A. Moll) 结膜睫腺

mollusc ***n*.** 软体动物

mollusca ***n*.** 软体动物门

molluscacidal ***a*.** 灭螺的,灭软体动物的

molluscacide; molluscicide ***n*.** 灭螺剂,软体动物杀灭剂

molluscous ***a*.** 软疣的

molluscum ***n*.** 软疣 ‖ ~ cholesterinic; essential xanthoma 胆甾醇性软疣,胆固醇性软疣,特发性黄瘤/~ contagiosum; ~ epitheliale; Bateman's disease 触染性软疣,上皮软疣,贝特曼氏病/~ fibrosum; ~ pendulum; ~ simplex 纤维软疣,悬荡软疣,悬垂软瘤/~ giganteum 巨软疣/~ lipomatodes; essential xanthoma 脂肪[瘤头]软疣,特发性黄瘤/~ pseudocarcinomatosum; keratoacanthoma 角质棘皮瘤/~ sebaceum; ~ varioliformis; ~ contagiosum 触染性软疣/~ sessile; ~ contagiosum 触染性软疣/~ simplex; neurofibromatosis 纤维软疣,神经纤维瘤病/~ verrucosum 疣变软疣,赘疣性软疣

molluscum conjunctivitis 软疣性结膜炎

mollusk ***n*.** 软体动物

Moloney test (Peter J. Moloney) 莫洛试验(测对白喉类毒素的迟发型敏感性;皮内注射 0.1 ml 1:10 的白喉类毒素至前臂内侧,12~24 h红肿硬结大于 12 mm 者为阳性,亦称类毒素反应)

Molracetam ***n*.** 莫拉西坦(改善脑功能药)

molsidomine ***n*.** 脉导敏

molt ***v*. & *n*.** 蜕皮;换羽

molten melt 的过去分词 ***a*.** 熔融的,熔化的

molting ***n*.** 蜕皮,换羽

molugram ***n*.** 克分子

molybdate ***n*.** 钼酸盐

molybdenosis ***n*.** (慢性)钼中毒

molybdenum ***n*.** 钼(化学元素)

molybdic ***a*.** 钼的,六价钼的 ‖ ~ acid 钼黄素蛋白

molybdoenzyme ***n*.** 钼酶

molybdoflavoprotein ***n*.** 钼黄素蛋白

molybdoprotein ***n*.** 钼蛋白

molybdopterin ***n*.** 钼蝶呤

molybdous ***a*.** 亚钼的,四价钼的

moment ***n*.** 时刻,瞬间;重大;阶段;力矩 ‖ at any ~ 在任何时候,随时/at the ~ 此刻;那时/for the moment 暂时,目前/in a ~ 立即,立刻/never (或 not) for a ~ 决不,从来没有/of the ~ 此刻,现在/on (或 upon) the ~ 立刻,马上/the ~ 一……(就……),正当……的一刹那间/to the ~ 恰好,不差片刻

momentary ***a*.** 瞬间的,短暂的/momentarily ***ad*.**

momentous ***a*.** 重大的,重要的 ‖ ~ly ***ad*.**/~ness ***n*.**

momentum (复 momentums 或 momenta) [拉] ***n*.** 冲力,力量,动量

mometasone furoate 糠酸莫米松(合成皮质类固醇,局部用于缓解皮质类固醇反应性皮病时的炎症及瘙痒症)

mon(o)-[构词成分] 单,一

mon-; mono- [希]; **uni-** [拉]; **single** [英]单一

monacid ***a*.** 一元酸的,一价酸的

Monaco ***n*.** 摩纳哥[欧洲]

monad ***n*.** 单胞(原)虫,单胞(球)菌;一价物,一价基;单体,单倍体数(减数分裂时四体的一部分) ‖ ~ic(al) ***a*.**

monadenoma ***n*.** 单腺瘤

Monadidae ***n*.** 纤毛滴虫属

monadin ***n*.** 纤毛滴虫

Monadina ***n*.** 纤毛滴虫属

Monakow's syndrome (Constantion von Monakow) 莫纳科夫综合征(脉络膜前动脉闭塞时损伤的对侧出现偏瘫,有时伴偏身麻木和偏盲) ‖ ~ theory 莫纳科夫学说,神经功能联系不能/~ tract (bundle, fasciculus)红核脊髓束

monalayer ***n*.** 单层

Monalazone disodium 莫拉酸钠(消毒防腐药)

Monaldi's drainage (V. Monaldi) 莫纳迪引流法(用吸引引流法引流肺结核空洞)

monamide ***n*.** 一酰胺

monamine ***n*.** 一元胺,单胺

monamino acid ***n*.** 单胺能的

monangle ***a*. & *n*.** 一氨基酸

monangle ***a*.** 单角形的,单角器[牙]

Monarthric; Monarticular ***a*.** 单角形的 ***n*.** 单角器[牙科]

monarthritis ***n*.** 单关节炎 ‖ ~ deformans 变形性单关节炎/~ gonorrhoica 淋病性单关节炎

Monas ***n*.** 单胞菌素属;滴虫属

monaster ***n*.** 单星体(有丝分裂前期结束时出现)

monathetosis ***n*.** 单肢(手足)徐动症

monatomic ***a*.** 一价的;一价碱的;一原子的

monauchenos ***n*.** 单颈联胎,单颈双头畸胎

monaural ***a*.** 单耳的

monavalent ***a*.** 一价的;单价的

monavitaminosis ***n*.** 单维生素缺乏病

monaxon ***n*.** 单轴神经元

Monckeberg's arteriosclerosis (calcification, degeneration, mesarteritis, sclerosis) (Johann G. Monckeberg) 门克伯格动脉硬化(钙化、变性、动脉 中层炎、硬化)(动脉中层硬化、伴有钙质广泛沉着)

Monday *n*. 星期一 ‖ ~s *ad*. 每星期一
Mondial *a*. 全世界范围的
Mondonesi reflex (Filippo Mondonesi) 蒙多内西反射,眼球颜面反射 (bulbomimic reflex,见 reflex 项下相应术语)
Mondor's disease (henri Mondor) 蒙道尔病(胸部的皮下大静脉炎)
monecious *a*. 雌雄同株的;雌雄同体的
monensin *a*. 莫能星,莫能菌素,莫能菌酸(兽用抗细菌、抗真菌和抗原虫的抗生素)
moner *n*. 无核无生质团
monera *n*. 无核原虫类,原核原虫类
monerula (复 monerulae) *n*. 无核裂卵
Monesia *n*. 巴西金叶树浸膏(收敛健胃药)
monesthetic *a*. 单感觉的
monestrous *a*. 一次动情(期)的,单动情性的(每年仅有一次求偶期的)
Monge's disease [Carlos 秘病理学家] 蒙盖氏病(红细胞增多症)
Mongolia *n*. 蒙古[亚洲]
Mongolian *a*. 蒙古的;蒙古人的;蒙古语的;蒙古人;蒙古语 ‖ ~ cataract 先天愚型性白内障/~ fold 内眦赘皮,蒙古眼皱褶,蒙古眼皱襞
Mongolism; mongolian idiocy *n*. 先天愚型,伸舌样白痴(即唐氏综合征,见 Down's syndrome) ‖ translocation ~ 易位先天愚型,易位伸舌样白痴(见 syndrome 项下 translocation Down syndrome)
Mongoloid *a*. 蒙古人种的;蒙古人的;蒙古族的 *n*. 蒙古族
Moniezia *n*. 蒙尼族(绦虫)属
monilated *a*. 念珠状的
monilethrix *n*. 串珠形发
Monilia *n*. 念珠菌属(旧名,现称 Candida);丛梗孢属 ‖ ~ candida 变白色念珠菌,鹅口疮菌
monilia candida *n*. 变白色念珠菌,鹅口疮菌
Moniliaceae *n*. 丛梗孢科,念珠菌科
monilial *a*. 念珠菌的
Moniliales *n*. 丛梗孢目,念珠菌目
moniliasis; moniliosis *n*. 念珠菌病 ‖ ~ intestinal 肠念珠菌病/~ pharyngeal 咽念珠菌病
moniliasis; oral cantidosis *n*. 口腔白念珠菌病
moniliform *a*. 念珠形的
Moniliformis *n*. 念珠棘虫属
moniliid *n*. 念珠菌疹
monistat [商名] *n*. 咪康唑 (miconazole)
monition *n*. 劝告,警告,预兆
monitor *n*. (学校的)班长;劝告(警告)者;监听器,监视器;放射量探测器;监护员;(病人)监护仪 *vt*. & *vi*. 检验;监视,监听,监护,监控
monkey *n*. 猴,猿 ‖ rhesus ~ 罗猴,恒河猴,猕猴 (即 macaca mulatta)
monkeypox *n*. 猴痘
Monneret's pulse (Jules A. E. Monneret) 蒙纳雷脉(迟软而洪,见于黄疸时)
monnofilm *n*. 单(层)分子膜
monoacid *a*. 一价酸的,一元酸的 *n*. 一元酸
monoacylglycerol *n*. 单酰基甘油,单酸甘油酯
monoacylglycerol lipase *n*. 单酰基甘油脂(肪)酶
monoamide *n*. 一酰胺
monoamine *n*. 单胺
monoamine oxidase *n*. 单胺氧化酶,胺氧化酶(含黄素)
monoaminergic *a*. 单胺能的
monoaminodicarboxylic acid 一氨基二羧酸
monoaminodiphosphatide *n*. 一氨二磷脂
monoaminomonocarboxylic acid 一氨基一羧基酸
monoaminomonophosphatide *n*. 一氨一磷脂
monoamnionic *a*. 单羊膜的,一卵性的
monoanesthesia *n*. 单麻木,局部麻木
monoarticular *a*. 单关节的
monoatomic *a*. 单原子的
monobacillary; monobacterial *a*. 单杆菌的,一种杆菌的
monobasic *a*. 一价碱的,一元碱的
monobenzone *n*. 莫诺苯宗,对苄氧酚(脱色剂)
monoblast *n*. 成单核细胞,原[始]单核细胞
monoblastoma *n*. 成单核细胞瘤
monoblepsia *n*. 单眼视[症];单色视[觉]
monoblepsis *n*. ①单眼视[症] ②单色视[觉]
monobrachia *n*. 单臂畸形
monobrachius *n*. 单臂畸胎
monobromated *a*. 一溴化的
monobromophenol *n*. 一溴酚,一溴苯酚
monocalcic *a*. 一钙的
monocarboxylic acid *n*. 一元羧酸
monocardian *a*. 单腔心的(如鲨鱼)
monocelled monocellular *a*. 单细胞的
monocentric ray *n*. 同心射线
monocephalus *n*. 单头联胎 ‖ ~ tetrapus dibrachius 双臂四足单头畸胎/~ tripus dibrachius 双臂三足单头畸胎
Monocercomonoides *n*. 类单鞭滴虫属
monochloride *n*. 一氯化物
monochloroacetic acid 一氯乙酸,一氯醋酸
Monochlorothymol *n*. 氯麝酚(抗菌药)
monochord *n*. 单音(测听)弦
monochorea *n*. 单(肢)舞蹈病,局部舞蹈病
monochorionic monochorial *a*. 单绒(毛)膜的(双胎)
monochroatophil *a*. 单染色的 *n*. 单染细胞
monochroic *a*. 单色的
monochromasia *n*. 全色盲,单色视觉
monochromasy *n*. 全色盲,单色视觉
monochromat *n*. 全色盲者
monochromatic *a*. 单色的;单色光的;单染色的 ‖ ~ aberration 单色像差/~ amolitude 单色光波幅 /~ eye 单色觉眼 /~ vision 全色盲
monochromatism *n*. 全色盲,单色视觉 ‖ cone ~ 锥体全色盲/rod ~ 杆体全色盲
monochromatopia *n*. 全色盲
monochromator *n*. 单色器
monochromic *a*. 单色的
monochromophilic *a*. 单染色的
Monocid [商名] *n*. 头孢尼西钠 (cefonicid sodium)
monocle *n*. 单[片]眼镜;单眼绷带 ‖ ~d *a*.
monoclinic *a*. 单斜晶[系]的
monoclonal *a*. 单细胞系的,单克隆的
monoclonalantibody *n*. 单克隆抗体
monocontaminated *a*. 单种[菌]感染的;单种[污染物]污染的
monocontamination *n*. 单种[菌]感染(动物实验时);单种[污染物]污染
monocorditis *n*. 单声带炎
monocranius; monocephalus *n*. 单头联胎
Monocrotaline *n*. 野百合碱(抗肿瘤药)
monocrotism *n*. 单波脉[现象] ‖ monocrotic *a*. 单波(脉)的
monocular *a*. 单眼的;单目镜的(显微镜)
monocular accommodation *n*. 单眼调节
monocular vision *n*. 单眼视力
monocular visual field *n*. 单眼视野
monoculardipiopia *n*. 单眼复视
monocularfixation *n*. 单眼注视
monoculus *n*. 单眼绷带;独眼畸胎
monocyclic *a*. 单环的,一环的
monocyesis *n*. 单胎妊娠
monocyst *n*. 单囊肿
monocystic *a*. 单囊肿的
Monocystis *n*. 单囊胞虫属;单房簇虫属
monocytangina *n*. 传染性单核细胞增多症
monocyte *n*. 单核细胞
monocytic *a*. 单核细胞的;单核细胞系的
monocytoid *a*. 单核细胞样的
monocytopenia *n*. 单核细胞减少[症]
monocytopoiesis *n*. 单核细胞生成
monocytosis *n*. 单核细胞增多[症]
monodactylia *n*. 单指(趾)[畸形]
monodactylism; monodactylia *n*. 单指(趾)[畸形]
monodactyly; monodactylia; monodactylism *n*. 单指(趾)[畸形]
monodal *a*. 高频电导联的
monodermoma *n*. 单胚叶瘤
monodiplopia *n*. 单眼复视
Monodontus *n*. 单齿虫属
monoecious *a*. 雌雄同体的,雌雄同株的 ‖ monoecism *n*.
monoester *n*. 单酯
Monoethanolamine *n*. 单乙醇胺,氨基乙醇(表面活性剂) ‖ ~ oleate 单乙醇胺油酸盐(硬化药)
monogametic *a*. 单型配子的
monogamy *n*. 一夫一妻制;单配(指动物的交配) ‖ monogamous; monogamic *a*.
monoganglial *a*. 单神经节的
monogastric *a*. 单腹的,单胃的

monogen *n*. 一价元素;单种血清
monogenc *a*. 单基因的
monogenesis *n*. 单性生殖,无性生殖;一元发生说(认为一切生物皆源于单一细胞) ‖ monogenetic *a*. 一元发生的;无性生殖的
monogerminal *a*. 单胚性的,一卵生的
monoglyceride acyltransferase 单酰甘油酯酰基转移酶。2-酰基甘油-0-酰基转移酶
monoglyceride *n*. 单酸甘油脂
monograph *n*. 专著,专题 著作;专论 ‖ monographic *a*. 专题性的,专著的
monohybird *n*. 单性杂种,单基因杂种
monohydrate *n*. 一水合物,一水化物 ‖ monohydrated *a*. 一水化物的,一氢(基)的
monohydric *a*. 一氢的
monoideism *n*. 单一意念,单一观念
monoinfection *n*. 单菌性传染
monoiodotyrosine *n*. 一碘骆氨酸
monokaryon *n*. 单核
monokaryote *n*. 单倍体核细胞
monokaryotic *a*. 单核的;单倍体核细胞的
monoketoheptose *n*. 庚酮糖
monokine *n*. 单核因子
monolateral strabismus 单侧斜视,单眼斜视
monolayer *n*. 单分子层;单层细胞 *a*. 单层的
monolene *n*. 胫油
monolepsis *n*. 单系遗传,片亲遗传(只有一个亲本的性状传于子代)
monolocular *a*. 单腔的,单房的
monolog(ue) *n*. 独白;(使别人无法插嘴的)滔滔不绝言语
monomania *n*. 单狂,偏狂 ‖ ~c *n*. 单狂者,偏狂者/~cal *a*.
monomaxillary *a*. 单颌的
monomelic *a*. 单肢的
monomer *n*. 单体 (比较简单的分子单位)
monomeric *a*. 单体的;单基因的
monometacrine *n*. 莫诺吖啶
monometallic *n*. 一金属的,单金属的
monomethyldrazine *n*. 单甲基肼(在鹿花菌属许多菌蕈中发现的一种毒素,充当吡哆醇的拮抗物,患者食后6小时以后即发生头痛、头晕、不适、呕吐,有时发展成谵妄、昏迷和惊厥)
monomicrobic *a*. 单微生物的,一种细菌的
monomolecular *a*. 单分子的
monomoria *n*. 单狂,偏狂
monomorphalus *n*. 脐部联胎
monomorphic; monomorphous *a*. 单形的
monomorphism *n*. 单态性,单态现象
monomyoplegia *n*. 单肌麻痹,单肌瘫(痪)
monomyositis *n*. 单肌炎
Mononchus *n*. 单齿(线虫)属
mononephrous *a*. 单肾的
mononeural *a*. 单神经的
mononeuric *a*. 单神经元的
mononeurits *n*. 单神经炎 ‖ ~ multiplex 多发性单神经炎,多神经炎
mononeuropathy *n*. 单神经病 ‖ cranial ~ 单脑神经病
mononoea *n*. 单一思想
mononuclear *a*. 单核的 *n*. 单核细胞
mononucleate *a*. 单核的
mononucleosis *n*. 单核细胞增多[症] ‖ cytomegalovirus ~ 巨细胞病毒性单核细胞增多[症]/infectious ~ 传染性单核细胞增多[症]/post-transfusion ~ 输血后单核细胞增多[症](即 postperfusion syndrome,见 syndrome 项下相应术语)
mononucleotide *n*. 单核苷酸 ‖ flavin ~ (FmN) 黄素单核苷酸
Monooctanion *n*. 单辛酸(一种半合成甘油衍生物,用于溶解胆总管和肝内胆管的胆固醇结石,经导管连续输注给药)
mono-ovular *a*. 单卵的
monooxygenase *n*. 单(加)氧酶 ‖ unspecific ~ 非特异性单(加)氧酶
monoparesis *n*. 单肢轻瘫
monopenia *n*. 单核(白)细胞减少症
monophagia; monophagism *n*. 偏食(嗜食一种食物);单食(日进一餐)
monophasia *n*. 单语症(只能讲单个词或短语的失语症)
monophasic *a*. 单相的
monophenol monooxygenase *n*. 单酚单(加)氧酶
monophenyl oxidase *n*. 单苯基氧化酶,单酚单(加)氧酶
monophosphate *n*. 一磷酸盐
monophosphothiamine *n*. 磷酸硫胺
monophthalmia *n*. 独眼[畸形]
monophthalmos *n*. 独眼[畸形]
monophthalmus *n*. 独眼畸胎
monophyletic *a*. 一元的(起于或源自单细胞型的)
monophyletism *n*. 一元论(monophyletic theory,见 theory 项下相应术语)
monophyletist *n*. 一元论者
monophyodont *a*. 单套牙的(恒牙)
monopia *n*. 独眼(畸形)
monoplasmatic *a*. 单质的
monoplast *n*. 单(一成分的)细胞
monoplegia *n*. 单瘫 ‖ ~ masticatoria 单侧嚼肌瘫
monoplegic *a*. 单瘫的
monoploid *a*. 单倍的 *n*. 单倍体,一倍体(细胞仅含有一组染色体的个体) ‖ ~y *n*. 单倍体,一倍体
monopodia *n*. 单足(畸形) ‖ ~l *a*.
monopoiesis *n*. 单核细胞生成
monopolist *n*. 垄断者,专利者
monopolize *vt*. 垄断 ‖ monopolization *n*. /~r *n*. 垄断者,专利者
monopoly *n*. 垄断(者);专利(权);专利者
monops *n*. 独眼畸胎
monopsia *n*. 独眼[畸形]
monopsychosis *n*. 单狂,偏狂
Monopsyllus *n*. 单蚤属 ‖ ~ anisus 不等单蚤,横滨角叶蚤
monoptychial *a*. 单层的(指腺体细胞成单层排列在基膜上)
monopus *n*. 单足畸胎
monoradicular *a*. 单根的[牙]
monorchid; monorchis *n*. 单睾丸者
monorchism; monorchia; monorchidism *n*. 单睾丸[畸形] ‖ monorchidic *a*.
Monorchotrema *n*. 单睾孔(吸虫)属
monorecidive *n*. 再发性下疳
monorhinic; monorhinous *a*. 单鼻孔的
monosaccharide; monosaccharose; monose *n*. 单糖
monoscopter *n*. 双眼单视界
monosexual *a*. 单性的
Monosodium glutamate 谷氨酸钠,谷氨酸钾钠(治肝昏迷药)
monosomatic *a*. 单体的(畸形)
monosomatous *a*. 单体的(畸形)
monosome *n*. 单染色体;单核糖体
monosomian *n*. 单体联胎
monosomy *n*. 单体性(正常二倍体的染色体中有一对缺少一个成员〈2n-1〉) ‖ monosomic *a*. 单体性的 *n*. 单体生物
monospasm *n*. 局部痉挛,单处痉挛
monospecific *a*. 单一特异性的
monospermy *n*. 单精受精 ‖ monospermic *a*.
Monosporium *n*. 单孢子菌属 ‖ ~ apiospermum 梨形单孢子菌
mon-osteitic *a*. 单骨炎的
Monostoma; monostomum *n*. 单盘(吸虫)属
monostotic *a*. 单骨性的
monostratal *a*. 单层的
monostratified *a*. 单层(排列)的
monosubstituted *a*. 一原子置换的,单基置换的
Monosulfiram; sulfiram *n*. 舒非仑(抗疥螨药)
monosymptom *n*. 单症状 ‖ ~atic *a*.
monosynaptic *a*. 单突触的
monosyphilid; monosyphilide *n*. 单发(性)梅毒疹
Monotard[商名] *n*. 胰岛素锌混悬液(insulin zinc suspension)
monoterminal *a*. 单极的(仅用单一电极作治疗,以地线为第二电极)
Monothalamida *n*. 单室目
monotherapy *n*. 单一疗法(用单一药物治病)
monothermia *n*. 体温(全日)恒定
monothetic *a*. 单一原则的
monothioglycerol *n*. 硫代甘油(用作药物制剂的防腐剂)
monotic *a*. 单耳的
monotocous *a*. 单胎分娩的
monotonia *n*. 单音症
monotonous *a*. 单调的,使人厌倦的
monotony *n*. 单调,千篇一律;无变化
Monotremata *n*. 单孔目
monotreme *n*. 单孔类 ‖ monotrematous *a*.
monotricha *n*. 单鞭毛菌,偏端单毛菌
monotrichous; monotrichic *a*. 单鞭毛的,偏端单毛的
monotropic *a*. 单亲的,单嗜的(仅影响一种特殊细菌或一种组织

的)
monounsaturated *a*. 单一不饱和的
monoureide *n*. 一酰脲,一脲化物
monovalent *a*. 一价的,单价的 ‖ monovalence,monocalency *n*.
monovular *a*. 单卵的
monovulatory *a*. 排单卵的
monoxenic *a*. 单栖的,单(宿主)寄生的,单种菌[感染]的(实验动物) ‖ monoxeny *n*.
monoxide *n*. 一氧化物
monoxygenase *n*. 单氧合酶
monozygosity *n*. 单合子发育[状态],单卵发育[状态]
monozygotic *a*. 单合子的,单卵的
Monros bursa (Alexander Monro (Secundus)) 鹰嘴腱内囊 ‖ ~ foramen 室间孔/~ line 门罗线(从脐至髂前上棘的直线)
Monro-Richter line (Alexander Monro; August G. Richter) 门罗—里希特线(自脐至左髂前上棘的线)
mons (复 montes) [拉] *n*. 山,阜 ‖ ~ pubis, ~ veneris 阴阜/~ ureteris 输尿管阜
Monsonia *n*. 多蕊老鹳草属(若干种在医学上用作受敛药并用于痢疾)
monster *n*. 畸胎 *a*. 大的 ‖ acardiac ~ 无心畸胎/autositic ~ 自养(畸)胎/celosomian ~ 露脏畸胎/copound ~ 复体畸胎/cyclopic ~ 独眼畸胎/double ~; twin ~ 双畸胎,联胎/emmenic ~ 行经畸胎(行经女婴)/endocymic ~ 胎内寄生胎/hair ~ 多毛畸胎/monoaxial ~ 单轴畸胎/parasitic ~ 寄生畸胎/polysomatous ~ 多体畸胎/single ~ 单体畸胎/sirenoform ~ (无足)并腿畸胎/triplet ~ 三体畸胎,三联胎
monstra (单 monstrum) [拉] *n*. 畸胎
monstricide *n*. 畸胎毁除术
monstripara *n*. 产畸胎者
monstriparity *n*. 畸胎生产
monstrositas; monstrosity *n*. 畸形
monstrosity *n*. 畸形 ‖ ~ congenital 先天畸形/~ distomous 双口畸形/~ duplex 重复畸形/~ polysomatic; polysomia 多体畸形
monstrosity; distomous *n*. 双口畸形
monstrous *a*. 畸形的;怪异的
monstrum (复 monstra); fetal monster *n*. 畸胎 ‖ ~ abundans; ~ per excessum 多余性畸胎,过剩性畸胎/~ atresicum 闭锁畸胎/~ deficiens; ~ per defectum 缺损畸胎/~ heteromorphosum 变形畸胎/~ heterotopicum 变位畸胎/~ per defectum 缺损畸胎/~ per excessum 多余性畸胎,过剩性畸胎/~ per fabricam alienam 单器官畸胎/~ sirenoforme; sympus [无足]并腿畸胎/~ symphysicum 并连畸胎/~ tricephalicum 三头联胎,三头畸胎
montage *n*. 组合,安装(头皮上一排电极组合,在某一区或整个脑多处部位作若干次同时脑电图记录)
montanic acid 褐煤酸,二十八(烷)酸
Monteggias dislocation (Giovanni B. Monteggia) 蒙特吉亚脱位(使股骨头接近髂前上棘的髋关节脱位) ‖ ~ fracture 蒙特吉亚骨折(尺骨骨干骨折兼桡骨头脱位)
montes *n*. mons 的复数
Montgomery's follicles (William F. Montgomery) 蒙哥马利滤泡(见 Naboths follicles) ‖ ~ glands; ~ tubercles 乳晕腺
month *n*. (一个)月 ‖ ~ after ~ 一月又一月,每月/~ by ~ 逐月/~ in ~; ~ out 月月,每月
monthly *a*. 每月(一次)的 *n*. 月刊 *ad*. 每月(一次)
monticulus (复 monticuli) [拉] *n*. 小山 ‖ ~ cerebelli 小脑小山
mood *n*. 心境,情绪 ‖ pure ~ 内向心境(如忧虑、抑郁或愉快)
mood-congruent *a*. 心境协调的(精神病特征)
mood-incongruent *a*. 心境不协调的(精神病特征)
moody *a*. 喜怒无常的;忧郁的 ‖ moodiness *n*.
moon *n*. 月亮,月球
moon's teeth (molars) (Henry moon) 穆恩磨牙(先天性梅毒患者的第一磨牙,小而呈圆顶形)
moon-blindness *n*. 月光盲,夜盲
moonblind *n*. 月光盲,夜盲
moon-face *n*. 月形面容
Moon's *n*. 穆恩氏 ‖ Moon's molars 穆恩氏磨牙(梅毒性第一磨牙)/Moon's teeth 穆恩氏牙(梅毒性第一磨牙)
moonstruck *a*. 狂乱的,精神错乱的
moony *a*. 月亮(状)的;精神恍惚的
Moore's syndrome [Matthew T. 美神经科医师,1901 生]; **abdominal epilepsy** 穆尔氏综合征,腹性癫痫
Moore's test (John Moore) 穆尔实验(检右旋糖或任何碳水化合物)
Mooren's fracture (Edward M. Moore) 穆尔骨折(桡骨下端骨折兼尺骨头脱位)
Mooren's ulcer Mooren 角膜溃疡
Mooren's ulcer [Albert 德眼科医师 1828—1899] 蚕食性角膜溃疡,莫伦氏溃疡(角膜侵蚀性溃疡)
Moorhead foreign body locator *n*. (John J. Moorhead) 穆尔黑德(金属)异物探索器
mope-eyed *a*. 近视的
Moperone *n*. 莫哌隆(抗精神病药)
Mopidamol *n*. 莫哌达醇(抗血栓药)
Mopidralazine *n*. 莫匹拉嗪(降压药)
Mopiperone; moperone *n*. 莫哌隆(抗精神病药)
MOPP mechlorethamine, Oncovin, procarbazine, and prednisone *n*. 氮芥长春新碱—丙卡巴肼—泼尼松(联合化疗治癌方案)
moprolol *n*. 莫普洛尔(β 受体阻滞剂)
Moquio's disease *n*. [Louis 乌拉圭儿科学家 1867—1935]; eccentro-osteochondrodysplasia 莫尔基奥氏病,离心性软骨发育不良 ‖ ~ dysostosis 莫尔基奥氏骨发育不全(干骺端软骨性骨发育不全)
Moquizone *n*. 吗喹酮(利胆药)
Mor. dict. (**more dicto**) 用法口授
Mor. sol. more solito [拉] *ad*. 照常规
moral *a*. 道德[上]的;精神上的
morale *n*. 士气,风纪;信念;道德
morality *n*. 道德,品行
Morand's foot *n*. (Sauveur F. Morand) 莫朗足(八趾足) ‖ ~ foramen 舌盲孔/~ spur 禽距
Morantel *n*. 莫仑太(抗蠕虫药)
Morantel tartrate *n*. 酒石酸莫仑太尔,酒石酸噻烯氢嘧啶(兽用抗蠕虫药)
Morax-Axenfeld conjunctivitis *n*. (Victor Morax; Theodor Axenfeld) 莫拉–阿可森费尔德结膜炎
Morax-Axenfeld conjunctivitis [Victor Morax 法眼科学家 1866—1935; Theodor Axenfeld 德眼科学家 1867—1930] 摩—阿二氏结膜炎(结膜炎嗜血杆菌所致的一种结膜炎,亦称双杆菌结膜炎) ‖ ~ diplococcus (bacillus, hemophilus) 结膜炎嗜血杆菌,结膜炎莫拉菌
Moraxella (Victor Morax) 莫拉菌属 ‖ ~ bovis 牛莫拉菌,牛嗜血杆菌/~ lacunata 结膜炎莫拉菌,结膜炎嗜血杆菌/~ liquefaciens 液化莫拉菌
Morazone *n*. 吗拉宗(解热镇痛药)
morbi *n*. (单 morbus) [疾]病
morbid *a*. 疾病的,病态的 ‖ ~ly *ad*./~ness *n*.
morbidity *n*. 病态,成病,发病;发病率
morbidostatic *a*. 阻止疾病的
morbific *n*. 致病的
morbific(al); morbigenous *a*. 致病的
morbigenous *a*. 致病的
morbilli; measles *n*. 麻疹 ‖ ~ Conferti; ~ Confluentes 融合性麻疹/~ discreti 稀疏性麻疹/~ haemorrhagici; rubeola nigra 出血性麻疹,黑麻疹
morbilliform *a*. 麻疹样的
Morbillivirus *n*. 麻疹病毒属
morbillous *a*. 麻疹的
morbus [拉] *n*. [疾]病 ‖ ~ coxae senilis 老年性髋关节病/~ moniliformis 念珠状病,念珠状红苔藓
morbus (复 morbi); **disease** [疾]病
MORC Medical Officers Reserve Corps *n*. 军医预备队
morcel *v*. 分碎,切碎
morcellation; morcellement *n*. 分碎术
Morclofone *n*. 吗氯酮(镇咳药)
mordacious 咬的
mordant *a*. 剧烈的,腐蚀的;媒染的 *n*. 媒染剂;腐蚀剂
more *a*. (many, much 的比较级) 更多的,较多的;另外的,附加的 *n*. 更多的数量,另外的一些 *ad*. (much 的比较级) 更多,更;倒不如说;另外,再;而且 ‖ all the ~ 更加,越发/~ and ~ 越来越(多)/~ often than not 多半,大概,通常/~ or less 或多或少,多少有点,大约/~ than 非常/~ ... than ... 与其说……(指后者),不如说……(指前者)/no ~ 不再(存在),也不/no ~ than 不过,仅仅/no ~ ... than 同……一样不/not ~ than 至多,不超过/not ~ ... than 不比……更/the ~ ..., the ~ 愈……愈……/(and) what is ~ 而且,更重要的是
Morel ear (Benoit a. Morel) 莫雷尔耳(耳畸形发育,其特征为耳轮、对耳轮和舟状窝发育异常,耳大而光滑,沟折不显,边缘非薄) ‖ ~ syndrome 莫雷尔综合征(额骨肥厚、肥胖、头痛、神经障碍及有精神病的倾向)
Morel-Kraepelin disease (B. A. Morel; Emil Kraepelin) 精神分裂症
Morelli's test (reaction) (F. Morelli) 莫雷利实验(反应)(鉴别渗出液与漏出液)

moreover *ad*. 再者,加之;此外,而且
mores[拉] *n*. 风俗,习惯
Moreschi's phenomenon(Carlo Moreschi)莫雷斯基现象,补体结合现象(fixation of complement,见 fixation 项下相应术语)
Morestin's operation(method)(Hippolyte Morestin)莫雷斯坦手术(法)(股骨髁内分离的膝关节断离术)
Moretti's test(E. Moretti)莫雷蒂实验(检伤寒的一种尿色泽反应)
Morforex *n*. 吗福雷司(抑制食欲药)
Morgagni-Adams-Stokes syndrome(Giovanni B. Morgagni;Robert Adams;William Stokes)莫尔加尼—亚当斯—斯托克斯综合征(见 Adams-Stokes disease)
Morgagnian cataract 囊性白内障
Morgagni's *a*. 莫尔加尼(Giovanni B. Morgagni)的
Morgagni's appendix[Giovanni Battista 意解剖学家、病理学家 1682—1771]莫尔加尼氏附件(①卵巢冠囊状附件 ②睾丸附件)‖ ~ caruncle 前列腺中叶/columns of ~ 肛柱,直肠柱/crypt of ~ 尿道舟状窝;肛窦,直肠窦/~ disease 莫尔加尼氏病(颅内性骨肥厚)
Morgan *n*.(Thomas H. Morgan)摩(染色体图距单位,符号为 M)
Morganella *n*.(H. De R. Morgan)摩根菌属 ‖ ~ morganii 摩氏摩根菌
Morgan's bacillus(Harry de R. Morgan)摩根(变形)杆菌
morgue[法] *n*. 停尸室,太平间
moria[希] *n*.(儿)童样痴呆,诙谐状痴呆
moribu *a*. 濒死的
Moricizine *n*. 莫雷西嗪(抗心律失常药)
Morinamide *n*. 吗啉米特(抗结核药)
Moringa *n*. 辣木属
Morison's pouch(James R. Morison)莫里森陷凹(肝下的腹膜陷凹,肝下方至右肾右侧,向下至横结肠系膜)
Morita therapy(Shomei Morita)森田疗法(坐禅疗法)
moritannic acid 五羟二苯酮
Moritz reaction 莫里茨反应(试验)
Mornidine[商名] *n*. 匹哌马嗪(pipamazine)
Morniflumate *n*. 莫尼氟酯(消炎药)
morning *n*. 早上,上午;初期
morning glory syndrome 牵牛花综合征
morning ptosis *n*. 清晨上睑下垂
Morocromen *n*. 吗罗色烯(扩冠药)
moron *n*. 愚鲁者(智商为 50 ~ 69)‖ ~ic *a*. /~ity, ~ism, morosis *n*. 愚鲁
Moro's reaction(test)(Ernst Moro) *n*. 莫罗反应(试验)‖ ~ reflex; ~ embrace reflex 莫罗反射、莫罗紧抱反射
Moroxydine *n*. 吗啉胍(抗病毒药)
-morph[构词成分]形态,形
morphallaxis(复 morphallaxes) *n*. 变形再生 ‖ morphallactic *a*.
morphea; circumscribed seleroderma; Addison's keloid *n*. 硬斑病 ‖ ~ acroteric 肢硬斑病/~ alba 白硬斑病/~ atrophica 萎缩性硬斑病/~ flammea; naevus vascularis 血管痣/~ guttata; white-spot disease 滴状硬斑病,皮肤白点病/~ herpetiform 疱疹样硬斑病/~ linearis 线状硬斑病/~ nigra 黑硬斑病
morpheme *n*. 词素,语素
Morpheridine *n*. 吗哌利定(镇痛药)
Morphethylbytyne; promolate *n*. 普罗吗酯(镇咳药)
morphina *n*. 吗啡
morphina(复 morphinae)[拉] *n*. 吗啡
morphine *n*. 吗啡 ‖ dimethyl ~ 二甲基吗啡,蒂巴因(thebaine)/~ hydrochloride 盐酸吗啡/~ sulfate 硫酸吗啡
morphinist *n*. 吗啡瘾者,吗啡中毒者
morphinium[拉] *n*. 吗啡
morphinization *n*. 吗啡作用,吗啡影响
morphinomania; morphiomania *n*. 吗啡瘾;吗啡狂
morphium *n*. 吗啡 ‖ morphinic *a*. morphinism *n*. 吗啡瘾,吗啡中毒/morphinistic *a*.
morphodifferentiation *n*. 形态分化
morphoea; morphea *n*. 硬斑病
morphogenesia; morphogenesis *n*. 形态形成,形态发生
morphogenesis; morphogenesia; morphogeny *n*. 形态发生,形态形成,形态建成 ‖ morphogenetic *a*.
morphogenetic *a*. 形态形成的,形成发生的
morphography *n*. 形态论
morphology[英] *n*. **morphologia**[拉]形态学 ‖ ~ craniofacial; ~ craniofacialis 颅面形态学/~ facial; ~ facialis 颜面形态学/~ odontal; ~ dentalis 牙体型态学
morpholysis *n*. 形态残毁,形态崩坏
morphometry *n*. 形态测定法
morphon *n*. 单体(形态)
morphophyly *n*. 成形发育
morphophysics *n*. 形态物理学
morphoplasm *n*. 成形质
morphosis[希] *n*. 形态构成 ‖ morphotic *a*.
-morphous[构词成分]形态,形
morpio; morpion(复 morpiones)[拉] *n*. 阴虱
Morquio's syndrome(disease) *n*. 莫尔基奥综合征
Morquio-Ullrich disease *n*. 莫尔基奥—乌尔里希病
morrhua[拉] *n*. 鳕鱼
morrhuate *n*. 鱼肝油酸盐
morrhuic acid 鱼肝油酸
morrhuin *n*. 鳕肝尸胺
mors[拉] *n*. 死亡 ‖ ~ thymica 胸腺病性死亡
mors[拉]; **death** *n*. 死亡 ‖ ~ putativa; apparent death 俨然死亡,假死/~ serumalis 血清性死亡/~ subita; sudden death 猝死/~ thymica 胸腺病性死亡
morsal *a*. 颌面的
morsel *n*.(食物的)一口;少量;片段
morsulus *n*. 锭剂
morsus[拉] *n*. 咬,螫 ‖ ~ diaboli 输卵管伞/~ humanus 人咬伤
morsus humanus 人咬伤
mortal *a*. 不能免死的,必死的;致死的 ‖ ~ly *ad*. 致命地
mortality *n*. 必死性;死亡率 ‖ actual ~ 实际死亡率/perinatal ~ 产期(前后)死亡率/tabular ~ 图表死亡率
mortalogram *n*. 死亡率图
mortar[英]; **mortarium**[拉] *n*. 乳钵,研钵 ‖ mortar, amalgam 汞合金研钵/mortar, glass 玻璃研钵/mortar, porcelain 瓷研钵
mortician *n*. 殡仪业者
Mortierella *n*. 被孢霉属
Mortierellaceae *n*. 被孢霉科
mortiferous *a*. 致死的
mortification *n*. 禁欲,节食;坏疽
mortification 坏疽
mortify *vt*. 抑制,克制 *vi*. 禁欲;生坏疽
mortinatality; natimortality *n*. 死产率
mortisemblant *a*. 死样的,似死的
Morton's cough 莫顿咳(肺结核的剧咳,引起呕吐,因而损失营养)
Morton's disease(foot, neuralgia, toe)跖(骨)痛 ‖ ~ test 莫顿试验(检跖骨痛)
mortuary *n*. 停尸室,太平间 *a*. 丧葬的;死亡的
morula *n*. 桑椹胚,桑椹体
morular *a*. 桑椹胚的;桑椹状的
morulation *v*. 桑椹[胚]形成
moruloid *a*. 桑椹样的 *n*. 桑椹状菌落
Morvan's disease *n*. 莫旺病(脊髓空洞症)‖ ~ syndrome 莫旺综合征
mosaic *n*. 镶嵌体,嵌合体;花斑病,花叶病
mosaic corneal degeneration 马赛克状角膜变性
mosaic layer *n*. 视网膜中层
mosaicism *n*. 镶嵌性 ‖ erythrocyte ~ 红细胞镶嵌性
Moschcowitz's disease 莫斯科维茨病(血栓形成性血小板减少性紫癜)‖ ~ test(sign)莫斯科维茨试验(征)
Moschcowitz's operation 莫斯科维茨手术(经由腹股沟修复股疝手术)
Mosenthal's test 莫森索尔试验(检肾功能)
Moser's serum 莫塞尔血清,猩红热链球菌免疫血清
Mosetig-Moorhof bone wax(filling)莫塞提—莫尔霍夫骨蜡(填料)
Mosler's diabetes 莫斯勒糖尿病(肌醇尿性糖尿病)
mosm *n*. 毫渗摩尔
mosquito(复 mosquitoes) *n*. 蚊 ‖ anautogenous ~ 非自生蚊/arygamous ~ 旷生蚊/autogenous ~ 自生蚊/house ~ 家蚊/steyogamous ~ 局生蚊/tiger ~ 虎斑蚊,埃及伊蚊
mosquito forceps 蚊式钳
mosquitocide *a*. 灭蚊的
moss *n*. 藓,苔藓植物
Mosse's syndrome 莫塞综合征(真红细胞增多症伴肝硬化)
Mosso's ergograph 莫索测指力器(计录手指屈曲力和频率)‖ ~ sphygmomanometer 莫索血压计
Moss's classification 莫斯分类(一种用罗马数字表示 ABO 血型分类法,分别相当于 AB、A、B 和 O 血型)
most *a*. [many, much 的最高级]最多的;多数的 ‖ *n*. 大多数(人);最大量;大部分 *ad*. [much 的最高级]最,最多,十分,非

常 ‖ at (the) ~ 至多,不超过/make the ~ of 尽量利用,极为重视/~ and least 统统,毫无例外
mostly *ad*. 多半;主要地,通常
Motais' operation 莫太斯手术(睑下垂手术,即将眼球上直肌肌腱的中部移植到上睑)
Motapizone *n*. 莫他匹酮(降压药)
mote *n*. 尘埃;微粒
moth *n*. 蠹,蛾 ‖ brown-tail ~ 褐尾蠹(即 Euproctis chrysorrhopea)/flannel ~ 绒蛾/io~ 巨斑刺蛾(即 Automeris io)/meal ~ 大斑粉螟/tussock ~ 白斑天幕毒蛾(即 Hemerocampa leucostigma)
mothball *n*. 除蠹丸,卫生球(即樟脑丸) *vt*. 封存,保藏
mother *n*. 母[亲]
moth-patch *n*. 黄褐斑
motile *a*. 能动的,自动的
motility *n*. 能动性,机动性,能动力
motile scotoma 能动性暗点
motilin *n*. 胃动素(由肠嗜铬细胞分泌的一种多肽激素,能促进胃肠活动,并刺激胃蛋白酶分泌)
motility *a*. 能动的,机动的
motion *n*. 运动;动作;大便;(复)粪便 ‖ in ~ 在开动着,在运转着,在运动中/put (或 set) sth. in ~ 开动某物,使某物运转;调动某物 ‖ ~less *a*. 不动的,静止的
motion, plane *n*. 平面运动
motivate *vt*. 促动,诱发,诱导;成为……的动机 ‖ motivation *n*. 动机,动力
motive *n*. 动机,目的 *a*. 发动的,运动的
motocepter *n*. 运动感受器(指肌感受器)
motofacinent *a*. 促动的,发动的
motoneuron *n*. 运动神经元
motor *n*. 原动力;发动机;汽车;运动原(指影响或产生运动的肌肉,运动神经或中枢);传动器(假肢部件) *a*. 运动的 ‖ plastic ~ 成形传动器(指截肢残端组织用于使假肢获得活动)
motor after-image *n*. 运动后像
motor asthenopia *n*. 运动性视疲劳
motor correspondence *n*. 运动对应(眼外肌)
motor field *n*. 运动视野
motor fusion *n*. 运动融合
motor ganglion *n*. 运动神经节
motor oculi *n*. 动眼神经
motor parallax *n*. 运动视差
motor perception *n*. 运动[知]觉
motor-defect nystagmus *n*. 运动(中枢)缺陷性眼球震颤
motorgerminactive *a*. 动胚的,成肌的(指中胚层的一部分)
motorgraphic *a*. 描记运动的
motorial *a*. 运动的,运动中枢的,运动器官的
motoricity *n*. 运动力
motorium [拉] *n*. 运动中枢;运动器官;意志(在心理上,为指导有目的的活动的心理功能)
motorius [拉] *n*. 运动神经
motorpathy *n*. 运动疗法,体操疗法
Motrazepam *n*. 莫曲西泮(安定类药)
Motretinide *n*. 莫维 A 胺(皮肤科用药)
Motrin [商名] *n*. 布洛芬(ibuprofen)
MOTT mycobacteria other than tubercle bacilli *n*. 非结核杆菌的分支杆菌
mottle *vt*. 使成杂色,使成斑状 *n*. 杂色斑点 ‖ ~d *a*. 斑色的,花斑状的
mottled fundus *n*. 斑纹状眼底
mottling *a*. 斑点状 ‖ ~ idiopathic 非氟性斑釉/~ of teeth; ~ teeth 斑[釉]牙
Mott's law of anticipation *n*. 莫特提前出现律(后代精神病比上代精神病者发病年龄提早,目前证实此定律并非真实)
Mouche (复 mouches) [法] *n*. 斑点;蝇 ‖ ~s volantes 飞蝇幻视
mouches volantes *n*. 飞蚊症
moulage [法];**molding** [英] *n*. 蜡模[型]
mould *n*. & *vt*. 见 mold
mould; mold *n*. 模型,铸模
moulding *n*. (分娩时)胎头变形;塑型
mounding *n*. 肌耸起,肌耸肿(肌受击时所产生)
mount *vi*. 登,增长,上升 *vt*. 登上;安装;制作标本和载片,置标本于载片上,封固(显微镜的)载片 *n*. 登;底座;(显微镜的)载片
mountain *n*. 山复山脉;大量,大堆(of) ‖ make a ~ (out) of a molehill 小题大做
mountainous *a*. 多山的,巨大的
mountant *n*. 封固剂(如天然树脂,多聚物或甘油,将标本包埋其中,以便显微镜研究)
mountebank *n*. 走江湖卖假药的人;江湖医生
mounted *a*. 装上,包埋
mounting *n*. 装置,上架 ‖ ~ base 装置板/~ split-cast 分模装置
mouth [英];**os**;**oris** [拉];**stoma** [希] 口 ‖ ~ absence of; astomia 无口[畸形]/~ Ceylon sore; sprue 锡兰口疮,热带口疮/~ denture sore 义齿性口疮/~ difficult in opening 张口困难/~ distorted 歪口/~ dry; xerostomia; Sjegren's syndrome 口干燥,斯耶格伦氏综合征(口干综合征)/~ edentate; edentulous ~ 无牙口腔/~ foaming 泡沫口[腔]/~ glassblowers 吹玻工口病(腮腺增大)/~ large; macrostomia 大口/~ parrot 鹦鹉嘴(下颌短小)/~ primitive 原口,胚孔/~ putrid sore 腐性口炎/~ rubber sore 橡胶性口腔痛(义齿过敏性口炎)/~ small; microstomia 小口/~ sore; aphtha; aphthosis 口痛,口疮,羊口疮病/~ tapir 貘状口,突唇口/~ trench; necrotizing ulcerative gingivitis 战壕口病,坏死性 溃疡性龈炎/~ white; thrush 鹅口疮,真菌性口炎
Mount-Reback syndrome *n*. 蒙—里综合征(一种罕见的常染色体显性遗传病,特征为舞蹈手足徐动症阵发性发作和张力障碍性运动,伴角膜上凯—弗[Kayser-Flelscher]环。儿童期及青春期发病,并不影响意识改变。亦称阵发性或家族性阵发性舞蹈手足徐动症)
Mount's syndrome *n*. 蒙特综合征(见 Mount-Reback syndrome)
Mourning *n*. 悲伤,哀悼
mouse *n*. (复 mice) *n*. 鼠,游走小体 ‖ C.F.W. ~ (cancer-free white mouse) 无癌小鼠/joint ~ 关节内游动体,关节鼠/nude ~, nu/nu ~ 裸鼠,无胸腺小鼠/peritoneal ~ 腹膜腔游动体/pleural ~ 胸膜鼠(胸膜炎时纤维组织造成的异物,见于 X 线检查)
mousepox *n*. (小)鼠痘,传染性缺肢畸形
mousetrap *n*. 捕鼠器
moustache *n*. 髯,触须
mouth *n*. 口 ‖ Ceylon sore ~ 热带性口炎性腹泻/denture sore ~ 托牙口疮/dry ~ 口干燥/glass blowers' ~ (吹玻璃者)腮腺增大/tapir ~ 貉状口,突唇口,撅嘴/trench ~ 战壕口炎,坏死性溃疡性龈炎/white ~ 鹅口疮,霉菌性口炎 ‖ run at the ~ 流口水
mouth-breathing *n*. 口呼吸
mouth-breathing, habitual *n*. 习惯性口呼吸
mouth-flora *n*. 口腔菌丛
mouthful *a*. 满口的,一口的;少量的
mouth-gag *n*. 开口器
mouth-open *n*. 张口位
mouthpiece, rubber *n*. 橡皮口器
mouth-prop *n*. 支口器
mouth-spray *n*. 口飞沫,口喷出物
mouth-to-mouth *a*. 口对口的(指人工呼吸法)
mouthwash *n*. 漱口药
mouth-wash *n*. 漱口药
movable *a*. 可移动的,活动的
move *vt*. 移动;开动;感动;提议 *vi*. 移动,离开;迁徙;采取行动 *n*. 移动
Moveltipril *n*. 莫维普利(降压药)
movement *n*. 运动,移动 ‖ ~ Bennett 本纳特氏运动(咀嚼时髁突和关节盘侧移动)/~ border 边缘性运动/~ border, posterior 后部边缘性运动/~ border tissue 周边组织性运动/~ buccolingual 颊舌[向]运动/~ condylar border 髁突边缘运动/~ drifting 倾斜移动/~ excursive 过度运动(下颌)/~ eruptive 萌出移动/~ functional 功能性移动/~ gliding 滑动/~ hinge 铰链式运动/movements, intermediary 中间运动(下颌最大范围的运动)/~ intra-alveolar 槽内移动/~ jaw; mandibular movement 下颌运动/~ jaw, intermediary 颌中间运动/~ jaw closing 闭颌运动/~ jaw opening 开颌运动/~ lateral 侧运动/~ Magnan's 马格安氏运动(麻痹性痴呆患者舌外伸时之前后伸缩动作)/~ mandibular 下颌运动/~ mandibular, free 下颌自由运动/movements, mandibular functional 下颌功能性运动/~ masticatory 咀嚼运动/~ mesial [向]近中移动/~ mesialanddistal 近中远中移动/~ occlusal 向殆移动/~ opening [下颌]张口运动/~ opening, posterior [下颌]后部张口运动/~ orthodontic 正牙移动/~ protrusive 牙向前移动/~ protrusive, functional 功能性向前移动/~ rotating 牙旋转移动/~ sagittal 牙矢状移动/movement of tooth, compound 牙复合移动/movement of teeth, primary 牙初期移动/~ tilting 牙倾斜移动/~ tissue, border 周边组织性运动/~ tongue extension 伸舌运动/~ transtatory 牙转移运动/movement of upper incisors 上切牙移动/~ vertical 垂直运动
mover *n*. 行动者,原动力 ‖ prime ~ 蠕动(肠)
moving *a*. 移动的,活动的,动人的 ‖ ~ target 移动视标
moxa [日] *n*. 艾料,艾,灼烙剂

Moxadolen *n*. 莫沙朵林(镇痛药)
Moxalactam *n*. 拉氧头孢;羟羧氧酰胺菌素[抗生素类药]
Moxaprindine *n*. 莫沙律定(抗心律失常药)
Moxastine *n*. 莫沙斯丁(抗组胺药)
Moxaverine *n*. 莫沙维林(解痉药)
Moxazocine *n*. 莫沙佐辛,甲氧佐辛(镇痛药)
moxbustion *n*. (艾)灸术
Moxestrol *n*. 甲氧炔雌醇(雌激素)
Moxicoumone *n*. 吗西香豆素(抗凝药)
Moxifadol *n*. 甲氧法朵(镇痛药)
Moxifensine *n*. 莫西芬辛(抗震颤麻痹药)
Moxipratoine *n*. 甲氧西喹(抗疟药)
Moxisylyte *n*. 莫西赛利(扩血管药)
Moxnidazole *n*. 吗硝唑,吗恶硝唑,吗恶呔唑(抗原虫药,抗滴虫药)
Moxonidine *n*. 莫索尼啶(抗高血压药)
moyamoya [日] *n*. 烟雾阴影(动脉造影照片所见)
Moynahan's syndrome 莫伊纳罕综合征(多发性对称性着色斑,先天性左房室瓣狭窄,侏儒,生殖器发育不全和精神发育迟缓,亦称进行性心肌病性综合征,包括头皮上毛发生长迟缓,癫痫,精神发育迟缓和脑电图异常)
Moynihan's cream 莫伊尼汉乳膏(敷伤用) ‖ ~ test 莫伊尼汉试验(检胡芦胃)
Mozabique *n*. 莫桑比克[非洲]
Mo *n*. 元素钼(molybdenum)的符号
6-MP 6-mercaptopurine *n*. 6-巯基嘌呤,巯基嘌呤(抗肿瘤药)
mp melting point 熔点
MP mentum posterior 颏后 (mesiopulpal) 近中髓的
MPC multi-placement calcium hydroxide 多定位钙羟化物[牙]
MPD Maximum permissible dose 最大容许剂量
MPH Master of Pubilic Health 公共卫生硕士
MPL mesiopulpolingual 近中髓舌侧的
MPLa mesiopulpolabial 近中髓唇侧的
MPO myeloperoxidase 髓过氧化物酶
MPS Mononuclear phagocyte system 单核吞噬细胞系统
MR mitral regurgitation 左房室瓣回流
mR milliroentgen 毫伦琴的符号
MRA Medical Record Administrator 医疗档案管理员,病案管理员
MRACP Member of the Royal Australasian College of Physician 澳大利亚皇家内科医师学会会员
Mrad millirad 毫拉得的符号
MRC Medical Reserve Corps 军医预备队
MRCP Member of the Royal College of Physcian and Surgeons of Glass-gow qua Physician 格拉斯哥皇家内外科医师学会(内科医师)会员
MRCPE Member of the Royal College of Physicians of Ediburgh 爱丁堡皇家内科医师学会会员
MRCPI Member of the Royal College of Phusicians of Ireland 爱尔兰皇家内科医师学会会员
MRCS Member of the Royal College of Surgeons 皇家外科医师学会会员
MRCSE Member of the Royal College of Surgeons of Edinburgh 爱丁堡皇家外科医师学会会员
MRCSI Member of the Royal College of Surgeons of Ireland 爱尔兰皇家外科医师学会会员
MRCVS Member of the Royal College of Veterinary Surgeons 皇家外科兽医学会会员
MRD minimum reacting dose 最小反应剂量
MRDM malnutrition reacting diabetes mellitus 营养不良相关性糖尿病
Mrem millirem 毫雷姆
MRF melanocyte-stimulating hormone releasing factor 促黑素细胞释放因子
mrginoplasty *n*. [睑]缘成形术
MRI magnetic resonance iamging 磁共振成像
MRL Medical Record Librarian 病案管理员(现称 Medical recond Ad-ministrator)
mRNA (messenger RNA) 信使核糖核酸
Mroteaux-Lamy syndrome (Pierre Maroteaux; M. Lamy) 马洛托-拉梅综合征(黏多糖病的一种,为常染色体隐性遗传,十分类似胡尔勒〈Hurler〉综合征,只是面部畸形不十分显著,关节僵硬最小,智力未受损伤,亦称黏多糖〈贮积〉病Ⅳ型
MS Contin [商名] *n*. 硫酸吗啡(morphinesulfate)
MS Master of Surgery *n*. 外科硕士 / mitral stenosis 左房室瓣狭窄 / multiple sclerosis 多发性硬化
Ms millisecond 毫秒的符号
Mscrodantin [商名] *n*. 呋喃妥因,呋喃坦啶(nitrofurantoin)
MSDent Master of Science in Dentistry *n*. 牙医硕士
Msec millisecond 毫秒的符号
MSG monosodium glutamate 谷氨酸钠,谷氨酸单钠(治肝昏迷药)
MSH melanocyte-stimulating hormone 促黑素细胞激素
MSL medisternal line 胸骨中线
MT[1] methotrexate 甲氨蝶呤(抗肿瘤药)
MT[2] Medical Technologist 医学技术员 / membrana tympani 鼓膜
mtDNA mitochondrial DNA 线粒体 DNA,线粒体脱氧核糖核酸
3-mthylcrotonyl *n*. 3-甲基巴豆酰
mticroplasia *n*. 过度发育
mu millimicron; millimu 毫微米
Mu[1] milli unit 毫单位的符号
Mu[2] Mache unit 马谢单位(辐射气浓度单位)
MUAP motor unit action potential 运动单位动作电位
muc(o)- [构词] 黏液
Muc. [拉] *n*. 蚀浆,黏浆
mucase *n*. 黏多糖酶
much (more, most) *a*. 很多的;大量的 *n*. 许多,大量 *ad*. 非常,很多,更多;差不多 ‖ ~ as 同样多少的,同样的事物/as ~ as 尽……那样多;差不多,几乎等于/as ~ as 跟……到同一程度/be too ~ for 非力所能及/half as ~ again 加半倍,一倍半/how ~ 多少;到什么程度/make ~ of 重视,充分利用;悉心照顾/~ as ……虽然很……/~ at one 几乎相同,几乎等价/~ less 更不/~ more 更加,何况/not ~ of a 不是一个好的/not so ~ as 与其……不如/not think ~ of 对……估价不高/of ~ 那么多,全是/that (this) ~ 那(这)样多,那(这)些,/up to ~ 有很大价值的/without so ~ as 甚至于不……
Much granules 穆赫粒(结核病痰中的粒状及杆状结核菌,不能以染抗酸菌的常法染之,但可用革兰法染色,可视作为变性的结核菌) ‖ ~ reaction 穆赫反应(眼镜蛇毒对红细胞的溶血作用有抑制的反应,据报道此反应见于精神分裂症及躁郁症,但未被以后的研究所证实,亦称精神性反应)
Mucha-Haabermann disease 急性苔藓样糠疹
Mucha's disease 急性苔藓样糠疹
Much-Holzmann reaction 穆赫—霍尔兹曼反应(见 Much's reac-tion)
mucic acid 黏酸,半乳糖二酸
mucicarmine *a*. 黏蛋白卡红的,黏蛋白胭脂红
mucicarminophilic *a*. 嗜黏蛋白卡红的,嗜黏蛋白胭脂红的
muciferous *a*. 分泌黏液的,生黏液的
mucification *n*. 黏液化
muciform *a*. 黏液样的
mucigen *a*. 黏蛋白原
mucigenous *a*. 生黏液的
mucigogue *a*. 催黏液剂;促黏液分泌的 *n*. 催黏液剂;黏液分泌促进剂
mucihematein *n*. 黏蛋白氧化苏木精
mucilage *n*. 蚀浆的,黏浆;蚀水 ‖ acacia ~ 阿拉伯蚀浆(药物悬蚀剂)/tragacanth ~ 西黄芪蚀浆(保护剂)
mucilaginous *a*. 蚀浆性的,蚀黏的,黏性的
mucilago [拉] *n*. 蚀浆黏浆
mucilloid *n*. 蚀浆剂 ‖ psyllium hydrophillic ~ 车前子亲水蚀浆(用于治疗单纯性便秘)
mucin *n*. 黏蛋白 ‖ gastric ~ 胃黏蛋白(治消化性溃疡) salivary / ~ 唾液黏蛋白
mucinase *n*. 黏蛋白酶
mucinoblast *n*. 成黏蛋白细胞
mucinogen *n*. 黏蛋白原
mucinoid *n*. 黏蛋白样的,类黏蛋白
mucinolytic *a*. 黏蛋白分解的
mucinosis *n*. 黏蛋白沉积症 ‖ Follicular ~ 毛囊皮脂腺黏蛋白沉积症/papular ~ 丘疹性黏蛋白沉积症,黏液水肿性苔藓
mucinous *n*. 黏蛋白的,黏蛋白状的
mucinous corneal degeneration 黏液状角膜变性
mucinuria *n*. 黏蛋白尿
mucioarous *a*. 分泌黏液的,生黏液的
muciparcus *a*. 分泌黏液的,生黏液的
mucitis *n*. 黏膜炎
muci- *n*. 黏蛋白,黏液
Muckle-Wells syndrome 默—韦综合征(一种常染色体显性遗传,特征为淀粉样变性,累及肾脏,引起肾炎,复发性荨麻疹,耳聋和四肢疼痛)
mucoantibody *n*. 黏液抗体(在黏膜表面与黏液相混的局部抗体,一般是 IgA)

mucoartilage *n*. 黏液软骨
mucocele; mucous cyst 黏液[腺]囊肿 ‖ mucocele of salivary gland 涎腺黏液囊肿/mucocele of tongue 舌黏液[腺]囊肿/～ suppurating 化脓性黏液囊肿
mucocele of orbit (眼)眶黏囊肿
mucociliary *a*. 黏液纤毛的
mucoclasis *n*. 黏膜毁除术
mucocolitis; mucous colitis 黏液性结肠炎
mucocolpos *n*. 阴道黏液蓄积
mucocutaneous *a*. 黏膜与皮肤的
mucocutaneous junction 黏膜皮肤交界
mucocyst *n*. 黏液囊
mucocyte *n*. 黏液变细胞(胞浆呈黏液变性得少突神经蚀质细胞)
mucoderm *n*. 黏膜固有层
mucodermal *a*. 黏膜固有层的
mucoenteritis *n*. 黏液性肠炎(过敏性肠综合征 ittitable bowel syndrome 的旧称)
mucoepidermoid *a*. 黏液表皮样的
mucofibrous *a*. 黏液纤维的
mucoflocculent *a*. 含黏液细丝的
mucoglobulin *n*. 黏球蛋白
mucoid *a*. 黏液样的 类黏蛋白
mucoitin sulfate 硫酸黏多糖,硫酸黏液素
mucoitin sulphuric acid 硫酸黏多糖,硫酸黏液素
mucolemma *n*. 黏蛋白膜
mucolipid *n*. 黏脂质
mucolipidosis *n*. 黏脂贮积病 ‖ ～ 黏脂病型(亦称脂黏多糖病)/～ 黏脂病型(亦称—细胞病,包涵体纤维细胞病)/～ 黏脂病型(亦称假胡尔勒 Hueler 多种营养不良)/～ 黏脂病型(特征为早期角膜混浊,精神运动性阻滞及溶酶提贮积,据称属常染色体隐形遗传)
mucolytic *a*. 黏液溶解的 *n*. 黏液溶解药
mucomembranous *a*. 黏膜的
Mucomyst [商名] *n*. 乙酰半胱氨酸 (acetylcysteine)
muconic acid 己二烯二酸;黏康酸
mucoperichondrium *n*. 黏膜性软骨膜
mucoperichondrial *a*. 黏膜性软骨膜的
mucoperiosteal *a*. 黏膜骨膜的
mucoperiosteum *n*. 黏膜骨膜
mucopolysaccharidase *n*. 黏多糖酶
mucopolysaccharide *n*. 黏多糖
mucopolysaccharidosis (复 mucopolysaccharidoses) *n*. 黏多糖贮积病
mucoprotein *n*. 黏蛋白
mucopurulent *a*. 黏液脓性的
mucopurulent conjunctivitis 黏液脓性结膜炎
mucopurulent secretion 黏液脓性分泌
mucopus *n*. 黏液性脓
Mucor [拉] *n*. 毛霉菌,白霉属 ‖ ～ corymbifer 伞状毛霉菌/～ mucedo 蜂毛霉菌,霉白霉菌/～ pusillus 微小毛霉菌/～ racemosus 总头毛霉菌,葡萄状毛霉菌/～ ramosus 分枝状毛霉菌/～ rhizopodiformis 根足状毛霉菌
Mucor [拉] *n*. 毛霉菌属,白霉属
Mucoraceae *n*. 毛霉[菌]科
Mucoraceous *a*. 毛霉[菌]的
mucorin *n*. 毛霉蛋白
mucormycosis *n*. 毛霉[菌]病
mucosa [拉]; **mucous membrane** [英] *n*. 黏膜 ‖ ～ alveolar; mucus alveolaris 牙槽黏膜/～ buccal; ～ buccalis 颊黏膜/～ immobile; mucus immobilis 固定黏膜/～ masticatory; mucus masticatorius 咀嚼黏膜/～ mobile; mucus mobilis 可动黏膜/～ immobile type; mucus immobilis 固定黏膜/～ movable 可动黏膜/～ nasal; ～ nasalis 鼻黏膜/～ oral; ～ oralis 口腔黏膜
Mucosales *n*. 毛霉[菌]目
mucosanguineous *a*. 黏液血性的
mucoserous *a*. 黏液浆液性的
mucosin *n*. 黏精;黏膜素
mucositis *n*. 黏膜炎 ‖ ～ necroticans agranulocytica 粒细胞缺乏性坏死性黏膜炎
mucosity *n*. 黏性
mucosocutaneous *a*. 黏液皮肤的
mucostatic *a*. 抑制黏液分泌的
mucotome *n*. 植黏膜刀,黏膜刀
mucoulfatidosisn *n*. 黏硫脂病,多硫酸脂酶缺乏症
mucous cyst *n*. 黏液囊肿
mucous membrane transplantation *n*. 黏膜移植术
mucous ophthalmia *n*. 黏液性眼炎,卡他性眼炎
mucousa *a*. 黏液的,分泌黏液的
mucoviscidosis *n*. 胰管黏稠物阻塞症,胰纤维性囊肿病,胰囊性纤维变性,黏液黏稠病
mucro (复 mucrones) *n*. 尖,突 ‖ ～ baseos cartilaginis arytaenoideae 杓状软骨声带突/～ cordis 心尖/～ sterni 剑突(胸骨)
mucronate; mucronateda *a*. 棘状的,具短尖的
mucunan *n*. 黎豆属,油麻藤属
mucusn [拉] *n*. 黏液
muddy *a*. 多泥的,泥泞的,泥状的 *vt*. 把……弄脏
mudn *n*. 泥(-dd-) *vt*. 使粘上污泥,把……弄脏
Mueller's muscle *n*. Mueller 肌
muffler *n*. 消声器
mufflevt *n*. 包裹,抑压;烘炉
MUGA Multiple gated acquisition (sacnning) 多次闸门探测扫描
muggy *a*. 闷热的,湿热的
muguet [法]; **thrush** [英] *n*. 霉菌性口炎,鹅口疮
Muirhead's treatment 米尔黑得疗法(注入最大可耐受量的肾上腺素及口服肾上腺皮质治疗艾迪生(Addison)病)
Muir-Torre syndrome 缪—托综合征(见 Torre's syndrome)
mular *a*. 骡的(本词用于人类某种秘鲁疣,因与骡的此病特征相似)
Mulatto *n*. (复 mulattoes)黑白混血儿
mulberry *n*. 桑树,桑葚
mulberry molar 桑葚状磨牙
Mulder's angle 穆尔得角(坎珀尔面线(Camper)与鼻根至蝶枕缝连接线交叉所形成的角)
Mulder's test 穆尔得试验(检葡萄糖,蛋白质)
mule *n*. 骡
Mules' operation 米尔斯手术(眼球内容剜出,插入人工玻璃体)
muliebria [拉] *n*. 女生殖器
muliebrity *n*. 女子特性,女性,男子女性征
mull *n*. 软布(曾用于手术) ‖ plaster ～ 硬膏布
mullein *n*. [马]鼻疽菌素
muller *n*. 平底乳钵(研磨器)
Müller-Haeckel law 生物发生律(biogenetic law 见 law 项下相应术语)
müllerian *n*. 苗勒的(如 ～ duct 副中肾管)
Müllerianoma *n*. 苗勒氏线虫属 ‖ ～ capillaris 毛丝苗勒氏线虫
mullerianosis; endometriosis *n*. 子宫内膜异位
Müller-Jochmann test 苗勒—约克曼试验鉴别结核性脓抗胰蛋白酶试验
Müller's capsule 肾小球囊 ‖ ～ duct (canal) 副中肾管/～ maneuver (experiment) 苗勒手法(试验)(呼气时声门关闭,再强吸气,荧光镜透视检查时用以产生胸内负压,而让胸腔内血管充血,有助于识别食管血管曲张及区别血管与非血管的结构)/～ tubercle 苗勒结节(中肾管及副中肾管向下生长而突出于生殖窦中)
Müller's fibers (cells, radial cells) 苗勒纤维(细胞,辐射细胞)(视网膜内神经蚀质的支持纤维,亦称支柱纤维) ‖ ～ muscle 肌状肌环状纤维;眼眶肌
Müller's fluid (liquid) [Hermann Franz 德组织学家 1866—1898] 苗勒氏液(溶液)(组织硬固液)
Müller's sign 苗勒征(主动脉瓣闭锁不全的一种体征:悬雍垂搏动,扁桃体与腭帆发红,与心搏动同时出现)
Müller's test (reactioin) 苗勒试验反应(检梅毒)
multangular *a*. 多角的
multi- [拉]; **poly-** [希]; **many; much** [英] 多,多数
multiallelic *a*. 多等位基因的
multiarticular *a*. 多关节的
multibacillary *a*. 多种杆菌的
multicapsular *a*. 多囊的,多被膜的
multicell *n*. 多细胞体
multicellular *a*. 多细胞的;多空隙的
multicellularity *n*. 多细胞性
multicentric *a*. 多中心的
multicentricity *n*. 多中心性
Multiceps *n*. 多头[绦虫]属 ‖ ～ multiceps 多头绦虫/ serialis ～ 链形多头绦虫
multicontaminated *a*. 多种菌感染的,多种污染物污染的
multicuspid; multicuspidate *a*. 多尖的
multicuspidate *a*. 多尖的
multicystic *a*. 多囊的
multidentate *a*. 多牙的,多牙状突起的
multidimensional *a*. 多维的
multielectrode *n*. 多电极
multifactorial *a*. 多因子的,多因素的,多遗传因子的

multifarious *a*. 多种多样的
multifetation 多胎妊娠
multifid *a*. 多裂的
multifidus［拉］*n*. 多裂肌
multifocal *a*. 多病灶的，多疫源地的
multifocal glasses 多焦点眼镜
multifocal lens 多焦点镜片
multifocal retinoblastoma 多灶性视网膜母细胞瘤
multiform *a*. 多形的，多态的
multiformity *n*. 多形，多态
multiganglionic *a*. 多神经节的
multigenic *a*. 多基因的
multigesta *n*. 经产孕妇
multiglandular; pluriglandular *a*. 多腺性的
multigravida *n*. 经产孕妇 ‖ grand ~ 多产妇（妊娠6次或6次以上的孕妇）
multihallucalism; multihallucism *n*. 多拇指畸形
multi-infection *n*. 多菌传染
multilateral *a*. 多边的
multilineal *a*. 多线的
multilobar *a*. 多叶的
multilobular *a*. 多小叶的
multilocular *a*. 多腔的，多房的
multimammae *n*. 多乳房畸形
multimodal *a*. 多峰的
multinodular *a*. 多小结的
multinuclear; multinueleate *a*. 多核的
multipara（复 multiparas 或 multiparae）*n*. 经产妇 ‖ grand ~ 多产妇（妊娠6次或6次以上，而且胎儿都能成活）
multiparity *n*. 经产；多胎产
multiparous *n*. 经产的，多胎产的，多胞胎的
multipartial *a*. 多型的（血清）
multiplanor *a*. 多平面的
multiple *a*. 多样的，多发的，多样的，复合的，多重的，多倍的 *n*. 倍数
multiple pattern chart 多种图形视力表
multiple pupil 多瞳症
multiple sclerosis 多发性硬化
multiple stars perimeter 星群视野计
multiple vision 多视症
multiplex *a*. 复合的，多样的，多重的
multiplicate *a*. 复合的，多样的，多重的，多倍的
multiplication *n*. 倍增，繁殖，增殖，多重化，乘法
multiplicitas *n*. 多重畸形，过多畸形 ‖ ~ cordis 多心畸形
multiplicity *n*. 复合；多样；复杂；大量
multiply *v*. 增加，增殖；繁殖；乘
multipolar *a*. 多极的
multipollicalism *n*. 多拇［指］畸形
multirooted *a*. 多根的（磨牙）
multirotation *n*. 变异旋光
multisensitivity *n*. 多敏感性（对不止一种抗原［变应原］有变异反应）
multisensory *a*. 多种感觉（并用）的（指中枢神经系统某些神经元，能对一种以上的感觉输入起反应）
multisynaptic *a*. 多突触的
multiterminal *a*. 多端钮的，多末端的
multituberculate *a*. 多结节的
multitude *n*. 大批，众多，大量
multivalent *a*. 多价的
multivalence *n*. 多价
Multivalvulida *n*. 多壳目
multivariate *a*. 多变量的
muma; myositis purulenta tropica 热带化脓性肌炎
mummification *n*. 干尸化，木乃伊化，干性坏疽
mummified *a*. 干尸化的
mummy *n*. 木乃伊，干尸
mummying *n*. 木乃伊样裹身
mumps（复）*n*. 流行性腮腺炎 ‖ iodine ~ 碘中毒性腮腺炎/metastatic ~ 转移性腮腺炎/~ single 单侧性腮腺炎
mumps vaccine 流行性腮腺炎疫苗
mumps; parotitis *n*. 腮腺炎（流行性）‖ ~ iodine 碘中毒腮腺炎/~ metastatic 转移性腮腺炎/~ single 单侧性腮腺炎
mumu *n*. 精索水肿（可兼发阴囊，附睾，睾丸肿胀）
Münchausens's syndrome 闽希豪生综合征
Münchmeyer's disease［Ernst 德医师 1846—1880］明希梅尔氏病（弥漫性进行性骨化性肌炎）
munity *n*. 易感性
Munk's disease 脂性肾病变
Munro Kerr cesarean section 孟罗—克尔剖宫产术（经膀胱子宫襞横向切开子宫下段，但不使膀胱移位）‖ ~ incision 孟罗—克尔切口（为剖腹产术所作的子宫下段横切口）/~ maneuver 孟罗—克尔手法（确定产妇骨盆和胎头的比例）
Munro's microabscess（**abscess**）孟罗小脓肿（脓肿）（固缩多形核白细胞的小灶性集合，位于角化不全的角质层中，为活动性银屑病的主要组织学特征，亦见于皮脂溢性皮炎和赖特尔［Reiter］病）
Munro's point 孟罗点（脐至左髂前上棘的直线中点，为腹腔穿刺点）
Munson's sign 蒙生征（患者眼球向下转动时下睑异常突出，系角膜曲度异常所引起）
MUP motor unit protential 运动单位电位
Mupirocin *n*. 莫匹罗星（从荧光假单胞菌〈Pseudomonas fluorescens〉发酵衍生的一种抗菌药，对葡萄糖菌和非肠性链球菌有效，局部用于治疗脓疱病）
mupirocin ointment 莫匹罗星软膏（抗生素）
Murabutide *n*. 莫拉丁酯（免疫调节药）
mural *a*. 壁的，腔壁的
muramic acid 胞壁酸，2－葡糖胺－3－乳酸醚
muramidase *n*. 胞壁质酶；溶菌酶
Murchison-Pel-Ebstein fever 默基森—佩尔—埃布斯坦热（霍奇金［Hodgin］病患者的一型热病，其特征为多日的不规则性发热，间以周期性体温正常）
murder *n*. & *v*. 凶杀，谋杀
murderer *n*. 凶手
murderous *a*. 杀人的
murderously *ad*. 杀人地
Murel［商名］*n*. 戊沙溴胺（valethamate bromide）
Murex *n*. 紫螺属 ‖ ~ purpurea 紫螺
murexide *n*. 骨螺紫，紫脲酸铵，红紫酸铵
murexine *n*. 骨螺毒素
muriatic *a*. 氯化物的，盐的 ‖ ~ acid 盐酸，氯化氢
muriform *a*. 砖格状的（在细菌学中用以描述具有横隔和纵隔的芽孢）
Murimyces *n*. 鼠胸膜肺炎菌属（现归入支原体属 Mycoplasma）
murine *a*. 鼠的
murivirus mild upper respiratory + virus 鼻病毒（现称 rhinovirus）
murmur *n*. 咕哝，低语声；杂音 *vt*. 低声说 *vi*. 发低沉的声音 ‖ accidental ~ 偶发性杂音/mphoric ~ 空瓮性呼吸音/aortic ~ 主动脉瓣杂音/attrition ~ 摩擦杂音（有心包炎引起）/bellows ~ 风箱状杂音/blood ~; hemic ~ 血性杂音/cardiopulmonary ~; cardiorespiratory ~ 心肺杂音，心搏呼吸杂音/crescendo ~ 渐强性杂音/deglutition ~ 吞咽杂音/diastolic ~ 舒张期杂音/hourglass ~ 沙漏样杂音/humming-top ~ 地牛音，静脉哼音/machinery ~ 机鸣状杂音/obstructive ~; direct ~ 阻塞性杂音，直接杂音/organic ~ 器质性杂音/pulmonic ~ 肺动脉瓣杂音/systolic ~ 收缩期杂音/to-and-fro ~; seesaw ~ 来回性杂音/vesicular ~ 肺泡呼吸音
Murocainide *n*. 莫罗卡胺（抗心律失常药）
Muromonab-CD3 鼠单克隆抗体－CD3（一种鼠单克隆抗人T细胞CD3抗原的抗体，用作免疫抑制剂，治疗肾移植的急性同种异体移植物排斥，静脉内给药）
Murphy botton 墨菲钮（肠吻合钮）‖ ~ method 墨菲法（①动脉吻合 ②直肠滴注法 ③腹膜炎的一种疗法，见墨菲疗法）/~ percussion 墨菲叩诊，四指叩诊/~ sign 墨菲征（胆囊病的一种触诊体征，当医生手指在患者右肋下的肝缘下深压时，患者不能深吸气）/~ test 墨菲试验（患者坐时，双手交臂前胸，检查者以拇指置于患者第十二肋骨下步并做短促戳击，以测定深部压痛及肌肉强直，亦称墨菲肾脏冲击诊）/~ treatment 墨菲疗法（①胸膜腔内注射氮使肺萎陷治疗肺结核 ②腹膜炎的一种疗法：置患者于斜卧位，以利于从腹部引流至骨盆内，然后用生理盐水缓慢冲洗结肠）
Murray Valley encephalitis（disease）墨累溪谷脑炎（病）（1950年和1951年流行于澳洲墨累溪谷的一种病毒性脑炎，以后证明是20年代澳大利亚X脑炎的复发，由一种感染鸟和蚊的黄病毒所致，流行病很少发生，儿童感染此病最为严重）
Murray Valley encephalitis virus 墨累溪谷脑炎病毒（黄病毒属的蚊传播病毒，抗原上与日本脑炎病毒有关，为墨累溪谷脑炎的病原体）
Murri's disease 间歇性血红蛋白尿，阵法性血红蛋白尿
Mus［拉］*n*. 鼠属 ‖ ~ alexandrinus 屋顶鼠，埃及鼠/~ decumanus; ~ norvegicus 褐鼠，沟鼠/~ musculus 小家鼠/~ rattus 黑鼠

Musca［拉］***n.*** 蝇属 ‖ ～ autumnalis 秋家蝇/～ domestica 家蝇/～ domestica nebulo 户蝇/～ domestica vicina 舍蝇/～ luteola 黄燥蝇,黄火蝇/～ sorbens 山蝇,山市家蝇/～ vomitoria 反吐丽蝇(即 Calliphora vomitoria)
muscacide ***a.*** 杀蝇的 ***n.*** 杀蝇剂
muscae volitantes ***n.*** 飞蚊症
muscaegenetic ***a.*** 引起飞蚊症的
muscaegenic ***a.*** 引起飞蚊症的
muscardine ***n.*** 白僵病,蚕硬化病
muscarine ***n.*** 蝇蕈碱,蕈毒碱
muscarinic ***a.*** 蝇蕈碱,蕈毒碱的
muscarinism ***n.*** 蕈毒碱中毒
muscegenetic ***a.*** 引起飞蝇幻视的
muscicide ***a.*** 杀蝇的 ***n.*** 杀蝇剂
Muscidae ***n.*** 蝇科
muscimol ***n.*** 蝇蕈醇,氨甲基羟异恶唑
Muscina ***n.*** 腐蝇属
muscle ***n.*** 肌 ‖ agonistic ～ 主动肌/antagonistic ～ 对抗肌,拮抗肌/antigravity ～s 抗引力肌/appendicular ～ 肢体肌/～ balance 肌肉平衡/cardiac ～ 心肌/～ cone 肌锥/congenerous ～s 协同肌(若干肌肉唤起同一动作)/epimeric ～ 上段(中胚层)肌/extrinsic ～ 外附肌/～ forceps 斜视镊,肌肉镊/hamstring ～s 腘绳肌群/～ hook 肌肉钩,斜视钩/hypaxial ～s; subvertebral ～s 轴下肌,椎下肌/hypomeric ～ 下段(中胚层)肌/inspiratory ～s 吸气肌/intrinsic ～ 内附肌/involuntary ～ 不随意肌/iridic ～s 虹膜肌/nonstriated ～; smooth ～; unstriated ～ 平滑肌/～ paretic nystagmus 肌不全麻痹性眼球震颤/～ phosphofructokinase 肌磷酸果糖激酶(6－磷酸果糖激酶的肌同工酶)/～ phosphofructokinase deficiency 肌磷酸果糖激酶缺乏症,糖原贮积病型/～ phosphorylase 肌磷酸化酶(糖原磷酸化酶的肌同工酶)/～ phosphorylase deficiency 肌磷酸化酶缺乏症,糖原贮积病型/～ plane 肌平面,(眼肌)旋转平面/striated ～ triped ～ 横纹肌/voluntary ～ 随意肌/visceral ～, organic ～ 脏腑肌/yoked ～s 共轭肌/～ tone 肌紧张/～ transposition 肌肉移位术
musculamine ***n.*** 精胺
muscular ***a.*** 肌肉的,肌肉发达的,壮健的
muscularity ***n.*** 肌肉发达,壮健
muscular apparatus 眼肌
muscular artery ①肌性动脉 ②眼外肌动脉
muscular asthenopia 肌性视疲劳
muscular entropion 肌性睑内翻
muscular fatigue 肌疲劳
muscular funnel 肌肉漏斗,肌肉圆锥
muscular imbalance 肌力不平衡
muscular mesoropter 肌性眼球正位
muscular resection 肌切除术
muscular strabismus 肌性斜视,共同性斜视,共转性斜视
muscular tubercle 肌结节
muscularis［拉］***a.*** 肌的,***n.*** 肌层
muscularize ***vi.*** 肌化,肌组织化
musculation ***n.*** 肌肉系统,肌肉活动
musculature ***n.*** 肌肉系统
musculi ***n.*** musculus 的复数
musculoaponeurotic ***a.*** 肌腱膜的
musculocutaneous ***a.*** 肌皮的
musculoelastic ***a.*** 肌与弹性组织的
musculointestinal ***a.*** 肌(与)肠的
musculomembranous ***a.*** 肌性膜性的
Musculomyces ***n.*** 肌丝菌属(现归入支原体属 Mycoplasma)
musculophrenic ***a.*** 肌膈的
musculoprecipitin ***n.*** 肌沉淀素
musculoskeletal ***a.*** 肌(与)骨骼的
musculospiral ***a.*** 肌螺旋的
musculospiralis ***n.*** 桡神经
musculotendinous ***a.*** 肌腱的
musculotonic ***a.*** 肌收缩力的
musculotropic ***a.*** 向肌性的(对肌组织有特别亲和或影响的)
musculus(复 musculi)［拉］***n.*** 肌
museum ***n.*** 博物馆;展览馆
mush ***n.*** 软块,玉米粥
mushbite ***n.*** 蜡殆片［法］
mushroom ***n.*** 蘑菇 ***a.*** 蘑菇形的 ***vi.*** 迅速生长
music ***n.*** 音乐 ‖ ～ agnosia 音符盲
musical ***a.*** 音乐的
musicogenic ***a.*** 音乐性的
musicotherapy ***n.*** 音乐疗法
musk ***n.*** 麝香,麝
musky ***a.*** 麝香气味的,麝香似的
mussel ***n.*** 蛤贝,贝壳类
Musset's sign ***n.*** 缪塞征(头节律性跳动,见于主动脉瘤及主动脉瓣闭锁不全)
mussitation［英］; **mussitatio**［拉］***n.*** (无声)嗫语(口唇蠕动,但不出声)
mustard ***n.*** 芥子,芥属植物 ‖ black ～; brown ～ 黑芥(内服催吐药及外用抗刺激计)/nitrogen ～s 芥氮类(有些用于治癌)/L－
mustard operation 默斯塔德手术(大血管错位时,为纠正集剖缺陷利用心包组织造一个心房内挡板)
Mustargen ***n.*** 盐酸氮芥(mechlorethamine hydrochloride)［商名］
muster ***vt.*** 集合,收集;合计,组成;鼓起 ***vi.*** 集合,聚集 ***n.*** 集合,聚集,样品 ‖ pass ～ 及格,符合要求
Mustine; chlormethine ***n.*** 氮芥(抗肿瘤药)
mutable ***a.*** 可变的,易变的
mutability ***n.*** 可变性,易变性
mutacism ***n.*** 无音字母不正确发音;音滥用
mutafacient ***a.*** 诱变的
mutafacient; mutagenic ***a.*** 诱变的
mutagen ***n.*** 诱突剂,诱变因素
mutagenic ***a.*** 诱变的
mutagenesis ***n.*** 诱变,引起突变
Mutamycin［商名］***n.*** 丝裂霉素(mitomycin)
mutant ***a.*** 变异的 ***n.*** 突变种,突变体,突变型
mutarotase ***n.*** 变旋酶
mutarotation ***n.*** 变旋(现象)
mutase ***n.*** 变位酶
mutate ***v.*** (使)变异,(使)突变
mutation ***n.*** 变化,转变;突变(生物遗传物质发生可遗传的变异) ‖ auxotrophic ～ 营养缺陷性突变/chromosomal ～ 染色体性突变/frameshift ～ 移码突变/genomic ～ 染色体组突变(改变个体正常染色体数目的突变)/induced ～ 诱导突变(由于试验性人工引入的外来因素而引起得突变)/missense ～ 错义突变(指 DNA 的遗传密码或 mRNA 上的密码子的突变,引起编码的错乱,导致产生不同的氨基酸)/natural ～ 自然突变(未涉及任何已知外界因素所出现的遗传突变)/nonsense ～ 无义突变(一个密码子的变化导致这个密码子无法形成一个氨基酸)/ploidic ～ 倍增性突变(基因组突变的一种,染色体数目增加一个单倍组)/point ～ 点突变(染色体上得一种突变,形态上无明显变化)/slinet ～ 同义突变,缄默突变/somatic ～ 体细胞突变(发生在体细胞中的突变,为嵌合体的出现提供基础) ‖ ～al ***a.***
mute ***a.*** 哑的 ***n.*** 哑人 ‖ deaf ～ 聋哑人
mutein ***n.*** 突变蛋白质
mutilate ***vt.*** 使断肢,使残废
mutilation ***n.*** (肢体或器官)残毁,残缺;阉割
Mutisia ***n.*** 帚菊木属/viciaefolia 巢菜叶帚菊木
mutism ***n.*** 哑症,缄默症 ‖ akinetic ～ 无动行缄默,运动不能性缄默症/deaf ～ 聋哑症/elective ～ 选者性缄默症(儿童的一种精神障碍)/hysterical ～ 癔病性缄默症
mutitas［拉］; **dumbness**［英］***n.*** 哑［症］ ‖ ～ atoniac 舌弛缓性哑/～ organica 器质性哑/～ pathematica 情感性哑/～ spasmodica 痉挛性哑/～ surdorum 聋哑症
muton ***n.*** 突变子(DNA 分子链上能够引起突变的最小单位)
mutter ***vi.*** & ***vt.*** ***n.*** 轻声低语
muttering; whisper ***n.*** 嗫语
mutton-fat deposit ***n.*** (角膜后)羊脂状沉着物
mutual ***a.*** 相互的,共同的 ‖ ～ly ***ad.***
mutualism ***n.*** 共生,共栖,(不同种类的两种生物彼此得到一定利益的共生)
mutualist ***n.*** 共生生物,共栖生物
Muzolimine ***n.*** 莫唑胺,氯苄唑胺(利尿药,降压药)
muzzle ***n.*** 口套(狗,马)
MV medicus veterinarius［拉］***n.*** 兽医师
Mv 元素的符号
MV ***n.*** 毫伏特(millivolt)的符号
M-VAC methotrexate, vinblastine, doxorubicin, and cisplatin 甲氨蝶呤—长春 碱—阿霉素—顺珀(联合治疗移行细胞癌方案)
MVP mitral valve Prolapse 左房室瓣脱垂
MW ***n.*** 毫瓦特(mi 力 watt)的符号
Mx Medex ***n.*** 军医招募方案
My[1] mayer ***n.*** 迈尔(比热容单位)
My[2] myopia ***n.*** 近视
My(o)-［构词成分］肌
myalgia ***n.*** 肌痛 ‖ ～ abdominis 腹肌痛/～ capitis 头肌痛,头痛/

~ cervicalis 颈肌痛,斜颈,捩颈/epidemic ~ 流行性肌痛,流行性胸膜痛/lumbar 腰痛 ‖ myalgic *a*.
Myambutol[商名] *n*. 盐酸己胺丁醇(ethambutol hydrochloride)
Myanesin[商名] *n*. 美芬新(mephenesin)
Mya's disease[Giuseppe 意医师 1857—1911] 迈阿氏病(先天结肠扩张)
Myasis *n*. 蝇蛆病
myasthenia *n*. 肌无力,肌衰弱 ‖ angiosclerotic ~ 血管硬化性肌无力/ gastroca ~ 胃肌无力/ gravis; ~ gravis pseudoparalytica 重症肌无力/ laryngis ~ 喉肌无力/ ~ pseudoparalytica 假麻痹性肌无力/ nystagmus ~ 肌无力性眼球震颤/ ocularis ~眼肌无力症/ palpebralis ~ 眼轮匝肌无力
myasthenic *a*. 肌无力的,肌衰弱的
myatonia *n*. 肌弛缓,肌张力缺乏 ‖ ~ congenita; amyotonia congenita 先天肌弛缓
myatrophy; muscular atrophy 肌萎缩
myautonomy *n*. 肌动反应延缓
myc(o)-; mycet(o)-[构词] 霉菌
Mycelex[商名] *n*. 克霉唑(clotrimazole)
mycelioid *a*. 菌丝体状的,菌丝样的
mycelium *n*. (复 mycelia)菌丝体
mycelial; mycelian *a*. 菌丝体的,菌丝的
mycet(o)-见 myc(o)-
mycete *n*. 霉菌,真菌
mycethemia *n*. 霉菌血症
mycetismus *n*. 蕈中毒
mycetogenic; mycetogenous *a*. 霉菌所致的,霉菌原的
mycetoma *n*. 足分支菌病,足菌肿 ‖ actinomycotic ~ 放线菌性足菌肿/eumycotic ~ 真菌性足菌肿
mycetozoida; mycetozoa *n*. 黏菌虫类
Mycid *n*. 霉菌疹,皮真菌疹
Mycifradin[商名] *n*. 硫酸新霉素(neomycin sulfate)
Myciguent[商名] *n*. 硫酸新霉素(neomycin sulfate)
mycoagglutinin *n*. 霉菌凝集素,真菌凝集素
mycobacteria mycobaterium 的复数
Mycobacteriaceae *n*. 分支杆菌科
mycobacteriosis *n*. 分支杆菌病
Mycobacterium *n*. 分支杆菌属 ‖ ~ avium - intracellulare 鸟苷内分支杆菌/~ butyricum 乳酪分支杆菌/~ bovis 牛分支杆菌/~ leprae 麻风分支杆菌,麻风杆菌/~ lepraemurium 鼠麻风分支杆菌/~ marinum 海分支杆菌/~ paratuberculosis 副结核分支杆菌/~ phlei 草分支杆菌/~ smegmatis 耻垢分支杆菌/~ tuberculosis 结核分支杆菌,结核杆菌
mycobactin *n*. 分支杆菌生长素
Mycocandida *n*. 念珠菌属
mycocidin *n*. 杀枝曲菌素
Mycococcus *n*. 牙生菌属
Mycoderma *n*. 生膜菌属 ‖ ~ aceti 醋生膜菌,化醋菌/~ dermatitidis 皮炎生膜菌,皮炎牙生菌/~ immite 粗球孢子菌
mycodermatitis; mycodermomycosis *n*. 念珠菌病
mycofibroma; mycodesmoid *n*. 霉菌硬纤维瘤
mycoflora *n*. 真菌区系,真菌志(在某一特定地区内存在的或具有特征的真菌数目和品种)
mycogastritis *n*. 霉菌性胃炎
mycohemia *n*. 真菌血症,霉菌血症
mycolic acid *n*. 结核环脂酸;霉菌酸
mycology *n*. 真菌学,霉菌学 ‖ mycological *a*. /mycologist *n*. 真菌学家,霉菌学家
mycomyringitis *n*. 霉菌性鼓膜炎,鼓膜霉菌病
Myconostoc *n*. 裂殖霉菌属
mycopathology *n*. 真菌病理学
mycophage *n*. 噬霉菌体,噬真菌体
mycophagy *n*. 蘑菇食用;噬真菌作用
Mycophenolic acid *n*. 麦考酚酸,霉酚酸(抗肿瘤药)
mycophthalmia *n*. 真菌性眼炎
Mycoplana 支动杆菌属
Mycoplasma *n*. 支原体属 ‖ ~ fementans 发酵支原体/~ gallisepticum 鸡败血支原体/~ granularum 颗粒支原体/~ hyorhinis 人支原体/~ pneumoniae 口腔支原体,咽支原体/~ salivarium 唾液支原体
Mycoplasma orale *n*. 口腔支原体
Mycoplasmas *n*. 支原体目
Mycoplasmataceae *n*. 支原体科
Mycoplasmatales *n*. 支原体目
mycoplasmosis *n*. 支原体病,支原菌病
mycoprecipitin *n*. 霉菌沉淀素,真菌沉淀素
mycoproteinnation *n*. 死菌接种,菌蛋白接种
mycopus *n*. 脓性黏液,黏液性脓
mycorrhiza *n*. 菌根
mycorrhizay *a*. 菌根的
mycose *n*. 海藻糖
mycoside *n*. 海藻糖苷
mycosis *n*. 真菌病,霉菌病,肉芽肿病 ‖ cutaneous ~ 皮霉菌病,皮真菌病/~ fungoides 蕈样霉菌病,蕈样肉芽肿/~ intestinalis 肠霉菌病,肠炭疽/~ leptothrica 纤毛菌病/splenic ~ 脾霉菌病,铁质沉着性脾大/~ corneae 角膜真菌病
mycostasis *n*. 制霉菌素
mycostat *n*. 防霉菌药
Mycostatin[商名] *n*. 制霉菌素(nystatin)
mycosterol *n*. 真菌甾醇,酵母甾醇
mycotic *a*. 真菌病的,霉菌病的 ‖ ~ blepharitis 真菌性睑炎/~ canaliculitis 真菌性泪小管炎/~ conjunctivitis 真菌性结膜炎/~ dacryoadenitis 真菌性泪腺炎/~ dacryocystitis 真菌性泪囊炎/~ keratitis 真菌性角膜炎/~ retinitis 真菌性视网膜炎/~ scleritis 真菌性巩膜炎/~ uveitis 真菌性葡萄膜炎
Mycotoruloides *n*. 念珠菌属
mycotoxicosis *n*. 霉菌[毒素]中毒
mycotoxin *n*. 霉菌毒素
mycotoxinization *n*. 霉菌毒素接种
mycoytoma *n*. 肌细胞瘤
mycter; mykter[希]; **nostril**[英] *n*. 鼻腔
mycteric; nostril *a*. 鼻腔的
mycterophonia *n*. 鼻音
mycteroxerosis *n*. 鼻腔干糙
mydaleine *n*. 腐脏尸胺
mydatoxine *n*. 腐脏毒胺
mydesis *n*. 眼睑流脓
Mydriacyl[商名] *n*. 托品酰胺(tropicamide)
mydriasis[希] *n*. 瞳孔开大(生理性开大),瞳孔散大(疾病性散大),瞳孔扩大(药物性扩大) ‖ alternating ~; bounding ~; springing ~ 交替性瞳孔开大
mydriasis provocation testing *n*. 散瞳激发试验
mydriasis test *n*. 散瞳试验
mydriatic *a*. 瞳孔开大的,散瞳的 扩瞳药,散瞳药 ‖ ~ agent 扩瞳剂/~ cycloplegic 睫状肌麻痹散瞳剂,睫状肌麻痹散瞳药/~ glaucoma 散瞳剂性青光眼/~ neutralization 散瞳中和/~ rigidity 散瞳强直
Mydricamide *n*. 麦卡胺(抗组胺药)
Mydrin-P *n*. 米杜林(散瞳药)
myectomy *n*. 肌部分切除术
myectopia; myectopy *n*. 肌异位
myel(o)-[构词成分] 髓,脊髓
myelacephalus *n*. 下级无头畸胎
myelalgia *n*. 脊髓痛
myelanalosis *n*. 脊髓痨
myelapoplexy *n*. 脊髓出血
myelasthenia *n*. 脊髓性神经衰弱
myelatelia *n*. 脊髓发育不全
myelatrophy *n*. 脊髓萎缩
myelauxe *n*. 脊髓肥大
myelemia *n*. 髓细胞性血症,骨髓性白血病
myelencephalitis *n*. 脑脊髓炎
myelencephalon *n*. 末脑,脑脊髓
myelencephalospinal *a*. 脑脊髓的
myeleterosis *n*. 脊髓病变
myelin *n*. 髓磷脂,鞘磷脂
myelinic *a*. 髓磷脂的,鞘磷脂的
myelinated *a*. 有髓鞘的
myelinated fiber *n*. 有髓神经纤维
myelinization; myelination *n*. 髓鞘化,髓鞘形成
myelinoclasis *n*. 髓鞘破坏,髓鞘消失,脱髓鞘病变 ‖ acute perivascular ~ 急性血管周围脱髓鞘病,急性播散性脑脊髓炎/central pontine ~ 中心性脑桥脊髓破坏/postinfectioin perivenous ~ 传染后静脉周围脱髓鞘病,传染后脑脊髓病
myelinogenesis *n*. 髓鞘形成
myelinogenetic *a*. 生髓(鞘)的
myelinogeny *n*. (神经纤维)髓鞘形成
myelinolysin *n*. 溶髓鞘质素
myelinolysis *n*. 髓鞘破坏,髓鞘脱失 ‖ central pontine ~ 中心性脑桥髓鞘破坏
myelinoma *n*. 髓鞘质瘤
myelinopathy *n*. 髓鞘质病

myelinosis *n*. 脂肪分解性髓磷脂生成
myelinotoxic *a*. 对髓鞘有毒性的;致脱髓鞘的
myelinotoxity *n*. 髓鞘毒性
myelitic *a*. ①脊髓炎的 ②骨髓炎的(罕用)
myelitis *n*. ①脊髓炎 ②骨髓炎(罕用) ‖ ~ acute 急性脊髓炎/~ apoplectiform 突发性脊髓炎,卒中性脊髓炎/~ ascending 上行性脊髓炎/~ bulbar 延髓炎/ cavitary ~ 空洞性脊髓炎/~ central 中心性脊髓炎,脊髓灰质炎/~ cervicalis 颈髓炎/~ chronic 慢性脊髓炎/ compression ~ 压迫性脊髓炎/ concussion ~ 震荡性脊髓炎/ cornual ~ 脊髓灰质角炎/ descending ~ 下行性脊髓炎/ diffuse ~ 弥散性骨髓炎/ disseminated ~ 播散性脊髓炎/ focal ~ 局灶性脊髓炎/ foudroyant; ~ central ~ 暴发性脊髓炎,中心性脊髓炎/ funicular ~ 束性脊髓炎/ hemorrhagic ~ 出血性脊髓炎/ interstitial; ~ sclerosing ~ 间质性脊髓炎,硬化性脊髓炎/ neuro-optic; ~ ophthalmoneuromyelitis 视神经脊髓炎/~ parenchymatous 实质性脊髓炎/~ periependymal [中央]管周性脊髓炎/~ postvaccinal 接种后脊髓炎/~ pressure 压迫性脊髓炎/~ radiation 放射性脊髓炎/~ sclerosing; interstitial ~ 硬化性脊髓炎,间质性脊髓炎/~ syphilitic 梅毒性脊髓炎/~ systemic 系统性脊髓炎/~ transverse 横贯性脊髓炎/~ traumatic 外伤性脊髓炎/~ vaccinia 接种性脊髓炎,接种后脊髓炎
myeloablation *n*. 重度骨髓抑制 ‖ myeloablative *a*.
myeloarchitecture *n*. 脑皮质神经纤维结构;(脊髓与脑干)神经束结构
myeloblast *n*. 成髓细胞,原(始)粒细胞
myeloblastemia *n*. 成髓细胞血症
myeloblastoma *n*. 成髓细胞瘤
myeloblastomatosis *n*. 成髓细胞瘤
myeloblastosis *n*. 成髓细胞过多症,成髓细胞血症;成髓细胞性白血病
myelocele *n*. 脊髓突出
myeloclast *n*. 破髓鞘细胞
myelocone *n*. 脑脂尘
myelocyst *n*. 脊髓囊肿
myelocystic *a*. 髓性及囊性的;脊髓囊肿的
myelocystocele *n*. 脊髓囊肿状突出;脊髓脊膜突出
myelocystomeningocele *n*. 脊髓脊髓膜囊肿突出,脊髓脊膜突出
myelocyte *n*. 髓细胞,神经系统灰质细胞
myelocythemia *n*. 髓细胞血症
myelocytic *a*. 髓细胞的
myelocytoma *n*. 髓细胞瘤,慢性髓细胞性白血病
myelocytosis *n*. 髓细胞增多症,髓细胞血症
myelodiastasis *n*. 脊髓分解
myelodysplasia *n*. 脊髓发育不良,骨髓增生异常 ‖ myelodysplastic *a*.
myeloencephalic *a*. 脑脊髓的
myeloencephalitis *n*. 脑脊髓炎 ‖ eosinophilic ~ 嗜酸细胞性脑脊髓炎/epidemic ~ 流行性脑脊髓炎,流行性脑灰质炎
myelofibrosis *n*. 骨髓纤维变性,骨髓纤维化[症] ‖ osteosclerosis ~ 骨硬化性骨髓纤维化[症],骨髓硬化
myelofibrosis *n*. 骨髓纤维变性,骨髓纤维化 ‖ ~ osteosclerosis 骨硬化性骨髓纤维化
myelofugal *a*. 离脊髓的
myeloganglitis *n*. 骨髓神经节炎
myelogenesis *n*. 骨髓发生;髓鞘发生
myelogenous; myelogenic *a*. 骨髓性的
myelogeny *n*. 髓鞘发生
myelogone; myelogonium *n*. 髓原细胞 ‖ myelogonic *a*.
myelogram *n*. 脊髓照影(照)片;骨髓细胞分类计数像
myelography *n*. 脊髓照影(术) ‖ oxygen ~ 脊髓氧照影(术)
myeloid *a*. 骨髓的;脊髓的;髓细胞样的
myeloidin *n*. 类髓磷脂(网膜色素细胞的)
myeloidosis *n*. 骨髓组织增生
myelokentric *a*. 促髓细胞形成的
myelolipoma *n*. 髓脂瘤
myelolymphangioma; elephantiasis *n*. 象皮病
myelolysis *n*. 髓鞘质分解 ‖ myelolytic *a*.
myeloma *n*. 骨髓瘤 ‖ ~ endothelial 内皮[细胞]性骨髓瘤/~ giant cell 巨细胞性骨髓瘤/~ multiple; Kahler's disease; Hupper's disease; myelopathicalbumosuria; Bence Jones albumosuria; lymphadenia ossea 多发性骨髓瘤,本斯·琼斯氏示尿/~ multiplex; multiple ~ 多发性骨髓瘤/~ plasma-cell 浆细胞性骨髓瘤
myelomalacia *n*. 脊髓软化
myelomatoid *a*. 骨髓瘤样的
myelomatosis *n*. ①骨髓性白血病 ②骨髓瘤病 ‖ ~ multiplex 多发性骨髓瘤病
myelomenia *n*. 脊髓倒经
myelomeningitis *n*. 脊髓脊膜炎
myelomeningocele *n*. 脊髓脊膜突出
myelomere *n*. 髓节
myelomonocyte *n*. 骨髓单核细胞,髓细胞
myelomyces; encephaloid cancer *n*. 脑样癌,髓样癌
myeloneuritis *n*. 脊髓神经炎
myeloneuritis *n*. 脊髓[炎]多神经炎
myelonic *a*. 脊髓的,髓样的
myelo-opticoneuropathy *n*. 脊髓视神经病 ‖ subacute ~ 亚急性脊髓视神经病
myeloparalysis; spinal paralysis *n*. 脊髓麻痹,脊髓瘫痪
myelopathic *a*. 脊髓病的;骨髓病的
myelopathy *n*. ①脊髓病 ②骨髓病
myeloperoxidase(简作 MPO) *n*. 髓过氧物酶
myeloperoxidase deficiency 髓过氧物酶缺乏症
myelopetal *a*. 向脊髓的
myelophage *n*. 噬髓鞘质细胞
myelophthisic(al) *a*. 脊髓痨的;骨髓痨的
myelophthisis *n*. ①脊髓痨 ②骨髓痨,全骨髓萎缩
myeloplast *n*. 骨髓白细胞
myeloplax; myeloplaque *n*. 骨髓多核巨细胞症
myeloplaxoma *n*. 骨髓多核巨细胞瘤
myeloplegia *n*. 脊髓麻痹,脊髓瘫痪
myelopoiesis *n*. 骨髓组织生成,骨髓细胞生成 ‖ ectopic ~; extramedullary ~ 异位性骨髓组织生成
myelopore *n*. 脊髓孔
myeloproliferative *a*. 骨髓增生的,骨髓增殖的
myeloradiculitis *n*. 脊髓神经根炎
myeloradiculodysplasia *n*. 脊髓神经根发育异常
myeloradiculopathy *n*. 脊髓神经根病
myelorrhagia *n*. 脊髓出血
myelosarcoma *n*. 骨髓肉瘤
myelosarcomatosis *n*. 脊髓肉瘤病
myeloschisis *n*. 脊髓裂
myeloscintogram *n*. 脊髓闪烁图
myelosclerosis *n*. 脊髓硬化;骨髓硬化症;骨髓纤维变性
myelosis *n*. ①骨髓组织增生 ②骨髓瘤形成 ③脊髓[变性]病 ‖ ~ aleukemic 非白血病性骨髓组织增生/~ chronic nonleukemic 慢性非白血病性骨髓组织增生/~ funicular 索性脊髓[变性]病/~ leukemic 白血病性骨髓组织增生/~ nonleukemic; aleukemic ~ 非白血病骨髓组织增生/~ subleukemic 亚白血病性骨髓组织增生
myelospasm *n*. 脊髓痉挛
myelospongium *n*. 髓管网
myelosuppression *n*. 骨髓抑制
myelosuppressive *a*. 骨髓抑制的 *n*. 骨髓抑制剂
myelosyphilis *n*. 脊髓梅毒
myelosyphilosis *n*. 梅毒性脊髓病
myelosyringosis; syringomyelia *n*. 脊髓空洞症
myelotherapy *n*. 骨髓疗法
myelotome *n*. 脊髓切片器;脊髓刀
myelotomy *n*. 脊髓切开术 ‖ commissural ~ 脊髓连合部切开术
myelotoxic *a*. 骨髓中毒的;骨髓病性的
myelotoxicity *n*. 骨髓中毒性
myelotoxin *n*. 骨髓细胞毒素
myenteron *n*. 肠肌层
myenteric *a*. 肠肌层的
myesthesia *n*. 肌(肉感)觉
Myfadol *n*. 美法朵(镇痛药)
myiasis *n*. 蝇蛆病 ‖ creeping ~ 匐行蝇蛆病,游走性蝇蛆病/cutaneous ~; dermal ~; ~ dermatosa 皮肤蝇蛆病/intestinal ~ 肠蝇蛆病/~ linearis 线状蝇蛆病,匐行蝇蛆病,游走性蝇蛆病/traumatic ~ 创伤性蝇蛆病
myiocephalon; myiocephalum *n*. 角膜穿孔性虹膜脱出
myiocephalon *n*. 角膜穿孔性虹膜脱出
myiocephalum; myiocephalon *n*. 角膜穿孔性虹膜脱出
myiodesopsia *n*. 飞蚊症
myiopharygeus *n*. 下颌咽肌
myitis; myositis *n*. 肌炎
myk(o)-以 myk(o)- 起始的词,同样见以 myc(o)- 起始的词
Mykrox[商名] *n*. 美拖拉宗(metolazone)
mylacephalus *n*. 块形无头畸胎,无头畸胎盘寄生胎
Mylaxen[商名] *n*. 己芴溴铵(hexafluorenium bromide)
Myleran[商名] *n*. 马利兰,白消安(busulfan)
Mylicon[商名] *n*. 二甲硅油(simethicone)

mylodus（复 mylodontes）［拉］；**molar**［英］*n*. 磨牙
myloglossus *n*. 下颌舌肌
mylohyoid *n*. 下颌舌骨的
mylohyoideus *n*. 下颌舌骨肌
mylopharygeus *n*. 下颌咽肌
Mymethasone［商名］*n*. 地塞米松（dexamethasone）
myo；**mys**［希］；**muscle**［英］；**musculus**［拉］*n*. 肌
myoadenylate（**AMP**）**deminase deficiency** *n*. 肌腺苷酸脱氨酶缺乏症
myoadenylate deminase *n*. 肌腺苷酸脱氨酶
myoarchitectonic *a*. 肌结构的
myoasthenia *n*. 肌无力
myoatrophy *n*. 肌萎缩
myo-atrophy；**myatrophy** *n*. 肌萎缩
myoblast *n*. 成肌细胞 ‖ ～ic *a*.
myoblastoma *n*. 成肌细胞瘤 ‖ granular cell ～ 颗粒细胞成肌细胞瘤/myoblastomyoma *n*.
myoblastoma of tongue *n*. 舌肌母细胞瘤
myoblastoma；**myoblastic myoma**；**myoblastomyoma**；**Abrikossoff's**（**Abrikossov's**）**tumor** *n*. 成肌细胞瘤，阿布里科索夫氏瘤 ‖ ～ granular 粒性成肌细胞瘤
myobradia *n*. 肌反应迟钝
myocardiac *a*. 心肌的；（非炎性）心肌病的
myocardial *a*. 心肌的
MBF myocardial blood flow 心肌血流量
myocardial hibernation *n*. 心肌冬眠
myocardial stunning *n*. 心肌顿抑
myocardiogram *n*. 心肌运动（描记）图
myocardiograph *n*. 心肌运动描记器
myocardiolysis *n*. 心肌破坏
myocardiopathy *n*. （非炎性）心肌病 ‖ alcoholic ～ 乙醇性心肌病/chagasic ～ 恰加斯心肌病
myocardiorrhaphy *n*. 心肌缝术
myocardiosis *n*. （非炎性）心肌病
myocarditis *n*. 心肌炎 ‖ ～ acute bacterial 急性细菌性心肌炎/～ acute isolated 急性孤立性心肌炎/～ chronic 慢性心肌炎/～ fibrous；interstitial ～ 纤维性心肌炎，间质性心肌炎/～ Fiedler's；idiopathic ～ 菲德勒氏心肌炎，特发性心肌炎/～ fragmentation 断裂性心肌炎/～ idiopathic；Fielder's ～ 特发性心肌炎，菲德勒氏心肌炎/～ indurative 硬结性心肌炎/～ interstitial；fibrous ～ 间质性心肌炎，纤维性心肌炎/～ parenchymatous 主质性心肌炎/～scarlatinosa 猩红热心肌炎/～ toxic 中毒性心肌炎
myocardium *n*. 心肌（层）
myocardosis *n*. ［非炎性］心肌病 ‖ ～ Riesman's 里斯曼氏心肌病（变性纤维性心肌病）
myocele *n*. 肌突出
myocelialgia *n*. 腹肌痛
myocelitis *n*. 腹肌炎
myocellulitis *n*. 肌蜂窝织炎
myoceptor *n*. 肌感受器（终板）
myocerosis；**myokerosis** *n*. 肌蜡样变性 ‖ ～ angiotica haemorrhagica；angiohyalinosis haemorrhagica 出血性血管性肌蜡样变性，出血性血管［肌层］透明变性
myochorditis *n*. 声带肌炎
myochrome *n*. 肌色素
Myochrysine［商名］*n*. 金硫基代丁二酸钠（gold sodium thiomalate）的
myocinesimeter *n*. 肌收缩计
myoclonia *n*. 肌阵挛（症）‖ ～ epileptica 癫痫性阵挛/～ fibrillaris multiplex 多发性纤维性肌阵挛，肌纤维颤搐/fibrillary ～ 纤维颤动性肌阵挛/pseudoglottic ～ 假性声门肌阵挛，呃逆
myoclonus *n*. 肌阵挛（症）‖ ～ multiplex 多发性肌阵挛/palata ～ 腭肌阵挛/myoclonic *a*.
myoclonus，**palatal** *n*. 腭肌痉挛
myocoele *n*. 肌节腔
myocolpitis *n*. 阴道肌层炎
myocomma *n*. 肌节；肌（节间）隔，肌障胎
myocrismus *n*. 肌音（收缩声）
myoctonine *n*. 牛扁碱；肉乌头碱
myoculator *n*. 眼肌运动矫正器
myocyte *n*. 肌细胞；肌丝层（原虫外胞浆内层）
myocytolysis *n*. 肌细胞破坏，肌纤维破坏 ‖ focal ～ of heart 灶性心肌纤维破坏
myocytoma *n*. 肌细胞瘤
myodegeneration *n*. 肌变性
myodemia *n*. 肌脂肪变性
myodeopsia *n*. 飞蚊症
myodesopsia *n*. 飞蚊症
myodiastasis *n*. 肌分离
myodiopter *n*. 睫状肌屈光度
myodynamic *a*. 肌力的
myodynamics *n*. 肌动力学（肌肉活动的生理学）
myodynamometer *n*. 肌力计
myodynia *n*. 肌痛 ‖ hysterical ～ 癔病性肌痛（一般在卵巢区）
myodysplasia *n*. 肌发育异常 ‖ fibrosa multiplex ～ 多发性纤维性肌发育异常
myodystonia；**myodystory** *n*. 肌张力障碍
myodystrophia *n*. 肌营养不良，肌营养障碍；肌强直性营养不良 ‖ fetalis ～ 胎儿性肌营养不良，先天性肌发育不全
myodystrophy *n*. 肌营养不良，肌营养障碍
myoedema *n*. ①肌水肿 ②肌耸起
myoelastic *a*. 肌弹性的
myoelectric（al）*a*. 肌电的
myoendocarditis *n*. 心肌（心）内膜炎
myoepithelioma *n*. 肌上皮（细胞）瘤
myoepithelioma of parotid 腮腺肌上皮瘤
myoepithelium *n*. 肌上皮 ‖ myoepithelial *a*.
myofascitis *n*. 肌筋膜炎
myofiber *n*. 肌纤维
myofibril *n*. 肌原纤维 ‖ ～lar *a*.
myofibrilla（复 myofibrillae）*n*. 肌原纤维
myofibroblast *n*. 成肌纤维细胞
myofibroma；**fibromyoma** *n*. 肌纤维瘤，纤维肌瘤
myofibrosis *n*. 肌纤维变性，肌纤维化 ‖ ～ cordis 心肌纤维变性
myofibrositis *n*. 肌纤维鞘炎；肌束膜炎
myofilament *n*. 肌丝（在横纹肌原纤维中）
myofunctional *a*. 肌功能的，肌性能的
myogelosis *n*. 肌硬结
myogen *n*. 肌浆蛋白，肌蛋白
myogenesis *n*. 肌生成，肌发生
myogenetic *a*. 肌生成的，肌发生的
myogenic *a*. 肌源性的，肌性的 ‖ myogenic palsy 肌源性麻痹/myogenic ptosis 肌（源）性上睑下垂
myoglia *n*. 肌蚀质
myoglobin *n*. 肌红蛋白
myoglobinuria *n*. 肌红蛋白尿
myoglobulin *n*. 肌球蛋白（以被 myosin 代替）
myoglobulinuria *n*. 肌球蛋白尿（以被 myosinutia 代替）
myognathia *n*. 下颌寄生胎畸形
myognathus *n*. 下颌寄生畸胎
myogram *n*. 肌动（描记）图
myograph *n*. 肌动描记器 ‖ ～ic *a*. 肌动描记的/～y *n*. 肌动描记（法）；肌学；肌组织 X 线摄影（术）
myohematin *n*. 肌细胞色素，肌高铁血红素
myohemoglobin *n*. 肌红蛋白
myohypertrophia *n*. 肌肥大 ‖ ～ kymoparalytica 麻痹性肌营养障碍，麻痹性肌肥大
myohypertrophia；**muscular hypertrophy** *n*. 肌肥大 ‖ ～ kymoparalytica 麻痹性肌营养障碍，麻痹性肌肥大
myoid *a*. 肌样的 *n*. 肌样质，肌样体 ‖ cone ～ 锥体肌样部/visual cell ～ 视觉细胞锥样部
myoidem；**myo-edema** *n*. ①肌水肿 ②肌耸
myoides；**platysma myoides** *n*. ［颈］阔肌
myoideum *n*. 肌肉组织
myoidism *n*. 自发性肌收缩
myo-inositol *n*. 肌醇
myo-inositol-1（**or4**）**-monophosphatase** *n*. 肌醇－1（或 4）－一磷酸（酯）酶
myoischemia *n*. 肌局部缺血
myokerosis；**myocerosis** *n*. 肌蜡样变性
myokinase *n*. 肌激酶，腺苷酸激酶
myokinesimeter *n*. 肌收缩计
myokinesis *n*. 肌运动，肌位移（尤指肌纤维的位移）‖ myokinetic *a*.
myokinin *n*. 肌碱
myokymia *n*. 肌纤维颤搐，多发性纤维性肌阵挛
myolemma *n*. 肌纤维膜，肌膜
myolengthening *n*. 肌延伸（术）
myolin *n*. 肌（纤维）素
myolipoma *n*. 肌脂瘤
myologic cyclophoria *n*. 肌性旋转隐斜
myology；**myologia** *n*. 肌学 ‖ myologic（al）*n*. 肌肉学，肌肉系统

myolonic contraction *n*. 肌阵挛性收缩
myolysis *n*. 肌溶解 ‖ cardiotoxica ~ 中毒性心肌溶解/nodular ~ 小结性(舌)肌溶解
myoma(复 myomas or myomata) *n*. 肌瘤 ‖ ball ~ 球形肌瘤/ ~ laevicellulare; leiomyoma 平滑肌瘤/ myoblastic; ~ myoblastoma 成肌细胞瘤/ ~ praevinum 前置肌瘤/ ~ sarcomatodes 肉瘤化肌瘤/ ~ striocellulare; rhabdomyoma 横纹肌瘤/ telangiectodes; ~ angiomyoma 血管扩张性肌瘤,血管肌瘤
myomagenesis *n*. 肌瘤形成,肌瘤发生
myomalacia *n*. 肌软化 ‖ ~ cordis 心肌软化
myomatectomy *n*. 肌瘤切除术
myomatosis *n*. 肌瘤病,多发性肌瘤
myomatous *a*. 肌瘤的
myomectomy *n*. 肌瘤切除术,平滑肌瘤切除术;肌(部分)切除术
myomelanosis *n*. 肌黑变
myomere *n*. 肌节
myomerer *n*. 肌收缩计,肌力计
myometritis *n*. 子宫肌[层]炎
myometrium *n*. 子宫肌层
myometrial *a*. 子宫肌层的
myomohysterectomy *n*. 肌瘤子宫切开术
myomotomy *n*. 肌瘤切开术
myon *n*. 肌,肌单位
myonecrosis *n*. 肌坏死 ‖ clostridial ~ 气性坏疽
myonecrosis *n*. 肌坏死 ‖ ~ clostridial; gas gangrene 气性坏疽
myoneme *n*. 肌纤丝(原虫)
myonephropexy *n*. 肌式肾固定术
myoneural *a*. 肌神经的
myoneuralgia *n*. 肌神经痛
myoneure *n*. 肌神经细胞
myoneuroma *n*. 肌神经瘤
myoneurosis *n*. 肌神经机能病 ‖ ~ colic; intestinal ~; mucous colitis 结肠神经机能病,黏液性结肠炎
myonitis; myositis *n*. 肌炎
myonosus *n*. 肌病
myonymy *n*. 肌命名法
myopachynsis *n*. 肌肥大
myopalmus *n*. 肌颤搐
myoparalysis; myoparesis *n*. 肌麻痹,肌瘫痪
myopathia; myopathy *n*. 肌病 ‖ cordis ~; myocardosis 非炎性心肌病/ infraspinata ~ 冈下肌肌病/ osteoplastica; ~ rachitica ~ 佝偻病性肌病
myopathic *a*. 肌病的
myopathy *n*. 肌病 ‖ ~ distal 远端肌病/ ~ thyrotoxic 甲状腺机能亢进性肌病
myope *n*. 近视眼者
myopericarditis *n*. 心肌心包炎
myoperitonitis *n*. 腹肌腹膜炎
myophage *n*. 噬肌细胞
myophagism *n*. 肌萎缩
myophone *n*. 肌音听诊器
myophosphorylase deficiency *n*. 肌磷酸化酶缺乏症,糖原贮积病Ⅴ型
myophosphorylase *n*. 肌磷酸化酶
myopia *n*. 近视 ‖ chronic ~ 远距色盲/curuvature ~ 曲度性近视/index ~ 媒质性近视(曲光性近视)/prodromal ~ 前趋期近视/ ~ index . 近视指数/ ~ keratomileusis . 近视角膜磨削术
myopic *a*. 近视的 ‖ ~ choroiditis 近视性脉络膜炎/ ~ crescent 近视性弧形斑,近视性半月弧/ ~ degeneration 近视性变性/ ~ eye 近视眼/ ~ glaucoma 近视眼性青光眼/ ~ keratomileusis 近视角膜磨削术/ ~ retinopathy 近视性视网膜病变/ ~ ring 近视环
myopicastigmatism *n*. 近视散光
myopicconus *n*. 近视性弧形斑
myopiosis *n*. 近视
myopk reflex 近视反射
myoplar *a*. 肌极的
myoplasm *n*. 肌浆,肌质
myoplasty *n*. 肌成形术 ‖ myoplastic *a*.
myoporthosis *n*. 近视矫正
myopresbytia *n*. 老近视
myoprotein *n*. 肌蛋白质
myopsis *n*. 飞蝇幻视
myopsis *n*. 飞蚊症
myopsychic *a*. 肌(与)精神的(指肌肉活动的记忆影像)
myopsychopathy; myopsychosis *n*. 精神性肌病(肌病伴精神障碍)
myoreceptor *n*. 肌感受器
myorrhaphy *n*. 肌缝术
myorrhexis *n*. 肌断裂
myosalgia *n*. 肌痛
myosalpingitis *n*. 输卵管肌层炎
myosalpinx *n*. 输卵管肌层
myosan *n*. 变性(及不溶性)肌凝蛋白
myosarcoma *n*. 肌肉瘤
myoschwannoma *n*. 神经鞘瘤
myosclerosis *n*. 肌硬化
myoscope *n*. 肌缩观测器;眼肌矫正器
myoseism *n*. 肌颤搐
myoseptum *n*. 肌节;肌(节间)隔,肌障(胎)
myoserum *n*. 肌汁,肉汁
myoshortening *n*. 肌缩短(术)
myosin *n*. 肌球蛋白 ‖ vegetable ~ 自主性肌球蛋白
myosin ATP ase *n*. 肌球蛋白 ATP 酶,肌球蛋白腺苷三磷酸酶(亦称肌动球蛋白)
myosinogen *n*. 肌浆蛋白,肌蛋白
myosinuria *n*. 肌球蛋白尿
myosis *n*. 瞳孔缩小,缩瞳 ‖ myosis paralytica *n*. 麻痹性瞳孔缩小/myosis spastica *n*. 痉挛性瞳孔缩小/myosis spinalis *n*. 脊髓性瞳孔缩小
myositic *a*. 肌炎的
myositis *n*. 肌炎 ‖ a frigore ~ 受寒性肌炎/ acute disseminated; ~ primary multiple 原发性多发肌炎/ acute progressive ~ 急性进行性肌炎/ epidemic; ~ epidemic pleurodynia 流行性肌炎,流行性胸膜炎/ fibrosa ~ 纤维性肌炎/ infectious; ~ interstitial ~ 传染性肌炎,间质性肌炎/ ischemic ~ 缺血性肌炎/ multiple; ~ dermatomyositis 多发性肌炎,皮肌炎/ ossificans ~ 骨化性肌炎/ ossificans circumscripta ~ 局限性骨化性肌炎/ ossificans progressiva ~ 进行性骨化性肌炎/ ossificans traumatica ~ 创伤性骨化性肌炎/ parasitic ~ 寄生性肌炎/ parenchymatous ~ 实质性肌炎/ ~ primary multiple; pseudotrichinosis 原发性多发肌炎,假毛线虫病/ purulenta ~ 脓性肌炎/ purulenta tropica ~ 热带脓性肌炎/ rheumatoid; ~ fibrositis 类风湿性关节炎,纤维织炎/ semsa ~ 浆液性肌炎/ ~ suppurative 化脓性肌炎/ trichinous ~ 旋毛虫性肌炎/ tropical ~ 热带性肌炎
myospasia *n*. 肌阵挛
myospasm *n*. 肌痉挛
myospasmia *n*. 肌痉挛病
myosteoma *n*. 肌骨瘤
myosthenic *a*. 肌力的
myosthenometer *n*. 肌力测量器
myostrengthening *n*. 肌加强(术)
myostroma *n*. 肌基质
myostromin *n*. 肌基质蛋白
myosuria *n*. 肌球蛋白尿
myosuture *n*. 肌缝[合]术
myosynizesis *n*. 肌粘连
myotamponade *n*. 胸肌填塞法
myotasis *n*. 肌紧张 ‖ myotatic *a*.
myotatic *a*. 肌(触)觉的
myotenontoplasty *n*. 肌腱成型术
myotenositis *n*. 肌腱炎
myotenotomy *n*. 肌腱切断术
myothermic *a*. 肌温的
myotic *a*. & *n*. ①缩瞳的 ②缩瞳药 ‖ ~ pupil 瞳孔缩小
myotica *n*. 缩瞳药
myotility *n*. 肌收缩力
myotome *a*. ①肌力;肌节 ②同神经肌丛
myotomic *a*. 肌节的
myotomy *n*. 肌切开术
Myotonachol [商名] *n*. 氯贝胆碱(bethanechol chloride)
myotone *n*. 肌强直,肌强直性痉挛
myotonia *n*. 肌强直 ‖ atrophica; ~ dystrophia myotonica; Deleage's disease 萎缩性肌强直,肌紧张性营养不良/ congenita; ~ hereditaria; ~ paramyotonia congenita 先天性肌强直/ neonatorum; ~ tetanism 新儿生肌强直,破伤风样病
myotonic *a*. 肌强直的;肌紧张的 ‖ myotonic cataract 肌强直性白内障/myotonic pupil 肌强直性瞳孔,紧张性瞳孔
myotonmeter *n*. 肌张力测量器
myotonoid *a*. 肌强直样的
myotonus *n*. 肌强直,肌强直性痉挛
myotony *n*. 肌强直
myotrophy *n*. 肌营养
myotrophic *a*. 增加肌重量的;肌营养的

myotropic *a*. 亲肌的,向肌的
myotubular *a*. 肌管的
myotubule; myotube *n*. 肌管
myovascular *a*. 肌血管的
Myralact *n*. 美拉乳酸(抗原虫药)
myrcene *n*. 月桂烯,桂叶烯
myria-[构词成分] 无数;万(= 10^4)
myriachit[俄] *n*. 西伯利亚痉跳病
myriad *n*. 无数,极大数量 *a*. 无数的
Myriangiales *n*. 多腔菌目
myriapod *n*. 多足虫(指蜈蚣,千足虫)
Myriapoda *n*. 多足纲
myrica *n*. 蜡果杨梅(根皮)
myricin *n*. 蜂蜡素软脂酸蜂酯;杨梅酯
myricyl *n*. 蜂花基,三十烷基
miring(o)-[构词成分] 鼓膜
myringa[拉] *n*. 鼓膜
myringitis *n*. 鼓膜炎 ‖ ~ bullosa 大疱性鼓膜炎/~ mycotica; mycomyringitis; myringomycosis 霉菌性鼓膜炎,鼓膜霉菌病
myringodectomy; myringectomy *n*. 鼓膜切除术
myringodermatitis *n*. 鼓膜外层炎
myringomycosis *n*. 鼓膜霉菌病,霉菌性鼓膜炎 ‖ ~ aspergillina 鼓膜曲霉菌病
myringoplasty *n*. 鼓膜成形术
myringorupture *n*. 鼓膜破裂
myringostapediopexy *n*. 鼓膜镫骨固定术
myringotome *n*. 鼓膜刀
myringotomy 鼓膜切开术
myrinx *n*. 鼓膜
myristate *n*. 肉豆蔻酸,肉豆蔻酸盐(或酯),十四(烷)酸盐(或酯)‖ isopropyl ~ 十四酸异丙酯
Myrophine *n*. 麦罗非(镇痛药)
Myrtecaine *n*. 麦替卡因(局麻药)
mytacismm *n*. 音滥用
mythomania; pseudologia *n*. 谎语癖
myxadenitis *n*. 黏液腺炎 ‖ ~ labialis; cheilitis glandularis apostematosa 唇黏液腺炎,腺性脓肿性唇炎
myxadenitis labialis; cheilitis glandularis apostenatosa *n*. 唇黏液腺炎,腺性脓肿性唇炎
myxadenoma *n*. 黏液腺瘤
myxangitis *n*. 黏液[腺]管炎
myxedema; Gull's disease *n*. 黏液[性]水肿 ‖ ~ childhood 小儿黏液水肿/~ circumscribed 局限性黏液水肿/~ congenital; cretinism 先天性黏液水肿,呆小病,克汀病/~ infantile; Brissaud's infantilism 婴儿黏液水肿,布里索氏幼稚型/~ operative; cachexia strumipriva 甲状腺切除后黏液水肿/~ pituitary 垂体性黏液水肿
myxedematoid *n*. 黏液[性]水肿样的
myxedematous *n*. 黏液[性]水肿的
myxidiotie; myxidiocy *n*. 黏液水肿性白痴
myxo-; myxa[希]; **mucus**[拉]黏液
myxo-adenoma; myxadenoma *n*. 黏液腺瘤
myxoblastoma *n*. 成黏液细胞瘤
myxochondrofibrosareoma *n*. 黏液软骨纤维肉瘤
myxochondroma *n*. 黏液软骨瘤
myxochondrosarcoma *n*. 黏液软骨肉瘤
myxocylindroma *n*. 黏液圆柱瘤
myxocystifis *n*. 膀胱黏膜炎
myxocystoma; myxoid cystoma *n*. 黏液[样]囊瘤
myxodermia *n*. 软皮病(皮肤的水肿性软化)
myxoedema; myxedema *n*. 黏液(性)水肿
myxoenchondroma; myxochondroma *n*. 黏液软骨瘤
myxoendothelioma *n*. 黏液内皮瘤
myxoepithelioma *n*. 黏液上皮瘤 ‖ psammosum ~; epithelioma myxomatodes psammosum 沙粒性黏液上皮瘤
myxofibroma; myxoinoma *n*. 黏液纤维瘤
myxofibromata *n*. (单 myxofibroma)黏液纤维瘤
myxofibrosarcoma *n*. 黏液纤维肉瘤
myxoglioma *n*. 黏液神经胶质瘤
myxoglobulosis *n*. 黏液球囊肿(阑尾)
myxoid *a*. 黏液样的
myxoidedema *n*. 重伤风,重鼻炎
myxoinoma; myxofibroma *n*. 黏液纤维瘤
myxolipoma; lipomyxoma *n*. 黏液脂瘤
myxolipomata(单 myxolipoma)*n*. 黏液脂瘤
myxoma(复 myxomas; myxomata)*n*. 黏液瘤 ‖ ~ cystic 囊性黏液瘤/~ enchondromatous 软骨黏液瘤/~ erectile 血管性黏液瘤/~ fibrosum; myxofibroma 纤维黏液瘤
myxoma, odontogenic *n*. 牙原性黏液瘤
myxomatosis *n*. ①[多发性]黏液瘤病 ②黏液瘤变性 ‖ ~ cuniculi; infectious ~ 传染性黏液瘤病(一种兔类传染病)
myxomatous *a*. 黏液瘤的
myxomyeloma *n*. 黏液骨髓瘤
myxomyoma *n*. 黏液肌瘤
myxoneuroma *n*. 黏液神经瘤
myxoneurosis *n*. 黏液[分泌]神经机能病 ‖ ~ intestinalis 肠黏液神经机能病(黏液性结肠炎)
myxopapilloma *n*. 黏液乳头瘤
myxosarcoma *n*. 黏液肉瘤
myxosarcomaya; myxosarcomas *n*. 黏液肉瘤
myxosarcomatous *a*. 黏液肉瘤的
mγ *n*. 毫微克,纳克(milligamma〈millimicrogram, micromilligram nanogram〉)的符号
mμ 毫微米(millimicron)的符号
mμCi millimicrocurie 毫微居里(10^{-9}见 nanocurie)
matgneto-induction *n*. 磁感应

N n

Na nanosecond 纳秒(10^{-9} s)
NAACP neoplasma, allergy, Addison's disease, collagen vascular disease, and parasites 瘤形成,变态反应,阿狄森病、胶原血管病和寄生虫
nab-[构词成分]-大麻-(1998年CADN规定使用此项名称,主要系指大麻酚衍生物[cannabinol derivant]一类的药名,如大麻隆[Nabilone]、大麻坦[Nabitan]以及替大麻酚[Tinabinol]等)
Naboth's follicles[Martin Naboth]纳博特滤泡,子宫颈腺囊肿,子宫颈慢性炎症(中子宫颈黏膜上腺体腔闭塞所致)
nabothian cyst 子宫颈腺滤泡囊肿;宫颈腺体囊肿(又称 Nabioth's cyst 纳博特囊肿)
nabothian follicle 纳博特滤泡
nabothian gland 子宫颈腺囊肿
Naboth's Cysts[Matin 德解剖学家 1675—1721]纳博特氏囊肿,子宫颈腺囊肿 ‖ ~ follicles(glands);~ cysts 纳博特氏滤泡(腺),子宫颈腺囊肿 / ~ ovules;~ cysts 纳博特氏卵状小体,子宫颈腺囊肿
nacleal;nuclear ***a***. 核的
Nacre[动药] ***n***. 珍珠母
Naegeli ***n***. 内格利色素细胞痣(见 Franceschetti-Jadassohn syndrome) ‖ dysplastic ~ 发育不良性痣 / giant congenital pigmented ~;giant hairy ~;giantpigmented ~ 巨大先天性色素痣,巨大色痣,巨大色素痣 / halo ~ 晕痣 / hepatic ~ 肝斑痔,肝出血性梗死 / ~ of Ito, fuscoceruleus aeromioddtoideus 伊藤痣,肩峰三角肌褐青色痣 / junction ~;junctional ~ 交界痣 / ~ of Ota,Ota's ~;~ fuscoceruleus ophthalmomaxillaris 太田痣,眼上颌部褐青色痣 / spider ~;stellar ~ 蜘蛛痣,蛛状痣 / straw ~;berry ~ 草莓状痣,海绵状血管瘤 / verrucoid ~ 疣状痣
Naegeli's leukemia(Otto Naegeli)内格利白血病(内格利型单核细胞性白血病)
Naegeli's syndrome(Oskar Naegeli)内格利综合征(内格利色素细胞痣);~ incontinentia pigmenti 内格利色素失禁
Naegleria[拉] ***n***. 耐格里[属]
Naegleria australiensis 澳大利亚耐格里阿米巴(通过鼻黏膜和筛状板经嗅神经上行入脑部而得 primary amoebameningo-encephalitis)
Naegleria fowleri[拉]福[勒]氏耐格里阿米巴,福[勒]氏耐格里原虫(寄生于脑部)
Naegleria Genus[拉]耐格里原虫属
Naegleria invadens[拉]侵袭耐里原虫
Naegleridae[拉] ***n***. 耐格里[科]
Naegleridae Family[拉]耐格里科
Naemorhedus goral Hardwicke[拉;动药]青羊
naevi ***n***. 痣 ‖ epitheliomatosi cystici 囊性上皮痣 / ~ hypertrophicans 肥大痣 / ~ infectiosus 感染性痣,匐行血管痣 / ~ lichenoides 苔癣样痣 / ~ lineans 线头痣 / ~ lipomatosus;naevolipoma 脂瘤痣 / ~ lupus;angioma serpiginosum 匐行血管瘤 / ~ lymphaticus 淋巴管痣,血管淋巴管痣 / ~ mollusciformis 软疣样痣 / ~ morus 桑椹样痣 / ~ osteohy perertrophicus 骨肥大痣 / ~ papillaris 乳头状痣 / ~ papillomatosus;~ verrucosus;warty mole 乳头状痣,疣状痣 / ~ pigmenosus;epichrosis spilus;pigmented mole 色[素]痣 / ~ pilosus 毛痣 / ~ planus;flat nevus;flat mole 扁平痣 / ~ sebaceus 脂腺痣 / ~ spongiosus albus muco.ae 黏膜白色海绵状痣 / ~ trichopltheliosum 毛囊上皮痣 / ~ vascularis;vascular nevus 血管痣
naevus;nevus ***n***. 痣 ‖ ~ anaemicus 贫血性痣 / ~ angiectodes 血管扩张痣 / ~ cavernosus;angioma cavernosum 海绵状痣,海绵状血管瘤 / ~ ceruleus 蓝痣 / ~ corneum;ichthyosis hystrix 角质痣,高起鳞癣 / ~ cutaneus 皮肤痣 / naevi epitheliomatosi cystici 囊性上皮痣 / ~ hypertrophicans 肥大痣 / ~ infectiosus 感染性痣,匐行血管痣 / ~ lichenoides 苔癣样痣 / ~ linearis 线头痣 / ~ lipomatosus;naevolipoma 脂瘤痣 / ~ lupus;angioma serpiginosum 匐行血管瘤 / ~ lymphaticus 淋巴管痣,血管淋巴管痣 / ~ mollusciformis 软疣样痣 / ~ morus 桑椹样痣 / ~ osteohypertrophicus 骨肥大痣 / ~ papillaris 乳头状痣 / ~ papillomatosus;~ verrucosus;warty mole / 乳头状痣,疣状痣 / ~ pigmentosus;epichrosis spilus;pigmented mole 色[素]痣 / ~ pilosus 毛痣 / ~ planus;flat nevus;flat mole 扁平痣 / ~ sebaceus 脂腺痣 / ~ spongiosus albus muco.ae 黏膜白色海绵状痣 / ~ trichoepitheliosum 毛囊上皮痣 / ~ vascularis;vascular nevus 血管痣
nafcillin;6-(2-ethoxy-1-naphthamido)-penicillin 乙氧萘胺青霉素,萘芙西林,青霉素
Nagele's rule 计算预产期的方法之一
Nagnolia biondii Pamp.[拉,植药]望春花
nail-biting ***n***. 咬指甲癖
nailing ***n***. 插钉术 ‖ ~ intramedullary;medullary ~;marrow ~ 骨髓腔内插钉术
Nairobi disease ***n***. 内罗毕病(内罗毕地区羊急性出血性胃肠炎) ‖ ~ eye 内罗毕眼,斑蝥汁性结膜炎
naja ***n***. 眼镜蛇
Naja ***n***. 眼镜蛇属 ‖ ~ haje 埃及眼镜蛇,杵蛇 / ~ hannah;king cobra 扁颈眼镜蛇 / ~ tripudians L.[拉 tripudiare to dance];spectacled cobra 眼镜蛇
Najadaceae ***n***. 茨藻科(一种藻类)
naked ***a***. 裸露的
naked DNA vaccine 裸 DNA 疫苗
nakuruitis ***n***. 地方性动物消瘦病
nal-[构词成分]-纳-(1998年CADN规定使用此项名称,主要系指麻醉类药物,即去甲吗啡[Normorphine]类麻醉拮抗药 / 促效药)
nalline;nalorphine;N-allylnormorphine ***n***. 纳伦,纳洛芬,N-丙烯基去甲吗啡
nalorphine ***n***. 纳洛芬,N-丙烯基去甲吗啡 ‖ ~ hydrochloride 盐酸纳洛芬,盐酸丙烯基去甲吗啡
naloxone ***n***. 丙烯羟吗啡(内啡肽分泌抑制剂)
namangitis;lymphangitis ***n***. 淋巴管炎(旧名)
nambiuvu;bleeding ear;blood plague[巴西] ***n***. 犬黄疸性出血性疾病(病原为一种血液寄生虫 Rangelia vitalii)
Nandina domestica Thunb.[拉,植药]南天竹
nandina Thunb. ***n***. 南天竹属 ‖ ~ domestica thunb. 南天竹
Nandinaceae ***n***. 南天竹科
nandrolone;19-nortestosterone ***n***. 诺龙,19-去甲睾酮(同化激素)
nandrolone decanoate 癸酸诺龙
nandrolone phenylpropionate 苯丙酸诺龙
nanocurie(缩 nc);**millimicrocurie** 纳居里,毫微居里
nanogram(缩 ng);**millimicrogram** 纳克,毫微克
nanoliter(缩 nl);**millimicroliter** 纳升,毫微升
nanometer(缩 nm);**millimicrometer** 纳米,毫微米
nanoplankton 微小浮游生物
nanosecond(缩 ns,nsec);**millimicrosecond** 纳秒,毫微秒
nanounit(缩 nU);**millimicrounit** 纳单位,毫微单位
Nanhaipotamonangulamm ***n***. 角肢南海溪蟹(斯氏狸殖吸虫的第二中间宿主)
nanism[拉 nanus;希 nanos dwarf] ***n***. 矮小,侏儒症 ‖ ~ paltauf's 帕耳陶夫氏侏儒症(淋巴[体质]性侏儒症) / ~ renal;renal infantilism 肾性侏儒症,肾性幼稚型 / ~ senile;porgeria 早老性侏儒症,早老 / ~ symptomatic 症状性侏儒症
Nanking cherry[植药]毛樱桃
Nanmu[植药] ***n***. 楠木
Nanmu bark[植药]楠木皮
Nannocystis 侏囊菌属
Nannocystis exedens 侵蚀侏囊苗菌
nano-[希][构词成分]纳(诺)($=10^{-9}$),度量衡用语,旧译为毫微或纤
nanocephalous ***a***. 小头的,头小的
nanocephaly;nanocephalia ***n***. 小头
Nanocnide japonica Bl,[拉,植药]花点草
Nanocnide pilosa Migo 毛花点草[植药]全草入药—雪药
nanocormia ***n***. 小躯干
nanocormus ***n***. 小躯干者

nanoid *a*. 矮小的,侏儒样的
nanukayami *n*. 七日热(钩端螺旋体)
nanomelia *n*. 小肢,短肢 *n*.小肢者
nanomelous *a*. 小肢的,短肢的
nanomelus *a*. 小肢的,短肢的
nanophyetus salmincola;troglotrema salmincola *n*. 孔吸虫
nanos *n*. 矮人,侏儒
nanosomia; nanosoma *n*. 矮小,侏儒症 ‖ ～ asexualis; asexual dwarfism 性机能缺乏性矮小 / ～ chondtodystrophica 软骨营养不良性矮小 / ～ deformans;deformed dwarfism 扁形性矮小 / ～ hypoplastica;ateliotic dwatfism 发育不全性矮小,发育不全性侏儒症 / ～ infantilis;infantile dwarfism 幼稚型矮小 / ～ lymphatica 淋巴体质性矮小 / ～ phocomelica;phocomelic dwarfism 海豹肢样矮小 / ～ sexualis;sexual dwarfism 性机能存在性矮小 / ～ symptomatica;symptomatic dwatfism 症状性矮小,症状性侏儒症 / ～ micromelica;micromelic dwarfism 肢端纤细性矮小,细肢性侏儒症 / ～ pituitaria;pituitary dwarfism 垂体性矮小 / ～ primordialis;primordial dwarfism 先天性矮小 / ～ rhachitica;rhachitic dwarfism 佝偻病性矮小
nanosomus［nano- ＋希 söma body］*n*. 矮人,侏儒
nanosurgey *n*. 纳米科学
nanous *a*. 矮小的
nanoxwphalia *n*. 小头
nanucephaly *n*. 小头
Nanus *n*. 植物矮病毒属
napadislate *n*. 萘二硝酸盐(根据 1998 年 CADN 的规定,在盐或酯与加合物之命名中,使用此项名称)
nape *n*. 项,项背
napelline［拉 napellus aconite］*n*. 欧乌头碱,苦乌头碱
napex *n*. 枕下部
napha-water;orange-flower water *n*. 橙花水
naphazoline *n*. 萘唑啉,鼻眼净 ‖ ～ hydrochloride 盐酸萘唑啉
naphtalin;naphthalin;naphhalene［拉］*n*. 萘
naphtha［拉］*n*. 石油精,石脑油 ‖ ～ aceti;ethyl acetate 乙酸乙酯 / ～ coal tar 煤焦油精,煤焦油,石脑油 / ～ petroleum 石油精 / ～ shale 页岩精,页岩石脑油 ～ vitrioli;ether 醚 / ～ wood;methyl alcohol 甲醇
naphthacaine; naphthocaine; *β*-diethy; aminoethyl-4-amino-lnaphthoate *n*. 萘卡因
naphthal *n*. 萘亚甲基
naphthalene［拉 naphthalinum］*n*. 萘烷
naphthalol *n*. 水杨酸 β-萘酯
naphthalin *n*. 萘 ‖ ～ iodoform 萘碘仿
naphthamide *n*. 萘甲酰胺
naphthane *n*. 萘烷
naphthanone *n*. 萘烷酮
naphthamine;urotropine *n*. 乌洛托品
naphthol *n*. 萘酚 ‖ ～ aristol;beta-naphthol diiodide 二碘 β-萘酚 / ～ carboxylic acid 萘酚羧酸 / β-naphtholbenzoate *n*. 苯甲酸 β-萘脂 / β-naphtholbismuth *n*. β-萘酚醚
naphtholate *n*. 萘酚化物
naphtholum(缩 naphthol)［拉］*n*. 萘酚
naphthoquinoline *n*. 萘喹啉
naphthoquinone *n*. 萘醌
naphthoresorcine *n*. 萘酚雷琐辛,萘酚间苯二酚
naphthosalicin *n*. 萘酚水杨甙
naphthosalol *n*. 水杨酸 β-奈酯
naphthotocopherpl *n*. 萘生育酚
naphthyl *n*. 萘基 ‖ ～ alcohol;naphthol 萘酚 / ～ benzoate 苯甲酸萘脂 / ～ lactate;lactol;betanaphthol lactate 乳酸萘酯,*β*-乳酸萘酯 / ～ phenol;naphthol 萘酚 / ～ salicylate 水杨酸萘酯
naphthylamine *n*. 萘胺 ‖ ～ hydrochloride 盐酸萘胺
β-naphthylamine acetate *n*. 醋酸 β－萘胺
α-naphthy lthiourea(缩 ANTU)*n*. α－萘硫脲,安妥,安毒鼠
β-naphthyldi-2-chloroethylamine *n*. 双-2-氯乙基-β-萘胺
naphthylpararosaniline *n*. 萘基玫瑰苯胺
naphthyrine *n*. 萘啶
naphtol *n*. 萘酚
naphuride;suramin *n*. 苏拉明 ‖ ～ sodium;suramin sodium 苏拉明钠
Napieer's aldehyde test *n*. 纳皮尔氏醛试验(黑热病血清反应)
napiform *a*. 芜状的,大头菜形的
naprapath *n*. 推拿病者
naprapathy［捷 napravit to correct＋希 pathos disease］*n*. 推拿病派
napsilate *n*. 萘磺酸盐(根据 1998 年 CADN 的规定,在盐或酯与加合物之命名中,使用此项名称)
naqua;trichlormethiazide *n*. 三氯甲噻嗪(利尿降压药)
naramycin A;actidione *n*. 放线菌酮
Narath's operation［Albert 奥外科医师 1864—1924］*n*. 那腊特氏手术(建立侧枝循环)
narbomycin *n*. 纳波霉素
narceine *n*. 那碎因(一种鸦片碱)‖ ～ hydrochloride 盐酸那碎因 / ～ meconate 罂粟酸那碎因 / ～ sulfate 硫酸那碎因
narcesan;hexobarbital *n*. 环乙烯巴比妥
narcism;narcissism *n*. 自爱欲,恋己癖
narcissistic *a*. 自爱欲的
Narcissus L.水仙属 ‖ ～ tazetta L. Var sinensis Roem. 水仙
Narcissus tazetta L. var. Chinensis Roem.［拉,植药］水仙
narco-［希 narkë numbness］麻醉
narcoanalysis［精神］*n*. 麻醉分析
narcodiagnosis;narcoanalysis［精神］*n*. 麻醉分析
narcohypnia *n*. 乍醒麻木
narcohypnosis *n*. 麻醉［药］催眠
narcolan; avertin; tribromoethanol; tribromoethyl al-cohol *n*. 那克兰,阿佛丁,三溴乙醇
narcolepsia;narcolepsy;hypnolepsy *n*. 发作性睡眠
narcolepsy［narco- ＋希 lambanein to seize］;paroxysmal sleep;sleep epilepsy *n*. 发作性睡眠,昏睡症,麻醉样昏睡,发作性睡病
narcology;anesthesiology *n*. 麻醉学
narcolysis［精神］*n*. 麻醉分析
narcoma *n*. 麻醉性昏睡
narcomania *n*. ①麻醉剂狂 ②麻醉剂瘾
narcomaniac *n*. ①麻醉剂狂者 ②麻醉剂瘾者
Narconumal;N-methyl alurate *n*. 那可奴(甲基丙烯异丙巴比妥)
narcopepsia *n*. 消化迟钝
narcosuggestion *n*. 麻醉暗示法(精神病疗法的一种)
narcose *a*. 昏睡的,麻醉的
narcosis［希 narkosis benumbing］*n*. 麻醉 ‖ ～ basal;basal ～ 基础麻醉 / ～ continuous 持续麻醉 / ～ ether 醚麻醉 / ～ general 全身麻醉 / ～ insufflation;insufflation anesthesia 吹入麻醉 / ～ intravenous;phlebonarcosis 静脉麻醉(法) / ～ medullary;spinal cocainization 脊髓麻醉,脊髓可卡因麻醉法 / ～ Nussbaun's 努斯包姆氏麻醉(注射吗啡后再用全身麻醉) / ～ paralysis 麻醉后麻痹 / ～ rausch 酩酊麻醉,浅乙醚麻醉
narcosomania *n*. 麻醉狂
narcospasm *n*. 昏糊痉挛
narcosynthesis *n*. 精神综合法,精神分析法
narcotherapy *n*. 麻醉治疗
narcotic［拉 narcoticus］*a*. 麻醉的,昏睡的 *n*. 麻醉剂,麻醉药
narcoticism;narcotism *n*. ①麻醉 ②麻醉品嗜好,麻醉剂瘾
narcotico-［希 narkötikos narcotic 麻醉的］*n*. 麻醉
narcotico-acrid *a*. 麻辣的
narcotico-irritant *a*. 麻醉刺激性的
narcotics *n*. 麻醉镇痛药
narcotile;ethyl chloride *n*. 纳可提耳,氯乙烷
narcotine *n*. 那可丁(鸦片生物碱之一)‖ ～ hydrochloride 盐酸那可丁 / ～ 硫酸那可丁
narcotinum;narcotine *n*. 那可丁
narcotism *n*. ①麻醉 ②麻醉品嗜好,麻醉剂瘾
narcotize *vt*. 使麻醉
Narcotoline *n*. 纳可托林(一种鸦片碱)
narcous;narcose *a*. 昏糊的,麻醉的
nard *n*. 甘松香,甘松 ‖ ～ Indian 印度干松香 / ～ Celtic;Valeriana celtica 西欧干松香
nardil;phenelzine phenylethylhydrazine *n*. 苯乙肼
Nardostachys chinensis Batal.［植药］甘松,根及根茎—［甘松］
Nardostachys DC. *n*. 干松香属,甘松属 ‖ ～ grandiflora DC. 大花干松香 / ～ jatamansi DC. 匙叶干松香 / ～ sinensis 甘松香
Nardostachys chinensis Batal.［拉,植药］甘松
Nardostachys jatamansi DC.［拉,植药］匙叶甘松
Naregamine *n*. 印度土根属
nares(单 naris)［拉］*n*. 鼻孔
Naregamia *n*. 印度土根属 ‖ ～ alata;Goaipecac;Portuguese ipecacuanha 印度土根,葡萄牙根
naringin;aurantiin *n*. 柚(皮)甙,异橙皮甙
naris(复 nares)［拉］鼻孔 ‖ ～ anterior 前鼻孔 / ～, posterior 后鼻孔
naristillae;nasal drops *n*. 滴鼻剂 ‖ ～ chlorbutolis 三氯叔丁醇滴鼻剂 / ～ men tholis et thymolis 薄荷脑麝香草脑滴鼻剂
narko- *n*. 麻醉,昏蒙,昏糊,睡眠
Narrowleaf cattail［植药］水烛香蒲
Narrowleaf nettle［植药］狭叶荨麻

Narrow-necked click beetle［动药］细克叩甲
narry *n*. 酒精性胃病(由于饮酒过度而起)
narxoanesthesia *n*. 昏蒙麻醉法
nasal［拉 nascens］*a*. 鼻的
nasal decongestants 鼻充血治疗剂
nasal stuffiness 鼻塞
nascent［拉 nascens］*a*. 初发的,初生的
nasioalveolar *a*. 鼻根牙槽的
nasiobregmatic *a*. 鼻根前囟的
nasio-iniac *a*. 鼻根枕外隆凸的
nasiomental *a*. 鼻根颏的
nasion *n*. ①鼻根 ②鼻根点
nasitis［拉 nasus nose + -it is］*n*. 鼻炎
Nasmyth's membrane［Alexander 英口腔外科医师 1847 卒］; **enamel cuticle** 内斯密斯氏模,釉护膜
naso-［拉 nasus nose 鼻］鼻
naso-antral *a*. 鼻上颌窦的
naso-antrihs *n*. 鼻上颌窦炎
nasobronchial *a*. 鼻支气管的
nasobuccal *a*. 鼻颊的
nasobuccopharyngea *a*. 鼻颊咽的
nasociliary *a*. 鼻睫状的
nasocular; nasorbital *a*. 鼻眼的,鼻眶的
nasofrontal *a*. 鼻额骨的
nasogastric *a*. 鼻胃的
nasogenital *a*. 鼻与生殖器的
nasograph *n*. 鼻测量计
nasolabial *a*. 鼻唇的
nasolabialis; musculus depressor septi *n*. 鼻中隔降肌
nasolacrimal *a*. 鼻泪的
nasolambdoidal *a*. 鼻骨人字缝的
nasology *n*. 鼻科学
nasomanometer *n*. 鼻压计
nasomaxillary *a*. 鼻上颌的
nasonnement［法］*n*. 鼻音
nasopalatine *a*. 鼻腭的
nasopalpebral *a*. 鼻睑的
nasopharyngeal *a*. 鼻咽的
nasopharyngitis *n*. 鼻咽炎
nasopharyngoscope *n*. 电光鼻咽镜
nasopharynx *n*. 鼻咽
nasorbital *a*. 鼻眶的
nasorostral *a*. 鼻尖的
nasoscope *n*. 电(光)鼻镜
nasoseptal *a*. 鼻(中)隔的
nasoseptitis *n*. 鼻[中]隔炎
nasosinusitis *n*. 鼻旁窦炎,鼻窦炎
nasospinale *n*. 鼻下点
naso-oral *a*. 鼻口的
nasoturbinal *a*. 鼻甲的
Nassadus variciferus（A. Adams）纵肋织纹螺(隶属于织纹螺科 Nassariidae)
Nasturtium indicum（L）DC. 见 Rorippa montana（Wall.）Small
Nasturtium montanum Wall. 见 Rorippa montana（Wall.）Small
Nasturtium officinala R.Br.［拉,植药］豆瓣菜
Nasturtlum R. Br. *n*. 水田芥属 ‖ ～ officinale Br. 水田芥 / ～ palastre Dc. 风化菜
Nasus Bovis Seu Bubali［拉:动药］牛鼻
Nasus; nose *n*. 鼻 ‖ ～ aduncus; hook nose 钩形鼻 / ～ cartilagineus 软骨性鼻,鼻软骨部 / ～ externus; external nose 外鼻 / ～ incurvus; saddle nose 鞍状鼻,塌鼻 ～ / osseus 骨性鼻,鼻骨部 / ～ simus; pug nose 狮子鼻(短厚而尖向上)
nasute *a*. 巨鼻的,长鼻的
natal *a*. ①［拉 natus birth］分娩的,生产的 ②［拉 nates buttocks］臀的
natality［拉 natalis pertaining to birth］*n*. 出生率
nataloin *n*. 纳塔耳芦荟素
natant［拉 natare to swim］*a*. 浮游的
natatory *a*. 游泳的
nates（单 natis）［拉］*n*. ①臀 ②上丘(四迭体)
Natica fortunei（Reeve）福氏玉螺(隶属于玉螺科 Naticidae)
Natica maculosa（Lamarck）斑玉螺(隶属于玉螺科 Naficidae)
Naticidae *n*. 玉螺科(隶属于中腹足目 Mesogastropoda)
natiform *a*. 臀形的
natimortality［拉 natus birth + mortality］*n*. 死亡率
National Disaster Medical System（简作 NDMS）国家灾难医疗系统
National Formulary（缩 N. F.）美国国家药品集;国家处方集
native［拉 nativus］*a*. ①本地的 ②天然的
Nativelle's digitalin; digitoxin *n*. 纳提维耳氏洋地黄甙,洋地毒黄甙
Natix aequifasciata（Barbour）环纹游蛇(隶属于游蛇科 Colubridae)
Natix annularis（Hallowll）水赤链游蛇(隶属于游蛇科 Colubridae)
Natix bitaeniata（Wall）黑带游蛇(隶属于游蛇科 Colubridae)
Natix chrysarga（Schlegel）金黄游蛇（隶属于游蛇科 Colubridae)
National Focal Point 国家联络点(主要是基因转殖方面的)
natopherol *n*. 纳托啡罗尔(各种天然生育酚的混合物,商品名)
natremia *n*. 钠血(症)
Natril Sulfas［拉,化学］芒硝
Natrii Sulfas Exsiccatus［拉,化学］玄明粉
natriopeptins *n*. 排钠利尿肽
natrium（所用格 natii）［拉］（缩 Na）; **sodiun** *n*. 钠(11 号元素) ‖ ～ aceticum 醋酸钠 / ～ acetylarsanilicum 乙酰对氨苯胂酸钠 / ～ alginicum 藻胶酸钠 / ～ ammoniun phosphoricum 磷酸铵钠 / ～ atsanilicum; sodium *p*-aminophenylarsonate 对氨基苯胂酸钠 / ～ arsenicum 胂酸钠 / ～ ascorbicum 抗坏血酸钠 / ～ aurothiomalicum 硫代苹果酸金钠 / ～ benzoicum 苯甲酸钠 / ～ benzyl succinicum 丁二酸苄酯钠 / ～ biboricum 硼砂,硼酸钠 / ～ bicarbonicum 碳酸氢钠 ～ biphosphoricum 磷酸二氢钠 / ～ bisulfurosum 亚硫酸氢钠 / ～ bitartaricum 酒石酸氢钠 / ～ boricum; borax 硼砂,硼酸钠 / ～ cacodylicum 辛酸 / ～ carbonicum 碳酸钠 / ～ carbonicum monohydratum 一水合碳酸钠 / ～ carbonicum siccum; exsiccated sosium carbonate 干燥碳酸钠 / ～ cinnamicum 桂皮酸钠 / ～ citricum 枸橼酸纳 / ～ cobaltinitrosum 亚硝酸钴钠 / ～ dehydrocholicum 去氢胆酸钠 / ～ dimercaptosuccinicum 二硫丁二酸钠 / ～ fluoroaceticum 氟醋酸钠,氟乙酸钠 / ～ folicum 叶酸钠 / ～ glutamicum 谷氨酸钠 / ～ glycerophosphoricum 甘油磷酸钠 / ～ glycocholicum 甘氨胆酸钠 / ～ hyposulfurosum; sodium thiosum; 连二亚硫酸钠,二硫四氧酸钠 / ～ hydroxydatum 氢氧化钠,苛性钠 / ～ hyposulfurosum; sodium thiosulfate 硫代硫酸钠 / ～ indigotinum disulfonicum 靛蓝二硫酸钠 / ～ iodohippuricum 碘马尿酸钠 / ～ lacticum 乳酸钠 / ～ malicum 苹果酸钠 / ～ mandelicum 氯化钠 / ～ nitroferrocyanatum 亚硝酰铁氯化钠 / ～ nitrosum 亚硝酸钠 / ～ oleinicum 油酸钠 / ～ oxalicum 草酸钠 / ～ para-aminobenzoicum 对氨基苯甲酸钠 / ～ para-amino-salicylicum 对氨水杨酸钠 / ～ perboricum 过硼酸钠 / ～ perchloricum 高氯酸钠 / ～ peroxydatum 过氧化钠 / ～ phenolicum 酚钠 / ～ phenolsulfonicum 酚磺酸钠 / ～ phospphoricum 磷酸钠 / ～ propionicum 丙酸钠 / ～ pyrosulfurosum 焦亚硫酸钠 / ～ ricinoleicum 麻(油)酸钠 / ～ salicylicum 水杨酸钠 / ～ stibogluconicum 葡萄糖酸锑钠 / ～ sulforixinoleicum 磺基蓖麻(油)酸钠 / ～ sulfosalicylicum 磺基水杨酸钠 / ～ sulfuricum 硫酸钠 / ～ sulfuricum effervescens 泡膨硫酸钠 / ～ sulfuricum siccum 干燥硫酸钠 / ～ tartaricum 酒石酸钠 / ～ taurocholicum 牛磺胆酸纳 / ～ tetradecylsulfuricum 十四烃基硫酸钠 / ～ thiosulfuricum 硫代硫酸钠 / ～ valericum 戊酸钠 / ～ wolframicum 钨酸钠
natriuresis *n*. 利钠作用,利尿,尿钠排泄
natriuretic *a*. & *n*. ①促尿排泄的 ②促尿钠排泄药
Natrix craspedogaster（Boulenger）锈链游蛇(隶属于游蛇科 Colubridae)
Natrix percarinata（Boulenger）乌游蛇(隶属于游蛇科 Colubridae)
Natrix stolata（Linnaeus）草游蛇(隶属于游蛇科 Colubridae)
Natrix tigrina lateralis（Berthold）虎斑游蛇（隶属于游蛇科 Colubridae)
Natrix vibakari（Boie）灰链游蛇(隶属于游蛇科 Colubridae)
natrolite *n*. 钠沸石
natron; soda *n*. 天然碳酸钠,苏打
Natronobacterium *n*. 嗜盐碱杆菌属
Natronobacterium chaganensis 查(察)干嗜盐碱杆菌
Natronobacterium gregoryi 格氏嗜盐碱杆菌
Natronobacterium magadii 马加蒂湖嗜盐碱杆菌
Natronobacterium pharaonis（Soliman et Trupper）法老嗜盐碱杆菌(法老嗜盐苏打杆菌,法老盐杆菌)
Natronobacterium vacuolata 空泡嗜盐碱杆菌(空泡嗜盐苏打杆菌)
Natronobacterium wudunensis 乌杜嗜盐碱杆菌
Natronococcus 嗜盐碱球菌属
Natronococcus occultus 隐藏嗜盐碱球菌
natrum; natrium; sodium 钠(11 号元素)
naturesis［拉 natrium sodium + 希 ourein *a*. making water］尿钠排泄
naturetic *n*. ①(促)尿钠排泄的 ②促尿钠排泄药
natuary［拉 natus birth］*n*. 分娩室
Naturai indigo［植药］青黛

natural［拉 naturalis; natura nature］*a*. ①天然的，自然的 ②巨鼻的，长鼻的
natural abundance *n*. 自然丰度
natural killer cell *n*. 自然杀伤细胞
natural product library 天然物分子库，天然物资料库
nature ①自然，大自然 ②本性，性能 ‖ ~ aggressive 攻击性（能）
naturetin; bendroflumenthiazide 苄氟噻（嗪）［商名］
naturopath *n*. 自然医（术）士
naturopathic *n*. 自然医术的
naturopthy *n*. 自然医术（用空气、光、水、热等自然因素治疗）
Nauclea Korth 乌檀属 ‖ ~ gambir 儿茶
Nauclea officinalis Pierre ex Pitard［植药］乌檀；树干
Nauclea orienfalis L.［植药］方乌檀；枝、干、皮
Nauheim treatmrnt［Bad- Nauheim 德城市］瑙海姆水浴疗法（应用瑙海姆地方的盐水温浴及系统性的医疗体育以治疗心脏病）
Naumanniella 瑙曼氏菌属 ‖ ~ catenata 链状瑙曼氏菌 / ~ elliptica 椭圆瑙曼氏菌 / ~ minor 小瑙曼氏菌 / ~ neustonica 浮膜瑙曼氏菌 / ~ polymorpha 多形瑙曼氏菌 / ~ pygmaea 矮小瑙曼氏菌
Naunyn-Minkowski method［Bermard **Naunyn** 德医师 1839—1925; Oscar Minkowski］瑙—明二氏法（用气体扩张结肠后，进行肾触诊检查）
naupathia［希 naus ship + pathos suffering］; **seasickness** *n*. 晕船
nausea［拉；希 nausia seasickness］*n*. 恶心 ‖ ~ creatic 油腻性恶心 / ~ epidemica 流行性恶心 / ~ gravidarum 妊娠期恶心 / ~ marina; ~ navaliss; seasickness 航海性恶心，晕船
nauseant *v*. 使恶心
nauseate *v*. 恶心
nauseous *a*. 恶心的，致恶心的
Nautilidae *n*. 鹦鹉螺科（隶属于鹦鹉螺科 Nautilidea）
Nautiloidea 鹦鹉螺目（隶属于头足纲 Cephalopoda）
Nautilus pompilius（Linnaeus） 鹦鹉螺（隶属于鹦鹉螺科 Nautilidae）
navel; umbilicus *n*. 脐 ‖ ~ amniotic 羊膜脐 / ~ blue 蓝脐，脐部积血 / ~ of drum membrane 鼓膜脐，鼓膜凸 / ~ enamel 釉脐
navicula［拉］fossa navicularis *n*. 舟状窝
Naviculaceae *n*. 舟形藻科（一种藻类）
navicularthritis *n*. 舟骨关节炎（马）
navicular［拉 navicula boat］*a*. 舟状的
naviculocuboid 舟楔
naviculocuneifom *a*. 舟楔的
navidrexi; cyclopenthiazide *n*. 环戊氯噻嗪［商名］
Navodon fseptentrionalis（Gu nther） 绿鳍马面鲀（隶属于革鲀科 Monacanthidae）
Navodon tessellams（Gu nther） 密斑马面鲀（隶属于革鲀科 Monacanthidae）
Navodon xanthopterus（Xu et Zhen） 黄鳍马面鲀（隶属于革鲀科 Monacanthidae）
Nb niobium 铌（41 号元素）
NCA neurocirculatory asthenia 神经性循环衰弱
NBT nitroblue tetrazolium 四铿氮蓝
NBTNF newborn, term, normal, female 正常足月女新生儿
NBTNM newborn, term, ilol-iqlal, normal, male 正常足月男新生儿
nemine; neomycin *a*. 新霉胺，新霉素 A
nccrogenous; necrogenic *a*. 死质性的，坏死原的
NCF nerve growth factor 神经生长因子 / neutrophil chemotactic factor 中性白细胞趋化因子
N. C. I. powder NCI 散（含 96% 萘，2% 木榴油，2% 碘仿）
Neisser's coccus［Albert Ludwig Siegmund 德医师 1855—1916］奈瑟氏球菌（淋球菌）‖ ~ syringe 奈瑟氏尿道注射器
neofetus *n*. 幼胎（第 8～9 周胎儿）
NCT neural crest tumor 冲经嵴肿瘤
NCTC clone 929L cells 克隆 929L 细胞（来源于雄鼠皮下脂肪的异倍体细胞；检验病毒）
Ncticonazole *n*. 奈康唑（抗真菌药）
neurhypnology; neurohypnology *n*. 催眠学
neuriatry *n*. 神经病疗法
neuromuscular *a*. 神经肌肉的
neuroplasm *n*. 神经胞质
N&D nodular and diffuse（lymphoma）结节性和弥漫性（淋巴瘤）
ND natural death 自然死亡 / not detected 未检出的，未发现的 / not diagnosed 未下诊断的
Nd neodymium 钕（60 号元素）
NDMS 国家灾难医疗系统（见 National Disaster Medical System）
NDV Newcastle disease virus 新城病病毒
Ndsseria gigantea 巨大奈瑟氏球菌
Ne Neon 氖（10 号元素）

nealogy［希 nealës yong + -logy］*n*. 幼动物学
Neanthes japonica（Izuka）日本刺沙蚕（隶属于沙蚕科 Nereidae）
Neanthes succinea（Frey et Leuckartt）琥珀刺沙蚕（隶属于沙蚕科 Nereidae）
nearobrucellosis *n*. 神经型波状热，神经型布鲁氏菌病
nearodocitis *n*. 神经根炎
nearomatous *a*. 神经瘤的
nearo-otology; neurotology *n*. 神经儿科学；耳神经学
nearotrophic *a*. 神经营养的
nearotrophy［neuro - + 希 trophë nutrition］*n*. 神经营养
near-sight; myopia *n*. 近视
nearsighted; myopic *a*. 近视的
nearsightedness myopia *n*. 近视
nearthrosis［希 neos new + arthron joint］*n*. ①人造关节 ②假关节
Neanselme's juxta-articalarnodules; Steiner's tumors 让塞耳姆氏小结，关节旁结节（见于梅毒，雅司病）
Neatus atronitens（Fairm.）小点拟粉虫（隶属于拟步行虫科 Lacordaire）
nebenagglutinin［德］partial agglutinin 副凝集素
nebenkern［德 near nucleus］*n*. 副核
Nebivolol *n*. 奈必洛尔（β 受体阻滞药）
Nebracetam *n*. 奈拉西坦（益智药）
Nebrius ferrugines（Lesson） 光鳞鲨（隶属于绞口鲨科 Ginglymostomatidae）
nebula［拉 mist］*n*. ①薄翳 ②角膜翳，角膜云翳 ③喷雾剂 ‖ ~ adrenalinae; adrenaline spray 肾上腺素喷雾（剂）/ ~ ephedrinae, ephedrinc spray 麻黄碱喷雾（剂）/ ~ epinephrinae hydrochloridi 盐酸肾上腺素喷雾（剂）
nebularine *n*. 云翳（陡头）菌素
nebulium［拉 nebula mist］*n*. 星云元素
nebulization［拉 nebula mist］*n*. 喷雾法
nebulize［拉 nebula mist］*v*. 喷雾，喷洒
nebulizer *n*. 喷雾器，喷洒器
Necardia ‖ ~ maculata 斑状诺卡氏菌 / ~ madurae 杜拉诺卡氏菌 / ~ mesenterica 肠系膜诺卡氏菌 / ~ minima 小诺卡氏菌 / ~ minutissima 微诺卡氏菌 / ~ opaca 灰暗诺卡氏菌 / ~ paraffinae 嗜石蜡诺卡氏菌 / ~ polychromogenes 多色诺卡氏菌 / ~ pretoriana 比勒陀利亚诺卡氏菌 / ~ pulmonalis 肺诺卡氏菌 / ~ rangoonznsis 仰光诺卡氏菌 ~ rhodnii 昆虫诺卡氏菌 / ~ rubra 深红诺卡氏菌 / ~ rubropertincta 珠红诺卡氏菌 / salmonicolor 橙红诺卡氏菌 / ~ somaliensis 索马里诺卡氏菌 / ~ tenois 纤细诺卡氏菌 / ~ transyaalensis 南非诺卡氏菌 / ~ viridis 草绿诺卡氏菌
Necator［拉 murderer］*n*. 板口线虫属 ‖ ~ americanus; Ancylostoma americanum Uncina-ria americana 美州板口线虫，美洲钩虫
Necator americanus *n*. 美洲钩虫
Necator americanus（Stiles） 美洲板口钩虫（隶属于线虫纲 Nematoda）
necatoriasis *n*. 板口线虫属
necessity, pharmaceutical; pharmaceutical aid 调剂辅佐剂，调剂用剂（如防腐剂、溶媒、软膏基质、矫味剂等）
neci-influence *n*. 伤害性影响
neck *n*. 颈 ‖ ~ anatomical 解剖颈 / ~ of bladder 膀胱颈 / ~ buffalo 水牛颈（见于库兴氏病患者）/ ~ bull 牡牛颈（颈淋巴结肿大）/ ~ dental 牙颈 / ~ of femur 股骨颈 / ~ of gallbladder 胆囊颈 / ~ limber 鸡垂颈病 / ~ Madelung's 马德龙氏颈（颈部患对称性脂沉积症）/ ~ nape of 颈，颈背 / ~ Nithsdale; goiter 甲状腺肿 / ~ of pancreas 胰腺颈 / ~ pit of, jugular notch 颈静脉切迹（胸骨）/ ~ scruff of, nucha 颈，颈背 / ~ surgical 外科颈 / ~ uterine; ~ of wombi cervix uteri 子宫颈 / ~ webbed 蹼颈（见于脂肪软骨营养不良症）/ ~ wryi torticollis 斜颈，捩颈
neck-band *n*. 围颈带
neck-berg *n*. 颈部胸腺
Neckeraceae *n*. 平蘚科（一种蘚类）
Necopidem *n*. 奈可吡旦（麻醉药）
necrectomy *n*. 坏死（物）切除术
necremia［necro- + 希 haima blood + -ia］*n*. 血（细胞）活力丧失
necrencephalus *n*. 脑软化
necro-［希 nekros dead 死的］坏死，尸体
necrobacillosis *n*. 坏死杆菌病
necrobacillus *n*. 坏死杆菌
Necrobacterium *n*. 坏死杆菌属
Necrobacterium necrophours（Flugge）坏死杆菌（坏疽热坏死杆菌）
necrobiosis; bionecrosis *n*. 渐进性坏死 ‖ ~ lipoidica 脂性渐进性坏死 / ~ lipoidica diabeticorum; Oppenheim- Urbach disease 糖尿病脂性渐进性坏死，奥—马二氏病

necrobiotic *a*. 渐进性坏死的
necrocytosis *n*. 细胞坏死
necrocytotoxin *n*. 细胞坏死毒素
necrodermatitis *n*. 坏死性皮炎
necrodochium, morgue *n*. 停尸室
necrogenic *a*. 死质性的,坏死原的
necrogenous; necrogenic *a*. 死质性的,坏死原的
necrohormone *n*. 坏死组织激素
necrokiolic xanthogrannuloma *n*. 渐进坏死性黄色肉芽肿
necrologic *a*. 死亡统计的
necrologist *n*. 死亡统计学家
necrology *n*. ①死亡统计 ②死亡统计学
necrolysis 坏死溶解
necrometer *n*. 尸体测量器
necromimesis *n*. ①死亡妄想 ②装死
neamine; neomycin A 新霉胺,新霉素 A
Nebinger-Praun operation [Eduard Praun 德喉科学家] 尼-普二氏手术(额窦手术)
Necromonas *n*. 坏死单胞菌属
Necromonas achromogenes 无色坏死单胞菌
Necromonas salmonicida 杀蛙坏死单胞菌
necronectomy *n*. 坏死(物)切除术
necrophagous *a*. 食腐物的,食尸的
necroparasite *n*. 腐物寄生物
necrophagy *n*. 食尸癖
necrophilous *a*. ①恋尸癖 ②食腐的
necrophobia *a*. ① 尸体恐怖的 ②死亡地带
necrophorus; Spherophorus necrophorus 坏死厌氧丝杆菌
necropneumonia [necro- +希 pneu-mōn lung + -ia] *n*. 肺坏疽
necropsy [希 nekros dead + opsis view] *n*. 尸体剖检
necroscopy; necropsy *n*. 尸体剖检
necrose *n*. 发生坏死
necrosin *n*. 坏死素
necrosis (复 necroses) [希 nekrōsis deadness] *n*. 坏死 ‖ ~ aseptic 无菌性坏死 / ~ Balser's fatty 巴耳泽氏脂肪坏死(急性胰腺炎的脂肪坏死) / ~ caseous; cheesy ~ 干酪性坏死 / ~ caudal 尾坏死 / ~ central 中心性坏死 / ~ cheesy; caseous ~ 干酪性坏死 / ~ coagulation 凝固性坏死 / ~ colliquative; liquefaction ~ 液化性坏死 / ~ decubital; decubitus ulcer 褥疮性坏死,褥疮 / ~ dental 牙坏死 / ~ diphtheritic 白喉性坏死 / ~ dry 干性坏死 / ~ embolic 栓塞性坏死 / ~ fat 脂肪坏死 / ~ focal 局灶性坏死 / ~ hyaline; Zenker's degeneration 透明坏死,玻璃样坏死,岑克尔氏变性 / ~ icteric 黄疸性坏死 / ~ infantile 婴儿口颊坏死 / ~ ischemic 缺血性坏死 / ~ liquefaction; colliquative ~ 液化性坏死 / ~ local 局部坏死 / ~ massive 大块坏死 / ~ medial; medio-necrosis 主动脉中层坏死 / ~ mercurial 汞中毒坏死 / ~ moist 湿性坏死 / ~ mummification; dry gangrene 干性坏死 / ~ of newborn, subcutaneous 新生儿皮下坏死 / ~ Paget's qoiet 佩吉特氏静性坏死 / ~ pericemental 牙周膜坏死 / ~ peripheral (肝小叶)周围性坏死 / ~ phosphorus 磷中毒性坏死 / ~ pressure 压迫性坏死 / ~ progrediens progressive sloughing 进行性坏死,进行性腐肉坏死 / ~ progressive emphysematous; gas phlegmon 进行性气性坏死,气体蜂窝织炎 / ~ pulp 髓坏死 / ~ quiet 静性坏死 / ~ of rabbits, labial 家兔唇坏死病 / ~ radium 镭性坏死 / ~ simple 单纯性坏死 / ~ skiagraphical; x-ray ~ X 线性坏死 / ~ subcutaneous fat; adiponecrosis subcutanea neonatorum 皮下脂肪坏死(假硬化剂) / ~ superficial 表层性坏死 / ~ total 全部坏死 / ~ ustilaginea 麦角中毒性坏死 / ~ x-ray X 线性坏死 / ~ Zenker's; hyaline ~ 岑克尔氏坏死;透明坏死,玻璃样坏死
necrospermia *n*. 死精症
necrotic *a*. 坏死的
necrotize *v*. 使坏死
necrotizing *a*. 引起坏死的
necrotomy *n*. ①尸体解剖 ②死骨切除 ‖ ~ nosteoplastic 骨成性行死骨坏死
necrotoxin *n*. 坏死毒素
necrozoospemia; necrospermia *n*. 死精症
Nectandra *n*. 甘密树属 ‖ ~ rodiaei 甘密树,比比路树皮
nectandra, bebeeru *n*. 甘密树皮,比比路树皮
nectareous *a*. 甘美的,美味的
nectarium, nectary *n*. 蜜腺
Nectaromycetaceae *n*. 花蜜酵母科(一种菌类)
Nectoneanthe soxypoda (Marenzeller) 全刺沙蚕(隶属于沙蚕科 Nereidae)
Nectoneanthesijimai (Izuka) 饭岛全刺沙蚕(隶属于沙蚕科 Nereidae)
Nectria *n*. 丛赤壳属
Nectrianin *n*. 丛赤壳素
Nectrioidaceae *n*. 鲜壳孢科(一种菌类)
Necturus *n*. 泥螈属
Nedaplatin *n*. 奈达铂(抗肿瘤药)
Nedden's bacillus [Max zur 德眼科学家 1870 年生] 尼第恩氏杆菌
Nedocromil *n*. 奈多罗米(抗过敏药)
nedulation *n*. 小结形成,小结化
needle [拉 acus] *n*. 针 ‖ ~ acupressure(针)压针术 / ~ acupuncture 针术(用)针 / ~ aneurysm 动脉瘤针 / ~ aspirating 吸液针 / ~ Babcock's 巴布科克氏锥管针(脊髓穿刺用) / ~ cataract 内障针 / ~ cautery 烙针 / ~ curved 弯针 / ~ Deschamps' 德尚氏针(深部动脉缝扎针) / ~ dipping 倾角针 / ~ discussion 晶状体刺开针 / ~ dissecting 解剖针 / ~ electrolysis 电解针 / ~ Emmet's 埃梅特氏(弯)针 / ~ exploring 探查针 / ~ Francke's 弗兰意氏针(弹簧刺络针) / ~ Frazier's 弗雷惹氏针(侧脑室穿刺针) / ~ Gillmore 吉尔摩氏试针 / needles, Hagedorn's 哈格多恩氏扁头针 / ~ harelip 唇裂针 / ~ hernia 疝针 / ~ hollow 空心针 / ~ hooked 钩针 / ~ hypodermic 皮下注射针 / ~ knife 刀针 / ~ lance-pointed 矛头针 / ~ ligature 结扎针 / ~ lumbar puncture 腰椎穿刺针 / ~ platinum-iridium 铂铱针 / ~ puncture 穿刺针 / ~ radium 镭针 / ~ Reverdin's 雷维尔丹氏活眼针 / ~ Roser's 罗泽尔氏针 / ~ round 圆针 / ~ round bodied 圆体针 / ~ seton 穿线针 / ~ spinal 腰椎穿刺针 / ~ stop 有档针 / ~ strabismus 斜视眼针 / ~ Strauss's; Strauss's cannula 施特劳斯氏(抽血)针(放血管套) / ~ surgeon's 外科针 / ~ suture; sewing ~ 缝(合)针 / ~ suture, helicoid 螺旋形缝(合)针 / ~ swedged 带缝线针 / ~ syriage 注射器针头 / ~ tattooing 墨针,纹身针 / ~ thermo-electric 热电针 / ~ triangular 三角尖针 / ~ vaccination 接种针 / ~ Vicat 维可特氏试针
needle-bath *n*. 针装喷浴
needle-carrier; needle holder *n*. 持针器
needle-forceps *n*. 持针钳
needle-holder; acutenaculum *n*. 持针器
needling *n*. 针刺,针术 ‖ ~ in aneurysm 动脉瘤针刺
Neef's hammer [Christopher Ernst 德医师 1782—1849] *n*. 内夫氏锤(电流启闭锤)
Neencephalon [希 neos new + enkephalos brain] *n*. 新脑(大脑皮质及其所属)
Neenchelyidae *n*. 新鳗科(隶属于鳗鲡目 Aunguilliformes)
Neenchelys parvipectoralis (Chu, Wu et Jin) 微鳍新鳗(隶属于新鳗科 Neenchelyidae)
Nefazodone *n*. 奈法唑酮(抗抑郁药)
Nefiracetam *n*. 奈非西坦(脑功能改善药)
Neflumozide *n*. 奈氟齐特(抗精神病药)
Nefopam *n*. 奈福泮(镇痛药)
nefrens (复 nefrendes) [拉] *a*. 无牙的
Neftel's disease [William Basil 美神经病学家生于俄 1830—1906] *n*. 内夫特耳氏病
Negaprion queenslandicus (Whitley) 柠檬鲨(隶属于真鲨科 Carharhinidae)
negation *n*. 否定,否认
negative *a*. ①阴性的 ②否定的,否认的 ③底片 ‖ ~ radiographic X 线底片 / ~ spit 痰结核菌阴性
negative labeling 负面标示
negativism *n*. 违拗症,抗拒症 ‖ ~ active 主动违拗症 / ~ internal 内违拗症 / ~ passive 被动违拗症
negatoscope *n*. 看片灯,读片灯(看 X 线片)
negatron; negative electron *n*. 阴电子,负电子
negion; anion *n*. 阴离子,阳向离子
negligible *a*. 可不计的,可忽视的
Negogaleus balfouri (Day) 鲍氏沙条鲨(隶属于真鲨科 Carharhimdae)
Negri bodies [Adelchi 意医师 1876—1912] 内格里氏小体(原虫样小体在狂犬病动物的神经细胞内)
Negro's phenomenon [Camillo 意神经病学家 1861—1927] 内格罗氏现象(肌肉被动运动时的齿轮现象)
Nehenexine *n*. 奈替克新(祛痰药)
neighborwise *n*. 邻向
Neil Robertson stretcher 罗伯逊氏担架
Neill method 尼耳氏气压分析法
Neillia ribesioides Rehd. [拉,植药] 毛叶绣线梅
Neillia sinensis Oliv. [拉,植药] 中华绣线梅
Neill-Mooser bodies [Mather Humphrey Neill 美医师 1882—1930; H. Mooser 美医师] 尼—莫二氏小体(接种斑疹伤寒的豚鼠阴囊渗出物中) ‖ ~ reaction 尼—莫二氏反应

Neissera arthriticus (Costa) 关节炎奈瑟氏球菌
Neissera canis 狗奈瑟氏球菌
Neisseria *n*. 奈瑟氏菌属,本菌属为革兰氏染色阴性双球菌,无芽孢、无鞭毛及菌毛(奈氏球菌属,奈瑟氏菌属) ‖ ~ animalis 动物奈瑟氏球菌 / ~ catarrhalis (Frosch et Kolle) 见 Branhamella catarrhalis / ~ caviae 豚鼠奈瑟氏球菌(豚鼠奈氏球菌) / ~ cinerea (Von Lingelsheim) 灰色奈瑟氏球菌(灰烬奈瑟氏球菌) / ~ conglomerata (Weichselbaum) 凝聚奈瑟氏球菌 / ~ crassus (von Lingelsheim) 肥大奈瑟氏球菌(粗大奈瑟氏球菌) / ~ cuniculi 兔奈瑟氏球菌 / ~ cuniculi var. gigantea 兔奈瑟氏球菌巨大变种 / ~ denitrificans 反硝化奈瑟氏球菌(脱氮奈瑟氏球菌) / ~ discoides 见 Veillonella discoides / ~ elongata subsp. nitroreducens 长奈瑟氏苗硝酸盐还原亚种 / ~ elongata subsp. glycolytica 长奈瑟氏球菌解糖亚种 / ~ elongata 长奈瑟氏球苗 / ~ elongata subsp. elongata 长奈瑟氏球菌长亚种 / ~ elongata subsp. intermedia 长奈瑟氏球菌中间亚种 / ~ flava 黄色奈瑟氏球菌(黄色奈氏球菌,黄色奈瑟氏菌) / ~ flavescens 浅黄奈瑟氏球菌(浅黄奈氏球菌,浅黄奈瑟氏菌) / ~ gibbonsii 吉氏奈瑟氏球菌 / ~ gonorrheae 淋病奈瑟菌 / ~ gonorrhoeae (Zopf) 淋病奈瑟氏球菌(淋病奈氏球菌,淋病奈瑟氏菌) / ~ gonorrhoeae 奈瑟淋球菌(为奈瑟于 1879 年发现,其形态与脑膜炎双球菌相似,呈肾形或卵圆形,两面相对成双排列,无鞭毛,也无夹膜及芽胞,但有菌毛,是严格的人体寄生菌,只寄生在淋病患者泌尿系统,人类对其有易感性,病后免疫力也低下) / ~ haemolysans 见 Gemella haemolysans / ~ iguanae 蜥蜴奈瑟氏球菌 / ~ intracellularis (Lehmann etNeumann) 胞间奈瑟氏球菌(胞间奈瑟氏菌,脑膜炎奈瑟氏菌) / ~ lactamica 乳糖奈瑟氏球菌 / ~ lutea 藤黄奈瑟氏球菌 / ~ macaca 恒河猴奈瑟氏球菌(弥猴奈瑟氏球菌) / ~ meningitides 脑膜炎球菌 / ~ meningitidis (Albrecht et Ghon) 脑膜炎奈瑟氏球菌(脑膜炎奈氏球菌) / ~ mucosa 黏液奈瑟氏球菌(黏奈瑟氏球菌) / ~ mucosa subsp. heidelbergensis 黏液奈瑟氏球菌海德堡亚种 / ~ mucosa subsp. mucosa 黏液奈瑟氏球菌黏液亚种 / ~ nigrescens 变黑奈瑟氏球菌 / ~ orbiculata 见 Veillonella orbiculus / ~ ovis 羊奈瑟氏球菌 / ~ parameningitidis 副脑膜炎奈瑟氏球菌 / ~ perflava 深黄奈瑟氏球菌(深黄色奈瑟氏菌) / ~ petechialis 见 Micrococcus petechialis / ~ pharyngis 咽炎奈瑟氏球菌(咽奈瑟氏苗) / ~ pharyngis flava 黄色咽炎奈瑟氏球菌 / ~ pharyngis sicca 干燥咽炎奈瑟氏球菌(干燥性咽炎奈瑟氏球菌,干燥咽炎奈瑟氏菌) / ~ polysaccharea 多糖奈瑟氏球菌 / ~ pseudocatarrhalis 类黏膜炎奈瑟氏球菌(类卡它奈氏球菌) / ~ reniformis 见 Veillonella reniformis / ~ rosea 玫瑰奈瑟氏球菌 / ~ septicaemiae 败血性奈瑟氏球菌 / ~ sicca (von Lingelsheim) 干燥奈瑟氏球菌(干燥奈瑟氏菌) / ~ subflava 微黄奈瑟氏球菌(浅黄奈瑟氏菌) / ~ subflava pv. subflava 微黄奈瑟氏球菌微黄生物变种 / ~ tardissima 缓生奈瑟氏球菌 / ~ venezuelensis 委内瑞拉奈瑟氏球菌 / ~ vulvo-vaginitis 见 Veillonella vulvovaginitidis / ~ winogradskyi 见 Acinetobacter winogradskyii
Neisseriaceae 奈瑟氏球菌科(奈瑟氏菌科)
neisseriology *n*. 淋病学
neisserosis; gonorrhea *n*. 淋病(旧名)
Neisser's stain [Max 德细菌学家 1869—1938] 奈瑟氏染剂(染白喉杆菌的异染颗粒)
Neisser-Wechsberg phenomenon [Max Neissei 德细菌学家 1869—1938; Friedrich Wechsberg 德医师] 奈—韦二氏现象(补体偏向现象)
nekro-; necro- 坏死,尸体
nekton *n*. 自游生物
nektonic *a*. 自游的
Nelaton's catheter [Auguste 法外科医师 1807—1873]; **soft catheter** 内拉通氏导管,软导管 ‖ ~ line 内拉通氏线(髂前上棘至坐骨结节的线) / ~ probe 内拉通氏探杆,矢头探子(瓷顶端的子弹探子)
nelavan; nelavane *n*. 非洲睡眠病(非洲锥虫病)
Neldazosin *n*. 奈达唑嗪(抗高血压药)
Nelezaprine *n*. 奈来扎林(肌肉松弛药)
Neliinger Fraun operation [Eduard Praun 德喉科学家] 尼—普尔氏手术(额窦手术)
nelogism; neologism *n*. ①新语症 ②语词,新作,新词症
Nelumbo Adams 莲属 ‖ ~ nucifera Gaertner 莲
Nelumbo nucifera Gaert *n*. [拉,植药] 莲
Nelumbo nucifera Gaertn. [植药] 子-[莲子];种子的胚-[莲子心];花托-[莲房];叶-[荷叶];根状茎节部-[藕节];雄茎-[莲须]
Nelumbonaceae *n*. 莲科
nem *n*. 能母(儿童食物的营养价值单位,相当于 1 克母乳的热量)
nema [希 nēma thread] *n*. 线虫
Nemadectin *n*. 奈马克汀(抗寄生虫药)
Nemalionace *n*. 海索面科(一种藻类)
Nemalionales *n*. 海索面目(植物分类学)
Nematalosa come(Richardson) 海鰶(隶属于鲱科 Clupeidae)
nemathelminth [nemato- + 希 helmins worm] *n*. 线虫
Nemathelminthes *n*. 线虫动物门
nemathelminthiasis *n*. 线虫病
nematic liquid crystal 向列液晶(依照分子之特性及排列顺序可显示"液晶数字"的一种)
nematicide; nematocide *a*. 杀线虫的 *n*. 杀线虫剂
nematization *n*. 线虫感染
nemato- [希 nēma thread 线] 线,线状;线虫
nematoblast *n*. 精子细胞
nematoblast; spermatid *n*. 精子细胞
Nematocera [希 nēma thread + keras horn] *n*. 长角亚目(昆虫)
nematocida *n*. 杀线虫剂
nematocide [nemato- + caedere to kill] *a*. 杀线虫的 *n*. 杀线虫剂
Neisser's coccus [**Albert Ludwig Siegmund** 德医师 1855—1916] 奈瑟氏球菌(淋球菌) ‖ ~ syringe 奈瑟氏尿道注射器
Neisser-Doering phenomenon [**Ernst Neisser** 德医师 1863 生; **Hans Doering** 德医师 1871 生] 萘-#二氏现象(补体偏向现象)
Nematoda [希 nēma thread + eldos form] *n*. 线虫纲(隶属于原腔动物门 Protocoelomata)
Nematode *n*. 线虫
nematodes *n*. 线虫纲
Nematodirus *n*. 细颈属
Nematodirus filicollis(Rudolphi) 尖交合刺细颈线虫(隶属于线虫纲 Nematoda)
Nematodirus oiratianus(Rajevskaja) 奥利春细颈线虫(隶属于线虫纲 Nematoda)
nematodiasis *n*. 线虫病
nematologist *n*. 线虫病学家
nematology *n*. 线虫学
Nematomorpha *n*. 发形动物门
Nematopagrus indicus(Alcock) 印度线寄居蟹(隶属于寄居蟹科 Paguridae)
Nematoscelis gracilis(Hansen') 瘦线脚磷虾(隶属于磷虾科 Euphausiidae)
nematosis *n*. 线性寄生,线虫侵袭
nematospermia *n*. 长尾精子
Nematospora *n*. 线孢菌属
Nematospora sinecauda 西奈可达线孢菌
Nematotaeniidae *n*. 线带科(隶属于圆叶目 Cyclophyllidea)
Nemazoline *n*. 奈马唑啉(血管收缩药)
nembutal; pentobarbital sodium *n*. 戊巴比妥钠
Nemertea; Nemertina *n*. 纽形动物门
nemertean *a*. 纽形动物的 *n*. 纽形动物门
Nemertina *n*. 纽形动物门
nemic *a*. 线虫的
Nemichthyidae *n*. 线鳗科(隶属于鳗鲡目 Aunguiiliformes)
Nemichthys scolopaceus(Richardson) 线鳗(隶属于线鳗科 Nemichthyidae)
Nemipteridae *n*. 金线鱼科(隶属于鲈形目)
Nemipterus virgatus(Houttuyn) 金线鱼(隶属于金线鱼科 Nemipteridae)
nemitomias *n*. 单侧无睾丸者
nemomena [希 nemesthae to devour] *n*. 穿孔性溃疡
Nemonapride *n*. 奈莫必利(多巴胺受体激动药)
Nemorhedus goral (Hardwicke) 青羊(隶属于牛科 Bovidae)
nemoricolous *a*. 林栖的
Nemorubicin *n*. 奈莫柔比星(抗肿瘤药)
nemotin *n*. 尼莫汀,担菌尼素(获自担子菌类的抗菌素,试用于结核)
Nencki's test [Marcellus von 波医师 1847—1901] 能斯基氏试验(检吲哚)
nentro- [拉 neuter neuter] 中性
neo- [希 neos new] [构词成分] 新(的),近来(的)
neoandrographolide 新雄茸交酯
Neoandrographolidum *n*. [穿心莲甙]
neo-antergan; pyramal; pyrilamine; 2-[(2-dimethyl-aminoethyl)(p-methoxybenyl)amino] pyridine *n*. 新安特甘,吡拉明(抗组胺药)
neoantigen 新抗原
neoantimosan; fuadin *n*. 新锑散,福锑
neoanusol *n*. 新阿奴佐尔(栓剂,含次硝酸铋,鞣酸,氧化锌,

碘等)
Neoarsphenamine *n*. 新胂凡纳明(抗感染药)
neoarsphenamine; neosalvarsan *n*. 914 新砷凡纳明,九一四
neoarsycodile; sodium methylarsonate *n*. 新砷可迪尔,甲(基)砷酸钠
neo-arthrosis; nearthrosis *n*. ①人造假关节 ②假关节
neobaicalein *n*. 新黄芩色素
neobiogenesis; biopoiesis *n*. 生命自生
neoblast; parablast *n*. 新胚叶,副胚层 neoblastic 新组织的
neoblastic *a*. 新组织的
neocaine *n*. 新卡因,盐酸普鲁卡因[商名]
neocardiamine *n*. 新强心胺,四乙基酞酰胺
neocarotene *n*. 新胡罗卜素
neocentromere *n*. 新着丝点
neocerebellum *n*. 新小脑
neochymotrypsinogen *n*. 新糜蛋白酶原
neocid; DDT *n*. 滴滴涕,二二三
Neocinchophen *n*. 新辛可芬(消炎镇痛药)
neocinetic neokinetic *a*. 新(成)运动区的
Neocinnamomum Delavayi (Lee.) Liou [拉,植药] 新樟
neocortex *n*. 新皮质
neocortex; neopallium *n*. 新(大)脑皮质
neocranium *n*. 新颅
Neocypholaelaps indica (Evans) 印度新曲厉螨(隶属于厉螨科 Laelaptidae)
neocystostomy *n*. 膀胱再造口术 ‖ ~ ureteral 输尿管膀胱再造口术 / ~ ureteroileal 输尿管回肠膀胱再造口术
neocyte *n*. 未成熟白细胞
neocytosis *n*. 未成熟白细胞血症
Neodactylogyrus anguillae (Yin& Sproston) 鳗新指环吸虫(隶属于指环科 Dactylogyridae)
neo-darwinism *n*. 新达尔文主义
neodiathermy 短波透热法
Neo-digalen *n*. 新狄加伦([商名]洋地黄制剂)
Neodiplostomum cochleare (Krause) 匙形新穴吸虫(隶属于双穴科 Diplostomidae)
neodrol; dihydrotestosterone *n*. 二氢睾酮
neodymia; neodymium oxide *n*. 氧化钕
neodymium *n*. (缩 Nd)钕(60 号元素)
neo-encephalon; neeocephalon *n*. 新脑(大脑皮质及其所属)
neo-ephedrine; paredrine *n*. 新麻黄碱,帕勒德林,对-2-氨丙基苯酚
neo-epigenesis *n*. 新渐成说
neo-ergosterol *n*. 新麦角甾醇
neo-ergot *n*. 新麦角(除去刺激新成分的一种制剂)
Neofelis nebulosa (Griffith) 云豹(隶属于猫科 Felidae)
Neofelis nebulosa Griffith [拉;动药] 云豹
Neofelis nebulosa nebulosa (Griffith) 云豹亚种(隶属于猫科 Felidae)
neofetal *a*. 幼胎的
neofetus *n*. 幼胎(约第八周胎儿)
neoformative *a*. 新生的
neoformans [拉] *n*. Micrococcus neoformans 新型细球菌
neoformation *n*. 新生物
neogala *n*. 初乳
neogenesis *n*. 新生
neogenetic *a*. 新生的
neogermitrine *n*. 新吉密春(绿藜芦的生物碱之一)
neoglycogenesis; glyconeogene *n*. 糖原异生
neohetramine thonzylamine [商名] 新海特拉明,桑西胺 ‖ ~ hydrochloride; thonzylamine hydrochloride 盐酸新海特拉明,盐酸桑西胺
neohexane *n*. 新己烷
neo-hippocratism *n*. 新希波克拉底氏医派
neo-hombreol; testosterone propionate *n*. [商名] 新杭布立奥,丙酸睾(丸)酮 ‖ ~ F; testosterone 睾(丸)酮 / ~ M; methyltestosterone 甲基睾(丸)酮,睾丸素
neohrozymase *n*. 肾酿酶
neohydrin; chlormerodrin; 3-chloromercuri-2-methoxypropylurea *n*. 新海德林,氯默罗德林,3-氯汞基-2-甲氧基丙脲
neohymen *n*. 假膜
neoichthammolum *n*. 新鱼石脂
neo-insulin; protamine insulin *n*. 新胰岛素,精蛋白胰岛素
neo-iopax, iodoxyl; sodium iodomethamate *n*. 新碘拍克斯,碘多啥(商品名,造影剂)
Neojordensia levis (Oudemans et Voigts) 里新约螨(隶属于蠊螨科 Blattisocidae)
neokinetic *a*. 新(成)运动区的
neolallia; neolallism *n*. 新语症
neoline *n*. 尼奥林(一种无定形乌头碱)
neologism *n*. ①新语词 ②语词新作,新词症
neomembrane *n*. 假膜
neomendelism *n*. 新孟德尔氏学说(遗传)
Neomerinthe megalepis (Fowler) 大鳞新棘鲉(隶属于鲉科 Scorpaenidae)
Neomeris phocaenoides (G. Cuvier) 江豚(隶属于海豚科 Delphinidae)
neomethiodal; iodopyracet 新梅锡奥达,碘吡拉啥(商品名,造影剂)
neomethymycin *n*. 新酒霉素
neomin; neolallism *n*. 新霉素
neomorph *n*. ①新等位基因 ②新形体
neomorphism *n*. 新(形体)形成
neomycin *n*. 新霉素,新链丝菌素 ‖ ~ sulfate 硫酸新霉素
neon [希- neos new] (缩 **Ne**) 氖(10 号元素)
neonal; 5-*n*-butyl-5-ethylbarbituric acid; butethal *n*. 新眠那,布特萨,5-*n*-丁基-5-乙基巴比土酸[商名]
nematoid *a*. ①线形的 ②线虫的
neonatal *a*. 新生儿期(出生后四周内) ‖ ~ death 新生儿死亡(发生在出生后 28 天内) / ~ jaundice 新生儿黄疸 / ~ morality rate 新生儿死亡率 / ~ period 新生儿期
Neonatal behavior Assessment Scale (简作 NBAS) 新生儿行为评定计分法
Neonatat death 新生儿死亡(新生儿在出生后第一天死亡)
neonate *a*. ①新生儿的 ②新生的
neonathy *n*. ①新[发]病 ②并发症
neonatology *n*. 新生儿科学
neonatus (复数所有格 neonatorum) [拉] *n*. 新生儿
neonicotine; anabasine *n*. 新烟碱,阿那巴辛
neontology *n*. 今生物学
neopallium *n*. 新(大脑)皮质
neopathy *n*. ①新(发)病 ②并发症
neopelline *n*. 尼奥配林(乌头碱之一)
neopentane *n*. 新戊烷,季戊烷
neopentyl *n*. 新戊基 ‖ ~ alcohol 新戊醇 / ~ iodide 新戊基碘
Neophocaena phocaenoides (G. Cuvicr) 江豚(隶属于鼠海豚科 Phocoenidae)
neophrenia *n*. 幼年精神病
neopine; beta-codeine *n*. 尼奥平,β-可待因
neoplasia *n*. 瘤形成 ‖ multiple endocrine ~ (简作 MEN) 多发性内分泌腺瘤
neoplasia; oncogenesis *n*. 瘤形成
neoplasm *n*. 新生物,(肿)瘤,赘生物(见 tumor) ‖ ~ histoid 组织样瘤 / ~ metastatic 转移瘤 / ~, organoid 器官样瘤
neoplasm of vulva 外阴赘生物
neoplasm proliferation kinetics 肿瘤增殖力学
neoplasms of cervix 宫颈赘生物
neoplasms of ovary 卵巢赘生物
neoplasms of uterus 子宫赘生物
neoplasms of vagina 阴道赘生物
neoplastic *a*. ①新生物的,[肿]瘤的 ②瘤形成的
neoplastigenic *a*. 引起(肿)瘤的
neoplasty *n*. ①造影术,修补术 ②瘤形成
neopreformation 新先成学说
neoprene *n*. 氯丁橡胶
neoprontosil; prontosil soluble *n*. 新白浪多息,可溶性百浪多息
Neopsylla stevensi (Rothschild) 斯氏新蚤(隶属于多毛蚤科 Hystrchopsyllidae)
Neoptera *n*. 新翅类
neoquassin *n*. 新苦木素
neoraiigiosis *n*. 血管神经机能病
neoramebimeter *n*. 神经反应时测定器
neoretinene; 2,6,8-tritrans-4-cisvitamin A aldehyde *n*. 新维生素 A 醛 ‖ ~ B 新维生素 A 醛 B
Neorickettsia *n*. 新立克次氏体属
Neorickettsia helminthoeca 蠕虫新立克次氏体
neoro-; neur- [希 neuron nsrve 神经] 神经
neorobioa *n*. 神经微粒
neorobiotaxis *n*. 神经细胞趋化生物性
neoroblast *n*. 成神经细胞
neoroblastoma *n*. 成神经细胞 ‖ ~ sympathicum; sympathoblastoma 成交感神经细胞

neorodiagnosis *n*. 神经病诊断
neorodin; acetyl para-oxyphenylurethane *n*. 纽罗丁,镇神定,乙酰基对羟基苯乌拉坦
neoroequilibrium *n*. 神经张力平衡
neoroeyphilis *n*. 神经梅毒| ~ ectodermogenic 外胚层性神经梅毒 / ~ meningeal 脑膜神经梅毒 / ~ mesodermogenic 中胚层性神经梅毒 / ~ paredctic dementia paralytica 麻痹性神经梅毒 / ~ tabetic; tabes dorsailis 脊髓痨性神经梅毒
neoromalacia *n*. 神经软化
neoromalakia; neuromalacia *n*. 神经软化 neoromast 神经丘
neoromata (单 neuroma); **neuromas** *n*. 神经瘤
neorosargeon *n*. 神经外科医师
neoroskelctal *a*. 神经与骨骼的
neorotropism *a*. 向神经的,亲神经的
neorovirus *n*. 神经(组织)痘苗
Neosalenx anderssoni (Rendahl) 安氏新银鱼(隶属于银鱼科 Salengidae)
neosalpingostomy *n*.
neosalvarsan; neoarsphenamine [商名] *n*. 新洒尔佛散,新砷凡纳明,九一四
Neoschöngastia *n*. 新许恙螨属 ‖ ~ americana 美州新许恙螨 / ~ indica 印度新许恙螨
Neoscopelidae *n*. 新灯鱼科(隶属于灯笼鱼目 Scopeliformes)
Neoscopelus macrolepidotus (**Johnson**)大鳞新灯鱼(隶属于新灯鱼科 Neoscopelidae)
neosin *n*. 尼奥辛(肌中的一种碱)
neoskiodon; diatrast *n*. 新斯基奥当,碘司特([商名] 尿路造影剂)
neospongosterol *n*. 新海棉甾醇
Neosporidia *n*. 新孢子虫门
Neostam; stibamine glucoside *n*. [商名] 新锑胺,锑胺葡萄糖甙
Neosternum *n*. 新胸骨
Neostibosan; ethylstibamioe *n*. 新锑生,乙锑胺[商名]
neostigmine *n*. 新斯的明 ‖ ~ bromide 溴化新斯的明 / ~ methylsulfate 甲基硫酸新斯的明
Neostigmine Bromide *n*. 溴新斯的明(抗胆碱药)
neostomy *n*. 造口术
neostriatum *n*. 新纹状体
neo-synephrine; phenylephrine *n*. 新辛内弗林,脱羟肾上腺素,间羟基 α-甲氨甲基苯甲醇 ‖ ~ hydrochloride; phenylephrine hydrochloride 盐酸新辛内弗林,盐酸脱羟肾上腺素
neosynthaline; synthaline-B *n*. 新合成灵
neo-tenebryl, diodrast *n*. [商名] 碘司特(造影剂)
neotenia; neoteny *n*. 幼态持续
neotenic *a*. 幼态持续的
neoteny [neo- + 希 teninein to extend] *n*. 幼态持续
neothalamus *n*. 新丘脑
neotocopherol; betatocopherol *n*. 新生育酚,β-生育酚
neotony *n*. 新机能产生
Neotrombicula anax (**Aucty et Womersley**)异样新恙螨(隶属于恙螨科 Trombiculidae)
neotropin *n*. 新托平(尿道消毒药,[商名])
Neottianthe cucullata (**L.**) **Schltr.** [拉,植药] 二叶兜背兰
neotype *n*. 新型(菌株)
neo-uliron diseptal B [商名] 新乌利龙,迪塞普妥 B
neovaleraldehyde *n*. 新戊醛
neovascularization *n*. 新血管形成,血管再生
neovitamin A *n*. 维生素 A
neoxanthin *n*. 新黄质
nepaline; pseudaconitine *n*. 欧乌头碱,假乌头碱
Nepaprazole *n*. 奈帕拉唑(抗溃疡病药)
nepbelometer *n*. 散射浊度计,比浊计 ‖ ~ photoelectric 光电比浊计 / ~, Zeiss 蔡司氏散射浊度计
nepbratony; nephratonia *n*. 肾弛缓
nepbrotoxic *a*. 肾中毒的
Nepenthaceae *n*. [植] 猪笼草科
Nepenthes L. 猪笼草属
Nepenthes mirabilis (**Lour.**) **Druce** [拉,植药] 猪笼草
nepenthic [希 nëpenthës free from sorrow] 忘忧的
nepeta cataria 猫薄荷草
Nepeta cataria L. [拉,植药] 假荆芥
Nepeta L. 假荆芥属 ‖ ~ glechoma Benth; Glechoma hederacea 连钱草
nepetalactone *n*. 假荆芥内酶
nephablepsia; niphablepsis *n*. 雪盲
nephalism *n*. 断酒,禁酒
nepheline; nephelite *n*. 霞石
nephelium *n*. ①翳,云翳 ②浑浊
Nephelium L. 红毛丹属,韶子属 ‖ ~ lappaceum L. 红毛丹,韶子 / ~ litchi Camb.; Litchi sinensis 荔枝 / ~ longana Camb.; Euphoria longana 龙眼
nephelo-翳;浑浊;雾,云
nephelo- [希 nephelë cloud or mist 云,雾] 云,雾,浑浊
nepheloid *a*. 浑浊的
nephelometer *n*. 散射测浑计,比浊计 ‖ ~, photoelectric 光电比浊计 / ~, Zeiss 蔡司氏散射测浑计
nephelometry *n*. 散射测浑计法,比浊法
nephelopia [nephelo- + 希 öps eye + -ia] *n*. 角膜翳性视力障碍,角膜混浊性视力障碍
nephelopsychosis *n*. 嗜云癖
Nepherite grains [植药] 玉屑
nephr-, nephro-肾
nephradenoma *n*. 肾腺瘤
nephralgia *n*. 肾痛 ‖ ~ idiopathic 特发性肾痛
nephralgic *a*. 肾痛的
nephranuria *n*. 肾性无尿
nephrapostasis *n*. 肾脓肿
nephrarctia *n*. 肾萎缩
nephrarctia [希 nephros kidney + 拉 arctare to bind] *n*. 肾萎缩
nephrasthenia *n*. 肾衰弱
nephratonia *n*. 肾弛缓
nephratony *n*. 肾弛缓
nephrauxe *n*. 肾增大,肾张大
nephrauxe [nephr-希 auxë increase] *n*. 肾增大,肾胀大
nephrectasia *n*. 肾扩张,囊状肾
nephrectasis; nephrectasia *n*. 肾扩张,囊状肾
nephrectasy; nephrectasia *n*. ①肾扩张,囊状肾 ②肾切除术
nephrectomize *n*. 肾切除
nephrectomy *n*. 肾切除术 ‖ ~ abdominal; anterior ~ 经腹肾切除术 / ~, lumbar 经腰肾切除术 / ~, paraperitonea1 腹膜旁肾切除术 / ~, posterior; lumbar ~ 经腰肾切除术
nephredema *n*. 肾性水肿
nephrelcosis *n*. 肾溃疡
nephremia [nephr- + 希 haima blood + -ia]; **nephrohemia** *n*. 肾充血
nephremphraxis *n*. 肾血管梗阻
nephritides (单 nephritis) *n*. 肾炎
nephric *a*. 肾的
nephridium *n*. 肾管(胚胎)
nephritis (复 nephritides 肾炎) *n*. ‖ Balkan ~ 巴尔干肾炎(一种十分缓慢的进行性间质性肾炎,亦称巴尔干肾病 Balkan nephropathy); lipomatous ~ 脂肪瘤性肾炎; lupus ~ 狼疮性肾炎; nephrotoxic serum ~ 肾毒性血清肾炎(由于注射抗肾抗原的异种抗体后所产生的一种抗体,介导肾小球性肾炎的动物模型); potassium-losing ~失钾性肾炎
nephrism *n*. 肾病性恶病质
nephritic *a*. ①肾炎的 ②肾的 *n*. 治肾病药
nephritis (复 nephritides 肾炎; Balkan-巴尔干) *n*. 肾炎(一种十分缓慢的进行性间质性肾炎,亦称巴尔干肾病 Balkan nephropathy); lipomatous ~ 脂肪瘤性肾炎; lupus ~ 狼疮性肾炎; nephrotoxic serum ~肾毒性血清肾炎(由于注射抗纡抗原的异种抗体后所产生的一种抗体,介导肾小球性肾炎的动物模型); potassium-losing-失钾性肾炎 / ~ acute 急性肾炎 / ~ acute interstitial 急性间质性肾炎 / ~ albuminous 蛋白尿性肾炎 / ~ arteriosclerotic 动脉硬化性肾炎 / ~ azotemic 氮血症性肾炎 / ~ bacterial 细菌性肾炎 / ~ capsular [鲍曼氏] 囊性肾炎 / ~ carbon tetrachloride 四氯化碳性肾炎 / ~ caseosa; cheesy ~ 干酪性肾炎 / ~ catarrhal 卡他性肾炎 / ~ cheesy ~ caseosa 干酪性肾炎 / ~ chloro-azotemic 氯氮血症性肾炎 / ~ chronic 慢性肾炎 / ~ chronic diffuse; chronic interstitial ~ 慢性弥漫性肾炎 / ~ clostridial 梭状穿胞杆菌性肾炎 / ~ congenital 先天性肾炎 / ~ croupous; acute ~ 急性肾炎 / ~ crush 挤压性肾炎 / ~ degenerative; nephrosis 变性肾炎,肾变病 / ~ desquamative; acute catarrhal ~ 上皮脱屑性肾炎,急性卡他性肾炎 / ~ diffuse 弥漫性肾炎 / ~ dolorosa 痛性肾炎 / ~ dropscial 水肿性肾炎 / ~ embolic 栓塞性肾炎 / ~ exudative 渗出性肾炎 / ~ fibrolipomatous 纤维脂性肾周炎 / ~ fibrous 纤维性肾炎 / ~ focal 局灶性肾炎 / ~ glomerular 肾小球性肾炎 /~ glomerulocapsular 肾小球被膜性肾炎 / ~ granular 粒状肾炎,硬变肾 / ~ gravidarum 妊娠期肾炎 / ~ hemorrhagic 出血性肾炎 / ~ hydremic; hydropigenous 一水肿性肾炎 / ~ hypogenetic 发育不全性肾炎 / ~ idiopathic 自发性肾炎 / ~ induratrve 硬结性肾炎 / ~ interstitial chronic; chronic diffuse ~; atrophic kidney; arteriosclerotic kidney; senrle kidney; contracted kidney gouty kidney; granular kidney 慢性间质性肾炎 / ~

ischemic 缺血性肾炎 / ~ lancereaux's 风湿性间质性肾炎 / ~ metastatic 迁徙性肾炎,转移性肾炎 / ~ mitis; nephiosis 肾变病 / ~ parenchymatous 主质性肾炎 / ~ parenchymatous, chronic; chronic tublal ~; large white kidney; branny kikney 慢性主质性肾炎,大白肾 / ~ pneumococcus 肺炎双球菌性肾炎 / ~ of pregnancy; ~ gravidarum 妊娠期肾炎 / ~ productive 增殖性肾炎 / ~ repens 潜行性肾炎 / ~ salt- losing 失盐性肾炎 / ~ saturnine 铅毒性肾炎 / ~ scarlatinal 猩红热肾炎 / ~ subacute; chronic parenchymatous ~ 亚急性肾炎,慢性主质性肾炎 / ~ suppurative 化脓性肾炎 / ~ suppurative, acute 急性化脓性肾炎 / ~ suppurative, chronic 慢性化脓性肾炎 / ~ tartrate 酒石酸性肾炎 / ~ toxic 中毒性肾炎 / ~ transfusion 输血性肾炎 / ~ trench; war ~ 战壕肾炎,战争肾炎 / ~ tubal; tubular ~ 肾小管肾炎 / ~ tuberculous 结核性肾炎 / ~ uranium 铀性肾炎 / ~ vascular; nephrosclerosis 肾硬化,肾硬变

nephritogenic *a*. 致肾炎的

nephro-肾

nephro-; nephr-[希 nephros kidney 肾脏] 肾

nephro-abdominal *a*. 肾腹的

nephro-angiosclerosis *n*. 肾血管硬化

nephroblastoma *n*. 肾母细胞瘤

nephroblastoma, Wilms' tumor *n*. 肾胚细胞瘤,肾胚胎细胞癌肉瘤,维尔姆斯氏瘤 phrocirrhosis; granular kidney

nephrocalcinosis *n*. 肾钙质沉着

nephrocapsectomy [nephro- + 拉 capsula capsule + 希 ektome excision] *n*. 肾被膜剥除术

nephrocapsulectomy *n*. 肾被膜剥除术

nephrocapsulotomy *n*. 肾被膜切开术

nephrocardiac *a*. 肾心(脏)的

nephrocele *n*. 肾突出

nephrocentesis *n*. 肾穿刺术

nephrocirrhosis; granular kidney *n*. 肾硬变,(颗)粒状肾

nephrocoel *n*. 肾节腔

nephrocolic *a*. 肾结肠的 *n*. 肾绞痛

nephrocolopexy *n*. 肾结肠固定术

nephrocoloptosis *n*. 肾结肠下垂

nephrocystanastomosis *n*. 肾膀胱吻合术

nephrocystitis *n*. 肾膀胱炎

nephrocystosis *n*. 肾囊肿形成

Nephrodium filix-mas *n*. 绵马

nephrodystrophy *n*. 肾营养不良

nephro-erysipelas *n*. 肾炎性丹毒

nephrogastric *a*. 肾胃的

nephrogenesis *n*. 肾发生

nephrogenic *a*. 肾源性的,肾发生的

nephrogenic cord *n*. 生肾索(胚胎第4周初,体节外侧的间介中胚层与体节分离,形成一对索条状的细胞团,其头端称生肾节,下段称生肾索)

nephrogenic diabetes insipidus *n*. 肾性尿崩症

nephrogenous *a*. 肾源性的,肾发生的

nephrogram *n*. 肾 X 线造影照片

nephrography *n*. 肾 X 线造影术

nephrohemia; nephremia *n*. 肾充血

nephrohydrosis; hydronephrosis; nephrohydrops *n*. 肾盂积水

nephrohypertrophy *n*. 肾肥大

nephroid *a*. 肾形的,肾样的

Nephrolepis cordifolia (L.) Presl [植药] 肾蕨全草、块茎

nephrolith [nephro- + 希 lithos stone] *n*. 肾石

nephrolithiasis; renal lithiasis *n*. 肾石病

nephrolithic *a*. 肾石的

nephrolithotomy *n*. 肾石切除术

nephrologist *n*. 肾病学家

nephrology *n*. 肾病学

nephrolysin *n*. 溶肾素,肾毒素

nephrolysine; nephrotoxin *n*. 溶肾素,肾毒素

nephrolysis *n*. ①肾溶解 ②肾松解术

nephrolytic *a*. ①肾溶解的 ②肾松解的

nephroma; nephroncus *n*. 肾瘤 ‖ ~ embryonal; embryonal carcinosarcoma 胚胎性肾瘤,胚胎性癌肉瘤(肾)

nephromalacia [nephro- + 希 malakia softness] *n*. 肾软化

nephromegaly [nephro-希 megasgreat] *n*. 巨肾,肾肥大

nephromere; nephrotome *n*. 肾节,原肾节

nephron *n*. 肾单位 ‖ ~ lower 下部肾单位

nephroncus [nephro- + 希 onkos mass]; **nephroma** *n*. 肾瘤

Nephronophthisis *n*. 肾消耗病; ‖ familial juvenile ~ 家族性青少年肾消耗病(亦称髓质囊肿病 mdellary cysticdisease)

nephro-omentopexy *n*. 肾网膜固定术

nephroparalysis *n*. 肾麻痹

nephropathic *a*. 肾病的

nephropathy *n*. 肾病 ‖ ~ dropsical; hypochloruric ~ 水肿性肾病,低氧尿性肾病 / ~ hypazoturic 低氮尿性肾病 / ~ hypochloruric 低氯尿性肾病 analgesic、镇痛药性肾病(由于服用大量含有非那西丁镇痛药所致) gouty·痛风性肾病; ISA-ISA 肾小球性肾炎(即 ISA slomemlonephritis); membranous、膜性肾病; reflux-返流性肾病

nephropexia; nephrofixation; renifixation *n*. 肾固定术

nephropexy *n*. 肾固定术

nephrophagiasis *n*. 肾毁蚀病

nephrophthisis; nephrotuberculosis *n*. 肾结核

nephropoietic [nephro- + 希 proiein to make] *a*. 生成肾组织的

nephropoietin *n*. 生肾素

Nephropsidae *n*. 海螯虾科(隶属于海螯虾总科 Nephropsidea)

Nephropsidea *n*. 海螯虾总科(隶属于螯虾次目 Astacidea)

Nephropsis stewarti (Wood-Mason) *n*. 史氏拟海螯虾(隶属于海螯虾科 Nephropsidae)

nephroptosia; nephroptosis *n*. 肾下垂

nephropyelitis *n*. 肾盂肾炎

nephropyelography *n*. 肾肾盂 X 线造影术

nephropyelolithotomy *n*. 剖肾肾盂石切除术,剖肾肾盂切石术

nephropyeloplasty; pyeloplasty *n*. 肾盂成形术

nephropyosis *n*. 肾化脓

nephrorosein *n*. 尿红素

nephrorrhagia [nephro- + 希 rhēgnynai to burst forth] *n*. 肾出血

nephrorrhaphy [nephro- + 希 rhaphē suture] *n*. 肾缝术

nephros; kidney *n*. 肾

nephrosarcoma *n*. 肾肉瘤

nephroscleria; nephrosclerosis *n*. 肾硬化,肾硬变[病] ‖ ~ arteriolar 小动脉性肾硬化 / ~ benign 良性肾硬化,良性肾硬变[病] / ~ intercapillary; arteriolar ~ 毛细管间性肾硬化,小动脉性肾硬化 / ~ malignant 恶性肾硬化,恶性肾硬变[病] / ~ senile 老年性肾硬化 / ~ toxic 毒物性肾硬化,中毒性肾硬化

nephrosclerosis *n*. 肾硬化,肾硬变[病] ‖ ~ arteriolar 小动脉性肾硬化 / ~ benign 良性肾硬化,良性肾硬变(病) / ~ intercapilllary; arteriolar ~ 毛细管间性肾硬化 / ~ malignant 恶性肾硬变病 / ~ senile 老年性肾硬化 / ~ toxic 毒物性肾硬化

nephrosclerotic *a*. 肾硬化的

nephroscope *n*. 肾镜

nephroscopy *n*. 肾镜检查

Nephroselmidaceae *n*. 肾藻科(一种藻类)

nephroses (单 nephrosis) *n*. 肾病变,肾病

nephrosis (复 nephroses) *n*. 肾病变,肾病 ‖ ~ acute 急性肾病变 / ~ amyloid 淀粉样肾病变 / ~ chronic 慢性肾病变 / ~ chronic lipoid 慢性脂性肾病变 / ~ Epstein's 爱泼斯坦氏肾病变(见于甲状腺和其他内分泌腺机能紊乱时的代谢性肾病变) / ~ larval 隐性肾病变 / ~ lipid; lipoid ~ 脂性肾病变 / ~ lower nephron 下部肾单位肾病变 / ~ necrotisans 坏死性肾病变 / ~ necrotizing 坏死性肾病变 / ~ toxic 中毒性肾病变 / ~ upper nephron 上部肾单位肾病变

nephrosocpy *n*. 肾镜检查

nephrosonephritis *n*. 肾病变肾炎 ‖ ~ hemorrhagic; epidemic hemorrhagic fever 出血性肾病变肾炎,流行性出血热

nephrosonography *n*. 肾超声扫描术

nephrospasis [nphro- + 希 span to draw] *n*. 悬垂肾

nephrosplenopexy *n*. 肾脾固定术

nephrostaxis *n*. 肾渗血

nephrostoma *n*. 肾孔(胚胎)

nephrostome; nephrostoma *n*. 肾孔(胚胎)

nephrostomy; nephrotresis *n*. 肾造口术

nephrotic *a*. 肾病变的,肾病的

nephritic syndrome 肾病症候群

nephrotithiasis *n*. 肾结石

nephrotome; intermediate cell mass; mesial plate; middle plate *n*. 肾节,原肾节,中板

nephrotomography *n*. 肾 X 线体层层相

nephrotomy *n*. 肾切除术 ‖ ~ abdominal 经腹肾切开术 / ~, lumbar 经腰肾切开术

nephrotoxic *a*. 肾毒性的

nephrotoxicity *n*. 肾毒性

nephrotoxin; nephrolysine *n*. 肾毒素,溶肾素

nephrotresis *n*. 肾造口术

nephrotrophic *a*. 促肾的,亲肾的

nephrotropic *a*. 促肾的,亲肾的

nephrotuberculosis *n*. 肾结核
nephrotyphoid *n*. 肾型伤寒
nephrotyphus *n*. 肾型斑疹伤寒
nephro-ureterectomy; ureteronephrectomy *n*. 肾输尿管切除术
nephro-ureterocystectomy *n*. 肾输尿管膀胱切开术
nephrozymosis *n*. 肾发酵病
nephrydrosis *n*. 肾盂积水
nephrydrotic *a*. 肾盂积水的
Nephs caeca (**Fabricius**) 囊叶齿吻沙蚕(隶属于齿吻沙蚕科 Nephtyidae)
Nephtyidae *n*. 齿吻沙蚕科(隶属于叶须虫目 Phyllodocida)
Nephtys calfforniensis (Hartman) 加州齿吻沙蚕(隶属于齿吻沙蚕科 Nephtyidae)
Nephtys ciliata (Mu ller) 毛齿吻沙蚕(隶属于齿吻沙蚕科 Nephtyidae)
Nephtys oligobranchia (Southern) 寡鳃齿吻沙蚕(隶属于齿吻沙蚕科 Nephtyidae)
Nephtys polybranchia (Southern) 多鳃齿吻沙蚕(隶属于齿吻沙蚕科 Nephtyidae)
Nepinalone *n*. 奈哌那隆(镇咳药)
nepiology [希 nëpios infant + -logy] 婴儿病学,婴儿科学
nephrosclcretic *a*. 肾硬化的
nepresol; dihydralazine *n*. 双肼苯哒嗪
Neptamustine *n*. 奈莫司汀(抗肿瘤药)
neptazane; methazolamide *n*. 甲醋唑胺[商名]
Neptoanalgesta 安定止痛法
Neptunea arthritica cumingii (Crosse) 香螺(隶属于蛾螺科 Buccinidae)
Neptunea cumingi Crosse [拉, 动药] 香螺
Neptuneshell [动药] *n*. 香螺
neptunium (缩 Np) 镎(93 号元素)
Nequinate *n*. 奈哇酯(抗球虫药)
neral; β-citral 橙花醛,β-枸橼醛
neraltein *n*. 尼拉汀
Neraminol *n*. 奈拉米诺(β 受体激动药)
Neramycin *n*. 尼拉霉索(抗生素类药)
neraneurym [希 nëfnwi spindle + aneurysma aneurysm] *n*. 梭性动脉瘤
Nerbacadol *n*. 那巴卡朵(镇痛药)
Nereidae *n*. 沙蚕科(隶属于叶须虫目 Phyllodocida)
Nereis denhamensis (Augener) 疏齿沙蚕(隶属于沙蚕科 Nereidae)
Nereis grubei (Kinberg) 宽叶沙蚕(隶属于沙蚕科 Nereidae)
Nereis heterocirrata (Trreadwell) 异须沙蚕(隶属于沙蚕科 Nereidae)
Nereis Japonica [拉, 动药] 日本沙蚕
Nereis japonica Izuka [拉, 动药] 日本沙蚕
Nereis multignatha (Lmajima et Hartman) 多齿沙蚕(隶属于沙蚕科 Nereidae)
Nereis neoneanthes (Hartman) 真齿沙蚕(隶属于沙蚕科 Nereidae)
Nereis nichollsi (Kott) 齐齿沙蚕(隶属于沙蚕科 Nereidae)
Nereis pelagica (Linnaeus) 游沙蚕(隶属于沙蚕科 Ncreidae)
Nereis vexiliosa (Grube) 旗须沙蚕(隶属于沙蚕科 Nereidae)
Nereis zonata (Malmgren) 环带沙蚕(隶属于沙蚕科 Nereidae)
nerianthin; neriantin *n*. 夹竹桃甙
Neridronic Acid *n*. 奈立膦酸(钙调节药)
neriin *n*. 夹竹桃次甙
neriolin *n*. 夹竹桃甙
Neri's sign *n*. 内里氏症(①平卧时患侧下肢背上举时侧膝自行屈曲,为器质性偏瘫体征 ②站立时,躯干前曲引起患侧屈膝,见于腰骶及骶髂病灶)
Nerisopam *n*. 奈立索泮(抗焦虑药)
Nerium indicum Mill. [拉,植药] 夹竹桃
Nerium L. 夹竹桃属 ‖ ~ indicum Mill. 夹竹桃 / ~ odorum Soland; ~ indicum 夹竹桃 / ~ oleander L. 欧夹竹桃
Nernst lamp [Walter H. 德医师 1864—1941] 内伦斯特氏灯(一种白炽灯) ‖ ~ theory 内伦斯特氏学说(电刺激)
nerodermatosis; dermatoneurosis *n*. 神经性皮肤病
nerol *n*. 橙花醇
neroli *n*. 橙花油
nerolidol *n*. 橙花叔醇,苦橙花醇
nerolin *n*. 橙花醇
neropathy *n*. *n*. 老年保健手法
neruropapillitis; optic neuritis 视神经乳头炎,视神经炎
nerval *a*. 神经的
nerve *n*. 神经 ‖ ~ accelerator 加速神经 / ~ accessory phrenic 副膈神经 / ~ acoustic 听神经 / ~ adrenergic 肾上腺素能神经 / ~ afferent 传入神经 / ~ anabolic 促同化神经 / ~ Andersch's; tympanic ~ 安德施氏神经,鼓室神经 / ~ aortic 主动脉神经,降压神经 / ~ Arnold's; ramus auricularis nervi vagi 阿诺德氏神经,迷走神经耳支 / ~ of arrest; inhibitory ~ 抑制神经 / ~ association 联合神经 / ~ augmentor 增进(性)神经,加强(性)神经 / ~ autonomic 植物性神经 / ~ block 神经阻断 / ~ Bell's; nervus thoracalis longus 贝耳氏神经,胸长神经 / ~ Bock's; pharyngeal ~ 咽神经 / ~ buccal 颊神经 / ~ nerves, buffer 缓冲神经 / ~ calorific 产热神经 / ~ cardiac depressor 心减压神经 / ~ centrifugal; efferent ~ 离中神经 / ~ centripetali afferent ~ 向中神经 / ~ cercbrospinal 脑脊神经 / ~ cervical, superficial; nervus cutancus colli 颈皮神经 / ~ chorda tympani 鼓索神经 / ~ circumflex; axillary ~ 腋神经 / ~ communicating, peroneal; ramus anastomoticus pcrenaeus; ramus communicans fibularis 与(腓)神经交通支 / ~ communicating, tribial; popliteal communicating ~ 颈神经交通支 / ~ Cotunnius's nasopalatine ~ 科图尼约氏神经,鼻腭神经 / ~ cranial 脑神经,颅神经 / ~ crotaphitic 上颌神经(三叉神经上颌支) / ~ crural, anterior; nervus femoralis 鼓神经 / ~ cubital 尺神经 / ~ Cyon's 齐翁氏神经减压神经,(为迷走神经分支) / ~ depressor 减压神经,抑制神经 / ~ effector 效应神经 / ~ efferent 传出神经 / ~ eighth 第八脑神经,听神经 / ~ eleventh 第十一脑神经,副神经 / ~ esodic; afferent ~ 传入神经 / ~ exciter 兴奋神经 / ~ excitoreflex 兴奋反射性神经 / ~ exci'tosecretory 兴奋分泌性神经 / ~ exodic; efferent ~ 传出神经 / ~ of external auditory meatus 外耳神经 / ~ extrinsic 外在神经 / ~ fifth 外在神经,外来神经 / ~ fifth 第五脑神经,三叉神经 / ~ first 第一脑神经,嗅神经 / ~ fourth 第四脑神经,滑车神经 / ~ frigorific 降温神经 / ~ gangliated 有节神经,交感神经 / ~ genitocrural; nervus genitofemoralis 生殖股神经 / ~ Hering's; sinus ~ 窦神经 / ~ inhibitory 抑制神经 / ~ intrinsic 内在神经 / ~ Jacobson's; tympanic ~ 雅各布逊氏神经,鼓室神经 / ~ nerves, Langley's; pilomotor ~ 兰利氏神经立毛神经 / ~ maxillary, inferior; nervus mandibularis 下颌神经 / ~ maxillary, superior; nervus maxillaris 上颌神经 / ~ mixed 混合神经 / ~ motor 运动神经 / ~ musculospiral; radial ~ 桡神经 / ~ Nageotte's radicular 纳热奥特氏根神经 / ~ nasopalatine; ~ of Cotunnius 鼻腭神经,科图尼约氏神经 / ~ ninth 第九脑神经,舌咽神经 / ~ occipital, third 枕第三对神经 / ~ orbital; nervus zygomaticus 颧神经 / ~ pain 痛神经 / ~ parasympathetic 副交感神经 / ~ pathetic; nervus tryochlearis 滑车神经 / ~ peripheral 周围神经 / nerves, pilomotor 立毛神经 / ~ pneumogastric; ~ vagus 迷走神经 / ~ popliteal, lateral; nervus peronaeus communis 腓总神经 / ~ pressor 加压神经 / ~ pressoreceptor 压力感受神经,减压神经 / ~ of pterygoid canal 翼管神经 / ~ recurrent laryngeal 喉返神经 / ~ respiratory 呼吸神经 / ~ saphenous, short; nervus suralis 腓肠神经 / ~ Scarpa's; nasopalatine 斯卡帕氏神经,鼻腭神经 / ~ second 第二脑神经,视神经 / ~ secretory 分泌神经 / ~ sensory 感觉神经 / ~ seventh 第七脑神经,面神经 / ~ sinus; Hering's ~ 窦神经 / ~ sixth 第六脑神经,展神经 / ~ Soemmering's 塞梅林氏神经(阴部长神经) / nerves, somatic 体干神经 / nerves, space; nervus ampullaris 壶腹神经 / ~ of special sense 特殊感觉神经 / ~ sphenopalatine, long; nervus nasopalatinus 鼻腭神经 / ~ nerves, splanchnic 内脏神经 / ~ sabscapular, long; nervus thoracodorsalis 胸背神经 / nerves, sudomotor 泌汗神经 / ~ supraacromial 锁骨上神经 / ~ suprasternal: nervi supraclavicu lares anteriores 锁骨上神经 / ~ sympathetic 交感神经 / ~ temporomalar; nervus zygomaticus 颧神经 / ~ tenth 第十脑神经,迷走神经 / ~ thermlic thermogenic ~; calorific ~ 产热神经 / ~ third 第三脑神经,动眼神经 / ~ Tiedemann's 提德曼氏神经(围绕视网膜中央动脉的神经丛,起自睫状神经) / ~ trifacial; trigeminal ~ 三叉神经 / ~ trisplanchnic 交感神经 / ~ trophic 营养神经 / ~ twelfth 第十二脑神经,舌下神经 / ~ vasoconstrictor 血管舒缩神经 / ~ vasodilator 血管舒张神经 / ~ vasomotor 血管舒缩神经,血管运动神经 / ~ vasosensory 血管感觉神经 / ~ Vidian 翼管神经 / ~ of Willis 副神经(第十一对脑神经) / ~, Wrisberg'Si nervus iotermedius 中间神经 / ~ Wrisberg's, old, nervus cutaneus brachii medialis 壁内侧皮神经
nerve-broach *n*. 拔髓针,髓针
nerve-cell *n*. 神经细胞,神经元
nerve-corpuscle *n*. 神经鞘细胞
nerve-energy *n*. 神经能
nerve-ganglion *n*. 神经节
nerve-grafting *n*. 神经移植
nerve-hillock *n*. 神经丘
nerve-papilla *n*. 神经乳头
nerve-stretching *n*. 神经牵伸术

nerve-tire neurasthenia ***n*.** 神经衰弱
nerve-tract ***n*.** 神经束
nerve-trunk ***n*.** 神经干
nerve-tumor ***n*.** 神经瘤
nerve growth factor（简称 NGF）神经生长因子
nervi（单 nervus）［拉］***n*.** 神经
nervimotility; neurimotility ***n*.** 神经运动
nervimotion ***n*.** 神经兴奋性运动
nervimotor; neurimotor ***a*.** 运动神经的
nervine ***a*.** ①作用于神经的 ②健神经剂
nervomuscular; nervimuscular ***a*.** 神经肌肉的
nervone ***n*.** 神经甙脂
nervosism ***n*.** ①神经衰弱 ②神经里改变致病说
nervosity ***n*.** 神经质，神经过敏
nervotabes pseudotabes ***n*.** 假脊髓痨
nervous［拉 nervosus］***a*.** ①神经的 ②神经质的 ③神经过敏的
nervous system 神经系统
nervousness ***n*.** 神经过敏
nervtabes; pseudotabes ***n*.** 假脊髓痨
nervunuscular ***a*.** 神经肌肉的
nervus（复 nervi）［拉］nerve ***n*.** 神经 ‖ ～ abducens 展神经 / ～ accessorius 副神经 / ～ alveolaris mandibularis; ～ alveolaris inferior 下［颌］牙槽神经 / ～ nervi alveolares superiores; rami alveolares maxillares posteriores 上［颌］牙槽后支 / ～ ampullae posterieoris; ～ ampullaris inferior 后壶腹神经 / ～ ampullaris 壶腹神经 / ～ ampullaris anterior; ～ ampullaris superior; ramus ampullae superioris 上壶腹神经 / ～ ampullaris lateralis; ramus ampullae lateral 外壶腹神经 / netvi anales; nervi haemorrhoidales inferiores; nervi rectales inferiores 肛门神经 / nervi anococcygei 肛尾神经 / ～ articularis 关节神经 / nervi auricularea anteriores 耳前神经 / ～ auricularis magnus 耳大神经 / ～ auricularis posterior 耳后神经 / ～ auriculotemporalis 耳颞神经 / ～ axillaris 腋神经 / ～ bigemfous［拉 twin］; third sacral nerve 第三骶神经(前支) / ～ buccinatorius; ～ buccalis 颊神经 / canalis pterygoidei (Vidii) 翼管神经 / nervi cardiact thoracici 胸心神经 / ～ cardiacus inferior; ～ cardiacus cervicalis inferior 心下神经 / ～ cardiacus medius; ～ cardiacus cervicalis medius 心中神经 / ～ cardiacus superior; ～ cardiacus cervicalis superior 心上神经 / nervi carotid externi 颈外动脉神经 / nervi caroticotympanici 颈动脉鼓神经 / ～ caroticotympanicus inferior 颈动脉鼓下神经 / ～ caroticoty nipanicus superior 颈动脉鼓上神经 / ～ caroticus internus 颈内动脉神经 / ～ cavernosus clitoridis major; nervi cavernosi clitoridis 阴蒂海绵体大神经 / nervi cavernosi clitoridis minores; nervi cavernosi clitoridis 阴蒂海绵体小神经 / nervi cavernosi penis minores; nervi cavernosi penis 阴茎海绵体小神经 / nervi cerebrales; nervi craniales 脑神经 / nervi cervicales 颈神经 / ～ cervicalis descendens 颈降神经 / nervi ciliares breves 睫状短神经 / nervi ciliares longi 睫状长神经 / nervi clunium inferiores 臀下皮神经 / nervi cluniom medii 臀中皮神经 / nervi chmium superiores 臀上皮神经 / ～ coccygeus 尾神经 / ～ cochleae; pars cochlearis (～ octavi)［耳］蜗神经 / ～ cutaneus 皮神经 / ～ cutaneus antebrachii dorsalis; ～ cutaneus antebrachii posterior 前臂背侧皮神经 / ～ cutaneus antebrachii lateralis 前臂外侧皮神经 / ～ cutaneus antebrachii medialis 前臂内侧皮神经 / ～ cutaneus brachii lateralis 臂外侧皮神经 / ～ cutaneus brachii medialis 臂内侧皮神经 / ～ cutaneus brachii posterior 臂后侧皮神经 / ～ cutaneus colli; ～ transversus colli 颈皮神经 / ～ cutaneus dorsalis intermedius pedis 足背中间皮神经 / ～ cutaneus dorsate teteralis pedis 足背外侧皮神经 / ～ cutaneus dorsalts medialis pedis 足背内侧皮神经 / ～ cutaneus femoris lateralis 股外侧皮神经 / ～ cutaneus femoris posterior 股后皮神经 / ～ cutaneus surae lateralis 腓肠外侧皮神经 / ～ cutaneus surae medialis; ～ suralis 腓肠神经 / nervi dentales superiores posteriores; rami alveola-res superiores posteriores 上［颌］牙槽后支 / nervi digitales dorsales 指背神经 / nervi digitales dorsales hallucis lateralis et digiti secundi medialis 拇背外侧及第二趾背内侧神经 / nervi digitales dorsales pedis 趾背神经 / nervi digitales palmares communes; 掌侧总神经 / nervi digitales volares communes 指掌侧总神经 / nervi digitales plantares communes 趾底总神经 / nervi digitales plantares proprii 趾底固有神经 / nervi digitales volares communes; nervi digitales palmares communes 指掌侧总神经 / nervi digitales volares proprii; nervi digitales palmares proprii 指掌侧固有神经 / ～ dorsalis clitoridis 阴蒂背神经 / ～ dorsalis penis 阴茎背神经 / ～ dorsalis scapulae 肩胛背神经 / nervi erigentes［拉 erecting nerves］; nervi splanchnici pelvini; pelvic nerves 勃起神经，盆神经 / ～ ethmoidalis anterior 筛前神经 / ～ ethmoidalis posterior 筛后神经 / ～ facialis 面神经 / ～ femoralis 股神经 / ～ frontalis 额神经 / ～ furcalis［拉 forked］叉状神经(第四腰神经) / ～ genitofemoralis 生殖股神经 / ～ glossopharyngeus 舌咽神经 / ～ glutaeus inferior 臂上神经 / ～ gluitaeus superior 臂下神经 / nervi haemorrhoidales inferiores; nervi anales 肛门神经 / nervi haemorrhoidales medii; nervi rectales caudales 直肠下神经 / nervi haemorrhoidales superiores; nervi rectales craniales 直肠上神经 / ～ hypogastricus (dexter et sinister) 腹下神经 / ～ hypoglossus 舌下神经 / ～ iliohypogastricus 髂腹下神经 / ～ ilioinguinalis 髂腹股沟神经 / ～ impar; filum terminale 终丝 / ～ infraorbitalis 眶下神经 / ～ infratrochlearis 滑车下神经 / nervi intercostobrachiales 肋间臂神经 / ～ intermedius 中间神经 / ～ interosseus cruris 小腿骨间神经 / ～ interosseus (antebrachii) dorsalis; ～ interosseul (antebrachii) posterior (前臂)骨间背侧神经 / ～ interosseus (antebrachii) volaris; ～ interosseus (antebrachi) anterior (前臂)骨间掌侧神经 / ～ ischiadicus 坐骨神经 / ～ jugularis 颈静脉神经 / nervi labiales anteriores 阴唇前神经 / nervi labiales posteriores 阴唇后神经 / ～ lacrimalis 泪腺神经 / laryngeus inferior 喉下神经 / ～ laryngeus superior 喉下神经 / ～ lingualis 舌下神经 / nervi lumbales 腰神经 / ～ lumboinguinalis; ramus femoralis 腰腹沟神经，股支 / ～ mandibularis 下颌神经 / ～ massetericus 咬肌神经 / ～ masticatorius 咀嚼神经 / ～ maxillaris 上颌神经 / ～ meatus auditorii extreni; ～ meatus acustici externi 外耳道神经 / ～ medianus 正中神经 / ～ meningeus medius; ramus meningicus 脑膜中神经，脑膜支 / ～ mentalis 颏神经 / ～ musculi caudalis 尾神经 / ～ musculocutaneus 肌皮神经 / ～ mylohyoideus 下颌舌骨神经 / ～ nasociliaris 鼻睫状神经 / ～ nasopalatinus (Scarpae) 鼻腭神经 / nervi nervorum 神经鞘神经 / ～ obturatorius 闭孔神经 / ～ occipitalis major 枕大神经 / ～ occipitalis minor 枕小神经 / ～ occipitalis tertius 枕第三神经 / ～ oculomotorius 动眼神经 / nervi olfactorii 嗅神经 / ～ ophthalmicus 眼神经 / ～ opticus 视神经 / nervi palatini 腭神经 / ～ palatinus anterior 腭前神经 / ～ palatinre medius 腭中神经 / ～ palatinus posterior 腭后神经 / nervi perinei 会阴神经 / ～ peronaeus communis; ～ peronaeus (fibularis) communis 腓总神经 / ～ peronaeus profimdus; ～ peronaeus (fibularis) profundus 腓深神经 / ～ peronaeus superficials; ～ peronaeus (fibularis) superficials 腓浅神经 / ～ petrosus profundus 岩深神经 / ～ petrosus superficials major; ～ petrosus major 岩浅大神经 / ～ petrosus superficials minor; ～ petrosus minor 岩浅小神经 / ～ pharyngeus 咽神经 / nervi phrenici accessorii 膈副神经 / ～ phrenicas 膈神经 / ～ plantaris lateralis 足底背侧神经 / ～ plantaris medlalis 足底内侧神经 / ～ praesacralis 骶前神经 / ～ pterygoideus cxternus; ～ pterygoideus lateralis 翼外神经 / ～ pterygoideus internus; ～ pterygoideus medialis 翼内神经 / ～ pudendus 阴部神经 / ～ radialis 桡神经 / nervi rectales caudales; nervi haemorrhoiddles medii 直肠下神经 / nervi rectales craniales; nervi haemorrhoidales supsriores 直肠上神经 / ～ recurrens; ～ laryngeus recurrens 返神经 / ～ saccularis 球囊神经 / nervi sacrales 骶神经 / ～ saphenus 隐神经 / nervi scrotales anteriores 阴囊前神经 / nervi scrotales posteriores 阴囊后神经 / ～ spermaticus externus; ramus genitalis 生殖支(生殖股神经) / nervi sphenopalatini; nervi pterygopalatini 蝶腭神经 / nervi spinales 脊神经 / ～ spinosus, ramus meningeus 棘孔神经 / nervi splanchnici lumbales 腰内脏神经 / nervi splanchnici sacrales 骶内脏神经 / ～ splanchnicus imus 内脏最下神经 / splanchnicus major 内脏大神经 / ～ sphinchnicus minor 内脏小神经 / ～ stapedius 镫骨神经 / ～ statoacusticus (～ octavus); ～ acusticus 听神经 / ～ subclavius 锁骨下神经 / ～ subcostalis 肋下神经 / ～ sublingualis 舌下神经 / ～ suboccipitalis 枕下神经 / nervi subscapulares 肩胛下神经 / nervi supraclaviculares 锁骨上神经 / nervi supraclaviculares anteriores 锁骨上神经前支 / nervi supraclaviculares medii 锁骨上神经中支 / ～ supraorbitalis ramus lateralis 外侧支(额神经) / ～ suprascapularis 肩胛上神经 / ～ supratrochlearis 滑车上神经 / ～ suralis; ～ cutaneus surae medialis 腓肠神经 / nervi temporales profundi 颞深神经 / ～ temporalis profundus anterior 颞深前神经 / ～ temporalis profundus posterior 颞深后神经 / ～ tensoris tympani 鼓膜张神经 / ～ tensoris vell palatini 腭帆张神经 / ～ tentorii 幕神经 / ～ terminalis; nervi terminales 终神经 / nervi thoracales; nervi thoracici 胸神经 / nervi thoracales anteriores 胸前神经 / nervi thoracales posteriores 胸后神经 / ～ thoracalis longus; thoracicus longus 胸长神经 / ～ thoracodorsalis 胸背神经 / ～ tibialis 胫神经 / ～ trigeminus 三叉神经 / trochlearis 滑车神经 / ～ tympanicus 鼓室神经 / ～ ulnaris 尺神经 / ～ utricularis; ramus utriculi 椭圆囊支 / ～ utriculoampullaris 椭圆囊壶腹神经 / nervi vaginales 阴道神经 / ～ vagus 迷走神经 / ～ vascularis 血管神经 / ～ vertebralis 椎神经 / nervi vesicales inferiores 膀胱［下］神经(交感系) / nervi vesicales superiores 膀胱［下］神经(交感系) / ～ vestibuli; pars vestibularis (～ octavi) 前庭神经 / ～ zygomaticus 颧神经

Nesapidil *n*. 奈沙地尔(抗高血压药)
nesidiectomy[希 nēsidion islet + ektomē excision] *n*. 胰岛切除术
nesidioblast[希 nēsidion islet + blastos germ] *n*. 成胰岛细胞
nesidioblastoma *n*. 成胰岛细胞瘤
nesidioblastosis *n*. 胰岛细胞增殖症
nesis *v*. 缝 *n*. 缝线
Nesosteine *n*. 奈索司坦(黏液溶解药)
Ness'ler's reagent[A.德化学家 1827—1905]内斯勒氏试剂(检验水中氨量)
nesslerization *n*. 内斯勒氏处理(检验水中氨量)
nesslerize *n*. 内斯勒氏处理
nest *n*. 巢 ‖ ~s, Brunn's epithelial 布龙氏上皮细胞巢(健康输尿管内)/ nests, cancer 癌细胞巢 / ~ cell 细胞巢 / ~ swallow'Si nidus hirundinis; nidus avis 小脑禽巢 / ~ Brunn's epithelial 布龙氏上皮细胞巢(健康输尿管内)/ ~ cancer 癌细胞巢 / ~ cell 细胞巢
nesteia[拉 fast] **nestia** *n*. 饥饿疗法
nesteostomy nestiostomy; jejunostomy *n*. 空肠造口术
nestiatria; nestiatry; hunger cure *n*. 饥饿疗法
Nestifvlline *n*. 奈司茶碱(平喘药)
nestiostomy; jejunostomy *n*. 空肠造口术
nestitherapy; nestothsrapy *n*. 饥饿疗法
nestotberapy; nestitherapy; nestiatry; hunger cure *n*. 饥饿疗法
net *n*. 网 ‖ ~ achromatic 无色网 / ~ bed 蚊帐 / ~ chromidial 核外染色质网 / ~ nerve 神经网 / ~ pericellular 细胞周网 / ~ repellent 驱虫网 / ~ Trolard'S; rete canalis hypoglossi 特洛拉尔氏网,舌下神经管(静脉)网 / ~ vascular 血管网
netaneurysm *n*. 梭形动脉瘤
Netilmicin *n*. 奈替米星(抗生素类药)
Netivudine *n*. 奈替文定(抗病毒药)
net-knot; caryosome *n*. 核粒,染色质核仁
Netobimin *n*. 奈托比胺(抗蠕虫药)
netoid *a*. ①线形的 ②线虫的
netraneurysm[希 **netron spindle + aneurysma aneurysm**]梭形动脉瘤
Nettastoma parvviceps (**Gu nther**)小头丝鳗(隶属于鸭嘴鳗科 Nettastomidae)
Nettastomidae *n*. 鸭嘴鳗科(隶属于鳗鲡目 Aunguilliformes)
nettle; urtica *n*. 荨麻
nettle-rash; urticaria *n*. 荨麻疹
Nettleship's disease[Edward 英眼科学家 1845—1913]内特尔希普氏病(着色性荨麻疹)
Netuschilia hauseri (**Reitt**)何氏掘甲(隶属于拟步行虫科 Lacordaire)
network *n*. 网,网状构造 ‖ ~ capillary 毛细(血)管网 / ~ cell; mitome 原质丝,胞网丝,原浆网质 / ~ Chiari's 希阿里氏网(心脏)/ ~ Gerlach's 格拉赫氏网(脊髓灰质内神经细胞的树状突所组成)/ ~ of Gesvelst 格斯费耳斯特氏网状组织(神经纤维髓鞘网)/ ~ nerve 神经网 / ~ neurofibrillar 神经元纤维网 / ~ peritarsal 眼见淋巴管网 / ~ Purkinje's 浦肯野氏网(浦肯野氏纤维所组成的网)/ ~ subpaplllary 乳头下毛细血管网(皮肤)/ ~ venous 静脉网
neu; neurilemma *n*. 神经鞘,神经膜
Neubauer's artery[Johann Ernst 德解剖学家 1742—1777]; arteria thyreoidea inferior 诺伊博尔氏动脉,甲状腺下动脉 ‖ ~ ganglion 诺伊博尔氏神经节(星性神经节)
Neubauer-Fischer test[Otto Neubauer 德医师 1874 生]诺—费二氏试验(甘氨酸酰色氨酸试验)
Neubauer's artery (Johann E. Neubauer) 甲状腺最下动脉
Neuberg ester (Carl Neuberg) 诺勃蹄,果糖-6-磷酸
Neuber's treatment (Gustava. Neuber) 诺伊贝尔疗法(用碘仿甘油治疗骨关节结核) ‖ ~ tubes 诺伊贝尔管(滑引流管)
Neufeld nai (Alonzo J. Neufeld) 纽菲尔德钉(用于股骨转子间骨折的内部固定)
Neufeld's phenomenon (Fred Neufeld) 诺伊菲尔德现象(肺炎球菌溶解于胆盐溶液中) ‖ ~ reaction (test) 诺伊菲尔德反应(试验)(肺炎球菌与特异性免疫血清相混时,除有凝集反应外,该菌周围部膨大,亦称肺炎球菌荚膜肿胀反应)
Neufeld's reaction[Fred 德细菌学家 1869 生]诺伊费耳德氏反应(荚膜肿胀反应,鉴别肺炎球菌型别)
Neumann's cells (Ernst Neumann) 诺伊曼细胞(骨髓内的有核红细胞) ‖ ~ sheath 诺伊曼鞘,牙质小管鞘
Neumann's disease[Isador 奥皮肤病学家 1832—1906]; pemphigus vegetans 诺伊曼氏病,增殖性天疱疮
Neumann's law (Franz R. Neumann) 诺伊曼定律(类似成分的化合物其分子热量相等)
Neumann's method (Hemrich Neumann) 诺伊曼法滑膜下注射可卡因及肾上腺素,为耳部手术局部麻醉法)
Neumann's method[Heinrich 奥耳科学家 1873—1939]诺伊曼氏法(局部麻醉法)
neumastrocytoma *n*. 神经星形细胞瘤
neumfiber *n*. 神经纤维
neumhlamen *n*. 神经微丝
neunilation *n*. 神经胚形成
Neupogen[商名] *n*. 人粒细胞集落刺激因子(filgrastim)
neur(o)-[构词成分]神经
neur-; neuro-神经
Neurad *ad*. 向神经
neurad; neuralward *n*. 向神经
Neuradynamia *n*. 神经衰弱
neuradynamia; neurasthenia *n*. 神经衰弱
neuragmia[neur- + 希 agmos break] *n*. 神经撕除术
neuragmy *n*. 神经撕除术
neural[拉 neuralis; 希 neuron nerve] *a*. 神经的
neuralgia; neurodynia 神经痛 ‖ ~ articular 关节神经痛 / ~ brachial 臂神经痛 / ~ cardiac; angina pectoris 心绞痛 / ~ cervico-occipital 颈枕神经痛 / ~ ciliary 睫状神经痛 / ~ cranial 脑神经痛 / ~ degenerative 变性神经痛 / ~ dental 牙神经痛 / ~ epileptiform; trifacial ~ 三叉神经痛 / ~ facialis vera; geniculate ~ 膝状神经节 / ~ Fothegill's; trigeminal ~ 法沙吉尔氏神经痛 / ~ geniculate; geniculate otalgia; Hunt's ~; ~ facialis vera 膝状神经节痛,膝状神经节耳痛 / ~ glossopharyngsal 舌咽神经痛 / ~ hallacinatory 幻觉性神经痛 / ~ Hunt's; geniculate ~ 亨特氏神经痛,膝状神经节痛 / ~ idiopathic 自发性神经痛 / ~ intercostal 肋间神经痛 / ~ lumbar 腰部神经痛 / ~ major 重性神经痛 / ~ mammary 乳房神经痛 / ~ mandibular joint 下颌关节神经痛 / ~ metatarsial 跖部神经痛 / ~ minor 轻性神经痛 / ~ Morton's; metatarsalgia 摩顿氏神经痛,跖骨痛 / ~ nasocilliary 鼻睫部神经痛 / ~ obturatoria 闭孔神经痛 / ~ otic; geniculate ~ 耳部神经痛 / ~ ovarian 卵巢神经痛 / ~ peripheral 周围神经痛 / ~ postherpetic; ~ in herpes zoster 带状疱疹 / ~ pseudosphenopalatine 假蝶腭神经痛 / ~ red; erythromelalgia 红斑性神经痛 / ~ reminiscent 回忆性神经痛,痕迹性神经痛 / ~ sciatic; sciatica 坐骨神经痛 / ~ segmental 节段性神经痛 / ~ Sluder's 斯路德氏神经痛 / ~ sphenopalatine Sluder's ~ 蝶腭节神经痛,斯路德氏神经痛 / ~ stump 残肢神经痛 / ~ supra-orbital 眶上神经痛 / ~ symptomatic 症状性神经痛 / ~ trifacial; trigeminal ~ 三叉神经痛 / ~ tympanic 鼓室神经痛 / ~ visceral 内脏神经痛
neural cell adhesion molecule(简作 NCAM)神经细胞黏着分子
neural crest 神经脊(当神经沟闭合为神经管时,神经沟两侧的神经褶与外胚层相连处的上皮细胞与神经管分离,各分化为一条纵行的细胞索,称神经脊)
neural fold 神经褶(神经沟两侧隆起形成神经褶)
neural groove 神经沟
neural plate 神经棱(第3周末,中轴背侧的外胚层细胞在其腹侧脊索的诱导下,增厚而形成神经棱)
neural tube 神经管(随着神经沟的深陷,两侧神经皱褶首先在中段逐渐靠拢而互相融合,并继续向头侧和尾侧发展,最后形成一条中空的神经管)
neural tube defect
neuraleptanesthesia *n*. 安定麻醉[法]
neuralgic *a*. 神经痛的
neuralgiform *a*. 神经痛样的
neuralization *n*. 神经(组织)化,神经(组织)化形成(胚)
neurallergy *n*. 神经变异性,神经变态反应术
neuralward; neurad *n*. 向神经
neuramebimeter 神经反应时测定器
neuramediasis *n*. 神经型阿米巴病,阿米巴性神经炎
neuramidinase *n*. 神经氨酸酶(唾液酸苷酶。精子产生的酶,在顶体反应时释放,降解卵子透明带中的神经氨酸)
neuraminic acid 神经氨(糖)酸,甘露糖胺丙酮酸
neuraminidase *n*. 神经氨酸酶,唾液酸水解酶
neuranagenesis *n*. 神经再生
neurangiosis 血管神经机能病
neuraplexus; neuroplex *n*. 神经丛
neurapophysis *n*. 神经突,髓突
neurapraxia *n*. 神经失用症,功能性麻痹
neurarchy *n*. 神经控制(作用)
neurarthropathy; neuroarthropathy *n*. 神经性关节病
neurasthenia; neurataxia; Beard's disease *n*. 神经衰弱,比尔德氏病 ‖ ~ abdominal 胃肠神经衰弱病 / ~ acoustic 听觉不良性神

经衰弱 / ～ acquired 获得性神经衰弱 / ～ adrenal 肾上腺性神经衰弱 / ～ angioparalytic; angiopathic ～ 血管麻痹性神经衰弱 / ～ cardiac; cardioneurosis 心神经衰弱,心神经机能病 / ～ cardiovascular 心血管神经衰弱 / ～ cerebral 脑神经衰弱 / ～ cordis 心神经衰弱 / ～ gastric 胃神经衰弱 / ～ gravis 重症神经衰弱 / ～ grippal 流感后神经衰弱 / ～ obsessive; psychasthenia 强迫性神经衰弱,精神衰弱 / ～ optic 视神经衰弱 / ～ praecox 早发神经衰弱 / ～ professional 职业性神经衰弱 / ～ prostatic 前列腺性神经衰弱 / ～ pulsating; angioparalytic 搏动感性神经衰弱,血管麻痹性神经衰弱 / ～ pura; true ～ 真性神经衰弱 / ～ sexual 性神经衰弱 / ～ spinal 脊髓性神经衰弱 / ～ traumatic; traumasthenia 外伤性神经衰弱 / ～ tropical 热带性神经衰弱 / ～ universalis 全身性神经衰弱

neurastheniac ***n*.** 神经衰弱患者

neurasthenic ***a*.** 神经衰弱的 ***n*.** 神经衰弱者

neuration ***n*.** 脉序

neuratrophia, **neuratrophy** ***n*.** 神经萎缩,神经营养不良

neuratrophic ***a*.** 神经萎缩的,神经营养不良的 ***n*.** 神经萎缩者

neuratrophy; **neuratrophia** ***n*.** 神经萎缩,神经营养不良

neuraxial ***a*.** 轴索的

neuraxis ***n*.** ①轴突,轴索 ②中枢神经系统

neuraxitis; **encephalitis** ***n*.** 脑炎(旧名)

neuraxon ***n*.** 轴突,轴索

neure ***n*.** 神经元

neurectasia; **neurectasis**; **neurectasy** ***n*.** 神经牵伸术

neurectomy ***n*.** 神经(部分)切除术 ‖ gastric ～ 迷走神经切断 / opticociliary ～ 视神经睫状神经切除术

neurectomy; **denervation** ***n*.** 神经切除术 ‖ ～ gastric; vagotomy 迷走神经切除术 / ～ opticociliary 视神经睫状神经切除术

ncurectopia [neur- + 希 ektopos out of place]; **neurectopy** ***n*.** 神经异位

neurenteric ***a*.** 神经管(与)原肠的

neurepithelial ***a*.** 神经上皮的

neurepithelm; **neuroepithelium** ***n*.** 神经上皮

neurergic ***a*.** 神经作用的

neurexairesis; **neurexcresis** ***n*.** 神经抽出术

neurhypnology ***n*.** 催眠学

neuriasis; **hysterial**, **hypochondriasis** ***n*.** 癔病性疑病,歇斯底里性疑病

neuriatria ***n*.** 神经病疗法

neuriatry ***n*.** 神经病治疗学

neuricity 神经力

neuridine; **spermine** ***n*.** 精胺,脑胺

neurilemmosarcoma ***n*.** 神经鞘肉瘤

neurilemma [neur- + 希 lemma sheath]; **sheath of Schwann** 神经鞘,神经膜,许旺氏鞘 ‖ ～l, ～tic, ～ tous ***a*.**

neurilemmitis ***n*.** 神经鞘炎

neurilemoma; **neurilemmoma** ***n*.** 神经鞘瘤 ‖ ～ acoustic; acaustic

neurility ***n*.** 神经性能

neurimotility; **nervimotility** ***n*.** 神经运动能力

neurimotor ***a*.** 运动神经的

neurimotor; **nervimotor** ***n*.** 运动神经

neurine ***n*.** 神经(毒)碱

neurinoma ***n*.** 神经鞘瘤 ‖ ～ acoustic; acoustic neuroma 神经鞘瘤 / ～ malignant 恶性神经鞘瘤

neurinomatosis ***n*.** 神经鞘瘤病 ‖ ～ centralis 中枢性神经鞘瘤病 / ～ uriversalis 全身性神经鞘瘤病

neurite ***n*.** 轴突,轴索

neuritic ***a*.** 神经炎的

neuritis ***n*.** 神经炎 ‖ ～ adventitial 神经鞘炎 / ～ alcoholic 酒毒性神经炎 / ～ arsenical 砷毒性神经炎 / ～ ascending 上行性神经炎 / ～ axial 轴性神经炎 / ～ central; parenchymatous ～ 中心性神经炎,实质性神经炎 / ～ degenerative 变性神经炎 / ～ descending 下行性神经炎 / ～ diabetic 糖尿病性神经炎 / ～ dietetic; beriberi 脚气 [病] / ～ diphtheritic 白喉性神经炎 / ～ disseminated 播散性神经炎 / ～ Eichhorst's ～ fascians 艾克霍斯特氏神经炎,间质性神经炎 / ～ endemic; beriberi 地方性神经炎,脚气[病] / ～ fallopian; Bell's palsy 面神经炎,贝耳氏麻痹 / ～ fallopian 骨管性面神经炎 / ～ fascians; Eichhorst's ～ 间质性神经炎,艾克霍斯特氏神经炎 / ～ Gombault's; periaxial segmental ～ 汞博氏神经炎,轴节性神经炎 / ～ infectious 感染性神经炎 / ～ interstitial 间质性神经炎 / ～ interstitial hypertrophic 肥大性间质性神经炎 / ～ Intraocular 眼内神经炎,视神经网膜部神经炎 / ～ jake; Jamaica ginger paralysis 姜酒性神经炎,姜酒中毒性麻痹 / ～ latent 潜伏性神经炎 / ～ lead; ～ saturnian 铅毒性神经炎 / ～ Leyden's; lipomatous ～ 莱登氏神经炎,脂癌性神经炎 / ～ lipomatous 脂瘤性神经炎 / ～ lymphatic 淋巴性神经炎 / ～ malarial 疟疾性神经炎 / ～ malarial multiple 疟疾性多神经炎 / ～ migrans atactica ～ 游走性神经炎 / ～ multiple 多发性神经炎 / ～ multiplex atactica 共济失调性多发性神经炎 / ～ multiplex endemica; beriberi 地方性多发性神经炎,脚气[病] / ～ nodosa 结节性神经炎 / ～ Optica; optic ～ 视神经炎 / ～ orbitaloptic; retrobulba ～ 球后视神经炎 / ～ parenchymatous; central ～ 实质性神经炎,中心性神经炎 / ～ periaxal 轴周性神经炎 / ～ peripheral 周围神经炎 / ～ porphyric 卟啉性神经炎 / ～ postfebrile 发热后神经炎 / ～ postocular; retrobulba ～ 球后视神经炎 / ～ pressurepuerperalis 压迫性视神经炎 / ～ puerperalis traumatica 产褥期外伤性神经炎 / ～ radicular 神经根炎 / ～ retrobulba 球后视神经炎 / rheumatic 风湿性神经炎 / ～ saturnina 铅毒性神经炎 / ～ sciatic 坐骨神经炎 / ～ segmental; segmentary 分节性神经炎 / ～ senile 老年性神经炎 / ～ synpathetic 交感神经炎 / ～ toxic 中毒性神经炎 / ～ traumatic 外伤性神经炎

neuro-; **neur-** ***n*.** 神经

neuroacanthocytosis ***n*.** 神经棘红细胞症,舞蹈样运动棘虹细胞症(见 choreoacanthocytosis)

neuroallergy ***n*.** 神经变(态反)应性

neuroamebiasis ***n*.** 神经型阿米巴病,阿米巴性神经炎

neuroanastomosis ***n*.** 神经吻合术

neuroanatomist ***n*.** 神经解剖术

neuroanatomy ***n*.** 神经解剖学

neuroangiomatosis ***n*.** 神经血管瘤 ‖ ～ encephalofacialis 脑面神经血管瘤病

neuroappendicopathy ***n*.** 神经性阑尾病(旧名)

neuroarthritism ***n*.** 神经关节病素质

neuroarthropathy; **Charcot's joint** ***n*.** 神经关节病,夏科氏关节

neuroasthenia ***n*.** 神经衰弱

neuroastrocytoma ***n*.** 神经星形细胞瘤

neurobartonellosis ***n*.** 神经型巴尔通氏体病

neurobiology ***n*.** 神经生物学

neurobion ***n*.** 神经微粒

neurobiotaxis ***n*.** 神经细胞趋生物性

neuroblast ***n*.** 成神经细胞

neuroblastoma ***n*.** 成神经细胞瘤 ‖ ～ sympathicum; sympathoblastoma ～ 成交感神经细胞瘤

neuroblast ***n*.** 成神经细胞

neurobrucellosis 神经型布鲁氏菌病,神经型波状热

neuroeffector junction 神经效应器结合

neurobrositis ***n*.** 神经纤维组织炎

neurocanal ***n*.** 神经管

neurocardiac ***a*.** 神经心脏的

neurocele; **neurocoele** ***n*.** 神经管腔

neurocentrum ***n*.** 髓锥体(胚胎)

neurocentral ***a*.** 髓锥体的

neuroceptor ***n*.** 神经受体

neuroceratin; **neurokeratin** ***n*.** 神经角蛋白

neurocentesis ***n*.** 神经穿刺术

neurocrstopathy ***n*.** 神经嵴病

neurochemism ***n*.** 神经化学平衡(状态)

neurochemistry ***n*.** 神经化学

neurochitin [neuro- + 希 chondroscartilage] ***n*.** 胚神经弓(胚胎)

neurochorioiditis; **neurochoroiditis** ***n*.** 视神经脉络膜炎

neurochorioretinitis ***n*.** 视神经脉络膜视网膜炎

neurochoroiditis ***n*.** 视神经脉络膜炎

neurocirculatory ***n*.** 神经与循环系统

neurocladism [neuco- + 希 kladosbranch]; **odogenssis** ***n*.** 神经分支新生

neuroclonic ***a*.** 神经性阵挛的

neuroendocrine ***a*.** 神经内分泌的

neurocoele [neuro- + 希 koilon hollow] ***n*.** 神经管腔

neurocranial ***a*.** 脑颅的

neurocranium ***n*.** 脑颅

neurocrine ***n*.** 神经分泌

neurocrine [nero- + 希 krinein to secrete] ***a*.** ①神经性分泌的 ②神经内分泌的

neurocrinia ***a*.** 神经内分泌的

neurocriny [希 neuron sinew, nerve + krinö to separate] ***n*.** 神经分泌作用

neurocristopathv ***n*.** 神经嵴病

neurocutaneous ***a*.** ①神经与皮肤的 ②皮神经的

neurocyte ***n*.** 神经细胞 ‖ ～s hydrophobiae 狂犬病神经细胞

neurocytology ***n*.** 神经细胞学

neurocytolysin ***n*.** 溶神经细胞

neurocytoma; neuroepithelioma *n*. 神经细胞瘤,神经上皮瘤
neurodealgia [希 neurödes retina + algia] *n*. 视网膜痛
neurodeatrophia [希 neurödes retina + atrophia]; **retinal atrophy** *n*. 视网膜萎缩
neurodegenerative *a*. 神经变性的
neurodendrite; dendrite; neurodendron *n*. 树突
neurodermatitis *n*. 神经性皮炎 ‖ ~ disseminata; atopic eczema 播散性神经性皮炎
neurodermatomyositis *n*. 神经性皮肌炎
neurodermatrophia *n*. 神经性皮萎缩
neuroderm; neural ectoderm *n*. 神经外胚层
neurodermatitis *n*. 神经性皮炎 ‖ exudative~, nummularq 渗出性神经性皮炎,钱币状神经性皮炎(即钱币状湿疹 nummulareczema) eumecodemal 神经外胚层的 / ~ disseminata; atopiceczema ~ 播散性神经性皮炎,特应性湿疹
neurodermatomyositis *n*. 神经性皮肌炎
neurodermatosis; dermatoneurosis *n*. 神经皮肤病
neurodermatrophia *n*. 神经性皮萎缩
neurodermite *n*. 神经性皮炎疹
neurodermitis; neurodermatitis *n*. 神经性皮炎
neurodiagnosis 神经病诊断
neurodiastasis *n*. 神经分离
neurodin; acetyl para-oxypheny lurethane *n*. 纽罗丁,镇神定,乙酰基对羟基苯乌拉坦
neurodocitis *n*. 神经根炎
neurodokon *n*. 神经根(部)
neurodynamic *a*. 神经动力的,神经能的
neurodynia; neuralgia *n*. 神经痛
neurodystonia *n*. 神经性张力障碍
neuro-ectoderm *n*. 神经外胚层
neuroectodermal *a*. 神经外胚层的
neuroectodermal teratoma *n*. 神经外胚层畸胎瘤
neuro-electricity *n*. 神经电
neuro-electrotherapeutics; neuro-elcctrotherapy *n*. 神经病电疗法
neuroencephalomyelopathy *n*. 神经脑脊髓病 ‖ ~ optic 视神经脑脊髓病
neuroendocrine *n*. 神经内分泌
neuroendocrine axis *n*. 神经内分泌轴
neuroendocrinology *n*. 神经内分泌学
neuroenteric; neurenteric *a*. 神经管(与)原肠胚的
neuroepidermal *a*. 神经表皮的
neuroepithelial *a*. 神经上皮的
neuroepithelioma *n*. 神经上皮瘤
neuroepithelium *n*. 神经上皮
neuroepongium [neuro- + 希 spongos sponge] *n*. ①神经海绵质,神经胶质 ②神经纤维网
neuroequilibrium *n*. 神经张力平衡
neurofiber *n*. 神经纤维
neurofibria *n*. 神经原纤维
neurofibriar *a*. 神经原纤维的
neurofibril *n*. 神经原纤维
neurofibrilla *n*. (复 neurofibrilae); **neurofibril** 神经原纤维
neurofibrillar *a*. 神经原纤维的
neurofibroma *n*. 神经纤维瘤 ‖ ~ multiple 多发性神经纤维瘤
neurofibromatosis; multiple neurofibroma *n*. 神经纤维瘤病,多发性神经纤维瘤
neurofibrosarcoma *n*. 神经纤维肉瘤
neurofibrositis *n*. 神经纤维组织炎
neurofil *n*. 轴索细网
neurofilament *n*. 神经微丝
neurofixation *n*. 神经固定
neurogangliitis *n*. 神经节炎响(其中包括神经系统的胚胎发育以及有遗传碱基的神经障碍)
neuroganglion *n*. 神经节
neurogastric *a*. 胃神经的
neurogen *n*. ①介质,传递质 ②神经原质
neurogenesis *n*. 神经发生
neurogenetic *a*. 神经发生的
neurogenic *a*. ①发生神经的 ②神经原(性)的
neurogenica *a*. 发生神经的;神经原(性)的 ‖ ~ally *ad*.
neurogenous *a*. 神经原(性)的
neurogenousa *a*. 神经原(性)的
neurogeny *n*. 神经发生
neuroglia; bindweb *n*. 神经胶质 ‖ ~, interfascicular 束间神经胶质
neuroglial; neurogliar *a*. 神经胶质的
neurogliomatosis; neurogliosis *n*. 神经胶质瘤病
neuroglia; bindweb *a*. 神经胶质的 ‖ ~ interfascicular 束间神经胶质
neurogliocyte *n*. 神经胶质细胞
neurogliocytoma *n*. 神经胶质细胞瘤
neuroglioma *n*. 神经胶质瘤 ‖ ~ ganglionare 神经节神经胶质瘤
neurogliomatosis; neurogliosis *n*. 神经胶质瘤病
neurogliosis *n*. 神经胶质瘤病 ‖ ~ gangliocellularis diffusa; epiloia 弥慢性节细胞性神经胶质瘤病,结节性脑硬化
neurogliosis; neurogliomatosis *n*. 神经胶质瘤病
neuroglobulin *n*. 神经球蛋白
neuroglycopenia *n*. 神经低血糖症
neurogram *n*. 神经印迹,印象
neurography *n*. 神经论, 神经学
neurohematology *n*. 神经病血液学
neurohistology *n*. 神经组织学
neurohormone *n*. (刺激)神经(机制的)激素
neurohormone *n*. 神经激素 ‖ neurohormonal *a*.
neurohormones *n*. 神经激素
neurohumor *n*. 神经元介质质,神经体液(神经元内形成的一种化学物质,能激活或改变邻近神经元、肌肉或腺体的功能) ‖ ~al *a*.
neurohumor *n*. 神经元介质
neurohumoral *a*. 神经元介质的
neurohumoralism *n*. 神经元介质学说
neurohumoralism *n*. 神经元介质说(自主神经对末梢器官的作用是由已激活的神经末端释放化学物质的介质 < 即 neurohumor > 所致的)
neurohypnologist *n*. 催眠学家
neurohypnology; hypnology *n*. 催眠学
neurohypophyseal; neurohypophysial *a*. 垂体神经部的
neurohypophyseal hormone *n*. 神经垂体,垂体后叶
neurohypophysectomy *n*. 垂体神经部切除术,垂体后叶切除术
neurohypophysial *a*. 垂体神经部的
neurohypophysis *n*. 神经垂体,垂体神经部,脑下垂体后叶
neuroid *a*. 神经样的
neuroimmunology *n*. 神经免疫学 ‖ neuroimmunologic *a*.
neuroinduction [neuro- + 拉 inducere to persuade] *n*. ①精神暗示,精神诱导 ②神经感应
neuroinidia *n*. 神经细胞营养不良
neuroinoma; neuofibroma *n*. 神经纤维瘤
neuroinomatosis [neuro- + 希 is fiber + -oma]; **neurofibromatosis** 神经纤维瘤病
neuroinoma; neurofibroma *n*. 神经纤维瘤
neuroinsular *a*. 神经胰岛的
neurokeratin *n*. 神经角蛋白
neurokinet *n*. 神经叩击
neurokinet [neuro- + 希 kinein to move] *n*. 神经叩击器
neurokyme *n*. 神经能
neurolabyrinthitis *n*. 神经迷路炎
neurolapine *n*. 兔脑育苗
neurolathyrism *n*. 山黧豆中毒
neurolemma *n*. 神经鞘,神经炎
neurolemma [neuro- + 希 lemma sheath]; **neurilemma** *n*. 神经鞘,神经膜,许旺氏鞘
neurolemmitis *n*. 神经鞘炎
neurolemmoma; neurilemoma *n*. 神经鞘瘤
neuroleptanalgesia *n*. 安定镇痛(法) ‖ neuroleptanalgesic *a*. 安定镇痛的 *n*. 安定镇痛药
neuroleptanalgesia; neuroleptoanalgesia- *n*. 安定止痛法
neuroleptanalgesic *a*. 安定止痛的 *n*. 安定止痛药
neuroleptanesthesia *n*. 安定麻醉(法) neuroleptanesthetic *a*. 安定麻醉的 *n*. 安定麻醉剂
neuroleptic *a*. 抑制精神的,精神抑制药(安定药)引起精神病样症状的 *n*. 精神抑制药(安定药)
neuroleptic syndrome 服用大安神剂后之作用(即对周围环境的注意力降低)
neurolepto-analgesia *n*. 安定止痛法
neurolipomatosis *n*. 神经脂瘤病 ‖ ~ dolorosa 痛性肥胖症
neuromotor *a*. 神经肌运动的
neurologist; neuropathist *n*. 神经病学家
neurology *n*. 神经学, 神经病学 ‖ neurologic(al) *a*. / neurologist *n*.
neurolromphomatosis *n*. 神经淋巴瘤病
neurolues; neurosyphilis *n*. 神经梅毒

neurolymph *n*. 脑脊髓液
neurolymphomatosis *n*. 神经淋巴瘤病 ‖ ~ gallinarum 鸡神经淋巴瘤病
neuromyasthenia *n*. 神经肌无力止痛法
neurolysin *n*. 溶神经素
neurolysis *n*. 神经松解术；神经疲惫；神经组织崩解 ‖ neurolytic *a*. 松解神经的；破坏神经的；神经疲惫的
neurolytic *a*. ①松解神经的 ②破坏神经的 ③神经疲惫的
neuroma *n*. 神经瘤 ‖ ~ amputation 截肢性神经瘤 / ~ amyelinic 无髓(鞘)神经瘤 / ~ appendical 阑尾神经瘤 / ~ cutis 皮肤神经瘤 / ~ cystic 囊性神经瘤 / ~ false 假性神经瘤 / ~ fascicular; medullated ~ 有髓鞘神经瘤 / ~ fibrillary 原纤维性神经瘤 / ~ ganglionar; ganglionated ~; ganglionic ~ 神经节细胞性神经瘤 / ~ malignant 恶性神经瘤 / ~ multiple 多发性神经瘤 / ~ myelinic 有髓(鞘)神经瘤 / ~ nevoid; ~ telangiectodes 痣性神经瘤 / ~ plexiform 丛状神经瘤 / ~ racemosum 蔓状神经瘤 / ~ telangiectodes 毛细血管扩张性神经瘤 / ~ traumatic 创伤性神经瘤 / ~ true 真性神经瘤 / ~ Verneuil's; plexiform ~ 丛状神经瘤
neuromalacia; neuromalakia *n*. 神经软化
neuromast *n*. 神经丘
neuromata (单 neuroma); **neuromas** *n*. 神经瘤
neuromatosis *n*. 神经瘤病
neuromatous *a*. 神经痛的
neuromechanism *n*. 神经结构
neuromediator *n*. 神经媒介物
neuromelitococcosis; neurobrucellosis *n*. 神经型波状热，神经型布鲁氏菌病
neuromeningeal *a*. 神经脑(脊)膜的
neuromere *n*. 髓管节，神经管节
neuromery *n*. 神经分节(中枢神经系)
neurometrics *n*. 神经测量法(一种计算机辅助的测定脑功能的方法，即通过对诸如脑电图这样一些试验的结果进行定量分析，或通过对诱发电位进行测定)
neuromimesis *n*. 模仿病 ‖ neuromimetic *a*. 模仿病的；模仿神经冲动的 *n*. 神经冲动模仿物
neuromimetic *n*. 模仿病 *a*. 神经兴奋样的
neuromittor *n*. 神经传导器；神经元接头
neuromittor; mittor *n*. 神经传器，神经元接头
neuromodulator *n*. 神经调质物(除神经递质以外的一种物质，由某一神经元释放并将信息传递给邻近的或远处的神经元，增强或阻遏它们的活动。神经肽常常是神经调质)
neuromodulator *n*. 神经调节剂
neuromotor *a*. 神经[肌]运动的 止痛[法]
neuro-motor apparatus *n*. 神经运动装置(指各种微生物及寄生虫等)
neuromotor syndromes *n*. 神经肌运动综合征
neuromuscular blocking agents 神经肌肉阻断剂
neuromuscular, neuromyal, neuromyic *a*. 神经肌肉的
neuromyasthenia *n*. 神经肌无力 ‖ epidemic ~ 流行性神经肌无力(亦称良性肌痛性脑脊髓炎和冰岛病)
neuromyelitis *n*. 神经脊髓炎 ‖ ~ optica 视神经脊髓炎
neuromyic [neuro- + 希 mys muscle]; neuromuscular 神经肌肉的
neuromyon *n*. 肌内神经器
neuromyopathic *a*. 神经肌病的
neuromyopathy *n*. 神经肌病 ‖ carcinomatous ~ 癌性神经肌病 / neuromyopathic *a*.
neuromyositis *n*. 神经肌炎
neuromyotonia *n*. 神经肌强直
neuromyxoma *n*. 神经黏液病
neuron [希 neuron nerve]; **neurone** *n*. ①神经元 ②轴索 ③脑脊髓轴(罕用) ‖ ~ adjustor 调整神经元 / ~ afferent 传入神经元 / ~ association 联合神经元 / ~ bipolar 两级神经元 / ~ central 中枢神经元 / ~ commissural 联合神经元 / ~ correlation 联系神经元 / ~ distributing 分布神经元 / ~ effector 效应神经元 / ~ efferent 传出神经元 / ~ intercalary 中间神经元 / ~ intermediary 中间神经元 / ~ internuncial 中间神经元 / ~ long 轴索 / neurons, lower motor 下位运动神经元 / ~ motor; motoneuron 运动神经元 / ~ multiform; polymorphic ~ 多形神经元 / ~ peripheral motor 周围运动神经元 / ~ peripheral sensory; protoneuron 周围感觉神经元，第一神经元 / ~ polymorphic 多形神经元 / neurons, postganglionic 节后神经元 / ~ neurons, preganglionic 节前神经元 / ~ premotor 运动前神经元 / ~ projection 投射神经元(传递神经元) / ~ pseudo-unipolar 假单极神经元 / ~ pyramidal; pyramidal cell 锥体细胞 / ~ sensory 感觉神经元 / ~ short 短轴索 / ~ star-shaped 星状神经元 / ~ unipolar 单极神经元 / neurons, upper motor 上位运动神经元
neuron specificenolase (简作 NSE) 神经烯醇化酶
neuronagenesis [neuron + aneg + 希 gennan to produce] *n*. 神经元发育不良
neuronal *a*. 神经元的
neuronal spiking *n*. 神经元的峰电位
neuronatrophy *n*. 神经元萎缩，神经元硬化病
neurone; neuron *n* ①神经元 ②轴索 ③脑脊髓索(罕用)
neuronephric *a*. 肾与神经系统的
neuroneuronitis; neuronitis *n*. 神经元炎
neuronevus; intradermal nevus *n*. 真皮内痣
neuronphonia *n*. 神经性叫喊
neuronic *n*. 神经元的
neuronin *n*. 轴索蛋白
neuronist *n*. 神经元论者
neuronitis *n*. 神经元炎 ‖ ~ infective; Guillain-Barré syndrome 传染性神经元
neuroniyasthenia *n*. 神经肌无力
neuronography *n*. 神经元检查法
Neuronopathy *n*. 神经元病
neuronophage *n*. 噬神经细胞
neuronophagia [**nruron** + 希 **t phagein to eat** + **ia**] *n*. 噬神经细胞作用
neuronophagia; neuronophagy *n*. 噬神经细胞作用
neuronophagoytosis; neuronophagia *n*. 噬神经细胞作用
neuronosis *n*. 神经病
neuronosus *n*. 神经病
neuronotropic [neuron + 希 tropein to turn] *a*. 亲神经元的，向神经元的
neurons *n*. 神经元
neuronymy *n*. 神经命名法
neuronyxis *n*. 神经穿刺术
neuro-ophthalmology *n*. 神经眼科学，眼神经学
neuro-otology *n*. 神经耳科学，耳神经学
neuropacemaker *n*. 神经起搏器(减轻由于神经损伤所致的疼痛的一种植入装置)
neuropapillitis; optic neuritis *n*. 视神经元乳头炎，视神经炎
neuropapmitis *n*. 视神经乳头炎，视神经炎
neuroparalysis *n*. 神经性麻痹 ‖ neuroparalytic *a*.
neuroparalysis; neural paralysis *n*. 神经性麻痹
neuroparalytic *a*. 神经性麻痹的
neuropath *n*. 神经病患者
neuropathic *a*. 神经病的
neuropathist *n*. 神经病学家
neuropathogenesis *n*. ①神经病发病机理 ②神经病发生
neuropathogenicity *n*. 致神经病性，神经发病性
neuropathology *n*. 神经病理学 ‖ neuropathologist *n*. 神经病理学家
neuropathology *n*. 神经病理学
neuropathy; nervous disease *n*. 神经病 ‖ ~ diabetic 糖尿病性神经病 / ~ ischemic 缺血性神经病 / ~ progressive hypertrophic interstitial 进行性肥大 / neurophage; neuronophage 噬神经细胞
neuropeptide *n*. 神经肽
neurophage *n*. 噬神经细胞
neuropharmacology *n*. 神经药理学 ‖ neuropharmacological *a*.
neurophgocytosis *n*. 噬神经作用
neurophilic [neuro- + 希 philein to love] *a*. 向神经的，亲神经的
neurophlegmon *n*. 神经炎
neurophonia *n*. 神经性叫喊(有时类似某些动物的叫声)
neurophthalmology; neuro-oph-thalmology *n*. 神经眼病学
neurophthisis *n*. 神经组织消耗
neurophysin *n*. 后叶激素运载蛋白
neurophysiology *n*. 神经生理学
neuropil [neuro- + 希 pilos felt] *n*. 神经纤维网
neuropil neuropile neuropilem 脊髓(与)交感神经系统的
neuropile; neuropil *n*. 神经纤维网
neuropilem *n*. 神经纤维网
neuroplasm *n*. 神经浆，神经胞质 ‖ ~ic *a*.
neuroplasmic *a*. 神经胞质的
neuroplasty *n*. 神经成形术
neuroplegie *a*. 神经病性麻痹的，抑制精神的
neuroplexus *n*. 神经丛
neuroploca [neuro- + 希 ploke web] *n*. 神经节
neuropodia (单 neuropodium) *n*. 神经终丝
neuropodion; neuropodium *n*. 神经终丝
neuropodium (复 neuropodia, neuropodion) *n*. 神经终丝

neuropore *n*. 神经孔(胚胎) ‖ ~ anterior 前神经孔 / ~ posterior 后神经孔 / ~ neuropotential 神经潜力,神经能
neuropotential *n*. 神经电位,神经能
neuroprobasia [neuro- + 希 pro forward + basis walking] *n*. 沿神经蔓延(指病毒活动)
neuroprotein *n*. 神经蛋白
neuropsychiatry *n*. 神经精神病学 ‖ neuropsychiatric *a*. / lieuropsychiatrist *n*. 神经精神病学家
neuropsychiatrist *n*. 神经精神病学家
neuropsychic *a*. 神经精神的
neuropsychology *n*. 神经心理学 ‖ neuropsychological *a*.
neuropsychopathic *a*. 神经精神病的
neuropsychopathy *n*. 神经精神病
neuropsychopharmacology *n*. 神经系放射学
neuropsychophathy *n*. 神经精神药理学
neuropsychosis; neuropsychopathy *n*. 神经精神病
Neuroptera *n*. 脉翅目(昆虫)
neuropuncture *n*. 神经穿刺术
neuropyra; nervous fever *n*. 神经性热
neuropyretic *a*. 神经性热的
neuroraatosis *n*. 神经瘤病
neuroradiology *n*. 神经系放射学
neuroreceptor *n*. 神经受体
neuroregulation *n*. 神经调节
neurorelapse, neurorecidive, neurorecurrence *n*. 神经梅毒复发
neuroretinitis *n*. 视神经(视)网膜炎
neuroretinopathy *n*. 视神经[视]网膜病 ‖ ~ hypertensive 高血压性视神经[视]网膜痣
neuroroentgenography *n*. 神经系放射学
neurorrhaphy [neuro- + 希 rhaphe stitch]; **neurosuture** *n*. 神经缝术 ‖ ~, direct 直接神经缝术 / ~, indirect 间接神经缝术
neurorrheuma [neuro- + 希 rheuma flow]; **nervous energy** *n*. 神经能
neurorrhexis *n*. 神经抽出术
Neurorrhyctes hydrophobiae; Negri bodies *n*. 内格里氏小体,狂犬痣包涵体(见 Negri bodies)
neurosal 神经机能病的,神经[官能]症的
neurosarcocleisis *n*. 神经移入肌肉术(治神经痛)
neurosarcokleisis *n*. 神经移入肌肉术(治神经痛)
neurosarcoma *n*. 神经肉瘤
neurosature; neurorrhaphy *n*. 神经缝术
neuroscience *n*. 神经科学
neuroscientist *n*. 神经科学家
neurosclerosis [neuro- + sklēros hard] *n*. 神经硬化
neurosecretion *n*. 神经分泌 ‖ neurosecretory *a*.
neurosecretory neuron *n*. 神经分泌性神经元
neurosecretory nuclei *n*. 神经分泌核
neurosegmental *a*. 神经节段的
neurosensory *a*. 感觉神经的,感音神经性的
neurosis (复 neuroses) *n*. 神经机能病,神经(官能)症 ‖ ~ accident 灾害性神经机能病,事故性神经机能病 / ~ affective 情感性神经机能病 / ~ anxiety; aporioneurosis 焦虑性神经机能病 / ~ association 联想性神经机能病 / ~ blast 爆炸性神经机能病 / ~ cardiac; neurocirculatory asthenia 心脏神经机能病 / ~ combat 战时神经机能病 / ~ compensation 代偿性神经机能病 / ~ compulsion 强迫性神经机能病 / ~ concussion 脑震荡性神经机能病 / ~ conversion; conversion hysteria 转化性神经机能病,转化性癔病 / ~ craft; occupation ~ 职业性神经机能病 / ~ crampus 痉挛性神经机能病 / ~ diver's 潜水性神经机能病 / ~ expectation 期待性神经机能病 / ~ fatigue 疲劳性神经机能病 / ~ fixation 固定性神经机能病 / ~ fright 惊吓性神经机能病 / ~ gastric 胃神经机能病 / ~ intestinal 肠神经机能病 / ~ mouth 口神经机能病 / ~ obsessional 强迫性神经机能病 / ~ obsessive-compulsive 强迫性神经机能病 / ~ occupation; professional ~ 职业性神经机能病 / ~ pension 津贴性神经机能病 / ~ rectal 直肠性神经机能病 / ~ reflex 反射性神经机能病 / ~ regression; fixation ~ 退化性神经机能病 / ~ sexual 性神经机能病 / ~ spastic; crampus 痉挛性神经机能病 / ~ torsion; dysbasia lordotica progressiva 扭转性神经机能病,红皮水肿性多神经病 / ~ transference 转移性神经机能病 / ~ traumatic 外伤性神经机能病 / ~ vegetative; erythredema polyneuropathy 植物性神经机能病,红皮水肿性多神经病 / ~ war 战时神经机能病
neurosism; neurasthenia *n*. 神经衰弱
neuroskeletal *a*. 神经(与)骨骼肌的
neuroskeleton; endoskeleton *a*. 内骨骼肌的
neurosome [neuro- + 希 söwo body] *n*. ①神经细胞胞体 ②神经微粒
neurospasm *n*. 神经性痉挛
neurospirochaetosis *n*. 神经螺旋体病
neurosplanchnic *a*. 脑脊髓(与)交感神经系统的
neurospolngium *n*. ①神经海绵质,神经胶质 ②神经纤维网
neurospongioblastosis *n*. 神经成胶质细胞 ‖ ~ diffusa 弥漫性神经成胶质细胞
neurospongioma; neuroglioma *n*. 神经胶质瘤
neurospongium *n*. 神经海绵质,神经胶质;神经纤维网
Neurospora *n*. 链孢霉属
Neurostatus *n*. 神经系统状态(记录病史时)
Neurosthenia *n*. 神经能过旺
Neurosurgeon *n*. 神经外科医师
Neurosurgery *n*. 神经外科学
Neurosurgical *a*. 神经外科的
neurosuture *n*. 神经缝术 ‖ ~ direct 直接神经缝术 / ~ indirect; paraneurorrhaphy 间接神经缝术
neurosyphilis *n*. 神经梅毒 / ectodermogenic ~ 外胚层性神经梅毒 / meningeal ~ 脑膜神经梅毒 / meningovascular ~ 脑膜血管性神经梅毒 / mesodermogenic ~ 中胚层性神经梅毒 / paretic ~ 麻痹性神经梅毒,麻痹性痴呆 / tabetic ~ 脊髓痨性神经梅毒,脊髓痨
neurosystemitis *n*. 神经系统炎(症)
neurotabes; pseudotabes *n*. 假脊髓痨
Neurotagma *n*. 神经细胞(线状)排列
neurotendinous *a*. 神经(与)腱的
neurotenninal *n*. 神经终器
neurotensin *n*. 神经降压素,神经紧张肽(一种十三肽,最初从牛丘脑提出,可引起血管扩张和低血压)
neurotension; neurectasis *n*. 神经牵伸术
neuroterminal *n*. 神经终器
neurothecitis *n*. 神经鞘炎
neurothele [neuro- + thele nipple] *n*. 神经乳头(真皮)
neurothelitis *n*. 神经乳头炎
neurotherapeutics; neurotherapy *n*. 神经病疗法
neurotherapy *n*. 神经疗法
neurothlipsis [neuto- + 希 thlipsis pressure] *n*. 神经压迫
neurotic *a*. 神经功能病的,神经(官能)症的;神经过敏的,神经质的 *n*. 神经过敏者,神经质者 ‖ ~ ism *n*. 神经过敏症
neurotica *n*. 神经机能病
neuroticism *n*. 神经过敏症
neurotigenic *a*. 致神经功能病的,致神经(官能)症的
neurotization *n*. 神经再生;神经移植术
neurotmesis [neuro- + 希 tmēsis cutting apart] *n*. 神经撕裂
neurotology *n*. 神经耳科学,耳神经学
neurotome *n*. 神经刀;神经臂节
neurotomography *n*. 神经(X 线)体层摄影(术)
neurotomy *n*. ①神经切断术 ②神经解剖学 ‖ ~ longitudinalis 神经纵切断术 / ~ opticociliary 视神经睫状神经切断术 / ~ retrogasserian 半月神经节后根切断术 / ~ vagal; vagotomy 迷走神经切断术
neurotonia *n*. ①神经张力不稳定 ②神经牵伸术
neurotonic *a*. 对神经有牵伸作用的;使神经强壮的 *n*. 神经强壮剂
neurotonogenic *a*. 产生神经张力的
neurotonometer *n*. 皮肤紧张度计
neurotony [neuro- + 希 teinein to stretch]; nerve stretching 神经牵伸术
neurotoxia *n*. 神经中毒症(把神经衰弱看作一种中毒)
neurotoxic *a*. 神经中毒的,毒害神经的 ‖ ~ ity *n*. 神经中毒性
neurotoxicity *n*. 神经中毒性
neurotoxicosis *n*. 神经中毒症
neurotoxin *n*. 神经毒素
neurotransducer *n*. 神经传导器(合成和释放激素的一种神经元,起到神经系统和垂体之间功能性连接的作用)
neurotransmission *n*. 神经传递作用
neurotransmitter *n*. 神经递质
neurotrast ethyl iodophenylundecylate; iophendylate 碘苯十一烷酸乙酯,碘苯酯(脊髓造影剂)
neurotrauma *n*. 神经外伤
neurotripsy [neuro- + 希 trohē to rub] *n*. 神经压轧术
neurotrophasthenia [neuro- + 希 trophē nutrition + astheneia weakness] *n*. 神经营养不足
neurotrophy *n*. 神经营养 ‖ neurotrophic *a*. / neurotropic *a*. 向神经的,亲神经的
neurotropic *n*. 神经营养
neurotropism, neurotropy *n*. 向神经性,亲神经性;神经趋向性

neurotrosis［neuro- + trōsis wound］;neurotrauma *n*. 神经外伤
neurotubule *n*. 神经微管,神经小管
neurovaccine,neurovariola *n*. 兔脑疫苗,兔脑痘苗(在家兔脑内生长的病毒制备的疫苗)
neurovariola;neurovaccinia *n*. 兔脑痘苗反应
neurovaricosis *n*. 神经纤维曲张
neurovascular *a*. 神经血管的
neurovegetative *a*. 自主性神经系统的
neurovirulence *n*. 神经毒力(指病原体毒害神经的能力)
neurovirulent *a*. 神经毒力的
neurovirus *n*. 神经(组织)痘苗
neurovisceral;neurosplanchnic *a*. 脑脊髓与交感神经系统的
neurovirus *n*. 神经病毒(经神经组织传代而改变的一种疫苗病毒)
neurovoltometer *n*. 神经伏特针
neurtnoma *n*. 神经鞘瘤 ‖ acoustic ~ 听神经(鞘)瘤
neurula *n*. 神经胚
neurulation *n*. 神经胚形成
neururgic *a*. 神经活动的,神经作用的
neurypnology;neurohypnology *n*. 催眠学
Neusser's granules［Edmund von 奥医师 1852—1912］诺伊塞氏粒(白细胞核周的嗜碱性小粒)
neuston *n*. 漂浮生物
neuter *a*. 无性的;无性生殖的
neutral［拉 neut ralis;neuter neither］*a*. ①中性的 ②无作用的
neutral fat 中性脂肪
neutral red 中性红
neutralism *n*. 中立;种间共处(两种不同种而共存的生物之间无相互作用)
neutrality *n*. 中性,中和性;无作用(性)
neutralization *n*. 中和(作用),中和反应 ‖ viral ~ 病毒中和(作用)(抗体或抗体加补体使病毒失去感染力的作用)
neutralization test 中和试验
neutralize *v*. (使)中和;(使)成为无效
neutralizing antibody 中和抗体
neutralizing epitope 中和表位(诱导中和抗体的抗原表位)
neutramycin *n*. 中性霉素(获自龟裂链霉素菌 Streptomyces rimosus 的抗菌素)(抗生素类药)
Neutrapen［商名］*n*. 冻干制备的青霉素酶(penieillinase)
Neutra-Phos-K［商名］磷酸钾(potassium phosphate)
neutretto *n*. 中介子
neutrino *n*. 中微子
neutro-［拉 neuter neuter］中性
neutroclusion *n*. 中性𬌗,中性咬合 ‖ ~ with anteroversion 前向中性𬌗 / ~ with mesioversion 近中向中性𬌗
neutrocyte *n*. 中性白细胞 ‖ ~ band 带状核中性白细胞,带状核粒细胞 / ~ hypersegmented 多节核中性白细胞,多叶核粒细胞 / ~ segmented 分节核中性白细胞,分叶核粒细胞
neutrocytopenia;neutropenia *n*. 中性白细胞减少(症),中性粒细胞减少(症)
neutroeytophilia;neutrocytosis *n*. 中性白细胞增多(症),中性粒细胞增多(症)
neutroflavine *n*. 吖啶黄
neutron *n*. 中子 ‖ epithetmai ~ 超热能中子 / fast ~ 快中子 / intermediate ~ 中能中子 / slow ~ 慢中子;热(能)中子 / thermal ~ 热(能)中子 neutrons,epithermal 超热中子 / ~ number 中子数 / neutrons,thermal 热中子
neutron diffraction 中子绕射
neutronavine;acriflavine *n*. 吖啶黄
neutropenia *n*. 中性白细胞减少(症),中性粒细胞减少(症) ‖ chronic benign ~ of childhood 儿童慢性良性中性粒细胞减少症 / chronic hypoplastic ~ 慢性再生不良性中性粒细胞减少症 / congenital ~ 先天性中性粒细胞减少症(亦称先天性白细胞缺乏症,先天性白细胞减少) / familial benign chronic ~ 家族性良性慢性中性粒细胞减少症 / idiopathic ~;malignant ~ 恶性中性粒细胞减少,粒细胞缺乏症 / primary splenic ~ hypersplenic ~ 原发性脾性中性粒细胞减少 / transitory neonatal ~ 新生儿一过性中性粒细胞减少症(可能为同种免疫型) / ~ cyclic 周期性中性白细胞减少 / ~ idiopathic;malignant ~;agranulocytosis 恶性中性白细胞减少,粒细胞缺少症 / ~ periodic 周期性中性白细胞减少 / ~ peripheral 周期性中性白细胞减少 / ~ primary splenic 原发脾性中性白细胞减少
neutrophilopenia *n*. 中性白细胞减少(症),中性粒细胞减少(症)
neutrophil［拉 neuter neither + 希 philein to love］*n*. ①嗜中性 ②中性白细胞 ‖ ~ filamented 连丝核中性白细胞 / ~ immature 未成熟中性白细胞 / ~ mature 成熟中性白细胞 / ~ nonfilamented 连丝核中性白细胞 / ~ rod;stab ~;staff ~ 杆状核中性白细胞,带状核粒细胞 / giant ~ 大多核白细胞 / juvenile ~ 晚幼粒细胞 / nonfilamented ~ 无连丝核中性粒细胞 / rod ~;stab ~ 杵状核中性粒细胞,带状核粒细胞
neutrophil activating factor(**NAF**)嗜中性白细胞活化因子(即白细胞介素-8)
neutrophilia *n*. 中性白细胞增多(症),中性粒细胞增多(症) ‖ ~ dysoremos 中性白细胞类成熟停滞(骨髓内)
neutrophilic *a*. 嗜中性的(可用中性染剂着色的);非嗜血性的(指蚊)
neutrophilia *n*. 中性白细胞增多(症]
neutrophilopenia［neutroplil + 希 penia poverty］*n*. 中性白细胞减少症
neutropil activating protein(**NAP**)嗜中性白细胞活化蛋白(即白细胞介素-8)
neutropism;neurotropism *n*. 向神经性,亲神经性
neutrotaxis *n*. 中性白细胞趋向性,中性粒细胞趋向性
neutrotigenic *a*. 致神经机能病的,致神经官能症的
nev(o)-［构词成分］痣,胎痣
never *ad*. 永不,决不;从来没有;不要 ‖ ~ so 非常 / ~ so much as 甚至不 / ~ the(后接比较级)毫不(更……)
Neverita didyma(Roding)扁玉螺(隶属于玉螺科 Naticidae)
nevermore *ad*. 永不再,决不再
nevertheless *ad*. & *conj* 仍然,不过然而
nevi(单 nevus)［拉］痣
Nevirapine *n*. 奈韦拉平(抗病毒药)
nevoblast *n*. 成痣细胞
nevocarcinoma *n*. 痣癌,黑(色)素癌
nevocyte *n*. 痣细胞 ‖ nevocytic *a*.
nevoearcinoma *n*. 痣癌,黑色素癌
nevoid *a*. 痣样的
nevolipoma *n*. 痣脂瘤,脂瘤痣
nevose *a*. 痣的
nevoxanthoendothelioma *n*. 痣黄色内皮瘤
nevrotabe;pseudotabes *n*. 假神经痨 ‖ ~ diabetica;tabes diabetica 糖尿病性脊髓痨
Nevskia *n*. 涅瓦河菌屑(涅瓦河 < Neva > 为俄罗斯河名) ‖ ~ pediculata 细足涅瓦河菌 / ~ ramosa 分枝涅瓦河菌
Nevskiaceae *n*. 涅瓦河苗科(涅氏柄杆菌科)
nevus［拉］(复 nevi)痣 ‖ bathing trunk ~ 游泳裤式痣 / blue rubber bleb ~ 蓝橡皮奶头样大疱性痣 / ~ acneiformis unilateralis 单侧痤疮样痣 / ~ amelanotic 无色(素)痣 / ~ anemicus 贫血性痣 / ~ angiectodes;~ vacularis 血管扩张痣,血管痣 / ~ angiomatode;angioelephantiasis 血管瘤样痣,血管橡皮病 / ~ arachnoideus;~ araneosus;~ araneus 蛛状痣 / ~ araneus;~ arachnoideus ~ araneosus;arterial ~;spider ~;stellar ~;spider angioma;vascular spider;spider telangiectasis 蛛状痣 / ~ bathing trunk 躯干下部痣,巨痣 / ~ blue 蓝痣 / ~ capillary 毛细血管痣 / ~ cavernosus;cavernous angioma 海绵状痣,海绵状血管瘤 / ~ cerebelliformis 小脑样痣 / ~ compound 复合痣 / ~ connective- tissue 结缔组织痣 / ~ corneum;ichthyosis hystrix 角质痣,高起鳞癣 / ~ cutaneous 皮肤痣 / ~ depigmentosus;~ anemicus 贫血性痣 / ~ dermoepidermal;junctional ~ 交界痣 / ~ elasticus;pseudoxanthoma elasticum 弹性痣,弹性(纤维)假黄瘤 / ~ fatty;~ lipomatosus 脂肪痣,脂瘤痣 ~ fibrosus 纤维痣 / ~ flammeus;capillary hemangioma;~ vinosus;Port-wine mark 焰色痣,葡萄酒色痣,毛细血管瘤 / ~ fleshy 肉痣 / ~ follicularis 毛囊痣,痤疮样痣 / ~ furred 兽皮样痣,生毛巨痣 / ~ hairy 毛痣 / ~ hepatic 肝斑痣,肝出血性梗死 / ~ intradermal 真皮内痣 / ~ junction;junctional ~;dermoepidermal;marginal ~ 交界痣 ~ lichenoides;linear ichthyosis 苔癣样痣,条状鳞癣 / ~ linear 线状痣 / ~ lipomatosus 脂瘤痣,脂肪痣 / ~ lupus 匐行血管瘤 / ~ lymphangiectodes;lympatic ~;~ lymphaticus 血管淋巴管痣,淋巴管痣 / ~ marginal;junctional ~ 交界痣 / ~ maternus;congenital angioma 先天痣,先天性血管痣 / ~ molluscifomis 软疣样痣 / ~ morus 桑椹样痣 / ~ multiplex;~ sebaceus 脂腺痣 / ~ nervosus;linear ~ 线状痣 / ~ papillaris 乳头状痣 / ~ papillomatosus;verrucoid ~ 乳头状痣,疣状痣 / ~ pigmented;~ pigmentosus 色［素］痣 / ~ pilose;~ pilosus;hairy ~ 毛痣 / ~ polypoid 息肉样痣 / ~ portwine 葡萄酒色痣,棕红色痣 / ~ sanguineus;hemangioma simplex 多血痣,单纯性血管瘤 / ~ sebaceus 脂腺痣 / ~ spider;~ araneus 蛛状痣 / ~ spilus 斑痣 / ~ spongiosus ablus mucosae 黏膜白色海绵状痣 / ~ stellar;~ araneus 蛛状痣 / ~ strawberry;cavernous angiomamei 莓样痣,海绵状血管瘤 / ~ syringocy stadenous papilliferus 乳头状汗腺腺性痣 / ~ unius lateris 单侧性痣 / ~ Unna's;~ flammeus 焰色痣,葡萄酒色痣,毛细血管瘤 / ~ vas-

cularis; ~ vasculosus 血管痣 / ~ venosus; venous ~ 焰色痣,葡萄酒色痣,毛细血管瘤 / ~ verrucoid; ~ verrucosus 疣状痣 / ~ vinosus; ~ flammeus 焰色痣,葡萄酒色痣,毛细血管瘤 / ~ white; amelanotic ~ 无色(素)痣
new *a*. 新的
New Guinea 新几内亚(岛)[西太平洋]
New World 西半球;美洲
New Zealand 新西兰[大洋洲] ‖ New Zealander 新西兰人
newborn *a*. ①新生的 ②新生儿的
Newbouldia laevis 非洲紫葳
Newburgh's test 纽堡氏试验(一种尿浓缩试验)
Newcastle disease 新城病[鸡的病毒性肺炎及脑脊髓炎,此疫病可传至人类,新城(Newcastle)为英国港市名]
Newcomer method for hemoglobin [Harry Sidney 美医师 1887 生] 纽克默氏检血红蛋白法
Newly *ad*. 新近,最近;重新
News *n*. 新闻,消息
Newspaper *n*. 报纸
Newt [动药] *n*. 东方蝾螈
newton *n*. 牛(顿)(力的单位,符号为 N)
Newton's disk [Isaac 英物理学家 1642—1727] 牛顿氏色盘(七色盘) ‖ ~ law 牛顿氏定律 / ~ ring 牛顿氏环(盖片压在载波片上时,因色差而起着色现象)
Newton's law (Isaac Newton) 牛顿定律,万有引力定律 ‖ ~ rings 牛顿环,牛顿圈(由于光波作用,透明薄膜〈如肥皂泡〉表面上所见的彩色环)
Nexeridine *n*. 奈西利定(镇痛药)
nexeridine hydrochloride 盐酸奈西利定,盐酸胺苯环己醋酯(镇痛药)
nexin *n*. 连接素(连接纤毛和鞭毛内外层成对的微管)
Nexopamil *n*. 奈索帕米(钙通道阻滞药)
next *a*. 紧接(在后)的;下一个的,其次的;隔壁的 *ad*. 其次;然后;贴近;下次 *prep*. 靠近,贴近 *n*. 下一个人(或物) ‖ in the ~ place 其次,第二点 / ~ to……旁边的,……之后的;次于,近于;几乎 / the ~ best 仅次于最好的 / the ~ but one 下下个
nexus (复 nexus) *n*. [拉 bond] 结合,接合,结合膜,融合膜(缝隙连接)
Neyraudia reynaudiana (**Kunti**) **Keng** [拉,植药] 类芦
Nezelof's syndrome (C. Nezelof) 纳泽洛夫综合征(一组异质的免疫缺陷病,表现为细胞免疫力极度缺乏,体液免疫缺乏则程度不一,免疫球蛋白水平可能正常或增加,但抗体对免疫的反应可能缺乏,患者对低度或机会致病苗如白色念珠菌、卡氏肺囊虫和巨细胞病毒的感染高度敏感。常染色体隐性遗传和 x 连锁遗传均有报道,亦称伴免疫球蛋白的细胞免疫缺陷)
Nezumia latirostratus (**Garman**) 扁吻奈氏鳕(隶属于长尾鳕科 Macroridae)
NF National Formulary 国家处方集
N-factor *n*. N-因子
NFD neurofibrillary degeneration 神经原纤维变性
NFLPN National Federation for Licensed Practical Nurses 全国有照护士联合会
NFT neurofibrillay tangles 神经纤维纠结
ng nanogram 纳克(10^{-9}g)
n'gana; ndgana 纳加那
NGF nerve growth factor 神经生长因子
NGU 见 nongonoccocal urethritis
NH2-terminal 氨基末端(见 N-terminal)
NHC National Health Council 全国卫生理事会
NHLBI National Heart, Lung, and Blood institute 国立心肺和血液研究所
NHMRC National Health and Medical Research Council 全国卫生与医学研究委员会
NHS National Health Service 国家卫生局(英国)
Ni (nickel) 镍(28 号元素)
NIA National Institute on Aging 国立衰老研究所
NIAAA National institute on Alcohol Abuse and A1coholism 全国酗酒和酒精中毒研究所
niacin *n*. 烟酸,尼克酸,抗糙皮病维生素,维生素 PP
Niacin; nicotinic acid 烟酸
niacinamide; nicotinic acid amide; nicotinamide *n*. 烟酰胺,尼克酰胺,抗糙皮病维生素
Niagara blue 尼亚加拉蓝
NIAID National Institute of Allergy and infectious Diseases 国立变态反应与传染病研究所
nialamide *n*. ①尼亚拉胺,丙酰苄胺异烟肼(抗抑郁药) ②尼阿拉米,2-基氨甲乙基烟(抗抑郁药)
niamid [商名] *n*. 尼亚拉胺(nialamide)
NIAMSD National Institute of Arthritis and Musculoskeletal and Skin Diseases 国立关节炎、肌骨骼病和皮肤病研究所
Niaprazine *n*. 尼普拉嗪(抗组胺药)
nib *n*. 尖头,尖端(牙科充填器的工作部位)
nibble *v*. 咬
Nibea albiflora (**Richardson**) 黄姑鱼(隶属于石首鱼科 Sciaenidae)
nibroxane *n*. 硝溴生,硝溴噁烷(局部用抗微生物药)
Nicafenine *n*. 尼卡非宁(镇痛药)
Nicainoprol *n*. 尼卡普(抗心律失常药)
Nicalex [商名] *n*. 烟酸铝(aluminum nicotinate)
Nicanartine *n*. ①尼卡那汀(降血脂药) ②烟卡酯(血管扩张药)
Nicandra physaloides (**L.**) **Gaert** *n*. [拉,植药] 假酸浆
Nicaragua *n*. 尼加拉瓜 [拉丁美洲] ‖ ~ *n*. 尼加拉瓜人 *a*. 尼加拉瓜的;尼加拉瓜人的
Nicaraven *n*. 烟拉文(血管扩张药)
Nicardipine *n*. 尼卡地平(血管扩张药)
nicardipine hydrochloride *n*. 盐酸尼卡地平,盐酸硝吡胺甲酯(血管扩张药)
-nicate [构词成分] -烟酯 (1998 年 CADN 规定使用此项名称,主要系指降血脂剂烟酸酯[nicotinate]类的一些药名,如米西烟酯[Furobufen]、山梨烟酯[Indobufen]等)
niccolum (所有格 niccoli) [拉]; **nikel** 镍
nice *a*. 美好的,合宜的;细心的;微妙的 ‖ ~ly *ad*.
Nicergoline *n*. 尼麦角林(血管扩张药)
Niceritrol *n*. 戊四烟酯(降血脂药)
Nicethamide *n*. 尼可刹米(中枢兴奋药)
nicetin; l-ketochloramphenicol 酮基氯霉素
Niceverine *n*. 尼西维林(解痉药)
niche 龛,龛影 ‖ ~ Barclay's 巴克莱氏(十二指肠溃疡 X 线像) / ~ enamel 釉龛 / ~ Haudek's 豪德克氏(见于胃溃疡穿孔)
NICHHD National Institute of Child Health and Human Development 国立儿童健康与人类发展研究所
Nichol strain of trepanema 梅毒螺旋体在家兔睾丸内代谢仍能保持相当毒力的类型
nichrome; nicochrome 镍铬合金 ‖ ~ bromide 溴化镍 / ~ carbonoxide 炭氧化镍 / ~ carbonyl 碳化镍 / ~ chloride 氯化镍 / ~ sulfate 硫酸镍
nick *n*. 断口,缺口,切口 ‖ in the ~ (of time) 正是时候,正在关键时刻
nickel *n*. 镍 *vt*. 把……镀镍 ‖ ~ carbonyl 羰基镍(用于工业,可能产生严重肺水肿和呼吸困难) / ~ poisoning 镍中毒
nicking *n*. 血管局部缩窄,血管凹痕(动脉性高血压时视网膜血管局部收缩) ‖ ~ A-V 动脉局部缩窄
Nicklès' test (FrancoisJ. J. Nicklès) 尼克累试验(鉴别蔗糖与葡萄糖)
Nickles' test [Francois Joseph J. 法化学家 1821—1869] 尼克累斯氏试验(鉴别蔗糖与葡萄糖)
Niclofolan *n*. 联硝氯酚(抗蠕虫药)
Niclosamide *n*. 氯硝柳胺(抗蠕虫药)
Nicoboxil *n*. 烟波克昔(血循环促进药)
nicochrome *n*. 镍铬合金
Nicoclonate *n*. 尼可氯酯(降血脂药)
Nicocodine *n*. 尼可待因(镇咳药)
Nicocortonide *n*. 尼可奈德(肾上腺皮质激素类药)
Nicofibrate *n*. 尼可贝特(降血脂药)
Nicofuranose *n*. 尼可呋糖(血管扩张药)
Nicofurate *n*. 尼可呋酯(血管扩张药)
Nicogrelate *n*. 烟格雷酯(抗凝药)
Nicol prism (William Nicol) 尼科尔棱镜(两块冰洲石胶合在一起,把光线裂分为二,一部分 < 普通光 > 全部折射,另一部分 < 极光 > 则通过)
Nicoladoni's sign (Carl Nicoladoni) 尼可拉唐尼征(见 Branham's sign)
Nicolaier's bacillus [Arthur 德医师 1862 生]; Clostridium tetani 尼科莱尔氏杆菌,破伤风杆菌
Nicolas-Favre disease [Joseph Nicolas 法医师 1868 生; Maurce Favre 法医师 1876 生]; venereal lymphogranuloma 尼法二氏病,腹股沟淋巴肉芽肿
Nicolle, Novy, MacNeal medium [Charles Nicolle 法医师, 1866—1936; Frederick Georage Novy 美细菌学家 1894 生; Ward J. MacNeal 美细菌学家 1881 生] EN 培养基(培养利什曼虫)
Nicollella [Charles Jules Henri Nicolle 法医师 1866—1936,发现体虱传染斑疹伤寒] 尼科耳(原)虫属
Nicolle's carbol-crystal violet [Charles Nicolle 法医师 1866—1936;]

尼科耳氏石炭酸结晶紫 ‖ ~ carbol-thionine 尼科耳氏石炭酸硫紫 / ~ stain 尼科耳氏莱膜染剂
Nicomnalone *n*. 醋硝香豆素(抗凝药)
Nicomol *n*. 尼可莫尔(降血脂药)
Nicomorphine *n*. 尼可吗啡(镇痛药)
Nicon moniloceras (hartman) 珠角裸沙蚕(隶属于沙蚕科 Nereidae)
Niconyl [商名] *n*. 异烟肼(isoniazid)
Nicopholine *n*. 尼可复林(维生素类药)
Nicoracetam *n*. 烟拉西坦(益智药)
Nicorandil *n*. 尼可地尔(冠脉扩张药)
Nicorette *n*. 烟碱口香糖[商名,内 nicotine polacrilex 戒烟用]
Nicotafuryl *n*. 烟酸呋酯(血管扩张药)
Nicothiazone *n*. 尼可硫腙(抗结核药)
Nicotiana *n*. 烟草属
Nicotiana L. 烟草属 ‖ ~ tahacum L. 烟草
nicotianine 烟草香素
nicotinamide *n*. 烟酰胺,尼克酰胺 ‖ ~ adenine dinucleo- tide (NAD) 烟酰胺腺嘌呤二核苷酸(以前亦称辅酶 I,二磷酸吡啶核苷酸) / ~ adenine dinucleotide phosphate (NADP) 烟酰胺腺嘌呤二核苷酸磷酸(以前亦称辅酶 u,三磷酸吡啶核苷酸) / ~ mononucleotide(NMN)烟酰胺单核苷酸
nicotinamidemia *n*. 烟酰胺血(症)
nicotinate *n*. 烟酸,尼克酸(解离型) ‖ ~ ribonucleotide 烟酸核(糖核)苷酸
Nicotine *n*. 尼古丁(抗疥螨药)
nicotine *n*. 烟碱,尼古丁 ‖ ~ bitartrate 重酒石酸烟碱 / ~ hydrochloride 烟酸烟碱 / ~ salicylate 水杨酸烟碱 / ~ sulfate 硫酸烟碱 / ~ tartrate 酒石酸烟碱
nicotinic *a*. ①烟碱的 ②烟碱样的
nicotinic acid 烟酸,尼克酸
nicotinism *n*. 烟碱中毒
nicotinolytic [nicotine + 希 lysis dissolution] *a*. 解烟碱毒的
nicotinuric acid 烟酰甘氨酸,烟尿酸
Nicotinyl Alcohol *n*. 烟醇(血管扩张药)
Nicotinylmethylamide *n*. 羟甲烟胺(利胆药)
nicotyrine; nicotyrin 烟碱烯,二烯烟碱,雪茄碱
β-nicotyrine *n*. 烟碱烯,β-烟碱烯,二烯烟碱,尼可他因
nicoumalone *n*. 新抗凝(即醋硝香豆素 acenocoumarin,抗凝药)
Nicoxamat *n*. 尼可马特(降血脂药)
Nicozide [商名] *n*. 异烟肼(isoniazid)
nictate, nictitate *vi*. 瞬眼,眨眼 ‖ nictation, nictitation *n*.
Nictiazem *n*. 尼克硫卓(钙通道阻滞药)
Nictindole *n*. 尼克吲哚(消炎药)
nictitation; nictation *n*. 瞬眼(眨眼)
NIDA National institute on Drug Abuse 国立药物滥用研究所
nidal *a*. 巢的
nidation *n*. 营巢,着床(孕卵在子宫内) 见 implantation (植入)
-nidazole [构词成分] -硝唑 (1998 年 CADN 规定使用此项名称,主要系指抗寄生虫药物甲硝唑[Metronidazole]类的一些药名,如非昔硝唑[Fexinidazole]、奥硝唑[Ornidazole]等)
NIDD non-insulin-dependent diabetes 非胰岛素依赖性糖尿病
NIDDK National Institute"Diabetes and Digestive and Kidney Diseases" 国立糖尿病、消化系疾病和肾病研究所
NIDDM non-insulin dependent diabetes mellitus 非胰岛素依赖性之糖尿病
nigro-striatal neuron 黑质—纹状体神经元
nidi (单 nidus) [拉] *n*. ①巢,核 ②病灶
-nidine [构词成分] -尼定 (1998 年 CADN 规定使用此项名称,主要系指心血管系统抗高血压剂咪唑啉衍生物[imidazoline derivant]一类药物名,如倍他尼定[Betanidine]、莫索尼定[Moxonidine]等)
NIDR National Institute of Dental Research 国立牙科研究所
Nidroxyzone *n*. 尼屈昔腙(抗寄生虫药)
Nidulariaceae *n*. 鸟巢菌科(一种菌类)
nidulin *n*. 巢曲菌素
nidulus [拉 dim. of nidus nest] *n*. 细胞核
nidus (复 niduses 或 nidi) *n*. [拉] 巢,核;病灶;发源地 ‖ ~ avis, ~ hirundinis 小脑禽巢 / ~ vespae 蜂房 ‖ nidal *a*.
Nidus Collocaliae Brevirostris [拉:动药] 土燕窝巢
Nidus Polistis Hebraei [拉:动药] 亚洲马蜂房
Nidus Turdi merulae [拉:动药] 百舌鸟粪
Nidus Vespae [蜂房]
Nidus Vespae Manadarinae [拉;动药] 金环胡蜂房
Nielsen's method 尼尔森氏法(一种人工呼吸)
Niemann-Pick cells (Albert Niemann; Ludwig Pick) 尼曼—皮克细胞(尼曼—皮克病患者骨髓和脾内所含圆形,卵圆形或多边形细胞)
Niemann's disease (splenomegaly), **Niemann-Pick disease** (Albert Niemann; Ludwig Pick) 尼曼病(脾大),尼曼—皮克病(一种遗传性疾病,其特征为肝脾肿大,皮肤呈棕黄色,神经系统受累及,肝、脾、肺、淋巴结、骨髓内有泡沫样网状细胞或组织细胞,此等细胞贮存磷脂,主要是卵磷脂和鞘髓磷脂,亦称类脂组织细胞增多症、鞘脂沉积病、鞘髓磷脂沉积病)
Niemeyer's pill 尼迈耶氏丸
Niemann's disease; Niemann-Pick disease [Albert Niemann 德儿科医师 1880—1921; Ludwing Pick 德医师 1863 生] 尼曼氏病,尼皮二氏病(类脂组织细胞增多病)
Niewenglowski's ray (Gaston H. Niewenglowski) 涅温格洛夫斯基线(物质受阳光照射后所发出的光线)
Nifedipine *n*. 硝苯地平,硝苯啶,硝苯吡啶(冠状动脉扩张药)
Nifekalant *n*. 尼非卡兰(钾通道阻滞药)
Nifenalol *n*. 硝苯洛尔(β 受体阻滞药)
Nifenazone *n*. 尼芬那宗(解热镇痛药)
Niflunic Acid *n*. 尼氟酸(消炎镇痛药)
Nifungin *n*. 尼芬净,硝呋菌素(抗生素类药)
nifur- [构词成分] 硝呋-(1998 年 CADN 规定使用此项名称,主要系指抗微生物合成抗菌剂硝基呋喃[nitrofuran]类一些药名,如硝呋肼[Nifurzide]、硝呋拉定[Nifuradene]等)
Nifuradene *n*. 硝呋拉定,硝呋唑烯,呋喃咪酮(抗菌药)
Nifuralazine *n*. 呋喃拉嗪(消毒防腐药)
nifuraldezone *n*. 硝呋地腙,硝呋氨氧腙(抗菌药)
Nifuralide *n*. 硝呋特利(抗感染药)
nifuratel *n*. 硝呋尔太,硝呋噁酮,呋喃巯唑酮(抗菌、抗真菌、抗滴虫药)
nifuratrone *n*. 硝呋隆,呋喃氮酮(抗菌药)
Nifurazolidone *n*. 呋喃唑酮(抗感染药)
nifurdazil *n*. 硝呋达齐,硝呋羟乙咪酮(抗菌药)
Nifurethazone *n*. 硝呋乙腙(抗感染药)
Nifurfoline *n*. 硝呋复林(抗感染药)
nifurimide *n*. 硝呋米特,硝呋甲咪酮(抗菌药)
Nifurizone *n*. 硝呋立腙(抗感染药)
Nifurmazole *n*. 硝呋马佐(抗感染药)
nifurmerone *n*. 硝呋美隆,硝呋氧乙酮(抗真菌药)
Nifuroquine *n*. 硝呋罗喹(抗感染药)
Nifuroxazide *n*. 硝呋齐特(肠道抗菌药)
nifuroxime *n*. 硝呋醛肟(抗真菌药,抗原虫药)
nifuroxime; anti-5-nitro-2-furaldo-xime [反] 硝基糠醛污
Nifurpipone *n*. 硝呋哌酮(抗感染药)
Nifurpirinol *n*. 硝呋吡醇(抗感染药)
Nifurprazine *n*. 硝呋拉嗪(抗感染药)
nifurquinazol *n*. 硝呋奎唑,呋喃喹胺醇(抗菌药)
nifursemizone *n*. 硝呋米腙,硝糠乙腙(抗原虫药,对组织滴虫属有效,用于家禽)
nifursol *n*. 硝呋索尔,硝呋柳肼(抗原虫药,对组织滴虫属有效,用于家禽)
Nifurthiazole *n*. 硝呋噻唑(抗感染药)
nifurtimox *n*. 硝呋莫司,硝呋噻氧(抗锥虫药)
Nifurtoinol *n*. 硝呋妥因醇(抗感染药)
Nifurvidine *n*. 硝呋维啶(抗感染药)
Nifurzide *n*. 硝呋肼(抗感染药)
Nigella glandulifera Freyn [拉,植药] 瘤果黑种草
Nigella sativa L. [植药] 瘤果黑种草,种子-[黑种草子]
Niger *n*. 尼日尔[非洲]
Nigeria *n*. 尼日利亚[非洲] ‖ ~n *n*. 尼日利亚人 *a*. 尼日利亚的;尼日利亚人的
night *n*. 夜,夜间 ‖ all ~ (long) 整夜 / at ~ 天黑时,在夜里;晚上 / at ~s 在夜里经常 / by ~ 在夜间,趁黑夜 / ~ and day 夜以继日地,日夜不停地
nightblindness *n*. 夜盲
night-blooming cereus *n*. 夜花仙人掌
Nightingale test 南丁格尔氏稀释试验
nightly *a*. 晚上的,夜间的;每夜的
nightmare *n*. 梦魇,噩梦
night-nurse *n*. 夜班护士
nightshade *n*. 茄属植物 ‖ ~ black; common ~; Solanum nigrum 龙葵 / ~ deadly; Atropa belladonna 颠茄 / ~ stinking; Hyoscyamus niger 黑莨菪
nightshade *n*. 茄属植物 ‖ deadly ~ 颠茄叶
night-soil *n*. 粪便
night-startlings, night-terrors 梦惊
night-sweat *n*. 盗汗
night-terrors *n*. 梦惊

nighttime *n*. 夜间
night-walking *n*. 梦行症
NIGMS National institute of General Medical Sciences 国立综合医学科学研究所
nigra［拉］*n*. 黑质 ‖ ~l *a*.
nigra; substantia nigra *n*. 黑质
nigral *a*. 黑质的
nigraniline; aniline black; nigrosine *n*. 苯胺黑
nigrascent *a*. 发黑的,转黑的 ‖ nigrescence *n*.
nigredo; melasma *n*. 黑斑病
nigrescent *n*. 转黑的,带黑的
nigricans; blackish *a*. 微黑的
nigrin; streptonigrin *n*. 链霉菌黑素
nigrities［拉］*n*. 发黑,黑变 ‖ ~ artis; melasma 黑斑病 / ~ linguae; black tongue 黑舌 / ~ linguae 黑舌(病)
nigrometer *n*. 黑度计
nigrosin *n*. 苯胺黑
nigrospora *n*. 黑孢子菌
nigrostriatal *a*. 黑质纹状体的(指一束神经纤维)
nigua *n*. 穿皮潜蚤
Niguldipine *n*. 尼古地平(血管扩张药)
NIH National Institutes Of Health 国立卫生研究院
nihil graecum 氧化锌
nihilism *n*. 虚无妄想;虚无主义 ‖ therapeutic ~ 治疗的虚无主义
Nihydrazone *n*. 尼海屈腙(抗寄生虫药)
niin *n*. 虫漆脂
nikethamide *n*. 尼可刹米(中枢兴奋药)
Nikiforoff's method (Mikhail Nikiforoff) 尼基弗罗夫法(固定血片法,即将血片放入无水醇、纯乙醚或等量的醇和乙醚中 5~15min)
Nikoides sibogae (de Man) 东方拟异指虾(隶属于异指虾科 Processidae)
Nikolsky's sign (Petr V. Nikolsky) 尼科尔斯基征(表皮层轻擦即容易剥离,见于寻常天疱疮)
Nikolsky's sign 尼科耳斯基氏症
nilateral sexual precocity 单侧性早熟
nilevar; norethandrolone 尼内伐
Nileprost *n*. 尼来前列素(前列腺素类药)
Nilestriol *n*. 尼尔雌醇(雌激素类药)
Nilevar［商名］*n*. 诺乙雄龙(noreth, androlone)
nilfactor *n*. 零因子
nilodin lucanthone hydrochloride 尼罗丁
Nilprazole *n*. 尼哌拉唑(抗溃疡病药)
Niludipine *n*. 尼鲁地平(血管扩张药)
Nilutamide *n*. 尼鲁米特(抗雄激素药)
Nilvadipine *n*. 尼伐地平(血管扩张药)
nimazone *n*. 尼马腙,腈胺唑酮(抗炎药)
nimble *a*. 敏捷的,灵活的 ‖ ~ness *n*. / nimbly *ad*.
Nimeh's method (William Nimeh) 尼梅法(一种测肝脾体积的方法,分别在肝区和脾区拍出的平片上测定之)
Nimesulide *n*. 尼美舒利(消炎药)
Nimetazepam *n*. 尼美西泮(安定药)
nimetti *n*. 灰蚋
NIMH National institute Of Mental Health 国立精神卫生研究所
Nimidane *n*. 尼米旦,环硫苯胺(兽用杀螨药)
Nimodipine *n*. 尼莫地平,硝苯吡酣(血管扩张药)
Nimorazole *n*. 尼莫唑(抗滴虫药)
Nimotop［商名］*n*. 尼莫地平(nimodipine)
Nimustine *n*. 尼莫司汀(抗肿瘤药)
NINCDS National institute Of Neuro logical and Communicative Disorders and Stroke 国立神经障碍、语言交往障碍和中风研究所
nine *num*. 九 ‖ ~ tenths 十之八九,几乎全部 / ~ times out Of ten 几乎每次,十之八九,常常
ninefold *a*. & *ad*. 九倍;九重
nine-fourteen (914); **neoarsphenamine** 九一四,新胂凡纳明
nineteen *num*. 十九
nineteenth *num*. 第十九
ninetieth *num*. 第九十;九十分之一(的)
ninety *num*. 九十
Ningpo figwort［植药］玄参
Ninhydrin［商名］*n*. (水合)茚三酮,水合苯并戊三酮(triketohydrindene hydrate)
NINR National institute for Nursing Research 国立护理研究所
ninsi *n*. 零余子人参
ninth *num*. 第九
niobium *n*. 铌(化学元素)
nioform *n*. 尼奥仿,氯碘喹啉
Nionate［商名］*n*. 葡萄糖酸亚铁(ferrous gluconate)
NIOSH National Institute of Occupational Safety and Health 国立职业安全与卫生研究所
nip (-pp-) *vt*. & *vi*. & *n*. 夹,钳,捏,咬
nipagin- *n*. 尼泊金,对羟基苯
nipagin; methyl-p-hydroxybenzoate *n*. 尼泊金,对羟基苯
Nipagin M *n*. 羟苯甲酯(消毒防腐药)
Nipagina *n*. 羟苯乙酯(消毒防腐药)
nipasol; propyl-p-hydroxybenzoate 尼泊素,对羟基甲酸丙酯
Nipent［商名］*n*. 喷司他丁(pento. statin)
Niperotidine *n*. 尼培替丁(组胺 H_2 受体阻滞药)
Niperyt *n*. 戊四硝酯,硝酸戊四醇酯(即 pentaerythritol tetranitrate,口服抗心绞痛药)
niphablepsia［希 nipha snow + ablepsia blindness］*n*. 雪盲
niphotyphlosis［希 nipha snow + typhlosis blindness］*n*. 雪盲
Niphon spinousus (**Cuvier et Valenciennes**) 东海鲈(隶属于鮨科 Scrranidae)
nipiology; nepiology 婴儿病学,婴儿科学
Nipostrongylus *n*. 日圆线虫属 ‖ ~ brasiliensis 巴西日圆线虫 / ~ muris 鼠日圆线虫
nipper *n*. 夹,钳,镊子 ‖ ~, bone 骨钳 / ~, plate 剪板钳 / ~, wire 剪线钳
nipple *n*. 乳头;橡皮奶头 / ~, cleft-palate 腭裂哺乳头 / ~, cracked 乳头龟裂 / ~, crater 乳头内陷 / ~, retracted 乳头内缩
nipple bud 胚胎乳芽
nipple cancer 乳头和乳晕癌
nipple graft 乳头移位
nipple shield 乳头套
Nippon hawthorn［植药］野山楂
Nipponatys volvulinus (**A. Adams**) 卷日本阿地螺(隶属于阿地螺科 Atyidae)
Nipponia nippon (**Temminck**) 朱鹮(隶属于鹮科 Threskiomithidae)
Nippostrongylus muris 鼠钩虫
Nipradilol *n*. 尼普地洛(血管扩张,β 受体阻滞药)
Nipride［商名］*n*. 硝普钠(sodiumnitroprusside)
Niprorazone *n*. 烟丙法腙(消炎镇痛药)
niran; parathion; *n*. 1605 对硫磷,1605
nirvanin; glycocaine *n*. 尼凡宁,甘卡因
nirvanol; phenylethylhydantoin *n*. 尼凡诺,苯乙基内酰脲
Niravoline *n*. 尼拉伏林(利尿药)
niridazole *n*. 尼立达唑,硝噻哒唑,硝唑咪(抗血吸虫药)
Nisbet's chancre［William 英医师 1859—1882］尼斯比特氏下疳(软下疳性阴茎结节脓肿)
Nisbuterol *n*. 尼司特罗(支气管扩张药)
nisbuterol mesylate 尼司特罗甲磺酸盐,茴丁苄醇甲磺酸盐(支气管扩张药)
Nisentil［商名］*n*. 阿法罗定(alpha-prodine)
nisin *n*. 乳酸链球菌肽
nism (Edward Nettleship; Harold F. Falls) 内—福型眼白化病,X 连锁(内氏 <Nettleship> 型)眼白化病
nisobamate *n*. 尼索氨酯,异丙双氨酯(弱安定药,镇静药和催眠药)
Nisoldipine *n*. 尼索地干(血管扩张药)
nisoxetine *n*. 尼索西汀,愈苯丙胺(抗抑郁药)
Nissen operation (Rudolph Nissen) 尼森手术(即胃底折术)
Nisser-Doering phenomenon［Ernst Neisser 德医师 1863 生; Hans Doering 德医师 1871 生］奈—宝二氏现象(抗溶血物质所致的人类血清正常溶血作用的抑制现象)
Nissl bodies (granules, substance) (Franz Nissl) 尼(斯尔)氏体,虎斑小体(组成神经细胞浆中网状组织的大颗粒,可被碱性染料染色,其主要成分为核糖核蛋白) ‖ ~ degeneration 尼(斯尔)氏变性(神经断离后神经细胞所起的变性) / ~ method of staining 尼(斯尔)氏染色法(染神经细胞体)
Nissl's bodies［Franz 德神经病学家 1860—1919］; **tigroid bodies** 尼斯耳氏体,虎斑小体 ‖ ~ degeneration 尼斯耳氏变性(神经断离后神经细胞所起的变性) / ~ method of staining 尼斯耳氏染色法(染神经细胞体)
Nisterime *n*. 尼司特林(孕激素类药)
nisterime acetate 司特林醋酯,雄硝肟醋酯(雄激素)
nisulfadine; 2-(p-nitrophenylsulfonamido)-pyridine 对硝基苯磺氨吡啶
nisulfazole; 2-(p-nitrophenylsulfonamido)-thiazole 对硝基苯磺氨噻脞
nisus［拉］*n*. 努力,奋发

nit *n*. 虮,虱卵
Nitabuch's stria (layer, zone) (Raissa Nitabuch) 尼塔布赫纹(层、带)(胎盘发育中的一层类纤维蛋白,沿蜕膜表面发生,滋养层与蜕膜在此消失)
nitaisone *n*. 硝苯胂酸(抗原虫药,对组织清虫属有效,用于家禽)
nitabuch's layer(stria)[Raissa 19 世纪德医师] 尼塔布赫氏层(纹)(胎盘基蜕膜)
nitavirus (nuclear inclusion type A) *n*. 尼他病毒,A 型核包涵体病毒
nitavirus *n*. [nita 是由 nuclear inclusiontypea 的第一字母缀合而成] 尼他病毒,A 型核包涵体病毒
Nitazoxanide *n*. 硝唑尼特(抗蠕虫药)
Nitecapone *n*. 硝替卡朋(抗震颤麻痹药)
niter[化学] *n*. 硝石,硝酸钾(即 niter)
Nithfiliocyanamine *n*. 硝硫氰胺(抗血吸虫药)
nithiamide *n*. 醋胺硝唑(抗滴虫药),胺硝噻唑(兽用抗生素)
Nithsdale neck 尼斯代尔颈(甲状腺肿)
Nitidotellina minute (**Lischke**)小亮樱蛤 (隶属于樱蛤科 Tellinidae)
niton *n*. 氡,镭射气
nitraemia; nitremia; azotemia 氮血症
Nitrafudam *n*. 硝呋坦(抗抑郁药)
nitragin *n*. 根瘤菌硝化酶
Nitralamine *n*. 胡拉明(抗真菌药)
nitramine *n*. 硝(基)胺
Nitramisole *n*. 硝拉咪唑(抗蠕虫药)
nitramisole hydrochloride 盐酸硝咪唑,盐酸硝苯咪唑(抗蠕虫药)
nitranol *n*. 尼特拉诺尔(治心绞痛)
Nitraquazone *n*. 硝喹宗(消炎镇痛药)
Nitraria L 白刺属 ‖ ~ schoberi L 白刺
Nitraria sibirica Pall.[拉,植药] 白刺
nitratase *n*. 硝酸盐酶,硝酸还原酶
nitrate *n*. 硝酸盐 (根据 1998 年 CADN 的规定,在盐或酯与加合物之命名中,使用此项名称)
nitrate reductase 硝酸还原酶,亦称硝酸盐酶)
nitration *n*. 硝化(作用)
nitrazepam *n*. 硝西泮,硝基安定(用作抗惊厥和催眠药)
nitrazine *n*. 硝嗪 ‖ ~ yellow 硝嗪黄
nitre[拉 nitrum; 希 nitron]; niter; potassium ‖ ~, cubic; sodium nitrate 硝酸钠
Nitrefazle *n*. 硝法唑(抗乙醇中毒药)
Nitrendipine *n*. 尼群地干(抗高血压药,血管扩张药)
nitric oxide *n*. 一氧化氮
nitric oxide synthase *n*. 一氧化氮合成酶
nitride *n*. 氮化物
nitridation *n*. 氮化作用
nitrification[nitric acid + 拉 facere to make] *n*. 硝化作用
nitrifier *n*. 硝化菌
nitrifying *a*. 硝化的
nitrilase *n*. 腈酶
nitrile *n*. 腈
nitrile hydratase[乙]鲶水合酶(与体内的一氧化氮有关)
Nitricholine Perchlorate *n*. 高氯酸硝胆碱(抗胆碱药)
nitris[拉] *n*. 亚硝酸盐
nitrite *n*. 亚硝酸盐
nitritoid *n*. 亚硝酸盐样的
nitritoidism; anaphylactoid crisis *n*. 亚硝酸盐样危象,过敏性样危象
nitrituria 亚硝酸盐尿 ‖ ~, filtrate; non-protein ~非蛋白性亚硝酸盐尿
nitrimidazine nimorazole; (nitro- imidazolyl) ethylmorpholirie *n*. 硝咪唑乙基吗啉,硝吗唑(抗原虫药)
Nitro-硝基 ‖ ~ nonprotein (缩 N. P.N.) 非蛋白氮 / ~ organic 有机氮 / pentoxide 硝酸酐,五氧化二氮 / peroxide, ~ tetroxide 过氧化氮,四氧化二氮 / ~ protein 蛋白氮 / ~ rest 余氮 / ~ total 总氮[量] / ~ undetermined 未定氮 / ~ urinary 尿氮
nitro-amine; nitramine 硝基胺
2-nitro-4-aminophenol 2-硝基-4-氨基酚
nitro-aniline *n*. 硝基苯胺
nitro-anisol *n*. 硝基茴香醚
Nitrobacter *n*. 硝化杆菌属 ‖ ~ hamburgensis 汉堡硝化杆菌 / ~ oligotrophus (Beijerinck) 少食硝化杆菌(寡养硝化杆菌) / ~ opacus 见 Pseudobacterium opacus / ~ polytrophus 多食硝化杆菌 / ~ punctatus 斑点硝化杆菌 / ~ roseo-album 见 Pseudobacterium roscoalbum / ~ winogradskii 见 Nitrobacter winogradskyi / ~ winogradskyi 维氏硝化杆菌 / ~ aceae *n*. 硝化杆菌
Nitrobacteria *n*. 硝化菌
Nitrobacteriaceae *n*. 硝化菌科
Nitrobacterieae *n*. 硝化菌亚科
Nitrobacterium (复 nitrobacteria) *n*. 硝化菌
nitrobezene; nitrobenzol; oil of mirba , artificial oil of bitter almond 硝基苯
nitrobenzol; nitrobenzene *n*. 硝基苯
nitroblue tetrazolium (缩 NBT); **tetrazolium nitro-blue** 四唑氮蓝(染料)
nitrobin; nitromin *n*. 癌得平,氧化氮芥
Nitrocaphane *n*. 硝卡芥(抗肿瘤药)
nitrocellulose filter, NC filter 硝酸纤维素滤膜
nitrocellulose; pyroxylin *n*. 硝基纤维素,火棉
nitrochloroform; chloropicrin *n*. 硝基氯仿,氯化苦
Nitroclofen *n*. 硝氯酚(抗蠕虫药)
Nitrococcus *n*. 硝化球菌属
Nitrococcus mobilis 活动硝化球菌
Nitrococcus nitrosus 硝化硝化球菌
nitrocycline *n*. 硝环素(抗生素类药),硝基四环素,硝基去甲去羟四环素
Nitrocystis *n*. 硝化囊菌属,硝化杆菌属
Nitrocystis micropunctata 小点状硝化囊菌
Nitrocystis sarcinoides 八叠硝化囊菌
Nitrodan *n*. 硝旦(抗蠕虫药)
nitrodextrose; dextrose nitrate *n*. 硝酸葡萄糖
nitroerythrol; erythrol nitrate *n*. 硝酸赤藓醇
Nitro-Dur[商名] 硝酸甘油(nitro-glycerin)
nitroferrocyanic acid *n*. 亚硝基铁氰酸
nitroform; trinitromethane *n*. 硝仿
nitrofluorescein diacetate 硝基荧光素二乙酸盐
Nitrofural *n*. 呋喃西林(消毒防腐药)
nitrofuran *n*. 硝基呋喃
Nitrofurantoin *n*. 呋喃妥因,呋喃呾啶(尿路抗菌药)
Nitrofurazone *n*. 呋喃西林,哨呋醛(局部抗菌药)
Nitrofurfuryl Methl Ether *n*. 硝呋甲醚(抗原虫药)
nitrogen *n*. 氮 ‖ alloxuric 二嘌呤氮 / amide ~ 酰胺氮 / ~ dioxide 二氧化氮 / ~ monoxide 氧化亚氮,笑气 / ~ mustards 氮芥 / nomadic ~ (大气)游离氮 / nonprotein ~ 非蛋白氮 / ~ pentoxide 硝酸酐,五氧化二氮 / ~ peroxide, ~ tetroxide 过氧化氮,四氧化二氮 / rest ~ 余氮
nitrogenase; azotasc *n*. 定氮酶
nitrogen-fixing *a*. 固氮的(指细菌)
nitrogenization *n*. 氮化(作用),充氮(作用)
nitrogen-lag *n*. 氮迟滞
nitrogenous *a*. 含氮的
nitroglucose *n*. 硝酸葡萄糖,硝基葡萄糖
Nitroglycerin *n*. 硝酸甘油(血管扩张药,抗心绞痛药,为改善阴茎勃起功能可采用硝酸甘油等药物涂抹阴茎表面)
nitroglycerin; glyceryl trinitrate 硝酸甘油,三硝酸甘油酯,硝基甘油 ‖ ~ solutum; glyceryl trinitrate solution 硝酸甘油溶液
Nitroglyn[商名] *n*. 硝酸甘油(nitroglycerin)
nitrohydrochloric acid 王水
nitrolevulose *n*. 硝化左旋糖
Nitromannite *n*. 甘露六硝酯(即 mannitol hexanitrate,抗心绞痛药)
nitromannite; mannitol hexanitrate 六硝酸甘露醇,己六醇六硝酸脂
nitromannitol *n*. 硝酸甘露醇酯
nitromersol *n*. 硝甲酚汞,米他芬(消毒防腐药)
nitrometer, azotometer *n*. 氮定量器,量氮器
nitromethane *n*. 硝基甲烷
Nitromethaqualone *n*. 硝甲哇酮(催眠镇静药)
Nitromide *n*. 硝米特(抗球虫药)
Nitromifene *n*. 硝米芬(雌激素拮抗药)
nitromifene citrate 枸橼酸硝米芬,枸橼酸硝灭芬(雌激素拮抗药)
nitromin; nitrobin[商名] *n*. 氧[化]氮芥,癌得平
Nitromonas; Nitrosomonas *n*. 亚硝化单胞菌
nitromuriatic acid *n*. 王水
nitron *n*. 硝酸灵;镭射气分子量
nitronaphthalene nitronaphthalin *n*. 硝基萘
nitronaphthalin *n*. 硝基萘
Nitrophenide *n*. 硝苯尼特(抗球虫药)
nitrophenol *n*. 硝基(苯)酚 2-nitropropane *n*. 2-硝基丙烷(用作溶剂、火箭推进剂和汽油添加剂,致癌)
nitrophorin(Ⅰ ~ Ⅳ)硝基复啉蛋白(Ⅰ ~ Ⅳ型)(是从吸血昆虫唾液腺中含有的三价铁的血红素中分离出来的蛋白)
nitropropiol; orthonitrophenylpropiolic acid *n*. [邻]硝基苯丙烯酸
nitroprotein *n*. 硝基蛋白,硝化蛋白

nitroprussic acid 亚硝基铁氰酸
nitróprusside *n*. 硝基盐,硝基氢氰酸盐
nitroreductase *n*. 硝基还原酶
nitroreduction *n*. 硝基还原
nitrosaccharose *n*. 硝化蔗糖,硝糖
nitrosalol *n*. 硝基萨罗,硝基水杨酸苯酯
nitrosamine *n*. 亚硝胺
nitrosate *v*. 亚硝基化
nitrosation *n*. 亚硝基化
nitroscanate *n*. 硝硫氰酯,硝异硫氰二苯醚(兽用抗蠕虫药)
nitroscleran *n*. 尼特罗斯克勒兰(成药,治疗动脉硬化)
nitrose *n*. 硝酸类(硝酸及亚硝酸的统称)
nitrosification *n*. 亚硝化(作用)(氨氧化成亚硝酸盐)
nitrosifying *a*. 亚硝化的
nitroso-[前缀]亚硝基
nitroso-amine; nitrosamine *n*. 亚硝基胺
Nitroso-urea *n*. 亚硝基脲(抗肿瘤药)
nitrosobacteria *n*. 亚硝化菌
nitrosobacterium(复 nitrosobacteria) *n*. 亚硝化菌
Nitrosococcus[拉 nitrosus full of soda + 希 kokkos berry]亚硝化球菌属 ‖ ~ americanus 美洲亚硝化球菌属 / ~ americanus 美洲亚硝化球菌 / ~ halophilus 嗜盐亚硝化球菌 / ~ mobilis 活动亚硝化球菌 / ~ nitrosus 亚硝基亚硝化球菌 / ~ oceanus 海洋亚硝化球菌
Nitrosocystis *n*. 亚硝化囊菌属
Nitrosocytis *n*. 亚硝化囊菌属
Nitrosocytis coccoides 球形亚硝化囊菌
Nitrosocytis javanensis 爪哇亚硝化囊菌(爪哇亚硝化单胞菌)
Nitrosocytis oceanus 海洋亚硝化囊菌
Nitrosogloea *n*. 亚硝化胶团菌属(亚硝化胶杆菌属) ‖ ~ membranacea 膜状亚硝化腔团菌 / ~ merismoides 异质亚硝化胶团菌 / ~ schizobacteroides 裂质亚硝化胶团菌
nitroso-indol *n*. 亚硝基吲哚
Nitrosolobus *n*. 亚硝化叶菌属 ‖ ~ multiformis 多形亚硝化叶菌
Nitrosomonas[拉 nitrosus full of soda + 希 monas unit]亚硝化单胞菌属 / ~ cryotolerans 耐冷亚硝化单胞菌 / ~ europaea 欧洲亚硝化单胞菌(欧洲动性球菌,欧洲假单胞菌) / ~ europaea var. italica 欧洲亚硝化单胞菌意大利变种 / ~ groningensis 见 Pseudomonas groningensis / ~ javanensis 见 Nitrosocytis javanensis / ~ monocella 单胞亚硝化单胞菌
nitrosophenol *n*. 亚硝基酚
Nitrosospira[拉 nitrosus full of soda + spira coil] *n*. 亚硝化螺菌属
Nitrosospira antarctica 南极亚硝化螺菌(相似亚硝化螺菌)
Nitrosospira briensis 白里亚硝化螺菌
nitrososubstitution *n*. 亚硝基取代(作用)
nitrosourea *n*. 亚硝基脲(抗肿瘤药)
Nitrosovibrio tenuis *n*. 纤细亚硝化弧菌
Nitrospina *n*. 硝化脊菌属 ‖ ~ gracilis 硝化薄脊菌
Nitrospira *n*. 硝化螺菌属
Nitrospira marina 海洋硝化螺菌
Nitrostat[商名] *n*. 硝酸甘油(nitroglycerin)
nitrosugars *n*. 硝化糖类,硝基糖类
Nitrosulfathiazole *n*. 硝磺胺噻唑(抗感染药)
α-nitrosulfathiazole 对硝基磺胺噻唑
nitrosyl *n*. 亚硝酰基
nitrotoluene *n*. 硝基甲苯
nitrous *a*. 亚硝的 ‖ ~ acid 亚硝酸 / ~ oxide 一氧化氮,笑气(麻醉药)
Nitrous Oxide *n*. 氧化亚氮(麻醉药)
Nitrovas[商名] *n*. 硝酸甘油(nitroglycerin)
nitroxanthic acid 苦味酸,三硝基酚
Nitroxinil *n*. 硝碘酚腈(抗寄生虫药)
Nitroxoline *n*. 硝羟喹啉(尿路感染药)
nitroxy-hemoglobin 硝酰基血红蛋白
nitroxyl, nitryl *n*. 硝酰基
Nitze method[Max 德泌尿学家 1848—1906]尼采氏法(动脉缝术)
Nitzschiaceae *n*. 菱形藻科(一种藻类)
Nivacortol *n*. 尼伐可醇(消炎药)
nival *a*. 多雪的害性影响
nivalenol *n*. 雪腐镰刀菌醇
nivaquine B; chloroquine *n*. 氯喹,氯奎
nivazol *n*. 尼伐可醇,炔孕吡唑(糖皮质激素)
nivemycia; neomycin *n*. 新霉素
Nivimedone *n*. 尼维美酮(抗过敏药)
nivimedone sodium 尼维美酮钠,双甲硝茚酮钠(抗过敏药)
Nix[商名] *n*. 扑灭司林(permethrin)
-nixin[构词成分]-尼辛(1998 年 CAND 规定使用此项名称,主要系指神经系统消炎镇痛剂苯氨烟酸一类的药名,如二氯尼辛[Diclonixin],异尼辛[Isonoxin]等)
Nixylic Acid *n*. 尼克昔酸(消炎药)
nizatidine *n*. 尼扎替丁(组胺 H_2 受体阻滞药,用于治疗十二指肠溃疡)
nizin; zinc sulfanilate *n*. 尼锌,氨基苯磺酸锌
Nizofenone *n*. 尼唑苯酮(抗惊厥药)
Nizoral[商名] *n*. 酮康唑(ketocona-zole)
NK. Nomenklatur Kommission 德国解剖学会命名委员会
NKA 不明原因的过敏(见 no known allergies)
NKDA 不明原因的药物过敏(见 no known drug allergies)
nl nanoliter 纳升(10^{-9}L)
NLN National League for Nursing 全国护理联合会
NLTR normal lymphocyte transfer reaction 正常淋巴细胞转移反应 nullgene 沉默基因
NM neomycin 新霉素,弗氏霉素
Nm. nux moschata[拉]肉豆蔻
NMA National Medical Association 全国医学协会
NMDA N-methyl-D-aspartate N-甲基-D-天冬氨酸
nm nanometer *n*. 纳米(10^{-9}m)
NMR nuclear magnetic resonance 核磁共振
NMRI Naval Medical Research Institute 海军医学研究所
NMS neuroleptic malignant syndrome 抗精神病药恶性综合征
N-Multistixs 测尿样试纸(商品名,测尿内蛋白、葡萄糖、酮、胆红素、潜血、尿胆素原、亚硝酸盐,并指示尿的 pH)
NND New and Nonofficial Drugs《非法定新药集》(美国医学会以前出版的年刊)
NNN medium Nicolle Novy MacNeal 三 N 培养基
NNR New and Nonofficial Remedies 非法定新药集
N-nitrosodimethylamine *n*. N-亚硝基二甲胺(一种黄色液体亚硝胺,曾用于火箭燃料,用作抗氧化剂及其他用途,可致癌。亦称二甲基亚硝胺)
no *ad*. 不,不是;并非 *a*. 没有;决非,并非;不许;不可能(复 no(e)s) *n*. 拒绝;否定,否认;不
No nobelium 锘(102 号元素)
No 元素锘(nobelium)的符号
no known allergies(简作 NKA)不明原因的过敏
no known drug allergies(简作 NKDA)不明原因的药物过敏
No. num ero 数目,号码
No. 606; arsphenamine 六〇六,胂凡纳明
No. 914; neoarsphenamine 九一四,新胂凡纳明
NO. numero[拉]号码,数目
Noack's syndrome(Margot Noack)诺亚克综合征,尖头、多及并指(趾)畸形Ⅰ型
noasthenia *n*. 精神薄弱,智力薄弱
Nobel prize(Alfred B. Nobel)诺贝尔奖金
nobelium *n*. 缩 No 锘(**102** 号元素)
Nobel's explosive[Alfred Berohard 瑞典化学家 **1833—1896**]; **nitroglycerin** 硝酸甘油,三硝酸甘油酯,硝基甘油
Noberastine *n*. 诺柏斯汀(抗组胺药)
nobility *n*. 女子适合结婚,适婚性
Noble dendrobium[植药]金钗石斛
Noble's position[Charles P. 美妇科学家 **1863—1935**]诺布尔氏位置(患者站立,上身先前弯曲以上肢支持,用于检查肾脏)
nobody *pron*. 谁也不;没有人,无人
nocardamin *n*. 诺卡氏菌胺
Nocardi autotrophica subsp. amethystina 自养诺卡氏菌紫晶亚种
Nocardia(Edmond I. É. Nocard) *n*. 诺卡菌属 ‖ ~ asteroides 星形诺卡菌 / ~ brasiliensis 巴西诺卡菌 / ~ farcinica 皮疽诺卡菌 / ~ madurae 马杜拉诺卡菌 / ~[E. I. E. Nocard]诺卡氏菌属,努卡氏[放线]菌属 / ~ acidophilus 嗜酸性诺卡氏菌 / ~ actinomorpha 放线状诺卡氏菌 / ~ asteroides 星形诺卡氏菌 / ~ aurea 金黄诺卡氏菌 / ~ avis 禽诺卡氏菌 / ~ blackwellii 布莱克威耳诺卡氏菌 / ~ buccalis 颊诺卡氏菌 / ~ caprae 山羊诺卡氏菌 / ~ caviae 豚鼠诺卡氏菌 / ~ citrea 柠檬诺卡氏菌 / ~ coeliaca 产腔诺卡氏菌 / ~ corallina 珊瑚红诺卡氏菌 / ~ cuniculi 兔诺卡氏菌 / ~ farcinica 皮疽诺卡氏菌 / ~ flava 黄诺卡氏菌 / ~ flavescens 浅黄诺卡氏菌 / ~ gardneri 加得那诺卡氏菌 / ~ globerula 球形诺卡氏菌 / ~ hominis 人诺卡氏菌 / ~ intracellularis 细胞内诺卡氏菌 / ~ leishmanii 利什曼诺卡氏菌 / ~ lutea 藤黄诺卡氏菌 / ~ 诺卡氏菌属(奴卡氏菌属,奴卡氏[放线]菌属) / ~ lactis 乳诺卡氏菌 / ~ listeri 李氏诺卡氏菌(利斯脱氏诺卡氏菌) / ~ londinensis 郎定诺卡氏菌 / ~ allenbachii(Sartory et Meyer)阿氏诺卡氏菌(阿蓝巴岂氏诺卡氏菌)

/ ~ albicans var. proteolyticus 稍白诺卡氏菌解朊变种 / ~ albolactis 白乳诺卡氏菌 / ~ alborecta 白直诺卡氏菌 / ~ actinoides 似放线菌诺卡氏菌 / ~ actinomorpha 放线形诺卡氏菌(放线状诺卡氏菌) / ~ actinomycete 放线菌诺卡氏菌 / ~ actinomycete comitans 伴放线菌诺卡氏菌 / ~ aerocolonigenes 见 Saccharothrix aerocolonigenes / ~ africana 非洲诺卡氏菌 / ~ alba 白色诺卡氏菌 / ~ alba lactica 乳酸白色诺卡氏菌 / ~ alba subsp. chromogenes 白色诺卡氏菌产色亚种 / ~ alba subsp. diastaticus 白色诺卡氏菌淀粉酶亚种 / ~ alba subsp. hoffmanni 白色诺卡氏菌霍氏亚种 / ~ alba subsp. oligocarbophila 白色诺卡氏菌嗜寡碳亚种 / ~ albata 全白诺卡氏菌 / ~ albicans 稍白诺卡氏菌 / ~ albicans var. lipolyticus 稍白诺卡氏菌解脂变种 / ~ albicerea 白腊诺卡氏菌 / ~ albida 微白诺卡氏菌 / ~ albofusca 白褐诺卡氏菌 / ~ albospora 见 Streptomyces albosporeus / ~ alni 桤木诺卡氏菌 / ~ amarae 见 Gordona amarae (Lechevalier et Lechevalier) / ~ anaerobica (Plaut) 厌氧诺卡氏菌(嫌气诺卡氏菌) / ~ apis (英国专利)蜜蜂诺卡氏菌(阿佩斯诺卡氏菌) / ~ appendicis 阑尾诺卡氏菌 / ~ arborescens 树状诺卡氏菌 / ~ areta 北极诺卡氏菌 / ~ argentinensis 阿根廷诺卡氏菌 / ~ asteroides 星状诺卡氏菌(星形诺卡氏菌,小诺卡氏菌,最小诺卡氏菌,星形奴卡氏菌) / ~ asteroides var. crateriformis 星状诺卡氏菌火山口变种 / ~ asteroides var. gypsoides 星状诺卡氏菌石膏状变种 / ~ asteroides var. decolor 星状诺卡氏菌褪色变种 / ~ aurantica 见 Streptomyces aurantiacus 大西洋诺卡氏菌 / ~ aurea (du Bois Saint Sevrin) 金色诺卡氏菌(金黄诺卡氏菌) / ~ auriginea 微金诺卡氏菌 / ~ autotrophica subsp. canberrica 自养诺卡氏菌堪培拉亚种 / ~ azotopaula 贫氮诺卡氏菌 / ~ bacteriales 细菌诺卡氏菌 / ~ bahiensis (da Silva) 巴赫诺卡氏菌(巴赫盘状菌) / ~ bastroemi 巴斯垂姆诺卡氏菌 / ~ berestnevi (Lepeschkin) 别氏诺卡氏菌(别列斯特涅夫诺卡氏菌) / ~ beta 贝塔诺卡氏菌(贝塔链丝菌) / ~ bicolor 两色诺卡氏菌 / ~ bifida 见 Lactobacillus bifidus / ~ blackwellii 见 Streptomyces blackwellii / ~ bovis 牛型诺卡氏菌 / ~ brasiliensis 巴西诺卡氏菌(巴西奴卡氏菌) / ~ brevicatena 短链诺卡氏菌(短链小多孢菌) / ~ bronchalis 支气管诺卡氏菌 / ~ bronchitica 支气管炎诺卡氏菌 / ~ brumptii 布氏诺卡氏菌(布伦氏诺卡氏菌) / ~ buccalis 颊诺卡氏菌 / ~ butanica 生丁基诺卡氏菌 / ~ calcarea 见 Rhodococcus erythropolis / ~ cameli 骆驼诺卡氏菌 / ~ caminiti 加氏诺卡氏菌(加米尼替氏诺卡氏菌) / ~ candicans 微纯白诺卡氏菌 / ~ canicruria 犬型诺卡氏菌 / ~ canis 犬型诺卡氏菌(犬型链丝菌) / ~ caprae 山羊诺卡氏菌 / ~ capreola 缠绕诺卡氏菌 / ~ carnea 肉色诺卡氏菌 / ~ catarrhalis 黏膜炎诺卡氏菌(黏膜炎放线菌,黏膜炎盘状菌) / ~ caviae 见 Nocardia otitidiscaviarum / ~ cellulans 见 Cellulomonas cellulans / ~ chalmersi 卡氏诺卡氏菌(卡莫斯氏诺卡氏菌) / ~ christophersoni 利斯豆弗逊氏诺卡氏菌(克里斯多弗氏诺卡氏菌) / ~ chromogena 产色诺卡氏菌 / ~ cinereonigra 烬灰黑诺卡氏菌 / ~ citrea 柠檬诺卡氏菌(柠檬色诺卡氏菌) / ~ citrea subsp. marinae 柠檬诺卡氏菌海洋变种 / ~ citreochromogena 柠檬产色诺卡氏菌 / ~ citreoflava 柠檬黄诺卡氏菌 / ~ cochleata 匙状诺卡氏菌 / ~ coeliaca 空腔诺卡氏菌 / ~ convoluta 盘卷诺卡氏菌 / ~ corallina 珊瑚诺卡氏菌(珊瑚色诺卡氏菌,珊瑚红诺卡氏菌,最小原放线菌) / ~ coremialis 菌丝束诺卡氏菌 / ~ corynebacteroides 类棒苗状诺卡氏菌 / ~ crassa 粗诺卡氏菌 / ~ cuniculi 家兔诺卡氏菌(兔诺卡氏菌) / ~ cyaneus 蓝色诺卡氏菌 / ~ cylindroea 柱形诺卡氏菌 / ~ cytophaga 噬纤维诺卡氏菌 / ~ dassonvillei 见 Nocardiopsis dassonvillei / ~ decoloris 脱色诺卡氏菌 / ~ decussata 文叉形诺卡氏菌 / ~ densita 密度诺卡氏菌 / ~ dentocariosa 龋齿诺卡氏菌 / ~ dermatonoma 损皮诺卡氏菌 / ~ diaphanozonaria 透明区诺卡氏菌 / ~ diastatica 淀粉酶诺卡氏菌 / ~ dichotoma 分叉诺卡氏菌 / ~ dicksonii 狄氏诺卡氏菌(狄克松诺卡氏菌) / ~ durabilis 经久诺卡氏菌 / ~ elaeagnii 胡颓子诺卡氏菌 / ~ enteritidis 肠炎诺卡氏菌(肠炎链丝菌) / ~ equi 马型诺卡氏菌 / ~ erythrea 赤藓糖诺卡氏菌(赤藓糖链丝菌) / ~ erythropolis 见 Rhodococcus erythropolis / ~ evansi 依万斯氏诺卡氏菌 / ~ flavescens 微黄诺卡氏菌(浅黄诺卡氏菌) / ~ flavida 略黄诺卡氏菌 / ~ farcinica 诺卡氏菌(皮疽诺卡氏菌,皮杆菌) / ~ farinea 面粉诺卡氏菌 / ~ fastidiosa 苛求诺卡氏菌 / ~ ferrugineum 锈色诺卡氏菌 / ~ filicinea 真蕨诺卡氏菌 / ~ filiformis 线形诺卡氏菌 / ~ firmita 坚定诺卡氏菌 / ~ flava 黄色诺卡氏菌(黄诺卡氏菌) / ~ flavirida 黄绿诺卡氏菌 / ~ flavochromogena 黄产色诺卡氏菌 / ~ flavolurida 黄苍黄诺卡氏菌 / ~ flavorosea 黄粉色诺卡氏菌 / ~ flavorosea subsp. fusca 黄粉色诺卡氏菌褐色亚种 / ~ flavorufea 黄红黄诺卡氏菌 / ~ flexuosa 柔曲诺卡氏菌 / ~ fordii 福特氏诺卡氏菌 / ~ formica 蚂蚁诺卡氏菌 / ~ freeri 福利尔氏诺卡氏菌(弗瑞氏诺卡氏菌) / ~ fructifera 结实诺卡氏菌 / ~ fructifera var. ristomycini 结实诺卡氏菌瑞斯托霉素变种 / ~ fukayea 深谷诺卡氏菌 / ~ fulvescens 浅暗黄诺卡氏菌 / ~ fulvesceris 微暗黄诺卡氏菌 / ~ fusca 褐色诺卡氏菌 / ~ fuseopurpurea 梭绛虹诺卡氏菌 / ~ gabritschewski 加氏诺卡氏菌(加博利茨切夫斯基氏诺卡氏菌) / ~ galba 鲜黄诺卡氏菌 / ~ galbana 植胶诺卡氏菌 / ~ gardneri 加德纳诺卡氏菌(加得那诺卡氏菌) / ~ ged. anensis 吉丹诺卡氏菌 / ~ genesii 杰氏诺卡氏菌(杰内斯氏诺卡氏菌,吉内斯诺卡氏菌) / ~ gibsonii 吉氏诺卡氏菌(吉伯逊氏诺卡氏菌,吉伯逊诺卡氏菌) / ~ gilva 褐黄诺卡氏菌 / ~ glauca 见 Streptomyces glauca / ~ globerula 小球诺卡氏菌(球形诺卡氏菌) / ~ goensis 勾地诺卡氏菌 / ~ graminarium 禾粟诺卡氏菌(禾粟链丝菌) / ~ graminis 禾草诺卡氏菌 / ~ gravis 重心诺卡氏菌 / ~ gruberi 格氏诺卡氏菌(格鲁伯尔氏诺卡氏菌) / ~ guegueni 盖氏诺卡氏菌(盖根氏诺卡氏菌) / ~ gypsoides 石膏状诺卡氏菌 / ~ hippophae 沙棘诺卡氏菌 / ~ hirsuta 乱鬃诺卡氏菌 / ~ histidans 组织诺卡氏菌 / ~ hoffmanni 霍氏诺卡氏菌 (霍夫曼氏诺卡氏菌,郝夫曼氏诺卡氏菌) / ~ hominis 人诺卡氏菌 / ~ hortonensis 荷尔唐诺卡氏菌 / ~ humifera 土生诺卡氏菌 / ~ hydrocarbonoxydans 见 Amycolata hydrocarbonoxydans / ~ indica 印度诺卡氏菌 / ~ indigoensis 靛蓝诺卡氏菌 / ~ indurata 硬化诺卡氏菌 / ~ interforma 中间型诺卡氏菌 / ~ interproximalis 邻间诺卡氏菌 / ~ intracellularis 见 Mycobacterium intracellulare / ~ invalida 无效诺卡氏菌 / ~ invulnerabilis 不灭诺卡氏菌 / ~ israeli 依氏诺卡氏菌 / ~ italica 意大利诺卡氏菌 / ~ ivorensis 象牙海岸诺卡氏菌 / ~ keratolytica 游角质诺卡氏菌 / ~ krausei 克氏诺卡氏菌(克劳兹氏诺卡氏菌) / ~ kuroishi 黑石氏诺卡氏菌 / ~ liquefaciens 见 Streptothrix liquefaciens / ~ lacera 撕裂诺卡氏菌 / ~ lanea 羊毛诺卡氏菌 / ~ leishmanii 莱氏诺卡氏菌(莱士曼氏诺卡氏菌,利什曼诺卡氏菌) / ~ lignieresi 利氏诺卡氏菌 (利涅尔氏诺卡氏菌,利涅尔氏杆菌) / ~ lingualis 舌部诺卡氏菌(舌部沙雷氏菌) / ~ lipolytica 溶脂诺卡氏菌 / ~ lipoversonis 转化脂肪诺卡氏菌 / ~ longispora 长孢诺卡氏菌 / ~ longissima 极长诺卡氏菌 / ~ lucida 光泽诺卡氏菌 / ~ lurida var. luridomycini 苍黄诺卡氏菌苍黄霉素变种 / ~ lurida 见 Amycolatopsis orietalis subsp. lurida 苍黄诺卡氏菌 / ~ lutea 藤黄诺卡氏菌 / ~ lutens 微藤黄诺卡氏菌 / ~ luteofulva 藤黄暗黄诺卡氏菌 / ~ luteolus 藤黄诺卡氏菌 / ~ madurae 污斑诺卡氏菌(斑点诺卡氏菌,斑状诺卡氏菌) 见 Actinomadura madurae / ~ marina 海洋诺卡氏菌 / ~ matruchoti 马氏诺卡氏菌 / ~ mediterranei 见 Amycolatopsis mediterranei / ~ melanocycla 见 Streptomyces melanocyclus / ~ melanospora 见 Micromonospora melanospora / ~ mesenterica 肠系膜诺卡氏菌(肠膜微杆菌,肠膜诺卡氏菌) / ~ mexicana 墨西哥诺卡氏菌 / ~ meyeri 梅氏诺卡氏菌(梅尔氏诺卡氏菌) / ~ microparva 微弱诺卡氏菌 / ~ minima 最小诺卡氏菌见 Nocardia asteroides / ~ minutissimus 诺卡氏菌(微诺卡氏菌) / ~ molitieris 莫利诺卡氏菌 / ~ mollis 软诺卡氏菌 / ~ monospora 见 Thermoactinomyces monosporus / ~ mucosa 黏液诺卡氏菌 / ~ muris 鼠型诺卡氏菌 / ~ mycobacteriales 枝杆菌诺卡氏菌 / ~ mycobactericida 杀分枝杆菌诺卡氏菌 / ~ myricae 杨梅诺卡氏菌 / ~ narashinoensis 酋志野诺卡氏菌 / ~ necrophorus 坏疽诺卡氏菌 / ~ neoopeca 未浑浊诺卡氏菌 / ~ nicollei 尼氏诺卡氏菌 / ~ nigra 黑色诺卡氏菌 / ~ nitrificans 硝化诺卡氏菌 (硝化放线菌) / ~ nivea 雪诺卡氏菌 / ~ nostocoides 念珠状诺卡氏菌 / ~ nova 新星诺卡氏菌 / ~ odorifer 见 Streptomyces odorifer / ~ oligonitrophila 寡嗜氮诺卡氏菌 / ~ opaca (den Dooren de Jong) 见 Rhodococcus erythropolis / ~ orientalis 见 Amycolatopsis orientalis / ~ otitidiscaviarum 豚鼠耳炎诺卡氏菌(豚鼠诺卡氏菌) / ~ pallersis 帕耳诺卡氏菌 / ~ paloris 苍白诺卡氏菌 / ~ panginensis 旁然诺卡氏菌 / ~ panjae 潘嘉诺卡氏菌 / ~ paraffinae 石蜡诺卡氏菌(嗜石蜡诺卡氏菌) / ~ paraffinica 嗜蜡诺卡氏菌 / ~ paratuberculosis 副结核诺卡氏菌 / ~ parvus 见 Streptomyces parvus / ~ paulonitrificans 贫硝化诺卡氏菌 / ~ paulotraphus 亲残余诺卡氏菌 / ~ paulotropha 贫养诺卡氏菌 / ~ pelletieri 见 Streptomyces pelletieri / ~ petroleophila 嗜石油诺卡氏菌 / ~ piedadensis 见 Streptomyces piedadensis / ~ pinenis 松诺卡氏菌 / ~ pinoyi 皮氏诺卡氏菌(皮诺衣氏诺卡氏菌) / ~ pluricolor 多色诺卡氏菌 / ~ polychromogenes 多产色诺卡氏菌(多色诺卡氏菌,多产色链丝菌) / ~ ponceti 彭氏诺卡氏菌(彭赛氏诺卡氏菌) / ~ pretoriana 比勒陀利亚诺卡氏菌(比勒陀利亚区诺卡氏菌) / ~ procera 高大诺卡氏菌 / ~ producera 生产诺卡氏菌 / ~ propionica 丙酸诺卡氏菌 / ~ proteo1ytica 溶蛋白诺卡氏菌 / ~ pseudomadurae 假马杜拉诺卡氏菌 / ~ pseudosporangifera 生假孢囊诺卡氏菌 / ~ pseudotuberculosis 假结核诺卡氏菌 / ~ pulmonalis 肺诺卡氏菌(肺部诺卡氏菌) / ~ purpurea 绛红诺卡氏菌 / ~ putorii 普氏诺卡氏菌(普托尔氏诺卡氏菌) / ~ putridogena 生腐诺卡氏菌 / ~ pyogenes 化脓诺卡氏菌 / ~ ramosa 带枝诺卡氏菌 / ~ rangoonensis 见 Streptomyces rangoon / ~ recifei 累西菲诺卡氏菌 / ~ restricta 见 Rhodococcus restricta / ~ restricta 局限诺卡氏菌 / ~ rhizobiacea 根瘤菌诺卡氏菌 / ~ rhodnii 见 Streptomyces rhodnii / ~ rodellae 娄代拉诺卡氏菌 / ~ rogersii 娄氏诺卡氏菌(娄杰斯氏诺卡氏菌,罗杰斯氏诺卡氏菌) / ~ rosea 玫瑰诺卡氏菌 / ~ rubra 红色诺卡氏菌(深红诺卡氏菌) / ~ rubropertincta 见 Rhodococcus rubropertinctus / ~ rugosa 粗糙诺卡氏菌 / ~ rugosa 见 Amycolatopsis rugosa / ~ salerociales 菌核诺卡氏菌 / ~ salivae 涎诺卡氏菌 / ~ salivaria 唾液诺卡氏菌 / ~ salmonicida 杀蛙诺卡氏菌 / ~ salmonicolor subsp. aurantiaca 蛙色诺卡氏菌橘橙亚种 / ~ salmonicolor 见 Rhodococcus rhodochrous / ~ sanfelicei 桑费利斯诺卡氏菌 / ~ saprophytica 腐生诺卡氏菌 / ~ saturnea 见 Amycolata saturnea / ~ sebivorans 吞脂诺卡氏菌 / ~ sendaiensis 仙台诺卡氏菌 / ~ sepitspora 隔孢诺卡氏菌 / ~ septica 败血诺卡氏菌 / ~ seriolae 黄尾脾脏诺卡氏菌(鲥鱼脾脏诺卡氏菌) / ~ serophila 嗜血清诺卡氏菌 / ~ serrata 齿状诺卡氏菌 / ~ silberschmidti 西氏诺卡氏菌 / ~ somaliensis 索马里诺卡氏菌 / ~ spiralis 螺旋诺卡氏菌 / ~ spiroformis 旋形诺卡氏菌 / ~ spiroformis var. noncoremiales 旋形诺卡氏菌无菌丝束变种 / ~ spitzi 斯氏诺卡氏菌(斯皮兹诺卡氏菌) / ~ straminea 草黄诺卡氏菌 / ~ subflava 亚黄诺卡氏菌 / ~ submollis 亚软诺卡氏菌 / ~ sulphurea 见 Amycolatopsis sulphurea / ~ sylvodorifera 木材气味诺卡氏菌 / ~ tartaricans 酒石酸诺卡氏菌 / ~ tenuaris 微细小诺卡氏菌 / ~ tenuelina 细线诺卡氏菌 / ~ tenuis 细小诺卡氏菌(纤细诺卡氏菌) / ~ thermoflava LuYall 热黄诺卡氏菌 / ~ thermophilus 见 Streptomyces thermophilus / ~ thermoviolacea 热紫诺卡氏菌 / ~ thibiergei 替氏诺卡氏菌(替别尔氏诺卡氏菌) / ~ transvalensis 南非诺卡氏菌 / ~ turbata 浑浊诺卡氏菌 / ~ uniformis 见 Rhodococcus erythropolis / ~ uniformis subsp. uniformis 均匀诺卡氏菌均匀亚种 / ~ uniformis var. coronimorpha 均匀诺卡氏菌圈状变种 / ~ unilormis subsp. tsuyamanensis 均匀诺卡氏菌津山亚种 / ~ upcottii 阿波可特氏诺卡氏菌 / ~ urethritidis 尿道炎诺卡氏菌 / ~ vaccinii 越橘诺卡氏菌 / ~ valida 有效诺卡氏菌 / ~ valvulae 瓣膜诺卡氏菌 / ~ variabilis 变异诺卡氏菌 / ~ verrucosus 生疣诺卡氏菌 / ~ violacea 见 Streptomyces violacea / ~ violaceofusca 紫褐诺卡氏菌 / ~ viridaris 微绿诺卡氏菌 / ~ viridis 绿色诺卡氏菌(草绿诺卡氏菌) / ~ vulgaris 普通诺卡氏菌

nocardiaceae *n*. 诺卡菌科

nocardial *a*. 诺卡(放线)菌的

nocardiasis, nocardiosis 诺卡氏[放线]菌病 ‖ ~ sumatrae 苏门达腊诺卡氏菌

nocardin *n*. 诺卡(放线)菌素

nocardioform *n*. 诺卡型的(一种分裂成细菌型或球菌型的短暂的菌丝体)

Nocardioidaceae *n*. 类诺卡氏菌科

Nocardioides *n*. 类诺卡氏菌属 ‖ ~ albus 白色类诺卡氏菌 / ~ dassonviilei 达松维尔类诺卡氏菌 / ~ fastidiosa 难生长类诺卡氏菌(苛求类诺卡氏菌) / ~ fulvus 暗黄类诺卡氏菌 / ~ jensenii 詹氏类诺卡氏菌(仁森氏类诺卡氏菌) / ~ luteus 藤黄类诺卡氏菌 / ~ plantarum 植物类诺卡氏菌 / ~ simplex 见 Arthrobacter simplex / ~ thermolilacinus 热丁香类诺卡氏菌

Nocardiopsis *n*. 诺卡土壤菌属,拟诺卡氏菌属 ‖ ~ lucentensis 卢森坦类诺卡氏菌 / ~ africana 见 Microtetraspora africana / ~ alborubidus 白微红拟诺卡氏菌(白微红链霉菌) / ~ albus 白拟诺卡氏菌 / ~ albus subsp. albus 白拟诺卡氏菌白色亚种 / ~ albus subsp. prasina 白拟诺卡氏菌葱绿亚种 / ~ antareticus 南极洲拟诺卡氏菌(南极拟诺卡氏菌) / ~ atra 阿特拉拟诺卡氏菌 / ~ coeruleofusca 淡蓝褐拟诺卡氏菌 / ~ dassonvllei subsp. dassonvillei 达松维尔拟诺卡氏菌达松维尔亚种 / ~ dassonvllei subsp. prasina 达松维尔拟诺卡氏进军葱绿亚种 / ~ dessonvillei 达松维尔拟诺卡氏菌(达松维尔盘状菌) / ~ flava 见 Saccharothrix flava / ~ flavidus 略黄拟诺卡氏菌 / ~ halophila 嗜盐拟诺卡氏菌 / ~ listeri 李氏拟诺卡氏菌(利斯特拟诺卡氏菌,李斯特利链霉菌) / ~ longispora 见 Saccharothrix longispora / ~ mutabilis 见 Saccharothrix mutabilis / ~ mutabilis subsp. cryophilis 易变拟诺卡氏菌喜冷亚种 / ~ streptosporus 链孢拟诺卡氏菌 / ~ syringae / ~ 见 Saccharothrix syringae / ~ trehalosei 海藻糖拟诺卡氏菌

nocardiosis *n*. 诺卡氏[放线]菌病 ‖ ~ granulomatous 肉芽肿性诺卡氏[放线]菌病

nocardiosis, nocardiasis *n*. 诺卡(放线)菌病

Nocard's bacillus [Edmund Isidore fitienne 法国兽医 **1850—1903**]; Salmonella typhimurium 诺卡氏菌,鼠伤寒沙门氏菌

Nochtia nochti 猴胃线虫

Nocht's stain [B. A. 德国卫生学家 **1857—1927**] 诺赫特氏染剂(改良的罗曼诺夫斯基氏染剂)

noci- [构词成分] [拉 nocere to hurt] *v*. 伤害

nociassociation *n*. 伤害性联合反应(如外科手术时)

nociception *n*. 痛觉

nociceptor *n*. 伤害感受体

nociceptive [拉 nocere to injure + capere to receive] *a*. 感受伤害的(指感受神经元对疼痛感觉而言)

nocifensor [拉 nocere to injure + fendere to defend]; **nocufensor** *n*. 防伤害系统,伤害防卫系统

noci-influence *n*. 伤害性影响

nociperception *n*. 伤害性知觉

nocisensation *n*. 伤害感觉

nocleopetal *a*. 向核的

Nocleophaga *n*. 噬核菌 ‖ ~ buibi fornich;

Nocloprost *n*. 诺氯前列素(前列腺素类药)

nocodazole *n*. 诺考达唑,噻氨酯哒唑(抗肿瘤药)

Noct. nocte 夜间

Noct. maneq. nocte maneque 早晚

Noct. nocte [拉] (在)夜间

Noct. maneq. nocte maneque [拉] 早晚(晚上和早晨)

noctal; propallylonal 脑克妥,异丙基溴丙烯基巴比土酸

noctalbuminuria; nyctalbuminuria *n*. 夜蛋白尿

noctambulation [拉 noctambulatio; nox night + ambulare to walk] 梦行[症]

noctambulic *a*. 梦行的

noctambulism noctambulation *n*. 梦行(症) ‖ noctambulic *a*. / noctambulist *n*. 梦行者

nocte; at night 夜间 ‖ ~ maneque 早晚(晚间及早晨)

Noctec *n*. 水合氯醛(chloralhydrate)制剂的商品名(催眠药)

nocto- [构词成分] [拉] 夜,黑暗

nocti- [构词成分] [拉] 夜,黑暗

Noctilucaeeae *n*. 夜光藻科(一种藻类)

Noctiphobia [拉 nox night + phobia] *n*. 黑夜恐怖

Noctuidae *n*. 夜蛾科

nocturia [拉 nox night +希 ouron urine + -ia] *n*. 夜尿症

nocturnal [拉 nocturnus] *a*. 夜间的,夜发的,夜间活动的 ‖ ~ly *ad*. / ~ity *n*. 夜间活动性

nocturnal emission 遗精,梦遗(青春期后的男性在睡梦中达到性高潮)同 wet dream(遗精,梦遗)

nocturnal leg cramp 夜间腿痉挛

nocturnal orgasm 夜间高潮(女性和青春期前的男性在睡梦中达到性高潮)

nocturnal penile tumescence testing (简作 NPT) 夜间阴茎膨胀试验

Nocua; Venenosa *n*. 毒蛇类

nocuity *n*. 伤害性

nocuous *a*. 有害的,有毒的

nocuous [拉 nocuus hurtful] 伤害的,有害的

nod *n*. 点头

nod (-dd-) *v*. & *n*. 点头;瞳睡

nodal *a*. 结的,结节的

node [拉 nodus knot] *n*. 结,结节 ‖ ~ Aschoff's; ~ of Aschoff-Tawara; atrioventltricular ~ 阿孝夫氏结,阿—田原二氏结,房室氏结 / ~ atrioventricular; auriculoventricular ~ of Tawara 房室结,田原氏结 / hemal ~s, hemolymph ~s 血淋巴结 / lymph ~ 淋巴结 / sentinel / ~ signal ~ 信号结(锁骨上肿大的淋巴结,常是腹部肿瘤第一个体征) / singer's / ~ teacher's ~ 声带结节,结节性声带炎 / triticeous ~ 麦粒软骨 / ~ nodal *a*. / ~ of lotus Rhizome [植药] 藕节 / ~ of Ranvier 郎飞氏结(脊髓神经纤维绞扼所致的小结) ‖ ~ Rosenmuller's Rosenmuller's gland 罗森苗勒氏淋巴结(①泪腺睑部②股环淋巴结) / ~ Schmidt's 施密特氏结 / ~ sentinel; signal 信号结 / ~ signalr Virchow's ~; Troisier's ~ 信号结(指锁骨上转移癌淋巴结) ~ sinal; sinus ~ [静脉] 窦结 / ~ singers'; chorditis tuberosa 声带结节,结节性声带炎 / ~ sinoatrial; sinoauricular ~; ~ of Keith-Flack; s. a. ~ 窦房结,基—弗二氏结 / ~ of Tawara; atrioventricular ~ 田原氏结,房室结 / ~ teachers'; chorditis tuberosa 结节性声带炎 / ~ triticeous; corpus triticeum 麦粒软骨 / ~ Troisier'S; Virchow's ~; signal ~ 特鲁瓦希埃氏结,信号结 ~ vital 生命结 / ~, Bouchard's 布夏尔氏结(近端指关节的结节形成,为关节变性的症状) / ~, Ddrck's 迪尔克氏结(锥虫病的大脑皮质肉芽肿性血管周围浸润) / ~, Ferelo's 费累奥耳氏结(风湿病性皮下小结) / ~, Fereors 费累奥尔氏结(风湿病性皮下小结) ‖ ~ gouty 痛风结节 / ~, Haygarth's 海加思氏结(畸形性关节炎关节肿胀) / ~, Heberden's 希伯登氏[骨]结(见于指关节风湿) / ~, hemal; hemolymph nodes; hemolymph glands 血淋巴结 / ~, Legeodre'S; Bouchard's nodes 勒让德莱氏结,布夏尔氏结 / ~,

lymph; lymphatic nodes; lymph glands; ~ lymphoid; lymph ~ 淋巴结 / ~, Meynet's 迈步氏结(风湿病时,关节囊及腱内的小结) / ~, piedric 发结节病性结节 ‖ ~ primitive, primitive knot 原结 / ~, Bouchard's 布夏尔氏结(近端指关节的结节形成,为关节变性的症状) / ~, Durck's 迪尔克氏结(锥虫病的大脑皮质肉芽肿性血管周围浸润) / ~, Haygarth's 海加思氏结(畸形性关节炎关节肿胀) / ~, Heberden's 希伯登氏[骨]结(见于指关节风湿) / ~, Hensen's; primitive knot 亨森氏结,原结 / ~ Keith's; ~ of Keith-Flack; sinoatrial ~ 基思氏结,基一弗二氏结,窦房结 / ~ Koch's; atrioventricular ~ 郭霍氏结,房室氏结 / ~, Meynet's 迈内氏结(风湿病时,关节囊及腱内的小结) / ~, Osler's 奥斯勒氏结(指尖软部的痛性小结,见于亚急性传染性心内膜炎) / ~, piedric 发结节病性结节 / ~ singers'; chorditis tuberosa 声带结节,结节性声带炎 / ~ teachers'; chorditis tuberosa 结节性声带炎 / ~, Osler's 奥斯勒氏结(在指尖软部的痛性小结,见于亚急性传染性心内膜炎) ‖ ~ Parrot's 帕罗氏结节(一种梅毒性骨结节)

nodi nodus 的复数

Nodina tibialis (Chen) 皮纹球叶甲(隶属于肖叶甲科 Eumolpidae)

nodosa ***n***. 发结节病,结节性脆发病

nodose [拉 nodosus] ***a***. 有结的,结节状的 ‖ nodosity ***n***. 结节性,结节状;结节

nodositas [拉] ***n***. ①结节性,结节状,②结节 ‖ ~ crinium; trichorrhexis nodosa, tinea nodosa 发结节病,结节性脆发病

nodosity [拉 nodositas] ***n***. ①结节性,结节状 ②结节

nodous; nodose ***n***. 有结节的,结节状的

Noduiaria spumigena 产泡沫节球蓝细菌

nodular ***a***. ①小结的,结的,②小结状的

Nodular branch of pine [植药] 油松节

nodular syphilis 结节性梅毒疹(出现于三期梅毒,多发于头,肩,四肢,为一群直经为 **0.3 ~ 1.0** cm 的结节,呈铜红色,质硬有浸润)

Nodularia ***n***. 节球蓝细菌属

Nodularia armorica 被甲节球蓝细菌

Nodularia harveyana 哈氏节球蓝细菌

Nodularia harveyana var. sphaerocarpa 哈氏节球蓝细菌球果变种

Nodularia paludosa 沼地节球蓝细菌

Nodularia sphaerocarpa 球果节球蓝细菌

Nodularia spumigena var. litorea 产泡沫节球蓝细菌湖滨变种

nodulated ***a***. 有结的,有小结的

nodulation ***n***. 小结形成,小结化

nodule [拉 nodulus little knot] ***n***. 结,小结;小丘 ‖ aggregated ~s 淋巴集结,集合淋巴小结 / apple jelly ~s 苹果酱状结节(狼疮) / juxta-articular ~s 关节旁结节 / len tiform ~ 豆状突 / lymphatic ~s 淋巴小结 / milkers' ~ 挤乳者结节 / pearly ~ 珠样小结(牛型结核病的一种小结) / primary ~ 初级淋巴小结(无生发中心) / pulp ~ 髓石 / secondary ~s 次级淋巴小结(生发中心) / singers' / ~ teachers' ~ 声带小结(结节性声带炎时) / ~ stabac 含铁结节 / triticeous ~ 麦粒软骨 / ~ of vermis 蚓部小结 / vestigial ~ 残遗结节,耳廓结节

nodules ***n***. 结,小结 ‖ ~ Aschoff's Aschoff bodies 阿孝夫氏小结,阿孝夫氏小体(风湿性心肌炎时心肌间质中的小粟粒状细胞集团) / ~ Dalen-Fuchs 达一富 H 氏结节(见于交感性眼炎等病) / ~ enamel 釉结 / ~ epicardial 心外膜小结(在心外膜血管周) / ~ epithelial 上皮小结 / ~ Fraenkel's 费伦克月氏小结(皮肤的斑疹伤寒小结) / ~ Gamna; nodules tabac 加姆纳氏结节,含铁结节 / ~ Hoboken's 霍博肯氏小结(脐动脉外面扩张) / ~ Jeanselmes; Juxtaarticular nodules; steiner's tumors 让塞耳姆氏小结,关节旁结节(见于梅毒、雅司病等) / ~ koeppe 科普氏结节(慢性虹膜炎时) / ~ koter's 克斯特氏小结(巨细胞结节) / ~ leishman's 利什曼长结节(白溃疡性瘢痕瘤样型粉红色结节) / ~ rheumaic 风湿性小结 / ~ Schmorl's 施莫耳氏小结(髓核结) / ~ siderotic 铁质沉着性小结 / ~ singer's chorditis tuberose 结节性声带炎 / ~ typhus 斑疹伤寒小结 / ~ in goat stomach [动药] 羊胲子 / ~ aggregate; Peyer's patches 淋巴集结,集合淋巴小结,派伊尔氏淋巴集结 / ~ agminated 集合小结 / Gandy-Gamna ~; Gamna ~ 甘一加二氏结节,加姆纳氏结节,含铁结节 / Guatamahri's ~ 蟠尾线结节 / Hoboken's ~ 霍博肯氏小结(脐动脉外面扩张) / ~ Albini's 阿耳比尼氏小结(心房室瓣游离缘的小结,偶尔见于幼儿) / ~ apple jelly 苹果酱状结节(狼疮) / ~ Aschoff's; Aschoff bodies 阿孝夫氏小结,阿孝夫氏小体(风湿性心肌炎时心肌间质中的小粟粒状细胞集团) / ~ Bianchi's; corpora arantii 比昂基氏小结,半月瓣结 / ~ Bohn's 博恩氏小结(新生儿的腭部) / ~ Bouchard's 布夏尔氏结(第二指关节的结节形成,为胃扩张的症状) / ~ cortical 皮质小结 / ~ Cruveilhier's; Albini's ~ 克律韦利埃氏小结,阿耳比尼氏小结 / ~ Dalen-Fuchs 达一富二氏小结 / ~ enamel 釉结 / ~ epicardial 心外膜氏小结(在心外膜血管周) ‖ / ~ epithelial 上皮小结 / ~ Fraenkel's 弗伦克耳氏小结(皮肤的斑疹伤寒小结) / ~ Gamna; ~ tabac 加姆纳氏结节,含铁结节 / ~ juxta-articular; Jeanselm's ~ 关节旁结节,让塞耳姆氏小结 / ~ Kerckring's; noduli valvularum aortae 克尔克林氏小结,主动脉结 / ~ Koeppe 科普氏结节 / ~ koster's 克斯特氏结, / ~ Leishman's 利什曼氏结节(非溃疡性瘢痕瘤样型粉红色结节) / ~ lentiform; processus lenticularis 豆状突(砧骨) / ~ Lutz-jeanselme; jeanselme's ~ 卢一让二氏结节,让塞耳姆氏小结,关节旁结节 / ~ lymph; lymph nodes 淋巴[小]结 / ~ milkers' 挤乳缘结节 / ~ Morgagni's; corpora arantii 莫尔加氏小结,半月瓣结 / ~ pearly 珠样小结(牛型结核病的一种小结) / ~ primary 初级淋巴小结 / ~ pulp; pulp stone 髓石 / ~ of Arantius; corpora arantii 阿郎希乌斯氏小结,半月瓣结 / ~ of cerebellum 小脑小结 / ~ of spermatic cord 精索硬结 / ~ of vermis; nodulus vermis 斑疹伤寒小结 ‖ ~ vestigial; Darwinian tubercle 残遗结节,达尔文氏耳廓结节 / ~ rheumatic 风湿性小结 / ~ Schmorl's 施莫尔氏小结(髓结核) / ~ secondary; germinal center 次级淋巴小结,生发中心 / ~ siderotic 铁质沉着性小结 / ~ singers'; chorditis tuberosa 结节性声带炎 / ~ solitary 孤立淋巴结,淋巴孤结 / ~ tabac; Gamna ~ 含铁结节,加姆纳氏结节 / ~ teachers; chorditis tuberosa 结节性声带炎 / ~ triticeous; corpus triticeum 麦粒软骨 / ~ typhoid 伤寒小结 / ~ typhus; / ~ vocal 声带结节

noduli (单 nodulus) ***n***. 结,小结 ‖ nodule ~ aggregati processus vermiformis; lymphonoduli aggregati processus vermiformis; folliculi lymphatici aggregati appendicis vermiformis 阑尾淋巴集结 / ~ caroticus; glomus caroticum 颈动脉球 noduli corneae 角膜小结 / ~ intercaroticus; carotid body 颈动脉间结,颈动脉球 / ~ laqueati 毛结 / ~ lymphatici 淋巴小结,淋巴结 / ~ lymphatici aggregati (Peyeri); folliculi lymphatici aggregati; Peyer's patches 淋巴集结,派伊尔氏淋巴集结 / ~ lymphatici bronchiales 支气管淋巴小结 / ~ lymphatici conjunctivales 结膜淋巴小结 / ~ lymphatici gastrici 胃淋巴小结 / ~ lymphatici laryngei 喉淋巴小结 / ~ lymphatici lienales (Malpighii) 脾淋巴小结 / ~ lymphatici solitarii (intestini crassi); ~ lymphatici solitarii 大[肠]淋巴孤结 / ~ lymphatici solitarii (intestini tenuis), folliculi lymphatici solitarii [小肠]淋巴孤结 / ~ lymphatici tubarii tubae auditivae; ~ lymphonoduli tubales 咽鼓管淋巴小结 / ~ lymphatici tubarii tubae auditivae; Eustachian tonsils 咽鼓管淋巴小结 / ~ lymphatici vaginales 阴道淋巴小结 / ~ lymphatici vesicales 膀胱淋巴小结 / ~ mallei 鼻疽结节 / ~ thymici accessorii 副胸腺小结 / ~ thymicus 胸腺小结 / ~ tuberculosum; nodus tuberculosus 结核[结]节 / ~ valvularum semilunarium; corpora arantii 半月瓣结 / ~ vermis 蚓部小结

nodulous; nodose ***a***. 有结的,结节状的

nodulus (复 noduli) [拉 little knot];

nodus (复 nodi) [拉]; **node** ***n***. 结,结节 ‖ ~ artioventricularis 房室结(田原氏结) nodi cerebri; pons varolii 脑桥 / ~ cordis; trigonum fibrosum 纤维三角(心) / ~ cursorius 奔结(在兔子的纹状体内,刺激之则动物狂奔) / ~ duplex; double knot 双结 / ~ gutturis; prominentia laryngea; / Adam's apple 喉结 / nodi lymphatici apicales [腋]尖淋巴结 / nodi lymphatici buccales 颊淋巴结 / nodi lymphatici centrales [腋]中央淋巴结 / nodi lymphaticicolici dextri 结肠右淋巴结 / nodi lymphatici colici medii 结肠中淋巴结 / nodi lymphatici colici sinistri 结肠左淋巴结 / nodi lymphatici gastrici dextri 胃右淋巴结 / nodi lymphatici gastrici sinistri 胃左淋巴结 / nodi lymphatici hepatici 肝淋巴结 / nodi lymphatici ileocolici 回结肠淋巴结 / nodi lymphatici iliaci interni 髂内淋巴结 / nodi lymphatici inguinales profundi 腹股沟深淋巴结 / nodi lymphatici inguinales superficiales 腹股沟浅淋巴结 / nodi lymphatici laterales [腋]外侧淋巴结 / nodi lymphatici mandibulares 下颌[下]淋巴结 / nodi lymphatici mesenterici Inferiores 肠系膜下淋巴结 / nodi lymphatici parotidei superficiales et profundi 腮腺浅深淋巴结 / nodi lymphatici phrenici 膈淋巴结 / nodi lymphatici pylorici 幽门淋巴结 / ~ lymphaticus 淋巴结 / ~ lymphaticus jugulodligastricus 颈二腹肌淋巴结 / ~ lymphaticus juguloomohyoideus 颈肩胛舌骨肌淋巴结 / ~ nelumbinis rhizomatis 藕节 / ~ primitivus 原节 / ~ sinuatrialis 窦方结

Nodus Nelumbinis Rhizomatis [藕节]

Nodus Nelumbinis Rhizomatis [拉,植药] 藕节(见 phenomenon 项下相应术语)

Noeardia f1avoalba 黄白诺卡氏菌

Noeard's bacillus (Edmond I. E. Nocard) 诺卡酋,鼠伤寒沙门菌

noegenesis ***n***. 认识发生

noematachograph [希 noema thought + tachys swift + graphein to write]; ***n***. 思考速度描记器

noematachometer［希 noema thought + tachys swift + metron measure］；*n*. 思考速度测验器
noematic *a*. 思考的，思想的；心理过程的
noeodiathermy；short wave diathermy *n*. 短波透热法，短波透热电疗法
noeotype *n*. ①新型 ②新模标本
noephrogram *n*. 肾 X 线（造影）照片
noesis *n*.［希］认识，识别；智力 ‖ noetic *a*.
noetic *a*. 认识的，识别的，智力的
noeud［法］；**node** *n*. 结，结节 ‖ ~ vital［vital node］；vital knot 生命结（延髓内的呼吸中枢）
noeurosal *a*. 神经机能病的，神经官能症的
Nofecainide *n*. 诺非卡尼（抗心律失常药）
nofl-neuronal 非神经元的
nogalamycin *n*. 诺拉霉素（抗肿瘤抗生素）
Noguchi's reaction 梅毒检测反应
Noguchia［野口英世］野口氏菌属 ‖ ~ cuniculi 兔野口氏菌 / ~ granulosis 颗粒性野口氏菌 / ~ simiae 猩猩野口氏菌，猿野口氏菌见 Pseudomonas simiae
Noguchi's culture medium［Hideyo Noguchi 野口英世］野口（组织）培养基（含有无菌的新鲜的兔肾组织，用于培养螺旋体）‖ ~ reaction 野口反应（①华氏 < Wassermann > 反应的一种改良法：抗原用狗和牛的肝、心提取的脂类物质，用人红细胞，溶血素用家兔抗人正常红细胞的抗血清，抗原和溶血素在溶液中迅速失效，故用一定长度滤纸 < **0.5** mm 方块 > 分别浸渍后以干燥形式保存之；②全身麻痹和脊髓痨时所见的一种反应）/ ~ luetin reaction 野口梅毒螺旋体素反应（此法目前已不再使用）/ ~ reagent 野口试剂（丁酸 **10** 份和 **0.9%** 氯化钠 **90** 份）/ ~ test 野口试验（①野口反应；②检球蛋白）
Noguchi's luetin reaction［野口英世日病理学家 **1876—1928**］野口氏梅毒螺旋体素反应（梅毒皮内试验）‖ -test 野口氏试验 / ~ virus 野口氏病毒
noise *n*. 喧闹；响声；噪声，杂音 ‖ ~ street 街道噪音
noiseless *a*. 无噪声的；声音很轻的 ‖ ~ly *ad*. / ~ness *n*.
noisemeter *n*. 噪音计
noisome *a*. 有害的，有霉的；恶臭的；可厌的
noisy *a*. 喧闹的 ‖ noisily *ad*. / noisiness *n*.
noitrogenization *n*. 氮化［作用］，充氮［作用］
Nolanaceae *n*. 铃花科
noli- me- tangers［拉］**rodent ulcer** 侵蚀性溃疡
noli-me-tager；rodent ulcer［拉］rodent ulcer 侵蚀性溃疡
noli-me-tangere［拉］*n*. 侵蚀性溃癌
nolinium bromide *n*. 诺利溴铵，滇苯胺喏（抗分泌和抗溃疡药）
nolla-［构词成分］9，九（数字）
Nolpitantium besilate *n*. 苯磺诺匹坦铵（速激肽受体阻滞药）
noludar；methyprylon 诺卢达，甲普里隆（镇静催眠药）
Nolvadex［商名］*n*. 枸橼酸他莫昔芬（tamoxifen citrate）
nom(o)-［构词成分］法规，惯例
noma［希 momea spreading］；**gangrenous stomatitis；stomatonecrosis** 走马疳，坏疽性口炎 ‖ ~ pudendi；~ vulvae 阴部走马疳
Nomada versicolor(Smith) 彩艳斑蜂（隶属于蜜蜂科 Apidae）
nomadic *a*. 游动的，无定的，游离的
Nomegestrol *n*. 诺美孕酮（孕激素类药）
Nomeidae *n*. 双鳍鲳科（隶属于鲈形目 Perciformes）
Nomelidine *n*. 诺美立定（抗抑郁药）
nomen（复 nomina）［拉］*n*. 名词 ‖ nomina generalia 普通（解剖）名词，一般（解剖）名词
nomen conservandum *n*. 存用名
nomen inquirendum *n*. 存名
nomen novum *n*. 新名
nomen nudum *n*. 未述名
nomenclature［拉 nomen name + calare to call］①命名法，②名称，名词 ③名词汇录，词汇 ‖ ~ Angle's orthodontic 安格耳氏正牙学名词 / ~ Basel anatomical（缩 BNA）巴塞尔解剖学名词 / ~ binomial 双［命］名法 / ~ dental 牙科学名词 / ~ Jena anatomical（缩 JNA）耶纳解剖学名词 / ~ medical 医学名词，医学术语 / Paris anatomical（PNA）巴黎解剖学名词
NO-methemoglobin *n*. 氮氧正铁血红蛋白
Nomeus gronovii（Gmelin）双鳍鲳（隶属于双鳍鲳科 Nomeidae）
Nomia femoralis（Pallas）粗腿彩带蜂（隶属于隧蜂科 Halictidae）
Nomifensine *n*. 诺米芬辛（抗抑郁药）
nomifensine maleate 马来酸诺米芬新，马来酸氨苯甲异哇（中枢神经系统兴奋药，用作抗抑郁药）
nominal *a*. 名义上的，有名无实的；命名的，称名的
Nomioa Anatomica（缩 NA）解剖学名词（国际解剖学名词委员会采用）
Nomioides variegata（olivier） 艳小彩带蜂（隶属于隧蜂科 Halictidae）
nomo-［希 nomos law 法规］法规，惯例
nomogenesis *n*. 循规进化说
nomogram；nomograph *n*. 列线［算］图，列线图解
nomography *n*. 列线图解法 ‖ nomographic *a*.
nomotopic［nomo- + 希 topos place］*a*. 正位发生的
-nomy［希］［构词成分］学；法；规律性
non-［拉 non not］［构词成分］非，无，不
non A Non B hepatitis viruses 非甲非乙型肝炎
non compos mentis［拉］精神不健全的
non mitogenic paracrine factor 非有丝分裂原旁分泌因子
non repetat.（non repetatur） 不要重配（药）
non repetat. non repetatur［拉］不要重复，不要重配
non sequitur［拉］不根据前提的推理
non stress test（ST） 无激惹试验（本试验是以胎动时伴有一时性胎心率加速现象为基础，通过本试验观察胎动时胎心的变化，以了解胎儿的储备能力）
nona *n*. 南欧嗜眠性脑炎
non-［拉］［构词成分］九；壬（化学用语）
nona-［拉］［构词成分］九；壬（化学用语）
Nonabine *n*. 诺大麻（镇吐药）
non-absorbent 非吸收性的
non-access［non + 拉 accessus；accedere to approach］无性交
non-acid 非酸性的
nonaconta-［构词成分］**90**，九十（数字）
nonacosa-［构词成分］**29**，廿九（数字）
nonacosane *n*. 二十九（碳）烷
nonadeca-［构词成分］**19**，十九（数字）
nonadherent *a*. 非粘连的
nonage *n*. 未成年（**18** 岁以下）；未成熟期
nonallergic *a*. 非变应性的
nonan *a*. 第九日（再发）的
nonandrogenization 见 antiandrogen
nonane *n*. 壬烷
nonantigenic *a*. 非抗原性的
nonapeptide *n*. 九肽
Nonaperone *n*. 诺那哌隆（抗精神病药）
Nonapyrimine *n*. 诺那吡胺（抗惊厥药）
nonaqueous *a*. 非水（性）的
Nonathymulin *n*. 诺那莫林（免疫调节药）
nonatriaconta-［构词成分］**39**，三十九（数字）
nonautonomic drugs 非自主神经药
nonbacterial prostatitis 无菌性前列腺炎（见 prostatitis）
nonbarbiturate sedatives 非巴比妥酸盐镇静剂
non-bloodsucking 非吸血性的
non-bursate 无僘的
nonce *n*. 眼下，当前 *a*. 一度发生（或使用）的 ‖ for the ~ 目前，暂且
noncellular *a*. 非细胞的
nonchalance *n*. 漠不关心；冷淡；若无其事
nonchalant *a*. 漠不关心的，冷淡的，若无其事的 ‖ ~ly *ad*.
non-coagulant 非凝血的
non compos mentis［拉］精神不健全
noncompetitive antagonism 非竞争性之拮抗作用
nonconductor *n*. 非导体
non-congestive 非充血的
nondepolarizer *n*. 非去极化剂，非退极化剂
non-development 不发育
non-disjunction *n*. 不离开，不分离（细胞分离中期，成对染色体不互相分开的现象，结果一个子细胞得到两个染色体，而另一个则缺了这一染色体）
none *pron*［用作单或复］没有人没有任何东西……中任何人（或事物）都不 *ad*. 一点也不（too）‖ have ~ of 不参与，不容许，不接受 / ~ but 只有 / ~ theless 仍然，依然
noneffective *a*. 无效力的；无战斗力的
nonelastic *a*. 无弹性的
nonelectrolyte *n*. 非电解质，不电离质
non-embolic 非栓塞性的
nonene *n*. 壬烯
nonentity *n*. 不存在
nonenzymatic glucosy1ation 非酶性糖化反应（还原糖不须借由任何酶的催化即可与氨基化合物如蛋白质起反应，产生黄棕色物质；此又称 glycation 或 Maillard reaction）
non-equilibrium blockade 非平衡性阻断
non-eruption 未长出

nongenetic resistance 非先天性之抗药性
nonessential *a*. 非本质的,不重要的,非必需的
nonesterifledhttyacid *n*. 游离脂肪酸,非酯化脂肪酸
nonexistence *n*. 不存在 ‖ nonexistent *a*.
nonfilarial elephantiasis 无丝虫象皮病(腿、阴囊)
non-functioning 无功能的,无机能的
nongenetic resistance 非先天性之抗药性
non-GMO non-genetically modified organism 非基因改造产品(见 genetically)
nongonococcal proctitis 非淋菌性直肠炎
nongonococcal urethritis(CU)非淋菌性尿道炎(非淋病双球菌所致的尿道炎。多为沙眼衣原体和/或支原体感染引起)
nongranulocyte *n*. 非粒性白细胞
nonhem *a*. 非血红素的(指蛋白质内的)
nonhemolytic *a*. 非溶血性的
nonhistone protein(简作 NHP)非组蛋白
nonhomogeneity *n*. 非同种性,非纯一性;非同质性,非均匀性
nonhomologous recombination 非同源重组
non-host *n*. 非寄主(指能在寄主身上生活,但不能繁殖后代者)
nonidentical twins 异卵双生(见 dizygotic twins)
Nonidez chloral hydrate staining method 诺尼德兹氏水合氯醛染色法(染神经组织)
nonigravida[拉 nonus ninth + gravida pregnant] *n*. 第九次孕妇
non-immune 未免疫性的,未免疫的
noninclusion *n*. 无包涵体
noninfectious *a*. 非传染性的
noninflammable *a*. 不燃的
non-inflammatory *a*. 非炎性的
non-insulin dependent diabetes mellitus(简称 NIDDM)非胰岛素依赖性之糖尿病
non-invasive *a*. 非侵害的,非侵袭的;非侵入性的,非介入性的
noninvolution *a*. 复旧不能(如子宫的)
nonipara[拉 nonus ninth + parere to bear] *n*. 九产妇
Nonivamide *n*. 诺香草胺(血循环促进药)
nonketonic diabetes 非酮性糖尿病
nonlinear optical properties of organic materials 非线性光学有机材料
non-liquefying 非液化性的
nonliving *a*. 非生活的
nonluetic *a*. 非梅毒性的
nonmalignant[non + 拉 malignus wicked] *a*. 非恶性的,良性的
nonmedullated *a*. 无髓[鞘]的
nonmetal *n*. 非金属
nonmicrosomal oxidation 非微粒氧化作用
non-Milroy-Meige syndrome(Max Nonne; William y. Milroy; Henri Meige)农内—米尔罗伊—迈热综合征(见 Milroy's disease)
nonmotile *a*. 不动的,无运动的
nonmyelinated, nonmedullated *a*. 无髓(鞘)的
nonnarcotic analgesics 非麻醉性镇痛剂
Nonne's syndrome(Max Nonne)农内综合征(遗传性小脑性共济失调)‖ ~ test 农内试验(检脑脊液球蛋白过多)
Nonne-Apelt reaction(phase, test)(MaxNonne; y. Apelt)农内—阿佩尔特反应(期、试验)(取 2 ml 脑脊液与等量中性的饱和硫酸铵溶液混合,3 min 后与另一个只含有脑脊液的试管比较,若无差异或仅有微弱乳光出现,则为阴性反应,若显现乳白色或混浊则为阳性期 1,表示液内有大量球蛋白,而知有神经疾病,正常液仅用热和乙酸处理,就变成混浊,称为阳性期 2)
Nonne's syndrome[Max 德神经病学家 1861 生]农内氏综合征(小脑综合征)
non-neuronal *a*. 非神经元的
non-nucleated *a*. 无核的
non-obstructive 非梗阻性的
nonocclusion *n*. 开颌,无颌 ‖ ~ congenital 先天性开颌
Nonocnide pilosa Migo[植药]毛花点草
nonodontogenic *a*. 非牙原性的
non-official 非法定的
nonoliguric *a*. 非少尿的
nononcogenic *a*. 非致瘤的
nonopaque *a*. 透 X 线的,透光的
nonoperative *a*. 非手术(治疗)的 ‖ ~ly *ad*.
non-operculate 无盖的
nonose[拉 nonus ninth] *n*. 壬糖
nonovolytic *a*. 非分解卵白的
nonoxynol *n*. 壬苯醇醚(表面活性药,杀精子药),壬苯聚醇,对壬基苯氧聚乙氧乙醇(即 nonylphenoxy polyethoxyethanol,壬苯聚醇 4,15 ~ 30 为非离子化表面活性药,壬苯聚醇 9 用作杀精子药,壬苯聚醇 10 用作药物表面活性药)
nonprescription preparations 非处方制药
nonparametric *a*. 非参数的
non-parasitic 非寄生的
nonparous; nulliparous *a*. 未经产的
non-pathogenic 非病原的,不致病的
nonphotochromogen *n*. 非光照产色差
non-pigmented 无色素的
non-polar 非极性的
non-polarizable 不偏振的
non-polarizing 非偏振的,不旋光的
nonporous *n*. nonpara *a*. 未经产的
non-precipitating antibody 非沉淀抗体
nonproductive *a*. 不能生产的;生产性的;(咳嗽)干咳的
nonprotease inhibitor library 非蛋白酶抑制剂分子库
nonprotein *n*. 非蛋白质性的
nonpyogenic *a*. 非化脓的
nonradiable *a*. 不透放射线的
nonradioactive labeling 非放射性标记(法)(同 nonradiometric labeling)
nonreactive phase 无反应期(不应期)
nonreaginic *a*. 非反应素的
nonrebreathing, nonvalvular anesthesia systern 非再呼吸,非瓣膜麻醉系统
nonrefractive *a*. 非折射的
non repetat(**non repetatur**)不要重配药
nonresident *n*. 非本区住户,临时户口
nonresponder *n*. 非应答者(指人或动物接种某一病毒后在受到该病毒攻击时未显示免疫应答)
nonrestraint *n*. 无拘束(治疗时)
nonrotation *n*. 未旋转 ‖ ~ of intestine 肠未旋转
nonsecretor *n*. 非分泌型者(指具有 A 或 B 血型,而其唾液和其他分泌液中不含有特殊的[A 或 B]物质的人)
nonself *n*. 非自身的(在免疫学中指外来的抗原)
nonsencephalia *n*. 颅脑不全[畸形]
nonsencephalus *n*. 颅脑不全畸胎
nonsense *n*. 胡说,废话;无意义,无义
nonsensical *a*. 无意义的;愚蠢的,荒谬的 ‖ ~ly *ad*.
nonseptate *a*. 无中隔的,无间隔的
nonsexual *a*. 无性别的,无性的
non-smoker *n*. 非吸烟者
nonspecific[non + 拉 species a. particular sort]; **aspecific** *a*. 非特异性的
nonspecific genital infection 非特异性生殖系统感染
nonspecific interaction 非特异作用力
nonspectific urethrit 非特异性尿道炎(非淋球菌引起的性传播尿道炎症)
nonspecific urethritis 非特异性尿道炎,单纯性尿道炎
nonspecific vaginitis 非特异性阴道炎(多种不同原因引起的阴道炎)
non-spore-bearing 无孢子的,无芽孢的
non-sterilizing immunity 非消除性免疫
nonsteroidal anti-inflammatory drugs(简称 NSAIDS)非类固醇之抗炎剂
nonsteroidal estrogens 非类固醇的动情素
nonstop frame 无终止读框
nonsuppressible insulin-like activity 无法抑制之类似胰岛素活性
non-suppurative *a*. 非化脓性的
nonsurgical *a*. 非外科的
nonsystemic antacids 非全身性的制酸剂
nontaster *n*. 尝味不能者,非尝味者,味盲(指对一种特殊试验物质如用于某些遗传研究的苯硫脲不能尝出苦味的人)
non-toxic 无毒性的
non-tuberculous 非结核性的
nonunion *n*. 不结合,骨不连合
nonus[拉 ninth]; hypoglossal nerve 舌下神经(旧名第九脑神经)
nonvalent *a*. 无价的,惰性的
nonviable *a*. 不能生活的,不能存活的
nonvolatile *a*. 非挥发法性的
nonxynol-9 *n*. 壬苯聚醇-9
nonyl *n*. 壬(烷)基
nonylene *n*. 壬烯
nookleptia[希 nous mind + kleptein to steal] *n*. 思想被窃妄想
noon *n*. 中午,正午;最高点,全盛期
Noonan's syndome(Jacqueline Anne Noonan)努南综合征[蹼颈,上睑下垂,性腺机能减退,先天性心脏病及身材矮小,即无性腺发

育不全的特纳(Turner)综合征的表型,在女性特纳综合征 male Turner's syndrome]
noopsyche[希 nous mind + psyche soul] ***n***. 智能,智力精神
Noorden treatment(Carl H. von Noorden)诺尔登疗法,燕麦食疗法(治糖尿病)(oatmealtreatment,见 treatment 项下相应术语)
noothymopsychic ***a***. 理智情感的
nootropic ***a***. 向精神的,亲精神的(对器质性受损的认知或对神经系统的功能有积极影响的,指某些药物)
Nopalea coccinellifera S. Dyck 胭脂仙人掌
nopalin G bluish eosin ***n***. 蓝曙红
noperine ***n***. 诺柏林(阿司匹林,非那西丁及咖啡因复方制剂)
NOPHN National Organization for Public Health Nursing 全国公共卫生护理组织
Noprylsulfamide ***n***. 诺丙磺胺(硝胺类药)
nor ***conj***. 也不;不
nor-[拉][构词成分]①正,正链(皆化学用语)②去甲,降
noradrenaline; noradrenalin; norepinephrine 去甲肾上腺素,降肾上腺素(旧名正肾上腺素)
noradrenergic ***a***. 肾上腺素的
Noraeymethadol ***n***. 诺美沙朵(镇痛药)
Noramidopyrine ***n***. 安乃近,去甲氨基比林(解热镇痛药)
norandrostenolone ***n***. 去甲雄甾烯醇酮,诺龙(即男诺龙 nandrolone,雄激素,同化激素类药)
noratropine ***n***. 去甲阿托品,降阿托品(旧名正阿托品)
norbiotin ***n***. 降生物素
Norbolcthone ***n***. 诺勃酮(雄激素,同化激素类药)
Norbudrine ***n***. 诺布君(升压药)
Norcantharidin ***n***. 去甲斑蝥素(抗肿瘤药)
norcholane ***n***. 降胆烷,异戊甾
Norclostebol ***n***. 诺司替勃(雄激素,同化激素类药)
Norcodeine ***n***. 去甲司待因(镇痛药)
Norcuron[商名] ***n***. 维库溴铵(vecuronlumbromide)
nordauism ***n***. 诺道病(见 Nordau's disease)
Nordau's disease[Max Simon 德科学家 1849—1923]; **nordauism; degeneracy** 诺尔道氏病,变质症,精神变质
Nordazepam ***n***. 去甲西泮(安定药)
nordefrin hydrochloride 盐酸异肾上腺素(肾上腺素能药,具有明显的中枢兴奋作用,需要收缩血管时常使用左旋异肾上腺素 levonordefrin)
Nordiske Farmakopenaeven 北欧药典
no-reflow ***n***. 无回流
norephedrine ***n***. 去甲麻黄碱,降麻黄碱
norepinephrine; noradrenalin; arterenol 去甲肾上腺素,降肾上腺素(旧名正肾上腺素)
norepinephrinen ***n***. 去甲肾上腺素 ‖ ~ bitartrate 重酒石酸去甲肾上腺素
Norethandrolone ***n***. 诺乙雄龙(雄激素,同化激素类药];19-去甲-17a-乙基睾酮
norethindrone ***n***. R炔诺酮(孕激素) ‖ ~ acetate 醋炔诺酮
Norethindrone ***n***. 炔诺酮(孕激素类药);19-去甲-17a-乙炔睾酮,炔诺酮
norethisterone ***n***. 19-去甲-l7a-乙炔睾酮,炔诺酮(孕激素)
norethisterone oenanthate 庚炔诺酮
norethynodrel ***n***. 17-羟-19-去甲-17a-乙炔睾酮,羟炔诺酮
Norethynodrel ***n***. 异炔诺酮(孕激素类药)
Noretkmndrolone ***n***. 乙诺酮(9-去甲-17-乙基睾酮,治疗不育症药物,当睾丸活检生精上皮停滞于精原细胞阶段,间质细胞正常,可用乙诺酮治疗)
Noretynodrel ***n***. 异炔诺酮(孕激素类药)
Noreximide ***n***. 诺瑞昔胺(催眠镇静药)
Norfenefrine ***n***. 去甲本福林(升压药)
Norflex[商名] ***n***. 枸橼酸臭芬那君(orphenadrinecitrate)
Norfloxacin ***n***. 诺氟沙星(抗菌药),氟哌酸(治疗前列腺药物)
Norfloxacin Succinil ***n***. 琥诺沙星(抗菌药)
Norflurane ***n***. 诺氟烷,偏四氟乙烷(麻醉药)
Norgesic[商名] ***n***. 枸橼酸臭芬那君(orphenadrine citrate)
Norgesterone ***n***. 诺孕酮(孕激素类药)
norgestimate ***n***. 诺孕酯,肟炔诺酣(孕激素)
norgestomet ***n***. 诺孕美特,诺甲醋孕酮(孕激素)
norgestrel ***n***. 炔诺孕酮,甲基炔诺酮,18-甲炔诺酮(高效孕激素,与雌激素合用作为口服避孕药)
Norgestrienone ***n***. 诺孕烯酮(孕激素类药)
norhyoscyamine ***n***. 去甲莨菪碱
nori[日] ***n***. 海苔,紫菜(可用以制培养基)
nor-Iii ***n***. 标准,规格,准则;定额;平均数;常模,正常
norisodrine; isoproterenol ***n***. 异丙特醇,异丙肾上腺素
Norletimol ***n***. 诺来替酚(消炎镇痛药)
norleucine ***n***. 正亮氨酸,己氨酸
Norleusactide ***n***. 正亮克肽(促皮质素类药)
Norlevorphanol ***n***. 去甲左啡诺(镇痛药)
Norlutate[商名] ***n***. 醋炔诺酮(norethindroneacetate)
norlutin ***n***. 挪路亭(19-去甲-17-a-乙炔睾酮的商品名,口服避孕药)
Norlutin[商名] ***n***. 炔诺酮(norethindrone)
norm[拉 norma rule] ***n***. 标准,规格
norm(o)-[构词成分]正常,标准
norma[拉] ***n***. 外观(颅) ‖ ~ anterior; ~ frontalis 前面观,额面观 / ~ basilaris 底面观,下面观 / ~ facialis; ~ frontalis 额面观 / ~ frontalis 额面观 / ~ inferior; ~ basilaris 下面观,底面观 / ~ lateralis 侧面观 / ~ occipitalis 枕面观,底面观 / ~ posterior; ~ occipitalis 后面观,枕面观 / ~ sagittalis 矢状[断]面观 / ~ superior; ~ verticalis 上面观,垂直面观 / ~ temporalis; ~ lateralis 颞面观,侧面观 / ~ ventralis 底腹面观,底面观,下面观 / ~ verticalis 垂直面观
normal ***a***. 正常的,正规的,标准的;正(链)的;规度的;当量的 ***n***. 正常物;正常状态(或数量、程度等);标准 ‖ ~ly ***ad***.
normal coordinate analysis 简正座标分析
normal-butyl zheng 正丁基
normality ***n***. 正常状态;规度;当量浓度
normalization ***n***. 标准化,正常化,规度化
normalize ***v***. 使正常化,使标准化,使规度化
normerey ***n***. 反应正常
normergia normergy 反应正常
normergic ***a***. 反应正常的
normer ***n***. 肿
normetanephrine ***n***. 去甲基肾上腺素
Normethadone ***n***. 去甲美沙酮(镇痛药)
normo-[拉 norma rule 规则] ***n***. 正常,通常,标准
normoblast ***n***. 正成红细胞,幼红细胞 ‖ ~ basophilic 嗜碱性正成红细胞,早幼红细胞 / ~ orthochromatic 正染性正成红细胞,晚幼红细胞 / ~ polychromatic 多染性正成红细胞,中幼红细胞
normoblastic ***a***. 正成红细胞的,幼红细胞的
normoblastosis ***n***. 正成红细胞过多症
normocalcemic ***a***. 血钙正常的
normocapnia ***n***. 血碳酸正常
normocholesterolemia ***n***. 血胆固醇正常[normocholesterolemic]
normochromasia[normo- +希 chroma color] ***n***. ①血[细胞]色正常 ②正染性
normochromia ***a***. 血[细胞]色正常
normochromic ***n***. 血[细胞]色正常的
normochromocyte ***n***. 正[常]色红细胞
normocrinic ***a***. 正常分泌的
normocyte; normoerythrocyte ***n***. 正红细胞
normocytic ***a***. 正红细胞的
Normocytin[商名] ***n***. 浓缩结晶维生素 Biz(concentrated crystallnevitamin Biz)
normocytosis ***n***. 红细胞正常
normoerythrocyte; normocyte ***n***. 正红细胞
normoglycemia ***n***. 血糖量正常 ‖ normoglycemic ***a***.
normoglycemic ***a***. 血糖量正常的
normogram ***n***. 正常图
normokalemia ***n***. 血钾正常 ‖ normokalemice
normolineal ***a***. 正[常]线的
normomastic ***a***. 正洋乳香的
normonormocytosis; isonormocytosis 等比例白细胞正常
normo-orthocytosis ***n***. 等比例白细胞增多(白细胞总数增多,百分率正常)
normoplasia ***n***. 细胞构成正常,成形正常
normoproteinemia ***n***. 血蛋白正常
normoproteinia ***n***. 体蛋白正常
Normorphine ***n***. 去甲吗啡(镇痛药)
normosexual ***a***. 正常性欲的
normosexuatity ***n***. 正常性欲
normoskeocytosis[normo- +希 skaios left + -cyte + -osis] ***n***. 正数未成熟白细胞症(血像左移)
normospermic ***a***. 精子正常的
normosthenuria[normo- +希 sthenos strength + ouron urine + -ia] ***n***. ①尿比重正常,正渗尿 ②排尿正常
normotension ***n***. 压力正常;张力正常;血压正常 ‖ normotensive ***a***. 压力正常的;张力正常的;血压正常的 ***n***. 血压正常者
normotensive ***a***. ①血压正常的 ②血压正常者
normothermia ***n***. 体温正常,温度正常 ‖ normothermic ***a***.

normotonia *n*. 张力正常 ‖ normotonic *a*.
normotonic *a*. 张力正常的
normotopia [normo- + 希 topos place + -ia] 正位,位置正常
normotopic *a*. 位置正常的
normotrophic *a*. 发育正常的
normouricemia *n*. 血(内)尿酸正常 ‖ normouricemic *a*.
normouricuria *n*. 尿(内)尿酸正常 ‖ normouricuric *a*.
normovolemia *n*. 血量正常 ‖ normovolemic *a*.
nornarcotine *n*. 去甲那可丁,降那可丁
nornicotine *n*. 去甲烟碱,降烟碱
nornidulin; ustin *n*. 焦曲菌素,焦弗状菌素
Norodin [商名] *n*. 盐酸去氧麻黄碱 (methamphetamine hydrochloride)
norodin. desoxyn 诺罗丁(脱氧麻黄碱的商品名) ‖ ~ hydrochloride 盐酸诺罗丁(盐酸脱氧麻黄碱)
Noroxin [商名] *n*. 诺氟沙星(norfioxaein)
Norpace [商名] *n*. 磷酸丙吡胺(disopyramide phosphate)
Norpipanone *n*. 诺匹哌酮(镇痛药)
norplant *n*. 皮下埋植剂
Norpramin [商名] *n*. 盐酸地昔帕明(deslpramme hydrochloride)
Norpseudoephedrine *n*. 去甲伪麻黄碱(中枢兴奋药)
Norrie's disease (GordonNortie) 诺里病(一种先天性 X 连锁遗传病,包括视网膜异常而引起两侧失明,以后可能发生智力迟钝和耳聋。亦称遗传性眼球萎缩)
Norris's corpuscles [Richard 英医师 1831—1916] 诺里斯氏小体(血清中无色透明小体)
norsteroid *n*. 去甲淄类,去甲淄族
norsulfazole; sulfathiazole 磺胺噻唑 ‖ ~ soluble; sodium sulfathiazole 可溶性磺胺噻唑,磺胺噻唑钠
nortestosterone *n*. 去甲睾酮,降睾酮
Nortetrazepam *n*. 诺替西泮(安定药)
north *n*. 北方 *a*. 北方的 *ad*. 在(向、自)北方
northeast *n*. 东北
Northeast tiger [动药] 东北虎
northeastern *a*. 东北的
North-eastern china tree toad [动药] 东北雨蛙
northern *a*. 北方的,北部的
northern blotting. Northern 印迹,RNA 印迹
northern cattle grub *n*. 牛皮蝇
Northern dogfish [动药] 白斑角鲨
Northern dogfish fetus [动药] 白斑角鲨胎
Northern dogfish swim-bladder [动药] 白斑角鲨鳔
Northern dutchmanspipe [植药] 北马兜铃
northern house mosquito *n*. 尖音库蚊
northern hybridization. Northern 杂交
northern rat flea *n*. 欧洲鼠蚤
northernmost *a*. 最北端的,极北的
northwest *n*. 西北 *a*. 位于西北的,朝西北的 *ad*. 在(从、向)西北
northwestern blotting. Northwestern 印迹,RNA-蛋白质印迹
Nortoxacin *n*. 洛氟沙星
Nortriptyline *n*. 去甲替林(抗抑郁药)
Nortriptyline hydrochloride 盐酸去甲替林(抗抑郁药)
nortropinon *n*. 去甲托晶酮
norvaline *n*. 戊氨酸,正缬氨酸
Norvancomycin *n*. 去甲万古霉素(抗生素类药)
Norvasc [商名] *n*. 苯硝酸氨氯地平 (amlodipinebesylate)
Norvinisterone *n*. 诺乙烯酮(孕激素类药)
Norwalk gastroenteritis (Norwalk 为美国俄亥俄州一城市)诺沃克胃肠炎(诺沃克病毒所致的胃肠炎) ‖ ~ virus 诺沃克病毒(见 virus 项下相应术语)
Norway *n*. 挪威[欧洲] ‖ Norwegian *a*. 挪威的;挪威人的;挪威语的 *n*. 挪威人;挪威语
Norwood's tincture [Wesley C. 美医师 1806—1884] 诺尔伍德氏酊(制自绿藜芦根)
nos(o)-[构词成分][希] 疾病
Nosantine *n*. 诺次黄嘌呤(免疫调节药)
nosazontology; nosetiology *n*. 病因学
noscapine *n*. 那可丁,诺司卡晶(镇咳药) ‖ ~ hydrochloride 盐酸诺司卡晶
nose [拉 nasus] *n*. 鼻;鼻状物 *vt*. 闻出 *vi*. 嗅,闻(at, about) ‖ ~ artificial 人工鼻,假鼻 / ~ bottle 红斑痤疮,酒渣鼻 / ~ brandy; rosacea 酒渣鼻,红斑痤疮 / ~ bridge of 鼻梁,鼻背 / ~ cleft 鼻裂[畸形] / ~ copper 酒渣鼻,红斑痤疮 / ~ hammer; rhinophyma 鼻赘,肥大性酒渣鼻 / ~ potato; rhinophyma 鼻赘,肥大性酒渣鼻 / ~ saddle; saddle-back ~; swayback ~ 鞍状鼻 / ~ telescope 望远镜鼻
nose flies 鼻蝇
nosebleed; epistaxis *n*. 鼻出血,拗血
nosebrain; rhinencephalon 嗅脑
nose-fly 羊狂蝇
nosegay *n*. 花束,束
nosegay, Riolan's 里奥郎氏束(起自颞骨茎突的肌肉束)
Nosema *n*. 微孢子虫属,小孢子虫属;脑胞内原虫属,脑炎微孢子虫属(即 Encephalitozoon) ‖ ~ apis 蜜蜂微粒子虫 / ~ bombycis 蚕微粒子虫 / ~ cuniculi 兔微粒子虫(即 Eneepha. litozoon cunieuli)
nosema (复 nosemas or nosemata) [希 nosema a sickness] [疾]病
nosematosis *n*. 微粒子虫病,小孢子虫病;脑胞内原虫瘸,脑炎微孢子虫病(即 encephalitozoonosis)
nosencephalia 颅脑不全[畸形]
nosencephalus [noso- + 希 enkephalos brain] *n*. 颅脑不全畸胎
nosepiece *n*. (显微镜的)换镜转盘[物] ‖ ~ revolving 换镜转盘
noseresthesia 感觉倒错
nosetiology *n*. 病因学,病原学
nosiheptide *n*. 诺西肽,诺肽菌素(兽用生长刺激剂)
noso-[希 nosos disease 疾病] 疾病
nosochthonography [noso + 希 chthon land + graphein to write]; **nosogeography** *n*. 疾病地理学
nosocomial *a*. 医院的
nosocomial infection 医院内感染
nosocomium [noso- + 希 komein to take care of]; **hospital** 医院
nosode *n*. 病质药(疾病产物,用于治疗)
nosodochium; nosocomium *n*. 医院
nosogenesis, nosogeny *n*. 发病机制,发病机理
nosogenic *a*. 致病的,病原的
nosogeny [noso- + 希 gennan to produce]; **pathogenesis** *n*. 发病机理
nosogeography *n*. 疾病地理学
nosogeography; nosochthonography *n*. 疾病地理学
nosographer *n*. 病情学家
nosographical *a*. 病情记录的
nosography *n*. 病情学
nosohemia *n*. 血液病
nosointoxication *n*. 病质中毒
nosologic; nosological *a*. 疾病分类学的
nosological *a*. 疾病分类学的
nosology *n*. 疾病分类学 ‖ nosologic(al) *a*.
nosomania *n*. 疑病妄想,疑病症
nosometry *n*. 发病率计算法
nosomycosis; mycosis *n*. 霉菌病,真菌病
nosonomy *n*. 疾病分类法
nosoparasite *n*. 病情寄生物,病时寄生物
nosophen; iodophthalein; tetraiodophenolphthalein *n*. 碘酚酞[商名]
nosophilia *n*. 患病癖,罹病痹
nosophobe *n*. 疾病恐怖者
nosophobia; pathophobia 疾病恐怖
nosophyte *n*. 植物性病原体
nosopoietic [noso- + 希 poiein to make] 发病的,病原性的
Nosopsyllus [noso- + 希 psylla flea] *n*. 病蚤属 ‖ ~ fasciatus 具带病蚤 / ~ nicanus 优胜病蚤 / ~ wualis 伍[阿耳]氏病蚤
Nosopsyllus fasciatus *n*. 欧洲鼠蚤
nosotaxy *n*. 疾病分类(法)
nosotherapy *n*. 以病治病法
nosotoxic *a*. 中毒病的 ‖ ~ ity *n*. 中毒病性
nosotoxicity *n*. 中毒病性
nosotoxicosis *n*. 中毒病
nosotoxin *n*. 疾病毒素
nosotrophia *n*. 病人护养法
nosotrophy *n*. 病人护养法
nosotropic *a*. 抗病的,针对疾病的 ‖ ~ percussion 叩[诊]音 / ~ resonant percussion 反响性叩[诊]音
nostal; isopropyl-5-β-bromallybarbituric acid 脑斯妥,5-异丙基-5-溴丙烯基巴比土酸
nostalgia *n*. 怀乡症,思家症 ‖ nostalgic *a*.
nostalgy *n*. 怀乡症,思家症
Nostoc *n*. 念珠蓝细菌属 ‖ ~ linckia 林氏念珠蓝细菌 / ~ amphiceps 双冠念珠蓝细菌 / ~ aureum 金色念球蓝细菌 / ~ biocalyptratum 双冠念珠蓝细菌 / ~ borneti 苞氏念珠蓝细菌 / ~ calcicola 喜钙念珠蓝细菌 / ~ carneum 肉色念珠蓝细菌 / ~ coeruleum 深绿念珠蓝细菌 / ~ comminutum 粉末念珠蓝细菌 / ~ commune 普通木耳念珠蓝细菌(共同念珠蓝细菌) / ~ cuticulare 皮质念珠蓝细菌 / ~ depressum 扁平念珠蓝细菌 / ~ dis-

ciforme 盘形念珠蓝细菌 / ~ ellipsosporum 椭孢念珠蓝细菌 / ~ entophytum 植内念珠蓝细菌 / ~ flagelliforme 发菜念珠蓝细菌 / ~ foliaceum 叶状念珠蓝细菌 / ~ gelatinosum 胶质念珠蓝细菌 / ~ glomeratum 簇集念珠蓝细菌 / ~ humifusum 褐色念球蓝细菌 / ~ humifusum var. setschuanense 褐色念珠蓝细菌四川变种 / ~ kihlmani 开氏念珠蓝细菌 / ~ macrosporum 大孢念珠蓝细菌 / ~ mamillosum 乳头念珠蓝细菌 / ~ microscopicum 微型念珠蓝细菌 / ~ minutum 小型念珠蓝细菌 / ~ muscornum 灰色念珠蓝细菌(藓念珠蓝细菌) / ~ paludosum 沼泽念珠蓝细菌 / ~ parmelioides 胶团念珠蓝细菌 / ~ parvulum 小念珠蓝细菌 / ~ piscinale 池生念珠蓝细菌 / ~ planctonicum 浮游念球蓝细菌 / ~ pruniforme 梅型念珠蓝细菌 / ~ punctatum 点粒念珠蓝细菌 / ~ punctiforme 点型念珠蓝细菌 / ~ punctiforme var. fuscescens 点型念珠蓝细菌黄褐变种 / ~ rivulare 溪生念珠蓝细菌 / ~ shensiense 陕西念珠蓝细菌 / ~ sphaericum 圆球念珠蓝细菌 / ~ sphaericum var. major 圆球念珠蓝细菌大形变种 / ~ sphaeroides 球状念珠蓝细菌 / ~ spongiaeforme 海绵状念珠蓝细菌 / ~ spongiaeforme var. regulare 海绵状念珠蓝细菌整齐变种 / ~ tibeticum 西藏念珠蓝细菌 / ~ varruscosum 裂褶念珠蓝细菌

Nostocaceae ***n.*** 念珠藻科(一种藻类)

Nostocales ***n.*** 念珠蓝细菌目

Nostochopsidaceae ***n.*** 拟念珠藻科(一种藻类)

Nostochopsis ***n.*** 拟念珠蓝细菌属

Nostochopsis lobatus 裂片拟念珠蓝细菌

Nostochopsis hansgirgi 汉氏拟念珠蓝细菌

Nostochopsis hansgirgi var. sphaericus 汉氏拟念珠蓝细菌球形变种

Nostology; gerontology 老年医学,老人学

nostomania ***n.*** 怀乡狂,思家狂

nostras [拉] ***a.*** 本国的,本地的

nostrate ***a.*** 本国的,本地的

nostril ***n.*** 鼻孔

nostrils, flare of, alae nasi ***n.*** 鼻翼

nostrum [拉] ***n.*** 秘方

Nostyn [商名] ***n.*** 依克替脲(ectylurea)

not ***ad.*** 不,不会 ‖ as likely as ~ 很可能 / as soon as ~ 再也乐意不过地 / ~ all that 不那么……(地) / ~ but that(或 ~ but what) 虽然 / if ~ 不然的话,要不是,即使不 / ~ that 并不是说 / ~ that... but that... 不是(因为)……而是(因为)…… / Not that I know of 据我所知并不是那样

nosydrast; diodrast 碘斯特(注射用的泌尿系或血管造影剂)

not(o)- [希] [构词成分] ***n.*** 背,脊

nota bene [拉] 注意,留心

notable ***a.*** 值得注意的;显著的 ***n.*** 名人,显要人物

Notacanthformes ***n.*** 背棘鱼目(隶属于硬骨鱼纲 Actinopterygii)

Notacanthidae ***n.*** 背棘鱼科(隶属于背鳍鱼目 Notacanthformes)

Notacanthus abbotti (Fowler) 背棘鱼(隶属于背棘鱼科 Notacanthidae)

Notal [希 **noton back**] ***a.*** 背的,背侧的

notalgia ***n.*** 背痛 ‖ ~ paresthetica 感觉异常性背痛

notancephalia ***n.*** 无后颅(畸形)

notanencephalia ***n.*** 无小脑(畸形)

Notarchus (Bursatella) leachii cirrosus (Stimpson) 蓝斑背纲海兔(隶属于海兔科 Aplysiidae)

Notaspidea ***n.*** 背盾目(隶属于后鳃亚纲 Opisthobranchia)

notation ***n.*** 符号,标志(法);注释 ‖ ~, dental 牙符号

notatin; corylophyline ***n.*** 青霉葡萄糖氧化酶,点青霉素

notch ***n.*** 切迹 ‖ acetabular ~ cotyloid ~ 髋臼切迹 / auricular ~ 耳前切迹 / dicrotic ~ aortic ~ 重搏切迹(脉波) / gastric ~ 角切迹(胃) / marsupial ~ 小脑后切迹 / trigeminal ~ 三叉神经压迹 ‖ ~ed ***a.*** 切迹状的,有缺口的

notched ***a.*** 切迹状的,有缺口的

note ***n.*** 笔记;注释;便条;标记;注意;律音;音符 ***v.*** (记下,摘下;注意(到);特别提到;指明,表明 ‖ compare ~s 交换意见;讨论 / make(或 take)a ~ (或 ~s) of 把……记下来 / strike the right ~ 说(写或做)得恰当 / take ~ of 注意(到)……

note-blindness 乐谱盲

Notechis scutatus 虎蛇

noted ***a.*** 著名的 ‖ ~ly ***ad.*** / ~ness ***n.***

notencephalocele [noto- + 希 enkephalos brain + kele hernia] ***n.*** 后脑突出

notencephalus [noto- + 希 enkephalos brain]; **notencephalic monster** 后脑突出畸胎

noteworthy ***a.*** 值得注意的;显著的 ‖ noteworthilyad noteworthiness ***n.***

Nothapodyte Spittosporoides (Oliv.) **Sleum.** [拉;植药] 马比木

nothing ***n.*** 没有东西,没有什么;不存在(的东西) ***ad.*** 一点也不,并不 ‖ all to ~ 百分之百的 / be ~ to 对……来说无足轻重;不能与……相比 / ~ but 只是,只不过是 / come to ~ 失败,没有结果 / for ~ 免费;徒然,没有结果;没有理由 / have ~ in one 不足道,无可取 / have ~ to do with 和……无关;和……不往来 / leave ~ to be desired 完美无缺 / like ~ on earth 世间稀有的,珍奇的 / make ~ of 对……等闲视之;不能理解;不能解决(或应用、对付) / no ~ 什么也没有 / ~ if not 确实;非常,极其 / ~ less than 不亚于,不少于;和……一模一样,完全是 / ~ like 没有什么能比得上…… / ~ like(或 near) as (或 so)... as... 远远不像……那样…… / ~ much 很少 / ~ short of 简直不比……差,简直可以说 / there is- for it but to 除了……以外别无他法 / think ~ of 把……看成平常,把……看成不重要 / to say ~ of 更不用说,何况

Nothnagel's bodies (Carl W. H. NoUlnagel) 诺特纳格尔小体(直径为 15~60″的卵形或圆形小体,见于肉食者的粪便内) ‖ ~ syndrome 诺特纳格尔综合征(大脑脚病灶所致的一侧眼动神经麻痹伴小脑性共济失调) / ~ type 诺特纳格尔型(肢端感觉异常) / ~ sign 诺特纳格耳氏征(见于丘脑瘤) / ~ test 诺特纳格耳氏试验(检肠蠕动)

Notholirion hyacinthinum (Wils.) **Stapf** [植药] 假百合,小鳞茎—太白米

Nothopanax davidii (Franch.) **Harms** [拉,植药] 异叶梁王茶

Nothosmyrnium ***n.*** 藁本属 ‖ ~ japonicum 藁本

Nothybidae ***n.*** 马来蝇科

notice ***n.*** 通告,通知;注意 ***vt.*** 注意;通知;提到 ***vi.*** 注意 ‖ at short ~ 一俟通知(马上就……) / bring sth to sb's ~ 使某人注意某事 / come into ~ 引起注意 / give ~ 通知 / have ~ 接到通知 / serve ~ 正式通知,宣布 / sit up and take ~ 蓦地注意起来;健康渐渐恢复 / take ~ 注意;(婴孩)开始懂事 / till(或 until) further ~ 在另行通知以前 / without ~ 不预先通知地,不另行通知地

noticeable ***a.*** 显而易见的,显著的;重要的,值得注意的

notifiable ***a.*** 须报告卫生当局的,应具报的,应报告的

notification ***n.*** 通知;通知单

notify ***vt.*** 通知;报告,宣布

notion ***n.*** 概念,想法;打算

notional ***a.*** 概念的;象征性的;不根据实际的

noto- [希 noton back 背] ***n.*** 背,脊

notochord; chorda dorsalis ***n.*** 脊索

notochordal ***n.*** 脊索的

notochordoma; chordoma ***n.*** 脊索瘤

Notocotylidae ***n.*** 背孔科(隶属于复殖目 Digenea)

Notocotylus attemmtus (Rudophi) 细背孔吸虫(隶属于背孔科 Notocotylidae)

Notocotylus filamentis (Barker) 线背孔吸虫(隶属于背孔科 Notocotylidae)

Notoedres ***n.*** 耳螨属 ‖ ~ cati 猫耳螨

notogenesis ***n.*** 脊索形成

Notolepis rissoi (Bonaparte) 背鳞鱼(隶属于予蜥鱼科 Paralepididae)

notomelus [noto- + 希 melos limb] ***n.*** 背肢畸胎(具有背部寄生肢的畸胎)

notomyelitis ***n.*** 脊髓炎

notopleura ***n.*** 背侧板(昆虫)

notopleural ***a.*** 背侧板的

Notopterygium Boiss. 羌活属 ‖ ~ forbesii Boiss. 宽叶羌活 / ~ incisium Ting Mss. 羌活

Notopterygium forbesii Boiss. ‖ ~ franchetii Boiss [植药] 宽叶羌活;根状茎及根—[羌活]

Notopterygium incisium Ting ex H. T. Chang [植药] 羌活;根状茎及根—[羌活]

Notorhynchus platycephalus (Tenoro) [拉;动药] 扁头哈那鲨(隶属于六鳃鲨科 Hexanchidae)

notorious ***a.*** 臭名昭著的,声名狼藉的 ‖ ~ly ***a.*** / ~ness ***n.***

nototheca ***n.*** 背鞘(蛹期)

Nototodarus hawaiiensi s(Berry) 夏威夷双柔鱼(隶属于柔鱼科 Ommastrephidae)

not-self ***n.*** 非自身(此术语表示对机体自己来说是外来的抗原成分,机体通过体液免疫或细胞介导免疫排除这种非自身抗原)

notum; tergum 背板(昆虫)

nRNA normal ribonucleic acid 正常核糖核酸

NRS normal rabbit serum 正常家兔血清

NS nervous system, normal sailine, normal serum 神经系统;生理盐水;正常血清

N-terminal; NH2-terminal 氨基酸(多肽链的)

notwithstanding ***prep.*** 尽管 ***ad.*** 尽管,还是

noumenal *a*. 本体的,实体的
noumenon [希 nooumenon a. thing thought] 本体,实体
nourish *vt*. 养育;滋养;怀抱(希望等) ‖ ~ ing *a*. 滋养的,富于营养的 / ~ ment n 营养;营养品,食物
nourished *a*. 营养的,滋养的 ‖ ~ poorly 营养不良的 / ~ well 营养佳良的
nourishment *n*. ①营养 ②营养品
nourovaricosis *n*. 神经纤维曲张
nous [希 mind, reason] *n*. 智力,理智
nousic [希 nous mind] *a*. 智力的
Nov. November 十一月
nov. gen. (novum genus) 新属
nov. sp. nova species 新种
nov-; novo-新
novain; carnitine *n*. 肉毒碱,三甲基羟基丁酰甜菜碱
Novaldin [商名] *n*. 安乃近(dipy ~ rone)
Novalgin; Analgin *n*. 挪瓦经,安乃近,甲氨基安替比林甲基磺酸钠[商名]
Novantrone [商名] *n*. 盐酸米托蒽醌(mitoxandrone hydrochloricde)
novarsenobenzol; neoarsphenamine 新胂苯,新胂凡纳明,九一四
novarsenobillon; novarsenobenzol; neoarsphenamine 新胂苯,新胂凡纳明,九一四[商名]
Novaspirin *n*. 新阿司匹林[商名]
Novasurol; Merbaphen 拿佛色罗,汞巴酚([商名]汞利尿剂)
Novatophan; Neocinchophen 新阿托方,新辛可芬[商名]
Novatrin; homatropine methylbromide 诺伐特林,溴化甲基后马托品[商名]
Novatropine; homatropine methylbromide 新阿托品,溴化甲基后马托品[商名]
novel foods and feeds 新奇食品及饲料(主要指的是基因转殖方面的)
novelty *n*. 新颖,新奇
November *n*. 十一月
novembichin *n*. 新恩比兴(治疗白血病及恶性肿瘤)
novenereal syphilis 非性病梅毒(在干旱地区由与苍白密螺旋体相同或相似的细菌引起的疾病,由身体直接接触(非性传播)、饮水或作物传播,又称地方性梅毒)
noviform *n*. 四溴焦儿茶酚铋(商品名,防腐剂)
Novoaspirin; methylene citrylsalicylic acid *n*. 新阿司匹林,亚甲基枸橼酰水杨酸[商名]
novobiocin *n*. 新生霉素(抗生素类药) ‖ ~ calcium 新生霉素钙 / ~ sodium 新生霉素钠
Novocain; Novocaine; procaine hydrochloride 奴佛卡因,盐酸普鲁卡因[商名] ‖ ~ hydrochloride 盐酸奴佛卡因
novoscope [拉 novus new + scope] *n*. 叩听诊器
Novrad [商名] *n*. 萘磺酸左丙氧芬 (levopropoxyphene napsylate)
Novurit 诺夫里特([商名] 汞利尿剂)
Novy-MacNeal blood agar [F. G. Novy; Ward J. MacNeal 美病理学家 1881—1946] 诺—麦二氏血琼脂
Novy's bacillus [Frederick George 美细菌学家 1864 生]; **Clostridium novyi** 诺维氏[梭状芽孢]杆菌 ‖ ~ rat disease 诺维氏鼠病
Novy's rat disease (FrederickG. Novy) 诺维鼠病(在实验鼠中发现的一种病毒性疾病)
now *ad*. 现在,目前;立刻 *conj*. 既然,由于 *n*. 现在,此刻 *a*. 现在的,现任的 ‖ (levery) ~ and again, (every) ~ and then 时而,不时 / from ~ on 从现在起,今后 / just ~ 刚才,一会儿以前;现在,眼下;立刻 / ~ . . . ~ (或 then) . . . 时而……,时而…… / ~ that 既然,由于 / up to ~ 到目前为止
nowadays *ad*. 现今,现在 *n*. 现今,当今
noway(s); nowise *ad*. 决不,一点也不
nowhere *ad*. 任何地方都不;远远在后面 *n*. 无处;不知道的地方 ‖ be ~ 一无所得,一事无成;失败 / ~ near 离……很远
noxa (复 noxae) [拉] *n*. 害因,病因,病原
noxious [拉 noxius] 有害的,有毒的 ‖ ~ly *ad*. / ~ness *n*.
Noxious crichet [动药] 大头狗;油葫芦
noxious stimulus 有毒刺激物;伤害性刺激
Noxiptiline *n*. 诺昔替林(抗抑郁药)
Noxythiolin *n*. 诺昔硫脲(消毒防腐药)
Noxytiolin *n*. 诺昔硫脲(消毒防腐药)
nozzle *n*. 嘴,喷嘴,吹口 ‖ ~ spray 喷嘴 / ~ spray bottle 喷雾瓶嘴 / ~ syringe 注射器头
Np (neptunium) 镎(93 号元素)
NP-59 iodomethylnorcholesterol 碘甲基降胆固醇
NPA National Perinatal Association 全国围生期协会
NPCa nasopharyngeal carcinoma 鼻咽癌
NPDL nodular, poorly differentiated lymphocytes 结节性低分化淋巴细胞
NPDR nonproliferative diabetic retinopathy 非增殖性糖尿病性视网膜病
NPN nonprotein nitrogen 非蛋白氮
NPO nil per os [拉] 禁食
NRC normal retinal correspondence 正常视网膜对应
NREM non-rapid eye movements 非快眼动(睡眠)
NSAIA nonsteroidal anti-inflammatory analgesic 非类固醇性消炎镇痛药
NSAID nonsteroidal anti-inflammatory drug 非类固醇性消炎药
NSCLC non-small cell lung carcinoma (or cancer) 非小细胞肺癌
NSNA National Student Nurse Association 全国护士生协会
NSP non-structural protein 非构造蛋白质
NSR normal sinus rhythm 正常窦性节律
Nssariidae 织纹螺科(隶属于狭舌目 Stenoglossa)
NST nonstress test 非应激试验
NSU 见 nongonoccocal urethritis
NT natural teath 自然死亡;
Nt niton 氡,镭射气(86 号元素)
N-terminal *n*. N 末端,氨基末端(多肽链的氨基 < NH_2 > 末端,通常写在左侧)
NTP normal temperature and pressure 正常温度与压力 / National Toxicology Program 国家毒理学计划
NTS 即 Nucleus tractus solitarius 之简称
nu *n*. 希腊语的第 12 个字母(N, v)
nu nanouit 纳单位(10^{-9}U)
nubbin sign 玉蜀黍小穗征(急性睾丸扭转,放射性核素阴囊显像的表现是患侧髂动脉向中间扩展的放射性浓聚区,形成玉蜀黍小穗,与疾病的发病阶段相关。扭转早期有些病例可见精索血管内血流反应性增加所致的玉蜀黍小穗征)
nubecula [拉] *n*. 薄翳,角膜翳;尿微混浊(症);位觉砂
nubile [拉 nubilis; nubere to marry] *a*. 指(女子)适合结婚的,可以结婚的 ‖ nobility *n*. (女子)适合结婚,适婚性 / nubilous *a*. 多雾的,云雾弥漫的;模糊的,不明确的
nubility [拉 nubilitas; nubere to marry] 适合结婚(女)
NUC necrotizing ulcerative gingivitis 坏死性溃疡性齿龈炎
nucellus *n*. 珠心
nuces (单 nux) 核果 ‖ ~ vomicae (单 nux vomica) 马钱子,番木鳖
nucha (复 nuchae) [拉] *n*. 项,颈背 ‖ ~ l *a*.
nuchal *a*. 项的
nuchal cord 脐带绕颈
nucieoprotein *n*. 核蛋白类
nuciform *a*. 胡桃状的
nucin [拉 nux; nucis nut]; juglandic acid *n*. 胡桃素,胡桃皮酸
nucis [拉] (nux 的所有格) *a*. 核果的
nucital; emylcamate *n*. 氨甲酸叔己脂
nucite; inositol *n*. 肌醇,环己六醇
Nuck canal 腹膜鞘突
Nuck canal cyst 腹膜鞘突囊肿
Nuck's canal [Anton 荷解剖学家 1650—1692] 努克氏管,腹膜鞘突(女) ‖ ~ diverticulum 努克氏憩室(腹膜鞘突) / ~ hydrocele; hydrocele feminae 努克氏水囊肿,女性水囊肿
nucle(o)-[构词成分] 核
nucleal; nuclear *a*. (原子)核的,核心的
nuclear jaundice (ernicterus) 核黄疸
nuclear magnetic resonance encoding 核磁共振编码(主要用于化学方面编码技术)
nuclear magnetic resonance spectroscopy 高磁场核磁共振光谱学[检查]
nuclear oncoprotein 核癌蛋白
nuclease; nucleicacidase; nucleinase *n*. 核酸酶 ‖ ~ purine 嘌呤核酸酶
nucleate *a*. 有核的 *v*. (使)成核(心),使集结 ‖ ~ d *a*. 有核的 / nucleation *n*. 成核(现象);核晶过程,核子作用
nucleated [拉 nucleatus] *a*. 有核的
nucleation inhibition 成核抑制(抗冻糖蛋白可能的机制之一,见 antifreeze glycoprotein)
nuclei (单 nucleus) [拉] 核 ‖ ~ corporis mamillaris 乳头体核 / ~ Bardach'S; cuneate ~ 布尔达赫氏核,楔束核 / ~ of Cajal, interstitial; ~ inteistitialis 卡哈尔氏间质核,间质中央尾 / ~ caudal; central 核中央尾 / ~ caudalis centralis 中央尾核 / ~ caudate; ~ caudatus 尾状核 / ~ cell 细胞核 / ~ centralis pontis; ~ pontis 脑桥核(中央核) ~ centralis thalami; centromedian ~ 丘脑 / ~ centromedian; centrum medianum 丘脑中央核 / ~ cerebelli; dentate ~ 齿状核 / ~ cerebello-acusticus 小脑听核 / ~ cervical 颈核 /

~ cholane 胆烷核 / ~ ciliaris olivae 下橄榄核 / ~ cinereum 灰核 / ~ Clarke's 克拉克氏核 / ~ claustram 屏状核 / ~ cleavage 卵裂核,分裂核 / ~ cochlear 蜗神经核 / ~ colliculi inferioris 下丘核 / ~ colliculi rostralis 上丘核 / ~ commissural 连合核 / ~ conjugation; fertlizaiion ~ 受精核 nuclei, cornucomimissural 角连合核 / ~ corporis geniculati lateralis 外侧膝状体核(膝状体核) / ~ corporis geniculati medialis 内侧 / ~ cuneate 楔束核 / ~ cuneatus accessorius; ~ cuneatus lateralis 楔束副核,楔束外侧核 / ~ Darkshewitsch's 达克谢维奇氏核(在中脑水管和第三 / ~ daughter 子核(脑室交界处) / ~ Deiters'; lateral vestibular ~ 代特氏核,前庭神经外侧核(tatum 齿状核) / ~ dentate; ~ dentatus; corpus den ~ de reliquat; rest body 绳状体 / ~ diploid 二倍核 / ~ dorsal; ~ dorsalis; Clarke's column; posterior vesicular column 背核 / ~ dorsal paramedian 背侧中央旁核 / ~ dorsal vagoglossopharyngeal 迷走舌咽神经背侧核 / ~ dorsalis nervi cochleae; ~ cochlearis dorsalis 蜗神经后核 ~ dorsalis nervi vestibuli; ~ vestibularis superior 前庭神经上核 / ~ dorsolateralis 背外侧核 / ~ dorsomedial; ~ dorsomedialis 背内侧核 / nuclei, droplet 飞沫核 / ~ Duval's 杜瓦耳氏核,舌下神经腹外侧核(指延髓内舌下神经腹外侧的一群神经细胞) / ~ Edinger's 埃丁格氏核(动眼神经副交感核) / ~ egg 卵核 / ~ emboliformis 栓状核 / ~ eminentiae teretis 内侧隆起核 / ~ facialis; ~ nervi facialis 面神经核 / ~ fasciculi solitarii 孤束核 / roof ~ 顶核 / ~ fastigial; ~ fastigii; fastigatum; / ~ fertllization; synkaryon 受精核,合核 / ~ fibrosus linguae; septum linguae 舌中隔 / ~ free 游离核 / ~ functional 机能核束核 / ~ funiculi cuneati; ~ cuneatus 锲 / ~ funiculi gracilis; ~ gracilis 薄 / ~ Fuse's 眼协调运动核,眼共济运动核(束核) / ~ gametic 配子核 / ~ gelatinosus; ~ pulposus 髓核 / ~ germ; germinal ~; pronucleus 原核,前核 / ~ gingival 龈[状]核 / ~ globosus 球状核 / ~ Goll's 果耳氏核(薄束核,在延髓内) / ~ gonad 生殖核,小核 / ~ gracilis 薄束核 / ~ gray 灰质(脊髓) / ~ gustatory 味觉核 / ~ habenulae; habenular ~; ganglion habenulae; habenular body 缰核 / ~ haploid; reduction ~ 单元核,单倍核,减数核 / ~ hypoglossal 舌下神经核 / ~ hypothalamic; ~ hypothalamicus; subthalamic ~ 丘脑下体,丘脑下部核(里尼氏核) / ~ intercalatus; Staderini's ~ 闰核,斯塔德 / ~ interraedio-lateralis 中间外侧核 / ~ interpeduncularis 脚间核(大脑) / nuclei intralaminares thalami 丘脑板内核 / ~ intraventricular; ~ caudatus 尾状核 / ~ juxtaolivaris; ~ olivaris accessorius medialis 内侧副橄榄核 / ~ Kaiser's 凯塞氏核(脊髓颈与腰膨大中的运动细胞群,位于前角中间外侧柱与内侧柱之间) / ~ Klein-Gumprecht 克一古二氏影核(涂片中的破碎细胞,常见与淋巴性白血病) / ~ Kölliker's 克利克尔氏核,脊髓中央灰质(脊髓中心管四周的) / ~ large cell; ~ ambiguous 疑核 / ~ large cell auditory; Deiters' ~ 前庭神经外侧核 / ~ laryngeal 喉核[代特氏核] / ~ lateralis 外侧核 / ~ lateralis medius; ~ ambiguus 疑核 / ~ lateralis nervi vestibuli; ~ vestibularis lateralis 前庭神经外侧核 / ~ lateralis thalami 丘脑外侧核 / ~ Laura'S; Deiters' ~ 前庭神经外侧核,代特氏核 / ~ lemnisci lateralis 丘(蹄)氏外[侧]核 / ~ lenticular 豆状核 / ~ lentiformis; lenticular ~ 豆状核 / ~ lentis 晶状体核 / ~ Luys'; ~ Luysi; subthalamic ~ 吕伊斯氏核,丘脑下体,丘脑下部核 / ~ magnocellularis 前庭神经外侧核 / ~ masticator 三叉神经运动核 ~ medialis thalami 丘脑内侧核 / ~ medialis (triangularis) nervi vestibuli; ~ vestibularis medialis 前庭神经内侧核 / ~ medullae oblongatae; ~ olivaris inferior 下橄榄核 / ~ medullaris cerebelli corpus medullare 小脑髓体 / ~ merocyte, merocyte 副精核,剩余精核 / ~ mesencephalic Spitzka's ~ 中脑核,施皮茨卡核(动眼神经核于大脑导水管下的灰质内) / ~ Monakow's 莫那科夫氏核,楔束外侧核(楔束核外侧 / ~ motion; kinetonucleus 运动核,动核 / ~ motor 运动核 / nuclei motorii nervi trigemini 三叉神经运动 / ~ nerve 神经核,展神经核 / ~ nervi abducentis; abducens [外] / ~ nervi accessorii 副神经核 / ~ nervi acustici; auditory 听神经核 / ~ nervi cochlearis; cochlear ~ 蜗神经核 / ~ nervi facialis; facial ~ 面神经核 / ~ nervi glossopharyngei 舌咽神经核 / ~ nervi hypoglossi; hypoglossal ~ 舌下神经核,动眼神经核 / ~ nervi oculomotorii; oculomotor ~, ~ nervi statoacustici; ~ nervi acustici 听神经核 / ~ nervi trigemini 三叉神经主核 / ~ nervi trochlearis; trochlear ~ 滑 / ~ nervi vagi 迷走神经核(车神经核) / ~ nervi vestibularis vestibular ~ 前庭神经核 / nuclei nervorum cerebralium 脑神经核(经核) / nuclei nervorum cranialium 脑神经核 / ~ nutrition; macronucleus 滋养核,巨核,大核 / ~ olivaris; ~ olivaris inferior 下橄榄核 / ~ 副橄榄核 / ~ olivaris accessorius dorsalis 背侧 / ~ olivaris accessorios medialis 内侧 / ~ olivaris superior 上橄榄核,副橄榄核 / nuclei originis 起核 / ~ originis accessorius (parasympathicus) nervi oculomotorii; ~ accessorius (autonomicus) 动眼神经(副交感)副核 ~ origiois dorsalis (parasympathicus) nervi vagi; ~ dorsalis nervi vagi 迷走神经(副交感)背核 / ~ originis nervi accessorii 副神经核 / ~ originis salivatorius medullae oblongatae; ~ salivatorius inferior 延髓泌涎核,舌咽神经分泌核 / ~ originis salivatorius pontis; ~ secretorius nervi intermedii ~ salivatorius superior (脑桥)泌涎核,中间神经分泌核 / ~ Pander's 潘德尔氏核(位于丘脑下方,背盖核与白体 / ~ paravcntricularis 室旁核 / ~ Perlia's; 佩利阿氏核(动眼神经内侧核) / ~ phenanthrene; cholane ~ 菲核,胆烷核 / ~ Piorry's 皮奥里氏核(肝脏背部德叩诊浊音区) / ~ polymorphic 多形核 / nuclei pontis 脑桥核 / ~ posterior corporis trapezoidei 斜方体后核 / ~ posterior hypothalami 丘脑下部后核 / ~ pretecttlis 顶盖前核 / ~ principalis cerebolli; ~ dentatus 齿状核 / ~ pulposus 髓核(椎间盘的中间部分) / ~ pyknotic 固缩核 / ~ pyramidal; ~ olivaris accessorius medialis 内侧; / ~ quintus 三叉神经(运动)核上副橄榄核 / ~ radicis descendentis nervi trigemini; ~ mescncephalicus nervi trigemini 三叉神经降根核 / ~ radioactive 放射性核 三叉神经中脑核 / ~ of raphe 缝际核(延髓网状结构中部) / ~ red, ~ ruber 红核 / ~ reductioni haploid ~ 减数核,单元核,单倍核 / ~ reproductive; micronucleus 生殖核,小核 / ~ restiformis ~ funiculi cuneati 楔束核 / ~ resting 静止核 / ~ reticuiaris tegmenti; 被盖网状核 / ~ retropyramidal; ~ conterminalis 锥体后核 / ~ rhomboideus; ~ olivaris inferior 下橄榄核 / ~ ring; ringed ~ 环状核 / ~ Roller's 罗勒氏核(①副神经外侧核 ②舌下神经副核纵束与丘系之间 / ~ Roller's central 罗勒氏核中央核(在延髓缝际附近,后 / ~ roof, ~ fastigii 顶核 / ~ ruber / ~ red ~ 红核 / ~ sacral 骶核 / ~, sagittal 矢状核(动眼神经核) / ~, salivary, inferior 下涎核,[延髓]泌涎核 / ~ salivary, superior 上涎核,[脑桥]泌涎核 / ~ Schwalbe's 施瓦尔贝氏核(前庭神经内侧核) / ~ Schwann's 许旺氏核(神经鞘细胞) / ~ secondary 次级核 / ~ segmentation; cleavage ~ 分裂核,卵裂核 / ~ semilunar 半月核,丘脑腹侧后内核 / ~ sensorius superior nervi trigemini 三叉神经 / ~ sensory 感觉核,经中脑核(三叉神经上感觉核) / ~ shadow 影核 / ~ Siemerling's 西默林氏核(动眼神经核的前组) / ~ somatic; macronucleus 巨核,大核,滋养核 / ~ sperm; male nucleus 精核,雄核 / ~ spherical, ~ globosus 球状核 / ~ spinalis nervi accessorii 副神经脊髓核 / ~ spinaiis nervi vestibnU; ~ vestibularis inferior 前庭神经脊髓核的灰质内 / ~ Spitzka's 施皮茨卡氏核(动眼神经核,在中脑水管下 / ~ Staderini's; ~ intercalatus 斯塔德里尼氏核,闰核 / ~ sterid, steroid ~ 甾核 / ~ Stilling's 施提林核(①舌下神经核 ②红核) / ~ Stilling's sacral; sacral ~ 施提林氏骶核,骶核 / ~ striate; corpus striatim 纹状体 / ~ subependymal 室管膜下核(听神经核) / ~ subthalamic; ~ of Luys; corpus Luysi; ~ hypothalamicus; ~ subthatamicus 丘脑下体,丘脑 / ~ superior 上核下部核 / ~ supraopticas 视束上核 / nuclei systeroatis nervosi cenlralis 中枢神经 / ~ taeniaefomis: claustrum 屏状核 / ~ tecti; ~ fastigii 顶核 / ~ tegmenii 被盖核 / ~ of termination; terminal ~ 终核 / ~ testiculi; mediastinum testis 睾丸纵隔 / ~ tetracyclic sterid 四环甾核 / nuclei thalami 丘脑诸核 / ~ tractus solitarii 孤束核 / ~ tractus spinalis nervi trigemini 三叉神经脊束核 / ~ trapezoid; ~ corporis trapezoidei 斜方体 / ~ triangulari 前庭神经三角核[核 / ~ trochlear 滑车神经核 / ~, trophic macronucleus 滋养核,巨核,大核 / nuclei tuberales (hypothalami) 结节核(丘脑下部) / nuclei tuberes 结节核 / ~ vagoglossopharyngeal 迷走舌咽神经核 / ~ ventraUs nervi cochleae; ~ cochlearis ventralis 蜗神经前核 / ~ ventralis thalami 丘脑腹侧核 / ~ ventralis thalami anterior 丘脑前侧核 / ventralis thalami intermedius 丘脑中间腹侧核 / ~ ventralis thalami posterior 丘脑后腹侧核 / ~ ventromediali ~ ventromedialis 腹内侧核 / ~ vesicular 泡状核 / ~ vestibalaris 前庭神经核 / ~ vitelline 卵黄核 / ~ Voit's 伏伊特氏核(小脑内副齿状核) / ~ Westphal's 韦斯特法尔氏核(滑车神经核的一组) / ~ white 白核(下橄榄的白心) / ~ yolki vitelline body, Balbiani's body; Balbiani's ~ 卵黄核,巴比阿尼氏核 / ~ zygote 合子核,结合核

nucleic acid 核酸 ‖ infecous ~ 感染性核酸

nucleic acid hybridization 核酸杂交

nucleicacidase *n*. 核酸酶

nucleide *n*. 核酸金属化物

nucleiform *a*. 核状的

nuclein *n*. 核素,核质 ‖ ~ animal 动物核素 / ~ bases 核素碱,嘌呤碱 / ~ celli; true ~ 细胞核素,真核素 / ~ yeast 酵母核素

nucleinase; nuclease *n*. 核酸酶

nucleinate *n*. 核酸盐

nucleinotherapy *n*. 核素疗法

nucleo-; nucle-[拉 **nucleus**] 核,核素

nucleo-albumin; paranuclein; pseudonuclein 核白蛋白,核清蛋白,假核素,副核素

nucleo-albuminuria 核白蛋白尿
nucleo-albumose 核白蛋白朊,核朊
nucleo-analysis [白细胞]核分析
nucleo-analytic [白细胞]核分析的
nucleoar *a*. 核仁的
nucleocapsid *n*. 核壳体,核蛋白壳,壳包核酸,病毒粒子
nucleocapsid antigen 核衣壳抗原
nucleochylema [nucleus + 希 chylos juice] *n*. 核汁,核液
nucleochyme; karyenchyma *n*. 核液,核淋巴
nucleocidin *n*. 核杀菌素
nucleocytoplasmic *a*. 核(与)质的
nucleofugal *a*. 离核的
nucleogelase *n*. 核酸胶酶
nucleoglucoprotein *n*. 核糖蛋白
nucleohistone *n*. 核组蛋白
nucleohyaloplasm *n*. 核透明质,核丝
nucleohyaloplasm; linin 核透明质,核丝
nucleoid *a*. 拟核的,核样的 *n*. 核状小体(红细胞中心);拟按,类核;病毒核心(病毒的遗传物质 <核酸>,位于病毒粒子的中心)
nucleoid *a*. ①核样的 ②核状小体(红细胞内) ‖ ~ Lavdovski's; centrosome 拉夫多夫斯基氏核状小体,中心体
nucleokeratin *n*. 核角蛋白
nucleolar *a*. 核仁的
nucleole *n*. 核仁
nucleoli nucleolus 的复数
nucleoliform nucleoloid 核仁样的
nucleolin *n*. 核仁素
nucleolinus *n*. 核仁内粒,核点
nucleoloid *a*. 核仁样的
nucleololus *n*. 核仁小斑
nucleolonema, **nucleoloneme** *n*. 核仁丝,核仁线
nucleolonucleus; nucleololus *n*. 核仁小斑
nucleolus (复 nucleoli) 核仁,核小体 ‖ ~ chromatin; false ~; nucleinic ~; karyosome 染色质核仁,核粒 / ~ secondary 第二核仁 / ~ true 真核仁
nucleolus organizer 核仁组织者(指活跃地参与核仁形成并含有 rDNA 的染色体区域。在人类指 D、G 组染色体短臂和随体之间的副缢痕区及随体)
nucleolymph *n*. 核液,核淋巴
nucleomitophobia *n*. 核爆炸恐怖
nucleometer *n*. 核子汁
nucleomicrosome [nucleus + 希 mikros small + soma body] *n*. 核微粒体
nucleon *n*. ①核子 ②磷肉酸
nucleonic *a*. 核的;核子的
nucleonic acid 核酸
nucleonics *n*. 核子学
nucleopetal *a*. 向核的
nucleophaga [**nucleus + 希 phagein to eat**] *n*. 噬核菌
nucleophagocytosls *n*. 噬核现象
nucleophile *n*. 亲核基,亲核物质 ‖ nucleophilic *a*. 亲核的
nucleophilic attack 亲核性攻击
nucleophosphatase *n*. 核酸磷酸酶
nucleoplasm *n*. 核质,核浆 ‖ ~ic *a*.
nucleoprotamine *n*. 核精蛋白,鱼精蛋白
nucleoprotein *n*. 核蛋白 ‖ deoxyribose ~ 脱氧核糖核蛋白 / ribose ~ 核糖核蛋白
nucleopurine; aminopurine *n*. 核嘌呤,氨基嘌呤
nucleoreticulum *n*. 核网
nucleose *n*. 核甙
nucleosidase *n*. 核甙酶
nucleoside *n*. 核甙
nucleoside monophosphate kinase 核甙酸激酶
nucleoside phosphorylase 核甙磷酸化酶
nucleoside-diphosphate kinase 二磷酸核甙激酶
nucleoside-phosphate kinase 磷酸核甙激酶
nucleotidediphosphatase 核甙酸二磷酸酯酶
nucleosin *n*. 胸腺生成素
nucleosis *n*. 核增生
nucleosome *n*. 核小体(真核生物染色质的基本结构单位,由组蛋白核心外包以 DNA 所组成的颗粒状结构)
nucleospindle *n*. 核纺锤体
nucleotherapy *n*. 核素疗法
nucleotidase; phosphonuclease; nucleophosphatase *n*. 核甙酸酶
5-nucleotidase n. 5-核苷酸酶
nucleotide; nucleotid *n*. 核甙酸(升白细胞药) ‖ ~, diphosphopyridine(缩 DPN); codehydrogenase1; co-enzyme1; Co1; cozymase; dehydrocoenzyme1 辅酶 1 、~, flavin 黄素核甙酸 / ~, pyridine 吡啶核甙酸 / ~, triphosphopyridine; co-enzyme2; codehydrogenase2; coferment; Co2; TPN; Warburg's co-enzyme 辅酶 2 / cyclic ~s 环核甙酸
nucleotide polymerase 核甙酸聚合酶
nucleotidyl *n*. 核苷酸(基)
nucleotidylexotransferase *n*. 核苷酸外转移酶,DNA 核苷酸外转移酶
nucleotidyltransferase *n*. 转核苷酸酶,核苷酸基转移酶 ‖ DNA; DNA polymerase DNA 转核苷酸酶,DNA 聚合酶 / ~, polyadenate 多腺苷酸酶 / ~, polyribonucleotide; polynucleotide phosphorylase 多核糖核苷酸转核苷酸酶,多核苷酸磷酸化酶 / ~, RNA; RNA polymerase RNA 转核苷酸酶,RNA 聚合酶
nucleotoxin *n*. 核毒素
nucleus (复 nucleuses 或 nuclei) *n*. 核,(细)胞核;环 ‖ ambiguous ~ 疑核 / ~ of atom, atomic ~ 原子核 / auditory nuclei 听神经核 / basal ~ 下橄榄核;(复)基底神经节 / caudate ~ 尾核 / daughter ~ 子核 / diploid ~ 二倍体核 / fertilization ~ 受精核,合核 / free ~ 游离核 / germ-, germinal- 原核,前核 / gonad ~ 生殖核,小核 / gray ~ 灰质(脊髓) / haploid ~ 单元核,单倍核,减数核 / ~ intercalatus 闰核(在迷走神经的背核和舌下神经核之间的一群神经细胞) / large cell auditory ~ 前庭神经外侧核 / reproductire ~ 生殖核,小核 / somatic ~, trophic ~ 巨核,大核,滋养核 / triangular ~ 楔束核
Nucleus tractus solitarius (简称 NTS) 孤立径核,独立束核,
nuclide *n*. (原于)核素,核仁样的 ‖ radioactive ~ 放射性核素 ‖ nuclidic *a*.
Nuclomedone *n*. 奴氯美酮(消炎镇痛药)
nucteotides *n*. 核苷酸(男性附属性腺炎症非激素类抗炎类药物)
NUD non-ulcer dyspepsia 非溃疡性消化不良
nude *a*. 裸体的;光秃的 *n*. 裸体
Nudechinus multicolor (**Yoshiwara**)多色裸海胆(隶属于毒棘海胆科 Toxopneustidae)
Nudibnanchia *n*. 裸鳃目(隶属于后鳃亚纲 Opisthobranchia)
nudism [拉 nudus naked] 裸体主义
nudomania *n*. 裸体癖
nudophobia *n*. 裸体恐怖
nueleopetal *a*. 向核的
nueleosidase *n*. 核苷酶
nueleotide cyclase 核苷酸环化酶
nueleotidyltransferase *n*. 核苷酸转移酶
Nuel's space [Jean Pierre 比生理学家及耳科学家 1847—1920] 纽尔氏间隙(耳蜗指细胞间隙)
nueroma *n*. 神经瘤 ‖ ~ amputation 截肢性神经瘤 / ~ amyelinic 无髓[鞘]神经瘤 / ~ appendical 阑尾神经瘤 / ~ citis 皮肤神经瘤 / ~ cystic 囊性神经瘤 / ~ false 假[性]神经瘤 / ~ fasicular; medullated ~ 有髓[鞘]神经瘤 / ~ fibrillay 原纤维性神经瘤 / ~ ganglionar; gallglionated ~; ganglionic ~ 神经(节)细胞性神经瘤 / ~ malignant 恶性神经瘤 / ~ multiple 多发性神经瘤,神经瘤病 / ~ myelinic 有髓[鞘]神经瘤 / ~ nevoid; ~ telangiectodes 痛样神经瘤,血管扩张性神经瘤 / ~ plexiform 丛状神经瘤 / ~ racemosum 蔓状神经瘤 / ~ telangiectodes 毛细管扩张性神经瘤 / ~ traumatic 创伤性神经瘤 / ~ true 真性神经瘤 / ~ Verneuil's; plexiform ~ 丛状神经瘤,韦尔讷伊氏神经瘤
nueurosarcocleisis *n*. 神经移入肌
nufenoxole *n*. 奴芬克索 ‖ 氮环苯唑(抗蠕动药)
NUG necrotizing ulcerative gingivitis 坏死性溃疡性龈炎
Nuhn's glands [Anton 德解剖学家 1814—1889] 努恩氏腺(舌尖腺)
nuisance *n*. 损害,妨害;讨厌;公害
null *a*. 无效的;不存在的;无用的;零位的 ‖ ~ and void 无效
nulli-[拉][构词成分] 未,无,缺,裸
nullipara [拉 nullus none + parere to bear] 未产妇
nulliparity *n*. 未经产
nulliparous *a*. 未经产的
nullipotency *n*. 无能性
nullisomatic *a*. 缺对染色体的
nullisomic *a*. 缺对染色体的
numb *a*. 麻木的,感觉缺失的 *vt*. 使麻木 ‖ ~ly *ad*. / ~ness *n*.
number *n*. 数,值 ‖ ~ acetyl 乙酰值 / ~ acid 酸值 / ~ atomic (缩 z.) 原子序数 / ~ Avogadro's 阿伏加德罗(1 克分子中的分子数) / ~ Brinell hardness 布里尼耳氏硬度数 / ~ counted 计数 / ~ of gas, molecular [气体]分子数 / ~ gold 金值 / ~ hardness 硬度数 / Hehner 黑内尔氏值,不溶脂内值 / ~ Hittorf trans-

port ~希托夫氏值,迁移数 / ~ HUbl iodine ~ 许布耳氏值,碘值 / ~ hydrogen 氢值 / ~ iodine 碘值 / ~ isotopic 同位数 / ~ Knoop hardness 努普氏硬度数 / ~ Loschmidt's 洛施米特氏数(气体分子量) / ~ mass [原子]质量数 / ~ most probable 最可能数 / ~ polar 极性数 / ~ Polenske 波兰斯凯氏值,不溶性挥发脂酸值 / ~ Reichert-Meissl 赖—迈二氏值(可溶性挥发脂酸值) / ~ Reynold's 雷诺氏数(液体流速率) / ~ saponification 皂化值 / ~ stomata 气孔数 / ~ thiocyanogon 硫氰酸值 / ~ transport; Hittorf ~ 迁移数,希托夫氏值 / ~ turnover 酶变率 / ~ vein-islet 脉岛数 / ~ wave 波数

numbness ***n.*** 麻木 ‖ ~ waking 乍醒性麻木

Numdea rosea Matsunura [拉;动药] 盐肤木红仿桔蚜

Numdea sinica Tsai et Tang [拉;动药] 圆角仿桔蚜

Numdeopsis shiraii (Matsumura) [拉;动药] 花冠桔样蚜

Numenes disparilis (Staudinger) 黄斜带毒蛾(隶属于毒蛾科 Lymantriidae)

Numenes siletti (Walker) 斜带毒蛾(隶属于毒蛾科 Lymantriidae)

Numenius madagscariensis (Linnaeus) [拉;动药] 红腰杓鹬

numerable ***a.*** 可数的,可计数的

numeral ***a.*** 数的;示数的 ***n.*** 数字

numerate ***vt.*** 数,计算,读(数)

numeration ***n.*** 计算,读数

numeration of leukocyte 白细胞计数

numerator ***n.*** 计算者;计数器;分子(数学)

numerical ***a.*** 数字的,用数字表示的;数值的 ‖ ~ly ***ad.***

numerous ***a.*** 为数众多的;许多

nummiform [拉 nummus coin + forma form] 钱币形的

nummular [拉 nummularis] ***a.*** 钱币型的, 钱串状的

nummulation ***n.*** 成钱币型,成钱串状

Numoquin; ethylhydrocupreine [商名] 乙基氢化叩卜林 ‖ ~ hydrochloride; ethylhydrocupreine hydrochloride 盐酸乙基氢化叩卜林

Numorphan [商名] ***n.*** 盐酸羟吗啡酮(oxymorphone hydrochloride)

nuncital; emylcamate ***n.*** 氨甲酸叔己酯

Nungtea rosea (Matsura) 红倍花蚜 (隶属于棉蚜科 Eriosomatidae)

nunnation [希伯来 nun letter N] ***n.*** 音滥用

nuocufensor; nocifensor ***n.*** 防伤害系统,伤害防卫系统

Nupafant ***n.*** 纽帕泛(抗血栓药)

nupercaine; dibucaine ***n.*** 努白卡因,狄布卡因(局部麻醉药) ‖ ~ hydrochloride; dibucaine hydrochloride 盐酸努白卡因,盐酸狄布卡因

Nuphar bornetii Levi. et Vant. [拉,植药] 贵州萍蓬草

Nuphar pumilum (hoffm.) dc. [拉,植药] 萍蓬草

Nuphar Sibth. et Smith 萍蓬草属 ‖ ~ japonicum DC. 日本萍蓬草 / ~ kalmiana 北美萍蓬草 / ~ pumilum(Hoffm.)DC. 萍蓬草

nuptial ***a.*** 婚姻的,结婚的 ***n.*** 复婚礼

nuptiality [拉 nuptus married] 婚姻率

N-Uristix 测尿中亚硝酸盐、葡萄糖和蛋白质试纸的商品名

Nuromax [商名] ***n.*** 多沙氧铵 (doxacunumchloride)

nuromodulation ***n.*** 神经调节(作用)

nurse ***n.*** 保姆;护士 ***vt.*** 喂奶;护理,照料;培育;喂奶,吃奶;看护病人 ‖ charge ~; head ~ 护士长 / clinical ~ specialist 临床护理专家 / clinician ~ 临床护士 / community ~ district ~ 地段护士 / dry ~ 保姆,(婴儿)保育员 / general duty ~ 普通护士 / graduate ~; trained ~ 毕业护士 / hospital ~ 病室护士 / ~ attending 随访护士 / ~ charge 病室护士 / ~ child's 保育员 / ~ community; district 地段护士 / ~ day 日班护士 / ~ dry 保育员(婴儿) / ~ general duty 普通护士 / ~ graduate 毕业护士 / ~ head 护士长 / ~ health 保健护士 / ~ hospital 病室护士 / ~ monthly 产褥护士 / ~ night 夜班护士 / ~ practical 经验护士 / ~ private 私人护士 / censed practical ~ 有照护士 / monthly ~ 产褥护士 / occupational health ~ 职业卫生护士 / practical ~ 经验护士(未经护校毕业而有实际经验的人员) / ~ private duty ~ 私人护士,私人值班护士 / probationer ~ 护生 / public health, ~ community; health ~; visiting ~ 公共卫生护士,社会区保健护士,访视护士 / Queen's ~ 地段护士(英国) / registered ~ 注册护士 / scrub ~ 手术助理护士 / special ~ 私人护士,特约护士;专门护士 / student ~ 护生 / wet ~ 奶妈,乳母 / ~ midwife ***n.*** 助产护士 / ~ midwife 助产士(受过专门训练在家里接生的护士)

nurse-midwifery ***n.*** 助产护士学

nursery ***n.*** ①爱托儿所 ②婴儿室 ‖ ~ day; day care ~ 日托儿所

Nurses' Association of China (N.A.C.) 中华护士学会

nursing ***n.*** 保育;喂乳(法),护理[法],喂乳[法] ‖ ~, divisional; group ~ 集体护理 / ~ foster 奶母喂乳 / ~ general duty 白色普通护理 / ~ group 集体护理 / ~ industrial 工业护理 / ~ maternity 产科护理 / ~ special 特别护理

nursing-home ***n.*** 疗养所,长期医疗照顾院(收容老人及慢性病患者,前者如无依无靠老人,后者如癌症等等)

nursling ***n.*** 乳婴,婴儿

nurturance ***v.*** 抚养

nurture ***n.*** 营养物;养育 ***vt.*** ……营养物;养育

Nurudea shiraii (Matsura) 倍花蚜(隶属于棉蚜科 Eriosomatidae)

Nurudea sinica (Tsai O Tang) 圆角倍蚜(隶属于棉蚜科 Eriosomatidae)

Nussbaum's experiment (Moritz Nussbaum) 努斯鲍姆实验(结扎动物肾动脉,使肾小球与血液循环分离)

Nussbaum's bracelet 努斯鲍姆氏书痉预防器

Nussbaum's cells 努斯鲍姆氏细胞 ‖ ~ experiment 努斯鲍姆氏实验

Nussbaum's narcosis (Johann Nussbaum) 努斯鲍姆麻醉法(用醚或氧仿作全身麻醉前,先注射吗啡)

nut ***n.*** 坚果 ‖ ~ barbados 麻风[树]果 / ~ betel 槟榔 / ~ cola; kola ~ 坷拉子 / ~ Levant; cocculus indicus 印度防己[实] / ~ physic; purging ~; barbados ~ 麻风[树]果 / ~ poison; nux vomica 马钱子 / ~ porging; physic ~ 麻风[树]果

Nut of falsesour cherry [植药] 樱桃核

Nut of hedge prinsepia [植药] 蕤仁

nutarian ***n.*** 果食者

nutation ***n.*** 点头(尤指不随意性点头) ‖ ~al ***a.***

nutator ***n.*** 胸锁乳突肌

nutatory ***a.*** 点头的

nutgall ***n.*** 没食子,五倍子

Nut-gall wasp [动药] 阿勒颇没食瘿蜂

Nutgalls [植药] 没食子

nutmeg ***n.*** 肉豆蔻 ‖ ~ Papua; Macassar ~ 马卡刹肉豆蔻

Nutmeg [植药] 肉豆蔻

nutmeggy ***a.*** 肉豆蔻样的

Nutracort ***n.*** 氢化可的松(hydrocortisone)[商名]

nutramin; nutramine ***n.*** 维生素

nutrescin 细胞滋养素

nutri- [构词成分] [拉] 营养

nutriceptor ***n.*** 滋养受体

nutrient ***a.*** 营养的,滋养的 ***n.*** 营养素,营养物 ‖ essential ~s 必需营养素 / secondary ~ 次级营养素(刺激肠内微生物区系借以合成其他营养素的物质)

nutrilite ***n.*** 微量营养素,必须营养素

nutriment ***n.*** 营养;营养品,食物 ‖ ~al ***a.*** 有营养的,滋养的

nutriology ***n.*** 营养学

nutrition ***n.*** 营养;营养品 ‖ adequate ~; optimal ~ 适量营养 / total parenteral ~ 全胃肠外营养,全静脉营养 / ~ defective; subnutrition 营养不足 ‖ ~el ***a.*** 营养的

nutritional ***a.*** 营养的

nutritionist ***n.*** 营养学家

nutritious ***a.*** 有营养的,滋养的 ‖ ~ly ***ad.*** / ~ness ***n.***

nutritive ***a.*** 营养的,滋养的 ‖ ~ly ***ad.***

nutritorium ***n.*** 营养器官

nutritory ***a.*** 营养的

nutriture ***n.*** 营养状况

nutrix ***n.*** 奶妈,乳母

nutrose ***n.*** 钠酪蛋白

nutshell ***n.*** 果壳 ‖ in a ~ 简括地说,一句话

Nuttallia (George H.F. Nattall) ***n.*** 纳脱原虫属(即巴贝虫属 Babesia) ‖ ~ equi 马纳脱原虫,马巴贝虫,马梨浆虫 / ~ gibsoni 犬纳脱原虫

nuttalliosis ***n.*** 纳脱原虫病

Nuvenzepine ***n.*** 奴文西平(抗溃疡药)

nux ***n.*** 坚果 ‖ ~ moschata; myristica 肉豆蔻 ~ prinsepiae 仁 / ~ pseudocerasi 樱桃核 / ~ vomica; dog button 马钱子 / ~ vomica, prepared; ~ vomica pulverata 马钱子粉 / Nuzum's micrococcus 纽兹姆氏细球菌(乳腺癌细胞)

Nux Prinsepiae [拉,植药] 蕤仁

Nux Pseudocerasi [拉,植药] 樱桃核

Nux Vomica [植药] 一种含番木蹠碱(strychnine)之生药;马钱子

Nuzum's micrococus [John W. 美病理学家,细菌学家 1890 生] 纽兹姆氏细球菌(乳腺癌细菌)

Nv. naked vision 裸眼视力

Nvctalus ikonikovi Ognev [拉,植药] 夜蝠

Nvmphaeaceae ***n.*** 睡莲科

nyacyne ***n.*** 新霉素(即 neomycin)

nyad ***n.*** 稚虫,若虫,蛹

nyct(o)- [构词成分] 夜

Nyctaginaceae [植] ***n.*** 紫茉莉科

nyctalbuminuria; noctalbuminuria *n*. 夜蛋白尿
nyctalgia *n*. 夜痛(睡时痛)
nyctalope *n*. 夜盲者
nyctalopia [nycto- + 希 alaos blind + ops eye + -ia]; **nyctotyphlosis** *n*. 夜盲(症)(昼视) ‖ nyctalopic *a*.
Nyctalus noctula (Schreber) 山蝠 (隶属于蝙蝠科 Vespertilionidae)
Nyctanthes arbor-tristis 夜花茉莉
nyctaphonia *n*. 夜间失声
Nyctereutes procyonoides (**Gray**)貉(隶属于犬科 Canidae)
Nycteribiidae *n*. 蛛蝇科
nycterine [希 nykterinos at night] *a*. 夜间的,夜发的;暧昧的,隐蔽的
nycterohemeral [希 nycto- + 希 hemera day]; **nyctohemeral** 昼夜的
nycti-[构词成分][希] 黑暗
Nycticorax nycticorax (**Linnaeus**)夜鹭 (隶属于鹭科 Ardeidae)
nyctipelagic plankton *n*. 夜浮游生物
nyctiplankton *n*. 夜浮游生物
nycto-[希 nyx night] [构词成分] 夜
nyctohemera *a*. 昼夜的
nyctohemeral, **nycterohemeral** *a*. 昼夜的
nyctophilia *n*. 嗜夜癖
nyctophobia *n*. 黑夜恐怖,黑暗恐怖:恐夜症
nyctophonia [nycto- + 希 phone voice] *n*. 白昼失声(夜能发声)
Nyctotherus [希 one who hunts at night] *n*. 肠(肾)虫属,右口异毛虫属 ‖ ~ cordiformis 心形肠(肾)虫 / ~ ovalis 卵形肠(肾)虫
nyctotyphlosis *n*. 夜盲症(昼视)
nycturia [nycto- + 希 ouron urine + -ia] *n*. 夜尿症
NYD not yet diagnosed 尚未诊断
Nydrazid *n*. 异烟肼(isoniazid)制剂的商品名
nygma [希 prick] *n*. 刺伤
Nylander's test [Claes Wilhelm Gabriel 瑞典化学家 1835—1907] 奈兰德氏试验
nylestrlol *n*. 羟炔雌醚,炔雌三醇环戊醚(雌激素)
Nylidrin hydrochloride 盐酸布酚宁,盐酸苄丙酚胺(周围血管扩张药)
Nylidrine *n*. 布酚宁(血管扩张药)
nylon *n*. 尼龙
nymph [希 nymphe a bird] *n*. 若虫,稚虫,蛹
nympha (复 nymphae) [拉;希 nymphe] **labium minus** *n*. 小阴唇
nymphae (nympha) 小阴唇
Nymphaea L. 睡莲属 ‖ ~ tetragona Georgi 睡莲
Nymphaesceae *n*. 睡莲科
nymphal *a*. 若虫,稚虫,蛹
nymphectomy *n*. 小阴唇切除术
Nymphidae *n*. 细蛉科
Nymphipara *n*. 蛹蝇类
nymphitis *n*. ①小阴唇炎 ②小阴唇切除术
nympho-[希][构词成分] *n*. 稚虫 *n*. 小阴唇 *a*. 与小阴唇有关的
nymphocaruncular *a*. 小阴唇处女膜痕的
nymphochrysalis *n*. 稚蛹
nymphohymeneal *a*. 小阴唇处女膜的
Nymphoides peltatumm; Villarsia nymphaeoides *n*. 杏菜
nympholabial *a*. 小阴唇的
nympholepsy *a*. 性欲增盛的
nymphomania *n*. 女色情狂,慕男狂(女性性欲过强,即使出现高潮也很少满足,常有多个性伴侣) ‖ ~c *a*. 慕男狂的 *n*. 慕男狂者
nymphomaniacal *a*. 慕男狂的
nymphoncus *n*. 小阴唇肿
nymphotomy *n*. 小阴唇切开术;阴蒂切开术
Nysfungin *n*. 制霉素(抗生素类药)
Nyssa Gronov. ex L. 紫树属
Nyssaceae [植] 珙桐科,紫树科
Nyssen-van Bogaert syndrome (Rene Nyssen; Ludo van Bogaert) 奈森—范博格特综合征,异染性脑白质营养不良(成年型)
Nyssorhynchus *n*. 刺蚊亚属(按蚊属)
nystagmic *a*. 眼球震颤的
nystagmiform *a*. 眼球震颤样的
nystagmograph *n*. 眼球震颤描记器
nystagmoid; **nystagmiform** *a*. 眼球震颤样的
nystagmus *n*. 眼球震颤,眼震 ‖ ~ after 后遗眼球震颤 / ~ against the rule 反常眼球震颤 / ~ aural 耳源性眼球震颤 / ~ caloric 热性眼球震颤 / ~ Cheyne's 陈思氏眼球震颤 / ~ compression 气压性眼球震颤 / ~ congenital 先天性眼球震颤 / ~ darkness; darkness tremor 暗光性眼球震颤 / ~ disjunctive 分开性眼球震颤 / ~ dissociated 分离性眼球震颤 / ~ end-position 极端位注视性眼球震颤 / ~ fixation 凝视性眼球震颤 / ~ head 旋转性头震颤 / ~ jerking, rhythmical ~ 急动性眼球震颤 / ~ labyrinthine; vestibular ~ 迷路性眼球震颤 / ~ latent 隐性眼球震颤 / ~ lateral 摆动性眼球震颤 / ~ miner's 矿工眼球震颤 / ~ ocular 眼痫性眼球震颤 / ~ optokinetic 视动性眼球震颤 / ~ lscillating undulatory ~ 振动性眼球震颤 / ~ palatal 腭震颤 / ~ paretic 不全麻痹性眼球震颤 / ~ pendular, undulatory ~ 振动性眼球震颤 / ~ positional 位置性眼球震颤 / ~ postrotary 旋转后眼球震颤 / ~ railroad; optokinetic ~ 火车性眼球震颤 / ~ resilient; rhythmical ~ 节律性眼球震颤 / ~ retraction 退缩性眼球震颤 / ~ rhythmical; resilient ~; jerking ~ 节律性眼球震颤 / ~ rotatory 旋转性眼球震颤 / ~ spontaneous 自发性眼球震颤 / ~ undulatory; vibratory ~; scillating ~ 振动性眼球震颤 / ~ unilateral 单侧性眼球震颤 / ~ vertical 垂直性眼球震颤 / ~ vestibular 前庭性眼球震颤 / ~ vibratory; undulatory ~ 振动性眼球震颤 / ~ visul 视源性眼球震颤
nystagmus-myoclonus *n*. 眼球震颤肌阵挛症
nystatin; fungicidin *n*. 制霉菌素
nystaxis *n*. 眼球震颤,眼震
Nysten's law (Plerre H. Nysten) 山奈斯当定律(尸僵定律,即尸僵最先出现于咀嚼肌,次为脸部和颈部肌肉:再则为上躯干和手臂肌肉,最后为腿和足肌肉)
nyxis *n*. 穿刺术 Noble 诺布尔位置(患者站立,上身向前屈,以手臂支撑,用于检查肾脏)

O o

1,1-oxydi-2-propanol *n*. 二丙二醇
1,24,25(OH)3D3 1,24,25 – trihydroxycholecalciferol 1,25-三羟维生素 D3
1,25(OH)2D3 1,25-dihydroxycholecalciferol 1,25 – 二羟维生素 D3
11- OHCS 11-hydeoxycorticosteroid 17 – 羟皮质类固醇
11-OHP 11β-hydeoxyprogesterone 11β – 羟孕酮
12- OHCS 17-hydeoxycorticosteroid 17 – 羟皮质类固醇
12-(OH)2cc 12-hydroxycholecalciterol 12 – 羟胆骨化醇,12 – 羟维生素 D3
17-OHCS 17-hydroxycorticosteroid 17 – 羟皮质类固醇
17-OHP 17OH progesterone 17 羟孕酮
17-OHPreg 17-hydeoxypewgnenolone 17 – 羟孕烯醇酮
17-OHS 17hydroxysteroid 17 羟类固醇
17-os 17-oxosteroids 17 – 氧化类固醇
17-oxycorticosteroid *n*. 17 – 氧皮质甾类,17 – 氧皮质类固醇
18-OH-DOC 18-hydeoxycorticosterone 18 – 羟皮质松龙(与高血压有关的一种内分泌素)
18-OHSD 18-OH steroid dehydrogenase 18 – 羟类固醇脱氧酶 1α-OHD3 1α-hydeoxycholecaliferol 1α – 羟基胆钙化醇,1α – 羟维生素 D3
1-octadecane *n*. 十八烯
1-octanethiol 1 – 辛硫醇
1α-OHD3 1α-hydeoxycholecaliferol 1α – 羟基胆钙化醇,1α – 羟维生素 D3
25(OH)D3 25-gydeoxycholecalciferol 25 – 羟维生素 D3
25-(OH)DHT3 25-hydeoxydihydrotachysterol 25 – 羟基双氢速甾醇
2-octanol *n*. 2 – 辛醇
2-octene *n*. 2 – 辛烯
2-octylene *n*. 2 – 辛烯
2-octyne *n*. 2 – 辛炔
2-OHE1 2-gydeoxyestrone 2 – 羟基雌酮
2-OHE2 2-gydeoxyestradiol 2 – 羟基雌二醇
2-oxetanone *n*. β – 丙内酯
2-oxoglutaric acid 2 – 酮戊二酸(即 α-ketoglutaric acid)
2-oxoisovalerate dehydrogenase (lipoamide) 2 – 氧(代)异戊酸脱氢酶(硫辛酰胺)(即 α – 酮异戊酸脱氢酶 < 硫辛酰胺 > α-ketoisovalerate dehydrogenase < lipoamide >)
3-octyne *n*. 3 – 辛炔
3-OHMTP3 hydeoxymethltriazolophth-alazine 3 – 羟甲基三唑哌酞
3-ortho-toloxy-1,2-propanediol *n*. 3 – 邻甲苯氧基 – 1,2 – 丙邻甲苯偶氮 – β萘酚
3-oxoacid CoA-transferase *n*. 3 – 氧代酸辅 A 酶转移酶(亦称 3-酮酸辅酶 A 转移酶)
3-oxo-butanoic acid bytyl ester 乙酰乙酸丁酯
4-octyne *n*. 4 – 辛炔
5-oxoprolinase (ATP-hydrolyzing) *n*. 5 – 羟脯氨酸酶(ATP 水解的)(亦称焦谷氨酸酶)
5-oxoproline *n*. 5 – 羟脯氨酸(亦称焦谷氨酸)
5-oxoprolinuria *n*. 5 – 羟脯氨酸尿(亦称焦谷氨酸尿)
6-OH-DA 6- hydeoxydopamine 6 – 羟基多巴胺
6-oxotestosterone *n*. 6 – 氧睾酮
7-OHCPZ 7-hydeoxychlorpromazine 7 – 羟氯丙嗪
7OP 7-oxo-13-prostynoic acid 7 – 氧杂 – 13 – 前列炔酸
α-OH-CC α-hydroxycholecalciferol α – 羟胆钙化醇,α – 羟维生素 D3
odontosynerism [*odous* + 希 *synerizein* to contend together] *n*. 牙震
OMRE Organic Moderated Reacter Experiment 有机慢化剂反应堆
n-octanol *n*. 正辛醇
n-octyl mercaptan *n*. 正辛硫醇
O odem [德] 浮肿
O1 myovirus O1 肌病毒
O3 clr plectrovirus O3 clr 锤型病毒
O a blood type 一种血型 / oblique 斜的,倾斜 / observer 观察者 / obstetrics 产科学,助产术 / occasional 偶然的 / occiput [拉] 枕(骨)部 / occlusal 颌(面)的,咬合(面)的 / occupation 职业,专业 / octarius [拉] 液量磅(英国液量单位,即 pint,1/8 加仑) / ocular 目镜 / oculist 眼科医师 / oculus [拉] 眼 / ohm 欧姆(电阻单位) / old 老的,老年的 / oncology 肿瘤学 / opacity 暗度;浑浊度;不透明度 / opening 开放,断电 / operation 手术;操作;运算 /operator 手术者;操作者 / operon 操纵子,操纵基因(遗传学) / opistan 阿片制剂(镇痛药) / opium 鸦片,阿片 / oral 口腔的 / orally 口服 / orange 橙 / order 级,次序;目(生物分类学);命令 / orderly 整齐的,整洁的 / ordinary ray 普通射线 / organism 生物体;有机体;细菌 / orient 定位,使定向 / orthoscope eyepiece 正描目镜 / osteomyelitis 骨髓炎 / ovary 卵巢 / overall 全部的 / oxazole 噁唑 / oxide coated 涂氧化物的 / oxygen 氧(8 号元素) / oxytocinase 催产素酶,缩宫素酶 / size of suture 缝线范围 / symbol for ohne Hauch [德] 代表无动力的细菌(符号)无膜样生长,转意为菌体,不动型细菌 / tyrosin 酪氨酸 / oculus, octarius, opening 眼,量磅,品脱,孔,口 / ohne Hauch O 型,菌体型,不动型(细菌)
o- ortho- 正,邻(化学)
O_2 (① oxygen ② both eyes) ① 氧(8 号元素)② 两眼
O_3 ozone 臭氧
"O" agglutinin 菌体凝集素(抗原体)
"O" antibody somatic antibody 菌体抗体,O 抗体
"O" antigens somatic antigens "O"抗原,菌体抗原
O attenuator O 形衰减器
O line O 线(O 线谱之一) / o octarius [拉] 液量磅,品脱(英国液量单位,1/8 加仑) / o open 开放的,公开的 / o orally 口服,经口的 / o origin 起源;成因 / o ortho 邻—;正的;正常的 / o oxide coated 涂氧化物的
O- oxygen 氧(表示集团连在氧原子上或从氧原子上除去,可不译出)
O phase of influenza virus 流感病毒 O 相
o sec-h omni secunda hora [拉] 每两小时
o tert h omni tertia hora [拉] 每三小时
O virus (O = offal) O 病毒
O&C onset and course (disease) 疾病的发生和经过,发病与病程
O&E observation and examination 观察和检查
O&M operation and maintenance 使用和维护
O&P ova and parasites 卵和寄生虫
O. C. occlusocervical 颌颈的,咬合颈的 / occult cancer 隐性癌,癌前隐匿期(指 O 期前阶段) / occur 发生,出现 / occurrence 发生 / odor control 气味控制 / official classification 正式分类 / old controls 老年对照组 / on call 随叫随到,随时出诊 / on center 在中心,中心间距 / on condition 在……条件下 / onset and course 疾病的起始和经过,发病与病程 / opening click 开放喀喇音 / operations and checkout 操作与校正 / opposite corner 对角 / optic chiasma 视交叉,视神经交叉 / oral cholecystography [OCG] 口服造影剂胆囊造影术 / oral contraceptive 口服避孕药 / original claim 最初的主张,最初的断定 / overcharge 超载 / oxygen closed 氧闭锁式(麻醉) / oxygen consumed 氧消耗
O. D. A. occipito-dextra anterior 枕右前(胎位) / octadecylic acid 十八(烷)酸,硬脂酸
O. D. P. occipito-dextra posterior 枕右后(胎位) / oncodevelopmental gene products 肿瘤基因发生产物
O. D. T. occipito-dextra transversa 枕右横(胎位) / occulsive dressing technique 封闭包扎法
O. L. oculus laevus 左眼 / oleandomycin 竹桃霉素 / Origins of Life 生命的起源(杂志名) / overlap 重迭,跳过 / overloaded 超载,负荷过重
O. L. A. occipito-laeva anterior 枕左前(胎位)
O. L. P. obstructive lipoprotein 阻塞性脂蛋白(即脂蛋白-X)
O. L. T. occipito-laeva transversa 枕左横(胎位)
o. m. ohm 欧姆(电阻单位) / omni mane 每晨
o. n. omni nocte [拉] 每晚
O. S. oculus sinister [拉] 左眼
O/heat over-heat 超温,过热
O/S overseas 在海外,在国外
O/SA osteomyelitis/suppurative arthritis 骨髓炎/化脓性关节炎
O/W oil in water emulsion 水包油型乳剂

O'Beirne's sphincter［James 爱外科医师 1786—1862］奥贝恩氏括约肌（在乙状结肠与直肠连接处的大肠壁内的环状肌纤维）‖ ~ tube奥贝恩氏管（乙状结肠注液管）
O'Brien akinesia（Cecil S. O'Brien）奥布赖恩运动不能（直接在第七脑神经眶支上注射麻醉液所产生的眼轮匝肌麻痹，使眼球有较佳的外露）
o'clock *n*. 整点钟
O'Dwyer's method［Joseph P. 美耳鼻喉科学家 1841—1898］奥德外耶氏法（喉插管）‖ ~, tube 奥德外耶氏管（插管套管）
O'Dwyer's tubes（Joseph P. O'Dwyer）奥德外耶氏管（插管套管）
O'Hara's forceps［Michael O'Hara Jr. 美外科医师 1869—1926］奥哈拉氏钳（肠吻合术用）
O'Higgins disease virus = Junin virus（Parodi et al.）欧希金斯病病毒
O'nyong-nyong alphavirus 阿尼昂尼昂甲病毒
O'nyong-nyong virus 阿尼昂尼昂病毒
O'nyong-onyong *n*. 阿尼昂尼昂（一种急性非致命性发热性疾病，系由按蚊传播的甲病毒所致，见于乌干达，肯尼亚，坦桑尼亚，马拉维和塞内加尔。临床上类似登革热和基孔肯雅病 <chikunguny>，特征为淋巴结炎，关节痛和极痒的麻疹样皮疹，亦称翁尼翁-尼翁热）
O'Shaughnessy's operation cardiomentopexy 奥绍尼西氏手术，心网膜固定术
O19 circulin O19 环杆菌素
O_2 oculus［拉］双眼 / oxygen molecule 氧分子 / superoxide free radical 超氧自由基
OA obstructive respiratory arrest 阻塞性呼吸暂停 / old age 老年 / operational amplifier 操作放大器 / optic atrophy 视神经萎缩 / optimal allowance 最适允许量 / organization and administration 组织与管理 / orthostatic albuminuria 直立性蛋白尿 / osteoarthritis 骨关节炎 / Osteopathic Annals 骨病年报（杂志名）/ ovalbumin 卵白蛋白 / overall 全部、总的 / oxalic acid 草酸、乙二酸 / ocular albunism 眼白化病
OA1 ocular albunism type1 眼白化病 1 型
OA2 ocular albunism type2 眼白化病 2 型
OAA Optician Association of America 美国眼镜协会 / oxaloacetic acid 草乙酸、丁酮酸
OAAD ovarian ascorbic acid depletion 卵巢抗坏血减少（实验）
OAAT O-aminoazotoluene 邻位氨基偶氮甲苯（致癌物质）
OAb somatic antibody 菌体抗体，"O"抗体
OAC oral anticoagulant 口服抗凝剂
OAD obstructive airway disease 阻塞性气道疾病
OADC oleic acid, albumin, dextrose and catalase medium 油酸、白蛋白、葡萄糖和过氧化氢酶培养基
OADH oxo-acid dehydrogenase 氧酸脱氢酶（BCKD、KGDH 等的总称）
OAEDC Ontario Association for Emotionally Disturbed Children 安大略省情绪紊乱儿童协会
oaf *n*. 白痴；精神发育不全者
OAF open air factor 户外因素 / osterclast activating factor 破骨细胞激活因子
OAG ocular angiography 眼血管造影术
OAg somatic antigen 菌体抗原，"O"抗原
OAHo-aminohippuric acid 邻位氨基马尿酸
oak *n*. 栎树，橡树 ‖ ~, dyers'; Quercus lusitanica 没食子栎 / ~, ivy 橡树 / ~, poison; Rhus diversiloba 叶毒葛
oak chlorotic leaf mottle virus（Kristensen）栎树叶退绿斑点病毒
oak mosaic virus（Schmelzer et al.）栎树花叶病毒
oak mottle virus（Schmelzer et al.）栎树斑点病毒
oak spot virus（Schmelzer et al.）栎树斑点病毒
oak-apple *n*. 没食子［动药］
oakum *n*. 麻絮（过去用于制作外科敷料）
OALA ophthalmology, otology, laryngogy, rhinology 眼、耳、鼻、喉科学
Oalt hor omnibus alternis horis［拉］每隔 1 小时，每 2 小时
OAM Office of Aviation Medicine 航空医学部（联邦航空局）
oanism masturbation 手淫
OAP oncovin, ara-C, and prednisone 长春新碱—阿糖胞苷—泼尼松（联合化疗治疗方案）/ ophthalmic artery pressure 眼动脉压 / oscillatory afterpotential 导致震荡后电位 / osteoarthropathy 骨关节病
OAQPS Office of Air Quality Planning and Standars 空气质量规划和标准局（环境保护局）
oar *n*. 桨，橹，划桨器官
OAR off-axis ratio 离轴比 / organic analytical regent 有机分析试剂
oari-; oario-［希 *oarion* egg］*n*. 卵
oaria-［构词成分］卵巢
oarialgia; ovarialgia; oophoralgia［希 *oarion* little egg + -algia］*n*. 卵巢痛
oaric［希 *oarion* little egg］*a*. 卵巢的
oario-; ovario- 卵巢
oariotomy *n*. 卵巢切除术
oaritis *n*. 卵巢炎
oarium［拉；希 *oarion* little egg］（复 oaria）*n*. 卵巢
oarsman *n*. 划手，划桨能手
OAS old-age security 老年保障 / Organic analytical standard 有机分析标准
oasis（复 oases）［希 a fertile islet in a desert］*n*. ①绿洲（沙漠中）②健岛（病态区中的健康组织）
OASP organic acid soluble phosphorus 有机酸可溶性磷
oat *n*. 燕麦，雀麦 / one at a time 每次一个（处方）/ outside air temperature 外界气温，室外气温
oatgrass *n*. 野生燕麦
oat blue dwarf virus（Bantarri et Moore）燕麦蓝矮病毒
oat mosaic potyvirus 燕麦花叶马铃薯 Y 病毒
oat mosaic virus（Makinney）燕麦花叶病毒
oat necrotic mottle potyvirus 燕麦坏死斑点马铃薯 Y 病毒
oat necrotic mottle virus（Gill）燕麦坏死斑点病毒
OAT operating ambient temperature 工作环境温度 / optometrist Assistant Technician 视力测定助理技术员 / Outer Atmospheric Temperature 外层大气温度 / ornithine aminotransferase 鸟氨酸转氨酶
oat pseudo-rosette virus（Grebbenikov）= Fractilinea avenae（Mckinney）燕麦伪丛簇病毒
oat sterile dwarf agent（Prusa） 燕麦不孕矮缩病原
oat sterile dwarf fijivirus 燕麦不孕矮斐济病毒
oat striate rhabdovirus 燕麦条状弹状病毒
oat zakuklivanie virus（Sukhov et Vock）燕麦伪丛簇病毒
oaten *a*. 燕麦的，燕麦制的
oath *n*. 誓言 ‖ ~ of Hippocrates, Hippocratic ~ 希波克拉底誓言（关于医生道德的一段誓言）
oatmeal *n*. 燕麦片
OATS Original Article Tear Sheets 原著单行本提供服务部（美科技情报所内）
OAVD oculo-auriculo-vertebral dysplasia 眼耳脊柱发育不良
OAVRT orthodromic atrioventricular reentrant tachycardia 顺向（传导性）房室折返性心动过速
OB opium and belladonna 鸦片和颠茄 / Orthodontic Bulletin 正牙学通报（美国正牙学医师协会杂志名）/ obliterative bronchiolitis 闭塞性细支气管炎 / obstetrics 产科学 / ocult blood (test) 潜血（实验）/ ohne Behund［德］无异常 / bulbus olfactorius 嗅球
ob obiit［拉］死亡
ob-［拉 obitus］死
ob-［拉 ob- against 抗］［构词成分］①抗，对，靠 ②在前，在上，向在前面，颠倒，接近
Ob gene 肥胖基因
Ob Gyn D OB GYN Digest 妇产科文摘（杂志名）
Ob Gyn N OB GYN News 妇产科新闻（杂志名）
Ob observation 观察，观测 / obstetrics 产科学
OBA optical bleaching agent 光漂白剂 / oxygen breathing apparatus 氧气呼吸器
obakulactone *n*. 黄檗内酯
obakunone *n*. 黄檗酯
OBC Oregon State College 俄勒冈州立学院
obcecation; incomplete blindness; partial blindness *n*. 部分盲
obconic obconical *a*. 倒圆锥形的
obcordate *a*. 倒心脏形的
obd obduce, obducantur［拉］丸剂加上包衣
OBD organic brain disease 器质性脑病
obdiplostemonous *a*. 外轮对瓣的（指雄蕊群）；具外轮对瓣雄蕊的（指花或植物）
obdormition［拉 *obdormitio*］*n*.［神经］受压性麻木
obducens *n*. 丸衣，包丸衣
obducent *a*. 覆盖的
obduction［拉 *obductio*］*n*. 尸体剖验
Obdulia *n*. 钝螨属
obduracy *n*. 冷酷，顽强，倔强
obdurate *a*. 冷酷的，顽固的
OBE Office of Biological Education 生物学教育局
obedience *n*. 服从，顺从
obedient *a*. 服从的，顺从的 ‖ ~ly *ad*.
obeisance *n*. 鞠躬，敬礼 ‖ do (make, pay) ~ to... 向……表示敬意

obeliac ***a***. 顶孔间点的
obeliad ***a***. 向顶孔间点的
obelion [dim. of 希 *obelos* a spit] ***n***. 顶点间孔点
Ober's operation [Frank R. 美矫形外科医生 1881 生] 奥伯氏手术(关节囊切开术) ‖ ~ test(sign) 奥伯氏试验(征)(检阔筋膜挛缩)
Oberling-Guerin myeloma 奥—古二氏骨髓瘤
Obermayer's test [Fritz 奥生物化学家 1861—1925] 奥伯梅尔氏试验(检尿蓝母)
Obermeier's spirillum [Otto Hugo Franz 德医师 1843—1873]; **Borrelia recurrentis** 奥伯梅尔氏螺菌,回归热包柔氏螺旋体
Obermuller's test [Kuno 德医师 1861 生] 奥伯苗勒氏试验(检胆固醇)
Oberonia caulescens Lindl.; ~ yunnanensis Rolfe 石葱,滇莪白兰[植药]-岩葱
Oberonia myosurus (Forst.) Lindl. 鼠尾莪白兰[植药]—岩葱;棒尾鸢尾兰
Oberronia senna [植药] 决明
Oberst's method [Maximilian 德外科医师 1849—1925] 奥伯斯特氏法(皮下注射水或盐水局部麻醉法)
Obersteiner-Redlich area (zone) [Heinrich Obersteiner 奥神经病学家 1847—1922; Emil Redlich 奥神经病学家 1866—1930] 奥—雷二氏区(带)(后根入脊髓处无髓鞘的窄区)
Obes Obesity 肥胖
obese gene 肥胖基因
obese [拉 *obesus*] ***a***. 肥胖的
obesitas [拉]; **obesity** ***n***. 肥胖,多脂
obesity [拉 *obesitas*] ***n***. 肥胖,多脂 ‖ adult-onset ~, hypertrophic ~ 成年型肥胖症 / ~, alimentary, exogenous ~, simple ~ 食饵性肥胖,外源性肥胖,单纯性肥胖 / ~, endocrine 内分泌性肥胖 / ~, endogenous 内源性肥胖 / ~, exogenous 外源性肥胖 / ~, hyperinsulinar 胰岛机能亢进性肥胖 / ~, hyperinterrenal 肾上腺机能亢进性肥胖 / ~, hyperplasmic 原生质增生性肥胖 / ~, hypogonad 性腺机能减退性肥胖 / ~, hypoplasmic 原生质低减性肥胖 / ~, hypothalamic 丘脑下部性肥胖 / ~, hypothyroid 甲状腺机能减退性肥胖 / ~, life-long; ~, hyperplastic, hypertrophic 终身性肥胖 / ~, morbid 病态性肥胖 / ~, simple 单纯性肥胖
obesogenous ***a***. 致肥胖的
Obesumbacterium ***n***. 脂杆菌属
Obesumbacterium proteus (Shimwell et Grimes) **Shimwell** 变形肥杆菌(变形胖杆菌)
Obesumbacterium Shimwell 脂杆菌属(胖杆菌属)
obex [拉 barrier] ***n***. 闩(脑)
obey ***vt***. 服从,听从
obfuscate ***vt***. 使模糊,使发暗
obfuscation [拉 *obfuscatio* a darkening]; darkening ***n***. 模糊化,发暗
OBG obstetrician-gynecologist 妇产科医师 / obstetrics and gynecology 妇产科学
Ob-Gyn obstetrics and gynecology 妇产科学
OB-GYN Ob OB-GYN Observer 妇产科评述(杂志名)
obid omni bidus [拉] 每两日
Obidoxime chloride 双复磷,氯化双异烟醛污甲醚(胆碱酯酶复活药,解毒药)
obigatory parthenogenesis 孤雌生殖
obih omni bihora [拉] 每两小时
obique ionogram 斜向探测电离层回波图
obit died 死的
obituary ***n***. 讣告
obj object 物体;事物;目的;目标
obj angle object angle 斜视角
object ***n***. 物体,实物,对象,目的,宾语,客体 ***v***. 反对,提出……来反对 ‖ ~ against ...that... 之所以反对……是因为 / ~ that... 之所以反对是因为 / ~ to... 反对,讨厌 / ~ ...to... 提出……反对…… / with that ~ in view 以那为目的,带着那个目的 / with the ~ of... 以……为目的 / ~ angle 斜视角 / ~ beam 物体光束 / ~ contrast 物体对比 / ~ distance 目标距离,物距 / ~ height 物体高度 / ~ lens focal length 物镜焦距长度 / ~ lens 物镜 / ~ micrometer 物镜测微计 / ~ plane 物体平面 / ~ plate 检镜片 / ~ point 物点 / ~ blindness 物体盲,视性失认 / ~ film distance 物片距离(被照物体与胶片间距) / ~ glass; object-lens; objective ***n***. [接]物镜
object-glass, object-lens, objective [接]物镜
objectify ***vt***. 使客观化;使具体化;具体表现
objection ***n***. 反对,异议,不服,缺点,妨碍 ‖ feel an ~ to (+ing) 不愿意…… / have an (no) ~ to (+ing) (不)反对…… / make an ~ against... (make an ~ to...) 对……表示反对,对……提出异议 / (be) open to ~ 对……是有争议的 / raise an ~ against (to)... 对……表示反对
objectionable ***a***. 要不得的,引起反对的,令人不愉快的,有害的 ‖ ~ flicker 有害闪烁
objective [拉 *objectivus*] ***a***. ①客观的 ②目的的 ***n***. [接]物镜 ‖ ~, achromatic 消色差物镜 / ~, aplanatic 消球差物镜 / ~, apochromatic 复消色差物镜 / ~, dry 干物镜 / ~, fluorite; semi-apochromatic ~ 萤石物镜,半复消色差物镜 / ~, immersion 浸润物镜 / ~, monochromatic 单色物镜 / ~, semiapochromatic 半复消色差物镜 / ~ grating 物镜光栅 / ~ lens adjustment 物镜调准 / ~ micrometer ***n***. 物镜测微计 / ~ lens 物镜 / ~ prism 物镜棱镜 / ~ sign (physical sign) 他觉征,体征,物理征 / ~ stage (显微镜)载物台 / ~ tinnitus 他觉性耳鸣
objectivism ***n***. 客观主义,客观性
objectivity ***n***. 客观性,客观现实
objector ***n***. 反对者
objurgate ***v***. 谴责
obl oblique 斜的
obl oblong 长方形的,长圆形的
oblanceolate ***a***. 倒披针形的(叶)
oblat oblatum [拉] 米纸,淀粉纸
oblatum ***n***. 米纸,淀粉纸
obligate parasite 专性寄生物
obligate [拉 *obligatus*] ***n***. 专性的,固性的,必需的
obligation ***n***. 职责,义务,契约,恩惠
obligatory ***a***. 义务的,义不容辞的 ‖ ~ parasite 专性寄生虫 / ~ parthenogenesis 专单性生殖
oblige ***v***. 使不能不,强迫,施恩给,使……感激 ‖ be ~d to 感谢,不得不……
obliging ***a***. 关心人的,客气的,乐于助人的 ‖ ~ly ***ad***. 成四十五度角,倾斜
oblique [拉 *obliquus*]; slanting ***a***. 斜的,倾斜的 ‖ ~ anteroposterior projection 前后斜位投照 / ~ aperture 斜孔 / ~ arytenoid muscle 杓斜肌 / ~ atlantis muscle 寰锥斜肌 / ~ beam technique 倾斜线术技术 / ~ capitis muscle 头斜肌 / ~ cord 斜索 / ~ externus abdominis muscle 腹外斜肌 / ~ field 倾斜野 / ~ filtration 斜滤过 / ~ fissure 斜裂 / ~ fracture 斜行骨折 / ~ hand of ulnar collateral ligament 尺侧副韧带斜肌 / ~ head of adductor pollicis 拇收肌斜头 / ~ heart 斜置型心脏 / ~ in lateral rotation 外旋斜位 / ~ in medial rotation 内旋斜位 / ~ incidence transmission 斜入射传输 / ~ incidence 斜入射 / ~ incident absorption coefficient 斜入射吸收系数 / ~ lateral projection 侧斜位投照 / ~ line 斜线 / ~ linear 斜线样的 / ~ portal 斜野 / ~ position 斜位 / ~ projection 斜位投照 / ~ pyelogram 斜位肾盂影(照)片 / ~ reflection 斜反射 / ~ scan 斜向扫查 / ~ segmentation 斜(卵)裂 / ~ septum of vagina 阴道斜隔 / ~ sinus 斜窦 / ~ view 斜位观 / ~ wave 斜向波 / ~ wedge field 倾斜式楔形板(滤过)野 ‖ ~ly ***ad***.
obliquimeter [*oblique* + 希 *metron* measure] ***n***. [骨盆]斜度计
obliquity ***n***. 倾斜,斜度 ‖ ~, Litzmann's 利次曼氏倾斜(后头盆倾斜不均) / ~, Nägele's 内格累氏倾斜(前头盆倾斜不均) / ~ of pelvis 骨盆倾度 / ~, Roederer's 娄德雷氏倾斜(胎儿枕骨位于骨盆边缘) / ~, Varnier's 瓦尼埃尔氏倾斜(后头盆倾斜不均)
obliquus [拉] ***n***. 斜肌
obliterate ***v***. 涂去,消灭,管腔闭合
obliterated urachus 退化的脐导管
obliterating oscillator 抹迹振荡器,消音振荡器
obliteration [拉 *obliteratio*] ***n***. ①消灭,消失 ②闭塞(管腔) ‖ ~, cortical; cortical achromia 脑皮质消失,皮质色素缺乏(大脑皮质区神经节细胞消失)
obliterative vascular disease 闭塞性血管疾病
oblitin ***n***. 肉毒碱二乙酯
oblivion ***n***. (被)忘却,健忘;漠视 ‖ fall(sink) into ~ 渐被忘却;废而不用
oblivious ***a***. 忘却的,健忘的;不在意的,不顾(of 或 to)
oblong ***a***. 长圆形的(叶) ‖ ~ plate 长方形板
oblongata = medulla oblongata ***n***. 延髓
oblongatal ***a***. 延髓的
oblongum ***n***. 纵室(鞘翅目的后翅)
obloquy ***n***. 漫骂,耻辱,臭名
OBM Obesity and Bariatic Medicine 肥胖与肥胖症治疗学(杂志名)
obmutescence [拉 *obmutescere* to be] ***n***. 失音,失声
OBN octave band of noise 噪音音阶频带
obnoxious ***a***. 引起反感的,讨厌的,易受……的

obnubilation *n*. 神志不清
Obodhiang lyssavirus 奥博第安狂犬病病毒
Obodhiang virus 奥博第安病毒
obovate *a*. 倒卵形的(叶)
obplacental fold 反胎盘褶
obpyriform *n*. 倒梨形
OBR outboard recorder 外部记录程序,外部记录器
Obrussena moeshimaensis (Habe) 母岛炼螺(隶属于捻螺科 Acteonidae)
Obs observation 观察,观测 / observer 观察者 / obstacle 障碍物,妨碍 / obstructive 梗阻性的,阻塞性的
obs observed 观察;注意到 / observer 观察者 / obsolete 陈旧的,已废的 / obsolute 绝对的 / obstruction 梗阻,阻塞
ObS obstetrical service 产科服务处
OBS obstetrics 产科学 / Organic brain syndrome 器质性脑综合征
obs u observed unit 观察单位
obs v observed value 观察值
obsc obscure 黑暗的,不可见的
obscene *a*. 猥亵的 ‖ ~ly *ad*.
obscenity *n*. 猥亵(的话或行为)
obscuration *n*. 模糊
obscure *a*. 昏暗的,不清楚的,隐匿的 *vt*. 使暗,使不清楚,使难理解 / ~ boundary 边界不清 ~ function 模糊函数 ‖ ~ly *ad*.
obscurity *n*. 暗淡,不清,隐匿,难解
obsd observed 观察,注意到
obsequies *n*. 葬礼,丧礼
obsequious *a*. 谄媚的 ‖ ~ly *ad*. / ~ness *n*.
observable *a*. 可遵守的,看得见的,观察得到的,值得注意的,显著的 ‖ ~ pulse 可观察脉冲 ‖ observably *ad*.
observance *n*. 遵守,奉行;注意,观察;惯例
observant *a*. 严格遵守……的,留心的,当心的
observation *n*. 观察 ‖ ~ bed 观察床 / ~ check 外形检查 / ~ desk 观察台 / ~ error 观测误差 / ~ line 监查线 / ~ measurements 定性测量 / ~ patient 观察病人 / ~ unit(ward) 观察室 / ~ window 观察窗
observational components 观测分析
observational personality 有强迫观念的人格
observational variance 观测方差
observatory *n*. 天文台,观察台
observe *vt*. & *vi*. ①注意到,遵守,观测,评论 ②注意,观察,评论 ‖ observable *a*. 可遵守的,看得见的,观察得到的,值得注意的,显著的 / ~ pulse 可观察脉冲 ‖ observably *ad*.
observed data 观测数据
observed number 观察值,实计数
observed value 观测值
observer *n*. 观测员,观察员
observer's apparatus 观测仪标
observerscope *n*. 二人用内窥镜
observerscopy *n*. 两人用内镜检查
observing *a*. 注意的,留心的
obsess *vt*. 使着迷,使烦扰
obsession [拉 *obsessio*]; compulsive idea *n*. 强迫观念 ‖ obsessive *a*. 强迫(症)的
obsessive-compulsive act 强迫动作
obsessive-compulsive neurosis 有强迫观念与行为的神经官能症或神经机能症
obsessive-compulsive = anancastic *a*. 强迫观念与行为的
obsidional [拉 *obsidium* siege] *a*. 战壕的
obsite *a*. 均被的(表面被有相等鳞片或其他物体的)
obsitus *a*. 均被的(表面被有相等鳞片或其他物体的)
obsol obsolescent 行将废弃的
obsolescence [拉 *obsolescere* to grow old] *a*. 废弃的
obsolescence *n*. 废弃,废退
obsolescent *a*. 逐渐被废弃的,逐渐过时的,废退的
obsolete character 渐不明显的性状(逐代),渐不发育性状
obsolete [拉 *obsoletus*; *obsolere* to go out of use] *a*. ①陈旧的,废弃的 ②不明显的 ③不发育的 ‖ ~ character 渐不明显的性状(逐代),渐不发育性状 ‖ ~ly *ad*. / ~ness *n*. 被废弃的事物
obsoletus *a*. ①不明显的 ②不发育的
obsolute *a*. 绝对的
Obst obstetrics 产科学
Obst obstruction 堵塞,障碍,梗阻
obstacle *n*. 障碍,妨碍 ‖ ~ detection 障碍探测 / ~ marking 障碍物标志 / ~ race 障碍赛跑
obstet obstetrics 产科学
Obstet Gynec Obstetrics and Gynaecology 妇产科学
Obstet Gynec Surv Obstetrical and Gynaecological Survey 妇产科学综览
obstetric [拉 *obstetricius*]; obstetrical *a*. 产科学的,产科的 ‖ ~ and gynecologic radiology 妇产科放射学 / ~ anesthesia 产科麻醉 / ~ auscultation 产科听诊法(听胎儿或胎盘血流声) / ~ canal 产道 / ~ forceps 产钳 / ~ pack 产包 / ~ shock 产科休克(孕产妇在妊娠及分娩过程中因产科异常因素而导致的急性大量失血、羊水栓塞、手术创伤、电解质紊乱、感染等) / ~ sonogram 产科声像图 / ~ hysteroscope 产科用宫腔镜 / ~ kit 产科包 / ~ radiology 产科放射学
obstetrician [拉 *obstetrix* midwife] *n*. 产科医师
obstetrical *a*. 产科学的,产科的
obstetrics *n*. 产科学
obstetrics and gynecology, OB-Gyn 妇产科(学)
obstetrics 产科学,助产术 ‖ ~ and Gynecology, OB-Gyn 妇产科学(美国妇产科医师学会杂志名)
obstetrist *n*. 产科医师
obstinacy *n*. 顽固,固执;(病痛等)难治
obstinate *a*. 顽固的,固执的,难治的 ‖ ~ly *ad*.
obstipation [拉 *obstipatio*] *n*. 顽强便秘
obstreperous *a*. 吵闹的,暴躁的 ‖ ~ly *ad*. / ~ness *n*.
obstruct *vt*. 妨碍,阻塞
obstruction [拉 *obstructio*] *n*. 梗阻,不通 ‖ ~, airways 气道梗阻 / ~, aortic 主动脉梗阻 / ~, chronic aorto-iliac 慢性主动脉髂动脉梗阻 / ~, false colonic; Ogilvie's syndrome 假结肠梗阻,奥吉耳维氏综合征 / ~, intestinal 肠梗阻 / ~, lower respiratory tract 下呼吸道梗阻 / ~, mitral 二尖瓣梗阻,僧帽瓣梗阻 / ~, partial 部分性梗阻(不完全梗阻) / ~, pyloric 幽门梗阻 / ~, respiratory 呼吸道梗阻 / ~, upper respiratory tract 上呼吸道梗阻 / ~, ureteral 输尿管梗阻 / ~, urinary 尿路梗阻 / ~ of ascariasis 蛔虫肠梗阻 / ~ of male genital tract 男性生殖道阻塞 / ~ of tarsal glands 睑板腺阻塞 / ~ clearance 障碍物间隙 / ~ light 障碍灯
obstructive *a*. 妨碍的,引起阻塞的,阻塞性的 ‖ ~ azoospermia / ~ hypertrophic cardiomyopathy 梗阻型肥厚性心肌病 / ~ nephrogram 梗阻性肾造影(照)片 / ~ sleep apnea syndrome, OSAS 阻塞性睡眠呼吸暂停综合征 / ~ uropathy 梗阻性尿路病 ‖ ~ly *ad*.
obstruent [拉 *obstruens*] *a*. ①梗阻的,阻塞的 ②止泻的
obstupefacient *a*. 使昏迷的,麻醉的
obt obtain 获得,得到
OBT occult blood test 隐血试验 / Ortho brain thromboplastin 正常脑凝血激酶
obtain *vt*. & *vi*. ①获得,得到 ②流行,通行 ‖ ~able *a*. 可获得的 / ~ment *n*.
obtd obtained 获得的,取得的
obtect *a*. 被甲,具被的
obtected *a*. 被甲,具被的
obtectus *a*. 被甲,具被的
obtest *v*. 恳求,哀求
obtrude *vt*. & *vi*. ①强加,强行(on, upon) ②强加于人,打扰(on, upon) ‖ obtrusion *n*.
obtrusion *n*. 强挤,强加
obtrusive *a*. 伸出的,炫耀的,强迫人的,冒失的,横蛮的 ‖ ~ly *ad*. / ~ness *n*.
obtund [拉 *obtunderee*] *vt*. 变钝,缓和
obtundent [拉 *obtundents*] *n*. 缓和药,安抚药
obturate *vt*. 封闭,充填,填塞
obturation *n*. 充填,填塞,闭塞
obturator [拉] *n*. ①充填器,填塞器,充填体 ②闭孔肌 ‖ ~, buccofacial 颊面充填器 / ~, cleft palate 腭裂充填器 / ~, Cripps's 克利浦斯氏[胃窦]填塞器 / ~ artery 闭孔动脉 / ~ canal 闭孔管 / ~ externus 闭孔外肌 / ~ foramen 闭孔 / ~ groove 闭孔沟 / ~ internus 闭孔内肌 / ~ membrane 闭孔膜 / ~ nerve 闭孔神经 / ~ sign 闭孔征(髋关节病变,X 线见闭孔增宽、变形) / ~ vein 闭孔静脉 / ~ vessel 闭孔血管
obturatorius *n*. 闭孔肌
obtuse [拉 *obtisus*] *n*. ①钝形的 ②迟钝的(智力) ‖ ~ angle 钝角 ‖ ~ly *ad*. / ~ness *n*.
Obtuseleaf Senna [植药] 决明
obtusilingues *n*. 钝舌类
obtusion [拉 *obtusio*] *n*. 感觉迟钝
Obuchovia *n*. 欧蚋属
obviate *vt*. 排除,避免,预防
obvious *a*. 明显的,显著的 ‖ ~ly *ad*. / ~ness *n*.
OBW observation window 观察窗

Oc oocyte 卵母细胞
oc-[拉 ob] 在前面,向,抗
Oc Th occupational therapist 职业疗法医师
OCA oculocutaneous albinism 眼皮肤白化病
Ocacillin *n*. 苯唑西林(抗生素类药)
Ocadia sinensis 中华花龟(食钉螺)
Ocaperidone *n*. 奥卡哌酮(抗精神病药)
ocaphane *n*. 抗瘤新芥
Ocaphane *n*. 邻脂苯芥(抗肿瘤药)
OCAT Optometry College Admission Test 验光配镜学会入会考试
OCB overload circuit breaker 过载断流器
OCB-BGG O-chlorobenzyl boviner-globulin O-氯苯牛丙种球蛋白
Occ occasion 偶然 / occasional 时机,偶然的 / occasionally 偶然 / occlusion 闭塞,闭合,咬合,颌(牙科) / organic carbon cycle 有机碳环
occ occupation 职业 / occasional 偶然的 / occasionally 偶然地,时而
Occl occlusion 闭塞,闭合,咬合,颌(牙科)
Occ Th occupational therapist 职业疗法医师 / Occupational therapy 职业疗法
occalcarine; occipitocalcarine *a*. 枕叶禽距的
Occarpais *n*. 卵翼螨属
occasion *n*. 机会,场合,原因,理由,需要 *vt*. 引起 ‖ as(或 when) ~ requires 在必要时 / as ~ serves 一有适当的机会,当时机有利时 / give ~ to 引起 / improve the ~ 因势利导 / on ~ 间或,有时 / on the ~ of 在……的时候 / rise to the ~ 起来应付紧急局面,应付裕如 / take this(或 that) ~ to 利用机会,趁机
occasional *a*. 偶然的,非经常的 ‖ ~ crossing 偶然杂交 / ~ species 偶见种
occasionalism *n*. 偶因论
occasionally *ad*. 偶然得,时而
OCCCS oocyte-corona-cumulus complexes 卵母细胞—放射冠细胞—卵丘细胞复合体
Occident *n*. (the ~) 亚洲以西的全部国家,西方,西洋
occidental *a*. (常作 O-) 西方的,(O-)西方人的,西方化的 *n*. (O-)西方人,欧美人 ‖ ~ly *ad*.
occipit *n*. ①后头(昆虫) ②枕部
occipital [拉 *occipitalis*] *a*. ①后头的(昆虫) ②枕骨的,枕部的 ‖ ~ angle 枕骨角 / ~ arch 后头弓 / ~ area 后头域 / ~ artery 枕动脉 / ~ bone 枕骨 / ~ border 枕缘 / ~ bristle 后头鬃 / ~ condyle ①枕骨髁 ②后头髁(昆虫) / ~ diploic vein 枕骨板障静脉 / ~ externum 外枕部 / ~ emissary vein 枕骨导动脉 / ~ foramen 枕骨孔,后头孔 / ~ ganglion 枕神经节,后头神经节 / ~ groove 枕骨沟,枕动脉沟 / ~ lobe 枕叶 / ~ lymph node 枕淋巴结 / ~ margin 后头缘(食毛目) / ~ muscle 枕肌/ ~ operculum 枕盖 / ~ orbit 后头眶 / ~ plane 枕平面 / ~ point 枕点 / ~ pole 枕极 / ~ squama 枕骨鳞(部) / ~ sulcus 后头沟 / ~ suture 后头缝 / ~ vein 枕静脉 / ~ venous plexus 枕静脉丛 / ~ view 枕骨(位)观,头颅 30 度额枕位观
Occipitale Mylopharyngodontis Picei [拉,动药] 静枕
occipitalis [拉] *n*. 枕肌
occipitalization *n*. 寰枕骨性接合,[寰椎]枕骨骨化
occipitalize *n*. 寰枕骨性结合
occipit-frontal position 枕—额位(头部 X 线投照位置之一)
occipito *n*. ①后头(昆虫) ②枕部
occipito- [拉] [构词成分] ①枕骨 ②枕部
occipitoanterior 枕前位(胎位)
occipitoatloid *a*. 枕寰的
occipitoaxoid *a*. 枕枢的
occipitobasilar *a*. 枕部颅底的
occipitobregmatic *a*. 枕部前囟的
occipitocalcarine *a*. 枕叶禽距的
occipitocentral bristle 中后头鬃
occipitocervical *a*. 枕颈的
occipitofacial *a*. 枕[部颜]面的
occipitofrontal *a*. 枕额的 ‖ ~ diameter 枕额径
occipitofrontalis [拉] *n*. 枕额肌
occipitoiliac *n*. 枕髂位,枕后位(胎位)
occipito-laeva posterior 枕左后(胎位)
occipitolateral bristle 侧后头鬃
occipitomastoid *a*. 枕骨乳突 ‖ ~ suture 枕乳缝
occipitomental *a*. 枕颌的 ‖ ~ diameter 枕颏径 / ~ projection 枕颌位投照
occipito-mental projection 枕-颌位投照
occipitoparietal *a*. 枕顶的 ‖ ~ artery 枕顶动脉
occipitoposterior *n*. 枕后位(胎位)
occipitotemporal *a*. 枕颞的 ‖ ~ sulcus 枕颞沟
occipitothalamic *a*. 枕叶丘脑的
occipitozygomatic projection 枕颧位投照
occiput presentation 枕先露
occiput [拉] *n*. ①后头(昆虫) ②枕(骨)部 ‖ ~ anterior 枕前的
occl occlusion 闭塞,闭合,(颌面)咬合(面)
occlude *vi*. & *vt*. ①颌,咬合 ②闭合,闭塞
occluded gas 吸留气体
occluded sphincteric region 括约肌闭塞
occluder *n*. 咬合器,颌器
occluding desmosome 密闭桥粒
occlusal *a*. 颌(面)的,咬合(面)的 ‖ ~ trauma 闭合性外伤 / ~ plane 颌平面(第一恒磨牙牙尖高度的中点与中切牙复颌中点连线)
occlusio [拉]; **occlusion** *n*. ①颌咬合 ②闭合,关闭 ‖ ~ aperta; open-bite malocclusion 开位错颌,开颌 / ~ pupillae lymphatica 淋巴阻塞性瞳孔闭合 / ~ torsi 扭转颌
occlusion [拉 *occlusio*] *n*. ①颌,咬合 ②闭塞,闭合 ③吸留 ‖ ~, abnormal 异常颌 / ~, acentric; eccentric ~ 离(正)中颌 / ~, afunctional 无机能颌 / ~, anatomic 解剖性颌 / ~, anterior; protrusive ~ 前颌,前伸颌 / ~, balanced 平衡颌 / ~, buccal 颊颌 / ~, capsular 肾被囊(肾)固定术 / ~, central; centric ~ 正中颌 / ~, coronary 冠状动脉闭塞 / ~, distal 远中颌 / ~, distrubed centric; distorted centric ~ (错)乱(正)中颌 / ~, eccentric 离[正]中颌 / ~, edge-to-edge 对刃颌,对边颌 / ~, extreme lateral 极侧颌,极(度)侧(方)颌 / ~, false 错颌 / ~, functional 机能性颌 / ~, half 半颌 / ~, hyperfunctional; traumatic ~ 过用颌,创伤性颌 / ~, ideal; normal ~ 理想颌,正常颌 / ~, labial 唇(向)颌 / ~, lateral 侧(方)颌 / ~, lingual 舌(向)颌 / ~, mesial 近中颌 / ~, neutral; normal ~ 中性颌,正常颌 / ~, normal 正常颌,理想颌 / ~, overlapping 迭颌,覆颌 / ~, physiological 生理性颌 / ~, posterior 后颌 / ~, postnormal; distal ~ 错后颌,远中颌 / ~, prenormal; mesial ~ 错前颌,近中颌 / ~, protrusive 前伸颌 / ~, puerperal tubal 产后输卵管闭塞 / ~ of pupil 瞳孔闭合 / ~, retrusive 后退颌 / ~, supra 过长颌 / ~, traumagenic; traumatogenic ~ 致伤性颌 / ~, traumatic 致伤性颌 / ~, traumatogenic 致伤性颌 / ~, tubal 输卵管闭塞 / ~, two third 三分之二颌 / ~ arteriography 闭塞性动脉造影(术) / ~ azygography 闭塞性奇静脉造影(术) / ~ obstruction 内腔闭塞 / ~ phlebography 闭塞性静脉造影(术) occlusion arteriography 闭塞性动脉造影(术)
occlusive *a*. ①颌的,咬合的 ②闭塞的,闭合的 ‖ ~ agent 闭塞剂 / ~ ballon catheter 闭塞性胶囊导管 / ~ dressing 烧伤包扎疗法 / ~ intestinal ischemia 闭塞性肠缺血
occlusocervical *a*. 颌颈的,咬合颈的
occlusogingival *a*. 颌龈的,咬合龈的
occlusometer; gnathodynamometer *n*. 颌力计,咬合力计,下颌动力计
occlusor *n*. 闭肌颈
occlusorehabilitation *n*. 颌关系恢复法,咬合关系恢复法
Occlusosporida *n*. 闭合孢子虫目 ‖ ~ Perkins 内生孢子目
Occlusosporida Perkins 内生孢子目
occulsive dressing technique 封闭包扎法
occult [拉 *occultus*]; obscure *a*. 隐的,潜隐性 ‖ ~ blood test 隐血试验 / ~ border 潜入缘 / ~ cancer 隐性癌,癌前隐匿期(指 O 期前阶段) / ~ fracture 匿隐骨折
Occup occupation 职业
occupancy *n*. 占有,占用;居住;占有(或占用、居住)期间;存留期间(指用一种特殊方法给予的单位量的物质,在被排出或破坏之前,存留于身体或占有身体某一部分的期间)
occupant *n*. 占有人,居住者
occupation *n*. 占领,职业,居住 ‖ ~ theory 占据理论
occupational *a*. 职业的 ‖ ~ accident 职业性事故 / ~ asthma 职业性哮喘 / ~ disability 职业性致残 / ~ disease 职业性疾病 / ~ exposure 职业性照射 / ~ hazard 职业危害 / ~ Health 职业卫生(英国杂志名) / ~ history 职业史 / ~ Medicine 职业医学(杂志名) / ~ radiation dose 职业辐射剂量 / ~ radiation hazard 职业性辐射伤害 / ~ radiation level 职业性辐射水平 / ~ radiation protection 职业性辐射防护 / ~ Safety and Health Act 职业安全和保健方案 / ~ stress 职业压力 / ~ therapy 职业疗法 / ~ therapist 职业疗法医生 / ~ therapy 职业疗法(美国和英国杂志名)
occupied *a*. 占有的 ‖ ~ energy level 占据数据 / ~ state 填充状态
occupy *vt*. 占领,占用,使从事 ‖ ~ lesion 占位性病变
occur *vi*. (-rr) 发生,出现,被想到 ‖ ~ to... 想起
occur occurrence 发生

occurrence ***n*.** 发病,发生
OCD Office of Child Development 儿童发育管理局(卫生,教育和福利部)/ ovarian cholesterol depletion test 卵巢胆固醇消耗试验
ocean ***n*.** ①海洋 ②〈口〉大量,许多
ocean spray witches broom virus 小珍梅丛枝病毒
oceanarium ***n*.** 海洋水族馆
Oceania, Oceanica ***n*.** 大洋洲
Oceanian ***a*.** 大洋洲的,大洋洲人的 ***n*.** 大洋洲人
oceanic ***a*.** 大洋的,汪洋大海的
oceanography ***n*.** 海洋学
Oceanomonas alginolytica Miyamoto; Nakamura et Takizawa 解藻朊酸海洋单胞菌
Oceanomonas enteritidis (Takikawa) **Miyamoto et al.** 肠炎海洋单胞菌
Oceanomonas Miyamoto et al. 海洋单细胞菌属
Oceanomonas parahaemolytica (Fugino et al.) **Miyamoto, Nakamura et Takizawa** 副溶血海洋单胞菌
Oceanospirillum ***n*.** 海洋螺菌属 ‖ ~ beijerinckii (Williams et Rittenberg) Hylemon et al. 拜氏海洋螺菌 / ~ beijerinckii subsp. Pelagicum (Terasaki) Pot et al. 拜氏海洋螺菌浮游亚种 / ~ beijerinckii subsp. beijerinckii (Williams et Rittenberg) Hylemon et al. 拜氏海洋螺菌拜氏亚种 / ~ commune (Baumann et al.) Bowditch et al. 见 Marinomonas communis (Baumann et al.) van Landschoot et Deley / ~ hiroshimense (Terasaki) Terasaki 广岛海洋螺菌 / ~ Hylemon et al. 海洋螺菌属 / ~ jannaschii Bowdtich et al. 詹氏海洋螺菌 / ~ japonicum (Watanabe) Hylemon et al. 日本海洋螺菌 / ~ kriegii Bowdtich et al. 克氏海洋螺菌 / ~ linum Hylemon et al. 线形海洋螺菌 / ~ maris Hylemon et al. 海洋海洋螺菌 / ~ maris subsp. Maris Hylemon et al. 海洋海洋螺菌海洋亚种 / ~ maris subsp. hiroshimense (Terasaki) Terasaki 海洋海洋螺菌广岛亚种 / ~ maris subsp. williamsae Linn et Krieg 海洋海洋螺菌威氏亚种 / ~ minutulum (Watanabe) Hylemon et al. 极小海洋螺菌 / ~ multiglobuliferum Terasaki 多球海洋螺菌 / ~ pelagicum Terasaki 海洋螺菌 / ~ pusillum Terasaki 很小海洋螺菌 / ~ vaga (Baumann et al.) Bowditch et al. 见 Marinomonas vaga (Baumann et al.) van Landschoot et Deley
oceanside uukuvirus 洋边吴孔病毒
ocellae ***n*.** 侧单眼(幼虫)
ocellalae ***n*.** 成簇单眼
ocellanae ***n*.** 单眼
ocellar ***n*.** 单眼 ‖ ~ center 单眼中心 / ~ nerve 单眼神经 / ~ part of occipitofrontalis 额枕肌枕肌部 / ~ plate 单眼板 / ~ stripe 单眼条 / ~ triangle 单眼三角区
ocellasae ***n*.** 单眼
ocellate ***a*.** ①具单眼的 ②具瞳点的 ③具眼点的
ocellatus ***a*.** ①具单眼的 ②具瞳点的 ③具眼点的
ocelli [拉] (单 ocellus) ***n*.** 单眼
ocelligerous ***a*.** 具单眼的
ocelligerus ***a*.** 具单眼的
ocelloid ***a*.** 单眼状
ocellus [拉 dim. of *oculus* eye] ***n*.** ①单眼 ②眼点 ‖ ~ coecus (blind coecus) 盲眼点 / ~ glomeratae 聚眼 / ~ simplex 简单眼点 ‖ ocellar ***a*.**
Ocfentanil ***n*.** 奥芬太尼(镇痛药)
OCG omnicardiograph 全心图(心电图)/ oral cholecystogram 口服胆囊造影照片 / oral cholecystography 口服胆囊造影(术)/ xygen consumption gauge 氧耗量表
och ochre 赭石,黄褐色
Ochetobius elongatus (Kner) 鳍鱼(隶属于鲤科 Cyprinidae)
ocheus[希]; **scrotum** ***n*.** 阴囊
Ochlerotatus ***n*.** 黄蚊亚属(伊蚊)
ochlesis [希 *ochlesis* crowding] ***n*.** 拥挤病
ochlophobia [希 *ochlos* crowd + *phobia*] ***n*.** 拥挤恐怖,聚众恐怖
Ochnaceae ***n*.** 金莲木科
Ochotona cansus cansus (Lyon) 间颅鼠兔指名亚种(隶属于鼠兔科 Ochotonidae)
Ochotona cansus stevensi (Osgood) 间颅鼠兔四川亚种(隶属于鼠兔科 Ochotonidae)
Ochotona cansus (Lyon) 间颅鼠兔(隶属于鼠兔科 Ochotonidae)
Ochotona curzoniae (Hodyson) 黑唇鼠兔(隶属于鼠兔科 Ochotonidae)
Ochotona curzoniae Hodgson [拉,动药] 高原鼠兔
Ochotona daurica (Pallas) 达呼尔鼠兔(隶属于鼠兔科 Ochotonidae)
Ochotona daurica annectens (Miller) 达呼尔鼠兔甘肃亚种(隶属于鼠兔科 Ochotonidae)
Ochotona daurica palls [拉,动药] 达乌尔鼠兔
Ochotona erythrotis (Buchner) 中国红鼠兔(隶属于鼠兔科 Ochotonidae)
Ochotona erytrotis buchner [拉,动药] 红耳鼠兔
Ochotona macrotis (Gnther) 大耳鼠兔(隶属于鼠兔科 Ochotonidae)
Ochotona thibetana Milne-Edwards [拉,动药] 西藏鼠兔
Ochotona thomasi (Argropulo) 汤氏鼠兔(隶属于鼠兔科 Ochotonidae)
Ochotonidae 鼠兔科(隶属于兔行目 Lagomorpha)
ochratoxin ***n*.** 赭曲酶毒素
ochre ***n*.** 赭石,黄褐色 ‖ ~ mutant 赭石突变型 / ~ mutantion (= UAA mutation) 赭石突变 / ~ triplet 赭石型三联体
ochriasis [希 *ochros* yellow] ***n*.** 面色苍黄
ochro- [希] [构词成分] 黄色,苍黄
Ochrobactrum Holmes et al. 苍白杆菌属
Ochrobactrum anthropi Holmes et al. 人苍白杆菌
Ochrobium ***n*.** 赭菌属 ‖ ~ Perfil'iev 赭菌属 / ~ tectum Perfil'iev 遮盖赭菌
ochrodermatosis ***n*.** 皮肤苍黄症
ochrodermia ***n*.** 皮肤苍黄,皮肤苍白
ochrometer [希 *ochros* pallor + *metron* measure] ***n*.** 毛细管血压计
Ochromonadaceae ***n*.** 棕鞭藻科(一种藻类)
Ochromonadidae ***n*.** 赭球虫科
Ochromonadidae (Pascher) ***n*.** 赭球虫科
Ochromonadidae Pascher 赭球虫科
Ochromonas ***n*.** 棕鞭藻[属]
Ochromonas bourrellyi Mague 布氏赭球虫
Ochromonas crenata Klebs 扇形赭球虫
Ochromonas danica Prings 丹麦赭球虫
Ochromonas fragilis Doflein 脆弱赭球虫
Ochromonas granularis Doflein 颗粒状赭球虫
Ochromonas intermedia Skuja 中间赭球虫
Ochromonas ludibunda Pascher 游动赭球虫
Ochromonas malhamensis Prings 马含赭球虫
Ochromonas mutabilis Klebs 变形赭球虫
Ochromonas sinplex Pascher 简单赭球虫
Ochromonas Wyssotzki 赭球虫属
Ochromyia ***n*.** 瘤蝇属(即 Cordylobia)
Ochronosis; ochronosus ***n*.** 褐黄病 ‖ ~, exogenous 外源性褐黄病 / ~, ocular 眼褐黄病(眼色素沉着症)
ochronosus; ochronosis ***n*.** 褐黄病
ochronotic ***a*.** 褐黄病的
Ochsner's method [Albert John 美外科医师 1858—1925] 奥克斯纳氏法(促使腹膜粘连的阑尾炎姑息疗法)‖ ~ ring 奥克斯纳氏环(胰腺管口黏膜环)/ ~ solution 奥克斯纳氏液(含石炭酸、硼酸和酒精)/ ~ treatment; ~ method 奥克斯纳氏疗法(禁食,抽胃液,肛门插管排气以减少肠蠕动,促使腹膜粘连的一种阑尾疗法)
Ochtona thibetana (Milne-Edwards) 西藏鼠兔(隶属于鼠兔科 Ochotonidae)
OCI Ontario Cancer Institute 安大略癌症研究所(加拿大)
Ociltide ***n*.** 奥西肽(助消化药)
Ocinaplon ***n*.** 奥西普隆(抗焦虑药)
ocimene ***n*.** 罗勒烯
ocimenum; ocimene ***n*.** 罗勒烯
ocimenone ***n*.** 罗勒烯铜
Ocimum [希 *okimon* basil] ***n*.** 罗勒属 ‖ ~ basilicum L.; sweet basil 罗勒,矮糠 / ~ basilicum L. var. Pilosym (Wild.) Benth. [拉,植药]毛罗勒 / ~ canum 南美罗勒,灰罗勒 / ~ viride 绿罗勒
Ocimum basilicum L. var. pilosum (Willd.) **Benth** [拉;植药] 毛罗勒,属于罗勒(植)的药用部分:全草—罗勒,零陵香;果实—光明子
Ocimum gratissimum L. var. suave Hook. f. 丁香罗勒[植药]
Ocimum L. [希 *ökimon* basil] ***n*.** 罗勒属 ‖ ~ basilicum L.; sweet basil 罗勒,矮糠 / ~ canum 南美罗勒,灰罗勒 / ~ viride 绿罗勒
OCL Office of Clinical Laboratories 临床实验室管理局
OCM metamino-diazpoxide 利眠宁,甲氨二氮卓
OCMH Officer Commanding Militay Hospital 军医院院长
OCNA Orthopedic clinics of North America 北美手足医临床学(杂志名)/ Otolaryngologic Clinics of North America 北美耳鼻喉科临床学(杂志名)
Ocnera preaewalskyi (Reitt) 皮氏卵漠甲(隶属于拟步行虫科 Lacordaire)
Ocneria dispar nuclear polyhedrosis virus 舞毒蛾核型多角体病毒
ocnl occasional 偶然的
OCO open-closed-open 开 – 关 – 开,断电 – 通电 – 断电 / opera-

tional checkout 操作上的检查
ocology ***n.*** 生态学
ocon-eki ***n.*** 传染性黄疸
ocontinoid ***a.*** ①牙质瘤 ②牙质样的
Ocotea ***n.*** 樟桂属 ‖ ~ rodioei 圭亚那樟桂
OCP octacalcium phosphate 磷酸八钙 / octachloropropane 八氯丙烷,全氯丙烷 / operations control plan 操作控制计划 / output cotrol pulses 输出控制脉冲
OCPC o-cresolphthalein complexone 邻甲酚酞交合(法)(比色法)
OCPD occult constrictive pericardial disease 隐性缩窄性心包病
OCR oculo-cardiac reflex 眼-心反射 / oculo-cerebro-renal syndrome 眼-脑-肾综合征 / optical character reader 视觉文字阅读器,光学文字识别机 / optical character recognition 光学符号识别,光符识别 / oxygen consumption rate 氧气消耗率,耗氧率
OCR-A Optical Character Recognition-A(国际标准化组织制定的)光学符号识别标准-A
Ocrylate = octyl 2-cyanoacrylate ***n.*** 奥克立酯(外科用药),氰丙烯酸辛酯(组织粘合剂)
Ocrilate ***n.*** 奥克立酯(外科用药)
OCSS organic chemical synthesis simulation 有机化学合成的模拟
Oct October 十月
oct octagon 八角形 / octagonal 八角形的 / octane 辛烷 / octarius 液量磅(=1/8 加仑) / octave 八(音)角 / [拉 *octo*] 八
OCT ornithine carbamoyltransferase 鸟氨酸氨甲酰基转移酶 / oxytocin challenge test 催产素激惹试验(其原理为用催产素诱导宫缩并用胎心监护仪记录胎儿心率的变化。若多次宫缩后重复出现晚期减速,胎心基线变异减少,胎动后无胎心率增快为阳性。若胎心基线有变异或胎动增加,胎心率加快,但胎心率无晚期减速,则为阴性。)
octa- [拉][构词成分] ①八 ②辛
octo- [拉][构词成分] ①八 ②辛
octabedron ***n.*** 八面体
octabenzone ***n.*** 奥他苯酮,辛苯酮(防晒药)
octacaine ***n.*** 奥他卡因(局麻药),辛卡因(局部麻醉药)
octachloropropane 八氯丙烷,全氯丙烷
octaconta- [构词成分] 80,八十(数字)
octacosa- [构词成分] 28,二十八(数字)
octacosactrine, tosactide ***n.*** 托沙克肽(垂体前叶素)
octacosane ***n.*** 二十八[碳]烷
octacosanol ***n.*** 二十八[烷]醇
octad ***n.*** 八价元素
octadeca- [构词成分] 18,十八(数字)
octadecadienoic acid 十八碳二烯酸
octadecanoate ***n.*** 十八酸盐,硬脂酸盐(stearate 的系统名)
octadecanoic acid 十八(烷)酸,硬脂酸
octadecanol ***n.*** 十八[烷]醇
octadecanonitrile ***n.*** 十八[烷]腈
octadecyl isocyanate 异氰酸十八酯
octadecylic acid 十八(烷)酸,硬脂酸
octafluorobut-2-ene ***n.*** 八氟-2-丁烯
octafluorocyclobutane ***n.*** 八氟环丁烷
octafluoroisobutylene ***n.*** 八氟异丁烯
octafluoropane ***n.*** 八氟丙烷
octafonium chloride ***n.*** 奥他氯胺(消毒防腐药)
octagon ***n.*** 八边形,八角形物体 ‖ ~al ***a.***
octagynous ***a.*** 具八雌蕊的
octahedron (复 octahedra) 八面体
octahydroestrone ***n.*** 八氢雌酮
octamer ***n.*** 八聚体,八重体
OMPA octamethyl pyrophospharamide 八甲磷胺(杀虫药)
octamethyl pyrophosphoramide (简作 OMPA; schradan) 八甲基焦磷酰胺,八甲磷(杀虫剂)
octamethylene ***n.*** 环辛烷
Octamoxin ***n.*** 奥他莫辛(单胺氧化酶抑制药)
Octamoxine ***n.*** 辛肼(抗精神病药)
Octamylamine ***n.*** 辛戊胺(解痉药)
octamylamine; octinum D ***n.*** 异戊二甲基己胺,新握克丁(解痉药)
octamylose ***n.*** 八聚淀粉糖
octan [拉 *octo* eight] ***a.*** 每八日[再发]的
octandrous ***a.*** 具八雄蕊的
octane ***n.*** 辛烷
octanenitrile ***n.*** 辛腈
1-octanethiol ***n.*** 1-辛硫醇
Otanoic acid 辛酸(抗真菌药)
octanol ***n.*** 正辛醇
octanoyl; caprylyl ***n.*** 辛酰
octant ***n.*** 八分圆(圆周的八分之一),八分体,八分仪,卦限
octapeptide ***n.*** 八肽
Otapinol ***n.*** 辛哌醇(抗感染药)
octaploid ***n.*** 八倍体
octaploidy ***n.*** 八倍性
octapophysis 第八内突
octarius [拉 *octo* eight]; pint ***n.*** 量磅,品脱(一加仑的八分之一,英制 1 pt = 0.568 L,美制 1 pt = 0.55 L)
Octastine ***n.*** 辛斯汀(抗组胺药)
octatriaconta- [构词成分] 38,三十八(数字)
Otatropine methylbromide ***n.*** 甲溴辛托品(抗胆碱药)
octavalent [拉 *octo* eight + *valens* able] ***a.*** 八价的
octavalvae ***n.*** 腹产卵瓣
octavalvifer ***n.*** 腹负瓣片
octave ***n.*** 倍频程,八度音 ‖ ~ band analyzer 倍(频)带分析器 / ~ band oscillator 倍频带振荡器 / ~ filter set 倍频程滤波器
Octaverine ***n.*** 奥他维林(解痉药)
octavo ***n.*** 八开,八开本
octavolateralis area 第八对脑神经侧区
octavus nerve 第八对脑神经,前庭耳蜗神经
octavus nuclei 前庭耳蜗核
Otazamide ***n.*** 奥他酰胺,辛唑酰胺(镇痛药)
Octenidine ***n.*** 奥替尼啶(抗感染药)
Oteptyline ***n.*** 奥克替林(抗忧郁药)
octet ***n.*** ①八隅,八电子群 ②八重线 ③八角体
Oc Th occupational therapist 职业疗法医师
octigravida [拉 *octo* eight + *gravida* pregnant] ***n.*** 第八次孕妇
Octimibate ***n.*** 辛米贝特(降血脂药)
octin; methyl isooctenylamine ***n.*** 奥克丁,甲基异辛烯胺
Octin = isometheptene ***n.*** 异美汀
octipara [拉 *octo* eeight + *parere* to produce] ***n.*** 八产妇
octo-; octa- [构词成分] ①八 ②辛
octoacetate ***n.*** 辛醋酸脂,辛乙酸脂
October ***n.*** 十月
Octocog alfa ***n.*** 辛凝血素 α(凝血因子类药)
Octocrilene ***n.*** 奥克立林(防晒药)
octodecanol ***n.*** 十八(烷)醇
Octodendron Hseckel 八枝虫属
Octodendron nidum Tan and Tchang 鸟巢八枝虫属
octodiploid ***n.*** 八重二倍体
octodiploidy ***n.*** 八重二倍性
Octodontoidea ***n.*** 八齿鼠科
octodrine ***n.*** 奥托君,异辛胺(肾上腺素能药,具有血管收缩和局部麻醉作用)
octoestrol; octofollin = benzestrol ***n.*** 辛(烷)雌酚,苯雌酚
octoferric [*octo* + 拉 *ferrum* iron] ***a.*** 含八个铁原子的
octofollin = benzestrol ***n.*** 辛(烷)雌酚,苯雌酚
Octoknemaceae 星毛树科
Octomitidae Family [拉] 微小鞭毛虫科,八鞭毛虫科
Octomitidae [希 *okto* eight + *mitos* thread] ***n.*** 微小鞭毛虫科
Octomitus ***n.*** 微小鞭毛虫属,六鞭毛虫属 ‖ ~ hominis 人微小鞭毛虫(即人毛滴虫 Trichomonas hominis)
Octomyces etiennei ***n.*** 酵母菌样丝状菌
octoÖn 第八腹节
Octopamine ***n.*** 奥克巴胺(升压药);乙醇胺,去甲对羟福林(升压药)
Octopamine ***n.*** 酚乙醇胺,去甲对羟福林(升压药)
octopine; α-methyl carboxymethylamine; S-guanido valerianic acid 樟肉碱
Octopoda ***n.*** 八腕目(隶属于头足纲 Cephalopoda)
Octopodidae 章鱼科(隶属于八腕目 Octopoda)
Octopoteuthidae 蛸乌贼科(隶属于枪形目 Teuthoidae)
Octopoteuthis sicula (Ru ppell) 蛸乌贼(隶属于蛸乌贼科 Octopoteuthidae)
octopus ***n.*** 章鱼属,章鱼
OCTOPUS oxygenated conserved tissue for optimal panmetabolic urilization in support 氧保存的组织多种代谢功能装置
octopus cells 章鱼状细胞
octopus ***n.*** [拉,动药] 长蛸,章鱼属,章鱼 ‖ ~ aegina (Gray) 砂蛸(隶属于章鱼科 Octopodidae) / ~ berenice (Gray) 东蛸(隶属于章鱼科 Octopodidae) / ~ bimaculatus (Verrill) 双斑蛸(隶属于章鱼科 Octopodidae) / ~ cells 章鱼状细胞 / ~ dollfusi (Robson) 弯斑蛸(隶属于章鱼科 Octopodidae) / ~ fusiformis (Brock) 纺锤蛸(隶属于章鱼科 Octopodidae) / ~ guangdongensis (Dong) 广东蛸(隶属于章鱼科 Octopodidae) / ~ maculosa (Hoyle) 环蛸(隶属于章鱼科 Ocotpodidae) / ~ nanhaiensis (Dong) 南海蛸(隶属于

章鱼科 Ocotpodidae)/ ~ ochellatus (Gray) 短蛸(隶属于章鱼科 Ocotpodidae)/ ~ oshimai (Sasaki) 小蛸(隶属于章鱼科 Octopodidae)/ ~ ovulum (Sasaki) 卵蛸(隶属于章鱼科 Octopodidae)/ ~ pallida (Hoyle) 琵蛸(隶属于章鱼科 Octopodidae)/ ~ striolatus (Dong) 条纹蛸(隶属于章鱼科 Octopodidae)/ ~ variabilis (Sasaki) 长蛸(隶属于章鱼科 Octopodidae)/ ~ vulgaris (Lamarck) 真蛸(隶属于章鱼科 Octopodidae)/ ~ vulgaris disease iridovirus 真蛸(章鱼)病虹彩病毒 / ~ vulgaris icosahedral cytoplasmic deoxyribovirus 真蛸(章鱼)二十面体胞质型脱氧核糖核酸病毒

octopus vulgaris disease iridovirus 真蛸(章鱼)病虹彩病毒

octopus vulgaris icosahedral cytoplasmic deoxyribovirus 真蛸(章鱼)二十面体胞质型脱氧核糖核酸病毒

Octopyle Haeckel 八门孔虫属

Octopyle octospinosa 八棘八门孔虫

octoroon *n*. 八分混种,八分杂种

octose [拉 *octo* eight] *n*. 辛糖

Octotiamine *n*. 奥托硫胺(维生素类药)

Octoxinol *n*. 辛苯昔醇(药用辅料,杀精子药)

octoxynol 9 *n*. 辛苯昔醇-9,辛苯聚醇-9(药物制剂时用作表面活性剂,亦称辛基苯氧聚乙氧基乙醇)

octreotide *n*. 奥曲肽(一种合成的生长激素(somatostatin)类似物,其作用与生长激素相同,但药效时间长,其醋酸盐用作治疗佐剂,以便姑息性治疗伴有内分泌肿瘤的腹泻以及姑息性治疗胰腺瘤时高胰岛素血症的症状,肢端肥大症时用以减少生长激素分泌) ‖ ~ acetate 醋酸奥曲肽

OCTRF Ontario Cancer Treatment and Research Foundation 安大略癌症治疗和研究基金会(加拿大)

Octriptyline *n*. 奥克替林(抗抑郁药) ‖ ~ phosphate 磷酸奥克替林,磷酸辛替林(抗抑郁药)

Octriptyline phosphate 磷酸奥克替林,磷酸辛替林(抗抑郁药)

octrite; octyl nitrite *n*. 亚硝酸辛酯

Octrizole *n*. 奥克三唑(防晒药)

octup ocutuplus [拉] 八倍

octyl *n*. 辛(烷)基 ‖ ~ acetate 乙酸辛酯 / ~ alcohol 辛醇 / ~ hydride 正辛烷 / ~ nitrite 亚硝酸辛酯

octylamine *n*. 辛胺

octylene *n*. 辛烯

octylene glycol *n*. 2-乙基-1,3-已二醇

octylphenoxy polyethoxyethanol 辛基苯氧聚乙氧基乙醇,辛苯聚醇-9

OCU obstetric care unit 分娩监视装置

ocu ocular 眼的

ocul [拉 *oculus*] [构词成分] 眼 ‖ ~ dext, oculo dextro [拉] 右眼 / ~ sinist, oculo sinistro [拉] 左眼 / ~ utro, oculo utro [拉] 两眼

ocul dext oculo dextro [拉] 右眼

ocul sinist oculo sinistro [拉] 左眼

ocul utro oculo utro [拉] 两眼

ocular [拉 *ocularis*; *oculus* eye] *n*. 目镜 *a*. 眼的 ‖ ~, compensating 补偿目镜 / ~, finding 探索目镜 / ~ hair 眼毛 / ~, high power 高倍目镜 / ~, Huygen's 惠根氏目镜 / ~ lobe 复眼(神经)叶 / ~, low power 低倍目镜 / ~, negative 负目镜 / ~, Ramsden's 腊姆斯登氏目镜 / ~, telangic 远角目镜(高眼目镜) / ~, wide-field 广视野目镜 / ~, working 观察目镜 / ~ albinism 眼白化病 / ~ blunt trauma 眼球钝性挫伤 / ~ dominance 眼优势 / ~ dominance column 眼优势柱 / ~ estimate 目测法 / ~ hypertension 高眼压(症) / ~ injury due to war-fare agents 化学战剂眼部损伤 / ~ lens 目镜 / ~ -micrometer *n*. (接)目镜测微计 / ~ pneumoplethysmograph 眼充气体积描记器 / ~ prism 目镜棱镜 / ~ shielding 眼球遮挡 / ~ vertigo 眼性眩晕

ocular albinism 眼白化病 ‖ OA1 ocular albunism, type 2 眼白化病 2 型(见 Forsius-Eriksson syndrome)

ocularum *n*. 单眼区

ocularium *n*. 单眼区

oculata *n*. 围眼片

oculentum [拉](复 oculenta); eye ointment *n*. 眼膏 ‖ ~ atropinae 阿托品眼膏 / ~ atropinaee sulfatis 硫酸阿托品眼膏 / ~ cocainae 可卡因眼膏 / ~ cupri citratis 枸橼酸铜眼膏 / ~ hydrargyri oxydati flavi 黄氧化汞眼膏 / ~ hyoscinae 东莨菪碱眼膏 / ~ iodoformii 碘仿眼膏 / ~ penicillini 青霉素眼膏 / ~ physostigminae 毒扁豆碱眼膏

Oculi Agkistrodontis [拉,动药] 白花蛇目睛

Oculi Fufu [拉,动药] 河豚目

oculi (单 oculus) [拉] *n*. 眼 ‖ ~ Agkistrodontis [拉,动药] 白花蛇目睛 / ~ Fufu [拉,动药] 河豚目 / ~ marmarygodes; metamorphopsia 视物变形症

oculi-approximati 接眼

oculi-distances 离眼

Oculinidae 枇杷珊瑚科(隶属于石珊瑚目 Scleractinia)

oculist *n*. 眼科医师

oculistics; ophthalmiatrics *n*. 眼科治疗学

oculo- [拉] [构词成分] 眼

oculocephalic *a*. 眼头的

oculocephalogyric *a*. 眼头运动(反射)的

oculo-cerebro-renal syndrome 眼-脑-肾综合征

oculocutaneous *a*. 眼(与)皮的

Olo-extrat 眼灵(治白内障药)

oculofacial *a*. 眼面的

oculogravic illusion 重力异常幻觉

oculogyral; oculogyric *a*. 眼球旋动的,眼动的

oculogyration *n*. 眼球旋动

oculogyria *n*. 眼球旋动

oculogyric [*oculo-* + 拉 *gyrus* a turn] *a*. 眼球旋动的,眼动的

oculomandibulodyscephaly *n*. 眼下颌颅面骨畸形

oculometric axis 视轴

oculometroscope *n*. 转动检眼镜

oculomotor *a*. 眼球运动的 ‖ ~ nerve 动眼神经 / ~ nucleus 动眼核 / ~ system 动眼系统

oculomotorius *n*. 动眼神经

oculomycosis *n*. 眼真菌病

oculonasal *a*. 眼鼻的

oculopathy *n*. 眼病 ‖ ~, pituitarigenic 垂直性眼病

oculoplethysmograthy *n*. 眼球体积描记法

oculopupillary *a*. 瞳孔的(眼与瞳孔的)

oculoreaction; ophthalmic reaction *n*. 眼反应

oculospinal *a*. 眼(与)脊髓的

oculozygomatic *a*. 眼颧的

ocult blood (test) 潜血(实验)

Oculus Tigris [拉,动药] 虎睛

oculus (复 oculi) [拉]; eye *n*. 眼 ‖ ~ caesius; glaucoma 青光眼 / ~ dexter(缩 O.D.); right eye 右眼 / ~ duplex 双眼绷带 / ~ lacrimans; epiphora 泪眼,泪溢 / ~ leporinus; lagophthalmos 兔眼 / ~ parietalis 顶眼(爬虫类) / ~ purulentus; hypopyon 脓眼,眼前房积脓 / ~ simplex ①独眼(畸形) ②单眼绷带 / ~ sinister(缩 O.S.); left eye 左眼 / ~ uterque(缩 O.U.); ~ unitas 两眼,每眼

OCV opacitas corporis vitrei [拉] 玻璃体混浊 / ordinary conversational voice 通常谈话的声音(强度)

ocyodinic [希 *ōkys* swift + *ōdis* labor]; oxytocic *a*. &*n*. ①催产的 ②催产剂,子宫收缩剂

Ocypode stimpsoni (Ortmann) 痕掌沙蟹(隶属于沙蟹科 Ocypodidae)

Ocypodidae *n*. 沙蟹科(隶属于短尾刺目 Brachyura)

ocytocic; oxytocic *a*. &*n*. ①催产的 ②催产剂,子宫收缩剂

ocytocin *n*. 催产素

od oculus dexter [拉] 右眼 / odor 气味 / omni die [拉] 一天一次 / other significant disease 其他明显疾病(放射学征象)

OD open drop 开放点滴 / Doctor of Optometry 验光配镜博士,视力测定医生 / occupational disease 职业性疾病 / oculus dexter [拉] 右眼 / once a day 一天一次 / on demend 需要 / Ophthalmic Dispensery 眼病防治所 / optical density 光密度 / Orthopedics Digest 矫形外科文摘(杂志名) / orthostatic disturbance 起立性调节障碍 / outside diameter 外径 / outside dimension 外侧尺寸 / overdose 过量 / over dry 绝对干燥 / an overdose of drugs 过量药品

O-D original phase-derivative phase variation 原相—衍生物相变异

od- [构词成分],路、径[希 *odos*]

OD units optical density units 光密度单位

O-D variation original phase-derivative phase variation 原相—衍生物相变异

Od [希 *hodos* pathway] 动物磁力

Occipitale Mylopharyngodontis Picei [拉,动药] 青鱼枕

Od'd overdosed 过度剂量的

ODA occipito-dextra anterior 枕右前(胎位) / octadecylic acid 十八(烷)酸,硬脂酸

Odagmia *n*. 短蚋属 ‖ ~ ornata 华丽短蚋

ODAJ Ontario Dental Association Journal 安大略牙科协会杂志(加拿大)

odaxesmus [希 *odaxēsmos* an itching] *n*. ①龈痒 ②咬舌,唇舌咬破(癫痫发作时)

odaxetic *a*. ①龈痒的 ②咬舌的

ODB o-dichlorobenzene 邻二氯苯

ODC ornithine decarboxylase 鸟氨酸脱羧酶 / orotidine 5'-phosphate decarboxylase 乳清酸核甘 5'-磷酸脱羧酶 / orotidine monophosphate decarboxylase 乳清酸核甙-磷酸脱羧酶 / oxygen dissociation

curve 氧离解曲线(血红蛋白)
odd *a*. 奇数的,单只的,带零头的,临时的,额外的,奇特的 ‖ ~ -aisotope 奇质量数同位素 ~ base 奇特碱基,罕有碱基 / ~ electron 单个电子 / ~-even check 奇偶数检验 / ~ harmonic function 奇次谐波函数 / ~ harmonic 奇次谐波 / ~ shaped moulding 特行模制 / ~ state 奇宇状,奇态
ODD optical data digitizer 视觉资料数字转换器
ODDD oculo-dento-digital dysplasia 眼—牙齿—指(趾)发育不良
oddi's muscle (sphincter) [Ruggero 19 世纪意医师] 奥狄括约肌(胆道口括约肌)
oddis sphincter 奥狄氏括约肌
odditis *n*. 胆道口括约肌炎
oddity *n*. 古怪,奇人,奇事
odd-line interlacing scanning 奇数隔行扫查
odd-line interlacing 奇数隔行
odds *n*. 不平等;差距,差异;可能性,机会;优势 ‖ at ~ (with) 争执;不一致 / by (all) ~(相比之下)远远地,大大超过地 / it (或 that) makes no ~没有什么关系 / ~ and ends 残余的东西,零碎的事情 / the ~ are 可能(性)是
ode *n*. 颂歌,颂诗
ODE papilledema, optic disk edema 视乳头水肿
-ode [希 *eidōs*] [构词成分] ①似……的形状,具有……性质 ②道,(电)极
-odea [拉] 代表纲(class)一级的词尾(动物分类学)
ODEPA oxapentamethylene-diethylene-phosphoramide 氧杂次戊基—二乙撑—磷酰胺
Odhneria *n*. 奥拿(吸虫)属 ‖ ~ minuta 微小奥拿吸虫
-odina [拉] 代表总纲(superclass)一级的词尾(动物分类学)
Odinagogue [希 *ōdis*(*ōdin-*) labor pains + *agōgos* drawing forth] *n*. 催产剂,子宫收缩剂
Oding Overdosing 过度剂量的
odinopoeia [希 *ōdis* (*ōdin-*) labor pains + *poieo* to make] *n*. 引产
odious *a*. 可憎的,丑恶的,令人作呕的 ‖ ~ly *ad*. / ~ness *n*.
odium *n*. 憎恨,强烈的厌恶,臭名
Odly ordery 男护理员
ODM ophthalmodynamometry 视网膜血管血压计,辐辏近点计
ODN oligodeoxyribonucleotide 寡去氧核糖核苷酸
O-DNA *n*. 氧化 DNA
Odobenidae *n*. 海象科(隶属于鳍足目 Pinnipedia)
Odobenus rosmarus (Linnaeus) 海象(隶属于海象科 Phoearctos hookeri)
Odocoileus hemionus type C virus 哥伦比亚黑尾鹿 C 型病毒
odogenesis [希 *hodos* pathway + *genesis* formation]; **neurocladism** *n*. 神经分支新生
odograph *n*. 自动计程仪,计步器
odometer *n*. 里程表,计步器,自动计程仪
odona *n*. 具齿的
Odonata *n*. 蜻蜓目(隶属于昆虫纲 Insecta)
odonate *a*. 蜻蜓的,蜻蜓目的
odon-eki [日 icteric pestilence] *n*. 传染性黄疸
Odon-eki [日 黄疸疫]; **infectious jaundice** *n*. 传染性黄疸
odont ; odontogenic *a*.牙源性的 / odontology *n*.牙科学
odont-; odonto- [希 *odous* tooth] [构词成分] 牙,齿
Odontacarus 螯齿恙螨属 ‖ ~ majesticus 巨螯齿恙螨,巨多齿恙螨 / ~ romeri 洛(默)氏螯齿恙螨 / ~ yosanoi majesticus 巨螯齿恙螨,巨多齿恙螨
odontagma *n*. 牙折
odontagra *n*. 痛风性牙痛
odontalgia; toothache; odontodynia *n*. 牙痛 ‖ ~ hemodia 敏感性牙痛,酸性牙痛 / ~ nervosa 神经性牙痛
odontalgic *a*. 牙痛的
odontalgicum; toothache remedy *n*. 治牙痛药
odontalysis *n*. 牙检验
odontatrophia, odontatrophy, dental atrophy 牙萎缩
odontectomy *n*. 牙切除术
odonterism; odontosynerism *n*. 牙震
odontexesis *n*. 牙洁治法,刮牙(法)
odontharpaga; odontagra *n*. 痛风性牙痛
odonthemodia [*odonto-* + 希 *haimōdia* state of having the teeth on edge] *n*. 牙敏感
odonthyalophthora [*odont-* + 希 *hyalos* glass + *phtheirein* to destroy] *n*. 牙釉质毁损
odonthyalus *n*. 牙釉质
odontia [希] [构词成分] 牙,齿
odontia *n*. ①牙痛 ②牙病 ‖ ~ deformans 牙错乱形成 / ~ incrustans 牙垢
odontiasis *n*. ①牙生出,出芽 ②牙病
odontiater *n*. 牙医师
odontiatria; dentistry *n*. 牙科(治疗)学
odontiatrogenic *a*. 牙科医源性的
odontic *a*. 牙的
odontinoid [*odonto-* + 希 *eidos* form] *n*. &*a*. ①牙质瘤 ②牙质样的
odontites serotina (Lam.) **Dum**. [拉,植药] 疗齿草
odontitis *n*. 牙炎
odonto- [希 *odous* tooth 牙]; **odont-** 牙,齿
odonto-adamantoblastoma *n*. 成牙釉细胞瘤
odontoameloblastoma *n*. 成牙釉质细胞瘤,釉质母细胞牙瘤
odontoblast; fibrilloblast; dentinoblast *n*. 成牙质细胞 ‖ ~ic *a*.
odontoblastoma *n*. 成牙质细胞瘤
odontobothrion *n*. 牙槽
odontobothritis [*odonto-* + 希 *bothrion* pit + *-itis*] *n*. 牙槽炎
odontobothrium *n*. 牙槽
Odontobutis obscurus (Temminck et Schlegel) [拉,动药] 沙塘鳢
odontocele; alveolodental cyst *n*. 牙槽囊肿
odontocentesis *n*. 牙钻穿术
odontoceramic *a*. 瓷牙的
odontoceramotechny [*odonto-* + 希 *keramos* potter's clay + *technē* art] *n*. 瓷牙制作术
Odontoceti 齿鲸亚目(隶属于鲸目 Cetacea)
odontochirurgic *a*. 牙外科的
odontocia *n*. 牙软化
odontoclamis [*odonto-* + 希 *klamys* cloak]; **tooth hood** *n*. 龈裹牙
odontoclasis [*odonto-* + 希 *klasis* fracture] *n*. 牙折
odontoclast [*odonto-* + 希 *klan* break] *n*. 破牙质细胞
odontoclastoma *n*. 破牙质细胞瘤
odontocnesis [*odonto-* + 希 *knēsis* itching] *n*. 龈痒
odontodecalcificans [拉] *a*. 牙脱钙的
odontodes *n*. 牙多,多牙
odontodesmology *n*. 牙科绷带学
odontodynia; odontalgeny *n*. 牙痛
odontogen *n*. 牙质原
odontogenesis; odontalgia *n*. 牙发生,牙生成 ‖ ~ imperfecta 牙生长不全 / ~, overactive 牙生长过度
odontogenic *a*. ①生牙的 ②牙源性的
odontogenous *a*. 牙源性的
odontogeny [*odonto-* + 希 *gennan* to produce] *n*. 牙发生,牙生成
odontoglossum ring spot virus (Fensen et Gold) 齿兰环斑病毒
odontoglyph [*odonto-* + 希 *glyphein* to carve]; **dental scraper** *n*. 刮牙器,牙洁治器
odontogram *n*. 牙面描记图
odontograph *n*. 牙面描记器
odontography *n*. ①牙面描记法 ②牙体形态学
odontohyperesthesia *n*. 牙敏感
odontoiatria; dentistry *n*. 牙科(治疗)学
odontoid *a*. 牙样的 ‖ ~ process 齿突(枢椎)
odontoidea *n*. 后头螺
odontolite *n*. 牙垢,牙积石
odontolith; dental calculus *n*. 牙垢,牙积石
odontolithiasis *n*. 牙垢症
odontologia; dentology *n*. 牙科学
odontological *a*. 牙科学的
odontologist; dentist; odontiater *n*. 牙医师
odontology; dentistry *n*. 牙科学
odontoloxia; odontoloxy *n*. 牙不齐,牙错颌
odontolysis *n*. 牙质溶解
odontoma; odontome *n*. 牙瘤 ‖ ~ adamantinum 釉质牙瘤 / ~, calcified 钙化性牙瘤 / ~, complex 复合牙瘤 / ~, composite 复合牙瘤 / ~, coronal; coronary ~ 连冠牙瘤 / ~, cystic 囊性牙瘤 / ~, dilated 扩张牙瘤 / ~, embryoplastic 胚胎期牙瘤 / ~, epithelial 上皮牙瘤 / ~, fibrous 纤维牙瘤 / ~, follicular; dentigerous cyst 含牙囊肿 / ~, geminated 对生牙瘤,并生牙瘤 / ~, hard 硬牙瘤 / ~, mixed 混合性牙瘤 / ~, odontoplastic 成牙期牙瘤 / ~, radicular 连根牙瘤 / ~, simple 单纯性牙瘤 / ~, soft 软牙瘤
odontome; odontoma *n*. 牙瘤
Odontomyces Howell et al. 牙霉菌属
Odontomyces viscosus Howell et al. 黏液牙霉菌
odontonecrosis *n*. 牙坏死
odontoneuralgia *n*. 牙神经痛
odontonomy; dental nomenclature *n*. 牙科学名词
odontonosology *n*. 牙科学
odontoparallaxis; odontoloxia *n*. 牙不齐,牙错颌

odontopathology, dental pathology *n*. 牙科病理学
odontopathy *n*. 牙病 ‖ odontopathic *a*.
odontoperiosteum; periodontium; pericem entum *n*. 牙周膜
odontophlegmon *n*. 牙髓炎
odontophobia *n*. ①[兽]牙恐怖 ②牙科手术恐怖
odontophore *n*. 牙嵴板
odontophylaxis; dental prophylaxis *n*. 牙病预防
odontoplast; odontoblast *n*. 成牙质细胞
odontoplasty; orthodontics *n*. 正牙学
odontoplerosis *n*. 牙充填术
odontoprisis; brygmus *n*. 磨牙,咬牙,牙摩擦
odontoprosthesis *n*. 牙体修复术
odontoptosis *n*. 牙脱落
odontoradiogram *n*. 牙 X 线(照)片
odontoradiograph *n*. 牙 X 线(照)片
odontoradiography *n*. 牙 X 线摄像(术)
Odontorarus *n*. 螯齿螨属
odontorheumatalgia *n*. 风湿性牙痛
odontorine *n*. 牙锉
odontorrhagia [*odonto-* + 希 *rhēgnynai* to burst forth] *n*. 牙槽出血
odontorthosis *n*. 正牙法
odontoschism *n*. 牙裂,牙裂隙
Odontoschismaceae 裂齿苔科(一种苔类)
odontoscope; dental mirror *n*. 口腔(反光)镜
odontoscopy *n*. 牙印检查
odontoseisis [*odonto-* + 希 *seiein* to move to and *fro*]; gomphiasis *n*. 牙松(动)
odontosis *n*. ①出牙 ②牙发生
odontosmegma; odontrimma *n*. 牙清洁剂(牙粉、牙膏、洗牙药水等)
odontosphacelism *n*. 龋
Odontosphaera cyrtodon Haeckel 弯曲齿球虫
Odontosphaera Haeckel 齿球重属
odontosteophyte *n*. 牙骨瘤
odontosteresis *n*. 牙脱失
Odontostomatida *n*. 齿口目
Odontostompos braneri (Richardson) 布氏齿口鱼(隶属于齿口鱼科 Evemannellidae)
Odontostomatida Sawaya 齿口目
odontosynerism [*odous* + 希 *synerizein* to contend together] *n*. 牙震
odontosyrinx; dental syringe *n*. 牙科注射器
odontotechny; dentistry *n*. 牙科技术学,牙科学
odontotenaculum *n*. 牙科钩
odontotheca; dental sac *n*. 牙囊
odontotherapy *n*. 牙病治疗
odontotomy *n*. 牙造洞术,牙切开术 ‖ ~, prophylactic (牙体)沟隙切除防龋术
odontotripsis [*odonto-* + 希 *tripsis* rubbing] *n*. 牙磨损
odontotrypy *n*. 钻牙术,髓腔切开术
Odontria iridovirus Odontria 虹彩病毒
odontrimma [*odous* + 希 *trimma* that which is rubbed] *n*. 牙清洁剂
odontropy *n*. 假牙固定术
odontus *n*. 须齿
Odonus niger (ru ppell) 红牙鳞鲀(隶属于鳞鲀科 Balistidae)
odor; odour *n*. 气味 ‖ ~, air 空气气味 / ~, alliaceous 蒜臭气 / ~, butcher shop 肉店气味(黄热病患者) / ~, characteristic 特异气味 / ~, empyreumatic 焦臭,焦气 / ~, minimal identifiable 最小可嗅气味 / ~, phthisicus 痨病气味 / ~ control 气味控制 / ~ threshold 嗅觉阈值 / ~ unit 臭气单位
odorant *a*. 有气味的,有香气的,臭的 *n*. 臭气物质
odoratism *n*. 香[豌]豆中毒(实验动物)
odoriferous [*odor* + 拉 *ferre* to bear] *a*. 有香气的
odorimeter *n*. 气味测量计
odorimetry *n*. 气味测量法
odoriphore; osmophore *n*. 生臭基,生臭团
odorivection *n*. 香传布,传香
odorivector *n*. 发香质
odorl odorless 无臭的,无气味的
odorography *n*. 气味论
odorous *a*. 有气味的,臭的,香的 ‖ ~ly *ad*. / ~ness *n*.
odostomia tenera (*a*. Adams) 嫩齿口螺(隶属于小塔螺科 Pyramidellidae)
odour; odor *n*. 气味,香气,臭气 ‖ butcher shop ~ 肉店气味(黄热病患者发出的气味)/ minimal identifiable ~ 最小嗅分辨率 / ~ ammoniacal 氨臭 ‖ ~less *a*. 没有气味的
ODP occipito-dextra posterior 枕右后(胎位) / oncodevelopmental gene products 肿瘤发生基因产物
ODS octadecyl silane 十八甲硅烷 / open distal system 开放的远侧系统
ODT occipito-dextra transversa 枕右横(胎位)
Odulimomab *n*. 奥度莫单抗(免疫调节药)
odyl; odyle *n*. 动物磁力(旧名)
odynacusis [*odyno-* + 希 *akousis* hearing] *n*. 听音痛
-odynia [希 *odynē*] [构词成分] 痛(症)
odyno- [痛 *odynē* pain 痛] 痛
odynolysis *n*. 止痛
odynometer *n*. 痛觉计
odynopean [希 *odyne* pain + *poiein* to make] *a*. 引起阵痛的
odynophagia [*odyno-* + 希 *phagein* to eat]; **odynphagia** *n*. 吞咽痛
odynophobia; algophobia *n*. 疼痛恐怖
odynopoeia [*odyno-* + 希 *poiein* to make] *n*. 引起阵痛,引产
odynphagia [*odyno-* + 希 *phagein* to eat] *n*. 吞咽痛
odynuria *n*. 尿痛
Oe oersted 奥斯特(磁场强度单位, = 79.577 5 安培/米)
OE on examination 检查时 / Optical Engineering 光学工程师(光学—视力仪器工程师协会) / otitis externa 外耳炎 / original error 固有(原始)误差
Oe AB East German Pharmacopoeia 东德药典
oe- 以 oe-起始的词,同样见以 e-起始的词
oe- [构词成分] 与雌性或动情有关
OECD Organization for Economic Co-operation and Development 经济合作与发展组织(欧洲)
oechioplasty *n*. 睾丸成形术
Oeciacus *n*. 燕臭虫属
Oecoeclades falcata; Angraecum falcatum 凤兰
oecology; ecology *n*. 生态学
oecomania; ecomania; oicomania *n*. 搅家狂
oecomone *n*. 异源分化素
oedeagus *n*. 阳茎端
oedema [拉]; **edema** *n*. 水肿 ‖ ~ bullosum vesicae 膀胱大疱性水肿 / ~ cardiaca 心病性水肿 / ~ cutis circumscriptum 局限性皮肤水肿 / ~ gaseosum 气性水肿 / ~ lymphaticum; lymphoedema 淋巴管性水肿 / ~ mucosum; myxedema 黏液(性)水肿 / ~ nephriticum; renal edema 肾(病)性水肿 / ~ pulmonum 肺水肿 / ~ rheumaticum 风湿性水肿
oedematous *a*. 水肿的
Oedicerotidae 合眼钩虾科(隶属于端足目 Amphipoda)
oedipism [希 *Oidipous Oedipus*]; **edipism** *n*. 眼自伤
oedipus complex 恋母情结
oedipus 恋母情结
oedoeagus *n*. 阳茎端
Oedogoniaceae *n*. 鞘藻科(一种藻类)
Oedogonium virus (Picketts-Heaps) 间生藻病毒
OEE Office of Environmental Education 环境教育局(美国卫生、教育和福利部) / outer enamel epithelium 外层釉质上皮 / oxygen enriched environment 含氧丰富的环境
Oehl's layer [Eusebio 意解剖学家 1827—1903]; **stratum lucidum** 奥耳氏层,透明层
Oehler's symptom [Johannes 德医师 1879 生] 厄勒氏症状(间歇性跛行症的足冷及苍白)
Oenanthe benghalensia (Roxb.) **Kurzl** [拉,植药] 短辐水芹
Oenanthe javanica (Bl.) **DC.** [拉,植药] 水芹
Oenanthe L. 水芹属 ‖ ~ stolonifera DC. 水芹
oenanthol; heptoic aldehyde *n*. 庚醛
oenanthotoxin *n*. 水芹毒素
oenanthylic acid 庚酸
oenethyl; 2-methyl-amino-heptane 伊内西耳,2-甲氨基庚烷 ‖ ~ hydrochloride 盐酸伊内西耳,盐酸 2-甲氨基庚烷
oenilism [希 *oenos* wine] *n*. 葡萄酒中毒
Oenococcus Dieks, Dellagelio & Collins 酒球菌属
Oenococcus oeni Dieks, Dellagelio & Collins 酒酒球菌
oenocyte *n*. 绛色细胞
oenocytoids *n*. 类绛色细胞
oenomania; enomania *n*. ①震颤谵妄 ②酒精性谵妄,间发性酒狂
oenometer *n*. 酒精定量计
oenophygia *n*. 酒狂
Oenopopelia tranquebarica (Hermann) [拉,动药] 火斑鸠
Oenothera *n*. 月见草(属)
Oenothera lamarckiana 红杆月见草
Oenothera mutation virus (Chevalier) 月见草突变病毒
Oenothera odorata Jacq. [拉;植药] 月见草
oeolotropic *a*. 各向异性的

OEP Office of Emergency Preparedness 急症准备处 / original endotoxin protein 菌体内毒素蛋白
OER oxygen enhancement ratio 氧增比,氧效果增加率 / Oxygen extraction rate 氧吸收率
oerbiss *n*. 匐行疹,幼虫移行病(指非洲若干地区的)
Oerskovia Prauser et Lechevalier 厄氏菌属
Oerskovia trubata (Erikson) **Prauser, Lechevalier et Lechevalier** 骚动厄氏菌
Oerskovia xanthineolytica (Sottnek et al.) Lechevalier 溶黄嘌呤厄氏菌(溶黄质厄氏菌)
oersted [Hans Christian Oersted 丹物理学家 1777 – 1851] (缩 H.) 奥斯特(旧磁场强度单位,现用安培每米,1Oe = 79.577 47A/m)
Oertel's treatment (method) [Max J. 德医师 1835 – 1897] 厄尔特耳氏疗法(运动节食疗法以治心脏病等)
Oes oesophagus [拉] 食管
OES opium endogenetic substance 内源性鸦片样物质 / optical emission spectroscopy 光散射光谱学
oese [德 loop] *n*. 白金耳,接种环
oesoph oesophagus [拉] *n*. 食管
oesophageal *a*. 食管的 ‖ ~ bone 食管骨 / ~ bulb 食管球 / ~ commisure 食管神经链索 / ~ diverticula 食管盲囊 / ~ ganglion 食管神经节 / ~ gland 食管腺 / ~ lobe 后脑(昆虫) / ~ nerve ring 食管神经环 / ~ sympathetic nervous system 食管交感神经系统 / ~ valve 喷门瓣,食管瓣
oesophagectasia *n*. 食管扩张
oesophagectasis *n*. 食管扩张
oesophagocele *n*. 食管突出,食管疝
oesophagofiberscope *n*. 纤维食管镜,食管纤维镜
Oesophagostomum (**hysteracrum**) **asperum** (**railliet et henry**) 粗纹结节线虫(隶属于线虫纲 Nematoda)
oesophageurysma *n*. 食管扩张
oesophagismus *n*. 食管痉挛
oesophagitia *n*. 食管炎
oesophagitis *n*. 食管炎
oesophago- [希 *oisophagos* gullet]; **esophago-** 食管
oesophagoblast 成食管细胞
oesophagogastric angle 食管胃角
oesophagogastroduodenoscope *n*. 食管胃十二指肠镜
oesophagogastroduodenoscopy *n*. 食管胃十二指肠镜检查
oesophagogastroscope *n*. 食管胃镜
oesophagogastroscopy *n*. 食管胃镜检查,高胃镜检查
oesophagomegaly *n*. 食管扩张
oesophagometer *n*. 食管测量计
oesophagomycosis *n*. 食管霉菌病
oesophagopathy *n*. 食管病
oesophagopolypus; esophagopolypus *n*. 食管息肉
oesophagorrhagia *n*. 食管出血
oesophagoscope *n*. 食管镜
oesophagoscopy *n*. 食管镜检查,食管内窥检查
oesophagostomiasis *n*. 结节线虫病
Oesophagostomum [*oesophagus* + 希 *stoma* mouth] *n*. 结节线虫属 ‖ ~ aculeatum 尖形结节线虫 / ~ apiostomum 猴结节线虫 / ~ asperum 粗纹结节线虫 / ~ bifurcum 二叉结节线虫 / ~ brevicaudum, ~ suis 短尾结节线虫 / ~ brumpti 猴结节线虫 / ~ columbianum 哥伦比亚结节线虫 / ~ dentatum 有齿结节线虫 / ~ georgianum 乔治亚结节线虫 / ~ inflatum 牛结节线虫 / ~ kansuensis 甘肃结节线虫 / ~ longicaudum 长尾结节线虫 / ~ radiatum 辐射结节线虫 / ~ strephanostomum 猩猩结节线虫 / ~ venulosum 微管结节线虫 / ~ watanabei 华特纳波氏结节线虫
Oesophagostomum (**Bosicola**) **radiatum** (**Rudolphi**) 辐射结节线虫(隶属于线虫纲 Nematoda)
Oesophagostomum (**Oesophagostomum**) **dentatum** (**Rudolphi**) 有齿结节线虫(隶属于线虫纲 Nematoda)
Oesophagostomum (**Proteracrum**) **columbianum** (**Curtice**) 哥伦比亚结节线虫(隶属于线虫纲 Nematoda)
Oesophagostomum kansuensis (**Hsiung et Ku ng**) 甘肃结节线虫(隶属于线虫纲 Nematoda)
Oesophagostomum venulosum (**Rudolphi**) 管结节线虫(隶属于线虫纲 Nematoda)
oesophagotomia; esophagotomy *n*. 食管切开术 ‖ ~ externa; external esophagotomy 食管外切开术 / ~ interna; internal esophagotomy 食管内切开术
oesophagus *n*. 食管
oesophagogastric *a*. 食管胃的
oestradiol (E2); **estradiol; dihydrotheelin** *n*. 雌二醇
oestrane *n*. 雌烷
Oestreicher's reaction; xanthydrol reaction 伊斯特赖歇尔氏反应,黄嘌呤醇反应(见于尿毒症组织)
oestriasis *n*. 狂蝇蛆病
Oestridae *n*. 狂蝇科
oestrin; estrin; estrogen 雌激素
oestriol; estriol *n*. 雌三醇
oestrogel 17-β 雌二醇
oestrogen; estrogen [希 *oistros* mad desire] *n*. 雌激素 ‖ oestrogenic *a*. ①动情的 ②雌激素的 / ~ substance 雌激素
oestrogenic *a*. ①动情的 ②雌激素的
oestrol (E3), **estriol** *n*. 己烷雌酚
oestromania *n*. 色情狂
oestrone (E1), **estrone** *n*. 雌酮
oestrostilben; stilbestrol *n*. 己烯雌酚
oestrous; cycle 动情周期
oestrous; estrous oestrual; estrual *a*. 动情期的
oestrual; estrual *a*. 动情期的
oestrum, estrum, oestrus, estrus 动情期
oestrus; estrus *n*. 动情期
Oestrus [希 *oistros* gadfly] *n*. 狂蝇属 ‖ ~ hominis 人体狂蝇 / ~ ovis 羊狂蝇 / ~ purpureus 紫狂蝇
Oethona similis (Claus) 拟长腹剑水蚤(隶属于长腹剑水蚤科 Oithonidae)
oext otitis externa [拉] 外耳炎
OF occipital frontal 枕—额的 / occipitofrontal diameter 枕额径 / oil filled 浸油的,充油的 / optical fiber 视神经纤维 / oscillatory frequency 振荡频率 / osteitis fisbrosa 纤维性骨炎 / otofurunkel [拉] 耳疖 / outflow fraction 房水流出分数 / outside face 表面,外面 / ovenstone factor 耐火石系数 / oxidizing flame 氧化焰
of official 官方的,正式的 / coarse dense filament 外周浓纤维(精子)
of *prep*. 属于……的,关于……的 ‖ ~ course 当然 / ~ its own accord 自动的
Of. (official) 法定的
OFA oncodetal antigen-1 肿瘤胎儿抗原 – 1
OFC occipitofontal circumference 枕额周缘 / official 公务上的,官方的,法定的
OFCB octafluorocycloburanne 八氟环丁烷
OFCD orofaciocervical dystonia 口面颈张力障碍
OFD oral-facial-digital 口—面—指(趾)(综合征)
Off office 办公室,局
off *ad*. 离开,(脱离)掉 *prep*. 脱离,从……离开,与……相隔 *a*. 较远的,不舒服的 ‖ far ~ 远 / far ~ on (= on and ~) 断断续续的,不时的 ‖ ~ center 偏心,中心错位 / ~ contact 触点断开 / ~ gas 废气 / ~ line 离线,脱线 / ~ normal lower 下限越界 / ~ normal upper 上限越界 / ~ peak energy 非峰值能量 / ~ peak load 非峰值负载 / ~ peak 非最大的,离开峰点的
off camera 待选摄像机(正在摄像而未送出信号的电视摄像机)
offal *n*. ①垃圾,废物 ②(常用 pl.)下水,内脏
off-axis *a*. 离轴的 ‖ ~ beam 离轴束流 / ~ correction factor 离轴矫正因素 / ~ effect 离(远)轴效应 / ~ ratio 离轴比 / ~ ray 离轴射线 / ~ scan 非轴位扫查
off-center bipolar cell 撤光中心双极细胞
off-center ganglion cell 撤光中心神经节细胞
off-centered *a*. 偏心的 ‖ ~ dipole 偏心偶极子,偏心振子 / ~ radial sweep 偏心径向扫查
off-centering *n*. 偏离中心,偏心 ‖ ~ control tube 扫描中心调整管
off-centre *a*. 偏中心的 ‖ ~ bipolar cell 撤光中心双极细胞 / ~ ganglion cell 撤光中心神经节细胞 / ~ beam 偏离中心束 / ~ operation 偏中心运用 / ~ plan display 偏心平面显示 / ~ plan position indicator 偏心平面位置显示器
off-effect *n*. 撤光效应
offence *n*. 犯罪,生气,怒,攻击 ‖ ~less *a*. 不冒犯人的,无力进攻的
offend *v*. 伤害 ‖ ~ly *ad*. 生气的 / ~ing *a*.
offender *n*. 违法者,罪犯
off-energy *n*. 能量损耗 ‖ ~ particle 能量损耗粒子
offensive *a*. 冒犯的, *n*. 进攻,攻势
offer *v*. &*n*. 提供,提议,贡献,出价,呈现
offering *n*. ①提供,贡献,捐献物,出售物,课程 ②插入的,填入,嵌 ‖ ~ connector 插入连接器 / ~ distributor 插入式分配器
off-fiber *n*. 撤光纤维
off-focus radiation 焦外辐射
off-gas pump 抽气
off-gauge *n*. ①不合标准,非标准 ②不均匀厚度
off-ground *n*. 接地中断

offhand *a*. 即席的,临时的,随便的 *ad*. 立即,当下,事先,无准备的
office *n*. 职务,事务所,办公室,诊所,公职 ‖ ~ of Pesticide Program 杀虫剂计划局(环境保护局) / ~ of Science and Technology 科学技术局(美) / ~ of Srandard Reference data 标准参考数据中心(美国国家标准局) / ~ of Technology Assessment 技术鉴定局 / ~ Pathology 功能病理学(杂志名) / ~ visit 诊所就诊
officer *n*. 公务员 ‖ ~, health 卫生公务员 / ~, quarantine 交通检疫员 / ~, sanitary 卫生检察员
official [拉 *officialis*; *officium* duty] *a*. 公务上的,官方的,法定的,依据药典(配制)的 ‖ ~ classification *n*. 职员 ‖ ~ly *ad*. 公务上,正式,公然官方的
officialism *n*. 官僚主义,官气,机关组织
officiate *a*. 行使职务,司仪,充当……的裁判
officina *n*. 药房,药局
Officinal magnolia [植药] 厚朴
officinal [拉 *officinalis*; *officina* shop] *a*. 药房的,药房常备的 *n*. 成药,药用植物
officious *a*. 多管闲事的,(外交上)非官方的,非正式的
offing *n*. 近海,不远的将来
off-lateral *a*. 倾斜侧位的 ‖ ~ projection 倾斜侧位投照
off-line *n*. 脱机 ‖ ~ analysis 脱机分析 / ~ computer 脱机计算机 / ~ equipment 脱机设备 / ~ monitor 脱机监听器 / ~ process 脱机处理
off-on wave generator 键控信号发生器,启闭波发生器
off-path transmission 反常路径传输
off-position *n*. 离位,断开位置,偏位
off-rating *n*. 非额定值
off-resonance *n*. 失谐衰减 ‖ ~ cavity 失调谐振腔 / ~ cavity reactance 失调谐振腔电抗
offscouring *n*. [常用复]废物,垃圾,污物
off-screen *n*. 离开屏幕(停拍画面) ‖ ~ voice 插话声音
offseed *n*. 复种,生产用种
offset *n*. ①补偿,抵消 ②偏移,偏置 ③不均匀性 ④剩余偏差 ⑤短匐枝 ‖ ~ angle 偏斜角,偏角 / ~ beam 偏移射束 / ~ carrier system 偏离载波制 / ~ carrier 偏离载波 / ~-centre 偏心平面 / ~-centre plan position indicator 偏心平面位置指示器 / ~ dipole 偏馈偶极子,偏馈振子 / ~ direction 偏向 / ~ distance 偏距 / ~ frequency 偏频 / ~ point 偏移点 / ~ subcarrier method 副载波偏移法 / ~ track 偏离轨道,偏离统调 / ~ waveguide 偏移波导管
offshoot *n*. 分支,分株
offshore *ad*. 近海,向海面 *a*. 近海的,向海的
off-side *n*. 后面,反面,越过中线,越位
offspring *n*. 后代,结果,产物
offspring-parent regression 亲子间回归
offspring-parent relationship 亲子间关系
off-type *n*. 非正常型
OFHC oxygen-free, high-conductivity 无氧高导电性
OFI ocular fixation index 眼固视指数
OFI oxygen flow rate index 氧流率指数
Ofloxacin *n*. 氧氟沙星(广谱抗菌药) ‖ ~ ear drops 氧氟沙星滴耳液
Ofornin *n*. 奥福宁(降压药)
oft often 经常,往往,再三
OFT osmotic frigility test 红细胞渗透脆性试验(Dacie 氏法)
Oftasceine *n*. 奥荧光素(诊断用药)
often *ad*. 常常,屡次
often cross-pollinated plant 常异交植物
OG obliatory gene 必定基因 / obstetrics and gynecology 妇产科学 / Obstetrics and Gynecology 妇产科学(美国妇产科医师学会杂志名)
oG operator gene 操纵基因
OG stain orange green stain 橙绿染色剂
OG-6 Papanicloaou orange G-6 counter-stain- 帕帕尼科拉乌氏橙色 G-6复染剂(检多种细胞标本)
Ogata's method [绪方正清　日医师] 绪方氏(击胸)法(刺激和增强呼吸运动的一种方法)
ogcocephalidae *n*. 蝙蝠鱼科(隶属于鮟鱇目 Lophiiformes)
ogee *n*., *a*. S 曲线(的)
Ogen *n*. 哌嗪雌酮硫酸酯(estropipate)[商名]
OGI oxygen-glucose index 氧—葡萄糖指标
Ogilvie's syndrome (William H. Ogilvie) 奥吉尔维综合征(一种类似梗阻引起的结肠膨胀,但无机械性梗阻的证据,常由于交感神经供应缺陷所致。亦称假性结肠梗阻)
ogino-Knaus rule 估计排卵期避孕法
ogive S 形曲线,欧吉夫氏(曲线),医学统计中累积频率的曲线图
ogle *n*. 媚眼,秋波 *v*. 送秋波,贪婪地看 ‖ ~r *n*. 做媚眼的人
Ogmocotyle *n*. 列叶(吸虫)属 ‖ ~ indiea 印度列叶吸虫
ogn origin 成因,起源,来源
ogo; gangosa; rhinopharyngitis mutilans *n*. 毁形性鼻咽炎
OGS Obstetrical and Gynecological Survey 妇产科学观察(杂志名) / orange-green stain 橙绿染色 / oxogenic steroid 外源性类固醇
Ogston's line [Alexander 英外科医师 1844—1929] 奥格斯顿氏线(从股骨结节至髁间切迹的线,依此切除内侧髁) ‖ ~ operation 奥格斯顿氏手术(①膝外翻的股骨内髁切除术 ②矫正扁平足弓的跗骨楔形切除术)
Ogston-Luc operation [Alexander Ogston; Henry Luc 法喉科学家 1855—1925] 奥—路二氏手术(额窦手术)
OGTT oral glucose tolerance test 口服葡萄糖耐量试验
Oguchi's disease [小口忠太　日眼科医师 1875 - 1945] 小口氏病(一种先天性夜盲症)
Ogyrididae *n*. 长眼虾科(隶属于鼓虾总科 Alpheoidea)
Ogyrididae orientalis (Stimpson) 东方长眼虾(隶属于长眼虾科 Ogyrididae)
OH hydroxy group 羟基 / hydroxy ion 氢氧根离子 / Occupational Health 职业卫生(英国杂志名) / occupational history 职业史 / Oral Health 口腔卫生(加拿大杂志名) / orthopaedic nurse 矫形护士 / hydroxyl ion 氢氧离子
oh *int*. 啊,哦,哎呀(表示惊讶,恐惧等)
Oh ohm 欧姆(电阻单位)
oh omni hora [拉] 每小时
oh c omni hota cochleare [拉] 每小时 1 食匙
OHA oxygen hemoglobin affinity 血红蛋白对氧的亲和力
Ohara's disease [大原八郎 日医师] 大原氏病(日本兔热病)
O'Hara's forceps [Michael O'Hara Jr. 美外科医师 1869 - 1926]奥哈拉氏钳(肠吻合术用)
OHB12 hydroxrcrbalamin 羟钴胺,维生素 B12
OHC outer hair cell 外侧毛细胞
OH-Cbl hydroxrcobalamin 羟钴胺,维生素 B12a
OH-CN 10-hydeoxycamptothechne 10-羟基喜树碱
OHD Office of Human Development 人类发展局(美) / organic heart disease 器质性心脏病 / Orthopaedic Nursing Diploma 矫形外科护士证书
OHDA hydeoxydopamine 羟基多巴胺
O/heat over-heat 超温,过热
OHF Omsk hemorrhagic fever 鄂木斯克出血热
OHI occular hypertension indication 眼内的高血压指征 / oral hygiene index 口腔卫生指数
OHI-S simplied oral hygiene index 简化口腔卫生指数
OHL orthotopic homotransplantation of the liver 原位同种肝脏移植
Ohlmacher's fixing fluid 奥耳马歇尔氏固定液
OHLys hydeoxylysine 羟基赖氨酸
OHM ohmmeter 电阻表,欧姆的表
ohm [George S. Ohm 德物理学家 1787—1854]欧(姆)(电阻单位) ‖ ~, international 国际欧姆
Ohm's instrument [R. 德医师] 欧姆氏器械(同时投照心音和脉搏曲线的装置)
ohm's law (George S. Ohm)欧姆定律(电流)(电流强度的改变与电动势成反比,与电阻成正比)
ohmammeter *n*. 欧安计
ohm-cm ohm-centimeter 欧姆—厘米
ohmmeter *n*. 欧姆计
OHN Occupational Health Nursing 职业卫生护理(美国工业卫生护士协会杂志)
ohne Behund [德] 无异常
ohne Hauch [德](缩 O.) O 型,菌体型,不动型(细菌)
OHP high pressure oxygen 高压氧 / oxygen under high pressure 高压氧疗法
OHPP occluded hepatic portal pressure 遮断氏肝门静脉压
OHPro hydroxyproline 羟脯氨酸
Ohrensausen [德] 耳鸣
Ohrvertikale [德] 耳垂线
OHS open heart surgery 开放性心外科手术
OHSS overian hyperstimulating syndrome 卵巢过度刺激综合征
OHT orthotopic heart transplantation 原位心脏移植
OHV hydroxyl value 羟值,羟价
OI obstructive index 阻塞指数 / operating instructions 操作说明 / opportunistic infection 机会性感染,机会感染 / opsonic index 调理指数 / Optical Index 视力指引(杂志名) / Oral Implantolgy 口腔植入学(美国牙移植学会) / organ imaging 器官显像 / oxygen index 氧指数 / oxygen inspired 吸入氧 / oxytocin induction 催产素诱导

(分娩)

OIC osteogeneis imperfecta congenital 先天性成骨不全

oicomania; oikomania; ecomania ***n*.** 搅家狂

-oid［希］［构词成分］类……物,具有……形状(物)

-oidea 代表"总科"(Superfamily)一级的词(生物分类学)

oidiomycetes ***n*.** 念珠菌类,卵丝真菌类

oidiomycetic ***a*.** 念珠菌的,卵丝真菌的

oidiomycin ***n*.** 念珠菌素

oidiomycosis［*oidium* + 希 *mykēs* fungus］; candidiasis; moniliasis ***n*.** 念珠菌病 ‖ ~ cutis 皮肤念珠菌病 / ~ interdigitalis 指(趾)间念珠菌病 / ~ unguium 甲念珠菌病/oidiomycotic 念珠菌病的

oidium ***n*.** ①粉孢子 ②分裂子

Oidium; Candida ***n*.** 卵状菌属(旧名),念珠菌属 ‖ ~ albicans 白色念珠菌 / ~ coccidioides; Cocoidioides immitis 球状念珠菌,粗球孢子菌 / ~ dermatitidis; Blastomyces dermatitidis 皮炎念珠菌,皮炎芽生菌 / ~ lactis 乳念珠菌 / ~ porriginis; Achorion schoenleinii 黄癣菌,舍恩莱因氏毛(癣)菌 / ~ schoenleinii 舍恩莱因氏黄癣菌,黄癣菌 / ~ tonsurans 脱发念珠菌 / ~ tropicale 热带念珠菌

oiduct, fallopian tube ***n*.** 输卵管

OIg ophthalmopathic Ig 眼病性免疫球蛋白

OIH orthoiodohippurate 邻碘马尿酸盐 / ovulation inducing hormone 排卵诱发激素

Oikama minnow［动药］宽鳍,石必鱼

oikiomania ***n*.** 搅家狂

oikofugic［希 *oikos* house + 拉 *fugere* to flee］***a*.** 弃家漂泊的

oikoid; ecoid ***n*.** 红细胞基质

oikomania; ecophonia oicomania; ecomania ***n*.** 搅家狂

Oikomonas communis Liebetanz 团屋滴虫

Oikomonas equi Hsiung 马屋滴虫

Oikomonas Kent 屋滴虫属

Oikomonas minima Liebetanz 小屋滴虫

Oikomonas socialis Moroff 聚屋滴虫

Oikomonas termo Ehrenberg 气球屋滴虫

oikophobia; ecophobia ***n*.** 家室恐怖

oikosite; ecosite ***n*.** 定居寄生物

OIL operation inspection log 操作检查记录

oil［拉 *oleum*］***n*.** 油 ‖ ~, absinthe 苦艾油 / ~, allspice; pimenta ~ 玉桂油,披门他油 / ~, allyl mustard 丙烯芥子油 / ~, almond 扁桃(仁)油 / ~, almond, bitter 苦扁桃(仁)油 / ~, almond, expressed 压制扁桃(仁)油,(甜)扁桃(仁)油 / ~, almond, sweet (甜)扁桃(仁)油 / ~, amber; oleum succini 琥珀油 / ~, American wormseed; chenopodium ~ 土荆芥油 / ~, ampul 安瓿用油 / ~, aniline 苯胺油 / ~, animal 动物油 / ~, anthos 迷迭香油 / ~, arachis; peanut ~ 花生油 / ~, arbor vitae 金钟柏油,美国侧柏油 / ~, Australian sandalwood 澳洲檀香油 / ~, balm; melissa ~ 蜜蜂花油,香蜂叶油,蜜里萨油 / ~, banana; amyl acetate 香蕉油,乙酸戊酯 / ~, bardane 牛蒡油 / ~, basil 罗勒油 / ~, bay; myrcia ~ 玉桂油 / ~, beech; beechwood tar 山毛榉焦油 / ~, ben; behen ~ 辣木油 / ~, benne; teel ~; sesame ~ 麻油,芝麻油 / ~, bergamot 香柠檬油,香柑油 / ~, betel 尾叶油 / ~, betula; methyl salicylate 桦木油,冬绿油,水杨酸甲酯 / ~, birch, sweet; methyl salicylate 香桦油,水杨酸甲酯 / ~, birch tar; rectified 桦木焦油 / ~, black 重油 / ~, bone 骨油 / ~, bouchi 补骨脂油 / ~, breakfast 油类早餐 / ~, burbot liver 江鳕鱼肝油/ ~, cade; juniper tar 杜松焦油 / ~, camphorated; camphor liniment 樟脑油,樟脑擦剂 / ~, caraway 藏茴香油,贳蒿油 / ~, carbolic; carbolized ~ 酚制油,含酚油,含酚煤溜油 / ~s, carcinogenic 致癌油类 / ~, Carron; lime liniment 卡伦油,石灰搽剂 / ~, cassia; cinnamon ~ 桂皮油 / ~, castor 蓖麻油 / ~, castor, aromatic 芳香蓖麻油 / ~, cedar 香柏油,红桧油 / ~, cedar-wood 香柏油,红桧油 / ~, chamomile 洋甘菊油 / ~, champaca 金香木油 / ~, chenopodium 土荆芥油 / ~, china wood 桐油 / ~, cinnamon 桂皮油 / ~, citronella 香茅油,雄刈萱油 / ~, clove 丁香油 / ~, coal; petroleum 煤油,石油 / ~, coconut 椰子油 / ~, cod liver 鳕鱼肝油 / ~, cod liver, non-destearinated 硬脂鱼肝油 / ~, colza; rape-seed ~ 菜(子)油 / ~, coriander 芫荽油,胡荽油 / ~, corn 玉蜀黍油 / ~, cotton-seed 棉子油 / ~, cupressus 柏[树]油 / ~, cypress; cupressus ~ 柏(树)油 / ~, dill 莳萝油 / ~, Dippel's animal 狄佩耳氏动物油,骨溜油 / ~, dipterocarpus 龙脑香油 / ~, distilled; volatile ~ 挥发油 / ~, doegling; arctic sperm ~ 鲸油 / ~, drying 干性油 / ~, dwarf pine 矮松油 / ~, empyreumatic 干溜油,焦油 / ~, erigeron; fleabane ~ 飞蓬油 / ~, essential; volatile ~ 挥发油 / ~, estragon; tarragon ~ 蒿油 / ~, ethereal ①醚油(醚和杂醇油的混合物) ②挥发油 / ~ of the ethyl esters of hydnocarpus 大风子酸乙酯油 / ~, eucalyptus 桉叶油 / ~, expressed; fatty ~; fixed ~ 固定油,脂肪油 / ~, farcy 马皮疽黄黏分泌物 / ~, fatty 脂肪油 / ~, ferment 发酵油 / ~, Fiji sandalwood 斐济檀香油 / ~, fixed; expressed ~; fatty ~ 固定油,脂肪油 / ~, flaxseed; linseed ~ 亚麻油 / ~, fusel 杂醇油 / ~, gingili; sesame ~ 麻油,芝麻油 / ~ gland 脂腺 / ~, gray 灰色油,汞洋橄榄油 / ~, guaiacum 愈创木油 / ~, haliver; halibut liver ~ 庸鲽鱼肝油 / ~, heavy 重油 / ~ of India verbena 印度马鞭草油 / ~, infused 油浸剂 / ~, iodized 碘(化)油 / ~, Japanese wood 桐油 / ~, jasmine 茉莉油 / ~, juniper berries 杜松子油 / ~, juniperus oxycedrus berries 刺香柏子油 / ~, kalaw tree; leprosy ~ 大风子油 / ~, kernel, apricot 杏仁油 / ~, kernel, peach; persic ~ 桃仁油 / ~, kerosene 煤油,石油 / ~, kesso root 日本缬草油 / ~, lavender 熏衣草油 / ~, lavender flowers; lavender ~ 熏衣草油 / ~, lemongrass 香茅草油 / ~, linaloe 沈香油,伽罗木油 / ~, lubricating 润滑油 / ~, mace; expressed nutmeg ~ (压制)肉豆蔻油 / ~, maize 玉蜀黍油 / ~, male fern 绵马油 / ~, margosa 苦栋油 / ~, melissa 蜜蜂花油,蜜里萨油 / ~, mineral, light white; light liquid petrolatum 轻质液状石蜡 / ~, mineral, white; liquid petrolatum; liquid paraffin 液状石蜡 / ~, mirbane; nitrobenzene 硝基苯 / ~, mustard 芥子油 / ~, mustard, volatile 挥发芥子油 / ~, neat's-foot 牛蹄油 / ~, neroli; orange flower ~ 橙花油 / ~, nutmeg; myristica ~ 肉豆蔻油 / ~, nutmeg, expressed 压制肉豆蔻油 / ~, olive 齐墩果油,(洋)橄榄油 / ~, orange 橙皮油 / ~, orange, bitter 苦橙皮油 / ~, orange flower; neroli ~ 橙花油 / ~, orange peels 橙皮油 / ~, orange, sweet; orange ~ (甜)橙皮油 / ~, paraffin; liquid paraffin 液状石蜡 / ~, parsley seed 洋芫荽子油,石蛇床子油 / ~, peanut 花生油 / ~, pennyroyal; oleum pulegii 甜薄荷油 / ~, peppermint 欧薄荷油 / ~, peppermint, Japanese 日本薄荷油 / ~, percomorph liver; percomorph ~ 棘鳍类鱼肝油 / ~, pine 松油 / ~, pine cone 松球油,杉球油 / ~, pine leaf 松叶油,松针油 / ~, pine needle, dwarf (矮)松针油 / ~, pine tar 松焦油 / ~, poppy 罂粟油 / ~, porpoise 海豚油 / ~, ptychotis; ajowan ~ 印度藏茴香油 / ~, rape-seed 菜(子)油 / ~ red O 油(溶)红 O(脂肪染料) / ~, reference 参考油样 / ~, rock 石油 / ~, rose geranium 香天竺葵油 / ~, rue 芸香油 / ~, salad 生菜油 / ~, salmon 鲑油 / ~, sandalwood; santal ~ 檀香油 / ~, sapucainha; Carpotroche braziliensis ~ 萨帕卡因油(治麻风) / ~, savin 沙比桧油,新疆圆柏油 / ~, seal 海豹油 / ~, sesame 麻油,芝麻油 / ~, shark liver 鲛鱼肝油,鲨鱼肝油 / ~, Siberian fir 西伯利亚冷杉油 / ~, silicone 硅酮油 / ~, soap; glycerin 甘油 / ~, South Australian sandalwood 南澳洲檀香油 / ~, soybean［大］豆油 / ~, spearmint 绿薄荷油 / ~, sperm 鲸脑油,鲸蜡油 / ~ of spike 宽叶熏衣草油 / ~, spruce 杉油 / ~, stainless iodized 不着色碘(化)油 / ~, sweet; olive ~ 齐墩果油,(洋)橄榄油 / ~, tar 松溜油 / ~, tar, rectified 精制松溜油 / ~, tea 茶油 / ~, teaberry; wintergreen ~ 冬绿油 / ~, teel 麻油,芝麻油 / ~, templin 松球油(一种松节油) / ~, theobroma 可可豆油,可可脂 / ~, thuja 香柏叶油 / ~, tuniver 图纳鱼肝油 / ~, Turkey-red 土耳其红油(硫化的蓖麻油,用作乳化剂) / ~, turpentine 松节油 / ~, vegetable 植物油 / ~ vermilion; sudan R 油朱红,蓝光油溶红,苏丹 R / ~, vetivert 爪哇香茅油 / ~, virgin 初压油(第一次压得的油) / ~, virgin olive 初压(洋)橄榄油 / ~ of vitriol; sulfuric acid 硫酸(旧名) / ~, wheat germ 麦胚油 / ~, wintergreen; methyl salicylate 冬绿油,水杨酸甲酯 / ~, wood; dipterocarpus oleoresin; gurjun balsam 龙脑香油树脂,古云香油 / ~, ylang ylang 夷兰油(夷兰是产于马来西亚的一种乔木)/oil-embolus 油栓子 / ~ column 油柱(脊髓造影中于椎管内注入的造影剂柱) / ~ contrast media 油性造影剂 / ~ cooled tube 油冷(X线)管 / ~ -immersion objective 油浸接物镜 / ~ cooler 油冷却装置 / ~ cooling aggregate 油冷设备 / ~ droplet 油滴 / ~ expansion bellow 油膨胀鼓 / ~ filled 浸油的,充油的 / ~ of vitriol 浓硫酸 / ~ pressure 油压 / ~ return line (循环)油回路 / ~ test set (绝缘)油测试装置 / ~ tight 油(密)封

Oil of aromatic turmeric (植药) 莪术油

Oil of chinese spicebush (植药) 香果脂

oil of lemon 柠檬油(可作为硫酸钡造影的添加剂)

oil of orange 橙皮油(可作为硫酸钡造影的添加剂)

Oil of remote lemongrass (植药) 芸香草油

Oil of spicileaf tree［植药］香果脂

Oil of star anise［植药］八角茴香油

oil retention enema 油剂保留灌肠

oil turbine drive 油涡轮机驱动装置(离心机)

oil-immersion objective 油浸接物镜

oil-lubricating tissue 油滑组织

Oiltea camellia［植药］油茶
oily ***a***.［含］油的；油状的；浸油的
OIML Organisation Internationalede Metrologie Legale 国际法制计量组织
OIN Organism International de Norma-lisation［法］国际标准化组织
oinomania；enomania；oenomania ***n***. ①震颤谵妄 ②酒毒性谵妄，间发性酒狂
Oint，ointment［拉 *unguentum*］***n***. 软膏（剂）‖ ～，anthralin 蒽林软膏，蒽三酚软膏 / ～，atropine 阿托品软膏 / ～，bacitracin（枯草）杆菌肽软膏 / ～，basilicon 松脂石蜡软膏 / ～，benzocaine，ethyl aminobenzoate ～ 苯佐卡因软膏，氨基苯甲酸乙酯软膏 / ～ of benzoic acid，compound 复方苯甲酸软膏 / ～，blue；mild mercurial ～ 蓝（色）软膏，弱汞软膏 / ～，brown；mother's salve 棕（色）软膏，基体油膏 / ～，calamine 炉甘石软膏，异极石软膏 / ～，calomel；mild mercurous chloride ～ 甘汞软膏，弱氯化亚汞软膏 / ～，carbolic acid；phenol ～ 石炭酸软膏，酚软膏 / ～，chloramphenicol ophthalmic 氯霉素眼膏 / ～，citrine；mercuric nitrate ～ 硝酸汞软膏 / ～，coal tar 煤焦油软膏 / ～，cocaine 可卡因软膏 / ～，Crede's 克勒德氏软膏（含胶体银软膏，擦用治败血病）/ ～，creosote 木溜油软膏 / ～，Danish 丹麦软膏（治疥疮的复方硫磺软膏）/ ～，diachylon（油酸）铅软膏 / ～，epinephrine bitartrate 酸性酒石酸肾上腺素软膏 / ～，ethyl aminobenzoate 氨基苯甲酸乙酯软膏，苯佐卡因软膏 / ～，eucalyptus 桉油软膏 / ～，eye 眼软膏 / ～，golden；yellow mercuric oxide ～ 黄降汞软膏，黄氧化汞软膏 / ～，gray；mercury ～ 汞软膏 / ～，Hamamelis；Witch Hazel ～ 北美金缕梅软膏 / ～，Hebra's lead 黑布腊氏（油酸）铅软膏 / ～，hydrocortisone acetate 醋酸氢化可的松软膏 / ～，hydrophilic 亲水性软膏 / ～，hydrous 含水软膏 / ～，hyoscine 东莨菪碱软膏 / ～，itchthammol 鱼石脂软膏 / ～，iodine 碘软膏 / ～，iodoform 碘仿软膏 / ～，Kentish；liniment of turpentine 松节油擦剂 / ～，Löwenstein's；dermotubin 勒文斯坦氏（白喉免疫）软膏 / ～，menthol，compound 复方薄荷脑软膏 / ～，mercurial，diluted；mild mercurial ～ 弱汞软膏 / ～，mercurial，mild 弱汞软膏 / ～，mercurial，strong 强汞软膏 / ～，mercuric oxide，yellow 黄氧化汞软膏 / ～，mercurous chloride，mild 弱氯化汞软膏，甘汞软膏 / ～，mercury，ammoniated 氯化氨基汞软膏，白降汞软膏 / ～，mustard 芥子软膏 / ～，neomycin sulfate 硫酸新霉素软膏 / ～，nitrofurazone 呋喃西林软膏 / ～，nutgall 没食子软膏 / ～，Pagenstecher's 帕根斯特赫氏软膏（含黄氧化汞）/ ～，paraffin 石蜡软膏 / ～，penicillin 青霉素软膏 / ～，physostigmine 毒扁豆碱软膏 / ～，pine tar 松溜油软膏 / ～，pyrethrum 除虫菊软膏 / ～，red precipitate 红氧化汞软膏 / ～，resorcinol，compound 复方雷锁辛软膏 / ～，rose water 玫瑰水软膏 / ～，scarlet red 猩红软膏 / ～，simple；white ～ 单软膏，白（色单）软膏 / ～，tar 煤焦油软膏 / ～，tar，compound 复方煤焦油软膏 / ～，thimerosal 噻汞撒软膏，汞硫雷软膏 / ～，Wertheim's 韦太姆氏软膏（含氯化氨基汞铋及甘油）/ ～，white 白（色单）软膏（由白蜡和白凡士林制成的软膏基质）/ ～，Whitfield's；benzoic and salicylic acid ～ 怀特菲耳德氏软膏，苯甲酸水杨酸软膏 / ～，Wilkinson's 威金逊氏软膏，复方硫黄软膏 / ～，yellow 黄（色单）软膏（又黄蜡和凡士林制成的软膏基质）/ ～，zinc；zinc oxide ～ 氧化锌软膏
Oint ointment 软膏
OI Oliv oleum olivea［拉］橄榄油
OIPH Office of International Public Health 国际公共卫生局
oirchiopathy ***n***. 睾丸病
OIT organic intergrity test 器官完整性试验
Oita 239 rhabdovirus 奥衣塔 239 弹状病毒
oite ***n***. 雌型细菌
Oithona similes（Claus）拟长腹剑水蚤（隶属于长腹剑水蚤科 Oithonidae）
Oithonidae ***n***. 长腹剑水蚤科（隶属于剑水蚤目 Cyclopoida）
Oligochaeta ***n***. 寡毛纲（隶属于环节动物门 Annelida）
OJ orange jujce 橙汁
OJRO optical Journal and Review of Optometry 视力杂志和视力测验评论
OJT on the job training 工作中训练，在职职业训练
ok all correct，all right 正确，可以
OK lamp 绿灯
OKAN optokinetic after nystagmus 眼运动后眼球震颤
Okayama-Berg method Okayama-Berg［法］cDNA 克隆法
okazaki fragments；okazaki pieces 冈崎片段
Oken's body［Lorenz 德生理学家 1779—1851］；mesonephros；corpus Wolffi 奥肯氏体，中肾 ‖ ～ canal；ductus Wolffi 中肾管，午非氏管
Oken's canal；ductus Wolffi 中肾管
Okhotskiy orbivirus 鄂霍次克衣环状病毒
Okhotskiy virus 鄂霍次克衣病毒
OKK Oberkieferkrebs［德］上颌癌
Oklahoma State University 俄克拉何马州立大学（美）
OKN optokinetic nystagmus 视力性眼球震颤
Okola virus 奥科拉病毒
Okontostompos braneri（Richardson）布氏齿口鱼（隶属于齿口鱼科 Evemannellidae）
OKP optokinetic pattern 眼运动式样
Okra mosaic tymovirus 秋葵花叶芜菁黄花叶病毒
okra；Abelmoschus esculentus ***n***. 秋葵
okrin ***n***. 秋葵素
OKT ornithine ketoacid transaminase 鸟氨酸酮酸转氨酶
ol oculus laevus［拉］左眼 / oleum［拉］油
OL oculus laevus［拉］左眼 / oleandomycin 竹桃霉素 / Origins of Life 生命的起源 / overlap 重迭，跳过 / overloaded 超载，负荷过重
-ol［法］［构词成分］醇，酚
OL lamp 图像红灯
ol ric oleum ricini［拉］蓖麻油
Ol．Oliv． oleum olivae［拉］齐墩果油，橄榄油
Ol．res oleoresin ***n***. 油树脂
OLA occipito-laeva anterior ***n***. 枕左前（胎位）
Olacaceae ***n***. 铁青树科
Olafscenia ***n***. 阿拉螨属
olamine ***n***. 乙醇胺（根据 1998 年 CADN 的规定，在盐或酯与加合屋之命名中，使用此名称），氨基乙醇，胆胺（ethanolamine 的 USAN 缩约词）
Olanzapine ***n***. 奥氮平（多巴胺受体阻滞药）
Olaquindox ***n***. 奥拉喹多（抗感染药）
OLC ordinary living conditions 普通生活条件 / outgoing line circuit 输出路线
old ***a***. 老的，旧的，古时的，……岁的，老练（成）的 ***n***. 古时 ‖ ～ age 老年 / ～ controls 老年对照组 / ～ ectopic pregnancy 陈旧性宫外孕 / ～ -fashioned 老式的，过时的，守旧的 / ～ flower pollination 老花授粉，末期授粉 / ～ line 历史悠久的，老资格，保守的 / ～ measurement 旧度量单位 / ～ model 旧式的，旧型号 / ～ myocardial infarction 陈旧性心肌梗死 / ～ style 旧式的 / ～ term 旧术语（与巴塞尔解剖学名称相对而言）/ ～ tuberculin 旧结核菌素 / the ～……年岁的人，老人们，旧事物 / ～ world 太古的，古色古香的，旧大陆的
olden ***a***. 古昔的 ***v***.（使）变老，（使）衰弱
Oldenlandia chrysotricha（**Palibin**）**Chun** 见 Hedyotis chrysotricha（Palib.）Merr.
Oldenlandia corymbosa L. 见 Hedyotis corymbosa（L.）Lamk.
Oldenlandia diffusa（**Willd.**）**Roxb.** 见 Hedyotis diffusa Willd
Oldenlandia diffusa Roxb. 白花蛇舌草，二叶葎 ‖ ～ umbellata 茜草
Oldenlandia pinifolia（**Wall.**）**K．Schum.** 见 Hedyotis Wall.
oldfield's syndrome（Michael C．Oldfield）奥尔德菲尔德综合征（家族性结肠息肉病，伴广泛性皮脂囊肿）
oleo-［拉］［构词成分］油
ole-［拉］［构词成分］油
Olea L. ***n***. 齐墩果属，洋橄榄属 ‖ ～ aquifolia 柊树，日本桂花 / ～ europaea 齐墩果树，洋橄榄树
olea［拉］***n***. ①齐墩果，洋橄榄 ②油（oleum 的复数）‖ ～ medicata 药制油剂
Oleaceae ***n***. 木犀科
oleaginous［拉 *oleaginus*］***a***. 油脂性的，油状的
oleamen［拉］***n***. 油膏
oleander ***n***.［欧］夹竹桃
oleandomycin ***n***.（夹）竹桃毒素 ‖ ～ 磷酸竹桃霉素（抗生素类药）l-oleandrose ***n***. 欧夹竹桃糖
Oleandraceae ***n***. 篠蕨科（一种藻类）
oleandrin ***n***. 夹竹桃甙
oleandrin（e） ***n***. 夹竹桃甙（强心药）
oleandrism ***n***. 夹竹桃中毒
oleanol ***n***. 鱼肝油醇
Oleanolic Acid ***n***. 齐墩果酸（保肝药）
Oleas［拉］；**oleate** ***n***. 油酸盐
olease ***n***. 油酸酶
oleaster ***n***. ①野生橄榄 ②胡颓子属植物
oleat oleatum［拉］油酸化物
oleate ***n***. ①油酸盐 ②油酸制剂 ‖ ～ of aconitine 油酸乌头碱 / ～ of atropine 油酸阿托品 / ～ of cocaine 油酸可卡因 / ～ of quinine 油酸奎宁 / ～ of veratrine 油酸藜芦碱 / ～ of zinc 油

酸锌
oleatum(所有格 oleati;复 oleata);oleate *n*. ①油酸制剂 ②油酸盐 ‖ ~ hydrargyri;mercury oleate 油酸汞 / ~ plumbi;lead oleate 油酸铅
olecranal *a*. 鹰嘴的
olecranarthritis;**olenitis** *n*. 肘关节炎
olecranarthrocace [*olecranon* + 希 *arthron* joint + *kakē* badness] *n*. 肘关节结核
olecranarthropathy *n*. 肘关节病
olecranoid *a*. 鹰嘴状的
olecranon [希 *ōlekranon*] *n*. 鹰嘴 ‖ ~ fossa 鹰嘴窝
olefiant *a*. 生油的,成油的
olefin [*oleo-* + 拉 *facere* to make];olefine *n*. 烯(属)烃 ‖ ~ acid 烯脂酸
olefinic acid 烯脂酸
oleic *a*. 油的 ‖ ~ acid 油酸
oleic acid 油酸
olein *n*. 油酸脂 ‖ ~, ordinary;triolein 三油酸甘油脂,(三)油酸脂
olenitis *n*. 肘关节炎
oleo-[拉 *oleum* oil 油][构词成分] 油
oleo-arthrosis *n*. 关节注油疗法
oleobalsamic *a*. 油香树脂的
oleo-bi *n*. 油酸铋
oleochrysotherapy *n*. 金油疗法
oleocreosote *n*. 油酸木溜油
oleodipalmitin *n*. 一油二棕榈脂,甘油二软脂酸油酸酯
oleodistearin *n*. 一油二硬脂,甘油二硬脂酸油酸酯
oleogen *n*. 奥雷净(一种油膏基质)
oleogranuloma, **oleoma**, **paraffinoma** *n*. 石蜡瘤
oleoguaiacol *n*. 鱼创木酚油酸酯
oleo-infusion *n*. 油浸剂
oleol;**infused oil** *n*. 油浸剂
oleoma;**paraffinoma**;**oleogranuloma** *n*. 石蜡瘤
oleomargarine;**margarine** *n*. 人造奶油,珠脂
oleometer *n*. 油纯度计
oleonucleoprotein *n*. 油核蛋白,脂酪蛋白
oleopalmitate *n*. 油棕榈酸盐
oleoperitoneography *n*. 碘油腹膜[X线]造影术
oleophilic *a*. 亲脂的
oleophobic *a*. 疏油的
oleophylic *a*. 亲油的
oleoplast *n*. 造油体
oleoptene;**eleoptene** *n*. 油萜,挥发油精
oleoras oleoresina [拉] 树脂油
oleoresin [拉 *oleoresina*](缩 Ol. res.) *n*. 油树脂 ‖ ~, aspidium;male fern ~ 绵马油树脂 / ~, capsicum 辣椒油树脂,辣椒浸膏 / ~, cubeb 荜澄茄油树脂 / ~, dipterocarpus 龙脑香油树脂 / ~, ginger 姜油树脂 / ~, lupulin 忽布油树脂,蛇麻油树脂 / ~, parsley 石蛇床油树脂,洋芫荽油树脂 / ~, pepper, black 黑胡椒油树脂 / ~, zingiber;ginger ~ 姜油树脂
oleoresina(复 oleoresinae)[拉];oleoresin *n*. 油树脂
oleosaccharum;**eleosaccharum** *n*. 油糖剂
oleosome *n*. 油脂体
oleostearate *n*. 油硬脂酸盐
oleosus [拉] *a*. 油润的,油滑的
oleotherapy *n*. 油疗法
oleothorax *n*. (人工)油胸
oleotine *n*. 人造奶油(一种加蛋白胨的油脂)
oleovitamin *n*. 维生素油剂 ‖ ~ A 维生素 A 油 / ~ A et D 维生素 A、D 油 / ~ A et D concentrata 浓缩维生素 A、D 油 / ~ D synthetica 合成维生素 D 油
oleoyl *n*. 油酰
olesome *n*. 油滴颗粒
Oletimol *n*. 奥来替酚(消炎镇痛药)
Oleum [拉](所有格 olei;复 olea);oil *n*. ①油 ②发烟硫酸 ‖ ~ abietis;oil of Siberian fir 冷杉油,西伯利亚冷杉油 / ~ aethereum;ethereal oil ①醚油 ②挥发油 / ~ ajowani 印度藏茴香油 / ~ amygdalae amarae;bitter almond oil 苦扁桃(仁)酸 / ~ amygdalae expressum;expressed almond oil;sweet almond oil (甜)扁桃(仁)油,压制扁桃(仁)油 / ~ anethi;dill oil 莳萝油 / ~ anisi 洋茴香油,洋芹油 / ~ anisi stellati 八角茴香油 / ~ arachidis;peanut oil 花生油 / ~ armeniacae;apricot kernel oil 杏仁油 / ~ armeniacae volatile 挥发杏仁油 / ~ aurantii;orange oil 橙皮油 / ~ aurantii amari;bitter orange oil 苦橙皮油 / ~ aurantii floris;orange flower oil 橙花油 / ~ badiani;Chinese anise oil 八角茴香油 / ~ bergamottae;bergamot oil 香柠檬油,香柑油 / ~ betulae empyreumaticum rectificatum;rectified birch tar oil 桦木(焦)油 / ~ cacao;theobroma oil 可可豆油,可可脂 / ~ cadinum;cade oil 杜松焦油 / ~ cajuputi 玉树油,白千层油 / ~ camphoratum ad usum externum 外用樟脑油 / ~ cardamomi;cardamom oil 豆蔻油 / ~ cari;caraway oil 藏茴香油,蒉蒿油 / ~ carpathicum 杜松油 / ~ caryophylli;clove oil 丁香油 / ~ chaulmoograe;chaulmoogra oil 大风子油,晁模油 / ~ chenopodii;chenopodium oil 土荆芥油 / ~ chloroformis 氯仿油 / ~ cinereum;gray oil 灰色油,汞洋橄榄油 / ~ citri 枸橼油 / ~ cochleariae 辣根油,西洋山嵛茶油 / ~ cocois;coconut oil 椰子油 / ~ copaibae 古巴香油 / ~ coriandri;coriander oil 芫荽油,胡荽油 / ~ cornum cervi 鹿角油 / ~ crotonis;croton oil 巴豆油 / ~ cubebae 毕澄茄油 / ~ eucalypti;eucalyptus oil 桉油 / ~ foeniculi;fennel oil (小)茴香油 / ~ gaultheriae;gaultheria oil;methyl salicylate 冬绿油,水杨酸甲酯 / ~ geranii;~ pelargonii 牻牛儿油,天竺葵油 / ~ gossypii seminis;cottonseed oil 棉子油 / ~ graminis citrati;lemon grass oil 柠檬草油,香茅油 / ~ gynocardiae 大风子油 / ~ hedeomae 穗花薄荷油 / ~ helianthi;sunflower oil 向日葵油 / ~ hippoglossi;halibut liver oil 庸鲽鱼肝油 / ~ hydnocarpi 大风子油 / ~ Hydrophis Cyanocincti [拉,动药]青环海蛇油 / ~ hyoscyami 莨菪油 / ~ illicii 八角茴香油,大茴香油 / ~ infusum;infused oil 油浸剂 / ~ iodisatum;iodised poppy-seed oil 碘(化)油,碘化罂粟油 / ~ jecoris aselli;~ jecoris piscis;cod liver oil 鱼肝油 / ~ Jecoris Lampetrae [拉,动药]七鳃鳗鱼肝油 / ~ Jecoris Sepiae [拉,动药]乌贼肝油 / ~ jecoris piscis concentratum 浓鱼肝油 / ~ juniperi 杜松油 / ~ juniperi empyreumaticum;juniper tar 杜松焦油 / ~ Lapemis Hardwickii [拉,动药]平颏海蛇油 / ~ Laticaudae Semifasciatae [拉,动药]半环扁尾蛇油 / ~ Laticausae Laticaudatae [拉,动药] 扁尾蛇油 / ~ lauri 月桂(叶)油 / ~ lavandulae;lavender oil 熏衣草油 / ~ ligni santali 白檀油,檀香油 / ~ limonis 柠檬油 / ~ Linderae[拉,植药]香果脂 / lini;linseed oil 亚麻油 / ~ Lipotetis [拉,动药]白鳍豚脂 / ~ macidis;~ myristicae 肉豆蔻油 / ~ maydis;corn oil;maize oil 玉蜀黍油 / ~ melaleucae 白千层油 / ~ menthae 薄荷油 / ~ menthae piperitae;peppermint oil 欧薄荷油 / ~ menthae viridis;spearmint oil 绿薄荷油 / ~ Microcephalophis Gracilis[拉,动药]小头海蛇油 / ~ monardae 美薄荷油,马薄荷油 / ~ morrhuae;cod liver oil 鱼肝油 / ~ morrhuae nondestearinatum 原鱼肝油,硬脂鱼肝油 / ~ myrciae;bay oil 玉桂油 / ~ myristicae;nutmeg oil 肉豆蔻油 / ~ naphae 橙花油 / ~ nucistae 肉豆蔻(脂肪)油 / ~ olivae;olive oil 齐墩果油,(洋)橄榄油 / ~ origanum 牛至油,山美草油 / ~ palmae 棕榈油 / ~ palmarosa 马丁香茅油 / ~ persicae;persic oil 桃仁油 / ~ phenolatum;phenolated oil;carbolized oil 含酚油,酚制油 / ~ phosphoratum;phosphorated oil 含磷油 / ~ Physeteris[拉,动药]抹香鲸油 / ~ picis 松溜油,松焦油 / ~ picis liquidae rectificatum;rectified tar oil 精制松溜油 / ~ picis rectificatum;rectified tar oil 精制松溜油 / ~ pimentae;allspice oil 披门他油,玉桂油 / ~ pini;pine oil 松油 / ~ pini albi 白松油 / ~ pini pumilionis;dwarf pine needle oil (矮)松针油 / ~ pini sylvestris 欧洲赤松油 / ~ Pelamidis Platuri[拉,动药]长吻海蛇油 / ~ pruni armeniacae 杏仁油 / ~ pulegii;pennyroyal oil 甜薄荷油 / Rhododendri Daurici 满山红油 / ~ ricini;castor oil 蓖麻油 / ~ ricini aromaticum;aromatic castor oil 芳香蓖麻油 / ~ rosae;rose oil 玫瑰油 / ~ rosmarini;rosemary oil 迷迭香油 / ~ rusci;rectified birch tar oil 桦木(焦)油 / ~ sabinae;savin oil 沙比桧油,新疆圆柏油 / ~ salviae sclareae 熏衣苏草油 / ~ santali;sandalwood oil 橙香油 / ~ sardine 鳁油,沙丁鱼油 / ~ sassafras 洋檫木(根)油 / ~ sesami;teel oil 麻油,芝麻油 / ~ sinapis 芥子油 / ~ sinapis aethereum;volatile mustard oil 挥发芥子油 / ~ soyae 豆油 / ~ terebinthinae;turpentine oil 松节油 / ~ terbinthinae rectificatum;rectified turpentine oil 精制松节油 / ~ theobromatis;theobroma oil 可可豆油,可可脂 / ~ thymi;thyme oil 麝香草油 / ~ tiglii;croton oil 巴豆油 / ~ Trichiuri[拉,动药]带鱼油 / ~ tsubaki 山茶油 / ~ vaselini;liquid paraffin 液状石蜡 / ~ Viticis Negundinis [牡荆油] / ~ volatile 挥发油 / ~ Zaocydis[拉,动药]乌蛇油 / ~ Anisi Stellati [拉,植药] 八角茴香油 / ~ Artemislae Argyl 艾叶油 / ~ Aryopgylli[拉,植药]丁香油 / ~ Camelliae[拉,植药]茶油 / ~ Cinnamomi[拉,植药]肉桂油 / ~ Curcumae Aromaticae [拉,植药] / ~ Curcumae Wenchowensi 莪术 / ~ Cymbopogonis [拉,植药]芸香草油 / ~ Eucalypti[拉,植药]桉油 / ~ Folli Amomi Villosi 砂仁叶油 / ~ Hydrophis Cyanocincti [拉,动药]青环海蛇油
Oleum Artemisiae Argyi [艾叶油]
Oleum Curcumae Wenchowensis [莪术油]
Oleum Folii Amomi Villosi [砂仁叶油]
oleum iodisatum 碘化油

Oleum Rhododendri Daurici [满山红油]
Oleum Viticis Negundinis [牡荆油]
Olf Olfactory ***n***. 嗅觉的,嗅的
olfact; olfactory coefficient ***n***. 嗅阈觉,嗅觉系统
olfactie ***n***. 嗅强单位(按嗅觉计测管的距离)
olfactio colorate 嗅气觉色,闻香辨色
olfaction [拉 *olfacere* to smell] ***n***. 嗅觉,嗅
olfactism ***n***. 嗅联觉,牵连嗅觉
olfacto-hypophysis placode 嗅垂体基板
olfactology ***n***. 嗅觉学
olfactometer [拉 *olfactus* smell + *metrum* measure]; **osphresiometer** ***n***. 嗅觉计,嗅觉测量器
olfactometry ***n***. 嗅觉测量法
olfactophobia ***n***. 臭气恐怖
olfactory [拉 *olfacere* to small] ***a***. 嗅的,嗅觉 ‖ ~ acuity 嗅敏度 / ~ analysis 嗅觉分析 / ~ bulb 嗅球 / ~ cell 嗅细胞 / ~ center 嗅中枢 / ~ cone 嗅觉锥 / ~ croticism 嗅觉带来的性兴奋感觉 / ~ epithelium 嗅上皮 / ~ fiber 嗅纤维 / ~ gland 嗅腺 / ~ glomerulus 嗅小球 / ~ hair 嗅毛 / ~ lobe ①嗅叶 ②中脑(昆虫) / ~ mucous membrane 嗅黏膜 / ~ nerve 嗅神经 / ~ nerve filament 嗅神经丝 / ~ organ 嗅觉器官 / ~ peg 嗅棍 / ~ pit 嗅窝 / ~ placode 嗅基板 / ~ pore 嗅觉孔 / ~ region 嗅觉区,嗅部 / ~ sac 嗅囊 / ~ tract 嗅束,嗅径 / ~ triangle 嗅三角
olfactronics ***n***. 嗅觉电子学
olfactus ***n***. 嗅敏感单位
olfacty ***n***. 嗅强单位(表示气味强度的单位)
Olfe ***n***. 石葱,滇莪白兰(植)全草入药一岩葱
OLH ovine lactogenic hormone 羊催乳素
olibanoresin ***n***. 乳香(树)脂
olibanum; thus ***n***. 乳香
Olifantsvlei bunyavirus 奥利范次夫莱本扬病毒
Olifantsvlei virus 奥利范次夫莱病毒
Oligacanthorhynchidae ***n***. 少棘科
oligaemia; oligemia ***n***. 血量减少
oligaemic ***a***. 血量减少的
oligakisuria [希 *oligakis* few times + *ouron* urine + *-ia*] ***n***. 尿次(数)减少
oligandrous ***a***. 寡雌蕊的
oliganthous ***a***. 寡花的
Oligella Rossau et al. 寡源杆菌属
Oligella ureolytica Rossau et al. 解脲寡源杆菌
Oligella urethralis (Lautrop, Bovre et Frederiksen) **Rossau et al.** 尿道寡源杆菌
oligemia; olighemia; oligohemia ***n***. 血量减少
oligemic ***a***. 血量减少的
oligergasia ***n***. 精神薄弱
oligergastic [*oligo-* + 希 *ergon* work] [脑] 发育不全性,精神障碍
olighemia ***n***. 血量减少
olighidria [*oligo-* + 希 *hidrōs* sweat + -ia] ***n***. 汗(分泌)过少,少汗
olighydria ***n***. 脱水,水缺乏
oligidria [*oligo-* + 希 *hidrōs* sweat + -ia] ***n***. 汗(分泌)过少,少汗
oligo- [希 *oligos* little] [构词成分] 寡,低,少,缺少 ‖ ~-1,4-1,4-**glucantransferase** ***n***. 低聚-1,4-1,4-葡聚糖转移酶 / ~ -1,6-glucosidase ***n***. 低(聚)-1,6-葡糖苷酶(α-dextrinase 的 EC 命名法)
oligoamnios; oligohydramnios ***n***. 羊水过少
oligoblast ***n***. 成少突神经胶质细胞
oligoblennia ***n***. 黏液(分泌)过少
oligocardia; bradycardia ***n***. 心动过缓
Oligocene epoch 渐新世
Oligochaeta ***n***. 寡毛目
Oligochaeta opisthopora 后孔寡毛目(隶属于寡毛纲 Oligochaeta)
oligocholia; hypocholia ***n***. 胆汁过少
oligochromasia; hypochromasia ***n***. 染色过浅,着色不足
oligochromemia [*oligo-* + 希 *chrōma* color + *haima* blood + *-ia*] ***n***. 血红蛋白过少
oligochylia ***n***. 乳糜过少
oligochymia ***n***. 食糜过少
oligocilium ***n***. 贫毛
oligocopria ***n***. 排泄物过少
oligocystic ***a***. 少囊的
oligocythemia; hypocythemia, oligocytosis ***n***. 红细胞减少[症]
oligocythemic ***a***. 红细胞减少的
oligocytosis; oligocythemia ***n***. 红细胞减少(症)
oligodacrya [*oligos* + 希 *dakryon* tear] ***n***. 泪液过少,少泪症
oligodactylia [*oligo-* + 希 *daktylos* finger + -ia] ***n***. 少指(趾)(畸形)
oligodactyly ***n***. 少指(趾)(畸形)
oligodendria; oligodendroglia ***n***. 少突神经胶质
oligodendroblastoma ***n***. 成少突神经胶质细胞瘤,成间胶质细胞瘤
oligodendrocyte ***n***. 少突神经胶质细胞
oligodendroglia ***n***. 少突神经胶质
oligodendroglioma ***n***. 少突神经胶质[细胞]瘤,间胶质瘤
oligodendrogliomatosis [*oligos* + *dendron* + *glia* + *-oma* + 希 *-osis* condition] ***n***. 少突神经胶质(细胞)瘤病
oligodeoxyribonucleotide (简作 ODN) 寡去氧核糖核苷酸
oligodesmos ***n***. 结缔组织过少(症)
oligodipsia [*oligo-* + 希 *dipsa* thirst + *-ia*] ***n***. 渴感过少
Oligodon chinensis (Gu enther) 小头蛇(隶属于游蛇科 Colubridae)
Oligodon formosanus (Gu enther) 台湾小头蛇(隶属于游蛇科 Colubridae)
Oligodon multizonatum (Zhao et Jiang) 横纹小头蛇(隶属于游蛇科 Colubridae)
oligodontia ***n***. 少牙(畸形)
oligodynamic [*oligo-* + 希 *dynamis* power] ***a***. 微量活动的,微量作用的
oligoelement ***n***. 微量元素
oligoencephalon ***n***. 脑过小
oligoerythrocythemia ***n***. 红细胞减少(症)
oligogalactia; hypogalactia ***n***. 乳汁减少
oligogene ***n***. 寡基因,主要基因
oligogenic ***a***. 寡基因的,少基因的 ‖ ~ character 寡基因性状
oligogenics [*oligo-* + 希 *gennan* to produce] ***n***. 节(制生)育
oligoglia; oligodendroglia ***n***. 少突神经胶质
oligoglobulia; oligocythemia ***n***. 红细胞减少(症)
oligoglucoside ***n***. 低聚葡糖苷
oligohemia; oligemia ***n***. 血量减少
oligohydramnios; oligoamnios ***n***. 羊水过少
oligohydria ***n***. 脱水,水缺乏
oligohydruria ***n***. 尿过浓,尿(中)水分过少
Oligohymenophorea de Puytrac et al 寡膜纲
Oligohypermenophorea , Oligohymenophorea de Puytrac et al ***n***. 寡膜纲
oligohypermenorrhea ***n***. 稀发月经过多(月经稀而量多)
oligohypomenorrhea ***n***. 稀发月经过少(月经稀而量少)
oligolecithal ***a***. 少[卵]黄的
oligoleukocythemia; leukopenia ***n***. 白细胞减少
oligoleukocytosis; leukopenia ***n***. 白细胞减少
oligomania ***n***. ①轻偏狂 ②单偏狂
oligomastigate [*oligo-* + 希 *mastix* lash] ***a***. 寡鞭毛的,少鞭毛的
oligomeganephronia ***n***. 先天性肾单位减少症伴代偿肥大 ‖ oligomeganephronic ***a***.
oligomelia [*oligos* + 希 *melos* limb] ***n***. ①细肢,肢过小 ②缺肢[畸形]
oligomenorrhea ***n***. 月经过少
oligomer ***n***. ①低聚物,低聚体 ②齐(分子量)聚(合)物
oligometallic ***a***. 少量金属的
oligomorphic [*oligo-* + 希 *morphē* form] ***n***. 少数发育型的
oligomorphosis ***n***. 寡节发育
oligomycin ***n***. 寡霉素 ‖ ~ sensitive conderring protein 寡霉素敏感蛋白质
oligonatality; scanty birth rate ***n***. 低出生率
oligonecrospermia ***n***. 精子死灭(及)过少
oligoneura ***n***. 寡脉类
oligonitrophilic ***a***. 嗜微量氮的
oligonucleotide ***n***. 低(聚)核苷酸,寡核苷酸
oligonucleotide library 寡核苷酸分子库,寡核苷酸资料库
oligo-ovulation ***n***. 排卵过少
oligopepsia; feeble digestion ***n***. 消化力不足
oligopeptide ***n***. 寡肽
oligopeptide ***n***. 微量类胜肽
oligophagous ***a***. 寡食性的
oligophosphaturia ***n***. 尿磷酸盐减少,低磷酸盐尿
oligophrenia ***n***. 智力发育不全,精神幼稚病 ‖ moral ~ 悖德狂 / ~, phenylpyruvic; ~ phenylpyruvica 苯丙酮酸性精神幼稚病 ,苯丙酮尿性智力发育不全 / polydystrophic ~ 多种营养不良性智力发育不全/ oligophrenic ***a***. 智力发育不全的,精神幼稚病的 ***n***. 智力不全者,精神幼稚病患者
oligoplasmia ***n***. 血浆减少
oligoplasmic egg 少质卵
oligoplastic ***a***. 少胞质的,细胞浆过少的
oligopnea; retarded breathing ***n***. 呼吸迟缓

oligopod *a*. 寡足的
oligopolar *a*. 寡极的
oligoporous *a*. 少孔的,寡孔的
oligoposy [*oligo-* + 希 *posis* drink]; **oligoposia** *n*. 饮料(摄取)过少
oligopsia *n*. 饮料(摄取)过少
oligopsychia *n*. 精神衰弱
oligoptyalism [*oligo-* + 希 *ptyalon* saliva + *-ism*] *n*. 唾液(分泌)减少
oligopyrene sperm 寡数精子
oligopyrene; oligopyrous *a*. 少核质的,少染色质的
oligoratality *n*. 低出生率
oligoria [希 *oligōria* contempt, negligence] *n*. 寡情症,少情症
oligosaccharide *n*. 寡糖,低聚糖
oligosialia [*oligo-* + 希 *sialon* saliva + *-ia*]; **hypoptyalism; oligoptyalism** *n*. 唾液(分泌)减少
oligosideremia *n*. 血铁减少,低铁血
oligosomal; oligosomal nucleus *n*. 寡心核
oligospermatic *a*. 精子减少的,精子缺乏的
oligospermatism; oligospermia *n*. 精子减少
Oligosporidia *n*. 少孢子虫亚目
Oligosporogenea *n*. 少孢子虫属
Oligosteatosis *n*. 皮脂(分泌)减少
oligosynaptic *a*. 少突触的
oligotrichia [*oligo-* + 希 *thrix* hair + *-ia*]; **hypotrichosis** *n*. 毛(发)稀少,稀毛(症)
Oligotrichida *n*. 寡毛目 ‖ ~ Bütschli 寡毛目
oligotrichosis; oligotrichia *n*. 毛(发)稀少,稀毛(症)
Oligotropha carboxidovorans Meyer, Stackebrandt et Auling 食羧寡养菌(食羧假单胞菌)
Oligotropha Meyer, Stackebrandt et Auling 寡养菌属
oligotrophia *n*. 营养不足
oligotrophy, oligotrophia; insufficient nutrition *n*. 营养不足,营养过少 ‖ oligotrophic *a*.
oligozoospermatism; oligozoospermia *n*. 精液缺少,精子减少
oliguresis; oliguresia; uropenia *n*. 尿过少,少尿
oliguria *n*. 尿过少,少尿
oligydria *n*. 汗(分泌)过少,少汗
olikaguria [希 *olik* infrequent + *agein* to perform + *ouron* urine] *n*. 尿次(数)减少
Olindiasidae *n*. 花笠水母科(隶属于淡水水母目 Limnomedusae)
Oliniaceae *n*. 方枝树科
olishevsky tube 奥尔舍父斯基管(一种 X 线管)
olisthe; olisthy *n*. 滑脱(关节)
olistherochromatin *n*. 淡染色质
olistherozone *n*. 淡染色区
olisthy [希 *olisthanein* to slip] *n*. 滑脱(关节)
oliva (复 olivae) *n*. 橄榄体 ‖ ~ cerellaris (小脑)齿状核 / ~ miniacea (Roding) 红口榧螺(隶属于榧螺科 Olividae) / ~ mustellina (Lamarck) 伶鼬榧螺(隶属于榧螺科 Olividae)
olivaceous *n*. 橄榄色
olivaceus *n*. 橄榄色
Olivanum [拉,植药] *n*. 乳香
olivary [拉 olivarius] *a*. 橄榄状的
olive [拉 oliva] *n*. ①(洋)橄榄 ②橄榄体 ‖ ~, accessory 副橄榄体 / ~ infectious yellow virus (Ribaldi) 油橄传染性黄化病毒 / ~, inferior; inferior olivary body 下橄榄体 / ~ oil 橄榄油 / ~, spurge; mezereon 紫花欧瑞香 / ~, superior; superior olivary body 上橄榄体
Olive infectious yellow virus (Ribaldi) 油橄传染性黄化病毒
Olive partial paralysis virus (Nicolini et Traversi) 油橄半瘫病毒
Olive sickle leaf virus (Thomas) 油橄镰叶病毒
Oliver's sign [Thomas 1853—1932 英医师]; tracheal tugging 奥利佛氏征,气管牵引感(见于主动脉弓动脉瘤)
Oliver's test [George 英医师 1841 - 1915] 奥利佛氏试验(验白蛋白、胆汁酸、糖、吗啡)
Oliver-Cardarelli sign [William Silver Oliver 英医师 1836—1908; Antonio Cardarelli 意医师 1831 - 1926] 奥 - 卡二氏征(未婚女子子宫前方所见的肿瘤大都为皮样囊肿)
Olividae *n*. 榧螺科 (隶属于狭舌目 Stenoglossa)
olivifugal [*olive* + 拉 *fugere* to flee] *a*. 离橄榄体的
olivipetal [*olive* + 拉 *petere* to seek] *a*. 向橄榄体的
olivo-cochlear bundle 橄榄体—耳蜗束
Olivomycin *n*. 橄榄霉素(抗生素类药)
olivopontocerebellar *a*. 橄榄体脑桥小脑的 ‖ ~ hypoplasia 橄榄体桥脑臂小脑发育不全
olivospinal tract 脊髓橄榄束
oll olla [拉] 壶
Ollen Pini [拉,植药] 松花粉
Ollier's disease [Leopold Louis Xavier Edourad 法外科医师 1830—1901] 奥利埃氏病(软骨发育异常) ‖ ~ law 奥利埃氏定律(平行长骨的发育) / ~ layer; osteogenetic layer 奥利埃氏层,生骨层 / ~ method 奥利埃氏法(植皮) / ~ theory 奥利埃氏学说(代偿性生长)
Ollier-Thiersch graft (L.L.X.E. Ollier; Karl Thiersc) 奥利埃—蒂尔施植物(有表皮及一小部真皮的薄条皮移植片)
OLM oleandomycin (夹)竹桃毒素
Olmidine *n*. 奥嘧啶(降压药)
Ologamasus *n*. 土革螨属
ologist [希 *logos*] 专家
-ologous [希 *logos*] 与……有关
-ology [希 *logos*] 一门科学
-olol [构词成分] -洛尔(1998 年 CADN 规定使用此项名称,主要系指心血管系统 β-受体阻滞药普耐洛尔[Propranolol]一类的药名,如莫普洛尔[Moprolol]、他林洛尔[Talinolol] 等)
Ololaelaps *n*. 土厉螨属
-olone [构词成分] -龙(1998 年 CADN 规定使用此项名称,主要系指激素类药物等,如泼尼松龙[Prednisolone]类的各种不同药品——氟泼尼龙[Fluprednisolone]、甲泼尼龙[Methylprednosolone]等;也还包括雷那诺龙[Renanolone]麻醉药、雄诺龙[Androstanolone]类性激素及甘草酸衍生物[Glycyrrhizic acid derivant]等一些药名)
Oloopatadine *n*. 奥洛他定(抗过敏药)
olophonia [希 *oloos* destructive + *phōnē* voice + *-ia*]; **dysphonia organica** *n*. 器官性发音异常
olothorb; polysorbate 80 聚山梨醇酯八十
OLP obstructive lipoprotein 阻塞性脂蛋白(即脂蛋白-x) / occipito-laeva posterior 枕左后(胎位)
Olpadronic acid *n*. 奥帕膦酸(钙调节药) \
Olpidiaceae *n*. 油壶菌科(一种菌类)
Olpidiopsidaceae *n*. 拟油壶菌科(一种菌类)
Olpimedone *n*. 奥匹密酮(消炎镇痛药)
Olprinone *n*. 奥普力农(强心药,血管扩张药)
Olres oleoresin 含油树脂
Ol ric oleum ricini [拉] 蓖麻油
OLRT on-line real time 联机实时
OLS (endogenous) opeate-like substances (内源性)鸦片样物质
Olsalazine *n*. 奥沙拉秦(消炎药)
Olsalazine sodium 奥沙拉秦钠(用于治疗溃疡性结肠炎,口服给药)
Olshausen's method [Robert von 德产科医师 1835 - 1915] 奥耳斯豪曾氏法(脐疝修补法) ‖ ~ operation 奥耳斯豪曾氏手术(治子宫后倾)
Olshausen's operation 奥耳斯豪曾氏手术:将子宫固定或缝合于腹壁,用于治疗子宫后倾
Olshevsky tube [Dimitry E 美医师 1900 生] 奥耳舍夫斯基氏管(一种 X 线管)
Olson's quail virus 奥耳孙氏鹌鹑病毒
OLT occipito-laeva transversa 枕左横(胎位)
OLTC Office of Long Term Care 长期护理办公室(美国卫生、教育和福利部)
Oltipraz *n*. 奥替普拉(抗血吸虫药)
OLV overall lung volume 全肺气量(肺功能) / virus = H3 virus OLV 病毒,H3 病毒
Olvanil *n*. 奥伐尼(镇痛药)
Olympia *n*. 奥林匹亚(希腊一地名,古希腊人竞技处)
Olympic; Olympian *a*. 奥林匹克的(一项竞赛) ‖ the ~s 奥林匹克运动会 / ~ Games 奥运会
Olympus *n*. 欧林巴斯 (日本产实体显微镜)
Olympus endoscope 奥林巴斯内镜
Olympus endoscope system (OES) 奥林巴斯内镜系列
OM obstructive myocardiopathy 阻塞性心肌病 / occipito-mental 枕颌的 / occipitomental diameter 枕颌径 / Occupational Medicine 职业医学(杂志名) / oidiomycin 念珠菌素 / old measurement 旧度量单位 / oleandomycin (夹)竹桃毒素 / Optical Menagemant 光学处理(杂志名) / Optometric Menagemant 验光配镜杂志(杂志名) / organic matter 有机物质 / osteomalacia 骨质软化病 / otitis media 中耳炎 / outer membrane 外膜
om bid omnibus bidendis [拉] 每 2 日 / omni bihora [拉] 每 2 小时
om d omni die [拉] 每日
om hor omni hora [拉] 每小时
om man o.m. omni mane [拉] 每天早晨
om man vel noc omni mane vel nocte [拉] 每晨或每晚

om noct omni nocte［拉］每晚
om(o)-［希 omos shoulder 肩］肩
om quar hor omni quadrante hora［拉］每十五分钟
OMA Ontario Medical Association 安大略医学会(加拿大) / Optical Manufacturers' Assodiation 光学制造商协会(美国) / Optical multichannel analyzer 视觉多管分析仪
-oma［希 - *ōma* swelling 瘤,肿］［构词成分］瘤,肿物,新生物
omacephalus［希 *ōmos* shoulder + *kephalē* head］***n***. 头不全无上肢畸形
omagra［希 *ōmos* shoulder + *agra* seizure］***n***.肩(关节)痛风
omaivorous ***a***. 杂食性的
omalgia ***n***. 肩痛
omaloptera 蚋生类
O-man overhead manipulator 大型万能机械手
omarthralgia ***n***. 肩关节痛
omarthritis ***n***. 肩关节炎
omarthrocace ***n***. 肩关节病
omasitis ***n***. 重瓣胃炎
omasum; manifold; manyplies ***n***. 重瓣胃(反刍类的第三胃)
omBA dimethyl benzanthracene 二甲基苯蒽
ombratropism ***n***. 向雨性
Ombredanne's mask［Louis 法外科医师 1871 生］翁布雷丹氏面罩(乙醚麻醉面罩) ‖ ~ operation 翁布雷丹氏手术(①治疗尿道下裂 ②睾丸固定术)
Ombredanne's operation 翁布雷丹氏手术,用于治疗尿道下裂或越阴囊的睾丸固定术,新生儿尿道下裂修补术
Ombredanne's surgery 新生儿尿道下裂修补术
ombrophobia［希 *ombros* rain + *phobia*］***n***. 下雨恐怖
ombrophore ***n***. 碳酸水淋浴器
OMC open mitral cimmissurotomy 直视下二尖瓣交界切开术 / optical mark card 光标卡片
OMCA otitis media catarrhalis acuta 急性卡他性中耳炎
Omconazole ***n***. 奥莫康唑(抗真菌药)
OMD ocular muscular dystrophy 眼肌萎缩
OME otitis media with effusion 渗出性中耳炎
omega ***n***. ω(希腊文第 24 个字母) ‖ ~ melancholicum 忧郁症皱眉面容(眉间皮肤皱纹似希腊字母 ω)
omega-［希］［构词成分］奥墨伽
omega β podovirus［= ωβ podovirus］ωβ 短尾病毒
omega beta podovirus［= ωβpodovirus］ωβ 短尾病毒
omega peptidase ω－肽酶 ‖ ~ melancholicum 忧郁性皱眉,愁眉
omega protein = untwisting protein
omega-oxidation theory 末位氧化学说, ω-氧化学说
omegatron ***n***. 回旋质谱计
omegatron mass spectrometer 高频质谱仪
omeire ***n***. 乳酒(西南非洲一种乳酿成的酒)
omelet(te) ***n***. 煎蛋卷,炒蛋,煎蛋饼
omen ***n***. 预兆 ***v***. 预示,预告
Omenn's syndrome 奥曼综合征,组织细胞性髓性网状细胞增生病
omenta(单 omentum)［拉］***n***. 网膜
omental ***a***. 网膜的 ‖ ~ tuberosity 小网膜粗隆 / ~ pedicle graft 带蒂网膜移植
omentectomy ***n***. 网膜切除术
omentitis; epiploitis ***n***. 网膜炎
omentofixation; omentopexy ***n***. 网膜固定术
omentopexy; omentofixation; epiplopexy ***n***. 网膜固定术
omentoplasty ***n***. 网膜成形术
omentoportography ***n***. 网膜门静脉造影术
omentorrhaphy［*omentum* + 希 *rhaphē* suture］***n***. 网膜缝(合)术
omentosplenopexy ***n***. 网膜脾固定术
omentotomy ***n***. 网膜切开术
omentovolvulus ***n***. 网膜扭转
omentulum; lesser omentum ***n***. 小网膜
omentum(复 omenta) ***n***. 网膜 ‖ ~, gastrocolic; greater ~; colic ~ 胃结肠韧带,大网膜 / ~, gastrohepatic; lesser ~ 小网膜 / ~, gastrosplenic; splenogastric ~ 胃脾韧带 / ~, greater 大网膜 / ~, Haller's colic 哈勒氏结肠网膜(大网膜的突出部,在胚胎有时连接睾丸) / ~, lesser 小网膜 / ~ majus; greater ~ 大网膜 / ~ minus; lesser ~ 小网膜 / ~, pancreaticosplenic 胰脾韧带
omentumectomy ***n***. 网膜切除术
Omeprazole ***n***. 奥美拉唑,洛赛克(一种取代的苯并咪唑,用作胃酸分泌抑制剂,治疗症状性胃食管反流病,口服给药)
Ome-spined mole cricket［动药］大蝼蛄
OMI old myocardial infarction 陈旧性心肌梗塞 / oocyte maturatuin inbibitor 卵细胞成熟抑制因子
omia ***n***. 肩片
omicron ***n***. 希腊语的第 15 个字母 O(o)
ominous ***a***. 不祥的,预兆的(of) ‖ ~ly ***ad***. / ~ness ***n***.
omissible ***a***. 可以省去的
omission ***n***. 省略,遗漏
omissive ***a***. 省略的
omit ***v***. 省略,疏忽,忘记
Omithoceracea ***n***. 鸟岛藻科(一种藻类)
omitis ***n***. 肩炎
Ommastrephes bartrami(lesueur) 柔鱼(隶属于柔鱼科 Ommastrephidae)
Ommastrephidae ***n***. 柔鱼科(隶属于枪形目 Teuthoidae)
ommata ***n***. 离小眼
ommateum ***n***. 复眼
ommatidial ***a***. 小眼的
ommatidium［希 *omma* the eye］***n***. 小眼面(昆虫复眼)
Ommaya reservoir(Ayub Khan Ommaya) 奥马耶贮器(植入帽状腱膜下方的一种装置,以便通过置于侧脑室的导管取出液体或滴注药物)
ommochrome ***n***. 眼色素(某些动物的色氨酸代谢产物)
omn 2 hor omni secunda hora［拉］每二小时
omn man vel noct omni mane vel nocte［拉］每晨或每晚
omn quad hor omni quadrante hora［拉］每一刻钟,每十五分钟
omn sec hor omni secunda hora［拉］每二小时
omn sext hor omni sextante hora［拉］每 10 分钟
omn tert hor omni tertia hora［拉］每三小时
Omn. bih. omni bihora 每两小时
Omn. hor. omni hora 每小时
Omn. noct. omni nocte 每夜
Omnadin ***n***. 奥姆纳丁(成药,非特异性脂蛋白制剂)
omni ***n***. 全,全部 ‖ ~ mane 每晨
omni die［拉］一天一次
omnibearing ***n***. 全方位
omnibearing converter 全向方位变换器
omnibearing indicator 全向方位指示器
omnibearing line 全方位线,多方位线
omnibearing selector 全向选择器
omnibus ***n***. 公共汽车,公共马车
omnicardiogram(简作 OCG) ***n***. 全心图
omnidirectional ***a***. 全向的
omnifarious ***a***. 各种各样的
Omnipaque ***n***. 碘海醇(iohexol)［商名］
Omnipen ***n***. 氨苄西林,氨苄青霉素(ampicillin)［商名］
omniplance ***n***. 全切面
omnipotence ***n***. 全能 ‖ ~ of thought 全能妄想
omnipotent ***a***. 全能的,有无限权力的 ‖ ~ly ***ad***.
omnipresent ***a***. 普遍存在的
omnis cellulae cellulae 细胞来自细胞
omniscience ***n***. 无所不知,全知
omniscient ***a***. 无所不知的,全知的,博识的 ***n***. 无所不知者 ‖ ~ly ***ad***.
omnivorous［拉 *omnis* all + *vorare* to eat］***a***. 杂食的 ‖ ~ animal 杂食动物
omnopon; pantopon ***n***. 鸦片全碱
omo-［希 *ōmos* shoulder 肩］肩
omocephalus［*omo-* + 希 *kephalē* head］***n***. 头不全无上肢畸胎
omoclavicular ***a***. 肩锁的
omoconazole ***n***. 奥莫康挫
omocotyle［希 *ōmos* shoulder + *kotylē* joint-socket］***n***. (肩胛骨)关节盂
omodynia ***n***. 肩痛
omohyoid ***a***. 肩胛舌骨的
omohyoideus ***n***. 肩胛舌骨肌
Omonasteine 奥莫半胱(溶解黏液药)
omophagia［希 *ōmos* raw + *phagein* to eat］***n***. 生食癖 ‖ omophagist ***n***. 生食癖者 / omophagous, omophagic ***a***.
omoplata ***n***. 肩胛骨
omosternum ***n***. 胸锁关节间软骨
Omosudidae ***n***. 锤颌鱼科(隶属于灯笼鱼目 Scopeliformes)
Omosudis lowei(Gu nther) 锤颌鱼(隶属于锤颌鱼科 Omosudidae)
omothyroid, omothyreoid ***a***. 肩胛(舌骨肌)与甲状［软骨］的
omotocia［希 *ōmotokia* miscarriage］; premature delivery ***n***. 早产
OMP oligo N methyl morpholino prorylene oxide 低聚 N 甲基氧丙吗啉 / outer membrane protein 外膜蛋白 / oxymethylpyrimine 甲氧嘧啶
OMPA octamethyl pyrophosphoramide; schradan 八甲基焦磷酰胺,八

甲磷(杀虫剂)/ otitis media, purulent, acute 急性化脓性中耳炎
OMPC otitis media catarrhalis chronica 慢性卡他性中耳炎
omphal-[希 *omphalos*][构词成分]脐
omphal(o)-[拉][构词成分]脐,脐带
omphalectomy; umbilectomy *n*. 脐切除术
omphalelcosis [*omphalo-* + 希 *helkosis* ulceration] *n*. 脐溃疡
omphalexoche, omphalocele [*omphalo-* + 希 *exochē* projection] *n*. 脐突出
Omphalia lapidescens Schroet. 雷丸菌[植药];菌核—[雷丸]
omphalia, omphalla *n*. 雷丸
omphalic *a*. 脐的
omphalitis *n*. 脐炎
omphalium *n*. 脐腺(水龟科,宽扁龟科)
omphalo-[拉][构词成分]脐,脐带
omphaloangiopagous *a*. 脐血管联胎的
omphalo-angiopagus *n*. 脐血管联胎
omphalocele *n*. 脐突出
omphalocephalics *n*. 脐头畸形
omphalochorion *n*. 脐绒毛膜(绒<毛>膜卵黄囊胚胎)
omphalocraniodidymus [*omphalo-* + 希 *kranion* skull + *didymos* twin] *n*. 腹头联胎(寄生胎以脐带附着于自养体的颅部)
omphalode *n*. 脐迹
omphalodidymus; gastrodidymus *n*. 腹部联胎
omphalogenesis omphaloginesis *n*. 脐形成
omphaloid *a*. 脐状的
omphaloidean *a*. 脐部的
omphaloischiopagus *n*. 脐坐骨联胎
omphalolith *n*. 脐石
omphaloma *n*. 脐瘤
omphalomesaraic; omphalomesenteric *a*. 脐肠系膜的 ‖ ~ artery 脐肠系膜动脉 / ~ sac 脐肠系膜囊 / ~ vein 脐肠系膜静脉
omphalomesenteric *a*. 脐肠系膜的 ‖ ~ artery 脐肠系膜动脉 / ~ sac 脐肠系膜囊 / ~ vein 脐肠系膜静脉
omphalomonodidymus *n*. 脐部联胎,单脐联胎
omphaloncus [*omphalo-* + 希 *onkos* mass, bulk]; **omphaloma; omphalophyma** *n*. 脐瘤
omphalopagus [*omphalo-* + 希 *pagos* thing fixed]; **monomphalus** *n*. 脐部联胎
omphalophlebieis omphalophlebitis *n*. 脐静脉炎
omphalophyma *n*. 脐瘤
omphaloplacenta *n*. 脐胎盘
omphaloproptosis *n*. 脐带脱垂
omphalorrhagia *n*. 脐出血
omphalorrhea *n*. 脐液溢
omphalorrhexis *n*. 脐破裂
omphalorrhoea; omphalorrhea *n*. 脐液溢
omphalos; umbilicus *n*. 脐,中心点
omphaloschisis *n*. 脐裂
omphalosite [*omphalo-* + 希 *sitos* food] *n*. 脐部寄生胎,脐营养(无心)畸胎
omphalosotor [*omphalo-* + 希 *sōter* prescrver]; **apotheter** *n*. 脐带还纳器
omphalospinous *a*. 脐(与)髂前棘的
omphalotaxis; omphalotaxy *n*. 脐带还纳术
omphalotome *n*. 脐带刀
omphalotomy *n*. 断脐术
omphalotribe *n*. 脐带压断器,脐带压挤器
omphalotripsy [*omphalo-* + 希 *tribein* to crush] *n*. 脐带压断术,脐带压挤术
omphalus; umbilicus *n*. 脐
OMR Ontario Medical Review 安大略医学评论(加拿大杂志名)
OMRE Organic Moderated Reactor Experiment 有机慢性剂反应堆
OMS Orthopaedic Medicine Surgery 矫形外科学(英国杂志名)
OMS 1394 bendiocarb, ficam 恶虫威(杀虫药)
Omsk haemorrhagic fever flavivirus 鄂木斯克出血热黄病毒
Omsk hemorrhagic fever virus (Gajdusek) 鄂木斯克出血热病毒
OMST observed median survival time 观察的中期存活时间
OMT o-methyltransferase 邻甲基转移酶
omunono; yaws *n*. 雅司病(即 yaws)
ON octanne number 辛烷值 / Ophthalmic nurse 眼科护士 / optic neuritis 视神经炎 / orthopedic nurse 矫形护士
on omni nocte [拉] 每晚
-on [希][构词成分]小……,粒子,量子,分子,……子(或素)
on *prep*. 在……上,在……旁,依据,关于,在……时候 *ad*. (安置)上去,向前去,(进行)下去 ‖ ~ and ~ 不断的,继续的 / and so ~ 等等 / ~ demond 需要 / ~ call 随叫随到,随时出诊 / ~ center 在中心,中心间距 / ~ condition 在……条件下 / farther ~ 再向前 / from here ~ 从这里开始,此后 / from now ~ 从现在起,今后 / from then ~ 从那时起 / ~ hand 在场,拥有,在手头 / later ~ (到)后来,以后 / off and ~ (= ~ and off) 断断续续的,不时的 / ~ one's own 靠自己 / ~ the instant 即刻 / ~ the one hand 在一方面 / ~ the other hand 在另一方面 / ~ this ground 因此 / ~ time 按时,准时 / ~ to... (= onto) 向,到……上 / ~ bedside isolation 床边隔离 / ~ call 随叫随到,待命的 / ~ critical condition 病危 / ~ isolation 隔离
Onagraceae *n*. 柳叶菜科(植)
ONAJ Orthopedic Nurses Association Journal 矫形护士协会杂志
onanism *n*. ①手淫 ②性交中断
Onanoff's sign (reflex) [Jacques 法医师 1859 生] 奥纳诺夫氏征(压迫阴茎头时引起球海绵体肌的收缩)
Onapristone *n*. 昂丹司琼(5-羟色胺拮抗药)
Onapristone *n*. 奥那司坦(黏液溶解药)
Onaye *n*. 棕色毒毛旋花子素
ONB onitrobiphenyl 邻硝基联苯
ONC Orthopedic Nursing Certificate 矫形护士执照
onc-[希 *onkos*][构词成分],肿
once *ad*. 一次,从前,曾经,一旦 *conj*. 一……便……,一旦 *n*. 一次 ‖ ~ a day 一天一次 / ~ again 再一次 / all at ~ 突然 / at ~ 立刻,同时 / ~ (and) for all 只此一次,彻底的,一劳永逸的 / ~ in a way (while) 偶尔,有时 / ~ more 再一次 / ~ single plant selection 一次单株选择 / ~ upon a time 从前
on-center bipolar cell 给光中心双极细胞
on-center ganglion cell 给光中心神经细胞
Onchocerca [希 *onkos* barb + *kerkos* tail] *n*. 盘尾丝虫属 ‖ ~ armillata 圈形盘尾丝虫 / ~ caecutiens; ~ volvulus 旋盘尾丝虫 / ~ cervicalis 马颈盘尾丝虫 / ~ fuelleborni 福(勒波)氏盘尾丝虫 / ~ gibsoni 吉(布逊)氏盘尾丝虫,牛盘尾丝虫 / ~ reticulate 网状盘尾丝虫 / ~ volvulus 旋盘尾丝虫
onchocerciasis; filariasis volvulus *n*. 盘尾丝虫病 ‖ ~, ocular 眼盘尾丝虫病
onchocercoma *n*. 盘尾丝虫瘤
onchocercomata *n*. 盘尾丝虫结节
onchocercosis; onchocerciasis *n*. 盘尾丝虫病
onchosphaera, onchosphere *n*. 六钩幼虫
onchostasis; oncostasis *n*. 肿瘤制止
Onciola *n*. 棘头虫属 ‖ ~ canis 犬棘头虫
onco-[希 *onkos* mass 成块, bulk 大块][构词成分]肿瘤,肿物,肿块
Oncocerca; Onchocerca *n*. 盘尾(丝虫)属
oncocerciasis; onchocerciasis *n*. 盘尾丝虫病
Oncocercinae *n*. 盘尾丝虫亚科
oncocercosis *n*. 盘尾丝虫病
oncocyte *n*. 嗜酸瘤细胞(甲状腺大嗜酸粒细胞瘤的) ‖ oncocytic *a*.
oncocytoma *n*. 大嗜酸粒细胞瘤(甲状腺)
oncocytosis *n*. 嗜酸瘤细胞化生
oncodevelopmental gene products 肿瘤基因发生产物
oncodnavirus *n*. 致肿瘤 DNA 病毒,致癌 DNA 病毒
oncofetal *a*. 癌胚的 ‖ ~ antigen 癌胚抗原 / ~ protein 癌胚蛋白
oncogen *n*. 致瘤物[质]
oncogena *n*. 癌基因
oncogene *n*. 肿瘤基因,癌基因 ‖ ~, anti-抗癌基因 / ~, cellular 细胞癌基因 / ~, proto 原癌基因 / repression ~ 抑癌基因 / ~ products 癌基因产物 / ~ theory 致癌基因学说,致肿瘤基因学说 / viral ~ 病毒癌基因
oncogene *n*. 致癌基因,肿瘤形成基因
oncogenesis, neoplasis, tumor formation 瘤形成,瘤发生
oncogenic *a*. 致瘤的
Oncogenic RNA virus = Oncorna virus 致病癌 RNA 病毒,致肿瘤 RNA 病毒
oncogenic virus 致癌病毒,致肿瘤病毒
oncogenicity *n*. 致瘤性
oncogenous [*onco-* + 希 *gennan* to produce] *a*. ①瘤原性的 ②致瘤的
oncograph *n*. 器官体积描记器
oncography *n*. 器官体积描记法
oncoides [*onco-* + 希 *eidos* form] *n*. 膨大,隆起
oncolipid *n*. 肿瘤脂质
oncology; phymatology *n*. 肿瘤学 ‖ oncologic *a*. / oncologist *n*. 肿瘤学家
oncolysate *n*. 肿瘤溶解剂
oncolysis *n*. 瘤细胞溶解,溶癌作用,溶肿瘤作用
oncolysislyticma [希 onkoma]; **tumor** *n*. [肿]瘤

oncolytic *a*. 溶瘤细胞的
oncoma（tumor）*n*. 肿瘤
Oncomelania *n*. 钉螺属 ‖ ~ brasiliensis 巴西钉螺 / ~ chiui 邱氏钉螺 / ~ hupensis 湖北钉螺 / ~ nosophora 片山钉螺 / ~ quadrasi; ~ hydrobiopsis; Schistosomophora quadrasi 菲律宾钉螺 / ~ robertsoni 罗(伯逊)氏钉螺 taiwana 台湾钉螺 / ~ yaoi 姚氏钉螺
Oncomelania hupensis 湖北钉螺(在我国日本血吸虫的唯一中间宿主)
oncometer *n*. 器官体积测量器
oncometric *n*. 器官体积测量的
oncometry *n*. 器官体积测量法
oncoprotein *n*. 癌蛋白
Oncorhynchus Kate（**walbaum**）[拉,动药] 大麻哈鱼(隶属于鲑科 Salmonidae)
oncorna oncogenic RNA virus 致癌性核糖核酸病毒
oncornavirus *n*. 致肿瘤 RNA 病毒,致癌 RNA 病毒
oncosis *n*. 肿瘤病
oncosphere; hexacanth embryo *n*. 六钩蚴,钩肠蚴
oncostasis; onchostasis *n*. 肿瘤制止
oncostatic *a*. 制(肿)瘤的
oncostatin *n*. 制瘤素
oncotherapy *n*. 肿瘤治疗
oncothlipsis [*onco-* + 希 *thlipsis* pressure] *n*. 肿瘤压迫
oncotic *a*. 肿胀的,膨胀的,膨胀引起的 ‖ ~ pressure 肿胀压力
oncotomy *n*. 肿块切开术
oncotropic *a*. 亲瘤的,向瘤的(对肿瘤细胞具有特殊亲和力或吸引力的)
Oncotympana maculaticollis（Motsch）鸣蝉(隶属于蝉科 Cicadidae)
Oncotympana maculaticollis Motschulsky [拉,动药] 昼鸣蝉
Oncovin *n*. 硫酸长春新碱(vincristine sulfate)[商名]
Oncovirinae *n*. 肿瘤病毒亚科
oncovirus *n*. 肿瘤病毒,致癌病毒
oncus *n*.（复 onci）隆脊(幼虫体上)
-oncus [希 *onkos* mass 块] 瘤
OND other neurologic disease 其他神经疾病 / Ophthalmic Nursing Diploma 眼科护士证书 / oligodeoxyribonucleotide 寡去氧核糖核苷酸
ONL out nuclear layer 核外层
Ophthalmic Nursing Diploma 眼科护士证书
ondansetron 奥丹西龙
Ondatra zibethica（Linnaeus）麝鼠(隶属于仓鼠科 Cricetidae)
Ondine's curse（Ondine 为德国神话中的海仙女）原发性肺泡换气不足
Ondiritis virus = Bovine infectious petechial fever virus 牛传染性淤点热病毒
ondograph *n*. 波形描记器,高频示波器
ondometer *n*. 波数计,波形测量器,波长计
ondoscope *n*. 示波器
ondulation *n*. 波动,波浪式运动
-one [接尾] 酮
one *num*. *pron*. 一个(任何人) *a*. 唯一的,同一的,一致的 ‖ ~ after another 一个接一个,接连的 / ~ after the other = ~ after another 全部 / ~ and only 唯一的 / ~ and the same 同一个的 / ~ another 互相 / be all ~ to... 对完全一样 / be at ~ 一致/become ~ 成为一体 / by ~ s and twos 三三两两的 / ~ by ~ 一个一个的,依次的 / for (this) ~ 就这一次 / in ~ 结合起来 /(every) ~ in a way (while) 偶尔,间或 / no ~ but 只不过是 / ~ of these days 日内,总有一天 / ~ or other 或者这个,或者别个 / ~ or two 一两个
One and one-half syndrome 一个半综合征[由水平注视麻痹(一个)和同侧核间性眼肌麻痹(半个)所组成,其病因包括多发性硬化、脑出血、肿瘤和缺血性卒中等]
One carbon carrier 单碳携带物质
one carbon fragment mutants 一碳断片突变型
one channel display 单通道显示
one-compartment model 单一腔隙模型
one factor difference 单因子差异
one gene one enzyme hypothesis 一个基因一个酶假说
one generator 单发生器
one gun 单电子枪
one hit target 一次击中靶
one kick 单次的
one layer 单层
one phase 单相
one piece 单片的
one sided masculine inheritance 限雄性遗传
one step growth curve 一步生长曲线
one stroke 一次行程,单行程
one way 单向
one's *pron*. 代词 one 的所有格
one-cycle *a*. 单周的 ‖ ~ multivibrator 单周多谐振荡器
one-cycle multivibrator 单周多谐振荡器
one-dimensional *a*. 一维的 ‖ ~ deflectionmodulated display 一维偏转调制显示器,振幅标志单坐标显示器 / ~ grating 单维光栅 / ~ profile 一维轮廓
one-egg twin 一卵双生
one-electron integral 单分子积分
on-effect *n*. 给光效应
one-gene heterosis 单一基因杂种优势
one-gene-one-polypeptide hypothesis 一基因一条多肽说
one-generator *n*. 单发生器 ‖ ~ equivalent circuit 单发生器等效电路
one-group model 单群模型
one-gun *n*. 单枪 ‖ ~ shadowmask colour kinescope 障板式单枪彩色显像管
one-gun shadowmask colour kinescope 障板式单枪彩色显像管
one-half *n*. 二分之一 ‖ ~ cycle 半周期 / ~ period 半周期 / ~ period rectification 半波整流
one-hit kinetics 一击动力学
one-hit multitarget 单击多靶
oneiric *a*. 梦的,梦样的
oneirism *n*. 梦样状态,醒梦状态,梦幻症
oneiro- [希 *oneiros* dream] 梦
oneiroanalysis *n*. 梦态(精神)分析(药物催眠后发掘其意识和潜意识人格)
Oneirodes appendixus（Ni et Xu）扁瓣梦角鮟鱇(隶属于梦角鮟鱇科 Oneirodidae)
Oneirodidae *n*. 梦角鮟鱇科(隶属于双角鮟鱇科 Diceratiidae)
oneirodynia; nightmare *n*. 梦魇
oneirogenic *a*. 致梦的,引起梦的
oneirogmus [希 *oneirōgmos* an effusion during sleep] *n*. 梦遗(精)
oneiroid *a*. 梦样的
oneirology *n*. 梦学
oneironosus *n*. 梦病
oneirophrenia *n*. 梦呓性精神病,梦状精神分裂症
oneiroscopy *n*. 解梦诊断法
one-level *a*. 单级的 ‖ ~ storage 单级存储器
one-line-scanning *n*. 单(一)行扫查 ‖ ~ period 一行扫查周期
one-pip area 单脉冲区
one-plane theory 单面说 ‖ ~ of chiasma 单面交叉说
one-point *n*. 单点 ‖ ~ pick-up 单点电视摄像管 / ~ wavemeter 定点波长计
one-probe *n*. 单探针 ‖ ~ method 单探针法
onerous *a*. 繁重的,麻烦的
oneself *peon*.（反身代词）自己,亲自 ‖（all）by ~ 独自,亲自/be ~(人)处于正常状态 / be ~ again 恢复健康 / come to ~ 苏醒,恢复理智 / for ~ 亲自,独立的;为自己
one-shot *n*. ①(程序)一次通过,一次使用 ② 单镜头拍摄 ③冲息 ‖ ~ catheterization 一次穿刺插管术 / ~ device 一次有效装置 / ~ forming 一次形成 / ~ method 一次法 / ~ multivibrator 单冲多谐振荡器
one-sided *a*. 单向的 ‖ ~ inheritance 限性遗传
One-spined mole cricket [动药] 大蝼蛄
one-spot tuning 单点调谐
one-stage *a*. 单级的 ‖ ~ accelerator 单级加速器 / ~ amplifier 单级放大器
one-step growth 一次增殖 ‖ ~ curve 一步生长曲线
one-two-three 一一二一三(牙科用局部麻醉剂,由桂皮油 1 份,石炭酸 2 份,水杨酸甲酯 3 份组成)
one-way *a*. 单向的 ‖ ~ channel 单向信道 / ~ circuit 单向电路 / ~ clutch 单向离合器 / ~ line 单向线路 / ~ phase switcher 单向相位转换开关 / ~ traffic 单向通话 / ~ transmission 单向传递
on-fiber *n*. 给光型纤维
-onide [构词成分] -奈德(1998 年 CADN 规定使用此项名称,主要系指肾上腺皮质激素药物,包括含有缩醛基的局部用皮质激素以及全身用皮质激素类药物,如哈西奈德[Halcinonide]、布地奈德[Budesonide]等)
on-impedance *n*. 动态阻抗
oniomania [希 *ōnios* for sale + *mania* madness] *n*. 购买癖
onion [拉 *unio*; *cepa*]; **Allium cepa** *n*. 洋葱 ‖ ~ crinkle virus

(Smith), ~ yellow dwarf virus (Melhus et al.) 洋葱矮黄病毒 / ~ mosaic virus (Ryzhkov et Vovk) 洋葱花叶病毒 / ~ yellow dwarf potyvirus 洋葱黄矮马铃薯 Y 病毒 yellow dwarf virus (Melhus et al.) [~ crinkle virus (Smith), Allium virus 1 (Smith), Marmor cepae (Holmes)] 洋葱黄矮病毒 / ~ yellow mosaic tymovirus 芒柄花黄花叶芜菁黄花叶病毒 / ~ yellow mosaic virus (Gibbs) 芒柄花黄花叶病毒 / ~ -peel dermatomes 葱皮样生皮节 / ~ -peeling effect 洋葱皮效应,洋葱皮征 / ~ -peeling sign 洋葱皮效应,洋葱皮征

Onion crinkle virus (Smith) = Onion yellow dwarf virus (Melhus et al.) 洋葱矮黄病毒

Onion mosaic virus (Ryzhkov et Vovk) 洋葱花叶病毒

Onion yellow dwarf potyvirus 洋葱黄矮马铃薯 Y 病毒

Onion yellow dwarf virus (Melhus et al.) [Onion crikle virus (Smith), Allium virus 1 (Smith), Marmor cepae (Holmes)] 洋葱黄矮病毒

Onion yellow mosaic tymovirus 芒柄花黄花叶芜菁黄花叶病毒

Onion yellow mosaic virus (Gibbs) 芒柄花黄花叶病毒

onion-peel dermatomes 葱皮样生皮节

onion-peeling effect 洋葱皮效应,洋葱皮征

onion-peeling sign 洋葱皮效应,洋葱皮征

onionskin atmosphere 贴地气层

oniresm, oneirism *n*. 梦幻症

oniric; oneiric *a*. 梦的,梦样的

onirogenic *a*. 致梦的,引起梦的

oniroid *a*. 梦样的

onisciform *n*. 海蛆形

onium *n*. 鎓(指一类复合阳离子,如铵、鏻、锍等)

onkinocele [希 *onkos* swelling + *is* fiber + *kēlē* hernia, tumor] *n*. 腱鞘肿

ONL outer nuclear layer 核外层

onlay *n*. 高嵌体 ‖ ~, bone 骨嵌体

only *a*. 唯一,只有 *ad*. 只,不过 *conj*. 但是,可是 ‖ ~ for 要是没有/if ~... 只要……就好了,但愿 / ~ just 刚刚才 / not ~...but (also)... = not ~ ...but as well 不仅……而且,既……又 / ~ if... 只有当……(才),只有在……的时候(才) / ~ not... 简直是,几乎跟……一样 / ~ that... 只是,要不是,要是没有/the ~ 唯一的,仅有的 / ~ too 可惜太……,非常,极其

onobaio *n*. 欧博克箭毒

Onocleaceae *n*. 球子蕨科(一种蕨类)

on-off phenomenon 一药物长期用于控制疾病,后来其药效尽失,症状如前

on-off-fiber *n*. 给撤光纤维

onomatolalia; neoligism *n*. ①新语症 ②语词新作,新词症

onomatology [希 *onoma* name + *-logy*] *n*. 命名学,名词学

onomatomania *n*. 强迫性观念插入,称名癖

onomatophobia *n*. 称名恐怖

onomatopoiesis [希 *onoma* name + *poiein* to make] *n*. 新语症,词语创新(指精神病患者)

ononin *n*. 芒柄花甙

Onion crinkle virus (Simth) = Onion yellow dwarf virus (Melhus et al.) 洋葱黄矮病毒

Onion mosaic virus (Ryzhkov et Vovk) 洋葱花叶病毒

Onion yellow dwarf potyvirus 洋葱黄矮马铃薯 Y 病毒

Onion yellow dwarf virus (Melhus et al.) [**Onion crinkle virus (Simth), Allium virus 1 (Smith), Marmor cepae (Holmes)**] 洋葱黄矮病毒

Ononis L. *n*. 芒柄花属 ‖ ~ spinosa; rest-harrow 芒柄花 / ~ nosma L. 驴臭草属 / ~ paniculatum Bur. Et Franch 滇紫草

Ononis yellow mosaic tymovirus 芒柄花黄花叶芜菁黄花叶病毒

Ononis yellow mosaic virus (Gibbs) 芒柄花黄花叶病毒

Onosma paniculatum Bur. et Franch [拉,植药] 长花滇紫草

Onosma hookeri var. Longiflorum Duthie 西藏紫草[植药]根

Onosma L. 驴臭草属

Onosma L. paniculatum Bur. et Franch. 滇紫草[植药]根

ONP operating nursing procedure 手术护理程序,手术护理常规

o-NP ortho-niteophenol 邻硝基苯酚

on-peak energy 巅峰能量

ONR Office of Naval Research 海军研究所

onrush *n*. 猛冲,奔流

Onsager's law 翁萨格定律

Onsager's reciprocity relationship 翁萨格倒易关系

on-scene interval 现场时间,现场停留时间(从救护车抵达现场到离开现场的时间)

onset *n*. 起始,开始 ‖ ~ and course 疾病的起始和经过,发病与病程 / ~ burst 起始猝发脉冲 / ~ of disease 病初起 / ~ gradual 缓起(病) / ~ of labour 分娩发作,产程发动 / ~ sudden 骤起(病)

onslaught *n*. 猛击,猛攻

o-NT ortho nitrotoluene 邻硝基甲苯

Ontario encephalomyelitis virus = Porcine hemagglutinating encephalitis virus 安大略脑脊髓炎病毒,猪血凝脑炎病毒

Ontazolast *n*. 昂唑司特(平喘药)

ontic *a*. 实体的,具有实体的 ‖ ~ally *ad*.

ontjom *n*. 发酵花生饼

onto *prep*. 到……上

ontocline *n*. 发育差型

ontogenesis; ontogeny *n*. 个体发生,个体发育

ontogenetic; ontogenic *a*. 个体发生的,个体发育的

ontogenic *a*. 个体发生的,个体发育的

ontogeny [希 *ōn* existing + *gennan* to produce] *n*. 个体发生,个体发育

ontology *n*. 本体论

onus *n*. 义务,责任

Onuxodon margaritiferae (Rendahl) 珍珠贝鱼(隶属于潜鱼科 Carapidae)

onward *a*. 向前的,前进的 *ad*. = onwards

onyalai; onyalia *n*. 奥尼赖病(血小板减少性紫癜的一型,见于非洲)

onych- [希 *onychos*] [构词成分] 爪,指甲

onychalgia, onychodynia *n*. 甲痛 ‖ ~ nervosa 神经性甲痛

onychatrophia [*onycho-* + a neg. + 希 *trophē* nutrition + *-ia*]; **onychatrophy** *n*. 甲萎缩

onychatrophy *n*. 甲萎缩

onychauxis [*onycho-* + 希 *auxein* to increase] *n*. 甲肥厚

onychectomy *n*. 甲切除术

onyches *n*. 跗爪

onychexallaxis [*onycho-* + 希 *exallaxis* alteration] *n*. 甲变性

onychia; onychitis *n*. 甲床炎 ‖ ~ craquele 甲脆折 / ~ lateralis; paronychia 甲沟炎 / ~ maligna 恶性甲床炎 / ~ parasitica; onychomycosis 寄生性甲床炎,甲真菌病 / ~ periungualis; paronychia 甲沟炎 / ~ punctata 凹点甲 / ~ sicca 干性甲床炎 / ~ simplex 单纯性甲床炎 / ~ superficialis undulata 浅纹甲

onychii *n*. 爪垫

onychin *n*. 甲质素

onychitis *n*. 甲床炎

onychium (复 onychia) *n*. ①爪 ②爪间突

Onychium japonicum (Thumb.) Kunze 金粉蕨,野鸡尾[植药]药用部分:叶-[小野鸡尾]

onycho- [希 *onyx* nail 甲] [构词成分] 甲,指甲,爪

onychoclasis *n*. [*onycho-* + 希 *klasis* breaking] 甲折断

onychocryptosis [*onycho-* + 希 *kryptein* to conceal]; onyxis *n*. 嵌甲

onychodynia; onychalgia *n*. 甲痛

onychodystrophy *n*. 指(趾)甲营养不良,甲变形

onychogenic *a*. 生甲的,长甲的 ‖ ~ substance 生爪质,生甲质

onychogram *n*. 指甲毛细管搏动图

onychograph *n*. 指甲毛细管搏动描记器

onychogryphosis; onychogryposis *n*. 甲弯曲

onychogryposis *n*. 甲弯曲

onychohelcosis [*onycho-* + 希 *helkōsis* ulceration] *n*. 甲溃疡

onychoheterotopia [*onyx* + 希 *heteros* other + *topos* place] *n*. 指(趾)甲异位

onychoid *a*. 指甲样的

onycholasis [*onycho-* + 希 *klasis* breaking] *n*. 甲折断

onycholysis; onychoschisis *n*. 甲松离,甲脱离

onychoma *n*. 甲(床)瘤

onychomadesis, onychomadisis *n*. 无甲,甲缺失

onychomalacia *n*. 甲软化

onychomycosis; tineaunguium; onychosis trichophytina *n*. 甲真菌病,甲癣 ‖ ~ favosa 甲黄癣 / ~ trichophytina 甲毛癣

onychonosus *n*. 甲病

onycho-osteodysplasia; arthro-onychodystrophy, onycho-osteodystrophy; nailpatella syndrome; *n*. 甲-骨发育不良(亦称关节—甲发育不良、甲—髌骨综合征)

onychopacity; leukonychia *n*. 白甲病

Onychopalpida *n*. 爪须亚目

onychopathic *a*. 甲病的

onychopathology *n*. 指(趾)甲病理学

onychopathy *n*. 甲病

onychophag; onycophage; onychophagia *n*. 咬甲癖

onychophagia *n*. 咬甲癖

onychophagist *n*. 咬甲癖者
onychophagy *n*. 咬甲癖
Onychophora *n*. 有爪纲
onychophorans *n*. 有爪(纲)动物
onychophosis *n*. 甲床角化
onychophyma *n*. 甲肥厚
onychophysis [*onycho-* + 希 *phyein* to grow] *n*. 甲床角化
onychoptosis *n*. 甲脱落
onychorrhexis *n*. 脆甲症,甲脆折
onychorrhiza *n*. (指)甲根
onychosarcoma *n*. 甲根肉瘤
onychoschizia [*onycho-* + 希 *schizein* to divide + *-ia*] *n*. 甲脱落,甲松离
onychosis; onychopathy *n*. 甲病
onychostroma *n*. 甲基质
onychotillomania *n*. 剔甲癖
onychotomy *n*. 甲切开术
onychotrophy [*onycho-* + 希 *trophē* nutrition] *n*. 甲营养
Onygenaceae *n*. 爪甲团囊菌科(一种菌类)
Onychoteuthidae *n*. 爪乌贼科(隶属于枪行目 Teuthoidae)
Onykia carribbaea (Lesueur) 斑乌贼(隶属于爪乌贼科 Onychoteuthidae)
onym [希 *onyma* name] *n*. 术语
onyx [希 *onyx* nail] *n*. ①爪甲,甲 ②眼前房积脓
onyxauxis *n*. 甲肥厚
onyxis; onychocryptosis *n*. 嵌甲
onyxitis; onychitis *n*. 甲床炎
oo once over 重作,检查不仔细 / Ophthalmic Optician 眼科验光师(英国验光协会杂志)
oo- [希 *ōon* an egg 卵] [构词成分] 卵,蛋
O-O bond oxygen oxygen bond 氧氧键
OOA out of action 毫无作用,出故障的
ooapogamy *n*. 二倍单性生殖,体细胞单性生殖
OOB out of balance 失去平衡 / out of bed 起床
ooblast *n*. 成卵细胞
ooccipitoanterior *n*. 枕前位(胎位)
oocenter; ovocenter *n*. 卵中心体
oocephalus *n*. 卵形头者
oocinesia; ookinesis *n*. 卵核分裂
oocinete; ookinete *n*. 动合子
oocyan, oocyanin *n*. 蛋壳青素
oocyesis; ovariao pregnancy *n*. 卵巢妊娠
oocyst; egg capsule *n*. 卵囊,卵袋
Oocystaceae *n*. 卵囊菌科(一种菌类)
oocytase *n*. 溶卵酶,卵细胞溶[解]酶
oocyte *n*. 卵母细胞
oocyte collection 卵子收集
oocyte donation 卵子赠送
oocyte maturation inhibitor 卵母细胞成熟抑制分子
oocyte maturation 卵细胞成熟
oocyte; ovocyte *n*. 卵母细胞 ‖ ~, primary; oocyte of the first order 初级卵母细胞 / ~, secondary; oocyte of the second order 次级卵母细胞
oocytin *n*. 受精膜生成素
oodeocele [希 *ōoeidēs* egg-shaped + *kēlē* hernia]; obturator hernia *n*. 闭孔疝
Oodescelis chinensis (Kasz) 中华刺甲(隶属于拟步行虫科 Lacordaire)
ooecium *n*. 卵室
oof; orf *n*. ①羊传染性口疮 ②触染性深脓疱,羊痘疮
oogamete *n*. 雌配子
oogamous [希 *ōon* egg + *gamos* marriage] *a*. 异配生殖的
oogamy *n*. 异配生殖,卵式生殖
oogenesis *n*. 卵(子)发生
oogenetic *a*. 卵(子)发生的
oogenia (单 oogonium) *n*. 卵原细胞
oogonium [*oo-* + 希 *gonē* generation]; ovogonium *n*. 卵原细胞
oogenic; oogenous *a*. 生卵的
oogensis *n*. 卵(子)发生
oogonia (单 oogonium) *n*. 卵原细胞
oogonium [*oo-* + 希 *gonē* generation] (复, oogonia); **ovogonium** *n*. ①卵原细胞 ②藏卵器
ookinesia; oocinesia *n*. 卵核分裂
ookinesis *n*. 卵核分裂
ookinete *n*. 动合子(蚊体内疟原的受精型)
oolema, oolemma, zona pellucida [*oo-* + 希 *lemma* sheath], **zona pellucida** *n*. ①卵膜 ②明带(哺乳类)
oolong *n*. 乌龙茶
OOLR ophthalmology, otology, laryngology and rhinology 眼科学,耳科学,喉科学和鼻科学
Oomorphoides alienus (Bates) 通草卵行叶甲(隶属于肖叶甲科 Eumolpidae)
Oomycetes *n*. 卵菌纲,卵菌目(植物分类学)
ooncotomy *n*. 肿块切开术
OOO out of order 发生故障,健康状况不佳
oophagia [希 *ōophagein* to eat eggs], **oophagy** *n*. 卵食(生活)(指昆虫)
oophagy; oophagia *n*. 卵食(生活)(昆虫)
oophor-; oophoro- [希] [构词成分] 卵巢
oophoralgia *n*. 卵巢痛
oophoraphy; oophororraphy *n*. 卵巢缝术
oophorauxe, ovary hypertrophy *n*. 卵巢肥大
oophorectomize *n*. 卵巢切除
oophorectomy, ovariectomy *n*. 卵巢切除术
oophorectomize *n*. 卵巢切除
oophoric *a*. 卵巢的
oophoritis; ovaritis *n*. 卵巢炎 ‖ ~ parotidea 腮腺炎性卵巢炎 / ~ serosa 浆液性卵巢炎,卵巢水肿
oophoro-, oophor- [希] [构词成分] 卵巢
oophorocele *n*. 卵巢突出
oophorocentesis *n*. 卵巢穿刺术
oophorocystectomy *n*. 卵巢囊肿切除术
oophorocystosis *n*. 卵巢囊肿形成
oophoroepilepsy *n*. 卵巢病性癫痫
oophorogenous *a*. 卵巢原的,卵巢性的
oophorohysteerectomy [*oophoro-* + 希 *hystera* uterus + *ektmē* excision] *n*. 卵巢子宫切除术
oophoroma *n*. 恶性卵巢瘤 ‖ ~ folliculare; Brenner tumor 布伦纳氏瘤,卵巢纤维上皮瘤
oophoroma folliculare 卵巢纤维上皮瘤
oophoromalacia *n*. 卵巢软化
oophoromania *n*. 卵巢性精神病
oophoron [希 *ōon* egg + *pherein* to bear]; **ovary** *n*. ①卵巢 ②子房
oophoropathia, oophoropathy *n*. 卵巢病
oophoropeliopexy [*oophoro-* + 希 *pellis* pelvis + *pēxis* fixation] *n*. 卵巢骨盆固定术
oophoropelveopexy; oophoropelviopexy *n*. 卵巢骨盆固定术
oophoropexy; ovariopexy *n*. 卵巢固定术
oophoroplasty *n*. 卵巢成形术
oophororrhaphy, oophoraphy *n*. 卵巢缝合术
oophorosalpingectomy; salpingo-oophorectomy *n*. 卵巢输卵管切除术,输卵管卵巢切除术
oophorosalpingitis; ovariosalpingitis *n*. 卵巢输卵管炎
oophorostomy *n*. 卵巢囊肿造口引流术
oophorotomy *n*. 卵巢切开术,卵巢切除术
oophorrhagia [*oophoro-* + 希 *rhēgnynai* to burst forth] *n*. 卵巢出血
oophorstomy; ovariostomy; oothecostomy *n*. 卵巢(囊肿)造口(引流)术
oophyte *n*. 卵体(下等植物)
ooplasm; ovoplasm *n*. 卵质,卵浆
oopod, oopodeus *n*. 产卵期(尾刺一部分)
ooporphyrin *n*. 卵壳(原)卟啉
oorhodein [*oo-* + 希 *rhodon* rose] *n*. 蛋红素,卵红素
OOS ordinary organic solvents 普通有机溶剂 / out of sight 视界外 / ovarian overstimulation syndrome 卵巢刺激过剩综合征
oosome [*oo-* + 希 *sōma* body] *n*. 卵小体,生殖细胞决定体
oosperm; fertilized egg; impregnated egg cell *n*. 受精卵
oosphere; egg ball *n*. 卵球
Oospora [*oo-* + 希 *sporos* seed] *n*. 卵孢子菌属,接合孢子菌属 ‖ ~ canina 犬卵孢子菌 / ~ catenata; ~ fragilis 牛卵孢子菌 / ~ indica 足肿卵孢子菌,足肿放线菌 / ~ lactis 乳卵孢子菌 / ~ madurae 马杜拉卵孢子菌 / ~ minutissima 微小卵孢子菌 / ~ tozenri 黑色卵孢子菌
oosporangium *n*. 卵孢子鞘,卵孢子囊
oospore *n*. ①受精卵 ②被囊合子 ③ 卵孢子
oosporein *n*. 卵孢霉素(获自 Oospora coloranus)
oospore *n*. 卵孢子 ‖ oosporic *a*.
oosporosis *n*. 卵孢子菌病
oospthec [构词成分] 卵巢
oostegite *n*. 载卵叶,抱卵板
oostegopod *n*. 抱卵足
ootheauxe *n*. 卵巢肥大

oothec(o)-[希 ōothēkē ovary 卵巢] 卵巢,以 oothec(o)-起始的词,同样见以 oophor(o)-和 ovari(o)- 起始的词
ootheca *n*. ①卵囊,卵精 ②卵巢 ‖ ~ oothecal membrane 卵鞘
ootheca *n*. ①卵囊,卵精 ②卵巢
Ootheca Mantidis 桑螵蛸
oothecal plate *n*. 卵鞘板
oothecalgia; ovarialgia *n*. 卵巢痛
Oothecaria *n*. 网翅目
oothecauxe[*ootheca* + 希 *auxē* increase] *n*. 卵巢肥大
Occlusosporida Perkins 内生孢子目
ootheca 卵囊,卵鞘;卵巢 ‖ ~1 *a*.
oothecectomy *n*. 卵巢切除术
oothecin *n*. 卵鞘蛋白
oothecitis *n*. 卵巢炎
ootheco-[希 ōon egg 卵 + thēkē case 箱,盒][构词成分] 卵巢
oothecocele *n*. 卵巢突出
oothecocentesis; oophrocentesis *n*. 卵巢穿刺术
oothecocyesis[*ootheca* + 希 *kyēsis* pregnancy] *n*. 卵巢妊娠
oothecocystosis[*ootheca* + 希 *kyēsis* cyst] *n*. 卵巢囊肿形成
oothecoepilepsy *n*. 卵巢病性癫痫
oothecohysterectomy *n*. 卵巢子宫切除术
oothecolytic *a*. 破坏卵巢的
oothecoma *n*. 卵巢瘤
oothecomalacia *n*. 卵巢软化
oothecomania *n*. 卵巢病性精神病
oothecopathy *n*. 卵巢病
oothecopexy; ovariopexy *n*. 卵巢固定术
oothecorrhaphy; ovariorrhaphy *n*. 卵巢缝术
oothecorrhexis *n*. 卵巢破裂
oothecosalpingectomy *n*. 卵巢输卵管切除术
oothecostomy, oophorostomy, ovariostomy; oothecostomy; oophorostomy; ovariostomt *n*. 卵巢(囊肿)造口(引流)术
oothectomy; oophorectomy; ovariectomy *n*. 卵巢切除术
ootherapy; ovotherapy *n*. 卵巢制剂疗法
ootid *n*. 卵子,卵细胞(在第二次减数分裂完成以后女性生殖细胞的单倍体)
ootid pronucleus 卵细胞原核(在第二次减数分裂完成以后,在与精子细胞原核融合以前的卵细胞核)
ootype, ootypus *n*. 卵模(腔)
oou out of use 不能使用的
oovum maturatuin solution 卵细胞成熟液
ooxanthine *n*. 卵壳黄素
ooze *n*. ①渗出;②软泥
oozing *n*. 渗出
oozooid *n*. 卵生体
oozy *a*. ①出的,分泌出的 ②有黏液的
OP occipital posterior 枕后部的 / occlusal plane 颌平面(第一恒磨牙牙尖高度的中点与中切牙复颌中点连线) / Office Pathology 功能病理学(杂志名) / oil pressure 油压 / oncotic pressure 肿胀压力 / opaque 不透明的,不传导的 / opening pressure 开放压力 / oprating procedure 手术程序 / optical probe 光学探头 / operation 手术 / opus [拉] 工作 / Orthotics and Prosthetics 矫正与修复学(杂志名) / oscillatory potential 振荡电位 / osmotic pressure 渗透压 / Osteopathic Physician 骨科医师(杂志名) / other than psychotic 非精神病的 / outer pillar bodies 外柱形体 / outpatient 门诊病人 / oviparous 卵生的 / oxypaeoniflorin 氧化芍药甙
Op opium 鸦片,阿片
op ophthalmic 眼的,眼科的 / opposite 对立的,对生的,对向的 / opus [拉] 工作 / output 输出
op cit opus citato [拉] 在引文中列举,前已引述的作品(文章)中
Op Dent operative dentistry 牙科手术学,牙外科学
Op Eng Optical Engineering 光学工程(杂志名)
Op instr operational instruction 操作规程,操作说明
op-[希][构词成分] 看
OP'-DDD orthoparaprime DDD 邻对滴滴滴
OPA obstetrical phydician's assistant 产科助理医师
opacification *n*. ①混浊化(指角膜或晶体) ②不透光
opacify *v*. 使成混浊 *n*. 不透光,不透明性,不透明体,阻光度 ‖ ~ of vitreous 玻璃体混浊
opacitas[拉]; **opacity** *n*. ①混浊,不透明 ②不透明区,浊斑 ‖ ~ annulares corneae; Caspar's ring opopacity 角膜环状混浊,卡斯珀氏环状混浊 / ~ corneae; corneal opacity 角膜混浊
opacity *n*. 不透 X 线,不透光,暗度;混浊度;不透明度
opacoron *n*. 醋碘苯酸葡胺,乙酯氨基三碘苯甲基葡胺(造影剂)
opacus *a*. 暗的,不透明的
opal *n*. 蛋白石,乳色玻璃
opal mutant 空白(无义)突变型
opalescence *n*. 乳光
opalescent *a*. 乳光的,乳色的
opalescin *n*. 乳光蛋白
opalgia[希 ōps face + *-algia*]; **facial neuralgia** *n*. 面神经痛
Opalina *n*. 扁纤毛虫属 ‖ ~ ranarum 蛙扁纤毛虫
Opalina acuminata Nie 尖尾蛙片冲
Opalina carolinensis Metcalf 卡罗林蛙片虫
Opalina hylaxena Metcalf 树蛙蛙片虫
Opalina Purkinje and Valentin 蛙片虫属
Opalina ranarum Purkinje and Valentin 蛙片虫
Opalina spiralis Metcalf 螺形蛙片虫
Opalina undulate Nie 波状蛙片虫
Opalinata *n*. 蛙片亚门
Opalinata Corliss and Balamuth 蛙片总纲
Opalinatea *n*. 蛙片纲
opaline[拉 *opalus* opal] *a*. 乳光的,蛋白石的
opalinid *a*. 蛙片亚门原虫的
opalinida *n*. 蛙片目
Opalinida Poche 蛙片目
Opalinidae *n*. 玛瑙科
Opalinidae Claus 蛙片虫科
opalinus *a*. 乳光的,蛋白石的
opalisin *n*. 人乳光蛋白
opalizans *a*. 乳光的,蛋白石的
OpAmp operational amplifier 操作用放大器
opaque[拉 *opacus*] *a*. 不透光的,不透明的 ‖ ~ arthrography 阳性造影关节造影[术] / ~ catheter material 不透 X 线 / ~ contrast medium 阳性造影剂 / ~ enema 不透明灌汤剂 / ~ meal 造影餐 / ~ medium 不透 X 线造影剂阳性造影剂 / ~ projector 不透明投影器 / ~ stone 阳性结石,不透 X 线结石 / ~ substance 不透 X 线的物质 ‖ ~ly *ad*. / ~ness *n*.
opaque-2 *n*. 不透明二号(玉米籽赖氨酸基因)
-opathy[希 *pathos*] 疾病
Opatrum sabulosum(Lin) 欧洲沙蜡(隶属于拟步行虫科 Lacordaire)
OPB open pleural biopsy 开胸手术胞膜活检
OPC outpatient clinic 门诊部
OPCA-I olivopontocerebellar atrophy 橄榄体脑桥小脑萎缩
-opcida 代表纲一级的词尾(生物分类学,此仅适用于高等植物)
o-PD o-phenylenediamine 邻苯二胺
OPD out patient department 门诊部 / ocular psychosomatic disease 眼身心症 / optical path difference 光路差(物理学) / outpatient dispensary 门诊药房
opdar *n*. 光雷达
Ope operation 手术,运算,操作 / operator 手术者,操作者
Opecoelidae *n*. 孔肠科
Opegaster *n*. 孔肠(吸虫)属
Opegaster, Opecoelus *n*. 孔肠(吸虫)属
Opegraphaceae *n*. 船裂菌科(一种菌类)
opeidoscope[希 *ops* a voice + *eidos* form + *skopein* to examine] *n*. 喉音振动测验器
opeidoscopy *n*. 喉音振动测验法
open *a*. 开的,开放的 *v*. ①切开 ②切断电路,断电 ‖ ~ auriculo-ventricular 心(房心室)门 / ~, birth 产孔 / ~, excretory 排泄孔 / ~, genital 生殖孔 / ~ beam 无光栅线束 / ~-bed technique 开床技术 / ~ biopsy 开放性活检 / ~ chain 开链 / ~ chest cardiac massage 开胸心脏按压 / ~ -circle DNA 开环 DNA / ~ circuit 开路,断路 / ~ circuit impedance 开路阻抗 / ~ circular relaxed DNA(relaxed circular DNA) 开环松弛 DNA / ~ drop method 开放点滴法 / ~ ended applicator 开端施用器,开端限光筒 / ~ end-hole catheter 端孔开放导管 / ~ field 开放(照影)野 / ~ field isodose curve 开放野等剂量线 / ~ fracture 开放性骨折,哆开骨折 / ~ healing 开放性愈合 / ~ injury 开放伤 / ~ injury of skull and brain 开放性颅脑损伤 / ~ laparoscopy 开放腹腔镜术 / ~ loop voltage gain 开环电压增益 / ~ mouth position 张口位 / ~ mouth projection 开口位投照 / ~ mouth sphenoid position 蝶骨张口位(蝶骨投照位置之一) / ~ pneumothorac 开放性气胸 / ~ pollination 自由传粉,自由异花授粉 / ~ population 开放性群体 / ~ sella 开放型蝶鞍 / ~ system 开放系统 / ~ therapy 暴露疗法 / ~ wound of chest 胸部开放伤
open-air *a*. 户外的,露天的
opener *n*. 开的人,开具(刀),(一系列项目中的)首项
opening *n*. 孔,口;除断电路,断电 ‖ ~ in adductor magnus muscle 大(内)收肌孔 / ~, anodal 阳极断电 / aortic ~ in diaphragma 主动脉裂孔 / ~, birth 产孔 / ~ click 开放喀喇音 / ~, di-

aphragm 光阑孔 / ~, excretory; excretory pore 排泄孔 / ~ for vena cava 腔静脉孔(膈) / ~, genital 生殖孔 / ~ in adductor magnus muscle 大(内)收肌孔 / ~ to lesser sac; foramen of Winslow 网膜孔,温斯娄氏孔 / ~ into lesser sac of peritoneun; epiploic foranmen 网膜孔 / ~ of anterior ethmoidal air cell 前筛房开口 / ~ of appendix 阑尾口 / ~ of maxillary sinus 上颌窦口 / ~ of the siphon (颈动脉)虹吸开大(脑血管造影中的异常征象) / ~ of the venous angle 静脉角开大(脑血管造影中的异常征象) / ~ primary anal 原肛口 / ~ pyriform 梨状孔 / ~, saphenous; fossa ovalis 卵圆窝(大隐静脉孔) / ~, secondary anal 次级肛口 / ~ for vena cava; quadrate foramen 腔静脉孔(隔) / ~ of vermiform appendix 阑尾口 / ~ pelvic pressure 肾盂开放压 / ~ pressure 开放压力 / ~ snap 二尖瓣开放音 / ~ velocity 开放气量(肺功)额窦口

openness ***n***. 敞开,空旷,率直

open-shell state 开壳状态

opera ***n***. 歌剧

operability [拉 *operari* to work] ***n***. ①可手术性 ②手术率

operable ***a***. 可行手术的

operand precision register 操作数精度寄存器

operant ***n***. 自发反应(心理学) ‖ ~ conditioning 操作氏条件反射建立 / ~ level 操作水平 / ~ response 操作反应

operaria ***n***. 职虫(膜翅目)

operate ***vi***. ①操作 ②运转 ③起作用,奏效 ④动手术(on) ⑤用泻药 ***vt***. ①操作,开动 ②对施行手术 ③受过实验性手术者(与正常对照者进行比较)

operatic ***a***. 歌剧的

operating ***a***. 手术的,工作的 ‖ ~ area 操作区 / ~ characteristic 工作特性 / ~ characteristic curve 操作特性曲线 / ~ colonoscope 手术结肠镜,治疗结肠镜 / ~ console 操纵台,控制台 / ~ gastroscope 手术胃镜,治疗胃镜 / ~ instruction 运行规程,操作规程,使用说明 / ~ laryngoscope 手术喉镜 / ~ laryngoscopy 手术喉镜检查 / ~ line 操作线 / ~ load 工作负载 / ~ loop 运行回路,运行环路 / ~ maintenance 运行维护 / ~ manual 操作手册,运行手册,操作规程 / ~ microscope 手术显微镜 / ~ panel 操作盘,操作板,控制屏 / ~ point 工作点,运行点 / ~ position 操作位置 / ~ room, O.R 手术室 / ~ system supervisor 操作系统管理程序 / ~ system 操作系统 / ~ voltage 工作电压 / operation readiness evaluation 手术

operation [拉 *operatio*] ***n***. 操作,作用,手术(on, for) ‖ ~ Abbe's 阿贝氏手术(肠侧面吻合术) / ~, abdominal 腹部手术 / ~ abdominoperineal 腹部会阴手术 / ~ Abernethy's 艾伯内西氏手术(髂外动脉结扎术) / ~, Adams' 亚当斯氏手术(①股关节粘连时的切骨术 ②鼻中隔弯曲矫正术 ③睑外翻手术 ④结肠切开术 ⑤子宫脱出的手术) / ~, Adelmann's 阿德耳比氏手术(掌指关节离断术) / ~, Albee's 阿耳比氏手术(①股骨头髂臼融合术 ②结核性脊椎炎时移植胫骨的脊柱固定术) / ~, Albee-Delbet 阿—德二氏手术(治股骨颈折) / ~, Albert's 阿耳伯特氏手术(膝关节强直术) / ~, Allarton's 正中膀胱取石术 / ~, Allingham's (H.) 阿林讷姆氏手术(一种结肠切除术) / ~, Allingham's (W.) 阿林讷姆氏手术(一种直肠切开造瘘术) / ~, Alouette's 阿路埃特氏切肢手术 / ~, Ammon's 阿蒙氏手术(睑修补术,泪囊摧毁术,睑外翻术,睑粘连术 / ~, Amussat's 阿谬萨氏手术(腰部结肠造瘘术) / ~ Anagnostakis' 阿纳诺斯塔基斯氏手术(睑内翻倒睫手术) / ~, anastomotic 吻合术 / ~, Anderson's 安德逊氏手术(腱纵切开并延长术) / ~, Andrews' 安德鲁斯氏手术(①腹股沟疝手术 ②阴囊积水手术) / ~, Anel's 阿内耳氏手术(结扎动脉治疗动脉瘤的一种手术) / ~, Annandale's 安南代耳氏手术(①髁切除手术 ②膝软骨固定术) / ~, Antyllus' 安提勒斯氏手术(一种动脉瘤切除手术) / ~, Appolito's 阿波利托氏手术(肠缝术) / ~, Arlt's 阿耳特氏(眼)手术 / ~, Arlt-Jaesche 阿-耶二氏手术(双行睫治疗手术) / ~, Armsby's 阿姆斯比氏手术(腹股沟疝手术) / ~, Asch's 阿希氏手术(矫正鼻中隔弯曲) / ~, Babcock's 巴布科克氏手术(静脉瘤治疗术) / ~, Baccelli's 巴切利氏手术(治疗动脉瘤) / ~, Badal's 巴达耳氏手术(将滑车下神经挫碎,治疗青光眼) / ~, Ball's 鲍尔氏手术(①结肠切开术 ②腹股沟疝手术 ③割断肛门的感觉神经,治肛门搔痒症) / ~, Bardenheuer's 巴登霍伊厄氏手术(无名动脉结扎法) / ~, Barkan's; goniotomy 巴尔坎氏手术(前房角切开术) / ~, Barker's 巴克氏手术(股关节离断术) / ~, Barraquer's; phacoerysis 巴靳魁耳氏手术,晶状体吸出术 / ~, Barton's 巴尔通氏手术(治疗关节强直) / ~, Barwell's 巴韦耳氏手术(矫正膝外翻的一种骨切开术) / ~, Bassini's 巴西尼氏手术(疝修补术) / ~, Bates' 贝茨氏手术(治疗尿道狭窄) / ~, Battle's 巴特耳氏手术(一种阑尾切除术) / ~, Baum's 鲍姆氏手术(耳下皮肤切开面神经伸展术) / ~, Baynton's 贝恩顿氏手术(无痛性下肢溃疡的绷扎疗法) / ~, Beer's 贝尔氏手术(瓣状晶状体摘出术) / ~, Belfield's; vasotomy 贝尔费尔德氏手术,输精管切断术 / ~, Belmas' 贝尔马斯氏手术(腹股沟疝手术) / ~, Bennett's 贝奈特氏手术(治疗精索静脉曲张) / ~, Bent's 本特氏手术(肩关节离断术) / ~, Bergenhem's 贝根黑姆氏手术(移植输尿管于直肠的方法) / ~, Berger's; interscapulothoracic amputation 贝尔惹氏手术,肩胸间切断术 / ~, Best's 贝斯特氏手术(疝手术中腹环皮下缝合法) / ~, Bevan's 比万氏手术(固定隐睾于阴囊内) / ~, Beyea's; gastroplication 贝伊阿氏手术,胃折术 / ~, Bier's 比尔氏手术(小腿切断术) / ~, Bigelow's 比吉洛氏手术(碎石洗出术) / ~, Billroth's 比罗特氏手术(①胃幽门切除术 ②结肠前胃前壁胃肠吻合术 ③舌切除术) / ~, Bircher's 比尔歇尔氏手术(胃前后壁缝合术) / ~, Blalock-Taussig 布—陶二氏手术(锁骨下动脉肺动脉吻合术) / ~, Bladkovicz's 布拉斯科维兹氏手术(内眦赘皮切除术) / ~, blocking 阻滞手术 / ~, bloodless 无血手术 / ~, Boari's 博阿里氏手术(输精管移植术) / ~, Bobbs's 鲍勃斯氏手术(胆囊切开取石术) / ~, Bobroff's 鲍布罗夫氏手术(①脊柱裂成形术 ②肝囊肿内膜剥离和切除术) / ~, Bogue's 博格氏手术(静脉曲张分段结扎术) / ~, Bohm's 鲍姆氏斜视矫正术(截腱术) / ~, Bonzel's 邦泽耳氏虹膜断离修补术 / ~, Borthen's; iridotasis 博腾氏手术,虹膜展开术 / ~, Bose's 博塞氏手术(气管切开术) / ~, Bottini's 博蒂尼氏手术(前列腺电灼术) / ~, Brailey's 布雷利氏手术(滑车上神经伸展术,以止青光眼疼痛) / ~, Brasdor's 布腊多尔氏手术(动脉瘤远端结扎术) / ~, Brauer's 布劳尔氏手术(心包松解术) / ~, Brenner's 布伦纳氏手术(巴西尼氏疝修补术的改良法) / ~, Brewer's 布鲁尔氏手术,动脉创口缝术 / ~, Brophy's 布罗菲氏手术(腭裂手术) / ~, Brunschwig's; Pancreatoduodenectomy 布朗希威格氏手术,胰十二指肠切除术 / ~, Bryant's 布莱恩特氏手术(腰部结肠切开术) / ~, Buck's 布克氏手术(髌骨和胫腓骨端楔形切除) / ~, Burckhardt's 伯克哈特氏手术(颈部咽后脓肿切开术) / ~, (Von) Bruow's 布罗夫氏手术(切除肿瘤无瘢成形术) / ~, buttonhole 钮孔式手术 / ~, Buzzi's 布齐氏人造瞳孔术 / ~, Caldwell-Luc 考—路二氏手术(上颌窦根治术) / ~, Callisen's 卡利森氏手术(腰式结肠切开术) / ~, Calot's 卡洛氏手术(驼背复位术) / ~, capital 重大手术 / ~, Carnochan's 卡诺坎氏手术(股动脉结扎术) / ~, Carpue's 卡普氏手术(鼻成形术) / ~, Carter's 卡特氏手术(①人造瞳孔术 ②鼻梁重建术) / ~, Cassel's 卡斯耳氏手术(经外耳道的耳部外生骨疣切除术) / ~, Celsian 塞耳萨斯氏手术(①会阴膀胱取石术 ②碎胎断头术 ③唇上皮癌 V 形切除术 ④环状切肢术 / ~, Chaput's 夏蒲氏手术(人造肛门术和肠吻合术) / ~, Cheever's 契佛尔氏手术(经颈完全扁桃体摘除) / ~, Cheyne's 陈恩氏手术(根治股疝术) / ~, Chiazzi's; epiplopexy 加济氏手术,网膜固定术 / ~, Chiene's 契恩氏手术(①大腿内髁楔形切除以矫正膝外翻 ②颈部胸锁乳突肌后缘切开暴露咽后部) / ~, Chopart's 肖帕尔氏手术(唇成形术) / ~, Civiale's 西维阿耳氏手术(正中偏侧膀胱切开取石术) / ~, Clark's 克拉无氏手术(尿道瘘成形术) / ~, Coakley's 寇克利氏手术(额窦手术) / ~, Cock's 柯克氏手术(尿道切开术) / ~, Codivilla's 科迪维拉氏手术(一种假关节的手术) / ~, Colonna's 科隆纳氏手术(股骨颈囊内骨折修复术) / ~, compensation 代偿手术(麻痹性斜视的截腱术) / ~, Cooper's 库柏氏手术(髂外动脉结扎法) / ~, Corradi's; Moore-Corradi ~ 科腊迪氏手术,穆-科二氏手术 / ~, cosmetic 整容术 / ~, Coote's 科特氏手术(骶前神经切除术) / ~, Cotting's 科廷氏手术(嵌由手术) / ~, Crile-Matas's 克-马二氏手术(神经内浸润区域麻醉法) / ~, Cripps's 克利浦斯氏手术(髂部结肠切开术) / ~, Critchett's 克里彻特氏手术(前半眼球切除术) / ~, cuff 袖口式手术 / ~, Cushing's 库兴氏手术(①暴露半月神经节和三叉神经的三个分支 ②一种输尿管缝合法) / ~, Czerny's 策尔尼氏手术(腹股沟疝根治术) / ~, Dallas' 达拉斯氏手术(腹股沟疝或股疝的管腔闭合术) / ~, Dana's 达纳氏手术(脊神经后根切除术,治痉挛性麻痹 / ~, Davat's 达瓦氏手术(治精索静脉曲张) / ~, Daviel's 达维耳氏手术(晶状体囊切开术,治眼内障) / ~, Davies-Colley 戴—科二氏手术(畸形足矫正术) / ~, de Grandmont's 德格兰德蒙氏上睑下垂矫正术 / ~, Delorme's 代洛姆氏手术(心包切除术) / ~, Delpech's 德耳北希氏手术(胸大肌三角肌间腋动脉结扎) / ~, Del Toro's 圆锥形角膜顶端烧灼术 / ~, Denans' 德南斯氏手术(肠吻合术) / ~, Denonvilliers' 德农维利叶氏手术(鼻成形术) / ~, Dieffenbach's 迪芬巴赫氏手术(①髋关节环状切除术②三角状缺损修补法) / ~, Dittel's 迪特耳氏手术(前列腺肥大手术) / ~, Doppler's; sympathicodiaphtheresis 多普勒氏手术,[生殖腺]交感神经毁损术 / ~, Dowell's 道韦耳氏

手术(治疝) / ~, Doyen's 杜瓦扬氏手术(阴囊鞘膜积水手术) / ~, Drummond-Morison 德—摩二氏手术(大网膜固定术) / ~, Dudley's 达德利氏手术(①治子宫后倾 ②子宫颈矢状切开治疗痛经) / ~, Dührssen's 迪尔森氏手术(①阴道式子宫固定术 ②经阴道子宫切开取胎术) / ~, Duplay's 杜普累氏手术(治阴茎畸形) / ~, Dupuy-Dutemps 杜—杜二氏手术(下睑成形术) / ~, Dupuytren's 杜普伊特伦氏手术(肩关节切断术) / ~, Edebohls'埃德博耳氏手术(肾被膜剥脱术) / ~, Ekehorn's 埃科霍恩氏手术(一种直肠固定术) / ~, elective 选择性手术 / ~, Elliot's 埃利奥特氏手术(治青光眼) / ~, Ely's 伊利氏手术(慢性脓性中耳炎植皮术) / ~, Emmet's 埃梅特氏手术(①会阴缝术 ②子宫颈裂缝术) / ~, equilibrating 平衡手术(麻痹性斜视矫正术) / ~, Esser's; Epithelial inlay 埃塞氏手术,上皮内置法 / ~, Estes'埃斯提斯氏手术(移植卵巢,为避孕手术的一种) / ~, Estlander's 埃斯特兰德氏手术(脓胸肋骨切除术) / ~, Eversbusch's 埃弗斯布施氏手术(上睑下垂矫正术) / ~, Farabeuf's; ischiohebotomy 法腊布夫氏手术,耻骨坐骨支切开术 / ~, fenestration 开窗手术 / ~, Fergusson's 福格逊氏手术(切除上颌手术的一种) / ~, Finney's 芬尼氏手术(胃十二指肠吻合术) / ~, Flajani's 弗拉亚尼氏手术(虹膜剥离术) / ~, flap 瓣状手术 / ~, forceps 钳产术 / ~, Förster's 弗斯特氏手术(①在脊髓痨时于硬膜内切断七、八、九对背侧神经根 ②急性人工白内障成熟术) / ~, Förster-Penfield 弗—潘二氏手术(外伤性癫痫时脑皮质瘢痕组织全切除术) / ~, Fothergill 法沙吉尔氏手术(治子宫脱垂) / ~, Fowler's 福勒氏手术(胸膜剥除术) / ~, Franco's; suprapubic cystotomy 弗兰科氏手术,耻骨上膀胱切开术 / ~, Frank's ①皮下耻骨联合切开术(F.弗兰克氏手术) ②胃造口术(R.弗兰克氏手术) / ~, Franke's 弗兰克氏手术(脊髓痨时肋间神经切除术) / ~, Frazier-Spiller 弗-斯二氏手术(三叉神经痛缓解术) / ~, Fredet-Ramstedt 弗-腊二氏手术(先天幽门狭窄环状肌切断术) / ~, Freyer's 弗里尔氏手术(耻骨上前列腺剜出术) / ~, Friedrich's; pleuropneumonolysis 弗里德赖希氏手术,胸膜肺松解术 / ~, Frommel's 弗罗梅耳氏手术(治子宫后倾) / ~, Frost-Lang 福-兰二氏手术(眼球剔出后置入金属球法 / ~, Fukala's 富卡拉氏晶状体摘除术(治高度近视眼) / ~, Gant's 甘特氏手术(转子下切骨术,治髋关节粘连) / ~, Gaza's 加察氏手术(神经支切断术) / ~, Gersuny's 格苏尼氏手术(治大便失禁) / ~, Gifford's 吉福德氏手术(①限界性角膜切开术②滴入三氯醋酸破坏泪囊术) / ~, Gill's 吉耳氏手术(足矫正术) / ~, Gillies'吉利斯氏睑外翻矫正术 / ~, Gillespie's 吉累斯皮氏手术(腕关节离断术) / ~, Gonin's 果南氏手术(治视网膜脱离) / ~, Graber-Duvernay 格-杜二氏手术(慢性股关节炎时促进局部血循环的方法) / ~, Grant's 格兰特氏手术(唇瘤切除后整形术) / ~, Gritti's 格里蒂氏手术(包括膝关节的切断术) / ~, Grossmann's 格罗斯曼氏手术(治视网膜脱离) / ~, Gussenbauer's 古森包厄氏手术(治食管狭窄) / ~, Guyon's 居永氏手术(踝部切断术) / ~, Hagner's 哈格纳氏手术(治淋病性附睾炎) / ~, Hahn's 哈恩氏手术(胃切开治贲门或幽门狭窄) / ~, Halpin's 哈耳平氏泪腺摘除术 / ~, Halsted's 霍耳斯特德氏手术(巴西尼氏疝修补术的改良法) / ~, Hancock's 汉考克氏手术(一种切肢术) / ~, Hartley-Krause 哈-克二氏手术(半月神经节切除术) / ~, Haynes's 黑恩斯氏手术(治急性化脓性脑膜炎) / ~, Heath's 希思氏手术(切断下颌骨降支,治关节粘连) / ~, Heaton's 希顿氏手术(治腹股沟疝) / ~, Hegar's 黑加氏手术(会阴缝术) / ~, Heine's 海因氏睫状体剥离术(抗青光眼) / ~, Heineke's 海内克氏手术(直肠癌 T 字形切开) / ~, Heineke-Mikulicz 海-米二氏手术(幽门扩张术) / ~, Heisrath's 海斯腊思氏手术(治沙眼) / ~, Herbert's 赫伯特氏手术(治青光眼) / ~, Hey's 黑氏手术(切断术) / ~, Hibbs's 希布斯氏手术(治脊椎结核) / ~, Hochenegg's 霍亨内格氏手术(治直肠癌) / ~, Hoffa-Lorenz; Lorenz's ~ 霍-洛二氏手术,洛伦茨氏手术 / ~, Holmes's 霍姆斯氏手术(跟骨切除术的一种) / ~, Holth's 霍耳思氏手术(巩膜切除) / ~, Horsley's 霍斯利氏手术(切除皮质运动区治上肢痉挛性运动) / ~, Hotchkiss'霍奇基斯氏手术(治颊上皮瘤) / ~, Hufnagel 赫夫纳格耳氏手术(治主动脉瓣闭锁不全) / ~, Huggins'哈金斯氏手术(治前列腺癌) / ~, Huguier's 于吉埃氏手术(结肠切开术) / ~, Hunter's 亨特氏手术(动脉瘤动脉结扎术) / ~, Indian 印度式人工鼻成形术 / ~, interval 间期手术(在疾病两次急性发作的间期所施行的手术,如阑尾炎) / ~, Italin; Tagliacotian ~ 意大利式人工鼻成形术,达利阿果齐氏手术(臂部皮瓣鼻成形术) / ~, Jaboulay's; interpelviabdominal amputation 雅布累氏手术,股盆部分切断术) / ~, Jacobaeus 雅科贝厄斯氏手术(胸膜粘连松解术) / ~, Jansen's 扬森氏手术(额窦手术) / ~, Jarvis'贾维斯氏手术(用金属绞勒器切断与下鼻甲相连之肥大组织的蒂) / ~, Jelks'杰耳克斯氏手术(直肠狭窄切开术) / ~, Jonnesco's; sympathectomy 江内斯科氏手术,交感神经切除术 / ~, Kader's; Kader-Senn ~ 卡德尔氏手术(胃瓣状造口术) / ~, Keegan's 基根氏手术(人工鼻成形术) / ~, Keen's; omphalectomy 基恩氏手术,脐切除术 / ~, Kehr's 克尔氏手术(胆囊胆管切除肝管引流术) / ~, Kehrer's 克勒尔氏手术(治乳头凹陷) / ~, Key's 基氏手术(侧面膀胱切石术) / ~, Killian's 基利安氏手术(治额窦积脓) / ~, King's; arytenoidopexy 金氏手术(①杓状软骨固定术 ②杓肌固定术)/ ~, Kirmisson's 基尔米松氏手术(治畸形足) / ~, Kirschner's 基尔施内氏手术(脾破裂手术之一) / ~, Knapp's 纳普氏手术(治内障) / ~, Kocher's 柯赫尔氏手术(①踝关节切除法 ②甲状腺切除法的一种 ③舌切除术的一种 ④幽门切除术的一种 ⑤肱骨喙突下脱位整复法 ⑥移动十二指肠的一法) / ~, Kocks'科克斯氏手术(子宫阔韧带减缩术) / ~, Kolomnin's 科洛姆宁氏手术(髋关节病组织烧灼术) / ~, Kondoleon 康多累昂氏手术(切除皮下组织,治象皮病) / ~, König's 柯尼格氏手术(治先天性髋脱位) / ~, Köute-Ballance 克-巴二氏手术(面神经舌下神经吻合术) / ~, Kortzebon's 科策邦氏手术(治猿手) / ~, Kraske's 克腊斯克氏手术(治直肠癌) / ~, krause's 克劳泽氏手术(治三叉神经痛) / ~, Krimer's 克里默氏手术(腭成形术) / ~, Krönlein's 克伦来因氏手术(治面神经痛及清除眶内肿瘤) / ~, Kuhnt's 昆特氏手术(额窦的一种手术) / ~, Kuster's 屈斯特氏手术(乳突炎时的排脓术) / ~, Labbe's 拉贝氏手术(胃切开术) / ~, Lagrange's; sclerecto-iridectomy 拉格郎热氏手术,巩膜虹膜切除术 / ~, Lancereaux's 郎瑟罗氏手术(治主动脉瘤) / ~, Landolt's 郎多耳氏下睑成形术 / ~, Lane's 累恩氏手术(一种回肠吻合术) / ~, Lane-Lannelongue 累-兰二氏手术(脑减压手术) / ~, Lange's 兰给氏手术(人工腱移植术) / ~, Lannelongue's 兰内龙格氏手术(颅骨切开的各种方法) / ~, Lanz's 兰茨氏手术(治象皮病) / ~, Larrey's 拉雷氏手术(肩关节断离术) / ~, Latzko's 拉茨科氏手术(剖腹产术) / ~, Lauren's 劳伦氏手术(乳头手术后的形成术) / ~, Lennander's 伦南德氏手术(腹股沟等处淋巴结清除术) / ~, Leriche's; periarterial sympathectomy 勒里施氏手术,动脉周交感神经切除术 / ~, Lexer's 累克塞氏手术(半月神经节清除术) / ~, Lisfranc's 利斯弗朗氏手术(①肩关节切断术 ②跖跗关节切断术) / ~, Liston's 利斯顿氏手术(上颌切除术) / ~, Littrë's 利特雷氏手术(腹股沟部结肠切开术) / ~, Lizars' 利扎斯氏手术(上颌切除术) / ~, Longmire 朗迈尔氏手术(胆管吻合术) / ~, Longuet's 隆盖氏手术(治精索静脉曲张和阴囊水囊肿) / ~, Lorenz's 洛伦茨氏手术(治先天性髋脱位) / ~, Loreta's 洛雷塔氏手术(①先行胃切开术,继以扯裂法,以治幽门或贲门狭窄 ②将金属插入动脉瘤内,通以电流) / ~, Luc's; Caldwell-Luc ~ 路克氏手术,考-路二氏手术(上颌窦根治术) / ~, Ludloff's 路德洛夫氏手术(第一跖骨外翻矫正术) / ~, Lund's 伦德氏手术(矫正畸形足) / ~, Lyon-Horgan's 莱-霍二氏手术(心绞痛缓解术) / ~, MacDowell's 麦克道厄耳氏手术(剖腹卵巢囊肿切除术) / ~, Macewen's 麦丘恩氏手术(①动脉瘤囊内针刺法 ②股骨上楔形切骨治膝外翻 ③疝根治术) / ~, Madelung's 马德隆氏手术(腰部结肠造口术) / ~, magnet 磁铁吸金属异物术(用强力磁铁吸出眼球内的铁片或钢片) / ~, major 大手术 / ~, Makka's 马卡氏手术(膀胱外翻手术) / ~, Marian's 马里安氏手术(膀胱正中切开取石术) / ~, Martin's 马丁氏手术(①阴道式子宫切除术 ②会阴缝术阴囊水囊肿根治手术) / ~, Marwedel's 马韦德耳手术(胃切开术) / ~, mastoid; mastoidotomy 乳突凿开术 / ~, Matas'; endo-aneurysmorrhaphy 马塔斯氏手术,动脉瘤内缝术 / ~, Maydl's 梅德耳氏手术(结肠造口术) / ~, Mayo's 梅欧氏手术(①胃空肠吻合术 ②脐疝根治术时腹肌腱折叠缝术 ③静脉曲张的皮下治疗法) / ~, McArthur's 麦克阿瑟氏手术(由总胆管引流到十二指肠的导管插管法) / ~, McBurney's 麦克伯尼氏手术(腹股沟疝根治手术) / ~, McGill's; suprapubic prostatectomy 麦吉耳氏手术,耻骨上前列腺切除术 / ~, Meller's 梅勒尔氏手术(泪囊摘除术) / ~, Mercier's; Prostatectomy 梅尔西埃氏手术,前列腺切除术 / ~, Mika 米卡手术(尿道球部造瘘术,藉以达到避孕的目的) / ~, Mikulicz's 米库利奇氏手术(①斜颈的胸锁乳突肌切除法 ②一种幽门扩张术 ③跟骨切除术 ④食道扩张术 ⑤肠切除术) / ~, Miles'迈尔斯氏手术(腹部会阴直肠癌切除术) / ~, Mingazzini-Förster; Förster's ~ 明-弗二氏手术,弗斯特氏手术 / ~, minor 小手术 / ~, Moore's 穆尔氏手术(在一个主动脉瘤的囊中放入一微小金属圈以达到血液凝固的作用) / ~, Moore-Corradi 穆-科二氏手术(同穆尔氏手术但用强电流) / ~, Morestin's 莫雷斯坦氏手术(膝关节断离术) / ~, Morischi's 莫里席氏手术(治静脉曲张) / ~, Moschcowitz's 莫斯科维茨氏手术(肌疝手术) / ~, Motais' 莫太斯氏手术(治睑下垂) / ~,

Mules'谬耳斯氏手术(眼球内容剜出,插入人工玻璃体)/ ~, Müller's 苗勒氏手术(①阴道式子宫切除术 ②剖腹产术 ③巩膜切除术 / ~, Naffziger's 纳夫济格氏手术(治眼球突出)/ ~, Narath's 纳腊特氏手术(建立侧支循环,治肝硬变)/ ~, Nebinger-Praun 尼 - 普二氏手术(额窦手术)/ ~, Nélaton's 内拉通氏手术(肩关节切断术)/ ~, Neuber's 诺伊贝尔手术(骨腔的皮片填充法)/ ~, Northcott 诺思科特尔手术(通直流电到血流中以刺激内皮,增加性激素的分泌)/ ~, Ober's 奥伯氏手术(关节囊切开术)/ ~, Oberst's奥伯斯特手术(治腹水)/ ~, Ogston's 奥格斯顿氏手术(①膝外翻的股骨内髁切除术 ②矫正扁平足弓的跗骨楔状切除术)/ ~, Ogston-Luc 奥 - 路二氏手术(额窦手术)/ ~, Ombrédanne's 翁布雷丹氏手术(①治尿道下裂 ②睾丸固定术)/ ~, one-stage 一期手术 / ~, open 开放性手术 / ~, Ord's 奥德氏手术(关节新鲜粘连的剥离术)/ ~, Paci's 帕奇氏手术(先天性髋关节脱位手术)/ ~, palliative 姑息手术,治标手术 / ~, Panas'帕纳氏手术(①直肠直线切开术 ②睑下垂手术)/ ~, Pancoast's 潘科斯特氏手术(在卵圆孔切断三叉神经)/ ~, Péan's 佩昂氏手术(阴道式子宫切除术)/ ~, Petersen's 彼得逊氏手术(高位切石术的改良法)/ ~, Phelps'菲耳普斯氏手术(畸形足手术)/ ~, Physick's 菲西克氏手术(虹膜圆片切除)/ ~, Pirogoff's 皮罗果夫氏手术(①足切断术 ②疝手术)/ ~, Pitts'皮茨氏手术(口腔科)/ ~, plastic 成形手术 / ~, Politzer's 波洛克氏手术(膝关节切肢术)(①用电烙和切开法在鼓膜上开一人工孔 ②切断锤骨前韧带法)/ ~, Pollock's 波利泽尔氏手术 / ~, Polya's 波耳亚氏手术(部分胃切除及结肠后胃空肠吻合术)/ ~, Poncet's; perineostomy 蓬塞氏手术,会阴尿道造口术 / ~, Porro's 波罗氏(剖腹产)术,剖腹产子宫切除术 / ~, Potts-Smith-Gibson 波 - 史 - 吉三氏手术(肺动脉主动脉吻合术)/ ~, Power's 鲍威尔氏手术(摘出角膜白斑)/ ~, Pribram's 普里布腊姆氏术(胆囊热电凝法)/ ~, Puussepp's 普塞普氏手术(治脊髓空洞症)/ ~, Quaglino's 夸格利诺氏手术(一种巩膜切开术)/ ~, Quénu's; quenuthoracoplasty 凯努氏胸廓成形术 / ~, Quénu-Mayo 凯 - 梅二氏手术(直肠癌切除术)/ ~, radical 根治手术 / ~, Ramsden's 腊姆斯登氏手术(锁骨下动脉结扎术)/ ~, Ramstedt's; Fredet-Ramstedt ~ 腊姆斯提特氏手术,弗 - 腊二氏手术(先天幽门狭窄环状肌切断术)/ ~, Ransohoff's 兰索霍夫氏手术(治脓胸)/ ~, recession 徙后(手)术 / ~, Reclus'雷克吕斯氏手术(人工肛门术)/ ~, reconstructive 再造(手)术 / ~, Regnoli's 雷格诺利氏手术(舌切除的一种方法)/~, Reverdin's 雷维尔丹氏手术(点状植皮术)/ ~, Ridell's 里德耳氏手术(额窦切除)/ ~, Rigaud's 李戈氏手术(尿道瘘成形术)/ ~, Robert's 罗伯特氏手术(鼻中隔偏曲成形术)/ ~, Robinson's 罗宾森氏手术(曲张静脉结扎切断术)/ ~, Rodman's 罗德曼氏手术(乳癌根治术)/ ~, Rose's; gasserectomy 罗斯氏手术,半月神经切除术 / ~, Rouge's 娄吉氏手术(鼻腔手术)/ ~, Routier's 劳提尔氏手术(治杜普伊特伦氏挛缩)/ ~, Routte's; venoperitoneostomy 劳特氏手术,隐静脉腹膜造口(引流)术 / ~, Roux's 鲁氏手术(切开上颌骨的舌切除术)/ ~, Rovsing's 罗符辛氏手术(治胃结肠下垂)/ ~, Ruggi's 鲁吉氏手术(有两个吻合口的胃空肠吻合术)/ ~, Rydygier's 里迪吉尔氏手术(①胃幽门切除术 ②经骶骨直肠切除术)/ ~, Saemiscyh's 塞米施氏手术(治眼前房积脓)/ ~, Sayre's 塞尔氏手术(治脊椎炎和波特氏病)/ ~, Scarpa's 斯卡帕氏手术(股动脉结扎术)/ ~, Schauta-Wertheim; Wertheim-Schauta ~ 绍 - 韦二氏手术,韦 - 绍二氏手术 / ~, Schede's 谢德氏手术(①脓胸胸壁切除 ②下肢静脉曲张手术 / ~, Schiassi's 斯基阿西氏手术(①门静脉吻合于大网膜上的侧支循环法 ②下肢静脉瘤的治疗法)/ ~, Schlatter's 施莱特氏手术(全胃切除术)/ ~, Schmalz's 施马耳兹氏手术(治泪管狭窄)/ ~, Schönbein's 申宾氏手术(悬雍垂成形术的一种)/ ~, Schwartze's 施瓦策氏手术(乳突窦凿开术)/ ~, Sembs's 塞姆斯氏手术(筋膜外肺尖萎陷术)/ ~, Senn's 森氏手术(肠吻合术)/ ~, seton 前房串线术(治晚期青光眼)/ ~, shelf; reconstructive arthrosplasty 关节造顶术,关节再造成形术 / ~, shelving; könig's ~ 克尼格氏支架手术(先天性髋脱位手术)/ ~, short circuit 捷径(手)术 / ~, Siebold's; pubiotomy 西博德氏手术,耻骨切开术 / ~, Simon's①会阴修复术(J. 西蒙氏手术)②阴道闭合术(G. 西蒙氏手术)/ ~, Sluder's 斯路德氏手术(扁桃体及其被膜切除术)/ ~, Smith's ①内障囊外摘除术(H. 史密斯氏手术)②膝切断术(N. 史密斯氏手术)/ ~, Socin's 索欣氏手术(甲状腺瘤摘除术)/ ~, Sotteau's 索托氏手术(疝修补术)/ ~, Spivack's 斯皮瓦克氏手术(①胃造口术 ②膀胱造口术)/ ~, Ssabanejew-Frank; Frank's ~ 萨 - 弗二氏手术,弗兰克氏手术(胃造口术)/ ~, Stacke's 斯塔克氏手术(鼓室乳突根治术)/ ~, Steinach 斯太纳赫氏手术(输精管结扎术)/ ~, Stokes's 斯托克斯氏手术(膝关节切断术)/ ~, Stolfel's 斯托耳费耳氏手术(切除部分躯体神经束而使相应肌肉瘫痪)/ ~, Stromeyer-Little 斯 - 李二氏手术(治肝脓肿)/ ~, Sturmdorf's; conization 司徒姆道夫氏手术,锥形切除术 / ~, subcutaneous 皮下手术 / ~, Surmay's; jejunostomy 萨梅氏手术,空肠造口术 / ~, Syme's 塞姆氏手术(①足切断术 ②尿道外切开术)/ ~, Tagliacotian; Italian ~ 意大利式人工鼻成形术 / ~, Tait's 泰特氏手术(会阴缝术)/ ~, Talma's 塔耳马氏手术(肝、脾、大网膜、腹壁固定术)/ ~, Talma-Morison; omentopexy 塔 - 摩二氏手术,大网膜固定术 / ~, Tansini's 汤西尼氏手术(①乳房切除术的一种 ②肝囊肿的一种切除法)/ ~, Teale's 提耳氏手术(一种切断术)/ ~, tendon-lengthening 腱延长手术 / ~, tendon-shortening 腱减短手术 / ~, Terrillon's 特里永氏手术(用弹性结扎线切除棘球囊)/ ~, Textor's 特克斯特氏手术(膝关节切除术的一种)/ ~, Thiersch's 提尔施植皮术 / ~, Thomas'托马斯氏手术(切开腹壁及阴道让胎儿娩出但不伤子宫)/ ~, three-stage 三期手术 / ~, Torek 托雷克氏手术(①睾丸下降固定术 ②胸段食管切除术)/ ~, Toti's; dacryocystorhinostomy 托蒂氏手术,泪囊鼻腔造口术 / ~, Touroff's 图罗夫氏手术(经胸锁骨下动脉结扎术)/ ~, Trendelenburg's 特伦德伦伯格氏手术(①骶髂联合切开术 ②曲张静脉切除术)/ ~, Treves'特里维斯氏手术(脊椎结核病灶清除术)/ ~, two-stage 二期手术 / ~, van Buren's 范布伦氏手术(脱肛烧灼手术)/ ~, van Hook's; uretero-ureterostomy 范胡克氏手术,输尿管,输尿管吻合术 / ~, Verhoeff's 维尔赫夫氏手术(视网膜剥离的后巩膜切开术)/ ~, Vermale's 韦马耳氏手术(双瓣贯穿切断术)/ ~, Verneuil's 韦尔讷伊氏手术(髂部结肠切开术)/ ~, Vicq d'Azyr's; cricothyroid laryngotomy 维克达济尔氏手术,环甲膜喉切开术 / ~, Vidal's 维达耳氏手术(精索静脉曲张皮下静脉结扎术)/ ~, von Bergmann's(冯)贝格曼氏手术(鞘膜壁层切除术)/ ~, von Graefe's(冯)格雷费氏手术(治内障)/ ~, von Hacker's(冯)哈克氏手术(尿道下裂修补术)/ ~, Wagner's 华格纳氏手术(颅骨造形性切除术)/ ~, Wardrop's 沃德罗普氏手术(动脉瘤远端动脉结扎术)/ ~, Water's 沃特氏手术(阴道上部腹膜外剖腹产术)/ ~, Weir's; appendicostomy 魏尔氏手术,阑尾造口术 / ~, Wertheim-Schauta 韦 - 绍二氏手术(膀胱突出修补术)/ ~, Wheelhouse's 惠耳豪斯氏手术(尿道切开术)/ ~, Whipple's 惠普耳氏手术(根治性法特尔氏壶腹切除术)/ ~, White's 怀特氏手术(睾丸切除术)/ ~, Whitehead's 怀特赫德氏手术(①痔切除术 ②舌切除术)/ ~, Whitman's 惠特曼氏手术(①髋关节成形术 ②距骨切除术)/ ~, Wieting's 维廷氏手术(股静脉股动脉吻合术)/ ~, Wilms' 维耳姆斯氏手术(肺结核肋切除术)/ ~, Winiwarter's; cholecystenterostomy 文尼瓦特氏手术胆囊小肠吻合术 / ~, Witzel's 维策耳氏手术(胃造口术)/ ~, Wladimiroff's 弗拉季米罗夫氏手术(跟骨切除术)/ ~, Wölfler's 佛耳夫勒氏手术(胃十二指肠吻合术)/ ~, Wood's 伍德氏手术(①用腹壁皮瓣缝合膀胱外翻②疝管皮下缝术)/ ~, Wützer's 维策尔氏手术(腹股沟疝根治术)/ ~, Wyeth's 魏思氏手术(髋关节离断术)/ ~, Wylie's 魏利氏手术(①圆韧带缩短术 ②阑尾炎手术)/ ~, Yankauer's 扬考尔氏手术(咽鼓管骨部外端闭锁术)/ ~, Young's 扬氏手术(①前列腺穿孔切除术②精囊及部分射精管切除术)/ ~, Ziegler's 济格勒氏手术(V 形虹膜切除术)/ ~ decoder 操作译码器 / ~ mode 操作方式 / ~ number 操作号码 / ~ part 操作码部分 / ~ readiness evaluation 手术准备评估 / ~ register 操作寄存器 / ~ time 操作时间 / ~ s and checkout 操作与校正 / ~ s control plan 操作控制计划 / ~ s research 运算研究,运筹学;手术探察

operational *a*. 操作上的,手术的 ‖ ~ amplifier 运算放大器 / ~ analysis 操作分析 / ~ checkout 操作上的检查 / ~ code 操作码 / ~ cycle 操作周期 / ~ definition 作业定义 / ~ label 操作标号 / ~ research 运筹学 / ~ standby program 备用操作程序 / ~ taxonomic unit (数值分类的)处理分类单位

operative *a*. ①手术的 ②有效的,活动的,起作用的,操作的 ‖ ~ arterial catheterization 术中动脉插管,手术性动脉插管 / ~ cholangiogram 术中胆管造影(照)片 / ~ cholangiography in laparoscopic cholecystectomy 腹腔镜胆囊切除术中胆管造影 / ~ cholangiography 术中胆管造影(术) / ~ colonoscopy 术中结肠镜检查 / ~ delevery 手术产 / ~ endoscopy 术中内镜检查 / ~ pancreatography 术中胰造影(术) / ~ portal phlebography 术中门静脉造影(术) / ~ portography 术中门静脉造影(术) / ~ renal arteriography 术中肾动脉造影(术) / ~ revascularization 手术性血管再建 / ~ technique chart 操作技术表 / ~ thoracic ductography 术中胸导管造影(术) / ~ ultrasonography 术中超声法,术中声像图检查

operator *n*. ①手术者 ②操作人员,操纵员 ③操纵基因 ④算子,算符 / ~ gene 操纵基因 / ~ intrrupt 操作员中断 / ~'s console

操作员控制台 / ~-set electronic window 算子法电子窗
operatory *n*. (为患者提供治疗的)牙科操作区
opercula operculum 的复数
opercular *a*. 盖的 ‖ ~ chamber 鳃盖腔 / ~ gill 盖鳃 / ~ plug 盖塞(某些虫卵特有的一种构形)
opercularia *n*. 盖后角 ‖ ~ articulata Ehrenberg 节盖虫 / ~ berberina Linne 果盖虫 / ~ coarctata Claparede and Lachmann 集盖虫 / ~ curvicaula Penard 曲柄盖虫 / ~ cylindrata Wrzesniowski 圆筒盖虫 / ~ elongata Kellicott 长盖虫 / ~ glomerata Roux 伞球盖虫 / ~ gracilis Faure-Fremiet 俏盖虫 / ~ microdiscum Faure-Fremiet 微盘盖虫 / ~ microstoma Stein 小口盖虫 / ~ minima Kahl 小盖虫 / ~ nutans Ehrenberg 俯垂盖虫 / ~ penardi Kahl 珊状盖虫 / ~ phryganeas Kahl 彩盖虫 / ~ plicatilis Stokes 褶盖虫 / ~ Stein 盖虫属 / ~ stenostoma Stein 窄口盖虫
Operculariidae Fauré-Fremiet 盖虫科
Operculatae 石地钱科(一种苔类)
operculate *a*. 有盖的
operculated *a*. ①有盖的(指昆虫) ②有厣的(指软体动物) ③有鳃盖的(指鱼类)
operculectomy *n*. 牙黏膜盖切除术(用于未长出牙)
operculiform *n*. 盖形(的)
operculitis; pericoronitis *n*. (牙)冠周炎
Operculum Turbinis [拉,动药] 甲香
Operculum Vivipari Seu Cipangopaludinae [拉,动药] 田螺厣
operculum (复 opercula) *n*. ①盖,岛盖 ②盖(昆虫),厣(软体动物),鳃盖(鱼) ‖ ~, Arnold's; Burdach's ~ 阿诺德氏盖(岛盖) / ~, frontale; pars frontalis(operculi) 岛盖额部 / ~, frontoparietale; pars parietalis(operculi) 岛盖顶部 / ~, insulae 岛盖 / ~, laryngis 喉盖,会厌软骨 / ~, occipital 枕盖 / ~, orbitale; pars frontalis(operculi) 岛盖额部 / ~, temporale; pars temporalis(operculi)岛盖颞部 / ~, trophoblastic 滋养层盖
operon *n*. 操纵子(指由一个操纵基因和紧密相连的若干结构基因所组成的染色体) ‖ ~ fusion 操纵子融合 / ~ network 操纵子网
operophtera brumata nuclear polyhedrosis virus 冬尺蠖(松白条尺蠖)核形多角体病毒
operophtera bruceata nuclear polyhedrosis virus 雅胆子尺蠖核形多角体病毒
operophtera brumata pox virus 冬尺蠖(松白条尺蠖)痘病毒
operophtera brumata cytoplasmic polyhedrosis virus 冬尺蠖(松白条尺蠖)胞质型多角体病毒
operophtera entomopoxvirus 松白条尺蠖昆虫痘病毒
operture *n*. 孔,口
OPG ocular pneumoplethysmography 眼充气体积描记法 / oculoplethysmography 眼球体积描记法 / omental pedicle graft 带蒂网膜移植 / oxypolygelatin 氧基聚明胶
Oph ophthalmology 眼科学 / ophthalmoscope 检眼镜
o-phenylenediamine OPD 邻苯二胺
Opheodesoma grisea (Semper) 灰蛇锚参(隶属于锚参科 Synaptidae)
Opheodrus major (Gu enther) 翠青蛇(隶属于游蛇科 Colubridae)
ophhthalmophobia *n*. 被(注)视恐怖
ophiasis [希] *n*. 匐行性脱发,蛇形脱发
Ophicalcite, ophicalcitum [化] 花蕊石
Ophicalcitum [花蕊石] (含蛇纹大理岩石)
Ophichthus erabo (Jordan et Snyder) 斑纹小齿蛇鳗(隶属于蛇鳗科 Ophichthyidae)
Ophichthyidae *n*. 蛇鳗科(隶属于鳗鲡目 Aunguilliformes)
Ophidascaris *n*. 蛇蛔属
Ophidia [希 *ophidion* serpent] *n*. 蛇亚目
ophidiasis; ophidism *n*. 蛇咬中毒
Ophidiasteridae 蛇海星科(隶属于显带目 Phanerozonia)
ophidic *a*. 蛇的
Ophidilaelaps *n*. 蛇厉螨属
ophidiomonas [希 *ophdion* serpent + *monas* uint] *n*. 蛇形单胞菌
ophidiophillia [希 *ophidion* serpent + *philein* to love] *n*. 喜蛇癖
ophidiophobia [希 *ophidion* serpint + *phobia*] *n*. 蛇恐怖
ophidism, ophidiasis, ophiotoxemia *n*. 蛇咬中毒
Ophidomonas Ehrenberg 蛇单胞菌属
Ophidomonas jenensis Ehrenberg 耶拿蛇单胞菌
Ophidomonas sanguineus Ehrenberg 血红蛇单胞菌
Ophiealcitum *n*. [花蕊石](含蛇纹大理岩石)
Ophiocara aporos (Bleeker) 无孔蛇塘鳢(隶属于塘鳢科 Eleotridae)
Ophiogiossaceae *n*. 瓶尔小草科(植)
Ophioglossales *n*. 瓶尔小草目(植物分类学)
Ophioglossum pedunculosum Desv. 有梗瓶尔小草[植药]
Ophioglossum Pedunculosum Desv. [拉,植物] 尖头瓶尔小草
Ophioglossum reticulatum L. 心叶瓶尔小草[植药]
Ophioglossum Reticulatum L. [拉,植物] 心脏叶瓶尔小草
Ophioglossum thermal Komar. 狭叶瓶尔小草[植药]
Ophioglossum Vulgarum L. [拉,植物] 瓶尔小草
Ophiolatry [希 *ophis* snake + *latreia* worship] *n*. 蛇崇拜者
ophiology *n*. 蛇学
Ophionyssus *n*. 蛇刺螨属
ophiophagus beddomei (Smith) 白氏丽眼镜王蛇(隶属于眼镜蛇科 Elapidiae)
ophiophagus bidroni (Jan) 华氏丽眼镜王蛇(隶属于眼镜蛇科 Elapidiae)
ophiophagus boettgeri (Britze) 布氏丽眼镜王蛇(隶属于眼镜蛇科 Elapidiae)
ophiophagus calligaster (Wiegmann) 马尼拉眼镜王蛇(隶属于眼镜蛇科 Elapidiae)
ophiophagus elaps 印度大眼镜蛇
ophiophagus gracillis (Gray) 小眼镜王蛇(隶属于眼镜蛇科 Elapidiae)
ophiophagus hannah (Cantor) 眼镜王蛇(隶属于眼镜蛇科 Elapidiae)
ophiophagus hannah (印度)扁颈眼镜蛇
ophiophagus iwasakii (Maki) 琉球眼镜王蛇(隶属于眼镜蛇科 Elapidiae)
ophiophagus japonicus (Gu enther) 日本眼镜王蛇(隶属于眼镜蛇科 Elapidiae)
ophiophagus melanurus (Shaw) 黑尼眼镜王蛇(隶属于眼镜蛇科 Elapidiae)
ophiophobe *n*. 蛇恐怖者
Ophiopneumicola *n*. 蛇肺螨属
Ophiopogon dracaenoides (Baker) **Hook. F.** [拉,植物] 褐鞘沿阶草
Ophiopogon intermedius D. Don 中间型沿阶草[植药]块根—土麦冬
Ophiopogon japonicus (**Thunb.**) **Ker-Gawl.** 沿阶草[植药]块根—麦门冬,麦冬
Ophiopogon japonicus (**Thunb.**) **Kergawl.** [拉,植物]麦冬
Ophiopogon Ker-Gawl 沿阶草属 ‖ ~ japonicus Ker-Gawl. 沿阶草 / ~ spicatus 穗花麦冬草
Ophioptidae *n*. 蛇寄螨科
Ophiorrhiza japonica Blume [拉,植物] 日本蛇根草
Ophiorrhiza pumila Champ. Ex Benth. [拉,植物] 短小蛇根草
ophiosis [*ophis* + 希-*ōsis* condition] *n*. 蛇状脱发,脱屑性斑秃
Ophiosoma *n*. 蛇体(吸虫)属
Ophiostomataceae *n*. 长喙壳科(一种菌类)
Ophiotaenia nankingensis (Hsu) 南京索带绦虫(隶属于原头科 Proteocephalidae)
ophiotoxemia, ophitoxemia *n*. 蛇咬中毒
ophiotoxin [希 *ophis* snake + *toxikon* poison] *n*. 蛇毒素
ophioxylin *n*. 蛇根藤素
Ophioxylon serpentinum 蛇根藤
Ophiovalipora *n*. 蛇孔属
Ophiovalipora houdemeri (Hus) 侯氏蛇强孔绦虫(隶属于戴维科 Davaineidae)
ophisaurus gracilis (Gray) 细脆蛇(隶属于蛇蜥科 Anguidae)
ophisaurus harti (Boulenger) 脆蛇蜥(隶属于蛇蜥科 Anguidae)
ophisurus macrohynchus (Bleeker) 大吻沙蛇鳗(隶属于蛇鳗科 Ophichthyidae)
ophresiolagnia *n*. 体臭恋(对于手、脚、乳、臂、发、分泌物及排泄物等体味的性恋)
ophritis; opryitis *n*. 眉部皮炎
ophry- [希] [构词成分] 眉
Ophrydiidea Kent 睫虫科
ophryitis [希 *ophrys* eyebrow + *-itis*], **opryitis** *n*. 眉部皮炎
Ophryoglena Ehrenberg 睫杵虫属
Ophryoglena flava Ehrenberg 黄色睫杵虫
Ophryoglena intestinalis Rossolimo 肠睫杵虫
Ophryoglena parasitica Andrè 寄生睫杵虫
Ophryoglena pelagica Gajewskaja 海睫杵虫
Ophryoglena pyriformis Rossolimo 梨形睫杵虫
Ophryoglena utriculariae Kahl 狸藻睫杵虫
Ophryoglenidae Kent 睫杵虫科
Ophryoglenina *n*. 睫杆亚目
Ophryoglenina Canella 睫杵亚目
ophryon [希 *ophrys* eyebrow] *n*. 印堂,眉间中点
Ophryoscolecidae Stein 头毛虫科
Ophryoscolex bicoronatus Dogiel 二冠头毛虫

Ophryoscolex biussone Dogiel 头毛虫
Ophryoscolex caudatus Eberlein 有尾头毛虫
Ophryoscolex Fauré-Freniet 后游虫属
Ophryoscolex henneguyi Fauré-Fremiet 环毛后游虫
Ophryoscolex perkinjei Stein 柏氏头毛虫
Ophryoscolex quadricoronatus Dogiel 四冠头毛虫
Ophryoscolex Stein 头毛虫属
ophryosis *n*. 眉痉挛
ophryphtheiriasis［*ophrys* + 希 *phtheiriasis* pediculosis］*n*. 眉部虱病
ophrys; eyebrow *n*. 眉
Ophth ophthalmology 眼科学 / ophthalmologist 眼科医师,眼科学家
Ophthaine *n*. 盐酸丙美卡因(proparacaine hydrochloride)［商名］
Ophthal Ophthalmologist 眼科医师(美国眼科协会杂志)
ophthal-［希 ophthalmos］［构词成分］眼
ophthalm-; ophthalmo-［希］［构词成分］眼
ophthalmacrosis *n*. 眼球巨大,巨眼
ophthalmagra *n*. 眼剧痛
ophthalmalgia; ophthalmodynia *n*. 眼痛
ophthalmatrophia *n*. 眼萎缩
ophthalmecchymosis *n*. 结膜下出血,眼瘀血,眼血斑
ophthalmectomy *n*. 眼球摘除术
ophthalmencephalon *n*. 视脑(视网膜、视神经及脑内视器的总称)
ophthalmia neonatorum 新生儿眼炎
ophthalmia virus = Ovine proliferative virus 绵羊增生性眼炎病毒
ophthalmia［希 *ophthalmos* eye］; ophthalmitis *n*. 眼炎 ‖ ~, actinic ray 光化性眼炎 / ~, catarrhal 卡他性眼炎,黏膜性眼炎(严重型单纯性结膜炎) / ~, caterpillar; ~ nodosa 蛾虫性眼炎,结节性眼炎 / ~, eczematosa; phlyctenulosis 湿疹性结膜炎,小水疱病 / Egyptian ~ 沙眼 / ~, electric 电光性眼炎 / ~, flash; electric ~ 电光性眼炎 / ~, granular 粒性结膜炎 / ~, jequirity 相思豆(中毒性)眼炎 / ~, metastatic 转移性眼炎 / ~, migratory; sympathetic ~ 移动性眼炎,交感性眼炎 / ~, mucous; catarrhal ~ 粘液性眼炎,卡他性眼炎 / ~, neonatorum 新生儿眼炎,新生儿眼脓溢 / ~, neuroparalytic 神经麻痹性眼炎 / ~, nivialis; snow blindness 雪眼炎,雪盲 / ~, nodosa 结节性眼炎 / ~, periodic 周期性眼炎(马的色素层炎) / ~, phlyctenular 小泡性眼炎 / ~, pseudotuberculous 假结核性眼炎 / ~, purulent 脓性眼炎,睑脓溢 / ~, scrofulous; phlyctenular conjunctivitis 瘰疬性眼炎,结核性眼炎,小泡性结膜炎 / ~, spring 春季卡他性眼炎 / ~, strumous; phlyctenular keratitis 瘰疬性眼炎,小泡性角膜炎 / ~, sympathetic; ~ migratory 交感性眼炎,移动性眼炎 / ~, transferred; sympathetic ~ 移动性眼炎,交感性眼炎(亦称交感性眼色素层炎) / ~, ultraviolet ray 紫外线性眼,电光性眼炎 / ~, varicose 静脉曲张性眼炎 / ~, war; trachoma 沙眼
ophthalmiac *n*. 眼炎患者;［希 *ophthalmikos* ophthalmic］*a*. 眼的 ‖ ~ arteriography 眼动脉造影(术) / ~ artery pressure 眼动脉压 / ~ branch of trigeminal nerve 三叉神经眼支 / ~ Dispensery 眼病防治所 / ~ infection ophthalmology 眼的感染 / ~ nurse 眼科护士 / ~ Nursing Diploma 眼科护士证书 / ~ Optician 眼科验光师(英国验光协会杂志) / ~ segment 眼节,眼柄节 / ~ Surgery 眼外科学(杂志) / ~ vein 眼动脉
ophthalmiater［希 *ophthalmos* eye + *iatros* physician］*n*. 眼科医师
ophthalmiatrics［*ophthalm-* + 希 *iatreia* treatment］*n*. 眼科治疗学
ophthalmic artertiography 眼动脉造影(术)
Ophthalmic Optician 眼科验光师(英国验光协会杂志)
ophthalmic［希 *ophthalmikos*］*a*. 眼的
ophthalmin *n*. 维生素 A(别名)
ophthalmitic *a*. 眼炎的
ophthalmitis *n*. 眼炎
ophthalmo-［希 *opthalmos* eye 眼］［构词成分］; **opthalm-** 眼
ophthalmoblennorrhea *n*. 脓性眼炎
ophthalmocace［*ophthalmos* + 希 *kakē* badness］*n*. 眼病
ophthalmocarcinoma *n*. 眼(球)癌
ophthalmocele; exophthalmos *n*. 眼球突出
ophthalmocentesis *n*. 眼球穿刺术
ophthalmocopia［*opthalmo-* + 希 *kopos* weariness］*n*. 眼疲劳,视力衰弱
ophthalmodesmitis *n*. 眼腱炎
ophthalmodiagnosis *n*. 眼反应诊断法
ophthalmodiaphanoscope *n*. 眼透照镜
ophthalmodiastimeter［*opthalmo-* + 希 *diastēma* interval + *metron* measure］*n*. 眼距计,眼距测量器
ophthalmodonesis［*opthalmo-* + 希 *donēsis* trembling］*n*. 眼颤动
ophthalmodynamometer *n*. ①视网膜血管血压计 ②辐辏近点计 ‖ opthalmodynamometry *n*. ①视网膜血管血压计测定法 ②辐辏近点计测定法
ophthalmodynia *n*. 眼痛
ophthalmo-eikonometer *n*. 眼影像计
opthalmofundoscope［funduscope］*n*. 眼底镜
ophthalmograph *n*. 眼球运动照相机
ophthalmography *n*. ①眼球运动照相术 ②眼科专著
ophthalmogyric［*opthalmo-* + 希 *gyros* circle］; **oculogyric** *a*. 眼球旋转的,眼动的
ophthalmoiconometer［希 *opthalmos* eye + *eikōn* image + *metron* measure］*n*. 眼影像计
ophthalmokopia *n*. 眼疲劳,视力衰弱
ophthalmoleukoscope *n*. 旋光色觉镜
ophthalmolith［*ophthalmo-* + 希 *lithos* stone］; **lacrimal calculus** *n*. 眼石,泪石
ophthalmologic *a*. 眼科学的
ophthalmologist *n*. 眼科学家,眼科医师
ophthalmology *n*. 眼科学
ophthalmolyma［希 *lyma* ruin］*n*. 眼毁坏
ophthalmomacrosis *n*. 眼球巨大,巨眼
ophthalmomalacia *n*. 眼球软化
ophthalmomelanoma *n*. 眼黑(素)瘤
ophthalmometer *n*. 检眼计,(眼)屈光计
ophthalmometroscope *n*. 检眼屈光镜
ophthalmometry *n*. 眼屈光测量法
ophthalmomicroscope *n*. 检眼显微镜
ophthalmomycosis *n*. 眼真菌病
Ophthalmomyiasis *n*. 眼(羊狂蝇)蛆病
ophthalmomyitis; opthalmomyositis *n*. 眼肌炎
ophthalmomyometer; optomyometer *n*. 眼肌力计
ophthalmomyositis; opthalmomyitis *n*. 眼肌炎
ophthalmomyotomy *n*. 眼肌切开术
ophthalmoneuritis *n*. 眼神经炎
ophthalmoneuromyelitis; neruo-optic myelitis *n*. 视神经脊髓炎
ophthalmoparalysis *n*. 眼肌麻痹,眼肌瘫痪
ophthalmopathy *n*. 眼病 ‖ ~ external 外眼病 / ~ internal 内眼病
ophthalmophacometer *n*. 晶状体屈光针
Ophthalmophagus *n*. 噬眼(吸虫)属
ophthalmophantom *n*. 模型眼,眼球固定器(动物实验)
ophthalmophasmatoscopy *n*. 分光检眼镜检查
ophthalmophlebotomy *n*. 眼静脉切开术
ophthalmophobia *n*. 被(注)视恐怖
ophthalmophthisis *n*. 眼球皱缩,眼球软化
ophthalmophyma *n*. 眼球肿大
ophthalmoplasty *n*. 眼成形术
ophthalmoplegia *n*. 眼肌麻痹 ‖ ~ basal 颅底性眼肌麻痹 / ~ exophthalmic 突眼性眼肌麻痹 / ~ externa 外眼肌麻痹 / ~ fascicular 脑桥束性眼肌麻痹 / ~ infectious 感染性眼肌麻痹 / ~ interna 内眼肌麻痹 / ~ nuclear 核性眼肌麻痹 / ~ orbital 眼眶性眼肌麻痹 / ~ Parinaud's 帕里诺氏眼肌麻痹(一眼外直肌麻痹,另眼内直肌痉挛) / ~ partialis 部分眼肌麻痹 / ~ progressiva 进行性眼肌麻痹 / ~ Sauvineau's 索维诺氏眼肌麻痹(一眼内直肌麻痹,另眼外直肌痉挛 / ~ totalis 全部眼肌麻痹
ophthalmoplegic *a*. 眼肌麻痹的
Ophthalmopsylla *n*. 眼蚤属 ‖ ~ jettmari 前凹眼蚤 / ~ kukuschkini 短跗鬃眼蚤 / ~ multichaeta 多鬃眼蚤 / ~ praefecta pernix 角尖眼蚤深宝亚种 / ~ praefecta praefecta 角尖眼蚤指名亚种 / ~ volgensis extrema 伏河眼蚤异常亚种 / ~ volgensis volgensis 伏河眼蚤指名亚种
ophthalmoptosis; exophthalmos *n*. 眼球突出
ophthalmoreaction; opthalmic reaction *n*. 眼反应 ‖ ~ Calmette's 卡尔默特氏反应
ophthalmorrhagia［*opthalmo-* + 希 *rhēgnynai* to burst forth］*n*. 眼出血
ophthalmorrhea *n*. 眼渗血
ophthalmorrhexis［*opthalmo-* + 希 *rhēxis* rupture］*n*. 眼球破裂
ophthalmorrhoea; opthalmorrhea *n*. 眼渗血
ophthalmos［希］; **eye** *n*. 眼
ophthalmoscope *n*. 检眼镜,眼底镜 ‖ ~, ghost 偏转检眼镜 / binocular ~ 双目检眼镜,立体检眼镜 / direct ~ 直接检眼镜 / indirect ~ 间接检眼镜 / ophthalmoscopic *a*. 检眼镜的 / ophthalmoscopist *n*. 检眼家
ophthalmoscopy *n*. 检眼镜检查(法) ‖ ~, direct 检眼镜直接检查(法) / ~, indirect 检眼镜间接检查(法) / ~, medical 检眼镜诊断法 / ~, metric 检眼镜屈光测量法
ophthalmospasm *n*. 眼痉挛
ophthalmospectroscopy *n*. 分光检眼法
ophthalmospintherism *n*. 眼前闪耀

ophthalmostasis ***n***. 眼球固定法
ophthalmostat [*opthalmo-* + 希 *histanai* to halt] ***n***. 眼球固定器
ophthalmostatometer; statometer ***n***. 眼球突出计
ophthalmostatometry [*opthalmos* eye + *statos* placed + *metron* measure] ***n***. 眼球突出测量法
ophthalmosteresis ***n***. 无眼,眼缺失
ophthalmosurgery ***n***. 眼外科
ophthalmosynchysis ***n***. 眼内渗液
ophthalmosyrinx ***n***. 眼科注射器
ophthalmotheca ***n***. 眼鞘(蛹)
ophthalmothermometer ***n***. 眼温度计
ophthalmotome ***n***. 眼球刀
ophthalmotomy ***n***. 眼球切开术
ophthalmotonometer ***n***. 眼压计
ophthalmotonometry ***n***. 眼压测量法
ophthalmotoxin ***n***. 眼毒素
ophthalmotrope [*opthalmo-* + 希 *trepein* to turn] ***n***. 眼肌模型
ophthalmotropometer ***n***. 眼转动计,斜视计
ophthalmotropometry ***n***. 眼转动测量法
ophthalmovascular ***a***. 眼血管的
ophthalmoxerosis; xerophthalmia ***n***. 眼干燥,干眼病
ophthalmoxyster ***n***. 结膜刮匙
ophthalmoxystrum; opthalmoxyster ***n***. 结膜刮匙
ophthalmozoa [希 *zoon* animal] ***n***. 眼寄生动物
ophthalmula ***n***. 眼疤
ophthalmus ***n***. 眼
Ophthetic ***n***. 盐酸丙美卡因(proparacaine hydrochloride)[商名]
Ophthochlor ***n***. 氯霉素(chloramphenicol)[商名]
ophtoxemia; ophietoxemia ***n***. 蛇咬中毒
Ophydium Ehrenberg 睫虫属
Ophydium sessile Kent 无柄睫虫
Ophydium vernalis Stokes 春育睫虫
Ophydium versatike Müller 摆动睫虫
Ophyra 黑蝇属 ‖ ~ capensis 开普黑蝇 / ~ chalcogaster 斑跖黑蝇 / ~ hirtitibia 毛胫黑蝇 / ~ leucostoma 银眉黑蝇 / ~ nigra 厚环黑蝇
-opia; -opy [希 *ops* eye 眼] [构词成分] 眼,视力(的某种状态)
Opian; Opianine; Narcosine ***n***. 鸦片宁,那可辛(镇咳药)
opianic acid 阿片酸,二甲氧苯醛酸
opianine; 1-α-narcotine; narcosine ***n***. 鸦片宁,1-α-那可丁,那可辛(止咳用)
opianyl [希 *opion* opium + *hylē* stuff]; **meconin** ***n***. 罂粟内酯,袂康宁
opiase ***n***. 鸦片酶
opiate ***n***. 鸦片制剂,阿片制剂(亦指任何诱发睡眠的药)
Opie paradox [Eugene L. Opie 美病理学家 1873 生] 奥皮氏奇异现象(坏死性局部过敏反应,具有保护性机制作用)
opilation; opilacão ***n***. [葡]南美锥虫病
Opiliaceae ***n***. 山柚子科
opilioacaridae ***n***. 节腹螨科,yi 螨科
opilioacaroidae ***n***. 节腹螨总科,yi 螨总科
opine ***v***. 认为,思
Opiniazid ***n***. 奥匹烟肼(抗结核药)
opinion ***n***. 意见,评价,判断 ‖ a matter of ~ 看法问题 / be of (the) ~ that...认为,相信 / have the courage of (+ one's) ~ s 敢说敢做 / in (one's) ~ 照……的看法 / in the ~ of... 照……的看法
opinionated ***a***. 固执己见的 ‖ ~ ly ***ad***. / ~ ness ***n***.
opioid ***n***. 类阿片(指任何一种合成麻醉剂) ***a***. 类阿片的,阿片样的(指天然存在的肽,如脑啡肽) ‖ ~ peptides 鸦片肽 / ~ receptor 鸦片感受器
opiomania; opiumism ***n***. 鸦片瘾,阿片瘾
opiomaniac ***n***. 鸦片瘾者
opiophagism; opiophagy ***n***. (吞) 鸦片瘾
Opiophagus melanurus (Shaw) 黑尼眼镜王蛇(隶属于眼镜蛇科 Elapidiae)
opiophile ***n***. 鸦片瘾者
Opipramol ***n***. 奥片哌醇(抗忧郁药)
Opipramol hydrochloride 盐酸奥匹哌醇,盐酸羟乙哌卓(抗抑郁药)
Opishoproctidae ***n***. 后肛鱼科(隶属于鲑形目 Salmoniformes)
Opistan ***n***. 阿片制剂(镇痛药)
opisthe ***n***. 后子体,后端子代(原生动物通过横裂所产生的后端的子体)
opisthenar [*opistho-* + 希 *thenar* palm of the hand] ***n***. 手背
opisthencephalon; cerebellum ***n***. 小脑
opisthiobasial 颅后点(与)颅底点的
Opisthioglyphe 后穴(吸虫)属 ‖ ~ cheni 陈氏后穴吸虫 / ~ linwai 林蛙后穴吸虫
opisthion [希 *opisthion* rear] ***n***. 颅后点,枕骨大孔后缘中点
opisthionasial ***a***. 颅后点(与)鼻根中点的
opistho- [希 *opisthen* behind, at the back] [构词成分] 背,后面
Opisthobranchia ***n***. 后鳃亚纲(隶属于腹足纲 Gastropoda)
opisthocoelous centrum 后凹椎体
opisthocranion ***n***. 颅后最远点
opisthogenia ***n***. 缩颏,退缩颏
opisthognathism; opisthognathia; retrognathia ***n***. 缩颌,后退颌,退缩颌
opisthognathous ***n***. 后口的
opisthogoneate ***n***. 后生殖孔类
opisthogonia ***n***. 后翅臀角
Opistholebes ***n***. 后唇(吸虫)属
Opistholebetidae ***n***. 后唇科
opistholoma ***n***. 后翅周缘
opisthomastigote ***n***. 后鞭毛体
opisthomere ***n***. 肛上板节(革翅目)
Opisthomonorcheides ***n***. 后倍睾(吸虫)属
opisthonasial ***a***. 颅后点[与]颅底点的
Opisthonectidae Foissner 后游虫科
Opisthoperus tardoore (Cuvir et Valenciennes) 后鳍鱼鳓(隶属于鲱科 Clupeidae)
Opisthoplalia orientalis Burmister 赤边水(动)药材: 雌虫—金边土鳖
opisthoporeia [*opistho-* + 希 *poreia* walk] ***n***. 反步症,后退态,后冲步态
Opisthoproctus soleatus (Vaillant) 后肛鱼(隶属于后肛鱼科 Opishoproctidae)
opisthorchiasis ***n***. 后睾吸虫病
opisthorchidae ***n***. 后睾科
Opisthorchidae ***n***. 后睾科(隶属于复殖目 Digenea)
Opisthorchis 后睾(吸虫)属 ‖ ~ anatis 鸭后睾吸虫 / ~ felineus 猫后睾吸虫 / ~ noverca 犬后睾吸虫 / ~ sinensis; clonorchis sinensis (中)华支睾吸虫 / ~ viverrini 麝猫后睾吸虫
opisthorchosis ***n***. 后睾吸虫病
opisthorchosis, opisthorchiasis ***n***. 后睾吸虫病
opisthosoma ***n***. 后体(腹部)
Opisthostyla annulata Stokes 环后柱虫
Opisthostyla longipes Kent 长柄后柱虫
Opisthostyla pusilla Stokes 微小后柱虫
Opisthostyla sinillis Stokes 相似后柱虫
Opisthostyla Stokes 后柱虫属
Opisthoteuthidae 面鞘科(隶属于八腕目 Octopoda)
Opisthoteuthis depressa (Ijima et Ikeda) 扁面鞘(隶属于面鞘科 Opisthoteuthidae)
opisthotic ***a***. 耳后的
opisthotica ***n***. 后耳骨
opisthotonoid ***a***. 角弓反张样的
opisthotonts opisthotonus; opisthotonos ***n***. 角弓反张
opisthotonus; opisthotonos ***n***. 角弓反张
Opisthotricha elongata Smith 长后毛虫
Opisthotricha Kent 后毛虫属
Opisthotricha simillis Engelmann 似后毛虫
Opisthotricha terrestris Horvàth; Opisthotropis latouchii (Boulenger) 山溪后棱蛇(隶属于游蛇科 Colubridae)
opisthouchiasis; opsthorchosis ***n***. 后睾吸虫病
Opitz's disease [Hans 德儿科医师 1888 生]; thrombophlebitic splenomegaly 奥氏茨氏病,血栓静脉炎性脾大
Opitz's syndrome (Jhon M. Opitz) 奥皮茨综合征(一种常染色体显性遗传综合征,包括器官距离过远和疝,男性者表现为尿道下裂,隐睾病及叉行阴囊。心脏异常、喉气管畸形、肛门闭锁、肾缺损、肺发育不全以及下斜睑裂亦可能存在。亦称 G 综合征,器官距离过远—尿道下裂综合征)
Opitz-Frias syndrome (**J. M. Opitz; Jaime L. Frias**) 奥-弗综合征(见 opitz's syndrome)
opium ***n***. 阿片(止泻药)
opium [拉; 希 *opion*] ***n***. 鸦片,阿片 ‖ ~ antagonist 鸦片拮抗剂 / ~ Boston 波士顿鸦片 / ~ denarcotized; deodorized ~ 除臭鸦片 / ~ granulated 粒状鸦片,鸦片粒 / ~ lettuce; lactucarium 毒莴苣浓汁 / ~ poppy (植物) 罂粟 / ~ poppy virus (Rozyspal) 罂粟病毒 / ~ powdered; ~ pulveratum 鸦片粉 / ~ pudding; Boston ~ 波士顿鸦片 / ~ tincture 鸦片酊 / ~ Turkey 土耳其鸦片
Opium poppy virus (**Rozyspal**) 罂粟病毒
opium-addiction ***n***. 鸦片瘾,阿片瘾

opiumiae *v*. 用鸦片渗透,使麻醉
opiumism *n*. 鸦片瘾,阿片瘾
opk optokinetic 视动的,眼运动的
OpK cell 袋鼠肾细胞(见 opposium kidney cell 供检查病毒等用之)
Opkinatea Wenyon 蛙片纲
Oplegnathidae 石雕科(隶属于鲈形目 Perciformes)
Oplegnathus fasciatus (Temminck et Schlegel) 条石雕(隶属于石雕科 Oplegnathidae)
O-pline 眶(下缘)—岩(锥)线(血管造影颅内肿瘤定)
OPLL ossification of the posterior longitudinal ligament 后纵韧带骨化
Oplopanax elatus Nakai [拉,植物] 刺参
opm operations per minute 每分钟动作(或运算)的次数
opn operation 手术,运算,操作
OPN osteopontin 骨调素(根据其不同来源及结构特点又可分许多种,此乃统称)
Opng opening 开孔;口,孔
opo- [希 *opos* juice 汁] 汁
opobalsam *n*. 麦加香脂
opobalsamum [希 *opos* juice + *balsamon* balsam]; mecca balsam *n*. 麦加香脂
opocephalus [希 *ōps* face + *kephalē* head]; opocephalic fetus *n*. 无口鼻独眼并耳畸胎
opodeldoc *n*. 肥皂樟脑搽剂
opodidymus [希 *ōps* face + *didymos* twin] *n*. 双面畸胎
opodymus; opodidymus [希 *ōps* face + *didymos* twin]; opodymus *n*. 双面畸胎
Opongonia iridovirus Opongonia 虹彩病毒
opopanax *n*. 金合欢,汁人参(缴形科)
opossum *n*. 负鼠
Opossum adenovirus (Morales-Ayala et al.) 负鼠腺病毒
Opossum herpesvirus 负鼠疱疹病毒
Opossum mastadenoviruses 负鼠乳腺病毒
Opossum viruses Aand B 负鼠病毒 A 和 B
Opostomias mitsuii (Imai) 脂巨口鱼(隶属于黑巨口鱼科 Melanostomiatidae)
opotherapy *n*. 液汁疗法(尤指器官制剂疗法)
opp opposed 对生,对立 / opposite 相反的,对面的 / orthophenylphenol 邻苯酚(杀真菌剂) / orthophosphate-phosphorus 正磷酸盐-磷
OPP ovine pancreatic polypeptide 羊的胰多肽 / ocular pneumoplethysmograph 眼充气体积描记器 / Office of Pesticide Program 杀虫剂计划局(环境保护局) / orthophenyl phenol 邻苯基苯酚 / oxygen partial pressure 氧气压力
Oppenheim's disease (syndrome) [Hermann 德神经病学家 1858—1919] amyotonia congenital 奥本海姆氏病(综合征),先天肌弛缓 ‖ ~ epilepsy; acorstic epilepsy 奥本海姆氏癫痫,听性癫痫 / ~ sign; ~ reflex 奥本海姆氏征(向下摩胫骨内侧则足趾背屈,见于锥体束病灶) / ~ syndrome; amyotonia congenital 奥本海姆氏病(综合征),先天肌弛缓
Oppenheimer treatment [Issac 美医师 1855—1928] 奥本海默氏疗法(治酒癖及药物瘾)
Oppenheim -Urbach disease [Maurice Oppenheim 美皮肤病学家 1876—1949; Erich Urbach 美皮肤病学家 1893—1946; necrobiosis lipoidica diabeticorum 奥-乌二氏病,糖尿病脂性渐进性坏死
Oppidae *n*. 奥(甲)螨科
oppilate *v*. (使毛孔等)阻塞,使便秘
oppilation [拉 *oppilatio*]; constipation *n*. 便秘
oppilative *a*. ①便秘的 ②阻塞的
opponens *n*. 对向肌(对掌肌,对跖肌) *a*. [拉]对向的 ‖ ~ digiti minimi 小指对掌肌 / ~ pollicis 拇指对掌肌
opponent *n*. 对手,敌手,对抗肌 *a*. 对立的,对抗的,反对的 ‖ ~ cell 对抗细胞 / ~ theory 对抗学说
opportune *a*. (指时间)凑巧的,恰好的,(指事情)及时的 ‖ ~ly *ad*. / ~ness *n*.
opportunism *n*. 机会主义
opportunist *n*. 机会主义分子(者) *a*. 机会主义的,机会主义者的
opportunistic infection 机会性感染,机会感染
opportunistic infections of HIV disease HIV 病的机会感染(由于 HIV 在体内的免疫抑制作用而引起的感染)
opportunistic parasite 机会性致病性寄生虫
opportunistic pathogen 机会性致病原虫(如卡氏肺孢子虫、隐孢子虫、弓形虫等)
opportunity *n*. 机会主义者,机会致病菌 ‖ ~ic *a*. 机会性的,机会致病性的
oppose *v*. 反对 ‖ ~less *a*. 不可抵抗的,无可反驳的 / ~r *n*. 反对者
opposed *a*. 反对的,对抗的 ‖ ~ anteroposterior 前后对穿的 / ~ lateral field 对穿侧野 / ~ portal 对穿野
opposing beam 对穿线束
opposing electromotive force 反电动势
opposing enzyme 拮抗酶
opposing field 对穿野
opposing treatment portal 对穿治疗野
opposite *a*. 对生的,对向的对立的,对生的,对向的相反的,对面的 ‖ ~ acting force 反向作用力 / ~ corner 对角 / ~ polarity 反极性 / ~ side 对侧
opposition *n*. ①对生,对向 ②反抗,反对症 ③相反
oppositional allele 对立等位基因
oppositional factor 相克因子
oppositipolar *a*. 对极的
opposium kidney cell (简作 OpK) 袋鼠肾细胞(供检验病毒等用之)
oppress *vt*. 压迫,压抑;使烦恼
oppression *n*. 压迫,压抑
oppressive *a*. 压迫的,压抑的,烦闷的 ‖ ~ly *ad*. / ~ness *n*.
oppressor *n*. 压迫者,暴君
opprobrious *a*. 骂人的,无礼的,丑恶的,可耻的 ‖ ~ly *ad*. / ~ness *n*.
oppy opportunity 机会,机会性,机合性
OPR Office of Population Research 人口研究局(国际开展署)
opr operate 开刀,操作,运转 / operating procedure 手术程序
oPRL ovine prolactin 羊催乳素
OPRR Office of Protection from Research Risls 危险物研究防护局(国立卫生研究院)
OPRT orotate phosphoribosyltransferase 乳清酸磷酸核糖基转移酶
-ops [希 *ōps* face 面] 面
Opsariichthys bidens (Gu enther) 马口鱼(隶属于鲤科 Cyprinidae)
OPSI overwhelming postsplenectomy infection 脾切除后严重感染
-opsia; -opsy [希 *opsis* vision 视] [构词成分] ①视力 ②观看,外观
opsialgia [希 *ōps* face + *-algia*]; facia neuralgia *n*. 面神经痛
-opsida 代表纲、亚纲一级的词尾(生物分类学,此仅适用于高等植物)
opsigenes [*ōpse* late + *gennan* to produce] *n*. 智牙,智齿
opsin *n*. 视蛋白
opsinogen *n*. 调理素原
opsinogenous *a*. 产生调理素的
opsiometer [希 *opsis* vision + *metron* measure]; **optometer** *n*. 视力计
opsionosis [希 *opsis* vision + *-ōsis* condition] *n*. 视力病
opsiuria [希 *opse* late + *ouron* urine + *-ia*] *n*. 饥尿[症]
opsoclonia, opsoclonus *n*. 视性眼痉挛,斜视眼阵挛
opsogen; opsinogen *n*. 调理素原
opsomania [希 *opson* dainty + *mania* madness] *n*. 美味癖,珍馐癖,特殊食物癖
opsomenorrhea *n*. 月经延迟
opsone; opsonin *n*. 调理素
opsonic *a*. 调理素的 ‖ ~ action 调理作用 / ~ index 调理指数 / ~ reation 调理素反应
opsoniferous *a*. 含调理素的
opsonification; opsonization *n*. 调理素作用
opsonify *vt*. 受调理(素作用) ‖ opsonification *n*. 调理作用,调理素作用
opsonin [希 *opsōnein* to buy victuals]; **opsone** *n*. 调理素(指能使细菌和其他细胞易被吞噬的一种抗体,亦指能使细菌易被吞噬的一种非抗体物质) ‖ ~ common; normal ~ 普通调理素,正常调理素 / ~ immune; specific ~ 免疫调理素,特异调理素(在体内与体外与同种抗原相结合后能使一种颗粒性抗原对吞噬作用敏感的一种抗体) / ~ normal; common ~ 正常调理素,普通调理素 / ~ specific; immune ~ 特异调理素,免疫调理素 / ~ thermolabile; normal ~ 不耐热调理素,正常调理素 ‖ opsone *n*. / opsonic *a*.
opsonist *n*. 调理素专家
opsonization; opsonification *n*. 调理素作用
opsonize; opsonify *vt*. 受调理(素作用) opsonization; opsonification *n*. 调理素作用与靶抗原结合后可促进细胞的吞噬作用
opsonocytophagic *a*. 调理素细胞吞噬的(指血液在有血清调理素和同种白细胞时的吞噬活性)
opsonogen; opsinogen *n*. 调理素原
opsonoid *n*. 类调理素
opsonology *n*. 调理素学
opsonometry *n*. 调理素定量法
opsonophilia [*opsonin* + 希 *philein* to live] *n*. 亲调理素性
opsonophilic *a*. 亲调理素的

opsonophoric ***a***. 含调理素的,调理素簇的,亲调理素的
opsonotherapy ***n***. 调理素疗法(应用菌苗疗法增强血液的调理素的作用)
opsonze; opsonify ***vt***. 受调理(素作用)
opsopyrrol ***n***. 3－甲(基)－4－乙(基)吡咯
OPSPA Oleandomycin-Polymysin-Sulphadeazine-Perfringens Agar 竹桃毒素—多黏菌素—磺胺嘧啶—产气荚膜杆菌琼脂
OPT hydroxy camptothecinum 羟基喜树碱
opt optic 视觉的,视力的;光学的;眼的 / optimum 最佳;最适,最适条件
Opt optician 眼镜师 / option 选择,随意 / optional 随意的,任意的 / outpatient 门诊病人
OpT outpatient treatment 门诊治疗
opt ***v***. 选择,抉择 ‖ ～ant ***n***. 抉择者,选择者
Opt D doctor of optometry 眼光配镜博士,视力测定医师
optacon ***n***. 盲人阅读器
OPTAR optical automatic ranging 光学自动测距计
optesthesia [希 *optikos* pertaining to the eye + *aisthēsis* perception] ***n***. 视觉
opthalmencephalon ***n***. 视脑(视网膜,视神经及脑内视器的总称)
opthalmofundoscope [funduscope] ***n***. 眼底镜
opthalmomicrosope ***n***. 检眼显微镜
opthalmoneuromyelitis, neuro-optic myelitis ***n***. 视神经脊髓炎
opthalmovascular ***a***. 眼血管的
optic [拉 *opticus*; 希 *optikos*]; **optical** ①视力的,视觉的 ②眼的 ③光学的 ‖ ～ angle 光(轴)角 / ～ atrophy 视神经萎缩 / ～ axis 光轴 / ～ canal 视神经管 / ～ center 视觉中枢 / ～ chiasma 视交叉 / ～ cup 视杯 / ～ disc 视盘 / ～ foramen 视神经孔 / ～ ganglion 视神经节 / ～ gland 视腺 / ～ lobe 视(神经)叶 / ～ nerve fiber 视神经纤维 / ～ nerve 视神经 / ～ neuritis 视神经炎 / ～ papilla 视神经乳头 / ～ placode 视基板 / ～ plate 视基板 / ～ radiation 视辐(射)线 / ～ recess 视隐窝 / ～ ruciment 视原基 / ～ stalk 眼柄,视柄 / ～ tectum 视顶盖 / ～ tract 视束 / ～ tubercle 眼病(蝇幼虫) / ～ vesicle 视泡 / ～ video disc 光学录像磁带 / ～ zone 视带,视区 ‖ ～ly ***ad***.
optical ***a***. 眼的,视力的,有助于视力的,光学的 ‖ ～ aberration 象差 / ～ achromatism (目)光消色差性 / ～ active isoner 光学活性异构体 / ～ active substance 光学活性物质 / ～ activity ①旋光性 ②旋光度 / ～ amplifier 光学放大器 / ～ analysis 光学分析 / ～ anisotropy 光学各向异性 / ～ antimer 旋光对映体 / ～ assay 光学法 / ～ axis 光轴,视轴 / ～ back pointer 光学反向指示器 / ～ cartridge 视神经束 / ～ center of lens 镜头的光心 / ～ center 光学中心 / ～ character reader 视觉文字阅读器,光学文字识别机 / ～ character recognition machine 光学文字辨认机 / ～ character recognition 光学符号识别,光符识别 / ～ comparator 光学比较仪 / ～ computer 光计算机 / ～ constants 光学常数 / ～ contact 光学接触 / ～ coupled isolator 光耦合隔离器 / ～ coupler 光耦合器 / ～ coupling 光耦合 / ～ crystal 光学晶体 / ～ density (O.D.) 光密度 / ～ depression 旋光性降低 / ～ detector 光学探测器 / ～ diagnostics 光学诊断 / ～ dichroism 光学二向色性 / ～ diffraction velocimeter 光学深度(计) / ～ disc recorder 光学磁盘记录器 / ～ dispersion (光)色散 / ～ distance indicator 光学距离指示器 / ～ distance 光程 / ～ Doppler effect 光学多普勒效应 / ～ element 光学元件 / ～ emission spectrograph 发射光谱仪 / ～ empty 光学上空虚 / ～ encoder 光编码器 / ～ encoding 光学编码(主要用于化学方面编码技术) / ～ Engineering 光学工程师(光学—视力仪器工程师协会) / ～ exaltation 旋光性增强 / ～ excitation 光激发 / ～ face 光学面 / ～ feeler 光学触点,光学接触器 / ～ fiber 视神经纤维 / ～ fiber cable 纤维光缆 / ～ fibers 光导纤维,光学纤维 / ～ figuring 光学修整 / ～ filter 滤光器 / ～ filtering 光滤过 / ～ focusing device 光学聚焦装置 / ～ frequency branch 光频支 / ～ frequency 光频(率) / ～ front pointer 光学前方指针 / ～ glass 光学玻璃 / ～ harmonic 光学谐波 / ～ haze 光学＊里 / ～ illusion 视幻觉 / ～ image formation 光学影像的形成 / ～ image 光学图像 / ～ impression 光学印像 / ～ index 光学指标,视力指引(杂志名) / ～ indicator 光学指示器 / ～ indicatrix 光学指示线 / ～ instrument 光学仪器 / ～ interconnection 光学互换 / ～ interference 光学干涉 / ～ isolator 光隔离器 / ～ isomer 旋光异构体 / ～ isomerism 旋光异构(现象) / ～ lantern 幻灯机 / ～ length 光学长度 / ～ lens 光学透镜 / ～ lever 光杠杆 / ～ light filter 滤光器 / ～ Manufacturers' Asсodiation 光学制造商协会(美国) / ～ mark card 光标卡片 / ～ maser 激光器 / ～ material 光学材料 / ～ measurement 光学测量 / ～ measuring device 光学测量装置 / ～ mechanical system 光机系统 / ～ memory 光储存器 / ～ Menagemant 光学处理(杂志名) / ～ microscope 光学显微镜 / ～ mode frequency 光(学)模(式)频率 / ～ mode 光学模式 / ～ modulator 光调制器 / ～ moment 光矩 / ～ monochromator 光学单色器 / ～ multichannel analyzer 视觉多管分析仪 / ～ null method 光学衡消法 / ～ parallel 光学平行计 / ～ parametric oscillator 光学参量振荡器 / ～ path difference 光路差(物理学) / ～ path lenth 光学距离 / ～ path 光程 / ～ phenomena 光学现象 / ～ phonon 光学声子,光频声子 / ～ pipe 光导管 / ～ plastics 光学塑料 / ～ prism 光学棱镜 / ～ probe 光学探头 / ～ processing 光学处理 / ～ projection system 投影系统 / ～ projection 光学投影 / ～ projector 投影器 / ～ properties 光学特性 / ～ pumped laser system 光抽运激光系统 / ～ pumped solid laser 光抽运固体激光器 / ～ pumping 光泵 / ～ radar 光雷达 / ～ range 视线距离 / ～ rangefinder 光学测距仪 / ～ reader 光阅读机 / ～ recording 光学记录法 / ～ region 光学波段 / ～ registration 光学叠合 / ～ resolving power 光学分辨率,光学分解力 / ～ rotation 旋光性,旋光度 / ～ rotatory dispersion (ORD) 旋光分散(作用),旋光色散(现象) / ～ scanner 光学扫描器 / ～ shift 光谱移动 / ～ sight 光学瞄准 / ～ signal 光信号 / ～ Society of America 美国光学会 / ～ sound head 光声头 / ～ spectra 光学光谱 / ～ spectrograph 光学摄谱仪 / ～ spectrometer 光学分光计 / ～ spectroscope 光学分光镜 / ～ spectroscopy 光学光谱学 / ～ spectrum 光谱 / ～ square 直角转光器 / ～ staining 光照着色 / ～ superposition principle 旋光性迭加原则 / ～ superposition 光学重叠 / ～ switch 光控开关 / ～ system 光学系统 / ～ tape reader 光点纸带输入 / ～ thin plasma 光学薄等离子体 / ～ tracking 光跟踪 / ～ transfer function 光学转换函数 / ～ transistor 光敏晶体管 / ～ transition 光学跃迁 / ～ twin 光学孪晶 / ～ view finder 光学寻像器 / ～ wedge 光楔 / ～ width 光学宽度 / ～ World 验光世界(英国杂志名) ‖ ～ly ***ad***.
optically ***ad***. 光学上 ‖ ～ denser medium 光密媒质 / ～ ported CRT 光(投影)窗式显像管 / ～ thinner medium 光疏媒质 / ～ -excited laser 光激激光器 / ～ -pumped laser 光抽运激光器
optical-mode ***n***. 光学模式 ‖ ～ frequency 光(学)模(式)频率 / ～ scattering 光学模散射
optical-mode scattering 光学模散射
optical-superposition device 光学叠像装置
optical-tracker system 光跟踪系统
optician ***n***. 眼镜师
opticianry ***n***. 眼科光学
opticist ***n***. 光学家
opticity ***n***. 旋光性
opticochiasmatic; opticochiasmic ***a***. 视交叉的 ‖ ～ arachnoiditis 视交叉蛛网膜炎
opticociliary ***a***. 视(神经)睫状神经的
opticocinerea ***n***. 视束灰质
opticoel ***n***. 视腔
optickinetic ***a***. 眼运动的
opticon ***n***. 第三视神经节,第二髓板
opticonasion ***n***. 视神经孔鼻根间径(视神经孔后缘至鼻根中点间的距离)
opticopupillary ***a***. 视神经瞳孔的
optics [希 *optika*] ***n***. 光学 ‖ ～ atmospheric 大气光学 / ～ electron 电子光学 / fiber ～ 纤维光学 / ～ space 宇宙光学
optidress ***n***. 光学修正 ‖ ～ projector scope 光学修正投影显示器
Optim Optimization 最佳化
optimal ***a***. 最适的,最佳的 ‖ ～ allowance 最适允许量 / ～ control rate 最佳控制器 / ～ control 最优控制 / ～ dose regime 最佳剂量方案 / ～ flow signal 最佳血流信号
optimatic ***n***. 一种光电式的光
optimeter; optometer ***n***. ①视力计 ②光学比较管,光电比色计 / ～ tube 光较管
optiminimeter ***n***. 光学测微计
optimisation ***n***. 最佳化,最优法
optimism [拉 *optimus* best, irreg-surperl. of *bonus* good] ***n***. 乐观主义,乐观 ‖ ～therapeutic 医疗乐观(主义) ‖ optimistic(al) ***a***. 乐观的 / optimistically ***ad***.
optimist ***n***. 乐观者
optimistic(al) ***a***. 乐观的,乐观主义的 ‖ ～ally ***ad***.
optimization ***n***. 最优化
optimize ***vi***. 表示乐观 ***vt***. 乐观的对待,使尽可能完善 ‖ optimization ***n***. 最佳化,最优化
optimizing ***n***. 最佳化 ‖ ～ controller 最佳控制器
optimum ***n***. 最适,良性(指刺激的强度及频率适当);最适当食物量 ‖ ～ beam 最佳线束 / ～ bronchoradiography 最佳支气管 X 线造影(术) / ～ bunching 最佳聚束 / ～ code 最佳码 / ～ coding 最佳编码 / ～ color 最佳色 / ～ condition 最适条件 / ～ control 最佳控制 / ～ coupling 最佳耦合 / ～ decision making 最

佳决策 / ~ dose 最佳剂量 / ~ family size 最适家系大小 / ~ filter 最佳滤波器 / ~ frequency 最佳频率 / ~ growth temperature 最适生长温度 / ~ index 最宜指数 / ~ kilovoltage technique 最佳千伏(特)技术 / ~ load resistance 最佳负电阻 / ~ matching 最佳匹配 / ~ model selection 最宜模型选择 / ~ number 最佳数 / ~ output 最佳输出 / ~ pH 最适 pH / ~ point 最佳点 / ~ population 最适种群 / ~ prediction 最佳预测 / ~ programming 最佳程序设计 / ~ radiotherapeutic dose 最佳放射治疗剂量 / ~ range 最佳适量幅度 / ~ scanning 最佳扫描 / ~ sensitivity 最佳灵敏度 / ~ setting 最佳调整 / ~, thermotactic 调温最适度 / ~ transmission frequency 最佳传输频率 / ~ travel rate 最佳移动速 / ~ value 最佳值 / ~ ultrasonogram 最佳超声波图 / ultrasonography 最佳超声检查法 / ~ viewing distance 最佳视距 / ~ zonotomography 最佳区域体层摄影(术)

optimum-gain ***n*.** 最佳增益 ‖ ~ frequency 最佳增益频率

option ***n*.** 选择,选择权

optional ***a*.** 可任意选择的,非强制性的 ‖ ~ stop 随意停机指令 ‖ ~ly ***ad*.**

optiphone ***n*.** 特种信号灯

optist ***n*.** 验光师

Optmist Optometrist 眼光技师

opto- [希 *optos* seen 可见] [构词成分] ①视,视力 ②眼

optoblast ***n*.** 成视细胞(视网膜内)

optocele; aquaeductus cerebri 中脑水管视

optochiasmic ***a*.** 视交叉的

optochin; ethylhydrocupreine ***n*.** 奥普托欣,乙基氢化叩卜林(商品名)

optoelectronic ***a*.** 光电的 ‖ ~ functional electronic block 光电子功能电子块 / ~ hypothesis 光电子假说 / ~ imaging 光电成像 / ~ pulse amplifier 光电子脉冲放大器 / ~ scanning 光点扫查

optoelectronics ***n*.** 光(学)电子学

optogram ***n*.** 视网膜像

optokinetic ***a*.** 视觉运动的 ‖ ~ nystagmus 视动震颤 / ~ reflex 视动反射

optomagnetic ***a*.** 光磁的

optomeninx; retina ***n*.** 视网膜

optometer; opsiometer ***n*.** 视力计 ‖ ~ prism 三棱镜视力计 / ~ skiascope 检影视力计 / ~ wire 镍视力计

Optometric Menagemant 验光配镜杂志(杂志名)

optometrist ***n*.** 验光师

Optometrist Assistant Technician 视力测定助理技术员

optometry ***n*.** 视力测定法,验光[法] ‖ Weekly 验光周刊(杂志名)

optomotor ***a*.** 视动(的)

optomyometer ***n*.** 眼肌力计

optophone [*opto-* + 希 *phōne* voice] ***n*.** 光声机

optostriate ***a*.** 丘脑纹状体的

optotransistor ***n*.** 光晶体管

optotype ***n*.** 试视力字体

optron ***n*.** 光导发光元件

optronics ***n*.** 光电子学

opulence ***n*.** 富裕,富饶,繁盛,丰盛

opulent ***a*.** 富裕的,丰富的 ‖ opulence ***n*.** / ~ly ***ad*.**

Opulia dillenii (Ker-Gawl.) Haw. 仙人掌[植药]

Opuntia Tourn. ex Mill. 仙人掌属 ‖ ~ficus-indicus Mill. 仙人掌

Opuntia ***n*.** 仙人掌属

Opuntia dillenil (Ker-Gawl.) **Haw.** [拉,植物] 仙人掌

Opuntia virus 仙人掌病毒

Opuntiales 仙人掌目(植物分类学)

opus (pl. opera, opuses) [拉] ***n*.** (艺术)作品,著作,(音乐)作品

OPV oral poliomyelitis vaccine 口服脊髓灰质炎疫苗 / oral polio virus 口腔脊髓灰质炎病毒

opzyme ***n*.** 器官提取物

OQ Ostomy Quaterly 吻合术季刊

oqh omni quarta hora [拉] 每四小时

OQPST oxyquindine phthalylsulfathiazole 羟喹酞磺胺噻唑

or ***conj*.** 或者,否则,不然 ‖ either... ~... 或者……或者…… / ~ else 否则,不然就,要不就 / ~ more 或……以上 / ~ otherwise 或相反(的东西,情况等) / ~ rather 或者说得正确些,确切的说/... ~ so ……左右,……上下,大约/ whether... ~... 不论是……还是……/ whether ~ not 是否,会不会

OR odds ratio 近似值差异率 / operating room 手术室 / operations research 运算研究,运筹学;手术探察 / optic recess 视隐窝 / optical rotation 旋光性,旋光度 / optimum requirement 最适需要量 / orbital rhabdomyosarcoma 眼眶横纹肌肉瘤 / orientation reflesx 定向反射 / Orthopaedic Review 矫形评论(杂志名) / orthopaedic surgeon 矫形外科医师 / outside radius 外半径 / reverse osmosis 反渗透

Or orderly 男护理员

or orange 橙,橙黄色 / orientation 定向,定位,朝向 / original 最初的;原始的;原文

or- [拉 oris] [构词成分] 口

O-R oxidation-reduction reaction 氧化还原反应

-or [拉] [构词成分] ①……者,……物,……器 ②部分 ③状态,性质,情况 ④比较

OR enema oil retention enema 油剂保留灌肠

Or S oral surgeon 口腔外科医师

Ora (复 orae) [拉] (单 os) [拉] ***n*.** ①缘 ②口 ‖ ~ ciliaris retinae (视)网膜睫缘 / ~ coleopterorum 鞘翅缘 / ~ serrata (视网膜)锯齿缘

orabet; N-(4-methylbenzenesulfonyl)-N'-n-butylcarbamide; tolbutamide ***n*.** 奥腊贝特,N-(4-甲基苯磺酰)-N'-n-丁基脲,甲苯磺丁脲(抗糖尿病药)

Orabilex ***n*.** 丁碘桂酸钠(bunamiodyl)[商名]

oraceroris ***n*.** 蜡孔口

oraconaris ***n*.** 口锥

oracular ***a*.** 神谕的,预言的,权威性的,玄妙深奥的,隐晦的 ‖ ~ity ***n*.** / ~ly ***ad*.**

orad [拉 *os*; *oris* mouth + *ad* toward] ***n*.** 向口

Oraesia emarginata nuclear polyhedrosis virus 嘴壶夜蛾核形多角体病毒

Oraesia emarginata cytoplasmic polyhedrosis virus 嘴壶夜蛾胞质形多角体病毒

Oragrafin ***n*.** 胺碘苯丙酸钙盐或钠盐(the calcium or the sodium salt of ipodate)[商名] ‖ ~ sodium 吡罗勃定,胺碘苯丙酸钠 / ~ calcium 可溶性吡罗勃定,胺碘苯丙酸钙

oral [拉 *oralis*; *os* mouth] ***a*.** 口的,口头的,口服的 ‖ ~ airway 口腔导气管 / ~ antibiotic 口服抗生素 / ~ area 口部 / ~ arms 口腕 / ~ barium meal 钡餐(检查) / ~ billiary contrast agent 口服胆系造影剂 / ~ cavity 口腔 / ~ cholangiography 口服法胆管造影(术) / ~ cholecystogram 口服胆囊造影照片 / ~ cholecystographic agent 口服胆囊造影剂 / ~ cholecystography 口服胆囊造影(术) / ~ cholecystopaque 口服胆囊造影剂 / ~ contraceptive 口服避孕药 / ~ contrast material 口服造影剂 / ~ contrast meal 口服造影餐 / ~ disc 口盘 / ~ evagination 口部外突 / ~ fossa 口沟(食毛目) / ~ gland 口腔腺 / ~ groove 口沟 / ~ extrahepatic cholangiography 口服法肝外胆管造影(术) / ~ Health 口腔卫生(加拿大杂志名) / ~ hood 口笠 / ~ hook 口钩(双翅目幼虫) / ~ hygiene 口腔卫生 / ~ Implantolgy 口腔植入学(美国牙移植学会) / ~ interradial area 口面间辐射区 / ~ lip 口唇 / ~ lobe 口瓣 / ~ maxillofacial injuries 口腔颌面部损伤 / ~ membrane 口膜 / ~ mucous membrane 口黏膜 / ~ papilla ①口乳突 ②口棘(棘皮动物) / ~ part of dorsum of tongue 舌背口部 / ~ part of pharynx 咽口部 / ~ pinnule 口羽翅(棘皮动物) / ~ pit 口窝 / ~ plate(= orals) 口板 / ~ pole 口极 / ~ poliovirus vaccine 口服脊髓灰质炎病毒疫苗 / ~ rehydration solution 口服再水化溶液 / ~ segment 口节 / ~ small intestinal method 口服法小肠(钡餐)检查法 / ~ spine 口棘(棘皮动物) / ~ sucker 口吸盘 / ~ surface 口面 / ~ surgeon 口腔外科医师 / ~ surgery 口腔外科 / ~ tentacle 口触手 / ~ thermometer 口温表 / ~ urography 口服尿路造影(术) / ~ vaccine 口服疫苗

orale ***n*.** 切牙颌内缝终点

oral-facial-digital syndrome 口面指综合征

oral-facial-digital syndrome Ⅱ 口-面-指(趾)(综合征)II

oral-genital sex 口交(以口或舌刺激对方生殖器)

orality ***n*.** 口欲性欲,口欲色情(据心理分析学说,一切感觉、冲动和个性品质均源于性心理发育的口欲期)

orally ***a*.** 口服,经口的

oralogist ***n*.** 口腔学家

oralogy; stomatology ***n*.** 口腔学

Oramorph [商品名] ***n*.** 硫酸吗啡(morphine sulfate)

Orange Dexadrine tablet 安非他明药片(药品名)

Orange [植物] 萱草

Orange daylily [植物] 萱草

Orange magnoliavine [植物] 华中五味子

orange yellow 橙黄色

orange, acridine ***n*.** 丫啶橙

orange [拉 *aurantium*] ***n*.** ①橙[色],橙黄,橘黄 ②橙,柑 ‖ ~ Ⅰ 橙黄Ⅰ,金莲橙 000 一号 / ~ Ⅱ 橙黄Ⅱ,金莲橙 000 二号 / ~ Ⅲ; menthyl orange; helianthin 橙黄Ⅲ,甲橙,半日花素 / ~ Ⅳ; tropeolin OO 橙黄Ⅳ,金莲橙 OO,苯胺偶氮对苯磺酸钠 / ~ acridine; tetramethyl-acridine 吖啶橙,四甲吖啶 / ~ aniline 苯胺

橙 / ~ ethyl 乙橙 / ~ G 橙黄 G,酸性耐光橙 / ~ Gold; helianthin 金橙,甲橙,半日花素 / ~ methyl; Poirrier's ~ helianthin 甲橙,半日花素 / ~ N; ~ Ⅳ; tropeolin OO 橙黄 N,橙黄Ⅳ,金莲橙 OO,苯胺偶氮对苯磺酸钠 / ~ α-naphthol; tropeolin OOO No.1; orange Ⅰ α-萘酚橙,金莲橙 OOO 一号,橙黄Ⅰ / ~ β-naphthol; tropeolin OOO No.2; orange Ⅱ β-萘酚橙,金莲橙 OOO 二号,橙黄Ⅱ / ~ transient 视橙质 / ~ victoria 维多利亚橙黄 / ~ wool; ~ G 毛橙,橙黄 G
orange-acetone *n*. 橙丙酮,橙黄丙酮
orangeade *n*. 橘子汁,橘子汽水,柑汁
orange-green stain 橙绿染色
orangeophil *a*. ①嗜橙黄的 ②嗜橙黄细胞(亦称 α-嗜酸细胞)
orang-outang *n*. 猩猩
orangutan *n*. (马来)猩猩(常用作实验研究)
Oranixon *n*. 美芬新(mephenesin)[商名]
Orasone *n*. 波尼松(prednisone)[商名]
orat hygiene index 口腔卫生指数
Ora-Testryl *n*. 氟羟甲睾酮(fluoxymesterone)[商名]
oration *n*. 演说,演讲,(语)引语
orator *n*. 演说家,雄辩家,请愿人
oratorical *a*. 演说家的,雄辩的 ‖ ~ly ***ad***.
oratory *n*. 演讲(术),雄辩(术),修辞
Oratosquilla oratoria (de Haan) 口虾蛄(隶属于虾蛄科 Squillidae)
ORAU Oak Ridge Associated Universities 橡树岭联合大学
oravax *n*. 奥腊伐克斯(一种抗感冒疫苗)
oravue *n*. 碘普乐酸,口胆优
orazamide *n*. 奥拉米特,阿卡明(保肝药)
orb [拉 *orbis* circle, disk] *n*. ①球,环 ②眼球
orb- [拉 *orchis*] [构词成分] 环
orb + icula 垫基片
orbacerores *n*. 肛环 * 孔(见 c5)
Orbanchaceae 列当科(植)
Orbanche alsatica Kirschl. 西藏列当[植药]
Orbanche caerulescens Steph. 列当 [植药]
Orbanche pycnostachya Hance [拉,植物] 黄花列当
Orbeli phenomenon(effect) [Leon A. Orbeli 苏联科学家] 奥尔别利氏现象(效应)(当神经—肌肉准备反应由于疲劳而减弱时,刺激交感神经可使肌肉收缩亢进)
orbenin *n*. 氯唑青霉素,氯唑青,5-甲基-3-邻氯苯基-4-异噁唑基青霉素钠
orbicula *n*. 垫基片
orbicular [拉 *oubicularis*] *a*. 环状的,圆的,轮匝状的
orbicular zone 轮匝带
orbiculare ; [拉] orbicular bone *n*. ①豆状突(砧骨) ②豌豆骨(胚胎期)
orbicularis *n*. 轮匝肌 ‖ ~ palpebrarum; ~ muscle; ~ oculi muscle 眼轮匝肌
orbiculate [拉, orbiculatus] *a*. 球形的
orbiculato *a*. 球形的
orbiculatus *a*. 球形的
orbicule *n*. 糖球剂
orbiculus [拉 dim. of *orbis*] (复 orbiculi) *n*. ①小环,盘 ②肉内副冠 ‖ ~ ciliaris; annulus ciliaris; orbicular disk 睫状环
Orbifloxacin *n*. 奥比沙星(抗菌药)
Orbiliaceae 固盘菌科(一种菌类)
orbit [拉 *orbita* track] *n*. 眶,轨道 ‖ ~, genal 颊眶 / ~, occipital 后头眶 ‖ ~al *a*.
orbita (复 orbitae) [拉]; orbit *n*. 眶(眼窝)
orbital ①眶的 ②轨道的 ‖ ~ accelerator 轨道加速器 / ~ angiogram 眼眶血管造影(照)片 / ~ angiography 眼眶血管造影术 / ~ angular momentum 轨道角动量 / ~ arteriography 眼眶动脉造影(术) / ~ border 眼眶缘 / ~ bristle 眶鬃 / ~ decompression 眼眶减压术 / ~ electron 轨道电子 / ~ fissure (眼)眶裂 / ~ flight 轨道飞行 / ~, genal 颊眶 / ~ margin (眼)眶缘 / ~ motion of electron 电子的轨道运动 / ~ motion 轨道运动 / ~, occipital 后头眶 / ~ part of frontal 筛骨眼眶部 / ~ part 眼眶部 / ~ plate of ethmoid 筛骨眶板 / ~ plate 眶板 / ~ pneumotomography 眼眶充气体层成像(术) / ~ population analysis 轨道布局数分析 / ~ process (眼)眶突 / ~ process of palatine 腭骨眶突 / ~ rendezvous 轨道会合 / ~ rhabdomyosarcoma 眼眶横纹肌肉瘤 / ~ sclerite 眼眶片 / ~ shield 眼眶遮挡物 / ~ sulcus 眶沟 / ~ surface (眼)眶面 / ~ surface of greater wing 大翼眼眶面 / ~ symmetry 轨道对称性 / ~ velocity 轨道速度 / ~ venography 眶静脉造影(术)
orbitale (复 orbitalia) *n*. 眶最下点(眶下缘最低点)
orbital-electron capture 轨道电子俘获
orbital-facial imaging 眶面部成像,眶面部影像学
orbitalis [拉] *a*. 眶的
orbitals *n*. 轨道
orbiter *n*. 轨道飞行器
orbititis *n*. 眶炎
orbito- [拉] [构词成分] 眼眶
orbitofrontal artery 眶额动脉
orbitography *n*. 眶造影(术)
orbitome *n*. 多轨道断层摄像机
orbitomeatal basal line 眶耳基线眶耳线
orbitomeatal line 眶耳线,眶耳基线
orbitomeatal plane 眶耳平面
orbitometer; orbitostat *n*. 眶轴测量器,眶轴计
orbitonasal *a*. 眶鼻的
orbitonometer *n*. 眶压计
orbitonometry *n*. 眶压测量法
orbitopagus [*orbit* + 希 *pagos* thing fixed] *n*. 眶部联胎(寄生胎在眼眶部)
orbitopathy *n*. 眶病
orbitosphenoid *n*. 眶蝶骨
orbitostat *n*. 眶轴计
orbitotemporal *a*. 眶颞的
orbitotomy [*orbit* + 希 *temnein* to cut] *n*. 眶切开术
orbivirus *n*. 环状病毒
Orbivirus *n*. 环状病毒属
Orbofiban *n*. 奥波非班(纤维蛋白原受体阻滞药)
Orbulina d'Orbigny 圆球虫属
Orbulina universa d'Orbigny 普通圆球虫
Orbulinidae Galloway 圆球虫科
Orbutopril *n*. 奥布普利(抗高血压药)
ORC origin recognition complex (复制)起点复合体 / oxidation resistant coating 抗氧化涂层
Orcaella brevirostris (Gray) 伊河豚(隶属于齿鲸亚目 Orcaellidae)
Orcaellidae *n*. 伊河豚科(隶属于齿鲸亚目 Odontoceti)
orcein *n*. 地衣红,苔红素
orcephalic *a*. 分孔头的
orchard *n*. 果树园 ‖ ~ ist *n*. 果园主,果园管理人,果树培养人
orchectomy; orchiectomy, orchidectomy *n*. 睾丸切除术
orchella; orchil; archil; cudbear *n*. 地衣紫,海石蕊紫
orcheopexy *n*. 睾丸固定术
orchestra *n*. 管弦乐队,(剧场)乐队席 ‖ ~ l *a*. 管弦乐队的
orchestromania *n*. 舞蹈狂
orchi-, orchio-, orchido- [希 *orchis*] [构词成分] 睾丸
orchialgia; orchidalgia; orchialgia *n*. 睾丸痛
orchiatrophy *n*. 睾丸萎缩
orchic; orchidic *a*. 睾丸的
orchichorea *n*. 睾丸颤搐
orchid *n*. 兰科植物
orchid fleck rhabdovirus 兰花雀斑弹状病毒
Orchidaceae *n*. 兰科
orchidalgia; orchialgia *n*. 睾丸痛
orchidauxe *n*. 睾丸肥大
orchidectomy; orchiectomy; orchectomy *n*. 睾丸切除术
orchidic *a*. 睾丸的
orchiditis; orchitis *n*. 睾丸炎
orchido-; orchio-; orche- [希] [构词成分] 睾丸
orchidocelioplasty *n*. 隐睾移植术(移入腹腔)
orchido-epididymectomy *n*. 睾丸附睾切除术
orchidoepididbymectomy *n*. 睾丸附睾切除术
orchidometer *n*. 睾丸测量器 ‖ Prader ~ 普雷德睾丸测量器(一种睾丸性塑料模型,根据其体积标以立方厘米,用以测量睾丸在生殖器发育中的大小)
orchidoncus [*orchido-* + 希 *onkos* tumor] **orchioncus; orchioneus** *n*. 睾丸瘤
orchidopathy; orchiopathy *n*. 睾丸病
orchidopexy; orchiopexy, orchipexy orchiorrahaphy 睾丸固定术
orchidopexy; orchiopexy *n*. 睾丸固定术
orchidoplasty, orchioplasty *n*. 睾丸成形术
orchidoptosis *n*. 睾丸下垂
orchidorrhaphy; orchiorrhaphy [*orchio-* + 希 *rhaphe* suture] *n*. 睾丸缝术,睾丸固定术
orchidorrhaphy; orchiopexy; orchiorrhaphy *n*. 睾丸缝术,睾丸固定术
orchidotherapy; testicotherapy *n*. 睾丸制剂疗法
orchidotomy; orchotomy, orchiotomy ; *n*. 睾丸切开术
orchiectomy; orchectomy *n*. 睾丸切除术

orchiencephaloma *n*. 睾丸脑状癌,胚胎性癌
orchiepididymitis *n*. 睾丸附睾炎
orchil; archil *n*. 海石蕊紫,地衣紫
orchilytic [*orchio-* + 希 *lytikos* dissolving] *a*. 溶睾丸组织,破坏睾丸组织的
orchio-; orchi-; orchido-[希 *orchis* testis 睾丸][构词成分] 睾丸
orchiocatabasis *n*. 睾丸下降
orchiocele *n*. ①睾丸突出 ②阴囊疝 ③睾丸瘤
orchiococcus [*orchio-* + 希 *kokkos* berry] *n*. 睾丸炎(双)球菌
orchiodynia; orchialgia *n*. 睾丸痛
orchiomyeloma *n*. 睾丸髓样瘤 ,睾丸浆细胞瘤
orchioncus *n*. 睾丸瘤
orchioncus; orchidoncus *n*. 睾丸瘤
orchioneuralgia *n*. 睾丸(神经)痛
orchiopathy *n*. 睾丸病
orchiopexy *n*. 睾丸固定术
orchiopexy, orchiorrhaphy *n*. 睾丸未降术
orchioplasty; orchidoplasty *n*. 睾丸成形术
orchiorrhaphy [*orchio-* + 希 *rhaphē* suture]; orchiopexy *n*. 睾丸缝术,睾丸固定术
orchioscheocele *n*. 睾丸阴囊疝,阴囊疝瘤
orchioscirrhus [*orchio-* + 希 *skirrhos* hard] *n*. 睾丸硬变
orchiotome; orchotome *n*. 睾丸刀
orchiotomy *n*. 睾丸切开术
orchiotomy; orchidotomy *n*. 睾丸切开术
Orchis L. 红门兰属
orchis [希]; **testis** *n*. 睾丸
orchitic *a*. 睾丸炎的
orchitis; testitis *n*. 睾丸炎 ‖ ~ filarial 丝虫性睾丸炎 / ~ metastatic 转移性睾丸炎 / ~ parotidea 腮腺炎性睾丸炎 / ~ traumatic 创伤性睾丸炎 / ~ variolosa 痘性睾丸炎,天花性睾丸炎 / ~ spermatogenic granulomatous 精子原性肉芽肿性睾丸炎 ‖ orchitic *a*.
orchitolytic; orchilytic *a*. 溶睾丸组织的,破坏睾丸组织的
orchotome, orchiotome *n*. 睾丸刀
orchotomy *n*. 睾丸切开术
orchotomy; orchidotomy; orchiotomy *n*. 睾丸切开术
orcin; orcinol *n*. 苔黑素,二羟基甲苯,苔黑酚
Orcinus orca (Linnaeus) 虎鲸(隶属于领航鲸科 Globicephalidae)
Orcinus orca linnaeus [拉,动药] 虎鲸
Orciprenaline *n*. 奥西那林(平喘药)
orciprenaline *n*. 间羟异丙肾上腺素
orciprenaline sulphate (metaproterenol sulphate, asmopent, novasmasol) *n*. 间羟异丙肾上腺素,异丙喘宁,羟喘,间羟喘息定
Orconazole *n*. 奥康唑(抗真菌药)
Ord No order number 顺序号,序号
ORD Office of Research and Development 研究和发展部(环境和保护局) / optical rotatory dispersion 旋光分散(作用),旋光色散(现象)
ord order 次序;目(生物分类);命令;阶 / orderly 男护理员 / ordinary 普通的
Ord No order number 顺序号,序号
Ord's operation [William Miller 英外科医师 1834 – 1902] 奥德氏手术(关节新鲜粘连的剥离术)
ordain *v*. 委任,规定,命令
ordeal *n*. 严峻考验,折磨
Order *n*. 目(生物分类学)
order *n*. 次序,顺序;秩序;等级,种类;目(生物学分类);命令,指令;医嘱 *vt*. 安排,料理;命令,指令;开医嘱 ‖ by ~ of 奉……之命 / draw up in ~ 使排整齐 / in ~ 整齐,秩序井然;状况良好;适宜,妥当 / in ~ that 为了……,以为……目的 / in ~ to 为了……,以为……目的 /in short ~ 在短期内,迅速的 / on the ~ of 属于……同类的,跟……相似的/out of ~ 不整齐,次序颠倒;身体不适的,有病的;状况不佳;发生故障;不适宜,不适当 / take ~ to (do) 采取适当手段去(做……) / take ~ with 安排处理/the ~ of nature 自然的规律/the ~ of the day 议事日程,风气 / under the ~s of 受……指挥,奉……之命 / ~ button 指令按钮,传号电键呼叫按钮 / ~ code 指令码 / ~ equipment 联络装置 / ~ key 传号电键 / ~ line 挂号线,记录线,指令线 / ~ of living being 生物阶梯 / ~ of magnitude 数量级 / ~ of reaction 反应级(数) / ~ of reflection 反射波 / ~ of spectrum 光谱级 / ~ orientation 有规则取向 / ~ parameter 序参数 / ~ register 指令寄存器 / ~ state 有序状态 / ~ tank 顺序存储器 / ~ -disorder transition 有序无序转变 / ~ tetrad 顺序四分体
Order Digenea 复殖目
order-disorder transition 有序无序转变
ordered tetrad 顺序四分体
ordering *n*. 调整,有序化
orderliness *n*. 整洁,整齐,有条理,有秩序,守纪律
orderly *a*. 整洁的,有条理的 *ad*. 依次的,有规则的 *n*. 男卫生员 ‖ orderliness *n*. 整洁,有条理,有秩序
order-producing 有序性增加的
ordinal *a*. 顺序的,依次的 *n*. 序数
ordinance *n*. 法令,训令,布告,条例
ordinarily *ad*. 通常,一般
ordinary *a*. 普通的,平常的 ‖ in the ~ way 按照常例,通常 / out of the ~ 不平常的,非凡的 / ~ chattering 正常反跳 / ~ component 寻常部分 / ~ conversational voice 通常谈话的声音(强度) / ~ crossvein 径中横脉(双翅目昆虫) / ~ cyclotron 普通(型)回旋加速器 / ~ differential equation 常微分方程 / ~ organic solvents 普通有机溶剂 / ~ pyelogram 普通肾盂造影(照)片 / ~ ray 普通光线,寻常射线 / ~ synchrotron 普通型同步加速器 / ~ tomogram 普通断层像 / ~ tomography 普通断层摄影(术) / ~ wave component 寻常波分量 / ~ wave 正常波
ordinate *n*. ①成行的,②纵坐标
ordination *n*. 排列,分类,委任,颁布法令
ordnance *n*. (各种)炮,军械(部门)
Ordovician period 奥陶纪
ordure; excrement *n*. 排泄物,粪便
ordus *n*. 有序线
ore *n*. 矿,矿石
ORE oil retention enema 油剂保留灌肠 / operation readiness evaluation 手术准备评价
Oreasteridae 瘤海星科(隶属于显带目 Phanerozonia)
orectic [希 *orexis* appetite] *a*. 开胃的,促食欲的
Orectolobidae 须鲨科(隶属于须鲨目 Orectolobiformes)
Orectolobiformes 须鲨目(隶属于软骨鱼纲 Chondrichthyes)
Orectolobus japonicus Regan [拉,动药] 日本须鲨
OREF Orthopedic Research and Education Foundation 手足医研究和教育基金会
Oregon sockeye disease virus = Sockeye salmon virus 俄勒冈红鳟病病毒,红鳟鲑病毒
Oregon State University 俄勒冈州立大学(美)
Orehis latifolin L. [拉,植物] 宽叶红门兰
Oreillons = Mumps virus (Johnson et Goodpasture) 腮腺炎病毒
Oreocharis fockienensis Franch. [拉,植物] 大花石上莲
Oreopsyche ang stella pox virus 衰蛾痘病毒
Oreopsyche entomopoxvirus Oreopsyche 昆虫痘病毒
Oreorchis foliosa (Lindl.) **Lindl.** [拉,植物] 小山兰
Oreorchis foliosa Lindl. 独叶山兰(植)药用部分:鳞茎—小白及
oreoselinum *n*. 防葵
Orestrate *n*. 奥雌酯(雌激素药)
Oretic 氢氯噻嗪(hydrochlirothiazide)[商名]
Oreticyl 氢氯噻嗪—去甲氧利血平(hydrochlirothiazide with deserpidine)[商名]
Oretolobus japonicus (Regan) 日本须鲨(隶属于须鲨科 Orectolobidae)
Oreton *n*. 丙酸睾酮,丙酸睾丸素(testosterone propionate)[商名] 奥勒通 ‖ ~ M 甲基睾酮的片剂或软膏
-orex [构词成分] – 雷司(1998 年 CADN 规定使用此项名称,主要系指神经系统食欲抑制剂苯乙胺衍生物[phenylethylamine derivant]类一些药名,如氯福雷司[Cloforex]、喷托雷司[Pentorex] 等)
orexia; orexis; appretite *n*. 食欲
orexigenic *a*. 开胃的
oreximania [希 *orexis* appetite + *mania* madness] *n*. 多食癖,贪食癖
orexin; phenyl-dihydroquinazoline *n*. 阿立新,苯基二氢喹唑啉 ‖ ~ hydrochloride 盐酸阿立新 / ~ tannate 鞣酸阿立新
orexis *n*. 欲望
ORF open reading-frame 可读框(没有终止密码子干扰的读框通常是从 DNA 序列中推论出来的) / Ortho-Research Foundation 矫形外科研究基金会
Orf parapox virus 口疮副痘病毒
Orf subgroup viruses = Parapoxyvirus 口疮亚组病毒,副痘病毒
orf virus (Glover) [Contagious pustular dermatitis virus (of sheep), Contagious ecthyma virus, Infectious labial dermatitis virus, Scabby mouth virus] 接触传染性脓疱皮炎病毒,口疮病毒,绵羊接触性脓疱皮炎病毒
orf; oof *n*. ①羊传染性口疮 ②触染性深脓疱,羊痘疮
Orfila museum [Matthieu Joseph 1787 – 1853] 奥尔菲拉氏解剖学博物馆
Org organ organization 组织,机构;机化

org organic 器质性的,有机的 / orgasm 性欲高潮,性乐
Org chem organic chemistry 有机化学
organ point sign 琴键征(见于胆囊腺肌增生症)
organ tolerance dose 器官耐受量(放射量)
organ-[希 *organon*] 器具,器官
organ[拉 *organum*;希 *organon*] ***n*.** 器官,器 ‖ ~, absorbent 吸收器(牙) / ~, acoustic; ~ of Corti 柯替氏器 / ~ counting detector 器官记数探测器 / ~ culture 器官培养 / ~ distribution 脏器分布,器官分布 / ~ field 器官场 / ~ formation 器官形成 / ~ forming stuff 器官形成物质 / ~ genus 器官属 / ~ imaging 器官影像学,医学影像学,医学器 ss 官影像学器官显像 / ~ preparation 器官标本 / ~ sensation 感觉器官 / ~ specific contrast medium 器官特异性造影剂 / ~ specificity 器官专一性,器官特异性 / ~ tolerance dose 器官耐受量(放射量) / ~ of taste 味器,味觉器官 / ~ of Zuckerkandl 主动脉旁体 / ~ of Berlese 柏氏器官(昆虫) / ~ of Corti 螺旋器,柯替氏器 / ~ of equilibration 平衡器(官) / ~ of Giraldès's paradidymis / ~ of Hicks 希氏体(官)(钟形感觉器) / ~ of Johnston 江氏体(官) / ~ of mastication 咀嚼器 / ~ of reproduction; organa genitalia 生殖器官 / ~ of Rosenmuller, epoophoron 罗森苗勒器,卵巢冠 / ~ of shock 休克器官 / ~ of special sense 特殊感觉器官 / ~ of taste 味(觉)器(官) / ~ of thalamus 丘脑器官
organ organization 组织,机体;机化 / organizational 组织的,机构的;机化的
organ culture 器官培养
organa (单 organon)[拉;希]; organs ***n*.** 器官,器
organacidia ***n*.** 有机酸血症,有机酸存在(如胃内)
Org-Biol organic-bilogical 有机生物的,器官生物学的
organ-anlage 器官原基
organdy, organdie ***n*.** 薄棉纱布
organella[拉](复 oraganellae); organelle ***n*.** ①细胞器 ②小器官 ‖ ~ digestiva 消化小器官 / ~ moti 运动小器官 / ~ DNA 细胞器 DNA / ~ transplantation 细胞器移植
organic[拉 *organicus*;希 *organikos*] ***a*.** ①器官的 ②有生命的 ③有机的 ④器质的 ‖ ~ acid 有机酸 organic analytical regent 有机分析试剂 / ~ analytical standard 有机分析标准 / ~ brain syndrome 器质性脑综合征 / ~ calculus 有机(结)石 / ~ carbon cycle 有机碳环 / ~ chelate liquid laser 有机螯合物液体激光器 / ~ chelate 有机化合物 / ~ chlorine insecticides 有机杀虫剂 / ~ heart disease 器质性心脏病 / ~ impotence 器质性阳痿 / ~ matter 有机物质 / ~ mercurials 有机汞剂 / ~ nitrogen pesticides 有机氮杀虫剂 / ~ reconstruction 有机重组 / ~ scintillator 有机物闪烁器 / ~ semiconductor 有机半导体 / ~ shield 有机屏蔽层 / ~ solvents 有机溶剂 / ~ stricture 器质性狭窄 / ~ superconducting antenna 有机超导天线 / ~ superconducting resonator 有机超导共振器 / ~ superconductong waveguide 有机超导波导 / ~ vapo(u)r counter 有机气体计数器 / ~ heart disease 器质性心脏病
organicism ***n*.** ①唯器官变化论 ②机体特殊构造说 ③机体论
organicist ***n*.** 唯器官变化论者
organidin ***n*.** 奥尔干尼丁(一种有机碘制剂)
organisator ***n*.** 形成体,组织者
organism (organisma) ***n*.** ①有机体,生物体 ②微生物 ‖ ~, adhesive 吸附器 / ~, anal 肛器 / ~, analogous 同功器官 / ~, annulo-spiral 环螺旋器(肌梭) / ~, Berlese's 柏[累斯]氏器(臭虫) / ~, Bidder's 比德氏器(雄蟾蜍性腺的前部) / ~, blood destroying 毁血器官,灭血器官 / ~, blood forming 生血器官,造血器官 / ~, blue pus; Pseudomonas aeruginosa 绿脓杆菌,绿脓假单胞菌 / ~, cell 细胞器 / ~, cement 牙骨质器 / ~, Chievitz's契维茨氏器官 / organisms, coprozoic 粪内(寄)生物 / ~, chordotonal 弦音器 / ~, copulative 交合器 / ~, of Corti 柯替氏器(官),(螺旋器) / ~, coxal 基节器 / ~, cryptorrhetic 内分泌器官 / ~ culture 器官培养 / ~, dermal 皮器 / ~, Donovan; Donovania granulomatis 肉芽性杜诺凡氏菌 / organisms, L; pleuropneumonia-like organisms (缩 PPLO) 类胸膜肺炎菌 / ~, luminous 发光生物/organisms, nitrifying 硝化菌 / organisms, nitrosifying 亚硝化菌 / organisms, pleuropneumonia-like(缩 PPLO) 类胸膜肺炎菌/organisms, pus 化脓菌 / ~, Rickett's 立克次氏体 / ~, Siegel's 西格耳氏菌 / organisms, Vincent's 奋森氏微生物(①梭状微小杆菌 ②奋森氏包柔氏螺旋体) / ~, vinegar; Acetobacter aceti 醋酸菌[官],螺旋器/ ~, electric 放电器 / ~, enamel 釉[质]器/ organs, endocrine 内分泌器官 / ~, epiblastic 外胚层器官 / ~, fetal 胎体器官/ organs of generation 生殖器 / ~, Gene's 金(恩)氏器(蜱) / ~, Giraldes's; paradidymis 希拉耳代斯氏器官,旁睾/ organs, Golgi; neuromuscular spindles 高尔基氏器,神经肌梭 / ~, gustatory 味器,味觉器官 / ~, Haller's 哈勒氏器(蜱) / ~, hematogennic; hematopoietic ~ 生血器官,造血器官 / ~ of Hicks 希(克斯)氏器,钟形感觉器(昆虫) / ~, higher 高级器官 / ~, holdfast 吸着器官 / ~, homologous 同种器官,同原器官 / ~, hypoblastic 内胚层器官 / organs, incretory; endocrine organs 内分泌器官 / ~, internal 内脏,内器 / ~, interrenal 肾间器 / ~, intromittent 阳茎,插入器 / ~, Jacobson's 雅各布逊氏器(犁鼻器) / organs, lateral line 侧线器(鱼,两栖类) / ~, male; penis 阴茎 / ~, male copulatory 雄交尾器 / ~, Marchand's 马献德氏器官(阔韧带内额外肾上腺) / ~ of mastication 咀嚼器 / ~, mesoblastic 中胚层器官 / ~, Meyer's 麦耶氏器官(舌后部两侧轮廓乳头区) / ~, Michael's 迈(克尔)氏器(甲螨) / ~, neurotendinous 神经肌腱器 / ~, odontogenic 成牙器官 / ~, parietal (脑)顶器/organs, primitive fat; interscapular gland 肩胛间腺 / ~, pyloric gland 幽门腺器(胃幽门部和十二指肠腺区的总称) / ~, pyriform 梨形器 / ~, of Rosenmdller; epoophoron 罗森苗勒氏器,卵巢冠 / ~, rudimentary 残遗器官,残余器官 / ~ of Ruffini; Ruffini's corpuscles 鲁非尼氏器(皮下神经终末器官 / ~, segmental 分节器(前肾,中肾和后肾的合称) / ~, sense 感觉器/ organs, sex 性器官,生殖器 / ~ of shock; shock ~ 休克器官 / ~ of special sense 特殊感觉器 / ~, tactile 触角 / ~, target 靶器,目标器官(感受受某些内分泌作用的) / ~, of taste 味器,味觉器官 / ~, terminal 终器,终末器官 / ~ of thalamus, essential 丘脑要器 / ~, tibiotarsal 胫跗器(弹尾目) / ~ transplantation 器官移植术 / ~, vestigial 残遗器官 / ~, vital 生命器官 / ~, vomeronasal; Jacobson's ~ 犁鼻器,雅各布逊氏器 ~, wandering 游动器官 / ~, Weber's; sinus pocularis 韦伯氏器,前列腺囊 / ~ of Zuckerkandl; corpora paraaortica 主动脉旁体
organisma multicellularis 多细胞生物
organismal theory 机体说
organisms, indicator ***n*.** 指示生物(用以表示环境污染状况)
organisms, coprozoic ***n*.** 粪内寄生物
organization ***n*.** ①组织,机体 ②机化(血栓及坏死组织) ③机体形成,机体组织 ‖ ~, health 保健组织 / ~, medical aid 医疗救助组织 / ~, rescues 救济组织,救济团体 / ~ and coordination of first-aid 现场急救的组织与协调
organization and administration 组织与管理
organization center 组成中心(胚)
organizational ***a*.** 组织的,机构的;机化的
organizational effects 组织生成或变化作用,激素刺激的作用在大脑和其他组织中引起不可逆的性分化作用
organize ***vt*.** ①组织,构成 ②机化
organized ***a*.** 有机体的,机化的
organized ferment 活体酶
organizer; organizator ***n*.** ①机化中心(胚) ②组织导体 ③形成体,组织者,组织导体,机化中心(胚),组织原,组织者 ‖ ~, mesodermogenic 中胚层组织导体 / ~, nucleolar 核仁组织导体 / ~, primary 初级组织导体 / ~, secondary 次级组织导体 / ~, tertiary 三级组织导体
organotropism ***n*.** 亲器官性
organo-[希 *organon* organ 器官][构词成分] ①器官 ②有机(的)
organocalie ***n*.** 选择性定位
organochlorine ***n*.** 有机氧
organofaction ***n*.** 器官形成
organoferric ***a*.** 有机铁的
organogel ***n*.** 有机凝胶
organogen ***n*.** 有机物元素
organogenesis; organogeny ***n*.** 器官发生,器官形成
organogenesis-directing antigen 器官发生定向抗原
organogenetic ***a*.** 器官发生的
organogenetic evolution 器官发生进化,器官演化
organogenetic substitution 器官发生更替
organogenic ***a*.** 器官原的,器官性的
organogram 器官 X 线(照)片
organography ***n*.** 器官论,器官 X 线照相术 ‖ organographic ***a*.**
organoid ***a*.** 类器官 器官样的 ‖ organoids, cytoplasmic 胞浆类器官,细胞器
organoid, organella ***n*.** 细胞器
organoleptic[*organo-* + 希 *lambanein* to seize] ***a*.** 传入感觉器的,特殊感觉的
organology ***n*.** 器官学 ‖ organologic(al) ***a*.** / organologist ***n*.** 器官学专家
organoma ***n*.** 器官瘤(含有器官)
organomegaly ***n*.** 内脏巨大
organomercurial ***a*.** 有机汞的(指含汞的有机化合物,如利尿的硫汞灵)

organometallic *a*. 有机金属的
organon［希］(复 organa) **organ; organum** *n*. 器官,器 ‖ ~ auditus; organum statoacusticus 听器 / ~, Bidderi 毕德氏器 / oragana genitalia; genital organs 生殖器 / organa genitalia muliebria; organa genitalia feminina; female genital organs 女生殖器 / organa genitalia virillia; organa genitalia masculine; male genital organs 男生殖器 / ~ gustus; organum gustus 味器 / organa oculi accessoria 眼副器 / ~ olfactus; organum olfactus; organ of smell 嗅器 / ~ parenchymatosum 主质器官,实质器官 / ~ parietale 顶器,顶眼(动) / organa sensuum et integumentum commune 感觉器 / ~ spirale (Cortii); organum spirale; organ of Corti 螺旋器,柯替氏器［官］/ ~ statuus et auditus 位觉器和听器 / ~ tactus 触器 / organa uropoetica; uropoietic organs 泌尿器 / ~ visus; organum visus 视器 / ~ vomeronasale (Jacobsoni) organum vomeronasale; Jacobson's organ 犁鼻器,雅各布逊氏器
organonetalicc complex 错合物(化学用语)
organonomy *n*. 有机生活论,有机生活规律
organonymy *n*. 器官命名法
organopathy *n*. 器官病
organopexia; organopexy *n*. 器官固定术
organophilic *a*. 嗜器官的,亲器官的 ‖ organophilism *n*. 嗜器官性,亲器官性
organophosphate; organic mercurials *n*. 有机磷酸盐,有机汞剂
organophosphorous anticholinesterase 有机磷抗胆碱酯酶
organophosphorus *n*. 有机磷
organoplastic *a*. 器官成形的
organoplasty *n*. 器官成形术
organopoietic *a*. 生成器官的
organ-oriented *n*. 定向(专一)器官
organ-oriented radiographic approach 专一器官放射摄影法
organoscopy *n*. 内脏镜检查
organosol *n*. 有机［水］溶胶
organotaxis *n*. 趋器官性
organotherapy *n*. 器官疗法,内脏制剂疗法 ‖ ~, heterologous 异种器官疗法 / ~, homologous 同种器官疗法 / ~, substitutive 替补性器官疗法
organotransplantation *n*. 器官移植
organotrope *a*. 亲器官的
organotroph *n*. 有机营养菌
organotrophic *a*. 器官营养的
organotropism *n*. 亲器官性 ‖ organotropic *a*. 亲器官的 / organotropy *n*. 亲器官性
organozoa［*organ* + 希 *zoon* animal］*n*. 器官寄生虫
organs of endocrine 内分泌器官
organs of generation 生殖器
organ-specific *a*. 器官特殊性的(局限于某一器官,或仅对某一特殊器官有作用,如器官特异性抗原)
organule *n*. 感觉终器,感觉末梢
organum (复 organa) *n*. 器官,器 ‖ ~ 5-camerai 五分房器 / ~ auriculare 耳器 / ~ axiale 轴器 / ~ Bojanusi 包耶纳氏器 / ~ camerai 分房器 / ~ cerebri 头感器 / ~ ciliare 纤毛器 / ~ copulatrix externus 外生殖器 / ~ copulatrix 交合器 / ~ Cuvieri 居维氏器 / ~ digestive 消化器 / ~ dorsale 背器(甲壳类) / ~ gustatorium 味觉器官 / ~ intromittens 阴茎,阳具 / ~ Keberi 凯勃氏器 / ~ latero-sensillae 侧感器 / ~ lophophorale 触觉器 / ~ nuchale 项器 / ~ olfactorium 嗅觉器官 / ~ Oweni 奥文氏器 / ~ parietale 脑顶体 / ~ photoreceptor 感光器官 / ~ pyriforme 梨状器官 / ~ respiratorium 呼吸器官 / ~ segmentale 体节器 / ~ sensillae aborale 反口极感受器 / ~ sensuum 感觉器官 / ~ shordotonale 弦响器 / ~ Stewarti 史蒂威氏器 / ~ subradular 齿舌下器 / ~ tactilis 触［觉］器［官］/ ~ tympanale 鼓膜器 / ~ uropoieticae 泌尿器 / ~ Valenciennesi 范兰施纳氏器
orgasm［希 *orgasmos* swelling *or organ* to swell, to be lustful］*n*. 性欲高潮,性乐高潮 ‖ orgasmic, orgastic *a*.
orgasmic dysfunction 性欲高潮障碍,不能达到性欲高潮
orgasmic phase 高潮期
orgasmic platform 高潮平台
orgasmolepsy［*orgasmos* + 希 *lēpsis* a seizing］*n*. 性欲激动
orgastic *a*. 性欲高潮的
Orgd organized 有器官的
orgnoscope *n*. 内脏镜,内腔镜 ‖ orgnoscopy *n*. 内脏镜检查
orgotein *n*. 奥古蛋白,肝蛋白,铜锌协同［物］质(从血细胞、肝等产生的一种有协同作用的物质,为铜锌混合螯合物,由小牛肝提取,作为铜锌混合螯合物,具有抗炎性质,曾用作抗风湿药)
orgy, orgie *n*. 纵酒宴乐,狂欢,狂舞
Orgyia antiqua (Linnaeus) 古毒蛾(隶属于毒蛾科 Lymantriidae)
Orgyia antiqua cytoplastic cytopolyhedrosis virus 古毒蛾胞质形多角体病毒
Orgyia antiqua nuclear cytopolyhedrosis virus 古毒蛾核形多角体病毒
Orgyia dubia (Tauscheer) 黄古毒蛾(隶属于毒蛾科 Lymantriidae)
Orgyia ericae (Germar) 灰斑古毒蛾(隶属于毒蛾科 Lymantriidae)
Orgyia gonostigma (Linnaeus) 角斑古毒蛾(隶属于毒蛾科 Lymantriidae)
Orgyia leucostigma cytoplasmic polyhedrosis virus (Bird) 白斑天幕毛虫胞质形多角体病毒
Orgyia parallela (Gaede) 平纹古毒蛾(隶属于毒蛾科 Lymantriidae)
Orgyia poatica (Walker) 棉古毒蛾(隶属于毒蛾科 Lymantriidae)
Orgyia thyellina (Butler) 旋古毒蛾(隶属于毒蛾科 Lymantriidae)
Orgyia turbata (Butler) 涡古毒蛾(隶属于毒蛾科 Lymantriidae)
Orgyiaturbata nuclear polyhedrosis virus 涡古毒蛾胞质形多角体病毒
orho-immunity; passive immunity *n*. 血清免疫,被动免疫
Oribaculum catoniae Moore et Moore 卡氏口腔杆菌属
Oribaculum Moore et Moore 口腔杆菌属
Oribatei 甲螨总股
Oribatelloidea 小甲螨总科
Oribatuloidea 若甲螨总科
Oriboca virus 奥里博卡病毒
Oriboca bunyavirus 奥里博卡本扬病毒
orichalceous, orichalceus 金铜色
orient *n*. 东方,优质的珍珠 *a*. 东方的,光辉夺目的,珍贵的 *v*. 面向东,面对一定的方向,定位,使定向
oriental *a*. 东方的,远东的,最优质的 *n*. 东方人 ‖ ~ly *ad*.
Oriental asiatic scorpion［动物］东亚甘蝎
Oriental cattail［植物］东方香蒲
Oriental cockroach［动物］东方蜚蠊,蟑螂东方蠊(黑蠊)
Oriental gall wasp［动物］阿勒颇没食瘿蜂
Oriental garden cricket［动物］大头狗
Oriental house fly 东方家蝇
Oriental Latrine Fly［动物］大头金蝇
Oriental latrine fly larvina［动物］五谷虫
Oriental moth［动物］黄刺饿蛾
Oriental moth larva［动物］洋辣子(刺毛虫)
Oriental rat flea 东方鼠蚤,印度鼠蚤
oriental realm 东方区
Oriental sesame［植物］脂麻
Oriental silverfish［动物］东方衣鱼
Oriental small-calwed otter liver［动物］小爪水獭肝
Oriental sweetgum［植物］苏合香树
Oriental variegated coralbean［植物］刺桐
orientalism *n*. 东方民族的特征(风格),东方学 ‖ orientalist *n*. 东方学专家
orientate *v*. 为……定向,定位,定方向
orientating *n*. 取向,排列方向
orientation［拉 oriens arising］*n*. ①定向,定位 ②取向,朝向 ③归巢本领 ‖ ~, personal 人物定向 / ~, temporal 时间定向
orientation function 定位作用
orientation image 定向影像
orientation reaction ①定位反应 ②定向反应
orientation reflex 定向反射
oriented *a*. 定向的
oriented miotic division 定向减数分裂
oriented nuclei 定向核
oriented proton 定向质子
Orientiparcin *n*. 奥林帕星(抗生素类药)
Orientobiharzia *n*. 东华(吸虫)属 ‖ ~ bomofordi 邦(福德)氏东华吸虫 / ~ cheni 陈氏东华吸虫 / ~ turkestanica 土耳其斯坦东华吸虫
orientomycin; cycloserine *n*. 东方霉素,环丝霉素
Orientvine［植物］青藤
ORIF open reduction with internal fixation 切开复位内固定
orifice［拉 *orificium*］*n*. 口,管口 ‖ ~, anal 肛门 / ~, aortic 主动脉口 / ~, atrial 气门室口 / ~, atrioventricular; auriculoventricular ~ 房室口 / ~, canal 管口 / ~, cardiac; ostium cardiacum 贲门 / ~, genital; ginetal pore; gonopore 生殖孔 / ~, golf-hole ureteral 高尔夫球孔形输尿管口 ~, mitral 二尖瓣口,僧帽瓣口 / ~, pilosebaceous 毛囊口 ~, pulmonary 肺动脉口 / ~, pyloric; ostium pyloricum 幽门 / ~, root canal 牙根管口,齿根管口
orifices *n*. 孔,口
orificial *a*. 口的,管口的
orificialist *n*. 管口外科医师

orificium［拉］(复 orificiae)；orifice ***n.*** 口，管口 ‖ ～ aortae；ostium aortae 主动脉口 / ～ externum canalis cervicis；ostium uteri（子宫）颈管外口 / ～ externum uteri（子宫）颈管外口 / ～ fistulae 瘘口 / ～ hernialis 疝口 / ～ inernum canalis cervicis（子宫）颈管内口 / ～ internum isthmi；～ internum uteri（子宫）颈管内口，子宫内口 / ～ internum uteri（子宫）颈管内口 / ～（mitrale）atrioventriculare sinistrum；ostium atrioventriculare sinistrum 左房室口 / ～ tricuspidum atrioventriculare dextrum 右房室口 / ～ trunci pulmonalis；ostium trunci pulmonalis 肺动脉口 / ～ ureteris；ostium ureteris 输尿管口 / ～ urethrae externum 尿道外口 / ～ urethrae externum muliebris；ostium urethrae externum femininum 女尿道外口 / ～ urethrae externum virilis；ostium urethrae externum masculinum 男尿道外口 / ～ urethrae internum；ostium urethrae internum 尿道内口 / ～ vaginae；ostium vaginae 阴道口 / ～ carkiacum 贲门孔 / ～ ejaculatorium 射精孔 / ～ genitale 生殖孔 / ～ internum canalis cervicis，orificium internum uteri［子宫］颈管内口，子宫内口

orig origin 起源，起端 / original 原来的，最初的，独创的

orig art original article 原始论著，原著

Origanum Tourn. ex L.［拉；希 *origanon*］牛至属 ‖ ～ majorana L. 黑角伦（草）/ ～ vulgare L.；wild marjoram 牛至

Origanum vulgare L.［拉，植物］牛至，地上部分或全草-(牛至)

origin［拉 *origo* beginning］***n.*** ①起源，起端 ②原点 ‖ ～，apparent；ectal ～ 明起端，外起端（指神经自脑发出的点 / ～，deep；ental ～深起端，内起端 / ～ of muscle 肌起端 / ～ of species 物种起源 / ～ replication complex 起点复制复合体

original ***a.*** 原来的，最初的，独创的 ***n.*** 原物，原作 ‖ ～ claim 最初的主张，最初的断定 / ～ cross 初次杂交 / ～ data 原始数据 / ～ endotoxin protein 菌体内毒素蛋白 / ～ film 原片 / ～ Fletcher preloadable applicator 原始佛莱彻预置施用器 / ～ grid 原始光栅 / ～ image 原始图像 / ～ negative 原版，原底片 / ～ pattern 原图案 / ～ radiation treament 原始放射治疗 / ～ recording 原始记录 / ～ seed 原种种子 / ～ selection 初选 / ～ species 原始种 / ～ surface 原始表面

originality ***n.*** 独创，创见，新颖（奇）‖ originally ***ad.*** 本来，原来，最初

originate ***v.*** 起源，发明，创作 ‖ ～ from（in）... 起源于，发生于 ‖ originator ***n.*** 创造者，发明者

Origins of Life 生命的起源（杂志名）

origo ***n.*** 起点

Orimune ***n.*** 口服脊髓灰质炎病毒活疫苗（live oral poliovirus vaccine）

Orinase；tolbutamide［商名］***n.*** 甲糖宁，甲苯磺丁脲

orinasal；oronasal ***a.*** 口鼻的

orinotherapy［希 *oreinos* pertaining to mountains + *therapeia* treatment］***n.*** 高山疗法

orinthine decarboxylase 鸟氨酸脱羧酶

ornithine-keto-acid aminotransferase 鸟氨酸酮酸转移酶，鸟氨酸转氨酶

oriole ***n.*** 黄鹂，金莺

Oripodidae ***n.*** 山足（甲）螨科

oris［拉 os 的所有格］***a.*** 口的 ‖ ～cancrum 走马疳，坏疽性口炎 / ～ vestibulum 口前庭

oris ventibulum 口前庭

Orithyia edulis；Tulipa edulis Bak. 老鸦瓣，山慈姑

Orixa japonica Thunb.［拉，植物］日本长山

Orizaba jalap；Brazil male jalap；male jalap 雄药喇叭

Orizabin；jalapin ***n.*** 药喇叭脂

Orj orange juce 橘子汁

orl oral 口的，口腔的

ORL oto-rhino-larygology 耳鼻喉科学

Orlistat ***n.*** 奥利司他（酶抑制药）

orlop（deck）***n.***（三层以上甲板的）最下甲板

OrM cells 山羊肌细胞（见 ort muscle cells 供检验病毒等用之）

Ormaplatin ***n.*** 奥马帕（抗肿瘤药）

Ormeloxifene ***n.*** 奥美昔芬（抗雌激素药，避孕药）

Ormer shell［动物］石决明

ormetoprim ***n.*** 奥美普林（抗菌药）

Ormond's disease（John K. Ormond）奥蒙德病，腹膜后纤维变性

Ormosia henrui Prain［拉，植物］花榈木

Ormosia hosiei Hemsl. Et wils.［拉，植物］红豆树

Ormosia Jackson 红豆（树）属

ormosine ***n.*** 红豆碱

ORN operating room nurse 手术室护士

Orn ornithine 鸟氨酸

ornament ***n.*** 装饰，装饰品，光彩 ***v.*** 装饰，美化

ornamental ***a.*** 装饰用的，增光的 ***n.*** 装饰品 ‖ ～ism 讲究装饰的倾向 / ～ist ***n.*** 装饰家 / ～ly ***ad.***

ornamentation ***n.*** 装饰品，修饰，装饰术

ornate ***a.*** 装饰华丽的，（文体）绚丽的，矫揉造作的 ‖ ～ly ***ad.*** / ～ness ***n.***

Orni ornithine 鸟氨酸

ornidazole 奥硝唑（抗寄生虫药）

Ornidyl ***n.*** 盐酸依氟鸟氨酸（eflornithine hydrochloride）［商名］

ornipressin ***n.*** 鸟氨加压素（血管收缩药）

Ornith ornithology 鸟类学

ornithine ***n.*** 鸟氨酸（氨基酸类药）

ornithine aminotransferase 鸟氨酸转氨酶（此酶缺乏，为一种常染色体隐性性状，可致脉络膜和视网膜环状萎缩。在 EC 命名法中称为 ornithine-oxo-acidtransaminase）

ornithine carbamyltransferase（OCT）**deficiency** 鸟氨酸氨甲酰基转移酶缺乏症（一种 X 连锁氨基酸病，其特征性体征包括高氨血症、神经异常及乳清酸尿症。亦称鸟氨酸转氨甲酰酶缺乏症）

ornithine carbamoyltransferase 鸟氨酸氨甲酰基转移酶（亦称鸟氨酸转氨甲酰酶，缩写为 OCT）

ornithine cycle 鸟氨酸循环

ornithine decarboxylase 鸟氨酸脱羧酶

ornithine transcarbaminoylase；ornithine transcarbamylase（OTC）鸟氨酸转氨甲酰酶，鸟氨酸氨甲酰基转移酶

ornithine transcarbamylase 鸟氨酸转氨甲酰酶

ornithine；ornithin ***n.*** 鸟尿酸（2，5 二氨基戊酸）‖ ～，carbamyl；citrulline 氨基甲酰鸟便酸，瓜氨酸 / ～，dibenzoyl；ornithuric acid 二苯甲酰鸟氨酸，鸟氨酸 / ～，diphenylacetyl 二苯乙酰鸟氨酸

ornithinemia ***n.*** 鸟氨酸血（症），高尿氨酸血（症）

ornithine-oxo-acid transaminase 鸟氨酸氧（代）酸转氨酶（ornithine aminotransferase 的 EC 命名法）

Ornithobacterium rhinotracheale Vandamme et al. 鼻腔鸟杆菌

Ornithobacterium Vandamme et al. 鸟杆菌属

Ornithobilharzia ***n.*** 鸟毕（吸虫）属 ‖ ～ bomfordi 邦（福德）氏鸟毕吸虫 / ～ cheni 陈氏鸟毕吸虫 / ～ hoeppli 何博礼氏鸟毕吸虫 / ～ odheri 奥德尔氏鸟毕吸虫 / ～ turkistantica 土耳其斯坦鸟毕吸虫

Ornithobilharzia turkestanica（Skrjabin）土尔其斯坦鸟毕吸虫（隶属于裂体科 Schistosomatidae）

Ornithoceraceae ***n.*** 鸟尾藻科（一种藻类）

Ornithocheyla ***n.*** 禽螯螨属

Ornithodoros［希 *ornis*；*ornithos* bird + *doros* bag］；Ornithodorus 钝绿蜱属

Ornithodoros coriaceus 皮革钝绿蜱

Ornithodoros lahorensis（Neumann）拉合尔钝绿蜱（隶属于软蜱科 Argasidae）

Ornithodoros moubata 毛白钝绿蜱

Ornithodoros papillipes（Birula）乳突钝绿蜱（隶属于软蜱科 Argasidae）

Ornithodoros savigni 萨（维格尼）氏钝绿蜱（南非）

Ornithodoros tartakovskyi（Olenev）塔（塔考夫斯基）氏钝缘蜱，绿突钝缘 特突钝绿蜱（隶属于软蜱科 Argasidae）

Ornithogalum mosaic Potyvirus 虎眼万年青花叶马铃薯 Y 病毒

Ornithogalum mosaic Virus（Smith et Brierly）虎眼万年青花叶病毒

ornithology ***n.*** 鸟学，禽学

Ornithonyssus ***n.*** 禽刺螨属 ‖ ～ bacoti 柏氏禽刺螨（热带鼠螨）（隶属于皮刺螨科 Dermanyssidae）/ ～ bursa 囊禽刺螨（隶属于皮刺螨科 Dermanyssidae）/ ～ sylviarum 林禽刺螨（隶属于皮刺螨科 Dermanyssidae）

ornithophily ***n.*** 鸟媒

ornithopter ***n.*** 扑翼机

ornithosis［希 *ornis*；*ornithos* bird + *osis*］***n.*** 鸟疫，饲鸟病（鸟类的一种病毒性疾病）

Ornithoteuthis volatilis（sasaki）飞乌贼（隶属于柔鱼科 Ommastrephidae）

Ornithouyssus bacoti 螨

ornithuric acid 鸟尿酸

ORNL Oak Ridge National Laboratory 国立橡树岭实验所

ornoprostil ***n.*** 奥诺前列素（前列腺素类药）

ORO oil red O stain 油红染色

oro-［希 *oros* serum 血清］［构词成分］①口，口腔 ②乳清，血清

Orobanchaceae ***n.*** 列当科（植）

Orobanche alsatica Kirschl. 西藏列当［植药］

Orobanche coerulescens Steph.［拉，植物］列当，全草入药

Orobanche pycnostachya Hance 黄花列当［植药］

Orobanche salsa Kuntze 见 Cistanche saisa（Mey.）G. Beck 狼爪瓦松［植药］

Orobanche（Tourn.）L. 列当属 ‖ ～ ammophila C. A. Meyer 列当

（草苁蓉）
orodiagnosis *n*. 血清诊断法
orodinase *n*. 唾液淀粉激酶,唾涎致活酶
oro-immunity; passive immunity *n*. 血清免疫,被动免疫
orokinase *n*. 唾液淀粉激酶,唾涎致活酶
orolingual *a*. 口舌的
OR-OM optical read-only memory 只读光盘(密集式只读光盘)
oromandibular *a*. 口下颌(骨)的
oromaxillary *a*. 口上颌的
oromeningitis; orrhomeningitis *n*. 浆膜炎
oronasal *a*. 口鼻的
ornithosis *n*. 鸟疫,鹦鹉热
oronosus *n*. 高山病
oropharyngeal *a*. 口咽的
oropharynx *n*. 口咽
orophysin *n*. 生酮因素(垂体前叶)
Oropouche bunyavirus 奥罗博克本扬病毒
Oropouche virus 奥罗博克病毒
Oropsylla *n*. 山蚤属 ‖ ～ alaskensis 阿拉斯加洲山蚤 / ～ elana 鹞形山蚤 / ～ idahoensis 爱达荷山蚤 / ～ ilovaiskii 角缘山蚤 / ～ montana 蒙大拿山蚤 / ～ rupestris 岩山蚤 / ～ silantiewi 谢(兰季耶夫)氏山蚤 / ～ silantiewi crassus 谢(兰季耶夫)氏山蚤粗状亚种 / ～ silantiewi silantewi 谢(兰季耶夫)氏山蚤,谢(兰季耶夫)氏粗状亚种
ororrhea; orrhorrhea *n*. 浆液溢
orosin [希 *oros* the watery part of the blood] *n*. 血浆可凝蛋白,血浆全蛋白(旧名)
orosomucoid *n*. 血清类黏蛋白,α_1-酸性蛋白
Orostachys cartilaginea *a*. Bor. 狼爪瓦松[植药]
Orostachys erubescens (Maxim.) Ohwi [拉,植物] 万红瓦松
Orostachys fimbriatus (Turcz.) Berg. 瓦松[植药] 地上部分—[瓦松]
Orostachys japonicus (Maxim.) Berg. 瓦花 [植药]—瓦松
Orostachys spinosus (L.) C. a. Mey. 黄花瓦松 [植药]
orotate *n*. 乳清酸(解离型)
orotate phosphoribosyltransferase (OPRT) 乳清酸磷酸核糖基转移酶
orotherapy *n*. 乳清疗法,血清疗法
orotic aciduria 乳清酸尿症
Orotic acid 乳清酸(降脂药)
oroticaciduria *n*. 乳清酸尿
orotidine *n*. 乳清酸核苷 ‖ ～ 5'-phosphate decarboxylase (ODC) 乳清酸核苷 5'-磷酸脱羧酶(缺乏 ODC 活性,为一种常染色体隐性性状,可致乳清酸尿 I,II 型)
Orotidine 5'-phosphate decarboxylase 乳清酸核苷 5'-磷酸脱羧酶
orotidylate *n*. 乳清酸核苷酸(解离型) ‖ ～ decarboxylase 乳清酸核苷脱羧酶,乳清酸核苷 5'-磷酸脱羧酶
orotidylic acid 乳清酸核苷酸(磷酸化乳清酸核苷,一般指乳清酸核苷 5'-磷酸)
Orotirelin *n*. 奥替瑞林(促甲状腺素释放药)
orotracheal *a*. 口腔气管的
Oroxylum indicum (L.) Vent. 木蝴蝶(植)药用部分:种子—[木蝴蝶]
Oroxylum; Oroxylon Vent. 木蝴蝶属 ‖ ～ indicum (L.) vent,; Bignonia indixa L. 木蝴蝶
Oroya fever 奥罗亚热(巴尔通体病急性发热贫血阶段,奥罗亚为秘鲁地名)
ORP oxidation-reduction potential 氧化还原电位
Orpanoxin *n*. 奥帕诺辛,苯呋丙酸(抗炎药)
-orph-[构词成分] –啡(1998 年 CADN 规定使用此项名称,主要系指神经系统与吗啡烷[morphinan]有关的镇痛剂,如丁丙诺啡[Buprenorphine]、醋托啡[Acetorphine]等)
orphan *n*. &*a*. 孤儿(的) *vt*. 使成孤儿 ‖ ～hood *n*. 孤儿身份,孤儿状态 / ～ prototype virus,(Buffalo) 孤儿原形病毒 / ～ pseudovirion 孤儿假病毒颗粒 / ～ receptor 孤独受体,孤儿受体(目前尚未找到配体的受体) / ～ virus 孤儿病毒
-orphan 啡烷(1998 年 CAND 规定使用此项名称,主要指神经系统与吗啡烷[Morphinan]有关的镇痛剂,如奥西啡烷[Oxilorphan]、普罗啡烷[Proxorphan]等)
orphanage *n*. 孤儿身份(状态),孤儿院
orphanotrophium *n*. 育儿院
Orphenadrine *n*. 奥芬那君(抗震颤麻痹药),邻甲苯海拉明(解痉药) ‖ ～ citrate 枸橼酸奥芬那君,枸橼酸邻甲苯海拉明(骨骼肌松弛药) / ～ hydrochloride 盐酸奥芬那君,盐酸邻甲苯海拉明(抗震颤麻痹药)
orphenadrine; mephenamine; o-methyldiphenadrine *n*. 邻甲基苯海拉明(横纹肌弛缓药)
Orpiment *n*. [植物] 雌黄,三硫化二
orpiment [拉 *auri pigmentum*]; auripigmentum; arsenic trisulfide *n*. 雌黄,三硫化二砷
Orpimentum [拉,植物] *n*. 雌黄
orr treatment (method, technic) [H. Winnett 美矫形外科医师 1877–1956] 奥尔氏疗法(治哆开骨折、骨髓炎)
-orraphy 缝或修复
orrhagogus; hydragogue *a*. 致水泻的 *n*. 水泻剂
-orrhea [希 *orrhos*] 流或排出
orrho- [希 *orrhos* serum 血清] ①血清 ②浆液
orrhodiagnosis; orodiagnosis *n*. 血清诊断法
orrhoimmunity *n*. 血清免疫,被动免疫
orrhology; serology *n*. 血清学
orrhomeningitis; oromeningitis *n*. 浆膜炎
orrhoreaction; seroreaction *n*. 血清反应
orrhorrhea *n*. 浆液溢
orrhos *n*. ①血清 ②乳清
orrhotherapeutic *a*. 血清疗法的
orrhotherapy; serotherapy *n*. 血清疗法
orris *n*. 香菖(做牙粉,香水等用)
orropharyngeal *a*. 口咽的 ‖ ～ airway 口咽导气管
ORS Office of Research Safety (NCI) 研究安全局(全国癌症研究所,美,加) / oral rehydration solution 口服再水化溶液 / oral surgeon 口腔外科医师 / oralsurgery 口腔外科 / Orthopaedic Research Society 矫形术研究学会(美)
Or S oral surgeon 口腔外科医师
OrS orthopedic surgeon 矫形外科医师
ORSA Operations Rearch Society of America 美国运筹学学会
Orsay linac 奥塞直线加速器
orsellin, orseillin 苔色素,甲基二羟苯甲酸
orsellinic acid 苔色酸,4,6–二羟–2–甲苯甲酸
Orsi-Grocco method [Francesco Orsi 意医师 1828—1890; Pietro Grocco 意医师 1857—1916] 奥西—格罗科法(心脏的叩触诊法)
OrSK cells 山羊上皮细胞(见 ort skin cells 供检验病毒等用之)
Orsudan *n*. 奥尔苏丹,甲基乙酰氨基苯胂酸钠[商名]
ORT operating room technician 手术室技术员 / oxidation reduction titration 氧化还原滴定法 / America Orgazination for Rehabiltation Through Training 美国体育锻炼康复组织(美国 ORT 联合会)
ort muscle cells (简作 OrM) 山羊肌细胞(供检验病毒等用之)
ort skin cells (简作 OrSK) 山羊上皮细胞(供检验病毒等用之)
OrM ort muscle cells 山羊肌细胞(供检验病毒等用之)
OrSK ort skin cells 山羊上皮细胞(供检验病毒等用之)
Ortal sodium; hexethal sodium 奥尔塔钠,己基巴比妥钠[商名]
Ortalididae *n*. 斑蝇科
Ortetamine 奥替他明(抑制食欲药)
Orth Ortho Diagnostics Inc 奥索诊断学公司 / Orthography 正投影法 / orthopedic 矫形的 / orthopedics 矫形外科学 / orthopedy 矫形术 / Orthopod 矫形外科医师(美国矫形外科骨病学会杂志) / Orthod Orthodontia 畸齿校整术 / Orthodontist 正牙学家 / Orthod Orthopsychiatry 行为精神病学 / Orthopedics 矫形学
Orth's fluid [Johannes 德病理学家 1847—1923] 奥尔特氏液(福尔马林 1 份、苗勒氏液 9 份组成) ‖ ～ stain 奥尔特氏染剂(染神经细胞及其突)
orthanilamide *n*. 邻磺胺,邻氨基苯磺酰胺
ortharthragra *n*. 真痛风
Orthellia *n*. 翠蝇属 ‖ ～ bristocercus 鬃叶翠蝇 / ～ caesarion 绿翠蝇 / ～ claripennis 明翅翠蝇 / ～ coerulea 蓝翠蝇 / ～ coeruleifrons 绿额翠蝇 / ～ fletcheri 广西翠蝇 / ～ indiea 印度翠蝇 / ～ lauta 黑斑翠蝇 / ～ mengi 孟氏翠蝇,贵阳翠蝇 / ～ pacifica 太平洋翠蝇 / ～ ruficornis 绯角翠蝇 / ～ rufifacies 绯颜翠蝇 / ～ violacea 紫翠蝇 / ～ yunnanensis 云南翠蝇
Orthellia coerulifrons (Macquart) 绿额翠蝇(隶属于蝇科 Muscidae)
orthergasia [*ortho-* + 希 *ergon* work] *n*. 精神活动正常,功能正常
orthesis; orthosis *n*. ([复]ortheses) *n*. 整直法,矫正法
orthetics *n*. 矫正器修配学 ‖ orthetic *a*. 整直的,矫正的/ orthetist *n*. 矫正器修配者,整直师
orthiauchenus *n*. 窄项颅
orthicon *n*. 正析摄像管
orthicon camera 正析摄像管摄像机
orthiconoscope *n*. 正析像管
orthin; orthohydrazineparaoxybenzoic acid *n*. 奥丁,邻肼基对羟基苯甲酸[商名]
orthiochordus *n*. 窄顶冠颅
orthiocoryphus [*orthios* upright + 希 *korypnē* head] *n*. 窄顶颅

orthiodontus [*orthios* + 希 *odous* tooth] ***n*.** 窄颌颅
orthiometopus ***n*.** 窄额颅
orthiopisthius ***n*.** 窄枕颅
orthiopisthocranius ***n*.** 窄枕颅
orthioprosopus ***n*.** 窄面颅
orthiopylus ***n*.** 窄枕孔颅
orthiorrhinus ***n*.** 窄鼻颅
orthiuraniscus ***n*.** 窄腭颅
ortho -[法][构词成分]①邻位 ②正 ③原(化学用语)
ortho-[希 *orthos* straight 直的][构词成分]①直的,直立的 ②正的,正常的 ③矫正
ortho-acid ***n*.** ①正酸 ②原酸
orthoarsenic acid 砷酸
orthoarteriotony [*ortho-* + 希 *artēria* artery + *tonos* tension]; normal arterial pressure ***n*.** 正常血压
orthobiosis ***n*.** 正常生活
orthoblastic germ band 直胚带(昆虫)
orthoboric acid 硼酸
Ortho brain thromboplastin 正常脑凝血激酶
Orthocaine; Orthoform ***n*.** 俄妥卡因,俄妥仿(3–氨基–4–羟基苯甲酸甲酯),奥索卡因(局麻药)
orthocenter ***n*.** 垂心
orthocephalous; orthocephalic ***a*.** 正颅型的
orthocephaly ***n*.** 正颅型,正头型
orthochlorophenol ***n*.** 邻氯酚
orthochlorosalol ***n*.** 水杨酸邻氯苯酯
orthochorea ***n*.** 立位舞蹈病
orthochromatic ***a*.** 正染的,正色的(指一种照相乳剂,除红色外对任何颜色都敏感的) ‖ ~ film 正色胶片
orthochromatic 正染性的,正色的
orthochromatin ***n*.** 正染色质
orthochromia ***n*.** 血色正常,正(常)血色(血红蛋白)
orthochromophil [*ortho-* + 希 *chrōoma* color + *philein* to love] ***a*.** (中性染剂)正染性的
Orthoclone OKT3 鼠单克隆抗体-CD3(muromonab-CD3)[商名]
orthocolosis ***n*.** 四肢强直
orthocrasia ***n*.** 正常反应性
orthocresol ***n*.** 邻甲酚
orthocytosis ***n*.** 血细胞全熟,血细胞正常
orthod Orthodontia 畸齿校整术
orthodactylous ***a*.** 直指(趾)的
orthodentin ***n*.** 直型牙本质,正牙质(见于哺乳动物的牙齿)
orthodentist; orthodontist ***n*.** 正牙学家
orthodeoxia ***n*.** 直立低氧血症
orthodeuterium ***n*.** 正重氢
orthodiagram ***n*.** 正影描记图,X线正影描记图
orthodiagraph ***n*.** X线正影描器,正影描记器
orthodiagraphy ***n*.** X线正影描术,正影描记术
orthodiascope ***n*.** X线正影检查器,X线正影透视器
orthodiascopy ***n*.** X线正影检查,X线正影透视
orthodichlorobenzene ***n*.** 邻二氯苯(用作喷雾杀虫剂)
orthodigita [*ortho-* + 拉 *digitus* finger or toe] ***n*.** 指(趾)矫形术
orthodinitrocuesol ***n*.** 邻二硝基甲酚
orthodolichocephalous [*orthos* + 希 *dolichos* long + *kephalē* head] ***n*.** 直长头型的
orthodon cavaleriei (Lévl.) **Kudo** 见 Mosia cavaleriei L.
orthodon chinensis (Maxim.) **Kudo** 见 Molsa chinensis Maxim
orthodon fordii (Maxim.) **Hand.-Mazz.** 见 Mosia chinensis Maxim.
Orthodonella Bhatia 直管虫属
Orthodonella hamatus Gruber 钩状直管虫
orthodont ***n*.** ①正常牙,正常齿 ②牙正常的
orthodontia; orthodontics, orthodontology ***n*.** 正牙学,正畸学 ‖ ~, prophylactic 预防正牙学 ‖ orthodontic ***a*.** 牙正常的 / orthodontist ***n*.** 正牙学家 / orthodontics ***n*.** 正牙学
orthodontist ***n*.** 正牙学家
orthodontology; orthodontics ***n*.** 正牙学
orthodox ***a*.** 正统(派)的 ‖ ~ beam 正规束 / ~ conformation 守能构像 / ~ scanning 正统扫描 ‖ ~y ***n*.** 正统性,正统观念(做法)
orthodromic [希 *orthodromeo* to run straight forward] ***a*.** 顺行的,顺向传导的(神经纤维) ‖ ~ illumination 正象照明 / ~ tachycardia 顺向传导性心动过速
orthoevolution ***n*.** 直向进化
orthoform; orthocaine; orthoformum ***n*.** 俄妥仿,俄妥卡因(商品名,3–氨基–4–羟基苯甲酸甲酯)
orthogenesis ***n*.** ①直向进化,直向发生 ②直生说,直向发生说(认为进化的过程是固定的,向预定的方向演变)
orthogenetic ***a*.** 直向发生的
orthogenic ***n*.** 直向发生
orthogenics, eugenics 优生学(在人类遗传学、医学遗传学学科的基础上,应用遗传学的原理和方法,即采用消除不利表型的某位基因频率,和增加有利的某位基因频率的方法,以改善人类遗传素质的一门自然学科)
orthoglycemic [*ortho-* + 希 *glykys* sweet + *haima* blood] ***a*.** 血糖正常的
Orthognatha ***n*.** 直颚蛛亚目
orthognathia ***n*.** 正颌学
orthognathic ***n*.** ①正颌学的 ②直颌的
orthognathism ***n*.** 直颌
orthognathous ***a*.** 直颌的
orthogonal ***a*.** 正交的 ‖ ~ array 正交排列阵 / ~ coordinate 直角坐标 / ~ curvilinear coordinates 正交曲线坐标 / ~ deflections 正交偏转 / ~ detection 正交检波 / ~ matrix 正交矩阵 / ~ partition approach 直交分布法(主要用于化学) / ~ projection 正(射)投影 / ~ radiograph 互相垂直(拍摄)X线(照)片 / ~ transformation 正交变换 / ~ vector 正交矢量
orthogonality ***n*.** 正交
orthogonalization ***n*.** 正交化
orthogonalized ***a*.** 正交化的
orthogonalized plane wave method 正交平面波法
orthograde [*ortho-* + 拉 *gradi* to walk] ***n*.** 直体步行的
orthograde transport 正向输运
orthograph ***n*.** 正视图,正射投影
orthographic ***a*.** 正交的,正射的
orthographic projection 正视图投影
orthography ***n*.** ①正射法,正投影法 ②缀字法,正字法 ‖ orthographic ***a*.**
Orthohalarachne ***n*.** 直喘螨属
orthohelium ***n*.** 正氦
orthohydroxybenzoic acid 邻羟基苯甲酸,水杨酸
orthoidohippurate ***n*.** 邻碘马尿酸盐
orthoidohippuric acid 邻碘马尿酸
orthokinesis 直动态(昆虫)
Ortholema punctaticeps (Pic) 直胸负泥虫(隶属于负泥虫科 Crioceridae)
Ortholinea Schulman 直缝虫属
ortholiposis ***n*.** 血脂正常
orthomapper ***n*.** 正射投影侧图仪
orthomelic [*ortho-* + 希 *melos* limb] ***a*.** 肢体矫形的
orthomesocephalous ***a*.** 直中头型的
orthometer ***n*.** 突眼比较计
orthomethylacetanilid ***n*.** 邻甲基乙酰苯胺
orthometria ***n*.** 子宫复位术
orthomitosis ***n*.** 直式有丝分裂
orthomode cavity 正膜腔
orthomode coupler 正膜耦合器
orthomolecular ***a*.** 正分子的
orthomonochlorphenol ***n*.** 邻氯酚
orthomorphia ***n*.** 矫形术
orthomutation ***n*.** 定向突变
orthomyxoviridae ***n*.** 正黏病毒科
orthomyxovirus type B (Francis)(Myxovirus influenza-B virus) 流感正黏病毒 B 型
orthomyxovirus; influenza virus ***n*.** 正黏病毒,流感病毒
orthoneutrophil; orthochromophil ***a*.** (中性染剂)正染性的
orthonormal ***a*.** 正交的
orthonormality ***n*.** 正交性
orthooxybenzoic acid 邻羟基苯甲酸,水杨酸
orthooxybenzyl alcohol 邻羟基苯甲醇(解热、镇痛剂)
Orthop Orthopsychiatry 行为精神病学
orthopaedic ***a*.** 矫形的
orthopaedic nurse, orthopedic nurse 矫形护士
Orthopaedic Nursing Diploma 矫形外科护士证书
orthopaedic radiography 矫形 X线摄影(术)
orthopaedic radiology 矫形放射学
Orthopaedic Research Society of America 美国运筹学学会
Orthopaedic Review 矫形评论(杂志名)
orthopaedic surgeon 矫形外科医师
Orthopaedic Surgery 矫形外科
orthopaedium; orthopedic hospital ***n*.** 矫形医院
orthopantograph ***n*.** 曲面全颌摄片,全景 X线片
Orthopantomograph ***n*.** 曲面体层全颌摄影机([商名],用于曲面

体层摄影 <pantomography> 的仪器）
orthopedia; orthopedics ***n*.** 矫形外科学
orthopedic [*ortho-* + 希 *pais* child] ***a*.** ①矫形的，矫正的 ②矫形外科的
orthopedic surgeon, orthopedist 矫形外科医师
orthopedic surgeon 矫形外科医师
orthopedics [*ortho-* + 希 *pais* child] ***n*.** 矫形外科学 ‖ ~, dental; orthodontics 牙矫正术，正牙学 / ~, dentofacial 牙面矫正术，颌面矫形学 / ~, odonto-maxillary 牙颌矫正术，牙颌矫形学
Orthopedics Digest 矫形外科文摘（杂志名）
orthopedist ***n*.** 矫形外科医师
orthopedy ***n*.** 矫形术
orthopercussion ***n*.** 直指叩诊法
orthophenanthrolene; orthophenanthroline ***n*.** 邻二氮杂菲
orthophenolase ***n*.** 邻酚酶
orthophenyl phenol 邻苯基酚（防腐剂）
ortho-phenylenediamine (OPD) 邻苯二胺
orthophont [*ortho-* + 希 *phōnē* voice], **orthopony** ***n*.** 发音正常
orthophoria ***n*.** 位置正常，正位；视轴正常，直视 ‖ ~, asthenic 眼肌衰弱性直视 ‖ orthophoric ***a*.**
orthophosphate ***n*.** 正磷酸盐 ‖ ~-phosphorus 正磷酸盐-磷
orthophosphoric acid 正磷酸
orthophot ***n*.** 正射投影装置
orthophoto ***n*.** 正射影片
orthophotograph ***n*.** 正射投影像片
orthophotomap ***n*.** 正射投影像片组合图
orthophotomosaic ***n*.** 正射投影像片镶嵌图
orthophotoscope ***n*.** 正射投影纠正仪
orthophrenia ***n*.** 精神正常
orthopia ***n*.** 斜视矫正
orthopist ***n*.** 视轴矫正医师
orthoplastocyte ***n*.** 正常血小板
orthoplessimeter ***n*.** 直位叩诊板
orthoploid ***n*.** 正倍体
orthopnea; orthoponea [*ortho-* + 希 *pnoia* breath] ***n*.** 端坐呼吸
orthopneic ***a*.** 端坐呼吸的
Orthopod 矫形外科医师（美国矫形外科骨病学会杂志）
orthopod; orthopedist ***n*.** 矫形外科医师
Orthopodomyia ***n*.** 直脚蚊属 ‖ ~ anopheloides 按蚊，直脚蚊 / ~ lanyuensis 兰屿直脚蚊（见 C5）
orthopole ***n*.** 正交极
orthopositronium ***n*.** 正阳电子素
Orthopoxvirus ***n*.** 正痘病毒属 ‖ ~ bovis, Cow pox virus 牛正痘病毒，牛痘病毒 / ~ commune, Vaccinia virus 常见正痘病毒，痘苗病毒 / ~ officinale, Vaccinia virus 法定正痘病毒，痘苗病毒 / ~ simiae, Monkey pox virus 猴正痘病毒，猴痘病毒
Orthopoxvirus; Vaccinia subgroup virus ***n*.** 正痘病毒
orthopraxis; orthopraxy ***n*.** 机械矫形术
orthopraxy [*ortho-* + 希 *prassein* to make] ***n*.** 机械矫形术
orthopsychiatry ***n*.** 行为精神病学 ‖ orthopsychiatric ***a*.** / orthopsychiatrist ***n*.** 行为精神病学家
Orthoptera ***n*.** 直翅目（隶属于昆虫纲 Insecta）
Orthopteran ***n*.** 直翅目昆虫
orthopteroid ***a*.** 直翅目的
orthopterus ***a*.** 直翅的
orthoptic ***a*.** 视轴矫正的
orthoptic transplant 视轴矫正移植
orthoptics ***n*.** 视轴矫正法
orthoptis ***n*.** 视轴矫正
orthoptist ***n*.** 视轴矫正师
orthoptoscope [*ortho-* + 希 *op-* to see + *skopein* to examine] ***n*.** 视轴矫正器
orthoradial ***a*.** 直辐射的
orthoradioscopy ***n*.** X 线正摄像（术）
Orthoreo viruses 正呼肠孤病毒
Orthorhapha ***n*.** 直裂亚目
orthorhombic ***a*.** 正交[晶]的，斜方[晶]的 ‖ ~ cell 斜方细胞
orthoroentgenograph; orthoskiagraph; orthodiagraph ***n*.** X 线正影描记器，正影描记器
orthoroentgenography; orthodiagraphy ***n*.** X 线正影描记术，正影描记术
orthorpantomography ***n*.** 全颌断层摄影（术）
orthorpantomography x-ray unit 全颌线（断层成像）机，正全景断层摄影 X 线机
orthorrhachic ***a*.** 直腰椎的
Orthorrhapha (division) ***n*.** 直裂部（生物）
orthorrhaphous ***a*.** 直裂的
orthosia incerta nuclear polyhedrosis virus 云斑褐夜蛾核型多角体病毒
orthoscope ***n*.** 水检眼镜（用一层水中和角膜屈光，检眼用）‖ ~ eyepiece 正描目镜
orthoscopic ***a*.** 水检眼镜的
orthoscopic view 正 X 线影像
orthoscopy ***n*.** 水检眼镜检查
orthoselection ***n*.** 直向选择，定向选择
Orthosiphon wulfenioides (Diels) Hand. Mazz [拉，植物] 鸡角参
orthosis [希 *orthōsis* making straoght] ***n*.** 整直法，矫正法
orthoskiagraph; orthodiagraph ***n*.** X 线正影描记器，正影描记器；矫形用 X 线摄影机
orthoskiagraphy; orthodiagraphy ***n*.** X 线正影描记术，正影描记术；矫形 X 线（术）
orthosleep ***n*.** 正常睡眠
orthosomatic ***a*.** 直体形的
Orthosonellidae Jankowski 直管虫属
orthospiral ***n*.** 直式螺旋
orthostatic ***a*.** 直立的，直体的 ‖ ~ albuminuria 直立性蛋白尿 / ~ disturbance 起立性调节障碍 / ~ hypotension 直立性低血压 / ~ tachycardia 直立性心动过速
orthostatism ***n*.** 直立位，直立姿势
orthostereoscope ***n*.** 立体 X 线正影器；矫形用立体 X 线机
orthostigmat ***n*.** 光角镜头
orthosympathetic ***a*.** （正）交感神经的（与副交感（颅骶）部分相对）
orthotast [*ortho-* + 希 *tassein* to arrange] ***n*.** 正骨器
orthoterion [希 *orthōtēr* one who sets straight]; extension apparatus ***n*.** 牵伸器
orthotherapy; orthopaedic therapy ***n*.** 矫形疗法
orthotic ***a*.** 整直的，矫正的 ‖ ~ device 矫形装置
orthotics ***n*.** 整直学，矫正学，矫形器修配学
Orthotics and Prosthetics 矫正学与修复学（杂志名）
orthotist ***n*.** 矫正器修配者；整直师，矫正师
ortho-tolidine (OT) 邻联甲苯胺
ortho-tolueno-azo-beta-maphthol ***n*.** 邻甲苯偶氮 - β - 奈酚（一种用于加工柑橘果的有毒染料）
orthotoluidine arsenite test 邻甲苯胺亚砷酸盐试验
Orthotomicus erosus (Wollaston) 松瘤小蠹（隶属于小蠹科 Scolytidae）
orthotonus; orthotonus ***n*.** 挺直性痉挛，身体强直
orthotope ***n*.** 常位，正位
orthotopic ***a*.** 常位的，正位的 ‖ ~ transplantation 同位移植
orthotran 螨卵酯
orthotrian 横出三叉体（海绵）
Orthotrichaceae 木灵藓科
orthotrichial 直毛的
orthotropic [*ortho-* + 希 *trepein* to turn] ***a*.** 直生的
orthotropism ***n*.** 直生性
orthotropous ***a*.** 直生的（胚珠）
orthotype ***n*.** 直模标本
orthotyphoid ***n*.** （正）伤寒
orthovoltage; median voltage ***n*.** 常压，中压（X 线治疗时电压为 30 ~ 400 kV）
orthovoltage radiation beam 常压放射线束
orthovoltage x-ray 常规 X 线，常压 X 线
Orthoxine ***n*.** 奥索克辛，咳喘宁，盐酸甲氧（基）苯丙甲胺[商名] 甲氧那明（methoxyphenamine）[商名]
orthropsia [希 *orthros* the time just about *daybreak* + *opsis* vision]; eopsia ***n*.** 暮视（症）
Orthsia incerta nuclear polyhedrosis virus 云斑褐夜蛾核型多角体病毒
orthuria [*ortho-* + 希 *ouron* urine + *-ia*] ***n*.** 尿次[数]正常
orthwchlorlsalol ***n*.** 水杨酸邻氯苯酯
Ortn orientation ***n*.** 定位，定向，朝
Ortner's syndrome (Norbert Ortner) 奥特纳综合征（喉麻痹伴心脏病，由于主动脉与扩张的肺动脉之间的喉返之神经压迫所致）
Ortolani's click (sign) (Marius Ortolani) 奥托拉尼卡嗒音（征）（髋关节先天脱位时，当大腿外展屈曲时听到的卡嗒音）
ortyiauchenus ***a*.** 窄项颅
ortyiochordus ***a*.** 窄项冠颅
ortyiocoryphus ***a*.** 窄顶颅
ortyiopisthius ***a*.** 窄枕颅
ortyioprosopus ***a*.** 窄面颅
ortyiopylus ***a*.** 窄枕孔颅
ortyiorrhinus ***a*.** 窄鼻颅

ortyiuranisus ***a***. 腭腭颅
ortyocephalic ***a***. 正颅型的
ortyocephalous ***a***. 正颅型的
ortyocephaly ***n***. 正颅型,正头型
ortyodactylous ***a***. 直指(趾)的
ortyodentin ***n***. 直型牙本质,正牙法
ortyodolichophalous ***a***. 直长头型的
ortyodont ***a***. 牙正常的
ortyodontic ***a***. 牙正常的
ortyodromic ***a***. 顺行的,顺向传导的(神经纤维)
ortyognathous ***a***. 直颌的
ortyomesocephalous ***a***. 直中头型的
ortyophoria ***a***. 位置正常,正位,视轴正常,直视
ortyorrhspha ***n***. 直裂部(生物)
ortyostatic ***a***. 直立的,直体的
ortyostatism ***n***. 直立位,直立姿势
ortyostereoscope ***n***. 立体,X 线正影器
ortyosympathetic ***a***. 交感神经的
ortyotast ***n***. 正骨器
ortyotropous ***a***. 直生的(胚珠)
Orudis[商名] ***n***. 酮洛芬(ketoprofen)
Orunga orbivirus 奥伦盖环状病毒
Orunga virus 奥伦盖病毒
Orycteroxenus 粉刺螨属 ‖ ~ bibikovae 比(毕科夫)氏鼹鼠螨
Oryctes Malaya-disease(Rhabdiomyces oryctes) **virus**(Huger)独角仙金龟子马来亚病病毒
Oryctes baculovirus 独角仙杆状病毒
Oryctes rhinoceros nuclear polyhedrosis virus 椰二庞独角仙核型多角体病毒
Oryctolaelaps bibikoivae(Lange)比鼹厉螨(隶属于厉螨科 Laelaptidae)
Oryctolagus cuniculus domesticus(Gmelin)[拉,动药]家兔
Oryctolagus cuniculus 兔
Oryza[拉;希 *oryza* rice] ***n***. 稻属 ‖ ~ sativa L. 稻
Oryza Glutinosa[拉,植物]糯米
Oryza sativa L. 稻[植药]用发芽的果实—[谷芽,稻芽]
Oryza sativa L. Var. glutinosa Matsum[拉,植物]糯稻(植)药根—[糯稻根]
Oryza virus 1(Smith)= Rice dwarf virus(Fukushi)水稻矮缩病毒
Oryza virus 3(Smith)= Rice stripe virus(Kuribayashi)水稻条纹叶枯病毒
oryzacidin ***n***. 米曲杀菌素
oryzae farina; rice flour 米粉
oryzanin; vitamin B1 ***n***. 维生素 B1[商名]
oryzanol gamma-oz, γ-oz ***n***. 谷维素,阿魏酸酯,谷维醇(间脑功能调节药)
oryzanolum 谷维素
oryzenin[希 *oryza* rice] ***n***. 米胶蛋白,米谷蛋白
Os osmium 元素锇的符号
os[1](复 ora) ***n***. 孔,口,骨;内孔(孢粉) ‖ ~ Aegypii Monachi[拉,动药]秃鹫骨 / ~ Alcesinis[拉,动药]鱼狗骨 / ~ Alcus[拉,动药]驼鹿骨 / ~ Bovis Sey Bubali[拉,动药]牛骨 / ~ Callosciuri Erythraei[拉,动药]红腹松鼠骨 / ~ Canis[拉,动药]狗骨 / ~ Capricornis Sumatraensis[拉,动药]山驴骨 / ~ Caprinus[拉,动药]山羊骨 / ~ Carcharhini Melanopteri[拉,动药]乌翅真鲨骨 / ~ cervi Macneilli[拉,动药]白臀鹿骨 / ~ Crevi Albirostris[拉,动药]白唇鹿骨 / ~ Cuniculi[拉,动药]兔骨 / ~ Draconis(Fossilia Ossis Mastodi)[拉,动药]龙骨 / ~ Equi[拉,动药]马骨 / ~ Gadi macrocephali[拉,动药]大头鲟鱼 / ~ Helarctotis Malayani[拉,动药]马来熊骨 / ~ In Cornu Bovis[拉,动药]牛角鳃 / ~ Madreporariae[浮海石] / ~ Mergi Merganseris[拉,动药]秋沙鸭骨 / ~ Milvi[拉,动药]鸢骨 / ~ Neofelis Nebulosae[拉,动药]云豹骨 / ~ Pardi[豹骨] / ~ Physeris[拉,动药]抹香鲸骨 / ~ Presbytis[拉,动药]乌猿骨 / ~ rangiferi[拉,动药]驯鹿骨 / ~ Sciurotamiatis Davidiani[拉,动药]岩松鼠骨 / ~ Sepiellae et Sepiae[海螵蛸],乌贼骨 / ~ Tigris[拉,动药]虎骨
os[2](所有格 oris;复 ora)[拉] ***n***. 口 ‖ external ~ of uterus 子宫外口,子宫口 / ~, granular 粒状子宫口炎 / ~ tincae; orificium externum uteri; external ~ of uterus(子宫)颈管外口 / ~ uteri externum orificium externum uteri(子宫)颈管外口 / ~ uteri internum; orificium internum uteri(子宫)颈管内口 / ~ ventriculi; cardiac orifice 喷门
os[3](所有格 ossis;复 ossa)[拉]; bone ***n***. 骨 ‖ ~ acetabuli 髋臼骨(胎儿) / ~ acromiale 肩峰骨(胚) / ~ acromiale secondarium 继发性肩峰骨(X 线片上) / ~ basilare 底骨(枕骨底部) / ~ breve; short bone 短骨 / ~ calcis; heel bone 跟骨 / ~ capitatum 头状骨 / ~ carpale distale primum; ~ multangulum majus; ~ trapezium 大多角骨 / ~ sa carpi, carpal bones 腕骨 / ~ carpale distale quartum; unciform bone; ~ hamatum 钩骨 / ~ carpale distale secundum; ~ multangulum minus; trapezoid bone 小多角骨 / ~ carpale distale tertium; ~ capitatum 头状骨/ ossa carpi 腕骨/ossa carpi distalia 远列腕骨/ossa carpi proximalia 近列腕骨 / ~ centrale(腕)中央骨 / ~ centrale tarsi 跗中央骨,足舟骨 / ~ coccygis; coccyx 尾骨 / ~ coronae[马]骹骨 / ~ costale 肋骨 / ~ coxae; innominate bone, hip bone 髋骨 / ossa cranii 颅骨/ossa cruris 小腿骨 / ~ cuboideum 骰骨 / ~ cuneiforme primum; ~ cuneiforme mediale 第一楔骨 / ~ cuneiforme secundum; ~ cuneiforme intermedium; intermediate cuneiform bone 第二楔骨,中间楔骨 / ~ cuneiforme tertium; ~ cuneiforme laterale 第三楔骨 / ~ cuneiforme laterale, lateral cuneiform bone 外侧楔骨 / ~ cuneiforme mediale; medial cuneiform bone 内侧楔骨/ossa digitorum manus; phalanges digitorum manus 指骨/ossa digitorum pedis; phalanges digitorum pedis 趾骨 / ~ draconis 龙骨 / ~ epitympanicum 鼓上骨,鼓外骨 / ~ ethmoidale; ethmoid bone 筛骨 / ossa extremitatis inferioris; ossa membri inferioris 下肢骨/ ossa extremitatis superioris; ossa membri superioris 上肢骨 / ossa faciei 面骨 / ~ frontale; frontal bone 额骨 / ~ hamatum; unciform bone; hamate bone 钩骨 / ~ hyoideum; hyoid bone 舌骨 / ~ ilium 髂骨 / ~ incae; interparietal bone 顶间骨 / ~ incisivum; intermaxillary bone 切牙骨,门齿骨 / ~ innominate bone; ~ coxae 髋骨/ossa intercalaria; ossa suturarum; Wormian bones 缝间骨 / ~ intercuneiforme 楔间骨 / ~ intermaxillare; ~ incisivum 切牙骨,门齿骨 / ~ intermedium; ~ lunatum; semilunar bone, lunate bone 月骨 / ~ intermetatarseum 跖间骨 / ~ interparietale; interparietal bone 顶间骨 / ~ ischii; ischium 坐骨 / ~ japonicum 分裂颧骨(二分的或三分的) / ~ lacrimale; lacrimal bone 泪骨 / ~ linguae; ~ hyoideum 舌骨 / ~ longum; long bone 长骨 / ~ lunatum; semilunar bone 月骨 / ~ magnum; ~ capitatum 头状骨 / ~ malare; ~ zygomaticum 颧骨 / ~ mastoideum; pars mastoidea; mastoid bone 颞骨乳突部 / ~ metacarpalia, metacarpal bones 掌骨 / ~ metacarpale Ⅲ 第三掌骨 / ossa metacarpalia Ⅰ-Ⅴ 第一至第五掌骨 / ~ metatarsalis, metatarsal bones 跖骨 / ~ metatarsale Ⅲ 第三跖骨 / ossa metatarsalia Ⅰ-Ⅴ 第一至第五跖骨 / ~ multangulum majus; ~ trapezium 大多角骨 ~ multangulum minus; ~ trapezoideum 小多角骨 / ~ nasale; nasal bone 鼻骨 / ~ naviculare manus; ~ scaphoideum 手舟骨 / ~ naviculare pedis; ~ naviculare, navicular bone 足舟骨 / ~ naviculare pedis retardatum 足舟骨发育迟缓(儿童时足舟骨的一种病) / ~ occipitale; occipital bone 枕骨 / ~ orbiculare ①豆状突(砧骨) ②豌豆骨 / ~ orbitale 眶骨(分裂颧骨的上半部) / ~ palatinum; palate bone 腭骨 / ~ parietale; parietal bone 顶骨 / ~ pectinis; ~ pubis 耻骨 / ~ pectoris; sternum 胸骨 / ~ pedis; coffin bone of the horse 蹄骨(马) / ~ penis 阴茎骨(动物) / ~ peroneum 腓籽骨(腓骨长肌腱内的籽骨) / ~ pisiforme; pisiform bone 豌豆骨 / ~ planum 扁骨 / ~ pneumaticum; pneumatic bone 含气骨 / ~ praemaxillare; ~ incisivum 切牙骨,门齿骨 / ~ priapi; ~ penis 阴茎骨 / ~ pterygoideum; processus pterygoideus 翼突(蝶骨) / ~ pubis; pubis; pubic bone 耻骨 / ~ purum 净骨(移植用的骨) / ~ pyramidale; ~ triquetrum 三角骨 / ~ radiale 手舟骨 / ~ sacrum; sacrum 骶骨 / ~ scaphoideum, scaphoid bone 手舟骨 / ~ sedentarium; tuber ischiadicum 坐骨结节 / ~ sepiae 海螵蛸,乌贼骨,墨鱼骨/ossa sesamoidea, sesamoid bones 籽骨/ossa sesamoidea(manus)手籽骨/ossa sesamoidea(pedis)足籽骨 / ~ sphenoidale; sphenoid bone 蝶骨 / ~ subtibiale 胫下骨 / ~ suffraginis 大蹠骨,第一趾骨(马)/ ossa suprasternalia; suprasternal bones 胸上骨 / ~ suturae; ossa suturarum 缝间骨/ossa suturarum; Wormian bones 缝间骨 / ~ Sylvii; ~ orbiculare ①豆状突 ②豌豆骨 / ~ tarsale distale primum; ~ cuneiforme primum; medial cuneiform 第一楔骨 / ~ tarsale distale quartum; cuboid bone 骰骨 / ~ tarsale distale secundum; ~ cuneiforme secundum; intermediate cuneiforn 第二楔骨 / ~ tarsale distale tertium; ~ cuneiforne tertium; lateral cuneiform 第三楔骨/ossa tarsi, tarsal bones 跗骨 / ~ tarsi fibulare; heel bone 跟骨 / ~ tarsi tibiale; talus 距骨 / ~ temporale; temporal bone 颞骨 / ~ tibiale externum 外胫骨(变) / ~ tibiale posterius ~ tibiale posticum 后胫骨(胫骨后肌腱内的籽骨,偶与舟骨结节融合) / ~ tigris 虎骨 / ~ trapezium, trapezui bone 大多角骨 / ~ trapexoideum, trapezoid bone 小多角骨 / ~ triangulare ①三角骨 ②三角骨(变) / ~ tribasilare 三连底骨(指枕骨与二颞骨在颅底连合而成的单独骨) / ~ trigonum tarsi 跗三角骨 / ~ triquetrum, triquetral bone 三角骨 / ~ ulnare; ~ triquetrum 三角骨 / ~ unguis; lacrimal bone 泪骨 / ~ vesalianum; ~ vesalanium 第五跖骨粗隆(有时分离成单独骨) / ~ vespertilionis; sphenoid bone 蝶骨/ossa wormi; Wormi-

an bones; ~ suturarum 缝间骨 / ~ xiphoides; sternum 胸骨 / ~ ypsiloides; ~ hyoideum 舌骨 / ~ zygomaticum; malar bone 颧骨
os oculus sinister [拉] 左眼
Os oris [拉] 口 / os [拉] 骨
OS oculus sinister [拉] 左眼 / Ohrensausen [德] 耳鸣 / old style 旧式的 / opening snap 二尖瓣开放音 / operating system 操作系统 / Ophthalmic Surgery 眼外科学(杂志) / oral surgery 口腔外科学 / organic solvents 有机溶剂 / original surface 原始表面 / orthopedic surgeon 矫形外科医师 / orthosleep 正常睡眠 / Osteopathic Symposium 骨病论文集(美国骨病协会杂志) / outer segment 外段(眼锥体) / outpatient service 门诊服务处 / outside 外部的,外面的,界外的 / outsize 特大的,超差 / overlap syndrome 重叠综合征,重叠胶原病 / oxalosuccinic acid 草酰琥珀酸
OS1 oris(所有格) ora(复数)[拉]口的
OS2 ossis(所有格) ossa(复数)[拉]骨
O/S overseas 在海外,在国外
OSA obstructive sleep apnea 阻塞性睡眠呼吸暂停 / Optical Society of America 美国光学会 / outbred strain animal 远交系动物(实验动物)
O/SA osteomyelitis/suppurative arthritis 骨髓炎/化脓性关节炎
Osalmide ***n*.** 柳胺酚(利胆药)利胆酚
osamine ***n*.** 糖胺(如 glucosamine 葡萄糖胺)
Osanetant ***n*.** 奥沙奈坦(神经激肽受体阻滞药)
Osarsol; acetylaminohydroxyphenylarsenic acid ***n*.** 奥萨索,乙酰氨基羟苯胂酸(商品名)
OSAS obstructive sleep apnea syndrome 阻塞性睡眠呼吸暂停综合征
Osaterone ***n*.** 奥沙特隆(孕激素类药,抗雄激素药)
osazone ***n*.** 脎
OSB outer spiral bundles 外螺旋束
Osbeckia chinensis L. [拉,植物] 金锦香
Osbeckia criniia Benth. ex C.R. Clarke 朝天罐[植药] 根—[朝天罐];果
Osbeckia crinita Benth. Ex Wall. [拉,植物] 假朝天罐
Osbil [商名] ***n*.** 碘苯扎酸(iobenzaminc acid)
OSC Oregon State College 俄勒冈州立学院 / oscilloscope 示波器 / oscillation 振荡,振动 / oscillator 振荡器,振动子
OSCE objective structured clinical examination 细胞组织学临床检查
oscedo [拉] ***n*.** 呵欠
OSCF oligomycin-sensitivity-conferring factor 寡霉素敏感性赋予因子(Fo)
oschea; scrotum ***n*.** 阴囊
oscheal ***a*.** 阴囊的
oscheitis ***n*.** 阴囊炎
oschelephantiasis ***n*.** 阴囊象皮病
oscheo-; osche- [希 *oscheon* scrotum 阴囊] [构词成分] 阴囊
oscheocele ***n*.** ①阴囊瘤 ②阴囊肿大 ③阴囊疝
oscheohydrocele ***n*.** 阴囊(鞘膜)水囊肿
oscheolith ***n*.** 阴囊石
oscheoma ***n*.** 阴囊瘤
oscheoncus; oscheoma ***n*.** 阴囊瘤
oscheoplasty ***n*.** 阴囊成形术
oscheopuncture; oscheocentesis ***n*.** 阴囊穿刺术
oschitis; oscheitis ***n*.** 阴囊炎
Oscilla tricordata (Mitchill) 胡瓜鱼(隶属于胡瓜鱼科 Osmeridae)
Oscilla tricordata (Nomura) 三心颤螺(隶属于小塔螺科 Pyramidellidae)
Oscillaria; Oscillatoria ***n*.** 颤藻属
oscillate ***v*.** (使)振动,(使)摆动,(使)振荡,(使)动摇 ‖ oscillatory ***a*.**
oscillating beacon 闪烁信号
oscillating Bucky 振动滤线栅
oscillating colour sequence 周期变化彩色序列
oscillating discharge 振荡放电
oscillating elecric field 振荡电场
oscillating field 振荡场
oscillating flow 脉动通量
oscillating hysteresis 振荡滞后
oscillating impulse 振荡脉冲
oscillation [拉 *oscillare* to swing] ***n*.** 振荡,振动,摆动(见于流行性脑炎) ‖ ~, bradykinetic 缓慢摆动 / ~ absorber 缓冲器 / ~ frequency 振荡频率 / ~ loop 波幅 / ~ mode 振荡模,振动方式 / ~ period 振荡周期 / ~ point 振点
oscillator ***n*.** 振荡器,振动子 ‖ oscillator arc 摆动弧度 / ~ cavity 振荡器谐振腔 / ~ discharge 振荡放电 / ~ doubler 振荡倍频器 / ~ drift 振荡频率漂移 / ~ extinction 波动消光 / ~ frequency 振荡器频率 / ~ grid 振荡栅,振动滤线栅 / ~ harmonic interference 振荡器谐波干涉 / ~ occurence 振荡现象 / ~ scanning 振荡扫查 / ~ section 振荡器部分 / ~ strength 振子强度 / ~ type 振荡式,振动式
Oscillatoria acuminata Gomont 尖细颤蓝细菌
Oscillatoria acutissima Kuff. 尖头颤蓝细菌
Oscillatoria agardhii (Gomont) **Castenholz** 阿氏颤蓝细菌
Oscillatoria alba Vaucher 白颤蓝细菌
Oscillatoria amoena (Kutzing) **Gomont** 悦目颤蓝细菌
Oscillatoria amphibia Agardh 两栖颤蓝细菌
Oscillatoria amphibia f. unigranulata Li 两栖颤蓝细菌单粒型
Oscillatoria amphigranulata Castenholz 两栖颗粒颤蓝细菌
Oscillatoria anguina (Bory) **Gomont** 蛇行颤蓝细菌
Oscillatoria angusta Koppe 狭小颤蓝细菌(柔软颤蓝细菌)
Oscillatoria angustissima West et West 狭细颤蓝细菌
Oscillatoria animalis Agardh 爬行颤蓝细菌
Oscillatoria articulata Gardner 关节颤蓝细菌
Oscillatoria beggiatoiformis (Gunow) **Gomont** 菌形颤蓝细菌
Oscillatoria bonnemaisonii Crouan 庞氏颤蓝细菌
Oscillatoria borneti Castenholz 博氏颤蓝细菌
Oscillatoria boryana Bory 包氏颤蓝细菌
Oscillatoria brevis (Kutzing) **Gomont** 镰头颤蓝细菌
Oscillatoria chalybea Mertens 铜色颤蓝细菌
Oscillatoria chlorina Kutzing 绿色颤蓝细菌
Oscillatoria chlorina var. breviarticulata Jao 绿色颤蓝细菌短节变种
Oscillatoria coerulescens gicklhorn 深绿颤蓝细菌(浅天蓝颤蓝细菌)
Oscillatoria corallinae (Kutzing) **Gomont** 珊瑚颤蓝细菌
Oscillatoria cortiana Meneghin 皮质颤蓝细菌
Oscillatoria crassicalypta Chu et Tseng 厚冠颤蓝细菌
Oscillatoria Formosa Bory 美丽颤蓝细菌
Oscillatoria geminata Meneghin 双点颤蓝细菌
Oscillatoria homogenea Fremy 匀质颤蓝细菌
Oscillatoria irrigua Kutzing 给水颤蓝细菌
Oscillatoria kansueensis Jao 甘肃颤蓝细菌
Oscillatoria lacustris (**Kleb.**) **Geitler** 湖泊颤蓝细菌
Oscillatoria laetevirens (**Crouan**)**Gomont** 艳绿颤蓝细菌
Oscillatoria limnetica Lemmermann 沼泽颤蓝细菌
Oscillatoria limosa Agardh 泥生颤蓝细菌
Oscillatoria limosa var. disperso-granulata Schkorb. 泥生颤蓝细菌散粒变种
Oscillatoria major Vaucher 大颤蓝细菌
Oscillatoria margaritifera (**Kutzing**) **Gomont** 珠点颤蓝细菌(珍珠状颤蓝细菌)
Oscillatoria neglecta Lemmermann 易略颤蓝细菌
Oscillatoria nigra Vaucher 黑色颤蓝细菌
Oscillatoria ornate Kutzing 纹饰颤蓝细菌
Oscillatoria peronata Skuja 针尖颤蓝细菌
Oscillatoria planctonica Woloszy 浮游颤蓝细菌
Oscillatoria princeps var. maxima Rab. 巨颤蓝细菌大型变种
Oscillatoria princeps Vaucher 巨颤蓝细菌
Oscillatoria proboscidea Gomont 象鼻颤蓝细菌
Oscillatoria profunda Kirchner 第一颤蓝细菌(深颤蓝细菌)
Oscillatoria pseudogeminata Schmidle 伪双点颤蓝细菌
Oscillatoria pseudogeminata var. unigranulata Biswas 伪双点颤蓝细菌单粒变种
Oscillatoria quadripunctulata Bruhl et Biswas 四点颤蓝细菌
Oscillatoria raciborskii Woloszy 拉氏颤蓝细菌
Oscillatoria redekei van Goor 来得基颤蓝细菌
Oscillatoria rubescens Castenholz 浅红颤蓝细菌(红色颤蓝细菌)
Oscillatoria rupicola Hansgirg 栖岩颤蓝细菌
Oscillatoria salina Biswas 盐泽颤蓝细菌
Oscillatoria sancta Kutzing 清净颤蓝细菌
Oscillatoria sancta var. aequinoctialis Gomont 清净颤蓝细菌赤道变种
Oscillatoria sancta var. caldariorum Lagerh. 清净颤蓝细菌温泉变种
Oscillatoria simplicissima Gomont 简单颤蓝细菌
Oscillatoria splendida Grev. 灿烂颤蓝细菌
Oscillatoria subanoena Jao 盐生颤蓝细菌
Oscillatoria subtillissima Kutzing 细致颤蓝细菌
Oscillatoria tenuis Agardh 弱细颤蓝细菌
Oscillatoria tenuis var. asiatica Wille 弱细颤蓝细菌西藏变种
Oscillatoria tenuis var. natans (Kutzing) **Gomont** 弱细颤蓝细菌漂浮变种
Oscillatoria tenuis var. shensiensis Jao 弱细颤蓝细菌陕西变种
Oscillatoria terebriformis (Agardh) **Gomont** 钻形颤蓝细菌(成孔颤

蓝细菌)
Oscillatoria trichoides (Szafer) **Lauterborn** 发状颤蓝细菌
Oscillatoria Vaucher 颤蓝细菌属
Oscillatoria viloacea (Wallr.) **Hasselgren** 紫色颤蓝细菌
Oscillatoria virus 颤藻病毒
Oscillatoriaceae ***n*.** 颤藻科(一种藻类)
Oscillatoriaceae Geitler 颤蓝细菌科
Oscillatoriaceae; Oscillariaceae ***n*.** 颤藻科
Oscillatoriales Castenholz 颤蓝细菌目
oscillatory ***a*.** 振荡的,振动的 ‖ ~ afterpotential 导致震 / ~ frequency 振荡频率 / ~ potential 振荡电位 / ~ type 振荡式,振动式
oscillatory-frequency ***a*.** 振荡频率 ‖ ~ multiplier 振荡频率倍增器,倍频器
oscillector ***n*.** 振荡频率选择器
oscilligh ***n*.** 显像管,电视接收管
oscillo- [拉 *oscillare* to swing 摆动] [构词成分] 振动,震动,摆动
Oscillocholoris chrysea Gorlenko et Pivovarova 金色绿颤蓝细菌
Oscillocholoris Gorlenko et Pivovarova 绿颤蓝细菌属
Oscillocholoris trichoides Gorlenko et Korotkov 发状绿颤蓝细菌
oscillogram ***n*.** 示波图
oscillogram trace reader 示波图读出器
oscillograph ***n*.** 示波器 ‖ ~, cathode-ray 阴极(射)线示波器 / ~ trace 示波图
oscillographic ***a*.** 示波器的 ‖ ~ polarography 示波极谱法 / ~ tube 示波管
oscillography ***n*.** 示波术,示波记法
oscillometer ***n*.** 示波计
oscillometric ***a*.** 示波的,示波计的
oscillometry ***n*.** 示波测量法
oscilloprobe ***n*.** 示波器探头
oscillopsia [*oscillo-* + 希 *opsis* vision + *-ia*] ***n*.** 振动幻视
oscillorecord camera 示波图摄影机
oscilloreg ***n*.** 激光 X-Y 高速记录器
oscilloscope ***n*.** 示波器 ‖ ~ camera 示波器摄影机 / ~ readout 示波器显示 / ~ tube 示波管 / ~ two phenomena observation 双像(观测用)示波器
Oscillospira ***n*.** 颤螺菌属
Oscillospira batrachorum (Collin) **Langeron** 蛙颤螺菌
Oscillospira Chatton et Perard 颤螺菌属
Oscillospira guilliermondi Chatton et Perard 吉氏颤螺菌
Oscillospira media Langeron 中间型颤螺菌
Oscillospiraceae ***n*.** 颤螺菌科
Oscillospiraceae Peshkoff 颤螺菌科
oscillosynchroscope ***n*.** 同步示波器
oscillotron ***n*.** 电子射线管,(阴极射线)示波器
oscine; scopoline ***n*.** 异东莨菪醇
Oscinidae ***n*.** 黄潜蝇科
Oscinis pallipes 套膜蝇(即 Hippelates pallipes)
oscitancy [拉 *oscitare* to yawn], **oscitate** [拉 *oscitatio*], **oscitation** ***n*.** 呵欠,困倦(旧名)
-oscopy [拉 *oscillare*] 振动,摆动
oscp oscilloscope 示波器,阴极射线示波管
oscp oligomycin-sensitive conferring protein 寡霉素敏感蛋白质
oscula 前下前咽
osculant ***a*.** 中间型的;接触的,连结的
oscular ***a*.** 嘴的,接吻的,密切的
osculate ***n*.** 接触;共有(特性) ‖ osculantion ***n*.** / osculatory ***a*.**
osculation ***n*.** 吻合
osculum (复 oscula) ***n*.** ①小孔,细孔 ②出水孔(海绵动物)
OSD operating sequence diagram 操作顺序图 / Osgood-Schlatter disease 奥—施二氏病(胫骨粗隆骨软骨病)
-ose [拉] [构词成分] 充满……的,多……的,有……性质的 / [法] [构词成分] ①……糖 ②……邵
ose [德]; **oese** ***n*.** 白金耳,接种环
oseophagism ***n*.** 食管痉挛
oseophagism oseophagismus ***n*.** 食管痉挛
oseophagismus ***n*.** 食管痉挛
OSES Office of Solar Energy Studies 太阳能研究所(能源研究发展管理局)
OSFET oxide semiconductor field effect transistor 氧化物半导体场效应晶体管
OSG Office of the Surgeon General 军医局局长办事处(美国空军)
Osgood's disease; Osgood-Schlatter disease [Robert Bayley Osgood 美矫形外科医师 1873 生; Carl Schlatter 德外科医师 1864—1934] 奥斯古德—施莱特病,奥斯古德氏病,奥—施二氏病(胫骨粗隆骨软骨病,亦称青年期胫骨骨突炎)
Osgood-Haskins test 奥—哈二氏试验(检白蛋白)
Osgood-Schatter's (disease) 奥—施二氏病(胫骨粗隆骨软骨病)
osh omni singula hora [拉] 每小时
OSHA Occupational Safety and Health Administration 职业安全与卫生管理局 / Occupational Safety and Health Act 职业安全和保健方案
Osier ***n*.** 柳树,柳条 ***a*.** 柳条的 ‖ ~ bed ***n*.** 柳园,柳林
OSIS Office of Science information Services 科学情报服务局(全国科学基金会)
-osis; -sis [希] [构词成分] ①病,症 ②过程,状态 ③异常(增多)
Osler's diserse [William 英医师 1849—1919] 奥斯勒氏病(①真性红细胞增多 ②遗传出血性毛细血管扩张) ‖ ~ nodes (sign) 奥斯勒氏结(小而高起的肿胀压痛区,约豌豆大,呈蓝色,但有时呈淡红或红色,偶有变白的中心,最常见于指尖或趾尖、大小鱼际或足底,为亚急性细菌性心内膜炎) / ~ phenomenon 奥斯勒氏现象(血小板凝集现象) / ~ sign; ~ nodes 奥斯勒氏征,奥斯勒氏结
Osler-Vaquez disease (William Osler; Louis H. Vaquez) 真性红细胞增多
Osler-Weber-Rendu disease (William Osler; Frederick P. Weber; Henri J. L. M. Rendu) 遗传性出血性毛细血管扩张
Oslo breakfast (meal) 奥斯陆早餐(供学童用的一种餐食,奥斯陆为挪威首都)
OSM osmolar 渗透压克分子的 / osmole 渗透压克分子 / oxygen saturation meter 氧饱和剂
Osm osmole 渗透压克分子(渗透压重摩和渗透压容摩的单位) / osmosis 渗透(作用) / osmotic 渗透的
-osma [希 *osmē* smell 嗅] 嗅觉
osmadizone ***n*.** 氧马地宗(消炎镇痛药)
Osmanthus delavayi Franch. [拉,植物] 云南桂花
Osmanthus fragrans Lour. [拉,植物] 木樨
Osmanthus heterophtllus (G. Don) **P.S. Green** [拉,植物] 树
Osmanthus matsumuranus Hayata [拉,植物] 羊屎木
osmate ***n*.** 锇酸盐
osmatic [希 *osmasthai* to smell] ***a*.** 嗅觉的,有嗅觉的,嗅觉正常的(指动物种类)
osmazome [希 *osmē* odor + *zōmos* broth] ***n*.** 肉质香
Osmeridae ***n*.** 胡瓜鱼科(隶属于鲑形目 Salmoniformes)
Osmerus mordas (Mitchill) 胡瓜鱼(隶属于胡瓜鱼科 Omeridae)
osmesis [希 *osmēsis* smelling] ***n*.** 嗅
osmesthesia [*osmo-* + 希 *aisthēsis* perception] ***n*.** 嗅觉
osmeterium ***n*.** 丫腺
-osmia [希 *osmē* smell 嗅] ***n*.** 嗅觉
Osmia heudei (Cockerell) 凹唇壁峰(隶属于切叶峰科 Megachilidae)
osmic ***a*.** 锇的 ‖ ~ acid 锇酸
osmicate ***vt*.** 用锇酸染色,加锇酸
osmics [希 *osmē* odor] ***n*.** 嗅觉学
osmidrosis ***n*.** 臭汗,腋臭
osmification ***n*.** 锇(或锇酸)处理
osmiophil ***a*.** 嗜锇的
osmiophilic [*osmic* acid + 希 *philein* to love] ***a*.** 嗜锇(或嗜锇酸的)的,亲(或亲锇酸的)锇的 ‖ ~ globule (复, osmiophilic globuli) 亲锇小体 / ~ platelet 嗜锇血小板
osmiophobic ***a*.** 厌锇的,疏锇的
osmium [希 *osmē* odor] (缩 Os) ***n*.** 锇(76 号元素) ‖ ~ ammonium chloride 氯化锇铵 / ~ tetroxide 四氧化锇(制组织标本时用作固定液)
osmo- [希 *osmē* smell 嗅] [希 *osmos* impules 冲动, osmosis 渗透] ①嗅,嗅觉 ②冲动 ③渗透
osmoceptor ***n*.** ①渗(透)压感受器 ②嗅觉感受器
osmodysphoria [*osmo-* + dys- + 希 *pherein* to bear] ***n*.** 特殊臭气嫌恶
osmogen ***n*.** 酶原
osmol; osmole ***n*.** 渗模,渗量,渗克分子(用克分子表示的渗透压单位)
osmolagnia [*osmo-* + 希 *lagneia* lust] ***n*.** 气味色情
osmolality ***n*.** 同渗重摩,重量摩尔渗透压浓度,(重量)渗克分子浓度
osmolar ***a*.** 容积渗克分子的,摩尔渗透压的
osmolarity ***n*.** 渗透压
osmolarity ***n*.** 同渗容摩,摩尔渗透压浓度容积渗克分子浓度
osmole ***n*.** 渗摩,渗模,渗量(用摩尔表示的渗透压单位)渗透压克分子
osmology ***n*.** ①嗅学 ,嗅觉学 ②渗透学
osmolute ***n*.** 渗质
osmometer ***n*.** ①渗(透)压 ②嗅觉计
osmometry ***n*.** 渗透压测量术

osmonosology ***n*.** 嗅觉障碍学
osmophile ***n*.** 嗜高渗菌,嗜高渗生物
osmophilic ***a*.** 趋渗的,易渗的
osmophobia ***n*.** 臭气恐怖,气味恐怖
osmophore ***n*.** 生臭基,生臭团
osmoreceptor ***n*.** ①渗(透)压感受器 ②嗅觉感受器
osmoregulation ***n*.** 渗透调节
osmoregulator ***n*.** 渗透调节器(X 线)
osmoregulatory ***a*.** 调节渗透的
Osmorrhiza aristata (Thunb.) **Makino ty Yabe var. Laxa** (Royle) **Const. Et Shan** [拉,植物] 疏叶香根芹
Osmorrhiza aristata Makino et Yabe 香根芹[植药]果实—南鹤风
osmoscope ***n*.** 嗅镜,助嗅觉器
osmose ***vi*. & *vt*.** (使)渗透
osmosis [希 *ōsmos* impulsion] ***n*.** 渗透[作用] ‖ ~, negative 反向渗透 ‖ osmotic ***a*.** /osmotically ***ad*.**
osmosology ***n*.** 渗透学
osmostat ***n*.** 渗(透)压控制器
osmotaxis ***n*.** 趋渗透
osmotherapy ***n*.** 渗透疗法
osmotic ***a*.** 渗透的 ‖ ~ diuresis 渗透性利尿 / ~ diuretics 渗透压型利尿剂 / ~ effect 渗透作用 / ~ equillibrium 渗透平衡 / ~ injector 渗透压注射器 / ~ membrane 渗透膜 / ~ mutant 渗透压突变体 / ~ pressure 渗透压 / ~ pump 渗透压泵 / ~ regulation 渗透压调节 / ~ shock 渗透剧变 / ~ swelling test 渗透膨胀实验 / ~ work 渗透功
osmoticun (复 osmotica) ***n*.** 渗压剂
osmotropism ***n*.** 向渗性
Osmunda ***n*.** 紫萁属,薇属 ‖ ~ claytoniana L. 绒紫萁,美薇 / ~ regalis L. 欧紫萁,欧薇
Osmunda cinnamomea var. asiatica Fernaid 分株紫萁 [植药] 根状茎及叶柄基部—贯众
Osmunda japonica Thunb. 紫萁 [植药] 根状茎及叶柄基部—[紫萁贯众];根状茎及幼叶上绵毛—紫萁
Osmunda vachellii Hook 华南紫萁 [植药] 根状茎及叶柄基部—贯众
Osmundaceae ***n*.** 紫萁科(一种蕨类,亦称薇科)
osmyl ***n*.** 气味,臭
osology ***n*.** 体液学
OSOMOP Oral Surgery ,Oral Medicine and Oral Pathology 口腔外科,口腔内科和口腔病理学(美国口腔病理学会杂志)
osone ***n*.** 邻酮醛糖
osophone ***n*.** 骨导耳机
OSP oscilloscope 示波器,阴极射线示波管 / oxidized spermine 氧化精胺
OSP/SSP ophthalmic systolic pressure/systemics systolic pressure 眼动脉收缩压与全身收缩压之比,眼动脉收缩压/全身收缩压
osphradium ***n*.** 嗅检器
osphreiological ***a*.** 嗅觉学的
osphrencephalon [希 *osphrēsis* smell + *enkephalos* brain]; **rhinencephalon** ***n*.** 嗅脑
osphresio- [希 *ospghrēsis* smell 嗅] [构词成分] 嗅,嗅觉
osphresiolagnia [*osphresio-* + 希 *lagneia* lust]; **osmolagnia** ***n*.** 气味色情
osphresiolagnic ***a*.** ①气味色情的 ②气味色情者
osphresiological ***a*.** 嗅觉学的
osphresiology ***n*.** 嗅觉学
osphresiometer; olfactometer ***n*.** 嗅觉计,嗅觉测量器
osphresiophilia ***n*.** 嗜气味癖,嗜香癖
osphresiophobia; osmophobia ***n*.** 臭气恐怖,气味恐怖
osphresis [希 *osphrēsis* smell] ***n*.** 嗅觉
osphretic ***a*.** 嗅觉的
osphyalgia [希 *osphys* loin + *-algia*] ***n*.** 腰痛
osphyarthrosis ***n*.** 髋关节炎
osphyitis [希 *osphys* loin + *-itis*] ***n*.** 腰炎
Osphyobothrus ***n*.** 小穴(吸虫)属
osphyomyelitis [希 *osphys* loin + *myelitis*] ***n*.** 腰髓炎
osphyotomy ***n*.** 腰部切开术
osprey ***n*.** 鹗,鱼鹰
OSR Office of Scientific Research 科学研究所(美)
OSRA osmotic shock released antigen 渗透压休克释放抗原
OSRD Office of Scientific Research and Development 科学研究和发展局(美) / Office of Standard Reference Data 标准参考数据中心(美国国家标准局)
osreanabrosis ***n*.** 骨萎缩
osreanagenesis; osreoanagenesis ***n*.** 骨再生
oss (缩) = (the) Office of Strategic Services 美国战略情报局
ossa [拉] (单 os) ***n*.** 骨,os 的复数(见 os2)
Ossa bunyavirus 俄沙本扬病毒
Ossa Cranii Canis [拉,动药] 狗头骨
Ossa Cranii Cuniculi 兔头骨
Ossa virus 俄沙病毒
Ossature ***n*.** 骨骼
ossein, osseine ***n*.** 骨胶原
osselet ***n*.** 马膝骨赘小骨,腋片(昆虫)
osseoalbumoid ***n*.** 骨硬蛋白
osseoaponeurotic ***a*.** 骨(与)腱膜的
osseocartilaginous ***a*.** 骨软骨的
osseofibrous ***a*.** 骨(与)纤维组织的
osseointegration ***n*.** 骨整合
osseomucin ***n*.** 骨黏素
osseomucoid ***n*.** 骨(类)黏蛋白
osseosonometer ***n*.** 骨导音检查器,骨导听力计
osseosonometry [拉 *os*, *ossa* bone + *sonus* sound + 希 *metron* measure] ***n*.** 骨导音检查,骨导听力检查
osseous [拉 *osseus*] ***a*.** 骨的,骨性的 ‖ ~ ampulla 骨壶腹 / ~ nasal cavity 骨鼻腔 / ~ sarcoidosis 骨性结节病 / ~ spiral lamina of cochlea 耳蜗骨性螺旋板 / ~ spiral lamina 骨螺旋板 / ~ stress lesion 骨应力性病变 / ~ tissue 骨组织
ossicle [拉 *ossiculum*] ***n*.** 小骨 ‖ ossicles, Andernach's; Wormian bones 安德纳黑氏小骨,缝间骨 / ossicles of Bertin; sphenoidal conchae; sphenoturbinal ~s 蝶骨甲 / ossicles, ear; auditory ossicles 听小骨 / ~, epactal; Wormian bone; intercalcar ~s 缝间骨 / ~, Kerckring's 克尔克林氏小骨(偶见于枕骨大孔后缘的独立化骨中心) / ~, mental 颏小骨 / ossicles, Riolan's 里奥郎氏小骨(枕岩缝间骨) ‖ ossicular, ossiculate ***a*.**
ossicula [拉] (单 ossiculum) ***n*.** 小骨
ossicula auditus; auditory ossicles 听小骨
ossiculectomy [*ossiculum* + 希 *ektomē* excision] ***n*.** 听小骨切除术
ossiculoplasty ***n*.** 听小骨成形术,听骨链成形术
ossiculotomy [*ossiculum* + 希 *temnein* to cut] ***n*.** 听小骨切开术
ossiculum (复 ossicula); **ossicle** ***n*.** ①小骨 ②腋片(昆虫) ‖ ~ Gruberi 葛泊氏小骨 / ~ statoacousticum 位听小骨平衡小骨
ossidesmosis; osteodesmosis ***n*.** ①腱骨化 ②骨(与)腱形成
ossiferous [拉 *os* bone + *ferre* to bear] ***n*.** 生骨的
ossific [拉 *os* bone + *facere* to make] ***a*.** 骨化的,成骨的
ossificatio endochomdralis 软骨内骨化
ossificatio perichondalis 软骨膜骨化
ossificatio periostealis 骨膜骨化
ossification [拉 *ossificatio*] ***n*.** 骨化 ‖ ~, cartilaginous 软骨骨化 / ~ centre 骨化中心 / ~, endochondral; cartilaginous ~ 软骨骨化 / ~, extraperiosteal 骨膜外骨化 / ~, heterotopic 异位骨化 / ~, intramembranous 膜内骨化 / ~, metaplastic 化生性骨化 / ~, pathologic 病理性骨化 / ~, perichondral 软骨膜(下)骨化 / ~, periosteal 骨膜骨化 / ~, tendineal 腱骨化
ossifluence ***n*.** 骨软化
ossifluent [拉 *os* bone + *fluens* (*-ent-*) to flow] ***a*.** 骨软化的
ossiform ***a*.** ①骨样的 ②[股]骨形的,顶端突起的
ossify [拉 *os* bone + *facio* to make] ***v*.** 骨化,成骨
ossifying ***a*.** 骨化的 ‖ ~ fibromyxoid fumor 骨化性纤维黏液样瘤 / ~ pneumonitis 骨化性肺炎
ossiphone [拉 *os*; *ossa* bone + 希 *phōne* voice] ***n*.** 骨导助听器
ossium flava medulla 黄骨髓
ossium gelatinosa medulla 胶骨髓
ossium rubra medulla 红骨髓
ossivula cardia 贲门骨
ossivulum Weberiani 鳔骨(韦伯氏骨)
ossoum medulla 骨髓
OST object sorting test 实物分拣试验 / Office of Science and Technology 科学技术局(美) / oxytocin sensitivity test (后叶)催产素感受性实验
Ost Quart Ostomy Quarterly 吻合术季刊
ostalgia ***n*.** 骨痛
ostalgitis ***n*.** 痛性骨炎
ostarthritis ***n*.** 骨关节炎
osteal ***a*.** 骨的,骨性的
ostealbumoid; osseo-albumoid ***n*.** 骨硬蛋白
ostealgia [希 *osteon* bone + *-algia*]; **ostalgia** ***n*.** 骨痛
ostealgic ***a*.** 骨痛的
ostealleosis [*osteon* + 希 *alloiōsis* alteration] ***a*.** 骨[质]变形
osteameba ***n*.** 骨小体
osteanabrosis [*osteo-* + 希 *anabrōsis* cating up] ***n*.** 骨萎缩

osteanaphysis osteanagenesis; osteoanagenesis [*osteo-* + 希 *anaphyein* to reproduce] *n*. 骨再生
ostearthritis; osteoarthritis ostarthritis; osteoarthritis *n*. 骨关节炎
ostearthrotomy *n*. 骨关节端切除术
ostectomy *n*. 骨切除术
ostectopy [*osteon* + 希 *sktopos* away from a place] *n*. 骨异位
osteectopia [*osteo-* + 希 *ektopos* out of place + *-ia*] *n*. 骨异位
osteectomy; ostectomy *n*. 骨切除术
Osteichthyes *n*. 硬骨鱼纲(隶属于脊椎动物亚门 Vertebrata)
ostein; ossein *n*. 骨胶原
osteite *n*. 骨化中心
osteitic *a*. 骨炎的
osteitis *n*. 骨炎 ‖ ~, acute 急性骨炎 / ~ albuminosa 蛋白性骨炎 / ~, carious; osteomyelitis 骨髓炎 / ~ carnosa; ~ fungosa 蕈样骨炎 / ~, caseous 干酪样骨炎,结核性骨疽 / ~, central; endosteitis 骨内膜炎 / ~, chronic 慢性骨炎 / ~, chronic nonsuppurative; selerosing ~ 慢性非化脓性骨炎,硬化性骨炎 / ~ condensans generalisata; osteopoikilosis 全身致密性骨炎,全身脆弱性骨硬化 / ~ condensans ilii 髂骨致密性骨炎,髂骨硬化性骨炎 / ~, condensing; formative ~; sclerosing ~ 致密性骨炎,硬化性骨炎 / ~, cortical; periostitis 骨膜炎 / ~ deformans 畸形性骨炎 ~, dento-alveolar; dentoosteitis 牙槽骨炎 / ~, diffuse rarefying 弥漫性(骨质)稀疏性骨炎 / ~, exfoliative 剥脱性骨炎 / ~ fibrosa 纤维性骨炎 / ~ fibrosa circumscripta 局限性纤维性骨炎 ~ fibrosa cystica; ~ fibrosa osteoplastica 囊状纤维性骨炎 / ~ fibrosa cystica generalisata; parathyroid ~ 全身囊状纤维性骨炎 / ~ fibrosa disseminata 播散性纤维性骨炎 / ~ fibrosa localisata 局限性纤维性骨炎 / ~ fibrosa, multifocal 多灶性纤维性骨炎 / ~ fibrosa osteoplastica; ~ fibrosa cystica 囊状纤维性骨炎 / ~ fibrosa, renal 肾性纤维性骨炎 / ~, formative; ~ ossificans; condensing ~ 骨质增生性骨炎,致密性骨炎,硬化性骨炎 / ~ fungosa 蕈样骨炎,肉芽性骨炎 / ~, Garré's; chronic nonsuppurative ~ 加雷氏骨炎,慢性非化脓性骨炎 / ~, general 全骨炎 / ~ granulosa; ~ fungosa 肉芽性骨炎,蕈样骨炎 / ~, gummatous 梅毒瘤性骨炎 / ~, hematogenous 血原性骨炎 / ~ interna 牙槽骨髓炎 / ~, necrotic; osteomyelitis 坏死性骨炎,骨髓炎 / ~ ossificans; condensing ~ 骨质增生性骨炎,致密性骨炎,骨化性骨炎 / ~, pagetoid 类变形性骨炎 / ~, parathyroid; ~ fibrosa cystica generalisata 甲状旁腺性骨炎,全身性囊状纤维性骨炎 / ~, productive; eburnation 增生性骨炎,骨质象牙化 / ~, rarefying (骨质)稀疏性骨炎 / ~, saromatous 多发性骨髓瘤 / ~, sclerosing; chronic nonsuppurative ~ 硬化性骨炎 / ~, sclerotic 硬化性骨炎 / ~, secondry hyperplastic; hypertrophic pulmonary osteoarthropathy 续发性增殖性骨炎,肥大性肺性骨关节病 / ~, syphilitic 梅毒性骨炎 / ~ tuberculosa cystica; ~ tuberculosa multiplex cystoides 囊状结核性骨炎,囊状多发性结核性骨炎 / ~ vascular 血管性骨炎
ostelin *n*. 俄斯忒林,骨化醇[商名]
ostembryon *n*. 胎儿石化,石胎
ostemia [*osteo-* + 希 *haima* blood + *-ia*] *n*. 骨充血
ostempyesis *n*. 骨化脓
ostensible *a*. 可公开的,显然的,外表的,表面的,伪装的
Ostensin [商名] *n*. 曲美替定甲硫酸盐(trimethidinium menthosulfate)
ostensive *a*. 明显表示的,表面的
ostentation *n*. 夸示,卖弄
ostentatious *a*. 夸示的,炫耀的 ‖ ~ly *ad*. / ~ness *n*.
Osteo osteology 骨病学
Osteo osteomyelitis 骨髓炎
Osteo osteopath 按骨术医师,整骨者
Osteo osteopathy 骨病,整骨疗法
osteo-[希 *osteon* bone 骨][构词成分] 骨
osteoacusis [*osteo-* + 希 *akousis* hearing]; **bone conduction** *n*. 骨传导
osteoanagenesia *n*. 骨感觉缺失,骨无感觉
osteoanagenesis [*osteo-* + 希 *anagenesis*] *n*. 骨再生,成骨,骨发育
osteoaneurysm *n*. 骨内动脉瘤,血管扩张性骨肉瘤
osteoarthritis *n*. 骨(性)关节炎 ‖ ~ deformans endemic 地方性骨关节炎,变形性骨关节炎 / ~, hyperplastic; hypertrophic pneumic osteoarthropathy 增殖性骨关节炎,肥大性肺性骨关节病 ‖ osteoarthritic *a*.
osteoarthropathy, osteoarthropathia *n*. 骨关节病 ‖ ~, chronic idiopathic hypertrophic 慢性特发肥大性骨关节病 / ~, hypertrophic pnemic; hypertrophic pulmonary ~; Bamberger-Marie disease 肥大性肺性骨关节病,班一马二氏病 / ~, pneumogenic; hypertrophic pneumic ~ *n*. 节病 / ~, pulmonary; hypertrophic pneumic ~ (肥大性)肺性骨关节病 / ~, secondary hypertrophic 肥大性肺性骨关节病 / ~, tabetic 脊髓痨性骨关节病
osteoarthrosis *n*. 骨关节病(非炎性慢性关节炎) ‖ ~ deformans endemica; Kaschin-Beck's disease 地方性变形性骨关节病,大骨节病,卡一贝二氏病 / ~ interspinalis 椎间骨关节病
osteoarthrotomy; ostearthrotomy *n*. 骨关节端切除术
osteoarticular *a*. 骨关节的
osteoblast *n*. 成骨细胞
osteoblastic *a*. 成骨细胞的 ‖ ~ reaction 成骨性反应
osteoblastoclastoma *n*. 破成骨细胞瘤
osteoblastoma *n*. 成骨细胞瘤
osteocachectic *a*. 骨性恶病质的
osteocachexia *n*. 骨性恶病质,慢性骨病
osteocalcin *n*. 骨钙素(一种维生素 K 依赖性钙结合骨蛋白,骨内最丰富的非胶原蛋白,血清浓度增加是病态骨更新增加的标志)
osteocamosis *n*. 骨屈曲
osteocamp *n*. 切骨矫形器
osteocampsia, osteocampsis [*osteo-* + 希 *kamptein* to bend] *n*. 骨屈曲(如佝偻病时)
osteocarcinoma *n*. 骨癌
osteocartilaginous *a*. 骨软骨的
osteocele *n*. ①阴囊骨瘤,睾丸骨瘤 ②骨性疝
osteocementum *n*. 骨样牙骨质
osteocephaloma *n*. 骨脑样瘤
osteocetasia *n*. 骨膨胀症 ‖ familial ~ 家族性骨膨胀症(即青少年骨外层 hyperostosis corticalis deformans juvenilis)
osteo-chondra-arthritis *n*. 骨软骨关节炎
osteochondral *a*. 骨软骨的,骨与骨关节软骨的 ‖ ~ hyperplasia 骨软骨增生
osteochondritis *n*. 骨软骨炎 ‖ ~ cervicalis 颈骨软骨炎 / ~ deformans juvenilis 幼年变形性骨软骨炎 / ~ deformans juvenilis coxae 幼年变形性髋骨骨软骨炎 / ~ dissecans 分离性骨软骨炎 / ~ ischiopubica 坐耻骨软骨炎 / ~, juvenile deforming metatarsophalangeal 幼年变形性趾跖骨骨软骨炎 / ~ necroticans 坏死性骨软骨炎 / ~, vertebral 椎骨骨软骨炎 / ~ vertebralis infantilis 婴儿椎骨骨软骨炎
osteo-chondro-arthritis *n*. 骨软骨关节
osteochondroarthrosis deformans endemica; Kaschin-Beck's disease 地方性畸形性骨软骨关节病,卡一贝二氏病,大骨节病
osteochondrodysplasia *n*. 骨软骨营养不良
osteochondrodystrophia; osteochondrodystrophy *n*. 骨软骨营养不良 ‖ ~ deformans; eccentro-osteochondrodysplasia 变形性骨软骨营养不良,离心性骨软骨发育不良 / ~ fetalis; Parrot's syndrome 胎儿骨软骨营养不良,帕罗氏综合征
osteochondrofibroma *n*. 骨软骨纤维瘤
osteochondrolysis, osteochondritis dissecans *n*. 骨软骨脱离,分离性骨软骨炎
osteochondroma; osteo-enchondroma *n*. 骨软骨瘤
osteochondromatosis *n*. 骨软骨瘤病 ‖ ~, synovial 滑膜性骨软骨瘤病
osteochondromyxoma *n*. 骨软骨黏液瘤
osteochondropathia *n*. 骨软骨病 ‖ ~ cretinoidea; Läwen-Roth syndrome 呆小病样骨软骨病,累一罗二氏综合征 / ~ ischiopubica; osteochondritis ischiopubica 坐耻骨骨软骨病,坐耻骨骨软骨炎
osteochondropathy *n*. 骨软骨病 ‖ polyglucose (dextran) sulfate-induced ~ 硫酸聚合葡萄糖(葡聚糖)引起的骨软骨病
osteochondrophyte [*osteo-* + 希 *chondros* cartilage + *phyton* growth] *n*. 骨软骨赘,骨软骨瘤
osteochondrosarcoma *n*. 骨软骨肉瘤
osteochondrosis *n*. 骨软骨病
osteochondrous [*osteo-* + 希 *chondros* cartilage] *a*. 骨软骨的
osteociasis [*osteo-* + 希 *klasis* a breaking], **osteoclasty** *n*. ①折骨术(外科的骨折或再骨折) ②骨质破折
osteoclasia [*osteo-* + 希 *klasis* a breaking + *-ia*] ①折骨术(骨的吸收和破坏) ②骨质破折骨软
osteoclast *n*. 破骨细胞
osteoclast [*osteo-* + 希 *klan* to break] *n*. ①折骨器 ②破骨细胞 ‖ ~, Collin's 柯林氏碎骨器,柯林氏折骨器 / ~, Rizzoli's 里佐利氏折骨器
osteoclastic *a*. ①折骨的 ②破坏骨的
osteoclastoma *n*. 破骨细胞瘤
osteoclasty; osteoclasis *n*. 折骨术
osteocomma [*osteo-* + 希 *komma* fragment]; **osteomere** *n*. 单骨,骨件
osteocope [*osteo-* + 希 *kopos* pain] *n*. 骨剧痛(常为梅毒骨病症状)
osteocopic *a*. 骨剧痛的
osteocranium *n*. 骨颅(在骨化期的胎儿头颅)

osteocystoma *n*. 骨囊瘤
osteocyte; **bone cell** *n*. 骨细胞
osteodentin(e) *n*. 骨性牙质
osteodentinoma *n*. 骨牙质瘤
osteodermatous *a*. 皮(肤)骨化的
osteodermia *n*. 皮(肤)骨化
osteodermopathia hypertrophica; **idiopathic familial generalized osteophytosis** 肥大性皮(肤)骨化病,特发性家族性全身骨赘病
osteodesmosis [*osteo-* + 希 *desmostendon*] *n*. 腱骨化 ,骨(与)(腱)形成
osteodiastasis [*osteo-* + 希 *diastasis* separation] *n*. 骨分离
osteodynia [*osteo-* + 希 *odynē* pain] *n*. 骨痛
osteodysplasty *n*. 骨发育异常
osteodystrophia; **osteodystrophy** *n*. 骨营养不良 ‖ ~ cystica; osteitis fibrosa cystica 囊状骨营养不良,囊状纤维性骨炎 / ~ fibrosa; osteitis fibrosa cystica 纤维性骨营养不良,囊状纤维性骨炎 / ~ fibrosa localisata 局限性纤维性骨营养不良 / ~ fibrosa unilateralis; osteofibrosis deformans juvenilis 单侧性纤维性骨营养不良,幼年变形性骨纤维变性 / ~ generalisata; osteitis fibrosa cystica generalisata 全身性骨营养不良,全身性囊状纤维性骨炎 / ~ juvenilis; osteitis fibrosa cystica generalisata 幼年性骨营养不良,全身性囊状纤维性骨炎
osteodystrophy *n*. 骨营养不良 ‖ renal ~, renal rickets; pseudorickets; renal infantilism 肾病性骨营养不良,肾病性佝偻病
osteoectasia *n*. 骨膨胀症 ‖ familial ~ 家族性骨膨胀症,青少年骨外层变形肥厚
osteoectomy; **ostectomy** *n*. 骨切除术
osteoencephaloma [*osteo-* + 希 *enkeohalos* brain + *-oma*] *n*. 骨脑样瘤
osteoenchondroma, **osteochondroma** *n*. 骨软骨瘤
osteoepiphysis *n*. 骨骺
osteofibrochondrosarcoma *n*. 骨纤维软骨肉瘤
osteofibrolipoma *n*. 骨纤维脂瘤
osteofibroma, **fibro-osteoma** *n*. 骨纤维瘤,纤维骨瘤
osteofibromatosis *n*. 骨纤维瘤病 ‖ cystic ~, Jaffe-Lichtenstein disease 囊状骨纤维瘤病,雅—利二氏病
osteofibrosis *n*. 骨纤维变性 ‖ ~ deformans juvenilis 幼年变形性骨纤维变性 / ~ periapica (根)尖周骨纤维变性
osteofluorosis *n*. 骨氟中毒(骨骼变化,一般包括骨软化和骨硬化,由于慢性摄入过量氟化物所致)
osteogen *n*. 成骨质
osteogenesis *n*. 骨生成,骨发生 ‖ ~ imperfecta(OI): myeloplastic malacia 成骨不全 / ~ imperfecta congenita; osteopsathyrosis congenita 先天性成骨不全,先天性骨脆症 / ~ imperfecta cystica 囊状成骨不全 / ~ imperfecta tarda; osteopsathyrosis 延迟性成骨不全,骨脆症 / osteogeny *n*.
osteogenetic *a*. 骨发生的,骨生成的 ‖ ~ fiber 生骨纤维 / ~ layer 生骨层 / ~ sarcoma 骨肉瘤 / ~ layer 生骨层
osteogenic sarcoma 骨肉瘤
osteogenous, **osteogenic** *a*. 成骨的
osteogeny; **osteogenesis** *n*. 骨生成,骨发生
osteogram *n*. 椎骨图
osteography *n*. 骨论
osteohalsiteresis [*osteo-* + 希 *hals* salt + *sterein* to deprive] *n*. 骨质缺乏
osteohemachromatosis *n*. 骨血色素沉着(症)(动物)
osteohydatidosis *n*. 骨棘球蚴病
osteoid *a*. 骨样的 *n*. 类骨质,前骨质
osteoidosteoma *n*. 骨样骨瘤
osteoinduction *n*. 骨诱导(促骨生成的作用或过程)
osteolathyrism *n*. 香(豌)豆中毒性骨病(实验动物)
osteolipochondroma *n*. 骨脂软骨瘤
osteolipoma *n*. 骨脂瘤
osteolite *n*. 土磷灰石(或磷酸钙)
osteologia *n*. 骨骼学
osteologic(al) *a*. 骨学的
osteologist *n*. 骨骼学家
osteology *n*. 骨骼学 ‖ osteological *a*.
osteolysis *n*. 骨质溶解
osteolytic *a*. 溶骨的 ‖ ~ area 溶骨区
osteoma ([复] osteomas 或 osteomata) *n*. 骨瘤 ‖ ~, cancellous; spongy exostosis 松质骨瘤 / ~, cavalryman's 骑士骨瘤(股长收肌附着处的骨瘤) / ~, compact; ~ eburneum 密质骨瘤 / ~ dentale; dental exostosis 牙骨瘤,牙骨疣 / ~ durum; ~ eburneum 密质骨瘤 / ~ eburneum 密质骨瘤 / ~ fracturae 骨折骨瘤 / giant osteoid ~ 巨大骨样骨瘤,成骨细胞瘤 / ~ medullare 含髓骨瘤 / ~ multiplex; myositis ossificans progressiva 多发性骨瘤,进行性骨化性肌炎 / ~ musculare; myosteoma 肌骨瘤 / ~, osteoid 骨样骨瘤 / ~ sarcomatosum; osteosarcoma 骨肉瘤 / ~ spongiosum 海绵样骨瘤,松质骨瘤
osteomalacia; **osteomalacosis** *n*. 骨软化(症) ‖ ~ chronica deformans hypertrophica; osteodystrophia fibrosa localisata 慢性肥大变形性骨软化,局限性纤维性骨营养不良 / ~, infantile; juvenile ~ 幼年性骨软化 / ~, senile 老年性骨软化
osteomalacic *a*. 骨软化的
osteomata [希 *osteon* bone + *-ōma*] (单 osteoma) *n*. 骨瘤
osteomatoid *a*. 骨瘤样的
osteomatosis *n*. 骨瘤病
Osteomeles schwerinae Schneid [拉,动药] 华西小石积
osteomere *n*. 单骨,骨件
osteometry *n*. 骨测量法
osteomiosis *n*. 骨碎裂
Osteomugil ophuyseni (Bleeker) 前鳞骨鲻(隶属于鲻科 Mugilidae)
osteomyelitis; **osteomuelitis** *n*. 骨髓炎 ‖ ~, alveolar 牙槽骨髓炎 / ~, alveolar, chronic 慢性牙槽骨髓炎 / ~, conchiolin 珍珠工骨髓炎(骨髓内有矿尘沉着) / ~, Garré's 加雷氏骨髓炎(一种硬化性骨炎) / ~, hemorrhagic; osteitis fibrosa cystica 出血性骨髓炎,囊状纤维性骨炎 ~, malignant 恶性骨髓炎 / ~, typhoid 伤寒性骨髓炎 / ~, variolosa 天花性骨髓炎 / osteomyelitic *a*. 骨髓炎的
osteomyelodysplasia [*osteo-* + 希 *myelos* marrow + *dys-* + *plassein* to form] *n*. 骨髓发育不良
osteomyelography *n*. 骨髓 X 线照像术
osteomyelopathia *n*. 骨髓病
osteomyxochondroma *n*. 骨黏液性软骨瘤,骨软骨黏液瘤(osteochondromyxoma)
osteon *n*. 骨单位
osteon osteone *n*. 骨单位(密质骨构造的基本单位)
osteoncus [*osteo-* + 希 *onkos* mass] *n*. 骨瘤
osteonecrosis osteonercrosis *n*. 骨坏死
osteonectin *n*. 骨连接素(一种结合胶原和钙的磷蛋白,用作矿化的调节剂,存在于骨内和血小板内)
osteoneuralgia *n*. 骨神经痛
osteonosus [*osteo-* + 希 *nosos* disease] *n*. 骨病
osteo-odontoma, **odontoma adamantinum** *n*. 釉质牙瘤
osteopath *n*. 按骨术医师,整骨者
osteopathia *n*. 骨病 ‖ ~ condensans; osteosclerosis myelofibrosis 骨硬化病,骨髓纤维性骨硬化 / ~ condensanas generalisata; osteopoikilosis 全身致密性骨病,脆弱性骨硬化 / ~ fibrosa generalisata; osteitis fibrosa cystica generalisata 全身性纤维性骨病,全身性囊状纤维性骨炎 / ~ haemerrhagica infantum; Möller-Barlow disease 婴儿出血性骨病,墨—巴二氏病 / ~ hyperostotica congenita; melorheostosis 先天性骨肥厚性骨病,肢骨纹状肥大 / ~ hyperostotica multiplex infantilis 婴儿多发性骨肥厚性骨病 / ~ striata 纹状骨病
osteopathic *a*. ①骨病的 ②按骨术的
osteopathology *n*. 骨病理学
Osteopathic Annals 骨病年报(杂志名)
Osteopathic Physician 骨科医师(杂志名)
Osteopathic Symposium 骨病论文集(美国骨病协会杂志)
osteopathology *n*. 骨病理学
osteopathy *n*. ①骨病 ②骨疗法,按骨术,整骨术 ‖ ~, alimentary; hunger ~; starvation ~ 营养不良性骨病,饥饿性骨病 / ~, disseminated condensing; osteopoikilosis 播散性致密性骨病,脆弱性骨硬化 / ~, hunger; osteomalacia 饥饿性骨病,骨软化 / ~, myelogenic 骨髓性骨病
osteopecilia *n*. (全身)脆弱性骨硬化
osteopedion; **lithopedion** *n*. 胎儿石化,石胎
osteopenia *n*. 骨质稀少,骨质减少 ‖ osteopenic *a*. 骨质减少的
osteoperiosteal *a*. 骨骨膜的
osteoperiostitis *n*. 骨骨膜炎 ‖ ~, alveolodental; periodontitis 牙槽骨骨膜炎,牙周炎 / ~ ossificans toxica 毒物性骨化性骨骨膜炎 / ~, rheumatic 风湿性骨骨膜炎
Osteopetrosis virus (Holmes) (Thick leg disease virus, Marble bone virus, Diffuse osteoperiostitis virus) 脆性骨质硬化症病毒,硬骨症病毒
osteopetrosis; **marble bones**; **ivory bones**; **Albers-Schönberg disease** *n*. 骨硬化病,骨(质)石化病,阿尔伯斯·尚堡氏病 ‖ ~ familiaris 家族性骨硬化病 / ~ gallinarum 鸡骨硬化病
osteophage *n*. 噬骨细胞
osteophagia *n*. 食骨癖
osteophlebitis *n*. 骨静脉炎

osteophone; audiphone *n*. (骨导)助听器
osteophony [*osteo-* + 希 *phōnē* voice] *n*. 骨传导,骨导音
osteophore [*osteo-* + 希 *pherein* to carry]; **bone-crushing forceps** *n*. 碎骨钳
osteophyma *n*. 骨赘
osteophyte [*osteo-* + 希 *phyton* plant] *n*. 骨赘
osteophytic *a*. 骨赘的
osteophytic spur 赘生骨刺
osteophytosis *n*. 骨赘病 ‖ ~, idiopathic familial generalized; osteodermopathia hypertrophica 特发性家族性全身骨赘病,肥大性皮(肤)骨化病
osteoplaque *n*. 骨层
osteoplast *n*. 成骨细胞
osteoplast; osteoblast *n*. 成骨细胞
osteoplastia; boneplasty *n*. 骨成形术,骨整形术 ‖ ~ spinae bifidae 脊柱裂(骨)成形术
osteoplastic *a*. ①成骨的 ②骨形成的
osteoplastica; osteitis fibrosa cystica *n*. 囊状纤维性骨炎
osteoplasty; boneplasty *n*. 骨成形术,骨整形术
osteopoikilosis [*osteo-* + 希 *poikilos* mottled + *-osis*]; **osteitis condensans generalisata; osteosclerosis fragilis generalisata; osteopathia condensans dissminata** *n*. (全身)脆弱性骨硬化 ‖ osteopoikilotic *a*.
osteopontin (简作 OPN) 骨调素(根据其不同来源及结构特征又可分许多种,此乃统称)
OPN osteopontin 骨调素(根据其不同来源及结构特征又可分许多种,此乃统称)
osteoporosis [*osteo-* + 希 *poros* passage + *-osis*] *n*. 骨质疏松(症)(发生于老年人尤其是绝经后的妇女和性功能减退的老年男性) ‖ ~, adipose 脂肪性骨质疏松 / ~ circumscripta cranii 颅骨局限性骨质疏松 / ~, rachitic 佝偻病性骨质疏松
osteoporotic *a*. 骨质疏松的
osteopractic *a*. 补骨药
osteopsathyrosis [*osteo-* + 希 *psathyros* friable]; **osteogenesis imperfecta; Lobstein's disease** *n*. 骨脆症,成骨不全,洛布斯坦氏病 ‖ ~ congenita; osteogenesis imperfecta congenita 先天性骨脆症,先天性成骨不全 / ~ idiopathica; Lobsten's disease 特发性骨脆症,洛布斯坦氏病 / ~ idiopathica tarda 晚发性骨脆症
osteopyte *n*. 骨赘
osteoradionecrosis *n*. 放射性骨坏死
osteorrhagia, osteosuture [*osteo-* + 希 *rhēgnynai* to burst out] *n*. 骨出血
osteorrhaphia, osteorrhaphy [*osteo-* + 希 *rhaphē* suture] *n*. 骨缝术
osteosarcoma (复 osteosarcomas; osteosarcomata) *n*. 骨肉瘤 ‖ osteosarcomatous *a*. 骨肉瘤的
Osteosarcoma virus 骨肉瘤病毒
Osteosarcomatosis *n*. 骨肉瘤病(多发性骨肉瘤同时发生;同步多中心骨肉瘤)
osteosarcomatous *a*. 骨肉瘤的
osteosclerosis *n*. 骨硬化 ‖ ~ congenita; achondroplasia 先天性骨硬化,软骨发育不全 / ~ congenita diffusa; disseminated condensing osteopathy 弥散性先天骨硬化,播散性致密性骨病 / ~ fragilis; osteopetrosis familiaris 脆弱性骨硬化,家族性骨硬化病 / ~ fragilis generalisata; osteopoikilosis [全身]脆弱性骨硬化 / ~ myelofibrosis 骨硬化性骨髓纤维化
osteosclerotic *a*. 骨硬化的 ‖ ~ zone 骨硬化带
osteoscope *n*. X 线骨测器
osteoseptum *n*. 骨性(鼻)中隔
osteosis *n*. 骨质生成,骨发生骨质生成,骨化(病) ‖ ~ cutis 皮肤骨生成 / ~ eburnisans monomelica; melorheostosis 单肢硬骨质生成,肢骨纹状肥大 / ~, parathyroid; oseitis fibrosa cystica 甲状旁腺性骨生成,囊状纤维性骨炎 / ~, renal fibrocystic 肾性纤维囊状骨生成
osteospongioma *n*. 松质骨瘤
osteosteatoma *n*. 骨脂瘤
osteostixis [*osteo-* + 希 *stixis* puncture] *n*. 骨穿刺术
osteosuture; osteorrhaphy *n*. 骨缝术
osteosynovitis *n*. 骨滑膜炎
osteosynthesis *n*. 骨接合术
osteotabes [*osteo-* + 拉 *tabes* wasting] *n*. 骨髓痨,骨耗病
osteotelangiectasia *n*. 毛细血管扩张性骨肉瘤
osteothrombophlebitis *n*. 骨血栓静脉炎
osteothrombosis *n*. 骨内(静脉)血栓形成
osteotome; bone-chisel *n*. 骨凿
osteotomoclasis osteotomoclasia [*osteo-* + 希 *tomos* section + *klasis* breaking] *n*. 折骨矫形术
osteotomy *n*. 骨切开术,切骨术 ‖ block ~ 大块切骨术 / cuneiform ~ 楔形切骨术 / cup-and-ball ~ 杵臼样切骨术 / hinge ~ 铰链样切骨术,屈戌状切骨术 / ~, linear 线形切骨术 / ~, Lorenz's 洛伦茨氏切骨术(股骨颈 V 型切骨术) / ~, Macewen's 麦丘恩氏切骨术(股骨髁上楔形切骨,治膝外翻) / pelvic ~, pubiotomy 耻骨切开术 / ~, subtrochanteric; Gant's operation 转子下切骨术,甘特氏手术 / ~, supracondylar; Macewen's ~ 股骨髁上(楔形)切骨术,麦丘恩氏切骨术 / transtrochanteric ~ 经转子切骨术
osteotribe; osteotrite *n*. 骨锉
osteotrophy [*osteo-* + 希 *trophē* nutrition] *n*. 骨营养
osteotropic *a*. 促骨的
osteotylus [*osteo-* + 希 *tylos* callus] *n*. 骨痂
osteotympanic; craniotympanic *a*. 颅鼓的,颅骨耳鼓的
osterclast activating factor 破骨细胞激活因子
Osterium citriodorrm (Hance) Yuan et Shan [拉,植物] 隔山香
Ostertagia [Robert von Ostertag 德兽医师 1864—1940] *n*. 奥(斯脱)氏线虫属,胃线虫属 ‖ ~ circumcincta 普通奥(斯脱)氏线虫 / ~ ostertagi 奥(斯脱)氏线虫 / ~ trifurcata 三叉奥(斯脱)氏线虫
Ostertagia (Ostertagia) dahurica (Orloff) 达呼尔奥斯脱线虫(隶属于线虫纲 Nematoda)
Ostertagia (Ostertagua) circumcincta (Stadeknann) 普通奥斯脱线虫(隶属于线虫纲 Nematoda)
Ostertagia ophuyseni (Bleeker) 前鳞骨鲻(隶属于鲻科 Mugilidae)
Ostertagia (Ostertagia) trifutcata (Ranson) 三叉奥斯脱线虫(隶属于线虫纲 Nematoda)
osthexia [希 *osteon* bone + *hexis* condition] **osthexy** *n*. 骨化异常
OSTI Office for Scientific and Technical Information 科技情报局(英)
ostia (单 ostium) *n*. 口,门口
ostial *a*. 口的,门口的
ostial valve 心门瓣
ostiary [拉 *ostiarius* pertaining to a door] *a*. 口的
Ostichthys japonicus (Cuvier et Valenciennes) 日本骨鳂(隶属于鳂科 Holocentridae)
ostiola (复 ostiolae) *n*. ①小孔 ②臭腺孔(异翅亚目)
ostiolar canal 臭腺道
ostiolar peritreme 臭腺孔缘(异翅亚目)
ostiole [拉 *ostiole*] *n*. 小孔,孔口 ‖ ostiolar *a*.
Ostiolum medioplexus *n*. 蛙肺吸虫
Ostiomeles schwerinae Schneid. [拉,植物] 华西小山积
ostitic *a*. 骨炎的
ostitis; osteitis *n*. 骨炎
ostium (复 ostia) *n*. ①口;门口 ②交配孔 ③气门裂(蜱) ④心门 ‖ ~ abdominale tubae uterinae 输卵管腹腔口 / ~ appendicis vermiformis 阑尾口 / ~ arteriosum (cordis) 动脉口(心) / ~ atrioventriculare; atrioventricular foramen 房室口,房室静脉口 / ~ atrioventriculare dextrum 右房室口 / ~ atrioventriculare sinistrum 左房室口 / ~ auriculoventriculare 耳室(间)孔,耳室口 / ~ buisa, bursa 交配囊孔 / ~ caecocolicum 盲结肠口 / ~ excurrens 出水小孔 / ~ frontale 额窦口 / ileocaecocolicum; ~ ileocaecale 回盲结肠口,回盲口 / ~ internum uteri; orificium internum uteri (子宫)颈管内口 / ~ lymphaticum 淋巴孔 / ~ nasolacrimalis 鼻泪孔 / ~ omasoavomasicum 重瓣皱胃孔 / ~ pelvinum tubae uterinae; ~ abdominale tubae uterinae 输卵管腹(腔)口 / ~ pharyngeum tubae auditivae 咽鼓管咽口 / ~ pharyngicum tubae pharyngotympanicae 咽鼓管咽口 / ~ pulmonale 肺动脉口 / ~ primum 第一中隔孔,第一中隔 / ~ reticuloomasicum 蜂窝重瓣胃孔 / ~ ruminoreticularis 瘤胃蜂窝胃孔 / ~ secundum ①第二中膈孔,第二中隔口 ②卵圆口,卵圆孔 / ~ sinoatriale 窦房孔 / ~ sinoauriculare 窦耳孔 / ~ sinusoidal 窦状隙,窦状口(心无名静脉) / ~ tympanicum tubae auditivae 咽鼓管鼓口 / ~ tympanicum tubae pharyngotympanicae 咽鼓管鼓口 / ~ urogenitale 尿(生)殖孔 / ~ uteri; orificium externum uteri (子宫)颈管外口 / ~ uterinum tubae 输卵管子宫口 / ~ uterium tubae 输卵管子宫口 / ~ vaginae; orificium vaginae 阴道口 / ~ venae cavae caudails 后腔静脉孔 / ~ venosum (cordis) (房室)静脉口
ostomate *n*. 造口者(曾受肠造口术或输卵管造口术者)
ostomy *n*. 造口术,造瘘术,吻合术
-ostomy [希 *tome* cutting 切开] 造口术,造瘘术,吻合术
ostosis; osteogenesis *n*. 骨生成,骨发生
OSTP Office of Science and Technology Policy 科学与技术政策局
ostraceous [希 *ostrakon* shell] *a*. 蠔壳状的,蛎壳状的
Ostracion meleagris Shaw 米斑箱鲀(隶属于鲀形目 Ostraciontidae)
Ostracion solorensis Bleeker 蓝带箱鲀(隶属于鲀形目 Ostraciontidae)
Ostracion tuberculatus Linnaeus 粒突箱鲀(隶属于鲀形目 Ostra-

ciontidae)
Ostraciontidae 箱鲀科(隶属于鲀形目 Tetraocontiformes)
ostracism *n*. 放逐,排斥
ostracize *v*. 放逐,排斥
Ostracodermi *n*. 甲胄鱼纲
Ostracodinium crassum Dogiel 厚硬甲虫
Ostracodinium dentatum Fiorentini 齿硬甲虫
Ostracodinium dilobum Dogiel 双叶硬甲虫
Ostracodinium gladiator Dogiel 刀硬甲虫
Ostracodinium gracile Dogiel 细硬甲虫
Ostracodinium monolobum Dogiel 单叶硬甲虫
Ostracodinium nanum Dogiel 小硬甲虫
Ostracodinium obtusum Dogiel and Fedorowa 钝硬甲虫
Ostracodinium quadrivesiculatum Kofoid and Maclennan 四泡硬甲虫
Ostracodinium Sogiel 硬甲虫属
Ostracodinium tenue Dogiel 瘦硬甲虫
Ostracodinium trivesiculatum Kofoid ang Mackennan 三泡硬甲虫
ostracosis [希 *ostrakon* shell] *n*. 蚝壳状(骨)变性
ostracum *n*. 甲,介壳
Ostrea [拉,动药] 牡蛎肉
ostrea denselamellosa (Lischke) 密鳞牡蛎(隶属于牡蛎科 Ostreidae)
ostrea echinata (Ouoy et Gaimark) 棘刺牡蛎(隶属于牡蛎科 Ostreidae)
ostrea edulis (Linnaeus) 欧洲扁牡蛎(隶属于牡蛎科 Ostreidae)
ostrea edulis virus 食用牡蛎病毒
Ostrea gigas thunberg [拉,动药] 长牡蛎
Ostrea hyotis (innaeus) 舌骨牡蛎(隶属于牡蛎科 Ostreidae)
Ostrea mordax (Gould) 咬齿牡蛎(隶属于牡蛎科 Ostreidae)
Ostrea rivularis Gould 近江牡蛎(动)药材:贝壳—[牡蛎]
Ostrea talienwhanensis Crosse 大连湾牡蛎(隶属于牡蛎科 Ostreidae)[拉,动药]
ostreasterol *n*. 牡蛎甾醇
Ostreidae *n*. 牡蛎科(隶属于珍珠贝目 Pterioida)
Ostreogrycin *n*. 奥斯立星(抗生素类药)
ostreotoxism *n*. 牡蛎中毒,蚝中毒
ostreotoxismus *n*. 牡蛎中毒,蚝中毒
ostrinia non-occuluded virus (Raun) 玉米螟无内含体病毒
Ostrinia Nubilalis (Bubner) [拉,动药] 玉米螟
Ostrum-Furst syndrome (Herman W. Ostrum; William Furst) 奥—弗综合征(先天性颈部骨性联接、扁颅底及施普伦格〈Sprengel〉畸形)
Ostrya Scop. 铁木属
OSTS Office of State Technical Services 国家技术服务局
ostwald solubility coefficient 一挥发性气体或液体之全身麻醉剂在血中及气体中之分配系数
Ostwald-Folin pipet 奥—福二氏吸管(微量定量用)
Ostwald viscometer 奥斯瓦特黏度计
OSU Ohio State University 俄亥俄州立大学(美) / Oklahoma State University 俄克拉何马州立大学(美) / Oregon State University 俄勒冈州立大学(美)
OSUK Ophthalmological Society of the United Kingdom 英国眼科学会
OSVP oscilloscope 示波器,阴极射线示波管 / orthophenyl phenol 邻苯基酚(防腐剂)
Oswaldocruzia [希 Oswaldo Cruz 巴西医师 1872—1917] *n*. 渥氏(线虫)属
Oswaldoia *n*. 奥华(吸虫)属
osygydrocephalus *n*. 尖头脑积水
Osyris L. 沙针属 ‖ ~ alba L. 白沙针 / ~ tenuifolia Engl 细叶沙针
Osyris wightiana Wall. [拉,植物] 沙针
Osystylidaceae 尖柱白花菜科
ot orotracheal 口腔气管的 / overtime 超限时间,加班
Ot otolaryngologist 耳喉科医师 / otolaryngologist 耳喉科学 / otology 耳科学
O-T o-toluidine 邻甲苯胺
OT objective test 客观试验 / occlusion time 闭合时间,咬合时间 / occupational therapist 职业疗法医生 / occupational therapy 职业疗法 / Occupational Therapy 职业疗法(美国和英国杂志名) / old term 旧术语 / old tuberculin 旧结核菌素 / orotracheal 口腔气管的 / orthodromic tachycardia 顺向传导性心动过速 / orthoptic transplant 视轴矫正移位 / orthostatic tachycardia 直立性心动过速 / Osteopathic Symposium 骨病论文集(美国骨病协会杂志名) / otolaryngology 耳喉科学 / out of turn 不依顺序的,不合适宜的,轻率的 / overtime 超时 / oxytocin 催产素 / short for SGOT SGOT 的缩写
ot(o)- [希] [构词成分] 耳
ot-; oto- 耳
OTA occupational therapy assistant 职业疗法助理医师 / Office of technology Assessment 技术鉴定局 / orthotoluidine arsenite test 邻甲苯胺亚砷酸盐实验
OTA test orthotoluidine arsenite test 邻甲苯胺亚砷酸盐试验
Otabenzone *n*. 奥他苯酮(防晒药)
otacoustic *a*. 助听的
otacousticon *n*. 助听筒
OTAF Office of Technology Assessment and Forecast 技术评定与预报处(美国专利和商标局)
otagra *a*. 耳痛的 *n*. 耳剧痛
otalgia [希 *ōtalgia*]; **otodynia** *n*. 耳痛 ‖ ~ dentalis 牙性耳痛 / geniculate ~; geniculate neuralgia 膝状神经节耳痛,膝状神经节神经痛 / ~ intermittens 间歇性耳痛 / reflexa ~ 反射性耳痛 / ~, secondary 继发性耳痛 / tabica ~ 脊髓痨性耳痛
otalgic *a*. 耳痛的 *n*. 耳痛药
Otani's test [大谷彬亮 日医师] 大谷氏试验(检伤寒等)
otantritis; otoantritis *n*. 骨窦炎
otoantritis; otantritis *n*. 骨窦炎
otaphone; otophone *n*. 助听器
otariidae *n*. 海狮科(隶属于鳍足目 Pinnipedia)
OTC United Nations Office of Technical Cooperation 联合国技术合作局 / Over the counter drug 柜台有售非处方药(根据法律不需要处方即可出售的药物) / ornithine transcarbamolyase 鸟氨酸转氨甲酰酶 / oxygen transfer compressor 氧气运送压缩机 / oxytetracycline 氧四环素,土霉素
OTD oil turbine drive 油涡轮机驱动装置(离心机) / organ tolerance dose 器官耐受剂量(线)
OTEC ocean thermal energy conversion 海洋热能转换
otectomy *n*. 耳组织切除术
Otenzepad *n*. 奥腾折帕(抗心动过缓药)
OTF optical transfer function 眼旋转功能
Otheca Mantidis [桑螵蛸]
othelcosis *n*. ①耳溃疡 ②耳化脓
othematoma; hematoma auris *n*. 耳血肿
othemorrhagia *n*. 耳出血
othemorrhea [*ot-* + 希 *haima* blood + *rhoia* flow] *n*. 耳出血
othenometer [希 *ōthein* to push + *metron* measure] *n*. 神经传导力测量器
other *a*. 别的,其他的 ***pro.*** & ***n***. 另外一个 ***ad***. 不是那样,用别的方法 ‖ among ~ things; among ~s 其中,尤其,格外 / each ~ 相互,彼此 / every ~ ...(每)隔一,(所有)其他的 / ~ form... 与……不同的 / no ~ ... than... 除……之外没有别的,除……之外别的……都不 / no (none) ~ than …(不是别人)正是,恰恰是 / one after the ~ 一个接着一个地,陆续,相继 / some...or 总有(一个)/ somehow or ~ 设法,以种种方法 / sometime or ~ 迟早 / ~ than... 除……以外的,而不是 / ~ significant disease 其他明显疾病(放射学征象) / ~ than psychotic 非精神病的 / significant disease 其他明显疾病(放射学征象)
otherwise ***ad***. 不那样,否则,用别的方法,在其他方面 ‖ and ~ 及其他等等 / and ~ than... 用……以外的任何形式(方法)/ but ~ 然而在别的方面却 / or ~ 或相反(的东西,情况等)
Othnoniys entonopoxvirus Othnoniys 昆虫痘病毒
Othodonella parvirostrum Schewiakoff 显唇直管虫
othygroma *n*. 耳水瘤
OTI Office of Technical Information 技术情报处(美)
otiatrice [*ot-* + 希 *iatrikos* healing]; **otiatry**; otiatrics *n*. 耳病治疗学 ‖ otiatric *a*. 耳病治疗学的
otic [希 *ōtikos*] *a*. 耳的 ‖ ~ capsule 听泡,听囊 / ~ ganglion 耳神经节 / ~ pit 听窝 / ~ placode 听基板 / ~ vesicle 听泡,听囊 / otica 耳骨
oticodinosis; oticodinia [希 *ōtikos* aural + *dinē* whirl] *n*. 耳病性眩晕
Otididae *n*. 鸨科(隶属于鹤形目 Gruiformes)
otidium *n*. 耳囊(软体动物)
Otilonium bromide 奥替溴铵(抗胆碱药,解痉药)
Otimerate sodium 奥汞酸钠(消毒防腐药)
otiobiosis *n*. 耳蜱病
Otiobius *n*. 耳蜱属,残喙蜱属
Otis tarda (Linnaeus) [拉,动药] 大鸨 (隶属于鸨科 Otidae)
otitic *a*. 耳炎的 ‖ ~ barotrauma 气压性耳炎症
otitis *n*. 耳炎 ‖ ~, aviation; aero-otitis media 航空中耳炎 / ~, crouposa 假膜性耳炎 / ~, desquamative 脱屑性耳炎 / ~, diphtheritica; ~ crouposa 白喉性耳炎,假膜性耳炎 / ~ externa circumscripta 局限性外耳炎 / ~ externa 外耳炎 / ~, externa diffusa 弥漫性外耳炎 / ~, externa furunculosa; furuncular ~ 外耳道疖 /

~, haemorrhagica 出血性耳炎 / ~ interna 内耳炎 / ~ labyrinthica 迷路炎 / ~ mastoidea 乳突部耳炎,乳突炎 / ~ media 中耳炎 / ~ media catarrhalis acuta 急性卡他性中耳炎 / ~ media catarrhalis chronica 慢性卡他性中耳炎 / ~ media purulenta acuta 急性脓性中耳炎 / ~ media purulenta chronica; otorrhea 慢性脓性中耳炎,耳溢 / ~ media sclerotica 干性卡他性中耳炎 / ~ media serosa 浆液性中耳炎 / ~ media suppurativa 化脓性中耳炎 / ~ media vasomotorica 血管运动性中耳炎 / mucosis ~, mucosus ~ 黏液链球菌性耳炎 / ~ mycotica 真菌性耳炎 / ~ parasitica 寄生物性耳炎 / ~ sclerotica 硬化性耳炎

OTM orthotolidine manganese sulfate 邻甲苯胺硫酸锰

otoacariasis [*oto-* + *acariasis*] ***n*.** 耳螨病

otoantritis ***n*.** 鼓窦炎

otobiosis ***n*.** 耳蜱病

Otobius [*oto-* + 希 *bios* manmer of living]; **Otiobius** ***n*.** 耳蜱属,残喙蜱属

otoblennorrhea [*oto-* + 希 *blenna* mucus + *rhoia* flow] ***n*.** 耳黏液溢

oto-[希 *ōtos*][构词成分] 耳

oto-camera ***n*.** 骨膜照相机

otocariasis; otoacatiasis ***n*.** 耳螨病

otocatarrh; aural catarrh ***n*.** 耳卡他

Otocentor ***n*.** 暗眼蜱属(即 Anocentor) ‖ ~ nitans 明暗眼蜱(即 Anocentor nians)

otocephalus [*oto-* + 希 *kephalē* head] ***n*.** 无下颌并耳畸形

otocephaly ***n*.** 耳头畸形

otocerebritis otoencephalitis ***n*.** 中耳(炎)性脑炎

otocleisis [*oto-* + *kleisis* closure] ***n*.** 耳道闭合

otoconia [*oto-* + 希 *konist* dust] ***n*.** 耳石,耳沙 ‖ otoconial ***a*.** 耳石的,耳沙的

otoconite ***n*.** 位觉砂,耳石,耳沙

otocranium ***n*.** 耳颅 ‖ otocranial ***a*.**

otocunium [*oto-* + *konis* dust]; **otoliths**; otoconite; ear dust]; (复 otoconia) ***n*.** 位觉砂,耳石,耳沙

otocyst ***n*.** 听泡(胚胎),听囊(低等动物) ‖ ~ ic ***a*.**

Otodectes [*oto-* + 希 *dēktēs* a biter] ***n*.** 耳螨属

otodynia ***n*.** 耳痛

otoencephalitis ***n*.** 中耳(炎)性脑炎

otofurunkel [拉] ***n*.** 耳疖

otoganglion; oticganglion ***n*.** 耳神经节

otogenous otogenic; ***n*.** 耳源性的 ‖ ~ pyemia 耳源性脓毒症

otography ***n*.** 耳论,耳学

otohemineurasthenia ***n*.** 单耳听觉不全,神经衰弱性单耳听力减退

Otol otologist 耳科学 / otology 耳科学医师

Otolar otolaryngology 耳喉科学

Otolaryngologic Clinics of North America 北美耳鼻喉科临床学(杂志名)

otolaryngology; otolar ***n*.** 耳鼻喉科学 ‖ otolaryngologist ***n*.** 耳鼻喉科学家

otolite; otolith otoconia ***n*.** 耳石,耳沙,位觉砂 ‖ ~ ic ***a*.**

otolith ***n*.** 耳石,耳砂

otolithiasis ***n*.** 耳石病

otolithic membrane 耳石膜

otology; Oto otologia ***n*.** 耳科学 ‖ otologic; otological ***a*.** 耳科学的 / otologist; Otol ***n*.** 耳科医师

otomassage ***n*.** 耳按摩

otomastoiditis ***n*.** 耳乳突炎

otomicroscope ***n*.** 耳显微镜

otomucormycosis ***n*.** 耳毛霉菌病

-otomy [希 tome] 切开术

otomyasthenia ***n*.** 耳肌无力性听力减退,听肌无力

Otomyces [*oto-* + 希 *mykēs* fungus] ***n*.** 耳真菌属 ‖ ~ hageni; ~ purpureus 人耳真菌

otomycosis ***n*.** 耳真菌病 ‖ ~ aspergillina 耳曲菌病

otomyiasis ***n*.** 耳蛆病

otoncus ***n*.** 耳(肿)瘤

otonecrectomy ***n*.** 耳坏死组织切除术

otoneuralgia ***n*.** 耳神经痛

otoneurasthenia ***n*.** 耳病性神经衰弱

otoneurology; neurotology ***n*.** 耳神经学,神经耳科学

otopathy ***n*.** 耳病

otopharyngeal ***a*.** 耳咽的

Otopheidomenidae 蛾螨属

otophone; otaphone otophonum ***n*.** 助听器

otopiesis ***n*.** ①鼓膜凹陷 ②内耳受压症

otoplasty; auroplasty ***n*.** 耳成形术

Otopleura auris cati (Holten) 猫耳螺(隶属于小塔螺科 Pyramidellidae)

otopolypus ***n*.** 耳息肉

otopyorrhea ***n*.** 耳脓溢

otopyosis ***n*.** 耳化脓

otor ***a*.** 耳的

otorhinolaryngology [*oto-* + 希 *rhis* nose + *larynx* + *-logy*] ***n*.** 耳鼻喉科学

otorhinology ***n*.** 耳鼻科学

otorrhagia [*oto-* + 希 *rhēgnynai* to burst forth]; **othemorrhea** ***n*.** 耳出血

otorrhea ***n*.** 耳液溢,耳漏 ‖ cerebrospinal fluid ~ 脑脊液耳液溢 / ~, cerebrospinal 耳脑脊溢液

otosalpinx ***n*.** 咽鼓管

otosclerectomy; otoscleronectomy [*oto-* + 希 *sklēros* hard + *ektomē* excision] ***n*.** 硬化听骨切除术

otosclerosis; otospongiosis ***n*.** 耳硬化症 ‖ otosclerotic ***a*.**

otoscope ***n*.** 耳镜 ‖ ~ Brunton's 布朗顿氏耳镜 / ~ Siegle's 谢格耳氏耳镜 / ~ Toynbee's 托因比氏耳镜 / otoscopic ***a*.** 耳镜检查的 ‖ otoscopy ***n*.** 耳镜检查

otosis ***n*.** 错听

Otosphaera auriculata Haeckel 尖耳球虫

otosphaera Haeckel 耳球虫属

Otostapes ***n*.** 耳镫软骨

otosteal ***a*.** 耳骨的

otosteon ***n*.** ①耳石,位觉砂 ②听小骨

ototomy [*ot-* + 希 *temnein* to cut] ***n*.** 耳切开术

ototoxic ***a*.** 耳毒性的(对第八脑神经或听觉及平衡器官有毒性作用的) ‖ ~ vertigo 耳毒性眩晕 ‖ ototoxicity 耳中毒性(毒害第八脑神经或听器)

OTP organothiophosphate 有机硫代磷酸盐

OTR operating temperature range 操作温度范围 / ovarian tumor registity 卵巢肿瘤登记处 / oxygen transfer rate 氧转化率 / Registered Occupational Therapist 已登记的职业治疗学专家

OTRDA Ontario Tuberculosis and Respiratiry Disease Association (加拿大)安大略结核病和呼吸系统疾病协会

Otrivin 奥特里文,特丁基二甲苄基咪唑啉,盐酸赛洛唑啉(xylometazoline hydrochloride)[商名]

OTS Office of Technical Service 技术服务部(美) / Office of Toxic Substances 毒物部(环境保护局)

ots others 其他

Ottawa ***n*.** 渥太华(加拿大首都)

Ottelia alimodes (L.) **Pers.** [拉,植药] 水车前

Otter ***n*.** 水獭(动物)

OTTLE Optically transparent tiny-layer electrice 光可穿透性薄层电极技术

Ottonello method 奥托尼罗法(颈椎前后位投照方法之一)

Otto's disease [Adolph Wilhelm 德外科医师 1786—1845] 奥托氏病(髋臼骨关节突出;(髋)关节内陷 ‖ ~ pelvis; arthrokatadysis 奥托氏骨盆,((髋)关节内陷,使股骨头突入骨盆腔内)

Ott's test [Isaac A. 美生理学家 1847—1916] 奥特氏试验(检尿核白蛋白)

OTU Office of Technology Utilization 技术利用局(美) / operational taxomomic unit (数值分类的)处理分类单位

oturia [*oto-* + 希 *ouron* urine] ***n*.** 尿质性耳溢

Otus scops (Linnaeus); **Otus Scops**[拉,动药] 红角号

OU observation unit 观察单位 / odor unit 臭气单位

ou oculus unitas [拉] 两眼一起 / oculus uterque [拉] 每只眼

ouabagenin ***n*.** 哇巴因配基

ouabain ***n*.** 毒毛花苷 G(强心药)

ouabain resistance 乌本(箭毒)苷抗性

ouabain; uabain; g-strophanthin ***n*.** 哇巴因,乌巴因,苦毒毛旋花子甙,毒毛旋花甙 G(强心药)

Ouabaio schimperi 箭毒假虎刺

Ouango virus 奥安戈病毒

Oubangui virus 奥本格病毒

ouchterlony gel diffusion 双向凝胶扩散实验

ouchterlony technique (Oryan T. G. Ouchterlony) 二维双向扩散

Oudemansium ***n*.** 奥特螨属

Oudin current [Paul 法电疗学家、放射学家 1851—1923] 奥丁氏电流(高压的高频电流,用于透热疗法) ‖ ~ resonator 奥丁氏共振器(连接在高频电流源上的线圈,用于电疗法)

oudin gel diffusion test 单向凝胶扩散实验

Oudin technique 奥登氏技术

oudinization [Paul Oudin] ***n*.** 高频电疗法

ought ***v*.** 应当,应该,必须 ***n*.** 应尽的义务,责任

oula; ula ***n*.** 龈

oulectomy; ulectomy *n*. ①疤痕切除术 ②龈切除术
Oulema atrosuturalis (Pic) 黑缝负泥虫(隶属于负泥虫科 Crioceridae)
Oulenzia *n*. 奥林螨属
oulitis, ulitis *n*. 龈炎
oulo- [希][构词成分] ①龈 ②瘢痕,疤痕
-ulo [希][构词成分] ①龈 ②瘢痕,疤痕
ouloid *a*. 疤痕样的
oulonitis, pulpitis *n*. 牙髓炎
oulorrhagia; ulorrhagia *n*. 龈出血
ounce [拉 *uncia*](缩 oz) 英两,盎司(常衡 = 1/16 磅,或 28.349 5 g;药衡 = 1/12 磅,或 31.103 g ‖ fluid ~ 流质英两(药衡 = 8 液量打兰,或合 29.57 mL) / ~, avoirdupois 寻常英两 / ~, fluid 液两 / ~, troy 英国金衡两
ourapteryx sambucaria cytoplasmic polyhedeosis virus 桃接骨木尺蠖胞质型多角体病毒
ourari; curare *n*. 箭毒
ourology; urology *n*. 泌尿[科]学
ouroscopy; uroscopy *n*. 尿检查,尿检法
Ourouparia Aubl; Uncaria Schreb. 钩藤属 ‖ ~ gambir Baillon; Uncaria gambir Roxb. 黑儿茶
OURQ outer upper right quadrant 右外上象限
ours *pro* & *n*. 我们的(东西),我们的(人) ‖ ourself *pro* & *n*. (我们)自己 / ourselves *pro* & *n*. 我们自己,独自,单独
oust *v*. 驱逐,剥夺(of),取代
out *prep*. 在外,向外,出界外面,外出 赶出,外出 通过……而出 ‖ ~ and ~ 彻头彻尾 / ~ and away 无比地,最最,非常/be ~ for... 把当作目标,追求/be to(+ inf.)设法……,期望…… / ~ in... 远在,到(远方去) / ~ of... 从……当中(出来),在……(范围)以外,到……以外(去),超出,脱离。由于,缺(少)/set ~ to(+ inf.)着手…… / ~ amplifier 输出放大器 / ~ board 外侧 / ~ focus 焦点失调,离焦 / ~ switch 输出开关 / ~ of bed 起床 / ~ of phase 异相,不同相 / ~ of position 不适当的位置 / ~ of stervice interval 暂停服务时间(为了移交病人和补充所消耗资料等手续故有暂停服务时间) / ~ of sync 不同步 / ~ of tune 失调,失谐 / ~ of turn 不依顺序的,不合适的,轻率的 / ~ of wedlock 私生的
outbalance *vt*. 重于,重量超过
outbid *v*. 出价高于(别人),抢先 ‖ ~ each other 互相抬价
outbound *a*. 开往外地的,开往外国的
outbrave *v*. 压倒,战胜,超过
outbreak *n*. (突然)发生,暴发,流行,发作
outbred strain animal 远交系动物(实验动物)
outbreeding *n*. 异系交配,远系交配,远交(完全不相关的个体的交配)
outbuilding *n*. 外屋(指车库、谷仓等)
outburst *n*. ① 爆发 ②脉冲 ③尖头 ④闪光
out-call *n*. 出诊
outcast *a*. 遗弃的,被放逐的 *n*. 被遗弃的人,流浪者
outclass *v*. 超过
outcome *n*. ①结果,后果 ②输出(量) ③出口(孔)
outcoming *a*. 结果,出射的 ‖ ~ electron 出射电子 / ~ signal 输出信号
outcrop *n*. (地)露头,露出地面的岩层,爆发 *v*. 露头,显现出
outcross *n*. 异型杂交,远交,非亲缘交配
outcry *n*. 喊叫,强烈要求(for) *v*. 喊叫
outdated *a*. 过时的
outdistance *v*. (指赛跑或竞争中)把……远远抛在后面,大大超越
outdo (outdid, outdone) *v*. 胜过 ‖ ~ oneself 超过自己原有水平,尽了自己最大努力
outdoor *a*. 户外的,露天的 ‖ outdoors *ad*. 在户外,在野外 *n*. (用作单)露天,野外 ‖ ~y *a*. 有野外特点的,爱好野外活动的
outeat *v*. 吃的比……多
outer *a*. 外部的,外侧的,外面的 ‖ ~ acrosomal membrane 顶体外膜 / ~ ameloblastic membrane 外釉膜 / ~ angle 盖外角(介壳虫) / ~ catheter 外导管 / ~ chiasma 神经外交叉 / ~ circumferntial lamella 骨外板 / ~ coat 外壳 / ~ core 外柱 / ~ corner 外角 / ~ enamel epithelium 外层釉质上皮 / ~ hair cell 外毛细胞 / ~ highe plate 外铰合板 / ~ housing 外壳,外罩 / ~ indusium ①外胚层 ②外幼虫膜 / ~ leafter of cell membrane 质膜外叶层 / ~ ligament 外韧带 / ~ lip 外唇 / ~ lobe 外叶 / ~ locator 外部探测器 / ~ margin 外缘(翅) / ~ membrane 外膜 / ~ membrane protein 外膜蛋白 / ~ mold 外膜 / ~ most orbit 最外层轨道 / ~ orbit 外层轨道 / ~ ovariolar sheath 卵巢外膜 / ~ phalangeal cell 外指状细胞 / ~ phase 外相 / ~ pillar bodies 外柱形体 / ~ pillar cell 外柱细胞 / ~ plate (颅骨)外板 / ~ plexiform layer 外网织层 / ~ rectrices 外侧尾羽 outer root-sheath 外根鞘 / ~ segment 外段(眼锥体) / ~ shell electron 外层电子 / ~ space 外层空间,宇宙空间,太空 / ~ squama 外腋瓣(双翅目) / ~ supporting cell 外支持细胞 / ~ table (颅骨)外板 / ~ target 外靶 / ~ tast-pore 外味孔 / ~ terminus 内端 / ~ toe 外趾 / ~ wed 外蹼 / ~ zone 外带
Outer Atmospheric Temperature 外层大气温度
outermost *a*. 最外面的
outfall *n*. 河口;出口
outfield *n*. 外场,边境,未知的世界
outfight *v*. 战胜
outfit *n*. 全套工具,全套装备(-tt-)装备,配备,得到装备
outflank *v*. 对进行两翼包围,迂回绕过(避开),阻挠,挫败
outflow *v*. 流出,传出 *n*. 流出物 ‖ ~ fraction 房水流出分数 / ~ pressure 流出压力 / ~ tract 流出道
outgas (sing) *v*. 除气,排气
outgo *v*. 赶上,跑在的前头,赛过,优于 *n*. 外出,出口,消耗
outgoing *a*. ①出外去的,出发的,即将离开(结业)的 ②输出的,出射的 *n*. 出去,外出(pl.)支出 ‖ ~ beam 出射光束 / ~ carrier 输出载波 / ~ line circuit 输出路线 / ~ mirror 出端反射镜 / ~ neutron 出射中子 / ~ particle 出射粒子 / ~ pulse 直达脉冲,出射脉冲 / ~ wave 出射波
outgrow *v*. 长得比……快,生长速度超过,过度生长 ‖ outgrowth *n*. 长出,派出;旁枝;结果;赘疣
outguard *n*. 警戒哨
outguess *v*. 猜透,智胜
outhouse *n*. 外屋,(户外)厕所
outing *n*. 游览,出游,体育比赛 *a*. 供户外活动用的
outlander *n*. 外国人,外地人,陌生人
outlandish *a*. 外国气派的,希奇的,粗鲁笨拙的 ‖ ~ly *ad*. / ~ness *n*.
outlast *v*. 比……经久,比……活得长
outlaw *n*. 丧失公民权者,不法之徒,歹徒 *v*. 剥夺……公民权
outlay *n*. 外置(移植)物,(表面)移植物 外置,移补 *v*. 支付,花费 *n*. 支出(额),费用 ‖ ~, epithelia 上皮外置物,上皮外置[法],上皮移补[法] / ~, pelvic 骨盆出口,骨盆下口
outlet *n*. ①出口,引出线,排出 ②销路 ③发泄 ‖ ~ chamber 输出腔 / outlet defect 流入道缺损 / ~, pelvic 骨盆出口,骨盆下口
outlier *n*. 无关项(在统计学中指一项观察资料的中心题太远,以致被认为是一项明显的错误,应该从资料中去掉,而不管是否能找出此偏差的原因)
outlimb *n*. 肢端部,肢远侧部
outline *n*. 轮廓,外形;略图,大纲;要点;概括;画出……的轮廓 ‖ ~ drawing 轮廓图,外形图 / ~ of scanned area 扫描面积的轮廓,扫描目标的轮廓 / ~ of video signal 视频信号轮廓
outlive *v*. 比……活得长,比(某物)经久;老到超过……的程度
outlook *n*. 眺望,景色,眼界
outlying *a*. 无关的,题外的
outmatch *v*. 胜过
outmoded *a*. 陈腐的,过时的
outmost *a*. 最外面的,远离中心的
outnumber *v*. 多于
out-of-control *a*. 失去控制
out-of-date *a*. 陈旧的,过时的
out-of-door *a*. 户外
out-of-focus projection 散焦投影
out-of-hospital cardiac arrest 院外心脏停搏
out-of-hospital resuscitation 院外(心肺)复苏
out-of-line scanner 线外扫描器
out-of-order *n*. 失灵,失效,混乱
out-of-phase signal 异相信号
out-of-step *n*. 失(同)步
out-of-the-way *a*. 交通不便的,偏僻的,异乎寻常的
outpace *v*. 在速度上超过
outpatient *n*. 门诊病人 ‖ outpatient service 门诊服务处 / ~ clinic/department 门诊部,门诊 / ~ dispensary 门诊药房
out-phase *n*. 异相,不同相
outpocketing *n*. 外包缝合法
outport *n*. 输出港
outpouch *v*. 外翻,把……翻出
outpouching; invagination *n*. 凸出,外突
outpour *vt*. & *vi*. & *n*. (使)泻出,(使)倾泻
output *n*. 产量,产品;排出量,输出量,排出物 ‖ stroke ~ 每搏输出量 / ~, cardiac 心输出量 / ~, energy 能(量)排出量 / ~

of heat 放热量 / ~, renal 肾排出量 ~; urinary 尿排出量 / ~ amplifier 输出放大器,末级放大器 / ~ amplitude 输出(信号)振幅 / ~ anode 输出阳极 / ~ cotrol pulses 输出控制脉冲 / ~ coupling device 输出耦合装置 / ~ energy 输出能量 / ~ filter 输出滤波器 / ~ impulse 输出脉冲 / ~ indicator 输出指示器 / ~ information 输出信息 / ~ instruction 输出指令 / ~ monitor 输出监查器 / ~ network 输出网络 / ~ neutron beam 输出中子束 / ~ order 输出指令 / ~ printer 输出记录器,输出打印机 / ~ pulse 输出脉冲 / ~ range 输出范围 / ~ resonant circuit 输出谐振电路 / ~ resonator 输出谐振器 / ~ routine 输出程序 / ~ selector 输出选择器 / ~ stage 输出级,末级 / ~ stroke 输出选通脉冲 / ~ subroutine 输出子程序 / ~ system 输出系统 / ~ table 输出台 / ~ terminal 输出端 / ~ unit 输出单元,输出装置 / ~ voltage 输出电压 / ~ wave 输出波,输出信号 / ~ waveguide 输出波导 / ~ window 输出窗 ‖ output, nozzle 喷头出水量

oupt output 输出;输出量;输出功率

outrage ***n***. 蛮横,暴行,蹂躏 ***v***. 对……施暴行,强奸,违犯 ‖ outrageous ***a***. ‖ outrageously ***ad***. / outrageousness ***n***.

outrank ***v***. 级位高于……

Ourapteryx sambucaria cytoplasmic polyhedrosis virus 桃接木尺蠖胞质型多角体病毒

outreach ***v***. 胜过,伸出去 ***n***. 伸出,展开

outride ***v***. 骑乘快过 ‖ ~r ***n***. 前驱,预兆

outright ***a***. 彻底的,直率的 ***ad***. 彻底地,全部地,直率地

outrival ***v***. 胜过

OURQ outer upper right quadrant 右外上象限

outrun ***v***. 追过,逃脱,超出……界限

outrush ***v***. 冲出,流出

-outs[前缀]具有……的,充满……的,亚……的

outscriber ***n***. 输出记录器

outset ***n***. 开头,开始,开端

outshine ***v***. 比……更亮(灿烂),胜过

outshoot wound 射出伤口

outside ***n***. 外部,外面,外观(表),外界 ***a***. 外部的,外面的,局外的 ***ad***. 外面,向户外,出线,出界 ***prep***. 在……外,超出……(范围),[口]除去 ‖ ~ catheter 外导管 / ~ diameter 外径 / ~ drawing 外观图 / ~ face 表面,外面 / ~ radius 外半径 / ~ rail 外轨道,外导轨 / ~ simension 外侧尺寸 / ~ target 外靶 ‖ outsider ***n***. 局外人,门外汉

outsize ***v***. 超过(标准)尺寸,特大(品) ***a***. 出号的,特大的

outskirt ***n***. (常用 pl.)郊外,郊区,外边 ‖ on the ~s of 在……的外边

outsmart ***v***. [口]比更机智(精明),哄骗

outspeak ***v***. 公开宣布

outspoken ***a***. 心直口快的 ‖ ~ly ***ad***. / ~ness ***n***.

outspread ***v***. (使)伸开,展开,扩张 ***a***. 伸开的,展开的 ***n***. 伸开,展开

outstanding ***a***. 突出的,杰出的,显著的,未解决的 ‖ ~ly ***ad***.

outstay ***v***. 比……住得久,在持久力上超过

outstretch ***v***. 伸出,伸展 ‖ outstretched ***a***.

outstrip ***v***. 超过,胜过,越过

out-sync ***v***. 不同步,不协调,失调

outward, **outwards** ***a***. 外面(表)的,外界的,肉体的 ***ad***. 向外,外表上,往海外 ***n***. 外表 ‖ ~ly ***ad***. / ~ness ***n***.

outwear ***v***. 比……经久(耐用),穿破

outweigh ***v***. 在重量上超过;在价值(或重量性等)上超过……

outwent ***v***. outgo 的过去式

outwit ***v***. 智胜,哄骗

outwork ***n***. (常用 pl.)简易外围工事,户外工作,外勤工作

outworn ***v***. outwear 的过去分词

OV objective vertigo 物体旋转性眩晕 / Ohrvertikale 耳垂线[德] / office visit 诊所就诊 / oil of vitriol 浓硫酸 / opening velocity (瓣)开放速度(超声心动图) / opening volume 开放气量(肺功) / ovalbumin 卵白蛋白,卵清蛋白

ov ovary 卵巢;子房

Ov ovum 卵

ov-[拉 ovum]卵

OVA ovalbumin 卵白蛋白,卵清蛋白

ova[拉](单 ovum) ***n***. 卵 ‖ ~ ovalbumin 卵白蛋白,卵清蛋白 / ~ favosa 室中卵 / ~ pilosa 被毛卵 / ~ nuda 裸卵

Ova Cymbii[拉,动药]红螺塔

Ova fugu Niphoblis[拉,动药]星点东方屯卵

Ova fugu Rubripedis[拉,动药]红鳍东方屯卵

Ova fugu Vermicularis[拉,动药]虫纹东方屯卵

Ova fugu Xanthopteri[拉,动药]条斑东方屯卵

Ova odontobutis Obscuri[拉,动药]沙塘鳢卵

Ova oncorhynchi Ketae[拉,动药]大麻哈鱼

Ova pristis Cupidati[拉,动药]尖齿锯鳐卵

oval[拉 *ovalis*] ***a***. 卵圆的 ‖ ~ foramen 卵圆孔 / ~ proes 卵圆形 / ~ type pelvis 卵形肾盂 / ~ window 卵圆窗

Oval kumsquat[植药]金橘

ovalbumin ***n***. 卵白蛋白,卵清蛋白

ovaliform ***n***. &***a***. 卵形(的),卵圆形(的)

ovalocyte ***n***. 卵形红细胞 ‖ ovalocytary ***a***. 卵红细胞的 / ovalocytosis ***n***. 卵形红细胞症

ovandrotone albumin 卵雄酮(雄激素)

Ovarette ***n***. 炔诺孕酮(norgestrel)[商名]

ovari-, **ovario-**[构词成分]卵巢的

Ovaria fugu Cermicularis[拉,动药]虫纹东方鲀卵巢

Ovaria fugu Niphoblis[拉,动药]星点东方鲀卵巢

Ovaria fugu Rubripedis[拉,动药]红鳍东方鲀卵巢

Ovaria fugu Xanthopteri[拉,动药]条斑东方鲀卵巢

ovarial ligement 卵巢韧带

ovarialgia; **ovaralgia** ***n***. 卵巢痛

ovarian, **ovarial** ***a***. 卵巢的 ‖ ~ cycle 卵巢周期 / ~ cyst 卵巢囊肿 / ~ pregnancy 卵巢妊娠 / ~ cholesterol depletion test 卵巢胆固醇消耗试验 / ~ duct 卵巢管 / ~ follicle 卵泡 / ~ overstimulation syndrome 卵巢刺激过剩综合征 / ~ sac 卵巢囊 / ~ tumor registiy 卵巢肿瘤登记处 / ~ tubule 卵巢管 / ~ vessel 卵巢血管

ovariectomia; **oophorectomy**; **oothectomy** ***n***. 卵巢切除术

ovariectomized ***a***. 切除卵巢的

ovariectomy ***n***. 卵巢切除术 ‖ ~, abdominal; laparoovariectomy 剖腹卵巢切除术 / ~, vaginal; colpoovariectomy 阴道(式)卵巢切除术

ovaries ***n***. ovary 的复数

ovarin ***n***. 卵巢素

ovario-[拉 *ovarium* ovary][构词成分]卵巢

ovariocele ***n***. 卵巢突出

ovariocentesis, **ovariopuncture** ***n***. 卵巢穿刺术

ovariocyesis ***n***. 卵巢妊娠

ovariocystectomy ***n***. 卵巢囊肿切除

ovariodysneuria ***n***. 卵巢神经痛

ovario-epilepsy ***n***. 卵巢病性癫痫

ovariogenic ***a***. 卵巢原的,卵巢性的

ovariohysterectomy; **oophorohysterectomy**; **hysteroovariectomy** ***n***. 卵巢子宫切除术,子宫卵巢切除术

ovariole ***n***. 卵巢管

ovariolutein ***n***. 卵巢内泌素,黄体内泌素

ovariolytic ***a***. 破坏卵巢的

ovariomania, **nymphomania** ***n***. 慕男狂

ovarioncus ***n***. 卵巢瘤

ovariopathy ***n***. 卵巢病

ovariopexy; **oophoropexy**; **oothecopexy** ***n***. 卵巢固定术

ovariopuncture ***n***. 卵巢穿刺术

ovariorrhaphy; **oophororrhaphy**; **oothecorrhaphy** ***n***. 卵巢缝术

ovariorrhexis ***n***. 卵巢破裂

ovariosalpingectomy; **salpingo-oophorectomy** ***n***. 卵巢输卵管切除术,输卵管卵巢切除术

ovariosalpingitis; **oophorosalpingitis** ***n***. 卵巢输卵管炎

ovariosteresis ***n***. 卵巢摘除术

ovariostomy; **oophorostomy** ***n***. 卵巢(囊肿)造口(引流)术

ovariotestis, **ovotestis** ***n***. 卵睾体,两性生殖腺(卵巢,睾丸共存)

ovariotomy; **oophorotomy** , **ovariectomy** ***n***. 卵巢切除术;卵巢肿瘤切除术 ‖ ~, abdominal 剖腹卵巢切除术 / ~, vaginal 阴道式卵巢切除术

ovariotubal ***a***. 卵巢输卵管的

ovariprival ***a***. 卵巢缺失的

ovaritis; **oophoritis** ***n***. 卵巢炎

ovarium[拉](复 ovaria) ***n***. ①卵巢 ②子房 ‖ ~ gyratum 回状卵巢 / ~ lobatus; lobed ovary 分叶卵巢 / ~ masculinum; appendix testis 男性睾丸,睾丸附件 / ~ siccum 干卵巢粉

ovarotherapy; **ovatherapy**; **ovotherapy** **ovariotherapy** ***n***. 卵巢制剂疗法

ovary ***n***. ①卵巢 ②子房 ‖ ~ adenocystic 腺囊肿性卵巢 / ~ inferior 下位子房 / ~ lobed 分叶卵巢 / ~ oyster 牡蛎状卵巢(一般见于水泡状胎块) / ~ powdered desiccated 干卵巢粉 / ~ superior 上位子房 / ~ third 第三卵巢 / ~ hypertrophy 卵巢制剂疗法

ovaserum ***n***. 抗卵蛋白血清

ovate ***a***. 卵圆形的(叶)

ovation ***n***. 欢呼 ‖ ~al ***a***.

ovatus ***a***. 卵形的,卵圆的

OVD occlusal vertical dimension 牙合垂直距离
overdose *n*. 过度剂量,剂量过多,超剂量
ovejector *n*. 射卵器
oven *n*. 烘箱 ‖ ~, baking 烘焙箱 / ~, drying 干燥箱 / ~, drying, portabal 轻便干燥箱,轻便烘箱 / ~, drying, vacuum 真空干燥箱,真空烘箱 / ~, electric 电干燥箱,电烘箱 / ~, hot air 热气灭菌器,干烤箱 / ~, hot air drying 热气干燥箱,热气烘箱,干烤箱 / ~, paraffin melting 石蜡熔炉 / ~, Vochard's petroleum 沃夏尔氏石油炉 / ~, water 水干燥箱,水烘箱
oven dry 绝对干燥
ovenstone factor 耐火石系数
over *prep*. 在上方,越过,超过,经过,遍,关于,在……期间 *ad*. 在上,向上,翻,歪倒,过,太,持续地,重复地 ‖ all ~ 各处,完全,全停 / all... ~ 遍及整个,(持续)整个……(时期) / ~ and above 此外(还),而且,在上面 / ~ and again (~ and ~, ~ again) 一再,再三,屡次,一次又一次(地),反复不断地 / be ~ 完了,结束 / once ~ = ~ again 再一次,重新(再来一遍)/ well ~ 比……多得多 / ~ scan 过扫描 / ~ control 过调现象 / ~ exposure 过度曝光
overact *v*. 活动过度 ‖ overaction *n*. 作用过度
overactive *a*. 活动过度的 ‖ overactvitity *n*. 活动过度,过度活跃
overage *a*. 过老的;超龄的
over-alimentation *n*. 滋养过度
overall *a*. 全面的;综合的;总的说来;宽大的罩衫 *n*. [复]工装裤 ‖ ~ accuracy 总准确度,综合准确度 / ~ attenuation level 总衰减电平 / ~ attenuation 全衰减 / ~ brightness-transfer characteristic 总亮度转移性 / ~ characteristic 总特性 / ~ dimensions 总尺寸,外形尺寸,轮廓尺寸 / ~ efficiency 总机效率 / ~ energy 总能量 / ~ error 总误差 / ~ frequency response 总频率响应,总频率特性曲线 / ~ gain 总增益 / ~ harmonic distortion 整机谐波失真 / ~ height 总高度 / ~ load 总负载,总负荷 / ~ noise 总噪声 / ~ performance 全部工作特性总性能 / ~ pulse 全脉冲 / ~ selectivity 总选择性 / ~ sensitivity 综合敏感性,总体敏感性 / ~ size 外形尺寸 / ~ stability 总稳定度 / ~ system 整个系统,完整系统 / ~ transfer characteristic 总传输特性,总转移特性 / ~ video distortion 总信号视频失真 / overalls, operating *n*. 手术外套
overbalance *v*. 使……失去平衡
overbear *n*. 压制,制服,繁殖过度
overbearing *a*. 专横的,傲慢的
overbite *n*. 覆颌,覆咬合 ‖ ~, deep 深覆颌 / ~, hereditary 遗传性覆颌 / ~, horizontal 平覆颌 / ~, normal 正常覆颌 / ~, reversed 反覆颌 / ~, vertical 直覆
overboard *ad*. 向船外,抛弃
overbold *a*. 胆大妄为的,卤莽的
overbor(n)e *v*. overbear 的过去分词
overbridge *n*. 天桥,旱桥
overburden *v*. 装载过多,使负担过度,使过量 *n*. 过度负担
overburdening, occlusal *n*. 颌力过重,咬合力过重
overcast *a*. 遮盖的,多云的,阴暗 *n*. 多云的天,覆盖 *v*. 覆盖,使阴暗
overcharge *v*. 向……乱讨价,超额需索,充塞 *n*. 超额需索,过量装载
overclosure *n*. 超闭合(牙),咬合过度 ‖ reduced interarch distance ~ 牙颌间距离减少的咬合过度
overclothes *n*. 外衣,罩衣
overcloud *v*. 乌云密布,变忧郁,变模糊
overcoat *n*. 外套,大衣,呢大衣
overcome *v*. 克服
overcompensation *n*. 代偿过重,过度补偿
overcorrection *n*. 矫正过度(镜片矫正视力,指使用过强的镜片矫正视力缺陷)
overcouch tube 床上(X线)管
overcoupling *n*. 过耦合
overcrowd *v*. 使太拥挤,拥塞
overdenture *n*. 外托牙,覆盖托牙
overdetermination *n*. 多因(素)决定(在精神分析上指梦或症状的每一成分是多种因素的结果)
overdevelop *v*. 过度发展;发育过度,使显影过度
overdevelopment *n*. 发育过度,显影过度(X线片)
overdifferentiation *n*. 过度分化,反转分化
over-distension *n*. 膨胀过度
overdo *v*. 做过火,煮得太久(太热),使用过度
overdominance *n*. 超显性
over-dominance hypothesis 超显性假说(关于杂种优势)
overdose *n*. 过量(服药) *vt*. 使……服药过量 ‖ overdosage *n*. 超剂量
overdraw *v*. 夸张,夸大,透支(存款)
overdress *v*. 过度装饰,穿得太讲究
overdrive *v*. 超律(法)(用药物或电起搏器增加心率,以克服异位性心律) ‖ ~ pacing 超速起搏 / ~ suppression 超速抑制
overdrive *n*. 超律[法](用药物或电起搏器增加心率,以克服异位性心律)
overdue, postdate *a*. 过期的,迟到的,延误的
overeat *v*. 吃得过饱,暴食
overemphasize *vt*. &*vi*. 过分强调
over-epistasis *n*. 超上位作用
overeruption; supraclusion *n*. 超颌,超咬合
overestimate *v*. 估计过高 ‖ overestimation *n*.
overexert *v*. 用力过度 ‖ overexertion *n*.
overexpose *v*. 感光过度,曝光过度 ‖ overexposure *n*.
overextend *v*. 伸展过度 ‖ overextension *n*.
overfatigue *n*. 过劳 *v*. 使过度疲劳
overfeeding *n*. 喂养过度,营养过度
overfill *v*. 过分充满
overflow *v*. 使涨满,从……中溢出;充满;洋满(with) ‖ ~ of gall 胆汁溢流 / ~ of saliva 唾液溢流 / ~ of tears 泪溢流 / ~ bit 溢出位 / ~ problem 溢出问题 / ~ pulse 溢出脉冲,溢流脉冲
overfocus *n*. 过焦(点)
overfrequency *n*. 过频
overfulfil(l) *v*. 超额完成 ‖ ~ment *n*.
overfull *a*. 太满的,过多的 *ad*. 过度地
overgrafting *n*. 覆盖移植(法)
overgrow *v*. 在……上长满;长得过大(或过多);长满(with) ‖ overgrown *v*. (overgrow 的过去分词)长得太大的;畸形发展的 / overgrowth; hypertrophy *n*. 生长过度,肥大,增生
overhand *a*. &*ad*. 举手过肩(的),自上而下(的)
overhang *n*. 悬垂,突出;悬突(充填料过多,超出牙洞的边缘)
overhard *a*. 过硬的 ‖ ~ tube film 硬线片
overhaul *v*. 彻底检查,详细检查 *n*. 大修
overhead *ad*. 在头上,当头,高高的 *a*. 头上的,高架的,总括的,经常的 ‖ ~ projector 架空投影灯
overhear *v*. 偶然听到
overheat *v*. 过热
overhung *v*. overhang 的过去式和过去分词
overhydration *n*. (体内)水分过多
overial cord 卵巢索
overian cavity 卵巢腔
overian ligement 卵巢韧带
overian segment 卵巢管节
overinflation; hyperinflation *n*. 膨胀过度 ‖ nonobstructive pulmonary ~ 非阻塞性肺膨胀过度(即代偿性肺气肿 compensatoryemphysema) / obstructive pulmonary ~ 阻塞性肺膨胀过度(即局限性阻塞性肺气肿 localized obstructive emphysema)
overirradiation *n*. 过度照射,过度辐照
overjet *v*. 覆盖,平覆盖
overjoy *v*. 使狂喜,使非常高兴 ‖ ~ed *a*.
overjut; overjet; horizontal overbite *v*. 覆盖,平覆
overkill *v*. ①重复命中 ②过多杀灭
Overlach's spines [Martin 德组织学家 1860 前后] 奥佛拉赫氏棘(子宫颈上皮胞浆伸长)
overlaid *v*. overlaid 的过去式和过去分词
overland *ad*. 陆上,陆路 *a*. 陆上的,陆路的 *v*. 长途跋涉
overlap *vt*. &*vi*. 重迭,跳过 *n*. 重叠,交错 ‖ ~ integral 重叠积分 / ~ section 重叠部分 / ~ syndrome 重叠综合征,重叠胶原病 / ~ technique 重叠(扫描)技术(CT 扫描方式之一) / ~ X 扫描光点 X 方向重叠 / ~ Y 扫描光点 Y 方向重叠 / horizontal ~ 横重叠(牙),水平覆盖 / vertical ~ 纵重叠(牙)垂直覆盖
overlapping *a*. 重叠 ‖ ~ code 重叠密码 / ~ genes 重叠基因 / ~ generation 重叠世代 / ~, horizontal 横重叠 / ~ inversion 重叠倒位 / ~ receptive field 重叠感受野,交盖感受野 / ~, vertical 纵重叠 / ~ field 重叠射野 / ~ phases 重叠相位 / ~ pulses 重叠脉冲 / ~ scan 重叠扫描
overlapping sign 跨耻征(初产妇预产期 2 周或经产妇临产后胎头不入盆时,让产妇排尿后仰卧位,两腿伸直用手在耻骨联合上向骨盆方向推压胎头高于耻骨联合平面时,称跨耻征阳性,表示明显头盆不称,反之为阴性)
overlay *v*. 在……上铺(或盖,涂)(with) *n*. 增加(物),续加(物)高嵌体(牙) ‖ ~, emotional; psychogenic ~ 情绪性症状加剧 / ~, psychogenic 情绪性症状加重,精神性症状加剧
overleaf *ad*. 在反面,在下页
overleap *v*. 跳过,忽略,假的过火而失败

overlie(overlay, overlain; overlying) *v*. 躺在……上面;覆在……上面;压在……上面;压得……闷死
overload *n*. 过载 ‖ ~ characteristic 过载特性 / ~ edema 过载水肿 / ~ interlock x-ray unit X线超载荷连锁设备 / ~ relay 过载继电器
overloaded *a*. 超载,负荷过重
overloading *a*. 过载,超载
overlong *a*. &*ad*. 太长(的)
overlook *v*. 忽略,俯视,眺望 视察 ‖ ~er 监工
overly *ad*. 过度地
overlying *n*. 覆闷死(婴儿卧于成人旁被覆闷而死) ‖ ~ pollution 叠加污染(CT术语)
overmaster *v*. 征服
overmaturation *n*. 过分成熟
overmaximal *a*. 超最大值的
overmodulation *n*. 过调制
overmuch *a*. 过多的,过度地,过多地,太 *n*. 过量,过剩
overnight *ad*. 昨晚,隔夜 *a*. 前一天晚上的,一夜的 *n*. 前一天晚上
overoxygenation *n*. 过量氧合作用
overpass *v*. 超越,违犯
overpenetration *n*. 过度穿透
overperfusion *n*. 过度灌注 ‖ ~ pulmonary edema 过度灌注性肺水肿
overplus *n*. 过剩
overpopulated *a*. 人口过剩的
overpopulation *n*. 人口过剩
overpower *v*. 压倒
overproduce *v*. 超定额生产,生产过剩
overproduction *n*. 过度产生,过生
overproductivity *n*. 精神过旺
overproof *a*. (含酒精度)超过标准的;过于浓烈的
overradiation *n*. 辐射过度
overran *v*. overrun 的过去式
overrange *n*. 超出正常的界线
overrange artifact 窗外伪影(CT伪影之一)
overrate *v*. 估计过高,定额过高
overrating voltage 过电压
overreach *v*. 延伸过远,夸张,欺诈
overreaching *n*. 交突致伤(马的后蹄踢前蹄)
overreact *v*. 反应过度;反作用过强(to)
overrecruitment *n*. 过度复聪(耳科)
overresponse *n*. 反应过度
override *v*. 蹂躏
overriding *n*. (骨折端)重迭,架迭 ‖ ~ of aorta 主动脉骑跨
overreaching *a*. 踢脚跟(马的后脚踢前脚跟)
overrule *v*. 驳回,废弃,压倒,统治
overrun *v*. 溢出,蔓延,猖獗,蹂躏,风行
oversaturation *n*. 过饱和
oversaturation; artifact *n*. 过饱和伪影,超级限伪影
overscanning *n*. 过扫掠,过扫描
oversea(s) *ad*. (向)海外,(向)国外 *a*. 外国的,与外国有关的,在海外的
oversecretion *n*. 分泌过多
oversee *v*. 俯瞰,监督,检查,视察 ‖ ~r *n*. 监工,监督
oversensitive *a*. 过分敏感的,过于灵敏的
overset *v*. 翻倒,颠覆
oversexed *a*. 性欲过度的
overshadow *v*. 遮阴,使失色
overshoe *n*. (常用 pl.)套鞋
overshoot *n*. ①超射 ②超载 ‖ ~ artifact 过量伪影 / ~ distortion 过冲失真 / ~ pulse 过冲脉冲 / ~ ratio 过冲比,尖头信号相对值 / rising-up time 过冲上升时间
overside *ad*. &*a*. 从边上的
oversight *n*. 失察,监督,细心照料
oversimplify *vt*. &*vi*. (使)过分简单化 ‖ oversimplification *n*.
oversize *a*. 过大的,特大的
oversleep *v*. 睡过度;睡过头
oversleeve *n*. 袖套
overspecialization *n*. 过度特化
overspeed *v*. 超速
overspeeding technique *n*. 超速技术
overspread (overspread) *v*. 布满
overstain *n*. 染色过度
overstate *v*. 夸张 ‖ ~ment *n*.
overstep *v*. 逾越,违犯
overstock *v*. 进(存)货过多
overstrain *v*. (使)紧张过度,用力过度,伤力 ‖ ~ of excitatory process 兴奋过程紧张过度 / ~ of inhibitory process 抑制过程紧张过度
overstress *n*. 紧张过度
overstrung *a*. 紧张过度的,神经过敏的
oversupply *vt*. 过多供给 *n*. 过多的供应
overswing *v*. 过摆,过冲,过调
overt *a*. 明显的,外表的,外观的,公开的 ‖ ~ly *ad*.
overtake *v*. 追上,打垮,侵袭
overtax *v*. 对……赋税过重
over-the-counter drug 柜台有售非处方即可出售的药物(指根据法律不需要处方即可出售的药物)
overthrow *v*. 推翻,打倒 ‖ ~ distortion 过冲失真
overtime *n*. 超时,加点,加班费 *a*. &*ad*. 加点(工作上) *v*. (使)过度疲劳
overtoe *n*. (足)拇内翻
Overton theory; Meyer-Overton theory 奥弗顿氏学说,麦—奥二氏学说(关于麻醉剂的作用)
overtone *n*. 陪音,泛音 ‖ ~, psychic 联想印象,联想圈,泛想 / ~ crystal unit 泛音晶体振子 / ~ oscillation frequency 泛音振荡频率 / ~ oscillator 泛音振荡器
overtook *v*. overtake 的过去式
overtop *v*. 高耸之上,超出,胜过
overtransfusion *n*. 输血过多,输液过多
over-tube *n*. (床)上球管(型)
overture *n*. 序幕,序曲,提议
overturn *v*. 推翻 *n*. 推翻
overuse *n*. 使用过度 *v*. 过久的使用
overvalue *vt*. 估计过高
overventilation; hyperventilation *n*. 换气过度(肺)
overview *v*. 观察,总览
overweening *a*. 过分自负的,自命不凡的
overweight; obesity *v*. 使(超重) *a*. 超重的 *n*. 过重,肥胖
overwhelm *v*. 压倒
overwhelming *a*. 占绝对优势的,势不可挡的
overwintering crop 越冬作物
overwork *v*. 工作过度,(使)过劳 *n*. 额外的工作工作过度,过劳
overwrite *v*. 重写,写满 ‖ ~ artifact 重复扫描伪影
overwrought *a*. 过度劳累的;过度兴奋的
overyearing *n*. 越冬
overzealous *a*. 过分热忱的
ovestrin *n*. 促性腺激素
ovfl overflow 溢流
OVG oil ventriculography (碘)油脑室造影术
Ovhl overhaul 检修
ovi- [拉] [构词成分] 卵的
ovo- [拉] [构词成分] 卵的
ovi [拉] *n*. (*ovum* 的所有格)卵,蛋 ‖ ~ albumin 卵白,卵清,蛋清 / ~ 1-5 mastadenoviruses 绵羊1-5乳腺病毒 / ~ vitellus 卵黄
ovicapsule *n*. 卵被膜
ovicell *n*. 卵泡
ovicidal *a*. 杀卵的
ovicide *n*. 杀卵剂,灭卵剂
oviducal channel 输卵沟(鱼类)
oviducal gland 卵管腺
oviduct *n*. 输卵管 ‖ ~ funnel 输卵管漏斗 ‖ oviducal; oviductal *a*. 输卵管的
oviductal ampulla 输卵管壶腹
oviductal infundibulum 输卵管漏斗
oviductal isthmus 输卵管峡部
oviductal muscularis 输卵管肌层
oviductal serosa 输卵管浆膜
oviductitis *n*. 输卵管炎(禽)
oviductus communis 中输卵管 ‖ ~ lateralis 侧输卵管
oviductus lateralis 侧输卵管
oviductus oviduct 输卵管
Oviductus Ranae [拉,动药] 蛤蟆油
oviferous [*ovi-* + 拉 *ferre* to bear] *a*. 产卵的
ovification *n*. 卵形成
oviform *a*. 卵形的
ovigenesis; oogenesis *n*. 卵(子)发生 ‖ ovigenetic *a*. 卵[子]发生的
ovigenic; ovigenous *a*. 生卵的
ovigerm [*ovi-* + 拉 *germen* germ] *n*. 原卵,胚卵
ovigerous [*ovi-* + 拉 *gerere* to bear] *a*. ①产卵的 ②含卵的 ‖ ~

cord 卵巢索
ovijector *n*. 排卵器
ovination［拉 *ovinus* of a sheep］; **clavelization** *n*. 羊痘接种
ovine［拉 *ovinus* of a sheep］*a*. 羊的 ‖ ~ adeno-associated virus 绵羊线联病毒 / ~ catarrhal fever virus = Blue tongue virus (Cox) 蓝舌病病毒 / ~ chlamydial abortion 绵羊衣原体流产 / ~ dependovirus 绵羊依赖病毒 / ~ encephalomyelitis virus = British isles louping ill virus (Rivers et Schwentker) 英岛跳跃病病毒 / ~ herpetoviruses 绵羊疱疹病毒 / ~ mastadenoviruses 羊乳腺病毒 / ~ papillomavirus 绵羊乳头瘤病毒 / ~ polyarthritis virus 绵羊多动脉炎病毒 / ~ proliferative virus (Ophthalmia virus) 绵羊增生性(眼炎)病毒 / ~ pustular dermatitis virus 羊脓疱性皮炎病毒
ovinia［拉 *ovis* sheep］; **sheep pox** *n*. 羊天花,羊痘
ovipara *n*. 卵生动物
oviparous［*ovi-* + 拉 *parere* to produce］*a*. 卵生的 ‖ oviparity *n*. 卵生
ovipore (oviporus) *n*. 产卵孔(鳞翅目)
oviposit *v*. 排卵,产卵
oviposition［*ovi-* + 拉 *ponere* to place］*n*. 产卵
ovipositor *n*. (昆虫)产卵器,产卵管
O virus (O = offal) O 病毒
Ovis aries linnaeus［拉,动药］绵羊(隶属于牛科 Bovidae)
ovisac; Graafian follicle *n*. 囊状卵泡,格雷夫氏卵泡
oviscapt *n*. 产卵器
ovisorption *n*. 卵吸收
ovist *n*. 卵源论者(认为未来的胚胎和后代的萌芽均在于卵中)
ovitestis; ovotestis *n*. 卵睾体,两性生殖腺(卵巢睾丸并存)
ovium *n*. 成熟卵
ovivalvule *n*. 产卵瓣(蜉游目)
oviviparous *n*. 卵胎生的
OVLT organum vasculosum lamina terminalis 器官血管终板
OVN ocular vegetative neurosis 眼植物神经官能症
ovo-, ovi-, oo-［拉 *ovum* egg 蛋］［构词成分］卵
ovocenter *n*. 卵中心体
ovocyte, oocyte *n*. 卵母细胞
ovoflavin *n*. 核黄素,维生素 B2
ovogenesis, oogenesis *n*. 卵子发生
ovoglobulin *n*. 卵球蛋白
ovogonium; oogonium *n*. 卵原细胞 ‖ ~, primary; primary oogonium 初级卵原细胞 / ~, secondary; secondary oogonium 次级卵原细胞
ovoid *n*. ①卵(圆)形的 ②卵形体(疟原虫) ③卵形物 ‖ ~al *a*.
ovoinhibitor *n*. 卵抑制剂
ovokaryon *n*. 卵核
ovokeratin *n*. 卵角蛋白
ovolactovegetarian *n*. 乳蛋素食者,乳蛋素食主义者
ovolactovegetarianism *n*. 乳蛋素食主义
ovolecithin *n*. 卵磷脂
ovolysin *n*. 溶卵白素
ovolytic *a*. 溶卵白的
ovomucin *n*. 卵黏蛋白
ovomucoid *n*. 卵类黏蛋白(一种胰蛋白酶抑制剂)
ovoplasm; ooplasm *n*. 卵质,卵浆
Ovoplasma orientale; Leishmania tropica 热带利什曼(原)虫
ovoplasmon *n*. 卵质团
ovoprecipitin *n*. 卵(白)沉淀素
ovorubin *n*. 卵红蛋白
ovoserum *n*. 抗卵蛋白血清(用卵白蛋白免疫的动物的血清,该血清能沉淀同种动物的卵白蛋白)
ovotestis; ovariotestis *n*. 卵睾体,两性生殖腺(卵巢睾丸并存)
ovotherapy, ovariotherapy *n*. 卵巢制剂疗法
ovotid, ootid *n*. 卵细胞
ovotransferrin *n*. 卵转铁蛋白
ovotyrin *n*. 卵黄磷肽
ovovegetarian *n*. 蛋品素食者, 蛋品素食主义者
ovovegetarianism *n*. 蛋品素食主义
ovoverdin［*ovo-* + 法 *verd* green］*n*. 虾卵绿蛋白,龙虾子青蛋白
ovoviparous, ovoviviparous *a*. 卵胎生的
ovovitellin *n*. 卵黄磷蛋白
Ovovivipara *n*. 卵胎生动物
ovoviviparity *n*. 卵胎生
ovoviviparous *a*. 卵胎生的
OVRFSA Office of Vocational Rehabilitation of FSA 联邦安全部职业康复局
Ovrtte *n*. 炔诺孕酮(norgestrel)［商名］
Ovul ovulation 排卵
ovula (单 ovulum)［拉］*n*. ①原卵,卵泡内卵 ②卵状小体,小卵 ‖ ~ Nabothi; Naboths ovule's 纳博特氏原卵,子宫颈腺囊肿
ovular *a*. 原卵的,卵状小体的 *n*. 卵状小体
ovulas *n*. 卵酶,卵分裂酶
ovulase *n*. 卵酶,卵分裂酶
ovulate *vt*. 排卵
ovulation *n*. 排卵(在月经周期第 14 天,脑垂体释放的 LH 骤然升高,促使成熟卵泡破裂,卵细胞至卵巢排出,此过程称为排卵。当突起于卵巢表面的卵泡完全成熟时,可在超声仪中显示为 18-25 毫米左右直径,卵泡膜和与互相贴近的卵巢包膜逐渐被卵泡液中所含之水解酶所分解和破裂。而卵泡中所含之前列腺素尤其是 PGF2a,则促使卵泡周围之纤维状组织轻轻收缩,卵母细胞及其周围之卵丘一起被慢慢挤出,称之为排卵) ‖ amenstrual ~ 无月经排卵 / ~, anestrous 动情间期排卵 / ~ cycle 排卵周期 / ~ inucing hormone 排卵诱发激素 / ~ method of contraception 排卵法避孕 / paracyclic ~, supplementary ~ 周期外排卵
ovulation inducing hormone 排卵诱发激素
ovulatory *a*. 排卵的 ‖ ~ menstrual dysfunction 有排卵型功血(多见于生育年龄妇女,患者有排卵功能,但黄体功能异常,可分为月经过多,黄体功能不全,子宫内膜脱落不全,排卵期出血四种)
ovule［拉 *ovulum*］*n*. ①原卵,卵泡内卵 ②卵状小体,小卵;胚珠,幼籽 ‖ ~ of de Graaf, Graafian ~s 卵泡原卵 / ~ abortion 胚珠败育 / ~ of de Graaf 卵泡原卵 / ~ stalk 珠柄 / ~, Naboths; Nabothian follicles 纳博特氏卵状小体,子宫颈腺囊状 / primitive ~, primordial ~ 原卵
ovules, Naboth's; Nabothian follicles 纳博特氏卵状小体,子宫颈腺囊肿
ovulin *n*. 卵巢内泌素
ovulogenous *a*. ①生小卵的 ②小卵性的
ovulum (复 ovula)［拉］; **ovule** *n*. ③原卵,卵泡内卵 ④卵状小体,小卵
ovum (复 ova; 所有格 ovi)［拉］*n*. 卵,卵子 ‖ ~, alecithal; oligolecithal ~ 无卵黄,少黄卵/blighted ~ 萎缩卵,枯萎卵 / ~, centrolecithal 中黄卵/cleidoic ~ 有壳卵(爬行类、鸟类) / ~, dropsical 水肿卵 / ~, ectolecithal 外黄卵/ova favosa 室中卵 / ~, fertilized 受精卵,受孕卵/ova gallata 瘦卵 / ~, gallinaceum 鸡卵/ova glebata 粪中卵 / ~, Hertig-Rock 赫—罗二氏受精卵(受精 1~17 日的人卵) / ~, holoblastic 全裂卵/ova imposita 食中卵 / ~, isolecithal 均黄卵/macrolecithal ~ 多黄卵/medialecithal ~ 中黄卵 / ~, megalecithal 多黄卵 / ~, meroblastic 部分分裂卵,不全裂卵/miorolecithal ~, miolecithal ~ 少黄卵 / ~, Miller 米勒氏受精卵(受精 10 或 11 日的卵) / ~, miolecithal 少黄卵/ova nuda 裸卵 / ~, oligolecithal; alecithal ~ 少黄卵 / ~, ovarian; oocyte 卵母细胞 / ova pilosa 被毛卵/permanent ~ 永久卵,能受精卵 / ~, Peters' 彼得斯氏受精卵(受精 13 或 14 日的卵) / primitive ~, primordial ~ 原卵 / ova solitaria 散卵 / ova spiraliter deposita 旋堆卵 ~, telolecithal 端黄卵 / ~, unfertilized 未受精卵
OVX ovariectomized 卵巢已切除的
OW open wound 开放性创伤 / Optical World 验光世界(英国杂志名) / Optometry Weekly 验光周刊(英国杂志名) / out of wedlock 私生的 / oval window 卵圆窗
O/W oil in water emulsion 水包油型乳剂 / (oil/water) ratio (水/油)比率
ow ordinary warfare 常规战争 / oval window 卵圆窗
OWE optimum working efficiency 最佳工作效率
owe *v*. 对……负有(义务),欠债,得感谢,归功于 ‖ ~ ... to ... 把……归功于……,要为……感谢……,认为……是靠……的力量
Owen's line［Richard 英解剖学家,古生物学家 1804—1892］欧文氏线(纵切面上所见之线,为牙冠牙质深部内球间隙的分界层,亦称外廓线)
OWG oil, water, gas 油,水,气
OWGL obscure wire glass 不透明络网玻璃
owing *a*. 该付的,未付的,欠着的 ‖ ~ to 由于,因为
owl *n*. 猫头鹰,死板的人 ‖ ~ herpesritus = Strigid herpesvirus 1 猫头鹰疱疹病毒,夜禽类疱疹病毒 1 / ~ monkey herpesvirus 猫头鹰猴疱疹病毒 / ~ virus 猫头鹰病毒
Owls disease virus (Green et Shillinger) 猫头鹰病病毒
Own *a*. 自己的,特有的,嫡亲的 *vt*. 有,承认,自白,占有 *vi*. 承认(to) ‖ all (one's) ~ 独特的 / hold (one's) ~ 保持立场,泰然自若 / of (one's) ~ 属于某人自己的 / on one's ~ 独自地,独立地,为了个人打算 / ~ up (to) 承认 / ~ radiaton 本身辐射,本征辐射
owner *n*. 所有者,业主,物主 ‖ ~ indicator 自显指示剂

ownership *n*. 所有权,所有制
Owren's disease (Paula. Owren) 奥伦病,(凝血)因子V缺乏
OWRT Office of Water Research and Technology 水质研究和技术局(内政部)
ows on weight of solution 按液体重量
OX oxalic acid 草酸,乙二酸 / oxazole 恶唑 / oxidation 氧化作用 / oxide 氧化物 / oxytocin[后叶] 催产素 / oxidizer 氧化剂 / o-xylene 邻二甲苯
ox oxymel 醋蜜剂
Ox (复 oxen) *n*. 牛,去势公牛,黄牛[动药] ‖ ~ blood[动药]牛血 / ~ bone[动药]牛骨 / ~ brain[动药]牛脑 / ~ heart[动药]牛心 / ~ hoof[动药]牛蹄 / ~ horn pith[动药]牛角鳃 / ~ horn[动药]牛角 / ~ intestines[动药]牛肠 / ~ kidney[动药]牛肾 / ~ liver[动药]牛肝 / ~ lung[动药]牛肺 / ~ saliva[动药]牛口涎 / ~ snout[动药]牛鼻 / ~ spleen[动药]牛脾 / ~ tallow[动药]牛脂 / ~ teeth[动药]牛齿 / ~ tendon[动药]牛筋 / ~ tripe[动药]牛肚
ox psoroptic mange mite 牛恙螨
Ox's thyroid gland[动药] 牛靥
Ox's spinal cord[动药] 牛髓
OX2, OX19, OXK, Proteus 变形杆菌 OX2, OX19, OXK
oxa oxalic acid 草酸,乙二酸
oxabolone cipionate 羟勃龙环戊丙酸酯(雄激素)
Oxabrexine *n*. 奥溴克新(祛痰镇咳药)
Oxaceprol *n*. 奥沙西罗(消炎药)
oxacid *n*. 含氧酸 ‖ ~, inorganic 无机含氧酸 / ~, organic 有机含氧
Oxacillin *n*. 苯甲异恶唑青霉素,恶洒西林,新青二 ‖ ~ sodium; BRL-1400 苯唑西林钠,苯甲异恶唑青霉素钠,恶洒西林钠(抗生素类药)
-oxacin[构词成分] - 沙星(1998 年 CADN 规定使用此项名称,主要系指合成抗微生物萘啶酸[nalidixic acid]类一些药名,如罗索沙星[osoxacin]、西诺沙星[Cinoxacin]等)
Oxadimedime *n*. 奥沙美定(抗组胺药)
Oxaflozane *n*. 奥沙氟生(抗忧郁药)
Oxaflumazine *n*. 奥沙氟嗪(抗精神病药)
Oxagrelate *n*. 氧格雷脂(抗凝药)
Oxaine *n*. 奥昔卡因(oxethazaine)[商名]
oxal oxalate 草酸盐
oxalate *n*. 草酸盐 ‖ ~ calculus 草酸盐结石 ‖ oxalated *a*. 草酸盐处理的,草酸盐防凝的 / oxalation *n*. 草酸盐处理
oxalemia; oxalaemia *n*. 草酸盐血
oxalaldehyde *n*. 乙二醛
Oxalid *n*. 羟布宗(oxyphenbutazone)[商名]
Oxalidaceae *n*. 酢浆草科
oxalinast *n*. 草氨斯特(抗过敏药)
Oxaliplatin *n*. 奥沙利铂(抗肿瘤药)
Oxalis corniculata L.; ~ repens Thunb. 酢浆草[植药]
Oxalis corymbosa DC.[拉,植药] 铜锤草
Oxalis Griffithii Edgew. Et Hook. F.[拉,植药] 山酢浆草
Oxalis stricta L.[拉,植药] 紧密酢浆草
oxalism *n*. 草酸中毒
oxaloacetate *n*. 草酰乙酸盐(或酯);草酰乙酸(阴离子形式)
oxaloacetic acid 草酰乙酸,丁酮二酸
oxaloacetic acid-enolphosphate 草酰乙酸烯醇式磷酸酯
Oxalobacter Allison et al. 草酸杆菌属
Oxalobacter formigenes Allison et al. 产甲酸草酸杆菌
Oxalobacter vibrioformis Dehning et Schink 弧形草酸杆菌
Oxalophagus Collins et al. 嗜草酸菌属
Oxalophagus Oxalicus (Dehning et Schink) **Collins et al.** 草酸嗜草酸菌(草酸梭菌)
oxalosis *n*. 草酸盐沉积症,原发性高草酸盐尿症
oxalosuccinic acid 草酰琥珀酸
oxaluria *n*. 草酸尿
oxaluric acid 草尿酸,脲基乙酮酸
oxalyl *n*. 乙二酰[基],草酰[基]
oxalylurea *n*. 乙二酰脲,草酰脲
Oxamarine *n*. 奥沙香豆素(止血药)
Oxametacin *n*. 奥沙美辛(消炎镇痛药)
oxamic acid 草氨酸,草酰一胺
oxamide *n*. 草酰二胺,乙二酰二胺
oxamidine *n*. 胺肟
Oxamisole *n*. 奥沙米索(免疫调剂药)
Oxamniquine *n*. 奥沙尼喹,羟氨喹(抗血吸虫药)
Oxamphetamine, hydroxyamphetamine *n*. 羟苯丙胺(升压药)
cycloserine; oxamycin *n*. 嗯唑霉素,环丝氨酸
oxamycin; cycloserine *n*. 嗯唑霉素,环丝氨酸
-oxan (e)[构词成分] - 克生(1998 年 CADN 规定使用此项名称,主要系指苯丙二恶烷衍生物[benzdioxan derivant]制造的肾上腺素能受体拮抗药一类的药物)
Oxanamide; 2, 3-epoxy-2-ethylhexanamlde 环氧乙基己酰胺,奥沙那胺,氧酰胺(安定药)
Oxandrolone *n*. 氧雄龙,氧甲氢龙(雄激素,同化激素类药)
-oxanide[构词成分] -沙奈(1998 年 CADN 规定使用此项名称,主要系指抗寄生虫药物水杨苯胺衍生物[Salicylanilide derivant]类的一些药名)
Oxantel *n*. 奥克肽,酚嘧啶(抗蠕虫药)
Oxantel pamoate 双羟萘酸奥克太尔,双羟萘酸甲嘧烯酚(抗蠕虫药)
Oxapadol *n*. 奥沙帕多(消炎镇痛药)
oxycamphor; oxaphor; 3-hydroxycamphor *n*. 羟基樟脑
oxaphor; oxycamphor; 3-hydroxycamphor *n*. 羟基樟脑
3-hydroxycamphor; oxaphor; oxycamphor *n*. 羟基樟脑
Oxapium *n*. 奥沙碘铵(解痉药)
Oxapium iodide 奥沙碘胺(解痉药)
Oxapropanium iodide 奥普碘胺(抗高血压药)
Oxaprotiline *n*. 羟丙替林(抗忧郁药)
Oxaprozin; oxaprozine *n*. 嗯丙嗪,奥沙普素(消炎药)
Oxarbazole *n*. 奥沙巴唑,苯酰咔唑酸(平喘药)
Oxatomide; tinset, MCN-JR-35443, R35443 奥沙米特,苯咪唑嗪(抗过敏药,平喘药)
carboxyl; oxatyl *n*. 羧基
oxatomide *n*. 奥沙米特
oxatyl; carboxyl *n*. 羧基
Oxazacillin, oxacillin *n*. 苯唑青霉素(抗生素类药)
Oxazafone *n*. 羟扎封(抗焦虑药)
Oxazepam *n*. 奥沙西泮,去甲羟安定,氯羟氧二氮卓(安定药)
Oxazidione *n*. 奥沙二酮(抗凝药)
Oxazimedrine, phenmetrazine *n*. 芬美曲秦苯甲吗啉(抑制食欲药)
oxazine *n*. 嗯嗪,氧氮杂芑
Oxazolam *n*. 奥沙唑仑嗯唑仑(安定类药)
oxazole *n*. 嗯唑
oxazolidine *n*. 嗯唑烷(1.3 - 氧氮杂环戊烷)
oxazolone *n*. 嗯唑酮,氧氮杂茂酮
Ox-bile, Oxgall *n*. 牛胆汁[动药]
ox-bot *n*. 牛肤蝇(类)(一般指牛皮下蝇)
Oxcarbazepine *n*. 奥卡西平(抗惊厥药)
Oxceprol *n*. 奥沙西罗(消炎药)
Oxdralazine *n*. 奥拉嗪(降压药)
-oxef[构词成分] - 氧头孢(1998 年 CADN 规定使用此项名称,主要系指头孢菌素衍生物[Cephalosporin derivant]类所产生的半合成抗生素药物,如氟氧头孢[Flomoxef]、拉氧头孢[Latamoxef]等)
Oxefndazole *n*. 奥芬达唑(抗蠕虫药)
Oxeladine *n*. 奥昔拉定(镇咳药)
Oxendolon, prostetin *n*. 奥生多龙(抗雄激素药物)(同化激素类药)
-oxepin[构词成分] - 塞平(1998 年 CADN 规定使用此项名称,主要系指神经系统抗抑郁药西多塞平[Cidoxepine]类的一些药名,如马罗塞平[Maroxepin]、多塞平[Doxepin]等)
Oxepinac *n*. 奥昔平酸(消炎镇痛药)
Oxetacillin *n*. 氧他西林(抗生素)
Oxethazaine, oxetacaine *n*. 奥昔卡因,羟乙卡因(局麻药)
-oxetine[构词成分] - 西汀(1998 年 CADN 规定使用此项名称,主要系指神经系统抗精神失常药氟西汀[Fluoxetine]类的一些药名,如索尼西汀[Nisoxetine]、帕罗西汀[Paroxetine]等)
Oxetorone *n*. 奥昔托隆(镇痛,镇吐药) ‖ ~ fumarate 富马酸奥昔托隆,富马酸苯呋嗯庚胺(镇痛药,对治偏头痛特别有效)
Oxfenamate, oxyfenamate *n*. 奥芬氨酯(安定类药)
Oxfendazole *n*. 奥芬达唑,磺唑氨酯(抗蠕虫药)
Oxfenicine *n*. 羟苯甘氨酸(抗心绞痛药)
Oxford *n*. 牛津,牛津大学
Ox-gall *n*. 牛胆[动药]
oxgall *n*. 牛胆汁 ‖ ~, purified 精制牛胆汁
Ox-gallstone *n*. 牛黄[动药]
Oxhide gelatin[植药] 黄明胶,[动药] 明胶
hydroxyl; oxhydryl *n*. 氧氢基,羟基
oxhydryl; hydroxyl *n*. 氧氢基,羟基
oxi-; oxo-; oxy-[希][词成分] ①氧 ②酸
Oxibendazole *n*. 奥苯达唑,氧苯达唑(兽用抗蠕虫药)
Oxibetaine *n*. 奥甜菜碱(降血脂药)

Oxibutynin, oxybutynin *n*. 奥昔布宁(解痉药)
-oxicam［构词成分］－昔康(1998 年 CADN 规定使用此项名称，主要系指神经系统消炎镇痛剂苯丙噻嗪［benzothiazine］类的一些药名，如美洛西康［Meloxicam］、屈西康［Droxicam］等)
Oxiclipine, oxyclipine *n*. 奥昔利平(抗胆碱药)
Oxiconazole *n*. 奥昔康唑(抗真菌药)
oxid oxidize 氧化
oxidability *n*. 可氧化性
oxidant *n*. 氧化剂
oxidase *n*. 氧化酶 ‖ ～, aerobic 需氧氧化酶 / ～, alcohol 醇氧化酶 / ～, amine 胺氧化酶 / ～, amino acid 氨基酸氧化酶 / ～, d-amino acid d-氨基酸氧化酶 / ～, l-amino acid l-氨基酸氧化酶 / ～, ascorbic acid 抗坏血酸氧化酶 / ～, choline; choline dehydrogenase 胆碱氧化酶, 胆碱脱氢酶 / ～, cytochrome; indophenol ～ 细胞色素氧化酶, 靛酚氧化酶 / ～, diamine 二胺氧化酶 / ～, dopa 多巴氧化酶 / direct ～, (oxygenase), primary ～ 直接氧化酶 / ～, glucose 葡萄糖氧化酶 / ～, d-glutamic d-谷氨酸氧化酶 / ～, glycine 谷氨酸氧化酶 / ～, hypoxanthine 次黄嘌呤氧化酶 / / indirect ～ (peroxidase) 间接氧化酶(过氧化物酶) / ～, indophenol; cytochrome ～ 靛酚氧化酶, 细胞色素氧化酶 / ～, monamine 单胺氧化酶 / ～, monoamine 单胺氧化酶 / ～, monophenol 单酚氧化酶 / ～, monophenyl; tyrosinase 单酚氧化酶, 酪氨酸酶 / ～, phenol 酚氧化酶 / ～ polyphenol 多酚氧化酶 / ～, potato 马铃薯氧化酶 / ～, primary; direct ～ 直接氧化酶(加)氧酶 / ～, purine 嘌呤氧化酶 / ～, pyruvic; pyuvuic dehydrogenase 丙酮酸氧化酶, 丙酮酸脱氢酶 / ～, sarcosine 甲基甘氨酸氧化酶 / ～, succinic; succinoxidase 琥珀酸氧化酶, 丁二酸氧化酶 / ～, trimethylamine 三甲胺氧化酶 / ～, tyramine; tyrosinase 酪胺氧化酶, 酪氨酸酶 / ～, xanthine 黄嘌呤氧化酶 / oxidasic *a*. 氧化酶的 ‖ oxidasis *n*. (氧化)酶氧化作用
oxidation *n*. 氧化(作用) ‖ ～, aerobic 需氧氧化 / ～, anaerobic 乏氧氧化, 不需氧氧化 / ～, beta β-氧化 / ～, biological 生物氧化 / ～, multiple alternate 间位并进氧化 / ～, number 氧化数(某原子(如铁)与离子的正电荷数目) / ～, -phosphorylation coupling 氧化—磷酸联合 / ～, reduction system 氧化还原系统 / ～, reduction titration 氧化还原滴定法 / ～, reduction 氧化还原作用 / ～, reduction potential 氧化还原电位 / ～, reduction reaction 氧化还原反应
oxidative *a*. 氧化的 / ～, deamination 氧化脱氨(作用) / ～, decarboxylation 氧化脱羧(作用) / ～ phosphorylation 氧化磷酸化
oxidate *v*. (使)氧化
oxide［拉 oxidum］*n*. 氧化物 ‖ ～, acid 酸性氧化物, 成酸氧化物 / ～, arsenious 氧化亚砷; 三氧化二砷 / ～, basic 碱性氧化物 / ～, β-carotene; mutatochrome β-胡萝卜素氧化物 / ～, indifferent; neutral ～ 中性氧化物 / ～, neutral 中性氧化物 / ～, saline 氧化盐(形成该盐的酸和碱, 为同一元素的氧化物) / ～, stannic 氧化锡, 二氧化锡 / ～ coated 涂氧化物的 ‖ oxidetic *a*. 酸结合力的, 结酸力的 / oxidization; oxidation *n*. 氧化(作用)
oxidimetry *n*. 氧化还原滴定法
oxidization 氧化作用
oxidize *v*. 使氧化
Oxidized cellulose 氧化纤维素(止血药)
oxidized spermine 氧化精胺
oxidizer *n*. 氧化剂
oxidizing *a*. 氧化的 ‖ ～ agents 氧化作用的物质, 氧化剂 / ～ flame 氧化焰 / ～ substance 氧化物
Oxidopamine *n*. 羟多巴胺(抗青光眼药)
oxidoreductase *n*. 氧化还原酶
oxidoreduction *n*. 氧化还原
acidosis; oxidosis *n*. 酸中度
oxidosis; acidosis *n*. 酸中度
oxidosome *n*. 氧化粒
Oxidronic acid 奥昔磷酸(钙代谢调节药)
Oxifenamate *n*. 奥芬氨酯(安定药)
Oxifentorex *n*. 氧苯雷司(抑制食欲药)
Oxifungin *n*. 奥昔芬近(抗生素类药)
Oxifungin hydrochloride 盐酸奥昔芬净, 盐酸苯氧吡三嗪(抗真菌药)
Oxiglutatione *n*. 奥谷胱甘肽(解毒药)
oxigram *n*. 血氧谱
Oxilofrine *n*. 奥洛福林(拟交感神经药)
Oxilorphan *n*. 奥昔啡烷, 环丙吗喃醇, 环丙甲基吗喃二醇(麻醉药拮抗药)
oxim; oxime *n*. 肟
oximase *n*. 肟酶
oximeter; anoxia-photometer *n*. 血氧计, 光电血氧计 ‖ ～, ear 耳血氧计 / ～, whole blood 全血氧计 ‖ oximetry *n*. 血氧定量法
oximinotransferase *n*. 转肟酶, 肟基转移酶
Oximonam *n*. 肟莫南(抗生素)
Oxindanac *n*. 羟吲达酸(消炎镇痛药)
oxine *n*. 羟喹啉
Oxiniacic acid 氧烟酸(降脂药)
Oxiperomide *n*. 奥哌咪酮, 苯氧哌咪酮(安定药)
Oxipurinol *n*. 奥昔嘌醇(抗肿瘤药)
Oxipyrronium Bromide 羟吡溴铵(抗胆碱药)
Oxiracetam *n*. 奥拉西坦(精神兴奋药)
Oxiramide *n*. 奥昔拉米, 哌苄酰胺(心抑制药, 具有抗心律失常作用)
oxirane *n*. 环氧乙烷
Oxisopred *n*. 奥昔索泼(肾上腺素皮质类药)
Oxisuran *n*. 奥昔舒仑(免疫调节药)
Oxitefonium Bromide 奥封溴铵(抗胆碱药, 解痉药)
Oxitriptan *n*. 羟色氨酸(抗忧郁药)
Oxitriptyline *n*. 奥昔替林(抗抑郁药)
Oxitropium bromide 奥托溴胺(抗胆碱药)
Oxitropium methylbromide 甲溴氧托铵(抗胆碱药)
Oxjytropis myroghylla (Pall.) **DC.**［拉, 植药］狐尾藻棘豆
Oxmetidine mesylate 奥美替丁甲磺酸盐(组胺 H_2 受体拮抗药)
Oxmetidine *n*. 奥美替丁(H_2 受体阻滞剂)
Oxmniquine *n*. 奥沙尼喹(抗血吸虫药)
oxo-［希］［构词成分］①氧 ②酸
oxo-acid-lyase *n*. 氧(代)酸裂解酶
oxocamphor *n*. 氧化樟脑
Oxodipine *n*. 奥索地平(钙通道阻滞药)
oxogenic steroid 外源性类固醇
Oxogestone *n*. 奥索孕酮(孕激素类药)
Oxogestone phenpropionate 奥索孕酮苯酸酯, 苯丙羟诺酮苯丙酸酯(孕激素)
oxoglurate *n*. 氧戊二酸盐(根据 1998 年 CADN 的规定, 在盐或酯与加合物之命名中, 使用此项名称)
oxoglutarate dehydrogenase (lipoamide) 酮戊酸脱氢酶(硫辛酰胺)(α-ketoglutarate dehydrogenase 的 EC 命名法)
oxoisomerase; phosphohexoisomerase *n*. 6-磷酸己糖异构酶
Oxolamine *n*. 奥索拉明(镇咳药)
Oxolan *n*. 草脲胺(平喘药)
oxole; furan *n*. 呋喃
Oxolinic acid 奥索利酸, 噁喹酸(抗菌药)
Oxomemazine 奥索马嗪(抗组胺药)
oxonemia［拉 *oxone* acetone］; **acetonemia** *n*. 丙酮血(症)
oxonium *n*. 氧鎓, 鉾(四价氧)
oxonuria; acetonuria *n*. 丙酮尿
Oxophenarsine *n*. 氧苯胂(抗感染药) ‖ ～ pydrochloride 盐酸氧苯胂, 盐酸氨酚氧胂(一种胂剂, 具有杀螺旋体和抗锥虫作用, 很少用于治疗梅毒和锥虫病)
oxophenarsine hydrochloride; mapharsen; Ehrlich 5 *n*. 盐酸氧苯胂, 马法胂, 欧利希氏五, 盐酸氨酚氧胂(一种胂剂, 具有杀螺旋体和抗锥虫作用, 很少用于治疗梅毒和锥虫病)
Oxoprostol *n*. 氧前列醇(前列腺素类药)
oxozone *n*. 双氧气
Oxpentifylline, pentoxifylline *n*. 乙酮可可碱(血管扩张药)
Oxpheneridine *n*. 羟芬利定(镇痛药)
Oxprenoate Potassium *n*. 奥孕酸钾(醛甾酮拮抗药)
Oxprenolol *n*. 氧烯洛尔(β 受体阻滞药)心得平, 1-邻烯丙氧基苯氧基-3-异丙氨基-3-丙烯醇(冠状动脉扩张药 ‖ ～ hydrochloride 盐酸氧烯洛尔, 盐酸烯丙氧心安(肾上腺素能阻滞药)
Oxsoralen; 8-methoxypsoralen (**methoxsalen**) *n*. 甲氧沙林, 甲氧补骨脂素［商名］
OXT oxytocin *n*. 催产素
Oxtriphylline; choline theophyllinate *n*. 胆茶碱(利尿药, 支气管扩张药)
ox-warble; ox-bot *n*. 牛肤蝇(类)(一般指牛皮下蝇)
oxy-［希 *oxys*］［构词成分］①尖锐, 锐敏, 急速 ②氧, 氧化 ③酸
Oxy oxygen 氧
Oxy M oxidizing material 氧化物质
Oxya chinensis (Thunberg), **Oxya Chinensis**［拉, 动药］中华稻蝗
Oxya Intricata, Oxya intricata stal［拉, 动药］小稻蝗
Oxya velax (**Fabricius**), **Oxya velox**［拉, 动药］长翅稻蝗
oxyacanthine *n*. 刺檗碱
oxyacetic acid 羟乙酸, 乙醇酸
oxyacetone *n*. 羟丙酮, 乙酰甲醇
oxyacetylene *a*. 氧乙炔的

oxyachrestia [*oxy-* + a neg. + 希 *chrēsis* use] *n*. 神经元内血糖不足
oxyacid; **oxacid** *n*. 含氧酸
oxyacoa [*oxys* + 希 *akoē* hearing]; **oxyakoia**; **oxyacoia**; **oxyecoia** *n*. 听觉锐敏
oxyaesthesia *n*. 感觉锐敏
oxyamygdalic acid 苯酚羟乙酸,对羟苯羟乙酸
oxyaphia *n*. 触觉锐敏
oxyasiaticoside *n*. 氧积雪草甙
oxybenzene; **phenol** *n*. 酚,苯酚
oxybenzoic acid 邻羟苯甲酸,水杨酸
oxybenzone *n*. 羟苯甲酮,羟甲氧苯酮(遮光剂)
oxybenzylpenicillin *n*. 羟苄基青霉素
oxybicillin *n*. 氧比西林
oxybiontic; **aercbic** *a*. 需氧的
oxybiosis *n*. 需氧生活
oxybiotin *n*. 氧(代)生物素
oxyblepsia *n*. 视觉锐敏,视觉亢进
Oxybromonaftoicoic acid 羟溴萘酸(利胆药)
Oxybuprocaine *n*. 奥布卡因(局麻药)
Oxybutynin chloride 奥昔布宁,盐酸羟丁宁(抗胆碱能药,对平滑肌有直接抗痉挛作用)
Oxybutynine *n*. 奥昔布宁,尿多灵(解痉药)
oxybutyrase *n*. 羟丁酸酶
oxybutyria *n*. 羟丁酸尿
oxybutyricacidemia *n*. 羟丁酸血
oxybutyric acid 羟丁酸
oxycalorimeter *n*. 耗氧热量计
oxycamphor *n*. 氧化樟脑
oxycannabin *n*. 氧化大麻素
oxycanthine; **oxyacanthine** *n*. 刺檗碱
Oxycel *n*. 氧化纤维素(oxidized cellulose)[商名]
oxycel fiber 氧化纤维素
oxycellulose *n*. 氧化纤维素
oxycephalia; **acrocephaly**; **hypsicephaly**; **turricephaly**; **steeple head**; **tower head** *n*. 尖头[畸形]
oxycephalous; **oxycephalic** *a*. 尖头的
oxycephaly; **oxycephalia** *n*. 尖头[畸形]
oxychinaseptol; **oxyquinaseptol**; **diaphtherine** *n*. 酚磺酸双羟[基]喹啉
oxychinolin *n*. 羟基喹啉
oxychloride *n*. 氯氧化物
Oxychloroquine, **hydroxychloroquine** *n*. 羟氯喹啉(抗疟药)
oxychlororaphin *n*. 羟基色菌绿素
Oxychlorosene *n*. 奥昔氯生,氧氯苯磺酸,羟氯生(局部抗感染药) ‖ ~ sodium 羟氯生钠(局部抗感染药)
Oxychlorpromazine *n*. 氧氯丙嗪(抗精神药)
oxycholesterin, **oxycholesterol**; **5-cholestendiol-[3,4]** *n*. 羟胆甾醇
oxycholine; **muscarine** *n*. 羟基胆碱,毒蕈碱
oxychromatic *a*. 嗜酸染色的
oxychromatin, **lanthanin** *n*. 嗜酸染色(质)
Oxycinchophen *n*. 羟辛可芬(消炎镇痛药)
oxycinesia, **oxycinesis** [*oxys* + 希 *kinēsis* motion] *n*. 动时痛
Oxyclipine *n*. 奥昔利平(抗胆碱药)
Oxyclozanide *n*. 羟氯扎胺(抗蠕虫药)
Oxycodone hydrochloride 盐酸羟考酮,盐酸羟可待酮(麻醉性镇痛药)
Oxycodone; **14-hydroxydihydrocodeinone** *n*. 氧可酮,14-羟基二氢可待因酮(镇痛药)
Oxyconger leptognathus (Bleeker)细颌鳗(隶属于海鳗科 Muraenso-cidae)
Oxycoumarine *n*. 奥昔香豆素(抗凝药)
oxycyanide *n*. 氧氰化物
oxydase *n*. 氧化酶
oxydasic, **oxidasic** *a*. 氧化酶的
oxydasis *n*. (氧化)酶氧化(作用)
oxydation *n*. 氧化(作用)
oxydendron *n*. 酸浆树
oxydesis [*oxy-* + 希 *desis* binding] *n*. (血)结酸力
oxydetic *a*. 酸结合力的,结酸力的
oxydicolchicine *n*. 羟基双秋水仙碱
oxydimorphine; **dehydromorphine** *n*. 氧化吗啡,脱氢吗啡
oxydipentonium chloride 奥地氯胺(神经肌肉阻断剂)
oxydoreductase *n*. 氧化还原酶
oxydum [拉]; **oxide** *n*. 氧化物
Oxye chinensis (Thunberg) 中华稻蝗(隶属于蝗科 Acrididae)
Oxye velox (Thunberg) 长翅稻蝗(隶属于蝗科 Acrididae)

oxyecoia [*oxy-* + 希 *akoē* hearing]; **oxyacoia** *n*. 听觉敏锐,听觉亢进
oxyesthesia *n*. 感觉锐敏,感觉亢进
oxyetherotherapy *n*. 氧醚疗法(过去用于治肺部感染及百日咳)
oxyethylamine; **hydroxyethylamine** *n*. 羟乙胺,胆胺
Oxyfedrine (ildamen) *n*. 奥昔麻黄碱(麻黄苯丙酮,安正酮)安蒙痛(冠脉扩张药)
Oxyfenamate *n*. 奥酚氨脂(安定类药)
oxygen (缩 O) *n*. 氧(8 号元素) ‖ ~ acceptor 氧受体 / ~ acid 含氧酸 / ~ at high pressure, OHP 高压氧 / ~ breathing appratus 氧气呼吸器 / ~ capacity 氧容量 / ~ closed 氧闭锁式(麻醉) / ~, consumed 耗氧量 / ~ consumption gauge 氧耗量表 / ~ consuming quantity (oxygen consuming content) 耗氧量 / ~ consumption, OC 耗氧量 / ~ consumption rate 氧气消耗率,耗氧率 / ~ content 氧含量 / ~ content of blood 血氧含量 / ~ cycle 氧循环 / ~ debt 氧债 / ~ decompression 吸氧减压法 / ~ decompression sickness 氧气减压病 / ~ deficient condition 缺氧状况,缺氧情况 / ~ depletion 缺氧 / ~ difference 血氧差 / ~ difluoride 一氧化二氟 / ~ dissociation curve 氧解离曲线 / ~, dissolved 溶解氧 / ~ effect 氧效应 / ~ electrode 氧电极 / ~ enriched environment 含氧丰富的环境 / ~ excess 超耗氧(超过身体静止状态需要所用的氧量) / ~ extraction rate 氧吸收率 / ~ flow rate index 氧流率指数 / ~ free radicals 氧自由基 / ~ gain factor 氧增益因素 / ~, heavy 重氧 / ~ index 氧指数 / ~ inhalation 吸氧 / ~ inspired 吸入氧 / ~ insufflation 注氧法 / ~ in water 水中溶解氧 / ~ lack 缺氧 / ~ mask 氧面罩 / ~ molecule 氧分子 / ~ monitor 氧气监检器 / ~ myelography 脊髓氧造影(术) / ~ partial pressure 氧气压力 / ~ quenching 氧猝熄 / ~ regulation 氧气调节器 / ~ requirement 需氧量 / ~ saturation of blood 血氧饱和度 / ~ saturation meter 氧饱和计 / ~ saturation rate 血氧饱和度 / ~ saturation 氧饱和度 / ~ tension 氧张力 / ~ tent 氧帐 / ~ therapy 氧气疗法 / ~ toxicity 氧中毒 / ~ transfer compressor 氧气运送压缩机 / ~ transfer rate 氧转化率 / ~ transport 氧转运 / ~ under high pressure 高压氧疗法 / ~ uptake (QO_2) 耗氧量 / ~ utilization 氧利用(率)
oxygenase *n*. 氧合酶,(加)氧酶
oxygenate *vt*. 氧合,充氧
oxygenated *a*. 氧合的,充氧的
oxygenation *n*. 氧合(作用),充氧(作用)
oxygenator *n*. 氧合器
oxygen-deficient *a*. 氧不足的,缺氧的 ‖ ~ environment 缺氧环境
oxygenic *a*. 氧的,含氧的
oxygenium; **oxygen** *n*. 氧(8 号元素)
oxygenize; **oxidize** *v*. 氧化
oxygenolysis *n*. 氧分解(作用)
oxygen-powered aspirator 氧气驱动吸引器
oxygeusia *n*. 味觉锐敏,味觉亢进
Oxyghorpromazine *n*. 氧氯西嗪(抗精神病药)
oxyhaemoglobin; **oxyhemoglobin** *n*. 氧合血红蛋白
oxyhematin *n*. 氧合正铁血红素
oxyhematoporphyrin *n*. 氧血卟啉
oxyheme; **oxyhemochromogen**; **hematin** *n*. 血红素,正铁血红素,高铁血红素
oxyhemocyanine *n*. 氧合血蓝蛋白,氧合血青蛋白
oxyhemoglobin; **arterin** *n*. 氧合血红蛋白,动脉血红蛋白
oxyhemoglobinometer *n*. 氧合血红蛋白计
oxyhemogram; **oxigram** *n*. 血氧谱
oxyhemograph *n*. 血氧测定器
oxyhepatitis *n*. 急性肝炎
oxyhydrocephalus *n*. 尖头脑积水
oxyhydrogen *n*. 氧氢(气)(混合物)
oxyhyperglycemia *n*. 陡急高血糖,快速血糖过多(此病有轻微糖尿,口服葡萄糖耐量曲线为每 100 mL 升高约 180 ~ 200 mg,但摄入葡萄糖后 2.5 h 即可回复至空腹时的血糖值)
oxyindole *n*. 羟(基)吲哚
oxyiodide *n*. 氧碘化物
oxyjavanicin; **fusarubin** *n*. 氧爪哇菌素,新月菌红素,镰刀菌红素
oxykrinin *n*. 促胰液素
oxylalia; **swiftness of speech** *n*. 言语急促
oxylase *n*. 氧化酶
o-xylene *n*. 邻二甲苯
oxyleucotin *n*. 氧拟柯托皮碱(制自拟柯托皮 paracoto)
oxyl-iodide; **cinchophen hydriodide** *n*. 氢碘酸辛可芬
Oxylone *n*. 氟米龙(fluorometholone)[商名]
Oxyluciferin *n*. 氧萤虫素
Oxylycorium Acetate *n*. 石蒜醋铵(抗肿瘤药)

oxymatrine *n*. 氧苦参素
oxymel *n*. 醋蜜剂 ‖ ~ scillae 海葱醋蜜 / ~ urgineae 海葱醋蜜
Oxymesterone *n*. 羟甲睾酮(雄激素,同化激素类药)
Oxymetazoline *n*. 羟甲唑啉(血管收缩药) ‖ ~ 盐酸羟甲唑啉,盐酸羟间唑啉(肾上腺素能药,用作血管收缩药) / ~ nasal drops 羟甲唑啉滴鼻液
Oxymetazoline hydrochloride 盐酸羟甲唑啉,盐酸羟间唑啉(肾上腺素能药,用作血管收缩药)
Oxymetholone *n*. 羟甲烯龙,康复龙,羟次甲氢龙(雄激素,同化激素类药)
Oxymetholine *n*. 羟甲烯龙,康复龙,羟次甲氢龙(雄激素,同化激素类药)
Oxymethurea *n*. 双羟甲脲(消毒防腐药)
Oxymetopon compressus (Chan) 侧扁窄颅塘鳢(隶属于塘鳢科 Eleotridae)
oxymetry; oximetry *n*. 血氧定量法
Oxymonacanthus longirostris (Bloch et Schneider) 尖吻鲀(隶属于革鲀科 Aluteridae)
Oxymonadida *n*. 锐滴虫目
Oxymonadida Grassè 锐滴虫目
Oxymonas *n*. 锐滴虫属
Oxymoron *n*. (修辞)反义法,矛盾的形容法
oxymorphine; dehydromorphine *n*. 氧化吗啡,脱氢吗啡
Oxymorphone hydrochloride 盐酸羟吗啡酮(镇痛药)
Oxymorphone, numorphan *n*. 羟吗啡酮(镇痛药)
oxymorphone; 14-hydroxydihydromorphinone *n*. 氧吗啡酮
oxymycin; cycloserine *n*. 氧霉素,环丝氨酸
oxymyoglobin *n*. 氧合肌红蛋白
oxymyohematin *n*. 氧化肌细胞色素
oxynaphthoic acid 羟萘甲酸
oxynarcotine *n*. 羟基那可丁(一种鸦片碱)
oxynervon; oxynervone *n*. 羟基神经甙脂,羟基烯脑苷脂
oxyneurine; betaine *n*. 甜菜碱
oxyneuron *n*. 羟神经甙脂
oxynitrilase *n*. 醇腈(醛化)酶,氧腈酶,苦杏仁腈酶
oxyntic [希 *oxynein* to make acid] *a*. 泌酸的
oxyntomodulin *n*. 胃泌酸调节素(肠高血糖素的主要形式)
Oxyohenonium Bromide *n*. 奥芬溴铵(抗胆碱药)
oxyopia; oxyopsia; acuteness of vision *n*. 视觉锐敏,视觉亢进
Oxyopora paniculata DC. [拉,植药] 尖子木
oxyopter [*oxy-* + 希 *ōps* vision] *n*. 视度(视力的一种单位)
oxyoreductase *n*. 氧化还原酶
oxyosis; acidosis *n*. 酸中毒
oxyosmia [*oxy-* + 希 *osmē* odor]; **oxyosphresia** *n*. 嗅觉锐敏,嗅觉亢进
oxypaeoniflorin *n*. 氧化芍药甙
oxyparaplastin *n*. 嗜酸副染色质
oxypathia *n*. ①感觉锐敏,感觉亢进②酸(滞留)中度(旧名)
oxypathy *n*. 酸(滞留)中度,酸毒病(旧名)
Oxypendyl *n*. 奥苄喷地(镇吐药)
oxyperitoneum *n*. 人工氧腹,腹腔注氧
Oxypertine *n*. 奥昔哌汀,氧苯哌吲哚(抗抑郁药)
Oxyphenbutazone *n*. 羟基保泰松(男性附属性腺炎症非激素类抗炎类药物)
Oxyphencyclimine *n*. 羟苄利明(抗胆碱药) ‖ ~ hydrochloride 盐酸羟苄利明,盐酸羟苯环嘧(抗胆碱药,用于治消化性溃疡和胃肠道痉挛)
Oxyphenisatin *n*. 酚丁(泻药) ‖ ~ acetate 双醋酚丁(泻药)
Oxyphenonium bromide; antrenyl 奥芬溴铵,安胃灵(副交感神经阻滞药)
oxyphenylacetic acid 对羟苯乙酸
oxyphenylethylamine; tyramine *n*. 酪胺
oxyphil *a*. 嗜酸(性)的 *n*. 许特尔(Hurthle)细胞,嗜酸(性)细胞
oxyphilic; oxyphilous [*oxy-* + 希 *philein* to love] *a*. 嗜酸(性)的 ‖ ~ cell tumor 嗜酸性细胞肿瘤
oxyphonia [希 *oxyphōnia*] *n*. 尖音
oxyphor *n*. ①(红细胞)带氧体(指血红蛋白) ②羟基樟脑
oxyphorase *n*. 带氧酶
Oxyphotobacteria (Gibbons et Murray) **Murray** 产氧光细菌纲(氧化光合细菌纲)
oxyphyenylacetic acid 对羟苯乙酸
Oxypinocamphone *n*. 羟平酮(平喘药)
oxyplasm *n*. 嗜酸(性)胞质
oxypolygelatin (缩 OPG) *n*. 氧基聚明胶
Oxyporhamphidae *n*. 针飞鱼科(隶属于颌针鱼目 Beloniformes)
Oxyporhamphus micropterus (Cuvier et Valencinnes) 小鳍针飞鱼(隶属于针飞鱼科 Oxyporhamphidae)
oxypovidine, oxpovidinum *n*. 克矽平
oxyproline; hydroxyproline *n*. 羟脯氨酸
oxypropionic acid α-羟基丙酸,乳酸
oxypropylendiisoamylamine *n*. 羟丙二异戊胺
oxyproteinic acid 羟基蛋白酸
oxyprotiec acid 氧蛋白酸(肽类)
oxypurinase *n*. 羟嘌呤酶,氧嘌呤酶
oxypurine *n*. 羟嘌呤,氧嘌呤
Oxypurinol, oxipurinol *n*. 奥昔嘌醇(抗肿瘤药),别嘌呤二醇,羟嘌呤醇(黄嘌呤氧化酶抑制剂)
Oxypyrronium bromide 羟吡溴胺(抗胆碱药)
oxyquinaseptol; diaphtherine; hydroxyquinaseptol *n*. 酚磺酸双羟(基)喹啉
oxyquinoline *n*. 羟基喹啉(在杀真菌剂制备中用作制菌剂和制真菌剂,并用作消毒剂,也用作螯合剂) ‖ ~ benzoate 苯甲酸羟基喹啉 / ~ potassium sulfate 硫酸钾羟基喹啉 / ~ sulfate; chinosol 硫酸羟基喹啉,喹诺索(在药物制剂时用作络合剂,也用作局部防腐消毒药)
Oxyquinolline phthalyl sulfathiazole (缩 OQPST) 克泻痢宁,羟喹啉酞磺噻唑(抗菌药)
oxyradical *n*. 氧化自由基
oxyreductase *n*. 氧化还原酶
oxyrenin *n*. 氧肾素,氧高血压蛋白原酶
oxyrhine [*oxy-* + 希 *rhis* nose] *a*. 尖鼻的
oxyrygmia; acid eructation *n*. 嗳酸
oxysalt *n*. 含氧酸盐
oxysantonin *n*. 氧山道年
oxysepsin *n*. 氧化腐败素
oxysome *n*. 氧化体,嗜酸体
Oxysonium iodide 奥索碘胺(抗胆碱药)
oxysparteine *n*. 氧化金雀花碱
oxyspasmolytin *n*. 羟基解痉素
Oxyspirura *n*. 尖旋尾线虫属 ‖ ~ mansoni 曼氏尖旋尾线虫
Oxyspora paniculata DC. [拉,植药] 尖子木
oxyspore; exotospore; raphidiospore *n*. 子孢子体
Oxystarch *n*. 氧化淀粉(抗尿毒素症药)
Oxystylidaceae *n*. 尖柱白花菜科
oxytalan *n*. 耐酸纤维(一种结缔组织纤维,存于牙周膜和牙龈中)
oxytalanolysis *n*. 耐酸纤维溶解
oxytetracycline *n*. 氧四环素,土霉素 ‖ ~ calcium 土霉素钙(抗菌药) / ~ hydrochloride 盐酸氧四环素,盐酸土霉素(抗细菌及抗立克次体药)
oxythiamine *n*. 氧硫胺
oxytocia *a*. 分娩急速
oxytocic; parturifacient *a*. 催产的 *n*. 催产剂 ‖ ~ agent 催产制剂
oxytocin, pitocin *n*. 催产素,缩宫药(子宫收缩药) ‖ ~ challenge test 催产素激惹试验 / ~ induction 催产素诱导(分娩) / ~ sensitivity test (后叶)催产素感受性实验
oxytocinase *n*. 催产素酶,缩宫素酶
oxytocin-challenge test 催产素用于高度危险妊娠之子宫与胎盘的功能不足之分娩前实验
oxytoluic acid 甲基水杨酸
Oxytoxaceae *n*. 尖甲藻科(一种藻类)
oxytoxin *n*. 氧(化)毒素
Oxytricha acuminata Vuxanovici
Oxytricha bimembranata Shibuya
Oxytricha Bory 尖毛虫属 = Histrio Sterki; Opisthotricha Kent; Steinua Diesing
Oxytricha caudens Kahl 赫奕尖毛虫 = Oxytricha bivacuolata Gelei and Szabados
Oxytricha chlorelligera Kahl 叶绿尖毛虫
Oxytricha crassistilata Kahl 厚柱尖毛虫 = Oxytricha (Opisthotricha) muscorum Kahl
Oxytricha Ehrenberg 尖毛虫科
Oxytricha elliptica Gelei and Szabados 椭圆尖毛虫
Oxytricha fallax Stein 伪尖毛虫
Oxytricha furcatus Smith
Oxytricha histrioides Gellèrt
Oxytricha inquieta Stokes 欠安尖毛虫 = Histrio inquietus Stokes
Oxytricha longa Gelei and Szabados
Oxytricha longicirrata Kahl 长棘尖毛虫
Oxytricha ludibunda Stokes 游溢尖毛虫
Oxytricha marina Kahl 海尖毛虫

Oxytricha minor Kahl 小尖毛虫
Oxytricha muscorum Kahl；Oxytricha（Steinia）muscorum Kahl 苔藓尖毛虫
Oxytricha ovalis Kahl 卵形尖毛虫
Oxytricha saprobia Kahl 腐生尖毛虫
Oxytricha setigera Stokes 鬃尖毛虫
Oxytricha similes Engelmann 似尖毛虫 ＝ Opisthotricha elongata Smith; Oxytricha procera Kahl; Oxytricha longa Gelei and Szabados; Opisthotricha terrestris Horvàth
Oxytricha sphagni Kahl 水藓尖毛虫
Oxytricha truncata Vuxanovici
Oxytricha（Opisthtricha）euglenivora Kahl
Oxytrichabifaria Stokes; Oxytricha hytophaga Gelei and Szabados 两面尖毛虫
Oxytropic *a*. 亲氧的
Oxytropis chiliophylla Royle 轮叶辣豆［植药］—［莪大夏］
Oxytropis chiliophylla royle［拉，植药］轮叶棘豆
Oxytropis DC. 棘豆属
Oxytropis falcata Beg 镰型辣豆［植药］—［莪大夏］
Oxytropis falcata bunge［拉，植药］镰形棘豆
Oxytropis glabra DC.［拉，植药］小花棘豆
Oxytropis kanxuensis bunge［拉，植药］甘肃棘豆
Oxytropis leptophylla（Pall.）**DC.**［拉，植药］薄叶棘豆
Oxytropis melanocalyx bunge［拉，植药］黑萼棘豆
Oxytropis psammocharis hance［拉，植药］砂珍棘豆
Oxytropism *n*. 亲氧性（活细胞对氧刺激的反应）
oxytuberculin *n*. 氧化结核菌素
oxyuri-［希］［构词成分］蛲虫
oxyuria; oxyuriasis; oxyuriosis *n*. 蛲虫病
oxyuricida *n*. 杀蛲虫药
oxyuricide［*oxyuris* + 拉 *caedere* to kill］*n*. 蛲虫药
oxyurid; oxyuroid *n*. & *a*. 蛲虫（的）
Oxyurida *n*. 尖尾目（寄生虫）
Oxyuridae *n*. 尖尾科（寄生虫）
oxyurifuge *n*. 驱蛲虫药
oxyuriosis; oxyuriasis *n*. 蛲虫病
oxyuriasis; oxyuriosis *n*. 蛲虫病
Oxyuris［希 *oxys* sharp + *oura* tail］*n*. 尖尾线虫属，蛲虫属 ‖ ~ equi 马尖尾线虫 / ~ incognita 未定尖尾线虫（大约为住根异皮线虫）/ ~ vermicularis 蠕形住肠线虫，蛲虫（即 Enterobius vermicularis）
Oxyuris equi（Schrank）马尖尾线虫（隶属于线虫纲 Nematoda）
oxyuroid; oxyurid *n*. & *a*. 蛲虫（的）
Oxyuroidea *n*. 尖尾总科，蛲虫总科
oxyuroidraon *a*. 蛲虫的
oxyvaseline *n*. 氧化凡士林
oxyzymol; carvacrol *n*. 香荆芥酚
Oy oralloy 橙色合金（美国浓缩铀的代称）
Oy orange yellow 橙黄色
OYE old yellow enzyme 旧黄酶
Oyexin *n*. 增食欲素（分 A、B 两种，A 是由 33 个氨基酸组成的多肽，B 是由 28 个氨基酸组成的多肽）
oyster *n*. 牡蛎，蚝 ‖ ~ herpetovirus 牡蛎疱疹病毒 / ~ meat［动药］牡蛎肉 / ~ shell［动药］牡蛎
oz ap apothecaries' ounce 药衡英两，药衡盎司（＝31.104 克）
OZ avdp; oz av avoirdupois ounce 常衡英两，常衡盎司（＝28.349 克）
oz fl fluid ounce（英美衡制）液量盎司（＝28.396 6 克）
Oz Oz 标记（一种抗原标记，以区别人免疫球蛋白 λ 轻链亚型）
oz ounce［拉 uncia］英两
Ozagrel *n*. 奥扎格雷（抗凝药）
ozazone; osazone *n*. 脎
ozenous *a*. 臭鼻的
ozf ounce force 盎司力
oz-ft ounce-foot 盎司—英尺
oz-in ounce-inch 盎司—英寸
ozo-［希］［构词成分］臭
ozocerite; ozokerite［希 *ozein* to smell + *kēros* wax］*n*. 地蜡
ozochrotia［希 *ozein* to smell + *chrōs* skin］*n*. 皮臭（症）
ozochrotous *a*. 皮臭的
Ozolinone *n*. 奥唑啉酮，哌噻乙酸（利尿药）
ozonation *n*. 臭氧化
ozonator *n*. 臭氧发生器
ozone［希 *ozein* to smell］*n*. 臭氧 ‖ ~ ether 臭氧乙醚（乙醚、过氧化氢、醇化剂，用作防腐剂及治百日咳和糖尿病）/ ~ layer 臭氧层 / ~ shield 臭氧层 / ~ sickness 臭氧
ozonic, ozonous *a*. 臭氧的；含臭氧的
ozonide *n*. 臭氧化物
ozonize *vt*. 使臭氧化，变成臭氧
ozonization *n*. 臭氧作用
ozonizer *n*. 臭氧施放器（将臭氧用于伤口、瘘管）
ozonolysis *n*. 臭氧分解
ozonometer［*ozone* + 希 *metron* measure］*n*. 臭氧计
ozonophore［*ozone* + 希 *pherein* to bear］*n*. ①原浆粒（细胞的）②红细胞
ozonoscope *n*. 臭氧检验器
ozonosphere *n*. 臭氧层
ozostomia *n*. 口臭症
OZS ozs ounce 盎司
Ozt ounce troy 金衡盎司

P p

P aeq partes acequales[拉] 等份
P and P prothrombin and procon-vertin test 凝血酶原与凝血第七因子试验(血凝试验)
p coen post coenam [拉] 晚餐后
P Hosp Post Hospital 兵站医院
P MAF Pharmaceutical Manufacturers' Associtaion Foundation 制药商协会基金会
P Ned Phharmacopee Nederiandsche 荷兰药典
P of O point of origin 原点
p rat act pro ratione aetatis [拉] 年龄比例
P site peptidyl site 肽基部位
P sub protein substance 蛋白物质
P Surg plastic surgery 矫形(整形)外科[学]
P UH pregnancy urine hormone 孕尿激素
P10 3 – nitro – 5 – bromo – 4 – hydroxy – 4'-chloroazobenzene 3 – 硝基 – 5 – 溴 – 4 – 羟基氯偶氯苯(杀钉螺和扁卷螺剂)
P-113 saralasin; sarenin 肌丙抗增压素(降压药)
P12 oxacillinum natricum 苯唑青霉素,苯甲异唑青霉素钠,新青霉素Ⅱ
P2 pregnanediol 孕二醇,5β – 孕烷 – 3α,20α 二醇
P25 sodium cloxacillin 邻氯青霉素钠,氯唑青霉素钠
P-2-AM pralidoxime iodide 碘化解磷定
P2S prolidoxime mesylate 甲磺酸磷定,甲基吡啶甲醛肟甲磺酸盐
P2VP poly – 2 – vinylpyridine 聚 – 2 – 乙烯基吡啶
P3 parainfluienza type 3virus 3 型副流感病毒
P – 32 phosphorus-32 磷
P – 391 mepazine 甲哌啶嗪
P – 3981 crampol, acetylpheneturide 乙酰苯丁酰脲(抗癫痫病药)
P4 progesterone 黄体酮
P450 Cytochrome P450 细胞色素 P450
P – 4599 Doxepin 多虑平(抗忧郁药)
P5 Pregnendone 孕烯醇酮,孕 – 5 – 烯 – 3β – 醇 – 20 – 酮
P – 501 glucosulphone sodium 二葡萄氨苯砜钠(治麻风药)
P – 55 hydroxypregnanedione; hydroxydione 羟基娠烷二酮,羟[基]孕二酮,羟孕酮酯(静脉麻醉剂)
P – 607 chlorpropamide 氯磺丙脲(治糖尿病药)
P – 99 yurimin – 99 二溴羟基硝基偶氮苯
3P methoxymerphalan, 6 – methoxy-p- < bis-(2 – chlorethyl) amino > -phenylalamine 甲氧芳芥,甲氧基苯丙氨氮芥,甲氧基溶肉瘤素
16P5 16α OH-pregnendone 16α 羟—孕烯醇酮,16α 羟—孕 5 – 烯 – 3α – 醇 – 20 – 酮
16αP 16α-hydroxy-progesterone 16α 羟基黄体酮
20αP4 20α-dihydroprigesterone 20α – 二氢孕酮,20α – 二氢黄体酮,20α – 氢烯二酮, 25,29 平方米(面积单位)
PA pacemaker, artificial [人工]起搏器(心) ‖ ~ , asynchronous 异步起搏器(心) / ~ , eardiac; sino-atrial node 起搏点(心),窦房结 / ~ , cllfum 纤毛起搏点(细胞) / ~ , demand 控制起搏器(心) / ~ , ectopic 异位起搏点(窦房结以外的心起搏点) / ~ , external 体外起搏器(心) / ~ , fixed-rate 定频[率]起搏器(心) / ~ , implanted; internal ~ 埋入起搏器,体内起搏器(心) / ~ , radio-frequeney 射频起搏器(心) / ~ , synchronous 同步起搏器(心) / ~ , transvenous catheter [经] 静脉导管起搏器(心)
Pa paper 论文,文件
PA& F percussion, auscultation and fremitus 听诊,叩诊和触感震颤
Pa·s pascal second 帕[斯卡]·秒(动力黏度单位)
PA-105 oleandomycin 竹桃霉素
PA-106 anisomycin 茴香霉素(抗滴虫药)
PA-114 staphylomycin 悬垂霉素
PA-144 mithramycin 光神霉素,光辉霉素(抗肿瘤药)
PA-148 angolamycin 安哥拉霉素
PA-248 phenoxypropylpenicillin potassium 苯氧丙基青霉素钾
PA-616 antibiotic 616; fumgicide 抗菌素 616,杀真菌剂
PA-701 cyccoserine 环丝氨酸
PA-93 novobiocin; cardelmycin 新生霉素
PA94 cycloserine 环丝氨酸
PA95 actithiazic acid 放线噻唑酸,噻唑霉素
PaA pancreas-specific antigen 胰腺特异抗原
PAA parti affectae applicetur[拉] 用于受损区 / peroxyacetic acid 过氧乙酸,过乙酸(消毒药,病毒灭活剂) / phosphonoacetic acid 膦羧基醋酸,膦乙酸 / phthalic anhydride 酞酐,邻苯二酸酐 / polyacrylamide 聚丙烯酰胺 / polyacrylic acid 聚丙烯酸 / Population Association of America 美国人口协会 / pyridine acetic acid 吡啶乙酸
3 – PAA 3 – pyridineacetic acid 3 – 吡啶醋酸
PAABS Pan-American Association of Biochemical Societies 泛美生物化学会协会
PAA-CN-CA polyacrylic acid, cellulose nitrate and cellulose acetate 聚丙烯酸,硝酸纤维素与醋酸纤维素
PAAm polyacrylamide 聚丙烯酰胺
PAAS Premorbid Asocial Adjustment Scale 发病前活动减少的判断指标
PAase penicillin acylase 青霉素酰化酶
PAB para-amino benzyl 对氨基苄酯(解毒剂) / para-aminobenzoic acid 对氨基苯甲酸
PABA para-aminobenzoic acid 对氨基苯甲酸 / portable automatic blood analyzer 手提自动血液分析器
pabulin *n*. (血内)滋养物质
pabulum *n*. 食品,营养,滋养品,粮食
PAC p-aminosalicylate calcium 对氨基水杨酸钙 / Papillary adenocarcinoma 乳头腺癌 / papular acrodermatitis of childhood 儿童丘疹肢皮炎 / parathion 对硫磷(杀虫药) / permature auricular contraction 房性期前收缩 / phenacetin 非那西汀 / phenacetin, aspirin and caffeine, mixture 非那西汀、阿司匹林、咖啡因合剂 / plasma aldosterone concenfratio 血浆醛固酮浓度 / premature atrial contraction 房性期前收缩 / *Progress Against Cancer* (*Progres Contre le Cancer* 法文刊名) 抗癌进展(加拿大癌症学会杂志) / Pure and Applied Chemistry 理论化学和应用化学(杂志名)
Pacchionian bodies 帕基奥尼氏体,蛛网膜粒
Pacchionian depression 帕基奥尼氏凹陷,颗粒小凹
Pacchionian foramen 帕基奥尼氏孔,[小脑]幕切迹
PACCS Pan-American Cancer Cytology Society 泛美癌细胞学会
Pacderia scandens (**Lour**)**Merr**.[植药] 鸡失藤根,全草
Pacderid scandens (**Lour**) **Merr var. tomentosa** (**Bjhome**) **Hand-Mazz** [植药] 毛鸡失藤根,根、全草
Pacdiatric(简作 Paedia) 儿科学的
pace *n*. 步态,步调 *v*. 踱步,步测(距离) ‖ keep ~ (with) 跟……步调一致,并驾齐驱
pacemaker(简作 Pace 或 PM) *n*. ①起搏点 ②起搏器 ‖ ~ of heart 窦房结
PACEMB Proceedings of the Annual Conference on Engineering in Medicine and Biology 医学和生物学工程年会会议录
pacesetter *n*. 标兵
pachemia *n*. 血液浓缩
pachismus *n*. 肥厚
pachlosis *n*. 皮肤粗糙
Pachnephorus variegatus (**Lefe vre**)甘蔗鳞斑叶甲(隶属于肖叶甲科 Eumolpidae)
pachometer *n*. 厚度测量器
pachulosis *n*. 皮肤粗糙
pachy-[希][构词成分] 厚,硬,粗
pachyacria *n*. 肢软部肥厚
pachyblepharon *n*. 睑缘肥厚
pachyblepharosis *a*. 睑缘肥厚的
Pachybrachys ochropygus(**Solsky**)黄臀短柱叶甲(隶属于肖叶甲科 Eumolpidae)
pachycephalia *n*. 颅骨肥厚
pachycephalic *a*. 颅骨肥厚的
pachychilia *n*. 唇肥厚
pachycholia *n*. 胆汁浓缩
pachychromatic *a*. 粗染色质线的
pachychymia *n*. 乳糜浓缩
pachycolpismus *n*. 肥厚性阴道炎

pachydactylous *a*. 指(趾)肥大的
pachydactyly *n*. 指(趾)肥大
pachyderm *n*. 厚皮动物,脸皮厚的人,迟钝的人
pachyderma *n*. 皮肥厚,厚皮 ‖ ~ vesicae 膀胱黏膜肥厚
pachydermatocele *n*. 神经瘤性象皮病
pachydermatosis *n*. 皮肥厚病,肥厚性酒渣鼻,鼻赘
pachydermatous *a*. 厚皮的
pachydermia *n*. 皮肥厚,厚皮,厚皮病
pachydermial *a*. 厚皮的
pachydermic *a*. 厚皮的
pachyemia *n*. 血液浓缩
pachyglossia *n*. 舌肥厚,厚舌
pachygnathous *a*. 巨颌的
pachygyria *n*. 巨脑回
pachyhemia *n*. 血液浓缩
pachyhymenia *n*. 膜肥厚,厚膜,皮肥厚,厚皮
pachylabious *a*. 厚唇的
pachyleptomeningitis *n*. 硬软脑[脊]膜炎
pachylosis *n*. 皮肤粗糙
pachymenia *n*. ①膜肥厚,厚膜 ②皮肤肥厚,厚皮
pachymenic *a*. ①厚皮的 ②厚膜的
pachymeninges *n*. 硬脑[脊]膜
pachymeningioma *n*. 硬脑[脊]膜瘤
pachymeningitis *n*. 硬脑[脊]膜炎
pachymeningopathy *n*. 硬脑[脊]膜病
pachymeninx(复 pachymeninges) *n*. 硬脑[脊]膜
Pachymerus gonagra (**Fabricius**)花生豆象(隶属于豆象科 Bruchidae)
pachymeter *n*. 厚度测量器
pachymucosa *n*. 黏膜肥厚
pachynema *n*. 粗线期(核分裂)
pachynesia *n*. 线粒体粗肿
pachynsia *n*. 肥厚
pachynsis *n*. 肥厚
pachyntic *a*. 肥厚的
pachyonyxis *n*. 甲肥厚
pachyostosis *n*. 骨肥厚
pachyotia *n*. 耳肥厚
pachypelviperitonitis *n*. 肥厚性盆腔腹膜炎
pachyperiosteoderma *n*. 厚皮性骨膜病
pachyperiostitis *n*. 厚皮性骨膜炎
pachyperiostonitis *n*. 肥厚性骨膜病
pachyperitonitis *n*. 肥厚性腹膜炎
pachypleuritis *n*. 肥厚性胸膜炎
Pachyrhizus erosr(**L**)**urban** [植药] 豆薯,豆薯花—[薯花]
pachysalpingitis *n*. 肥厚性输卵管炎,实质性输卵管炎
Pachyseris speciosa(**Dana**)标准厚丝珊瑚(隶属于菌珊瑚科 Agariciidae)
Pachystomias microdon (**Gunther**)厚巨口鱼(隶属于黑巨口鱼科 Melanostomiatidae)
Pachytriton brebipes labiatus (**Unterstein**)肥螈无斑亚种(隶属于蝾螈科 Salamandridae)
Pachytriton brevipes brevipes(**sauvage**)肥螈有斑亚种(隶属于蝾螈科 Salamandridae)
pachyvaginalitis *n*. 肥厚性鞘膜炎
pachyvaginitis *n*. 肥厚性阴道炎
PACIA particle counting immunoassay 粒子计算免疫检定
pacific *a*. 和平的,温和的,爱好和平的,平静的 ‖ the ~ (Ocean) 太平洋 ‖ ~ally *ad*.
Pacific standard time (简作 PST) 太平洋标准时间
pacification *n*. 媾和,和平,平定,镇定,和约
pacifier *n*. 抚慰者,橡皮奶头
pacifism; **percificism** *n*. 和平主义,和平论
pacifist; **pacificist** *n*. 和平主义者
pacify *v*. 镇静,抚慰,平定
pacing impulse (简作 PI) 起搏,同步冲动
pacing, cardiac [人工] 起搏法(心)
pacinian corpuscles 帕西尼氏小体,环层小体
pacinitis *n*. 环层小体炎
pack *n*. 包裹,一堆,湿布,包裹方法 *v*. 包装,填塞,包扎,捆扎,*a*. 捆扎的,成包的,包装的 ‖ a ~ of 一包 / cold ~ 冷湿布裹法 / dry ~ 干布裹法 / full ~ 全身裹法
package unit (简作 PU) (仪器附件)每箱内装件数
packaged disaster hospital (简作 PDH) 流动性救灾医院
package (简作 PKg) *n*. 包装,包裹 *v*. 打包,包装
packed red cells (简作 PRC) 压积红细胞
packed-cell volume (简作 PCV) 血细胞压积
packet *n*. 小包,一札(邮件),一小批,邮船,填塞器 *v*. 把……打成小扎,包扎
packing *n*. 打包,填料,包扎法 ‖ ~ of uterine cavity 子宫腔纱布填塞术
packingease *n*. 货箱
packmen *n*. 小贩
PACMS Psycho-Acoustical Measuring System 精神听觉测定系统
$PACO_2$ alveolar partial pressure of carbon dioxide 肺泡气二氧化碳分压
$PaCO_2$ partial pressure of carbon dioxide in artery 动脉血二氧化碳分压
Paconia szechuanica Fang [植药] 川牡丹根皮
Paconia veitchii Lynch. [植药] 川赤芍根—[赤芍]
paconine; **peonine** *n*. 芍药碱
pact *n*. 协定,公约,合同
PAD *Patient Aid Digest* 病人护救文摘(杂志名) / phenacetin, aspirin, and desoxyephedrine mixture 非那西丁—阿司匹林—去氧麻黄碱合剂 / portal azygous disconnection 门奇静脉分离术 / Post Activation Diffusion 激活后扩散 / primary afferent depoiarization 原发性传入[神经]去极化
pad *n*. 褥垫,垫,托 *v*. 填塞,步行,走[路] ‖ abdominal ~ 腹垫 / surgical ~ 外科垫布
PADA *Proceedings of the American Diabetes Association* 美国糖尿病协会会议录(杂志名)
padding *n*. 填塞,填料,垫物
paddle *v*. 荡浆,涉水 *n*. ①浆,(浆状)搅拌器 ②扁附节(水栖半翅目),尾鳍(蚊蛹)
padlock *n*. 挂锁,锁头 *v*. 锁上
PADP pulmonary artery diastolic pressure 肺动脉舒张期压
PADRE Patient Automatic Data Recording Equipment 病人自动数据记录设备
pads *n*. 指节垫
PAdT platelet adherence test [PahT] 血小板粘附试验
padutin *n*. 血管舒缓素
pae partes aequales [拉] 等分的,等量的
PAE popliteal artery entrapment 腘动脉障碍 / postantibiotic effect 抗生素后效应
Paealichthys olivaceus (**Temminck et Schlegel**)褐牙鲆(隶属于牙鲆科 Bothidae)
paean *n*. 赞歌,颂歌
Paedia Paediatric 儿科学的
Paediatrician; **paediatrist** *n*. 儿科医生,儿科专家
paediatrics (简作 PD) *n*. 儿科学,小儿科
paedo-儿童
PAEDP pulmonary arterial end diastolic pressure 肺动脉舒张压
PAEF platelet aggregation enhancing factor 血小板凝集加强因子
Paeonia lactiflora pall ‖ ~ albiftom pall. [植药] 芍药根—[赤芍];除去栓皮的根—[白芍]
Paeonia lactiflora pall. var. trichocarpa(**Bunge**) **Ster** [植药] 毛果芍药根
Paeonia lutea Franch [植药] 黄牡丹根皮
Paeonia obovata Maxim. [植药] 草芍药根[赤芍]
Paeonia suffruticosa Andr. [植药] 牡丹根皮—[牡丹皮]
Paeonia suffruticosa Andr. var. papaveracea(**Andr.**)**Kerner**, ‖ ~ papaver acea Andr. [植药] 粉牡丹根皮
Paeonia suffruticosa Andr. Var. spontanea Rehd. [植药] 矮牡丹根皮
Paeoniacese *n*. 芍药科
paeoniflorin (简作 PN) *n*. 芍药甙
paeonolum *n*. 丹皮酚
PAF paroxysmal atrial fibrillation 阵发性心房纤维颤动 / percussion, auscultation and fremitus 叩诊,听诊和触感震颤 / platelet activating factor 血小板活化因子 / platelets aggregation factor 血小板凝集因子 / prothrombin activation factor 凝血酶原致活因子 / pulmonary arteriovenous fistula 肺动静脉瘘
-pafant [构词成分] -帕泛(1998 年 CADN 规定使用此项名称,主要系指影响血液及造血系统的血小板激活因子拮抗药类的一些药名,如福罗帕泛[Foropafant]、罗塞帕泛[Rocepafant]等)
PAG; **PAg** pelvic angiography 骨盆血管造影术
PAG pentaacetylgitoxin 五乙酰吉妥辛(强心药) / periaqueductal gray matter 导水管周围灰质(脑) / polyacrylamide gel 聚丙烯酰胺凝胶 / post-auricular graft 耳后植皮 / pregnancy association glycoprotein 妊娠相关糖蛋白 / protection anti-gas 防毒,防化学
pag-[构词成分] 意为"固定","扎牢"(来自希腊语)

pagan *n*. 异教徒,不信教的人 *a*. 异教徒的,不信教的
paganism *n*. 异教,信奉异教
page *n*. 页,专栏
PAGE polyacrylamide gel electrophoresis 聚丙烯酰胺凝胶电泳
page table (简作 PT) 页[面]表,表页
pageant *n*. 露天表演,街头历史剧,庆典
pagetic *a*. 变形性骨炎的
pagina *n*. ①翅面 ②后腿扁面(直翅目) ‖ ~ inferior 翅下面 / ~ superior 翅上面
paginate *v*. 标记页数
pagination *n*. 标记页数[的数字]
pagiopodous *a*. 具枢基的(异翅亚目昆虫)
PAGMK Primary African green monkey kidney 原始非洲绿猴肾
pagoda *n*. 塔,宝塔
pagon *n*. 冰内生物
pagoplexia *n*. 冻疮
Pagrosomus major (**Temminck et Schlegel**)真鲷(隶属于鲷科 Sparidae)
PagT platelet agglutination test 血小板凝集试验
Paguma larvata 果子狸(狸殖吸虫的终末宿主)
Pagumogonimiasis *n*. 斯氏狸殖吸虫病
Pagumogonimus *n*. 狸殖属 ‖ ~ skrjabini 斯[卡宾] 氏狸殖吸虫(可引起皮下并殖吸虫病)
Pagumonimus *n*. 狸殖吸虫属
Paguridae *n*. 寄居蟹科(隶属于寄居蟹总科 Paguroidea)
Paguridae pectinatus (**Stimpson**)海绵寄居蟹(隶属于寄居蟹科 Paguridae)
Paguristes ortmanni (**Miyake**)奥氏长眼寄居蟹(隶属于活额寄居蟹科 Coenobitoidea)
Paguroidea *n*. 寄居蟹总科(隶属于歪尾次目 Anomura)
Pagurus ochotensis (**Brandt**)大寄居蟹(隶属于寄居蟹科 Paguridae)
-pagus 后缀,意为"双畸胎"(来自希腊语 pagos)
PAH para-aminohippuric acid 对氨基马尿酸 / polycyclic aromatic hydrocarbon 多环芳香烃 / pulmonary artery hypertension 肺动脉高压
Paharmacopoeia Britannica (简作 PB)
PAHMC Pan-American Homeopathic Medical Congress 泛美顺势疗法医学会议
PAHO Pan-American Health Organization 泛美卫生组织
PAI parathyroid activity index 甲状旁腺活性指数 / Precise angle indicator 精密角度指示器
paid *v*. pay 的过去式和过去分词
paidonosology *n*. 儿科学
PAIgG platelet associated IgG 血小板相关免疫球蛋白 G
pail *n*. 桶,提桶
pailful *n*. 一桶,满桶
pain *n*. 痛苦(pl.)辛苦,努力,刻苦 *v*. 使疼痛,使痛苦 ‖ be at ~s尽力,努力 / be at the ~s of 刻苦 / ~ed 痛苦的 / ~ killer 止痛药 / ~s labor 阵痛,分娩痛 / ~ sense 痛觉 / ~ spot 痛点 / take(much) ~s 尽力,努力,苦干
pain producing substance (简作 PPS) 引起疼痛的物质,致痛物质
pain rating index (简作 PRI) 疼痛评定指数
Pain Sensitivity Range (简作 PSR) 疼痛敏感范围
pain-dysfunction syndrome (简作 PDS) 疼痛功能紊乱综合征
painful *a*. 痛的,痛苦的,费力的,辛苦的 ‖ ~ urination 排尿痛 ‖ ~ly ***ad***.
painless *a*. 不痛的,无痛苦的 ‖ ~ly ***ad***.
painstaking *a*. 辛苦的,勤劳的 *n*. 辛苦,勤苦
paint *n*. 画,颜料,油漆 *v*. 绘画,着色于……,[以油漆]涂抹
paintbrush *n*. 油漆刷,画笔
painter *n*. 油漆工人,画家 ‖ ~s colic 铅中毒绞痛
painting *n*. 绘画学,绘画艺术,(一张)油画,颜料,上油漆
pair *n*. 一对,一把,一付 *v*. 配对,合作,结婚,交尾 ‖ a ~ of ... 一双,一对,一套,一副,一把 / in a ~ 成一对的 / in ~s 成双成对的
paired fin 偶鳍
pairing *n*. 配对,成对 ‖ ~,base 碱基配对 / ~,somatic 体细胞染色体配对
pairing segment 联合段,配对段
pairs (简作 prs) 偶,对(复数)
PAJ *Physicinas' Assistant-Journal* 内科助理医师杂志
Pakistan *n*. 巴基斯坦
Pakistan Army Medical Corps (简作 PAMC) 巴基斯坦军医队
Pakistan Medical Association (简作 PMA) 巴基斯坦医学协会
Pakistan (简作 Pk; PK) 巴基斯坦
PAL pathology laboratory 病理学实验室 / phenylalanice ammonia-lyase 苯丙氨酸氨裂解酶 / photoaffinity labelling 光亲和标记法(应用于受体的研究中) / plasma aldosterone 血浆醛固酮 / platelet-activating factor 血小板活化分子 / posterior axillary line 后腋窝线,腋后线 / pyridoxal 吡哆醛
Pal palate 腭;喙(电镜)
pal *n*.〈口〉伙伴,朋友,同谋 *v*. 结成好友
pala *n*. ①铲形跗(划蝽科) ②铲形器官 ③铲
PALA Partition affinity ligand assay 分亲溶和配基试验 / N-phosphonacetyl-L-aspartase N-膦乙酰天冬氨酸酶
palace *n*. 宫,宫殿,大厦
Palade's granule (简作 PG) 帕泪德氏颗粒(细胞内含多量核糖核蛋白的小器官,电镜)
palae(o)-, paleo-古的,旧的,最早的
Palaemon macrodacttylus (**Rathbun**)巨指长臂虾(隶属于长臂虾科 Palaemonidae)
Palaemonidae *n*. 长臂虾科(隶属于长臂虾总科 Palaemonidae)
Palaemonidae *n*. 长臂虾总科(隶属于腹胚亚目 Pleocyamata)
Palaemontes-lightening hormone (简作 PLH) 薄阴阜—孕腹轻松激素
palaeognathous palate 古腭
pal(a)eoanthropology *n*. 古人类学
pal(a)eobotany *n*. 古植物学,化石植物学
pal(a)eography *n*. 古文书(学),古字体
pal(a)eophyte *n*. 古生代植物
palang Merah Indonesia (简作 PMI) 印度尼西亚红十字会
palanquin; palankeen *n*. 轿子
palatable *a*. 可口的,好吃的,美味的,合趣味的
palatal *a*. 腭的,腭音的 *n*. 腭音
palate (简作 Pal) *n*. 腭,味觉,舌(昆虫) ‖ hard ~ 硬腭 / soft ~ 软腭
palatial *a*. 宫殿(似)的,富丽堂皇的
palatic *a*. 腭的
palatiform *a*. 腭形的
palatine *n*. & *a*. ①腭骨 ②腭的 ‖ ~ bone 腭骨 / ~ gland 腭腺 / ~ process of maxilla 上颌[骨]腭突 / ~ tonsil 腭扁桃体
palatitis *n*. 腭炎,腭脊红肿(马)
palato-[拉][构词成分] 腭
palatodynia *n*. 腭痛
palatoglossal *a*. 腭舌的 ‖ ~ arch 舌腭弓 / ~ fold 腭舌皱襞
palatoglossus *n*. 舌腭肌
palatognathous *a*. 腭裂的
palatognathus *n*. 腭裂
palatograph *n*. 腭动描记器
palatography *n*. 腭动描记术
palatomaxillary *a*. 腭上颌的
palatonasal *a*. 腭鼻的
palatopagus parasitic us 腭寄生胎(上颌寄生胎的一种)
palatopharyngeal *a*. 腭咽的 ‖ ~ fold 腭咽皱襞
palatopharyngeus *n*. 咽腭肌
palatoplasty *n*. 腭成形术
palatoplegia *n*. 腭麻痹
palatopterygoid *a*. 腭翼的
palato-quadrate *n*. 腭方骨 ‖ ~ cartilage 腭方软骨
palatorrhaphy *n*. 腭裂缝术,腭修补术
palatosalpingeus *n*. 腭帆张肌
palatoschisis *n*. 腭裂
palatostaphylinus *n*. 腭悬雍垂肌
palato-tooth *n*. 腭牙,腭齿
palato-uvularis *n*. 悬雍垂肌
palatum (复 palata) *n*. 腭 ‖ ~ durum 硬腭 / ~ molle 软腭
palaver *n*. 洽谈,商谈,闲谈,奉承 *v*. 空谈
palcencephalon; paleocncephalon *n*. 旧脑,原脑
PALDA Parents Against Leagal Drug Abuse 父母反对合法药物滥用组织
pale *a*. 苍白的,暗淡的,软弱无力的 *v*. 变苍白,失色 *n*. 栅篱,范围
paleo-老,古,旧
paleocerebellar *a*. 旧小脑的
paleocerebellum *n*. 旧小脑,原小脑
paleocinetic *a*. 旧[成]运动区的,自主运动的
paleocortex *n*. 旧[大脑]皮质
paleocranium *n*. 古颅
paleoencephalon *n*. 原脑,旧脑
paleogenesis *n*. 重演性发生(祖代的特征重现于以后各代)
paleogenetic *a*. 重演性发生的
paleokinetic *a*. 旧[成]运动区的,自主运动的
paleontology *n*. 古生物学

paleopallium *n*. 旧[大脑]皮质,原[大脑]皮质
Paleopathologh Newsletter(简作 PN)古生物病理学通讯
paleopathology *n*. 古生物病理学
Paleopathology Association(简作 PA)古生物病理学协会
paleophrenia *n*. 神经分裂症
paleosensation *n*. 旧感觉(指痛觉及温度感觉)
paleostriatal *a*. 旧纹状体的
paleostriatum *n*. 旧纹状体,原纹状体
paleothalamus *n*. 旧丘脑,原丘脑
palette *n*. 调色板
palfrich photometer 普耳弗里希氏光度计
palfyn's sinus 帕尔芬氏窦(筛窦额窦间隙)
pali-; **palin-**重复,向后
palicinesia *n*. 动作重复
paligraphia; **palingraphfa** *n*. 书写重复
palikinesia *n*. 动作重复
palilalia *n*. 言语重复
palinal *a*. 后移的,向后的
palindromia *n*. 复发,再发
palinesthesia *n*. 复苏,苏醒
paling *n*. 木栅,围篱,尖板条
palingenesis *n*. 重演性变态,重演性发生
palinmnesis *n*. 回忆
palintrope *n*. 后转板
Palinuridae *n*. 龙虾科(隶属于龙虾总科 Palinuroidea),龙虾次目(隶属于腹胚亚目 Pleocyamata)
Palinuroidea *n*. 龙虾总科(隶属于龙虾次目 Palinuridea)
paliphrasia *n*. 言语重复
palipraxia *n*. 动作重复
palirrhea *n*. 反流,回流,再度,漏液
palisade *n*. 围篱,栅栏
palish *a*. 稍苍白的
palistrophia *n*. 脊柱扭转[症]
pall *n*. 棺罩,柩衣,遮盖物 *v*.(事物的)无味,乏味,生厌,腻烦
palladium(简作 PD) *n*. 钯(46号元素)
pall e Pallidum externum 外苍白球(丘脑)
pall i Pallidum intermum 内苍白球
pallanestheia *n*. 振动[感]觉缺失
PallaviMaceae *n*. 带叶苔科(一种苔类)
pallescence *n*. 苍白
pallesthesia *n*. 振动(感)觉,骨感觉
pallet *n*.(陶工,泥工用的)抹子,调色板,草垫子,草床;跗吸盘(鞘翅目龙虱科)
pallhypesthesia *n*. 震动[感]觉减退
pallial *a*. ①[大脑]皮质的 ②[外]套膜的 ‖ ~ groove 套膜沟 / ~ line 外套线 / ~ sinus 外套窦 / ~ siphuncle 外套索(软体动物)
palliasse *n*. =paillasse 草荐
palliate *v*. 减轻(痛苦,疾病),掩饰(罪过),缓和
palliation *n*. 缓和,减轻
palliative *a*. 姑息的,减轻的,治标的,缓和的 *n*. 减轻,姑息剂,治标剂 ‖ ~ trearment 姑息疗法,舒减疗法
pallid *a*. 苍白 ‖ ~ly *ad*. / ~ness, *n*.
pallidal *a*. 苍白球的
pallidectomy *n*. 苍白球切除术
pallidin *n*. 梅毒螺旋体素,苍白密旋体素
pallidofugal *a*. 离苍白球的
pallidum *n*. 苍白球(豆状核);大脑皮质
Pallidum externum(简作 pall e)外苍白球(丘脑)
Pallidum intermum(简作 pall i)内苍白球
pallor *n*. 苍白
palm *n*. 手掌,掌状物,棕榈,胜利 *v*. 用手抚摸,茬在手心里 ‖ ~print *n*. 掌纹
palma *n*. ①掌部 ②跗掌(昆虫) ③棕榈 ‖ ~ manus 手掌,掌
palmae *n*. 掌
Palmae *n*. 棕榈科
palmar *a*. 掌的 ‖ ~ aponeurosis 掌腱膜 / ~ cutaneous branch of medium nerve 正中神经掌支 / ~ digital nerve 指掌侧固有神经 / ~ digital vessel 指掌侧固有血管 / ~ metacarpal artery 掌侧掌动脉 / ~ radiocarpal ligament 掌侧桡腕韧带
palmaria *n*. 第三腕板(海百合)
palmaris *n*. 掌肌 ‖ ~ brevis muscle 掌短肌 / ~ longus muscle 掌长肌
palmate *a*. ①掌状的 ②有蹼的 ‖ ~ fold 掌状褶 / ~ foot 蹼足 / ~ hair 掌形毛
palmatifid *a*. 掌状半裂的
palmature *n*. 蹼指
Palmellaceae *n*. 四集藻科(一种藻类)
palmer body 帕氏体
palmesthesia *n*. 振动[感]觉
palmesthetic *a*. 振动[感]觉的
palmin *n*. 棕榈脂,软脂酸脂
palmiped *n*. 蹼足
palmitate *n*. 棕榈酸盐,软脂酸盐(根据 1998CADN 规定,在盐或酯与加合物之命名中,使用此项名称)
palmitoyl; **palmityl** *n*. 十六[烷]酰
palm-like lobe 指状叶
palmoplantar *a*. 掌跖的
palmula *n*. 爪垫
palmus *n*. 心悸,痉跳病
PALN paraaortic lymph node 主动脉旁淋巴结
palodectpmy *n*. 苍白球切除术
palograph *n*. [水银]脉搏描记器
Palorus cerylonides(**Pascoe.**)小粉盗(隶属于拟步行虫科 Lacordaire)
Palp palpable 可触及的
P-ALP palpi palpitation 心悸,心跳 / placental alkalinephosphatase 胎盘碱性磷酸酶
PalP pyridoxal phosphate 磷酸吡哆醛
palp *n*. ①[触]须 ②须肢 ③触器(昆虫)
palpable(简作 Palp) *a*. 可触知的
palpac *n*. [触]须,触器(昆虫)
palparium *n*. 唇须膜基
palpate *v*. 触诊,摸
palpation, percussion, and auscultation(简作 pp&a) *n*. 触诊,扣诊
palpatometry *n*. 痛压测验法
palpatopercussion *n*. 触扣诊
palpatorium *n*. 触诊器
palpebra *n*. [眼]睑 ‖ ~ frontalis 上[眼]睑 / ~ inferior 下[眼]睑 / ~ interna 内[眼]睑 / ~ malars 下[眼]睑 / ~ superior 上[眼]睑 / ~ teria 第三[眼]睑,瞬膜
palpebral *a*. 睑的 ‖ ~ conjunctiva 睑结膜
palpebralis *n*. 上睑提肌
palpebrate *a*. ①有睑的 ②霎眼(瞬目)
palpebration *n*. 霎眼,霎眼过频,瞬目过多
palpebritis *n*. 睑炎
palpebrofrontal *a*. 睑额的
palpi nasuta 喙形须
palpi palpitation(简作 P-ALP)
palpi penduli 垂须
palpi pilosi 毛须
palpi turgidi 肿端须
palpicorn *n*. 角形须
palpiferous *a*. 角须的,具须的
palpiform *n*. 须形
palpiger *n*. 角唇须节
palpigerous stipes 角唇须节
palpitate *v*. 心悸,颤动(抖)
palpitation *n*. 悸动,心悸
palp-like appendage 须状附器(针尾膜翅目)
palpognath *n*. 须颚,第二下颚(昆虫)
palpulus *n*. 小颚须(鳞翅目)
palpus(复 palpi); **palp** *n*. ①须肢 ②触须 ③尖刺 ‖ ~ labialis 下唇须(昆虫) / ~ mandibularis ①大颚触须(甲壳类) ②上颚触须(昆虫) / ~ maxillaris ①第二小颚触须(甲壳类) ②下颚须(昆虫)
palsy *n*. 麻痹,瘫痪,中风,痉挛 *v*. 使瘫痪,痉挛
palter *v*. 敷衍,搪塞,讨价还价,说模棱两可的话
paltry *a*. 微不足道的,没有价值的,下贱的,可鄙的
paludide *n*. 疟疹
paludism *n*. 疟[疾]
paludrine *n*. 白乐君,氯胍
Palv alveolar pressure 肺泡压
Palythoa anthopkax(**Pax et Mu ller**)盘花皮群海葵(隶属于鞘群海葵科 Epizoanthidae)
Palythoa australiae(**Carlgren**)澳大利亚皮群海葵(隶属于鞘群海葵科 Epizoanthidae)
Palythoa haddoni(**Carlgren**)哈登皮群海葵(隶属于鞘群海葵科 Epizoanthidae)
Palythoa lilanophila(**Pax et Mu ller**)石灰皮群海葵(隶属于鞘群海葵科 Epizoanthidae)
Palythoa liscia(**Haddon et Duerden**)平滑皮群海葵(隶属于鞘群海

葵科 Epizoanthidae)
Palythoa melliae (Carlgren) 海燕皮群海葵(隶属于鞘群海葵科 Epizoanthidae)
Palythoa natalensis (Carlgren) 纳塔尔皮群海葵(隶属于鞘群海葵科 Epizoanthidae)
Palythoa singaporensis (Pax et Mu ller) 新加坡皮群海葵(隶属于鞘群海葵科 Epizoanthidae)
Palythoa stephensoni (Carlgern) 斯氏皮群海葵(隶属于鞘群海葵科 Epizoanthidae)
Palythoa toxica 毒皮群海葵(隶属于鞘群海葵科 Epizoanthidae)
Palythoa tuberculosa 瘤状皮群海葵(隶属于鞘群海葵科(Epizoanthidae)
PAM accepted point mutation 受点突变 / p-amino-propiophenone 对氨苯丙酮(氰酸解毒药) / Penicillin in aluminum monostearate 硬脂酸铝青霉素 / periodic acid methenamine silver 过碘酸环六亚甲基四胺银(染色法) / phenylalanine nitrogen mustard 苯丙氨酸氮芥(抗肿瘤药) / procainpenicillin-aluminiu monostearinsaure 硬脂酸铝普鲁卡因青霉素油剂(德) / pulmonary alveolar microlithiasis 肺泡小结石病 / pulse amplitude modulation 搏动幅度调节 / pralidoxime; pyridine aldoxime methiodidi 解磷定 / pyridoxamine 吡哆胺,维生素 B_6
2-PAM pralidoxime ioide 碘化解磷定
Pam pancreas 胰腺 / ployacrylonitrile 聚丙烯腈 / pulmonary arterial pressure mean 肺动脉平均压
PAMA Pan-American Medical Association 泛美医学协会
PAMBA acidum para-aminomethylben zoicum[拉] 抗血纤溶芳酸(止血药) / para-aminomethylbenzoicc acid 止血芳酸,对氨甲基苯甲酸(止血药)
PAMC Pakistan Army Medical Corps 巴基斯坦军医队
2-PAMC pralidoxime chrolide 氯磷定
PAM-CI pralidoxime chloide 氯磷定(有机磷解毒药)
PAME primary ameba meningoencephalitis 原发性阿米巴脑膜脑炎
PAMI pyraloxime methiodide 解磷定(同 PAM)
-pamide [构词成分] -帕胺(1998 年 CADN 规定使用此项名称,主要系指抗高血压及利尿药等氨磺酰苯甲酸衍生物一类药名,如吲达帕胺[Indapamide]、贝舒帕胺[Besulpamide]等)
-pamil [构词成分] -帕米(1998 年 CADN 规定使用此项名称,主要系指心血管系统血管舒张剂维拉帕米[Verapamil]类的一些药名,如地伐帕米[Devapamil]、戈洛帕米[Gallopamil]等)
p-aminomethyl benzoic acid (简作 PAMBA) 对氨基苯甲酸
p-amino-propiophenone (简作 PAM; PAP) 对氨苯丙酮
p-aminosalicylate calcium (简作 PAC) 对氨基水杨酸钙
Pamirs *n*. 帕米尔高原
2-PAMM pralidoxime methanesulfonate 甲磺酸磷定
Pamoate *n*. 双羟萘酸盐(①根据 1998CADN 规定,在盐或酯与加合物之命名中,使用此项名称 ②用此者比"embonate"略多)
Pamops glasunowi (Jacobson) 扬梢叶甲(隶属于肖叶甲科 Eumolpidae)
PAMP pulmonary artery mean pressure 肺动脉平均压
PAM-p pyridoxamine phosphate 磷酸吡哆胺
pamper *v*. 纵容,娇美,满足
pamphlet (简作 pph 或 Pam) *n*. 小册子
pampiniform *n*. 蔓状
pampinocele *n*. 精索静脉曲张
pamplegia *n*. 全麻痹,全瘫
pamprodactylous foot 前趾足
Pampus augenteus (Euphrasen) 银鲳(隶属于鲳科 Stromateoidae)
PAMBA p-aminomethyl benzoic acid 对氨基苯甲酸
PAN periarteritis nodosa 结节性动脉周炎 / periodic alternating nystagmus 周期性交替眼球震颤 / peroxyacetly nitrate 过氧乙 酰硝酸盐 / polyarteritis nodosa 结节性多发性动脉炎 / positional alcohol nystagmus 体位性酒精性眼球震颤 / posterior ampullary nerve 后壶腹神经 / puromycin aminonucleoside 氨基核甙嘌呤霉素
pan- [希][构词成分] 全,完全,全部,总,泛,多(在 b,p 前变为 pam-)
pan *n*. 平锅,盘
Pan Phot panoramic photograph 全景摄影
panacea *n*. 万应药,灵丹妙药 ‖ ~n ***a***.
panagglutinaton *n*. 全凝集
Panaloida *n*. 长额虾总科(隶属于腹胚亚目 Pleocyamata)
Panama *n*. 巴拿马(拉丁美洲)
Panama red (简作 PR) 巴拿马红
Pan-American *a*. 泛美的,全美洲的
Pan-American Association of Biochemical Societies (简作 PAABS) 泛美生物化学会协会
Pan-American Cancer Cytology Society (简作 PACCS) 泛美癌细胞学会
Pan-American Health Organization (简作 PAHO) 泛美卫生组织
Pan-American Homeopathic Medical Congress (简作 PAHMC) 泛美顺势疗法医学会议
Pan-American Medical Association (简作 PAMA) 泛美医学协会
Pan-American Odontological Association (简作 PAOA) 泛美牙科协会
Pan-American Sanitary Bulletin (简作 PASBB) 泛美卫生通报
Pan-American Sanitary Organization (简作 PASO) 泛美卫生组织
panangiitis *n*. 全血管炎
panariocyte *n*. 篮状细胞
panaris *n*. 瘭疽,指头脓炎
panarteritis *n*. 全身动脉炎,全动脉炎
panarthritis *n*. 全关节炎,全身关节炎
panasthenia *n*. 神经衰弱
panatrophy *n*. 全身萎缩
panavision *n*. 宽银幕电影
Panax *n*. 人参(属) ‖ ~ pseudo-ginsen 人参三七
Panax binseng C. A. Mey.; ‖ ~ schin-seng Nees [植药] 人参根—[人参]
Panax japonicus C. *A*. Mey.; ‖ ~ repens Mexim. 竹节参[植药] 根状茎—[竹节参]
Panax notoginseng (Burk.) F. H. Chen [植药] 三七根—[三七]
PanaxjaonicusC. *A*. Mdy. var. major (Burk.) C. T. Wu et K. M. Feng [植药] 珠子参根茎—[珠子参]
Panaxpseudo-ginsengwall. var. notoginseng (Burk.) Hooet Tseng ‖ ~ **Sanchi Hoo** [植药] 三七块根—三七,参三七
pancake *n*. 薄烤饼 *v*. (飞机)平降
pancarditis *n*. 全心炎,心包(心)肌(心)内膜肌
pancephalitis *n*. 全脑炎
panchondritis *n*. 全软骨炎
panchrest *n*. 万应药
panchromatic *a*. 全色的,泛色的
panchromia *n*. 全染性
Pancoast sysdrome associated shoulder girdle pain (简作 PSASGP) 伴肩胛带痛潘科斯特氏综合征
pancolectomy *n*. 全结肠切除术
pancolpohysterectomy *n*. 全阴道子宫切除术
pancrealgia *n*. 胰痛
pancreas *n*. 胰[腺] ‖ ~ dorsale 背[侧]胰 / ~ ventrale 腹[侧]胰
pancreas cancer-associated antigen (简作 PCAA) 胰腺癌相关抗原
pancreas imaging (简作 PI) 胰显像
pancreas (简作 Pam) 胰腺
pancreas-specific antigen (简作 PaA) 胰腺特异抗原
pancreatalgia *n*. 胰痛
pancreatectomy *n*. 胰切除术
pancreatemphraxis *n*. 胰管阻塞
pancreathelcosis *n*. 胰溃疡
pancreatic *a*. 胰腺的 ‖ ~ dornase 胰脱氧核糖核酸酶,胰 DNA 酶 / ~ duct 胰管 / ~ encephalopathy (简作 PE) 胰性脑病 / ~ island 胰岛 / ~ lymph vessel 胰淋巴管 / ~ oncofetal antigen (简作 POA) 胰肿瘤胎儿抗原,胰癌胎抗原 / ~ polypeptide (简作 PP) 胰多肽 / ~ stone protein (简作 PSP) 胰石蛋白
pancreaticoduodenal *a*. 胰十二指肠的 ‖ ~ vessel 胰十二指肠血管
pancreaticoduodenectomy *n*. 胰十二指肠切除术
pancreaticojejunostomy *n*. 胰空肠吻合术
pancreaticosplenic *a*. 胰脾的
pancreatin *n*. 胰酶
pancreatism *n*. 胰活动
pancreatitis *n*. 胰(腺)炎
Pancreato- [希][构词成分] 胰[腺]
pancreatoduodenectomy *n*. 胰头十二指肠切除术
pancreatography *n*. 胰造影术
pancreatoid *a*. 胰样的
pancreatolipase *n*. 胰脂酶
pancreatolith *n*. 胰石
pancreatolithectomy *n*. 胰石切除术
pancreatolithiasis *n*. 胰石病
pancreatolithotomy *n*. 胰切开取石术
pancreatolysis; pancreolysis *n*. 胰组织破坏
pancreatomy *n*. 胰切开术
pancreatoncus *n*. 胰瘤
pancreatopathy *n*. 胰病
pancreatotomy *n*. 胰切开术

pancreatotropic *a*. ①促胰[腺]的(指激素) ②向胰[腺]的
pancreatoxin *n*. 胰毒素
pancreectomy *n*. 胰切除术
pancreolauryltest(简作 PLT) 胰月桂酰试验
pancreolith *n*. 胰石
pancreolithotomy *n*. 胰切开取石术
pancreolysis *n*. 胰组织破坏
pancreolytic *a*. 破坏胰组织的
pancreopathy *n*. 胰病
pancreoprivic *a*. 无胰的
pancreotherapy *n*. 胰制剂疗法
pancreotropic *a*. 向胰[腺]的,促胰[腺]的(指激素)
pancreoxymin-cholecy stokinin(简作 PZ-CCK) 促胰酶素—促胆囊运动素(促胰酶素—缩胆囊素)
pancreozymin *n*. 促胰酶素
pancreozymin secretin(test)(简作 PS) 促胰酶素胰泌素试验
pancreozymin(简作 PZ,同 CCK) *n*. 促胰酶素
pancreozymin-secretin(简作 P-S) *n*. 促胰酶素—胰泌素
pancytolysis *n*. 各类血细胞溶解
pancytopenia *n*. 各类血细胞减少
pancytosis *n*. 各类血细胞增多
panda *n*. 熊猫
Pandaceae *n*. 萧科, 油树科
Pandales *n*. 萧目(植物分类学)
Pandalidae *n*. 长额虾科(隶属于长臂虾总科)
Pandalus meridionalis (**Balss**)南方长额虾(隶属于长额虾科 Pandalidae)
Pandanaceae [植] *n*. 露兜树科
Pandanus tectorius (**L.**)**parkins.** [植药] 露兜勒根、果、果核
pandemia [德] *n*. 大流行病,泛流行病
pandemic *a*. 大流行的,传染性的 *n*. 大流行病,(极大范围的)传染病
pandemicity *n*. 大流行情况
pander *v*. 勾引,煽动
Pander's blood island 潘德尔氏血岛
Pander's layer 潘德尔氏层(中胚层、脏壁层)
Pander's nucleus 潘德尔氏核(位于丘脑下方,被盖核与白体之间)
Pandion haliaetus (**Linnaeus**)鹗(隶属于鹰科 Accipitridae)
pane *n*. 一块(玻璃),平面
Panegyric *n*. 颂词,赞美诗
panel *n*. 护墙板,(衣服的)镶边 ‖ ~ discussion(简作 PD) 专家小组,讨论 / ~ eletron tube(简作 PET) 平板状 X 线影像增强管
panendoscope *n*. 广视野膀胱镜
paneplzootic *a*. 兽疫大流行的 *n*. 大流行动物病
panesthesia *n*. 全部感觉
Paneth's cell 潘尼氏细胞
PANFI precision automatic noise figure indicator 精密自动噪音数字指示器
pang *n*. 苦痛,剧痛,悲痛 *v*. 使剧痛
Pangasiidae *n*. 芒科(隶属于鲇形目 Siluriformes)
Pangasius sutch (**Fowler**)苏氏芒(隶属于芒科 Pangasiidae)
pangen *n*. 胚浆粒,泛子(生命力最小单位),胚芽
pangenesis *n*. 泛生论
pangolin *n*. 穿山甲,[动]鲮鲤
Pangonia *n*. 剧虻属
panhematopenia *n*. 各型血细胞减少
panhemocytophthisis *n*. 各型血细胞变性,各型血细胞形成不全
panhidrosis [德] *n*. 全身出汗
panhydrometer *n*. 通用(液体)比重计
panhyperemia *n*. 全身充血,全身多血
panhypognadism *n*. 全性腺机能减退
panhypopituitarism *n*. 全垂体机能减退
panhysterectomy *n*. 全子宫切除术
panhysterocolpectomy *n*. 全子宫阴道切除术
panhysterosalpingectomy *n*. 全子宫输卵管切除术
panic *n*. 恐慌,惊惶 *a*. 恐慌的 *v*. 使恐慌
panicky *a*.〈口〉惊慌的,易受惊的
panicstricken *a*. 惊慌失措的,吓破了胆的
panidrosis *n*. 全身出汗
panighao *n*. 钩虫痒病
panimmunity *n*. 多种免疫
panki *n*. 跖沟状角皮病
panlabyrinthitis *n*. 全迷路炎
panleukopenia virus(简作 PLV) 全白细胞减少病毒
panmixia; **panmixis** *n*. 杂交
panmnesia [德] *n*. 完整记忆
panmyellopathia; **panmyelopathy** *n*. 全骨髓病
panmyeloid *a*. 全骨髓的
panmyelopathy *n*. 全骨髓病
panmyelophthisis *n*. 全骨髓萎缩,全骨髓再生障碍
panmyelosis *n*. 全骨髓增生
panmyelotoxicosis *n*. 全骨髓中毒症
Panna microdon (**Bleeker**)小牙潘纳鱼(隶属于石首鱼科 Sciaenidae)
Pannariaceae *n*. 鳞叶衣科(一种地衣类)
panneuritis *n*. 多神经炎,全身神经炎
panniculalgia *n*. 脂膜痛
panniculitis *n*. 脂膜炎
panniculus(复 panniculi) *n*. 膜 ‖ ~ adiposus *n*. 浅筋膜,脂膜 / ~ carnosus *n*. 肉膜
pannier *n*. 驮篮,背篮
pannikin *n*. 小金属杯,一小杯之量
pannus *n*. 血管翳,角膜翳
panoistic egg tube 无滋卵巢管
panoistic overiole 滋卵巢管
panophobia *n*. 普通性恐怖,泛恐怖症
panophthalmitis *n*. 全眼球炎
panoptic *a*. (以图解等)表示某物全貌
panoptosis *n*. 全腹脏下垂
panorama *n*. 活动画景,全景,全图
panoramic photograph(简作 Pan Phot) 全景摄像
panorchitis *n*. 全睾丸炎
panosteitis *n*. 全骨炎
panostitis *n*. 全骨炎
panotitis *n*. 全耳炎
panplegia *n*. 全麻痹,全瘫
panproctocolectomy *n*. 全直肠结肠切除术
PANS Puromycin aminonucleoside 胺基核甙嘌呤霉素 / 4-acetalamine-naphthallenel-laucoyl-sulfonamide 盘司(治疗日本脑炎药)
PANS-610 乙酰胺基萘磺胺(抗病毒药)
pansclerosis *n*. 全硬化
panseptum *n*. 全鼻中隔
pansinuitis *n*. 全窦炎
pansinusectomy *n*. 全[侧]鼻[旁]窦切
panspermatism *n*. 病原普遍存在说,生原说,生物发生说
panspermia *n*. 病原普遍存在说,生原说,生物发生说
pansphygmograph *n*. 心脉搏胸动描记器
pansporoblast *n*. 泛成孢子细胞
Pansporoblastina *n*. 泛成孢子虫亚目
Panstrongylus megistos 大锥蝽
pansy *n*. 三色堇,三色紫罗兰,蝴蝶花
pant, panto-, pan-全,全部,总,泛
pant *n*. 气喘,渴望,心跳 *v*. 喘气,心跳,悸动,渴望
pantalgia *n*. 全身痛
pantamorphia *n*. 全畸形
pantamorphoc *a*. 全畸形的,无形体的
Pantana bicolor (**Waller**)黄腹竹毒蛾(隶属于毒蛾科 Lymantriidae)
Pantana infuscata (**Matsumura**)黑纱竹毒蛾(隶属于毒蛾科 Lymantriidae)
Pantana pluto (**Leech**)暗竹毒蛾(隶属于毒蛾科 Lymantriidae)
Pantana simplex (**Leech**)淡竹毒蛾(隶属于毒蛾科 Lymantriidae)
Pantana sinica (**Moore**)华竹毒蛾(隶属于毒蛾科 Lymantriidae)
Pantana visum (**Hu bner**)竹毒蛾(隶属于毒蛾科 Lymantriidae)
pantanencephalia *n*. 全无脑(畸形)
pantanencephalic *a*. 全无脑的
pantanencephalus *n*. 全无脑畸胎
pantankyloblepharon *n*. 全睑球粘连
pantaphobia *n*. 恐怖缺乏,无恐怖
pantasomatous *a*. 全身的
pantatrophia *n*. 全身营养不良,全身萎缩
panthenol *n*. 泛酰醇
panther *n*. 豹,美洲豹
Panthera pardus (**Linnaeus**)金钱豹(隶属于猫科 Felidae)
Panthera pardus fusca (**Linnaeus**)豹华南亚种(隶属于猫科 Felidae)
Panthera pardus L. [动药] 金钱豹,骨—[豹骨]
Panthera tigris (**Linnaeus**)虎(隶属于猫科 Felidae)
Panthera tigris altaica (**Temminck**)虎东北亚种(隶属于猫科 Felidae)
Panthera tigris amoyensis (**Hilzheimer**)虎华南亚种(隶属于猫科

Felidae)
Panthera tigris L. [动药] 虎骨—[虎骨]
Panthera uncia (**Schreber**)雪豹(隶属于猫科 Felidae)
pantherapist ***n***. 综合医疗医师
pantherine ***a***. & ***n***. ①豹纹的 ②豹色
Pantholops hodgsoni (**Abel**)藏羚(隶属于牛科 Bovidae)
panting ***n***. 呼吸困难,喘气
pantner ***n***. 伙伴,合作者,配偶 ***v***. 合伙,配对 ‖ ~less ***a***. 无伙伴的
panto-; pant-[希][构词成分] 全,全部,完全,泛
pantocaine ***n***. 潘妥卡因
pantocrine ***n***. 鹿茸精
pantograph ***n***. 比例尺,放大尺,缩图器,胸部(外形)描记器
pantology ***n***. 万有总论,百科全论
pantomime ***n***. 哑剧,舞剧,手势 ***a***. 用手势表达
pantomimia ***n***. 全部表情
pantomography ***n***. 全体层照相术
pantomorphia ***n***. 多形性,全对称
pantomorphic ***a***. 多形的,一切形态的
pantopaque ***n***. 碘苯脂(造影剂)
pantopaque cisternography (简作 PC) 碘苯酯脑池造影术
pantophobia ***n***. 普遍性恐怖
pantopon ***n***. 鸦片全碱
pantoptosis ***n***. 全腹脏下垂
pantosomatous ***a***. 全身的
Pantostmatales ***n***. 周口鞭毛目(植物分类学)
pantothen ***n***. 泛酸
pantothenate ***n***. 泛酸盐(根据 1998CADN 规定,在盐或酯与加合物之命名中,使用此项名称)
pantry ***n***. 餐具室,食品室
pants (复) ***n***. 裤子
panturbinate ***n***. 全鼻甲
Panulirus argus (**Latreille**)美洲龙虾(隶属于龙虾科 Palinuridae)
Panulirus guttatus (**Latreille**)斑点龙虾(隶属于龙虾科 Palinuridae)
Panulirus stimpsoni (**holthuis**)中国龙虾(隶属于龙虾科 Palinuridae)
panus ***n***. (非化脓性)淋巴结炎
panuveitis ***n***. 全葡萄膜炎
Panx japonicus C. A. Mey. var. bipinnatifidus (**Seem.**) **C. Y. Wu et K. M. Feng** [植药] 疙瘩七根茎—[珠子参]
panzerherz; armored heart ***n***. 装甲心(心包石灰质沉着)
PAO peak acid output 高峰酸排泌量 / Phenylarsine oxide 氧化苯胂 / Posterior aortic wall 主动脉后壁(超声心动图)
PaO$_2$ partial pressure of oxygen in artery 动脉氧分压
PAOA Pan-American Odontological Association 泛美牙科协会
PAOD peripheral arteriolar or arteriosclerotic occlusive diseas 周围动脉性或动脉硬化性闭塞性疾病
PAOP pulmonary artery obstruction pressure 肺动脉阻塞压
PAP p-amino-propiophenone 对氨基苯丙酮(氨化物的解毒药) / peroxidase anti-peroxidase 过氧化物酶抗过氧化物酶 / phenolphthallein in paraffin emulsion 酚酞石蜡乳剂 / positive after-potential 阳性后电位 / positive airway pressure 气道正压 / prostatic acid phosphatase 前列腺酸磷酸酶 / pulmonary alveolar proteinosis 肺泡蛋白沉积症 / pulmonary arterial pressure 肺动脉压 / rimary atypical pneumonia 原发性非典型肺炎
Pap Dr George N Papanicolaou test for cancer 帕帕尼科拉乌氏癌症试验
pap papilla, papillae (病人或婴儿的)软食物,半流食,奶头乳头,小乳头状突起
Pap diag Papanicolaou diagnosis 帕帕尼科拉乌氏诊断法(阴道细胞涂片法)
Pap smear Papanicolaou smear 帕帕尼科拉乌氏涂片
Pap test Papanicolaou's test 帕帕尼科拉乌氏试验
P-aP'C plasmin-antiplasmin complex 纤溶酶—抗纤溶酶复合物
PAPA polyazelaic polyanhydride 多壬二酸聚酐 / polymethyl polyphenylamine 聚甲基聚苯胺 / *Proceedings of the American Pharmaceutical Association* 美国药学协会会议录(杂志名)
papa ***n***. 爸爸
papain ***n***. 番木瓜酶
Papanicolaou Cancer Research Institute (简作 PCRI) 帕帕尼科拉乌癌症研究所
Papanicolaou diagnosis (简作 Pap diag) 帕帕尼科拉乌氏诊断法
Papanicolaou smear (简作 Pap smear) 帕帕尼科拉乌氏涂片
Papanicolaou's test (简作 Pap test) 帕帕尼科拉乌氏试验
Papaver somniferum L. [植药] 罂粟果壳—[罂粟壳]
Papaveraceae ***n***. 罂粟科
papaverine ***n***. 罂粟碱
papaw ***n***. 木瓜
papaya ***n***. 番木瓜树
paper ***n***. 纸,论文,考卷 ***v***. 用纸包装 ‖ ~ back 平装书 / ~ chromatography 纸(上)层析 / filter ~ 滤纸 / oil ~ 油纸 / ~ weight 镇器,镇尺
paper chromatoelectrophoresis (简作 PCE) 滤纸色层电泳法
paper chromatographic distribution (简作 PCD) 纸上色层分布,纸层析分布
paper chromatography (简作 PPC; PC) 纸上色层分析法
paper electrophoresis (简作 PE) 纸上电泳
paper partition chromatography (简作 PPC) 纸分配层析,纸分区色谱法
paper radioimmuno sorbent test (简作 PRIST) 试纸放射免疫吸附试验
paper tape (简作 PT) 纸带
paper tape puncher (简作 PTP) 纸带打孔机
paper tape reader (简作 PTR) 纸带阅读机
paper tape-to-magnetic tape conversion system (简作 PTS) 纸带—磁带转换系统
papery ***a***. 纸状的,纸质的
Paphia euglypra (**Philippi**)真曲巴非蛤(隶属于帘蛤科 Veneridae)
PAPI polymethylene polyphenylisocyanate 聚甲撑聚苯基异氰酸酯
Papilio machaon (**Linneaus**)黄凤蝶(隶属于凤蝶科 Papilionidae)
Papilio machaon L. [动药] 茴香虫幼虫
Papilionaceae ***n***. 蝶形花科
Papilionidae ***n***. 凤蝶科(隶属于鳞翅目 Lepidoptera)
papilla ***n***. (复,papillae)①乳头,乳突 ②肾乳头 ③棘(棘皮动物) ④吐丝突(昆虫) ‖ ~ acustica basilaris 底乳头 / ~ acustica lagenae 瓶乳头 / ~ analis 肛乳头 / ~ caudalis 尾乳头 / ~ circumoralis 口周乳头 / ~ cloacalis 泄殖乳头 / ~ conica 圆锥乳头 / ~ corii 真皮乳头 / ~ cutis 真皮乳头 / ~ dentis 牙乳头,齿乳头 / ~ dermis 真皮乳头 / ~ filiformis 丝状乳头 / ~ foliate 叶状乳头 / ~ fungiformis 菌状乳头,蕈状乳头 / ~ genitalis 生殖乳头 / ~ gustatosia 味觉乳头 / ~ incisiva 门牙乳头,门齿乳头,腭[前]乳头 / ~ lenticularis 豆状乳头 / ~ lingualis 舌乳头 / ~ mammae 乳房乳头 / ~ nervi optici 视神经乳头 / ~ of breast 乳房乳头 / ~ oralis ①口乳头 ②口棘(棘皮动物) / ~ pili 毛乳头 / ~ renalis 肾乳头 / ~ segmentalis 体节乳头 / ~ vallatae 轮廓乳头
papillae ***n***. 乳头,突 ‖ ~ duodeni minor 十二指肠乳头 / ~ duodeni 十二指肠乳头,瓦特氏壶腹 / ~ filaria 十二指肠乳头,瓦特氏壶腹 / ~ filiformes 丝状乳头 / ~ fusiformir 梭状乳头 / ~ gingiva 龈乳头 / ~ lacrimalis 泪乳头 / ~ nervous 神经乳头 / ~ of Santorini 桑托里尼氏乳头,肝胰壶腹(胆总管壶腹)/ ~ parotilea 腮腺乳头 / ~ prebursalis 囊前突(寄) / ~ renales 肾乳头 / ~ salivaria buccalis 颊涎乳头,腮腺乳头 / ~ salivaria sublingualis 舌下肉阜 / ~ spiralis 螺旋器,柯替氏器 / ~ vascular 血管乳头
Papillapogon auritus (**Cuvier et Valenciennes**)乳突天竺
papillar ***n***. 乳头状的
papillary ***a***. 乳头状的,乳头的 ‖ ~ adenocarcinoma (简作 PAC) 乳头腺癌 / ~ conjunctivitis (简作 PC) / ~ duct 乳头管 / ~ foramen 乳头孔 / ~ layer 乳头层 / ~ muscles (简作 PM) 乳头肌 / ~, marginal and attached gingivitis (简作 PMA) 乳头龈炎,龈缘炎和附着龈炎
papillate [拉] (复 papillatus) ***a***. ①[具]乳头状突的 ②乳头状的
papillatec hair 乳头毛
papillectomy ***n***. 乳头切除术
papilledema ***n***. 视神经乳头水肿
papilliferous ***a***. ①有乳头的 ②[具]乳头状突起的
papilliform ***a***. 乳头状的
papillitis ***n***. 视神经乳头炎,乳头炎
papillo- [拉] [构词成分] 乳头状,视神经乳头
papillo-adenocystoma ***n***. 乳头状腺囊瘤
papillo-adenocytoma ***n***. 乳头状腺囊瘤
papillocarcinoma ***n***. 乳头状癌
papilloedema ***n***. 视神经乳头水肿
papilloma ***n***. 乳头状瘤,乳头瘤
papillomatosis ***n***. 乳头[状]瘤病
papillomatosis confluent reticulum (简作 PCR) 融合性网状乳头瘤
papillomavirus ***n***. 乳头瘤病病毒
papilloretinitis ***n***. 乳头视网膜炎
papillosarcoma ***n***. 乳头[状]肉瘤
papillose [拉] (复 papillosus) ***a***. ①多乳头的 ②疹状的

papillosphincterotomy ***n.*** ［十二指肠］乳头括约肌切开术
papillotomy ***n.*** ［十二指肠］乳头切开术
papillula［拉］***n.*** ①小乳头 ②乳房乳头
papillulate ***a.*** 具小乳突状的
papovavirus; PAPOVA virus; papil-loma-polyoma-simian vaculoating virus ***n.*** 乳多泡病毒，乳头瘤多瘤猴空泡病毒，PAPOVA 病毒
PAPP para-aminopropiop henone 对氨苯丙酮(氨化物的解毒药)
pappose ***a.*** ①具柔毛的 ②具冠毛的
pappus ***n.*** ①软毛，胎毛，柔毛 ②冠毛(植物)
pappy ***a.*** 糊状的
paprika ***n.*** 辣椒
PAPS phosphoadenosyl-phosphosulfate 磷腺甙基—磷硫酸盐
Papua; New Guinea Medical Journal（简作 PNGMJ）《巴布亚、新几内亚医学杂志》
papula ***n.*** ①鳃突 ②皮鳃(棘皮动物) ③丘疹
papular acrodermatitis of childhood（简作 PAC）儿童丘疹肢皮炎
popularium ***n.*** 皮鳃区
papulation ***n.*** 丘疹形成
papule ***n.*** 丘疹
papulopustule ***n.*** 丘疹脓疱
papulosis ***n.*** 丘疹病
PAPVC partial anomalous pulmonary venous connection 肺静脉部分性接合异常
PAPVR partial anomalous pulmonary venous return 肺静脉部分性回流异常
papyraceous ***a.*** 纸制的
PAQ phenanthrenequinon 菲醌
PAR parotitis 腮腺炎 / Pattern Analysis and Recognition Corp 样品分析与确认公司 / physico-chemical-activity relationship 理化性质—活性关系 / platelet aggregation ratio 血小板凝集比例 / postanaesthetic recovery 麻醉后的回复(恢复)，麻醉后的复苏 / product of antigen recognition 抗原识别产物 / pulmonary arterial resistance 肺动脉阻力
PAr parallel 平行的；并联的
PaR postanesthetic recovery room 麻醉后恢复病室
Par paragraph 节；段
par ***n.*** 对，双，平价，标准，同等，常态 ***a.*** 常态的，一般标准的 ‖ at ~ 照票面价值 / ~ example 例如，举例来说 / ~ excellence 主要的，大都是，突击的 / on a ~ with... 与……不相上下，与……同等
par aff pars affects［拉］患部
par exemple（简作 pe）［法］例如
par pas paripassu［拉］等分；比
para formula designating; P-number of pregnancies; a-number of abortions of miscarriages; ra-number of living children) 指示式：P－妊娠次数，a-流产、早产次数，ra-活产次数 / parainfluenza virus 副流感病毒
Para paraplegia 截瘫
para-［法］［构词成分］对(位)，仲，副(化学用语)
para-［希］［构词成分］旁，侧，副，周围；异常，倒错，混乱，相反；下肢(亦作 par-)
-para［拉］［构词成分］产妇
Para Ⅰ unipara［拉］初产妇
Para Ⅱ bipara［拉］两次经产妇
Para Ⅲ tripara［拉］三次经产妇
Para Ⅳ quadripara［拉］四次经产妇
para-aceratosis ***n.*** 角化不全
paraagglutination ***n.*** 副凝集
para-amino benzyl（简作 PAB）对氨基苄酯(解毒剂)
para-aminobenzoic acid（简作 PAB，PABA）对氨基水杨酸
para-aminohippuric acid（简作 PAH）对氨基马尿酸
para-aminomethyl benzoicacid, vitamin K hydrocortisone（简作 PVC）对氨甲基苯甲酸—维生素 K—氢化可的松(疗法)
para-aminomethylbenzoic acid(PAMBA) 对羟基苄基胺(抗血纤维溶芳酸)
para-aminopropiop henone（简作 PAPP）对氨苯丙酮(氯化物中毒解毒药)
Para-aminosalicylic acid with vitamin C（简作 PASBB）含维生素 C 的对氨基水杨酸
para-aminosalicylic acid（简作 PAS；PASA）对氨基水杨酸
para-anesthesia ***n.*** 下身感觉缺失
Paraanthidium longicorne (Linnaeus) 长须准黄斑蜂(隶属于切叶蜂科 Megachilidae)
paraaortic lymph node（简作 PALN）主动脉旁淋巴结
parabacillus ***n.*** 异性杆菌，副杆菌
parabacteria ***n.*** 异性细菌，副细菌
Parabarinm micranthum (wall.) pierre［植药］白杜促藤老茎、根
Parabarium chunianum Tsiang 红杜仲藤［植药］老茎、根
Parabarium huaittingii chun et Tsiang［植药］毛杜仲藤老茎、根
parabasal body 副基体
parabasal plate 副底板
Parabathymyrus macrophthalmus (kamohara) 大眼拟海星康吉鳗(隶属于康吉鳗科 Congridae)
Parabenzoquinone（简作 PBQ）***n.*** 对苯醌
parabion ***n.*** 联体［生活］生物
parabiont ***n.*** 联体［生活］生物
parabiose ***n.*** ①联体 ②间生
parabiosis ***n.*** ①联体共生，向生态 ②异生 ③间生态
parabiotic ***a.*** ①间生态的 ②联体生物的 ‖ ~ inhibition 传导暂停性抑制
parablast ***n.*** 副胚层 ‖ ~ theory 副胚层学说
parablastic ***a.*** 副胚层的
parablastoma ***n.*** 副胚层瘤
parable ***n.*** 寓言，比喻
parablepsia［德］***n.*** 错觉
parabola ***n.*** 抛物线
Parabramis pekimensis (Basilewsky) 鳊(隶属于鲤科 Cyprinidae)
parabranchium ***n.*** 鳃旁体
parabronchus ***n.*** 副支气管
parabulia［德］***n.*** 意志倒错
Paracalanidae ***n.*** 拟哲水蚤科(隶属于哲水蚤目 Calanoida)
Paracalanus parvus (Claus) 小拟哲水蚤(隶属于哲水蚤科 Paracalanidae)
Paracalliope karitane (J. L. Barnard) 小型伪厚皮钩虾(隶属于厚皮钩虾科 Calliopiidae)
paracanthoma ***n.*** 棘皮层瘤
paracanthosis［德］***n.*** 棘皮层瘤
paracardiac ***a.*** 心旁的
paracardial cellular cord 心周细胞索(昆虫)
paracardo ***n.*** 亚轴节
paracasein ***n.*** 副酪蛋白，衍酪蛋白
Paracaudina chilensis var. ransonnetii (v. Marenzeller) 海棒槌(隶属于芋参科 Molpadiidae)
paracele ***n.*** 侧脑室
paracellulose ***n.*** 副纤维素
paracenesthesia ***n.*** 普通感觉异常
paracentesis ***n.*** ①放液 ②穿刺术
paracentral ***a.*** 旁中央的，边中心的
paracentric ***a.*** 同臂内的 ‖ ~ inversion 臂内倒位
paracepehalus ***n.*** 头不全畸胎
paracephalic suture 头侧沟
paracephalus ***n.*** 头不全畸胎
paracerebellar ***a.*** 小脑侧部的
paracervical block（简作 PCB）颈周围阻滞
paracetamol ***n.*** 醋氨酚，对乙酰氨基酚(解热镇痛药)
parachloro-mecuri-benzoate（简作 PCMB）对氯汞苯甲酸
parachlorometacresol（简作 PCMC）对氯间甲酚
parachlorometaxylenol（简作 PCMX）对氯间二甲苯酚，4－氯－3，5－二甲苯酚(局部及尿道抗菌药)
para-chlorophenate（简作 pCp）对氯酚盐
para-chlorophenylalanine（简作 PCPA）对氯苯丙氨酸
parachlorophenyl-parachlorobenzene sulphonate（简作 PCBS）对氯苯基对氯苯磺酸酯
parachloro-phenylthio（简作 PCPT）对氯苯硫
parachodal ***a.*** 脊索旁的
paracholera ***n.*** 类霍乱病，副霍乱
paracholia ***n.*** 泌胆障碍
parachoma ***n.*** 副旋脊，副口环
parachorda ***n.*** 副脊索
parachordal ***a.*** 脊索旁的 ‖ ~ zone 脊索旁带
parachrea ***n.*** 着色异常
parachromatin ***n.*** 副染色质，副核染色质异常
parachromatism ***n.*** 色盲
parachromatosis ***n.*** (皮)着色异常
parachrome ***a.*** 反常着色的(细菌)
parachromophore ***n.*** 反常具色菌
parachute ***n.*** 降落伞 ***v.*** 伞投，降落 ‖ ~r, parachutist ***n.*** 跳伞者，伞兵
parachutic ***a.*** 降落伞的
paracinesia ***n.*** 运动倒错
paracki paraldehyde 三聚乙醛，副醛

Paracleistostoma criatatum (**de Haan**)隆线拟闭口蟹(隶属于沙蟹科 Ocypodidae)
paraclypeus *n*. 侧唇基
paracmasis *n*. 缓解期,消退期
paracnemis *n*. 腓骨,肋排
paracoagulation *n*. 副凝固
Paracobitis variegatus (**Sauvage et Dabry**)斑纹副鳅(隶属于鳅科 Cobitidae)
paracoccidioidomycosis *n*. 类球孢子菌病,巴西芽生菌病
paracoele *n*. 侧脑室
paracolitis *n*. 结肠周炎
paracolon *n*. 副大肠杆菌
paracolpitis *n*. 阴道周[组织]炎
paracolpium *n*. 阴道周组织
paracondylar *a*. 髁旁的
paracone *n*. 上前尖,上颌磨牙近中颊尖
paraconid *n*. 下前尖,下颌磨牙近中颊尖
paracortical areas(简作 PCA) 皮质旁区
paracousis *n*. 听觉倒错
paracoxalgia *n*. 类髋关节痛
paracrisis *n*. 分泌障碍
Paracrothinium cupricolle (**Chen**)紫胸似丽叶甲(隶属于肖叶甲科 Eumolpidae)
paracrural *a*. 脚旁的(膈)
paracusia *n*. 听觉倒错
paracusis *n*. 听觉倒错
paracyesis[德] *n*. 子宫外妊娠,子宫外孕
paracystic *a*. 膀胱旁的
paracystitis *n*. 膀胱周炎
paracystium *n*. 膀胱周组织
paracyte *n*. 假细胞
paracytic *a*. ①异常细胞的 ②细胞旁的
parade *n*. & *v*. 阅兵,行列,游行,夸耀
paradental *a*. 牙周的,牙旁的
paradentitis *n*. 牙周炎
paradentium *n*. 牙周组织
paradentosis *n*. 牙周病
paraderm *n*. 生胚卵黄
paradesmus(复,paradesmi) *n*. 副连丝
paradiabetes *n*. 类糖尿病
paradiagnosis *n*. 近似诊断
para-dichlorobenzene(简作 PDB) 对二氯苯
paradidymal *a*. ①旁睾的 ②睾丸旁的
paradidymis *n*. 旁睾
paradidymitis *n*. 旁睾炎
paradimethylamino-benzalehyde(简作 PDAB) 对二甲氨基苯甲酸
paradipsia *n*. 渴感倒错
paradise *n*. 乐园,天国,天堂
paradistemper; **hard pad disease** *n*. 副瘟热,硬爪垫病(犬)
paradorsal muscle 侧背肌
paradox *n*. 似是而非的议论,自相矛盾的话,反论 ‖ ~er, ~ist *n*. 反论家
paradoxical *a*. 奇异的,矛盾的,逆理的,反常的
paradoxical sleep(简作 PS) 异相睡眠,奇异睡眠
paraduodenal *a*. 十二指肠旁的
paradysentery *n*. 副痢疾
paraesthesia *n*. 感觉异常
parafascicularis(简作 pf) *n*. 副束(丘脑)
paraffin(**e**) *n*. 石蜡,石蜡油 ‖ ~ liquid *n*. 液状石蜡 ‖ ~ method *n*. 石蜡切片法
paraffinoma *n*. 石蜡瘤
parafibrinogen *n*. 副纤维蛋白原
paraflagellum(复 paraflagella) *n*. 副鞭毛
paraflocculus *n*. ①副绒球,旁绒球(小脑) ②副鬈
para-fluorophenylalanine(简作 PFA) 对氟苯基丙氨酸
Parafossarulus striatulus 纹沼螺(华支睾吸虫重要的第一中间宿主)
parafunction *n*. 机能异常,机能错乱
Paragaleus acutiventralis (**Chu**)尖鳍副沙条鲨(隶属于真鲨科 Carharhinidae)
paraganglia *n*. ①副神经节 ②嗜铬体
paraganglioma *n*. 副神经节瘤
paraganglion(复 paraganglia) *n*. ①副神经节 ②嗜铬体 ③肾上腺髓质节 ‖ ~ caroticum 颈动脉球 / ~ of suprarenals 肾上腺副神经节
paragastric cavity 拟消化腔
paragenesis *n*. ①异常发生 ②向生 ③回交能育
paragenitalis *n*. 副生殖器(旁睾或卵巢旁体)
parageusia *n*. 味觉异常,味觉倒错
parageusis *n*. 味觉异常,味觉倒错
paragglutinin *n*. 副凝集素
paraglenoid groove 关节旁沟
paraglobulinuria *n*. 副球蛋白尿
paraglossa *n*. 舌肿
paraglossia *n*. 舌下[组织]炎
paraglossitis *n*. 舌下[组织]炎
paragnathus *n*. 颌旁寄生胎
Paragobiodon echimocephalus(**Ru ppell**)棘头副叶
paragon *n*. 模范,完美的人或物,典型, 死后诊断
paragonimiasis *n*. 并植吸虫病,肺吸虫病
Paragonimidae *n*. 并殖科(隶属于复殖目 Digenea)
paragonimus *n*. 并植吸虫病 ‖ ~ westermani 肺吸虫病
Paragonimus iloktsuenensis (**Chen**)恰乐并殖吸虫(隶属于并殖科 Para gonimidae)
Paragonimus skrjabini (**Chen**)斯氏并殖吸虫(隶属于并殖科 Paragonimidae)
Paragranuloma *n*. 类肉芽肿
paragraph(简作 PAr) *n*. (文章的)一段(节),短文,短评
Paraguay *n*. 巴拉圭
Parahemophilia *n*. 副血友病
parahepatic *a*. 肝旁的
Parahepatitis *n*. 肝周炎
Paraheredity *n*. 假遗传
Parahidrosis *n*. 汗分泌异常
parahippocampal gyrus 海马旁回
parahippus *n*. 副海马
Parahormone *n*. 类激素
Para-hydroxymercuribenzoate(简作 PMB) 对羟苯酸汞
parahydroxyphenylphe-nylhydantoin(简作 P-HPPH) 对羟苯基苯乙内酰脲
parahypnosis *n*. 睡眠异常
parahypophysis *n*. 副垂体
parainfluenza virus(简作 Para) 副流感病毒
parainflueza *n*. 副流感,类流感
parainfluienza type 3virus(简作 P3) 3 型副流感病毒
Paraixeris denticulata (**Houtt.**) **nakai** 见 Ixeris denticulata (Houtt.) Stebb.
parakeratosis *n*. 不全角化
parakinesis *n*. 运动倒错
paral paraldehyde 三聚乙醛,副醛
paralbumin *n*. 副白蛋白,副清蛋白
paralbuminemia; **bisalbuminemia** *n*. 副白蛋白血,双白蛋白血
paraldehyde(简作 Paral) *n*. 三聚乙醛
paraldehyd(简作 Paracki) *n*. 三聚乙醛,副醛
Paraleonnates uschakovi (**Chlebovitsch et Wu**)拟突齿沙蚕(隶属于沙蚕科 Nereidae)
Paralepididae *n*. 予蜥鱼科(隶属于灯笼鱼目 Scopeliformes)
Paralepis atlantic indica (**Ege**)大西洋侧鳞鱼(隶属于予蜥鱼科 Paralepididae)
paraleprosy *n*. 轻麻风
paralepsy *n*. 精神突变,抑郁发作
paraleresis[德] *n*. 轻谵妄
paralexia *n*. 阅读倒错
paralgesia[德] *n*. 痛觉异常
paralgia *n*. 痛觉异常
Paralichthyidae *n*. 牙鲆科(隶属于鲽形目 Pleuronectifoumes)
paralinin *n*. ①核液,核基液 ②核淋巴
paralipophobia[德] *n*. 疏乎恐怖
parallagma[德] *n*. 骨移位
parallax *n*. 视差
parallax and refraction(简作 PAR) 视差和折射
parallel(简作 PAr) ①*v*. 平行,对比 ②*a*. 平行的,相同的 ③*n*. 平行线,相似物,比较 ‖ be ~ to(with)... 与……平行,平行于 / connect...in 并联连接 / in ~ 并联地,并行,同时 / in ~ with... 与……并联,与……并行,和……同时 / run ~ to (with)... 和……平行 / ~ input (简作 PIN) 并联输入 / ~ membrane (简作 PM) 平行膜 / ~ output (简作 POT) 并(平)行输出 / ~ reconstruction tomography (简作 PRT) 平行重建断层摄影术 / ~ solid phase library 平行固相分子库,平行固相资料库 / ~ solution phase library 平行液相分子库,平行液相资料库 / ~ spiral 平行螺旋 / ~ synthesis 平行式合成方法(1980 年的中期由 H. Mario Geysen 所发明的药物合成方法)/ ~ tubular arrays

(简作 PTA) 平行管排列 / ~ with (简作 P/W) 与……平行 / without(a) ~ 无与伦比,无可匹敌
parallelism index (简作 PI) 对应指数
parallelogram *n*. 平行四边形
parallergin *n*. 副变应原
parallergy *n*. 副变态反应性
paralues *n*. 终期梅毒,四期梅毒
Paraluteres prionurus (Bleeker) 锯尾单角(隶属于革科 Aluteridae)
paralysant *a*. 致麻痹的 *n*. 麻痹剂,阻化剂
paralyse; paralyze *v*. 使麻痹,使中风
paralysis (复 paralyses) *n*. 麻痹,瘫痪,中风,震颤性麻痹 ‖ ~ agitans 震颤(性)麻痹
paralytic *a*. 麻痹的,中风的,瘫痪的 *n*. 麻痹的人 ‖ ~ally *ad*.
paralytic brachial neuritis (简作 PBN) 麻痹性臂丛神经炎
Paralyzed Veterans of America (简作 PVA) 美国瘫痪退伍军人
paralyzer *n*. 麻痹剂,阻化剂,阻滞剂
paralyzing dose (简作 PD) 麻痹剂量
paramagnetic *a*. 顺磁的 ‖ ~ shift 顺磁位移
paramagnetism *n*. 顺磁性
paramania *n*. 情感倒错
paramastigote *a*. 副鞭毛的
paramastitis *n*. 乳腺周炎
paramastoid *a*. 乳突旁的,乳突周的
paramastoiditis *n*. 乳突周炎
paramecium *n*. 草履虫(属)
paramedeal *a*. 正中旁的
paramedian *a*. 正中旁的
paramedic *n*. 伞兵军医,护理人员 ‖ ~al *a*.
paramenia *n*. 月经障碍
parameningococcus *n*. 类脑膜炎球菌,副脑膜炎球菌
parameniscitis *n*. 半月板周炎
parameniscus *n*. 半月板周部
parameter (简作 PAr) *n*. 参数
Paramethasone (简作 PM) 对氟米松
parametric *a*. 子宫旁的
parametrism *n*. 阔韧带痉痛
parametritial *a*. 子宫旁的,子宫旁组织的
parametritis *n*. 子宫[旁]组织炎
parametrium *n*. 子宫旁组织
parametropathy *n*. 子宫[旁]组织炎
Paramia quinquelineatus (Cuvier et Valenciennes) 五带副天竺鲷(隶属于天竺鲷科 Apogonidae)
paramimia *n*. 表情倒错
Paramisgumus dobryanus (Sauvage) 大鳞副泥鳅(隶属于鳅科 Cobitidae)
paramitome *n*. 丝间质,透明质
paramnesia *n*. 记忆错误,追溯性曲解,用字不当
Paramoebidiaceae *n*. 副变毛菌科(一种菌类)
paramolar *n*. 副磨牙
Paramonacanthus nipponensis (Kamohara) 日本副单角鲀(隶属于革鲀科 Aluteridae)
Paramonacanthus oblongus (Temminck et Schlegel) 长角副单角鲀(隶属于革鲀科 Aluteridae)
Paramormula aspera (Kuroda et Habe) 粗糙拟全螺(隶属于小塔螺科 Pyramidellidae)
paramorph *a*. & *n*. ①形态异常的,异形的 ②同质异晶体
paramorphia *a*. 形态异常的
paramorphia *n*. 形态异常
paramount *a*. 最高的,至上的,卓绝的 *n*. 元首,最高掌权者
paramountcy *n*. 最高权位,最高,至上,首要
Paramphistomidae *n*. 同盘科(隶属于复殖目 Digenea)
Paramphistomum cervi (Zeder) 鹿同盘吸虫(隶属于等睾科 Isoparorchiidae)
paramusia *n*. 歌唱倒错
paramutation *n*. 副突变
paramyelin *n*. 衍髓磷脂,副髓磷脂
paramyloidosis *n*. 副淀粉样变性
paramylum *n*. 副淀粉
paramyoclonus *n*. 肌阵挛[状态],肌阵挛病
paramyon *n*. 肌安松(肌弛缓药)
paramyosinogen *n*. 副肌球蛋白原
paramyotone; paramyotonus *n*. 肌强直[状态]
paramyotonia *n*. 肌强直病,强直性肌痉挛病
paramyotonus *n*. 肌强直(状态)
Paramyxine cheni (Shen et Tao) 陈氏副盲鳗(隶属于盲鳗科 Myxinidae)
paramyxovirus *n*. 副黏液病毒
paranal *a*. 近肛的 ‖ ~ fork 尾叉 / ~ lobe ①基板 ②肛基叶 / ~ process ①基板 ②肛基叶
paranalgesia *n*. 下身痛觉缺失
paranasal *a*. 鼻旁的,鼻侧的 ‖ ~ air sinuse 副鼻窦,鼻旁窦
paranea *n*. 妄想狂,偏执狂
paranemic coil 平行螺旋
Paraneopsylla clavata (Wu, Lan et Liu) 棒副新蚤(隶属于多毛蚤科 Hystrchopsyllidae)
paranephric *a*. ①肾旁的 ②肾上腺的
paranephritis *n*. 肾周炎,肾上腺炎
paranephrocyte *n*. 拟肾原细胞
paranephroma *n*. 肾上腺样瘤
paranephros *n*. 肾上腺
paranesthesia *n*. 下身感觉缺失
paraneural *a*. 神经旁的
paraneuron *n*. 旁神经元
Paranibea semiluctuosa (Cuvier et Valenciennes) 黑鳍幅黄姑鱼(隶属于石首鱼科 Sciaenidae)
Paranitroaniline (简作 PNA) *n*. 对硝基苯胺
para-nitrobenzyl-oxyamine (简作 PNBA) *n*. 对硝基苄氧胺(盐酸盐)
paranitroblue tetrazoleum (简作 PNBT) 四唑对硝基蓝
para-nitrophenol (简作 p-NP) *n*. 对硝基苯酚
para-nitrophenyl-phosphate (简作 p-NPP) *n*. 磷酸对硝基苯酯
para-nitrophenyl-sulfate (简作 p-NPS) *n*. 硫酸对硝基苯酯
paranoia (简作 PAR) *n*. 妄想狂, 偏执狂
paranoid *n*. & *a*. 妄想狂的,偏执狂的
Paranoplocephala mamillana (Mehlis) 侏儒副裸头绦虫(隶属于裸头科 Anoplocephalidae)
paranormal perception (简作 PP) 知觉轻度异常
paranosis *n*. 因病获益
paranuclear *a*. ①核旁的 ②副核的
paranucleolus (复 paranucleoli) *n*. 副核仁
paranucleus (复 paranuclei) *n*. 复核
paraoesophageal *a*. 围食管的
Paraolybia varia Fabr. [动药] 异腹胡蜂果—[蜂房]
para-omphalic *a*. 脐旁的
para-ovarian *a*. 卵巢旁的
Parap New *Paraplegic News*《截瘫新闻》(杂志名)
Parapaguridae *n*. 拟寄居蟹科(隶属于寄居蟹总科 Paguroidea)
Parapagurus pilosimanus (Smith) 毛螯拟寄居蟹(隶属于寄居蟹科 Parapaguridae)
Parapanope euahora (de Man) 贪精武蟹(隶属于扇蟹科 Xanthidae)
paraparesis *n*. 下身瘫痪,下肢瘫痪,轻截瘫
Parapasiphae sulcatifrons (Smith) 沟额拟玻璃虾(隶属于玻璃虾科 Pasiphaeidae)
parapedesis *n*. 胆汁移行倒错
Parapenaeopsis tenella (Bate) 细巧仿对虾(隶属于对虾科 Penaeidae)
Parapercidae *n*. 拟鲈科(隶属于鲈形目 Perciformes)
Parapercis cephalopunctata (Seale) 头斑拟鲈(隶属于拟鲈科 Parapercidae)
Paraperiglischrus analis (Pan et Teng) 肛拟弱螨(隶属于蝠螨科 Spinturnicidae)
Paraperiglischrus rhinolophinus (C. L. Koch) 里拟弱螨(隶属于蝠螨科 Spinturnicidae)
parapertussis *n*. 副百日咳,轻百日咳
parapestis *n*. 轻鼠疫
parapet *n*. 栏杆,低墙
paraphancreatic *a*. 胰旁的
paraphasia *n*. 言语倒错,错语
paraphasis *n*. 终脑顶突(动物)
paraphemia *n*. 错语性失语症
para-phenylenediamine (简作 PPD) 对苯二胺
para-phenylene-phenyloxazole (简作 POPOP) *n*. 对次苯基苯恶唑
paraphernalia *n*. (pl.) 随身用具,行头,各种器具(设备)
paraphia [德] *n*. 触觉倒错
paraphilia *n*. 性欲倒错
paraphimosis *n*. 箝顿包茎
paraphobia *n*. 轻[度]恐怖
paraphonia *n*. 声音变调
paraphora [德] *n*. 轻度精神障碍
paraphrase *v*. & *n*. 释义,意译
paraphrenia *n*. 妄想痴呆
paraphrenitis *n*. 膈周[组织]炎

paraphronia *n*. 性情变异
paraphyseal; paraphysial *a*. ①旁突体的 ②侧丝的
paraphysial *a*. ①[脑上]旁突体的 ②侧丝的
paraphysis *n*. ①[脑上]旁突体 ②侧丝(真菌) ③基板附器(昆虫) ④侧棒(介壳虫科)
paraphyte [德] *n*. 增殖,增殖体,赘生物
parapineal *a*. 松果体旁的 ‖ ~ organ 松果旁体
Paraplagusia blochi (**Bleeker**)短钩须鳎(隶属于舌鳎科 Cynoglossidae)
paraplasia *n*. 发育异常,错生 ‖ ~ cordis 心发育异常 / ~ endometrialis 子宫内膜错生 / ~ ossium 骨发育异常 / ~ ungualis 指(趾)甲异位
paraplasm *n*. ①副质,透明质 ②异常增生[物]
paraplastic body 副质体
paraplastin *n*. 副网质,副网素(副染色质样物质)
paraplegia (简作 Para) *n*. 截瘫,下身麻痹
Paraplegic News (简作 Parap New)《瘫痪新闻》(杂志名)
parapleura *n*. 整侧板(鞘翅目)
parapleuritis *n*. 胸壁炎,胸壁胸膜炎
paraplexus *n*. 侧脑室脉络丛
parapneumonia *n*. 类肺炎
parapophysis *n*. ①[椎骨]副横突 (动物) ②椎体横突
Parapotamon *n*. 拟溪蟹属(传染肺吸虫病的第二中间宿主之一)
parapraxia [德] *n*. 动作倒错,行为乖僻
Parapriacanthus compressus (**White**)黑鳍拟单鳍鱼(隶属于单鳍鱼科 Pempheridae)
Parapristipoma trilineatus (**Thunberg**)三线矶鲈(隶属于石鲈科 Pomadasyidae)
paraproctitis *n*. 直肠周炎
paraproctium [德] *n*. 直肠周组织,直肠旁组织
paraprostatitis *n*. 前列腺周炎
paraprotcinemia *n*. 异型[球]蛋白血[症]
paraprotein *n*. 异型[球]蛋白
parapsis [德] *n*. 触觉倒错
parapsoriasis *n*. 类牛皮癣
Parapsych parapsychology *n*. 心灵学,心灵心理学
parapsychology (简作 Parapsych,PP) *n*. 心灵学,心灵心理学
parapsychosis *n*. 思想错乱
parapulvillus *n*. 爪垫
parapyramidal *a*. 锥体旁的
paraquat *n*. 百草枯(除莠剂)
paraqueduct *n*. 中脑水管旁支,副中脑水管
pararectal *a*. 直肠旁的
parareflexia *n*. 反射紊乱
pararenal *a*. 肾旁的
Parargyrops edita (**Tanaka**)二长棘鲷(隶属于鲷科 Sparidae)
pararhizoclasia *n*. 牙根周溃坏
pararrhythmia *n*. 并行心律,两律性心律失常
parasacral *a*. 骶骨旁的
parasagittal *a*. 旁矢状面的,与矢状面平行的
Parasalenia gratiosa (**A. Agassiz**)偏海胆(隶属于偏海胆科 Parasaleniidae)
Parasaleniidae *n*. 偏海胆科(隶属于拱齿目 Camarodonat)
parasalpingeal *a*. 输卵管旁的, 输卵管周的
parasalpingitis *n*. 输卵管周炎
Parasarcophaga albiceps (**Meigen**)白头亚麻蝇(隶属于麻蝇科 Sarcophagidae)
Parascaris equorum (**Goeze**)马副蛔虫(隶属于异唇科 Heterocheilidae)
parascarlatina *n*. 婴儿玫瑰疹,幼儿急疹,猝发疹
parascarlet *n*. 婴儿玫瑰疹,幼儿急疹,猝发疹
Parascela cribrata (**Schaufuss**)粗刻凹顶叶甲(隶属于肖叶甲科 Eumolpidae)
Parascorpaena mcadamsi (**Fowler**)斑鳍圆鳞鲉(隶属于鲉科 Scorpaenidae)
parasecretion *n*. 分泌紊乱,分泌异常
parasellar *a*. 蝶鞍旁的
parasexuality *n*. 性欲倒错,性欲异常
parasidan type of skull 后孔颅
parasinoidal *a*. 窦旁的
parasisitic zoonoses 人兽共患寄生虫病,人畜共患病
Parasit; parasitol parasitology 寄生虫学
parasite *n*. 寄生虫,寄生菌,寄生胎
parasitemia *n*. 寄生虫血症
parasitemis *n*. 寄生物血症
Parasitic Disease Drug Service (简作 PDDS) 寄生虫药物服务部
parasitic (**al**) *a*. 寄生虫引起的,寄生的 ‖ parasitically *ad*.
parasiticide *n*. 杀寄生虫药 *a*. 杀寄生物的
Parasitidae *n*. 寄螨科(隶属于蜱螨目 Acarina)
parasitifer [拉] *n*. 宿主
parasitism *n*. 寄生(与 commensalism 相同)寄生生活,寄生(状态),寄生物传染,寄生虫引起的疾病
parasitization *n*. 寄生物感染
parasitize *v*. 寄生
parasito- [希][构词成分] 寄生物,寄生虫
parasitology (简作 Parasit; parasitol;PS) *n*. 寄生虫学,寄生物学
parasitophobia *n*. 寄生物恐怖
Parasitophorous vacuole 含虫空泡,纳虫空泡
parasitosis *n*. 寄生虫病,寄生物病
paraso *n*. 阳伞
parasoma *n*. 副核
parasomnia *n*. 深眠状态
paraspadias *n*. 尿道旁裂
paraspasm *n*. 两侧痉挛
parasphenoid (简作 PASP) *n*. 副蝶骨 ‖ ~ bone 副蝶骨 / ~ vacuity 副蝶窝
parasplenic *a*. 脾旁的
parastata [德] *n*. ①前列腺(旧名) ②附睾(旧名) ‖ ~ adenoides 前列腺 / ~ cirsoides 附睾 / ~ glandulosa 前列腺
parasteatosis *n*. 皮脂分泌异常
parasternal *a*. 胸骨旁的
parasternal line (简作 Pl) 胸骨旁线
parasthenia *n*. 机能异常
parastipes *n*. 亚外颚叶
parastruma *n*. 甲状旁腺肿
parastyle *n*. 前副尖,上前副尖
parasym div parasympathetic division 副交感神经部分
parasympathetic (简作 PS) *n*. & *a*. ①副交感神经 ②副交感神经的 ‖ ~ division (简作 parasym div) 副交感神经部分 / ~ index (简作 PI) 副交感神经指数 / ~ nervous system (简作 PNS) 副交感神经系(统) / ~ nerve 副交感神经
parasympathicotonia *n*. 副交感神经过敏,迷走神经过敏
parasympathin *n*. 副交感神经素
parasympatholytic *a*. 抗副交感[神经]的,副交感[神经]阻滞的 *n*. 抗副交感神经药,副交感神经阻滞药
parasympathomimetic *a*. 拟副交感[神经]的,类副交感[神经]的 *n*. ①拟副交感神经的 ②类副交感神经的
parasynanche *n*. 腮腺炎,喉肌炎
parasynapsis *n*. ①平行配合(染色体) ②平行联合
parasynovitis *n*. 滑液囊周炎
parasyphilis *n*. 终期梅毒,四期梅毒
parasyphilosis *n*. 终期梅毒,四期梅毒
parasystole *n*. 并行收缩(心)
parataxis *n*. 互补性
paratenic *a*. 旁栖的(中间宿主) ‖ ~ host 转续宿主
Paratenodera sinensis (**Saussure**)长螳螂(隶属于螳螂科 Mantidae)
Paratenodera sinensis de Saussure [动药] 大刀螂具卵卵鞘—[桑螵蛸]
paratenon [德] *n*. 腱旁组织
para-terphenyl (简作 pTP) *n*. 对三联苯(闪烁剂)
parathion (简作 PAC) *n*. 对硫磷(杀虫药)
parathormone (简作 PTH) *n*. 甲状旁腺激素
Parathranites orientalis (**Miers**)东方板梭蟹(隶属于梭子蟹科 Portunidae)
parathymia *n*. 情感倒错
parathyreoprivic *a*. 甲状旁腺缺失的,无甲状旁腺的
parathyrin *n*. 甲状旁腺激素
parathyroid *n*. & *a*. ①甲状旁腺 ②甲状旁腺的 ‖ ~ activity index (简作 PAI) 甲状旁腺活性指数 / ~ extract (简作 PTE) 甲状旁腺提取物(浸膏)/ ~ gland 甲状旁腺 / ~ hormone srcretion (简作 PTHS) 甲状旁腺激素分泌 / ~ hormone (简作 PTH) 甲状旁腺激素
parathyroidal *a*. 甲状旁腺的
parathyroidectomy (简作 PTX) *n*. 甲状旁腺切除术
parathyroidoma *n*. 甲状旁腺瘤
parathyroidum *n*. 甲状旁腺
parathyropathy *n*. 甲状旁腺病
parathyroprivia *n*. 甲状旁腺缺乏状态
parathyrotoxicosis *n*. 甲状旁腺中毒症
parathyrotrophin *n*. 促甲状旁腺素
paratoloid *n*. 结合菌素
para-toluensulfonic acid (简作 PTS) 对甲苯磺酸

paratolyisopropylcarbinol（简作 PTIC）对甲苯异丙基甲醇（合成利胆药）
paratonia *n*. 伸展过度
paratonsillar *a*. ［腭］扁桃体旁的
paratope *n*. 互补位，对位（抗体分子的）
paratrachoma *n*. 类砂眼，副砂眼
Paratriacanthodes retrospinis（**Fowler**）倒刺副三刺鲀（隶属于拟三刺鲀科 Triacanthodidae）
paratrichosis *n*. 毛发异常
paratrimma *n*. 刺激，擦伤
paratripsis *n*. 刺激，防心（身体）耗损
paratrooper *n*. 伞兵
paratrophy *n*. 营养不良，营养障碍
paratuberculin *n*. 副结核（杆菌）素
paratype *n*. 副型（细菌）
paratyphlitis *n*. 盲肠旁炎
paratyphoid *n*. 副伤寒 *a*. 伤寒样的
paratyphoid B（简作 PB）副伤寒乙，乙型副伤寒
paratyphoid C（简作 PC）副伤寒丙，丙型副伤寒
paraungual *a*. 甲旁的
paraurethra *n*. ①尿道旁管 ②副尿道
paraurethral duct 尿道旁管
paraurethral gland 尿道旁腺
paravaccinia *n*. 副牛痘（疹）
paravaginitis *n*. 阴道旁炎，阴道周炎
paravariola *n*. 类天花，乳白痘
paravenin *n*. 轻蛇毒
paravenous *a*. 静脉旁的
paraventricular（简作 PV）*n*. 室旁的
paraventricular nuclei（简作 PVN）室旁核
paravertebral *a*. 脊柱旁的，椎旁的 ‖ ～ line 椎骨旁线
paravesical *a*. 膀胱旁的
paravitaminosis *n*. 类维生素缺乏病
paraxial *a*. 轴旁的，近轴的
paraxon *n*. 轴索侧支，旁轴索
parazona *n*. 侧区
parazone *n*. 明带
parboil *v*. 煮成半熟，使熟的难受
parboiled *a*. 煮成半熟的
parce *a*. 稀疏的
parcel *n*. 包裹，小包，一批 *v*. 划成几部分，打包 *a*. 部分的 *ad*. 部分地，局部地
parch *v*. 炒，烘等，使干，使焦 ‖ ～ing *a*. 烘烤似的
parcidentate *a*. 少齿的
-parcin［构词成分］-帕星（1998 年 CADN 规定使用此项名称，主要系指产生糖肽类〈Glycopeptides〉的抗生素药物，如阿伏帕星〈Avoparcin〉等）
pard *n*. 伙伴，同伴
PARD Precision Annotated Retrieval Display 详注检索显示系统
Pardachirus pavoninus（**Lace pe de**）眼斑豹鳎（隶属于鳎科 Soleidae）
pardon *v*. & *n*. 原谅，宽恕，赦免
pardonable *a*. 可以原谅的，可以饶恕的
pare *v*. 剥，削去，修（指甲），削减
Pareas boulengeri（**Angel**）平鳞钝头蛇（隶属于游蛇科 Colubridae）
parectasia *n*. 膨胀过度
parectasis *n*. 膨胀过度
paregpric（简作 PG）*a*. 止痛的 *n*. 止痛药（剂），鸦片樟脑酊
parempodia *n*. 爪间鬃
paren Parenterally 胃肠外地，不经肠地 / parenthesis［德］（复 parentheses）圆括弧，插入语，插曲
parencephalia *n*. 脑不全（畸形）
parencephalitis *n*. 小脑炎
parencephalocele［德］*n*. 小脑突出
parencephalon *n*. 小脑
parencephalous *a*. 脑不全（畸形）的
parenchyma *n*. 主质，实质，柔组织，薄壁组织 ‖ ～l *a*.
parenchmatitis *n*. 实质炎
parenchmatous *a*. 实质性的
parenchyma testis 睾丸主质
Parenchymal tissue 实质组织
parenchymatous cartilage 实质软骨
parenchymula *n*. 实胚，中实幼体
parent *n*. （父母）亲，（pl.）双亲，祖先，原因，根本 ‖ ～ cell（简作 PC）母细胞 / ～hood 父母的身份 / planned ～hood 计划生育
parentage *n*. 父母的身份，出身，来源
parental *a*. 父的，母的，父母的，作为渊源（或来源）的 ‖ ～ly *ad*.
parentectomy *n*. 离亲法（使气喘病儿暂时离开父母的环境）
parenteral *a*. 胃肠外的，不经肠的
Parenterally（简作 paren）*ad*. 胃肠外地，不经肠地
parenteral（简作 PAr）*a*. 胃肠外的，不经肠的（如注射给药等）
parenthesis（复 parenthese）（简作 paren）*n*. 圆括弧，插入语，插曲
parenthesize *v*. 括入括弧内，使成括弧形
parenthood Federation of America（简作 PPFA；PIANNED）美国计划生育联合会
Parents Against Leagal Drug Abuse（简作 PALDA）父母反对合法药物滥用组织
Parent-Teacher Association（简作 PTA）家长—教师协会
parenzyme buccal（简作 PZB）颊胰蛋白酶
parepicoele *n*. 第四脑室外侧隐窝
parepididymis *n*. 旁睾
parepigastric *a*. 上腹旁的
parerethisis［德］*n*. 兴奋异常
parergasia［德］*n*. 动作倒错，乖戾精神反应
paresis *n*. 麻痹性痴呆，轻瘫
paresthesia *n*. 感觉异常
pareunia［德］*n*. 性交，交媾
Parevaspis basalis（**Ritsenma**）基赤腹蜂（隶属于切叶蜂科 Megachilidae）
Parexocoetus brachypterus（**Richardson**）短鳍拟飞鱼（隶属于飞鱼科 Exocoetidae）
PARF postrenal acute renal failure 肾后性急性肾功能衰竭 / prerenal acute renal failure 肾后性急性肾功能衰竭
parget *n*. 石膏，灰泥 *v*. 涂饰
pargyline；**N-methyl-N-2-propylbenzyl-amine** *n*. 巴吉林，甲内苄胺（降压药）
Parheminodes collaris（**Chen**）紫胸宽角叶甲（隶属于肖叶甲科 Eumolpidae）
parhidrosis *n*. 汗分泌异常
Parholaspulus ventricosus（**Yi Cheng et Chang**）巨腹派伦螨（隶属于巨螯螨科 Macrochelidae）
parhormone *n*. 激素，副激素
pari passu［拉］（简作 par pas）等分；对比
paridrosis *n*. 汗分泌异常
paridrosis［德］*n*. 汗分泌异常
paries［拉］（复 parietes）*n*. 壁 ‖ ～ carotica 颈动脉壁（鼓室）/ ～ externus ductus cochlearis 耳蜗管外壁 / ～ jugularis 颈静脉壁（鼓室）/ ～ labyrinthica 迷路壁（鼓室）/ ～ laterallis 外侧壁（眶）/ ～ mastoidea 鼓室乳突壁 / ～ mastoideatympani 鼓室后壁 / ～ medialis 内侧壁（眶）/ ～ membranacea 鼓室膜壁 / ～ vestibularis ductus cochlearis 耳蜗管前庭壁，前庭膜
parietal *a*. ①顶骨的 ②体壁的 ③腔壁的 ‖ ～ angle 顶角 / ～ bone 顶骨 / ～ border 顶缘 / ～ lobe 顶叶 / ～ cell（简作 PC）①壁细胞（胃）②膜壁细胞 ③周缘细胞 / ～ cell autoantibody（简作 PCA）壁细胞自身抗体 / ～ cell mass（简作 PCM）壁细胞总数 / ～ cell vagotomy（简作 PCV）壁细胞迷走神经切断术 / ～ eye（颅）顶眼 / ～ foramen 顶骨孔 / ～ fossa 顶骨孔 / ～ layer ①体壁层（胚胎）②周缘层 / ～ notch 顶切迹 / ～ organ（脑）顶体 / ～ plate 颅侧板，顶骨板 / ～ pleura 胸膜壁层 / ～ region 头顶部 / ～ tuberosity 顶结节 / ～ vessel 壁血管
Parietales *n*. 侧膜胎座目［植物分类学；著名的如秋海棠科（Begoniaceae）、堇菜科（Violaceae）等］
parietalia *n*. 颅侧区（昆虫）
parietals *n*. 颅侧区
parietes［拉］*n*. （单 paries）壁
parietitis *n*. （器官）壁层炎
parieto-frontal *a*. 顶额的
parietomastoid *a*. 顶乳突的
parietomastoid suture 顶乳缝
parieto-occipital（简作 PO）*a*. 顶枕的
parietosphenoid *a*. 顶蝶的
parietosplanchnic *a*. 壁［与内］脏的
parietosquamosal *a*. 顶鳞的
parietotemporal *a*. 顶颞的 ‖ ～ suture 顶颞缝
parieto-vaginal *n*. 壁鞘肌
parietovisceral *a*. 壁［与内］脏的 ‖ ～ ganglion（简作 PVG）壁［与内］脏神经节
-parin［构词成分］-肝素（1998 年 CADN 规定使用此项名称，主要系指影响血液及造血系统肝素衍生物［Heparin derivant］类的一些药名，如米诺肝素钠［Minoltparin］、依诺肝素钠［Enoxaparin sodium］等）

paring *n*. 削皮,削下的皮
Parinopecten yessoensis (**Jay**)虾夷盘扇贝(隶属于扇贝科 Pectinidae)
paripinnate *n*. 对生羽形
PARIS pulse analysis recording in formation system 脉冲分析记录情报系统
Paris *n*. 巴黎
Paris chinensis Franch.[植药]七叶一枝花根状茎—[重楼]
Paris farbesii Franch.[植药]球药隔重楼根状茎—七叶一枝花
Paris Nomina Anatomica(简作 PNA)巴黎解剖学名词
Paris polyphylla Smith var. appendiculata Hara[植药]短梗重楼根状茎—七叶一枝花
Paris polyphylla smith var. chinensis Hara[植药]华重楼根状茎—七叶一枝花,蚤休,草河车
Paris polyphylla smith var. petiolata (**Baker ex C. H. Wright**) **Wang et Tnag**[植药]长柄重楼根状茎—七叶一枝花
Paris polyphylla Smith var. platypetala Franch.[植药]宽瓣重楼根状茎—七叶一枝花
Paris thibetica Franch.[植药]长药隔重楼根状—七叶一枝花
Paris yunnanensis Franch.[植药]云南重楼根状茎—[重楼]
Paris polyphylla Smith var. yunnanensis (**Franch.**) **Hand-Mazz.**[植药]云南重楼根状茎—七叶一枝花
paristhmic *a*. 扁桃体的
paristhmion *n*. 扁桃体
paristhmitis[德] *n*. 扁桃体炎
parity *n*. 同等,平等,均势,经产状况,类似
park *n*. 公园,广场,停车场 *v*. 停放,安顿
parka *n*. 风雪大衣,皮猴
Parkeriaceae *n*. 水蕨科(一种蕨类)
parkinglot *n*. 停车场
Parkinson dementia(简作 PD)帕金森痴呆
Parkinson syndrome(简作 PS)帕金森综合征
Parkinson's disease Foundation(简作 PDF)帕金森氏病基金会
Parkinson's disease(简作 PD)帕金森氏病
Parkinsonism *n*. 帕金森综合征,帕金森氏神经技能障碍
Parkinsons disease 帕金森病
Parlance *n*. 说法,用语
parletography *n*. 脏壁[X线]照相术 ‖ ～ gastric 胃壁[X线]照相术
parley *n*. 辩论,论战,会谈,谈判
parliament *n*. 议会,国会
parlo(u)r *n*. 会议室,客厅,休息室
parlous *a*. 危险的,不易对付的
Parmeliaceae *n*. 梅衣科(一种地衣)
Parmulariaceae *n*. 多腔盾菌科(一种菌类)
Parnassia delavayi Franch.[植药]突隔梅花草—鸡肫草
Parnassia pdiustrisL.[植药]梅花草
Parnassia wightiana wall.[植药]鸡眼梅花草—鸡肫草
Parnassiaceae *n*. 梅花草科
Parndium[拉](简作 prand) *n*. 正餐,早(晚)餐
paroccipital *a*. 枕骨旁的
Parocneria furva (**Leech**)侧柏毒蛾(隶属于毒蛾科 Lymantriidae)
Parodiopsidaceae *n*. 广口盾壳科(一种菌类)
paroditis *n*. 腮腺炎
parodontid *n*. 龈瘤
parodontitis *n*. 牙周炎
parodontium *n*. 牙周膜(牙周组织)
parodontology *n*. 牙周瘤学
parodontopathy *n*. 牙周病
parodontosis *n*. 牙周病
parodynia[拉] *n*. 难产
parole *n*. 宣誓,假释
paroliva *n*. 副橄榄体,旁橄榄体
parolivary *a*. 橄榄体旁的
paromomycin(简作 PLC, PM, PRM) *n*. 巴龙霉素
paromphalocele *n*. 脐旁疝
paroncephala *n*. 大脑半球
paroniria[德] *n*. 噩梦,魔梦
paronychia[德] *n*. 甲沟炎,疽
paronychium *n*. 爪间鬃
paronychomycosis *n*. 真菌性甲沟炎
paronychosis *n*. 指(趾)异位
paronym *n*. 同源词
paroophoric *a*. 卵巢旁体的
paroophoritis *n*. 卵巢旁体炎,卵巢[旁]组织炎
paroophoron[德] *n*. 卵巢旁体
parophthalmia[德] *n*. 眼周[组织]炎
parophthalmoncus[德] *n*. 眼旁肿瘤
paropia *n*. 眼外角,眼外眦
paropion *n*. 眼屏
paropsis[德] *n*. 视觉异常,视觉障碍
parorasis *n*. 视觉倒错
parorchidium *n*. 睾丸异位
parorchis *n*. 附睾
parorexia[德] *n*. 食欲倒错,异食僻
parosmia[德] *n*. 嗅觉倒错
parosphresia *n*. 嗅觉倒错
parosphresis *n*. 嗅觉倒错
parosteal *a*. 骨旁的,骨膜外面的,附骨的
parosteitis *n*. 骨周炎
parosteosis *n*. 骨膜外组织骨化
parotic *a*. 耳旁的
parotid *n*. 腮腺,耳旁腺(蟾蜍) *a*. 耳旁的,腮腺的 ‖ ～ duct 腮腺[导]管 / ～ gland 腮腺
parotidean *a*. 腮腺的
parotidectomy *n*. 腮腺切除术
parotido-[希][构词成分]腮腺,唾液腺
parotido-auricularis *n*. 腮腺耳甲肌
parotidoscirrhus[德] *n*. 腮腺硬癌,腮腺硬变
parotidosclerosis *n*. 腮腺硬化
parotitis(简作 PAR) *n*. 腮腺炎
-parous[拉][构词成分]生,产生,生产的
parovarian *a*. ①卵巢的 ②卵巢旁的
parovariocystectomy *n*. 卵巢冠囊肿切除
parovariotomy *n*. 卵巢冠切除术
parovaritis *n*. 卵巢冠炎
parovarium *n*. 卵巢冠
parox paroxysmal 阵发性的
paroxia *n*. 异食癖
paroxypropione(简作 POP; POH) *n*. 对羟苯丙酮,对丙酰苯酚
paroxysm *n*. (病的)发作,阵发
paroxysmal(简作 parox) *a*. 发作性的,阵发式的 ‖ ～ atrial fibrillation(简作 PAF)阵发性心房纤维颤动 / ～ atrial tachycardia (简作 PAT)阵发性房性心动过速 / ～ cold hemoglobinuria (简作 PCH)阵发性寒冷性血红蛋白尿 / ～ depolarizing shift (简作 PDS)阵发性去极化移位 / ～ dyspnea on exertion (简作 PDE)阵发性劳力性呼吸困难 / ～ junctional tachycardia (简作 PJT)阵发性连接区心动过速(心电图)/ ～ nocturnal dyspnea (简作 PND)阵发性夜间呼吸困难 / ～ nocturnal he-moglobinuria cell (简作 PNHC)阵发性夜间血红蛋白尿细胞 / ～ nocturnal hemoglobinuria (简作 PNH)阵发性睡眠性血红蛋白尿 / ～ nodal tachycardia (简作 PNT)阵发性结性心动过速 / ～ supraventricular tachcardia (简作 PSVT)阵发性室上性心动过速 / ～ supraventricular tachycardia (简作 PST)阵发性室上性心动过速 / ～ tachycardia (简作 PT)阵发性心动过速 / ～ ventricular tachycardia (简作 PVT)阵发性室性心动过速
parrot *n*. 鹦鹉,应声虫
parry *v*. 挡开,避开
pars[德](复 partes) *n*. 部,部分 ‖ ～ ampullaris [输卵管]壶腹 / ～ analis 肛管,肛门部(直肠) / ～ anterior hypophysis 垂体前叶 / ～ affects [拉](简作 par aff)患部 / ～ basalis 轴节 / ～ basilaris 底部(枕骨)/ ～ buccaris pontis 脑桥底部 / ～ buccalis 颊部(垂体) / ～ buccopharyngea 颊咽部,颊咽肌 / ～ caeca [视网膜]盲部 / ～ caeca occuli 视网膜盲部(视神经乳头) / ～ caeca retinae 视网膜盲部 / ～ calcaneocuboidea ①跟骰部 ②跟骰韧带 / ～ calcaneonaricularis ①跟舟部(分歧韧带)②跟舟韧带 / ～ cardiaca 贲门部 / ～ cartiaginea tubae pharygotympanice 咽鼓管软骨部 / ～ cavernosa 海绵体部(尿道) / ～ cavernosa urethrae [尿道]海绵体部 / ～ centralis 中央部(侧脑室) / ～ cephalica 头部 / ～ cephalica systematis sympathici 头部交感神经系[统] / ～ chordae ductus venosi 静脉导管索部 / ～ chordae venae umbilicalis 脐静脉索部 / ～ ciliaris retinae 视网膜睫状体部 / ～ clavicularis 锁骨部(胸大肌) / ～ contractilis 伸缩部 ～ convoluta 曲部,纡曲部(肾) / ～ costalis 肋部(膈) / ～ cranialis 上部(纵隔),纵隔上腔 / ～ cruciformis vaginas fibrosae [指]纤维鞘十字部,指十字韧带 / ～ cupularis 顶部(鼓室上隐窝) / ～ cutanea 鼻中隔皮部 / ～ descendens 降部(十二指肠)/ ～ distalis (简作 PD)远侧部(垂体) / ～ distalis hypophyseos 垂体远侧部/ ～ dorsalis 后部,背侧部 / ～ dorsalis pontis 脑桥背部 / ～ encephalica 脑部(副交感神经系统) / ～ epididymica 附睾部(输精管) / ～ facialis platysmatis 颈阔肌面部 / ～ flaccida [拉](简作 PF)驰缓部(鼓膜的)/ ～ flaccida of membrana tympani 骨膜松弛部 / ～

frontalis 额部,内囊额部,内囊前角 / ~ funicularis 索部(输精管) / ~ geniculate 膝部(视辐射) / ~ intercerebralis 脑间部 / ~ intermedia 中间部(垂体) / ~ iridica retinae 视网膜虹膜部 / ~ laryngea pharyngis 咽喉部 / ~ longa glandis 龟头延长部 / ~ lumbalis 腰部 / ~ mastoidea 乳突部(颞骨) / ~ nasalis pharyngis 鼻咽部 / ~ nervosa 神经部(垂体),垂体后叶 / ~ optica retinae 视网膜视部 / ~ oralis pharyngis 口咽部 / ~ petrosa 岩部(颞骨) / ~ pylorica 幽门部 / ~ radiata 辐射部(肾) / ~ sacralis 骶部,荐部(交感神经系统) / ~ squamalis 鳞骨部 / ~ temporalis 颞部 / ~ tensa [拉](简作 PT) 紧张部(鼓膜的) / ~ tympani 鼓室部
parse *v*. 分析
parsley *n*. 香芹,欧芹,皱叶石蛇床
part;partim [拉] *n*. 局部,职责,作用,区域,部分,角色 *v*. 分开,分,断绝,区别 *a*. 部分的,局部的 ‖ act a ~ in ... 在……中起作用 / a ~ of... 一部分 / ~ and parcel 主要部分 / be no ~ of... 丝毫不是 / do(+ one's) ~ 尽……本分 / for the greater (most) ~ 大概;多半,在很大程度上 / have a ~ in... 和什么有关系 / have neither ~ nor lot in(have no ~ in...)同……无关 / in ~ 一部分,有几成 / in(large) ~ (大)部分地 / in ~s 分成几部分,分开,分次 / play a ~ in... 在……中起作用 / play no ~ in 在……不起作用 / play the ~ of... 起……作用 / take ~ in... 参与,参加 / take the ~ of... 支持
part aeq partes aequales [拉] 等分,等量
part aff parti affectae [拉] 于患处
part per hundred (percent)(简作 PPH) 百分数(百分率)
part per hundred million(简作 pphm)一亿分之……,亿分率
part per million(简作 p/m) 百万分之一
part vic partibus vicbbus [拉] 分次服用
partake *v*. 参加,带有(某种)性质的,分担,分享
partaker *n*. 分担者,参与者
partes acequales [拉](简作 P aeq) 等份
partes aequales [拉](简作 Part aeq;pt aequ) 等份,等量
partes equales [拉](简作 PE;[pe]) 等量
partgram(简作 PG) *n*. 分娩经过图
parthenocarpy *n*. 单性结实,孤雌结实
Parthenocissus himalayana (Royle) planch [植药] 三叶爬山虎根、茎—三爪金龙
Parthenocissus tricuspidata Planch. [植药]爬山虎根、茎
parthenogenesis *n*. 单性生殖,孤雌生殖,无精生殖
parthenogenetic *a*. 单性的,单性生殖的
parthenology *n*. 处女科学
parthenophbia [德] *n*. 处女恐怖
parthenoplasty [德] *n*. 处女膜成形术
parthogenesis *n*. 单性生殖,孤雌生殖
parti affectae applicetur [拉](简作 PAA) 用于受损区
parti affectae [拉](简作 part aff) 用于患处
parti doleti applicandum [拉](简作 PDA) 敷在痛处
partial *a*. 部分的,不完全的,片面的,不公平的,癖好的 ‖ ~ anomalous pulmonary venous connection (简作 PAPVC) 肺静脉部分性接合异常 / ~ anomalous pulmonary venous return (简作 PAPVR) 肺静脉性部分回流异常 / ~ denture (简作 PD; PuD; PLD) 部分托牙 / ~ differential equation (简作 PDE) 偏微分方程 / ~ expiratory flow volume (简作 PEFV) 部分呼气流量容量 / ~ loss of hearing (简作 PLH) 部分听觉缺失 / ~ loss (简作 PL) 部分丧失,部分损失 / ~ noise exposure index (简作 PNEI) 部分噪声暴露指数 / ~ pressure of carbon dioxide in artery (简作 $PaCO_2$) 动脉血二氧化碳分压 / ~ pressure of carbon dioxide (简作 PCO_2, PCO_2) 二氧化碳分压 / ~ pressure of oxygen in artery (简作 PaO_2) 动脉氧分压 / ~ pressure of oxygen (简作 pO_2, PO_2) 氧分压 / ~ pressure (简作 PP) 分压 / ~ reaction of degeneration (简作 PRD) 部分性变性反应 / ~ recovery (简作 PR) 部分恢复 / ~ remission (简作 PR) 部分缓解 / ~ response (简作 PR) 部分反应;部分有效(指用药,与 CR 相对而言) / ~ thromboplastin time (简作 PTT) 部分凝血活酶时间 / ~ tolerance (简作 PT) 部分耐受量 / ~ venous oxygen pressure (简作 PVO) 部分血氧分压 / ~ weight-bearing (简作 PWB) 部分支承 ‖ ~ly *ad*.
partiality *n*. 偏袒,偏心,偏见,特别喜爱
partially treated meningitis (简作 PTM) 局部治疗的脑膜炎
partibus vicbbus [拉](简作 part vic) 分次服用
participant *a*. 参与的,有关系的 *n*. 参与者,参加者
participate *v*. 参加,参与,分享,含有
participation *n*. 参加,关系,合作
participle *n*. (语法)分词
particle *n*. 粒子,质点,微粒,颗粒,栓子,小量,(语法)小品词 ‖ ~ counting immunoassay (简作 PACIA) 粒子计算免疫测定 / ~, high-velocity 高速粒子,快粒子 / ~ radiography (简作 part rad) 粒子放射照相术 / ~ ribonucleic acid (简作 PRNA) 粒性核糖核酸 / ~ therapy (简作 PT; Patr Ther) 粒子治疗法 / ~ transport time (简作 PTT) 粒子运送时间 / ~, Viral; virion 病毒粒子,病毒体
particles per cubic centimeter (简作 ppcc) 每立方厘米的颗粒数(空气中的粉尘含量)
particolo(u)red *a*. 杂色的,班驳的,多样的
particular *a*. 特殊的,特定的,详细的,讲究的 *n*. 事项,项目(复)细目,详细情形 ‖ be ~ to... 为……所特有 / enter into ~s 详述,涉及细节 / exact in every ~ 正确到毫厘不差 / from the general to the ~ 从一般到个别 / give ~ 详细叙述 / go into ~ 详述,涉及细节 / in ~ 特别(地) / in every ~ 在……一切方面,在各个方面
particularism *n*. 排他性,狭隘观念,特殊神宠论
particularity *n*. 特殊性,特点,精确,详细,讲究,(常用复)特征,细致
particularize *v*. 特别指出,列举,分列,详述
particularization *n*. 特殊化,详述,列举
particularly *ad*. 特别,格外,详细地
particulate *a*. 粒子组合的,微[颗]粒的 *n*. ①微粒,颗粒 ②微粒的,颗粒的 ③粒子组合的
Particulate Instrumentation by Laser Light Scattering (简作 PILLS) 激光散射微粒仪器装置
partigen *n*. 部分抗原,半抗原
partim [拉](简作 part) *n*. 部分
partimute *n*. 聋哑者
partimutism *n*. 聋哑症
parting *n*. 分离,分手,死亡 *a*. 分离的,临别的,临死的
Partinia heterophylla Bunge [植药] 异叶败酱:根、全草—墓头回
Partinia monandra Clarke [植药] 单药败酱根状茎、根、全草
partinium *n*. 铝钨合金
partisan, partizan *n*. 同党人,游击队员
partition *n*. ①分隔,分配 ②隔壁,隔膜 ③深裂片 *v*. 划分,隔开 ‖ ~ affinity ligand assay (简作 PALA) 分亲溶和配基试验 / ~ chromatography (简作 PC) 分配色谱法,分配层析 / ~ factor (简作 PF) 分配因子 / ~ membrane 分隔膜
partly *ad*. 部分地,不完全地 ‖ ~ soluble (简作 p sol, PS) 部分可溶的
partner *n*. 伙伴,合作者,配偶 *v*. 合伙,配对 ‖ ~less *a*. 无伙伴的
partnership *n*. 合伙,合股,合作,协力
partook partake 的过去时
parts per billion (简作 ppb) 十亿分之……,十亿分率(10^{-9})
parts (简作 pts) *n*. 部分(复数)
part-time *a*. 部分时间的,兼职的,非全日的
parturiency [拉] *n*. 临产
parturient *a*. 临产的 *n*. 产妇
parturifacient [拉] *a*. 催产的 *n*. 催产药
parturiometer [拉] *n*. 分娩力计
parturition *n*. 分娩,阵痛,生产 ‖ ~ centre 分娩中枢
partus *n*. 分娩,初生儿
party (简作 pty) *n*. 党,(交际性的)会,宴会,聚会,当事人 ‖ be (a) ~ to ... 参与,参加,和……发生关系 / the Communist ~ 共产党
PaRU postanesthetic recovery unit 麻醉后苏醒病室
Parupeneus barberinus (Lacepede) 条斑副绯鲤(隶属于羊鱼科 Mullidae)
Parulis *n*. 龈脓肿
paruria *n*. 排尿异常
parv parvulus [拉] 非常小的
parv parvus [拉] 短的;小的
parvcvirus *n*. 细小病毒
parvenu [拉] *n*. 暴发户
parvovirus-like agent (简作 PVL) 微病毒样因子
parvule [德] *n*. 小丸,小粒
parvulus [拉](简作 parv) *a*. 非常小的
parvus [拉](简作 parv) *a*. 短的;小的
PAS para-aminosalicylic acid 对氨基水杨酸 / pattern analysis system 图形分析系统 / periodic acid schiff hematoxylin stain stain 过碘酸雪夫苏木精染剂 / Periodic acid-Schiff 希夫氏过碘酸(染色) / photoacoustic spectroscopy 光声光谱学 / pituitary adrenal system 垂体肾上腺系统 / professional activity study 职业活动研究(职业与医院活动委员会) / pulmonary artery stenosis 肺动脉狭窄
PASA para-aminosalicylic acid 对氨基水杨酸,对氨柳酸(抗结核药)

P'asa alkaline phosphatase 碱性磷酸酶
PASBB Pan-American Sanitary Bulletin 泛美卫生通报 / Para-aminosalicylic acid with vitamin C 含维生素 C 的对氨基水杨酸
PASC Pan American Standards Commission 泛美技术标准委员会
PAS-Ca calcum para-aminosalicylate 对氨基水杨酸钙(抗结核病) / eriodic acid silver methanamine 过碘酸银甲胺
pascal second (简作 Pa·s) 帕[斯卡]·秒(动力黏度单位)
pascal's triangle 帕斯克耳氏三角形
Pascherinemataceae ***n***. 内线藻科(一种藻类)
Pasiphaea japonica (omori) 日本玻璃虾(隶属于玻璃虾科 Pasiphaeidae)
Pasiphaeidae ***n***. 玻璃虾科(隶属于玻璃虾总科 Pasiphaeoidea)
Pasiphaeoidea ***n***. 玻璃虾总科(隶属于腹胚亚目 Pleocyamata)
PASNa sodium PAS 对氨基水杨酸钠
PASO Pan-American Sanitary Organization 泛美卫生组织
PASP Parasphenoid 副蝶骨
paspalism ***n***. 雀稗中毒
paspertin ***n***. 灭吐灵,胃复安
PA-SRBC protein A-sheep red blood cell hemagglutination A 蛋白—羊红细胞凝集作用
pass passivate 使钝化
pass (过去时 passed, 过去分词 passed 或 past) ***v***. 通过,传播,排泄,分泌,及格 ***n***. 通行证,护照,隘口,关口,不及格 ‖ ~ across... 横穿 / ~ along ... 沿……而过 / ~ away 经过,终止,逝世,过时 / bring ... to ~ 引起,完成,实行 / ~ by(时,日)过去,忽略,放过(不问),从……旁而过 / come to ~ 发生,产生,实现 / ~ for(as)... 被看作,被认为是,冒充 / ~ off 发生,进行,逐渐消失 / ~ on 把……(不断地)传递下去,进行 / ~ over... 忽视,传递,越过,通过 / ~ through 穿过,透过,流过 / ~ urine (简作 PU) 小便,排尿
passable ***a***. 能通过的,可通过的,合格的 ‖ passably ***ad***. 可通行的,还好
passage ***n***. 通(道),过,经过,(文章的)一节,一段,排出 ‖ air ~ 气道 / biliary ~ 胆道 / respirarory ~ 呼吸道 / urinary ~ 尿道 / ~ way ***n***. 通道,走廊,过道
passe (或 passee)[法] ***a***. 已过青春妙龄的,已过盛年的,凋谢的,过时的
passenger ***n***. 乘客,旅客,过路人
Passer montanus (Linnaeus) [树]麻雀(隶属于文鸟科 Ploceidae)
passerby ***n***. (复 passersby)过路人,经过者
Passerifoemes ***n***. 雀形目(隶属于鸟纲 Aves)
Passifloraeeae ***n***. 西番莲科
passing ***a***. 通行的,短暂的,过往的,当前的 ***n***. 通过,经过,消失,死去 ***ad***. 极其,非常 ‖ ~ly ***ad***. 暂时地,顺便,仓促地 / ~ bell 丧钟
passion ***n***. 热情,热爱,激怒,苦痛,愤怒 ‖ ~al ***a***. 热情的 / ~less ***a***. 没热情的
passionate ***a***. 热情的,热烈的,多情的
passiva hemagglutination (简作 PHA) 被动性血细胞凝集
passivate (简作 pass) ***vt***. 使钝化
passive ***a***. 被动的,消极的,不活动的 ***n***. (常用复)消极的东西,被动语态 ‖ ~ cutaneous anaphylaxis (简作 PCA) 被动皮肤过敏反应 / ~ hemagglutinatin assay (简作 PHA) 被动血凝试验,间接血凝试验 / ~ hemagglutination test (简作 PHA t.) 间接血凝试验 / ~ immunity 被动免疫 / ~ immune haemolysis (简作 PIH) 消极免疫溶血 / ~ microwave scanner (简作 PMS) 无源微波扫描器 / ~ movements 被动运动 / ~ optical surveillance system (简作 POSS) 被动光学监视系统 / ~ peritoneal anaphylaxis (简作 PPA) 被动腹膜过敏反应 / ~ prostheses implantation (简作 PPI) 被动假体埋置法 ‖ ~ly ***ad***. / ~ness ***n***.
passively transferable lethal (简作 PTLF) 被动转移致死因子
passivism ***n***. 受虐狂者
passivity ***n***. 惰性,被动性
passkey ***n***. 大门钥匙,万能钥匙
passport ***n***. 护照
password ***n***. 口令,口号
past pasta [拉] 糊剂 / pasteurize 施行巴[斯德]氏消毒
past ***v***. pass 的过去分词 ***n***. 过去,昔时,往事 ***ad***. **& *prep***. 过,超过 ***a***. 过去的,前任的 ‖ for some time ~ 过去一段时间,前些时候 / ~ dental history (简作 PDH) 既往牙病史 / ~ history (简作 PX; ph) 过去病史 / in the ~ 在过去,往事 / ~ month 上月 / ~ pointing (简作 PP) 指误试验(检查神经系统机能,如指鼻试验等)
pasta [拉] (简作 past) ***n***. 糊剂,泥膏剂
paste ***n***. 糊剂,面团,糊状物,软膏 ***v***. 粘贴 ‖ ~ board 硬纸板,名片,火车票 / dental ~ 牙膏
pastel ***n***. 彩色粉笔,彩粉画 ***a***. 彩粉色的
pastern ***a***. 交[骨](马足的) ‖ ~ bone 骹骨(马类)/ ~ joint 骹关节
Pasteurella (简作 Past) ***n***. 巴斯德菌属
pasteurellosis ***n***. 巴斯德菌病
Pasteurisierte Plasmaprotein Losung [德] (简作 PPL) 血浆蛋白溶液的巴斯德消毒
pasteurization ***n***. 巴氏灭菌法,低热消毒法
pasteurize (简作 past) ***v***. 施行巴氏灭菌法,把(牛奶等)消毒
pasteurizer ***n***. 巴氏消毒器,巴氏杀菌器
Pasteurtslerte Plasmaprotein Losung [德] (简作 PP(P)L) 低温灭菌血浆蛋白溶液
pastil Pastillus [拉](复 pastille) ***n***. 香锭,锭剂,(菱形)药片,芳香熏剂,射线测验纸碟
Pastillus [拉] (简作 pastil) 锭剂
pastime ***n***. 消遣,娱乐
pastometer ***n***. 巴氏消毒定温计
pastor ***n***. 牧师,牧羊人
pastry ***n***. 面粉制的食品,点心
pasture ***n***. 牧场,牧草
pasty ***a***. 糊状的,面团似的,(脸色)发青的,苍白的 ***n***. 肉馅饼
pat ***a***. 适当的,恰好的,学会的,坚定的 ***ad***. 适时地,适当地,及时地 ***v***. 轻拍,抚摩 ***n***. 轻拍(声),小块
PAT Paroxysmal atrial tachycardia 阵发性房性心动过速 / Phenylaminotetrazole 苯胺四唑 / Phenylazotriphenylmethane 苯偶氮基三苯甲烷 / Polyaminotrazole 聚氨基三唑 / potassium antimony tartrate 酒石酸锑钾
Pat Med patent medicine 特许药,专利药品
Pat Pend patent pending 专利期间
Pat's patents 专利权
patagium [拉] ***n***. 翼状膜
patch [拉] ***n***. 碎屑,鳞片状碎片,补丁,橡皮膏,斑点,膏药 ***v***. 修补 ‖ ~ test 皮肤接触测验
patchwork ***n***. 补缀物,混杂物
patchy ***a***. 斑状的,补缀的
pate ***n***. <口>头,头顶,头盖(旧名)
patefaction [拉] ***n***. 割开,开放
patella ***n***. ①膑[骨],膝盖[骨] ②膝节 ③小盘 ④吸附节(龙虱科昆虫) ‖ ~ bipartita 髌骨分裂 / ~ brachialis 臂髌
patellapexy ***n***. 髌骨固定术
patellar ***a***. ①髌骨的 ②膝的 ‖ ~ ligament 髌韧带 / ~ reflex 膝反射
patellar tendon reflex (简作 PTR) 膝腱反射
patellar tendon supracondylar prosthesis (简作 PTS) 髁上髌腱假腿
Patellariaceae ***n***. 胶皿菌科(一种菌类)
Patellarsehnenreflex [德] (简作 PSR) ***n***. 膝腱反射
patellar-tendon-bearing(pros-thesis) (简作 PTB) 髌骨—腱—支持(假体)
patellate ***n***. 碟状,小盘状,荷叶状
patellectomy ***n***. 髌[骨]切除术
patelliform ***n***. ①髌样的,膝形 ②小盘状,蝶状
patello- [拉][构词成分] 髌骨
patellofemoral ***a***. 髌股的
patellometer [德] ***n***. 膝盖反射计
patello-tibial ***a***. 膝胫节的
patency ***n***. 开放,不闭合,明显,明白
patent (简作 pat) ***n***. 专利
Patent Documentation Group (简作 PDG) 专利文献集团(欧洲)
patent ductus arteriosus (简作 PDA) 动脉导管未闭
patent foramen ovale (简作 PFO) 卵圆孔未闭
patent medicine (简作 Pat Med) 特许药,专利药品
Patent Office Classification System (简作 POCS) (美)专利局分类体系
Patent Office (简作 PO) 专利局
patent pending (简作 Pat Pend) 专利期间
patents (简作 Pat's) 专利权
paternal ***a***. 父的,父亲般的 ‖ ~ly ***ad***.
paternity index (简作 PI) 父权指数
path ***n***. 路,小路,路线,轨道,人行道
PATH pituitary adrenotrophic hormone 垂体促肾皮激素
Path- [构词成分] 意为"疾病"(来自希腊语 pathos)
-path [希][构词成分] 患者,病人
pathema [德] ***n***. (复 pathemas, pathemata)疾病
pathematology ***n***. 病理学
pathergasia ***n***. 过[敏反]应性,病[理反]应性
pathergization ***n***. 过[敏反]应化

pathergy［德］*n*．过［敏反］应性，病［理反］应性
pathetic *a*．可怜的，悲伤的，凄凉的 ‖ ~ally *ad*．
pathetic nerve 滑车神经
patheticus *n*．滑车神经
pathetism［德］*n*．催眠术
pathfinder *n*．牙根管探针，尿道狭窄探针
pathless *a*．无路的，人迹未到的
patho-［希］［构词成分］病，苦，受难，热情
pathobiology *n*．病理学
pathobolism *n*．新陈代谢异常，病理性代谢
pathoclisis *n*．特异感受性，特异亲和性
pathocrine *a*．分泌机能异常
pathocrinia *n*．分泌机能异常
pathodixia *n*．示创癖
pathodontia *n*．牙病学
pathogen pathotgenic 致病的，病原学的
pathogenesis（简作 Pathog 或 pathogen）*n*．致病原因，发病机理
pathogenesy *n*．发病机理
pathogenic *a*．致病的，病原的
pathogenicity（简作 Py）*n*．致病力，病原性
pathogenitas *n*．病原性，致病力
pathogeny *n*．发病机理
pathoglycemia *n*．血糖异常
pathognomonic *a*．特殊［病征］的，能判定诊断的（病征）
pathognomy *n*．病征学
pathography *n*．病情记录
Pathog（**pathogen**）pathogenesis 致病，发病
pathoklisis *n*．特异感受性，特异亲和性
patholesia *n*．意志障碍
Pathologia Europaea（简作 PE）《欧洲病理学》（杂志名）
pathologic *a*．病理学的，病理的
pathologic index rating（简作 PIR）病理重度分类
pathological *a*．病理［学］的 ‖ ~ exposure（简作 PE）病理性暴露（牙齿）/ ~ retraction ring 病理缩复环 / ~ Society of Great Britain and Ireland（简作 PSGBI）英国及爱尔兰病理学会 / ~ stage（简作 PS）病理学分期
Pathologie Biologie（简作 PB）《病理生物学》（法国杂志）
pathologist *n*．病理学家
pathology *n*．病理学
pathology laboratory（简作 PAL）病理学实验室
patholysis *n*．疾病消除
pathomaine *n*．尸毒碱
pathomannia *n*．悖德狂，悖德精神病
pathomeiosis *n*．讳疾忌医，轻病心理
pathometabolism *n*．病理性代谢
pathometer *n*．发病率记录器
pathometry *n*．发病率记录法
pathomimesis *n*．疾病模仿，模仿病
pathomimicry *n*．疾病模仿，模仿病
pathomorphism *n*．病理形态学
pathomorphology *n*．病理形态学
pathoneurosis *n*．躯体［性］神经机能病
pathonomia *n*．疾病规律学，病律论
pathophilia *n*．疾病适应性
pathophobia *n*．疾病恐怖
pathophoresis *n*．疾病传播
pathophysiology *n*．病理生理学
pathoplastic *a*．病态可塑性的
pathopleiosis［德］*n*．夸病癖
pathopoiesia *n*．致病［作用］，罹病性
pathopsychology *n*．病理心理学，精神病心理学
pathopsychosis *n*．躯体性精神病
pathoradiography *n*．X 线病理学，病理 X 线学
pathoroentgenography *n*．X 线病理学，病理 X 线学
pathos *n*．怜悯，悲哀，伤感，精神痛苦，偶然因素
pathosis *n*．病态
pathotgenic（简作 pathogen）*a*．致病的，病原学的
pathotropism *n*．亲病灶性
pathway *n*．路径 ‖ ~，biosynthetic 生物合成路径 / ~，pentose phosphate 磷酸戊糖路径 / ~，reentrant 再参予路径
-pathy 后缀，意为"异常"或"疾病状态"（来自希腊语 pathos）
pathysomia *n*．躯体肥厚
patience *n*．忍耐，耐心
patient（简作 Pnt，Pt）*a*．忍耐的，坚韧的，耐心的 *n*．患者，病人 ‖ ~ Aid Digest（简作 PAD）《病人护救文摘》（杂志名）/ ~ Automatic Data Recording Equipment（简作 PADRE）病人自动数据记录设备 / ~ Care（简作 PC）《病人护理》（杂志名）/ ~ cart unit（简作 PCU）病人监护病房，病人监护装置 / ~ of high risk（简作 phr）高危因素病人 / ~ relation（简作 PR）病人叙述，病人关系，病人亲属 ‖ ~ly *ad*．
patient's serum（简作 PS）病人血清
patient-care audit（简作 PCA）病人护理审计
patient-operated selected mechanisms（简作 POSM）病人手术选择机理
Patinopecten caurinus（**Gould**）风标扇贝（隶属于扇贝科 Pectinidae）
patio *n*．院子，天井
PATN pattern 模型，图像
patobiont *n*．林地动物
patocole *n*．林地常居动物
patois［法］*n*．（复）方言，土语
patoxene *n*．林地偶居动物
Patr Ther particle therapy 粒子治疗法
patriarch *n*．家长，族长，创始者 ‖ ~y *n*．父权制
patriarchal *a*．家［族］长的，大主教的，可尊敬的
patrimonial *a*．祖传的
patrimony *n*．遗产，传统
Patrinia rupestris Juss.［植药］岩败酱根状茎、根、全草
Patrinia angustifolia Hemsl.［植药］狭叶败酱根状茎、根、全草
patrinia scabra Bunge［植药］糙叶败酱根、全草—墓头回
Patrinia villosa（**Thumb.**）**Juss.**［植药］白花败酱根状茎、根、全草
patriot *n*．爱国者
patriotic *a*．爱国的，有爱国心的
patriotism *n*．爱国主义
patrogenesis［德］*n*．雄核发育
patrol *n*．& *v*．巡察（队），侦察
patron *n*．保护人，赞助人，资助人，主题
patronage *n*．保护，赞助，资助，光顾
patronize *v*．保护，赞助，资助，庇护，光顾
patronizing *a*．神气十足的，傲慢的 ‖ ~ly *ad*．
patten *n*．屐（髋关节病患者用）
patter *n*．急速的轻拍声，急速的脚步声
pattern（简作 PATN；pat）*n*．模型，典范，样品 *v*．仿造 ‖ after the ~ of... 仿照，模仿……的样子 / ~，electrophoretic 电泳图型 / ~，immunolotical 免疫［反应］型 / ~，edimentation［离心］沉降谱 / ~，single 单［潜能］型
Pattern Analysis and Recognition Corp.（简作 PAR）样品分析与确认公司
pattern analysis system（简作 PAS）图形分析系统
pattern recognition system（简作 PRS）模式识别系统
pattern visual-eveked responses（简作 PVER）模式视觉诱发反应
patty *n*．小馅饼，小面饼
patulous *a*．开放的，扩展的
paulocardia *n*．心［间］歇过久，心停歇感觉
Paulownia *n*．桐属
Paulownia fortunei（**Seem.**）**Hemsl.**［植药］泡桐根、果
Paulownia tomentosa（**Thunb.**）**Steub.**［植药］（锈毛）泡桐果实—［泡桐果］
paunch *n*．大肚皮，瘤胃（反刍动物的第一胃），腹
pauper *n*．贫民，穷人
pauperismus（简作 PP）*a*．贫民的
pauperize *v*．使贫困，使成为穷人
pause *n*．中止，停顿 *v*．休止，暂停
pausimenia［德］*n*．绝经期，绝经
PAVC phasic aberrent ventricular conduction 周期性心室内差异性传导
pave *v*．铺砌，准备，筑路 ‖ ~ the way for 为……铺平道路，为……做准备，导致
pavement *n*．铺石，铺道，人行道 ‖ ~ epithelium 扁平上皮，鳞状上皮
pavementing *n*．铺排，铺列（白细胞附着在损伤部位的血管壁上）
pavex *n*．血管锻炼器
pavilion *n*．①耳廓 ②扩张部 ③蔽蚜室 ‖ ~ of ear 耳廓 / ~ of pelvis 骨盆扩张部，骨盆上部
pavimentum *n*．底 ‖ ~ cerebri 脑底 / ~ orbitae 眶底 / ~ ventriculi 室底
paving *n*．铺路，人行道
Pavona decussata（**Dana**）十字牡丹珊瑚（隶属于菌珊瑚科 Agariciidae）
pavor *n*．惊悸
paw *n*．脚爪，笔迹
PAW pulmonary arterial wedge pressure 苯酚—醋酸—水
pawn *n*．抵押［物］*v*．抵押

pawpaw ***n*.** 番木瓜,万寿果
Paxillaeeae ***n*.** 桩菇科(一种菌类)
paxwax ***n*.** 颈韧带
pay ***v*.** 付,支付,偿还,有利 ***n*.** 工资,薪水,报酬 ‖ ~ down... 即时支付,用现金支付 / ~ for... 负担……的费用,付…… 的代价 / ~(money)up 付清,缴清
payable ***a*.** 可付的,应支付的
payday ***n*.** 发薪日
payee ***n*.** 收款人
payer; payor ***n*.** 付款人
payment(简作 Pt) ***n*.** 支付,付款
payr's membrane 派尔氏膜(横越结肠脾曲的腹膜褶)
PAZ zinc polycarboxylate 聚羧酸锌(牙科粘合剂)
Paα₂G pregnancy associated α2 glycoprotein 妊娠相关的 α2 糖蛋白
pb bressure at the tim of the bronchoseope 支气管镜顶端压力 / pentaborane 戊硼烷 / phenobarbital 苯巴比妥 / phenylbutazone 保泰松
PB Paharmacopoeia Britannica 英国药典 / paratyphoid B 副伤寒乙,乙型副伤寒 / Pathologie Biologie《病理生物学》(法国杂志) / phonetically balanced 发间平衡(听力试验的单音节词) / phosphate buffer 磷酸盐缓冲液 / phosphor bronze 磷青铜 / photobiology 光生物学,生物光学 / physiology and Behavior《生理学和行为》(杂志名) / pleural biopsy 胸膜活检 / polybutadiene 聚丁二烯 / premature beat 期外收缩 / Preparative Biochemistry《介体生物化学》(杂志名) / pressure breathing 加压呼吸 / Process Biochemistry《生物化学进程》(杂志名) / Proteins in the Brain《脑中的蛋白质》(杂志名) / Publications Board 出版委员会(现称国家标准局联邦科学技术情报交流所) / Publications Bulletin 文献通报;出版物通报 / pulomnary blastomyscosis 肺芽生菌病,肺酿母菌病 / Pulse Beat《脉搏跳动》(南非杂志) / pulse bisferious 重波脉
PB list Phonetically ballanced word list 发音平衡[词表]
pb, plumb plumbum [拉] 铅(82 号元素)
PBA pressure breating assister 加压呼吸辅助器
PBA pulpobuccoaxial 髓颊轴的
PBAA Polybutadiene acrylic acid 聚丁二烯丙烯酸
PBAN polybutadiene acrylonitrile 聚丁二烯丙烯腈
PBB a filixic acid component 一种绵马根酸组分 / polybromatied biphenyl 多溴化联苯
PBBO phenyl biphenyl benzoxazole 苯基联苯苯并恶唑(闪烁体)
PBC per bed care 床前护理 / perioldic bond chain 周期键链 / point of basl convergence 基本辐辏点 / primary biliary cirrhosis 原发性胆汁性肝硬化 / propyl benzyl cellule 丙基苄纤维素
PBD antibody Paul-Bunell-David-sohn antibody 保—邦—戴三氏抗体,传染性单核白细胞增多症嗜异性抗体 / phenylbiphenylyl-oxadiazole 苯基联苯—恶二唑(甲苯闪烁体)
PBE perlsucht-bacillen-emusion 牛型结核菌杆菌性乳剂
PBF permalloy bar file 坡莫合金棒存储器(计算机) / protoplast bursting factor 细菌原生质体膜破坏因子 / pulmonary blood flow 肺血流[量]
PBG porphobilinogen 胆色素原,卟胆原,紫胆原 / progesterone-binding globulin 孕酮结合球蛋白
PBIgG platefe bound IgG 血小板结合免疫球蛋白 G
PBK propyl benzyl ketone 丙基苯甲酮
Pbl lead intoxication 铅中毒
PBI penile-brachial index 阴茎—肱(动脉收缩压)指数
PBL Peripheral blood 末梢血液 / Peripheral Blood Lymphocytes 外周血淋巴细胞
PBl Phenoformin 苯乙双胍 / Polybenzimidazoles 聚苯并咪唑 / protein-bound iodine 蛋白结合碘
PBLG Ploybenzy-Lglutamate 聚苄基 - L - 谷氨酸酯
PBM Perspective in Biology and Medicine《生物学和医学展望》(杂志名) / Polybenzimidazole 聚苯并咪唑
PBMC peripheral blood mononuclear cells 外周血单核细胞
PBN Phenyl-beta-naphthylamine 苯基 - β - 萘胺 / paralytic brachial neuritis 麻痹性臂丛神经炎
PBO penicillin, beeswax and oil 青霉素、蜂蜡、油合剂(亦称 POB)
Pbo Placebo 安慰剂,无效(对照)剂
PBP Penicilin-Binding Protein 青霉素结合蛋白质 / Pesticide Biochemistry and Physiology 杀虫剂生物化学与生理学 / progesterone binding plasma protein 血浆孕酮结合蛋白 / progressive bulbar palsy 进行性延髓麻痹
PBPS penicillin-bingding proteins 青霉素结合蛋白质
PBQ Parabenzoquinone 对苯醌
pbr point-blank range 直射距离
PBRI protein-bound radioactive iodine 蛋白结合放射性碘
PBRP President's Biomedical Research Panel 高级领导生物医学研究小组
PBS Phosphate buffer solution 磷酸盐缓冲液 / phosphate buffered saline 磷酸盐缓冲盐水 / phosphate-buffered saline solution 磷酸盐缓冲盐水溶液
PBSG penile-brachial systolic gradient 阴茎动脉与肱动脉的收缩压梯度
PBSP prognostic bad sings in pregnancy 妊娠预后不良征象
PBS-T phosphate-bufferes saline with Tween - 20 吐温 - 20 磷酸缓冲盐液
PBS-T-S PBS-T and fetal calf serum and horse serum PBS-T 及牛胎儿血清和马血清(参见 PBS-T)
PBT Polybenzothiazole 聚苯并噻唑 / picture block test 块形图片知能检查 / Protein-bound thyrozine 蛋白结合甲关腺素
PBU alpha phenylbutyl urea 苯丁脲
PBV predicted blood volume 预示血容量 / pulomnary blood volume 肺血容量
PBW posterior bite wing 后咬翼(牙科) / phosphor bronze wire 磷青铜线
PBX private branch exchange 专用分支交换机
PBZ pyrilbenzamine 吡甲胺,朴敏宁,去敏宁,吡苄明(抗过敏药)
Pc capillary pressure 毛细血管压 / N paracentralis 旁中央核 / pantopaque cisternography 碘苯酯脑池造影术 / paper chromatography 纸上色谱法 / papillary conjunctivitis 乳头性结膜炎 / paratyphoid C 副伤寒丙,丙型副伤寒 / parent cell 母细胞 / parietal cell 胃壁细胞 / partition chromatography 分配色谱法,分配层析 / pcricarditis constrictive 缩窄性心包炎 / peak concentration 最高浓度,峰值浓度 / percarbonate 过[二]碳酸盐 / perinatal center 产院 / periscopic concave 周视凹面 / personal cycle communication "人—人"间循环感染 / pertioneal cells 腹壁细胞 / Pharmacy Corps 药剂总队 / pharyngitis chronica [拉] 慢性咽炎 / pheochromocytoma 嗜铬细胞瘤 / phosphate cellulose 磷酸纤维素 / phosphate cycle 环磷酸盐 / phosphatidylcholine 磷脂酰胆碱,卵磷脂 / phosphocreatine 磷酸肌酸 / phosphorylcholine 百炼成钢酸胆碱 / phosphologistic corticoid 磷酸氧化性皮质激素类 / phosphorylcreatine 磷肌酸 / photocathode 光电阴极 / photocell 光电管,光电池 / photoconductor 光电导体,光敏电阻 / Physicians Corporation 内科医师协会 / Physiology Canada《加拿大生理学》(杂志名) / Physiotherapy Canada《加拿大理疗法》(杂志名) / picocurie 皮居里(旧称微微居里,10^{-12}居里) / pipecoline 哌可啉,甲基哌啶 / placebo-control 安慰剂对照组(科研) / plasma cell 浆细胞 / platelet concentration 血小板凝缩(物) / platelet count 血小板计数 / pneumoncystis carinii 卡氏肺囊虫,肺孢子虫 / pneumotaxic center 呼吸调节中心 / point count 点计数 / polaroid camera 旋光照相机 / polycarbonate 多碳酸盐 / pondus civile [拉] 常衡制重量 / portacaval 门腔静脉的 / post cibum [拉] 饭后 / postcibum [拉] 食后 / posterior canal crista 后管嵴 / posterior chamber 眼后房 / preparative chromatography 制备色谱法 / present complaint 现病史,现主诉 / prevention and control 预防和控制 / Primary Care《现地急救》(杂志名) / printed circuit 印刷电路 / processor controller 信息处理机控制器 / program counter 程序计数器 / Progress and Care《进展和护理》(杂志名) / Psychological Corporation 心理学社团 / pubococygeus 耻尾肌 / pulmonary capillary 肺毛细血管 / pulmonary closure 肺不张 / pulsating current 脉动电流,脉冲电流 / pulse controller 脉动控制器 / pus cell 脓细胞 / pyran copolymer 吡喃共聚物(核糖核酸酶的抑制剂) / pyridinol carbamate 吡醇氨酯,氨基甲氨吡啶,血脉宁,安吉宁,2,6, - 吡啶二甲醇双(N - 甲氨甲酸酯)(抗动脉粥样硬化药) / pyruvate carboxylase 丙酮酸脱羧酶 / Patient Care《病人护理》(杂志名)
PC:Ag protein C: antigen 蛋白 C 抗原
PC:C protein C competence 血浆蛋白 C 活性
PC-904 apalcillin 萘啶青霉素
PCA atrophic polychondritis 萎缩性多软骨炎 / gastric parietal cell antibodies 胃壁细胞抗体 / paracortical areas 皮质旁区 / parietal cell autoantibody 壁细胞自身抗体 / passive cutaneous anaphylaxis 被动皮肤过敏反应 / passive cutaneous anaphylaxis, pyrrolidone carboxylic acid 被动皮肤过敏症;吡咯烷酮羧酸 / patient-care audit 病人护理审计 / p-chloroamphetamine p - 氯苯丙胺 / penicillamine 青霉胺(抗类风湿药及金属络合剂) / perchlorie acid 高氯酸 / pyrrolidone carboxylic acid 吡咯烷酮羧酸
PCAA pancreas cancer-associated antigen 胰腺癌相关抗原
PCAD protocatechuic-aldehyde 原儿茶醛,3,4,二羟苯甲醛
PCAT Pharmacy College Admission Test 药学院入学测验 / platelet coagulation activity test 血小板凝血活性试验
PcB near point of convergence to the intercentral base line 对中心基线

的辐凑近点

PCB paracervical block 颈周围阻滞 / point of convergence to baseline 基线会聚点，基线辐辏点 / Pollution Control Board 污染控制局 / polychlorinated biphenyl 多氯化联苯 / printed-circuit board 印制电路版 / procarbazinum 甲基苄肼，甲苄肼

PCBA pentachlorobenzyl alcohol 五氯苯甲醇，五氯苄醇

PCBS parachlorophenyl-parachlorobenzene sulphonate 对氯苯基对氯苯磺酸酯

PCc periscopic concave 周视凹面

PCC Pheochromocytoma 嗜铬细胞瘤 / phosphate carrier compound 磷酸盐载体化合物 / plasma cell dyscrasia 浆细胞恶液质 / plasma coagulation control 血浆凝集控制 / poison control cente 毒物控制中心 / polycarbonate film condenser 聚碳酸酯薄膜电容器 / premature chromosome condensation 期前(未成熟)染色体缩全 / program-controlled computer 程序控制计算机 / Progres Contre le Cancer 抗癌进展(同 PAC) / protein constitution change 蛋白质构形改变 / pyridinimu chlorochromate 氯铬酸吡啶 / phenoxycarbonyl chloride 苯氧基羰基氯

PCCOP Primary care; Clinics in Office Practice《初级护理》(杂志名)

PCD paper chromatographic distribution 纸上色层分布，纸层析分布 / percutaneous drainage 经皮引流 / phosphate, citrate and dextrose 磷酸盐、柠檬酸盐和葡萄糖 / plasma cell dyscrasia 浆细胞恶性增生 / polycystic disease 多囊性疾病 / posterior corneal deposit 角膜后沉积 / Progress in Cardiovascular Diseases《心血管病研究进展》(杂志名)

PCDF polychlorinated dibenzofuran 聚氯化双苯唑呋喃

PCE paper chromatoelectrophoresis 滤纸色层电泳法 / Perchloroethylene 过氯乙烯 / preparative column electrophoresis 制柱电泳法 / puched card equipment 穿孔卡片设备

pcf pounds per cubic foot 磅立方英尺

PCF pharyngo-conjunctival fever 咽结膜热 / posterior cranial fossa 后颅凹 / prothrombin conversion factor 凝血酶原转换因子

PCFO permature closure of the foramen ovale 卵圆孔早期闭锁

Pc-G penicillin-G 青霉素 G

PCG pericillin G 青霉素 G / Phonocardiograph 心音图

PCGG physicians committee for Good Government 慈善机构医师委员会

PCH paroxysmal cold hemoglobinuria 阵发性寒冷性血红蛋白尿 / Primare Chronische Hepatitis [德] 原发性慢性肝炎

PCHDCS President's commission on Heart Disease, Cancer and Stroke 心脏病，癌症与中风最高领导委员会

PchE Pseudocholinesterase 假胆碱酯酶

p-chloroamphetamine (简作 PCA) p－氯苯丙胺

p-chloro-mercuriphenylsulfonate (简作 PCMS) 对氯汞苯磺酸盐

p-chlorostyrene (简作 p-clst) 对氯苯乙烯

PCHRG Public Citizen Health Research Group 社会市民保健研究小组

PCI pneumotosis cystoices intertinalis 肠气囊症 / pollution control indes 污染控制指数 / protable cesium irradiator 手提式铯辐照器

PCIAOH Permanent Commission and International association on Occupational Health 职业卫生国际协会与常设委员会

PCK polycystic kidney 多囊肾

PCL plasma cell leukemia 浆细胞白血病 / Polycaprolactam 乙内酰胺

PCLA plasma cuthepsir-like activity 血浆组织蛋白酶样活性

p-clst p-chlorostyrene 对氯苯乙烯

pcm percentage of moisture 湿度百分数，含水分百分数，含水率

PCM proceeding of clinical meetings 临床讨论会程序 / parietal cell mass 壁细胞总数 / pour cent mille [法] 反应性单位($=10^{-5}$) / protein carboxyl-methylase 蛋白质羧甲基酶 / protein-carorie mlnutrition 蛋白质热卡不足性营养不良 / pulse code modulation 脉冲编码调制

PCMB parachloro-mecuri-benzoat 对氯汞苯甲酸

PCMC parachlorometacresol 对氯间甲酚

PCMI photochromic microimage 光色变显微图像

PCMO Principal Colonial Medical Officer 殖民地医务长官

PCMR President's Committee on Mental Retardation 精神发育迟缓最高领导委员会(美国卫生部人类发展局)

PCMRM President's Committee on Mental Retardation Message《精神发育迟缓最高领导委员会通报》(杂志名)

PCMS p-chloro-mercuriphenylsulfonate 对氯汞苯磺酸盐

PCMX parachlorometaxylenol 对氯间二甲苯酚，4－氯－3，5－二甲苯酚(局部及尿道抗菌药)

Pcn penicillin 青霉素

PCN pregnenolone-carbonitrile 氰基孕烯醇酮

PCNA Pediatric Clinics of North America《北美儿科临床学》(杂志名)

PCNB Pentachloronitrobenzene 五氯硝基苯

PCNL percutaneous nephrolithotomy 经皮肾石切除术

PCNS polyhlorinated naphthalenes 多氯化萘

PCNV Provisional Committee on Nomenclature of Viruses 病毒命名临时委员会

PCO_2, Pco_2 partial pressure of car-bon dioxide 二氧化碳分压

PCOB Permanent Central Opium Board 常设中央阿片局(日内瓦)

PCOD polycystic ovary desease 多囊卵巢病

pCp para-chlorophenate 对氯酚盐

PCP pentachlorophenol 五氯酚 / Phencyclidine 苯环已哌啶 / photon-coupled pair 光子耦合对 / Physiological Chemistry and Physics《生理化学与物理学》(杂志名) / plasma cell precursor 浆细胞前体 / pneumocystis carinii pneumonia 肺孢子虫肺炎 / President's Cancer Panel 最高领导癌症研究级 / Primary control program 主控程序 / Provisional corrected pressures 临时校正压力

PCPA para-chlorophenylalanine 对氯苯丙氨酸

PCPD polycyclopentadiene 聚环戊二烯

PCPEO progressive nuclear ophthalmoplegia 进行性核性眼肌麻痹

PCPS peroral cholangiopancreatoscopy 经中胰胆管镜检查

PCPT parachloro-phenylthio 对氯苯硫

pcpt perception 认识，知觉，概念，理解力 ‖ abnormal ~ 知觉异常 / auditory ~ 听觉 / facial ~ 面部定向知觉 / olfactory ~ 嗅觉

PCR papillomatosis confluent reticulum 融合性网状乳头瘤 / polymerase chain reation 聚合酶链反应(DNA 增幅技术，用于基因诊断等)

PCRI Papanicolaou Cancer Research Institute 帕帕尼可拉乌癌症研究所

pcricarditis constrictive (简作 PC) 缩窄性心包炎

Pcriploca forrestii Schlecht. [植药] 滇江柳根、全株

pcs Preconscious 前意识的，初意识的

PCs Penicillins 青霉素类

PCS percutaneous stimulation 经皮的刺激 / phase combining system 时相联合系统 / portacaval shunt 门腔分流 / postcardiotomy syndrom 心切开术后综合征 / primary cancer site 原发癌部位 / pure cholesterol stone 纯胆固醇结石 / sodium salt of enamine of 2, 4pentanedione and cycloserine 2，4 戊二酮烯胺及环丝氨酸钠盐 / post concussional sydnrome 脑震荡后综合征

PCSCR Proceedings of the Central Society for Clinical Research《临床研究总会会报》(杂志名)

P-CSF pluripotent-colony-stimulating factor 能造血细胞刺激因子

Pcsfo oxygen partial pressure of cerebrospinal fluid 脑脊髓液氧分压

PCT peak concentration time 峰值浓度时间 / plasmacrit test 血浆鉴定试验 / porphyria cutanea tarda 迟发性皮肤卟啉症 / porphyria transposition 门腔静脉移位 / Position computed tomography 正电子计算机断层摄影(术) / pressure-concentration-temperature 血酶原消耗试验 / procine calcitonin 猪降钙素 / proximal convoluted tubule 近曲小管 / Purdue creativity test 珀丢氏创造能力试验

PCTD pulmonary connective tissue disease 肺结缔组织病

PCTFE polychlorotrifluoroe-thylene 聚三氟氯乙烯

PCTR Physical Constant Test Reactor 物理常数实验反应堆

pcu pound celsius unit 磅摄氏单位(=1，8 英国热量单位)

PCU power control unit 电源控制装置 / Patient cart unit 病人监护病房，病人监护装置

PCV packed cell volume 血细胞压积 / packed-cell volume 血细胞压积 / parietal cell vagotomy 壁细胞迷走神经切断术 / polycythemia vera 真性红细胞增多症 / postcapillary venules 毛细血管后小静脉

PcV; PCV penicillin-V 青霉素 V

PCV-M polycythemia vear with myeloid metaplasia 有髓样化生的真性红细胞增多症

PCW Pulmonary Capillary-Wedge 肺毛细血管楔

PCWP pulmonary capillary wedge pressure 肺毛细血管楔压

PCx periscopic convex 潜望镜凸面

PCZ procarbazine 甲基苄肼

PD phosphate dehydrogenase 磷酸脱氢酶 / disatolic pressure 舒张压 / Dublin Pharmacopeia 都柏林药典 / paediatrics 儿科学 / palladium 钯(46 号元素) / panel discussion 专家小组，讨论 / papilla diameter 乳头直径 / paralyzing dos 麻痹剂量 / Parkinson dementia 帕金森痴呆 / Parkinson's disease 帕金森氏病 / pars distalis 远侧部(垂体) / partial denture 部分托牙 / Pediatric 儿科的 / pediatrics 儿科 / per diem [拉] 按日，论日，每日 / period 周期 / peritoneal dialysis 腹膜透析 / pharmacodynamics 药效学 / phenyldichloroarsine 苯基二氯胂(一种毒气) / phosphate dextrose 磷酸葡萄糖 / phote-detector 光探测仪 / physical diagnosis 物理诊

断 / plasma defect 血浆缺陷 / poorly differentiated 分化不良 / population doubling 群体倍增 / porphyrin derivative 卟啉衍生物 / potential difference 电位差,位差,势差 / p-phenylenediamine 对苯二胺 / Practical Druggist《实用药商》(药剂员)(杂志) / pregnanediol 娠烷二醇,孕二醇(女性激素) / pressor dose 加压剂量 / prism diopter 棱镜屈光度 / pro dosi [拉] 用作一回量 / Progress in Dermatology《皮肤病学进展》(皮肤病学基金会杂志) / progression of diease 疾病进展 / progrssive disease 进行性疾病 / projected display 投影显示器 / provisional diagnosis 暂定诊断 / Psychiatry Digest《精神病学文摘》(杂志) / psychodiagnosis 心理诊断 / psychotic depression 精神抑郁[症] / pulmonary disease 肺部疾病 / pulpodistal 髓远中的 / pulse Doppler 多普勒脉冲 / pulse duration 脉冲持续时间,脉冲宽度 / pulsed descending 脉冲下降的 / pupillary distance 瞳孔距离 / Pharmaciae Doctor [拉] 药学博士 / ponderis [拉] 重量的

PD meter pupillary distance meter 瞳距计

PD50 50% paralyzed dose 半数动物麻痹量

PDA parti doleti applicandum[拉] 敷在痛处 / Patent ductus arteriosus 动脉导管未闭 / Pediatric allergy 儿科变态反应 / Poly-diaryl amine 聚二芳基胺 / Potato dextrose agar 马铃薯右旋糖琼脂 / Probability distribution analyzer 概率分布分析器 / Pseudo-dystrophic amyotrophy 假性营养不良性肌萎缩

PDAB paradimethylamino-benzalehyde 对二甲氨基苯甲醛

PDAC propyl-dopacetamide 丙基多巴乙酰胺

PDB para-dichlorobenzene 对二氯苯

PDC pediatric cardiology 儿科心脏病学 / penta-decylcatechol 十五烷基茶酚

3-PDC 3 – pentadecylcatechol 3 – 十五烷基邻苯二酚,3-十五烷基儿苯酚

PDC plasma digoxin concentration 血浆狄戈浓度 / preliminary diagnostic clinic 初诊室 / Prevention of Deterioration Center 变质预防中心(美) / private diagonstic clinic 开业医师诊察室 / pulmonary dilutioncurves 肺稀释曲线 / pyruvate decarboxylase 丙酮酸脱羧酶

PDD platinum dichloro-diamine 氯氨铂 / propylene dichloride 二氯丙烯 / pure depressive disease 单纯抑郁性疾病 / pyridoxine-deficient diet 吡哆醇(维生素 B_6)缺乏饮食

PDDB domiphen bromide 杜灭芬

PDDS Parasitic Disease Drug Service 寄生虫病药物服务部

PDDU peviorbital directional Doppler ultrasonography 眶周直接多普勒超声术

PDE paroxysmal dyspnea on exertion 阵发性劳力性呼吸困难 / partial differential equation 偏微分方程 / phosphodiesterase 磷酸二酯酶 / progressive dialyticencephalopathy 进行性透析性脑病

PdeCG pulsed Doppler echocard ogram 脉冲式多普勒声心动图

PDF Parkinson's disease Foundation 帕金森氏病基金会 / probability density function 概率密度函数

PDG Patent Documentation Group 专利文献集团(欧洲)

PDGA pteroyl-diglutamic acid 蝶二酰谷氨酸

PDGF platelet-derived growth factor 血小板衍生的生长因子

PDH packaged disater hospital 流动性救灾医院 / past dental history 既往牙病史 / phosphate dehydrogenase 磷酸脱氢酶 / Pyruvate dehydrogenase 丙酮酸脱氢酶

PDHC pyruvate dehydrogenase comples 丙酮酸脱氢酶复合物

PDI periodental diseas index 牙周病指数

Pdi transdiaphragmatic pressure 横膈压

p-diol pregnanediol 孕二醇,妊烷二醇

PDL poorly differentiated lymphatic leukemia 低分化淋巴细胞性白血病

pdl pudendal 阴部的

PDM phenylenedimaleimide 苯二马来酰亚胺 / Physician's Drug Manual《医师药物手册》(杂志) / pulse-duration modulation 脉(冲)宽(度)调制

PDMS plasma desorption mass spectroscopy 血浆解吸作用物质分光镜检术

PDP piperidino-pyrimidine 哌啶嘧啶 / programmed data processor 程序控制的数据处理机

PDQ hyland laser nephelometer 激光比浊计 / physician data query 医师数据咨询联机数据库

pdr powder 粉末,粉剂

PDR peak dose rate 最高剂量率(辐射) / percentage disappearance rate 消失百分率 / Physician's Desk Reference 医生案头参考 / plasma disappearance rate 血浆消失率 / precision depth recorder 精密浓度记录器 / preliminary data report 原始数据报告 / Progress in Drug Research《药物研究进展》(杂志)

PDS pain-dysfunction syndrome 疼痛—功能紊乱综合征 / paroxysmal depolarizing shift 阵发性去极化移位 / placental dysfunction syndrome 胎盘机能障碍综合征 / processing and display system 处理及显示系统

PDSCC poorly differentiated squamous cell carcinoma 低分化鳞状细胞癌

PDT porphyrin derivative therapy 卟啉衍生物疗法

PDU pregnancies with derive undertermind 宫内物未明性妊娠

PDV phasic diurnal variations 相位性日间变化(眼前段的青光眼性改变) / pulse density variation curve 脉冲密度变化曲线

PDXChloride polidexide 降胆葡胺,降脂树脂 3 号(降胆固醇药)

pdyelectromyographic (简作 PEMG) 多相肌电图的

pdymyxin Eicolistin (简作 PL-E) 多黏菌素 E,抗敌素,黏杆菌素,黏菌素

pe permissible error 允许误差 / par exemple [法] 例如 / partes equales[拉] 等量 / polyethylene 聚乙稀 / probable error 概率误差

PE pancreatic encephalopathy 胰性脑病 / paper electrophoresis 纸上电泳 / partes equales[拉] 相等部分,相同部分 / Pathologia Europaea《欧洲病理学》(杂志) / pathological exposure 病理性暴露(牙齿) / penis envy 慕男妒忌(心理学用语) / pentaerythritol 季戊四醇,支戊四醇 / pericardial effusion 心包积液 / peritoneal exudate 腹膜渗出液 / permissible error 允许误差 / Pharmaceutical Era《药学时代》(杂志) / Pharmacopeia of Edinburgh 爱丁堡药典 / pharyngoesophageal 咽食管的 / phenoxyethanol 苯氧基乙醇 / phenylephrine 苯肾上腺素,新福林 / phosphatidyl ethanolamine 磷脂酰乙醇胺,乙醇胺磷脂,脑磷脂 / photo-electron spectrum 光电子能谱 / physical evaluation 物理(体格)检查 / physical examination 物理检查,体格检查 / pigment epithelium 色素上皮 / plasma exchange 血浆交换 / plating efficiency 镀层效率 / pleural effusion 胸腔积液 / polyelectrolyte 聚合电解质,高(分子)电解质 / potential energy 势能,位能 / powdered extract 粉末提取物 / power equipment 电源设备,动力设备 / precipitaition 沉淀(作用) / pre-eclampsia 子痫前期 / professional engineer 专业工程师 / preliminary evaluation 初步鉴定 / premature ejaculation 早泄 / pressure on expiration 呼气压 / probable error 概率误差,公 算误差 / protectie environment 保护性环境,环境保护 / protein equivalent 蛋白当量 / pulmonary edema 肺水肿 / pulmonary embolism 肺栓塞 / predictionerror 预计误差

PE.G. pneumoencephalography 气脑造影术

pea ***n***. 豌豆 ‖ ~like ***a***. 豌豆般的,艳丽的

PEA percent (myo) electrical activity 肌电活动百分率

PEAA pentafluoro-propionic anhydride 五氟丙酸酐

peabody picture vocabulary test (简作 PP-VT) 大体图词试验

peace ***n***. 和平,安心,平静,和睦 ***v***. 安静下来

peaceable ***a***. 和平的,安静的 ‖ peaceably ***ad***.

peach ***n***. 桃子,桃树,桃色,美人 ‖ ~ fruit fly 桃实蝇 ‖ ~y ***a***. 桃子似的

peacock ***n***. [雄]孔雀,爱炫耀的人 ***v***. 炫耀 ‖ ~y ***a***. 虚荣的,色彩艳丽的

peafowl ***n***. [雌或雄]孔雀

peahen ***n***. 雌孔雀

peak ***n***. 峰值,最大值,最高点 ***v***. 达到高峰;消瘦,憔悴,减少

peak acid output (简作 PAO) 高峰酸排泌量

peak concentration (简作 PC) 最高浓度,峰值浓度

peak concentration time (简作 PCT) 峰值浓度时间

peak dose rate (简作 PDR) 最高剂量氯(辐射)

peak effect time (简作 PET) 最大效应的时间

peak expiratory flow rate (简作 PEF, PEFR) 呼气流量峰值,最大呼气流量

peak flow meter (简作 PFM) 最大呼气流量计

peak flow rate (简作 PFR) 高峰流速

peak height (简作 PH, Pk Ht) 峰高

peak inspiratory flow rate (简作 PIFR) 吸气流速峰值,最大吸气流速

peak inspiratory flow (简作 PIF) 吸气量峰值,最大吸气量

peak kilovolt (简作 PKV) 千伏峰值

peak pepsin output (简作 PPO) 胃蛋白酶分泌高峰

peak power (简作 PP) 峰值功率

peak systolic gradient (简作 PSG) 最大收缩梯度

peak time (简作 PT) 峰时

peak voltage (简作 PV) 峰值电压

peaked ***a***. 消瘦的,憔悴的,有尖顶的,有遮檐的

peak-equivalent sound pressure level (简作 PESPL) 等效峰值声压级

peak-to-peak (简作 PTO, PP) 峰值间

peak-to-peak value (简作 P-P; ptp) 峰值—峰值,峰值间

peaky = peaked ***a***. 消瘦的,憔悴的,有尖顶的,有遮檐的

peal ***n***. 隆隆声,钟声 ***v***. 轰响

Peam phosphoethanolamine 磷酸乙醇胺
peanut *n*. 花生,落花生
pear *n*. 梨子,梨树 ‖ ~-shaped *a*. 梨状的
pearl *n*. 珍珠,贵重物品,白内障,珠剂
Pearl amyl nitrite 亚硝酸异戊酯
pearlash *n*. 珍珠灰,粗碳酸钾
pearly *a*. 如珍珠的,珠状的
peasant *n*. 农民
peat *n*. 泥煤,泥炭
peatization[德] *n*. 胶凝[作用]
PeB Pediatriae Baccallaureus[拉]儿科学
PEB Physical Evaluation Board 体格评定委员会
PEBA Phenobarbital 苯巴比妥
pebble *n*. 卵石,小圆石,小石
PEBC Pebulate 丁乙硫代氨甲酸丙酯
PEBG Phenethylbiguanide 苯乙双胍,降糖灵
pebrine *n*. (蚕)微粒子病
Pebulate(简作 PEBC)丁乙硫代氨甲酸丙酯
PEC peritoneal exude cell 腹腔渗出细胞 / photoelectric cell 光电管 / polyelectrolyte complexes 聚合电解质合物 / polyethylene coated 聚乙烯涂敷 / printed electronic circuit 印刷电路
pec-[希 peg][构词成分]固定
peccability *n*. 犯罪恐怖
peccable *a*. 易犯罪的
peccant *a*. 有罪的,腐败的,病态的,致病的
peccatiphobia[拉] *n*. 犯罪恐怖
pechlin' glands 淋巴集结
pechyagra[德] *n*. 肘痛风
Peck(简作 Pk; PK)配克(英国容量单位 = 9.092)
peck *v*. 啄,一点一点地吃 *n*. 配克(英美干量名),许多
pecker *n*. 啄木鸟,穿孔器,勇气
peckish *a*. 〈口〉饥饿的
pecky *a*. 有霉斑的
pectase *n*. 果胶酶
pecten *n*. ①肛门梳 ②栉 ③栉膜(动物)④疏膜 ‖ ~ ossis pubis 耻骨梳 / ~ sclerae 巩膜梳
pectenitis *n*. 肛门梳炎
pectenosis *n*. 肛门梳[纤维]硬结
pectenotomy *n*. 肛门梳切开术
pectin *n*. 果胶,黏胶质
pectinaeus *n*. 耻骨肌
pectinase(简作 PG) *n*. 果胶酶
pectinate[拉] *a*. 梳状的,栉状的 ‖ ~ muscle 梳状肌 / ~ ligament 梳状韧带(虹膜) / ~ plate 梳状板
pectinato-fimbriate *n*. 缘毛栉形
pectinatoly *a*. 栉状的,羽状的
pectine *n*. 栉突
pectineal *a*. 耻骨的 ‖ ~ ligament 耻骨梳韧带
pectinesterase *n*. 果胶酯酶
pectineus[拉] *n*. 耻骨肌 ‖ ~ muscle 耻骨肌
Pectinidae *n*. 扇贝科(隶属于珍珠贝目 Pterioida)
pectiniform *a*. 梳状的,栉状的 ‖ ~ antennae 栉形触角 / ~ septum 梳状隔
pectiniformate *n*. 栉形
pectization *n*. 胶凝(作用)
pecto-[拉][构词成分]胸(亦作 pectoro-)
pectonephridium *n*. 消化肾管
pectoral *a*. 胸部的,治胸或肺病的,祛痰的,止咳的 *n*. 治胸腔病的药,止咳药
pectoral *a*. 胸的 *n*. 胸盾(龟) ‖ ~ fin 胸鳍 / ~ girdle 肩带 / ~ lymph node 胸肌淋巴结 / ~ plate 胸腹板(鞘翅目) / ~ radials 胸鳍辐射管 / ~ scute 胸[角]板
pectoralgia *n*. 胸痛
pectoralis *a*. 胸的 ‖ ~ major muscle 胸大肌 / ~ minor muscle 胸小肌
pectoralis[拉] *n*. 胸肌
pectoriloquy *n*. 胸语音
pectoris *a*. 胸的
pectorophony *n*. 语音增强
pectose *n*. 果胶糖
pectosinnase *n*. 果胶糖酶
pectunculate *a*. 具栉齿的
pectunculus[拉] *n*. 小梳(在中脑水管中)
pectus[拉] *n*. 胸[肌],下胸[部](昆虫) ‖ ~ alare 翼状胸
peculate *v*. 挪用,盗用
peculiar *a*. 特有的,特殊的,独具的 ‖ ~ly *ad*.
peculiarity *n*. 特色,独特性,特质,怪癖
pecvention *n*. 预防
PED physical education 体育
-ped[拉][构词成分]足(亦作-pede)
pedagogic(al) *a*. 教师的,教学法的
pedagogue *n*. 教师,卖弄学问的教师
pedagogy *n*. 教育法,教学法
pedal *a*. 足的,踏板的 *n*. 踏板,脚,脚蹬 *v*. 踩踏板,骑自行车
Pedaliaceae *n*. 胡麻科
pedalian *a*. 足的
pedalium *a*. 叶状的
pedarthrocace[德] *n*. 儿童关节痛
pedate *a*. ①具足的 ②鸟足状的
pedatrophy *n*. 儿童消瘦,肠系膜淋巴结结核
peddle *v*. 叫卖,散布,传播
Pedenus strigosus (**Fald**)瘦扁足甲(隶属于拟步行虫科 Lacordaire)
pederasty[德] *n*. 男色,鸡奸
pedes[拉](单,pes) *n*. ①足 ②肢 ‖ ~ chela 钳足,螯足 / ~ maxillares 颚足,颚支 / ~ natatorii 游泳足 / ~ primus 第一颚足
pedesis[德] *n*. 分子运动,布朗运动
pedestrian *n*. 行人,步行的人 *a*. 步行的,平淡的,单调的,沉闷的 ‖ ~ize *v*. 徒步旅行
PEDG phenethyl-diguanide 苯乙双胍,降糖灵
pedia-[希][构词成分]小儿,儿童(亦作 pedo-或 paedo-)
pediadontia *n*. 儿童牙科学
pediadontist *n*. 儿童牙科学家
pediadontology *n*. 儿童牙科学
pedialgia *n*. 足底痛,足神经痛
Pediatic Nurse Practitioner(简作 PNP)儿科开业护士
Pediatric(简作 pd) *a*. 儿科的
Pediatriae Baccallaureus[拉](简作 PeB)儿科学士
Pediatric allergy(简作 PDA)儿科变态反应
pediatric cardiology(简作 PDC)儿科心脏病学
Pediatric Clinics of North America(简作 PCNA)《北美儿科临床学》(杂志名)
pediatric intensive care unit(简作 PICU)小儿重症监护病室
Pediatric News(简作 PN)《儿科新闻》(杂志名)
Pediatric nurse practitioner(简作 PNA)儿科开业护士
Pediatric Radiology(简作 PR)《儿科放射线学》(杂志名)
Pediatric Research(简作 PR)《儿科研究》(杂志名)
pediatrician *n*. 儿童医师,儿科学家
pediatrics(简作 pd) *n*. 儿科学
pediatrist *n*. 儿科医师,儿科学家
pediatry *n*. 儿科学
pedic *a*. 脚的
pedicab *n*. 三轮车
pedication *n*. 男色
pedicel *n*. ①蒂,柄 ②梗[节] ③花梗
pedicellaria *n*. 叉棘(棘皮动物)
pedicellation *n*. 蒂生成
pedicle[拉,pediculus] *n*. ①(瘤)蒂 ②椎弓根 ③肉茎 ④花梗,梗节
pedicled *n*. & *a*. ①脚 ②有蒂的
pedicterus *n*. 新生儿黄疸
pediculation *n*. 虱传染,蒂形成
pediculicide *a*. 灭虱的 *n*. 灭虱药
Pediculidae *n*. 虱科(隶属于虱目 Siphunculate)
pediculofrontal *a*. ①额囟的 ②额回脚的,额回蒂的
pediculoparietal *a*. ①顶囟的 ②顶回脚的,顶回蒂的
pediculophobia *n*. 虱恐怖
pediculosis *n*. 虱病
pediculus[拉](复,pediculi) *n*. 虱(属)蒂
Pediculus humanus capitis (**De Geer**)体虱(隶属于虱科 Pediculidae)
Pediculus humanus corporis (**De Geer**)人虱(隶属于虱科 Pediculidae)
pediculus Melo 甜瓜蒂
Pediculus mjo bergi (**ferris**)猿虱(隶属于虱科 Pediculidae)
Pediculus scha ffi (**fahrenholz**)黑猩猩虱(隶属于虱科 Pediculidae)
pedicure *n*. 足疗法,手足医 *v*. 修(医)脚
pedigree *n*. 家谱,家系,血统,(家畜的)纯种
pediluvium[拉] *n*. 足浴
pediodontia *n*. 儿童牙科学
pediodontist *n*. 儿童牙科学家
pediometer *n*. 婴儿测量器,步数计
pedionalgia[德] *n*. 足底痛,跖痛
pediophobia[德] *n*. 儿童恐怖

pedipalp *n*. 脚须(昆虫)
pediphalanx［拉］*n*.（足)趾
pedis（复 pedes）*n*. 足(昆虫幼虫)
pedistibulum［拉］*n*. 镫骨
peditis *n*. 蹄骨炎(马)
pedium（复 pedia）*n*. 内唇中区
pedlar, pedler *n*. 小贩,货郎,传播者
pedo-(前缀)儿童足,脚
pedobaromacrometer *n*. 婴儿体重身长计
pedobarometer *n*. 婴儿体重计
pedodontia *n*. 儿童牙科学
pedodontist *n*. 儿童牙科学家
pedodontology *n*. 儿童牙科学
pedodynamoeter *n*. 脚力测定器
pedogamy［德］*n*. 同配生,同系交配
pedogenesis *n*. 幼体生殖
pedogram *n*. 脚印
pedograph *n*. 脚印
pedology *n*. 儿科学,儿童发育学
pedometer *n*. 婴儿测量器,步数计
pedometry *n*. 婴儿测量法
pedomorphism *n*. 幼稚形态,稚态
pedonosology *n*. 儿科学,儿科病学
pedontia *n*. 儿童牙科学
pedontology *n*. 儿童牙科学
pedopathy *n*. 足病,脚病
pedophilia *n*. 爱童癖
pedophobia *n*. 儿童恐怖
Pedrillia annulata（**Baly**)环瘤胸叶甲(隶属于负泥虫科 Criocerdae)
peduncle *n*. ①脚 ②蒂, 茎 ③小梗,花梗
peduncular *a*. ①脚的 ②蒂的 ③茎的
pedunculated *a*. 有蒂的,有脚的
pedunculotomy *n*. 大脑脚切断术
pedunculus［拉］（复 pedunculi）*n*. ①脚 ②蒂,柄 ③蕈形体柄 ④肉柄(肉茎)‖ ~ anterior［小脑］前脚 / ~ cerebellaris inferior 小脑下脚,绳状体 / ~ cerebellaris medius 小脑中桥,脑桥臂 / ~ cerebellaris superior 小脑上脚,结合臂 / ~ cerebri 大脑脚 / ~ corporis callosi 胼胝体脚 / ~ corporis mammillaris 乳头体脚 / ~ corporis pinealis 松果体脚 / ~ flocculi 绒球脚 / ~ ophthalmicus 眼柄 / ~ posterior［小脑］后脚
PEEG positive end expiratory pressure 正性终末呼吸压
peek *v*. & *n*. 偷看,窥视,瞥见
peel *n*. 果实的皮 *v*. 脱皮,去皮,剥(果皮),脱衣服
peeled *a*. 去皮的
peeler *n*. 削皮器具,削皮刀
peeling *n*. 脱屑,脱皮
peen *n*. 锤头,锤顶,(锤的)尖头
peenash *n*. 鼻蛆病
PEEP positive expiratory end pressure 呼气终末正压(机械通气法)
peep *n*. 窥见,窟视孔,出现 *v*. 窥视,偷看 ‖ have (ger, take) a ~ at 窥看……一下 / ~ hole 窥孔 ‖ ~er *n*. 窥视者,(常用复数)眼睛
peer *v*. 盯着看,凝视,朦胧出现 *n*. 同辈,同等的人
Peer review 同行评议,同行评鉴
peerless *a*. 无比的,举世无双的
peeve *n*. & *v*. 气恼,怨恨
peeved *a*. 被激怒的,恼怒的
peevish *a*. 易怒的,抱怨的,倔强的 ‖ ~ly *ad*. / ~ness *n*.
PEF peak expiratory flow rate 呼气流量峰值,最大呼气流量 / psychiatric evaluation form 精神病鉴定表格
PEFR peak expiratory flow rate 最大呼气流速
PEFV partial expiratory flow volume 部分呼气流量容量
PEG pneumo-encephalogram 气脑造影图片 / Pneumoencephalography 气脑造影术
peg *n*. 衣钩,木钉,短桩,借口 *v*. 钉桩,固定 ‖ ~ leg 假脚
PEGA polyethylene glycol adipate 聚已二酸乙二醇酯
Pegasidae *n*. 海蛾鱼科(隶属于海蛾鱼目 Pegasiformes)
Pegasiformes *n*. 海蛾鱼目(隶属于硬骨鱼纲 Actinopterygii)
Pegasus draconis（**Linnaeus**)龙海蛾鱼(隶属于海蛾鱼科 Pegasidae)
Pegasus latermarius（**Cuvier**)海蛾鱼(隶属于海蛾鱼科 Pegasidae)
Pegasusvolitans（**Cuvier**)飞海蛾鱼(隶属于海蛾鱼科 Pegasidae)
PEH polyethylene hydroperoxide 聚乙烯过氧化氢
PEI phosphate excretion index 磷酸盐排泄指数 / physical efficiency index 物理效能指数 / polyethylene imine impregnated 聚乙烯亚胺浸泡的 / postejaculatory interval 射后前隔 / precipitation effectiveness index 有效沉淀指数
peinotherapy *n*. 饥饿疗法
pejorative *a*. 恶化的,轻视,贬低的
PEL elastic recoil pressure of lung 肺弹性回缩压
pel-前缀,意为"泥"(来自希腊语 pelos)
pelacrimal 泪囊前的
pelada *n*. 斑秃
pelade *n*. 斑秃
peladophobia *n*. 秃发恐怖
pelage［法］*n*. 毛发
pelagia［拉］*n*.（面部)丹毒
Pelagia noctiluca（**Forska l**)*n*. 夜光游水母(隶属于游水母科 Pegasidae)
pelagic *a*. 大海的,海洋的,海栖的,远洋的,浮游的
Pelagiidae *n*. 游水母科(隶属于旗口水母目 Semaeostomeae)
pelagism *n*. 晕船
Pelamis platurus（**Linnaeus**)*n*. 长吻海蛇(隶属于海蛇科 Hydrophiidae)
Pelargonium［植］*n*. 天竺葵属
Pelecanidae *n*. 鹈鹕科(隶属于鹈形目 Pelecaniformes)
Pelecaniformes *n*. 鹈形目(隶属于鸟纲 Aves)
Pelecanus philippensis（**Gmelin**)斑嘴鹈鹕(隶属于鹈鹕科 Pelecanidae)
Pelecypod *n*. 斧足类(属于软体动物,如蚌类等)
pelican *n*. 鹈鹕,塘鹅
pelicometer *n*. 骨盆测量器,骨盆计
pelidisi［拉］*n*. 皮里迪西指数(用坐高体重折算小儿营养状态的指数)
pelidnoma *n*. 青紫斑
pelioma *n*. 青紫斑,紫癜
peliosis［德］*n*. 紫癜
Peliostracnm Cicadae 蝉蜕
pell-［构词成分］皮肤(拉 pellis)
pellagra *n*. 糙皮病,蜀黍红斑
pellagra preventive factor（简作 PPF, PP, P-P factor)抗糙皮病因子
pellagrin *n*. 糙皮病患者
pellagro-［意］［构词成分］糙皮病,陪拉格
pellagrologist *n*. 糙皮病学家
pellagrology *n*. 糙皮病学
pellagrosarium *n*. 糙皮病疗养院
-pellent［构词成分］驾,驱
pellet *n*. 小药丸,小糖丸,弹丸
Pelliaceae *n*. 溪苔科(一种苔类)
Pellicieraceae *n*. 假红树科
pellicle［拉］*n*. ①表膜 ②表皮 ③蜕(昆虫) ④薄膜
pellicula *n*. 表皮
pellicular *a*. ①表膜的 ②表皮的
pellit *a*. 具长垂毛的
pell-mell *ad*. & *a*. *n*. 混乱地(的),乱七八糟地(的),仓促(的)
Pellona ditchela（**Valenciennes**)庇隆鳓(隶属于鲱科 Clupeidae)
Pellonyssus stenosternus（**Wang**)狭胸刺螨(隶属于皮刺螨科 Dermanyssidae)
Pellonyssus viator（**Hirst**)游旅肤刺螨(隶属于皮刺螨科 Dermanyssidae)
pellucid *a*. 清澈的,透明的,明白的,头脑清楚的 ‖ ~ily *n*. / ~ly *ad*.
pelma［德］*n*. 足印,脚印, 足底
pelmatic *a*. 足底的
pelmatogram *n*. 足印,脚印
Pelobatidae *n*. 锄足蟾科(隶属于无尾目 Anura)
pelohemia *n*. 血液浓缩
pelopathy *n*. 泥土疗法
pelopsia［德］*n*. 近前幻视
pelotherapy *n*. 泥疗
PELS propionyl erythromycin lauryl sulfate 无味红霉素,红互丙酸酯十二烷基硫酸盐
pelt *n*. 毛皮,皮货 *v*. 投掷,投击,剥皮,(雨)猛落
peltation［德］*n*. 血清防护(作用)
Peltigeraceae *n*. 地卷科(一种地衣类)
peltry *n*. 毛皮,生皮
pelves *n*. 骨盆
pelvic *a*. ①骨盆的 ②腰的 ③肾盂的 *n*. 骨盆部 ‖ ~ bone ①盆骨 ②腰骨 / ~ cavity 骨盆腔 / ~ cellulites 腔蜂窝组织/ ~ fin 腹鳍 / ~ girdle 骨盆带,腰带 / ~ plate 骨盆板
pelvic angiography（简作 PAG, Pag)骨盆血管造影术
pelvic inflammatory disease（简作 PID)骨盆炎症性疾病
pelvicephalography［德］*n*. 骨盆斜度计

pelvicephalometry ***n***. 骨盆胎头X线测量术
pelvicliseometer［德］***n***. 骨盆胎头测量法，骨盆斜度计
pelvifixation ***n***. 盆腔器官固定术
pelvigraph ***n***. 骨盆描计器
pelvilithotomy ***n***. 肾盂切开取石术
pelvimeter ***n***. 骨盆测量计，骨盆计
pelvimetry ***n***. 骨盆测量法
pelvinus ***a***. 骨盆的
pelviography ***n***. 盆腔X线照相术
pelvioilenoneocystostomy ***n***. 肾盂回肠膀胱吻合术
pelviolithotomy ***n***. 肾盂切开取石术
pelvioneostomy ***n***. 输尿管肾盂吻合术
pelvioperitonitis ***n***.［骨］盆腔腹膜炎
pelvioplasty ***n***. 骨盆成形术
pelvioradiography ***n***. 盆腔X线照相术
pelvioscope ***n***.［骨］盆腔镜
pelvioscopy ***n***.［骨］盆腔检查
pelviostomy ***n***. 肾盂造口术
pelviperitonitis ***n***.［骨］盆腔腹膜炎
pelviradiography ***n***. 骨腔X线照相术
pelvirectal ***a***. 骨盆直肠的
pelviroentgenography ***n***. 盆腔［器官］X线照相术
pelvis［拉］(复 pelves) ***n***. ①骨盆 ②盂，肾盂 ‖ ~ of kidney 肾盂
pelvisacral ***a***. 骨盆骶骨的
pelvisacrum ***n***.［骨］盆骶骨
pelviscope ***n***. 骨盆［外形］X线检查器
pelvisection ***n***. 骨盆切开术
pelvisternum ***n***. 耻骨联合软骨
pelvitherm ***n***. 骨盆器官热疗器
pelvitomy ***n***. 骨盆切开术
pelvitrochanterian ***a***. 骨盆转子的
pelviureteric ***a***. 肾盂输尿管的
pelviureterography ***n***. 肾盂输尿管造影术
pelviureteroradiography ***n***. 肾盂输尿管造影术
pelvo-［拉］［构词成分］肾盂；骨盆
pelvoscopy ***n***. 肾盂检查法
pelvospondylitis ***n***. 骨盆部脊椎炎 ‖ ~ ossificans; rheumatoid spondylitis 骨化性骨盆部脊椎炎，类风湿性脊椎炎
pelycalgia ***n***. 骨盆痛
pelyco-［希］［构词成分］骨盆
pelycogram ***n***. 骨盘X线照片
PEM protein-energy malnutrition 蛋白质能量不足性营养不良
PEMG pdyelectromyographic 多相肌电图的
pemoline（简作 PIO）苯异妥英
Pempheridae 单鳍鱼科（隶属于鲈形目 Perciformes）
Pempheris japonicus Do derlein）日本单鳍鱼（隶属于单鳍鱼科 Pempheridae）
pemphigoid ***a***. 无疱疮样的 ***n***. 新生儿浓疱病，类天疱疮
pemphigus ***n***. 天疱疮
pemphigus vulgaris（简作 PV）寻常天疱疮
pempidine ***n***. 五甲哌啶，潘比啶
pen ***n***. 钢笔，笔，作家，羽状壳（栓乌贼）***v***. 写，关入栏（圈）
pen-［构词成分］不足，缺乏
PENA pre-early nucleo antigen 前早期核抗原
Penaeaceae ***n***. 管萼科
Penaeidae ***n***. 对虾科（隶属于对虾总科 Penaeoidae）
Penaenus chinensis（**Osbeck**）中国对虾（隶属于对虾科 Penaeidae）
Penaenus hardwickii（**Miers**）哈氏仿对虾（隶属于对虾科 Penaeidae）
Penaenus japonicus（**Bate**）日本对虾（隶属于对虾科 Penaeidae）
Penaeoidea ***n***. 对虾总科（隶属于枝鳃亚目 Dendrobranchiata）
Penaeus semisulcatus（**De Hann**）短沟对虾（隶属于对虾科 Penaeidae）
penal clasper 抱（握）器
penalize ***v***. 处罚 ‖ penalizaion ***n***.
penamecillin 苄青霉素醋酸基甲酯
pencil ***n***. 铅笔，药笔栓 ***v***. 用铅笔写（画）
pencten［拉］［动物］（复 pectines）***n***. 梳，栉，肛门，梳栉膜
pend-［构词成分］吊着
pendant ***n***. 下垂物 ***a***. 吊下的，下垂的，悬而未决的
pendent ***a***. 悬垂的，下垂的
pendetide ***n***. 喷地肽（根据 1998CADN 规定，在盐或酯与加合物之命名中，使用此项名称）
pending ***a***. 悬空的，悬而未决的，迫近的 ***prep***. 在……期间，在……以前
Pendular roation test（简作 PR）摆动式旋转试验
pendulous ***a***. 下垂的，悬垂的
pendulum ***n***. 摆，钟摆
-pendyl［构词成分］-喷地（1998年 CADN 规定使用此项名称，主要系指抗变态反应丙硫喷地［Prothipendyl］一类的药名，如异西喷地［Isothipendyl］等）
-penem［构词成分］- 培南（1998年 CADN 规定使用此项名称，主要系指产生亚胺培南［Imipenam］一类的抗生素药物，如法罗培南［Faropenem］、来那培南［Lenapenem］等）
penethacillin; diethylamino-ethylben-zylpenicillinate ***n***. 苄青霉素二乙氨乙酯，二乙氨西林
penetrability ***n***. 透彻性，渗透性，可穿透性
penetrable ***a***. 能贯穿的，能穿透的，看得透的
penetrameter ***n***.［X线］透度计
penetrance ***n***. 投入度，（遗传特性）外显率
penetrate ***v***. 穿入，透入，渗入，扩散 ‖ ~ into... 透入，渗入，深入 / ~ through... 透过，穿过 / ~ to... 透入到，渗入到
penetrating ***a***. 贯通的，洞察的，穿透的，透彻的
penetration ***n***. & ***v***. 穿透，穿透术，浸入，渗透，贯穿
Penetration enhancing factor 穿透增强因子
penetration index（简作 PI）渗透指数，透入度指数
penetrative ***a***. 能贯穿的，能渗透的，聪明的
penetrology ***n***. 透视学，投射学
penetrometer ***n***.［X线］透度计，［X线］硬度计
PENG photoelectronystagmography 光电眼震图描记
Penguin ***n***. 企鹅
-penia［希］［构词成分］减少，缺乏，不足
penial ***a***. 阴茎的
Penic penicillin 青霉素
Penicilin-Binding Protein（简作 PBP）青霉素结合蛋白
penicillamine（简作 PCA）***n***. 青霉胺
penicillate ***a***. ①具毛撮的 ②毛笔形的，帚形的
penicilliary ***a***. 毛笔形的，帚形的
penicillin ***n***. 盘尼西林，青霉素
penicillin acylase（简作 Paase）青霉素酰化酶
penicillin BT; butylthiomethylpenicillin 青霉素 B
penicillin G（简作 PG）青霉素 G
Penicillin in aluminum monostearate（简作 PAM）硬脂酸铝青霉素
penicillin V potassium（简作 PVP）青霉素 V 钾
penicillin, streptomycin and tetracycline（简作 PST）青霉素—链霉素—四环素
penicillin, beeswax and oil（简作 PBO）青霉素，蜂蜡，油合剂
penicillinase ***n***. 青霉素酶
penicillinase-producing Neisseria gonorrhoeae（简作 PPNG）产生青霉素酶的淋球菌
penicillin-bingding proteins（简作 PBPS）青霉素结合蛋白
penicillin-fast ***a***. 抗青霉素的
penicillin-G（简作 Pc-G）青霉素 G
penicillin-sensitive enzymes（简作 PSES）青霉素敏感酶
Penicillins（简作 PCs）青霉素类
penicillin-V（简作 PcV; PCV）青霉素 V
penicillin（简作 Pcn; Penic）青霉素
penicilliosis ***n***. 青霉病
penicillium［拉］（复 penicillia）***n***. 青霉属
penicilloyl-polylysine（简作 PPL）***n***. 青霉烯酰聚赖氨酸
penicillum ***n***. 毛撮，毛丛
penicillus（复 penicilli）***n***. ①笔［状］动脉［脾］②帚状枝 ③青霉头，青霉帚
penicillus［拉］***n***.（复 penicilli）笔毛（脾内微动脉丛）
penicillin V potassium salt（简作 PVK）青霉素 V 钾盐
penicillin, oil and bees wax（简作 POB）青霉素，油，蜂蜡合剂
penile ***a***. 阴茎的
penile systolic pressure（简作 PSP）阴茎动脉收缩压
penile-brachial index（简作 PBI）阴茎—肱（动脉收缩压）指数
penile-brachial systolic gradient（简作 PBSG）阴茎动脉与肱动脉的收缩压梯度
Penilia avirostris（**Dana**）鸟喙尖头虱（隶属于仙达虱科 Sididae）
peninsula ***n***. 半岛 ‖ ~r ***a***. 半岛［状］的 ***n***. 半岛居民
Peniophoraceae ***n***. 隔孢伏革菌科（一种菌类）
penis［拉］（复 penes）***n***. ①阴茎 ②阴茎（昆虫）‖ ~ bulb 阴茎球阳（昆虫）/ ~ captivus 阴茎锁，阴茎钳持症 / ~ cerebri 松果体 / ~ femineus 阴蒂 / ~ funnel 阴茎端基环（鳞翅目）/ ~ lunatus（勃起时）新月状阴茎弯曲 / ~ muliebris 阴蒂 / ~ palmatus 蹼状阴茎 / ~ thorns 阴茎刺（豚鼠）
penischsis［德］***n***. 阴茎裂
penitence ***n***. 后悔
penitential ***a***. 后悔的 ***n***. 悔过者 ‖ ~ly ***ad***.

penitis *n*. 阴茎炎
penknife(复 penknives) *n*. 小刀
penman *n*. 代笔者,书法家,作家
penmanship *n*. 书法,笔迹
pennaceous *a*. 有羽毛的,羽毛状的
pennae axillares 腋羽
Pennahia macrophthalmus(**Bleeher**)大眼白姑鱼(隶属于石首鱼科 Sciaenidae)
pen-name *n*. 笔名
pennate *a*. 羽状的 ‖ ~ muscle 羽状肌
penniform *a*. 羽毛形的,羽状的
penniless *a*. 贫穷的,身无分文的
pennsylvaaia State University(简作 PSU)宾夕法尼亚州立大学(美)
penny *n*. (复 pennies 或 pence)便士(英国铜币)
pennyroyal *n*. 薄荷类植物
pennyweight(简作 put)
penoscrotal *a*. 阴茎阴囊的
pension *n*. 养老金等,生活津贴,抚恤金 *v*. 给年金(抚恤金等)‖ ~able *a*. 可领取抚恤金的
pensive *a*. 深思的,焦思苦虑的,忧郁的 ‖ ~ly *ad*. / ~ness *n*.
penstock *n*. 水闸,水门,水管
pent pentothal *n*. 硫贲妥钠
penta-[希][构词成分]五;戊(化学用语)(亦作 pent-)
pentaacetylgitoxin(简作 PAG)五乙酰吉妥辛(强心药)
pentaborane(简作 pb)戊硼烷
Pentaceros japonicus(**Do derlein**)五棘帆鳍鱼(隶属于帆鳍鱼科 Histiopteridae)
pentachlorin; **chlorophenothane** 滴滴
pentachlorobenzyl alcohol(简作 PCBA)五氯苯甲醇
Pentachloronitrobenzene(简作 PCNB)五氯硝基苯
pentachlorophenol sodium(缩 PCP-Na); **sodium pentachlorophenoxide** 五氯酚钠(灭钉螺及除莠剂)
pentachlorophenol(简作 PCP) *n*. 五氯苯酚
Pentacta inornata(**V. Marenzelleer**)裸五角瓜参(隶属于瓜参科 Cucumariidae)
Pentacta quadrangularis(**Lesson**)方柱五角瓜参(隶属于瓜参科 Cucumariidae)
Pentacta tuberculosa(**Quoy et Gaimard**)瘤五角瓜参(隶属于瓜参科 Cucumariidae)
pentadactyl *a*. 五指(趾)的
penta-decylcatechol(简作 PDC)十五烷基儿茶酚
Pentadiplandraceae *n*. 瘤药树科
pentaerythriol thromboembolic disease(简作 PTED)肺部血栓栓塞性疾病
pentaerythrite; **pentaerythritol**(简作 PET)季戊四醇
pentaerythritol(简作 PE) *n*. 季戊四醇,支戊四醇
pentaerythritol tetranicotinate(简作 PETN)四烟酸季戊四醇酯(降血脂药)
pentaerythritol tetranitrate(简作 PTEN)四硝酸赤藓醇
pentaerythritol tetranitrate(简作 PETN)四硝酸季戊四醇酯
pentaerythrityl *n*. 戊赤藓醇基 ‖ ~ tetranitrate; pentaerythritol tetranitrate 四硝酸戊赤藓醇(酯)
pentafluoro-benzoyl-imidazole(简作 PFBI)五氟苯甲酰咪挫
pentafluoro-benzyl-chloroformate(简作 PFBC)五氟苯酰氯甲酸酯
pentafluoro-benzyl(简作 PFB)五氟苯甲基
pentafluoro-phenyl-thiohydantoin(简作 PFPTH)五氟苯基硫乙内酰脲
pentafluoro-propionic anhydride(简作 PEAA)
pentafluoro-propionyl-imidazole(简作 PFPI)五氟苯酰基咪挫
pentagastrin(简作 PG)五肽促胃液素
pentagastrin stimulation test(简作 PGST)五肽促胃液素刺激试验
pentagon *n*. 五边形
pentagon pyramid flap(简作 PPF)五角形辐射皮瓣(矫形外科鼻矫形术的)
pentalogy of Fallot(简作 P/F)钳五联症,法乐氏五联症
pentamer ①五壳粒(病毒) ②五聚物(化学)
Pentamethylbenzene(简作 PMB)五甲基苯
pentamethyl-diethylenet-riamine(简作 PMDT)五甲基苯二乙撑三胺
pentamidine *n*. 戊双脒,双戊烷 ‖ ~ isethionate(乙醇磺酸)戊烷脒(抗寄生虫药)
Pentamycin(简作 PNT)戊霉素
pentanura khasianum Kurz 见 stelmatocryptonkhasianum(Benth.)Bail
pentapeptide *n*. 五肽
Pentaphylacaceae *n*. 五列木科
pentaploid *a*. 五倍 *n*. 五倍体
pentaploidy *n*. 五倍
Pentapodidae *n*. 锥齿鲷科(隶属于鲈形目 Perciformes)
Pentaprion longimanus(**Cantor**) *n*. 五棘银鲈(隶属于银鲈科 Gerridae)
Pentapus macrurus(**Bleeker**)黄带锥齿鲷(隶属于锥齿鲷科 Pentapodidae)
pentasacme brachyantha Hand-Mazz 见 cynanchum sauntoni(Decne.) Hand-Mazz.
pentastomiasis *n*. 舌行虫病,五口虫病
Pentatomidae[动] *n*. 蝽科(隶属于异翅目 Heteroptera)
pentatrichomoniasis *n*. 五鞭毛(滴)虫病
pentavaccine *n*. 五联疫苗,五合菌苗
pentazocine *n*. 镇痛新
pentetate *n*. 喷替酸盐(根据 1998CADN 规定,在盐或酯与加合物之命名中,使用此项名称)
pentetonate *n*. 洋替膦酸盐(根据 1998CADN 规定,在盐或酯与加合物之命名中,使用此项名称)
pentobarbital *n*. 戊巴比妥
pentode *a*. 五级的 *n*. 五级管
Pentodon patruelis(**Frivaldsky**)阔胸犀金龟(隶属于犀金龟科 Dynastidae)
pentolinium *n*. 安血定,戊双吡铵
pentolysis *n*. 戊糖分解(作用)
pentose *n*. 戊糖
pentose phosphate pathway(简作 PPP)磷酸戊糖途径
pentosemia *n*. 戊糖血[症]
Pentosenucleic acid(简作 PNA)戊糖戊酸
pentosephosphate sunt(简作 PPS)磷酸戊糖分路
pentosuria[德] *n*. 戊糖尿
pentothal(简作 pent) *n*. 喷妥撒纳,硫喷妥纳
pentoxyl *n*. 白血生,潘托西
pentrinitrol(简作 PETRIN)三硝季戊四醇(血管扩张剂)
pentylenetetrazol *n*. 戊四氮,五甲烯四氮唑
pentylene-tetrazol(简作 Ptz)戊四唑
penult *a*. 倒数第二(字)的 *n*. 倒数第二(字,音节等),倒数第二
penumbra *n*. 黑影周围的半阴影(尤指日月蚀时周围的半影)
penumogynogram *n*. 女生殖器充气 X 线[照]片
penurious *a*. 赤贫的,缺乏的,吝啬的 ‖ ~ly *ad*. / ~ness *n*.
penury *n*. 赤贫,缺乏,吝啬
PEO phosphoenoloxaloacetic acid 磷酸(烯醇)草乙酸 / polyethylene oxide 聚氧化乙烯 / progressive external ophthalmoplegia 进行性眼外肌麻痹
peony *n*. 芍药,牡丹,芍药属植物
people *n*. 人民,人,人们,民族
People not psychiatry(简作 PNP)非精神病病人
People's Medical Publishing House(简作 PMPH)人民卫生出版社(中国)
peosenchyma *n*. 长轴组织
peotomy[德] *n*. 阴茎切除术
PEP phosphoenolpyruvate 磷酸烯醇丙酮酸 / phospho-enol-pyruvate 磷酸烯醇式丙酮酸 / polyestradiol phosphate 磷酸聚雌二醇 / program evaluation procedure 程序鉴定过程 / psychiatric evaluation profile 精神病测定图 / pyridylethyl-penicillamine 吡啶乙基青霉胺
PEP, **Pre-EP** pre-ejection period 射血前期(右心室)
PEP/LVET pre-ejection period to left ventricular ejection time ratio 射血前时间/左室射血时间比值
Pep amphetamine pill 苯丙胺丸
pep *n*. 〈俚〉精力,精神,锐气,活力
PepA peptidase A 肽酶 A
PEPA protected environment-prophylactic antibiotics 防护环境预防性抗生素
PepB peptidase B 肽酶 B
PEPC phenethicillin 苯氧乙基青霉素
PE-Pc phenoxyethylpennicillin 苯氧乙基青霉素
PepD peptidase D 肽酶 D
pepitc ulcer(简作 PU)消化性溃疡
pepo *n*. 南瓜子
Peponocephala electra(**Gray**)瓜头鲸(隶属于领航鲸科 Globicephalidae)
PEPP positive expiratory pressure plateau 正性呼气压坪相期
pepper *n*. 胡椒,胡椒属,辛辣的事
peppermint *n*. 欧薄荷,薄荷
peppery *a*. 胡椒的,尖刻的,辣的
-pepsia[德] 消化
pepsin *n*. 胃蛋白酶

pepsinate *v*. 胃蛋白酶处理
pepsinia *v*. 胃蛋白酶分泌
pepsinogen（简作 Pg）*n*. 胃蛋白酶原
pepsinogen Ⅰ（简作 PGl）(血清)Ⅰ类胃蛋白酶原
pepsinogen Ⅱ（简作 PGII）(血清)Ⅱ类胃蛋白酶原
pepsinotherapy *n*. 胃蛋白酶疗法
pepsinuria *n*. 胃蛋白酶尿
peptic *a*. 消化性的,胃液的,胃朊酶的 ‖ ～ gland 胃液腺 / ～ ulcer 消化性溃疡
Peptidase *n*. 肽水解酶,肠酶
peptidase A（简作 PepA)肽酶 A
peptidase B（简作 PepB)肽酶 B
peptidase D（简作 PepD)肽酶 D
peptide *n*. 肽
Peptide library 肽分子库,肽资料库
Peptide substrate 肽受质
Peptideglycan *n*. 蛋白糖纲状结构
Peptidoglycan chain 聚糖链
Peptidoglycan chain crosslinking 聚糖链交联
peptidyl site（简作 P site)肽基部位
peptinotoxin *n*. 胃消化毒素
peptization *n*. 胶溶(作用)
peptocrinine *n*. 类分泌素
peptogaster［德］*n*. 消化道(旧名)
peptolysis *n*. 胨分解(作用)
peptone *n*. 胨,蛋白胨
peptonemia［德］*n*. 胨血
peptone-yeast-glucose（简作 PYG)蛋白胨—酵母—葡萄糖
peptonization *n*. 胨化(作用)
peptonolysis［德］*v*. 胨分解
peptonuria *n*. 胨尿[症]
Per person 周期的 / prescription 周期的
PER protein efficiency ratio 蛋白质效率比 / power 功率;幂;乘方
per-[1]［法］［构词成分］高,全(化学用语)
per-[2]［拉］［构词成分］经,穿,通过,非常,完全,关于;每
per *prep*. 经,以,每,按照 ‖ ～ an per annum［拉］每年 / ～ annum（简作 per an）每年 / ～ anum［拉］经肛门,肛门给药 / ～ bed care（简作 PBC）/ ～ cent ; ～ centum［拉］（简作 p/c）每百,百分之 / ～ centum per annum（简作 ppa）
per centum［拉］（简作 prct;per cent）每百,百分之……
per cutem［拉］经皮肤
per cwt per hudred weight 每英担
per diem［拉］（简作 PD;pd）每日
per hour［拉］（简作 ph）每小时
per hudred weight（简作 per cwt）每英担
per manent magnet（简作 p-m）永久磁铁
per minute［拉］（简作 pm）每分
per op emet peracta operatione emetici［拉］吐剂作用过后
per os［拉］口服,经口
per pad perineal pad 会阴垫
per rectum［拉］（简作 pr）经直肠
per second（简作 PS）每秒
per secundum［拉］（简作 ps）第二期愈合
per unit value（简作 puv）(相对)单位制
per unit（简作 PU; pu 或 Pu）每单位
per urethram 经尿道
per vaginam（简作 PV）经阴道,内阴道
per week［拉］（简作 PW）每周
Per/Vac pertussis vaccine 百日咳菌苗
peracephalus *n*. 无上体畸胎
peracta operatione emetici［拉］（简作 per op emet）吐剂作用过后
peracute *a*. 极急性的
peradventure *n*. 偶然的,可能性
peralkalinity index（简作 PI）过碱度指数
perambulate *v*. 巡视,徘徊
perambulator *n*. 漫步者,巡视者,儿童车
Peranemaceae *n*. 袋鞭藻科,杆囊藻科(一种藻类)
perarticulation *n*. 动关节
perartodynia *n*. 胃气痛,心口痛
peraxillary *a*. 经腋的
Perca fluviatilis（Linnaeus)河鲈(隶属于鲈科 Percidae)
Percanthras japonicus（Fraunz)鲈花
percarbonate（简作 PC）过(二)碳酸盐
percardiorrhaphy［德］*n*. 心包缝术
perceive *v*. 察觉,感觉,理解,看出 ‖ perceivable *a*. 可察觉的,可理解的
perceived noise level（简作 PNL）感觉噪声级
perceived noise level in decibels（简作 PNdb）感觉噪声分贝
Perceived noisiness（简作 PN）感觉噪声量
percent（myo）electrical activity（简作 PEA）肌电活动百分率
percent frequency effect（简作 PFE）频率效应百分数
percent labeled mitosis（简作 PLM）标记有丝核分裂百分数
percent; per cent *n*. 百分之…… ,百分率……
percentage *n*. 百分法,百分率,比率,比例 ‖ ～ disappearance rate（简作 PDR）消失百分率 / ～ of moisture（简作 pcm）湿度百分数 / ～ of oxygen saturation（简作 POS）氧饱和率
percentile *a*. 百分率的
Percentile rank（简作 PR）百分率顺序
per-cent-mean-deviation（简作 PMD）百分平均偏差
percept *n*. 知觉,印象,感觉
perceptibility *n*. 感觉力,觉察力,理解力,认识能力,感知性,感知度
perceptible *a*. 感觉得到的,看得出的
perception（简作 pcpt）*n*. 认识,知觉,概念,理解力 ‖ abnormal ～ 知觉异常 / auditory ～ 听觉 / facial ～ 面部定向知觉 / olfactory ～ 嗅觉 / ～ of light（简作 PL）光感觉
perceptive *a*. 有知觉力的,感觉灵敏 ‖ ～ly *ad*.
perceptivity *n*. 感知力
perceptorium *n*. ①感觉中枢 ②皮质感觉中枢
perceptual *a*. 知觉的,感性的,知觉力的
perch *n*. 栖木 *v*. 栖息,停歇
perchance *ad*. 也许,偶然,可能
perchlorate *n*. 高氯酸盐
perchloride *n*. 高氯化物 ‖ ～ acid（简作 PCA）高氯酸
Perchloroethylene（简作 PCE）过氯乙烯
Percichthyindae *n*. 真鲈科(隶属于鲈形目 Perciformes)
Percidae *n*. 鲈科(隶属于鲈形目 Perciformes)
Perciformes *n*. 鲈形目(隶属于硬骨鱼纲 Actinopterygii)
percine *n*. 黄鲈精蛋白
percipient *a*. 有感觉的, 知觉的,理解的 *n*. 知觉者
percipitum *n*. 沉淀物
Percision Technology, Inc（简作 PTI）精密技术公司
percnosome *n*. 深染粒
percolate（简作 perk）*v*. 使滤过,使渗透 *n*. 滤过液,渗滤
percolation *n*. 滤过,渗透,渗滤法
percolator *n*. 滤器,滤盘,渗滤器
percontiguum *v*. 接触
percontinum *n*. 连续
percurrent *a*. 经全长的
percuss percussion *n*. 叩诊,撞击 *v*. 敲,叩诊
percussion（简作 percus, pern）*n*. 冲击,叩诊,敲打
percussion and auscultation（简作 P&A）扣诊与听诊
percussion tone（简作 PT）扣诊音
percussion wave（简作 PW）脉首波
percussion, auscultation and fremitus（简作 PA& F）扣诊,听诊和触感震颤
percussive *a*. 撞击的,叩诊的
percussopunctator *n*. 梅花针,多尖针
percussor［拉］*n*. 叩诊器
percutaneous *a*. 由表皮的
percutaneous drainage（简作 PCD）经皮引流
percutaneous intraarticular tube irrigation（简作 PITI）套管针关节穿刺(急性关节炎的治疗方法)
percutaneous nephrolithotomy（简作 PCNL）经皮肾石切除术
Percutaneous nephrostomy（简作 PNS）经皮穿刺肾造瘘术
percutaneous stimulation（简作 PCS）经皮的刺激
percutaneous transhepatic cholangiography（简作 PTC）经皮越肝胆管造影术
percutaneous transhepatic drainage of the bibliary tract（简作 PTD）经皮越肝胆管引流术
percutaneous transhepatic portal vein catheterization sampling（简作 PTPVCS）经皮越肝门静脉插管分段取血
percutaneous transluminal angioplasty（简作 PTA）经皮血管成形术,经皮腔内血管成形术
percutaneous transluminal coronary angioplasty（简作 PTCA）经皮血管内冠状动脉成形术
percutaneous transluminal renal angioplasty（简作 PTRA）经皮肾血管成形术
perdition *n*. 永死,全毁,沉沦
perdu(e) *a*. 看不见的,隐藏的,埋伏的
perectomy *n*. 球结膜环状切除术

peregrination *n*. 游历,旅行,旅程
pereion *n*. ①胸部(甲壳类) ②前胸(昆虫)
pereiopoda *n*. ①步足,胸足(甲壳类) ②中胸足(昆虫成虫) ③中后胸足(昆虫幼虫)
peremptory［德］*a*. 不许违反的,不容疑问的,强制的,专横的
perncephaly *n*. 脑囊肿
perennial *a*. 终年的,多年生的 *n*. 多年生植物 ‖ ~ly *ad*.
perf perfect 完全的,完美的,完成的, 完成,使精通,完美 *n*. 完成式 ‖ ~ly *ad*. / ~ness *n*.
perf perforation *n*. 穿孔,穿破,穿孔术
perfect joint *n*. 完全关节
perfect（简作 perf）*a*. 完全的,完美的,完成的, 完成,使精通,完美 *n*. 完成式
perfection *n*. 完美,精通,完成,(复)才艺
perfervid *a*. 极热情的,热烈的
perfidious *a*. 不忠的,背信弃义的 ‖ ~ly *ad*. / ~ness *n*.
perfidy *n*. 不义,不忠,背信弃义,叛变,出卖
perflation［拉］*n*. 吹气引流法,吹入法,自然通气
perfluoro isobutylene（简作 PFIB）全氟异丁烯
perfluorobutyric acid（简作 PFBA）过氟丁酸
perfluorochemical（简作 PFC）全氟化合物(人造血)
perforans［拉］*a*. 穿通的(肌或神经) ‖ ~ gasseri 肌皮圣经 / ~ manus 指深屈肌
perforate *v*. 穿孔,打眼,穿刺 *a*. 有孔的
perforated *a*. 穿孔的
perforating artery *n*. 穿动脉
perforating branch *n*. 穿通支
perforation（简作 perf）*n*. 打眼,穿破,穿孔术
perforator *n*. 穿孔机,钻,穿孔器,打眼的人
perforatorium *n*. 顶体(精子)
perforatus *a*. 穿孔的
perform *v*. 执行,实行,演奏,预先形成 ‖ ~ surgical operation 施行外科手术 ‖ ~able *a*. 可执行的,可完成的
performance（简作 pfce）*n*. 执行,表现,演奏,(机械)性能 ‖ ~ index（简作 PI）性能指标 / ~ intensity（简作 PI）操作强度 / ~ number（简作 PN）性能参数(性能指数)/ ~ Technical Memorandum（简作 PTM）技术性能备忘录 / ~ Technical Report（简作 PTR）技术性能报告 / ~ test（简作 PT）性能试验
performer *n*. 执行者,演奏者,演员
performing scale（简作 PS）工作标度
perfrication［拉］*n*. 擦药法
perfrigeration *n*. 冻疮
perfringens *n*. 产气荚膜杆菌
perfume *n*. 香,芳香,香料,香水,香味 *v*. 使发香,洒香水
perfumery *n*. 香料类,香料制造
perfunctory *a*. 敷衍塞责的,草率从事的,马马虎虎的
perfusate *n*. 灌注液
perfuse *v*. 灌,使充满 *n*. 灌注液
perfusion *n*. 灌入法,灌注[法] ‖ ~ index（简作 PI）渗透指数,透入度指数 / ~ lung imaging（简作 PLI）灌注法肺显像;肺灌注显像法
perhaps *ad*. 或者,恐怕是,也许,大概 *n*. 假定
per-hour（简作 phr）每小时
peri-［希］［构词成分］周围,包围,邻近
peri sucht-Tuberculin［德］（简作 PT）牛结核菌素
periacinal *a*. 腺泡周的
periadenitis *n*. 腺周炎 ‖ ~ mucosa necrotica recurrens（简作 PMNR）复发性坏死性黏膜腺周炎
periadventitial *a*. 外膜周的
perialienitis *n*. 异物周炎
periamygdalitis *n*. 扁桃体周炎
perianal *a*. 肛门周围的
periangiocholitis *v*. 胆管周炎
periangioma *n*. 血管周瘤
periangitis *n*. 血管周炎
periaortitis *n*. 主动脉周炎
periap periapical 根尖周[围]的
periapical（简作 periap）*a*. 根尖周的
periappendicitis *n*. 阑尾周炎
periapt［德］*n*. 却病符,护身符
periaqueductal gray matter（简作 PAG）导水管周围灰质(脑)
periarterial *a*. 动脉周的
periarteritis［德］*n*. 动脉外膜炎,动脉周炎 ‖ ~ nodosa（简作 PAN;PN）结节性动脉周炎,结节性多动脉炎
periarthric *a*. 关节周的
periarthritis *n*. 关节周炎
periarticular *a*. 关节周的
periatrial *a*. 心房周的
periauricular *a*. ①心房周的 ②耳廓周的
periaxial *a*. 轴周的
periaxillary *a*. 腋窝周的
periaxonal *a*. 轴旁周的
periblast *n*. 胚周区, 胚周层, 胚表层
periblastula *n*. 表裂囊胚
periblepsis［德］*n*. 凝视症
peribranchialis *n*. 围鳃[腔]
peribronchial *a*. 支气管周的
peribronchiolar *a*. 细支气管周的
peribronchiolitis *n*. 细支气管周炎
peribronchitis *n*. 支气管周炎
peribuccal *a*. 颊周的
peribullbar *a*. 眼球周的
peribursal *a*. 黏液囊周的
pericaecal *a*. 盲肠周的
pericallosal artery *n*. 胼胝体缘动脉
pericanalicular *a*. 小管周的
pericapillary *a*. 毛细管周的
pericapsular *a*. 囊周的,关节囊周的
pericardiac *a*. 心包的,位于心脏周围的
pericardial *a*. 心包的 ‖ ~ cavity ①心腔(胚胎) ②围心窦(昆虫) / ~ cell 围心细胞(昆虫) / ~ chamber ①心包腔(胚胎) ②围心窦,背血窦(昆虫) / ~ cord 围心索(原尾目) / ~ diaphragm 背膈 / ~ fat-body 围心脂肪体 / ~ gland 围心腺 / ~ sac 围心囊 / ~ membrane 围心膜 / ~ septum 围心膈,背膈 / ~ sinus 围心窦,背[血]窦 / ~ wall 心包壁
pericardial effusion（简作 PE）心包积液
pericardial knock Pk; PK 心包叩击音
pericardiectomy *n*. 心包切除术
pericardiocentesis *n*. 心包[放液]穿刺术
pericardiolysis *n*. 心包松懈术
pericardiomediastinitis *n*. 心包纵隔炎
pericardiopuncture *n*. 心包穿刺术
pericardiophrenic *a*. 心包膈的
pericardiopleural *a*. 心包胸膜的
pericardiorrhapy *n*. 心包缝术
pericardiostomy *n*. 心包造口术
pericardiosymphysis *n*. 心包粘连
pericardiotomy *n*. 心包切开术
pericarditis［德］*n*. 心包炎
pericardium［拉］（复 **pericardia**）*n*. ①心包 ②心包膜(胚胎) ③围心膜 ‖ ~ fibrosum 心包纤维层(壁层) / ~ parietale 心包壁层 / ~ serosum 心包浆膜层(脏层) / ~ villosum 绒毛状心包 / ~ viscerale 心包脏层(心外膜)
pericardosis *n*. 心包感染,感染性心包病
pericardotomy *n*. 心包切开术
Pericarpium Arecae［大腹皮］
Pericarpium citri Reticulatae［陈皮］
Pericarpium citri Reticulatae Viride［青皮］
Pericarpium Lagenariae［葫芦］
Pericarpium papaveris 0020［罂粟壳］
Pericarpium pumicae Granati［石榴皮］
Pericarpium Trichosanthis［瓜蒌皮］,［栝楼一皮］
pericarpium Zanthoxyli［花椒］
pericaryon *n*. 核周体
pericecal *a*. 盲肠周[围]的
pericecitis *n*. 盲肠周炎
pericellular *a*. 细胞周[围]的 ‖ ~ net 细胞周网
pericemental *a*. 牙周膜的
pericementitis *n*. 牙周膜炎
pericementoclasia *n*. 牙周膜溃坏
pericementum *n*. 牙周膜
pericentral *a*. 中枢周[围]的
pericentric inversion 臂间倒位,着丝粒两侧倒位
pericentriolar *a*. 中心粒周围的 ‖ ~ satellite 中心粒周围卫星体
pericephalic *a*. 头周的
pericerebral *a*. 脑周的
Perichaenaceae *n*. 盖碗菌科(一种菌类)
perichareia *n*. 狂欢症
perichlecystic *a*. 胆囊周围的
pericholangitis *n*. 胆管周炎
pericholecystitis *n*. 胆囊周炎
perichondral *a*. 软骨膜的 ‖ ~ bone 软骨骨膜,软骨外化骨 / ~

growth 软骨外加生长 / ~ ossification 软骨膜骨化
perichondritis *n*. 软骨膜炎
perichondrium *n*. 软骨膜
perichondroma *n*. 软骨膜瘤
perichondrum *n*. 软骨膜
perichord *n*. 脊索膜
perichordae tube 围索管
perichordal *a*. 脊索膜的 ‖ ~ centrum 弓成椎体 / ~ sheath 脊索鞘
perichorioidal *a*. 脉络膜周的,脉络膜外的 ‖ ~ space 脉络膜周隙
perichoroid *a*. 脉络膜周的,脉络膜外的
perichrome *n*. 周染细胞
perichymate *n*. 釉柱
pericillin G(简作 PCG)青霉素 G
periclasia *v*. & *n*. 牙周溃坏
periclaustral *a*. 屏状核周的
periclinal chimaera 周缘嵌合体
pericolic *a*. 结肠周的
pericolitis *n*. 结肠周炎
pericolonitis *n*. 结肠周炎
pericolpitis *n*. 阴道周炎
periconchal *a*. 耳甲周的
periconchitis *n*. 眶骨膜炎
pericorneal *a*. 角膜周的
pericoronal *a*. 牙冠周的
pericoronitis *n*. (牙)冠周炎
pericowperitis *n*. 尿道球腺周炎
pericoxal ring 基节前片
pericoxale *n*. 基节前片
pericoxitis *n*. 髋关节周炎
pericranial *a*. 颅骨膜的
pericranitis *n*. 颅骨膜炎
pericranium *n*. 颅骨膜
pericrmentum *n*. 牙周膜
pericystic *a*. 囊周的,膀胱周的
pericystitis *n*. 膀胱周炎
pericystium *n*. 囊周炎
pericyte *n*. 周皮细胞,外膜细胞(毛细血管)
pericytial *a*. 细胞周的
peridectomy *n*. 球结膜环状切除术
perideferentitis *n*. 输精管周炎
peridendritic *a*. 树状突周的
peridental *a*. 牙周的,牙周膜的 ‖ ~ index(简作 PI)牙周指数 / ~ membrane 围牙膜
peridentium *n*. 牙周组织
peridentoclasia *n*. 牙周组织溃坏
periderm *n*. ①围皮 ②胎皮,皮上层(胚) ③表皮
peridermal *a*. ①围皮的,胎皮的,皮上层的 ②表皮的
peridesmic *a*. ①韧带膜的 ②韧带周的
peridesmitis *n*. 韧带膜炎
peridesmium[德] *n*. 韧带膜
peridiastole[德] *n*. (心)舒张前期
perididymis *n*. 睾丸鞘膜
perididymitis *n*. 睾丸鞘膜炎
Peridiniaceae *n*. 多甲藻科(一种藻类)
Peridiscaceae *n*. 巴西肉盘科
peridiverticulitis *n*. 憩室周炎
peridontia *n*. 牙周病学
peridontoclasia *n*. 牙周溃坏
periductal *a*. 导管周的
periductile *a*. 导管周的
periduodenitis *n*. 十二指肠周炎
peridural *a*. 硬膜外的
peridurogram *n*. 硬膜外造影照片
periencephalitis *n*. 脑表层炎
periencephalomeningitis *n*. 脑皮质脑膜炎
periendothelioma *n*. 周皮内皮瘤
perienteric *a*. 肠周的
perienteritis *n*. 肠周炎,肠腹膜炎
perienteron *n*. 肠周腔(胚)
periependymal *a*. 脑室管膜周的
periepithelioma *n*. 周皮上皮瘤
periesophageal *a*. 食管周的
periesophagitis *n*. 食管周炎
perifollicular *a*. 滤泡周的(一般指毛囊周的)
perifolliculitis *n*. 毛囊周炎
periganglitis *n*. 神经节周炎
periganglionic *a*. 神经节周围的
perigastric *a*. 胃周的
perigastritis *n*. 胃周炎,胃硬膜炎
perigemmal *a*. 味蕾周的
periglandular *a*. 腺周的
periglandulitis *n*. 腺周炎
periglial *a*. 神经胶质细胞周的
periglossitis *n*. 舌周炎
periglottic *a*. 舌周的
periglottis *n*. 舌黏膜
perignathic *a*. 下颌周的
perigonadial coelom 围生殖腺腔
perigone *n*. 花盖,花被
perigynous *a*. 周位的
perihaemal rudiment 围血系原基(棘皮动物)
perihaemal system 围血系[统]
perihelion(复 perihelia) *n*. 近日点
perihepatic *a*. 肝周的
perihepatitis *n*. 肝周炎
perihernial *a*. 疝周的
perihilar *a*. 门周的(器官)
perihysteric *a*. 子宫周的
periicke; peruke *n*. 鹿角赘(发生于鹿的角上,类似恶性肿瘤,与睾丸机能缺失有关)
peri-insular *a*. 岛周的
peri-intestinal *a*. 围肠周的 ‖ ~ sinus 围肠窦
perijejunitis *n*. 空肠周炎
perikarya *n*. 核周体
perikaryon *n*. 核周体
perikeratic *a*. 角膜周的
perikymata *n*. 釉面横纹
peril *n*. 危险,危险的事物,冒险 *v*. 冒险
perilabyrinth *n*. 迷路周组织
perilaryngeal *a*. 喉周的
perilaryngitis[德] *n*. 喉周炎
perilenticular *a*. 晶状体周的
periligamentous *a*. 韧带周的
Perilla frutescens (L.) Bitt. var. crispa (Thunb) Decne. rorma nankinensis(Lour.)sun [植药] 鸡冠紫苏茎、枝、叶、果实
Perilla frutescens(L.)Britt. var. acrta(Thunb.) Kudo [植药] 紫苏果实—[紫苏子],叶—[紫苏叶],茎—[紫苏梗]
Perillafrutescens(L.)Britt. var. crispa(Thunb.)Decne. [植药] 紫苏带叶嫩树—紫苏;叶—苏叶;主茎—苏梗;果实—苏子
perilobar *a*. 叶周的
perilobulitis *n*. 肺小叶周炎
perilous *a*. 危险的,冒险的 ‖ ~ly *ad*. / ~ness *n*.
perilymph *n*. 外淋巴
perilympha *n*. 外淋巴
perilymphangeal *a*. 淋巴管周的
perilymphangial *a*. 淋巴管周的
perilymphangitis *n*. 淋巴管周炎
perilymphatic *a*. ①外淋巴的 ②淋巴管周的 ‖ ~ formation 外淋巴形成 / ~ space 外淋巴隙
perimastitis *n*. 乳腺周炎,乳腺间质炎
perimedullary *a*. 髓周的(延髓或骨髓)
perimeningitis *n*. 硬脑[脊]炎
perimeter *n*. ①周边,周界限 ②周长 ③视野计
perimetric *a*. ①子宫外膜的 ②子宫外周的 ③视野计的
perimetrist *n*. 视野检查者
perimetritis *n*. 子宫外膜炎
perimetrium *n*. 子宫外膜,子宫浆膜
perimetrosalpingitis *n*. 子宫输卵管周炎
perimetry[法] *n*. 视野检查
perimrter *n*. 周,周边,周长,视野计
perimyelis *n*. 骨内膜,髓周膜
perimylolysis *n*. 牙冠硬组织破坏
perimyositis *n*. 肌周炎
perimysial *a*. 肌束膜的
perimysiitis *n*. 肌束膜炎
perimysium[德] *n*. 肌束膜,肌鞘 ‖ ~ externum 外肌束膜 / ~ internum 内肌束膜
Perina nuda (Fabricius) 榕透翅毒蛾(隶属于毒蛾科 Lymantriidae)
perinaeum *n*. 会阴
perinatal center(简作 PC)产院

perinatal mortality rate（简作 PMR）产期死亡率
perineal *a*. 会阴的 ‖ ~ body 会阴体 / ~ membrane 会阴膜（尿生殖隔筋膜）/ ~ nerve 会阴神经 / ~ tear 会阴破裂 / ~ pad（简作 per pad）会阴垫
perineauxesis *n*. 阴道会阴缝术
perineo-［德］会阴
perineocele *n*. 会阴疝
perineoplasty *n*. 会阴成形术
perineorrhaphy *n*. 会阴缝术
perineoscrotal *a*. 会阴阴囊的
perineostomy *n*. 会阴尿道造口术
perineosynthesis *n*. 会阴修补术
perineotomy *n*. 会阴切开术
perineovaginal *a*. 会阴阴道的
perineovaginorectal *a*. 会阴阴道直肠的
perineovulvar *a*. 会阴外阴的
perinephric *a*. 肾周的
perinephritis *n*. 肾周炎
perinephrium *n*. 胃周膜，肾外膜
perinephros *n*. 肾周膜，肾外膜
Perinereis aibuhitensis（**Grube**）双齿围沙蚕（隶属于沙蚕科 Nereidae）
Perinereis camiguinoides（**Augener**）弯齿围沙蚕（隶属于沙蚕科 Nereidae）
Perinereis cultrifera（**Grube**）独齿围沙蚕（隶属于沙蚕科 Nereidae）
Perinereis nuntia（**Savigny**）多齿围沙蚕（隶属于沙蚕科 Nereidae）
Perinereis Vancaurica（**Ehlers**）扁齿围沙蚕（隶属于沙蚕科 Nereidae）
perineum［德］*n*. 会阴
perineural *a*. 围神经的，神经周的 ‖ ~ sinus 围神经窦（昆虫）/ ~ space 神经周隙
perineurial *a*. 神经束膜的
perineuritis *n*. 神经束膜炎
perineurium［德］（简作 Pn）*n*. 神经束膜
per-infarction angina pectoris（简作 PIAP）梗塞前心绞痛
perinium *n*. 孢子周壁
perinuclear *a*. 核周的，围核的 ‖ ~ cisterna 核周池
periocular *a*. 眼周的
period（简作 pd）*n*. 一段时间，时期，时代，周期，月经期 ‖ ~ of onset（简作 PO）发病期
periodate, lysine and para-formaldehyde（简作 PLP）过碘酸盐，赖氨酸和仲甲醛
Periodensystem［德］（简作 PS）元素周期系
periodental diseas index（简作 PDI）牙周病指数
periodic *a*. 周期的 ‖ ~ acid methenamine silver（简作 PAM）过碘酸环六亚甲基四胺银（染色法）/ ~ acid schiff hematoxylin stain（简作 PAS stain）过碘酸雪夫苏木精染剂 / ~ acid-Schiff（简作 PAS）希夫氏过碘酸（染色）/ ~ alternating nystagmus（简作 PAN）周期性交替眼球震颤 / ~ permanent magent（简作 PPM）周期性永久磁铁 / ~ sharp wave complexes（简作 PSWC）间歇性尖波复合 / ~ short pulse（简作 PSP）周期性短脉 / ~ synchronous discharge（简作 PSD）周期性同步放电 / ~ syndrome（简作 PS）周期性综合征
periodical *a*. 周期的，定期的 *n*. 期刊 ‖ ~ly *ad*.
Periodical Holdings in the Library of the School of Medicine（简作 PHILSOM）医校图书馆期刊藏书系统
periodicity *n*. 周期性，周律，定期发作，频率
periodontal *a*. 牙周的，牙周膜的 ‖ ~ membrane 牙周膜
periodontic *a*. 牙周的，牙周膜的
periodontitis *n*. 牙周炎
periodontium *n*. 牙周组织，牙槽骨膜
periodontoclasia *n*. 牙周溃坏
periodontopathy *n*. 牙周病
periodontosis *n*. 牙周变性
periods per second（简作 P&S；PPS）周/秒
perioesophageal *a*. 食管周的
perioldic bond chain（简作 PBC）周期键链
periomphalic *a*. 脐周的
perionychia *n*. 甲周炎，甲周脓炎
perionychium *n*. 甲周皮，甲周表皮
perionyxis *n*. 甲周炎，甲周脓炎
perioophoritis［德］*n*. 卵巢周炎
perioophorosalpingitis *n*. 卵巢输卵管周炎
perioopods *n*. 步足，肢
perioothecitis *n*. 卵巢周炎
perioothecosalpingitis *n*. 卵巢输卵管周炎
periophthalmia; periophthalmitis *n*. 眼周［组织］炎
Periophthalmidae *n*. 弹涂鱼科（隶属于鲈形目 Perciformes）
Periophthalmus cantonensis（**Osbeck**）弹涂鱼（隶属于弹涂鱼科 Periophthalmidae）
periopticon *n*. 神经节层
perioptometry *n*. 视野检查法
perioral *a*. 口周的 ‖ ~ ciliated band 口周纤毛带 / ~ spine 围口刺
periorbit *n*. 眶骨膜
periorbital *a*. 眶周的，眶骨膜周的
periorbititis *n*. 眶骨膜炎
periorchium *n*. 睾丸鞘膜
periost *n*. 骨膜
periosteal *a*. 骨膜的 ‖ ~ bud 骨膜芽 / ~ lamella 骨膜板 / ~ ossification 骨膜骨化
periosteitis *n*. 骨膜炎
periosteodema *n*. 骨膜水肿
periosteoma *n*. 骨膜瘤
periosteomedullitis *n*. 骨膜骨髓炎，全骨炎
periosteomyelitis *n*. 骨膜骨髓炎，全骨炎
periosteophyte［德］*n*. 骨膜骨赘
periosteophyton *n*. 骨膜骨赘
periosteorrhaphy［德］*n*. 骨膜缝术
periosteosis *n*. 骨膜瘤形成
periosteous *a*. 骨膜的
periosteum *n*. 骨膜 ‖ ~ alveolare 牙周膜，牙槽骨膜 / ~ cranii 颅骨膜 / ~ of mandible 下颌骨之骨膜
periostitis *n*. 骨膜炎
periostoma *n*. 骨膜瘤
periostosis *n*. 骨膜骨赘形成
periostosteitis *n*. 骨膜骨炎
periostracum *n*. ①外壳膜 ②角质层 ‖ ~ cicadae 蝉蜕 / ~ serpentis 蛇蜕
periotic *a*. & *n*. ①耳周的，内耳周的 ②耳周骨（胚）
periovaritis *n*. 卵巢周炎
periovular *a*. 卵周的
peripachymeningitis *n*. 硬脑膜炎
peripancreatic *a*. 胰周的
peripapillary *a*. 视乳头周围的
peripatetec *a*. 游走的，逍遥的
peripatetic *a*. 走来走去的，漫游的，逍遥的，游走的
peripenial *a*. 阴茎周的
peripericarditis *n*. 心包周炎
periphacitis *n*. 晶状体囊炎
periphallic organ 围阳茎器官
periphaous *n*. 晶状体囊
peripharyngeal *a*. 咽周的 ‖ ~ band 围咽带 / ~ groove 围咽沟
peripherad *ad*. 向外周，向周围，向末梢
peripheral *a*. 外表面的，外周的，周围的，外缘的，末梢的 ‖ ~ arteriolar or arteriosclerotic occlusive diseas（简作 PAOD）周围动脉性或动脉硬化性闭塞性疾病 / ~ blood（简作 PBL）末梢血液 / ~ blood lymphocyte（简作 PBL；PPL）外周血淋巴细胞 / ~ blood mononuclear cell（简作 PBMC）外周血单核细胞 / ~ branches 周围［神经］支 / ~ chromation 周围染色质 / ~ lymph-nodules 外周淋巴小结 / ~ mononuclear cells（简作 PMC）外周单核细胞 / ~ nerve conduction velocity（简作 PNCV）周围神经传导速度 / ~ nerve（简作 PN）周围神经 / ~ nervous system（简作 PNS）周围神经系统 / ~ neuropathy（简作 PN）周围神经病 / ~ occluded portal pressure（简作 popp）阻断后周围门静脉压力 / ~ pad 围肢垫 / ~ pressure（简作 PP）周围压力 / ~ pulmonary stenosis（简作 PPS）周围的肺（动脉）狭窄 / ~ reflex centr 外周反射中枢 / ~ resistance（简作 PR）外周阻力 / ~ resistance unit（简作 PRU）周围阻力单位 / ~ total resistance（简作 PTR）总外周阻力 / ~ vascular（简作 PV）周围血管的 / ~ vascular disease（简作 PVD）周围血管疾病 / ~ vascular resistance（简作 PVR）周围血管阻力 / ~ vein（简作 PVP；PV）周围静脉 / ~ vessel（简作 PV）周围血管 ‖ ~ly *ad*.
peripheria *n*. 轮廓（身体的全部）
peripheric *a*. 外周的，周围的，末梢的 ‖ ~ receptor 外周感觉器
peripherocentral *a*. 外周中枢性的
peripheroceptor *n*. 外周感应器
pipheromittor *n*. 外周传器，周围传器
peripheroneural *a*. 外周神经的
peripherophose *n*. 外周性光幻觉
periphery *n*. 圆周，周围，外围，表面，末梢
periphlebitis *n*. 静脉周炎

periphoria *n*. 旋向隐斜视,旋转隐斜视
periphrase *v*. 转弯抹角地说,迂回地说,解释性的陈述
periphrenitis *n*. 膈周炎
periphthalmic *a*. 眼周的
periphysis *n*. 缘丝
periplacental fold 胎盘周褶
periplaneta American 美洲大蠊
Periplaneta americana 美洲大蠊
Periplaneta americana(**Linnaeus**)美洲蜚蠊(隶属于蜚蠊科 Blattidae)
Periplaneta ausralasiae 澳洲大蠊
Periplaneta fuliginosa 黑胸大蠊
periplasm *n*. 周质,胶质
periplasmodium(复 periplasmodia) *n*. 周缘质团
periplast *n*. 周质体,外膜
periplastic *a*. 周质的,外膜的
peripleural *a*. 胸膜周围的
Periploca calophylla(**Wight**)**Falc.**[植药] 美叶杠柳茎—青蛇藤
Periploca sepium Bunge[植药] 杠柳根皮—[香加皮]北五加皮
peripodal cavity 围肢腔
peripodal membrane 围肢膜
peripodal sac 围肢囊
peripolar *a*. 极周的
Periporiaceae *n*. 杠柳科
periportal *a*. 门静脉周围的
periproct *n*. ①尾节(昆虫) ②围肛部(棘皮动物)
periproctic *a*. 直肠周围的
periproctitis *n*. 直肠周炎
periprostatic *a*. 前列腺周围的
periprostatitis *n*. 前列腺周炎
peripyema *n*. 牙周脓溢
peripylephlebitis *n*. 门静脉周炎
peripylic *a*. 门静脉周围的
peripyloric *a*. 幽门周围的
periradicular *a*. 根周的
perirectal *a*. 直肠周的
perirenal *a*. 肾周围的
perirhinal *a*. 鼻周围的
perirhizoclasia *n*. (牙)根周溃坏
perisalpingitis *n*. 输卵管腹膜炎
perisalpingo-ovaritis *n*. 输卵管卵巢周炎
perisalpinx *n*. 输卵管腹膜
perisarc *n*. 围鞘
perisclerium *n*. 骨化软骨膜
periscopic *a*. 周视的(广阔视野的) ‖ ~ concave(简作 PC; PCc)周视凹面 / ~ convex(简作 PCx)潜望镜凸面
perish *v*. 死亡,毁灭,枯萎,变质 ‖ ~ing *a*. 死的,令人痛苦的
perishable *a*. 易死的,易腐败的,易坏的,不经久的(复) *n*. 容易腐烂的东西
perisigmoiditis *n*. 乙状结肠周炎
perisinuitis *n*. 窦周炎
perisinuous *a*. 窦周的
perisome *n*. 体壁(棘皮)
perisperm *n*. 外胚乳
perispermatitis *n*. 精索周炎
perisphere *n*. 中心周球,星外球
perisplanchnic *a*. 内脏周的
perisplanchnitis *n*. 内脏周炎
perisplenic *a*. 脾周的
perisplenitis *n*. 脾周炎
perispondylic *a*. 椎骨周的
perispondylitis *n*. 椎骨周炎
Perisporiaceae *n*. 暗绒菌科(一种菌类)
perissodactyl *n*. 奇蹄
Perissodactyla *n*. 奇蹄目(隶属于哺乳纲 Mammalia)
perissodactylous *a*. 奇数指(趾)的
peristaethium *n*. 中胸腹根
peristalsis(复 peristalses) *n*. 蠕动 *v*. 蠕动
peristaltic *a*. 蠕动的 ‖ ~ pump(简作 PP)蠕动泵
peristaphyline *a*. 悬雍垂周的
peristaphylitis *n*. 悬雍垂周炎
peristasis *n*. 环境,初期郁滞
peristigmatic gland 围气门腺
peri-stimulus-time histogram(简作 PSTH)周围刺激时间直方图(神经原)
peristole[德] *n*. 胃收紧[力]
peristoma *n*. 围口部,壳口,口缘
peristomal *a*. ①围口部的 ②口缘的 ③壳口的
peristomatous *a*. 口周的
peristome *n*. ①围口部 ②口缘 ③壳口
peristomial *a*. 口缘的 ‖ ~ mesoderm 口缘中胚层
peristomium *n*. ①围口节(环节动物) ②周层膜
peristroma *n*. 护膜,管状被膜
Peristrophejaponica(**Thunb.**) **Makino; diclip terajaponica**(**Thunb.**)**Makino** ‖ ~ crinita(Thunb.)Nees[植药] 九头狮子草地上部分—[九头狮子草]
peristrumitis *n*. 甲状腺肿周炎
peristrumousl *a*. 甲状腺肿周的
Perisucht tuberculin original(简作 PTO)牛结核菌素原物
perisucht tuberculin rest(简作 PTR)牛结核菌素,牛结核菌素剩余物
perisynovial *a*. 滑膜周的
perisynovitis *n*. 滑膜周炎
perisyringitis *n*. 汗腺管周炎
perisystole *n*. (心)收缩前期
peritectomy *n*. 球结膜环状切除术
peritendineum *n*. 腱鞘,腱束膜
peritendinitis *n*. 腱鞘炎
peritenon[德] *n*. 腱鞘
peritenoneum *n*. 腱鞘
peritenontitis *n*. 腱鞘炎
perithecium *n*. 子囊壳
perithelial *a*. 周皮的
perithelioma *n*. 周皮瘤
perithelium *n*. 周皮
perithoracic *a*. 胸周的
perithyreoiditis *n*. 甲状腺囊炎
perithyroiditis *n*. 甲状腺囊炎
peritomist *n*. 包皮环切术者
peritomize *v*. 球结膜环状切开,包皮环切
peritomy *n*. 球结膜环状切除术,包皮环切术
periton(a)eum(复 peritonea) *n*. 腹膜
peritonaeum *n*. 腹膜 ‖ ~ parietale 腹膜壁层 / ~ pelvicum 骨盆腹膜 / ~ viscerale 腹膜脏层
peritoneal *a*. ①腹膜的 ②围脏的 ③腹腔的 ‖ ~ canal 腹膜管 / ~ cavity 腹膜腔 / ~ dialysis(简作 PD)腹膜透析 / ~ exudate(简作 PE)腹膜渗出液 / ~ exude cell(简作 PEC)腹腔渗出细胞 / ~ exudate(简作 PX)腹膜渗出液 / ~ membrane ①腹膜 ②围脏膜 / ~ sheath ①围卵巢膜 ②围巢膜
peritonealgia *n*. 腹膜痛
peritonealize *n*. 用腹膜被覆
peritoneo-[希][构词成分] 腹膜(亦作 peritono)
peritoneoclysis *n*. 腹膜腔输液术
peritoneography *n*. 腹膜造影术
peritoneomuscular *a*. 腹膜肌的
peritoneopathy[德] *n*. 腹膜病
peritoneopexy[德] *n*. 腹膜固定术
peritoneoplasty *n*. 腹膜成形术
peritoneoscope *n*. 腹腔镜
peritoneoscopy *n*. 腹腔镜检查
peritoneotome *n*. (脊神经)腹膜区
peritoneotomy *n*. 腹膜切开术
periton(a)eum *n*. ①腹膜 ②围脏膜
peritonism *n*. 假腹膜炎
peritonitis *n*. 腹膜炎
peritonization *n*. 腹膜被覆术,腹膜成形术
peritonize *n*. 用腹膜被覆
peritonsillar *a*. 扁桃体周的 ‖ ~ abscess(简作 PTA)扁桃体脓肿
peritonsillitis *n*. 扁桃体周炎
peritracheal *a*. ①气管周的 ②围气管的
peritracheitis *n*. 气管周炎
peritrchate *a*. 有周毛的
peritreme *n*. ①孔缘 ②气门片
peritrichal *a*. ①周毛的 ②周口纤毛的
peritrichial *a*. 毛囊周的
peritrichous *a*. ①周毛的 ②围口纤毛的
peritrochanteric *a*. 转子周的
peritrophic *a*. 围食膜的 ‖ ~ membrane 围食膜
peritruncal *a*. 干周的
peritubal *a*. 输卵管周围的
perituberculosis *n*. 类结核,副结核(牛)
perityphlic *a*. 盲肠周的

perityphlitis *n*. 盲肠周炎
periumbilical *a*. 脐周的
periungual *a*. 甲周的
periureteric *a*. 输尿管周的
periureteritis *n*. 输卵管周炎
periurethral *a*. 尿道周的
periurethritis *n*. 尿道周炎
periuterine *a*. 子宫周的
periuvular *a*. 悬雍垂周的
perivacuolar chondriosome 泡周线粒体
perivaginal *a*. 阴道周的
perivaginitis *n*. 阴道周炎
perivascular *a*. ①血管周的 ②维管周围的 ‖ ~ lymphatics［血］管周淋巴管 / ~ space 血管周隙
perivasculitis *n*. 血管周炎
perivenous *a*. 静脉周的
perivertebral *a*. 椎骨周的
perivesical *a*. 膀胱周的
perivesicular *a*. 精囊周的
perivesiculitis *n*. 精囊周炎
perivinkle; Catharanthus roseus 长春花(抗癌植物)
perivisceral *a*. 内脏周的 ‖ ~ sinus 围脏窦
periviscеritis *n*. 内脏周炎
perivitelline *a*. 卵黄周的 ‖ ~ cavity 围卵腔 / ~ fluid 卵周液 / ~ membrane 卵周膜 / ~ space 卵周隙
periwig *n*. 假发 ‖ ~ed *a*.
perixenitis［德］*n*. 异物周炎
perjury *n*. 伪证,假释,伪证罪
perk percolate 过滤,渗透
PERK perspective evaluation of radial keratotomy 放射状角膜切开术效果评价
perk *v*. 昂首,傲慢,(病后)振作,打扮
Perk flow（简作 PF）峰流量(呼吸),最大呼吸流量
perkeratosis *n*. 牲畜 X 病,牲畜皮肤角化症
perkinism *n*. 帕金斯疗法
perky *a*. 生气勃勃的,傲慢的 ‖ perkily *ad*.
PERLA pupils equal, react to light and accommodation 瞳孔等大,有对光反应和调节反应
perlate *a*. 念珠状的
perleche *n*. 传染性口角炎,念珠菌性口角炎
perlingual *a*. 经舌的
perlsucht［德］*n*. 牛结核病
perlsucht-bacillen-emusion（简作 PBE）牛型结核杆菌性乳剂
perlum; press *n*. ①压,加压 ②加压器 ‖ ~ abdominale 腹脏受压(如排粪时) / ~ arteriale; tourniquet 压脉器,止血带
Perm permanent 永久的
Perm permission 许可,允许
permalloy bar file（简作 PBF）坡莫合金棒存储器(计算机)
permanence *n*. 永久[性],恒久,永久的事物
permanency *n*. 长久之物,人或职位
permanent（简作 perm）*a*. 永久的,持久的 *n*. 电烫的头发 ‖ ~ and total 简作 PT 永久的与总和的 / ~ Central Opium Board（简作 PCOB）常设中央阿片局(日内瓦) / ~ Commission and International association on Occupational Health（简作 PCIAOH）职业卫生国际协会和常设委员会 / ~ dentition 恒齿系 / ~ heterozygote 永久杂合体 / ~ host 永久宿主 / ~ internal polarization（简作 PIP）永久内部极化 / ~ International Committee of Congresses of Comparative Pathology（简作 PICCCP）国际比较病理学会常设委员会(国际医学科学组织理事会) / ~ parasite 长期性寄生虫 / ~ partial disability（简作 PPD）永久性部分劳动能力丧失 / ~ threshold shifts（简作 PTS）永久性阈值改变 / ~ tooth 恒牙、恒齿 / ~ total disability（简作 PTD）永久性全劳动能力丧失 ‖ ~ly *ad*. / ~ness *n*. / ~teeth 恒齿
permanently out of commission（简作 POC）永远失效
permanent-magnet tester（简作 PMT）永磁测试器
permanganate *n*. 高锰酸盐(根据 1998CADN 规定,在盐或酯与加合物之命名中,使用此项名称)
permanganate oxidation time（简作 POT）高锰酸盐氧化时间
permature auricular contraction（简作 PAC）
permature closure of the foramen ovale（简作 PCFO）卵圆孔早期闭锁
permeability *n*. 渗透性,透过性,磁导率 ‖ ~ factor of dilution（简作 PF-dil）稀释通透性因子 / ~ factor（简作 PF）通透性因子 / ~ increasing factor（简作 PIF）通透性增进因子 / ~ index（简作 PI）通透性指数 / ~ quotient（简作 PQ）渗透商数
permeable *a*. 可渗透的,可渗透的 ‖ permeably *ad*.
permease *n*. 透过酶,渗透酶
permeate *v*. 渗入,迷漫,普及,充满
permeation *n*. 渗透,透过
permesothyrid *n*. 过中孔型
permissible *a*. 可允许的 ‖ ~ error（简作 PE）允许误差
permission（简作 perm）*n*. 许可,答应,同意
permissive *a*. 许可的,准许的,随意的 ‖ ~ly *ad*. / ~ness *n*.
permit *v*. 许可,答应,允许 *n*. 许可,许可证,执照 ‖ ~ of... 容许
permutation *n*. 交换,互换,变换
permute *v*. 交换,变更,取代
permutite *n*. 人造沸石,滤[水]砂
pern percussion 叩诊
Perna viridis (Linnaeus) 翡翠贻贝(隶属于贻贝科 Mytilidae)
pernasal *a*. 经鼻的
perniciasm *n*. 破坏细胞作用
pernicious *a*. 有害的,有毒的,恶性的,致命的 ‖ ~ly *ad*. / ~ness *n*.
pernickety *a*. 爱挑剔的,要求精确的
perniosis *n*. 冻疮病,冻伤病
pernoctation［拉］*n*. 失眠[症]
pero-［德］残缺,不全
pero［拉］*n*. 嗅球外层
perobrachius［德］*n*. 臂不全畸胎
perocephalus［德］*n*. 头不全畸胎
perochirus［德］*n*. 手不全畸胎
perocormus［德］*n*. 躯干不全畸胎
perodactylia *n*. 指(趾)不全(畸形)
perodactylus *n*. 指(趾)不全畸胎
perolexity *n*. 困惑,窘困,纠缠,为难
peromelia *n*. 四肢不全[畸形]
peromelus［德］*n*. 四肢不全畸胎,缺肢畸胎
peromely *n*. 四肢不全(畸形)
peronarthrosis［德］*n*. 鞍状关节
perone *n*. 腓骨
-perone［构词成分］-哌隆(1998 年 CADN 规定使用此项名称,主要系指神经系统抗精神失常药物氟哌啶醇[Haloperidol]类的一些药名,如阿扎哌隆[Azaperone]、非那哌隆[Fenaperone]等)
peroneal *a*. 腓骨的,腓侧的 ‖ ~ atrophy 腓骨萎缩
Peronella lesueuri (Valenciennes) 富氏饼海胆(隶属于饼干海胆科 Laganidae)
peroneotibial *a*. 胫腓骨的
peroneum *n*. 腓籽骨(腓骨长肌腱内的籽骨)
peroneus［德］*n*. 腓骨肌 ‖ ~ nerve 腓神经
peronia［德］*n*. 发育不全畸形,残缺
Peronosporaceae *n*. 霜霉科(一种菌类)
pero-olfactorius *n*. 嗅球外层
peroplasia *n*. 发育不全性畸形
peropus *n*. 下肢不全畸形
peroral cholangiopancreatoscopy（简作 PCPS）经口胰胆管镜检查
perorate *v*. 下结论 ‖ peroration *n*.
peros［拉］*n*. 口服,经口
perosis *n*. 骨短粗病(鸡)
perosomus［德］*n*. 躯干不全畸胎
perosplanchnia *n*. 内脏不全(畸形)
perosplanchnic *a*. 内脏不全(畸形)的
perosseous *a*. 经骨的
peroutem *n*. 经皮
peroxidase（简作 PO; POX）*n*. 过氧化物酶 ‖ ~ anti-peroxidase（简作 PAP）过氧化物酶—抗过氧化物酶 / ~ protein A（简作 PPA）过氧化物酶蛋白 A
peroxidation *n*. 过氧化(作用)
peroxide *n*. 过氧化物 ‖ ~ value（简作 POV）过氧化物值
peroxyacetic acid（简作 PAA）过氧乙酸,过乙酸(消毒药,病毒灭活剂)
peroxyacetly nitrate（简作 PAN）过氧乙酰硝酸盐
peroxydasis *n*. 过氧化物酶催化作用
Peroxynitrite *a*. 过氧化亚硝基的
peroxypropionyl nitrate（简作 PPN）过氧化丙酰硝酸酯
perp perpendicular 垂直的
perp perpetual 永恒的,不绝的
perpendicular（简作 perp）*a*. 垂直的,成直角的,险陡的 *n*. 垂直线 ‖ ~ lamina ; ~ plate 垂直板 / ~ type 直角形(交配) ‖ ~ly *ad*.
perperalism *n*. 产褥病
perpetrate *v*. 犯(罪),做(坏事) ‖ perpetration *n*.

perpetual（简作 perp）***a***. 永久的，不断的，重复不停的，终身的，四季开花的 ***n***. 多年生植物 ‖ ~ parthenogenesis 永久单性生殖，永久孤雌生殖（如若干竹节虫）‖ ~ly ***ad***.
perpetuance ***n***. 永久
perpetuate ***v***. 使永存，使不朽，永久存在
perpetuation ***n***. 永存，永久存在
perpetuity ***n***. 永存，不朽
perphenazine（简作 PZC）***n***. 奋乃静，羟哌氯丙嗪
perpheral-vasoconstriction（简作 PVC）周围血管收缩
perplex ***v***. 使为难，使迷惑，使纠缠不清
perplexed ***a***. 迷惑的，为难的，复杂的 ‖ ~ly ***ad***. / ~ness ***n***.
perplexing ***a***. 使人为难的，麻烦的 ‖ ~ly ***ad***.
perplexity ***n***. 困惑，窘困，纠缠，为难
perplication [拉] ***n***.（动脉）穿壁封闭术
per-radial tentacle 主辐触手
perradii ***n***. 正辐管
per-rectum ***a***. 经直肠的
PERRLA pupils equal, round react to light and accommodation 瞳孔等大、圆形，对光和调节反应存在
PERRLAC pupils equal, round, reactive to light, accomodation and consensual 瞳孔等大，圆形，对光反应，调节及交感正常
pers personal 个人的，私人的
Persantine; Dipyridamole ***n***. 配生丁，潘生丁双嘧啶氨醇（商品名，冠状动脉扩张药）
persecute ***v***. 迫害，烦扰，为难，虐待
persecution ***n***. 迫害，残害
perseverance ***n***. 忍耐，坚持，不屈不挠，坚定
perseveration ***n***. 持续动作，持续言语，专想某事
persevere ***v***. 忍耐，坚持，不屈不挠，坚定
Persia ***n***. 波斯（现称 Iran 伊朗）
Persian ***n***. 波斯人，波斯语 ***a***. 波斯的，波斯人的，波斯语的
persimmon ***n***. 柿子，柿树
persist ***v***. 坚持，持久，继续存在
persistant hyperplastie primary vitreous（简作 PHV）原始玻璃体残留组织增生症
persisted ***a***. 持续的
persistence ***n***. 坚持，持久性
persistency ***n***. 坚持，持续，固执
persistent ***a***. 坚持的，持久的，百折不挠的，顽固的 ‖ ~ fetal circulation（简作 PFC）持续性胎儿循环 / ~ left superior vena cava（简作 PLSVC）左上腔静脉残存 / ~ mentoposterior（简作 PM; PMP）持续性颏后位（胎位）/ ~ occipitoposterior（简作 POP）持续性枕后位（胎位）/ ~ tolerant infection（简作 PTI）持续耐药性感染 / ~ truncus arteriosus（简作 PTA）永存动脉干（先天性心脏病）‖ ~ly ***ad***. 持续的
persistere [拉]（简作 Pt）***v***. 持续，连续，继续
person ***n***. 人，身体，容貌，人称
persona [拉]（复 personae）（简作 Per）***n***. 人
personable ***a***. 漂亮的，美貌的，风度好的
personage ***n***. 人，人物
personal（简作 pers）***a***. 人的，个人的，私人的，人身的，人称的 ‖ ~ cycle communication（简作 PC）"人→人"间循环感染 / ~ history（简作 PH）个人史 / ~ practice（简作 PP）个人实践，个人诊疗经验 / ~ radiation monitor（简作 PRM）个人用辐射检测器 / ~ view（简作 PV）人物介绍，人物记事（期刊栏目名称）
personality ***n***. 人格，个性，人物 ‖ ~ disorder（简作 PsD）人格障碍 / ~ factor questionnaire（简作 PFQ）个性因素询问登记表 / ~ factor（简作 PF）个体因素，个性因素 / ~ quotient（简作 PQ）个性商数
personalized patient care（简作 PPC）定人护理
personally ***ad***. 亲自，就个人而言，私自地
personate ***v***. 扮演，冒充，拟人化 ‖ personation ***n***.
personification ***n***. 拟人，人格化，化身，体现
personify ***n***. 视（某物）为人，拟人，人格化，化身，体现
personnel ***n***. 全体人员，职员 ‖ ~ research test（简作 PRT）全员心理研究试验
perspective ***n***. 远景，透视（图），观点 ***a***. 透视的 ‖ ~ evaluation of radial keratotomy（简作 PERK）放射状角膜切开术效果评价 / ~ in Biology and Medicine（简作 PBM）《生物学和医学展望》（杂志名）/ ~ in Psychiatric Care（简作 PPC）《精神病护理展望》（杂志名）
perspex ***n***. 有机玻璃
Perspexn polymethacrylate 聚甲基丙烯酸酯
perspicacious ***a***. 聪明的，敏锐的
perspicuous ***a***. 意思清楚的
perspiration ***n***. 出汗，汗
perspiratory ***a***.（引起）排汗的
perspire ***v***. 出汗，分泌
perstriction ***n***. 结扎止血法
persuade ***v***. 说服，劝说，使……相信 ‖ persuadable ***a***. 可说服的
persuasion ***n***. 说服，劝服，说服力，主张
persuasive ***a***. 有说服力的，劝导性的 ***n***. 动机诱导，劝诱 ‖ ~ly ***ad***. / ~ness ***n***.
persumptive medullary plate 预定神经板
pert ***a***. 鲁莽的，无礼的，冒失的，活跃的，辛辣的
pert pertaining 有关的；附属的 / pertussis (whooping cough) 百日咳
PERT program evaluation and review technique 计划评估与审查法
pertain ***v***. 附属于，关于，适合
pertaining（简作 pert）***a***. 有关的；附属的
Pertik's diverticulum 佩尔提克氏憩室（过深的咽隐窝）
pertinacious ***a***. 坚持的，顽固的，难消除的 ‖ ~ly ***ad***.
-pertine [构词成分] -哌汀（1998 年 CADN 规定使用此项名称，主要系指神经系统抗精神失常的米利哌汀 [Milipertine] 一类的药名，如奥昔哌汀 [Oxypertine]、马扎哌汀 [Mazapertine] 等）
pertinent ***a***. 恰当的，有关的 ‖ ~ly ***ad***.
pertioneal cells（简作 PC）腹壁细胞
pertreme ***n***. 孔缘
pertrochanteric ***a***. 经大转子的
Pertuariaceae ***n***. 鸡皮衣科（一种地衣类）
pertubam ***n***. 经管
perturb ***v***. 扰乱，使不安，使紊乱 ‖ ~ance ***n***. / ~active ***a***. 烦扰性的
perturbation ***n***. 不安，紊乱 ‖ ~al ***a***.
pertussis ***n***. 百日咳 ‖ ~ (whooping cough)（简作 pert）百日咳 / ~ vaccine（简作 Per/Vac）百日咳菌苗
Peru ***n***. 秘鲁
perus ***v***. 精读，细读，细查
perusal ***n***. 细阅
Peruvian ***a***. 秘鲁的，秘鲁人的 ***n***. 秘鲁人
pervade ***v***. 渗透，使弥漫，使普及，遍及
Pervagor aspricaudus (Hollard) 前棘前角鲀（隶属于革鲀科 Aluteridae）
Pervagor janthinosoma (Bleeker) 淡紫前棘前角鲀（隶属于革鲀科 Aluteridae）
Pervagor melanocephalus (Bleeker) 黑前角鲀（隶属于革鲀科 Aluteridae）
Pervagor nitens (Hollard) 暗纹前刺角鲀（隶属于革鲀科 Aluteridae）
Pervagor tomentosus (Linnaeus) 丝鳍前角鲀（隶属于革鲀科 Aluteridae）
pervaporation ***n***. 全蒸发法
pervasion ***n***. 渗透，充满，普及
pervasive ***a***. 渗透的，充满的
perverse ***a***. 不正当的，邪恶的，反常的，任性的
perversion ***n***. 反常，堕落，任性，颠倒，倒错
perversity ***n***. 堕落，邪恶，反常，任性
pervert ***v***. 败坏，颠倒，使反常 ***n***. 性欲倒错者，堕落者
pervigillum [拉] ***n***. 失眠[症]
pervious ***a***. 能透过的，能通过的（右），能接受的
pes ***n***. 足，脚 ‖ ~ abductus 外展足 / ~ accessorius 侧副隆起 / ~ adductus 内收足 / ~ arcuatus 弓形足，爪形足 / ~ calcaneus 仰趾足 / ~ contortus 畸形足 / ~ equinovalgus 马蹄外翻足 / ~ equinovarus 马蹄内翻足 / ~ equinus 马蹄样足 / ~ excavatus 弓形足 / ~ gigas 巨足 / ~ hippocampi 海马脚（趾）/ ~ lemnisci 丘系脚 / ~ malleus valgus 外翻锤状足，锤状趾 / ~ maxillaris 颚足 / ~ olfactorius 嗅球内层 / ~ pedunculi [大脑] 脚底 / ~ planus 扁平足，平足 / ~ pronatus 外翻足 / ~ supinatus 内翻足 / ~ transversoplanus 横弓扁平足 / ~ valgoplanus 外翻扁平足，外翻平足 / ~ valgus 足外翻，外翻足 / ~ varus 足内翻，内翻足
PES photo electric scanner 光电扫描器 / photoelectric scanning 光电扫描 / photoelectron spectroscopy 光电子分光镜检查术 / polyethylene sodium sulfonate 聚乙烯磺酸钠 / producing ectopia hormone syndrome 异位内分泌综合征 / Professional Examination Servicse 职业考试服务部
PESPL peak-equivalent sound pressure level 等效峰值声压级
pessary ***n***. 子宫托，阴道环，阴道栓（剂）
pessella ***n***. 闭盖刺（蝉科昆虫后足）
pessima ***n***. 黄疱疮
pessimism ***n***. 悲观主义
pessimist ***n***. 悲观者
pessimistic ***a***. 悲观的，厌世的 ‖ ~ally ***ad***.
pest ***n***. 鼠疫，害物（虫），疫病 ‖ ~ hole 瘟疫区

P-EST proestrus 动情前期
pester *v*. 烦扰,折磨,使苦恼,纠缠
pesthouse *n*. 鼠疫医院,鼠疫收容所
pesticemia［拉］*n*. 鼠疫菌血症,败血性鼠疫
pesticide *n*. 除害(物)剂,杀虫剂,农药 ‖ ~ Biochemistry and Physiology (简作 PBP) 杀虫剂生物化学与生理学 / ~ Safety Team Network (简作 PST) 杀虫剂安全网组织(美国农药协会)
Pesticides Information Center (简作 PIC) 杀虫剂情报中心(美)
pestiferous *a*. 引起疾病的,传染性的,有害的,致疫的,道德败坏的
pestilence *n*. 疫病,疫病流行,鼠疫,有毒害的事物
pestilent *a*. 有害的,致命的,传染性的 ‖ ~ly *ad*.
pestilential *a*. 引起瘟疫的,传染性的,有害的
pestis *n*. 鼠疫,瘟疫,黑死病
pestle *n*. 研棒,杵 *v*. 研碎
pestology *n*. 鼠疫学,害虫学
pesudoanaphylaxis *n*. 假过敏性
pesudo-random binary sequence (简作 PRBS) 伪随机二进制序列
pet *n*. ①宠物 ②发脾气,生气,不开心 *v*. 宠爱,爱抚
PET panel eletron tube 平板状 X 线景像增强管 / peak effect time 最大效应的时间 / pentaerythrite; pentaerythritol 季戊四醇 / platelet extensible text 血小板伸展试验 / polyethylene terephthalate 聚对苯二甲酸乙二醇酯 / positron emission tomography 阳电子发射断层摄影术 / pre-eclampsia-toxemia 子痫前期毒血症(血管痉挛性疾病) / pre-eclamptic toxemia 先兆子痫性毒血症
Pet petrolatum 矿脂,凡士林
pet petroleum 石油
peta-metric prefix for 10^{15}国际单位制前缀,表示拍［它］10^{15}
peta-［希］［构词成分］拍［它］(= 10^{15})(旧译为千垓)
petal *n*. 花瓣
petal-前缀,意为"花瓣","叶"。后缀,意为"趋向"
petalobacteria *n*. 瓣菌
petalococcus［德］*n*. 瓣球菌
petaloid ambulacra 花瓣状,步带
Petasiger nitidus (Linton)光洁锥棘吸虫(隶属于棘口科 Echinostomatidae)
Petasites japonicus Fr. Schmidt［植药］蜂斗菜全草、根状茎
petasma *n*. 雄交接器
Petauriata alborufus alborufus (Milne-Ewards)红日鼯鼠亚种(隶属于松鼠科Sciuridae)
Petaurista alborufus (Milne-Ewards) 红日鼯鼠(隶属于松鼠科 Sciuridae)
Petaurista leucogenys (Temminck)黄耳斑鼯鼠(隶属于松鼠科 Sciuridae)
Petaurista petaurista (Pallas)棕鼯鼠(隶属于松鼠科 Sciuridae)
Petaurista petaurista rubicundus (Howell)棕鼯鼠四川亚种(隶属于松鼠科 Sciuridae)
Petaurista xanthotis (Milne-Ewards)灰鼯鼠(隶属于松鼠科 Sciuridae)
Petauristidae［动］*n*. 鼯鼠科(隶属于啮齿目 Rodentia)
petechia［拉］(复 petechiae) *n*. 瘀点,瘀斑
petechiasis *n*. 瘀点形成
petechildermography *n*. 瘀点性划皮现象
petechiometer *n*. 瘀点计
Peter chloral hydrate 水合氯醛
peter *v*. 逐渐消失,逐渐枯竭,消失
peter's ovum 彼得斯氏卵(受孕 13—14 日的卵)
Petermanniaceae *n*. 刺藤科
pethidine *n*. 哌替啶,度冷丁,麦啶
petiolar *a*. ①柄的 ②叶柄的 ③叶柄上的 ‖ ~ area 端区(膜翅目)
petiolarea *n*. 端区
petiolate *a*. ①具柄的 ②具叶柄的
petiole *n*. ①柄,茎 ②腹柄
petioled *a*. ①有柄的 ②有茎的
petioliform *n*. 柄形(膜翅目昆虫)
petiolus *n*. ①柄、茎 ②腹柄(昆虫) ‖ ~ cartilaginis epiglottidis 会厌软骨茎(柄) / ~ epiglottidis 会厌软骨茎(柄) / ~ trachycarpi 棕榈(棕板)
Petit mal (简作 PM) 癫痫小发作
Petit's aponeurosis 派替氏跰膜(子宫阔韧带后层)
Petit's canal 派替氏管,小带间隙,悬器隙
Petit's ligament 派替氏韧带,子宫骶韧带
Petit's triangle 派替氏三角,腰三角
petition *n*. 请求,申请,申请书 *v*. 请愿,请求 ‖ ~ary *a*.
petitmal［法］*n*. 小发作(癫痫)
petits maux *n*. 产兆痛
Petiveriaceae *n*. 毛头独子科
PETN pentaerythritol tetranicotinate 四烟酸季戊四醇酯,季戊四醇四烟酸酯(降血脂药) / pentaerythritol tetranitrate 四硝酸季戊四醇酯
PETP polyethylene terephthalate 聚对苯二甲酸乙二醇酯
petr petroleum 石油
petrel *n*. 海燕
petrifaction; petrification *n*. 石化［作用］,僵化
petrify *v*. 使石化,使发生,僵化
PETRIN pentrinitrol 三硝季戊四醇(血管扩张剂)
petrissage *n*. 揉捏法
petrobasilar *a*. 岩部颅底的
petroccipital *a*. 岩枕的
petrochemistry *n*. 石油化学
petrol petroleum 汽油,石油
petrolatoma *n*. 液状石蜡瘤
petrolatum［拉］(简作 Pet) *n*. 软石蜡,(黄)凡士林
petroleum (简作 pet, petr, petrol) *n*. 汽油,石油
petrolic *a*. 石油,汽油的
petrolization *n*. 石油撒播法,石油治蚊法
petrology *n*. 岩石学
petromastoid *a*. 岩部乳头的,耳外骨
Petromyzonidae *n*. 七鳃鳗科(隶属于七鳃鳗目 Petromyzoniformes)
Petromyzoniformes *n*. 七鳃鳗目(隶属于圆口纲 Cyclostomata)
petro-occipital *a*. 岩枕的
petropharyngeus *n*. 岩咽肌
petrosa *n*. 颞骨岩部,岩部
petrosal *a*. 颞骨岩部的 ‖ ~ ganglion 岩神经节
petrosalpingostaphylinus *n*. 腭帆提肌
Petrosaviaceae *n*. 无叶莲科
Petrosectomy *n*. ［颞骨］岩部切除术
petrositis *n*. ［颞骨］岩部炎,岩部炎
petrosomastoid *a*. 岩部乳突的 *n*. 耳外骨
petrosphenoid *a*. 岩部蝶骨的
petrosquamosal *a*. 岩鳞部的
petrostaphylinus *n*. 腭帆提肌
petrous *a*. 岩石样的
petrousitis *n*. ［颞骨］岩部炎
Petrovinema poculatum (Looss) 杯状佩特洛线虫(隶属于线虫纲 Nematoda)
PETT position emission transverse tomography 正电子发射横切面断层扫描 / positron emissin transaxial tomography 正电子放射经中轴断层摄影术
petticoat *n*. 长衬裙,裙子,女性 *a*. 女性的,女人主持的
pettish *a*. 易发脾气的,恼怒的 ‖ ~ly *ad*. / ~ness *n*.
petty *a*. 细小的,无价值的,渺小的,器量小的,下级的
petulance; petulancy *n*. 易怒,坏脾气
petulant *a*. 暴躁的,易怒的 ‖ ~ly *ad*.
Peucdeanum praeruptorum Dunn［植药］白花前胡根—［前胡］
Peucdeanum terebinthaceum Fisch.［植药］石防风根—前胡
Peucedanum decursivum (Miq.) Maxim.［植药］紫花前胡根—［前胡］
Peucedanum mdeium Dunn［植药］华中前胡根
Peutz-Jegher's syndrome (简作 PJS) 皮肤黏膜色素沉着—胃肠道多发性息肉综合征
peviorbital directional Dappler ultrasonography (简作 PDDU) 眶周直接多普勒超声术
pevw pulmonary extravascular water 肺血管外积水
PEW pre-ejection wave 射血前波
pex-［构词成分］意为"固定","使固定"
pexin *n*. 凝乳酶
pexis *n*. 固定术
-pexy［希］［构词成分］固定(术)
Peyer's glands 派伊尔氏腺,淋巴集结
Peyer's patches 派伊尔氏淋巴集结,淋巴集结
peyote *n*. 仙人球膏
Peyrot's thorax 佩罗氏胸(斜卵圆形胸)
Pezizaceae *n*. 盘菌科(一种菌类)
pf parafascicularis 副束(丘脑)
PF pars flaccida［拉］弛缓部(鼓膜的) / Partition factor 分配因子 / Perk flow 峰流量(呼吸),大呼吸流量 / permeability factor 透过性因子 / Personality factor 个体因素,个性因素 / Pfeifferella bacteria 发不氏菌属杆菌,鼻疽杆菌属杆菌 / pfeifferella bacteria 发否氏杆菌(新名鼻疽杆菌) / Phenol-formaldehyde 苯酚甲醛(树脂) /

phenol-formaldehyde 苯酚甲醛(树脂) / Physician's Formulary 内科医师处方集(加拿大医学会) / physiological fluid 生理性液体 / picofarad 皮法,旧称微微法 / picture-frustration 图像破坏 / plain face 光面 / platelet factor 血小板因子 / poistive feedback 正反馈 / position finder 测位器 / potentiating factor 强化因子 / power factor 功率因数 / prefer 宁可,更愿 / preferred 首选的,优先的 / preventive fraction 预防分数 / prima facie [拉] 初看,一眼看来 / primary failure 初期无效(药物) / proof 证明,证据,检验,试验,不透……的,能阻碍……的 / pseudofolliculus 假滤泡 / pulmonary factor 肺因子 / pulse frequency 脉冲频率

PF&NS Progress in Food &Nurtrition Science 食物与营养科学进展

PF; PG propylene glycol 丙(烯)二醇

PF - 26 pletelet factor26 双苯克冠胺(心痛平)

PF - 3 pletelet factor 3 血小板因子 3

PF3A platelet factor Ⅲ activity 血小板第 3 因子活性

PF3T platetet factor Ⅲ test 血小板第 3 因子测定

PF-4 pletelet factor 4 血小板因子 4

PF-8 pletelet factor8 血小板因子 8

PFA para-fluorophenylalanine 对氟苯基丙氨酸 / prostatic fluid analysis 前列腺液检查 / pulmonary function analyzer 肺功能分析仪

P-FAD protein flavine-adenined-inucleotide 腺嘌呤黄素二核甙酸蛋白

PFB pentafluoro-benzyl 五氟苯甲基

PFBA perfluorobutyric acid 过氟丁酸

PFBC pentafluoro-benzyl-chloroformate 五氟苯酰氯甲酸酯

PFBI pentafluoro-benzoyl-imidazole 五氟苯甲酰咪唑

PFC perfluorochemical 全氟化合物(人造血液) / persistent fetal circulation 持续性胎儿循环 / pFc' Fc'fragment 木瓜蛋白酶水解(后产生的可结晶的)分段 / plaque forming cell 斑块形成细胞 / plasma free cortisol 血浆游离皮质醇 / postassum ferrocyanide 亚铁氰化钾

pFc'; Fc' fragment (简作 PFC) 木瓜蛋白酶水解(后产生的可结晶的)分段

pfce performance 性能,特性

pfd ararffined 石蜡的,链烷烃的

PFD primary flash distillate 初步内蒸液

pfd proferred 优先的,选优的

PF-dil permeability factor of dilution 稀释通透性因子

PFE percent frequency effect 频率效应百分数

Pfeifferella bacteria (简作 Pf) 发否氏菌属杆菌,鼻疽杆菌属杆菌

PFEP polyfluoroethylenepropylêne 聚氟乙撑丙烯

PFF protein-free filtrate 无蛋白滤液

PFHS precipitation form homogeneous solution 均匀溶液沉淀

PFI physical fitness index 身体健全指数,体力指数

pfi power factor indicator 功率因数指示器

PFIB perfluoro isobutylene 全氟异丁烯

p-fimbriae receptor specific particles agglutination test 简作 (PPA-Test) P - 散受体特异颗粒凝集试验

PFK phosphofructo-kinase 磷酸果糖激酶

PFL profibrinolysin 血纤维蛋白溶酶原

PFLS prupura fulminans like syndrome 暴发性紫癜样综合征

Pfluger's cord 弗吕格氏索,卵索

Pfluger's tubes 弗吕格氏管(输卵管,涎液小管)

PFM peak flow meter 最大呼气流量计

PFN pulse forming network 脉冲形成电路 / pulse frequency modulation 脉冲频率调制,脉冲调频

PFO patent foramen ovale 卵圆孔未闭

PFPI pentafluoro-propionyl-imidazole 五氟丙酰基咪唑

PFPTH pentafluoro-phenyl-thiohydantoin 五氟苯基梳乙内酰脲

PFQ personality factor questionnaire 个性因素询问登记表

PFR peak flow rate 高峰流速

PFT finger painting tes 指画测验 / picture frustration test 画片挫折测验(心理学) / posterior fossa tumor 后颅凹肿瘤 / pulmonary function test 肺功能试验 / pulsed Fourier transform spectrometer 傅立叶氏变脉冲光谱计

PFU plaque forming unit; pock forming unit 空斑形成单位,疱斑形成单位 / plaque-forming unit 斑块形成单位 / pock-forming unit 痘斑形成单位

PFV physiological fuel value 生理热值

pfx prefix 字首,前缀

PG glycerate-3-phosphale 3 - 磷酸甘油酸 / Palade's granule 帕雷德氏颗粒(细胞内含多量核糖核蛋白的小器官,电镜) / Paregoric 止痛的,止痛剂,阿片樟脑酊 / Partgram 分娩经过图 / Pectinase 果胶酶 / penicillin G 青霉素 G / pentagastrin 五肽促胃泌素 / pepsinogen 胃蛋白酶原 / Pharmacopoeia Germanica 德国药典 / phosphatidyl glycerol 磷脂酰甘油 / phospho-gluconate 磷酸葡萄糖酸盐 / phospho-glycerate 磷酸甘油酸盐 / placebo generator 安慰性发生器 / plasma triglyceride 血浆甘油三(酸)酯 / plasminogen 纤维蛋白溶酶原 / Pogonion 颏前点(骨颏部之最前点) / polygraph 多种波动描记器 / postgraduate 研究生(大学的) / power gain 功率增益 / pregnanediol glucuronide 孕烷二醇葡萄糖醛酸甙 / pregnant 妊娠 / prolyethylene glycol 聚乙二醇 / propyl gallate 没食子酸丙酯 / prostaglandin 前列腺素 / pulse generator 脉冲(信号)发生器 / pulse generator 脉冲发生器 / pyoderma gangrenosum [拉] 坏死性脓皮症 / pyridoxylidene glutamic acid 吡哆谷氨酸 / pyroderma gangrenosum 坏疽性焦皮

2 - PG 2 - phosphoglycerate 2 - 磷酸甘油酸

3 - PG 3 - phosphoglycerate 3 - 磷酸甘油酸

4 - PG 4 - phosphoglycerate 4 - 磷酸甘油酸

6 - PG 6 - phosphoglycerate 6 - 磷酸葡萄糖酸酯

pg picogram 皮克(10^{-12}克,旧称沙克、微微克)

PG2 pteroyldiglutamic acid diopterin 蝶酰二谷氨酸

PG3 pteroyltriglutamic acid; teropterin 蝶酰三谷氨酸

PGA phosphoglyceric acid 磷甘油酸 / physiological gas analyzer 生理学气体分析仪 / plasminogen activator 纤维蛋白溶酶原激活剂 / poly glycollic acid 聚羟基乙酸,聚乙醇酸 / polyglandular autoimmune syndrome 多发性内分泌自身免疫综合征 / poly-α-L-glutamic acid 聚 - α - 左旋谷氨酸 / process gas analyzer 程序气体分析仪 / pteroyl-glutamic (folic) acid 蝶酰谷氨酸(叶酸) / prostaglandinA 前列腺素 A

PGAC professional groupautomatic control 自动控制专业组

PGAH tetrahydrop teroylglutamic acid 四氢叶酸

PGAI plasminogen activator inhibitor 纤维蛋白溶酶原激活剂的抑制剂

PGAL phosphoglyceraldehyde 磷酸甘油醛

PGB prostaglandinB 前列腺素 B

PGC polyglycerol phthalate 聚甘油酞酸酯 / Pyrolysis gas-liquid chromatography 裂解气液色谱法

PGD, PGDH hydroxy-prostaglandin dehydrogenase 羟基前列腺素脱氢酶 / phospho-gluconate dehydrogenase 磷酸葡萄糖酸脱氢酶 / phospho-glyceraldehyde dehydrogenase 磷酸醛脱氢酶

PGDA propylene-glycol diacetate 丙(烯)二醇二醋酸酯

PGDR plasma-glucose disappearance rate 血浆葡萄糖消失率

PGE phenyl glycidyl ether 苯基缩水甘油醚 / preparative gel electrophoresis 制备凝胶电泳 / prostaglandin E 前列腺素 E

PGE1 prostaglandin E1 前列腺素 E1

PGE2 prostaglandin E2 前列腺素 E2

PGE3 prostaglandin E3 前列腺素 E3

PGEC professional groupelectronic computer 电子计算机专业组

PGF probability generating funetion 概率生殖机能 / prostaglandin F 前列腺素 F

PGF1α proatagladin F1α 前列腺素 F1α

PGF2α proatagladin F2α 前列腺素 F2α

PGF3α proatagladin F3α 前列腺素 F3α

PGG2 prostaglandin endoperoxides 前列腺素内过氧化物

PGH pituitary growth hormone 垂体生长激素 / pituitary growth hormone 垂体生长激素

PGI phospho-gluco-isomerase 磷酸葡萄糖(同分)异构酶 / potassium, glucose and insulin 钾、葡萄糖及胰岛素

PGI2 prostacyclin 环前列腺素,前列环素

PGI3 prostacyclin 前列环素

PGⅡ pepsiongen Ⅱ (血清)Ⅱ类胃蛋白酶原

PGK phospho-glycerate kinase 磷酸甘油酸激酶

PGl pepsinogenl (血清)I 类胃蛋白酶原

PGM phospho-glucomutase 磷酸葡萄糖变位酶

PGm phosphoglycerotemulase 磷酸甘油酸变位酶

PGM - 3 phospho glucomutase - 3 磷酸葡萄糖变位酶 - 3

PGME professional groupmedical electronics 医学电子学专业组

Pgn pigeon 鸽子

PGO ponto-geniculo-occipital 桥脑膝枕部的

PGP platelet glucoprotein 血小板糖蛋白 / postgamma proteinuria γ后蛋白尿 / psychogalvanic phenomenon 心理电现象

PGR plant growth regulator 植物生长调节剂 / population growth rate 人口增长率 / precision graphic recorder 精密图像记录器 / psychogalvanic reflex 心理电反射 / psychogalvanic response 心理电流反应

PgR progesterone receptor 黄体酮(孕酮)受体

PGS platinum-gold-silver (alloy) 铂金银合金

PGs prostaglandins 前列腺素类

PGS pigment gallstone 色素胆石

PGSR psychogalvanic skin response 皮肤心理电反应

PGSRA psychogalvanic skin resistance audiometer 精神电流皮肤电阻听力计
PGST pentagastrin stimulation test 五肽促胃液素刺激试验
PGTH 15 – hydroxy prostaglandin dehydrogenase 15 – 羟前列腺素脱氢酶
PGTR plasma glucose tolerance rate 血浆葡萄糖耐量率
PGTT prednisolone glucose tolerance test 强的松龙葡萄糖耐量试验
PGU postgonococcal urethritis 淋(病双)球菌尿道炎感染后
PGUT phospho-galactose-uridyl trasferase 磷酸—半乳糖—尿甙转移酶
PGV proximal gastric vagotomy 近侧胃迷走神经切断术
PGVP proximal gastric vagotomy and pyloroplasty 近侧胃迷走神经切除及幽门成形术
PGY – 1 postgraduate year – 1 第一年住院医师,毕业后第一年医师
pH acid-base scale 酸碱标,酸碱度(氢离子浓度倒数的对数)/ high pressure 高[眼]压 / hydrogen ion concertratin 氢离子浓度,酸碱度 / past history 过去病史 / peak height 峰高 / per hour 每小时 / Personal history 个人史 / pharmacopeia 药典 / phase 相,相位 / Phenyl 苯基 / phenyl group 苯基 / Phenylalanine 苯丙氨酸 / Phial 管形瓶 / phial [拉] 小瓶,药瓶 / Philippines 菲律宾 / phon 昉(响度单位) / Phosphate 磷酸盐 / phosphate 磷酸盐(酯) / Physiology 生理学 / plasma histaminase activity 血浆组胺酶活性 / potal hypertension 门脉高压 / power of hydrogen 氢离子浓度的负对数(通称) / power of hydrogen 氢离子浓度指数 / precipitation hardening 沉积硬化 / previous history 过去病史 / proper hepatic arteria 固有肝动脉 / prostatic hypertrophy 前列腺肥大 / pseudohypoprathyroidism 假性甲状旁腺机能低下症 / Pubic Health 公共卫生(南方医学协会) / pulmonary hypertension 肺动脉高压 / pulse high 脉强 / purpla heart 紫心(由巴比妥酸盐及安非他明合成的药片) / the height of the pedicles 椎弓根的高度
Ph chromosome philadelphia chromosome 费城染色体
Ph CI phenyl-chloride 氯苯,苯式氯
ph const phase constant 位相常数
Ph Eur Pharmacopoeia Europaeica 欧洲药典
Ph F phenyl fluoride 氟苯
Ph Fr Pharmacopoeia Francais 法国药典
Ph Gal Pharmacopoeia Galisa [拉] 法国药典
Ph L Licentiate of Pharmacy 药学硕士,领有开业执照的药师
Ph Mg Br phenylmagnesium bromide 苯基溴化镁
Ph VK phenyl vinyl ketone 苯乙烯基甲酮
Ph VS phenyl vinyl sulphide 苯乙烯基硫
Ph'ALL acute lymphocytic leukemia with Philadelphia chromsome 费城染色体阳性急性淋巴细胞性白血病
Ph[1] Philadelphia chromosome 费城染色体
PHA passiva hemagglutination 被动性血细胞凝集 / Passive hemagglutinatin assay 被动血凝试验,间接血凝试验 / Phyto-hemagglutinin 植物血凝素 / phytohemagglutinin 植物血细胞凝集素 / phytohemagglutinin 植物血细胞凝集素 / Plasma histaminase activity 血浆组胺酶活性 / Pseudohypoaldosteronism 假性醛甾酮减少症 / Public Health Act 公共卫生条例 / pulse-height analyzer 脉搏(冲)高度分析仪
pha-[构词成分],意为"说","讲"
PHAt Passive hemagglutination test 间接血凝试验
phacao-[希][构词成分] 晶状体;透镜
phacectomy *n*. 晶状体摘除术
phacella *n*. 胃丝
phacelloid *n*. 笙状
phacentocele *v*. 晶状体突出
Phacidiaceae *n*. 星裂盘[菌]科(一种菌类)
phacitis *n*. 晶状体炎
phaco-[德] 晶状体,透镜
phacoanaphylaxis *n*. 晶状体过敏症
phacocele *n*. 晶状体突出
phacocyst *n*. 晶状体囊
phacocystectomy *n*. 晶状体囊切除术
phacocystitis *n*. 晶状体囊炎
phacoerysis [德] *n*. 晶状体吸出术
phacoglaucoma *n*. 晶状体性青光眼
phacohymenitis *n*. 晶状体囊炎
phacoid *a*. 透镜状的
phacoiditis *n*. 晶状体炎
phacoidoscope [德] *n*. 晶状体镜
phacolysis *n*. 晶状体刺开术 *v*. 晶状体溶解
phacomalacia *n*. 晶状体软化,软内障
phacomatosis *n*. 斑痣性错构瘤病
phacometachoresis *v*. 晶状体移位
phacometecesis *v*. 晶状体移位
phacometer *n*. 检镜片计
phacopalingenesis *n*. 晶状体再生
phacoplanesis [德] *v*. 晶状体游动
phacosclerosis *n*. 晶状体硬化
phacosclerosisl *n*. 晶状体硬化
phacoscope *n*. 晶状体镜
phacoscopy *n*. 晶状体镜检查
phacoscotasmus [德] *n*. 晶状体混浊
Phacotaceae *n*. 壳衣藻科(一种藻类)
phacotherapy *n*. 日光疗法,日光浴
phacotoxic *a*. 晶状体毒性的
phaco-前缀,意为"透镜","晶状体"
phaeism *n*. 暗型(蝴蝶)
phaenotype *n*. 表型,显型
Phaeocapsaceae *n*. 褐囊藻科(一种藻类)
phaeochrome cell ①嗜铬细胞 ②显色细胞
Phaeocystaceae *n*. 棕囊藻科(一种藻类)
Phaeodactylaceae *n*. 褐指藻科(一种藻类)
Phaeophyceae *n*. 褐藻植物门(植物分类学)
phaeophyll *n*. 叶褐素
phaeoplast *n*. 叶褐体
Phaeothamniaceae *n*. 金枝藻科(一种藻类)
phag-[构词成分] 意为"吃"或"吞噬"
phage [德] *n*. 噬菌体
-phage [希][构词成分](吞)噬,食
Phage virion 噬菌体粒子
phagedena [德] *n*. 崩溃性溃疡,蚀疮
phagedenic *a*. 崩溃性溃疡的 *n*. 止溃药
phagedenoma [德] *n*. 崩蚀性溃疡,蚀疮
phagelysis *n*. 噬菌体,溶解作用
Phagemid *n*. 噬菌体质体
-phagia [希][构词成分] 食,吞噬;食异物癖
phagmesis *n*. 羽毛症
phago-[希][构词成分] 吞噬,食
phagocaryosis *n*. 核吞噬作用
phagocytabae *a*. 可被吞噬的
phagocytal *a*. [吞]噬细胞的
phagocyte *n*. 吞噬细胞
phagocytic *a*. 吞噬的,吞噬细胞的 ‖ ~ index(简作 PI)吞噬指数 / ~ organ 吞噬器 / ~ stomata 吞噬微口(扫描电镜下的阿米巴表膜还可见大小不一的杯状吞噬微口,司吞噬与吞饮之功能)
phagocytin *n*. 吞噬素
phagocytoblast *n*. 成[吞]噬细胞
phagocytolysis *v*. [吞]噬细胞溶解
phagocytosis *n*. 吞噬作用,噬菌作用
phagokaryosis *n*. 核吞噬作用
phagology *n*. 噬菌体学
phagolysis *n*. & *v*. 噬细胞溶解
phagolysosome *n*. 吞噬溶酶体
phagomania *n*. 贪食癖
phagophobia *n*. 进食恐怖
phagopyrosis *n*. 食后胃灼热
phagosome *n*. 吞噬体,吞噬泡(在噬细胞内)
phagotherapy *n*. 噬菌体疗法,喂养疗法
phagotype; phage type *n*. 噬菌体型
-phagous [希][构词成分] 食……的,吞噬……的
phakitis [德] *n*. 晶状体炎
phako-, phaco- 晶状体,透镜
phakocele *v*. 晶状体突出
phakolysis *n*. 晶状体刺开术,晶状体溶解
phakoma *n*. 晶状体瘤
phakomatosis [德] *n*. 斑痣性错构瘤病
phakoscope *n*. 晶状体镜
phak-前缀,意为"透镜","晶状体"
Phal phalange; phalanx 指骨,趾骨
Phalacrocoracidae *n*. 鸬鹚科(隶属于鹈形目 Pelecaniformes)
Phalacrocorax carbo O 鸬鹚(隶属于鸬鹚科 Phalacrocoracidae)
phalacrosis [德] *n*. 秃[发]病,脱发
phalange; phalanx(简作 Phal) *n*. 指(趾)骨
phalangeal *a*. 指(趾)骨的 ‖ ~ cell 指状细胞 / ~ plate 指状板 / ~ process 指状突
phalangectomy *n*. 指(趾)骨切除术
phalanges *a*. 指(趾)骨的 ‖ ~ digitorum manus 指骨 / ~ digitorum

pedis 趾骨
phalangette *n*. 末节指(趾)骨
phalangitis *n*. 指(趾)骨炎
phalangization *n*. 假指成形术
phalango-[希][构词成分] 指(趾)节骨
phalangosis *n*. 多行睫,倒睫
phalanx[拉](复,phalanges) *n*. ①指(趾)骨 ②跗亚节(昆虫) ‖ ~ prima 第一节指(趾)骨 / ~ secunda 第二节指(趾)骨 / ~ tertia 第三节指(趾)骨
PHA-LCM phytohemmagglutinin-leukocyte conditioned medium 植物血凝素刺激的人外周血白细胞条件培养液
Phalium pila(**Reeve**)球 * 螺(隶属于冠螺科 Cassididae)
Phallaceae *n*. 鬼笔科(一种菌类)
phallalgia *n*. 阴茎痛
phallanastrophe[德] *n*. 阴茎上曲
phallaneurysm *n*. 阴茎动脉瘤
phallectomy *n*. 阴茎切除术
phallic *a*. 阴茎的
phalliform *a*. 阴茎状的
phallitis *n*. 阴茎炎
phallocampsis[德] *n*. 阴茎弯曲
phallocrypsis[德] *v*. 阴茎退缩
phallodynia *n*. 阴茎痛
phalloid *a*. ①阴茎样的 ②鬼笔状的
phalloidin; phalloidine *n*. 鬼笔鹅膏素(得自鬼笔鹅膏 Amanita phalloidea 的一种毒肽)
phallome *n*. 阴茎体(昆虫)
phalloncus[德] *n*. 阴茎肿
phalloplasty *n*. 阴茎成形术
phallorrhagia *v*. 阴茎出血
pallotomy *n*. 阴茎切开术
phallus[德] *n*. 阴茎
PHAM pulmonary hamarto-angiomyomatosis 肺血管错构肌瘤
phan[德] *n*. 表象,显象
phan-[构词成分] 意为"显示","表象"
phanero-[德] 显明
Phanerogamae *n*. 显花植物门[植物分类学,亦称种子植物门,见(Spermatophyta)]
phaneromania *n*. 小动作癖
phaneroplasm *n*. 明体,明质
phaneroscope *n*. 皮肤透明镜
phaneroscopy *n*. 皮肤透照检查
phanerosis[德] *n*. 显现,显形
Phanerozonia *n*. 显带目(隶属于海星纲 Asteroidea)
phanquone; phanquinone; 4,7 – phenanthroline – 5,6 – quinone *n*. 安痢平,二氮[杂]菲醌(抗阿米巴药)
phantasia *n*. 幻想
phantasm *n*. 幻觉,幻影,幻象,空想,假象
phantasmatology *n*. 幻象学
phantasmatomoria *n*. 童样幻想,幻想性童样痴呆
phantasmology *n*. 幻象学
phantasmoscopia *n*. 视幻象
phantasy *n*. 幻想
phantom[德] *n*. 幻象,模型,鬼怪 *a*. 幻象的 ‖ ~ limb syndrome(简作 PL) 幻肢综合征
phaochromoblastoma *n*. 成嗜铬细胞瘤
phaochromocytoma *n*. 嗜铬细胞瘤
PHAP p-hydroxyacetophenone 对羟苯乙酮,对乙酰苯酚
PHA-p phytohemagglutinin-P 植物血细胞凝集素 – P
phar pharmaceutical 药物学的;药用的,制药的 / pharmacist 药[剂]师,药商 / pharmacologic (al) 药物学的,药理学的 / pharmacologist 药物学家,药理学家 / pharmacology 药物学,药理学 / pharmacopoeia 药典 / pharmacy 药学,制药,药房,药店
Phar B Bachelor of Pharmacy 药学学士
Phar C pharmaceutical Chemist 药物化学家,药剂师
Phar D Doctor of Pharmacy 药学博士
Pharellidae *n*. 蛏科(隶属于帘蛤目 Venerodida)
Phar G Graduate in Pharmacy 药学院(系)毕业生
Phar M Master of Pharmacy 药学硕士 / Pharmaciae Magister 药学硕士
Pharbittis hispida choisy[植药] 圆叶牵牛种子—[牵牛子,黑丑,白丑]二丑
Pharbitts hederacea choisy; Ipomoed hederacea Jacq.[植药] 裂叶牵牛种子—[牵牛子,黑丑,白丑],二丑
Pharm pharmaceutical 药物学的,药用的;药品,药剂
pharm pharmacist 药[剂]师,药商 / pharmacodynamics 药效学
Pharm J Pharmaceutical Journal 药学杂志
Pharm Ztg Die Deutsche Pharmazeutische Zeitung 德国制药学报
pharmac-[构词成分] 意为"药"
pharmacal *a*. 药的,药物的,药学的
pharmaceutic(al)(简作 pharm; phar) *a*. 药学的,药用的,制药的,药物的 *n*. 药制,成药 ‖ ~ chemistry(简作 PhC) 药物化学 / ~ Chemist(简作 PharC; PhC) 药物化学家,药剂师 / ~ Era(简作 PE)《药学时代》(杂志名) / ~ information control system(简作 PICS) 药学情报控制系统(美) / ~ Journal(简作 Pharm J, PJ) 药学杂志 / ~ Manufac-turers' Associtaion Foundation(简作 PMAF) 制药商协会基金会 / ~ Markerting and Media(简作 PMM)《药物销售与媒介》(杂志名,现名 MMM) / ~ Review(简作 PR)《药学评论》/ ~ Society of Creat Britain(简作 PS) 大不列颠药学会 / ~ Society of Great Britian(简作 PSGB) 大不列颠药学会 / ~ Society of Ireland(简作 PSI) 爱尔兰药学会 ‖ ~ly *ad*.
Pharmaceutics *n*. 制药学,制剂
Pharmaceutist; pharmactist *n*. 药师,调剂员,药商
Pharmaciae Doctor[拉](简作 PD) 药学博士
Pharmaciae Magister[拉](简作 Phar M) 药学硕士
pharmacist(简作 pharm, phar, Pm) *n*. 药物学家
pharmaco-[希][构词成分] 药;药理
pharmacochemistry *n*. 药物化学
pharmacodiagnosis *n*. 药物诊断
pharmacodynamics(简作 PD, pharm) *n*. 药效学
pharmacognosist *n*. 生药学家
pharmacognostics *n*. 生药学
pharmacognosy *n*. 生药学
pharmacography *n*. 药物记载学
pharmacologic(al)(简作 phar) *a*. 药理学的 ‖ ~ Reviews(简作 PR)《药理学评论》(杂志名)/ ~ Society of Canada(简作 PSC) 加拿大药理学会
pharmacologist(简作 phar) *n*. 药理学家
pharmacology(简作 phar) *n*. 药理学,药物学
Pharmacology and Therapeutics in Dentistry(简作 PTD)《牙科药理学与治疗学》(杂志名)
pharmacomania *n*. 药物癖
Pharmaco-Medical Documentation(简作 PMD) 医药文献
pharmacon[德] *n*. 药,药物
pharmacopedia *n*. 制药学
pharmacopedics *n*. 药剂学,制药学
pharmacopeia[德](简作 Ph) *n*. 药典 ‖ ~ Internationalis(简作 PI) 国际药典 / ~ of Edinburgh(简作 PE) 爱丁堡药典 ‖ ~l *a*.
pharmacopela[拉] *n*. 处方书,药典
pharmacophilia *n*. 嗜药癖
pharmacophobia *n*. 药物恐怖
Pharmacophore *n*. 药性原子(例如硫醇可为常见的抑制金属蛋白酶的药性原子等等)
pharmacopoeia(简作 phar) *n*. 药典 ‖ ~ Britannica[拉](简作 PhB, PR) 英国药典 / ~ Europaeica(简作 Ph Eur) 欧洲药典 / ~ Francais(简作 Ph Fr) 法国药典 / ~ Galisa[拉](简作 Ph Gal) 法国药典 / ~ Germanica(简作 PG) 德国药典 / ~ Helvetica(简作 PhHelv) 瑞士药典 / ~ Internationalis[拉](简作 PhI) 国际药典(世界卫生组织) / ~ of the United States(简作 PUS, phUS) 美国药典
pharmacopsychosis *n*. 药物性精神病
pharmacoradiography *n*. 药物 X 线检查法
pharmacoroentgenography *n*. 药物 X 线检查法
pharmacotherapeutics *n*. 药物治疗学
pharmacotherapy *n*. 药物疗法
pharmacy(简作 phar, Pm) *n*. 调剂法,药学,药房 ‖ ~ and therapeutics(简作 PT) 药学与治疗学 / ~ College Admission Test(简作 PCAT) 药学院入学测验 / ~ Corps(简作 PC) 药剂总队 / ~ Times(简作 PT)《药学时报》(杂志名)
pharos *n*. 灯塔,航线灯标
pharygomycosis *n*. 咽真菌病
pharyngalgia *n*. 咽痛
pharyngeal *a*. 咽的 ‖ ~ canal 咽管 / ~ cavity 咽腔 / ~ ganglion 咽神经节 / ~ gland 咽腺 / ~ plate 咽板 / ~ pouch 咽囊 / ~ recess 咽隐窝 / ~ sheath 咽鞘 / ~ tonsil 咽扁桃体 / ~ tooth 咽头齿 / ~ tube 食道 / ~ tubercle 咽结节
pharyngectasia *n*. 咽突出
pharyngectomy *n*. 咽(部分)切除术
pharyngemphraxis *v*. 咽阻塞
pharyngeus *a*. 咽的

pharyngism; pharygismus *n*. 咽痉挛
pharyngitid *n*. 咽炎疹
pharyngitis［德］*n*. 咽炎 ‖ ～ chronica［拉］（简作 PC）慢性咽炎
pharyngo-［希］［构词成分］咽
pharyngo-amygdalitis *n*. 咽扁桃体炎
pharyngobasilar fascia *n*. 咽基底基腺
pharyngo-branchial cartilage *n*. 咽腮软骨
pharyngocele *a*. 咽突的
pharyngocele *v*. 咽突出
pharyngoceratosis *n*. 咽角化病
pharyngo-conjunctival fever（简作 PCF）咽结膜热
pharyngoconjunctivitis *n*. 咽结膜炎
pharyngodynia *n*. 咽痛
pharyngoeophagus *n*. 咽食管
pharyngo-epiglottic *a*. 咽会厌的
pharyngoepiglotticus *n*. 咽会厌肌
pharyngoepiglottidean *a*. 咽会厌的
pharyngoesophageal *a*. 咽食管的
pharyngo-esophageal system *n*. 咽食管系
pharyngoesophageal（简作 PE）*a*. 咽食管的
pharyngoesophagus *n*. 咽食管
pharyngoglossal *a*. 咽舌的
pharyngoglossus *n*. 咽舌肌
pharyngokeratosis *n*. 咽角化病
pharyngolaryngeal *a*. 咽喉的
pharyngolaryngitis *n*. 咽喉炎
pharyngolith *n*. 咽石
pharyngology *n*. 咽科学
pharyngolysis *n*. 咽［肌］麻痹，咽瘫
pharyngo-maxillary *a*. 咽颌的
pharyngonasal *a*. 咽鼻的
pharyngo-oral *a*. 咽口的
pharyngopalatine *a*. 咽腭的
pharyngopalatinus *n*. 咽腭肌
pharyngoparalysis *n*. 咽［肌］麻痹
pharyngopathy *n*. 咽病
pharyngoperistole *n*. 咽狭窄
pharyngoplasty *n*. 咽成形术
pharyngoplegia *n*. 咽［肌］麻痹
pharyngorhinitis *n*. 咽鼻炎
pharyngorhinoscopy *n*. 鼻咽镜检查
pharyngorrhagia *v*. 咽出血
pharyngorrhea *v*. 咽黏液溢
pharyngosalpingitis *n*. 咽鼓管炎
pharyngoscleroma *n*. 咽硬结
pharyngoscope *n*. 咽镜，咽窥器
pharyngoscopy *n*. 咽镜检查
pharyngospasm *n*. 咽痉挛
pharyngostaphylinus *n*. 咽腭肌
pharyngostenosis *n*. 咽狭窄
pharyngostherapy *n*. 咽病疗法
Pharyngostomum cordatum（Diesing）心形咽口吸虫（隶属于杯叶科 Cyathocotylidae）
pharyngostomy *n*. 咽造口术
pharyngotome *n*. 咽刀
pharyngotomy *n*. 咽切开术
pharyngotonsilitis *n*. 咽扁桃体炎
pharyngotympanic *a*. 咽鼓的 ‖ ～ tube 咽鼓管的
pharyngotyphoid *n*. 咽型伤寒
pharyngoxerosis *n*. 咽干燥
pharynx（复 pharynxes 或 pharpnxes）［德］*n*. 咽 ‖ ～ bulbus 球状咽 / ～ laryngea 喉咽部 / ～ nasalis 鼻咽部 / ～ oralis 口咽部 / ～ plicatus 褶裂咽
phas scanning（简作 PHASCAN）位相扫描
PHASCAN phas scanning 位相扫描
-phase［希］［构词成分］期，相，阶段
phase（简作 ph）*n*. 期，位，阶段，方面，状态，相位 ‖ ～ combining system（简作 PCS）时相联合系统 / ～ constant（简作 ph const）位相常数 / ～ modulation（简作 PM）位相调制 / ～ separation（简作 PS）位相间隔 / ～ shift keyed（简作 PSK）相移键控 / ～ transition 相转移［行为］分期，分阶段进行，调整相位
phased *a*. 分管的，分期的
phase-interference microscope（简作 PIM）位相干涉显微镜
phase-locked loop（简作 PLL）位相同步回路，同相回路
Phaseolus angularia Wight.［植药］赤豆种子—［赤小豆］
Phaseolus calcaratus Roxb.［植药］赤小豆种子—［赤小豆］
phase-sensitive amplifier（简作 PSA）相敏放大器
phase-sensitive detector（简作 PSD）相敏探测器
phase-solubility analysis（简作 PSA）位相溶解度分析
phase-transfer chemistry（简作 PT）时相转移化学
-phasia［希］［构词成分］言语，语症（亦作-phasy）
Phasianidae *n*. 雉科（隶属于鸡形目 Galliformes）
Phasianus colchicus（Linnaeus）环颈鸡（隶属于雉科 Galliformes）
phasic aberrent ventricular conduction（简作 PAVC）
phasic diurnal variations（简作 PDV）相位性日间变化（眼前段的青光眼性改变）
phasic variations（简作 PV）相位性变化（尤指眼前段的青光眼性改变）
phasmid *n*. 尾感器
Phasmidea *n*. 尾感器亚纲
phasmophobia［德］*n*. 幽灵恐怖，怕鬼
-phas 后缀，意为"语言"，"发言"
phatne［德］*n*. 牙槽
phatnoma *n*. 牙槽
phatnorrhagia *n*. 牙槽出血
phatnorrhea *n*. 牙槽脓溢
PhB Bachelor of philosophy 哲学学士 / British Pharmacopoeia 英国药典 / Phenobarbital 苯巴比妥，鲁米那（抗惊厥，安眠，镇静药）
PHB p-hydroxy benzaldehyde 对羟基甲醛 / plasma derived hepatitis B（vaccine）血浆性（由血浆途径研制成的）乙型肝炎疫苗
PhB, PR Pharmacopoeia Britannica［拉］英国药典
PHBA p-hydroxybenzoic acid 羟基苯甲酸
PHBB propyl-hydroxy-benzyl benzimidazole 丙羟苯甲基苯并咪唑
PHBT hydroxybenzotriazole bound polystyrene 羟—苯—三唑结合的聚苯乙烯
PhC Pharmaceutical Chemist 药物化学家，药剂师 / pharmaceutical chemistry 药物化学 / philosepher of chiropractic 按摩术专家
PHC Book's syndrome 跗性早发灰发综合征，又称 Book 氏综合征 / post-hospital care 出院后监护（护理）/ primary hepatocellular cancer 原发性肝细胞癌 / primary hepatocellular carcinoma 原发性肝细胞癌
PhD Doctor of Philosophy 哲学博士 / Doctor of Public Health 公共卫生博士
Phe phenylalanine 苯丙氨酸
PHE phenytoin 苯妥英 / Public Health Engineer 公共卫生工程师
Phe Se phenyl-semicarbazide 苯胺脲，苯氨基脲（退热药）
PHEA poly 2 - hydroxy-ethyl acrylate 二羟乙基丙烯酸盐聚合物
pheasant *n*. 野鸡，雉
pheidole megacephala 大头蚁
Phellodendron amurense Rupr.［植药］黄檗树皮—［黄柏］
Phellodendron chinense schneid.［植药］黄皮树树皮—［黄柏］
Phellodendron chinense Schneid. var. falcatum Huang［植药］镰叶黄皮树树皮—黄柏
Phellodendron chinense Schneid. var. glabriusculum schneld.［植药］秃叶黄皮树树皮—黄柏
Phellodendron chinense schneid. var. omeiense Huang［植药］峨嵋黄皮树树皮—黄柏
Phellodendron chinense schneid. var. yunnanense Huang［植药］云南黄皮树树皮—黄柏
phellodeneronum *n*. 黄柏
PHEN phenolic 苯酚的
phenacetin（简作 PAC）*n*. 非那西汀，乙酰对氨笨乙醚
phenacetin, pyramidon, luminal, caffeine（简作 PPLC）索密痛（非那西丁、氨基比林、苯巴比妥、咖啡因）
phenacetin, aspirin and caffeine, mixture（简作 PAC）非那西丁、阿司匹林、咖啡因合剂
phenacetin, aspirin, and desoxyephedrine mixture（简作 PAD）非那西丁—阿司匹林—去氧麻黄碱合剂
phenakistoscope［德］*n*. 频闪观测器，动态镜
phenanthrenequinone（简作 PAQ; PQ）*n*. 菲醌
phenazone methosulfate（简作 PMS）甲硫酸非那宗
phenbenicillin; α-phenoxybenzylpenicillin potassium *n*. 苯氧苄青霉素钾
Phencyclidine（简作 PCP）*n*. 环苯己哌啶
phenergan *n*. 异丙嗪，非那根
phenethicillin（简作 PEPC）*n*. 苯氧乙基青霉素
phenethium *n*. 酚乙铵
phenethyl-diguanide（简作 PEDG）*n*. 苯乙双胍，降糖灵
phenetidinuria *n*. 非那替汀尿
phenformin *n*. 苯乙双胍，降糖灵
phengophobia *n*. 畏光，羞明
phenindione（简作 PID）*n*. 苯茚二酮

pheniramine ***n*.** 抗感明,苯吡胺
Pheno Phenobarbital 苯巴比妥
pheno-[希][构词成分] 表[现],显;苯基(化学用语)
phenobarbital(简作 pb,PEBA,PhB, Pheno) ***n*.** 苯巴比妥,苯乙基巴比土酸
Phenoformin(简作 PBl) ***n*.** 苯乙双胍
phenogenetics ***n*.** 发育遗传学,表型遗传学
phenol(简作 Phol) ***n*.** 酚,石炭酸,酚基 ‖ ~ red(简作 PR)酚红,酚磺酞 / ~ tricarboxylic acid(简作 PTA)苯酚三羧酸 / ~ turbidity test(简作 PTT)酚浊度试验
phenolemia ***n*.** 酚血[症]
Phenol-formaldehyde(简作 PF,P-F)苯酚甲醛(树脂)
phenolic(简作 PHEN) ***a*.** 苯酚的
phenolization ***n*.** 石炭酸处理,酚处理
phenologist ***n*.** 物候学家
phenology ***n*.** 物候学
phenolphthalein ***n*.** 酚酞啉,酚酞 ‖ ~ coplexone(简作 PPC)酚酞络合铜 / ~-mono-β-glucuronide(简作 PMG)酚酞单-β-葡萄糖醛酸 / ~ in paraffin emulsion(简作 PAP)酚酞石蜡乳剂
phenolsulfonphthalein(简作 PSP) ***n*.** 酚磺酞
phenoltetrachlorophthalein ***n*.** 四氯酚酞
phenoltetraiodophthalein ***n*.** 四碘酚酞
phenoluria ***n*.** 酚尿
phenome[德] ***n*.**(细胞)非增殖部(染色体以外的部分)
phenomenal ***a*.** 现象的,知觉得到的,显著的,出众的,非凡的
phenomenology ***n*.** 现象学
phenomenon[德](复 phenomena) ***n*.** 现象,症候,奇迹,非凡的人 ‖ ~,Chase 药物变态反应抑制现象 / ~ Davenport's 流感回乙反应现象 / ~ Dienes 变形杆菌薄膜分界现象 / ~ Ehrlich 致死限量和无毒限量差异现象 / ~ Liacopozlos'大剂量非特异性免疫耐受性现象 / ~ Rich-Lewis 结核菌素细胞毒性现象 / ~ Schultz-Dale 豚鼠回肠子宫角体外过敏现象 / ~ Simansen 斑灶现象 / ~ Sulzberger-Chase 抑制超敏现象
phenothiazine(简作 PT, PTH,PHT) ***n*.** 酚噻嗪,硫代二苯胺
phenotype[德] ***n*.** 表型,显型
phenoxybenzamine(简作 POB) ***n*.** 苯氧苄胺
phenoxycarbonyl chloride(简作 PCC)
phenoxyethanol(简作 PE) ***n*.** 苯氧乙醇
phenoxyethylpennicillin(简作 PE-Pc)苯氧基碳基氯
phenoxypropylpenicillin potassium(简作 PA-248)苯氧丙基青霉素钾
phenoxypropylpenicillin(简作 PP-Pc) ***n*.**苯氧丙基青霉素
phenprofon ***n*.** 苯丙砜
phenpropionate ***n*.** 苯丙酸盐(根据 1998CADN 规定,在盐或酯与加合物之命名中,使用此项名称)
phensuximide ***n*.** 苯琥胺
phentolamine ***n*.** 酚妥拉明
phenyl(简作 Ph) ***n*.** 苯基 ‖ ~ biphenyl benzoxazole(简作 PBBO)苯基联苯苯并恶唑(闪烁体) / ~ fluoride(简作 Ph F)氟苯 / ~ glycidyl ether(简作 PGE)苯基缩水甘油醚 / ~ glycine(简作 Phgly)苯基甘氨酸 / ~ group(简作 ph)苯基 / ~ isothiocyanate(简作 PTC)异硫氰酸苯酯 / ~ mercuric acetate(简作 PMA)醋酸苯汞(杀精子药,杀真菌药) / ~ mercuric bromide(简作 PMB)苯基溴化汞,溴化苯汞 / ~ mercuric fixtan(简作 PM) / ~ phenacylsulphoxide(简作 PPSO)苯基苯酰甲基亚砜 / ~ phosphate(简作 PP)磷酸苯酯 / ~ pyruvic acid(简作 PP)苯丙酮酸 / ~ thiohydantoin(简作 PTH)苯硫海因,苯硫乙内酰脲 / ~ vinyl ether(简作 PVE)苯基乙烯醚 / ~ vinyl ketone(简作 Ph VK)苯乙烯基甲酮 / ~ vinyl sulphide(简作 Ph VS)苯乙烯基硫
phenylalanice ammonia-lyase(简作 PAL)苯丙氨酸氨裂解酶
phenylalaninase ***n*.** 苯基丙氨酸酶
phenylalanine(简作 PH,Phe) ***n*.** 苯[基]丙氨酸
phenylalanine nitrogen mustard(简作 PAM)苯丙氨酸氮芥(抗肿瘤药)
Phenylaminotetrazole(简作 PAT)苯胺四唑
Phenylarsine oxide(简作 PAO)氧化苯胂
Phenylazotriphenylmethane(简作 PAT)苯偶氨基三苯甲烷
Phenyl-beta-naphthylamine(简作 PBN)苯基-β-萘胺
phenylbiphenylyl-oxadiazole(简作 PBD)苯基联苯—恶二唑(甲苯闪烁体)
phenylbutazone(简作 pb) ***n*.** 苯丁唑酮,保泰松
phenyl-chloride(简作 Ph CI)氯苯,苯基氯
phenyldichloroarsine(简作 PD)苯基二氯胂(一种毒气)
phenylenedimaleimide(简作 PDM)苯二马来酰亚胺
phenylephrine(简作 PE) ***n*.** 脱羟肾上腺,斯福林
phenylethalolamine me-thyltransferase(简作 PNMT)苯乙醇胺甲基转移酶
phenyl-imino-oxo-oxazolidine(简作 PIO)苯基亚胺基氧恶唑烷,恶唑苯亚胺
phenyl-iodide(简作 PhI)苯基碘,碘代苯
β-phenylisopropylhydrazine ***n*.** 苯异丙肼
phenyl-isopropyl-hydrazine(简作 PIH)苯异丙肼
phenyl-isothiocyanate(简作 PITC)异硫氰酸苯酯
phenylketonuria(简作 PK) ***n*.** 苯丙酮酸尿
phenylmagnesium bromide(简作 Ph Mg Br)苯基溴化镁
phenyl-mercapto-ethanol(简作 PME)苯巯基乙醇
phenyl-mercuric acetate(简作 PMAc)醋酸苯汞,赛力散
Phenyl-mercuric chloride(简作 PMC)苯基氯化汞,氯化苯汞
phenylmercuric iodide(简作 PMI)苯基碘化汞,碘化苯汞
phenylmercuric nitrate(简作 PMN)硝酸苯汞
phenylpyruvic acid(简作 PPA)苯[基]丙酮酸
phenylpyruvicaciduria ***n*.** 苯丙酮尿
phenyl-semicarbazide(简作 Phe Sc)苯胺脲,苯氨基脲(退烧药)
phenylthiocarbamyl amino acid(简作 PTC)氨基苯硫甲酰氨基酸
phenylthiocarbamyl peptide(简作 PTC peptide)苯硫氨基甲酰肽
phenylthioures(简作 PTU)苯硫脲
phenyl-toloxamine(简作 PRN)苯基甲氧苯胺
phenyl-trimethyl-ammonium(简作 PTMA)苯三甲基铵
Phenyl-β-naphthalamine(简作 PNA)苯基-β-萘胺
Phenyracillin 2,5-diphenylpiperazine benzylpenicillinate 苯哌西林,苄青霉素二苯哌嗪酯
phenytalanine lysine vasopressin(简作 PLV)苯赖加压素,苯丙氨酸赖氨酸血管加压素
phenytoin(简作 PHE) ***n*.** 苯妥英,二苯乙内酰脲
Pheo pheochromocytoma 嗜铬细胞瘤
pheo-前缀,意为"微暗的","微黑的"
pheochrome[德] ***a*.** 嗜铬的
pheochromoblast ***n*.** 成嗜铬细胞
pheochromoblastoma ***n*.** 成嗜铬细胞瘤
pheochromocyte ***n*.** 嗜铬细胞
pheochromocytoma(简作 PC,PCC,Pheo) ***n*.** 嗜铬细胞瘤,副神经节瘤
pher-[构词成分] 意为"支持"
Pherallodus indicus(**Weber**)印度异齿喉盘鱼(隶属于喉盘鱼科 Gobiesocidae)
Pheretima[地龙]
Pheretima asiatica Michaelsen[动药] 参环毛蚓—[地龙]
Pheretima aspertillum(**E. perrier**)[动药] 参环毛蚓除去内脏的干燥体—[地龙]
Pheretima camosa(**Goto er Hatui**)秉氏环毛蚓(隶属于巨蚓科 Megascolecidae)
Pheretima tschilensis(**Michaelsen**)环毛蚓(隶属于巨蚓科 Megascolecidae)
pheromone ***n*.** 信息激素(外激素的一种,由一个生物分泌后,能为一定距离外的同种生物所察觉,而影响其行为) ‖ ~,alarm 紧急信息激素
PhG Graduate in Pharmacy 药学院(系)毕业生
PHG phospho-glycolo-hydroxamic acid 磷酸甘醇羟氨酸 / portohepatic gradient 门静脉—肝静脉压力梯度
PHGA pteroyl-heptaglutamic acid 蝶酰七谷氨酸
Phgly phenyl glycine 苯基甘氨苯
PHH post hemorrhagic hydrocephalus 出血后脑积水
PhHelv Pharmacopoeia Helvetica [拉] 瑞士药典
Phhochenidae ***n*.** 鼠海豚科(隶属于齿鲸亚目 Odontoceti)
Phhocoena dioptrica(**Lahille**)眼睛鼠海豚(隶属于鼠海豚科 Phhocoenidae)
Phhocoena phonaena(**Linnaeus**)大西洋鼠海豚(隶属于鼠海豚科 Phhocoenidae)
Phhocoena sinus(**Norros et McFarland**)海湾鼠海豚(隶属于鼠海豚科 Phhocoenidae)
Phhocoena spiniponnis(**burmeister**)阿根廷鼠海豚(隶属于鼠海豚科 Phhocoenidae)
PhI Pharmacopoeia Internationalis [拉] 国际药典(世界卫生组织) / phenyl-iodide 苯基碘,碘代苯
PHI phospho-glucose isomerase 磷酸葡萄糖[同分]异构酶 / phosphohexose isomerase 磷酸已糖[同分]异构酶 / public health inspector 公共卫生检查员
phial;phiala[拉](简作 ph) ***n*.** 管形瓶,小药瓶
phiala prius agitata[拉](简作 PPA,ppa)首先摇动瓶子
phialis[德](复 phialides) ***n*.** 管(形)瓶
Phialophora compacta 紧密瓶霉
phieborrhexis ***n*.** 静脉破裂

phil-[构词成分],意为"喜欢","嗜","亲"
Philadelphaceae *n*. 山梅花科
philadelphia chromosome(简作 Ph,Phichromosome)费城染色体
philagrypnia *n*. 少睡习惯
philanthropic(al) *a*. 博爱的,助人的,慈善的
philanthropism; philanthropy *n*. 博爱主义,慈善(事业)
philanthropist *n*. 慈善家
philatelic *a*. 集邮的
philatelist *n*. 集邮家
philately *n*. 集邮
Philesiaceae *n*. 垂花科
Philhammus leei (Kasz)李氏沟甲(隶属于拟步行虫科 Lacordaire)
-philia[希][构词成分]亲……,嗜……;……素质
philiater[德] *n*. 医学爱好者
Philinopsis minor (Tchang)小拟海牛(隶属于拟海牛科 Aglajidae)
Philippine *a*. 菲律宾[人]的 *n*. 菲律宾人 ‖ ~ Medical Association(简作 PMA)菲律宾医学协会 / ~ Medical Care Commisssion(简作 PMCC)菲律宾医疗护理委员会
Philippines(简作 PH) *n*. 菲律宾(亚洲)
philistine *n*. 市侩,没有教养的人 *a*. 没有教养的,庸俗的
Phillipsiellaceae *n*. 小歪盘菌科(一种菌类)
philmosis *n*. 包茎 ‖ ~ vaginalis 阴道闭锁
philology *n*. 语言学,语言文学
Philomycus bilineatus (Benson)双线黏液蛞蝓(隶属于蛞蝓科 Limacidae)
philoneism[德] *n*. 嗜新癖
philopatridomania[德] *n*. 思乡癖,思归癖
Philophthalmidae *n*. 嗜眼科(隶属于复殖目 Digenea)
Philophthalmus occularae (Wu)麻雀嗜眼吸虫(隶属于嗜眼科 Philophthalmidae)
philoseopher *n*. 哲学家 ‖ ~ of chiropractic (简作 PhC) 按摩术专家
philosophic(al) *a*. 哲学家的
philosophize *v*. 思索,推究哲理
philosophy *n*. 哲学,哲理,伦理学,人生观
PHILSOM Periodical Holdings in the Library of the School of Medicine 医校图书馆期刊藏书系统
philter *n*. 催情药
philtromania *n*. 色情狂
philtrum *n*. 人中(上唇中央部)
philydraceae *n*. 田葱科
phimosiectomy *n*. 包皮环切术
phimosis *n*. 包茎
phimotic *a*. 包茎的
PHIN progressive hypertrophic interstitial neuritis 进行性肥厚性间质性神经炎
phiocymetin *n*. 甲砜霉素
PHK postmortem human kidney cells 死后人肾细胞
PHL Phospholipids 磷脂质 / Public Health Laboratory《公共卫生实验室》(杂志)
PHLA postheparin lipolytic activity 肝素后脂解活性
phleb-[构词成分]意为"静脉"
phlebalgia *n*. 静脉痛
phlebanesthesia *n*. 静脉麻痹[法]
phlebangioma *n*. 静脉瘤
phlebarteriectasis *n*. 动静脉扩张
phlebarteriodialysis *n*. 动静脉瘤
phlebasthenia *n*. 静脉壁无力
phlebateriectasia *n*. 动静脉扩张
phlebectasia *n*. 静脉扩张
phlebectomy *n*. 静脉切除术
phlebectopia *n*. 静脉异位
phlebectopy *n*. 静脉异位
phlebemphraxis *n*. 静脉梗阻
phlebepatitis *n*. 肝静脉炎
phlebeurysma *n*. 静脉曲张
phlebexairesis *n*. 静脉抽出术
phlebismus *n*. 阻塞性静脉膨胀
phlebitis[德] *n*. 静脉炎 ‖ ~ cavae 腔静脉炎
Phlebitis migrans[拉](简作 PM)移位性静脉炎
phlebo-[希][构词成分]静脉
phlebocarcinoma *n*. 静脉癌
phlebocholosis *n*. 静脉病
phleboclysis *n*. 静脉输液法
phlebofibrosis *n*. 静脉纤维变性
phlebogram *n*. 静脉造影照片,静脉搏动描记图
phlebograph *n*. 静脉搏动描记图
phlebography *n*. 静脉论,静脉搏动描记法,静脉造影术
phleboid *a*. 静脉样的
phlebolith[德] *n*. 静脉石
phlebolithiasis *n*. 静脉石病
phlebology *n*. 静脉学
phlebomanometer *n*. 静脉血压计
phlebometritis *n*. 子宫静脉炎
phlebomyomatosis *n*. 静脉肌瘤病
phlebonarcosis *n*. 静脉麻醉[法]
phlebopexy *n*. 静脉固定术
phlebophlebostomy *n*. 静脉静脉吻合术
phlebophlogosis *n*. 静脉炎
phlebopiezometry *n*. 静脉压检查法
phleboplasty *n*. 静脉成形术
phleboplerosis *n*. 静脉梗塞
phleborrhagia *n*. 静脉出血
phleborrhaphy[德] *n*. 静脉缝术
phleborrhexis *n*. 静脉破裂
phlebosation *n*. 静脉硬化法
phlebosclerosation[德] *n*. 静脉硬化法
phlebosclerosis *n*. 静脉硬化
phlebosis *n*. (非炎性)静脉病
phlebostasia *n*. 静脉止血法,静脉郁滞法
phlebostasis *n*. 静脉止血法,静脉郁滞法(上止血带)
phlebostenosis *n*. 静脉狭窄
phlebostrepsis[德] *n*. 静脉扭转术
phlebothrombosis *n*. 静脉血栓形成
phlebotome *n*. 静脉刀
Phlebotominae *n*. 毛蛉亚科
phlebotomist *n*. 静脉切开者,放血者
Phlebotomus *n*. 白蛉属
phlebotomy *n*. 静脉切开术,放血术
phlebotropism *n*. 亲静脉性
phleg-[构词成分]意为"燃烧""烧伤"
phlegm *n*. 黏液,黏痰,迟钝,冷淡 ‖ ~ly *a*. 痰的,似痰的
phlegmasia *n*. 炎(症),热
phlegmatic *a*. 多痰的,黏液质的,迟钝的,冷淡的
phlegmon *n*. 蜂窝织炎
phlegmonosis *n*. 炎[症]热
phlegmonous *a*. 蜂窝织炎的
Phleogenaceae *n*. 垂耳科(一种菌类)
phlephthalomotomy *n*. 眼静脉切开术
phllaneurysm *n*. 阴茎动脉瘤
Phllanthus emblica L.[植药]余甘子果实—[余甘子]
phloem[德] *n*. 韧皮部
Phloeosinus aubei (Perris)柏肤小蠹(隶属于小蠹科 Scolytidae)
phlog-[构词成分]意为"燃烧""烧伤"
phlogistic *a*. 炎的,炎性的
phlogo-[希][构词成分]炎[症]
phlogocyte *n*. 浆细胞
phlogocytosis *n*. [血内]浆细胞增多
phlogogen *n*. 致炎[物]质,酿炎物
phlogosin *n*. 脓球菌素
phlogosis[德] *n*. 炎症,丹毒
phlogotherapy *n*. 非特异疗法
Phlomis rotata Benth. 见 Lamiophlomis rotata(Benth)Kudo
Phlomis umbrosa Turcz.[植药]糙苏—[糙苏]
Phlomis younghusbandiiMukerjee[植药]西藏糙苏块根—[螃蟹甲]
phlorhizin *n*. 根皮苷
PHLS Public Health Laboratory Service (GB) 公共卫生实验室服务处(大不列颠)
phlycten *n*. 水疱,小[水]疱
phlyctena[拉] *n*. (复 phlyctenae)水疱,小[水]疱
phlycteno-[希][构词成分]小疱,水疱
phlyctenosis[德] *n*. 小水疱病
phlyctenotherapy *n*. 水疱浆疗法
phlyctenula *n*. (复 phlytenulae)小[水]疱
phlyctenulosis *n*. 小水疱病
Phlyctidiaceae *n*. 泡壶菌科(一种菌类)
phlykaryocyte *n*. 多核细胞
PHN Public Health Nursing 公共卫生护理学 / public heath nurse 公共卫生护士
PHNB hydroxy-nitro-benzylated polystyrene 羟硝基苯甲基盐聚苯乙烯
PHOA pulmonary hypertrophic osteoarthropathy 肺性肥大性骨关节病

phob-［构词成分］,意为"疾病恐怖"
-phobe［希］［构词成分］恐怖的,恐怖者;嫌……的,不喜欢……的
-phobia［希］［构词成分］恐怖［症］,不喜欢-性
phobia *n*. 恐怖［症］
phobodipsia［德］*n*. 狂犬病
Phoca caspica（**Gmelin**）黑海海豹(隶属于海豹科 Phocidae)
Phoca fasciata（**Zimmermann**）环海豹(隶属于海豹科 Phocidae)
Phoca groenlandica（**Erxleben**）格陵兰海豹(隶属于海豹科 Phocidae)
Phoca hispda（**Schreber**）环斑海豹(隶属于海豹科 Phocidae)
Phoca largha（**Pallas**）勘察加海海豹(隶属于海豹科 Phocidae)
Phoca sibirica（**Gmelin**）贝加尔海豹(隶属于海豹科 Phocidae)
Phoca vitulina（**Linnaeus**）斑海豹(隶属于海豹科 Phocidae)
Phocidae *n*. 海豹科(隶属于鳍足科 Pinnipedia)
Phockoenidae *n*. 鼠海豚科(隶属于齿鲸亚目 Odontoceti)
Phocoenoides dalli（**Andrews**）多尔长吻鲸(隶属于鼠海豚科 Phhocoenidae)
Phocoenoides truei 白胸拟鼠海豚(隶属于鼠海豚科 Phhocoenidae)
phocomelia［德］*n*. 短肢畸形,海豹肢畸形(臂腿缺失),手足直接与躯干相连
phocomelus［德］*n*. 短肢畸胎,海豹肢畸胎
phocomely *n*. 短肢畸形,海豹肢畸形
Phodopus roborovskii（**Statunin**）小毛足鼠(隶属于仓鼠科 Cricetidae)
Phodphomannoisomerase 磷酸甘露糖异构酶
Phoearctos hookeri（**Gray**）胡氏海狗(隶属于海狮科 Otariidae)
Phoenicurus alaschanicus（**Przervalski**）贺兰红尾鸲(隶属于鹟科 Muscigapidae)
Phoenicurus auroreus（**Pallas**）北红尾鸲(隶属于鹟科 Muscigapidae)
Phoenicurus frontalis（**Vigors**）蓝额红尾鸲(隶属于鹟科 Muscigapidae)
Phoenicurus ochruros（**Gmelin**）赭红尾鸲(隶属于鹟科 Muscigapidae)
Phoenicurus schisticeps（**Gray**）白喉红尾鸲(隶属于鹟科 Muscigapidae)
phoenix *n*. 凤凰,长生鸟,完人
Phol phenol［苯］酚
Pholadidae *n*. 海笋科(隶属于海螂目 Myoida)
Pholas orlentalis（**gmelin**）东方海笋(隶属于海笋科 Pholadidae)
Pholidota *n*. 鳞甲目(隶属于哺乳纲 Mammalia)
Pholidota chinensis Lindl.［植药］石仙桃茎—［石楠藤］:叶—［石楠叶］
Phomaceae *n*. 茎点霉科(一种菌类)
phon *n*.（简作 ph)方(响度单位)
phonacoscope *n*. 叩听诊器
phonacoscopy *n*. 叩听诊法
phonarteriogram *n*. 动脉音图
phonarteriography *n*. 动脉音描记法
phonasthenia *n*. 发音无力
phonation *n*. 发音 ‖ ~ quotient（简作 PQ）发声商数 / ~ time（简作 PT）发声时间 / ~ volume（简作 PV）声量,音量
phonautogram *n*. 语言描记图
phonautograph *n*. 语言描记器
Phone order（简作 PO）音阶
phone = telephone *n*. 电话,电话机,语音 *v*. 打电话
phoneme［德］*n*. 音素,音幻听
phonendoscope *n*. 扩音听诊器
phonendoscopy *v*. 扩音听诊器检查
phonendoskiascope *n*. X 线透视扩音听诊器(心)
phonetic *a*. 语音的,发音的 ‖ international ~ signs 国际音标 / ~ symbols 发音符号 ‖ ~ian *n*. 语音学者 / ~ally *ad*.
phonetically balanced（简作 PB）发音平衡(听力试验的单音节词)
Phonetically ballanced word list（简作 PB list）发音平衡(词表)
phonetics *n*. 语音学,发音学
-phonia［希］［构词成分］音(症);……音
phoniatrician *n*. 语音矫正师
phoniatrics *n*. 语音矫正法
phonism *n*. 音联觉,牵连音觉
phono-, phon-［希］［构词成分］音,声
phonoauscultation *n*. 音叉听诊器
phonocardiogram *n*. 心音图
phonocardiograph *n*. 心音描记器
phonocardiography（简作 PKG, PCG）*n*. 心音描记法
phonocatheter *n*. 检音导管
phonocatheterization *n*. 检音导管插入(术)
phonochorda *n*. 音襞,音带
phonogram *n*. 唱片,电话电报
phonograph *n*. 留声机,唱片
phonology *n*. 语音学
phonomassage *n*. 音波按摩法
phonometer *n*. 音强度计
phonometry *n*. 音强度测量法
phonomyoclonus *n*. 有音肌阵挛
phonomyogram *n*. 肌音图
phonomyography *n*. 肌音描记法
phonopathy *n*. 语器病
phonophobia *n*. 音响恐怖,高声恐怖
phonophore［德］*n*. ①听小骨 ②扩音听诊器
phonophotography *n*. 音波照相术
phonopneumomassage *n*. 音波(空气)按摩法
phonopsia［德］*n*. 音幻视,闻声见色
phonoreception *n*. 音感受,感音
phonoreceptor *n*. 音感受器
phonorenogram *n*. 检音肾动脉搏动图
phonoscope *n*. 心音波照相器,内腔叩听器
phonoscopy *n*. 心音波照相检查,内脏叩听检查
phonostethograph *n*. 听诊录音机
phonotaxis *n*. 趋声性
phonotropism *n*. 向声性
Phor-［构词成分］意为"携带","传播"
Phorbol myristate acetate（简作 PMA）乙酸肉蔻佛波醇
-phore［希］［构词成分］载体,携带者,载运物;导管
phoresis *v*. 离子移动,透入,携播(指昆虫)
-phoresis［希］［构词成分］传递,传导,移动
phoria［德］*n*. 隐斜视
-phoria［希］［构词成分］隐斜视
phoriascope *n*. 隐斜视矫正镜
phoridae *n*. 蚤蝇科
phormia regina 黑丽蝇
phoro-［希］［构词成分］搬运,携带,负载;隐斜视
phoroblast *n*.［成］纤维细胞
phorocyte *n*. 结缔组织细胞
phorocytosis *n*. 结缔组织细胞增生
Phoroidae *n*. 蚤蝇总科
phorologist *n*. 疫源探察者
phorology *n*. 带菌［者］学
phorometer *n*. 隐斜视计
phorometry *n*. 隐斜视测量法
phoroplast［德］*n*. 结缔组织
phoropter *n*. 综合曲光检查仪
phoroscope *n*. 固定试眼架
phorotone［德］*n*. 眼肌操练器
phorozoon［德］*n*. 无性世代,无性体
Phos hydroxy-benzyl-phosphinic acid soium salt 羟苯甲基磷化氢酸钠盐 / Phosphatase 磷酸酶
phos phosphate 磷酸盐,磷酸酯 / phosphorus 磷
phos-［构词成分］意为"光"
phos phosphorescent［发］磷光的
phose［德］*n*. 光幻视
phosis *n*. 光幻视产生
phosphatase（简作 Phos）*n*. 磷酸脂酶
Phosphatase inhibitor library 磷酸酯酶抑制剂分子库
phosphate *n*. 磷酸盐 ‖ ~ buffer solution（简作 PBS）磷酸盐缓冲液 / ~ buffer（简作 PB）磷酸盐缓冲液 / ~ carrier compound（简作 PCC）磷酸盐载体化合物 / ~ cellulose（简作 PC）磷酸纤维素 / ~, citrate and dextrose（简作 PCD）磷酸盐,柠檬酸盐和葡萄糖 / ~ cycle（简作 PC）环磷酸盐 / ~ dehydrogenase（简作 PD, PDH）磷酸脱氢酶 / ~ dextrose（简作 PD）磷酸葡萄糖 / ~ excretion index（简作 PEI）磷酸盐排泄指数 / ~ phosphate tribasic ; tripotassium phosphat -e 磷酸三钾 / ~ radioactive 放射性钾,射钾 / ~ salicyalte 水杨酸钾 / ~ silicate 硅酸 / ~ silicofluoride 硅氟化钾 / ~ sodium tartrate 酒石酸钠钾 / ~ sozoiodolate 二碘苯酚磺酸 / ~ succinate 琥珀酸钾,丁二酸钾 / ~ sulfate 硫酸钾 / ~ sulride 硫化钾 / ~ sulfite 亚硫酸钾 / ~ sulfocarbolate 酚磺酸钾 / ~ sulfocyanate; ~ thiocyanate 硫氰酸钾 / ~ sulfuratum 含硫钾,硫肝 / ~ tartrate 酒石酸钾 / ~ tartrato, acid 酸式酒石酸钾 / ~ tellurate 碲酸钾 / ~ thilcyanate 硫氰酸钾
phosphate-buffered saline solution（简作 PBS）磷酸盐缓冲盐水溶液
phosphate-bufferes saline with Tween 20（简作 PBS-T）吐温－20 磷酸缓冲盐液
phosphatide *n*. 磷脂

phosphatidosis ***n*.**（复 phophatidoses）磷脂沉积(症)
phosphatidyl ethanolamine（简作 PE）磷脂酰乙醇胺,乙醇胺磷脂,脑磷脂
phosphatidyl glycerol（简作 PG）磷脂酰甘油
phosphatidyl inositol（简作 PI）磷脂酰肌醇
phosphatidyl serine（简作 PS）磷脂酰丝氨酸
phosphatidylcholine（简作 PC）磷脂酰胆碱,卵磷脂
phosphatize ***v*.** 化为磷酸盐
phosphatometer ***n*.**（尿)磷酸盐定量器
phosphatoptosis［德］***n*.** 磷酸盐沉着
phosphaturia ***n*.** 磷酸盐尿
phosphene［德］***n*.** 压眼闪光,光幻视
phosphite ***n*.** 亚磷酸盐
phospho-［希］［构词成分］磷,磷酸,磷酰(化学用语)(亦作 phosphoro-)
phospho glucomutase-3（简作 PGM-3）磷酸葡萄糖变位酶-3
phosphoadenosyl-phosphosulfate（简作 PAPS）***n*.** 磷腺甙基—磷硫酸盐
phosphoamidase ***n*.** 磷酰胺酶
phosphocozymase; nocotinamideadenine dinucleotide phosphate ***n*.** 磷酸辅酶Ⅰ,磷酸 烟酰胺腺嘌呤二核甙酸
phosphocreatine（简作 PC）***n*.** 磷酸肌酸
phosphodiesterase（简作 PDE）***n*.** 磷酸二脂酶
phosphoenoloxaloacetic acid（简作 PEO）磷酸[烯醇]草乙酸
phospho-enol-pyruvate（简作 PEP）***n*.** 磷酸烯醇式丙酮酸
phosphoethanolamine（简作 Peam）***n*.** 磷酸乙醇胺
phosphofructaldolase ***n*.** 磷酸果糖醛醇酶
phosphofructokinase（简作 PFK）***n*.** 磷酸果糖激酶
phospho-galactose-uridyl trasferase（简作 PGUT）磷酸—半乳糖—尿甙转移酶
Phosphoglucoisomerase ***n*.** 磷酸葡萄糖异构酶
phospho-gluco-isomerase（简作 PGI）***n*.** 磷酸葡萄糖[同分]异构酶
phosphoglucokinase ***n*.** 磷酸葡萄糖激酶
Phosphoglucomutase（简作 PGM）***n*.** 磷酸葡萄糖变位酶
phospho-gluconate dehydrogenase（简作 PGD,PGDH）磷酸葡萄糖酸酯脱氢酶
6-phosphogluconate dehyhydehydrogenase（简作 6-PGD）6-磷酸葡萄糖酸酯脱氢酶
phospho-gluconate（简作 PG）***n*.** 磷酸葡萄糖酸盐
phospho-glucose isomerase（简作 PGI）磷酸葡萄糖[同分]异构酶
phospho-glyceraldehyde dehydrogenase（简作 PGD,PGDH）磷酸葡萄糖酸脱氢酶
phosphoglyceraldehyde（简作 PGAL）***n*.** 磷酸甘油醛
phospho-glycerate（简作 PG）***n*.** 磷酸甘油酸盐
phospho-glycerate kinase（简作 PGK）磷酸甘油酸激酶
phosphoglyceric acid（简作 PGA）磷甘油酸
phosphoglycerotemulase（简作 PGm）***n*.** 磷酸甘油酸变位酶
phospho-glycolo-hydroxamic acid（简作 PHG）磷酸甘醇羟氨酸
phosphoguanidine ***n*.** 磷酸胍
phosphohexose isomerase（简作 PHI）磷酸己糖[同分]异构酶
phosphoketolase ***n*.** 磷酸基变位醇
phospholipid（简作 PL）***n*.** 磷脂
Phospholipids（简作 PHL）***n*.** 磷脂质
phosphologistic corticoid（简作 P-C）磷酸氧化性皮质激素类
phosphology ***n*.** 磷酸氧化学说
Phosphomannomutase ***n*.** 磷酸甘露糖转化酶
Phosphomannose isomerase inhibitor library 磷酸甘露糖异构酶抑制剂分子库
Phosphomolybdic acid（简作 PMA）磷钼酸
Phosphomonoesterase（简作 PME）***n*.** 磷酸单酯酶
phosphomutase ***n*.** 磷酸基变位酶
phosphonate ***n*.** 磷酸盐(根据 1998CADN 规定,在盐或酯与加合物之命名中,使用此项名称)
phosphonecrosis ***v*.** 磷毒性颌骨坏死
phosphonoacetic acid（简作 PAA）磷脂酸
phosphonomycin; fosfomycin 膦霉素,(1R,2S)—(1,2—环氧丙基)膦酸(获自 Streptomyces fradiae 等)
phosphopenia［德］***v*.** 磷质减少(体中)
phosphoprotein（简作 PP）***n*.** 磷蛋白
Phosphopyridine nucleotide（简作 PN）磷酸吡啶核甙酸
phospho-pyridoxal（简作 Py）磷酸吡多醛
phospho-pyrimidine nucleoside（简作 Py）磷酸吡多醛嘧啶核甙
phosphor ***n*.** 磷光体,磷 ‖ ~ bronze wire（简作 PBW）磷青铜线 / ~ bronze（简作 PB）磷青铜
phosphorenesis ***n*.** 磷酸钙过多症(骨中)
phosphorescence microwave double resonance（简作 PMDR）磷光微波双共振法
phosphorescence ***n*.** 磷光
phosphorescent（简作 phos）***a*.** 磷光的
phosphorhidrosis［德］***n*.** 光汗症
phosphoribokinase ***n*.** 磷酸核糖激酶
phosphoribose isomerase（简作 PRI）磷酸核糖异构酶
phosphoribosyl pyrophosphate aminotransferase（简作 PRPP-AT）磷酸核糖焦磷酸氨基转酶
phosphoribosylamine ***n*.** 磷酸核糖胺
phospho-ribosyl-pyrophosphate（简作 PRPP）磷酸核糖焦磷酸盐(酯)
phospho-ribosyl-trasferase（简作 PRT）***n*.** 磷酸核糖转移酶
phosphoric ***a*.** 磷的,含磷的 ‖ ~ ester 磷酸脂
phosphoridrosis ***n*.** 光汗症
phosphorism ***n*.** 慢性磷中毒
phosphorolysis ***n*.** 磷变分解(作用)
phosphoro-ribomutase（简作 PRM）***n*.** 磷酸核糖变位酶
phosphoroscope ***n*.** 磷光测定器
phosphorpenia ***v*.** 磷变减少(体中)
phosphortransferase ***n*.** 转磷酸醇,磷酸转移酶
phosphoruria［德］***n*.** 磷尿
phosphorus-32（简作 P_{-32}）***n*.** ^{32}磷
Phosphorus-nitrogen（简作 PN）***n*.** 磷一氮
phosphorus（简作 phos）***n*.** 磷
phosphorylase（简作 PPL, PR）***n*.** 磷酸化酶
phosphorylation ***n*.** 磷酸化(作用)
phosphorylcholine（简作 PC）***n*.** 磷酸胆碱
phosphorylcreatine（简作 PC）***n*.** 磷肌酸
phosphorylysis ***n*.** 磷酸分解(作用)
Phosphoryl（简作 PO）***n*.** 磷酰基
phosphoserine（简作 Pser）***n*.** 磷酸丝氨酸
phosphotransaeetylase ***n*.** 磷酸转乙酰酶,磷酸乙酰基转移酶
phosphotransferase system（简作 PTS）磷酸转移酶系统
phosphotungstic acid hematoxylin（简作 PTAH）磷钨酸苏木精
phosphotungstic acid（简作 PTA）磷钨酸
phospho-tungsto-molybdic acid（简作 PTMA）磷钨钼酸
phospuresis ***n*.** 尿磷[酸盐]排泄
phot phote 辐透(光照度单位)
phot; phote photostat copy 照相复制品,直接影印本
photaesthesia ***n*.** 光觉,[对]光敏感,畏光
photalgia ***n*.** 光痛
photallochromy ***n*.** 光照变色性
photaugiaphobia［德］***n*.** 光照恐怖,闪光恐怖
phote（简作 phot）辐透(光照度单位,1 ph = 10 000 lx)
photechy ***n*.** 辐射感应性
phote-detector（简作 PD）***n*.** 光探测仪
photelometer ***n*.** 光电比色计
photesthesis ***n*.** 光觉,[对]光敏感,畏光
photic stimulation（简作 PS）感光刺激
photism ***n*.** 光,幻视,光联觉,牵连光觉,假光觉
photo ***n*.** 相片 ***v*.** 照相 ***a*.** 照相的
photo-［希］［构词成分］光,照相
photo electric scanner（简作 PES）光电扫描器
photo tube（简作 PT）光电管
photoacoustic spectroscopy（简作 PAS）光声光谱学
photoaffinity labelling（简作 PAL）光亲和表记法(应用于受体的研究中)
photobiology（简作 PB）***n*.** 光生物学,生物光学
photocatalysis ***n*.** 光催化(作用)
photocatalyst ***n*.** 光催化剂
photocathode（简作 Pc）***n*.** 光电阴极
photocauterization ***n*.** 放射烙术
photocell（简作 PC）***n*.** 光电池,光电管
photoception ***n*.** 光感受器
photoceptor ***n*.** 光感应器
Photochemical smog 光化学烟雾
photochemistry ***n*.** 光化学 ‖ ~ and Photobiology（简作 PP）《光化学与光生物学》(杂志名)
photochrome ***a*.** 色光的
photochromic microimage（简作 PCMI）光色变显微图像
photochromogen ***n*.** 光照产色菌
photochromogenicity ***n*.** 光照产色性
photocoagulation ***n*.** 光[照性]凝固[法],光致凝固[法](用于视网膜病等)

photocolorimeter *n*. 光比色计
photoconductor（简作 PC）*n*. 光电导体;光敏电阻
photocystoscope *n*. 膀胱内照相器
photodermatism *n*. 皮肤感光性
photodermatitis *n*. 光照性皮炎
photodermatosis *n*. 光照性皮肤病
photodromy［德］*v*. 光动(现象)
Photodynamic therapy 光线疗法,光动力效应(以可见光配合光敏感剂而达到杀死癌细胞的目的)
photodynamics *n*. 光动力学
photodynesis *n*. 光致[胞质]流动
photodynia［德］*v*. 光痛
photodysphoria *n*. 羞明,畏光
photoelectric *a*. 光电的 ‖ ~ cell（简作 PEC）光电管 / ~ colormetry 光学比色法 / ~ scanning（简作 PES）光电扫描 / ~ volumetric dispensing head（简作 PVDH）光电配料设备
photoelectricity *n*. 光电,光电学
photoelectrometer *n*. 光电比色计
photoelectron *n*. 光电子 ‖ ~ spectroscopy（简作 PES; PS）光电子分光镜检查术 / ~ spectrum（简作 PE）光电子能谱
photoelectronystagmography（简作 PENG）*n*. 光电眼震图描记
photoelement *n*. 光元素
photoerythema *n*. 光照性红斑
photoesthetic *a*. 光感的,感光的
photofluorogram *n*. 荧光 X 线[照]片
photofluorography *n*. 荧光 X 线照相术
photofluorometer *n*. 荧光测定计
photofluoroscope *n*. 荧光 X 线照相机
photofluoroscopy *v*. 荧光 X 线照相检查
Photofrin *n*. 福托夫林(hematoporphyrin derivative 经纯化后的商品名称)
photogastroscope *n*. 胃内照相器,胃内照相装置
photogen *n*. 发光菌
photogene *n*. 后像
photogenesis *v*. 光产生,发光
photogenic *a*. 光源性的,发光的
photogram *n*. 照片
photograph *n*. 照像,照片 *v*. 拍……照
photographic projection plan position indicator（简作 PPPPI）照相投影平面位置显示器
photography *n*. 照相术,摄影术
photohematachometer［德］*n*. 血流速度照相器
photohemolysis *n*. 光照性溶血,光致溶血
photokymograph *n*. 光转筒记录器,记录照相机
photology *n*. 光学
photolometer *n*. 光电比色计
photoluminescence *n*. 光照发光
photolysis *n*. 光[分]解[作用]
photom photometry 光度测定法,测光学
photomagnetism *n*. 光磁性
Photomagnetoelectric（简作 PME）*n*. 光电磁 ‖ ~ effect（简作 PME）光电磁效应
photomania *n*. 光性躁狂
Photomask *n*. 光罩
photometer *n*. 光度计
photometry（简作 photom）*n*. 光度测定法,光度学,测光法
photomicoscope *n*. 显微照相器
photomicrograph *n*. 显微照片
photomicrographs（简作 Photomicros）*n*. 显微照相
photomicrography *n*. 显微照相术
Photomicros photomicrographs 显微照相
photomorphism *v*. 光[性]形态形成
photomotor *a*. 光动的
photomultiplier（简作 PM）*n*. 光电倍增管 ‖ ~ tube（简作 PMT）光电倍增管
photon *n*. 光子,见光度
photoncia［德］*n*. 光厚[性]肿
photon-coupled pair（简作 PCP）光子耦合对
photone *n*. 光幻觉
Photonectes albipennis（**Do derlein**）明鳍袋巨口鱼(隶属于黑巨口鱼科 Melanostomiatidae)
Photo-nitrosation of cyclohexane（简作 PNBT）四唑对硝基蓝
photonosus［德］*n*. 光原[性]病
photoonycholysis *n*. 光照性甲松离
photooxidation *n*. 光氧化[作用]
photoparesthesia *n*. 光觉异常
photopathy *n*. 光原[性]病,光刺激反应性
photo-peak analysis（简作 ppa）光峰分析
photoperiodicity *n*. 光周期性
photoperiodism *n*. 光周期现象
photopharmacology *n*. 光药理学,放射药理学
photophobia［德］*n*. 怕光,羞明
photophone *n*. 光音器
photophore［德］*n*. 检鼻喉灯
photophosphorylation *n*. 光致磷酸化(作用)
photophthalmia *n*. 强光眼炎
photopia［德］*n*.［明］光适应,眼对光调节
photoplethy-smography（简作 PPG）光体积描记法
photoprotection *n*. 光照保护法
photopsin *n*. 光视蛋白
photopsy *n*. 闪光幻觉
photoptarmosis［德］*n*. 感光喷嚏
photoptometry *n*. 光觉测验法
photoradiation treatment（简作 PRT）光照射治疗,光辐射治疗
photoradiometer *n*. X 线(辐射)量计
photoreaction *n*. 光反应
photoreactivtion; photoreversal *n*. 光照复能(作用),光照逆转(作用)
photoreceptor *n*. 光感受器 ‖ ~ cell 感光细胞
Photoresists *n*. 摄影抗蚀剂
photoretinitis *n*. 光照性视网膜炎
photoroentgenography *n*. 荧光 X 线照相术
photoscan *n*. 光扫描器
photoscope *n*. 透视镜
photoscopy *v*. X 线透视检查
photosensitive *a*. 对光敏感的,感光的
photosensitivity *n*. 光敏感性,感光性
photosensitization *n*. 光致敏(作用)
photostat *n*. 直接影印机,直接影印照片 ‖ ~ copy（简作 phot, phote）
photostethoscope *n*. 光波显音器(观察胎儿心搏用)
Photosyn Photosynthetica《光合作用》(杂志名)
photosynthesis *n*. 光合作用 ‖ ~ system（简作 PS）光合系统
Photosynthetica（简作 Photosyn）*n*.《光合作用》(杂志名)
phototaxis *n*. 趋光性
phototherapy *n*. 光线疗法
photothermoluminescence（简作 PTL）*n*. 热释光
photothermy *n*. 辐射热作用,光热作用
phototimer *n*. 照相计时器,曝光计
phototonus *n*. 光紧张
phototopia［德］*n*. 光幻觉
phototoxicity *n*. 光毒性
phototoxis *n*. 光线损害,射线损害,辐射损害
phototransistor amplifier（简作 PTA）光电晶体管放大器
phototropism *n*. 向光性
phototube（简作 PHT）*n*. 光电管
phototypesetter（简作 PTS）*n*. 照相排版
photronreflectometer *n*. 光电反射计
photuria *n*. 发光尿
phot-前缀,意为"光"
Phoxocampus belcheri（**Kaup**）拜氏海龙(隶属于海龙科 Syngnathidae)
PHP p-hydroxy propiophenone 羟丙酰苯,羟苯丙酮(抑制脑下垂体前叶生成药) / plasma hydroxyproline 血浆羟脯氨酸 / primary hyprparathyroidism 原发性甲状旁腺功能亢进 / Progress in Health Physics《保健物理学进展》(英国杂志) / pseudo-hypopara-thyroidism 假性甲状旁腺功能低下
P-HPPH parahydroxyphenylphe-nylhydantoin 对羟苯基苯乙内酰脲
phptpchemistry *n*. 光化学
phr per-hour 每小时 / pound per hour 磅/小时 / petient of high risk 高危因素病人
PHR Public Health Reports《公共卫生报道》(杂志)
phrag-[构词成分],意为"防御"
phragmanotum *n*. 后背板
Phragmites communis(**L.**)**Trin.**［植药］芦苇根状茎—［芦根］
phragmocone *n*. 闭锥
phrasal *a*. 短语的
phrase *n*. 短语,成语,片语,格言
phraseology *n*. 措辞,成语集
phrax-[构词成分],意为"防御"
phren［德］*n*. ①膈 ②精神,意志
phren phrenic 膈的,精神的,心理的

phrenalgia *n*. 膈痛,精神性痛
phrenasthenia *n*. 精神薄弱,意志薄弱
phrenatrophia *n*. 脑萎缩,痴呆(旧名)
phrenectomy *n*. 膈神经切除术,膈切除术
phrenemphraxis[德] *n*. 膈经压轧术
phrenesia *n*. 脑炎
phrenesiac *a*. 脑炎的
phrenesis *n*. 疯狂,精神病
phrenic nerve(简作 PN) *n*. 膈神经
phrenica *n*. 精神病
phrenicectomy *n*. 膈切除术
phrenicotomy *n*. 膈经切断术
phrenicotripsy *n*. 膈经压轧术
phrenic(简作 phren) *a*. 膈的;精神的,心理的
phrenitis *n*. 膈炎,脑炎,谵忘
phreno-[希][构词成分] 精神,意志;隔膜(作词尾时用-phrenia)
phrenoblabia *n*. 精神障碍
phrenocardia[德] *n*. 心血管神经衰弱
phrenocolopexy *n*. 膈结肠固定术
phrenogastric *a*. 膈胃的
phrenoglotic *a*. 膈声门的
phrenoglottismus *v*. 膈性声门痉挛
phrenograph[德] *n*. 膈动描记器
phrenohepatic *a*. 膈肝的
phrenolepsia *n*. 强迫观念
phrenology *n*. 颅相学
phrenopathy[德] *n*. 精神病
phrenoparalysis *n*. 膈麻痹
phrenopath *n*. 精神病学家
phrenopericarditis *n*. 膈心包炎
phrenoplegia[德] *v*. 精神病发作,膈麻痹
phrenoptosis *n*. 膈下垂
phrenosin *n*. 脑酮,脑糖脂
phrenospasm *n*. 贲门痉挛,膈痉挛
phrenosplenic *a*. 膈脾的
phrenotropic *a*. 向精神的,影响精神的
phren-前缀,意为"膈"或"精神"
phronema *n*. 脑皮质联想中枢部
phronemophobia[德] *n*. 思考恐怖
Phrymaceae *n*. 透骨草科
phrynoderma *n*. 蟾皮病
PHS polymer-homologous series 同系聚合物 / Proceedings of the Helminthological Society 蠕虫学学会学报 / Public Health Service 公共卫生部(美国国立卫生研究院)
PHSA Public Health Service Act 公共卫生服务条例
PHT Phenothiazine 吩噻嗪 / Phototube 光电管
phthaleinometer *n*. 酞定量器,酞量计
phthalic anhydride(简作 PAA) 酞酐,邻苯二酸酐
Phthalocyanines *n*. 酞青
phthalysulfacetamide(简作 PSA) *n*. 酞[酰]磺醋胺,息拉米
Phthalylsulfamethoxypyridazine(简作 PSMP) *n*. 酞[酰]磺甲氧哒嗪
phthalylsulfathiazole(简作 PST) *n*. 酞磺噻唑,酞[酰]磺[胺]噻唑
phthalylsulfonazole; phthalylsulfacetamide
phthi-[构词成分],意为"腐烂","蜕变"
phthinode *n*. 易患痨病者
phthiremia[德] *n*. 血液不良
phthiriasis[德] *n*. 虱病
phthisicky *a*. 患气喘的(俗名)
phthisiogenesis *v*. 痨病发生,成痨
phthisilogist *n*. 痨病学家
phthisiology *n*. 痨病学,结核病学
phthisiomania *n*. 痨病妄想,结核[病]妄想
phthisiophobia *n*. 痨病恐怖,结核[病]恐怖
phthisiotherapeutics *n*. 痨病治疗
phthisiotherapeutist *n*. 痨病治疗学家
phthisis[德] *n*.(复 phthises)肺结核,肺痨,痨病 ‖ ~ atra 黑色痨 / ~ pulmonum(简作 PP) 肺结核
PHTS Psychiatric Home Treatment Service 精神病家庭治疗服务部
phUS Pharmacopoeia of the United States 美国药典
PHV persistant hyperplastie primary vitreous 原始玻璃体残留组织增生症
PHW primary health worker 初级卫生工作人员
PHWS Public Health and Welfare Section 公共卫生福利科
Phy physical 自然[科学]的,物理学的,身体的 / physiological saline 生理盐水
Phy S physiological saline solution 生理盐水
phychotic *a*. 精神病的
phycobilin *n*. 藻色蛋白
Phycomycetes *n*. 藻菌纲(植物分类学)
Phycomycetosis *n*. 藻菌病 ‖ ~ entomophthorae; rhinophycomycosis 鼻藻菌病
p-hydroxy benzaldehyde(简作 PHB) 对羟基苯甲醛
p-hydroxy propiophenone(简作 PHP) 羟丙酰苯,羟苯丙酮(抑制脑下垂体前叶生成用)
p-hydroxyacetophenone(简作 PHAP) *n*. 对羟苯乙酮,对乙酰苯酚
p-hydroxybenzoic acid(简作 PHBA) 对羟基苯甲酸
p-hydroxymercuribenzoate(简作 PMB) *n*. 对羟基汞苯甲酸酯
phylactotransfusion *n*. 免疫输血法
phylaxin *n*. 防御素
-phylaxis[希][构词成分] 保护,防御
phylaxis *n*. 防御[作用]
Phyllcdium pulchellum(**L.**) **Desv.** 见 Desmodium pulchellum (L.) Benth.
phyllidea; **bothridium** *n*. 吸沟,吸槽
phylliform *a*. 叶形的
phyllo-[希][构词成分] 叶
Phyllobothriidae *n*. 叶槽科(隶属于四叶目 Tetrataphyllidea)
Phyllobothrium tumidum(**Linton**)膨大叶槽绦虫(隶属于叶槽科 Phyllobothriidae)
Phyllodocida *n*. 叶须虫目(隶属于多毛纲 Polychaeta)
Phyllogoniaceae *n*. 带藓科(一种藓类)
phyllokinin *n*. 叶激肽
Phyllomyzidae *n*. 叶蝇科
Phyllophoraceae *n*. 育叶藻科(一种藻类)
Phyllophoridae *n*. 沙鸡子科(隶属于枝手目 Dendrochirota)
Phyllophorus fragilis(**Mitsukuri & Ohshima**)脆沙鸡子(隶属于沙鸡子科 Phyllophoridae)
Phyllophorus hypsipyrgus(**v. Marenzeller**)高骨片沙鸡子(隶属于沙鸡子科 Phyllophoridae)
Phyllophorus ordinatus(**Chang**)正环沙鸡子(隶属于沙鸡子科 Phyllophoridae)
Phyllophorus spiculatus(**Chang**)针骨沙鸡子(隶属于沙鸡子科 Phyllophoridae)
Phyllopsoraceae *n*. 树痂衣科(一种地衣类)
Phyllostachys glauca McClure[植药] 粉绿竹液汁—[鲜竹沥]
Phyllostachys migra var. henonis Siaprf[植药] 淡竹茎的中间层—[竹茹]
Phyllostachys nude McClure[植药] 石竹液汁—[鲜竹沥]
Phyllostictaceae *n*. 球壳孢科(一种菌类)
phylobiology[德] *n*. 种系生物学
phylogenetic *a*. 种系发生的
phylogeny[德] *n*. 种系发生,种族发育
phylum *n*. 门[分类学,如植物的种子植物门(Spermatophyta)、藏卵植物门(Archegoniatae)等等](亚门),纲,目,科,属,种 ‖ ~ Acanthocephala 棘头动物门 / ~ Apicomplexa 顶复门(如孢子纲属之)/ ~ Arthropoda 节肢动物门 / ~ Ciliophora 纤毛门(如动基裂纲属之)/ ~ Nemathelminthes 线形动物门 / ~ Platyhelminthes 扁形动物门 / ~ Sarcomastigophora 肉足鞭毛门(如动鞭纲、叶足纲等属之)
phyma(复 phymata)[德] *n*. 肿块,结块,肿瘤
phymatiasis *n*. 结核[病]
phymato-[希][构词成分] 瘤,肿块(作词尾时用-phyma)
Phymatodes hastata(**Thunb.**)**ching** 见 phymatopsis hastata(Thunb.) Kitag.; Phymatopsis hastata (Thnub.) Kitag.; phymatodeshastata (Thunb.)ching[植药] 金鸡脚
phymatology *n*. 肿瘤学
phymatorhusin *n*. 肿瘤黑[色]素
phymatosis *n*. 肿块病,肿瘤病
phyon[德] *n*. 生长激素(垂体前叶)
Phys physiatrist 理疗学家,理疗医师 / Physiologist 生理学家
Phys physician 医师,内科医师 ‖ attending ~ 主治医师 / chief ~ 主任医师
Phys chem physical chemistry 物理化学
phys dis physical disability 身体劳动能力丧失
phys ed physical education 体育
phys exam physical examination 体格检查
Phys Med physical medicine 物理医学
Phys Med Biol Physical in Medicine and Biology《医用物理学与生物物理学》(杂志名)
Phys Ther physical therapy 物理治疗,理疗
Phys Tr physical training 体育锻炼

Phys&Surg physicians and surgeons 内科医师和外科医师
Physalia physalis (**Linnaeus**)僧帽水母(隶属于僧帽水母科 Phsaliidae)
physalides ***n*.** ①空泡细胞 ②空泡
Physaliidae ***n*.** 僧帽水母科(隶属于囊泳目 Cystonectae)
physaliphore[德] ***n*.** 空泡细胞
physaliphorous ***a*.** 含空泡的
physalis[德] ***n*.** 空泡细胞,空泡
Physalis alkekengi L. var. franchetiiMakino; ‖ ~ alekengi L. var. franchetii f. bunyardii Makino [植药] 酸浆带宿萼的果实—锦灯笼;根、全草
Physalis alkekengi, L.[植药] 酸浆宿萼带果实—[锦灯笼],酸浆
physallization[德] ***n*.** 泡沫形成,成泡(作用)
physalopteriasis ***n*.** 泡翼线虫病
Physataceae ***n*.** 绒泡菌科(一种菌类)
Physauchenia bifasciata (**Jacoby**)双带方额叶甲(隶属于肖叶甲科 Eumolpidae)
Physciaceae ***n*.** 蜈蚣衣科(一种地衣类)
physconia[德] ***n*.** 腹肿大
physeal ***a*.** 生长的
Physeter macrocephalus (**Linnaeus**)抹香鲸(隶属于抹香鲸科 Physeteridae)
Physeteridae ***n*.** 抹香鲸科(隶属于齿鲸亚目 Odontoceti)
physiatrician ***n*.** 理疗医师,理疗学家
physiatrics ***n*.** 物理治疗,理疗,理疗学
physiatrist(简作 Phys) ***n*.** 理疗医师
physic ***n*.** 医药,药物[品],泻药 ***v*.** 给服药,治疗
physical(简作 phy) ***a*.** 物理的,身体的,物质的,自然的 ***n*.** 体格检查 ‖ ~ chemistry(简作 Phys chem) 物理化学 / ~ Constant Test Reactor(简作 PCTR) 物理常数实验反应堆 / ~ diagnosis(简作 PD) 物理诊断 / ~ disability(简作 phys dis) 身体劳动能力丧失 / ~ education(简作 PED; phys ed) 体育 / ~ efficiency index(简作 PEI) 物理效能指数 / ~ Evaluation Board(简作 PEB) 体格评定委员会 / ~ evaluation(简作 PE) 物理[体格]检查 / ~ examination(简作 PE; phys exam) 物理检查,体格检查 / ~ fitness index(简作 PFI) 身体健全指数,体育指数 / ~ in Medicine and Biology(简作 Phys Med Biol)《医用物理学与生物物理学》(杂志名)/ ~ jerks 物理反射 / ~ medicine and rebabilitation(简作 PMR) 理疗与康复 / ~ medicine and rehabilitation service(简作 PMRS) 理疗与康复部 / ~ medicine and rehabilitation(简作 PM&R) 理疗与康复 / ~ medicine(简作 Phys Med; PM) 物理医学 / ~ Review(简作 PR)《物理学评论》(杂志名)/ ~ sign 物理征象 / ~ stamina(简作 PS) 身体耐力 / ~ status(简作 PS) 身体状态/ ~ strength 体力 / ~ therapist(简作 PT) 理疗医师 / ~ Therapy(简作 PT)《理疗》(美国理疗协会杂志) / ~. therapy(简作 Phys The; Pt) 理疗,物理治疗 / ~ therapy assistant(简作 PT; PTA) 理疗助理 / ~ training(简作 PT; Phys Tr) 体育锻炼 / ~ working capacity(简作 PWC) 身体活动能力 ‖ ~ly ***ad*.**
Physica ***n*.**《医学》(杂志名)
physician(简作 Phys) ***n*.** 医师,内科医师 ‖ ~ and Sportmedicine(简作 PS)《医师及体育医学》(杂志名)/ attending ~ 主治医师 / chief ~ 主任医师 / ~ data query(简作 PDQ) 医师数据咨询联机数据库 / house ~, resident ~ 住院医师
Physician's Desk Reference(简作 PDR) 医生案头参考
Physician's Drug Manual(简作 PDM)《医师药物手册》(杂志名)
Physician's Formulary(简作 PF) 内科医师处方集(加拿大医学会)
Physician's Management(简作 PM) 医师对疾病之处理
Physician's Recongnition Award(简作 PRA) 医师认可裁决书,医师认可鉴定(美国医学会)
Physician's Resource Overview and Manthly Information Service Evaluation(简作 PROMISE) 医师的对策总评及每月情报服务评价
Physician's World(简作 PW)(内科)《医师世界》(杂志名)
physicians and surgeons(简作 P&S; Phys&Surg) 内科医师与外科医师
physicians committee for Good Government(简作 PCGG) 慈善机构医师委员会(哥伦比亚特区)
Physicians Corporation(简作 PC) 内科医师协会
Physicians National Housestaff Association(简作 PNHA) 全国住院内科医师协会
Physicians' Placement Service(简作 PPS) 医师安置部(美国医学会)
Physicinas' Assistant-Journal(简作 PAJ) 内科助理医师杂志
physicist ***n*.** 物理学家,唯物主义者,自然科学家
physico-[希][构词成分] 物理
physico-chemical-activity relationship(简作 PAR) 理化性质—活性关系
physicopyrexia ***v*.** 物理原[因]发热
physics ***n*.** 物理学,物理过程 ‖ ~ Today(简作 PT)《现代物理学》(杂志名)
Physiculus inbarbatus (**Kamohara**)无须小褐鳕(隶属于深海鳕科 Moridae)
Physikalisch-Technische Bundesanstadt(简作 PTB) 联邦物理技术研究所(德)
Physikalisch-Technischen Reichsanstalt(简作 PTR)(德)物理技术研究所
Physio Physiotherapy《生理治疗》(英国特许生理治疗学会杂志)
physio-[希][构词成分] 生理;自然;物理
physiochemistry ***n*.** 生理化学
physiocracy[德] ***n*.** 自然疗法
physiogenesis ***n*.** 胚胎学
physiogenic ***a*.** 胚胎性的
physiognomy ***n*.** 观相术,相貌,特征
physiognosis ***n*.** 面容诊断法
physiographic ecology 地文生态学
physiographic factor 地文因素
physiography ***n*.** 地文学,自然地理学
Physiol Physiologic 生理学的 / Physiological 生理学的
Physiologic(简作 Physiol) ***a*.** 生[理]学的 ‖ ~ saline(简作 PS) 生理盐水
physiological(简作 Physiol) ***a*.** 生理的,生理学的 ‖ ~ Chemistry and Physics(简作 PCP)《生理化学与物理学》(杂志名)/ ~ fluid(简作 PF) 生理性液体 / ~ fuel value(简作 PFV) 神灵热值 / ~ gas analyzer(简作 PGA) 生理学气体分析仪 / ~ medium(简作 PM) 生理性介质 / ~ pressure transducer(简作 PPT) 生理学压力传送器 / ~ Reviews(简作 PR)《生理学评论》(杂志名)/ ~ saline solution(简作 PSS; Phy S) 生理盐溶液 / ~ saline(简作 phy) 生理盐水 / ~ Socitey(简作 PS) 生理学会 / ~ transducer(简作 PT) 生理学转运器 / ~ Zoology(简作 PZ) PZ 复合物,备解素酵母聚糖复合物 ‖ ~cally ***ad*.**
physiologicoanatomical ***a*.** 生理解剖学的
Physiologist(简作 Phys)生理学家
Physiology and Behavior(简作 PB)《生理学和行为》(杂志名)
Physiology Canada(简作 PC)《加拿大生理学》(杂志名)
Physiology(简作 PH) ***n*.** 生理学
physiolysis ***n*.** 自然分解(组织)
physiomedicalism ***n*.** 草药医派
physiometry ***n*.** 生理机能测验
physioneurosis ***n*.** 躯体[性]神经机能病
physiopathology ***n*.** 病理生理学
physiophyly[德] ***n*.** 机能进化
physiopsychic ***a*.** 身心的
physiosis[德] ***n*.** 膨胀,气胀
physiotherapeutic ***a*.** 物理治疗法的
physiotherapeutics ***n*.** 物理治疗,理疗
physiotherapist(简作 PT) ***n*.** 理疗家
physiotherapy(简作 PT, Physio) ***n*.** 物理治疗,理疗 ‖ ~ Canada(简作 PC)《加拿大理疗法》(杂志名)
physique[德] ***n*.** 体格,体质
physis ***n*.** 长骨体生长部
physo-[希][构词成分] 气,空气
physocele[德] ***n*.** 气瘤,疝气囊
Physocephalus ***n*.** 膨首线虫属
physocephaly ***n*.** 头气肿
Physochlaina infundibularis kuang[植药] 华山参根—[商陆]
Physodermataceae ***n*.** 节壶菌科(一种菌类)
physohematometra ***n*.** 子宫积血气
physohydrometra ***n*.** 子宫积水气
physomatra ***n*.** 子宫积气
Physopisis ***n*.** 瓶螺属
physopyosalpinx ***n*.** 输卵管积脓气
Physostigma ***n*.** 毒扁豆属
physostigmine ***n*.** 毒扁豆碱
phytate ***n*.** 植酸盐(根据 1998CADN 规定,在盐或酯与加合物之命名中,使用此项名称)
-phyte[希][构词成分] 植物;菌
phytid ***n*.** 真菌疹
phytin ***n*.** 植酸钙镁
phyto-[希][构词成分] 植物
phytobezozar ***n*.** 植物粪石
phytochemistry ***n*.** 植物化学

phytochinin ***n***. 植物促代谢素
phytochrome ***n***. 植物色素
phytocide ***n***. 植物杀菌素
phytodetritus ***n***. 植物腐质,植物碎屑
phytoecdyson ***n***. 植物脱皮素
phytoecology ***n***. 植物生态学
phytoedaphon ***n***. 土壤微生物(群落)
phytogenesis ***n***. 植物发生
phytogeography ***n***. 植物地理学
phytograft 植物移植物
Phytohemagglutinin(简作 PHA) ***n***. 植物血细胞凝集素
phytohemmagglutinin-leukocyte conditioned medium(简作 PHA-LCM)植物血凝素刺激的人外周血白细胞条件培养眼液
phytohemagglutinin-P(简作 PHA-p)植物血细胞凝集素 - P
phytokinin ***n***. 细胞分裂素
Phytolacca americana L.[植药] 垂序商陆根—[商陆]
Phytolaccaceae ***n***. 商陆科
phytomenadione; phytonadione; vitamin K1 ***n***. 植物甲萘醌,维生素 K_1
phytomitogen ***n***. 植物致丝裂素,植物致有丝分裂素
phytomyza syngenesiae 菊潜叶蝇
phytonosis ***n***. 植物原[因]病
phytoparasite ***n***. 寄生植物
phytopathologic megaspermasojae pathogen(简作 PMS)植物病理巨精子大豆病原体
phytopathology ***n***. 植物病理学,植物原[因]病理学
phytopathy ***n***. 植物病
phytopharmacology ***n***. 植物药理学
phytophotodermatitis ***n***. 植物[性与]光照性皮炎
phytopneumonoconiosis ***n***. 植物尘肺
phytoprecipitin ***n***. 植物沉淀素
Phytosarcodina ***n***. 肉质植物门(与 Myxomycetes 相同)
Phytoseiidae ***n***. 植绥螨科(隶属于蜱螨目 Acarinana)
phytosensitinogen ***n***. 植物过敏感[原]
phytosis ***n***. 细菌原[因]病,细菌性病
phytosterol ***n***. 植物甾醇
phytotoxin ***n***. 植物毒素
phytotrichobezoar ***n***. 植物毛粪石
phytotron ***n***. 人工气候室(研究植物生长用)
phytozoon ***n***. 食植动物
PI inorganic phosphate 无机磷酸盐 / isoelectric point 等电点 / isoelectric point 等电点 / pacing impulse 起搏,同步冲动 / pancreas imaging 胰现象 / parallelism index 对应指数 / parasympathetic index 副交感神经指数 / paternity index 父权指数 / penetration index 渗透指数,透入度指数 / peralkalinity index 过碱度指数 / performance index 性能指标 / performance intensity 操作强度 / perfusion index 灌注指数(肺功) / peridental index 牙周指数 / permeability index 通透性指数 / phagocytic index 吞噬指数 / Pharmacopeia Internationalis 国际药典 / phosphatidyl inositol 磷脂酰肌醇 / planning information 设计资料 / plasmin inhibifor 纤溶酶抑制物 / point of intersection 交点,交叉点 / polyimide 聚[酰]亚胺 / polyisoprene 聚异戊二烯 / polysiocyanate 聚异氰酸酯 / ponderal index 重量指数 / Population Institute 人口学会 / power input 输入功率 / preinduction 隔代诱发,前代影响 / present illness 现[在]病症 / pressure indicator 压力指示器 / pressure of inspiration 吸气压 / primary irritant 原发刺激物(变态反应) / primary irritant allergy 原发刺激物变态反应 / proactive inhibition 前主动抑制(心理学术语) / probability 概率 / programmed instruction 程序数学,程序指令 / protamine insulin (鱼)精蛋白胰岛素 / protective isolation 保护性隔离 / public intoxication 公众(多数人)中毒 / pulmonary incompetence 肺动脉瓣闭锁不全 / pulmonary infarction 肺梗塞 / pulmonary insufficiency 肺动脉关闭不全 / pyknosis index 固缩指数 / pyridoxylidene isoleucine 吡哆异亮氨酸 / The Plastic Institute 塑料研究所
Pi proteinase inhibitor 蛋白酶抑制因子
pi ***n***. 圆周率(л)
pI: C poly I: poly C 多聚肌甙酸;多聚胞甙酸
PIA plasma insulin activity 血浆胰岛素活性 / polyisopropenyl alcohol 聚异丙烯[基]醇 / preinfarction angina 梗塞前心绞痛
pia[拉] ***n***. 软脑[脊]膜 ‖ ~ mater 软脑[脊]膜 / ~ mater encephali 软脑膜 / ~ mater spinalis 软脊膜
pia-arachnoid ***n***. 蛛网膜
Piacopecten magellanicus(**Gmelin**)大西洋扇贝(隶属于扇贝科 Pectinidae)
PIADC Plum Isiand Animal Disease Center 普拉姆岛动物疾病中心(美国农业部)
pia-glia ***n***. 软膜神经胶[质]层
pial ***a***. 软膜的
piamatral ***a***. 软膜的
pian[法] ***n***. 雅司病
pianist ***n***. 钢琴演奏者,钢琴家
piano ***n***. 钢琴 ***ad***. 轻轻地
piantication ***n***. 致敏培养[法]
PIAP per-infarction angina pectoris 梗塞前心绞痛
piarachnitis ***n***. 软膜蛛网膜炎,柔脑[脊]膜炎
piarachnoid ***n***. 软膜蛛网膜,柔脑脊膜
piastrinemia; thrombocythemia ***n***. 血小板增多[症]
piazza ***n***. 广场,市场,长廊
PIB polysiobutylene 聚异丁烯
PIC Pesticides Information Center 杀虫剂情报中心(美) / polyinsoinic acid-polycytidyylic acid 多聚肌甙酸—多聚胞甙酸 / polyribocytidylic acid complex 聚胞甙复合物 / Population Investigation Committee 人口研究会委员
PICA posterior inferior cerebellar artery 小脑后下动脉
pica[拉] ***n***. 异食癖,异嗜癖
Pica pica(**Linnaeus**)喜鹊(隶属于鸦科 Coruidae)
picaroon ***n***. 歹徒,窃贼,海盗
piccaninny ***n***. 小孩,(尤指)黑人婴孩
PICCCP Permanent International Committee of Congresses of Comparative Pathology 国际比较病理学会常设委员会
Piciformes ***n***. 䴕形目(隶属于鸟纲 Aves)
pick ***v***. 采,摘,挖,凿,扒窃 ***n***. 挑剔物,十字镐 ‖ ~ off... 摘去,摘取 / ~ out... 挑选,拣出,辨别出,理解到 / ~ up... 拾起,偶然得到,理解到
pickaback ***ad***. & ***a***. 在背上[的],在肩上[的]
picked ***a***. 精选的,有(针)刺的,摘下的,掘过的
picker ***n***. 采摘者,拾者,采摘工具,选择者
picket ***n***. 尖桩,哨兵,罢工,纠察员 ***v***. 放哨,纠察 ‖ ~er ***n***. 纠察员
picking ***n***. 采摘,挖掘,选择
pickle ***n***. 盐水,醋,腌菜,泡菜 ***v***. 腌制 ‖ ~d ***a***. 盐渍的
pickup(简作 PU) ***n***. 拾音[器],加速
pick-up-pick(简作 pup) ***n***. 真空泵
picnic ***n***. [去]野宴,郊游
picnometer ***n***. 比重瓶,比重管
pico-[西][构词成分] 皮[可]($=10^{-12}$)(旧译为微微或沙)
picocurie(简作 pc) ***n***. 皮居里(旧称微微居里,10^{-12}居里)
picodnavirus; parvovirus ***n***. 细小病毒(旧名细小脱氧核糖核酸病毒)
picofarad[拉](简作 PF) ***n***. 皮法,旧称微微法($=10^{-12}$法)
picogram(简作 pg) ***n***. 皮克;旧称微微克,沙克(等于 10^{-12})
Picoides ***n***. 啄木鸟科(隶属于䴕形目 Piciformes)
Picoides canicapillus(**Blyth**)星头啄木鸟(隶属于啄木鸟科 Picoides)
Picoides cathpharius(**Blyth**)赤胸啄木鸟(隶属于啄木鸟科 Picoides)
Picoides hyperythrus(**Vigors**)棕腹啄木鸟(隶属于啄木鸟科 Picoides)
Picoides leucotos(**Bechstein**)白背啄木鸟(隶属于啄木鸟科 Picoides)
Picoides major(**Linnaeus**)斑啄木鸟(隶属于啄木鸟科 Picoides)
Picojoule(简作 pJ;Pj) ***n***. 皮焦[耳](10^{-12}焦耳),旧称微微焦耳
picomole per litre(简作 pmol/L)皮摩[尔]/升(物质的量的单位)
picomole per millilitre(简作 pmol/ml)皮摩[尔]/毫升(物质的量的单位)
picornavirus ***n***. 细小核糖核酸病毒,小 RNA 病毒
Picosecond(简作 PSEC) ***n***. 皮秒(旧称微微秒,10^{-12}秒)
picounit ***n***. 沙单位
picrate ***n***. 苦[味]酸盐
picric ***a***. 苦味酸的
PICRO picrotoxin 印防己毒素
picro-[希][构词成分] 苦
Picrodendraceae ***n***. 三叶脱皮树科
picronavirus ***n***. 细小核糖酸病毒,小 RNA 病毒
picrorrhiza ***n***. 黄连[属]
Picrorrhiza kurrooa Benth.[植药] 胡黄连根状茎—胡黄连
Picrorrhiza scrophulariaeflora pennell[植药] 胡黄连根状茎—[胡黄连]
picrosaccharometer ***n***. 糖尿定量器
picrotoxin(简作 PICRO) ***n***. 印防己毒素 ‖ ~ seizure test(简作

PST）印防己毒素发作实验
picrotoxinism ***n***．印防己毒素中毒
picryl chloride ***n***．苦基氯，2,4,6－三硝基氯苯，氯化苦
PICS pharmaceutical information control system 药学情报控制系统（美）
pict pictorial 有插图的，用图表示的
pictograph ***n***．剪影儿童视力表
pictorial（简作 pict）***a***．有插图的，绘画的 ***n***．画报 ‖ ～ information digitizer（简作 PID）图形情报数字转化机 ‖ ～ly ***ad***．
picture ***n***．图，画，照片，病象，（复）电影 ***v***．描写，想像，用图表示 ‖ ～ ... as ... 把……描述成，把……设想成 / blood ～ 血象 / give a ～ of 描写 / ～ block test（简作 PBT）块形图片知能检查 / ～ frustration test（简作 PFT）画片挫折测验（心理学）/ ～ story test（简作 PST）图画故事测验（青春期性格检查）/ ～ to（= oneself）想像
picture-frustration（简作 PF）图像破坏
picturesque ***a***．如画的，别致的，生动的 ‖ ～ly ***ad***． / ～ness ***n***．
PICU pediatric intensive care unit 小儿重症监护病室 / pulmonary intensive care unit 肺部疾病重症监护病室
picul ***n***．担，百斤（重量名）‖ ～-stick ***n***．扁担
Picus canus（Gmelin）黑枕绿啄木鸟（隶属于啄木鸟科 Picoides）
PID pelvic inflammatory disease 盆腔炎症性疾病 / phenindione 苯茚二酮 / pictorial information digitizer 图形情报数字转化机 / plasma iron disappearance 血浆铁消失 / primary immundoeficiency 原发性免疫缺陷病 / prolapsed intervertebral dise 椎间盘脱出
Pida apicalis（Walker）羽毒蛾（隶属于毒蛾科 Lymantriidae）
Pida strigipennis（Moore）黄羽毒蛾（隶属于毒蛾科 Lymantriidae）
piddling ***a***．微小的，不重要的
pidgin ***n***．<口>事物，责任，混杂语言
PIDR plasma-iron disappeareance rate 血浆铁消失率
PIDT plasma iron disappearance time 血浆消失时间
PIDT1/2 plasma-iron disappeareance time 1/2 血浆铁半衰期（消失 1/2 小时）
pie ***n***．馅饼，杂乱 ***v***．混乱
PIE publication indexed for engineering 工程目录索引 / pulmonary infiltration eosinophilia 肺嗜酸粒细胞浸润 / pulmonary interstitial empohysema 间质性肺气肿 / pulse interval encoding 脉冲间隔编码
piebald ***n***．斑马
piebaldism ***n***．斑驳［状态］，花斑
piece ***n***．一片，一块，一幅，一件，一张，部分 ***v***．修补 ‖ a ～ of ... 一块，一件，一张，一篇，一支 / all to ～s 完全，充分，彻底 / break ... in（into，to）～s 把……撕得粉碎，把……砸得粉碎 / ～ by ～ 一点一点地，逐渐地 / come to ～s 瓦解，粉碎，（计划）成为画饼 / cut ... in（into，to）～s 把……切成小块 / ～ on 接合 / ～out 补足，完成，凑满 / ～ together 综合，接合 / take ... to ～s 拆，卸…… / tear ... in（into，to）～s 把……撕得粉碎 / to full（go）～s 瓦解，粉碎，成为画饼 / ～ work 计件工作
pied ***a***．班驳的，杂色的
piedra ***n***．［热带］毛孢子菌病，发结节病
pieds termineaux 终钮
PIEF preparative isoelectric focusing 准备的等电位焦距
PIEGO Program of International Education in Gynecology and Obstetrics 妇产科学国际教育计划（国际开发署）
pier ***n***．桥墩，桥柱，码头，基牙
pierce ***v***．穿刺，穿孔，突入，看穿，感动
piercing ***a***．刺穿，锐利的，沁人心脾的
Pierretia kentejana（Rohd）肯特细麻蝇（隶属于麻蝇科 Sarcophagidae）
piersol's point 皮尔索耳氏点（在膀胱口处）
piesesthesia［德］***n***．压觉
piesimeter［德］***n***．压觉计
piesis［德］***n***．血压
piety ***n***．虔诚，孝顺
piezallochromy ***v***．压致变色，压碎变色
piezo-［希］压［力］
piezocardiogram ***n***．心动压力图
piezochemistry ***n***．压力化学
piezoelectricity ***n***．压电［现象］，压电学
Piezoelectric ***a***．压电的
Piezoelectric quartz crystal microbalance biosensor 压电石英晶体生物感测器（参见 biosensor）
piezoelectric transition（简作 PZT）压电跃变
piezometer［德］***n***．压觉计，压力计，眶压计
piezotherapy ***n***．人工气胸［疗法］
pif interstitial fluid pressure 间质液压力
PIF peak inspiratory flow 吸气量峰值，最大吸气量 / permeability incrasing factor 通透性增进因子 / prolactin-inhibiting factor 催乳激素抑制因子 / proliferation inhibting factor 增生抑制因子 / proliferation inhibitory factor 增生抑制因子
PIFR peak inspiratory flow rate 吸气流速峰值，最大吸气流速
PIFT platelet immunofluorescence test 血小板免疫荧光试验
pig ***n***．猪，（烤）猪肉
pigeon（简作 Pgn）***n***．鸽子 ***v***．诈骗 ‖ ～ breast 鸡胸
pigeon-breasted ***a***．有鸡胸的
piggery ***n***．猪圈，肮脏的地方
piggish ***a***．猪似的，肮脏的，贪吃的 ‖ ～ly ***ad***． / ～ness ***n***．
pigheaded ***a***．固执的，顽固的 ‖ ～ly ***ad***． / ～ness ***n***．
Pigm pigmentation 色素淀积
pigmengtophore ***n***．输色素细胞
pigment（简作 pigmt）***n***．色素，颜料 ***v***．着色 ***a***．含颜料（色素）的 ‖ ～ cell 色素细胞 / ～ epithellium（简作 PE）色素上皮 / ～ gallstone（简作 PGS）色素胆石 / ～ granule 色素粒 / ～ layer 色素层 / ～ like residual body 色素样残体 / ～ tissue 色素组织 / ～ zone 色素带
pigmentary，pigmented ***a***．色素的 ‖ ～ color 色素色
pigmentation（简作 Pigm；pigmtn）***n***．色素沉着，着色，色素淀积
pigmented epithellium 色素上皮
pigmented line 色素线
pigmented pretibial pathches（简作 PPP）胫前色素斑
pigmentogenesis ***v***．色素生成
pigmentolysis ***n***．色素溶解
pigmentophage［德］***n***．噬色细胞
pigmentosa ***n***．色素
PIGMI Pion Generator for Medical Irradiation 医疗照射 π 介子发生器
pigmt pigment 色素，颜料，着色，含颜料（色素）的
Pigmtn pigmentation 色素沉着
pigmy ***n***．矮小者
pigritis ***n***．酒毒性迟钝
pigstry ***n***．猪栏
PIH passive immune haemolysis 消极免疫溶血 / phenyl-isopropyl-hydrazine 苯异丙肼 / pregnancy-induced hypertension 妊娠诱发高血压 / prolactin-inhibiting hormone 催乳激素抑制激素 / prolactin-release inhibiting hormone 催乳激素释放抑制激素 / protein-inhibiting hormone 蛋白抑制激素
PII plasma inorganic iodine 血浆无机碘
PIIIP pro-collagen pepties 前胶原酸性多肽
piitis ***n***．软脑［脊］膜炎
PIJC plastic jacket crown 塑料甲冠
pike ***n***．长矛，枪，镐 ‖ ～d ***a***．尖的
pil pd pilulae ponderis［拉］丸剂重量
pila［拉］（复 pilae）***n***．柱（如骨内的梁）‖ ～ caudalis 后柱 / ～ coronaria 冠状柱 / ～ cranialis 前柱 / ～ longitudinalis 纵柱 / ～ postotica 耳后柱 / ～ prootica 耳前柱
pilae ***n***．柱（如骨内的梁）
pilar ***a***．毛发的
pilaster ***n***．壁柱，半露柱
pilastered ***a***．壁柱状的
pilation［拉］***v***．发样骨折
pile ***n***．堆［积］，大量，木桩，痔疮，毛，毛被，绒毛 ***v***．积累，打桩 ‖ ～-driver ***n***．打桩机
Pilea ***n***．荨麻科
piles（复）***n***．痔疮
pileus ***n***．冠，帽
pilfer ***v***．偷窃 ‖ ～age ***n***．扒，窃，赃物
pili ***n***．①毛，发 ②伞毛，菌毛 ‖ ～simplices 臀板毛（介壳虫）
piliation［拉］***n***．毛发生成，生毛发
pilidium ***n***．帽状幼体
pilifer ***n***．唇基侧片
piliferous ***a***．①具毛的 ②被毛的
piliform ***a***．①长毛形的 ②毛样的
pill ***n***．丸药，丸剂，口服避孕药（女用），子弹 ***v***．制药丸，服药丸
pillage ***v***．& ***n***．掠夺，抢劫
pillar ***n***．①柱子，桩子，支柱，栋梁 ②囊，轴（菌）③ * *，轴（苔藓）‖ ～ box 邮筒，信筒 / ～ canal 柱管 / ～ cell 柱细胞
pillared eye 柱眼（蜉游目）
pillars of abdominal ring 腹环脚
pillars of Corti's organ 柯普氏器柱细胞
pillars of diaphragm 膈脚
pillars of external abdominal ring 腹股沟皮下环脚
pillars of fauces 腭脚，腭弓
pillars of fornix 穹窿柱及脚

pillars of iris 虹膜梳状韧带
pillars Uskow's 乌斯考夫氏柱(见于胚胎体壁,连接横膈而形成膈)
pillbox *n*. 药丸盒,碉堡
pillet *n*. 小丸,小糖丸
pilleus *n*. 冠,帽 ‖ ~ ventriculi 十二指肠冠
pillow *n*. 枕头 *v*. 靠在枕头上
PILLS Particulate Instrumentation by Laser Light Scattering 激光散射微粒仪器装置
Pilo pilocarpine iontophoresis method to induce sweating 用匹罗卡品离子导入法引起出汗
pilo-A [希][构词成分] 毛,发
pilobezoar *n*. 毛团,毛粪石(胃肠内)
Pilobolaceae *n*. 水玉霉科(一种菌类)
pilocarpin(e) *n*. 毛果芸香碱 ‖ ~ nitrate 硝酸匹鲁卡品,硝酸毛果芸香碱
pilocarpine iontophoresis method to induce sweating (简作 Pilo) 用匹罗卡品离子导入法引起出汗
pilocystic *a*. 囊样含毛的
pilocytic *a*. 纤维状细胞的(指神经胶质瘤)
Pilodius granulatus (Stimpson) 颗粒毛壳蟹(隶属于扇蟹科 Xanthidae)
pilojection *n*. 射毛[疗]法(将毛射入颅内囊状动脉瘤,使成为血栓的核心)
pilology *n*. 毛发学
pilomatricoma; pilomatrixoma; calcifying epithelioma *n*. 甲床细胞瘤,钙化上皮瘤
pilomotor *a*. 毛发运动的 ‖ ~ nerve 动毛神经
pilose *a*. ①具毛被的 ②具长绒毛的,具疏柔毛的 ③柔毛状的,毛发状的
pilose [拉] *a*. 被毛的,多毛的
pilosebaceous *a*. 毛囊[腺]皮脂腺的
pilosis *n*. 多毛[症],毛过多
pilosity *n*. ①多毛,多发 ②细毛被 ③被长绒毛态 ④被疏柔毛态
pilot *n*. 驾驶员,领港员,舵手,响导 *v*. 驾驶,领航 *a*. 引导的 ‖ ~ lamp (简作 PL) 显示灯;监视灯
pilotage *n*. 引水,领航[术]
pilous *a*. 被毛的,多毛的
pilulae ponderis [拉] (简作 pil pd) 丸剂重量
pilule [拉] *n*. 小丸,小糖丸
Pilumnopeus makiana (Rathbun) 马氏毛粒蟹(隶属于扇蟹科 Xanthidae)
Pilumnus vespertilio (Fabricius) 蝙蝠毛刺蟹(隶属于扇蟹科 Xanthidae)
pilus [拉] *n*. (复 pili) ①毛,发 ②伞毛,菌毛
pilyco-前缀,意为"骨盆"(来自希腊语 pelyx)
PIM phase-interference microscope 位相干涉显微镜 / pulse inferval modulation 脉冲间隔调制
pimaricin; natamycin (简作 PMR) *n*. 纳他霉素,匹马霉素,游霉素
Pimax the maximalinspiratory pressure 最大吸气压
pimelitis *n*. 脂肪组织炎
pimelo- [德] 脂肪
pimeloma *n*. 脂[肪]瘤
pimelopterygium [德] *n*. 脂肪性翼状胬肉
pimelorrhea *n*. 脂性腹泻
pimelorthopnea *n*. 肥胖性端坐呼吸
pimelosis *n*. 肥胖[病],脂肪化
pimeluria *n*. 脂尿症
pi-meson radiation therapy (简作 PMRT) 理疗与康复部
piminodine *n*. 去痛定,苯胺丙基苯异哌啶酸乙酯(镇痛药)
Pimpinella candolleana Wight et Arn. [植药] 杏叶防风—[杏叶防风]
Pimpinella dicersifolia DC. [植药] 异叶茴芹全草、根—[鹅脚板]
pimple *n*. 小丘疹,粉刺,小脓疱 ‖ ~d, pimply *a*. 有丘疹的,多脓疱的
Pin marijuana cigarette 南美大麻香烟
PIN parallel input 并联输入 / position indicafor 位置指示器 / positive-intrinsic-negative diode 内在阳性的阴性二极管 / posterior interosseous nerve 骨间背侧神经 / pyridoxine 吡哆醇,维生素 B_6
pin *n*. 别针,小头饰针,钉,栓,插头 *v*. 扣住,钉住 ‖ ~ acupuncture 针[术],用针,针灸针
pin feather *n*. 纤毛,毛羽
Pinaceae *n*. 松科(亦称松杉科或松科)
pinacocyte *n*. 扁平细胞
pinafore *n*. 围裙,涎布
pinang *n*. 槟榔
pincers *n*. (复)钳子,乳牙(马),镊子,螯
pinch *v*. 捏,夹,使痛,萎缩,盗窃 *n*. 捏,拧,撮,盗窃 ‖ ~ expression 表情困窘
pinching *n*. 拿痧
Pinctada margaritifera (Linnaeus) 珠母贝(隶属于珍珠贝科 Pteriidae)
Pinctada margritifera (Linnaeus) blacklip pearl oyster 黑唇珍珠牡蛎(隶属于牡蛎科 Ostreidae)
Pinctada martensii (Dunker) 马氏珍珠贝(隶属于珍珠贝科 Pteriidae)
Pinctada maxima (Jameson) 澳大利亚银唇珍珠牡蛎(隶属于牡蛎科 Ostreidae)
pine *n*. 松树,松木 *v*. 消瘦,憔悴,衰弱,渴望 ‖ ~ tar (简作 PT) 松焦油
pineal *a*. 松果状的,松果腺的,松果体的 ‖ ~ body 松果体 / ~ eye 松果眼 / ~ gland 松果腺
pinealectomy *n*. 松果体切除术
pinealis *n*. 松果体
pinealism *n*. 松果体机能障碍
pinealoblastoma *n*. 成松果体细胞
pinealocyte *n*. 松果体细胞
pinealocytoma; pineocytoma; pinealoma *n*. 松果体细胞瘤,松果体瘤
pinealoma *n*. 松果体瘤
pinealopathy *n*. 松果体病
pineapple *n*. 菠萝,凤梨
Pinellia *n*. 半夏属
Pinellia cordatan. E. Brown [植药] 滴水珠—块茎
Pinellia pedatisecta schott [植药] 掌叶半夏块茎
Pinellia ternata (Thunb.) Breit ‖ ~ tuberifera Te [植药] 半夏块茎—[半夏]
pineoblastoma *n*. 成松果体细胞瘤
Ping pinguis [拉] 脂肪
pinguccuia [拉] *n*. 结膜黄斑
pinguid *a*. 脂肪的
pinguis [拉] (简作 Ping) *n*. 脂肪
piniform *a*. 松果状的,圆锥形的
pining *n*. 牛羊贫血病
pinitolum *n*. [松醇]
pink *n*. 石竹,粉红色,完美状态 *a*. 粉红色的 ‖ ~-eye *n*. 火眼,急性接触传染性结膜炎 ‖ ~ly *ad*. / ~y *a*.
pink puffer (简作 PP) 激喘者(肺气肿)
Pink Seconal. 速可眠,司可那(一种巴比妥类药)
pinna [拉] (复 **pinnae**) *n*. ①耳廓,外耳壳 ②翼,羽,正羽(鸟) ③狭翅(昆虫) ④腿脊(昆虫) ‖ ~ nasi 鼻翼
Pinna atropurpurea (Sowerby) 紫江珧(隶属于江珧科 Pinnidae)
Pinna pectinata (Linnaeus) 栉江珧(隶属于江珧科 Pinnidae)
Pinna strangei (Reeve) 司氏江珧(隶属于江珧科 Pinnidae)
pinnal *a*. 耳廓的
pinnate [拉 Pinnatus] *a*. 羽状的 ‖ ~ venation 羽状脉
pinnatifid [拉 Pinnatifidus] *a*. 羽状半裂的
Pinnidae *n*. 江珧科(隶属于贻贝目 Mytiloida)
Pinnipedia *n*. 鳍脚亚目
Pinnipedia *n*. 鳍足目(隶属于哺乳纲 Mammalia)
pinnule *n*. 小羽片,羽枝(棘皮动物)
PINO positive input-negative output 正输入—负输出
pinocyte *n*. 饮液细胞(巨噬细胞的种)
pinocytosis *n*. 吞饮作用,饮液作用
pinocytotic vesicle (简作 Pt) 饮液小泡
pinol *n*. 松油精
pinosome *n*. 饮液体
pinotherapy *n*. 饥饿疗法
pinpoint *n*. 尖,针尖 *a*. 针尖的,极微小的,精确定位的 *v*. 指示,确认,精确定位
pint (简作 pt) *n*. 品脱(=1/2 夸脱) ‖ ~ -size(d) *a*. 小的,小型的
pint per hour (简作 pph) 品脱/小时
pinta *n*. 品他病
pintado *n*. 品他病患者
pints per hour (简作 pt/hr) 品脱/小时
pints per minute (简作 pt/min) 品脱/分
pints (简作 pts) 品脱
pinus [拉] *n*. 松果体,松属
Pinus armandii Franch. [植药] 华山松松节

Pinus armandil var.mastersiana 台湾华山松[一种药用植物]
Pinus bungeana zucc.[植药] 白皮松球果—[松塔]
Pinus luchuensis 琉球松[一种药用植物]
Pinus massoniana Lamb[植药]马尾松固体树脂—松香;叶镇、树皮、种仁;花粉—[松花粉];松节—[油松节]
Pinus morrisonicola 台湾五叶松[一种药用植物]
Pinus sibirica(Loud.)Mayr.[植药] 西伯利亚红松松节、花粉
Pinus szemaoensis Cheng et Lau[植药] 思茅松树脂—松香;松节、花粉、针叶、树皮、嫩枝
Pinus tabulaeformis Carr.[植药] 油松固体树脂—松香;球果—[松塔];松节—[油松节];花粉—[松花粉];针叶、树皮
Pinus taiwanensis 台湾二叶松[一种药用植物]
Pinus yunnanensis Franch.[植药] 云南松树脂—松香;松节、花粉、针叶、嫩枝
PINV postimperative negative variation 指令信号后负变化
pinworm *n*. 蛲虫
PIO pemoline 苯异妥英 / phenyl-imino-oxo-oxazolidine 苯基亚氨基氧恶唑烷,恶唑苯亚胺 / process input output 程序输入输出
pio-[德] 脂,脂肪
pio-epithelium *n*. 含脂上皮,脂变上皮
pion *n*. 介子
Pion Generator for Medical Irradiation(简作 PIGMI) 医疗照射π介子发生器
pioneer *n*. 开辟者,先驱,少先队员 *v*. 当先锋,开辟 *a*. 最早的,开拓的
piorthopnea *n*. 肥胖性端坐呼吸
pioscope *n*. 乳脂汁
pious *a*. 虔诚的,孝顺的,可嘉的 ‖ ~ly *ad*.
pip *n*. 家禽舌喉炎,种子,烦躁
PIP permanent internal polarization 永久内部极化 / plasma iron pool 血浆铁储存库(池) / poiyisoprene 聚异戊二烯 / pressure inversion point 压力转化点 / probabilistic information processing 概率信息处理 / proximal interphalangeal joint 近端指(趾)间关节 / psychotic inpatient profile 住院精神病人概况
-pipam[构词成分]—匹泮(1998 年 CADN 规定使用此项名称,主要系指神经系统抗精神失常的具芦匹泮[Berupipam]一类的药名,如曲匹泮[Trepipam]等)
PIPC piperacillin 氧哌嗪青霉素
PIPD posterior inferior pancreati-coduodenal arteria 后下胰十二指肠
pipe *n*. 管,管状器官(常用复)嗓子,声带,呼吸器官,烟斗 *v*. 吹(笛),装管子,尖叫 ‖ exhaust ~ 排气管 / ~ line (简作 P/L) 管道;管路
pipecoline(简作 PC) *n*. 哌可啉,甲基哌啶
pipecolino methyl hydroxyindane(简作 PMHI) 哌可啉甲基羟基茚满(抑制精子发生和抗生育力活性剂)
pipemidic acid(简作 PPA) 吡哌酸
piper *n*. 吹奏人,管道工 ‖ ~ betle L.[植药] 蒌叶全株、茎、叶 / ~ futokadsura Sidb. et zucc.[植药] 风藤 / ~ hancei Maxim.[植药] 山药藤茎—海风藤 / ~ kadsura(cholsy)ohwi; ~ futokadsura sfeb. Et zucc.[植药] 细叶青蒌藤—海风藤 / ~ longum L.[植药] 荜茇果穗—[荜茇] / ~ nigrum L.[植药] 胡椒去皮成熟果实[白胡椒];近成熟果实—[黑胡椒] / ~ sarmentosum Roxb.[植药] 假蒌全株、根、叶、果实—蛤蒌
Piperaceae *n*. 胡椒科
piperacillin(简作 PIPC) *n*. 氧哌嗪青霉素
Piperales *n*. 胡椒目(植物分类学)
piperazine *n*. 驱蛔灵,哌嗪,胡椒嗪 ‖ ~ chloride (简作 PZC) 氯哌嗪 / ~ citrate 橼橼酸哌嗪
piperidinoethyl-selenide(简作 PIPSE) *n*. 哌啶乙基硒化物
piperidino-pyrimidine(简作 PDP) *n*. 哌啶嘧啶
piperism[拉] *n*. 胡椒中毒
pipero-[拉][构词成分] 胡椒
pipersquine phosphate 磷酸哌喹,1,3—双[4—(7—氯化喹啉基)哌嗪]丙烷四磷酸盐(防疟药)
Piperuallichii (Miq.) Hand. Mazz. var. hupehense (DC.) Hand.-Mazz.[植药] 巴岩香茎、叶、全株—石南藤,海风藤
Pipesten fibrosis 干线型纤维化(是晚期血吸虫病人肝内的主要特征性病变之一)
Pipet(te) *n*. 吸(量)管,移液管
Pipistrellus aero (Heller) 东非伏翼(隶属于蝙蝠科 Vespertilioaidae)
Pipistrellus arabicus (Harrison) 阿拉伯伏翼(隶属于蝙蝠科 Vespertilioaidae)
Pipper puberulum(Benth.)Maxim.[植药] 毛蒟藤茎—海风藤
pipradrol *n*. 哌苯甲醇
-piprazole[构词成分]—哌唑(1998 年 CADN 规定使用此项名称,主要系指哌嗪衍生物[Benzopiperazine derivant]类的促精神药[Psychotropics])
PIPSE piperidinoethyl-selenide 哌啶乙基硒化物
Piptocephalidaceae *n*. 头珠霉科(一种菌类)
Pipunculidae *n*. 头蝇科
piquant *a*. 辛辣的,开胃的,刺激的,尖刻的 ‖ ~ly *ad*. / ~cy *n*.
pique *n*. & *v*. 生气,激怒,刺激,穿刺
PIR pathologic index rating 病理重度分类
piracy *n*. 海盗行径,非法翻印,侵犯专利权
pirazocillin *n*. 吡唑西林,1—(2,6—二氯苯)—4—甲基—5—吡唑青霉素钠
piriform *a*. 梨状的,梨形的 ‖ ~ muscle 梨状肌 / ~ opening 梨状孔 / ~ recess of pharynx 咽之梨状隐窝
piriformis *n*. 梨状肌
piriton *n*. 扑尔敏
piroplasmosis *n*. 梨浆虫病,巴贝虫病
-pirox[构词成分]—吡罗(1998 年 CADN 规定使用此项名称,主要系指抗真菌药吡啶酮衍生物[Pyridone derivant]类的药名,如利洛吡罗[Rilopirox]、甲吡罗[Metipiox]等)
P-I-S 0.1% procaine hydrochloride in normal saline 0.1%盐酸普罗卡因生理盐水溶液
pisces *n*. 鱼纲
pisciculture *n*. 养鱼学,养鱼业
pisciculturist *n*. 养鱼专家
pisiform *a*. ①豌豆状的 ②豌豆骨
pisiformis[拉] *a*. ①豌豆状的 ②豌豆骨
pisohamate ligament 豆钩韧带(豆状骨手根韧带)
Pisolithus tinctorius (pcrs.)coker et Couch[植药] 豆包菌子实体—马勃
pisometacarpal ligament 豆掌韧带(豆状骨手根韧带)
Pisodonophis cancrivorus (Richardson) 食蟹豆齿鳗(隶属于蛇鳗科 Ophichthyidae)
piss *n*. 尿 *v*. 撒尿,尿湿,尿(血等)
pissoir *n*. 小便处
pistil *n*. 雌蕊
pistol *n*. 手枪 *v*. 用手枪射击
piston *n*. 活塞,注射器活塞
pit *n*. ①窝,凹 ②点隙 ③痘凹 ④纵孔,坑,地窖,陷阱 *v*. 留压计,留下疤痕,窖藏 ‖ ~ auditory 听窝 / ~ cell 隐窝细胞 / ~ of stomach 畅口,胃窝 / ~ organ ①眼前窝 ②颊窝器,陷窝器(蛇红外感受器)
Pit pituitary 脑垂体
PIT plaque inhibition test (组织培养)蚀斑抑制试验 / plasma iron turnover 血浆换更新(转换量)
PITC phenyl-isothiocyanate 异硫氰酸苯酯
pitch *n*. 投掷,前倾,音调,程度,顶点,沥青,树(松)脂 *v*. 用沥青涂,投掷,前倾
pitcher *n*. ①投手,投掷者 ②瓶状体,瓶状叶
pitchy *n*. ①黑褐色 ②沥青色
piteous *a*. 可怜的,凄惨的
pith *n*. 髓,木髓,精髓,要旨 *v*. (用切断脊髓方法)杀死,使瘫痪 ‖ ~ ray 髓[放]线 / ~ ray fleck 髓斑 / ~ cavity 髓孔 ‖ ~less *a*. 可怜的
pithecanthropus *n*. 猿人
Pithecellobium *n*. 含羞草科(广义的)
pithiatism[德] *n*. 证明(说服)疗法,(可说明治疗的)暗示病
pithing *n*. 脑脊髓刺毁法
pithode[德] *n*. 核纺锤体
PITI percutaneous intraarticular tube irrigation 套管针关节穿刺(急性化脓性关节炎的治疗方法)
pitiable *a*. 可怜的
pitiful *a*. 可怜的,可鄙的
pitocin *n*. 催产素
pitometer *n*. 管流计
pitressin *n*. 加压素,后叶加(血)压素
pittance *n*. 少量的食物或金钱
pitting *n*. ①压凹形成,凹陷 ②纹孔式
Pittosporaceae[植] *n*. 海桐花科
Pittosporum glabratum Lindl.[植药] 光叶海桐根、叶、种子
Pittosporum illicioides Makino; ‖ ~ sahnianum Gowda[植药] 荞草海桐,崖花海桐根—[山栀茶];叶、种子
Pittosporum truncotum pritz[植药] 菱叶海桐种子—山枝仁
pituicyte *n*. 垂体[后叶]细胞
pituita[拉] *n*. (稠)黏液
pituitarism *n*. 垂体机能障碍
pituitarium[拉] *n*. 垂体 ‖ ~ anterius 垂体前叶 / ~ posterius 垂体后叶 / ~ totum 全垂体

pituitary（简作 Pit）***a***. 黏液的，垂体的 ***n***. 垂[脑] ‖ ~ adrenal system（简作 PAS）垂体肾上腺系统 / ~ adrenotrophic hormone（简作 PATH）垂体促肾皮激素 / ~ body [脑下]垂体 / ~ foramen 垂体孔 / ~ fossa 垂体窝 / ~ gland 脑垂体，脑下腺 / ~ growth hormone（简作 PGH）垂体生长激素 / ~ space 垂体隙
pituitectomy ***n***. 垂体切除术
pituitotrope ***n***. 垂体体质者
pituitotropism ***n***. 垂体体质
pituitrin ***n***. 脑垂体后叶激素
pity ***n***. 怜悯，同情，憾事 ***v***. 可怜 ‖ ~ingly ***ad***. 怜惜地
Pityogenes chalcographus（**Linnaeus**）中穴星坑小蠹（隶属于小蠹科 Scolytidae）
Pityophthorus pini（**Kurentzev**）尖翅小蠹（隶属于小蠹科 Scolytidae）
pityriasis ***n***. 蛇皮癣，糠疹 ‖ ~ lichenoides chronica（简作 PLC）慢性苔藓样糠疹 / ~ rubra pilaris（简作 PRP）毛发角化性糠疹
pityrol ***n***. 糠馏油
pivalate ***n***. 匹伐酸盐（根据 1998CADN 规定，在盐或酯与加合物之命名中，使用此项名称）
Pivampicillin（简作 PVPC）***n***. 别戊氨苄西林，氨苄青霉素戊酰氧基甲酯
PIVKA protein induced by vitamin K absence or antagonist 维生素 K 缺乏（或拮抗）诱导蛋白
pivmecillinam（简作 PMPC）***n***. 氮革脒青霉双酯
pivot ***n***. 柱，桩（牙）
pivotal ***a***. 枢轴的，中枢的，关键性的
pivoting ***n***. 桩样嵌体，定桩法，牙冠定着术
pivoxetil ***n***. 匹赛[基]（根据 1998CADN 规定，在盐或酯与加合物之命名中，使用此项名称）
pivoxol ***n***. 匹伐[基]（根据 1998CADN 规定，在盐或酯与加合物之命名中，使用此项名称）
PIXEA proton-induced X-ray emission analysis 质子激发的 X 线发射分析
piz Endocarpii Cocois [椰溜油]
PJ Pharmaceutical Journal 药学杂志
pJ; Pj picojoule 皮焦[耳]
pJ; Pj post jentaculum [拉] 早餐后
PJC porcelain jacket crown 瓷甲冠（牙科用）
pjenyl vinyl sulphide（简作 PVS）苯基乙烯硫醚
PJS Peutz-Jegher's syndrome 皮肤黏膜色素沉着一胃肠道多发性息肉综合征
PJT paroxysmal junctional tachycardia 阵发性连接区心动过速（心电图）
pK disscoiation constant 解离常数，电离常数
PK pyruvate kinase 丙酮酸激酶
PK antigen Prausnitz-Kustner antigen 普劳斯尼茨—屈斯特纳抗原，被动转移皮肤（过敏）反应抗原
Pk Ht peak height 峰值高度
P-K Prarusnitz-Kuestner reaction 普—屈二氏反应，被动转移皮肤反应（检变应性）
Pk; PK Pakistan 巴基斯坦
Pk; PK Peck 配克（英国容量单位 = 9,092 升）
PKA prekallikrein activator 激肽释放酶原激活剂
PKD polycystic kidney diseas 多发性囊胞肾病，多囊肾
PKg package 包装
PKG phonocardiography 心音描记法（现缩写为 PCG）
PKK prekallikrein 激肽释放酶原
PKM pokewed mitogen 美洲高陆有丝分裂原
PKN polymorphonuclear leucocyte 多形核白细胞
PKR Prausnitz-Kustner reaction 普劳斯尼茨—屈斯特纳反应，被动转移皮肤（过敏）反应
PKt Prausnitz-Kustner test 普劳斯尼茨—屈斯特纳试验，被动转移皮肤（过敏）试验
PKU phenylketonuria 苯丙酮尿
PKV peak kilovolt 千伏峰值 / poliomyelitis killed vaccine 脊髓灰质炎灭活疫苗
Pl blood platelet 血小板 / parasternal line 胸骨旁线
PL partial loss 部分丧失，部分损失 / perception of light 光感觉，光知觉 / phantom limb syndrome 幻肢综合征 / Phospholipid 磷脂 / pilot lamp 显示灯，监视灯 / placebo 安慰剂 / placental lactogen 胎盘催乳剂 / pl plasma 血浆，原生质 / plastic surgeon 整形外科医师 / plastic surgery 整形外科学 / plate 板，片，阳极 / plum[拉] 倍数 / Platy 片状的 / plural 复数的，复数 ‖ / pole 极，杆，竿，顶点，棒，用棒支撑 / ~ vault 撑杆跳高 / polymyxin 多黏菌素 / posticuslahmung 后肌麻痹 / preferential looking 选择观看法 / preleukemia 白血病前期 / programming language 程序编制语言 / prolactin 催乳激素 / proportional limit 比例限度 / Public Law 公法 / Pulpolabial 髓唇的 / Pulpolingual 髓舌的
PL/l a computer programming language 一种计算机程序语言
PLA mean left atrial pressure 平均左房压（心导管）/ polylactic acid 聚乳酸 / pressure left auriculi 左房压 / puloplinguoaxial 髓舌轴的
placable ***a***. 易安慰的，易和解的
placard ***n***. 招贴，标语牌 ***v***. 张贴，公布
placation ***n***. 折术
place ***n***. 地方，空间 ***v***. 放置，安置，排列，得名次 ‖ all over the ~ 到处 / be no ~ for 没有……的余地，不是来……的地方 / be in (= one's) ~（各）得其所，在原位，在应有的位置上 / ~ (lay) emphasis on (upon) 注重，强调 / from ~ to ~ 处处 / give ~ to ... 让位给，由……所取代 / hold ... in 使……固定（在应有的位置上）/ in ~ of ... 代替 / in the first ~ 首先，第一点 / in the last ~ 最后 / in the next ~ 其次，然后 / in the second ~ 第二，其次 / out of ~ 不得其所的，不适当的，不相称的，碍事的 / take ~ 发生，举行，出现 / take (= one's) ~ 代替 ……/ take the place of ~ 代替 / tie sth in ~ 把……固定（在应有的位置上）/ ~ of birth（简作 POB）出生地点 / ~ of death（简作 POD）死亡地点 / ~ of application（简作 POA）敷用部位 ‖ ~able ***a***. 确定位置的 / ~less ***a***. 没有固定位置的
placebo（简作 Pbo，PL）***n***. 安慰剂，无效（对照）剂 ‖ ~-control（简作 p-c）安慰剂对照组（科研）/ ~ generator（简作 PG）安慰性发生器
placenta（复 placentas 或 placentae）***n***. ①胎盘 ②胎座（植物）‖ ~ apposita 附着胎盘 / ~ bipartita 双叶胎盘 / ~ capsularis 包胎盘 / ~ chorio-allantoic 轮廓胎盘 / ~ circumvallata 蔓状胎盘 / ~ cirsoides 内皮绒状胎盘 / ~ endothelifochorialis 上皮绒膜胎盘 / ~ epitheliochorialis 胎儿胎盘 / ~ foetalis 血[性]绒膜胎盘 / ~ haemochorialis 牢固胎盘，箝闭胎盘 / ~ Hominis [紫河车] / ~ incarcerata 植入胎盘 / ~ labyrinthica 迷路胎盘 / ~, ovary, uterus（简作 POU）胎盘，卵巢，子宫 / ~ praevia 前植胎盘 / ~ Praevia centralis 中央前位胎盘 / ~ succenturiata 副胎盘 / ~ velamentosa 帆状胎盘
placental ***a***. 胎盘的 ‖ ~ alkalinephosphatase（简作 P-ALP）胎盘碱性磷酸酶 / ~ blood 胎盘血 / ~ circulation 胎盘循环 / ~ dysfunction syndrome（简作 PDS）胎盘机能障碍综合征 / ~ fold 胎盘褶 / ~ lactogen（简作 PL）胎盘催乳质 / ~ protein 5（简作 PP5）/ ~ residual blood volume（简作 PRBV）胎盘残留血量 / ~ septa 胎盘膈 / ~ sinus 胎盘血窦 / ~ transmission 胎盘透过 / ~ villi 胎盘绒毛
placentation ***v***. 胎盘形成
placentitis ***n***. 胎盘炎
placentogenesis ***n***. 胎盘发生
placentogram ***n***. 胎盘[造影]照片
placentography ***n***. 胎盘造影术
placentology ***n***. 胎盘学
placentoma ***n***. 胎盘瘤
placentopathy ***n***. 胎盘病
placentotherapy ***n***. 胎盘制剂疗法
placid ***a***. 平静的，沉着的，温和的 ‖ ~ly ***ad***. / ~ity ***n***.
placode ***n***. 基板 ‖ ~ of lateral line 侧线基板
placoid scale 盾鳞
placoid sensilla 板形感器
placula ***n***. 扁囊胚（海鞘）‖ ~ theory 扁囊胚[学]说
Placuna placuna（**Linnaeus**）海月（隶属于不等蛤科 Anomiidae）
pladaroma ***n***. 睑软瘤
plaga ***n***. 纹，纵点
plagate ***a***. 具纹的
plagiarism ***n***. 剽窃
plagiarist ***n***. 剽窃者
plagiarize ***v***. 剽窃
plagio-[希][构词成分] 斜
plagiocephalia ***n***. 斜头畸形
plagiocephalic ***a***. 斜头畸形的
plagiocephalism ***n***. 斜头[畸形]
plagiocephalous ***a***. 斜头畸形的
plagiocephaly ***n***. 斜头[畸形]
Plagiochilaceae ***n***. 羽苔科（一种苔类）
Plagiogyriaceae ***n***. 瘤足蕨科（一种蕨类）
Plagiopsetta fasciatus（**Fowler**）纵带斜鲽（隶属于鲽科 Pleuronectidae）
Plagioptereaxeae ***n***. 斜翼科
Plagiorchiidae ***n***. 斜睾科（隶属于复殖目 Digenea）
Plagiorchis muris（**Tanabe**）鼠斜睾吸虫（隶属于斜睾科 Plagiorchiidae）

Plagiotheaceae *n*. 棉藓科(一种藓类)
plagiotrian *n*. 横斜三叉体(海绵)
plague *n*. 鼠疫,瘟疫,黑死病,灾害 *v*. 得瘟疫,折磨 ‖ ~ some *a*. 麻烦的 ‖ ~ index [PH](简作 PLI)菌斑指数 / ~ spot 疫斑,瘟疫区
Plagusia tuberculata (Lamarck)瘤突斜纹蟹(隶属于方蟹科 Grapsidae)
plain *a*. 明显的,清楚的,平坦的,朴实的,直率的 *n*. 平原,平地 *ad*. 清楚地 ‖ ~ face (简作 PF) 光面
plaited *a*. 打叠的
PLAM pulmonary lymphoangio-myomatosis 肺淋巴管错构肌瘤
plamalemma *n*. 质膜[与细胞膜(cell membrane)相同]
plan *n*. 计划,方法,方案,时间表 *v*. 计划,设计,作图
plan sol plane solubilis [拉] 完全溶解的
planarea *n*. 直线面
planate *a*. 扁平的,平面的
plane *a*. 平面的,平坦的 *n*. 平面,飞机,刨 ‖ ~ of commissure 接合面 / ~ of symmetry (简作 PS) 对称面 / ~ of the ventricle (简作 POV) 心室平面 / ~ position indicator (简作 PPI) 平面位置指示器
planer *n*. 刨,刨工,刨床
planet *n*. 行星
planetarium *n*. 天象仪,天文馆
planiceps [拉 planus flat + caput head] *n*. 扁头者
planification *n*. 整平术
planigram *n*. X线断层照片,X线体层照片
planigraphy *n*. X线体层照相术,X线断层照相术
planimeter *n*. 面积计
planimetric luteal index (简作 PLI) 体表面积黄体指数
planing *n*. [皮肤]整平法(用于消除瘢痕、文身、色痣等) ‖ ~, chemical; chemagrasion 化学整平法,化学蚀皮法(用化学药品蚀平皮肤)/ ~, surgical; dermabrasion 手术整平法,擦皮法(用擦皮器擦平皮肤)
planipennate *a*. 具扁翅的
planithorax *n*. 胸部平面图(胸部前后面)(胸冲淡前后面相术)
plank *n*. 板 *v*. 铺板
plankton [希 planktos wandering] *n*. 浮游生物
planktonic *a*. 浮游生物的
Planned Parenthood-World Population (简作 PP-WP) 计划生育—世界人口组织
planned Parenthood (简作 PP) 计划生育
Planned Parenthood League (简作 PPL) 计划生育联合会
planning *n*. 规划,设计 ‖ ~ family 计划生育,家庭计划 / ~ information (简作 PI) 设计资料 / ~, town 市镇规划(设计)
plano-[拉][构词成分] 扁平,平面;游走(的)
plano-; plan-[希 planos a wandering 游走] [拉 planus flat 平的] ①游走,游动 ②平,扁平
planocellular *a*. 扁平细胞的
Planococcus *n*. 动性球菌属,游球菌属
planoconcave *a*. 平凹的
planoconic *a*. 平锥形的
planoconvex *a*. 平凸的
planocyte [希 plane wandering + -cyte] *n*. 游走细胞
planogram *n*. X线体层照片,X线断层照片
planography *n*. X线体层照相术,X线断层照相术
planomania *n*. 漂泊狂
Planomerista Vuillemin; Micrococcus 细球菌属
Planorbidae *n*. 扁卷螺科
Planorbis *n*. 扁卷螺属 ‖ ~ caenosus 扁卷螺
Planosarcina *n*. 动性八迭球菌属,游联球菌属
planospore *n*. 游走孢子
planotopokinesia *n*. 平面定位障碍
plant *n*. 植物,工厂 *v*. 种植 ‖ ~ coral; jatropha 麻风树 / ~ growth regulator (简作 PGR) 植物生长调节剂 / ~ loco; loco weed 洛苛草,疯草(一种黄芪属海草)/ ~ Physiology (简作 PP) 植物生理学(杂志名)/ ~ protease test (简作 PPT) 植物蛋白酶试验 / ~ purification 净化坊 / ~ sewage treatment 污水处理坊 / ~ unit (简作 Pu) 植物单位
plant flex plantar flexion 跖屈
planta *a*. ①足底的,跖的 ②附基节,跗掌 ③臂腹足(蜜蜂类) ‖ ~ pedis 足底,跖
planta (复 plantae) [拉] *n*. 足底,跖
Plantaginaceae *n*. 车前草科
Plantaginales *n*. 车前目(植物分类学)
Plantago *n*. 车前属 ‖ ~ arenaria Waldstein et Kitaibel; ~ ramosa As-chers 法车前草 / ~ asiatica Lin [植药] 车前种子—[车前子];全草—[车前草] / ~ depressa Willd 平车前草 / ~ major 车前草 ~ ovata Forskal 棕色车前草 ~ psyllium 欧车前草
plantain; plantago *n*. 车前草
plantalgia *n*. 足底痛
plantar [拉 plantaris] *a*. ①足底的,跖的 ②趾的 ‖ ~ arch 足[底]弓 / ~ flexion (简作 plant flex) 趾屈 / ~ surface 跖面
plantaris [拉] *n*. 跖肌
plantation *v*. 栽植(如牙或其他组织的植入,再植和移植)
plante cell 普兰特氏蓄电池
plant-hormone *n*. 植物激素
plantigrade [planta + 拉 gradi to walk] *a*. 跖行的 *n*. 跖行性
planula *n*. ①二胚层胚 ②爪垫叶(昆虫) ③实囊幼虫(腔肠动物) ④浮浪幼虫(腔肠动物) ‖ ~ invaginate; gastrula 原肠胚
planum *n*. 面 ‖ ~ coxopoditum 底节板 / ~ medullaris 髓板 / ~ nasolabiale 鼻唇面 / ~ neuralis 神经板,髓板 / ~ pleuronium femoris 股骨腘平面 / ~ semilunatum 半月面(半规管的) / ~ sternale 胸骨平面 / ~ temporale 颞平面
planum (复 plana) [拉] plane *n*. 平面 ‖ ~ nuchale ; nuchal plane 项平面 / ~ ocipitale ; occipital plane 枕平面 / ~ orbitale ; orbital plane 眶平面 / ~ popliteum ; popliteal space 平面,窝 / ~ popliteum femoris 股骨平面 / ~ semilunatum 半月面(半规管的)/ ~ sternale ; sternal plane 胸骨平面 / ~ temporale; temporal plane 颞平面
planuria [希 planasthai to wander + ouron urine + -ia] *n*. 异位排尿
planus [拉] *a*. 平的,平坦的
plaque *n*. ①板 ②斑[块] ③血小板 ④匾,徽章 ‖ ~ inhibition test (简作 PIT) (组织培养)蚀斑抑制试验
plaque-forming cell (简作 PFC) 斑块形成细胞
plaque-forming unit (简作 PFU) 斑块形成单位
plaques *n*. 小半鞘翅
plas plaster 膏药,橡皮膏,硬膏,石膏,灰泥,涂灰泥,贴膏药 ‖ adhesive ~ 橡皮膏 / ~ jacket 石膏背心 / ~ of paris 熟石膏 / ~ stone (生)石膏
Plasdone; Polyvinylpyrrolidone [商名] 聚乙烯吡咯烷酮
-plase [构词成分] -普酶(1998 年 CADN 规定使用此项名称,主要系指影响血液及造血系统的纤维蛋白溶酶原激活药,如那替普酶[Nateplase]、孟替普酶[Monteplase]等)
plash *n*. 水潭,溅水声 *v*. 飞溅
-plasia [希][构词成分] 形成,发育,生长
-plasm [希][构词成分] 原生质,原浆;形成物
plasm; plasma *n*. ①浆,血浆 ②原生质,原浆 ‖ ~ germ 种质,胚质
plasma [希 plassein to mold] (简作 pl) *n*. ①浆,血浆 ②原生质,原浆 ‖ ~ albumose 示血浆 / ~ aldosterone concenfratio (简作 PAC) 血浆醛固酮浓度 / ~ aldosterone (简作 PAL) 血浆醛固酮 / ~ blood 血浆 / ~ cell (简作 PC) 浆细胞 / ~ cell dyscrasia (简作 PCC; PCD) 血浆凝集控制 / ~ cell leukemia (简作 PCL) 浆细胞白血病 / ~ cell precursor (简作 PCP) 浆细胞前体 / ~ citrated 枸橼酸钠血浆 / ~ coagulation control (简作 PCC) 血浆凝集控制 / ~ cuthepsir-like activity (简作 PCLA) 血浆组织蛋白酶样活性 / ~ defect (简作 PD) 血浆缺陷 / ~ depletion 血浆除去法 / ~ derived hepatitis B (vaccine) (简作 PHB) 血浆性(由血浆途径研制成的)乙型肝炎疫苗 / ~ desorption mass spectroscopy (简作 PDMS) 血浆解吸作用物质分光镜检术 / ~ digoxin concentration (简作 PDC) 血浆地高辛浓度 / ~ disappearance rate (简作 PDR) 血浆消失率 / ~ disc 质盘 / ~ exchange (简作 PE) 血浆交换 / ~ extender 血浆增容剂 / ~ free cortisol (简作 PFC) 血浆游离皮质醇 / ~ glucose tolerance rate (简作 PGTR) 血浆葡萄糖耐量率 / ~ histaminase activity (简作 PH; PHA) 血浆组织胺酶活性 / ~ human, normal 正常人血浆 / ~ hydrolysate 血浆水解物 / ~ hydroxyproline (简作 PHP) 血浆羟脯氨酸 / ~ inorganic iodine (简作 PII) 血浆无机碘 / ~ insulin activity (简作 PIA) 血浆胰岛素活性 / ~ iron disappearance time (简作 PIDT) 血浆铁消失时间 / ~ iron disappearance (简作 PID) 血浆铁消失 / ~ iron pool (简作 PIP) 血浆铁储存库 / ~ iron turnover (简作 PIT) 血浆铁更新(转换量)/ ~ lymph 淋巴浆 / ~ marinum 海水[人造]血浆 / ~ membrane 质膜 / ~ muscle 肌浆 / ~ oncotic pressure (简作 POP; Posm) 血浆膨胀压 / ~ oxalate 草酸盐血浆 / ~ peptone; albumose ~ 胨血浆,示血浆 / ~ prolactin (简作 PRL) 血浆催乳素 / ~ protamine paracoagulation (简作 PPP; 3P) 血浆鱼精蛋白副凝固(试验),3P(试验) / ~ protein solution (简作 PPS) 血浆蛋白溶液 / ~ protein (简作 PP) 血浆蛋白 / ~ prothrombin conversion accelerator (简作 PPCA) 血浆凝血酶原转化因子 / ~ prothrombin conversion factor (简作 PPCF) 血浆凝血酶原转化因子 / ~ renin activity (简作 PRA) 血浆肾素活性 / ~ salt 中性盐血浆 / ~ skimming 血浆撇消现象 / ~ spore 孢子

浆,孢子质 / ~ theory 原生质说 / ~ thromboplastin antecedent (简作 PTA) 血浆凝血致活酶前质 / ~ thromboplastin component deficiency (简作 PTCD) 血浆凝血致活酶成分缺乏症,PTC 缺乏性血友病 / ~ thromboplastin component (简作 PTC) 血浆凝血致活酶成分(因子 IX),抗血友病因子 B / ~ thromoplastin factor (简作 PTF) 血浆凝血激活酶因子(因子 X)/ ~ thromboplastin factor A (简作 PTF-A) 血浆凝血激活酶因子 A / ~ thromboplastin factor B (简作 PTF-B) 血浆凝血激活酶因子 B / ~ thromboplastin factor C (简作 PTF-C) 血浆凝血激活酶因子 C / ~ thromboplastin factor D (简作 PTF-D) 血浆凝血激活酶因子 D / ~ total cortisol (简作 PTF) 血浆总皮质醇 / ~ triglyceride (简作 PG) 血浆甘油三(酸)酯 / ~ true 真血浆(气体成分不变)/ ~ urate concentrtion (简作 purate) 血浆尿酸盐浓度 / ~ volume (简作 PV) 血浆容量

plasma-albumin *n*. 血浆白蛋白,血浆清蛋白

plasmablast *n*. 成浆细胞,原浆细胞

plasma-coagulase *n*. 血浆凝固酶

plasmacrit test (简作 PCT) 血浆鉴定试验

plasmacule *n*. 血尘

plasmacyte *n*. 浆细胞

plasmacytoid lymphocytic lymphoma (简作 PLL) 浆细胞样淋巴细胞性淋巴瘤

plasmacytoma *n*. 浆细胞瘤

plasmacytopoiesis *n*. 浆细胞生成

plasmacytosis *n*. 浆细胞增多症

plasmagel *n*. 原生质凝胶,质胶态,胶浆 ‖ ~ sheath 原生质凝胶鞘 / ~ sheet 质叶

plasmagene *n*. 细胞质基因

plasma-glucose disappearance rate (简作 PGDR) 血浆葡萄糖消失率

plasmahaut [德] *n*. 胞质膜

plasma-iron disappeareance rate (简作 PIDR) 血浆铁消失率

plasma-iron disappeareance time 1/2 (简作 PIDT1/2) 血浆铁半衰期(小时 1/2 的时间)

plasmal *n*. 浆醛

plasmalemma [plasma-希 lemma husk] *n*. 胞质膜

plasmalogen; **acetal phosphatide** *n*. 缩醛磷脂

plasmameba; **plasmamoeba** *n*. 血浆变形虫(旧虫)

plasmanate *n*. 人血浆蛋白粉(血浆代用品)

plasmaphaeresis; **plasmapheresis** *n*. 血浆除去法,去血浆法

plasmapheresis [plasma + 希 aphairesis removal] *n*. 血浆除去法,去血浆法

plasmapheretic; **plasmaphaeretic** *a*. 去血浆的

plasmarrhexis [plasma + 希 thexis repture] *v*. 胞质溶解

plasmase; **fibrin ferment** *n*. 纤维蛋白酶

plasmasol *n*. ①质液 ②原生质溶胶

plasmasome [plasma + 希 some body] *n*. 白细胞颗粒

plasmatherapy *n*. 血浆疗法

plasmatic *a*. ①浆的,血浆的 ②原生质的,原浆的 ‖ ~ cork 原生质塞

plasmatogamy [plasma + 希 gamos marriage] *n*. 胞质融合

plasmatorrhexis [plasma + 希 rhexis rupture] *n*. 胞质破裂,细胞破裂

plasmatosis *n*. 胞质液化

Plasmepsin Ⅱ *n*. 胞浆疟素Ⅱ(参与疟疾寄生虫之血红蛋白的重要物质)

plasmexhidrosis *v*. 血浆渗出

plasmic *a*. ①血浆的,浆的 ②原生质的 ③富原生质的 ‖ ~ envelope 胞质鞘

plasmid *n*. 质粒, 质体(细胞遗传体)

plasmin; **fibrinolysin** *n*. 纤维蛋白溶酶 ‖ ~ inhibifor (简作 PI) 纤溶酶抑制物

plasmin-antiplasmin complex (简作 P-aP'C) 纤溶酶—抗纤溶酶复合物

plasminogen (简作 pg, PLg) *n*. 纤维蛋白溶酶原 ‖ ~ activator inhibitor (简作 PGAI) 纤维蛋白溶酶原激活剂的抑制剂 / ~ activator (简作 PGA) 纤维蛋白溶酶原激活剂

plasminogen; **profibrinolysin** (简作 PLG) *n*. 纤维蛋白溶酶原,前纤维蛋白溶酶

plasminogenemia *n*. 纤维蛋白溶酶原血

plasmo- [希 plasma anything formed 胞浆] 血浆,浆,胞浆

plasmochin; **plasmoquine** *n*. 扑疟喹啉,扑疟喹 ‖ ~ naphthoate; pamaquine naphthoate 萘甲酸扑疟喹啉

plasmocide *n*. 抗疟素(人工合成杀疟原虫剂)

plasmocrine *a*. 分泌浆水的

plasmocyte *n*. 浆细胞

plasmocytoma *n*. 浆细胞瘤

plasmodermal blepharoplast 周质生毛体

plasmodesma [希 plasma plasm + desmos band] *n*. 胞质间连丝(植物)

plasmodia (单 plasmodium) *n*. ①合胞体 ②原形体,原质团 ③疟原虫

plasmodial *a*. ①疟原虫的 ②原质体的,原形体的,合胞体的 *n*. ①合胞体 ②原形体的,原质团的

plasmodiblast; **trophoblast** *n*. 滋养层

plasmodicidal [plasmodia + 拉 caedere to kill] *a*. 杀疟原虫的

plasmodicide *n*. 杀疟原虫药

plasmodieresis *n*. 胞质分裂

Plasmodiidae *n*. 疟原虫科(隶属于孢子纲 Sporozoea)

plasmodiophora brassicae 甘蓝根肿菌

Plasmodiophoraceae *n*. 根肿菌科(一种菌类)

Plasmodiophorales *n*. 寄生黏菌纲

plasmodiosis; **plasmodial disease** *n*. 疟原虫病

plasmoditrophoblast; **plasmotrophoblast** *n*. 合胞体滋养层

Plasmodium *n*. 疟原虫属 ‖ ~ bovis 牛疟原虫 / ~ brasilianum 巴西疟原虫 / ~ brassicae 芸苔根足原虫 / ~ canis 犬疟原虫 /~ capistrani; ~ cathemerium 卡[皮斯特兰]氏疟原虫 / ~ cynomolgi 猴疟原虫 / ~ danilewskyi 丹[尼列夫斯基]氏疟原虫(鸟)/ ~ equi 马疟原虫 / ~ falciparum; Laverania falcipara 恶性疟原虫,镰状疟原虫 / ~ falciparum quotidianum 日发恶性疟原虫 / ~ gallinaceum 鸡疟原虫 / ~ immaculatum ①无斑疟原虫(鸟类疟原虫) ②镰状疟原虫,恶性疟原虫 / ~ inui 猴疟原虫 / ~ knowlesi 诺[耳斯]氏疟原虫(猴)/ ~ kochi 郭霍氏疟原虫(猩猩)/ ~ kytoplastokon 细胞浮游原虫 / ~ malariae 三日疟原虫 / ~ ovale 卵形疟原虫 / ~ pitheci 猿疟原虫 / ~ pleurodyniae 流行性[膈]胸膜痛包涵体 / ~ praecox 早熟疟原虫(鸟)/ ~ relictum 鸟疟原虫 / ~ relictum var. matutinum 晨疟原虫(鸟)/ ~ richenowi 里[赫诺夫]氏疟原虫 / ~ schwetzi 许[韦茨] 氏疟原虫 / ~ tenue 细薄疟原虫 / ~ vassali 瓦[萨耳]氏疟原虫 / ~ vivax 间日疟原虫 / ~ vivax minuta 微小间日疟原虫

Plasmodium berghei (**Vincke et Lips**) 贝氏疟原虫(隶属于疟原虫科 Plasmodiidae)

Plasmodium cynomolgi (**Mayer**) 犬疟原虫(隶属于疟原虫科 Plasmodiidae)

Plasmodium elongaturm (**Huff**) 鸟疟原虫(隶属于疟原虫科 Plasmodiidae)

Plasmodium fallax (**Schwetz**) 伪疟原虫(隶属于疟原虫科 Plasmodiidae)

Plasmodium flaciparum (**Welch**) 恶性疟原虫(隶属于疟原虫科 Plasmodiidae)

Plasmodium gallinacrum (**Brumpt**) 鸡疟原虫(隶属于疟原虫科 Plasmodiidae)

Plasmodium hexamerium(**Huff**) 六数疟原虫(隶属于疟原虫科 Plasmodiidae)

Plasmodium inui (**Halberstadter et Prowazek**) 相似疟原虫(隶属疟原虫科 Plasmodiidae)

Plasmodium knowlesi 诺氏疟原虫

Plasmodium knowlesi (**Sinton et Mulligan**) 诺氏猴疟原虫(隶属于疟原虫科 Plasmodiidae)

Plasmodium lophurae (**Coggeshall**) 雉疟原虫(隶属于疟原虫科 Plasmodiidae)

Plasmodium malariae (**Laveran**) 三日疟原虫(隶属于疟原虫科 Plasmodiidae)

Plasmodium oti (**Wolfson**) 耳疟原虫(隶属于疟原虫科 Plasmodiidae)

Plasmodium ovale (**Stevens**) 卵形疖疟原虫(隶属于疟原虫科 Plasmodiidae)

Plasmodium relictum (**Grassi et Feletti**) 孑遗疟原虫(隶属于疟原虫科 Plasmodiidae)

Plasmodium vinckei (**Vinckei**) 文氏疟原虫(隶属于疟原虫科 Plasmodiidae)

Plasmodium vivax (**Grassi & Feletti**) 间日疟原虫(隶属于疟原虫科 Plasmodiidae)

Plasmodium yoelii (**Yoeli**) 约氏疟原虫(隶属于疟原虫科 Plasmodiidae)

Plasmodromata *n*. 质走纲(动物)

Plasmodronta *n*. 质走亚门(动物)

plasmogamy *n*. 胞质融合,胞质配合

plasmogen *n*. 原生质,原浆

plasmoid *n*. 类浆(细胞的一种异常蛋白成分)

plasmokinin *n*. 血浆激肽

plasmolemma *n*. 质膜

plasmology *n*. 原生质学,原浆学
plasmolysis *n*. 质壁分离,胞质皱缩
plasmolytic *a*. 胞质皱缩的,原浆分离的
plasmolyticum *n*. 胞质分离剂,原浆分离剂
plasmolyzable *a*. 胞质皱缩性的,原浆分离性的
plasmolyzabllity *n*. 胞质皱缩性,原浆分离性
plasmolyze *n*. 使胞质皱缩,使原浆分离
plasmoma *n*. 浆细胞瘤
plasmon *n*. ①胞质团 ②细胞质基因
plasmoptysis［plasmo- + 希 plyein tospit］*n*. 胞质逸出
plasmoquin; **plasmoquine**; **pamaquine** *n*. 扑疟喹啉,扑疟喹
plasmorrhexis［plasmo- + 希 rhexissplitting］*n*. 红细胞(浆)迸出,红细胞破碎
plasmoschisis *n*. 胞质分裂,红细胞分裂
plasmosin *n*. 胞质蛋白
plasmosome［plasmo- + 希 soma body］*n*. ①真核仁,核小体 ②线粒体
plasmosphere; **perisphere** *n*. 中心周球,星外球
plasmotomy *n*. 原质团分割
plasmotrophoblast *n*. 合胞体滋养层
plasmotropic *a*. 原浆破坏的
plasmotropism［希 plasma plasm + tropos a turning］*n*. 原浆破坏(红细胞在内脏中破坏)
plasmozyme; **thrombogen** *n*. 凝血酶原
plasome［希 plassein to form］*n*. 微胶粒(原生质的最小单位)
plassomyxa contagiosa 触染黏形虫
Plassomyxineae *n*. 黏形虫科
plasson; **totipotential protoplasm** *n*. 无核细胞原浆,全能原浆
-plast［希 plastos formed 成形］［构词成分］原始细胞,形成体,［小］体
plastein *n*. 改制蛋白,合成类蛋白(由蛋白质在胃内的消化产物合成)
plaster［拉 emplastrum］(简作 plas) *n*. ①硬膏［剂］②石膏,灰泥,橡皮膏 *v*. 涂灰泥,贴膏药 ‖ adhesive ~ 绊创膏,橡皮膏 / ~ adhesive, sterile 无菌绊创膏,无菌橡皮膏 / ~ ammoniac and mercury 阿摩匿汞硬膏 / ~ antiseptic 防腐绊创膏 / ~ barium 钡浆 / ~ belladonna 颠茄硬膏 / ~ blistering 发泡硬膏 ~ of cantharidin 斑蝥素硬膏 / ~ capsicum 辣椒硬膏 / ~ chalybeate 铁硬膏 / ~ compound diachylon 复方铅硬膏 / ~ compound galbanum 复方古蓬香胶硬膏 / ~ copmound lead 复方铅硬膏 / ~ corn 鸡眼硬膏 / ~ court; isinglass ~ 鱼胶硬膏 / ~ dental 牙科石膏 / ~ diachylon; lead ~; lead oleate ~ 铅硬膏,油酸铅硬膏 / ~ English; court ~ 鱼胶硬膏 / ~ impression 印模石膏 / ~ iron 铁硬膏 / ~ isinglass; court ~ 鱼胶硬膏 / ~ jacket 石膏背心 / ~ lead; diachylon ~ 铅硬膏,油酸铅硬膏 / ~ lead oleate; lead ~ 油酸铅硬膏,铅硬膏 / ~ litharge; lead ~ 蜜陀僧硬膏,铅硬膏 / ~-masses 硬膏块剂 / ~ menthol 薄荷脑硬膏 / ~ mercurial 汞硬膏 / ~ mustard 芥子硬膏 / ~ opium 鸦片硬膏 / ~ of paris (简作 PoP) 熟石膏,煅石膏,干燥硫酸钙 / ~ pitch 沥青硬膏 / ~ porous 有孔硬膏 / ~ resin; rosin ~ 松香硬膏 / ~ rubber 橡皮膏 / ~ salicylic acid 水杨酸硬膏 / ~ soap［铅］肥皂硬膏 / ~ soluble impression 可溶性印模石膏 / ~ spice 香料硬膏 / ~ spreader 摊膏器 / ~ stone(生)石膏 / ~ strapping 绊创膏 / ~ strengthening; iron ~ 铁硬膏 / ~ surgical 绊创膏 / ~ warming 暖皮硬膏 / ~ white-lead 铅白硬膏
plasterer *n*. 泥水工
plasthetics *n*. 合成树脂,塑胶制品
-plastic［希］［构词成分］成形的,成形术的
plastic *a*. 柔软的,造形的,可塑的,整形的 *n*. 塑料,塑料制品 ‖ ~ and Reconstructive Surgery (简作 PRS)《整形与重建外科》(杂志名)/ ~ jacket crown (简作 PJC) 瓷甲冠(牙科用)/ ~ Material Manufacturers' Associaton (简作 PMMA) 塑料制造商 / ~ surgeon (简作 PL) 整形外科医师 / ~ surgery (简作 P Surg, PL) 整形外科学/ ~ transparent 透明塑胶
plasticine *n*. 塑泥
plasticity *n*. 可塑性,适应性
plasticizer *n*. 成性剂,增塑剂
plastics *n*. 成形外科学,整形外科学,整复外科学
plastid［希 plastos formed］*n*. ①质体 ②成形粒 ‖ ~ blood 血细胞 / ~ inheritance 质体遗传 / ~ mutation 质体突变/ ~ red 红细胞 / ~ system of heredity 质体遗传系
plastidium; **plastid** *n*. ①质体 ②成形粒
plastidogenetic *a*. 质体形成的,细胞形成的
plastidome *n*. 质体系
plastidule; **biophore** *n*. 生源体,初浆体
plastin *n*. 网质,网素(指质丝或透明质)
plastiosome; **mitochondria** *n*. 线粒体
plastocene *n*. 油泥
plastochondria; **granular mitochondria** *n*. 粒状线粒体,粒体
plastochondrium (复 plastochondria) *n*. 粒状线粒体,粒体
plastocont; **chondrioconte** *n*. 杆状线粒体
plastocyte; **blood platelet** *n*. 血小板
plastodesma *n*. 质体丝
plastodynamia［希 plastos formed + dynamis power］*n*. 发育力
plastogamy *n*. 胞质融合,胞质配合
plastogel *n*. 塑料凝胶
plastogene *n*. 质体基因
plastokont; **chondriconte** *n*. 杆状线粒体
plastome *n*. 原质体系
plastomere *n*. ①线粒体区 ②裂殖子胚 ③精子胞浆部
plastomere; **chondriomere** *n*. 线粒体区
plastometer *n*. 塑性计,塑度计
plastosome［希 plastos formed + some body］*n*. 线粒体 ‖ ~ plasty suf 成形术,整形术,整复术
plastrom testudinis 龟板
plastron *n*. ①胸板(胸骨与肋软骨的合称)②腹甲(龟)③盾板(海胆)‖ ~ respiration 气盾呼吸(水生昆虫)
plastron *n*. ①胸板(胸骨与肋软骨的合称)②腹甲(龟)
Plastrum depressa Willd.［植药］平车有种子—［车前子］;全草—［车前草］
plastrum gestudinis 龟板
plastrum Testudinis［龟板］
-plasy［希］［构词成分］成形术,整形术,移植术;形成
plat platinum 铂
Platalea leucorodia (**Linnaeus**) 白琵鹭(隶属于鹮科 Threskioriithidae)
Platanaceae *n*. 悬铃木科
Platansta gangetica (**Roxburgh**) 恒河喙属(隶属于淡水海豚科 Platanstidae)
Platansta minor (**Owen**) 印度喙属(隶属于淡水海豚科 Platanstidae)
Platanstidae *n*. 喙豚科(隶属于齿鲸亚目 Osontoceti)
platanthera blfolia Richard 二叶长距兰
Platax teira (**Forska l**) 燕鱼(隶属于白鲳科 Ephippidae)
plate［希 plate］*n*. (金属的)板片,碟,培养皿,平皿,电极,招牌,盘子,托基(牙) *v*. 镀(金银等),用板固定 ‖ ~ agar 琼脂平皿 / ~ alar; dorsolateral ~; wing ~; flugelplatte 翼板 / ~ aluminum 铝板 / ~ alveolar［牙］槽板 / ~ anal; anal membrane 肛板,肛膜 / ~ approximation 对合板(用于肠道手术) / ~ auditory 听板(外耳道骨性顶) / ~ axial; primitive streak 原条(胚) / ~ baffle 挡板,缓冲板,折流板 / ~ basal 基板 / ~ base 基板(牙) / ~ bite 牙板,牙托 / ~ bone 骨板 / ~ buccal alveolar 颊槽板 / ~ cardiogenic 生心板 / ~ cell 细胞板 / ~ choronic 绒毛板 / ~ clinoid 床板(在蝶鞍后) / ~ cloacal; cloacal membrane 泄殖腔膜,一穴肛膜 / ~ closing 闭板 / ~ collecting 收集极板(电池的) / ~ cortical 外板 / ~ cough 咳皿(用以培养百日咳杆菌) / ~ counting 计数板 / ~ counting, ruled 分格计数板 / ~ cover 盖片 / ~ cribriform 筛板 / ~ culture 培养皿 / ~ cuticular 膜状板(柯替氏器中与支持细胞连接的板) / ~ cutis 皮板 / ~ cutting 切板 / ~ decalcified-bone 脱钙骨板 / ~ deck; roff ~ 顶板 / ~ debtal 牙板 / ~ denture 托牙板 ~ of denture, base 托牙基板 / ~ dermomyotome 皮肌节板 / ~ die 成型板 / ~ dorsal; roof ~ 顶板 / ~ dorsal cutting 背切板 / ~ dorsolateral; alar ~ 翼板 / ~ draw 抽丝板 / ~ electric hot 电热板,电炉 / ~ embryonic; blastoderm 胚盘,胚层 / ~ end 终板 / ~ epiphyseal 骺板 / ~ equatorial 赤道板 / ~ ethmovomerine 筛犁板 plates, facial 面板(胚) / ~ filter 滤板 / ~ floof; ventral ~; bodenplatte 底板(神经管) / ~ flush 平槽滤板 / ~ foot 底板(镫骨) / ~ frontal 额板 / ~ frontonasal 额鼻板 / ~ gelatin 明胶平皿 / ~ benerating 发生模板 / ~ giant 巨血小板,巨核细胞 / ~ gill 鳃板 / ~ gray; laminal terminalis 灰板,终板 / ~ heatable spot 可热点滴反应板,可热滴试板 / ~ horzontal; pars horizontalis 水平板(腭骨)/ ~, immunoquantitation 免疫定量板 / ~ intermediate 中板 / ~ intestinal 肠板 / ~ Kowarsky's 科瓦尔斯基氏板(为血液涂片作加热固定时用) plates, Kuhne's terminal 屈内氏终板(神经) / ~ labial 唇板 plates, Lane 累恩氏［接骨］板 / ~ lateral 侧板 / ~ lateral mesoblastic 中胚层侧板 / ~ lateral pterygoid 翼外板 / ~ lingual alveolar 舌槽板 / ~ lung alveolar 肺泡板 / ~ mandibular 下颌板 / ~ meatal 耳道板 / ~ medial pterygoid 翼内板 / ~ medullary; neural ~ 髓板,神经板 / ~ mesial; nephrotome 中板,肾节,原肾节 / ~ middle; nephrotome 中板,肾节,原肾节 mo③ eumo / ~ Moe 莫氏板(股骨转子间骨折内固定的钢板) / ~ motor; end-plate 终板 / ~ motorial; end-plate 终板 / ~ mounted 架板 / ~

muscle 肌[节]板 / ~ nail 指(趾)甲板 / ~ nephrotome; nephrotome 肾节,原肾节 / ~ neural 神经板,髓板 / ~ notochordal; head process 头突 / ~ nuclear 核板 / ~ oral; pharyngeal membrane 口板,咽膜 / ~, orbital 眶板/ ~ organ 板形感器/ ~ palate ①腭板(腭骨) ②腭板(牙) / ~ paper; lamina papyracea 纸板(筛骨) / ~ parachordal 脊索旁板 / ~ parietal 壁板 / ~ perforated, anterior; substantia perforata anterior 前穿质 / ~ perforated, posterior; substantia perforata posterior 后穿质 / ~ perpendicular 垂直板 / ~ Petri 陪替氏平皿(细菌培养用) / ~ pharyngeal; pharyngeal membrane 咽膜 / ~ platinum 铂板 plates, polar; pole plates 极板 / ~ porous 素烧板 / ~ positive ①正片 ②阳极板,正极板 / ~ pour 倾注平皿 / ~ prechordal; prochordal ~ 脊索前板 / ~ primitive 原板 / ~ primitive joint 原关节板 / ~ pterygoid, external; lamina lateralis processus pterygoidei 翼突外侧板 / ~ pterygoid internal; lamina medialis processus pterygoidel 翼突内侧板 / ~ quadrigeminal; lamina duadrigemina 四迭板 / ~ rectal 直肠板 / ~ retaining 维持板 / ~ retention 固位板 / ~ reticular 网状板 / ~ roof; deck ~; dorsal ~ ; deckplatte 顶板 / ~ rubber 橡皮板 / ~ screw 螺丝板 / ~ segmental 节板

plateau *n*. ①高原,高地 ②平顶,坪 ‖ ~ tibial 胫骨坪(胫骨接近股骨髁内外侧的骨面) / ~ ventricular 心室坪(心室压曲线的最高段)

plateau-climate *n*. 高原气候

platefe bound IgG (简作 PBIgG) 血小板结合免疫球蛋白 G

plateful *n*. 一盘,一碟

platelet *n*. 血小板 ‖ ~ activating factor (简作 PAF) 血小板活化因子 / ~ adherence test [PahT] (简作 PAdT) 血小板黏附试验 / ~ agglutination test (简作 PagT) 血小板凝集试验 / ~ aggregation enhancing factor (简作 PAEF) 血小板凝集加强因子 / ~ aggregation ratio (简作 PAR) 血小板凝集比例 / ~ associated IgG (简作 PAIgG) 血小板相关免疫球蛋白 G / ~ coagulation activity test (简作 PCAT) 血小板凝血活性试验 / ~ concentration (简作 PC) 血小板凝缩(物)/ ~ count (简作 PC) 血小板计数 / ~ defect (简作 PLD) 血小板缺陷 / ~ extensible text (简作 PET) 血小板伸展试验 / ~ factor (简作 PF) 血小板因子 / ~ factor III activity (简作 PF_3A) 血小板第 3 因子活性 / ~ factor III test (简作 PF_3T) 血小板第 III 因子测定 / ~ glucoprotein (简作 PGP) 血小板糖蛋白 / ~ immunofluorescence test (简作 PIFT) 血小板免疫荧光试验 / ~ phenolsulfotransferase (简作 PST) 血小板酚磺基转移酶 / ~ phosphohexokinase (简作 PPHK) 血小板磷酸己糖激酶 / ~ release test (简作 PRT) 血小板释放试验 / ~ retention test (简作 PRT) 血小板滞留试验 / ~ suspension immun-fluorescen test (简作 PSIFT) 血小板悬液免疫荧光试验 / ~ transfusion (简作 PT) 输注血小板

plateletphoresis (简作 PP) *n*. 血小板输注

platelet-poor blood (简作 PPB) 去血小板血液

platelet-poor plasma (简作 PPP) 去血小板血浆

platelet-rich plasma (简作 PRP) 富含血小板血浆

platelets *n*. [血]小板 ‖ ~ aggregation factor (简作 PAF) 血小板凝集因子 / ~, blood; blood platelets 血小板 / ~ osmiophilic 嗜锇血小板 / ~ osmiophobic 嫌锇血小板 / ~ peroxides (简作 PPO) 血小板过氧化 / ~, Senn's bone 森氏骨板(用于对合及缝合肠段)/ ~ sense 感觉板 / ~ simple 简单板(牙) / ~ wius 窦板(胚) / ~ skeleton 托牙骨板 / ~ sole 终板 / ~, Soyka's 索伊卡氏平皿(细菌培养用)| ~, piracular 气孔板,气门板 / ~ spiral; lamina spiralis ossea 螺旋板(骨性) / ~ split 分裂板 / ~ spring 弹性板 / ~ stigmal 气孔板 / ~ stomodeal; oral ~ 口板,咽膜 / ~ streak 划线培养平面 / ~ subgerminal 胚下板 / ~ sucking; suction ~ 吸板 / ~ suction 吸板 plates, tarsal 睑板 / ~ terminal; lamina terminalis hypothalami [丘脑下部]终板 / ~ tracheal 气管板 / ~ trial 托牙试板 / ~ tympanic 鼓板(内耳道侧壁及底的骨板) / ~ urethral 尿道板 / ~ vacuum; vacii, chamber ~ 真空腔牙托板 / ~ vascular foot; sucker foot 血管足板,吸足,吸盘 / ~ ventral; floor ~ 底板(神经管) / ~ ventral cutting 腹切板 / ~ ventrolateral; basal ~ 腹外侧板,基板 / ~ vertical; perpendicular ~ ; lamina perpendicularis 垂直板 / ~ wing; alar ~ 翼板 / ~ x-ray X 线[硬]片

platform *n*. 台,讲台,露(平,月)台,举重台,党纲

plathelmintiasis; **platybelmintiasis** *n*. 扁蠕虫病,扁形动物病

platiculture; **plate cultrue** *n*. 平皿培养

-platin [构词成分] -铂(1998 年 CADN 规定使用此项名称,主要系指抗肿瘤药物顺帕[Cisplatin]一类的药名,如奥沙利铂[Oxaliplatin]、卡铂[Carboplatin]等)

platinectomy *n*. 镫骨底板切除术

plating *n*. ①平皿接种 ②骨折镶片法 ③镀金(银),电镀术 ‖ ~ efficiency (简作 PE) 镀层效应 / ~ of cultures 平皿接种(法)

platinode [platinum + 希 hodos way] *n*. 铂极

platinogold *n*. 铂金页

platinoiridium; **indioplatinum** *n*. 铂钛合金

platinosis *n*. 铂中毒

platinous *a*. 亚铂的,二价铂的

platinum (缩 Pt) *n*. 铂,白金(78 号元素) ‖ ~ chloride 氯化铂 / ~ dichloro-diamine (简作 PDD) 氯氨铂 / ~ wire 铂丝,接种丝

platinum-gold-silver (**alloy**)(简作 PGS) 铂金银合金

platitude *n*. 防腐,平凡,老生常谈,滥调 ‖ platitudinous *a*.

platode; **platoid** *a*. 扁形的,扁平的

platonic *a*. 铂的,四价铂的

platonychia; **platyonychia** *n*. 扁平指(趾)甲 ‖ ~ acuta abrata 急性剥脱性扁平指(趾)甲,牛皮癣样甲病

platoon *n*. 排,排长,小队

platradon; **platinum radon seeds** *n*. 铂氡小管

platter *n*. 大浅盘(通常为椭圆形),唱片

platy-[希 platys broad 阔的] 阔,扁平

platybasia [play- + 希 basis base (of the skull) + -ia]; **basilar impression** *n*. 扁颅底,扁后脑

Platycarya strobilacea Sieb. et Zucc. 化香树

platycelian; **platycelous** *a*. 前凹后凸的

platycelous [platy- + 希 koilos hollow] *a*. 前凹后凸的

platycephalia; **platycephaly** *n*. 扁头

platycephalic *a*. 扁头的

Platycephalidae *n*. 鲬科(隶属于鲉形目 Scorpaeniformes)

platycephalous; **platycephalic** *a*. 扁头的

Platycephalus indicus (**Linnaeus**) 鲬(隶属于鲬科 Platycephalidae)

platycephaly *n*. 扁头

Platycladus orientalis (**L.**) **Franco**; **Biota orientalis**(**L.**) **Endl. Thuja orientalis L.** [植药] 侧柏嫩枝叶—[侧柏叶];种仁—[柏子仁]

platycnemia *n*. 扁胫骨(左,右侧扁)

platycnemic *a*. 扁胫骨的

platycnemism *a*. 扁胫骨的

Platycodon A. DC. 桔梗属 ‖ ~ glaucus Nak. ~ grandiflorum 桔梗

Platycodon grandiflorum *A*. **DC.** [植药] 桔梗根—[桔梗]

platycoelous vertebra 平

platycoria *n*. 瞳孔开大

platycrania *n*. 扁颅

platycyte *n*. 扁平细胞

platyglossal *a*. 阔舌的

Platygyra astreiformis (**M.-ED. et Hamie**) 星状扁脑珊瑚(隶属于蜂巢珊瑚科 Faviidae)

platyhelminth *n*. 扁蠕虫,扁形动物

Platyhelminthes *n*. 扁形动物门

Platyhelminthes [play- + 希 helmins worm] *n*. 扁形动物门

platyhieric [play- + 希 hieron sacrum] *n*. 阔骶[骨]的

platyknemia; **platycnemia** *n*. 扁胫骨

platymeria *n*. 扁股骨

platymeric *a*. 扁股骨的

platymorphia [play- + 希 morphe form] *n*. 扁型眼,浅型眼

platymorphic *a*. 扁型眼的,浅型眼的

platymyarian [play + 希 mys muscle] *a*. 扁肌型的

platymyoid *a*. 扁肌样的

Platynaspini angulimaculata (**Mader**) 斧斑瓢虫(隶属于瓢虫科 Epilachninae)

Platynereis bicanaliculata (**Baird**) 双管阔沙蚕(隶属于沙蚕科 Nereidae)

Platynereis dumerilii (**Audouin et M-Edwards**) 杜氏阔沙蚕(隶属于沙蚕科 Nereidae)

platyonychia *n*. 扁平指(趾)甲

Platyope mongolica (**Fald**) 蒙古光漠王(隶属于拟步行虫科 Lacordaire)

platyopia *n*. 阔面

platyopic *a*. 阔面的

platypellic *a*. 阔骨盆的

platypelloid *a*. 阔骨盆的

Platypezidae *n*. 扁足蝇科

Platypharodon extremus (**Herzenstein**) 极边扁咽齿鱼(隶属于鲤科 Cyprinidae)

platyphylline *n*. 阔叶狗舌草碱 ‖ ~ bitartrate 重酒石酸阔叶狗舌碱

Platypleura kaempferi (**Fabricius**) 蟪蛄(隶属于蝉科 Cicadidae)

platypnea *n*. 平卧呼吸(和端坐呼吸相反)

Platypodia granulosa (**Ru ppell**) 颗粒扁足蟹(隶属于扇蟹科 Xanthidae)

platypodia; flatfoot *n*. 扁平足
platypus *n*. 鸭嘴兽
Platyrhina sinensis (**Bloth et Schneider**)中国团扇鳐(隶属于团扇鳐科 Platyrhinidae)
Platyrhinidae *n*. 团扇鳐科(隶属于鳐形目 Rajiformes)
platyrrhine *a*. 阔鼻的
platyrrhiny *n*. 阔鼻
platysma[希] *n*. [颈]阔肌 ‖ ~ myoides; platysma [颈]阔肌
platysmal *a*. [颈]阔肌的
platysmamyoides *a*. 颈阔肌的
platyspondylia; platyspondylisis *n*. 扁椎骨
platyspondylisis *n*. 扁椎骨
platystaphyline *a*. 阔腭的
Platystemon megacephalum (**Gray**)平胸龟(隶属于龟科 Testudinidae)
platystencephalia[希 platystatos widest + enkephalos brain + -ia] *n*. 扁长头
platystencephalic *a*. 扁长头的
platystencephalism; platystencephalia *n*. 扁长头
platystencephaly; platystencephalia *n*. 扁长头
platytrope[play- + 希 trepein to turn] *n*. 对侧部
Platy(简作 Pl) *a*. 片状的
plaue[法] *n*. ①斑[块] ②板 ③血小板 ‖ ~ albuminous 蛋白斑 / ~ bacterial 菌斑,牙斑 / ~ bacteriophage [噬菌体]噬斑 / ~ beta-ray β射线板 / ~ blood; platelet 血小板 / ~ calcareous 石灰斑 / ~ dental; bacterial ~ 牙斑,菌斑 / plaques fibromyelinic 纤维髓磷脂斑 / ~ gelatinoid; bacterial ~ 胶样斑,菌斑 / ~ Lichtheim 利什特海姆氏斑(恶性贫血时大脑白质的变性区) / ~ mucinous 黏液素斑 / ~ mucous; ~ muqueuse 黏膜斑 / ~ opaline 乳光斑,梅毒黏膜斑 / ~ Peyer's; Peyer's patches 派伊尔氏淋巴集结 / ~ radium 镭板 / ~ Redlich-Fisher millary 雷—费二氏小斑 / ~ senile 衰老斑 / ~ tale 滑石斑(滑石工人X线检查胸膜面呈现阴影) / ~ tenacious 黏斑
plausible *a*. 似乎有理的,嘴巧的 ‖ plausibility *n*. / plausibly *ad*.
Plaut's angina(**ulcer**)[Hugo Karl 德医师 1858—1928]; **Ulceromembranous stomatitis; Vincent's angina** 普劳特氏咽峡炎,溃疡假膜性口炎,奋森氏咽峡炎
play *v*. 玩,游戏,演(剧等),赌博 *n*. 剧本,游戏,戏剧,比赛,赌博 ‖ ~ a part (role) 起……作用 / be in full ~ 正在开足马力运转,处于高潮 / bring (call) . . . into ~ /使发生作用,发挥 / come into ~ 开始起作用,开始动作,开始运行 / give (full) ~ to . . . 发挥 / ~ (up) on,在……上闪耀,在……上荡漾,利用 / put . . . into ~ 运转,实现
player *n*. 游戏者,演奏者,演员,选手
Playfair's treatment[William Smoult 英医师 1836—1903] 普累费尔氏疗法(休息与营养疗法)
playground *n*. 操场,运动场
playmate *n*. 游戏的伙伴
PL-B polymyxin B 多黏菌素 B
PLB porous layer bead 多孔层珠
PLBR preliminary large breeder reacfor 初级大型增殖反应堆
PLC hepatoma cell line 肝癌细胞系 / paromomycin 巴龙霉素 / pityriasis lichenoides chronica 慢性苔藓样糠疹 / pleural calcification 胸膜钙化 / polycaprolactone 聚已酸内酯 / prenatal lovine care 产前爱护 / preparative liquid chromatoraphy 介体液相色谱法 / primary liver cancer 原发性肝癌 / proinsulin like components 原胰岛素样成分
PLCC postoperative long-term cancer chemtherapy 癌手术后长期化学疗法
PLD partial denture 部分托牙 / platelet defect 血小板缺陷 / poliomyelitis like disease 类脊髓灰质炎 / polymyxin D 多黏菌素 D / posterior latissimus dorsi 后背阔肌 / potentially lethal damage 潜在的致死性损伤
PL-E pdymyxin Eicolistin 多黏菌素 E,抗敌素,黏杆菌素,黏菌素
PLE protein lacto-ferrin 乳铁蛋白 / protein loss enteric disease 蛋白丢失性肠病
plea *n*. 恳求,请求,辩解,借口
plead *v*. 辩论,辩护,恳求
pleasant *a*. 愉快的,可爱的,舒适的 ‖ ~ly *ad*. / ~ness *n*.
please *v*. 使愉快,使喜悦,请 ‖ as you ~ 随你喜欢,随你的意思,听便 / be ~d to (= inf,) 高兴…… / if you ~ 随你便,如果你高兴的话 / ~ exchange (简作 PX) 请交换 / ~ turn over (简作 pto 或 PTO) 请见反页(次页)
pleased *a*. 高兴的,喜欢的,满意的
pleasing *a*. 令人喜悦的,可爱的 ‖ ~ly *ad*.
pleasurable *a*. 令人喜悦的,愉快的,舒适的 ‖ pleasurably *ad*.
pleasure *n*. 愉快,喜悦,随意,乐趣,愿望 *v*. 高兴,享乐 ‖ at ~ 任意,随意
pleat *n*. 褶 *v*. 打褶
plebeian *a*. 平民(的)
plebiscite *n*. 公民投票
Plecoglossidae *n*. 香鱼科(隶属于鲑形目 Salmoniformes)
Plecoglossus altivelis (**Temmink & Schlegel**)香鱼(隶属于香鱼科 Plecoglossidae)
Plecotus auritus (**Linnaeus**)大耳蝠(隶属于蝙蝠科 Vespertilionidae)
Plecotus auritus kozlovi (**Bobrinskii**)大耳蝠柴达木亚种(隶属于蝙蝠科 Vespertilionidae)
plecotus auritus L.[动药] 大耳蝠粪便—夜明砂
plectonemic *a*. 具绞旋线的 ‖ ~ coil 相缠螺旋
plectonephridium *n*. 复肾管
Plectorhynchus albovittatus (**Ru ppell**) *n*. 白带胡椒鲷(隶属于石鲈科 Pomadasyidae)
Plectron[希 plektron anything to strike with] *n*. 锤型(细菌芽胞形成时)
Plectropomus oligacanthus (**Bleeker**)线点鳃棘鲈(隶属于鲈科 Percidae)
Plectropomus truncatus (**Fowler**)截尾鳃棘鲈(隶属于鲈科 Percidae)
plectrum[拉] *n*. 悬雍垂,锤骨,颞骨茎突,琴拔,拔子,颞骨叩喉听诊法
Plectrum *n*. 前缘鬃(双翅昆虫目)
pledge *n*. 誓言,保证,担保物,抵押(品) *v*. 以…;…为担保,保证,抵押,为……干杯
pledget *n*. 药棉,拭子
plegaphonia[希 plege stroke + aphonia] *n*. 叩喉听诊法
-plegia[希 plege a blow, stroke 打击][构词成分] 麻痹,瘫痪;发作
plegma *n*. 单褶(金龟子幼虫)
plegmatium *n*. 侧褶区(金龟子幼虫)
Plehn's granules[Albert 德医师 1861—1935]普累恩氏
pleiades *n*. 淋巴结肿块
pleio-[希 pleion more 更多]; **pleo-** 过多,增多,多
pleioblastus amarus(**Keng**) **Keng f.** 苦竹
pleiochloruria *n*. 尿氯过多
pleiochromia[希 pleion more + chroma color + -ia] *n*. 色素过多(症)
Pleion *n*. 独蒜兰属
Pleione scopulorum W. W. Smith[植药] 岩石独蒜兰假球茎—山慈菇
Pleione bulboccdioides(**Franch.**)**Rolfe**[植药]瓶状独蒜兰假球茎—山慈菇
Pleione grandiflora Rolfe[植药] 大花独蒜兰假球茎—山慈菇
Pleione hookeriana Moore[植药] 南独蒜兰假球茎—山慈菇
Pleione yunnanensis Rolfe ‖ ~ chiwuana Tang et Wang [植药] 滇独蒜兰假球茎—山慈菇
pleionexia; pleonexia *n*. ①贪婪狂 ②贪氧性(血红蛋白与氧的结合过分牢固)
pleiotropia[希 pleion more + tropos turning] *n*. ①多向性(亲多种组织) ②[基因]多效性
pleiotropism *n*. ①多向性(亲多种组织) ②[基因]多效性
pleiotropy *n*. ①多向性(组织) ②多效性(基因)
pleiston *n*. 类似株(细菌)
Pleistophora *n*. 多向微孢子虫属(属于 Pansporoblastina 可引起肌炎等)
plektron; plectron *n*. 锤型(细菌芽胞形成时)
plenary *a*. 完全的,绝对的,无限制的,全体出席的
Plenck's solution[Josef j. von 奥医师 1738—1807] 普伦克氏升汞溶液
Pleniloquence[拉 plenus full + loqui to talk] *n*. 多言癖
plenipotentiary *a*. 有全权的 *n*. 全权代表
plenitude *n*. 充分,完全,丰富,充足
plentiful *a*. 丰富的,多的 ‖ ~ly *ad*. / ~ness *n*.
plenty *n*. 多,丰富,充分 *a*. 很多的,足够的 *ad*. 十分 ‖ (a) ~ of. . . 很多,许多 / in ~ 充足
pleo pleochroic 多[向]色的
pleo pleochroism 多[向]色性
pleo-; pleio-过多,增多,多
pleo-[希][构词成分] 多,过多,增多(亦作 pleio-)
pleocaryocyte; pleokaryocyte *n*. 多核细胞
pleochroic; pleochromatic(简作 pleo) *a*. 多[向]色的
pleochroism(简作 pleo) *n*. 多[向]色性,多色现象(指晶体或溶液的)
pleochromatic *a*. 多[向]色的

pleochromatism *n*. 多[向]色性,多色现象(指晶体或溶液的)
pleochromocytoma *n*. 多色细胞瘤
pleocidin *n*. 多杀菌素
Pleocyamata *n*. 腹胚亚目(隶属于十足目 Decapoda)
pleocytosis *n*. 脑脊液[淋巴]细胞增多
pleodont tooth 实齿
pleoergy *n*. 变应性过度
pleokaryocyte *n*. 多核细胞
pleolysis *n*. 最大溶血浓度(红细胞)
pleomastia; **pleomazia** *n*. 多乳房[畸形]
pleomastic *a*. 多乳房的
pleomazia [pleo- + 希 mazos breast + -ia]; **pleomastia** *n*. 多乳房[畸形]
pleomorphic *a*. 多形的
pleomorphism *n*. 多形性
pleomorphous; **pleomorphic** *a*. 多形的
pleon *n*. 腹部
pleonasm [希 pleonasmos exaggeration] *n*. 赘余畸形
pleonastic *a*. 赘余[畸形]的
pleonectic *a*. 贪氧的,多氧的(血)
pleonexia [希 pleonexia greediness]; **pleonexy** *n*. ①贪婪狂 ②贪氧性(血红蛋白与氧结合过分牢固)
pleonosteosis [pleo- + 希 osteon bone + -osis] *n*. 骨化过早,骨化过度 ‖ ~ familiaris 家族性骨化过度
pleonotia [pleo- + 希 ous ear] *n*. 多耳[畸形]
pleonotus *n*. 多耳者
pleopod *n*. ①腹足(指幼虫) ②后足(指成虫)
pleoptics *n*. 弱视眼操练[疗]法
Pleosporaceae *n*. 格孢腔菌科(一种菌类)
plerocercoid [pleroun to complete + kerkos tail + eidos form] *n*. 全尾蚴,裂头蚴
plerocercus *n*. 实尾蚴
plerome *n*. 中柱原
plerosis *n*. 补复,修复
Plesch's percussion [Johann 德医师 1878 生]; **pencil percussion** 普累施氏叩诊,肋间叩诊,铅笔叩诊 ‖ ~ test 普累施氏试验(检未闭动脉导管)
Plesidastrea versipora (**Lamarck**)多孔同星珊瑚(隶属于蜂巢珊瑚科 Faviidae)
plesiognathus *n*. 腮部副嘴[畸胎]
plesiognathus [希 plesios near + gnathos jaw] *n*. 肋部副嘴畸胎
plesiomorphic *a*. 形态相似的
plesiomorphism *n*. 形态相似
plesiomorphous *a*. 形态相似的
plesiopia [plesios + 希 ops eye] *n*. 调节过劳性近视
plessesthesia [希 plessein to strike + aisthesis perception] *n*. 触叩诊
plessigraph [希 plessein to strike + graphein to write] *n*. 划界叩诊板
plessimeter; **pleximeter**; **plexometer** *n*. ①叩诊板 ②皮像板,透皮玻片
plessimetric; **pleximetric** *a*. ①叩诊板的 ②皮像板的
plessor; **plexor** *n*. 叩诊槌
pletelet factor 3 (简作 PF-3) 血小板因子 3
pletelet factor 4 (简作 PF-4) 血小板因子 4
pletelet factor8 (简作 PF-8) 血小板因子 6
pletelet factor26 (简作 PF-26) 血小板因细 26
Pleth plethysomgraphy 体积描记法
plethora [拉; 希 plethore fulness] *n*. 多血[症] ‖ ~ apocoptica 切断术后多血 / ~ cavernosa 海绵体多血 / ~ hydraemica 稀血性多血 / ~ polycythaemica; polyemia polycythaemica 红细胞增多性多血[症]
plethoric *a*. 多血的
plethosomy *n*. 肥满体型,多血体型
plethysmogram *n*. 体积描记图
plethysmograph [希 plethysmos increase + graphein to write] (简作 PMF, PMG) *n*. 体积描记器 ‖ ~ finger 手指体积描记器 / ~ Franck's 弗兰克氏体积描记器 / ~ intestinal 小肠容积描记器 / ~ Mosso's 莫索氏体积描记器
plethysmography *n*. 体积描记法
plethysmometer *n*. 器官充满度测量器
plethysmometry *n*. 器官充满度测量法
plethysomgraphy (简作 Pleth) *n*. 体积描记法
pleur-; **pleuro-**胸膜
pleura (复 pleurae) [希 rib, side] *n*. ①胸膜 ②肋部 ③侧板 ‖ ~ cervical; cupula pleurae 胸膜顶 / ~ costalis ; parscostovertebralis (pleurae) 肋胸膜,肋椎部(胸膜)/ ~ diaphragmatica; pars diaphragmatica (pleurae) 膈胸膜,膈部(胸膜)/ ~ mediastinal; pars mediastinalis (pl eurae) 纵膈胸膜,纵膈部(胸膜)/ ~ parietal 胸膜壁层 / ~ pericardial; pars pericardiaca(pleurae) 心包胸膜,心包部(胸膜)/ ~ phrenica 膈胸膜,膈部(胸膜) / ~ pulmonalis 肺胸膜 / ~ visceralis; ~ pulmonalis 胸膜脏层,肺胸膜
pleuracentesis; **pleurocentesis** *n*. 胸腔穿刺术
pleuracotomy *n*. 胸膜切开放液术,胸膜腔切开引流术
pleuradema *n*. 侧板内脊
pleurae (单 pleura) [拉] *n*. 胸膜
pleuragia *n*. 胸膜痛
pleuragraphy; **pleurography** *n*. 胸膜腔 X 线照相术
pleural *a*. 胸膜的 | ~ apophysis 侧板内突(昆虫) / ~ area ①胸区 ②侧区(昆虫) / ~ arm 内侧臂 / ~ biopsy (简作 PB) 胸膜活检 / ~ calcification (简作 PLC) 胸膜钙化 / ~ carina 侧隆线(鞘翅目) / ~ cavity 胸膜腔 / ~ coxal process 侧基突 / ~ effusion (简作 PE) 胸膜渗出物 / ~ furrow 侧槽 / ~ ganglion 侧神经节,胸神经节 / ~ membrane 胸膜,侧膜 / ~ muscle 胸肌,侧肌 / ~ piece 胸片,侧片 / ~ region 胸区,侧部 / ~ ridge 侧板内脊 / ~ suture 侧沟 / ~ thickening (简作 PIT) 胸膜增厚 / ~ villi 胸膜绒毛 / ~ wing process 侧翅突 / ~ wing recess 侧翅窝(蜉蝣)
pleuralgia *n*. 胸膜痛
pleuralgic *a*. 胸膜痛的
pleuramnion *n*. 体壁羊膜
Pleuranacanthus sceleratus (**Richardson**)圆斑扁尾豚(隶属于豚科 Tetraodontidae)
Pleuranacanthus scezensis (**Gohar**)杂斑扁尾豚(隶属于豚科 Tetraodontidae)
pleurapophyseal *a*. 椎骨侧突的
pleurapophysis *n*. 椎骨侧突,椎肋(颈椎或腰椎)
pleurectomy *n*. 胸膜[部分]切除术
pleurella *n*. 第三侧片
pleurisy [希 pleuritis] *n*. 胸膜炎(旧名肋膜炎) ‖ ~ acute 急性胸膜炎 / ~ adhesive; dry ~ 粘连性胸膜炎,干性胸膜炎 / ~ blocked 阻断性胸膜炎 / ~ cholesterol 胆甾醇性胸膜炎 / ~ chronic 慢性胸膜炎 / ~ chyliform; chyloid ~ 乳糜样胸膜炎 / ~ chylous 乳糜性胸膜炎 / ~ circumscribed 局限性胸膜 / ~ costal 肋胸膜炎 / ~ diaphragmatic 膈胸膜炎 / ~ diffuse 弥漫性胸膜炎 / ~ double 双侧胸膜炎 / ~ dry 干性胸膜炎 / ~ with effusion 渗出性胸膜炎,胸膜积液 / ~ encapsulated 包裹性胸膜炎 / ~ encysted 包裹性胸膜炎 / ~ epidemic; epidemic pleurcdynia 流行性胸膜炎,流行性胸膜痛 / ~ epidemic benign dry 流行性良性干胸膜炎 / ~ epidemic diaphragmatic 流行性膈胸膜炎 / ~ exudative; humid ~ 渗出性胸膜炎,湿性胸膜炎 / ~ fibrinous; dry ~ 纤维蛋白性胸膜炎,干性胸膜炎 / ~ hemorrgagic 出血性胸膜炎 / ~ humid 湿性胸膜炎 / ~ ichorous 败液性胸膜炎,稀脓胸 / ~ indurative 硬结性胸膜炎 / ~ interlobular 小叶间胸膜炎 / ~ latent 隐性胸膜炎 / ~ mediastinal 纵隔胸膜炎 / ~ metapneumonic 肺炎后胸膜炎 / ~ plastic 成形性胸膜炎 / ~ primary 原发性胸膜炎 / ~ proliferating; plastic ~ 增生性胸膜炎,成形性胸膜炎 / ~ pulmonary 肺胸膜炎,胸膜脏层炎 / ~ pulsating 搏动性胸膜炎 / ~ purulent; empyema 化脓性胸膜炎,脓胸 / ~ sacculated 包裹性胸膜炎 / ~ secondary 继发性胸膜炎 / ~ serofibrinous 浆液纤维蛋白性胸膜炎 / ~ serous 浆液性胸膜炎 / ~ single 单侧胸膜炎 / ~ suppurative; empyema 化脓性胸膜炎,脓胸 / ~ tuberculous 结核性胸膜炎 / ~ typhoid 伤寒型胸膜炎 / ~ visceral; pulmonary ~ 胸膜脏层炎,肺胸膜炎 / ~ wet; ~ with effusion 湿性胸膜炎,渗出性胸膜炎
pleurite *n*. 侧片
pleuritic *a*. 胸膜炎的
pleuritis; **pleurisy** *n*. 胸膜炎(旧名肋膜炎)
pleuritogenous *a*. 致胸膜炎的
pleurivalve *a*. 多瓣的
pleuro- [希 pleura rib 肋; side 边] [构词成分] 胸膜,肋膜
Pleurobranchaea novaezealandiae (**Choesoman**)蓝无壳侧鳃(隶属于侧鳃科 Pleurobranchidae)
pleurobranchia *n*. 胸鳃,侧鳃(甲壳类)
pleurobranchidae *n*. 侧鳃科(隶属于背盾目 Notaspidea)
pleurobronchitis *n*. 胸膜支气管炎
Pleurocapsaceae *n*. 宽球藻科(一种藻类)
Pleurocarpi *n*. 腋果苔目(亦称腋生子囊目或侧果苔目)
pleurocele *n*. 胸膜突出,胸膜疝
pleurocentesis [pleuro- + 希 kentesis puncture]; **thoracocentesis**; **pleuracentesis** *n*. 胸腔穿刺术
pleurocentra (单 pleurocentrum) *n*. 单侧椎[骨]体,半侧椎[骨]体
pleurocentrum [pleuro- + 希 kentron center]; **hemicentrum** *n*. 椎侧体,单侧椎[骨]体,半侧椎[骨]体

Pleurochloridaceae *n*. 肋胞藻科(一种藻类)
pleurocholecystitis *n*. 胸膜胆囊炎
pleuroclysis *n*. 胸膜腔灌洗术
pleurocoxal *a*. 侧基节的
pleurocutaneous *a*. 胸膜[与]皮肤的
pleurodesis *n*. 胸膜固定术
pleurodont *n*. 侧生齿，连骨牙
pleurodsis *n*. 胸膜固定术
pleurodynia *n*. 胸膜痛,胸肌痛(阵发性肋间肌痛) ‖ ~ epidemic; epidemic diaphragmatic ~; devil's grip; epidemic myalgia; epidemic myositis; Bornholm disease 流行性胸膜痛,流行性胸肌痛
pleurogenic; **pleurogenous** *a*. 胸膜原[性]的
Pleurogona *n*. 侧性目(隶属于海鞘纲 Ascidiacea)
pleurography *n*. 胸膜腔 X 线照相术
pleurohepatitis *n*. 胸膜肝炎
pleurolith [pleuro- + 希 lithos stone] *n*. 胸膜石
pleurolysis *n*. 胸膜松解术
pleuromatilin *n*. 短截北风菌素
pleuromelus [pleuro- + 希 melus limb] *n*. 胸部多肢畸胎
pleuron *n*. 侧板(昆虫)
Pleuronectidae *n*. 鲽科(隶属于鲽形目 Pleuronectiformes)
Pleuronectiformes *n*. 鲽形目(隶属于硬骨鱼纲 Actinopterygii)
Pleuronichthys cornutus (**Temminck et Schlegel**)角木叶鲽(隶属于鲽科 Pleuronectidae)
pleuronotum *n*. 侧背板
pleuroparietopexy [pleuro- + parietal + 希 pexis fixation] *n*. 胸膜胸壁固定术
pleuropedal connective 侧足连索
pleuropericardial *a*. 胸膜心包的 ‖ ~ cavity 胸膜心包腔 / ~ membrane 胸膜心包膜
pleuropericarditis *n*. 胸膜心包炎
pleuroperitoneal *a*. 胸膜腹膜的 ‖ ~ canal 胸膜腹管 / ~ membrane 胸腹膜
pleuroperitoneum *n*. 胸腹膜
pleuropneumonia *n*. 胸膜肺炎 ‖ ~ organism (简作 PPO) 胸膜炎微生物
pleuropneumonia-like *a*. 类胸膜肺炎的(微生物)
pleuro-pneumonia-like organism (简作 PPLO) 类胸膜肺炎微生物
pleuropneumonolysis *n*. 胸膜肺松解术
pleuropodite *n*. 亚基节
pleuropodium *n*. 胚足带(昆虫)
pleuroprosoposchisis *n*. 侧面裂
pleuropterus cordatus Turcz. 何首乌
pleuropulmonary *a*. 胸膜肺的
pleurorrhea *n*. 胸膜腔渗液
pleuroscopy *n*. 胸膜腔镜检查
pleurosoma; **pleurosomus** *n*. 体侧露脏畸胎(往往伴有该侧上肢发育不全)
pleurosomatoschisis [pleura + soma + 希 schisis a cleavage] *n*. 侧腹裂
pleurosomus [pleuro- + 希 soma body] *n*. 体侧露脏畸胎(往往伴有该侧上肢发育不全)
pleurospasm *n*. 体侧痉挛
pleurosternal *a*. 侧腹板的 ‖ ~ muscle 侧腹肌
pleurosternite *n*. 侧腹片
pleurosternum *n*. 侧腹板
pleurosteron *n*. 胸骨侧突
pleurostoma *n*. 颊下缘
pleurostomal *a*. 颊下的 ‖ ~ suture 口侧沟
pleurotergite *n*. 侧背片
pleurothoracopleurectomy *n*. 胸膜胸壁切除术
pleurothotonos [希 pleurothen from the side + tonos tension]; **pleurothotonos** *n*. 侧弓反张
pleurotin *n*. [灰]北风菌素
pleurotome [pleuro- + 希 tome a cut of stump] *n*. 肺节(由一脊神经后根的传入纤维分布的肺区)
pleurotomy *n*. 胸膜切开术
pleurotrochantin *n*. 侧基外片
pleurotyphoid *n*. 胸膜型伤寒(胸膜炎并发伤寒)
pleuroventral line 侧腹线
pleurovisceral *a*. 胸膜内脏的 ‖ ~ connective 侧脏连索
Pleuroziaceae *n*. 紫叶苔科(一种苔类)
pleurum *n*. 侧板
plexagenic pulmonary artery disease (简作 PPAD) 丛源性肺动脉病
plexal *a*. 丛的
plexalgia *n*. 行军痛
plexiform *a*. 丛状的

Plexiglass *n*. (商品名) 聚异丁烯酸树脂,有机玻璃
pleximeter [希 plexis stroke + metron measure] *n*. ①叩诊板 ②皮像板,透皮玻片 ‖ ~ double 双叩诊板
pleximetric *a*. ①叩诊板的 ②皮像板的
pleximetry *n*. 板叩诊(法)
plexitis *n*. 神经丛炎
plexometer; **pleximeter** *n*. ①叩诊板 ②皮像板,透皮玻片
plexor *n*. 叩诊槌
plexus (复 plexus; plexuses) [拉 braid] (简作 Plx) *n*. 丛 ‖ ~ accessory 副丛 / ~ adrenal 肾上腺丛 / ~ annular 环状丛 / ~ anococcygeal 肛尾丛 / ~ anserinus; ~ parotideus 腮腺丛 / ~ anserinus nervi mediani 中间神经腮腺丛(面神经)/ ~ aorticus 主动脉丛(神经)/ ~ aorticus abdominalis 腹主动脉丛 / ~ aorticus thoracalis; ~ aorticus thoracicus 胸主动脉丛 / ~ arteriae cerebri anterioris 大脑前动脉丛 / ~ arteriae cerebri mediae 大脑中动脉丛 / ~ arteriae chorioideae 脉络膜动脉丛 / ~ arteriae ovaricae; ~ OVARICUS 卵巢动脉丛 / ~ arteriosonervosus; cavernous ~ 海绵丛 / ~ articularis 关节丛(静脉)/ ~ atrial 心房丛(神经,胚)/ ~ Auerbach's; myenteric / ~ 奥厄巴赫氏神经丛,肠肌丛(神经)/ ~ auricularis posterior 耳后丛 / ~ autonomiei; ~ sympathici 植物神经丛,交感[神经]丛 / ~ axillaris 腋丛(淋巴)/ ~ basilaris 基底丛 / ~ biliary 胆管丛 / ~ brachialis 臂丛 / ~ bulbar 球丛(胚)/ ~ cardiacus 心丛 / ~ cardiacus profundus 心深丛 / ~ cardiacus superficialis 心浅丛 / ~ caroticus communis 颈总动脉丛 / ~ caroticus externus 颈外动脉丛 / ~ caroticus internus 颈内动脉丛 plexuses, carotid 颈动脉丛 / ~ carotid, external; ~ caroticus externus ~ carotid, internal; ~ caroticus internus 颈内动脉丛 / ~ cavernosi concharum 鼻甲海绵丛 / ~ cavernosus ①海绵丛 ②海绵窦丛 / ~ cavernosus clitoridis 阴蒂海绵丝 / ~ cavernosus penis 阴茎海绵丛 / ~ cavernosus; ~ cavernosus ①海绵丛 ②海绵窦丛 / ~ celiac ①腹腔丛 ②腹腔淋巴丛 / ~ ephalic ganglionated 头神经节丛 / ~ cervical, posterior 颈后丛 / ~ cervicalis 颈丛 / ~ cervicobrachialis 颈臂丛 / ~ chorioideus; choroid ~ 脉络丛 / ~ chorioideus ventriculi lateralis 侧脑室脉络丛 / ~ chorilideus ventriculi quari 第四脑室脉络丛 / ~ chorioideus ventriculi tertii 第三脑室脉络丛 / ~ choroid, inferior; ~ chorioideus ventriculi quarti 第四脑室脉络丛 / ~ ciliary ganglionle; ~ gangliosus ciliaris 睫状神经节丛 / ~ coccygeus 尾丛 / ~ coeliacus; celiac ~ ①腹腔丛 ②腹腔淋巴丛 / plexuses colic 结肠丛 / ~ colic, left 结肠左丛(肠系膜下丛之一部)/ ~ colic, right 结肠右丛 / ~ coronarlus (cordis) anterlor 心冠前丛 / ~ coronarlus (cordis) anterlor 心冠后丛 / ~ coronary 心冠丛 / ~ coronary, gastric; gastric ~ 胃冠丛,胃丛 / ~ coronary, posterior 心冠后丛 / ~ crural 股丛 / ~ Cruveihier's 克律韦利埃氏丛 ①颈部神经丛 ②静脉曲张瘤 / ~ cystic 胆囊丛 / ~ deferentialis 输精管丛 / ~ dental 牙丛,齿丛 / ~ dentalis inferior; ~ dentalis mandibularis 下[颌]牙丛 / ~ dentalis superior; ~ dentalis maxillaris 上[颌]牙丛 / ~ diaphragmatic 膈丛(神经) / ~ dorsal, ulnar 尺侧指背丛 / ~ entericus; submucous ~; Meissner's ~ 肠丛,黏膜下丛(肠),麦斯纳氏丛 / ~ epigastric; solar ~; ~ coeliacus 腹腔丛 / ~ epilamellaris 板上丛 / ~ esophageal 食管丛 / ~ Exner's 埃克斯内氏丛,分子丛(接近大脑皮质表面的一层神经纤维)/ ~ extrachondral 软骨外丛 / ~ extraspinal 椎外丛(静脉) / ~ facial 面丛 / ~ femoralis 股丛(神经) / ~ fundamental; deep stroma ~ 基质丛,基质深丛 / ~ gangliform 节状丛 / ~ gangliosus ciliaris 睫状神经节丛 / ~ gastric 胃丛 / ~ gastricus anterior 胃前丛 / ~ gastricus inferior 胃下丛 / ~ gastricus posterior 胃后丛 / ~ gastricus superior 胃上丛 / ~ gastroduodenal 胃十二指肠丛 / ~ gastroepiploic 胃网膜丛 / ~ gastroepiploic, left 胃网膜左丛 / ~ glandulae vesiculosae 精囊丛 / ~ gulae; esophageal ~ 食管丛 / ~ haemorrhoidalis; ~ rectalis 直肠丛 / ~ haemorrhoidalis medius; ~ rectalis caudalis; ~ rectales medii 直肠中丛 / ~ haemorrhoidalis medius; ~ rectalis carnialis; ~ rectalis superior 直肠上丛 / ~ haemorrhoidalis (venosus); ~ venosus rectalis 直肠静脉丛 / ~ Haller's; laryngeal ~ 喉丛 / ~ Heller's 海勒氏丛(肠黏膜下层内动脉网)/ plexuses hemorrhoidal middle and superior 直肠中丛及直肠上丛(交感神经系) / ~ hemorrhoidal venous 直肠静脉丛 / ~ hepaticus 肝丛 / ~ Hovius' 霍费斯氏静脉丛(眼内) / ~ hypogastricus 腹下丛 / ~ hypogastricus inferior; ~ pelvinus 腹下丛,骨盆丛 / ~ hypogastricus superior; ~ hypogastricus 腹下上丛,腹下丛 / ~ ileocolic; colic ~ 回结肠丛,结肠丛 / ~ iliacus; ~ iliaci 髂丛 / ~ iliacus externus 髂外丛(淋巴) / ~ inferior rectal 直肠下丛(神经) / ~ infra-orbital 眶下丛(神经)/ ~ inguinalis 腹股沟[淋巴]丛 / ~ intercellular 细胞间丛 / ~ intermediate 中间丛(胚)/ ~ intermesentericus 肠系膜间丛 / ~ interradial; Baillarger's line 辐射间丛,贝亚尔惹氏线(大脑皮质锥体细

胞层内的白色带）／ ~ intramural 壁内丛(膀胱) ／ ~ ischiadicus 坐骨丛 ／ ~ Jacobson's; ~ tympanicus 雅各布逊氏丛，鼓室丛 ／ ~ jugularls 颈静脉丛(淋巴) ／ ~ larynageal 喉丛 ／ ~ iateral 侧脑室脉络丛 ／ ~ Leber's; Hovius' ~ 利伯氏静脉丛，霍费斯氏静脉丛(眼内)／ ~ lienalis ; splenic ~ 脾丛 ／ ~ lingualis 舌丛 ／ ~ lumbalis 腰丛 ／ ~ lumbalis (lymphaticus) 腰丛(淋巴)／ ~ lumbosacralis 腰骶丛 ／ ~ lymphaticus 淋巴丛 ／ ~ magnus profundus; deep celiac ~ 腹腔深丛 ／ ~ mammarius 乳房[淋巴]丛 ／ ~ mammarius internus 乳房内丛 ／ ~ maxillaris externus 上颌外丛 ／ ~ maxillaris internus 上颌内丛 ／ ~ maxillary 上颌丛 ／ ~ Meissner's; ~ submucosus 麦斯纳氏丛，黏膜下丛 ／ ~ meningeus 脑膜丛 ／ ~ mesentericus inferior 肠系膜下丛 ／ ~ mesentericus superior 肠系膜上丛 ／ ~ molecular; Exner's ~ 分子丛，埃克斯内氏丛 ／ ~ mucosus 黏膜丛 ／ ~ myentericus ; myenteric ~ ; Auerbach's ~ 肠肌丛，奥厄巴赫氏神经丛 ／ ~ nasopalatine 鼻腭丛 ／ ~ nerve 神经丛 ／ ~ nervoprotoplasmic 神经原浆丛 ／ ~ nervorum spinalium 脊神经丛 ／ ~ nervous; nerve ~ 神经丛 ／ ~ obturator 闭孔神经丛 ／ ~ occipitalis 枕丛 ／ ~ oesophageus anterior 食管前丛 ／ ~ oesophageus posterior 食管后丛 ／ ~ ophthalmicus 眼丛 ／ ~ ovarian 卵巢丛 ／ ~ ovaricus ; ~ arteriae ovaricae 卵巢动脉丛 ／ ~ pampiniformis 蔓状丛 ／ ~ pancreaticoduodenal 胰十二脂肠丛 ／ ~ pancreaticus 胰[腺]丛 ／ plexuses, Panizza's 帕尼扎氏丛(包皮系带外侧窝内的深淋巴丛) ~ parotideus ; anserine ~ ; ~ anserina 腮腺丛 ／ ~ patellar 髓丛(神经)／ plexuses, pelvic 骨盆丛 ／ ~ periarterialis 动脉周丛 ／ ~ pericollular 细胞周丛 ／ ~ perivascular 血管周丛 ／ ~ pharyngeus 咽丛 ／ ~ pharyngeus ascendens 咽升丛 ／ ~ phrenicus 膈丛 ／ ~ polymorphic 多形[细胞]丛(大脑皮质)／ ~ popliteus 丛 ／ ~ prevertebral 椎前丛 ／ ~ primary; deep stroma ~ 基质深丛 ／ ~ prostaticovesical; ~ prostaticovesicalis 前列腺膀胱丛(静脉) ／ ~ prostaticus 前列腺丛 ／ ~ pterygoideus (venosus) 翼丛(静脉)／ ~ pudendalis ; ~ venosus prostaticus 阴部丛，前列腺[静脉]丛 ／ ~ pudendocaudal 阴部尾骨丛 ／ ~ pudendus 阴部丛(神经) ／ ~ pulmonalis 肺丛(交感神经)／ ~ pulmonalis anterior 肺前丛(迷走神经)／ ~ pulmonalis posterior 肺后丛(迷走神经) ／ ~ pyloric 幽门丛 ／ ~ radialis superior; Bechterew's layer 辐射上丛，别赫捷列夫氏层 ／ ~ Ranvier's; accessory ~ 郎飞氏丛，副丛 ／ ~ of Raschkow 腊施科夫氏丛，牙乳头丛 ／ ~ rectales medii 直肠中丛 ／ ~ rectalis ; ~ haemorrhoidalis 直肠丛 ／ ~ rectalis caudalis ; ~ haemorrhoidalis medius ; ~ rectales medii 直肠中丛 ／ ~ rectalis cranialis ; ~ haemorrhoidalis superior ; ~ rectalis superior 直肠上丛 ／ ~ Remak's ; Moissner's ~ 雷马克氏丛，麦斯纳氏丛，黏膜下丛 ／ ~ renalis 肾丛 ／ ~ reticularis 网状丛(大脑穹隆下的血管网) ／ ~ sacral lymphatic 骶淋巴丛 ／ ~ sacralis 骶丛 ／ ~ sacralis anterior; ~ venosus sacralis 骶前丛，骶静脉丛 ／ ~ sacralis medius 骶中丛(淋巴) ／ ~ Santorini's 桑托里尼氏丛（①前列腺丛 ②前列腺静脉丛，阴部静脉丛 ③下颌神经丛) ／ ~ Sappey's subareolar 萨佩氏[乳头]晕下丛(淋巴) ／ ~ sciatic; ~ sacralis 骶丛 ／ ~ solar; abdominal brain 腹腔丛(神经) ／ ~ spermaticus 精索丛 ／ ~ sphenoid 蝶丛 ／ ~ splenic 脾丛 ／ ~ Stensen's 斯滕森氏丛(腮腺管静脉丛) ／ ~ stroma 基质丛 ／ ~ stroma, deep 基质深丛 ／ ~ subbasal; superficial stroma ~ 基质浅丛 ／ ~ subchondral 软骨下丛 ／ ~ subclavius 锁骨下丛 ／ ~ subepithelial 上皮下丛 ／ ~ submolecular 分子下丛 ／ ~ submucosus ; submucous ~ ; Meissner's ~ 黏膜下丛，麦斯纳氏丛 ／ ~ subpleural mediastinal 纵隔胸膜下丛(动脉) ／ ~ subsartorial 缝匠肌下丛 ／ ~ subserosus 浆膜下丛 ／ ~ subtrapezius 斜方肌下丛 ／ ~ supraradial; Bechterew's layer 辐射上丛，别赫捷列夫氏层 ／ plexuses suprarenal 肾上腺丛 ／ ~ suprarenalis 肾上腺丛 ／ ~ sympathici 交感[神经]丛 ／ ~ temporalis superficialis 颞浅丛 ／ ~ thyreoideus impar 甲头腺奇[静脉]丛 ／ ~ thyreoideus inferior 甲状腺下丛 ／ ~ thyreoideus superior 甲状腺上丛 ／ ~ thyroid 甲状腺丛 ／ ~ tonsillar 扁桃体丛(神经)／ ~ trigonalls (venosus) 三角[静脉]丛 ／ ~ Trolard's; rete canalis hypoglossi 特罗拉尔氏丛，舌下神经管[静脉]网 ／ ~ tympanicus (Jacobsoni) 鼓室丛 ／ ~ uretericus 输尿管丛 ／ ~ uterine 子宫丛(神经，静脉)／ ~ uterovaginalis 子宫阴道丛 ／ ~ vaginal 阴道丛(神经，静脉)／ ~ vasculosus 血管丛 ／ ~ venosus 静脉丛 ／ ~ venosus areolaris 乳[房]晕静脉丛 ／ ~ venosus canalis hypoglossi 舌下神经管静脉丛 ／ ~ venosus caroticus internus 颈内动脉静脉丛 ／ ~ venosus foraminis ovalis ; rete foraminisovalis 卵圆孔静脉丛(颅底)，卵圆孔网 ／ ~ venosus mammillae ; ~ venosus areolari 乳[房]晕静脉丛 ／ ~ venosus rectalis ; ~ pudendalis 前列腺(静脉)丛，阴部丛 ／ ~ venosus rectalis ; ~ haemorrhoidalis 直肠静脉丛 ／ ~ venosus sacralis ; ~ sacralis anterior 骶静脉丛，骶前丛 ／ ~ venosus seminalis 精索静脉丛 ／ ~ venosus uterinus 子宫静脉丛 ／ ~ venosus vaginalis 阴道静脉丛 ／ ~ venosus vertebralis 脊椎静脉丛 ／ ~ venosus vesicales ; ~ vesicalis 膀胱静脉丛 ／ ~ ventricular 室丛 ／ ~ vertebralis 脊椎丛(神经，静脉) ／ ~ vesical, inferior 膀胱下丛 ／ ~ vesicalis 膀胱丛 ／ ~ vesicoprostatic 膀胱前列腺丛 ／ ~ Vidian 维杜斯氏丛，翼管神经丛 ／ ~ Walther's arteriosonervous; cavernous ~ 海绵丛

-plexy [希 plexis a stroke 打击] 发作，中

PLF Protein lacto-ferrin 乳铁蛋白 ／ pulmonary lesion factor 肺损害因子

PLg plasminogen 纤溶酶原

PLG plasminogen; profibrinolysin 纤维蛋白溶酶原

Plgv psittacosis lymphogranuloma venereum 鹦鹉热病性淋巴肉芽肿

PLH Palaemontes-lightening hormone 薄阴阜—孕腹轻松激素 ／ partial loss of hearing 部分听觉缺失

PLI perfusion lung imaging 灌注法肺显像，肺灌注显像法 ／ plague index [PH] 菌斑指数 ／ planimetric luteal index 体表面积黄体指数

pliability ***n***. 柔韧性

pliable, pliant ***a***. 柔韧的，易弯的

plica (复 plicae) [拉 plait] ***n***. [皱]襞，褶 ‖ plicae adiposae (pleurae) [胸膜]脂襞 plicae alares 翼状襞 ‖ plicae ampullares (tubae uterinae) [输卵管]壶腹襞 ／ ~ arteriae hepaticae communis 肝总动脉襞 ／ plicae articulares 关节襞 ／ ~ aryepiglottica 杓状会压襞 ／ ~ axillaris anterior 腋前襞 ／ ~ axillaris posterior 腋后襞 ／ ~ caecalis; ~ caecales 盲肠襞 ／ ~ chordae trmpani 鼓索襞 ／ ~ chordae unteroinguinalis (teres) 子宫腹股沟索襞 ／ ~ choroidea 脉络膜襞 ／ plicae ciliares 睫状襞，小突(睫状)／ plicae circulares ; valvulae conniventes 环状襞(肠)／ plicae conniventes; valvulae conniventes 环状襞 ／ ~ duodenalis inferior 十二指肠下襞 ／ ~ duodenalis superior 十二指肠上襞 ／ ~ duodenojejunalis 十二指肠空肠襞 ／ ~ duodenomesocolica 十二指肠结肠系膜襞 ／ plicae epididymidis 附睾襞 ／ ~ epigastrica ; ~ umbilicalis laterlis 腹壁动脉襞 ／ ~ epiglottica 会厌襞 ／ ~ fimbriata 伞襞 ／ plicae gastricae 胃[皱]襞 ／ ~ gastropancreatica ; plicae gastropancreaticae 胃胰襞 ／ ~ genitalis 生殖器襞 ／ ~ glosso-epiglottica 舌会厌襞 ／ ~ glosso-epiglottica lateralis 舌会厌外侧襞 ／ ~ glosso-epiglottica mediana 舌会厌正中襞 ／ ~ gubernatrix 睾丸引带襞(胚)／ ~ hypogastrica; ~ umbilicalis lateralis 腹壁外侧襞，脐外侧襞 ／ ~ ileocaecalis 回盲襞 ／ ~ ileocaecalis caudalis 回盲下襞 ／ ~ ileocaecalis carnialis 回盲上襞 ／ ~ incudis 砧骨襞 ／ ~ interdigitalis 指间襞 ／ ~ interureterica ; interureteric ridge; ~ ureterica 输尿管间襞，输尿管间 ／ ~ intestinalis 肠襞 ／ plicae iridis 虹膜[皱]褶 ／ plicae isthmicae 峡襞 ／ ~ lacrimalis ; Hasner's fold; Huschke's valve; Rosenmuller'svalve 鼻泪管襞，罗森苗勒氏瓣 ／ ~ longitudinalis duodeni 十二指肠纵襞 ／ ~ lunata; ~ semilunaris conjunctivae 月状襞，结膜半月襞 ／ ~ malleolaris 锤骨襞 ／ ~ malleolaris anterior 锤骨前襞 ／ ~ malleolaris posterior 锤骨后襞 ／ ~ medullaris 髓襞 ／ ~ membranae tympani 鼓膜襞 ／ ~ mucosa 黏膜襞 ／ ~ nervi laryngei 喉神经襞 ／ ~ neuropathica 神经病性纠发病 ／ ~ palatinae transversae 腭横襞 plicae palmatae 棕榈襞 ／ ~ palpebronasalis 睑鼻襞 ／ ~ paraduodenalis 十二指肠旁襞 ／ ~ patellar synovial 髌滑膜襞 ／ ~ polonica 纠发病，发真菌病 ／ ~ pubovesicalis 耻骨膀胱襞 ／ ~ rectae; ~ transversalis recti 直肠横襞 ／ ~ rectouterina ; fold of Douglas 直肠子宫襞，道格拉斯氏襞 ／ ~ rectovaginalis; rectovaginal fold 直肠阴道襞 ／ ~ rectovesical 直肠膀胱襞 ／ ~ salpingopalatina ; salpingopalatine fold 咽鼓管腭襞 ／ ~ salpingopharyngea; salpingopharyngeal fold 咽鼓管咽襞 ／ ~ semilunar 半月襞 ／ plicae semilunares coli 结肠半月襞 ／ ~ semilunaris conjunctivae 结肠半月襞 ／ ~ septal 隔折(胚) ／ ~ serosa 浆膜[皱]襞 ／ ~ sigmoidea 乙状襞 ／ ~ sigmoidea coli; ~ semilunaris coli 结肠半月襞 ／ ~ stapedis 镫骨襞 ／ ~ sublingualis 舌下襞 ／ ~ synovialis 滑膜[皱]襞 ／ ~ synovialis infrapatellaris ; ~ synovialis patellaris 髌滑膜襞 ／ ~ synovialis patellaris ; ligamentum mucosum genu 髌滑膜襞 ／ ~ terminalis 界襞 plicae transversales recti 直肠横襞 ／ ~ transverse vesical 膀胱横襞 ／ ~ triangularis 三角襞 ／ plicae tubariae (tubae uterinae) [输卵]管襞 ／ plicae tunicae mucosae vesicae felleae 胆囊黏膜襞 ／ ~ umbilicalis lateralis ; ~ umbilicalis media 脐外侧襞 ／ ~ umbilicalis lateralis ; ~ epigastrica 腹壁动脉襞 ／ ~ umbilicalis media ; ~ umbilicalis mediana 脐中襞 ／ ~ umbilicalis media ; ~ umbilicalis media ; ~ umbilicalis lateralis 脐外侧襞 ／ ~ urachi; ~ umbilicalis media 脐尿管襞，脐中襞 ／ ~ ureterica ; ~ interureterica 输尿管间襞 ／ ~ urorectal 尿直肠襞(胚)／ ~ uterovesicalis; vesico-uterine ligament 子宫膀胱间襞 ／ ~ vascularis; ／ ~ vasculosa 血管襞(胚) ／ ~ venae cavae ; ／ ~ venae cavae cranialis 腔静脉[上]襞 ／ ~ ventricularis; false vocal cord 室襞，假声带 ／ ~ vesicalis transversa 膀胱 横襞 ／ ~ vesicouterina; ligamentum vesicouteri-num 膀胱子宫襞，膀胱子宫韧带 ／ ~

vestibuli 前庭襞(鼻)/ plicae villosae(ventriculi)[胃]绒毛襞 / ~ vocalis; true vocal cord 声带,声襞
plicadentin *n*. 放射状牙质
Plicae rectovaginalis 直肠阴道襞
Plicae adiposae [胸膜]脂襞
plicae alaris 翼状襞
Plicae ampullares [输卵管]壶腹襞
Plicae epididymidis 附睾襞
Plicae sinovialis patellaris 髌滑膜襞
Plicae transversales recti 直肠横襞
Plicae ventricularis 室襞,假声带
plicate [拉 plicatus] *a*. 有襞的,具褶的,折襞的
plicated *a*. 有襞的,具褶的,折襞的
plication *n*. 折术
plications *n*. 褶(直翅目昆虫后翅)
plicidentin *n*. 折状牙质(爬早及鱼的牙)
Plicomugil labiosus (**Cuvier et Valenciennes**)褶唇鲻(隶属于鲻科 Mugilidae)
plicotomy *n*. 鼓膜襞切断术
pliers *n*. 钳子,手钳,镊 ‖ ~ Allen's root 艾伦氏牙根钳 / ~ arch holding 夹弓镊 / ~ auxiliary spring bending 副曲簧钳 / ~ ball-pointed 球尖镊,圆头镊 / ~ ball forming 成圈钳 / ~ band holding 夹圈钳 / ~ band removing 拨圈钳 / ~ band soldering 焊圈镊 / ~ clasp-bending 托环钳 / ~ cone-socket 锥孔钳 / ~ contouring 成形钳 / ~ cusp forming 成尖钳 / ~ cutting 切钳 / ~ dressing 敷科镊 / ~ eagle's beak 鹰嘴钳 / ~ flat-nose 扁鼻镊 / ~ foil 箔镊 / ~ foil carrying 转箔镊 / ~ ligature cutting 剪丝钳 / ~ ligature locking 结丝钳 / ~ matrix 型片镊 / ~ orthodontic 正牙钳 / ~ pelican 塘鹅嘴牙钳 / ~ pin cutting 剪针钳 / ~ ribbon arch bdnding 曲带弓钳 / ~ root 根钳 / ~ round 圆嘴钳 / ~ round-nose 圆鼻钳 / ~ serrated 锯齿钳 / ~ smooth 平嘴钳 / ~ soldering 焊钳 / ~ spring bending 曲簧钳 / ~ stretching 扩张钳 / ~ surglcal 外科镊 / ~ suture 缝针镊 / ~ wire bending 曲丝镊,弯丝钳,成形钳
plight *n*. 境况,困境,苦境,誓约,婚约 *v*. 发誓,立信约,订婚
plimmer's boodles [Henry George 英动物学家 1857—1918] 普利默氏体(癌细胞内小涵体) ‖ ~ salt 普利默氏盐,酒石酸锑钠
plimsoll *n*. 橡皮底帆布鞋
plint; plinth *n*. 操练椅
plio-erection *n*. 立毛,竖毛
plioform *n*. 乙酸纤维素,普利仿(塑料)
PLL phase-locked loop 位相同步回路,同相回路 / plasmacytoid lymphocytic lymphoma 浆细胞样淋巴细胞性淋巴瘤 / Poly L lysine 聚左旋赖氨酸
PLM percent labeled mitosis 标记有丝核分裂百分数 / polarizing light microscope 偏光显微镜
plocach; sheep cholera *n*. 羊霍乱
Plocamiaceae *n*. 海头红科(一种藻类)
Ploceidae *n*. 文鸟科(隶属于雀形目 Hirundinidae)
plocoid *n*. 融合状
Plocospermaceae *n*. 毛子树科
plod *v*. 重步地走,缓慢地走,勤苦地工作,努力从事
-ploid [-ploidi][希-ploos afold 倍] 倍体(指染色体组的增殖程度)
-ploid [希][构词成分] ……倍体,……倍的
ploidy [希-ploos a fold, as indiploos + didos form] 倍性
plolnium [拉 polonia poland] *n*. (缩 po)钋(84 号元素)
plomb [法 plomber to stop a tooth] *n*. 充填,填补
plombage *n*. 充填术 ‖ ~ in bone 骨腔充填术
plombierung [德 plugging] *n*. 充填术
Plomixia berndti (**Gilbert**)短须须鳂(隶属于须鳂科 Polymixiidae)
plop *n*. & *v*. *ad*. 噗通一声掉落
ploration [拉 ploratio from plorare to cry aloud] *n*. 流泪
plot *n*. 小块土地,情节 *v*. 划分,策划,密谋 ‖ ~ter *n*. 阴谋着,标图员,标绘器 / ~ting *n*. 测绘,标图
PLOT porous layer open tubular column 多孔层毛细管柱
plotolysin *n*. 鲇毒溶血素
Plotosidae *n*. 鳗鲇科(隶属于鲇形目 Siluriformes)
plotospasmin *n*. 鲇毒痉挛素
Plotosus anguillaris (**Bloch**)鳗鲇(隶属于鳗鲇科 Plotosidae)
plototoxin *n*. 鲇毒,鲇素质
plotter, ray *n*. 光线绘迹器
plotting (简作 plot) *n*. 标绘,制图
plotz's bacillus [Harry 美医师 1890—1947]普洛茨氏杆菌(曾认为是致类似斑疹伤寒的病原)
plough *v*. 耕地,犁 *n*. 犁,扫雪机
ploy *n*. 职业,工作,事业,玩乐
ployacrylonitrile (简作 Pam) *n*. 聚丙烯腈
Ploybenzy-Lglutamate (简作 PBLG) *n*. 聚苄基 – L – 谷氨酸酯
PLP periodate, lysine and para-formaldehyde 过碘酸盐,赖氨酸和仲甲醛 / pyridoxal phosphate 磷酸吡哆醛
Pls plates 板;图板 / Pulser 脉冲发生器
PLS plstc; plastics 塑料,塑胶 / preleukemic syndrome 白血病前期综合征 / primary lateral sclerosis 原发性侧索硬化征 / prostaglandin-like substance 前列腺素样物质
plsmatogamy *v*. 胞质融合
plstc; plastics (简作 PLS) *n*. 塑料,塑胶
PLSVC persistent left superior vena cava 左上腔静脉残存
PlT pleural thickening 胸膜增厚
PLT pancreolauryltest 胰月桂酰试验 / primed LD typing method 混合LD 配型法 / primed lymphocyte test 致敏淋巴细胞试验,预处理淋巴细胞试验 / psittacosis-lymphogranuloma inguinale-trachoma group 鹦鹉热—腹股沟淋巴肉芽肿—沙眼菌群 / psitticosis lymphogranuloma trachoma 鹦鹉热淋巴肉芽肿性砂眼
pluck *v*. 采,摘,拔
plucky *a*. 有勇气的,有胆量的,鲜明的 ‖ pluckily *ad*.
plug *n*. 塞子,栓,插头,填塞,消防龙头 *v*. 塞,堵 ‖ ~ anticoncussion 耳塞 / ~ cervical 宫颈黏液塞 / ~ copulation; vaginal ~ 阴道塞 / ~ Corner's 康纳氏填科(十二指肠穿孔 时用网膜为填料)
plugg's test [Pieter Cornelis 荷生物化学家[1847—1897] 普拉季氏试验(检酚)
plugger *n*. 充填器 ‖ ~ amalgam 汞合金充填器 / ~ automatic 自动充填器 / ~ back-action 回力充填器 / ~ canal 根管充填器 / ~ electromagnetic 电磁充填器 / ~ flexible canal 可曲根管充填器 / ~ foil 箔充填器 / ~ foot 足形充填器 / ~ gold 金箔充填器 / ~ hand 手用充填器 / ~ mallet 锤充填器 / ~ reverse; back-action ~ 回力充填器
plugging *n*. 填塞(法) ‖ ~ choanal 后鼻孔填塞法 / ~ muscular 肌肉填塞法 / ~ nasal 鼻孔填塞法 / ~ uterinc 子宫填塞法 / ~ vaginal 阴道填塞法
plugs, Dittrich's 迪特里希氏塞(肺坏疽及腐败性支气管炎时痰内小块 ‖ ~ ear 耳塞(防昔) / ~ Ecker's 埃克尔氏栓(卵黄栓) / ~ epithelial 上皮栓(胚) / ~ Imlach's fat 英拉克氏脂肪块(有时存在于腹股沟外环内角的脂肪小块) / ~ kite-tail 鸢尾状塞 / ~ mucous 宫颈黏液塞 / ~ politzer's 耳塞
Traube's Dittrich's plugs 特劳伯氏塞,迪特里希氏塞 / ~ vaginal; bouchon vaginal; copulation ~ 阴道塞 / ~ yolk 卵黄栓
plum (简作 pl) *n*. 李子,葡萄干,糖果,佳品 ‖ ~ sized *a*. 李子般大小的
Plum Island Animal Disease Center (简作 PIADC) 普拉姆岛动物疾病中心(美国农业部)
pluma *n*. 正羽
plumage *n*. 羽毛,羽衣
plumatus *a*. ①羽状 ②具羽毛的
plumb *n*. 铅垂,线垂,垂直 *a*. 垂直的,公平的 *ad*. 垂直地,正确地,立刻,恰恰
plumbage; plombage *n*. 充填法
plumbagin; 5-hydroxy-2-methyl-1, 4-na-phthoqinone *n*. 白花丹素,蓝茉莉素,5 – 羟维生素 Ka
Plumbaginaceac [植] *n*. 蓝雪科
Plumbaginaceae *n*. 蓝雪科
Plumbaginales *n*. 蓝雪目(植物分类学)
Plumbago *n*. 白花丹属 ‖ ~ capensis 蓝茉莉
plumbago *n*. 石墨
Plumbago zeylanica L. [植药] 白花丹根、叶
plumber *n*. 管子工,铅管工
plumbi (plumbum 的所有格) [拉]; **lead** *n*. 铅(82 号元素) ‖ ~ acetas; lead acetate 醋酸铅,乙酸铅 / ~ carbonas; lead carbonate 碳酸铅 / ~ carbonas; lead chloride 氯化铅 / ~ dioxidum 二氧化铅 / ~ iodidum; lead iodide 一氧化铅 / ~ nitras; lead nitrate 硝酸铅 / ~ oleas; lead oleate 油酸铅 / ~ oxidum; lead monoxide 一氧化铅 / ~ peroxidum 二氧化铅 / ~ tannzs; jead tannate 鞣酸铅
plumbic [拉 plumbicus leaden] *a*. 铅的,四价铅的
plumbism; saturnism *n*. 铅中毒
plumbite *n*. 亚铅酸盐
plumbotherapy *n*. 铅疗法
plume *n*. 羽毛,羽状物 *v*. 整理羽毛,自夸 ‖ ~like *a*. 羽毛状的
Plumeria rubra L. cv. acutifolia ‖ ~ acuminata Ait.; / ~ rubra L. var. acuiifolia Bailey [植药] 鸡蛋花花
plumericin *n*. 鸡蛋花素(有灭菌作用)
plumiliform *n*. 羽形
Plummer's disease [Henry S. 美医师 1874—1937] 普鲁麦氏丸(毒

性甲状腺)
Plummer's pill[Andrew 英医师 1890 年生]普鲁麦氏丸(含甘汞,锑剂等)
Plummer-Vinson syndrome[Henry S. lummer; porter P. Vinson 美外科医师 1890 年生]普—文二氏综合征(缺铁性咽下困难)
plummet *n*. 铅锤(昔时用以治肠梗阻)
plumose[拉 plumosus; plunta feather]; **feathe** *a*. ①多毛 ②羽状的 ‖ ~ hair 羽状毛
plumosry *a*. 羽状的
plump *a*. 肥胖的,丰满的,鼓起的,爽直的 *v*. 使圆胖,使膨胀,使扑通地掉落,脱口而出 *ad*. 突然地
plumper *n*. 鼓颊器
plumula *n*. ①绒毛 ②胚芽 ③细沟(中版小管上襞)‖ ~ nelumbinis 莲子心
plumule *n*. ①绒毛 ②胚芽 ③上沟 ④香羽鳞
plumulose *a*. 羽分的
plunder *v*. & *n*. 掠夺,抢劫,偷窃(物)
plunge *v*. 插进,将……投入,跳入,投身 *n*. 跳水,阵雨
plunger *n*. 活塞,柱塞,跳水人,潜水人
plunge-reflex *n*. 潜水反射
pluperfect *n*. & *a*. 过去完成时(的)
plur pluries per diem[拉]一日数次
plur. per d. Pluries per diem 一日数次
plural(简作 pl) *a*. 复数的 *n*. 复数 ‖ ~ly *ad*.
pluralism *n*. 多元论,复数,多种,兼职
plurality *n*. 复数,许多,大多数
pluri-[拉 plus more 更多][构词成分]多数,多,数个
pluriceptor[pluri- + 拉 capere to take] *n*. 多簇受体
pluricordonal *a*. 多突的(细胞)
pluricytopenia *n*. 多种血细胞减少(再生障碍性贫血)
pluridentate *a*. 多齿的
pluridyscrinia *n*. 多种分泌障碍
pluries per diem[拉](简作 plur; plur. per d)一日数次
pluriglandular *a*. 多腺性的
plurigravida *n*. 经产孕妇
plurilobed *a*. 多叶的
plurilocular; multilocular *a*. 多腔的,多房的
plurimenorrhea *n*. 多次行经
plurinatality *n*. 高产率
plurinuclear *a*. 多核的
pluripara(简作 Pp); **multipara** *n*. 经产妇
pluriparity *n*. 经产
pluripolar *a*. 多极的
pluripotent; pluripotential *a*. 多能的 ‖ ~ virus(简作 PV)多能病毒
pluripotent-colony-stimulating factor(简作 P-CSF)多能造血细胞刺激因子
pluripotential *a*. 多能的
pluripotentiality *n*. 多能性(如细胞)
plurireslstant *a*. 抗多种药的
plurisegmental *a*. 多节的
plurisetose *a*. 多刚毛的
plurispore *n*. 多孢子,多牙胞
pluritissular *a*. 多种组织的
plus *perp*. 加……,加上 *a*. 加的,(电)阳的,正的,有增益的 *n*. 加号,正号,附加物,正数 ‖ ~ sign 加号
plush *n*. 长毛绒;(复)长毛绒裤 *a*. 长毛绒(做)的 ‖ ~ly *ad*.
Pluteaceae *n*. 先柄菇科(一种菌类)
pluto *n*. 冥王星
plutomania[希 plurtos riches + mania madness] *n*. 豪富妄想,豪富狂
plutonium[拉 plrtonius plutonian](简作 pu) *n*. 钚(94 号元素)
pluvial *a*. 多雨的,洪水的
pluviomdeter[拉 pluvia rain + metrum measure] *n*. 雨量计
PLV panleukopenia virus 全白细胞减少病毒 / phenytalanine lysine vasopressin 苯赖加压素,苯丙氨酸赖氨酸血管加压素 / poliomyelitis live vaccine 脊髓灰质炎活疫苗
Plv pulvis[拉]散剂,粉剂
PLV-2 felypressin 苯赖加压素
Plx plexus 丛
ply *n*. 折叠,层,厚,倾向,襞股 *v*. 用力工作,(努力)从事,硬要,绞合,折弯 ‖ ~ wood 胶合板
Plyopagutus serpulophilus(**Miyake**)龙介门寄居蟹(隶属于寄居蟹科 Paguridae)
PM "pulse" methylprednisolone therapy 甲基强的松龙"冲击"疗法
PM observation of platelet morphology under microsocopy 镜下血小板小形态观察 / Papillary muscles 乳头肌 / Parallel membrane 平行膜 / Paramethasone 对氟米松 / Paromomycin 巴龙霉素 / past month 上月 / per manent magnet 永久磁铁 / per minute 每分钟 / Persistent mentoposterior 持续颏后位(胎位) / Petit mal 癫痫小发作 / pharmacist 药剂师 / Pharmacy 药学,制药 / Phase modulation 位相调制 / Phlebitis migrans[拉]移行性静脉炎 / Photomultiplier 光电倍增管 / Physical medicine 物理医学 / Physician's Management《医师对疾病之处理》(杂志名) / Physiological medium 生理性介质 / Polymorph 多形核白细胞 / Polymyositis 多发性肌炎 / post meridiem 下午 / Postgraduate Medical Journal(FPM UK)研究生医学杂志(英国医学研究生学会) / Postgraduate Medicine《研究生医学》(杂志) / postmortem 死后的,尸体解剖 / Postmortem examination 尸体剖检 / premolar 前臼齿的 / Presystolic murmur 收缩前期杂音 / Preventive maintenance 预防性保养 / Preventive Medicine(AHF journal)预防医学(美国卫生基金会杂志) / pro mille[拉]千分之一 / promethium 钷(元素符号),原子序数 61,原子量 145 / promethium 钷(61 号元素) / Promyelocytes 前髓细胞,早幼细胞 / prounds per minute 磅/分 / Psychological Medicine(UK)《精神医学》《心理医学》(英国杂志) / Psychosomatic medicine(APS)《心身医学》(英国杂志) / Puerperal myocardiopathy 产后性心肌病 / Pulmonary macrophage 肺巨噬细胞 / Pulpomesial 髓近中的 / puromycin 嘌呤霉素
PM A. 龈炎发病率(P 为乳头,M 为龈绿 A 为龈附丽)
PM&R physical medicine and rehabilitation 理疗与康复
PMA Pakistan Medical Association 巴基斯坦医学协会 / Papillary, marginal and attached gingivitis 乳头龈炎 / Phenyl mercuric acetate 醋酸苯汞(杀精子药) / Philippine Medical Association 菲律宾医学协会 / Phorbol myristate acetate 乙酸肉蔻佛波醇 / Phosphomolybdic acid 磷钼酸 / Polymethacrylate 聚甲基丙烯酸酯 / Polymyositis antigen 多发性肌炎抗原 / Primary mental abilities(test)基本智力(测验) / Progressive muscular atrophy 进行性肌萎缩 / Pyridylemrcuric acetate 醋酸吡啶(基)汞 / Pyromellitic acid 苯均四酸 / Pyromellitic anhydride 苯均四酸酐
PMA test primary mental abilities test 主要心理能力测验
PMAA polymethacrylic acid 聚甲基丙烯酸
PMAc phenyl-mercuric acetate 醋酸苯汞,赛力散
PMAC polymethoxy acetal 聚甲氧基乙缩醛
PMAm polymethacrylamide 聚甲基丙烯酰胺
PMAN polymethacrylonitrile 聚甲基丙烯腈
PMAP p-methylacetophenone 对甲基苯乙酮
PMB Para-hydroxymercuribenzoate 对羟苯酸汞 / Pentamethylbenzene 五甲基苯 / Phenyl mercuric bromide 苯基溴化汞,溴化苯汞 / p-hydroxymercuribenzoate 对羟基汞苯甲酸酯 / Polychrome methylene blue 多染性亚甲蓝 / Polymethyl benzene 聚甲基苯 / Polymorphonuclear basophil leukocyte 嗜碱性多形核白细胞 / Post menopausal bleeding 绝经期后出血 / Propylmercuric bromide 丙(基)溴化汞
PMBP 1-phenyl-3-methyl-4-benzoyl-pyrazolone-5 1 - 苯基 - 3 - 甲基 - 4 - 苯甲酰 - 吡唑啉酮 - 5
PMC peripheral mononuclear cells 外同单核细胞 / Phenyl-mercuric chloride 苯基扫化汞,氯化苯汞 / Pseudomembranous colitis 伪膜性结肠炎
PMCC Philippine Medical Care Commisssion 菲律宾医疗护理委员会
PMCO polarographic myocardial oxygen 极谱仪心肌氧量
PMD per-cent-mean-deviation 百分平均偏差 / Pharmaco-Medical Documentation 医药文献 / Primary mycoardial disease 原发性心肌病 / Programmed multiple development 程序多次展开 / Progressive muscular dystrophy 进行性肌营养不良
PMDA pyromellitic dianhydride 苯均四酸二酐
PM-DM; PM/DM polymyositis and dermatomyositis 多发性肌炎和皮肌炎
PMDR phosphorescence microwave double resonance 磷光微波双共振法
PMDT pentamethyl-diethylenet-riamine 五甲基二乙撑三胺
PME phenyl-mercapto-ethanol 苯巯基乙醇 / Phosphomonoesterase 磷酸单酯酶 / Photomagnetoelectric 光电磁 / Photomagnetoelectric effect 光电磁效应 / Polymorphonuclear eosinophilic leukocyte 嗜酸性多形核白细胞 / Pyridoxine methyl ether 吡哆醇甲醚
PMEC pseudomembranous enterocolitis 伪膜性小肠结肠炎
p-methoxyphenol(简作 P-MP)对甲氧基苯
p-methylacetophenone(简作 PMAP)对甲基苯乙酮
p-methylstyrene(简作 p-MS)对甲基苯乙烯
PMF Phenyl mercuric fixtan 萘磺汞 / Plethysmograph 体积描记器 / Progressie massive fibrosis 进行性大片纤维化 / Proton motive force 质子动力势 / hydrargaphen 双萘磺酸苯汞
PMG phenolphthalein-mono-β-glucuronide 酚酞单 - β - 葡萄糖醛酸 /

Plethysmograph 体积描记器
PMHI pipecolino methyl hydroxyindane 哌可啉甲基羟基茚满(抑制精子发生和抗生育力活性剂)
PMI palang Merah Indonesia 印度尼西亚红十字会 / phenylmercuric iodide 苯基碘化汞,碘化苯汞 / point of maximal impact 最大撞击点 / point of maximal impulse 最强心尖搏动点 / point of maximal intensity 最大强度点 / post-myocardial infarction 心肌后壁梗塞 / propylmercuric iodide 丙基碘化汞 / pseudomatrix isolation 假性基质分离(气体分析) / pulmonary gas mixing index 肺内气体混合指数
PMIS post-myocardial infarction syndrome 心肌梗塞后综合征
PMI-syndrome post-myocardial infarction syndrome 心肌梗塞后综合征
PMJ Postgraduate Medical Journal 研究生医学杂志
PML Podiatry Management Letter《(手)足医处理通讯》(杂志) / Posterior mitral leaflet 二尖瓣后叶 / Progressive multifocal leukoencephalopathy 进行性多灶性脑白质病
PMM Pharmaceutical Markerting and Media 药物销售与媒介(杂志) / Polymethyl methacrylate 聚甲基丙烯酸甲酯,有机玻璃 / Primary malignant melanoma 原发性恶性黑色素瘤
PMMA Plastic Material Manufacturers' Associaton 塑料制造商协会
PMN phenylmercuric nitrate 硝酸苯汞 / polymorphonuclear neutrophil leukoc-ytes 中性多形核白细胞 / Polymorphonuclear neutrophilicleukocyte 嗜中性多形核白细胞
PMNR periadenitis mucosa necrotica recurrens 复发性坏死性黏膜腺周炎
Pmo mouth pressure 口腔压
PMO principal medical officer 主治军医
pmol/L picomole per litre 皮摩(尔)/升(物质的量单位)
pmol/ml picomole per millilitre 皮摩(尔)/毫升(物质的量单位)
P-MP p-methoxyphenol 对甲氧基苯酚
PMP isovalveryl-indanedione 异戊酰基茚满二酮 / persistent mentoposterior 持续颏后位(胎位) / polymethly-pentene 聚甲基戊烯 / previous menstrual period 既往月经周期 / pyridoxamine phosphate 磷酸吡哆胺
PMPC pivmecillinam 氮卓脒表霉双酯
PMPE polymethyl propenyl ether 聚甲基丙烯基醚
Pmpg pumping 抽吸
PMR perinatal mortality rate 产期死亡率 / physical medicine and rebabilitation 理疗与康复 / pimaricin; natamycin 纳他霉素匹马霉素,游霉素 / polymaylgia rheumatica 风湿性多肌痛症 / polymerization of monomer rectants 单体反应物的聚合(作用) / postural miosis rection 体位性缩瞳反应 / proportionate morbidity ratio 均衡发病率 / proton magnetic resonance 质[子]磁共振
PMRAFNS Princess Mary's Royal Air Force Nursing Service 玛丽公主皇家空军护士勤务
PMRS physical medicine and rehabilitation service 理疗与康复部
PMRT pi-meson radiation therapy π 介子放射治疗
P-MS p-methylsty rene 对甲基苯乙烯
PMS passive microwave scanner 无源微波扫描器 / phenazone methosulfate 甲硫酸非那宗 / phytopathologic megaspermasojae pathogen 植物病理巨精子大豆病原体 / polymorph migration stimulator 多形核白细胞移行刺激物 / post-menopausal syndrome 绝经后综合征 / post-mitochondrial supernatant 后线粒体上清液 / pregnant mare serum 孕马血清 / pregnant mare's serum hormone 孕马血清激素 / premenstral syndrome 经前期综合征
PMSG pregnant mare serum gonadotropin 孕马血清促性腺激素
PMT permanent-magnet tester 永磁测试器 / photomultiplier tube 光电倍增管 / Porteus maze test 波彻斯氏迷津试验(测智力) / pyrrolidinomethyleteracyclin 吡甲四环素,吡咯烷甲基四环素
PMU pressure measuring unit 压力测定装置
PMV prolapsed mitral valve 二尖瓣脱垂
PMX-B polymyxin B 多黏菌素 B
PN north pole 北极 / paeoniflorin 芍药甙 / Paleopathologh Newsletter 古生物病理学通讯 / Pediatric News《儿科新闻》(杂志名) / Perceived noisiness 感受噪声量(单位为呐,诺伊) / Performance number 性能参数,性能(指数) / Periarteritis nodosa 结节性动脉周围炎,结节性多动脉炎 / perineurium 神经束膜 / Peripheral nerve 周围神经 / Peripheral neuropathy 周围神经病 / Phosphopyridine nucleotide 磷酸吡啶核甙酸 / Phosphorus-nitrogen 磷一氮 / Phrenic nerve 膈神经 / pneumococcus 肺炎球菌 / Pneumonia 肺炎 / p-nitrophenol 对硝基(苯)酚 / polyarteritis nodosa 结节性多动脉炎 / polyneuropathy 多发性神经病 / positional nystagmus 体位性眼球震颤 / practical nurse 实践护士 / Professional Nutritionist《职业营养师》(杂志) / Propylenediamine 丙二胺 / Psychiatric News《精神病新闻》(美国精神病协会杂志名) / Psychiatric nurse 精神病科护士 / Psychiatry and neurology 精神神经病学 / Psychoneurologist 精神神经病学家 / Psychoneurotic 精神神经的 / Psychoneurotic individual 精神神经病病人 / Pyelonephritis 肾盂肾炎 / Pyknotic nucleus 固缩核 / Pyrrolnitrine 哨吡咯菌素 / streptococcus pneumoniae 肺炎链球菌
PNA Paranitroaniline 对硝基苯胺 / Paris Nomina Anatomica 巴黎解剖学名词 / paris Nomina Anatomica 巴黎解剖学名词 / Pediatric nurse practitioner 儿科开业护士 / Pentosenucleic acid 戊糖核酸 / Phenyl-β-naphthalamine 苯基-β-萘胺 / Point near absolute 绝对近点 / Polynuclear aromatics 多核芳香烃 / Progressive neurospinal amyotrophy 进行性脊髓神经性肌萎缩
PNAC Psychiatric Nurses Association of Canada 加拿大精神病科护士协会
PNAS Proceedings of the National Academy of Sciences 全国科学院会议录
PNBA para-nitrobenzyl-oxyamine 对硝基卡氧胺
PNBT Photo-nitrosation of cyclohexane 环己烷光亚硝化法 / paranitroblue tetrazoleum 四唑对硝基蓝
Pnc premature nodal contraction 结性早搏(心脏)
PNCP Psychiatric Nurses' Certification Program 法定精神病护理方案
PNCV peripheral nerve conduction velocity 周围神经传导速度
PND paroxysmal nocturnal dyspnea 阵发性夜间呼吸困难 / Postnasial drip 鼻后滴注 / Pyrathiazine-N-5-dioxide 二氧化吡乙吩噻嗪
PNdb perceived noise level in decibels 感觉噪声分贝
PNE pneumoencephalography 气脑造影(术) / Practical nurse education 实践护士教育
pnea-[希][构词成分] 呼吸(的某种状态)
-pnea[希 pnoe respiration 呼吸] 呼吸
PNEI partial noise exposure index 部分噪声暴露指数
pneo-[希][构词成分] 呼吸
pneodynamics *n*. 呼吸动力学
pneogaster *n*. 呼吸道(胚)
pneogram *n*. 呼吸描记图
pneograph *n*. 呼吸描记器
pneometer *n*. 呼吸气量测定器
pneoscope; pneumograph *n*. 呼吸描记器
pneum pneumato 气体,呼吸
pneuma *n*. ①气 ②精气
pneuma-; pneumato- ①气,气体 ②呼吸
pneumal *a*. 肺的
pneumarthrogram *n*. 关节充气[造影]
pneumarthrography; pneumoarthrography *n*. 关节充气造影术,关节充气照相术
pneumarthrosis *n*. 关节积气,关节充气术
pneumascope *n*. 呼吸描记器
pneumascos[pneuma- + 希 askos sac]; pneumoperitoneum *n*. ①气腹 ②气腹术
pneumat *a*. 肺的
pneumathemia *n*. 气血症
pneumatic[拉 pneumaticus; 希 pneumatikos] *a*. 空气的,气体的,呼吸的 *n*. 气胎 ‖ ~ breastbone cutter 胸骨气刀 / ~ duct 气道管
pneumatics *n*. 气体力学
pneumatinuria; pneumaturia *n*. 气尿
pneumatism *n*. 精气论,精气学说
pneumatists *n*. 精气论者
pneumatization *n*. 气腔形成
pneumatized *a*. 充气的,含有气腔的
pneumato-[希][构词成分] 呼吸;空气
pneumato-; pneuma-[希 pneuma, pneumatos air 气] ①气,气体 ②呼吸
pneumatocardia *n*. 心[腔]积气
pneumatocele *n*. ①肺膨出 ②气瘤 ‖ ~ caranii 头皮下气瘤(颅骨骨折后)
pneumatocephalus[pneumato- + 希 kephale head] *n*. 颅腔积气
pneumatodyspnea *n*. 气肿性呼吸困难
pneumatogram *n*. 呼吸描记图
pneumatograph *n*. 呼吸描记器
pneumatology *n*. 气体[治疗]学
pneumatometer *n*. 呼吸气量测定器
pneumatometry *n*. 呼吸气量测定法
pneumatophore *n*. 救生氧气袋,氧气囊,气囊,浮囊
Pneumatophorus japonicus (Houttuyn) *n*. 鲐(隶属于鲭科 Scombridae)
pneumatophorus; pneumatophore *n*. 救生氧气袋,氧气囊
pneumatorexis *n*. 氧饥饿,缺氧
pneumatorrhachis *n*. 椎管积气

pneumatoscope *n*. ①乳突诊察器 ②口腔听诊器
pneumatosis *n*. 积气症 ‖ ~ cystoides intestinalis; ~ cystoides intestinorum 肠壁囊样积气症 / ~ intestinales; ~ cystoides intestinalis 肠壁囊样积气症 / ~ pulmonum; pulmonary emphysema 肺气肿
pneumatotherapy *n*. 气体疗法 ‖ ~ cerebral 气脑疗法
pneumatothorax; **pneumothorax** *n*. 气胸
pneumaturia *n*. 气尿
pneumatype; **treath picture** *n*. 呼气像
pneumectomy *n*. 肺部分切除术
pneumencephalography; **pneumoencephalography** *n*. 气脑造影术
pneumo *n*. ①肺 ②气 ③呼吸
pneumo-[希][构词成分] 肺;呼吸;空气,气
Pneumo pneumoarthrography 关节充气造影法
pneumo-alveolography *n*. 肺泡 X 线照相术
pneumoamnios *n*. 羊水积气
pneumoangiogram *n*. 肺血管[造影]照片
pneumoangiography *n*. 肺血管造影术
pneumoarthrography(简作 Pneumo) *n*. 关节充气造影术,关节充气照相术
pneumobacillin *n*. 肺炎杆菌素
pneumobacillus *n*. 肺炎杆菌 ‖ ~ Friedlander's; Klebsiella pneumoniae 费里德兰德氏[肺炎]杆菌,肺炎杆菌
pneumobacterin *n*. 肺炎球菌菌苗
pneumobronchotomy *n*. 肺支气管切开术
pneumobulbar; **pneumobulbous** *a*. 肺[与]延髓的
pneumocardial *a*. 肺心的
pneumocardiography *n*. 呼吸心动描记法
pneumoccide *n*. 杀肺炎球菌药
pneumocele; **pneumatocele** *n*. ①肺膨出 ②气瘤
pneumocentesis *n*. 肺穿刺术
pneumocephaion; **pneumocephalus** *n*. 颅腔积气 ‖ ~ artificiale 人工气脑术
pneumocephalon *n*. 颅腔积气
pneumocephalus *n*. 颅囊气瘤 ‖ ~ of scrotum 阴囊气瘤
pneumocephalus *n*. 颅腔积气
pneumochirurgia *n*. 肺外科
pneumocholecystitis; **emphysematous cholecystitis** *n*. 气肿性胆囊炎
pneumochysis *n*. 肺水肿
pneumococcal *a*. 肺炎双球菌性的
pneumococcemia *n*. 肺炎球菌血症
pneumococcic *a*. 肺炎球菌的
pneumococcidal *a*. 杀肺炎球菌的
pneumococcide *n*. 杀肺炎球菌药
pneumococcolysis *n*. 肺炎球菌溶解
pneumococcosis *n*. 肺炎球菌病
pneumococcosuria *n*. 肺炎球菌尿
Pneumococcus(复 pneumococci)[拉];**Diplococcus pneumoniae**(简作 Pn) *n*. 肺炎(双)球菌(属) ‖ ~ flavens 变黄肺炎球菌 / ~ mucosus 黏液性肺炎球菌
pneumocolon *n*. ①结肠积气 ②结肠充气术
pneumoconiosis *n*. 肺尘埃沉着病,尘肺 ‖ ~ graphite 肺石墨沉着病,石墨肺 / ~ siderotica 肺铁末沉着病,铁尘肺 / ~ talc 肺滑石沉着病,滑石肺
Pneumoconiosis Research Unit Medical Research Council(简作 PRU) 医学研究委员会肺尘病研究组
pneumocrania ;**pneumocephalus** *n*. 颅腔积气
Pneumocystis *n*. 肺囊虫属 ‖ ~ pneumoniae / ~ carinil 肺炎肺囊虫(间质性浆细胞性肺炎的病原体)/ ~ carinii pneumonia(简作 PCP) 肺孢子虫肺炎
pneumocystogram *n*. 膀胱充气照片,膀胱充气造影照片
pneumocystography; **aerocystography** *n*. 膀胱充气照相术,膀胱充气造影术
pneumocystosis *n*. 肺囊虫病(间质性浆细胞性肺炎)
pneumocystotomography *n*. 膀胱充气 X 线体层照相术
pneumocyte; **pneumonocyte** *n*. 肺细胞
pneumoderma *n*. 皮下气肿
pneumodograph *n*. 鼻呼吸气量描记器
pneumodynamics *n*. 呼吸动力学
pneumoempyema; **empyema gaseosum** *n*. 气脓胸
pneumoencephaios *n*. 脑积气,气脑
pneumoencephalitis; **Newcastle disease** *n*. 新城病
pneumoencephalogram(简作 PEG) *n*. 气脑造影照片
pneumoencephalography(简作 PEG, PNE) *n*. 气脑造影术
pneumoencephalomyelogram *n*. 气脑脊髓[造影]照片
pneumoencephalomyelography *n*. 气脑脊髓造影术(脑脊髓蛛网膜下腔充气造影术)
pneumoencephalos *n*. 脑积气,气脑
pneumoenteritis *n*. 肺肠炎(肺炎并发肠炎) ‖ ~ of calves; scours 小牛肺肠炎,家畜腹泻病
pneumoerysipelas *n*. 肺炎丹毒
pneumofasciogram *n*. 筋膜间隙充气造影照片
pneumogalactocele *n*. 气乳瘤
pneumogastric *a*. 肺[与]胃的 ‖ ~ ganglion 气胃神经
pneumogastrography *n*. 胃充气造影术
pneumogastroscopy *n*. 充气胃镜检查
pneumogram *n*. ①呼吸描记图 ②充气照片
pneumograph; **pneumatograph** *n*. 呼吸描记器
pneumography *n*. ①肺解剖学 ②呼吸描记法 ③充气造影术 ‖ ~ cerebral 脑室充气造影术 / ~ retroperitoneal 腹膜后充气造影术
pneumohemia *n*. 气血症
pneumohemopericardium *n*. 气血心包
pneumohemorrhagia *n*. 肺出血
pneumohemothorax *n*. 气血胸
pneumohydrometra; **physohydrometra** *n*. 子宫积气水
pneumohydropericardium *n*. 气水心包,心包积气水
pneumohydrothorax *n*. 气水胸
pneumohypoderma *n*. 皮下气肿
pneumokidney; **pneumopyelography** *n*. 肾盂充气造影术,肾盂充气照相术
pneumokoniosis; **pneumoconiosis** *n*. 肺尘埃沉着病,尘肺
pneumolith *n*. 肺石
pneumolithiasis *n*. 肺石病
pneumo-lobectomy *n*. 肺叶切除术
pneumology *n*. 肺病学
pneumolysin *n*. 肺炎球菌自溶酶
pneumolysis; **pneumonolysis** *n*. [胸膜外]肺松解术 ‖ ~ intrapleural 胸膜内肺松解术
pneumomalacia *n*. 肺软化
pneumomassage *n*. (鼓膜)空气按摩法
pneumomediastinogram *n*. 纵隔充气造影照片
pneumomediastinography *n*. 纵隔充气 X 线照相术,纵隔充气造影术
pneumomediastinum *n*. 纵隔气肿(积气)
pneumomelanosis *n*. 肺黑变病
pneumometer; **pneumatometer** *n*. 呼吸气量测定器
pneumomycosis *n*. 肺真菌病,肺霉菌病
pneumomyelography *n*. 气脊髓造影术(脊髓蛛网膜下腔充气造影术)
pneumon- 肺
pneumoncystis carinii(简作 Pc) 卡氏肺囊虫,肺孢子虫
pneumonectasia; **pneumonectasis** *n*. 肺气肿
pneumonectomy *n*. 肺切除术 ‖ ~, cautery 电烙肺切除术 / ~ total 全肺切除术
pneumonedema *n*. 肺水肿
pneumonemia *n*. 肺充血
pneumonere *n*. 肺终芽
pneumonia(简作 PN) *n*. 肺炎 ‖ ~ abortive 顿挫性肺炎 / ~ acute; lobar ~ 急性肺炎,大叶性肺炎 / ~ acute interstitial; atypical ~ 急性间质性肺炎,非典型性肺炎 / ~ alba; white ~ 白色肺炎(婴儿梅毒性肺炎) / ~ alcoholic 酒毒性肺炎 / ~ anthrax 炭疽性肺炎,肺炭疽 / ~ apical; apex ~ 肺尖炎,肺炎部肺炎 / ~ apostematosa; suppurative ~ 化脓性肺炎 / ~ aspiration 吸入性肺炎 / ~ atypical; acute interstitial ~ ; acute influenzal ~ ; atypical bronchopneumonia; virus ~ 非典型性肺炎 / ~ bilious 黄疸性肺炎 / ~ bronchial; bronchopneumonia 支气管肺炎 / ~ brooder 雏鸡肺炎 / ~ Buhl's desquamative 布耳氏脱屑性肺炎 / ~ caseous; cheesy ~ 干酪样肺炎 / ~ cat 猫肺炎 / ~ catarrhal; bronchopneumonia 卡他性肺炎,支气管肺炎 / ~ central 中央肺炎 / ~ cerebral 脑型肺炎 / ~ cheesy 干酪样肺炎 / ~ chemical 化学性肺炎 / ~ chronic 慢性肺炎 / ~ congenital 先天肺炎 / ~ contusion 挫伤性肺炎 / ~ core; central ~ 中央肺炎 / ~ Corrigan's; Kaufman's ~ 科里根氏肺炎,考夫曼氏肺炎(幼儿急性间质性肺炎) / ~ creeping 蔓延性肺炎,匐行性肺炎 / ~ croupous; lobar ~ 格鲁布性肺炎,大叶性肺炎 / ~ deglution 吞咽性肺炎 / ~ dermal 皮内注射性肺炎(向家兔皮肤内注入肺炎双球菌引起的肺炎) / ~ Desnos' 脾样变性肺炎 / ~ desquamative; parenchymatous ~; primary indurative ~ 脱屑性肺炎,实质性肺炎,原发性硬结性肺炎 / ~ dissecans; ~ interlobularis purulenta 分离性肺炎,脓性小叶间肺炎 / ~ double 双侧肺炎 / ~ embolic 栓塞性肺炎 / ~ ephemeral; congestion of the lungs 暂时性

肺炎,肺充血 / ~ ether 乙醚性肺炎 / ~ fibrinous; lobar ~ 纤维蛋白性肺炎,大叶性肺炎 / ~ fibrous 纤维性肺炎 / ~ fibrous, chronic; interstitial ~ 慢性纤维肺炎,间质性肺炎 / ~ Friedlander's; Friedlander's bacillus ~ 弗里德兰德氏肺炎 / ~ gangrenous 坏疽性肺炎 / ~ genuina; ~ fibrinosa 真性[双球菌性]肺炎,纤维蛋白性肺炎,大叶性肺炎 / ~ of goats, infective 山羊传染性肺炎 / ~ of horses, contagious 马触染性肺炎 / ~ hypostatic 坠积性肺炎 / ~ indurative; desquamative ~ 硬结性肺炎,脱屑性肺炎 / ~ influenzal 流感性肺炎 / ~ inhalation 吸入性肺炎 / ~ injection 注射性肺炎(注射郭霍氏结核菌素后所引起的肺炎现象) / ~ insufflation 吹入性肺炎 / ~ interlobularis purulenta 脓性小叶间肺炎 / ~ interstitial 间质性肺炎 / ~ interstitial plasma cell 间质性浆细胞性肺炎(婴儿) / ~ intra-uterine 胎儿肺炎 / ~ Kaufmann's 考夫曼氏肺炎(幼儿急性间质性肺炎) / ~ larval 隐蔽性肺炎 / ~ lipid; lipoid ~ ; oil ~ ; oil-aspiration ~; pneumonolipoidosis 脂质性肺炎,油吸入性肺炎 / ~ lobar; croupous ~; lung fever; pneumonic fever 大叶性肺炎 / ~ lobular; bronchopneumonia 小叶性肺炎,支气管肺炎 / ~ Loffler's; Loffler's eosinophilic syndrome 吕弗勒氏肺炎,吕弗勒氏嗜曙红白细胞综合征 / ~ Louisiana 路易西安那肺炎(由一种病毒引起)/ ~ malleosa 鼻疽性肺炎 / ~ massive 大块性肺炎 / ~ metastatic 转移性肺炎 / ~ migratory 移行性肺炎,游走性肺炎 / ~ moniliasis 念珠菌性肺炎 / ~ Montana progressive 蒙大拿进行性肺炎,羊肺炎 / ~ oil-aspiration; lipid ~ 油吸入性肺炎,脂质性肺炎 / ~ parenchymatous; desquamative ~ 实质性肺炎,脱屑性肺炎 / ~ plague; pneumonic plague 鼠疫性肺炎,肺鼠疫 / ~ pleuritic; plcruopneumonia 胸膜肺炎 / ~ pleurogenic; pleurogenetic ~ 胸膜原性肺炎 / ~ pneumococcal; lobar ~ 肺炎球菌性肺炎,大叶性肺炎 / ~ postanesthetic 麻醉后肺炎 / ~ postoperative 手术后肺炎 / ~ primary atypical; atypicval ~ 原发性非典型性肺炎,非典型性肺炎 / ~ pseudopleuritic; Desnos' ~ 假胸膜炎性肺炎,脾样变性肺炎 / ~ purulent 脓性肺炎 / ~ rheumatic 风湿性肺炎 / ~ Riesman's 里斯曼氏肺炎(特殊型慢性支气管肺炎) / ~ secondary 继发性肺炎 / ~ septic 脓海性肺炎 / ~ stable 马厩肺炎 / ~ staphylococcal 葡萄球菌性肺炎 / ~ Stoll's 斯托耳氏肺炎(肺炎伴有胃肝并发症) / ~ streptococcus 链球菌性肺炎 / ~ stripe 条纹状肺炎 / ~ superficial 表浅性肺炎 / ~ suppurative 化脓性肺炎 / ~ terminal 终期肺炎 / ~ toxemic 毒血症型肺炎 / ~ traumatic 外伤性肺炎 / ~ tuberculous 结核性肺炎 / ~ tularemic 土拉菌性肺炎,兔热性肺炎 / ~ typhoid 伤寒型肺炎 / ~ unresolved 未吸收肺炎 / ~ vagus 迷走神经性肺炎 / ~ viral, atypical 非典型病毒性肺炎 / ~ virus; atypical ~ 病毒性肺炎,非典型性肺炎 / ~ wandering; migratory ~ 游走性肺炎,移行性肺炎 / ~ white; ~ alba 白色肺炎(婴儿梅毒性肺炎)/ ~ woolsorters'; anthrax ~ 毛工肺炎,炭疽性肺炎

pneumonic *a*. ①肺的 ②肺炎的

pneumonimoniliasis *n*. 肺念珠菌病

pneumonitis *n*. 肺炎,局限性肺炎 ‖ ~ acute interstitial; atypical ~ 急性间质性肺炎,非典型性肺炎 / ~ feline 猫肺炎 / ~ mouse 鼠肺炎

pneumono- [希][构词成分] 肺

pneumonocace *n*. 肺坏疽

pneumonocele; pneumatocele *n*. ①肺膨出 ②气瘤

pneumonocentesis; pneumocentesis *n*. 肺穿刺术

pneumonochirurgia *n*. 肺外科

pneumonocirrhosis *n*. 肺硬变

pneumonococcus; pneumococcus *n*. 肺炎(双)球菌

pneumonoconiosis; pneumoconiosis *n*. 肺尘埃沉着病,尘肺 ‖ ~ chalicotica; chalicosis; flint disease 肺石末沉着病,石末肺 / ~ gossypina; lysinosis; pulmonary byssinosis 肺棉屑沉着病,棉屑肺

pneumonocyte *n*. 肺细胞

pneumonoenteritis; pneumoenteritis *n*. 肺肠炎(肺炎并发肠炎)

pneumonoerysipelas; pneumoerysipelas *n*. 肺炎丹毒

pneumonograph *n*. 肺 X 线[照]片

pneumonography *n*. 肺 X 线照相术

pneumonokoniosis; pneumoconiosis *n*. 肺尘埃沉着病,尘肺

pneumonolipoidosis; lipid pneumonia *n*. 脂质性肺炎

pneumonolysis *n*. (胸膜外)肺松解术 ‖ ~ extrapleural; pneumonolysis 胸膜外肺松解术 / ~ intrapleural 胸膜内肺松解术

pneumonomelanosis *n*. 肺黑变病

pneumonometer *n*. 肺活量计,呼吸气量测定器

pneumonomoniliasis *n*. 肺念珠菌病

pneumonomycosis; pneumomycosis *n*. 肺真菌病,肺霉菌病

pneumonopaludism; pneumopaludism *n*. 肺型疟疾,疟性肺尖硬变

pneumonoparesis; pneumoparesis *n*. 肺轻瘫

pneumonopathy *n*. 肺(炎)病 ‖ ~ eosinophilic; Loffler's syndrome 嗜曙红细胞性肺病,吕弗勒氏综合征

pneumonopexy; pneumopexy *n*. 肺固定术

pneumonophthisis; pulmonary tuberculosis *n*. 肺结核

pneumonopleuritis; pneumopleuritis *n*. 肺胸膜炎

pneumonoresection *n*. 肺部分切除术

pneumonorrhagia; pneumorrhagia *n*. 肺出血

pneumonorrhaphy *n*. 肺缝术

pneumonosis *n*. 肺(疾)病 ‖ ~ traumatic 外伤性肺病

pneumonotherapy *n*. 肺病疗法

pneumonotomy *n*. 肺切开术

pneumonuia virus in mice (简作 PVM) 小鼠肺炎病毒

pneumonyssus *n*. 肺刺螨

pneumo-oxygenator *n*. 持续输氧器

pneumopaludism *n*. 肺型疟疾,疟性肺尖硬变

pneumoparesis *n*. 肺轻瘫

pneumopathia osteoplastica 成骨性肺病

pneumopathy; pneumonopathy *n*. 肺[脏疾]病

pneumopericarditis *n*. 肺心包炎

pneumopericardium *n*. 心包积气,气心包

pneumoperitoneal *a*. 气腹的

pneumoperitoneum (简作 PP) *n*. 气腹

pneumoperitonitis *n*. 气性腹膜炎

pneumopexy *n*. 肺固定术

pneumophagia; aerophagy *n*. 吞气症

pneumophone *n*. 中耳压力计

pneumophonia *n*. 肺性发音(表现为呼吸声的发音困难)

pneumopleuritis *n*. 肺胸膜炎

pneumopleuroparietopexy *n*. 肺胸膜壁层固定术

pneumoprecordium *n*. 心前间隙积气

pneumopreperitoneum *n*. ①腹膜前腔积气 ②腹膜前腔充气术

pneumoprotein *n*. 肺炎球菌蛋白

pneumopyelogram *n*. 肾盂充气造影照片

pneumopyelography *n*. 肾盂充气照相术

pneumopyopericardium *n*. 气脓心包,心包积脓气

pneumopyothorax *n*. 气脓胸

pneumorachicentesis *n*. 椎管穿刺注气法

pneumorachis *n*. ①脊髓积气 ②椎管注气法(一种 X 线检查法)

pneumoradiography *n*. 充气造影术

pneumoregroperitoneum *n*. 腹膜后腔积气,腹膜后气肿

pneumoren *n*. 肾周充气造影术

pneumoresection *n*. 肺部分切除术

pneumoretroperitoneum (简作 PRP) *n*. 腹膜后腔积气,腹膜后气肿

pneumoroentgenogram *n*. 充气造影照片

pneumoroentgenography *n*. 充气造影术

pneumorrhagia *n*. 肺充血

pneumosclerosis *n*. 肺硬化

pneumoscope *n*. 呼吸描记器

pneumosepticemia *n*. 肺炎败血病

pneumoserosa *n*. 关节腔充气法

pneumoserothorax *n*. 浆液气胸

pneumosilicosis *n*. 矽肺,硅肺

pneumosurgery; pneumonochirurgia *n*. 肺外科

pneumotachograph *n*. 呼吸速度描记器

pneumotaxic center (简作 PC) 呼吸调节中枢

pneumotaxic respiratory center 呼吸调节中枢

pneumotaxis *n*. 呼吸调节

pneumotherapy *n*. ①肺病治疗 ②气体疗法

pneumothermomassage *n*. 压缩热气按摩法

pneumothorax (简作 PX, Pnx) *n*. 气胸 ‖ ~ artificial 人工气胸 / ~ bilateral 两侧气胸 / ~ clicking 咔嗒音气胸(每次心搏动时,患者感到有咔嗒音) / ~ closed 闭合性气胸 / ~ extrapleural 胸膜外气胸 / ~ induced; artificial ~ 人工气胸 / ~ insatiable 速消性[人工]气胸 / ~ open 开放性气胸 / ~ simplex 单纯性气胸 / ~ spontaneous 自发性气胸 / ~ therapeutic ; artificial ~ 治疗性气胸,人工气胸 / ~ umilateral 一侧气胸 / ~ valvular 活瓣性气胸,活塞性气胸

pneumotometer *n*. 肺压计

pneumotomography *n*. 充气 X 线体层照相术

pneumotomy; pneumonotomy *n*. 肺切开术

pneumotosis cystoices intertinalis (简作 PCI) 肠气囊症

pneumotoxin *n*. 肺炎球菌毒素

pneumotropic *a*. ①亲肺的 ②亲肺炎球菌的

pneumotropism *n*. 亲肺性

pneumotuberculosis fibrosa 纤维性肺结核

pneumotympanum *n*. 鼓室积气

pneumotyphoid *n*. 肺型伤寒
pneumotyphus *n*. 肺炎伤寒(肺炎与伤寒并发)
pneumouria; pneumaturia *n*. 气尿
pneumoventricle; pneumoventriculi *n*. 脑室积气
pneumoventriculography(简作 PVG)*n*. 脑室充气造影术
pneuothorax(简作 PT)*n*. 气胸
pneusis *n*. 呼吸
pneusometer *n*. 肺活量计
pneustocera *n*. 呼吸角
PNF proprioceptive neuromucular facilitation 本体感受性神经肌肉接通(神经传导)
PNG photoelectronystagmography 光电眼球震颤计
PNGMJ Papua; Mew Guinea Medical Journal 巴布亚新几内亚医学杂志
PNH paroxysmal nocturnal hemoglobinuria 阵发性睡眠性血红蛋白尿 / paroxysmal nocturnal hemoglobinuria 阵发性夜间血红蛋白尿
PNHA Physicians National Housestaff Association 全国住院内科医师协会
PNHC paroxysmal nocturnal hemoglobinuria cell 阵发性夜间血红蛋白尿细胞
pnigma *n*. 绞死,勒死
pnigophobia *n*. 窒息恐怖
pnigos; pnigma *n*. 绞死,勒死
p-nitrophenol(简作 PN, PNP)*n*. 对硝基(苯)酚 ‖ ~ phosphate(简作 PNP)对硝基苯磷酸盐
P-nitrophenyl-glycerol(简作 PNPG)*n*. 对硝基苯甘油
p-nitrophenylmethyl-phosphate(简作 p-NPMP)*n*. 磷酸对硝基苯甲酯
PNL perceived noise level 感觉噪声级
PNM pulse number modulation 脉冲数字调制
PNMA progressive neural muscular atrophy 进行性神经肌肉萎缩症
PNMT phenylethalolamine methyltransferase 苯乙醇胺甲基转移酶
PNO progressive nuclear ophthalmoplegia 进行性核性眼肌麻痹
p-NP para-nitrophenol 对硝基苯酚
PNP Pediatic Nurse Practitioner 儿科开业护士 / People not psychiatry 非精神病病人 / p-nitrophenol 对硝基苯酚 / p-nitrophenyl phosphate 对硝基苯磷酸盐 / positive-negative-positive transistor 正—负—正电晶体管 / purine nucleosid phosphorylase 嘌呤核甙磷酸化酶(分子生物学)
PNPB positive negative pressure breathing 正负压呼吸
PNPG P-nitrophenyl-glycerol 对硝基苯甘油
p-NPMP p-nitrophenylmethyl-phosphate 磷酸对硝基苯甲酯
p-NPP para-nitrophenyl-phosphate 磷酸对硝基苯酯
PNPR positiv-negative pressure respiration 正负压呼吸
PNPV positive negative pressure ventilation 正负压通气
PNS parasympathetic nervous system 副交感神经系统 / Percutaneous nephrostomy 经皮穿刺肾造瘘术 / Peripheral nervous system 周围神经系统 / Posterior nasal spine 后鼻棘
Pnt patient *a*. 忍耐的,坚韧的,耐心的 *n*. 患者,病人 ‖ ~ly *ad*.
PNT paroxysmal nodal tachycardia 阵发性结性心动过速 / Pentamycin 戊霉素 / Positional nystagmus test 位置性眼震试验
PNU protein nitrogen unit 蛋白氮单位
Pnx pneumothorax 气胸
pnystega *n*. 气门盖(蜻蜓目)
PO parieto-occipital 顶枕的 / Patent Office 专利局 / Period of onset 发病期 / Peroxidase 过氧化物酶 / Phone order 音阶 / Phosphoryl 磷酰基 / Poise 泊(动力黏度单位,亦作 P) / poisoning 中毒 / Polarity 极性 / pollen 花粉, 传花粉 / polonium 钋(84 号元素) / Polymorphism 多形性 / Polyolefine 聚烯烃 / posterior 后 / Postoperative 手术后的 / Postoperative Psychiatric Opinion《术后精神病评价》(杂志名) / Postorbital 后眼眶的(骨) / Propylene oxide 氧化丙烯 / Proximo-occilusal 邻殆的,邻咬合的 / Pumctum optimum [拉] 最佳点 / Purchase order 定货单,购货单
PO-12 glycyrrhetinic acid 甘草次酸
pO_2, PO_2 partial pressure of oxygen 氧分压
po-357 sporamycin 孢霉素(抗菌素)
PO4 phoshpate 磷酸盐
POA pancreatic oncofetal antigen 胰肿瘤胎儿抗原,胰癌胎抗原 / place ofapplication 敷用部位 / point of application 作用点 / preoptic area 视前区 / primary optic atrophy 原发性视神经萎缩
Poaceae *n*. 禾木科
poach *v*. 偷猎,窃得,水煮(荷包蛋)
POAG primary open-angle glaucoma 原发性开角型青光眼
POAH preoptic-anterio hypothalamus 视丘区—丘脑下部前部
POB penicllin, oil and bees wax 青霉素、油、蜂蜡合剂(亦称 PBO) / phenoxy-bezamine 苯氧基苯扎明 / place of birth 出生地点 / post-office box 邮政信箱 / prevention of blindness 失明的预防,防盲
pobrachial *n*. 后臂膜(蜉蝣目)
POC permanently out of commission 永远失效 / Postoperative care 手术后护理
pochet-like *a*. 囊状的
Pocil pocillum [拉] 小杯
Pocill. pocillum 小杯
Pocillopora brevicornis (Lamarck) 短角杯形珊瑚(隶属于杯形珊瑚科 Pocilloporidae)
Pocilloporidae 杯形珊瑚科(隶属于石珊瑚目 Scleractinia)
Pocillum [拉](简作 Pocil)*n*. 小杯
pock *n*. 痘疱,麻子 *v*. 痘痕
Pockels effect 波克效应(属于一种"线形光电效应",见 linear electooptic effect)
pocket *n*. 衣袋,囊,钱,容器 *v*. 封入,抑制 *a*. 袖珍的,小型的 ‖ ~ accessory 附囊,假性憩室(胃或十二指肠穿孔性溃疡的 X 线征) / ~ calculators 口袋型计算机 / ~ gingival 龈袋 / ~ infrabony; intra-alveolar ~; intrabony ~ 骨下袋,骨内袋 / ~ oral; periodontal ~ 牙周袋,龈袋 / ~ periodontal pus 牙周脓袋 / ~ of pus 脓袋,脓包 / ~ Rathke's; Rathke's pouch 腊特克氏囊,神经颊囊 / ~ Seessel's; Seessel's pouch 西赛耳氏囊,西赛耳氏憩室(咽底憩室) / ~ subcrestal 骨下袋 / ~ tortuous 曲袋 / ~ wide fundus 宽底袋
pocketbook *n*. 笔记本,皮夹
pocketing *n*. 装袋法
pocket-like *a*. 袋状的
pocketmeter *n*. 量袋器
pocketmoney *n*. 零用钱
pock-forming unit(简作 PFU)斑块形成单位
pockmark *n*. 痘痕,麻子
pock-marked *a*. 有痘痕的,麻脸的
POCS Patent Office Classification System(美)专利局分类体系 / Poly-o-chlorostyrene 聚邻氯苯乙烯
pocul poculum [拉] 小杯
poculiform *n*. 杯形
poculum; cup *n*. 杯 ‖ ~ Diogenis; Diogenes'cup 迪奥杰尼斯氏掌杯,手掌凹
POD place of death 死亡地点 / Doctor of Podiatry 足病学博士 / Postoperative day 术后日期
pod *n*. 豆荚,荚果
pod-; podo- [希][构词成分] 足,脚
Podabacia crustacen (Pallas) 壳形足柄珊瑚(隶属于石芝珊瑚科 Fungiidae)
podagra *n*. [足] 痛风
podagral *a*. 痛风的
podagric; gouty *a*. 痛风的
podagrous; gouty *a*. 痛风的
podalgia *n*. 足痛
podalic *a*. 足的,脚的
Podangium *n*. 足囊黏菌属
podarthral *a*. 足关节的
podarthritis *n*. 足关节炎 ‖ ~ uratica; podagric ~ 痛风性足关节炎
podarthrocace *n*. 足关节疽
podarthrum *n*. 足关节
podasteroid *a*. 星状足的,星状蒂的
Podaxaceae *n*. 轴灰包科(一种菌类)
PodD; Doctor of Podiatry(简作 POD)足病学博士
podedema *n*. 足水肿
podelcoma *n*. 足分支瘤病
podencephalus *n*. 有茎露脑畸胎
podeon *n*. 腹柄(膜翅目)
podex *n*. 肛上板
podge *n*. 矮胖的人
podgy *a*. 矮胖的
Podhomala fausti (Kraatz) 高脊漠甲(隶属于拟步行虫科 Lacordaire)
podia(单 podium)[拉] *n*. 足,吸足 ‖ ~ region 侧区
podiatrist; chiropodist *n*. [手] 足医
Podiatry Management Letter(简作 PML)《(手)足医处理通讯》(杂志名)
podiatry; chiropathy *n*. [手]足医术
podical plate 臂板(昆虫)
podical process 基板,肛基叶(昆虫)
Podiceps auritus (Linnaeus) 角鹏鹛(隶属于鹏鹛科 Colymbidae)

Podiceps nigricollis (Hablizl) 黑颈䴙䴘(隶属于䴙䴘科 Colymbidae)
Podicipedidae ***n***. 䴙䴘科(隶属于䴙䴘目 Colymbiformes)
Podicipediformes ***n***. 䴙䴘目(隶属于鸟纲 Aves)
podite ***n***. 肢节.
podium ***n***. ①足 ②管足(棘皮)‖ ~ tentaculae 触足(乌贼)
podo-; pod-[希][构词成分] 足,脚
Podoaceae ***n***. 九子[不离]母科
podobranchia ***n***. 足鳃
podobromidrosis ***n***. 足臭汗,足汗分泌过多
Podocarpaceae ***n***. 罗汉松科
Podocarpus macrophylla D. Don 罗汉松
podocyst ***n***. 足囊(腹足类),足状突细胞(肾小球内)
pododerm ***n***. 蹄部真皮
pododynamometer ***n***. 腿肌力计,足力计
pododynia ***n***. 足(底)神经痛
podogram ***n***. 足印
podograph ***n***. 足印器
Podolampaceae ***n***. 足甲藻科(一种藻类)
podolite ***n***. 碳磷灰石
podologist; podiatrist ***n***. [手]足医
podology ***n***. [手]足医术
podomegaly; macropodia ***n***. 巨足
podomere ***n***. ①足节 ②肢节(昆虫)
podometer ***n***. 步数计
Podophthalmus vigil (Fabricius) 看守长眼蟹(隶属于梭子蟹科 Portunidae)
podophylium ***n***. 鬼臼(根),普达非伦(根)‖ ~ Indian 印度鬼臼,印度普达非伦
Podophyllaceae ***n***. 鬼臼科
podophyllin; podophyllum resin ***n***. 鬼臼[树]脂,普达非伦[树]脂
podophylloquercetin ***n***. 鬼臼斜皮黄酮
podophylloresin ***n***. 鬼臼[树]脂,普达非伦[树]脂
podophyllotoxin ***n***. 鬼臼毒素,普达非伦毒素,足叶草毒素
podophyllous ***a***. 蹄内[组织]的
Podophyllum ***n***. 鬼臼属 ‖ ~ peltatum L.; 盾叶鬼臼,北美鬼臼 / ~ versipelle Hance 鬼臼
podophyllum aurantiocaule Hand.-Mazz. 见 Dysosma curantiocaula (Hand-Maz.)Hu
Podophyllum chengii chien 见 Dysosma chengii(Chien)Kengf.
Podophyllum delavayi Franch. 见 Dysosma Delavayi(Eranch.)Hu
Podophyllum emodi Wall.[植药] 西藏鬼臼用:果实—[小叶莲]
Podophyllum emodi Wall. var. chinensis Sprague[植药] 鬼臼,桃儿七果实—[小叶莲];根及根茎—[桃儿七]
Podophyllum pleiantha Hancevmqb 见 Dysosmapletantha (Hance) Woods.
Podophyllum veitchii Hemsl. et wils. 见 Dysosma veitchii (Hemsl. et wils.)Fu
podopompholyx ***n***. 跖汗疱,足底汗疱
podoschisis; cleft-foot ***n***. 足裂
Podostemaceae ***n***. 川苔草科
podotheca ***n***. 足鞘(蛹)
podotrochilitis ***n***. 马舟骨炎
PODS preoperative diagnosis 术前诊断
pods, senna; senna fruits ***n***. 番泻实
POE polyoxyethylene 聚氧化乙烯
POE post-operative evaluation 术后评价
poecil-; poikilc; poikilo- 异,变,不规则
Poecilochirus necrophori (Vitzthum) 埋虫甲异肢螨(隶属于寄螨科 Parasitidae)
Poecilochirus subterraneus (Mu ller) 地下异肢螨(隶属于寄螨科 Parasitidae)
Poecilomorpha cyanipennis (Kraatz) 蓝翅距甲(隶属于负泥虫科 Crioceridae)
Poecilopsetta colorata (Gu nther) 黑斑瓦鲽(隶属于鲽科 Pleuronectidae)
Poecilosclerida 繁骨海绵目(隶属于寻常海绵纲 Demospongiae)
Poehl's test[Alexander Vasilyevich 俄化学家 1850—1908] 珀耳氏试验(检霍乱弧菌) Poggendorff's method [Johan Christian 德物理学家 1796—1877]普根多夫氏法(测电池的电位差)
poem ***n***. 诗
Poephagus mutus (Przewalski) ***n***. 野牦牛(隶属于牛科 Bovidae)
poet ***n***. 诗人 ‖ ~ess ***n***. 女诗人
poetic ***a***. 诗(人)的
poetically ***ad***. 有诗意地
-poetin –泊汀(1998 年 CADN 规定使用此项名称,主要系指影响血液及造血系统的红细胞生成素型血液因子的一类药名)
poetry ***n***. 诗(总称),诗歌,诗(集)
POF pyruvate oxidation factor 丙酮酸氧化因子
PofE portal of entry 侵入门户
POG proto-oncogene 癌原基因
Pogonatherum crinitum(Thunb.)Kunth.[植药] 金丝草
Pogonia ophioglossoides A. Gray 红珠兰
pogoniasis ***n***. 多须,妇女生须
pogonion (简作 Pg) ***n***. 颏点
Pogonoperca ocellatus (Gu nther) 眼斑须鮨(隶属于鮨科 Serranidae)
Pogostemon cablin(Blanco)Benth.[植药] 广藿香—[广藿香]
Pogostemon Desf. 广藿香属,刺蕊草属 ‖ ~ cablin 广藿香
pogrom ***n***. & ***v***. 大屠杀,集体迫害
POH hydroxyl ion concentration 氢氧离子(OH^-)浓度 / paroxypropione 对羟苯丙酮
poh 氢氧离子[浓度的负]指数
Pohl's test[Julius 德药理学家 1861 生]波耳氏试验(检球蛋白)
photographic plate (简作 PP) 照相底片,胶片
poi poison 毒;毒药 / poisonus 有毒的,有害的(亦称 Pois)
-poiesis[希][构词成分] 生成,产生,形成
-poietic[希][构词成分] 生成的,形成的
poignancy ***n***. 辛辣,强烈,深刻
poignant ***a***. 有刺激性的,辣的,深刻的 ‖ ~ly ***ad***.
poiiencephalomyelitis ***n***. 脑脊髓灰质炎
poiio poliomyelitis 脊髓灰质炎
poiioncephalitis; polioencephalitis ***n***. 脑灰质炎
Poik poikilocyte 异形红细胞
poikilergasia ***n***. 精神病体质
poikilionia 血[无机]离子浓度变异
poikilo-[希][构词成分] 异形,变化,不规则
poikiloblast ***n***. 异形成红细胞
poikilocarynosis ***n***. 异形细胞形成
poikilocyte (简作 Poik) ***n***. 异形红细胞
poikilocythemia ***n***. 异形红细胞症
poikilocytosis ***n***. 异形红细胞症
poikilodentosis; mottled enamel ***n***. 斑釉(症)
poikiloderma ***n***. 皮肤异色病 ‖ ~ atrophicans vasculare 血管性萎缩性皮肤异色病 / ~ of civatte; Civatte's disease 西瓦特氏皮肤异色病,西瓦特氏病 / ~ congenitale; Thomson's discase 先天性皮肤异色病,汤姆森氏病 / ~ reticulated pigmented 网状色素性皮肤异色病
poikilodermatomyositis ***n***. 异色皮肌炎
poikilonymy ***n***. 名称混乱
poikilopicria ***n***. 血阴离子浓度变异
poikiloplastocyte ***n***. 异形血小板
poikiloploid ***a***. 异倍的 ***n***. 异倍体
poikiloploidy ***n***. 异倍性(染色体)
poikilosmosis ***n***. 异渗
poikilotherm ***n***. 变温动物,冷血动物
poikilothermal; poikilothermic ***a***. ①变温的(动物) ②能适应温度变化的
poikilothermism ***n***. ①变温性 ②温度变化适应性
poikilothrombocyte ***n***. 异形血小板
poikilothymia ***n***. 心情变易
point (简作 Pt) ***n***. ①点,尖 ②出现脓头 ③穴[位](针灸)‖ ~ abrasive 磨尖 / ~ of abscess 脓肿现头 / ~ achromic 消色点 / ~ Addison's 阿狄森氏点(腹上部中点) / ~ alveolar [上]牙槽中点 / ~ anterior focal 前焦点 / ~ apophysiary ①鼻下点 ②刺突压痛点 / ~ approximal 邻接点 ~ of attachment 附着点,附件固定点 / ~ auricular 耳点(耳门的中央) / ~ Barker's 巴克氏点(颞叶脓肿环钻处) / ~ Boas' 博队斯氏点(胃溃疡压痛点) / ~ boiling 沸点 / ~ Bolton; postcondylare 博尔顿氏点,[枕骨]髁后点 / ~ Brewer's 布鲁尔氏点(肾脏感染时的压痛点) / ~ Broca's; auricular ~ 布罗卡氏点,耳点 / ~ calibration 校准点 / ~ Cannon's 卡农氏点(钡餐检查时结肠上的收缩点)/ points, Capuron's; Capuron's cardinal points 卡普隆氏点,卡普隆氏骨盆主点(小骨盆内的四点,即两骶髂关节点,两髂耻隆凸点 / ~ carborundum 金刚砂尖/ point, cardinal ①方位基点 ②骨盆主点 / ~ central bearing 中支点 / ~ Chauffard's 肖法尔氏点(胆囊疾患时右锁骨处的压痛点) / ~ Clado's 克拉多氏点(阑尾炎时腹直肌外缘压痛点) / ~ cold 冷点 / ~ cold rigor 冷僵点 / ~ congealing 冻[凝]点 / point, conjugate; conjugate foci 共轭焦点 / ~ contact 接触点(牙) / ~ control 控制点 / ~ of convergence 集合点,辐接点 / ~ Cope's 柯普氏点(阑尾炎时在脐与髂前上棘间线中间的压痛点)/ points, corresponding 相应点 / ~ corundum 刚

玉石尖 / ~ Cova's 科瓦氏点(孕妇患肾盂炎时腰肋角处的压缩点) / ~ craniometric 测颅点 / ~ critical 临界点 / ~ count (简作 PC) 点计数 / ~ deaf 聋点 / ~ de Mussy's 德米西氏点(膈胸膜炎的压痛点) / ~ dew 露点 / ~ of direction 位向点 / points, disparate 差异点(非相应点)/ ~ of dispersion 光线分散点,虚焦点 / ~ of divergence 光线散开点,辐散点 / ~ dorsal; Pauly's ~ 背部压痛点,保利氏点 / points douloureux; Valleix's points 痛点,瓦雷氏点(神经痛的压痛点) / ~ drying 干燥点 / ~ of election 选择点(适宜某一手术的部位) / ~ end 终点 / ~ Erb's 欧勃氏点(位于锁骨上的胸锁乳突肌后缘,如刺激可引起许多臂肌收缩) / ~ eye 眼点 / ~ far 远点 / ~ fixation 固定点 / ~ flash 闪[燃]点 / ~ focal 焦点 / ~ focal, posterior 后焦点 / ~ freezing 冰点,凝固点 / ~ fusing; melting ~ 熔点 point, Gaussian; nodai points 高斯氏点,节点 / ~ gem 宝石磨尖 / ~ glenoid 关节盂点 / ~ graphite 石墨尖 / ~ Gray's 格雷氏点(阑尾炎压痛点之一) / ~ green abrasive 绿磨尖 / ~ growing 生长点 / ~ Gueneau de Mussy's; de Mussy's 盖诺德米西氏点,德米西氏点 / ~ gutta-percha root-canal 根管牙胶充填尖 / ~ Halle's 阿累氏点,输尿管盆绿点(腹壁上示输尿管经过骨盆上口的点) / ~ hardening 硬固点 / ~ Hartmann's 哈特曼氏点(直肠上动脉与乙状结肠动脉结合点) / ~ heat-rigor 热僵点 / points, homologous 同质点 / ~ hot 热点 / ~ hystero-epileptogenous; hysterogenic ~ 致癔病性癫痫点,致癔病点 / ~ hysterogenous 致癔病点 / points, identical 对合点,相等点,相应点 / ~ of incidence 投射点,入射点 / ~ infraorbital 眶下点 / ~ isoelectric 等电点 / ~ iso-ionic 等离子点 / points, itchy; puncta pruritica 痒点 / ~ jugal 颧点 / ~ jugomaxillary 颧上颌点 / ~ Keen's 基恩氏点(穿刺侧脑室点)/ points, Kienbock-Adamson 金—阿二氏点(X 线治疗发癣的定位点) / ~ Kocher's 柯赫尔氏点(穿刺侧脑室点) / ~ Kummell's 坎梅耳氏点(慢性阑尾炎时脐右下方 1~2 厘米处的压痛点)/ points, lacrimal 泪点 / ~ Lanz's 兰茨氏点(阑尾炎时髂前上棘间线右 1/3 处的压痛点)/ points, Lavitas 拉维塔斯氏点(阑尾炎时的三个腹部压痛点) / ~ leak 泄漏点,阈值(指血糖) / ~ Lenzmann's 伦茨曼氏点(阑尾炎时麦克伯尼氏点下方 2 厘米处的压痛点) / ~ Lian's 利安氏点(穿刺腹腔点)/ ~ location (简作 PT) 定位 / ~ Lothlissen's 洛特利森氏点(阑尾炎时麦克伯尼氏点下方 2 寸处的压痛点) / ~ Mackenzie's 麦肯齐氏点(胆囊疾患时腹直肌上段压痛点) / ~ malar 颧突尖,颧点 / points, marginal 边缘小点(边缘微粒孢子虫)/ ~ of maximal impulse (缩 P.M.I.)最强心尖搏动点 / ~ maximum occipital 最远枕点(眉间至枕骨最大距离点) / ~ McBurney's 麦克伯尼氏点(阑尾炎压痛点) / ~ McEwen's 麦丘恩氏点(急性额窦炎时限内呲上方处的压痛点) / ~ Meglin's 梅格兰氏点,腭孔点(腭神经自腭大孔出点) / ~ melting 熔点 / ~ mental; pogonion 颏点 / ~ metopic; metopion 额中点 / ~ Morris' 摩里斯氏点(慢性阑尾炎时脐与右髂前上丝联线上距脐 2 寸处的压痛点) / ~ motor 运动点 / ~ mounted 装置点 / ~ mounted abrasive 装置磨尖 / ~ Munro's 孟罗氏点(脐与左髂前上棘的直线中点,为腹腔穿刺点) / ~ Mussy's; de Mussy's ~ 米西氏点,德米西氏点(膈胸膜炎的压痛点) / ~ nasal; nasion 鼻点,鼻根,额鼻缝中点 / ~ near 近点 / ~ near, absolute 绝对近点 / ~ near, convergence 集合近点,辐较近点 / ~ near, relative 相对近点 / ~ neutral 中和点 / points, nodal 节点 / ~ occipital ①枕点 ②枕叶后端 / ~ ossification 骨化点,骨化中心 / ~ Pagniello's 帕涅洛氏点(疟疾时左第九肋间隙用指轻压时的压痛点)/ points, painful; Valleix's points 痛点,瓦雷氏点 / ~ Pauly's; dorsal ~ 保利氏点,背部压痛点 / ~ phrenic-pressure 膈神经压痛点 / ~ Piersol's 皮尔索耳氏点(示膀胱口处) / ~ plugger 充填[器]尖 / ~ pour 倾点,流点 / ~ preauricular 耳前点 / ~ pressure 压觉点 / ~ pressure-arresting 压力制痉挛点 / ~ pressure-exciting 压力致痉挛点 points, principal 方位基点 / ~ proximal contact 邻面接触点 / ~ Ramond's 拉蒙氏点(胆囊疾患时胸锁乳突肌头部的压痛点) / ~ reflection 反射点 / ~ refraction 折射点 / ~ of regard 注视点 / ~ of resistance force 定力点,正牙抗力固定点 / ~ retromandibular tender 颌后压痛点 / ~ Robson's 罗布逊氏点(自脐孔至右乳所设虚线的 1/3 点,胆囊炎的最强压痛点)/ points, Rolando's 罗朗多氏点(大脑中央沟上下端点) / ~ root canal 根管尖 / ~ root canal drier 根管干燥器尖 / ~ scapular 肩胛点(臂神经痛点,在肩胛下角处) / ~ silicon carbide 硅碳尖 / ~ soft corrugated rubber 软皱橡皮尖 / ~ spinal; subnasal ~ 鼻下点 / ~ spinous 棘突[敏感]点 / points, stereo-identical 立体对合点 / ~ subnasal 鼻下点 / ~ subtemporal 颞下点 / ~ of Sudeck 祖德克氏点(直肠上动脉与乙状结肠动脉间的直肠点) / ~ supporting 支持点 / ~ supporting cusp 支托尖,支持牙尖 / ~ supra-auricular 耳上点 / ~ supraclavicular 锁骨上[刺激]点 / ~ supranasal; ophryon 鼻上点,印堂,眉间中点 / ~ supra-orbital 眶上点 / ~ Sylvian 西耳维厄斯氏点,大脑外侧裂近点(在额骨颧突后部) / ~ thermal death 杀菌温度 / ~ transition 转变点,转移点 / ~ trigger 扳机点(身体受压力或其他刺激时出现特殊感觉或症状的点) / ~ triple 三态点,三相点 / points, Trousseau's apophysiary 特鲁索氏棘突压痛点 / ~ vaccine 种痘针 / points, Valleix's 瓦雷氏点(神经痛的压痛点) / ~ vital 生命点(延髓内呼吸中枢) / ~ Vogt's; Vogt-Hueter ~ 伏格特氏点(环钻颅骨点) / ~ Villemier's 瓦尔米埃氏点(膀胱穿刺点)/ points, Ziemssen's motor 齐姆森氏运动点(运动神经进入肌肉处)

point-blank range (简作 pbr) 直射距离

pointed ***a***. 尖的,尖锐的(言语等),突出的,直率的,显然的 ‖ ~ tail 尖尾 ‖ ~ly ***ad***. / ~ness ***n***.

pointer ***n***. 指示者,指针,瞄准手,指示器

pointillage ***n***. 指尖按摩法

pointing ***n***. ①指点,指示,勾缝 ②出现脓头 ‖ ~ past; pointing-error test 过指征,指误试验

pointless ***a***. 无尖头的,无意义的,钝的,空洞的 ‖ ~ly ***ad***.

points (简作 pts) ***n***. 点;尖端

point-to-point (简作 pt/pt, PTP) ***n***. 逐点的,点位控制

poirier's glands [Paul 法外科医师 1853—1907] 普瓦里埃氏腺(甲状腺峡淋巴结) ‖ ~ line 普瓦里埃氏线(从鼻额角至人字缝尖上方的线)

Poirier's glands 普瓦里埃氏腺(甲状腺峡淋巴结)

Poirier's line 普瓦里埃氏线(从鼻额角至人字缝尖上方的线)

poirrier's orange; methyl orange 普瓦里埃氏橙,甲橙

poise ***n***. & ***v***. 平衡,保持平衡,安静,秤,砝码

poiser ***n***. 平衡棒(昆虫)

poiseuille's coefficient(formula) [Jean Marie 法生理学家和物理学家 1799—1869]泊瓦泽伊氏黏度系数(流体力学) ‖ ~ law 泊瓦泽伊氏定律(管内流速与管的横断面成比例)/ ~ space 泊瓦泽伊氏间隙(血管腔的边缘部,此处红细胞并不移动)

poison (简作 poi) ***n***. 毒,毒素,毒药,毒物 ***v***. 毒害,毒杀,使中毒,抑制 ***a***. 有毒的 ‖ ~ acrid 苛烈性毒,刺激性毒 / ~ acronarcotic; acrosedative ~ 刺激麻醉性毒 / ~ animal 动物性毒 / ~ arrow 箭毒 / ~ bait 毒饵 / ~ blood tld gxgu poisons, capillary 毛细管毒 / ~ cardiac 心脏毒 / ~ cell 毒细胞/ ~ cellular 细胞毒 / ~ control center (简作 PCC) 毒物控制中心 / ~ corroaive 腐蚀毒 / ~ fang 毒牙 / ~ fatigue; fatigue goxin 疲劳毒素 / ~ fugu; tetraodontoxin 河豚毒素(河豚的一种有毒蛋白质)/ ~ gland 毒腺 / ~ hemotropic 亲红细胞毒 / ~ industrial 工业毒物 / ~ irritant; acrid ~ 刺激性毒,苛烈性毒 / ~ jaw 毒颚 / ~ microbial 微生物毒 / ~ mitotic 细胞分裂毒 / ~ muscle 肌毒 / ~ mussel; mytilotoxin 给贝毒 poisons, narcotic 麻醉毒 / ~ nerve 神经毒 / ~ Prevention Packaging Act (简作 PPPA) 预防中毒包装条例 / ~ Prevention Week (简作 PPW) 毒物预防周 / ~ protein 蛋白质毒 / ~ s, sedative 抑制性毒物 / ~ sac 毒囊 / ~ seta 毒刚毛 / ~ toot 毒空木毒 / ~ vascular 血管毒

poison-anise ***n***. 莽草

poison-berry; Actaea rubra ***n***. 红果类叶升麻

poisoning (简作 PO) ***n***. 中毒 ‖ ~ acid; acidism 酸[类]中毒 / ~ akee 阿吉中毒,[西非]荔枝果中毒 / ~ alkali; lye ~ 碱中毒 / ~ arsenic 砷中毒 / ~ barium; bariumism 钡中毒 / ~ beryllium 铍中毒 / ~ blood; septicemia 败血病 / ~ bracken 蕨中毒 / ~ broom 金雀花中毒 / ~ calabar-bean 卡拉巴豆中毒,毒扁豆中毒 / ~ can; tin sickness 罐头食物中毒 / ~ carbon disulfide 二硫化碳中毒 / ~ carbon monoxide 一氧化碳中毒 / ~ carbon tetrachloride 四氯化碳中毒 / ~ cheese; tyrotoxicosis 干酪中毒 / ~ corncockle; githagism 麦仙翁中毒,盟麦中毒 / ~ crowd 人群拥挤中毒 / ~ cumulative 蓄积性中毒 / ~ delayed 迟发中毒 / ~ drug 药物中毒 / ~ dural 铝镁合金中毒 / ~ elasmobranch 板鳃类鱼肉中毒 / ~ fish 鱼肉中毒 / ~ fluorine, chronic 慢性氟中毒 / ~ food 食物中毒 / ~ forage 饲料中毒 / ~ fugu; tetraodontoxism 河豚中毒 / ~ gas 毒气中毒 / ~ gossypol 棉籽酚中毒,棉籽黄素中毒 / ~ gymnothorax 齿鳝属鱼肉中毒 / ~ hellebore 嚏根草中毒 / ~ hemlock 毒茴类植物中毒 / ~ hyoscyamus 莨菪中毒 / ~ industrial 工业中毒 / ~ jaborandi 毛果芸香叶中毒 / ~ Jamestown weed 曼陀罗中毒 / ~ kenotoxin 疲倦毒素中毒 / ~ lacrimating gas 催泪毒气中毒 / ~ lead; plumbism 铅中毒 / ~ loco; locoism 洛苛草中毒 / ~ lupine; lupinosis 羽扁豆中毒 / ~ meat 肉中毒/ mercury ~ 汞中毒 / ~ milk; trembles 震颤病(牛羊),乳毒病(人) / ~ mushroom 蕈中毒 / ~ mussel; mytilotoxism 蛤贝中毒 / ~ mustard-gas 芥子气中毒 / ~ myriapedes 蜈蚣咬中毒 / ~ O_2; hyperventilation 氧中毒,换气过度 / ~ occapational 职业性中毒 / ~ ptomaine 腐肉中毒 / ~ puffer, tetraodontoxism 河豚中毒 / ~ rhus; varnish ~ 漆中毒 / ~ salmon 鲑鱼肉中毒 /

~ saturnine; plumbism 铅中毒 / ~ sausage 腊肠中毒 / ~ scombroid 鲭鱼肉中毒 / ~ scopomorphine 莨菪碱吗啡中毒 / ~ selenium 硒中毒 / ~ sewer gas 阴沟气中毒 / ~ shellfish; mytilotoxism 蛤贝中毒 / ~ snake venom 蛇咬中毒 / ~ sneezing gas 催嚏毒气中毒 / ~ tetrachlorethane 四氯乙烯中毒 / ~ tetraodon; tetraodontoxism 河豚中毒 / ~ tetrodon; toadfish ~ 河豚中毒 / ~ thallium 铊中毒 / ~ thorn-apple 曼陀罗中毒 / ~ TNT; trinitrotoluene ~ 三硝基甲苯中毒 / ~ tobacco; tabacosis 烟草中毒 / ~ uranium 铀中毒 / ~ varnish; rhus ~ 漆中毒 / ~ veratrum 黎芦中毒 / ~ vesicant gas 糜烂[性毒]气中毒,黄十字毒气中毒 / ~ war gas 战争毒气中毒 / ~ yellow jasmine 黄素馨中毒

poisonous(简作 poi) ***a*.** 有毒的,有害的,恶毒的 ‖ ~ly ***ad*.**

poison-sumach; poison-sumac ***n*.** [美洲]毒盐肤木

poistive feedback(简作 PF)正反馈

poitrinaire[法] ***n*.** [慢性]胸肺病患者

poiyisoprene(简作 PIP) ***n*.** 聚异戊二烯

poke ***v*.** 戳,触,伸出,干涉 ***n*.** 戳,捅,触 ‖ ~, Indian 绿藜芦

pokeberry; phytolaccae fructus ***n*.** 商陆(果实)

poker ***n*.** 戳的人,火钳,扑克牌 ‖ ~-faced ***a*.** 脸无表情的人

pokewed mitogen(简作 PKM)美洲高陆有丝分裂原

pokeweed mitogen(简作 PWM)美洲高陆有丝分裂原

poky ***a*.** 迟钝的,狭小的,简陋的,死气沉沉的

pol polarize 极化,偏振 / polish 磨光,擦亮(牙科) / polymer 聚合体,聚合物 / polymeric 聚合的 / polymerize 聚合

POL The Patent Office Library 专利局图书馆(英,现改用 NLSI)

Pol P Polish Pharmacopoeia 波兰药典

Pol/Vac polimyelitis vaccine 脊髓灰质炎疫苗

Polar Polarixation 极化

polar ***a*.** 极的,地极的,极性的,磁极的,性格正相反的 ***n*.** 极线 ‖ ~ body 极体 / ~ cap 极帽 / ~ capsule 极囊 / ~ cartilage 极软骨 / ~ disk 极盘 / ~ filament 极丝 / ~ furrow 极沟 / ~ fusion nucleus 并合极核 / ~ globule 极体 / ~ lobe 极叶 / ~ nucleus 极核 / ~ plasma 极质 / ~ plate 极板 / ~ radiation 极辐射 / ~ ray 极射线 / ~ rings 极环

polari-[拉][构词成分] 极,电极(亦作 polaro-)

polarimeter ***n*.** 偏振计,旋光计

polarimetry ***n*.** 偏振测定术,旋光测量法

polarimicroscope ***n*.** 偏振显微镜,旋光显微镜

polaris ***n*.** 北极星

polariscope ***n*.** 偏振(光)镜,旋光镜 ‖ ~ analyzer 分析偏振镜,分析旋光镜

polariscopic ***a*.** 偏振镜的,旋光镜的

polariscopy ***n*.** 偏振镜检查,旋光镜检查

polaristrobometer ***n*.** 精密偏振计,精密旋光计

polarity(简作 PO) ***n*.** ①极体 ②极性 ③分极性 ‖ ~ dynamic 机能极性(神经细胞)

polarization(简作 Polar) ***n*.** ①极化(作用),分极 ②偏振[化] ‖ ~ circular 圆偏振 / ~ of elcetrodes 电极极化 / ~ elliptical 椭圆偏振 / ~ plane 平面偏振,线偏振 / ~ rotatory 旋偏振

polarize(简作 pol) ***v*.** 极化,偏振(化)

polarizer ***n*.** 起偏振镜

polarizing light microscope(简作 PLM)偏光分度镜

polarogram ***n*.** 极谱

polarograph ***n*.** 极谱仪

polarographic myocardial oxygen(简作 PMCO)极谱仪心肌氧量

polarography ***n*.** 极谱分析,极谱法

polaroid ***n*.** [人造] 偏振片 ‖ ~ camera(简作 PC)旋光照相机

Pole ***n*.** 波兰人

pole(简作 pl) ***n*.** 极 ‖ ~ abepical 反顶极 / ~ animal 动物性极 / ~ anterior 前极 / ~ antigerminal; vegetal ~ 植物性级,卵黄极 / ~ cell 极细胞 / ~ cephalic 头极 / ~ changer 换极器 / ~ fixed 固定标杆 / ~ frontal 额极 / ~ germinal 生发极,动物性极 / ~ negative; cathode 负极,阴极 / ~ nutritive; vegetal ~ 营养极,植物性极,卵黄极 / ~ pelvic 骨盆极 / ~ placental 胎盘极(胚)/ ~ plasm 极质 / ~ positive; anode 正极,阳极 / ~ star 北极星 / ~ twin 子极,双极(神经细胞) / ~ upper 上极(肾或睾丸的)/ ~ vegetal; vegetative ~ ; vitelline ~ 植物性级,卵黄极

polemic ***a*.** [爱]争论的 ***n*.** 争论

Polemoniaceae ***n*.** 花荵科(旧译电灯花科)

Polemonium (Tour) L. 花荵属

polemophthalmia[希 polenlos war + ophthalmia]; **military ophthalmia** ***n*.** 部队眼炎

Polenske value(简作 PV)波伦斯基值,不溶解挥发脂肪酸值

pole-plate ***n*.** 极板

-poletic 产生,生,造

polex ***n*.** 肛上板

polhydric ***a*.** 多羟[基]的

polian vesicle 波里氏囊

police ***n*.** 警察,警务人员,公安 ***v*.** 维持治安

policeman ***n*.** 警察

policlinic[希 polis city + kline bed] ***n*.** 综合门诊所,分科门诊所 ②市立[医院]门诊部

policoman ***n*.** 淀带(橡皮头玻璃搅棒)

policy[法 police a bil] ***n*.** 政策,凭单,保险单 ‖ ~ endowment 养老保险单 / ~ non-forfeitable 不损额保险单 / ~ ordinary life 一般寿险保单 / ~ participating 共利保险单,利益均沾保 单 / ~ term 限期保险单 / ~ whole life 终生保险单

polidexide(简作 PDXChloride) ***n*.** 降胆葡胺,降脂树脂 3 号(降胆固醇药)

poliencephalitis ***n*.** 脑灰质炎

poliencephalomyelitis ***n*.** 脑脊髓灰质炎

polification ***n*.** 饮水化法(使原来不能饮用的水,如海水,变得适用于饮用)

polimyelitis vaccine(简作 Pol/Vac)脊髓灰质炎疫苗

Polinices pyriformis (Recluz)梨形乳玉螺(隶属于玉螺科 Naticidae)

polio poliomyelitis ***n*.** 脊髓灰质炎、小儿麻痹症

polio-[希 polios gray 灰色][构词成分] 灰,灰质

poliocidal ***a*.** 杀脊髓灰质炎病毒的

polioclastic ***a*.** 破坏[神经系统]灰质的(病毒)

poliodystrophia; poliodystrophy ***n*.** 灰质萎缩

polioencephalitis ***n*.** 脑灰质炎 ‖ ~ acuta 急性脑灰质炎 / ~ acuta hacmorrhagica; ~ haemorrhagica superior encephalopathia alcoholica; Wernicke's encepha lopathy 急性出血性脑灰质炎,酒精中毒性脑病,韦尼克低脑病 / ~ acuta infantum 婴儿急性脑灰质炎 / ~ acute bubar; acute bulbar palsy 急性延髓灰质炎急性延髓性麻痹 / ~ anterior suporior 脑前上部灰质炎 / ~ bemorrhagica 出血性脑灰质炎 / ~ infectiva 传染性脑灰质炎 / ~ inferior; bulbar paralysis 脑下部灰质炎 延髓性麻痹 / ~ posterior 脑后部灰质炎,第四脑室后部灰质炎 / ~ superior hemorrhagic; ~ haemorrhagica superior 出血性脑上部灰质炎,急性出血性脑灰质炎 / ~ oliocncephalomeningomyelitis 脑脊髓灰质脑脊膜炎 / ~ poliocncephalomyelitis poliencephalomy -elitis 脑脊髓灰质炎 / ~ polioencephalopathy 脑灰质病

polioencephalotropic ***a*.** 亲脑灰质的

poliomyelencephalitis ***n*.** 脑脊髓灰质炎

poliomyelitic ***a*.** 脊髓灰质炎的

poliomyeliticidal ***a*.** 杀脊髓灰质炎病毒的

poliomyelitis; polio; infantileparalysis; Heine-Medin disease(简作 Polio) ***n*.** 脊髓灰质炎 ‖ ~ acute antcrior 急性脊髓前角灰质炎 / ~ acute bulbar 急性延髓灰质炎 / ~ acute lateral 急性脊髓侧角灰质炎 / ~ anterior 脊髓前角灰质炎 / ~ anterior, chronic 慢性脊髓前角灰质炎 / ~ anterior spinal 脊髓前角灰质炎 / ~ ascending 上行性脊髓灰质炎 / ~ bulbar 延期开支脊髓灰质炎 / ~ cerebral; polioencephalitis 脑型脊髓灰质炎,脑灰质炎 / ~ chronic 慢性脊髓灰质炎 / ~ endemic 地方性脊髓灰质炎 / ~ epidemic 流行性脊髓灰质炎 / ~ killed vaccine(简作 PKV)脊髓灰质炎灭活菌苗/ ~ like disease(简作 PLD)脊髓灰质炎 / ~ live vaccine(简作 PLV)脊髓灰质炎灭活疫苗 / ~ metallic 金属性假脊髓灰质炎 / ~ mouse 鼠脊髓灰质炎 / ~ posterior 脊髓后角灰质炎 / ~ post-inoculation 接种后脊髓灰质炎 / ~ post-inoculation 扁桃体切除后脊髓灰质炎 / ~ post-inoculation 接种后脊髓灰质炎 / ~ spinal paralytic 麻痹性脊髓灰质炎 / ~ virus(简作 PV)脊髓灰质炎病毒

poliomyeloencephalomyelitis ***n*.** 脑脊髓灰质炎

poliomyelopathy ***n*.** 脊髓灰质病

polioncuromere ***n*.** 脊髓灰质原节

polioplasm ***n*.** 网质(细胞内)

poliosis ***n*.** 白发症,灰发症

poliothrix ***n*.** 白发,灰发

poliovirus; poliomyelitis virus ***n*.** 脊髓灰质炎病毒 ‖ ~ hominis 人脊髓灰质炎病毒 / ~ muris 鼠脊髓灰质炎病毒

Polish ***a*.** 波兰[人]的 ***n*.** 波兰语 ‖ ~ Pharmacopoeia(简作 Pol P)波兰药典

polish; polishing(简作 pol) ***v*.** 磨光,擦亮,使光滑 ***n*.** 擦亮,光泽,擦光剂 ‖ ~ dull 粗磨光 / ~ smooth 细磨光

polish-brush ***n*.** 磨刷

polisis ***n*.** 白发(症),灰发(症) ‖ ~ eccentrica 偏心性白发(症)

polisography ***n*.** 多次[曝光]X 线照相术

Polistes chinensis (Sauss)华黄蜂(隶属于胡蜂科 Vespidae)

Polistes japonicus Sauss.[动药] 日本长脚胡蜂巢—[蜂房]

Polistes mandarinus (Saussure)黄星长脚黄蜂(隶属于胡蜂科 Vespidae)

Polistes mandarinus Sauss［动药］大黄蜂巢—［蜂房］
Polistes oliraceous DeGeer.普通长脚胡蜂［动药］巢—［蜂房］
Polistes yokohamae（Rad.）长脚黄蜂(隶属于胡蜂科 Vespidae)
polite *a*. 有礼貌的,温和的,客气的 ‖ ~ly *ad*. / ~ness *n*.
politic *a*. 精明的,机敏的
political *a*. 政治上的,行政上的 ‖ ~ly *ad*.
politician *n*. 政客,政治家
politico-政治上的
politics *n*. 政治(学),政治活动,政纲
politropism *n*. 多向性
politus *a*. 光滑的
polity *n*. 政府,政体,政治组织,国家组织
politzerization［Adam Polirzer］; **politzoration** 中耳吹气法,咽鼓管吹气法 ‖ ~ negative 中耳吸液法
politzor's bag［Adam 匈耳科学家 1835—1920］波利泽尔氏咽鼓管吹气袋 ‖ ~ cone ; cone of light 波利泽尔氏锥,［鼓膜］光锤 / ~ method 波利泽尔吹气法 / ~ speculum 波利泽尔氏耳窥器 / ~ test 波利泽尔氏耳试验(检一侧耳聋)
polkissen［德］; **juxtaglomerular apparatus** *n*. 近血管球体 ‖ ~ of zimmerman 济默曼氏近血管球体
poll *n*. ①后头(动物头的后部)②鹦鹉③选举投票,投票处,民意测验 *v*. 得票,投票,剪枝
pollaki-［希］［构词成分］频……,频繁
Pollakicoprosis *n*. 排粪过频,频便
pollakidipsia *n*. 频渴,渴感过频
pollakisuria; pollakiuria *n*. 频尿
Pollantin *n*. 花粉抗毒素
pollen（简作 po）*n*. 花粉,粉面(双翅目) *v*. 传花粉 ‖ ~ pini［松花粉］/ ~ toxin 花粉毒素 / ~ tube 花粉管 / ~ Typhae［蒲黄］
pollen-antigen *n*. 花粉抗原
pollen-antitoxin *n*. 花粉抗毒素
pollenarium *n*. 储花粉室
pollenogenic *a*. 花粉引起的
pollenosis *n*. 花粉病,枯草热
pollex（复 pollices）［拉］; thumb *n*. ①拇指 ②胫距 ③报器腹端尖(鳞翅目)拇 ‖ ~ extensus 拇伸直 / ~ flexus 拇弯屈 / ~ pcdis great toe; hallux 拇趾,拇 / ~ superextensus 拇伸直过度 / ~ vaigus 拇外翻 / ~ varus 拇内翻
pollia sorzogonensis steud 杜著
pollical *a*. 拇的,拇指的
pollicate *a*. 具曲刺的
pollicization［拉 poliex thumb］拇指整复
pollinate *v*. 授精,授粉
pollination *n*. 授粉(作用),传粉(作用)
pollinodium［拉 pollen + 希 eids resemblance］*n*. 精子器(子囊菌纲),花粉块
pollinosis *n*. 花粉病,枯草热
pollister method 波立斯特氏法(从肝制出染色质核蛋白)
pollitzer's disease［sigmund 美皮肤病学家 1859—1937］; hidrosadenitis destruens suppurativa 波利策氏病,化脓性破坏性汗腺炎,坏死性痤疮样结核疹
pollodi［希 polloi many + hodos way］; **panth-odic** *a*. 四周放射的,多向传导的(神经)
pollon *n*. 花粉 ‖ ~ pini 松花粉 / ~ typhae 蒲黄
pollopas *n*. 普透玻璃
Pollut pollutant 污染物质
pollutant（简作 Pollut）*n*. 污染物,散布污染物者
pollute *v*. 弄脏,污染,败坏 ‖ ~ r *n*. 污染者,污染物质
pollution［拉 pollutio］*n*. ①遗精 ②污染 ③败坏 ‖ ~ air 空气污染 / ~ atmospheric 大气污染 / ~ Control Board（简作 PCB）污染控制局 / ~ control indes（简作 PCI）污染控制指数 / ~ diurnal; ~ nimiae 昼遗［精］/ ~ nocturnal 夜遗［精］/ ~ radioactive air 放射性空气污染 / ~ secondary 再污染 / ~ self; voluntary / ~ masturbation 手摇 / ~ soil 土壤污染 / ~ water 水污染 / ~ polocyte［希 polos pole + -cyte］; polar body 极体
polocyte *n*. 极体,极细胞
polonium（简作 Po）*n*. 钚(84 号元素)
poloxalkol; poloxalene *n*. 聚羟亚烃,羟乙烯羟丙烯聚合体(润肠药)
Poltak's test 波拉克氏试验(检尿中黑素)
poltophagy［希 poltos porridge + phagein to eat］*n*. 细嚼,嚼烂
polus（复 poli）［拉］; **pole** *n*. 极 ‖ ~ anteriorlentisanterior pole 晶状体前极,前极 / ~ frontalls(cerebri) 额极(大脑) / ~ occipitalisl (cerebri) 枕极 / ~ posterior(bulbi oculi) 后极（眼球）/ ~ posterior lentis ; posterior pole 晶状体后极,后极 / ~ temporalis(cerebri) 颞极
poly *n*. 多形核白细胞 / polymer 聚合体,聚合物 / polyvinyl 聚乙烯的
Poly polymorphonuclear leucocyte 多形核白细胞 / polyvinyl 聚乙烯化合物
poly ; poly morphonuclear leukcyte *n*. 多形核白细胞
poly-［希 polys many 多］［构词成分］多(种),多数;聚(合物)的,多(聚的)
poly 2-hydroxy-ethyl acrylate（简作 PHEA）公共卫生服务条例
Poly A polyadenylate ribonucleotide 聚腺甙核糖核甙酸、聚腺甙酸核甙酸
Poly A, G, U adenylate, guanylate, uridylate copolymer ribonucleotide 腺甙酸、鸟甙酸 尿甙酸共聚核甙酸
Poly A, C adenylate, cytidylate copolymer ribonucleotid *n*. 腺甙酸、胞甙酸共聚核甙酸
Poly A, G adenylate, guanylate copolymer ribonucleotide 腺甙酸,尿甙酸共聚核甙酸
Poly A, U adenlate, uridylate copolymer ribonucleotied 腺甙酸,尿甙酸共聚核甙酸
Poly A, C, G adenylate, cytidylate, guanylate copolymer ribonucleotide 腺甙酸、胞甙酸、鸟甙酸共聚核甙酸
Poly A, C, G, U adenylate, cytidylate, guanylate, uridylate copolymer ribonucleotide 腺甙酸、胞甙酸、鸟甙酸,尿甙酸共聚核甙酸
Poly A, C, U adenylate, cytidylate, uridylate copolymer ribonucleotide 腺甙酸、胞甙酸、尿甙酸共聚核甙酸
Poly A, G, U adenylate, guanylate, uridylate copolymer ribonucleotide 腺甙酸、鸟甙酸、尿甙酸共聚核甙酸
Poly C polycytidylate ribonucleotide 聚胞甙酸核甙酸
Poly C, G, U cytidylate, guanylate, uridylate copolymer ribonucleotide 胞甙酸、鸟甙酸、尿甙酸共聚核甙酸
Poly C, U cytidylate, uridylate copolymer ribonucleotide 胞甙酸,尿甙酸共聚核甙酸
Poly dA polydeoxy-adenylate-ri-bonucleotide 聚去氧腺甙酸核甙酸
Poly dC polydeoxy-cytidylate-ri-bonucleotide 聚去氧胞甙酸核甙酸
Poly dl polydeoxy-inosinate-ri-bonucleotide 聚去氧肌甙酸核甙酸
Poly Dt polydeoxy-thymidine-ri-bonucleotide 聚去氧胸核甙核甙酸
Poly G polyguanylate ribonucleotide 聚尿甙酸核甙酸
Poly G, I gunaylate, inosinate copolymer ribonucleotide 鸟甙酸、肌甙酸共聚核甙酸
Poly G, U guanylate, uridylate copolymer ribonucleotide 鸟甙酸、尿甙酸共聚核甙酸
poly glycollic acid（简作 PGA）聚羟基乙酸,聚乙醇酸
Poly I polyinosinate ribonucleotide 聚肌甙酸核甙酸
Poly I, U inosinate, uridylate copolymer ribonucleotide 肌甙酸、尿甙酸共聚核甙酸
poly I: poly C（简作 pI:C）聚肌胞:聚肌甙酸胞甙酸
Poly I: C polyinosinic: cytidylic acid 聚肌胞:聚肌甙酸胞甙酸
Poly L lysine（简作 PLL）聚左旋赖氨酸
Poly U polyuridylate ribonucleotide 聚尿甙酸核甙酸
Poly X polyxanthylate ribonucleotide 聚黄甙酸核甙酸
poly-2-vinylpyridine（简作 P_2VP）*n*. 聚－2－乙烯基吡啶
poly-2-vinylpyridine-N-oxide（简作 PVNO）*n*. 克矽平(治矽肺药),聚－2－乙烯吡啶－N－氧化物
polya's operation［jenl(eugone)匈外科医师 1876—1944］波耳亚氏手术(部分胃切除结肠后胃空肠吻合术)
polyacid *a*. 多［价］酸的 *n*. 多元酸
polyacoustic *a*. 扩音的
polyacrylamide（简作 PAA; PAAm）*n*. 聚丙烯酰胺 ‖ ~ gel（简作 PAG）聚丙烯酰胺凝胶
polyacrylic acid（简作 PAA）聚丙烯酸
polyacrylic acid, cellulose nitrate and cellulose acetate（简作 PAA-CN-CA）聚丙烯酸,硝酸纤维素与醋酸纤维素
polyadelphous *a*. 多束的,多体的(雄蕊)
polyadenia; pscudoleukemia *n*. 假白血病
polyadenitis *n*. 多腺炎 ‖ ~ malignant; bubonilague 腺鼠疫,腹股沟淋巴结鼠疫
polyadenoma *n*. 多腺瘤
polyadenomatosis *n*. 多腺瘤病
polyadenopathy *n*. 多腺病
polyadenosis *n*. 多腺病
polyadenous *a*. 多腺的
polyadenylate ribonucleotide（简作 Poly A）聚腺甙核糖核甙酸,聚腺甙酸核甙酸
polyagglutinabillity *n*. 多［种可］凝集性
polyagglutination *n*. 多凝集

polyalcoholism *n*. 混合酒中毒
polyalgesia *n*. 多处痛觉
polyamide *n*. 聚酰胺
Polyaminotrazole（简作 PAT）*n*. 聚氨基三唑
polyandry [poly- + 希 aner man] *n*. ①[一雌]多雄配合 ②[一妻]多夫配合
Polyangiaceae *n*. 多囊黏菌科
polyangiitis *n*. 多血管炎，多脉管炎
Polyangium *n*. 多囊黏菌属
polyarch spindle 多极纺锤体
polyarteritis *n*. 多动脉炎 ‖ ~ nodosa（简作 PAN; PN）结节性多动脉炎
polyarthric *a*. 多关节的
polyarthritis *n*. 多关节炎 ‖ ~ ankylopoietica 强硬性多关节炎 / ~ chronic villous 慢性多关节滑膜炎 / ~ chronica 慢性多关节炎 / ~ destruens; rheumatoid arthritis 类风湿性关节炎 / ~ exsudativa 渗出性多关节炎 / ~ nodosa 结肠性多动脉炎 / ~ of rats, infectious 鼠传染性多关节炎 / ~ rheumatica acuta; rheumatic fever 急性风湿性多关节炎，风湿[性]热 / ~ tuberculous; pulmonary osteo-arthropat -hy 结核性多关节炎，肺性骨关节病 / ~ vertebral 椎骨多关节炎
polyarticular *a*. 多关节的
polyase *n*. 多糖酶
polyastral type 多星型
polyauxotroph *n*. 多养体（营养上需要多种生长因子的机体）
polyauxotrophic *a*. 多养的
polyavitaminosis *n*. 多种维生素缺乏病
polyaxon *n*. 多轴突神经细胞
polyaxonic *a*. 多轴突的
polyazelaic polyanhydride（简作 PAPA）多壬二酸聚酐
polyazin *n*. 多氮化合物
polybasic *a*. 多碱（价）的，多价的，多元的
poly-basic polyploid 多基数多倍体
polybenzimidazoles（简作 PBl）*n*. 聚苯并米唑
polybenzimidazole（简作 PBM）*n*. 聚苯并米唑
polybenzothiazole（简作 PBT）*n*. 聚苯并噻唑
polyblast *n*. 多形噬细胞胞（阿米巴样游走的单核噬细胞，见于炎性渗出物中）
polyblennia *n*. 黏液分泌过多
polyblepharon [poly- + 希 blepharoneyelid] *n*. 额外睑，多睑
polybrene; poly（1, 5-dimethy1-1, 5di azaundecamethylene polymethobromide） 聚凝胺（肝素对抗物）
polybromatied biphenyl（简作 PBB）多溴化联苯
polybutadiene（简作 PB）*n*. 聚丁二烯酸 ‖ ~ acrylic acid（简作 PBAA）聚丁二烯丙烯腈 / ~ acrylonitrile（简作 PBAN）聚丁二烯丙烯酸
polycaprolactam（简作 PCL）*n*. 聚乙内酰胺
polycaprolactone（简作 PLC）*n*. 聚己酸内酯
polycarbonate（简作 PC）*n*. 多碳酸盐 ‖ ~ film condenser（简作 PCC）聚碳酸酯薄命电容器
polycardia; tachycardia *n*. 心搏过速，心动过速
Polycarpaea corymbosa Lam. [植药] 白鼓钉根
polycarpous [希 polys many + karpos fruit] *n*. 多心皮的（植物）
polycellular; multicellular *a*. 多细胞的；多空隙的
polycentric *a*. 具多着丝点的，多中心的
polyceptor *n*. 多受体
Polychaeta *n*. 多毛纲（隶属于环节动物门 Annelida）
polychaeta *n*. 多毛类（动）
polycheiria; polychiria *n*. 多手[畸形]
Polycheira rufescens（Brandt） 紫轮参（隶属于指参科 Chiridotidae）
polychemotherapy *n*. 综合化学疗法
polychlamydeous chimaera 多层周腺骑嵌合体
polychlorinated biphenyl（简作 PCB）多氯化联苯
polychlorinated dibenzofuran（简作 PCDF）聚氯化双苯唑呋喃
Polychloroester *n*. 多氯化酯
polychlorotrifluoroe-thylene（简作 PCTFE）聚三氟氯乙烯
polychloruria *n*. 尿氯增多，多氯尿
polycholia *n*. 胆汁分泌过多
polychondropathia; polychondropathy *n*. 多软骨病
polychrest; panacea *n*. 万应药
polychroism *n*. 多色性（晶体的）
polychromasia *n*. ①多染[色]性 ②多染[性]细胞增多
polychromate *n*. 多色觉者，正常色觉者 ‖ ~ abnormal 异常色觉者，色觉弱者
polychromatia; polychromatophilia ①多染[色]性 ②多染[性]细胞增多
polychromatic *a*. 多色的
polychromatism *n*. 多色现象
polychromatocyte *n*. 多染性细胞
polychromatocytosis *n*. 多染[性]细胞增多[症]
polychromatophil *a*. 多染[色]的 *n*. 多染[性]细胞
polychromatophilia *n*. 多染[色]性，多染[性]细胞增多
polychromatophilic *a*. 多染色性的
polychromatosis *n*. 多染[性]细胞增多
polychrome methylene blue（简作 PMB）多染性亚甲蓝
polychromemia *n*. 血色质增多
polychromia *n*. 色素[产生]过多
polychromic *a*. 多色的
polychromophil; polychromatophil *a*. 多染[色]性的 *n*. 多染[性]细胞
polychromophilia; polychromatophilia *n*. ①多染[色]性 ②多染[性]细胞增多
polychylia *n*. 乳糜过多
polychymia *n*. 食糜过多
polyclinic *n*. ①综合门诊所，分科门诊所 ②综合医院，分科医院
polyclonal *a*. 多无性系的，多纯系的
polyclonia *n*. 多肌阵挛病 ‖ ~ continua epileptoides; mild continuous epilepsy 癫痫样持续性多肌阵挛病
polycopria *n*. 多粪（症）
polycoria *n*. ①多瞳[畸形]，多瞳症 ②储备质过多 ‖ ~ supria 假多瞳症 / ~ vera 真多瞳症
polycotyledonae *n*. 多子叶植物
polycrotic *a*. 多波[脉]的
polycrotism *n*. 多波脉[现象]
polycyclic *n*. 多环性，多周期性 *a*. 多环的 ‖ ~ aromatic hydrocarbon（简作 PAH）多环芳烃 / ~ compound library 聚环状[化学有机]分子库
polycyclopentadiene（简作 PCPD）*n*. 聚环戊二烯
polycyesis; multiple pregnancy *n*. 多胎妊娠
polycystic *a*. 多囊的 ‖ ~ disease（简作 PCD）多囊性疾病 / ~ kidney diseas（简作 PKD）多发性囊胞肾病，多囊肾 / ~ kidney（简作 PCK）多囊肾 / ~ ovary desease（简作 PCOD）多囊卵巢病 / ~ ovary（简作 PCO_2, P_{CO2}）多囊性卵巢（综合征）/ ~ sclerotic ovary syndrome（简作 PSOS）多囊硬化性卵巢综合征
polycystoma *n*. 多囊瘤（特别指乳腺）
polycyte *n*. 多核白细胞
polycythaemia *n*. 红血球增多 ‖ ~ vear with myeloid metaplasia（简作 PCV-M）有髓样化生的真性红细胞增多症 / ~ vera（简作 PCV; PV）真性红细胞增多症
polycythemia; erythrocytosis *n*. 红细胞增多 ‖ ~ chronic splenomegalic; erythremia 慢性脾大性红细胞增多，红细胞增多（症））/ ~ compensatory 代偿性红细胞增多 / ~ hypertonica; Gaisbock's disease 高血压性红细胞增多症，盖斯伯克氏病 / ~ megalosplenica 脾大性红细胞增多 / ~ myelopathic; erythremia 骨髓病性红细胞增多，红细胞增多（症）/ ~ primary; erythremia 原发性细胞增多，红细胞增多（症）/ ~ relative 相对性红细胞增多 / ~ rubra; erythremia 红细胞增多（症）/ ~ secondary 继发性红细胞增多 / ~ splenomegalic; erythremia 脾大性红细胞增多，红细胞增多（症）/ ~ vera; erytrcmia 真性红细胞增多，红细胞增多（症）/ ~ vera cum splenomegalia 原发性脾大性红细胞增多，真性脾大性红细胞增多
polycytidylate ribonucleotide（简作 Poly C）聚胞甙酸核甙酸
polycytosis *n*. 血细胞增多
polydactylia *n*. 多指（趾）（畸形）
polydactylism *n*. 多指（趾）畸形，多指症
polydactyly; polydactylia *n*. 多指（趾）[畸形]
polydaxtylia [poly- + 希 daktylos finger + -la] *n*. 多指（趾）[畸形]
polydeficiency *n*. 多种（维生素）缺乏
polydentia; polyodontia *n*. 多牙，额外牙
polydeoxy-adenylate-ri-bonucleotide（简作 Poly dA）*n*. 聚去氧腺甙酸核甙酸
polydeoxy-cytidylate-ri-bonucleotide（简作 Poly dC）*n*. 聚去氧胞甙酸核甙酸
polydeoxy-cytidylate-ri-bonucleotide（简作 Poly dG）*n*. 聚去氧鸟甙酸核甙酸
polydeoxy-inosinate-ribo-nucleotide（简作 Poly dl）*n*. 聚去氧肌甙酸核甙酸
polydeoxy-thymidine-ri-bonucleotide（简作 Poly dT）*n*. 聚去氧胸甙酸核甙酸
Poly-diaryl amine（简作 PDA）聚二芳基胺
Polydinida [希 polys many + dine a whirling] *n*. 多旋目

polydipsia; excessive thirst *n*. 烦渴 ‖ ~ ebrioria 酒狂渴
polydisc strobila 多盘横裂体
polydispersoid *n*. 多分散胶体(含有不同分散度的胶体)
polydomous *a*. 多巢的
polydontia *n*. 多牙,额外牙
polydyscrinia; pluridyscrinia *n*. 多种分泌障碍
polydysplasia *n*. 多种发育障碍 ‖ ~ hereditary ectodermal; hereditary ectod-ermal dysplasia 遗传性外胚层发育障碍
polydysspondylism *n*. 多脊椎畸形症
polydystrophy *n*. 多[处]营养不良,多[处]营养障碍
polyelectrolyte(简作 PE) *n*. 高[分子]电解质
polyelectrolyte complexes(简作 PEC) 聚合电解质络合物
polyembryony *n*. 多胚,一卵多胎
polyemia *n*. 多血(症)
polyendocrinoma; polyendocrine adenomatosis *n*. 多[种]内分泌腺腺瘤病
polyene *n*. 多烯[烃],聚烯
polyerg [poly- + 希 ergon work] *n*. 多能血清(单种血清而作用于异种抗原)
polyergic *a*. 多能的,多方面作用的
polyesthesia [poly- + 希 aisthesis per-ception + -la] *n*. 多处感觉,一物多感(症),复觉
polyesthetic *a*. 多处感觉的
polyestradiol phosphate(简作 PEP) 磷酸聚雌二醇
polyestrous *a*. 多次动情[期]的
polyethylene(简作 pe) *n*. 聚乙烯 ‖ ~ coated(简作 PEC) 聚乙烯涂敷 / ~ glycol(缩 PEG) 聚乙[烯]二醇 / ~ glycol 400 聚乙[烯]二醇 400(分子量约 400) / ~ glycol 4000 聚乙[烯]二醇 4000(分子量约 4000)/ ~ glycol adipate(简作 PEGA) 聚己二酸乙二醇酯 / ~ hydroperoxide(简作 PEH) 聚乙烯过氧化氢 / ~ imine impregnated(简作 PEI) 聚乙撑亚浸泡过的 / ~ oxide(简作 PEO) 聚氧化乙烯 / ~ sodium sulfonate(简作 PES) 聚乙烯磺酸钠 / ~ terephthalate(简作 PET; PETP) 聚对苯二甲酸乙二醇 / ~ sulfonic acid(简作 PSA) 聚乙烯磺酸
polyfluoroethylenepropylene(简作 PFEP) *n*. 聚氟乙撑丙烯
polyfolliculinic *a*. 卵泡素过多的
polyfructofuranoside *n*. 聚呋喃果糖甙
Polygala [poly- + 希 gagl milk] *n*. 远志属 ‖ ~ alba Nutt 白远志 / ~ arillata Buch-Ham [植药] 鸡根远志根皮—鸡根 / ~ aureocauda Dunn [植药] 黄花倒永莲根 / ~ caudata Rehd. et Wils. [植药] 尾叶远志根—乌棒子 / ~ japonica Houtt. [植药] 瓜子金—[瓜子金] / ~ reinii Franch. et. Sav 柿叶草 / ~ sendga L. 美远志 / ~ sibirlca L. [植药] 卵叶远志根皮—[远志] / ~ tenuifolia willd. [植药] 远志根皮—[远志]
Polygalaceae *n*. 远志科
polygalactia [poly- + 希 gala milk] *n*. 泌乳过多
polygalacturonase *n*. 聚半乳糖醛酸甙酶
polygalin; senegin *n*. 远志皂甙
polygamous *a*. 一雄多雌的(指昆虫交配), 多配[合]的
polygamy [poly- + 希 gamos marriage] *n*. 多配合 ①一雌多雄或一雄多雌 ②一妻多夫或一夫多妻
polyganglionic *a*. ①多神经节的 ②多淋巴结的
polygastric *a*. 多腹的(肌),多胃的(动物)
polygen *n*. ①多种价元素 ②多价抗体
polygene *n*. 多基因
polygenic *a*. 多基因的(遗传特征)
polyglandular *a*. 多腺的 ‖ ~ autoimmune syndrome(简作 PGA) 多发性内分泌自身免疫综合征
polyglobulia; polyglobulism *n*. 红细胞增多(症)
polygloblly; polyglobulism *n*. 红细胞增多(症)
polyglycerol phthalate(简作 PGC) 聚甘油酞酸酯
polygnathus [poly- + 希 gnathos jaw] *n*. 颌部寄生胎
polygon *n*. 多边形,多角形 ‖ ~ frequency 频数多角形
Polygonaceae *n*. 蓼目(植物分类学),蓼科
polygonal *a*. 多边形的,多角形的 ‖ ~ epithelial cell 多角上皮细胞
Polygonatum cathcartii Bak. [植药] 棒丝黄精根状茎
Polygonatum cyrtonema Hua. [植药] 囊丝黄精根状茎
Polygonatum involucratum Maxim. [植药] 小玉竹根状茎
Polygonatum kingianum Coll. et Hemsl. [植药] 金氏黄精根状茎—[黄精]
Polygonatum marmoratum Levl. [植药] 囊茎黄精根状茎
Polygonatum multtflorum L. [植药] 多花黄精根状茎—[黄精]
Polygonatum odoratum(Mill) Druce var. pluri-florum(Miq.) Ohwi [植药] 玉竹根状茎
Polygonatum roseum(Ledeb.) Kunth [植药] 紫花黄精根状茎
Polygonatum sibirlcum Redoute [植] 黄精药用:根状茎—[黄精]
Polygonatum souliei Hua [植药] 裸花黄精根状茎
Polygonatum(Tour) Adans. 黄精属 ‖ ~ cirrhifolium Royle 卷叶黄精 / ~ erythrocarpum Hua 红果黄精 / ~ filipes Merr. 长梗黄精 / ~ inflatum Kom. 毛筒玉竹 / ~ kingianum Collelt et Hemsl. 多氏黄精 / ~ macropodium Turcz. 大玉竹 / ~ multiflorum L. 多花黄精 / ~ multiflofum L. var. longifolium Merr. 长叶黄精 / ~ officinale All. 玉竹,萎蕤 / ~ sibiricum Redoute 鸡头黄精 / ~ sinense Kth 华黄精
Polygonum *n*. 蓼属 ‖ ~ alopecuroides Turcz. [植药] 狐尾蓼根状茎—草河车 / ~ attenuatumv. petrov 毛耳叶蓼 [植药] 根状—草河车 / ~ aviculare L. var. vegetum Ledeb [植药] 异叶蓼 / ~ bistorta L.; Blume [植药] 丛枝蓼全草、根、叶—辣蓼 / ~ chinense L. [植药] 火炭母 / ~ cillinerve (Nakai) ohwi; ~ multiflorumThunb. var. cillinerve (Nakai) Steward [植药] 毛脉蓼块根—朱砂七 / ~ cuspidatum 虎杖(大叶蛇总管,阴阳莲) / ~ cuspidatum Sieb. et zucc. [植药] 虎杖根状茎、根—[虎杖] / ~ flaccidum Meisn. [植药] 旱辣蓼—[旱辣蓼] / ~ hydropiper L. [植药] 水辣蓼—[水辣蓼] / ~ lapathifolium L. var. salicifolium Sibth. [植药] 柳叶蓼—辣蓼 / ~ longiserum De Bruyn [植药] 假长尾叶蓼—辣蓼 / ~ manshuriensev. petr. ex Kom. [植药] 耳叶蓼根状茎—拳参 / ~ Polygonum multiflorum Thunb. [植药] 首乌块根—[首乌]; 藤茎—[首乌藤], 夜交藤, 蛇蛍草 / ~ nodosum pers. [植药] 节蓼—荭草 / ~ ochotensev. petrov [植药] 倒根蓼根状茎—草河车 / ~ orientale L. [植药] 红蓼果实—[水红花子]; 全草—荭草 / ~ paleaceum Wall. [植药] 红茎萝,草血竭: 根状茎—[草血竭] / ~ perfoliatum L. [植药] 杠板照—[杠板归] / ~ plebeium R. Brown [植药] 腋花蓼—小萹蓄 / ~ polystachyum Wall. [植药] 多穗蓼—辣蓼 / ~ senticosum Franch. et Sav. [植药] 刺蓼 / ~ sphaerostachyum Mei [植药] 圈穗蓼根状茎—草血竭 / ~ suffultum Maxim. [植药] 支柱蓼根状茎—[支柱蓼] / ~ tinctorium Lour. [植药] 蓼蓝叶子色素—[青黛]; 叶—[蓼大青叶] / ~ viviparum L. [植药] 珠芽蓼根状茎—草河车
Polygonum L. 蓼属 ‖ ~ amphibium L. 两栖蓼,胡水蓼 / ~ aviculare L; Knotgrass 萹蓄 / ~ bistorta L; snakewort; bistort 拳参 / ~ blumei Meis 马蓼,大蓼 / ~ cochinchinense(Lour.) Meis 红蓼 / ~ cuspidatum S et Z 虎杖 / ~ cymosum Tre 天荞麦 / ~ filiforme Th. 金线草 / ~ flaccidum Meis 旱辣蓼 / ~ hydropiper L; water-pepper; smartweed 水辣蓼 / ~ japonicum Meis 樱蓼,蚕茧草 / ~ lapathifolium 旱苗蓼,大马蓼 / ~ lapidosum Kitag; Bistorta lapidosa Kitag 石生蓼 / ~ multiflorum Thunb. 何首乌,蛇茧草 / ~ orientale L. var. pllosum Meis 荭草 / ~ punctatum Ell.; warer smartweeed 斑叶蓼 / ~ scabrum Moench 酸模叶蓼 / ~ sinense L, 火炭母,赤地利 / ~ rinctorlum Lour. [蓼]蓝
polygram *n*. 多种波动(描记)图
polygraph(简作 PG) *n*. 多种波动描器
Polygraphus polygraphus (Linnaeus) 云杉四眼小蠹(隶属于小蠹科 Scolytidae)
polyguanylate ribonucleotide(简作 Poly G) 聚鸟甙酸核甙酸
polygyny *n*. ①[一雄]多雌配合 ②[一夫]多妻配合
polygyria *n*. 多回脑,脑回过多
polyhaemia *n*. 多血(症)
polyhaploid *n*. 多倍单元体
polyhaptenic *a*. 多聚半抗原的
polyhedral *a*. 多面体的,多面的,多角的 ‖ ~ cell 多角细胞
polyhedrosis *n*. 多角体病(昆虫)
polyheteroxenous *a*. 多异种寄生的
polyhexose; polysaccharide *n*. 多精
polyhidrosis *n*. 多汗症
polyhlorinated naphthalenes(简作 PCNS) 多氯化萘
polyhybrid *n*. 多对基因杂种
polyhydramnios *n*. 羊水过多
polyhydroxyaldehyde *n*. 多羟醛
polyhydroxyketone *n*. 多羟酮
polyhydroxylic compound(简作 polyol) 多羟基化合物
polyhydruria *n*. 尿液过淡,淡尿
polyhyodont *n*. 多换性牙,多换性齿
polyhypermenorrhea *n*. 月经频繁(量)过少
polyidrosis; polyhidrosis *n*. 多汗(症)
polyimide(简作 PI) *n*. 聚(酰)亚胺
polyinfection *n*. 混合感染
polyinosinate ribonucleotide(简作 Poly I) *n*. 聚肌甙酸核甙酸
polyinosinic: cytidylic acid(简作 Poly I: C) *n*. 聚肌胞: 聚肌甙酸胞甙酸
polyinsoinic acid-polycytidyylic acid(简作 PIC) 多聚肌甙酸—多聚胞甙酸(具有广谱抗病毒及刺激吞噬作用)

polyinvagination *n*. 多向内陷
Polyipnus aquavitus（**Bairs**）光滑浊光鱼（隶属于褶胸鱼科 Sternoptychidae）
polyisoprene（简作 PI）*n*. 聚异戊二烯
polyisopropenyl alcohol（简作 PIA）*n*. 聚异丙烯（基）醇
polyisopropylbenzene（简作 PPB）*n*. 聚异丙（基）苯
polykaryocyte *n*. 多核细胞
polykaryon *n*. 多组核
polykeratosis congenita；**pachyonychia congenital** 先天性多发性角化病，先天性指[趾]甲肥厚
Polykrikaceae *n*. 多沟藻科（一种藻类）
polylactic acid（简作 PLA）聚乳酸
polylecithal *a*. 多卵黄的 ‖ ~ egg 多黄卵
polylecithal；**megalecithal** *a*. 多[卵]黄的
polyleptic *a*. 多次复发的
polylogia *n*. 多言症
polylysine *n*. 聚赖氨酸
polym polymer 聚合体，聚合物 / polymeric 聚合物 / polymerize 聚合 / polymorph 多晶型物
polymastia；**polymazia** *n*. 多乳房（腺）
polymastigate *a*. 多鞭毛的
Polymastigina *n*. 多鞭目
polymastigote；**polymastigate** *a*. 多鞭毛的
polymastigous *a*. 多鞭毛的
polymastlgate；**polymastigous** *a*. 多鞭毛的
polymaylgia rheumatica（简作 PMR）风湿性多肌痛症
polymazia；**polymastia** *n*. 多乳房
polymd polymerized 聚合的
polymelia；**polymely** *n*. 多肢（畸形）
polymelus *n*. 多肢畸胎
polymelus；**polymelius** *n*. 多肢畸胎
polymenia；**polymenorrhen** *n*. 月经频繁
polymenorrhea *n*. 月经频繁
polymer（简作 polym）*n*. 聚合物，聚合体 ‖ ~ acrylic 丙烯酸 / ~ addition 加聚物 / ~ condensation 缩聚物 / ~ high molecular 高分子聚合物
Polymer Science and Technology（简作 POST）《聚合物科学与技术》（刊名）
polymerase *n*. 聚合酶，多聚酶 ‖ ~，DNA；DNA nucleotidyltransferase DNA 聚合酶，DNA 核甙酸基转移酶 / ~，RNA；RNA nucleotidyltransferase RNA 聚合酶，RNA 核甙酸基转移酶 / ~ RNA-dependent DNA RNA 依赖性 DNA 聚合酶 / ~ chain reation（简作 PCR）聚合酶链反应（DNA 增幅技术，用于基因诊断等）
polymer-homologous series（简作 PHS）同系聚合物
polymeria *n*. 多肢体[畸形]
polymeric（简作 pol；polym）*a*. 聚合的 ‖ ~ microreactor 聚合微反应器 / ~ polysocyanate（简作 PPI）聚合的聚异氰酸酯（或盐）/ ~ sulfated glycosaminoglycan 多重硫酸[化]葡萄糖氨聚[合]糖
polymerid；**polymer** *n*. 聚合物，聚合体
polymeride *n*. 聚合物，聚合体
polymerism *n*. 聚合[现象]
polymerization（简作 Polymn）*n*. 聚合（作用） ‖ ~ of monomer rectants（简作 PMR）单体反应物的聚合（作用）
polymerize（简作 polym，pol）*n*. 聚合
polymerized（简作 polymd）*a*. 聚合的
polymerizing（简作 polyng）*n*. 聚合
Polymer-supported reagents 高分子附着试剂
polymer（简作 pol；poly）*n*. 聚合体，聚合物
polymetacarpia *n*. 多掌骨[畸形]
polymetatarsia *n*. 多跖骨[畸形]
polymethacrylamide（简作 PMAm）*n*. 聚甲基丙烯酰胺
polymethacrylate（简作 Perspexn；PMA）*n*. 聚甲基丙烯酸酯
polymethacrylic acid（简作 PMAA）聚甲基丙烯酸
polymethacrylonitrile（简作 PMAN）*n*. 聚甲基丙烯腈
polymethly-pentene（简作 PMP）*n*. 聚甲基戊烯
polymethoxy acetal（简作 PMAC）聚甲氧基乙缩醛
polymethyl benzene（简作 PMB）聚甲基丙烯酰胺
polymethyl methacrylate（简作 PMM）聚甲基丙烯酸甲酯，有机玻璃
polymethyl polyphenylamine（简作 PAPA；PP）聚甲基苯胺
polymethyl propenyl ether（简作 PMPE）聚甲基丙烯基醚
polymethylene polyphenylisocyanate（简作 PAPI）聚甲撑聚苯基异氰酸酯
Polymetma elongata（**Matsubara**）长峡刀光鱼（隶属于钻光鱼科 Gonostomatidae）
polymg polymerizing 聚合
polymia；**plethora** *n*. 多血（症） ‖ ~ aquosa 过饮性多血（症）饮水过多性多血（症）/ ~ hyperalbuminosa 白蛋白过多性多血（症）/ ~ polycythaemica 红细胞增多性多血（症）/ ~ serosa 血浆性多血（症）
polymicrobial；**polymicrobic** *a*. 多种微生物的
polymicrogyria *n*. 多小脑回
polymicrolipomatosis *n*. 多发性（皮下小脂瘤）
polymicrollpomatosis *n*. 多发性[皮下]小脂瘤
polymicrotome *n*. 多片切片机
polymitosisl *n*. 多次有丝分裂
polymitus *n*. 多丝体
Polymixiidae *n*. 须鲱科（隶属于金眼鲷目 Beryciformes）
Polymn polymerization 聚合（作用）
Polymnia *n*. 杯苞菊属 ‖ ~ uyedalia 熊脚杯苞菊
polymorph（简作 PM；polym）*n*. 多形核白细胞
polymorph migration stimulator（简作 PMS）多形核白细胞移行刺激物
polymorph；**polymorphonuclear leukocyte** *n*. 多形核白细胞
polymorphic *a*. 多形的，多态的 ‖ ~ nucleus 多形核
polymorphism（简作 PO）*n*. 多形（态），多形变态
polymorphocellular *a*. 多形细胞的
polymorphocyte *n*. 多形核细胞
polymorphonuclear *a*. 多形核的 *n*. 多形核白细胞 ‖ ~ basophil leukocyte（简作 PMB）嗜碱性多形核白细胞 / ~ cell 多形核细胞 / ~ eosinophilic leukocyte（简作 PME）嗜酸性多形核白细胞 / ~ filament 丝连多形核白细胞 / ~ leucocyte（简作 PKN；Poly）多形核白细胞 / ~ neutrophilicleukocyte（简作 PMN）嗜中性多形核白细胞 / ~ nonfilament 非丝连多形核白细胞
polymorphous；**polymorphic** *a*. 多形的 ‖ ~ perverse 多形性倒错性欲的
polymyalgia *n*. 多肌痛
Polymyarian type 多肌型（指线虫等）
polymyarian *a*. 多肌形的
polymyoclonus *n*. ①多肌阵挛 ②多肌阵挛病
polymyopathy *n*. 多肌病
polymyositis（简作 PM）*n*. 多肌炎 ‖ ~ and dermatomyositis（简作 PM-DM；PM/DM）多发性肌炎和皮肌炎 / ~ antigen（简作 PMA）多发性肌炎抗原 / ~ haemorrhagica 出血性多肌炎 / ~ trichinous；trichinosis 毛线虫性多肌炎，毛线虫病
polymyxin（简作 PL）*n*. 多黏菌素 ‖ ~ B（简作 PL-B；PMX-B）多黏菌素 B / ~ D（简作 PL-D）多黏菌素 D / ~ B sulfate 硫酸多黏菌素 B / ~ E；colistin 抗敌素，多黏菌素 E / ~ M 多黏菌素 M
Polynemidae *n*. 马鲅科（隶属于鲻形目 Mugiliformes）
Polynemus indicus（**Shaw**）印度马鲅（隶属于马鲅科 Polynemidae）
polynesic *a*. 多灶性的
polyneural *a*. 多神经性的
polyneuralgia *n*. 多神经痛
polyneuramin；**vitamin B1** *n*. 维生素 B_1
polyneuric *a*. 多神经性的
polyneuric；**polyneural** *a*. 多神经性的
polyneuritic *a*. 多神经炎的
polyneuritis *n*. 多神经炎 ‖ ~ acuta ascendens 急性上行性多神经炎 / ~ acute febrile；acute infectious ~ 急性热病性多神经炎，急性感染多神经炎 / ~ anemic 贫血性多神经炎 / ~ cerebralis menieriforis；Frankl-Hochwart's disease 梅尼埃尔氏病样多发性脑神经炎，费．霍希瓦特氏病 / ~ diabetic 糖尿病性多神经炎 / ~ endenmic；beriberi 地方性多神经炎，脚气[病] / ~ gallinarum 鸡多神经炎 / ~ Guillain-Barre 格—巴二氏多神经炎，急性热病性多神经炎 / ~ infectious 传染性多神经炎 / ~ Jamaica ginger 姜酒中毒性多神经炎 / ~ migrans 游走性多神经炎，移行性多神经炎 / ~ potatorum；alcoholic neuritis 酒毒性多神经炎 / ~ uveoparotitic；uveoparotid fever 眼色素层腮腺炎性神经炎，眼色素层腮腺炎
polyneuromyositis *n*. 多神经肌炎
polyneuropathy（简作 PN）*n*. 多神经病 ‖ ~ erythredema 红皮水肿性多神经病
polyneuroradiculitis *n*. 多神经根炎
polynomial *n*. 多项式，多词学名 *a*. 多项式的
polynuclear *a*. 多核的，多核形的 ‖ ~ aromatics（简作 PNA）多核芳香烃
polynucleate *a*. 多核的
polynucleated *a*. 具多核的
polynucleolar *a*. 多核仁的

polynucleosis *n*. 多形核白细胞增多
polynucleotidase *n*. 多核甙酸酶
polynucleotide *n*. 多核甙酸
polyobulism *n*. 红细胞增多(症)
Poly-o-chlorostyrene(简作 POCS)聚邻氯苯乙烯
polyodontia *n*. 多牙,额外牙
Polyodontidae *n*. 匙形鲟科(隶属于鲟形目 Acipenseridae)
polyoestrus *n*. 多次动情
polyol polyhydroxylic compound 多羟基化合物
Polyolefine(简作 PO)*n*. 聚烯烃
polyols *n*. 多元醇
polyoma *n*. 多瘤(由多瘤病毒引起的小鼠肋腺瘤)
polyomavirus(简作 Py)*n*. 多瘤病毒
polyonychia; **polyonychism** *n*. 多甲[畸形]
polyopia; **polyopsia** *n*. 视物显多症 ‖ ~ binocular; diplopia 双眼视物显多症,复视 / ~ monophthalmica 单眼视物显多症,单眼复视
polyopy; **polyopia** *n*. 视物显多症
polyorchidism *n*. 多睾[畸形]
polyorchis *n*. 多睾者
polyorchism; **polyorchidism** *n*. 多睾[畸形]
polyorexia *n*. 过饥,善饥
polyorrhomeningitis; **polyorrhymenitis**; **polyorromenitis**; **polyorrhymenosis** *n*. 多浆膜炎
polyossificatio congenita progresslva; **Mtinchnneyer's syndrome**; **myositis ossificans multiplex progresaiva**(**Kutten**)先天进行性多发性骨化症,明希梅尔氏综合征,进行性多发性骨化性肌炎
polyostotic *n*. 多骨者
polyostotic *a*. 多骨的
polyotia *n*. 多耳(畸形)
polyovulatory *a*. 排出多卵的
polyoxyethylene(简作 POE)*n*. 聚氧化乙烯
polyoxyl 40 stearate 聚乙二醇四〇硬脂酸酯(乳化剂)
polyoxymethylene(简作 PoM)*n*. 聚氧化甲烯
polyp[拉 polypus]*n*. 水螅,息肉 ‖ ~ adenocarcinomatous 腺癌性息肉 / ~ adenomatous 腺瘤性息肉 / ~ bleeding 出血性息肉 / ~ blood; placental ~ 胎盘息肉 / ~ bronhial 支气管息肉 / ~ cardiac 心腔内息肉(心腔内有蒂血栓) / ~ cellular; adenomatous ~ 腺瘤性息肉 / ~ dental 牙髓息肉 / ~ fibrinous 纤维蛋白性息肉 / ~ fibrous 纤维性息肉 / ~ fleshy 肉样息肉,黏膜下肌瘤(子宫) / ~ gelatinous; myxoma 胶状息肉,黏液瘤 / ~ gum 龈息肉 / ~ Hopmann's 霍普曼氏息肉(鼻息肉) / ~ hydatid; polypus cysticus 囊状息肉 / ~ lipomatous; pedunculate lipoma 脂瘤性息肉,有蒂脂瘤 / ~ malignant 恶性息肉(癌或肉瘤) / ~ mucous ①黏液息肉 ②黏液瘤 / ~ nasal 鼻息肉 / ~ osseous 骨性息肉 / ~ placental 胎盘息肉 / ~ pulp; tooth ~ 牙髓息肉 / ~ raspberry cellular 覆盆子状息肉,带蒂蕈状肿瘤 / ~ round-cell; spongy ~ 圆细胞息肉,海绵样息肉,黏膜炎性息肉 / ~ toot 牙髓息肉 / ~ vascular; polypoid angioma 血管性息肉,息肉样血管瘤
polypapilloma *n*. ①多乳头[状]瘤 ②雅司病
polyparasitism *n*. 多类寄生虫感染
polyparesis; **dementia paralytica** *n*. 麻痹性痴呆
polypathia *n*. 多病同发
polypectomy *n*. 息肉切除术
polypeptidase *n*. 多肽酶
polypeptide *n*. 多肽
polypeptidemia *n*. 多肽血(症)
polypeptidorrhachia *n*. 多肽脑脊液症
polypeptin; **circulin** *n*. 圈杆菌素,环[状]杆菌素,多肽菌素
polyperiostitis *n*. 多骨膜炎 ‖ ~ hyperesthetica 感觉过敏性多骨膜炎
polypetalous; **dialypetalous**[植]*a*. 离瓣的
Polyphaga plancyi(**Bolivar**)冀地鳖(隶属于鳖蠊科 Corydiidae)
Polyphaga plancyi Bol; **steleopyga piancyi**(**Bol.**)[动药]冀地鳖雌虫—[土鳖虫],虫
polyphage *n*. 长型噬菌体粒子
polyphagia[德]*n*. ①贪食(症) ②杂食(吃各类食物)
polyphalangim *n*. 多指(趾)骨畸形
polypharmaceutic *a*. 多味药的
polypharmacy *n*. ①多味给药,多味投药 ②给药过多
polyphase(简作 pyph)*a*. 复相的,多相的
polyphenoloxidase(简作 PPO)*n*. 多酚氧化酶
polyphenyl glycidyl ether(简作 PPGE)聚苯基缩水甘油醚
polyphenylene oxide(简作 PPO)聚苯醚
polyphloretin phosphate(简作 PPP)聚磷酸根皮酚
polyphobia *n*. 多样恐怖
polyphony[德]*n*. 多音(现象)
polyphosphate(简作 PP)*n*. 聚磷酸盐
polyphosphoric acid(简作 PPA; ppa)聚磷酸
polyphrasia[德]*n*. 多言(症)
polyphyletic *a*. 多元的
polyphyletism; **polyphyletic theory** *n*. 金元论(血细胞)
polyphyletist *n*. 多元论者
Polyphyllia talpina(**Lamarck**)多叶珊瑚(隶属于石芝珊瑚科 Fungiidae)
polyphyllous *a*. 多叶的
polyphyodont *a*. 多套牙的,多次换牙的
polypi(单 polypus)[拉]*n*. 息肉
polypiferous *a*. 有息肉的
polypionia *n*. 肥胖,多脂
polyplasmia *n*. 血浆过多
polyplast; **polyplastic** *a*. 多种构造的,多种变形的
polyplastocytosis *n*. 血小板增多
Polyplax *n*. 鳞虱属
polyplegia *n*. 多肌麻痹
polypleurodiaphragmotomy *n*. 多肋切断膈切开术
polyploid *a*. 多倍的 *n*. 多倍体
polyploidy *n*. 多倍性 ‖ ~ induction 多倍体诱发
polypnea *n*. 呼吸急促,气促
polypod *a*. 多足的,多足动物
polypodia *n*. 多足(畸形)
Polypodiaceae *n*. 蕨科(亦称水龙骨科或石韦科)
Polypodiaceae *n*. 水龙骨科
Polypodium *n*. 水龙骨属 ‖ ~ barometz L.; Cibotium barometz J. Sm. 金狗,金毛狗 / ~ ensatum Thunb. 水石韦 / ~ fortunel Kzc. 槲蕨,石岩姜 / ~ lingua Sw. 石韦,石皮 / ~ nipponicum Mett. 水龙骨 / ~ mormale Do; Neolepisorus normalis Ching 常式盾蕨,正水龙骨 / ~ vulgare L. 普通水龙骨
polypoid *a*. 息肉状的
polypoidosis *n*. 息肉状腺瘤病
polypoinia *n*. 多脂,肥胖
Polyporaceae *n*. 多孔菌科(一种菌类)
polyporin *n*. 多孔菌素
polyporous *a*. 多孔的
Polyporus *n*. 多孔属(真菌) ‖ ~ amanita; Amanita muscaria Fr. 捕蝇蕈 / ~ fomentarius 火绒[落叶松]蕈 / ~ officinalis Fr. 落叶松蕈,药用多孔菌 / ~ umbellatus(pers.)Fr.; Grifola umbellata pilat [植药]猪苓菌核—[猪苓]
polyposis *n*. 息肉病 ‖ ~ coli 结肠息肉病 / ~ familial intestinal 家族性肠息肉病 / ~ gastrica 胃息肉病 / ~ intestinalis 肠息肉病 / ~ ventriculi; ~ gastrica 胃息肉病
polypotome *n*. 息肉刀
polypotrite *n*. 息肉夹碎器
polypous *a*. 息肉的
polypragmasy; **polypharmacy** *n*. ①多味给药,多味投药 ②给药过多
polypropylene(简作 PP)*n*. 聚丙烯 ‖ ~ glycol(简作 PPG)聚丙二醇 / ~ oxide(简作 PPO)聚苯醚
polyprotodont *n*. 多门牙型,多门齿型
polyprotodontia *n*. 多门牙类,多门齿类
polyptychial *a*. 多层的(指腺)
polypus(复 polypi)[拉]; **polyp** *n*. 息肉 ‖ ~ angiumatodes 血管瘤性息肉 / ~ antrl 上颌窦息肉 / ~ carnosus; sarcoma 肉瘤 / ~ cysticus 囊状息肉 / ~ hydatidosus; ~ cysticus 囊状息肉 / ~ recti 直肠息肉 / ~ spongiosus 海绵样息肉,黏液性息肉 / ~ telangiectodes 血管扩张性息肉
poly-p-xylene(简作 PPX)*n*. 聚对二甲苯
Polypylis hemisphaerula *n*. 半球多脉扁螺(布氏姜片虫的中间宿主之一)
polyradiculitis *n*. 多神经根炎
polyradiculoneuritis *n*. 多神经根神经炎
polyradiculoneuropathy *n*. 多神经根神经病
polyradiotherapy *n*. 多种放射疗法
polyribocytidylic acid complex(简作 PIC)聚胞甙复合物(带状疱疹,慢性病毒性肝炎的有效药物)
polyribonucleotide *n*. 多核甙酸
polyribophosphate(简作 PRP)*n*. 聚磷酸核糖
polyribosome; **polysome** *n*. 多核糖体
polyribosylribitol phosphate(简作 PRRP)磷酸多核糖基核糖醇
polyrrhea *n*. 液溢
polysaccharase; **polyase** *n*. 多糖酶
polysaccharid sulfate(简作 PSS)聚苯乙烯硫酸酯或盐

polysaccharide（简作 PS）*n*. 多糖(类)
polysaccharides, bacterial 细菌多糖 ‖ ～, capsular 荚膜[菌]多糖 / ～, gastric 胃黏液多糖 / ～, immune 免疫多糖 / ～, pneumococcus 肺炎球菌多糖 / ～, specific 特异性多糖
polysaccharose; polysaccharide *n*. 多糖
polysarcia *n*. 多脂,肥胖
polysarcous; corpulent *a*. 多脂的,肥胖的
polysarrcia *n*. 多脂,肥胖 ‖ ～ cordis; cor adipesum 脂肪心
polyscelia *n*. 多腿(畸形)
polyscelus *n*. 多腿畸胎
polyscope; diaphanoscope *n*. [电光]透照镜
polysensitivity *n*. 多种敏感性
polysensory *a*. 多种感觉能的(大脑皮质)
polysepalous; dialysepalous *a*. 离萼片的
polyserositis *n*. 多浆膜炎 ‖ ～ chronic; polyorrhymenitis; von Bamberger's disease 慢性多浆膜炎,班伯格氏病
polysialia; ptyalism *n*. 多涎,唾液分泌过多
polysinuitis; polysinusitis *n*. 多窦炎
polysinusectomy *n*. 多鼻[旁]窦切除术
polysinusitis *n*. 多窦炎
polysiobutylene（简作 PIB）*n*. 聚异丁烯
polysiocyanate（简作 PI）*n*. 聚异氰酸酯
polysography *n*. 重复造影术
polysolve; polysolveol *n*. 波利苏威耳,磺基蓖麻油酸钠(铵)
polysomatic *a*. 多染色质的
polysomatous *a*. 多体[畸形]的
polysomaty *n*. 多染色质(状态)
polysomia *n*. 多体畸形
polysomic *a*. 多体畸形的
polysomnograph（简作 PSG）*n*. 多导睡眠描记器
polysomus *n*. 夺体畸胎
polysomy *n*. 多体性,多染色体[状态]
polysorbate 80 聚山梨醇酯八十
polyspermia *n*. ①精液过多 ②多精受精,多精入卵
polyspermism *n*. ①精液过多 ②多精受精,多精入卵
polyspermy; polyspermia *n*. ① 精液过多 ②多精授精
polysphygmogram *n*. 多种搏动[描记]图
polysphygmograph *n*. 多种搏动描记器
polyspondyly *n*. 多体椎骨
Polysporea *n*. 多分孢子亚目
polysporous *a*. 多孢子的,多芽胞的
polystat *n*. 多种变流器
polystele *n*. 多体中枢
polystichia *n*. 多列睫
Polystichum acanthophyllum (Fries) Bedd; [植药] 刺叶耳蕨根状茎及叶柄基部—贯众
Polystichum braunii (Spenn.) Fee; Aspidium braunti Spenn. [植药] 耳蕨贯众根状茎及叶柄基阅
Polystichum squarrosum Fee [植药] 多鳞耳蕨根状茎及叶柄基部—贯众
Polystichum tsus-simense (Hook) J. Smith [植药] 对马耳根状茎及叶柄基部—贯众
polystictine *n*. 木云芝素
Polystigmataceae *n*. 疔座霉科(一种菌类)
polystomatous *a*. 多口的
Polystomellaceae *n*. 多口壳科(一种菌类)
Polystomum *n*. 多盘吸虫属
polystyrene（简作 PS）*n*. 聚苯乙烯 ‖ ～ paper（简作 PSP）聚苯乙烯纸 / ～ sulphate（简作 PSS）聚苯乙烯硫酸酯(或盐)/ ～ sulphonic acid（简作 PSS）聚苯乙烯磺酸
polystyrol; polyphenylethylene *n*. 聚苯乙烯术
polysulfide *n*. 多硫化物
polysuspensoid *n*. 多度悬胶[体]
polysyllable *n*. 多音节词
polysynaptic *a*. 多突触的 ‖ ～ reverberatory circuits（简作 PSRC）多突触性反馈回路
polysyndactyly *n*. 多指(趾)并指(趾)[畸形]
polysynovitis *n*. 多滑膜炎
polysyphilide *n*. 多梅毒疹
polytenc chromosome *n*. 多线染色体
polytendinitis *n*. 多腱炎
polytendinobursitis 多腱滑囊炎
polytene *n*. 多线染色体 ‖ ～ nucleus 多线染色体核
polytenosynovitis *n*. 多腱鞘炎
polyteny *n*. 多染色线(现象)
polyterpene *n*. 多萜[烯]
polytetrafluoroethylene（简作 PTF, PTFE）*n*. 聚四氟乙烯
polytheism *n*. 多神论,多神教,多神主义
polythelism; polythelia *n*. 多乳头[畸形]
polythene *n*. 聚乙烯
polythetic *a*. 多原则的(指分类学)
polythiazide *n*. 泊利噻嗪,多噻嗪(利尿降压药)
polytocous *a*. 多胎分娩的
polytomogram *n*. 多轨迹 X 线体层(照)片
polytomography; polytomographic *n*. 多轨迹体层摄影(术)
polytrauma *n*. 多发性损伤
Polytrichaceae *n*. 金发藓科(一种藓类)
polytrichia *n*. 多毛(症)
polytrichosis; polytrichia *n*. 多毛(症)
Polytrichum *n*. 金发藓属,土马宗属 ‖ ～ juniperinum; haircap; juniper moss 杜松苔
polytrifluorochlorethylene（简作 PTFCE）*n*. 聚三氟氯乙烯
polytrophia; polytrophy *n*. 营养过度
polytrophic *a*. 营养过度的 ‖ ～ egg tube 多滋卵巢管 / ～ ovariole 多滋卵巢管 / ～ ovary 多滋卵巢
polytrophy; polytrophia *n*. 营养过度
polytropic *a*. 多嗜的,多亲的(亲多种组织或细菌的)
polytropous; polytropic *a*. 多嗜的,多亲的
polyunguia; polyonycia *n*. 多甲[畸形]
polyunsaturate fatty acid（简作 PUFA）多不饱和脂肪酸
polyunsaturated fat（简作 PuF）多不饱和脂肪
polyunsturated *a*. 多不饱和的
polyurethane（简作 PU, PUR）*n*. 聚乌拉坦,聚氨基甲酸乙酯
polyuria *n*. 多尿症
polyuridylate ribonucleotide（简作 Poly U）聚尿甙核糖核甙酸,聚尿甙酸核甙酸
polyuronide *n*. 多糖醛酸甙
polyvaccine *n*. 多价疫苗,多价菌苗
polyvalent *a*. 多价的 *n*. 多价(染色)体
polyvidone *n*. 聚乙烯吡咯烷酮
polyvinyl（简作 poly）*n*. 聚乙烯,乙烯聚合体 ‖ ～ acetate（简作 PVA; PVAc）聚乙酸乙烯酯 / ～ alcohol（简作 PVA; PVOH）聚乙烯醇 / ～ amine（简作 PVAM）聚乙烯胺 / ～ benzene; polystyrene 聚苯乙烯 / ～ butyral（简作 PVB）聚乙烯醇缩丁醛 / ～ carbazole（简作 PVK）聚乙烯咔唑 / ～ chioride（简作 PVC）聚氯乙烯 / ～ chloride acetate（简作 PVCA）聚氯乙烯醋酸酯 / ～ chloride-copolymer（简作 PVC-S）聚氯乙烯直链聚合物 / ～ cyclohexane（简作 PVCH）聚乙烯环已烷 / ～ fluoride（简作 PVF）聚氟乙烯 / ～ formal（简作 PVF）聚乙烯醇缩甲醛 / ～ methyl ether（简作 PVK）聚乙烯甲醚 / ～ polypyrrolidone（简作 PVPP）聚乙烯聚吡咯烷酮 / ～ pyrrolidone（简作 PVP）聚乙烯吡咯烷酮,聚烯吡酮 / ～ toluene（简作 PVT）聚乙烯甲苯
polyvinylbutyral sulphonic acid（简作 PVBS）聚乙烯醇缩丁醛磺酸
polyvinylpyridine（简作 PVP）*n*. 聚乙烯基吡啶 ‖ ～ dichloride（简作 PVDC）聚偏二氯乙烯 / ～ fluoride（简作 PVdF）聚偏二氟乙烯
polyvinylpyridini oxidum（简作 PVPNO）[拉] 克矽平
polyvinylpyrolidonevinylavetate co-polymer（简作 PVP/VA）聚乙烯吡咯酮—乙烯醋酸共聚物
polyvinylpyrrolidone *n*. 聚烯吡酮
polyvinyl-pyrrolidoneidine complex（简作 PVP-I）聚乙烯吡咯酮复合物为 PVP 一种商品名
polyviol; polyvinylalcohol *n*. 聚乙烯醇
polyvnylpyrrolidone（简作 PVP）*n*. 聚烯吡酮,聚乙烯吡咯烷酮(血浆扩容剂)
polyxanthylate ribonucleotide（简作 Poly X）聚黄甙酸核甙酸
polyxeny *n*. 多栖,多[宿主]寄生
poly-α-L-glutamic acid（简作 PGA）聚－α－左旋谷氨酸
PoM polyoxymethylene 聚氧化甲烯 / purulent otitis media 化脓性中耳炎
pomace *n*. 苹果酱,渣滓
Pomacentridae 雀鲷科(隶属于鲈形目 Perciformes)
Pomacentrus dorsalis (Gill) 斑鳍雀鲷(隶属于雀鲷科 Pomacenatridae)
Pomadasvidae *n*. 石鲈科(隶属于鲈形目 Perciformes)
Pomadasys argenteus (Forskal) 银石鲈(隶属于石鲈科 Pomadasyidae)
pomade *n*. 润发脂,润发油,香膏剂,发育剂 *v*. 用润发脂(或油)搽
pomade *n*. 香膏剂,发膏剂
Pomatiopsis *n*. 仿圆口螺属 ‖ ～ cicinnatiensis 辛辛那提仿圆口螺 / ～ lapidaria 石栖仿圆口螺

pomatum; pomade *n*. 香膏剂,发膏剂
pombe *n*. 稷酒
POMC pro-opiomelanocortin 阿片促黑激素皮质素原
pome *n*. 梨果
pomegranate *n*. 石榴
pomelin *n*. 蜜柑蛋白
pomelo *n*. 柚子,文旦,栾
pomp *n*. 壮丽,壮观,盛观,浮华
POMP prednisone, oncovin, MTX, 6-MP 强的松,长春碱新,氨甲喋呤,6-巯基嘌呤(联合化疗方法) / prednisone, oncovin, methotrexate, and 6-mercaptopurine 泼尼松—长春新碱—甲氨蝶呤-6-巯基嘌呤(联合化疗治癌方案)
POMPA prednisone, oncovin, MTX, 6-MP, and asparagines 强的松龙,长春新碱、氨甲喋呤,6-巯基嘌呤,天门冬酰胺(联合化疗方法)
Pompe's disease 庞普病,糖原贮积病(II 型)
pomphoid; wheal-like *a*. 条痕状的,风块状的
pompholiciform *a*. 汗疱样的
pompholygometer *n*. 测气泡计
pompholyhemia *n*. 气泡血症
pompholyx [希 bubble] *n*. 汗疱
pomphus *n*. ①条痕,风块 ②水疱
pompous *a*. 豪华的,壮丽的,夸大的,傲慢的
POMR Problem-Oriented Medical Record 问题定向的医疗记录
POMS Profile of Mood States 精神状态特征
pomum adami; Adam's apple; prominentia laryngea 喉结
pon(o)-疲劳,疼痛
ponceau *n*. ①丽春花 ②丽春红 ‖ ~ B; Biebroch scarlet 丽春红 B,比布里希猩红(α-萘重氮-β-萘酚-3,6-二磺酸钠盐)/ ~ 3B; scarlet red 丽春红 3B,猩红 / ~ de xylidine 二甲苯胺丽春红 / ~ R 丽春红 R,酸性猩红 / ~ 4 RB 丽春红 4RB,新品酸性红
Poncet's disease [Antonin 法外科医师 1849—1913] 蓬塞氏病(结核性风湿病)‖ ~ operation; perineostomy 蓬塞氏手术,会阴尿道造口术
poncirus trifoliate Raf.; citrus trifoliata 枳
pond *n*. 池,塘,沼
Pond pondere [拉] 按重量 / ponderosus [拉] 重;大量;猛烈
pond lily; nuphar *n*. 萍蓬草[属植物]
Pond. pondere 按重量
Pond's extract 庞德氏没膏,北美金缕梅流浸膏
ponder *v*. 沉思,考虑,估量,衡量
ponderable [拉 ponderabilis; pondus weight] *a*. 可衡的,有重量的
ponderal [拉 pondus weight] *a*. 重量的 ‖ ~ index (简作 PI) 重量指数
pondere (简作 Pond) *v*. 按重量
ponderis [拉] (简作 PD) *a*. 重量的
ponderosus (简作 Pond) *n*. 重;大量;猛烈
ponderous *a*. 沉重的,庞大的,笨重的,冗长的
Pondimin femfluramine hydrochloride 盐酸芬氟拉明制剂的商品名
pondostatural *a*. 体重[与]身材的
pondus civile [拉] (简作 PC) 常衡制重量
pone *n*. 后方
ponesiatrics; effort training *n*. 活动训练[疗]法
ponfick's shadows [Emil 德病理学家 1844—1913]; **phantom corpuscles** 蓬菲克氏阴影,红细胞影
Pongamia Vent. [马来 pongam] 水黄皮属
pongee *n*. 茧绸,柞丝绸
Pongidae *n*. 猩猩科
pongo satyrus; orang-utang 猩猩
Ponndorf's vaccine [Wilhelm 德医师 1864 生] 蓬多夫氏菌苗(结核杆菌及某些细菌内毒素的混合菌苗)
ponogen; ponogena *n*. 疲劳素
ponograph *n*. 疲劳描记器
ponopalmosis *n*. 劳力性心悸,神经性循环衰竭
ponos; infantile kala-azar *n*. 婴儿黑热病
pons (复 pontes; 所有格 pontis) *n*. 桥,脑桥 ‖ ~ cerebelli 脑桥 / ~ cerebralis 前脑桥 / ~ coxalis 基节核(毛翅目昆虫)/ ~ hepatis 肝桥 / ~ glomerulus 前脑桥 / ~ oblongata 脑桥延髓 / ~ tarini 后穿质 / ~ varolii 脑桥
pons-oblongata *n*. 脑桥延髓
Ponstel *n*. 甲芬那酸(mefenamic acid)制剂的商品名
Pontederiaceae *n*. 雨久花科
Pontellidae *n*. 角水蚤科(隶属于哲水蚤目 Calanoida)
Pontiac fever 庞蒂亚克热
pontibrachium; brachium pontis *n*. 脑桥臂
pontic [拉 pons, pontis bridge] *n*. & *a*. ①桥体(牙) ②脑桥的 ‖ ~ acrylic 丙烯酸脂桥体 / ~ bridge 桥体 / ~ cast gold 铸金桥体 / ~ impervious 接底桥体 / ~ metal 金属桥体 / ~ Steele 斯蒂尔氏桥体(槽吻合瓷面)/ ~ true-bite 真咬合桥体,真牙合桥体
ponticinerea *n*. 脑桥灰质
ponticular *a*. & *n*. ①小脑的 ②翅缰
ponticulus (复 ponticuli) [拉]; **propons** *n*. 小桥,前桥 ‖ ~ auriculae 耳小桥(耳后肌附着处)/ ~ hepatis 肝小桥 / ~ nasi 鼻梁 / ~ promontorii 岬小桥(鼓室)
pontile *a*. 脑桥的
pontimeter *n*. 骨桥计
pontine *a*. 脑桥的 ‖ ~ cistern 桥池 / ~ flexure 脑桥区
Pontinus macrocephalus (**Sauvage**) 大头冠带海鲉(隶属于鲉科 Scorpaenidae)
pontobulbar *n*. & *a*. 脑桥延髓的,骨水的
pontobulbia *n*. 脑桥延髓空洞症
pontocaine; tetracaine *n*. 潘妥卡因,丁卡因 ‖ ~ hydrochloride; tetracaine hydrochloride 盐酸潘妥卡因,盐酸丁卡因
pontocerebellar *a*. 脑桥小脑的
Pontocerebellum *n*. 脑桥小脑,新小脑
ponto-geniculo-occipital (简作 PGO) *a*. 脑桥膝枕部的
Pontomedullary *a*. 脑桥延髓的
Pontomesencephalic *a*. 脑桥中脑的
pontoon [法 ponton; 拉 ponto boat] *n*. 浮桥,驳船,小肠袢
Pontopeduncular *a*. 脑桥小脑脚的
Pontoporia blainvillei (**Gervais et d'Orbigny**) 巴西河豚(隶属于淡水海豚科 Platanstidae)
pony *n*. 小马 *a*. 小型的
pool *n*. 池,水塘,郁泄,郁血 *v*. 采掘,(血)郁积 ‖ abdominal ~ 腹腔郁血 / ~ biological 生物池塘 / metabolic ~ 代谢池,代谢库 / ~ sludge 污泥池 / swimming ~ 游泳池
Pool's phenomenon [Eugene Hillhouse 美外科医师 1874—1949] 普尔氏现象 ①腿现象,施勒津格氏征 ②臂现象
pooled *a*. 混合的,汇合的,集合的(血浆、血液)
Pool-Schlesinger's sign 普—施二氏征(手足搐搦时的一个体征)
poor *a*. 贫穷的,可怜的,拙劣的,不好的 ‖ ~ly 不良,不好,贫乏,无力地 / ~ ness *n*.
poorly developed (简作 P/D) 发育不良
poorly differentiated lymphatic leukemia (简作 PDL) 低分化淋巴细胞性白血病
poorly differentiated squamous cell carcinoma (简作 PDSCC) 低分化鳞状细胞癌
poorly differentiated (简作 PD) 分化不良
poorly nourished (简作 P/N) 营养不良
poor-risk *a*. 经不起风险的
POOS Priority Order Output System 优先程序输出系统(情报检索)
pop *n*. 爆破声 *v*. 爆炸,射击,突然发生 *ad*. 突然地 *a*. 流行的
POP paroxypropione 对羟苯丙酮,对丙酰苯酚 / persistent occipitoposterior 持续性枕后位(胎位)/ plasma oncotic pressure 血浆膨胀压 / plasma osmotic pressure 血浆渗透压
PoP plaster of paris 煅石膏,熟石膏,干燥硫酸钙 / probability of precipitation 沉淀概率
pop popular 普通的,流行的
Pop population 人口;成员
POp postoperative 手术后的
pope *n*. 教皇
popilloscope *n*. 瞳孔反应检查器
popin *n*. 波平(一种治阿米巴痢疾的甙)
poplar; populus *n*. 白杨,杨属植物(通常指白杨),杨木
poples [拉 ham] *n*. 胭
POPLINE population information resources on line 人口情报联机数据库
Poplit popliteal 腘部的
poplitaeus [拉 poples ham]; **popliteus** *n*. 腘肌
poplitead *n*. 向腘
popliteal [拉 poples ham] (简作 Poplit) *a*. 腘的 ‖ ~ artery entrapment (简作 PAE) 腘动脉障碍
popliteus [拉] *n*. 腘肌
popn precipitation 沉淀(作用)
POPOP para-phenylene-phenyloxazole 对次苯基苯嘧唑
Popp peripheral occluded portal pressure 阻断后周围门静脉压力
poppy *n*. 罂粟(花)
populace *n*. 平民,大众,人民,人口
popular (简作 pop) *a*. 大众的,民间的,流行的,普及的 ‖ ~ edition 普及版

popularity *n*. 通俗性,流行,普及,名望
popularization *n*. 普及,推广,通俗化
popularize *v*. 普及,推广,使大众化
populate *v*. 移民,居住,繁殖
population [拉 populatio](简作 Pop) *n*. ①人口 ②总体 ③种群(生物)‖ ~ aging of 人口变老 / ~ Association of America(简作 PAA)美国人口协会 / ~ density 种群密度,种群数量(指昆虫)/ ~ distinction 种群消灭 / ~ doubling(简作 PD)群体倍增 / ~ estimation 估计人口 / ~ growth curve 种群强度曲线 / ~ growth rate(简作 PGR)人口增长率 / ~ information resources on line(简作 POPLINE)人口情报联机数据库 / ~ intensity 种群强度 / ~ Institute(简作 PI)人口学会 / ~ Investigation Committee(简作 PIC)人口研究会委员 / ~ sample(简作 PS)种群标本 / ~ Services International(简作 PSI)国际人口部 / ~ standard 标准人口
population, microbial 菌群
populin [拉 populus poplar]; **benzoyl salicin** *n*. 杨甙,苯甲酰水杨甙
popull(populus 的所有格)[拉] *n*. 杨 ‖ ~ gemma; poplar bud 白杨芽
populous *a*. 人烟稠密的
populus bushy top virus(简作 PV)杨树丛顶病毒
populus canadensis Moench [植药] 加拿大杨雄花蕊—[杨树花]
Populus L. 杨属 ‖ ~ alba L. 白杨 / ~ balsamifera Pall. 大叶钻天杨 / ~ detoides; ~ monilifera Ait. 棉白杨 / ~ monilifera Ait.; ~ detoides 棉白杨 / ~ nigra L. 黑杨 / ~ tremula L. 山杨
populus tomentosa Carr. [植药] 毛白杨雄花蕊—[杨树花]
POR ornithine vasopressin 鸟氨酸血管加压素(血管收缩剂)/ problem-oriented record 面向问题记录 / propylene oxide rubber 环氧丙烷橡胶
por porous *a*. 有孔的,多孔的,能渗透的 ‖ ~ly *ad*. / ~ness *n*.
por us int pro uso interno [拉] 内服
por(o)-管,通道,开口,孔,骨痂,结合
poradenia; **poradenitis** *n*. 淋巴肉芽肿,淋巴结炎
poradenitis *n*. 淋巴肉芽肿,淋巴结炎 ‖ ~ nostras; lymphogranuloma venereum 性病性淋巴肉芽肿,腹股沟淋巴肉芽肿 / ~ subacute inguinal; climatic bubo 性病性淋巴肉芽肿 / ~ venerea; lymphogranuloma venereum 性病性淋巴肉芽肿
poradenolymphitis *n*. 性病性淋巴肉芽肿
poradenolymphitisl; **lymphogranuloma venereum** *n*. 性病性淋巴肉芽肿
Porak-Durante syndrome(**Charles Porak**; **Gustave Durante**)波—杜综合征,隐性遗传型成骨不全(II 型)
poral *a*. 孔的,有孔的
porama *n*. 骨痂,炎性硬结
Porc Roy Soc Med Proceeding of the Royal Society of Medicine 皇家医学会会报
porcate *a*. ①具脊的 ②具深沟的
porcelain *n*. 瓷器,瓷料 *a*. 瓷制的,易碎的 ‖ ~ baked root 烤瓷根 / ~ dental 牙瓷料 / ~ filling 充填瓷 / ~ fusing 熔瓷 / ~ low fusing 低熔瓷 / ~ jacket crown(简作 PJC)瓷牙冠(牙科用)/ ~ pink 粉红瓷 / ~ semi-opaque 半暗瓷 / ~ stained 有色瓷 / ~ synthetic 人造瓷,合成性瓷土
porcellaneous; **porcellanous** *a*. 瓷的,瓷样的
Porcellanopagurus japonicus(**Balss**)日本瓷寄居蟹(隶属于寄居蟹科 Paguridae)
Porcellio scaber Latreille [动药] 鼠妇干燥全虫
porch *n*. 门,入口,走廊
porcine [拉 porcus hog] *a*. 猪的 ‖ ~ lung endothelin-1 猪肺内皮素 / ~ pancretic polypeptide(简作 PPP)猪胰多肽
porcupine *n*. 箭猪,豪猪
porderable *a*. 可衡量的,可估计的 *n*. 可考虑的情况
pore [拉 porus; 希 poros] *n*. 孔,门,毛孔,细孔 *v*. 盯视,细读,默想 ‖ ~ alveolar 肺泡孔 / ~ amniotic 羊膜孔 / ~ anal 肛孔 / ~ area 孔带(棘皮)/ ~ birth; metraderm 出生孔,子宫末段 / ~ bordered 重纹孔 / ~ canal 孔道 / ~ channel 味孔管 / ~ comb 孔栉 / excretory ~ 排泄孔 / ~ Galen's; inguinal canal 腹股沟管 / ~ genital 生殖孔 / ~ membrane 孔膜 / ~ pores, interalveolar; pores of Kohn 肺泡间孔 / ~ scent 臭气孔,香气孔 / ~ sweat; porus sudoriferus 汗孔 / ~ taste 味孔 / ~ water 水孔
Porellaceae *n*. 光萼科(一种苔类)
porencephalia *n*. 脑穿通畸形,空洞脑畸形
porencephalic; **porencephalous** *n*. 脑穿通[畸形]的,孔洞脑[畸形]的
porencephalitis *n*. 穿透性脑炎,孔洞脑炎
porencephalous *a*. 脑穿通畸形的,空洞脑畸形的
porencephalus *n*. 脑穿通畸胎,空洞脑畸胎
porencephaly *n*. 脑穿通畸形,空洞脑畸形
porencephaly; **porencephalia** *n*. ①脑穿通[畸形] ②孔洞脑[畸形]
Porges-Meier test [Otto Porges 奥医师 1879 年生; Georg Meier 德血清学家 1875 年生]波—迈二氏试验(检梅毒)
Porges-Pollatschek test [Otto Porges; Otto Pollatschek 奥医师] 波—坡二氏试验(检孕)
Porges-Salomon test [Otto Porges; Hugo Salomon] 波-萨二氏试验(检梅毒)
pori(单 porus)[拉] *n*. 孔,门
poria *n*. 茯苓(中药) ‖ ~ cocos(Schw.)Wolf; Pachyma cocos Fr. 伏苓 / ~ cocos(schw.)wolf [植药] 茯苓菌核—[茯苓]
Porifera *n*. 多孔动物门(海绵动物门 Spongia)
poriferous *a*. 多孔的
poriform *n*. 孔状
porin *n*. 外膜蛋白
poriomania *n*. 漂泊癖,漫游癖
porion *n*. ①外耳门上缘中点 ②切牙管后缘中点 ‖ ~ measly 囊尾蚴猪肉,米珠猪肉
Porites andrewsi(**Vaughan**)扁枝滨珊瑚(隶属于滨珊瑚科 Poritiidae)
Poritiidae *n*. 滨珊瑚科(隶属于石珊瑚目 Scleractinia)
pork *n*. 猪肉 ‖ ~er *n*. 食用猪
porky *a*. 猪肉的,肥胖的
pornography *n*. 色情文学,色情画
porocele *n*. 厚硬性阴囊疝
porocephaliasis; **porocephalosis** *n*. 蛇舌状虫病
Porocephalidae *n*. 蛇舌状虫科
porocephalida *n*. 蛇舌状虫病
Porocephalus *n*. 蛇舌状虫属,洞头虫属 ‖ ~ armillatus; Armillifer armillatus 腕带蛇舌状虫 / ~ clavatus 棒状蛇舌状虫 / ~ constrictus 狭缩蛇舌状虫 / ~ denticulatus 锯齿蛇舌状虫(鼻腔舌形虫蚴)/ ~ moniliformis 串珠形蛇舌状虫,串珠状洞头虫
porocyte *n*. 孔细胞
porokeratosis; **keratodermia excentrica** *n*. 汗孔角化病
poroma *n*. ①骨痂 ②炎性硬结
Poromitra craassicepsi(**Gu nther**)犀孔鲷(隶属于孔头鲷科 Melamphaidae)
poropathy *n*. 毛孔透药疗法
poroplastic *a*. 多孔柔韧的(指整形外科所用夹板等)
poroscopy *n*. 汗孔检视法
porose *a*. 有孔的
porosis *n*. ①骨痂形成 ②空洞形成 ‖ ~ cerebral; porencephaly 孔洞脑[畸形]
porosity *n*. 孔,多孔,多孔性,孔隙度
porotic *a*. 促结缔组织生长的,促骨痂形成的
porotomy; **meatotomy** *n*. 尿道口切开术
porous(简作 por) *a*. 多孔的,有孔的,能渗透的 ‖ ~ layer bead(简作 PLB)多孔层珠 / ~ layer open tubular column(简作 PLOT)多孔层毛细管柱 ‖ ~ly *ad*. / ~ness *n*.
porphin *n*. 卟吩 ‖ ~ ring 卟吩环
porphobilin *n*. 卟吩胆色素
porphobilinogen(简作 PBG) *n*. 卟吩胆色素原 ‖ ~ deaminase 胆色素原脱氨酶,羟甲基(原)胆色烷合酶 / ~ synthase 胆色素原合酶
porphobilinogenuria *n*. 胆色素原尿
Porphyra tenera Kjellman 紫菜
porphyran *n*. 金属卟啉
porphyreus *a*. 紫的
porphyria *n*.(血)卟啉症,(血)紫质症 ‖ ~ cutanea tarda(简作 PCT)迟发性皮肤卟啉症 / ~ transposition(简作 PCT)/ ~ variegata(简作 PV)混合性卟啉症
Porphyridiaceae *n*. 紫球藻科(一种藻类)
porphyrin *n*. 紫质,卟啉 ‖ ~ derivative(简作 PD)卟啉衍生物 / ~ derivative therapy(简作 PDT)卟啉衍生物疗法(美国 Mayo Clinic 的 Lipson 首先发现用血卟啉能使癌组织产生荧光,起初人们仅想用来检测,后来有人将光线能量增强竟发现可导致癌细胞破坏,见 hematoporphyrin)
porphyrine *n*. 澳洲鸡骨常山碱
porphyrinemia *n*. 卟啉血
porphyrinogen *n*. 卟啉原,还原卟啉
porphyrinopathy *n*. 卟啉代谢病
porphyrinuria *n*. 卟啉尿
porphyrism; **porphyria** *n*. 卟啉症,紫质症
porphyrismus *n*. 卟啉病性精神障碍
porphyrization *n*. 粉碎,研细

porphyropsin(e) *n*. 视紫质
porphyroxine *n*. 鸦片紫碱
porphyruria; **porphyrinuria** *n*. 卟啉尿
porphyry *n*. 斑岩
porphyryl *n*. 初卟啉,去铁血红素
porridge *n*. [麦片]粥,稀饭
porrigmous *a*. 头皮病的,头癣的
porrigo *n*. 头皮病,头藓 ‖ ~ decalvans; alopecia areata 斑形脱发,斑秃 / ~ favosa; favus 黄癣 / ~ furfurans; tinea tonsurans 头癣 / ~ larvalis 头皮脓疮性温疹 / ~ lupinosa; favus 黄癣 / ~ porrigophyta; favus 黄癣
Porro's operation [Eduardo 意产科医师 1842—1902]; cesarean hysterectomy 波罗氏[剖腹产]术,剖腹产子宫切除术
port *n*. 港口,避风港,机场,舱门
Port portable 可移动的
porta (复 portae) [拉]; **gate** *n*. 门,室间孔 ‖ ~ arteriarum 动脉门 / ~ hepatis 肝门 / ~ intestinale anterior 前肠门 / ~ intestinale posterior 后肠门 / ~ intestinalis 肠门,肠孔 / ~ labyrinthi 圆窗,窝窗 / ~ lienis 脾门 / ~ lnbyrinthi; fenestra rotunda 圆窗,蜗窗 / ~ omenti; foramen epiploicum; foramen of Winslow 网膜孔,温斯娄氏孔 // ~ pulmonis 肺门 / ~ renis 肾门 / ~ venarum 静脉门 / ~ vestibuli 前庭孔,前庭窗
portable (简作 Port, Pt) *a*. 可携带的,手提式的,轻便的 *n*. 手提打字机 ‖ ~ automatic blood analyzer (简作 PABA) 手提自动血液分析器
portacaval (简作 PC) *a*. 门[静脉与]腔静脉的 ‖ ~ shunt (简作 PCS) 门腔分流
portacid *n*. 移酸谪管
portae (单 porta) *n*. ①门 ②室间孔
portage *n*. 运输,搬运,运费 *v*. 水陆联运
portal *a*. 门的,肝门的,门静脉的 *n*. 门,入口 ‖ ~ azygous disconnection (简作 PAD) 门奇静脉分离术 / ~ canal 口脉管 / ~ exit 出口 / ~ heart 门脉心 / ~ intestinal, anterior 前肠门 / ~ intestinal, posterior 后肠门 / ~ of entry (简作 PofE) [细菌]侵入门户 / ~ of infection 传染门户 / ~ system 门静脉系[统] / ~ systemic encephalopathy (简作 PSE) 门体循环性脑病 / ~ vein (简作 PV) 门静脉 / ~ vein thrombosis (简作 PVT) 门静脉血栓形成 / ~ venous flow (简作 PVE) 门静脉流量 / ~ venous pressure (简作 PVP) 门静脉压力
Portamycin; **Streptolydigin** [商名] *n*. 链霉溶菌素
portcaustic *n*. 腐蚀药把持器
porte *n*. 柄
porte-acid; **portacid** *n*. 移酸滴管
porte-aiguille [法]; **surgeon's needle holder** *n*. 持针器
porte-caustique; **portcaustic** *n*. 腐蚀药把持器
porte-ligature; **portligature** *n*. 深部结扎器,缚线把持器
porte-meche [法] *n*. 填塞条器
portend *v*. 预兆,预示,给……以警告
porte-noeud [法 knot-carrier] *n*. 瘤蒂结扎器
portent *n*. 不详之兆,凶兆,怪事,怪物
portentous *a*. 预示的,不详的,奇特的 ‖ ~ly *ad*.
porte-polisher *n*. 握柄磨光器 ‖ ~ contra-angle 反角握柄磨光器
porter *n*. 守门者,搬运工人,黑啤酒
porter's sign [William Henry 德医师 1790—1861]; tracheal tugging 波特尔氏征,气管牵引感(见于主动脉弓动脉瘤)
Porter's test [William Henry 美医师 1853—1933] 波特尔氏试验(检尿蓝母、过量尿酸)
Porter-Silber chromogen (简作 PS) 波—希二氏色原
Porter-Silber reaction 波—希二氏反应
Porteus maze test (简作 PMT) 波彻斯氏迷津试验(测智力)
portfolio *n*. 公事包,纸夹,讲义夹,大臣(部长)的职位
Porthesia atereta (Collenette) 黑褐盗毒蛾(隶属于毒蛾科 Lymantriidae)
Porthesia coniptera (Collenette) 尘盗毒蛾(隶属于毒蛾科 Lymantriidae)
Porthesia kurosawai (Inoue) 戟盗毒蛾(隶属于毒蛾科 Lymantriidae)
Porthesia piperita (Oberthu r) 豆盗毒蛾(隶属于毒蛾科 Lymantriidae)
Porthesia scintillans (Walker) 双线盗毒蛾(隶属于毒蛾科 Lymantriidae)
Porthesia similis (Fueszly) 盗毒蛾(隶属于毒蛾科 Lymantriidae)
Porthesia tsingtauica (strand) 赭盗毒蛾(隶属于毒蛾科 Lymantriidae)
Porthesia virguncula (walker) 黑栉盗毒蛾(隶属于毒蛾科 Lymantriidae)
Porthesia xanthorrhoea (Kollar) 暗缘盗毒蛾(隶属于毒蛾科 Lymantriidae)
portio (复 portiones) [拉]; part *n*. 部,部分 ‖ ~ dura 面神经(旧名) / ~ dura paris septimi 面神经 / ~ inter duram et mollem; ~ intermedia 中间神经(面神经的感觉根) / ~ major (nervi trigemini) [三叉神经]大部 / ~ minor (nervi trigemini) [三叉神经]小部 / ~ mollis 听神经 / ~ mollis paris septimi (soft part) 听神经 / ~ pylorica ventriculi 胃幽门部 / ~ supravaginalis (cervicis) 阴道上产中(子宫颈) / ~ temperayure (简作 PT) 子宫腔温度 / ~ vaginalis (cervicis) 阴道部(子宫颈)
portion (简作 ptn, por) *n*. 一部分,一份,嫁妆,遗产 *v*. 分配,把……分成份额
portiones (单 portio) *n*. 部,部分
portio-vaginalis temperature (简作 PT) 子宫颈阴道部温度
portiplex; **portiplexus** *n*. 室间孔丛(连结两侧脑室的脉络丛)
portligature *n*. 深部结扎器,缚线把持器
portly *a*. 庄严的,肥胖的,健壮的,魁梧的
portoenterostomy *n*. 肝门肠造口术
portogram *n*. 门静脉造影照片
portography *n*. 门静脉造影术 ‖ ~ portal 门静脉造影术 / ~ splenic 脾门静脉造影术
portohepatic gradient (简作 PHG) 门静脉—肝静脉压力梯度
portosystemic *a*. 门体循环的
portovenogram; **portogram** *n*. 门静脉造影照片
portovenography; **portography** *v*. 门静脉造影术
portrait *n*. 肖像,雕像,相片,描写 ‖ ~ist *n*. 画像者,照相者
portray *v*. 画,描写,叙述,扮演 ‖ ~al *n*. 描绘,描写,肖像
Portugal (简作 P)
Portuguese *a*. 葡萄牙的 *n*. 葡萄牙人,葡萄牙语
Portuguese ipecacuanha; **Naregamia alata** 葡萄牙吐根,印度吐根
Portulaca *n*. 马齿苋属 ‖ ~ oleracea 马齿苋
Portulacaceae *n*. 马齿苋科
Portunidae *n*. 梭子蟹科(隶属于短尾次目 Brachyura)
Portunus hastatoides (Fabricius) 矛形梭子蟹(隶属梭子蟹科 Portunidae)
Portunus trituberculatus (Miers) 三疣梭子蟹(隶属梭子蟹科 Portunidae)
porus (复 pori) *n*. 孔,门 ‖ ~ abdominalis 腹孔,腹门 / ~ acusticus externus 外耳门 / ~ acusticus internus 内耳门 / ~ crotophytico-buccinatorius 颞颊孔 / ~ / ~ dorsalis 背孔 / ~ galeni; inguinal canal 腹股沟管 / ~ genitalis 生殖孔 / ~ gustatorius 味孔 / ~ lentis 晶状体孔 / ~ opticus 视神经盘中心动脉孔 / ~ sudoriferus 汗孔
POS percentage of oxygen saturation 氧饱和率 / problem oriented system 病史问题定列式系统
pos position 位置,地位 / positive 阳性的;正的;正数;阳极 / possessive 所有的,具有的 / preconscious 前意识的 / probability of survival 存活 概率,生存概率
pos pres positive pressure 正压
Posadasis spheriforme; **Coccidioides immitis** 精球孢子菌
Posadas-Wernicke disease [Alejandro Posadas 阿根廷寄生虫学家 1870—1902; Robert Wernicke 19 世纪阿根廷病理学家]; coccidioidomycosis 球孢子菌病
pose *n*. 姿势,态度,假做作 *v*. 摆姿势,摆样子,假装,提出,盘问,出难题,难住 ‖ ~r *n*. 装腔作势的人,难题
posed; **placed** [牙] *a*. 位置的 ‖ ~ normally; regularly ~ 正常位置的
-posia [希 posis drinking] 饮
Posidoniaceae *n*. 海草科
posiomania; **dipsomania** *n*. 间发性酒狂
Posit positional nystagmus 位置性眼球震颤
posit positive 正的,阳性的,阳极的
posit *v*. 安置,假定,断定
position [拉 positio] (简作 Psn; pos; Posn) *n*. ①位置,位,形势,立场,见解 ②[胎]位 ‖ ~ acromion-anterior 肩峰前位 / ~ Adams' 亚当斯氏位置(患者站立,足根并拢,上身向前弯曲,上肢下垂,头向前) / ~ Albert's 阿耳伯特氏位置(半卧位) / ~ anatomical 解剖位置 / ~ apparent 显然位置 / be in a ~ 处于……状态 / be in a ~ to (+inf,) 能够……,处于可以……的位置 / ~ Bonner's 邦纳氏位置(髋关节发炎时股变曲,外展及向外旋转) / ~ Bozeman's 博斯曼氏位置(膝肘卧位) / ~ Brickner 布里克讷氏位置(治肩关节损伤的一种位置) / ~ bronchoscopic 支气管镜检查位置 / ~ Casselberry's 卡斯耳伯里氏位置(于喉管插管后,患者采取伏卧位,以防止饮水时水进入喉管) / ~ colled 蜷腿位置 / ~ computed tomography (简作 PCT) 正电子计算机断层摄影(术) / ~ Depage's 德帕季氏位置(骨盆耸高爬卧位) / ~ dorsal; supine ~ 背卧位,仰卧位 / ~ dorsal elevat-

ed 头高背卧位 / ~ dorsal inertia 惯性背卧位 / ~ dorsal recumbent 曲膝背卧位 / ~ dorsal rigid 蜷腿背卧位 / ~ dorso-anterior, left 左背前位 / ~ dorso-anterior, right 右背前位 / ~ dorso-posterior, left 左背后位 / ~ dorso-posterior, right 右背后位 / ~ dorsosacral; lithotomy ~ 膀胱切石卧位,切会阴卧位 / ~ Duncan's 邓肯氏位置(胎盘) / ~ Edobohls' 埃德博耳氏卧位(一种曲膝背卧位) / ~ Elliot's 埃利奥特氏卧位(下胸部垫高)/ ~ emission transverse tomography (简作 PETT) 正电子发射横切面断层扫描 / ~ emprosthotonos; emprosthotonos 前弓反张位置 / ~ English; left lateral recumbent ~; obstetrical ~ 左侧卧位,分娩卧位 / ~ erect 直立位 / ~ of fetus 胎位 / ~ finder (简作 PF) 测位器/ ~ indicafor (简作 PIN) 位置指示器 / ~ first 第一胎位,左枕前胎位 / ~ fourth 第四胎位,左枕后胎位 / ~ Fowler's 斜坡卧位 / ~ fronto-anterior 额前位 / ~ frontoposterior 额后位 / ~ frontotransverse 额横位 / ~ functional 机能性位置 / ~ genucubital; knee-elbow ~ 膝肘卧位 / ~ genupectoral 膝胸卧位 / hold in ~ 使……保持在固定的位置上 / ~ horizontal 平仰卧位 / in ~ 在应有的位置上,在适当的位置上 / ~ jackknife 折刀状卧位(仰卧,肩部垫高,腿屈曲) / ~ Jones's 琼斯氏位置(前臂锐屈) / ~ Jonge's 容日氏卧位(一种分娩卧位) / ~ knee-chest 膝胸卧位 / ~ knee-ellbow 膝肘卧位 / ~ kneeling-squatting 屈膝蹲位 / ~ Kraske's 克腊斯克氏卧位(伏卧,臀部垫高) / ~ lateral 侧卧位 / ~ lateral recumbent; English ~ 左侧卧位 / ~ lateroabdominal 侧腹卧位,半伏卧位 / ~ leapfrog 跳蛙位,跳背戏位 / ~ left-lateral 左侧卧位 / ~ lithotomy; dorsosacral ~ 膀胱切石卧位,切会阴卧位 / ~ lordotic 前凸位置 / ~ mento-anterior 颏前位 / ~ mentoposterior 颏后位 / ~ mentotransverse 颏横位 / ~ Mercurio's 梅尔库里奥氏卧位(类似瓦耳歇氏卧位) / ~ Noble's 诺布尔氏位置(患者站立,上身向前弯曲以上肢支持,用于检查肾脏) / ~ oblique 斜位 / ~ obstetrical; English ~ 分娩卧位,左侧卧位 / ~ occipito-anterior 枕前位 / ~ occipitoposterior 枕后位 / ~ occipitosacral 正枕后位 / ~ occipitotransverse 枕横位 / ~ opisthotonos; opisthotonos 角弓反张位置 / ~ orthopnea 端坐呼吸位置 / ~ orthotonos 挺直性痉挛位置 / out of ~ 不在应有的位置上,离开原来的位置,不得其所 / ~ Pean's 佩昂氏位置(手术者坐于病人悬吊的双股之间) / ~ pelvic, high; Trendelcnburg's ~ 高骨盆位,伦特德伦伯格氏卧位(垂头仰卧位) / ~ physiological rest 生理休息位置(下颌) / ~ Proetz 普雷茨氏卧位(仰卧,头部过度伸展) / ~ prone 伏卧位 / ~ recumbent 卧位 / ~ relative 相对位置 / ~ rest 休息位置(下颌) / ~ Robson's 罗布逊氏卧位(仰卧,背部用沙袋垫高) / ~ Rose's 罗斯氏卧位(垂头仰卧体) / ~ sacro-anterior 骶前位 / ~ sacroposterior 骶后位 / ~ sacrotransyerse 骶横位 / ~ Samuel's 塞缪尔氏卧位(一种分娩卧位) / ~ scapulo-anterior 肩胛前位 / ~ scapuloposterior 肩胛后位 / ~ Scultetus' 舒耳特兹氏卧位(头下脚上,卧于斜面) / ~ second 第二胎位,右枕前胎位 / ~ semiprone; Sims' ~ 半伏卧位,席姆斯氏卧位 / ~ semireclinging 半卧位,半坐位 / ~ shoe-and-stocking 交腿位 / ~ Simon's; Edebohls' ~ 西蒙氏卧位,埃德博耳氏卧位 / ~ Sims'; semiprone ~ 席姆斯氏卧位,半伏卧位 / ~ sitting 坐位 / ~ Stern's 斯特恩氏卧位(患者仰卧,头放低,使三尖瓣闭锁不全的心杂音更为清楚) / ~ supine; dorsal ~ 背卧位,仰卧位 / take up the ~ that 主张 / ~ third 第三胎位,右枕后胎位 / ~ Trendelenburg's 特伦德伦伯格氏卧位(垂头仰卧位) / ~ unilateral 偏侧卧位 / ~ Valentine's 瓦伦丁氏卧位(仰卧,双髋屈曲) / ~ Walcher's 瓦耳歇氏卧位(挂腿仰卧位) / ~ Wolfenden's 沃尔芬登氏卧位(头部悬垂床边)

positional alcohol nystagmus (简作 PAN) 体位性酒精性眼球震颤

Positional encoding 位置编码(主要用于化学方面编码技术)

positional nystagmus (简作 Posit) 位置性眼球震颤

Positional nystagmus test (简作 PNT) 位置性眼震试验

positional nystagmus (简作 PN) 体位性眼球震颤

Positional scanning method 位置筛选法(主要用于化学)

positioner *n*. 定位器(牙)

positioning test (简作 PT) 变位试验

positive [拉 positivus] (简作 pos, posit) *a*. 积极的,肯定的,正的,阳性的,原级的 *n*. 明确,正面,阳电,原级 ‖ ~ after-potential (简作 PAP) 阳性后电位 / ~ airway pressure (简作 PAP) 气道正压 / ~ end expiratory pressure (简作 PEEG) 正性终末呼吸压 / ~ expiratory pressure plateau (简作 PEPP) 正性呼气压坪相期 / ~ G 正 G(头足方向)/ ~ input-negative output (简作 PINO) 正输入—负输出 / ~ negative pressure breathing (简作 PNPB) 正负压呼吸 / ~ negative pressure ventilation (简作 PNPV) 正负压通气 / ~ pressure breathing (简作 PPB) 正压呼吸 / ~ pressure therapy (简作 PPT) 正压治疗 / ~ pressure ventilation (简作 PPV) 正压通气 / ~ pressure (简作 pos pres) 正压 / ~ spike pattern (简作 PSP) 正峰型 / ~ temperature coefficient (简作 PTC) 正温度系数 ‖ ~ ly *ad*.

positive/negative ambivalent quotient (简作 P/NAQ) 正负双向情感商(心理学)

positive-intrinsic-negative diode (简作 PIN) 内在阳性的阴性二极管

positive-negative-positive transistor (简作 PNP) 正—负—正电晶体管

positive-negative pressure respiration (简作 PNPR)

positor; repositor *n*. 复位器

positrocephalogram *n*. 阳电子脑瘤定位[描记]图

positron *n*. 阳电子,正(电)子 ‖ ~ emissin transaxial tomography (简作 PETT) 正电子放射经中轴断层摄影术 / ~ emission tomography (简作 PET) 阳电子发射断层摄影术

POSM patient-operated selected mechanisms 病人手术选择机理

Posm plasma osmotic pressure 血浆渗透压

Posn position 位置;情况

Posner's reaction(test) [Carl 德泌尿学家 1854—1929] 波斯讷氏反应(试验)(检尿白蛋白来源)

posologic *a*. 剂量学的

posology *n*. 剂量学

POSS passive optical surveillance system 被动光学监视系统

posse *n*. 一队,一群人,可能性

possess *v*. 具有,占有,保持 ‖ be ~ of... 具有,拥有 / ~ oneself of... 获得,具有

possession *n*. 占有,所有,财产 ‖ be in the ~ of... 掌握在……的手里,为……所占有 / come into ~ of... 得到,获得 / get ~ of... 拿到,得到 / take ~ of... 占有,占领

possessive (简作 pos) *a*. 占有的,所有的 *n*. 所有格,物主代词

posset *n*. 牛奶酒,酒乳

posseting *n*. [婴儿]回奶

possibility *n*. 可能,可能性 ‖ be within the bounds of ~ 在可能范围内,有可能

possible *a*. 可能的,可能存在的,合理 *n*. 可能(性),必需品 ‖ as far as ~ 尽可能,极力 / as much as ~ 尽可能(地) / be ~ of... 可能……的 / be carcely ~ 几乎不可能 / be ~ to... 做得到的,对……来说是可能的 / do one's ~ 尽全力 / if ~ 可能的话 / if it is (it be, it were) ~ 可能的话

possibly *ad*. 可能地,也许,或者

possttriangular cell 中行室

Possum Patient-Operated Selector Mechanism 病人操作选择机

post *n*. 邮政(局),邮寄,邮件,岗位,职位 *v*. 贴,揭示,邮寄,投寄 *perp*. 在后 ‖ ~ Activation Diffusion (简作 PAD) 激活后扩散 / ~ ARF postrenal acute renal failure 肾后性急性肾功能衰竭 / ~ box 邮箱 / by ~ 邮寄 / by return of ~ 回信,请交来人带回 / ~ card 明信片 / ~ cibos (简作 post cib) 饭后 / ~ cibum [拉] (简作 pc; p.c.) 食后,饭后 / ~ coenam [拉] (简作 p coen) 晚饭后 / ~ coitum 性交后,交媾后 / ~ concussional sydnrome [拉] (简作 PCS) 晚饭后 / ~ hemorrhagic hydrocephalus (简作 PHH) 出血后脑积水 / ~ Hospital (简作 P Hosp) 病站医院 / ~ jentaculum [拉] (简作 pJ; Pj) 早餐后/ ~ man 邮递员 / ~ menopausal bleeding (简作 PMB) 绝经后出血 / ~ meridiem (简作 pm) 下午 / ~ mortem [拉] 死后 / ~ office 邮政局 / ~ office box (简作 POB) 邮政信箱 / ~ partum [拉] (简作 pp) 产后 / ~ prandial (简作 pp) 饭后(餐后)/ ~ sing. sed. liq. post singulas sedes liquidas 每次稀便后 / ~ stimulus time (简作 PST) 刺激后时间 / ~ synaptic potential (简作 PSP) 突触后电位 / ~ transfusion hepatitis (简作 PTH) 输血后肝炎

POST Polymer Science and Technology《聚合物科学与技术》(刊名)

post poster mortem 死后 / posterior 后的,后面的

post-[拉 post after 在后][构词成分] 后,在后

post cib post cibos [拉] 饭后

post op postoperative 手术后的

postabdomen *n*. 后腹部

postabortal *a*. 流产后的

postaccessual *a*. 阵发(发作)后的

postacetabular *a*. 髋臼后的

postacidotic *a*. 酸中毒后的

postacrostichal *n*. 后中鬃

postadolescence *n*. 壮年期

postadolescent *a*. 壮年的 *n*. 壮年人

postage *n*. 邮费,邮资 ‖ ~ stamp 邮票

postal *a*. 邮局的 *n*. 明信片 ‖ ~ service (简作 PS) 邮政 / ~ vein 后缘脉(膜翅目)

postalar bridge 翅后桥

postalar bristle 翅后鬃

postalar callosity 翅后胛
postalar membrane 翅后膜
postalare *n*. 翅后桥
postalbumin *n*. 后白蛋白
postalveolar *a*. 牙槽后的
postanaesthetic recovery（简作 PAR）麻醉后的回复（恢复），麻醉后复苏
postanal *a*. 肛门后的 ‖ ~ field 后臀区 / ~ gut 肛后肠 / ~ intestine 肛后肠 / ~ plate 肛后板（介壳虫）
postanesthetic *a*. 麻醉后的 ‖ ~ recovery room（简作 PaR）麻醉后恢复病室 / ~ recovery unit（简作 PaRU）麻醉后苏醒病室
postannellus *n*. 触角第四节（膜翅目）
postantennal appendage 角后附肢
postantennal organ 角后器（弹尾目）
postantibiotic effect（简作 PAE）抗生素后效应
postapoplectic *a*. 卒中后的
postartis *n*. 后髁
postash（简作 Pot）*n*. 钾碱，碳酸钾
postassum ferrocyanide（简作 PF）
postauditory *a*. 听神经后的 ‖ ~ placode 耳后基板，后听基板
postaurale *n*. 耳廓后点
post-auricular graft（简作 PAG）耳后植皮
postauricular *a*. 耳后的
postaxial *a*. 轴后的
postbrachial *n*. 后臂腺
post-brachial body *n*. 腮后体
postbrachium *n*. 四迭体下臂
postbuccal *a*. 颊后的
postbulbar *a*. ①球后的 ②延髓后的 *n*. 十二指肠球部后
postcapillary *n*. 后毛细管，毛细静脉 ‖ ~ venules（简作 PCV）毛细血管后小静脉
postcapillary; venous capillary *n*. 后毛细管，毛细静脉
postcardinal *a*. 后主静脉的，背主静脉的
postcardiotomy *a*. 心脏切开术后的 ‖ ~ syndrom（简作 PCS）心脏切开术后综合征
postcatheterization *a*. 插导管术后的
postcava; vena cava inferior *n*. 下腔静脉
postcaval *a*. 下腔静脉的
postcecal *a*. 盲肠后的
postcentral *a*. 中央后的，中枢后的
postcentralis［拉］*a*. 中央后沟
postcephalic *a*. 后头的
postcerebellar *a*. 小脑后的
postcerebral *a*. 大脑后的 ‖ ~ gland 脑后腺
postcesarean *a*. 剖腹产后的
postcibal *a*. 食后的
post cibum［拉］（简作 PC）食后
postcisterna; cisterna magna *n*. 大池，小脑延髓池
postclavicle *n*. 后锁骨
postclavicular *a*. 后锁骨的
postclimacteric *a*. ①经绝后的 ②更年后的
postclypeus *n*. 后唇基（昆虫）
postcoila *n*. 后关点窝
postcoital *a*. 性交后的，交媾后的
postcommissure *n*.（大脑）后连合
postcondylar *a*. 髁后的
postcondylare *n*.［枕骨］髁后点
postconnubial *a*. 婚后的
postconvulsive *a*. 惊厥后的
postcordial *a*. 后心的
postcornu *n*. 侧脑室后角
postcosta *n*. 亚前缘脉，臀脉（蜻蜓目，毛翅目）
postcostal space 亚前缘室，臀室（蜻蜓目）
postcoxal bridge 基节后桥
postcoxale *n*. 基节后桥
postcranial *a*. 颅后的，颅下的 ‖ ~ skeleton 颅后骨骼
postcribrum; substantia perforata posterior *n*. 后穿质
postcubital *a*. 肘后的，前臂背侧的 ‖ ~ crossvein 结后横腺（蜻蜓腺）
postcubitals *n*. 结后室
postcubitus *n*. 后肘脉，第一臀脉
postcyclodialysis *a*. 睫状体分离术后的
post-damming *n*. 后堤术，腭后印模术
postdevelopmental *a*. 发育期后的
postdiastolic *a*. 舒张期后的
postdicrotic *a*. 重波后的
postdigestive *a*. 消化后的
postdiphtheric *a*. 白喉后的
postdiphtheritic; postdiphtheric *a*. 白喉后的
postdormital *a*. 半醒状态的
postdormitum *n*. 半醒状态
postdorsulum *n*. 后胸间片
postdural *a*. 硬膜后的
postecdysis *n*. 蜕皮后期
postejaculatory interval（简作 PEI）射后间隔
postembryonic *a*. 胚后期的
postencephalitic *a*. 脑炎后的
postencephalitis *n*. 脑炎后遗症
postepileptic *a*. 癫痫发作后的
postepistoma *n*. 唇基后咽部（膜翅目）
poster *n*. 广告，传单，标语 *v*. 贴传单 ‖ ~ mortem（简作 post）死后
posteriad *n*. 向体躯后面
posterio-bulb *n*. 后球
posterio-occlusion; distoclusion *n*. 后，远中
posterior（简作 post; po）*a*. 后的，后面的 *n*. 臀部，后部 ‖ ~ alveolar artery 后牙槽动脉 / ~ amniotic fold 羊膜后褶 / ~ ampullary crest 后壶腹脊 / ~ ampullary nerve（简作 PAN）后壶腹神经 / ~ angle 臀角，后角 / ~ aortic wall（简作 PAO）主动脉后壁（超声心动图）/ ~ apophysis 后内突（鳞翅目）/ ~ arculus 后弓脉（蜻蜓目）/ ~ area 后域 / ~ arm of tentorium 幕骨后臂 / ~ atlanto-occipital membrane 寰枕后膜 / ~ auricular artery 耳后动脉 / ~ auricular muscle 耳后肌 / ~ axillary line（简作 PAL）后腋窝线，腋后线 / ~ band of ulnacollateral ligament 尺侧副韧带后束 / ~ bite wing（简作 PBW）后咬翼（牙科）/ ~ border of ulna 尺骨后缘 / ~ border of vomer 犁骨后缘 / ~ callateral ligament 后侧副韧带 / ~ calli 后胛（双翅目）/ ~ canal crista（简作 PC）后管嵴 / ~ chamber（简作 PC）眼后房 / ~ cardinal vein 后主静脉 / ~ cell 后室（双翅目）/ ~ cephalic foramen 后头孔（蜻蜓目昆虫）/ ~ cerebellar notch 小脑后切迹 / ~ cerebral artery 大脑后动脉 / ~ chorioidal artery 脉络丛后动脉 / ~ ciliary artery 后睫状动脉 / ~ circumflex humeral artery 旋肱后动脉 / ~ circumflex humeral nerve 旋肱后神经 / ~ circumflex humeral vein 旋肱后静脉 / ~ circumflex humeral vessea 旋肱后血管 / ~ clinoidj process 后床突 / ~ clypeus 后唇基 / ~ coelom 后体腔 / ~ colporrhappy 阴道后壁修补术 / ~ column 后柱 / ~ commissure 后连合 / ~ communicating artery 后交通动脉 / ~ corneal deposit（简作 PCD）角膜后沉淀 / ~ cornu 后角突 / ~ cranial fossa（简作 PCF）颅后窝 / ~ crico-arytenoid muscle 环勺后肌 / ~ crop 第二胃囊（同翅亚目）/ ~ crossvein 臀横静脉 / ~ cruciate ligament 后十字韧带 / ~ cutaneous nerve of arm 臂后皮神经 / ~ cutaneous femoris nerve 股后皮神经 / ~ dorsocentral bristle 后背中鬃（双翅目）/ ~ edge 后缘 / ~ end 后端 / ~ ethmoidal (air) cell 后筛窦 / ~ ethmoidal foramen 后筛孔（筛骨后孔）/ ~ ethmoial groove 后筛沟 / ~ facial vein 面后静脉 / ~ field 后域 / ~ foramen 后头孔 / ~ fossa tumor（简作 PFT）后颅凹肿瘤 / ~ frontanelle 后囟 / ~ funiculus 后索 / ~ gluteal line 臀后线 / ~ half-sclerotome 后半［生骨］节 / ~ horn of lateral ventricle 侧脑室后角 / ~ inferior cerebellar artery（简作 PICA）小脑后下动脉 / ~ inferior iliac spine 髂后下棘 / ~ inferior pancreati-coduodenal arteria（简作 PIPD）后下胰十二指肠动脉 / ~ intercalary 后闰脉（双翅目）/ ~ intemediate sulcus 后中间沟 / ~ interosseous nerve（简作 PIN）骨间背侧神经 / ~ interventricular branch 后室间支 / ~ intestinal portal 后肠门 / ~ interosseous nerve 骨间后神经 / ~ interstine 后肠 / ~ knot 后结 / ~ labial muscle 后［上］唇肌 / ~ labial nerve 阴唇后神经 / ~ lacrimal crest 后泪囊嵴 / ~ lamina 后片（蜻蜓目昆虫）/ ~ lateral lip 后外侧唇 / ~ lateral margin 后外侧缘（蜻蜓目昆虫）/ ~ lateral plate 后外侧板 / ~ limb 后肢 / ~ limb bud 后肢芽 / ~ limb of internal capsule 内囊后肢 / ~ liber diverticulum 肝后突 / ~ lobe 后叶（双翅目翅，直翅目前胸背板）/ ~ longitudinal liga ment 后纵韧带 / ~ lymph-heart 后淋巴心 / ~ margin 后缘 / ~ mastoid fontanelle 乳突囟 / ~ median 后中［脉］/ ~ mediastinal lymph node 纵隔后淋巴结 / ~ mesenteron rudiment 后中肠原基 / ~ nasal aperture 后鼻孔 / ~ nasal nerve 鼻后神经 / ~ nasal spine 后鼻棘 / ~ neuropore 后神经孔 / ~ notal wing process 后背翅突 / ~ obturator tubercle 闭孔后结节 / ~ occipitoatlantal ligement 寰枕后韧带 / ~ orbit 后眼眶（双翅目昆虫）/ ~ palatine vacuity 腭后窝 / ~ papillary muscle 后乳头状肌 / ~ perlion 后胸背板 / ~ perforated substance 后穿质 / ~ pharynx 后咽 / ~ pleon 后腹部 / ~ root 后根 / ~ ruga 臀皱褶 / ~ pleopoda 臀腹足 / ~ sacral foramen 骶后孔 / ~ semicircular canal 后半规管 / ~ septum 后正中隔 / ~ scrotal vessel 阴

囊后血管 / ~ shield 后盾 / ~ spinal artery 脊髓后动脉 / ~ spinocerebellar tract 脊髓小脑后束 / ~ stigmatal tubercle 后气门瘤 / ~ subdorsal spot 后侧背点 / ~ sucker 后吸盘 / ~ superior iliac spin 髂后上棘 e / ~ synechia 后粘连 / ~ talocalcaneal ligament 距跟后韧带 / ~ talofibular ligament 距腓后韧带 / ~ tentorial arm 后幕臂,幕骨后臂 / ~ tentorial pit 后幕陷,后幕骨陷 / ~ thoracic airsac 后胸气囊 / ~ tibial artery 胫[骨]后动脉 / ~ tibial muscle 胫骨后肌 / ~ tibial vein 胫[骨]后静脉 / ~ trapezoidal tubercle 后梯形瘤 / ~ tubercle 后结节 / ~ tuberosity 后瘤 / ~ vein 后脉 / ~ vestibular vein 前庭后静脉 / ~ vitelline vein 后卵黄静脉 / ~ wing 后肢(昆虫)/ ~ latissimus dorsi (简作 PLD) 后背阔肌 / ~ left ventricular wall thickness (简作) / ~ mitral leaflet (简作 PML) 二尖瓣后叶 / ~ nasal spine (简作 PNS) 后鼻棘 / ~ papillary muscle (简作 PPM) 后乳头肌 / ~ pituitary (简作 PP) 脑下垂体后叶 / ~ sagittal diameter of the pelvic outlet (简作 PS) 骨盆出口后矢状径(妊)/ ~ sagittal index (简作 PSI) 后矢状指数 / ~ spinous process (简作 PSP) 后棘突 / ~ subcapsular cataract (简作 PSC) 后囊下内障 / ~ superior pancreatic duodenal arteria (简作 PSPD) 后上胰十二指肠动脉 / ~ vitreous detachment (简作 PVD) 玻璃体后部脱离 / ~ wall excursion (简作 PWE) (左室)后壁偏移(超声心动图)/ ~ wall infarct (简作 PWI) 心肌后壁梗塞 / ~ wall (简作 PW) 后壁 ‖ ~ ly ***ad***.

posterio-sucker ***n***. 后吸盘
posterity ***n***. 子孙,后代
posterius [拉 posterior 的中性] ***a***. 后的,后面的
postern ***n***. 后门,边门,暗道
postero [拉 posterus behind 在后] ***n***. 后部,在后
postero- [拉][构词成分] 在后,后部,背后
posteroanterior ***a***. 后前位的
posteroclusion; distoclusion ***n***. 后,远中
postero-dorsal arm 后背腕
posterodorsals ***n***. 后上鬃(双翅目昆虫)
posteroexternal ***a***. 后外的
posteroinferior ***a***. 下后方的,后下的
posterointermal ***a***. 后内的
posterointernal ***a***. 后内的
posterolateral ***a***. 后外侧的 ‖ ~ arm 后侧腕 / ~ ray 后侧辐肋
posteromedial ***a***. 后中的
posteromedian ***a***. 后正中的
posteroparietal ***a***. 顶骨后部的
posterosuperior ***a***. 上后方的,后上的
posterotemporal ***a***. 颞骨后部的
posteroventrals ***n***. 后下鬃(双翅目昆虫)
posterula ***n***. 后鼻腔(鼻后孔与鼻甲间的空隙)
posteruptive ***a***. 疹后的
post-erythrocytic cycle 红血球后环
postesophageal ***a***. 食管后的
postestrum; postestrus ***n***. 动情后期
postestrus ***n***. 动情后期
postethmoid ***a***. 筛骨后的
postexed ***a***. 后屈的
postexed; bent backward ***a***. 后屈的
postexion; posterior flexion ***n***. 后屈
post-extractor ***n***. 拔桩器
postfebrile ***a***. 发热后的
post-formation; epigenesis ***n***. 渐成说
postfovea ***n***. 后窝
postfrenum ***n***. 后小盾片(鞘翅目昆虫)
postfrons ***n***. 后额区
postfrontal ***a***. & ***n***. 后额的,后额骨 ‖ ~ suture 后额缝
postfurca ***n***. 后胸叉突
postgamma proteinuria (简作 PGP) γ 后蛋白
postgang postgangionic 节后的
postgangionic (简作 postgang) ***a***. (神经)节后的 ‖ ~ fiber 节后纤维
post-garsal ***a***. ①睑板后的 ②跗骨后的
postgeminum ***n***. 四叠体下丘
postgena ***n***. 后颊
postgenacerore ***n***. 后臂蜡孔(介壳虫)
postgenal gland 后颊腺(蜜蜂)
postgeniculatum; postgeniculum; corpus geniculatum mediale ***n***. 内侧膝状体
postgenital segment 生殖后节
postglenoid ***a***. 关节盂后的 ‖ ~ tubercle 窝后结节
postglomerular ***a***. 肾小球后的
postgonococcal urethritis (简作 PGU) 淋(病双)球菌尿道炎感染后
postgracile ***a***. 小脑薄叶后的
postgraduate (简作 PG) ***a***. 进修的,大学毕业后的 ***n***. 进修生,研究院的(学生) ‖ ~ Medical Journal (FPM UK) (简作 PM) 研究生医学杂志(英国医学研究生会)/ ~ Medical Journal (简作 PMJ) 研究生医学杂志(研究生医学会)/ ~ Medicine (简作 PM) 《研究生医学》(杂志名)/ ~ year-1 (简作 PGY-1) 第一年住院医师,毕业后第一年医师
postgrippal ***n***. 流行性感冒后的
postgula ***n***. 后外咽片(鞘翅目)
postgular sclerite 后咽喉片
posthalgia ***n***. 阴茎痛
posthaste ***ad***. 赶紧,火速,火急,迫不及待
posthemiplegic ***a***. 偏瘫后的
posthemorrhage; sceondary hemorrhage ***n***. 继发性出血
posthemorrhagic ***a***. 出血后的
postheparin lipolytic activity (简作 PHLA) 肝素后脂解活性
posthepatic ***a***. 肝后的
posthepatitic ***a***. 肝炎后的
postherpetic ***a***. 带状疱疹后的
postheterokinesis ***n***. 后异化分裂
posthetomy; circumcision ***n***. 包皮环切术
posthioplasty ***n***. 包皮成形术
posthippocampal ***a***. 海马后的
posthitis ***n***. 包皮炎
postholith ***n***. 包皮垢石
post-hospital care (简作 PHC) 出院后监护(护理)
posthum posthumous 遗腹的,死后的
posthumeral bristle 肩后鬃(双翅目)
posthumous (简作 posthum) ***a***. 遗腹的
posthyoid ***a***. 舌骨后的
posthypnotic ***a***. 催眠后的
posthypoglycemic ***a***. 低血糖后的
posthypophysis ***n***. 垂体后叶
posthypoxic ***a***. 低氧后的,氧过少后的
postical vein 臂脉(双翅目)
postictal ***a***. 发作后的(如急性癫痫发作)
posticus; posterior ***a***. 后的,后面的
posticuslahmung [德] (简作 PL) ***n***. 后肌麻痹
postimperative negative variation (简作 PINV) 指令信号后负变化
postinfarction ***a***. 梗死后的,梗塞后的(尤指心肌梗死后的)
postinfection ***n***. 感染后
postinfluenzal ***a***. 流行性感冒后的
postinsula ***n***. 岛后的
postischial ***a***. 坐骨后的
Postive-Negative (简作 P/N) 正负
postlabial area 后下唇区
postlabium ***n***. 后下唇,后颏
postlarva ***n***. 后期幼体
postlarval segment 幼虫后体节
postligation ***a***. (血管)结扎后的
postmalarial ***a***. 疟疾后的
postmandibular ***a***. 上颚后的(昆虫)
postmarginal vein 缘后脉
postmastectomy ***a***. 乳房切除术后的
postmastoid ***a***. 乳突后的
postmature ***a***. 过度成熟的(婴儿)
postmaturity ***n***. 过度成熟[现象](婴儿)
postmaximal ***a***. 最高度后的
postmeatal ***a***. 道后的,管口后的
postmedia ***n***. 后中脉(昆虫) ‖ ~ line 后中线(鳞翅目)
postmedian ***n***. 中后部(鳞翅目),天中线后的,正中面后的 ‖ ~ bristle 后中足鬃(双翅目)
postmediastinal ***a***. ①纵隔后的 ②后纵隔的
postmediastinum ***n***. 后纵隔
postmeiotic; postmiotic ***a***. 减数分裂后的
postmenopausal ***a***. 经绝后的 ‖ ~ syndrome (简作 PMS) 经绝后综合征
postmenstrua ***n***. 经后期
postmental ***a***. 后颏的
postmentum ***n***. 后颏(昆虫)
postmeridian ***a***. & ***n***. 午后的
postmeridiem ***ad***. 午后,下午
postmesenteric ***a***. 肠系膜后的,肠系膜后部的
postminimus (复 postminimi) ***n***. ①后小指 ②副生小指(趾)
postmiotic ***a***. 减数分裂后
post-mitochondrial supernatant (简作 PMS) 后线粒体上清液

postmitotic *a*.（细胞）有丝分裂期后的 ‖ ～ cell 分裂后期细胞
postmortal *a*. 死后的
postmortem（简作 pm）*a*. 死后的 *ad*. 死后 *n*. 尸体解剖，验尸 ‖ ～ change 死后变化 / ～ examination（简作 PM）尸体剖检 / ～ human kidney cells（简作 PHK）死后人肾细胞
postmotum *n*. 后盾板（昆虫）
post-myocardial infarction（简作 PMI）心肌后壁梗塞
post-myocardial infarction syndrome（简作 PMIS；PMI-syndrome）心肌梗塞后综合征
postnarial *a*. 后鼻孔的
postnaris；posterior naris *n*. 后鼻孔
postnasal *a*. 鼻后的 ‖ ～ drip（简作 PND）鼻涕后流
postnatal *a*. 生后的，出生后的 ‖ ～ development 生后发育
postnecrotic *a*. 坏死后的
postneuritic *a*. 神经炎后的
postnodal costal space 结后缘室（蜻蜓目）
postnodal cross vein 结后横脉（蜻蜓目）
postnodals *n*. 结后横脉（蜻蜓目）
postnodular *a*. 小结后的
postnotal plate 后背板
postnotum *n*. 后盾板（昆虫）
postnuclear cap 核后帽
postnuptial *a*. 婚后的
postoblongata *n*. 延髓后部（脑桥下的延髓部）
postoccipital ridge 次后头脊
postoccipital sulcus 次后头沟
postoccipital suture 次后头沟
postocciput *n*. 次后头
postocellar area 单眼后区（膜翅昆虫）
postocellar bristle 单眼后鬃
postocellar gland 单眼后鬃（蜜蜂）
postocular *a*. & *n*. ①眼后的 ②眼后部 ‖ ～ spine 眼后刺 / ～ spot 眼后点（蜻蜓）
postocular *a*. 眼球后的
postoesophageal commissure 食管后接索
postolivary *a*. 橄榄体后的
postoperative（简作 PO；POp；post op）*a*. 手术后的 ‖ ～ care（简作 POC）手术后护理 / ～ day（简作 POD）术后日期 / ～ evaluation（简作 POE）术后评价 / ～ long-term cancer chemtherapy（简作 PLCC）癌手术后长期化学疗法 / ～ Psychiatric Opinion（简作 PO）术后精神病评价（杂志名）/ ～ pulmonary complications（简作 PPCs）术后肺部并发症
postoperatively *ad*. 手术后（地）
postoperculum *n*. 后盖，盖后部
postopticus；optic lobe *n*. 视叶（四迭体之一）
postoral *a*. 口后的 ‖ ～ arm 口后腕 / ～ ciliary ring 口后纤毛环 / ～ loop 口后纤毛环
postorbital（简作 PO）*a*. & *n*. ①眶后的 ②眶后骨 ‖ ～ bristle 眶后鬃 / ～ vacuity 眶后窝
postotic somite 耳后体节
postpalatine *a*. 腭后的
postpallium *n*.（大脑）皮质后部（在中央沟后的大脑皮质）
postpaludal；postmalarial *a*. 疟疾后的
postparalytic *a*. 麻痹后的
postparaphysis feuillet 后侧突叶
postparaptera *n*. 翅下后片
postparium（简作 PP）*a*. 产后的 ‖ ～ hemolytic uremic syndrome（简作 PPHUR）产后溶血性尿毒症综合征 / ～ hemorrhage（简作 PPH）产后流血 / ～ nephrosclerosis（简作 PPNS）产后肾硬化症 / ～ renal failure with microangiopathic hemolytic anemia（简作 PPRF-MHA）产后肾功能衰竭并发微血管病性溶血性贫血
postpectus *n*. 后胸腹面
postpedicle *n*. 梗后节
postpeduncle *n*. 小脑下脚，小脑后脚
postpenial *n*. 阴茎后位
postperforatum；substantia perforata posterior *n*. 后穿质
post-pericardiotomy syndrome（简作 PPS）心包切开术后综合征
postpes *n*. 后足
postpetiole *n*. 后腹柄（膜翅目）
postpharnynx *n*. 后咽
postpharyngeal *a*. 咽后的 ‖ ～ dilator 顶源后咽开肌
postphragma *n*. 后悬骨
postpituitary *a*. 垂体后叶的
postplatine *a*. 腭后的
postplenic *a*. 脾后的
postpleurella *n*. 侧板后片
postpleuron *n*. 后侧片
postpneumonic *a*. 肺炎后的
postponable *a*. 可以延缓的 ‖ be infinitely ～d 无限期延期 / ～ to（till）... 延期到……，改到…… ‖ ～ment *n*.
postpone *v*. 延期，搁置，延缓
postponent *a*. 延期的，延缓的
postpontile *a*. 脑后桥的
postposition *n*.（语）后置词，放在词后面
postprandial（简作 PP）*a*. 饭后的，食后的 ‖ ～ blood sugar（简作 PPBS）餐后血糖
post-pregnancy year（简作 PPy）产后育龄期
postpronotum *n*. 后前胸背板
postpuberal *a*. 青春期后的
postpubertal；postpuberal *a*. 青春期后的
postpuberty *n*. 少壮时期，青春期后时期
postpubescence；postpuberty *n*. 少壮时期，青春期后时期
postpubescent；postpuberal *a*. 青春期后的
post-puller，crown 冠柱拔出器
postpump syndrome（简作 PPS）泵后综合征
postpycnotic *a*. 固缩后的（指红细胞）
postpyramid *n*. ①小脑后锥体 ②延髓薄束
postpyramidal *a*. ①锥体束后的 ②后锥体的 ‖ ～ fissure 锥体后裂
postradiation *a*. 放射后的 ‖ ～ dysplasia（简作 PRD）照后（放）射发育不良
postramus *n*. 后支（小脑活树茎的水平支）
postrenal acute renal failure（简作 PARF；Post ARF）肾后性急性肾功能衰竭
postrenal *n*. 肾后的
postreplication repair（简作 PRR）复制后修复
postretinal *a*. 网膜后的 ‖ ～ fiber 网膜纤维
postrolandic *a*. 中央沟后的
postrotatory *a*. 眼旋转后的
postsacral *a*. 骶骨后的，骶骨下的
postscalenus *n*. 后斜角肌
postscapular *a*. 肩胛骨后的
postscapularis *n*. 冈下肌
postscarlatinal *a*. 猩红热后的
postscript（简作 PS）*n*.（信的）再者，附言，附录，跋
postscutellum *n*. 后小盾片
postscutum *n*. 后盾片（毛翅目昆虫）
postsinusoidal *a*. 窦状隙后的
postsphenoid *n*. 后蝶骨（结合后的蝶骨）
postsphygmic *a*. 脉波后的
postspiracular *a*. 气孔后的
postsplenectomy *a*. 脾切除术后的
postsplenial *n*. 后夹板骨
postsplenic *a*. 脾后的
poststenotic *a*. 狭窄后的
poststernellum *n*. 后小腹片
poststernite *n*. 后腹片（昆虫）
poststertorous *a*. 鼾息期后的
poststigmatal cell 痣后缘室（膜翅目）
post-streptococcal *a*. 链球菌感染后的
postsubterminal line 后亚端线（鳞翅目）
postsutural bristle 沟后鬃（双翅目）
postsutural dorsocentrals 后背中鬃（双翅昆虫）
postsylvian *a*. 大脑侧裂后的
postsynapsis *n*. 后联会
postsyphilitic *a*. 梅毒后的
post-tarsal *a*. 跗骨后的，睑板后的，后截盾（鞘翅目幼虫）
posttemporal *n*. 后颞骨
posttentoria *n*. 幕骨后臂
posttergite *n*. 后背片（昆虫）
postterm *n*. 过期的（指妊娠或新生儿）
post-tibial *a*. 胫骨后的
post-transcriptional *a*. 转录后的
post-transfusion mononucleosis（简作 PTM）输血后单核细胞增多症
post-transfusion purpura（简作 PTP）输血后紫癜
post-transfussion purpura syndrome（简作 PTPS）输血后紫癜综合征
Post-translational modification 转录后修饰［作用］
post-traumatic *a*. 外伤后的 ‖ ～ amnesia（简作 PTA）创伤后遗忘综合征
post-tussis［拉］*a*. 咳后的

post-typhoid ***a*.** 伤寒后的
postulate［拉 postulatum demanded］***v*.** 主张,假定,要求 ***n*.** 假定,先决条件 ‖ ~ Ehrlich's; Ehrlich's side-chain theory 欧利希氏侧链学说
postulates, Koch's 郭霍氏要点(确定病原体的四要点)
postural ***a*.** 姿势的,体位的 ‖ ~ miosis rection (简作 PMR) 体位性缩瞳反应 / ~ tone 姿势紧张
posture［拉 postura］***n*.** 姿势,体位,姿态,心情,状态 ‖ ~-marker 杂技演员 / ~-master 柔软体操教师 / postures, Drosin's 德罗辛氏体位(检阑尾炎的压痛)/ ~ sense 姿势觉
posturography ***n*.** 姿势描记术
postuterine ***a*.** 子宫后的
postvaccinial ***a*.** 种痘后的
postvermis ***n*.** 后蚓部(小脑下蚓部)
postvertical bristle 单眼后鬃(双翅目昆虫)
postvital ***a*.** 死后[染色]的
postvoiding (简作 PV) ***n*.** 排空后,排泄后
postwar ***a*.** 战后的 ***ad*.** 在站后
postzone ***n*.** 后区,后带
postzoster ***a*.** 带状疱疹后的
postzygotic ***a*.** 受精完成并形成合子后的
Pot marijuana 大麻
POT parallel output 并(平)行输出 / permanganate oxidation time 高锰酸钾氧化时间
Pot postash 钾碱,碳酸钾 / potassa［拉］氢氧化钾,苛性钾 / potassium 钾 / potential 电位 / potion 饮料;顿服量
pot ***n*.** 罐,壶,锅,缸,奖杯 ‖ ~ bellied 大肚皮的
pot AGT potential abnormality of glucose tolerance 葡萄糖耐量潜在异常
pot hydr potassae hydriodas 氢碘化钾
pot w potable water 饮用水
Pot. point, potassa 饮剂;氢氧化钾
Potaba 对氨苯甲酸钾抽剂的商品名
potable［拉 potabilis］; **drinkable** ***a*.** 可饮的
potable water (简作 PW; pot w) 饮用水
pot-AGT potential abnormality of glucose tolerance 潜隐性糖耐量异常
potain's apparatus［Pierre Carl Edouard 法医师 1825—1901］波坦氏吸引器 ‖ ~ disease 波坦氏病(肺胸膜水肿)/ ~ sign 波坦氏征(①主动脉扩大时的一种叩诊和听诊体征 ②金属音色)/ ~ solution 波坦氏溶液(红细胞计数用稀释液)/ ~ syndrome 波坦氏综合征(胃扩张的一种体征)
potal hypertension (简作 PH) 门脉高压
Potaliaceae ***n*.** 龙爪七叶科
Potamocorbula laevis (Hinds) 光滑河蓝蛤(隶属于蓝蛤科 Aloididae)
Potamogeton cristatus Regel et Maack［植药］小叶眼子菜
Potamogeton delavayi *A*. Benn.［植药］牙齿草—眼子菜
Potamogeton malainus Miq［植药］马来眼子菜
Potamogeton natans L.［植药］西藏眼子菜
Potamogetonaceae［植］***n*.** 眼子菜科
Potamon ***n*.** 溪蟹属,石蟹属(并殖吸虫的第二中间宿主)‖ ~ dehaani 德汉氏溪蟹(肺吸虫的第二中间宿主)/ ~ denticulatus 锯齿奚蟹(肺吸虫的第二中间宿主)
potamophobia ***n*.** 河流恐怖
potamoplankton ***n*.** 河水浮游生物
potash ***n*.** 钾碱,碳酸钾,草碱 ‖ ~ caustic; potassium hydroxide 苛性钾,氢氧化钾 / ~ with lime; Vienna caustic 钾石灰 / ~ sulfurated 含硫钾,硫化钾
Potass potassium 钾
potassa［拉］(简作 Pot); **potassium hydroxide** ***n*.** 氢氧化钾 ‖ ~ caustica; potassium hydroxide 苛性钾,氢氧化钾 / ~ cum calce; potash with lime 钾石灰 / ~ sulfurata; sulfurated potash 含硫钾,硫化钾
potassae hydriodas (简作 pot hydr) 氢碘化钾
potassemia; kaliemia ***n*.** 高钾血[症]
potassic ***a*.** 含钾的
potassiocupric ***a*.** 含钾铜的
potassiomercuric ***a*.** 含钾汞的 ‖ ~ iodide 碘化钾汞
potassium; kalium (简作 potass; Pot) ***n*.** 钾(19 号元素) ‖ ~ acetate 乙酸钾,醋酸钾 / ~ and sodium chloride and lactate solution (简作 PSL sol) 氯化钾—氯化纳—乳酸盐溶液 / ~ antimony tartrate; tartar emetic (简作 PAT) 酒石酸锑钾,吐酒石 / ~ permanganate (简作 PP) 高锰酸钾,过猛酸钾 / ~ Triplex 三联钾的商品名 / ~, glucose and insulin (简作 PGI) 钾、葡萄糖及胰岛素 / ~ arsenite 亚砷酸钾 / ~ aurobromide 溴化亚金钾 / ~ aurocyanide 氰化亚金钾 / ~ bicarbonate 碳酸氢钾 / ~ bichromate; ~ dichromate 重铬酸钾 / ~ binoxalate; sal acetosella 草酸氢钾 / ~ bismuth tartrate 酒石酸铋钾 / ~ bisulfate 硫酸氢钾 / ~ bitartrate 酒石酸氢钾 / ~ bromide 溴化钾 / ~ bromosalicylate 溴水杨酸钾 / ~ carbonate 碳酸钾 / ~ chlorate 氯酸钾 / ~ chloride 氯化钾 / ~ chromate 铬酸钾 / ~ citrate 枸橼酸钾 / ~ citrate, effervescent 泡腾枸橼酸钾 / ~ cobalto-nitrite 钴亚销酸钾,亚硝酸钴钾 / ~ cyanide 氰化钾 / ~ dichromate; ~ bichromate 重铬酸钾 / ~ dinitrocresylate 二硝基煤酚钾 / ~ dithiocarbonate 二硫代碳酸钾 / ~ ferricyanide 铁氰化钾 / ~ glycerophosphate 甘油磷酸钾 / ~ guaiacolsulfonate 愈创木酚磺酸钾 / ~ hydroxide 氢氧化钾,苛性钾 / ~ hypophosphite 次磷酸钾 / ~ iodate 碘酸钾 / ~ iodide 碘化钾 / ~ mercuric iodide 碘化汞钾 / ~ nitrate 硝酸钾 / ~ nitrite 亚硝酸钾 / ~ oleate 油酸钾 / ~ osmate 锇酸钾 / ~ periodate 高碘酸钾 / ~ permanganate 高锰酸钾,过锰酸钾 / ~ persulphate 过硫酸钾 / ~ phenate; ~ phenylae 苯酚钾 / ~ phenolsu lfonate 酚磺酸钾 / ~ phenylate 酚钾 / ~ phosphate 磷酸钾 / ~ phosphate, dibasic; dipotassium hydrogen phosphate 磷酸氢二钾
potation ***n*.** 一饮,饮酒,饮料
potato ***n*.** 马铃薯,土豆 ‖ ~ dextrose agar (简作 PDA) 马铃薯右旋糖琼脂 / ~ spindle tuber viroid (简作 PSTV) 马铃薯纺锤管状类病毒 / ~ sweet 甘薯,甜薯
potato virus Y (简作 PVY) 马铃薯 Y 病毒
potator［拉］~ **drinker** ***n*.** 酒徒,嗜酒者 ‖ ~ strenuus; heavey drinker 酗酒者
potency［拉 potentiapower］***n*.** ①力,能力 ②效能,效力 ③性交能力 ‖ ~ high 高效能 / ~ physiological 生理能力 / ~ prospeotive 生育能力(胚胎)/ ~ reactive 反应能力(胚胎)
potenlinlize ***vt*.** 增强,强化
potent ***a*.** 有力的,省力的,有效的,使人心服的,有性交能力的 ‖ ~ ly ***ad*.**
potentia［拉］***n*.** 力,能力 / ~ coeundi 性交能力 / ~ concipiendi 受孕能力 / ~ generandi 生育能力
potential (简作 Pot) ***a*.** 可能的,潜在的 ***n*.** 电位,电势,潜能,潜力 ‖ ~ abnormality of glucose tolerance (简作 pot-AGT) 潜隐性糖耐量异常 / ~ difference (简作 PD) 电位差 / ~ energy (简作 PE) 势能,位能 / ~ sensitive calcium channel (简作 PSCC) 电位敏感性钙通道 / ~ tibia artery (简作 PT) 胫骨后动脉 / ~ transformer (简作 PT; Pt) 电压互感器 ‖ ~ly ***ad*.**
potentiality ***n*.** 潜力,可能性
potentialization; potentiation ***n*.** 增强,强化(指两药合用时的药效)
potentially lethal damage (简作 PLD) 潜在的,致死性损伤
potentiating factor (简作 PF) 强化因子
Potentiation ***n*.** 潜力性
potentiator ***n*.** 增效剂
Potentilla ***n*.** 委陵菜属 ‖ ~ discolor 翻白草
Potentilla asiatica Juz.［植药］亚洲委陵菜—翻白草
Potentilla discolor Bunge［植药］翻白草带根全草—[翻白草]
Potentilla freyniana Bornm.［植药］三叶委陵菜:根、全草—[地蜂子]
Potentilla freyniana Var. sinica Migo［植药］地蜂子根、全草
Potentilla fulgens Wall.［植药］银毛委陵菜根
Potentilla kleiniana Wight et Ar*n*.［植药］蛇含
Potentilla L. 委陵菜属 ‖ ~ anserina L. 鹅绒委陵菜,银委陵菜 / ~ cryptotaeniae Maxim 狼牙 / ~ discolor Bge 翻白草 / ~ kleiniana Wight et Ar 蛇含 / ~ sinensis ser 委陵菜 / ~ tormenlilla 洋委陵菜,洋翻白草
Potentilla viscosa Donn［植药］黏委陵菜
potentiometer ***n*.** ①电位计②分压器 ‖ ~ Cole's 柯尔氏电位计 / ~ liquid 液体电位计
potentize ***vt*.** 增强,强化
poterium officinale Bth. et Hk. f; Sanguisorba officinalis L. 地榆
pother ***n*.** 喧闹,骚动,烟雾,尘雾 ***v*.** 烦恼,心神不宁
Potiarca pilula (Reeve) 球蚶(隶属于蚶科 Arcidae)
potio［拉］; **potion** ***n*.** 饮剂
potion［拉 potio draft］(简作 **Pot**) ***n*.** 饮剂 ‖ ~ effervescing 泡腾饮剂 / ~ Riviere's 里维埃尔氏饮剂(含柠檬酸及重碳酸钠)/ ~ Todd's 托德氏饮剂(含白桂皮皮酊,白兰地,糖浆)
potluck ***n*.** 便饭
potocytosis［希 potos drinking + -cyte + -osis］***n*.**［细胞］饮液作用
potomania［希 potos drinking + manla madne-ss］***n*.** ①酒狂 ②震颤性谵妄,酒毒性谵妄
potous ***a*.** 多孔的
potruncus ***n*.** 后胸环
pott's abscess 波特脓肿(脊椎结核病脓肿)
Pott's aneurysm［英外科医师 1713—1788］; aneurys-mal varix 波特

氏动脉瘤,动静脉瘤性静脉曲症 ‖ ~ caries; spinal caries; ~ disease 波特氏病,脊柱骨 / ~ curvature angular curvature 波特氏弯曲,脊柱角状弯曲,驼背 / ~ disease; sinal caries 波特氏病,脊柱骨疽(脊椎结疽) / ~ fracturre 波特氏骨抓(腓骨下端骨折) / ~ gangrene; senile gangrene 波特氏坏疽,老年 性坏疽 / ~ paralysis; ~ paraplegia 波特氏截瘫,脊椎结核性截瘫 / ~ tumor; ~ puffy tumor 波特尔头皮肿胀

pottenger's sign［F.M.美医师 1869 生］波顿格氏征(肺炎及胸膜炎的一种触诊体征)

potter ***n***. 陶工 ***v***. 懒散工作,闲逛

potter treatment［Caryl A . 美医师 1886—1933］波特氏疗法(治小肠)

potter version［Irving W.美产科医师 1968 生］波特氏倒转术(及时胎头倒转术)

potter's homogenizer 波特氏匀浆器

potter's syndrome 波特综合征

potter-Bucky diaphragm; Bucky diaphragm 波—布二氏 X 线滤器,活动[X 线]滤器,布凯氏 X 线滤器

pottery ***n***. 陶器,陶器制造(术),陶器制造厂

Pottiaceae ***n***. 丛藓科(一种藓类)

potts operation 波特手术

potts-Smith-Gibson operation［Wilis. j. Potts 美外科医师 1895 生; sidney smith 美外科医师 1912 生; Stanley Gibson 美儿科医师 1883 生］波—史—吉三氏手术(肺动脉主动脉吻合术)

potty ***a***. 零碎的,不重要的,发疯的,傻的

potus［拉 drink］***n***. 饮剂 ‖ ~ imperialis 香甜酒石饮剂

POU placenta, ovary, uterus 胎盘、卵巢、子宫

pouch［盲］***n***. ①小袋,囊,陷凹 ②翅陷(毛翅目) ‖ ~ abdominovesical 腹壁膀胱陷凹 / ~ archenteric 原肠腔 / ~ branchial 鳃囊 / ~ Broca's pudendal sac; sac dartoique de la femme 布罗卡氏囊,女阴囊(大阴唇内梨状囊) / ~ cirrus 雄茎囊 / ~ coelomic 体腔囊 / ~ craniobuccal; craniopharyngeal / ~ Rathke's ~ 颅颊囊,颅咽囊,腊特克氏囊 / ~ Douglas' recto-uterine cxcavation 道格拉斯氏陷凹,直肠子宫陷凹 / ~ cnterocclie 肠体囊 / ~ gill; branchial ~ 鳃囊 / pouches, guttural 咽鼓管囊(马) / ~ hair 毛囊 / ~ Hartmann's 哈特曼(胆囊颌部的囊) / ~ ileocecal 回盲隐窝 / ~ Iaryngeal; sacculus laryngis; ventriculus laryngis 喉室 / ~ Morlson's 摩里逊氏陷凹(肝下陷凹,肝下方至右肾右侧) / ~ neurobuccal; Rathke's ~ 神经颊囊,腊特克氏 囊颅颊囊 ~ obturator; paravesical ~ 闭孔囊,膀胱旁窝 / ~ paracystic 膀胱旁窝 / ~ pararectal 直肠旁窝(直肠子宫陷凹侧部) / ~ paravesical; obturator ~ 膀胱旁窝,闭孔囊 / ~ Pavlov 巴甫洛夫氏小胃 / ~ perigastric 胃周陷凹 / ~ perlioncal 腹膜陷凹 / ~ pharyngeal 咽囊 pouches, Physick's 菲西克氏囊(直肠瓣间小囊炎症) / ~ pressure 内压性憩室 / ~ prussak's; Prussak's space 普鲁萨克氏间隙(在中耳隐窝内) / ~ Rathke's neurobuccal ~; craniobuccal ~ 腊 特克氏囊,神经颊囊,颅颊囊 / ~ recto-uterine; rectovaginal ~; recto-uterine excavation 直肠子宫陷凹,直肠阴道陷凹 / ~ rectovesical 直肠膀胱陷凹 ~ seessel's 西赛耳氏憩室(咽底憩室) / ~ subhepatic 肝下陷凹 / ~ traction-pulsion 牵引压出性憩室 / ~ utero-abdominal 子宫腹壁陷凹 / ~ uterovesical; vesico uterine ~ 膀胱子宫陷回 / ~ visceral; pharyngeal ~ 咽囊 / ~ Willis's lesser omentum 韦利斯氏囊,小网膜

pouch, pharyngeal; pharngeal cleft 咽囊,咽裂

pouchitis ***n***. 囊炎(黏膜发炎)

poudrage［法］; **powdering** ***n***. 撒粉法,施用粉剂 ‖ ~ pleural 胸膜撒粉法(用粉剂产生胸膜粘连)

poulet's disease［Alfred 法医师 1848—1888］; rheumatic osteoperiostitis 普累氏病,风湿性骨骨膜炎

poultice［拉 puls pap; 希 kataplasma］***n***. 泥罨(敷剂),糊药,膏药 ‖ ~ alum 明矾泥罨 / ~ carrot 胡萝卜泥罨 / ~ chlorinated soda 含氯苏打泥罨 / ~ clay 黏土泥罨 / ~ flaxseed; linseed ~ 亚摩子泥罨 / ~ herb 药草泥罨 / ~ jacket 尼罨背心 / ~ kaolin; clay ~ 亚摩子泥罨 / ~ lobelia 北美山梗菜泥罨 / ~ molasses 糖密泥罨 / ~ mustard 芥子泥罨 / ~ pus 脓性敷物 / ~ spice 香料泥罨 / ~ stramonium 罗陀罗泥罨 / ~ yeast 酵母泥罨

poultry ***n***. 家禽 ‖ ~ Science Association (简作 PSA) 家禽科学协会 / ~ Science (简作 PS) 家禽科学(杂志名)

pounce ***a***. 飞扑,猛扑,突袭

pound［拉 pondus woight; libra pound］(缩 lb) ***n***. 磅(英重量名),镑(英货币单位) ***v***. 跳动,敲打,猛击 ‖ ~ avoirdupois 英国常衡磅 / ~ celsius unit (简作 pcu) 磅摄氏单位(= 1 .8 英国热量单位) / ~ per hour (简作 phr) 每小时 / ~ troy 英国爹衡磅

poundal ***n***. 磅达(英制,力的单位)

pounder ***n***. 一磅重的东西

pounds per cubic foot (简作 ppcf; pcf) 磅/立方英尺

pounds per gallon (简作 ppg) 皮皮克,微微微微克(10^{-24},参见 pico-条)

pounds per hour (简作 pph) 每小时

pounds per square foot (简作 psf) 每平方英尺磅(磅/英尺^2)

pounds per square inch absolute (简作 psia) 磅/英寸^2(绝对压力)

pounds per square inch gauge (简作 psig) 磅/英寸^2(表压)

pounds per square inch of area (简作 psia) 磅/英寸^2 面积

pounds per square inch (简作 psi) 每平方英寸磅(磅/英寸^2)

pounpart's ligament［Francois 法解剖学家 1616—1708］; **ligamentuminguinale** 普帕尔氏韧带,腹股沟韧带 ‖ ~ line 普帕尔氏线(腹壁上经腹股沟韧带中点的垂直线)

Poupart's line 普帕尔氏线(经腹股沟韧带中点的垂直线)

Poupart's ligament 普帕尔韧带,腹股沟韧带

pour ***v***. 放出,倒,倾吐,不断流出 ***n***. 倾泻,浇注,倾盆大雨 ‖ ~ cent mille［法］(简作 PCM) 反应性单位 / ~ cold water on 对……泼冷水 / ~ forth (down out) 流出,倾泻而出 / ~ itself into... 流入 / ~ out 流出,倾泻而出 / ~er ***n***. 倒茶水的人,浇注工

pout ***v***. 撅嘴,不高兴,绷脸,凸起,鼓起

Pouzolzia zeylanica［拉］**Benn**.［植药］雾水葛

POV peroxide value 过氧化物值 / plane of the ventricle 心室平面 / pruified oil of vitriol 精制浓硫酸,纯浓硫酸

povan ***n***. 扑蛲灵,恩波维铵制剂的商品名

poverty ***n***. 贫穷,贫乏,缺少,虚弱 ‖ ~ emotional 情感贫乏 / ~ of movement 运动缺乏 / ~-stricken 贫穷的,破烂的,褴褛的

povidone ***n***. 聚乙烯吡咯烷酮

povidone-iodine ***n***. 聚维酮碘,聚烯吡酮碘,聚乙烯吡咯酮碘(局部抗感染药)

pow powered 功率; 幂,动力 / powerful 强大的,效力大的

POW prisoner of war syndrome 战俘综合征

powassan encephalitis 波瓦生脑炎

Powd powder 粉末,粉剂

powder［拉 pulvis］(简作 Powd; Pwd; pdr) ***n***. 粉,粉末,粉剂,散剂 ***v***. 磨磷,撒粉 ‖ ~ abrasive 磨粉 / ~ acacia, compound 复方阿拉伯胶散 / ~ acetanilid compound 复方乙酰苯胺散 / ~ acetone 丙酮制粉 / ~ acrylic 丙烯酸脂粉 / ~ almonds, compound 复方扁桃仁散 / ~ antimonial 锑粉 / ~ bayberry, compound 复方杨梅子散 / ~ bleaching, chlorinated / bleaching ~ 漂白粉,含氯石灰 / ~ buhach insect 除虫菊粉 / ~ bulky 大体积粉末,松散粉末 / ~ camphor 樟脑粉 / ~ chalk aromatic 芳香白垩散 / ~ chalk, compound 复方白垩散 / ~ coarse 粗粉 / ~ cocoa 可可粉 / ~ Dover's; ipecac and opium ~ 杜佛氏散,鸦片吐根散 / ~ dusting absorbable 吸收性扑粉 / ~ elaterin, compound 复方喷瓜素散 / ~ fine 细粉 / ~ Goa 柯桠粉 / ~ gray; mercury with chalk 灰白散,汞白垩 / ~ Gregory's; compound rhubarb ~ 格雷戈里 氏散,复方大黄散 / ~ impalpable 极细粉 / ~ insect 除虫粉 / ~ ipecac and opium; Dover's ~ 鸦片吐根散,杜佛氏散 / ~ james's 詹姆斯氏散(锑粉) / ~ jesuit's powdered cinchona 金鸡纳皮散 / ~ Licorice compound; compound liquorice ~ 复方甘草散 / ~ No. 1, Sippy 一号西皮氏散,碳酸氢钠 碳酸钙散 / ~ NO.2, sippy 二号西皮氏散,碳酸氢钠 氧化镁散 / ~ opium, compound 复方鸦片散 / ~ polishing 聚合物粉 / ~ pumice 浮石物 / ~ urgative 导泻散 ‖ ~y ***a***. 粉的

powder-blower 吹粉器

powder-dredger 撒粉器

powdered ***a***. 粉状的 ‖ ~ extract (简作 PE) 粉末提取物

powder-head; dynamite headache ***n***. 炸药性痛

power (简作 PER) ***n***. 力,能力,势力,动力,功率 ***v***. 用动力发动,赋予……动力 ‖ bactericidal ~ 杀菌力 / beyond one's ~ ... 能力所不及 / ~ candle 烛光 / ~ carbon dioxide-combining; CO_2-combining ~ 二氧化碳结合力 / ~ combining 化合力,结合力 / come into ~ (开始)执政,当权,上台 / ~ cooling 冷却力 / exert all one's ~ to (+ inf.) 尽自己的全力来做…… / ~ high 高倍［镜］/ ~ infective 传染力 / ~ kata cooling 卡他冷却率 / ~ low 低倍［镜］/ ~ magnifying 放大率 / ~ refractive 折光力 / ~ resolving 分辨力 / ~ rotatory 旋光力 / ~ stooping 阻止能力 / in full ~ 开足马力 / in one's ~ 能力所及 / out of one's ~ 能力所不及 / to the best of one's ~ 不遗余力 / ~ control unit (简作 PCU) 电源控制装置 / ~ equipment (简作 PE) 电源设备,动力设备 / ~ factor indicator (简作 pfi) 功率因数指示器 / ~ factor (简作 PF) 功率因数 / ~ gain (简作 pg) 功率增益 / ~ input (简作 PI) 输入功率 / ~ level (简作 PWL) 功率大小 / ~ of hydrogen (简作 pH; PH) 氢离子浓度指数 / ~ panel (简作 PP) 电源板,配电盘 / ~ spectral density (简作 PSD) 能量光谱密度 / ~ supply (简作 PWR sup; PS) 电源 / ~ switch (简作 Ps) 电源

开关 / ~ take-off（简作 PTO）功率输出 / ~ transformor（简作 PT）电源变压器 / ~ unit（简作 pu）功率单位
powered（简作 pow）粉末状的
powerful（简作 pow）***a***. 强大的，有力的，有效力的，有影响的 ***ad***. 很，非常
powerless ***a***. 无力量的，软弱的
powwow ***n***. 巫师，巫医 ***v***. 用巫术医治
POX peroxidase 过氧化物酶
pox ***n***. 痘，梅毒（俗名）‖ ~ brick 猪丹毒 / ~ camel 骆驼痘 / ~ canary 金丝雀痘 / chicken ~ 水痘 / ~ cow; vaccinia 牛痘 / ~ fowl 禽痘 / ~ glass; alastrim 乳白痘，类天花 / ~ great; syphilis 梅毒 / ~ hen 鸡痘 / ~ horse 马痘 / ~ mouse 鼠痘 / ~ rick-ettsial 立克次氏体痘 / ~ sheep; ovinia 羊痘，羊天花 / ~ swine 猪痘 / ~ virus 痘病毒 / ~ water; ground itch 钩虫痒病，着地痒 / ~ white; alastrim 乳白痘，类天花
Poxiviridae ***n***. 痘病毒科
poxvirus ***n***. 痘病毒 ‖ ~ officinale 牛痘病毒 / ~ variolae 天花病毒
poyatomic ***a***. 多原子的
pozzi's operation［Samuel jean 法妇科学家 1846—1918］波济氏手术，子宫颈双侧裂 修补术（纠正前屈子宫）‖ ~ syndrome 波济氏综合征（子宫内膜炎的综合征）
PP peak-to-peak 峰间值 / pancreatic polypeptide 胰多肽 / paranormal perception 知觉轻度异常 / parapsychology 心灵学，心灵心理学 / partial pressure 分压 / past pointing 指误试验（检查神经系统机能，如指鼻试验等）/ pauperismus 贫民的 / peak power 峰值功率 / peak-to-peak value 峰值至峰值，峰间值 / pellagra preventive factor 抗糙皮病因子 / peripheral pressure 周围压力 / peristaltic pump 蠕动泵 / persnoal practice 个人实践，个人诊疗经验 / phenyl phosphate 磷酸苯脂 / phenyl pyruvic acid 苯丙酮酸 / phosphoprotein 鳞蛋白 / photochemistry and Photobiology《光化学与光生物学》（杂志名）/ phthisis pulmonum 肺结核 / pink puffer 激喘者（肺气肿）/ planned Parenthood 计划生育 / plant Physiology《植物生理学》（杂志名）/ plasma protein 血浆蛋白 / plateletphoresis 血小板输注 / pluripara［拉］经产妇 / pneumoperitoneum 气腹 / pohtographic plate 照相底片，胶片 / polymethyl polyphenylamine 聚甲基聚苯胺 / polyphosphate 聚磷酸盐 / polypropylene 聚丙烯 / post partum［拉］分娩后 / post prandial 饭后（餐后）/ posterior pituitary 脑下垂体后叶 / postpartum 产后的 / postprandial 饭后的，食后的 / potassium permanganate 高锰酸钾 / power panel 电源板，配电盘 / praecipitatus［拉］沉淀的 / primipara 初产妇 / private patient 开业医师诊治的病人 / private practice 开业行医 / Private Practice《开业行医》（杂志名）/ progressive paralysis 进行性麻痹 / progressive pattern 进行型 / proportional part 比例部分 / protein-polysaccharide 多糖蛋白 / prothrombin proconvertin 凝血酶原第七因子 / protoporphyrin 原卟啉 / provoked polarization 激发的极化 / proximal phalanx 近端指骨 / Psychotherapy and Psychosomatics《精神（心理）治疗与身心医学》（杂志名）/ pulse pressure 脉压 / punctum proximum［拉］调节近点（视力）/ puncutum proximum［拉］调节近点（视力）/ pyridoxal phosphate 5 - 磷酸吡多醛 / Pyrophosphate 焦磷酸盐 / pysiopathology 病理生物学
P-P factor pellagra-preventive factor 抗糙皮病因子（烟酰胺）
pp&a palpation，percussion，and auscultation 触诊、叩诊和听诊
PP(P)L Pasteurtslerte Plasmaprotein Losung［德］低温灭菌血浆蛋白溶液
PP5 placental protein 5 胎盘蛋白 5
PPA mean pulmonary artery pressure 平均肺动脉压（心导管）/ passive peritoneal anaphylaxis 触诊、叩诊与听诊 / per centum per annum 每年百分之……，年百分率 / peroxidase protein A 过氧化物酶蛋白 A / phenylpyruvic acid 苯（基）丙酮酸 / phiala prius agitate［拉］将瓶首先振荡 / phiala prius agitate［拉］首先摇动瓶子 / photo-peak analysis 光峰分析 / pipemidic acid 吡哌酸 / polyphosphoric acid 多聚磷酸，聚磷酸 / polyphosphoric acid 聚磷酸
PPAD plexagenic pulmonary artery disease 丛源性肺动脉病
Ppalavasc Eaceae 裂丝毛菌科（一种菌类）
PPA-Test p-fimbriae receptor specific particles agglutination test P-受体特异颗粒凝集试验
Ppaw pulmonary arterial wedge pressure 肺动脉楔压
PPB cloflbrate 祛脂乙酯，安妥明，冠心平，心血安（降胆固醇药）/ platelet-poor blood 去血小板血液 / polyisopropylbenzene 聚异丙（基）苯 / positive pressure breathing 正压呼吸 / pulses per burst 每搏脉频（起搏器）
ppb parts per billion 十亿分之……，十亿分率（10^{-9}）
PPBS postprandial blood sugar 餐后血糖
PPC paper partition chromatography 纸分配层析，纸分区色谱法 / personalized patient care 定人护理 / Perspective in Psychiatric Care《精神病护理展望》（杂志名）/ phenolphthalein coplexone 酚酞络合酮 / progressive patient care 进展性病人护理 / punctum proximum of convergence 集合近点 / pyramidon-phenacetin-caffeine 氨基比林—非那西丁—咖啡因合剂 / pyronin positive cells 派咯宁阳性细胞 / Pressure Pulse Contour cardiac Computer 压力脉冲外形心脏计算机
PPCA plasma prothrombin conversion accelerator 血浆凝血酶原转化加速剂
ppcc particles per cubic centimeter 每立方厘米的颗粒数（空气中的粉尘含量）
PPCF plasma prothrombin conversion factor 血浆凝血酶原转化因子
ppcf pounds per cubic foot 磅/立方英尺
ppcn precipitation 沉淀（作用）
PPCs postoperative pulmonary complications 术后肺部并发症
PPCU progressive patient care unit 进展性病人监护病房
PPD para-phenylenediamine 对苯二胺 / permanent partial disability 永久性部分劳动能力丧失 / precititated 沉淀的，析出的 / Purified protein derivative 纯蛋白衍化物（精致结核菌素）
PP-Dol-a-1，3-glucosyltransferase 焦磷酸长帖醇 a-1，3-糖基转移酶
PPD-S purified prctein derivative-standard 标准精制蛋白衍化物
PPDS purified protein derlvative standard 标准纯蛋白衍化物（精致结核菌素）
PPDT purified protein derivativetween 含吐温精致结核菌素
PPF pellagra preventive factor 抗糙皮病因子（维生素 B）/ pentagon pyramid flap 五角形辐射皮瓣（矫形外科鼻矫形术的）
PPFA PIANNED parenthood Federation of America 美国计划生育联合会
PPG photoplethy-smography 光体积描计法 / Polypropylene glycol 聚丙二醇
ppg picopicogram 沙沙克（10^{-24}克）/ pounds per gallon 磅/加仑
PPGE polyphenyl glycidyl ether 聚苯基缩水甘油醚
PPH part per hundred（percent）百分数（百分率）/ postpartum hemorrhage 产后流血 / primary pulmonary hypertension 原发性肺动脉高压 / protocollagen proline hydroxylase 原胶原脯氨酸羟基化酶 / pseudo-pseudo-hypopara-thyroidism 伪假性甲状旁腺机能低下症
pph pint per hour 品脱/小时 / pounds per hour 磅/小时
p-phenylenediamine（简作 PD）对苯二胺
PPHK platelet phosphohexokinase 血小板磷酸己糖激酶
pphm part per hundred million 一亿分之……，亿分率
PPHP pseudo-pseudo-hypo-parathyroidism 伪—假性—甲状旁腺功能减退症
PPHUR postpartum hemolytic uremic syndrome 产后溶血性尿毒症综合征
PPI Inorganic pyrophosphate 无机焦磷酸盐（或酯）/ passive prostheses implantation 被动假体埋置法 / Phychosomatic and Psychiatric Institute 身心及精神病学会 / Plane position indicator 平面位置指示器 / Polymeric polysocyanate 聚合的聚异氰酸酯（或盐）
PPK Falicain 法里卡因，丙哌卡因
PPKD primary pyruvic kinase deficiency 原发性丙酮酸激酶缺乏
Ppl intrapleural pressure 胸（膜腔）内压
PPL Pasteurisierte Plasmaprotein Losung［德］血浆蛋白溶液的巴斯德消毒 / penicilloyl polyiysine 青霉噻唑酰多聚赖氨酸 / peripheral blood lymphocyte 外周血淋巴细胞 / phosphorylase 磷酸化酶 / Planned Parenthool League 计划生育联合会 / proparnolol 心得安，萘欣安
PPLC phenacetin，pyramidon，luminal，caffeine 索密痛（非那西丁，氨基比林，苯巴比妥，咖啡因）
PPLO pleuro-pneumonia-like organism 类胸膜肺炎微生物 / pleuropneumonia-like organisms 类胸膜肺炎菌
PPM parts pcr million 兆分率（百万分之几）/ periodic permanent magent 百万分之一……，百万分率（10^{-6}）/ Periodic permanent magnet 周期性永久磁铁 / Posterior papillary muscle 后乳头肌 / Pulse per minute 每分钟脉搏次数 / Pulse phase modulation 脉相调制 / Pulse-position modulation 脉冲位置调制，脉位调制
PPN peroxypropionyl nitrate 过氧化丙酰磷酸酯
ppn precipitation 沉淀（作用）
PPNG postpartum nephrosclerosis 产生青霉素的淋球菌
p-PNS para-nitrophenyl-sulfate 硫酸对硝基苯酯
PPNS postpartum nephrosclerosis 产后肾硬化症
PPO diphenyloxazole 双苯基唑（闪烁剂）/ peak pepsin output 胃蛋白酶分泌高峰 / platelets peroxides 血小板过氧化物酶 / pleuropneumonia organism 胸膜炎微生物 / polyphenoloxidas 多酚氧 化酶 / polyphenylene oxide 聚苯醚 / polypropylene oxide 氧化聚丙烯 / Prefered Provider Organizations 可选医生组织（参加者可挑选医院

和医生为自己提供医疗保健服务）

PPP pentose phosphate pathway 磷酸戊糖径路 / pigmented pretibial pathches 胫前色素斑 / plasma protamine paracoagulation 血浆鱼精蛋白副凝集试验 / platelet-poor plasma 去血小板血浆 / polyphloretin phosphate 聚磷酸根皮酚 / porcine pancretic polypeptide 猪胰多肽 / Practical Psyeyhology for Physicians《内科医师实用心理学》(杂志名) / purified placental protein 纯化胎盘蛋白

PPP flutter abnormal P-wave in electrocardiogram 心电图异常 P 波(P 波扑动)

PPP; 3P plasma protamine paracoagulation 血浆鱼精蛋白副凝固(试验),3P(试验)

PPPA Poison Prevention Packaging Act 预防中毒包装条例

PP-Pc phenoxypropylpenicillin 苯氧丙基青霉素

PPPC; PP-PC propicillin 苯氧丙基青霉素

pppGpp guanosine triphosphate diphosphate 三磷酸鸟甙二磷酸盐

PPPPI photographic projection plan position indicator 照相投影平面位置显示器

PPR Price's precipitation reaction 普赖斯氏沉淀反应 / Progress in Psychiatric Research《精神病研究进展》(杂志名)

PPRF-MHA postpartum renal failure with microangiopathic hemolytic anemia 产后肾功能衰竭并发微血管病性溶血性贫血

pprotein-rich *a*. 富有蛋白质的

PPS pain producing substance 引起疼痛的物质,致痛物质 / pentosephosphate sunt 磷酸戊糖分路 / periods per second 每秒周期数,周/秒 / peripheral pulmonary stenosis 周围的肺[动脉]狭窄 / Physicians' Placement Service 医师安置部(美国医学会) / plasma protein solution 血浆蛋白溶液 / post-pericardiotomy syndrome 心包切开术后综合征 / postpump syndrome 泵后综合征 / pulses per second 脉冲/秒,每秒脉冲数

PPSB prothrombin proconbertin stuartpower-factor 抗血友病球蛋白 B (止血剂)

PPSO phenyl phenacylsulphoxide 苯基苯酰夹基亚砜

PPT physiological pressure transducer 生理学压力传送器 / plant protease test 植物蛋白酶试验 / positive pressure therapy 正压治疗 / preciphitatus [拉] 沉淀 / precipitate 沉淀;使沉淀;沉淀的 / precipitate preparde 沉淀(物);制备的,精制的 / prepared 制备的;制造的;精制的 / primary prevention trial 初步预防实验(检青光眼) / prone-position test 俯卧激发试验

ppt No precipitation number 沉淀数值

pptd precipitated 沉淀的

pptg precipitating 沉淀

pptn precipitation 沉淀作用

PPV positive pressure ventilatio 正压通气

PP-VT peabody picture vocabulary test 大体图词试验

PPW Poison Prevention Week 毒物预防周

PP-WP Planned Parenthood-World Population 计划生育—世界人口组织

PPX poly-p-xylene 聚对二甲苯

PPy post-pregnancy year 产后育龄期

PQ atrioventricular conduction time 房室传导时间,P-Q 间期 / permeability quotient 渗透商数 / personality quotient 个性商(数) / phenanthrenequinous 菲醌的 / phonatien quotient 发声商数 / productivity quotient 生产力商 / Psychiatric Quarterly《精神病学季刊》(杂志名) / Psychoanalytic Quarterly《精神分析季刊》(杂志名) / pyrimethamine-quinine 乙胺嘧啶—奎宁

pq uncalcified pleural plaque 未钙化胸膜斑

PQ time atrioventeicular conduction time 房室传导时间

PQS protein quality socre 蛋白质质量比较

PR Panama red 巴拿马红(大麻) / partial recovery 部分恢复 / partial remission 部分缓解 / partial response 部分反应;部分有效(指用药,与 CR 相对而言) / Pediatric Radiology《儿科放射线学》(杂志名) / Pediatric Research《儿科研究》(杂志名) / Pendular roation test 摆动式旋转试验 / per rectum [拉] 经直肠 / Percentile rank 百分率顺序 / Peripheral resistance 周围阻力 / Pharmaceutical Review《药学评论》(杂志名) / Pharmacological Reviews《药理学评论》(杂志名) / phenol red 酚红,酚磺酞 / phosphorylase 磷酸化酶 / Physical Review《物理学评论》(杂志名) / Physiological Reviews《生理学评论》(杂志名) / practically 实际上,实用上,通过实践,几乎 / practice 实行,实践,实习,行医,熟练,惯例 / praseodymium 镨(59 号元素) / preferred 优先的 / pregnancy rate 妊娠率 / presbyopia 老视 / present 现在的,出现的 / pressoreceptor 压力感受器,压力受体 / pressure 压力 / pressure recorder 压力记录器 / previously 原先的 / primary 原发的;基本的 / primitive 原始的;基本的 / prior 先前的,居先的,优先的 在前,居先 / priority routine 优先(处理)程序 / prism 棱镜 / problematic 未定的,有问题的 / proceedings 会议录;会刊 / proctologist 直肠病学家 / proctology 直肠病学 / profession 职业 / professional relations 职业关系,职业联系 / progesterone receptor 孕激素受体 / program register 程序寄存器 / progress report 进展报告 / progressive relaxation 进行性松弛(舒张) / progressive resistance 进行性拮抗(抗力,阻力) / prolactin 催乳素 / pronation 旋前;俯卧 / pronounce 宣告;发音 / prophylactic 预防(性)的 / propyl 丙基 / prosthetic-group removing enzyme 辅基转移酶 / prosthion 牙槽中点 / prothrombin 凝血酶原,前凝血酶 / prove 证明,检验 / public relations 公共关系 / pulse rate 脉率 / punctum remotum [拉] 远点(视力的调节) / purplish red 红紫红,绀红 / semibalm pro semibalneo [拉] 坐浴用

pr aur pro auribus [拉] 左耳用

pr aur dex dex pro aure(dextra) [拉] 右耳用

pr fr thal fasciculi praefrontothalamici 前额叶丘脑束(神经纤维束)

PR int an electrocardiogram inter-val 心电图 PR 间期

pr ocul pro oculis [拉] 两眼用

PR pro proline 脯氨酸

Pr Spec process secification 操作说明

PRA 5-posphoribosyl-amine 5-磷酸核糖胺 / Physician's Recongnition Award 医师认可裁决书,医师认可鉴定(美国医学会) / plasma renin activity 血浆肾素活性 / pulse relaxation amplifier 脉冲张弛放大器

Prac *perf*. 在前

Prac propyl alcohol 丙醇

praccordia; praccordium; prccordium *n*. 心口,心窝,心的区(胸下部腹上部)

praccumeus *n*. 楔前叶

praceperforatum; substantia perforata anterio *n*. 前穿质

Pract Practitioner《开业医师》(杂志名)

practicability *n*. 实用性,可行性,实用物

practicable *a*. 实际(用)的,能实行的,行得通的,可通行的

practical *a*. 实践的,实际的,实用的,事实上的 ‖ ~ Druggist (简作 PD)《实用药商》(药剂员)(杂志) / ~ nurse education (简作 PNE) 实践护士教育 / ~ nurse (简作 PN) 实践护士 / ~ Psyeyhology for Physicians (简作 PPP)《内科医师实用心理学》(杂志名)

practicalism *n*. 实际主义,实用主义,求实主义

practicality *n*. 实用性,实践性,实物,实例

practically (简作 pr) *ad*. 实际上,实用上,通过实践,几乎

practice [希 praktike] (简作 pr) *n*. ①实践,实习 ②行医,医业 ‖ ~ contract 特约医疗 / ~ group 集体医疗 / ~ insurance 保险医业 / ~ panel 保险医业 / ~ private 私人开业 / ~ public health 公共卫生实施,公共卫生实践 / accepted ~ 常例,习惯做法 / a matter of common (daily) ~ 普通常事 / bring ... in (to) ~, carry ... in (to) ~ 实施,实行 / in ~ 实际上,在实践中 / make a ~ of... 养成……的习惯,经常…… / put ... in (to) ~ 实施,实行

Practice Team (简作 PT)《医疗队》(英国杂志)

practician *n*. 有实际经验者,开业者(尤指医生,律师等)

practise *v*. 实习,实践,练习,训练,开业

practised *a*. 精通的,熟练的,经验丰富的,练习充分的

practitioner (简作 Pract) *n*. 开业医生,行医者,医师,实践者,老手 ‖ ~ general 普通医师 / ~ mediclal 医师 / ~ private 开业医师

Practolol *n*. 心得宁,对-(2-羟基-3-异丙氨丙氧基)乙酰苯胺(β-受体阻滞药)

Prader-Willi syndrome (简作 P-Ws) 隐睾—侏儒—肥胖—低智能综合征

prae-; pre- 在前

praeabdomen *n*. 前腹

praeanal segment *n*. 肛前节

praearticulare *n*. 前关节骨

praebrachial *n*. 前臂脉(蜉蝣目)

praechelicera *n*. 前螯角

praecipitatus (简作 PP, Pp) 沉淀的

praecordia *n*. 心口,心窝,心前区(胸下部,腹上部)

praecostal spur 缘前拟脉

praecox [拉]; **boforetime** *a*. 早发的

praecribrum *n*. 前穿质

praecuneus *n*. 楔前叶

praedorsum *n*. 前背

praefurca *n*. 叉前脉

praegeniculatum; pregeniculum; pregeniculum *n*. 外侧膝状体

praelabrum *n*. 唇基(双翅目)

praemandibular segment 前颚节

praementum *n*. 前颏(昆虫)

praeocular *a*. 眼前的
praeopercular *n*. 前鳃盖骨
praeperforatum *n*. 前穿质
praeputium; prepuce *n*. 阴茎外鞘(昆虫),包皮 ‖ ~ clitoridis 阴蒂包皮
praequine[法];**plasmoquine** *n*. 扑疟喹啉
Praescutata viperina (**Schmidt**)海蝰(隶属于海蛇科 Hydrophiidae)
praescutum *n*. 前盾片(昆虫)
praesubterminal *a*. 前亚端的
praesutural bristle 沟前鬃(双翅目)
praetarsus *n*. 跗端节
praeter propter(简作 prpr)
praeterga *n*. 前截盾
praetornal *a*. 臀角前的(鳞翅目)
praevermis; prevermis *n*. 前蚓部(小脑)
praevia[拉];**praevius** *a*. 前置的,在前的
PRAGA preterm infants of similar gestational age 相似孕龄的早产婴儿
pragmatagnosia[希 pragma object + agnosia absence of recognition; pragnta object + amnesia forgerfulness]物体认识不能,物体遗忘 ‖ ~ visual 视性物体记忆不能
pragmatic *a*. 重实效的,独断的,国务的,实用主义的
pragmatism *n*. 独断,实用主义
Prague maneuver 布拉格手法(臀产式时的一种助产法)
prairie anemone; pulsatilla 洋白头翁
praise *v*. & *n*. 赞扬,表扬,赞美
praiseworthy *a*. 值得称赞的,可嘉的
pralidoxime chloride; 2-PAM chloride; 2-pyridine aldoxime methochloride(简作 PAM-CI; 2-PAMC)氯磷定,气派姆,甲基氯化吡啶醛肟(胆碱酯酶复能剂,用于有机磷等的中毒)‖ ~ iokide; 2-PAM iodide; 2-FAM; 2-pyridine aldoxime methiodide 解磷定,磷派姆,派姆,甲基碘化吡啶醛肟 / ~ methanesulfonate; F-2S 磺磷定,磺派姆,甲磺酸吡啶醛肟
pralidoxime iodide(简作 P-2-AM; 2 – PAM)碘化解磷定
pralidoxime methanesulfonate(简作 2-PAMM)甲磺酸磷定
pralidoxime(简作 PAM)解磷定
pram *n*. 平底小船,婴儿车
-pramine[构词成分]-帕明(1998 年 CADN 规定使用此项名称,主要系指神经系统抗抑郁药美他帕明[Metapramine]一类的药名,如卡匹帕明[Carpipramine]、曲米帕明[Trimipramine]等)
Pramoxine; P-butoxyphenyl(3-morpholinoptoypl)ether *n*. 普拉莫星(局部麻醉剂)
prance *n*. & *v*. 腾跃,昂首阔步
prand parndium[拉] 正餐,早(晚)餐
prandial[拉 prandium breakfast] *a*. 膳食的
prank *n*. 胡闹,开玩笑,恶作剧,反常的运转 *v*. 打扮,装饰,打扮的漂亮
pranolium chloride 普拉氯铵,氯萘氧丙铵
pranone; anhydrohydroxyprogesterone 脱水羟基孕酮
praooribrum; substantia perforata antorior 前穿质
Prarusnitz-Kuestner reaction(简作 P-K)
praseodymium(简作 Pr) *n*. 镨(59 号元素)
Prasinomonadida 溪滴虫目
Prasiolaceae *n*. 溪菜科(一种藻类)
prate *n*. & *v*. 唠叨,空谈,瞎聊
pratique *n*. [海港]检疫证书
pratise *v*. 实习,实践,练习,训练,开业
pratt's symptom[Joscph. H. 美医师 1872 生]普腊特氏症状(坏疽性肌强直)‖ ~ test 普腊特氏试验(检肾机能)/ ~ test 普腊特试验(检肾功能)
prattle *v*. & *n*. 空谈,唠叨
Prausnitz-Kustner antigen(简作 PK)antigen 普劳斯尼茨—屈斯特纳抗原,被动转移皮肤(过敏)反应抗原
prausnitz-Kustner reaction(**test**)[Carl prausnitz 德卫生学家 1876 生; Heinz kustenr 德妇科学家 1879]普—屈二氏反应(试验)(检变应性的血清皮内试验)
Prausnitz-Kustner reaction(简作 PKR)普劳斯尼茨—屈斯特纳反应,被动转移皮肤反应(检变应性)
Prausnitz-Kustner test(简作 PKt)普劳斯尼茨—屈斯特纳试验,被动转移皮肤(过敏)试验
pravaz's syringe[Charles Gabriel 法医师 1791—1853]普腊瓦氏细长皮政注射器
pravocaine; propoxycainc; β-dicthylaminoct -hyl-3-propoxy-4-amino-benzoate[商名]丙氧卡
prawn *n*. 龙虾,对虾,斑节虾 *v*. 捉对虾
-praxia; -praxis[希 praxis a doing 行为]行为,运用,动作
praxinoscope *n*. 教学用喉动态镜
praxiology-[希 praxis action + -logy]行为学
praxis *n*. 行为,实践,运用,常规
pray *v*. 恳求,请求,祈求 ‖ ~er *n*. 恳求(者),祈祷(者)
Prazepam *n*. 普拉西泮,环丙二氮䓬(肌肉松弛药)
Praziquantel *n*. 吡喹酮,环吡异喹酮(治疗血吸虫、肝吸虫等的药物)
-prazole[构词成分]-拉唑(1998 年 CADN 规定使用此项名称,主要系指消化系统的苯并米唑衍生物[Benzimidazole derivant]类的药名,如二硫拉唑[Disuprazole]、奥美拉唑[Omeprazole]等)
prazosin hydrochloride 盐酸哌唑嗪
PRB Pregnancy Research Branch 妊娠研究所(美)
PRBS pesudo-random binary sequence 伪随机二进制序列
PRBV placental residual blood volume 胎盘残留血浆
PRC packed red cells 压积红细胞 / pressure recording controller 压力记录控制器
PRCA pure red cell agenesis 单纯红细胞再生不良
PRCP President of the Royal College of Physicians 皇家内科医师学会会长
PRCS President of the Royal College of Surgeons 皇家外科医师学会会长
prct per centum[拉]每百,百分之……
prcventologist; prophylactodoatist 牙病预防学家
PRD partial reaction of degeneration 部分性变性反应 / postradiation dysplasia 照(放)射后发育不良
prdspinal *a*. 棘前的
PRE progressive resistance exercise 逐渐增加的耐力运动
pre-[拉 prae before 在前][构词成分]前,在前,先,预先
Pre ARF prerenal acute renal failure 肾前性急性肾功能衰竭
pre voc prevocational 为进入职业学校做准备的
preabdomen *n*. 前腹部
preach *v*. 讲道,宣传 ‖ ~er *n*. 传道士,鼓吹者
preacrostichal bristle 前中鬃
preadaptation *n*. 预先适应,前适应
preadipocyte *n*. 前脂肪细胞
preadult *a*. 成年期前的
preagonal; preagonic *a*. 濒死前的
preagonic *a*. 濒死前的
prealare *n*. 翅前桥 ‖ ~ bridge 翅前桥 / ~ bristle 翅前鬃 / ~ callus 翅前胛
prealbuminuric *a*. 蛋白尿前期的
prealveolar *a*. & *n*. 牙槽前的,前牙槽突
preamble *n*. 开场白,序言,绪论,开端 *v*. 做序言
Pre-amp pre-amplifier 前置放大器
pre-amplifier(简作 Pre-amp)前置放大器
preanal *a*. 肛门前的 ‖ ~ area 臀前区 / ~ lamina 肛上板 / ~ lobe 臀前叶(膜翅昆虫后翅)/ ~ plate 肛上板 / ~ region 臀前区
preanesthesia; preliminary anesthesia *n*. 前驱麻醉,准备麻醉
preanesthetic *a*. ①前驱麻醉的 ②脱驱麻醉剂
preantenna *n*. 前触角
preantennal *a*. 前触角的 ‖ ~ appendage 触角前附器
preantiseptic *a*. 防腐法以前的(时期)
preaortic *a*. 主动脉前的
preapical *a*. 端前的 ‖ ~ bristle 胫端前鬃
prearrange *v*. 预先安排
preartis *n*. 前髁
preaseptic *a*. 无菌外科以前的(时期)
preatal *a*. 产前的,出生前的
preataxic *a*. 共济失调前的
pre-auditory placode 耳前基板,前听基板
pre-auditory somite 耳前体节
preaurale *n*. 耳廓前点
preauricular *a*. 耳前的
preaxial *a*. 轴前的
preaxillary excision 腋前裂(膜翅目)
prebacillary *a*. 细菌感染前的
prebacteriological *a*. 细菌学发展以前的
prebasal plate 前基板
prebase *a*. 舌根前的 *n*. 舌根前部
prebasilare *n*. 前上侧骶
prebetalipoproteinemia *n*. 前 β-脂蛋白血症,高前 β-脂蛋白血症
prebeta-lipoprotein *n*. 前 β-脂蛋白
Prebiol prebiology 前期生物学
prebiology(简作 Prebiol) *n*. 前期生物学
prebiotic *a*. 生物(出现)前的

prebladder *n*. 膀胱口前腔(在前列腺囊内膀胱口前的宽腔)
prebrachium *n*. 四迭体上臂
pre-bursal ray *n*. 伞前辐肋
precancer *n*. 初癌,前期癌
precancerosis *n*. 初癌状态,前期癌状态
precancerous *a*. 癌前期的
precapillary *n*. 前毛细血管,后小动脉
precarcinogen *n*. 前致癌物,前致癌剂
precardiac *a*. 心前的
precardinal *a*. 前主静脉的(胚)
precardium [pre- + 希 kardia heart] *n*. 心口,心窝,心前区
precarious *a*. 不稳定的,靠不住的,危险的,不安全的
precartilage *n*. 前软骨
precaudal plate *n*. 尾前板
precaudal vertebrae *n*. 尾前脊椎
precaution *n*. 预防,小心,警戒,谨慎 ‖ take ~ against... 预防
precautionary *a*. 预防的
precava *n*. 上腔静脉
precede *v*. 位于……之前,在……之前进行,领先,居前
precedence *n*. 领先,优先,优越,在……之前
precedent *n*. 先例,前例,惯例
preceding *a*. 在先的,以前的,上述的
precellular *a*. 前细胞的
precementum *n*. 前期牙骨质
precentral *a*. 中央前的,中枢前的 ‖ ~ gyrus 中央前回 / ~ sulcus 中央前沟
precept *n*. 教训,告诫,格言,方案
preceptor *n*. 教师,教训者,带实习生的医师
precession *n*. 前行,先行,进行,领前
prechlorination *n*. 预先氯消毒,预先加氯法
prechordal *a*. 脊索前的 ‖ ~ plate 脊索前板 / ~ zone 脊索前带
preciosity *n*. (言语等)过于讲究,过于细心,矫柔做作
precious *a*. 宝贵的,珍贵的
Precip precipitate 沉淀物,使沉淀
preciphitatus (简作 PPT)
precipice *n*. 悬崖,峭壁,危急的处境(或形势)
precipitable *a*. 可沉淀的
precipitaition (简作 PE)
precipitance *n*. 急躁,仓促,轻率
precipitant *n*. 沉淀剂 *a*. 急躁的,突然的 ‖ ~ly *ad*.
precipitate [拉 praccipitare to cast down] (简作 Precip, ppt) *v*. ①沉淀[物] ②使沉淀 ③急速的 ‖ ~ black; mercurous oxide 黑色沉淀[物],氧化亚汞 / ~ curdy 凝乳状沉淀[物] / ~ gelatinious 胶状沉淀[物] / ~ green; copper oxyacetate 绿色沉淀[物],碱式醋酸铜 / ~ ground 基础沉淀[物]
precipitated [拉] (简作 pptd) 沉淀
precipitates keratic 角膜后沉着物 ‖ ~ rde, red mercuric oxide 红色沉淀[物] 红降汞,红氧化汞 / ~ salmon coloured 赭色沉淀[物] / ~ sweet, calomel 甜味沉淀[物],甘汞 / ~ white; ammoniated merury 白色沉淀 [物],白降汞,氯化氨基汞 / ~ yellow; yellow mercuric oxide 黄色沉淀 [物],黄降汞,黄氧化汞
precipitating (简作 pptg) *n*. 沉淀
precipitation [拉 praecipitalio] (简作 ppcn, popn, ppn, pptn) *n*. 沉淀(作用),沉淀物,雨量,猛冲 ‖ ~ chemical 化学沉淀 / ~ electrostatic 静电沉淀 / ~ fractional 分段沉淀 / ~ group 类属沉淀 / ~ heat 热沉淀 / ~ iso-electrie 等电沉淀 / ~ effectiveness index (简作 PEI) 有效沉淀指数 / ~ form homogeneous solution (简作 PFHS) 均匀溶液沉淀 / ~ hardening (简作 PH) 沉积硬化 / ~ number (简作 ppt No) 沉淀数值 / ~ test (简作 PT) 沉淀试验
precipitation-membrane *n*. 沉淀膜
precipitator *n*. 催促的人(物),沉淀器,沉淀剂 ‖ ~ electric 电沉淀器 / ~ thermal 热沉淀器
precipitimoid *n*. 类沉淀素
precipitin *n*. 沉淀素 ‖ ~ bacterial 细菌沉淀素 / ~ egg albumin 蛋白沉淀素 / ~ heat; coctoprecipitin 热沉淀素,煮沸沉 淀素 / ~ immune 免疫沉淀素 / ~ normal 正常沉淀素
precipitinogen *n*. 沉淀原,沉淀素原
precipitinophoric *a*. 沉淀素簇的
precipitogen; precipitinogen *n*. 沉淀原,沉淀素原
precipitogenoid *n*. 类沉淀素原
precipitoid *n*. 类沉淀素
precipitometer *n*. 沉淀计
precipitophore *n*. 沉淀簇
precipitous *a*. (似)悬崖的,险峻的,急转直下的,轻率的 ‖ ~ly *ad*.
precipitum *n*. 沉淀物
preciptance *n*. 急躁,仓促,轻率
pre-cirral canal *n*. 阴茎前道
precirrhosis *n*. 前期肝硬变
precis *n*. 摘要,提要,梗概 *v*. 摘……的要点,写……的大意
precise *a*. 精确的,准确的,清楚的,恰好的 ‖ ~ angle indicator (简作 PAI) 精密角度指示器 / be more ~ (插入语)更确切地说 ‖ ~ly *ad*. / ~ness *n*.
precision *n*. 正确,精确(度),精密 *a*. 精确的,精密的 ‖ ~ ruby laser 精密红宝石,激光器 / ~ Annotated Retrieval Display (简作 PARD) 详注检索显示系统 / ~ automatic noise figure indicator (简作 PANFI) 精密自动噪音数字指示器 / ~ depth recorder (简作 PDR) 精密深度记录器 / ~ graphic recorder (简作 PGR) 精密图像记录器 / ~ voltage referece (简作 PVR) 精确基准电压
preclavicular *a*. 锁骨前的
precititated (简作 ppd) 沉淀的,析出的
preclavicle *n*. 前锁骨
preclavicular *a*. 锁骨前的
preclavus *n*. 臀前域
preclinical *a*. 临证前期的(临床症状表现前的)
preclival *a*. 小脑斜坡前的
preclotting *n*. 预凝血
preclude *v*. 妨碍,预防,排除,消除,阻止
preclusion *a*. 妨碍的,预防的,消除的,阻止的 *n*. 预防,排除,阻止
preclusive *a*. 妨碍的,预防的,消除的,阻止的
preclypeus *n*. 前唇基的(昆虫)
precnzyme; proenzyme; zymogen *n*. 前酶,酶原 ‖ ~ lab; lab zymogen 前凝乳酶,凝乳酶原
precocial *a*. 孤生的
precocious *a*. 早熟的,过早发展的 ‖ ~ development 早熟发育 / ~ division 过早分裂 ‖ ~ly *ad*. / ~ness *n*.
precocity *n*. 早熟,早成 ‖ ~sexual 性早熟,性机能发育过早
precognition *n*. 预见,预知
precoid *a*. 早发性痴呆样的
precoila *n*. 前窝
precollagen *n*. 前胶原,原成胶
precollagenous *a*. 前胶原的,原成胶的
precoma [拉] *n*. 前驱昏迷 ‖ ~ diabeticum 糖尿病性前驱昏迷
precommissure; commissura anterior *n*. 前连合
precompression *n*. 预压法(片剂)
preconceive *v*. 预想,预先形成,事先想好
preconception *n*. 预想,先人之见,偏见
preconceptional *a*. 受孕前的
preconcert *v*. 预定,预商,预先同意
precondition *n*. 前提,先决条件 *v*. 把……准备好,预先安排好
preconscious (简作 Pcs., pos) *a*. 前意识的
preconvulsant *a*. 惊厥前的
preconvulsive *a*. 惊厥前的
precordia [拉 praecordia]; **precordium** *n*. 心口,心窝,心前区(胸下部腹上部)
precordial *a*. 心口的,心窝的,心前区的
precordialgla *n*. 心口痛,心前痛
precordium *n*. 心口,心窝,心前区(胸下部腹上部)
precornu *n*. 侧脑室前角
precosta *n*. 缘前脉,后盾片
precostal *a*. 肋骨前的 ‖ ~ area 前缘域 / ~ bridge 基前桥
precoxale *n*. 基前桥
precranial *a*. 颅前的,颅前部的
precribrum; substantia perforata anterior *n*. 前穿质
precritilcal *a*. 危象前的
precuneal *a*. 楔叶前的
precuneate *a*. 楔叶前的
precuneus [pre- + 拉 cuneus wedge] *n*. 楔前叶
precunial *a*. 楔叶前的
precursor [拉 prae-cursor a forerunner, currorun] *n*. 先兆,先驱者,先锋,前辈,前任,先质,前体(产物母体) ‖ ~ hypertensin; angiotensinogen 血管紧张素原 / ~ lactic acid 乳酸先质
precursor ribonucleic acid (简作 pre-mRVA) 前体 RNA,前体核糖核酸
precursor sertolicell (简作 PSC) 足细胞前体
precursory *a*. 先兆的,预兆的
precystic *a*. 囊包期前的 ‖ ~ stage 囊前期
-pred- [构词成分] -泼-(1998 年 CADN 规定使用此项名称,主要系指泼尼松[Prednisone]激素类的药物,如泼尼立定[Prednylidene]、甲泼尼松[Meprednisone]等)

Pred predict 预言,预告
PRED prednisone 泼尼松,强的松,脱氢可的松,1-烯可的松
Predacious; predaceous *a*. 食肉的
predation *n*. 捕食,掠食
predator *n*. 捕食者
predatory *a*. 食肉的,捕食的, 掠夺的
predecease *v*. (比……)先死
predecessor *n*. 祖先,前任,以前的东西,初牙
predentary bone 前齿骨
predentin; predentine *n*. 前期牙[本]质,原牙质
predestinate *v*. 注定 *a*. 注定的
predestination *n*. 宿命论,预定
predetermination *n*. 预定,注定
predetermine *v*. 预定,注定,先存偏见
predeterminism *n*. 先决论 ‖ ~ biologic 生物学先决论
predgeminum *a*. 前视叶的(四迭体)
predgestational *a*. 孕前的
prediabetes *n*. 前驱糖尿病,糖尿病前期
prediastole *n*. 心舒张前期
prediastolic *a*. ①[心]舒张前期的 ②[心]舒张前的
predicable *a*. 可断定的,可确定的 *n*. 可断定的事物,属性
predicament *n*. 困境,危境
predicate *n*. 谓语,本质,属性 *a*. 谓语的 *v*. 断言,意味着
predication *n*. 断定,判断
predicative *a*. 断言的,断定的,表语的 *n*. 表语 ‖ ~ly *ad*.
predicrotic *a*. 重波前的
predicrotic wave 脉次波
predict (简作 Pred) *v*. 预言,预告,预示,预测
predictable *a*. 可预言的,可预见的
predicted blood volume (简作 PBV) 预示血容量
prediction *n*. 预言,预告,预示,预报
prediction error (简作 PE) 概率误差,公算误差
predictor *n*. 预告者,预言者
predigest *v*. 使食物容易消化,简化,使易懂
predigested *a*. 预消化的
predigestion *n*. 预消化
predigitals *n*. 前指羽
predilection *n*. 嗜好,偏爱,爱好(for),特别喜爱
-predin- [构词成分] -泼尼- (1998 年 CADN 规定使用此项名称,主要系指泼尼松[Prednisone]激素类的药物,如氯泼尼松[Chloroprednisone]、二氟泼尼酯[Difluorednate]等)
predispose *v*. 使易害(病),造成……的因素,预先安排 ‖ be ~d to 爱好,有……的倾向,易害
predisposing *a*. 因素性的,造成因素的
predisposition *n*. 爱好,因素,素质 ‖ ~ acquired 后天因素 / ~ hereditary 遗传因素
prediverticular *a*. 憩室前的
predlabetes *n*. 前驱糖尿病
Prednicen-M *n*. 泼尼松制剂的商品名
Prednimustine *n*. 泼尼莫司汀,松龙苯芥
prednisolone (简作 PSL) *n*. 泼尼松龙,氢泼尼松,强的松龙,氢强的松,1-烯氢可的松 / ~ glucose tolerance test (简作 PGTT) 强的松龙葡萄糖耐量试验 / ~ sodium succinate (简作 PSS) 琥珀酸钠强的松龙
prednisone (简作 PRED) *n*. 泼尼松,强的松,脱氧考的松 ‖ ~ acetate 醋酸强的松
prednisone, oncovin, MTX, 6-MP (简作 POMP) 强的松,长春新碱,氨甲喋呤,6-巯基嘌呤(联合化疗方案)
prednisone, oncovin, MTX, 6-MP, and asparagines (简作 POMPA) 强的松,长春新碱,氨甲喋呤,6-巯基嘌呤,天门东酰胺(联合化疗方案)
predominance, -cy *n*. 优势,优越,显著,突出
predominant *n*. 特优生物,优势种
predominate *v*. 支配,统治,占优势
predormital *a*. 睡前的
predormition *n*. 睡前期,半睡期
predormitium; predormitum *n*. 睡前期,半睡期
pre-early nucleo antigen (简作 PENA) 前早期核抗原
preecipitoid; precipitinoid *n*. 类沉淀素
preeclampsia (简作 PE) *n*. 子痫前期(先兆子瘤),惊厥前期
pre-eclampsia-toxemia (简作 PET) 子痫前期毒血症(血管痉挛性疾病)
pre-eclamptic toxemia (简作 PET) 先兆子痫性毒血症
preegection *a*. 排出前的,射出前的
pre-ejection period to left ventricular ejection time ratio (简作 PEP/LVET) 射血前时间/左室射血时间比值
pre-ejection period (简作 PEP; Pre-EP) 射血前期
pre-ejection wave (简作 PEW; Pre-EW) 射血前波
preelacin *n*. 前变性弹力蛋白,前弹力素
pre-embryonic *a*. 胚前期的 ‖ ~ period 胚前期
preeminence *n*. 卓越,杰出
preeminent *a*. 卓越的,超群的,杰出的 ‖ ~ly *ad*.
preemt *v*. 先占,先取
preemption *n*. 先买(权),先买,先占
preemptive *a*. 先发制人的
preen *v*. (鸟)用嘴理(毛),打扮,修饰,夸耀
pre-enamel *n*. 前釉质,初釉质
preengage *v*. 预约,先得 ‖ ~ment *n*.
preepiglottic *a*. 会厌前的
preepileptic *a*. 癫痫[发作]前的
pre-epimeron *n*. 前后侧片
pre-episternum *n*. 前前侧片
pre-eruciform *n*. 蠋前型
preeruptive *a*. [发]疹前的
pre-erythrocytic *a*. 红细胞前期的
preestablish *v*. 预先设立,预先制定
pre-ethmoid *n*. 前筛骨环
Pre-EW pre-ejection wave 射血前波
preexcitation *n*. 预激(见于预激综合征)
preexist *v*. 先存,先在 ‖ ~ence *n*. / ~ent *a*.
preface *n*. 序言,前言,绪言,引语 *v*. 写绪论
prefecture *n*. 专区,府,县
prefemur *n*. 腿前节
prefer (简作 pf) *v*. 宁可,宁愿,更喜欢 ‖ ~ ... above all others 最喜欢 / ~ ... to ... 宁……不……,要……而不要…… / ~ to (inf,) 宁愿…… / ~ to (+ inf) rather than (+ inf,) 宁愿……而不愿……
preferable *a*. 更可取的,好一些的 ‖ preferably *ad*. 更可取地,宁可 / be ~ to ... 比……可取,优于,胜过
Prefered Provider Organizations (简作 PPO_s) 可选医生组织(参加者可挑选医院和医生为自己提供医疗保健服务)
preference *n*. 爱好,偏爱,选择物;优先(权)
preferential *a*. 优先的,特惠的,优待的
preferential looking (简作 PL) 选择观看法
preferment *n*. 提升,晋级,显赫的职位,提出,前酶,酶原
preferred-frequency speech interference level (简作 PSIL) 优先频率言语干扰水平
preferred (简作 pf, pr) 优先的,优先的
prefessional engineer (简作 PE) 专业工程师
prefiguration *n*. 预示,预想,预兆
prefigurative *a*. 预示的,预想的
prefigure *v*. 预示,预想,预兆,预见,预言
prefix (简作 pfx) *n*. 前缀,词头 *v*. 放在前头,加前缀
preflagellate *a*. 鞭毛期前的
prefoetal *a*. 胚前期的
preformation *n*. 先成说,预成说
preformationist *n*. 先成说者
prefrons *n*. 前额
prefrontal *a*. ①额叶前部的 ②筛骨中心部
prefrontal sonic treatment (简作 PST) 前额声波治疗
prefunctional *a*. 功能前的
prefurca *n*. 叉前脉(双翅目)
preg pregnant 怀孕的
pregang preganglionic 节前的
preganglionic (简作 pregang) *a*. 神经节前的 ‖ ~ fiber 节前纤维
pregastrulation *n*. 原肠形成前期
pregeminal *a*. 前视叶的
pregeminum *n*. 前视叶(四迭体)
pregena *n*. 前颊
pregenacerore *n*. 前臀蜡孔
pregenesis *n*. 先成学说
pregeniculatum *n*. 外侧膝状体
pregeniculum; pregeniculatum *n*. 侧膝状体
pregenital *a*. 生殖器官发育前的 ‖ ~ segment 生殖前节
pregestational *a*. 孕前的
pregl's solution [Fritz 奥化学家 1869—1930] 普雷格氏碘溶液 ‖ ~ test 普雷格耳氏试验(检肾机能)
Pregl's test 普雷格尔试验
preglobulin *n*. 前球蛋白,原求蛋白
preglomerular *a*. 肾小球前的
preglossa *n*. 前中唇舌(白蚁目)

pregnancies with derive undertermind（简作 PDU）宫内物未明性妊娠

pregnancy［拉 praegnans with child］***n.***（受）孕（期），妊娠，充满 ‖ abdominal ~ 腹腔妊娠 / ~ abdominal, secondary 突发性腹腔妊娠 / ~ afetal; falso ~ 假妊娠 / ~ ampullar 壶腹妊娠 / ~ angular 子宫角妊娠 / ~ bigeminal; twin ~ 双胎妊娠 / ~ broad ligament 阔韧带妊娠 / ~ cell 孕细胞 / ~ cervical 子宫颈管妊娠 / ~ combined 复妊娠 / ~ compound 复迭妊娠 / ~ cornual 子宫角妊娠 / ~ ectopic; extra-uterine ~ 子宫外妊娠，子宫外孕 / ~ entopic; normal uterine ~ 子宫内妊娠 / ~ exochorial; graviditas exochorialis 绒毛膜外妊娠 / ~ extramembranous 膜外妊娠 / ~ extra-uterine 子宫外妊娠，子宫外孕 / ~ fallopiam; tubal ~ 输卵管妊娠 / ~ false 假妊娠 / ~ gemellary; twin ~ 双胎妊娠 / ~ heterotopic; combinde ~ 异位妊娠，复妊娠 / ~ hydatid 葡萄胎妊娠 / ~ hysteric 精神［因素］性假妊娠 / ~ incomplete 未足月妊娠 / ~ interstitial 输卵管子宫间妊娠 / ~ intraligamentary 阔韧带内妊娠 / ~ intramural; interstitial ~ 输卵管子宫间妊娠 / ~ intraperitoneal 腹膜内妊娠，腹腔妊娠 / ~ membranous 膜内妊娠 / ~ mesenteric; tuboligamentary ~ 输卵管阔韧妊娠 / ~ mesometric 子宫系膜妊娠 / ~ molar 葡萄胎妊娠 / ~ multiple 多胎妊娠 / ~ mural; interstitial ~ 输卵管子宫间妊娠 / ~ nervous; hyseteric ~ 精神［因素］性假妊娠 / ~ plural 多胎妊娠 / ~ prolonged 过期妊娠 / ~ psrudo-intraligamentary 假姓阔韧内妊娠 / ~ quadruplet 四胎妊娠 / ~ quintuplet 五胎妊娠 / ~ sarcofetal 胎及葡萄胎妊娠 / ~ sarcohysteric 葡萄胎假妊娠 / ~ spurious; false ~ 假妊娠 / ~ stump 残端妊娠 / ~ tubal 输卵妊娠 / ~ tubo-abdominal 输卵管腹腔妊娠 / ~ tuboligamentary 输卵管阔韧带妊娠 / ~ tubo-ouvarian 输卵管巢妊娠 / ~ tubo-uterine 输卵管子宫妊娠 / ~ twin 双胎妊娠 / ~ unconscious 不自觉妊娠 / ~ untero-abdominal 子宫腹腔妊娠 / ~ utero-ovarian 子宫卵巢妊娠 / ~ uterotubal; tubo-uterine ~ 输卵管子宫妊娠

pregnancy associated α_2 glycoprotein（简作 Paα_2G）妊娠相关的 α_2 糖蛋白

pregnancy association glycoprotein（简作 PAG）妊娠相关糖蛋白

pregnancy rate（简作 PR）妊娠率

Pregnancy Research Branch（简作 PRB）妊娠研究所

pregnancy urine hormone（简作 PUH）孕尿激素

pregnancy urine（简作 PU）孕尿

pregnancy zone protein（简作 PZP）妊娠区带蛋白

pregnancy-induced hypertension（简作 PIH）妊娠诱发高血压

pregnancy-specific β_1-glycoprotein（简作 PSβ_1G）妊娠特异性 β_1-糖蛋白

pregnane; 17β ethyl-etiocholane ***n.*** 孕烧

pregnanediol（简作 P_2, pd, p-diol）***n.*** 孕烷二醇 ‖ ~ ghucuronide（简作 PG）孕烷二醇葡萄糖醛酸甙 / ~ sodium glucuronide 孕烷十醇葡萄糖醛二钠

pregnanedione ***n.*** 孕烧二酮

pregnanenolone ***n.*** 孕烷醇酮

pregnanetriol（简作 Pt）***n.*** 孕三醇

pregnanolone ***n.*** 3-羟孕酮，孕烷醇酮

pregnant［拉 pruegnans］（简作 preg, pg）***a.*** 怀孕的，含蓄的，孕育着的

pregnant mare serum gonadotropin（简作 PMSG）孕马血清促性激素

pregnant mare serum（简作 PMS）孕马血清

pregnant serum（简作 PS）孕血清

pregnendione ***n.*** 孕烯二酮，孕酮

Pregnendone（简作 P_5）***n.*** 孕烯醇酮

pregnene ***n.*** 孕适

pregnene ***n.*** 孕烯二酮，孕酮

pregneninolone; ethisterone ***n.*** 孕烯炔醇酮，羟脱水孕酮

pregnenolone succinate 孕烯诺龙琥珀酸酯，孕烯醇酮琥珀酸酯

pregnenolone-carbonitrile（简作 PCN）***n.*** 氰基孕烯醇酮

pregnine; ethinyl-testosterone ***n.*** 乙炔基酮

pregonium ***n.*** 下颌角前凹（前颊点）

pregracile ***a.*** 薄叶前的（小脑）

pregranular ***a.*** 颗粒期前的

pregravidic ***n.*** 妊娠前的

preguenolone ***n.*** 孕烯醇酮 ‖ ~ acctate 醋酸孕烯醇酮；乙酸孕烯醇酮脂 / ~ acctyacctylsslicylate; antiflamison 乙酰水杨酸孕烯醇酮，抗炎松

prehabilitation ***n.*** 就业前训练（对伤残者）

prehalter ***n.*** 棒前鳞

pre-heated ***a.*** 预先加热的

prehemiplcgic ***a.*** 偏瘫前的

prehemsile ***a.*** 抓握的，捕捉的

prehension ***n.*** 领会，理解，掌握，抓住，捕捉

prehepaticus ***n.*** 前肝间质，初肝间质（胚）

pre-heterodinesis ***n.*** 前异化分裂

prehistoric ***a.*** 史前的，古老不堪的，陈腐的 ‖ ~ally ***ad.***

prehistory ***n.*** 史前史，史前学，以前的发展情况

Prehn's sign 普雷恩征

Prehomrone ***n.*** 前激素

prehyoid ***a.*** 舌骨前的

prehypertensin; hypertensincgen ***n.*** 血管紧张素原

prehypophyseal; prehypophysial ***a.*** 垂体前叶的

prehypophysia ***a.*** 垂体前叶的

prehypophysial ***a.*** 垂体前叶的

prehypophysis ***n.*** 垂体前叶

preictal ***a.*** 发作前的

Preicteric ***a.*** 黄疸出现前的（肝病期）

preimaginal ***a.*** 成虫前的

preimmunization ***n.*** 幼儿期免疫接种

preinduction（简作 PI）***n.*** 先期诱导，隔代诱发，前代影响

preinfarction angina（简作 PIA）梗塞前心绞痛

preinsula ***n.*** 岛叶前部，前岛

preinvasive ***a.*** 侵袭前的，蔓延前的

preiotation ***n.*** 侵袭前，蔓延前

preiser sdisase［Georg Karl Felix 德矫形外科医师 1979—1913］普赖泽氏病（外伤后腕舟骨骨质疏松及萎缩）

Preisz-Nocard bacillus［Hugo von preisz 匈细菌学家 1860—1940; E. I. E. Nocard］; **corynebacterium pseudotuberculosis** 普—诺二氏杆菌，假结核棒状杆菌

prejudge ***v.*** 预先判断，过早判断，不审而判 ‖ ~ment ***n.***

prejudice ***n.*** 偏见，私心，成见，侵害，歧视

prejudicial ***a.*** 有成见的，有偏见的，不利的，有损的 ‖ ~ly ***ad.***

prekallikrein（简作 PKK）***n.*** 前激肽释放酶，激肽释放酶原 ‖ ~ activator（简作 PKA）激肽释放酶原激活剂

prelabium ***n.*** 前下唇

prelacrimal ***a.*** 泪囊前的

prelacteal ***a.*** 哺乳前的

prelaryngeal ***a.*** 喉前的

preleptonema ***n.*** 前细线

preleptotene stage 前细线期

preleukemia（简作 PL）***n.*** 白血病前期

preleukemic syndrome（简作 PLS）白血病前期综合征

preliberation ***a.*** 解放前的

prelim preliminary 初步的，开始的

prelim diag preliminary diagnosis 初步诊断

prelim preliminary ***a.*** 预试的，前驱的，预备的 ***n.*** 初试，预考，预赛，初步

prelimbic ***a.*** 缘前的

preliminary（简作 prelim）***a.*** 前躯的，初步的 ‖ ~ data report（简作 PDR）原始数据报告 / ~ diagnosis（简作 prelim diag）初步诊断 / ~ diagnostic clinic（简作 PDC）初诊室 / ~ evaluation（简作 PE）初步鉴定 / ~ large breeder reacfor（简作 PLBR）初级大型增殖反应堆 / ~ training school（简作 PTS）初级护士训练学校

prelipoid ***a.*** ①类脂期（阶段）的 ②前类脂

preload ***n.*** 前负荷

prelocalizatin ***n.*** 前定位

prelocomotion ***n.*** 行走前运动（幼儿）

prelude ***n.*** 序言，序幕，序曲，预兆 ***v.*** 作序，成为预兆

prem premature 提前，早期

prem premature infant 早产婴

premalignant ***a.*** 恶变前的

premammary ***a.*** 乳房前的

premandibular cavity 下颌前腔

premandibular mesoblast 下颌前中胚层

premandibular segment 上颚前节，润脉（昆虫）

premandibular somite 下颌前体节

premaniacal ***a.*** 躁狂前的

premature（简作 prem）***a.*** 过早的，早熟的 ***n.*** 早熟的，早产儿，过早发生的事物 ‖ ~ delivery 早产 / ~ rupture of placental menbranes 胎膜早破 / ~ atrial contraction（简作 PAC）房性期前收缩 / ~ beat（简作 PB）过早搏动 / ~ chromosome condensation（简作 PCC）期前（未成熟）染色体缩合 / ~ ejaculation（简作 PE）早泄 / ~ infant（简作 prem）早产婴 / ~ nodal contraction（简作 Pnc）结性早搏（心脏）/ ~ or prolonged rupture of membrane（简作 PROM）提前或延迟破膜 / ~ ventricular contraction（简作 PTV）室性期前收缩 / ~ ventricular contraction（简作

PVC）心室性早期收缩，室性早搏 / ~ ventricular systole（简作 PVS）室性早搏
prematurity *n*. 早熟
premaxilla; intermaxillary bone *n*. 切牙骨，门齿骨
premaxillary *a*. 颌骨前的 *n*. 切牙骨、门齿骨 ‖ ~ bone 前颌骨 / ~ pedicle 前上颚骨柄状突
premcnstruum（复 premenstrua）*n*. 经前期
premedia *n*. 前中脉（蜉蝣目）
premedial nervure 前中脉
premedical *a*. 医预料的
premedicant *n*. 前驱药，术前[用药]
premedication *n*. 术前用药法，前驱给药法
premeditate *v*. 预谋，预先计划，预先思考
premeiotic *a*. 减数分裂前的
premenarche *n*. 初经前期
premenopausal *a*. 经绝期前的
premenopause *n*. 绝经前期
premenstral syndrome（简作 PMS）经前期综合征
premenstrua（单 premenstruum）*n*. 经前期
premenstrual *a*. 月经前的
premenstruum *n*. 经前期
premental *a*. 前颏的
premier *n*. 总理，首相 *a*. 首位的，首要的
premie *n*. 早产婴儿
premiotic *a*. 减数分裂前的
premise *n*. 前提，房屋 *v*. 预述，引导，提出……为前提，假定
premitotic *a*. 有丝分裂前的
premium *n*. 奖金，奖赏，佣金，保险费 ‖ ~ gross 总保险费 / ~ level 分期定额保险费 / ~ natural 按年保险费 / ~ net 净保险费，保险费基数
premna microphylla Turcz.［植药］腐卑根、叶
premna szmaoensis pei［植药］思茅腐卑茎皮—接骨树
premolar（简作 pm）*n*. & *a*. 前磨牙（的），双尖牙（的），磨牙前（的）
premonitary symptoms（简作 PS）前兆症状
premonition *n*. 预告，先兆，前兆，预感
premonitory *a*. 先兆的，预兆的
premonjtion *n*. 先兆，预兆
premonocyte; promonocyte *n*. 前单核细胞，幼单核细胞
premorbid *a*. 发病前的
Premorbid Asocial Adjustment Scale（简作 PAAS）发病前活动减少的判断指标
premorphological stage 前形态期
premorse *a*. 截端的
premortal *a*. 死前的
premoulting *a*. 蜕前的
pre-mRVA ecursor ribonucleic acid 前体 RNA，前体核糖核酸
premunition *n*. 预防措施；感染免疫，传染病后免疫；带虫免疫
premunitive *a*. ①预防接种的 ②传染[病后]免疫的
premycosic *a*. 真菌感染前的
premyeloblast *n*. 前成髓细胞，原成髓细胞
premyelocyte; promyelocyte *n*. 前髓细胞，早幼粒细胞
prenarcosis *n*. 前驱麻醉
prenarcotic *a*. 麻醉前的
prenares *n*. 前鼻孔
prenasale *n*. 鼻尖点，鼻前点
prenatal *a*. 产前的，出生前的，胎儿期的 *n*. 出生前 ‖ ~ development 生前发育
prenatal lovine care（简作 PLC）产前的爱护
Prenderol; 2.2-diethy1-1 3-propanediol *n*. 二乙丙二醇（商品名）
preneoplastic *a*. 肿瘤[发生]前的
prenidatory *a*. 着床前的
prensor *n*. 抱[握]器（鳞翅目）
prenylamine *n*. 心可宁
preoblongata *n*. 延髓前部（第四脑室与脑桥间的部分）
preoccipital *a*. 枕叶前的 ‖ ~ notch 枕前切迹
preoccupation *n*. ①成见 ②注意力不集中，心不在焉
preoccupy *v*. 预占，先占，使出神，全神贯注
preocular *a*. & *n*. 眼前的，眼前部 ‖ ~ antennal 眼前触角 / ~ band 单眼前带（蜻蜓）/ ~ bristle 单眼前鬃
preoestrus *n*. 动情前期
pre-op preoperative 手术前的
preoperative（简作 pre-op）*a*. 手术前的
preoperative diagnosis（简作 PODx）术前诊断
preoperatively *ad*. 手术前
preoperculum *n*. 前盖，前视叶（四迭体）
preoptic *a*. 视叶前的
preoptic area（简作 POA）视前区
preoptic-anterio hypothalamus（简作 POAH）视丘区—丘脑下部前部
preopticus *n*. 前视叶（四迭体）
preoral *a*. 口前的 ‖ ~ apparatus 口前器 / ~ arm 口前腕 / ~ cavity 口前腔 / ~ ciliary ring 口前纤毛环 / ~ ciliated band 口前纤毛带 / ~ gut 口前肠 / ~ head cavity 口前头腔 / ~ intestine 口前肠 / ~ lobe 口前叶 / ~ pit 口前窝 / ~ region 口前部 / ~ bone 眶前骨 / ~ somite 耳前体节
preordain *v*. 预先注定，预先规定
preovum *n*. 前卵
preoxa *n*. 基前节
preoxygenation *n*. 预充氧（呼吸）法
prep *n*. 预备功课，家庭作业，预科（学生）*a*. 预备的
prepalatal *a*. 腭前的
prepallium *n*. 大脑皮质前部（中央沟以前的大脑皮质部分）
preparadensa *n*. 前臀腹厚
preparalysis *n*. 前驱麻痹
preparalytic *a*. 麻痹前的
preparapteron *n*. 翅下前片
preparation *n*. 制备，准备，预习，制剂标本 ‖ make ~s for ... 为……做准备 / ~s, allergenic protein *n*. 变应原性蛋白制剂 / ~ of nrtificial feeding 人工喂养制品 / ~ blood 血[液]标本 / ~ box-type cavity 盒形洞[备]法 / ~ cavity 腐蚀标本 / ~ covcr-glass 盖片标本 / ~ decapifated animal 断头动物标本 / ~ Dover's 杜佛氏制剂（驱蚊药）/ ~ Ehrlich-Hata; arsphenamine 欧—秦二氏制剂，胂凡纳明 / ~ enzymc 酶制剂 / ~ film: streak ~ 涂抹标本 / ~ food 烹饪（法）/ ~ galcnical 盖仑[氏]制剂，植物制剂 / ~ hanging-drop 悬商标本 / ~ Hata: arsphenamine 秦氏制剂，胂凡纳明 / ~ heart-lung 心肺标本 / ~ heart-lung-kideny 心肺肾标本 / ~ heroic cavity 开朗制洞法，洞型张大法 / ~ impression 按压标本，印片标本 / ~ klatsch; impression ~ 按压标本，印片标本 / ~ lawen-Trendelenburg 拉—特二氏标本（蛙后驱）/ ~ muscle-nerve 肌肉神经标本 / ~ official 法定制剂 / ~ permanent 持贸标本，永久标本 / ~ pharmaceutic 药学制剂 / ~ pit-veneer 针形罩冠制备 / ~ root-canal 根管制备 / ~ section 切片标本 / ~ shoulder 有肩台牙体制备 / ~ slice 切片标本 / ~ of specimen 标本制作 / ~ squeeze 压制标本 / ~ stained 染色标本 / ~ standard 标准制剂 / ~ starling's heart-lung 斯塔林氏心肺标本 / ~ stock 贮备制剂 / ~ unstained 未染色标本 / ~ 2020; trimcthoxybenzy-dihydioimidazole hydro-chloride 二〇二〇制剂，盐酸三甲氧基苄基二氢咪唑
preparative; ambocсptor *n*. 介体 ‖ ~ Biochemistry（简作 PB）介体生物化学（杂志名）/ ~ chromatography（简作 PC）制备色谱法 / ~ column electrophoresis（简作 PCE）制柱电泳法 / ~ gel electrophoresis（简作 PGE）制备凝胶电泳法 / ~ isoelectric focusing（简作 PIEF）准备的等电位焦距 / ~ liquid chromatoraphy（简作 PLC）介体液相色谱法
preparator; amboceptor *n*. 介体
preparatory *a*. 准备的，预备的，筹备的 *n*. 预料 *ad*. 作为准备，在先前
preparatus *a*. 精制的
prepare *v*. 准备，训练，配备 ‖ be ~d for ... 对……有所准备 / be ~d to（+ inf，）对……有所准备
prepared（简作 ppt）*a*. 制备的；制造的；精制的
preparedness *n*. 有准备，做好准备
prepartal *a*. 分娩前的
prepartum *a*. 产前的
prepatellar *a*. 髌前的，膝前的，颏骨前的
prepatent *a*. 显露前的，潜伏期的
prepay *v*. 预付，先付 ‖ ~able *a*. 可预付的 / ~ment *n*.
prepcritoncal *a*. 腹膜前的，腹膜外的
prepectus *n*. 胸腹侧片
prepeduncle *n*. 小脑前脚（上脚）
prepenial *n*. 阴茎前位
Pre-Pen *n*. 青霉噻唑酰多聚赖氨酸制剂的商品名
preperception *n*. 预觉，预感
preperforatum; substantia perforata anterior *n*. 前穿质
prepericardiac lamellae 心包前板
prepericardiac membrane 心包前膜
preperiorative *a*. 穿孔前的
preperitoneal *a*. 胸腹前的，腹膜外的
prepharynx *n*. 前咽
prephragma *n*. 前悬骨
prephthisis *n*. 初期肺结核，早期肺结核

preplacental *a*. 胎盘形成的
prepleuron *n*. 前侧片
prepollex *n*. 附生(足)拇指,额外拇指
preponderance *n*. 优势 ‖ ~ left 左心优势 / ~ right 右心优势 / ~ ventricular 心室优势(两侧心室发充不称)
preponderant *a*. 占优势的,压倒的
preponderate *v*. 超过,胜过,占优势
prepontilc *a*. 脑桥前的
prepontile *a*. 脑桥前的
preposition *n*. 前置词,介词 ‖ ~al *a*.
prepositive *a*. 前置的 *n*. 前置词,先行词
prepossess *v*. 使先具有,预先影响,先有好感
prepossessing *a*. 预先影响的,给人好感的,令人喜爱的,有吸引力的 ‖ ~ly *ad*.
prepossession *n*. 偏爱,偏见,预先形成的印象,着迷
preposterous *a*. 反常的,荒谬的,愚蠢的 ‖ ~ly *ad*.
prepotency *n*. 优势,优性,遗传优势,优先遗传
prepotent *a*. 优性的,遗传优势的
prepotential *n*. 前电位
preprandial *a*. 食前的
preprohormone *n*. 前激素原
preproinsulin *n*. 前胰岛素原
preprophage *n*. 早期前噬菌体
preproprotein *n*. 前蛋白原
preprosthetic *a*. 修复(术)前的
Preprotein *n*. 前蛋白
prepsychotic *a*. 精神病[发生]前的
prepubertal; precpubera *a*. 青春期前时期的
prepuberty *n*. 青春期前时期
prepubescence; prepbuberty *n*. 青春期前时期
prepubescent; prepuberal *a*. 青春期前的
prepuce *n*. 包皮,阳茎端膜(昆虫) ‖ ~ of clitoris 阴蒂包皮
prepucotomy *n*. 包皮切开术
prepuse foreskin 包皮 ‖ ~ adherent 粘连包皮,包皮粘连 / ~ of clitoris 阴蒂包皮 / ~ redundnt 包皮过长
preputial *a*. 包皮的 ‖ ~ gland 包皮腺,阴茎端膜(昆虫)/ ~ membrane 阴茎端膜(昆虫) / ~ sac 阴茎端囊(昆虫)
preputiotomy *n*. 包皮切开术
preputium *n*. 阴茎外鞘(昆虫),包皮
prepyloric *a*. 幽门前的
prepyramidal *a*. 锥体前的 ‖ ~ fissure 锥体前裂
prepyrogen *n*. 前热原,前致热物
prerachitic *a*. 佝偻病前的
preramus *n*. 前支(小脑活树基的垂直支)
prerectal *a*. 直肠前的 ‖ ~ ridge 直肠前脊
prerenal *a*. 肾前的 ‖ ~ acute renal failure (简作 PARF; Pre ARF) 肾前性急性肾功能衰竭
prerennin; prorennin; renninogen *n*. 前凝乳酶,凝乳酶原
prereproductive *a*. 发育期前的,童年期的
prerequisite *n*. 必须先具备,先决条件,必要条件 *a*. 首要的,必备的
preretinal *a*. 视网膜前的
prerogative *n*. 特权,特性,特点 *a*. 特权的
pres present 准备 / preserve 现在的,出席的
presacral *a*. 骶骨前的
presage *n*. & *v*. 预示,预感,预兆,预知
Presamine *n*. 盐酸米帕明,盐酸丙米嗪
presby *n*. 老,老年
presby-[希][构词成分] 老,老年
presbyacusia; presbycusis *n*. 老年性耳聋
presbyatrics; presbytry *n*. 老年医学、老年病学
presbycardia *n*. 老年心脏病
presbycusis *n*. 老年性耳聋
Presbyesophagus *n*. 老年性食管
presbyope *n*. 老视者
presbyophrenia; Wernicke's syndrome *n*. 老年精神病态,韦尼克综合征
presbyophrenic *a*. 老年精神病态的
presbyopia (简作 pr; Pr) *n*. 老视(眼),远视眼
presbyopic *a*. 远视眼的,老视的
presbysphacelus; senile gangrene *n*. 老年坏疽
presbytia *n*. 老视
presbytic *a*. 老视的
presbytism; presbyopia 老视医学,老年病学
prescapular *a*. ①肩胛骨前的 ②肩胛骨上部的
preschizophrenic 精神分裂症前的
preschool *a*. 入学前的,学龄前的 *n*. 幼儿园 ‖ ~er *n*. 学龄前儿童
prescient *a*. 预知的,有预见的 ‖ ~ly *ad*.
presclerosis *n*. (动脉)前驱硬化(指硬化前病变,如动脉病变,高血压等)
presclerotic *a*. 硬化前的
prescribe *v*. 吩咐使用,开(药方),规定,指示
prescript *n*. 命令,规定,规则,法令
prescription (简作 Per, Ps) *n*. 药方,处方,规定,指示,惯例 ‖ ~ blunderbuss; shotgun ~ 散弹式处方 / ~ filling of 调剂,配方 / ~ shotgun 散弹式处方
prescriptive *a*. 规定的,指示的,惯例的
prescutal sulcus *n*. 前盾沟
prescutellar callus 小盾前胛
prescutellar bristle 小盾前鬃
prescutellar row 小盾前鬃列(双翅目)
prescutellum *n*. 前小盾片
prescuto-scutal *a*. 前盾片的
prescutum *n*. 前盾片(昆虫)
presecretin *n*. 前分泌素
presegmentalis *n*. 前分节区
presegmenter *n*. 裂殖前体(疟原虫)
presence *n*. 存在,出席,参加 ‖ in the ~ of... 在……面前,在有……参加的情况下
presenile *a*. 早老的 ‖ ~ dementia 早老性精神症
presenility *n*. 早老
presenium *n*. 老年前期
present (简作 pr; pres) *a*. 现在的,出席的,即刻的 *n*. 现在,礼物 *v*. 呈献,出示,交出,赠送,(胎)先露 ‖ at ~ 目前,现在 / for the ~ 目前,暂时 / ~ itself 出现 / up to the ~ 至今 / ~ complaint (简作 PC) 现病史,现主诉 / ~ illness (简作 PI) 现(在)病症 / ~ state examination (简作 PSE) 当前(精神)状况量表,现在(精神)状况检查
presentable *a*. 像样的,拿得出去的,中看的,可推荐的
presentation *n*. 介绍,赠送,呈现,先露,表象(心理)‖ ~ acromioiliac 肩髂先露,横产位 / ~ arm 臂先露 / ~ breech 臀先露 / ~ breech, complete 完全臀先露 / ~ breech, double; complete breech ~ 完全臀先露 / ~ breech, frank 纯臀先露,伸腿臀先露 ~ breech, full 完全臀先露 / ~ breech, incomplete 不全臀先露 / ~ breech, single; frank breech ~ 纯臀先露,伸腿臀先露 / ~ brow 额先露 / ~ cephalic 头先露 / ~ chest 胸先露 / ~ compound 复合先露 / ~ of cord 脐带先露 / ~ face 面先露 / ~ footling 足先露 / ~ funis 脐带先露 / ~ head 头先露 / ~ knee 膝先露 / ~ longitudinal 纵产位 / ~ oblique 斜产位 / ~ occipital 枕头露 / ~ parietal 顶先露 / ~ pelvic; breech ~ 臀先露 / ~ placental; placenta previa 前置胎盘 / ~ polar; longitudinal ~ 纵产位 / ~ scapular 肩先露 / ~ shoulder 肩先露 / ~ torso; transverse ~ 横产位 / ~ transverse 横产位 / ~ trunk; transverse ~ 横产位 / ~ vertex 顶先露
presentiment *n*. 预感(尤指不祥的)
presently *ad*. 目前,现在,一会儿,不久
presentment *n*. 叙述,描写,上演,出现,赠送
preservation *n*. 保护,保存,防腐,保持 ‖ ~ food 食物保藏,食物保存
preservative *a*. 防腐的,有保存力的 *n*. 防腐剂,保存剂,预防药 ‖ ~ fluid 保藏液 / ~ injection 防腐注射
preserve (简作 pres) *v*. 维护,维持,保存,储藏,作成蜜饯 *n*. (常用复)蜜饯,防护物
preside *v*. 做主席,主持,负责,指挥
presidency *n*. 总统(校长,会长等)的职位
president *n*. 总统,大学校长,总经理,社长 ‖ ~ of the Royal College of Physicians (简作 PRCP) 皇家内科医师学会会长 / ~ of the Royal College of Surgeons (简作 PRCS) 皇家外科医师学会会长 ‖ ~ial *a*.
President's Biomedical Research Panel (简作 PBRP) 高级领导生物医学研究小组
President's Cancer Panel (简作 PCP) 最高领导癌症研究组
President's commission on Heart Disease, Cancer and Stroke (简作 PCHDCS) 心脏病、癌症与中风最高领导委员会
President's Committee on Mental Retardation Message (简作 PCMRM)《精神发育迟缓最高领导委员会通报》(杂志名)
President's Committee on Mental Retardation (简作 PCMR) 精神发育迟缓最高领导委员会(美国卫生部人类发展局)
President's Science Advisory Committee (简作 PSAC) 总统科学顾问委员会(美)
presidium (复, presidia, presidiums) *n*. 主席团

presidon; pyrithyidione ***n***. 二乙吡啶二酮,3.3-二乙基-2,4二氧四氢吡啶
presinusoidal ***a***. 窦状隙前的
presomite ***n***. 体节前胚胎
prespermatid; secondary spermatocyte ***n***. 前精子细胞,次级精母细胞
presphenoid ***n***. 蝶骨前部
presphygmic ***a***. 脉波前的
prespinal ***a***. 棘前的
prespondylolisthesis ***n***. 初期脊椎前移
press ***n***. 印刷机,报纸,刊物,推举,吐丝器 ***v***. 压,重压,压榨,紧抱,强迫,紧持,印刷 ‖ be ~ ed for... 缺乏,困于……
Press Ind pressure indicator 压力指示器
pressation ***n***. 压诊法
-pressin［构词成分］-加压素(1998 年 CADN 规定使用此项名称,主要系指心血管系统血管收缩剂加压素一类的药名,如苯赖加压素［Felypressin］)
pressinervoscopy ***n***. 压神经诊断法
pressing ***a***. 紧迫的,紧急的,迫切的,热切的
pressman ***n***. 印刷工人,新闻记者
pressometer ***n***. 压力测量器 ‖ ~ jarcho's 贾科氏［子宫造影］压力测量器
pressor ***a***. 加压的,增压的 ‖ ~ centre 加压中枢 / ~ dose(简作 PD)加压剂量 / ~ reflex 加压反射
pressoreceptive ***a***. 压力感受的
pressoreceptor(简作 PR) ***n***. 压力感受器
pressoreeptive 压力感受的
pressosensitive ***a***. 压力感受的
pressosensitivity ***n***. 压力感受性 ‖ ~ reflexogenic 致反射［性］压力感受性
pressure(简作 PSr; pr) ***n***. 压(力),压迫 ‖ ~ abdominal 腹压 / ~ after 后压觉,残余压觉 / ~ air 气压 / ~ aortic 主动脉压 / ~ arterial 动脉［血］压 / ~ atmospheric 大气压 / ~ atmospheric, normal 正常大气压 / ~ back 反压,回压 / ~ barometric 气压 / ~ bipolar 两端加压 / ~ biting 合压,咬合压 / ~ blood 血压 / ~ blood, negative 负血压 / ~ brain 脑压 / ~ capillary 毛细管［血］压 / ~ centric biting ［正］中合压,［正］中咬合压 / ~ cerebrospinal 脑脊液压 / ~ colloid osmotic 胶体渗透压 / ~ critical 临界压力 / diastolic ~ 舒张压(心)/ ~ diffusion 弥散压,扩散压 / ~ Donder's 东德氏压(萎陷肺引起的压力)/ ~ electrolytic 电解［溶液］压 / ~ endocardial 心内压 / ~ filtration 滤过压 / ~ high oxygen 高氧压 / ~ hydrostatic 液体静压 / ~ imbibition 浸渗压 / ~ inspiratory, maximal 最高吸气压 / ~ intra-abdominal 腹内压 / ~ intra-auricular 心房内压 / ~ intracapsular 囊内压 / ~ intracranial 颅内压 / ~ intra-ocular 眼［球］内压 / ~ intrapleural 胸膜内压 / ~ intrapulmonic 肺内压 / ~ intrarenal 肾内压 / ~ intrathecz1 鞘内压(特别指脑脊液压)/ ~ intraventricular 心室内压 / ~ lateral 侧压 / ~ maximal 最高压 / ~ minimal 最低压 / ~ negative 负压 / ~ normal 正常血压,正常压力 / ~ oncotic ［胶体］膨胀压 / ~ optimum 最适压 / ~ osmotic 渗透压 / ~ osmotic colloid 胶体渗透压 / ~ partilal 分压/ ~ plate 跖压板(昆虫)/ ~ positive 正压/ ~ pulse 脉(搏)压 / ~ receptor 压力感受器 / ~ saturation 饱和压 / ~ solution 溶解压 / ~ standard 标准压/ ~ sense 压觉 / ~ sytolic 收缩压(心)/ ~ vapor 蒸汽压 / ~ venous 静脉(血)压 / ~ vcntricular 心室压 / ~ zero 起点压 / ~ breathing(简作 PB)加压呼吸 / ~ breating assister(简作 PBA)加压呼吸辅助器 / ~ indicator(简作 Press Ind, PI)压力指示器,压力表 / ~ inversion point(简作 PIP)压力转化点 / ~ left auriculi(简作 PLA)左房压 / ~ measuring unit(简作 PMU)压力测定装置 / ~ of inspiration(简作 PI)吸气压 / ~ on expiration(简作 PE)呼气压 / ~ Pulse Contour cardiac Computer(简作 PPC)压力脉冲外形心脏计算机 / ~ recorder(简作 pr)压力记录器 / ~ recording controller(简作 PRC)压力记录控制器 / ~ test(简作 PT)压力试验 / ~ transmitter(简作 P/trans)压力传感器 / ~ volume(简作 PV)压容
pressure, volume and temperature(简作 PVT)压力,容量和温度
pressure-concentration-temperature(简作 PCT)压力,浓度和温度
pressure-sensitive(简作 P-S) ***n***. 对压力敏感的
pressure-sphygmobolometer 脉压描记器
pressure-steam sterilization(简作 PSS)压力灭菌(法),高温灭菌(法)
pressurize ***v***. 使……增压,密封,对……加压
pressurized-water reactor(简作 PWR)水加压反应器
presswork ***n***. 印刷业务,印刷(工作),印刷品
prestasis ***n***. 前期郁滞
presternal suture 前腹沟
presternum ***n***. ①胸骨柄 ②前腹片(昆虫)
prestige ***n***. 声望,威望,威信
presto ***a***. & ***ad***. 急速的(地),快(的)
prestomal tooth ***n***. 唇瓣齿(蝇口器)
prestomum ***n***. 唇瓣裂(蝇口器)
presubiculum ***n***. ［海马］下脚前部,海马回钩前部
presumable ***a***. 可假定的,可推测的,可能的
presumably ***ad***. 推测起来,大概,可能
presume ***v***. 推测,假定,认为
presuming ***a***. 专横的,冒昧的
presumption ***n***. 假定,推定的理由,专横
presumptive ***a***. 推定的,假定的,设想的 ‖ ~ area 预定区域 / ~ epidermis 预定表皮 / ~ notochord 假定脊索 ‖ ~ly ***ad***.
presumptuous ***a***. 放肆的,傲慢的,专横的
presuppose ***v***. 预先假定,预想,预料,推测,含有
presupposition ***n***. 预先假定,含有
presuppurative ***a***. 化脓前的
presutural bristle ***n***. 沟前鬃(双翅目)
presutural depression ***n***. 沟前洼(双翅目)
presutural inner-alar bristle 沟前翅间鬃(双翅目)
presylvian ***a***. 大脑侧裂前支的
presymptom ***n***. 先兆,前驱症状
presymptomatic ***a***. 症状发生前的
presynapsis ***n***. 前联会
presynaptic ***a***. 突触前的
presystole ***n***. (心)收缩前期
presystolic ***a***. ①［心］收缩前期的 ②［心］收缩前的 ‖ ~ gallop(简作 PSG)收缩前期奔马律 / ~ murmur(简作 PM; PSM)收缩前期杂音 / ~ wave(简作 PW)收缩前期波
pretarsal ***a***. ①跗骨前的 ②睑板前的
pretarsus ***n***. 跗端节(昆虫)
pretectal ***a***. 顶盖前的
pretectum ***n***. 顶盖前区
pretence ***n***. 托辞,虚伪,假装,自命,自吹 ‖ make a ~ of... 假装 / on the ~ of 托辞
pretend ***v***. 假装,借口,自命,妄想
pretension ***n***. 主张,要求,权利,自称,假装
pretentious ***a***. 自负的,自命不凡的,自夸的 ‖ ~ly ***ad***. / ~ness ***n***.
pretentorina ***n***. 前幕骨陷
pretentorium ***n***. 幕骨前臂
preter- 超,过
pretergite ***n***. 端背片
preterm infants of similar gestational age(简作 PRAGA)相似孕龄早产婴儿
pretermit ***v***. 置之不理,不顾,忽略
preternatural ***a***. 超自然的,异常的 ‖ ~ly ***ad***.
pretext ***n***. 借口,托词 ‖ under ~ of... 以……为口实
Prethcamide ***n***. 克罗丙胺—克罗乙胺复合剂,巴酰丙酰胺—巴酰乙酰胺复合剂
prethrombotic state(简作 PTS)塞形成前期
prethyroideal; prethyroidean ***a***. ①甲状腺前的 ②甲状软骨前的
pretibial ***a***. 胫骨前的
pretornal area ***n***. 臀角前域
pretracheal ***a***. 气管前的
pretragal ***a***. 耳屏前的
pretreatment ***n***. 预先处置,治疗前
prettify ***v***. 装饰,修饰,美化,润饰
pretty ***a***. 漂亮的,有趣的,可爱的,优美的 ***ad***. 相当,还,非常,颇
pretubcrculous ***a***. 结核发生前的
pretuberculosis ***n***. 初期结核病
pretympanic ***a***. 鼓室前的
preurethritis ***n***. 前尿道炎
prev prevent 妨碍;预防 / prevention 预防 / previous 以前的,过去的
prev AGT previous abnormality of glucose tolerance 以往葡萄糖耐量异常
prevail ***v***. 胜过,流行,盛行,说服 ‖ ~ (up) on... to(+ inf,)说服……去 / over(aginst)... 胜过 / with(on, upon)... 说服
prevailing ***a***. 占优势的,主要的,流行的,有效的
prevalence ***n***. 优势,流行,盛行
prevalent ***a***. 优势的,普通的,流行的,盛行的 ‖ ~ly ***ad***.
prevaricate ***v***. 推诿,撒谎 ‖ **prevarication** ***n***.
prevenception; contraception ***n***. 节育,避孕
prevent(简作 prev) ***v***. 防止,预防,阻止……发生 ‖ ~ sth from(+ ing)阻止……,使……不…… / one's(+ ing)阻止……做……
preventable ***a***. 可预防的,可防止的,可阻止的

preventative *a*. 预防的 *n*. 预防措施,预防药
prevention(简作 prev) *n*. 妨碍,阻止,预防,妨碍 ‖ ~ and control(简作 PC)预防和控制 / ~ of blindness(简作 POB)失明的预防,防盲 / ~ of Deterioration Center(简作 PDC)变质预防中心(美)
preventive *a*. 预防的,阻止的 *n*. 预防药(剂),预防措施 ‖ ~ fraction(简作 PF)预防分数(美) / ~ maintenance(简作 PM)预防性保养 / ~ Medicine(AHF journal)(简作 PM)《预防医学》(美国卫生基金会杂志) / ~ medicine(简作 PRM)预防医学
preventive; prophylactic *a*. ①预防的 ②预防剂
preventology; prophylactodontia *n*. 牙病预学
preventorium *n*. 防病疗养院(尤指防痨疗养院)
preventriculosis; preventricular stedosis *n*. 贲门狭窄
preventriculus *n*. 贲门
prevermis *n*. 前蚓部(小脑)
prevertebral *a*. 椎骨前的 ‖ ~ fascia 椎前筋膜 / ~ muscle 脊椎前肌肉
prevertiginous *a*. 前倾性脑晕的
prevesical [pre- + 拉 vesica bladder] *a*. 膀胱前的
previa [拉 raevius going befor] *a*. 前置的(如胎盘)
previable *a*. 还不能生活的(胎儿)
preview *v*. & *n*. 预观,预演,试演,预习
previllous *a*. 绒毛生成前的
previous(简作 prev) *a*. 以前的,预先的,初步的 ‖ ~ abnormality of glucose tolerance(简作 prev AGT)以往葡萄糖耐量异常 / ~ history(简作 PH)过去病史 / ~ menstrual period(简作 PMP)既往月经周期 ‖ ~ly(简作 Pr) *ad*. 在前 / ~ness *n*.
previposition period 产卵前期
prevision *n*. 先见,预知,预测,预习
previtamin *n*. 前维生素(维生素先质) ‖ ~ A; carotene 前维生素 A 胡萝卜素
prevocational(简作 pre voc)为进入职业学校作准备的
prevomer *n*. 前犁骨
prevost's law [jean Louis 瑞士医师 1838—1927]普雷沃氏定律(一侧大脑有病时,头偏向病侧) ‖ ~ sign 普雷沃氏征(偏瘫时头与眼球连合偏斜)
prewar *a*. 战前的 *ad*. 在战前
prey *n*. 被捕食的动物,牺牲品(者) *v*. 捕食,掠夺,诈取 ‖ beast (bird) of ~ 肉食兽(鸟)
preyer's reflex [Wilhelm Thierry 德国生理学家 1841—1897] 普赖厄氏反射(听觉耳动反射) ‖ ~ test 普赖厄氏试验(检血一氧化碳)
prezona *n*. 前带,前区
prezone; prozone *n*. 前界,前区(指血清稀释度)
prezonular *a*. 睫状小带前的
prezygapophtsis *n*. 椎骨上关节突
prezygotic *a*. 合子形成前的
prezymogen *n*. 前酶原
pre-β-lipoprotein *n*. 前 β-脂蛋白
PRF prolactin releasing factor 催乳激素释放因子 / pulse repetition frequency 脉冲重复频率
PRFM prolonged rupture of fetal membrane 胎膜延迟破裂
PRG pulmonary rheography 肺血流图
PRH prolactin releasing hormone 催乳素释放激素
prhallax *n*. 拇前骨
prhomethestrol dipropionate; meprane dipropion-ate 二丙酸甲基乙雌酚,二丙酸卜兰
PRI pain rating index 疼痛评定指数 / pulse rate indicator 脉冲重复频率指示器 / phosphoribose isomerase 磷酸核糖异构酶
Priacanthidae *n*. 大眼鲷科(隶属于鲈形目 Perciformes)
Priacanthus cruentatus (Lacepede) 斑鳍大眼鲷(隶属于大眼鲷科 Priacanthidae)
priapism [拉 priapismus; 希 priapismos] *n*. 阴茎异常勃起
priapitis *n*. 阴茎炎
priapus; penis *n*. ①阴茎 ②交换器(鱼类)
price *n*. 价钱,价格,赏金,价值 *v*. 定价
Price's precipitation reaction(简作 PPR)普赖斯氏沉淀反应
price-joncs curve(method) [Cecil Pricc, Jones 英医师 1863—1943] 普赖斯—琼斯氏曲线(法)(表示红细胞起径大小的曲线)
priceless *n*. 无价的,贵重的,无法估价的
prichord *n*. 脊索膜
prick *v*. 刺,穿,戳,刺伤 *n*. 扎,刺,刺痛,刺孔
pricking *n*. 刺,刺痛
prickle *n*. 刺,刺痛的感觉 *v*. 戳,感觉刺痛 ‖ ~ cell 棘细胞
prickly *a*. 多刺的,刺激的,易动怒的
pride *n*. 傲慢的,可夸耀的事物,精华,全盛期 *v*. 自夸,自豪
-pride [构词成分] -必利(1998 年 CADN 规定使用此项名称,主要系指神经系统抗精神失常的舒必利[Sulpiride]一类的药名,如依他必利[Etacepride]、磺维必利[Sulverapride]等)
pride-weed *n*. 飞蓬
Priessnitz compress (bandage) [Vincent priessnitz 赛勒斯地方农人 1799—1852] 普里斯尼茨氏散布(冷温敷布)
priest *n*. 牧师,神父
Priestley's mass [Joseph 英自然学家,氧发现者 1733—1804] 普里斯特利氏物质(前牙上的绍色沉淀物)
PRIF prolactin release inhibitory factor 催乳素释放抑制因子
priggish *a*. 自负的
PRIH prolactin release inhibiting hormone 催乳素释放抑制激素
-pril [构词成分] -普利(1998 年 CADN 规定使用此项名称,主要系指合成抗菌剂甲氧苄啶[Trimethoprim]一类的药名,如酞美普林[Talmetoprim]、巴喹普林[Baquiloprim]等)
-prilat [构词成分] -普利拉(1998 年 CADN 规定使用此项名称,主要系指抗高血压剂的一类药名,如咪达普利拉[Imidaprilat],与"-pril"相同)
prilchard's reticulated membrane 普里查德氏网状膜
prilocaine hydrochloride 盐本丙胺卡因
Prilocaine; 2-(propylamino)-o-propionotoluidide *n*. 丙胺卡因(局部麻醉药)
Prilosec *n*. 奥美拉唑制剂的商品名
prim *a*. 端庄的,一本正经的,整洁的 ‖ ~ly *ad*. / ~ness *n*.
prima facie [拉](简作 pf)初看,一眼看来
primacy *n*. 第一位,卓越
primae viae [拉]; **alimentary tract** 消化管,消化道
primafacie [拉] *a*. 初看时,据初次印象,真实的,显而易见的
primal *a*. 最初的,原始的,主要的,根本的
primaquine; SN13,272 *n*. 伯氨喹,8-(4-氨基-1-甲基丁氨基)-6-甲氨基喹啉 ‖ ~ phosphate 磷酸伯氨喹
Primare Chronische Hepatitis(简作 PCH)[德]原发性慢性肝炎
primaries *n*. ①前翅(昆虫) ②初级飞翔
primarily *ad*. 主要地,基本上,根本上
primary [拉 primarius principal; primus first](简作 PsY, pr) *a*. ①初期的,初级的,原发的 ②原始 ‖ ~ aldosteronism 原发性醛固酮病 / ~ amniotic cavity 原羊膜腔 / ~ anemia 原发性贫血 / ~ anus 原肛 / ~ axis 初生轴,主轴 / ~ body cavity 原体腔 / ~ bone 一级性硬骨 / ~ bronchus 初级支气管 / ~ buckler 原胚盾 / ~ center 原始中心(植物起源) / ~ cerebral vesicle 原脑泡 / ~ coelom 原体腔,初生体腔 / ~ collecting-duct 初级集合管 / ~ complex 原发性综合征 / ~ constriction 主缢痕 / ~ coverts 初级覆羽 / ~ cuticula 外表皮 / ~ delamination 初级分层 / ~ dentin 初级牙质,初级齿质 / ~ dorsal organ 第一背器 / ~ ectoderm 原外胚层 / ~ egg membrane 第一卵膜 / ~ egg tube 原卵管 / ~ endoblast 原内胚层 / ~ external auditory meatus 原外耳道 / ~ eye 原眼(介壳虫) / ~ forebrain 原前脑 / ~ germinal localization 初级胚区定位 / ~ gonocyte 初级性原细胞 / ~ iris cell 原虹膜细胞 / ~ larva 初级幼虫 / ~ lymph nodule 初级淋巴小结 / ~ marrow 初级骨髓 / ~ marrow cavity 初级髓腔 / ~ marrow space 初级髓隙 / ~ medullary plate 原神经板,原髓板 / ~ membrane 初级膜 / ~ mesenchyme 原间[充]质 / ~ mesoderm 原中胚层 / ~ metamorphosis 初级变态 / ~ mouth 原口 / ~ nail field 原爪区,原甲区 / ~ nasal cavity 原鼻腔 / ~ nephrotome 原生肾节 / ~ ocellus 背单眼 / ~ ocular vesicle 原视泡 / ~ oocyte 初级卵母细胞 / ~ oogonium 初级卵原细胞 / ~ optic vesicle 原视泡 / ~ oval foramen 初级卵原细胞 / ~ ovarian follicle 初级卵泡 / ~ ovocyte 初级卵母细胞 / ~ ovogonium 初级卵原细胞 / ~ palate 原腭 / ~ pancreatic island 初生胰岛 / ~ parasite 初寄生物 / ~ pigment cell 原色素细胞 / ~ plate ①原板 ②初级板(棘皮) / ~ protostigma 原鳃裂 / ~ ray 初生射线 / ~ renal column 原肾柱 / ~ root 原根,初生根 / ~ royal pair 原王偶(白蚁) / ~ school 小学 / ~ segment 原体节 / ~ segmentation 初分节[现象] / ~ sensorium 原感觉器 / ~ septum 原生隔壁 / ~ seta 原生刚毛(鳞翅目幼虫) / ~ sex organ 初级性器官 / ~ shock 原发休克 / ~ skeleton 原骨骼 / ~ somatic hermaphrodite 原体质雌雄同体 / ~ somatoblast 初级体原细胞 / ~ spermatocyte 初级精母细胞 / ~ spermatogonium 初级精原细胞 / ~ stomodaeum 原口道 / ~ succession 原生演替 / ~ sympathetic ganglion 初级交感神经节 / ~ taste bud 原味蕾 / ~ tendon bundle 初级腱束 / ~ tentacte 初级触手 / ~ trisomic 初级三体生物 / ~ trochoblast 初级成纤毛细胞 / ~ trophoblast 初级滋养细胞 / ~ tympanic cavity 原鼓室 / ~ ureter 原输尿管 / ~ vein 主脉(昆虫) / ~ villus 初级绒毛 / ~ wall 初级壁 / ~ yolk cell 初级卵黄细胞(昆虫) / ~ afferent depoiarization(简作 PAD)原发性传入(神经)去极化 / ~ African green monkey kidney(简作 PAGMK)原始

非洲绿猴肾 / ~ ameba meningoencephalitis (简作 PAME)原发性阿米巴脑膜脑炎 / ~ atypical pneumonia (简作 PAP) 原发性非典型肺炎 / ~ biliary cirrhosis (简作 PBC)原发性胆汁性肝硬化 / ~ cancer site (简作 PCS) 原发癌部位 / ~ care; Clinics in Office Practice (简作 PCCOP)《初级护理》(杂志名) / ~ Care (简作 PC)《现地急救》(杂志名) / ~ control program (简作 PCP) 主控程序 / ~ entricular fibrillation (简作 PVE) / ~ failure (简作 PF) 初期无效(药物) / ~ flash distillate (简作 PFD) 初步内蒸液 / ~ health worker (简作 PHW)初期卫生工作人员 / ~ hepatocellular cancer (简作 PHC) 原发性肝细胞癌 / ~ hepatocellular carcinoma (简作 PHC)原发性肝细胞癌 / ~ hyprparathyroidism (简作 PHP) 原发性甲状旁腺亢进 / ~ immundoeficiency (简作 PID)原发性免疫缺陷病 / ~ irritant allergy (简作 PI) 原发刺激物变态反应 / ~ irritant (简作 PI) 原发刺激物(变态反应) / ~ lateral sclerosis (简作 PLS)原发性侧索硬化症 / ~ liver cancer (简作 PLC)原发性肝癌 / ~ malignant melanoma (简作 PMM)原发性恶性黑色素瘤 / ~ mental abilities (test) (简作 PMA) 基本智力(测验) / ~ mental abilities test (简作 PMA test) 主要心理能力测验 / ~ mycoardial disease (简作 PMD)原发性心肌病 / ~ open-angle glaucoma (简作 POAG)原发性开角性青光眼 / ~ optic atrophy (简作 POA) 原发性视神经萎缩 / ~ prevention trial (简作 PPT)初步预防试验(检青光眼) / ~ pulmonary hypertension (简作 PPH) 原发性肺动脉高压 / ~ pyruvic kinase deficiency (简作 PPKD)原发性丙酮酸激酶缺乏 / ~ sclerosing cholangitis (简作 PSC)原发性硬化性胆管炎 / ~ tubular acidosis (简作 PTA)原发性肾小管性酸中毒

primate ***n*.** 大主教,灵长类动物

Primates [拉 primus first] ***n*.** 灵长目(隶属于哺乳纲 Mammalia)

Primaverin; primeverin ***n*.** 樱草甙,报春花甙

Primaverose; 6-xylosido glucose ***n*.** 樱草糖,报春花糖,木糖葡萄糖甙

primaxil ***n*.** 原分歧腕板(海百合)

prime ***a*.** 最初的,原始的,基本的,首要的 ***n*.** 初期,全盛时期,青春期,精华 ***v*.** 灌注,填装,预备,准备 ‖ ~ mover 原动肌肉 / ~ type 原型,主型(染色体) ‖ ~ly ***ad*.** 极好地 / ~ness ***n*.**

primed ***a*.** 预处理的,已接触抗原的 ‖ ~ LD typing method (简作 PLT) 混合 LD 配型法 / ~ lymphocyte test (简作 PLT) 致敏淋巴试验,预处理淋巴细胞试验

primer ***n*.** 入门书,初级读本,导火线,雷管,发火药,底料,引物(生化) ‖ ~, cavity 牙洞底料

Primerite [拉 primus first + 希 meros part]; **primite** ***n*.** 簇虫前胞

primeval ***a*.** 原始时代的,原始的,远古的,早期的

Primidone; Mysoline ***n*.** 普里米酮,脱氨苯比妥,扑痫酮,5 – 苯基 – 5 – 乙基六氢嘧啶 – 4,6 – 二铜

primigravid ***a*.** 初孕的,初次妊娠的

primigravida [拉 prima first + gravida pregn ant] ***n*.** 初孕妇

primilpara ***n*.** 初产者

primine ***n*.** 外珠被

primiorach ***n*.** 原腕板(棘皮动物)

Primip primipara 初产妇

primipara (复 primiparae) [拉 prima first + pare re to bear] (简作 Primip, PP) ***n*.** 初产妇

primiparity ***n*.** 初产

primiparous ***a*.** 初产的

primite; protcmerite ***n*.** 原簇虫, 簇虫前胞

primitiae [复;拉 first things] ***n*.** 前羊水,初羊水

primitive [拉 primitivus] (简作 pr) ***a*.** 原始的,早期的,粗糙的 ***n*.** 原(始)人 ‖ ~ atrioventricular foramen 原房室孔 / ~ body cavity 原体腔 / ~ body segment 原体节 / ~ chorion 原绒[毛]膜 / ~ cumulus 原丘 / ~ disc 原胚盘 / ~ ectoderm 原始外胚层 / ~ fold 原褶 / ~ germ cell 原生殖细胞 / ~ groove 原沟 / ~ gut 原肠 / ~ kidney 前肾,原肾 / ~ knot 原结 / ~ maxillary fold 原上颌褶 / ~ Monro's foramen 原室间孔 / ~ nail 原甲,原爪 / ~ node 原结 / ~ pharynx 原咽 / ~ pit 原窝 / ~ plate 原板 / ~ streak 原条 / ~ thoracic fold 原胸褶

primordial [拉 primordialis] ***a*.** 初发的,原始的,原生的 ‖ ~ blastopore 原胚孔 / ~ endoderm cell 原内胚层细胞 / ~ germ cell 原生殖细胞 / ~ mesenchyme 原间质 / ~ ova 原卵 / ~ skull 原颅,原头骨

primordium (复 primordia) [拉]; **anlage** ***n*.** 原基,始基 ‖ ~ acousticofacial 听面原基 / ~ pulp 髓原基 / ~ teeth 牙原基

primp ***v*.** 打扮,装饰,整理

primrose ***n*.** 樱草花,报春花类植物

Primula ***n*.** 报春[花]属 ‖ ~ cortusoides L 晚报春 / ~ sinensis 藏报春

Primulaceae ***n*.** 报春花科

primulin ***n*.** 樱草素,樱草黄(一种染料)

primverose ***n*.** 樱草糖,报春花糖

prin principal 主要的,基本的

Prinadol 氢溴酸非那佐辛

prince ***n*.** 王子,君主,名家 ‖ ~ly ***a*.** 王子的,高贵的

princeps [拉 chief] ***a*.** 主要的,首要的 ‖ ~ cervicis 颈主要动脉(指枕动脉降支) / ~ halliucis [足]拇主要动脉(第一趾底动脉) / ~ pollicis 拇主要动脉

princess ***n*.** 公主,女王,女名家

Princess Mary's Royal Air Force Nursing Service (简作 PMRAFNS) 马丽公主皇家空军护士勤务

principal (简作 prin) ***a*.** 主要的,最重要的,首要的 ***n*.** 校长,资本 ‖ ~ axis 主轴 / ~ bronchus 主支气管 / ~ cell 主细胞 / ~ Colonial Medical Officer (简作 PCMO) 殖民地医务长官 / ~ focal distance 主焦距 / ~ focus 主焦点 / ~ medical officer (简作 PMO) 主治军医,军医主任 / ~ piece 主焦段 / ~ ray 主鳍条 / ~ sector 主分脉(蜻蜓目) / ~ sulcus 主沟(直翅目) / ~ vein 主脉(同翅亚目昆虫) / ~ Veterinary Officer (简作 PVO) 主任兽医官 / ~ Veterinary Surgeon (简作 PVS)《主任兽医》(杂志名) ‖ ~ly ***ad*.**

Principen ***n*.** 氨苄西林,氨苄青霉素

Principes ***n*.** 棕榈目(植物分类学)

principle [拉 principium] ***n*.** 物质,原理,原则,要素,成分,本质,主义 ‖ ~ acive 有效成分 / ~ anterior-pituitary-like 垂体前叶样物质 / ~ anti-anemia 抗贫血物质 / ~ anti-insulin; glycotropic ~ 抗胰岛素物质,生糖物质 / ~ bitter 苦味成分 / ~ depressor 减压物质 / ~ diabetogenic 生糖尿物质 / ~ displacement 移位原理(检鼻旁窦异常的一法) / ~ dominant 优势原则 / ~ folliche-stimulating; prolan A 促卵泡成熟[激]素 / ~ Gillesple'sbicolor 吉累斯皮氏双色原理(检定氢离子指数) / ~ glycolytic 糖分解物质 / ~ glycotropic 生糖物质,抗胰岛素物质 / ~ hematinic; anti-anemia ~ 抗贫血物质 / ~ immediate 直接成分 / ~ of inertia ①惯性原理 ②强迫重复法则,重复本能原则 / ~ fsopathic 同源疗法原则 / ~ luteinizing; prolan B 促黄体生成激素,绒[毛]膜促性腺激素 B/ ~ organic; immediate ~ 有机成分,直接成分 / ~ parathyrotropic 促甲状旁腺物质 / ~ pleasure 快乐原则,唯乐原则 / ~ posterior pituitary 垂体后叶物质 / ~ proximate; immediate ~ 近似万分,直接成分 / ~ reality 现实原则,唯实原则 / ~ repetition-compalsion 强迫重复法则,重复本能原则 / ~ Stewart 斯图尔特氏原理(测定器官总血流量) / ~ ultimate; chemical element 化学元素 / ~ uncertaiaty; indeterminism ~ 测不准原理 ringle's disease [John James 英皮肤病学家 1855—1922]; adenoma sebaceum 普林格耳氏病,皮脂腺腺瘤 / in ~ 依照原则,原则上,大体上 / of ~ 有原则的 / on ~ 依照原则

pringle's disease 皮脂腺腺瘤

Prinivil ***n*.** 赖诺普利

Prinizide ***n*.** 赖诺普利

prink ***v*.** 化装,给……梳妆打扮

Prinos; Ilez ***n*.** 冬青属

Prinsepia Royle 蕤核属,扁核木属 ‖ ~ uniflora Batal 蕤核,扁核木

Prinsepia uniflora Batal. [植药] 蕤核果核—[蕤仁]

priodax; iodoalphionic acid ***n*.** 碘阿芬酸,碘苯丙酸(商品名,口服胆囊造影剂)

priodont ***n*.** 小颚型(昆虫)

prion ***n*.** 普利子,普朊,朊病毒,朊毒体,蛋白感染粒子("说明"按以前提供的资料……)

Prionobutis koilomatodon (**Bleeker**)锯塘鳢(隶属于塘鳢科 Eleotridae)

Prionodontaceae ***n*.** 毛藓科(一种藓类)

Prionotaceae ***n*.** 齿树科

Prionurus ***n*.** 锯尾蝎属

prionus californicus 加(利福尼亚)洲地栖天牛

Prionus insularis (**Motsch.**)锯天牛(隶属于天牛科 Cerambycidae)

prior (简作 pr) ***a*.** 先前的,居先的,优先的 ***ad*.** 在前,居先 ‖ ~ to... 在……之前 ‖ ~ to admission (简作 PTA) 入院前 / ~ to arrival (简作 PTA) 到达前,出生前 / ~ to birth (简作 PTB) 出生以前 / ~ to death (简作 ptd) 在死亡前 / ~ to program (简作 PTP) 计划前,程序之前

prior-Finkler spirillum (**vibrio**); **vibrio proteus** 普芬二氏螺菌,变形弧菌

priority ***n*.** 先,前,优先,重点 ‖ ~ routine (简作 PR)优先(处理)程序

Priority Order Output System (简作 POOS) 优先程序输出系统(情报检索)

priscoline ***n*.** 盐酸苄唑啉,普里科林

prisere ***n*.** 正常演替系列

prism［希 prisma］（简作 Pr）*n*. ①棱晶 ②棱镜 ‖ ~ comparison 比较棱晶 / ~ convergent 集合性棱镜 / ~ diopter（简作 pd）棱镜屈光度 / ~ divergent 散开性棱镜 / ~ enamel 釉柱（牙）/ ~ hexagonal 六角晶 / ~ maddox 马德克斯措棱镜（检眼球）/ ~ modoclinic 单科晶 / ~ Nicol 尼科耳氏棱镜（生偏级化光）/ ~ polarizing 起偏光棱镜 / ~ Risley's 里斯利棱镜 / ~ rotary 回旋性棱镜 / ~ spectram 光谱棱晶 / ~ tetragonal 四方晶 / ~ verger 同视三棱器，融合三棱器 / ~ wedge-shaped 楔形柱晶
prisma（复 prismata）［希］；**prism** *n*. ①棱晶 ②棱镜
prismata adamantina 釉柱
prismata adamantina；enamel prism 釉柱
prismatic *a*. 棱晶的，棱晶形的，棱柱的 ‖ ~ layer 柱状层 / ~ facet 斜方晶形面，棱晶形面
Prismatomeris tetrandra（Roxb.）K. Schum.［植药］黄根根
prismoid *a*. 棱晶样的
prismoptometer *n*. 三棱镜视力计
prismosphere *n*. 棱球镜
prison *n*. 监狱，监禁 *v*. 监禁，关押 ‖ ~ fever 斑疹伤寒
prisoner *n*. 囚犯，俘虏 ‖ ~ of war syndrome（简作 POW）战俘综合征
prisoptometer；prismoptometer 三棱镜 视力计
PRIST paper radioimmuno sorbent test 试纸放射免疫吸附试验
Pristidae *n*. 锯鳐科（隶属于锯鳐目 Pristiformes）
Pristiformes *n*. 锯鳐目（隶属于软骨鱼纲 Chondrichthyes）
pristine *a*. 太古的，原始的，纯朴的 ‖ ~ly *ad*.
Pristiophoridae *n*. 锯鲨科（隶属于角鲨目 Squalrformes）
Pristiophoriformes *n*. 锯鲨目（隶属于软骨鱼纲 Chondrichthyes）
Pristiophorus japonicus（Gu nther） 日本锯鲨（隶属于锯鲨科 Pristiophoridae）
Pristipomoides multidens（Day） 纹面紫鱼（隶属于笛鲷科 Lutianidae）
Pristis cuspidatus（Latham） 尖齿锯鳐（隶属于锯鳐科 Pristidae）
priv private 开业医师，私人的
privacy *n*. 隐退，静居，保密
private（简作 pvt，priv）*a*. 个人的，私人的，秘密的，私有（立）的，私营的（复）*n*. 阴部外生殖器 ‖ ~ parts 阴部 / ~ practice 私人开业，私家行医 / ~ branch exchange（简作 PBX）专用分支交换机 / ~ diagonstic clinic（简作 PDC）开业医师诊察室 / ~ patient（简作 PP）开业医师诊治的病人 / ~ practice（简作 PP）开业行医 / ~ Practice（简作 PP）《开业行医》（杂志名）
privates；external genitals *n*. ①阴部，外生殖器 ②私处
privation *n*. 丧失，（生活必需品）缺乏，穷困，艰难
privilege *n*. 特权，优惠，荣幸 *v*. 给予……特权
Privine hydrochloride 盐酸萘甲唑啉
Privine hydrochloride；Naphazoline hydroc-hloride 盐酸普里文，盐酸萘唑啉，鼻眼净
privy *a*. 个人的，私人的，秘密的 *n*. 厕所 ‖ ~ box 箱工厕所 / ~ chemical tank 化学槽厕 / ~ drop 水上厕 / ~ pail 便桶厕 / ~ pit 坑厕 / ~ septic tank 化粪池厕所 / ~ straddle trench 跨沟厕 / ~ surface 平地厕
prize *n*. 捕获，捕获物，奖金，奖品，赠品 *a*. 得奖的，第一流的 *v*. 捕获，珍视，珍藏
PRL plasma prolactin 血浆催乳素 / Prolactin 泌乳素；催乳素
PRL，Prl prolactin 泌乳素，催乳激素
PRM Paromomycin 巴龙霉素 / personal radiation monitor 个人用辐射检测器 / phosphoro-ribomutase 磷酸核糖变位酶 / preventive medicine 预防医学
PRM-TC pyrolidinomethyltetracycline 吡咯烷甲基四环素（抗菌素）
PRN phenyl-toloxamine 苯基甲氧苯胺
prn pro nata［拉］必要时，偶尔
prna particle ribonucleic acid 粒性核糖核酸
pro *ad*. 正面地 *n*. 赞成者 *prep*. 为了，按照 ‖ ~ and con *ad*. 赞成与反对 *v*. 辩论 *n*. 赞成者
pro prophylactic 预防性的 / probation 检验，鉴定 / proceed 进行，继续 / profession 职业 / professional 职业的；专业的 / protein 蛋白质 / prothrombin 凝血酶原
PRO procarbazine hydrochloride 盐酸异丙嗪 / Public Record Office 公共档案局 / Public relations officer 对外联络员，公共人员
pro-；prou-［拉；希 pro before 在前］［构词成分］前，初，先，早；原，前（化学用语）
pro auribus［拉］（简作 pr aur）两耳用
pro dos pro dosi［拉］用作一次量
pro dosi［拉］（简作 pro dos，pd）用作一次量
pro inj hypod pro injectione hypoderma［拉］皮下注射用
pro inj intram pro injectione intramusculari［拉］肌肉注射
pro inj intrav pro injectione intravenosa［拉］静脉注射用
pro injectione hypoderma［拉］（简作 pro inj hypod）肌肉注射
pro injectione intramusculari（简作 pro inj intram）肌肉注射
pro injectione intravenosa（简作 pro inj intrav）静脉注射用
pro mille［拉］（简作 pm）千分之一
pro nata［拉］（简作 prn）必要时，偶尔
pro oculis［拉］（简作 pr ocul）两眼用
Pro OH hydroxyproline 羟脯氨酸
pro rat aet pro ratione aetatis［拉］按照年龄
pro ratione aetatis［拉］（简作 p rat act，pro rat aet）年龄比例
pro re nata［拉］（简作 p.r.）需要进，必要时
pro recto（简作 pro rect）经由直肠
pro tempore（简作 pro tem；Pt）暂时的，当时的
pro urthra（简作 pro ureth）经尿道
pro uso interno（简作 por us int）外用
pro usu externo（简作 pro ux ex）外用
pro vagin provagina［拉］经阴道
proaccelerin *n*. 前加速因子；［凝血］第五因子
pro-actinium；rotactinium *n*. 镤（91 号元素）
Proactinomyces *n*. 原放线菌属
Proactinomycin *n*. 原放线菌素（获自 Nocardia gardneri，有 A、B、C 等）
proactivator *n*. 前活化剂，前致活剂
proactive inhibition（简作 PI）前主动抑制（心理学术语）
proadifen hydrochloride 盐酸普罗地芬，盐酸双苯戊二氨酯，盐酸双苯戊酸二乙氨乙酯
proagglutinoid *n*. 强力类凝集素
proal *a*. 向前运动的
proala *n*. 前翅 ‖ ~ coriacea 复翅 / ~ crustacea 鞘翅
proamnion *n*. 前羊膜
proanoic acid 丙酸
pro-antigen *n*. 前抗原
pro-antithrombin *n*. 前抗凝血酶，抗凝血酶原
proarrhythmia *n*. 前心律失常
proarrhythmic *a*. 前心律失常的
proatagladin F1α（简作 PGF1α）前列腺素 F1α
proatagladin F2α（简作 PGF2α）前列腺素 F2α
proatagladin F3α（简作 PGF3α）前列腺素 F3α
proatlas *n*. 前环椎
proazamine；promethazine；phenergan 普鲁米近，异丙嗪，二甲氨丙基吩噻嗪（抗组胺药）
Prob probability 可能性，机率，概率 / probable 大概，也许
probabilistic information processing（简作 PIP）概率信息处理
probability（简作 Prob，PI）*n*. 可能性，可能的结果，或有，概率，机率 ‖ ~ density function（简作 PDF）概率密度函数 / ~ distribution analyzer（简作 PDA）概率分布分析器 / ~ generating function（简作 PGF）概率生殖机能 / ~ of precipitation（简作 PoP）沉淀概率 / ~ of survival（简作 pos）存活概率，生存概率
probable（简作 Prob）*a*. 可能的，大概的，也许 *n*. 很有可能的事 ‖ ~ error（简作 pe）允许误差 / ~ error（简作 PE）概率误差，公算误差 / ~ vascular dementia（简作 PVD）可能的血管性痴呆
probably *ad*. 很可能，大概
probacteriophage；prophage *n*. 前噬菌体
proband［德］；**proposits** *n*. 渊源人，基人，先证者（指某一疾病最早罹患的人）
probang *n*. 除鲠器，食管探子 ‖ ~ ball 球头除鲠器 / ~ bristle；horse hair ~ 马鬃除鲠器 / ~ expanding 伞形除鲠器 / ~ horse hair 马鬃除鲠器 / ~ pharyngeal 咽除鲠中，食管除鲠器 / ~ sponge 海绵除鲠器 / ~ umbrella；expanding ~ 伞形除鲠器
pro-banthin；propantheline bromide *n*. 普鲁本辛，溴化丙胺太林
pro-banthine *n*. 普鲁本辛，丙胺太林
probarbital *n*. 异丙巴比妥钙 ‖ ~ calcium 异丙巴比妥钙 / ~ sodium 异丙巴比妥纳
probation（简作 pro）*n*. ①审辨，试验，鉴定 ②试用，见习，探子，探针 ‖ ~ Amussat's 阿谬萨氏探子，碎石术探子 / ~ Anel's 阿内耳氏探子（泪点及泪管用）/ ~ aural 耳探子 / ~ blunt 钝头探 / ~ Bowman's 鲍曼氏探子（鼻泪管用）‖ ~al，~ary *a*. 试用的，预备期的
probationer *n*. 见习生，实习护士
probative *a*. 提供试验的，证明的，检验的，鉴定的
probe *v*. 探查，刺探 *n*. 探查，探针，探索 ‖ lacrimal ~ 泪管探子 / uterine ~ 子宫探子
probe *n*.《探索》（英国牙科杂志）
probenecid；p-（dipropylsulfamyl）benzoic acid；benemid *n*. 羟苯磺丙胺，羟苯磺胺，丙磺舒，丙苯尼西德，对－（十丙磺酰氨基）苯甲酸
probes，Brackett's 布莱克特氏银探子 ‖ ~ bullet 检弹探子 / ~

capillary; capillary sound 毛细探子 / ~ curved 弯探子 / ~ drum 发音探子 / ~ electric, telephonic ~ 电[发]音探子 / ~ eyed 有孔探子 / ~ fine 细探子 / ~ Fluhrer's 费路勒氏探子(脑枪伤探子) / ~ Girdner's 格德纳氏探子(电探子探深部内子弹) / ~ gold pointed 金尖探针 / ~ grooved 有沟探子 / ~ lacrimal 泪管探子 / ~ Lente's 伦特氏探子,硝酸银球头探子 / ~ Lilienthal's 李连塔尔氏探子(检弹) / ~ Lucae's 路卡氏[按摩]探子 / ~ meerschaum 海泡石探子(检铅弹) / ~ myrtle-leaf shaped 桃金娘叶[形]探子 / ~ Nelaton's 内拉通氏探子,缶头探子(瓷顶端的子弹探子) / ~ nerve 神经探子,髓探子 / ~ periodontal 牙周探子 / ~ Playfair's uterine 普累费尔氏子宫探子 / ~ pocket 袋探子 / ~ scissors 长剪探子 / ~ screw 螺旋探子 / ~ silver 银探子 / ~ telephonic; electric ~ 电[发]音探子 / ~ uterine 子宫探子 / ~ vertebrated 有节探子 / ~ wire 铢探子,钢丝探子

probit ***n***. 概率单位

probity ***n***. 诚实,正直,廉洁

problem ***n***. 问题,难题 ***a***. 成为问题的,难对付的 ‖ ~ oriented system (简作 POS) 病史问题定列式系统 / ~ solving information (简作 PSI)解决问题的资料

problematic(al) (简作 Pr) ***a***. 有问题的,可以的,未决定的,疑难的

Problem-Oriented Medical Record (简作 POMR) 神经状态特征

proboscis ***n***. 吻,喙(昆虫) ‖ ~ cavity 吻腔 / ~ sheath 吻鞘

proboscypedia ***n***. 口器足,口器易足现象

Probstmayria vivipara (**Probstmayr**)胎生普氏线虫(隶属于线虫纲 Nematoda)

Probucol ***n***. 普罗布考,丙丁酚

Proc procdure 操作,手续,步骤,过程,程序

Proc Amer Soc Biol Chem Proceedings of the American Society of biological Chemists 美国生物化学家学会会报

Proc Natl Acad Sci USA Proceedings of the National Academy of Scinences of the United States of America 美国国家科学院院报

Proc SOC Exp Biol Med Proceedings of the Society for the Experimental Biology and Medicine 实验生物学与实验医学会会报

procainamide ***n***. 普鲁卡因(酰)胺

procaine ***n***. 普鲁卡因,奴佛卡因 ‖ ~ amide hydrochloride 盐酸普鲁卡因酰胺 / ~ borate 硼酸普鲁卡因 / ~ hydrochloride; novocain 盐酸普鲁卡因,奴佛卡因 / ~ merethoxylline 乙氧汞林普鲁卡因(利尿剂) / ~ nitrate 硝酸普鲁卡因 / ~ penicillinG 普鲁卡因青霉素 G / ~-aluminiu monostearinsaure [德] (简作 PAM) 硬脂酸铝普鲁卡因青霉素油剂

procallus ***n***. 前驱胼胝,胼胝前肉芽组织

procambium ***n***. 前形层,前新生层

procan ***n***. 盐酸普鲁卡因胺

Procapra gutturosa (**Pallas**)黄羊(隶属于牛科 Bovidae)

Procapra picticaudata (**hodgson**)藏原羚(隶属于牛科 Bovidae)

procarbazine (简作 PCZ) ***n***. 普鲁苄肼,甲苄肼,异丙基甲 氨酰苄基甲肼(抗肿瘤药)

procarbazine hydrochloride (简作 PRO)盐酸异丙嗪

procarbazinum (简作 PCB) ***n***. 甲[基]苄肼

procarboxypeptidase ***n***. 前羧[基]肽酶

procarcinogen ***n***. 前致癌物

Procardia ***n***. 硝苯一平,硝苯啶

procarp [希 pro before + karpos flower] ***n***. 囊果(红藻或菌类的雌生殖器)

procaryon ***n***. 原核

procaryosis ***n***. 原核状态

procaryotae ***n***. 原核生物界

procaryote ***n***. 原核生物(指细菌)

procatarctic; predisposing ***a***. 素因性的

procatarxis [德; 希 prokatarxis a first beginning] ***n***. 素因,素质

procedure (简作 Proc) ***n***. 程序,行为,方法,操作,步骤,手续 ‖ ~ membrane-filter 薄膜过滤法

proceed (简作 pro) ***v***. 前进,进行,着手(进),开 始,起诉 ‖ ~ from ... 出自,由……产生 / ~ (up) on ... 根据…… / ~ to ... 着手,进行

proceeding (简作 pr) ***n***. 程序,进行,行动 (pl.) 记录,会议录 ‖ ~ of clinical meetings (简作 PCM) 临床讨论会程序 / ~ of the Royal Society of Medicine (简作 Proc Roy Soc Med) 皇家医学会会报 / ~ of the Royal Society of Medicine (简作 PRSM) 《皇家医学会纪事》(英国杂志)

Proceedings of the American Diabetes Association (简作 PADA) 《美国糖尿病协会会议录》(杂志名)

Proceedings of the American Pharmaceutical Association (简作 PAPA) 《美国药学协会会议录》(杂志名)

Proceedings of the American Society of biological Chemists (简作 Proc Amer Soc Biol Chem) 美国生物化学家学会会报

Proceedings of the Annual Conference on Engineering in Medicine and Biology (简作 PACEMB)医学和生物学工程年会会议录

Proceedings of the Central Society for Clinical Research (简作 PCSCR)临床研究总会会报

Proceedings of the Helminthological Society (简作 PHS)蠕虫学学会会报

Proceedings of the National Academy of Sciences (简作 PNAS)全国科学院会议录

Proceedings of the National Academy of Scinences of the United States of America (简作 Proc Natl Acad Sci USA) 美国国家科学院院报

Proceedings of the Royal Society, London (简作 PRS) 《伦敦皇家会刊》(杂志名)

Proceedings of the society for Experimental Biology and Medicine (简作 PSEBM)实验生物学与医学学会会报

Proceedings of the Society for the Experimental Biology and Medicine (简作 Proc soc Exp Biol Med)实验生物学与实验医学学会会报

proceeds ***n***. (复)收入,收益

procellular ***a***. 前细胞的

procelous ***a***. 前凹的

procentriole ***n***. 原虫心粒

procephalic ***a***. 头前部的 ‖ ~ antennae 小触角,第一触角 / ~ lobe 原头叶

procephalon ***n***. 原头

Proceras venosrum (**Walker**)高粱条螟(隶属于螟蛾科 Pyralidae)

Procercoid ***n***. 前尾蚴,原尾呦

procerebral lobe 前脑叶

procerebral segment 前脑节

procerebrum ***n***. 前脑

Procerovum ***n***. 前角囊吸虫属

procerus [拉]; **musculus depressor glabellae** ***n***. 降眉间肌

process [拉 processus] ***n***. 过程,处置法,程序,突(起)病变,作用 ***v***. 处理,加工,起诉 ***a***. 经过加工的 ‖ ~ accessory 附属过程(原肠形成) / ~ acromion; acromion 肩峰 / ~ activation; bio-aeration 生物曝气法 / ~ adtevac 干血浆制备法 / ~ of active inhibition 主动抑制过程 / ~ of incus 砧骨突 / ~ of inhibition 抑制过程 / ~ of intercentral inhibition 中枢间抑制过程 / ~ of internal inhibition 内抑制过程 / ~ of malleus 锤骨突 / sucker ~ 吸盘,吸足 / vermiform ~ 蚓突(阑尾) / xiphoid ~ 剑突 / ~ Biochemistry (简作 PB) 《生物化学进程》(杂志名) / ~ gas analyzer (简作 PGA) 程序气体分析仪 / ~ input output (简作 PIO) 程序输入输出 / ~ specification (简作 Pr Spec) 操作说明

processes angular, external and, internal 内角突及外角突 ‖ ~ apex; apical ~ 尖突(锥体细胞) / ~ auditory 耳道突(外耳道骨性部) / ~ axis-cylinder; axon 轴突,轴素 / ~ basilar; pars basilaris (ossis occipitalis) 底部(枕骨) / ~ Beccari 贝卡里氏拉场处理法(利用细菌性发酵还原法) / ~ belemnoid; styloid ~ 茎突 / ~ birth 产程,分娩过程 / ~ Blumenbach's uncinate ~ 布路门巴赫氏 突,钩突(筛骨) / ~ capitular 小头突(椎骨) / ~ caudate 尾状突(肝) / ~ chronic adhesive 慢性黏性病变 / ~ Civinini's 契维尼尼氏突,翼棘突(蝶骨) / ~ clavate 棒状体 / ~ compensatory 代偿过程 / ~ conoid 锥状突(锁骨) / ~ coronoid (of mandible) 下颌骨冠突 / ~ coronoid (of ulna) 尺骨喙突 / ~ correlated 相关过程 / ~ costal 肋突(颈椎) / ~ cubital 肋突 / ~ deep 深突(颌下腺) / ~ Deiters'; axis-cylinder ~ 代特氏突,轴突,轴索 / ~ dendritic 树状突 / ~ dental; xiphoid ~ 牙槽突 / ~ descending 降突 / ~ dry 干处置法(片剂) / ~ embryogenetic 成胚过程 / ~ ensiform; xiphoid ~ 剑突 / ~ epiphysial 骺 / ~ ethmoid 筛突(下鼻甲) / ~ excitation; excitatory ~ 兴奋过程 / ~ of extinction 消退过程 / ~ facial 面突 / ~ fission 分裂过程 / ~ floccular 绒球(小脑) / ~ folian; ~ of Folius; processus anterior mallei(Folii)锤骨长突 / ~ frontonasal; nasofrontal ~ 额鼻突 / ~ frontosphenoidal 额蝶突 / ~ funicular 精索突 / ~ globular 球状突(胚) / ~ glossolhyal 舌骨舌突 / ~ Gottstein's bassal 果特斯坦氏基底突(连接螺旋器基础膜与外毛细胞间的细突) / ~ Gower's intermediate 高尔斯氏中间突,脊髓侧角 / ~ hamate; uncinate ~ 钩突 / ~ hamular 钩突(翼突钩,泪骨钩) / ~ head; notochordal plate 头突 / ~ Hickman molecular distillation 希克曼氏分子蒸馏法 / ~ of incus long 砧骨长突 / ~ inferior articular 下关节突(椎弓) / ~ inferior tegmental tympanic 鼓盖下突(颞骨) / ~ infraorbital 眶下突(颧骨) / ~ infundibular 漏斗突(垂体的神经部) / ~ of inhibition 抑制过程 / ~ of intercentral inhibition 中枢间抑制过程 / ~, of internal inhibition 内抑制过程 / ~ intrajugular 颈静脉间突 / ~ lyophile 亲水处置法(冻血浆真空干

燥法）／ ~ MacLachlan's 麦克拉伦氏处置（二氧化硫处理淤渣液）／ ~ malar 颧突（上颌骨）／ ~ of malleus, anterior 锤骨前突／ ~ of malleus, lateral 锤骨外侧突／ ~ of malleus, long 锤骨长突／ ~ of malleus short 锤骨短突／ ~ of malleus slender 锤骨长突／ ~ of mandible, coronoid 下颌突喙突／ ~ mandibular 下颌突／ ~ maxillary 上颌突／ ~ maxillary palatal 上颌骨腭突／ ~ mental; protuberantia mentalis 颏隆凸／ ~ muscular 肌突（杓状软骨）／ ~ nasal 鼻突／ ~ nasal, lateral 侧鼻突（胚）／ ~ nasal, median 中鼻突（胚）／ ~ nasofrontal; frontonasal ~ 额鼻突／ ~ nervous 神经过程／ ~ notochordal; head ~ 脊索突，头突／ ~ odontoblastic; Tomes's fibers 成牙质细胞突，托姆斯氏纤维／ ~ odontoid 齿突［尖］（枢椎）／ ~ olecranon; olecranon 鹰嘴／ ~ olivary 鞍结节／ ~ opercular 岛盖突／ ~ palate 腭突／ ~ palatine lateral palatine ~ 腭突（胚）／ ~ palatine lateral 腭突（胚）／ ~ palpebral; inferior lacrimal gland 泪腺睑部，下泪腺／ ~ pathological 病突／ ~ petrosal 岩突／ ~ phalangeal 指突（螺旋器） ~ photochemical 光化作用／ ~ physiological 生理过程／ ~ postauditory 耳后突（颞骨）／ ~ postglenoid 关节盂后突（颞骨） ~ pre-distillation 预蒸馏法／ ~ progressive 进行性过程／ ~ protoplasmic; dendrite 树［状］突／ ~ psychical 心理过程／ ~ quartering 四等分法／ ~ Rau's; ravian ~ 劳氏突（锤骨长突）／ ~ regenerative 再生作用／ ~ retromandibular 下颌后突（腮腺）／ ~ Riedel's 肝附垂叶／ ~ septal; short ~ 短突（锤骨，砧骨）／ ~ sphenomaxillary 蝶上颌突／ ~ Steida's; rocessus posterior tali 施提达氏突，距骨后突／ ~ subgerminal 胚下突／ ~ sucker; sucker foot 吸盘，吸足／ ~ sulcate 有沟突（腭骨） ~ superior articular 上关节突／ ~ superior vermiform 上蚓部（小脑）／ ~ synthetic 合成法／ ~ Todd's; Scarpa's fascia 托德氏突，斯卡帕氏筋膜／ ~ Tomes'托姆斯措突（釉质细胞突）／ ~ of ulna, coronoid 尺骨喙突／ ~ unciform; uncinate ~ 钩突／ ~ Vaginal 鞘突／ ~ vermiform 阑尾／ ~ vertebral 椎骨突／ ~ zygomatic 颧突

Processidae ***n***. 异指虾科（隶属于异指虾总科 Processoidea）

processing ***n***. ［硬化热］处理［牙］

processing and display system（简作 PDS）处理及显示系统

procession ***n***. 行进，行列，队伍 ***v***. 队伍行进，在队伍中行进

Processoidea ***n***. 异指虾总科（隶属于腹胚亚目 Pleocyamata）

processomania［pracessus＋希 mania madness］***n***. 诉讼狂

processor controller（简作 PC）信息处理机控制器

process-schizophrenia ***n***. 进行型精神分裂症，衰败型精神分裂症

processus（复 processus）［拉；德］***n***. 突 ‖ ~ accessorius（vertebrarum lumbalium）副突（腰椎）／ ~ alae parvae; ~ clinoidus anterior 小翼突／ ~ alaris(ossis ethmoidalis); ala cristae galli 筛骨翼突，鸡冠翼／ ~ alaris ossis frontalis 额骨翼突／ ~ alinasalis 鼻侧突，鼻翼突／ ~ alveolaris(mallei)(Folii)［上颌］牙槽突，齿槽突／ ~ anconaeus 钩突／ ~ angularis 角突／ ~ anteriol（mallei）(Folii)［锤骨］前突／ ~ articularis 关节突／ ~ articulares inferiores(vertebrarum) 椎骨下关节突／ ~ articulares superiores(vertebrarum) 椎骨上关突／ ~ articularis; ~ condyloideus 关节突／ ~ articularis. superior（ossis sacri）骶骨上关节突／ ~ ascendens 外突／ ~ axialis 轴突／ ~ basalis 基突／ ~ basipterygoideus 翼基突／ ~ brevis; ~ lateralis（mallei）短突／ ~ calcanealis 跟突／ ~ candatus（hepatis）［肝］尾状突／ ~ ciliaris 睫状突，纤毛突／ ~ clinoideus; clinoid process 鞍突／ ~ clinoideus anterior; ~ alae parvae 鞍前突，小翼突／ ~ clinoideus medius; ~ sellae me-dius 鞍中突／ ~ clinoideus posterior; ~ dorsi sellae 鞍后突，鞍背突／ ~ cochleariformis 匙突／ ~ condyloideus 髁状突／ ~ condyloiseus mandibulae; ~ condylarismandibulae 关节突／ ~ coracoideus 喙突／ ~ coracoideus scapularis 肩胛骨喙突／ ~ coronoideus mandibrlae 下颌骨冠突／ ~ coranoideus 尺骨喙突／ ~ costarius（vertebrae）椎骨肋突／ ~ cuneiformes 楔状突／ ~ dorsi sellae; ~ clinoideus posterior 鞍后突，鞍背突／ ~ e cerebello ad medullam; restiform bodies 小脑下脚，绳状体／ ~ e cerebello ad bontem 脑桥臂，小脑中脚／ ~ e cerebello ad testes 结合臂，小脑上脚／ ~ ensiformis 剑突／ ~ epioticus 耳上突／ ~ epipubicus 耻骨上突／ ~ ethmoidalis（conchae nasalis inferioris）下鼻甲筛突／ ~ falciformis 镰突／ ~ ferreini; pyramid of Ferrein［髓质］辐射部（肾），费蓝氏锥体／ ~ frontalis（maxillae）上颌额突／ ~ frontosphenoidalis（ossis zygomatici）; ~ frontalis（ossis zygomatici）［颧骨］额蝶突／ ~ gracilis; ~ anterior（mallei）(Folii)［锤骨］长突／ ~ of lngrassias; ala parva（ossis sphenoidalis）英格拉西阿氏突，蝶骨小翼／ ~ intrajugularis（ossis occipitalis）枕骨颈静脉间突／ ~ intrajugularis（ossis temporalis）颈骨颈静脉间突／ ~, jugularis 颈静脉突／ ~, lacrimalis 泪突／ ~ lateralia（mallei）; ~ brevis 锤骨外侧突，短突／ ~ lateralis tali 距骨外侧突／ ~ lateralis tuberis calcanei 跟结节外侧突／ ~ lenticularis 豆状突（砧骨）／ ~ longus; ~ anterior mallei（Fclii）锤骨长突／ ~ majores; ~ clilares 大突，睫状突／ ~ mammillaris; 乳状突（腰椎）／ ~ marginalis（ossis zygomatici）颧骨缘突／ ~ mastoideus; mastoid process 乳突／ ~ maxillaris（conchae nasalis inferioris）［PN -A］［下鼻甲］上颌突／ ~ maxillopalatinus 颌腭突／ ~ medialis tuberis calcanei 跟结节内侧突／ ~ minores; plica ciliares 小突（睫状），睫状襞／ ~ muscularis(cartilaginis arytaenoidese)［杓状软骨］肌突／ ~ neuralis 髓突／ ~ orbitalis 眶突／ ~ palatinus(maxilae)［上颌］腭突／ ~ papillaris 乳头突／ ~ paramastoideus 乳头旁突／ ~ posterior tali 距骨后突／ ~ pterygoideus 翼突／ ~ pterygospinosus 翼棘突／ ~ pyramidalis（ossis palatini）［腭骨锥突］／ ~ Ravii 锤骨长突／ ~ reticularis; formatio reticularis 网状结构／ ~ retroarticularis 关节后突（颞骨）／ ~ retromandibularis（glandulae parotidis）［腮腺］下颌后突／ ~ scapularis 肩胛突／ ~ sellae medius; ~ clinoideus medius 鞍中突／ ~ sphenoidalis 蝶突／ ~ sphenoidalis septi cartilaginei 隔背软骨蝶突／ ~ spinosus 棘突／ ~ styloideus 茎突／ ~ supracondyloideus（humeri）［肱骨］髁上突／ ~ suprasternalis 胸骨上突／ ~ temporalis 颞突／ ~ transversus 横突／ ~ trochlearis 滑车突／ ~ uncinatus 钩突，剑突／ ~ vaginalis 鞘突／ ~ vaginalis peritonaei 腹膜鞘突／ ~ vaginalis tesis 睾丸鞘突／ ~ vermiformis; appendx vermiformis 蚓突，阑尾／ ~ vocalis（vocal）process 声带突／ ~ xiphoideus; xiphoid process; ensiform process 剑突，剑状软骨／ ~ zygomaticus(maxillae)［上颌］颧突／ ~ zygomaticus(ossis frontalis)［额骨］颧突／ ~ zygomaticus（ossis temporalis）［颞骨］颧突

procheilon［pro-＋德；希 cheilos lip］; **labial tubercle** ***n***. 唇尖，唇结

Prochlorophyta ***n***. 原绿藻门

prochlorperazine ***n***. 甲哌氯丙嗪

Prochlorperazine; Prochlorpemazine ***n***. 普鲁氯哌嗪，氯甲哌嗪基丙基吩噻嗪（安定药）

prochondra ***a***. 软骨形成前的

prochondral ***a***. 软骨形成前的

prochordal ***a***. 脊索前的

prochoresis［希 prochoresis advance-ment］***n***. 推进［运动］（食物）

prochorion ***n***. 前绒毛，原绒毛膜

prochownick's diet［Ludwig 德产科医师 1851—1923］普罗霍规尼克饮食（产前节食饮食）‖ ~ method 普罗霍规尼克氏法（新生儿人工呼吸法）

prochromatin ***n***. 前染色质，前核染质

prochromcsome ***n***. 前染色体

prochromocentric heterochromatin ***n***. 前染色中心的异染色质

prochromosome ***n***. 前染色体

prochromsome ***n***. 前染色体

prochymosin; renninogen ***n***. 前凝乳酶，凝乳酶原

procident［拉 procidens falling forward］***a***. 脱垂的，下垂

procidentia ***n***. ①背中突（膜翅雄虫）②脱垂，下垂 ‖ ~ uteri 子宫脱垂

Procinonide ***n***. 普西奈德，肤轻松丙酯

proclaim ***v***. 宣布，声明，表明，显示，公布，宣告，表明

proclamation ***n***. 公布，公告，布告，声明

proclivity ***n***. 癖性，倾向

procoagulant ***a***. 促凝血的 ***n***. 前凝血质

Procoele ***n***. 原体腔

procoelia［pro-＋德；希 kailia hollow］; **lateral ventricle of the brain** ***n***. 侧脑室

procoelous ***a***. 前凹的 ‖ ~ centrum 前凹椎体／ ~ vertebra 前凹椎体

procollagen ***n***. 原胶原 ‖ ~ C-endopeptidase 原胶原 C 端肽链内切酶／ ~ C-proteinase 原胶原 C 端蛋白酶，原胶原 C 端肽链内切酶

procollagen galactosyltransferase 原胶原半乳糖基转移酶

procollagen glucosyltransferase 原胶原葡萄糖基转移酶

procollagen N-endopeptidase 原胶原 N 端肽链内切酶

procollagen N-proteinase 原胶原 N 端蛋白酶，原胶原 N 端肽链内切酶

procollagen peptidase 原胶原肽酶

pro-collagen pepties（简作 PIIIP）原胶原肽

procollagen-lysine 5-dioxygenase 原胶原-赖氨酸 5-双（加）氧酶

procollagen-proline 3-dioxygenase 原胶原-脯氨酸 3-双（加）氧酶

procollagen-proline dioxygenase 原胶原-脯氨酸双（加）氧酶

proconceptive ***a***. 助（受）孕的 ***n***. 助孕药（剂）

proconvertin; factor VⅡ ***n***. 前转化素，［凝血］第七因子

procrastinate ***v***. 拖延，耽搁，因循 ‖ procrastination ***n***.

procreate［拉 procreare tobeget］***n***. 生殖，生育 ***v***. 生育，生殖，产生

procreation［拉 procreatio］***n***. 生殖，生育

procreative ***a***. 能生殖的，生育的

procrit ***n***. 重组人红细胞生成素

procrocystotomy ***n***. 直肠膀胱切开术

proct-; procto-直肠,肛部
proctagra *n*. 肛部痛
proctalgia *n*. 肛门闭锁
proctalgia *n*. 肛部痛 ‖ ~ fugax 痉挛性肛部痛
proctatresia *n*. 肛门闭锁
proctatrisia *n*. 肛门闭锁
proctectasia *n*. 直肠扩张
proctectasis *n*. 直肠扩张
proctectomy *n*. 直肠切除手术
proctenclisis *n*. 直肠狭窄
proctenrysis *n*. 直肠扩张术
procteurynter *n*. 直肠扩张器
procteurysis *n*. 直肠扩张手术
proctiger *n*. 载肛突
proctitis *n*. 直肠炎 ‖ ~ dysenteric 痢疾性直肠炎 / ~ epidemic gangrenous; bicho; carib 流行性坏疽性直肠炎 / ~ gummatous 树胶肿性直肠炎 / ~ mucous 黏液性直肠炎 / ~ purulent 脓性直肠炎 / ~ tuberculous 结核性直肠炎 / ~ ulcerosa 溃疡性直肠炎
procto-; proct-[希][构词成分] proktos rectum 肛门,直肠
proctoelytroplasty *n*. 直肠阴道成形术
proctocele; rectocele *n*. 直肠突出 ‖ ~ vaginal 阴道内直肠突出
proctoclysis *n*. 直肠滴注(法)
proctococcypexy[procto- + 德; 希 kokkyx coccyx + pexis fixation] *n*. 直肠尾骨固定术
proctocolectomy *n*. 直肠结肠切除术
proctocolitis *n*. 直肠结肠炎
proctocolonoscopy *n*. 直肠结肠镜检查
proctocolpoplasty *n*. 直肠阴道瘘成形术
proctocystoplasty *n*. 直肠膀胱成形
proctocystotome *n*. 直肠膀胱刀
proctocystotony *n*. 直肠膀胱切开术
proctodaeal invagination *n*. 肛道内陷
proctodaeal pit *n*. 肛道窝
proctodaeal valve *n*. 肛道瓣
proctodeum[procto- + 德; 希 hodaiospertainig- to a way]; **procto-daeum** *n*. 肛道
proctodone *n*. 前后肠激素(昆虫)
proctodynia *n*. 肛部痛
proctofoam-HC *n*. 气溶胶泡沫-HC
proctogenic *a*. 直肠性的
Proctolaelaps pygmaeus (Mu ller)矮肛厉螨(隶属于蠊螨科 Blattisocidae)
proctologic *a*. 直肠病学的
proctologist(简作 PR) *n*. 直肠病学家
proctology(简作 PR) *n*. 直肠病学
proctomenia *n*. 直肠代偿月经
proctoparalysis *n*. 直肠(肛门)麻痹
proctoperineoplasty *n*. 直肠会阴成形术
proctoperineorrhaphy; proctoperineoplasty *n*. 直肠会阴缝术,直肠会阴成形术
proctopexy *n*. 直肠固定术
proctophobia *n*. 直肠病者恐怖
proctoplasty *n*. 直肠成形术
proctoplegia; proctoparalysis *n*. 直肠[肛门]麻痹
proctopolypus *n*. 直肠息肉
proctoptoma *n*. 直肠脱垂,脱肛
proctoptosia *n*. 直肠脱垂,脱肛
proctoptosis *n*. 直肠脱垂,脱肛
proctor *n*. 代理人,监督者
proctorrhagia *n*. 直肠出血
proctorrhaphy[procto- + 德; 希 rhaphe seam] *n*. 直肠缝术
proctorrhea *n*. 肛液溢
proctoscope *n*. 直肠镜 ‖ ~ Tuttle's 塔特耳氏直肠镜,电光直肠镜
proctosigmoid *n*. 直肠乙状结肠
proctosigmoidectomy *n*. 直肠乙状结肠切除术
proctosigmoiditis *n*. 直肠乙状结肠炎
proctosigmoidopexy *n*. 直肠乙状结肠固定术
proctosigmoidoscope *n*. 直肠乙状结肠镜
proctosigmoidoscopy *n*. 直肠乙状结肠镜检查
proctospasm *n*. 直肠痉挛
proctostasis *n*. 直肠积粪
proctostat *n*. 直肠用镭器,直肠施镭器
proctostenosis *n*. 直肠狭窄
proctostomy *n*. 直肠造口术
proctotokography *n*. 直肠子宫收缩描记术
proctotome *n*. 直肠刀
proctotomy; rectotomy *n*. 直肠切开术 ‖ ~ external 直肠外切开术 / ~ internal 直肠内切开术 / ~ linear 直肠直线切开术
proctotoreusis[procto- + 希 toreusis boing] *n*. 锁肛穿孔术
proctotresia *n*. 锁肛穿孔术
proctovalvotomy *n*. 直肠瓣切开术
procubitus *n*. 中脉
proculiform *n*. 杯形
procumbent *a*. 平伏的
procurable *a*. 可获得的
procuran; decamethonium iodide *n*. 碘化十碳铵,碘化十烃双铵
procuration *n*. 获得,代理,委任
procure *v*. (努力)取得,(设法)获得,实现,完成 ‖ ~ment *n*. 获得的条件
procursive[拉 procursivus] *a*. 前奔的
procurvation[拉 procurvare to bend forward] *n*. 前弯,前屈
procuticle *n*. 前表皮
procyclidine hydrochloride 盐酸丙环定
Procyclidine; 1-cyclchcxyl-1-phenyl-3-pyrrolid-inopro-panol *n*. 普环啶(副交感神经阻滞药)
Procyonidae *n*. 浣熊科(隶属于食肉目 Carnivora)
prod *v*. 针刺,刺戳,刺激起,惹起
prodigal *a*. 浪费的,挥霍的,不吝啬的,丰富的
prodigality *n*. 浪费,挥霍,丰富,慷慨
prodigiosin *n*. 灵杆菌素
prodigious *a*. 庞大的,巨大的,异常的 ‖ ~ly *ad*.
prodigy *n*. 奇迹,奇才,不凡的人,奇观,预兆
prodissoconch *n*. 胚壳
prodloic acid 普罗度酸,丙哚乙酸
prodroma(复 prodromata)[希] *n*. 前驱症状,序论
prodromal *a*. 前驱症状的
prodrome[拉 prodromus; 希 prodromos forerunning] *n*. 前驱症状
prodromic; prodromous; prodromal *a*. 前驱的
prodromus(复 prodromi) *n*. 前驱症状
pro-drug *n*. 前体药物,药物前体,潜药
produce *v*. 制造,产生,引起,提出 *n*. 产品,产量,成果
producer *n*. 制造者,生产者,制片人,发生器
producing ectopia hormone syndrome(简作 PES) 异位内分泌综合征
product *n*. ①产物、产品、生成物,成果 ②[乘]积 ‖ ~ adaptation; reaction substance 适就产物,反应质 / ~ addition 加成产物(二物加在一起所成) / ~ anaphylactic reaction anaphylactin 过敏性反应产物,过敏素 / ~ assimilation 同化产物 / ~ cleavage 分解产物,分裂产物 / ~ of combustion 燃烧产物 / ~ condensation 缩合物 / ~ end 最终产物 / ~ fission 核裂产物 / ~ hemolytic; hemolysate 溶血产物 / ~ of metabolism 代谢产物 / ~ milk 乳制品 / ~ solubility; precipitation value 溶解度[乘]积 / the ~ of... and (times)...the...x..., ……与……的乘积, ……乘……的积
Product capture 产物捕捉
product of antigen recognition(简作 PAR) 抗原识别产物
production *n*. 产生,生成,生产,产品,作品 ‖ ~ heat 产热,热产生 / ~ pair 离子偶产生 / ~ rate 生产率
productive *a*. 产出性的,生产性的,生产的,有效验的,生痰的,分泌黏液的 ‖ ~ly *ad*.
productivity *n*. 生产力,生产率,多产,丰饶 ‖ ~ quotient (简作 PQ) 生产力商
products, vaughan' split 伏恩氏分裂产物
products; spallation *n*. 散裂衣物 ‖ ~ substitution 取代产物
proecdysis *n*. 蜕皮前期
proem *n*. 序言,开端 ‖ ~ ial *a*. 前驱的,前奏的
proembryo *n*. 前胚(植物)
proencephalon; prosencephalon *n*. 前脑
proencephalus[pro- + 希 enkephalos brain] *n*. 裂额露脑畸胎
proenzyme; zymogen *n*. 前酶,酶原
proeotia; proiotia *n*. 性早熟,性机能发育过早
proepimeron *n*. 前胸后侧片(蜻蜓目)
proepisternum *n*. 前胸前侧片(蜻蜓目)
proerythroblast *n*. 原成红细胞,原(始)红细胞
proerythrocyte *n*. 前红细胞
proescher's oil red-pyridine stain 普勒施尔氏油红吡啶染剂(染类脂)
proesterase *n*. 前酯酶,前酶原
proestrogen *n*. 前雌激素[类]
proestrum *n*. 动情前期
proestrus[pro- + 拉 oestrus](简作 P-EST) *n*. 动情前期

proetz position［Arthur W. 美耳鼻喉科学家 1888 生］普雷茨氏卧位(仰卧,头部过度伸展) ‖ ~ treatment 普雷茨氏疗法,阴压置换法
Proetz's test 普雷茨试验
profadol hydrochloride 盐酸普罗法朵,盐酸甲丙吡酚
-profen［构词成分］-洛芬(1998 年 CADN 规定使用此项名称,主要系指神经系统消炎镇痛剂布洛芬［Ibuprofen］一类的药名,如右吲哚洛芬［Dexindoprofen］、阿明洛芬［Alminoprofen］等)
Profenamine; Ethopropazine *n*. 普鲁芬胺,爱普杷嗪,二乙氨丙基吩噻嗪(抗胆碱能药,治震颤麻痹)
proferment *n*. 前酶,酶原
proferred (简作 pfd) 优先的,选优的
profess *v*. 明白,自认,表示,冒充,以……为生
professed *a*. 公开表示的,明言的,自认的,专业的 ‖ ~ly *ad*.
profession (简作 PR; pro) *n*. 职业,同行,同业,声明 ‖ medical ~ 医界 / the ~ 同行,同业
professional (简作 pro) *a*. 职业性的,业务的,专业的,专门的 *n*. 自由职业者,专业人员,专家 ‖ ~ activity study 简作 PAS 职业活动研究(职业与医院活动委员会) / ~ Examination Servicse 简作 PES 职业考试服务部 / ~ groupautomatic control (简作 PGAC) 自动控制专业组 / ~ groupelectronic computer (简作 PGEC) 电子计算机专业组 / ~ groupmedical electronics (简作 PGME) 医学电子学专业组 / ~ Nutritionist (简作 PN) 职业营养师(杂志名) / ~ relations (简作 PR) 职业关系,职业联系 / ~ Standards Review Organization (简作 PSRO) 专业标准检定组织 ‖ ~ism *n*. 职业特性 / ~ly *ad*.
professor *n*. 专家,教授,教师 ‖ ~ial *a*. 教授的,教条的 / ~ship *n*. 教授职位(或身份)
Profeta's immunity 普罗费塔免疫
profeta's law［Giuseppe 意皮肤病学家 1840—1910］普罗费塔氏定律(关于梅毒免疫性)
proffer *n*. & *v*. 提供,提出,奉献,提议
profibrinolysin (简作 PFL) *n*. 前纤维蛋白溶酶原
profichet's diseas(syndrome)［Georges Charles 法医师 1873］普罗菲歇氏病(综合征)(大关节附近皮下结石,伴有溃疡,萎缩及神经症状)
proficiency *n*. 熟练,精通
proficient *a*. 熟练的,精通的 *n*. 能手,专家 ‖ ~ly *ad*.
profile *n*. 剖面,侧面,轮廓,外形,外观 *v*. 描(或显出)……的轮廓 ‖ ~ of Mood States (简作 POMS) 精神状态特征
profilometry *n*. 剖面测定
profiromycin *n*. 泊非霉素,甲基丝裂霉素(抗肿瘤抗生素)
profit *n*. 益处,得益,利润 *v*. 获利,有利于 ‖ ~ably *ad*.
profitable *a*. 有益的,有利的,有利可图的,有用的
proflagellata *n*. 原鞭毛虫类(即螺旋体)
proflavine *n*. 原黄素
Proflavine; 3-6-di-aminoacridinium monohydrogen sulfate *n*. 普鲁黄(用于感染性创伤) ‖ ~ dihydrochloride 二盐酸普鲁黄 / ~ sulfate 硫酸普鲁黄
profluvium［拉］*n*. 溢出,流出 ‖ ~ alvi; diarrhea 腹泻 / ~ lactis 乳汁溢出 / ~ muliebre; leukorrhea 白带 / ~ sanguinis 流血,出血 / ~ seminis 阴道(性交后)溢精
profligacy *n*. 放荡,荒淫,恣意,挥霍
profligate *a*. 放荡的,荒淫的,恣意挥霍的 *n*. 放荡的人,浪子
profllograph［profile + 希 graphein to draw］*n*. 面形描记器,面部轮廓描记器
profllometer *n*. 面形测定器
profondometer *n*. 异物定位器
profound *a*. 意义深远的,渊深的 *n*. 深渊,深处 ‖ ~ly *ad*. / ~ness *n*. / ~ hypothermia 深低温,体温过低
profunda［拉 fem. of profundus］; **deep** *a*. 深的 ‖ ~ cervicis 颈深动脉 / ~ femofis 股深动脉
profundaplasty *n*. 股深动脉成形术
profundity *n*. 深度,深远的事物,深处,深刻
profundus［拉］; **deep** *a*. 深的
profurea *n*. 前叉骨
profuse *a*. 慷慨的,浪费的,甚多的,极其丰富的 ‖ ~ly *ad*.
profusion *n*. 慷慨,挥霍,浪费,丰富,充沛
Prog prognosis 预后 / program 计划,大纲,程序 / progressive 前进的,进行的
Prog Allergy Progress in Allergy 变态反应学进展
progamous *a*. 受精前的(卵)
progamous［pro- + 希 gamos marriage］受精前的(卵)
progaster; archenteron *n*. 原肠
progastrin *n*. 前胃液素
progastrin-releasing peptide (简作 pro-GRP) 胃泌素释放肽原(依其 C-端结构不同分为三种)
progenesis *n*. 初期发育(指性细胞)
progenia; prognathism *n*. 凸颌
progenital *a*. 生殖器外面的,外阴的
progenital; progenitalis *a*. 生殖器外面的,外阴的
progenitive *a*. 生殖的,有生殖力的
progenitor *n*. 祖先,前辈,先驱
progeny［拉 progignere to bring forth］*n*. 后代,后裔,子孙,结果
progeria［pro- + 德; 希 geras old age + -ia］*n*. 早老,早衰 ‖ ~ in adult 成人早老
progeronanism *n*. 早老性幼稚型
progestagen *n*. 结合孕激素
progestational *a*. ①孕前的、黄体期的 ②促孕的
progesteroid *n*. ①类孕酮 ②孕酮类(包括孕酮和有类似作用的化合物)
progesterone (简作 P_4) *n*. 孕酮,黄体激素,黄体酮
progesterone; luteosterone; orpus luteumhormone *a*. 孕酮的,类孕酮的 ‖ ~ binding plasma protein (简作 PBP) 血浆孕酮结合蛋白 / ~ receptor (简作 PgR) 黄体酮(孕酮)受体 / ~ receptor (简作 PR) 孕激素受体
progesterone-binding globulin (简作 PBG) 孕酮结合球蛋白
Progesterrone *n*. 助孕激素
progestin *n*. ①孕激素［类］ ②孕酮,黄体酮(旧名)
progestogen *n*. 孕激素［类］,黄体激素类
progestomimetic *a*. 拟孕酮的,类孕酮的
Progestone; Progesterone［商名］*n*. 普罗格斯通,孕酮
Progestoral; Anhydrohydroxyprogesterone［商名］*n*. 普罗格斯托耳,脱水羟基孕酮
proglossis［希 proglossis］*n*. 舌尖
proglottid; proglottis *n*. 节片(绦虫) ‖ ~ gravid; gravid segment 孕卵节片 / ~ immature 未成熟节片 / ~ mature 成熟节片
proglottis *n*. 节片 ‖ ~ gravidus 娠节［片］
proglumide *n*. 丙谷胺,丙谷酰胺
proglycem *n*. 口服二嗪,口服氯甲苯噻嗪
prognathic *a*. 凸颌的
prognathic［复 proglottides］*n*. 节片
prognathic; prognathous *n*. 凸颌
prognathism *a*. 凸颌,颌部前凸 ‖ ~ alveosubnasal 上颌牙槽前凸
prognathometer *n*. 颌凸测量器,颌凸计
prognathous *a*. 凸颌的 ‖ ~ type 前口式
Prognichthy agoo (Temminck et Schlehel) 白斑真燕鳐(隶属于飞鱼科 Exocaoetidae)
prognose *n*. 预测(疾病的结局)
prognosis［德; 希 prognosis foreknowledge］(简作 PX; Prog) *n*. (复 prognoses) 预后,预测,预知
prognostic *a*. 预兆的(of),预后的 *n*. 预示,预后症状
prognostic bad sings in pregnancy (简作 PBSP) 妊娠预后不良征象
prognosticate *v*. 预言,预示,预兆,预测(疾病的结局)
prognostician *n*. 预后专家
progoitrin *n*. 前致甲状腺肿素,致甲状腺肿素原
progonadotrophic *a*. 加强促性腺作用的
progoneate *a*. 前殖孔的
progonia *n*. 后翅顶角
progonoma［德; 希 pro before + gonossperm + -oma］*n*. 返祖瘤,突变瘤
program(me) (简作 Prog) *n*. 次序表,节目(单),计划,规划,纲领 *v*. 计划,安排 ‖ ~ counter (简作 PC) 程序计数器 / ~ evaluation and review technique (简作 PERT) 计划评估与审查法 / ~ evaluation procedure (简作 PEP) 程序鉴定过程 / ~ of International Education in Gynecology and Obstetrics (简作 PIEGO) 妇产科学国际教育计划(国际开发署) / ~ register (简作 PR) 程序寄存器
program-controlled computer (简作 PCC) 程序控制计算机
programmable microprocessor (简作 PROM) 程序微信息处理机
programmable read-only memory (简作 PROM) 可编程序只读存储器
programmatic *a*. 纲领性的,有纲领的,有计划的
programmed data processor (简作 PDP) 程序控制的数据处理机
programmed instruction (简作 PI) 程序数学;程序指令
Programmed multiple development (简作 PMD) 程序多次展开
programming language (简作 PL) 程序编制语言
progranulocyte *n*. 前髓细胞,早幼粒细胞
progravid *a*. 孕前的,黄体期的
Progres Contre le Cancer (简作 PCC) 抗癌进展(同 PAC)
progress *n*. 前进,发展,进步 *v*. 前进,进步,上进 ‖ ~ Against

Cancer,(Progres Contre le Cancer 法文刊名)(简作 PAC)《抗癌进展》(加拿大癌症学会杂志)/ ~ and Care(简作 PC)《进展和护理》(杂志名)/ ~ in Allergy(简作 Prog Allergy)变态反应学进展 / ~ in Cardiovascular Diseases(简作 PCD)心血管病研究进展(杂志名)/ ~ in Dermatology(简作 PD)皮肤病学进展(皮肤病学基金会杂志)/ ~ in Drug Research(简作 PDR)《药物研究进展》(杂志名)/ ~ in Food &Nurtrition Science(简作 PF&NS)食物与营养科学进展 / ~ in Health Physics 简作 PHP《保健物理学进展》(英国杂志)/ ~ in Psychiatric Research(简作 PPR)《精神病研究进展》(杂志名)/ ~ report(简作 PR)进展报告
Progressie massive fibrosis(简作 PMF)进行性大片纤维化
progression *n*. 进行,引进,前进,步态,级数 ‖ ~ backward 后退 / ~ cross-legged 交叉步态 / ~ 保女荣,雄二醇 / ~ B, hydroxyestrin benzoate 保女荣 B,苯[甲]酸雌二醇 / ~ of diease(简作 PD)疾病进展 ‖ ~al *a*.
progressive(简作 Prog) *a*. 渐进的,进步的,在发展(过程)中的,进行性的 *n*. 进步分子 ‖ ~ bulbar palsy(简作 PBP)进行性延髓麻醉 / ~ dialyticencephalopathy(简作 PDE)进行性透析性脑病 / ~ external ophthalmoplegia(简作 PEO)进行性眼外肌麻痹 / ~ hypertrophic interstitial neuritis(简作 PHIN)进行性肥厚性间质性神经炎 / ~ multifocal leukoence phalopathy(简作 PML)进行性多灶性脑白质病 / ~ muscular atrophy(简作 PMA)进行性肌萎缩 / ~ muscular dystrophy(简作 PMD)进行性肌营养 / ~ neural muscular atrophy(简作 PNMA)四唑性神经肌肉萎缩症 / ~ neurospinal amyotrophy(简作 PNA)进行性脊髓神经性肌萎缩 / ~ nuclear ophthalmoplegia(简作 PCPEO;PNO)进行性核性眼肌麻痹 / ~ paralysis(简作 PP)进行性麻痹 / ~ patient care unit(简作 PPCU)进展性病人监护病房 / ~ patient care(简作 PPC)进展性病人护理 / ~ pattern(简作 PP)进行型 / ~ relaxation(简作 PR)进行性松弛(舒张)/ ~ resistance exercise(简作 PRE)逐渐增加的耐力运动 / ~ resistance(简作 PR)进行性拮抗(抗力,阻力)/ ~ spinal muscular atrophy(简作 PSMA)进行性脊髓性肌萎缩 / ~ subcortical vascular encephalopathy(简作 PSVE)进行性皮质下血管性脑病 / ~ supranuclear palsy(简作 PSP)进行性核上性麻痹 / ~ systemic scleroderma(简作 PSS; PRP)进行性全身性硬皮病
progrssive disease(简作 PD)进行性疾病
progressively variable ram(简作 PVram)空气调节器
pro-GRP progastrin-releasing peptide 胃泌素释放肽原(依其 C - 端结构不同分为 3 种)
Prohepar *n*. 水解肝素,肝宁
Proheparin *n*. 肝宁,水解肝素(保肝药)
prohibit *v*. 禁止,阻止
ProHIBiT *n*. 流感嗜血杆菌 b 结合疫苗
prohibition *n*. 禁止,禁令,禁酒 ‖ ~ist *n*. 禁酒主义者
prohibitive; **prohibitory** *a*. 禁止的,抑制的
prohormone *n*. 激素原,前激素,激素先质
proicine submaxillary mucin(简作 PSM)猪颌下腺黏蛋白
proinsulin *n*. 前胰岛素 ‖ ~ like components(简作 PLC)原胰岛素样成分
proinvasin *n*. 前侵袭素,前透明质酸酶 ‖ ~ I 前侵袭素 I
proio-[希][构词成分] 过早
proiomenorrhea *n*. 行经过早
proiosystole *n*. 期前收缩,过早收缩
proiosystolia *n*. 心收缩过早
proiotia *n*. 性早熟,性机能发育过早
Proj project 计划,规划;工程,项目
Proj projector 发射装置;探照灯
project(简作 Proj) *v*. 设计,投出,投影,突出 *n*. 工程,科研项目,计划,设计,方案
Project on Scientific Information Exchange in Psychology(简作 PSIEP)心理学科学情报交换事业(研究中心)
projected display(简作 PD)投影显示器
projection[pro- + 拉 jacere to throw] *n*. 突出(物),规划,发射,投射,投影 ‖ ~ binocular 双眼投影 / ~ eccentric 牵涉性[感觉]投射 / ~ erroneous 投影错误 / ~ of image 投影 / ~ of sensation 感觉投影 / ~ lateral 侧投射
projectionist *n*. 放映员,制投影图的人
projective *a*. 投射的,投影的,计划的
projector(简作 Proj) *n*. 设计者,放映机,投射器
projectoscope *n*. 投射器
prokallikrein *n*. 激肽释放酶原,前激肽释放酶
prokaryon *n*. 原核
prokaryosis *n*. 原核状态
prokaryotae *n*. 原核生物界
prokaryote *n*. 原核生物(指细菌)
Prokayvit[商名] *n*. 普罗凯维他,2 - 甲基 - 1,4 - 萘醌
proketazine *n*. 马来酸卡奋乃静
prokinase *n*. 前激酶,前致活酶
prolabium[pro- + 拉 lablumlip] *n*. 唇缘,唇红缘
prolactin(简作 PL, PRL, Pr) *n*. 催乳激素 ‖ ~ release inhibiting hormone(简作 PRIH)催乳素释放抑制激素 / ~ release inhibitory factor(简作 PRIF)催乳素释放抑制因子 / ~ releasing factor(简作 PRF)催乳激素释放因子 / ~ releasing hormone(简作 PRH)催乳素释放激素 / ~; galactin; mammotropin 催乳激素 / ~-inhibiting factor(简作 PIF)催乳激素抑制因子 / ~-inhibiting hormone(简作 PIH)催乳激素抑制激素
prolactinoma *n*. 泌乳素瘤,催乳素瘤
prolactin-release inhibiting hormone(简作 PIH)催乳激素释放抑制激素
prolamin; **alcohol-soluble protein** *n*. 醇溶谷蛋白
prolan *n*. 绒膜激素(普罗兰),绒(毛)膜促性腺激素(旧名) ‖ ~ A: follicle stimulating hormone 绒[毛]膜促性腺缴素 A,促卵泡成熟[激]素(旧) / ~ B: interstitial cell stimulating hormone 绒[毛]膜促性腺激素 B.促黄体生成[激]素(旧名)
prolaous *n*. 脱肛,(子宫的)脱出,脱垂
prolapse[拉 prolapsus; pro before + labi to fall] *n*. 脱垂,脱出 ‖ ~ of the cord 脐带脱垂 / ~ frank 子宫全部脱垂 / ~ of iris 虹膜脱出 / ~ Morgagni's 莫尔加尼氏脱垂,喉室前脱 / ~ of mucosa 黏膜脱出,黏膜脱垂 / ~ of rectum 直肠脱垂,脱肛 / ~ umbilical; omphaloproptosis 脐带脱垂 / ~ of uterus 子宫脱垂 / anal ~ 脱肛 / rectal ~ 直肠脱垂
prolapsed intervertebral dise(简作 PID)椎间盘突出
prolapsed mitral valve(简作 PMV)二尖瓣脱垂
prolapsus[拉]; **prolapse** *n*. 脱肛,脱垂,(子宫的)脱出 ‖ ~ ani 脱肛
prolastin *n*.(人)α1-蛋白酶抑制剂
prolate *a*. 扩展的,扩大的,延伸的,扁长的
proleg *n*. ①腹足 ②原足
prolepsis *n*. 提早发作
proleptic *a*. 提早发作的
proletarian *a*. 无产阶级的 *n*. 无产者
proletariat *n*. 无产阶级
proleucocyte *n*. 成白血球细胞
Proleukin *n*. 阿德斯白细胞制剂的商品名
proleukocyte *n*. 前白细胞
proliculin; **Estrone**[商名] *n*. 雌酮
prolidase *n*. 脯[氨酸]肽酶 ‖ ~ deficiency 氨酰基脯氨酸(二肽)酶缺乏症
prolidoxime mesylate(简作 P2S; P&S)甲磺酸磷定,甲基吡啶甲醛污甲磺酸盐
proliferate *v*. 增生,繁殖,扩散,激增
proliferating *a*. 增生的,增殖的
proliferation[拉 proles offapring + ferre to bear] *n*. 增生,增殖 ‖ ~ fibroplastic; diffuse collagcn disease 纤维增殖 性增生,弥漫性胶原病 / ~ inhibting factor 简作 PIF 增长抑制因子
proliferative *a*. 增生的,增殖的 ‖ ~ center 增生中心
proliferative diabetic retinopathy 增殖型糖尿病性视网膜病
proliferative; **proliferous** *a*. 增生的,增殖的
prolific[拉 prolificus] *a*. ①多育的,多产的,富于……的 ②繁殖的
proligerous[拉 proles offspring + gerere to bear] *a*. ①多育的,多产的 ②繁殖的
prolinase *n*. 脯[氨酸]肽酶
proline(简作 PR, pro) *n*. 脯氨酸 ‖ ~ dehydrogenase 脯氨酸脱氢酶 / ~ oxidase 脯氨酸氧化酶,脯氨酸脱氢酶 / ~ racemase 氨酸消旋酶
prolinemia *n*. 脯氨酸血
prolinomethyltetracycline *n*. 脯甲基四环素
prolintane hydrochloride 盐酸普罗林坦,盐酸苯咯戊烷,盐酸丙苯乙吡咯
prolipase *n*. 前脂酸,脂酶酸
prolix *a*. 冗长的,罗嗦的
Prolixin *n*. 盐酸氟奋乃静
proloculum *n*. 胎室
prolog(ue) *n*. 序言,序幕,开端 *v*. 作序言
proloid *n*. 甲状球蛋白
proloma *n*. 后翅前缘
prolong prolonged 延期的;延长的
prolong *v*. 延长,拉长,拖延 ‖ ~able *a*. 可延(拉)长的
prolongate *v*. 延长,拉长,拖延
prolongation *n*. 延长,引长,伸长

prolonged（简作 prolong）***a***. 持续很久的,长时间的 ‖ ~ rupture of fetal membrane（简作 PRFM）胎膜延迟破裂,延迟破膜 / ~ time（简作 PT）延时,延长时间
Prolonium iodide; Endoiodin; Iodisan; Esoiodine; propiodal *n*. 安妥碘,双(三甲氨基)丙醇二碘化物(有机碘制剂)
Proluton *n*. 普罗鲁东(成药,黄体酮制剂)
prolyl *n*. 脯氨酰 ‖ ~ 3-hydroxylase 脯氨酰 3 – 羟化酶 / ~ 4-hydroxylase 脯氨酰 4 – 羟化酶 / ~ dipeptidase 脯氨酰二肽酶,脯氨酰氨基酸
prolymphocyte *n*. 前淋巴细胞,幼淋巴细胞
prolysine *n*. 前赖氨酸
PROM premature or prolonged rupture of membrane 提前或延迟破膜 / programmable microprocessor 程序微信息处理机 / programmable read-only memory 可编程序只读存储器
prom promoter 促进剂,助催化剂;启动基因
Promacetin; Sodium 4-4' diaminodi-phenylsulfone 2-acetylsulfonamide *n*. 普罗马西西,4,4'二氨二苯砜 – 2 – 乙酸基磺碳酰胺纳
promanide; promin *n*. 苯糖砜,普罗明
promastigote *n*. 前鞭毛体,前鞭毛型
promazine *n*. 吩嗪,普马嗪,10-(3-二甲基丙)吩嗪 ‖ ~ hydrochloride 盐酸丙嗪
promegakaryocyte *n*. 前巨核细胞,幼巨核细胞
promegaloblast *n*. 原巨成红细胞,原始巨红细胞
promegalokaryocyte *n*. 前巨核细胞,幼巨核细胞
promenade *n*. 散步,散步的场所 ***v***. 散步,骑马,开车(兜风)
promeristem *n*. 前分生组织,原分生组织
promerous *n*. 第一腹节(鳞翅目)
promesenteron *n*. 前中肠
prometaphase *n*. 前中期(减数分裂)
promethazine *n*. 普鲁米近,异丙嗪,抗胺荨等,二甲氨丙吩噻嗪(抗组胺药) ‖ ~ chlorotheophyllinate 氯茶碱普鲁米近 / ~ hydrochloride 盐酸普鲁米近
promethium（简作 pm）***n***. 钷(61 号元素)
Promicrops Lanceolatus (Bloth) 宽额鲈(隶属于鲻科 Serranidae)
Promin; Sodium p, p'-diaminodiphenylsulfone-N-N'-[商名] 二葡糖磺酸钠
Prominal; Mephobarbital *n*. 普罗米那,甲基苯巴比妥
promine *n*. 促细胞素(促进细胞的分裂和生长)
prominence; prominentia *n*. 隆凸,凸 ‖ ~ Ammon's scleral 阿蒙氏巩膜隆凸(第三月 胎儿眼的后外面隆凸) / ~ genital 生殖隆凸
prominence; prominency *n*. 隆凸,突起,突起物,卓越
prominent *a*. 突起的,突出的,显著的,杰出的 ‖ ~ly ***ad***.
prominentia（复 prominentiae）; **prominence *n***. 隆凸,凸 ‖ ~ canalis facialis 面神经管突 / ~ canalis semicircularis lateralis 外半规凸 / ~ cephalica 头隆凸 / ~ laryngea, Adam's apple 喉结 / ~ malleolaris 锤凸 / ~ spiralis 螺旋凸 / ~ semicircularis lateralis 外半规管突
promiscuity *n*. 混杂,乱婚
promiscuous *a*. 混杂的,混乱的,不加区别的 ‖ ~ly ***ad***.
PROMISE Physician's Resource Overview and Manthly Information Service Evaluation 医师的对策总评及每月情报服务评价
promise *v*. 允诺,许给,答应,有希望 ***n***. 契约,允诺,诺言,字据,希望
promising *a*. 有希望的,有前途的,有出息的 ‖ ~ly ***ad***.
promissory *a*. 有约束的,约定的,表示允诺的
promitosis（复,promitoses）***n***. 初级有丝分裂,原有丝分裂,前有丝分裂
Promlzole :4,2'-diaminophenyl-5'-thiazolylsulf-one *n*. 普鲁嘧哇,4,2' – 二氨基苯 – 5' – 噻唑砜
promnesia; paramnesia *n*. 记忆错误,追溯性,曲解
promonocyte *n*. 前单核细胞,幼单核细胞
promontory; promontorium（复 promontoria）***n***. 岬,骶骨岬,海角 ‖ ~ double 双岬 / ~ false 假岬 / ~ of the sacrum; ~ sacral 骶骨岬 / ~ of tympanum 鼓室岬
promote *v*. 提升,促进,助长,增加,发扬,引起
promoter（简作 prom）***n***. 助催化剂,促催化剂,启动基因,促进者,发起人
promotion *n*. 促进,增进,提升,发起,助长
promotor *n*. 前动肌
Promoxolane *n*. 普甲恶烷,2,2 – 二异丙 – 4 – 羟甲 – 1,3 – 二恶烷(安定药)
prompt（简作 Pt）***v***. 刺激,促进,提醒 ***a***. 迅速的,及时的,敏捷的 ***ad***. 准时地,正 ‖ ~ly ***ad***. / ~ness ***n***.
prompter *n*. 激励者,提词员
promptitude *n*. 迅速,机敏,果断,敏捷
promulgate *v*. 颁布,宣布,散播,传播 ‖ promulgation ***n***.
promuscidate *a*. 具伸喙的
promuscis *n*. 伸喙
promyelocyte; premyelocyte *n*. 前髓细胞,早幼粒细胞
Promyelocytes（简作 Pm）***n***. 前髓细胞,早幼粒细胞
Pron pronation 旋前;俯卧
pronate *n*. **&** ***a***. ①旋前 ②伏卧,俯卧
pronation（简作 PR; Pron）***n***. 旋前,内转,伏卧,俯卧
pronatoflexor *n*. 旋前屈肌
pronator *n*. 旋前肌 ‖ ~ quadratus 旋前方肌 / ~ teres 旋前圆肌
pronaus［pro- + 德; 希 naos temle］***n***. 阴道前庭
prone［拉 pronus］***a***. 旋前的,俯(伏)的,有……倾向的 ‖ ~ to ... 易于……的,有……倾向的
-prone［构词成分］-普隆(1998 年 CADN 规定使用此项名称,主要系指神经系统抗抑郁药乙磺普隆［Esuprone］一类的药名,如阿替普隆［Atibeprone］等) ‖ ~ly ***ad***. / ~ness ***n***.
pronephric *a*. 前肾的 ‖ ~ canal 前肾管 / ~ capsule 前肾囊 / ~ cavity 前肾腔 / ~ chamber 前肾房 / ~ duct 前肾导管 / ~ ridge 前肾脊 / ~ segment 前肾节 / ~ tubule 前肾小管
pronephron *n*. 前肾
pronephros（复 pronephroi）***n***. 前肾
prone-position test（简作 PPT）俯卧激发试验
Pronestyl; procaine amide［商名］***n***. 百浪斯迪,普鲁卡因酰胺
Pronethalol *n*. 丙萘洛尔,萘心定,萘乙醇异丙胺
prong *n*. 叉,尖头(如牙根)
pronghorn *n*. 分叉虚角
Pronoctilucaeeae *n*. 原夜光藻科(一种藻类)
pronograde［拉 pronus bdnt downward + gradi to walk］***a***. 俯身步行的(行走时身体与地面平行)
pronometer *n*. 前臂旋转计
pronominal *a*. 代词的,有代词性质的
pronormoblast *n*. 原正成红细胞,原(始)红细胞
pronotal carina 前背隆线
pronotal comb 前背节(蚤)
pronotal hypomera 前背折缘(鞘翅目)
pronotum *n*. 前背板,前胸背板(昆虫)
pronounce（简作 pr）***v***. 宣布,发音,演讲,宣称 ‖ ~ment ***n***. 声明,公告
pronounced *a*. 发出音的,显著的,断然的,决然的
Prontosil［商名］***n***. 百浪多息 ‖ ~ album; sulfanilamide 白百浪多息,磺胺,氨苯磺胺 / ~ flavum; ~ rubrum; prontosil［红］百浪多息 / ~ soluble; neoprontosil 可溶性百浪多息,新百浪多息
pronucleus *n*. 原核,前核 ‖ ~ female 雌原核 / ~ male; ~ masculinus 精原核,雄原核
pronunciation *n*. 发音,发音法 ‖ ~al ***a***.
proof（简作 pf）***n***. 证明,证据,论证,校样,试验 ***a***. 不能穿透的,试验用的
proofread *v*. 校对 ‖ ~er ***n***. 校对(者)
Proofs *n*.《验证》(牙科杂志)
proof-spirit *n*. 规定酒精,标准酒精
pro-opiocortin *n*. 阿片皮质素原
pro-opiomelanocortin（POMC）***n***. 阿片促黑激素皮质素原
proostracum *n*. 前甲(箭石)
prootic *a*. 耳前的
prootica *n*. 前耳骨
pro-otic *a*. 耳前的
proovarium; epoophoron *n*. 卵巢冠
prop *n*. 支柱,顶杠,支持者,支器,张器 ***v***. 支撑,维持 ‖ ~ jaw 支颌器 / ~ mouth 张口器
PROP properly 正确的,适当的 / proposed 计划的,提出的
Prop property 性质;特征 / propranolo 心得安
PROP; pr proposition 主张,建议,讨论题
Propadrine; Norephedrine *n*. 普鲁巴准,去甲麻黄碱 ‖ ~ hydrochloride; phenylpropanolamine hydroch-loride 盐酸普鲁巴准,盐酸去甲麻黄碱
propaedeuti 初步教育的,预备教育的
propaedeutics; propedeutics *n*. 初步教育,预备教育
Propaesin; Paraminobenzoic aicd propyl ester *n*. 普罗帕辛,对氨基苯甲酸丙脂
propaesin *n*. 对氨基苯甲酸丙脂
propafenone hydrochloride 盐酸普罗帕酮,盐酸苯丙酰苯心安
propaganda *n*. 宣传,宣传机构(组织),宣传运动
propagandist *n*. 宣传者 ***a***. 宣传的 ‖ ~ie ***a***.
propagate［propagare to generate］***v***. 增殖,使繁殖,传播,使蔓延,遗传 ‖ propagator ***n***. 繁殖者
propagation *n*. 繁殖,持续培养,传播,宣传,普及,蔓延 ‖ ~ of disease 疾病传播 ‖ ~ai ***a***.

propagative *a*. ①传播的 ②繁殖的
propagule *n*. 繁殖体
propagulum *n*. 繁殖芽
propalinal *a*. 前后动的(咀嚼时向下颌等)
propalylonal *n*. 丙溴丙烯巴比土酸
propamidine; 4,4'-diamidinodiphenoxy-propane *n*. 二脒二苯氧基丙烷
propanal *n*. 丙醛
propancreatitis purulent pancreatitis *n*. 脓性胰炎
propandiolal; glyceraldehyde *n*. 甘油醛
propandiolone; dihydroxy acetone *n*. 二羟丙酮
propane *n*. 丙烷
Propanidid *n*. 丙泮尼地,普尔安,3-甲氧-4-二乙氨甲氧基苯乙酸丙酯
propanol *n*. 丙醇
Propanolide; Betapropiolactone; Hydracrylic acid β-lactone *n*. 羟丙酸β-内酯(菌苗、血浆、移植物的消毒药)
propantheline *n*. 丙胺太林,普鲁本辛 ‖ ~ bromide 溴丙胺太林,普鲁本辛
propantheline bromide; pro-banthine bromide; β-di-isopopylaminoethyl xanthine-9-carboxylate methl bromide 溴化丙胺矿林,普鲁班辛(抗胆碱药)
Proparacaine; Proxymetacaine *n*. 丙氧苯卡因,氨基丙氧苯甲酸二乙氨基乙酯(眼科局部麻醉剂)
proparea *n*. 前区
propatyl nitrate 丙帕硝酯,硝二羟甲丁醇
Propazone[商名] *n*. 普鲁帕宗,5,5-二丙基-2,4-二氧恶唑啉
propedeutic[pro- + 希 paideuein to teach] *a*. 初步教育的,预备教育的
propel *v*. 推进,推动
propeller *n*. 螺旋桨,推进器,推进者
propenal *n*. 丙烯醛
propene; propylene *n*. 丙烯
2-propenenitrile *n*. 2-丙烯腈,丙烯腈
propensity *n*. 癖性,嗜好,倾向
propenyl *n*. 丙烯基 ‖ ~ trimethylsilyle ether(简作 PTE)丙烯三甲基甲硅烷基醚
Propenyl-2,5,5-trimethoxy benzene; Aasarone *n*. 丙烯基-2,4,5-三甲氧苯,细辛脑
propepsin; pepsinogen *n*. 前胃蛋白酶,胃蛋白酶原
propepton; hemialbumose *n*. 前蛋白胨
propeptone *n*. 前蛋白胨
propeptonuria; hemialbumosuria *n*. 前蛋白胨尿,半脲尿
proper *a*. 适当的,固有的,正当(式)的,特有的 ‖ ~ coat 固有层 / ~ hepatic arteria(简作 PH) / ~ layer 固有层
properdin *n*. 备解素,裂解素(具有自然免疫作用的血清蛋白)
properdin-zymosan(简作 PZ; PZ complex) *n*. 备解素—酵母多糖复合物
properitoneal *a*. 腹膜外的,腹膜前的
properly(简作 PROP) *ad*. 正确地,适当地,正当地,严格的,完全
property(简作 Prop) *n*. ①性质,性能 ②财产,所有物,特性,性能 ‖ ~ chemical 化学性质 / ~ colligative 依数性,总括性 / ~ keeping 贮藏性(指稳定性) / ~ physical 物理性质 / ~ physiologica 生理性能 / ~ relative 对比性,相对性 / ~ thermo-elastic 热弹[力]性
propes *n*. 前足,腹足
propethylene; isopropenyl vinyl ether *n*. 异丙烯乙烯醚
PROPH prophylactic 预防性的
prophage *n*. 前噬菌体
prophase *n*. 前期 ‖ ~ meiosis 减数分裂前期 / ~ mitosis 有丝分裂前期
prophecy *n*. 预言能力,预言,预言书
prophesy *v*. 预言,预示
prophet *n*. 预言者,先知,宣传者,提倡者
Prophenpyridamine; Pheniramine; Trimeton *n*. 非尼腊明,屈米通,抗戚明(抗组胺药)
prophlogistic *a*. 前炎性的
prophragma *n*. 前悬骨
prophylactic(al)[希 prophylaktikos](简作 PR, proph) *a*. 预防疾病的,预防性的 *n*. 预防剂,预防法
prophylactically *ad*. 预防上
prophylactodontia *n*. 牙病预防学
prophylactodontics *n*. 牙病预防学
prophylactodontist *n*. 牙病预防学家
prophylaxis[拉 prophylasseln to guard] *n*. 预防 ‖ ~ causal 病因预防 / ~ chemical 化学预防 / ~ collective 集体预防 / ~ dental 牙病预防 / ~ drug 药物预防 / ~ gametocidal 杀灭[疟原虫]配子体预防 / ~ individual 个人预防 / ~ mechanical 器械预防 / ~ oral 口腔病预防 / ~ personal 个人预防 / ~ rabies 狂犬病预防 / ~ serum 血清预防 / ~ specific 特殊预防
prophyllin *n*. 叶绿酸铜复合物丙酸钠
prophyta *n*. 原生植物
Propicillin(简作 PPPC; PP-PC) *n*. 苯氧丙基青霉素
Propicillin; Phenoxypropyl penicilia potassium *n*. 苯丙西林,苯氧丙基青霉素
propinquity *n*. 接近,近亲,近似,类似
Propiodal; Endoiodin; Iodisan *n*. 安妥碘双(三甲氨基)丙醇二碘化物(有机碘制剂)
Propiolactone; Betapropiolactone; Hydracrylic acid β-lactone *n*. 羟丙酸β-内酯(菌苗、血浆、移植物的消毒药)
Propiomazine *n*. 丙酰马嗪,3-丙酰-10-二甲氨异丙吩噻嗪(安定药,催眠药)
propion; diethyl ketone *n*. 戊酮[3],二乙酮
propionate *n*. 丙酸盐(根据 1998CADN 规定,在盐或酯与加合物之命名中,使用此项名称)‖ ~ carboxylase 丙酸羧化酶,丙酰-CoA 羧化酶
Propionibacteriaceae *n*. 丙酸杆菌科
Propionibacterium *n*. 丙酸菌属
propionic acid 丙酸
propionicacidemia *n*. 丙酸血
propionitrile; ethyl cyanide *n*. 丙腈,乙基氰
propionyl *n*. 丙酰(基) ‖ ~ erythromycin lauryl sulfate(简作 PELS)无味红霉素,红素丙酸酯十二烷基硫酸盐 / ~-CoA carboxylase 丙酰-CoA 羧化酶,丙先辅酶 A 羧化酶
Propionylphenetidin *n*. 丙酰基对乙氧基苯胺
propiram fumarate 富马酸丙吡兰,富马酸丙吡胺
propitiate *v*. 劝解,使……息怒,抚慰
propitiation *n*. 劝解,抚慰,和解,赎罪
propitious *a*. 适当的,吉利的,顺利的,有利的,慈祥的 ‖ ~ly *ad*.
Propivane; β-diethylaminoethyl-α-phenylvalerate *n*. 普鲁西凡(解热剂)
proplasmacyte; Turk's irritation leukocyte *n*. 前浆细胞,幼浆细胞,提尔克氏刺激性白细胞(单核无粒白细胞)
proplasmia; plasminogen *n*. 前纤维蛋白溶酶,纤维蛋白溶酶原
proplasmin *n*. 前纤维蛋白溶酶,纤维蛋白溶酶原
proplast *n*. 四氟乙烯均聚物
proplastid *n*. 前质体
propleg *n*. 腹足
proplegmatium *n*. 前侧褶区
propleura *n*. 前胸侧板
propleural bristle 前侧鬃
proplex; proplexus *n*. 侧脑室脉络丛
propneustic *a*. 前气门式的 ‖ ~ type 前空门式
propod phase 原足相
propod type 原足型
propodeon *n*. 并胸腹节
propodeonis scutum 并胸腹节盾片
propodeum *n*. 并胸腹节
propodium *n*. 前足
propodosoma *n*. 前半体(昆虫)
propodus *n*. 掌节
propoeite *n*. 掌节,跗肢节(昆虫)
propolis *n*. 蜂巢腊胶
proponal; dipropylmalonylurea *n*. 二丙基巴比妥
propons[拉 pro before + pons bridge]; **ponticulus** *n*. 小桥,前桥
proporphyrinogen oxidase 原卟啉原氧化酶
proport proportional *n*. 成比例的,比例的
proportion; ratio *n*. 比,比率,比例,部分(常用复) *v*. 成比例,相称 ‖ ~ appreciable 适当比例 / ~ combining 化合比例 / ~ inverse 反比例 / be ~ to... 与……成正比 ‖ ~able *a*. 相称的
proportional(作 proport) *a*. 成比例的,调和的 ‖ ~ limit(简作 PL)比例限度 / ~ part(简作 PP)比例部分 ‖ ~ly *ad*.
proportionate *a*. 比例的,相称的 *v*. 使……成比例的,使……相称 ‖ ~ morbidity ratio(简作 PMR)均衡发病率 ‖ ~ly *ad*. 相称地
proposal *n*. 建议,提议,求婚
propose *v*. 建议,提出,推荐,求婚 ‖ ~ to(+ inf.)... 打算……,建议……
proposed(简作 PROP) *a*. 计划的,提出的
proposition(简作 pr; PROP) *n*. 提出,建议,计划,陈述,主张
propositus(复 propositi); **proband** *n*. 渊源人,基人,先证者(指某一疾病的的最早罹患的人)

proposycaine hydrochloride 盐酸丙氧卡因
propound *v*. 提出,建议,提议
Propoxycaine; 2-diethylaminoethyl-4-amino-2-propoxybenzoate *n*. 丙氧卡因(局部麻醉剂)
Propoxyphene; Dextropropoxyphene; d-propoxyphene *n*. 丙氧吩,右旋丙氧吩(镇痛药)
propranolol; inderal(简作 Prop) *n*. 心得安;(异丙氨基) – 3 – (1 – 萘氧基) – 2 – 丙醇(β – 受体阻滞药)
proprietary *n*. 专卖药,成药,所有人(权) *a*. 业主的,专有的,所有(人)的
proprietor *n*. 所有人 ‖ ~ial *a*. 所有(权)的 / ~ship *n*. 所有权
propriety *n*. 适当,妥当,合宜,礼貌
proprioception [拉 proprius one's own + perceptio perception] *n*. 本体感觉
proprioceptive *a*. 固有感受的,本体感受的 ‖ ~ neuromucular facilitation(简作 PNF)本体感受性神经肌肉接通(神经传导)
proprioceptor *n*. 固有感受器,本体感受器
propriodentium *n*. 牙固有组织
proprioreceptor *n*. 固有感受器,本体感受器
propriospinal *a*. 脊髓固有的
proprius [拉] *n*. 脊髓固有
proprotein *n*. 先驱蛋白质,前蛋白
propterygium *n*. 前鳍软骨
proptometer [希 proptosis a fall forward + metron measure] *n*. 突眼计
proptosis [希 proptosis a fall forward] *n*. 突出,前垂,脱出,凸出 ‖ ~ ocular; exophthalmos 眼球突出
propulsion [pro- + 拉 pellere to thrust] *n*. 推进,推动力,推进器,慌张步态
propupa *n*. 前蛹
propygidium *n*. 前臀板
propygium *n*. ①肛门 ②肛下板
propyl(简作 Pr; pr) *n*. 丙基 ‖ ~ alcohol(简作 Prac)丙醇 / ~ aldehyde 丙醛 / ~ aminobenzoate 氨基苯甲酸丙酯 / ~ benzyl cellule(简作 PBC)丙基苄纤维素 / ~ benzyl ketone(简作 PBK)丙基苯甲酮 / ~-dopacetamide(简作 PDAC)丙基多巴乙酰胺 / ~ gallate(简作 PG)没食子酸丙酯 / ~-hydroxy-benzyl benzimidazole(简作 PHBB)丙羟苯甲基苯并咪唑 / ~-thiouracil(简作 PTU)丙硫尿嘧啶,丙基硫氧嘧啶(抗甲状腺药)
Propylaea japonical (Thunberg) 龟纹瓢虫(隶属于瓢虫科 Epilachninae)
propylamine *n*. 丙胺
propylene *n*. 丙烯 ‖ ~ dichloride(简作 PDD)二氯丙烯 / ~(简作 PF; PG) glycol 丙二醇 / ~ oxide rubber(简作 POR)环氧丙烷橡胶 / ~ oxide(简作 PO)氧化丙烯 / ~ -glycol diacetate(简作 PGDA)丙(烯)二醇二醋酸酯
propylenediamine(简作 pn) *n*. 丙二胺
propylhexedrine; hexahydrodesoxyephedrine; 1-cyclo-hexyl-2-methylaminopropane *n*. 六氢脱氧麻黄碱,1 – 环乙基 – 2 – 甲氨丙烷
propyliodone; propyl 3, 5-diiodo-4-oxo-1(4H) pyridineacetate *n*. 丙碘吡酮(支气管造影剂)
Propylmercuric bromide(简作 PMB)苯基溴化汞,溴化苯汞
propylmercuric iodide(简作 PMI)苯基碘化汞,碘化苯汞
Propylparaben; Propyl-p-Hydroxybenzoate; Nipasol *n*. 对羟基苯甲酸丙酶,尼泊素
Propylthioisonicotinamide; Prothionamide *n*. 丙硫异烟胺(抗结核药)
propylthiouracil *n*. 丙基硫氧嘧啶,丙硫尿嘧啶
6-n-propylthiouracil *n*. 6 – 正丙硫氧嘧啶
propynal *n*. 丙炔醛
propyne *n*. 丙炔
propynol *n*. 丙炔醇
Proquazone *n*. 普罗喹宗,丙喹酮
prorate *v*. 按比例分配
prorenin *n*. 前肾素,前血管紧张肽原酶
prorenmin; renninogen *n*. 前凝乳酶,凝乳酶原
prorennin *n*. 前凝乳酶,凝乳酶原
prorenoate potassium 丙利酸钾,环丙睾酮丙酸钾
proro- 突出的前端
Prorocentraceae *n*. 原甲藻科(一种藻类)
Prorocentrum *n*. 原甲藻属
Prorodontina *n*. 前管亚目
prorogation *n*. 体会
prorogue *v*. 体会
proroxan hydrochloride 盐酸普罗克生,盐酸丙咯恶烷
prorrhaphia; advancement *v*. 徙前术 ‖ ~ tendinisitendon advancement 腱徙前术
prorrhaphy [pro- + 希 rhaphe suture]; **advancement** 徙前术
prorsad [拉 prorsum forward] *n*. 向前,前向
prorsal *a*. 向前的,前向的
prortencleisis [proct- + 希 enkleieinto to shut in] *n*. 直肠狭窄
prorubricyte; basophilic normoblast *n*. 嗜碱性正成红细胞,早幼红细胞
prosaic *a*. 散文的,无聊的,无趣的,平凡的
proscillaridin *n*. 海葱次甙 ‖ ~ A 前海葱甙原 A
prosclex *n*. (复 proscplices)绦虫蚴
proscolex(复 proscolices) *n*. 绦虫蚴
proscribe *v*. 放逐,排斥,禁止,剥夺
proscription *n*. 放逐,排斥,禁止
proscutellum *n*. 前胸小盾片
proscutum *n*. 前胸盾片(昆虫)
prose *n*. 散文,平凡,无聊,单调 *v*. 写散文,唠叨 *a*. 散文的,平凡的
prosecretin; presecretin *n*. 前分泌素
prosect [拉 prosecare to cut away] *n*. 解剖(示教)
prosection *n*. [示教]解剖
prosector [拉] *n*. 解剖员(示教)
prosectorium *n*. 解剖室,解剖教室
prosecute *v*. 继续从事,进行,执行,履行
prosecution *n*. 继续从事,进行,执行,履行
prosencephalon [希 proso before + enkephalos brain]; **forebrain** *n*. 前脑
prosenchyma *n*. ①长轴组织 ②锐端细胞组织
Proseptazine; benzyl sulfanilamide *n*. 苄基磺胺
Proserine; Neostigmine *n*. 普鲁色林,新斯的明
proserozym; proserozyme; prothrombin *n*. 前凝血酶,凝血酶原
prosimiae [拉 pro before + simia ape] *n*. 原猴类,狐猴类
Prosimulium hirtipes 毛足原
prosipho *n*. 前吸管
proske-watson's test 普—瓦二氏试验(检疟疾)
proso- [希 proso-forward 向前] 前,前部
Prosobranchia *n*. 前腮亚纲(隶属于腹足纲 Gastropoda)
prosocoel *n*. 前胸腔
prosoc(o)ele [proso- + 希 kaliia a hollow] *n*. 前脑腔
prosodemic *a*. (以个人接触的方式)缓渐流行的(指疾病)
prosody *n*. 语调,语韵,韵律学
prosogaster; forgut *n*. 前肠
prosoma *n*. 前体区
prosopagnosia *n*. 面貌认识不能
prosopagus *n*. 面目联胎 ‖ ~ parasiticus 面部寄生胎
prosopalgia; trigeminal neuralgia *n*. 三叉神经痛
prosopalgic *a*. 三叉神经痛的
prosopantritis [prosopo- + 德; 希 antron cavity- + it is] *n*. 额窦炎
prosopectasia [prosopo- + 希 ektasis expansion- + ia] *n*. 巨面
prosopis chilensis 智利豆胶树
prosoplasia [proso- + 德; 希 plassein to form] *n*. ①[组织]分化异常 ②进行性分化
prosopo- [希 prosopon face 面][构词成分](颜)面,面部
prosopoanoschisis [德] *n*. 面斜裂
prosopodiaschisis [prosoopo- + 德; 希 ana up + schisis cleft] *n*. 面分裂术,全部鼻实切开术
prosopodiplegia [prosopo- + 德; 希 dis (di-) twice + plege stroke] *n*. 两侧面瘫,面部双瘫
prosopodynia *n*. 面痛
prosopodysmorphia; facial hemiatrophy 单侧面萎缩
prosopolepsy [prosoopo- + 希 lambanein to take] *n*. 相面术
prosopon *n*. 稚蛹
prosoponeuralgia *n*. 面部神经痛
prosopopagus *n*. 面目联胎
prosopopilar *a*. 面毛生长异常的
prosopopilar; prosopopilary *a*. 面毛生长异常的
prosopoplegic *a*. 面神经麻痹的,面瘫的
prosopoplegio; facial paralysis *n*. 面神经麻痹,面瘫
prosoporangium *n*. 原胞子囊
prosoposchisis *n*. 面裂畸胎
prosoposchisis [prosopo- + 希 schisis cleft] *n*. 面裂[畸形]
prosoposcopy *n*. 面容检视法
prosopospasm *n*. 面部痉挛
prosoposternodidymus *n*. 面胸骨联胎
prosoposternodymia [prosopo- + 希 sternon sternum + didymos twin] *n*. 面胸骨联胎畸形
prosopothoracopagus [prosopo- + 希 thorax chest + pagos thing fixed] *n*. 面胸骨联胎

prosopus varus［先天性］面斜倾
Prosostomata *n*. 前口目
prospect *n*. 展望,远景,前程,前途 *v*. 勘探,勘测
prospective *a*. 预期的,未来的,有希望的 ‖ ~ly *ad*.
prospectus *n*. 计划书,说明书,内容介绍,简介
prosper *v*. 兴隆,繁荣,成功
prosperity *n*. 繁荣,幸运,成功 ‖ ~ly *ad*.
prospermia; ejaculatio praecox *n*. 早泄,射精过早
prosperous *a*. 繁荣的,昌盛的,成功的,有利的 ‖ ~ly *ad*.
Prost Prostaglandins《前列腺素》(杂志名)
-prost-［构词成分］-前列-(1998 年 CADN 规定使用此项名称,主要系指与前列腺有关的一类药名,如前列他林［Prostalene］、地诺前列酮［Dinoprostone］、依他前列素［Eptaloprost］等)
Prostacyclin *n*. 前列环素,前列腺环素 ‖ ~ synthase 前列环素合酶,前列腺素 – I 合酶
prostacyclin 12 (简作 PGI2) *n*. 前列环素 I2
prostacyclin 13 (简作 PGI3) *n*. 前列环素 I3
Prostaglandin (简作 PG) *n*. 前列腺素(分 F, E, A, B, 四型 ‖ ~ E_2(缩 PGE_2)前列腺素 E_2(引产,避孕药) / ~ endoperoxide synthase 前列腺素内过氧化物合酶 / ~ endoperoxides (简作 PGG2) 前列腺素内过氧化物 / ~ synthase 前列腺素合酶,前列原素内过氧化物合酶
prostaglandin A (简作 PGA) *n*. 前列腺素 A
prostaglandin B (简作 PGB) *n*. 前列腺素 B
prostaglandin E (简作 PGE) *n*. 前列腺素 E
prostaglandin E1 (简作 PGE1) *n*. 前列腺素 E1
prostaglandin E2 (简作 PGE2) *n*. 前列腺素 E2
prostaglandin E3 (简作 PGE3) *n*. 前列腺素 E3
prostaglandin F (简作 PGF) *n*. 前列腺素 F
prostaglandin-D synthase 前列腺素 – D 合酶
prostaglandin-E synthase 前列腺素 – E 合酶
prostaglandin-E2 reductase 前列腺素 – E2 还原酶
prostaglandin-H2D-isomerase 前列腺素 – H2D 异构酶,前列腺素 – D 合酶
prostaglandin-H2E-isomerase 前列腺素 – H2E 异构酶,前列腺素 – E 合酶
prostaglandin-I synthase 前列腺素 – I 合酶
prostaglandin-like substance (简作 PLS) 前列腺素样物质
prostaglandins (简作 PGs; Prost) *n*. 前列腺素类
Prostalene *n*. 前列他林,前列烯
prostalia *n*. 突出骨片(海绵)
prostanoid *n*. 前列腺素类(化合物)
Prostaphlin; oxacillin sodium *n*. 苯甲民恶唑青霉素纳,唑洒西林纳
prostaptione *n*. 单孢菌多肽素
prostata; prostate *n*. 前列腺
prostatalgia *n*. 前列腺痛
prostatauxe［prostate + 德; 希 auxe incerease］*n*. 前列腺肥大
prostate［希 prostates one who stands before, form probefore + hisianai to staud］*n*. 前列腺(摄护腺)(的) ‖ ~ famale 尿道旁腺(女性前列腺)/ ~ gland 前列腺
prostatectomy *n*. 前列腺切除术 ‖ ~ perineal; perineoprostatectomy 经会阴前列切除术 / ~ retropubic prevesical 耻骨后膀胱前列腺切除术 / ~ suprapubic 耻骨上前列腺切除术 / ~ suprapubic-transvesical 耻骨后膀胱前列腺切经尿道前列腺切除术 / ~ vesical; cystoprostatectomy 膀胱前列腺切除术
prostatelcosis［德］［prosiate + 希 helkosis ulceration］*n*. 前列腺溃疡
prostateria *n*. 前列腺病态
prostate-specific antigen 前列腺特异性抗原
prostatic *a*. 前列腺的 ‖ ~ acid phosphatase (简作 PAP) 前列腺素磷酸酶 / ~ concretion 前列腺固结体 / ~ fluid 前列腺液 / ~ fluid analysis (简作 PFA) 前列腺素液检查 / ~ hypertrophy (简作 PH) 前列腺肥大 / ~ part 前列腺部 / ~ pserum acid phosphtotase (简作 PSAP) 前列腺性血清酸性磷酸酶 / ~ utricle 前列腺囊 / ~ vesicle 前列腺泡
prostaticovesical *a*. 前列腺膀胱的
prostaticovesiculectomy *n*. 前列腺精囊切除术
prostatisme; prostatism *n*. 前列腺病态 ‖ ~ sans prostate 非前列腺肥大性前列腺病态
prostatitic *a*. 前列腺炎的
prostatitis *n*. 前列腺炎
prostato-［希］［构词成分］前列腺
prostatocystitis *n*. 前列腺膀胱炎
prostatocystotomy *n*. 前列腺膀胱切开术
prostatodynia *n*. 前列腺痛
prostatography *n*. 前列腺 X 线照相术
prostatolith; prostatic calculus *n*. 前列腺石
prostatolithotomy *n*. 前列腺石切除术
prostatomegaly［德］［prostate + 希 megale great］*n*. 前列腺肥大
prostatometer *n*. 前列腺测量器
prostatomy *n*. 前列腺切开术
prostatomyomectomy *n*. 前列腺肌瘤切除术
prostatorrhea *n*. 前列腺液溢
prostatotomy *n*. 前列腺切开术
prostatotoxin *n*. 前列腺毒素
prostatovesiculectomy *n*. 前列腺精囊切除术
prostemmatic *a*. 眼前的
prosternal epimeron 前胸后侧片
prosternal episternum 前胸前侧片
prosternal groove 前胸腹板沟
prosternal lobe 前胸腹板叶
prosternal membrane 前胸膜
prosternal process 前胸腹突(永生鞘翅目)
prosternal spine 前胸腹板刺
prosternal suture 前胸腹板缝
prosternellum *n*. 前胸小盾片
prosternation *n*. 躯干前曲症
prosternum *n*. 前胸腹板
prostethium *n*. 前胸腹板
Prosth; Pros prosthesis 修复术;假体(假眼,假牙,假肢等)
prostheca *n*. (复) 菌柄,臼叶(昆虫)
Prosthecomicrobium *n*. 突柄微菌属
prostheon［希 prostheon running forward］*n*.［上］牙槽中点
prosthesis［德］［希 a putting to, application］(简作 Pros; Prosth) *n*. ①修复术 ②假体(假眼,假牙,假肢等) ‖ ~ complete denture 全托牙修复术,总假牙修复术 / ~ dental; prosthodontics 假牙修复术 / ~ fixed 固定修复术 / ~ fixde bridge 固定桥修复术 / ~ full denture 全托牙修复术,总假牙修复术 / ~ maxillofacial 颌面修复术 / ~ nasal ①假鼻 ②鼻修复术 / ~ ocular ①假眼 ②眼修复术 / ~ odontal 牙体修复术 / ~ odonto-coronal 牙体冠修复术 / ~ odonto-pulpal 牙体牙髓充填术 / ~ paraffin 石蜡修复术 / ~ partial denture 部分托牙修复术,部分假牙修复术 / ~ removable 活动修复术,可摘假牙修复术 / ~ sauerbruch's 索尔布鲁赫氏假体(一种假肢)/ ~ temporary 暂时性假体(假脚)/ ~ vanghetti's 旺盖蒂氏假体(类似索尔布鲁赫氏的假体)
prosthetic *a*. ①修复的 ②假体的 ‖ ~ valve endocarditis (简作 PVE) 人工瓣膜心内膜炎 / ~-group removing enzyme (简作 PR) 辅基转移酶
prosthetics *n*. 修复学,弥补学(假肢,假眼,假牙) ‖ ~ denture; prosthodontics 假牙修复学,假牙修复术
prosthetist *n*. 修复学家
prosthodontia *n*. 假牙修复术
prosthion［希 prothen before］; **alveolr point** (简作 Pr; pr) *n*.［上］牙槽中点
prosthodontia; prosthodontics *n*. 假牙修复学,假牙修复术
prosthodontics *n*. 假牙修复学,假牙修复术
Prosthogonimidae *n*. 前殖科(隶属于复殖目 Digenea)
Prosthogonimus *n*. 前殖吸虫属 ‖ ~ macrorchis 巨睾前殖吸虫 / ~ pellucidus 透明前殖吸虫
Prosthogonimus cuneatus (**Rudophi**) 楔形前殖孔吸虫(隶属于前殖科 Prosthogonimidae)
Prosthogonimus pellucidus (**Linstow**) 透明前殖孔吸虫(隶属于前殖科 Prosthogonimidae)
prosthokeratoplasty 假角膜修复术,假角膜成形术
prostigma *n*. 翅痣(膜翅目昆虫)
Prostigmin; neostigmine *n*. 普洛斯的时,新斯的明 / ~ bromide 溴化普洛斯的明 / ~ methylsulfate 甲基硫酸普洛斯的明
prostigmin(e) *n*. 普鲁斯的明,新斯的明
Prostin E2 前列腺素 E2,地诺前列酮
Prostin F2 Alpha 前列腺素 F2α 缓血酸胺盐,地诺前列素氨丁三醇
Prostin-VR *n*. 前列地尔
prostitute *n*. 妓女 *v*. 为娼妓,出卖,滥用 ‖ prostitution *n*.
prostodontist *n*. 假牙修复家
prostokvasha *n*. 酸乳,乳酸发酵乳
Prostomatina *n*. 前口亚目
prostomial disc 口前盘
prostomial ganglion 脑,口前胃心节
prostomial lobe 口前叶
prostomium *n*. 口前叶

prostomum *n*. 口锥
prostrate *a*. 俯卧的,屈服的,衰竭的,疲惫的
prostrated *a*. 衰竭的,虚脱的
prostration［拉 prostratio］; **exhaustion** *n*. 俯卧,衰竭,虚脱,拜倒,屈服 ‖ ~ electric 电误竭,电虚脱 / ~ heat, heat exhaustion 中暑衰竭,中暑虚脱 / ~ nervous; neurasthenia 神经衰弱
prosy *a*. 散文(体)的,平凡的,单调的,乏味的
prot protected 有防护的
prot protein 蛋白质,朊
prot protractor 分度规,量角器
prot-, proto- 原,原始,初,第一
protactinium(简作 Pa) *n*. 镤(91 号元素)
protaesthesia *n*. 原感觉器
protagon［prot- + 希 agein to lead］*n*. 初磷脂(得自脑组织)
protagonist *n*. 主角,领导者,通过收缩引起某种运动的肌肉
protal *a*. 先天的
Protalba *n*. 原藜芦碱甲
protalbumose; protoproteose *n*. 原际,初际
protaminase *n*. 精蛋白酶
protamine *n*. 精蛋白,鱼精蛋白 ‖ ~ insulin(简作 PI)(鱼)精蛋白胰岛素 / ~ nucleinate 精蛋白核酸酯 / ~ sulphate 硫酸(鱼)精蛋白(肝素咀抗剂) / ~ zinc insulin(简作 PZI) 精蛋白锌胰岛素
Protaminobacter［protamine + 拉 bactrum rod］*n*. 精蛋白杆菌属
protan *n*. 红色觉变常者
protandry［希 protos first + andr; adndrosman］*n*. 雄性先熟(动物)雄蕊先熟(植物)
Protankyra asymmetrica(**Ludwig**) 歪刺锚参(隶属于锚参科 Synaptidae)
Protankyra bidentata(**Woodward et Barrett**) 棘刺锚参(隶属于锚参科 Synaptidae)
Protankyra pseudo-digitata(**Semper**) 伪指锚参(隶属于锚参科 Synaptidae)
protanomal *n*. 红色弱者,第一色弱者
protanomalopia *n*. 红色觉变常
protanomalopsia; protanomalopia *n*. 红色觉变常
protanomaly; protanomalopia *n*. 红色觉变常
protanope *n*. 红色盲者
protanopia *n*. 红色盲
protanopic *a*. 红色盲的
protanopsia *n*. 红色盲
protaphane NPH 低精蛋白锌胰岛素混悬液
protargol; stong protein silver *n*. 强蛋白银(商品名)
protarsus *n*. 前足附节
Protcurine *n*. 原筒箭毒次碱
Protea［拉］*n*. 南非山龙眼属
Proteaceae *n*. 山龙眼科
proteae *n*. 变形植菌族
Proteales *n*. 山龙眼目(植物分类学)
protean［希 proteus a many-formed deity］*a*. 变形的,易变的,变化多端的,多才多艺的 *n*. 变相蛋白
proteantigen *n*. 蛋白抗原
protease *n*. 蛋白酶,朊酶 ‖ ~ fig-tree 无花果蛋白酶
protecidin *n*. 杀变形菌素
protect *v*. 保护,防止(危险)‖ ~ ... from(against)... 保护……不受,使……免于
protectant; protective *a*. ①保护的,防护的 ②保护剂,防护物
protected(简作 prot) *a*. 有防护的
protectie environment(简作 PE) 保护性环境,环境保护
protectin *n*. ①保护素(旧名) ②橡皮纸
protection *n*. 保护,警戒,保卫,防御 ‖ ~ anti-gas(简作 PAG) 防毒,防化学 / ~ clild 儿童保护 / ~ food 食品保护(卫生) / ~ labor 劳动保护 / ~ lead 铅防护 / ~ temporary 暂时保护
protective［拉 protegele to protect］*a*. 保护的,防护的 *n*. ①保护剂 ②保护物 ③油稠 ‖ ~ epithelium 保护上皮 / ~ isolation(简作 PI) 保护性隔离 / ~ layer 保护层(瘿蜂虫瘿)/ ~ mimicry 保护性拟态 / ~ potential 自卫能 / ~ reflex 防御反射 ‖ ~ ly *ad*. / ~ ness *n*.
protector *n*. 保护者,(催化)保护质,保护器(装置)‖ ~ cheek 护颊器 / ~ finger 护指器 / ~ nipple 乳头保护器 / ~ tongue 护舌器 ‖ ~ al *a*.
protectorate *n*. (被)保护国,保护领地
proteeae *n*. 变形杆菌族
protegulum *n*. 胚壳(原壳)
proteic［希 proteios of first rank］*a*. 蛋白的
proteid(e); **protein** *n*. 蛋白(质)
proteidic *a*. 蛋白[质]的
proteidin *n*. 蛋白溶菌素
proteidogenous *a*. 生蛋白[质]的
protein(简作 pro; prot) *a*. 蛋白酶(质)的 ‖ ~ C: competence(简作 PC:C) 血浆蛋白 C 活性 / ~ C: antigen(简作 PC:Ag) 蛋白 C 抗原 / ~ carboxyl-methylase(简作 PCM) 蛋白质羧甲基酶 / ~ constitution change(简作 PCC) 蛋白质构型改变(学说)/ ~ efficiency ratio(简作 PER) 蛋白质效率比 / ~ equivalent(简作 PE) 蛋白当量 / ~ flavine-adenine-dinucleotide(简作 P-FAD) 腺嘌呤黄素二核甙酸蛋白 / ~ induced by vitamin K absence or antagonist(简作 PIVKA) 维生素 K 缺乏或拮抗诱导蛋白 / ~ kinase 蛋白激酶 / ~ loss enteric disease(简作 PLE) 蛋白丢失性肠病 / ~ nitrogen unit(简作 PNU) 蛋白氮单位 / ~ phosphatase 蛋白磷酸酶,磷蛋白磷酸酶 / ~ quality socre(简作 PQS) 蛋白质质量比较 / ~ sequence analysis(简作 PSA)蛋白质连续分析 / ~ substance(简作 P sub) 蛋白物质 / ~-bound iodine(简作 PBI) 蛋白结合碘 / ~-bound radioactive iodine(简作 PBRI) 蛋白结合放射性碘 / ~-bound thyroxine(简作 PBT) 蛋白结合甲状腺素 / ~-carorie malnutrition(简作 PCM) 蛋白质热卡不足性营养不良 / ~-energy malnutrition(简作 PEM) 蛋白质能量不足性营养不良 / ~-free filtrate(简作 PFF) 无蛋白滤液 / ~-glutamine γ-glutamyltransferase 蛋白质-谷氨酰胺 γ-谷氨酰基转移酶 / ~-inhibiting hormone(简作 PIH)蛋白抑制激素 / ~-tyrosine kinase 蛋白—酪氨酸激酶 / ~-tyrosine-phosphatase 蛋白—酪氨酸—磷酸酶
proteinase *n*. 蛋白酶 ‖ ~ clothes-moth 衣蠹蛋白酶 / ~ ficin 无花果蛋白糖 / ~ stasidynic 不变性蛋白糖
proteinate *n*. 蛋白盐
proteinemia *n*. 蛋白血(症)
proteinic *a*. 蛋白[质]的
proteinivorous［protein + 拉 vorare to devour］*a*. 食蛋白的
Protein-losing enteropathy 蛋白损耗性肠病
proteinochrome［德］［protein + 希 chromacolor］*n*. 蛋白色素
proteinochromogen; typtophan *n*. 色氨酸
proteinogen *n*. 蛋白原
proteinogenous *a*. 生蛋白的
proteinogram *n*. [血清]蛋白谱
proteinology *n*. 蛋白[质]学
proteinophobia *n*. 蛋白食恐怖,荤食恐怖
proteinosis *n*. 蛋白沉积(症) ‖ ~ lipid; lipoidosis cutis et mucosae; Urbach-Wiet -he's disease 类脂蛋白沉积症,皮肤黏膜类脂沉积症
proteinotherapy *n*. 蛋白疗法 ‖ ~ non-specific 非特异性蛋白疗法
proteinphobia *n*. 蛋白食恐怖,荤食恐怖
proteinpolysaccharide(简作 Pp) *n*. 蛋白多糖
protein-rich *a*. 富有蛋白质的
proteins, adequate 适宜蛋白,完全蛋白 ‖ ~ alcohol-soluble; prolamine 醇溶蛋白 / ~ autologous 自体蛋白 / ~ bacterial; bacterio-protein 细菌蛋白 / ~ bacterial cellual 细菌细胞蛋白 / ~ bearer; apo-enzyme 载体蛋白,酶蛋白(除 去辅酶后余下的蛋白) / ~ Bence Jones 本斯·琼斯氏蛋白(一种在 45 ~ 55 ℃时凝固,煮沸时再溶解的蛋白) / ~ coagulable 可凝蛋白 / ~ coagulated 凝固蛋白 / ~, complete 完全蛋白 / ~ compound 复合蛋白 / ~ conjugated 缀合蛋白,结合蛋白 / ~ defensive 防御蛋白 / ~ denatured 变性蛋白 / ~ derived 衍生蛋白 / ~ floating 移动(性)蛋白,游离蛋白 / ~ foreign 异性蛋白,异种蛋白 / ~ globular 球状蛋白 / ~ halogen 卤化蛋白 / ~ Hektoen-Kretschmer-welker 海—克—威三氏 蛋白(类似本斯·琼斯式蛋白) / ~ hetrologous; foreign ~ 异性蛋白,异种蛋白 / ~ homomolecular 等分子量蛋白 proteins, immune 免疫蛋白 / ~ indispensable 必需蛋白 / ~ insoluble 不溶蛋白 / ~ iodized 碘化蛋白 / ~ iron porphyrin 铁卟啉蛋白 / ~ maintenance 维持蛋白(维持正常生活所必需的最量蛋白) / ~ minimum 最小蛋白量 / ~ native 天然蛋白 / ~ nonspecific 非特异性蛋白 / ~, plasma 血浆蛋白 / ~ prophylactic measles 麻疹预防蛋白 / ~ protective; defensive ~ 保护蛋白,防御蛋白 / ~ pyocyanic 绿脓菌蛋白 / ~ pyogenic 酿脓蛋白 / ~ recemized 消旋蛋白 / ~ rye 黑麦蛋白 / ~ serum 血清蛋白 / ~ silver, mild 弱蛋白银 / ~ silver, strong 强蛋白银 / ~ simple 单纯蛋白 / ~ specific 特异性蛋白 / ~ split 蛋白分裂产物 / ~ sterol 甾醇蛋白 / ~ synthetic 合成蛋白 / ~ tissue 组织蛋白 / ~ vegetable 植物蛋白 / ~ whole 全蛋白(未分裂的蛋白)
Proteins in the Brain(简作 PB) 脑中的蛋白质(杂志名)
proteinum; protein *n*. 蛋白[质] ‖ ~ hydrolysatum 水解蛋白 / ~ pyocyaneum 绿脓菌蛋白
proteinuria(简作 pu) *n*. 蛋白尿(症) ‖ ~ Benxe Jones 本斯·琼

斯氏蛋白尿 / ~ orthostatic 直立性蛋白尿 / ~ postural 体位性蛋白尿
proteinuric *a*. 蛋白尿的
proteo-[希,德][构词成分] 蛋白(质)(亦作 protido-)
Proteocephalidae *n*. 原头科(隶属于原头目 Proteocephalidea)
Proteocephalidea *n*. 原头目(隶属于绦虫纲 Cestoidea)
proteoclastic *a*. 分裂蛋白的
proteocrasic *a*. 蛋白质固定的
proteocrasis *n*. 蛋白质固定
proteoglycan *n*. 蛋白糖(因其高度聚集,使得多糖类占总质量的95%或更多)
proteoglypha; proteroglypha *n*. 前牙类,沟牙类(毒蛇)
proteohormone *n*. 蛋白激素
proteolipid *n*. (含)蛋白脂质
proteolipin *n*. 蛋白质
proteolysin *n*. 蛋白水解
proteolysis *n*. 蛋白水解(作用),蛋白分解(作用)
proteolytic *a*. 蛋白分解的,蛋白水解的
proteometabolic *a*. 蛋白代谢的
proteometabolism *n*. 蛋白代谢
Proteomyces *n*. 毛孢子菌属
Proteomyxa *n*. 支足虫目(原生动物)
proteopectic; proteopexic *a*. 蛋白固定的
proteopepsis *n*. 蛋白消化
proteopexy; proteopexis *n*. 蛋白固定
proteophilic 嗜蛋白的(细菌)
proteose *n*. 胨 ‖ ~ primary; protopioteose 初胨,原胨 / ~ secondary; dcu'eroteose 亚胨,次胨 / ~ yeast castione(简作 PYC) 胨酵母
Proteosoma [proteus + 希 sama body] *n*. 变幻虫属
proteosomal *a*. 变幻虫的
proteosotherapy *n*. 胨疗法
proteosuria *n*. 胨尿
proteotherapy *n*. 蛋白(质)疗法
proteotherapy; proteinaotherapy *n*. 过敏毒素
proteotoxin *n*. 过敏毒素
proter *n*. 前子体(原生动物横驳时位于前面的子体)
protergite *n*. 前盾片
protergum *n*. 前胸背板(昆虫)
proteroglypha *n*. 前牙类,沟牙类(毒蛇)
proteroglyphic tooth 前沟牙
Proteromonadida *n*. 原滴虫目
Proteromonas *n*. 原滴虫属
proterophragma *n*. 前悬首
protest *v*. 抗议,反对,主张,声明
protestation *n*. 抗议,反对,声明,保证,断言
protestis *n*. 前睾
proteuria; proteinuria *n*. 蛋白(症)
proteuric; proteinuric *a*. 蛋白尿的
proteus [希 proteus a many-formed deity] *n*. 变形杆菌(属) ‖ ~ americanus 美洲变形杆菌 / ~ ammoniae 产氨变形杆菌 / ~ asiaticus 亚洲变形杆菌 / ~ fluorescens 萤光变形杆菌 / ~ hominis 人体变形杆菌 / ~ hydrophilus 嗜水变形杆菌 / ~ mirabilis 奇异变形杆菌 / ~ morganii 摩根氏变形杆菌 / ~ pseudovaleriei 粪内假变形杆菌 / ~ rettgeri 雷特格氏变形杆菌 / ~ septicus 败血变形杆菌 / ~ sulfureus 硫色变形杆菌 / ~ vulgaris 普通变形杆菌 / ~ zenkeri; Kurthia zenkeri 岑克尔氏库氏杆菌
Proth prothrombin 凝血酶原
proth time prothrombin time 凝血酶原时间
prothallium(复 prothallia) *n*. 原叶体
prothesis [德][希 a placing in public]; **prosthesis** *n*. ①修复术 ②假体
prothetely *n*. 先成现象
prothetic; prosthetic *a*. ①修复的 ②假体的
prothionamide(简作 PTH) *n*. 丙硫异烟胺(抗结核药)
prothipendyl hydrochloride 盐酸丙硫喷地,盐酸氮丙嗪
prothoracic bristle *n*. 前胸鬃(双翅目)
prothoracic epipleura *n*. 前背缘折
prothoracic gland *n*. 前胸腺
prothoracic scutum *n*. 前胸盾片
prothoracic shield *n*. 前胸盾
Prothoracic spiracles *n*. 前胸气门
Prothoracic theca *n*. 前胸鞘(蛹)
prothoracotheca *n*. 前胸鞘
prothorax *n*. ①前胸 ②前胸节
Prothorax *n*. 前胸(专指昆虫而言)
prothrom prothrombin 凝血酶原
prothrombase; thrombogen *n*. 前凝血酶,凝血酶原
prothrombin(简作 Proth; prothrom; PR; pro) *n*. 凝血酶原,前凝血酶 ‖ ~ activation factor(简作 PAF) 凝血酶原致活因子 / ~ and procon-vertin test(简作 P and P) 凝血酶原与凝血第七因子试验 / ~ conversion factor(简作 PCF) 凝血酶原转换因子 / ~ proconvertin stuart power-factor(简作 PPSB) 抗血友病球蛋白 B(止血剂)/ ~ proconvertin(简作 PP) 凝血酶原第七因子 / ~ time(简作 PT; proth time) 凝血酶原时间
prothrombin; thrombogen; serozyme; proserozyme; thrombinogen *n*. 前凝血酶,凝血酶原 ‖ ~ fraction A 前凝血酶 A 部 / ~ fraction B 前凝血酶 B 部
prothrombinase; thromboplastin *n*. 凝血激酶,凝血[酶]致活酶
prothrombinemia *n*. 前凝血酶血
prothrombin-factor *n*. 前凝血酶因子
prothrombinogenic *n*. 促凝血酶原
prothrombinopenia *n*. 前凝血酶减少(症)
prothrombokinase *n*. 前凝血激酶,前凝血[酶]致活酶
prothyl; protly *n*. 玄质,始质
prothymia [德][pro- + 希 thymos spirit + -ia] *n*. 精神活泼
prothymocyte *n*. 前胸腺细胞
protide; protein *n*. 蛋白(质)
protidemia; proteinemia *n*. 蛋白血(症)
protidolytic; proteolytic *a*. 蛋白水解的
protidtemns *n*. 蛋白水解产物(统称)
protin [希 protos first] *n*. 蛋白[质]
protinium *n*. 氕(音撇)
protist(a) [希 protista the very first, from protos first] *n*. 原生生物
protium *n*. 氕(音撇)
protiodide *n*. 低碘化物,亚碘化物
Protirelin *n*. 普罗瑞林
protistologist *n*. 原生生物学家
protistology *n*. 原生生物学
proto *n*. ①原质型(原生质体) ②细胞
Proto protoporphyrin 初卟啉,原卟啉
proto-; prot- [希 protos first 第一] 原,原始,第一,(最)初
proto-actinium; protactinium *n*. 镤(91 号元素)
protoaetioporphyrin *n*. 原本卟啉,初本卟啉
proto-albumose; protalbumose *n*. 原胨,初胨
protoanemonin *n*. 原白头翁素
protobacterieae *n*. 原始菌族
Protobasidfomycetes *n*. 异节担子菌目
Protobasidiomycetes *n*. 原始担子目(植物分类学)
protobe; protobios *n*. 噬菌体
protobiology *n*. 嗜菌体学
protobios *n*. 噬菌体 ‖ ~ bacteriophagus 噬菌体
protoblast *n*. ①原胚胞、裸细胞 ②卵核裂球的 ③源[分]裂球
protoblastic *a*. ①原胚胞的,裸细胞的 ②卵核的 ③原[分]裂球的
protobranchiate *n*. 直肠气管鳃(蜻蜓目幼虫)
protobroch *n*. 前网期
protobrochal [profo- + 希 brochos mesh] *a*. 卵发育初期的
Protocalliphora *n*. 原丽蝇属
protocarbamyein B 原碳霉素 B
protocaryon *n*. 原核,初核
protocaseose *n*. 原酪[蛋白]胨
protocatechuic acid 原儿茶酸,3,4-二羟苯甲酸
protocatechuic-aldehyde(简作 PCAD) *n*. 原儿茶醛,3,4 二羟苯甲醛
protocephalic region 原头部
protocephalon *n*. 原头
Protoceratiaceae *n*. 原甲藻科(一种藻类)
protocercal tail 原尾
protocerebral bridge 前脑桥
protocerebral lobe 前脑叶
protocerebral region 前脑部
protocerebral segment 前脑节,眼节
protocerebrum *n*. 原脑,前脑(昆虫)
protochloride *n*. 低氯化物,亚氯化钠
protochlorophyll *n*. 原叶绿素
protochondral *a*. 前软骨的
protochondrium *n*. 前软骨
protochrome *n*. 原(蛋白)色素
protocidin *n*. 链霉杀菌素
protociliata *n*. 前软骨
protociliate *n*. 原纤毛虫
Protococcaceae *n*. 原球藻科(一种藻类)

Protococcales *n*. 原球藻纲(植物分类学)
Protococcidiida *n*. 原纤毛亚纲
Protocoelomata *n*. 原腔动物门
protocoelomata *n*. 原体腔动物
protocol *n*. 草案,记录,议定书,条约,礼仪
protocollagen proline hydroxylase(简作 PPH)原胶原脯氨酸羟基化酶
protoconch *n*. ①胎壳 原壳 ②初房
protocone *n*. 原尖(上磨牙的近中颊尖)
protoconid *n*. 下原尖(下磨牙的近中颊尖)
protoconidmm *n*. 原分生孢子
protoconule *n*. 原小尖(上磨牙的舌颊间尖)
protocooperation *n*. 原始互助,基本互助(指生物与生物之间)
protocoproporphyria *n*. 原粪卟啉症(指胆汁与粪内原卟啉与粪卟啉过多)
protocorm *n*. 原躯,原始球茎,原胚体,原基叶体
protocormic region 原躯部(昆虫胚胎)
protocosta *n*. 原前缘(鳞翅目)
protocranium *n*. 后盖头
protocurarine *n*. 原箭毒碱
protoderm *n*. 原表皮
protodeutocerebral *a*. 前中脑的
protodiastolic *a*. 舒张初期的
protodiastole *n*. 舒张初期(心)
protodonta *n*. 原始牙类
protoduodenum *n*. 前十二指肠,十二指肠头(从幽门到十二指肠头部)
proto-elastose *n*. 原弹性蛋白脲
protoferriheme; hematin *n*. 正铁血红素
protofibril *n*. 初纤维
protogala; colostrum *n*. 初乳
protogaster; archenteron *n*. 原肠
protogen; lipoic acid *n*. 硫辛酸
protogene *n*. 原基因
protogenesis *n*. 原始发生
protoglobulose *n*. 原球蛋白脲
protogonia *n*. 前翅顶角
protogonocyte *n*. 原生殖细胞,原生质细胞
protogonoplasm *n*. 染色质
protogonoplasm; idiochromidia *n*. 原生殖质,核外性染色质
protogyny *n*. 雌性先熟(动物)雌蕊先熟(植物)
protoheme *n*. 血后素
protoheme, heme *n*. 血红素
protohemin; hemin *n*. 氯化血红素
protohydrogen; protium *n*. 氕(音撇)
protoiodide; protiodide *n*. 低碘化物亚碘化物
protokaryon *n*. 初核
protokylol hydrochloride 盐酸普罗托醇,盐酸胡椒喘定
protoloma *n*. 前翅前缘
protolysate *n*. 蛋白水解物
protolysosome *n*. 原溶酶体
protomadicus *n*. 主任医师(中世纪欧洲用的旧词)
Protomastigaled *n*. 单口鞭毛目(植物分类学)
Protomastigida *n*. 原鞭毛(虫)目
protomere; micelle *n*. 胶粒,微胶粒
protomerite *n*. 前节
protomerite [prato- + 希 meros part]; **primite** *n*. 簇虫前胞
protomesal areoles *n*. 前中小翅室(膜翅目昆虫翅)
protometamere neocrane *n*. 原节新颅
protometer [拉 pro- + 希 meron measure] *n*. 突眼计,眼球突出测量器
Protominobacter *n*. 原胺菌属(发现于土壤及水中)
Protomonadidia; prctomonadina *n*. 原鞭毛目
Protomonadina *n*. 原鞭毛目
Protomycetaceae *n*. 原囊菌科(一种菌类)
protomyosinose *n*. 原肌浆球蛋白脲
proton [希 protos first] *n*. ①质子,氕核 ②始基(遗传单位)③精朊胨 ‖ ~ magnetic resonance(简作 PMR)质(子)磁共振 / ~ motive force(简作 PMF)质子动力势 / ~ synchrotron(简作 PS)质子同步加速器
protonephridium *n*. ①原肾 ②原肾管
protonephron *n*. 原肾(为某些生物所特有)
protonephron; pronephros *n*. 原肾,前肾
protonephros; pronephros *n*. 原肾,前肾
protoneuron *n*. 第一神经元,初神经元(低等动物)
protonic *a*. ①始基的 ②质子的
proton-induced X-ray emission analysis 简作 PIXEA,质子激发 X 线发射分析(法)
protonitrate *n*. 低硝酸盐
protonuclein *n*. 原核素
proto-oncogene(简作 POG)*n*. 原致癌基因
Protop Protoplasma《原生质》(杂志名)
Protopam *n*. 解磷定
protoparasite *n*. 初次寄生
protopathic *a*. 原发的,特发的
protopathy *n*. 原发病
protopecten; petose *n*. 果胶糖
protopepsia [protos + 希 pepsis digestion] *n*. 初步消化
protoperithecium *n*. 子囊壳原
protophase *n*. 前期
protophloem *n*. 前生韧皮部
protophyllin; chlorophyll hydride *n*. 原叶绿素,氢化叶绿素
protophyte *n*. 原生植物
protophytology *n*. 原生植物学
Protopine; Fumarine *n*. 普罗托平,金奂花碱,蓝堇碱
protoplasia; protoplasis *n*. 初期组织形成
protoplasm *n*. 原生质,原浆,细胞质 ‖ ~ functional; kinoplasm 动质,动浆 / ~ superior; ergastoplasm 初质,初浆 / ~ totipotential 全能原生质,全能原浆 ‖ ~ic *a*.
protoplasma(简作 Protop)*n*. 原生质,原浆 ‖ ~ doctrine 原生质说
protoplasmatic *a*. 原生质的,原浆的 ‖ ~ astrocyte 原生质性星形细胞 / ~ bridge 原生质桥 / ~ fiber 原生质丝,原生质纤维 / ~ pole 动物性极
protoplasmatic; protoplasmic *a*. 原生质的,原浆的
protoplasmic *a*. 原生质的,原浆的
protoplast *n*. ①原质型(原生质体)②细胞
protoplast bursting factor(简作 PBF)细菌原生质体破坏因子
protopod larva *n*. 原足幼虫
protopod phase *n*. 原足相
protopod type *n*. 原足型
protopodite *n*. ①原节 ②原肢(甲壳类)③原肢节(昆虫)
protopodium *n*. 原节
protoporphyria *n*. 原卟啉症,初卟啉症
protoporphyrin(简作 PP; Proto)*n*. 原卟啉,初卟啉 ‖ ~ IX; coporphyrin 原卟啉 LX,初卟啉 LX
protoporphyrinogen *n*. 原卟啉原
protoporphyrinogen oxidase 原卟啉原氧化酶
protoporphyrinuria *n*. 原卟啉尿
protoproteose *n*. 原脲,初脲
protopsis *n*. 眼球突出
Protoreaster nodosus (linnaeus) 原瘤海星(隶属于瘤海星科 Oreasteridae)
Protosalanx hyalocranius (Abbott) 大银鱼(隶属于银鱼科 Salangidae)
protosalt *n*. 低盐,低价金属盐
protoscolex *n*. 原头蚴,原头节
protospasm *n*. 先兆痉挛
Protospirura *n*. 原旋线虫属
Protosteliaceae *n*. 原柱[黏]菌科(一种菌类)
Protosteliia *n*. 原星亚纲
Protosteliida *n*. 原星目
protostoma; blastopore *n*. 胚孔
Protostomatida *n*. 原口目
protostome *n*. 原口动物
protostomia *n*. 原口动物类
Protostrongylus (Davtianostrongylus) raillieti (Schulz, Orlow et Kutass) 赖氏原圆线虫(隶属于线虫纲 Nematoda)
Protostrongylus (Kochostrongylus) kochi (Schulz, Orlow et Kutass) 柯氏原圆线虫(隶属于线虫纲 Nematoda)
Protostrongylus (Protostrongylus) hobmaieri (Schulz) 霍马利原圆肺虫(隶属于线虫纲 Nematoda)
protostrongylus rufescens 红色原圆线虫
protosulfate *n*. 低硫酸盐,亚硫酸盐
protosyphilis; primary syphilis *n*. 初期梅毒
prototergite *n*. 前腹臂板
Protothaca jedoensis (Lischke) 江湖布目蛤(隶属于帘蛤科 Veneridae)
Prototheca *n*. 原壁菌属
protothecosis *n*. 原壁菌病
prototheria *n*. 原兽亚纲
protothorax *n*. 前胸

prototoid; protoxoid *n*. 强亲和类毒素
prototoxin *n*. 强亲和毒素
prototroch *n*. [口]前[纤]毛纶
prototroph *n*. ①矿质营养菌 ②原[营]养型微生物
prototrophic *a*. ①矿质营养的 ②原[营]养型的
prototropy [proton + 希 trope a turning] *n*. 质子移变(作用)质子转移(作用)
prototype *n*. 原型,典型,标准
protoveratrine *n*. 原藜芦碱
protovertebra *n*. 原椎(骨),体节
protovertebral *a*. 原椎骨的,体节的
protoxeoid; protoxoid *n*. 强亲和类毒素
protoxide *n*. 低氧化物亚氧化物
protoxoid *n*. 强亲和类毒素
protoxoophage [protoxoa + 希 phagein to eat] *n*. 噬原虫细胞
protoxylem *n*. 原生木质部
protozoa (单 protozoca) *n*. 原生动物,原虫,原生动物门 ‖ ~ blood 血内原生动物 / ~ intestinal 肠内原生动物 / ~ parasitic 寄生原生动物,寄生原虫
protozoacide *n*. 杀原生动物药,杀原虫药 *a*. 杀原虫的
protozo-agglutinin *n*. 原虫凝集素
protozoal *a*. 原生动物的,原虫的
protozoan *n*. 原生动物,原虫 *a*. 原生动物的,原虫的
protozoiasis *n*. 原生动物病,原虫病
protozoologist *n*. 原生动物学家,原虫学家
protozoology *n*. 原生动物学 ‖ ~ medical 医学原生动物学
protozoon (复 protozoa) *n*. 原生动物,原虫
protozoophag; protozoophage *n*. 噬原虫细胞
protozoosis; protozoiasis *n*. 原生动物病,原虫病
protozootherapy *n*. 原生动物病疗病,原生动物病疗法,原虫病疗法
protract *v*. 持久,延长,伸展
protracted *a*. 伸展的,延长的,长期的,持久的,停滞的
protraction *n*. 延长,拖行,制图,(颌)前伸,前突,突出
protractor 简作 prot *n*. 量角器,伸肌,钳取器,牵引肌
protrahens *n*. 牵肌,牵前肌
protransglutaminase *n*. 转谷氨酰胺酶原
protrian *n*. 前出三叉体(海绵)
protriptyline (简作 PTA) *n*. 普罗替林,丙氨环庚烯 ‖ ~ hydrochloride 盐酸普罗替林,盐酸丙氨环庚烯
protrochula *n*. 原担轮子
protrude *v*. (使)伸出,突出,前突
protrusible *a*. 可伸出的,突出的
protrusio; [拉]**protrusion** *n*. 前突,突出 ‖ ~ acetabuli; artrokatadysis 髋臼前突,[髋]关节内陷
protrusion *n*. 前突,突出,突部 ‖ ~ bimaxillary 双颌前突 / ~ dental 牙前突 / ~ facial 面前突 / ~ incisal 切牙前突 / ~ mandibular 下颌前突 / ~ maxilary 上颌前突
protrusive *a*. 伸出的,突出的
protrusorlinguae *n*. 伸舌肌
protrypsin *n*. 前胰蛋白酶,胰蛋白酶原
protuberance [pro- + 拉 tuber bulge]; **protuberantia** *n*. 突起,隆凸,隆起物,瘤 ‖ ~ frontall; ruber frontale 额结节 / ~ inferior maxillary 下颌隆凸 / ~ larynageal; prominentia; laryngea 喉结 / ~ parietal; tugber parietale 顶结节
protuberant *a*. 突出的,鼓胀的,显著的
protuberantia [拉]; **protuberance** *n*. 隆凸 ‖ ~ laryngea 喉结 / ~ menalis 颏隆凸 / ~ occipitalis externa 枕外隆凸 / ~ occipitalis interna 枕内隆凸
protyl [proto- + 希 hyle mateter]; **protyle** *n*. 玄质,始质(想象中构成原素的原质)
protyrosinase *n*. 前酪氨酸酶
proud *a*. 自豪的,骄傲的,自尊的 ‖ ~ ly *ad*. / be ~ of... 以……自尊,以……自负
prounds per minute (简作 pm) 磅/分
Prov Province *n*. 省;区;领域;范围
provable *a*. 可证明的,可证实的
provagina [拉] (简作 pro vagin) *v*. 前阴道
prove *v*. 证明,结果是,检验,探明
provecation *n*. 激发(作用)
provell *n*. 原藜芦碱甲、乙
provenance *n*. 起源,出处
provender *n*. 饲料,食物
Proventil *n*. 沙丁胺醇
proventricular gland 前胃腺
proventricular valve 前胃瓣
proventricular valvule 前胃小瓣(细腰蚊科)
proventriculus *n*. 前胃 ‖ ~ anterior 前胃(蜚蠊)
provera *n*. 安宫黄体酮,醋酸甲羟孕酮
proverb *n*. 格言,谚语
proverbial *a*. 谚语的,众所周知的,闻名的 ‖ ~ly *ad*.
provertebra *n*. ①体节 ②原椎[骨]
prove (简作 pr) *v*. 证明,检验
provide *v*. 提供,装备,供应,规定 ‖ ~ against... 预防 / ~ for... 为……做准备,考虑到,供给
provided; providing *conj*. 倘若,以……为条件,假如 ‖ ~ that... 如果,倘若,条件是
Providencia *n*. 普罗维登斯菌属
provident *a*. 目光远大的,有远虑的,节约的,节俭的
providential *a*. 上帝的,幸运的,凑巧的
provider *n*. 供应者,供养人
providing (that) 以……为条件,假如
province (简作 Prov) *n*. 部,州,省,领域,职权,范围 ‖ within the ~ of... 在……范围之内,在……领域内
provincial *a*. 地方的,省的,州的,外省的 *n*. 外省人
proving *n*. 药务试验(顺势疗法的名词)验收,试验,勘探
provirus *n*. 前病毒,原病毒
provision *n*. 供应,准备,贮藏,食料,规定 *v*. 供应粮食 ‖ make ~ for (against)... 为……准备
provisional *a*. 暂时的,临时的 ‖ ~ Committee on Nomenclature of Viruses (简作 PCNV) 病毒命名临时委员会 / ~ corrected pressures (简作 PCP) 临时校正压力 / ~ diagnosis (简作 PD) 暂定诊断 / ~ ectoderm 临时外胚层 / ~ mandibles 暂时上颚(昆虫)/ ~ mesoderm 临时中胚层 / ~ regeneration 临时再生 ‖ ~ly *ad*.
proviso *n*. (复 ~s)附文,附带条件
provitamin *n*. 前维生素,维生素原 ‖ ~ A 前维生素 A / ~ D_2 前素 D_2/ ~ D_3 前素 D_3
provocation *n*. 激发,刺激,激发(作用),挑衅
provocative *a*. 挑衅的,刺激的,煽动的 *n*. 刺激 ‖ ~ly *ad*.
provoke *v*. 对……挑衅,致使,引起,挑起,诱发
provoked ovulation 激发排卵
provoked polarization (简作 PP) 激发的极化
provoking *a*. 惹人恼火的,气人的,叫人发火的 ‖ ~ly *ad*.
provost *n*. 学院院长,教务长,首脑
Prowaxekiasis *n*. 普[罗瓦泽克]氏鞭毛虫属
prowazak-Greeff bodies 普—格小体,沙眼小体
prowazek's bodies [stanislas josef Mathias Von 德动物学家 1876—1915] 普罗瓦泽克氏小体(①沙眼小体 ②天花及牛痘小体)
Prowazekella; prowazekia *n*. 普[罗瓦泽克]氏鞭毛虫属
prowazek-Greeff bodies [S. J. M. von prowazek; Carl Richard Greeff 德眼科学家 1862 生]; trachoma bodies 普—洛二氏小体,沙眼小体
Prowazekia *n*. 普[罗瓦泽克]氏鞭毛虫属
prowess *n*. 英勇,勇敢,勇猛,杰出的才能
prowl *v*. & *n*. 巡逻,四处觅食
prowzek-Halberstaedter bodies; trachoma bodies 普—哈二工小体,沙眼小体
prox proximal 近侧的
prox proximo 下月的,次月的
pro-X dipeptidase 脯氨酰氨基酸二肽酶
prox luc proxima luce [拉]下一天早晨,翌日清晨
prox. luc (proxima luce) 前一日
proxagalea *n*. 外颚叶基(昆虫)
Proxazole *n*. 普罗沙唑,胺丙恶二唑
proxemics *n*. 空间关系学,距离效应学
proxetil *n*. 普塞(基)(根据 1998CADN 规定,在盐或酯与加合物之命名中,使用此项名称)
proxima luce [拉] (简作 prox luc) 下一天早晨
proximad *n*. 近向,基向
proximal [拉 proximus next] (简作 prox) *a*. 最接近的,近侧的,邻近的 ‖ ~ centriole 近侧中心粒 / ~ centrosome 近侧中心体 / ~ convoluted tubule (简作 PCT) 近曲小管 / ~ gastric vagotomy (简作 PGV) 近侧胃迷走神经切断术 / ~ gastric vagotomy and pyloroplasty (简作 PGVP) 近侧胃迷走神经切除及幽门成形术 / ~ interphalangeal joint (简作 PIP) 近端指(趾)间关节 / ~ phalanx (简作 PP) 近节指骨 / ~ radio-ulnar joint 近侧桡尺关节 / ~ sensory area 基感区 / ~ tubule pressures (简作 PTP) 近端肾小管压力
proximalis *a*. 接近的,邻近的
proximate [拉 proximatus drawn near] *a*. 最接近的,近似的,前后紧接的 ‖ ~ly *ad*. / ~ness *n*.

proximity *n*. 接近,近来,近似 ‖ in (close) ~ to... (很)接近,紧接于 / in the ~ of... 在……附近
proximo (简作 prox; pxmo) 下月的
proximo-ataxia *n*. 近端共济失调
proximobuccal *a*. 邻颊的
proximoceptor *n*. 触觉感受器
proximolabial *a*. 邻唇的
proximolingual *a*. 邻舌的
proximo-occlusal (简作 PO) *a*. 邻 牙合的,邻咬合的
Prozac *n*. 盐酸氟西汀
prozona *n*. [前胸]沟前区(直翅目)
prozonal *a*. ①附肌带前的 ②前界的
prozone; **prezone**; **prozone phenomenon** *n*. 前界,前区(指血清稀释度)
prozygosis; **syncephaly** *n*. 并头联胎畸形
prozymogen; **prezymogen** *n*. 前酶原
PRP pityriasis rubra pilaris 毛发角化性红糠疹 / platelet-rich plasma 富含血小板血浆 / pneumoretroperitoneum 腹膜后腔积气,腹膜后气肿 / polyribophosphate 聚磷酸核糖 / progressive systemic sclerosis 进行性全身性硬化症 / psychotic reaction profile 心理反应概况
prpl purple 紫色的,深红色的
PRPP phospho-ribosyl-pyrophosphate 磷酸核糖焦磷酸盐(酯)
PRPP-AT phosphoribosyl pyrophosphate aminotransferase 磷酸核糖焦磷酸氨基转酶
prpr praeter propter [拉] 差不多,几乎,大约
PRR point of respiratory reversal 呼吸相逆转点 / postreplication repair 复制后修复 / pulse-erpetition rate 脉冲重复率
PRRP polyribosylribitol phosphate 磷酸多核糖基核糖醇
prs pairs 偶,对(复数)
PRS pattern recognition system 模式识别系统 / Plastic and Reconstructive Surgery《整形与重建外科》(杂志名) / Proceedings of the Royal Society, London《伦敦皇家学会会刊》(杂志名)
Prs printers 印刷者
PRSM Proceeding of the Royal Society of Medicine《皇家医学会纪事》(英国杂志)
prstaism *n*. 前列腺病态 ‖ ~ vesical 膀胱[尿潴留]性前列腺病态
prstatogram *n*. 前列腺 X 线照片
prstatovesiulitls *n*. 前列腺精囊炎
prstaxia *n*. 体内蛋白质[分散]稳定
prsternation; **camptocormy** *n*. 躯干前曲症
prt pulse recurrence frequency 脉冲重复频率
PRT parallel reconstruction tomography 平行重建断层摄影术 / personnel research test 全员心理研究试验 / photoradiation treatment 光照射治疗,光辐射治疗 / platelet release test 血小板释放试验 / platelet retention test 血小板滞留试验 / phospho-ribosyl-trasferase 磷酸核糖转移酶
PRU peripheral resistamce unit 周围阻力单位 / Pneumoconiosis Research Unit Medical Research Council 医学研究委员会肺尘病研究组
Prual *n*. 普鲁阿耳(获自 Cooptosapelta flavescens 根中的剧毒物)
prude *n*. 过分拘谨的人
prudence *n*. 谨慎,慎重,精明,节俭
prudent *a*. 谨慎的,慎重的,精明的 ‖ ~ly *ad*.
prudential *a*. 慎重的,谨慎的,细心的,有智谋的 ‖ ~ly *ad*.
prudery *n*. 过分拘谨,装规,假正经的行为
prudish *a*. 过于拘谨的,一本正经的
purified oil of vitriol (简作 POV) 精制浓硫酸,纯浓硫酸
pruinate [拉 pruina hoarfrost] *a*. 霜状的,霜掩状的
Prulet *n*. 双醋酚丁
prunase *n*. 洋李甙酶
Prunasin *n*. 洋李甙
prune; **prunum** *n*. 梅子,梅脯,梅干(干燥果实) *v*. 整枝,修剪,删除,削减
Prunella hispida Benth. [植药] 粗毛夏枯草花穗、全草
Prunella L. Brunella Tour *n*. **ex** .**L**. 夏枯草属 ‖ ~ vulgaris L. 夏枯草属,滁州夏枯草
Prunella vulgaris L.; **Brunella vuigaris L.** [植药]夏枯草花穗及果穗 – [夏枯草]
prunin *n*. 野黑樱素(野黑樱的浓缩物)
Prunus(**Tour**.)**L**. [拉 plum-tree] 李属 ‖ ~ americana Marsh; plum 美国刺李 / ~ amygdalus Gatsch 扁桃[树] / ~ amygdalus Batsch var, amara Focke 苦扁桃[树] / ~ armeniaca L. var. ansu Maxim. [植药] 山杏种子—[苦杏仁] / ~ communis arcang, var, dulcis Koehne 甜扁桃 [树] / ~ consociflora schneid [植药]郓李种子—郁李仁 / ~ armeniacaL. 杏[树] / ~ armeniaca L. var. ansu Maxim 山杏 / ~ armeniaca L. var . mand shurica Maxim 辽杏 / ~ avium L. 欧洲甜樱桃[树] / ~ cerasus L. 欧洲酸樱桃[树] / ~ communis Arcang; ~ amygdalus Batsch; Amygdalus communis L. 扁桃[树] / ~ communis Arcang var . amara Schneid 苦扁桃[树] / ~ communis Arcang var, dulcis schneid 甜扁桃[树] / ~ davidiana (carr.) Franch; persica davidiana Carr. [植药] 山桃种子—[桃仁] / ~ dictyoneura Diels [植药] 毛叶欧李种子—郁李仁 / ~ domestica L.; prune 杏梅,洋李 / ~ humilis Bunge[植药] 欧李[种子—[郁李仁] / ~ japonica Thunb. 郁李 / ~ japonica Thunb. var nakaii Rehd; Cerasus nakaii(Levl) liou. [植药] 郁李种子—[郁李仁] / ~ laurocerasus L; cherry laurel 月桂樱[树] / ~ macroophylla sieb. et zucc. 大叶野樱,博打木 / ~ majestica Kochne [植药] 滇樱桃种子—郁李仁 / ~ mandshurica Koehne; Armeniaca mandshurica skv; ~ armeniaca L. var. manshurica Maxim. [植药] 东北杏种子—[苦杏仁] / ~ mira Koehne [植药] 藏桃种子—桃仁 / ~ mume sieb. et zucc [植药] 梅果实—[乌梅]; 花蕾—[梅花] / ~ pauciflora Bge 樱桃 / ~ pedunculata pall. [植药] 柄扁桃种子—郁李仁 / ~ persica; persica vulgaris Mill. 桃[树] / ~ persica (L.) Batsch. [植药] 桃种子—[桃仁]; 根、茎、树皮、叶; 桃胶 / ~ pleiocerasus Koehne [植药] 雕核樱果皮—土枣皮 / ~ pseudocerasus Lindl . 樱桃 / ~ salicina Lindi (食用)李 / ~ serotins Ehrh; ~ virginiana Mill; wild cherry 黑野樱 / ~ sibirica L; Armeniaca sibirica Lam. [植药] 西伯利亚 杏种子—[苦杏仁] / ~ spinosa L. 黑刺李 / ~ spinulosa sieb. et zucc 坚樱,樱木 / ~ tomentosa Thunb. 绒毛樱,山樱桃 / ~ triflora Roxb; ~ salicina Lindl (食用)李 / ~ triloba Lindl; Cerasus triloba 截形榆叶梅 / ~ virginiana Mill; ~ serotina Ehrh. (黑)野樱桃[树]
prurience, **prurency** *n*. 好色,渴望 prurient *a*.
pruriginous *a*. 痒疹的
prurigo *n*. 痒疹 ‖ ~ aestivalis 夏令痒疹 / ~ agria 重痒疹 / ~ Besnier's 贝斯尼埃氏痒疹(伴有气喘、枯草热及荨麻疹的痒疹 / ~ diathetic 素质性痒疹 / ~ ferox 重痒疹 / ~ Hebra's 黑布腊氏痒疹,真痒疹 / ~ hiemalis 冬令痒疹 / ~ Hutchinson's; ~ aestivalis 郝秦生氏痒疹,夏令痒疹 / ~ infantilis 婴儿痒疹 / ~ mitis 轻痒疹 / ~ nodularis; lichen obtusus corneus; tuberosis cutis pruriginosa; urticaria perstans verrucosa 结节性痒疹,疣状顽固性荨麻疹 / ~ simplex 单纯痒疹 / ~ summer; ~ aestivalis 夏令痒疹 / ~ sun 日光性痒疹 / ~ universalis 全身痒疹 ‖ ~like *a*. 痒疹状的
prurirtic *a*. 瘙痒的,痒的
pruritus [拉 from prurire to itch] *n*. 瘙痒 ‖ ~ ani 肛门瘙痒 / ~ balnea; bath itch 浴后瘙痒,浴痒病 / ~ bath; bath itch 浴后瘙痒,浴痒病 / ~ Duhring's; ~ hiemalis 冬令瘙痒 / ~ essential 自发性瘙痒 / ~ hiemalis 冬令瘙痒 / ~ punctate 班点状瘙痒 / ~ senilis 老年瘙痒 / ~ synptomatic 症状性瘙痒 / ~ vulvae; kraurosis vulvae 外阴瘙痒,外阴干皱
prussak's fibets [Alexandet 俄耳科学家 1839—1897] 普鲁萨克氏纤维(从外耳道顶至鼓膜) ‖ ~ pouch (space) 普鲁萨克氏间隙(在中耳隐窝内)
Prussian-blue *n*. 普鲁士蓝
prussiate; **cyanide** *n*. 氰化物
prussic acid 氢氰酸
pry *v*. 盯,盯着看,窥探,打听,撬开 *n*. 窥探,打听,杠杆
Prymnesiaceae *n*. 定金鞭藻科(一种藻类)
Prymnesiida *n*. 定鞭目
Przewalskia dilatata (**Reitt**)漠王(隶属于拟步行虫科 Lacordaire)
Przewalskia sheblearei(**C. E. C. Hischer**) **Kuang ined** [植药] 马尿泡根—[马尿泡]
PS parasympathetic 副交感神经,副交感(神经)的 / (信末的)附言,再者 / chloropicrin 氯化苦,硝基氯仿 / metric horsepower 米制马力(参见 hp 条) / pancreozymin secretin(test) 促胰霉素胰泌素试验 / pancreozymin-secretin 促胰霉素—胰泌素 / paradoxical sleep 异相睡眠,奇异睡眠 / parasitology 寄生虫学 / parkinson syndrome 帕金森综合征 / pathological stage 病理学分期 / patient's serum 病人血清 / performing scale 工作标度 / Periodensystem [德] 元素周期系 / periodic syndrome 周期性综合征 / Pharmaceutical Society of Creat Britain 大不列颠药学会 / phase separation 位相间隔 / phosphatidyl serine 磷脂酰丝氨酸 / photic stimulation 感光刺激 / photoelectron spectroscopy 光电分光镜检术 / photosynthesis system 光合系统 / physical stamina 身体耐力 / physical status 身体状态 / Physician and Sportmedicine《医师及体育医学》(杂志名) / physiologic saline 生理盐水 / physiological Socitey 生理学会 / plane of symmetry 对称面 / polysaccharide 多糖 / polystyrene 聚苯乙烯 / population sample 种群标本 / Porter-Silber chromogen 波—希二氏色原 / 《人口研究》(英国杂志) / postal service 邮政 /

posterior sagittal diameter of the pelvic outlet 骨盆出口后矢状径[妊] / postscript 再者;又及;附录;跋;附言 / Poultry Science《家禽科学》(杂志名) / power supply 供电,电源 / power switch 电源开关 / pregnant serum 孕血清 / premonitary symptoms 前兆症状 / pressure-sensitive 对压力敏感的 / proton synchrotron 质子同步加速器 / Pseudomonas 假单胞菌属 / psychiatric 精神病的 / Psychonomic Society 心理规律学会 / Psycho-surgery 精神病外科 / pulmonary stenosis 肺动脉瓣狭窄 / pulse shaper 脉冲形成器,脉冲形成电路 / pyloric stenosis 幽门狭窄 / pyriformis sinus 梨状肌窦
Ps periods per second 赫兹,周/秒 / per secundum 每秒 / power switch 电源开关 / prescription 处方,药方 / pseudo 假,伪(前缀) / systolic pressure 收缩压
Ps. pseudomonas, prescription 假单胞菌属;处方,药方
PSA 8,5-dichloro-4'-nitro-3-phenyl salicylamide 8,5 二氯 - 4' - 硝基 - 3 - 苯基水杨酰胺,氯硝苯水杨胺(杀螺剂) / apply to affected region 用于患部 / phase-sensitive amplifier 相敏放大器 / phase-solubility analysis 位相溶解度分析 / phthalylsulphacetamide 酞磺胺醋酰,息拉米 / polyetyhlene sulfonic acid 聚乙烯磺酸 / Poultry Science Association 家禽科学协会 / protein sequence analysis 蛋白质连续分析 / phenolsulfonphthalein 息拉米(酞磺胺醋酰)
Psa phthalylsulfacetamide 酞酰磺乙酰胺,酞[酰]磺醋胺,苯甲酰磺乙酰胺
PSAC President's Science Advisory Committee 总统科学顾问委员会(美)
PSAD prolonged small fiber aftendischarge 持续性的小纤维后发放
psalidodontia *n*. 铗,铗状咬合
psalis[德][希] *n*. (脑)穹窿
psalliota arvensis; **Agaricus arvensis** *n*. 野蘑[菇]
psalliotin *n*. 野蘑菇素
psalterial *a*. ①琴的,海马连合的 ②反刍(胃的),重瓣胃的
psalterium *n*. 琴,海马连合
psalteroum[拉;希 psalterion harp] *n*. ①琴,海马连合 ②反刍(胃),重瓣胃
Psalydolytta *n*. 链芫青属
psamma[希] *n*. 尿沙
Psamminida *n*. 无线目
psammism *n*. 沙浴
psammiu; **sandy** *a*. 沙的
psammo-[希 psammos samd 沙][构词成分] 沙,沙状(物)
Psammobiidae *n*. 紫云蛤科(隶属于帘蛤目 Venerodida)
psammocarcinoma *n*. 沙癌
Psammocore contigua (**Esper**) 比邻沙珊瑚(隶属于互相珊瑚科 Thamnasteriidae)
psammoma (复 psammomata); **acetvuloma Virchow'spsammoma** *n*. 沙样瘤
Psammoperca waigiensis (**Cuvier et valenciennes**)沙鲈(隶属于尖吻鲈科 Latidae)
psammos biliarius; **biliary gravel** 胆沙
psammosarcima *n*. 沙肉瘤
psammosilene tunicoides W. C. Wu et C. Y. Wu[植药] 金铁锁根—[金铁锁]
psammotherapy; **ammotherapy** *n*. 沙浴疗法
psammous *a*. 沙的
Psan psychoanalysis 精神分析 / Psychoanalyst 精神分析家 / Psychoanalytical 精神分析的
PSAP prostatic serum acid phosphtotase 前列腺性血清酸性磷酸酶
psauoscopy[希 psauein to touch + skopeinto examine] *n*. 摩动诊法
PSC Pharmacological Society of Canada 加拿大药学会 / posterior subcapsular cataract 后囊下内障 / precursor sertoli cell 足细胞前体 / primary sclerosing cholangitis 原发性硬化性胆管炎 / Psychopharmacology Service Center 精神药物学服务中心
PSCC potential sensitive calcium channel 电位敏感性钙通道
Pschichthys mitsukuii (**Dean**)冬银鲛(隶属于银鲛科 Chimaeridae)
PSD periodic synchronous discharge 周期性同步放电 / personality disorder 人格障碍 / phase-sensitive detector 相敏探测器 / power spectral density 能量光谱密度 / psychosomatic disease 身心病,精神躯体性疾病
PSE point of subjective equality 主观相等点 / portal systemic encephalopathy 门体循环性脑病 / present state examination 前(精神)状况量表,现在(精神)状查 / psychological stress evaluator 心理学应激测定仪
PSEBM Proceedings of the society for Experimental Biology and Medicine 实验生物学与医学学会学报
PSEC Picosecond 皮秒(旧称微微秒,10^{-12}秒)
pselaphesia[希 pselaphesis touching]; **pselaphesis** *n*. 触觉
psellism[希 psellisma stammer]; **stammeting**; **stuttering** *n*. 口吃,讷吃
Psenes arafurensis (**Gu nther**)水母玉鲳(隶属于双鳍鲳科 Nomeidae)
Psephurus gladius (**Martens**)白鲟(隶属于匙吻鲟科 Polydontidae)
Pser phosphoserine 磷酸丝氨酸
PSES penicillin-sensitive enzymes 青霉素敏感酶
Psettidae *n*. 鸢鱼科(隶属于鲈形目 Perciformes)
pseud-; **pseudo-**假,伪,拟
pseudaconitine *n*. 假乌头碱
pseudacousis *n*. 听幻觉
pseudacousma *n*. 假听觉
pseudacromegaly; **pseudoacromegaly** *n*. 假肢端肥大症
pseudactinomycosis; **pseudo actinomycosis** *n*. 假放线菌病
pseudagraphia; **pseudoagraphia** *n*. 假性失写(症)
pseudalbuminuria; **pseudoalbuminuria** *n*. 假蛋白尿
pseudallescheria *n*. 假霉样真菌
pseudallescheriasis *n*. 波伊德假霉样真菌病,假性阿利什利菌病
Pseudamphistomum *n*. 伪端盘吸虫属 ‖ ~ truncatum 截形伪端盘吸虫
pseudangina; **pseudoangina** *n*. 假心绞痛
pseudankylosis; **pseudoankylosis** *n*. 假[性]关节强硬
Pseudanoplocephala *n*. 假裸头属(一种寄生性的绦虫)
Pseudanthias cichlops (**Bleeker**)丽拟花鮨(隶属于鮨科 Serranidae)
pseudaphia *n*. 触幻觉
pseudarolia *n*. 拟中垫
pseudarrhenia *n*. 女性假两性畸形
pseudarthrosis *n*. 假关节
pseudaxis *n*. 合轴,假单轴(植物)
pseudechis porphyriacus 澳洲黑蛇
pseudelminth[pseud- + 希 helmins worm] *n*. 假蠕虫,假肠虫
pseudencephalus[pseud- + 希 enkehalos brain] *n*. 假脑畸胎
pseudesthesia *n*. ①幻觉 ②联觉,牵连感觉
Pseudeuphausia latifrons (**S. O. Sars**)宽额假磷虾(隶属于磷虾科 Euphausiidae)
pseudiater; **quack** *n*. 江湖医,庸医
pseudinoma[pseud - + -oma] *n*. 假瘤,假纤维瘤
pseudo-; **pseud-**[希 pseudes false 假的][构词成分] 假,伪,拟
pseudo (简作 Ps) *n*. 假,伪,拟
pseudoacanthosis nigricans 假性黑[色]棘皮症
pseudoacephalus *n*. 假无头畸形
pseudoaconitine; **pseudaconitine** *n*. 假乌头碱
pseudoacousis; **acousma** *n*. 听幻觉,幻听
pseudoacromegaly *n*. 假肢端肥大症
pseudoactinomycosis *n*. 假放线菌病
pseudoadsorption *n*. 假吸附
pseudoagglutination; **pseudohemagglutination** *n*. 假凝集,假性血细胞凝集
pseudoagraphia *n*. 假性失写(症)
pseudoalbuminuria; **adventitious albuminuria** *n*. 假蛋白尿,偶发性蛋白尿
pseudo-allele *n*. 拟等位基因,假对偶基因
pseudoallele *n*. 假等位基因,假对偶基因
pseudoallelic *a*. 假等位基因的,假对偶基因的
pseudoallelism *n*. 假等位性
pseudo-alopecia areata 假斑秃
pseudoalveolar *a*. 假牙槽的
pseudo-amitosis *n*. 假无丝分裂
pseudoanaphylactic *a*. 假过敏性的
pseudoanaphylaxis *n*. 假过敏性
pseudoanemia *n*. 假贫血 ‖ ~ angiospastica 血管痉挛性假贫血
pseudoaneurysm *n*. 假动脉瘤
pseudoangina *n*. 假心绞痛
pseudoangioma *n*. 假血管瘤
pseudoankylosis; **false ankylosis** *n*. 假[性]关节强硬
pseudoanodontia *n*. 假无牙,埋伏牙
pseudoanorexia *n*. 假厌食
pseudoantagonist *n*. 假拮抗肌
pseudoaphakia *n*. 假性无晶状体,膜性内障
pseudoapoplexy *n*. 假卒中
pseudo-apospory *n*. 假无孢子生殖
pseudoappendicitis *n*. 假阑尾炎 ‖ ~ zooparasitica 寄生虫性假阑尾炎
pseudoapraxia *a*. 假运用不能,假失用症
pseudoarteriosclerosis *n*. 假动脉硬化
pseudoarthrosis; **pseudarthrosis** *n*. 假关节

pseudoasthma; dyspnea *n*. 假气喘,呼吸困难
pseudoataxia *n*. 假共济失调,假运动失调
pseudoathetosis *n*. 假[性]手足徐动症
pseudoatrophoderma *n*. 假性皮萎缩 ‖ ~ colli 颈部假性皮萎缩
pseudobacillus *n*. 假杆菌
pseudobacterium *n*. 假[无芽胞杆]菌
Pseudobagrus medianalis (**Regan**)中臀拟鲿(隶属于鲿科 Bagridae)
Pseudobagrus ussuriensis (**Dybowsky**)乌苏拟鲿(隶属于鲿科 Bagridae)
Pseudobalistes flavimarginatus (**Ru ppell**)黄边副鳞鲀(隶属于鳞鲀科 Balistidae)
Pseudobalistes fuscus (**Bloth et Schneider**)褐副鳞鲀(隶属于鳞鲀科 Balistidae)
pseudobasedow; basedoid *n*. 假性毒性甲状腺肿,类巴塞多氏病
pseudoblastopore *n*. 假胚孔
pseudoblastula *n*. 假囊胚
pseudo-blepharoplast *n*. 假生毛体
pseudoblepsis [pseudo- + 希 blepsis sight]; **pseudoblepsia** *n*. 假视觉
Pseudobrama simoni (**Bleeker**) 似鳊(隶属于鲤科 Cyprinidae)
pseudobranchia *n*. 假鳃
pseudobranchial groove 假鳃沟
pseudobronchiectasis *n*. 假支气管扩张
pseudobulbar *a*. 假延髓的,似延髓病的
Pseudobythinella jianouensis *n*. 建瓯拟小豆螺(做为斯氏狸殖吸虫的第一中间宿主而被重视)
pseudocapsule *n*. 假囊,假包膜
pseudocardia *n*. 拟心脏
pseudocartilage; chondroid tissue *n*. 假软骨,软骨组织
pseudocartilaginous *a*. 假软骨的
pseudocast *n*. 假管型
pseudocaudal *n*. 拟尾
pseudocausalgia *n*. 假灼痛,轻灼痛
pseudocavitation *n*. 假[空]洞形成,假[性]成洞
pseudocele *n*. 透明隔膜
pseudocele; pseudocodele; cavum septi pellucidi *n*. 透明隔腔
pseudocelli *n*. 拟单眼器(弹尾目)
pseudocellula *n*. 副室
Pseudocentrophorus isodon (**Chu, Meng et Liu**)同齿拟齿鲨(隶属于角鲨科 Squalidae)
pseudocentrous vertetra *n*. 假体椎
pseudocephalocele *n*. 假性脑突出
pseudocephalon *n*. 伪头(蝇幼虫)
Pseudocepola taeniosoma (**Kamohara**)拟赤刀鱼(隶属于赤刀鱼科 Cepolidae)
pseudocercus *n*. 中尾丝(缨尾目,蜉蝣目)
pseudocerebrin *n*. 假脑素
pseudochalazion *n*. 假性睑板腺囊肿
pseudochancre *n*. 假下疳 ‖ ~ redux 复发性假下疳
pseudo-chiasma (复, pseudo-chiasmata) *n*. 假交叉
pseudochoiccystitis *n*. 假胆囊炎瘤
pseudocholera *n*. 假[性]霍乱
pseudocholesteatoma *n*. 假胆脂瘤
pseudocholinesterase (简作 PchE) *n*. 假胆碱酯酶
pseudochorea *n*. 假舞蹈病
pseudochromatin; paranuclein *n*. 假染色质,副核素
pseudochromia *n*. 假色觉
pseudochromidrosis *n*. 假色汗(症)
pseudochromosome; batonet *n*. 假染色体
pseudochylous *a*. 假乳糜的
pseudocide *n*. 假自杀
pseudocirrhosis *n*. 假(肝)硬化 ‖ ~ hepatis 假肝硬变 / ~ pericarditic; pick' syndrome 心包炎性假肝硬变,皮克氏综合征
pseudoclaudication *n*. 假跛行
pseudoclonus *n*. 假阵挛,短时阵挛
pseudocoarctation *n*. 假缩窄,假狭窄,假缩小(X 线造影所见)
pseudocodeine *n*. 假可特因
pseudocoel *n*. 透明隔腔(第五脑室),假腔
pseudocoele [pseudo- + 希 koilia hollow]; **cavum septi pellucidi** *n*. 透明隔腔
pseudocoelom *n*. 假体腔(动物)
pseudocoelomate *a*. 有假体腔的,假体腔动物
pseudocolloid *n*. 假胶体 ‖ ~ of lips 唇假胶体,唇黏膜皮脂腺肿大
pseudocoloboma *n*. 假虹膜缺损
pseudocolony *n*. 假菌落,假集落
pseudocolumella *n*. 假中轴
pseudocoma *n*. 假性昏迷,关闭综合征
pseudoconcha *n*. 假鼻甲
pseudocone *n*. 拟晶锥 ‖ ~ eye 拟晶锥眼
pseudoconhydrine *n*. 假羟基毒芹碱
pseudoconjugation *n*. 假[性]接合(原虫发育的一个时期)
pseudocopulation *n*. 拟交配,假[性]孢合
pseudocorpus-luteum *n*. 假黄体
pseudocowpox *n*. 假牛痘
pseudocoxalgia; osteochondritis deformans juvenilis *n*. 假[性]髋关节痛,幼年变形性骨软骨炎
pseudocoxitis *n*. 假[性]髋关节炎
pseudocrisis *n*. 假[热度]聚退,假极期
pseudocrop *n*. 拟嗉囊(半翅目昆虫)
pseudocroup *n*. 假格鲁本 ①喘鸣性喉痉挛 ②胸腺性气喘
pseudocryptorchidism *n*. 假隐睾病
pseudocubitus *n*. 复肘脉
pseudocurarine *n*. 假箭毒碱
pseudocusp *n*. 假尖
pseudocyanin *n*. 假异花(青)色苷
pseudocyesis *n*. 假孕
pseudocylindroid *n*. 假圆柱状体
pseudocyst *n*. 假囊肿,拟孢囊
pseudodeltidium *n*. 假三角板
pseudodementia *n*. 假[性]痴呆
pseudodextrocardia *n*. 假右位心
pseudodiabetes *n*. 假糖尿病,亚临床型糖尿病
pseudodiphtheria *n*. 假白喉
pseudodipsia *n*. 假渴感
pseudodiscus watsoni; Watsonius watsoni 瓦生氏瓦生吸虫
pseudodominant *n*. 拟显性
pseudodrynarta coronans (**Wall.**)**ching** [植药] 崖姜根状茎—骨碎补
pseudodysentery *n*. 假痢疾
pseudodystrophia adiposogenitalis 假性肥胖性生殖无能
Pseudo-dystrophic amyotrophy (简作 PDA)
pseudoedema *n*. 假水肿
pseudoelephantiasis neuroarthritica; Nonne-Milcoy-Meige's syndrome 假性神经关节性象皮病,农—米—迈三氏综合征
pseudo-elytra *n*. 拟鞘翅(捻翅目)
pseudoembryonic *a*. 假胚的
pseudoemphysema *n*. 假气肿
pseudoencephalitis *n*. 假脑炎 ‖ ~ acrta haemorrhagica superior; Wernicke's encephalopathy 上部出血性急性假脑炎,韦尼克氏脑病
pseudoencephalomalacia *n*. 假脑软化
pseudoendometritis *n*. 假[性]子宫内膜炎
pseudoeosinophil *a*. 假[性]嗜曙红的,假[性]嗜酸性的
pseudoephedrine *n*. 假麻黄碱
pseudoepilepsy *n*. 假癫
pseudoepiphsis *n*. 假骺
pseudoepiphysis *n*. 假骺
pseudoerysipelas *n*. 假丹毒
pseudesthesia *n*. 假感觉,幻觉
pseudoexfoliation *n*. 假表皮脱落
pseudoexophoria *n*. 假性外隐斜视
pseudoexophthalmos *n*. 假眼球突出,假突眼
pseudoexposure *n*. [牙髓]假露
pseudoextrophy *n*. 假膀胱外翻
pseudofarcy; lymphangitis epizootica *n*. 假[性]马皮疽,兽疾性淋巴管炎
pseudofever *n*. 假热
pseudofibrin; parafibrinogen *n*. 假纤维蛋白,副纤维蛋白原
pseudofin *n*. 拟鳍
pseudoflagellata *n*. 假鞭毛体(间日疟的一个时期)
pseudofluctuation *n*. 假波动
pseudofolliculitis *n*. 假毛囊炎
pseudofolliculus (简作 PF) *n*. 假滤泡
pseudofracture *n*. 假骨折
pseudofructose *n*. 假果糖
pseudogamy *n*. ①假配合 ②假受精
pseudoganglion *n*. 假神经节 ‖ ~ Bochdalek's 博赫达勒克氏假神经节 / ~ Cloquet's 鼻腭神经肿胀 / ~ Valentin's 法伦廷氏假神经节
pseudogastrula *n*. 假原肠胚
pseudogene *n*. 假基因
pseudogestation; false pregnancy *n*. 假妊娠

pseudogeusesthesia *n*. 假味觉
pseudogeusia *n*. 假味觉
pseudoglanders; lymphangitis ulcerosa pseudofarinosa *n*. 假[马]鼻疽,假鼻疽溃疡性淋巴管炎
pseudoglaucoma *n*. 假青光眼
pseudoglioma *n*. 假神经胶质瘤
pseudoglobulin *n*. 假球蛋白
pseudoglottis *n*. 假声门
pseudoglucosazone *n*. 假葡萄糖脎
pseudoglucosidase *n*. 假[葡萄]糖甙酶
pseudoglycosuria *n*. 假糖尿
pseudogonitis; Cram's syndrome; adiposalgia arthritico-hypertonica *n*. 假膝关节炎,高压关节炎性脂肪痛
pseudogonococcus *n*. 假淋球菌
pseudogonorrhea; nonspecific urethritis *n*. 假淋病,非特殊性尿道炎
pseudogout; chondrocalcinosis *n*. 假痛风,软骨钙质沉着病
pseudographia *n*. 假[性]失写
pseudogravidity *n*. 假妊娠
pseudogynecomastia *n*. 假性[男子]女性型乳房
pseudohallucination *n*. 假[性]幻觉
pseudohaltere *n*. 拟平衡棒
pseudohaustration *n*. 假袋现象(结肠 X 线造影所见)
pseudohelminth *n*. 假蠕虫
pseudohemagglutination *n*. 假性血细胞凝集
pseudohematuria *n*. 假血尿
pseudohemiacardius [pseudes + 希 hemi-half-a-not + kardia heart] *n*. 假性半无心畸胎
pseudohemoglobin *n*. 胆绿蛋白,假血红蛋白
pseudohemophilia; hemogenia *n*. 假血友病 ‖ ~ hepatica 肝病性假血友病 / ~ hereditary 遗传性假血友病
pseudohemoptysis *n*. 假咯血
pseudohereditary *a*. 假(性)遗传的,拟遗传的
pseudohermaphrodism; pseudohermaphroditis; hermaphrodismus spurius; fales hermaphroditism *n*. 假两性畸形,假半阴阳
pseudohermaphrodite *n*. 假两性体,假半阴阳体
pseudohermaphroditic *n*. 假两性畸形的,假半阴阳的
pseudohermaphroditism *n*. 假两性畸形,假半阴阳
pseudohernia *n*. 假疝
pseudoheterotopia *n*. 假异位,假语言错乱
pseudohydrocephalus *n*. 假脑积水
pseudohydronephrosis *n*. 假肾盂积水(肾旁囊肿)
pseudohydrophobia; Aujeszky's disease *n*. 假狂犬病奥耶基氏病
pseudohyoscyamine *n*. 假莨菪碱
pseudohyperkalemia *n*. 假血钾过多,假高血钾症
pseudohypertension *n*. 假高血压
pseudohypertrichosis *n*. 假多毛(症)(出生后胎毛不脱)
pseudohypertrophic *a*. 假肥大的
pseudohypertrophy; false hyper trophy *n*. 假肥大 ‖ ~ muscular 假性肌肥大
pseudohypha *n*. 假菌丝
pseudohypoaldosteronism *n*. 假性醛固酮减少(症)
Pseudohypoaldosteronism (简作 PHA) *n*. 假性醛甾酮减少症
pseudohyponatremia *n*. 假低钠血(症)
pseudohypoparathyroidism (简作 PH; PHP) *n*. 假甲状旁腺机能减退
pseudohypophosphatasia *n*. 假磷酸酶过少(症)
pseudohypothyroidism *n*. 假甲状腺机能减退
pseudoicterus; pserdojaundice *n*. 假黄疸
pseudoileus *n*. 假肠梗阻
pseudoillusion *n*. 假[性]错觉
pseudoimage *n*. 虚像
pseudoinfaction *n*. 假心肌梗塞
pseudoinfluenza *n*. 假流行性感冒,假流感
pseudoion *n*. 假离子
Pseudois nayaur (**Hodgson**) 岩羊(隶属于牛科 Bovidae)
Pseudois nayaur mayaur 岩羊指名(隶属于牛科 Bovidae)
pseudoisochromatic *a*. 假同色的,假等色的
pseudoisocyanin *n*. 假异花(青)色苷
pseudojaundice *n*. 假黄疸
pseudojervine *n*. 假白藜芦碱(藜芦中的一种生物胺)
Pseudojuloides cerasina (**Snyder**) 拟海猪鱼(隶属于隆头鱼科 Labridae)
pseudokeratin *n*. 拟角蛋白,假角蛋白
Pseudolabrus gracilis (**Steindachnner**) 细拟隆头鱼(隶属于隆头鱼科 Labridae)
pseudolamellar *a*. 假板层的
Pseudolarix Gordon 金钱松属 ‖ ~ raempferi Gordon 金钱松
Pseudolarix kaempferi Gord. [植药] 金钱松根皮或近根树皮—[土荆皮]
pseudoleprosy; punudos *n*. 假麻风
pseudoleukaemia *n*. 婴儿假白血病,婴儿假白血病性贫血 ‖ ~ lymphatica 淋巴性假白血病 / ~ myelogenica 骨髓性假白血病 / ~ myelogenous 骨髓性假白血病
pseudoleukemia *n*. 假白血病 ‖ ~ cutis 皮肤假白血病 / ~ infantile; anemia infantum
pseudoleukocythemia *n*. 假白血病
Pseudolevinseniella cheni (**Tsai**) 陈氏假拉吸虫(隶属于微茎科 Microphyallidae)
pseudolimax williamsi; Iodamoeba buetschlii 布[奇利]氏嗜碘变形虫
pseudolimax; Iodamoeba buetschlii *n*. 布[奇利]氏嗜碘变形虫
pseudo-linkage *n*. 拟连锁
Pseudolionmera speciosa (**Dana**) 美丽假花瓣蟹(隶属于扇蟹科 Xanthidae)
pseudolipomia; neuropathic edema *n*. 假脂瘤,神经病性水肿
pseudolithiasis *n*. 假结石病
pseudolobuli *n*. 假小叶
pseudologia *n*. 谎言癖 ‖ ~ fantatica 幻想性谎语癖
pseudolues *n*. 假梅毒
pseudolupus *n*. 假狼疮
pseudoluxation *n*. 假脱位
pseudolymphocyte *n*. 假淋巴细胞
pseudolymphoma *n*. 假淋巴瘤
pseudolynchia maura 拟虱蝇
pseudolyssa *n*. 假狂犬病
pseudomalady *n*. 假装病,伪病
pseudomalaria *n*. 假疟疾
pseudomalfunction *n*. 假功能不良
pseudomalignancy *n*. 假恶性[病]
pseudomamma *n*. 假乳房(见于卵巢皮样囊肿上)
pseudomania *n*. ①假躁狂 ②谎语狂
pseudomasturbation *n*. 假性手淫,抚阳癖
pseudomatrix isolation (简作 PMI) 假性基质分离
pseudomedia *n*. 复中脉
pseudomegacolon *n*. 假巨结肠
pseudomelanoma *n*. 假黑素瘤
pseudomelanosis *n*. 假黑变河
pseudomelia; paraesthetica *n*. 感觉异常性幻肢
pseudomembrane; false membane *n*. 假膜
pseudomembranelle *n*. 假微膜
pseudomembranous *a*. 假膜的 ‖ ~ colitis (简作 PMC) 伪膜性结肠炎
pseudomembranous enterocolitis (简作 PMEC) 伪膜性小肠结肠炎
pseudomeningitis *n*. 假脑膜炎
pseudomeningococcus *n*. 假脑膜炎球菌
pseudomeninx; pseudomembrane *n*. 假膜
pseudomenstruation *n*. 假月经
pseudometamerism *n*. 假分节
pseudometaplasia; histologic accommodation *n*. 假性组织化生,组织适应
pseudomethemoglobin; methemalbumin *n*. 假正铁血红蛋白,正铁血白蛋白
pseudomicrocephalus *n*. 假性小头者
pseudomitosis *n*. 假有丝分裂
pseudomixis *n*. 假融合
pseudomnesia [pseudo- + 希 mimneskesthai to remember] *n*. 假[性]记忆,虚妄记忆
pseudomonad *n*. 假单胞菌
Pseudomonadaceae *n*. 假单胞菌科
pseudomonadeae *n*. 假单胞菌族
Pseudomonas (简作 PS, Ps) *n*. 假单胞菌属 ‖ ~ aeruginosa 绿脓假单胞菌,绿脓杆菌 / ~ beijerinckii 贝氏假单胞菌 / ~ caviae 豚鼠假单胞菌 / ~ cyanogenes; Bacillus lactis cyanogenes 产蓝假单胞菌,产蓝乳杆菌 / ~ denitrificans 脱氮假单胞菌 / ~ fluorescens 萤光假单胞菌 / ~ jaegeri 耶格式假单胞菌 / ~ non-liquefaciens 不液化假单胞菌 / ~ phosphorescens 遴光假单细胞菌 / ~ polycolor 多色假单胞菌 / ~ pyocyanea; ~ aeruginosa 绿脓假单胞菌,绿脓杆菌 / ~ reptilovorus 爬虫假单胞菌 / ~ septica 败血假单胞菌 / ~ smaragdina 闪绿色假单胞菌 / ~ syncyanea 产蓝假单胞菌 / ~ synxantha 产黄假单胞菌 / ~ ureae 尿素假单胞菌

pseudomonas enteritidis 肠炎假单胞菌
Pseudomonilia *n*. 假念珠菌属
pseudomorphine; dehydromorphine *n*. 假吗啡,脱氢吗啡
pseudomorula *n*. 假桑椹胚
pseudomosaicism *n*. 假镶嵌性
pseudomotor *a*. 假运动的
pseudomucin *n*. 假黏蛋白
pseudomucinous *a*. 假黏液性的,假黏蛋白的
pseudomycelium *n*. 假菌丝体
pseudomycete *n*. 假霉菌
pseudomycetoma *n*. 假[性]足分支菌病
pseudomyiasis *n*. 假蝇蛆病
pseudomyopia *n*. 假[性]近视
pseudomyxoma *n*. 假黏液瘤 ‖ ~ peritonaei; hydrops spurius 腹膜假黏液瘤,假性积水
pseudonarcotic *a*. 假麻醉的
pseudonarcotism *n*. 假麻醉[状态]
pseudoneoplasm *n*. ①假瘤 ②幻想瘤
Pseudonereis gallapagensis (**Kinberg**) 伪沙蚕(隶属于沙蚕科 Nereidae)
Pseudonereis variegata (**Grube**) 杂色伪沙蚕(隶属于沙蚕科 Nereidae)
pseudoneurasthenia *n*. 假神经衰弱
pseudoneuritis *n*. 假视神经炎
pseudoneurium *n*. 假脉
pseudoneuroma; false neuroma *n*. 假神经瘤
pseudoneuronophagia *n*. 假性噬神经细胞现象
pseudoneutropenia *n*. 假中性白细胞减少
Pseudonocardia *n*. 假诺卡菌属
pseudonotum *n*. 后臂板
pseudonuclein; paranuclein *n*. 假核素,副核素
pseudonucleolus; karyosome *n*. 假核仁,染色质核仁,核粒
pseudonucleus *n*. 假核(仁)
pseudonychium *n*. ①爪间突 ②爪侧齿(弹尾目)
pseudonym *n*. 笔名,假名
pseudonymity *n*. 使用假名(笔名)
pseudonymous *a*. 用假名写的,签有假名的,用假名的
pseudonystagmus *n*. 假眼球震颤
pseudo-obstruction *n*. 假梗阻
pseudo-ochronosis *n*. 假褐黄病
pseudo-optogram *n*. 假视网膜像
pseudo-osteomalacia *n*. 假性骨软化(骨盆)
pseudo-osteomalacic *a*. 假性骨软化的
pseudo-ovum (复 pseudo-ova) *n*. 假卵(见于卵巢粒层细胞瘤)
Pseudopachymerus quadridentatus (**Pic**) 四瘤豆象(隶属于豆象科 Bruchidae)
pseudopannus *n*. 假角膜翳
pseudopapilla *n*. 假乳头
pseudopapilledema *n*. 假视神经乳头水肿
pseudoparalysis; pseudoplegia *n*. 假麻痹,假瘫 ‖ ~, agitans; paralysis agitans 震颤[性假]麻痹 / ~ arthritic general 关节炎性假麻痹狂 / ~ congenital atonic; amyotonia congenita 先天肌无力性假麻痹,先天肌弛缓 / ~ myasthenic 肌无力性假麻痹 / ~ parrot's; syphilitic ~ 帕罗氏假麻痹,梅毒性假麻痹
pseudoparanoia *n*. 假妄想狂
pseudoparaphrasia *n*. 假性言语无序,假性言语倒错
pseudoparaplegia *n*. 假截瘫
pseudoparasite *n*. 假寄生物
pseudoparasitism *n*. 假寄[生活]
pseudoparesis *n*. 假麻痹狂
pseudopaxillae *n*. 伪柱体
pseudopelade; alopecia cicatrisaat *n*. 假斑秃,瘢痕性脱发
pseudopellagra *n*. 假糙皮病,假蜀黍红斑,假陪 拉格
pseudopelletierine *n*. 假石榴皮碱
pseudopepsin *n*. 假胃蛋白酶
pseudopeptone; cvomucoid *n*. 假蛋白胨,类卵黏蛋白
pseudopericardial *a*. 假心包的
pseudopericarditis *n*. 假心包炎
pseudoperitonitis; peritonism *n*. 假腹膜炎
pseudoperoxidase *n*. 假过氧代物酶
pseudophakia fibrosa *n*. 纤维发假晶状体(症)
pseudophimosis *n*. 伪包茎
pseudophlebitis; phlegmasia cerulea dolens *n*. 假静脉炎,疼痛性蓝肿
pseudophlegmon *n*. 假蜂窝组织炎 ‖ ~ Hamilton's 汉密尔顿氏假蜂窝织火
pseudophotesthesia *n*. 光联觉,假光觉
pseudophthisis *n*. 假痨病,非结核性痨病
Pseudophyllidea *n*. 假叶目(隶属于绦虫纲 Cestoidea,曼氏迭宫绦虫与阔节裂头属于此目)
pseudophyllidean *a*. 假叶目绦虫的
pseudoplacenta *n*. 假胎盘
pseudoplacento-viviparity *n*. 假胎盘[性]胎生
pseudoplasm *n*. 假瘤,自消瘤
pseudoplasmodium *n*. 假原质团
pseudoplegia *n*. 癔病性麻痹,假麻痹,假瘫
Pseudopleuronectes yokohamae (**Gu nther**) 钝吻黄盖鲽(隶属于鲽科 Pleuronectidae)
pseudopneumonia *n*. 假肺炎
pseudopneumonococcus *n*. 假肺炎球菌
Pseudopod *n*. [单数 pseudopodium][拉] 伪足;无定型伪足(如棘状伪足等,阿米巴特有的器官之一)
pseudopod *n*. 伪足,假足
pseudopodiospore; amebula *n*. 假孢子虫,变形虫样孢子
pseudopodium (复, pseudopodia) *n*. 伪足
pseudopoliomyelitis *n*. 假脊髓灰质炎
pseudopolycythemia *n*. 假性红细胞增多
pseudopolymelia *n*. 多肢幻觉,多处幻觉
pseudopolyp *n*. 假息肉
pseudopolyposis *n*. 假息肉病
pseudoporencephaly *n*. ①假脑穿通[畸形] ②假空洞脑[畸形]
pseudopositor *n*. 拟产卵管
pseudopregnancy *n*. 假妊娠,假孕
pseudopregnant (简作 Psp) *a*. 假性妊娠的
Pseudopriacanthus multifasciatus (**Yoshino et Iwai**) 多带拟大眼鲷(隶属于大眼鲷科 Priacanthidae)
pseudoprognathism *n*. 假凸颌
pseudoprotein *n*. 假蛋白(如明胶)
pseudoproteinuria *n*. 假性蛋白尿,偶发性蛋白尿
pseudo-pseudo-hypopara-thyroidism (简作 PPH) *n*. 伪假性假甲状旁腺机能减退
pseudo-pseudo-hypo-parathyroidism (简作 PPHP) *n*. 伪假性假甲状旁腺机能减退
pseudopsia [pseudo- + 希 opsis vision + -ia]; **pseudoblepsia** *n*. 视错觉,假视觉,视幻觉
pseudopsychosis *n*. 假精神病,甘塞综合征
pseudopterygium; scar-pterygium *n*. 假[性]翳状胬肉,瘢痕翳状胬肉
pseudoptosis *n*. 假[性]睑下垂
pseudoptyalism *n*. 假流涎
pseudopuberty *n*. 假青春期
pseudopulpitis *n*. 假[牙]髓炎
pseudopunicin; pseudopelletierine *n*. 假石榴皮碱
pseudopupilla *n*. 伪瞳(蜻蜓目)
pseudopus *n*. 假脓
pseudopyridoxine *n*. 假吡哆醇,假维生素 B_6
pseudorabies; lyssophobia *n*. 假狂犬病 ‖ ~ bovine; mad itch 牛假狂犬
pseudorasbora parva 麦穗鱼(华支睾吸虫中间宿主)
Pseudorca crassidens (**Owen**) 伪虎鲸(隶属于领航鲸科 Globicephalidae)
pseudoreaction *n*. 假[性]反应
pseudoreduction *n*. 假减数分裂
pseudoreminiscence; confabulation *n*. 假[性]回忆,虚谈症
pseudoreserpine *n*. 假利血平,假蛇根碱
pseudoretinitis pigmentosa 假性色素性视网膜炎
pseudorexia *n*. 假食欲,假饥
pseudorheumatism *n*. 假风湿病
Pseudorhombus majayanus (**Bleeker**) 马来斑鲆(隶属于牙鲆科 Bothidae)
pseudorhonchus *n*. 假干罗音,假鼾音
pseudorickets; renal osteodystrophy *n*. 假佝偻病,肾病性骨营养不良
Pseudoringicula sinensis (**Lin**) 中华伪露齿螺(隶属于露齿螺科 Ringiculidae)
Pseudorosbora parva 麦穗鱼(野生的小型鱼类,华支睾吸虫重要的第二中间宿主)
pseudorubella; roseola infantum *n*. 假风疹,幼儿急疹
Pseudosaccharomycetaceae *n*. 隐球酵母科(一种菌类)
pseudosacrum *n*. 假骶椎
pseudosarcoma *n*. 假肉瘤

pseudosassafras laxiflora Nakai 见 sassaf-ras tzamu Hemsl.
Pseudosassafras tzamu Lecomte 见 sassaf-Ras tzamu Hemsl.
pseudoscarlatina *n*. 假猩红热
pseudosclerema *n*. 假硬化病(新生儿皮下脂肪组织坏死)
pseudosclerosis *n*. 假硬化,假硬化症 ‖ ~ of brain 脑假硬化 / ~ spastica; Jakob's disease; Jakob-Creutzfeldt disease 痉挛性假硬化,雅各布氏病
pseudoscolex *n*. 假头节
Pseudoscopelus scriptus (**Sagamianus et Tanaka**)黑体拟灯鱼(隶属于叉齿鱼科 Chiasmodon niger Johnson)
pseudoscrotum *n*. 假阴囊
pseudoseizure *n*. 假癫痫发作
pseudosessile *a*. 拟无柄的
Pseudosiaena crocea (**Richardson**)大黄鱼(隶属于石首鱼科 Sciaenidae)
Pseudosiaena polyactis (**Bleeker**)小黄鱼(隶属于石首鱼科 Sciaenidae)
Pseudosiderastrea tayamai (**Yabe et Sugiyama**)假铁星珊瑚(隶属于铁星珊瑚科 Siderastreidae)
pseudosmallpox; alastrim *n*. 乳白痘,类天花
pseudosmia *n*. 假嗅觉,嗅幻觉
pseudosolution *n*. 假溶液(如胶状液)
Pseudospelotrema macrovesicula (**Chen**)大带假肉茎吸虫(隶属于微茎科 Microphyallidae)
Pseudosphaeriaceae *n*. 假球壳科(一种菌类)
pseudosphresia *n*. 嗅幻觉,假嗅觉
pseudospiracle *n*. 拟气门
pseudospondylium *n*. 假匙板
Pseudostellaria heterophylla (Miq.) pax; ~ rhaphanorhiza (Hemsl.) pax; Krascheninnikowia heterophylla Miq ~ rhaphanorhiza (Hemsl.) Kryl [植药] 孩儿参:块根—[孩儿参]
pseudostellaria pax 孩儿参 ‖ ~ heterophylla pax ex pax et Hoffm; Krascheninikowia rhaphanorrhiza (Hemsl.) Kryl. 孩儿参 ‖ ~ rhaphanorrhiza(Hemsl.)Pax 孩儿参
pseudosternite *n*. 阳[茎]基背片(直翅目)
pseudostoma *n*. 假孔
pseudostrabismus *n*. 假性斜视
pseudostratified *a*. 假复层的 ‖ ~ columnar ciliated epithelium 假复层柱状纤毛上皮 / ~ columnar epithelium 假复层柱状上皮 / ~ epithelium 假复层上皮
Pseudostreblus indica Bur. [植药] 假鹊肾树树皮—滑叶跌打,止血树
pseudostrophanthin *n*. 假毒毛旋花子甙(制自棕毒毛旋花子)
pseudostructure *n*. 网状基质(红细胞)
Pseudostsuga wilsoniana 台湾黄杉(一种药用植物)
pseudostupor *n*. 假木僵
pseudosubunit *n*. 假亚单位
pseudosutural foveae 肩窝
pseudosyphilis *n*. 假梅毒
pseudosyringomyelia *n*. 假[性]脊髓空洞症
pseudotabes; pseudo-ataxia; neurotabes; peripheral tabes *n*. 假脊髓痨 ‖ ~ alcoholica 酒毒性假脊髓痨 / ~ arsenicosa 砷毒性假脊髓痨 / ~ diabetic; tabes diabetica 糖尿病性假脊髓痨 / ~ mesenterica 肠系膜性脊髓痨 / ~ peripherica 外周性假脊髓痨 / ~ pituitaria 垂体[瘤]性假脊髓痨 / ~ pupillotonic 瞳孔紧张性假脊髓痨(艾迪氏综合症)
pseudotetanus *n*. 假破伤风
pseudotetramerous *a*. 假四节的
pseudotextoma *n*. 假成熟组织瘤
pseudothorax *n*. 无胸寄生胎
pseudothrill *n*. 假震颤
pseudothrombocytopenia (简作 PTP) *n*. 假性血小板减少症
pseudothrombophlebitis (简作 PTP) *n*. 假性血栓性静脉炎
pseudotinnitus *n*. 假耳鸣
pseudotoxin *n*. 假颠茄毒素
pseudotoxoplasmosis *n*. 假弓形体病,假弓浆虫病
pseudotrachea *n*. ①假气管 ②唇瓣环沟
pseudotrachoma *n*. 假沙眼
Pseudotriacanthus strigilifer (**Cantor**)尖吻假三刺鲀科(隶属于三刺鲀科 Triacanthidae)
Pseudotriakidae 拟皱唇鲨科(隶属于真鲨目 Carchahinidae)
Pseudotriakis acrages (**Jordan et Snyder**)拟皱唇鲨(隶属于猫鲨科 Scyliorhinidae)
pseudotrichiniasis; pseudotrichinosis *n*. 假毛线虫病
pseudotrichinosis; dermatomyositis *n*. 假毛线虫病,皮肌炎
pseudotrimerous *a*. 假三节的
pseudotrismus *n*. 假牙关紧闭
pseudotropine *n*. 假托品(托品的分解产物)
pseudotruncus arteriosus 假性动脉干
pseudotubercle *n*. 假结核(结)节
pseudotuberculoma *n*. 假结核瘤 ‖ ~ silicoticum 硅沉着性假结核瘤
pseudotubuli *n*. 假[胆]小管
pseudotumor *n*. 假瘤,幻想瘤
pseudotype *n*. 伪模标本
pseudotyphoid *n*. 假伤寒
pseudotyphus *n*. 假斑疹伤寒
pseudo-unipolar neuron 假单极神经元
pseudo-uremia *n*. 假尿毒症
pseudouridine; 5-ribosyluracil *n*. 假尿核甙,5-核糖基尿嘧啶
pseudovacuole *n*. 假空泡(红细胞)
pseudovaginismus *n*. 假阴道痉挛
pseudovalve *n*. 假瓣膜
pseudovariola; alastrim *n*. 乳白痘,类天花
pseudovary *n*. 假卵巢,拟卵黄体
pseudoventricle *n*. 透明隔腔,第五脑室
pseudovermicule; pseudovermiculus *n*. 假虫样体(症原虫发育中的一个时期)
pseudo-vertigo *a*. 假性眩晕
pseudovitellus *n*. 假卵黄
pseudovoice *n*. 假喉音
pseudovomiting *n*. 假呕吐(反胃)
pseudovum (复 pseudova) *n*. 假卵
pseudoxanthine *n*. 假黄嘌呤
pseudoxanthoma *n*. 假黄瘤 ‖ ~ elasticum; naevus elasticus 弹性[纤维]假黄瘤,弹性痣 / ~ elasticum (简作 PXE) 弹性[纤维]假黄瘤
Pseudoxenodon stejnegeri (**Smith**)花尾斜鳞蛇(隶属于游蛇科 Colubridae)
pseudozooglea *n*. 假菌胶团
PSF point spread function 点扩展函数(平行光管)
psf pounds per square foot 每平方英尺磅(磅/英尺^2)
PSG peak systolic gradient 最大收缩梯度 / polysomnograph 多导睡眠描记器 / presystolic gallop 收缩前期奔马律
PSGB Pharmaceutical Society of Great Britian 大不列颠药学会
PSGBI Pathological Society of Great Britain and Ireland 英国及爱尔兰病理学会
PSH purpura, Schonlein-Henoch 舍—亨二氏紫癜
psi pounds per square inch 每平方英寸/磅(磅/英寸^2)
PSI Pharmaceutical Society of Ireland 爱尔兰药学会 / Population Services International 国际人口部 / posterior sagittal index 后矢状指数 / problem solving information 解决问题的资料 / Psychological Society of Ireland 爱尔兰心理学会
psia pounds per square inch absolute 磅/平方英寸(绝对压力) / pounds per square inch of area 磅/平方英寸面积
psicaine *n*. 赛卡因,酒石酸可卡因
psicofuranine; angustmycinC *n*. 狭霉素 C
psicose; allulose; 2-ketoribonexose *n*. 阿洛酮糖
Psidium guajava L. [植药] 番石榴叶、果
PSIEP Project on Scientific Information Exchanging Psychology 心理学科学情报交换事业(研究中心)
PSIFT platelet suspension immun-fluorescen test 血小板悬液免疫荧光试验
psig pounds per square inch gauge 磅/平方英寸(表压)
PSIL preferred-frequency speech interference level 优先频率言语干扰水平
Psilly psilocybin 二甲-4-羟色胺磷酸脂,西洛西宾(能引起幻觉的晶状化合物)
Psilocephalidae *n*. 须鲀科(隶属于鲀形目 Tetriodontiformes)
Psilocephalus (**Gray**) *n*. 须鲀(隶属于须鲀科 Psilocephalidae)
psilocin *n*. 二甲-4-羟色胺
psilocin; 4-hydroxydimethyltryptamine *n*. 脱磷酸裸盖菇素,羟基二甲色胺(致幻觉药)
psilocybin; indocybin (简作 Psilly) *n*. 裸盖菇素,磷酰羟基二甲色胺(致幻觉药)
psilosis [德] [希 psilosis a stripping] *n*. ①秃发 ②口炎性腹泻,脱毛剂
Psilotaceae *n*. 松叶蕨科(一种蕨类;亦称松叶兰科)
Psilotales *n*. 松叶兰纲(植物分类学)
psilothin *n*. 赛洛辛(脱毛硬膏)
psilothron [德] *n*. 鹦鹉热

psilothron［希 psilothron］*n*. 脱毛剂
psilotic *a*. 秃发的
-psin［希,德］［构词成分］（消化）酶
psiphenomena *n*. 超生理现象（如神视、神听、预知等）
Psithyrus Campestris (Pzanzer) *n*. 田野拟熊蜂（隶属于蜜蜂科 Apidae）
psittacine *a*. 鹦鹉的
psittacosis［拉 psittacus; 希 psittakos parrot + -osis］; **parrot fever** *n*. 鹦鹉热 ‖ ~ lymphogranuloma venereum（简作 Plgv）鹦鹉热性淋巴肉芽肿 / ~ lymphogranuloma trachoma（简作 PLT）鹦鹉热性淋巴肉芽肿性砂眼
PSK phase shift keyed［法］相移键控
PSL prednisolone 强的松龙
PSL sol potassium and sodium chloride and lactate solution 氯化钾－氯化钠－乳酸盐溶液
PSM presystolic murmur 收缩期前杂音 / procine submaxillary mucin 猪颌下腺黏蛋白 / psychosomatic medicine 身心医学
PSMA progressive spinal muscular atrophy 进行性脊髓性肌萎缩
PSMP Phthalylsulfamethoxypyridazine 酞磺甲氧嗪,［酰］磺甲氧哒嗪
Psn position 位置,部位
Pso_2 skin surface oxygen tension 皮肤表面氧张力
psoas［德］［希 psoa muscle of the loin］*n*. 腰（大）肌 ‖ ~ major 腰大肌 / ~ minor 腰小肌
psodymus［希 psoa muscle of the loin + -didymos twin］*n*. 腰部联胎
psoitis［德］［希 psoa muscle of the loin + -it is］*n*. 腰（大）肌炎
psomophagia［希 psomos morsel + phagein to eat］*n*. 囫囵吞咽,不细嚼
psomophagic *a*. 囫囵吞咽的,不细嚼的
psomophagy; psomophagia *n*. 囫囵吞咽,不细嚼
psora［希 psora itch］*n*. ①疥疮 ②牛皮癣 ‖ ~ leprosa 牛皮癣
Psoralea *n*. 补骨脂属 ‖ ~ corylifolia L. 补骨脂
Psoralea corylifolia L.［植药］补骨脂果实—［补骨脂］,破故纸
psoralen *n*. 补骨脂扫若仑,补骨脂素,补骨脂内脂,制斑素,补骨脂灵
psoraline; caffeine *n*. 咖啡因
psorcon *n*. 索康
psorelcosis *n*. 疥疮溃疡
psorenteria *n*. 疥状肠变化（肠滤泡异常肿大,为霍乱,伤寒等病的特殊肠变化）
psorenteritis *n*. 疥状肠炎
psoriasic; psoriatic *n*. ①牛皮癣 ②牛皮癣患者
psoriasiform *a*. 牛皮癣样的
psoriasin *n*. 牛皮癣素
psoriasis *n*. 牛皮癣,银屑病 ‖ ~ annularis; ~ circinata 环状牛皮癣 / ~ arthropathica 关节病性牛皮癣 / ~ buccalis; leukoplakia buccalis 颊黏膜白斑病 / ~ circinata; ~ annularis 环状牛皮癣 / ~ diffusa 弥漫性牛皮癣 / ~ discoides 盘状牛皮癣 / ~ en plaques 斑块状牛皮癣 / ~ figurata 图状牛皮癣 / ~ follicalaris 毛囊性牛皮癣 / ~ geographica 地图状牛皮癣 / ~ guttata 滴状牛皮癣 / ~ gyrats 回旋状牛皮癣 / ~ inceterata 慢性顽固性牛皮癣,融合硬厚性牛皮癣 / ~ linguae, leukoplkia lingualis 舌白斑病 / ~ nummularis 钱币形牛皮癣 / ~ orbicularis; ~ circinata 圆形牛皮癣,环状牛皮癣 / ~ osteacea 蛎壳状牛皮癣 / ~ palmariset plantaris 掌跖牛皮癣 / ~ punctata 点状牛皮癣 / ~ pustular 脓疱性牛皮癣 / ~ rupioides; ~ osteacea 蛎壳状牛皮癣 / ~ spondylitica 脊椎［关节强硬］性牛皮癣 / ~ miversalis 全身性牛皮癣
psoriatic *n*. ①年皮癣 ②牛皮癣患者
psoric *a*. ①疥疮的 ②牛皮癣的
psorocomium［希 psora itch + komein to care for］*n*. 牛皮癣医院
Psorophora *n*. 鳞蚊属
psorophthalmia［希 psorophthalmia］*n*. 疥状睑绿炎,溃疡性睑绿炎
Psoroptes *n*. 痒螨属 ‖ ~ bovis 牛恙螨 / ~ communis; ~ ovis 羊痒螨 / ~ cuniculi 兔痒螨 / ~ equi 马痒螨
psorosperm［希 psoros rough, scabby + sperma seed］*n*. 胶孢子虫,鱼浆子虫
psorospermial *a*. 胶孢子虫的,鱼浆子虫的
psorospermiasis; psorospermosis *n*. 胶孢子虫病,鱼浆子虫病
psorospermium（复 psorospermia）*n*. 胶孢子虫孢子,鱼浆子孢子
psorospermosis *n*. 胶孢子虫病,鱼浆子虫病 ‖ ~ follicularis 毛囊胶孢子虫病 / ~ follicularis vegetans 增殖性毛囊胶孢子病
PSOS polycystic sclerotic ovary syndrome 多囊硬化性卵巢综合征
PSP penile systolic pressure 阴茎动脉收缩压 / periodic short pulse 周期性短脉冲 / phenolsulfonphthalein 酚磺酞,酚红（肾功能试验用）/ polystyrene paper 聚苯乙烯纸 / positive spike pattern 正峰型（脑电图）/ post synaptic potential 突触后电位 / posterior spinous process 后棘突 / progressive supranuclear palsy 进行性核上性麻痹 / pseudopregnant 假性妊娠的 / pancreatic stone protein 胰石蛋白
PSPD posterior superior pancreatic duodenal arteria 后上胰十二指肠动脉
PSR Pain Sensitivity Range 疼痛敏感范围 / patellarsehnen reflex［德］膝腱反射
PSr pressure 压力 / pulmonary stretch receptors 肺牵张受体
PSRC polysynaptic reverberatory circuits 多突触性反馈回路
PSRO Professional Standards Review Organization 职业标准评定组织
PSS physiological saline solution 生理盐溶液 / physiological saline solution, progressive systemic scleroderma, progressive systemic sclerosis 生理盐溶液;进行性全身性硬皮病,进行性全身性硬化 / polysaccharide sulfate 多糖硫酸酯（亦名藻酸双酯钠,类肝素抗凝血药）/ polystyrene sulphate 聚苯乙烯硫酸酯（或盐）/ polystyrene sulphonic acid 聚苯乙烯磺酸 / prednisolone sodium succinate 琥珀酸钠强的松龙,琥珀酸钠泼尼松龙 / pressure-steam sterilization 压力蒸灭菌［法］,高压灭菌［法］/ procine stress syndrome 猪样应激综合征 / progressive systemic scleroderma 进行性全身性硬化症
psseudodiastolic *a*. 假舒张［期］的
PSSGP Pancoast sysdrome associated shoulder girldle pain 伴肩胛带痛潘科斯特氏综合征
PST Pacific standard time 太平洋标准时间 / paroxysmal supraventricular tachycardia 阵发性室上性心动过速 / penicillin, streptomycin and tetracycline 青霉素—链霉素—四环素 / Pesticide Safety Team Network 杀虫剂安全网组织（美国农药学会）/ phthalylsufathlazd 酚酰磺胺噻唑 / phthalylsulfathiazole 酞磺胺噻唑 / picrotoxin seizure test 印防已毒素发作实验 / picture story test 图画故事测验（青春期性格检查）/ platelet phenolsulphotransferase 血小板酚磺基转移酶 / post stimulus time 刺激后时间 / prefrontal sonic treatment 前额声波治疗
PSTH peri-stimulus-time histogram 周围刺激时间直方图（神经原）
PSTV potato spindle tuber viroid 马铃薯纺锤管状病毒
PSU Pennsylvaaia State University 宾夕法尼亚州立大学（美）
psudovitamin *n*. 假维生素
PSVE progressive subcortical vascular encephalopathy 进行性皮质下血管性脑瘤
PSVT paroxysmal supraventricular tachcardia 阵发性室上性心动过速
PSW psychiatric social worker 精神病社会工作者
PSWC periodic sharp wave complexes 间歇性尖波复合
PsY primary 原发的,初级的,基本的
Psy psychiatrist 精神病科医生 / psychology 心理学
psybo-; psych-［希 psyche soul 精神］精神,心理
psych-, psycho- 精神,心理
psychagogia *n*. 心理教育
psychagogic *a*. 心理教育的
psychagogy［希 psyche soul; agogos leading］*n*. 精神性痛
psychalgia *n*. 精神性痛,精神痛苦
psychalia; mantalia *n*. 视听幻觉症
psychanalysis; psychoanalysis *n*. 精神分析
psychanopsia［psych- + an neg. + 希 opsis vision + -ia］; **psychic blindness** *n*. 精神性盲视性失认
psychasthene *n*. 精神衰弱
psychasthenia *n*. 精神衰弱
psychasthenic *a*. 精神衰弱的
psychataxia *n*. 精神失调
psychauditory［psyche + auditorius of hearing］*a*. 精神性听觉的
psyche［希 psyche soul］*n*. ①精神 ②心灵
psycheclampsia［psych- + 希 eklampsis a flashing］; **acute mania** *n*. 急性躁狂
psychedelia *n*. 致幻药
psychedelic *a*. 致幻觉的
psycheism［德］［希 psyche soul］; **hypnotism** *n*. ①催眠状态 ②催眠术
psychentonia［德］［psyche + 希 entonia from entonos intense］*n*. 精神紧张
psychergograph *n*. 心理反应描记器
psychiasis; spiritual healing *n*. 精神治疗
Psychiat Psychiatry《精神病》（杂志名）
psychiater; psychitrist *n*. 精神病学家
Psychiatr Commun Psychiatric Communications 精神病通讯
psychiatric（简作 PS）*a*. 精神病学的 ‖ ~ Communications（简作 Psychiatr Commun）精神病学通讯 / ~ evaluation form（简作 PEF）精神病鉴定表格 / ~ evaluation profile（简作 PEP）精神病测定图 / ~ Home Treatment Service（简作 PHTS）精神病家庭治疗服务部 / ~ News（简作 PN）《精神病新闻》（美国精神病协

会杂志名)/ ~ Nurses Association of Canada(简作 PNAC)加拿大精神病科护士协会 / ~ Nurses' Certification Program(简作 PNCP)法定精神病护理方案 / ~ nurse(简作 PN)精神病科护士 / ~ Quarterly(简作 PQ)《精神病学季刊》(杂志名)/ ~ social worker(简作 PSW)精神病社会工作者
psychiatrics; psychiatry; psychiatria *n*. 精神病学
psychiatrist(简作 Psy)*n*. 精神病学家,精神病科医师
psychiatry(简作 Psychiat; Psy 或 psch)*n*. 精神病学 ‖ ~ and neurology(简作 PN)精神神经病学 / ~ Digest(简作 PD)《精神病学文摘》(杂志名)
psychiatry, community *n*. 公众精神病学 ‖ ~ descriptive 检证精神病学(观察和研究各种可见、可触、可听的外界因素)/ ~ dynamic; psychoanalytic / ~ [精神]分析精神病学 / ~ forensic 司法精神病学
psychic *a*. 精神的,心理的 *n*. 通灵者
psychic [希 psychikos]; **psychology** *n*. 心理学
psychinosis *n*. 精神病
psychism *n*. 心灵论(一种唯心的学说)
psychlampsia [psych- + 希 lampsis shining]; psycho-, psych- [希][构词成分] 精神,心理
Psycho-Acoustical Measuring System(简作 PACMS)精神听觉测定系统
psychoacoustics *n*. 心理声学
psychoactive *a*. 对精神起作用的
psychoalgalia; algopsychalia *n*. 精神痛苦,精神性疼痛
psycho-allergy *n*. 精神[反应]过敏
Psychoan psychoanalysis *n*. 精神分析
psychoanaleptic *a*. ①[促]精神兴奋的 *n*. ②精神兴奋药(抗抑郁药)
psychoanalysis(简作 Psan; Psychoan)*n*. 精神分析,心理分析 ‖ ~ hypnotic; hypnoanalysis 催眠精神分析
psychoanalyst(简作 Psan)*n*. 精神分析家
psychoanalytic *a*. 精神分析的 ‖ ~ Quarterly(简作 PQ)《精神病分析季刊》(杂志名)
Psychoanalytical(简作 Psan)*a*. 精神分析的
psychoanalyze *n*. 用精神分析法医治或研究
psycho-asthenics [psycho- + a neg. + 希 sthenos strengt-h] *n*. 低能论,精神薄弱论
psychoauditory *a*. 精神性听觉的
psychobacillosis *n*. 精神病菌苗接种[疗法]
psychobiologic *a*. 精神生物学的
psychobiologist *n*. 精神生物学家
psychobiology; biopsychology *n*. 精神生物学,生物心理学
psychocatharsis [德] [psycho- + 希 katharsis purging] *n*. 精神发泄
psychocentric *a*. 精神中枢的,心理中枢的
psychochemistry *n*. 精神化学
psychochrome *n*. 色幻觉
psychocinesia [希 psyche mindd + kinesis movement] *n*. 精神病暴发
psychocoma; melancholic stupor *n*. 精神性昏迷,忧郁性木僵
psychocoritcal *a*. 精神皮层的,心理皮层的
psychocutaneous *a*. 精神(与)皮肤(病)的,心理(与)皮肤(病)的
Psychoda *n*. 毛蠓属
psychodelic; psychedelic *a*. 引起幻觉的 *n*. 致幻觉药
psychodiagnosis(简作 PD)*n*. 心理[测验]诊断法
psychodiagnostics *n*. 心理[测验]诊断术
Psychodidae *n*. 毛蠓科
psychodometer *n*. 心理活动测时器
psychodometry [psycho- + 希 hodosway + merron measure] *n*. 心理活动测时法
Psychodopygus *n*. 毛蛉属
psychodrama *n*. 心理剧,精神表演疗法
psychodynamic *a*. 精神动力学的
psychodynamics *n*. 精神动力学,心理动力学
psychodysleptic *a*. 引起幻觉的 *n*. 致幻觉药,精神狂妄药
psycho-epilepsy *n*. 精神性癫痫
psychogalvanic phenomenon(简作 PGP)心理电现象
psychogalvanic reflex(简作 PGR)心理电反射
psychogalvanic response(简作 PGR)心理流电反应
psychogalvanic skin resistance audiometer(简作 PGSRA)精神电流皮肤电阻挺立计
psychogalvanic skin response(简作 PGSR)皮肤心理电反应
psychogalvanometer *n*. 精神流电计,心理流电计
psychogalvanometer *n*. 心理电流计
psychogenesis *n*. 精神发生
psychogenia *n*. 精神障碍
psychogenic *a*. 精神性的,心理性的
psychogeny *n*. 精神发生
psychogeriatrics *n*. 老年精神病学
psychogeusic *a*. 精神性味觉的
psychognosis; psychodiagnostics *n*. 心理[测验]诊断术(利用催眠术)
psychognostic *a*. 心理[测验]诊断的
psychogogic *a*. 促进精神(作用)的
psychogram *n*. ①心理记录表 ②心理性视幻象
psychograph *n*. ①心理记录表 ②心理记录
psychographic *a*. 心理记录的
psychokinesia [psycho- + 希 kinesis motion + -ia] *n*. 精神病暴发,精神冲动
psychokinesis(简作 Pk; PK)*n*. 精神病暴发,精神冲动
psychokym *n*. 精神元气,神经元气
Psychokym *n*. 心理活动波
Psychol psychology 心理学
psycholagny *n*. 意淫
Psycholepsy [psycho- + 希 lambanein to seize upon] *n*. 心境突变,抑郁发作
psycholeptic *a*. 抑制精神的 *n*. 精神抑制药(安定药)
psycholinguistics *n*. 心理语言学
psychologic; psychological *a*. 心理学的
psychological *a*. 心理学的,精神的 ‖ ~ Corporation(简作 PC)心理学社团 / ~ Medicine(UK)(简作 PM)精神医学,心理医学(英国杂志)/ ~ Society of Ireland(简作 PSI)爱尔兰心理学会 / ~ stress evaluator(简作 PSE)心理学应激测定仪
psychologist *n*. 心理学家
psychologize *n*. 研究心理学,从心理学的观点推究
psychology(简作 Psy; Psychol)*n*. 心理学 ‖ ~ abnormal 变态心理学 / ~ analytic; analytical ~ 分析心理学,精神分析学 / ~ animal 动物心理学 / ~ applied 应用心理学 / ~ associative 联想心理学 / ~ behavioristic 行为心理学 / ~ child 儿童心理学 / ~ cognitive 认识心理学 / ~ comparative 比较心理学 / ~ constitutional 体质心理学 / ~ criminal 犯罪心理学 / ~ depth 深层心理学,精神分析学 / ~ dynamic 心理动力学 / ~ experimental 实验心理学 / ~ genetic 遗传心理学 / ~ gestalt 完形心理学,格工塔学说 / ~ hormic 策动心理学 / ~ individual 个体心理学 / ~ industrial 工业心理学 / ~ medical 医学心理学 / ~ objective 客观心理学 / ~ physiologic 生理心理学 / ~ social 社会心理学 / ~ subjective 主观心理学
Psychology Today(简作 PT)《现代心理学》(杂志名)
psychomathematics *n*. 心理数学
psychometer *n*. ①精神测定器,反应时间测定器 ②智力测验器
psychometrics *n*. 精神测定学
psychometry *n*. ①精神测定法,反应时间测定法 ②智力测验
psychomotility *n*. 精神活动
psychomotor *a*. 精神性运动的
psychoneural *a*. 精神神经的,心理神经的
psychoneurologic *a*. 精神神经病学的
Psycho-neurologist(简作 PN)*n*. 精神神经病专家
psychoneurology *n*. 精神神经病学
psychoneuropathology *n*. 精神神经病理学
psychoneurosis(复 psychoneuroses)*n*. 精神神经(机能)病 ‖ ~ defense 防御性精神神经病 / ~ paranoid 妄想性精神神经病 / ~ traumatica; traumatic neurosis 外伤性精神神经病,外伤性神经机能病
psychoneurotic(简作 PN)*a*.(似)精神神经病,患精神[性]神经病的 *n*. 精神[性]神经病患者 ‖ ~ individual(简作 PN)精神神经病病人
psychonomic *a*. 心理规律的 ‖ ~ Society(简作 PS)心理规律学会
psychonomics [psyche + 希 nomikos relating to laws] *n*. 心理规律学,心理环境学
psychonomy [psycho- + 希 nomos law illness] *n*. 心理规律学
psychonosema [psycho- + 希 nosema] *n*. 精神障碍
psychonosis *n*. 精神病
psychoparesis *n*. 精神薄弱,智力薄弱
psychopath(简作 Psypath; Psyscho)*n*. 精神病态者,变态人格者 ‖ ~ sexual 性欲性精神变态者 ‖ ~ic *a*. 患精神病的
psychopathia; psychopathy *n*. 精神变态,变态人格,病态人格 ‖ ~ chirurgicalis 手术前精神变态 / ~ constitutional; psychopathic constitution 体质性精神变态,精神病体质 / ~ martial 战争性精神变态 / ~ sexualis 性欲性精神变态
psychopathic(简作 Psypath)*a*. 精神变态的,变态人格的
psychopathist; alienist *n*. 精神医师
Psychopathol psychopathological 精神病理学的 / Psychophysiology 精

神生理学的
Psychopathological（简作 Psychopathol）*a*. 精神生理学的
psychopathologist *n*. 精神病理学家
psychopathology（简作 Psypath）*n*. 精神病理学，病理心理学
psychopathosis *n*. 精神变态，变态人格，病态人格
psychopathy *n*. 精神变态，变态人格，病态人格
psychopharmaca *n*. 精神药[物]（影响精神的药物）
psychopharmacology *n*. 精神药理学 ‖ ～ Service Center（简作 PSC）精神药物学服务中心
psychophonasthenia *n*. 精神性发音无力
psychophylaxis; mental hygiene *n*. 精神病预防，心理卫生
psychophysical *a*. 精神物理学的
psychophysics *n*. 精神物理学，心理物理学
psychophysiological（简作 Psychphysiol）*a*. 精神生理学的
psychophysiology（简作 Psychopathol; Psychphysiol; Psyphy）*n*. 精神生理学，心理生理学
psychoplasm; protyl *n*. 玄质，始质
psychoplegia *n*. 精神猝衰，精神麻痹
psychoplegic *a*. 抑制精神的 *n*. 精神抑制药（安定药）
psychopneumatology *n*. 心灵学
psychoprophylaxis *n*. 精神病预防，心理卫生
psychopsthaphobia *n*. 精神病恐怖
psychoreactio; Much's reaction *n*. 精神病反应，穆赫氏反应
psychoreaction *n*. 精神病反应
psychorhythmia［psycho- + 希 rhythmos rhythm］*n*. 思想重复
psychorrhagia; death struggle *n*. 濒死挣扎
psychorrhea［psycho- + 希 rhoia flow］*n*. 思想散乱
psychorrhexis *n*. 精神崩溃
Psychos psychosomatics 身心，心身
psychosedation *n*. 精神镇静[法]
psychosedative *a*. 精神镇静的 *n*. 精神镇静药
psychosensorial; psychosensory *a*. 精神性感觉的，心理感觉的
psychoses（单 psychoses）*n*. 精神病
psychosexual *a*. 精神性欲的
psychosin *n*.［神经］鞘氨醇半乳糖甙
psychosis（复 psychoses）*n*. 精神病 ‖ ～ accidental 灾害性精神病 / ～ affective 情感性精神病 / ～ affective-reaction; manic-depressive ～情感反应性精神病，噪狂抑郁性精神病 / ～ alcoholic 酒毒性精神病 / ～ altenating 循环性精神病 / ～ anxiety 焦虑性精神病 / ～ arteriosclerotic 动脉硬化性精神病 / ～ autointoxication 自体中毒性精神病 / ～ Basedow's 巴塞多式病性精神病，甲状腺机能亢进性精神病 / ～ catastrophe 天灾性精神病 / ～ cerebral; cerebropsychosis; encephalopsychosis 脑病性精神病 / ～ Chene-Stokes 陈—施二氏精神病（偶见于慢性心脏病时）/ ～ circular 循环性精神病 / ～ climacteric 经绝期精神病 / ～ cyclic 循环性精神病 / ～ defensive 防御性精神病 / ～ degenerative 变质性精神病 / ～ depressive 抑郁性精神病 / ～ drug 药物性精神病 / ～ dysglandular 内分泌障碍性精神病 / ～ epilepia 癫痫性精神病 / ～ evotic; erotic insanity 色情精神病 / ～ exhaustion 衰竭性精神病 / ～ famine 饥饿性精神病 / ～ febrile; exhaustion delirlium 发热性精神病，衰竭性遗忘 / ～ functional 机能性精神病 / ～ generative 胎产期精神病，生育期精神病 / ～ gestational 妊娠期精神病 / ～ idiophrenic; organic ～ 器质性精神病 / ～ infection exhaustion; exhaustion delirium 感染衰竭性精神病，衰竭性遗忘 / ～ involutional 更年期精神病 / ～ Korsakoff's polyneuritic; ～ cerebropathia psychica toxaemia; chronic alcoholic delirium 科尔萨科规氏精神病，多种经炎 性精神病 / ～ manic 躁狂性精神病 / ～ manic-depressive 躁狂抑郁性精神病，躁郁病 / ～ menstrual 经期精神病 / ～ organic 器质性精神病 / paranoid ～妄想狂性精神病，偏执性精神病 / ～ polyneuritic; Korsakoff's ～多神经炎性精神病 科尔萨科规氏精神病 / ～ postinfectious 传染病后精神病 / ～ presenile 早老性精神病，老年前期精神病 / ～ prison 监狱精神病 / ～ puerperal 产后精神病 / ～ purpose 目的性精神病 / ～ reactive 反应型精神病，反应性精神病 / ～ schizoaffactive 分裂情感性精神病，混合型精神病 / ～ senile 老年性精神病 / ～ situational 处境性精神病 / ～ symptomatic 症状性精神病 / ～ toxic 毒物性精神病 ～traumatic 外伤性精神病 / ～ zoophil 嗜动物精神病，溺受动物[性]精神病
psychosocial *a*. 精神社会的，心理社会的
Psychosom Psychosomatics《身心医学》（杂志名）
psychosomatic（简作 psysom）*a*. 身心的，心身的 ‖ ～ disease（简作 PSD）身心病，精神躯体性疾病 / ～ medicine（APS）（简作 PM）心身医学（英国心身医学会）/ ～ medicine（简作 PSM）身心医学
psychosomaticist *n*. 身心医学家
psychosomatics（简作 Psychos; Psychosom）*a*. 身心的，心身的
psychosomimetic; psychotomimetic *a*. 拟精神病的 *n*. 拟精神病药，致幻觉药
psychostimulant *n*. 精神刺激剂
psychostomatology; stomatopsychology *n*. 精神口腔科学，口腔心理学
psychosurgery（简作 PS）*n*. 精神外科学
psychotechnics［psycho- + 希 techne art］; **psychotechnology** *n*. 工艺心理学
Psychother Psychotherapy《精神治疗法》（杂志名）
psychotherap; psychotherapeutics *n*. 精神疗法，心理疗法
psychotherapy（简作 Psychother; PT）*n*. 精神疗法，心理疗法
Psychotherapy and Psychosomatics（简作 PP）
psychotic depression（简作 PD）《精神（心理）治疗与身心医学》（杂志名）
psychotic inpatient profile（简作 PIP）住院精神病人概况
psychotic reaction profile（简作 PRP）心理反应概况
psychotogenic *n*. 致精神病
psychotolytic *a*. ①抗精神病的 ②抗精神病药（强安定药）
psychotomimetic *a*. ①拟精神病的 ②拟精神病药，致幻觉药
psychotonic *a*. ①[促]精神兴奋的 ②精神兴奋药（抗抑郁药）
psychotria emetica L. 多纹吐根
Psychotria rubra（Lour.）poir.［植药］九节叶—山大颜
Psychotria scrpens L.［植药］穿根藤茎藤—络石藤
psychotrine *n*. 吐根微碱，吐根碱丁
psychotropic *a*. 亲精神的
psychotropics *n*. 促精神药
psychovisual *a*. 精神性视觉的
Psychphysiol psychophysiological 心理生理学的
Psychphysiol psychophysiology 心理生理学，精神生理学
psychralgia *n*. 冷痛
psychrapostema［希 psychros cold + apostema abscess］*n*. 冷性脓肿，寒性脓肿
psychro-［希 psychros cold 冷的］［构词成分］冷，寒冷
psychroalgia *n*. 冷痛
psychro-esthesia *n*. ①冷觉 ②寒冷感，感冷
psychrolusia *n*. 冷水浴
psychrometer *n*. 干湿球温度计 ‖ ～ August 奥古斯特氏干湿球湿度计 / ～ sling 手摇干湿度计
psychrophile *n*. 嗜冷生物（指细菌）
psychrophilic *a*. 嗜冷的
psychrophobia *n*. 寒冷恐怖
psychrophore［psychro- + 希 pherein to bear］*n*. 冷却导管，尿道施冷管
psychrotherapy *n*. 冷疗法
psycosin; psychosin *n*.［神经］鞘氨醇半乳糖甙
psyllium; plantago psyllium *n*. 欧车前 ‖ ～ blonde 棕色车前，卵叶车前 / ～ seed 欧车前子
Psypath psychopath 精神变态者 / Psychopathic 精神变态者的 / psychopathology 精神病理学
Psyphy psychophysiology 精神生理学
Psycho psychopath 精神变态者，心理病者
psysom psychosomatic 身心的
Psy 或 **psch** psychiatry 精神病学
PSβ$_1$G pregnancy-specific β_1-glycoprotein 妊娠特异性 β_1 糖蛋白
PT N parataenialis 带旁核 / page table 页（面）表，表页 / paper tape 纸带 / parathyroid 甲状旁腺 / paroxysmal tachycardia 阵发性心动过速 / pars tensa［拉］紧张部（鼓膜的）/ partial tolerance 部分耐受量 / peak time 峰时 / percussion tone 叩诊音 / performance test 性能试验 / peri sucht-tuberculin［德］牛结核菌素 / permanent and total 永久的与总的 / pharmacy and therapeutics 药学与治疗学 / Pharmacy Times《学时报》（杂志名）/ phase-transfer chemistry 时相转移化学 / phenothiazine 吩噻嗪，夹硫氨杂蒽 / phonation time 发声时间 / physical therapist 理疗医师 / Physical Therapy《理疗》（美国理疗协会杂志）/ physical therapy assistant 物理治疗助理人员，理疗助理 / physical training 体育锻炼 / Physics Today《现代物理学》（杂志名）/ physiological transducer 生理学转运器 / physiotherapist 理疗学家 / Physiotherapy《理疗》（杂志名）/ pine tar 松焦油 / platelet transfusion 输注血小板 / pneumothorax 气胸 / point location 定位 / portio temperature 子宫腔温度 / portio-vaginaLis temperature 子宫颈阴道部温度 / Portugal 葡萄牙 / positioning test 变位试验 / potential tibia artery 胫骨后动脉 / potential transformor 电压互感器 / power transformor 电源变压器 / Practice Team《医疗队》（英国杂志）/ precipitation test 沉淀试验 / pregnanetriol 孕三醇，娠烷三醇 / pressure test 压力试验 / pro tempore［拉］暂时，临时 / prolonged time 延时，延长时间（同 TD）

/ prompt 迅速的 / prothrombin time 凝血酶原时间 / Psychology Today《现代心理学》(杂志名) / psychotherapy 精神疗法 / pulmonary trunk 肺动脉干 / short for SGPT "血清谷—丙转氨酶"的缩写 / total pressure 总压力
Pt patient 病人 / payment 支付,偿还,报酬 / persistere [拉] 持续,连续,继续 / physical therapy 物理治疗,理疗 / platinum 铂(78 号元素) / point 点尖端,顶峰 / portable 手提的,轻便的 / potential transfor mer 电压互感器
pt pint 品脱[约 473,2 毫升(美)或 568,3 毫升(英)]
pt aequ partes aequales [拉] 等分,等量
PT Kit one-stage prothrombin time test kit 一步法前凝血酶时间测试器
pt. pint 量磅,品脱
pt/hr pints per hour 品脱/小时
pt/min pints per minute 品脱/分
pt/pt point-to-point 逐点的,点位控制
PTA parallel tubular arrays 平行管排列 / Parent-Teacher Association 家长—教师协会 / percutaneous transluminal angioplasty 经皮周血管成形术,经皮腔内血管成形术 / peritonsillar abscess 扁桃体脓肿 / persistent truncus arteriosus 永存动脉干(先天性心脏病) / phenol tricarboxylic acid 苯酚三羧酸 / phosphotungstic acid 磷钨酸 / phototransistor amplifier 光电晶体放大器 / physical therapy assistant 理疗助理 / plasma thromboplastin antecedent 血浆凝血致活酶前质 / plasma thromboplastin antecedent 血浆凝血激酶先质,[凝血]第十一因子 / posttraumatic amnesia 创伤后遗忘症 / primary tubular acidosis 原发性肾小管性酸中毒 / prior to admission 入院前 / prior to arrival 到达前,出生前 / protriptyline 普罗替林,丙氧环庚烯,7-(3-甲氨丙基)-1,2,5,6-二苯并庚三烯(忧郁药) / pure tone average 纯音均值 / pure-tone threshold average 纯音平均听阈
PTAH phosphotungstic acid hematoxylin 磷钨酸苏木精
PTAP purified diphtheria toxoid precipitated by aluminum phosphate 精制磷酸铝沉淀白喉类毒素 / purified toxoid precipitaled by aluminum phosphate 精致磷酸铝沉淀白喉类霉素
ptarmic [希 ptarmikos makking to sneeze] 引嚏的
ptarmus [希 ptarmos];spasmodic sneezing 痉挛喷
PTB patellar-tendon-bearing(pros-thesis) 髌骨—腱—支持(假体) / Physikalisch-Technische Bundesanstadt [德] 联邦物理技术研究所 / prior to birth 出生以前
PTC factor IX 凝血因子 IX,抗血友病因子 B / percutaneous transhepatic cholangiography 经皮越肝胆管造影术 / phenyl isothiocyanate 苯硫脲,异硫氰酸苯酯 / phenylthiocarbamide 苯硫脲 / phenyl isothiocyanate / plasma thromboplastin component 血浆凝血致活酶成分,凝血第九因子 / phenylthiocarbamyl amino acid 氨基苯硫甲酰氨基酸 / phenylthiocarbamyl peptide peptide 苯硫氨基甲酰肽 / plasma thromboplastin component 血浆凝血致活酶成分(因子Ⅸ),抗血友并因子 B / positive temperature coefficient 正温度系数 / pulse time code 脉冲时间码
PTCA percutaneous transluminal coronary angioplasty 经皮血管内冠状动脉成形术
PTCD plasma thromboplastin component deficiency 血浆凝血致活酶成份缺乏症,PTC 缺乏性血友病
ptd painted 着色的 / prior to death 在死亡前
PTD percutaneous transhepatic drainage of the bibliary tract 经皮越肝胆管引流术 / permanent total disability 永久性全劳动能力丧失 / Pharmacology and Therapeutics in Dentistry《牙科药理学与治疗学》(杂志名)
PTE parathyroid extract 甲状旁腺提取物(浸膏) / propenyl trimethylsilyle ether 丙烯三甲基硅烷基醚 / pulmonary thromboembolism 肺部血栓栓塞
PTED pentaerythriol thromboembolic disease 肺部血栓栓塞性疾病 / pulmonary thromboembolic disease 肺部血栓栓塞性疾病
ptelea *n*. 榆橘
PTEN pentaerythritol tetranitrate 四硝酸赤藓醇,四硝季戊四醇,硝酸戊四醇酯
pteralia *n*. 腋片
Pterasteridae *n*. 翅海星科(隶属于有棘目 Spinulosa)
Pterelectroma zebra (Reeve) 斑马翼电光贝(隶属于珍珠贝科 Pteriidae)
pteria margaritifera L. [动药] 珠母贝珍珠
pteria martensii Dunker [动药] 珠母贝 [珍珠]
Pteridaceae [植] *n*. 凤尾蕨科(一种蕨类)
pteridine *n*. 蝶啶
pteridophyta *n*. 蕨类值物
pteridophyte [希 pteris fern + phyton plant] *n*. 蕨类植物,蕨类植门
Pteridospermeae *n*. 蕨类种子纲(植物分类学;亦称羊齿种子纲)
Pteriidae *n*. 珍珠贝科(隶属于珍珠贝目 Pterioida)
Pteriidae [动] *n*. 真珠贝科
pterin [希 pteron wing] *n*. 蝶呤
Pterioida *n*. 翼蛤目 (隶属于瓣鳃纲 Lamellibranchia)
pterion *n*. 翼点(侧颅术中的一点),翼部
pterion fontanelle *n*. 蝶囟
Pteris *n*. 蕨属 ‖ ~ aqualina L. 蕨 / ~ multifida poir. 凤尾草
Pteris dactylina Hook [植药] 掌叶凤尾蕨
Pteris multifida poir. [植药] 凤尾草—[凤尾草]
Pteris semiptnnata L. [植药]半边旗
pternalgia [希 pterna heel + -algia] *n*. 跟痛
ptero- [德] [希 pteron 翼] ①翼 ②蝶
pterobilin *n*. 蝶蓝素
Pterocarpus L. 紫檀属 ‖ ~ marsupium Roxb. 囊状紫檀(奇诺的原植物) / ~ santalinoides 非洲紫檀 / ~ santalinusL. F. 紫檀
pterocarya stenopteraDC 枫杨
Pterocephlus hookeri (C. B. Clarke) Hook. [植药] 翼首草—[翼首草]
Pterocera chiragra (Linnaeus) 水字螺(隶属于凤螺科 Strombidae)
Pterocera lambis (Linnaeus) 蜘蛛螺(隶属于凤螺科 Strombidae)
Pteroclididae *n*. 沙鸡科(隶属于鸽形目 Columbiformes)
Pterocoma loczyi (Friv) 洛氏脊漠甲(隶属于拟步行虫科 Lacordaire)
pterogostia *n*. 翅脉
pterogostic *a*. 翅脉的
pteroic acid 蝶酸
Pteroloma triquetrum (L.) Des *v*. 见 Desmod-ium triquetrum (L.) DC.
Pterolomys volans L. [动药] 小飞鼠粪便—五灵脂
Pteromys volans (Linnaeus) 小飞鼠(隶属于鼯鼠科 Petauristidae)
Pteromys volans buechneri (Satunin) 小飞鼠山西亚种(隶属于松鼠科 Sciuridae)
pteropega *n*. 翅窝
pteropleura *n*. 中胸上后侧片(双翅目)
pteropleural bristle *n*. 具翅侧片鬃
pteropleurite *n*. 后侧片
pteropterin *n*. 蝶罗呤,蝶酰三谷氨酸
Pterospermum heterophyllum Hance [植药] 异叶翅子木根、茎枝—半枫荷
pterostigma *n*. 翅痣
pterostigmatal band 翅痣带
Pterostomonaceae *n*. 齿蕊科
pterotheca *n*. 翅鞘(蛹)
Pterothissus gissus (Hilgendorf) 长背鱼(隶属于长背鱼科 Pterothrissidae)
pterothorax *n*. 翅胸节
Pterothrissidae *n*. 长背鱼科(隶属于硅形目 Salmoniformes)
pterotic bone 翼耳骨
Pteroxygonum giraldii Damm. et Dieis [植药]红药子,翼蓼块根—[红药子]
pteroyldiglutamic acid diopterin (简作 PG2) 蝶酰二谷氨酸
pteroyl-diglutamic acid (简作 PDGA) 蝶二酰谷氨酸
pteroylglutamate *n*. 蝶酰谷氨酸,叶酸(阴离子型)
pteroyl-glutamic (folic) acid (简作 PGA) 蝶酰谷氨酸
pteroylglutamic acid 蝶酰谷氨酸,叶酸
pteroyl-heptaglutamic acid (简作 PHGA) 蝶酰七谷氨酸
pteroyltriglutamic acid (简作 PTGA) 蝶酰三谷氨酸
pteroyltriglutamic acid; teropterin (简作 PG3) 蝶酰三谷氨酸
p-terphenyl (简作 PTP) *n*. 对三联苯(闪烁体)
pterygial *a*. 翼状胬肉的
pterygiophore *n*. 鳍条
Pterygioteuthis giardi (Fischer) 翼乌贼(隶属于武装乌贼科 Enoploteuthidae)
pterygium *n*. ①鳍[型肢] ②翅后基叶(鳞翅目)③啄侧叶(鞘翅目的一部)
pterygium [希 pterygion wing] *n*. 翼状胬肉(眼) ‖ ~ colli 翼状颈皮 / ~ congenital; epitarsus 先天性翼状胬肉,结膜前垂 / ~ unguis 甲翼状胬肉
pterygo- [希 pteryx wing 翼] 翼
pterygoarthromyodysplasia congenita Rossi; Rossi's syndorome 先天性翼突关节肌发育不良
pterygoda *n*. 拟翅
pterygode *n*. 翅基片(鳞翅目)
Pterygogenea *n*. 有翅亚纲
pterygoid [希 terygodies like a wing] *n*. & *a*. 翅形,宜状的,翼状的 ‖ ~ bone 翼骨 / ~ canal 翼[突]管 / ~ fovea 翼肌凹 / ~ hamulus 翼突钩 / ~ muscle 翼肌 / ~ notch 翼突切迹 / ~ pro-

cess 翼突 / ~ venous plexus 翼静脉丛
pterygoideus *n*. 翼肌
pterygomandibular *a*. 翼突下颌的 ‖ ~ raphe 翼突下颌缝
pterygomaxillary *a*. 翼突上颌的 ‖ ~ fissure 翼突上颌裂
pterygopalatine *a*. 翼突腭的 ‖ ~ fossa 翼腭窝 / ~ ganglion 翼腭神经节
pterygopharyngeus *n*. 翼咽肌
Pterygophore; actinophore *n*. 翼状软骨突,肢芽
pterygopodial gland 鳍腺
pterygopodium *n*. 交合突,鳍脚
pterygopolymorphosis *n*. 翅多型
Pterygospermin *n*. 印度辣木素
pterygospinosus; processus pterygospinosus (Civinini) *n*. 翼棘突(变)
pterygostium *n*. 翅脉
pterygostomian region 颊区
pterygote *a*. 有翅的
pterygotemporal *a*. 翼突颞骨的
pteryla *n*. 羽区 ‖ ~ alaris 翼羽区 / ~ capitalis 头羽区 / ~ caudalis 尾羽区 / ~ cruralis 胫羽区 / ~ femoralis 股羽区 / ~ humeralis 肱羽区 / ~ spinalis 背羽区 / ~ ventralis 腹羽区
pterylosis *n*. 羽序
Pterygota *n*. 有翅亚纲
PTF plasma thromoplastin factor 血浆凝血激酶因子(因子 X) / plasma total cortisol 血浆总皮质醇 / polytetrafluoroethylene 聚四氟乙烯
PTF-A plasma thromboplastin factor A 血浆凝血激活酶因子 A
PTF-B plasma thromboplastin factor B 血浆凝血激活酶因子 B
PTF-C plasma thromboplastin factor C 血浆凝血激活酶因子 C
PTFCE polytrifluorochlorethylene 聚三氟氯乙烯
PTF-D plasma thromboplastin factor D 血浆凝血激活酶因子 D
PTFE polytetrafluoroethylene 聚四氟乙烯 / polytetrafluoro-ethylene 聚四氟乙烯
PTGA pteroyl-triglutamic acid 蝶酰三谷氨酸,叶酸
PTH parathormone 甲状旁腺激素 / parathyroid hormone 甲状旁腺激素 / phenothiazine 吩噻嗪 / phenyl thiohydantoin 苯硫海因,苯硫乙内酰脲 / post transfusion hepatitis 输血后肝炎 / prothionamide 丙硫异烟胺
pTh Precursor of Th cell 前体 T 细胞(专指分泌 Th)
Pthiriidae *n*. 阴虱科(隶属于虱目 Siphunculata)
Pthirus *n*. 阴虱属
Pthirus gorillae (Ewing) 猩猩阴虱(隶属于阴虱科 Pthiriidae)
Pthirus pubis (Linnaeus) 阴虱(隶属于阴虱科 Pthiriidae)
PTHS parathyroid hormone secretion 甲状旁腺激素分泌
PTI Precision Technology, Inc 精密技术公司 / persistent tolerant infection 持续耐药性感染
PTIC paratolyisopropylcarbinol 对甲苯异丙基甲醇(合成利胆药)
Ptilidiaceae *n*. 毛鳞苔科(一种苔类)
ptilinal suture 额胞缝
ptilinum *n*. 额胞(双翅目)
ptiloma [希 ptilon feather] *n*. 睫毛脱落
ptilosis [希 ptilosis] *n*. ①睫毛脱落 ②鸵鸟毛尘肺
ptisan [拉 ptisana 希 ptisane] *n*. 甜大麦茶
PTL photothermoluminescence 热释光
PTLF passively transferable lethal factor 被动转移致死因子
PTM partially treated meningitis 局部治疗的脑膜炎 / Performance Technical Memorandum 技术性能备忘录 / post-transfusion mononucleosis 输血后单核细胞增多症 / pulse-time modulation 脉冲时间调制
PTMA phenyl-trimethyl-ammonium 苯三甲基铵 / phospho-tungsteric-molybdic acid 磷钨钼酸
ptn portion 一部分
PTO Perisucht tuberculin original 牛结核菌素原物 / power take-off 功率输出 / pyridinethiol oxide 氧化硫醇吡啶 / pyrithione 硫氧吡啶
p-toluene sulphonic acid (简作 PTSA) 对甲苯磺酸
p-toluene sulphonyl chloride (简作 PTSC) 对甲苯磺酰氯
ptoma [希 corpse] *n*. 尸体
ptomaine [希 ptoma carcass]; **animal alka-loid; putrefactive alkaloid; cadaveric alkaloid** *n*. 尸碱,尸毒
ptomainemia *n*. 尸碱血
ptomainotoxism *n*. 尸碱中毒
ptomatine; ptomaine *n*. 尸碱,尸毒
ptomatinuria *n*. 尸碱尿
ptomatopsia [德] [希 ptoma corpse + opsis vision]; **necropsy** *n*. 尸体剖检
ptomatopsy; necropsy *n*. 尸体剖检
ptomatropine *n*. 尸阿托品
ptosed *a*. 下垂的
-ptosis [希] [构词成分] 下垂
ptosis [希 ptosis fall] *n*. ①下垂 ②上睑下垂 ‖ ~ abdominal; splanchnoptosis [腹]内脏下垂 / ~ adiposa; fat ~ 脂肪性上睑下垂 / ~ congenital 先天性上睑下垂 / ~ hepatic 肝下垂 / ~ Horner's 霍纳氏上睑下垂 / ~ iridis 虹膜脱出 / ~ of kidney 肾下垂 / ~ lipomatosis 脂瘤性上睑下垂 / ~ morning 清晨上睑下垂 / ~ sympathica 交感性上睑下垂 / ~ waking 清晨上睑下垂 / ~ uvular 悬雍垂下垂 / ~ visceral; splanchnoptosis 内脏下垂
ptotic [希 ptosis a fall] *a*. ①下垂的 ②上睑下垂的
pto 或 **PTO** please turn over 请翻页,见次页,见反面
PTP paper tape puncher 纸带打孔机 / para-terphenyl 对三联苯(闪烁剂) / peak-to-peak value 峰值,峰间值 / point-to-point 逐渐的,定位控制,定向无线电传送 / post-transfusion purpura 输血后紫癜 / prior to program 计划前,程序之前 / proximal tubule pressures 近端肾小管压力 / pseudothrombocytopenia 假性血栓性血细胞减少症 / pseudothrombophlebitis 假性血栓静脉炎 / p-terphenyl 对三联苯(闪烁剂) / transpulmonary pressure 肺通气压力(肺功)
PTPS post-transfussion purpura syndrome 输血后紫癜综合征 / prothesis tibiale emboisage supracondyliar 膝盖(髌)腱荷重下腿义足,髌上胫荷义肢
PTPVCS percutaneous transhepatic portal vein catheterization sampling 经皮越肝门静脉插管分段取血
PTR paper tape reader 纸带阅读机 / patellar tendon reflex 膝腱反射 / Performance Technical Report 技术性能报告 / peripheral total resistance 总外周阻力 / perisucht tuberculin rest 牛结核菌素;牛结核菌素剩余物 / Physikalisch-Technischen Reichsanstalt (德)物理技术研究所
PTRA percutaneous transluminal renal angioplasty 经皮肾血管成形术
Ptrentilla chinensis Ser. [植药] 委陵菜—[委陵菜]
PTS paper tape-to-magnetic tape conversion system 纸带-磁带转换系统 / para-toluensulfonic acid 对甲苯磺酸 / patellar tendon supracondylar prosthesis 髌上髌腱假腿 / permanent threshold shifts 永久性阈改变 / phosphotransferase system 磷酸转移酶系统 / phototypesetter 照相排版 / preliminary training school 初级护士训练学校 / prethrombotic state 血栓形成前期
pts parts 部分(复) / pints 品脱 / points 点;尖端
PTSA p-toluene sulphonic acid 对甲苯磺酸
PTSC p-toluene sulphonyl chloride 对甲苯磺酰氯
PTT partial thromboplastin time 部分凝血活酶时间 / partial thromboplastin time 部分凝血激酶时间 / particle transport time 粒子运送时间 / phenol turbidity test 酚浊度试验 / pulse transmission time 脉搏传导时间
potential [拉 potentia power] *a*. ①电位,电势 ②潜在的,可能的 ③潜力,潜势 ‖ ~ action 动作电位 / ~ after 后电位
PTU phenylthiourea. 苯硫脲 / propyl-thiouracil 丙硫尿嘧啶,丙基硫氧嘧啶(抗甲状腺药) / propylthiouracil 丙硫氧嘧啶,丙硫尿嘧啶
PTV premature ventricular contraction 室性期前收缩
PTX parathyroidectomy 甲状旁腺切除
pty party 队,组;集团
ptyalagogue [ptyalo- + 希 agogos leading]; **sialogogue** *a*. 催涎的 *n*. 催涎剂
ptyalectasis *n*. 涎管扩张
ptyalin *n*. 唾液分泌过多,多涎,流涎
ptyalin [希 ptyalon spittle]; **salivin** *n*. 涎淀粉酶,涎液素
ptyalinogen *n*. 涎淀粉酶原
ptyalism [希 ptyalismos] *n*. 涎分泌过多,流涎 ‖ ~ mercurial 汞毒性流涎
ptyalith [ptyalo- + 希 lithos stone] *n*. 涎石
ptyalize *n*. 催涎
ptyalo-; ptyal- [希 ptyalon spittle 涎] [构词成分] 涎,唾液
ptyalocele *n*. 涎(液),囊肿
ptyalogenic *a*. 涎源的,涎性的
ptyalogoga; ptyalogogue; sialogogue *n*. 催涎剂
ptyalography; sialography *n*. 涎管[X 线]造影术
ptyalolithiasis *n*. 涎石症
ptyalolithotomy; sialolithotomy *n*. 涎石切除术
ptyaloreaction *n*. 涎反应 ‖ ~, Zambrini's 桑布里尼氏涎反应
ptyalorrhea *n*. 涎分泌过多,流涎
ptyalose *n*. 涎糖,麦牙糖
ptyalosis [德] [ptyalan + 希-osis condition] *n*. 涎分泌症
Ptyas korros (Schlegel) 灰鼠蛇(隶属于游蛇科 Colubridae)
Ptyas mucosus (Linnaeus) 滑鼠蛇(隶属于游蛇科 Colubridae)
Ptychobothriidae *n*. 皱槽科(隶属于假叶目 Pseudophyllidea)

ptychodont *a*. 磨牙冠迭合的
Ptychomitdaceae *n*. 缩叶藓科(一种藓类)
Ptychomniaceae *n*. 棱藓科(一种藓类)
ptyocinous[希 ptyon fan + krinein to separate] *a*. 粒性分泌的,离泌的(腺细胞)
ptyocrinous *a*. 粒性分泌的,离泌的
Ptyonoprogne rupestris (**Scopoli**)岩燕(隶属于燕科 Hirundinidae)
ptysis[德][希 spitting] *n*. 吐涎,吐唾液
-ptysis[希 physsi spitting 吐涎][构词成分]吐涎,咯,咳
ptysma;**saliva** *n*. 涎,唾液
Ptz pentylene-tetrazol 戊四唑
PU package unit (仪器附件)每箱内装件数 / pepitc ulcer 消化性溃疡 / per unit 每单位 / pickup 拾音器;电唱头;传感器 / polyurethane 聚氨甲酸乙酯,聚尿烷 / pregnancy urine 孕尿 / puromycin 嘌呤霉素(蛋白合成抑制剂)
pu plant unit 植物单位 / plutonium 钚(94 号元素) / proteinuria 蛋白尿 / purine nucleoside 嘌呤核甙 / purple 视紫质,紫色的 / putrescine 丁二胺,腐胺
Pu plutonium 钚(94 号元素) / power unit 功率单位
Pu/S 或 **Pus/S** polyunsaturated/saturated fatty acids ratio 多不饱和与饱和脂肪酸之比
pub public 公共的 / publisher 出版者,发行人
pubarche *n*. 青春期开始(指阴毛初长)
Puber[拉 adult] *n*. 青年人
Puberal[拉 pbuer of marriageable age] *a*. 青春期的
puberphonia *n*. 童声(青春期声音不改变)
Pubertas[拉];**puberty** *n*. 青春期 ‖ ~ plena;complete puberty 完全青春期 / ~ praecox 性早熟
Pubertl;**puberal** *a*. 青春期的
puberty[拉 pubertas] *n*. 青春期(12 ~ 17 岁)
puberulic acid 软毛青霉酸
puberulonic acid 软毛青霉酮酸
pubes(复 pubis) *n*. ①短柔毛 ②耻骨 ③阴毛 ④阴阜
pubescence *n*. 青春发动期,有毛 ‖ pubescent *a*.
pubescent[拉 pubesces becoming hairy] *a*. ①青春期的 ②有毛的
pubetrotomy *n*. 耻骨小腹切开术
pubic *a*. 阴部的,耻骨的 ‖ ~ arch 耻骨弓(女性骨盆),耻骨下角(男性骨盆) / ~ bone 耻骨 / ~ cartilage 耻软骨 / ~ louse 阴虱 / ~ pecten 耻骨梳 / ~ symphsis 耻骨联合 / ~ tubercle 耻骨结节 / the ~ bone 趾骨
pubioplasty *n*. 耻骨成形术
pubiotomy *n*. 趾骨切开术
pubis(复 pubes)[拉] *n*. 耻骨,前胸侧部,趾骨,阴毛,阴阜 ‖ ~, angle of 耻骨角
pubisure;**pubic hair** *n*. 阴毛
Publ publication 出版物,刊物
public(简作 pub) *n*. 公众,老百姓,社会 *a*. 公立的,国家的,公共的,公众的,功用的 ‖ ~ Citizen Health Research Group (简作 PCHRG) 社会市民保健研究小组 / ~ Health 公共卫生学 / ~ Health Act (简作 PHA) 公共卫生条例 / ~ Health and Welfare Section (简作 PHWS) 公共卫生福利科 / ~ Health Engineer (简作 PHE) 公共卫生工程师 / ~ health inspector (简作 PHI) 公共卫生检察员 / ~ Health Laboratory Service (GB) (简作 PHLS) 公共卫生实验室服务处(大不列颠)/ ~ Health Laboratory 简作 PHL《公共卫生实验室》(杂志名)/ ~ Health Nursing (简作 PHN) 公共卫生护理学 / ~ Health Reports (简作 PHR)《公共卫生报道》(杂志名)/ ~ Health Service Act (简作 PHSA) 公共卫生服务条例 / ~ Health Service (简作 PHS) 公共卫生部(美国国立卫生研究院)/ ~ health (简作 PH) 公共卫生 / ~ heath nurse (简作 PHN) 公共卫生护士 / ~ intoxication (简作 PI) 公众(多数人)中毒 / ~ Law (简作 PL) 公法 / ~ Record Office (简作 PRO) 公共档案局 / ~ relations officer (简作 PRO) 对外联络员,公关人员 / ~ relations (简作 PR) 公共关系,公关 / ~ Vaccinator (简作 PV) 公职(牛痘)接种员
publication (简作 Publ) *n*. 公布,出版,刊物 ‖ ~ indexed for engineering (简作 PIE) 工程目录检索
Publications Board (简作 PB) 出版委员会
Publications Bulletin (简作 PB) 文献通报;出版物通报
publicity *n*. 周知,传开,宣传,公开,广告
publicize *v*. 发表,公布,宣传,为……做广告
publish *v*. 发布,公布,出版
publisher (简作 pub) *n*. 出版者
pubo-[拉][构词成分]耻骨,阴毛,阴阜
pubocapsular[pubo- + capsula little box] *a*. 耻骨囊的
pubococcygal *a*. 耻骨尾骨的
pubococcygeal *a*. 耻骨尾骨的
pubococcygeus *n*. 耻尾肌
pubofemoral *a*. 耻首股骨的
pubo-ischiatic vacuity 坐耻窝
puboprostatic *a*. 耻骨前列腺的
puborectal *a*. 耻骨直肠的,耻骨直肠肌的
puborectalis *n*. 耻骨直肠肌
pubotibial *a*. 耻骨胫骨的
pubovesical *a*. 耻骨膀胱的 ‖ ~ pouch 耻骨膀胱陷窝
pubovesicalis *n*. 耻骨膀胱肌
puccin *n*. 美洲血银素
Pucciniaceae *n*. 柄锈菌科(一种菌类)
puce *n*. & *a*. 紫褐色(的)
puces; **scabies** *n*. 疥疮,疥螨病
puched card equipment (简作 PCE) 穿孔卡片设备
Puchihlungia chinensis (**Samsina**)中国蒲氏螨(隶属于胭螨科 Rhodacaridae)
puchiin *n*. 荸芥素
puck *n*. 冰球
pucker *v*. 起皱,折迭 *n*. 皱纹,皱褶,襞
PuD partial denture 部分托牙
PuD pulmonary disease 肺部疾病
pudding *n*. 布丁,布丁状物,香肠 ‖ the ~ house 胃,肚子 / ~ headed 愚笨的 / ~ heart 精神萎靡的人
puddle *n*. 污水潭,水坑,泥潭,胶土 *v*. 搅泥浆,弄脏
pudency *n*. 羞怯,害羞,拘谨
pudenda (单 pudendum)[拉] *n*. (复)外阴部
pudendagra[德][pudenda + 希 agra seilzure] *n*. 阴部痛
pudendal (简作 pdl) *a*. 阴部的 ‖ ~ canal 阴部神经管 / ~ nerve 阴部神经,会阴神经
pudendum (复 pudenda)[拉 pudere to be ashamed] *n*. 阴部 ‖ ~ muliebre; ~ femininum 女阴
pudge *n*. 矮胖子
pudgy; **pudsy** *a*. 矮胖的,短而粗的
pudic[拉 pudicus] *a*. 阴部的
pudicity *n*. 羞怯,贞洁
PUE pyrexia of unknown etiology 原因不明发热
puente's disease;**simple glandular cheilitis** 普恩特氏病,单纯性腺司唇炎
Pueraria *n*. 葛属 ‖ ~ lobata (willd)ohwi; ‖ ~ thunberbiana(sieb. et zucc.)Benrhy.; / ~ pseudo-hirsuta Tanget Wang [植药] 野葛根—[葛根];花—[葛花] / ~ omeiensis Wang et Tang [植药] 峨眉葛藤根 / ~ thomsonii Benth.[植药] 甘葛根—[葛根];花—[葛花]
Pueraria D.C 葛属 ‖ ~ hirsuta auct.non Schneider 葛 / ~ pseudo-hirsuta Tang et Wang 葛 / ~ thunbergiana auct.non Benth. 野葛
puerarin *n*. 葛根素
puericulture *n*. 育儿法
puericulturist *n*. 育儿专家
puerile[拉 puerilis;puer child] *a*. 孩子气的,幼稚的,傻的,不成熟的
puerilism[拉 puer child] *n*. 幼稚状态,童样痴呆
puerility *n*. 幼稚
puerpera *n*. 产妇
puerperal[拉 per child + parere to bear] *a*. 产褥期的,产后的,分娩的 *n*. 产妇 ‖ ~ myocardiopathy (简作 PM) 产后性心脏病
puerperant *n*. 产妇
puerperium *n*. 产(褥)期,产后期
puerperous *a*. 产褥期的,产后的
Puerto Rico 波多黎各(岛)
PuF polyunsaturated fat 多不饱和脂肪
PUFA polyunsaturate fatty acid 多不饱和脂肪酸
Pu/S 或 **Pus/S** (polyunsaturated/saturated fatty acids) ratio 多不饱和与饱和脂肪酸之比
puff *n*. 喷吹,吹气音,疏松部(染色体),小肿胀 *v*. 喷吹,膨胀,喘气 ‖ ~ veiled 微哑吹气音
puffball *n*. 马勃
puffery *n*. 吹嘘,夸奖
puffiness *n*. 虚肿,浮肿
puffing *n*. 疏松部(染色体上的)
puffy *a*. 浮肿的,虚肿的,喘气的
pug pugillus [拉]一撮,一把
pugh's test 普氏试验(测双眼视像融合能力)
pugil[拉 pubillus];**pugillus** *n*. 一撮,一把
pugilism (简作 pug) *n*. 拳击 ‖ pugilist *n*. 拳击者,有力的争辩者
pugnacious *a*. 好斗的 ‖ pugnacity *n*.
pujos blancos[西]白痢

pukali filter［Wilhelm 德化学家 1860 生］普卡耳氏滤器，素磁滤菌器
pukateine *n*. 蒲卡特因（由樟科植物 Laurelia novae zelandae 得到的一种生物碱）
puke *n*. & *v*. 呕吐（物）
puke-weed；Lobelia inflate *n*. 北美山梗荣，祛痰菜
pul pulvis 散剂，粉剂
Pule pulverize 使变成粉，喷成雾 / pulverizer 雾化器；喷嘴 / pulvinaris 丘脑枕核
pule *v*. 抽噎地哭
pulegone *n*. 甜薄荷萜
pulex（复 pulices）［拉 flea ］*n*. 蚤风 ‖ ~ cheopis；xenopsylla cheopis 印鼠客蚤，鼠疫蚤 / ~ dugesi 长喙蚤 / ~ fasciatus 具带蚤 / ~ irritans（Linnaeus）人蚤，忧蚤（隶属于蚤科 Pulicidae）/ ~ penetrans 穿皮蚤 / ~ serraticeps；Ctenocephalus canis 犬栉头蚤
pulheems *n*. 医学分类法
pulicicide［拉 pulex flea + caedere to kill］*n*. 灭蚤剂
Pulicidae *n*. 蚤科（隶属于蚤目 Siphonaptera）
pulicosis *n*. 蚤病
pull *v*. 拔，拖，拉，牵 *n*. 牵引（力），拉，拖，拔 ‖ ~ apart 拉开，拉断 / ~ down 压低，降低，推翻 / ~ in 节省（费用）/ ~ out 抽出 / ~ together 通力合作，同心协力
pull，mesenteric；Ott's sign 肠系膜牵引［现象］，奥特氏征（阑尾炎症状之一）
pullet *n*. 小母鸡
pulley；trochlea *n*. 滑轮，滑车 ‖ ~ extension 牵伸滑车
pullorin *n*. 鸡白病菌素
Pullularia *n*. 芽霉菌属
pullulate *v*. 发芽，迅速繁殖，激增
pullutation［拉 pullnlare to sprout］**germination** *n*. 出芽，生芽，发芽
pulm pulmenturm 稀粥
pulmo-［拉 plumo lung 肺］肺
pulmo（复 pulmones；所有格 pulmonis）［拉］；**lung** *n*. 肺
pulmo-［拉］［构词成分］肺
pulmo-aortic *a*. 肺［与］主动脉
pulmogram *n*. 肺 X 线［照］片
pulmolith［pulmo + 希 lithos stone］*n*. 肺石
pulmometer *n*. 肺（容）量计
pulmometry *n*. 肺［容］量测定法
pulmon（o）-肺
pulmonal；pulmonary *a*. 肺的
pulmonaria officinalis 肺草
pulmonary［拉 pulmonarius］（简作 pul；pulm）*a*. 肺的 ‖ ~ alveolus 肺泡 / ~ alveolar microlithiasis（简作 PAM）肺泡小结石病 / ~ pleura 肺胸膜 / ~ respiration 肺呼吸 / ~ system 肺系 / ~ alveolar proteinosis（简作 PAP）肺泡蛋白沉积症 / ~ arterial end diastolic pressure（简作 PAEDP）肺动脉舒张末压 / ~ arterial pressure mean（简作 Pam）肺动脉平均压 / ~ arterial pressure（简作 PAP）肺动脉压 / ~ arterial resistance（简作 PAR）肺动脉阻力 / ~ arterial wedge pressure（简作 PAW）肺动脉锲压 / ~ arteriovenous fistula（简作 PAF）肺动静脉瘘 / ~ artery diastolic pressure（简作 PADP）肺动脉舒张期压 / ~ artery hypertension（简作 PAH）肺动脉高压 / ~ artery mean pressure（简作 PAMP）/ ~ artery obstruction pressure（简作 PAOP）肺动脉阻塞压 / ~ artery stenosis（简作 PAS）肺动脉狭窄 / ~ blastomycosis（简作 PB）肺芽生菌病 / ~ blood volume（简作 PBV）肺血容量 / ~ blood flow（简作 PBF）肺血流量 / ~ capillary wedge pressure（简作 PWP）肺毛细血管锲压 / ~ capillary wedge pressure（简作 PCWP）肺毛细血管锲压 / ~ Capillary-Wedge（简作 PCW）肺毛细血管锲 / ~ capillary（简作 PC）肺毛细血管 / ~ closure（简作 PC）肺不张 / ~ connective tissue disease（简作 PCTD）肺结缔组织病 / ~ dilution curves（简作 PDC）肺稀释曲线 / ~ disease（简作 PuD）肺部疾病 / ~ edema（简作 PE）肺水肿 / ~ embolism（简作 PE）肺栓塞 / ~ embolus 肺栓子 / ~ extravascular water（简作 pevw）肺血管外积水 / ~ factor（简作 PF）肺因子 / ~ function analyzer（简作 PFA）肺功能分析仪 / ~ function test（简作 PFT）肺功能试验 / ~ gas mixing index（简作 PMI）肺内气体混合指数 / ~ hamarto-angiomyomatosis（简作 PHAM）肺血管错构肌瘤 / ~ hypertension（简作 PH）肺动脉高压 / ~ hypertrophic osteoarthropathy（简作 PHOA）肺性肥大性骨关节病 / ~ incompetence（简作 PI）肺动脉闭锁不全 / ~ infarction（简作 PI）肺梗塞 / ~ infiltration eosinophilia（简作 PIE）肺嗜酸粒细胞浸润 / ~ insufficiency（简作 PI）肺动脉瓣关闭不全 / ~ intensive care unit（简作 PICU）肺部疾病重症监护病房 / ~ interstitial emphysema（简作 PIE）间质性肺气肿 / ~ lesion factor（简作 PLF）肺损伤因子 / ~ lymphoangio-myomatosis（简作 PLAM）肺淋巴管错构肌瘤（同 PHAM）/ ~ macrophage（简作 PM）肺巨噬细胞 / ~ rheography（简作 PRG）肺血流图 / ~ stenosis（简作 PS）肺动脉瓣狭窄 / ~ thromboembolic disease（简作 PTED）肺部血栓栓塞性疾病 / ~ thromboembolism（简作 PTE）肺部血栓栓塞 / ~ valve area（简作 PVA）肺动脉瓣区 / ~ valve（简作 PV）肺动脉瓣 / ~ vascular disease（简作 PVD）肺血管疾病 / ~ vascular pressure（简作 PVP）肺血管压力 / ~ vascular resistance（简作 PVR）肺血管阻力 / ~ vein（简作 PV）肺静脉 / ~ venous congestion（简作 PVC）肺静脉充血 / ~ ventilation function（简作 PVF）肺通气机能 / ~ wedge（简作 PW）肺锲形（压）
Pulmonata *n*. 有肺目
pulmonate *n*. & *a*. 有肺（的），有肺类动物（的）
pulmonectomy；pneumonectomy *n*. 肺切除术
pulmonic *a*. 肺的，肺动脉的，肺炎的 ‖ ~ valve infective（简作 PV-IE）肺动脉瓣感染性心内膜炎 / ~ valve opening（简作 PVO）肺动脉瓣口
pulmonitis；pneumonia *n*. 肺炎
pulmonohepatic；hepatopulmonary *n*. 肺肝的
pulmonology *n*. 肺学（研究肺的解剖、生理和病理的科学）
pulmonoperitoneal *a*. 肺［与］腹膜的
pulmonory trunk（简作 PT）肺动脉干
pulmotor *n*. 呼吸器，自动供氧人工呼吸器
pulp［拉 pulpa flesh］*n*. 髓，果肉，果浆，纸浆，压髓 ‖ ~ artery 髓动脉 / ~ cavity 髓腔（牙）/ ~ coronal 髓冠 / ~ dead；necrotic ~ 坏死性牙髓 / ~ dental 牙髓 / ~ devitalized；necrotic ~ 失活髓，坏死性牙髓 / ~ digital 指（趾）垫 / ~ enamel 釉髓 / ~ exposed 露髓 / ~ of finger；digital ~ 指（趾）垫 / ~ of intervertebral disk；nucleus pulposus 椎间盘软块，髓核 / ~ of tooth 牙髓 / ~ mesodermal primary 中胚层初髓 / ~ mummified 干尸化牙髓 / ~ necrotic 坏死性牙髓 / ~ nonvital；necrotic ~ 失活髓，坏死性牙髓 / ~ punctured 露髓 / ~ radicular 牙根髓 / ~ red；splenic ~ 红髓，脾髓 / ~ tooth；dental ~ 牙髓 / ~ vertebral；nucleus pulposue 髓核 / ~ vital 活髓 / ~ white 白髓 / ~ wood 木浆
pulpa（复 pulpae）［拉 flesh］；**pulp** *n*. ①髓 ②果肉，果浆 ‖ ~ colocynthidis；colocynthis 药西瓜瓤 / ~ dentis；dental pulp 牙髓 / ~ lienis；splenic pulp 脾髓
pulpal；pular *a*. ①髓的 ②果肉的
pulpalgia *n*. 牙髓痛
pulpar *a*. ①髓的 ②果肉的
pulpation；pulpefaction *n*. 成髓，髓化；化成纸浆，变成泥状
pulp-cap *n*. 盖髓剂
pulpectomy；pulpectomia *n*. 牙髓摘除术
pulpefaction *n*. 成髓，髓化
pulpiform *a*. 髓样的
pulpify［pulpa + 拉 faere to make］*n*. 成髓，髓化
pulpitis *n*. 牙髓炎 ‖ ~ anachoretic 引菌性牙髓炎 / ~ hypertrophic 肥大性牙髓炎 / ~ ulcerating 溃疡性牙髓炎
pulpless *a*. 无髓的（牙）
pulpoaxial *a*. 髓轴的
pulpobuccoaxial（简作 PBA）*a*. 髓颊轴的
pulpodistal（简作 PD）*a*. 髓远端的
pulpodontia *n*. 牙髓病学
pulpodontics *n*. 牙髓病学
pulpolabial（简作 PL）*a*. 髓唇的
pulpolingual（简作 PL）*a*. 髓舌的
pulopolinguoaxial（简作 PLA）*a*. 髓舌轴的
pulpomesial（简作 PM）*a*. 髓近中的
pulpotomy *n*. 牙髓切断术
pulpous，pulpy *a*. 果肉的，多汁的，柔软的
pulpstone *n*. 髓石
pulp-tissue *n*. 髓组织
pulpy *a*. 髓样的，软的
pulque *n*. 龙舌兰汁酒
pulsate *v*. 搏动，跳动，颤动，悸动，脉动
pulsatile *a*. 搏动的
pulsatilla *n*. 洋白头翁 ‖ ~ ambigua Turcz. ex pritz.［植药］新疆白头翁根 / ~ chinensis（Bunge）Regel［植药］白头翁根—［白头翁］/ ~ companella Fisch.［植药］阿尔泰白头翁：根
Pulsatilla L. 白头翁属 ‖ ~ dahurica Spreng. 兴安白头翁 / ~ koreana Nakai 朝鲜白头翁 / ~ turczaninovii Krylo et Serg. 细叶白头翁
Pulsatilla patens Mill［植药］掌叶白头翁：根
Pulsatilla sukaczevii Turcz.［植药］黄花白头翁根
pulsating current（简作 PC）脉动电流
pulsating membrane 搏动膜

pulsation［拉 pulsatio］***n*.** 脉搏,悸动,震动,颤动 ‖ ~ capillary 毛细管搏动 / ~ epigastric 上腹部搏动 / ~ expansile 扩张性搏动 / ~ suprasternal 胸骨上搏动 / ~ transmitted 传播性搏动

pulsative ***a*.** 搏动的

pulsator ***n*.** 振动机,搏动式人工呼吸器

pulsatory ***a*.** 搏动的 ‖ ~ organ 搏动器

pulse（复 pulsus）［拉 pulsus stroke］***n*.** 脉搏,有节奏的跳动,脉冲 ***v*.** 跳动,搏动 ‖ ~ abdominal 腹部［主动脉］脉搏 / ~ abrupt 促脉 / ~ alert 醒时脉搏 / ~ allorhythmic 不整脉,异常节律脉 / ~ alternating; pulsus alternans 交替脉 / ~ anacrotic 升线一波脉 / ~ anadicrotic 升线二波脉 / ~ anatricrotic 升线三波脉 / ~ angry; wiry ~ 丝状脉 / ~ arachnoid 游丝脉,蛛丝状脉 / ~ ardent 点状脉,集中脉 / ~ arterial 动脉搏 / ~ auriculovenous; normal vencus ~; negative venous ~ 心房性静脉搏,正常静脉搏,负压静脉搏 / ~ Bamberger's bulbar 班伯格氏颈静脉球脉搏（出现于三尖瓣闭锁不全时）/ ~ bigeminal 二联脉 / ~ bounding 洪脉 / ~ bulbar; Bamberger's bulbar ~［班伯格氏］颈静脉球脉搏 / ~ cannon ball; Corrigan's ~ 炮弹状脉,科里根氏脉 / ~ capillary; Quincke's ~ 毛细管脉搏,昆克氏脉搏 / ~ caprisant; goat leap ~ 羊跳脉,乱搏脉 / ~ catacrotic 降线一波脉 / ~ catadicrotic 降线二波脉 / ~ catatricrotic 降线三波脉 / ~ centripetal venous 向心性静脉搏 / ~ collapsing; Corrigan's ~ 陷落脉,科里根氏脉 / ~ compressible 易压脉 / ~ convulsive 颤搐脉 / ~ cordy; tense ~ 索状脉,紧脉 / ~ Corrigan's; waterhammer ~ 科里根氏脉,水冲状脉 / ~ coupled; bigeminal ~ 二联脉 / ~ decurtate 缓退脉,鼠尾状脉 / ~ deficient 短绌脉 / ~ dicrotic 二波脉,重搏脉 / ~ digitalate; bigeminal ~ 二联脉 / ~ dropped-beat; intermittent ~ 间歇脉 / ~ elastic 弹性脉 / ~ entoptic 闪光感性心搏 / ~ epigastric; abdominal ~ 上腹部［主动脉］脉搏 / ~ equal 均脉 / ~ even 均脉 / ~ febrile 热性脉,热病脉 / ~ feeble 弱脉 / ~ filiform; thready ~ 丝状脉 / ~ formicant 蚁行状脉 / ~ frequent 数脉 / ~ full; pulsus plenus 洪脉 / ~ funic 脐带脉搏 / ~ gaseous 气状脉,芤脉 / ~ goat-leap; caprisant ~ 羊跳脉,乱搏脉 / ~ guttural 咽喉脉搏 / ~ hard 硬脉,刚脉 / ~ hepatic 肝脏脉搏 / ~ high-tension 高血脉 / ~ hyperdicrotic 强二波脉 / ~ incompressible 难压脉 / ~ infrequent 稀脉,迟脉 / ~ intermittent 间歇脉 / ~ intricate 错综脉（迟细而不整）/ ~ irregular 不规则脉,不整脉 / ~ jerky 急冲脉 / ~ jugular 颈静脉脉搏 / ~ Kussmaul's; paradoxical ~ 库斯毛耳氏脉,奇脉 / ~ labile 不稳定脉,易变脉 / ~ locomotive; Corrigan's ~ 机车脉,水冲状脉,科里根氏脉 / ~ long 长脉 / ~ low-tension 低压脉 / ~ Monneret's 蒙讷雷氏脉（迟软而洪,见于黄疸时）/ ~ monocrotic 单波脉 / ~ mouse tail; myurous ~; decurtate ~ 鼠尾状脉,缓退脉 / ~ movable 滑动性脉搏 / ~ nail 甲部脉搏 / ~ negative venous; normal venous ~; auriculovenous ~ 负压静脉搏,正常静脉搏,心房性静脉搏 / ~ normal 正常脉 / ~ normal venous 正常静脉搏 / ~ paradoxical 奇脉,逆脉 / ~ pathologic venous; positive venous ~; ventricular venous ~ 病理性静脉搏,正性静脉搏,［心］室性静脉搏 / ~ pistol-shot 射击脉,弹射脉 / ~ piston; waterhammer ~ 活塞状脉,水冲状脉 / ~ plateau 丘状脉,徐脉 / ~ polycrotic 多波脉 / ~ positive; positive venous ~ 正性静脉搏 / ~ pressure 脉压 / ~ pulmonary 肺动脉脉搏 / ~ quadrigeminal 四联脉 / ~ quick; short ~ 促脉,短脉 / ~ Quincke's; capillary ~ 昆克氏脉搏,毛细管脉搏 / ~ radial 桡动脉脉搏 / ~ regular 规则脉,整齐脉 / ~ respiratory 呼吸性脉搏 / ~ retarded 迟脉 / ~ retrosternal 胸骨后脉搏 / ~ rhythm 脉搏节律 / ~ rhythmical 节律性脉搏 / ~ Riegel's 里格耳氏脉搏（呼气时脉搏变小）/ ~ running 奔逸脉,颤脉 / ~ sharp; jerky ~ 急冲脉 / ~ short; quick ~ 短脉,促脉 / ~ sixty-six 六十六至脉（迷走神经过敏时）/ ~ slow 稀脉,迟脉 / ~ small; pulsus parvus 细脉 / ~ soft; pulsus mollis 柔脉 / ~ strong; pulsus fortis 强脉 / ~ subdicrotic 弱二波脉 / ~ superdicrotic 强二波脉 / ~ tense 紧脉 / ~ thready; filiform ~ 丝状脉 / ~ trembling; tremulous ~; running ~ 颤脉,奔逸脉 / ~ tricrotic 三波脉 / ~ trigeminal 三联脉 / ~ trip-hammer; Corrigan's ~ 水冲状脉,科里根氏脉 / ~ undulating; pulsus fluens 波状脉 / ~ unequal; pulsus inaequalis 不均脉 / ~ vaginal 阴道脉搏 / ~ vagus 迷走神经性脉搏 / ~ venous 静脉搏 / ~ ventricular venous; positive venous ~; pathologic venous ~［心］室性静脉搏,病理性脉搏 / ~ vermicular 蠕动脉 / ~ vibrating; jerky ~ 急冲脉 / ~ voltage 电压脉冲 / ~ water-hammer; Corrigan's ~ 水冲状脉,科里根氏脉 / ~ weak 弱脉 / ~ wiry 丝状脉 / ~ frequency 脉搏率 / ~ pressure 脉压 / ~ rate 脉搏率 / ~ rhythm 脉搏节律 / ~ tension 脉搏紧张 / ~ velocity 脉搏速度 / ~ volume 脉量 / ~ wave 脉波 / ~ amplitude modulation（简作 PAM）搏动幅度调节 / ~ analysis recording in formation system（简作 PARIS）脉冲分析记录情报系统 / ~ Beat（简作 PB）脉搏跳动（南非杂志）/ ~ bisferious（简作 PB）重波脉 / ~ code modulation（简作 PCM）脉冲编码调制 / ~ controller（简作 PC）脉冲控制器 / ~ density variation curve（简作 PDV）脉冲密度变化曲线 / ~ Doppler（简作 PD）多普勒脉冲 / ~ duration（简作 PD）脉冲持续时间,脉冲宽度 / ~ forming network（简作 PFN）脉冲形成电路 / ~ frequency modulation（简作 PFN）脉冲频率调制,脉冲调频 / ~ frequency（简作 PF）脉冲频率 / ~ generator（简作 pg; PG）脉冲（信号）发生器 / ~ high（简作 PH）脉强 / ~ interval modulation（简作 PIM）脉冲间隔调制 / ~ interval encoding（简作 PIE）脉冲间隔编码 / ~ number modulation（简作 PNM）脉冲数字调制 / ~ per minute（简作 PPM）每分钟脉搏次数 / ~ phase modulation（简作 PPM）脉相调制 / ~ pressure（简作 PP）脉压 / ~ program 脉冲程序 / ~ rate indicator（简作 PRI）脉冲重复频率指示器 / ~ rate（简作 PR）脉率 / ~ recurrence frequency（简作 prt）脉冲重复频率 / ~ relaxation amplifier（简作 PRA）脉冲张弛放大器 / ~ repetition frequency（简作 PRF）脉冲重复频率 / ~ shaper（简作 PS）脉冲形成器,脉冲形成电路 / ~ time code（简作 PTC）脉冲时间码 / ~ transmission time（简作 PTT）脉搏传导时间 / ~ volume amplitude（简作 PVA）脉量振幅 / ~ volume recorder（简作 PVR）脉搏容积记录仪 / ~ wave velocity（简作 PWV）脉波速度 / ~ weak（简作 PW）脉弱

pulse-clock; sphygmograph ***n*.** 脉搏描记器,脉波计

pulsed descending（简作 PD）脉冲下降的

pulsed doppler echocardogram（简作 PdeCG）脉冲式多普勒超声心动图

pulsed Fourier transform spectrometer（简作 PFT）傅立叶氏变脉冲光谱仪

pulse-duration modulation（简作 PDM）脉（冲）宽（度）调制

pulse-repetition rate（简作 PRR）脉冲重复率

pulse-height analyzer（简作 PHA）脉搏（冲）高度分析仪

pulseless ***a*.** 无脉的

pulsella ***n*.** 后鞭毛

pulsellum［拉］***n*.** 后鞭毛

Pulse-position modulation（简作 PPM）脉冲位置调制,脉位调制

Pulser（简作 Pls）脉冲发生器

pulses per burst（简作 PPB）每搏脉频（起搏器）

pulses per second（简作 PP）每秒脉搏频

pulse-time modulation（简作 PTM）脉冲时间调制

pulse-width coded（简作 PWC）脉冲宽度编码

pulse-width modulation（简作 PWM）脉冲宽度调制

pulsiloge ***n*.** 脉搏描记器

pulsilogram ***n*.** 脉搏［描记］曲线

pulsion ***n*.** 推出,压出

pulsometer［pulse + 希 metron measure］; **pulsimeter** ***n*.** 脉力计

pulsus（复 pulsus）［拉］; **pulse** ***n*.** 脉搏 ‖ ~ aequalis; equal pulse 均脉 / ~ bigeminus; bigeminal pulse 二联脉 / ~ bisferiens; ~ bifericns 双波脉 / ~ caprisans 半跳脉,乱搏脉 / ~ celer; quick pulse 促脉,短脉 / ~ celer et altus 高促脉 / ~ celerimus; water-hammer ~ 水冲状脉 / ~ contractus 紧缩脉 / ~ cordis 心尖脉搏 / ~ debilis 弱脉 / ~ deletus 无脉 / ~ differens 不对称脉,不均脉 / ~ filiformis 丝状脉 / ~ fortis 强脉 / ~ heterochronicus 不整脉,不规则脉 / ~ inaequalis 不均脉 / ~ cordis 心尖脉搏 / ~ debilis 弱脉 / ~ deletus 无脉 / ~ differens 不对称脉,不均脉 / ~ duplex; dicrotic pulse 二波脉,重搏脉 / ~ durus; hard pulse 硬脉,刚脉 / ~ filiformis; thready pulse 丝状脉 / ~ fluens; ~ undulosus 波状脉 / ~ fortis 强脉 / ~ heterochronicus; arrhythmic pulse 不整脉,不规则脉 / ~ inaequalis 不均脉 / ~ infrequens; ~ rarus 稀脉,迟脉 / ~ intercidens; ~ intercurrens 间插脉 / ~ irregularis perpetuus 乱搏脉,心房颤动脉 / ~ magnus 洪脉 / ~ magnus et celer 洪促脉 / ~ mollis; soft pulse 柔脉 / ~ moncrotus; monocrotic pulse 单波脉 / ~ myurus 鼠尾状脉,缓退脉 / ~ oppressus 推移脉 / ~ paradoxus; paradoxical pulse 奇脉,逆脉 / ~ parvus 细脉 / ~ parvus et tardus 细滞脉 / ~ plenus 洪脉 / ~ pseudo-intermittens 假间歇脉 / ~ rarus 稀脉,迟脉 / ~ respiratione intermittens 呼吸性间歇脉 / ~ tardus 滞脉 / ~ tremulus 颤脉 / ~ vacuus 虚脉 / ~ vibrans; jerky pulse 急冲脉

pultaceous［拉 pultaceus］***a*.** 髓样的,软糊状的

pululate; terminate ***v*.** 出芽,生芽,发芽

Pulv pulvis［拉］粉剂,散剂

pulv adsp pulvis adspersorius［拉］防腐撒布剂,(处方用)

pulv gros pulvis grossus［拉］粗粉末剂

pulv subt pulvis subtilis［拉］细粉末剂

pulv ten pulvis tenuis［拉］很细的粉末

pulvd pulverized 雾化的,粉末状的,粉碎的

pulveres（单 pulvis）［拉］; **powders** ***n*.** 散剂,粉剂 ‖ ~ compositi 复

方散剂

pulverin; **barilla** *n*. 苏打灰,草灰

pulverization [拉 pulvis powder] *n*. 粉碎,研末

pulverize (简作 Pule) *v*. 磨碎,研磨,喷成雾

pulverized (简作 pulvd) *a*. 磨碎的

pulverizer (简作 Pule) *n*. 磨研机,粉碎器,粉碎者,喷雾器

pulverulent [拉 pulverulentus] *a*. 粉状的,粉样的

pulvilliform *n*. 垫形

pulvillus *n*. 爪垫

pulvinar [拉 a cushioned seat] *n*. ①枕 ②丘脑后结节 ‖ ~ epiglottidis; cushion of epiglottis 会厌垫(喉腔内) / ~ of thalamus 丘脑枕

pulvinate *a*. ①稍凸的 ②枕状的,垫状的

pulvinate [拉 pulvinus cushion] *a*. 枕状的,垫状的

Pulvinulariaceae *n*. 圆盘藻科(一种藻类)

pulvinus *n*. 毛垫

pulvis (复 pulveres)[拉]; **powder** (简作 Pulv) *n*. 散剂,粉剂 ‖ ~ acaciae et tragacanthae; compound acacia powder 西黄蓍胶阿拉伯胶散,复方阿拉伯胶散 / ~ adspersorius [拉] (简作 pulv adsp) 防腐散布剂(处方用)/ ~ aerophorus; effervescent powder 泡腾散 / ~ aerophorus laxans; compound effervescent powders 轻泻泡腾散 / ~ aloe et canellae 芦荟白桂皮散 / ~ antacidus 解酸散,制酸散 / ~ antiasthmaticus 止喘散 / ~ aromaticus 芳香散 / ~ barii sulphatis compositus 复方硫酸钡散 / ~ bismuthi compositus 复方铋散 / ~ causticus 腐蚀散 / ~ collutorius 含漱散,漱口散 / ~ cretae aromaticus; aromatic chalk powder 芳香白烟散 / ~ cretae et opii aromaticus; ~ cretaearomaticus cum opio 复方鸦片白烟散 / ~ curcumae 姜黄散 / ~ dentifricans 牙粉,磨牙粉 / ~ diaphoreticus 发汗散 / ~ doveri; ipecac and opium powder 杜佛氏散,鸦片吐根根散 / ~ effervescens compositus 复方泡腾散 / ~ effervescens laxans 轻泻泡腾散 / ~ flores pyrethri 除虫菊粉 / ~ glandulae thyroidae 甲状腺粉 / ~ glycyrrhizae compositus; compound liquorice powder 复方甘草散 / ~ grossus [拉] (简作 pulv gros) 粗粉末集 / ~ gummosus; compound gummi powder 复方胶散 / ~ hydrargyrum cum certa; mercury with chalk powder 白烟汞粉 / ~ ipecacuanhae compositus; ~ doveri 复方吐根散,杜佛氏散 / ~ ipecacuanhae et opii 鸦片吐根散 / ~ ipecacuanhae radicis standardisatus 标准吐根粉 / ~ jalapae compositus 复方药喇叭散 / ~ kino compositus 复方奇诺散 / ~ liquiritiae compositus 复方甘草散 / ~ lycopodii; lycopodium 石松子 / ~ magnesiae cum rheo; compound rhubard powder; infants powder 复方大黄散,小儿散 / ~ myrciae compositus 复方香叶散 / ~ opii standardisatus 标准鸦片散 / ~ posthypophysae; posterior pituitary 垂体后叶粉 / ~ refrigerans 清凉散 / ~ rehi compositus; compound rhubarb powder; Gregory's powder 复方大黄散,格雷戈里氏散 / ~ salicylicus cum talco; salicylic dusting powder 水杨酸滑石散 / ~ seidilzensis 赛德利茨[矿泉]粉,复方泡腾散 / ~ sennae compositus 复方番泻叶散,复方甘草散 / ~ stomachicus; powdered stomach 健胃散,[豚]胃粉 / ~ stramonii compositus 复方曼陀罗散 / ~ strychni seminis standardisatus 标准番木鳖散 / ~ subtilis [拉] (简作 pulv subt) 细粉末剂 / ~ talci compositus 水杨酸滑石散,复方滑石散 / ~ tenuis [拉] (简作 pulv ten) 很细的粉末 / ~ tragacanthae compositus 复方西黄著胶散 / ~ zinci sulfatis compositus 复方硫酸锌散

pul; **pulm** pulmonary 肺的

puma *n*. 美洲狮

pumex [拉 foam] *n*. 滑石

pumice [拉 pumex]; **rotten stone** *n*. 浮石,磨[刀]石 *v*. 用浮石磨

pump *n*. 唧筒,泵,抽水机 *v*. 抽水,用泵抽,打气 ‖ ~ air 排气唧筒,抽气泵 / ~ Alvegniat's 阿耳范亚氏泵(血内气体测量器) / ~ automatic mercury 自动水银[空气]泵 / ~ breast 吸乳器 / ~ dental 牙泵,排涎器 / ~ duplex reciprocating 双筒往复泵 / ~ Lindbergh 林白氏唧筒(灌注活体器官用) / ~ mercurial air; Alvegniat's ~ 汞动气压泵,阿耳范亚氏泵(血内气体测量器) / ~ mercury vacuum 水银真空泵,水银真空唧筒 / ~ pharyngeal 咽泵 / ~ rotary 旋转泵 / ~ saliva; dental ~ 排涎器,牙泵 / ~ screw 螺旋泵 / ~ stomach 胃唧筒 / ~ vacuum 真空泵 / ~ Woodyatt's 伍德亚特氏唧筒(能控制固定速率的静脉注射唧筒)

pumping (简作 Pmpg) *n*. 抽出,压出

pumpkin *n*. 南瓜,倭瓜头,西葫芦 ‖ ~ seed 南瓜子

pump-oxygenator *n*. 泵式充氧器

pun *n*. 双关(语) *v*. 用双关语

pun puncheon 支柱;大桶(容量为 72～120 加仑)

puna; **mountain sickness** *n*. 高山病

punch *v*. & *n*. 钻孔(器),打孔凿,冲压(机),打,冲孔,冲床,力量 ‖ ~ Ainsworth's 安斯沃思氏钻孔器,橡皮队钻孔器(牙) / ~ Caulk 考克氏烙孔凿(用于前列腺) / ~ kidney 肾脏冲击诊 / ~ pin 牙针钻孔器 / ~ plate 托板打孔凿,穿板器 / ~ rubber dam 橡皮障钻孔器

punchdrunk *n*. 拳击员脑病

punched-out *n*. 凿缘

puncheon 简作 pun *n*. 支柱;大桶(容量为 72～120 加仑)

puncta (单 punctum) [拉] *n*. 点,尖 ‖ ~ lacrimalia 泪点

Punctacteon kajiyamai (**Habe**) 宽带斑捻螺(隶属于捻螺科 Acteonidae)

punctate *a*. 有斑点的,点状的 *n*. 细胞,穿刺液

punctate substance 髓质

punctated lamella 点状骨质

punctate-striate *n*. 具点条

puncticulum *n*. 小点

punctiform *a*. 点状的

punctilious *a*. 拘泥礼节的,谨小慎微的,死板的 ‖ ~ly *ad*. / ~ness *n*.

punctio [拉] *n*. 穿刺[术] ‖ ~ ventricularis 脑室穿刺 / ~ vesicae 膀胱穿刺

punctograph *n*. [异物]定位 X 线照器

puncto-striatus *n*. 点条

punctual *a*. 严守时刻的,准时的,精确的 ‖ ~ly *ad*.

punctuate *v*. 加强,加标点于,标点法,斑点 *a*. 具小刻点的

punctuation *n*. 点标点,标点法,强调,不时打断

punctum (复 puncta) [拉] *n*. ①刻点 ②尖,点 ‖ ~ caecum; blind spot 盲点 / ~ coxale 髋骨点(髂嵴最高点)/ puncta dolorosa; Valleix's points 痛点,瓦雷氏点(神经痛的压痛点)/ ~ ischidiacum 坐骨点(坐骨粗隆下部)/ puncta lacrimalis 泪点 / ~ lacrimalis 泪点,泪孔/ ~ luteum; macula lutea 黄斑(视网膜)/ ~ nasale inferius; rhinion 下鼻点,鼻缝点 / ~ optimum; best point 最适点,最佳点 / ~ proximum; near point 近点 / ~ pruritica; itchy points 痒点 / ~ remotum; far point 远点 / ~ saliens 起点,要点,重要情况 / puncta vasculosa 血管点(脑白质切面所见的小红点)

punctum proximum of convergence (简作 PPC) 集合近点

punctum proximum [拉] (简作 PP) 调节近点视力

punctum remotum [拉] (简作 Pr; PR) 远点视力调节

punctumeter *n*. 眼调节计

punctura [拉]; **puncture** *n*. ①穿刺[术] ②刺伤 ‖ ~ Douglasi 直肠子宫陷凹穿刺 / ~ exploratoria; exploratory puncture 试探穿刺

puncturatio [拉] *n*. 穿刺

puncture [拉 punctura] *n*. 刺,穿刺(术),刺伤 *v*. 穿孔,刺穿 ‖ ~ Bernard's 伯纳尔氏穿刺(穿刺第四脑室) / ~ cisternal 小脑延髓池穿刺 / ~ Corning's; lumbar ~ 康宁氏穿刺,腰椎穿刺 / ~ cranial; cisternal ~ 小脑延髓池穿刺 / ~ diabetic; Bernard's ~ 糖尿穿刺,伯纳尔氏穿刺 / ~ epigastric 上腹部穿刺 / ~ exploratory 试探穿刺 / ~ gland 腺穿刺 / ~ heat 发热穿刺(穿刺动物脑底引起发热) / ~ intra-auricular 心房穿刺 / ~ intracisternal; cisternal ~ 小脑延髓池穿刺 / ~ Kreaecker's 克罗内克氏穿刺(穿刺心抑制中枢) / ~ liver 肝穿刺 / ~ lumbar 腰椎穿刺 / ~ Marfan's epigastric 马方氏上腹部穿刺(穿刺心包) / ~ Quincke's; lumbar ~ 昆克氏穿刺,腰椎穿刺 / ~ sclerotic 巩膜穿刺 / ~ spinal 椎管穿刺 / ~ splenic 脾穿刺 / ~ sternal 胸骨穿刺 / ~ suboccipital; cisternal ~ 枕下穿刺,小脑延髓池穿刺 / ~ thecal 脊椎[膜]穿刺 / ~ tibial 胫骨穿刺 / ~ tonsil 扁桃体穿刺 / ~ ventricular 脑室穿刺

punctured *a*. 被刺孔的,有刻点的 ‖ ~ wound (简作 punw) 刺伤

pung pungent 刺激性,辣的

pungency *n*. 刺激性,辣味

pungent (简作 pung) *a*. (气味)刺激的,刺鼻的,辛辣的,尖锐的

punica granatum L. [植药] 石榴种子—[石榴子];果皮—[石榴皮]

Punica L. 石榴属 ‖ ~ granatum L. 石榴

Punicaceae *n*. 石榴科

puniceous *a*. 石榴红色的

punicine; **pelletierine** *n*. 石榴皮碱

punish *v*. 处罚,惩罚,折磨,损害

punishment *n*. 惩罚,处罚,刑罚

punizin *n*. 紫螺紫素

punk *n*. 废物,无用的人 *a*. 无用的,身体不好的

punkies *n*. 蠓类

punktograph; **punctograph** *n*. [异物]定位 X 线照相器

Punnett square 庞纳特方格

punticulum *n*. 小点

puntius javanicus 爪哇刺

punudos *n*. 假麻风

punw punctured wound 刺伤

puny *a*. 微弱的,弱小的,不足道的,次要的

PUO pyrexia of unknow origin 未明热,原因不明的发热
pup *n*. 小狗,幼犬,幼畜
pup pick-up-pick 真空泵 ‖ ~ly *ad*.
pupa［拉 a doll］*n*.（复 pupae pupas）蛹 ‖ ~ incompleta 不全蛹 / ~ larvata 隐蛹 / ~ libera 动蛹 / ~ nuda 裸蛹 / ~ subterraneae 埋蛹
Pupa salidula（Linnaeus）坚固蛹螺(隶属于捻螺科 Acteonidae)
pupal sac 蛹囊
puparum *n*. 蛹壳
pupate *n*. 化蛹
pupation *n*. 蛹化
pupil［拉 pupilla girl］*n*. 瞳孔,小学生 ‖ ~ age 学生时期,幼年时代 / ~ Argyll Robertson 阿盖耳·罗伯逊瞳孔(瞳孔对调节尚有反应,对光则无反应) / ~ artificial 人工瞳孔 / ~ bounding 弹跃性瞳孔(交替性瞳孔散大和缩小现象) / ~ Bumke's 布姆克氏瞳孔(精神刺激时的瞳孔散大) / ~ cat's-eye 猫眼状瞳孔(瞳孔细长) / ~ contracted 瞳孔缩小 / ~ dilated 瞳孔散大 /~ exclusion of ~ 瞳孔关闭 / ~ fixed 固定性瞳孔 / ~ Hutchinson's 郝秦生氏瞳孔(一个瞳孔散大) / ~ keyhole 钥孔状瞳孔 / ~ multiple 多瞳孔 / ~ pinhole 针孔状瞳孔 / ~ pseudo Argyll Robertson 假性阿盖耳·罗伯逊氏瞳孔 / ~s, skew 斜瞳孔 / ~ stiff; Argyll Robertson ~ 强直性瞳孔,阿盖耳·罗伯逊氏瞳孔 / ~ tonic 紧张性瞳孔
pupilary *a*. 学生的,瞳孔的
pupilla; pupil *n*. 瞳孔
pupillary *a*. 瞳孔的 ‖ ~ distance meter（简作 PD）meter 瞳距计 / ~ distance（简作 pd）瞳孔距离 / ~ membrane 瞳孔膜
pupillate *a*. 具瞳的
pupillatonia *n*. 瞳孔反应消失
Pupillidae *n*. 虹蛹螺科
pupillo-［拉 pupilla pupil］瞳孔
pupillo-constrictor centre 缩瞳中枢
pupillo-dilator centre 散瞳中枢
Pupillograph *n*. 瞳孔描记器
pupillometer *n*. 瞳孔计
pupillometry *n*. 瞳孔测量法
pupillomotor *a*. 瞳孔运动的
pupilloplegia *n*. 瞳孔反应消失,瞳孔麻痹
pupilloscopy; skiametry *n*. 视网膜镜检查
pupillostatometer *n*. 瞳孔距离计
pupillotonia *n*. 瞳孔紧张症
pupillotonic *a*. 瞳孔紧张的
pupils *n*. 斜瞳孔
pupils equal, react to light and accommodation（简作 PERLA）瞳孔等大,有对光反应和调节反应
pupils equal, round react to light and accommodation（简作 PERRLA）瞳孔等大、圆形、对光反应和调节反应存在
pupils equal, round, reactive to light, accomodation and consensual（简作 PERRLAC）瞳孔等大、圆形、对光反应、调节及交感正常
Pupipara *n*. 蛹生目
pupiparid *n*. 蛹生昆虫
pupiparous *a*. 蛹生的
puppet *n*. 傀儡,木偶 ‖ ~ play, ~ show 木偶戏
PUR polyurethane 聚氨甲酸乙酯,聚尿烷
pur purified 精制的;提纯的,净化的 / purifier 净化器 / purus［拉］纯的,纯粹的
purate plasma urate concentrtion 血浆尿酸盐浓度
purblind *a*. 迟钝的,半盲的,愚蠢的 ‖ ~ly *ad*. / ~ness *n*.
purchasable *a*. 买得到的,可购买的
purchase *v*. & *n*. 购买,购置,获得,收益 ‖ ~ order（简作 PO）定货单,购货单
Purdue creativity test（简作 PCT）珀丢氏创造能力试验
Purdy's method［Charles Wesley 美医师 1846—1901］珀迪氏法(离心定量白蛋白、氯化物、硫酸盐等) ‖ ~ solution 珀迪氏试液(尿糖定量用)/ ~ test 珀迪氏试验(检尿葡萄糖、尿白蛋白)
pure［拉 purus］*a*. 纯的,纯净的,完全的 ‖ ~ and Applied Chemistry（简作 Pure Appll Chem; PAC）理论与应用化学 / ~ Appll Chem 理论与应用化学 / ~ cholesterol stone（简作 PCS）纯胆固醇结石 / ~ culture 纯培养 / ~ depressive disease（简作 PDD）单纯抑郁性疾病 / ~ red cell agenesis（简作 PRCA）单纯红细胞再生不良 / ~ tone average（简作 PTA）纯音均值
puree［法］*n*. 菜泥,果泥,浓汤
purely *ad*. 清洁地,纯粹地,全然
pureness *n*. 纯净,纯粹,纯洁,单纯
pure-tone threshold average（简作 PTA）纯音平均听阈
purg purgativus［拉］泻药
purgacion *n*. 淋病
purgatin *n*. 催泻素(植物泻剂的成分之一)
purgation［拉 purgatio］; **catharsis** *n*. 净化,洗清,催泻,通便
purgative［拉 purgativus］*n*. & *a*. 泻药(的),洗清(的),通便(的) ‖ ~ cholagogic 刮胆泻剂 / ~ drastic 峻泻剂,剧泻剂 / ~ hydragogue 水泻剂 / ~ laxative 轻泻剂 / ~ mild 缓和泻剂 / ~ saline 盐类泻剂 / ~ simple 单纯泻剂
purgativus（简作 purg）*n*.
purgatol; purgation *n*. 催泻素
purgatory *n*. & *a*.（= purgative）洗清的,泻药(的),通便(的)
purge［拉 purgare］*n*. 清除,泻(剂) *v*. 洁净,清洗,催泻,通便
purgee *n*. 被清除者
purging *a*. 催泻的
puric *a*. ①脓的 ②嘌呤的
purification *n*. 精制,净化 ‖ ~ water 水的净化
purificatory *a*. 纯净的,起净化作用的,精炼的
purificatus［拉］*a*. 精制的,提纯的,净化的
purified（简作 pur）*a*. 精制的,提纯的,净化的 ‖ ~ placental protein（简作 PPP）纯化胎盘蛋白 / ~ protein derivative tween（简作 PPDT）含吐温精制结核菌素 / ~ protein derivative（简作 PPD）纯蛋白衍生物(温精制结核菌素)/ ~ protein derivative standard（简作 PPDS）标准纯蛋白衍生物(温精制结核菌素)/ ~ toxoid precipitaed by aluminum phosphate（简作 PTAP）精制磷酸铝沉淀白喉类毒素
purifier（简作 pur）*n*. 清洁者,精致者,清涤器,提纯器
puriform *a*. 脓样的(指无热脓肿的内容)
purify *v*. 使纯粹,使净化,精炼
purinase *n*. 嘌呤酶
purine *n*. 嘌呤 ‖ ~ amidase 嘌呤酰胺酶 / ~ amino 氨基嘌呤 / ~ deamidase 嘌呤脱酰胺酶 / ~ s, endogenous 内原性嘌呤 / ~ s, exogenous 外原性嘌呤 / ~ s, methyl 甲基嘌呤
purine nucleosid phosphorylase（简作 PNP）嘌呤核甙磷酸化酶(分子生物学)
purine nucleoside（简作 pu）嘌呤核甙
purinemia *n*. 嘌呤血［症］
purinemic *a*. 嘌呤血的
purine-nucleoside phosphorylase 嘌呤—核苷磷酸化酶
purinethal; 6-mercaptopurine［商名］*n*. 6 - 巯基嘌呤
purinethol *n*. 巯嘌呤
purinolytic *a*. 分解嘌呤的
purinometer *n*. 尿嘌呤定量器
puritogenic *a*. 引起瘙痒的
purity *n*. 纯度,纯洁,洁净
purkinje's cell 蒲肯野氏细胞
Purkinje's cells(corpuscles)［Johannes Evangelista 波希米亚生理学家 1787—1869］浦肯野氏细胞(存于小脑皮质的中层内) ‖ ~ corpuscles; ~ cells 浦肯野氏细胞 / ~ fibers 浦肯野氏纤维(网状念珠形纤维,在心内膜下组织内)/ ~ figures 浦肯野氏［影］像(血管阴影在视网膜上造成的像) / ~ images; Purkinje-Sanson's images; / ~ figures 浦肯野氏［影］像,浦—桑二氏［影］像 / ~ network 浦肯野氏网(浦肯野氏纤维所组成的网) / ~ phenomenon; / ~ shift 浦肯野氏现象,浦肯野氏移动(最强视力区的移动)/ ~ vesicle; germinal vesicle 浦肯野氏泡,生发泡
purkinje's fibres 蒲肯野氏纤维
purkinje's network 蒲肯野氏网
purkinje's phenomenon 蒲肯野氏现象
purkinje's vesicle 蒲肯野氏泡,生发泡
Purkinje-Sanson's images［J. E. Purkinje; Louis Joseph Sanson 法物理学家 1790—1841］; Purkinje's images 浦—桑二氏［影］像,浦肯野氏［影］像
purlieus *n*.（复）范围,界限,近郊,环境
Purmann's method［Mathaeus Gottfried 德外科医师 1648—1721］普尔曼氏法(切除动脉瘤)
purodigin; digitoxin［商名］*n*. 普罗迪京,洋地黄毒甙
purohepatitis *n*. 脓性肝炎
puromucous; mucopurulent 黏液脓性的
puromycin（简作 PU; PM）*n*. 嘌呤霉素 ‖ ~ aminonucleoside（简作 PAN; PANS）氨基核甙嘌呤霉素
puron *n*. 氧嘌呤,2,8 - 二氧 - 1,4,5,6 - 四氧嘌呤
purothionine *n*. 嘌呤硫蕈
purpla heart（简作 PH）紫心(由巴比妥酸盐及安非他明合成的药片)
purple（简作 pu; prpl）*a*. 紫红色的,华美的 *n*. 紫色,紫斑,紫疱 ‖ ~ bromcresol 溴甲酚紫 / ~ royal; tyrian ~ 皇紫,泰尔红紫 / ~ Stewart's 斯图尔特氏紫(碘溶于凡士林中) / ~ tryian 泰尔红紫(一种古代的紫色染料) / ~ visual; rhodopsin 视紫质,视紫

红质
purplish *a*. 带紫的,略呈紫色的 ‖ ~ red (简作 PR)红紫红,绀红
purport *n*. 意义,要旨,大意 *v*. 意味着,大意是
purpose *n*. 目的,意图,效用,效果,意义 *v*. 打算,决心 ‖ for special ~s 实际上 / for the ~ of... 为了…… / on ~ 故意 / to the ~ 得要领的,中肯的 / with the ~ of... 以……为目的的
purposeful *a*. 意志坚强的,有目的的,有意图的 ‖ ~ly *ad*. / ~ness *n*.
purposeless *a*. 无目的的,无意义的,没有决心的 ‖ ~ly *ad*. / ~ness *n*.
purposely *ad*. 故意地,有目的地,特意地
purposive *a*. 有意图的,有目的的,有决心的,果断的 ‖ ~ly *ad*. / ~ness *n*.
purpura [拉 purple] *n*. 紫癜(病) ‖ ~ abdominalis; Henoch's ~ 腹型紫癜,亨诺克氏紫癜 / ~ acute vascular 急性血管性紫癜 / ~ allergic; anaphylactoid / ~ 变[态反]应性紫癜,过敏性紫癜 / ~ angioneurotica 血管神经性紫癜 / ~ annularis telangiectodes; Majocchi's disease 毛细管扩张性环状紫癜,马约基氏病 / ~ athrombopenic 血小板不减性紫癜 / ~ brain 脑紫癜 / ~ bullosa; pemphigus haemorrhagicus 大疱性紫癜,出血性天疱疮 / ~ fibrinolytic 纤维蛋白溶解性紫癜 / ~ fulminans 暴发性紫癜 / ~ hemorrhagica; thrombopenic ~ 出血性紫癜,血小板减少性紫癜 / ~ hemorrhagica, hereditary; hereditary thrombasthenia 遗传性出血性紫癜,遗传性血小板机能不全 / ~ Henoch's; ~ nervosa 亨诺克氏紫癜,神经性紫癜 / ~ Henoch-Schonlein; Schonlein-Henoch ~ 亨—舍二氏紫癜(过敏性紫癜) / ~ hyperglobulinemica 高球蛋白血性紫癜 / ~ idiopathic 特发性紫癜 / ~ idiopathic thrombocytopenic 特发性血小板减少紫癜 / ~ infectiosa acuta; Schonlein-Henoch ~ 急性传染性紫癜,亨—舍二氏紫癜 / ~ iodica 碘紫癜 / ~ Landouzy's 兰杜兹氏紫癜(全身症状沉重的紫癜) / ~ Majocchi's; ~ annularis telangiectodes 马约基氏紫癜,毛细管扩张性环状紫癜 / ~ malignant; cerebrospinal fever 恶性紫癜,[流行性]脑脊髓膜炎 ~ nautica; ~ scorbutica 坏血病 / ~ neonatorum 新生儿紫癜 / ~ nervosa; Henoch's ~ 神经性紫癜,亨诺克氏紫癜 / ~ non-thrombocytopenic; ~ simplex 血小板不减性紫癜,单纯性紫癜 / ~ orthostatic 直立性紫癜 / ~ papillosa; lichen lividus 乳头状紫癜,坏血病性座疮 / ~ periodic 周期性紫癜 / ~ pulicosa 蚤咬性紫癜 / ~ rheumatica; peliosis rheumatica 风湿性紫癜 / ~ Schoenlein's; ~ rheumatica 舍恩莱因氏紫癜,风湿性紫癜 / ~ Schoenlein-Henoch; Schoenlein-Henoch's syndrome 舍—亨二氏紫癜,舍—亨二氏综合征(过敏性紫癜)/ ~ scorbutica 坏血病 / ~ senilis 老年紫癜 / ~ simplex; non-thrombocytopenic ~ 单纯性紫癜,血小板不减性紫癜 / ~ symptomatica 症状性紫癜 / ~ thrombasthenic; hereditary thrombasthenia 血小板机能不全性紫癜,遗传性血小板机能不全 / ~ thrombocytolytic; thrombocytopenic ~; thrombopenic ~ 血小板减少性紫癜 / ~ thrombopenic; ~ haemorrhagia 血小板减少性紫癜,出血性紫癜 / ~ thrombotic thrombocytopenic 血栓形成性血小板减少性紫癜 / ~ toxica 中毒性紫癜 / ~ urticans 条痕性紫癜,出血性荨麻疹 / ~ variolosa 天花性紫癜 / ~ vascular 血管性紫癜 / ~ vesical 膀胱紫癜 / ~ vesiculosa 小疱性紫癜 ‖ purpuric *a*.
purpurate *n*. 红紫酸盐
purpureaglycoside *n*. 紫花洋地黄甙(制自紫花洋地黄叶)
purpuric *a*. 紫癜的
purpuriferous *a*. 生紫色的,生视紫质的
purpurin *n*. ①红紫素,紫色素,1,2,4 - 三羟蒽醌 ②尿紫素,尿红素
Purpurine *n*. 荔枝螺属
purpurinuria *n*. 尿紫素尿
purpuriparous *a*. 生紫色的,生视紫质的
purpurogallin *n*. 红紫倍精,焦没食橙
purpurogenous *a*. 生紫色的,生视紫质的
purpurum bromocresolis 溴甲酚紫
purr *n*. 猫喘音,呜呜 ‖ ~ cat's 猫喘音
purring *a*. 猫喘音样的
purse *n*. 钱袋,资财,囊,囊状部 *v*. 缩拢,皱起,放进钱袋;小孢子发生
purser *n*. 事务长
purshianin *n*. 波希鼠李甙(不纯的大黄素)
pursuance *n*. 追求,追踪,实行,执行
pursuant *a*. 追赶的,追求的,按照的,遵循的 (to) ‖ ~ly *ad*.
pursue *v*. 追随,追求,循……而行,进行,从事
pursuit *n*. 追求,追赶,跟随,跟踪,从事(事业),职业
pursy *a*. 气急的,胖地气喘喘,皱起的
purtscher's disease [Otmar 瑞士眼科学家 1852—1927] 普尔夏氏病(外伤性血管性视网膜病)
purulence [拉 purulentia]; **purulency** *n*. 化脓,脓性,脓
purulent [拉 purulentus] *a*. 脓性的 ‖ ~ otitis media (简作 PoM)化脓性中耳炎
puruloid; **puriform** *a*. 脓样的
purus [拉] (简作 pur) *a*. 纯的,纯粹的
purvey *v*. 承办,供应(伙食等),为……办伙食(for)
purveyance *n*. 承办,伙食,供应的伙食,伙食
purview *n*. 权限,范围
PUS Pharmacopoeia of the United States 美国药典
pus (复 pura;所有格 puris)[拉] *n*. 脓,脓汁 ‖ ~ anchovy sauce 果酱色脓 / ~ blue 蓝脓 / ~ bonum et laudabile; laudable ~ 黄稠脓,无毒脓(旧名)/ ~ burrowing 钻穿性脓 / ~ caseosum; cheesy ~ 稠脓,干脓 / ~ cells (简作 pus C; PC) 脓细胞 / ~ cheesy 稠脓,干脓 ~ coccus 脓球菌 / ~ creamy 稠脓 / ~ curdy 凝乳样脓 / ~ green 绿脓 / ~ ichorous 败液性脓,稀臭脓 / ~ itch; 痤疮脓 / ~ laudable 黄稠脓,无毒脓(旧名) / ~ ropy 黏稠性脓 / ~ sanious 血性臭脓 / ~ serosum 浆液性脓
pus C pus cells 脓细胞
pus-basin *n*. 脓盆
pusey's emulsion 普西乳剂
push *v*. & *n*. 推,推进,推行,伸展,强迫 ‖ ~ on 推进,推动,奋力前进 / ~ ... through... 完成,穿过 / ~ ... to 催逼
pushing *a*. 有进取心的,爱出风头的 ‖ ~ly *ad*. / ~ness *n*.
pusillanimity *n*. 怯懦,无气力
pusillanimous *n*. 卑怯的,优柔寡断的
pus-pocket *n*. 脓袋,脓包
pussak's fibers 普鲁萨克纤维
pus-serum *n*. 脓清,脓浆
pussy *a*. 多脓的,似脓的
pus-tube *n*. 脓管
pustula (复 pustulae)[拉]; **pustule** *n*. 脓疱 ‖ ~ maligna; anthrax cutaneous 恶性脓疱,皮肤炭疽
pustulant *a*. 起脓疱的 *n*. 起脓疱剂
pustular *a*. 多脓的,似脓的,脓疱的
pustulate *v*.(使)生小脓疱 *a*. 生小脓疱的
pustulation *n*. 脓疱形成
pustule [拉 pustula] *n*. 小脓疱,隆起 ‖ ~ compound 复合脓疱 / ~ malignant; anthrax cutaneus 皮肤炭疽 / ~ postmortem 尸毒性脓疱 / ~ primary 原发脓疱 / ~ secondary 继发脓疱 / ~ simple 单纯脓疱
pustuliform *a*. 脓疱样的
pustulocrustaceous *a*. 脓疱痂皮性的
pustuloderma *n*. 脓疮性皮肤病
pustulosis *n*. 脓疱病 ‖ ~ vacciniformis acuta 急性痘疮样脓疱病
pustulosus [拉] *a*. 脓疱性的
pustulo-ulcerating *a*. 脓疱溃疡性的
pustulous; **pustular** *a*. 脓疱的
pustulum *n*. 壳胞
pusula *n*. 中泡(伸缩泡)
put pennyweight 英钱(金衡,亦作 dut,见该条) / pulse-width modulation 脉冲宽度调制
Put putamen 壳(豆状核)
put *v*. 放,移动,驱使,提出,叙述 *n*. 掷,推 ‖ ~ about 转向,散布 / ~ and end to 结束 / ~ aside 搁置,挪开 / ~ away 处理掉 / ~ back 妨碍,推迟 / ~ forth 发表,提出,长出 / ~ forward ... 提出,促进 / ~ in force 实行,实施 / ~ into 把……放入,把……插入 / ~ off 拿开,拖延,推迟 / ~ on 穿,戴,使工作,上演 / ~ out... 生产,完成,出版,熄灭 / ~ ... through 实行,完成,通过 / ~ ... through to ... 完成,接通(电话) / ~ ... to (船只因避风等而)靠岸 / ~ up ... 提出,建造,推举 / ~ up with .... 忍住,容忍
putamen [拉 shell] (简作 Put) *n*. 壳(豆状核)
putative *a*. 推定的,假定的
puteus *n*. 窝
Putnam type [James Jackson 美神经病学家 1846—1918] 普特南氏型(脊髓硬化症、恶性贫血及恶液质的合并型)
Putnam-Dana syndrome [James Jackson Putnam 美神经病学家 1846—1918; Charles Loomis Dana 美神经病学家 1852 年生] 普—达二氏综合征(脊髓后侧柱硬化)
putrefaction *n*. 腐化(作用),腐败(作用),腐烂(物)
putrefactive *a*. 腐烂的,容易腐烂的,腐化(败)的
putrefy *v*. 化脓,(使)腐烂,腐败,腐化
putrescence *n*. 腐败,腐化
putrescent [拉 putrescens decaying] *a*. 变腐烂的,正在腐败的,腐化的,正在堕落的

putrescible *a*. 可腐败的,可腐化的
putrescine(简作 pu) *n*. 腐胺,腐肉碱,四甲烯二胺
putrid *a*. 腐烂的,腐败性的,堕落的,恶臭的
putridity *n*. 腐败(物),堕落 ‖ ~ fever 斑疹伤寒
putrilage[拉 putrilago] *n*. 腐败物,腐质
putrilaginous *a*. 腐败的,腐烂的
putromaine *n*. 腐败毒(指食物中产生的)
puttee, puttie *n*. 绑腿
putty *n*. 油灰,腻子,(桐)油灰 *v*. 用油灰接合(或填塞) ‖ ~ antiseptic 防腐油灰 / ~ Horsley's 霍斯利氏油灰(用以控制板障或骨髓腔出血)
Puussepp's operation[Lyudvig Martinovich 俄神经外科医师 1875—1942]普塞普氏手术(治脊髓空洞症) ‖ ~ reflex 普塞普氏反射(小趾外展反射)
Puv per unit value (相对)单位值
Puzos' method[Nicholas 法产科医师 1686—1753]皮佐氏法(前置胎盘时,早期破水)
puzzle *v*. 使为难,使迷惑,苦思 *n*. 难题,迷惑 ‖ ~ out 解决(难题) ‖ ~ment *n*.
PV paraventricular 室旁的 / peak voltage 峰值电压,最大电压 / pemphigus vulgaris 寻常天疱疮 / per vagina [拉] 经由阴道 / peripheral vascular 周围血管的 / peripheral vein 周围静脉 / peripheral vessel 末梢血管,周围血管 / personal view 人物介绍,人物记事(期刊栏目名称) / phasic variations 相位性变化(尤指眼前段的青光性改变) / Phonation volume 声音,音量 / plasma volume 血浆容量 / pluripotent virus 多能病毒 / Polenske value 波轮斯基值,不溶解挥发脂肪酸值 / poliomyelitis virus 脊髓灰质炎病毒 / polyerythemia vera 真性红细胞增多症 / populus bushy top virus 杨树丛顶病毒 / porphyria variegata 混合型卟啉病 / portal vein 门静脉 / postvoiding 排空后,排泄后 / pressure volume 压容 / Public Vaccinator 公职(牛痘)接种员 / pulmonary valve 肺动脉瓣 / pulmonary vein 肺静脉 / pyroca techolviolet 邻苯二酚紫,焦儿茶酚紫
PVA Paralyzed Veterans of America 美国瘫痪退伍军人 / polyvinyl acetate 聚乙酸乙烯酯 / polyvinyl alcohol 聚乙烯醇 / pulmonary valve area 肺动脉瓣区 / pulse volume amplitude 脉量振幅
Pva N paraventricul aris anterior 前室旁核
PVAc polyvinyl acetate 聚醋酸乙烯(酯)
PVAM polyvinyl amine 聚乙烯胺
PVB polyvinyl butyral 聚乙烯醇缩丁醛
PVBS polyvinylbutyral sulphonic acid 聚乙烯醇缩丁醛磺酸
PVC para-aminomethyl benzoicacid, vitamin K hydrocortisone 对氨甲基苯甲酸—维生素 K—氢化可的松(疗法) / perpheral-vasoconstriction 周围血管收缩 / polyvinyl chloride 聚氯乙烯 / premature ventricular contraction 心室性早期收缩,室性早搏 / pulmonary venous congestion 肺静脉充血
PVCA polyvinyl chloride acetate 聚氯乙烯醋酸酯
PVCH polyvinyl cyclohexane 聚乙烯环己烷
PVC-S polyvinyl chloride-copolymer 聚氯乙烯直链聚合物
PVD peripheral ascular disease 周围血管疾病 / posterior vitreous detachment 玻璃体后部脱离 / probable vascular dementia 可能的血管性痴呆 / pulmonary vascular disease 肺血管疾病
PVDC polyvinylidene dichloride 聚偏二氯乙烯
PVdF polyvinylidene fluoride 聚偏氟乙烯
PVDH photoelectric volumetric dispensing head 光电容量配料设备
PVE phenyl vinyl ether. 苯基乙烯醚 / portal venous flow 门静脉血流 / primary entricular fibrillation 原发性室性纤维性颤动 / prosthetic valve endocarditis 人工瓣膜心内膜炎 / pulmonary ventilation function 肺通气机能
PVER pattern visual-evoked responses 模式视觉诱发反应
PVF polyvinyl fluoride 聚氟乙烯 / polyvinyl formal 聚乙烯醇缩甲醛
PVG parietovisceral ganglion 壁(与内)脏神经节 / pneumo-ventriculography 脑室充气 X 线摄影法,气脑造影
PVI postinfarction ventricular irritability 心梗后心室电不稳定
PV-IE pulmonic alve infective 肺动脉瓣感染性心内膜炎
PVK peniclin V potassium salt 青霉素 V 钾盐 / polyvinyl carbazole 聚乙烯咔唑 / polyvinyl methyl ether 聚乙烯甲醚
PVL parvovirus-like agent 精制痘苗,精痘浆
PVM pneumonia virus of mice 鼠肺炎病毒 / pneumonuia virus in mice 小鼠肺炎病毒
PVN paraventricular nuclei 室旁核
PVNO poly-2-vinylpyridine-N-oxide 克矽平(治矽肺药),聚-2-乙烯吡啶-N-氧化物 / poly-2-vinylpyridine-N-oxide; P 204 克矽平,聚-2-乙烯吡啶[氮位]氧化物(治矽肺药)
PVO partial venous oxygen pressure 静脉血氧分压 / Principal Veterinary Officer 主任兽医官 / pulmonic valve opening 肺动脉瓣口
PVOH hemodynamic pulmonic valve opening 血液动力学的肺动瓣口 / polyvinyl alcohol 聚乙烯醇
Pvp N paraventricul aris posterior 后室旁核
PVP penicillin V potassium 青霉素 V 钾 / peripheral vein 周围静脉 / polyvinylpyridine 聚乙烯基吡啶 / polyvinyl-pyrrolidone 聚乙烯吡咯烷酮 / polyvinylpyrrolidone 聚烯吡酮,聚乙烯吡咯烷酮(血浆扩容剂) / portal venous pressure 门静脉压力 / pulmonary vascular pressure 肺血管压力
PVP/VA polyvinylpyrolidonevinylavetate co-polymer 聚乙烯吡咯酮—乙烯醋酸共聚物
PVPC pivampicillin 匹氨青霉素
PVP-I polyvinyl-pyrrolidoneidine complex 聚乙烯吡咯酮复合物为 PVP 一种商品名
PVPNO polyvinylpyridini oxidum [拉] 克矽平
PVPO right ventricular pressure overload 右室压力过负荷
PVPP polyvinyl polypyrrolidone 聚乙烯聚吡咯烷酮
PVR peripheral vascular resistance 周围血管阻力 / precision voltage referece 精确基准电压 / pulmonary vascular resistance 肺血管阻力 / pulse volume recorder 脉搏容积记录仪
PVram progressively variable ram 空气调节器
PVS phenyl vinyl sulphide 苯基乙烯硫醚 / premature ventricular systole 室性早搏 / Principal Veterinary Surgeon《主任兽医》(杂志名)
PVT paroxysmal ventricular tachycardia 阵发性室性行动过速 / polyvinyl toluene 聚乙烯甲苯 / porta l vein thrombosis 门静脉血栓形成 / pressure, volume and temperature 压力、容量及温度
pvt private 私人的,个人的,私 有的
PVY potato virus Y 马铃薯 Y 病毒
PW per week 每周 / percussion wave 叩击波 / Physician's World《(内科)医师世界》(杂志名) / posterior wall 后壁 / potable water 饮用水 / presystolic wave 收缩期前波 / pulmonary wedge 肺楔形(压) / pulse weak 脉弱
PWB partial weight-bearing 部分支承 / printed wiring board 印刷线路板
PWC physical working capacity 身体活动能力 / pulse-width coded 脉冲宽度编码
Pwd powder 粉末
PWE posterior wall excursion (左室)后壁偏移(超声心动图)
PWI posterior wall infarct 心肌后壁梗塞
PWL power level 功率大小,功率值
PWM pokeweed mitogen 美洲商陆有丝分裂原
PWP pulmonary capillary wedge pressure 肺毛细血管楔压
PWR pressurized-water reactor 水加压反应器
PWR sup power supply 电源
P-Ws Prader-Willi syndrome 隐睾—侏儒—肥胖—低智能综合征
PWV pulse wave velocity 脉波速度
PX peritoneal exudate 腹膜渗出液 / physical examination 体格检查 / please exchange 请交换 / pneumothorax 气胸 / prognosis 预后
Px. pneumothorax 气胸
PXE pseudoxanthoma elasticum 弹性(纤维)假黄瘤
pxmo; pxo proximo [拉] 下月的,次月的(亦作 prox)
pxo parent and offspring 亲代与子代(实验动物管理中的一各育种交配形式,X 号表示交配)
p-xylene(简作 pX 或 PX) *n*. 对二甲苯
pX 或 PX p-xylene 对二甲苯
Py pathogenicity 致病力,致病性 / phospho-pyridoxal 磷酸吡多醛 / phospho-pyrimidine nucleoside 磷酸吡多醛嘧啶核甙 / polyoma virus 多瘤病毒 / pyridine nucleus 吡啶核,氮(杂)苯环 / tractus pyramidalis 锥体束(丘脑)
Py, Pyr pyridine 吡啶,氮(杂)苯
PYA pyridoxylidene arginine 吡啶病二代苯胺精氨酸(肝胆显像剂)
pyaemia *n*. 脓毒症,脓血症 ‖ ~ septica; septicopyemia 脓毒败血病 ‖ pyaemic *a*.
pyarthrosis *n*. 关节积脓
pyarthrus *n*. 关节积脓
PYC proteose yeast castione 酵母
PyC pyogenic culture 化脓菌培养
Pycnanthemum *n*. 密花薄荷属
pycnemia; pyknemia *n*. 血浓缩
pycnidium *n*. 分生孢子器
pycno-, pykno-[希][构词成分] 致密,浓厚,浓缩,快速
pycnometer; pyknometer *n*. 比重瓶,比重管,比重计
pycnomorphous; pyknomorphous *a*. 致密排列的,密形的(指神经细胞染色质)
pycnosis *n*. 固缩,致密化
Pycnostelma bunge 徐长卿属 ‖ ~ paniculatum K. Schum. 徐长卿 / ~ sinensis Bge. 徐长卿

Pyd pyrimidine nucleoside 嘧啶核甙
pyecchysis［德］*n*. 脓溢出
pyel-; pyelo-肾盂
pyelectan; iodoxyl *n*. 肾影碘,碘多啥,1－甲基－3,5－二碘－4－吡啶酮－2,6－二羧酸钠
pyelectasia; pyelectasis *n*. 肾盂扩张
pyelectasis *n*. 肾盂扩张
pyelic *a*. 肾盂的
pyelitic *a*. 肾盂炎的
pyelitis *n*. 肾盂炎 ‖ ～, ascending 上行性肾盂炎 / ～, calculous; calcipyelitis 结石性肾盂炎 / ～, cystica 囊性肾盂炎 / ～, defloration 处女膜破裂性肾盂炎 / ～, encrusted［溃疡］结痂性肾盂炎 / ～, granulosa 肉芽性肾盂炎 / ～, gravidarum 妊娠期肾盂炎 / ～, hematogenous 血原性肾盂炎 / ～, hemorrhagic 出血性肾盂炎 / ～, suppurative 化脓性肾盂炎 / ～, urogenous 尿原性肾盂炎
pyelo-［希］［构词成分］肾盂
pyelocaliectasis *n*. 肾盂肾盏扩张
pyelocystanastomosis; pyelocystostomosis *n*. 肾盂膀胱吻合术
pyelocystitis *n*. 肾盂膀胱炎
pyelocystostomosis; pyelocystostomy *n*. 肾盂膀胱吻合术
pyelofluoroscopy *n*. 肾盂 X 线透视检查
pyelogram *n*. 肾盂 X 线(照片),肾盂造影照片 ‖ ～ dragon 龙形肾盂造影照片(多囊肾的一种 X 线征)
pyelograph *n*. 肾盂 X 线［照］片,肾盂造影照片
pyelography *n*. 肾盂造影术 ‖ ～ air; pneumopyelography 肾盂充气照相术,肾盂充气造影术 / ～ ascending; retrograde ～ 上行性肾盂造影术,逆行性肾盂造影术 ～ by elimination; intravenous ～ 排泄性肾盂造影术,静脉肾盂造影术 / ～ excretion; intravenous ～ 排泄性肾盂造影术,静脉肾盂造影术 / ～ intravenous 静脉肾盂造影术 / ～ lateral 侧位肾盂造影术 / ～ respiration 呼吸法肾盂造影术 / ～ retrograde 逆行性肾盂造影术
pyeloileocutaneous *a*. 肾盂回肠皮肤的
pyelointerstitial *a*. 肾盂间质的
pyelolithotomy *n*. 肾盂石切除术,肾盂切开取石术
pyelometer; pelvimeter *n*. 骨盆测量器,骨盆计
pyelometry *n*. ①骨盆测量法 ②肾盂测量法
pyelonephritis(简作 PN); **nephropyelitis** *n*. 肾盂肾炎 ‖ ～ bacillosa bovum 牛杆菌性肾盂肾炎 / ～ calculosa 结石性肾盂肾炎
pyelonephrolithotomy *n*. 肾盂肾石切除术
pyelonephrosis *n*. 肾盂肾病
pyelopathy *n*. 肾盂病
pyelophlebitis *n*. 肾盂静脉炎
pyelolpasty *n*. 肾盂成形术
pyeloplication *n*. 肾盂折术
pyeloscopy *n*. 肾盂 X 线透视检查
pyelosil; diodrast *n*. 碘司特(造影剂)
pyelostomy *n*. 肾盂造口术
pyelotomy *n*. 肾盂切开术
pyeloureterectasis *n*. 肾盂输尿管扩张
pyeloureterography; pyelography *n*. 肾盂输尿管造影术,肾盂造影术
pyeloureterolysis *n*. 肾盂输尿管松解术
pyeloureteroplasty *n*. 肾盂输尿管成形术
pyeloureterostomy; ureteropyelostomy *n*. 肾盂输尿管吻合术
pyelovenous *a*. 肾盂肾静脉的
pyemesis［德］*n*. 吐脓,呕脓
pyemia; metastatic infection *n*. 脓毒症,脓血症 ‖ ～ arterial 动脉性脓毒症 / ～ cryptogenic 隐原性脓毒症 / ～ otogenous 耳原性脓毒症 / ～ portal; supurative pylephlebitis 化脓性门静脉炎
pyemic *a*. 脓毒症的
pyemid *n*. 脓毒疹
Pyemotes *n*. 蒲螨属
pyencephalus［德］*n*. 脑脓肿
pyenin; paranuclein *n*. 副核素
pyesis; pyosis *n*. 化脓(症)
PYG peptone-yeast-glucose 蛋白胨—酵母—葡萄糖
pygal *a*. 臀的 ‖ ～ plate 臀板 / ～ scute 臀［角］板
pygalgia *n*. 臀痛
pygc-［德］臀
pygidial area 臀板区
pygidial gland 臀腺(鞘翅目昆虫)
pygidial incision 臀板切迹
pygidial margin 臀板侧缘(介壳虫)
pygidium *n*. ①尾节,尾板 ②臀板(介壳虫)
pygiopsylla ahalae 剑蚤(鼠蚤的一种)
Pygiopsyllidae *n*. 臀蚤科(隶属于蚤目 Siphonaptera)
pygmalionism *n*. 爱偶像癖,爱雕像癖
pygmy *n*. 矮人,侏儒 *a*. 微小的,不重要的
pygmyism *n*. 矮小,侏儒症
pygo-臀
pygoamorphus *n*. 无体形臀部寄生胎
pygodidymus *n*. 臀部联胎
pygofer *n*. 尾节(同翅亚目)
pygomeium; epipygus *n*. 臀肢畸胎,臀部寄生肢畸胎
pygomelus *n*. 臀肢畸胎,臀部寄生肢畸胎
pygopagus *n*. 臀部联胎 ‖ ～ parasiticus 臀部寄生胎(不对称性臀部联胎)
pygopagy *n*. 臀部联胎畸形
pygoparasitus *n*. 臀部寄生胎
pygophore *n*. 上生殖片(同翅亚目)
pygopod *n*. 尾肢
pygopodium *n*. 尾肢(昆虫)
pygostyle *n*. 尾综骨
pygoteratoides *n*. 臀部寄生瘤畸胎
pygotheca *n*. 生殖器鞘(同翅亚目)
pygriometer *n*. 比重计
pyic *a*. 脓的
pyin［德］*n*. 脓蛋白,脓素
pyjama *n*.(常用复)睡衣裤,宽裤
PYK pyruvate kinase *n*. 丙酮酸激酶
pyknemia［德］*n*. 血浓缩
pyknic *a*. ①固缩的,致密的 ②矮胖［型］的
pykno-［德］①致密,浓厚,浓缩 ②快速
pyknocardia *n*. 心搏过速,心动过速
Pyknocyte *n*. 固缩红细胞
pyknocytoma; oxyphilic granular cell adenoma *n*. 嗜酸粒细胞腺瘤(腮腺)
Pyknocytosis *n*. 固缩红细胞增多(症)
Pyknodysostosis *n*. 致密性骨发育不全
pykno-epilepsy; petit mal *n*. 癫痫小发作
pyknohemia; pyknemia *n*. 血浓缩
pyknolepsy; pykno-epilepsy *n*. 癫痫小发作
pyknometer *n*. 比重瓶
pyknometry *n*. 比重测定法
pyknomorphic; pyknomorphous *a*. 致密排列的,密形的
pyknomorphous; pycnomorphous *a*. 致密排列的,密形的
pyknophrasia *n*. 言语重浊
pyknoplasson *n*. 致密［全能］原浆
pyknosis *n*. 固缩,致密化 ‖ ～ index(简作 PI)固缩指数
pyknosphygmia; tachycardia *n*. 心搏过速,心动过速
pyknotic *a*.［第三脑室］门(第三脑室通中脑水管的口)
pyknotic *a*. 浓缩的,固缩的,致密的 ‖ ～ nucleus(简作 PN)固缩核
pyla［德］*n*.(第三脑室)门(第三脑室通中脑水管的口)
pylar *a*.［第三脑室］门的
pyle-［希］［构词成分］门静脉(或其他管口)
pyle's disease 派尔病,干骺端发育不良
pylemphraxis［德］*n*. 门静脉梗阻
pylephlebectasis; pylepohlebectasia *n*. 门静脉扩张
pylephlebitis *n*. 门静脉炎 ‖ ～ adhesive 粘连性门静脉炎
pylethrombophlebitis *n*. 门静脉血栓静脉炎
pylethrombosis *n*. 门静脉血栓形成
pylic *a*. 门静脉的
pylometer *n*. 输尿管梗阻测量器
pylon *n*. 暂用假肢
pyloralgia *n*. 幽门痛
pylorectomy *n*. 幽门切除术
pyloric *a*. 幽门的 ‖ ～ antrum 幽门窦 / ～ caeca 幽门盲囊 / ～ canal 幽门管 / ～ gland 幽门腺 / ～ part 幽门部,幽门 / ～ part region 幽门腺区 / ～ sac 幽门囊 / ～ sphincter 幽门括约肌 / ～ stenosis(简作 PS)幽门狭窄 / ～ straine 幽门筛 / ～ valv 幽门瓣 / ～ valvule 幽门小瓣 / ～ vein 幽门静脉
pyloristenosis *n*. 幽门狭窄
pyloritis *n*. 幽门炎
pyloro-［希］［构词成分］幽门
pylorochesis *n*. 幽门阻塞,幽门闭塞
pylorocolic *a*. 幽门结肠的
pylorodilator *n*. 幽门扩张器
pylorodiosis［德］*n*. 幽门扩张术
pyloroduodenitis *n*. 幽门十二脂肠炎
pylorogastrectomy *n*. 幽门(及部分胃)切除术

pyloromyotomia extramucosa 黏膜外幽门肌切开术
pyloromyotomy *n*. 幽门（括约）肌切开术
pyloroplasty *n*. 幽门成形术 ‖ ～ and vagotomy（简作 P&V）幽门成形术与迷走神经切断术
pyloroptosia; pyloroptosis *n*. 幽门下垂
pyloroptosis *n*. 幽门下垂
pyloroscirrhus *n*. 幽门硬癌
pyloroscopy *n*. 幽门镜检查
pylorospasm *n*. 幽门痉挛 ‖ ～ congenital 先天性幽门痉挛 / ～ reflex 反射性幽门痉挛
pylorostenosis; pyloristenosis *n*. 幽门狭窄
pylorostomy *n*. 幽门造口术
pylorotomy *n*. 幽门切开术
pylorus *n*. 幽门
pylumbrin; diodrast *n*. 碘司特(商品名,造影剂)
pym pyramidon 匹拉米洞,氨基比林
PyMS pyrolysis-mass spectrometry 热解—质谱法
Pyo antibiotic substances produced by Pseudomonas pyccyanea 产自绿脓杆菌的抗菌物质
Pyo-［希］［构词成分］脓,化脓
pyo(s); pyo substances *n*. 绿脓菌素(类)(获自绿脓杆菌的一类抗菌素) ‖ ～ Ⅰ绿脓菌素Ⅰ/ ～ Ⅱ 绿脓菌素Ⅱ
pyoarthrosis; pyarthrosis *n*. 关节积脓
pyoblennorrhea; suppurative blenorrhea *n*. 脓液溢
pyocalyx; pyocalix *n*. 肾盏积脓
pyocele *n*. 脓囊肿
pyocelia［德］*n*. 腹腔积脓
pyocephalus *n*. 脑室积脓 ‖ ～ circumscribed 局限性脑室积脓 / ～ external 脑室外积脓 / ～ internal 脑室内积脓
pyochezia *n*. 脓性粪
pyocin *n*. 脓菌素
pyococcic *n*. ［化］脓球菌的
pyococcus *n*. ［化］脓球菌
pyocolpocele *n*. 阴道脓囊肿
pyocolpos *n*. 阴道积脓
pyo-compounds *n*. 绿脓菌素类
pyoctanin; gentian violet［商名］*n*. 派奥克坦宁,龙胆紫
pyoculture *n*. 脓液培养法
pyocyanase *n*. 绿脓菌酶
pyocyaneus *n*. 绿脓菌
pyocyanic *a*. 绿脓的,绿脓菌的
pyocyanin; pyocyanine *n*. 绿脓菌素
pyocyanobacterin *n*. 绿脓菌菌苗
pyocyanogenic *a*. 产生绿脓菌素的
pyocyanolysin *n*. 绿脓菌溶素
pyocyanosis *n*. 绿脓菌病
pyocyst; pyocystis *n*. 脓囊肿
pyocystis *n*. 膀胱积脓
pyocyte *n*. 脓细胞
pyoderma *n*. 脓皮病 ‖ ～ chancriform 下疳样脓皮病 / ～ circumscriptum 局限性脓皮病 / ～ faciale 面部脓皮病 / ～ gangraenosum［拉］(简作 pg); ～ verrucosum 坏疽性脓皮病,疣状脓皮病 / ～ ulcerosum gropicalum 热带溃疡性脓皮病
pyodermatitis *n*. 脓(性)皮炎 ‖ ～ vegetans; dermatitis vegetans 增殖性脓皮炎,增殖性皮炎
pyodermatosis *n*. 脓皮病
pyodermia, pyoderma *n*. 脓皮病 ‖ ～ primary 原发性脓皮病 / ～ secondary 继发性脓皮病 / ～ ulcerative 溃疡性脓皮病
pyodermitis *n*. 脓［性］皮炎 ‖ ～ vegetans; dermatitis vegetans 增殖性脓皮炎,增殖性皮炎
pyofecia *n*. 脓性粪
pyofluorescein *n*. 绿脓菌萤光素
pyogenes［拉］*a*. 生脓的
pyogenesis *n*. 生脓,脓生成
pyogenic *a*. 生脓的,酿脓的 ‖ ～ culture（简作 PyC）化脓菌培养
pyogenin *n*. 脓细胞素(脓细胞内的化合物)
pyogenous *a*. 生脓的
pyohemia; pyemia *n*. 脓毒症,脓血症
pyohemothorax *n*. 脓血胸
pyohydronephrosis *n*. 肾盂积脓水,水脓肾
pyoid *a*. 脓样的 *n*. 脓样物质
pyoktanin; gentian violet *n*. 派奥克坦宁,龙胆紫(商品名)
pyolabyrinthitis *n*. 脓性迷路炎
pyometra *n*. 子宫积脓
pyometritis *n*. 脓性子宫炎
pyometrium; pyometra *n*. 子宫积脓
pyomyoma *n*. 脓肌瘤
pyomyositis *n*. 脓性肌炎
pyomyositis; purulent myositis *n*. 脓性肌炎
pyonephritis *n*. 脓性肾炎
pyonephrolithiasis *n*. 脓性肾石病性肌炎
pyonephrosis *n*. 肾盂积脓,脓肾 ‖ ～ calculous 结石性肾盂积脓
pyonephrotic *a*. 肾盂积脓的
pyonex *n*. ①针术 ②梅花针
Pyongyang *n*. 平壤
pyonychia *n*. 甲沟脓炎
pyo-oophoritis *n*. 脓性卵巢炎
pyo-ovarium *n*. 卵巢积脓
pyopen *n*. 羧苄西林二钠,羧苄青霉素二钠
pyopericarditis *n*. 脓性心包炎
pyopericardium *n*. 心包积脓
pyoperihepatitis *n*. 脓性肝周炎
pyoperitoneum *n*. 腹(膜)腔积脓
pyoperitonitis *n*. 脓性腹膜炎
pyophagia *n*. 吞脓
pyophthalmia; pyophthalmitis *v*. 脓性眼炎
pyophylactic *a*. 防止生脓的
pyophysometra *n*. 子宫积脓气
pyophysosalpinx; physopyosalpinx *n*. 输卵管积脓气
pyoplania［德］*n*. 脓扩散的
pyopneumocholecystitis *n*. 脓气性胆囊炎
pyopneumocyst *n*. 脓气囊肿
pyopneumohepatitis *n*. 脓气性肝炎
pyopneumopericarditis *n*. 脓气性心包炎
pyopneumopericardium *n*. 脓气心包
pyopneumoperitoneum *n*. 脓气腹［腔］
pyopneumoperitonitis *n*. 脓气性腹膜炎
pyopneumothorax *n*. 脓气胸 ‖ ～ subdiaphragmatic 膈下脓气胸 / ～ subphrenic 膈下脓气胸
pyopoiesis［德］*n*. 脓生成,生脓
pyopoietic *a*. 生脓的
pyoptysis *n*. 咯脓
pyopyelectasis *n*. 脓性肾盂扩张
pyorrhea; pyorrhoea *n*. 脓溢,牙槽脓溢 脓溢 ‖ ～ alveolaris; Riggs' disease 牙槽脓溢,里格斯氏病 / ～ alveolodental 牙槽牙脓溢 / ～ paradental 牙周脓溢 / ～ schmutz 垢性牙槽脓溢
pyorrheal *a*. 脓溢的
pyorubin *n*. 绿脓菌红素
pyosalpingitis［德］; **purulent salpingitis** *n*. 脓性输卵管炎
pyosalpingo-oophoritis *n*. 脓性输卵管卵巢炎
pyosalpingo-oothecitis; pyosalpingo-oophoritis *n*. 脓性输卵管卵巢炎
pyosalpinx *n*. 输卵管积脓
pyosapremia *n*. 脓毒败血症
pyosclerosis *n*. 脓性硬化
pyosepthemia *n*. 脓毒败血症
pyosepticemia *n*. 脓毒败血症
pyoseroculture *n*. 脓血清培养物
pyosin *n*. 脓疱素
pyosis［德］; **suppuration** *n*. 化脓(症) ‖ ～ Corlett's; impetigo contagiosa bullosa 科利特氏化脓症,大疱触染性脓疱病 / ～ Manson's; pemphigus contagiosus 曼森氏化脓症,触染性天疱疮 / ～ palmaris 掌化脓症 / ～ tropical 热带化脓症
pyospermia *n*. 脓性精液(症),精液含脓
pyosplenitis *n*. 脓性脾炎
pyostatic *a*. ①抑制化脓的 ②制［化］脓药,抑［化］脓药
pyostomatitis *n*. 脓性口炎
pyotherapy *n*. 脓液疗法
pyothorax［德］; **empyema** *n*. 脓胸,脓性胸膜炎
pyotoxinemia *n*. 脓毒素血(症)
pyoumbilicus *n*. 脓脐
pyourachus *n*. 脐尿管积脓
pyoureter *n*. 输尿管积脓
pyovesiculosis *n*. 精囊积脓
pyoxanthine *n*. 绿脓黄质
pyoxanthose; hemipyocyanin *n*. 半绿脓菌素
pyp pyrophosphate 焦磷酸盐
pyph polyphase 多相(的)
Pyr pyrimidine 嘧啶,间二氮(杂)苯 / pyruvate 丙酮酸盐
Pyra pyrilamine 吡拉明,新安替根(抗组胺药)
pyrabrom *n*. 吡拉布隆,新安替根溴茶碱
pyracin *n*. 吡拉辛

pyraconitine *n*. 焦乌头碱
pyraemia; pyremia *n*. 血碳[质]正常
pyrahexyl; hexahydrocannabinol; synhexyl *n*. 辛海克西,[合成]六氢大麻醇(欣快剂,干丘脑综合征)
Pyralidae *n*. 螟蛾科(隶属于鳞翅目 Lepidoptera)
pyraloxime methiodide(简作 PAMI) 解磷定
pyraloxin; pyrogallol oxide *n*. 氧化焦没食子酚
pyramal; pyrilamine; neo-antergan *n*. 吡拉明,新安特甘(抗组胺药)
pyramid *n*. 金字塔,锥形(物),锥体,岩骨(颞骨) *v*. 成尖塔 ‖ ~ anterior 前锥体(延髓) / ~ of cerebellum 蚓锥体 / ~ decussation of 锥体交叉 / ~ of Ferrein; pars radiata renis 费蓝氏锥体,辐射部(肾) / ~ Lalouette's 拉路埃特氏锥体(甲状腺锥体叶) / ~ of light 光锥 / ~ Malacarne's 马拉卡内氏锥体(蚓锥体后端) / ~ of Malpighi; renal ~ 肾锥体 / pyramids of medulla oblongata 延髓锥体 / ~ olfactory; trigonum olfactorium 嗅锥体,嗅三角 / ~ petrous 岩部,锥部(颞骨) pyramids, posterior 后锥体(延髓薄束) / ~ primary Malpighi's 初级肾锥体 / ~ renal; Malpighian ~ 肾锥体 / ~ of thyroid; Lalouette's ~ 甲状腺锥体叶,拉路埃特氏锥体 / ~ of tympanum; eminentia pyramidalis 鼓膜锥隆起
pyramidal *a*. 金字塔形的,锥形的 ‖ ~ cell 锥体细胞 / ~ decussation 锥体交叉 / ~ epithelium 缀状上皮 / ~ lobe 锥状叶 / ~ tract 锥体束
pyramidale; pyramidal bone *n*. 三角骨
pyramidalis[拉] *a*. 锥状肌 *n*. 锥状的 ‖ ~ auriculae 耳廓锥状肌 / ~ nasi; musculus procerus 降眉间肌
Pyramidella ventricosa (Guerin) 肥小塔螺(隶属于小塔螺科 Pyramidellidae)
Pyramidellidae *n*. 小塔螺科(隶属于肠纽目 Entomotaeniata)
pyramides of thyroid 甲状腺锥体叶
pyramides of tympanum 鼓膜锥隆起
pyramides renales 肾锥体
pyramidon; aminopyrine(简作 pym) *n*. 匹拉米洞,氨基比林 ‖ ~ camphorate 樟脑酸匹拉米洞 / ~ salicylate 水杨酸匹拉米洞
pyramidonosis *n*. 匹拉米洞中毒,氨基比林中毒
pyramidon-phenacetin-caffeine(简作 PPC) *n*. 氨基比林—非那西丁—咖啡因合剂
pyramidotomy *n*. 锥体束切断术
pyramids, Wistar's 威斯塔氏锥体,蝶骨甲
pyramis(复 pyramides)[希]; **pyramid** *n*. ①锥体 ②锥部,岩部(颞骨) ‖ ~ cerebelli 蚓锥体 / ~ ossis temporalis 颞骨锥部 / ~ vermis 蚓锥体 / ~ vestibuli 前庭锥体
Pyramodon ventralis (Smith et Radcliffe) 三角齿目(隶属于潜鱼科 Carapidae)
pyran *n*. 吡喃,氧[杂]芑 ‖ ~ copolymer(简作 PC) 吡喃共聚物
pyranisamine; pyrilamine; neo-antergan *n*. 吡拉明,新安特甘(抗组胺药)
pyranose *n*. 吡喃糖
pyranoside *n*. 吡喃糖苷
pyrantel *n*. 抗虫灵,四氢基噻吩乙烯嘧啶(广谱驱虫药)
pyrantin; ethoxyphenylsuccinimide *n*. 吡喃丁,对乙氧苯替丁二酰亚胺
pyranyl *n*. 吡喃基,氧[杂]芑基
pyrathiazine; 10-(β-N-pyrrolidinoethyl) phenothiazine *n*. 匹拉噻嗪(抗组胺药) / ~ hydrochloride 盐酸匹拉噻嗪
Pyrathiazine-N-5-dioxide(简作 PND) *n*. 二氧化吡吩噻嗪
pyrazinamide(缩 **PZA**); **pyrazinoic acid amide** *n*. 吡嗪酰胺,对二氮[杂]苯酰胺(抗结核药)
pyrazine; 1,4-diazine *n*. 吡嗪,对二氮[杂]苯 ‖ ~ carboxamide 吡嗪羰酰胺 / ~ hexahydride; piperazine 六氢吡嗪,对二氮已环,胡椒嗪
pyrazol; pyrazole *n*. 吡唑,邻二氮杂茂
pyrazoline *n*. 吡唑啉,二氢吡唑
pyrazolone; pyrazolon *n*. 吡唑酮
pyre *n*. 火葬堆
pyrectic *a*. 致热的,引起发热的
pyremia *n*. 血碳[质]正常
pyrene *n*. 芘,嵌二萘
pyrenemia *n*. 有核红细胞血症
Pyrenidae *n*. 核螺科(隶属于狭舌目 Stenoglossa)
Pyrenidiaceae *n*. 念珠核衣科(一种地衣类)
pyrenin *n*. 核仁素,副核质
Pyrenocarpeae *n*. 被子器木(植物分类学)
pyrenoid *n*. 淀粉核
pyrenolysis *n*. 核仁溶解
pyrenomycetes *n*. 核菌纲
Pyrenomycetineae *n*. 核菌亚目
pyretherapy *n*. 发热疗法,治疗性发热,热病治疗法
pyretherapy; pyretotherapy *n*. ①发热疗法,治疗性发热 ②热病治疗法
pyrethri flores 除虫菊花
pyrethrin; pyethrine *n*. 除虫菊素,除虫菊酯 ‖ ~ carneum 除虫菊 / ~ cinerariaefolium Bocc.; Chrysanthemu-m cinerariaefolinm (Tre v.) Bocc. 白花除虫菊,除虫菊 / ~ roseum M.B.; Chrysanthemum roseum 红花除虫菊
pyrethron *n*. 除虫菊酮
pyrethrum *n*. ①除虫菊 ②[南欧]派利吞草 ‖ ~ Dalmatian 达尔马提亚除虫菊,白花除虫菊 / ~ flower 除虫菊花 / ~ German 派利吞草 / ~ Persian 波斯除虫菊,红花除虫菊
pyretic *a*. 发热的,热病的,治疗热病的,腐蚀的,胃灼热的 *n*. 退烧药
pyreticosis *n*. 热病
pyreto *n*. 热,发热
pyreto-[德] 热,发热
pyretogen *n*. 致热物质
pyretogenesia; pyretogenesis *n*. 热发生,发热
pyretogenesis *n*. 热发生,发热
pyretogenetic *a*. 热发生的,发热的
pyretogenic *a*. 致热的,引起发热的
pyretogenin *n*. [细菌]酿热质
pyretogenous *a*. 引起发热的,致热的
pyretography *n*. 热病论
pyretology *n*. 热病学
pyretolysis *n*. 退热,热消退
pyretometer *n*. 检温器
Pyretophorus *n*. 羽斑蚊属
pyretotherapy *n*. ①发热疗法,治疗性发热 ②热病治疗法
pyretotyphosis *n*. 热性谵妄
pyretotyposis *n*. 间歇热
pyrex *n*. 派热克斯玻璃
pyrexia(复 pyrexiae) *n*. 发热 ‖ ~ heat 热性发热 / ~ local 局部发热 / ~ Pel-Ebstein 佩—埃二氏发热(淋巴肉芽肿的慢性回归性发热)
pyrexial *a*. 发热的
pyrexin *n*. 炎症致热素
pyrexiogenic *a*. 致热的
pyrexiophobia; febriphobia *n*. 发热恐怖
pyrexy *n*. 发热
pyribenzamine *n*. 吡甲胺,扑敏宁,去敏灵
pyridazinone *n*. 哒嗪基
pyridine(简作 Py; Pyr) *n*. 吡啶 ‖ ~ acetic acid(简作 PAA) 吡啶乙酸 / ~ aldoxime methiodide(简作 PAM) 解磷定 / ~ nucleus(简作 Py) 吡啶核
pyridinethiol oxide(简作 PTO) 氧化硫醇吡啶
pyridinimu chlorochromate(简作 PCC) 氯铬吡啶
pyridinocarbamate; anginin *n*. 血脉宁,2,6-二吡啶基双(亚甲-N-氨基甲酸甲酯)(抗动脉粥样硬化药)
pyridinol carbamate(简作 PC) 吡醇氨酯
pyridium *n*. 盐酸非那吡啶
pyridostigmine *n*. 吡啶斯的明(治重症肌无力) ‖ ~ bromide 溴吡斯的明
pyridoxal(简作 PAL) *n*. 吡哆醛 ‖ ~ phosphate(简作 PalP; PLP; PP) 磷酸吡哆醛
pyridoxamine(简作 PAM) *n*. 吡哆胺
pyridoxamine phosphate(简作 PAM-p; PMP) 磷酸吡哆胺
pyridoxic acid 吡哆酸
pyridoxine(简作 PIN) *n*. 吡哆醇,维生素 B_6 ‖ ~ methyl ether(简作 PME) 吡哆醇甲醚 / ~-deficient diet(简作 PDD) 吡哆醇缺乏饮食
pyridoxylidene arginine(简作 PYA) 吡啶并二甲代苯胺精氨酸
pyridoxylidene glutamic acid(简作 PG) 吡哆谷氨酸
pyridoxylidene isoleucine(简作 PI) 吡哆异亮氨酸
Pyridylemrcuric acetate(简作 PMA) 醋酸吡啶(基)汞
pyridylethyl-penicillamine(简作 PEP) *n*. 吡啶乙基青霉胺
pyriform *a*. 梨状的,梨形的
pyriformis *n*. 梨状肌 ‖ ~ sinus(简作 PS) 梨状肌窦
pyrilamine(简作 Pyra) *n*. 吡拉明,新安特甘(抗组胺药) ‖ ~ maleate 马来酸吡拉敏,马来酸甲氧苄二胺
pyrilbenzamine(简作 PBZ) *n*. 吡甲胺,朴敏宁,去敏灵,吡苄明(抗过敏药)
pyrimethamine-quinine(简作 PQ) *n*. 乙胺嘧啶—奎宁

pyrimetheamine *n*. 乙嘧啶,息疟宁,达拉匹林
pyrimidine(简作 Pyr) *n*. 嘧啶 ‖ ~ nucleoside(简作 Pyd)嘧啶核甙 / ~-nucleoside phosphorylase 嘧啶核苷磷酸化酶
pyrinoline *n*. 吡诺林,四吡环戊烯醇
pyrithiamine *n*. 吡啶硫胺素,抗硫胺素
pyrithione(简作 PTO) *n*. 氧化硫醇吡啶
pyrithyldione *n*. 吡乙二酮
pyritum *n*. [自然铜](硫化铁矿石)
Pyro pyrogallol 焦倍酚,连苯三酚
Pyro tetrasodium pyrophosphate 焦磷酸四钠
pyro-[希][构词成分] 热,高温,焦(化学用语)(亦作 pyr-或 pyre-)
pyroarsenic acid 焦砷酸
pyroborate *n*. 焦硼酸盐
pyroboric acid 焦硼酸
pyroca techolviolet(简作 PV)邻苯二酚紫,焦儿茶酚紫
pyrocatechin *n*. 焦儿茶酚,邻苯二酚
pyrocinchonic acid 二甲基丁烯二酸,焦辛可宁酸
pyrocitric acid 焦柠檬酸,柠康酸
pyrodextrin *n*. 焦糊精
pyrogallic acid 焦倍酸,焦性没食子酸
pyrogallol(简作 Pyro) *n*. 焦(性),没食子酚.连苯三酚
pyrogen *n*. 热原,致热物
pyrogenetic *a*. 致热的
pyroglobulin *n*. 抗沉球蛋白(一种因加热而沉淀的血清球蛋白)
pyroglobulinemia *n*. 热沉球蛋白血(症)
pyroglutamate *n*. 焦谷氨酸,5 – 羟脯氨酸
pyroglutamic acid 焦谷氨酸,5 – 羟脯氨酸
pyroglutamicaciduria *n*. 焦谷氨尿(症),5 – 羟脯氨酸尿(症)
pyrola atropurpurea Franch. [植药] 紫背鹿蹄草
pyrola decorata H. Andres [植药] 普通鹿蹄草—[鹿衔草]
pyrola elegantala H. Andres [植药] 长叶鹿蹄草
pyrola incarnata Fisch [植药] 红花鹿蹄草
pyrola japonica (sieb.) Klenze ex Alef [植药]日本鹿蹄草
pyrola minor L. [植药] 短柱鹿蹄草
pyrola oreodoxa H. Andres [植药] 云南鹿蹄草
pyrola renifolia Maxim. [植药] 肾叶鹿蹄草
pyrola rotundifolia L. [植药] 圆叶鹿蹄草—[鹿衔草]
pyrola rotundifolia L. ssp. chinensis H. Andres [植药] 鹿蹄草—[鹿衔草],鹿蹄草
pyrola rugosa H. Andres [植药] 皱叶鹿蹄草
pyrola szechuanica H. Andres [植药] 四川鹿蹄草
Pyrolaceae [植] *n*. 鹿蹄草科
pyrolagnia *n*. 纵火色情,火场色情
pyroligneous *n*. 干馏木材而得的,焦木的
pyrolusite *n*. 软锰矿,二氧化锰
pyrolysis *n*. 热解(作用),高温分解 ‖ ~ gas-liquid chromatography(简作 PGC)裂解气液色谱法 / ~-mass spectrometry(简作 PyMS)热解—质谱法
pyromania *n*. 放火狂
Pyromellitic acid(简作 PMA)苯均四酸
Pyromellitic anhydride(简作 PMA)苯均四酸酐
pyromellitic dianhydride(简作 PMDA)苯均四酸二酐
pyrometallurgy *n*. 热冶学,火法冶金,火法冶金学
pyrometer *n*. 高温计
pyrone *n*. 吡喃酮
pyronemataceae *n*. 火丝菌科(一种菌类)
pyronil *n*. 吡咯他敏
pyronin *n*. 哌洛宁,焦宁
pyronin positive cells(简作 PPC)派咯宁阳性细胞
pyroninophilia *n*. 嗜派咯宁性,嗜焦宁性
pyroninophilic *a*. 嗜哌洛宁的,嗜焦宁的
pyronyxis *n*. 火针术
pyrophacaceae *n*. 扁甲藻科(一种藻类)
pyrophobia *n*. 火焰恐怖,恐火症
pyrophosphatase *n*. 焦磷酸酶
pyrophosphate(简作 pyp) *n*. 焦磷酸
Pyrophosphate-dolichol-a-1,3-glucosyltransferase *n*. 焦磷酸长帖醇 a – 1,3 – 糖基转移酶
Pyrophosphate(简作 PP) *n*. 焦磷酸盐
pyrophosphokinase *n*. 焦磷酸激酶
pyrophosphoric acid 焦磷酸
pyrophosphotransferase *n*. 转焦磷酸酶,焦磷酸基转移酶
Pyroplasma *n*. 梨浆虫属,巴贝虫属
pyropuncture *n*. 火针术
pyroracemic acid 丙酮酸
pyroscope *n*. 测热辐射器
pyrosis *n*. 胃灼热
Pyrosoma *n*. 梨浆虫属,巴贝虫属
pyrosulfuric acid 焦硫酸,一缩二硫酸
pyrotartaric acid 焦酒石酸,甲基琥珀酸
pyrotechnic(al) *a*. 烟火的,灿烂的,令人眼花缭乱的
pyrotechnics(复) *n*. 烟火,烟火制造术
pyrotoxin *n*. 热期毒素,热毒素
pyrovalerone hydrochloride 盐酸吡咯戊酮
pyroxamine maleate 马来酸吡咯沙敏,马来酸苯苄吡咯烷
pyroxylin *n*. 火棉,硝酸纤维素
pyrrocaine *n*. 吡咯卡因
pyrrole *n*. 吡咯
pyrrolidine *n*. 吡咯烷,四氢化吡咯
pyrrolidinomethyleteracyclin(简作 PMT)吡甲四环素
pyrrolidone carboxylic acid(简作 PCA)吡咯烷酮羧酸
pyrroline *n*. 吡咯啉,二氢吡咯
1-pyrroline-5-carboxylate dehydrogenase 1 – 二氢吡咯 – 5 – 羧酸脱氢酶
pyrroline 5-carboxylate synthase 二氢吡咯 5 – 羧酸合酶
pyrroline-5-carboxylate reductase 二氢吡咯 5 – 羧酸还原酶
pyrrolnitrin *n*. 吡咯尼群,硝吡咯菌素
Pyrrolnitrine(简作 PN) *n*. 硝吡咯菌素
pyrroloporphyria *n*. 急性间歇性卟啉症
pyrroporphyrin *n*. 焦卟啉
pyrrosia assimilis (Bak.) ching [植药] 相似石韦
pyrrosia clavata (Bak.) ching [植药] 光石韦—光石韦
pyrrosia davidii (Gies.) ching ‖ ~ **pekinensis (C. Chr.) Ching** [植药] 北京石韦
pyrrosia drakeana (Franch.) ching [植药] 毡毛石韦
pyrrosia gralla (Gies.) Ching [植药] 西南石韦
pyrrosia inaequalis (Christ) ching [植药] 不对称石韦
pyrrosia lingua (Thunb.) Farw. [植药]石韦叶—[石韦]
pyrrosia martinii (Chist) ching [植药] 矩圆石韦
pyrrosia molliss (Kunze) ching [植药] 柔软石韦
pyrrosia petiolosa (Christ) ching [植药] 有柄石韦叶—[石韦]
pyrrosia sheareri (Bak.) ching [植药] 庐山石韦叶—[石韦]
pyruvate *n*. 丙酮酸盐
pyruvate carboxylase(简作 PC)丙酮酸羧化酶
pyruvate decarboxylase(简作 PDC)丙酮酸脱羧酶
pyruvate dehydrogenase 丙酮酸脱氢酶
pyruvate dehydrogenase (lipoamide) kinase 丙酮酸脱氢酶(硫辛酰胺)激酶
pyruvate dehydrogenase (lipoamide)-phosphatase 丙酮酸脱氢酶(硫辛酰胺)—磷酸酶
pyruvate dehydrogenase comples(简作 PDHC)丙酮酸脱氢酶复合物
pyruvate dehydrogenase complex (PDHC) deficiency 丙酮酸脱氢酶复合物缺乏症
pyruvate kinase (PK) deficiency erythrocyte 红细胞丙酮酸激酶缺乏症
pyruvate kinase(简作 PYK; Pk; PK)丙酮酸激酶
pyruvate oxidation factor(简作 POF)丙酮酸氧化因子
pyruvemia *n*. 丙酮酸血(症)
pyruvic acid 丙酮酸
pyruvic ketolase(简作 Pk; PK)丙酮酸激酶
6-pyruvoyltetrahydropterin synthase 6 – 丙酮酰四氢(生物)蝶呤合酶
pyrvinium; pamoate *n*. 扑蛲灵,恩波维铵
Pythiaceae *n*. 腐霉科(一种菌类)
pythiosis *n*. 腐霉病
Pythium *n*. 腐霉属
pythogenesis *n*. 腐生,腐化
pythogenic *a*. 腐化的,腐败的
pythogenous *a*. 腐生的
python *n*. 大蟒
Python molurus bivittatus (Schlegel) 蟒蛇(隶属于蟒科 Boidae)
pyuria *n*. 脓尿
PZ pancreozymin 促胰霉素(同 CCK) / Physiological Zoology 生理动物学 / point of zero charge 零电荷点 / properdin-zymosan 备解素—酵母多糖复合物 / complex properdin-zymosan PZ 复合物,备解素酵母聚糖复合物
PZA pyrazinamide 吡嗪酰胺,对二氮(杂)苯酰胺(抗结核药)
PZB parenzyme buccal 颊胰蛋白酶
PZC perphenazine 奋乃静,羟哌氯丙嗪 / piperazine chloride 氯哌嗪
PZ-CCK pancreoxymin-cholecy stokinin 促胰霉素—促胆囊运动(促胰霉素—缩胆囊素)

PZI protamine zinc insulin 鱼精蛋白锌胰岛素

PZP pregnancy zone protein 妊娠区带蛋白

PZT piezoelectric transition 压电跃变 / posterior left ventricular wall thickness 左心室后壁厚度

Q q

Q 电荷(electric charge)、热力(heat)和反应系数(reaction quotient)的符号
Q 泛醌(ubiquinone)的符号
q 染色体长臂(the long arm of a chromosome);在群体遗传学中指少见等位基因的评论频率
Q 血流率(rate of blood flow)的符号
q 1. h. quaque hora [拉] 每小时
Q ameasure of band-width 频带宽度的计量单位
Q amplifier Q 放大器
Q angle (Q 代表 quadriceps) Q 角
Q axis Q 轴[色座标]
Q channel Q 信道,Q—通道
Q disk Q 盘
Q factor 品质(质量)因数
Q fever Q 型热,寇热 (Queensland fever)(一种立克次氏体的感染)
Q granule Q 粒
Q matching Q 匹配
Q meter Q 表,优值计
Q segment Q 节
Q signal Q 信号,彩色电视中的一路色信号
Q temper 自身回火淬火
Q terminals Q 信号输出端
Q tube 平定管,Q(电子)管
Q values Q 值
Q. electric capacity 电量
q. 2 h. quaque secunda hora [拉] 每两小时
q. 3 h. quaque terita hora [拉] 每三小时
q. 4. h. quaque Quarta hora [拉] 每四小时
q. d. quaque die [拉] 每天
q. h. quaque hora [拉] 每小时
q. i. d. quarter in die [拉] 每日四次
q. l. quantum libert [拉] 任意量
Q. P. Quanti-Pirquet reaction 定量皮尔奎氏反应(结核菌素定量皮肤划痕法)
q. p. quantum placeat [拉] 任意量
q. s. quantum satis [拉] 适量,足量
q. suff. quantum sufficit [拉] 适量,足量
q. v.n. ① 适量 ② 参照,参阅
q. *v*. quantum vis [拉] 适量;quod vide. [拉] 参照,参阅
q.I. n. 任意量(见 quantum libet)
q.n.s. *n*. 量不足
q.p. quantum placeat [拉] 任意量
q.q.h. quaque Quarta hora [拉] 每 4h
q. quaque [拉] 每
Q.r.Z. [拉] ***n*.** 风块反应时间
q.s. quantum satis [拉] 适量,足量
q.suff. quantum sufficit [拉] 适量,足量
Q'at kat 凯特(麻醉药,亦称 khat)
Q_1 quinestradiol 雌三醇环戊醚
Q_1, Q_2, Q_3 first or lowest quartile, second quanile, third quartile 第 1 (最低) 四分线,第 2 四分线,第 3 四分线
Q10 per ten degrees change in temperature ***n*.** 温度改变 10 度
Q_{10} temperature coefficient 温度系数,(温度每变化 10 度物理化学反应效果)
Qa corpus quadrigeminum anterius 前四迭体(丘脑)
QA_2 electromechanical systole time (心脏)电机械收缩时间
Qalyub nairovirus 夸尔亚内罗病毒
Qalyub virus 夸尔亚病毒
Qatar *n*. 卡塔尔
qcepo *n*. 结节型皮肤利什曼病
Q-code *n*. Q 编码
Q-communication *n*. Q(转换)开关
q-conjugate *n*. Q 共轭元
Q-control *n*. Q 控制器,Q 开关
Q-curve *n*. Q 曲线
QDR *n*. Quarterly Dentalreview 牙医季刊(英)
Q-factor Q 因数 (抗阻比因素,谐振线路或线圈的定格;Z / R:或简称 Q)
Q-gas mixture of helium and 1.3% butane 氦与 1.3% 丁烷合剂
QI quality improvement 质量提高
Qingdai [植药] ***n*.** 青黛属
Qinghai sand lizard [动药] 青海沙蜥
Q10 温度系数(temperature coefficient)和泛醌(ubiquinone)的符号
Q-mitral valve closure interval (简作 Q-MVC.) Q 二尖瓣关闭间期
qmmtameter *n*. 光量子能量测定器
Q-modulation *n*. Q 调制,调 Q
qns quantity not sufficient 量不足
QNS Queen's Nursing Sister (of Queen's Institute of District Nursing) 女王护士长(皇家地区护理学会)
Q-particle *n*. Q 粒
Qq. hor. quaque hora [拉] 每小时
qrinone tanned protein 醌单宁蛋白质(昆虫的表皮由该项与几丁质组成外骨骼,可获敏捷之
QRS complex QRS 波群
QRS loop QRS 环
QRS part of electrocardiographic wave 心电图的 QRS 波
QS2 电机械收缩(electromechanical systole)的符号
q-sort *n*. q 分类,q 选择(一种人格鉴定法,表示受试者或实验者对一套标准化描述的符合程度)
Q-spoiling *n*. Q 突变
Q-switch *n*. Q 开关,光量开关
Q-switching *n*. Q 开关,调 Q(生产巨脉冲激光用) ‖ ~ technique Q 开关技术
QT interval QT 间期 (心电图)
qt. quart *n*. 夸脱(四分之一加仑)
qua *perp*. 作为,以……的资格(或身份)
Quaalude *n*. 甲喹酮(methaqualone)[商名]
quack *n*. 庸医,江湖医生 ***a*.** 庸医的,冒充内行医病的 ‖ ~ effect 电离层回波效应,反射回声效应
quackery; quack medicine *n*. 平庸的医术,骗人的大话,江湖医术
quackish *a*. 庸医的,骗人的,胡吹的
quacksalver *n*. 江湖医生,庸医,骗子
quad *n*. 四边形,方形,象限,象限仪,四芯线,四扭线组
Quadazocine *n*. 夸达佐辛(镇痛药)
Quaddel reaktion zeit (简作 QRZ) ***n*.** [德]划痕反应时间
quader [德] ***n*.** 楔前叶,[大脑]方叶
quadmpole *n*. 四极
quadr- [构词成分],意为"四"(来自拉丁语)
quadragenarian *a*. & *n*. 40 ~ 49 岁的(人)
Quadramoid *n*. 三磺嘧啶(**trisulfapyrimidines**)口服混悬液的商品名
quadranglar *a*. 四角形的
quadrangle *n*. 四角形,四边形;四角器(牙科)
quadrangular *a*. ①四角形的 ②具四角形的
quadrant [拉] ***n*.** ①四分体 ②象限 ‖ ~, Wilder's 魏尔德氏四分体,大脑脚四分体 / ~ bar 象限铅栅 / ~ electrometer 象限静电计 / ~ elevation 仰角 / ~ lobe 扇形叶 ‖ ~al ***a*.**
quadrantal *a*. ①四分体的 ②象限的 ‖ ~ angles 象限角 / ~ diagram 象限图/ ~ error 象限误差
quadrantangle *n*. 象限角
quadrantanopia; quadrantanopsia *n*. 象限盲 ‖ crossed binasal ~ 交叉性双鼻侧象限盲 / crossed bitemporal ~ 交叉性双颞侧象限盲 / heteronymous ~ 异侧象限盲 / homonomous ~ 同侧象限盲
quadrantectomy *n*. 四分之一切除术(一种部分乳房切除术,包括整块切除四分之一乳房组织的肿瘤及胸大肌筋膜及在其上面的皮肤)
quadrantic *a*. 象限的 ‖ ~ anopsia 象限盲 / ~ hemianopia 象限盲 / ~ scotoma 象限性暗点
quadraphonic *a*. (唱片录音带等)四轨录音放音的
quadraple splitting *n*. 四极矩分裂
quadrat *n*. 平方区;方嵌体

quadrate *a*. 方形的 *n*. 正方形,方肌,方骨 ‖ ~ bone 方骨 / ~ cartilage 小翼软骨 / ~ centimeter = square centimetre (简作 qcm) 平方厘米 / ~ decimeter (简作 qdm) 平方分米 / ~ millimeter (简作 qmm) 平方毫米 / ~ plate 方形板
quadratic *a*. 二次的,方形的 *n*. 二次方程式,二次项 ‖ ~ code 二次码 / ~ component 二次方分量,矩形成分 / ~ difference tone 二次差音调 / ~ electooptic effect 二次光电效应 / ~ potentiometer 平方电势计,平方电位计 / ~ system 正方晶系 / ~ term 二次项
quadratic *a*. 二次的;四方的,方形的 *n*. 二次方程式;二次项
quadraticeffect *n*. 二次效应
quadraticequation *n*. 二次方程
quadraticphasemismatch *n*. 二次相位失配
quadraticregression *n*. 二次回归
quadratipronator *n*. 旋前方肌
quadratron *n*. 热阴极四极管
quadrature *n*. 转象差,正交,求积分,求面积,弦 ‖ ~ amplifier (相位)正交放大器/ ~ axisreactance 正交轴阻抗 / ~ chrominance signal 正交彩色信号 / ~ detector 积分检波器 / ~ phase 正交相位 / ~ signal 正交信号 / ~ tube 正交管,电阻抗 / ~ voltage 正交电压
quadratus *a*. & *n*. ①方肌 ②方的,方形的 ‖ ~ labii inferioris; musculus ~ labii inferioris 下唇方肌 / ~ labii superioris; musculus ~ labiisupefioris 上唇方肌 / ~ femoris 股方肌 / ~ lumborum 腰方肌
quadrennial *a*. 连续四年的,每四年一次的 *n*. 连续四年的时间,每四年一次的事件 ‖ ~ly *ad*.
quadri-[拉][构词成分] 四,四倍
quadribasic *a*. 四元的,四碱价的
quadric *n*. & *a*. 二次曲面(的),二次(的)
quadricapsular *a*. ①四囊的 ②具四蒴的
quadricentennial *n*. & *a*. 第四百周年(的),第四百周年纪念(的)
quadriceps[拉] *n*. 四头肌 *a*. 四头的 ‖ ~ femoris 股四头肌 ~ surae 腓肠四头肌
quadricepsplasty *n*. 股四头肌成形术
quadriceptor *n*. 四簇介体
quadricoccous *a*. 四球胞组成的
quadricrural *a*. 具四脚的
quadricuspid *a*. & *n*. ①四尖的 ②四尖牙(齿)
quadridigltate *a*. 四指(趾)[畸形]的(tetradactylous)
quadrieeps *n*. 四头肌 *a*.四头的
quadrifarious *a*. 成四的,四列的
quadrifid *a*. 分成四部分的,四分裂的
quadrigemina (单 quadrigeminum) [拉] *n*. 四迭体
quadrigeminal *a*. ①四迭的,四联的 ②四迭体的
quadrigeminum (复 quadrigemina) [拉] *n*. 四迭体 (corpus Quadrigeminum)
quadrigeminus[拉] *a*. ①四迭的,四联的 ②四迭体的 ‖ ~ capitis 胸锁乳突肌
quadrilateral *a*. & *n*. ①四边形的 ②四边室的 ⑧四纹侧生的 ④四边形
quadrilaterl *a*. 四边形的 *n*. 四边形 ‖ ~, Celsus 塞耳萨斯氏四症候(发炎的四个主要症状)
quadrilingual *a*. 用四种语言的
quadrilobate *a*. 四浅裂的
quadrilocular *a*. ①四腔的 ②四房的
quadrilolar *vi*. 切为四份
quadrilopia *n*. 四视症
quadrimaculate *a*. 具四斑的,四分的
quadrimolecular *n*. 四分子的
quadrinucleate *a*. 四核的 ‖ ~ cell 四核细胞
quadripara *n*. 四产妇
quadriparitite *a*.①四部的 ②四分的
quadriparity *n*. 四产
quadriparous *a*. 四产的
quadripartite *a*. ①四分的,四部的 ②四深裂的,由四部分组成的,四方面的
quadriphase *n*. 四相制
quadripinnate (复 quadripinnatus) *a*. ①具四羽的 ②四回羽状的
quadriplegia *n*. 四肢麻痹,四肢瘫
quadriplex, quadruplex *a*. & *n*. ①四倍的,四重的 ②四显性组合,四式
quadripoiar *a*. 四极的 ‖ ~ spindle 四级纺锤体
quadripolarity *n*. 四极性
quadripole *n*. 四极电路,四端网络
quadriradials *n*. 四射体
quadriradiatus *n*. 四幅体
quadrisection *n*. 四分切
quadritubercular; quadritubercularis *a*. 四尖的,四结节的
quadriurate *n*. 四尿酸盐
quadrivalence *n*. 四价
quadrivalent *a*. & *n*. ①四价的 ②四价染色体
quadrivalvate *a*. 具四瓣的
quadrivalve *a*. ①四活瓣的 ②四裂片的
quadrivalvular *a*. 具四瓣的
quadrode *n*. 四极管
quadroon *n*. 混血儿,前一代杂交的杂种
Quadrosilan *n*. 二苯硅烷(抗雄激素药)
Quadrulella Cockerell 方壳虫属
Quadrulella globulosa Penard 球形方壳虫
Quadrulella irregularis Archer 变则方壳虫
Quadrulella symmetrica Wallich 对称方壳虫
Quadrulellinae de Saedeleer 方壳亚科
quadrumvir *n*. 四人团体(或小组)的一个成员
quadrumvirate *n*. 四人团体,四人小组
quadruped *n*. & *a*. ①四蹄动物 ②四蹄动物的 ③有四足的
quadrupedal *a*. 有四足的,四足动物的
quadrupl *n*. 四倍 (quadruplicato)
quadruple *a*. 四倍的,四重的 *ad*. 四倍地 *n*. 四倍,四倍量 *v*. (使)成四倍 ‖ ~ diploid 四二倍体 / ~ staggered interlace 四重隔行扫描
quadrupler *n*. 四倍器 ‖ ~ power supply 四倍电压整流器
quadruplet[拉] *n*. 四胎儿 ‖ ~ pregnanoy 四胎妊娠
quadruplets *n*. 四联体(遗传密码),四胞胎
quadruplex *a*.四倍的,四重的 *n*.四式,四显性组合
quadruplicate *a*. 四倍的,四重的,第四(份)的 *n*. 一式四份中的一份
quadruplicato (简作 quad) *n*. [拉] 四倍
quadrupling *n*. 四倍
quadruply *ad*. 四倍地,四重地
quadrupole mass spectrometer (简作 QMS.) 四级质谱仪
quadrupole moment 四极矩
quadrupole splitting 四极分裂
quaff *v*. & *n*. 大口地喝,痛饮,畅饮
quaggy *a*. 沼泽地的,泥泞的,软的
quagmire *n*. 池沼,泥坑,泥潭
quail *n*. 鹑,鹌鹑
quail (简作 Qal) *n*. 恐惧
Quail adenovirus 鹌鹑腺病毒
Quail avipoxvirus 鹌鹑禽痘病毒
Quail parvovirus 鹌鹑细小病毒
Quail pea mosaic comovirus 豌豆花叶病毒
Quail poxvirus 鹌鹑痘病毒
Quail vronchitis virus = Avian adenovirus (Yates et al.) 鹌鹑支气管炎病毒,禽腺病毒
Quain's fatty heart [英医师,1816—1898] 奎因氏脂肪心
quaint *a*. 离奇的,古怪的,富有奇趣的
quake *v*. 颤动,发抖,震动 *n*. 颤动,震动,地震
quaker button 马钱子,番木鳖 (nux vomica)
quaky *a*. 颤动的,发抖的,易震动的
quale *n*. (p1.qualia) 性状,性质
qualification *n*. ①合格 ②规格 ③学位 ‖ ~ test (简作 QT) *n*. 质量鉴定(试验),合格性试验 / ~ test report (简作 QTR) 检定试验报告
qualifictor *a*. 使合格的,限制性的
qualified *a*. 合格的,胜任的 ‖ ~ products list (简作 QPL) 检定合格产品目录 / ~ psychiatrist (简作 QP) 合格精神病学家,准证精神病科医师
qualifier *a*.合格的
qualimeter *n*. [X线]透度计,[X线]硬度计
qualimetry *n*. X线透度测定法,X线硬度测定法
qualitative (简作 qual) *a*. 定性的,质量的 ‖ ~ analysis (简作 qual anal.) 定性分析/ ~ character 质量性状 / ~ investigation 定性研究 / ~ picture 优质图像 / ~ spectroscopic analysis (简作 QSA) 定性光谱分析 / ~ test 定性试验 / ~ vision 定性视觉
quality (简作 qt) *n*. ①品质 ②性质,质量,质 ‖ ~, oxidation-reduction 氧化还原性 / ~ amplifier 高品质放大器 / ~ analysis 质量分析 / ~ control (简作 QC) *n*. 质量控制 / ~ control chart (简作 QC chart) 质量控制图 / ~ equation 品质方程 / ~ evalution program (简作 QEP) 质量评定程序 / ~ factor (简作 QF) 质量因子 / ~ improvement 质量改善 / ~ improvement (简作 QI) 质量提高 / ~ index 品质指数 / ~ Instructions (简作 QI) 质量

说明书 / ~ of care 医疗质量 / ~ of motility 精子活力质量(向前泳动能力) / ~ requirements (简作 QR) 质量要求 / ~ specification 质量标准,技术规格
qualityfactor *n*. 品质因素
qualmish *a*. 有点发晕的;感到恶心的;有点疑虑不安的 ‖ ~ly *ad*. / ~ness *n*.
Quamoclit pennata (Lam.) **Bojer** [拉;植药]茑萝
quanmcon *n*. 量子光电倍增管
quant *n*. 量子
Quant's sign (C. A. J. Quant) 宽特征(枕骨 T 字形凹形,有时见于佝偻病)
quanta (单 **quantum**)[拉] *n*. ①量子 ②量
quantal concept 量子概念
quantal dose response 定量剂量反应
quantal pharmacology 定量药理学
quantasome *n*. 叶绿粒体,量子粒体(叶绿粒内),量子(换能)体,量子体
quantatrope *n*. 光能转化体部位
quanti-[拉] [构词成分] 量
quantic *n*. 齐次多项式
quantification *n*. 定量,量化
quantified display 定量显示
quantified system analysis 定量分析系统
quantifier *n*. 量词,计量器,配量斗
quantify *n*. 确定(或表示),由数量来表示 *v*. 使定量
quantile *n*. 分位数,分位点
quantimeter *n*. X 线量计
quanti-Pirquet reaction (简作 QP) 定量披尔奎氏反应(结核菌素定量皮肤划痕法)
quantitas duplex (简作 q dx) [拉] 二倍量
quantitate *vt*. 测定(或估计)数量,定量 ‖ quantitation *n*.
quantitative, quantitive *a*. 量的,数量的;定量的 ‖ ~ly *ad*.
quantitative coronary angiography (简作 QCA) 定量冠状动脉造影
quantitative coronary angiography (简作 QCA) 定量冠状动脉造影
Quantitative (简作 quant) *a*. 定量的 ‖ ~ analysis (简作 quant anal) 定量分析 / ~ attribute 量(品质)的属性,品质的观察 / ~ autoradiography 定量放射自显影[术] / ~ bone measurement 骨定量分析 / ~ change 量变 / ~ character 数量性状 / ~ cineventriculography 定量电影心室造影(术) / ~ computed tomography (QCT) 定量计算机断层成像(术) / ~ coronary flow study 冠状动脉血流定量研究 / ~ cytophotometry 定量细胞光度学 / ~ density 定量密度 / ~ determination 定量测定 / ~ electron microscopy 定量电子显微镜术 / ~ genetics 数量遗传学 / ~ imaging 定量成像 / ~ imagingtechnique 定量成像技术 / ~ Immunoelectrophoresis (简作 QIE) 定性免疫电泳 / ~ inhalation challenge apparatus (简作 QUICHI) 定量吸入调节装置 / ~ inheritance 见 multifactorial inheritance / ~ inheritance 数量遗传 / ~ joint imaging 定量关节成像 / ~ joint imagingtechnique 定量关节成像技术 / ~ lacrimal scintigraphy (简作 QLS) 定量化泪道闪烁显像 / ~ method 定量方法 / ~ maculo-oerimetry 定量黄斑视野检查 / ~ nitroblue tetrazolium test (简作 quant NBT) 氮蓝四唑定量试验 / ~ perimeter 定量视野计 / ~ perimetry 定量视野检查[法] / ~ scan data 定量表述扫描资料 / ~ scintigraphy 定量闪烁图检查 / ~ screen filtration pressure (简作 QSFP) 加压过滤膜定量法,加压过滤膜测定 / ~ structureselectivity relationship (简作 QSSP) 结构与选择作用的定量关系(具有提高药物的选择性作用) / ~ study 定量研究 / ~ test 定量试验 / ~ vision 定量视觉
quantitatively *ad*. 数量上
quantitativerenal scintillation caimera study 定量肾闪烁照相机检查
quantitative-roentgen-video-computer technique 定量 X 线电视电算技术
quantitive *a*. 定量的,定数的 ‖ ~ lacrimal scintillography (简作 QLS) 泪道定量闪烁照相术
quantity (简作 qnty) *n*. 量,数量;分量;定量;[常用复] 大量,大宗 ‖ an unknown ~ 未知量(数学中以字母 X 表示);难以预测的人(或事),尚待查明的人(或事) / ~ assurance test 质量保证试验 / ~ control 质量控制 / ~ diagram 积量图 / ~ factor 品质因素 / ~ not sufficient (简作 QNS) 量不足 / ~ not sufficient to run test (简作 qns) 量不够做试验,量不足 / ~ of bleeding 出血量 / ~ of electricity 电量 / ~ of flow 流量 / ~ of heat 热量 / ~ of information 信息量 / ~ of light 光量 / ~ of magnetion 磁量 / ~ of motion 动量 / ~ of pulmonary artery (简作 QPA) 肺动脉血流量 / ~ of respiratory oxygen (简作 Qo) 呼吸氧量 / ~ of respiratory oxygen (简作 QO_2) *n*. 呼吸氧量,氧气吸收量 / ~ of stimulus 刺激量 / ~ of x-ray X 线量 / ~ of radiant energy 辐射能量,辐射能通量 / ~ of radiation 辐射量
quantivalence *n*. 化合价
quantivalent *a*. 化合价的
quantization *n*. 量子化,分层 ‖ ~ distortion 量子化失真 / ~ noise 量子化噪声 / ~ of amplitude 振幅量化,脉冲调制 / ~ of energy 能量的量子化,能量分层
quantize *n*. 量子化 *v*. 量化,分层,数字转换
quantized field theory 量子论场
quantized level 量子化能级
quantized signal 量化信号
quantizer (简作 QNT) *n*. 数字转换器
quantizing *n*. 量子化,量化
quantizingaperture 发射管射束孔,电视摄像管电子束孔
quantizingdistortion 量化失真
quantizingfrequency modulation 量化调频
quantometer *n*. 光量计,辐射强度测量计,光谱分析仪,测电量计
quantorecorder *n*. 光量计,辐射强度测量计
quantosome *n*. 量子换能体
Quant's sign (C. A. J. Quant) 宽特征(枕骨 T 字形凹陷,有时见于佝偻病)
quantum (复 quanta)[拉] *n*. ①量子 ②量 ‖ ~ amplifier 量子放大器 / ~ biology 量子生物学 / ~ biophysics 量子生物物理学 / ~ chemistry 量子化学 / ~ condition 量子条件 / ~ correction 量子修正 / ~ counter 量子计数器 / ~ defect 量子数亏损 / ~ detectione efficiency (简作 QDE) 定量检测效率 / ~ detector 量子探测器 / ~ effect 量子效应 / ~ efficiency 量子效应 / ~ electronics (简作 QE) 量子电子学 / ~ electronics 量子电子学 / ~ energy 量子能 / ~ evolution 量子式进化 / ~ field 量子场 / ~ flux 量子通量 / ~ jump 量子跃迁,量子[性]跳变 / ~ law 量子定律 / ~ leakage 隧道效应 / ~ light 任意量 / ~ libet (简作 ql) [拉] 随意量 / ~ limit 量子限 / ~ mechanical amplifier 量子力学放大器 / ~ mechanics 量子力学 / ~ number 量子数 / ~ number lattice 量子数点阵 / ~ of action 作用量子 / ~ of light 光量子 / ~ pharmacology 量子药理学 / ~ physics 量子物理学 / ~ placeat (简作 q pl) [拉] 适量,随意量 / ~ rectum (简作 QR) [拉] 适量,正确量 / ~ satis 适量,足量 / ~ satis adde (简作 QS AD) [拉] 制成足量 / ~ satis est (简作 q s e.) [拉] 足量 / ~ stage 量子级,量子态 / ~ sufficiat or satis (简作 qs, q. s.) [拉] 适量,足量 / ~ sufficit 适量,足量 / ~ theory 量子论 / ~ theory of gene 基因量子理论 / ~ transition 量子跃迁 / ~ vis 适量 ~ voleris (简作 qv) [拉] 适量,随意 / ~ yield 量子产额
quantum [复] **quanta** *n*. [拉] 量;量子(能的单位量) ‖ ~ libet 任意量 / ~ of night 光量子 / ~ placeat 任意量 / ~ satis 适量,足量 / ~ vis 适量
quantum biology 量子生物学
quantum efficiency 量子效率
quantum pharmacology 量子药理学
quantum value 量子值
quantum yeild 量子产量
Quanz Album [拉,化学] 白石英
quaque (简作 QQ) *ad*. [拉] 每,各 ‖ ~ altelna hora (简作 q alt h) [拉]每隔一小时,每二小时 / ~ ante meridiem (简作 qam) [拉] 每晨 / ~ die (简作 qd) [拉] 每日 quater in die [拉] 每天四次 / ~ die alterna (简作 q d alt) [拉] 每隔一天,隔日 / ~ duodecima parte horae (简作 q duod p h) [拉] 每 5 分钟 / ~ hora (简作 q hor) [拉] 每小时 / ~ hora somni (简作 QHS) [拉] 睡时 / ~ mane (简作 qm) [拉] 每晨 / ~ nocte (简作 qn) [拉] 每晚 / ~ omni die (简作 qod) [拉]隔日 / ~ omni hera (简作 QOH) [拉] 每隔一小时 / ~ omni nocte (简作 qon) [拉] 隔晚 / ~ quarta hora (简作 q. q. h) [拉] 每四小时 / ~ secunda hora (简作 qsh or q 2h) [拉] 每二小时 / ~ semihora (简作 q semih) [拉] 每半小时 / ~ sexta hora (简作 q sezt h) 每六小时 / ~ terteahora (简作 q3h) [拉] 每 3 小时 / ~ tertia hora (简作 q tert h) [拉] 每三小时
quapue post meridiem (简作 QPM) [拉] 每日午后
Quaranfil virus 夸兰菲尔病毒
quarantina, quarantine *n*. 检疫
Quarantine (简作 quar) *n*. & *vi*. ①[交通]检疫,留验 ②检疫期 ③检疫所 ‖ air ~ 航空检疫 / land ~ 陆地检疫 / maritime ~ 海港检疫 / release ~ 解除检疫/ shotgun ~ 强制检疫 / ~ service 检疫机关 / ~ station (简作 QS) 检疫站
quarantive period 检疫期
quarrelsome *a*. 好争吵的,好争论的 ‖ ~ly *ad*. / ~ness *n*. 好斗癖
quart (简作 Qt) *n*. 夸脱(容量单位) (1 / 4 加仑) ‖ imperial ~

英制夸脱

quarta parte horae ante prandium（简作 quart.pt.h.a.p.）［拉］中饭前一刻钟（服用）

quartan *a*. 每第四日（复发）的 *n*. 三日疟 ‖ double ~ 复三日疟 / triple ~ 日发三日疟

quartan *a*. 每第四日［复发］的 *n*. 三日疟 ‖ ~, double 复三日疟 / ~ parasite 三日疟原虫 / ~, triple 日发三日疟

quartation *n*.（硝酸）析银法

quartenary aminoethyl cellulose ion exthange resin（简作 QAE-A）季胺乙酰纤维离子交换树脂

quarter（简作 qt）*n*. 四分之一；一刻钟；季度；两角五分（辅币）；方向；方面；地区，市区；［复］住处 *vt*. 把……分成四部分，把……四等分 ‖ at close ~s 逼近地，接近地 ①［马］蹄边部 ②市街，区 ③四分之一 ④象限 ⑤季 ⑥夸特（=64 加仑，亦作 qr，注意与 qt 区别）‖ ~ in die（简作 qid）［拉］每日四次

quarter-［拉］［构词成分］四，季（化学用语）

quartering *n*. 四分，四等分，四开

quarterly（简作 quar）*a*. 季度的，季刊；四分之

Quarterly Cumulative Index（简作 QCI）文献索引汇编季刊

Quarterly Cumulative index Medicus（简作 QCIM）医学文献季度积累索引（美国国立医学图书馆）

Quarterly Dental Review（简作 QDR）牙科评论季刊（英）

Quarterly Journal Experimental Physiology and Cognate Medical Sciences（简作 QJEPCMS）实验生理学及有关医学科学季刊

Quarterly Journal of Medcine（简作 QJM）医学季刊（大不列颠和爱尔兰内科医师协会）

Quarterly Journal of Pharmacy and Pharmacology（简作 QJPP）药剂学与药理学季刊

Quarterly Journal of Studies on Alcohol（简作 QJSA）乙醇研究季刊

Quarterly Review of Biology（简作 QRB）生物学评论季刊（杂志名）

quarterm *n*. 四等份，四分之一

quarternary ammonium base（简作 QAB）季胺碱

quarternary protein structure 四级蛋白质结构

quarternary structure 四级结构

quarter-phase system 两相制

quarter-wave *n*. 四分之一波长

quartet *n*. 四重线，四分体，四分孢子

quartette *n*. ①四等体 ②四个组

quarti-［拉］［构词成分］四，第四

quartic *a*. 四次的

quartile *n*. ①四分值 ②四分线 ③四分位数

quartipara *n*. 四产妇（quadripara）

quartiparous *a*. 四产的

quartisect *vi*. 切为四份

quartisternal *a*. 胸骨第四节的

quartisternum *n*. 胸骨第四节

quartz *n*. 石英，水晶

Quartz［化学］*n*. 白石英

quartz（简作 QZ）*n*. 石英，水晶 ‖ ~ ampoule 石英管 / ~ crystal 石英晶体 / ~ crystal filter（简作 QCF）石英晶体滤波器 / ~ crystal thermometer（简作 QCT）石英晶体温度计 / ~ fibre 石英纤维，石英丝 / ~ laser 石英激光器 / ~ prism（简作 QP）石英棱镜 / ~ silica 硅石英 / ~ ultraviolet laser 石英紫外线激光器

quartz-lamp *n*. 石英灯

Quarzan *n*. 克利溴铵（clidinium bromide）［商名］

quasar *n*. 类星体

quash *v*. 撤销，镇压

quasi *a*. 似，准，拟，伪 *conj*. 即，就是

quasi bound *a*. 准束缚的

quasi-［拉］［构词成分］推，拟，似，半，几乎

quasi-atomic model 准原于模型

quasi-botatron 准电子感应加速器

quasi-bound electron 准束缚电子

quasic correspondence 疑似对应

quasi-chemical method（简作 QCM）似化学方法

quasi-coincidence 准符合

quasi-complex manifold 拟（准）复流形

quasi-conductor 准导体

quasi-conformal mapping 拟保角映像

quasi-conjugation 超共扼状态

quasi-continuous variation 拟连续变异，准连续变异

quasi-corresponding point［视网膜］类对应点

quasi-crystalline *a*. 准晶体的

quasidiploid *n*. 准二倍体

quasidominance *n*. 准显性，似显性（隐性性状直接传递，每代必然连续出现，类似显性遗传）‖ quasidominant *a*.

quasi-elastic *a*. 准弹性的

quasi-electric field 准电场

quasi-energy gap 准能隙，准禁带

quasi-equilibriumtheory（简作 QET）*n*. 准平衡理论

quasi-FM *n*. 准调频

quasi-fundamental mode 准基波型

quasi-homogeneous wave 准均匀波

quasi-homogeneousradiation 准均匀辐射

quasi-insulator 准绝缘体（子）

quasi-iunnel effect 准隧道效应

quasi-linear amplifier 准线性放大器

quasi-linear model 准线性模型

quasi-linear viscoelasticity theory 准线性黏弹性理论

quasi-monochromatic *a*. 准单色的

quasi-monochromatic beam 准单色束

quasi-monopolar *a*. 假单极的

quasi-optical *a*. 准光学的

quasi-optical frequencies 准光束频率

quasi-optical wave 准光波

quasi-particle 准粒子

quasi-peak detector 准峰值检波器

quasi-periodic *a*. 似周期的

quasi-racemic compounds（简作 QRC）似（外）消旋化合物

quasireal-time 准实时

quasireal-time imaging 准实时成像

quasi-saturation 准饱和

quasi-scale *n*. 类似量表

quasi-simple wave 拟简波

quasi-stability *a*. 准稳性，似稳态

quasi-stable state 准稳态

quasi-stationary *a*. 准稳的，似稳的 ‖ ~ current 准稳电流，似稳电流 / ~ energy 准稳能级

quasistatlonarity *n*. 准稳性

quasi-synchronization *n*. 准同步

quasi-threshold dose 准阈剂量

quasivariable *n*. 准变数

quasi-wave *n*. 准波

quassation *n*. 压碎，碎破

quassia *n*. 苦木，美洲苦木 ‖ ~, Jamara L. 牙买加苦木 / ~, Surinam 苏里南苦木

quassia *n*. 苦木，美洲苦木

Quassia *n*. 苦木属

quassiae ligum 苦木，美洲苦木

quassin *n*. 苦木素

Quat, quat. quattuor［拉］四

Quatacaine *n*. 夸他卡因（局麻药）

quater in die［拉］（简作 q.i.d.）每日四次

quaternary（简作 qt）*a*. 四价的；四元的；季的 ‖ ~ amines 四级铵 / ~ ammonium anion exchange resin 四级铵型阴离子交换树脂 / ~ ammonium compound（简作 QAC）季（四价）铵化合物 / ~ ammonium compounds 四级铵化合物 / ~ hybrid 四祖杂种 / ~ period 第四纪 / ~ structure 四级结构 / ~ trimethyl ammonium（简作 QAE）季三甲基铵

quaternion *n*. 四个一组，四人一组，（数）四元数

quaternity *n*. 四，四人一组，四位一体

Quatrefages' angle［Jean Louis Armand Quatrefages de Bréau 法博物学家 1810］卡特尔法日氏角，顶角

Quatrefages'angle（Jean L.a. de Quatrefages de Breau）卡特尔法日角，顶角（parietal angle，见 angle 项下相应术语）

quatrimycin *n*. 差向四环素（epitetra-cycline）

quattuor（简作 quat）*n*.［拉］四

quautasome *n*. 光能转化体，量子体

quaver *vt*. 震动；颤抖；发颤音 *vt*. 用颤声说（out）*n*. 颤音

quavery *a*. 颤抖的，颤声的

quay *n*. 码头，埠头

Quazepam *n*. 夸唑泮，四氟硫安定（镇静催眠药）

Quazinone *n*. 喹齐酮（强心药）

quazodine *n*. 夸唑定，乙二甲氧喹啉（强心药，支气管扩张药）

Quazolast *n*. 喹唑司特（抗过敏药）

queasy *a*. 动荡不定的，催吐的，心中不定的

queasy, queazy *a*. 催人呕吐的；眩晕欲呕韵；不舒服的

Quebec Medical（简作 QM）魁北克医学（杂志名，原称蒙特利尔医学）

quebrabunda *n*. 跨立病（straddling disease）

quebrachamine ***n***. 白坚木胺
quebrachine ***n***. 白坚木碱,亨宾碱育 ‖ ~ hydrochloride 盐酸白坚木碱
Quebrachitol ***n***. 白坚木醇,肌醇甲醚,橡醇
quebracho ***n***. 白坚木皮(white Quebracho) ‖ ~ blanco 白坚木皮 / ~ colorado 红坚木 / ~, 红坚木 / ~ tannin 红坚木鞣质 / ~, 白坚木皮 / ~ 白坚木皮酒
quebraehine ***n***. 白坚木碱
Quechenstedt's phenomenon [Hans 德医师 1918 卒] 奎肯斯特氏现象(征,试验)(颈静脉征)
Queckenstedt's sign (phenomenon, test) (Hans H. G. Queckenstedt) 奎肯斯提特征(现象、试验)(正常时,压颈静脉脑脊液压迅速上升,脊椎管内阻塞时,压颈静脉脑脊液压不受影响)
Queckenstedt's test 奎氏试验(压迫肝脏使颈静脉怒张症侯)
Quecksilberaule (简作 QS) ***n***. [德]水银柱
queen ***n***. 王后,女王;同性恋男子
Queen Alexandra's Royal Army Nursing Corps (简作 QARNNS) 亚力山大皇后皇家陆军护士总队
Queen Alexandra's Royal Naval NursinG Service (简作 QARNNS) 亚力山大皇后皇家海军护士勤务(部队)
Queen Charlotte's Hospital (简作 QCH) 夏洛特王后医院
Queen Elizabeth's Overseas Nursing Service (简作 QQEONS) 依丽沙白皇后海外护士队
queen of the meadow ***n***. 佩兰,泽兰
queen's delight 草乌柏根,皇后根(queen's root, Stilingia syvatica)
Queen's Honorary Nursing Sister (简作 QHNS.) (女皇的)宫廷护士
Queen's Honorary Physician (简作 QHP.) (女皇的)宫廷医官,御医,太医
Queen's Honorary Surgeon (简作 QHS.) (女皇的)宫廷外科医官,外科御医
Queen's Institute of District Nursing (简作 QIDN.) 皇家地区性护理学会
Queen's Nursing Institute (简作 QNI) 皇家护理学会(英国)
Queen's Nursing Journal (简作 QNJ) 皇家护理杂志(英)
Queen's Nursing Siter (简作 QNS) 宫廷护士
Queen's University of Ireland (简作 QUI) 爱尔兰女王大学
Queensland fever (简作 Q-fever) 昆斯兰热,Q 热
queer ***a***. 不舒服的,眩晕的,不正常的
queer ***a***. 古怪的,不正常的;眩晕的,想呕吐的,不舒服的 ***vt***. 把……弄糟,破坏 ***n***. 同性恋男子 ‖ ~ sb's(或 one's own) pitch 打乱某人的计划,破坏某人的成功机会 ‖ ~ly ***ad***.
Quelicin ***n***. 盐酸琥珀胆碱(succinylcholine hydrochloride)[商名]
quell ***v***. 镇压,平息,消除 ‖ ~er, ***n***. 平息者,镇压者
quellung test (简作 QT) 膨胀试验
quench ***n***. 断开,熄灭,淬灭 ***v***. 熄火,解(渴),抑制 ‖ ~ indicatingparameter 猝灭指示参数 / ~ photocurrent 猝灭光电流 / ~ pulse 熄灭脉冲 / ~ spectrum 猝灭谱
quenched circuit 熄灭电路
quenched frequency 歇振频率,猝熄频率
quenched gap 猝灭式放电器,猝灭火花隙
quenched spark 猝熄火花
quenched spark gap 猝熄火花隙
quencher ***n***. 冷却器,淬灭器,猝灭剂
quenching ***n***. 熄灭,猝灭 ‖ dilution ~ 稀释熄灭 / fluorescence ~ 荧光猝灭(测定抗原与抗体的一级相互作用的一种技术)
quenching ***n***. 熄灭,猝熄,断开,抑制,消隐,阻尼,冷却
quenchingfrequency ***n***. 猝熄频率
quenchingpulse ***n***. 熄灭脉冲,消隐脉冲
quenchreagent ***n***. 终止试剂
quenelle ***n***. 肉圆子,鱼圆子
Quénu- mayo operation [Eduard André victor Alfred 法外科医师 1852—1953; William James Mayo 美外科医师 1861—1939] 凯—梅二氏手术(直肠癌切除术)
Quénu's hemorrhoidal plexus [Eduard André Victor 法外科医师、解剖学家 1852—1933] 凯努氏肛皮淋巴
Quénu's-Muret sign (E. A. V. Quénu; Paul. Muret) 凯穆雷征(动脉瘤时,压迫肢的主要动脉,然后在其末梢部穿刺,若血液流出,则侧枝循环可能建立)
Quenu-Mayo operation (Eduard a. V . A. Quenu; William J. Mayo) 凯努—梅奥手术(切除直肠及其相邻的淋巴结以治癌)
Quenu-Muret sign (E. A. V . A. Quenu; Paul L. Muret) 凯努—穆霄征(动脉瘤时,压迫肢的主要动脉,然后在其末梢部穿刺,若血液流出,则侧枝循环可能已建立)
quenuthoracoplasty ***n***. 凯努氏胸廓成形术
quenuthoracoplasty (E. A. V. A. Quenu) 凯努胸廓成形术(脓胸时,分离肋骨,以促使胸壁收缩)
quercetin ***n***. 槲皮素(用于降低异常的毛细血管脆性) ‖ ~ -3-rutinoside 槲皮素-3-芸香苷,芦丁
quercetin ***n***. 槲皮黄酮,椿皮黄碱素,栎精
querciform ***n***. 槲皮鞣仿
quercimeritrin ***n***. 棉花黄甙
quercin ***n***. 槲皮苦素,栎苦素
quercitannic acid 白槲鞣酸
quercitannin ***n***. 槲皮鞣酸
quercitannoform ***n***. 槲皮鞣仿
quercite ***n***. 槲皮醇,环己五醇,栎醇
quercitol ***n***. 槲皮醇,栎醇,环己王醇
quercitrin ***n***. 懈皮甙,栎甙
quercus ***n***. [拉]属,栎属
Quercus dentata Thunb [拉;植药] 柞栎
quercus L 槲属,栎属 ‖ ~ able L. 白槲,白栎 / ~ infectoria Oliv. / lusitanica Lam. Var. infectoria A. DC. 没食子槲,没食子栎 / ~ sclero-Phylla 苦槠(Castanea sclerophylla)
Quercus liaotungensis Koidz [拉;植药] 辽东栎
Quercus mongolica Fisch. [植药] 蒙古栎 药用部分;树皮—柞树皮
Quercus variabilis Bl [拉;植药] 栓树栎
querectin ***n***. 槲皮黄酮,槲皮黄碱素,栎精 ‖ ~rutinoside 芸香甙,卢丁(rutin)
Querfinger-breite (简作 QFB) ***n***. [德]横指(表示增大幅度用词)
querimonious ***a***. 易发牢骚的,爱抱怨的 ‖ ~ly ***ad***. / ~ness ***n***.
querist ***n***. 询问者,质问者
querulent ***n***. 抱怨者,易怒者
querulous ***a***. 爱发牢骚的 ‖ ~ly ***ad***. / ~ness ***n***.
Quervain's disease [Fritz de 瑞士外科医师 1868—1940] 奎尔万氏病(痛性腱鞘炎)
quervain's disease (Fritz de Quervain) 奎尔万病(痛性腱鞘炎,由于拇长展肌和拇短伸肌共同腱鞘的相对性狭窄所致)
Quervain's fracture 奎尔百骨折(舟足骨骨折伴月骨掌侧脱位)
query ***n***. & ***v***. 质问,询问;怀疑
query 简作 qy ***v***. 询(质,疑)问 ***n***. 问题
Query's serum [Léon Camille 法医师 1868 生] 凯里氏血清,梅毒螺旋体猴免疫血清
quesada method ***n***. 奎萨达法(锁骨投照方法之一)
quest ***n***. 寻找,追求,探索;调查 ***vi***. 追求,探索 ***vt***. 寻找,探索 ‖ in ~ of 为了寻找(追求等)
quest ***v***. 探索,寻找,调查
Quest'srule [Robert 德儿科医师 1874 生] 奎斯特氏规律(乳儿体重如果减半数,病愈希望很少)
Question Analysis, Transformation and Search (简作 QUANTRAS) 提问分析、转换与检索系统(情报检索)
question (简作 ques) ***n***. 发问,问题,疑问 ***v***. 询问,探问;怀疑 ‖ an open ~ 未解决的问题,容许争论的问题 / beside the ~ 和本题无关,离题 / beyond(all) ~ 毫无疑问,无可争辩 / call (sth) in(或 into) ~ 对……产生怀疑 / come into ~ 被讨论,成为有实际重要性 / in ~ 正被谈论的;可怀疑,被争论,成问题 / out of ~ 不成问题的 / out of the ~ 必不可能的,绝对办不到的 / the sixty-four-thousand-dollar ~, the sixty-four-dollar ~ 最重要的问题 / there is no ~ about(或 that...)…… 是毫无疑问的 / there is no ~ of 没有……的可能性 / without ~ 毫无疑问 ‖ ~able ***a***. 可疑的,有问题的
question(n)aire ***n***. [法] 问卷,调查表,问题单
questionable malignant associated changes (简作 QMAC.) 可疑恶联变
questions (简作 qq) ***n***. 问题 (复)
Questran ***n***. 考来烯胺树脂(cholestyramine resin)[商名]
Quetelet's rule [Lambert Ad. Jacques 比数学家 1796—1874] 凯特累氏规律(身长超过 100 厘米的数,为其体重应有的公斤数)
quetelet's rule (Lambert A. J. Quetelet) 凯特累规律 (身长超过 100cm 的数,为成年人体重应有的千克数)
queue ***n***. (人或车辆等的)行列,长队;辫子 ***vi***. 排队等侯(up) ‖ jump the ~ 插队(不按次序排队);在未轮到前抢先获得某物
Queuine ***n***. Q 碱
Queuosine ***n***. Q(核)苷
Quevenne's iron ***n***. 凯文氏铁,还原铁
Queyrat's erythroplasia [Auguste 法皮肤病学家 1872 生] 凯腊氏增殖性红斑
Queyrat's erythroplasia (Louis Auguste Queyrat) 凯腊增殖性红斑(原位鳞状细胞癌,在阴茎头、心冠状沟或包皮上出现局限的光滑的红斑丘疹,形成脱屑或浅在性溃疡)
quiascent valve 静态值
quick ***a***. ①快的 ②活的 ③有胎动感的 ‖ ~ access memory 快速

存取存储器 / ~ blot 快速印迹(法) / ~ break (简作 qb) 高速断路器 / ~ changing 快速变换 / ~ charge 快速冲电 / quick connector 快速连接器 / ~ demagnetization 快速去磁 / quick effect 快速效应,反向回声现象,电离层回波效应 / ~ fraction (简作 QF) 快速部分 / ~ heater 快速加热器 / ~ reaction capability (简作 QRC) 快速反应能力 / ~ rickreaction (简作 QR) 快速反应,瞬时反应 / ~ start 快速起动 / ~ switch 快速开关 / ~ test (QT)快速测验

quick ***a.*** 快的,迅速的;活的;(孕妇)有胎动感的 ***ad.*** 快 ***n.*** (皮肤下,尤指指甲下的)活肉,伤口的嫩皮,感觉敏锐的部位 ‖ ~ as thought 极快地,一闪而过地 / to the ~ 触到活肉;触及痛处,触及要害;彻头彻尾 ‖ ~ly ***ad*** / ~ness ***n.***

Quick Tan (简作 QT) 快速鞣料

Quick test (Annand J. Quick) 奎克试验 (①检肝功能;②检凝血酶原时间、血友病及黄疸)

Quick test [Armand J. 波医师 1894 生] 魁克氏试验

Quick's test (简作 QT) 魁克氏试验(检查肝功能,前凝血酶时间、血友病及黄疸)

quick-acting (简作 QA) ***a.*** 快速动作的

quicken ***vt.*** 加快;刺激;使复活 ***vi.*** 加快,变快;变活跃;(胎)动;(孕妇)进入胎动期

quickening ***n.*** 胎动初觉,胎动初期

quick-freeze (quick-froze, quick-frozen) ***vt, vi.*** (使)速冻 ***n.*** 速冻

quick-freezing ***n.*** 速冻

quicklime ***n.*** 生石灰

quickness ***n.*** 快,快速,敏捷,速度

quickrelease ***n.*** 快速断路,快速释放

quickreleasingrelay ***n.*** 快释继电器

quickresponse voltage control 快速电压抑制

quicksilver ***n.*** 水银,汞 ***vt.*** 涂水银 A. 水银的,水银似的

quicksilver; mercury [英]; **mercurius; hydrargyrum** [拉] ***n.*** 汞,水银

quidding ***n.*** 咀嚼病(马将食物吃入口中,反复咀嚼然后吐出的一种病.亦称吐草症)

quiddity ***n.*** 本质,实质

Quide ***n.*** 哌西他嗪(piperacetazine)制剂的商品名

quiescence ***n.*** 静止;静止状态,静止期

quiescency ***n.*** 静止状态,不动,沉寂

quiescent ***a.*** 静息的,静止的 ‖ ~ carrier 抑制载波 / ~ condition 静止状态 / ~ current 静止电流 / ~ image 静态影像 / ~ imaging 静态成像 / ~ plasma 静等离子体 / ~ point 静点,静态工作点 / ~ scanningimage 静态扫描影像 / ~ stage 休眠期,静止期 / ~ voltage 静态电压 ‖ ~ly ***ad.***

quiestus ***n.*** 静止状态,平息,制止

quiet (简作 qt) ***a.*** 静的,无炎的 ***n.*** 平静 ***vt.*** 使安静;安慰 ***vi.*** 平静下来(down) ‖ ~ arc 静弧 / ~ glaucoma 静止性青光眼,非充血性青光眼 / ~ hour 静态时间 / ~ iritis 静止性虹膜炎 / ~ sleep (简作 QS) 静态睡眠 / ~ tuning 无噪调谐 / on the ~ 秘密地 ‖ ~ly ***ad.*** / ~ness ***n.***

quietude ***n.*** 平静,寂静,宁静

quietus ***n.*** 偿清,解除,平息

Quifenadine ***n.*** 喹非那定 (抗组胺药)

quigla ***n.*** 奎吉拉病(南美洲似麻风的传染病)

quill ***n.*** 羽毛管,羽(毛)根,羽毛管制成的东西,卷片,套筒,衬套 ‖ ~, double 双卷片 / multiple ~; compound ~ 复卷片/ single ~ 单卷片

Quillaia ***n.*** 皂树属,肥皂树属 ‖ ~ Saponaria Molina 皂树(Quillaja)

quillaiae cortex ***n.*** 皂树皮(soap bark)

quillaic acid 皂树酸

Quillaja ***n.*** 皂树属

quillaja-saponin ***n.*** 皂树皂甙

quillaja-sapotoxin ***n.*** 皂树皂毒素

Quill-like ***n.*** 羽状管

quilt ***n.*** 被(子);被状物

quin-; quino [西] ***n.*** 金鸡纳皮

quina [西] ***n.*** 金鸡纳皮

Quinacainol ***n.*** 喹那卡醇 (抗心律失常药)

quinacetin ***n.*** 奎纳酊 (quinacetine) ‖ ~ sulfate 硫酸奎纳酊

Quinacillin ***n.*** 喹那西林

quinacillin; 3-carboxy- 2-quinoxallnyl-penicillin disodium ***n.*** 奎那西林 3 – 羟基 – 2 – 喹琳噁基青霉素二钠

quinacrine ***n.*** 奎纳克林,阿的平(抗疟药) ‖ ~ hydrochloride 盐酸奎纳克林 / ~ methanesulfonate 甲磺酸奎纳克林

quinacrine band Q 带,奎纳克林带

quinacrine fluorescence 奎吖因荧光

quinacrine fluorescene quinacrine band (简作 QFQ) Q 荧光奎纳克林显带,Q 荧光 Q 显带

Quinacrine hydrochloride (简作 QH) 盐酸阿的平 (亦称盐酸米帕林 mepacrine hydrochloride,抗疟药、抗原虫药和抗蠕虫药)

quinacrine mustard (简作 QM.) 阿的平芥子

Quinacrine = mepacrine ***n.*** 阿的平(抗疟药)

quinacririne fluorescene band (简作 QF) Q 荧光带

quinaform ***n.*** 奎纳仿,甲酸奎宁 (Quinne formate)

Quinaglute ***n.*** 葡糖酸奎尼丁 (quinidine gluconate) [商名]

quinalbarbitone ***n.*** 司可巴比妥,速可眠(催眠药)

Quinalbarbitone = secobarbital ***n.*** 可可巴比妥

Quinaldic acid 2 – 喹啉酸,喹啉 – 2 – 羧酸

quinaldine ***n.*** 奎纳丁,2 – 甲基喹啉

Quinaldine blue ***n.*** 喹那定兰 (诊断用药)

quinaldine red (简作 QR) 喹哪啶红,甲基氮萘红

Quinaldinic acid 2 – 喹啉酸,喹啉 – 2 – 羧酸

quinalgen ***n.*** 奎纳晶,安纳晶,乙氧基苯甲酸氨基喹啉(analgen)

quinamicine ***n.*** 奎纳米辛(由奎氨制成的生物碱)

quinamidine ***n.*** 奎纳米丁 (一种人造生物碱,为奎纳米辛的异构体)

quinamine ***n.*** 奎胺(一种金属生物碱)

quinaphenin ***n.*** 奎纳弗宁(氨基苯乙酸的奎宁碳酸脂)

quinaphthol ***n.*** 奎纳酚(碳酸 β – 萘酚奎宁)

Quinapril ***n.*** 盐酸喹那普利(抗高血压药)

Quinapril hydrochloride 盐酸喳那普利 (抗高血压药)

Quinapyramine ***n.*** 喹匹拉明 (抗锥虫药)

quinaquina ***n.*** 金鸡纳皮 (cinchona bark)

quinary ***a.*** 五的,五个的,五个一套的 ***n.*** 五个一套(或一组)

quinaseptol ***n.*** 奎纳西普妥,迪阿索耳,间蟥酸邻氧喹啉(尿道消毒剂)(diaphthol)

quinate ***n.*** 奎尼酸盐

quinazolone ***n.*** 喹唑铜

Quinazosine ***n.*** 喹唑嗪 (降压药)

Quinbolone ***n.*** 奎勃龙,去氢睾酮环戊烯醚 (雄激素,同化激素类药)

quinbolone 1-dehydrotestosterone 17-cyc1opent-1-enyl ether 脱氧睾酮环戊烯醚

Quincarbate ***n.*** 喹卡酯 (利尿药)

Quince (Japanese) **mosaic virus** (Docea et Fratila) 日本花叶病毒

quince [拉] ***n.*** 榅桲(cydoninus)

Quince ring spot virus (Issa) 环斑病毒

Quince sooty ring spot virus (Posnette) 煤污染色环斑病毒

Quince veinbanding virus (Posnette) 镶脉病毒

Quince yellow blotch virus (Posnette et Cropley) 黄痕病毒

Quince yellow mosaic virus (Nagaich et Vashisth) 黄色花叶病毒

Quince yellow spot virus (Docea et Fratila) 黄斑病毒

quincentenary ***n. & a.*** 第五百周年(的)

Quincke's capillary pulse [HeinrichIrenaeus 德医生 1842—1922] ‖ ~ sign 昆克氏毛细血管脉搏 / ~ disease 昆克氏病(血管神经性水肿)/ ~ puncture 昆克氏穿刺(腰椎穿刺)/ ~ set 昆克氏成套穿刺针/ ~ sign 昆克氏征,昆克氏毛细血管脉搏

Quincke's disease, edema (Heinrich L Quincke) 血管神经性水肿 ‖ ~ meningitis 急性无菌性脑膜炎 / ~ pulse (sign) 昆克脉搏(征) (有多种方法可引起皮肤颜色红白交替,如压指甲端时见于甲床或指甲根的皮肤,由于乳头层下动静脉丛的搏动所致,有时见于主动脉瓣闭锁不全和其他疾病,但在某种情况下也可能见于正常人,原来曾认为是由毛细管搏动引起,故称毛细管脉搏) / ~ puncture 腰椎穿刺

Quincke's pulse 昆克脉博

quincuncial ***a.*** 梅花形的

quincunx ***n.*** 五点形

Quindecamine ***n.*** 喹地卡明(消毒防腐药)

Quindonium bromide 喹度溴胺(抗心律失常药)

Quindoxin ***n.*** 喹多克辛 (促生长药)

Quinestradol ***n.*** 奎雌醇(雌激素)

Quinestrol ***n.*** 炔雌醚(雌激素) ‖ ~ ethynylestradiol 3-cyclo-pentyl ether 乙炔雌二醇戊醚,炔雌醚(长效避孕片 1 号原料)

Quinethazone ***n.*** 喹乙宗,喹乙唑酮(利尿、降压药)

quinetine ***n.*** 奎内延(金鸡纳碱的粗混合物)

quinetum ***n.*** 金鸡纳全碱(totaquine)

Quinezamide ***n.*** 喹乙唑胺 (抗溃疡药)

Quinfamide ***n.*** 喹法米特,呋醋喹酯 (抗阿米巴药)

quingeateronc; progesterone cyclopenty1-3-enol ***n.*** 孕酮环戊烯醇

Quingestanol ***n.*** 奎孕醇 (孕激素) ‖ ~ acetate 醋酸奎孕醇,醋酸氢炔雌醚,醋酸二氢异炔雌醚(孕激素类药)

Quingestrone ***n.*** 奎孕酮,孕醚(孕激素)

quinhydrone ***n.*** 醌氢醌 ‖ ~ elecrode [醌]氢醌电极

quinia *n*. 奎宁(quinine)
Quinic acid 奎尼酸,1,3,4,5-四羟环己烷羧酸
quinicardine *n*. 奎尼卡定(硫酸奎尼丁的商品名)
quinicine *n*. 奎尼辛,毒奎宁(一种液状金鸡纳生物碱,是奎宁的异构体)
quinidamine *n*. 奎尼酸(一种金鸡纳生物碱)
Quinidex *n*. 硫酸奎尼丁(quinidine sulfate)[商名]
Quinidine *n*. 奎尼丁,康奎宁(conquinine)(抗心律失常药)‖~ bisulfate 重硫酸奎尼丁/~ hydrobromide 氢溴酸奎尼丁/~ hydroiodide 氢碘酸奎尼丁/~ sulfate 硫酸奎尼丁/~ tannate 鞣酸奎尼丁/~ syncope 奎尼丁晕厥/~ type 奎尼丁型/~ gluconate 葡萄糖酸奎尼丁/~ polygalacturonate 奎尼丁聚半乳糖醛酸盐/~ sulfate 硫酸奎尼丁(抗心律失常药)
quiniephytin *n*. 奎宁植酸钙镁
quinine(复 quinina)[拉] *n*. 奎宁 ‖ ~ acetate 醋酸奎宁/~ acetylsalicylate 乙酰水杨酸奎宁/~ acid sulfate 重硫酸奎宁/~ albuminate 白蛋白奎宁/~ amblyopia 奎宁中毒性弱视/~ and urea hydrochloride 盐酸奎宁脲,盐酸奎宁盐酸脲复盐(硬化药,局部麻醉药)/~ arsenate 砷酸奎宁/~ arsenite 亚砷酸奎宁/~ benzoate 苯甲酸奎宁/~ bisalicylosalicylate 双水杨酸水杨酸奎宁/~ bismuthiodide 碘化铋奎宁(从前用于治梅毒)/~ bisulfate 重硫酸奎宁(从前用于治各种眼病)/~ camphorate 樟脑酸奎宁/~ carbolate 苯酚奎宁/~ chlorhydrophosphate 磷盐酸奎宁/~ chlorhydrosulfate 硫盐酸奎宁/~ citrate 枸橼酸奎宁/~ colchicine(简作 QC)秋水仙碱奎宁/~ dihydrobromide 二氢溴酸奎宁/~ dihydrochloride 二盐酸奎宁(治重症疟疾)/~ eosolate 木溜磺酸奎宁/~ ethylcarbonate 碳酸乙酯奎宁,优奎宁(euquinine)/~ formate 甲酸奎宁,奎诺仿(chinoform)/~ glycerophosphate 甘油磷酸奎宁/~ guaiacol-bisulfonate 愈创木酸二磺酸奎宁(guaiaquin)/~ hydiodide(iodide)氢碘酸奎宁/~ hydrobromide 氢溴酸奎宁(从前用于治甲状腺功能亢进及肺炎球菌性肺炎)/~ hydrochloride 盐酸奎宁/~ hydrochlorocarbamide 盐酸脲奎宁/~ hydrochlorphosphate 磷盐酸奎宁/~ hydrochlorsulfate 硫盐酸奎宁/~ hydrophosphite 次磷酸奎宁/~ iodosulfate 碘硫酸奎宁/~ lactate 乳酸奎宁/~ nucleinate 核酸奎宁/~ oxidase 奎宁氧化酶/~ phenate 苯酚奎宁/~ phosphate 磷酸奎宁/~ phosphohydro-chloride 磷盐酸奎宁/~ salicylate 水杨酸奎宁(从前用作解热药和抗风湿药)/~ sulfate 磷酸奎宁(抗疟药)/~ tannate 鞣酸奎宁(从前用于治百日咳和腹泻)/~ tartrate 酒石酸奎宁/~ ureahyd
quinineretinopathy *n*. 奎宁中毒性视网膜病变
quininic acid 奎宁酸
quininism *n*. 奎宁中毒,金鸡纳中毒(cinchonism)
quininize *v*. 奎宁化,金鸡纳化(cinchonize)
Quiniofon = chiniofon *n*. 喹碘方(抗阿米巴药)
quiniretin *n*. 奎尼里廷(一种奎宁的非生物碱性异构物)
quinisat *n*. 奎宁萨,双水杨酸水杨酸奎宁(quinine bisalicylosalicylate)
Quinisocaine *n*. 奎尼卡因(局麻药)
quino-[拉][构词成分]奎[宁],喹[啉]
quinology *n*. 奎宁学
quinochloral *n*. 奎宁合氯醛
quinochrome *n*. 醌色素
Quinocide *n*. 喹而特(抗疟药)
quinocycline *n*. 醌环素
quinoestrol *n*. 炔雌醚
quinoform *n*. 奎诺仿,甲酸奎宁
quinoid *n*. 醌型,醌式
quinoidine *n*. 奎诺伊丁(制奎宁时母液中残余碱的混合物)(chinoiodine)
quinol *n*. 醌醇,氢醌,对苯二酚(hydroquinone)
Quinoline *n*. 喹啉 ‖ ~ bismuth sulfocyanate 硫氰酸喹啉铋/~ carboxylic acid 喹啉羧酸/~ rhodanate 硫氰酸喹啉(sulfocyanate)/~ tartrate 酒石酸喹啉/~ thiocyanate 硫氰酸喹啉
quinology *n*. 奎宁学,金鸡纳学
quinometry *n*. 奎宁标准测定,奎宁测定术
quinometry *n*. 奎宁标准规定
quinomycin *n*. 醌酶素
quinone *n*. 醌 ‖ ~,tocopherol 生育醌
quinonoid *a*. 醌型的
quinophan *n*. 奎诺芬,辛可芬,阿托方(cinchopen)
Quinoplasmine *n*. 奎诺扑疟明,奎诺扑疟喹(成药,含萘酸扑疟喹和硫酸奎宁)
Quinoplasmoquine *n*. 奎诺扑疟喹
Quinopropyline *n*. 奎诺扑洛皮林(一种奎宁的同系物,抗疟药)
Quinopyrine *n*. 奎诺比林(抗疟药)(chinopyrine)

Quinora *n*. 硫酸奎尼丁(quinidinesulfate)[商名]
Quinora *n*. 硫酸奎尼丁制剂的商品名
quinoral *n*. 含氯醛奎宁
quinosol *n*. 奎诺索尔,硫酸羟基喹啉(chinosol)
quinotannic acid 奎鞣酸,金鸡纳鞣酸
quinotoxin *n*. 毒奎宁,奎宁辛(quinotoxine,Quinicine)
quinotrupine *n*. 奎诺托品,奎尼酸乌洛托品(chinotropin)
quinovatine *n*. 奎诺瓦廷,阿里辛,裴氏金鸡纳碱(aricine)
quinovicacid *n*. 奎诺酸
quinovin *n*. 奎诺温,金鸡纳[皮]甙(chinovin)
quinovose *n*. 鸡纳糖,异鼠李糖,6-脱氧葡萄
quinovose *n*. 奎诺糖,异万年糖(isorhodeose)
quinoxin *n*. 奎诺克辛,亚硝基酚
quinoxyl *n*. 奎诺西,喹碘方,奎碘仿
Quinpirole *n*. 喹吡罗(降压药)
Quinprenaline *n*. 喹丙那林(支气管扩张药)
quinq. *n*. 五(quinque)
Quinq;quinque[拉]五
quinquagenarian *a*. & *n*. 50~59岁的(人)
quinquagenary *a*. 50岁的 *n*. 50岁的人,50周年纪念
quinquamycin *n*. 五酶素
Quinquaud's disease[Charles Emile 法医师 1841—1894]坎科氏病,脱发性痤疮(acne decalvans)‖ ~ sign 坎科氏征(醇中毒时的一种手指体征)
quinquaud's sign(Charles E. Quinquaud)坎科征(醇中毒时患者手指震颤)
quinque-[拉][构词成分]五
quinque(简作 quinq)*n*.[拉]五
quinquecuspid *a*. 五尖的 *n*. 五尖牙
quinquecuspidal *a*. ①五尖的 ②五尖牙的
quinquefid *a*. 五分裂的
Quinqueloculina arenata Said 砂五决虫
Quinqueloculina berthelotiana d'Orbigny 玻背五决虫
Quinqueloculina bidentata d'Orbigny 双齿五决虫
Quinqueloculina crassa subcuneata Cushman 厚五块虫亚楔亚种
Quinqueloculina cuvieriana Queenslandica Collins 微纹五决虫昆士兰亚种
Quinqueloculina d'Orbigny 五决虫属
Quinqueloculina granulocostata Germeraad 粒肋五决虫
Quinqueloculina longidentata Terquem 长齿五决虫
Quinqueloculina Sulcata d'Orbigny 沟五决虫
Quinqueloculina parkeri Brady 横渡五决虫
Quinqueloeulina funafutiensis Chapman 富纲富提五决虫
Quinqueloeulina laevigata d'Orbigny 光滑五决虫
Quinqueloeulina neostriatula Thalmann 新细纹五决虫
quinquennial *a*. & *n*. 持续五年的(事),每五年一次的(事)‖ ~ly *ad*.
quinquetubercular *a*. 五结节的,五尖的
quinquetubercular;quinquetuberelaris *a*. 五尖的,五结节的
quinquevalency;quinquevalence *n*. 五价
quinquevalent *a*. 五价的
quinqui-[构词成分]5,五(数字)
quinquina *n*. 金鸡纳[树]皮(cinchona)
quinquituberculate *n*. 五尖齿型
quinsy[拉] *n*. 扁桃体周围脓肿(peritonsilar abscess)‖ ~,lingual 化脓性舌扁桃体炎
quinsy *n*. 扁桃体周脓肿 ‖ lingual ~ 化脓性舌扁桃体炎
quint. *a*. 第五的(quintus)
Quint. quintus[拉]第五的
quintal *n*. 公担(重量单位=100千克);英制重量单位(英国为112磅,美国为100磅)
quintan *a*. 每第五日(复发)的(如五日热)
quintan[拉] *a*. 每第五日[复发]的
Quinterenol *n*. 喹丙那林(支气管扩张药)
Quinterenol = quinprenaline *n*. 喹丙那林(支气管扩张药)
quintessence *n*. ①浓浸膏 ②精华
quintessential *a*. 精华的,精髓的,典型的
quintet(te) *n*. 五重奏(唱),五重奏曲),五件套
quintie *n*. 五次
quintile *n*. 五分值,五分线
Quintiofos *n*. 喹硫磷(杀虫药)
quintipara[拉] *n*. 五产妇
quintisternal[拉] *a*. 胸骨第五节的
Quinton-Scribner shunt(Wayne E. Quinton;Belding H. Scribner)奎—斯分流术(一种为血液透析而建立的动静脉分流,包括由U形硅橡胶管及其特氟隆<Teflon>管尖组成的外通道,插在桡动

脉和头静脉之间)
Quintozene ***n***. 五氯苯肼(农业用抗寄生虫药)
quintuple ***a***. 五的,五拍子的,五倍的 ***n***. 五倍量 ***v***. 使成五倍
quintupler ***n***. 五倍倍频器
quintuplet [拉] ***n***. 五胎儿
quintus [拉] (简作 quint) 第五
quinuclidine ***n***. 奎宁环
Quinuclium bromide ***n***. 奎纽溴胺 (降压药)
Quinupramine ***n***. 奎宁帕明 (抗忧郁药)
Quinuronium metilsulfate ***n***. 双喹脲甲硫酸盐 (抗感染药)
Quipazine ***n***. 喹哌嗪 (子宫收缩药)
quisling ***n***. 卖国贼
Quisqualic acid ***n***. 使君子氨酸 (抗寄生虫药)
quisqualis ***n***. 使君子
Quisqualis indica L [拉; 植药] 使君子
Quisqualis L. [植药] 使君子属 ‖ ~ indica L. 使君子 药用部分; 种子—使君子 使君子 / ~ indica L. 毛叶使君子(var. villosa Clarke)
quisultazine ***n***. 奎邻 Q,q([复] Q's,q's) ***n***. 英语的第 17 字母
Quisultazine ***n***. 奎邻他嗪(抗溃疡药)
quit (-tt-) ***vt***. 放弃;解除;停止 ***vi***. 离开;停止 A. 摆脱了……的 (of)
quite ***ad***. 十分,完全,非常;颇
quitenidine ***n***. 奎替尼丁,氧化奎尼丁
quits ***a***. 抵销的,不分胜负的
quitter ***n***. 马踢疽 (quitor) ‖ ~,simple 单纯性马蹄疽
quittingtime ***n***. 下班时间
quittor ***n***. 马蹄疽 ‖ simple ~ 单纯性马蹄疽
quiver ***v***. & ***n***. (使)颤动;微抖
quivering nystagmus 微颤性眼球震颤,犹豫性眼球震颤
quiz (复 quizzes) ***n***. 测验;提问 (-zz-) ***vt***. 进行测验;盘问
quiz ***n***. 考试,难题
Qulinclla Ovalis 卵状奎因氏菌
Qulnqueloculina bradyana Cushman 隆缘五决虫
quoad vitam [拉] 关于生命
quod erat demonstrandum [拉] (简作 QED) 已如所示;证完,证讫
quod est [拉] (简作 QE) 这就是(= which is...)
quod vide [拉] (简作 Q.V) 参阅,参照
quoit ***n***. 铁圈 ***v***. 抛,掷
Quokka pox virus = Marsupial pox virus 奎欧卡痘病毒,袋鼠痘病毒
quondam ***a***. 以前的
quoque; quaque [拉] (简作 qq) 每,各
quorsum [拉] (简作 quor) 至何处
quorum [拉] (简作 quor) ***n***. 法定人数
quota ***n***. 份额(数),定额,定量,分配额
quotable ***a***. 可引用(或引证)的,适于引用(或引证的)
quotane ***n***. 喹坦,二甲异喹 (dimethisoquin)
Quotane ***n***. 盐酸奎尼卡因(dimethisoquin hydrochloride)[商名]
quotation (简作 qtn) ***n***. 引证,引文
quotative ***a***. 引用的,引证的
quote (简作 qte) ***vt***. & ***n***. 引证,引用,举例
quoted (简作 quot) ***a***. 引证的,引用的
Quotid. ***n***. 每日(quotidie)
Quotid. Quotidie [拉] 每日
quotidian [拉] ***a***. & ***n***. ①日发的,每日的 ②日发虐 ‖ ~,double 复日发虐,日重发虐
quotidie [拉] (简作 quotid) ***n***. 每日
quotient ***n***. 商数,系数 ‖ accomp-lishennt ~ 能力商数,成绩商数 / achievement ~ 能力商数;成绩商数(儿童学习进展程度与其能力之比) / Ayala's ~ 阿亚拉系数(脊液压系数) / blood ~ 血液商数 / conceptual ~ 受孕率 / development ~ 发育商数 / D∶N ~ D/N 比值(葡萄糖和尿素氮比值) / economy ~ 水分[收支]商数 / fatigue ~ 疲劳商数,疲劳系数 / non-protein ~ respiratory 非蛋白呼吸 / protein ~ 蛋白商 / albumin ~ 白蛋白商(血浆和全血白蛋白比值) / caloric ~ 热量商数(在代谢过程中,发出热量(以卡计)除以氧气消耗量(以 mg 计)所得之商数) / growth ~ 生长商数(全部食物能量中用于生长的商数) / intelligence ~ 智力商数(病人智力年龄,除以实足年龄,再乘以 100) / protein ~ 蛋白商(血浆球蛋白量除以蛋白量所得之商) / rachidian ~,spinal ~ 脑脊液压系数(见 Ayala's quotient) / rachidiant ~; Aayala's ~ 脊液 / reaction ~ 反应系数 / respiratory ~ 呼吸商(呼出的二氧化碳量与肺吸人的氧气量在每单位时间的比率)
quoties [拉] (简作 quot) ***n***. 需要时 ‖ ~ opus sit [拉] (简作 quot op sit) 每当需要时
Q-value ***n***. 品质因数,优值,Q 值
QZ 牙医技术杂志[西德](见 Quintessenz der Zahntechnik)
Qβ levivirus Qβ 光滑病毒

R r

R rate *n*. 率 respiratory exchange ratio 呼吸商 /resistance *n*. 血管阻力,电阻,抗药性 /respiration *n*. 呼吸 /rhythm *n*. 节律 /right *a*. 右(侧)的/ rough < colony > 粗糙型(菌落) /Rankine scale 兰氏温标 /Reaumur scale 列氏温标 /Behnken's unit 本肯单位 / organic radical 有机基 /correlation coefficient 相关系数/ distance radius 半径距离 /ring chromosome 环形染色体/ drug resistance 抗药性的符号/ roentgen *n*. 伦琴(旧名,现用 R 代替)

-R. Rinne's test negative 林尼氏[音叉]试验阴性(骨导音长)

R. O. T. 右枕横(胎位)(见 right occipitotransverse)

R. S. A. 右骶前(胎位)

R. akari 小蛛立克次氏体

R. Australia 澳大利亚立克次氏体

R. Canada 加拿大立克次氏体

R. Conori 康氏立克次氏体

R. Cox. burneti 贝纳柯克斯立克次氏体

R. like guinea pig agent 立克次氏体样豚鼠因子

R. montana 蒙他拿立克次氏体

R. montanau 西蒙他拿立克次氏体

R. Mooseri 莫氏立克次氏体

R. Parkeri 派氏立克次氏体

R. pox 立克次氏体痘

R. Prowazeki 普氏立克次氏体

R. quintana 五日热立克次氏体

R. rickettsi 立氏立克次氏体

R. sennetsu 塞内苏立克次氏体

R. siberica 西伯利亚立克次氏体

R. tsutsugamushi, R. orientalis 东方立克次氏体,恙虫病立克次氏体

R. typhi 斑疹伤寒立克次氏体

R1 stylovirus R1 长尾病毒

R17, 23, 34, 40 leviviruses R17,23,34,40 光滑病毒

R2 stylovirus R2 长尾病毒

R4s β-naphthyl-di-2-chloro-ethylamine 双-2-氯乙基-β-萘氨

Ra radium 镭(88 号元素)

RA rheumatoid artbritis 类风湿性关节炎

RA with ring sideroblasts (简作 RARS) 伴环形铁粒幼细胞的难治性贫血

Ra 元素镭(radium) 的符号

R_A, R_{AW}airway resistance 气道阻力

Raabe's test [Gustav 德医生 1875 生] 腊伯氏试验(检尿白蛋白)

rabat *n*. 胸片,拉巴特磨料

rabato *n*. 硬支撑物,绷带领

rabbet *n*. 插孔,槽,凹部

rabbetting *n*. 骨折断端交锁

Rabbia *n*. 狂犬病

rabbiarabies *n*. 狂犬病

rabbit *n*. 视频再现样品容器,[动药] 家兔 ‖ ~ fever'兔热病 / ~ anti-human thymocyte globulin (简作 RATG) 兔抗人胸腺细胞球蛋白 / ~ anti-mouse thymocyte (简作 RAMT) 兔抗鼠胸腺细胞 / ~ anti-rat lymphocyte serum (简作 RARLS) 兔抗鼠淋巴细胞血清 / ~ aorta contracting substance (简作 RCS) 兔主动脉收缩物质 / ~ aorta contracting substances(简作 EDCF) 可致家兔主动脉收缩的物质 / ~ aorta contracting-releasing factor (简作 RAC-RF) 家兔主动脉收缩物质释放因子 / ~ blood [动药] 兔血 / ~ Bone [动药] 兔骨 / ~ embryonic fibroblast cells (简作 REF) 兔胚成纤维细胞(供检验病毒等用之) / ~ embryonic salivary gland cells (简作 RESG) 兔胚唾液腺细胞(供检验病毒等用之) / ~ embryonic skin cells (简作 RESK) 兔胚上皮细胞(供检验病毒等用之) / ~ fever 兔热病 / ~ fur [动药] 兔皮毛 / ~ globulin (简作 RG) 兔球蛋白 / ~ heart fibroblast cells (简作 RHF) 兔心成纤维细胞(供检验病毒等用之) / ~ ileal loop test (简作 RILT) 家兔肠攀试验 / ~ kidney (简作 RK). 兔肾 / ~ kidney cells 兔肾细胞(供检验病毒等用之) / ~ Liver [动药] 兔肝 / ~ locus-A (RL-A) 兔的主要组织相容性复合体 / ~ meat [动药] 兔肉 / ~ red b1ood cell (简作 RRBC) 兔红细胞 / ~ serum albumin (简作 RSA) 兔血清白蛋白 / ~ serum globulin (简作 RSG) 兔血清球蛋白 / ~ skull 兔头骨 / ~ spleen cells (简作 RSp) 兔脾细胞(供检验病毒等用之) / ~ testis cells (简作 RT) 兔睾丸细胞(供检验病毒等用之) / ~ type antibody (简作 R type antibody) 兔型抗体 / ~ type reaction (简作 R type) reaction 兔型反应 / ~ unit (简作 Rab U) 家兔单位 / Watanabe heritable hyperlipidemic(简作 WHHL) ~ 华坦内比可遗传的高脂血兔(兔的突变种,患低密度脂蛋白受体缺乏症,类似人家族性高胆固醇血症,用于研究脂蛋白代谢和动脉粥样化形成)

Rabbit(Shope) fibroma leporipoxvirus 兔(肖普氏)纤维瘤兔痘病毒

Rabbit(Shope) papilloma virus 兔(肖普氏)乳头瘤病毒

Rabbit adapted virus 兔适应病毒,兔化病毒

Rabbit fibroma leporipoxvirus 兔纤维瘤兔痘病毒

Rabbit fibroma virus = Rabbits fibromatosis virus

Rabbit gammaherpesvirus 兔 γ 疱疹病毒

Rabbit herpesvirus = Leporid herpesvirus 1 兔疱疹病毒,兔疱疹病毒 1

Rabbit kidney vacuolating virus(Hartley et Rowe) 兔肾空泡病毒

Rabbit myxoma virus (Sanarelli)(Infectious myxoma virus) 兔黏液瘤病毒,传染性兔黏液瘤病毒

Rabbit oral papilloma virus virus(Parsons et Kidd) 兔口腔乳头瘤病毒

Rabbit oral papillomatosis virus(Parsons et Kidd) = Rabbit oral papilloma 兔口腔乳头瘤病毒

Rabbit orthopoxvirus 兔正痘病毒

Rabbit papilloma virus (Shope)(Shope papilloma virus) 兔乳头瘤病毒,肖普氏乳头瘤病毒

Rabbit parvovirus = Lapine parvovirus 兔细小病毒

Rabbit plaque virus 兔病毒蚀斑

Rabbit pox virus(Levaditi et Sanchis-Bayarri) 兔痘病毒,兔病毒

Rabbit syncytial virus(Morris et al.) 绵尾兔合胞病毒

Rabbit syncytium orbivirus 兔合胞体环状病毒

Rabbit type C endogenous virus 兔 C 型内源性病毒

Rabbit vacuolating virus 兔空泡形成病毒

Rabbit virus Ⅲ(Rivers et Tillet)(Herpesvirus cuniculi) 兔Ⅲ号疱疹病毒

rabbit-earsign *n*. 兔耳征[细支气管肺泡癌的 X 线征象]

rabbitpox *n*. 兔痘

Rabbits fibromatosis virus = Rabbit fibroma virus 兔纤维瘤病毒

rabbitt anti-dog-thymus serum (简作 RADTS) 家兔抗犬胸腺血清

Rabdosia adenantha(Diels) Hara [拉;植药] 腺花香茶菜

Rabdosia amethystoides(Benth.) Hara; Plectranthus amethystoides Benth. [植药] 香茶菜药用部分;全草、根

Rabdosia amethystoides(Benth.) Hara [拉;植药] 香茶菜

Rabdosia coetsa(buch.-Ham. ex D. Don) Hara [拉;植药] 细锥香茶菜

Rabdosia incanus(Link) Hara; Plectranihus incanus Link [植药] 灰毛香茶菜

Rabdosia lophanthoides(Ham.) Hara; Plectranthus striatus Benth. [植药] 钱纹香茶菜

Rabdosia nervosa(Benth.) Hara; Plectranthus nervosus Hemsl [植药] 量脉香茶菜

Rabdosia nervosa(Hemsl.) [拉;植药] 显脉香茶菜

Rabdosia sculponeata(Vaniot) Hara [拉;植药] 黄花香茶菜

Rabdosia temifolia(D. Don) Hara [拉;植药] 牛尾草

Rabdosiarubescens(Hemsl.) Hara [拉;植药] 碎米桠

Rabeprazole *n*. 雷贝拉唑(抗溃疡病药)

rabiate *a*. 患狂犬病的

rabiator *n*. 狂犬病患者

rabic *a*. 狂犬病的,瘛咬病的

rabicidal *a*. 杀狂犬病病毒的

rabid [拉 rabidus] *a*. 狂犬病的,瘛咬病的;狂怒的

rabies *n*. 狂犬病 ‖ dumb ~ 早瘫性狂犬病 / furious ~ 狂暴性狂犬病 / paralytic ~ 麻痹性狂犬病(通常为一种上行性脊髓麻痹)

rabies［拉］；**hydrophobia**；**lyssa** *n*. 狂犬病，瘛咬病 | ～ antiserum（简作 Rab）/ ser 狂犬病抗血清 / ～ canina 类狂犬病 / ～，dumb 早瘫性狂犬病 / ～ felina 狂猫病 / ～，furious 狂暴性狂犬病 / ～ immuneglobulin，RIG 狂犬免疫球蛋白 / ～，paralytic 麻痹性狂犬病 / ～，sullen（dumb）早瘫性狂犬病 / ～，tanacetic 艾菊性狂犬病（于兔类静脉注射艾菊油后所造成的类似狂犬病状态）/ ～ vaccine（简作 Rab/vac）狂犬病疫苗 / ～ antiserum 抗狂犬病血清 / ～ antiserum 抗狂犬病血清 / ～ lyssaviruse 狂犬病狂犬病毒 / ～ vaccine 狂犬病疫苗 / ～ vaccine 狂犬病疫苗 / ～ virus（Remling）（Hydrohobia virus，Lyssa virus，Waaaaat virus，Tollwut virus，Rage virus）狂犬病病毒
Rabies virus group 狂犬病毒属
rabietic *a*. 狂犬病的，瘛咬病的
rabific *a*. 引起狂犬病的
rabiform *a*. 狂犬病状的
rabigenic *a*. 引起狂犬病的
rabiophobia *n*. 狂犬病恐怖，瘛咬病恐怖（lyssophobia）
Rabson-Mendenhall syndrome（简作 RMS）莱—明二氏综合征（胰岛素耐受性糖尿病伴色素沉着及性早熟）
Racanisodamine *n*. 消旋山莨菪碱（抗胆碱药）
Raccoon pox virus（Herman）= **Raccoon poxvirus** 浣熊痘病毒
race *n*. 族，亚种，宗，小种，类，夹圈 ‖ ～ hygiene 保健
race[1] *n*. 比赛，竞争 *vt*. 和……比速度（或竞赛）
race[2] *n*. ①人种 ②种族 ③亚种，族（遗传学）；属，类 ‖ the ～ 人类
Racecadotril *n*. 消旋卡多曲（止泻药）
Racefemine *n*. 消旋非明（子宫松弛药）
Racefenicol *n*. 消旋甲砜霉素（抗生素类药）
racemase *n*. 消旋酶（如乳酸消旋酶）‖ ～，lactic acid 乳酸消旋酶
racemate *n*. 消旋物
racemate *n*.［外］消旋物，［外］消旋体（racemic mixture，racemic modification）
racemation *n*.［外］消旋作用（racemization）
raceme *n*. 总状花序；消旋物
raceme［拉］（单 racemus）*n*. ①总状花序 ②［外］消旋物 ‖ ～，compound 复总状花序 / ～，false 假总状花序
Racementhoi *n*. 消旋薄荷脑（驱风药，减轻充血药）
Racemethorphan *n*. 消旋美沙芬（镇痛药）
Racemetirosine *n*. 消旋甲洛氨酸（降压药）
racemic（简作 rac）*a*. 总状花的；（外）消旋的 ‖ ～ mixture 混旋体 / ～ tartaric acid（简作 RTA）消旋酒石酸
racemization *n*.［外］消旋［作用］
Racemoramide *n*. 消旋吗拉胺（镇痛药）
racemorphan *n*. 消旋－N－甲基－3－羟基吗啡烷（racemic N-methyl－3－hydroxymorphinan）
Racemorphan *n*. 消旋啡烷（镇痛药）
racemose［拉］*a*. 葡萄状的，蔓状的 ‖ ～ inula［植药］总状木香
Racephedrine *n*. 消旋麻黄碱（平喘药，升压药）‖ ～ hydrochloride 盐酸消旋麻黄碱（拟交感神经药）/ ～ sulfate 硫酸消旋麻黄碱
Racephen *n*. 消旋异丙酚，磷酸安非他明（amphetamine phosphate）
Racephenicol *n*. 消旋甲砜霉素（抗菌药）
Racephenicol；**DL-thiamphenicol** *n*. 消旋甲砜霉素（甲砜基硝基氯霉素的消旋物）
Racepinefrine *n*. 消旋肾上腺素（拟肾上腺素药）
Rachen-nearose［德］（简作 RN）*n*. 咽神经机能症
rachi-［希 rachis］［构词成分］脊柱
rachi(o)-［构词成分］脊柱
rachiagra *n*. 脊柱猝痛
rachial *a*. 脊柱的
rachialbuminimeter *n*. 脑脊液清蛋白定量器
rachialbuminimetry *n*. 脑脊液白蛋白定量法
rachialgia（**rhachialgia**）*n*. 脊柱痛
rachialgitis *n*. 炎性脊柱痛
rachianalgesia［法］*n*. 脊柱麻醉（rachianesthesia）
rachianesthesia；**rachianalgesia** *n*. 脊髓麻醉（法）
rachiasmus *n*. 背肌痉挛
rachicampsis［rachio-＋希 kampsis curve］*n*. 脊柱弯曲
rachicele *n*. 椎管（内容）突出
rachicentesis *v*. 椎管穿刺
rachicentesis；**rachiocentesis** *n*. 椎管穿刺，腰椎穿刺
rachicocainization；**rhachiococainization** *n*. 脊髓可卡因麻醉法，椎管可卡因麻醉法
rachidial；**rachidian** *a*. 脊柱的
rachigrsph *n*. 脊柱描记器
rachilysis *n*. 弯脊矫正术
rachio-［希］［构词成分］脊椎，脊柱，脊髓
rachiocampsis *n*. 脊柱弯曲
rachiocentesis spinal puncture. 椎管穿刺
rachiochysis［rachio-＋希 chysis a pouring］*n*. 椎管积液
rachiocyphosis kyphosis 脊柱后凸，驼背
rachiodynia［rachio-＋希 odynē pain］*n*. 脊柱痛
rachioeampsis *n*. 脊柱弯曲
rachiokyphosis，**rachiocyphosis** *n*. 脊柱后凸，驼背
rachiokyphsis *n*. 脊柱后凸
rachiometer *n*. 脊柱弯度计
rachiomyelitis *n*. 脊髓炎
rachion *n*. 防波线
rachiopagus［rachio-＋希 pagos thing fixed］；**rachipagus** *n*. 脊柱联胎
rachioparalysis *n*. 脊肌麻痹，脊肌瘫痪
rachiopathy *n*. 脊椎病
rachioplegia；**spinal paralysis** *n*. 脊髓麻痹
rachioscoliosis *n*. 脊柱侧凸
rachiotome *n*. 椎骨刀，脊椎刀
rachiotomy *n*. 脊柱切开术
rachiresistance *n*. 脊髓麻醉［药］抗拒性
rachiresistant *a*. 抗脊髓麻醉的
rachis［希 rhachis spine］*n*. ①脊柱，脊椎 ②花序轴
rachisagra *n*. 脊柱猝痛，脊柱痛风
rachischisis［rachi-＋希 schisis cleft］*n*. ‖ ～ partialis 脊柱不全裂 / ～ posterior；spina bifida 脊柱后裂，脊柱裂 脊柱裂［畸形］/ ～ totalis；holorachischis 脊柱全裂
rachisensibility *n*.（对）脊髓麻醉过敏（性）
rachisensible *a*.（对）脊髓麻醉过敏的
rachiterata *n*. 脊柱畸形
rachitic *a*. 佝偻病的
rachiticrosary *n*. 佝偻病串珠（佝偻病 X 线征象）
rachitis［希］*n*. ①佝偻病 ②脊柱炎症 ‖ ～ adultorum；osteomalacia 成人佝偻病，骨软化 / ～ atrophica；leanrickets；faminerickets 萎缩性佝偻病，消瘦性佝偻病 / ～ foetalis 胎儿佝偻病，胎性佝偻病 / ～ foetalis annularis 胎性环状佝偻病 / ～ foetalis micromelica 胎性小只肢性佝偻病 / ～ intrauterina 胎性佝偻病 / ～ renalis；renalrickets 肾病性佝偻病 / ～ tarda；laterikets 迟发佝偻病 / ～ uterina 胎性佝偻病
rachitism *n*. 佝偻病体质
rachitogenic *a*. 佝偻病源的，引起佝偻病的
rachitome *n*. 椎骨刀，脊椎刀
rachitomy *n*. 椎管切开术
rachlocyphosis *n*. 脊柱后凸
Rachycentridae *n*. 军曹鱼科（隶属于鲈形目 Perciformes）
Rachycentron canadum 军曹鱼（隶属于军曹鱼科 Rachycentridae）
racial *a*. 种族的，人种的 ‖ ～ diversify 种族参差性 ‖ ～ism *n*. 民族性（精神），民族偏见 / ～ist *n*. 种族主义者 *a*. 种族主义的 *n*. / ～ly *ad*.
racicentesis *n*. 椎管穿刺
Racine's Syndrome 经前唾液腺综合症
racing *n*. 赛马，赛车
racism *n*. 种族主义，种族歧视
racist *n*. 种族主义者 *a*. 种族主义的
Racix Kansui［拉；植药］甘遂
Racix stellerae［拉；植药］瑞香狼毒
rack *n*. 支架，格栅；极大的苦痛 *vt*. 折磨；使震动；扭伤 ‖ on the ～ 受极大折磨；极度焦虑不安 / ～ one's brains 绞尽脑汁，深思 / ～ up 得分 / metal ～ 金属架 / pipette ～ 吸量管架 / test tube ～ 试管架
racket *n*. ①球拍 ②喧闹，吵闹声 ③拉克特管
rack-mountingset *n*. 安装插件柜，安装组件
raclage［法］；**raclement** *v*. 擦除
raclazepam *n*. 瑞氯西泮（抗焦虑药）
raclement［法］*v*. 擦除
raclementum *n*. 擦除物
Raclopride *n*. 雷氯必利（抗精神病药）
Raco Portuni Penlagici［拉；动药］远海梭子蟹肉
racon *n*. 雷达应答器
Racopilaceae *n*. 卷柏藓科（一种藓类）
Ractopamine *n*. 雷托巴明（多巴胺类药）
ractuosity *n*. 嗳气
racy *a*. ①保持原味的，新鲜的 ②显出特色的
rad（简作 rd）*n*. 拉德（辐射吸收剂量单位，每一克组织吸收 100 尔格的能）‖ ～ dose 拉德剂量 / ～ equivalent dose 拉德当量剂量 / ～ equivalent man（Rem）雷姆，人拉德当量 / ～ neutron 中子拉德 / ～ per minute（简作 rad / min）弧度 / 分（角速度单

位)/ ~ per second(简作 rad / s) **n**. 弧度/秒(角速度单位)/ ~ per second squared(简作 rad / s_2) 弧度/秒^2,弧度每二次方秒(角加速度单位)

RAD right axis deviation 轴右偏(心电图)

Rad radiation absorbed dose 拉德,旧辐射吸收剂量单位,每 1g 组织吸收 100 尔格的能,现用戈瑞 < Gy >,1 rad = 10^{-2}Gy radian 弧度

rad. Radix[拉] **n**. 根

radar(简作 Ra) **n**. 雷达(略自 radio detecting and ranging)

radarkymography **n**. 雷达记波摄影(术)

radarscope **n**. 雷达显示器,雷达示波器

radax **n**. 放射性物质的排除

RADC Royal Army Dental Corps 皇家陆军牙医队(英)

Radcliffe's elixir[John 英医师 1650—1729]; **tincturam aloes composita** 拉德克利夫氏酏,复方芦荟酊

radechon **n**. 阻塞栅存储阴极管

radectomy; radectomia 牙根[部分]切除术

Rademacher's system[Johann Gottfried 德医师 1772—1850] **n**. 腊德马赫尔氏体制(认为每一病都有特效药)

Radermachera sinica(Hance) Hemsl.[拉;植药] 菜豆树

radesyge[丹 scab-sickness]; **Norwegian scabies** 结痂性疥疮

Radex Podocarpii Oldhamii[拉;植药] 羽叶长柄山蚂蝗

radexray **n**. X 线雷达

Radfordilaelaps **n**. 雷厉螨属

radgas **n**. 放射性气体

radi-[拉 radius][构词成分] 线,射线

radiability **n**. X 线可透性

radiable **a**. 可透 X 线的,X 线可检的

radiac **n**. 辐射计,核子放射侦查

radiacmeter **n**. 计量计,核辐射测定器

radiacwash **n**. 放射性去污染

radiad **ad**. 向桡侧

radial **a**. ①光线的,射线的 ②放射的,辐射状的 ③半径的,径向的 ④桡骨的 **n**. ①放射部 ②射线 ‖ ~ arm 旋臂 / ~ artery 桡动脉/ ~ astigmatism 斜轴散光 / ~base display 径向时基显示器 / ~ beam commutator tube 径向偏转电子射线转换管 / ~ buckling 放射状巩膜外垫压 / ~ chromatography 径向色谱[法] / ~ decay 径向衰变 / ~ deflection terminal 径向偏转电极 / ~ dilution 径向稀释,放射状稀释 / direction 辐射方向 / ~ dispersion 径向弥散 / ~ displacement 径向位移 / ~ distribution function(简作 RDF) 射线分布函数;径向分配函数 / ~ dose profile 放射剂量切面图 / ~ flow 辐向流动 / ~ grating 径向光栅 / ~ immunodiffusion(简作 RID) 放射免疫弥散 / ~ incision 放状切口 / ~ iridectomy 放射状虹膜切除术 / ~ iridotomy 放射状虹膜切开术 / ~ keratomy 放射状角膜切开术 / ~ keratotomy 放射状角膜切开术 / ~ marker 放射状标记器 / ~ mode 放射型,径向型 / ~ muscle 桡侧肌;放射肌 / ~ peripapillary capillaries 放射状视[神经]乳头周围毛细血管 / ~ reflex 桡反射 / ~ scan 辐射型扫查,圆周扫查(描) / ~ scanning 辐射型扫查,圆周扫查(描)/ ~ sphincterotomy 放射状[瞳孔]括约肌切开术 / ~ sweep 径向扫描/ ~ symmetry [角膜]辐射对称 ‖ ~ly **ad**.

radial-beam tube 径向偏转电子射线管

radial-deflectingelectrode 径向偏转电极

radialis[拉] **a**. 桡骨的,桡侧的(动脉,神经)

radialive frequency(简作 RF) 射频

radialization **n**. 辐射,放射

radialized **a**. 辐射状的,放射的

radialmigration **n**. 径向迁移

radials shied 放射板

radial-spoke artifact 轮辐样伪影[CT 伪影]

radiam G(简作 RaG, Ra-G) 镭 G(铅的同位素 Pb^{206})

radian(简作 rad) **n**. 弧度[rad 亦为平面角单位] ‖ ~ frequency 角频率

radiance, radiancy **n**. 发光,辐射性能,辐射率

radiant[拉 radians] **a**. 发光的,放射的,辐射的;发出辐射热 **n**. 发光(或有热)的物体,光点,辐射物(质) ‖ ~ body 辐射体 / ~ capacity 辐射本领 / ~ efficiency 辐射效率 / ~ emissivity 辐射发射率 / ~ emittance 辐射能流密度 / ~ energy 辐射能(量) / ~ energy density 辐射能密度 / ~ energy flux density 辐射能通量密度 / ~ flux 辐射通量 / ~ heat 辐射热 / ~ heater 辐射加热器 / ~ intensity 辐射强度 / ~ power 辐射功率 / ~ sensitivity 辐射灵敏度 / ~ state 辐射态 / ~ tube 辐射管 ‖ ~ly **ad**.

radiantio(复 tadiationes) **n**. 辐射线(解) ‖ ~ acustica 听辐射线 / ~ corporis callosi 胼胝体辐射线 / ~ corporis striati 纹枚体辐射线 / ~ pyramidalis 锥体辐射线 / ~ striothalamica 纹状体丘脑辐射线 / ~ tegmentalis 被盖辐射线

radiantray **n**. 辐射线

radiate[拉 radiare; radiatus] **a**. ①放射的,辐射 ②放射状的 **n**. 辐射状,辐射对称动物发光,辐射 **v**. 发(辐,照)射,发光(热) 散发;(感情等)流露

radiated **a**. 发(辐,照)射的 ‖ ~ characteristic 辐射特性 / ~ electric field 辐射电场 / ~ element 发射元件 / ~ energy 辐射能 / ~ interference 放射干扰 / ~ power 辐射功率 / ~ wave 辐射波

radiathermy **n**. 短波透热法

radiathyroxine **n**. 放射性甲状腺素

radiating **n**. 辐射,放射 ‖ ~ detection(简作 RD) 辐射探测 / ~ test facility(简作 RAADFAC) 辐射线试验设备

radiatingcalcification **n**. 放射性钙化

radiatingcapacity **n**. 辐射本领

radiatingcircuit **n**. 辐射电路,天线电路

radiating-coold tube **n**. 辐射冷却管

radiatingelement **n**. 放射元素

radiatingguide **n**. 辐射波导

radiatingpower **n**. 辐射本领

radiatingslot **n**. 辐射缝

radiatingsurface **n**. 辐射面

radiatingsystem **n**. 辐射系统

radiatio(pl. radiotiones) **n**. 辐射线(解剖学术语)

radiation([复]radiationes)[拉 radiatio] **n**. ①放射,辐射 ②辐射线(解剖) ③辐射能(解剖学名词),放射线 ④放射(疗法) ‖ acoustic ~, auditory ~, thaiamotemporal ~ 听辐射线 / adaprive ~ 适应辐射 / alpha ~, α-~ α(射线)辐射 / background ~ 本底放射,本底辐射 / braking ~ 韧致辐射 / ~ of corpus callosum 胼胝体辐射线 / corpuscular ~s 微粒放射,微粒辐射 / gamma ~, γ-~ γ 射线;γ 线 / heterogeneous ~ 不均匀放射,复色放射 / homogeneous ~ 均匀放射,单色放射 / interstitial ~ 组织内放射(疗法) / mitogenetic ~, mitogenic ~ 促有丝分裂辐射 / monochromatic ~ 单色辐射 / occipitothalamic ~, optic ~ 枕叶丘脑辐射线,视辐射线 / pyramidal ~ 锥体辐射线 / thalamic ~ 视丘辐射线 / white ~ 连续辐射/ ~ absorbed dose(简作 rad) 辐射吸收剂量(由该三词首母缩合而成的 rad 已成为一个计量单位,即吸收 剂量单位"拉德"。该单位名称与符号皆为 rad;当其与平面角单位 rad 可能重复时,前者亦可作 rd) / annihilation ~ 湮没放射,质湮放射 / ~, atomic 原子放射,原子辐射 / background ~ 本底放射,本底辐射 / ~ burn 放射性烧伤 / Cerenkov ~ 契连科夫氏放射(电子快速通过液体产生的能量 / corpuscular ~ 微粒放射,微粒辐射 / corticostriate ~ 皮质纹状体辐射线 / cosmic ~ 宇宙放射,宇宙辐射 / ~ death 辐射致死 / ~ detector 放射探测仪 / direct ~ 直接放射,直接辐射 / ~ disease 放射病 / ~ effect 辐射效应 / ~ effects(简作 RE) 放射效应 / ~ effects machine analysis system(简作 REMAS) 射效应计算机分析系统 / ~ effects mobile 1aboratory(简作 REML) 辐射效应活动实验室/ electromagnetic ~ 电磁放射,电磁辐射 / ~ epidemiological investigation 辐射流行病学调查 / ~ equivalent manikin absorption(简作 REM) 生物吸收辐射当量 / equivalent manikin calibration(简作 REMCAL) 生物辐射当量校准 / ~ exposure dose(简作 RED) 放射性接触量 / ~ eye injury 辐射性眼损伤 / fluorescent ~ 萤光放射,萤光辐射 / fractionation ~ 分剂放射 / gamma ~ ①γ 射线 ②γ 放射,γ 辐射 / ~ of Gratiolet; radiatio occipitothalamica 格腊提奥累氏辐射线 / hard ~ 硬线放射 / ~ hazard(简作 RAD) 辐射危害 / ~ hazards(简作 RAD HAZ) 放射线危害,辐射危害 / heterogeneous ~ 不均匀放射,复色放射 / ~ homogeneous 均匀放射,单色放射 / Huldshinsky's ~ 赫耳钦斯基氏紫外线照射 / infrared ~ 红外线照射 / ~ injury 放射损伤 / ~ injuries 辐射损伤 / interstitial ~ 组织内放射[疗法] / ionizing ~ 电离放射,电离辐射(一种食品保藏法) / irritative ~ 刺激性放射[疗法] / ~ laboratory(简作 RL) 辐射实验室 / ~ leukemia protection(简作 RLP) 放射性白血病防护 / medicine 放射医学 / ~ meter(简作 R-meter) 放射线测量器,辐射计 / mitogenetic ~; mitogenic ~ 核分裂放射 / radiatio occipitothalamica 视辐射线 / optic ~ 视辐射线 / photochemical ~ 光化放射,光化辐射 / ~ pneumonia 放射性肺炎/ ~ poisoning 辐射中毒 / polar ~ 极放射,极辐射 / primary ~ 初级放射 / ~ protection guide(简作 RPG) 辐(放)射防护指南 / protraction ~ 迁延放射 / ~ pulmonary edema 放射性肺水肿 / ~ reaction(简作 RR) 辐射(放射)反应 / ~ reaction cells(简作 RR cells) 放射反应细胞 / ~ Research Association(简作 RRA) 辐射研究协会(英) / ~ response(简作 RR) 放射反应,照射效果 / roentgen ~ 伦琴[射]线,X 线 / Rollier's ~ 罗利尔氏[日光紫外线]照射 / scattered ~ [分]散[放]射 / secondary ~ 次级放射,次级辐射 / radiations, sensory 感觉辐射线 / ~ sickness(x-ray sickness) 放射

病 / soft ~ 软线放射,软线辐射 / ~ therapy (简作 RT) 放射治疗/ ~ therapy technology(简作 RTT) 放疗技术学 ‖ ~al; radiative *a*. 放射的;辐射的
Radiation Botany (简作 RB) 放射植物学(杂志名)
Radiation Chemistry Data Center (简作 RCDC) 放射化学资料中心(美国印第安纳州圣母城)
Radiation Data and Reports (简作 RDR) 放射资料与报道(美国杂志)
Radiation Effects (简作 RE) 放射效应(杂志名)
Radiation Effects Information center (简作 REIC) 辐射效应情报中心(美)
Radiation Effects Research Foundation (简作 RERF) 辐射研究基金会(原称 ABCC)
Radiation Research (简作 RR) 辐射(放射)研究(杂志名)
Radiation Research Corporation (简作 RRC) 辐射研究公司(美)
Radiation Research Society (简作 RRS) 辐射研究学会(美)
Radiation Shielding Information Center (简作 RSIC) 辐射防护情报中心(美)
Radiation Therapy Scientitic Committee (简作 RTSC) 放疗科学委员会议(美国理疗学家协会)
radiational burn 放射线灼伤
radiational cataract 辐射性白内障
radiational glaucoma 放射线性青光眼
radiation-counter tube. 辐射(线)计数管
radiation-damage indicator. 放射性损伤指示器
radiation-equivalent-man (简作 rem) *n*. 人体放(辐)射当量
radiationesistance *n*. 辐射电阻
radiationesistant material *n*. 耐辐射物质
radiationess generation 无辐射产生
radiation-induced aberration 辐射诱导畸变
radiation-induced lethal 射线诱发致死
radiationless *a*.非辐射的
radiation-measurment equipment 辐射计量设备
radiationmeter *n*. 伦琴计,X 射线计
radiation-monitoring *n*. 放射监护
radiation-monitoring equipment *n*. 放射监护设备
radiationproof *a*. 防辐射的
radiation-proof *a*. 防辐射的
radiation-protection equipment 辐射防护设备
radiationreactance *n*. 辐射电抗
radiationreaction *n*. 放射反应 ‖ ~ preventive agent 放射(反应)防护剂
radiation-resistant *a*. 抗辐射的
radiationresistant mutant *n*. 抗辐射突变型
radiationresponse *n*. 放射反应
radiation-sensitive center 辐射敏感中心
radiation-therapy *n*. 放射疗法,辐射疗法
radiative *a*. 放射的,辐射的发射的,发射光的 ‖ ~ capacity 放射本领 / ~ capture 放射俘获 / ~ collision 放射碰撞 / ~ correction 辐射校正 / ~ decay 放射衰变 / ~ equilibrium 辐射平衡 / ~ flux 辐射通量 / ~ process 放射过程 / ~. transfer 辐射转换
radiativerecombination *n*. 辐射复合
radiativity *n*. 放(辐)射性,发射率
radiatized film 已照射胶片
radiator (简作 rad) *n*. ①放射器,辐射器 ② 放射体,辐射体,放射源 ‖ beta-ray ~ β放射源,β放射体 / gamma-ray ~ γ放射源,γ放射体 / ~ loss 辐射器损耗 / ~ of sound 声源,声辐射器 / ~ type 散热型 X 线器
radical [拉 radicalis] (简作 rad) *a*. ① 根本的,基本的 ②基的,根的,基团的 *n*. ①根部 ②基础 ③基本原理 ④基,根,基团(化学上主要指原子团) ‖ acid ~ 酸根,酸基 / alcohol ~ 醇基 / color ~ 色基,发色团,生色团 / free ~ 自由基(游离基) / acid ~ 酸根,酸基 / alcohol ~ 醇基 / basic ~ 碱根,碱基 / carbon ~ 碳基 / color; chromophore ~ 色基,发色团,生色团 / ~ cure 根治,根本疗法 / ~ dissectio ofretroperitoneal lymph nodes 腹膜后淋巴结清扫术 / ~ hysterectomy 根治性子宫切除术 / ~ hysterectomy 广泛子宫切除术 / ~ irradiation 根治性照射 / ~ mastectomy (简作 RM) 乳房根治切除术 / ~ neck dissection (简作 RND) 根颈部解剖 / negative ~ 阴根,负基 / ~ operation for funicular hydrocete 精索鞘膜积液根治术 / oxygen free ~ 氧自由基 / positive ~ 阳根,正基 / ~ radical scavenger 基团净化剂,自由基净化剂 / ~ sign 根号 / ~ treatment 根治法 / ~ therapy 根治性放疗 ‖ ~ly *ad*.
radication *n*. 开方
radices [拉](单 radix) *n*. 根
radiciform [英]; radiciformis [拉] *a*. 根状的;牙根状的
radiciulomeningomyelitis *n*. 脊髓脊膜脊神经根炎
radicle [拉 radicula] *n*. ①小根,细根(指血管或神经) ②根基,原子团 ‖ vascular ~ 血管[小]根
radico- [拉;亦作 radiculo-] [构词成分] 根;神经根
radicotomy *n*. 神经根切断术
radicula [拉] *n*. ①小根,细根(血管或神经) ②胚根
radiculalgia *n*. 神经根痛
radicular [英]; **radicularis**[拉] *a*. 根的 ‖ ~ paralysis 神经根性麻痹,根麻痹
radiculectomy [拉 radicularadicle + 希 ektom excision] *n*. 根切除术(尤指脊神经根切除术)
radiculitis [拉 radicularadicle + -itis] 脊神经根炎
radiculoganglionitis *n*. 脊神经根神经节炎
radiculogram *n*. 脊神经根鞘造影(照)片
radiculography *n*. 脊神经根鞘造影(术)
radiculomedullary *a*. 脊髓脊神经根的
radiculomeningomyelitis; rhizomeningomyelit-is *n*. 脊髓脊膜神经根炎
radiculomyelopathy *n*. 脊髓脊神经根病
radiculoneuritis *n*. 神经根神经炎(急性热病性多神经炎)
radiculoneuropathy *n*. 神经根神经病
radiculopathy *n*. 神经根病
radiectomy; radiectomia *n*. [牙]根切除术
radiesthesia *n*. 神经根麻醉
radiferous *a*. 含镭的
radigold *n*. 放射性金
radii(单 radius) *n*. ①半径 ②辐射线(解) ‖ ~ auriculares 耳半径 / ~ ciliares; ciliary processes 睫状辐射线,睫状突 / ~ curvus 桡骨弯曲 / dispersion ~ 散布半径(昆虫) / ~ fixus 固定半径(从犁蝶点到枕外隆凸尖的线) /radii lentis 晶状体辐射线 / ~ medullares [肾]髓质辐射线
radiiocardiogram *n*. 放射(能)心电图
radio- [拉 radius] [构词成分] 放射,辐射;桡骨
radio *n*. 无线电,收音机 ‖ ~ active series 射线系列 / ~ and television (简作 RT) 无线电电视 / ~ autograph 放射自显影照片/ ~ carbon 放射性碳,碳同素 / ~ carbon test 射碳试验 / ~ chemistry 放射化学 / ~ circuit 高频电路 / ~ control 无线电控制 / ~ converter 射频变换器 / ~ detector 比例检波器 / ~ electromyograph (简作 REMG) 放射肌电图描记器 / ~ Emergency Association Citizens Teams (简作 REACT) 无线电紧急援助联合居民队 / ~ examination 放射性检验 / ~ field 射频场,电磁场 / ~ field intensity 射频场强(度),电磁波场强 / ~ fraquency spectroscopy 射频波谱术 / ~ frequency (简作 rf) 放射频率,射频,无线电频率 / ~ frequency accelerator 射频加速器 / ~ frequency amplifier (简作 RFA) 射频放大器,高频放大器 / ~ frequency coil design 射频线圈设计 / ~ frequency echo signal 射频回声信号 / ~ frequency field biomagnetic effects 射频场生物磁效应 / ~ frequency generator 射频发生器 / ~ frequency gluing 高频胶合 / ~ frequency pattern 交变脉冲图形 / ~ frequency penetration 射频穿透率 / ~ heater 射频加热器 / ~ Immuno-electrophoresis 放射免疫电泳 / ~ immunosorbent test (简作 RIST) 放射免疫吸附试验 / ~ influence (简作 RI) 射频感应,高频感应 / ~ isotope 放射性同位素 / ~ isotopic tracer 放射性同位素示踪剂 / ~ knife 高频手术刀 / ~ Manufacturer's Association (简作 RMA) 无线电制造商协会(现:电子工业协会) / ~ movies 电视电影 / ~ nuclide computed tomography (简作 RCT) 放射性核素计算机处理的断层扫描 / ~ photoluminescence 辐射光致发光 / ~ sensitivity test (简作 RST) 放射敏感性试验 / ~ signal 无线电信号 / ~ spectrum 射频频谱 / ~ teletypewriter (简作 RATT) 无线电电传打字机,无线电打字电报机 / ~ television set 电视机 / ~ therapeutic Research Unit (简作 RRU) 放射医疗研究小组 / ~ therapy 超短波治疗器 / ~ thin layer chromatography (简作 RTLC) 放射薄层色谱法 / ~ transmitter 无线电发报机 / ~ tube 真空(电子)管 / ~ wave 无线电波
radioactinium (简作 RdAc(Rd-Ac)) *n*. 放射性锕,射锕(钍同位素 Th^{227})
radioaction; radioactivity *n*. ①放射性,辐射性 ②放射现象 ‖ ~ laboratory 放射性实验室
radioactivate *v*. 放射性化,使带放射性 ‖ ~ analysis 放射活性分析
radioactivation *n*. 放射性活化,辐射激(活)化
radioactive (简作 ra) *a*. 放射性的,放射的 ‖ ~ aerosol 放射性气溶胶 / ~ air sampler 放射性空气取样器 / ~ antigen microprecipitin (简作 RAMP) 放射性抗原微量沉淀试验 / ~ antigen-binding assay (简作 RABA) 放射性抗原结合测定 / ~ applicator

放射性施用器 / ~ ash 放射性灰 / ~ assay 放射性检验,放射性分析 / ~ atom 放射性原子 / ~ background 放射性本底 / ~ blood pool indicator 放射性血池指示剂 / ~ bombardment 放射性轰击 / ~ breakdown 放射性损伤放射性杀伤 / ~ by-product 放射性副产物 / ~ capture 放射性俘获 / ~ charging 装放射源 / ~ cobalt 放射性钴 / ~ colloid 放射性胶体物 / ~ colloidal gold 放射性胶态金 / ~ concentration 放射性浓度 / ~ constant 放射常数放射恒量 / ~ contamination 放射性污染 / ~ contamination 放射性污染 / ~ damage 放射性损伤 / ~ debris 放射性碎片,放射性碎屑 / ~ decay 放射性衰变,放射衰变 / ~ decay constant 放射性衰变常数 / ~ decay equation 放射性衰变方程 / ~ decay law 放射性衰变律 / ~ decay period 放射性衰变周期 / ~ decay rate 放射性衰变率 / ~ decontamination 去放射性污染 / ~ dentine abrasion (简作 RDA) 放射性牙质磨损 / ~ deposit 放射性沉积 / ~ detector 放射性检测器 / ~ disintegration 放射性蜕变 / ~ displacement law 放射性位移定律 / ~ drug 放射性药物 / ~ dust 放射性尘埃 / ~ element 放射性元素 / ~ emanation 放射性发射 / ~ end product 放射性最终产物 / ~ equilibrium 放射平衡 / ~ fallout 放射性沉降物,放射性微粒回降,放射性降尘 / ~ family 放射族,放射系 / ~ fission product 放射性裂变产物 / ~ gallium 放射性镓 / ~ gas 放射性气体 / ~ gas emanator 放射性气体测量计 / ~ gauge 放射性测量计 / ~ gold 放射性金 / ~ grain 放射性颗粒 / ~ half-life 放射性半衰期 / ~ halo (简作 r-h) 放射性晕 / ~ heat 放射性蜕变热 / ~ hood 放射性通风柜 / ~ impurity 放射性杂质 / ~ inclusion 放射性参杂物 / ~ indicator 放射性示踪剂,放射性指示剂 / ~ infarct particle 放射性梗塞微粒 / ~ iodinated fatty acid (简作 RIFA) 放射性碘标记脂肪酸 / ~ iodinated human serum albumin (简作 RIHSA) 放射性碘标记的人血清白蛋白 / ~ iodinated serum albumin (简作 RISA) 放射性碘标记(示踪)血清白蛋白 / ~ iodine (^{131}I) (简作 RAI) 放射性碘(碘^{131}) / ~ iodine uptake (简作 RAIU) 放射性碘摄取(率) / ~ isotope 放射性同位素 / ~ isotope marked determination (简作 RIMD) 放射性同位素标记测定法 / ~ isotope power supply (简作 RIPS) 放射性同位素电源 / ~ isotope power system (简作 RIPS) 放射性同位素动力系统 / ~ isotope powered pulsed light equipment (简作 RIPPIE) 放射性同位素动力脉冲发光设备 / ~ label 放射性标记 / ~ ladder 放射梯度 / ~ leak 放射性泄漏 / ~ level 放射性强度 / ~ marker 放射性标记物 / ~ material (简作 RAM) 放射性物质 / ~ measurement 放射性测量 / ~ mineral 放射性矿物 / ~ monitoring (简作 RAM) 放射性监测 / ~ nature 放射性起源,放射性特性 / ~ nucleus 放射核 / ~ nuclide 放射性核素 / ~ parent 放射性母体 / ~ particle 放射性微粒 / ~ poisoning 放射性污染,放射性中毒 / ~ power 放射强度 / ~ product 放射性产物 / ~ purity 放射性纯度 / ~ range 放射能量区,放射射程 / ~ rhodium (简作^{106}Rh) 铑^{106},放射性铑 / ~ sample 放射性样品 / ~ seed 放射性粒源 / ~ series 放射系列 / ~ single radial diffusion test (简作 RSRD) 放射性单向免疫扩散法,放射性单扩散法 / ~ solution 放射性溶液 / ~ source 放射源 / ~ species 放射性核素 / ~ standard 放射性标准 / ~ stoppingpower 放射阻止能力 / ~ strontium 放射性锶 / ~ strontium disc 放射性锶盘 / ~ strontium shell 放射性锶壳 / ~ substance 放射性物质 / ~ surface contamination 放射性表面污染 / ~ tracer, radiotracer 放射性示踪剂,同位素示踪剂,放射显迹物 / ~ transformation 放射性蜕变 / ~ uptake (简作 RAU) 放射性摄取(率) / ~ washout technique 放射性廓清技术 / ~ waste 放射性废物 / ~ waste storage 放射性废物贮存 / ~ wasterepository 放射性废物库 / ~ wave 放射波

radioactiveray *n*. 放射性射线

radioactivereference source 放射性参考源

radioactiverenogram *n*. 放射性肾图,放射性肾探测图

radioactiverenography *n*. 放射性肾造影(术)

radioactivity (简作 Rad) *n*. ①放射性,辐射性 ②放射现象 ‖ ~ artificial ~ ; induced ~ ①人工放射性 ②人工放射现象 / ~ bearingtissue 含放射性物质的组织 / ~ concentration guide (简作 RCG) 放射性浓度标准 / ~ decay 放射性衰变 / ~ detection, identification and computation (简作 RADIAC) 放射性探测、鉴定和计算 / ~ label 放射性标记 / ~ mark 放射性标记,放射性标志 / natural ~ ①自然放射性 ②自然放射现象 / ~ over heart 心区放射性活性 / ~ over kidney 肾区放射性活性 / ~ over liver 肝区放射性活性 / ~ peak count 放射性峰值计数 / ~ prospecting 放射性探测 / ~ protection 放射性防护 / ~ standard 放射性标准[源]

radioactor *n*. 镭疗器

radioaerosol *n*. 放射性气溶胶 ‖ ~ inhalation imaging 放射性气溶胶吸入成像

radioaibumin *n*. 放射性(血清)蛋白 ‖ ~ suspension 放射性血清蛋白悬浮液

Radioalle gosorbent Test (简作 RAST) 放射性过敏原检测试验

radioallergosorbent *a*. 放射变应原吸附的

radioallergo-sorbent test (简作 RAST) 放射性过敏原吸收试验(IgE 抗体测定)

radioaltimeter *n*. 射电测量计

radioamplifier *n*. 高频放大器

radioanalysis *n*. 放射性分析

radioanaphylaxis *n*. 放射过敏反应,放射过敏症(对 X 线或其他辐射能的过敏性反应)

radioanatomic(al) *a*. 放射解剖学的 ‖ ~ imaging 放射解剖学成像 / ~ study 放射解剖学研究

radioanatomy *n*. 放射解剖学

radioapplicator *n*. 放射性照射器

radioassay *n*. 放射性测定,放射性鉴定[法] ‖ ~ kit 放射性分析试验盒

Radioassay News (**journal**) (简作 RAN) *n*. 放射测定新闻(杂志名)

Radioassay Society (简作 RAS) 放射测定学会

radioastronomy *n*. 射电天文(学)

radioautogram (简作 RAG) *n*. 放射自显影像,自动射线摄影,放射性同位素示踪图

radioautograph *n*. 放射自显影(照)片 ‖ ~ic *a*. 放射自显影的 / ~y *n*. 放射自显影(术),自体放射摄影(术)

radioautographic (简作 RAG) *n*. 放射自显影 ‖ ~ analysis 放射自显影分析 / ~ efficiency 放射自显影效率

radioautography *n*. 放射自显影(术),自体放射摄影(术)

radioautolysis *n*. 辐射自分解

radiobe [radio - + 希 bios life] *n*. 放射凝聚

radiobearing *n*. 无线电方位

radiobench *n*. 放射性工作台

radiobicipital *a*. 桡骨(与)肱二头肌的

radiobioassay (简作 RBA) *n*. 放射生物学分析(法)

radiobioiogy *n*. 放射生物学

radiobiological *a*. 放射生物学的 ‖ ~ data 放射生物学数据(资料) / ~ dosimetry 放射生物剂量学 / ~ effect 放射生物学效应 / ~ effectiveness 放射生物学效应 / ~ experiment 放射生物学实验 / ~ judgement parameter 放射生物学评价参数 / ~ phenomenon 放射生物学现象 / ~ principle 放射生物学原理 / ~ response 放射生物反应

radiobiologist *n*. 放射生物学家

radiobiology (简作 RB) *n*. 放射生物学

radiobiophysics *n*. 放射生物物理学

radiobromination *n*. 放射性溴标记,放射性溴化

radiocalcium *n*. 放射性钙,射钙

radiocancerogenesis *n*. 放射性癌形成,放射致癌

radiocarbon *n*. 放射性碳 ‖ ~ tracer 放射性碳示踪物

radiocarcinogenesis *n*. 放射性致癌形成,放射致癌

radiocardiegram *n*. ①心放射图 ②放射心电图

radiocardiography (简作 RCG) *n*. 心放射描记法,放射心电描记法

radiocarpal *a*. 桡腕的

radiocarpus *n*. 桡侧腕屈肌

radiocesium *n*. 放射性铯

radiochemical *a*. 放射化学的 ‖ ~ centre (简作 RCC) 放射化学中心 / ~ gamma activation analysis (简作 RGAA) 放射化学 γ 线活化分析 / ~ impurity 放射化学杂质 / ~ medical center (简作 RMC) 放射化学医学中心 / ~ neutron activation analysis (简作 RNAA) 放射性化学中子活化分析 / ~ nuclide 放射化学核素 / ~ pure 放射化学纯 / ~ purity 放射化学纯度 / ~ separation 放射化学分离

radiochemistry *n*. 放射化学

radiochemolminescence *n*. 辐射化学发光

radiochemotherapeutic *a*. 放射化疗的

radiochemotherapy *n*. 放射化疗

radiochemy *n*. 放射[化学]效应

radiochlorine *n*. 放射性氯,射氯

radiocholesterol adrenal image 放射性胆固醇肾上腺影像

radiochroism [radio - + 希 chroa color] *n*. 放射吸收性

radiochromatogram *n*. 放射层析图,放射色谱图

radiochromatographic technique 放射层析技术,放射色谱技术

radiochromatography *n*. 放射层析法,放射色谱(法)

radiochrometer *n*. X 线透度计,X 线硬度计 ‖ Benoist's ~ 本诺伊氏 X 线进度计

radiocinemamatograph *n*. X 线活动照相机,X 线电影装置

radiocinematograph *n*. X线活动照相机
radiocinematography; **actinocinematography** *n*. X线活动照相术
radiocirculography *n*. 放射[血]循环描记术
radio-clinical manifestation 放射—临床表现
radio-clinical semiology 放射—临床症状学
radiocobalt *n*. 放射性钴,射钴
radiocolloid *n*. 放射性胶体
radiocolloids *n*. 放射胶质
radiocontamination *n*. 放射性污染
radiocontrast *n*. 放射性对照 ‖ ~ lymphangiography 放射对照淋巴管造影(术)
radiocounting *n*. 放射性计数
radiocurable *a*. 可放射治疗的,可经放射治愈的
radiocystitis *n*. 放射性膀胱炎
radiode *n*. 镭疗器
radiodense *a*. 不透X线的,不透射线的
radiodensity *n*. 放射密度
radiodermatitis *n*. 放射性皮炎
radiodiagnosis *n*. 放射诊断,X线诊断
radiodiagnostics *n*. 放射诊断术,X线诊断学
radiodiaphane *n*. 镭透照镜
radiodigital *a*. 桡骨手指的
radiodontia; **radiodontics** *n*. 牙放射学
radiodontics *n*. 牙放射学
radiodontist *n*. 牙放射学家
radiodontlcs; **radiodontology**; **radiodontologia** *n*. 牙放射学
radiodontology *n*. 牙放射学
radioecho *n*. 无线电回波
radioecoiogy *n*. 放射生态学
radioed *n*. 镭插入器
radioelectrocardiogram(简作 RCG) *n*. 放射心电图
radioelectrocardiograph(简作 RKG) *n*. 放射心电描记器
radioelectrocardiography(简作 RECG) *n*. 放射心电图扫描术
radioelectrocomplexing(简作 REC) *n*. 放射性电络合
radioelectroencephalograph(简作 REEG) *n*. 放射脑电图描记器
radioelectrophoresis *n*. 放射电泳法
radio-electrophysiologram *n*. 放射电生理[描记]图
radio(-)electrophysiolography *n*. 放射电生理描记术
radio(-)element *n*.放射[性]元素
radioencephalogram(简作 REG) *n*. 放射脑电图
radioencephalograph(简作 REG) *n*. 脑放射摄影机
radioencephalography *n*. 放射脑电图(术),脑放射照相(术)
radioenzymatic *a*. 放射酶的 ‖ ~ nuclide derirativeproduction 放射酶促核素衍生物生成 / ~ assay 放射酶学测定(法)
radioepidermitis *n*. 放射性表皮炎
radioepithelitis *n*. 放射性上皮炎
radioexaminafion *n*. 放射(性)检查
radioferrikinetics *n*. 放射性铁动态 ‖ ~ accelerator 射铁加速器 / ~ echo signal 射铁回声信号
radiofluorescence *n*. 辐射荧光
radiofluorography *n*. 放射荧光自显影
radiofrequency(简作 RF) *n*. 无线电频率,射频(约 10^4-3×10^{12}赫) ‖ ~ ablation 射频消融 / ~ amplifier 射频放大器 / ~ alternator 射频发生器 / ~ ammeter 射频电流计 / radio-frequency amplification(简作 RFA) 频率放大 / ~ amplification 射频放大,高频放大 / ~ amplifier gain 射频放大增益 / ~ beam 射频波束 / ~ capacitor 射频电容器,高频电容器 / ~ carrier 射频载波,高频载波 / ~ channel 射频信道 / ~ choke 射频扼流圈 / ~ choke coil 射频扼流圈 / ~ circuit 射频电路 / ~ coil 射频线路 / ~ current(简作 RFC) 频率电流 / ~ excited plasma 射频激发等离子体 / ~ field 射频场 / ~ field biomagnetic effects 射频场生物磁效应 / ~ filter 射频滤波器,高频滤波器 / ~ gap nb. 射频放电器 / ~ generator 射频发生器 / ~ head 射频头,射频端 / radio-frequency interference(简作 RFI) 射(电)频(率)干扰,无线电频率干扰 / ~ maser 射频微波激射器 / ~ mass spectrometer 射频质谱仪 / ~ output probe 射频输出探头 / ~ penetration 射频穿透串 / ~ performance 射频性能 / ~ plumbing 射频波导 / ~ potential 射频电位,射频电势 / ~ power amplifier 射频功率放大器 / ~ pulse 射频脉冲 / ~ pulse generator 射频脉冲发生器 / ~ sensitivity 射频灵敏度 / ~ signal 射频信号 / ~ spectrum 射频谱,无线电频谱 / ~ stage 射频级 / ~ transformer 射频变压器,高频变压器 / ~ reading 射频扫描快速读数法 / ~ receiver 射频接收 / ~ receiving tube 射频接收管 / ~ region 射频范围 / ~ resistance 射频电阻 / ~ unit 射频单位
radiogallium *n*. 放射性镓,射镓
radiogen *n*. 放射物(质),放射源
radiogenesis *n*. 射线产生,射线生成
radiogenic *a*. 放射产生的,射线源的,致辐射的 ‖ ~ heat 辐射热
radiogold *n*. 放射性金,射金
radiogradiography(简作 Radiog) *n*. 放射造影术
radiogram *n*. 放射(照)片,X线(照)片,放射图,射线(照)相片
radiograph *n*. 放射照片,X线(照)片 ‖ bite-wing ~ 拾翼X线(照)片 / lateral oblique jaw ~ 侧斜位颌X线(照)片 / lateral skull ~ 侧头颅X线(照)片 / maxillary sinus ~ 上颌窦X线(照)片(即瓦特位观 < Water's view > X线 < 照 > 片) / panoramic ~ 全景X线(照)片 / submental vertex ~ 颏下顶X线(照)片
Radiographer(简作 Radiog) *n*. 放射摄影技师(杂志名)
radiographer(简作 RR) *n*. X射线照相技师
radiographic *a*. 放射照相的 ‖ ~ base line X线摄影基线,眶耳线 / ~ blackening X线摄影(胶片)黑化度 / ~ change X线摄影改变 / ~ contrast agent X线摄影造影剂/ ~ contrast media X射线摄影造影剂 / ~ contrast medium(简作 RCM) 放射摄影造影剂 / ~ density X线摄影密度 / ~ density difference X线摄影密度差 / ~ effect X线摄影效应放射摄影效应 / ~ enlargement X线摄影放大 / ~ equipment X线摄影设备 / ~ exophthal mometry X线摄影眼球凸出测定法 / ~ exophthalmometer 放射照相突眼计 / ~ exposure X线摄影曝光 / ~ factor X线摄影因素 / ~ feature 放射学特征,放射学表现 / ~ frontal tomography X线正位断层成像(术) / ~ image X线摄影像,放射摄影影像 / ~ image enhancement 放射成像增强 / ~ inspection(简作 RADI) *n*. 放射线检验 / ~ localization X线摄影定位 / ~ localizer X线摄影定位器 / ~ magnification X线摄影放大,散射造影放大 / ~ mean X线摄影方法,放射线照相方法 / ~ negative X线底片 / ~ parameter X线摄影参数 / ~ processing X线摄影处理 / ~ set-up X线摄影装置 / ~ stereometry X射线立体摄影法 / ~ term X线摄影术语,放射摄影术语 / ~ visualization X线摄影显示 / ~ xlacentography 胎盘X线摄影(术)
radiographic *a*. 放射摄影的,X线摄影的
radiographically *ad*. X线摄影地
radiographicroom *n*. X线摄影室
radiographol *n*. 碘甲磺酸钠(造影剂)
radiographol; **sodium iodomethanesulfonnate** *n*. 碘甲烷磺酸钠(商品名,造影剂)
radiography *n*. X线摄影(术),放射摄影(术) ‖ digital ~ 数字X线摄影(术) / double contrast ~ 双重对比X线摄影(术) / mucosal relief ~ 黏膜皱襞X线摄影(术) / selective ~ 选择性X线摄影(术),居民抽检X线摄影(术)
Radiography(简作 Radiog) *n*. X线摄影,放射线照相(杂志名)
radiography[英]; **radiographia**[拉] *n*. 放射照相术 ‖ body ~ section 体层X线照相术,断层X线照相术 / electron ~ 电子放射照相术 / flash ~ 闪光放射照相术 / gamma ~ γ[射]线照相术 / mass ~ 集体X线照相术 / mass ~ miniature 集体X线缩影[小片]照相术 / miniature-film ~ X线缩影[小片]照相术 / neutron ~ 中子放射照相术 / sectional ~ 体层X线照相术,断层X线照相术 / serial ~ 系列X线照相术,连续X线照相术 / spot film ~ 适时X线照相术 / tube-shift ~ 管移位X线照相术,立体X线照相术
radiograschromatography *n*. 放射性气相层析(色谱)法
radiohalogenation *n*. 放射性卤化
radiohazard *n*. 射线伤害
radioheating *n*. 射频加热
radioheliogram *n*. 射电测日图
radioheliograph *n*. 射电日象图
radiohistography *n*. 放射组织自显影,放射组织成像
radiohumeral *a*. 桡(骨)肱(骨)的
radiohydrobiology *n*. 放射水生生物学
radiohygiene *n*. 放射卫生学 ‖ ~ agar gel diffusion autograph(简作 RIAGDA) 放射免疫琼脂扩散自显影 / ~ competition 放射免疫竞争 / ~ counterelectrophoresis autograph 放射免疫对流电泳自显影(见 RICEPA)
radioimmunity(简作 RI) *n*. 放射免疫
radioimmunoabsorbent test(简作 RIAT) 放射免疫吸收试验
radioimmunoagsay(简作 RIA)放射免疫测定法
radioimmunoanalyzer *n*. 放射免疫分析仪
radioimmunoassay(简作 RIA) *n*. 放射免疫测定,放射免疫法
radioimmunoassay for HCG HCG 的放射免疫测定法
radioimmunoassaykit *n*. 放射免疫分析试剂盒
radioimmunochemistry *n*. 放射免疫化学
radioimmunodetection *n*. 放射免疫检测,免疫闪烁显像(即 immunoscintigraphy)
radioimmunodetection(简作 RID) *n*. 放射免疫检出法

radioimmunodiffusion *n*. 放射免疫扩散(法)
radioimmunoelectrophoresis *n*. 放射免疫电泳(法)
radioimmunoelectrophoretic binding assay（简作 REBA）放射免疫电泳结合测定(法)
radioimmunoguided surgery 放射免疫指导下的手术治疗
radioimmunoimaging（简作 RII）*n*. 放射免疫显像法,放射免疫成像术,免疫闪烁显像(即 immunoscintigraphy)
radioimmunolocallzation *n*. 放射免疫定位
radioimmunological imaging 免疫学成像
radioimmunology *n*. 放射免疫学(法)
radioimmunoprecipitation *n*. 放射免疫沉淀（法）‖ ~ assay（简作 RIP）放射免疫沉淀分析（法）/ ~ polyethylene glycol assay（简作 RIPPEGA）放射免疫沉淀聚乙二醇分析法
radioimmuno-precipitation（简作 RIP）*n*. 放射免疫沉淀物
radioimmunoscintigraphy（简作 RIS）*n*. 放射免疫闪烁显像,免疫闪烁显像(即 immunoscintigraphy)
radioimmunosorbent *a*. 放射免疫吸附的 ‖ ~ technique（简作 RIST）放射免疫吸附技术
radioimmuotherapy（简作 RIT）*n*. 放射免疫治疗法
radioimpurity *n*. 放射性杂质
radioindicator *n*. 放射性指示剂,示踪原子
radioiodinated *a*. 放射性碘标记的 ‖ ~ fat 放射性碘化脂肪 / ~ hormone 放射性碘标记激素 / ~ human serum albumin（简作 RISA）放射性碘人血清蛋白(商品名) / ~ rose bengal(简作 RIRB)放射性碘标记孟加拉玫红 / ~ steroid 放射性碘标记甾族化合物 / ~ triolein（简作 RIT）放射性碘标记三油酸甘油酯
radioiodination *n*. 放射性碘标记
radioiodine *n*. 放射性碘,射碘 ‖ ~ scintigraphy 放射性碘闪烁成(显)像(术) / ~ test 放射性吸碘试验 / ~ thyroidectomy 放射性碘甲状腺切除术
radioiodine *n*. 放射性碘,射碘
radioiodocholesterol *n*. 放射性碘胆固醇 ‖ ~ scintigraphy 放射性碘胆固醇闪烁成像
radioiron *n*. 放射性铁,射铁
radioisomerization *n*. 放射异构现象
radio-isophot *n*. 射电等辐透,射电(射频)等强度
radioisotope（简作 RI）*n*. 放射性同位素,放射性核素 ‖ ~ angiocardiography 放射性同位素心血管成像(术) / ~ angiography 放射性同位素血管成(显)像(术) / ~ applicator 放射性同位素照射器 / ~ arteriography 放射性同位动脉成(显)像(术) / ~ brachytherapy 放射性同位素短距离治疗 / ~ camera 同位素照相机 / carrier-free ~ 无载体放射性核素 / ~ cisternography 放射性同位素脑池成像(术) / ~ computed tomography 放射性同位素计算机断层成像(术),放射性同位素计算机断层摄影装置 / ~ customer 放射性同位素用户 / ~ diagnostic equipment 放射性同位素诊断仪 / ~ dilution 放射性同位素稀释 / ~ dilution assay（简作 RIDA）放射性同位素稀释测定 / ~ display system 放射性同位素显示系统 / ~ dynamic-function test 放射性同位素动态功能试验 / ~ efflux 放射性同位素反流 / ~ examination 放射性同位素检查 / ~ generator 放射性同位素发生器 / ~ heat source 放射性同位素热原 / ~ heater unit（简作 RHU）放射性同位素热源装置 / ~ image 放射性同位素影像 / ~ image intensifier tube 放射性同位素影像增强管 / ~ imaging 同位素成像 / ~ indicator（简作 RI）放射性同位素指示剂 / iron ~ 铁放射性同位素 / ~ liver scanning 放射性同位素肝扫描 / ~ lungscanning 放射性同位素肺扫描 / ~ lymphography 放射性同位素淋巴成(显)像(术) / ~ medicine（简作 RIM）放射性同位素医学 / ~ microassay 放射性同位素微量分析 / ~ mylography 放射性同位素脊髓成(显)像(术) / ~ renogram（简作 RIR(G)）放射性同位素肾图 / ~ renography 放射性同位素肾成像 / ~ scan 放射性同位素扫描 / ~ scanning(radioscan) 核素扫描,放射性同位素扫描 / ~ smoke alarm（简作 RISA）放射性同位素烟雾报警器 / ~ teletherapy 放射性同位素远距疗法 / ~ therapy 放射性同位素治疗 / ~ thyroidolymphography 放射性同位素甲状腺淋巴结闪烁成(显)像(术) / ~ tomography 放射性同位素断层成像(术) / ~ tracer（简作 RT）放射性同位素示踪剂 / ~ transmission gauge 放射性同位素透射测量计 / ~ ventriculography 放射性同位素脑室成像(术)
radioisotoperenogram *n*. 放射性同位素肾图
radioisotoperenography *n*. 放射性同位素肾成(显)像(术)
radioisotopic heatsource 放射性同位素热源
radioisotopic power generator（简作 RPG）放射性同位素动力发生器
radioisotopic sand tracing（简作 RIST）放射性同位素砂示踪系统
radioisotopicreflux *n*. 放射性同位素反流
radioknifek *n*. 高频电刀
radiokymography; roentgen kymography *n*. X 线记波照相术,X 线记波摘记术
Radiol radiology（简作 Radiog）放射学,辐射学
radiolabelled *a*. 免疫标测的 ‖ ~ analyte 放射性标记(的)分析物 / ~ colloid 放射性(同位素)标记(的)胶体 / ~ enzyme inhibitor 放射性标记的酶抑制剂
radiolabelling *n*. 放射性标记
Radiolaria［拉 radiusray］*n*. 放射虫类,放射虫纲 ‖ ~ Muller 放射亚纲
radiolarian *n*. 放射虫
Radiolarida *n*. 放射目
radiolead *n*. 放射性铅,射铅
radiolesion *n*. 放射性损害
radioligand *n*. 放射性配体(一种放射性标记物质,如抗原,用于定量检测一个未标记的物质）‖ ~ binding assay（简作 RLBA）放射配基结合试验(检测)
radioligand-binding assay *n*. 放射性配体结合分析
radioligandreceptor assay 放射性配体受体分析
radiolocation *n*. 无线电定位;雷达
radiolocator *n*. 无线电定位器
radiologia; radiology *n*. 放射学
Radiologial Society of North America（简作 RSNA）北美放射学会
radiologic *a*. 放射学的 ‖ ~ acid-perfusion test 放射性灌注试验 / ~ analysis X 线分析 / ~ anatomy 放射解剖学,X(射)线解剖学 / ~ assistant（简作 RA）放射学助理 / ~ biomedicine 放射生物医学 / ~ controlled biopsy technique 放射学控制的活检术 / ~ data bank 放射学资料库 / ~ decay constant 放射衰变常数 / ~ delineation 放射学轮廓 / ~ diagnosis 放射学诊断 / ~ dose 放射剂量 / ~ features X 线表现 / ~ finding X 线表现,放射学所见,X 线平片表现 / ~ health 放射卫生学 / ~ investigation 放射学研究,X 线研究 / ~ lactase deficiency 放射性乳糖酶缺乏 / ~ literature 放射学文献 / ~ localization 放射学定位 / ~ manifestation X 线表现,放射学表现 / ~ medicine 放射医学 / ~ method 放射学方法 / ~ parameter 放射学参数 / ~ pathology（简作 RLP）放射病理学 / ~ performance 放射性能 / ~ physics 放射物理学 / ~ procedure 放射学程序 / ~ protection 放射防护,辐射防护 / ~ safety 放射安全性 / ~ safety control 放射性安全管理 / ~ safety protection 放射安全防护 / ~ sign characteristic X 线特征性 / ~ technician 放射技术员 / ~ technique 放射学技术 / ~ technology 放射技术学 / ~ term 放射学命名,放射学术语 / ~ text 放射学教科书 / ~ ulcer 放射学溃疡 / ~ unit 放射装置 / ~ visualization 放射学显示
Radiologic Clinics of North America（简作 RCNA）北美放射临床学(杂志名)
Radiologic Physics Center（简作 RPC）放射物理学中心(美国理疗学家协会)
Radiologic Technologist（简作 RT）放射学技术员
Radiologic Technology（ASRT journal）（简作 RT）放射技术学(美国放射技术协会杂志)
radiological *a*. 放射学的 ‖ ~ warfare(简作 RADWAR) 放射线战争,辐射战 / ~ chest volume(简作 RCV) 放射线的胸腔容量 / ~ defenee(简作 RAADDF) 放射性防护 / ~ defennc(简作 Radl Def) 放射线防护,辐射防护 / ~ monitor（简作 radmon）放射量监测器 / ~ safety（简作 RADLSAFE）放射线防护安全措施 / ~ safety officer(简作 RADLSO) 放射线防护人员 / ~ survey 放射性调查
Radiological and Medical Physics Society（简作 RAMPS）放射学及医学物理学学会
Radiological Protection Service（简作 RPS）辐(放)射防护队,辐射防护勤务
radiologic-pathologic correlation 放射—病理学对照
radiologist *n*. 放射线学家,放射线科医师
radiology *n*. 放射线学,辐射学 ‖ ~ department 放射科 / ~; oral 口腔放射学 / ~ residency program 放射学实习计划
Radiology（简作 Radiog）*n*. 放射学(杂志名）‖ ~ and Nuclear Medicine（简作 RNM）放射学与核子医学(英国杂志) / ~ / Today and Tomorrow（简作 RTT）放射学现状与展望(杂志名)
radiolucenc *n*. 射线透射性
radiolucency *n*. 射线透射性,X 线可透性
radiolucent［radio- + 拉 lucre to shine］*a*. 射线透射的,X 线可透的 ‖ ~ area 射线透明区 / ~ crescent sign 新月状透亮征(X 线征象) / ~ globule 透射线小球,透亮小球(X 线征象) / ~ halo 透亮月晕 / ~ shadow 透亮影,透射线影 / radiolucent zone 透亮带
radioluminescence［ladium + 拉 lumen light］*n*. 放射发光(现象),辐射发光

radiolus [拉] *n*. 探子
radiolysis *n*. 辐射分解 ‖ ~ scavenger 辐解清除剂
radiolytic *a*. 辐射分解的 ‖ ~ breakdown 辐射分解 / ~ damage 辐射分解损伤 / ~decomposition 辐射分解
radiomagnesium *n*. 放射性镁,射镁
radiomanometry *n*. 射线测压法
radiomaterialogy *n*.材料辐射探伤,X线材料检验学
radiometallography *n*. 放射金相学,射线金相学
radiometer *n*. ①辐射计(光,热) ②放射量计,放射量测定器 ‖ clinical ~ 临床用放射量计 / pastille ~ 纸碟式放射量计 / photographic ~ 照相纸式放射量计 / Sabouraud-Noire's 萨—诺二氏放射量计
radiometric (简作 rad) *a*. 放射量测定的,放射度的,辐射测量的 ‖ ~ analysis 放射分析 / ~ assay of microorganism(RAM) 微生物放射测定法 / ~ determination 射线测定法 / ~ polarography 放射极谱法 / ~ property 辐射测量计
radiometricrespirometer *n*. 放射测量用呼吸测定器
radiometry *n*. 放射测量学,辐射度(量)学,放射性测量
radiomicrobiological assay 微生物放射测定法
radiomicrobiology *n*. 辐射微生物学
radiomicrometer *n*. 显微辐射计,辐射微量计
radiomimesis *n*. 拟辐射
radiomimetic [radio- + 希 mimètikos imitative] *a*. 类放射的,拟放射的 ‖ ~ agent 拟放射物 / ~chemicals 拟放射药物 / ~ compound 拟辐射化合物,拟放射化合物 / ~ drug 类辐射药物,拟辐射药物
radiomovies *n*. 电视电影
radiomuscular *a*. 桡动脉(至)肌的,桡神经(至)肌的
radiomutant *n*. 辐射突变体,辐射突变型
radiomutation *n*. 放射性突变
Radiomycetaceae *n*. 辐枝霉科(一种菌类)
radion *n*. 放射粒(子),放射微粒 ‖ ~ gas chromatography (简作 RGC) 放射气体色谱法
radionavigation *n*. 无线电导航
radionecrosis *n*. 放射性坏死,辐射致坏死
radioneuritis *n*. 放射性神经炎
radionitrogen *n*. 放射性氮,射氮
radionuclide (简作 RN) *n*. 放射性核素 ‖ ~ accumulation 放射性核素累积 / ~ administration 放射性核素投给(法) / ~ angiocardiography 放射性核素心血管成像,放射性核素血管造影(术) / ~ angiocardioograph(or-gram) examination (简作 RAC) 放射性核素心血管造影检查(或图片) / ~ angiogram (简作 RNA) 放射性核素血管造影 / ~ angiography 放射性核素血管成(显)像(术) / ~ battery 放射性核素电池 / ~ blood pool imaging 放射性核素血池成像(术) / ~ bone imaging 放射性核素骨成(显)像(术) / ~ bone marrow imaging 放射性核素骨髓成像 / ~ bone scan 放射性核素骨扫描 / ~ cardiac imaging 放射性核素心脏成(显)像(术) / ~ carryinggroup 放射性核素基团 / ~ cerebral angiography (简作 RCAG) 放射核素脑血管造影(术) / ~ cisternography 放射性核素脑池成(显)像(术) / ~ computed tomography 放射性核素计算机断层成像(摄影术) / ~ cranial cerebrospinalimaging 放射性核素脑内脑脊髓成(显)像(术) / ~ cranial imaging 放射性核素颅内成像 / ~ cystography 放射核素膀胱成(显)像(术) / ~ dose calibrator 放射性核素剂量校准仪 / ~ emission computed tomography(简作 ECT) 放射性核素发射计算机断层成像(术) / ~ fluorescence analysis 放射性核素荧光分析 / ~ generator 放射性核素发生器 / ~ hepatic imaging 放射性核素肝成(显)像 / ~ hepatobiliary imaging 放射性核素肝胆管成像 / ~ hyserosalpingography 放射性核素子宫输卵管摄影(术) / ~ imaging (简作 RI) 放射性核素成像 / ~ imagingdevice 放射核素成像装置 / ~ imagintensifier 放射性核素影像增强器 / ~ inhalation lungimaging 放射性核素肺吸入成像 / ~ kinetics 放射性核素动力学 / ~ liver imaging 放射性核素肝成(显)像 / ~ liver scan 放射性核素肝扫描 / ~ liver scintigraphy 放射性核素肝闪烁成像,放射性核素肝闪烁照相(术) / ~ lungperfusion scintigraphy 放射性核素肺灌注闪烁成(显)像(术) / ~ lymphoscintigraphy 放射性核素淋巴闪烁成像(术),放射性核素淋巴显像(术) / ~ myocardial perfusion tomography 放射性核素心肌灌注断层成像(摄影术) / ~ perfusion lungimaging 放射性核素肺灌注成像 / ~ placentography 放射性胎盘成(显)像(术) / ~ procedure 放射性核素检查 / ~ purity 放射性核素纯度 / ~ scan 放射性核素扫描 / ~ scanner 放射性核素扫描仪 / ~ scanning 放射性核素扫描 / ~ scintillation anglocardiography 放射性核素心血管闪烁成(显)像(术) / ~ scrotal imaging (简作 RSI) 放射性核素阴囊显像 / ~ scrotal study 放射性核素阴囊检查 / ~ therapy 放射性核素治疗 / ~ tomographic phase analysis 放射性核素断层相位分析 / ~ tumor imaging 放射性核素肿瘤成(显)像 / ~ uptake area 放射性核素摄取区 / ~ vehcle 放射性核素媒介物(药物) / ~ venography (简作 RNV) 放射性核素静脉显像(术) / ~ ventriculogram 放射性心室显像图,放射性脑室显像图 / ~ ventriculogram ejection fraction (简作 RVGEF) 放射性核素心室造影射血分数 / ~ ventriculography (简作 RVG) 放射性核素心室造影,放射性核素脑室成(显)像(术)
radionucliderenal function imaging 放射性核素肾功能成(显)像(术)
radionucliderenogram 放射性核素肾图
radionucliderenography 放射性核素肾成(显)像(术)
radiopacity; **radio-opacity** *a*. 不透 X 线性,不透射线性 *n*. X 线不透性,射线不透性
radiopalmar *a*. 桡骨手掌的,桡动脉手掌的
radiopaphic contrast X 线摄影对比
radiopaque *n*. 不透 X 线的,不透射线的 ‖ ~ clip 不透射线的夹 / ~ colloid particle 不透 X 线的胶体微粒 / ~ contrast medium 不透 X 线造影剂,阳性造影剂 / ~ dye 不透 X 线染料 / ~ gallstone 不透 X 线胆石阳性胆石 / ~ marker 不透 X 线标志 / ~ marking 不透 X 线标志 / ~ measuringscale 不透射线标度 / ~ polyethylene tube 不透射线聚乙烯管 / ~ polyfluoroethylene tube 不透射线聚四氟乙烯管 / ~ polyurethane tube 不透射线聚氨基甲酸乙酯管
radioparency *n*. X 线可透性,射线可透性
radioparent *a*. 可透 X 线的,可透射线的
radiopathology *n*. 放射病理学
radiopelvimetry *n*. 骨盆 X 线测量术
radioperiosteal reflex (简作 RPR) *n*. 桡骨骨膜反射
radiopertechnetate *n*. 放射性高锝酸盐
radiopharmacenticals *n*. 防辐射药物
radiopharmaceutic *a*. ①放射药剂学的 ②放射性药 ‖ ~ chemistry 放射性药物化学 / ~ quality control 放射性药物剂量控制
radiopharmaceutical *a*. 放射药剂学的 *n*. 放射性药物,防辐射药物
radiopharmaceuticals *n*. 防辐射药物
radiopharmacist *n*. 放射性药物工作者
radiopharmacologist *n*. 放射药理学家
radiopharmacology *n*. 放射药理学,放射药物学
radiopharmacy *n*. 放射药剂学
radiopharmceutic(al) *a*. 放射性药物的,放射学药物
radiophobia *n*. 放射恐怖,射线恐怖
radiophololography (简作 RP) *n*. 辐射照相术
radiophony *n*. 无线电话学
radiophosphorus *n*. 放射性磷,射磷
radiophotography *n*. 放射摄影(术),放射成像(术),射线照相法
radiophotoluminescence (简作 RPL) *n*. 辐射光致发光
radiophoto-luminescence dosi meter (简作 RPL) 辐射光致发光剂量仪
radiophotoluminescent glass (简作 RPL) 辐射光致发光镜
radiophotoscanning *n*. 放射照像扫描术
radiophylaxis *n*. 放射反应防御作用(先以小剂量照射,从而缓和继续大量照射的反应)
radiophysics *n*. 放射物理学
radiophysiology *n*. 放射生理学
radioplastic *a*. X 线器官模型的
radiopotassium *n*. 放射性钾,射钾
radiopotentiation *n*. 放射增强[作用]
radiopotentiator *n*. 放射增强剂
radiopraxis *n*. 放射疗法,射线疗法
radioprotectant *a*. 放射防护的
radioprotection *n*. 放射防护
radioprotective *a*. 放射防护的 ‖ ~ agent 放射防护剂 / ~ compound 放射防护剂 / ~ drug 放射防护剂 / ~effect 放射防护作用
radioprotector *n*. 放射防护剂,放射防护装置
radioprotectorant *n*. 辐射防护剂
radiopulmonography *n*. 放射肺换气率测定法
radiopurity *n*. 放射性纯度,核纯度
radiorace *n*. 辐射亚种
radioreaction *n*. 放射反应
radioreagent *n*. 放射性试剂 ‖ ~ analysis 放射性试剂分析
radioreceptor *n*. ①放射感受器 ②放射受体 ‖ ~ assay (简作 RRA) 放射受体分析[法]
radiorenogram *n*. 放射性肾图
radioreponsiveness *n*. 放射敏感性
radioresistance *n*. 抗放射性,辐射阻(抗性)

radioresistant *n*. 抗放射性,放射抵抗性
radioresonance *n*. 射频共振 ‖ ~ method 射频共振法
radiorespirometer *n*. 放射性呼吸计
radioresponsive *a*. 放射有效的,对放射有反应的
radiorestorative chemicals 解辐射药,辐射缓解药
radioruthenium *n*. 放射性钌,射钌
radioscanning *n*. 放射扫描
radioscannogram *n*. 放射扫描图
radioscience（简作 RASC）*n*. 无线电科学
radioscintigraphy *n*. 放射性闪烁成像
radiosclerometer; **penenetrometer** *n*. [X线]进度计,[X]线硬度计
radioscope *n*. 放射镜,X线透视屏,放射探测仪
radioscopic *a*. 放射检查的,荧光屏检查的,X线透视检查的
radioscopy; **fluoroscopy** *n*. 放射检查,X线透视检查,荧光屏检查 ‖ ~ equipment X线透视设备
radioselectan *n*. 瑞狄欧西雷坦(泛影钠和泛影葡胺混合剂)
radioselection *n*. 辐射选种
radiosensibility *n*. 放射敏感性
radiosensitive *a*. 放射线敏感的 ‖ ~ mitotic phase 放射敏感的分裂期(裂相)
radiosensitiveness; **radiosensibility** *n*. 放射敏感性
radiosensitivity; **radiosensibility** *n*. 放射敏感性
radiosensitization *n*. 辐射敏化
radiosensitizer *n*. 放射增敏剂
radiosensitizingactivity 放射敏化活性
radiosensitizingagent *n*. 放射增敏剂
radiosensitizingeffect *n*. 放射增敏效应,放射增敏作用
radiosenslbility *n*. 放射敏感性
radioseopy *n*. 放射检查
radiosilicon *n*. 放射性硅,射硅
radiosodium *n*. 放射性钠,射钠
radiosonde *n*. 无线电高空探测器
radiosotope *n*. 放射性同位素
radiospectrograph *n*. 射电频谱仪
radiospectroscopy *n*. 放射光谱学,辐射光谱学
radiospirometry *n*. 放射性肺活量计
radiostation *n*. 无线电台
radiostereoassay *n*. 放射性实体透视测定,放射性立体分析,放射饱和—分析法
radiostereoscope *n*. X线立体(实体)透视镜,X线立体透视屏
radiostereoscopy *n*. X立体透视检查
radiosterllization *n*. 辐射消毒,辐射灭菌
radiostimulation *n*. 辐射刺激(作用)
radiostrontium *n*. 放射性锶,射锶
radiosulfur *n*. 放射性硫,射硫
radiosurgery *n*. 放射外科学,镭外科学
radiosusceptibility *n*. 辐射敏感性
radiosynthesis *n*. 放射合成,辐射合成
radiotantalum *n*. 放射性钽,射钽
radiotechnetium polyphosphate 放射性聚磷酸锝
radiotelegramn *n*. 放射线(照)片,无线电报
radiotelemetry *n*. 放射遥测法, 无线电遥测术（测各种因子,由无线电波将特殊资料从测量的物体发送到记录器）
radiotelescope *n*. 射电望远镜,无线电望远镜
radiotellrium; **polonium** *n*. 放射性碲,射碲,钋(84号元素)
radiothanatology *n*. 放射死因学(研究放射能对死组织的效应)
radiotharmy *n*. ①热放射疗法 ②短波透热法
radiotheiapy *n*. 放射疗法
Radiother radiotherapy（简作 Radiog）*n*. 放射疗法
radiotherapeutic *a*. 放射疗法的,放射治疗的
radiotherapeutics; **radiotherapy** *n*. 放射疗法,放射治疗
radiotherapist; **radiotherapeutist** *n*. 放射治疗学家
radiotherapy ; **radiotherapeutics**（简作 Rad）*n*. 放射疗法,射线疗法 ‖ ~ treatment planning（简作 RTP）放疗治疗计划
radiothermics *n*. 射频加热(学)
radiothermitis *n*. 放射性皮炎
radiothermoluminescence（简作 RTL）*n*. 辐射热释光
radiotherny *n*. 热放射疗法;短波透热[法]
radiothin layer chromatography 放射性薄层分析法
radiothor *n*. 放射性指示剂
radiothorium（简作 Rd Th）*n*. 放射性钍,射钍(钍同位素 Th^{228})
radiothyroxine *n*. 放射线甲状腺素
radiotick *n*. 时间的无线电信号
radiotolerance *n*. 耐辐射性,辐射容限
radiotomy [radio - + 希 temnein to cut]; **body sectionroentgenagraphy** *n*. 体层X线照相术,断层X线照相术
radiotopography *n*. 放射性分布图测定法
radiotoxemia *n*. 放射性毒血症
radiotoxicity *n*. 放射性毒性,辐射毒性
radiotoxicology *n*.放射毒理学
radiotracer *n*. 放射性示踪元素,放射性示踪化合物 ‖ ~ dilution study 放射示踪剂稀释研究
radiotransparency *n*. X线可透性,放射线可透性
radiotransparent *a*. X线可透的,射线可透的,透射线的
radiotreatment *n*. 放射处理,辐射处理
radiotron *n*. 三极电子管
radiotropic *a*. 放射影响的
radiotropism *n*. 向放射性,向辐射性
radio-tube *n*. 电子管
radioulnar *a*. 桡(骨)尺(骨)的
radio-uranium *n*. 射铀
radiovision *n*. 电视,无线电传真
radiovisor *n*. 电视接收机,光电监视器
radiovulnerability *n*. 放射敏感性,放射易受损伤性
radioxenon *n*. 放射性氙
Radis Berberidis Chingii [拉;植药] 鸡脚刺
radisectomy *n*. 牙根切断术
Radish enation mosaic virus 萝卜耳突花叶病毒
radish fracture 横行骨折
Radish mosaic comovirus 萝卜花叶豆花叶病毒
Radish mosaic virus(**Tompkins**) 萝卜花叶病毒
Radish P and R viruses（Tochihara)(Turnip mosaic virus 株）萝卜P和R病毒
Radish seed [植药] 莱菔子
Radish stunt virus（Isiyama et Muswa）萝卜矮化病毒
radiulectomy *n*. 神经根切除术
radium（缩 Ra）*n*. 镭(88号元素)原子序数88,原子量226.254（钋的同位素 Po^{218}）‖ ~ carbonate 碳酸镭 / ~ apparatus 镭疗装置 / ~ applicator 镭施用器 / ~ B（简作 RaB; Ra-B）镭B(铅的同位素 Pb^{214}）/ ~ beam therapy 镭射线治疗 / ~ beam unit 镭线束装置 / ~ bearingmaterial 含镭物质 / ~ bomb 镭炮 / ~ bomb therapy 镭炮治疗 / ~ bromide 溴化镭 / ~ C'（简作 RaC')(Ra-C') 镭C'(钋的同位素 Po^{214}）/ ~ C（简作 RaC; Ra-c) 镭C(铋的同位素 Bi^{214}）/ ~ C"（简作 RaC"; Ra-C"）镭C"(铊的同位素 $T1^{210}$）/ ~ cannon 镭炮,镭管 / ~ capsule 镭装置,镭容器 / ~ carbonate 碳化镭 / ~ content 镭含量 / ~ D（简作 RaD; Ra-D)）镭D(铅的同位素 Pb^{210}）/ ~ dermatitis 放射性皮炎,镭性皮炎 / ~ E（简作 RaE; Ra-E) 镭E(铋的同位素 Bi^{210}）/ ~ emanation(radon)(简作 RE) 镭射气(氡,86号元素) / ~ emanation obsolete name for radon（简作 Rad Em）镭射气(氡的旧名,86号元素) / ~ F（简作 RaF; Ra-F) 镭F(钋的同位素 Po^{210}）/ ~ geometry 镭几何学 / ~ hen 探镭器(发出叫声用以探测镭针的器械) / ~ holder 镭持器 / ~ howitzer 镭炮 / ~ implant 镭置入管 / ~ insertion 镭置入,上镭 / ~ isodose panem 镭等剂量图 / ~ linear source 线状镭源 / ~ mold 镭模 / ~ needle 镭针 / ~ needle implant 镭针插置 / ~ pack 镭盒,镭容器 / ~ salt 镭盐 / ~ standard 镭标准 / ~ stock 镭库(存) / ~ sulphate 硫酸镭 / ~ therapy（简作 RT）镭治疗 / ~ treatment 镭疗法 / ~ tube 镭管
radium-beryllium neutron source 镭—铍中子源
radiumization *n*. 用镭法
radium-needle *n*. 镭针 ‖ diffferentially-loaded ~ 差量镭针 / non-uniformly loaded ~ 差量镭针
Radiumologist *n*. 镭疗学系,镭疗学家
Radiumology *n*. 镭疗学
radiumotherapy; **radiumtherapy** *n*. 镭疗法 ‖ inecorporal ~ 体内镭疗法
radius（简作 rad）*n*. ①半径 ②辐射线(解剖) ③桡骨 ‖ ~ ciliares 睫状辐射线,睫状突/ radius of action（简作 R / A）作用半径,活动半径 / ~ of curvature 曲率半径 / ~ of gyration 回转半径 / ~ tip 球面电极头
radius（[复]radii）*n*. 界限,范围;半径;桡骨;辐射线(解剖) ‖ radii of lens 晶状体辐射线
radix（复 radices）[拉];**root** *n*. 根 ‖ ~ Abelmoschi 秋葵[根] / ~ Abmoraciae 洋山俞菜[根] / ~ Acanthopanacis Senticosl [植药] 刺五加 / ~ Achyranthis Bideutatae 牛膝,怀牛膝 / ~ Aconlti [植药] 川乌 / ~ Aconiti agresti 草乌 / ~ Aconiti Brachypodi [植药] 雪上一支蒿 / ~ Aconiti Carmilichaeline 附子 / ~ Aconity Coreani 黄花乌头,关白附 / ~ Aconiti Ferus 草乌 / ~ Aconiti Sinensis 川乌头[根] / ~ Acori 菖蒲[根茎] / ~ Actinidisae Chinensis 猕猴

桃根 / ~ Adenophorae 南沙参 / ~ Alangii 八角枫 / ~ Althaeae 药蜀葵根 / ~ Althaeaeroscae 蜀葵[根] / ~ Ampelopsis 白蔹 / ~ Ampelopsis Delavayanae 玉葡萄根 / ~ Anchusae 紫朱草根 / ~ Anemonisrivularis 虎掌草 / ~ Angelicae 白芷[根] / ~ Angelicae Anomalae 川白芷 / ~ Angelicae Dahuricae 杭白芷 / ~ Angelicae Formosanae 白芷 / ~ Angelicae Pubescentis 毛当归,香独活 / ~ Angelicae Sinensis 当归 / ~ Angelicae Tubuo 独活 / ~ Anisodi Acuiangulae 三分三 / ~ anterior; ~ ventralis 前根(脊神经) / ~ anterior nervorum spinalium 脊神经前根 / ~ arcus vertebrae; pediculus arcus vertebrae 椎弓根 / ~ Aristolochiae 青木香 / ~ Aristolochiae Fangchi 广防己 / ~ Aristolochine 马兜铃 / ~ Aristolochiae Heterophyllae 异叶马兜铃

Radix Abelmoschi Manihot [拉;植药] 黄蜀葵根
Radix Abelmoschi Pungentis [拉;植药] 黄秋葵根
Radix Abelmoschi Sagittifolii [拉;植药] 五指山参
Radix Abutili [拉;植药] 苘麻根
Radix Abutili lndici [拉;植药] 磨盘根
Radix Acaciae Famesianae [拉;植药] 鸭皂树根
Radix Acantho panacis Senticosi [拉;植药] 刺五加
Radix Acantho panacis Trifoliati [拉;植药] 三甲
Radix Achyranthis Asperae [拉;植药] 倒扣草
Radix Achyranthis Bidentatae [拉;植药] 牛膝
Radix Achyranthis Longifoliae [拉;植药] 山牛膝
Radix Achyranthisrubrofuscae [拉;植药] 云牛膝
Radix Aconiti [拉;植药] 川乌
Radix Aconiti Brachypodi [拉;植药] 雪上一支蒿
Radix Aconiti Coreani [拉;植药] 关白附
Radix Aconiti Gymnandri [拉;植药] 露蕊乌头
Radix Aconiti Hemsleyani [拉;植药] 藤乌头
Radix Aconiti Kongboensis [拉;植药] 雪上一支蒿
Radix Aconiti Kusnezoffii Preparata [拉,植药] 棉草乌
Radix Aconiti Kusnezoftii [拉;植药] 草乌
Radix Aconiti Lateralis Preparata [拉;植药] 附子
Radix Aconiti Preparata [拉,植药] 棉乌川
Radix Aconiti Pulcheli [拉;植药] 小白撑
Radix Aconiti Sinomontani [拉;植药] 麻布七
Radix Aconiti Sungpanensis [拉;植药] 火焰子
Radix Aconiti Szechenyiani [拉;植药] 铁棒锤,
Radix Aconiti Taipeici [拉;植药] 金牛七
Radix Aconiti Vaginati [拉;植药] 活血连
Radix Aconiti Vilmoriniani [拉;植药] 昆明堵喇
Radix Actindiae Argutae [拉;植药] 猕猴桃
Radix Actinidiae Chinensis [拉;植药] 猕猴桃根
Radix Actinidiae Erianthae [拉;植药] 毛冬瓜
Radix Actinidiae Polygamae [拉;植药] 木天蓼根
Radix Actinidiae Valvatae [拉;植药] 猫人参
Radix Actinodaphnes Cupularis [拉;植药] 红果楠
Radix Adenophorae [拉;植药] 南沙参
Radix Adenophorae Tuachelioidis [拉;植药] 荠
Radix Adinae [拉;植药] 水杨梅根
Radix Adinae Piluliferae [拉;植药] 水团花根
Radix Agapetis Mannii [拉;植药] 小叶爱楠
Radix Ainsliaeae Bonatii [拉;植药] 双股箭
Radix Alangii [拉;植药] 八角枫
Radix Alchorneae Trewioidis [拉;植药] 红背叶
Radix Allophylli Viridis [拉;植药] 异木患
Radix Alstoniae Yunnanensis [拉;植药] 红辣树根
Radix Amaranthi Caudati [拉;植药] 老枪谷根
Radix Amebiae Guttatae [拉;植药] 假紫草
Radix Ampelopsis Brevipedunculatae [拉;植药] 蛇葡萄刺
Radix Ampelopsis Cantoniensis [拉;植药] 无根
Radix Ampelopsis Delavayanae [拉;植药] 玉葡萄根
Radix Anemones Vitifoliae [拉;植药] 野棉花根
Radix Anemonesrivularis [拉;植药] 虎掌草
Radix Anemones Tomentosae [拉;植药] 大火草根
Radix Aneurolepidii [拉;植药] 冰草根
Radix Angelicae Pubescemis [拉;植药] 独活
Radix Angelicae Sinensis [拉;植药] 当归
Radix Angelicate Dahuricae [拉;植药] 白芷
Radix Antenoronis Filiformis [拉;植药] 金钱草根
Radix Anthrisci [拉;植药] 峨参
Radix Apludae Muticae [拉;植药] 水蔗草
Radix Aquilegiae Ecalcaratae [拉;植药] 野前胡
Radix Aquilegiae Incurvatae [拉;植药] 银扁担
Radix Araliae Armatae [拉;植药] 鹰不扑
Radix Araliae Decaisneanae [拉;植药] 黄毛木
Radix Arallae Chinensis [拉;植药] 木根
Radix Arctii [拉;植药] 牛蒡根
Radix Ardisiae Crenatae [拉;植药] 朱砂根
Radix Ardisiae Crenatae [拉;植药] 朱砂莲
Radix Ardisiae Crispae [拉;植药] 百两金
Radix Ardisiae Japonicae [拉;植药] 紫金牛根
Radix Ardisiae Punctatae [拉;植药] 小罗伞
Radix Ardisiae Quinquegonae [拉;植药] 罗伞树
Radix Argyreiae Acutae [拉;植药] 白鹤藤根
Radix Aristolochiae [拉;植药] 青木香
Radix Aristolochiae Fangchi [拉;植药] 广防己
Radix Aristolochiae Heterophyllae [拉;植药] 异叶马兜铃
Radix Aristolochiae Tagalae [拉;植药] 假大薯
Radix Aristoloehiae Tubiflorae [拉;植药] 鼻血雷
Radix Arnebiae [拉;植药] 紫草
Radix Artemisiae Annuae [拉;植药] 青蒿根
Radix Artemisiae Japonicae [拉;植药] 牡蒿根
Radix Asclepiadis Curassavcae [拉;植药] 莲生桂子草根
Radix Asparagi [拉;植药] 天冬
Radix Asparagi Filicini [拉;植药] 土百部
Radix Asparagi Lycopodinei [拉;植药] 山百部
Radix Asteris [拉;植药] 紫菀
Radix Asteris Turbinati [拉;植药] 单头紫菀根
Radix Astilbes Chinensis [拉;植药] 落新妇根
Radix Astragali [拉;植药] 黄芪
Radix Atalantiae Buxifoliae [拉;植药] 东风橘根
Radix Aucklandiae [拉;植药] 木香
Radix Averrhoae Carambolae [拉;植药] 阳桃根
Radix Baphicacanthi Cusiae [拉;植药] 马蓝根
Radix Bauhiniae Championii [拉;植药] 九龙根
Radix Bauhiniae Faberi [拉;植药] 大飞扬根
Radix Bauhiniae Hupehanae [拉;植药] 双肾藤
Radix Beaumontiae Grandifiorae [拉;植药] 炮弹果
Radix Begoniae Evansianae [拉;植药] 秋海棠根
Radix Berberidis [拉;植药] 三棵针
Radix Berberidis Pruinosae [拉;植药] 宽叶鸡脚黄连
Radix Berchemiae Floribundae [拉;植药] 黄鳝藤根
Radix Berchemiae Giraldianae [拉;植药] 勾儿茶
Radix Berchemiae Kulingensis [拉;植药] 紫青藤根
Radix Berchemiae Lineatae [拉;植药] 铁包金
Radix Berchemiae Yunnanensis [拉;植药] 女儿红根
Radix Betae [拉;植药] 忝菜根
Radix Betulae Lumininferea [拉;植药] 亮叶桦根
Radix Bidentis Tripartitae [拉;植药] 狼把草根
Radix Bischofiae Javanicae [拉;植药] 秋枫木根
Radix Blasti Cochinchinensis [拉;植药] 柏拉木根
Radix Boehmeriae [拉;植药] 苎麻根
Radix Boehmeriae Longispicae [拉;植药] 水禾麻
Radix Boehmeriae Spicatae [拉;植药] 小赤麻根
Radix Boehmiriae Piatanifoliae [拉;植药] 悬铃叶苎麻根
Radix Boenninghauseniae Albiflorae [拉;植药] 臭节草根
Radix Broussonetiae [拉;植药] 楮树根
Radix Bruceae [拉;植药] 老鸦胆根
Radix Buddlejae Lindleyanae [拉;植药] 七里香
Radix Bupleuri [拉;植药] 柴胡
Radix Bupleuri Aurei [拉;植药] 金黄柴胡
Radix Bupleuri Breviradiati [拉;植药] 短伞大叶柴胡
Radix Bupleuri Gimldii [拉;植药] 秦岭柴胡
Radix Bupleuri Komaroviani [拉;植药] 长白柴胡
Radix Bupleuri Longiradiati [拉;植药] 大叶柴胡
Radix Bupleuri Marginati [拉;植药] 竹叶柴胡
Radix Bupleuri Sibiricl [拉;植药] 兴安柴胡
Radix Bupleuri Smithii [拉;植药] 黑柴胡
Radix Bupleuri Stricti [拉;植药] 坚挺柴胡
Radix Buxi Sinicae [拉;植药] 黄杨根
Radix Cacaliae Tanguticae [拉;植药] 水葫芦七
Radix Caesalpiniae Minacis [拉;植药] 南蛇根
Radix Callicarpae Bodinieri [拉;植药] 珍珠风
Radix Callicarpae Giraldii [拉;植药] 老鸦糊
Radix Callicarpae Loureiri [拉;植药] 长叶紫珠根
Radix Callicarpaerubellae [拉;植药] 对节树根
Radix Calligoni Mongolici [拉;植药] 沙拐枣
Radix Calophylli Membranacei [拉;植药] 横经席
Radix Calystegiae Soldanellae [拉;植药] 李扇草根
Radix Campanulae Coloratae [拉;植药] 岩兰花根
Radix Campanumoeae [拉;植药] 土党参

Radix Campanumoeae Lancifoliae [拉;植药] 蜘蛛果
Radix Campsis [拉;植药] 紫葳根
Radix camptandrae yunnanensis [拉;植药] 姜三七
Radix Campylotropis Delavayi [拉;植药] 豆角柴
Radix Campylotropis Trigonocladae [拉;植药] 爬山豆根
Radix Canarii [拉;植药] 白榄根
Radix Canarii Pimelae [拉;植药] 乌榄根
Radix CannaeIndicae [拉;植药] 美人蕉根
Radix Canpylotropis Macrocarpae [拉;植药] 壮筋草
Radix Capparis Membranaceae [拉;植药] 独千里行
Radix Capylotropis Hirteilae [拉;植药] 大红袍
Radix Caraganae B Vrevifoliae [拉;植药] 短叶锦鸡儿
Radix Caraganae Franchetianae [拉;植药] 阳雀花根
Radix Caraganae Sinicae [拉;植药] 金雀根
Radix Caraganaeroseae [拉;植药] 红花锦鸡儿
Radix Cardamines Leucanthae [拉;植药] 菜子七
Radix Caricis Siderostictae [拉;植药] 崖棕根
Radix Carlesiae Sinensis [拉;植药] 山茴芹
Radix Carpesii Cemui [拉;植药] 挖耳草根
Radix Carpesii Divaricati [拉;植药] 金挖耳根
Radix Cauliphylli [拉;植药] 红毛七
Radix Cayratiae Comiculatae [拉;植药] 九牛薯
Radix Celastri Angulati [拉;植药] 吊干麻
Radix Celastri Hypoleuci [拉;植药] 绵藤
Radix Celastri Orbiculati [拉;植药] 南蛇藤根
Radix Cephalanthi Occidentalis [拉;植药] 风箱树根
Radix Cephalotaxi Fortunei [拉;植药] 三尖杉根
Radix Ceratostigmatis Mini [拉;植药] 紫金标
Radix Ceratostigmatis plumbaginoidis [拉;植药] 角柱花
Radix CeratostigmatisWillmottiani [拉;植药] 紫金莲
Radix Ceropegiae Dolichophyllae [拉;植药] 双剪菜
Radix Ceropegiae Pubescentis [拉;植药] 对叶林根
Radix Chaenomelis [拉;植药] 木瓜根
Radix Changii [拉;植药] 明党参
Radix chelisdonii [拉;植药] 白屈菜根
Radix Chimonanthi Praecocis [拉;植药] 腊梅根
Radix Chioranthi Japonici [拉;植药] 银线草根
Radix Chloranthi Fortunei [拉;植药] 水晶花
Radix Chloranthi Serrati [拉;植药] 及已
Radix Chloranthi Spicati [拉;植药] 珠兰根
Radix Cicutae Virosae [拉;植药] 毒芹根
Radix Cinnamoma Burmannii [拉;植药] 阴香根
Radix Cinnamomi Camphorae [拉;植药] 香樟根
Radix Cirsii Belingshanici [拉;植药] 刺盖草
Radix Cirsii Japonici [拉;植药] 大蓟
Radix Cirsii Vlassoviani [拉;植药] 猫腿菇
Radix Ciss Kerrii [拉;植药] 独脚乌桕
Radix Cissi Assamicae [拉;植药] 苦郎藤
Radix Citri [拉;植药] 香橼根
Radix Citri Grandis [拉;植药] 柚根
Radix Citri Livoniae [拉;植药] 柠檬根
Radix Clausenae Lansii [拉;植药] 黄皮根
Radix Clematidis [拉;植药] 威灵仙
Radix Clematidis Argentilucidae [拉;植药] 大蓑衣藤根
Radix Clematidis Chrysocomae [拉;植药] 风藤根草
Radix Clematidis Clarkeanae [拉;植药] 拦路虎
Radix Clematidis Finetianae [拉;植药]山木通根
Radix Clematidis Finetii [拉;植药] 钝萼铁线莲
Radix Clematidis Floridae [拉;植药] 铁线莲
Radix Clematidis Henryi [拉;植药] 雪里开
Radix Clematidis Meyenianae [拉;植药] 毛柱铁线莲
Radix Clematidis Quinquefoliolatae [拉;植药] 柳叶见血飞
Radix Clematidis Uncinatae [拉;植药]柱果铁线莲
Radix Clematidisranuculoidis [拉;植药] 绣球藤
Radix Cleomis [拉;植药] 白花菜根
Radix Clerod Ndri Japonici [拉;植药] 龙丹花根
Radix Clerodendri Bungei [拉;植药] 臭牡丹根
Radix Clerodendri Cyrtophylli [拉;植药] 大青根
Radix Clerodendri Fortunati [拉;植药] 鬼灯笼根
Radix Clerodendri Fragrantis [拉;植药] 臭茉莉
Radix Clerodendri Trichotomi [拉;植药] 臭梧桐根
Radix Clethrae [拉;植药] 山柳
Radix Cltoriae Marianae [拉;植药] 大山豆根
Radix Cnanchi paniculati [拉;植药] 徐长卿
Radix Cocculi Laurifolii [拉;植药] 衡州乌药
Radix Cocculi Trilobi [拉;植药] 黑皮青木香
Radix Cocis [拉;植药] 薏苡根
Radix Codonopsis Cardiophyllae [拉;植药] 小人参
Radix Codonopsis Convolvulaceae [拉;植药] 鸡蛋参
Radix Codonopsis Lanceolatae [拉;植药] 四叶参
Radix Codonopsis Nervosae [拉;植药] 脉花党参
Radix Codonopsis Pilosulae [拉;植药] 党参
Radix Codonopsis Tangshen [拉;植药] 川党参
Radix Codonopsis Tsinlingensis [拉;植药] 秦岭党参
Radix Codonopsis Tubulosae [拉;植药] 管花党参
Radix Codonopsis Viridiflorae [拉;植药] 绿花党参
radix complement 补码
Radix Consolidae [拉;植药] 飞燕草
Radix Conyzae Japonicae [拉;植药] 白酒草
Radix Corchori [拉;植药] 黄麻根
Radix Cordiae Dichotomae [拉;植药] 青桐翠木
Radix Coriariae Sinicae [拉;植药] 马桑根
Radix Corni Paucinervis [拉;植药] 穿鱼藤
Radix Corydalis Linearioidis [拉;植药] 铜棒锤
Radix Corydalis Pa! iidae [拉;植药] 菊花黄连
Radix Corydalis Thali C trifoliae [拉;植药]岩黄连
Radix Cotini Pubescentis [拉;植药] 黄栌根
Radix Cotoneastri Coriacei [拉;植药] 野苦梨根
Radix Cotoneastri Horizontalis [拉;植药] 水莲沙根
Radix Cotoneastri Perpusillae [拉;植药] 地红子根
Radix Cotoneastri Salicifolii [拉;植药] 翻白柴
Radix Craibiodendri Stellati [拉;植药] 狗脚草根
Radix Craspedolobii Schochii [拉;植药] 铁根藤
Radix Crataegi [拉;植药] 山楂根
Radix Crataevae Unilocularis [拉;植药] 树头菜根
Radix Cratoxyli Ligusrini [拉;植药] 黄牛木根
Radix Crepidis Ligneae [拉;植药] 万丈深
Radix Crossostephi Chinensis [拉;植药] 芙蓉菊根
Radix Crotonis [拉;植药] 巴豆树根
Radix Crotonis Crassifolii [拉;植药] 鸡骨香
Radix Cryptotaeniae Japonicae [拉;植药] 鸭儿芹根
Radix Cucubali [拉;植药] 白牛膝
Radix Cudraniae [拉;植药] 穿破石
Radix Cunanchi Atrati [拉;植药] 白薇
Radix Curcumae [拉;植药] 郁金
Radix Cyathulae [拉;植药] 川牛膝
Radix Cyathulae Capitatae [拉;植药] 头花杯苋
Radix Cycleae Barbatae [拉;植药] 银不换
Radix Cycleae Hypoglaucae [拉;植药] 凉粉藤
Radix Cycleaeracemosae [拉;植药] 小伸筋草
Radix Cymbidii Ensifolii [拉;植药] 建兰根
Radix Cymbopogonis Citrati [拉;植药] 香茅根
Radix Cynanchi Amplexicaulis [拉;植药] 合掌消
Radix Cynanchi Bungei [拉;植药] 白首乌
Radix Cynanchi Mooreani [拉;植药] 毛白前
Radix Cynanchi Officinalis [拉;植药] 托腰散
Radix Cynanchi Otophylli [拉;植药] 青羊参
Radix Cynanchi Wailichii [拉;植药] 断节参
Radix Cynanchi Wilfordii [拉;植药] 隔山消
Radix Cynoglossi Amabilis [拉;植药] 狗屎花根
Radix Cynoglossi Divaricati [拉;植药] 琉璃草根
Radix Cynoglossi Officinalis [拉;植药] 药用倒提壶
Radix Cypripedii Henryi [拉;植药] 龙舌箭
Radix Dacty Iicapni [拉;植药] 紫金龙
Radix Dalbergiae Yunnanensis [拉;植药] 秧青
Radix Daphnes Odorae [拉;植药] 瑞香根
Radix Daphnes Paryraceae [拉;植药] 白瑞香根
Radix Daturae [拉;植药] 曼陀罗根
Radix Dauci Sativae [拉;植药] 胡萝卜
Radix Decaisneae Fargesii [拉;植药] 猫儿屎
Radix Delphinii Fargesii [拉;植药] 峨山草乌
Radix Delphinii Graldii [拉;植药] 云雾七
Radix Delphinii Tatsienensis [拉;植药] 虎图辣
Radix Delphinii Yunnanensis [拉;植药] 小草乌
Radix Dendrolobii Triangularis [拉;植药] 假木豆
Radix Dendropanacis Protei [拉;植药] 变叶树参
Radix Desmodii Caudati [拉;植药] 青酒缸根
Radix Desmodii Microphylli [拉;植药] 辫子草根
Radix Desmodii Triquetri [拉;植药] 葫芦茶根
Radix Desmodoo Sequacis [拉;植药] 粘人花根
Radix Dichocarpi Dalzielh [拉;植药] 岩节连
Radix Dichroae [拉;植药] 常山

Radix Dichrocephalae Benthamii [拉;植药] 鱼眼草根
Radix Didymospermatis Caudati [拉;植药] 野棕
Radix Dioscoreae Subcalvae [拉;植药] 粘山药
Radix Dipsaci [拉;植药] 续断
Radix Dipsaci Japonici [拉;植药] 小血转
Radix Diurantherae Majoris [拉;植药] 鹭鸶兰
Radix Diurantherae Minoris [拉;植药] 天生草
Radix Dobineae Delavayi [拉;植药] 大九股牛
Radix Dodonacae Viscosae [拉;植药] 车桑仔根
Radix Doellingeriae [拉;植药] 东风菜根
Radix Dstylii Myricoidis [拉;植药] 杨梅蚊母树根
Radix Duchesneae Indicae [拉;植药] 蛇莓根
Radix Echinopsis Gmelinii [拉;植药] 沙漏芦
Radix Echinopsis Grifisii [拉;植药] 华东蓝刺头根
Radix Edgeworthiae [拉;植药] 梦花根
Radix Elaeagni [拉;植药] 胡颓子根
Radix Elaeagni Multiflorae [拉;植药] 木半夏根
Radix Elaeagni Oldhamii [拉;植药] 白叶刺根
Radix Elaeagni Umbellatae [拉;植药] 牛奶子根
Radix Elephantopi [拉;植药] 苦地胆根
Radix Elsholtziae Fruticosae [拉;植药] 双翎草
Radix Embeliae [拉;植药] 咸酸强
Radix Ephedrae [拉;植药] 麻黄根
Radix Epimedii [拉;植药] 淫羊藿根
Radix Epipactinis [拉;植药] 野竹兰
Radix Eriobotryae [拉;植药] 枇杷根
Radix Eriosematis Chinensis [拉;植药] 猪仔笠
Radix Ertvatamiae Hainanensis [拉;植药] 单根木
Radix Ervatamiae Goryahua [拉;植药] 狗牙花
Radix Erythrinae Arborescentis [拉;植药] 乔木刺桐根
Radix Et Caulis Opumidae Dillenil [拉;植药] 仙人掌
Radix Etrhizoma Cypripedh Fasciculati [拉;植药] 大叶杓兰根
Radix Etrhizoma Dispori Cantoniensis [拉;植药] 竹叶参
Radix Etrhizoma Fagopyri Tatarici [拉;植药] 苦荞头
Radix Etrhizoma Iridis Speculatrcis [拉;植药] 六棱麻
Radix Etrhizoma Lygodii [拉;植药] 海金沙根
Radix Etrhizoma Smilacis [拉;植药] 牛尾菜
Radix Etrhizoma Smilaeinae Japonicae [拉;植药] 鹿药
Radix Etrhizoma Thalicri Faberi [拉;植药] 大叶马尾连
Radix Etrhizoma Thalictri Atriplicis [拉;植药] 水黄连
Radix Etrhizoma Thalictri Baicalensis [拉;植药] 马尾连
Radix Etrhizoma Thalictri Cultrati [拉;植药] 高原唐松草
Radix Etrhizoma Thalictri Delavayi [拉;植药] 偏翅唐松草根
Radix Etrhizoma Thalictri Foetidi [拉;植药] 香唐松
Radix Etrhizoma Thalictri Fortunei [拉;植药] 华东唐松草
Radix Etrhizoma Thalictri Acutifolii [拉;植药] 尖叶唐松草
Radix Etrhizoma Tyiophorae Ovatae [拉;植药] 三十六荡
Radix Etrhizoma Valerianae Hardwickii [拉;植药] 长序缬草
Radix Etrhizomarhei [拉;植药] 大黄
Radix Etrhizomarhei Franzenbachii [拉;植药] 山大黄
Radix Etrhizomarhei Nobilis [拉;植药] 高山大黄
Radix Etrhizomarohdeae Japonicae [拉;植药] 万年青根
Radix Etrhizona Iridis Snguineae [拉;植药] 豆豉草
Radix Euonymi Angustati [拉;植药] 棱枝卫矛
Radix Euonymi Bungeani [拉;植药] 丝棉木根
Radix euonymi Laxifior [拉;植药] 疏花卫矛根
Radix Euonymi Wilsonii [拉;植药] 刺果卫矛
Radix Eupatorii Chinensis [拉;植药] 广东土牛膝
Radix Eupatorii Heterophylli [拉;植药] 红升麻根
Radix Euphorbiae Esulae [拉;植药] 鸡肠狼独
Radix Euphorbiae Fischerianae [拉;植药] 豹毒
Radix Euphorbiae Pekinensis [拉;植药] 京大戟
Radix Euphorbiae Sieboldianae [拉;植药] 钩腺大戟
Radix Euryae Chinensis [拉;植药] 米碎花
Radix Euryae Distichophyllae [拉;植药] 二列叶柃
Radix Evodiae [拉;植药] 吴茱萸根
Radix Fici Angustifoliae [拉;植药] 奶汁树
Radix Fici Henryi [拉;植药] 珍珠莲根
Radix Fici Hispidae [拉;植药] 牛奶树子
Radix Fici Holophyllae [拉;植药] 全缘榕根
Radix Fici Lacoris [拉;植药] 黄角根
Radix Fici Panduratae [拉;植药] 琴叶榕
Radix Fici Simplicissimae [拉;植药] 五指毛桃
Radix Fici Variolosae [拉;植药] 变叶榕根
Radix Fici Wightianae [拉;植药] 雀榕根
Radix FiciHirtae [拉;植药] 五龙根
Radix Firmianae [拉;植药] 梧桐根
Radix Fissistigmatis Glaucescentis [拉;植药] 乌骨藤
Radix Fissistigmatis Oldhamii [拉;植药] 瓜馥木
Radix Flemingiae Macrophyllae [拉;植药] 大叶千斤拔栋
Radix Flemingiae Philippinensis [拉;植药] 千斤拔
Radix Flueggeae Virosae [拉;植药] 白饭树根
Radix Foeniculi [拉;植药] 茴香根
Radix Fordiae Caulifiorae [拉;植药] 虾须豆
Radix Forsythiae [拉;植药] 连翘根
Radix Fortunellae Margaritae [拉;植药] 金橘根
Radix GelJaponici [拉;植药] 头晕药根
Radix Gelsemii Elegantis [拉;植药] 大茶药根
Radix Geminae Tibeticae [拉;植药] 西藏龙胆
Radix Genkwa [拉;植药] 芫花根
Radix Gentianae Macrophyllae [拉;植药] 秦艽
Radix Gentianae Tianschanicae [拉;植药] 天山龙胆
Radix Gerberae Delavayi [拉;植药] 白地紫莞
Radix Ginkgo [拉;植药] 白果根
Radix Ginseng [拉;植药] 人参
Radix Glenhniae [拉;植药] 北沙参
Radix GlochidionisPuberi [拉;植药] 算盘子根
Radix GlycosmidisCitrifoliae [拉;植药] 山小橘
Radix Glycyrrhizae [拉;植药] 甘草
Radix Gossampini [拉;植药] 木棉根
Radix Gossypii [拉;植药] 棉花根
Radix Granati [拉;植药] 石榴根
Radix Grewiae Bilobae [拉;植药] 娃娃拳
Radix Gutzlaffiae Apricae [拉;植药] 山一笼鸡
Radix Gymnematis Sylvestris [拉;植药] 武靴藤
Radix Gynurae Segeti [拉;植药] 菊三七
Radix Gypsophilae Acutifoliae [拉;植药] 黄接骨丹
Radix Gypsophilae Oldhamianae [拉;植药] 霞草根
Radix Habenariae Delavayi [拉;植药] 鸡肾参
Radix Habenariae Dentatae [拉;植药] 双肾子
Radix Haleniae Ellipticae [拉;植药] 黑及草
Radix Hamamelidis Mollis [拉;植药] 金缕梅
Radix Hedysari [拉;植药] 红芪
Radix Helianthi [拉;植药] 向日葵根
Radix Helicteris [拉;植药] 山芝麻
Radix Helicteris Isorae [拉;植药] 火索麻
Radix Hellebori Tibetani [拉;植药] 铁筷子
Radix Helwingiae [拉;植药] 叶上珠根
Radix Hemerocallis [拉;植药] 萱草根
Radix Hemsleyae [拉;植药] 雪胆
Radix Hemsleyae Chinensis [拉;植药] 中华雪胆
Radix Hemsleyae macrospermae [拉;植药] 罗锅底
Radix Heraclei Hemsleyani [拉;植药] 牛尾独活
Radix Heraclei Yungningensis [拉;植药] 永宁独活
Radix HeracleiCandicantis [拉;植药] 白亮独活
Radix Heteropappi Hispidi [拉;植药] 狗哇花
Radix Heyneae Trijugae [拉;植药] 海木
Radix Hibisci [拉;植药] 木槿根
Radix Hibiscirosae-Sinensis [拉;植药] 扶桑根
Radix HibisiciMutabilis [拉;植药] 芙蓉根
Radix Hieracii Umbellati [拉;植药] 山柳菊根
Radix hododendri Smsii [拉;植药] 杜鹃花根
Radix Homonoiaeripariae [拉;植药] 水杨柳
Radix Hostae Glaucae [拉;植药] 大鱼鳔花根
Radix Hoveniae [拉;植药] 枳椇根
Radix Humuli Scandentis [拉;植药]扣草根
Radix Hydrangeae Macrophyllae [拉;植药] 八仙花根
Radix Hydrangeae Strigosae [拉;植药] 土常山
Radix Hypecoi Erecti [拉;植药] 角茴香
Radix Ilicis Comutae [拉;植药] 枸骨根
Radix Ilicis Pemyi [拉;植药] 老鼠刺
Radix ilicis Pubescentis [拉;植药] 毛冬青
Radix ilicis Serratae [拉;植药] 落霜红根
Radix IlicisAsprellae [拉;植药] 岗梅
Radix Illicii Lanceolati [拉;植药] 红茴香根
Radix Ilndigoferae Pseudotinctoriae [拉;植药] 一味药根
Radix Imdigoferae Fortunei [拉;植药] 华东木蓝根
Radix Impatientis [拉;植药] 凤仙根
Radix Incarvilileae Grandiflorae [拉;植药] 山羊参
Radix Incarvilleae Dilabayi [拉;植药] 鸡肉参
Radix Indegoferae Neopolygaloidis [拉;植药] 块根木蓝
Radix Indigoefrae Ichanginsis [拉;植药] 宜昌木蓝

Radix Indigoferae Amblyanthae［拉;植药］多花木蓝根
Radix Indigoferae Carlesii［拉;植药］苏木蓝
Radix Indigoferae Incamatae［拉;植药］铜罗伞
Radix Indigoferae Kirilowii［拉;植药］花木蓝
Radix Indigoferae Potaninii［拉;植药］波氏木蓝
Radix Indigoferae Stachyoidis［拉;植药］雪人参
Radix Indigoferae Szechuenensis［拉;植药］山皮条
Radix Indigoferae Teysmannii［拉;植药］大叶狼豆柴
Radix Indigoferae Tinctoriae［拉;植药］大靛根
Radix Inulae［拉;植药］土木香;亦称藏木香
Radix Inulae［拉;植药］悬覆花根
Radix Inulae Cappae［拉;植药］小茅香
Radix Inulae Nervosae［拉;植药］草威灵
Radix Inulae Pterocaulae［拉;植药］大黑药
Radix Ipomoeae Aquaticae［拉;植药］雍菜根
Radix Ipomoeae Cairicae［拉;植药］五爪龙根
Radix Ipomoeae Digitatae［拉;植药］藤商陆
Radix Iridis Chinensis［拉;植药］马蔺根
Radix Iridis Collettii［拉;植药］高原鸢尾
Radix Isatidis［拉;植药］板蓝根
Radix Iteae Oblongae［拉;植药］短叶鼠刺根
Radix Ixorae Chinensis［拉;植药］龙船花根
Radix Jasmini Floridi［拉;植药］小柳拐
Radix Jasmini Giraldii［拉;植药］荃皮
Radix Jasmini Sambac［拉;植药］茉莉根
Radix Jqiubae［拉;植药］枣树根
Radix Juglandis［拉;植药］胡桃根
Radix Juniperi Formosanae［拉;植药］山刺柏
Radix Kadsurae Coccineae［拉;植药］黑老虎根
Radix Kadsurae Longipedunculatae［拉;植药］南五味子根
Radix Kaki［拉;植药］柿根
Radix Kalopanacis［拉;植药］刺楸树根
Radix knoxiae［拉;植药］红大戟
Radix lagerstroenmiae Indicae［拉;植药］紫藤根
Radix Laggerae alatae［拉;植药］羊毛草根
Radix Lamiophlomidisrotatae［拉;植药］独一味
Radix Lantanae Camarae［拉;植药］如意花根
Radix Laporteae Macrostachyae［拉;植药］红线麻
Radix Lasianthi Chinensis［拉;植药］粗叶木
Radix Lasianthi Hartii［拉;植药］污毛粗叶木
Radix Ledebouriellae［拉;植药］防风
Radix Lenspedezae Davidii［拉;植药］和血丹
Radix Lespedezae Bicoloris［拉;植药］胡枝子根
Radix Lespedezae Buergeri［拉;植药］血人参
Radix Lespedezae Chinensis［拉;植药］细叶马料梢
Radix lespedezae formosae［拉;植药］美丽胡枝子根
Radix Lespedezae Tomentosae［拉;植药］小雪人参
Radix Levistici Officinalls［拉;植药］欧当归
Radix Ligulariae Dentatae［拉;植药］葫芦七
Radix Ligulariae Intermediae［拉;植药］狭苞橐吾
Radix Ligulariae Nelumbifoliae［拉;植药］莲叶橐吾
Radix Ligulariae Przewaiskii［拉;植药］掌叶橐吾
Radix Ligulariae Sibiricae［拉;植药］西伯利亚橐吾
Radix Ligulariae Tsangchanensis［拉;植药］苍山橐吾
Radix Ligustici Brachylobi［拉;植药］川防风
Radix Limonii Sinensis［拉;植药］匙叶草
Radix Linderae［拉;植药］乌药
Radix Linderae Chunii［拉;植药］千打锤
Radix Linderae Glaucae［拉;植药］山胡椒根
Radix Linderae Megaphyllae［拉;植药］黑壳楠根
Radix Linderae Setchuenensis［拉;植药］石桢楠根
Radix Linderaereflexae［拉;植药］山根
Radix Liquidambaris［拉;植药］枫香树根
Radix Liriodendri Chinensis［拉;植药］鹅掌楸根
Radix Liriopis Kansuensis［拉;植药］甘肃土麦冬
Radix Liriopis Spicatae［拉;植药］土麦冬
Radix Liropis Platyphyllae［拉;植药］阔叶土麦冬
Radix lithospermi［拉;植药］紫草
Radix Litseae［拉;植药］豆豉姜
Radix Litseae Auriculatae［拉;植药］天日木姜子根
Radix Litseae Sinensis［拉;植药］豺皮樟根
Radix Litseae Verticillatae［拉;植药］跌打老
Radix Longan［拉;植药］龙眼花
Radix Loropetali［拉;植药］木根
Radix loti Comiculati［拉;植药］百脉根
Radix Lychnidis Coronatae［拉;植药］剪夏罗根
Radix Lysimachiae Insignis［拉;植药］土远志
Radix Lysionoti Serrati［拉;植药］青竹标根
Radix Machili Leptophyllae［拉;植药］大叶楠根
Radix macropanacisrosthomii［拉;植药］七角风
Radix maesae Japonecae［拉;植药］杜茎山
Radix Mahoniae［拉;植药］茨黄连
Radix Mali Asiatica［拉;植药］林檎根
Radix Malloti Apeltae［拉;植药］白背叶根
Radix Malloti Barbati［拉;植药］大毛桐子根
Radix Malvae［拉;植药］冬葵根
Radix Malvaerotundifoliae［拉;植药］圆叶锦葵
Radix Mandraggorae Caulescentis［拉;植药］曼陀茄根
Radix Marsdeniae Griffithii［拉;植药］大白药
Radix Marsdeniae Longipedis［拉;植药］百灵草
Radix Marsdiniae Sinensis［拉;植药］白杜仲
Radix Medicaginis［拉;植药］苜蓿根
Radix Melastomatis Candidi［拉;植药］野牡丹根
Radix Melastomatis Normalis［拉;植药］大金香炉
Radix Melastomatis Sanguinei［拉;植药］毛稔
Radix Meliettiae Dielsianae［拉;植药］岩豆根
Radix Meliloti Suaveolentis［拉;植药］臭苜蓿根
Radix Melothriae Heterophyliae［拉;植药］土白蔹
Radix Menthaerotundifoliae［拉;植药］鱼香根
Radix Micheliae Champacae［拉;植药］黄缅桂
Radix Micromeli Falcati［拉;植药］白木
Radix Micromeli Integerrimi［拉;植药］小芸木
Radix Millettiae Championii［拉;植药］绿花崖豆藤
Radix Millettiae Speciosae［拉;植药］山莲藕
Radix Millettiaereticulitae［拉;植药］昆明鸡血藤根
Radix Mirabilis［拉;植药］紫茉莉根
Radix Miscanthi Sinensis［拉;植药］芒根
Radix Momordicae［拉;植药］木鳖根
Radix Momordicae Charantiae［拉;植药］苦瓜根
Radix Monotropae Unifiorae［拉;植药］水晶兰
Radix Morinae Bulleyanae［拉;植药］刺参
Radix Morindae Officinalis［拉;植药］巴戟天
Radix Morindae Umbellatae［拉;植药］羊角藤
Radix Mume［拉;植药］梅根
Radix Musae［拉;植药］芭蕉根
Radix Mussaendae Pubescentis［拉;植药］山甘草根
Radix Myrsines Africanae［拉;植药］铁仔
Radix Nandinae Domesticae［拉;植药］南天竹根
Radix Neilliae Sinensis［拉;植药］钓杆柴
Radix Neilliaeribesioidis［拉;植药］钓杆柴根
Radix Notoginseng［拉;植药］三七
Radix Ocimi Pilosi［拉;植药］罗勒根
Radix odterice citriodori［拉;植药］隔山香
Radix Oenotherae Odoratae［拉;植药］待霄草
Radix Onosmae Longiflori［拉;植药］长花滇紫草
Radix Ophiopogonis［拉;植药］麦冬
Radix Ophiopogonis Dracaenoidis［拉;植药］大叶沿阶草
Radix Ophiopogonis Intermedii［拉;植药］间型沿阶草
Radix OplopanacisEl ati［拉;植药］人参
Radix Orixae Japonicae［拉;植药］臭山羊
Radix ormosiae Henryi［拉;植药］桐木根
Radix Orthosiphonis Wuifeniodis［拉;植药］山槟榔
Radix Oryzae Glutinosae［拉;植药］糯稻根
Radix Osbeckiae Crinitae［拉;植药］朝天罐
Radix Osmanthi Fragrantis［拉;植药］桂树根
Radix Osmorhizae Laxae［拉;植药］香根芹
Radix Osteomelis Schwerinais［拉;植药］黑果
Radix Osyris Wightianae［拉;植药］山苏木
Radix Oxytropis Leptophyllac［拉;植药］棘豆根
Radix Paeoniae Alba［拉;植药］白芍
Radix Paeoniae Anomalae［拉;植药］窄叶芍药
Radix Paeoniae Mairei［拉;植药］美丽芍药
Radix Paeoniaeinteermediae［拉;植药］块根芍药
Radix Paeoniaerubra［拉;植药］赤芍
Radix Paliuri Hemsleyani［拉;植药］金钱木根
Radix paliurihemslcyanusrehd［拉;植药］铜钱树
Radix Paliuriramosissimi［拉;植药］马甲子根
Radix Panacis Quinquefolii［拉;植药］西洋参
Radix Pandani Furcati［拉;植药］帕梯
Radix Parthenocissi Heterophyllae［拉;植药］三角风
Radix Patriniae Angustifoliae［拉;植药］窄叶败酱
Radix Patriniae Heteroophyllae［拉;植药］墓头回

Radix Paulowniae [拉;植药] 桐根
Radix Pedicularis Henryi [拉;植药] 凤尾参
Radix Pedicularis Muscicolae [拉;植药] 藓生马先蒿
Radix Pedicularis Sinensis [拉;植药] 华马先蒿
Radix Pedicularis Verticillatae [拉;植药] 轮叶马先蒿
radix penis 阴茎根
Radix Penniseti [拉;植药] 狼尾草根
Radix Periplocae Forrestii [拉;植药] 黑骨头
Radix peucedani [拉;植药] 前胡
Radix Peucedani Terebinthacei [拉;植药] 石防风
Radix Phlomidis YounShusbandii [拉;植药] 藏糙苏
Radix Photiniae Parvifoliae [拉;植药] 小叶石楠
Radix Photiniae Villosae [拉;植药] 毛叶石楠根
Radix Phtheirospermi Tenuisecti [拉;植药] 细裂叶松蒿
Radix Phyllanthi [拉;植药] 油柑根
Radix Phyllodiii Pulchelli [拉;植药] 排钱草根
Radix Physaliastri Heterophylli [拉;植药] 龙须参
Radix Physalis Pubescentis [拉;植药] 苦根
Radix Physochlainae [拉;植药] 华山参
Radix Phytolaccae [拉;植药] 商陆
Radix Piaospori [拉;植药] 山栀茶
Radix Picridis Japoncae [拉;植药] 枪刀菜根
Radix Pileae Platanifiorae [拉;植药] 狗骨节
Radix Pileostegiae Vibumoidis [拉;植药] 冠盖藤根
Radix Pimpinellae Candollenaeae [拉;植药]杏叶防风
Radix Piperis Longi [拉;植药] 荜茇根
Radix Piperis Sarmentosi [拉;植药] 假句
Radix Pittospori Glabrati [拉;植药] 山枝根
Radix Platycodi [拉;植药] 桔梗
Radix Podocarpii Podocarpi [拉;动药] 长柄山蚂蝗
Radix Podophylli [拉;植药] 桃儿七
Radix Polemonh Liniflori [拉;植药] 葱吕
Radix Polliae HasskarLii [拉;植药] 大剑叶木
Radix Polygalae [拉;植药] 远志
Radix Polygalae Arillatae [拉;植药] 黄花远志
Radix Polygalae Caudatae [拉;植药] 水黄杨木
Radix Polygalae Crotalarioidis [拉;植药] 地花生
Radix Polygalae Fallacis [拉;植药] 假黄花远志
Radix Polygalae Wattersii [拉;植药] 山桂花
Radix Polygini Hydropiperis [拉;植药] 水蓼根
Radix Polygoni Chinensis [拉;植药] 火炭母草根
Radix Polygoni Multifiori [拉;植药] 制何首乌
Radix Polygoni Multiflori [拉;植药] 何首乌(亦称首乌)
Radix Polygoniruncinati [拉;植药] 花蝴蝶根
Radix Potentilae Anserinae [拉;植药] 蕨麻
Radix Potentillae Fragarioidis [拉;植药] 莓叶委陵菜
Radix Potentillae Freynianae [拉;植药] 三叶委陵菜根
Radix Potentillae Griffithii [拉;植药] 红地榆
Radix Potentillae Leuconotae [拉;植药] 涩草
Radix Pottsiae Laxifiorae [拉;植药] 花拐藤根
Radix Pouzolziae Sanguineae [拉;植药] 大粘药
Radix Pracanthae Fortuneanae [拉;植药] 红子根
Radix Premnae ligustroidis [拉;植药] 臭黄荆根
Radix Premnae Puberulae [拉;植药] 斑鸠占根
Radix Primulae Forrestii [拉;植药] 松打七
Radix Primulae Sinodenticulatae [拉;植药] 野洋参
Radix Prinswpiae Utilis [拉;植药] 梅花刺根
Radix Pruni Japonicae [拉;植药] 郁李根
Radix Pruni Saliginae [拉;植药] 李根
Radix Pruni Slmonii [拉;植药] 鸡血李根
Radix Przewalskiae Tanguticae [拉;植药] 马尿泡
Radix Psammosilenes [拉;植药] 金铁锁
Radix Pseudosteilariae [拉;植药] 太子参,亦称孩儿参
Radix Pseudostellariae Maximowizianae [拉;植药] 假繁缕
Radix Psychotriaerubrae [拉;植药] 山大刀根
Radix Pterocaryae Stenopterae [拉;植药] 麻柳树根
Radix Pterospermi Heterophylli [拉;植药] 半枫荷根
Radix Pteroxygoni Giralcii [拉;植药] 荞麦七
Radix Puerariae [拉;植药] 葛根
Radix Puerariae Edulis [拉;植药] 食用葛藤
Radix Puerariae Phaseoloidis [拉;植药] 三裂叶野葛
Radix pulsatillae Turczaninovii [拉;植药]细叶白头翁
Radix Pulsatillae [拉;植药] 白头翁
Radix Pulsatillae Cernuae [拉;植药] 朝鲜白头翁
Radix Pulsatillae Dahiricae [拉;植药]兴安白头翁
Radix Punicae Albescentis [拉;植药]白石榴根
Radix Pyri [拉;植药] 梨树根
Radix Sabiae Schumannianae [拉;植药] 石钻子
Radix Sacchari Amndinacei [拉;植药] 斑茅
Radix Salaciae Prinoidis [拉;植药] 桫拉木
Radix Salicis Babylonicae [拉;植药] 柳根
Radix Salicis Microstachyae [拉;植药] 乌柳根
Radix Salicis Purpureae [拉;植药] 水杨根
Radix Salicis Wallichianea [拉;植药] 皂柳根
Radix Sallcis Hypoleucae [拉;植药] 小叶柳
Radix Salviae Bowleyanae [拉;植药] 南丹参
Radix Salviae Miltiorrhizae [拉;植药] 丹参
Radix Salviae Plectranthoidis [拉;植药] 红骨参
Radix Salviae Przewalskii [拉;植药] 甘肃鼠尾草
Radix Sambuci Williamsii [拉;植药] 接骨木根
Radix Sanguisorbae [拉;植药] 地榆
Radix Sanguisorbae Foliformis [拉;植药] 虫莲
Radix Sanguisorbae Sitchensis [拉;植药] 白花地榆
Radix Sangusorbae Tenuifoliae [拉;植药] 细叶地榆
Radix Saniculae Astrantifoliae [拉;植药] 小黑药
Radix Sapii Discoloris [拉;植药] 山乌桕根
Radix Sapindi Mukorossi [拉;植药] 无患子树强
Radix Sarcococcae Hookerianae [拉;植药] 厚叶子树根
Radix Sarcococcaeruscifoliae [拉;植药] 胃友
Radix Sassafratis [拉;植药] 檫树
Radix Satyrii Nepalensis [拉;植药] 对对参
Radix Saurauiae Tristyi [拉;植药] 水枇杷
Radix Saussureae Cordifoliae [拉;植药] 马蹄细辛
Radix Saussureae Deltoideae [拉;植药] 三角叶风毛菊
Radix Scheffierae Arboricolae [拉;植药] 七叶莲
Radix Scheffierae Delavayi [拉;植药] 大泡通
Radix Scheffierae Octophyllae [拉;植药] 鸭脚木根
Radix Schizonepetae [拉;植药] 荆芥根
Radix Schizophmgmatis Denticulati [拉;植药] 小齿钻地风
Radix Scopoliae Sinensis [拉;植药] 搜山虎
Radix Scorzonerae Albicaulis [拉;植药] 仙茅参
Radix Scrophulariae [拉;植药] 玄参
Radix Scrophulariae Buergerianae [拉;植药] 北玄参
Radix Scrophulariae Fargesii [拉;植药] 鄂玄参
Radix Scrophulariae Kakudensis [拉;植药] 元参
Radix Scutellariae [拉;植药] 黄芩
Radix Scutellariae Amoenae [拉;植药] 云南黄芩
Radix Scutellariae Hypericifoliae [拉;植药] 川黄芩
Radix Scutellariae Likiangensis [拉;植药] 丽江黄芩
Radix Scutellariae Viscidulae [拉;植药] 粘毛黄芩
Radix Scutellariaerehderianae [拉;植药] 甘肃黄芩
Radix Sea Herba Cardui Acanthoidis [拉;植药] 藏飞廉
Radix Securidacae [拉;植药] 蝉翼藤
Radix Securinegae Suffmticosae [拉;植药] 叶底珠根
Radix Semiaquilegiae [拉;植药] 天葵子
Radix Ser Caulis Euonymi Yunnanensis [拉;植药] 金丝杜仲
Radix Ser Caulisrhaphidophorae Decursivae [拉;植药] 爬树龙
Radix Serissae [拉;植药] 白马骨根
Radix Serratulae Chinensis [拉;植药] 广东升麻
Radix Sesbaniae Cannabinae [拉;植药] 向天蜈蚣
Radix Seselis Yunnanensis [拉;植药] 云防风
Radix Seu Cacumenrhododenri Seniavinii [拉;植药] 毛果杜鹃
Radix Seu Caulis Acanthiilicifolii [拉;植药] 老鼠力
Radix Seu Caulis Berberidis [拉;植药] 土黄连
Radix Seu Caulis Berchemiae Hypochrysae [拉;植药] 石萝藤
Radix Seu Caulis Buddleiae Asiaticae [拉;植药] 白鱼尾
Radix Seu Caulis Celastri Flagellaris [拉;植药] 刺南蛇藤
Radix Seu Caulis Chonemorphae Valvatae [拉;植药] 藤仲
Radix Seu Caulis Clematidis Geracleifoliae [拉;植药] 牡丹藤
Radix Seu Caulis Embeliae Parvifiorae [拉;植药] 当归藤
Radix Seu Caulis Epipremni [拉;植药] 麒麟尾
Radix Seu Caulis Fici Martinii [拉;植药] 风藤
Radix Seu Caulis Kadsurae Heteroclitae [拉;植药] 地血香
Radix Seu Caulis Millettiae Lasiopetalae [拉;植药] 毒鱼藤
Radix Seu Caulis Morindeaparvifoliae [拉;植药] 百眼藤
Radix Seu Caulis Mucunae [拉;植药] 牛马藤
Radix Seu caulis Parthenocissi Tricuspidatae [拉;植药] 爬山虎
Radix Seu Caulis Schisandrae Sinensis [拉;植药] 小血藤
Radix Seu Caulis Tetrastigmatis Delavayi [拉;植药] 一把篾
Radix Seu Caulis Ventilaginia Leiocarpae [拉;植药] 血风藤
Radix Seu Caulis Vibumi Tomentosi [拉;植药] 蝴蝶树
Radix Seu Caulis Vitis Amurensis [拉;植药] 山藤藤秧

Radix Seu Caulis Waltheriaeamericane [拉;植药] 抨口他草
Radix Seu Caulis Wrightiae Pubescentis [拉;植药] 倒吊蜡烛
Radix Seu Caulismallotirepandi [拉;植药] 杠香藤
Radix Seu Cortex Dilleniaelndicae [拉;植药] 五桠果
Radix Seu Cortex Heteropanacis Fragrantis [拉;植药] 大蛇药
Radix Seu Cortex Linderae Caudatae [拉;植药] 毛叶三条筋
Radix Seu Cortex Litseae Glutinosae [拉;植药] 残槁
Radix Seu Cortexrhamni Utilis [拉;植药] 鹿蹄根
Radix Seu Flos Koelreuteriae Bipinnatae [拉;植药] 复羽叶栾树
Radix Seu Fmctus Actinidiae Purpureae [拉;植药] 小羊桃
Radix Seu Fmctusrosae Sericeae [拉;植药] 山刺梨
Radix Seu Folimrubilrenaei [拉;植药] 地五泡藤
Radix Seu Folium Abelmoschi Moschati [拉;植药] 黄葵
Radix Seu Folium Callicarpae Arboreae [拉;植药] 乔木紫珠
Radix Seu Folium Callicarpae Macrophyllae [拉;植药] 大叶紫珠
Radix Seu Folium Cassiae Laevigatae [拉;植药] 光决明
Radix Seu Folium Cayratiae [拉;植药] 大母猪藤
Radix Seu Folium Cipadessae Cinerascentis [拉;植药] 假茶辣
Radix Seu Folium Gaultheriae Forrestii [拉;植药] 大透骨消
Radix Seu Folium Hygrangeae Davidii [拉;植药] 马边绣球
Radix Seu Folium Ilicis Corallinae [拉;植药] 珊瑚冬青
Radix Seu Folium Tecomariae Capensis [拉;植药] 竹林标
Radix Seu Folium Toxicodendri Delavayi [拉;植药] 山漆树
Radix Seu Folium Triumfettae Pilosae [拉;植药] 金纳香
Radix Seu Folium Viciae Unijugae [拉;植药] 三铃子
Radix Seu Folium Wendlandiae Uvarfoliae [拉;植药] 水锦树
Radix Seu Foliumligulariae Lapathifoliae [拉;植药] 大独叶草
Radix Seu Foliumrosae Cymosae [拉;植药] 小金樱
Radix Seu Foliumrubi Cochinchinesis [拉;植药] 五叶泡
Radix Seu Foliumrubi Hirsuti [拉;植药] 刺菠
Radix Seu Foliumrubi Phoenicolasii [拉;植药] 空筒泡
Radix Seu Foliumrubi Pinfaensis [拉;植药] 老虎泡
Radix Seu Follum Ecdysant Herbaroseae [拉;植药] 红背酸藤
Radix Seu Fructus Zanthoxyli Acanthopodii [拉;植药] 刺花椒
Radix Seu Herba Amaranthi Spinosi [拉;植药] 苋菜
Radix Seu Herba Astilbesrivularis [拉;植药] 野高粱
Radix Seu Herba Crepidis Napiferae [拉;植药] 肉根还羊参
Radix Seu Herba Derridis Trifoliatae [拉;植药] 鱼藤
Radix Seu Herba Heteropogonsi Contorti [拉;植药] 地筋
Radix Seu Herba Heterostemmatis Esquirolii [拉;植药] 贵州醉魂藤
Radix Seu Herba Physochlainae Physaloidis [拉;植药] 泡囊草
Radix Seu Herba Poranaeracemosae [拉;植药] 打米花
Radix Seu Herba Potentiilae Reptantis [拉;植药] 金棒锤
Radix Seu Herba Stachydis Palustris [拉;植药] 沼生水苏
Radix Seu Herba Tetrastigmatis Hypoglauci [拉;植药] 五爪金龙
Radix Seu Herba Urenae Lobatae [拉;植药] 地桃花
Radix Seu Herba Ligulariae,Japonicae [拉;植药] 大头橐吾
Radix Seu Herbaluisiae Morsei [拉;植药] 钗子股
Radix Shuteriae Sinensis [拉;植药] 铜钱麻黄
Radix Sidae Acutae [拉;植药] 黄花稔
Radix Sidae Alnifoliae [拉;植药] 脓见愁根
Radix Sidaerhombifoliae [拉;植药] 黄花母根
Radix Silenes Jenisseensis [拉;植药] 早麦瓶草
Radix Silenes Tenuis [拉;植药] 细麦瓶草
Radix Solani Coagulantis [拉;植药] 野茄根
Radix Solani lyrati [拉;植药] 白毛藤根
Radix Solani Melongenae [拉;植药] 茄根
Radix Solani Nigri [拉;植药] 龙葵根
Radix Solani Pseudo-Capsici [拉;植药] 玉珊瑚根
Radix Solani Torvi [拉;植药] 水茄
Radix Solani Xanthocarpi [拉;植药] 黄果茄根
Radix Sonchi Oleracei [拉;植药] 苦菜根
Radix Sophorae [拉;植药] 槐根
Radix Sophorae Albescentis [拉;植药] 白花灰毛槐
Radix Sophorae Alopecuroidis [拉;植药] 苦甘草
Radix Sophorae Flavescentis [拉;植药] 苦参
Radix Sophorae Mairei [拉;植药] 乌豆根
Radix Sophorae Tonkinensis [拉;植药] 山豆根(亦称广豆根)
Radix Sophorae Vicifoliae [拉;植药] 白刺花
Radix Spiraeae Blumei [拉;植药] 麻叶绣球
Radix Spiraeae Chinensis [拉;植药] 中华绣线菊
Radix Spiraeae Japonicae [拉;植药] 绣线菊根
Radix Spiraeae Prunifoliae [拉;植药] 笑靥花
Radix Spiraeae Salicifoliae [拉;植药] 空心柳根
Radix Spiraeae Thunbergll [拉;植药] 珍珠绣线菊根
Radix Staphyleae Bumaldae [拉;植药] 省沽油根
Radix Steliariae [拉;植药] 银柴胡
Radix Stemonae [拉;植药] 百部
Radix Stemonae Parvifiorae [拉;植药] 细花百部
Radix Stephanandrae Chinensis [拉;植药] 野珠兰根
Radix Stephaniae Cepharanthae [拉;植药] 白药子
Radix Stephaniae Delavayi [拉;植药] 地不容
Radix Stephaniae Hemandifollae [拉;植药] 桐叶千金藤
Radix Stephaniae Japonicae [拉;植药] 千金藤
Radix Stephaniae Sinicae [拉;植药] 金不换
Radix Stephaniae Tetrandrae [拉;植药] 防己
Radix Streptocauli Griffithii [拉;植药] 古羊藤
Radix Streptopi Simplicis [拉;植药] 竹林消
Radix Strophanthi Divaricati [拉;植药] 羊角拗
Radix Styracis Suberifoliae [拉;植药] 红皮树根
Radix Sue Herba Lysimachiai Clethroidis [拉;植药] 珍珠菜
Radix Symplocoris Caudatae [拉;植药] 山矾根
Radix Symplocoris Paniculatae [拉;植药] 白檀根
Radix Symploeoris Congestae [拉;植药] 密花山矾
Radix Syringae Pinnatifoliae [拉;植药] 山沉香
Radix Syzygii Buxifolii [拉;植药] 赤楠
Radix Syzygii Grijsii [拉;植药] 轮叶蒲桃根
Radix Talini Paniculati [拉;植药] 土人参
Radix Tephrosiae Purpureae [拉;植药] 灰毛豆根
Radix Tetrapanacis [拉;植药] 通花根
Radix Tetrastigmatis Glabri [拉;植药] 小九节铃
Radix Tetrastigmatis Obovati [拉;植药] 红五加
Radix Teucrii Pemyi [拉;植药] 细花虫草
Radix Thalictri Petaloidei [拉;植药] 瓣蕊唐松草
Radix Thalictri Trichopi [拉;植药] 珍珠莲
Radix Thermopsis Alpinae [拉;植药] 高山黄华根
Radix Thesii [拉;植药] 百蕊草根
Radix Thunbergiae Grandifiorae [拉;植药] 通骨消
Radix Tiliae [拉;植药] 叶上果根
Radix Tinosporae [拉;植药] 金果榄
Radix Titrastigmatis Hemsleyani [拉;植药] 蛇附子
Radix Toddaliae Asiaticae [拉;植药] 飞龙掌血
Radix Tongoloae Dunnii [拉;植药] 太白三七
Radix Toxicodendri Succedanei [拉;植药] 林背子
Radix Trachycarpi [拉;植药] 棕树根
Radix Trematis Orientalis [拉;植药] 山黄麻
Radix Tribuli [拉;植药] 蒺藜根
Radix Trichosanthis [拉;植药] 天花粉
Radix Trichosanthis Cucumemidis [拉;植药] 王瓜子根
Radix Trichosanthis Himalensis [拉;植药] 实葫芦
Radix Triplostegiae Glanduliferae [拉;植药] 肚拉
Radix Triplostegiae Grandiflorae [拉;植药] 双参
Radix Triumfettae Bartramiae [拉;植药] 黄花地桃花
Radix Trostei Pinnatifidi [拉;植药] 天王七
Radix Tubocapsici Anomali [拉;植药] 龙珠根
Radix Tulipae Gesnerianae [拉;植药] 郁金香根
radix two computer 多位二进制计算机
Radix Tylophorae Yunnanensis [拉;植药] 小白薇
Radix Uiburni Ceanothoidis [拉;植药] 珍珠荚迷根
Radix Uncariae Macrophyllae [拉;植药] 大叶钩藤根
Radix Urariae Pictae [拉;植药] 密马
Radix Urenae Scabriusculae [拉;植药] 粗叶地桃花根
Radix Urtticae Cannabinae [拉;植药] 荨麻根
Radix Vaccinii Bracteati [拉;植药] 南烛根
Radix Vaccinii delavayi [拉;植药] 岩檀香
Radix Vaccinii Fragilis [拉;植药] 土千年健
Radix Vemoniae Asperae [拉;植药] 黑升麻
Radix Vemoniae Cinereae [拉;植药] 伤寒草根
Radix Veratri Stenophylli [拉;植药] 狭叶藜芦
Radix Veratri taliensis [拉;植药] 披麻草根
Radix Viadimiriae Muliensis [拉;植药] 木里木香
Radix Vibumi Betulifolii [拉;植药] 红对节子
Radix Vibumi Cordifolii [拉;植药] 心叶荚迷根
Radix Vibumi Setigeri [拉;植药] 鸡公柴
Radix Vibumi Utilis [拉;植药] 羊屎条根
Radix Viburni lchangensis [拉;植药] 对叶散花根
Radix Vignae Sinensis [拉;植药] 豇豆根
Radix Vignae Vexil latae [拉;植药] 野豇豆根
Radix Violae Delavayi [拉;植药] 黄花堇菜
Radix Viticis Cannabifoliae [拉;植药] 牡荆根
Radix Viticis Negundo [拉;植药] 黄荆根

Radix Viticis Quinatae [拉;植药] 布荆根
Radix Vitis Chungii [拉;植药] 刺葡萄根
Radix Vitis Flexuosae [拉;植药] 根
Radix Vitis Viniferae [拉;植药] 葡萄根
Radix Vitisromaneth [拉;植药] 野葡萄根
Radix Vladimiriae [拉;植药] 川木香
Radix Vladimiriae Berardioidis [拉;植药] 厚叶木香
Radix Vladimiriae Edulis [拉;植药] 菜木香
Radix Weigelae Sinicae [拉;植药] 水马桑
Radix Wikstroemiae Indicae [拉;植药] 了哥王
Radix Woodfordiae Fmticosae [拉;植药] 虾子花根
Radix Xanthii [拉;植药] 苍耳根
Radix Zamhoxyli Spinifolii [拉;植药] 见血飞
Radix Zanthoxyli Bungeani [拉;植药] 花椒根
Radix Zanthoxyli Dissiti [拉;植药] 山椒根
Radix Zanthoxyli Nitidi [拉;植药] 入地金牛(亦称两面针)
Radix Zanthoxyli Planispini [拉;植药] 竹叶椒根
Radix Zanthoxyli Simulantis [拉;植药] 野花椒根
Radix Zephyranthis Grandifiorae [拉;植药] 旱水仙根
Radix Zomiae Diphyllae [拉;植药] 丁癸草根
Radix Zygophylli Xanthoxyli [拉;植药] 霸王根
Radix Gaultheriae Yunnanensis [拉;植药] 透骨香根
Radix Gentianae [拉;植药]龙胆
Radixradermacherae Sinicae [拉;植药] 菜豆树
Radixrandiae Sinensis [拉;植药] 鸡爪劳
Radixranunculi Temati [拉;植药] 猫爪草
Radixrauvolfiae Hainanensis [拉;植药] 海南萝芙木
Radixrauvolfiae Lafifrondis [拉;植药] 大叶萝芙木
Radixrauvolfiae Officinalis [拉;植药] 药用萝芙木
Radixrauvolfiae Serpentinae [拉;植药] 印度萝芙木
Radixrauvolfiae Verticillatae [拉;植药] 萝芙木
Radixrauvolfiae Yunnanensis [拉;植药] 云南萝芙木
Radixrehmanniae [拉;植药] 生地
Radixrehmanniae Preparata [拉;植药] 熟地黄
Radixrhamni Crenatae [拉;植药] 黎辣根
Radixrhamni Heterophyllae [拉;植药] 女儿茶
Radixrhamni Leptophyllae [拉;植药] 绛梨木根
Radixrhei Emodi [拉;植药] 白牛尾七
Radixrhodiolae [拉;植药] 红景天
Radixrhodiolae Dumulosae [拉;植药] 凤尾七
Radixrhodiolae Henryi [拉;植药] 白三七根
Radixrhodiolae Yunnanensis [拉;植药] 还阳草
Radixrhododendri Mollis [拉;植药] 羊踯躅根
Radixrhododendri Ovati [拉;植药] 马银花根
Radixrhois Potaninii [拉;植药] 青麸杨根
Radixrhois Sonocae [拉;植药] 红麸杨
Radixrhynchoglossi Obliqui [拉;植药] 大脖子药
Radixribis Henryi [拉;植药] 钻石风
Radixricini [拉;植药] 红蓖麻根
Radixrosae Bracteatae [拉;植药] 苞蔷薇根
Radixrosae Catha Yensis [拉;植药] 红刺玫根
Radixrosae Davuricae [拉;植药] 刺莓果根
Radixrosae Laevigatae [拉;植药] 金樱根
Radixrosae Normalis [拉;植药] 刺梨根
Radixrosae Platyphyllae [拉;植药] 十姊妹(亦称十姐妹)
Radixrosae Sertatae [拉;植药] 钝叶蔷薇
Radixrubi Alceaefolii [拉;植药] 粗叶悬钩子根
Radixrubi Amabilis [拉;植药] 秀丽莓
Radixrubi Coreani [拉;植药] 倒生根
Radixrubi Foliolosi [拉;植药] 硬枝黑锁梅
Radixrubi Kuntzeani [拉;植药] 早谷蔗
Radixrubi kuntzeani [拉;植药] 黄蔗根
Radixrubi Lambertiani [拉;植药] 高粱泡根
Radixrubi Multibracteati [拉;植药] 大乌泡
Radixrubi Parkeri [拉;植药] 小乌泡根
Radixrubi Parvifolii [拉;植药] 茅莓根
Radixrubi Pectinelli [拉;植药] 黄泡
Radixrubi Pungentis [拉;植药] 倒扎龙
Radixrubi Setchuenensis [拉;植药] 大乌泡根
Radixrubi Tephrodis [拉;植药] 乌龙摆尾
Radixrubi Xanthocarpi [拉;植药] 地莓子
Radixrubiae [拉;植药] 茜草
Radixrubiae Yunnanensis [拉;植药] 小红参
Radixrubirosaefolii [拉;植药] 倒触伞
Radixrumicis Crispi [拉;植药] 牛耳大黄
Radixrumicis Japonici [拉;植药] 羊蹄
Radixrumicis Patientiae [拉;植药] 牛西西
Radixrumidis Nepalwnsis [拉;植药] 尼泊尔酸模
RadixSer Culis Jasmini Lanceolarii [拉;植药] 破骨风
RadixWikstroemiae Dolichanthae [拉;植药] 土箭芪
radlodontist; radiodontologist *n*. 牙放射学家
radlodontology; radiodontologia; radiodontia *n*. 牙医放射学
radlux *n*. 辐射勒克司(发光单位)
radon (缩 Rn); **radium emanation** *n*. 氡(86 号元素),镭射气 ‖ ~ daughter 氡产物 / ~ emanation technique 氡射气技术 / ~ source container (简作 RSC) 氡源容器
Radopholus *n*. 穿孔[线虫]属
Radovici's sign(**André Radovici**) 腊多维西征,掌颏反射
radsafe *n*. 辐射安全
radstilb *n*. 拉德(辐射)熙提
Radula *n*. 齿舌
Radulaceae *n*. 扁萼苔科(一种苔类),钝齿菌科(一种菌类)
radular sheath 齿板鞘
radwaste *n*. 放射性废物
radwgraphic topographic X 线摄影用局部解剖学的
radzyge; radesyge *n*. 结痂性疥疮
RAE right atrial enlargement 右心房增大
Raeder's syndrome, paratrigeminal syndrome (Johan G. Raeder) 雷德综合征、三叉神经旁综合征(面部单侧阵发性神经痛伴交感神经麻痹 < Honer 综合征 >,亦称三叉神经旁综合征)
Rafampin 利福平(抗结核药)
raffinase *n*. 棉子糖酶
raffinose; melitose *n*. 棉子糖,蜜三糖
Rafflesiaceae *n*. 大花草科
rafle *n*. 牛疱疮病(见于法国北部)
Rafoxanide *n*. 雷复尼特,氯苯碘柳胺(兽用抗蠕虫药)
rafractionist *n*. 验光师
raft *n*. 筏,木排,垫板(层),轨(道,迹) 救生筏 ‖ a ~ of 大量的 / egg ~ 卵筏(昆虫)
rag *n*. 破布,碎布;碎片;[复]破衣服 ‖ feel like a wet ~ 觉得非常疲倦
Ragaceae *n*. 皱褶病毒科
rage *n*. ①激怒,暴怒 ②热情,热狂 *vi*. 大怒;流行;猖獗 ‖ sham ~ 假怒(见于去除大脑皮质的动物,亦见于胰岛素低血糖或一氧化碳中毒患者) | (all) the ~ 风靡一时 / be in(或 fly into) a ~ 勃然大怒
Rage virus = Rabies virus(**Remlinger**) 狂犬病病毒
rageweed *n*. 豚草,家草
ragged *a*. 紊乱的 ‖ ~ picture 失真图像
raggedred fibers(简作 **RRF**) 蓬毛样红纤维
raggid *a*. 破烂的;不整齐的;凹凸不平的;溃烂的
ragocyte [Ragg(rheumatoid serum agglutinator) + -cyte] *n*. 类风湿(血清凝集者)细胞(在类风湿关节炎的关节中发现的一种多形核白细胞,其胞质包含物摄入凝集的 IgG、类风湿因子、纤维蛋白和补体,亦称 RA 细胞)
ragweed, dilute marijuana (简作 Rag) 豚草,稀释大麻
ragwort; senecio *n*. 千里光,狗舌草 ‖ tansy ~ 雅各布千里光(即 Senecio jacobea)
Rahnella *n*. 拉恩氏菌属 ‖ ~ aquatilis 水生拉恩氏菌
Rahn-End tidal sampler (简作 RETS) Rahn-End 潮式采样器(呼吸试验)
raies ultimes (简作 RU) 分光镜检查(法文,相当于 spectroscopy)
Raigan *n*. 雷丸(驱虫药)
rail *n*. 横条;铁轨,铁路 ‖ by ~ 乘火车,由铁路 / off the ~s 越轨的,混乱的 / on the ~s 顺利地进行着;在正常的轨道上
railing *n*. 电子射线管荧光屏上的栅形干扰
Raillietia *n*. 耳螨属
Raillietina *n*.瑞立绦虫属 ‖ ~ celebensis 西岛瑞立绦虫(隶属于戴维科 Davameidae) / ~ cesticillus 有轮瑞氏绦虫(隶属于戴维科 Davaineidae) / ~ echinobothrida 棘槽瑞氏绦虫(隶属于戴维科 Davaineidae) / ~ madngascariensis 马达加斯加瑞立绦虫 / ~ Quitensis 厄瓜多尔瑞立绦虫 / ~ tetragona 四角瑞氏绦虫(隶属于戴维科 Davaineidae)
raillietiniasis *n*. 瑞立绦虫病
railroad (简作 Rr) *n*. 铁路,轨道,滑轨装置 ‖ ~ nystagmus 视动性眼球震颤,车窗性眼球震颤 / ~ trackappearance 轨道样表现(强直性脊柱炎韧带骨化时的 X 线征象)
Railway Beggarticks [植药] 三叶鬼针草
railway line 轨道状的,轨道线
railway nystagmus 车窗性眼球震颤,视动性眼球震颤
Raimiste's sign (Johann M. Raimister) 雷米斯特征(检查者将患者的手和臂扶持于垂直位,如手正常,放松时手仍保持垂直;如有

轻瘫,手迅即由腕部下垂)

rain *n*. 电子流,通量(电子),雨;[复](热带)雨季山下雨 *vt*. 使(雨等)大量降下‖as right as ~ 身体很好 / ~ check 延期 / ~ clutter 雨滴杂乱回波 / ~ echo 雨状回波 / ~ of electrons 电子族 / ~ out 冲洗,清除‖~y *a*. 下雨的,多雨的

rainbow(简作 RB) *n*. 彩虹(Tuinal 胶囊,司可巴比妥钠—异戊巴比妥钠胶囊)‖ ~ generator 彩色条信号发生器 / ~ pattern 彩色带信号图,彩色条信号图 / ~ symptom 晕轮症状 / ~ vision 虹视

Rainbowpink[植药] *n*. 石竹

Rainey's corpuscles, tubes, tubule(George Rainey)雷尼小体,肉孢子虫囊

rainful *n*. 降雨;(降)雨量

rainmaking *n*. 人工造雨

rainout *n*. 放射性沉降,凝雨沉降物

rainproof *a*. 防雨的

Rainworm[动药] *n*. 地龙

rainy *a*. 下雨的,多雨的(风,云等)含雨的,带雨的

raioimmunoassay of class specific antibodies(简作 RIACA)经典的特异性抗体放射免疫分析

raiotropism *n*. 向放射性

raise *vt*. ①举起 ②使升高 ③使起来 ④引起 ⑤提出(问题);提高(觉悟、价格、嗓子等);发出(喊声);饲养(牲畜);养育(儿童等);使出现;使苏醒;使隆起;起(水泡) *n*. 举起,升起,增加

raised *a*. 隆起的,凸起的

raisin *n*.(通常 p1.)葡萄干

Raisin[植药] *n*. 白葡萄干

raising *n*. 培育,栽培,饲养

Raix Sedi Aizoon[拉;植药] 景天三七根

Raja porosa[拉;动药] 孔鳐(隶属于鳐科 Rajidae)

Rajania Quinata Thunb. *n*. 木通

Raji cells 拉吉细胞(来源于儿童上颌骨伯基特的类淋巴瘤细胞系,供检验病毒等用之)

Rajidae *n*. 鳐科(隶属于鳐形目 Rajiformes)

Rajiformes *n*. 鳐形目(隶属于软骨鱼纲 Chondrichthye3)

rake *v*. 倾斜,倾斜度,探索,扫视

rale[法 rlerattle] *n*. 罗音 ‖ amphoric ~ 空瓮音 / atelectatic ~ 肺膨胀不全罗音,肺不张音 / border; ~ atelectatic ~ 肺绿音,肺膨胀不全音 / hubbling ~ 沸泡音 / cavernous ~ cavernous 空洞音 / clicking ~ 卡嗒音 / coarse ~ 粗罗音 / collapse ~ 萎陷肺音 / consonating ~ 谐和罗音 / crackling ~ ;subcrepitant ~ 细捻发音 / crepitant ~ 捻拨音 / dry ~ 干性罗音 / extrathoracic ~ 胸外罗音 / fine ~ 细罗音 / gurgling ~ 咕噜音 / guttural ~ 咽喉音 / highpitched ~ 高罗音 / Hirtz's ~ 湿性金属性捻发音 / ~ indux 实变初期罗音 / larygeal ~ 喉音 / latent ~ 隐性罗音 / low pitched ~ 低罗音 / marginal; atelectatic ~ 肺缘罗音,肺膨胀不全罗音 / metallic ~ ; consonating ~ 金属罗音,谐和罗音 / mobist ~ 湿性罗音 / muxous ~ ; ~ muqueux 黏液性罗音 / palpable ~ 可触知罗音 / piping ~ 笛音 / pleural ~ 胸膜罗音,胸膜摩擦音 / post-tussive 咳嗽后罗音 / ~ redux; ~ deretour 消散期罗音 /rhonchus ~ 鼾音 / sibilant ~ 飞箭音,笛音 / Skoda's ~ 斯叩达氏罗音(支气管水泡音) / sonorous ~ 鼾音 / subcrepitant ~ ; crackling ~ 细捻发音 / tracheal ~ 气管罗音 / wheezing ~ 喘气音,哮鸣音 / whistling; sibilant ~ 笛音,飞箭音 / vesicular ~ ; crepitant ~ 肺泡罗音,捻发音 / bronchial ~ 支气管罗音 / bubbling ~ 沸泡音 / cavernous ~ 空洞音 / clicking ~ 卡嗒音 / collapse ~ 萎陷肺罗音 / consonating ~ , metal1ic ~ 谐和罗音,金属罗音 / crepitant ~ , vesicular ~ 捻发音 / dry ~ 干性罗音 / extrathoracic ~ 胸外罗音 / gurgling ~ 咕噜音 / guttural ~ 咽喉音 / ~ indux 实变初期罗音 / 1aryngeal ~ 喉音 / moist ~ 湿性罗音 / mucous ~ , ~ muqueux 黏液性罗音 / pleural ~ 胸膜罗音,胸膜摩擦音 / ~ redux, ~ de retour 消散期罗音 / sibilant ~ , whistling ~ 飞箭音,笛音 / sonorous ~ 鼾音 / subcrepitant ~ , crackling ~ 细捻发音 / tracheal ~ 气管罗音

Ralfe's test[Charles Henry 英医师 1842—1896] 拉尔夫氏试验(①检尿丙酮 ②检鸟胨)

Ralfsiaceae *n*. 褐壳藻科(一种藻类)

Ralitoline *n*. 雷利托林(抗惊厥药)

Rallinyssus *n*. 雉刺螨属

rally *v*. 集会,集中(精力等),恢复(元气等) *n*. 集合,集会,恢复

Raloxifene *n*. 雷洛昔芬(雌激素拮抗药)

Raltitrexed *n*. 雷替曲塞(抗肿瘤药)

ram's horn sign 羊角征(胃克隆病的造影征象)

Ramaheffect[Chandnasckhara Venkata 印度物理学家 1888 生] *n*. 喇曼氏效应(光学)

ramal *a*. 支的,分支的

Raman effect 喇曼效应

Raman effect(Chandrasekhara V. Raman)拉曼效应(当某物质受到单色光辐照时,此物质散射的光谱中,除含有与入射辐射相同波长的光谱线外,还含有其他光谱线,即随原线移动而原辐射波长已改变了的伴线)

Raman spectroscopy(简作 RS)喇曼氏分光镜检术,喇曼光谱术

Ramaninjana *n*. 马达加斯加跳跃病

Ramatroban *n*. 雷马曲班(抗血栓药)

ramble *v*. 徘徊,漫谈,蔓生

rambling *a*. 漫步的,散漫的,杂乱无章的

RAMC Royal Army Medical Corps 皇家陆军医疗队

Ramciclane *n*. 雷胺环烷(抗焦虑药)

Ramdohr's suture[Caesar A. von 美外科医师 1855—1912] 腊姆多尔氏缝术(肠套入缝术)

ramee, ramie *n*. 苎麻,青麻

ramenta[拉;复 filings, scrapings] *n*. 碎片,屑 ‖ ~ ferri 铁屑 / ~ intestinorum 肠碎片(现于痢疾粪)

ramex[拉] *n*. 精索静脉曲张

rami(单 ramus)[拉]; **branches**[英] *n*. 支

Ramibacterium *n*. 分支乳酸杆菌属,枝杆菌屑 ‖ ~ alactolyticum 见 Eubacterium alactolyticum / ~ dentium 牙枝杆菌 / ~ pseudoramosum 见 Mycobacterium flavum var. pseudoramosum

Ramibacteriumpleuritkum *n*. 炎枝杆菌

Ramibacteriumramosoides *n*. 分枝状枝杆菌

ramicotomy[ramus + 希 temnein to cut]; **ramicotomia; ramisectomy; ramisection; ramisectio** *n*. 神经支切断术

Ramifenazone *n*. 雷米那酮(消炎镇痛药)

ramification; branching *n*. ①分支 ②支状分布 ‖ ~ , rootcanal 根管分支

ramify[ramus + 拉 facere to make] *n*. 分支,支分 *v*. 使分支(分叉),使成网状

Ramipril *n*. 雷米普利(抗高血压药)

Ramiprilat *n*. 雷米普利拉(抗高血压药)

ramisection[ramus + 拉 sectio a cutting]; ramicotomy; ramisectomy *n*. 神经支切断术

ramisectomy; ramisection *n*. 神经支切断术 ‖ ~ sympathetica 交感神经支切断术

ramitis[拉 ramus branch + -itis] *n*. 神经支炎

Ramixotidine *n*. 雷索替丁(组胺 H2 受体阻药)

ramjet *n*. 冲压式喷气(发动)机

Rammacteriumramosum *n*. 多枝枝杆菌

Rammstedt 见 Ramstedt

Ramnodigin *n*. 兰诺地近(强心药)

ramollissement[法] *n*. 软化

ramollitio[拉] *n*. 软化 ‖ ~ retinae 视网膜软化

ramollitioretinae[拉] *n*. 视网膜软化

Ramón anatoxin[Gaston 法细菌学家 1886 生]; **diphtherea toxoid** 腊蒙氏类毒素,白喉类毒素 ‖ ~ flocculation test 腊蒙氏絮凝试验(检白喉毒素及抗毒素混合液)

Ramóny Cajal 见 Cajal

Ramond's sign[Louis Ramond 法医师 1879 生] 拉蒙征(骶棘肌强直为胸膜积液之征,积液呈脓性时则强直消失)

Ramon's flocculation, flocculation test(Gaston Ramon) 拉蒙絮状反应,絮状试验(测定白喉毒素及抗毒素的一种定量沉淀反应试验:一组试管以毒素 <如白喉毒素> 量不变,加抗毒素,其量渐增,出现絮状沉淀之管,表明此管含有完全中和的毒素和抗毒素的混合剂,最初出现絮状沉淀之管称为终点)

Ramony Cajal's cells; Cajal's cells *n*. 腊蒙·伊·卡哈耳氏细胞,卡哈耳氏细胞 ‖ ~ stain; Cajal's stain 腊蒙·伊·卡哈耳氏染剂,卡哈耳氏染剂

Ramoplanin *n*. 雷莫拉宁(抗生素类药)

Ramorelix *n*. 雷莫瑞克(垂体激素释放抑制药)

ramose(ramosus. ramous) *a*. 分枝的 ‖ ~ setae 枝毛

Ramosetron *n*. 雷莫司琼(5-羟色胺拮抗药)

ramp *n*. 鳄鱼夹,接线夹,斜面,斜坡 *v*. 使有斜面(斜坡),使弯 ‖ ~ generator(简作 RG)撞击发生器 / ~ generator 斜坡发生器 / ~ input 斜坡输入 / ~ voltage 扫描电压,斜线电压

rampagev *n*. & *v*. 横冲直撞

rampant *a*. 繁茂的;(疾病、恶习等)蔓延的,猖獗的;(行为、态度、说话等)猛烈的,不能控制的‖rampancy *n*. / ~ly *ad*.

rampanta *a*.(疾病,恶习等)蔓延的,猖獗的,猛烈的

rampart *n*. 防御物,保护物;垒,阜 *vt*. 防护‖maxillary ~ 上颌阜

Ramsay Hunt disease(James Ramsay Hunt)拉姆赛·亨特病(见 Ramsay Hunt syndrome 第一解)‖ ~ syndrome 拉姆赛·亨特综合征(①带状疱疹累及面神经和听神经,伴有同侧面部麻痹及外耳与鼓膜疱疹性水疱,可能伴有耳鸣、眩晕及听觉障碍. 亦称膝

状神经痛，耳带状疱疹和亨特病或亨特神经痛；②<亨特>幼年型震颤麻痹；进行性小脑协同失调；③进行性小脑协同失调）

Ramsden's eyepiece［Jesse 英眼镜商 1735—1800］***n***. 腊姆斯登氏目镜

Ramsted operating［Conrad 德外科医师 1867 生］***n***. 腊姆斯提特氏手术（先天幽门狭窄环状肌既切断术）

Ramstedt operation（Wilhelm C. Ramstedt）拉姆施泰特手术（见 Fredet-Ramstedt operation）

Ramtestes［动药］***n***. 羊外肾

ramulus（复 ramuli）［拉 dim. oframus］***n***. 小支 ‖ ～ cinnamomi 桂枝／ramuli conjunctivales; arteriae conjunctivales posteriotes 结膜小支／ramuli episclerales; artecriae episclerales 巩膜外小支／～ et spina uncariae 钩藤／～ euonymi 卫矛，鬼箭羽／～ lonicerae 金银藤（忍冬藤）／～ mori 桑枝／～ uncariae cum uncis 钩藤／～ visci seu loranthi 寄生（槲寄生或桑寄生）

Ramulus［拉］（［复］ramuli）***n***. 小支 ‖ ～ Buxi Sinicae［拉；植药］黄杨木／～ Cinnamomi［拉；植药］桂枝／～ Et Flium Euryae Japonicae［拉；植药］柃子／～ Et Flium Mussaedae Erosae［拉；植药］楠藤／～ Et Folium Adhatodae Vasicae［拉；植药］大驳骨／～ Et Folium Adhatodae Ventricosae［拉；植药］大驳骨丹／～ Et Folium Adinaepiluliferae［拉；植药］水团花／～ Et Folium Aglaiae Odoratae［拉；植药］米仔兰叶／～ Et Folium Bauhiniae Faberi［拉；植药］大飞扬／～ Et Folium Berchemiae Floribundae［拉；植药］黄鳝藤／～ Et Folium Berchemiae Lineatae［拉；植药］老鼠耳／～ Et Folium Bischofiae Javanicae［拉；植药］秋枫木／～ Et Folium Buddleiae Davidii［拉；植药］酒药花／～ Et Folium CephalotaxiFortunei［拉；植药］三尖杉／～ Et Folium Claoxyli［拉；植药］丢了棒／～ Et Folium Comi Walteri［拉；植药］徕枝叶／～ Et Folium Cotini Coggyriae［拉；植药］黄栌枝叶／～ Et Folium Cotoneastri acutifolii［拉；植药］灰栒子叶／～ Et Folium Cotoneastri Horizontalis［拉；植药］水莲沙／～ Et Folium Debregeasiae Edulis［拉；植药］冬里麻／～ Et Folium Desmodii Gyrantis［拉；植药］舞草／～ Et Folium Euonyml Bungeani［拉；植药］丝棉木／～ Et Folium Flueggeae Virosae［拉；植药］白饭树叶／～ Et Folium Forsythiae［拉；植药］连翘茎叶／～ Et Folium Fsychotriae Serpentis［拉；植药］穿根藤／～ Et Folium Henslowwiae Frutescentis［拉；植药］寄生藤／～ Et Folium Linderae Angustifoliae［拉；植药］狭叶山胡桂／～ Et Folium Lonicerae Standishii［拉；植药］苦糖果／～ Et Folium Loranthi Chinensis［拉；植药］苦楝寄生／～ Et Folium Loranthi Pentapetali［拉；植药］五瓣寄生／～ Et Folium Lyoniae Lanceolatae［拉；植药］狭叶南烛／～ Et Folium Lyoniae Ovalifoliae［拉；植药］木／～ Et Folium Mussaendae Pubescentis［拉；植药］山甘草／～ Et Folium Phyllodii Pulchelli［拉；植药］排钱草／～ Et Folium Picrasmae［拉；植药］苦木／～ Et Folium Pithecellobii Lucidi［拉；植药］尿桶弓／～ Et Folium Pittospori Tobirae［拉；植药］海桐花／～ Et Folium Pyri Betulaefoliae［拉；植药］棠梨枝叶／～ Et Folium Pyricalleryanae［拉；植药］野梨枝叶／～ Et Folium Salicis Purpureae［拉；植药］水杨枝叶／～ Et Folium Sarcococcae Hookerianae［拉；植药］厚叶子树／～ Et Folium Spiraeae Axuminatae［拉；植药］吹火筒／～ Et Folium Spiraeae Salicifoliae［拉；植药］空心柳／～ Et Folium Taxi Cuspidatae［拉；植药］紫杉／～ Et Folium visci Articulati［拉；植药］枫香寄生／～ Et Folium Zanthoxyli Dimorphophylli［拉；植药］羊山刺／～ Et foliuma ctinidiae Polygamae［拉；植药］木天蓼／～ Et Foliumreinwardtiae Trigynae［拉；植药］过山青／～ Et Foliumrhinacanthi Nasuti［拉；植药］白鹤灵芝／～ Et Foliumrhododendri Capitati［拉；植药］小叶杜鹃／～ Euonymi［植药］鬼箭羽／～ Euonymi［拉；植药］鬼箭羽／～ Juglandis［拉；植药］胡桃枝／～ Loranthi［植药］桑寄生／～ Luffae［拉；植药］丝瓜藤／～ Mori［植药］桑桂／～ Mori［拉；植药］桑枝／～ Populi Davidianae［拉；植药］白杨枝柳／～ Pyri［拉；植药］梨枝／～ Salicis Babylonicae［拉；植药］柳枝／～ Sambuci Williamsii［拉；植药］接骨木／～ Securinegae Sufruticosae［拉；植药］叶底珠／～ Seu Folium Callicarpae Dichotomae［拉；植药］白棠子树／～ TaxiLli［拉；植药］桑寄生／～ Uncariae cum Uncis［植药］***n***. 钩藤／～ Uncariae Cumuncis［拉；植药］钩藤／～ Visci［植药］***n***. 槲寄生／～ Viticis Negundo［拉；植药］黄荆枝／～ Vlsci Dios pyrosicoli［拉；植药］凌枝槲寄生／～ Wt Folium Symplocoris Chinensis［拉；化学］华山矾

ramus（复 rami）［拉］；**branch**［英］；***n***. 支 ‖ rami alares; alar branches 翼支（鼻外侧动脉的分支）／rami alveolares maxillares posteriores; posterior branches of maxillary alveolar nerve 上牙槽后支／rami alveolares superiores anteriores; anteriorr branches of superior nerve 上牙槽前支／rami alveolares superiores posteriores; posterior branches of superior alveolar nerve 上牙槽后支／rami alveolares superiores anteriores nervi infraorbitalis; anterior superior alveolar branches of infraorbital nerve 眶下神经上齿槽前支／rami alveolaris superior medius nervi infraorbitalis; middle superior alveolarbranch of infraorbitalnerve 眶下神经上齿槽中支／ramus anastomoticus cum nervo auriculotemporali; anastomotic branch with auriculotemporal nerve［与］耳颞神经交通支／ramus anastomoticus cum nervo glossopharyngeo; anastomotic branch with glossopharyngeal nerve［与］舌咽神经交通支／ramus anastomotieus cum nervo hypoglosso; anastomotic branch with hypoglossal nerve［与］舌下神经交通支／ramus anastomoticus cum nervolaryngeo inferiores; anastomotic branch with inferior laryngeal nerve［与］喉下神经交通支

ramus［拉］（［复］rami）***n***. 支

ramuscule［拉 ramusculus］***n***. 小支，细支

Ramyclin; fusidic acid［商名］***n***. 梭链孢酸

ran run 的过去式

Rana ***n***. 蛙属 ‖ ～ adenopleura 弹琴蛙（隶属于蛙科 Ranidae）／～ amurensis 黑龙江林蛙（隶属于蛙科 Ranidae）／～ amurensis Boulenger［拉；动药］黑龙江林蛙／～ boulenger 棘腹蛙（隶属于蛙科 Ranidae）／～ catesbiana Shaw; bullfrog 牛蛙，喧蛙（美洲产）／～ guenther 沼蛙（隶属于蛙科 Ranidae）／～ japomca 日本林蛙（隶属于蛙科 Ranidae）／～ limnocharis 泽蛙（隶属于蛙科 Ranidae）／～ Limnocharis［拉；动药］虾蟆／～ limnocharis Boie［拉；动药］泽蛙／～ margaratae 绿臭蛙（隶属于蛙科 Ranidae）／～ nigromaculata 黑斑蛙（隶属于蛙科 Ranidae）／～ nigromaculata 青蛙（隶属于蛙科 Ranidae）／～ pipiens 豹蛙／～ pipiens 美洲豹蛙／～ pipiens Schreber; leopard frog 豹纹蛙／～ placyi 金线蛙（隶属于蛙科 Ranidae）／～ Plancyi［拉；动药］金线蛙／～ plancyi plancyi Lataste［拉；动药］金线蛙指名亚种／～ Quadranus 隆肛蛙（隶属于蛙科 Ranidae）／～ Siccus［拉；动药］哈士蟆／～ spinosa 棘胸蛙（隶属于蛙科 Ranidae）／～ sylvatica Le Conte; wood frog 林蛙／～ temporaria 草蛙，欧洲林蛙／～ temperaria chensinensis 中国林蛙（隶属于蛙科 Ranidae）／～ temporaria chensinensis David［拉；动药］中国林蛙／～ Tigrina［拉；动药］虎纹蛙／～ tigrisrugulosa（Weigmann）［拉；动药］虎纹蛙

Ranales ***n***. 毛茛目（植物分类学）

Ranaragosa ***n***. 皮蛙（隶属于蛙科 Ranidae）

Rana Temporaria［拉；动药］***n***. 土蟆

Ranavirus 蛙病毒

rancid［拉 rancidus］***a***. 酸败的 ‖ ～ity ***n***. 酸败（作用）

rancidification ***n***.（脂肪）腐败作用

rancidify ***v***.（使）酸败（尤指脂肪的腐败）

rancidity ***n***. 酸败［度］‖ chemical ～ 化学酸败度

Randall's plaques（Alexander Randall）兰德尔斑（在肾乳头顶端内有小钙凝结，突出表面并成为尿盐沉积的集中点）

Randia L.［Isaacrand］***n***. 鸡爪茄属 ‖ ～ aculeata 刺茜树／～ dumetorum Lam. 对面花，山石榴／～ longiflora 长花茜树

Randia sinensis（Lour）Schult［拉；植药］鸡爪力

Randolph's test［Nathaniel Archer 美医师 1858—1887］***n***. 伦道夫氏试验（检尿胨）

random（简作 Rd）***a***. 随机的，偶然的，无规的 ***n***. 随机，任意行动；随机过程 ***v***. 任意，随机 ‖ ～ access 随机存取／～ access card equipment（简作 RACE）随机存取卡片装置／～ access computer equipment（简作 RACE）随机存取计算机设备／～ access file 随机存取外存储器／～ access memory（简作 RAM）随机存取储存器／～ access programming 随机存取程序设计／～ access time 随机存取时间／～ analysis method 随机分析法／～ arrangement 随机排列，无规则排列／～ array 无规则排列／～ assortment 随机分配／～ breeding 随机育种／～ coding 随机编码／～ coil 无规绕制线圈，随机螺旋／～ coincidence 偶然符合／～ current density 杂乱电子密度／～ distribution 随机分布，随机分配／～ drift 随机漂流／～ electron current 随机（无规）电子流／～ error 随机误差（差错）／～ fixation of gene 基因随机固定／～ fluctuation 随机彷徨变异／～ gate signal 随机选通信号／～ genetic drift 随机遗传漂流／～ grab 随机取样／～ isolation 随机隔离，随机分离／～ mating（简作 RM）***n***. 随机交配（实验动物管理）／～ migration（简作 RM）随机移动／～ movement 随意运动／～ number generator（简作 RNG）随机数产生器／～ pattern 无规图样／～ phase approximation（简作 RPA）随机相近似／～ plasma glucose（简作 RPG）任意血糖（不附加任何条件限制的血糖水平）／～ pollination 自由授粉／～ process 随机过程／～ pulse train 随机（杂乱）脉冲串／～ sample 随机样本／～ sampling 随机抽样／～ scanning 散乱扫描，省略隔行扫描／～ scatters 随机散射，乱散射／～ sequence 随机序列／～ series 随机序列／～ signal 随机信号／～ sum peak 随机叠加峰／～ urine glucose（简作 RUG）任意尿糖（不受限制随机取样的尿糖）／～ variable 随机变量／～ vector 随机矢量／～ walk 随机走动

random-dot stereogram 随机点体视图

randomization ***n***. ①随机化(统计) ②随机取样
randomize (简作 Rd) ***vt***. 随机取样,使随机化
randomized block 随机化区组
randomizer ***n***. 随机函数发生器
random-line stereogram 随机线立体图
random-mating population 随机交配群体
randomness ***n***. 无序性,无序度,随机性
randomreactivity 随机反应性
random-type sterility 随机型不育性
Ranelic acid ***n***.雷奈酸 (钙调节药)
Raney's alloy ***n***. 兰尼氏合金 ‖ ~ catalyst 兰尼氏催化剂,海绵状镍催化剂 / ~ nickel 兰尼氏镍,海绵状镍催化剂
rang ring 的过去式
range ***vt***. 排列;把……分类;使系统化 ***vi***.平行,列成一行;延伸;探寻;涉及;(在一定范围内)变动,变化 ***n***. ①范围,幅度 ②射程 ③量程 ‖ ~ ability 幅度变化范围 / ~ attenuation 途程衰减 / ~ channel 测距信道 / ~ discrimination 射程鉴别,距离分辨能力 / ~ energy curve 射程能量曲线 / ~ expansion 分布区扩大 / ~ finder 测距仪 / full ~ 全距 / ~ gate 距离选通脉冲 / ~ gate pulse 距离选通脉冲 / graduation ~ 刻度距离,刻度域 / ~ height indicator 距离高度显示器 / interquartile ~ 四分位间距 / ~ interval 间距 / ~ line 边界,延线 / melting ~ 熔化范围 / nosogeographic ~ 疾病地理分布 / ~ of accommodation; amplitude of accommodatio; breadthof accommodation 调节幅度,调视幅度 / ~ of comfortable loudness (简作 RCL) 舒适响度范围 / ~ of audibioity 可听音域 / ~ of vision 视力范围 / Permissible ~ 容许范围 / pH ~ 氢离子范围 / radiographic ~ 放射照相范围 / range region 射程范围 / ~ resolution 距离分辨率 / ~ scanning 按距扫描 / ~ scanning rate 按距扫描速度 / subject ~ 适应范围 / ~ turn-off 距离扫描断开 / useful density ~ 有用密度范围
rangeliosis ***n***. 犬黄疸性出血病(见于巴西,由一种血液寄生虫 rangelia 引起)
range-of-motion (简作 ROM) ***n***. 运动(移动)范围 ‖ ~ test (简作 ROMT) 运动范围试验
ranger ***n***. 测距仪
ranges of variation 变异范围(指个人之间的生理耐受和表现的差异)
range-sweep 距离扫描
Rangifer tarandus L. [动药] ***n***. 驯鹿
Rangifer tarandus linnaeus [拉;动药] 驯鹿
Ranid herpesvirus 1 = Lucké virus 蛙疱疹病毒 1,卢克病毒
Ranid herpesvirus 2 = Frog virus 4 蛙疱疹病毒 2,蛙病毒 4
Ranidae [拉 rana a frog] ***n***. 蛙科(隶属于无尾目 Anura)
Ranikhet disease virus = New castle disease virus(Kraneveld) 新城疫病毒
Ranimustine ***n***. 雷莫司汀(抗肿瘤药)
Ranimycin ***n***. 雷尼霉素,雷洛霉素(抗生素类药)
ranine [拉 raninus; rana frog] ***a***. ①蛙的 ②舌下面的, 舌下囊肿的 ③舌下静脉的
Ranitidine ***n***. 胃尼替丁,糠硝烯二胺,呋喃硝胺(组胺 H_2 受体拮抗药,盐酸胃尼替丁用于治疗胃食管反流)
rank ***n***. 列,排;社会阶级,等级,地位 ***vt***. 把……分等;等级(或级别)高于 ***vi***. 列为 ‖ in the front ~ 在第一排,在前列;著名,显著 / of the first ~ 第一流的 / take ~ with(或 among) 和……并列 / the ~ and file 士兵们;普通成员们 / ~ sum test 秩和检验 / ~ test 秩检验
Ranke's angle [Hansrudolph 荷解剖学家 1849—1887] 兰克氏角(颅骨水平面与牙槽缘中心及鼻额缝中心间线所成的角)
Ranke's complex (Karl E. Ranke) 兰克复征,原发复征(即 primary complex,见 complex 项下相应术语) ‖ ~ formula 兰克公式(表示比重之数 - 1000 × 0.52 - 5.406 之值,接近于每升 浆液中所含白蛋白的克数) / ~ stages 兰克结核病分期(分①原发病灶,②结核杆菌全身性播散,③孤立器官结核病,主要指肺)
Ranke's formula [Karl Emst 德医师 1870—1926] 兰克氏公式(计算浆液中白蛋白量) ‖ ~ stages 兰克氏结核病分期
rankenangioma [德] ***n***. 葡萄状血管瘤
Rankine degree (简作°R) 兰底度,兰金温标(相当于华氏绝对温度;其零度与绝对零度同,沸点定为 671.67°R,水的三相点为 491.682°R. 1°R = 0.556K)
ranking ***a***. 地位高的,第一流的,杰出的
Ranolazine ***n***. 雷诺嗪(血管扩张药)
Ransohoff's operation [Joseph 美外科医师 1853—1921] 兰索霍夫氏手术(治脓胸)
Ranson's pyridine siver stain 兰逊氏吡啶银染剂(染神经细胞)
ranula [拉] dim. ofrana frog]; **sublingual ptyalocele** ***n***. 舌下囊肿 ‖ pancreatic ~; pancreatic cyst 胰管[潴留]囊肿 / suprahyoid ~ 舌骨上囊肿 / ~, sublingual ptyalocele 舌下囊肿 ‖ ~ r ***a***.
Ranuncnlus tematus Thunb [拉;植药] 猫爪草
Ranunculaceae ***n***. 毛茛科
Ranunculus ***n***. 毛茛[属] ‖ ~ cantoniensis DC. [植药] 禺毛茛(全株入药) / ~ cantoniensis DC [拉;植药] 禺毛茛 / ~ chinensis Bunge [拉;植药] 茴茴蒜 / ~ chinesis Bunge [植药] 回回蒜(全草入药) / ~ japonicus Thunb. [植药] ***n***. 毛茛 全株人药 / ~ japonicusThunb [植药] 毛茛 / ~ mosaics virus(Smith) 毛茛花叶病毒 / ~ mottle virus(Laird et Dickson) 毛茛斑点病毒 / ~ repens symptomless rhabdovirus 匍枝毛茛无症状弹状病毒/ ~ sceleratus L [拉;植药] 石龙芮 / ~ sieboldii Miq. [植药] ***n***. 扬子毛茛 全株入药 / ~ smirnovii Ovcz. [植药] 兴安毛茛 全株入药 / ~ ternovet; ~ zuccarinii Miq. [植药] 毛茛: 块根—猫爪草
Ranvier's constriction node 郎飞氏节
Ranvier's crosses (Louis A. Ranvier) 郎飞十字(郎飞结内暗色十字形痕迹,用硝酸银染色后纵切开时可见到) ‖ nodes of ~ 郎飞结(有髓神经纤维绞扼所致的结,约每隔 lmm 有一个,这些部位无髓鞘,轴索周围仅是许旺 < Schwann > 细胞突) / ~ segments 郎飞节(郎飞结之间神经纤维的髓质部分) / ~ tactile disks 郎飞触觉盘(神经纤维的末端,在格朗德里 < Grandry > 小体之间透明质内的杯状体内)
Ranyier's cell [Louis Antoine 法病理学家 1835—1922] 郎飞氏细胞(腱内的结缔组织小体) ‖ ~ crosses 郎飞氏十字(郎飞氏结内的十字形构造,用硝酸银染色显著) / ~ membrane; renaut's layer 郎飞氏膜,雷诺氏层,基础膜(分隔真皮与表皮的薄层) / ~ motor points(spots) 郎飞氏运动点(在肌纤维内接近肌核处的神经轴突末梢微小膨大点) / ~ nerve 郎飞氏神经 / ~ node 郎飞氏结(髓神经纤维绞扼所致的小结) / ~ tactile disks 郎飞氏触觉盘(盘状的神经末端在表皮下)
Raoiella ***n***. 小雷螨属 ‖ ~ indica 印度小雷螨 / ~ macfarlanei 齐敦果小雷螨
Raoult's law (Francois M. Raoult) 腊乌尔定律(关于冰点:溶于一定溶剂的相同电解质冰点的下降与溶质的分子浓度成正比。关于蒸气压:①液体溶液中挥发性物质的蒸气压等于该物质的 mo1 / L 分数乘以纯蒸气压;②当非挥发的非电解质溶于溶剂时,该溶剂蒸气压的下降等于溶质 mol/L 分数乘以纯溶剂的蒸气压)
rap[1] ***n***. 叩击,叩击声(-pp-) ***vt***. 叩击;严厉批评
rap[2] (-pp-) ***vi***. 交谈
rapaciousa ***a***. 掠夺的,贪婪的 ‖ ~ly ***ad***. / ~ness ***n***.
rapacity ***n***. 贪婪,贪得无厌
Rapana bezoar 红螺(隶属于骨螺科 Muricidae)
Rapana venosa 脉红螺(隶属于骨螺科 Muricidae)
Rapanarapiformis ***n***. 皱红螺(隶属于骨螺科 Muriciclae)
Rapanea neriifoolia (Sieb. et Zucc.) Mez [拉;植药] 密花树
Rapateaceae ***n***. 偏穗草科
rape
rape [拉 raptus] ***n***. 芸苔,油菜 ***v***. 强奸,洗劫 ‖ ~ trauma syndrome 强奸创伤综合征 / ~ victim 强奸受害者
Rape savoy virus (Kaufmsnn) 油菜皱缩病毒
raphania [拉 raphanus; 希 raphanosradish] ***n***. 野萝卜子中毒
raphanin ***n***. 萝卜子素,莱菔子素
Raphano brassica 萝卜甘蓝
Raphanus L. ***n***. 萝卜属 ‖ ~ sativus L. [植药] 萝卜,莱菔
Raphanus rhabdovirus 萝卜弹状病毒
Raphanus sativus L [拉;植药] 萝卜
Raphe [希 rhaphe seam] ***n***. 缝(际) ‖ abdominal ~ (腹)白线 / amniotic ~ 羊膜缝 / anococcygeal ~ 肛尾缝/ amion ~ 羊膜缝 / ~ of amplla 壶腹缝(半规管) / ~ anococcygea 肛尾缝 / buccal ~ 颊缝 / ~ buccopharyngica; ~ pterygomandibularis 颊咽肌缝 / ~ chorioideae 脉络膜缝 / ~ corporis callosi 胼胝体缝 / ~ corporis callosi, inferior 胼胝体下缝 / ~ corporis callosi, superior 胼胝体上缝 / ~ exterior; stria longitudinalis medialis 内侧纵纹(胼胝体)/ ~ linguae 舌缝 / ~ / lateral palpebral ~ 睑外侧缝 / ~ of perineum 会阴缝 / ~ of pharynx 咽缝 / ~ of pons 脑桥缝 / pterygomandibular ~ 翼突下颌缝,颊咽(肌)缝 / ~ of scrotum 阴囊缝 medullae oblongatae 延髓缝 / ~ palati 腭缝 / ~ palati duri 硬腭缝 / ~ palpebralis lateralis 睑外侧缝 / ~ penis 阴茎缝 / ~ perinei 会阴缝 / ~ pharyngis 咽缝/ ~ pontis; ~ of pons 脑桥缝 / ~ postoblongata 延髓后缝 / ~ pterygomandibularis; pterygomandibular ligament 颊咽肌缝(翼突下颌缝) / ~ sclerae 巩膜缝(变)/ ~ scroti 阴囊缝 / Stilling's ~ 施堤林氏缝(锥体交叉) / ~ of tongue 舌缝
Raphetamine; amphetamine ***n***. 瑞非他明,苯异丙胺,安非他明 ‖

~ phosphate 磷酸瑞非他明,磷酸苯异丙胺
raphide *n*. 真晶体
raphides *n*. 针晶束
Raphidiophrys *n*. 刺白虫属
Raphidiophrys elegans Hertwigand Lesser 巧束刺日虫
Raphidiophrys p311ida Schluze 苍目刺日虫
Raphidiopsis *n*. 尖头蓝细菌属 ‖ ~ curvata 弯形尖头蓝细菌 / ~ indica 印度尖头蓝细菌 / ~ mediterranea 地中海尖头蓝细菌 / ~ sinensis 中华尖头蓝细菌
raphidiospore; exotospore *n*. 子孢子体
Raphidocystis *n*. 孢刺虫属 ‖ ~ tubifera 管孢刺虫
Raphignathidae *n*. 缝颚螨科
rapial *a*. 蛎壳疮的
rapid(简作 rap) *a*. 快速的,急的,迅速的,敏捷的 ‖ ~ access disc(简作 RAD)快速存取磁盘 / ~ alternation 快速交换,交替曝光 / ~ atrial fibrillation 快速型心房纤颤 / ~ atrial pacing(简作 RAP)快速心房起搏 / ~ biplane angiocardiography 快速双向血管心脏造影(术) / ~ bolus infusion technique 快速造影剂团滴注技术 / ~ changing environment(简作 RCE)迅速变化的环境 / ~ cholecystography 快速胆囊造影 / ~ cure adhesive 速[变]定胶粘剂 / ~ decompression 急速减压 / ~ degradation(简作 RD)快速降解 / ~ developer 快速显影剂 / ~ digital filtering 快速数字过滤 / ~ exposure 快速曝光 / ~ eye movement(简作 REM.)快眼运动(睡眠) / ~ eye movement sleep(简作 REM-P.)快眼运动型睡眠 / ~ filling fraction(简作 RFF)快充盈分数 / ~ filling period(简作 RFP)快速充盈期 / ~ filling rate(简作 RFR)快充盈率 / ~ filling time(简作 RFT)快速充盈时间 / ~ filling velocity(简作 RFV)快充盈速率 / ~ filling wave(简作 RFV)迅速充盈波 / ~ filling wave time(简作 RFT.)快充盈波动时间 / ~ fillingperiod(RFP)快速充盈期 / ~ fire 速射 / ~ flow kinetics 速流动力学 / ~ flow technique 速流技术 / ~ fluorescent focus-inhibition titers(简作 TFFIT)快速荧光病灶抑制滴度 / ~ lysis mutant 速溶突变型 / ~ microscale synthesis 快速微量合成 / ~ plasma reagin(test for syphilis)(简作 RPR)(梅毒)血浆反应素快速试验 / ~ plasma reagin card test for syphilis(简作 RPRCT)快速梅毒血浆反应素卡片试验 / ~ plasma reagin test(简作 RPRt(test))快速血浆反应素试验 / ~ process film 快速处理胶片 / ~ processingtechnique 快速显像处理技术 / ~ reagin test(简作 RRT)快速反应素试验(检梅毒) / ~ recompression(简作 RR)迅速再压缩 / ~ relief 迅速缓解 / ~ scanning 快速扫描 / ~ sequence camera 高速连拍照相机 / ~ sequence dynamic CT scan 快速连续动态计算断层扫描 / ~ sequence filming 快速连续摄片 / ~ sequence intravenous pyelogram(简作 RSIVP)快速连续静脉肾盂造影 / ~ sequence pyelogram 快速连续肾盂造影(照)片 / ~ sequence scanning 快速连续扫描 / ~ sequence scintigraphy 快速连续闪烁显(成)像 / ~ sequence spot-filming 快速连续点片 / ~ sequential scintigraphy 快速连续闪烁显(成)像 / ~ serial film changer 快速连续换片器 / ~ single-sweep scanning 快速单相扫描 / ~ store 快速存储器 / ~ water additive(简作 RWA)迅速加水;快速水质添加剂 / ~ who-body computed tomography 快速扫描全身计算机控制断层装置 / ~ X-ray developer 快速 X 线(照片)显影剂 ‖ ~ity *n*. / ~ly *ad*.
Rapid Access Blood Bank Information(简作 RABBI)血库资料快报
Rapid diagnosis(EM)快速诊断(电镜)
rapid-eye-movement sleep *n*. 眼球快动期睡眠
rapidity *n*. 迅速,陡,险峻 ‖ ~ adhering cells(简作 RA cells)迅速粘附细胞/ ~ alternating speech reception test(简作 RASP)快速交替言语接受测验 / ~ fatal disease(简作 RFD)迅速致死疾病 / ~ miscible pool(简作 RMP)快速混合池 / ~ progressive glomerulonephritis(简作 RPGN)迅速进展性肾小球肾炎;急进性肾小球肾炎
rapidlyreannealing DNAs *n*. 快速复性 DNA
Rapidly-sedimenting Haemagglutinin(简作 RHA)快速沉积血凝素
rapidresetting *n*. 快速重调定
rapidresolution *n*. 快速解析
rapier *n*. 长剑 *a*. 尖锐的
rapinen *v*. 抢劫
raplot *n*. 等点绘图法
Rappaport Classification(Henry Rappaport)拉帕波特分类法(一种根据组织学标准的非霍奇金 <non-Hodgkin> 淋巴瘤分类法,其形成的种类为结节状淋巴瘤和弥漫性淋巴瘤,此法已被路—科(Lukes-Collins)分类法所替代)
rapport[法] *n*. ①关系,协调(病人与医师间) ②感通(唯心的灵交术时)
rapta *a*. 着迷的,销魂的 ‖ ~ly *ad*. / ~ness *n*.
rapture *n*. 着迷,全神贯注;狂喜,销魂,狂热 ‖ be in(或 go into) ~s 欣喜若狂
rapturous *a*. 欢天喜地的,狂喜的
raptus[拉] *n*. 暴发作,暴发狂 ‖ ~ haemorrhagicus 出血暴发作 / ~ hystericus 癔病暴发狂,歇斯底里暴发作 / ~ maniacus 躁狂暴发作 / ~ melancholicus 忧郁暴发作 / ~ nervorum 神经质暴发作
rare *a*. 稀薄的,稀有的,罕见的 ‖ ~ base 稀有碱基 / ~ earth element 稀土元素 / ~ earth film screen system 稀土胶片增感屏系统 / ~ earth intensifying screen 稀土增感屏 / ~ earth oxide(简作 REO)稀土元素氧化物 / ~ species 稀有种 / ~ stable element 稀有稳定同位素 ‖ ~ly *ad*. 很少,难得;非常地 / ~ness *n*.
rare-earth elements(简作 RE)稀土元素,稀土族
rarefaction[拉 rarefactio] *n*. 稀疏[状态];疏松[状态] ‖ ~ of bone 骨质疏松 / ~ clicks 稀疏喀嗒声,疏波短声 / ~ of bone 骨质疏松
rarefy *v*. (使)稀少,(使)稀薄,(使)稀疏
rarely(简作 rar) *a*. 罕见的
raritas[拉 rarity] *n*. 稀疏,疏栓 ‖ ~ dentium 牙质稀疏
rarity(简作 rty) *n*. 罕见,稀有
Rarobacter *n*. 稀有杆菌属 ‖ ~ faecitabidus 渣腐稀有杆菌 / ~ incanus 略暗灰稀有杆菌
Ras. rasurae[拉] 碎片,锉屑
Rasagiline *n*. 雷沙吉兰(抗震颤麻痹药)
rascal *n*. 流氓,无赖
rascally *a*. 流氓的,无赖的
rasceta *n*. 腕[掌侧]横纹
Rasch's sign[Hermann 德产科医师 1873 生] *n*. 腊施反征(早期妊娠羊水的波动感)
raser *n*. 电波激射器,射频量子放大器
rash; exanthem *n*. 疹 ‖ ammonia ~; diaper ~ 尿布疹 / aniline ~ 苯胺疹 antitoxin ~ 抗毒素疹 / astacoid ~ 虾红色疹(一种见于天花时的红疹) / black currant ~ 黑醋栗疹,黑色干葡萄状疹 / brown-tail ~ 褐尾蠹皮炎 / butterfly ~ 蝶形疹 / cable ~ 卤蜡粉刺,氯萘痤疮 / caterpillar ~ 毛虫疹,蛾虫疹 / diper ~ 尿布疹 / drug ~ 药物疹,药疹 / heat ~(红)粟疹,痱子,汗疹 / hydatid ~ 包虫囊疹 / lily ~ 水仙皮炎 / nickel ~ 镍疹 / rose ~ 蔷薇疹,玫瑰疹 / butterfly ~ 蝶形疹 / cable ~; halowax acne 卤蜡粉刺,氯萘痤疮 / canker ~ 猩红热(俗名) / caterpillar ~ 毛虫疹,蛾虫疹 / crystal ~; sudamina 晶状粟疹,汗疹 / diaper ~ 尿布疹 / drug ~ 药物疹,药疹 / enema ~ 灌肠疹 / gum ~; strophulus 出牙疹,婴儿苔癣 / heat ~; miliariarubra 热疹,红粟疹,痱子,汗疹 / hydatid ~ 包虫囊疹 / lily ~ 百合花疹 / medicinal ~; drug ~ 药物疹,药疹 / mulberry ~ 桑葚样红疹 / napkin ~; diaper ~ 尿布疹 / nettle ~; urticaria 荨麻疹 / nickel ~ 镍疹 / rose ~; roseola 蔷薇疹,玫瑰疹 / scarlet ~ ①猩红热疹 ②蔷薇疹 / serum ~ 血清疹 / summer ~; lichen tropicus 红粟疹,痱子,汗疹,热带苔藓 / tonsillotomy ~ 扁桃体切除术后皮疹 / tooth ~; strophulus 出牙疹,婴儿苔癣 / vaccine ~ 接种疹,菌苗疹,疫苗疹 / Wandering ~; geographic tongue 地图样舌 / wildfire ~; strophulus Volaticus 短暂性婴儿苔癣 / wandering ~ 地图样舌
rash[2] *a*. 鲁莽的,急躁的
rasher *n*. 薄片
rasion[拉 rasio] *n*. 锉刮,锉磨
Rasix Seu Cortex Berberidis Heteropodae[拉;植药] 黑果小
Rasixrhodomyrti[拉;植药] 桃金娘根
rasmosin *n*. 腊斯莫辛(制自升麻根的树脂)
Rasmussen's aneurysm(Fritz W. Rasmussen) 腊斯默森动脉瘤(结核性空洞壁动脉扩张,常破裂引起出血)
rasonography *n*. 超声检查
rasp *n*. 锉刀,锉磨声 *v*. 刺激(神经) ‖ trocar ~ 穿刺锉 / ~ ingmurmur 磨锉状杂音,粗糙杂音
raspator[拉 raspatorium] *n*. 骨锉,骨刮
raspatory *n*. 骨锉,骨刮,刮骨刀
raspberry *n*. 悬钩子,红莓,红复,盒子果
Raspberry(black) necrosis virus(Stace-Smith)(Raspberry leaf curl virus 株)黑悬钩子坏死病毒
Raspberry(black) New Logan-64 virus(Lister et Canthro)黑悬钩子新洛安 64 号病毒
Raspberry bushy dwarf virus(Cadman et Harris)(Apple chlorotic leafspot virus 株)悬钩子丛矮病毒
Raspberry curly dwarf virus(Prentice et Haris)悬钩子曲矮病毒
Raspberry leaf curl luteivirus 悬钩子曲叶黄症病毒
Raspberry leaf curl virus(Bennett) 悬钩子曲叶病毒

Raspberry leaf mottle virus（Cadman）（Raspberry leaf curl virus 株）悬钩子叶斑点病毒
Raspberry leaf spot virus（Cadman）（Raspberry leaf curl virus）悬钩子叶斑病毒
Raspberry mild mosaic virus（Bennett）（Raspberry leaf curl virus 株）悬钩子轻性花叶病毒
Raspberry necrotic fern leaf virus（Chamberlain）悬钩子坏死蕨叶病毒
Raspberry ring spot nepovirus 悬钩子环斑线虫传多角体病毒
Raspberry ring spot virus（Cadman）悬钩子环斑病毒
Raspberry streak virus（Zeller）悬钩子线条病毒
Raspberry vein chlorosis rhabdovirus 悬钩子脉退绿症弹状病毒
Raspberry vein chlorosis virus（Cadman）悬钩子脉绿病毒
Raspberry yellow mosaic virus（Bennett）（Raspberry leaf curl virus 株）悬钩子黄花叶病毒
Raspberry yellow virus（Cadman）悬钩子黄化病毒
rassenkreis ***n***. 族圈，亚种圈，多型种
Rassia bipapillata 双乳突僧头乌贼（隶属于耳乌贼科 Sepiolidae）
rassorite ***n***. 斜方硼砂（水合硼酸钠）
RAST Radioalle gosorbent Test 放射性过敏原检测试验
RAST radioallergosorbent test 放射变应原吸附试验（见 test 项下相应术语）
Rastelli operation（Glan C. Rastelli）拉斯特利手术（矫正室中隔大缺损伴肺动脉瓣狭窄，漏斗状狭窄和瓣膜狭窄的一种手术，置一心室内贴片，致使血液流经中隔缺损，并流出主动脉，并置一人造瓣膜以确立右心室和肺动脉之间的连续性）
raster ***n***. 扫描（光）栅，光栅 ‖ ~ distortion 光栅失真 / ~ excitation 图案激励，光激励 / ~ generator 光栅发生器 / ~ line 光栅线 / ~ line elimination 光栅线消除 / ~ shape 光栅形状
rasterelement ***n***. 光栅单元
Rastrelliger faughni 富氏羽鳃鲐（隶属于鲭科 Scombmdae）
rasura［拉］***n***. 碎片，锉屑
rasurae［拉］（简作 ras）***n***. 屑片
rat ***n***. 鼠 ‖ ~，albino 白鼠 / ~，black 黑鼠 / ~，brown 棕鼠，褐鼠 / ~，Egyptian / ~ leukemia virus（简作 RaLV）鼠白血病病毒 / ~ liver alcoho1 dehydrogenase（简作 RLADH）鼠肝乙醇脱氢酶 / ~ liver mitochondria digitonin（简作 RLMD）经洋地黄皂甙处理得到的大鼠肝线粒体 / ~ unit（简作 R. U.）鼠单位 / ~ hazard 鼠害 / ~ intrinsic factor Contentrate（简作 RIFC）浓缩大鼠内因子 / ~ kidney cells（简作 RtK）大鼠肾细胞（供检验病毒等用之）/ ~ liver homogenate（简作 RLH）大鼠肝组织匀浆 / ~ mast cell degranulation technique（简作 RMCD）（离体）大鼠肥大细胞脱粒技术 / ~ ovarian hyperemia（简作 ROH）大鼠卵巢充血 / ~ serum albumin（简作 RSA）鼠血清白蛋白 / ~ thymus antiserum（简作 RaThAS）鼠胸腺抗血清 / ~ unit（简作 RU）大鼠单位 / ~ virus（简作 RV）大鼠病毒 / BBr ~ BBr 鼠（用作糖尿病 I 型模型的株）/ black ~ 黑鼠 / brown ~ 棕鼠，褐鼠，沟鼠 / Egyptian ~，roof ~ 埃及鼠，屋顶鼠 / Long-Evans ~ 朗—埃文斯鼠（罗彻斯特大学培育的鼠株）/ Sprague-Dawley ~ 斯普雷格-道利鼠（斯普雷格-道利动物公司培育的白鼠株）/ white ~，albino ~ 白鼠 / Wistar ~ 威斯塔鼠（威斯塔研究所培育的白鼠株）/ wood ~ 森林鼠
Rat coronavirus 大鼠日冕形病毒
Rat encephalomyelitis virus 大鼠脑脊髓炎病毒
Rat latent parvovirus 大鼠潜伏细小病毒
Rat leukemia oncovirus 大鼠白血病肿瘤病毒
Rat mammary tumor virus R-35 大鼠乳腺瘤病毒 R－35
Rat parvovirus 大鼠细小病毒
Rat salivary gland virus 大鼠腮腺炎病毒
Rat sarcoma virus 大鼠肉瘤病毒
Rat sialodacryoadenitis coronavirus 大鼠延泪腺日冕形病毒
Rat type C oncovirus 大鼠 C 型肿瘤病毒
Rat virus = Latent rat virus 大鼠病毒，潜伏大鼠病毒
ratable ***a***. 可估价的，按比例的
ratanhia［葡 ratanhia］；**ratany；krameria** ***n***. 拉坦尼根
ratanhin；surinamine ***n***. 拉坦尼根素，N-甲基酪氨酸
rate ***n***. 率，比率；速度，速率；价格；等级 ‖ accident ~ 意外伤害率 / ~ accuracy 速率准确度 / ~ action 速率作用 / adjusted ~；corrected ~ 修正率 / adjusted death ~ 修正死亡率 / admission ~ 住院率 / ~ and rhythm of pulse（简作 R&R）脉率与脉律 / attack ~ 发病率；~，attack 发病率/ background counting ~ 本底计效率 / basal metabolic（缩 B.M.R.）基础代谢率 / birth ~ 出生率 / blood flow ~ 血流速度 / case ~；morbidity ~ 患病率 / case fatality ~ 病死率 / ~ chorionic mammotrocin（简作 RCM）促绒毛膜催乳激素 / circulation ~ 循环率 / ~ constant 速率常数，比率常数 / ~ control 速率控制，微分控制 / counting ~ 计数率 / crude ~ 粗率 / crude birth ~ 粗出生率 / crude death ~ 粗死亡率 / death ~ 死亡率 / DMF ~ 恒牙龋缺补总率 / dose ~ 剂量率（放射）/ ~ equation 速度方程 / exposure ~ 照射强度，照射率 / fatality ~；lethality ~ 致死率 / fertility ~ 生育率，受精率 / growth ~ 生长率 / heart ~ 心搏率 / incidence ~ 发生［流行］率 / infant mortality 婴儿死亡率 / legitimate fertility ~ 婚生率 / lethality ~；fatality ~ 致死率 / maternal mortality ~ 产妇死亡率 / maximum permissible constant dose ~ 最大容许恒量率 / Mendelian 孟德尔比率（遗传学）/ metabolic ~ 代谢率/ morbidity ~ 患病率 / mortaliy ~；death ~ 死亡率 / neonatal mortality ~ 新生儿死亡率 / ~ of absorption（简作 RA）吸收速度，吸收率 / ~ of activation 激活速率 / ~ of curves 曲线斜率 / ~ of decay 衰减率，下降速度 / ~ of descent（简作 RD）下降速度，沉降速率 / ~ of energy loss（简作 REL）能量损耗率 / ~ of flow（简作 rf）流动率，房水生成速度 / ~ of inbred 近交率 / ~ of scanning 扫描频率 / ~ of signal 比率信号 / oocyst ~ 卵囊率 / parasite ~ 寄生虫率 / pregnancy ~ 妊娠率 / prescribed ~ 规定率 / ~ pressure product（简作 RPP）心率压力（乘）积［即二项乘积（double product: heart rate, systolic pressure）心率 × 收缩压 × 10^{-2}］/ prevalence ~ 流行率 / proportional mortality ~ 死因构成比率（某种疾病死亡人数对全部死亡人数的百分比）/ pulse ~；pulse frequency 脉搏率 / ~ schedule（简作 RS）速度表，比率表 / ~ setting commission（简作 RSC）各种数率确定委员会（医院）/ ~ station 主控台 / ~ zonal centrifugation 速度区带离心 / attack ~ 发病率 / circulation ~ 循环率 / DEF ~ 乳牙龋数率（D 表示需补龋乳牙数 <decayed>，E 表示需拔龋乳牙数 <extraction>，F 表示已补乳牙数 <flied>）/ dose ~ 剂量率 / erythrocyte sedimentation ~ 红细胞沉降率（简名血沉）/ fetal death ~ 胎儿死亡率（一年内胎儿死亡数与该年活产与胎儿死亡数的比率）/ glomerular filtration ~（GFR）肾小球滤过率 / case ~，sickness ~ 患病率 / mutation ~ 突变率 / oocyst ~ 卵囊率（蚊）/ output exposure ~ 输出量照射率 / parasite ~ 寄生虫率 / perinatal mottality ~ 围生期死亡率 / puerperal mortality ~ 产后死亡率 / pulse ~ 脉搏率 / respiration ~ 呼吸率 / sedimentation ~ 沉降速度，沉降率 / sporozoite ~ 子孢子率 / stillbirth ~ 死产率，at an easy ~ 廉价地；很容易地，不费力地 / at any ~ 总而言之，无论如何；至少 / at that ~ 那样的话，照那种情形 / at this ~ 这样地，这样的话 / ~ limiting 限制速率 / ~ limiting factor 限速因素 / ~ zonal centrifugarion 速率区带离心，差速区带离心
rated ***a***. 额定的 ‖ ~ frequency 额定频率 / ~ speed 额定速率 / ~ time（简作 RT）额定时间 / ~ voltage（简作 RV.）额定电压
ratedresolvingpower 额定分辨能力
rate-induced autoregulation ***n***. 速率诱发的自我凋节
rate-limitingstep ***n***. 限速阶
rate-meter ***n***. 计数率计
ratemeter ***n***. 速率计
rate-pressure product 心率血压乘积
Rathayibacter ***n***. 拉氏杆菌属 ‖ ~ iranicus 伊朗拉氏杆菌（伊朗棍状杆菌）/ ~ tritici 小麦拉氏杆菌（小麦棍状杆菌）
Rathayibacterrathayi ***n***. 拉氏拉氏杆菌（拉氏棍状杆菌）
rather ***ad***. 宁可，（与其……）倒不如；相反地；稍微，相当，颇 ‖ had（或 would）~ 宁愿 / or ~ 更确切地（说）/ ~ than（或 ~ ... than）宁愿……而不……；与其……，不如；是……，而不是…… / ~ ...
Rathke's pocket（pouch）［Martin H. 德解剖学家 1793—1860］；neurobuccal pouch 腊特克氏囊，神经颊囊，颅颊囊 ‖ ~ tumor；craniopharyngioma 腊特克氏瘤，颅咽管瘤
Rathke's pouch（Martin H. Rathke） 拉特克囊，神经颊囊，颅颊囊 ‖ ~ column 拉特克柱（脊索前端两块软骨）/ ~ cysts 拉特克囊肿（垂体中间叶内含胶体的小囊肿）/ ~ trabecula 颅小梁（胚）/ ~ tumor 颅咽管瘤
raticide ***n***. 杀鼠药
ratification ***n***. 批准，认可
ratify ***v***. 批准，认可
ratin ***n***. 腊丁（副伤寒肠炎杆菌类的活菌制剂，用以灭鼠），确定，额定值，参量
rating ***n***. 级别，等级；定标，定值，测定
ratingtube ***n***.（X 线）管能率
ratio ***n***. 比，比率 ‖ A-G ~，albumin-globulin ~ 白蛋白球蛋白比率（各种肾病）/ arm ~（染色体）臂比（染色体的长臂与短臂的长度之比）/ birth-death ~ 出生死亡比率，生命指数 / body-weight ~ 体重率（体重克数除以身高厘米数）/ cell-color ~ 红细胞色素比率 / concentration ~ 浓度比率 / D-N ~，dextrose-nitrogen ~，G-N ~，glucose-nitrogen ~ 糖氮比率（尿）/ fetal death ~ 胎儿死亡比率（一年内胎儿死亡与该年活产数的比率）/ grid ~

栅(条)比(率) / hand ~ 手长宽度比率 / ketogenic-antiketogenic ~ 生酮抗生酮比率(体内形成葡萄糖的物质和形成脂肪酸的物质之比) / lecithin-sphingomyelin ~ (L/S ~)卵磷脂与鞘磷脂比率 / nucleocytoplasmic ~, nucleoplasmic ~, karyoplasmic ~ 核质比率 / nutritive ~ 营养比率 / proportionater mortality ~ (PMR) 死亡率比例 / respi- ratory exchange ~, expiratory exchange ~ 呼吸商(respiratory quotient,见 quotient 项下相应术语) / sex ~ 两性比率,性(别)比率 / standardized morbidity ~ (SMR) 标准化发病率比 / standardized mortality ~ (SMR) 标准化死亡率比 / stimulation ~ (SR) 刺激率 / therapeutic ~, curative ~ 治疗比率 / urea excretion ~ 尿素清除率(尿内每小时清除尿素的毫克数与100ml 血内毫克数的比率,正常比率为 50) / zeta sedimentation ~ (ZSR) Z 血沉比积(一种测量法,可与红细胞沉降率 <即血沉 ESR> 相比较,有一点除外,即不受贫血影响。血样在一种仪器 <zetafuge> 中离心,产生紧密与分散的受控循环过程,终于形成缗线状红细胞串联,迅速沉淀,由此程序产生的浓集红细胞压积 <zetacrit> 分成真血细胞比容,从而得出 ZSR)

ratio [拉]; **proportion** ***n***. 比,比率,比例 ‖ absorption ~ 吸收率 / A-G; albumin-globulin ~ 白蛋白球蛋白比率 / axial ~ 轴比(晶胞边缘长度之比) / ~ balancerelay 差动继电器 / birth-death; vital index ~ 出生死亡比率,生命指数 / body-weight ~ 体重率 / calcium-phosphorus ~ 钙磷比率 / cardio-respiratory ~ 心搏呼吸比率 / case-death ~ 疾病死亡比率 / cell color ~ 红细胞色素比率 / ~ circuit 比电路 / concentration ~ 浓度比率 / ~ control 比率控制 / critical ~ 临界比例 / curative ~; therapeutic ~ 治疗比率 / ~ detectingcircuit 比例检波电路 / differential absorption ~ 差别吸收率 / D-N ~; dextrose-nitrogen ~ 糖氮比率,D-N 比率 / G-N ~; glucose-nitrogen ~; D-N ~ 糖氮比率,D-N 比率 / grid ~ 滤[X]线栅条比率 / hand ~ 手长宽度比率 / human blood ~ 人血阳性率(蚊虫胃血) / karyoplasmic; Dnucleocytoplasmic ~ 核质比率 / ketogenic-antiketogenic ~ 生酮抗生酮比率 / ratio meter 比值计,电流比率计 / monocyte-lymphocyte ~ 单核细胞淋巴细胞比率 / Moots-McKesson 穆一麦二氏比率(脉压舒张压比率) / nucleocytoplasmic; nucleoplasmic ~ 核质比率 / nutritive ~ 营养比率 / ~ of nuclear factors (简作 RG) 核系数比 / palisade cell ~ 栅状细胞比率 / phenotypic ~ 表型率(表型的比例) / photosynthetic ~ 光合比率 / pulse-respiration ~ 脉搏呼吸比率 / pulse-temperature ~ 脉搏体温此率 / sex ~ 两性比率,性[别]比率 / t ~; t function 统计系数与标准误差比率 / therapeutic ~; curative ~ 治疗比率 / urea excretion ~ 尿素清除率 / water/powder ~ 水粉比率

ratiocinate ***v***. 推论,推理

ration [拉 ratio proportion] ***n***. 口粮,定粮(每日配给的饮食) ‖ basal ~ 基本口粮 / emergency ~ 紧急口粮 / field ~ 战时完全口粮 / five-in-one ~ 五人一天口粮 / garrison ~ 驻军口粮(平时) / jungle ~ 热带战时口粮 / K ~ K 种口粮(军用应急口粮) / mountain ~ 山区战时口粮 / ten-in-one ~ 十人一天口粮 / travel ~ 行军口粮

rational [拉 rationalisreasonable] ***a***. 合理的,有理性的 ‖ ~ number (简作 RA) 有理数 / ~ therapeutics 合理疗法 ‖ ~ly ***ad***.

Rational Drug Therapy (简作 RDT) 合理的药物治疗(杂志名)

rational-behavior therapy (简作 RBT) 合理行为疗法

rationale ***n***. 原理,理论 ‖ ~ drug design 循理式药物设计

rationality ***n***. 合理性,有理性,合理的意见

rationalization ***n***. 合理化;文饰(作用)

rationalize ***v***. (使)合理化,据理说明,有理化

ratoon ***n***. 根蘖,根出芽,块茎芽

ratproof ***n***. ***a***. ①避鼠,防鼠 ②防鼠的 ***a***. 防鼠的

Rats hemorrhagic encephalopathy virus (El Dadah et al.) = RHE virus 大鼠出血热性脑病病毒

ratsbane ***n***. 毒鼠药(尤指白砷)

rat-tail sign 鼠尾征

rat-tails ***n***. 鼠尾样肿(马腿)

Ratteneinheiten (简作 RE) ***n***. [德] 家鼠单位

rattle ***n***. 罗音,喀啦声,哮吼(临死前黏液阻塞气管时的气流声)

rattlesnake ***n***. 响尾蛇

rattlf ***n***. & ***v***. (发出)咯咯声

Rattus ***n***. 鼠属 ‖ ~ alexandrinus 埃及鼠 / ~ flavipectus 黄胸鼠(隶属于鼠科 Muridae) / ~ fulvesens 针毛鼠(隶属于鼠科 Muridae) / ~ hawaiiensis 夏威夷鼠 / ~ losea 黄毛鼠(隶属于鼠科 Muridae) / ~ niviventer 社鼠(隶属于鼠科 Muridae) / ~ niviventer niviventer 社鼠亚种(隶属于鼠科 Muridae) / ~ niviventer sacer 社鼠山东亚种(隶属于鼠科 Muridae) / ~ norvegicus 褐家鼠,沟鼠(隶属于鼠科 Muridae) / ~ norvegicus Herkenhout [拉;动药] 褐家鼠 / ~ norvegicus socer 褐家鼠甘肃亚种(隶属于鼠科 Muridae) / ~ rattus 黑鼠

ratty ***a***. 老鼠的,多鼠的

Rau, process of [Jonann J. rau (Ravius) 荷解剖学家 1658—1719] 劳氏突(锤骨长突)

Raubasine ***n***. 萝巴新(血管扩张药)

Rauber's layer [August Antinous 德解剖学家 1841—1917] 劳贝尔氏层(胚胎早期构成胚盘的三层细胞中最外的一层,亦称胚盘外胚层或原始外胚层)

raucedo; raucitas [拉]; **hoarseness** ***n***. 声嘶 ‖ ~ catarrhalis 卡他性声嘶 / ~ potatorum 酒徒声嘶 / ~ syphilitica 梅毒性声嘶

Rauchfuss's ling [Charles Andreyevich 俄医师 1835—1916] 劳赫富斯氏[脊柱]悬带 ‖ ~ triangle 劳赫富斯氏三角(渗出性胸膜炎时,健侧脊柱旁有三角形的浊音区)

raucitas [拉]; **raucedo** ***n***. 声嘶

raucous ***a***. 沙哑的,喧闹的 ‖ ~ly ***ad***.

raumparasitismus ***n***. 体内共生

raus ***n***. 分支

Rau's apophysis, process (Johann J. Rau <Ravius>) 锤骨前突,锤骨长突

rausch [德 intaxication]; **etherrausch** ***n***. 醚酩酊麻醉

rauschbrand [德]; **symptomatic anthrax** 气肿性炭疽,黑腿病

Rausche leukemia virus 牢斯切白血病病毒

Rauscher erythroleukemic oncovirus 劳斯切红细胞白血病肿瘤病毒

Rauscher leukemia virus (简作 RLV) 劳舍尔白血病病毒

Rauscher leukemia virus 劳舍尔氏白血病毒

Rau-Sed ***n***. 利血平(reserpine)制剂的商品名

Rauserpa ***n***. 蛇根木,印度萝芙木(rauwolfia serpentina) 制剂的商品名

Rauvoifia yunnanensis Tsiang [拉;植药] 云南萝芙木

Rauvolffa latifrons Tsiang [拉;植药] 大叶萝芙木

Rauvolfia serpentina(L.) Benth ex Kurz [拉;植药] 印度萝芙木

Rauvolfia verticillata(Lour.) Baill [拉;植药] 萝芙木

Rauvolfia verticillata(Lour.) Baill. var. HainanensisTsiang [拉;植药] 海南萝芙木

Rauvolfia verticillata(Lour.) Baill. var. officinalisTsiang [拉;植药] 药用萝芙木

Rauwiloid ***n***. 阿舍西隆(alseroxylon)制剂的商品名

Rauwolfi yunnanensis Tsiang [植药] 云南萝芙木药用部分:根

Rauwolfia ***n***. 萝芙木属,萝芙藤属 ‖ ~ serpentina 蛇根木,印度萝芙木 / ~ verticillata 萝芙木 / ~ alkaloids 蛇木生物碱,蛇根草属生物碱 / ~ serpentina (简作 RS) 蛇根木,印度萝芙木 / verticillata(Lour-) Baill. [植药] 萝芙木药用部分;根 / ~ verticillata (Lour-) Baill. f. rubrocarpa H. T. Chang, mss. [植药] 红果萝芙木 / ~ verticillata var. hainanensis [植药] 海南萝芙木药用部;根

Rauwolfine ***n***. 萝芙木碱

Rauzide ***n***. 蛇根木—苄氟噻嗪(rauwolfia serpentine with bendrofiumethiazide)制剂的商品名

Rauzier's disease [Georges 法医师 1862—1920]; blue edema 劳济埃氏病,蓝色浮肿(见于癔病性瘫痪的一肢)

RAV Rous associated virus 劳斯相关病毒

RAV-0 牢斯相关病毒 0

RAV-1 牢斯相关病毒 1

RAV-2 牢斯相关病毒 2

RAV-49 牢斯相关病毒 49

RAV-50 牢斯相关病毒 50

RAV-60 牢斯相关病毒 60

ravage ***v***. & ***n***. 蹂躏,毁坏

rave ***vi***. 胡言乱语 ***vt***. 语无伦次地说

ravenelin; 1,4,8-**trihydroxy-3-methyl-xanthene** ***n***. 1,4,8 - 三羟 - 3-甲基咕吨酮

ravenous ***a***. 贪食的,贪婪的,渴望的

ravev ***n***. & ***v***. 说胡话,狂骂,咆哮

raving ***a***. 语无伦次的,(躁)狂的 ***n***. 胡言乱语,疯话,语无伦次,(躁)狂

Ravinia ***n***. 拉蝇属 ‖ ~ striata 红尾拉蝇(隶属于麻蝇科 Sarcophagidae)

ravish ***v***. 强夺,强奸 ‖ ~ment ***n***.

Ravius 见 Rau

Ravius' process; process ofrau 劳氏突(锤骨长突)

raw ***a***. 生的(肉等),未加工的,(伤口等)露肉的,擦掉皮的,刺痛的; 纯的; ***n***. 擦伤处,红肿发炎处 ***v***. 擦破 ‖ ~ boned ***a***. 骨嶙峋 / ~ hide ***n***. & ***a***. 生牛皮(的) / ~ data 原始数据 / ~ material 原料 / ~ polyploidy 初成多倍体 / ~ variability 初成变异 / ~ water (简作 RW) 生水,未净化水 in the ~ 处在自然状态;裸体的 / touch(sb) on the ~ 触到(某人的)痛处 ‖ ~ly ***ad***. / ~ness ***n***.

Raxofelast *n*. 雷索司特（抗过敏药）

ray［拉 radius spoke］*n*. 线,射线;幅肋(昆虫)‖ actinic ~, chemical ~ 光化射线 / antirachitic ~s 抗佝偻病射线(2700~3020Å 单位紫外线) / astral ~, polar ~ 星射线,极射线 / bactericidal ~s 射线(1 850~2 600Å 单位紫外线) / caloric ~ 致热射线 / canal ~ 极隧射线(真空管的阳极射线) / central ~ 中心光线,中心射线 / characteristic ~ 标识射线 / characteristic fiuorescent ~, fluorescent ~ 标识荧光射线,荧光射线(系由在原子内壳层的电子重排而发射的次级射线,与标识射线相同,不同之处:标识射线是由电子轰击 X 线管靶所致,而标识荧光射线是由原射线光子轰击吸收材料所致) / convergent ~ 会聚射线 / cosmic ~ 宇宙线 / digital ~ 指(趾)线 / direction ~ 目标射线 / erythema-producing ~s 致红斑射线 / grenz ~s, border ~, borderline ~s, infra-roentgen ~, transition ~s 跨界(射)线,境界(射)线(很软的 X 线,其波长约为 2A 单位,位于 X 线与紫外线之间) / H ~s 氢核束 / incident ~ 入射线 / infrared ~s 红外线(波长为 7 700~500 000A单位) / intermediate ~s, W ~s 居间射线,W 射线(其波长介于紫外线与 X 线之间) / luminous ~s 光线(发光的射线) / n ~s n 射线(一种辐射线的衍生形式,尚未完全确定) / necrobiotic ~s 生物致死线(短波紫外线) / paracathodic ~s 旁阴极射线 / pigment-pro- ducing ~s 致色射线(可引起色素沉着,波长为 2 500~3 000A 单位) / positive ~s, anode ~s 阳极射线 / roentgen ~s X(射)线,伦琴(射)线 / ultraviolet ~s 紫外线 / vital ~s 疗效紫外线(2 900~3 200A 单位波长的紫外线) / x-~s X(射)线,伦琴(射)线 / rays, alpha; α-rays α[射]线 /rays, anode; positiverays 阳极射线 / antero-lateral 前侧辐肋 /rays, antirachitic 抗佝偻病射线(2 700~3 020 埃单位紫外线)/ astral ~ 星射线 / axial ~ 轴[射]线 / ~ axis 光线轴,光轴 /rays, bactericieal 灭菌射线(1 850~2 600埃单位紫外线) / bast ~ 韧皮射线 / rays, Becquerel 伯克勒耳氏射线(铀射线) / rays, beta; β-rays β［射］线 / biotic ~ 生物射线 /rays, Blondlot; n-rays 布朗德罗氏射线,n 射线 / rays, border; borderlinerays; grenzrays 跨界[射]线,境界[射]线 / rays, Bueky's; grenzrays 布凯氏射线,跨界(射)线,境界[射]线 / bursal ~ 伞辐肋,肋柱 / caloric ~ 致热射线/rays, canal 极隧射线 / rays, cathode 阴极射线 / characteristic ~ 标识射线 / chemical; actinic ~ 光化射线 / convergent ~ 会聚射线 / rays, cosnic; Millikanrays; ultra x-rays; penetrating fadiation of the atmosphere 宇宙线 / ~ curvature 射线曲率 /rays, delta; δ-rays δ[射]线(α 粒子在气体所产生的 β 线) / difffracted ~ 绕射线,衍射线 / diffused ~ 漫射线 / direct ~; primary ~ 直接射线,原射线 / direction ~ 目标射线 / rays, divergent 散开射线 /rays, Dorno's 多尔诺氏射线(小于 2 890 埃单位紫外线) / dorsal ~ 背辐肋 / rays, dynamic 动力性射线,活性射线 / ~ effect 射线效应 / ~ equation 射线方程 β-ray eye applicator 眼 β 线施用器 / rays, erythema-prodacing 致红斑射线 / extemo-dorsal ~ 外背辐肋 / externo-lateral ~ 外侧辐肋 / ~ filter 滤光器,滤色镜 / rays, Finsen 芬森 / ~ floret 伞形花序小花 / ~ of line 光线 / ~ parameter(简作 RAYPAR) 射线参数 / ~ pattern 声径图 / ~ surface 射线面,光线速度面 / ~ therapeutics 放射疗法,放射治疗 / ~ tracing 射线径迹,电子轨迹描绘 / ~ velocity 射线速度,光速,波速

rayage *n*. 射线用量规定

ray-control electrode（简作 RC）射线控制电极

raydist *n*. 相位比较仪,周相比较仪

Rayer's disease［pierre Francois 法医师 1793—1867］; xanthoma 腊亚氏病,黄瘤

Raygat's test; hydrostatic test 雷加氏试验,流体静力试验,浮扬试验(检活产)

raying *n*. 照射,辐射

rayl *n*. 雷耳

Rayleigh equation rayleigh 方程式

Rayleigh scattering（简作 RS）雷利氏散射

Raymond-Cestan syndrome（F. Raymond; Etienne J. M. R. Cestan）雷蒙—塞斯丹综合征(基底动脉小支栓塞后所致的脑桥病灶,表现为四肢麻痹,感觉缺失及眼球震颤)

Raymond's apoplexy（Fulgence Raymond）雷蒙中风(一种渐重性卒中,表现为一侧手感觉异常,以后变为麻痹。亦称雷蒙型中风)

Raymoud type of apoplexy［Fulgence 法神经病学家 1844—1910］雷蒙氏型中风(手感觉异常的一侧将麻痹)

Raynaud's disease(gangrene)（Maurice Raynaud）雷诺病(坏疽)(①一种原发性或特发性血管疾病,特征为雷诺现象双侧发作,女性犯此病较男性多;②腮腺炎后咽肌麻痹,亦称局部窒息)‖ ~ phenomenon 雷诺现象(指,趾间歇性双侧缺血性发作,有时侵及耳鼻,特征为严重苍白,常伴有感觉异常和疼痛,由寒冷或情绪刺激所引起,保暖后即缓解,如病情为特发性或原发性的,则称为雷诺病)

rayon *n*. 人造丝,人造纤维;人造丝织物

ray-proof *a*. 防射线的

ray-sum *n*. 射线总量

ray-theon tube 雷通管,全波整流管

raytracing *n*. 射线跟踪,射线描迹

raytrajectory *n*. 射线路径,光迹

rayweed sensitivity 草敏感性

Raza nairovirus 拉扎内罗病毒

Razdan bunyavirus 拉兹丹本扬病毒

Razdan virus 拉兹丹病毒

raze; rase *vt*. 铲平;刮去,削去(out);消除

Razinodil *n*. 雷嗪地尔(血管扩张药)

Razobazam *n*. 雷唑巴占(脑代谢改善药)

razor *n*. 剃刀 ‖ section ~ 切片刀

Razor clam［动药］长竹蛏

Razor clam［动药］马刀肉

Razor clam shell［动药］马刀

razor's ed ge deformity 剃刀边缘样畸形

Razoxane *n*. 雷佐生(抗肿瘤药)

Rb 元素铷(rubidium)的符号

R-band *n*. r 带(反带)

Rbinotoridae *n*. 粗臂蝇科

rbodeoretin; convolvulin *n*. 万年青亭,旋花甙

Rbodomicroblum *n*. 蔷薇色丝状菌属

Rbynchodida Chatton and Lwoffwo 吻毛目

RCM replacement culture medium 置换培养基

rcp reciprocal translocation 相互易位

RCT 视网膜循环时间

rd rutherford *n*. 卢[瑟福](放射性物质的蜕变单位,每秒钟 10^6 次衰变单位)

RD114 feline type C oncovirus RD114 猫 C 型肿瘤病毒

RD114 virus RD114 病毒

RDE receptor destrying enzyme 受体破坏酶

Rdfordiella *n*. 雷螨属

rdiate *a*. 辐射的,有射线的,辐射状的,放射形的 ‖ ~ly *ad*.

rdioresistance *n*. 抗放射性

Rdix Angelicae Gigatis［拉;植药］东北土当归

rDNA *n*. 核糖体 DNA

R-duction *n*. 抗药性因子转导

re-［前缀］再,复,反,回

RE rectal examination 直肠检查

R_e Reynold number 雷诺数

Re rhenium *n*. 铼(75 号元素)

re-［拉］［构词成分］再,又,重新,回

reablement［法］; rehabilitation *v*. 复原,恢复

reabsorb *v*. 重吸收

reabsorption *n*. 重吸收(作用)

reach *vt*. 到达;伸出;对……起作用,影响 *vi*. 达到;伸出手(或足) *n*. 伸出;到达距离;能及范围

reacquired *a*. 再获得的

react *vi*. 应答;反应(to);影响(on, upon);起化学作用,起反应(with, on)

re-act *vt*. 重做,再做

reactance; inductive resistance *n*. 电抗,有感电阻 ‖ ~ amplifier 电抗耦合放大器 / ~ attenuator 电抗衰减器 / ~ bond 电抗结合 / ~ coupling 电抗耦合 / ~ diagram 电抗图 / ~ element 电抗元件 / ~ modulator 电抗调制器 / ~ vector 声抗矢量

reactant *n*. 反应物,试剂,成分 ‖ acute phase ~ 急性期反应物(一种血浆蛋白,例如结合球蛋白,α_1-抗胰蛋白酶,血清类黏蛋白,C_3,血浆铜蓝蛋白,纤维蛋白原和 C-反应性蛋白,其浓度增加或减少与炎症的过程结合在一起)

reacting *n*. 反应 ‖ ~ briskly（简作 RB）反应快速(瞳孔) / ~ slowly（简作 RS）反应缓慢 / ~ weight 反应量

reaction［re- + 拉 agere to act］; **adjustment** *n*. 调整反应,适应反应(对环境等) 反应,感应;反作用‖ accelerated ~ 加速反应 / acetic acid ~ 醋酸反应(见 Rivalta's reaction) / acetonitrile ~ 乙腈反应(见 Hunt's reaction) / acid ~ 酸性反应 / adjustment ~ 调整反应,适应反应(对环境等) / acrosome ~ 顶体反应(受精) / acute situational ~, acute stress ~ 急性境遇性反应状态,急性应激反应 / agglutinoid ~ 类凝集素反应(见 prozone) / alarm ~ 紧急反应(人体受到突然刺激而尚未适应时所引起的全部非特异性反应) / alkaline ~ 碱性反应 / allergic ~ 变应性反应 / allograft ~ 同种异体移植物反应 / alphanaphthol ~ α-萘酚反应(检尿葡萄糖、尿蛋白质) / anamnestic ~ 回忆反应,回忆应答(anamnestic response, 见 response 项下相应术语) / anaphylactic ~

过敏性反应 / ahaphylactoid ~ 类过敏性反应,假过敏反应 / anatoxin ~ 类毒素反应(应用类毒素时的皮内反应) / anergastic ~ 脑活动力缺失性反应(状态)(器质性精神病) / antalgic ~ 防痛反应 / antigen ~ of Debré and Paraf 德布雷—帕拉夫抗原反应(诊断肾结核的补体结合试验,以病人尿作抗原,以已知结核抗血清作抗体进行试验) / antigen-antibody ~ 抗原—抗体反应(抗原与同种抗体的特异性结合形成可逆性的抗原抗体复合物,其溶解度随抗原抗体比率而有所不同,抗原抗体反应可出现沉淀反应、凝集反应、补体依赖性反应、中和反应或嗜细胞效应) / antiglobulin ~ 抗球蛋白反应 / antitryptic ~ 抗胰蛋白酶反应 / asphenamine ~ 胂凡纳明反应(见 Abelin's reaction) / associative ~ 联想反应 / axon ~, axonal ~ 轴索反应(轴突被截断后引起神经节细胞一连串变化,即中心核染质溶解和核移位) / bacteriolytic ~ 溶菌反应(引起特异溶菌作用的反应) / biphasic ~ 二相反应 / biuret ~ 双缩脲反应(见 test 项下相应术语) / blanching ~ 转白反应(见 Schultz-Charlton reaction) / cachexia ~ 恶病质反应(血清中抗胰蛋白酶力增大,见于恶性疾病或其他以恶病质为特征的疾病) / cadaveric ~ 尸反应(家族性周期性麻痹时,患肌电反应完全消失) / cancer ~ 癌反应 / capsular ~ 荚膜反应(细菌荚膜物质与同种抗体的反应) / carbamino ~ 氨基甲酰反应(用于研究蛋白质消化过程) / chain ~ 连锁反应,链式反应(一种核 <中子> 反应) / citochol ~ 快速胆固醇反应(见 Sachs-Witebsky test) / chromaffin ~ 嗜铬反应 / coagulation ~, coagulo ~ 凝固反应(检梅毒的一种试验,根据的事实是,梅毒血清较正常血清更能妨碍凝血酶的产生,从而抑制血液的凝固) / cockade ~ 花结状反应(见 Römer's test) / colloidal gold ~(脑脊液)胶体金反应 / complement fixation ~ 补体结合反应(见 test 项下相应术语) / compluetic ~ 梅毒补体结合反应(见 Wassermann reaction) / conglobation ~ 成团反应(检梅毒) / conglutination ~ 胶固反应,团集反应,粘合反应(由胶固素、细胞 <例如细菌或红细胞>、新鲜补体以及用吸收法除去凝集素的一种细胞特异性免疫血清混合而成的凝集反应) / conjunctival ~ 结膜反应(见 ophthalmic ~) / consensual ~ 交叉反应;同感反应 / conversion ~ 转换反应(指将内心冲突转换为运动或感觉症状) / coupled ~ 连接反应 / cross ~ 交叉反应(抗体与并不特异性地促使其合成的抗原相互作用) / cutaneous ~ 皮肤反应(见 cutireaction;取蛋白或花粉溶液注射于敏感者或擦在其磨损处后所引起的反应) / cutituberculin ~ 皮上结核菌素反应(见 Moro's reaction) / dark ~ 暗反应 / defense ~ 防御反应 / ~ of degenetest 项下相应术语) / intracutaneous ~ 皮内反应(注射皮肤试验抗原至皮内后所出现的反应,这样的反应可能有诊断价值,如锡克 <Schick> 试验、狄克 <Dick> 试验、结核菌素试验等) / intracuti ~ 皮内反应(见 Frei test) / intradermal ~ 皮内反应(见 intracutaneous ~) / involutional psycotic ~ 衰老期忧郁症,更年期忧郁症 / johnin ~ 约尼反应,副结核菌素反应(副结核菌素引起的类似结核菌素反应的皮肤反应,用于诊断牛的约尼 <Johne> 病) / K. H. ~ 补体结合血细胞凝集合并反应(检马鼻疽) / lengthening ~ 伸长反应(伸肌延长以使肢体可以屈曲) / lentochol ~ 缓慢胆固醇反应(见 Sachs-Georgi test) / lepra ~ 麻风反应(在抗麻风治疗或在尚未治疗的各型麻风过程中出现的一种急性或亚急性超敏状态,其中包括两种类型的免疫反应,一是迟发型超敏反应 <见 reverse ~s>,另一是免疫复合物反应) / lepromin ~ 麻风菌素反应(见 test 项下相应术语) / light ~ 光反应(光合作用时的光化学过程,在此过程中,光能参与的一系列反应导致产生 ATP 及还原型辅酶 <NADH 或 NADPH>,然后这些物质参与暗反应) / local ~ 局部反应(发生在注射部位类似灶性反应 <focal reaction> 的现象) / manic-depressive ~ 躁狂—抑郁反应,躁郁症(反应) / miostagmin ~, miostagminic ~ 微滴反应(一种废弃的诊断肿瘤、梅毒、伤寒等的血清学试验,其根据是抗体与对应抗原结合时能降低混合物的表面张力) / mixed cell agglutination ~ 混合细胞凝集反应(由于抗体与不同的抗原决定簇对细胞的反应,出现不同细胞型的混合凝集) / mixed leukocyte ~ 混合白细胞反应(将两个个体的白细胞培养,即出现母细胞;组织相容性与母细胞的数目成反比) / myasthenic ~ 肌无力性反应 / myotonic ~ 肌强直反应 / neurotonic ~ 神经张力性肌反应 / neutral ~ 中性反应 / Ninhydrin ~(水合)茚三酮反应(triketohydrindene hydrate test,见 test 项下相应术语) / nitritoid ~ Pirquet(QP) ~ 定量皮尔盖反应,定量结核菌素划痕反应(用两种不同稀释度 <1/10 和 1/100> 的旧结核菌素作皮上划痕,以判断结核病感染程度和活动性的皮尔盖反应) / quellung ~(肺炎球菌)荚膜肿胀反应(见 Neufeld's reaction) / reversal ~ 逆转反应(通常在界线类麻风的化疗时发生的一种麻风反应,代表一种迟发型超敏反应,并伴麻风分枝杆菌的细胞介导免疫"上升",促使此病趋向于结核样型麻风。主要特征为红斑、水肿、早先存在的静止病灶有触痛、出现新病灶、神经炎伴神经损坏、发热、腺病和白细胞计数上升,同样见 downgrading ~) / reverse passive Arthus ~ 反向被动阿图斯反应(实验动物的皮肤部位注入沉淀抗体,然后 30 分钟到 2 小时后再静脉注入同种抗原而产生的反应,因而与阿图斯反应时沉淀抗体和抗原所在的常见解剖部位相反) / second set ~ 二次反应(见 phenomenon 项下相应术语) / sedimentation ~ 沉降反应,红细胞沉降反应 / seroanaphylactic ~ 血清过敏反应(应用血清防治时发生的过敏反应) / seroenzyme ~ 血清酶反应(见 Abderhalden's ~) / serologicai ~ 血清学反应 / serum sickness-like ~ 血清病样反应 / shortening ~ 缩短反应(肢体回至伸展位置时,在伸长反应后继之而起的缩短) / sigma ~ 西格马反应,σ 反应(一种诊断梅毒的絮状反应,由萨克斯—奥尔吉 <Sachs-Georgi> 反应改良而来,即作一系列试验以决定其中哪一个产生絮状反应) / skin ~ 皮肤反应(见 cutaneous ~) / small-drop ~ 小滴反应(见 miostagmin ~) / sympathe- tic stress ~ 交感神经应激反应 / tendon ~ 腱反应(敲打肌腱产生肌肉的反射性收缩,亦称腱反射) / thyroid function ~ 甲状腺功能反应 / toxin antitoxin ~ 毒素抗毒素反应(见 immunoreaction) / trigger ~ 板机反应,突发反应(见 action 项下相应术语) / tryptophan ~ 色氨酸反应(见 test 项下相应术语) / tuberculin ~ 结核菌素反应(见 test 项下相应术语) / Abderhalden's ~ 阿布德豪登氏反应(血清酶反应) / Abderhalen-Fauser; Abderhalden's ~ 阿—福二氏反应,阿布德豪登氏反应 / Abdelin's ~ 阿贝林氏反应(检尿中胂凡纳明) / abortin ~ 流产菌素反应 / accelerated ~ 加速反应(种痘) / acetic acid; rivalta's ~ 醋酸反应,里瓦耳塔氏反应(鉴别漏出液与渗出液) / acetonitrile; Hunt's ~ 乙腈反应,亨特氏反应(检甲状腺机能亢进) / acid conditioned ~ 酸条件反应 / Acree-Rosenheim ~ 阿—罗二氏反应(检蛋白质) / active ~ 主动反应 / active defense ~ 主动防御反应 / Adamkiewicz's 阿当凯维奇氏反应(检蛋白质) / addition ~ 加合反应 / adhesion ~ 粘着反应 / ~ of adrenaline, ferric chloride 肾上腺素氯化铁反应 / ~ of adrenaline, iodate 肾上腺素碘酸盐反应 / ~ of adrenaline, iodine 上腺素碘反应 / ~ of adrenaline, sublimate 肾上腺素升华反应 / affective ~ 情感情性反应[状态] / agglulination ~ 凝集反应 / agglutinoid ~ 类凝集素反应 / aggressive ~ 攻击反应 / alarm ~ 紧急反应 / albumin ~ 白蛋白反应(检痰白蛋白) / aldehyde ~; Cannizzaro's ~ 醛反应,康尼扎罗氏反应 / alkaline ~ 碱性反应 / allergic ~ 变态反应 / Allwörden's ~ 阿耳佛登氏反应(检毛类) / alpha-naphthol α-萘酚反应/ amphigenous ~; amphicrotic ~ 两性反应 / amphoteric ~; amphicrotic ~ 两性反应 / anamnestic ~ 回忆反应/ anaphylact / ~ center 反应中心 / ~ control system (简作 RCS) 反应控制系统 / ~ cross-section 反应截面 / ~ dynamics 反应动力学 / ~ edematouserythematous(简作 RE-E) 水肿红斑性反应 / ~ energy 反应能 / ~ negative absoption positive (简作 RENAP) 反应阴性吸收阳性 / ~ negative absorption positive(简作 RNAP) 反应阴性吸收阳性 / ~ norm 反应规范 / ~ of degeneration (简作 RD) 变性反应 / ~ of degeneration(R. D) 变性反应 / ~ of pupil to light 瞳孔对光反应 / ~ particle 反应粒子 / ~ product(简作 RP) 反应产物 / ~ Research Society (简作 RRS) 反应研究学会 / ~ system 反应体系 / ~ time(简作 RT) 反应时间 / ~ velocity constant 反应速度常数 / ~ yield 反应产额 / ~ zone 反应区 / ~ of degeneration (简作 RD) 变性反应

reaction-diffusion equation 反应扩散方程

reaction-formation ***n***. 是心理反应形成,反相形成

reactionrange ***n***. 反应范围

reactivate ***v***. 复能,再活化,使再活动

reactivation ***n***. 复能(作用),再活化(作用) ‖ ~ of serum 血清复能(加入新鲜补体使血清的免疫活性得以恢复) / ~ of syphilis 梅毒复能[作用]

reactivator ***n***. 激活剂,激活因子 ‖ cholinesterase ~ 胆碱酯酶激活剂

reactive ***a***. 反应的,电抗的 ‖ ~ coil 电抗线圈 / ~ confusion 反应性意识错乱 / ~ depession 反应性忧郁症。因受外界刺激引起之忧郁症 / ~ effect 电抗效应 / ~ element 电抗元件 / ~ factor meter(简作 RFM) 无效功率因数计 / ~ hyperemia(简作 RH) 反应性充血 / ~ hyperemia blood flow(简作 RHBF) 反应性充血血流(量) / ~ oxygen species(简作 ROS) 活性致氧体 / ~ protein(简作 RP) 反应蛋白 / ~ source 电抗源

reactiveness ***n***. 反应性,活力性

reactivity ***n***. 反应性,反应率 ‖ ~ measurement facility (简作 RMF) 反应性测定装置 / ~ shimming 反应性补偿

reactogen ***n***. 反应原

reactogenicity ***v***. 致反应性,致反应力

reactor ***n***. 反应堆,反应器,呈阳性反应的人 ‖ ~ based activation analysis 反应堆活性分析 / ~ disaster 反应堆灾害 / ~ flux density 反应器通量密度 / nuclear ~ [原子]核反应堆 / ~ system

电抗器方式 / ~ voltage 电抗器电压
reactor-converter *n*. 反应堆转换器
reactor-down *n*. 反应堆功率下降
reactor-irradiator *n*. 反应堆复照器
reactor-up *v*. 反应堆功率增长
Reactrol *n*. 盐酸克立咪唑(clemizole hydrochloride)制剂的商品名
reacttion-formation *n*. 反应形成,心理反应形成
reacylation *n*. 再酰化作用
read *v*. 读出,读数,阅读 ‖ ~ alphanumerically paper tape(简作 RAP)字母数字纸带/ ~ analog input(简作 RAI)模拟量输入 / ~ and compute(简作 RC)阅读与计算 / ~ and write(简作 RW)读与写 / ~ and write memory(简作 RAM)读写存储器 / ~ birth method 见 natural childbirth / ~ digital imput(简作 RDI)读数字输入 / ~, write and compute(简作 RWC)读、写,算 *v*. 读,阅读 | ~ for 攻读(学位) / ~ out 读出 / ~ up (on) 攻读(科目) *a*. 书看得多的,有学问的
Read's formula [J. Marion 美医师 1889 生] 李德氏公式(由脉搏及脉压求基础代谢率)
readability *n*. 清晰度,可读性
readaptation *n*. 重适应
readback signal 读回信号
reader *n*. 读出器,读数器,指示器;读者;读物
readily *ad*. 乐意地,容易地,很快地
Readily carbonizable substances test(简作 RCST)可碳化物质简便试验
read-in *v*. 读入,记录
readine *n*. 虞美人碱
readiness *n*. 敏捷,流畅,准备就绪,愿意
reading(简作 rd) *n*. ①记录 ②读,诵读 ③读数 *a*. 阅读的 ‖ ~ age(简作 RdA)阅读年龄 / ~ bar 阅读棒,阅读棒练习器 / ~ chart 阅读视力表 / control temperature ~ 校核温度记录 / ~ grade(简作 RG)阅读等级 / lip ~ 唇读 / ~ of standard(简作 RS)标准读数 / ~ of unknown(简作 RU)读数不明,未知物读数 / ~ out 读出 / ~ quotient(简作 RdQ)阅读商 / ~ scan 读出(显示)扫描 / ~ spectacles 老视眼镜,阅读眼镜 / ~ test(简作 RT)阅读试验 / ~ through 通读,破读
readingbust *n*. 读数刷
readingduration *n*. 读出期
readingframe *n*. 读码 ‖ ~ displacement 密码位移,移码
reading-frame *n*. 阅读框[mRNA 的核苷酸序列中,三个核苷酸为一组(又称密码子)由核糖体进行翻译。每个密码子代表蛋白质合成中的单个氨基酸。读框规定了哪三个核苷酸成为一组而被读作一个密码子,这是由起始密码子决定的]
readingmistake 读码错误
readjust *vt*. 再整理,再调整 ‖ ~ment *n*.
readmission(简作 Readm) *n*. 再入院
read-only memory(简作 ROM)只读存储器,只读光盘
read-only-storage *n*. 固定储存器
readout *n*. 读出,读出器,示值读数 ‖ ~ delay 读出延迟 / ~ interval 读出间隔
Read's formula(Jay M. Read)里德公式(0.75×脉搏率+0.75×脉压-72,近似基础代谢率)
ready *a*. 准备好的;愿意的;快要……的,易于……的;现成的 ‖ get ~(使)准备好 / make ~ 准备好 / ~ indicator [X 线照相]准备指示灯 / ~ work-factor(简作 RWF)预备作功因数
ready-contact *n*. 已接触
ready-made *a*. 现成的;陈旧的
reaeiivity *n*. 反应性
reaeration *v*. 再充气
reaetogenicity *n*. 反应发生,效反应力
reafference *n*. 自传入感觉
reafferent change 自传入感觉变化
reaffirm *v*. 重申,再肯定
reagent *n*. 试剂,试药 ‖ acid molybdate ~; Folin's acid molybdato ~ 酸性钼酸盐试剂,福林氏酸性钼酸盐试剂 / Acree-Rosetheim ~ 阿—罗二氏试剂(蛋白质和色氨酸定性用) / Almén's 阿耳门氏试剂(含鞣酸,乙酸) / amino-acid ~ 氨基酸试剂(0.5%—萘醌磺酸钠溶液) / Anstie's ~ 安斯提氏试剂(重铬酸钾 3.33 克、浓硫酸 250 毫升、加水到 500 毫升) / Arakawa's ~ 荒川氏试剂(检乳过氧化氢酶) / arsenic-sulfuric acid ~; rosenthaler's ~ 砷硫酸试剂,罗森塔勒氏试剂(检生物碱) / arsenophosphotumgstic ~ 砷磷钨酸试剂 / Barfoed's ~ 巴费德氏试剂(醋睦铜醋酸水溶液) / Benedict ~ 本尼迪特氏试剂(检尿糖) / Benedict-Hopkins-Cole ~ 本—霍-柯三氏试剂(用于乙醛酸反应,鉴定色氨酸) / benzidine ~ 联苯胺试剂(检隐血) / benzidine and nitroprusside ~ 联苯胺及硝普盐试剂 / Bertrand's ~ 贝特朋氏试剂(葡萄糖定量检验剂) / Bial's ~ 比阿耳氏试剂(二羟基甲苯 1.5 克,发烟盐酸 500 克、10% 氯化铁 20—30 滴) / biuret ~; Gies' biuret ~ 双缩脲试剂,盖斯氏双缩脲试剂 / Black's ~ 布莱克氏试剂(氯化铁 5 克和氯化亚铁 0.4 克溶于 100 毫升水中) / Blum's ~ 布路姆氏试剂(检尿白蛋白) / Boas' ~ 博阿斯氏试剂(检游离盐酸) / Bogg's ~ 博格氏试剂(含磷钨酸、盐酸) / Bohme's ~ 鲍姆氏试剂(检吲哚) / Bonchardat's ~ 邦恰达氏试剂(1% 碘溶于 1% 碘化钾溶液中) / Bruecke's ~ 布吕克氏试剂(改良麦耶氏试剂) / clearing ~ 透明剂,澄清剂 / coaggulating ~ 凝结剂,凝固剂 / Cross-Bevan's ~ 克—比二氏试剂(溶解细胞膜) / Deniges' ~ 代尼惹氏试剂(检乳汁中的甲醛) / diazo ~ 重氮试剂 / ~ for properdin(简作 RP)备解素试剂 / ~, inclusion 封闭剂 / acid molybdate ~ 酸性钼酸盐试剂 / arsenic-sulfuric acid ~ 砷硫酸试剂(检生物碱) / benzidine ~ 联苯胺试剂(检隐血) / dinitrosalicylic acid ~ 二硝基水杨酸试剂(见 Sumner's reagent) / general ~ 类别试剂 / splenic ~ 脾试剂,脾收缩剂
reagents(简作 reagts) *n*. 试剂;反应物
reaggregation *n*. 重团聚
reagin *n*. 反应素(抗体) ‖ atopic ~ 特应性反应素 ‖ ~ic *a*.
real *a*. 实的,实在,现实,真的,真正的,现实的,实际的 ‖ ~ image 实像,真像 / ~ point 实点 / ~ time(简作 RT)实际时间,实时 / ~ time cell identification processor(简作 RTCIP)实时细胞鉴定程序仪 / ~ time clock circuit 实时钟电路 / ~ time control 实时控制 / ~ time data system(简作 RTDS)实时数据系统 / ~ time Doppler(简作 RTD)实时多普勒 / ~ time echocardiography 实时超声心动图描记术 / ~ time echography 实时超声回波描记术,实时超声法 / ~ time identification 实时辨识 / ~ time operating system(简作 RTOS)实时操作系统 / ~ time operation 实时操作 / ~ time ultrasonography 实时超声成像,实时超声 / ~ time β-mode body scan 实时 β 型全身超声扫描 / ~ time β-mode body scanner 实时 β 型全身超声扫描仪 / ~ time β-mode cardiac scanner 实时 β 型心脏超声扫描仪 / ~ time β-mode imaging 实时 β 型(超声)成像,实时图像
realgar [阿拉伯 rahj al-ghar powder of the mine] *n*. 雄黄,二硫化砷
realism *n*. 现实主义 ‖ realistic *a*. 现实主义的;实际的
reality *n*. 现实,真实 ‖ in ~ 实际上,事实上
realizable *a*. 可实现的,可切实感到的
realization *n*. 现实化,实现 ‖ ~ factor 实现因子
realize *vt*. 实现,认识到
realized correlation 实现相关
realized heritabllity 现实遗传力
really *ad*. 真正地,真实地
realm *n*. 王国;领域,范围;类,门
real-time *n*. 实时 ‖ ~ multicrystal aspirationhiopy transducer 实时多晶体抽吸活检(超声)换能器 / ~ buffer 实时缓冲器 / ~ cholecystosonography 胆囊实时超声法(术) / ~ depiction 实时描绘 / ~ digital image processor 实时数字影像信息处理器 / ~ digital video subtraction 实时数字视频信号减影 / ~ digitization 实时数字化 / ~ display 实时显示 / ~ Electronic Access and Display System(简作 READ) *n*. 实时电子存取与显示系统 / ~ electronic linear scanning 实时电子线阵扫查 / ~ head 实时(超声)探头 / ~ imaging 实时成(显)像,实时图像 / ~ intercostal scanning 实时(超声)肋间扫查(描) / ~ mask mode subtraction 实时蒙片式减影(法) / ~ operation 实时操作 / ~ phased-array techniques 实时相阵技术 / ~ sagital scanning 实时(超声)矢状扫查(描) / ~ scanner 实时扫描仪 / ~ scanning 实时扫描 / ~ sonographic sector scanner 实时超声体(断)层扫描(查)仪 / ~ sonographic sector scanning 实时超声体层扫描,实时超声断层扫查 / ~ technique 实时(超声)技术 / ~ transverse scanning 实时横断扫描,实时横断扫查 / ~ two-dimensional Dopplerechocardiography 实时二维多普勒超声心动图 / ~ two-dimensional imaging 实时二维成像 / ~ ultrasonic scanner 实时超声扫描仪 / ~ ultrasonic scanning 实时超声扫描(查) / ~ ultrasonography 实时超声成像(术) / ~ ultrasonoscope 实时超声扫描仪 / ~ ultrasonoscopy 实时超声扫查(术) / ~ ultrasound 实时超声 / ~ β-mode image 实时 β 型(超声)影像
ream *n*. 令(纸张的计数单位,一般为 500 张),(常用 pl.)〈口〉大量
reamer *n*. 扩孔钻(牙),铰刀 ‖ osseous ~ 骨扩孔钻
reamination *n*. 再胺化[作用]
reaming *n*. 铰大,钻大孔
reamputation *n*. 再切断术
re-analyse *vt*. 再分析
reanastomosis of tubes 输卵管吻合术
reanimate *v*. 复苏,回苏

reanimate *vt*. 使复活,使复苏,使回苏
reanimation *n*. 复苏[法]
reanimatology *n*. 复苏学
reannealing *n*. 退火,复性
reappear *vi*. 再(出)现
reappearance *n*. 再现,重现,重发
reappearinggallbodder 再显性胆囊
rear *n*. 后部,后面;背后后方 *a*. 后部的,后面的,后方的 *vt*. 举起;建立;培育,抚养,饲养 ‖ ~ projection 背面投影 / ~ tablerail 床面下轨道 / ~ view 后视图
rearing *n*. 饲养,栽培,培育
rearm *v*. 重新武装,重新装备
rearmost *a*. 最后面的,最后的
rearrange *v*. 重新整理(分类),重新安排 ‖ ~ment *n*.
rearrange *vt*. 重新排列,重新安排 ‖ ~ment *n*.
rearrangement *n*.(基因)重排,重新编排,调整(指染色体结构发生改变。常常是某一条染色体节段离开本来的位置而重新排列在另一条染色体的某一节段上)
rearview mirror 后照(视)镜
rearward *a*.& *ad*. 在后方,向后方 *n*. 背后
rearward, rearwards *ad*. & *a*. 在后面(的),向后面(的)
reason(简作 reas) *n*. 理由;原因;理智;道理 *vi*. 推论;劝说(with) *vt*. 推论;劝说(out of, into);讨论 ‖ by ~ of 由于,因为 / in(或 within) ~ 按情理,在道理上 / listen to(或 hear) ~ 听从道理,服理 / out of all ~无理的,不可理喻的 / with(without) ~ 有(没有)道理,合乎(不合乎)情理 / it(或 that) stands to ~ 不言而喻
reasonable *a*. 有道理的;适当的,比较好的;合理的;理智的 ‖ ~ beam 适中束,正常束 / ~ image 比较好的图像 ‖ ~ness *n*. / reasonably *ad*.
reasoning *n*. 推理;论证
reassemble(简作 reas) *vt*. 重新装配,重新聚集
reassembly *n*. 重编
reassert *v*. 再断言
reassess *vt*. 再估价,再确定 ‖ ~ment *n*.
reassociation *n*. 重新组合,重新联合
reassortment *n*. 再分布
reassurance *n*. 保证
reassure *v*. 再保证,使放心
reattach *vt*. 再附着 ‖ ~ment *n*. 再附着;复置术
reattachment *n*. 复位 ‖ ~ of retina 视网膜再附着,视网膜复位(术)
Reaumur(简作 Re) *n*. 列氏(温度计) ‖ ~ degree(简作° R) 列底度,列氏温标(水的冰点为 0°R,沸点为 80°R) / ~ temperature 列氏温度
reaumur scale(简作 Reaum) *n*. 列氏温(度)标
Réaumur's scale(**René** *a*. F. Réaumur) 列[奥米尔]氏温标(水的冰点在零度,但水的正常沸点为 80 度 <80℃>) ‖ ~ thermometer 列[奥米尔]氏温度计
Rebamipide *n*. 瑞巴派特(抗溃疡药)
rebase *vt*. 更换基托
rebasing *n*. 垫底术,重衬 ‖ denture ~ 托牙垫底术
rebaten *n*. 减少,折扣,回扣, *v*. 使变钝,给与回扣,打折扣
rebatron *n*. 高能电子聚束(加速)器
rebaudin *n*. 雷包丁(制自 Eupatoriumrebaudianum)
rebel *v*. 造反,叛逆 *n*. 造反者,叛乱者 *a*. 造反的,反抗(叛)的
rebel(-ll-) *vi*. 反抗,反叛(against) *n*. 反抗者,反叛者
rebellion *n*. 造反,叛乱
rebelliousa *a*. 造反的,(疾病等)难治的 ‖ ~ly *ad*. / ~ness *n*.
rebind *v*. 重新装订,重捆,重新包
rebirth *n*. 再生,新生
reborn *a*. 再生的,新生的
rebot *n*. 机器人,自动机
Rebouliaceae *n*. 石地钱科(一种苔类)
rebound *v*. & *n*. 回弹,回缩 ‖ ~ hypoglycemia 回跳性低血糖 / muscular ~ 肌回缩/ ~ nystagmus 反弹性眼球震颤(使)弹回,回缩,反跳,回跳 / REM ~ 快速眼动反跳(受试者长期被剥夺快速眼动 <rapid eye movement> 睡眠,一旦得以宁静地睡眠,就使快速眼动睡眠增加而得到补偿)
rebounding *n*. 反跳
Reboxetine *n*. 瑞波西汀(抗抑郁药)
rebranch *v*. 再分支
rebreather *n*. 重复呼吸装置
rebreathing *n*. 再吸,再呼吸 ‖ ~ bag 重复(再)呼吸袋 / ~ mask 重复(再)呼吸面罩
rebuff *n*. & *v*. 断然拒绝,漠视,挫败
rebuke *v*. & *n*. 指责,非难,训斥
rebust *a*. 强壮的,健全(壮)的,茁壮的
rebut *v*. 抗拒,反击
Recainam *n*. 瑞卡南(抗心律失常药)
recalcification *n*. 再钙化 ‖ ~ cross test(简作 RCT) 复钙交叉试验(凝血)
recalcitrance *v*. 不服从
recalcitrant *a*. 抗拒(的),顽抗(的),执拗(的),目无纪律的,
recalescence *n*. 再辉
recalibration *n*. .改变,重新校准
recall *n*. & *vt*. 回想,使回忆;取消;恢复 ‖ beyond(或 past) ~ 不可挽回的,记不起的检索率,再调用,回忆 / ~ memory(简作 RM) 显示记忆(计算器)
recall / clear memory(简作 R·CM) 读出记忆 / 清除记忆(计算器)
Récamier's operation [Joseph Claude Anscelme 法妇科学家 1774—1852]; **uterine curettage** 雷卡采埃氏手术,子宫刮术
recanalization *n*. 再通,重通(尤指血管阻塞物的疏通) ‖ ~ of vas deferens 输精管再通
recant *v*. 放弃,撤销
recapacitation 再获能
recapitulate(简作 recap) *vt*. 概括、扼要重述
recapitulation(简作 recap) *n*. 概括,扼要重述;再演,重演(见 theory 项下相应术语)
recapture *n*. 取回,夺回(物),收复(物),重俘获 *v*. 再俘获
recarbonization *n*. 再碳化
rec-assay *n*. 重组缺陷型测定
recast *v*. 重做,重新按排
rec-dependentrepair 重组依赖修复
recede *v*. 退去,退缩;降低,缩减
receipt *n*. 收到;收据;收入,处方 *v*. 开……的收据,签字 ‖ be in ~ of 已收到 / make out a ~ 开收据 / on ~ of 当收到……时
receive *v*. 接收,接受,领受;收到
received(简作 recd) *a*. 接收的;允许的
receiver(简作 Recr) *n*. ①收集器,接受器 ②接收机 ③收受者 ‖ fractional distillate ~ 分溜液接受器 / ~ of ultrasonics 超声波的受波器 / ~ operatingc characteristic(简作 ROC) 受体动作(运转)特征 / vacuum ~ 真空接受器
receiver-amplifierunit *n*. 接收—放大器组
receiver-control unit *n*. 接收器控制台
receiverrecorder *n*. 二级记录器
receiving *n*. 接收,收到 ‖ ~ facility 接收机构 / ~ hospital 接收医院(当从救护车下来的伤病人预先确定的接收医院) / ~ cassette 受片盒 / ~ of ultrasonics 超声波的受波器 / ~ spool 受片轴
recency *a*. 最近,新(近)
recens(简作 rec) *n*. [拉]新鲜,新近
recension *n*. 校正,校订
recent(简作 rec) *a*. 新近的,近来的,最近的 ‖ ~ly *ad*.
Recent Progress in Hormone Research(简作 RPHR) 激素研究现代进展(杂志名)
recenter [拉](简作 Re) *a*. 新鲜的
recepptum [拉] *n*. 处方
receptacle *n*. ①容器,[接]受器 ②花托 ‖ seminal ~ 受精囊 / ~ plug 插头
Receptacle of henry sarmentose fig [植药] 石彭子
receptacular *a*. 收容的,接受的
receptaculum [拉 receptacle]([复]receptacula) *n*. 容器,[接]受器 ‖ ~ chyli 乳糜池 / ~ gaaglii petrosis; petrosal fossa 岩[神经节]窝 / ~ nelumbinis 莲房 / ~ Peequeti; ~ chyli 乳糜池
Receptaculum Fici Henryi [拉;植药] 石彭子
Receptaculum Helianthi [拉;植药] 向日葵花托
Receptaculum Nelumbinis *n*. 莲房
Receptaculum Nelumbinis [拉;植药] 莲房
receptance *n*. 敏感性,响应
receptarius *n*. 调剂员
receptiblea *a*. 能接受的,能被接受的 ‖ receptibility *n*.
reception(简作 rec) *n*. 接受,接纳,接待 ‖ ~ room 接待室
receptive *a*. 接受的,有接受能力的,感受(器)的 ‖ ~ field 感受域,感受野/ ~ field response(简作 RFR) 感受野反应 / ~ hypha 受精丝 / ~ potential 感受器电位 / ~ unit 感受单元 ‖ ~ly *ad*./ ~ness *n*.
receptive *a*. 接受的,感受的
receptivity *n*. 感受性,吸收率,容积
receptolysin *n*. 受体溶素
receptoma; chemodectoma *n*. 化学感受器瘤,化学感受组织瘤(非

嗜铬性副神经节瘤）

receptor *n*. ①感受器 ②受体（在细胞中）‖ aortic ~ 主动脉感受器／~ autoradiography 受体放射自显影／~ binding assay 受体作用结合测定／~ binding study 受体结合实验／contact ~ 接触感受器／contiguous ~ 接触感受器／deflation ~ 放气感受器／distance ~; teleceptor 距离感受器／~ blocking agents 受体阻断物／~ destroying enzyme（简作 R.D.E）受体破坏酶／dominant ~ 显性受体／~ of first order 第一类受体／free ~ 游离受体／~ gene 接受基因／gustatory ~ 味觉感受器／inflation ~ 充气感受器／kinesthetic ~ 运动感受器／~ kinetics 受体动力学／~ modulation assay（简作 RMA）受体调节分析／peripheric ~; peripheroceptor ~ 外周感受器／pressure ~ 压觉感受器／~ of radiation 辐射探测器／~ of second order 第二类受体／~ of third order 第三类受体／~ organ 感受器官／receptors, secondary ~ 第二级感受体／~ potential 感受器电位／~, secondary 第二级受体／sessile ~ 固定受体／skin ~ 皮肤感受器／somatic ~ 躯体感受器／toxin ~ 毒素受体／visceral ~ 内脏感受器／visual ~ 视觉感受器／α-adrenergic ~s α-肾上腺素能受体／β-adrenergic ~β-肾上腺索能受体／B cell antigen ~ B 细胞抗原受体（单体 IgM, IgD 及 IgG 附着在 B 淋巴细胞的细胞膜上，与 T 协助细胞连合，在与抗原接触时激发 B 细胞活化）／cholinergic ~s 胆碱能受体／complement ~s 补体受体（补体成分的细胞表面受体）／contact ~ 触觉感受器／contiguous ~ 接触感受器／distance ~ 距离感受器／dominant ~ 显性受体／Fc ~s Fc 受体（抗原—抗体复合物或聚集免疫球蛋白的特异性细胞表面受体，在免疫球蛋白分子的 Fc 部分结合一个部位，并显示特定免疫球蛋白类的特异性）／~ of the first(second, third) order 第一类（第二类、第三类）受体（埃利希 <Ehrlich> 侧链学说中第一类受体只包括抗毒素，第二类包括凝集索、沉淀素和调理素，第三类包括溶素）／gustatory ~ 味觉感受器／H_1, H_2 ~s H_1, H_2 受体，组胺$_1$，组胺$_2$，受体／IgE ~s lgE 受体（免疫球蛋白 E <IgE> 在肥大细胞和嗜碱细胞上的细胞表面受体）／insulin ~s 胰岛素受体（靶细胞表面上的胰岛素特异性受体）／low-density lipoprotein(LDL) ~s 低密度脂蛋白受体／muscarinic ~s 毒草碱受体／N_1- ~s N_1 受体（烟酸受体，优先受到已双铵的阻断，此类受体在自主神经节细胞上发生）／N_2- ~s N_2 受体（烟酸受体，优先受到癸双铵的阻断，此类受体在横纹肌上发生）／nicotinic ~s 烟酸受体（胆碱能受体，起先受到高剂量生物碱烟碱的刺激和阻断；然后受到筒箭毒碱的阻断，此类受体可在自主神经节细胞、横纹肌以及脊中枢神经元上找到）／pressure ~ 压觉感受器／secondary ~s 第二级受体／sessile ~ 固定受体（在埃利希 <Ehrlich> 侧链学说中指不能释出形成抗体的受体）／T cell antigen ~s T 细胞抗原受体（T 细胞上的受体，能识别 <1> 特异性外来抗原和 <2> 自身 MHC <主要组织相容性复合体> 抗原，两者同时可见到激发 T 细胞活化）／visual ~ 视觉感受器／volume ~s 容量感受器

receptorassay *n*. 受体分析

receptor-coder *n*. 感觉编码器

receptor-destroying enzyme（简作 RDE）受体破坏酶

receptor-directedradiotracer 受体诱导放射性示踪剂

receptorsome *n*. 受体小粒

receptor-specific compound 受体特异性化合物

receptor-type distribution pattern（简作 RDP）感受器型分布图型（黄斑区锥体及杆体的分布）

receptosome *n*. 接受体

recess [拉 recessus] *n*. 隐窝 ‖ Art's ~ 阿尔特氏隐窝，泪囊隐窝／cecal ~; retrocecal ~ 盲肠后隐窝／cerebellopontile ~ 脑桥小脑隐窝／chiasmal ~; recessus opticus 视隐窝／cochlear ~ [耳] 蜗隐窝／costodiaphragmatic ~ 肋膈隐窝／costomediastinal ~ 肋纵隔隐窝／duodenojejunal ~ 十二指肠空肠隐窝／elliptical ~ 椭圆囊隐窝／epitympanic ~; Hyrtl's ~ 鼓室上隐窝／incisive ~ 切牙隐窝，门齿隐窝／infundibular ~ 漏斗隐窝／labyrinthine ~ 迷路隐窝／laryngopharyngeal ~ 喉咽隐窝，喉部（咽）／lateral ~ 外侧隐窝（第四脑室）／mesenteric ~ 肠系膜隐窝／nasopalatine ~ 鼻腭隐窝囊废／optic ~ 视隐窝／paracolic ~ 结肠旁隐窝／parettd ~; recessus parotideus 腮腺隐窝／~ of pelvic mesocolon; recessus intersigmoideus 乙状结肠间隐窝／peritoneal ~ 腹膜隐窝／pharyageal ~ 咽隐窝／pineal ~ 松果体隐窝／piriform ~ 梨状隐窝／pleural ~ 胸膜隐窝／pontocerebellar ~; cerebellopontile ~ 脑桥小脑隐窝／retroduodenal ~ 十二指肠后隐窝／rosenmiller'srecessus pharyngeus(Rosenmülleri) ~ 罗森苗勒氏隐窝，咽隐窝／spheno-ethmoid ~ 蝶筛隐窝／suprapineal ~ 松果体上隐窝／supratonsillar ~ 扁桃体上隐窝／Tarini's ~; recessus anterior fossae interpeduncularis 塔里尼氏隐窝，脚间窝前隐窝／~ of Trültsch;

recession *n*. ①后退，退缩 ②后退术 ‖ gum ~; gingival ~ 龈退缩／mandible ~ 下颌退缩／periodontal ~ 牙周退缩／tendon ~ 肌腱退缩／~ of extraocular muscle 眼外肌后徙术／~ operation [眼肌] 徙后术，后退术

recessivation *n*. 隐性化

recessive *a*. ①劣势的，隐性的 ②退缩的 *n*. 隐性性状，具有隐性性状的生物 ‖ ~character 隐性性状／~ complementarity 隐性互补／~ gene 隐性基因／~ heterophoria 隐性隐斜／~ mutation 隐性突变

recessus（复 recessus）[拉] *n*. 隐窝 ‖ ~ anterior(fossae interpeduncularis) 脚间窝前隐窝／~ camerae posterioris 后房隐窝／~ cochlearis vestibuli [耳] 蜗隐窝／~ costodiaphragmaticus; sinus phrenicocostalis 肋膈隐窝，肋膈窦／~ costomediastinalis; sinus costomediastinalis pleurae 肋纵隔隐窝，肋纵隔窦／~ duodenalis inferior 十二指肠下隐窝／~ duodenalis superior 十二指肠上隐窝／~ duodenojejunalis 十二指肠空肠隐窝／~ duodenomesocolicus caudalis; ~ duodenojejunalis 十二指肠结肠系膜下隐窝，十二指肠空肠隐窝／~ duodenomesocolicus cranialis; ~ duodenoieiunalis 十二指肠结肠系膜上隐窝，十二指肠空肠隐窝／~ ellipticus; ~ utriculi 椭圆囊隐窝／~ ellipticus(vestibuli) 前庭椭圆囊隐窝／~ epitympanicus 鼓室上隐窝／~ ethmolacrimalis 筛泪隐窝／~ hepatorenalis 肝肾隐窝／~ ileocaecalis inferior 回盲下隐窝／~ ileocaecalis superior 回盲上隐窝／~ inferior omentalis 网膜囊下隐窝／~ infumdibuli 漏斗隐窝／infundibuliformis; pharyngeus(Rosenmülleri) 咽隐窝／~ intersigmoideus 乙状结肠间隐窝／~ inthmicus 咽峡隐窝／~ lateralis 外侧隐窝（第四脑室）／~ lateralis ventriculi Quarti; ~ lateralis fossacrhomboideae 第四脑室外侧隐窝／~ lienalis 脾隐窝

recessus [拉]（[复]recessus）*n*. 隐窝

recharge *v*. & *n*. 再装载，再充电，再袭击

rechloridation *n*. 再氯化，氯化物补充

recidivation *n*. 复发，再发；再犯

recidivism; recidivation *n*. ①复发趋向，再发趋向 ②再犯趋向

recidivist *n*.（疾病）复发者；累犯者，惯犯

recidivistic *a*.（疾病）复发者的；累犯者的，惯犯的

recidivity *n*. ①复发性，再发性 ②再犯性

recipe（简作 RVx）*n*. ①取（处方头语）②处方 *vt*. [拉] 取；处方（如下）

recipience; recipiency *n*. 接受，容纳

recipient（简作 Recip）*n*. 受者，受体（接受移植物的个体），受血者，接受者；接受器，容器 *a*. 接受的，容纳的 ‖ universal ~ 万能受血者，普适受血者

recipiomotor [拉 recipere toreceive + motor mover] *a*. 运动感受的

reciprocal（简作 Recip）*a*. 交互的 *n*. 互相起作用的事物，倒数 ‖ ~ affinity constant 亲和常数的倒数／~ back-cross 相互回交／~ chissmata 交替交叉／~ coupling 反复联律／~ cross 正反交，互交／~ genes 互补基因／~ hybrids 正反交杂种／~ induction 相互诱导／~ innervation 交互神经支配／~ interchange 相互交换／~ lattice 倒易点阵／~ recombination 相互重组／~ reentrant ventricular tachycardia 反复折返型室速／~ selection 正反交选择／~ sinus tachycardia 反复性窦性心动过速／~ space 倒易空间／~ tachycardia 反复性心动过速／~ transformation 倒数转换，相互转化／~ translocation（简作 rcp）相互易位

reciprocally *ad*. 相互地，交换地，互易地

reciprocalrecurrent selection 相互反复选择，相互循环选择

reciprocalreplacement *n*. 相互置换（双眼单视觉置换）

reciprocate *v*. 互换，酬答，往复（移动）

reciprocating *a*. 交互的，往复的

reciprocation *n*. 互换，酬答，往复（移动）

reciprocel *a*. 交互的

reciprocity *n*. 相互关系，相关性，交换，互惠 ‖ ~ law 倒易律，互易律，反比定律

recirculate（简作 recirc）*vt*. 再循环，复环流

recirculating single pass（简作 RSP）单极再循环（血液透析）

recirculation（简作 recirc）*n*. 再循环，复环流 ‖ ~ correction 反复循环校正／~ phase 重复循环相位（CT 术语）／~ time（简作 RCT）再循环时间

recirculatory（简作 RC）*a*. 再循环的

recital *v*. 背诵，演奏会

recitation *n*. 背诵

recitative *a*. 背诵的

recite *vt*. 背诵；列举 *vi*. 背诵

reckless *a*. 不注意的；不顾后果的 ‖ ~ly *ad*.／~ness *n*.

Recklinghausen's canals [Friedrich Daniel von 德病理学家 1833—1910] 雷克林霍曾氏管（①毛细淋巴管 ②角膜小管）‖ ~ disease 雷克林霍曾氏病（①多发性神经纤维瘤 ②囊状纤维性骨

炎 ③畸形性关节炎）/ ~ tumor 雷克林霍曾氏瘤（子宫后壁或输卵管壁的腺平滑肌纤维瘤）

Recklinghausen-Applebaum disease［F. D. von Reckinghausen；L. Applebaum］雷—阿病，血色素沉着症

reckon *vt*. 计算，认为，把……看做 *vi*. 数，计算 ‖ ~ in 把……计算在内，把……考虑在内 / ~ on 指望；依赖 / ~ with 将……加以考虑，认真对付

reckoning *n*. 计算，算账，账单

reclaim *v*. 开垦（拓），改造，感化，回收 ‖ ~ able *a*. 可开垦的，可改造的

reclaimed（简作 recl）*a*. 回收；再生

reclaiming *n*. 回收，再生

reclamation *n*. 开垦（拓），改造，回收

Reclazepam *n*. 瑞氯西泮（抗焦虑药）

reclinatio［拉］*n*. 下垂 ‖ ~ cataractae 白内障压下术 / ~ palpebranum 睑外翻

reclination［拉 reclinatio］*n*. ①下垂 ②针拨术，白内障压下术

recline *v*. 斜倚，靠，依赖

Reclus' disease［Paul 法外科医师 1847—1914］雷克吕氏病（①无痛性乳腺囊性增大 ②颈部慢性板状蜂窝组织炎 ‖ ~ method 雷克吕氏法（可卡因局部麻醉法）

reclusor palpebrum 上睑提肌

re-coating *v*. 重包衣，重包埋

recognin *n*. 细胞识别素

recognition（简作 recog）*n*. 识别，认识 ‖ ~ cell 识别细胞 / ~ differential 分辨差 / ~ factor（简作 RF）识别因子 / ~ phase 识别期 / ~ sequence 识别顺序 / ~ signal 识别用信号 / ~ site 识别部位

recognizable *a*. 可认识的，可辨认的；可承认的 ‖ recognizably *ad*. / recognizability *n*.

rrecognize（简作 recog）*vt*. 认识，辨认；承认；公认，认可

recognizer *n*. 识别器，识别机，测定器

recoil *n*. & *v*. 反跳，退缩 *n*. 反冲，反作用，反冲力 ‖ ~ angle 反冲角 / ~ atom 反冲原子 / ~ effect 反冲效应 / ~ electron 反冲电子，反跳电子 / ~ energy 反冲能 / ~ ion 反冲离子 / ~ mass spectrometer 反冲质子谱 / ~ neutron 反冲中子 / ~ nucleon 反冲核子 / ~ particle 反冲粒子 / ~ proton 反冲质子 / ~ tagging 反冲标记 / ~ tritium labellingmethod 反冲氚标记法 / ~ wave 反冲波 / ~ elastic 弹性回位

recoil-atom *n*. 反冲原子

recoil-wave *n*. 回位波，反冲波（主动脉关闭时）

recollect *v*. 回忆，追忆，想起

re-collect *v*. 再集合，重新集合，恢复，振作（精神等），使（自己）镇定

recollection *n*. 回忆，记忆力；往事 ‖ to the best of my ~ 就我记忆所及

recollective *a*. 集合的，收集的

recolonization *n*. 再移生，再移地发育

recombinagen *n*. 重组剂

recombinant *n*. 重组体（由于重组而形成的细胞及个体）‖ ~ bacterium 细菌重组体 / ~ cell 重组细胞 / ~ chromosome（简作 REC）重组染色体 / ~ clone 重组克隆 / ~ deficient mutant of bacteria（简作 rec）细菌重组缺陷突变型（符号）/ ~ deficient mutant of phage（red-）噬菌体重组缺陷型 / ~ DNA 重组 DNA（一般指离体的 DNA 通过限制酶和连接酶等的处理而得到的重新组合的 DNA。发生重组的 DNA 分子包括属于同一种生物的 DNA 或不同种生物的 DNA）/ ~ DNA technique 重组体 DNA 技术，DNA 重组技术 / ~ DNA technology 重组 DNA 技术 / ~ erythropoietin（简作 rEPO）（基因）重组红细胞生成素（造血因子）/ ~ granulocyte colony stimulating factor（简作 rG -CSF）重组粒细胞群体刺激因子（粒细胞系统造血因子之一）/ ~ human erythropoietin（简作 rHu-EPO）（基因）重组人红细胞生成素（同 rEPO）/ ~ human granulocyte colony stimulating factor（简作 rhG -CSF）（基因）重组人型粒细胞群体刺激因子（造血因子之一种）/ ~ inbred strain 重组近交品系 / ~ inbred strains（简作 RI）重组近交系（实验动物）/ ~ interleuk 2（简作 RIL-2）重组白细胞介素 2 / ~ plasmid 重组质粒 / ~ progeny 重组子代 / ~ protein 重组蛋白质 / ~ tissue-type plasminogen activator（简作 rt-PA）（基因）重组组织型纤溶酶原激活物 / ~ type 重组型（如用于描述子代性状）/ growth hormane ~（hGHr）生长激素重组体 / ~ human erythropoietin 重组人体红细胞生成素 / ~ human erythropoietin 重组人体红细胞生成素 / ~ human granulocyte-colony stimulating factor 重组人粒细胞集落刺激因子，惠尔血 / ~ human granulocyte-colony stimulating factor 重组人粒细胞集落刺激因子，惠尔血 / ~ human tissue-type plasminogen 重组组织型纤溶酶原激活剂，栓体舒 / ~ human tissue-type plasminogen 重组组织型纤溶酶原激活剂，栓体舒 / ~ interferon α-2b 重组干扰素 α-2b，干扰能（抗肿瘤药）/ ~ interferon α-2b 重组干扰素 α-2b，干扰能（抗肿瘤药）

recombinante DNA DNA 重组，基因操作；基因工程

recombinant-prourokinase（简作 r-pro-UK）*n*. 重组尿激酶原

recombinase *n*. 重组酶

recombination *n*. ①重组（由于自由组合或交换而在后代中出现亲代所没有的基因组合现象）再组合，复回，基因重组，再组合，重组合，复合 ②再化合 ‖ bacterial ~ 细菌重组（变异性的一种）/ ~ coefficient 复合系数 / ~ deficient mutant（简作 rec-mutant）重组缺陷突变型 / ~ deficient mutant of phage（简作 red⁻）噬菌体重组缺陷型（符号）/ ~ frequency 重组频率 / ~ index 重组指数 / ~ nodule 重组节 / ~ value 重组值

recombination *n*. 再化合；再组合，重组合，重组（遗传学上指基因重组）‖ bacterial ~ 细菌再组合（变异性的一种）

recombinationalrepair *n*. 重组修复

recombined tissue plasminogen activator（简作 rt-PA，activase TM rt-PA，alteplase）重组纤溶酶原激活物

recombiner *n*. 复合器，接触器

Recombivax HB 乙型肝炎疫苗（重组体）（hepatitis B vaccine < recombinant >）制剂的商品名

recommence *v*.（使）重新开始 ‖ ~ ment *n*.

recommend *vt*. 推荐，介绍；建议，劝告 ‖ ~atory *a*.

recommendation（简作 Recom）*n*. 推荐，介绍

recommended daily allowance（简作 RDA）建议每日膳食量

recommended daily amount（简作 RDA）建议每日量

recommended daily dietary allowance（简作 RDDA）建议每日膳食量

recommended dietary allowance（简作 RDA）建议膳食量

recommended human dose（简作 RHD）建议人类剂量

recompense *v*. & *n*. 酬报，赔偿

recompose *vt*. 再构成，重组成；使恢复安静

recomposition *n*. 再构成，重组成；恢复安静

recompression *n*. 再压缩［作用］‖ ~ therapy 加压治疗（再加压治疗）

recon *n*. 重组子，交换子（细菌遗传物质重组的最小单位，估计这单位可能包括一系列的三联体）

reconcilable *a*. 可调解的 ‖ reconcilability *n*.

reconcile *vt*. 使和解；调解；使和谐，使一致，使符合；使甘心（于）

reconciliaon *n*. 和解，顺从，一致

reconciliation *n*. 一致，符合；和解；调解；和谐

recondite *a*. 深奥的

recondition（简作 recon）*vt*. 修理，修复

reconditioning *n*. 重建条件反射

reconnaissance（简作 recce）*n*. 普查，侦察；勘察

reconnoiterer *n*. 侦察者

reconnoitre；**reconnoiter** *n*. 侦察，搜索，勘察

reconsider *v*. 重新考虑 ‖ ~arian *n*.

reconstituent *a*. 促再组成的，促恢复的 *n*. 成分，强壮恢复剂

reconstitute *vt*. 再构成，再组成；恢复

reconstituted *a*. 再构成的，再组成的 ‖ ~ cell 重组细胞

reconstitution *n*. 再构成，再组成，重建，改建，重建［手术］，成形［手术］‖ ~ of contracted socket 眼窝再造术 / ~ of eyelid 眼睑再造术

reconstruct *vt*. 重建；改造

reconstructed（简作 rec）*a*. 重建的，改造的 ‖ ~ attenuation value 重建减值 / ~ image 重建影像 / ~ ion-current profile 再现的离子流图 / ~ image resolution（简作 RIR）重建影像分辨率 / ~ slice 重建层面

reconstruction *n*. 重建，改建 ‖ image ~ from projections 投射影像重建（由一套数学投影法重建一个物体的二维或三维影像的 X 线摄影，如横断轴向体层摄影）/ ~ algorithm 重建程序 / ~ artifact 重建性伪像 / ~ experiment 从一实验，重组实验 / ~ filter function 重显滤过函数 / ~ from projections imaging 投影重建图像 / ~ time 重建时间 / ~ tomography 重建体层摄影（术），重建断层成像 / ~ zoom 重建图像放大

reconstructive *a*. 重建的，成形的 ‖ ~ operation 重建手术 / ~ surgery 重建手术，成形手术 / ~ tomography（简作 RT）重新断层（核医学）

recontour *vt*. & *n*. 修整外形（牙）

reconvalescent *n*. 恢复期患者

reconversion *n*. 再转变，恢复原状，复原

reconvert *v*.（使）再转变，（使）恢复原状

reconvolution *n*. 重卷积

record *n*. 记录，记载；最高纪录；唱片 *vt*. 记录，记载；标明 *a*. 创

纪录的 ‖ eccentric interocclusal ～ 非正中拾间记录 / facebow ～ 面弓记录 / functional chew-in ～ 功能性咀嚼记录 / interocclusal ～ 拾间记录 / jaw relation ～ 颌位记录 / maxillomandibular ～上下颌(关系)记录,上下颌间记录 / occluding centric relation ～ 中心性拾关系记录 / problem-oriented ～(POR) 面向问题记录(一种对病人护理记录的方法,重点指明病人哪些特有的保健问题需要特别注意,以及如何组织互助保健计划来处理那些业已鉴定的问题。其主要内容为数据库 < the data base >,问题一览表 < the problem list >,保健计划 < the plan > 和病程记录(the progress notes)。另见 SOAP) / profile ～ 侧面外形记录 / protrusive ～ 前突记录 / protrusive occlusal ～ 前突拾记录 / terminal jaw relation ～ 终颌关系记录/bear ～ to 给……作证 / break(或 beat,cut) the(或 a) ～ 打破纪录 / go on ～ 公开表明见解 / off the ～ 不得引用的,不得发表的 / keep to the ～ 不扯到题外 / on(the) ～ 记录在案的,公开宣布的

recorded sound collections (简作 RSC) 声学记录资料

recorder *n*. 记录者;录音机,记录器 ‖ ～ apparatus 记录装置 / belt ～ 带式记录器 / ～ counter 记录计数器 / drop ～ 记滴器 / float ～ 浮标记录器 / piston ～ 活塞记录器 / smoked ～ 熏烟纸记录器 / ～ of volume 容积描记器

recording *n*.(自动)记录,录像 ‖ ～ chart 自动记录图,自动记录片 / ～ disc 记录磁盘,唱片 / ～ electrode 引导电极 / ～ equipment 记录设备 / ～ mebr 记录仪 / ～ spectrometer 记录谱仪 / ～ spectrophotometer 记录式分光光度计

Recordings for the Blind, Inc (简作 RB) 盲人录音唱片公司

recordingsystem *n*. 记录系统

recordreceiver *n*. 记录接受器

recosnition marks 识别标志

recostreptokinas *n*. 重组链激酶

recount *vt*. 详细叙述,描述;列举 *n*. 重计

recoup *v*. 扣除,赔偿,补偿,重获 ‖ ～ment *n*.

recourse *n*. 求助,求援 ‖ have ～ to 求助于,求援于

recover *vt*. 重新获得,重新找到;(使)恢复;挽回,弥补 *vi*. 痊愈,恢复,复原

recoverability *n*. 可复性

recoverer *n*. 回收器

recovery *n*. 康复,恢复,痊愈;重获;收回 *v*. ①恢复 ②回收 ‖ ～ capability 恢复能力 / ～ control (简作 REC) 恢复控制 / ～ diode matrix 再生式二极管矩阵 / ～ forces 回收队 / ～ index(简作 RI) 恢复指数 / ～ phase (简作 RP) 恢复期,恢复阶段 / ～ point 恢复点 / ～ quotient(简作 RQ) 恢复商 / ～ rate(简作 Rr) 治愈率 / ～ room(简作 RR) 恢复病房 / ～ time 恢复时间,回扫期

recptumn;(**pl**.)**recepta** *n*. 处方

recreate *v*. 使恢复精神,消遣(或娱乐)

re-create *v*. 再创造,再创作

recreation (简作 rec) *n*. 休养,消遣,娱乐活动 ‖ ～al *a*.

Recreation Therapist (简作 RT) *n*. 休养疗法学家

recreational therapy (简作 RT) *n*. 休养疗法

recreative *a*. 休养的;娱乐的

recrement [拉 recrementum] *n*. 回吸液,再吸收物质(分泌后再吸收的物质) ‖ ～itious *a*.

recrementitious *a*. 回吸液的,再吸收物质的

recriminate *v*. 反责,反(诉控) ‖ recrimination *n*. / recriminatory *a*.

recrossing *n*. 重复杂交

recrudesce *v*.(短期后)复发,(内乱等)再发作 ‖ ～nce *n*. / ～nt *a*.

recrudescence *n*. 再燃

recrudesscence [拉 recrudesere to become sore again] *n*. [短期后]复发(几日或几星期后)

recruit *vt*. 充实,补充;使恢复 *vi*. 得到补充;恢复健康 ‖ ～ment *n*. 补充;恢复健康;征集,募集(反应或现象);复聪(耳科)

recruited T lymphocyte (简作 RTL) *n*. 募集 T 淋巴细胞

recruitment *n*. ①募集[反应],募集[现象](生理) ②复聪,复响(耳科) ④ 复原 ‖ ～phenomenon 补充现象;复响现象

recrystallization *n*. 重结晶

recrystallize (简作 recryst) *vt*. 再结晶

recrystallized (简作 recrystd) *a*. 再结晶的 *n*. 重结晶作用

Rect. rectificatus [拉] *a*. 精馏的,精制的;矫正的;调整的

rect- [拉] 前缀,意为"直肠"

rect(o)- [构词成分] 直;直肠

Rect. rectificatus *a*. ①精溜的,精制的 ②矫正的 ③调整的

rectal (简作 rec) *a*. 直肠的 ‖ ～ dose 直肠剂量 / ～ temperature (简作 RT) 直肠温度 / ～ thermometer 肛温表 / ～ touch 直肠指诊

rectalgia; **proctalgia** *n*. 直肠痛

rectangle *n*. 长方形,矩形,直角

rectangular (简作 rect) *a*. 矩形的,长方形的,直角的 ‖ ～ array 矩阵列 / ～ coordinates 直角坐标 / ～ coordinator 矩形坐标测定器 / ～ field 矩形野 / ～ hyperbola 等轴(直角)双曲线 / ～ hysteresis loop 矩形磁带回线 / ～ pulse 矩形脉冲

recteetomy *n*. 直肠切除术

recti (rectus 的复数) [拉] *n*. 直的(如 tubulirecti 直精小管)

rectification [拉 rectificatio] *v*. ①精溜,精制 ②矫正 ③调整,整流 ‖ full-wave ～ 全波整流 / half-wave ～ 半波整流 / spontaneous ～ 自发性矫正(分娩开始前自发矫正横位)

rectificatissimus [拉] (简作 recfss) *a*. 最精制的

rectificatus [拉] *a*. ①精溜的,精制的 ②矫正的 ③调整的

rectified (简作 rect) *a*. 精馏的,精制的;矫正的,调整的;整流的 ‖ ～ oil of vitriol (简作 ROV) 精馏(浓)硫酸

rectifier (简作 REC) *n*. 整流器,精馏器,纠正仪 ‖ ～ filter 整流滤波器 / highvoltage ～ 高压整流器 / mechanical ～ 机械整流器 / metal ～ 金属整流器 / primary ～ 初级整流器 / thermionic ～ 热离子整流器

rectify *v*. 检波,整流,调整,修正,清出,净化

rectifying device 检波装置

rectifying phenomena 整流现象

rectigradation *n*. 直线渐变

rectilineal *a*. 直线的,直线运动的,构成直线的

rectilinear *a*. 直线的,直线运动的,构成直线的 ‖ ～ bone scan 直线性骨扫描 / ～ bone scanning 直线性骨扫描 / ～ scanner [直]线性扫描器 / ～ scanning device (简作 RSD) 直线形扫描仪 / scanning 直线移动型扫描

rectischiac *a*. 直肠坐骨的

rectisorption *n*. 整流吸收

rectistake *n*. 整流堆

rectitis; **proctitis** *n*. 直肠炎 ‖ epidemic gangrenous ～;～, epidemic gangrenous 流行性坏疽性直肠炎

rectitude *n*. 正气,端正,公正,严正,笔直

recto- [拉] [构词成分] 直肠

rectoabdominal *a*. 宜肠腹(部)的

recto-abdominal *a*. 直肠腹[部]的

recto-anal injury *n*. 直肠肛管损伤

Rectobolivinaraphana parker and Jones 萝卜直箭头虫

Rectobolivina Cushman 直箭头虫属

rectocele; **proctocele** *n*. 脱肛,直肠突出

rectoclysis; **proctoclysis** *n*. 直肠滴注法,直肠灌注法

rectococcygeal *a*. 直肠尾骨的

rectococcypexy; **proctococcypexy** *n*. 直肠尾骨固定术

rectocolitis; **colorectitis** *n*. 直肠结肠炎

rectocolonic *a*. 直肠结肠的

rectocutaneous *a*. 直肠皮肤的

rectocystotomy; **proctocyetotomy** *n*. 直肠膀胱切开术

rectofistula *n*. 直肠瘘

rectogenital *a*. 直肠生殖器的

rectolabial *a*. 直肠阴唇的

rectomanometry *n*. 直肠测压法

rectoperincorrhaphy; **proctoperineorrhaphy** *n*. 直肠会阴缝术

rectoperineoplasty; **proctoperineoplasty** *n*. 直肠会阴成形术

rectoperineorrhaphy *n*. 直肠会阴缝术

rectopexy; **proctopexy** *n*. 直肠固定术

rectophobia *n*. 直肠病恐怖

rectoplasty; **proctoplasty** *n*. 直肠成形术

rectorectostomy *n*. 直肠吻合术

rectoromanofiberscope *n*. 直肠乙状结肠纤维镜,纤维直肠乙状结肠镜

rectoromanofiberscopy *n*. 纤维直肠乙状结肠镜检查

rectoromanoscope *n*. 直肠乙状结肠镜

rectoromanoscopy [rectum + 拉 romanum sigmoid + 希 skopein to examine] *n*. 直肠乙状结肠镜检查

rectorrhaphy [rectum + 希 rhaphē suture]; proctorrhaphy *n*. 直肠缝术

rectoscope; **proctoscope** *n*. 直肠镜

rectoscopy; **proctoscopy** *n*. 直肠镜检查

rectosigmoid *a*. 直肠乙状结肠的

rectosigmoidectomy *n*. 直肠乙状结肠切除术

rectosigmoidfiberscope *n*. 纤维直肠乙状结肠镜

rectosigmoidfiberseopy *n*. 纤维直肠乙状结肠镜检查

rectosigmoidoscapy; **proctosigmoidoscopy**; **rectoromanoscopy** *n*. 直肠乙状结肠镜检查

rectosigmoidoscopy *n*. 直肠乙状结肠镜检查

rectosigmoidscope *n*. 直肠乙状结肠镜

rectosonography *n*. 直肠超声成像
rectostenosis *n*. 直肠狭窄
rectostomy, procto stomy *n*. 直肠造口术
rectotome; proctoreme *n*. 直肠刀
rectotomy; proctotomy *n*. 直肠切开术
rectourethral *a*. 直肠尿道的
recto-urethral *a*. 直肠尿道的
recto-urethralis *n*. 直肠尿道肌
rectourethrat *n*. 直肠尿道肌
rectouterine *a*. 直肠子宫的
recto-uterine *a*. 直肠子宫的
recto-uterinus *n*. 直肠子宫肌
rectovaginal *a*. 直肠阴道的 ‖ ~ fistula 直肠阴道瘘 / ~ septum 直肠阴道隔
rectovaginoabdominal *a*. 直肠阴道腹部的
rectovesical *a*. 直肠膀胱的 ‖ ~ septum 直肠膀胱隔 / ~ space 直肠膀胱陷凹
rectovesicalis *n*. 直肠膀胱肌
rectovestibular *a*. 直肠(阴道)前庭的(如瘘)
rectovulvar *a*. 直肠外阴的
rectron *n*. 电子整流器
Rectules *n*. 水合氯醛(chloral hydrate)制剂的商品名
rectum [拉 straight]([复] rectums 或 recta) *n*. ①直肠 ②背侧肛(动物)
rectus [拉] *a*. & *n*. ①直的 ②直肌 ‖ lateral ~ 外侧直肌(变) ‖ ~ muscle 直肌
recumbency [拉 recumbere torecline] *v*. 躺卧,卧 *n*. 躺着,斜卧;休息,不活动 ‖ ~ ly *ad*.
recumbent *a*. 躺着的,斜卧的;休息着的,不活动的 ‖ ~ position 卧位
recuperability *n*. 恢复力,可回收性
recuperate *vt*. 使复原,恢复 *vi*. 复原,恢复健康;弥补损失
recuperation [拉 recuperatio] *n*. 复原,恢复,弥补,再生,重得,蓄热
recuperative; recuperatory *a*. 复原的,恢复的
recuperator *n*. (病后)复原的人
recur *v*. 复发,复现
recur (-rr-) *vi*. 再发生;(疾病等)复发 ‖ ~ to 重新提起;(往事等)重新浮现
recurrence [拉 reagain + currere torun] *n*. & *v*. ①(疾病)复发,再发 ② 复现,复发,递归 ‖ ~ formula 递归公式,循环公式 / ~ frequency 脉冲重复频率 / ~ interval 脉冲周期,重复间隔 / ~ rate (简作 RR) 重现率,反复率 / ~ risk rate 再现风险率 (一个家系中已出现一个或多个同一遗传病患者,根据其遗传方式及流行病特征推算出另一个再发生相同疾病的可能性大小) / ~ relations 递归关系,推递关系 / ~ risk 再显危险率
recurrent [拉 recurrensreturning] *a*. 复发的,反复的;经常发生的;回归的 ‖ ~ aphthous ulceration (简作 RAU) 复发性口疮溃疡 / ~ artery 返动脉 / ~ collateral 回返侧枝 / ~ corneal 复发性角膜糜烂 / ~ determinant 循环行列式 / ~ erosion 复发性糜烂(角膜上皮) / ~ hyphema 复发性前房积血 / ~ ophthalmoplegia 复发性眼肌麻痹 / ~ parent 轮回亲本 / ~ pterygium 复发性翼状胬肉 / ~ interval 重复(脉冲)间隔 / ~ iritis 复发性虹膜炎 / ~ laryngeal nerve (简作 RLN) 喉返神经 / ~ miscarriage 反复流产 / ~ mutation 回归运动,频发突变 / ~ selection 重复选择 / ~ strabismus 复发性斜视,间歇性斜视 / ~ upper respiratory tract infection (简作 RURTI) 复发性上呼吸道感染 / ~ vision 再现视觉 ‖ ~ ly *ad*.
recurrentotherapy *n*. 回归热接种疗法
recurrentrelation *n*. 循环关系
recurring *a*. 复发的,再发的 ‖ ~ venous thromboembolism (简作 RVTE) 复发性静脉血栓性栓塞
recursion subroutine 递归子程序
recursive *a*. 递归(推)的 ‖ ~ filtering 递推滤过[数字减影造影法]
Recurvaria millerl granulosis virus 麦蛾颗粒体病毒
recurvation [拉 recurvatio] *n*. 反屈,反弯
recurvatum *n*. 反屈,反弯
recurvature *n*. 反(后)弯
recuved *a*. 反弯的,下弯的(叶端)
recyclingchromatography *n*. 循环色谱法
red (简作 r) *n*. 红(色) *a*. 红(色)的 ‖ aniline ~ 苯胺红,碱性品红 / ~ alert 紧急警报 / ~ blood cell (简作 RBC) 红细胞 / ~ blood cell agglutination-inhibition test (简作 RBCAIT) 红细胞凝集抑制试验 / ~ blood cell mass (简作 RBCM) 红细胞团块 / ~ blood cell volume (简作 RBCV) 红细胞容量(积) / ~ blood corpuscle (简作 RBC) 红细胞,红血球 / ~ blood count (简作 RBC) 红细胞计数 / ~ cell (简作 RC) 红细胞 / ~ cell cast (简作 RC) 红细胞管型 / ~ cell concentrate, (RCC) 浓缩红细胞 / ~ cell count (简作 RCC) 红细胞计数 / ~ cell folate (简作 RCF) 红细胞叶酸盐 / ~ cell iron renewal (简作 RCIH) 红细胞铁更新 / ~ cell iron renewal rate (简作 RCIRR) 红细胞铁更新率 / ~ cell iron turnover (简作 RIT) 红细胞铁转换率 / ~ Cell iron turnover rate (简作 RCIT) 红细胞铁更新率 / ~ cell mass (简作 RCM) 红细胞团块 / ~ cell survival (简作 RCS) 红细胞寿命 / ~ cell volume (简作 RCV) 红细胞体积/bordeaux ~ 波多尔红(枣红;酸性枣红)/carmine ~ 卡红,胭脂红/Congo ~, cotton ~ 刚果红,茶红,棉红/naphthol ~ 萘酚红,苋紫/phenol ~ 酚红,酚磺酞/scarlet ~, oil ~ Ⅳ猩红,油红Ⅳ/trypan ~ 锥虫红,台盼红/vital ~ 活染红/wool ~ 羊毛红,苋紫 / ~ color sign 红色征 / ~ color sign negative 红色征阴性(内镜术语) / ~ color sign positive 红色征阳性(内镜术语) / ~ degeneraticm 红色变性(子宫肌瘤变性坏死形成软的红色区域或出血坏死纤维样瘤) / ~ degeneration 红色样变 (常见于妊娠期或分娩后,肌瘤体积迅速改变,发生血管破裂,出血弥散于组织内) / ~ shift 红色(光栅)偏移 / ~ tide 赤潮 / ~ venous blood (简作 RVB) 红色静脉血 / ~ veterinary petrolatum (简作 RVP) 兽医用红凡士林 / ~ wale marking 红色条状隆起 / ~ blood (cell) count 红细胞计数 / blood cell iron turnover (简作 RBCIT) 红细胞铁转换(率) / ~ blood cell, red blood corpuscles (简作 RBC) 红细胞 / ~ cell utilization (简作 RCU) 红细胞利用率
Red arsenic [植药] 红信石
Red clover mosaic rhabdovirus 红三叶草花叶弹状病毒
Red clover mottle comovirus 红三叶草斑点豌豆花叶病毒
Red clover necrosis virus (Zaumeyer et Goth) (Bean yellow mosaic virus 株) 红三叶草坏死病毒
Red clover necrotic mosaic dianthovirus 红三叶草坏死花叶石竹病毒
Red clover vein mosaic carlavirus 红三叶草脉花叶香石竹潜伏病毒
Red coral [动药] 红珊瑚
Red Cross (简作 RC) 红十字会
Red Cross Hospital 红十字医院
Red Cross Society 红十字会
Red Cross Society of China (简作 RCSC) 中国红十字会
Red Cross, Junior 少年红十字
Red currant mosaic virus (Europegn) 欧洲红醋栗花叶病毒
Red disease of pike rhabdovirus 梭子鱼红病弹状病毒
Red fuming nitric acid (简作 RFNA) 红色发烟硝酸
Red halloysite [化学] 赤石脂
Red lady-bug [动药] 红娘子
Red nose virus = Infectious bovine rhinotracheitis virus 牛鼻传染性气管炎病毒
Red orpiment [化学] 雄黄
Red oxide of mercury [植药] 红粉
Red peonyroot [植药] 赤芍
Red squirrel [动药] 松鼠
Red thorowax [植药] 狭叶柴胡
red tide 红潮(水中有大量膝沟藻 < Gonyaulax > 时,能使水变色)
Red turtle dove [动药] 火斑鸠
Red turtle dove meat [动药] 火斑鸠
Red. in pulv (reductus in pulverem) 成为粉末
Red. in pul reductus in pulverem [拉] 成为粉末
redaction *n*. 编辑,修正,校正
redactor (简作 recirc) *n*. 编写者,编辑者,复位器,还原剂
redactus in pulverem [拉] (简作 red in pulv) 须研成粉末
red-anode *n*. 阳极棒
Redbark cinchona [植药] 鸡纳树
Red-bellied toad [动药] 东方铃蟾涎
Red-bellied toad saliva [动药] 东方铃蟾涎
Red-billed chough [动药] 红嘴山鸦
Red-billed chough meat [动药] 红嘴山鸦
red-blindness; protanopia *n*. 红色盲
red-brown *n*. 棕红色
red-cell iron turnover rate (简作 RITR) *n*. 红细胞铁交换率
red-color sign (简作 R-C sign) *n*. 红色征(胃镜)
redden *vt*. 使红 *vi*. 变红;脸红
reddish (简作 redsh) *a*. 带红色的,淡红色的 ‖ ~ black (简作 rbl) 淡红黑色 / ~ brown (简作 rbr) 淡红褐色
Reddish jackin thepulpit [植药] 天南星
reddle; red chalk *n*. 代赭石,红垩
redecussate *n*. 再交叉 *v*. 再交叉

redeem *vt*. 赎回;偿还;履行
redefinition *n*. 重新规定,重新定义
redemption *n*. 恢复,偿还,弥补,改善
redesign *n*. 重新设计,重算
redevelopment *n*. 再(重)显影,复兴
redex *n*. 氧化还原[作用]
Red-fin puffer [动药] 红鳍东方纯
Red-fin puffer blood [动药] 红鳍东方纯血
Red-fin puffer gall [动药] 红鳍东方纯肝
Red-fin puffer ovaries [动药] 红鳍东方纯卵巢
Red-fin pufferroe [动药] 红鳍东方纯肝
redfoot *n*. 红足症,红脚病(侵犯新生羔羊病因不明的致命性疾病)
red-green blindness 红绿色盲
red-green test 红绿玻璃试验
redhanded *a*. 手上染血的,现行犯的,正犯罪的
Redhead blister beeter [动药] 毛胫豆芫菁
Redheaded blister beetle [动药] 橙头豆芫菁
redhot *a*. 赤热的,猛烈的,极端的,最新的、
redia [F. redi 意博物学家 1626—1698] *n*. 雷蚴 ‖ daughter ~ 子雷蚴 / first generation ~ 第一代雷蚴 / mother ~ 母雷蚴 / second generation ~ 第二代雷蚴
redicula *n*. 触角基节
redifferentiation *n*. 再分化,播放,转播,(戏院)电影放映
Redig. in pul redigatur in pulverem [拉] 须成为粉末
redintegration [拉 redintegratio] *n*. ①复原,恢复 ②重整[作用](指精神活动)
redintigrate *vt*. 使恢复,使复原
rediofrequency-tagged microreactor 辐射频率标识微反应器
redisiocation; riluxation *n*. 再脱位
redislocation *n*. 再脱位
Redisol *n*. 结晶维生素 B_{12}(vitamin B_{12})制剂的商品名
redispersion *n*. 再弥散
redissolution *n*. 再(复)溶
redistil *n*. 再蒸馏,重蒸馏
redistillation *n*. 再蒸馏,重蒸馏
redistribute *v*. 再分配,再分布
redistribution *n*. 再分配,重分配
redivision *n*. 再分配,再区分
redix *n*. 环氧类树脂
Redix Ampelopsis [拉;植药] 白蔹
Redix Oxysporae Paniculatae [拉;植药] 遍山红
Redix Salicis Albae [拉;植药] 白柳根
Redix Tylodiiorae Floribundae [拉;植药] 娃儿藤
redletter *a*. 红字的,印红字的
Red-lineated acanthoid chiton [动药] 红条毛肤石鳖
redness *n*. 发红,充血 ‖ ~; dull 暗红色
redo (redid redone) *v*. 重做
Redoa anser 鹅点足毒蛾(隶属于毒蛾科 Lymantm'dae)
Redoa anserella 直角点足毒蛾(隶属于毒蛾科 Lymantriidae)
Redoa crocophala 簪黄点足毒蛾(隶属于毒蛾科 Lymantriidae)
Redoa crocoptera 冠点足毒蛾(隶属于毒蛾科 Lymantriidae)
Redoa cygnopsis 白点足毒蛾(隶属于毒蛾科 Lymantriidae)
redoa leucoscela 丝点足毒蛾(隶属于毒蛾科 Lymantriidae)
redoa phaeoeraspeda 茶点足毒蛾(隶属于毒蛾科 Lymantriidae)
redolent *a*. 芬芳的;馥郁的,使人想起……的
redouble *v*. (使)加倍,加强
redoubtable *a*. 可怕的,应受尊敬的,著名的
redound *v*. 增加,促进
redout *n*. 红雾视症(飞行战斗中因加速关系血液引起脑充血所致的现象)
redox *n*. 氧化还原(作用) ‖ ~ couple 氧化还原对 / ~ electrode 氧化还原电极 / ~ equilibrium 氧化还原平衡 / ~ indicator 氧化还原指示剂 / ~ ion exchange 氧化还原离子交换 / ~ potential 氧化还原电势 / ~ potentials 氧化还原电位 / ~ state 氧化还原态 / ~ system 氧化还原(引发)系统 / ~ systems 氧化还原体系
red-ox-hypothesis *n*. 氧化还原说
redoxostat *n*. 氧[化]还[原]电位稳定器
redoxpotential; redoxypotential *n*. 氧化还原电位
redoxreaction *n*. 氧化还原反应
redress[1] *vt*. & *n*. 纠正,矫正;调整;补偿,重新敷裹(伤口),再包扎 ‖ ~ the balance 使再平衡
redressement [法] *n*. 再包扎;矫正术 ‖ ~ forcé 强制矫正术(尤指矫正膝外翻)
redrod *n*. 红视杆细胞
Redroot gromwell [植药] 紫草
redroot; sanguinaria *n*. 血根
Red-rumped curlew [动药] 红腰杓鹬
Red-rumped curlew meat [动药] 红腰杓鹬
red-shaped *a*. 杆状的
Redstone Scientific Information Center (简作 RSIC)(美)Redstone 科学情报中心
reducase; reductase *n*. 还原酶
reduce (简作 rd) *vt*. 减少;使变为,使简化为(to);把……归纳;使还原;使变瘦;使(骨折等)复位;*vi*. 减少;变瘦 ‖ ~ sb to tears 引起某人流泪 ‖ ~d *a*. 复位的;还原的;简化的
reduced (简作 red) *a*. 减少,还原,省略的,简化的 ‖ ~ capacity 减低(输出)容量 / ~ charge (简作 RCh) 减负荷 / ~ density matrix 约化密度矩阵 / ~ eye 简化眼,模型眼 / ~ factor 对比(折合)因子 / ~ field 缩野 / ~ hemoglobin (简作 rHb) 还原型血红蛋白 / ~ kidney activity sign 肾扫描不良征象 / ~ mass 折合质量 / ~ optical length 折合光程 / ~ output 降额(简化)输出,低功率输出 / ~ portal 缩野 / ~ residual radsanion (简作 RRR) 辐低射,减少残余辐射 / ~ silver stains 还原银染色 / ~ stone 碎石 / ~ tee 异径三通管 / ~ glutathione 还原型谷胱甘肽(解毒药)
reducer (简作 red) *n*. 还原剂;减速剂,减薄剂,简化(变换)器,减振器
reducibility *n*. 还原性
reducible *a*. 可减少的;可复位的;可还原的
reducine *n*. 还原碱(从尿色素中制得的一种有毒的蛋白碱)
reducing (简作 reducg) *a*. &*n*. 减少(的),缩减的;还原(的) ‖ ~ end 还原端 / ~ zone 还原区
reductant *n*. 还原剂
reductase; reducase *n*. 还原酶 ‖ 5α- ~ 5α-还原酶(此酶缺乏为一种常染色体隐性性状,可致男性假两性畸形) / acetaldehyde ~ 乙醛还原酶 / cyrochrome ~ 细胞色素还原酶 / ~ domain 还原酶功能部位区 / ~ test (简作 R test) 还原酶试验 / Schard-Snger's ~ 夏丁格尔氏还原酶
reduction [拉 reductio] (简作 rd) *n*. 减少,减数;归纳;复位术;还原(作用) ‖ ~ of chromosomes 染色体减数/closed ~ 闭合复位术/~ en masse 连囊复位术(疝)/open ~ 切开复位术(骨折)/ weight ~ 体重减轻 / ~ by hydrogen (简作 rh) 氢还原(作用) / closed ~ 闭合复位术 / ~ division, dreductional division 减数分裂(第一次减数分裂的过程,二倍体变为单倍体)(见 meiosis) / incisal ~ 切面磨除(牙) / ~ of chromosomes 染色体减数 / ~ of dislocation; diaplosis 脱骱复位术 / ~ en masse 连囊复位术(疝) / ~ level (简作 RL) 减少水平(呼吸商倒数) / ~ of fracture; setting of fracture 骨折复位术 / open ~ 切开复位术 / photographic ~ 照片减影 / proximal surface ~ 邻面磨除(牙) / ~ of strangulated hernia 绞窄疝复位术 / ~ time (简作 RT) 还原时间 / weight ~ 体重减
reductional disjunction 减数离开
reductional separation 减数分离
reductionism *n*. 还原论,简化论,归结论
reductionist *n*. 还原论者
reduction-oxidation reaction (简作 redox) 氧化还原反应
reduction-phase *n*. 减数[分裂]期
reductive *a*. 减少的;还原的
reductone; glucic acid *n*. 还原酮,糖酸二羟丙烯醛
reductor *n*. 还原剂;还原器;复位器
reductus *n*. 锯齿形斑;皱褶
reduease *n*. 还原酶
reduetant *n*. 还原剂
redundance; redundancy *n*. 过多,多余,过剩,冗余 ‖ ~ly *ad*.
redundant *a*. 过多的,多余的 ‖ ~ cistrons 冗余顺反子,重复顺反子 / ~ DNA 冗余 DNA / ~ prepuce 包皮过长
redundany *n*. 多余,过多
reduplicate *vt*. 使加倍,重复 *vi*. 重复,反复 *a*. 重复的,加倍的
reduplicated [拉 reduplicatusredoubled] *a*. ①加倍的 ②重复的 ③反复的 ‖ ~ cataract 双重性白内障(前极囊与皮质混浊)
reduplication [拉 reduplicatio] *n*. ①加倍 ②重复 ③反复,再重复,再复制
reduplicative (简作 redup) *a*. 加倍的
reduviid *n*. 猎蝽
Reduviid *n*. 锥鼻属
Reduviidae *n*. 猎蝽科,锥鼻科
Reduvius *n*. 猎蝽属 ‖ ~ personatus 假装猎蝽
redux [拉] *a*. 回复的,渐退的,消散的
redwater *n*. (牛、羊的)红尿病,血尿病(即得克萨斯 <Texas> 热;杆菌性血红蛋白尿)

redwood *n*. 红木树,红杉
Redwood (简作 R-W) *n*. 雷氏(黏度计)
reecho *n*. 再回声,回声反射
reed *n*. 皱胃(反皱动物第四胃),芦苇 ‖ ~ canary mosaic potyvirus 淡黄色芦苇花叶马铃薯 Y 病毒
Reed stem [植药] 芦茎
Reed's cells [Dorothy 美病理学家] 李德氏细胞(多核分叶状巨细胞)
Reed's operation [Charles Alfred Lee 美妇科学家 1856—1928] 李德氏手术(输卵管卵巢静脉曲张手术)
Reedrhizome [植药] 芦根
Reed's cells, Reed-Sternberg cells (Dorothy Reed; Carl Sternberg) 里德细胞,里德—斯特恩伯格细胞(见 Sternberg-Reed cells)
reeducate *v*. 再教育 ‖ reeducation *n*. 再训练,再教育 /reeducative *a*.
re-educate *vt*. 再教育,再训练(使丧失能力的人或精神有病的人恢复其失去的能力)
re-education *n*. 再训炼 ‖ ~ of muscles 肌再训练[法]
reedy *a*. 芦苇多的,细长的,失声的
reef *n*. 内折(组织);暗礁
reefer *n*. 冰箱,大麻烟卷
reefing *n*. 折术 ‖ stomach ~; gastroplication 胃折术
reef-knot *n*. 帆结,反结
reeistration *n*. 登记,挂号;记录(牙科中指颌关系记录) ‖ maxillo-mandibular ~ 上下颌(关系)记录,上下颌间记录
reek *v*. 冒烟,冒水蒸气,发臭气 *n*. 烟,水蒸气,恶臭,臭气
reel *n*. ①蹒跚步式 ②卷轴,卷子 *v*. 卷,绕,旋转,眩晕, 卷(in); 滔滔不绝地讲(off) ‖ ligature ~ 缚线轴
reelect *n*. 重选,改选
reemission *n*. 再放射,次级辐射
re-endothelization *n*. 再内皮化
reenforce; reinforce *v*. & *n*. 加强
reenforcement *n*. 增强,增力
Reenstiena test; Ito-Reenstierna test 林斯蒂尔纳氏试验,伊藤—林二氏试验(软下疳皮内试验)
reentrant *v*. 再进入的,再入
reentry *n*. 再参予,再活动(过早心搏时) 兴奋折返 ‖ ~ system 重返系统
reeombinante gene 重组基因
reerement *n*. 回吸液,再吸收物质
Rees's test [George Owen 英医师 1813—1889] 里斯氏试验(检蛋白质)
Reesella *n*. 丽色[吸虫]属 ‖ ~ doviensis 多弗丽色吸虫 / ~ jilinensis 吉林丽色吸虫 / ~ orientalis 东方丽色吸虫
Reesimermis nielseni 尼[尔森]氏索科线虫(蚊幼虫天敌)
Rees's test (George O. Rees)里斯试验(检白蛋白)
re-establish *v*. 恢复,复兴,重建
re-establishment *n*. 重建,回复
reestablishment (简作 reest) *n*. 重建
reetiformer *n*. 整流变压器
reetocystotomy *n*. 直肠膀胱切开术
reeursion *n*. 递归,递推,循环
reeursiveness *n*. 递归性
reevaluate *vt*. 再评价,再估价,再定值
reevaluation *n*. 再评价,再估价,再定值
Reeves Moray [动药] 匀斑裸胸鳝
Reeves' moray blood [动药] 匀斑裸胸鳝血
Reeves' muntiac meat [动药] 小麂
Reeves' muntjac [动药] 小麂
Reeves' muntjac osseocolla [动药] 小麂骨胶
re-evolution [拉 re-again + evolutio from evolvere to unroll] *n*. 癫痫症状重演
reexamination *n*. 再考,复试;再调查,再检查
reexamine *vt*. 再考,复试;再调查,再检查
re-examined (简作 re-ex) *a*. 重新审核,复试
reexcitation *n*. 再刺激,再兴奋
re-expansion pulmonary edema (简作 RPE) *n*. 肺复张后肺水肿
reexport *v*. 再输出,再出口 *n*. 再输出,再出口(的商品)
reextraction *n*. 再萃取,反洗
REF cells 兔胚成纤维细胞(见 rabbit embryonic fibroblast cells,供检验病毒等用之)
refect *v*. 使恢复 *n*. 使恢复
refection [拉 reficere torestore] *n*. 恢复(特指鼠维生素聚 B 缺乏症状的恢复)
refectious *a*. 恢复的
refectory *n*. 食堂,小吃部
refelxophil *n*. 反射性的
refer (简作 ref) *vt*. 参考,参看 ‖ ~ pain 放射性痛疼
refer (-rr-) *vt*. 把……归诸;把……归类于;认为……起源于;把……提交;使求助于(to) *vi*. 谈到;涉及;有关;查阅,参考(to) ‖ ~ oneself to 依赖,求助于/ ~ to sb (或 sth) as 称某人(或某物)为 ‖ ~ able *a*. 可归诸……的,与……有关的(to)
referable *a*. 可归因于
Referat [德] (简作 Ref) *n*. 摘要;报告
reference *n*. 参考;参考书目;提及,涉及,关系,关联,提交 ‖ make ~s to 提及 / with (或 in) ~ to 关于 / without ~ to 不论;与……无关 / ~ black level 基准黑电平 / ~ count 检验读数 / ~ deletion 参考缺失 / ~ detector 参考探测器 / ~ diode 恒压二极管 / ~ electrode 对照电极,参考电极 / ~ energy 参考能量 / ~ flowsheet 参考流程 / ~ frequency 基准频率 / ~ group 参照组 / ~ input 标准输入 / ~ instrument 参考仪器,标准用仪器 / ~ library (简作 RL) 参考图书馆 / ~ line 参考线 / ~ mark 参考标记 / ~ method 对照法 / ~ phantom 参考体模 / ~ phase 基准(参考)相位 / ~ plane 基准(参考)面 / ~ point (简作 RP) 参考点 / ~ preparation 参考制剂 / ~ pressure 参考压力 / ~ serum 标准(参考)血清 / ~ source 标准(放射)源,对照源 / ~ spectrum 参考谱 / ~ standard 参考标准 / system 参考系 / ~ Tests for Cognitive Factors (简作 RTCF) 识别因子参考试验 / ~ time 标准(基准)时间
reference *n*. 参考;参考书目;提及,涉及;关系,关联;提交 ‖ make ~s to 提到/with(或 in) ~ to 关于/without ~ to 不论;与……无关
referent *n*. 对象,讨论, 目标
referred (简作 refd) *a*. 参考的 ‖ ~ pain 牵涉性痛 / ~ testicular pain 转移性睾丸痛(病在睾丸,但疼痛转移到下腹部)
referring doctor (简作 Ref Doc) 咨询医师
referring medical center (简作 RMC) 咨询医学中心
referring physician (简作 Ref Phys) 咨询医师
referringmedical center (简作 RMC) 医学咨询中心
refetee *n*. 审查人,鉴定人,裁判员
refictive *a*. 反应的
refiectoscope *n*. 投射灯,反射灯
refill *v*. 再装满,再灌满,补充 *n*. 新补充物
refilling *n*. 再充填
refilter *n*. 再过滤
refine *v*. 精制,精炼 ‖ ~ on (或 upon) 改进
refined *a*. 精制过的,精炼过的 ‖ ~ birthrate 精确出生率(每年出生总数和妇女总人数之比)
refinement (简作 ref) *n*. 精制,精炼;精细;优美
refining (简作 ref) *n*. 精制,提纯 ‖ ~ gold 金制纯术
refinochoroid blush 视网膜络膜充盈
refinochoroiditis *n*. 视网膜脉络膜炎 ‖ ~ juxtapapillaris; Jensen's retinitis, Jensen's ~ 近视乳头性视网膜脉络膜炎,晏森氏视网膜炎
refit (-tt-) *v*. & *n*. 整修,改装
refixation *n*. 再注视反射
reflect *vt*. 反射;反映;带给;招致(on, upon); 思考,想到 *vi*. 反射;映出;考虑(on, upon);责备(on, upon) ‖ ~ed *a*. 反射的
reflectance *n*. 反射
reflected *a*. 反射的 ‖ ~ beam 反射束 / ~ code 反射码,循环码 / ~ current 反射电流 / ~ load [射流]反映负载 / ~ neuron 反射中子 / ~ shock front 冲击波的反射面 / ~ value 反射值 / ~ wave 反射波 / ~ resistance 反射电阻
reflecting *a*. 反射的 ‖ ~ layer 放射层,镜面涂层 / ~ microscope 反射显微镜 / ~ microscopy 反射(显微)镜检术 / ~ object 反射物 / ~ ophthalmoscope 反射式检眼镜 / ~ phorometer 反射式隐斜计 / ~ point 反射点 / ~ power 反射能力,反射比,反射本领 / ~ stereoscope 反射式立体镜,镜式立体镜 / ~ retinoscope 反射式检影镜
reflection [拉 reflexio] *n*. ①反射[作用] ②反折 ③思考,反省 ‖ cast ~ on 指责,责难/ Bragg ~ 布腊格氏反射 / integrated ~ 累积反射 / ~ coefficient 振幅反射率,反射系数 / ~ crack 对应(反射)裂缝 / ~ direction finding (简作 RDF) 反射方向测定 / ~ error 反射误差 / ~ high energy electron diffraction spectroscopy (简作 RHEED) 反射高能电子衍射质谱测定 / ~ photoelectric plethysmograph (简作 RPP) 反射光电式体积描记图 / ~ shield 反射屏蔽层 / ~ sounding 回声(反射)探测 / ~ twin 反射孪晶 ‖ ~al *a*.
reflective (简作 refl) *a*. 反射的, 有回声的;反映的;思考的 ‖ ~ nodule 反射性结节 / ~ power 反射能力,反射率 / ~ viewing 反射式荧光屏 ‖ ~ly *ad*.
reflectivity *n*. 反射比(率,性,系数), 反射力,反射性

reflectogauge *n*. 超声探伤仪
reflectogram *n*. 反射(波形)图,回波(记录)图,探伤图形
reflectometry *n*. 反射测量术
reflector (简作 refl) *n*. ①反光镜 ②反射器③反射层 ‖ dental ~; dental mirror 口腔镜 / ~ lamp 反光灯
reflectoscope *n*. 投射灯,反射灯,超声探伤仪,反射测试仪
reflex [拉 reflexus] *n*. ①反射[作用] ②映像,影像反射 *a*. 反射的;优角的 *vt*. 把……折回 ‖ reflexes, abdominal 腹[壁]反射 / reflexes, abdominal, deep 深层腹反射 / reflexes, abdominal, superficial 表层腹反射 / abdominocardiac ~ 腹心反射 / abolition of ~ 反射消失 / Abrams' ~; Abrams' lung ~ 艾布勒姆斯氏反射,艾布勒姆氏肺反射 / Abrams' heart ~ 艾布勒姆斯氏心反射(刺激心窝部皮肤引起心肌收缩) / accomodation ~ 调节反射(视) / Achilles tendon ~; Achilles jerk 跟腱反射,踝反射 / acid ~ 酸反射 / acid conditoned ~ 条件酸反射 / acid unconditooned ~ 非条件酸反射 / acousticopalpebral ~ 声音眼睑反射 / acquired ~; conditional ~ 后天反射,条件反射 / acromial ~ 肩峰反射 / action current ~ 动作电流反射 / adductor ~ 内收肌反射 / alimentary ~; food ~ 食物反射 / reflexes, allied 联合反射 / alternating ~ 交替反射 / anal ~ 肛门反射 / ~ angle 优角 / ankle ~; ankle jerk 踝反射 /reflexes, antagonistic 对抗反射,拮抗反射 / anticus ~; Piotrowski's sign 胫前肌反射,皮奥特罗夫斯基氏征 / aortic ~ 主动脉反射 / aortic depressor ~ 主动脉减压反射 / ~ arc 反射弧 / Argyllrobertson ~ 阿盖耳·罗伯逊氏瞳孔反射 / artificial conditioned ~ 人工条件反射 / artificial and natural conditioned ~ 人工及自然条件反射 / artists' ~ 角膜反映 / Aschner's ~; oculocardiac ~ 阿施内氏反射,眼心反射 / ~ camera 反射式照相机 / ~ detector 反射检波器 /accommodation ~ 调节反射(视)/ankle ~ 踝反射,踝阵挛/atriopressor ~ 心房加压反射/attention ~ of pupil 注意性瞳孔反射/attitudinal ~es 状态反射,姿势反射/audito-oculogyric ~ 听音转眼反射 / ~ epilepsy 反射性癫痫 / ~ inhibiting posture (简作 RIR) 反射抑制体位 / ~ klystron 反射调速管 / ~ sympathefic dystrophy (简作 RSD) 反射性交感神经营养不良 / ~ syncope 反射性晕厥/biceps ~ 肱二头肌反射/bladder ~, urinary ~ 膀胱反射,尿意反射/bulbomimic ~, facial ~ 眼球颜面反射,颜面反射(中风昏迷时,压迫眼球引起损害对侧的面肌收缩,毒物引起的昏迷时,反射发生于两侧)/cat's eye ~ 猫眼反射(见于猫眼性黑蒙,瞳孔遇光反射如猫的照膜)/clasp-knife ~ 折刀反射,伸长反应/conditioned ~, conditional ~, acquired ~, behavior ~ 条件反射/corneal ~, blink ~, eyelid closure ~, lid ~ 角膜反射,瞬目反射,睑闭反射/crossed ~, indirect ~, consensual ~ 交叉反射,同感反射/deep ~, deeper ~ 深层反射/doll's eye ~ 玩偶眼反射(当早产儿的头部向一侧转动时,双眼即向对侧协同转动,然后回复到睑裂的中部)/gastropancreatic ~ 胃胰反射/H-~ H 反射(刺激某一神经,尤其是用电休克刺激胫神经而激起的一种单突触反射)/heel-tap ~ 跟反射/inverted radial ~ 桡骨倒错反射/knee jerk ~ 膝反射/let-down ~, milk ejection ~, milk let-down ~ 乳汁释放反射/mass ~ 总体反射/nasolabial ~ 鼻唇反射/obliquus ~ 腹外斜肌反射/oculopupillary ~ 瞳孔反射/oculovagal ~ 眼迷走神经反射/orbicularis pupillary ~ 眼轮匝肌瞳孔反射/palatal ~, swallowing ~ 腭反射/pharyngeal ~, gag ~ 咽反射,呕反射/plantar ~, sole ~ 跖反射,足底反射/prepotential ~es 本能反射,本能/pulmonocoronary ~ 肺冠状动脉反射/pupillary ~, iris contraction ~ 瞳孔反射,虹膜收缩反射/rectal ~, defecation ~ 直肠反射/renointestinal ~ 肾肠反射/reversed pupillary ~ 反向瞳孔反射/righting ~ 翻正反射,正位反射/rooting ~ 觅食反射(新生儿的一种反射,表现为刺激颊侧或上、下唇时新生儿的口和面转向刺激物)/shot-silk ~, water-silk ~ 闪缎反射,水彩样反射,闪缎样视网膜/somatointestinal ~ 体肠反射/stapedial ~ 镫骨肌(听)反射/startle ~ 惊吓反射(见 Moro's refex)/stretch ~, myotatic ~ 牵张反射,肌伸张反射/tendon ~ 腱反射(一种深层反射)/triceps ~, elbow ~ 肱三头肌反射,肘反射/unconditioned ~, inborn ~ 非条件反射,先天(性)反射/vesicointestinal ~ 膀胱肠反射/virile ~ 球海绵体反射,阴茎反射;男性反射(向上拉包皮或龟头而使软阴茎突然向下的反射,亦称休斯 <Hughes> 反射)
reflexa; deciduareflexa *n*. 包蜕膜
reflexfree *n*. 无反射
reflex-hammer *n*. 反射锤
reflexio; reflection *n*. ①反射[作用] ②反折 ‖ ~ palpebrarum 睑外翻 / stress ~ 应力反射
reflexion *n*. ①反折 ②反射
reflexivity *n*. 反射性自反性
reflexless ophthalmoscopy 无反射检眼镜检查(法)
reflex-neurosis *n*. 反射神经机能病
reflexogenic [reflex + 希 gennan to produce] *a*. 发生反射的,促反射的 ‖ ~ arousal 反射性性唤起(触觉引起)
reflexogenous *a*. 发生反射的,促反射的
reflexograph *n*. 反射描记器
reflexohallucination *n*. 反射性幻觉
reflexology *n*. 反射学
reflexometer *n*. 反射计(肌肉)
reflexophil [reflex + 希 Philein to love] *a*. 反射过度的
reflexotherapy *n*. 反射疗法
reflex-psychosis *n*. 反射精神病
reflextonus *n*. 反射性紧张
refluence, refluency *n*. 倒流,退潮,回流,反流
refluent *a*. 回流的,反流的
reflux *n*. 回流,反流 ‖ ~ embolization 反流性栓塞 / ~ esophagitis 反流性食管炎 / ~ gastritis 反流性胃炎 / ~ nephropathy 反流性肾病 / pancreatic ~ 胰液回流 / ~ ratio (简作 RR) 回流比,返流比 / urethrovesiculo-differential ~ 尿道精囊差别回流 / gastroesophageal ~, 胃食管反流/hepatojugular ~ 肝颈反流/intrarenal ~ 肾内反流/urethrovesiculo-differential ~ 尿道精囊差别回流(指液体、精子、注入物从后尿道进入生殖系统)/vesicoureteral ~, vesicoureteric ~ 膀胱输尿管反流
refluxing *n*. 回流,反流
refluxpeak *n*. 反流峰值
refocusing *n*. 回聚(磁共振术语)
reform *vt*. 改革,革新
reform (简作 ref) *v*. & *n*. 改革;改良;改造,教养,重新组成,重新形成 ‖ ~ ation *n*.
reformation (简作 ref) *n*. 改革,革新
reformatory *a*. 改革的,改善的 *n*. 感化院,教养院
reformed (简作 ref) *a*. 改革的,革新的 ‖ ~ image 重建影像 / ~ sagittal image 矢状面重建图像 / ~ view 重建(影像)观察
reformer (简作 ref) *n*. 改革者
reformism *n*. 改良主义
reformist *n*. 改良主义者
refract [拉 refringere to break apart] *v*. 使折射,测定……的折射度,对……验光 ‖ ~ dosi [拉] 重复分剂量,分数(剂)量 ‖ ~ ive *a*. 折射的,屈光的/ ~ ivity *n*. 折射性;折射率差,折射系数
refractile *a*. 折射的,可折射的
refraction (简作 Refr) *n*. 折射,屈光 ‖ coefficient of ~ 折射系数 / double ~ 双折射 / dynamic ~ 活动[眼]折射(正常视调节) / equivalent ~ 等效折射 / errors of ~ 折射不正,屈光不正 / ~ of eye 眼折射,眼屈光 / ocular ~ 眼折射,眼屈光 / static ~ 静止[眼]折射
refractionist *n*. 验光师
refractionometer *n*. ①屈光计 ②折射计
refractive *a*. 屈光的, 折射的 ‖ ~ ametropia 屈光性屈光不正 / ~ angle 折射角,主角 棱镜角 / ~ apparatus 屈光装置 / ~ astigmatism 屈光性散光 / ~ contact lens 屈光矫正性接触镜 / ~ cyclophoria 屈光性旋转隐斜,光学性旋转隐斜 / ~ edge effect 边缘折射效应(超声术语) / ~ equivalent 折射当量 / ~ error 屈光不正 / ~ esotropia 屈光性内斜视 / ~ hypermetropia 屈光性远视 / ~ index (简作 RI) 屈光(折射)指数,屈光率 / ~ index detector (简作 RI-detector) 折光率检测器 / ~ keratoplasty 屈光性角膜移植术, 屈光性角膜成形术 / ~ media 屈光介质, 屈光间质 / ~ myopia 屈光性近视 / ~ point 折射点 / ~ power 屈光力, 屈光度 / ~ stereoscope 折射立
refractivity *n*. ①折射性 ②折射率差,折射系数
refractomerer *n*. ①折射计 ②屈光计 ‖ Abbe ~ 阿贝氏折射计 / butter ~ 乳油折射计 / immersion ~ 浸没折射计
refractometry *a*. 屈光计检查 *n*. 折射法,量测折射术,屈光计检查[法]
refractor *n*. 折射计,曲光计,折射器 ‖ automatic ~ 自动式屈光检查仪
refractoriness *n*. ①不应性 ②难治
refractory *a*. ①不应的(期) ②难治的,顽固性的,耐大肠杆菌素的(突变型),耐火(熔)的 *n*. 耐火(材)料, 固执的人 ‖ ~ anemia (简作 RA) 难治性贫血;不应性贫血 / ~ anemia with excess blast (简作 RAEB) 伴原始细胞过多的难治性(不应性)贫血 / ~ anemia with excess blasts in transformation (简作 RAEB-t) 伴转化中的原始细胞过多的难治性(不应性)贫血 / ~ heart failure, RHF 难治性或顽固性心力衰竭 / ~ period 不应期(男性在高潮后的短时间内对性刺激无应答) / ~ state 不应状态 / ~ target 高溶点靶 / ~ ulcer 难治性溃疡
refractoscope *n*. 光率仪,折射检验器,聚音听诊器
refracture *n*. 骨再折术
refraetive *a*. 折射的,屈光的

refraetometer *n*. 折光仪
refrain *v*. 抑制,忍住,戒(烟,酒等)
refrangibility *n*. 折射性,屈光性
refrangible *a*. 可折射的,屈折性的
refrangiboe *a*. 可折射的
refresh *vt*. 使清新,使精力恢复;使复新(如使创口复新) *vi*. 恢复精神 ‖ ~ one's memory 使某人重新想起 *n*. 复新(例如使创口复新)
refresher *n*. 使清新(或恢复精神)的事物,使恢复记忆的事物,复习(课程)
refreshing *a*. 爽神的,使精力恢复的
refreshment *n*. (精神)恢复;使精力恢复的食物和饮料;[复]茶点
refrigerant [拉 refrigerans] *a*. ①清凉的 ②清凉剂 *n*. 清凉药,退热药,致冷剂
refrigerate *v*.冷藏(食物),致冷,冷冻
refrigerated centrifuge 低温离心机
refrigeration (简作 Refrig) *n*. 冷藏,致冷(作用),(人工)冷冻 ‖ ~ anesthesia 冷冻麻醉
refrigerative; **refrigeratory** *a*. 冷却的
refrigerator (简作 Ref) *n*. 冰箱;冷冻器
refrind *n*. 屈光指数
refringence *n*. 折射,折光率
refringency; **refringence** *n*. 折射,屈光
refringent [拉 refringens]; **refractive** *a*. 折射的,屈光的
Refsum's disease [Sigvald 挪医师] 雷弗素姆氏病,多神经炎型遗传性运动失调(一种遗传性疾病,伴植烷酸代谢缺陷,主要表现为慢性多神经炎、色素性视网膜炎、共济失调等,可能有鳞癣、神经聋和心电图异常,为常染色体隐性性状遗传,亦称多神经炎型遗传性共济失调) ‖ ~ syndrome 雷弗素姆氏综合征(昼盲,非典型色素性视网膜炎及慢性多神经炎)
refuel *v*. 给……加燃料,加燃料
refuge *n*. 避难,避难处,(街头)安全岛 *v*. 躲避,避难 ‖ take ~ (in) 躲避,回避
refugee *n*. 避难者,难民
refulgence *n*. 光辉,灿烂
refusal *n*. 拒绝;优先取舍权 ‖ ~, drinking 拒饮 / ~, food 拒食
refuse (简作 ref) *vt*. 拒绝,不愿 *n*. 垃圾 *a*. 废弃的,无用的 ‖ ~ disposal 垃圾处置法
Refuse of deerhom gule [植药] 鹿角霜
refusion [拉 refusio] *n*. 重新融合,[血]回输法
refutable *a*. 可驳斥的,可驳倒的
refutation *n*. 驳斥,驳倒
refute *v*.驳斥,反驳
REG radioencephalogram *n*. 放射脑电图
Reg. umb. *n*. 脐区(见 regio umbilicalis)
Reg. umb. regio umbilici [拉] 脐区
regain *n*.& *v*. ① 反应素,反应抗体 ②收回,恢复(健康,原职等),回到(故乡等),回到(某地) ‖ ~ one's footing (或 balance) (跌倒后)重新站起来
regainer *n*. (牙间隙)恢复器
regainer-maintainer *n*. (牙间隙)恢复保持器
regale *v*.& *n*. 盛情招待,使享用; 盛宴,佳肴,款待
regalecidae *n*. 皇带鱼科(隶属于月鱼目 Lamprifonnes)
Regalecusrusselli 皇带鱼(隶属于皇带鱼科 Regalecidae)
regaliz de Cuba; **Lippia mexicana** 甜过江藤,墨西哥甜舌草
Regan Report on Hospital Law (简作 RRHL) 医院法报道(Regan,杂志名)
Regan Report on Medical Law (简作 RRML) 医学法报道(Regan,杂志名)
Regan Report on Nursing Law (简作 RRNL) 护士法报道(Regan,杂志名)
regard *n*. 注重,考虑,关心;关系;问候 *vt*. 把……看做,把……认为(as);注意,考虑;注视,看待;与……有关 *vi*. 注视;注意;考虑;关心 ‖ as ~s 关于,至于/in ~ to(或 of) 关于/in this ~ 在这点上,关于此事/with ~ to 关于/without ~ to 不考虑,不顾到
regard [法 regarder to look at] *n*. 注视 ‖ plane of ~ 注视平面 / point of ~ 注视点
regardful *a*. 留心的,关心的(of);表示尊敬的(for) ‖ ~ly *ad*.
regarding (简作 re) *prep*. 关于
regardless *a*. 不注意的,不关心的 *ad*. 不顾一切地 ‖ ~ of 不注意,不关心;不顾,不管 ‖ ~ly *ad*.
Regaud's stain [C1aude 法外科医师 1870 生] *n*. 雷果氏染剂(染线粒体)
Regavirumab *n*. 瑞加韦单抗(免疫调节药)
regel [德]; **menstruation** *n*. 月经,行经 ‖ kleine ~ 排卵期月经
regenerate (简作 regen) *v*. (使)……再生,改造 *a*. 再生的,改造的
regeneration *n*. 新生,再生 ‖ ~, atavistic 返祖[性]再生 / ~, compensational 补偿再生 / ~, complete 完全再生 / ~, correlative 相关再生 / ~, incomplete 不全再生 / ~, occasional 偶然再生 / ~, palingenetic 重演再生 / ~, pathological 病理再生 / ~, physiological 生理再生 / ~, provisional 暂时再生 / ~, wolffian 午非氏水晶体再生(两栖动物) / atavisfic ~ 返祖[性]再生 / compensational ~ 补偿再生 / complete ~ 完全再生 / correlative ~ 相关再生 / epimorphic ~ 割处再生/morphallactic ~ 变形再生/ facultative ~ 非必然再生 / ~, guide 引导性再生[牙周组织] / incomplete ~ 不全再生 / occasional ~ 偶然再生 / palingenetic ~ 重演再生 / pathological ~ 病理再生 / physiological ~ 生理再生 / provisional ~ 暂时再生 / Wolffian ~ 午非氏水晶体再生(两牺动物)
regenerative *a*. 再生的,正反馈的 ‖ ~ isotope 再生同位素 / ~ polyp (简作 RP) 再生性息肉
regenesis *v*. 再生,新生,更新
Regigtered General Nurse (简作 RGN) *n*. 注册的普通护士(苏格兰)
Regime; **régime** *n*. 制度,生活制度
regime; **regimen** *n*. 政体,摄生学,生活制度
regimen [拉] *n*. 制度,生活制度(严格规定饮食、运动或其他活动以期达到一定目的的一种治疗方案)
regiment *n*. 团; 一大群, 大量,军医队 ‖ medical ~ 军医队
regimenta *a*. 团的
Regimental aid post (简作 RAP) 军团救护站
Regimental Gas Officer (简作 RGO) 团队防毒医官(美)
Regimental Medical Detachment (简作 Reg Med Det) 团卫生队(美)
Regimental Medical Officer (简作 Regt MO) 团军医主任
Regimental medical post (简作 RMP) 团卫生所
Regimental Stretcher bearer (简作 RSB) 团(联队)担架兵
regimeut medical 军医队
reginal myocardial bloodflow (简作 RMBF) 局部心肌血流
reginal veterinary officer (简作 RVO) 地区兽医检疫员
regio (复 regiones) [拉]; **region** *n*. 区,部[位] ‖ ~ abdominalis lateralis; ~ lateralis 腹外侧区 /regiones abdominis 腹诸区 / ~ acromialis 肩峰区 / ~ analis 肛门区 / ~ antibrachii dorsalis antibrachii positerior 前臂背侧区 / ~ antibrachiiradialis 前臂桡骨区 / ~ antibrachii ulnaris 前臂尺侧区 / ~ antibrachii volaris; ~ antibrachii anterior 前臂掌侧区 / ~ auricularis 耳廓区 / ~ acillaris 腋区 / ~ brachii anterior 臂前区 / ~ brachii lateralis 臂外侧区 / ~ brichii medialis 臂内侧区 / ~ brachii posterior 臂后区 / ~ buccalis 颊区 / ~ calcanea 跟区 /regiones capitis 头诸区 / ~ cervicalis; ~ colli 颈区 / ~ clavicularis 锁骨区 /regiones colli 颈诸区 / ~ colli anterior 颈前区 / ~ colli lateralis 颈外侧区 / ~ colli media 颈中区 / ~ colli posterior 颈后区 / regiones corporis humani 人体诸区 / ~ costalis lateralis 肋外侧区 / ~ coxae 髋区 / cruris anterior 小腿前区 / ~ cruris lateralis 小腿外侧区 / ~ cruris medialis 小腿内侧区 / ~ cruris posterior 小腿后区 / ~ cubiti anterior 肘前区 / ~ cubiti lateralis 肘外侧区 / ~ cubiti medialis 肘内侧区 / ~ cubiti posterior 肘后区 / ~ deltoidea 三角肌区
region [拉 regio] 区,部[位];领域,范围 ‖ ~ of accommodation 调节区,调视范围 / aulic ~ 水管[周围]区 / basilar ~ 颅底区,颅底 / Broca's ~ 布罗卡氏区,左额下回 / ciliary ~ 睫状体区 / digital volar ~ 指掌区 / ~ clustering 区域聚合 / dorsal lip ~ 背侧唇区(胚) / ecphylactic ~ 无防御区 / extrapolar ~ 极外区 / Geiger counting ~ 盖革氏记数区 / genito-urinary ~ 生殖泌尿区 / gustatory ~ 味区(舌) / ~ of hand, volar 手掌区 / hypothalamic ~ 丘脑下区 / iliac ~; inguinal ~ 髂区,腹股沟区 / inferior sternal ~ 胸骨下区 / infra-axillary ~ 腋下区 / infrahyoid ~ 舌骨下区 / infraspinous ~ 冈下区 / infratemporal ~ 颞下区 / ischiorectal ~ 坐骨直肠区 / K ~ K 区(一些芳香族多环碳氢化合物由于键级不同而具有活泼 K 区者,容易致癌) / L ~ L 区(一些芳香族多环碳氢化合物在 L 区常有未用的键合力量,L 区和 K 区互相竞争,使 K 区的致癌能力减退) / ~ of limited proportionality 有限正比区 / ~ of interest 感兴趣区 / ~ of interest (简作 ROI) 感兴趣区,利害关系区,重要区域 / ~ of normal exposure 正常曝光区 / ~ of underexposure 曝光不足区 / motor ~; rolandic ~ 运动区 / opticostriate ~ 视纹状体区 / parasternal 胸骨旁区 / parietotemporal ~; sensory ~ 顶颞区,感觉区 / parotid ~ 腮腺区 / pelvic ~ 骨盆区 / popliteal ~; popliteal space; fossa popoetea 腘窝 / precordial ~ 心前区 / prefrontal ~ 额叶前区 / preoptic ~ 视前区 / presumptive ~ 推定区(囊胚) / prefectal ~ 顶盖前区 / ~ of proportionality 正比区 / abdominal ~s 腹部/ ~ of accommo-

dation 调节区,调视范围/basilar ~ 颅底区,颅底/ciliary ~ 睫状体区/deltoid ~ 三角肌区/inguinal ~ 腹股沟区/motor ~, rolandic ~ 运动区/sensory ~, parietotemporal ~ 感觉区,顶颞区/in the ~ of 大约

regional ***a***. 区域的,局部的,地区性的 ‖ ~ anesthesia 区域麻醉/~ cerebral blood flow (简作 rCBF) 局部脑血流量/~ cerebral blood volume (简作 RCBV) 局部大脑血容量/~ chemotherapy 区域化疗/~ council (简作 RC) 地区性会议/~ ejection fraction 局部射血分数/~ enteritis (简作 RE) 局部性肠炎/~ exposure calibration laboratory (简作 RECL) 局部照射校准实验室/~ fibrosis 区域性纤维化/~ Health Administrator (简作 RHA) 地区卫生主管(美国卫生部)/~ Hospital Board (简作 RHB) 地区医院委员会/~ Hospitals Consultant's and Specialists' Association (简作 RHCSA) 地区医院顾问医师与医学专家协会/~ ileitis (简作 RI) 节段性回肠炎/~ intra-arterial chemotherapy 局部动脉内化疗/~ intra-arterial infusion 局部动脉内滴注/~ iodine concentration 局部碘浓度/~ isolated arteral perfusion 局部单一动脉滴注/~ library of medicine (简作 RLM) 地方医学图书馆/~ lung volume (简作 RLV) 局部肺气量(肺功能)/~ myocardial blood flow 局部心肌血流/~ Neonatal Intensive Care Center (简作 RNICC) 地区性新生儿重点监护中心/~ oxygen consumption 局部氧耗量/~ oxygen extractionrate 局部氧摄比/~ perfusion 局部灌注/~ polymorphism 地理多态性/~ pulmonary perfusion 局部肺灌注/~ pulmonary ventilation 局部肺换气/~ selective arterial perfusion 局部选择性动脉灌注/~ testing 区域试验/~ ventilation 局部通气/~ wall motion 局部室壁运动/~ wall move 局部心室壁运动/~ wall motion abnormality (简作 RWMA) 区域性室壁运动异常/~ wall motion abnormality (简作 RWMA) 区域性室壁运动异常/~ wall motion abnormality (简作 RWMA) 区域性室壁运动异常

Regional wall motion abnormality (简作 RWMA) ***n***. 区域性室壁运动异常

Regional Medical Officer (简作 RMO) 地方部队军医(英)

Regional Medical Programs Service (简作 RMP) 地方医学计划部(美国卫生、教育和福利部)

regionality ***n***. 区域性

regionalization ***n***. 区域化

register ***n***. ①声域,音域 ②登记簿,注册簿 ③记录,登记,注册 ④记录器 ***v***. 登记,注册 ‖ mechanical ~ 机械记录器/voice ~ 声域,音域/~ and arithmetic logicunit (简作 RALU) 记录与计算逻辑装置(计算机)

Register for the Ascertainment and Prevention of Inherited Diseases (简作 RADID) 遗传性疾病调查与预防登记

registered (简作 Rgtd) ***a***. 已注册的,已登记的 ‖ ~ dental hygienist (简作 RDH) 注册牙科卫生学家,正式牙科卫生学家/~ trade mark 注册商标

Registered Dental Assistant (简作 RDA) 注册牙科助理,正式牙科助理

Registered Dietitian (简作 RD) 注册饮食学家,正式饮食学家

ElectroencephalographicTechnician (简作 REEGT) 注册脑电图技师

Registered Fever Nurse (简作 RFN) 注册热病护士,正式护理发热性疾病的护士

Registered Isotope Technician (简作 RIT) 注册放射性同位素技师,正式放射性同位素技师

Registered Mental Nurse (简作 RMN) 注册精神病护理护士,正式精神病护理护士(英)

Registered Midwife (简作 RM) 注册助产士,正式助产士

Registered Music Therapist (简作 RMT) 注册音乐治疗家

Registered Nurse (简作 RN) 注册护士,正式护士

Registered Nurse Anesthetist (简作 RNA) 注册麻醉护士,正式麻醉护士

Registered Nurse for Mental Defectives (简作 RNMD) 护理智力缺陷者的注册护士

Registered Nurse for the Mentally Sub-normal (简作 RNMS) 护理智力逊常者的正式护士

Registered Nurses Association of Briffsh Columbia News (简作 RN-ABCN) 英属哥伦比亚注册护士协会通讯

Registered Nurses' Association of Ontario News (简作 RNAON) 加拿大安大略注册护士协会通讯

Registered Nursess' Association of Nova Scotia Bulletin (简作 RNANSB) 加拿大新斯科夏注册护士协会通报

Registered Occupational Therapist (简作 ROT) 职业治疗学家,正式职业治疗学家

Registered Pharmacist (简作 RP) 注册药剂师,正式药剂师

Registered Physical Therapist (简作 RPT) 注册理疗医师,正式理疗医师

Registered Physician's Assistant (简作 RPA) 注册内科助理医师,正式内科助理医师

Registered Physician's Associate (简作 RPA) 注册内科医师助手

Registered Radiologic Technologist (简作 RRT) 注册放射科技师

Registered Record Administrator (简作 RRA) 注册档案管理人员

Registered Records Librarian (简作 RRL) 注册档案馆馆员

Registered Respiration Therapist (简作 RRT) 注册呼吸器病治疗家

Registered Sick Children's Nurse (简作 RSC) 注册病儿护士,正式病儿护士

Registered Technician (简作 RT) 注册技师,正式技师

Registered Technologist (简作 RT) 注册技术员(美国放射技术协会)

Registered Technologist in Nuclear Medicine (简作 RTNM) 注册核医学技师,正式核医学技师

registerpin ***n***. 计数销,定片针

registrant ***n***. (值班)登记护士

registrar ***n***. 登记员,挂号员;专科住院医师

registration ***n***. 登记,记录 ‖ ~, articulation 咬合记录/~, centricrelation 正中[牙合关系]记录/~ error 多重反射假象/~, extraoral 口外记录/~, intermaxillary; ~, interoclusal 颌间记录/~, maxillomandibular 上下颌记录/~ of death 死亡登记/~, protrusive 前伸记录

registrogram ***n***. 记录图

registry ***n***. ①登记处,挂号处 ②集中登记 ***v***. 配准(电视图像),记录,注册 ‖ ~ of toxic effects of chemical substances (简作 RTECS) 化学物质毒性作用登记联机数据库

Registry of Medical Rehabilitation Therapists and Specialists (简作 RMRTS) 医学康复治疗家与专科医师登记(注册)处

Registry of Medical Technologists (简作 RMT) 医学技术员注册处(新名 BOR)

Regitine ***n***. 酚妥拉明(phentolamine)制剂的商品名

Regitine; phentolamine; rogitine; rigitine ***n***. 勒吉廷,酚妥拉明(抗肾上腺素药) ‖ ~ hydrochloride 盐酸勒吉廷/~ methanesulfonate 甲磺酸勒古廷

Reglan ***n***. 盐酸甲氧氯普胺(metoclopramide hydrochloride)制剂的商品名

regnant ***a***. 统治的,支配的

Regonol ***n***. 溴吡斯的明(pyridostigmine bromide)制剂的商品名

Regramostim ***n***. 瑞拉司亭(骨髓兴奋药)

regress (简作 regr) ***n***. 倒退;回归;退化,退行 ***vi***. 倒退;回归;退化

regression [拉 regressio aretum] ***n***. ①退化,退行 ②消退 ③回归 ‖ ~ analysis 回归分析/~ coefficient 回归系数,退变系数/corpus lutcum ~ 黄体退化/~ curve 回归曲线/~ equation 回归方程/~ function 回归函数/~ interpolation 回归插值/~ line 回归线/linear ~ 直线回归/~ species 退化种/~, teeth; teeth ~ 牙退化

regressive ***a***. 退化的,退行的;消退的;回归的 ‖ ~ definition 回归定义/~ differentiation 逆行分化/~ electric convulsive therapy (简作 RECT) 加重电抽搐疗法/~ electroshock therapy (简作 REST) 回归性电休克治疗

regret (-tt-) ***v***. & ***n***. 懊悔,遗憾,抱歉 ‖ ~ful ***a***./~fully ***ad***.

regrettable ***a***. 令人遗憾的,可惜的,不幸的 ‖ regrettably ***ad***.

Regroton ***n***. 氯噻酮删血平(chlorthalidone and reserpine)制剂的商品名

regrowth ***v***. 再生长,再增长

regula ***a***. & ***n***. 有规律的,正式的,定期的,〈口〉完全,彻底,正规军

regular [拉 regularis; regularule] ***a***. ①有规律的 ②定时的 ③通用的,标准的,常规的 ‖ ~ astigmatism 规则散光/~ connector 通用连接器/~ developer 标准显影剂/~ insulin (简作 RI) 正规胰岛素,普通胰岛素/~ level test (简作 RL) 常规水平试验/~ sinus rhythm (简作 RSR) ***n***. 规则窦性心律/~ solution (简作 RS) 正规溶液/~ timer 标准定时器/~ X-ray developer 标准 X 线(照片)显影剂/~ X-ray unit 通用 X 线机 ‖ ~ity ***n***. 规律性;正规;定期/~ly ***ad***.

regularity ***n***. 规律性,一致性,经常性 ‖ ~ index [角膜表面]规则性指数

regularization ***n***. 有规律,系统化;调整

regularize ***vt***. 使有规律,使系统化;调整

regularly ***ad***. 有规律地,定期地,正式地

regularreflection ***n***. 单向反射

regulate ***v***. 管理,控制,调节,校准,使有条理(整齐)

regulated power supply (简作 RPS) 稳压电源;已调电源

regulating muscle 调节肌

regulation ***n*.** 调节,调整;规则 ‖ allosteric ~ 变构调节 / heterospecific ~ 异种调节 ***a*.** 规定的,正式的 / ~ of teeth 牙调整
Regulations for Medical Servises of the army(简作 Rgs M S A)陆军军医(勤务)条令
regulative development 调节发育
regulator(简作 Reg) ***n*.** 调解器, 稳定器, 控制器, 标准钟 ‖ ~ for vulcanizer 橡皮甑调节器 / ~ gene(简作 R gene) 调节基因 / ~ subunit 调节子亚单位 / ~ tube 稳压管 / ~ valve 调节阀
regulatory codon 调节密码子
regulatory egg 调整卵
regulatory protein 调节蛋白质
regulatory site 调节部位
regulatory work 调节功
regulex ***n*.** 饱和放大器,电机调节器
regulon ***n*.** 调节子,调节单元
regulus ***n*.** 金属渣,熔块(熔矿时所得)
regurgitant [re - + 拉 gurgitare to flood] ***a*.** 回流的,反流的吐出的,逆流的,反胃的 ‖ ~ systolic murmur(简作 RSM)反流性收缩期杂音/ ~ jet 返流束
regurgitate ***vi*.& *vt*.** (使)回流,(使)反流;(使)吐出;(使)反胃 ‖ regurgitant ***a*.**
regurgitation [re- + 拉 gurgitare to flood] ***n*.** ①回流,反流 ②反胃 ‖ aortic ~ 主动脉回流 / duodenal ~ 十二指肠回流 / functional ~ 机能性[血]回流 / mitral ~ 二尖瓣回流 / ~ of food 饮食反流 / pulmonic ~ 肺动脉回流 / valvular ~ 瓣膜性回流
rehabilitate ***v*.** 使……复职,恢复,复兴
Rehabilitation Counseling Bulletin(简作 RCB)康复咨询通报(杂志名)
Rehabilitation Engineering Service(简作 RES)功能重建(康复)工程服务部
Rehabilitation International(简作 RI)国际康复协会(见 ISRD)
Rehabilitation Literature(简作 RL)康复(功能重建)文献
Rehabilitation Record(简作 RR)康复报道(杂志名)
Rehabilitation Services Administration(简作 RSA)康复服务管理局(美国卫生,教育和福利部)
rehabilitation[英]; **rehabilitatio**[拉](简作 Rehab) ***n*.** 复原,恢复,康复 ‖ ~, occlusal 牙合重建 / ~, oral; oral ~口腔功能恢复 / ~ psychology 康复心理学 / ~ service(简作 RS)康复处 / ~ therapy 康复疗法 / ~, replantation [牙]再植[术]
rehabilitee ***n*.** 复原者,恢复者
rehalation ***n*.** 再(呼)吸
rehearsal ***n*.** 排练,预演;详述
rehearse ***v*.** 排练,预演;详述
reheat ***vt*.** 再热,对……重新加热 ‖ ~er ***n*.** 再热器,加热器
Rehfuss' test (method)(Martin E. Rehfuss)雷富斯试验(检胃分泌)‖ ~ tube 雷富斯管(取胃液管)
rehydration ***n*.** 再水化(作用),再水合(作用)
Reichel's cloacal duct(Friedrich P. Reichel)赖歇尔一穴肛管(胎儿时期隔开道格拉斯 <Douglas> 隔与一穴肛的裂隙)
Reichert's canal(Karl B. Reichert)连合管 ‖ ~ cartilage 舌弓软骨(胚胎)/ ~ recess(耳)蜗隐窝/ ~ substance 赖歇特质(前穿质后部)
Reichmann's disease (syndrome)(Nikolas Reichmann)持续性胃液分泌过多
Reid Hunt's reaction (test) 里德·亨特反应(试验)(见 Hunt's reaction)
Reid's base line(Robert W. Reid)里德基线(连接眶下嵴至外耳道及枕部中线之线,用于测颅)
Reifenstein's syndrome(Edward C. Reifenstein Jr)赖芬斯坦综合征(为男性促性腺激素过多性性腺功能减退症,系因对睾酮反应遗传性不能所致,伴有尿道下裂、男子女性型乳房、原发性性腺功能减退及青春期后睾丸萎缩和精子缺乏)
reification ***n*.** 抽象具体化
reify ***vt*.** 使抽象(观念)具体化
reign ***n*.** 统治;支配,盛行 ***vi*.** 统治;支配,盛行,占优势
Reil's ansa(Johann C. Reil)脑脚襻 ‖ ~ insula 脑岛/ ~ ribbon 内侧丘系/ ~ sulcus 环状沟/ ~ trigone 丘系三角,蹄系三角
reimplantation ***n*.** 再植[入]术
rein ***n*.** 缰绳 ‖ draw ~ 慢下来/give (free) ~ 使自由发挥/keep a tight ~ on 严格控制/take the ~s 掌握,支配
reinfarction ***n*.** 再梗死
reinfection ***n*.** 再感染,再传染
reinforce ***n*.** ①增力,增强,加强 ②增援 ③加固物 ***vi*.** 得到增援
reinforcement ***n*.** 增力,增强,加强 ‖ ~ of reflex 反射增强
reinforcer ***n*.** 增强因子,增强剂
reinfusate ***n*.** 再输注液,再输入液
reinfusion ***n*.** 再输注,再输入
Reinke's erystalloids (Crystais)(Friedrich B. Reinke)赖因克类晶体(晶体)(睾丸间质细胞 <Leydig cell> 内明显的形态多样的晶状结构)
reinnervation ***n*.** 神经移植术,神经支配恢复术
reinoculation ***n*.** 再接种
reinstate ***vt*.** 使恢复原状(或原位);使(身体)复原,使正常 ‖ ~ment ***n*.**
reinsurance ***n*.** 保证,保险
reinsure ***vt*.** 再保证,再保险
reintegration ***n*.** 再整合(作用);重整(作用)(指精神活动)
reintubation ***n*.** 再插管(法)
reinversion ***n*.** 复位术,翻回法(尤指内翻子宫复位术)
reinvocation ***n*.** 复能(作用),再活化(作用)
Reisseissen's muscles(Franz D. Reisseisen)赖赛曾肌(最小支气管的平滑肌纤维)
Reissner's fiber(Ernst Reissner)赖斯纳纤维(脊髓中央管内的纵纤维)‖ ~ membrane 蜗管前庭壁,前庭膜
reiterate ***vt*.** 重复,重申
reiteration ***n*.** 重复,重申
reiterature [拉] ***vt*.** 重复,再配(处方)
reject ***vt*.** ①拒绝,抵制 ②呕出,排泄 ③(对移植物的)排斥
rejection ***n*.** ①拒绝,抵制 ②呕出物,排泄物 ③排斥,排异反应 ‖ acute ~, acute cellular ~, cellular ~ 急性排斥,急性细胞排斥,细胞排斥/chronic ~ 慢性排斥/hyperacute ~ 超急性排斥/second-set ~ 二次排斥(见 phenomenon 项下相应术语)
rejoice ***v*.** (使)欣喜,(使)高兴
rejoicingly ***ad*.** 欢欣鼓舞地
rejoin ***v*.** (使)再结合,(使)再接合,(使)再聚合
rejuvenate ***v*.** (使)返老还童,(使)恢复青春,(使)复壮
rejuvenation ***n*.** 返老还童,恢复青春
rejuvenescence ***n*.** 回春,复壮,返老还童
rejuvenescent ***a*.** 返老还童的
Rela ***n*.** 卡立普多(carisoprodol)制剂的商品名
Relafen ***n*.** 萘丁美酮(nabumetone)制剂的商品名
relaid relay[2]的过去式和过去分词
relapse ***vi*. & *n*.** 复发,再发 ‖ intercurrent ~ 间歇性复发/mucocutaneous ~ 皮肤黏膜(梅毒)疹复发/rebound ~ 反跳式复发(尤指类风湿性关节炎患者停用可的松或 ACTH 后的疾 病症状复发)
relate ***vt*.** ①讲,叙述 ②使联系,显示出……与……的关系 ***vi*.** 有关,涉及(to);符合 ‖ relating to 与……有关
related ***a*.** 叙述的;有联系的;相关的 ‖ ~ness ***n*.**
relation ***n*.** ①叙述 ②关系,联系 ‖ acquired eccentric jaw ~ 后天性非正中颌关系/buccolingual ~ 颊舌关系/centric ~, centric jaw ~ 正中颌关系/dynamic ~s 动力关系/eccentric ~, eccentric jaw ~, acentric ~ 非正中颌关系/jaw ~ 颌骨关系/lateral occlusal ~ 外侧闭合性颌关系/median jaw ~ 正中颌关系/median retruded jaw ~ 正中后退颌关系/object ~ 对象关系(一个人与另一个人之间形成的感情连接)/posterior border jaw ~ 后缘颌关系/protrusive jaw ~ 前凸颌关系/rest jaw ~ 休止颌关系/ridge ~ (上下)嵴关系/static ~s 静止关系(指两个物体之间的关系)/unstrained jaw ~ 无紧张性颌关系/be out of all ~ to 与……极不相称/bear no (或 little, some) ~ to 与……极不(或不太,部分)相称/have (sexual) ~s with 有男女关系,性交/in(或 with) ~ to 关于,涉及,有关
relational ***a*.** ①有关系的,有联系的 ②亲属的
relationship ***n*.** ①关系,联系 ②家属关系
relative ***a*.** ①有关系的,相关的 ②相对的,比较的 ③成比例的,相应的 ***n*.** 相对物;亲属,亲戚 ‖ be ~ to 和……有关;和……相应,和……成比例 / ~ bone conduction 相对骨导 ‖ ~ly ***ad*.** 相对地,比较地
relative biological effectiveness(简作 RBE)相对生物效应
relativism ***n*.** ①相对性 ②相对主义,相对论
relativist ***n*.** 相对主义者,相对论者
relativity ***n*.** ①相关性,相互依存湘对性 ②相对论
relator ***n*.** 叙述者,讲述者;原告,告发人
relax ***v*.** (使)松弛,(使)缓和;(使)减轻;(使)舒张
relaxant ***a*.** 松弛的,弛缓的,舒张的 ***n*.** 弛缓药 ‖ muscle ~ 肌肉松弛药
relaxation ***n*.** 松弛;弛缓,舒张 ‖ isometric ~ 等长舒张(肌肉)
relaxin ***n*.** 松弛素,耻骨松弛激素,松弛肽
relay[1] ***n*.** 换班,交接;转播 ***v*.** 转播
relay[2](**relaid**) ***vt*.** ①再放 ②重新铺设
release ***n*.** ①释放 ②放松 ③发表,发行 ‖ ~r ***n*.** ①释放者 ②排

气装置

relevance;relevancy *n*. 相关性,成比例

relevant *a*. ①有关的,恰当的 ② 成比例的,相应的 ‖ ~ly *ad*.

reliability *n*. 可靠度

reliable *a*. 可靠的,确实的 ‖ ~ness *n*.

reliably *ad*. 可靠地

reliance *n*. 信任,信赖,依靠(upon,on,in)

reliant *a*. 信赖的,依靠的(on)

relic *n*. 遗物;[复]残片;残遗体,残遗种

relict *n*. ①残余物 ②残遗体,残遗种

relief *n*. ①缓解,减轻 ②免除 ③救济 ④浮雕,浮雕化 ‖ on ~ 接受政府救济的/(much) to one's,(great) ~ to one's (great) ~ 使某人大为欣慰

relievable *a*. ①可缓解的,可减轻的 ②可免除的 ③可救济的

relieve *vt*. ①缓解,减轻 ②免除 ③救济 ‖ ~ oneself 大便;小便/~ sb's mind 使某人解除忧虑

religion *n*. ①宗教 ②信仰

religious *a*. 宗教的;虔诚的 ‖ ~ly *ad*.

reline *vt*. 重衬,垫底(义齿)

relinquish *vt*. ①放弃,撤回 ②松手放开 ‖ ~ment *n*.

relocate *vt*. 重新安置

relocation *n*. 重新安置

relomycin *n*. 雷洛霉素

Relter's disease (syndrome) (Hans Reiter) 赖特病(综合征)(非淋病性尿道炎,继之为结膜炎和关节炎,其原因不明,主要发生于男子,常伴脓溢性皮肤角化病、口炎、龟头溃疡及龟头炎)

reluctance *n*. 不愿,勉强

reluctant *a*. 不愿的,勉强的 ‖ ~ly *ad*.

reluxation *n*. 再脱位

rely *vi*. 依赖,依靠(on,upon);信赖,信任,对……有信心(on,upon)

REM rapid eye movements 快(速)眼动(睡眠中)

Rem roentgen-equivalent-man *n*. 雷姆,人体伦琴当量(1 rem <雷姆> = 1rad <拉德> × RBE <相对生物学效应>)

remain *vi*. 剩下,余留;继续存在;留;保持,仍是 ‖ ~ with 属于,归于

remainder *n*. ①剩余物,残余部分 ②剩下的人

remains [复] *n*. ①剩下的东西,残余 ②残存者 ③遗体

Remak's band (Robert Remak) (神经)轴索 ‖ ~ fibers 雷马克纤维,灰纤维(无髓神经纤维)/~ ganglion 窦房神经节/~ plexus 黏膜下丛

Remak's paralysis (type) (Emst J. Remak) 雷马克麻痹(型)(指与腕的伸肌麻痹) ‖ ~ reflex 雷马克反射(刺激大腿前上部,引起一、二、三趾的跖屈)/~ symptom (sign) 雷马克症状(征)(多处感觉及延缓疼痛,均见于脊髓痨)

remark *vt*. ①注意到,觉察,看见②评论,说 *vi*. 评论,议论 *n*. ①注意,觉察,看②评论③话

remarkable *a*. 值得注意的,异常的,显著的 ‖ be ~ for 以……著称 ‖ ~ness *n*./remarkably *ad*.

remediable *a*. ①可挽回的 ②可纠正的,可修补的 ③可治疗的

remedial *a*. ① 治疗的 ②纠正的,修补的,补救的

remedy *n*. ①治疗(法) ②药(物) *vt*. ①医治,治疗 ②补救,纠正 ‖ concordant remedies 协调药/inimic remedies 对抗药/tissue remedies 组织药(根据顺势疗法生化学派的说法,有十二种能构成身体矿物质基础的药物) ‖ remediless *a*. ① 医不好的,不可救药的 ②不能纠正的

remember *v*. 记得,想起;记住 ‖ ~ sb in one's prayers 为某人祈祷/~ sb in one's will 在遗嘱中把部分财产赠与某人/~ to 代……致意

remembrance *n*. 记忆,追忆;记忆力;纪念;[复]问候

Remijia *n*. 铜色树属

remind *v*. 提醒,使想起(of)

reminder *n*. ①提醒者,提醒物 ②纪念品 ③暗示,提示

remindful *a*. ①留意的,注意的 ②提醒人的(of)

remineralization *n*. 补充矿质(如对人体)

reminiscence *n*. 回忆,缅怀往事

remiss *a*. 粗心的,疏忽的 ‖ ~ness *n*.

remission *n*. ①宽恕,赦免 ②缓解,减轻,弛张

remissive *a*. ①宽恕的,赦免的 ②缓解,减轻的,弛张的

remit (-tt-) *vt*. ①宽恕,赦免 ②缓解,减轻,(使)弛张 ③(使)恢复原位 ④暂停,推迟 *vi*. 缓解,减轻

remittence *n*. 缓解,弛张

remittent *a*. 缓解的,弛张的,忽重忽轻的

remnant *n*. ①遗留物,残余 ②[常用复]残存者 *a*. 遗留的,残余的 ‖ acroblastic ~ 原顶体残余

remodeling *n*. 重新塑造,改型 ‖ bone ~ 骨质重建

remorse *n*. 懊悔,悔恨 ‖ without ~ 毫不容情地,无情地

remote *a*. ①遥远的,偏僻的 ②很久的 ③关系远的 ④很少的 ‖ ~ly *ad*./~ness *n*.

remotivation *n*. 重活跃(在精神病学中指一种由精神病院护理人员给予的团体治疗法,用以激发长期停药患者的交往技能和对环境的关心)

removable *a*. 可移动的;可去除的

removal *n*. ①移动 ②迁移,迁居 ③除掉,切除 ④排除

remove *vt*. ①移动 ②切除 ③消除 ④开除 *vi*. ①迁移,搬家 ②移动 *n*. ①移动 ②迁移,搬家 ③距离 ④程度,阶段 ‖ ~r *n*. 除去器

removed *a*. ①(亲族关系)隔了……代的 ②远离的,无关的

Remoxipride *n*. 瑞莫必利(镇吐药)

ren [拉]([复]renes) *n*. 肾

ren(o)- [构词成分] 肾

Renacidin *n*. 溶肾石酸素(hemiacidrin)制剂的商品名

renal *a*. 肾的

Renaut's bodies (Joseph L. Renaut) 雷诺体(肌营养不良时变性神经纤维中的灰色颗粒)

renculus [拉]([复] renculi) *n*. 肾小叶

rend (rent) *vt*. ①撕裂 ②分裂 ③夺去 *vi*. ①撕裂 ②分开

render *vt*. ①提出 ②表示,给予,提供 ③使得,使变为 ④放弃(up) ⑤进行,实施

Rendu-Osler-Weber disease(syndrome) (H. J. L. M. Rendu; William Osier; Frederick P. Weber) 遗传性出血性毛细管扩张

Rendu's tremor (Henri J. L. M. Rendu) 郎杜震颤(癔病性的意向性震颤)

renes ren 的复数

Renese *n*. 泊利噻嗪(polythiazide)制剂的商品名

renew *vt*.& *vi*. (使)更新,(使)复原;(使)恢复原状;(使)重新开始,(使)继续 ‖ ~able *a*. 可更新的;可复原的

renewal *n*. 更新,复原,恢复;重新开始;继续;重复

renicapsule *n*. 肾上腺

reniculus [拉]([复]reniculi) *n*. 肾小叶

reniform *a*. 肾形的

renin *n*. 肾素,高血压蛋白原酶,血管紧张肽原酶

renin-angiotensin system (简作 RAS) 肾素血管紧张素系统

reninism *n*. 肾素增多症 ‖ primary ~ 原发性肾素增多症(高血压、低血钾症、醛固酮过多症以及血浆中肾素活性增强的一种综合征,系因肾小球细胞增生所致)

renipelvic *a*. 肾盂的

reniportal *a*. 肾门(静脉系统)的

renipuncture *n*. 肾穿刺术

renitent *a*. 抵抗(压力)的;顽强的

renitency *n*. 抵抗(性);顽强(性)

rennet *n*. 粗制凝乳酶,干胃膜

rennin *n*. 凝乳酶

renninogen *n*. 凝乳酶原,前凝乳酶

renocortical *a*. 肾皮质的

renocutaneous *a*. 肾(脏)皮(肤)的

renogastric *a*. 肾胃的

Renografin *n*. 泛影钠—泛影葡胺(diatrizoate sodium and diatrizoate meglumine)制剂的商品名

Renogram; renocystogram *n*. 肾探测图(用辐射探测器检肾功能的记录)

renography *n*. 肾造影(术)

renointestinal *a*. 肾肠的

Renonolone *n*. 雷那诺龙(全麻药)

renopathy *n*. 肾病

renopretective *a*. 保护肾脏的

renoprival *a*. 肾功能缺乏的,肾无能的

Renoquid *n*. 磺胺西汀(sulfacytine)制剂的商品名

renotrophic *a*. 促肾(营养)的,促肾增大的

renotropic *a*. 向肾的

renounce *vt*. 放弃,抛弃;与……脱离关系 ‖ ~ment *n*.

renovascular *a*. 肾血管的

renovate *vt*. ①革新 ②修复,恢复

renovation *n*. ①革新 ②修复,恢复

Renovist *n*. 泛影钠—泛影葡胺(diatrizoate sodium and diatrizoate meglumine)制剂的商品名

renown *n*. 名望,声誉

renowned *a*. 有名望的,著名的

Renshaw cells (Birdsey Renshaw) 闰绍细胞(脊髓腹侧正中区的中间神经元与运动神经元形成抑制性联系)

rent[1] *n*. 租金,租费 *vt*. 租 *vi*. 出租

rent² rend 的过去式和过去分词 ***n*.** 裂缝,缝隙,分裂
rental ***n*.** 租费;租金、收入 ***a*.** 租用的;出租的
Rentiapril ***n*.** 仑噻普利
renule ***n*.** 肾段(由肾动脉分支供血的肾区)
renunciation ***n*.** 放弃;脱离关系
renunculus ***n*.** 肾小叶
Renytoline ***n*.** 雷尼托林(消炎药)
reopen ***v*.** 再开;再开始,重新进行
reorganization ***n*.** ①改组,整顿 ②再机化,组织再生
reorganize ***v*.** ①改组,整顿 ②再机化,组织再生
Reoviridae ***n*.** 呼肠孤病毒科
Reovirus ***n*.** 呼肠孤病毒属
Reovirus (respiratory and enteric orphan + virus) ***n*.** 呼吸道肠道孤儿病毒,呼肠孤病毒
reoxidation ***n*.** 再氧化
reoxygenation ***n*.** 再氧合,再充氧
rep roentgen equivalent physical 物理伦琴当量
Rep. repetatur [拉] 重复,再配
repair ***vt*. & *n*.** ①修理,修补 ②恢复,修复 ‖ ~able ***a*.** ①可修理的,可修补的 ②可恢复的
reparable ***a*.** ①可修补的,可修复的 ②可补偿的 ③可治愈的
reparation ***n*.** 弥补,修复
repatency ***n*.** 再开放,再通
repeat ***vt*.** 重复
repeated ***a*.** 反复的,重复的,屡次的,多次的 ‖ ~ly ***ad*.**
repel (-ll-) ***vt*.** ①击退 ②拒绝 ③排斥 ④使厌恶 ⑤抗,防 ***vi*.** ①击退 ②抵抗 ③引起反感
repellency; repellence ***n*.** 抵抗性,排斥性
repellent ***a*.** ①驱除的,驱散的,消肿的 ②排斥的 ③相斥的 ***n*.** 驱除药,消肿药
repeller ***n*.** 退回器(兽医产科器械)
repercolation ***n*.** 再渗漉
repercussion ***n*.** 消退法,消肿法;浮动诊胎法
repercussive ***a*.** 消肿的 ***n*.** 消肿药
reperfusion ***n*.** 再灌注
reperfusion-induced arrhythmia 再灌注性心律失常
repetatur [拉] ***vt*.** (被动语态) 重复,再配
repetition ***n*.** 重复,反复
repetitive ***a*.** 重复的,反复的
Repirinast ***n*.** 瑞吡可特(抗过敏药)
replace ***vt*.** ①把……放回,使恢复 ②取代,以……代替(by, with);(使)复位;置换 ‖ ~able ***a*.** 可代替的;可替换的
replacement ***n*.** 复位;取代,置换,替代 ‖ total joint ~ 全关节置换(一种关节成形术)
replant ***vt*.** 再植 ‖ ~ation ***n*.** 再植(入)术
replenish ***v*.** (再)装满,(使)充满 ‖ ~er ***n*.** 显影液再生剂/ ~ment ***n*.**
replete ***a*.** 充实的,充满的
repletion ***n*.** 充实,充满
replicase ***n*.** 复制酶
replication ***n*.** 折转;折术;再试验;复制(指复制相同的 DNA 或 RNA 分子) ‖ conservative ~ 保留复制 (DNA 复制时,原来的分子保持完整,形成一个完全新的分子)/DNA ~ DNA 复制 (通过解离双螺旋的双链以及形成新的互补链,而使 DNA 分子产生许多相同的复制品)/nonconservative ~, dispersive ~ 非保留复制,分散性复制 (DNA 复制时,亲代核苷酸碱分布在每个子分子的双链上)/semiconservative ~ 半保留复制 (DNA 复制时,DNA 双链纵分,以致每个子分子各有一个新合成链和一个亲代链)
replicon ***n*.** 复制子 (指细菌内 DNA 一种自主复制凝聚物,如染色体、质体)
reply ***v*. & *n*.** 回答,答复
Repoise ***n*.** 布他哌嗪(butaperazine)制剂的商品名
repolarization ***n*.** 再极化,极化恢复
report ***v*. & *n*.** 报告,汇报,报道 ‖ case ~ 病案报告 ‖ ~able ***a*.** 值得报告的;应该报告的/ ~er ***n*.** 报告人;记者
reportedly ***ad*.** 据传说,据报道
repose ***vt*.** 靠着休息(常接 oneself) ***vi*.** (躺着)休息;长眠;被安放,坐落于(on);建立于,基于(on) ***n*.** 休息;安眠;镇静
reposit ***vt*.** ①保存,贮藏(in) ②使复位 ‖ ~ion ***n*.** ①保存 ②贮藏 ③复位术
repositioning ***n*.** 复位 ‖ jaw ~ 颌复位术
repositor ***n*.** 复位器
repository ***n*.** 贮藏处(一般指长效药物的肌肉注射部位)
represent ***vt*.** ①描述 ②阐述 ③主张,声称 ④代表 ⑤体现,象征
representation ***n*.** ①描写 ②表现 ③代表
representative ***a*.** ①描写的 ②表现的 ③代表性的,典型的 ④类似的,相当的 ***n*.** ①典型 ②代表
repress ***vt*.** 抑制;压抑 ‖ ~ive ***a*.**
repression ***n*.** 压制,抑制;压抑;阻遏 ‖ coordinate ~ 并列性抑制(几种酶)/enzyme ~, endproduct ~ 酶抑制,终产物性抑制/gene ~ 基因阻遏/reactive ~ 压抑性精神病,压抑反应状态
repressor ***n*.** 抑制子,阻抑物,阻遏物(遗传学上指调节基因所产生的物质)
reproach ***v*. & *n*.** 责备,指责 ‖ above(或 beyond) ~ 无可指责
reproduce ***v*.** ①繁殖,生殖 ②再生长 ③复制 ④复现
reproducible ***a*.** 能繁殖的;能再生长的
reproduction ***n*.** ①生殖,繁殖 ②复现(心理) ‖ asexual ~ 无性生殖/cytogenic ~ 细胞性生殖/sexual ~ 有性生殖/somatic ~ 分体生殖
reproductive ***a*.** ①生殖的 ②复现的
Repromicin ***n*.** 瑞普米星(抗生素)
repromicin ***n*.** 瑞普米星,里泼罗霉素(抗生素)
Reproterol ***n*.** 瑞替特罗(平喘药)
Reproterol hydrochloride 盐酸瑞普特罗,盐酸茶丙喘宁(支气管扩张药)
reptilase ***n*.** 蛇毒凝血酶(用于检测凝血时间)
reptile ***n*.** 爬虫,爬行动物
Reptilia ***n*.** 爬行纲
republication ***n*.** 再版,重新发表
republish ***vt*.** 再出版,重新发表
repudiate ***vt*.** 遗弃;与……断绝关系;拒绝接受;否定
repudiation ***n*.** ①遗弃 ②断绝关系 ③拒绝接受 ④否定
repugnance; repugnancy ***n*.** 不一致,矛盾(of, between, to, with);矛盾之处;厌恶(to, against)
repugnant ***a*.** 不一致的,矛盾的 (to, between);令人厌恶的 (to);相斥的,对抗性的(with) ‖ ~ly ***ad*.**
repullulation ***n*.** 再发芽
repulse ***vt*.** 排斥,厌恶
repulsion ***n*.** 排斥,相斥;斥力
repulsive ***a*.** 排斥的;使人厌恶的;斥力的 ‖ ~ly ***ad*.**
reputation ***n*.** 名誉;声望,荣誉
repute ***n*.** 名誉;声望 ***vt*.** 称为,认为 ‖ be well (ill) ~d 有好(坏)名声
request ***n*. & *vt*.** 请求,要求;需要 at sb's ~ 应某人的请求/by ~ (of) 应邀/in (great) ~, much in ~ 非常需要的,大众喜爱的/on ~ 邀请时;承索(即寄)
require ***vt*.** 需要;要求 ‖ ~ment ***n*.** 需要(量);要求;必要的条件
requisite ***a*.** 需要的,必要的 ***n*.** 必需品
requisition ***n*.** 正式请求,申请;需要,使用 ***vt*.** 要求,征用
RES reticuloendothelial system 网状内皮系统
resazurin ***n*.** 刃天青(一种醌亚胺化合物,用作 pH 指示剂,亦用作氧化还原电位的指示剂)
Rescimetol ***n*.** 利西美托(降压药)
rescinnamine ***n*.** 瑞西那明,桂皮利血胺(用作镇静剂及抗高血压药)
rescue ***vt*. & *n*.** 援救,营救 ‖ ~r ***n*.** 援救者,营救者
research ***n*.** 调查,探究;[常用复] 学术研究 ***vi*.** 调查,探究;进行学术研究
resect ***vt*.** 切除 ‖ ~able ***a*.** 可切除的
resection ***n*.** 切除(术) ‖ gastric ~ 部分胃切除术/root ~ (牙)根尖切除术/submucous ~ 黏膜下(鼻中隔)切除术,开窗切除术/transurethral ~ prostatic (TURP) 经尿道前列腺切除术/wedge ~ 楔形切除术 ‖ ~al ***a*.**
resectoscope ***n*.** (经尿道)前列腺切除器
resectoscopy ***n*.** (经尿道)前列腺切除术
resemblance ***n*.** 相似,相似性;相似物
resemble ***vt*.** 像,类似
resene ***n*.** 氧化树脂
resent ***vt*.** 对……不满;怨恨 ‖ ~ment ***n*.**
Reserpiline ***n*.** 利舍匹林(降压药)
Reserpine ***n*.** 利血平(降压药)
reserpinized ***a*.** 利血平化的,利血平治疗的
Reserpoid ***n*.** 利血平(reserpine)制剂的商品名
reservation ***n*.** 保留;预定
reserve ***vt*.** ①储备 ②保留 ③预定 ***n*.** 储备(力),储量 ‖ alkali ~, alkaline ~ 碱储量/cardiac ~ 心脏储备力/in ~ 预备的,储备的/without ~ 无保留地,无条件地
reservoir ***n*.** ①水库,贮水池,贮器 ②储金窟(牙) ③(寄生物或病菌的)贮主 ‖ chromatin ~ 染色质核仁,核粒/~ of infection 传染贮主,传染贮源/~ of virus 病毒贮主

reset (reset; -tt-) *vt*. ①重放,重新安排 ②重接(断骨)
reshaping *n*. 改形,矫形
reside *vi*. ①居住(in,at) ②属于(in) ③存在于(in)
residence *n*. ①居住 ②住处,住房③居住期间‖in ~(官员)住在任所的 ④(学生)住校的
resident *a*. ①居住的,居留的 ②归属于……的;存在于……的(in) *n*. ①居民 ②住院医师
residential *a*. 居住的;住宅的
residual *a*. ①剩余的,残余的,残留的 ②残数的 *n*. ①剩余 ②残渣 ③残数
residue *n*. ①残余,剩余 ②基,残基 ③渣,残余物‖day ~ 白昼残留印象(指梦中残留白天经验的痕迹)
residum [复 **residua**] *n*. [拉] 残余,剩余;残渣‖gastric ~ 胃内残渣/sporal ~孢子残渣(孢子形成后的残留胞质)
resilience; resiliency *n*. 回弹,弹性;回弹能
resilient *a*. 回弹的,弹性的;回弹能的
resilin *n*. 节枝弹性蛋白
resin *n*. ①树脂 ②松脂,松香 *vt*. ①涂树脂于 ②用树脂处理‖acrylic ~s 丙烯酸树脂/activated ~ 自凝树脂/anionexchange ~ 阴离子交换树脂/azure A carbacrylic ~ 天青 A 羧丙烯酸树脂/carbacrylamine ~s 羧丙烯胺树脂/cation-exchange ~ 阳离子交换树脂/cholestyramine ~ 考来烯胺树脂,消胆胺,降脂一号树脂(降血脂药)/cold-curing ~冷凝树脂,自凝树脂/composite ~ 复合树脂/copolymer ~ 异分子聚合树脂/direct filling ~ (牙用)直接填料树脂/epoxy ~ 环氧树脂/heat-curing ~ 热凝树脂/ion exchange ~ 离子交换树脂/podophyllum ~ 鬼臼(树)脂(局部腐蚀药,治疗乳头瘤,以前用作泻药)/quick-cure ~ 快凝树脂,自凝树脂/polyamine-methylene ~ 聚胺甲烯树脂(抗胃酸药)/self-curing ~ 自凝树脂/styrene ~ 苯乙烯树脂,聚苯乙烯/synthetic ~ 合成树脂/vinyl ~ 乙烯树脂
resina [拉] *n*. 树脂;松脂,松香
Resinat *n*. 聚胺甲烯树脂(polyamine-methylene resin)制剂的商品名
resinoid *a*. 树脂样的 *n*. 类树脂;热固(性)树脂
resinotannol *n*. 树脂鞣醇
resinous *a*. 树脂性的,树脂的
resist *vt*. 抵抗;抗,耐;抵制 *vi*. 抵抗,抵制
resistance *n*. 抵抗力,抵抗性;耐力;电阻,阻力‖airway ~ 气道阻力/drug ~ 抗药性 /electrical ~ 电阻/environmental ~ 环境阻力/total peripheral ~ 总外周阻力,总末梢阻力/total pulmonary ~ 总肺循环阻力/vascular ~ 血管阻力
resistant *a*. 有抵抗力的,抵抗的
resistibility *n*. 抵抗力
resistible *a*. 抵抗得住的
resistive *a*. 抵抗的,有抵抗力的
resistivity *n*. ①抵抗力,抵抗性 ②电阻率
resite *n*. 丙阶酚醛树脂,不熔酚醛树脂
resole *n*. 甲阶酚醛树脂,可熔酚醛树脂
resoluble *a*. ①可分解的 ②可溶解的(into) ③可解决的
resolute *a*. 坚决的,果断的‖~ly *ad*./~ness *n*.
resolution *n*. ①坚决,果断 ②决定,决议 ③消除 ④(炎症等的)消退,消散 ⑤解决 ⑥解析 ⑦分辨 ⑧转变(into)
resolvability *n*. ①可溶解性 ②可解析性 ③可解决性
resolvable *a*. ①可溶解的 ②可解析的 ③可解决的
resolve *vt*. ①使分解,解析 ②解决 ③消除 ④消退 ⑤决心 ⑥使转为,归结为(into) *vi*. ①决心 ②决定 ③分解 ④溶解 ⑤解析 ⑥分辨 ⑦消散 *n*. ①决心 ②坚决
resolved *a*. 决心的,坚决的
resolvent *a*. ①使溶解的 ②使分解的③消散的 *n*. ①消散药 ②解决办法
resonance *n*. ①反响,叩响 ②共振,共鸣 ③中介(现象)‖amphoric ~ 空瓮音/bandbox ~ 空匣音,空匣叩响(肺气肿时)/cough ~ 咳音,咳响/cracked-pot ~ 破壶音,破壶响/electron spin ~ 电子自旋共振/nuclear magnetic ~ 核磁共振/osteal ~ 骨性叩响/paramagnetic ~ 顺磁共振/shoulder-strap ~ 肩部叩响(锁骨上方肺尖处的肺部叩响)/tympanic ~ 鼓音,鼓响/vesicular ~ 肺泡性叩响/vesiculotympanic ~, wooden ~ 肺泡鼓性叩响,木性叩响/vocal ~ 语响/whispering ~ 耳语响
resonant *a*. ①反响的,叩响的 ②共鸣的,共振的
resonate *v*. ①(使)共振,(使)共鸣 ②(使)回响
resonator *n*. 共振器,共鸣器
Resorantel *n*. 雷琐仑太(抗蠕虫药)
resorb *v*. 再吸收,重吸收;消溶
resorcinism *n*. 雷琐辛中毒,间苯二酚中毒
Resorcinol *n*. 雷琐辛,间苯二酚(角质层分离剂)‖~acetate 醋雷琐辛(消毒防腐药)~ monoacetate 醋雷琐辛,间苯二酚单醋酸酯(抗皮脂溢药,角质层分离剂)
resorcinolphthalein *n*. 间苯二酚酞,荧光素
resorption *n*. 吸收(作用),吸回(作用),吸除(作用)‖bone ~ 骨吸收/idiopathic ~ 自发性吸收/tubular ~ 肾小管吸收
resorptive *a*. 吸收(作用)的,吸回(作用)的
resort *vi*. ①求助,凭借,采取 ②常去 *n*. 求助,凭借,采取(to);常去;胜地‖health ~ 疗养地,as a (或 in the) last ~ (其他一切都失败后)作为最后一着/have ~ to 求助于
resource *n*. [常用复] 资源;办法;消遣,娱乐‖natural ~s 自然资源
respect *vt*. 尊敬;考虑,重视;遵守 *n*. 尊敬;[复] 敬意,问候;考虑,重视,关心;关系,方面‖in one ~ 有一点/in no ~ 毫不/in ~ of (或 to) 就……而言,关于,涉及/in ~ that 因为……,考虑到/in several (或 many, all) ~ 在几个(许多,各个)方面/with ~ to 关于,就……而论/without ~ to 不管,不顾
respecting *prep*. 关于;由于,鉴于
respective *a*. 各自的,各个的‖~ly *ad*. 各自地,分别地
respirable *a*. 可呼吸的,适于呼吸的
respiration *n*. ①呼吸(作用) ②呼吸音‖abdominal ~ 腹式呼吸/absent ~ 呼吸音消失,无呼吸音呼吸/accelerated ~ 呼吸加速(呼吸速度每分钟超过 25 次)/artificial ~ 人工呼吸/bronchocavernous ~, metamorphosing ~ 支气管空洞呼吸音/bronchovesicular ~ harsh ~, rude ~, transitional ~支气管肺泡呼吸音,粗糙呼吸音,粗杂呼吸音,过渡呼吸音/cavernous ~ 空洞呼吸音/cogwheel ~, interrupted ~, jerky ~, wavy ~ 齿轮状呼吸,间断性呼吸,急冲状呼吸,波浪状呼吸/divided ~ 分割呼吸/electrophrenic ~ 膈神经电刺激性呼吸/forced ~ 强力呼吸/internal ~, tissue ~ 内呼吸,组织呼吸/paradoxical ~ 反常呼吸,逆呼吸/periodic ~ 周期性呼吸,潮式呼吸/puerile ~, supplementary ~小儿样呼吸音,代偿性呼吸音/slow ~ 呼吸缓慢(呼吸速度每分钟少于 12 次)/tubular ~, bronchial ~ 管性呼吸音,支气管呼吸音/vicarious ~ 代偿性呼吸
respiratory *a*. 呼吸的
respire *v*. 呼吸
respirometer *n*. 呼吸(运动)计
respond *v*. 回答,响应,(对……)有反应(to)‖~er *n*. 应答者,反应者
respondence; respondency *n*. 应答,反应,响应
respondent *a*. 回答的,有反应的(to)
response *n*. 应答,反应,响应‖anamnestic ~, memory ~, recall ~, booster ~, second set ~, secondary immune ~ 回忆应答,记忆应答,加强应答,二次应答,二次免疫应答(在免疫学中指注射过去已有过初次免疫应答的抗原之后血内抗体迅速重现)/autoimmune ~ 自身免疫应答(针对自身组织产生抗体或淋巴细胞的免疫应答)/delayed ~ 迟发型应答(见 reaction 项下相应术语)/galvanic skin ~ 皮肤电反应/immediate ~ 速发型应答(见 reaction 项下相应术语)/immune ~ 免疫应答(机体对抗原产生的特异性应答,包括细胞免疫、体液免疫与免疫耐受性)/primary immune ~ 初次免疫应答(对抗原初次刺激的免疫应答,特征为特异性抗体合成开始前有一个潜伏期)/recall titer ~ 强化效价反应,回忆滴度应答(用加强注射使特异性凝集素增加的现象)/reticulo- cyte ~ 网状细胞增多反应/triple ~ (of Lewis) (刘易斯)三重应答(用钝器划触皮肤后的一种生理应答:首先在划痕部位由于释放组胺或组胺样物质呈现红线,继而在红线周围形成潮红现象,最后由于局限性水肿而形成风团)
responsibility *n*. ①责任,责任心 ②责任能力
responsible *a*. 有责任的,(应)负责的‖be ~ for 对……负责;引起
responsive *a*. 应答的,反应的,响应的(to)‖~ly *ad*. /~ness *n*. 应答性,反应性
rest[1] *n*. ①休息,静止 ②剩余,胎性剩余 ③支托,靠 *vi*. ①休息 ②安心 ③静止 ④支撑(在) ⑤依据,有赖于 *vt*. ①使休息 ②使支撑(在) ③使基(于)‖aberrant ~ 迷芽瘤/adrenal ~, suprarenal ~肾上腺剩余(有时见于卵巢或睾丸内)/bed ~ 床支架;卧床休息/carbon ~ (剩)余碳(指血滤液中)/embryonic ~, epithelial ~, fetal ~ 胎性剩余,上皮剩余/incisal ~ 切支托/lingual ~ 舌面支托/occlusal ~ 拾支托/precision ~ 固定支托/recessed ~ 隐蔽支托/semiprecision ~ 半固定支托/surface ~ (牙)面支托‖at ~ 安眠,长眠,静止/come to ~ 停止移动/lay sb to ~ 埋葬;消除/~ assured 确信/~ on (或 upon) 依靠;(视线)停留在/~ with 取决(于),归(于)/set sb's mind (或 fears) at ~ 使某人解除忧虑,使某人安心
rest[2] *n*. [the ~] 剩余部分,其余的人,其余 *vi*. 依然是,保持‖among the ~ 在其中/and (a11) the ~ (of it) 以及其他等等/for the ~ 至于其余,至于其他
restbite *n*. 休止拾,休止咬合

restenosis *n*. 再狭窄（尤指心瓣的）
restful *a*. 宁静的,使(感到)平静的
restibrachium（[复] restibrachia）*n*. 绳状体,小脑下臂
restiform *a*. 绳状的
restis[复 restes] *n*. [拉] 绳状体
restitutio *n*. [拉] 整复,恢复;转回(胎头) ‖ ~ ad integrum 完全恢复
restitution *n*. 整复,恢复;转回(胎头)
restless *a*. 不安静的,不宁的;不静止的;不安定的 ‖ ~ly *ad*. / ~ness *n*. 不宁,坐立不安
restorable *a*. ①可恢复的,可复原的 ②可归还的
restoration *n*. 恢复,康复;复位,回复;修复 ‖ buccal ~ 颊面窝洞修复/prosthetic ~ 假体修复(口腔矫形修复)
restorative *a*. 促恢复的 *n*. 恢复药
restore *vt*. ①(使)恢复,(使)回复 ②归还 ③修复
Restoril *n*. 替马西泮(temazepam)制剂的商品名
restrain *vt*. 抑制,制止;限制,约束 ‖ ~able *a*. 可抑制的
restrainer *n*. 制动器;抑制剂
restraint *n*. ①抑制,制止 ②节制 ③约束,拘束 ‖ chemical ~ 化学约束(用麻醉药品使精神病患者趋于平静) | be laid (或 put, kept) under ~ 被监禁;被送入精神病院
restrict *vt*. 限制,限定,约束
restricted *n*. 受限制的,有限的,约束的
restriction *n*. 限制,限定 ‖ MHC ~ MHC 限制,主要组织相容性复合体限制
restrictive *a*. 限制（性）的,约束（性）的
resublimed *a*. 再升华的
result *n*. 结果,成果,效果 *vi*. (作为结果)发生,产生(from);归于,导致(in) ‖ as a ~ 结果,因此/as a ~ of 作为……的结果/in ~ 结果/with the ~ that 因而,因此/without ~ 毫无结果地
resultant *a*. 结果的,结局的 *n*. 结果;生成物,(反应)产物
resume *vt*. ①恢复 ②重新开始 ③收回 *vi*. 再开始
résumé[法] *n*. ①摘要,梗概 ②个人简历
resumption *n*. ①恢复 ②再开始 ③再继续
resupination *n*. ①反转,颠倒 ②仰卧位
resupine *a*. 仰卧的
resurgence *n*. 苏醒,恢复活动
resurgent *a*. 苏醒的,恢复活动的 *n*. 苏醒者,复活者
resurrect *vt*. ①使复活,恢复,使再受注意 ②(墓中)盗掘 *vi*. ①复苏 ②回生
resurrection *n*. 复活,回生,恢复;掘墓盗尸 ‖ ~al *a*. / ~ism *n*. (掘墓)盗尸/ ~ist *n*. 盗尸者,盗尸解剖者;使复活者,使复兴者
resuscitate *v*. (使)复苏,(使)回生
resuscitation *n*. 复苏(术),回生 ‖ ~ of heart 心脏复苏
resuscitator *n*. 复苏器
resuture *n*. 再缝术,二期缝术
retain *vt*. 保持,保留
retainer *n*. 固位体(牙);保留器,保持器 ‖ direct ~ 直接固位体
retamine *n*. 鹰爪豆碱
retard *vt*. ①延迟,使停滞 ②阻止,妨碍 *vi*. 减速,延迟 *n*. 延迟,放慢,妨碍
retardant *a*. 使延迟的 *n*. 抑制剂
retardate *n*. 智力迟钝者
retardation *n*. ①阻滞,迟缓,延滞发育;②妨碍 ‖ mental ~ 精神发育迟缓,精神发育不全/psychomotor ~ 精神运动性阻滞/ ~ of thought 思想迟缓
retardative; **retardatory** *a*. 迟缓的
retch *vi*. 干呕,恶心 ‖ ~ing *n*.
rete[拉][复 retia] *n*. 网 ‖ acromial ~ 肩峰网/articular cubital ~ 肘关节网/calcane- al ~ 跟网/dorsal carpal ~ 腕背网/epidermal ~ 生发层/ ~ ovarii tumor 卵巢网肿瘤 / plantar ~, plantar venous ~ 足底静脉网
retention *n*. 潴留,停滞;保留,保持;固位 ‖ denture ~ 义齿固位/direct ~ 直接固位/indirect ~ 间接固位/surgical ~ 外科手术固位/ ~ of urine 尿潴留
retethelioma *n*. 网状内皮肉瘤,恶性淋巴瘤
retial *a*. 网的
reticul(o)-[构词成分] 网,网状结构
reticula reticulum 的复数 *n*.
reticular *a*. 网状的 ‖ ~ly *ad*.
reticulate *a*. 网状的 *v*. (使)成网状 ‖ ~d *a*. / ~ly *ad*.
reticulation *n*. 网状形成 ‖ dust ~ 尘网形成(肺尘病的早期,尤见于煤矿工人,可能发展成炭末石末沉着病)
reticulin *n*. 网霉素,羟基链霉素;网硬蛋白 ‖ ~ M 网硬蛋白 M (网状内皮系统产生的一种内分泌物)
reticulisarcoma; **reticulum cell sarcoma** *n*. 网状细胞肉瘤
reticulitis *n*. 蜂窝胃炎（反刍动物第二胃的炎症）
reticulocyte *n*. 网状细胞,网织红细胞
reticulocytic *a*. 网状细胞的,网织红细胞的
reticulocytogenic *a*. 网状细胞生成的
reticulocytopenia *n*. 网状细胞减少
reticulocytosis *n*. 网状细胞增多
reticuloendothelial *a*. 网状内皮的
reticuloendothelioma *n*. 网状内皮瘤(恶性淋巴瘤)
reticuloendotheliosis *n*. 网状内皮组织增殖 ‖ leukemic ~ 白细胞性网状内皮组织增殖,毛细胞白血病/systemic aleukemic ~ 全身性非白血病性网状内皮组织增殖(见 Letterer-Siwe disease)
reticuloendothelium *n*. 网状内皮组织
reticulohistiocytary *a*. 网状(内皮系统)组织细胞的
reticulohistiocytoma *n*. 网状(内皮系统)组织细胞瘤
reticulohistiocytosis *n*. 网状(内皮系统)组织细胞瘤病 ‖ multicentric ~ 多中心性网状(内皮系统)组织细胞瘤病,脂质皮肤关节炎
reticuloid *a*. 网状细胞增多(症)样的 *n*. 类网状细胞增多症 ‖ actinic ~ 光化性类网状细胞增多症
reticuloma *n*. 网状内皮细胞瘤(组织细胞恶性淋巴瘤)
reticulopenia *n*. 网状细胞减少
reticuloperithelium *n*. 网周上皮
reticulopituicyte *n*. 垂体网状细胞
reticulopod; **reticulopodium** *n*. 网状假足,网状伪足
reticulopodia（reticulopodium 的复数）*n*. 网状假足,网状伪足
reticulosarcoma *n*. 网状细胞肉瘤(未分化的或组织细胞的恶性淋巴瘤)
reticulosis *n*. 网状细胞增多(症) ‖ histiocytic medullary ~, familial hemophagocytic ~, familial histiocytic ~ 组织细胞性髓性网状细胞增多,家族性嗜血细胞性网状细胞增多,家族性组织细胞性网状细胞增多/lipomelanic ~ 脂肪黑变性网状细胞增多,皮肤病性淋巴结病/pagetoid ~ 变形性骨炎样网状细胞增多
reticulothelium *n*. 网织上皮
reticulum（[复]reticula）*n*. [拉] 网(尤指细胞原生质网);网状组织;蜂窝胃（反刍动物第二胃）‖ endoplasmic ~ 内质网/sarcoplasmic ~ 肌浆网,肌质网/stellate ~ 星形网/ ~ trabeculare anguli iridoconealis 虹膜角膜角小梁网
retiform *a*. 网状的
Retin-A *n*. 维 A 酸(tretinoin)制剂的商品名
retina（[复]retinas 或 retinae）*n*. 视网膜 ‖ coarctate ~ 紧压性视网膜;漏斗状视网膜/detatched ~, detatchment of ~ 视网膜脱离/lower ~ 下半(部)视网膜/nasal ~ 鼻半侧视网膜/shot-silk ~, watered-silk ~ 闪缎样视网膜/temporal ~ 颞半侧视网膜/tigroid ~ 豹纹状视网膜/upper ~ 上半(部)视网膜
retinaculum[拉]（[复]retinacula）*n*. 支持带,系带;持疝钩
retinal *a*. 视网膜的 *n*. ①视黄醛,维生素 A 醛 ②去氢视网醛,去氢维生素 A 醛 ‖ ~ isomerase 视黄醛异构酶 / ~ reductase 视黄醛还原酶(一种酶活性的旧称,现称醇脱氢酶 < NAD(P) + >)
retinal binding protein（简作 RBP）维生素 A 结合蛋白
retinascope *n*. 视网膜镜
retine *n*. 抑细胞素(抑制细胞的分裂和生长)
retinene *n*. 视黄醛,维生素 A 醛
retinitis *n*. 视网膜炎 ‖ apoplectic ~ 猝出血性视网膜炎 /azotemic ~ 氮血症性视网膜炎 / central angiospastic ~ 血管痉挛性中兴视网膜炎 / gravidic ~ 妊娠性视网膜炎 / leukemic ~; splenic ~ 白血病性视网膜炎 / ~ pigmentosa sine pigmento 无色素性视网膜色素变性,无色素沉着的色素性视网膜炎 / punctate ~ 点状视网膜炎 / renal ~ 肾炎性视网膜炎 / ~ sclopetaria 射伤性视网膜炎 / striate ~ 纹状视网膜炎
retinoblastoma *n*. 成视网膜细胞瘤,视网膜神经胶质瘤
retinochoroid *n*. 视网膜脉络膜的
retinochoroiditis *n*. 视网膜脉络膜炎 ‖ ~ juxtapapillaris 近视乳头性视网膜脉络膜炎 / toxoplasmic ~ 弓形体性视网膜脉络膜炎
retinocytoma *n*. 视网膜细胞瘤（亦称视网膜瘤）
retinodialysis *n*. 视网膜分离
retinograph *n*. 视网膜照片
retinography *n*. 视网膜照相术
retinoic acid 维 A 酸,维生素 A 酸,视黄酸
retinoid *a*. ①视网膜样的 ②树脂样的 *n*. 类维生素 A
retinol *n*. ①视黄醇,维生素 $A_1$②去氢视黄醇,维生素 A_2 ‖ ~ dehydrogenase 视黄醇脱氢酶 / ~ O-fatty-acyltransferase 视黄醇 O-脂(肪)酰基转移酶
retinol equivalent（简作 RE）视黄醇当量
retinoma *n*. 视网膜瘤,视网膜细胞瘤

retinomalacia *n*. 视网膜软化
retinopapillitis *n*. 视网膜视乳头炎
retinopathy *n*. 视网膜病‖arteriosclerotic ~ 动脉硬化性视网膜病/central disk-shaped ~ 盘性中心性视网膜病,盘性黄斑变性/central serous ~, central angiospastic ~ 浆液性中心性视网膜病,血管痉挛性中心性视网膜病/circinate ~ 环形视网膜病(亦称环形视网膜炎)/diabetic ~ 糖尿病性视网膜病/exudative ~ 渗出性视网膜病(亦称渗出性视网膜炎)/hemorrhagic ~ 出血性视网膜病/hypertensive ~ 高血压性视网膜病/~ of prematurity 未熟儿视网膜病,晶状体后纤维组织形成/pigmentary ~ 色素性视网膜病/proliferative ~ 增殖性视网膜病/renal ~ 肾性视网膜病/stellate ~ 星状视网膜病
retinoschisis *n*. 视网膜劈裂症
retinoscope *n*. 视网膜镜
retinoscopy *n*. 视网膜镜检查,视网膜检影法
retinosis *n*. 视网膜变性
retinotopic *a*. 视网膜区域定位的,视网膜定位的
retinotoxic *a*. 毒害视网膜的
retinyl *n*. 视黄基
retinyl-palmitate esterase 棕榈酸视黄酯酶
retire *vi*. ①离开,撤退 ②退休,退职,退役 ③就寝 *vt*. 撤退,辞退‖~ into oneself 沉默/~ to bed 就寝
retired *a*. 退休的,退职的,退役的
retirement *n*. 退休,退职,退役
retisolution *n*. 高尔基(Golgi)体溶解
retispersion *n*. 高尔基体移位(高尔基 < Golgi > 体从正常位置移到细胞周围)
retoperithelium *n*. 网周上皮
retort *v*. & *n*. 反击,反驳, 曲颈甑,蒸馏瓶
Retortamonadida *n*. 曲滴虫目
Retortamonas *n*. 曲滴虫属
retothel *a*. 网状内皮的
retothelial *a*. 网织上皮的
retothelium *n*. 网织上皮
retr(o)- [前缀] 后,向后,在后
retract *v*. 缩回,缩卷
retractile *a*. 可缩回的,可退缩的
retraction *n*. 退缩,缩回‖clot ~ 血块疑缩/gingival ~ 龈后缩/mandibular ~ 下颌后缩
retractor *n*. 牵开器
retrad *ad*. 向后(向后方或背侧)
retreat *vi*. 退却;放弃(from) *n*. 退却;逃避
retrievable *a*. ①可收回的,可恢复的 ②可挽救的
retrieval *n*. ①(记忆内容的) 随意再现 ②(可)收回,(可)恢复 ③(可)挽救 ④检索‖beyond (或 past) ~ 不可恢复 ⑤不可挽回
retrieve *vt*. ①收回,恢复 ②挽回,挽救③追溯
retroact *vi*. 倒行,回动,起反作用
retroaction *n*. 反作用,逆作用
retroactive *a*. 倒行的,回动的,反作用的
retroauricular *a*. 耳后的
retrobronchial *a*. 支气管后的
retrobuccal *a*. 颊后的,口后的
retrobulbar *a*. 眼球后的;脑桥后的
retrocalcaneobursitis *n*. 跟腱 (黏液)囊炎
retrocardiac *a*. 心后的
retrocatheterism *n*. 逆行插管法
retrocecal *a*. 盲肠后的
retrocede *vi*. 后退,后移 *vt*. 交还,归还
retrocervical *a*. 子宫颈后的
retrocession *n*. ①后退,后移(尤指子宫后移) ②交还,归还
retroclavicular *a*. 锁骨后的
retroclusion *n*. 逆压法,动脉后针压术
retrocochlear *a*. (耳) 蜗后的
retrocollic *a*. 项的,颈后的
retrocollis *n*. 颈后倾 (头向后仰的痉挛性斜颈)
retrocrural *a*. 腿后的
retrocursive *a*. 退走的,退奔的
retrodeviation *n*. 后偏 (后倾、后屈、后移的总称)
retrodisplacement *n*. 后移位
retroesophageal *a*. 食管后的
retrofiexion *n*. 后屈 (尤指子宫后屈)
retrofilling *n*. 倒充填 (法) (从根尖开始充填)
retroflex(ed) *a*. 后屈的
retrogasserian *a*. 半月神经节后根的
retrognathia; **retrognathism** *n*. 缩倾,倾退缩
retrognathic *a*. 缩倾的
retrogradation *n*. ①退行性,逆行 ②衰退,退化
retrograde *a*. ①退行性的,逆行的 ②衰退的,退化的 *vi*. ①退行,逆行 ②退化
retrography *n*. 反写
retrogression *n*. ①退化,变性 ②退行(指退行至发育早期不太复杂的状态)
retroinfection *n*. 逆传染 (由胎儿传染母体)
retroinsular *a*. 岛后的
retroiridian *a*. 虹膜后的
retrojection *n*. 腔洞灌洗法
retrolabyrinthine *a*. 迷路后的
retrolenta; **retrolen** *a*. 晶状体后的
retrolingual *a*. 舌后的
retrolisthesis *n*. 骶骨前移
retromammary *a*. 乳房后的
retromandibular *a*. 下颌后的
retromastoid *a*. 乳突后的
retromesenteric *a*. 肠系膜后的
retromorphosis *n*. 退行性变态
retronasal *a*. 鼻后的
retro-ocular *a*. 眼后的
retroparotid *a*. 腮腺后的
retropatellar *a*. 髌后的
retroperitoneal *a*. 腹膜后的
retroperitoneum *n*. 腹膜后腔
retroperitonitis *n*. 腹膜后腔炎
retropharyngeal *a*. 咽后的
retropharyngitis *n*. 咽后炎
retropharynx *n*. 咽后部
retroplacental *a*. 胎盘后的
retroplasia *n*. 退行性化生(组织或细胞变性为更原始型)
retropleural *a*. 胸膜 (腔)后的
retroposed *a*. 后移的
retroposition *n*. ①后位,后移 ②复位,回复
retropulsion *n*. ①推回,向后压(如分娩时的胎头) ②后退(如脊髓痨时),反步症 ③后退步态,后冲步态(一种异常步态)
retrorectal *a*. 直肠后的
retrorsine *n*. 倒千里光碱 (一种有毒的生物碱)
retrosigmoidal *a*. 乙状窦后的
retrosinus *n*. 后窦(颞骨乳突)
retrospect *n*. & *v*. 回顾,回想,追溯‖in ~ 回顾‖~ion *n*.
retrospective *a*. 回顾的,回想的,追溯的
retrospondylolisthesis *n*. 骶骨前移
retrostalsis *n*. 逆蠕动
retrosternal *a*. 胸骨后的
retrosymphysial *a*. 耻骨联合后的
retrotarsal *a*. 睑板后的
retrouterine *a*. 子宫后的
retrovaccination *n*. 还原接种法 (用从人获得的疫苗病毒接种至小母牛身上,同样亦指从曾接种疫苗病毒的母牛身上获取病毒再接种至小母牛身上)
retroversioflexion *n*. 后倾后屈
retroversion *n*. 后倾‖~ of uterus 子宫后倾
retroverted *a*. 后倾的
retrovesical *a*. 膀胱后的
Retrovir *n*. 齐多夫定(zidovudine)制剂的商品名
Retroviridae *n*. 逆转录病毒科
retrovirus *n*. 后病毒,逆转录病毒
retrusion *n*. 后移(如牙齿在咬合线后的位置不良);下颌后移
Rett syndrome (Andreas Rett) 雷特综合征(累及脑灰质的一种进行性病变,只见于女性,出生时即存在,特征为孤独行为、共济失调、痴呆、癫痫发作及失去有目的用手能力,伴大脑萎缩,血氨轻度升高及生物胺水平降低。亦称大脑萎缩性血氨过多)
return *vi*. 回,返回;回复,恢复;送还,归还;回答 *vt*. 还,归回周报,报答;回答;获得;报告,申报 *n*. 回来;归还;回复,恢复;回流;回归,复发;报答,回报;[常用复] 报告书,统计表 *a*. 返回的;折回的,回流的;重现的,回复的‖in ~ 作为报答,作为回报/in ~ for 作为……的交换,作为……的报答/Many happy ~s (of the day)! 祝你长寿!(生日祝词)/~ a favour 报答/~ thanks 答谢/~ to 放回;周到;恢复到
Retzius' fibers (Anders A Retzius) 雷济厄斯纤维(柯替 < Corti > 器内戴特斯 < Deiters > 细胞的硬丝)‖~ space (cavity) 膀胱前隙,耻骨后隙/~ veins 雷济厄斯静脉(自小肠壁至下腔静脉的属支,即肠壁静脉)
Retzius' foramen (Magnus G. Retzius) 第四脑室外侧孔‖~ lines (striae) 生长线,增长线 (牙本质)

reunient *a*. 再连合的
reunion *n*. 再结合,再连合,复连(合)
reunite *v*. (使)再结合,(使)再连合,(使)复连
reuse *vt*. & *n*. 再使用,重新使用
Reuss's color charts (tables) (August R. Von Reuss) 罗伊斯比色图表(检色觉)
revaccination *n*. 再接种 (第二次预防接种)
revaluate *vt*. 对……重新估价 (或评价)
revaluation *n*. 重新估价 (或评价)
revascularization *n*. 血管再生成,血管再通,换血管术
reveal *vt*. ①展现,(显)露出 ②揭示,揭露
revelation *n*. ①展现,显露 ②揭露
revellent *a*. 诱导的
Revenast *n*. 瑞那司特(抗过敏药)
revenge *vt*. 替……报仇,报复 *n*. 报仇,报复 ‖ in(或 out of) ~ (for) 报复,为……报复
reverberate *vt*. & *vi*. (使) 反响
reverberation *n*. 反响;混响
Reverdin's graft (Jacques L. Reverdin) 表皮移植片 ‖ ~ method 雷维尔丹法(表皮移植)/~ operation 雷维尔丹手术(一种表皮移植法)
Reverdin's needle (Albert Reverdin) 雷维尔丹活眼针(外科用针)
reverie *n*. 出神,幻想
reversal *n*. 颠倒,逆转;反向,相反 ‖ ~ of gradient (肠)梯度颠倒,粪便逆行/sex ~ 性转换,性反转
reverse *a*. 倒转的,逆转的;反向的,回复的 *n*. 倒转,逆转;相反,反向,反面 *v*. (使)颠倒,(使)逆转,(使)倒转;(使)反向 ‖ in ~ order 颠倒次序 / ~ transcriptase 逆转录酶,RNA 指导的 DNA 聚合酶 ‖ ~ly *ad*.
reverse current (简作 recur) 反向电流
reversibility *n*. 可逆性
reversible *a*. 可逆的
reversion *n*. 逆转,倒转,反向;回复变异;返祖遗传(某些远祖的遗传性状的重现) ‖ antigenic ~ 抗原性逆转(成熟细胞的抗原结构转变为未成熟细胞的抗原结构,如某些肿瘤中所见)
revert *vi*. 回复(to);回复变异;返祖遗传
review *n*. ①回顾 ②检查 ③评论 ④复习 *vt*. ①考察 ②检查 ③回顾 ④评论 ⑤复习 ‖ pass in ~ (被)回顾,(被)检查/under ~ 在检查中
Revilliod sign (Jean L A. Revilliod) 腊维约征,眼轮匝肌征(orbicularis sign,见 sign 项下相应术语)
revise *vt*. 修订,修改;对……重新分类
revision *n*. 修订,修改
revisit *vt*. 再访问,重游,回到
revitalization *n*. 复苏,恢复元气,回生
revitalize *vt*. 使复苏,使恢复元气,使回生
revivable *a*. 可苏醒的,可复活的
revival *n*. ①复苏,回生 ②复兴 ③精神重振,恢复元气
revive *v*. (使)复苏,(使)回生;(使)恢复 ‖ ~r *n*. 刺激物,兴奋剂
revivescence; reviviscence *n*. 复苏回生,生命力复活;反应再现(指以前作过诊断性皮肤结核菌素试验的患者,在皮下注射结核菌素时,局部皮肤反应再现)
revivescent; reviviscent *a*. 复苏的,回生的;恢复的
revivification *n*. 复新,复活 (指创口等)
revivify *v*. (使)复苏,(使)回生;(使)恢复
revoke *vt*. 撤销,取消
revolt *v*. & *n*. 反抗;厌恶
revolute *a*. 后卷的,绕转的
revolution *n*. ①革命,彻底改革 ②绕转,回转 ③循环 ④周期
revolutionize *vt*. 使革命化,彻底改革
revolve *vt*. ①使旋转 ②细想 *vi*. ①旋转(round) ②(思想等)使人再三考虑
revulsant *a*. 诱导的
révulseur [法] *n*. 针刺器(用于邦夏特 < Baunscheidt > 针法)
revulsion *n*. ①嫌恶,反感(against) ②(感情或意见的)突变 ③诱导法
revulsive *a*. 嫌恶的,反感的
reward *n*. 报答,报酬,奖赏 *vt*. 报答,酬劳 ‖ ~ing *a*. 值得一做的/~less *a*. 无报酬的,徒劳的
reword *vt*. 重说;改说
rewrite (rewrote, rewritten) *vt*. 再写,改写
Reye's syndrome (Ralph D. K. Reye) 雷亥综合征(一种罕见的儿童急性有时为致死性疾病,常作为水痘的后遗症或病毒性上呼吸道感染发生,特点为复发性呕吐及血清转氨酶水平升高,伴有肝脏及其他内脏的特殊改变,可继以一种脑病期,伴急性脑肿胀、意识障碍及癫痫发作)
Reye-Johnson syndrome (R. D. K. Reye; George M. Johnson) 雷—约综合征(见 Reye's syndrome)
Reynold's test (James E. Reynold) 雷诺尔德试验(检丙酮)
Rezipas *n*. 对氨水杨酸 (paraminosalicylic acid)制剂的商品名
RF rheumatoidfactor *n*. 类风湿因子
Rf[1] 元素轳(rutherfordium)的符号
Rf[2] 比移 (在纸色谱法或薄层色谱法中,溶质点从原点移动的距离表示一部分溶剂前沿移动的距离)
RFA right fronto-anterior 额右前(胎位)
RFC rosette forming cell 玫瑰花瓣状形成细胞
RFLP restriction fragment length polymorphism 限制性片断长度多态性(见 polymorphism 项下相应术语)
RFLS rheumatoid factor-like substance 类风湿因子样物质
RFP right fronto posterior 额右后(胎位)
RFPS (Glasgow) Royal Faculty of Physicians and Surgeons of Glasgow (格拉斯哥)皇家内外科医师协会
RFT right frontotransverse 额右横(胎位)
RGN Registered General Nurse (Scotland) 注册普通护士(苏格兰)
Rh 元素铑(rhodium)的符号
Rh factor Rh 因子,猕猴因子,恒河猴因子
rhabd(o)- [构词成分] 杆;横纹
Rhabdamonadina *n*. 杆单胞虫亚目
Rhabdiasoidea *n*. 棒线(虫)总科
rhabditic *a*. 小杆线虫的
rhabditiform *a*. 杆状的
Rhabditis *n*. 小杆线虫属
rhabditoid; rhabdoid *a*. 杆状的
Rhabditoidea *n*. 小杆总科
rhabdium *n*. 横纹肌纤维
rhabdocyte *n*. 杆状核细胞,晚幼粒细胞
rhabdoid *a*. 杆状的
Rhabdomonas *n*. 杆单胞菌属
rhabdomyoblast *n*. 成横纹肌细胞 ‖ ~ic *a*.
rhabdomyoblastoma *n*. 成横纹肌细胞瘤,横纹肌肉瘤
rhabdomyochondroma *n*. 横纹肌软骨瘤(良性间叶瘤)
rhabdomyolysis *n*. 横纹肌溶解
rhabdomyoma *n*. 横纹肌瘤
rhabdomyomyxoma *n*. 横纹肌黏液瘤
rhabdomyosarcoma; rhabdosarcoma *n*. 横纹肌肉瘤
Rhabdonema *n*. 小杆线虫属
rhabdosphincter *n*. 横纹肌纤维括约肌
Rhabdoviridae *n*. 弹状病毒科
rhabdovirus *n*. 弹状病毒,棒状病毒
Rhabdovirus of eels 鳝弹状病毒
Rhabdovirus of entamoeba 阿米巴弹状病毒
Rhabdovirus of grass carp 草鱼弹状病毒
rhabomyolysis *n*. 横纹肌溶解
rhachi- [构词成分] 以 rhachi-起始的词,同样见以 rachi-起始的词
rhacoma *n*. 皮肤表皮脱落;阴囊下垂
rhaebocrania *n*. 斜颈
rhaeboscelia *n*. 膝内翻 (弓形腿);膝外翻
rhaebosis *n*. 弯曲 (腿或任何直的部分的变弯)
rhagades *n*. 皲裂
rhagadiform *a*. 皲裂状的
-rhage [构词成分] 出血,流血;流出
rhagiocrine *a*. 含胶体的 (空泡)
rhagionid *n*. 鹬虻
Rhagionidae *n*. 鹬虻科
rhamninose *n*. 鼠李三糖
rhamnose *n*. 鼠李糖
rhamnoside *n*. 鼠李糖苷
Rhamnus *n*. 鼠李属
Rhamnus variegation virus (Brierly) 鼠李杂色病毒
rhanopneumonitis *n*. 鼻肺炎
rhaphania *n*. 野萝卜子中毒
rhaphe *n*. 缝 (际)
-rhaphy [构词成分] 缝术
rhatany *n*. 拉坦尼 (其根有收敛作用) ‖ Brazilian ~ 巴西拉坦尼/Peruvian ~ 秘鲁拉坦尼
rhaumatalgia *n*. 风湿痛 (慢性风湿性痛)
rhe *n*. 流值 (流度单位)
-rhea [构词成分] 溢出,流出
rhegma *n*. 破裂,裂损;骨折
rhegmatogenous *a*. 孔源性的(如孔源性视网膜脱离)

rheic acid 大黄酸,大黄酚
Rhein's picks (M. L. Rhein) 任氏牙签(在牙根管顶开孔及加宽用)
rhenium *n*. 铼(化学元素)
rheo- [构词成分] 流,电流
rheobase *n*. 基强度(电流产生刺激作用所需的最小电位)
rheobasic *a*. 基强度的
rheocardiogram *n*. 心电阻图
rheocardiography *n*. 心电阻描记法
rheocord *n*. 变阻器
rheology *n*. 流变学,液流学(如研究血液在心脏和血管的流动)
Rheomacrodex *n*. 右旋糖酐40(dextran 40)制剂的商品名
rheometer *n*. ①电流计 ②血流速度计
rheonome *n*. ①电流调节器 ②神经反应测定器
rheophore *n*. 电极
rheoscope *n*. 检电器,验电器
rheostat *n*. 变阻器
rheostosis *n*. 条纹状骨肥厚
rheotachygraphy *n*. 肌电波描记法
rheotaxis *n*. 向流性 ‖ negative ~ 负向流性(生物体的运动与液流的方向相同)/positive ~ 正向流性(生物体的运动与液流的方向相反)
rheotome *n*. 电流断续器,断流器
rheotrope *n*. 电流变向器
rheotropism *n*. 向流性
rhestocythemia *n*. 破裂红细胞血症
rhesus *n*. 恒河猴,猕,罗猴
Rhesus cytomegalovirus 恒河猴巨细胞病毒
Rheum *n*. 大黄属
Rheum; rheuma *n*. 稀黏液 ‖ epidemic ~ 流行性感冒,流感
rheumapyra *n*. 急性风湿病,风湿(性)热
rheumarthritis *n*. 关节风湿病
rheumatic *a*. (患)风湿病的,风湿性的 *n*. 风湿病患者
rheumaticosis *n*. 小儿风湿状态
rheumatid *n*. 风湿疹
rheumatism *n*. 风湿病 ‖ desert ~ 球孢子菌病/gonorrheal ~ 淋病性风湿病(伴淋病性尿道炎,常产生关节强硬)/inflammatory ~ 炎性风湿病,风湿(性)热/lumbar ~ 腰风湿病,腰痛/muscular ~ 肌风湿病,纤维织炎/nodose ~ 结节性风湿病,类风湿性关节炎/osseous ~ 骨风湿病,类风湿性关节炎/palindromic ~ 复发性风湿病(指关节炎及关节周炎一再发作)/tuberculous ~ 结核性风湿病(由于结核毒素所致)/visceral ~ 内脏风湿病(较常见的为心脏或心包)
rheumatismal *a*. 风湿病的,风湿性的
rheumatocelis *n*. 风湿性紫癜
rheumatogenic *a*. 发生风湿的,致风湿病的
rheumatoid *a*. 风湿病样的,类风湿性的 ‖ ~ factor 类风湿因子
rheumatologist *n*. 风湿病学家
rheumatology *n*. 风湿病学
rheumatopyra *n*. 风湿(性)热
rheumatosis *n*. 风湿病
Rheumatrex *n*. 甲氨蝶呤(methotrexate)制剂的商品名
rheumic *a*. 稀黏液的
rhexis *n*. 破裂(器官或血管)
rhigosis *n*. 寒觉,冷觉
rhigotic *a*. 寒觉的,冷觉的
rhin(o)- [构词成分] 鼻
rhinal *a*. 鼻的
rhinalgia *n*. 鼻痛
rhinallergosis *n*. 变应性鼻炎,过敏性鼻炎
rhinedema *n*. 鼻水肿
rhinencephalia *n*. 喙状鼻(畸形)
rhinencephalon *n*. 嗅脑
rhinencephalus *n*. 喙状鼻畸胎
rhinenchysis *n*. 鼻内注射
rhinesthesia *n*. 嗅觉
rhineurynter *n*. 鼻孔扩张器
rhinion *n*. 鼻缝点,下鼻点
rhinism *n*. 鼻音
rhinitis *n*. 鼻炎 ‖ acute catarrhal ~ 急性卡他性鼻炎/allergic ~, anaphylactic ~ 变应性鼻炎,过敏性鼻炎/dyscrinic ~ 内分泌失调性鼻炎/fibrinous ~, croupous ~ 纤维蛋白性鼻炎,格鲁布性鼻炎/non-seasonal allergic ~, atopic ~, perennial ~ 非季节性变应性鼻炎,特应性鼻炎,全年性鼻炎/~ sicca 干燥性鼻炎/tuberculous ~, scrofulous ~ 结核性鼻炎,腺病性鼻炎
rhinoanemometer *n*. 鼻气流计
rhinoantritis *n*. 鼻上颌窦炎
rhinobyon *n*. 鼻塞(子)
rhinocanthectomy *n*. 内眦切除术
rhinocele *n*. 嗅叶腔
rhinocephalus *n*. 喙状鼻畸胎
Rhinocephalus annulatus 具环牛蜱(即 Boophilus annulatus)
rhinocephaly *n*. 喙状鼻(畸形)
rhinocheiloplasty *n*. 鼻唇成形术
rhinocleisis *n*. 鼻塞,鼻堵
rhinocoele *n*. 嗅叶腔
rhinodacryolith *n*. 鼻泪管石
Rhinoderos pox virus (Grunberg et Burtscher) 犀牛痘病毒
rhinodynia *n*. 鼻痛
rhinoentomophthoromycosis *n*. 鼻藻菌病
Rhinoestrus *n*. 鼻狂蝇属
rhinogenous *a*. 鼻原的,鼻性的
rhinokyphosis *n*. 鼻后凸
rhinolalia *n*. 鼻音,鼻语 ‖ ~ aperta, open ~ 开放性鼻音/~ clausa 闭合性鼻音
rhinolaryngitis *n*. 鼻喉炎
rhinolaryngologisty *n*. 鼻喉科学家,鼻喉科医生
rhinolaryngology *n*. 鼻喉科学
rhinolith *n*. 鼻石
rhinolithiasis *n*. 鼻石症
rhinologist *n*. 鼻科学家,鼻科医生
rhinology *n*. 鼻科学
rhinomanometer *n*. 鼻(塞测)压计
rhinomanometry *n*. 鼻腔测压(法)
rhinometer *n*. 鼻腔计,量鼻计
rhinommectomy *n*. 内眦切除术
rhinomycosis *n*. 鼻真菌病
rhinonecrosis *n*. 鼻(骨)坏死
rhinonemmeter *n*. 鼻气流计
rhinoneurosis *n*. 鼻神经功能病,鼻神经官能病
rhinopathy; rhinopathia *n*. 鼻病
rhinopharyngeal *a*. 鼻咽的
rhinopharyngitis *n*. 鼻咽炎 ‖ ~ mutilans 毁形性鼻咽炎
rhinopharyngocele *n*. 鼻咽(气)瘤,鼻咽(气)囊肿
rhinopharyngolith *n*. 鼻咽石
rhinopharynx *n*. 鼻咽
rhinophonia *n*. 鼻音
rhinophore *n*. 鼻通气管
rhinophycomycosis *n*. 鼻藻菌病
rhinophyma *n*. 肥大性酒渣鼻,鼻赘
rhinoplastic *a*. 鼻成形术的
rhinoplasty *n*. 鼻成形术 ‖ English ~ 英国式鼻成形术(颊部皮瓣鼻成形术)/Indian ~ 印度式鼻成形术(额部皮瓣鼻成形术)/Italian ~, tagliacotian ~ 意大利式鼻成形术(臂部皮瓣鼻成形术)
rhinopneumonitis *n*. 鼻肺炎
rhinopolypus *n*. 鼻息肉
rhinoptia *n*. 内斜视
rhinoreaction *n*. 鼻反应(鼻内结核菌素反应,鼻黏膜在涂滴结核菌素后,结核患者鼻黏膜出现渗出液反应)
rhinorrhagia *n*. 鼻出血,鼻衄
rhinorrhaphy *n*. 鼻缝术
rhinorrhea *n*. 鼻(液)溢,鼻漏
rhinosalpingitis *n*. 鼻咽鼓管炎
rhinoscleroma *n*. 鼻硬结症
rhinoscope *n*. 鼻镜,鼻窥器
rhinoscopic *a*. 鼻镜检查的
rhinoscopy *n*. 鼻镜检查,鼻窥器检查
rhinosinusitis *n*. 鼻鼻窦炎,鼻窦炎
rhinosporidiosis *n*. 鼻孢子虫病
Rhinosporidium *n*. 鼻孢子虫属 ‖ ~ seeberi 西[伯]氏鼻孢子虫
rhinostegnosis *n*. 鼻塞,鼻堵
rhinostenosis *n*. 鼻道狭窄
rhinotomy *n*. 鼻切开术
rhinotracheitis *n*. 鼻气管炎
rhinovaccination *n*. 鼻接种(将疫苗或其他免疫制剂接种至鼻黏膜处)
rhinoviral *a*. 鼻病毒的
Rhinovirus *n*. 鼻病毒属
rhiotin *n*. 根瘤菌生物素
Rhipicentor *n*. 扇革蜱属
Rhipicephalus *n*. 扇头蜱属 ‖ ~ appendicularis 具尾扇头蜱/~ bursa 囊状扇头蜱/~ capensis 好望角扇头蜱/~ decoloratus 脱色扇头蜱/~ sanguineus 血红扇头蜱/~ simus 拟态扇头蜱

Rhipsalis rosea mosaic virus (Pape) 棒佐宝天花叶病毒
rhitid- 以 rhitid-起始的词,同样见以 rhytid-起始的词
rhiz(o)- [构词成分] 根
rhizagra *n*. 牙根钳(古代拔牙根用)
rhizanesthesia *n*. 神经根麻醉
Rhizobiaceae *n*. 根瘤菌科
Rhizobium *n*. 根瘤菌属
rhizoblast *n*. 鞭毛根,生毛体
rhizodontropy *n*. 牙根转动术;牙根冠固定术
Rhizoglyphus *n*. 根嗜螨属 ‖ ~ parasiticus 寄生根嗜螨
rhizoid *a*. 根样的 *n*. 假根 ‖ ~al *a*. 根样的
rhizolysis *n*. 经皮射频脊神经根切断术
Rhizomastigida *n*. 变形鞭毛目
rhizome *n*. 根茎
rhizomelic *a*. 肢根的(髋与肩的)
rhizomeningomyelitis *n*. 脊髓脊膜脊神经根炎
rhizoneure *n*. 神经根细胞
rhizoplast *n*. 根丝体
Rhizopoda *n*. 根足(虫)亚纲;肉足(虫)纲(即 Sarcodina)
rhizopodium ([复] rhizopodia) *n*. 根状假足
Rhizopus *n*. 根霉菌属,酒曲菌属
rhizotomist *n*. 采药者
rhizotomy *n*. 脊神经根切断术 ‖ anterior ~ 脊神经前根切断术/posterior ~ 脊神经后根切断术
Rhnull Rh 因子缺乏,Rh 因子无(为一种罕见血型的符号,见 syndrome 项下相应术语)
rho *n*. 希腊语的第 17 个字母(P,ρ)
rhod(o)- [构词成分] 蔷薇,玫瑰,红
rhodamine *n*. 若丹明,碱性蕊香红(一种红色荧光染料)
rhodanate *n*. 硫氰酸盐
rhodanic acid 硫氰酸
rhodanine *n*. 硫氰酸
Rhodesia *n*. 罗得西亚(非洲人称为 Zimbabwe 津巴布韦)[非洲]
Rhodium *n*. 铑 (化学元素)
Rhodnius prolixus 长红猎蝽
Rhodobacteriineae *n*. 红色细菌亚目
Rhodococcus *n*. 红球菌属
rhodocyte *n*. 红细胞
Rhododendrn necrotic ring spot potexvirus 杜鹃花坏死环斑马铃薯 X 病毒
Rhododendron mosaic virus (Pape) 杜鹃花花叶病毒
rhodogenesis *n*. 视紫质生成
Rhodomicrobium *n*. 蔷薇色丝状菌属
rhodophane *n*. 视红质(鸟类和鱼类的视网膜锥体的红色素)
rhodophylactic *a*. 保护视紫质的
rhodophylaxis *n*. 视紫质保护性
rhodoporphyrin *n*. 玫红卟啉
Rhodopseudomonas *n*. 红假单胞菌属
rhodopsin kinase 视紫红激酶
rhodopsin *n*. 视紫质,视紫红(质),视紫素
Rhodoquine *n*. 罗多喹(抗疟药)
Rhodospirillaceae *n*. 红螺菌科
Rhodospirillales *n*. 红螺菌目
Rhodospirillum *n*. 红螺菌属
Rhodothece *n*. 红鞘硫细菌属
Rhodotorula *n*. 红类酵母菌属 ‖ ~ glutinis 胶红类酵母菌/~ rubra 深红类酵母菌
Rhodotorula glutinis virus 红酵母病毒
rhodotoxin *n*. 杜鹃毒素
RhoGAM *n*. RHO(D)免疫球蛋白制剂的商品名
rhomb *n*. 菱形,斜方形
rhombencephalon *n*. 菱脑
rhombocoele *n*. 脊髓终室
rhomboid *n*. 菱形,菱形体 *a*. 菱形的
rhombomere *n*. 菱脑原节
rhonchal; **rhonchial** *a*. 干罗音的,鼾音的
rhonchus [拉] *n*. 干罗音,鼾音
Rhopalopsyllus cavicola 洞蚤
rhotanium *n*. 金钯合金
rhubarb *n*. 大黄(用于流浸膏剂或芳香酊,用作泻药)
Rhubarb 1 potexvirus 大黄 1 马铃薯 X 病毒
Rhubarb mosaic virus (Klinkowski et Opel) 大黄花叶病毒
Rhubarb ring spot 1 (Schade) (Turnip mosaic virus) 大黄病毒 1 号
Rhubarb ring spot virus (Vaughn et Yale) 大黄环斑病毒
r-HuEPO recombinant human erythropoietin 重组人红细胞生成素
Rhus *n*. 漆树属
Rhynchocoela *n*. 纽形动物门
rhynchocoelan *n*. 纽虫,纽形动物
Rhynchodea *n*. 吻毛总目
Rhynchodida *n*. 吻毛目
Rhynchosia minima mosaic virus (Bird) 鹿藿花叶病毒
rhyostomaturia *n*. 尿性涎症
rhyparia [希] *n*. 口垢,污物
Rhyparia purpurata cytoplasmic poluhedrosis virus 菊黑红灯蛾胞质型多角体病毒
rhythm *n*. 节奏;节律 ‖ alpha ~ α 节律(脑电波)/beta ~ β 节律(脑电波)/biological ~生物节律/circadian ~ 24 小时节律,昼夜节律/circus ~ 环转节律/coupled ~ 二联律/delta ~ δ 节律(脑电波)/ectopic ~ 异位节律/escape ~ 脱逸节律;fetal ~ 胎心节律,胎样心音/gallop ~, cantering ~ 奔马律/idioventricular ~ 心室自身节律/infradian ~ 超昼夜节律/isochronal ~ 等时节律/metachronal ~ 异时节律/nodal ~, atrioventricular ~ 结性节律,房室节律/nyctohemeral ~ 昼夜性节律/ pendulum ~ 钟摆状节律/reciprocal ~ 逆节律/sinus ~ 窦性节律/theta ~ (脑电波)θ 节律/triple ~ 三音律/ultradian ~ 次昼夜节律 ‖ ~ic(al) *a*.
rhythmeur *n*. 火花线圈 (使 X 线机中的电流产生节律性中断)
rhythmicity *n*. 节律性
rhythmotherapy *n*. 节律疗法(如以节拍治口吃)
rhytidectomy *n*. 皱纹切除术 (切除皮肤以消除皱纹)
rhytidoplasty *n*. 皱纹成形术 (消除皮肤皱纹)
rhytidosis *n*. 角膜皱缩(濒死现象)
RI-67 strain RI – 67 株
rib *n*. 肋(骨) ‖ false ~s, abdominal ~s, asternal ~s, spurious ~s 假肋,腹肋,弓肋/floating ~s, vertebral ~s 浮肋,浮动弓肋,椎肋/true ~s, sternal ~s, vertebrosternal ~s 真肋,胸骨肋,椎胸肋/vertebrocostal ~s 椎弓肋(两侧上三个假肋)
Ribaminol *n*. 利巴米诺,二乙铵乙醇核苷酸(记忆辅药)
Ribavirin *n*. 利巴韦林,三唑核苷,三氮唑核苷,病毒唑(抗病毒药)
Ribavirin *n*. 三氮唑核苷,利巴韦林(抗病毒药)
ribavirin = virazole *n*. 病毒唑
Ribbert's theory (Moritz W. H. Ribbert) 里贝特学说(肿瘤系由残留细胞发育而成,因周围组织张力减少所致)
ribbon *n*. 带,系带,带状物,带状构造 ‖ synaptic ~ 突触带
Ribes's ganglion (Francois Ribes) 里伯神经节(大脑前交通动脉神经丛)
Ribgrass moisaic virus (Holmes) 烟草花叶病毒 TMY 株(烟草花叶病毒车前草株)
Ribgrass mosaic tobamovirus 长叶车前花叶烟草花叶病毒
ribitol *n*. 核糖醇
riblose *n*. 核酮糖 ‖ ~-5-phosphate 5 – 磷酸核酮糖 / ~ phosphaate epimerase 磷酸核酮糖差向(异构)酶
ribodesose *n*. 脱氧核糖
Riboflavin *n*. 核黄素,维生素 B_2 ‖ ~-5'-phosphate 核黄素 – 5' – 磷酸,黄素单核苷酸 / ~ kinlase 核黄素激酶
1-β-D-ribofuranosyl-1,2,4-triazole-3 -carboxamied = ribavirin 病毒唑
3-(β-D-ribofuranowkl) pyrazolo (4,3,-d)-6(H)-7-pyrimidone = fermycin 间型霉素
5-ribosyluracil *n*. 5' – 尿苷,假尿(嘧啶核)苷
ribofuranose *n*. 呋喃核糖
ribonic acid 核糖酸
ribonuclease A 核糖核酸酶 A
ribonuclease B 核糖核酸酶 B
ribonuclease from B. cereus 蜡状芽孢杆菌核糖核酸酶
ribonuclease H 核糖核酸酶 H
Ribonuclease Inhibitor, **Rnasin** 核糖核酸抑制因子(是一种糖蛋白,广泛存在于细胞的可溶性部分)
ribonuclease P 核糖核酸酶 P
ribonuclease Phy 1 黏液菌核糖核酸酶 1
ribonuclease S 核糖核酸酶 S
ribonuclease T1 核糖核酸酶 T1
ribonucleaseT2 核糖核酸酶 T2
ribonucleaseU2 核糖核酸酶 U2
ribonucleic acid (简作 RNA) 核糖核酸 ‖ heterogenous nuclear ~ (hnRNA) 不均一核 RNA,核不均一 RNA /messenger ~ (mRNA) 信使 RNA/ribosomal ~ (rRNA) 核蛋白体 RNA,核糖体 RNA/transfer ~ (tRNA) 转移 RNA
ribonucleic acid (RNA) polymerase (nueleoside triphosphate-RNA nucleotidyltransfevase, EC2,7,7,6; DNA dependent RNA I and II; RNA nucleotidyltransferase; transcriptase) 核糖核酸(RNA)

聚合酶(核苷三磷酸-RNA 核苷酰转移酶;EC,7,7,6;依赖于DNA的RNA聚合酶;聚合酶Ⅰ和Ⅱ;RNA核苷酰转移酶;转录酶)
ribonucleic acid (RNA)-dependent DNA Polymerase (reverse transcriptase, Temin's enzyme) 依赖于RNA的DNA聚合酶
ribonucleic acid -dependent RNA polymerase (replicase, synthetase) 依赖于RNA的RNA聚合酶(复制酶,合成酶)
ribonucleoprotein *n*. 核糖核蛋白
ribonucleoside *n*. 核[糖核]苷 ‖ ~ diphosphate reductase 核[糖核]苷二磷酸还原酶(亦称核糖核苷酸还原酶)
ribonucleotide *n*. 核(糖核)苷酸 ‖ ~ reductase 核(糖核)苷酸还原酶,核(糖核)苷二磷酸还原酶
ribonucleotide reductase 核(糖核)苷酸还原酶
ribophage group 核糖噬菌体群
Riboprine *n*. 利波腺苷,异戊烯腺苷(抗肿瘤药)
ribopyranose *n*. 吡喃核糖
ribose *n*. 核糖 ‖ ~ nucleic acid 核糖核酸 / ~-5-phosphate isomerase 核糖-5-磷酸异构酶 / ~-phosphate pyrophosphokinase 核糖磷酸焦磷酸激酶(此酶活性增强,为一种X连锁隐性性状,可导致嘌呤合成不断增加,并引起原发性痛风。亦称磷酸核糖焦磷酸合成酶)
ribosomal cistron 核糖体顺反子
ribosome *n*. 核(糖核)蛋白体,核糖体 ‖ ~ cycle 核蛋白体循环,核糖体循环 / ~ dissociating factor 核蛋白体解离因子,核糖体解离因子 / ~ mutant 核糖体突变型 / ~ release factor 核蛋白体释放因子
Ribostamycin *n*. 核糖霉素
ribosyl *n*. 核糖基
ribosyl-[构词成分] 核糖基
ribosylthymine (Ribothymidine) 核糖酰胸酰嘧啶(胸酰嘧啶核糖核苷)
ribothymidine *n*. 胸腺嘧啶核糖核苷,胸苷
Ribovirus *n*. 核糖核酸病毒,RNA病毒
ribside *n*. 核(糖核)苷
ribstamycin *n*. 核糖霉素
ribulose *n*. 核酮糖
ribulose-phosphate 3-epimerase 核酮糖—磷酸3—表异构酶
RIC Royal Institute of Chemistry 皇家化学学会
rice[单复同] *n*. 稻,米,饭 ‖ ~ polishings 米糠/white ~ 精白米
Rice black streaked dwarf fijivirus 水稻黑条纹矮斐济病毒
Rice black streaked dwarf reovirus 水稻黑条纹矮呼肠孤病毒
Rice black streaked dwarf virus (Kuribayashi et Shinkal) 水稻黑条纹病毒
Rice brown wilt virus (Miu) 水稻饿褐萎病毒
Rice dwarf phytoreovirus 水稻矮植物呼肠孤病毒
rich *a*. 富的,丰富的 ‖ ~ly *ad*. / ~ness *n*.
Richardson's sign (Benjamin W. Richardson) 理查森征(用止血带绑紧手臂,则其末梢部静脉渐次怒张,但死亡时则否)
Richards-Rundle syndrome (B. W. Richard8; A. T. Rundle) 里—伦综合征(一种先天性综合征,包括酮酸尿、智力迟钝、第二性征发育低下、耳聋、共济失调和外周性肌肉消瘦,此种消瘦在儿童期为进行性的,但最终会停止)
Richet's aneurysm (Didier D. A. Richet) 里歇动脉瘤(梭形动脉瘤)
Richner-Hanhart syndrome (Hermann Richner; Ernst Hanhart) 里—汉综合征,酪氨酸血症Ⅱ型
Richter-Monro line 里希特—门罗线(见 Monro-Richter line)
Richter's hernia (August G. Richter) 里希特疝(肠管仅一侧肠壁脱出,亦称肠壁疝)
Richter's syndrome (Maurice Richter) 里克特综合征(慢性淋巴细胞性白血病伴弥漫性组织细胞性淋巴瘤)
ricin *n*. 蓖麻(子)蛋白
ricinism *n*. 蓖麻子中毒
ricinoleic acid 蓖麻油酸,12—羟(基)油酸
Ricinus *n*. 蓖麻属
rickets[复] *n*. [用作单或复]佝偻病 ‖ acute ~ 急性佝偻病,婴儿坏血病/fat ~ 肥胖性佝偻病/fetal ~ 胎性佝偻病,软骨发育不全/hemorrhagic ~ 出血性佝偻病,婴儿坏血病/hepatic ~ 肝病性佝偻病/late ~, tardy ~ 迟发佝偻病/renal ~ 肾病性佝偻病,肾病性骨营养不良/vitamin D-resistant ~, pseudodeficiency ~, refractory ~, vitamin D-refractory ~ 抗维生素D佝偻病,假缺乏性佝偻病,难治性佝偻病,维生素D难治性佝偻病
rickettsemia *n*. 立克次体血症
Rickettsia (Howard T. Ricketts) 立克次体属 ‖ ~ akari 螨立克次体/~ australis 澳立克次体/~ burnetii, ~ diaporica 伯纳特立克次体(即 Coxiella burnetii)/~ canis 犬立克次体/~ conorii 康诺尔立克次体/~ prowazekii 普氏立克次体/~ quintana, ~ pediculi, ~ wolhynica 五日热立克次体,体虱型立克次体,伏尔希尼地方立克次体/~ rickettsii 立氏立克次体/~ sennetsu 森纳苏立克次体/~ siberica, ~ sibericus 西伯利亚立克次体/~ tsutsugamushi, ~ akamushi, ~ nipponica, ~ orientalis 恙虫热立克次体,东方立克次体/~ typhi, ~ mooseri, ~ muricola 地方性斑疹伤寒立克次体,莫塞尔立克次体,鼠型立克次体
Rickettsiaceae *n*. 立克次体科
Rickettsiae *n*. 立克次体族
Rickettsiales *n*. 立克次体目
rickettsialpox *n*. 立克次体痘
rickettsicidal *a*. 杀立克次体的
Rickettsieae *n*. 立克次体族
Rickettsiella *n*. 小立克次体属
rickettsiosis *n*. 立克次体病 ‖ canine ~ 犬立克次体病/chigger-borne ~ 沙螨(立克次体)热
rickettsiostatic *a*. 抑制立克次体的
rickety *a*. ①佝偻病的②摇晃的
Ricolesia (Rickettsia + J. D. W. A. Coles) *n*. 立柯体属(衣原体科的一属)
rictal *a*. 裂的
Rictus[拉] *n*. 裂,裂口;呵欠
RID radial immunodiffusion 辐射状免疫扩散
rid (rid 或-dd-) *vt*. 使摆脱;使去掉(of) ‖ be ~ of 摆脱,除去/get ~ of 摆脱,去掉
Ridaura *n*. 金诺芬(auranonn)制剂的商品名
Ridazine *n*. 利达嗪(抗精神病药)
Ridazolol *n*. 利达洛尔(β受体阻滞剂)
riddance *n*. 摆脱,清除
ridden ride 的过去分词 *a*. [常用以构成复合词]受……支配的,受……压迫的;充满的(如 pollution-ridden)
riddle *n*. 谜 ‖ read a ~ 解谜
Riddoch's mass reflex (George Riddoch) 里多克总体反射(在脊髓剧烈外伤时,刺激伤处以下,引起下肢的屈曲反射、肠和膀胱排空和伤处以下的皮肤出汗)
ride (rode, ridden) *vt*. 骑(马等)(on);乘(车等)(on, in);(折骨等)重叠;绞合;依靠(on) *vt*. 骑;乘;经受住;重叠在……上 *n*. 骑;乘
Rideal-Walker coefficient (Samuel Rideal; J. F. A. Walker) 石炭酸系数(用以表示某化合物杀菌力的方法)
rider *n*. 骑马者;游码
ridge *n*. 嵴,脊;棱线 ‖ basal ~ 舌面嵴(牙冠背面嵴)/bulbar ~s 心球嵴/deltoid ~ 三角肌嵴,三角肌粗隆/genital ~, germ ~ 生殖嵴/mammary ~, milk ~ 乳腺嵴/mylohyoid ~ 颌舌嵴,颌舌(骨)线/superciliary ~, supraorbital ~ 眉峙,眉弓/taste ~s 味觉嵴,舌叶状乳头
ridging *n*. 脊皱(在整形外科中指手术平整区边缘可见的线或嵴)
ridgling; ridgel *n*. 单睾丸动物
ridgy *a*. 有脊的,隆起的
ridicule *n*. 嘲笑
ridiculous *a*. 可笑的,荒谬的 ‖ ~ly *ad*.
Ridley's sinus (Humphrey Ridley) 环状窦
Riechert-Mundinger apparatus (T. Riechert; F. Mundinger) 里—蒙器(用于里—蒙立体定位外科手术) ‖ ~ technique 里—蒙技术(一种立体定位技术,使用一个半圆形弧导装置和一个环,以保持头部定位)
Riedel's lobe (Bernhard M. C. L. Riedel) 里德尔叶(肝附垂叶,即附于肝右叶肝的舌形部分) ‖ ~ struma (disease, thyroiditis) 里德尔甲状腺肿(病、甲状腺炎)(一种慢性增生性纤维化炎症性过程,通常累及甲状腺一叶,有时为两叶,且波及邻近的气管及其肌肉、筋膜、神经、血管等,亦称板样甲状腺炎)
Rieder's cells (Hermann Rieder) 里德尔细胞(一种成髓细胞,见于急性白血病患者) ‖ ~ cell leukemia 里德尔细胞性白血病(成髓细胞性白血病的一型)/~ lymphocyte 里德尔淋巴细胞(有核的淋巴细胞,其细胞核分叶而且扭转,见于慢性淋巴性白血病)
Riegel's pulse (Franz Riegel) 里格尔脉搏(呼气时脉搏变小)
Rieger's anomaly (Herwigh Rieger) 里格异常(见里格综合征) ‖ ~ syndrome 里格综合征(牙发育不全、肛门狭窄、器官距离过远、智力缺陷及面骨发育不全)
Riegler's test (Emanuel Riegler) 里格勒试验(检尿白蛋白、胃液游离盐酸、尿葡萄糖)
Riehl's melanosis (Gustav Riehl) 里尔黑变病(面部皮肤色素沉着,表现为皮肤痒、发红、脱屑及点状棕色沉着)
Riesman's pneumonia (David Riesman) 里斯曼肺炎(特殊型慢性支气管肺炎) ‖ ~ sign 里斯曼征(①突眼性甲状腺肿时,用听诊

器放在闭合的眼上可听到一种杂音；②糖尿病昏迷时眼球软化)
Rieux's hernia (Léon Rieux) 盲肠后疝
RIF right iliac fossa 右髂窝
rifabutin *n*. 利福布丁(抗生素)
Rifadin *n*. 利福平(rifampin)制剂的商品名
Rifamate *n*. 利福平—异烟肼(rifampin and isoniazid)制剂的商品名
Rifamide *n*. 利福米特,利福酰胺,利福霉素 B 二乙胺(抗菌性抗生素)
Rifampicin *n*. 利福平(抗生素)
Rifampin; rifampicin *n*. 利福平,甲哌力复霉素(抗生素类药)
Rifampin = rifampicin *n*. 利福平(抗生素)
Rifamycin *n*. 利福霉素(抗生素类药)
Rifapentine *n*. 利福喷丁(抗生素)
Rifaximin *n*. 利福昔明(抗生素)
Rifomycin *n*. 利福霉素(rifamycin 的旧称)
rift *n*. 裂缝,空隙 *v*. 裂开,断裂
Rift Valley fever 裂谷热(布雅病毒 < bunyavirus > 所致家畜 < 如羊、牛 > 和人的急性发热性感染,1915 年首次见于肯尼亚的裂谷,现遍及南非、东非至埃及)
Riga-Fede disease (Antonio Riga; Francesca Fede) 里加—费代病(小儿舌系带肉芽肿,发生于下中央门牙擦伤后引起,亦称恶病质性口疮)
right *a*. ①正确的 ②恰当的 ③正常的 ④正直的,正当的 ⑤如实的 ⑥正(面)的 ⑦笔直的 ⑧右边的 *n*. ①正确 ②正当 ③实况 ④权利⑤右边 *ad*. ①对,不错 ②顺利 ③如实地 ④直接地 ⑤正好 ⑥非常,十分 ⑦在右边,向右 *vt*. ①扶直,整理 ②矫正‖ ~ artery 右冠状动脉/by ~ of... 凭借……,由于……/by ~ (s) 按理说,正当地/get ~ 恢复正常/put(或 set)... ~ 使恢复正常;纠正……的错误/put(或 set) sth to ~s 使恢复健康,恢复正常(或有秩序)/~ along 继续地,不断地/~ and left 向(或从)左右两边;到处,四面八方/~ away(或 off) 立刻/~ or wrong 不管对不对,不管怎样
right anterior oblique (简作 RAO) 右前斜位
right atrial appendage (简作 RAA) 右心耳
right bundle branch block (简作 RBBB) 右束支传导阻滞
right coronary artery (简作 RCA) 右冠状动脉
right eye (简作 RE) 右眼
right pulmonary artery 右肺动脉
right pulmonary vein 右肺静脉
right ventricular infundibulum (简作 RVI) 右室漏斗部
right ventricular outflow tract 右室流出道
right-angled *a*. 成直角的
rightful *a*. 正义的;合法的;恰当的,合适的‖ ~ly *ad*./~ness *n*.
right-handed *a*. 善用右手的,右利的 *ad*. 用右手
rigid *a*. 刚硬的,不易弯的;僵硬的;严格的;刚性的‖ ~ly *ad*.
rigidity *n*. 强直,僵硬;刚性,刚度 *v*. (使)僵化;(使)固定‖ anatomical ~ (分娩时子宫颈)非病理性强直/cadaveric ~, postmortem ~ 死后强直,尸僵/clasp-knife ~ 折刀样强直(伸肌抗力增加)/cogwheel ~ 齿轮样强直/decerebrate ~ 去大脑强直,大脑切除后僵硬/lead-pipe ~ 铅管样强直/muscle ~, muscular ~ 肌强直/pathologic ~ (分娩时子宫颈)病理性强直/spasmodic ~ (子宫颈)痉挛性强直
rigo(u)r *n*. 严格,严酷;严密,精确
rigor [拉] *n*. 寒战,发冷;强直,僵硬‖ acid ~ 酸僵,酸性肌强直/heat ~ 热僵,热性肌强直/~ mortis 尸僵,死后强直/~ nervorum 破伤风/~ tremens 震颤麻痹/water ~ 水僵,水性肌强直
rigorous *a*. 严格的;严酷的;严密的,精确的
Rilapine *n*. 利拉平(抗精神病药)
Riley-Day syndrome (Conrad Milton Riley; Richard Lawrence Day) 赖利—戴综合征(即家族性自主神经功能异常 dysautonomia)
Riley-Smith syndrome (H. D. Riley, Jr.; W. R. Smith) 赖利—史密斯综合征(巨头畸形但无脑积水,多发性血管瘤及假视神经乳头水肿,推测为常染色体显性遗传)
Rilmazafone *n*. 利马扎封(催眠药)
Rilmenidine *n*. 利美尼定
rim *n*. 边,缘(-mm-) *vt*. 装边于……‖ bite ~, occlusion ~, record ~ 拾堤,拾缘
rima [拉]([复] rimae) *n*. 裂门‖ intercartilaginous ~ 软骨间裂,呼吸裂(声门裂软骨间部)/intermembranous ~ 膜间裂,声带裂(声门裂膜间部)‖ ~l *a*.
Rimactane *n*. 利福平(rifampin)制剂的商品名
Rimantadine *n*. 金刚乙胺(抗病毒药)
Rimantadine hydrochloride 盐酸金刚乙胺(抗病毒药,用于预防 A 型流感)
Rimazolium metilsulfate *n*. 利马唑甲硫酸盐(镇痛药)
Rimcazole *n*. 林咔唑(抗精神病药)
Rimexolone *n*. 利美学龙(肾上腺素皮质类药物)
Rimifon *n*. 雷米封,异烟肼(isoniazid)制剂的商品名
Rimiterol *n*. 利米特罗(支气管扩张药)
Rimiterol hydrobromide 氢溴酸利米特罗,氢溴酸哌喘定(肾上腺素能药,用作支气管扩张药)
Rimose; rimous *a*. 有皲裂的
rimula ([复] rimulae) *n*. 小裂(尤指脊髓或脑)
RIND reversible ischemic neurologic deficit 可逆性缺血性神经障碍
rinderpest *n*. 牛疫,牛瘟
Rindfleisch's cells (Georg E. Rindfieisch) 嗜酸细胞‖ ~ folds 林德弗莱施褶(环绕主动脉开口,心包浆膜面的皱襞)
ring[1] *n*. 环,圈,环状物 *vt*. 包围(round, about, in) *vi*. 成环形‖ annular ~s, pleural ~s 环状阴影,胸膜环(X 线片所显环状影,表示肺结核空洞)/atrial ~ 心房环/carbocyclic ~ 碳环(环状化合物中只含一个碳原子)/cardiac lymphatic ~ 心淋巴管环/constriction ~, contraction ~ 子宫收缩环/contact ~ 接触环(枪弹伤入口)/esophageal ~ 食管环/homocyclic ~, isocyclic ~ 同素环;碳环/periosteal bone ~ 骨周骨环/polar ~ 极环/signet ~ 环状体(疟原虫)
ring[2] (rang, rung) *vi*. ①鸣,响 ②按铃 *vt*. ①按(铃),敲(钟等) ②回响 *n*. ①铃声,按铃 ②打电话(up)
ring-bone *n*. 较骨赘(马的外生骨疣)‖ low ~ 低位较骨赘,锥突部骨炎(马)
ringed *a*. 有环(圈)的,轮状的;被包围的
ringent *a*. 开口的,张开的
Ringer's injection (Sydney Ringer) 林格注射液(注射用的氯化钠、氯化钾和氯化钙无菌水溶液,用作电解质及水分的补充)/~ lactated injection 乳酸盐林格注射液(注射用的氯化钙、氯化钾、氯化钠及乳酸钠无菌水溶液,用作电解质及水分的补充)/~ solution (mixture) 林格溶液(合剂)(每 100 ml 含 820 ~ 900 mg 氯化钠、25 ~ 35 mg 氯化钾、30 ~ 36 mg 氯化钙及新沸纯净水,用作局部生理盐液)
ringschwiele [德] *n*. 环状斑块
ringworm *n*. 癣,癣菌病‖ ~ of the beard 须癣/~ of the body 体癣/~ of feet 脚癣,皮真菌病/~ of groin 股癣/~ of the nails 甲癣,甲真菌病/~ of the scalp 发癣
Rinne's test (Heinrich A. Rinne) 林纳(音叉)试验(气、骨导对比试验)
rinse *vt*. ①轻洗 ②冲洗掉(out, away) ③涮,漱(out) ④(用水或液体)吞下(down) *n*. ①漂清,冲洗 ②染发液
Riodipine *n*. 利奥地平(扩冠药)
Riolan's anastomosis (Jean Riolan) 里奥郎吻合(肠系膜上动脉和肠系膜下动脉吻合)‖ ~ arch 里奥郎弓(横结肠肠系膜弓)/~ bones 里奥郎骨(枕骨、颞骨岩部缝间小骨)/~ muscle 里奥郎肌(①眼轮匝肌睫部;②睾提肌)/~ nosegay 里奥郎束(起自颞骨茎突的肌肉束)/~ ossicle 里奥郎小骨(枕骨颞骨乳突部缝间小骨)
riomitsin *n*. 氧四环素,土霉素
Riopan *n*. 镁加铝,氨氧化镁铝(magaldrate)制剂的商品名
Rioprostil *n*. 利奥前列素
rip (-pp-) *vt*. 撕,扯,剥;劈 *vi*. 撕裂,裂开 *n*. 裂口,裂缝
riparian *a*. 河边的;缘的;丘脑带的
Ripault's sign (Louis H. A. Ripault) 里波征(活时压眼,瞳孔暂时改变,死后压眼,则永久改变)
Ripazepam *n*. 利帕西泮(抗忧郁药)
ripe 成熟的‖ ~ly *ad*./~ness *n*. 成熟,成熟度
ripen *vt*. 使熟,使成熟 *vi*. 成熟
RIPHH Royal Institute Of Public Health and Hygiene 皇家公共卫生和卫生学协会
rise (rose, risen) *vt*. 起立,起床;升起,上升;增长 *n*. 升起,上升;增长;出现,再生;起源‖ give ~ to 引起;使发生/~ again 死而复生
rising *a*. 上升的;增长的 *n*. 起立,起床;上升;复活,复苏
risk *n*. 危险,风险;危险率,危险度 *vt*. 冒……的危险;使遭受危险‖ attributable ~ 属性危险度(接触某性危险因子的群体中某病的发生率与未接触的群体中该病发生率之间的算术差)/empiric ~ 经验危险率(仅根据经验而非其成因机制的有关知识决定某性状在某家族中发生或复发的概率)/genetic ~ 遗传危险率(根据遗传传递模式有关知识决定某性状在某家族中发生或复发的概率)/relative ~ 相对危险度(接触某特定危险因子的群体中某病的发生率与未接触的群体中该病发生串之比)/at all ~s(或 at any ~) 无论冒什么危险,无论如何/at one's own ~ 由自己负责/run(或 take) a ~(或 ~s) 冒险

risky ***a***. 危险的,冒险的,大胆的‖riskily ***ad***./riskiness ***n***.
Risley's prism (Samuel D. Risley) 里斯利棱镜(用于测量眼肌不平衡现象)
Risocaine ***n***. 利索卡因,对氨基苯甲酸丙酯(局部麻醉药,止痒药)
Risperidone ***n***. 利斯哌酮(抗精神病药)
RIST radioimmunosorbent test 放射免疫吸附试验
Ristella melaninogenica 黑色素拟杆菌
Ristianol ***n***. 利司硫醇(免疫调节药)
Ristocetin ***n***. 利托菌素(抗生素)
risus [拉] ***n***. 笑,大笑‖~ caninus, ~ sardonicus 痉笑
Ritalin ***n***. 利他林,盐酸哌醋甲酯(methylphenidate hydrochloride)制剂的商品名
Ritanserin ***n***. 利坦舍林(5羟色胺拮抗药)
Ritgen maneuver (method) (Ferdinand M. F. von Ritgen) 里特根(娩出)手法(宫缩间隔时,以手指在肛门后方将胎头向后压,并向上抬举,以利胎头仰伸而自阴户口娩出)
Ritodrine ***n***. 利托君(肌松药)
Ritodrine hydrochloride 盐酸利托君,羟苄羟麻黄碱(β_2-肾上腺素能药,用作平滑肌<子宫肌>松弛药)
ritropirronium bromide 利吡洛溴胺(抗胆碱药)
Ritrosulfan ***n***. 利曲舒凡(抗肿瘤药)
Ritter-Rollet phenomenon (**sign**) (J. W. Ritter; Alexander Rollet) 里特尔—罗勒特现象(征)(弱电刺激足屈,强电刺激足伸)
Ritter's disease (Gottfried Ritter von Rittershain) 葡萄球菌性烫伤样皮肤综合征
Ritter's law (Johann W. Ritter) 里特尔定律(通电与断电均对神经产生刺激作用‖~ tetanus 里特尔强直(恒电流沿神经通电一段时间所发生的强直性收缩,见于手足搐搦)
Ritter-Valli law (J. W. Ritter; Eusebio Valli) 里特尔—瓦利定律(将神经由神经中枢切断时,所引起的向周边行走的兴奋性初期增强,继之消失)
ritual ***n***. 仪式(在精神病学中,指为缓解焦虑强迫进行一系列重复动作,如见于强迫性神经症)
rival ***n***. 竞争者,对手;匹敌者 ***a***. 竞争的 ***vt***. 与……竞争;与……相匹敌,比得上
rivalry ***n***. 竞争,敌对;拮抗‖binocular ~, retinal ~ 双眼拮抗,视网膜拮抗(注视同一物体时,双眼显像有明显的交互移位情况,无法融合成连续的影像)/sibling ~ 同胞竞争(兄弟姐妹间为了争取双亲或双亲之一的抚爱、感情和注意,或为了得到其他承认或利益而开展的竞争)
Rivalta's reaction (**test**) (Fabio Rivalta) 里瓦尔塔反应(试验)(利用醋酸鉴别漏出液与渗出液)
Riva-Rocci sphygmomanometer (Scipione Riva-Rocci) 里瓦—罗契血压计,水银血压计
rive (rived, rived 或 riven) ***vt***. ①撕开,撕裂 ②折断 ③使沮丧 ***vi***. ①撕裂 ②破裂
Rivère's potion (Lázare Rivière) 里维埃饮剂(一份柠檬酸与一份重碳酸钠或重碳酸钾混合制成)
Riverius' draft 里佛留斯顿服剂(见 Rivière's potion)
rivet ***n***. 铆钉 ***vt***. ①铆接 ②固定 ③集中(注意力等)(on)
Riviere's sign (Clive Riviere) 里维尔征(第5、6、7胸椎棘突平面叩音有一变化区,表明有一密度增高带通过背部,为肺结核之征)
rivinian ***a***. 里维纳斯(A. Q. Rivinus)的
Rivinus's ducts (canals) (AugustusQ. Rivinus) 舌下腺小管‖~ gland 舌下腺/~ incisure(foramen, notch, segment)鼓切迹
rivosidoadenine ***n***. 酰(嘌呤核)苷
rivosomal deoxyribonucleic acid (rDNA) 核蛋白体脱氧核糖核酸
rivosomal particle 核蛋白体亚单位,核糖体亚单位,核蛋白体颗粒
rivosomal protein 核糖体蛋白
rivosomal RAN (**rRNA**) 核糖体核糖核酸,核蛋白体 RNA
rivosomal subunit 核蛋白体亚单位,核糖体亚单位
rivosome ***n***. 核(糖核)蛋白体,核糖体
rivus [拉] ([复] rivi) ***n***. 河‖~ lacrimalis 泪湖
riziform ***a***. 米粒形的
RKY roentgenkymography X线记波摄影(术),X线记波法
rlbonuclease ***n***. 核糖核酸酶‖~ I 核糖核酸酶 I,胰核糖核酸酶(亦称 RNase, RNaseI 和 Rnase A)
RLF retrolental fibroplasia 晶状体后纤维组织形成
RLL rightlower lobe 右下叶(肺)
RMA right mentoanterior 颏右前(胎位)
RML right middle lobe 右中叶(肺)
RMP right mentoposterior 颏右后(胎位)
RMT right mentotransverse 颏右横(胎位)
RN Registered Nurse 注册护士
Rn 元素氡(radon)的符号
RNA 核糖核酸(ribonucleic acid)‖messager ~ (mRNA) 信使核糖核酸,信使 RNA/ribosomal ~ (rRNA) 核糖体核糖核酸,核糖体 RNA,核蛋白体 RNA/soluble ~ 可溶性核糖核酸,可溶性 RNA/transfer ~ (tRNA) 转移核糖核酸,转移 RNA
RNA nucleotidyltransferase RNA 核苷酸(基)转移酶(RNA 聚合酶的旧称)
RNA polymerase RNA 聚合酶
RNA replicase RNA 复制酶,RNA 指导的 RNA 聚合酶
RNA-directed DNA po1ymerase RNA 指导的 DNA 聚合酶(亦称逆转录酶)
RNA-directed RNA polymerase RNA 指导的 RNA 聚合酶
RNase ribonuclease 核糖核酸酶(有时专指胰核糖核酸酶)‖~ I pancreatic ribonuclease 胰核糖核酸酶/~ A pancreatic ribonuelease 胰核糖核酸酶
RNP ribonucleoprotein 核糖核蛋白
ROA right occipitoanterior 枕右前(胎位)
roach ***n***. 蜚蠊,油虫,蟑螂
roar ***v***. ***n***. ①吼 ②呼喊
roaring ***n***. ①吼声 ②喘鸣症(马)
roast ***v***. 烤,烘 ***n***. ①烤,烘 ②烤肉 ***a***. 烤过的
rob (-bb-) ***vt***. ①抢劫,盗取(of) ②非法剥夺,使丧失(of)
Robalate ***n***. 甘羟铝(dihydroxyaluminum aminoacetate)制剂的商品名
Robaxin ***n***. 美索巴莫(methocarbamal)制剂的商品名
Robaxisal ***n***. 美索巴莫(methocarbama1)制剂的商品名
Robenidine ***n***. 罗贝哌(抗球虫药)
Robenidine hydrochloride 盐酸罗贝胍,盐酸双氧苄氨胍(家禽抗球虫药)
Robert's ligament (Cesar ***a***. Robert) 半月板股骨后韧带
Robert's pelvis (Heinrich L. F. Robert) 罗伯特骨盆(横斜径狭窄骨盆)
Roberts syndrome (John B. Roberts) 罗伯茨综合征(一种遗传性综合征,为常染色体隐性性状遗传,包括肢体长骨发育不全,合并腭唇裂及其他异常)
Robert's test (william Roberts) 罗伯茨试验(检尿白蛋白、尿糖)
Robertson's pupil 见 Argyll Robertson pupil
robin ***n***. 刺槐毒素
Robinow's syndrome (dwarfism) (Meinhard Robinow) 罗宾诺综合征(侏儒症)(侏儒症合并眶间距增宽,牙列不齐,前额膨出,凹陷性鼻梁及肢短)
Robin's anomalad, syndrome (Pierre Robin) 洛宾异常、综合征(即 Pierre Robin syndrome)
Robinson's circle (Frederick B. Robinson) 罗宾逊动脉环(由腹主动脉,髂总、髂内、子宫及卵巢动脉所成的环)
Robinul ***n***. 格隆溴铵(glycopyrrolate)制剂的商品名
Robison ester (Robert Robison) 罗比森酯,葡糖-6-磷酸‖~ ester dehydrogenase 罗比森酯脱氢酶,葡糖-6-磷酸脱氢酶
Robitussin ***n***. 愈创甘油醚,愈创木酚甘油醚(guaifenesin)制剂的商品名
Robles' disease (Rudolfo V. Robles) 罗布莱病,盘尾丝虫病
roborant ***a***. 强壮的
Robson's line (Arthur W. M. Robson) 罗布森线(从乳头至脐画出的一条假想线)‖~ point 罗布森点(胆囊炎最强压痛点,位于从右乳头至脐所设线的中 1/3 与下 1/3 交界点的相对处)/~ position 罗布森卧位(病人仰卧,用沙袋垫在第11、12肋骨下,用于胆道手术)I
robust ***a***. 强健的;需要很强体力的;粗鲁的;浓的‖~ly ***ad***./~ness ***n***.
Rocaltrol ***n***. 骨化三醇(calcitrio1)制剂的商品名
Rocephin ***n***. 头孢曲松钠(ceftriaxone sodium)制剂的商品名
Rochalimaea (H. da Rocha-Lima) 罗卡利马体属‖~ Quintana 五日热罗卡利马体(亦称五日热立克次体,伏尔希尼立克次体)
Rocher's sign (Henri G. L. Rocher) 罗歇征(睾丸扭转时不能分辨附睾与睾丸体,而在附睾炎时,附睾呈新月形扩大,方可摸到睾丸体)
Rochon-Duvigneaud's syndrome (André Rochon-Duvigneaud) 罗肖·杜维尼奥综合征,眶上裂综合征(即 superior orbital fissure syndrome,见 syndrome 项下相应术语)
Rociverine ***n***. 罗西维林(解痉药)
rock ***vt***. 摇,轻摇,震动 ***vi***. 摇,摆动,震动 ***n***. 摇动,摇摆
rocket ***n***. 火箭 ***vi***. 飞速上升(up);飞驶
rocking ***n***. 摇摆‖body ~ 身体(前后)摇摆
rod ***n***. 杆,柱(特指视网膜杆)‖enamel ~s 釉质柱,釉棱柱/germinal ~ 子孢子/muscle~ 肌原纤维/olfactory ~ 嗅杆(嗅双极神经元的细顶部)/retinal ~s 视网膜杆
rode ride 的过去式
rodent ***a***. 咬的,嚼的;啮齿目的;侵蚀性的(溃疡) ***n***. 啮齿动物

rodenticide *a*. 杀啮齿类的 *n*. 杀啮齿类剂,灭鼠剂

rodentine *a*. 啮齿动物的

Rodocaine *n*. 罗多卡因(局麻药)

Rodorubicin *n*. 罗多比星(抗生素)

roentgen (Wilhelm Conrad Róntgen) *n*. 伦琴(X线或γ辐射的国际单位)

roentgenkymogram *n*. X线记波照片

roentgenkymograph *n*. X记波摄影机,X线记波摄影装置 ‖ ~y *n*. X线记波摄影[术],X线记波法,X线描记法

roentgenocardiogram *n*. X线心搏描记图

roentgenocinematography *n*. X线电影摄影[术]

roentgenogram, roentgenograph *n*. X线(照)片

roentgenographic *a*. X线摄影的

roentgenography *n*. X线照相术 ‖ body section ~; analytical ~; sectional ~ 体层X线照相术,断层X线照相术 / cephalometric ~ 头颅测量X线照相术 / double contrast ~ 双衬X线造影术 / mass ~ 集体X线照相术 / miniature ~ 缩影X线照相术 / miniature, mass ~ 集体缩影X线照相术 / mucosalrelief ~ 肠黏膜造影术 / sectionel ~ 体层X线照相术,断层X线照相术 / selective ~ 居民抽检X线照相术 / serial ~ 系列X线照相术,连续X线照相术 / spot-film ~ 适时X线照相术

roentgenoiogist (简作 r) *n*. X射线学家,X射线科医师

roentgenokymogram *n*. X线记波片

roentgenokymograph *n*. X线记波摄影机,X线记波摄影装置

roentgenokymography *n*. X线记波摄影[术],X线记波法

roentgenologic *a*. X射线学的 ‖ ~ anatomy X线解剖学 / ~ consultation X线会诊 / ~ pharmacodiagnosisx 线药物诊断法 / ~ visualtation X线显示

roentgenologist (简作 Rnt) *n*. X线科医师,X线学家

roentgenology (简作 Rnt) *n*. X线学,放射学

roentgenolucent *a*. 可透X线的,X线可透的

roentgenometer *n*. X线量测定器,X线量计

roentgenometer; skiameter *n*. X线量测定器,X线量计,X射线计,伦琴计

roentgenometry *n*. ①X线量测定法 ②X线影像测量法

roentgenopaque *a*. 不透X线的,X线不透的

roentgenoparent *a*. 可透X线的

roentgenopathy; x-ray sickness *n*. X线病,放射病

roentgenoscope *n*. X线透视屏,X线荧光屏

roentgenoscopy *n*. X线透视(法),X线检查,荧光屏检查

roentgenospectral analysis X线光谱分析

roentgenotherapia; skiatherapy; roentgenotherapy *n*. X线治疗,X线疗法 ‖ ~ eventrationalis; eventration treatment 露脏X线治疗 / ~ profunda; deep X-ray treatment 深层X线治疗 / ~ superficialis; superficial X-ray treatment 浅层X线治疗

roentgenotherapy *n*. X线治疗,X线疗法

roentgenray *n*. X线,伦琴(射)线 ‖ ~ dermatitis 放射性皮炎,X线皮炎 / ~ fluorescence spectrometer X线荧光分光光度计 / ~ source X线源

roentgen-rays; X-rays *n*. X[射]线,伦琴[射]线 ‖ hard ~ 硬性X线

roentgens per hour (简作 r/hr) *n*. 伦琴/时,每小时伦琴数

roentgens per second (简作 R/S) *n*. 伦琴/秒

roentgens-total-at-one-centimeter (简作 rtcm) *n*. 距离辐射源一厘米处伦琴总剂量

roentgen-to-rad factor 伦琴—拉德转换系数

roentgen-unit *n*. X线单位

roentgnism *n*. X线治疗,X线疗法,放射病

Roese-Gottlieb method 娄—戈二氏法(牛乳脂肪分析法)

roeteln (rubella) *n*. 风疹

roeteln [德] *n*. 风疹

roeteln; roetheln; rubella *n*. 风疹

Rofelodine *n*. 罗非咯啶(抗抑郁药)

Roferon-A 干扰素 α-2a (interferon alfa-2a)制剂的商品名

Roffo's test [Angel H. 阿根廷病理学家 1882—1947] 罗否氏试验(检癌)

Rofleponide *n*. 罗氟奈德(肾上腺皮质激素类药)

Roflurane *n*. 罗氟烷(麻醉药)

Roger-Josué test [H. L. Roger; Otto Josué 法医师 1869 生]; **blister test** 罗—若二氏试验,水疱试验(检传染病)

Roger-Josué test (H. L. Roger; Otto Josué) 水疱试验(检传染病)

Roger's bacillus [C. H. 法医师 1860 生] 罗惹氏杆菌(见于痢疾样肠炎)

Roger's disease [Henri Louis 法医师 1809—1891] 罗惹氏病(先天性心室间隔缺损) ‖ ~ reaction 罗惹氏反应(检结核病痰蛋白) / ~ symptom 罗惹氏症状(结核性脑膜炎时体温过低) / ~ test; camphor test 罗惹氏试验,樟脑试验(检肝机能)

Roger's reflex (Georges H. Roger) 罗惹反射,食管唾液反射

Rogers' sphygmomanometer (Oscar H. Rogers) 罗杰斯血压计

Roger' sreflex; esophagosalivaryreflex *n*. 罗惹氏反射,食管唾液反射

Rogletimide *n*. 罗谷亚胺(抗肿瘤药)

rogor *n*. 乐果(杀虫剂)

rogue *n*. 劣种,歹徒,无赖 *v*. 耍无赖,除去劣种

roguery *n*. 诈欺,流氓行为,(pl.) 淘气(行为),捣蛋

roguish *a*. 流氓的,淘气的,

Rohdea japonica (Thunb.) roth. [植药] 万年青 药用部分:根状茎、全草

Róhl's marginal corpuscles (Wilhelm Róhl) 勒尔边缘小体(投用化学药物后,动物红细胞边缘所见到的一种小体)

Rohr's stria 罗尔氏纹(绒毛间纤维纹)

Rohrtson's sign (william E. Robertson) 罗伯逊征(①心脏病患者垂危前心区胸肌呈现纤维 性收缩;②诈病时压迫诉痛部位仍不引起散瞳;③腹水时,令患者仰卧,检查者即可感知患者胁腹胀满及紧张)

roister *n*. 喧闹,大摇大摆,闹饮

roka *n*. 罗卡栋(栋科植物)

roka; Trichilia emetica *n*. 罗卡栋(栋科植物)

Rokitamycin *n*. 罗他霉素(抗生素类药)

Rokitansky syndrome 见 Mayer-Rokitansky-Kuester Syndrome

Rokitansky-Cushing ulcers (K. F. von Rokitansky; Harvey W. Cushing) 罗—库溃疡(中枢神经系统严重损害的一种偶发性溃疡性并发症,侵及食管下 1/3、胃底或十二指肠)

Rokitansky-Küster-Hauser syndrome (K. F. von Rokitansky; Hermann Küster; G A. Hauser) 罗—屈—豪综合征(见 Mayer-Rokitansky-Küster- Hauser syndrome)

Rokitansky's disease [Karl Freiherr von 奥病理学家 1804—1878] 罗基坦斯基氏病(急性黄色肝萎缩) ‖ ~ diverticulum 罗基坦斯基氏憩室(食管牵引性憩室) / ~ hernia 罗基坦斯基氏疝(肠黏膜或脏层腹膜突出于肠肌纤维而成的囊) / ~ kidney 罗基坦斯基氏肾(淀粉样肾) / ~ pelvis 罗基坦斯基氏骨盆(脊柱滑出性骨盆) / ~ tumor 罗基坦斯基氏瘤(含多数囊的卵巢瘤)

Rolafagrel *n*. 罗拉格雷(抗血小板聚集药)

rolandic (Luigi Lorando) *a*. 罗朗多的

rolandometer *n*. 大脑皮质沟测定器,脑裂计,脑裂测定器

Rolando's angle [Luigi 意解剖学家 1773—1831] 罗朗多氏角(中央沟角) ‖ ~ area 罗朗多氏区,皮质运动区 / ~ cells 罗朗多氏细胞(胶质神经节细胞) / ~ column 罗朗多氏柱(延髓灰小结节) / ~ fasciculus 罗朗多束(延髓灰质后角扩大部) / ~ fissure; sulcus centralis 罗朗多氏裂,中央沟 / ~ funiculus 外侧楔索 / ~ gelatinous substance 罗朗多氏胶状质 / ~ lobe 罗朗多氏叶,岛盖 / ~ points 罗朗多氏点(大脑中央沟上下端点) / ~ substance; substantia gelatinosa 胶状质 / ~ tubercle 罗朗多氏结节,灰结节(延髓)

role *n*. 角色;作用,功用 ‖ gender ~ 性别作用(一个人借以表明他或她是男或女而表现出来的形象,这是性别同一性 <gender identity> 的社会表达)

Roletamide *n*. 洛来米特,甲氧吡苯酮(安眠药)

Rolgamidine *n*. 罗加米定(止泻药)

Rolicyclidine *n*. 咯环利定(抗焦虑药)

Rolicypram = rolicyprine *n*. 罗利普林(抗忧郁药)

Rolicyprine *n*. 罗利普令,环丙胺(抗抑郁药)

Rolipram *n*. 洛利普兰(抗精神失常药)

Rolitetacycline *n*. 罗利环素(抗生素类药)

Rolitetracycline *n*. 罗列环素,吡甲四环素,氢吡四环素,吡咯烷甲基四环素,四氢吡咯甲基四环素(半合成广谱抗生素) ‖ ~ nitrate 硝酸罗列环素,硝酸吡甲四环素,氢吡四环素硝酸盐

roll *v*. ①(使)滚动,(使)转动 ②卷 *n*. ①卷 ②面包卷 ③名册 ④转动 ‖ ~ booster 回转加速器 / cotton ~ 棉卷(牙科用) / iliac ~ 髂卷(腊肠样卷,位于左髂窝) / ~ film 卷片 / ~ film changer 卷片换片器 / ~ film photofluorographic careera 卷片荧光(间接)摄影机 / scleral ~ 巩膜回转缘,巩膜卷(睫状体依附之处)

roll-culture; roll-tube calture *n*. 旋管培养[物]

rollenabstand [德] (简作 RA) *n*. 线圈间距离

roller *n*. ①棉卷,纱布卷 ②轧钢工,压延工 ③滚子 ‖ bandage ~ 绷带卷 / discharge ~ 出料滚 / feed ~ 进料滚 / pill mass ~ 丸剂块滚研机 / ~ development 卷轴显影 / ~ forceps 转轮镊 / massage ~ 电按摩滚轴 / ~ separator cassette 转动传片盒

Roller's central nucleus [Christian FriedrichWilhelm 德神经病学家 1802—1878] 罗勒氏中央核(在延髓缝际附近,后纵束与丘系之间)

Roller's nucleus (Christian F. W. Roller) 罗勒核(①舌下神经核前

部的一群小细胞;②橄榄核门附近的细胞)
Rolleston's rule [Humphrey 英医师 1862—1944] 罗耳斯顿氏规律(成人的理想收缩压为年龄的二分之一加一百)
Rollet syndrome 眶尖综合征
Rollet's chancre [Joseph 法外科学家及梅毒著作家 1824—1894]; **mixed chancre** 罗累氏下疳,混合性下疳
Rollet's stroma (Alexander Rollet 奥生理学家 1834—1903) 罗累特基质(血红蛋白除去后所遗留的红细胞部分)
Rollet's syndrome (J. Rollet) 罗莱综合征,眶尖综合征(即 orbital apex syndrome,见 syndrome 项下相应术语)
Rollier's radiation (Auguste Rollier) 罗利尔照射(结核病患者日光紫外线照射,逐渐增加其照射剂量) ‖ ~ treatment 罗利尔疗法(日光治疗外科结核)
Rollier's treatment [Auguste 瑞士医师 1874 生] 罗利尔氏疗法(日光治疗外科结核)
rolling *a*. 滚的;转动的;周而复始的;摇摆的 *n*. 滚动,转动
rollingcircle model 滚环模型
Rolodine *n*. 罗咯定(肌肉松弛药)
rolsin [拉 resina]; colophony *n*. 松香 ‖ ~ cerate 松香蜡 / ~ cerate, compound 复方松香蜡
Rolziracetam *n*. 罗拉西坦(改善脑代谢药)
Roman *a*. 罗马的,罗马(人)的,拉丁的,罗马字体的 *n*.古罗马人,罗马人,罗马字体
Romana's sign (Cecilio Romana) 罗曼尼亚征(偏侧性眼炎,伴睑水肿、结膜炎、局部淋巴结肿大,为南美洲锥虫病之征)
romance *n*. 传奇,浪漫,虚构
Romanet grape [植药] 秋葡萄
Romania *n*. 罗马尼亚[欧洲] ‖ ~n *a*. 罗马尼亚的;罗马尼亚人的;罗马尼亚语的 *n*. 罗马尼亚人;罗马尼亚语
Romania (简作 RO) *n*. 罗马尼亚
romanize *v*. 拉丁化
Romanomermis culicavorax 食蚊索丝虫
romanopexy *n*. 乙状结肠固定术
romanopexy [拉 romanum the sigmoid + 希 pēxis fixation]; **sigmoidopexy** *n*. 乙状结肠固定术
romanoscope *n*. 乙状结肠镜
Romanovsky's (Romanowsky's) stain (method) (Dimitri L. Romanovsky) 罗曼诺夫斯染剂(法)(染血液涂片显示疟原虫)
Romanovsky's (Romanowsky's) method [Dimitri Leonidov 俄医师 1861—1921] 罗曼诺夫斯基氏法(疟原虫对比染色法)
Romano-Ward syndrome (C. Romano; O. C. Ward) 罗—沃综合征(一种常染色体显性遗传型 Q—T 间期延长综合征,特征为晕厥,有时伴心室纤维性颤动并猝死。参见 Jerveil and Lange-Nielsen syndrome)
romantic *a*. 浪漫的 *n*. 浪漫主义作家,浪漫派艺术家(诗人) ‖ ~ly *ad*. / ~ ism *n*. 浪漫主义(运动) / ~ ist *n*. 浪漫主义作家 / ~ ize *v*. 使浪漫化,使幻想化
romantic love 见 eros.
Romazarit *n*. 氯马扎利(抗风湿药)
Romberg-Howship sign (symptom) [M. H. Romberg; John Howship] 罗—豪二氏征(症状)(箝闭性闭孔疝的一种体征)
rombergism *n*. 闭目难立征,罗姆伯格征(见 Romberg's sign)
rombergism; romberg's sign *n*. 闭目难立征,罗姆伯格氏征
Romberg-Paessler syndrome [Moritz HeinrichRomberg 德医师 1795—1873; H. Paessler 德医师] 罗—佩二氏综合征(内脏血管扩张症状)
Romberg's 罗姆伯格氏 ‖ ~ disease 罗姆伯格氏病(半面萎缩) / ~ spasm 罗姆伯格氏痉挛(嚼肌痉挛,牙关紧闭) / ~ sign 罗姆伯格氏征,闭目难立征(闭目并足直立时身体摇摆,检共济失调) / ~ symptom 罗姆伯格氏症状,罗姆伯格氏征
Romberg's disease (trophoneurosis) (Moritz H. Romberg) 半面萎缩 ‖ ~ sign 罗姆伯格征,闭目难立征(闭目并足直立时身体摇摆,见于脊髓痨) / ~ spasm 罗姆伯格痉挛(第五脑神经支配肌肉的嚼肌痉挛) / ~ station 罗姆伯格姿势,闭目立正姿势(寻找罗姆伯格征时患者所采取的姿势,即并足直立位)
Romergoline *n*. 罗麦角林(抗震颤麻痹药,抗精神病药)
Romer's experiment [Paul Heinrich 德卫生学家 1876—1916] 勒梅尔氏实验(眼结膜内测定抗毒素试验) ‖ ~ test; ~ reaction; cockadereaction 勒梅尔氏试验,勒梅尔氏反应结核菌素皮内试验反应
Römer's serum [Paul 德眼科医师 1873—1937] 勒梅尔氏血清(肺炎血清)
Romer's test (reaction) (Paul H. Romer) 勒梅尔试验(反应)(皮内注射结核菌素至患结核的豚鼠能引起产生中心出血坏死的丘疹。亦称花结状试验)
ro-meson *n*. ρ介子
romicil; oleandomycin *n*. 夹竹桃霉素
Romifidine *n*. 罗米非定(镇痛药)
Romilar; dextromethorphan *n*. 氢溴酸右甲吗南[商名]
Rommelaere's law [Guillaume 比医师 1836—1916] 罗梅拉尔氏定律(癌症患者的尿氮量持续降低) ‖ ~ sign 罗梅拉尔氏征(癌性恶病质的一种体征)
Rommelaere's sign (Guillaume Rommelaere) 罗梅拉尔征(癌性恶病质时尿中正磷酸盐及氧化钠)
romp *n*. 顽皮孩子(尤指女孩) *v*. 蹦来跳去,嬉闹玩耍
Romurtide *n*. 罗莫肽(免疫调节药)
Ronactolol *n*. 罗那洛尔(β-受体阻滞药)
Rondeletia loricata 网肩龙氏鱼(隶属于龙氏鱼科 Rondeletiidae)
Rondeletiidae *n*. 龙氏鱼科(隶属于鲸头鱼目 Megalomycteridae)
roneo *n*. 复写机 *v*. 复写
rongalite *n*. 雕白粉(次硫酸钠与甲醛的加成物)
Ronget's bulb [Antoine D. 法生理学家] 鲁惹氏球(卵巢表面的静脉丛)
rongeur [法] *n*. 咬骨钳,修骨钳 ‖ ~, alveolar 牙槽咬骨钳 / ~, maxillary sinus 上颌窦咬骨钳 / ~, nasalsinus 鼻窦咬骨钳
roniacol; 3-pyridylcarbinol; 3-pyridylmethanol *n*. 罗尼可(3-吡啶甲醇的商品名,降压药)
Ronidazole *n*.洛硝哒唑,罗硝唑(抗原虫药)
Ronifibrate *n*. 氯烟贝特(降血脂药)
Ronipamil *n*. 罗尼帕米(扩血管药)
Ronnel = fenclofos *n*. 皮蝇磷(杀虫药)
rontgen unit(r) 伦琴单位
rontgen-equivalent-mammal 哺乳动物伦琴当量
rontgen-equlvalent-physical *n*. 物理伦琴当量
röntgenography; roentgenography *n*. X 线照相术
Rood of wallich willow [植药] 皂柳根
rood (简作 rd) *n*. 路得(英国面积单位 = 0.25 英亩)
roof *n*. 室顶,盖 ‖ ~ of fourthventricle 第四脑室定顶 / ~ of mouth 口腔顶,腭 / ~ of orbit 眶顶 / ~ of skull 颅顶 / ~ of tympanum 鼓室盖 / ~ of mouth 口腔顶,腭 / ~ of orbit 眶顶 / ~ of pulp chamber 髓室顶 / ~ of skull 颅顶
roof-cell *n*. 被盖细胞,顶细胞
Röohl's marginal corpuscles [Wilhelm 德医师 1881—1929] 娄耳氏边缘小体(见于投用化学药物的动物红细胞)
rook *n*. 秃鼻乌鸦,白嘴鸦,骗子 *v*. 骗,敲诈
Rook [动药] *n*. 秃鼻乌鸦 ‖ ~ meat [动药] 秃鼻乌鸦
rookery *n*. 乌鸦林,白嘴鸦群,贫民窟
room *n*. 室,房间 ‖ anesthetic ~ 麻醉室 / chlorination ~ 加氯室 / consulting ~ 诊察室 / delivery ~ 产房,分娩室 / delousing ~ 灭虱室 / disinfection ~ 消毒室 / dressing ~ 敷裹室 / intensive therapy ~ 加强治疗室 / labor ~; predelivery ~ 待产室 / measuring ~ 测量室 / ~ of mother and infant 母婴室 / operating ~ 手术室 / padded ~ 软垫病室 / postdelivery ~ 产后室 / predelivery ~ 待产室 / preparation ~ 准备室,制备室 / recovery ~ 复原室(手术后或产后) / sterilizing ~ 消毒室,灭菌室 / waiting ~ ①候诊室 ②等待室 isolation ~隔离室 / laminar air flow bioclean ~ LAFR 分层气流无菌病室 / postoperative recovery ~ 手术后恢复室 sterilizing ~ 消毒室,灭菌室 / waiting ~ 候诊室;等待室 / ~ temperature (简作 RT) 室温
roomette *n*. 单人小卧室
rooming-in *n*. 新生儿母子同室
Roor of cricket-bat willow [植药] 白柳根
Roor of eutopean waterhemlock [植药] 毒芹根
Roor of himala yansnakefourd [植药] 实葫芦
Roor of littleflower stemona [植药] 细花百部
Roor of potaninindigo [植药] 波氏木蓝
Roor of willowleaf spiraea [植药] 空心柳根
Roor of yichanf indigo [植药] 宜昌木蓝
Roor or herb of common physochylaina [植药] 泡囊草
Root *n*. ①根 ②翅基 ‖ ~, shuan-tsao / ~ and stemcholla [植药] 仙人掌 / ~ andrhizome of baikal meadowme [植药] 马尾连 / ~ andrhizome of bloodred iris [植药] 豆豉草 / ~ andrhizome of brownie ladyslipper [植药] 大叶杓兰根 / ~ andrhizome of canton fairybells [植药] 竹叶参 / ~ andrhizome of delavay meadowme [植药] 偏翅唐松草根 / ~ andrhizome of faber meadowme [植药] 大叶马尾连 / ~ andrhizome of fortune meadowrue [植药] 华东唐松草 / ~ andrhizome of franzenbachrhubarb [植药] 山大黄 / ~ andrhizome of glandularhairy meadowrue [植药] 香唐松 / ~ andrhizome of hardwick valeriana [植药] 长序缬草 / ~ andrhizome of highland meadowrue [植药] 高原唐松草 / ~ andrhizome of japanese climbingfern [植药] 海金沙根 / ~ andrhizome of japanese false solomonseal [植药] 鹿药 / ~ andrhizome of manyleaf meadourue [植药]

马尾连／～ andrhizome of narrowraceme meadowme［植药］水黄连／～ andrhizome of omoto nipponlily［植药］万年青根／～ andrhizome of ovate tylophora［植药］三十六荡／～ andrhizome of sharpleaf meadowrue［植药］尖叶唐松草／～ andrhizome of sikkimrhubarb［植药］高山大黄／～ andrhizome of smallflower iris［植药］六棱麻／～ andrhizome of tartarian buckwheat［植药］苦荞头／～ andrhizome ofriparian greenbrier［植药］牛尾菜／～ branch of chinese fir［植药］杉木节／～ ifmyrica like distylium［植药］杨梅蚊母树根／～ lysimachiae insignis［植药］土远志／～ od whiteflower grebluesophora［植药］白花灰毛槐／～ of～ yichang viburnum［植药］对叶散花根／～ of acutesida［植药］黄花稔／～ of african myrsine［植药］铁仔／～ of aizoon atonecrop［植药］景天三七根／～ of alderleaf sida［植药］脓见愁根／～ of alfalfa［植药］首蓿根／～ of alpine thermopsis［植药］高山黄华根／～ of amplexicaul swailowwort［植药］合掌消／～ of amur ampelopsis［植药］蛇葡萄根／～ of angled bittersweet［植药］吊干麻／～ of anhwei barberry［植药］鸡脚刺／～ of anisetree-like pittospomm［植药］山栀茶／～ of antifebrile dichroa［植药］常山／～ of applemint［植药］鱼香根／～ of apricot plum［植药］鸡血李根／～ of apricotleaf ladybell［植药］荠宁／～ of arabian jasmine［植药］茉莉根／～ of arrowleaf abelmoschus［植药］五指山参／～ of arrowshaped tinospora［植药］金果榄／～ of ashy-coloured ironweed［植药］伤寒草根／～ of asia belltree［植药］菜豆树／～ of asia tictodalia［植药］飞龙掌血／～ of assam treebine［植药］苦郎藤／～ of atlantic pigeonwings［植药］大山豆根／～ of auricledleaf swallowwort［植药］青羊参／～ of australian cowplant［植药］武靴藤／～ of autumn elaeagnus［植药］牛奶子根／～ of axillaryfiower twistedstalk［植药］竹林消／～ of babylon weeping willow［植药］柳根／～ of baikal skullcap［植药］黄芩／～ of balsampear［植药］苦瓜根／～ of bambooleaf seseli［植药］云防风／～ of bambooleaf thorowax［植药］竹叶柴胡／～ of barbate cyclea［植药］银不换／～ of barbate mallotus［植药］大毛桐子根／～ of beautifiower uraria［植药］密马／～ of beautiful lespedeza［植药］美丽胡枝子根／～ of beautiful millettia［植药］山莲藕／～ of beautiful phyliodium［植药］排钱草根／～ of beautiful sweetgam［植药］枫香树根／～ of bengal clockvine［植药］通骨消／～ of bentham dichrocephala［植药］鱼眼草根／～ of berm-bearing campion［植药］白牛膝／～ of biformleaf dendropanacx［植药］变叶树参／～ of bigflower incarvillea［植药］山羊参／～ of bigleaf fig［植药］黄角根／～ of bigleaf thorowax［植药］大叶柴胡／～ of bilobed grewia［植药］娃娃拳／～ of birchleaf Viburmunm［植药］红对节子／～ of birdsfoot deervetch［植药］百脉根／～ of birdsfoot trefoil［植药］百脉根／～ of bitter willow［植药］水杨根／～ of bittersweet［植药］白毛藤根／～ of black canarytree［植药］乌榄根／～ of black nightshade［植药］龙葵根／～ of black thorowax［植药］黑柴胡／～ of blackend swallowwort［植药］白薇／～ of bloodflower milkweed［植药］莲生桂子草根／～ of bloodred melastoma［植药］毛稔／～ of blue ceratostigma［植药］角柱花／～ of blue cohosh［植药］红毛七／～ of blume spiraea［植药］麻叶绣球／～ of Bodinier Beautyberry［植药］珍珠风／～ of bodinier berutyberry［植药］珍珠风子／～ of bower actinidia［植药］猕猴梨／～ of bowley sage［植药］南丹参／～ of boxleaf atalantia［植药］东风橘根／～ of boxleaf syzygium［植药］赤楠／～ of branchy paliums［植药］马甲子根／～ of bridalwreath spiraea［植药］笑靥花／～ of brier grape［植药］野葡萄根／～ of brierrose［植药］倒触伞／～ of broadlea sedge［植药］崖棕根／～ of broadleaf devilpepper［植药］大叶萝芙木／～ of broadleaf liriope［植药］阔叶土麦冬／～ of brooklet anemone［植药］虎图辣／～ of brooklet anemone［植药］虎掌草／～ of broomiute side［植药］黄花母根／～ of brownleaf achyrantnes［植药］云牛膝／～ of brownsheath lilyturf［植药］大叶沿阶草／～ of buddha's lamp［植药］山甘草根／～ of buerger lespedeza［植药］血人参／～ of bumalda bladdernut［植药］省沽油根／～ of bunge prichiyash［植药］花椒根／～ of bunge swallowwort［植药］白首乌／～ of bur beggarticks［植药］狼把草根／～ of burmann cinnamon［植药］阴香根／～ of buttercup-like clematis［植药］绣球藤／～ of cairo momingglory［植药］五爪龙根／～ of californiaburclover［植药］首蓿根／～ of canolle pimpinella［植药］杏叶防风／～ of canton ampeiopsis［植药］无刺根／～ of capitate cyathula［植药］头花杯苋／～ of carambola［植药］阳桃根／～ of carles indigo［植药］苏木蓝／～ of cat-claw buttercup［植药］猫爪草／～ of cathaya japaneserose［植药］红刺玫根／～ of caudata two-seededpalm［植药］野棕／～ of caudate milkwort［植药］水黄杨木／～ of caudate sweetleaf［植药］山矾根／～ of caudate tickclover［植药］青酒缸根／～ of caulescent mandrake［植药］曼陀茄根／～ of champac michelia［植药］黄缅桂／～ of champion bauhinia［植药］九龙根／～ of champion millettia［植药］绿花崖豆藤／～ of cherokeerose［植药］金樱根／～ of cherry elaeagnus［植药］木半夏根／～ of chimese clematis［植药］威灵仙／～ of China creeper［植药］三角风／～ of chinense bastardtoadflax［植药］百蕊草根／～ of Chinerse holly［植药］枸骨根／～ of Chinese alangium［植药］八角枫／～ of Chinese aralia［植药］木根／～ of Chinese astibe［植药］落新妇根／～ of Chinese atropathe［植药］搜山虎／～ of Chinese azalea［植药］羊踯躅根／～ of Chinese barberry［植药］三棵针／～ of Chinese bonyberry［植药］黑果／～ of Chinese box［植药］黄杨根／～ of Chinese bushcherry［植药］郁李根／～ of Chinese bushciover［植药］细叶马料梢／～ of Chinese carlesia［植药］山茴芹／～ of Chinese clovershmb［植药］壮筋草／～ of Chinese condorvine［植药］白杜仲／～ of Chinese coriaria［植药］马桑根／～ of Chinese crossostephium［植药］芙蓉菊根／～ of chinese date［植药］枣树根／～ of chinese eriosema［植药］猪仔笠／～ of Chinese eupatorium［植药］广东土牛膝／～ of chinese eurya［植药］米碎花／～ of chinese forgetmenot［植药］狗屎花根／～ of Chinese hemsleya［植药］中华雪胆／～ of chinese hibiscus［植药］扶桑根／～ of chinese indigo［植药］铜罗伞／～ of Chinese ixora［植药］龙船花根／～ of Chinese knotweed［植药］火炭母草根／～ of chinese lasianthus［植药］粗叶木／～ of chinese litse［植药］豺皮樟根／～ of chinese loropetalum［植药］扣木根／～ of chinese neillia［植药］钓杆柴／～ of chinese oederwoodvetony［植药］华马先蒿／～ of chinese pearleaf crabapple［植药］林檎根／～ of chinese peashrub［植药］金雀根／～ of chinese pennisetum［植药］狼尾草根／～ of Chinese pulsatilla［植药］白头翁／～ of Chinese sawwort［植药］广东升麻／～ of Chinese silvergrass［植药］芒根／～ of Chinese smalliris［植药］马蔺根／～ of Chinese Soapberry［植药］无患子强／～ of chinese stellera［植药］瑞香狼毒／～ of chinese stephanandra［植药］野珠兰根／～ of chinese stephania［植药］金不换／～ of chinese sumac［植药］盐麸叶／～ of chinese tmmpetcreeper［植药］紫葳根／～ of chinese tuliptree［植药］鹅掌楸根／～ of chinese wampee［植药］黄皮根／～ of Chinese weigela［植药］水马桑／～ of chinese wingleaf pricklyash［植药］竹叶椒根／～ of chinese wingnut［植药］麻柳树根／～ of chinese witchhazel［植药］金缕梅／～ of chineserandia［植药］鸡爪力／～ of chineses ealavender［植药］匙叶草／～ of chineses huteria［植药］铜钱麻黄／～ of Chineses piraea［植药］中华绣线菊／～ of chingma abutiion［植药］茼麻根／～ of chinling mountain columbine［植药］银扁担／～ of chneset horowax［植药］柴胡／～ of chrub lespedeza［植药］胡枝子根／～ of chu-lan tree［植药］珠兰根／～ of chun spicebush［植药］千打锤／～ of chung grape［植药］刺葡萄根／～ of citmsleaf glycosmis［植药］山小橘／～ of clammy hopseedbush［植药］车桑仔根／～ of clark clematis［植药］拦路虎／～ of cluster mallow［植药］冬葵根／～ of coastai glehnia［植药］北沙参／～ of cochinchina blastus［植药］柏拉木根／～ of cochinchina cudrania［植药］穿破石／～ of cochinchina momordica［植药］木鳖根／～ of cochinchinese asparagus［植药］天冬／～ of coilettiris［植药］高原鸢尾／～ of coloured bellflower［植药］岩兰花根／～ of combined spicebush［植药］乌药／～ of common achyranthes［植药］倒扣草／～ of common amebia［植药］假紫草／～ of common aneurolepidium［植药］冰草根／～ of common apluda［植药］水蔗草／～ of common argyreia［植药］白鹤藤根／～ of common baphicacanthus［植药］马蓝根／～ of common beancaper［植药］霸王根／～ of common bombax［植药］木棉根／～ of common butterbush［植药］风箱树根／～ of common crapemyrtle［植药］紫藤根／～ of common diuranthera［植药］鹭鸶兰／～ of common floweringquince［植药］木瓜根／～ of common fordia［植药］虾须豆／～ of common four-o'clock［植药］紫茉莉根／～ of common hogfennel［植药］前胡／～ of common houndstlngue［植药］药用倒提壶／～ of common iantana［植药］如意花根／～ of common iavatea［植药］山槟榔／～ of common indianmulberry［植药］羊角藤／～ of common lamiophlomis［植药］独一味／～ of common melastoma［植药］野牡丹根／～ of common Mube［植药］枣树根／～ of common nandina［植药］南天竹根／～ of common oxyspora［植药］遍山红／～ of common pilostegia［植药］冠盖藤根／～ of common podocarpium［动药］长柄山蚂蝗／～ of common sassafras［植药］檫树／～ of common scheffiera［植药］鸭脚木根／～ of common securidaca［植药］蝉翼藤／～ of common sesbania［植药］向天蜈蚣／～ of common sinopodophyllum［植药］桃儿七／～ of common sowthistle［植药］苦菜根／～ of common triplostegia［植药］肚拉／～ of common triumfetta［植药］黄花地桃花／～ of common tulip［植药］郁金香根／～ of common vladimiria［植药］川木香／～ of convolvulate asiabell［植药］鸡蛋参／～

of coral ardisia［植药］朱砂根／～ of corkleaf snowbell［植药］红皮树根／～ of corniculate cayratia［植药］九牛薯／～ of cottonrose［植药］芙蓉根／～ of creeping ceratostigma［植药］紫金标／～ of creeping liriope［植药］土麦冬／～ of crispateleaf ardisia［植药］百两金／～ of crodateleaf ainsliaea［植药］双股箭／～ of curly dock［植药］牛耳大黄／～ of currant neillia［植药］钓杆柴根／～ of dadvid bushclower［植药］和血丹／～ of daghestan sweetclover［植药］臭苜蓿根／～ of dahuria gentian［植药］秦艽／～ of dahurian angelica［植药］白芷／～ of dahurian pulsatilla［植药］兴安白头翁／～ of dahurianrose［植药］刺莓果根／～ of dan-shen［植药］丹参／～ of dansui［植药］甘遂／～ of david larkspur［植药］峨山草乌／～ of delavary scheffiera［植药］大泡通／～ of delavay ampelopsis［植药］玉葡萄根／～ of delavay blueberry［植药］岩檀香／～ of delavay clovershrub［植药］豆角柴／～ of delavay dobinea［植药］大九股牛／～ of delavay gerbera［植药］白地紫莞／～ of delavay habinaria［植药］鸡肾参／～ of delavay incartvillea［植药］鸡肉参／～ of delavay larkspur［植药］小草乌／～ of delavay stephania［植药］地不容／～ of delavay violet［植药］黄花堇菜／～ of Deltoidleaf saussurea［植药］三角叶风毛菊／～ of denseflower indigo［植药］大叶狼豆柴／～ of denseflower swweetleaf［植药］密花山矾／～ of denseflower swweetleaf［植药］密花山矾／～ of dewberryleaf cinguefoil［植药］莓叶委陵菜／～ of dichotomous cordia［植药］青桐翠木／～ of diels millettia［植药］岩豆根／～ of distichousleaf eurya［植药］二列叶柃／～ of divaricate carrpesium［植药］金挖耳根／～ of divaricate houndstongue［植药］琉璃草根／～ of divaricate saposhnikouia［植药］防风／～ of divaricate strophanthus［植药］羊角拗／～ of diversifious physaliastrum［植药］龙须参／～ of diversifolious buckthom［植药］女儿茶／～ of diversifolious creeper［植药］三角风／～ of diversifolious melothria［植药］土白蔹／～ of diversifolious patrinia［植药］墓头回／～ of doublepetalous white pomegranate［植药］白石榴根／～ of Doubleteeth pubescent angelica［植药］独活／～ of downy groundcherry［植药］苦职根／～ of downyrosemyrtle［植药］桃金娘根／～ of drooping carpesium［植药］挖耳草根／～ of drysilene［植药］旱麦瓶草／～ of dunntongoloa［植药］太白三七／～ of dwarf bumet［植药］虫莲／～ of dwarf foweringcherry［植药］郁李根／～ of east china giobethistle［植药］华东蓝刺头根／～ of easter heraldtmmpet［植药］炮弹果／～ of edible kudzuvine［植药］食用葛藤／～ of edible vladimiria［植药］菜木香／～ of eggleafrhododendron［植药］马银花根／～ of eggplant［植药］茄根／～ of elecampane inula［植药］土木香,亦称藏木香／～ of elegantraspberry［植药］秀丽莓／～ of emblic leaffiower［植药］油柑根／～ of english walnut［植药］胡桃根／～ of entire fiddleleaffig［植药］全缘榕根／～ of entire micromelum［植药］小芸木／～ of erect hypecoum［植药］角茴香／～ of european grape［植药］葡萄根／～ of evans begonia［植药］秋海棠根／～ of faber bauhinia［植药］大飞扬根／～ of falcate micromelum［植药］白木／～ of false indigo［植药］一味药根／～ of false-yellowflower milkwort［植药］假黄花远志／～ of fangchi［植药］广防己／～ of farges decaisnea［植药］猫儿屎／～ of farges flgwort［植药］鄂玄参／～ of farges larkspur［植药］峨山草乌／～ of featherycleft horsegentian［植药］天王七／～ of femleaf dichocarpum［植药］岩节连／～ of femlike asparagus［植药］土百部／～ of field common cowpea［植药］野豇豆根／～ of field lacquertree［植药］林背子／～ of fine silene［植药］细麦瓶草／～ of fineleaf schizonepeta［植药］荆芥根／～ of finelydivided phtheirospermum［植药］细裂叶松蒿／～ of finet clematis［植药］山木通根／～ of fingerleaf momingglory［植药］藤商陆／～ of fischer euphorbia［植药］豹毒／～ of fiveleaf chastertree［植药］布荆根／～ of flatspine pricklyash［植药］野花椒根／～ of fiddleleaf fig［植药］琴叶榕／～ of forrest primrose［植药］松打七／～ of forrest silkvine［植药］黑骨头／～ of fortune apios［植药］土围七／～ of fortune chloranthus［植药］水晶花／～ of fortune firethom［植药］红子根／～ of fortune indigo［植药］华东木蓝根／～ of fortune japanes espiraea［植药］绣线菊根／～ of fortune pauiownia［植药］桐根／～ of fortune plumyew［植药］三尖杉根／～ of fortune windmillpalm［植药］棕树根／～ of fourleaf ladybell［植药］南沙参／～ of fourstamen stephania［植药］防已／～ of foxglave tree［植药］桐根／～ of foxtail-like sophora［植药］苦甘草／～ of fragile bueberry［植药］土千年健／～ of fragrant eveningprimrose［植药］待霄草／～ of fragrant glorybower［植药］臭茉莉／～ of fragrant sarcococca［植药］胃友／～ of franchet peashmb［植药］阳雀花根／～ of frangrant daphne［植药］瑞香根／～ of freyn cinquefoil［植药］三叶委陵菜根／～ of fukien elaeagnus［植药］白叶刺根／～ of funneled physochlaina［植药］华山参／～ of furcate screwpine［植药］帕梯／～ of gansui［植药］甘遂／～ of garden balsam［植药］凤仙根／～ of garden bumet［植药］地榆／～ of garden eggplant［植药］茄根／～ of garden lovage［植药］欧当归／～ of garlandrose［植药］钝叶蔷薇／～ of gigantic angelica［植药］东北土当归／～ of gimld larkspur［植药］云雾七／～ of girald beautyberry［植药］老鸦糊／～ of girald jasmine［植药］茎皮／～ of girald pteroxygonum［植药］荞麦七／～ of girald supplejack［植药］勾儿茶／～ of glabrousleaf asiabell［植药］小人参／～ of glabrousleaf pittosporum［植药］山枝根／～ of glancescent fissistigma［植药］乌骨藤／～ of glaucousleaf cyclea［植药］凉粉藤／～ of glutinousrice［植药］糯稻根／～ of gmelin globethistle［植药］沙漏芦／～ of goldenyellow thorowax［植药］金黄柴胡／～ of goldwool clematis［植药］风藤根草／～ of gouyahua［植药］狗牙花／～ of graceful jessamine［植药］大茶药根／～ of grayback vladimiria［植药］川木香／～ of great burdock［植药］牛蒡根／～ of greater celandine［植药］白屈菜根／～ of green allophyllus［植药］异木患／～ of greenflower asiabell［植药］绿花党参／～ of greyblue spicebush［植药］山胡椒根／～ of greywhitehairraspberry［植药］乌龙摆尾／～ of griffith cinpuefoil［植药］红地榆／～ of griffith condorvine［植药］大白药／～ of Griffith strepticaulon［植药］古羊藤／～ of grossedentate clematis［植药］大蓑衣藤根／～ of ground cotoneaster［植药］地红子根／～ of gynura［植药］菊三七／～ of gypsophila［植药］黄接骨丹／～ of hainan devilpepper［植药］海南萝芙木／～ of hainan ervatamia［植药］单根木／～ of hairlessrockvine［植药］小九节铃／～ of hairy anemone［植药］大火草根／～ of hairy branchrockvine［植药］红五加／～ of hairy clovershrub［植药］大红袍／～ of Hairy floweractinidia［植药］毛冬瓜／～ of hairystalk tinospora［植药］金果榄／～ of harland box［植药］黄杨根／～ of harlequin glorybwer［植药］臭梧桐根／～ of hart lasianthus［植药］污毛粗叶木／～ of heartleaf saussurea［植药］马蹄细辛／～ of heartleaf viburnum［植药］心叶荚迷根／～ of heavenly bamboo［植药］南天竹根／～ of hemadialeaf stephania［植药］桐叶千金藤／～ of hempleaf negundo chastetree［植药］牡荆根／～ of hempleaf nettle［植药］荨麻根／～ of hemsley cowparsnip［植药］牛尾独活／～ of hemsley monkshood［植药］藤乌头／～ of hemsleyrockvine［植药］蛇附子／～ of henry clematis［植药］雪里开／～ of henry currant［植药］钻石风／～ of henry ladyslipper［植药］龙舌箭／～ of henry ormosia［植药］榈木根／～ of henry samentose fig［植药］珍珠莲根／～ of henry wodbetony［植药］凤尾参／～ of henryrhodiola［植药］白三七根／～ of herb of brooklet astilbe［植药］野高粱／～ of heterophyllous eupatorium［植药］红升麻根／～ of heterophyllous wingseedtree［植药］半枫荷根／～ of heterophylly Falsestarwort［植药］太子参,亦称孩儿参／～ of himalayan coralbean［植药］乔木刺桐根／～ of Himalayan heiwingia［植药］叶上珠根／～ of himalayan prinsepia［植药］梅花刺根／～ of himalayan teasel［植药］续断／～ of himalayanrhubarb［植药］白牛尾七／～ of hispid fig［植药］五指毛桃／～ of hispid heteropappus［植药］狗哇花／～ of hollygreen barberry［植药］宽叶鸡脚黄连／～ of hongkong caper［植药］独千里行／～ of hooked clematis［植药］柱果铁线莲／～ of Hooker sarcococca［植药］厚叶子树根／～ of huntingdon willow［植药］白柳根／～ of hupeh bauhinia［植药］双肾藤／～ of iaurelleaf snailseed［植药］衡州乌药／～ of india canna［植药］美人蕉根／～ of india madder［植药］茜草／～ of india-charcoal trema［拉;植药］山黄麻／～ of indian abutilon［植药］磨盘根／～ of indian azaea［植药］杜鹃花根／～ of indian mockstrawberry［植药］蛇莓根／～ of indian stringbush［植药］了哥王／～ of indianpipe［植药］水晶兰／～ of indigowoad［植药］板蓝根／～ of intermediate lilyturf［植药］间型沿阶草／～ of ipomoeae aquaticae［植药］蕹菜根／～ of isxflower pottsia［植药］花拐藤根／～ of ivy tree［植药］鸭脚木根／～ of Japanes eavens［植药］头晕药根／～ of Japanese Ampelopsis［植药］白蔹／～ of japanese apricot［植药］梅根／～ of japanese ardisia［植药］紫金牛根／～ of japanese banana［植药］芭蕉根／～ of Japanese campanumoea［植药］土党参／～ of japanese chloranthus［植药］银线草根／～ of Japanese clethra［植药］山柳／～ of japanese conyza［植药］白酒草／～ of japanese Cryptotaenia［植药］鸭儿芹根／～ of japanese dock［植药］羊蹄／～ of Japanese glorybower［植药］龙丹花根／～ of Japanese helwingia［植药］叶上珠根／～ of japanese hop［植药］草根／～ of japanese maesa［植药］杜茎山／～ of japanese mahonia［植药］茨黄连／～ of japanese orixa［植药］臭山羊／～ of japanese oxtongue［拉;植药］枪刀菜根／～ of japanese pagodatree［植药］槐根／～ of japanese plum［植药］李根／～ of japanese snailseed［植药］黑皮青木香／～ of Japanese snakegourd［植药］王瓜子根／～ of Japanese stephania［植药］千金藤／～ of Japanese teasel［植药］小血转／～ of Japanese tubocapsicum dragonpearl［植药］龙珠根／～ of japanese wormwood［植药］牡蒿根／～ of Japaneseraisin tree［植药］枳椇根／～ of japaneseraspberry［植药］茅莓根／～ of japaneses piraea［植药］绣线菊根／～ of japenese stemona［植药］百部／～ of java bishopwood［植药］秋枫木根／～ of java brucea［植药］老鸦胆根／～ of java campanumoea［植药］土党参／～ of java devilpepper［植药］印度萝芙木／～ of java speedwell［植药］小伸筋草／～ of jerusalemcherry［植药］玉珊瑚根／～ of jobstears［植药］薏苡根／～ of kakuda figwort［植药］元参／～ of kansu liriope［植药］甘肃土麦冬／～ of kerr treebine［植药］独脚乌桕／～ of kgrapeleaf amemone［植药］野棉花根／～ of kirilowrhodiola［植药］红景天／～ of kirlow indigo［植药］花木蓝／～ of komarov thorowax［植药］长白柴胡／～ of kongpo monkshood［植药］雪上一支蒿／～ of korean epimedium［植药］淫羊藿根／～ of korean monkshood［植药］关白附／～ of korean Pulsatilla［植药］朝鲜白头翁／～ of koreanraspberry［植药］倒生根／～ of kuling supplejack［植药］紫青藤根／～ of kuntz whiteleafraspberry［植药］早谷蔗／～ of kusnezoff monkshood［植药］草乌／～ of lagerfiower triplostegia［植药］双参／～ of lambertraspberry［植药］高粱泡根／～ of lance asiabell［植药］四叶参／～ of lanceleaf anisetree［植药］红茴香根／～ of largeflower lychnis［植药］剪夏罗根／～ of largeflower morina［植药］刺参／～ of largeleaf flemingia［植药］大叶千斤拔根／～ of largeleaf gambirplant［植药］大叶钩藤根／～ of largeleaf gentian［植药］秦艽／～ of largeleaf hydrangea［植药］八仙花根／～ of largeleaf spicebush［植药］黑壳楠根／～ of largeseed hemsleya［植药］罗锅底／～ of largespike woodnettle［植药］红线麻／～ of latetulip［植药］郁金香根／～ of laxflower euonymus［植药］疏花卫矛根／～ of laxleaf sweet／～［植药］香根芹／～ of leaf of cochinchinaraspberry［植药］五叶泡／～ of leafy euphorbia［植药］鸡肠狼独／～ of leatherleaf mahonia［植药］茨黄连／～ of leatherleaf millettia［植药］昆明鸡血藤根／～ of lenionfragrant odtericum［植药］隔山香／～ of levant cotton［植药］棉花根／～ of lightyellow sophora［植药］苦参／～ of lilac daphne［植药］芫花根／～ of lindley butterflybush［植药］七里香／～ of linearsegmented corydalis［植药］铜棒锤／～ of lineate supplejack［植药］铁包金／～ of littleleaf dogwoood［植药］穿鱼藤／～ of littleleaf photinia［植药］小叶石楠／～ of littleleaf willow［植药］小叶柳／～ of littleleafraspberry［植药］硬枝黑锁梅／～ of littlespike willow［植药］乌柳根／～ of littletooth hydrangeavine［植药］小齿钻地风／～ of lndian Lettuce［植药］白龙头／～ of lobed kudzuvine［植药］葛根／～ of long pepper［植药］荜茇根／～ of longcoronate sage［植药］红骨参／～ of longfiower stringbush［植药］土箭芪／～ of longflower onosma［植药］长花滇紫草／～ of longhairy antenoron［植药］金线草根／～ of longleaf campanumoea［植药］蜘蛛果／～ of longleaf falsenettle［植药］水禾麻／～ of longleaf gaeden bumet［植药］地榆／～ of longpeduncle kadsura［植药］南五味子根／～ of longstalk condorvine［植药］百灵草／～ of loping thistle［植药］刺盖草／～ of loureiro beautytyberry［植药］长叶紫珠根／～ of love-lies-bleeding［植药］老枪谷根／～ of lovely hemsleya［植药］雪胆／～ of lovely monkshood［植药］小白撑／～ of macartneyrose［植药］苞蔷薇根／～ of maire peony［植药］美丽芍药／～ of maire sophora［植药］乌豆根／～ of manyflower glorybower［植药］大青根／～ of manyflower supplejack［植药］黄鳝藤根／～ of manyflower tylophora［植药］娃儿藤／～ of manyinflorescenced sweetvetch［植药］红芪／～ of manyprickle acanthopanax［植药］刺五加／～ of marshpepper smartweed［植药］水蓼根／～ of marvel- of -peru［植药］紫茉莉根／～ of maximowicz falsestarwort［植药］假繁缕／～ of mdfruit actinodaphne［植药］红果楠／～ of meadowrue corydalis［植药］岩黄连／～ of medicinal changium［植药］明党参／～ of medicinal citron［植药］香橼根／～ of medicinal cyathula［植药］川牛膝／～ of medicinal devilpepper［植药］药用萝芙木／～ of medicinal evodia［植药］吴茱萸根／～ of medicinal indianmulberry［植药］巴戟天／～ of meiwa kumquai［植药］金橘根／～ of mekicinalswallowwort［植药］托腰散／～ of membranceous beautyleaf［植药］横经席／～ of membranous milkvetch［植药］黄芪／～ of meyer clematis［植药］毛柱铁线莲／～ of mongolian calligonum［植药］沙拐枣／～ of mongolian kmikvetch［植药］黄芪／～ of montane spicebush［植药］山橿根／～ of moore swallowwort［植药］毛白前／～ of mounmin tallowtree［植药］山乌桕根／～ of mountain spicytree［植药］豆豉姜／～ of muli vladimiria［植药］木里木香／～ of multibractraspberry［植药］大乌泡／～ of mumeplant［植药］梅根／～ of muscicolous woodbetony［植药］藓生马先蒿／～ of musk root-like semiaquilegia［植药］天葵子／～ of nakedstamen monkshood［植药］露蕊乌头／～ of narrowbract goldenray［植药］狭苞橐吾／～ of narrowleaf falschelieborc［植药］狭叶藜芦／～ of narrowleaf fig［植药］奶汁树／～ of narrowleaf nettle［植药］荨麻根／～ of narrowleaf patrinia［植药］窄叶败酱／～ of narrowleaf screwtree［植药］山芝麻／～ of negundo chastetree［植药］黄荆根／～ of nepal dock［植药］尼泊尔酸模／～ of nepalrattlesnake plantain［植药］对对参／～ of nerved asiabell［植药］脉花党参／～ of obliquerhynchoglossum［植药］大脖子药／～ of oblongleaf chineses weetspire［植药］矩叶鼠刺根／～ of oblongleaf indigo［植药］块根木蓝／～ of obtusespal clematis［植药］钝萼铁线莲／～ of Oldham gypsophila［植药］霞草根／～ of oldham podocarpium［植药］羽叶长柄山蚂蝗／～ of oldhamfissistigma［植药］瓜馥木／～ of oppositeleaf fig［植药］牛奶树子／～ of oriental bittersweet［植药］南蛇藤根／～ of oriental blueberry［植药］南烛根／～ of oriental buckthom［植药］黎辣根／～ of oriental paperbush［植药］梦花根／～ of oriental photinia［植药］毛叶石楠根／～ of oriental stephania［植药］白药子／～ of oval kumqual［植药］金橘根／～ of ovalleaf dutchmanspipe［植药］假大薯／～ of pale bittersweet［植药］绵藤／～ of panicled famefiower［植药］土人参／～ of paniculate swallowwort［植药］徐长卿／～ of papery daphne［植药］白瑞香根／～ of parkerraspberry［植药］小乌泡根／～ of patenthairy melastoma［植药］大金香炉／～ of patience dock［植药］牛西西／～ of pearl viburnum［植药］珍珠荚迷根／～ of pectinateraspberry［植药］黄泡／～ of pedunculate acronychia［植药］山枇杷根／～ of peking euphorbia［植药］京大戟／～ of pendulous mondshood［植药］铁棒锤／～ of pentagonousardisia［植药］罗伞树／～ of perny holly［植药］老鼠刺／～ of persian walnut［植药］胡桃根／～ of persimmon［拉；植药］柿根／～ of petalformed meadowme［植药］瓣蕊唐松草／～ of philippine flemingia［植药］千斤拔／～ of phoenix tree［植药］梧桐根／～ of piemarker［植药］苘麻根／～ of pilose asiabell［植药］党参／～ of pilularMina［植药］水团花根／～ of Pinkfiower indigo［植药］多花木蓝根／～ of pinnateleaf lilac［植药］山沉香／～ of planetreeflower clearweed［植药］狗骨节／～ of planetreeleaf falsenettle［植药］悬铃叶苎麻根／～ of poisonous flueggea［植药］白饭树根／～ of potaninsumac［植药］青麸杨根／～ of prinos-like salacia［植药］桫拉木／～ of privet-like primna［植药］臭黄荆根／～ of przewalsk goldenray［植药］掌叶橐吾／～ of przewalsk sage［植药］甘肃鼠尾草／～ of puberulent premna［植药］斑鸠占根／～ of puberulous glochidion［植药］算盘子根／～ of pubescent ceropegia［植药］对叶林根／～ of pubescent epimedium［植药］淫羊藿根／～ of pubescent holly［植药］毛冬青／～ of pubescent smoketree［植药］黄栌根／～ of punctate ardisia［植药］小罗伞／～ of puncturevine caltrop［植药］蒺藜根／～ of purging croton［植药］巴豆树根／～ of purple osier［植药］水杨根／～ of purple tephrosia［植药］灰毛豆根／～ of purple willow［植药］水杨根／～ of purpleprickle euonymus［植药］棱枝卫矛／～ of racemose inula［植药］土木香，亦称藏木香／～ of ramie［植药］苎麻根／～ of red pouzolzia［植药］大黏药／～ of red psychotria［植药］大刀根／～ of red thorowax［植药］柴胡／～ of redback christmashush［植药］红背叶／～ of redcalyx glorybower［植药］鬼灯笼根／～ of reddish beautyberry［植药］对节树根／～ of redflower peashmb［植药］红花锦鸡儿／～ of redkness［植药］水蓼根／～ of redpunjab sumac［植药］红麸杨／～ of red／～ gromwell［植药］紫草／～ of reedklike sweetcane［植药］斑茅／～ of rehder skullcap［植药］甘肃黄芩／～ of rhinleaf adina［植药］水杨梅根／～ of ricepaperplant［植药］通花根／～ of riparian homonoia［植药］水杨柳／～ of rock cotoneaster［植药］水莲沙根／～ of rocket consolida［植药］飞燕草／～ of romanet grape［植药］野葡萄根／～ of rose glorybower［植药］臭牡丹根／～ of roseleafraspberry［植药］倒触伞／～ of rosemyrile［植药］桃金娘根／～ of rosepink zephyrlily［植药］旱水仙根／～ of rosthorn bigginseng［植药］七角风／～ of roughhair fig［植药］五龙根／～ of roughhaired holly［植药］岗梅／～ of roughleaf ironweed［植药］黑升麻／～ of roughleafrasperry［植药］粗叶悬钩子根／～ of roundpod jute［植药］黄麻根／～ of royal paulownia［植药］桐根／～ of runciate knotweed［植药］花蝴蝶根／～ of running mallow［植药］圆叶锦葵／～ of sagittate epimedium［植药］淫羊藿根／～ of salem-rose［植药］倒触伞／～ of sapphireberry sweetleaf［植药］白檀根／～ of sarmentose pepper［植药］假荀／～ of scabrous doeilingeria［植药］东风菜根／～ of scabrous elephantfoot［植药］苦地胆根／～ of scabrous Patrinia［植药］墓头回／～ of scabrousleaf cadillo［植药］粗叶地桃花根／～ of scabrousleafrose mallow［植药］粗叶地桃花根／～ of scandent scheffiera［植药］七叶莲／～ of scarlet kadsura［植药］黑老虎根／～ of scatteredflower ladybeli［植药］荠迷／～ of schoch craspedolobium［植药］铁根藤／～ of seashore golrubind

[植药]李扇草根 / ~ of septemlobate kalopanax [植药]刺楸树根 / ~ of serrate chlomnthus [植药]及己 / ~ of serrate holly [植药]落霜红根 / ~ of sessile primrose [植药]野洋参 / ~ of sessile stemona [植药]百部 / ~ of setose abelmoschus [植药]黄秋葵根 / ~ of seven-sisters japaneserose [植药]十姊妹(亦称十姐妹) / ~ of sheathedmonkshood[植药]活血连 / ~ of sheepear inula [植药]小茅香 / ~ of shellfish pricklyash [植药]山椒根 / ~ of shiningleaf birch [植药]亮叶桦根 / ~ of shinyleaf pricklyash [植药]入地金牛(亦称两面针) / ~ of shmbalthea [植药]木槿根 / ~ of shortclustered plantainlily [植药]大鱼鳔花根 / ~ of shorthairy antenoron [植药]金线草根 / ~ of shorthornede pimedium [植药]淫羊藿根 / ~ of shortleaf peashmb [植药]短叶锦鸡儿 / ~ of shortlobe ligusticum [植药]川防风 / ~ of shortpedicel asparagus [植药]山百部 / ~ of shortradiate bigleaf thorowax [植药]短伞大叶柴胡 / ~ of shortstalk monkshood [植药]雪上一支蒿 / ~ of shortstyle cratoxylum [植药]黄牛木根 / ~ of showy jasmine [植药]柳拐 / ~ of shrubberyrhodiola [植药]凤尾七 / ~ of shrubby woodfordia [植药]虾子花根 / ~ of shrubbyelsholtzia [植药]双翎草 / ~ of siberian bumet [植药]细叶地榆 / ~ of siberian cocklebur [植药]苍耳根 / ~ of Siberian goldenray [植药]西伯利亚橐吾 / ~ of siberian milkwort [植药]远志 / ~ of siberian thorowax [植药]兴安柴胡 / ~ of siebold euphorbia [植药]钩腺大戟 / ~ of silverleaf cinquefoil [植药]涩草 / ~ of silvervine actinidia [植药]木天蓼根 / ~ of silverweed cinquefoil [植药]蕨麻 / ~ of singleroxburghrose [植药]刺梨根 / ~ of sinkiang amebia [植药]紫草 / ~ of sinuate tickclover [植药]粘人花根 / ~ of sitka bumet [植药]白花地榆 / ~ of sixpetal clematis [植药]威灵仙 / ~ of slender dutchmanspipe [植药]青木香 / ~ of slenderleaf pulsatilla [植药]细叶白头翁 / ~ of slenderpediecl meadowrue [植药]珍珠莲 / ~ of small diuranthera [植药]天生草 / ~ of small polemonium [植药]花葱 / ~ of smallflower epipactis [植药]野竹兰 / ~ of smallleaf desmodium [植药]辫子草根 / ~ of snow of juae [植药]白马骨根 / ~ of southern fangchi [植药]广防己 / ~ of spicate falsenettle [植药]小赤麻根 / ~ of spine aralia [植药]鹰不扑 / ~ of spinyleaf pricklyash [植药]见血飞 / ~ of spinyraspberry [植药]倒扎龙 / ~ of spongetree [植药]鸭皂树根 / ~ of spurless columbine [植药]野前胡 / ~ of St iohnswortleaf skullcap [植药]川黄芩 / ~ of stellate craibiodendron [植药]狗脚草根 / ~ of stem of climbingrhaphidophora [植药]爬树龙 / ~ of stem of tomentose Japanese snowbell [植药]蝴蝶树 / ~ of stem of tube clematis [植药]牡丹藤 / ~ of stinking fiueggea [植药]白饭树根 / ~ of straw-coloured gentian [植药]秦艽 / ~ of strict thorowax [植药]坚挺柴胡 / ~ of strigose hydrangea [植药]土常山 / ~ of subcalovous yam [植药]粘山药 / ~ of suffrutescent securinega [植药]叶底珠根 / ~ of sungpan Monkshood [植药]火焰子 / ~ of sunset abelmoscjus [植药]黄蜀葵根 / ~ of sunward gutzlaffia [植药]山一笼鸡 / ~ of swallow-tailed willow [植药]白柳根 / ~ of sweet acacia [植药]鸭皂树根 / ~ of sweet basil [植药]罗勒根 / ~ of sweet osmanthus [植药]桂树根 / ~ of sweet wormwood [植药]青蒿根,青蒿子 / ~ of swordleaf cymbidium [植药]建兰根 / ~ of szechwan blueberry [植药]土千年健 / ~ of szechwan indigo [植药]山皮条 / ~ of Szechwan sabia [植药]石钻子 / ~ of Szechwan spicebush [植药]石桢楠根 / ~ of szechwan tangshen [植药]川党参 / ~ of szechwanraspberry [植药]大乌泡根 / ~ of szechwan-yunnansanicle [植药]小黑药 / ~ of taipei monkshood [植药]金牛七 / ~ of taiwan angelica [植药]白芷 / ~ of taiwan juniper [植药]山刺柏 / ~ of taiwan scheffiera [植药]七叶莲 / ~ of tali falsehellebore [植药]披麻草根 / ~ of tall monkshood [植药]麻布七 / ~ of tall oplopanax [植药]刺人参 / ~ of tangut cacalia [植药]水葫芦七 / ~ of tangut przewalskia [植药]马尿泡 / ~ of taravine [植药]猕猴梨 / ~ of tassalflower thmmwort [植药]老枪谷根 / ~ of tatarian aster [植药]紫菀 / ~ of tea viburnum [植药]鸡公柴 / ~ of terebinthaceous hogfennel [植药]石防风 / ~ of thickleaf croton [植药]鸡骨香 / ~ of thickleaf vladimiria [植药]厚叶木香 / ~ of thickstem gentian [植药]秦艽 / ~ of thickstiped pollia [植药]大剑叶木 / ~ of thinleaf buckthom [植药]绛梨木根 / ~ of thinleaf crazyweed [植药]棘豆根 / ~ of thinleaf machilus [植药]大叶楠根 / ~ of thinleaf milkwort [植药]远志 / ~ of thomson kudzuvine [植药]葛根 / ~ of thomy elaeagnus [植药]胡颓子根 / ~ of threeangleabranch clovershmb [植药]爬山豆根 / ~ of three-lobed leaf kudzuvine [植药]三裂叶野葛 / ~ of thunberg spiraea [植药]珍珠绣线菊根 / ~ of tianmu mountain litse [植药]天目木姜子根 / ~ of tianshan mountain gentian [植药]天山龙胆 / ~ of Tibet Gentian [植药]西藏龙胆 / ~ of Tibet milkwort [植药]地花生 / ~ of tibetan hellebore [植药]铁筷子 / ~ of Tomentose anemone [植药]大火草根 / ~ of tonkin sophora [植药]山豆根,亦称广豆根 / ~ of toothed habenaria [植药]双肾子 / ~ of toothleaf Goldenray [植药]葫芦七 / ~ of toothleaf lysionotus [植药]青竹标根 / ~ of tortedfruit screwtree [植药]火索麻 / ~ of triangular dendrolobium [植药]假木豆 / ~ of tricuspid cudrma [植药]穿破石 / ~ of trifoliate acanthopanax [植药]刺三甲 / ~ of tripair-leaved heynea [植药]海木 / ~ of triquetrous tadehagi [植药]葫芦茶根 / ~ of true indigo [植药]大靛根 / ~ of tsangchan goidenray [植药]山橐吾 / ~ of tsinling mauntaint horowax [植药]秦岭柴胡 / ~ of tsinling mountain asiabell [植药]秦岭党参 / ~ of tuan linden [植药]叶上果根 / ~ of tubeflower dutchmanspipe [植药]鼻血雷 / ~ of tuber fleeceflower [植药]何首乌,亦称首乌 / ~ of tuber ous / ~ peony [植药]块根芍药 / ~ of tuber stemona [植药]百部 / ~ of tubularflower asiabell [植药]管花党参 / ~ of tuniclike psammosilene [植药]金铁锁 / ~ of turbinate aster [植药]单头紫菀根 / ~ of twinleaf zornia [植药]丁癸草根 / ~ of twotooth achyranthes [植药]牛膝 / ~ of umbellate hawkweed [植药]山柳菊根 / ~ of unilocular crateva [植药]树头菜根 / ~ of upright ladybell [植药]南沙参 / ~ of ural peony [植药]窄叶芍药 / ~ of useful viburnum [植药]羊屎条根 / ~ of valvate actinidia [植药]猫人参 / ~ of variedleaf fig [植药]变叶榕根 / ~ of veined inula [植药]草威灵 / ~ of velutinous indigo [植药]雪人参 / ~ of vetchleaf sophora [植药]白刺花 / ~ of vilmorin monkshood [植药]昆明堵喇 / ~ of viscidhairy skullcap [植药]黏毛黄芩 / ~ of vlassoviana thistle [植药]猫腿姑 / ~ of vrsicolorous swallowwort [植药]白薇 / ~ of wallich swailowwort [植药]断节参 / ~ of water nightshade [植药]水茄 / ~ of waterlilyleaf goldenray [植药]莲叶橐吾 / ~ of watter milkwort [植药]山桂花 / ~ of weeping forsythia [植药]连翘根 / ~ of weeping willow[植药]柳根 / ~ of white canaytree [植药]白榄根 / ~ of white pomegranate [植药]白石榴根 / ~ of white willow [植药]白柳根 / ~ of whitebackleaf mallotus [植药]白背叶根 / ~ of Whitechinaure[植药]臭节草根 / ~ of whiteflower agapetes [植药]小叶爱楠 / ~ of whiteflower cacalia [植药]南蛇根 / ~ of whiteflower greybluesophom [植药]白杨树根皮 / ~ of whiteflower hogfennel [植药]前胡 / ~ of whiteflowered bittercress [植药]菜子七 / ~ of whitened cowparsnip [植药]白亮独活 / ~ of whitestem serpent / ~ [植药]仙茅参 / ~ of whorledleaf woodbetony [植药]轮叶马先蒿 / ~ of whorlleaf syzygium [植药]轮叶蒲桃根 / ~ of whorlleat litse [植药]跌打老 / ~ of wideleaf osbeckia [植药]朝天罐 / ~ of wight fig [植药]雀榕根 / ~ of wight osyris [植药]山苏木 / ~ of wild nightshade [植药]野茄根 / ~ of wilford swallowwort [植药]隔山消 / ~ of williams elder [植药]接骨木根 / ~ of willmott ceratostigma [植药]紫金莲 / ~ of willowleaf achyranthes [植药]山牛膝 / ~ of willowleaf cotoneaster [植药]翻白柴 / ~ of wilson euonymus [植药]刺果卫矛 / ~ of winged laggera [植药]羊毛草根 / ~ of winter daphne [植药]瑞香根 / ~ of winterberry euonymus [植药]丝棉木根 / ~ of wintersweet [植药]腊梅根 / ~ of wngedstem inula [植药]大黑药 / ~ of woodbine [植药]柳叶见血飞 / ~ of woodland Beakchervil [植药]峨参 / ~ of woody hawksbeard [植药]万丈深 / ~ of woolly lespedeza [植药]小雪人参 / ~ of yangtao actinidia [植药]猕猴桃根 / ~ of yeilowhair fig [植药]黄毛葱木 / ~ of yellow himalayanraspberry [植药]黄蔗根 / ~ of yellow milkwort [植药]黄花远志 / ~ of yellow monkshood [植药]铁棒锤 / ~ of yellowflower corydalis [植药]菊花黄连 / ~ of yellowfruit nightshade [植药]黄果茄根 / ~ of yellowfruitraspberry [植药]地莓子 / ~ of yellowmouth dutchmanspipe [植药]异叶马兜铃 / ~ of younghusband jemsalemsage [植药]藏糙苏 / ~ of yujning cowparsnip [植药]永宁独活 / ~ of yunnan alstonia [植药]红辣树根 / ~ of yunnan camptandra [植药]姜三七 / ~ of yunnan devilpepper [植药]云南萝芙木 / ~ of yunnan fhodiola [植药]还阳草 / ~ of yunnan larkspur [植药]小草乌 / ~ of yunnan madder [植药]小红参 / ~ of yunnan seseli [植药]云防风 / ~ of yunnan skullcap [植药]云南黄芩 / ~ of yunnan supplejack [植药]女儿红根 / ~ of yunnan tylophora [植药]小白薇 / ~ of yunnan wintergreen [植药]透骨香根 / ~ of yunnanrosewood [植药]秧青 / ~ or bark of chinese buckthorn [植药]鹿蹄根 / ~ or bark of glueylitse [植药]残槁 / ~ or bark of hondapara [植药]五桠果 / ~ or bark of Indian dillenia [植药]五桠果 / ~ or bark of tailed spicebush [植药]毛叶三条筋 / ~ or bark of turkestan barberry [植药]黑果劈 / ~ or burk of fragrant heteropanax [植药]大蛇药 / ~ or flower of bougainvillea goldraintree [植药]复羽叶栾树 / ~ or fruit of fourpetalrose [植药]山刺梨 / ~ or fruit of himalaya pricklyash [植药]刺花椒 / ~ or fruit of purple actinidia [植药]小羊桃 / ~ or herb of acanthus bristlethistle [植药]藏飞廉 / ~

or herb of cadillo［植药］地桃花 / ~ or herb of clethra ioosestrife［植药］珍珠菜 / ~ or herb of conror ted tanglehead［植药］地筋 / ~ or herb of creeping cinquefoil［植药］金棒锤 / ~ or herb of esquirol heterostemma［植药］贵州醉魂藤 / ~ or herb of Japanese goldenray［植药］大头橐吾 / ~ or herb of marshybetony［植药］沼生水苏 / ~ or herb of morseiluisia［植药］钗子股 / ~ or herb of narrowleafrockvine［植药］五爪金龙 / ~ or herb of snowcreeper porana［植药］打米花 / ~ or herb of spiny amaranth［植药］苋菜 / ~ or herb of trifoliate jewelvine［植药］鱼藤 / ~ or herb of turnip-sharped hawksbeard［植药］肉根还羊参 / ~ or herb ofrose-mallow［植药］地桃花 / ~ or leaf of bigleaf beautyberry［植药］大叶紫珠 / ~ or leaf of cape honeysuckle［植药］竹林标 / ~ or leaf of Coral Holly［植药］珊瑚冬青 / ~ or leaf of david hydrangea［植药］马边绣球 / ~ or leaf of delavay lacquertree［植药］山漆树 / ~ or leaf of dockleaf goldenray［植药］大独叶草 / ~ or leaf of forrest wintergreen［植药］大透骨消 / ~ or leaf of greyhair cipadessa［植药］假茶辣 / ~ or leaf of greyhairraspberry［植药］地五泡藤 / ~ or leaf of hirsuteraspberry［植药］刺菠 / ~ or leaf of muskmallow［植药］黄葵 / ~ or leaf of pair vetch［植药］三铃子 / ~ or leaf of pilosetriumfetta［植药］金纳香 / ~ or leaf of pinfaraspberry［植药］老虎泡 / ~ or leaf of smallfruitrose［植药］小金樱 / ~ or leaf of smooth senna［植药］光决明 / ~ or leaf of tree beautyberry［植药］乔木紫珠 / ~ or leaf of uvarialeaf wendlandia［植药］水锦树 / ~ or leafpinkflower ecdysanthera［植药］红背酸藤 / ~ or sram of curious kadsura［植药］地血香 / ~ or stem of amur grape［植药］山藤藤秧 / ~ or stem of asian butter flybush［植药］白鱼尾 / ~ or stem of black barberry［植药］土黄连 / ~ or stem of boston ivy［拉;植药］爬山虎 / ~ or stem of common epipremnum［植药］麒麟尾 / ~ or stem of comon wrightia［植药］倒吊蜡烛 / ~ or stem of delavaryrockvine［植药］一把篾 / ~ or stem of evergreen mucuna［植药］牛马藤 / ~ or stem of florida waltheria［植药］和他草 / ~ or stem of hairyleaf chonemorpha［植药］藤仲 / ~ or stem of Hairypetal Millettia［植药］毒鱼藤 / ~ or stem of hookedspine bittersweet［植药］刺南蛇藤 / ~ or stem of japanese creeper［植药］爬山虎 / ~ or stem of lanceolate jasmine［植药］破骨风 / ~ or stem of littleleaf indianmulberry［植药］百眼藤 / ~ or stem of martinfig［植药］风藤 / ~ or stem of smallflower embelia［植药］当归藤 / ~ or stem of smoothfruit ventilago［植药］血风藤 / ~ or stem of undergold supplejack［植药］石萝藤 / ~ or stem of wintergreen barberry［植药］土黄连 / ~ or stem of yellow angledtwig magnoliavine［植药］小血藤 / ~ or twing of seniavinrhododendron［植药］毛果杜鹃 / ~ or wineraspberry［植药］空筒泡 / ~ ot chinesepaliurus［植药］金钱木根 / ~ ot creamclematis［植药］铁线莲 / ~ ot langdu［植药］豹毒 / ~ ot stem of creeping mallotus［植药］杠香藤 / ~ perny germander［植药］细花虫草

root［英］;(radix［拉］;rhiza［希］) *n*. 根(牙) ‖ ~, accessory; radix accessoria 副根 / ~, anatomical; radix anatomicalis 解剖［性］根 / ~, artificial; radix artificialis 人造根 / ~, baked porcelain 烤根 / ~, buccal; radix buccalis 颊侧根 / ~, clinical; radix clinica 临床［性］根 / ~, distal; radix distalis 远中根 / ~, facial; radix nervi facialis 面神经根 / ~, lateral; radix lateralis 外侧根 / ~, lingual; radix lingualis 舌侧根 / ~, mesial; radix mesialis 近中根 / ~, mesiobuccal; radix mesiobuccalfs 近中颊侧根 / ~, palatine; radix palatine 腭侧根 / ~, physiological; radix physiologicalis 生理根 / ~, porcelain 瓷根 / ~, primary; radix primaria 初生根 / ~, residual; radixresidualis 残根 / ~, residual dental; radix dentalisresidualis 残余牙根 / ~, retained 残留根 / ~, simple; radix simplex 单根 / ~, supernumerary; radix supernumeraria 额外根 / ~ of tongue; radix linguae 舌根 / ~ of tooth; radix dentis 牙根 / ~ of trigeminal nerve; radix nervi trigemini 三叉神经根 / ~ of trigeminal nerve motor; radix motoria nervi trigemini 三叉神经运动根 / ~ of trigeminal nerve, sensory; radix sensoria nervi trigemini 三叉神经感觉根 / ~, twisted; radix torta 扭捩根

root shadow 肺门阴影

root tip method 根尖法

Root-bard of harrow cotoneaster［植药］华西恂子

Root-bark of babylon weeping willow［植药］柳白皮

Root-bark of barbary wolfberry［植药］地骨皮

Root-bark of biond hackberry［植药］紫弹树

Root-bark of bodinier ampelopsis［植药］上山龙

Root-bark of bodinier cinnamon［植药］猴樟

Root-bark of bodinier cper［植药］猫胡子花

Root-bark of broad-leaved podocarpus［植药］罗汉松根皮

Root-bark of cathay hickory［植药］山核桃根皮

Root-bark of ceylon houndstongue［植药］铁箍散

Root-bark of chinede toona［植药］椿白皮

Root-bark of chinese abutilon［植药］华苘麻

Root-bark of chinese arborvitae［植药］柏根白皮

Root-bark of chinese cryptomeria［植药］柳杉

Root-bark of chinese fir［植药］杉木根

Root-bark of Chinese heartleaf hornbeam［植药］小果千金榆

Root-bark of chinese hydrangeavine［植药］钻地风

Root-bark of chinese silkvine［植药］香加皮

Root-bark of Chinese tallowtree［植药］乌桕

Root-bark of chinese winterhazet［植药］蜡瓣花

Root-bark of Chinese wolfoerry［植药］地骨皮

Root-bark of chineseredbud［植药］紫荆根皮

Root-bark of coconut［植药］椰子皮

Root-bark of common caper［植药］老鼠瓜

Root-bark of densefruit pittany［植药］白鲜皮

Root-bark of east-liaoning oak［植药］辽东栎皮

Root-bark of faber cymbidium［植药］化气兰

Root-bark of fortune keteleeria［植药］油杉

Root-bark of glabrousleaf trema［植药］光叶山黄麻

Root-bark of glaucousback threewingnut［植药］紫金皮

Root-bark of hairygrape［植药］五角叶葡萄

Root-bark of henry actinidia［植药］水梨藤

Root-bark of hopleafampelopsis［植药］小接骨丹

Root-bark of hupehrosewood［植药］檀根

Root-bark of japanese amlia［植药］刺老鸦

Root-bark of Japanese mulberry［植药］小叶桑根

Root-bark of Japanese plum［植药］李根皮

Root-bark of Japanese sapium［植药］白木乌柏皮

Root-bark of kusamaki［植药］罗汉松根皮

Root-bark of largeflower euonymus［植药］野杜仲

Root-bark of littlefruit grape［植药］假葡萄

Root-bark of lodao buckthom［植药］冻绿刺

Root-bark of longleaf podocarpus［植药］罗汉松根皮

Root-bark of matrimonyvine［植药］地骨皮

Root-bark of monkshoodvine［植药］过山龙

Root-bark of mysorethom［植药］云实皮

Root-bark of oiltea camellia［植药］油茶根皮

Root-bark of oleanderleafrapanea［植药］密花树根

Root-bark of oriental arvorvitae［植药］柏根白皮

Root-bark of ovate catalpa［植药］梓白皮

Root-bark of parpleblow maple［植药］元宝槭

Root-bark of pittospommlike Nothapodytes［植药］马比木

Root-bark of pungentlitse［植药］钓樟根皮

Root-bark of seguin argyreia［植药］山牡丹

Root-bark of showy eriolaena［植药］接骨草

Root-bark of silk mockorange［植药］山梅花根皮

Root-bark of slenderstye acanthopanax［植药］五加皮

Root-bark of softleaf ash［植药］白枪杆

Root-bark of spinystem aralia［植药］红木

Root-bark of szechwan podocar pium［植药］红土子皮

Root-bark of tasmanian bluegum［植药］蓝桉根皮

Root-bark of trifoliate-orange［植药］枳根皮

Root-bark of velvvet-like heynea［植药］绒果海木

Root-bark of weeping willow［植药］柳白皮

Root-bark of white mulberry［植药］桑白皮

Root-bark of wild banksrose［植药］香花刺

Root-bark of yellow peony［植药］黄牡丹

Root-bark ofred nanmu［植药］红楠皮

Root-bark ofrosthom bittersweet［植药］短柄南蛇藤

root-canal; pulp canal *n*. 牙根管,［牙］髓管

root-end; Root-apex; apexradicis dentis *n*. 根端,根尖

rootingreflex *n*. 搜寻反射(饥饿的新生儿用嘴或面颊靠紧一个物体的姿势)

rootlet *n*. 小根

root-mean-square *n*. 均方根

root-mean-square deviation(简作 RMSD) *n*. (平)均(平)方根差,标准差

rooto, stem of hallyleaf acanthus［植药］老鼠

rooto; leaf of bigleaf cayratia［植药］大母猪藤

root-sheath *n*. 根鞘

rootstock; rhizome *n*. 根茎

root-tuber of zedoary turmeric［植药］郁金

root-vark of chinese cedar［植药］柳杉

root-wise *a*. 向根尖的

rope *n*. 索,线 *v*. 捆绑,扎,缚 ‖ ~ dancing / ~ walking 走钢丝,走索 / ~ model 绳索模型

rope-way-type *n*. 索道型 ‖ ~ enteroscope 索道型小肠镜 / ~ fiberscope 索道型纤维内镜(小肠镜)
ropheocytosis *n*. 细微胞饮作用
Ropinirole *n*. 罗匹尼罗（多巴胺受体激动药）
Ropitoin *n*. 罗匹妥英(抗心律失常药)
Ropivacaine *n*. 罗哌卡因（局部麻醉药）
Ropizine *n*. 罗匹嗪（抗惊厥药）
ropy *a*. 绳子似的,黏稠的
Roque's sign 罗克氏征（肺尖结核压迫进颈交感神经干引起的单侧瞳孔放大及眼睑上提）
Roqumimex *n*. 罗喹美克（免疫调节药）
Rorgeole virus = Measles virus（Blake et Trask）麻疹病毒
Roridulaceae *n*. 腺毛草科
rorifamide *n*. 蔊菜酰胺
rorifone *n*. 蔊菜素莱素（化痰止咳平喘药）
Rorifone *n*. 蔊菜素（镇咳祛痰药）
Rorifonum［植药］*n*. 蔊菜
Roripa montana Small［植药］蔊菜
Rorippa indica（L.）Hier ; rOripa indica（L.）L. H. Bailey; Nastrutium indicum（L.）DC.［植药］蔊菜
Rorippa islabdica（Oed.）Borbas［拉;植药］风花菜
Rorippa nasturtium-aquaticum 见 Nasturtium officinaler
Rorschach content test（简作 RCT）罗尔沙赫氏满足试验（心理）
Rorschach prognostic rating scale（简作 RPRS）罗尔沙赫氏预后判定标准
Rorschach test（简作 RT）罗尔沙赫氏试验,墨迹测验（心理测验）
Rorschschtest［Herman 瑞士精神病学家 1881—1922］; inkblot test *n*. 罗尔沙赫氏试验,墨迹测验（心理测验）
rorttra; kamala *n*. 粗糠柴,卡马拉
ROS Revue d'odinto-Stomatologie 法国口腔医学杂志
Rosa *n*. 玫瑰［属］‖ ~ banksiae Aitonvar. normalisreg［拉;植药］白木香 / ~ beliarehd［拉;植药］美蔷薇 / ~ chinensis［拉;植药］月季 / ~ cymosa［拉;植药］小果蔷薇 / ~ davuica［拉;植药］刺玫蔷薇 / ~ davurica［拉;植药］刺莓蔷薇 / ~ graciliflorarehd［拉;植药］细梗蔷薇 / ~ laevigata［拉;植药］金樱子 / ~ muitiflora Thunb. Var. cathayensisrshd.［拉;植药］红刺玫 / ~ multiflora Thunb［拉;植药］多花蔷薇 / ~ Multiflora Thunb. Var. PlatyphyllaThory［拉;植药］十姊妹(亦称十姐妹) / ~ omeiensisrolfe［拉;植药］峨眉蔷薇 / ~ sericea Lindl［拉;植药］绢毛蔷薇 / ~ sertatarolfe［拉;植药］钝叶蔷薇 / ~ setipoda［拉;植药］刺梗蔷薇 / ~ sweginzowii Koehne［拉;植药］扁刺蔷薇
Rosa Tourn. ex L. 蔷薇属 ‖ ~ abba L. 白蔷薇 / ~ bellarehd 山刺玫 / ~ canina L. 狗牙蔷薇 / ~ centifolia L 洋蔷薇 / ~ cymosa 小果蔷薇 / ~ dumascewa Mueller 大马士革蔷薇 / ~ gallica L. 法国蔷薇 / ~ laevigata Michaux 金樱子 / ~ mnltiflora Thunb. 蔷薇 / ~ rugosa Thunb. 玫瑰 / ~ sinensis 月季
rosa; rose *n*. 蔷薇,玫瑰 ‖ ~ asturica; pellagra 糙皮病,蜀黍红斑,陪拉格 / ~ bracteata［植药］硬苞蔷薇 / ~ chinensis［植药］月季 / ~ cymosa ; ~ microcarpa［植药］小果蔷薇 / ~ davurica［植药］山刺玫 / ~ laevigata［植药］金樱子 / ~ macrophylla［植药］大叶蔷薇 / ~ roxburghii ; ~ roxburghii Tratt. f. normalisrehd.［植药］刺梨 / ~ rugosa Thunb.［植药］玫瑰
RosabracteataWendl.［拉;植药］硕苞蔷薇
rosacca; acnerosacea; acne erythematosa; guttarosacea; brandy face; brandy nose; rosy drop *n*. 酒渣鼻,红斑痤疮 ‖ ~ hypertrophica; rhinophyma 肥大性酒渣鼻,鼻赘
rosacea *n*. 酒渣, 纤斑卯疮,酒渣鼻 ‖ ~ blepharitis 酒渣鼻性睑炎 / ~ conjunctivitis 酒渣鼻性结膜炎,红斑痤疮性结膜炎 / ~ keratitis 酒渣鼻性角膜炎
Rosaceae *n*. 蔷薇科
rosaceiform *a*. 酒渣鼻样的
Rosales *n*. 蔷薇目（植物分类学）
rosalia［拉 rosarose］*n*. ①猩红热 ②麻疹 ③红斑
Rosalina *n*. 玫瑰虫属 ‖ ~ neapolitana 那不勒斯玫瑰虫 / ~ orientalis 东方玫瑰虫 / ~ pacifica 太平洋玫瑰虫
Rosamicin *n*. 罗沙米星（抗生素类药）
Rosamicin = rosaramicin *n*. 罗沙米星(抗生素)
rosaniline *n*. 玫瑰苯胺,蔷薇苯胺,一甲基品红 ‖ ~ acetate 乙酸玫瑰苯胺,乙酸蔷薇苯胺 / ~ hydrochloride 盐酸玫瑰苯胺,盐酸蔷薇苯胺,品红 / ~ trisulfonic acid; acid fuchsin 三磺酸玫瑰苯胺,三磺酸蔷薇苯胺,酸性品红
Rosaprostol *n*. 罗沙前列醇（前列腺素类药）
Rosaramicin *n*. 罗沙米星（抗生素类药）
Rosaroxburghii tratt. F. normalisrehd. et wils［拉;植药］刺梨
Rosarugosa Thunb［拉;植药］玫瑰
rosary *n*. 串珠形构造,串珠 ‖ rachitic ~; rachitic beads 佝偻病性串珠(肋骨)
rosary-like *a*. 念珠似的
Rosaster symbolicus 蔷薇海星（隶属于角海星科 Goniasterida）
Rose *n*. 玫瑰花［植药］‖ ~ canina vein mosaic virus 蔷薇脉花叶病毒 / ~ Bengal Sodium (131I) 玫瑰红钠(131I)（诊断用药）/ ~ chamber 罗斯氏室 / ~ chlorotic mottle virus 玫瑰退绿斑点病毒 / ~ cowl forming virus 玫瑰风帽病毒 / ~ mosaic ilarvirus 玫瑰花叶等轴不稳环斑病毒
rose［拉 rosa］*n*. ①蔷薇,玫瑰 ②玫红［色］‖ ~ attar; rose oil 蔷薇油,玫瑰油 / ~ bengal; diiodoeosin（简作 RB）孟加拉玫红,二碘曙红 / ~ bengal antigen（简作 RBA）玫瑰红抗原 / ~ bengal test 虎红试验(睑干性角膜结膜炎) / cabbage ~; Rosa centifolia 洋蔷薇 / ~ Chinese 月季 / cottage ~; Rosa alba L. 白蔷薇 / dog ~; Rosa canina L. 狗牙蔷薇 / French ~; Rosa gallica L. 法国蔷薇 / moss ~; Rosa centifolia var. muscosa 毛萼洋蔷薇 / pale ~; cabbage ~; Rosa centifolia 洋蔷薇 / red ~; rosa gallica L. 法国蔷薇
Rose resette virus（Thomas et Scott）玫瑰丛簇病毒
Rose streak virus（Brierly）玫瑰线条病毒
Rose veinbanding virus（Fry et Hrnter）玫瑰镶脉病毒
Rose wilt virus（Grieve）玫瑰萎蔫病毒
Rose yellow mosaic virus（Brierly）玫瑰黄花叶病毒
Rose'a blood test［Heinrich 德化学家 1795—1864］罗斯氏血试验
rose-bengal *n*. 孟加拉红,玫瑰红
rosein; roseine *n*. ①品红,复红 ②玫瑰菌素 ‖ ~ Ⅰ 玫瑰菌素Ⅰ / ~ Ⅱ 玫魄菌素Ⅱ
rosella; rubella *n*. 风疹,流行性蔷薇疹
Roselle calyx［植药］玫瑰茄
rosemary *n*. 迷迭香(花,叶) ‖ ~ oil 迷迭香油
Rosenbach-Gmelin test 罗—格二氏试验(检尿中胆色素)
Rosenbach's disease［Anton Julius Friedrich 德外科医师 1812—1923］; **erysipeloid** 罗森巴赫氏病,类丹毒
Rosenbach's disease［Ottomar 德医师 1851—1907］; **Heberden's nodes** 罗森巴赫氏病,希伯登氏［骨］节(见于指关节风湿) ‖ ~ law 罗森巴赫氏定律(神经中枢及神经干有病灶时,瘫痪首先见于伸肌群) / ~ sign 罗森巴赫氏征（①肠炎时的一种腹壁反射改变 ②偏瘫时的一种腹壁反射改变 ③突眼性甲状腺肿的一种眼征 ④神经衰弱患者的一种眼征）/ ~ syndrome 罗森巴赫氏综合征（阵发性心搏过速伴有胃及呼吸道并发症）/ ~ test 罗森巴赫氏试验(检靛红)
Rosenbach's streptothrix［F. J. R. 德医师 1843—1923］; **Actinomyces madurae** 罗森巴赫氏链丝菌,足肿放线菌 ‖ ~ tuberculin 罗森巴赫氏结核菌素(从染有一种发癣菌的结核菌培养物制出)
Rosenheim bismuthtest 罗森海姆氏铋试验(检胆碱)
Rosenheim's enema［Theodor 德医师 1860 生］罗森海姆氏灌肠剂(一种营养灌肠剂) ‖ ~ sign 罗森海姆氏征（胃周围炎的一种听诊体征）
Rosenheim's iodopotassium iodide solution 罗森海姆氏碘化碘钾溶液
Rosenmiiler's body 罗森苗勒体(器),卵巢冠
rosenonolactone; rosein Ⅰ *n*. 玫瑰菌素Ⅰ
Rosenow's stain for capsules［Edward Carl 美细菌学家 1875 生］罗塞诺氏荚膜染剂
Rosensteiniidac *n*. 红区螨科
Rosenthal-Rowntree test 罗—朗二氏试验(检肝机能)
Rosenthal's canal［Isidor 德生理学家 1836—1915］罗森塔尔氏管（蜗螺旋管）
Rosenthal's test［S. M. 美医师 1897 生］罗森塔尔氏试验(检尿血、肝机能)
Rosenthal's vein［Friedrich Christian 德解剖学家 1780—1829］; **vena basalis** 罗森塔尔氏静脉,基底静脉
Rosenümller's body (organ)［Johann Christian 德解剖学家 1771—1820］罗森苗勒氏体(器),卵巢冠 ‖ ~ fossa; recessus pharyngeus 罗森苗勒氏窝,咽隐窝 / ~ gland 罗森苗勒氏腺（①泪腺睑部 ②股环淋巴结）/ ~ organ; ~ body 罗森苗勒氏器,卵巢冠 / ~ recess (fossa) 罗森苗勒氏窝,咽隐窝 / ~ valva; plica lacrimalis 罗森苗勒氏瓣,鼻泪管襞
Roseobacter *n*. 玫瑰杆菌属 ‖ ~ algicola 居藻玫瑰杆菌 / ~ denhrmcans 反硝化玫瑰杆菌 / ~ litoralis 海滨玫瑰杆菌
Roseococcus 玫瑰球菌属 ‖ ~ thioulfatophilus 喜硫代硫酸盐玫瑰球菌
roseola［拉］*n*. 蔷薇疹,玫瑰疹 ‖ ~ cholerica 霍乱蔷薇疹 / epidemic ~; German measles 流行性蔷薇疹,风疹 / ~ febrilis 热性蔷薇疹 / idiopathic ~ 自发性蔷薇疹,特发性玫瑰疹 / ~ infantilis; ~ infantum; exanthema subitum 幼儿急疹,猝发疹 / ~ scarla-

tiniforme 猩红热样蔷薇疹 / symptomatic ~ 症状性蔷薇疹 / syphilitic ~; syphilitic exanthem; macular syphilid 梅毒性蔷薇疹,梅毒疹,斑点梅毒疹 / ~ typhosa 伤寒蔷薇疹 / ~ vaceinia 种痘后蔷薇疹
Roseola infantum agent 幼儿玫瑰疹因子
Roseola infantum virus（Kempe et al.）（Exanthema subitum virus, Sixth disease virus）幼儿玫瑰疹病毒
roseolous *a*. 蔷薇疹的,玫瑰疹的
roseonine *n*. 蔷薇素
rosepaprika *n*. 匈牙利红辣椒
rose-pink *n*. 淡玫瑰红色
rose-rash; roseola *n*. 蔷薇疹,玫瑰疹
Roser-Nélaton line［August Nélaton 法外科医师 1807—1873］; **Nélaton line** 罗—内二氏线,内拉通氏线(髂前上棘至坐骨结节的线)
Roser's needle［Wilhelm 德外科医师 1817—1888］罗泽尔氏针（导子动脉瘤针）‖ ~ sign 罗泽尔氏征（脑瘤或脑脓肿时的硬膜搏动消失）
Rose's cephalic tetanus［Edmund 德医师 1836—1914］罗斯氏头部破伤风 ‖ ~ tamponade; cardiac tamponade 罗斯氏压塞,急性心压塞
Rose's position［Frank Atcherly 英外科医师］罗斯氏卧位(垂头仰卧体位)
Rose's test［Joseph Constantin 德医师 1826—1893］罗斯氏试验（检血）
roset; rosette *n*. ①玫瑰花形 ②丝球,染色质纽 ‖ ~ of Golgi 孢子囊 / malarial ~ 环状体(疟原虫) / ~ of monocyte 单核白细胞玫瑰花形 ③插座,罩盘
rosette［法］; **roset** *n*. ①玫瑰花形 ②玫瑰花形物（眼病瑚）③丝球,染色质组 ‖ ~ forming cell（简作 RFC）玫瑰花结形成细胞,花环形成细胞 / ~ forming cell（RFC）玫瑰花瓣状形成细胞 / ~ inhibiting factor（简作 RIF）玫瑰花结抑制因子 / ~ test 花结试验
rosette-shaped cataract 玫瑰花形白内障
Rosewood *n*. 降香［植药］
rosily *ad*. 带玫瑰色地,红润地,美好地,有希望地,愉快地
rosin; colophony *n*. 松脂,松香 ‖ ~ acid（简作 RA）松香酸 / ~ amine D acetase（简作 RADA）醋酸松香胺
rosinol; codol *n*. 松香油
Rosin's test［Heinrich 德医师 1863 生］罗辛氏试验（检靛红）
Rosmarinus（Toun.）L.［拉 sea-dew］迷迭香属 ‖ ~ officinalis L.［拉;植药］迷迭香
rosonolacton; rosonolactone; rosein Ⅱ 玫瑰菌素Ⅱ
Rosoxacin *n*. 罗索沙星(抗感染药)
Ross River alphavirus 罗斯河甲病毒
Ross River virus（简作 RRV）罗斯河病毒
Ross's bodies 罗斯体(梅毒血细胞虫)
Rossbach's disease［Michael Josef 德医师 1842—1899）; **gastrooxynsis** 罗斯巴赫氏病,胃酸过多［症］
Rossel's test［Otto 瑞士医师 1875-1911］罗塞耳氏［芦荟素］试验（检粪血）
Rossi pterygoarthromyodysplasia congenita 罗西氏先天翼突关节肌发育不良
Rossiella［Ronaldross］*n*. 类巴贝虫属,类梨浆虫属 ‖ ~ rossi 罗氏类巴贝虫属,罗氏类梨浆虫属
Rossi's disease; pterygoarthrodysplasia congenita 罗西氏病,先天性翼突关节肌发育不全
Ross-Jones test 罗—琼二氏试验(检脑脊液球蛋白)
Rossman fluid［Isadore 美医师 1913 生］罗斯曼氏液（固定组织内糖原用）
Rossolimo' sreflex［Gregorij Ivanovitsch 前苏神经病学家 1860—1928］罗索利莫氏反射(叩足趾跖侧时足趾屈曲,为锥体束病征）‖ ~ sign 罗索利莫氏征（叩足趾跖侧时足趾屈曲,为锥体束病征）
Rossoreaction［Mariorusso 意医师］; **Russoreaction** *n*. 鲁索氏反应（检伤寒）
Ross's black spores［Ronald 英原生动物学家 1857—1932］罗斯氏黑孢子 ‖ ~ cycle 罗斯氏周期（疟原虫在蚊体内的生活周期）
Ross's bodies［Edward Halford 英病理学家］罗斯氏体,梅毒白细胞虫
Ross's test［Hugh Campbell 英病理学家 1875—1926］; **thick-film test** 罗斯氏试验,厚膜试验(检梅毒)
Rostan's asthma［Leon 法医师 1790—1866］; **cardiac asthma** 罗斯汤氏气喘,心病性气喘
rostellar *a*. 额嘴的
Rostellularia procumdens（L.）**Nees**［拉;植药］爵床
rostellum（复 rostella）［拉 little beak］*n*. 顶突, 小喙
rostellum-sac *n*. 顶突囊
Rosterolone *n*. 罗雄龙（抗雄激素药）
Rosthorn snakegourd［植药］双边栝楼
rostra（单 rostrum）*n*. 嘴,喙
rostrad *v*. ①向嘴侧 ②向头侧
rostral［拉 rostralia fromrostrum beak］*a*. ①嘴的,嘴侧的 ②向嘴侧 ③喙的
rostrate［拉 rostratus beaked ］*a*. 有嘴的,有喙的
rostratus *a*. 具喙的
rostriform［拉 rosrum beak + forma form］*a*. 嘴状的,喙状的
rostrulum *n*. 小喙
Rostrum（复 rostra）*n*. 嘴,喙 ‖ ~ Anatis Platyrhyrhynchoris［拉;动药］凫嘴 / ~ corporis callosi 胼胝体嘴 / ~ Milvi［拉;动药］鸢嘴 / ~ sphenoidale 蝶嘴
Roswell Park Memorial Institute（简作 RPMI）罗斯维尔·帕克纪念学会
rosy *a*. ①玫瑰色的 ②红润的 ③光明的,有希望的
rot *n*. ①腐败 ②肝［双盘］吸虫病 ‖ ~ of cattle, foot 牛蹄坏疽病 / drosera ~ 幼儿痨病（据顺势疗法派,可用茅膏菜 drosera 治愈,故名）/ grinder's ~ 磨工肺坏疽（矽肺结核）/ jungle ~ 丛林皮病（指热带样气候所引起的真菌病,俗名）/ liver ~ 肝（双盘）吸虫病 / ~ of sheep, foot 羊坏疽病 *v*. 腐化,腐败,腐朽
rot-［拉 rota］［构词成分］轮, 旋转
Rot of coriaceous cotoeaster［植药］野苦梨根
Rot or stem of yunnan euonymus［植药］金丝杜仲
rotable loop 旋转环
Rotalarotundifolia（**Buch. Ham.**）**Koehne**［拉;植药］圆叶节节菜
Rotalia *n*. 轮孔虫属 ‖ ~ beccarii 轮孔虫
Rotalidae *n*. 轮孔虫科
rotameter *n*. 转子流速计,曲率测量计,血流测定器
Rotamicillin *n*. 罗坦西林（抗生素类药）
rotary *a*. ①旋转的,转动的 ②环形的 ‖ ~ crossedcylinder 旋转交叉圆柱镜 / ~ nyslagmus 旋转性眼球震颤 / ~ prism 回旋棱镜 / ~ beam antenna 射束旋转天线 / ~ condenser 调相机 / ~ current 多相电流 / ~ cutter 旋转刀 / ~ dental x-ray unit 旋转牙 X 线机 / ~ filler 螺旋形根充器 / ~ motion 转动,旋转运动 / ~ pawl guide 回转爪导杆 / ~ type 回转式,旋转型 / ~ viscometer 回旋黏度计 / ~ voltmeter 高压静电伏特计 / ~ waveguide variable attenuator 波导旋转可变衰减器
rotary-inversion *n*. 旋转,倒转
rotate *v*. ①转动,旋转 ②循环 ③使……旋转,轮流
rotate-rotatescanner *n*. 旋转扫描器
rotate-stationary mode 旋转式运动
rotating *a*. 旋转的,转动的 *n*. ①旋转,转动 ②循环 ③变动 ‖ ~ platinum electrode（简作 RPE）旋转铂电极 / ~ sample magnetometer（简作 RSM）旋转样品磁强计
rotating evaporation（EM）旋转喷镀(电镜)
rotatinganode *n*. 旋转阳极 ‖ ~ assembly 旋转阳极组件 / ~ tube 旋转阳极管 / ~ tube shield 旋转阳极管套
rotatingbackpointer *n*. 旋转后指示器
rotatingcamera SPECT 旋转照相机单光子发射计算机断层成像（术）
rotatingchair *n*. 转椅
rotatingcollimator tomography 旋转准直器断层成像(术)
rotatingcrystal pattern 旋晶衍射图
rotatingdetector *n*. 旋转探头
rotatingdisc *n*. 旋转阳极靶盘
rotatingelectron *n*. 自旋电子
rotatingfan-beam device 旋转扇形束装置
rotatinggamma camera 旋转 γ 照相机
rotatinggamma camera singlephoton tomography 旋转 γ 照相机单光子体层成像(术)
rotatingroom *n*. 旋转室
rotatingseal *n*. 旋转密封器
rotatingslant hole tomography 旋转斜孔断层成像(术)
rotatingslant-hole collimator 旋转斜孔准直器
rotatingtarget *n*. 旋转靶 ‖ ~ source 旋转靶源 / ~ x-ray tube 旋转靶 X 线管
rotatingtransformer *n*. 旋转变压器
rotation［英］［拉 rotatio; rotare to turn］（简作 rot）*n*. 旋转(牙),转动, 旋度,旋光 ‖ angular ~ 角旋 / lateral ~; lateral twist 侧旋 / left-handed ~ 左旋,左转偏极 / molecular ~ ①分子旋光度 ②分子转动(物理) / optical ~ ①光旋 ②旋光度 / right-handed ~ 右旋,右转偏极 / rightward ~ 右旋 / specific ~ 比旋度 / wheel ~ 轮旋 / ~ angle 旋转角 / ~ axis 旋转轴 / ~ field 旋转磁场

/ ~ frame ofreference 旋转参照座标系 / ~ number（简作 rotn no）旋转数 / ~ nutation mode 旋转垂头式 / ~ platform 旋转平台 / ~ technique 旋转技术 / ~ tomography 旋转成像 / ~ vibration spectrum（简作 RVS）转振光谱

rotational(rotative) *a*. 旋转的,转动色,循环的 ‖ ~ base substitution 碱基旋转置换 / ~ cinescintigraphy 旋转式电影闪烁成像(术) / ~ correlation time 旋转相关时间 / ~ diffusion 旋转扩散 / ~ diffusion coefficient 旋转扩散系数 / ~ dose distribution 旋转剂量分布 / ~ energy 转动能 / ~ hectocurie plant 旋转式百居里设备 / ~ panoramicradiography 旋转全景 X 线摄影(术) / ~ spectra 转动光谱 / ~ strength 旋转强度,旋转强度 / ~ symmetry 旋转对称

rotational-level *n*. 旋转能级

rotationalrelaxation time 旋转弛豫时间

rotationradiography *n*. 旋转 X 线摄影(术)

rotatography *n*. 横断摄影(术)

rotator（复 rotatores)[拉]*n*. 回旋肌

rotatores spinae 棘突回旋肌,脊柱回旋肌

rotatory *a*. 旋转的,循环的,旋光的 ‖ ~ crossgraphy 旋转断面摄影(术) / ~ diplopia 旋转性复视 / ~ dispersion 旋光色散 / ~ movement 旋转运动 / ~ nystaglnus 旋转性眼球震颤 / ~ pattern test（简作 RPT）旋转型试验 / ~ power 旋光本领 / ~ power 旋光力 / ~ squint 旋转什斜视 / ~ stereollram 旋转式立体镜画 / ~ strength 旋光强度 / ~ test（简作 RT）旋转试验

rotaversion *n*. 反顺转变(作用)

Rotavirus *n*. 轮状病毒 ‖ ~ group 轮状病毒组 / ~ of adult epidemic 成人流行性腹泻轮状病毒

rotavirus（RV）*n*. 轮状病毒

Rot-bark of chinesesumac［植药］盐麸根白皮

Rotch's sign［Thomas Morgan 美医师 1848—1914］罗奇氏征（检心包积液）

rote *v*. 死记硬背

roteln *n*. 风疹

röteln; rötheln; rubella *n*. 风疹

rotenone *n*. 鱼藤酮

rotexed *a*. 转屈的

rotexion *n*. 转屈

Roth's spot roth 点

Rothberger's neutralred agar 罗特伯格氏中性红琼脂

Rothberg-Evans sugar tube 罗—伊二氏检糖管

Roth-Bernhardt disease（syndrome）［Vladimir K. Roth 俄神经病学家 1848—1916; Martin Bernhardt 德神经病学家 1844—1915］; **meralgia paraesthetica** *n*. 罗—伯二氏病（综合征）(感觉异常性股痛）

Rothera's test 罗瑟雷氏试验（检丙酮）

Rothia *n*. 罗氏菌属

Rothmund's syndrome 罗思蒙德氏综合征（遗传性萎缩性皮病兼有肌萎缩、青年性内障与内分泌失常）

Roth's disease［Vladimir Karlovitsch 俄神经病学家 1848—1916］罗特氏病（感觉异常性股痛）

Roth's method 罗特氏法（一种小白鼠静脉注射的方法）

Roth's spots［Moritz 瑞士医师 1839—1914］罗特氏斑（视网膜炎时的白斑）‖ ~ vas aberrans 罗特氏迷管

Rothwein law 罗特万氏规律（牙合面磨改递减规律）

rotifer *n*. 轮虫

Rotifera *n*. 轮虫类

rotlauf［德］; **swine erysipelas** *n*. 猪丹毒

rotograph *n*. 旋印（照）片

roton *n*. 旋子,旋转量子

rotor *n*. 转子,迴旋轮,转动体,电枢,旋器,旋度

Rotoxamine *n*. 罗托沙敏(抗组胺药)

Rotoxamine(twiston) *n*. 罗托沙敏（抗组胺药)

Rotraxate *n*. 罗曲酸（抗溃疡病药）

rotten *a*. 腐败的,腐烂的,臭的 ‖ ~ness *n*.

Rotter's test［H. 匈医师］罗特尔氏试验（检体内维生素 C)

rottlerin; mallotoxin *n*. 粗糠柴毒,卡马拉素

rotula［拉 dim. ofrota wheel］*n*. ①髌 ②盘状骨突 ③糖丸 ④小圆节

rotulad *v*. 向髌侧

rotular *a*. 髌的

rotule *n*. 转基

rotund *a*. 圆形的,圆胖的,洪亮的,圆润的,华丽的,浮夸的 ‖ ~ly *ad*.

rotunda *a*. 有圆顶的,圆形建筑物,圆形大厅,中央大厅

Rotundin; tetrahydropalmatine *n*. 左旋四氢巴马丁,颅通定（镇痛催眠药）

Rotundine *n*. 罗通定(镇痛药)

rotz［德］*n*.［马］鼻疽

rouble *n*. 卢布（苏联货币单位）

rouge *n*. 胭脂,口红,铁丹,红铁粉 *v*. 擦胭脂,抹口红

Rouge's operaition 娄吉氏手术（鼻腔手术）

rouget du porc［法］; **swine erysipelas** 猪丹毒

Rouget's bulb 卵巢血管丛

Rouget's cells［Chardes Marie Benjamin 法生理学家 1824—1904］鲁惹氏细胞（蛙毛细管壁的收缩细胞）‖ ~ muscle 鲁惹氏肌(睫状肌环行部）

Rough gentian［植药］龙胆

rough（简作 rgh）*a*. 粗糙的 *n*. 天然（物）‖ rough colony(R) 粗糙型菌落 / ~ endoplasmic reticlum 粗内质网 / ~ endoplasmic reticulum（简作 RER）粗面内质网 / ~ strin（简作 RS）粗糙菌株 / ~ surfaced microsome（简作 RM）粗面微粒体 / ~ type 粗糙型 / ~, non-capsulated, avirulent（简作 RNA）粗糙的、无荚膜的、无毒力的(细菌)

roughage *n*. 素材,粗糙食物,粗饲料

roughen *v*.（使）变粗糙,(使）变毛糙

roughness curve 粗度曲线

rough-surfaced mucosa 表面粗糙的黏膜

Rougnon-Heberden disease［Nicholas Francoisrougnon 法医师 1727—1799; William Heberden 英医师 1710—1801］; **angina pectoris** 鲁—希二氏病,心绞痛

roulean（复 rouleaux)[法 roll] *n*. 红细胞钱串

rouleaux *n*. 缗钱状,钱串状

rouleaux-formation *n*. 钱串形成

Rouleina guentheri 珍鱼（隶属于平头鱼科 Alepoeephalidae)

rouleux-formation［法; 单 rouleau aroll］*v*. 钱串形成

Roumanian Pharmacopoeia（简作 Roum P）罗马尼亚药典

round *n*. 圆,环,周围 *a*. 弧形的 ‖ ~ hole 圆形裂孔 / ~ lig 子宫圆韧带 / ~ pupil 旧巾负孔 / ~ tripe choes 多次反射回波 / ~ vesicle 见 ovarian follicle / ~ window 圆窗 / ~, regular and equal（简作 RRE）圆形、整齐、等大（指瞳孔）

Round cardamom［植药］白豆蔻

rounde *n*. 圆形物 ‖ ~ ed *a*. 圆的,圆形的

Roundleaf pharbitis［植药］圆叶牵牛

Round-necked blister beetle［动药］地胆

roundworm; ascaris *n*. ①丝虫 ②蛔虫 ‖ ~, large 蛔虫

roup; avian diphtheria; swelled head *n*. 鸟痘,家禽白喉

Rourea microphyll（Hook. etAm）Planch［拉; 植药］红叶藤

Rous associated oncovirus 劳斯相关肿瘤病毒

Rous associated virus（简作 RAV）罗斯氏(肉瘤病毒)相关病毒

Rous associated virus-A 劳斯相关病毒 A

Rous associated virus-B 劳斯相关病毒 B

Rous associated virus-C 劳斯相关病毒 C

Rous associated virus-D 劳斯相关病毒 D

Rous associated virus-E 劳斯相关病毒 E

Rous sarcoma virus A 劳斯肉瘤病毒 A

Rous sarcoma virus B 劳斯肉瘤病毒 B

Rous sarcoma virus C 劳斯肉瘤病毒 C

Rous sarcoma virus E 劳斯肉瘤病毒 E

Rous sarcoma virus（简作 RSV）鲁斯氏肉瘤病毒

Rous sarcoma virus = Avian sarcomata virus（Rubin）(Rous sarcoma oncovirus)（简称 RSV. Rhodopsin）劳斯肉瘤肿瘤病毒,视紫质,视网膜紫质

rouse *v*. 弄醒,激励,激怒 *n*. 觉醒,奋起

Rous's sarcoma［Francis Peyton 美病理学家 1879 生］鲁斯氏肉瘤（鸡的肉瘤样新生物,可移植）‖ ~ test 鲁斯氏试验(检含铁血黄素)

Rousselot's caustic 鲁斯洛氏腐蚀剂（含红色硫化汞及三氧化二砷）

Roussel's sign［Theophile 法医师 1816—1903］鲁塞尔氏征（初期肺结核体征之一）

Roussy-Déjerine syndrome［Gustavroussy 法病理学家 1874—1948; JosephJules Déjerine 法神经病学家 1849—1917］; **thalamic syndrome** 罗—代二氏综合征,丘脑综合征

Roussy-Lévy disease［Gustavroussy］罗—雷二氏病(家族性运动失调)

roust *v*. 赶出,驱逐（out）唤醒,激动,鼓舞（up）逮捕,搜查,勤快地工作

roustabout *n*. 码头工人,(矿工等）散工,半熟练工

rout *n*. 溃败,溃散,乌合之众 *v*. 摧毁,击溃

route *n*. 路,路（航）线,行军命令 *v*. 送发,指导 ‖ ~ of transmission 传播途径 / ~ s of administration 给药途径 / ~ s of infection 传染途径 / ~ s of intoxication 中毒途径

routine（简作 rout）*n*. 成规，常规；*a*. 成规的，常规的 ‖ ~ method 成法，常规 / ~ angiography 常规血管造影［术］/ ~ barium enema 常规钡剂灌肠（造影）/ ~ exposure 常规曝光 / ~ gray scale curve 常规灰阶曲线 / ~ order（简作 RO）常规顺序，程序调配 / ~ positioning 常规（投照）位置 routine small intestinal examination 常规小肠检查(法) / ~ spotview imaging 常规黑点显示成(显)像 / ~ technique 常规法 / ~ test dilution（简作 RTD）常规稀释试验 / ~ tracheotomy 常规气管切开术 / ~ upper gastrointestinal series 常规上消化道检查 / ~ urography 常规尿路造影(术)

routinism *n*. 墨守成规

Roux's experiment 鲁氏实验（实验胚胎）

Roux's operation［Philibert Joseph 法外科医师 1780—1854］鲁氏手术（切开上颌骨的舌切除术）

Roux's sign［César 瑞士外科医师 1857—1934］鲁氏征（见于急性阑尾炎）

Rovac strain 罗范克株

Roval Navy Medical Servise（简作 RNMS）皇家海军军医勤务（部队）

Rovamycin; spiramycin *n*. 螺旋霉素

Rovighi's sign［Alberto 意医师 1856—1919］罗维季氏征(检肝棘球蚴囊病)

rovingDNA 流动 DNA，移动 DNA

row *n*.（横）行，横线

row with column（Tab）（简作 R×C）行×列(表)

rowan *n*. 山梨

rowboat *n*. 槽摇艇

rowdy *a*. 吵闹的，粗笨 *n*. 好吵闹的人，无赖汉

rowdyism *n*. 粗暴（行为），流氓作风

Rowntree-Geraghty's test［Leonard Georgerowntree 美医师 1883 生；John T. Geraghty 美医师 1876—1924］朗—杰二氏试验，酚磺酞试验（检肾机能）

Rowson-Parr virus 罗逊—帕尔病毒

Roxadimate *n*. 罗沙酯（防晒药）

Roxarsone *n*. 罗沙胂（抗感染药）

Roxatidine *n*. 罗沙替丁（组胺 H2 受体阻滞药）

roxatidine（roxatidine acetate hydrochloride, xarcin, altat） *n*. 罗沙替丁，盐酸醋酸罗沙替丁

Roxburghiaceae *n*. 百部科

Roxenol; chloroxylenol *n*. 罗杀诺耳，氯二甲苯酚

Roxibolone *n*. 罗昔勃龙（同化激素类药）

Roxindole *n*. 罗克吲哚（多巴胺受体激动药）

Roxithromycin（简作 REM）*n*. 罗红霉素（抗生素类药）

Roxolonium metisulfate *n*. 洛克劳铵甲硫酸盐

Roxoperone *n*. 罗索哌隆（抗精神病药）

royal *a*. 皇家的，高贵的，堂皇的

Royal（简作 Roy）*a*. 皇家的 ‖ ~ Academy of Medicine（简作 RAM）皇家医学会(爱尔兰) / ~ Academy of Medicine in Ireland（简作 RAMI）爱尔兰皇家医学会 / ~ Air Force Hospital（简作 RAFHOS）皇家空军医院 / ~ Air Force Medical Services（简作 RAFMS）皇家空军军医队 / ~ Air Force Nursing Service（简作 RAFNS）皇家空军护士队 / ~ Army Dental Corps（简作 RADC）皇家陆军牙医队(英) / ~ Army Medical Corps Journal（简作 RAMCJ）皇家陆军军医总队杂志 / ~ Army Medical Corps（简作 RAMC）皇家陆军军医总队(英国) / ~ Army Medical Service（简作 RAMS）皇家陆军军医队 / ~ Army Veterinary Corps（简作 RAVC）皇家陆军兽医队 / ~ Association in Aid of the Deaf and Dumb(简作 RAAD）皇家援助聋哑人协会 / ~ Australasian College of Surgeons Newsletter（简作 RACSN）澳大利西亚皇家外科医师学会通讯 / ~ Australasian College of Physicians（简作 RACP）澳大利西亚皇家内科医师学会 / ~ Australasian College of Radiologists（简作 RACR）澳大利西亚放射医师学会 / ~ Australasian College of Surgeons（简作 RACS）澳大利西亚皇家外科医师学会 / ~ Australian Air Force Nursing Service（简作 RAAFNS）澳大利亚皇家空军护士(勤务)队 / ~ Australian Army Medical Corps（简作 RAAMC）澳大利亚皇家陆军军医总队 / ~ Australian Army Nursing Service（简作 RAANS）澳大利亚皇家陆军护士勤务部队 / ~ Australian Nursing Federation（简作 RANF）澳大利亚皇家护士联合会 / ~ British Nurses' Association（简作 RBNA）英国皇家护士协会 / ~ Canadian Army Medical Corps（简作 RCAMC）加拿大皇家陆军军医总队 / ~ Canadian Dental Corps（简作 RCD）加拿大皇家牙医队/ ~ College of Surgeons 英国皇家外科学会 / ~ Canadian Dental Corps Quarterly（简作 RCDCQ）加拿大皇家牙科学会季刊(杂志名，现称 CFD-SQ) / ~ College of General Practitioners（简作 RCGP）皇家普通医师学会 / ~ College of General Practitioners Journal（简作 RCGPG）皇家普通医师学会杂志(英) / ~ College of Midwives（简作 RCM）皇家助产士学会 / ~ College of Nursing（UK）（简作 RCN）皇家护理学会(英) / ~ College of Obstetricians and Gynaecologilsts（简作 RCOG）皇家妇产科医师学会(英) / ~ College of Pathologists of Australia（简作 RCPA）澳大利亚皇家病理学家学会 / ~ College of Physicians（简作 RCP）皇家内科医师学会(英) / ~ College of Physicians and Surgeons of Canada Annals（简作 RCPSCA）加拿大皇家内外科医师学会年鉴（杂志名）/ ~ College of Physicians and Surgeons of Glasgow（简作 RCPS Glasge）格拉斯哥皇家内外科医师学会 / ~ College of Physicians Laboratory Reports, Edinburgh（简作 RCPLR）爱丁堡皇家内科医师学会实验室报导(杂志名) / ~ College of Physicians of London Journal（简作 RCPLJ）伦敦皇家内科医师学会学报 / ~ College of Psychiatrists（简作 RCP）皇家精神病学医师学会(英) / ~ College of Surgeons（简作 RCS）皇家外科医师学会 / ~ College of Surgeons in Ireland Journal（简作 RCSIJ）爱尔兰皇家外科学会学报（现称 ICPSJ）/ ~ College of Surgeons of Edinburgh Journal（简作 RCSEJ）爱丁堡皇家外科医师学会学报 / ~ College of Surgeons of England Annals（简作 RCSEA）英格兰皇家外科医师学会年鉴（杂志名）/ ~ College of Surgeons, Edinburgh（简作 RCSE）爱丁堡皇家外科医师学会 / ~ College of Surgeons, Ireland（简作 RCSI）. 爱尔兰皇家外科医师学会 / ~ College of Veterinary Surgeons（简作 RCVS）皇家兽医学会 / ~ Colleges of Surgeons（简作 RCof S）皇家外科医师学会 / ~ Faculty of Physicians and Surgeons（简作 RFPS）皇家内科及外科医师公会 / ~ Greenwich Observatory time（简作 RGO）皇家格林威治天文台时间 / ~ hemophilia 皇家血友病 / ~ Humane Society（简作 RHS）皇家溺水者营救会(英国) / ~ Institute of Chemistry（简作 RIC）皇家化学会(英) / ~ Institute of Public Health（简作 RIP）皇家公共卫生学会 / ~ Institute of Public Health and Hygiene（简作 RIPHH）皇家公共保健与卫生研究所(英) / ~ Irish Academy（简作 RIA）爱尔兰皇家科学院 / ~ Life-Saving Society of Canada（简作 RLSSC）加拿大皇家水上救生协会 / ~ Medical Society（简作 RMS）皇家医学会(英) / ~ Medico-Psychological Association（简作 RMPA）皇家医学心理学协会 / ~ Microscopical Society（简作 RMS）皇家显微镜学会(英) / ~ National Lifeboat Institution（简作 RNLI）皇家全国救生艇协会(英) / ~ National Pension Fund for Nurses（简作 RNPFN）皇家全国护士养老金基金会 / ~ Naval Auxiliary Hospital（简作 RNAH）皇家海军备用医院 / ~ Naval Hospital（简作 RNP）皇家海军医院 / ~ Naval Medical School（简作 RNMS）皇家海军军医学校 / ~ Naval Nursing Service（简作 RNNS）皇家海军护理部队 / ~ Navy Medical Servise Journal（简作 RNMSJ）皇家海军军医勤务(部队)杂志 / ~ New Zealand Army Medical Corps（简作 RNZAMC）新西兰皇家陆军军医总队 / ~ paulownia［植药］毛泡桐 / ~ paulownia［植药］毛泡桐 / ~ Red Cross（简作 RRC）皇家红十字会，英国红十字会 / ~ Sanitary Association of Scotland（简作 RSAS）苏格兰皇家卫生学会 / ~ Sanitary Institute（简作 RSI）皇家环境卫生学会(英) / ~ Sanitary Institute（简作 R San I）皇家环境卫生研究所(英国) / ~ School of Medicine（简作 RSM）皇家医学院 / ~ Society（简作 Roy Soc）皇家学会 / ~ Society（简作 RS）皇家学会(英) / ~ Society Australia（简作 RSA）澳大利亚皇家学会 / ~ Society for the Prevention of Cruelty to Animals（简作 RSPCA）皇家防止虐待动物学会 / ~ Society for the Promotion of Health（简作 RSPH）皇家健康促进会 / ~ Society of Canada（简作 RSC）加拿大皇家学会 / ~ Society of Dublin（简作 RSD）都柏林皇家学会(英) / ~ Society of Edinburgh（简作 RSE）爱丁堡皇家学会(英) / ~ Society of Health（UK）（简作 RSH）皇家保健学会(英) / ~ Society of London（简作 RSL）伦敦皇家学会 / ~ Society of Medicine（简作 RSM）皇家医学会(英) / ~ Society of Medicine Proceedings（简作 RSMP）皇家医学会学报(英) / ~ Society of New Zealand（简作 RSNZ）新西兰皇家学会 / ~ Society of Tropical Medicine and Hygiene Transactions（简作 RSTMHT）皇家热带医学和卫生学会会报(英) / ~ Surgical Aid Society（简作 RSAS）皇家外科救护学会 / ~ University of Ireland（简作 RUI）爱尔兰皇家大学

RPL-12 strain lymphoid tumor virus = Avian leukosis viruses（Ellerman et Bang）禽白血病病毒

RPM 呼吸、脉搏、运动（见 respiratory-pulse-motor，创伤评分系统之一）

RPV luteovirus 稠李缢管蚜黄症病毒

Rr 比移值

Rraromycin *n*. 罕霉素(抗肿瘤药)

rrhachiolysis; rachilysis *n*. 弯脊矫正术

-rrhachis［希 rachis spine 脊］［构词成分］脊

-rrhagia; -rrhage［希］［构词成分］出血 ‖ cheilo ~ 唇出血 / glosso ~ 舌出血 / gnatho ~ 颊出血 / pharyngo ~ 咽出血 / phatno ~；

odonto ~ 牙槽出血 / rhino ~ 鼻出血 / stomato ~ 口出血 / ulemo ~ ; ulo ~ ; oulo ~ ; gumbleeding 龈出血
-rrhaphy; -rhaphy［希］［构词成分］缝术 ‖ cheilo ~ 唇缝术 / glosso ~ 舌缝术 / palato ~ ; urano ~ 腭裂 缝术,腭修补术 / rhino ~ 鼻缝术
-rrhea［希 rhoia flow 流］［构词成分］溢出,流出
-rrhexis［希 rexisrupture 碎裂,折,脆］［构词成分］破裂,折裂
-rrhinia［希 rhis nose 鼻］鼻
rrhizonychia; rhizoaychium *n.* 甲根
-rrhphy［希］［构词成分］缝合,缝合术
rribonucleic *n.* 核糖核酸
RRl022 cells rRl022 细胞（来源于劳斯肉瘤病毒杂交的大鼠异倍体细胞系,供检验病毒等用之）
rRNA (ribosomalrNA) *n.* 核糖体核糖核酸,核蛋白体 RNA
r_s斯皮尔曼秩相关系数(Spearman's rank correlation coefficient)的符号
RSM 呼吸、收缩压、运动（见 respiratory-systolic pressure-motor,创伤评分系统之一）
rsmex *n.* 疝,精索静脉曲张
RSp cells 兔脾细胞（见 rabbitspleencells,供检验病毒等用之）
RSSE virus Russian spring-summer encephalitis virus RSSE RSSE 病毒,苏联春夏季脑炎病毒
RS-T segment r-T 节段（心电图）
RT cells 兔睾丸细胞(见 rabbit testis cells,供检验病毒等用之)
RT murine parvovirus RT 鼠细小病毒
RT virus RT 病毒
RtKcells 大鼠肾细胞(见 rat kidney cells,供检验病毒等用之)
RT-PCR 逆转录 PCR
RTS 修订创伤评分（见 revisedtraumascore）
RU 486 米非司酮（抗孕酮催经止孕药）一种抗黄体酮药,可用于避孕,但多用于早期引产
Ruandanyssus *n.* 虐刺螨属
rub *vt.* 摩擦 *n.* 摩擦 ‖ pleuritic ~ 胸膜炎摩擦音
rub-［拉 ruber］［构词成分］红
Rubarth's disease virus = Canine adenoviruses (Kapsenberg) 犬腺病毒群
Rubas *n.* 悬钩子[属]
rubber（简作 r）*n.* ①［弹性］橡胶,橡皮 ②障碍,麻烦 ‖ ~ bowl 橡皮碗 / ~ ,hard 硬橡皮 / granular gum pink ~ 粒状龈红色橡皮纹橡皮 / ~ latex 橡胶乳,胶浆 / lead ~ 铅橡皮 / ~ maroon base 褐红色基板橡皮 / mottled ~ 斑 / ~ ,olive baseg 橄榄色基板橡皮 / ~ pink veneer 粉红色表面橡皮 / ~ polysulfide 聚硫橡胶 / polyether ~ 聚醚印模胶 / polylefine ~ 聚烯橡胶社 / ~ ,silicone 硅酮橡胶 / synthetic ~ 合成橡胶/ ~ ,velum 腭板橡皮 / ~ , vulcanized; hard ~ 硫化橡皮,硬橡皮 / ~ base impression（简作 Rb Imp）橡皮基印模(牙科) / ~ hose 橡管 / ~ impression（简作 Rb Imp）橡胶印模（牙科用）
rubberiz *v.* 贴（上）胶,涂（橡）胶
rubbery *a.* 似橡胶的
rubbing *n.* 摩擦,摩搓法
rubble *n.* 碎石,瓦砾
rube *n.* 庄稼汉
rubedo［拉］*n.* 发红,赧红
rubefacient［拉 ruberred + facere to make］*a.* & *n.* ①发红的 ②发红药
rubefaction *n.* 发红
rubella *n.* 德园麻疹,风疹 ‖ ~ scarlatinosa; fourthdisease 猩红热样风疹,第四病 / ~ cataract 风疹性白内障 / ~ embryopathy 风疹性胚胎畸形 / ~ Vaccine 风疹疫苗（生物制品）/ ~ vaccine（简作 Rub / Vac）风疹疫苗 / ~ vaccine（简作 RV）风疹疫苗 / ~ virus（简作 RV）风疹病毒
Rubella rubivirus = Rubella virus (Welle et Neva) 风疹病毒
Rubella vaccine *n.* 风疹疫苗
Rubella virus (Welle et Neva) (German measles virus) = Rubella rubivirus 风疹病毒
Rubella virus genus = Rubivirus 风疹病毒属
Rubella virus = Measles virus (Blake et Trask) 麻疹病毒
rubellaretinitis *n.* 风疹性视网膜炎
rubellaretinopathy *n.* 风疹性视网膜病变
rubellin *n.* 红海葱甙
rubeola［拉 ruberred］*n.* ①风疹 ②麻疹(旧名)‖ ~ nigra 黑麻疹 / ~ notha 风疹 / ~ scarlatinosa; fourth disease 猩红热样风疹,第四病
rubeosis *n.* 发红,潮红 ‖ ~ iridis diabetica 糖尿病性虹膜发红 / ~ of iridis 虹膜红变
rubeotic *a.* 新生血管的 ‖ ~ glaucoma 虹膜红变性青光眼,新生血竹性卉光眼
ruber［拉 red］*a.* ①红的 *n.* ②红核
rubescence *v.* 变红,发红
rubescent［拉 rubescere to becomered］*a.* 变红的,发红的
Rubia (Tourn.) **L.**［拉 madder］*n.* 茜草属 ‖ ~ chinensisregel［植药］大砧草 / ~ cordifolia L. ; ~ akane Nakai［植药］茜草 / ~ tinctoria L. ; madder 欧茜草 / ~ cordifolia L. var. herbacea chun et How［植药］肉叶茜草 / ~ cordifolia var. Longifolta Hand. -Mazz. 长叶茜草 / ~ cordifolia var. pratensis Maxim. 黑果茜草 / ~ cordifolia var. atenophylla Franch. 四轮草 / ~ leiocaulis (Franch.) Dle1s 大叶茜草 / ~ sylcatica 林茜草 / ~ truppeliana 狭叶茜草 / ~ usitulsts 带褐茜草 / ~ yunnanensis (Franch.) 小红参
Rubia cordifolia L［拉;植药］茜草
Rubiaceae *n.* 茜草科
Rubiales *n.* 茜草目(植物分类学)
Rubiay unnanensis Diels［拉;植药］小红参
rubiazol *n.* 鲁比阿唑,羧基偶氮磺胺
-rubicin［构词成分］-(柔) 比星（1998 年 CADN 规定使用此项名称,主要系指产生柔红霉素一类的抗肿瘤抗生素的药名,如地托比星,吡柔比星）
rubicund *a.*（脸色,肤色）红润的,血色好的 ‖ ~ity *n.*
Rubidate *n.* 茜草双酯（升白细胞药）
rubidazone（简作 RDZ）*n.* 苯甲酰腙柔红霉素
rubidin *n.* 链丝菌红素
rubidiol *n.* 鲁比迪奥耳（含铷、碘化汞钾的油溶液）
rubidium［拉 rubidusred］（简作 Rb）*n.* 铷（37 号元素）‖ ~ and ammonium bromide 溴化铷铵 / ~ bromide 溴化铷 / ~ chloride 氯化铷 / ~ lodide 碘化铷 / ~ tartrate 酒石酸铷 / ~ fluoride 氟化铷
rubidomycin; daunomycin *n.* 正定霉素,柔毛霉素,红比霉祟,红必霉素（抗肿瘤药）
rubiginous; rubiginose *a.* 锈色的
rubigo［拉］*n.* 铁锈
rubijervine *n.* 变红藜芦碱
rubin; fuchsin *n.* 品红,复红 ‖ ~ test 输卵管通液试验(输卵管通气试验用 CO_2 经子宫吹气,若输卵管通畅,气可进入腹膜腔内,可由荧光镜和 X 线照片测知)
Rubino'sreaction *n.* 鲁比诺氏反应（检麻风）
Rubin's test［Isidor C. 美医师 1883 生］鲁宾氏试验(输卵管通气试验）‖ ~ tubal insurflation test 鲁宾氏输卵管通气试验
rubixanthin *n.* 犬牙蔷薇黄素
rublla *n.* 风疹
Rubner's law［Max 德生理学家 1854—1932］鲁布内氏定律（①能消耗不变律 ②发育商不变律）‖ ~ test 鲁布内氏试验（检血一氧化碳、尿乳糖,果糖等）
rubor *n.* 红,发红
rubratoxin *n.* 红青霉毒素
rubredoxin *n.* 红素氧还蛋白
rubriblast［拉 ruberred + 希 blasto germ］; **pronormoblast** *n.* 前正成红细胞,原[始]红细胞
rubric *a.* ①红的 ②红核的 *n.* ①标准 ②红字,红字标题 ‖ official ~ 法定品质标准 / purity ~ 品质标准,纯度标准
rubricyte; polychromatic normoblast *n.* 多染性正成红细胞,中幼红细胞
rubrospinal *a.* 红核脊髓的
rubrostasis *n.* 红色郁滞（炎症变化的一个阶段）
rubrum［拉 red］*n.* ①红核 ②红[色] ‖ ~ Congo 刚果红 / ~ methylis 甲红 / ~ phenolis; phenolsulfonphthalein 酚红,酚磺酞 / ~ scarlatinum; scarletred 猩红
Rubus L.［拉］*n.* 悬钩子属 ‖ ~ chingii Hu 秦氏悬钩子,掌叶覆盆子 / ~ corchorifolius L. f. 山莓根、叶 / ~ coreanus Mlq. 摇田泡 / ~ crataegifolius Bunge 山楂叶悬钩子 / ~ cuneifolius Pursh. 楔叶悬钩子 / ~ ellipticus var. obcordaius Focke 栽秧泡 / ~ idaeopsis Focke 西藏覆盆子 / ~ idaeus L. 覆盆子 / ~ hirsuius Thunb. ; ~ thunbergii. et Zucc. 蓬蒿 / ~ nigrobaccus Bailey, blackberry 黑果莓 / ~ obcordatus Franch. 黄镇梅 / ~ occidentalis L. ; blackcapraspberry 黑帽莓 / ~ palmatus Thunb. 悬钩子 / ~ parvifolius L. 茅莓 / ~ strigosus Mich. 野蔗莓 / ~ tephrodes Hance 灰白毛莓 / ~ villosus Ait. 黑莓
Rubus stunt virus (Prentice) 悬钩子矮化病毒
Rubus yellow net virus (Stace-Smith) (Paspberry leaf curl virus) 悬钩子黄网病毒
ruby *a.* ①鲜红色的 ②红宝石色的 *n.* 红玉,宝石 *a.* 红 *v.* 把……染成红宝石色 ‖ ~ lacer 红宝石激光器频 / ~ knife 红宝

石刀 / ~ laser 红宝石激光器
Ruchlaena mexicana 墨西哥玉蜀黍
ruck *n*. 皱,褶,碎屑
Ruck's tuberculin [Karl von 美医师 1849—1922] 腊克氏结核菌素
rucksack *n*. 帆布背囊,背包
ructation [拉 ructatio belching] *n*. 嗳气
ruction *n*. 吵闹,驱动
ructus [拉] (ructation, ructuosity) *n*. 嗳气 ‖ ~ bystericus 癔病性嗳气,歇斯底里性嗳
Rudarius ercodes 粗皮钝(隶于革钝科 Monacsnthidae)
Rudbeckia [O. Rudbeck 1630—1702; O. rudbeck Jr. 1660—1740] *n*. 金花菊属
rudder *n*. 舵,舵手,领导
ruddy *a*. 微红的,红润的,有血色的
rudiment *n*. ①原基,始基 ②残遗器官,痕迹器官,遗迹 ‖ amnioembryonic ~ 羊膜胚盘原基 / brain ~ 脑原基 / lens ~ 晶状体原基 / optic ~ 视原基 / thoracico-abdominal ~ 胸腹原基 / ~, anterior mesenteron 前中肠始基
rudimenta (单 rudimentum) [拉] *n*. ①原基,始基 ②残遗器官,痕迹器官,遗迹
rudimental, rudimentary *a*. 基本的,未发育的
rudimentary *a*. ①原基的 ②未成熟的,未发育的 ③残遗的,已退化的 ‖ ~ accessory digit 皮赘样多指 / ~ horn 子宫残角 / ~ organ 痕迹器官 / ~ testis 残遗睾丸,睾丸发育不全 / ~ testis syndrome 原基性睾丸综合征 / ~ uterus 始基子宫
rudimentum (复 rudimenta) [拉]; rudiment *n*. ①原基,始基 ②残遗器官,痘迹器官,遗迹 ‖ ~ processus vaginalis 鞘突遗迹
Rudimicorsporea Sprague 二型孢子纲
Ruditapes philippinanm 蛤仔(隶属于帘蛤科 Veneridae)
Ruditapes variegata 杂色蛤仔(隶属于帘蛤科 Veneridae)
Rudnicula *n*. 络盾螨属 ‖ ~ tienmushanensis
rue [拉 ruta] *n*. 芸香
RU-EF-Tb isoniazid 异烟肼
rueful *a*. 后悔的,悲哀的 ‖ ~ly *ad*. / ~ness *n*.
Ruelene *n*. 氧化驱虫磷、丁氯苯磷酯(驱肠中药)
rufescine *n*. 红鲍色素
ruff *n*. 纲领,翎颌,轴环
ruffian *n*. 暴徒,流氓
ruffle *n*. & *v*. 皱纹,扰乱,使……烦(苦)恼
Ruffmaan test *n*. 鲁夫曼氏试验(肾上腺素试验)
Rufinamide *n*. 卢非酰胺(抗癫痫药)
Rufioxacin *n*. 芦氟沙星(抗菌药)
Rufocromomycin *n*. 链黑霉素,绛色霉素(抗生素类药)
rufous [拉 rufusred] *a*. ①暗红色的 ②赤发赤脸的
Rufus's pill 鲁弗斯氏丸(芦荟没药丸)
rug *n*. (小地)毯
ruga (复 rugae) [拉] *n*. 皱褶 ‖ ~ gastrica 胃皱褶 / ~ iridis; plicae iridis 虹膜皱褶 / ~ palatin 腭皱褶 / ~ of stomach 胃皱褶 / rugae vaginales 阴道皱褶
Ruga [拉 a wrinkle] *n*. 皱褶病毒属
Ruga gossypii (Holmes) = Cotton leaf curl virus (Jones et Mason) 棉曲叶病毒
rugae (单 ruga) [拉] *n*. 皱褶 ‖ ~ palatinae 腭皱褶 / ~ vaginales 阴茎皱褶
rugal of mucous membrane of vagina 阴道黏膜皱襞
rugat (ruga, rugae) *n*. 皱褶
rugby *n*. 橄榄球(运动) ‖ ~ knee *n*. 橄揽球员膝病(胫骨粗隆骨软骨病)
Ruge -Phillipp test [Reinholdruge 德卫生学家 1862—1936; Ernst Phillipp 德妇科学家 1893 生] (简作 RPT) *n*. 鲁—菲二氏试验(检微生物毒力)
rugese *a*. 有皱的,皱褶的
rugged *a*. 凹凸不平的,粗野的,艰辛的
ruggedize *v*. 加强,使坚固
ruggedized tube 坚固电子管
Rugidia corticata Heron-Allen and Earland 软木粗皱虫
Rugidia Heron-Allen and Earland 粗皱虫属
rugine; raspatory *n*. 骨锉,骨刮 ‖ dental ~ 刮牙器,牙洁治器
rugitus [拉 roaring] *n*. 肠鸣
Rugose leaf curl virus (Carsner et Bennett) = Beet curly top virus (Carsner) 甜菜曲顶病毒
Rugose leaf curl virus (Datura) (Grylls) 粗曲叶病毒,蔓陀萝病毒
rugosity [拉 rugositas] *n*. ①皱褶状态 ②皱褶
rugula (复, rugulae) *n*. 小皱
rugulose [拉 rugulosus] *a*. 微褶的
rugulosin *n*. 细皱青霉素
Ruhmkorff coil [HeinrichDaniel 德电学家 1823—1887] *n*. 鲁姆可夫氏感威应圈
ruin *n*. 毁灭,破产,废墟 *v*. 弄坏,毁坏
ruination *n*. 毁灭,毁坏,祸因
ruinous *a*. 毁灭的,破坏性的,荒废的
RUL right upper lobe 右上叶(肺)
rule [拉 regula] *n*. ①规律,规则,条例 ②尺 ‖ Abegg's ~ 阿贝格氏规律(一切原子具有同数的价) / Anstie's ~ 安斯提氏人寿保险检查规则(常人决不能饮用相当于纯酒精一英两半的酒而无损害) / Arey's ~ 艾里氏规律(胎形胎龄规律) / Budin's ~ 布丹氏[喂养]规则(每日喂牛奶量不得超过婴儿体重 1/10) / Clark's ~ 克拉克氏小儿药量计算规则(将成人剂量乘以小儿体重磅数,得数除以 150,即为小儿用量) / Cowling's ~ 考林氏规则(计算小儿用药量法) / delivery date ~; Näbgele's ~ 分娩日期规律,内格累氏规律 / Gibson's ~ 吉布逊氏规律(患大叶性肺炎时,倘血压的度数降到脉搏数以下,预后不良;反之则预后良) / Haase's ~ 哈斯氏规律(测胎月份) / His's ~ 希斯氏规律(孕期计算规律) / Hudson's lactone ~ 赫德逊氏内酯规律 / Jackson's ~ 杰克逊氏规律(癫痫发作后,低级神经机能先行恢复) / Liebermeister's ~ 李伯麦斯特氏规律(发热性心搏过速时,每度体温脉搏增快八次) / Lossen's ~ 洛森氏规律(血友病遗传定律) / M'Naghten ~ 米克诺滕氏条例(保护精神病人) / Moots's ~ 穆兹氏规律(麻醉术时脉压为心力的指征) / Nägele's ~ 内格累氏规律(分娩日期规律) / ~ of Ogino-Knaus ~ 奥—瑙二氏规律(安全避孕期) / phase ~ 相律 / Quest's ~ 奎斯特氏规律(乳儿体重如果减失半数,病愈希望很少) / Quetelet's ~ 凯特累氏规律(身长超过 100cm 的数,为其人体重应有的公斤数) / Rolleston's ~ 罗耳斯顿氏规律(成人的理想收缩压为年龄的二分之一加一百) / Roussel's ~ 鲁塞尔氏小儿药量计算规则(将成人剂量乘以小儿月数,得数除以 150,即为小儿用量) / Schütz's ~; Schütz-Borissov ~ 许茨氏规律,许博二氏规律) / slide ~ 计算尺 / ~ out (简作 RO) 除外,拒绝 / ~ out (in diagnosis) (简作 R/O) 排除,除外(用于诊断)
rule, buccal object 颊侧物体投影规律
rules of parasitology 寄生规则
rules; standards and instructions (简作 RS & I) 规程、标准及说明
ruling, Goryaef's (Goriaew's) 戈里阿耶夫氏划线(用于血细胞记数)
rum *n*. 朗姆酒,罗木酒,糖[蜜]酒 ‖ bay ~ 桂油香水 / cherry ~ 樱桃酒
Rumanian *n*., *a*. 罗马尼亚人(的)
rumbatron *n*. 电子加速器(一种高效能射频振荡器,用电子作为轰击粒子,使原子破碎)
rumen [拉 gullet] *n*. 瘤胃(反刍动物的第一胃)
rumenitis *n*. 瘤胃炎
rumenotomy [rumen + 希 temnein to cut] *n*. 瘤胃切开术
Rumex L. 酸模属 ‖ ~ acetosa L. 酸模 / ~ alpinus L. 高山酸模 / ~ aquaticus L. var. japonicus Meis 日本水酸模 / ~ chalepensis Mill. 乳突叶酸 / ~ crispus L. 皱叶酸模 / ~ dentatus L. 齿果酸模 / ~ japonicus Houtt 羊蹄 / ~ madaio Makino; ~ daiwoo Makino 土大黄 / ~ maritimus L. 长刺酸模 / ~ nepalensis Spreng. / ~ patientia L. 巴天酸模 / ~ stenophyllus ledeb. 窄叶酸模
rumicin *n*. 酸模素(大黄酸的异构物)
rum-in target 气动靶
ruminant *a*. 反刍的,沉思的 *n*. 反刍动物
Ruminantia *n*. 反刍亚目,反刍类
ruminate *v*. 反刍,反嚼,沉思 ‖ ~ obsessive 强迫性沉思,强迫观念
rumination [拉 ruminatio] *n*. ①反刍,反嚼 ②沉思 ‖ obsessive ~ 强迫性沉思,强迫观念
ruminative *a*. 沉思的,持续思考的
rummage *v*. 搜查,检查 *n*. 搜查,检查,搜出物件
Rummo's disease [Gaetano 意医师 1853—1917]; cardioptosis 伦莫氏病,心脏下垂
rump *n*. 臀部,臀,大腿肉
Rumpel-Leede phenomenon (sign) [Theodorrumpel 德医师 1862—1923; C. Leede 德医师 1882 生] 鲁—雷二氏现象(征)(上肢紧缚时皮下显小出血点,见于猩红热及出血性素质)
Rumpel-leede-Hess test [Theodorrumpel 德医师 1862—1923; C. Leede 德医师 1882 生; Walterrudolf Hess 瑞士生理学家 1881 生] 鲁—雷—黑三氏试验(检毛细管脆性)
Rumpf's symptom [Heinrich Theodor 德医师 1851 生] 鲁姆夫氏症状(① 外伤性神经机能病者交替发生的原纤维性收缩和紧张性收缩 ②痛处受压时脉搏快速)
rumple *v*. 弄皱

rumply *a*. 弄皱的,压皱的
rumpus *n*. 喧嚷,吵闹,口角
run tape 入院前急救通话录音记录(指急救医疗技术员与医疗监控医生等人员的通话录音记录)
runabout *n*. 流浪者,轻便小汽车,小型飞机,小汽艇
runagate *n*. 逃亡者,流浪汉,变节者
runaway *n*. 逃亡者,亡命者,脱羁之马 *a*. 逃亡的,私奔的
run-away pacemaker 起搏器频率奔脱
Runde virus 鲁德病毒
run-down *a*. (健康情况)逐渐变坏的,破烂的,(钟表因未上弦)不走的 *n*. 裁员
rundown *n*. 扫描周期, 减少, 滑行
Runeberg's formula [Johan Wilhelm 芬兰医师 1843—1918] 鲁内伯格氏公式(计算渗出液中白蛋白量) ‖ ~ type (disease) 鲁内伯格氏型(缓解型恶性贫血)
Runge's method [Max 德妇科学家 1849—1909] 龙格氏法(用硼酸 1 份,淀粉 3 份渗脐带法)
run-in-target *n*. 气动靶
r-unit *n*. 伦琴单位
run-length *n*. 扫描宽度
runlet, runnel *n*. 溪,小河
runner *n*. 赛跑运动员,徒步通信员,使者,长匐茎,纤匐枝
Runner bean (Phaseolus coccineus) mosaic virus (Vashisth et Nagaich) 红花菜豆花叶病毒
runnerup *n*. 亚军,占第二位的人
running *a*. 奔跑的,连续的,运转的,现在的 *n*. 奔跑,运转,出脓 ‖ ~ reverse (简作 RR) 反转,倒转 / ~ suture 连续缝线 / ~ time (简作 R / T) 运转时间
running-in *n*. 训管
runninglateral prone 伸展俯卧侧位
runningsuture *n*. 连续缀合(法)
runningwave *n*. 行波
run-off *n*. 流量,流出,溢出
run-out *v*. 溢出,伸出,
runover injury 碾压伤
runreview *n*. 出诊评价(当救护车每完成一次之后,对处理程序等项目是否适当的全面评价)
runround; runaround *n*. 浅甲沟炎
runt *n*. 小牛,矮人
Ruotte's operation 鲁奥特氏手术(静脉腹造口术)
Rupatadine *n*. 卢帕他定(抗凝药,抗组胺药)
rupee *n*. 卢比
rupia [希 rhypos filth] *n*. 蛎壳疮,蛎壳疹 ‖ ~ escharotica; dermatitid gangrenosa infantum 焦痂性蛎壳疮,婴儿坏疽性皮炎
rupioid *a*. 蛎壳疮样的
rupophobia [希 rhypos filth + phobia]; **rhypophobia** *n*. 不洁恐怖
Ruppiaceae *n*. 川蔓藻科
ruptile [拉, ruptilis] *a*. 不规则破裂的,龟裂状的
ruptio [拉 a breaking] *vt*. 破裂
ruptorovi *n*. 破卵器
ruptural detachment 孔源性脱离
rupture *n*. ①破裂 ②疝 *v*. 破裂, 决裂, 断绝(关系等) ‖ amnionic ~; amniorrhexis 羊膜破裂 /articular capsule ~ 关节囊破裂 / cardiac ~; cardiorrhexis 心破裂 /cervical ~ 子宫颈破裂 / colpouterine ~ 阴道子宫破裂 / corneal ~; keratorrhexis 角膜破裂 / defense ~ 防御[力]崩溃 / ~ delivery interval (简作 RDI) 破膜—分娩间隔 / fascial ~ 筋膜破裂 /gastric ~; gastrorrhexis 胃破裂 / hepatic ~ 肝破裂 /intestinal ~; enterorrhexis 肠破裂 / lienic ~ 脾破裂 / ligamentous ~; desmorrhexis 韧带破裂 / longitudinal ~; longitudinal fissure 纵裂 / muscular ~; myorrhexis 肌断裂 / ocular ~; ophthalmorrhexis; eyeball ~ 眼球破裂 / ~ of membrane (简作 ROM) 破膜 / ~ of membranes 破膜 / ~ of uterus 子宫破裂/ ovarian ~; ovariorrhexis 卵巢破裂 / pancreatic ~; 胰腺破裂 / perineal ~ 会阴破裂 / perineovaginal ~ 阴道会阴破裂 / rectal ~ 直肠破裂 / tendinous ~ 腱破裂 / tendon sheath ~ 腱鞘 / transverse ~; transverse fissure; transverse tear 横裂 / tubal ~; salpingorrhexis 输卵管破裂 / tympanic membrane ~ 鼓膜破裂 / urethral ~ 尿道破裂 / uterine ~; metrorrhexis; hysterorrhexis 子宫破裂 / uterovesial ~ 子宫膀胱破裂 / vaginal ~; colporrhexis 阴道破裂 / vesical ~; cystorrhexis 膀胱破裂 / vulvoperineal ~ 外阴会阴破裂
rupture (简作 rupt) *n*. 破裂
ruptured *a*. 破裂的 ‖ ~ chordae tendineae (简作 RCT) 腱索断裂 / ~ ovarian cyst 卵巢囊肿破裂 / ~ Quiinaceae 绒子树科
rural *a*. 乡村的,农村的,农业的 ‖ ~ health (简作 RH) 农村卫生
Rural Environmental Assistance Program (简作 REAP) 乡村环境援助计划
Rural Environmental Conservation Program (简作 RECP) 乡村环境保护计划
Rurfini's brushes (corpuscles, organs) [Angelo 意解剖学家 1864—1929] 鲁非尼氏终柱 (小体、器) (皮下神经终末器官)
Rusa unicolor dejeani Pousargues [动药] 黑鹿
Ruscaceae *n*. 假时树科
Ruscogenine *n*. 螺可吉宁 (毛细血管保护药)
Rusconi's anus 鲁斯科尼氏肛门,胚孔
Rusconi's nutritive cavity 鲁斯科尼氏肠 [营养] 腔,原肠
Rusconl's anus [Mauro 意生物学家 1776—1849]; blastopore 鲁斯科尼氏肛门,胚孔 ‖ ~ nutritive cavity; coelenteron 鲁斯科尼氏肠 [营养] 腔,原肠
ruse *n*. 策略,策略,欺诈
rushes; peristalticrushes *n*. 蠕动波 ‖ peristaltic ~ 蠕动波
rushy *v*. 充满的(或铺满)灯芯草的,灯芯草做的
rusk *n*. (甜) 面包干,脆 (甜) 饼干
Russ *n*. (p1. Russ(es)) 俄罗斯人,俄罗斯语 *a*. 俄罗斯的
Russell effect [W.L. 英医师] 鲁塞尔氏效应(靠光以外的物质作用而显影)
Russell's bodies [William 英医师 1852—1940] 鲁塞尔氏体(退化的浆细胞)
Russell's method *n*. 鲁塞尔氏法(氮比色法)
Russell's viper [Patrick 爱医师 1728—1805] 鲁塞尔氏蝮[蛇]
Russell's viper venom (简作 RVV) 鲁塞尔氏蝰蛇毒
russet *n*. & *a*. 黄褐色(的),赤褐色(的)
Russia *n*. 俄罗斯,俄国
Russian *a*. 俄罗斯的,俄罗斯人的 *n*. 俄国人 ‖ ~ Pharmacopoeia (简作 Rus P) 苏联药典 / ~ spring summer encephalitis virus (简作 RSSE virus) 俄国春夏季脑炎病毒 / ~ spring-and-summer encephalitis (简作 RSS) 俄罗斯春夏脑炎
Russian autumn encephalitis virus = Japanese B virus (Kasahara et al) 苏联秋季脑炎病毒,日本乙型脑炎病毒
Russian spring-summer encephalitis virus = Russian spring-summer encephalitis flavivirus = Tick-borne encephalitis (Eastern subtype) virus (Baskovic) 苏联春夏型脑炎黄病毒
Russian wheat mosaic virus (Mckinney) = Wheat (Winter) mosaic virus (Zazhurilo et Sitnikova) 苏联冬小麦花叶病毒
Russian winter wheat mosaic rhabdovirus 苏联冬小麦花叶弹状病毒
Russo'sreaction [Mario 意医师] *n*. 鲁索氏反应(检伤寒)
Russulaceae *n*. 红菇科(一种菌类)
rust *n*. ①铁锈 ②锈斑病(植物)③锈菌
Rust virus (Mussell et al.) 锈斑病毒(植物)
Rust's discase [Johann Nepomuk 德外科医师 1775—1840] 鲁斯特氏病(结核性颈椎炎) ‖ ~ phenomenon 鲁斯特氏现象(上部颈椎病时)
rust-coloured conjunctiva 结膜铁质沉养[症], 铁锈色结膜
rustic *a*. 乡村的,(褒义)朴素,(褒义)土气的, *n*. 乡下人,乡下佬,庄稼人
rusticate *v*. 下乡,迫令(某人)下乡,罚(学生)暂时停学
rustication *n*. 勒令退学, 下乡
rustle *v*. 沙沙作响,刷刷地响 *n*. 沙沙声
rusty *a*. 锈色的,生锈的,落伍的,(学识等)荒疏
rut [拉 rugitusroaring] *n*. ①雄性[动物]动情期 ②动情期 ③惯例,雷同 ‖ ~ formation 雷同症(精神病人)
Ruta ring spot virus (Silberschmidt) 芸香环斑病毒
Ruta (Tour n.) L. 芸香属
Rutabaga *n*. 油菜,芸苔
Rutaceae *n*. 芸香科
rutaecarpine *n*. 吴茱萸碱
Rutamycin *n*. 芦他霉素
Rutamycin *n*. 鲁塔霉素(获自鲁特格斯链霉菌 Streptomycesrutgersensis 的抗菌素,抗真菌药)
rutbenium (缩 Ru) *n*. 钌(44 号元素) ‖ ~ chloride 氧化钌 / ~ red 钌红
rutecarpine; rutaecarpine *n*. 吴茱萸素
Rutelidae *n*. 丽金龟科(隶属于鞘翅目)
ruthenium (简作 Ru) *n*. 钌(44 号元素)
rutheniumred *n*. 钌红
rutherford [Ernestrutherford 英物理学家 1871—1937] (10^6 disintegrations/second) (简作 rd) *n*. 卢瑟福,放射物质的蜕变单位 (10^6 蜕变/秒,现已改用 Rd)
rutidosis [希 rhytis wrinkle], rhytidosis *n*. 角膜皱缩(濒死现象)

rutile *n*. 金红石

rutilism [拉 rutilisred, inclining to golden yellow]; red-headedness *n*. 红发

Rutin = rutoside *n*. 芦丁,芸香甙,紫槲皮甙(维生素类药)

rutinoserhamnosidoglucose *n*. 芸香[二]糖

ruton *n*. 络通(芸香甙的商品名)

Rutoside *n*. 芦丁

Rutoside; rutin *n*. 芸香甙,芦丁(维生素类药)

Ruttan-Hardisty's test *n*. 腊—哈二氏实验(检血)

rutting *vt*. 动物交情,动物交尾欲

Ruvazone *n*. 芦伐宗(消炎镇痛药)

Ruysch's membrane [Frederic 荷解剖学家 1638—1731]; **lamina choriocapillaris** 鲁伊施氏膜,豚络膜毛细管层 ‖ ~ muscle 鲁伊施氏肌(子宫底肌组织)/ ~ tube 鲁伊施氏管(犁鼻器官迹)/ ~ veins; retzius's veins 鲁伊施氏静脉,雷济厄斯氏静脉(自小肠壁至腔静脉的属支即肠壁静脉)

ruyschian membrane 脉络膜毛细血管层

Ruysch's glomeruli 鲁伊施氏球,肾小球

Ruysch's membrane 鲁伊施氏膜,脉络膜毛细管层

Ruysch's muscle 鲁伊施氏肌(子宫底肌塑织)

Ruysch's tube 鲁伊施氏管(犁鼻器管遗迹)

Ruysch's veins 鲁伊施氏静脉,涡静脉

Ruzadolane *n*. 卢扎朵仑(镇痛药)

RVH right ventricular hypertrophy 右心室肥大

Rwanda *n*. 卢旺达(非洲),卢旺达语

R-wave *n*. R 波(心电图)

Rx Bulletin (简作 RxB) *n*. 治疗通报(杂志名)

RxO-Journal of Opticianry (OAA)(简作 RxO-JO) 眼科光学杂志(美国眼镜师协会)

Ryan's skin test [Antoni] [A. H. 美医师] 瑞安氏皮肤实验(检疲劳)

ryanodine *n*. 斯里兰卡肉桂碱

rydberg *n*. 里德伯[光谱,能量,频率单位]

Rydygier's opieation [Antoni 波外科医师] 里迪吉尔氏手术(①胃幽门切除术 ②经骶骨直肠切除术)

rye *n*. 黑麦,裸麦,黑麦威士忌酒 ‖ spurred ~ 麦角

Ryegrass atreak virus (Prell et Schmidt)(Brome mosaic virus 株)黑麦草线条病毒

Ryegrass mosaic potyvirus 黑麦草花叶马铃薯 Y 病毒

Ryegrass mosaic virus (Bruehel et al.) 黑麦草花叶病毒

Ryegrass rhabdovirus 黑麦草弹状病毒

Ryle tube [G. *a*. 英医师] 赖耳氏管(试餐用)

rypia; rupia *n*. 蛎壳疮,蛎壳疹

Rytmonorm *n*. 心律平

RZh myovirus RZh 肌病毒

S s

S 硫(sulfur)、骶椎(1 到 5)(sacralvertbrae〈S1 through S5〉)、西门子(Siemens)、光滑型(菌落)(smooth〈colony〉)、球面镜片(sphericallens)、酶作用物(substrate)和斯维特伯格
s 样本标准差(sample standard deviation)的符号 / sine[拉]无 / 秒(second)的符号
S Plt 外板(见 shell plate)
S str[拉]严格说来,在严格的意义上(见 sensu stricto)
S unit 沉降率单位(见 sedimentation rate unit)
S&R 搜索与救援(见 search and rescue)/ 科学研究协会(见 Science Research Association)
S&S 征象和征状(见 sign and symptom)
S. signa[拉]标记,用法签
s. sinister[拉]***a***. 左的
S. A. B. 美国细菌学会(见 Society of American Bacteriologists)
S. N. 神经外科学会(见 Socicety of Neurological Surgeona)
S.A. secundum artem 按技术,人工地
SA serum albumin 血清白蛋白
S.A.I.M.R. 南非医学研究所(见 South African Institute for Medicia Research)
S.A.L. secundum artis leges 按技术规定
S.Afr.J.surg 南非外科杂志医学杂志(见 South African Journal of Surgery)
S.Afr.Med.J. 南非医学杂志(见 South African Medical Journal)
S.C closure of the semilunar valves 半月瓣闭合
S.C.S. 临床外科学会(见 Society of Clinical Surgery)
S.D.A. specific dynamic action, sacro-dextra anterior 特殊动力作用;右骶前(胎位)
S.D.P. sacro-dextra posterior 右骶后(胎位)
S.D.T. sacro-dextra transversa 右骶横(胎位)
S.E. N. 国家入伍护士(英国)(见 State Enrolled Nurse)
S.E.B.M. 实验生构学与医学学会(见 Society for Experimental Biology and Medicine)
S.E.D. skin erythema dose 皮肤红斑量
S.-G. Sachs-Georgi test 萨—格二氏试验(梅毒絮凝反应)(检腹膜炎)
S.I. souble insulin, Inernational System of Units 可溶胰岛素;国际单位制/stimulation index 刺激指数(见 test 项下 lymphocyte proliferation test)
S.I.C. 国际外科学会(见 Societe Internationale de Chirurgie)
S.L.A. sacro-laeva anterior 左骶前(胎位)
S.L.P. sacrolaeva posterior 左骶后(胎位)
S.L.T. sacrolaeva transversa 左骶横(胎位)Sluder's method (operation)(Greenfield 美喉科学家 1865—1928)斯路德氏法(手术)(扁桃体及其被膜切除术)‖ ~ neuralgia;/ ~ syndrome 斯路德氏神经痛(蝶腭节神经痛:蝶腭节神经痛,引起上颌骨区灼痛和锥刺痛,此痛并辐射至颈和肩部)~ operation(method)斯路德手术(法)(用扁桃体铡除刀切除扁桃体)
S.N. secundum naturam ***ad***. 自然地,天然地
S.op. s. si opus sit ***ad***. 必要时
s.r. 沉降速度,沉降率;西格马反应,σ 反应(检梅毒的絮凝反应)(见 sedimentation rate, sigma reaction)
S.S. 毒药标记(见 sub signo veneni)/ 起泡(肥)皂水(见 soapsuds)/[拉]单糖浆(见 sirupus simplex)
S.S.S. 层上层(见 stratum super stratum)
S1 first heart sound 第一心音
s^{1}reciprocal second 秒的倒数(ms^{-1} = m / s)
S2 second heart sound 第二心音
S3 third heart sound 第三心音
S4 fourth heart sound 第四心音
SA sinoatrial 窦房的
Sa; Sm (samarium)钐(62 号元素)
Saathoff's test[Lübhard 德医师 1877—1929]萨托达夫试验(检粪内脂肪)
sabadilla[西 cebadilla; cebeda barley]***n***. 沙巴达[子]
Sabadine; Sabatine ***n***. 沙巴丁(得自沙巴达子的生物碱)
Sabadinine ***n***. 沙巴丁宁
sabal ***n***. 沙棕,沙巴棕
Sabbatia ***n***. 美苦草属 ‖ ~ angularis 翼枝美苦草 / ~ elliottii 美苦草
sabbatin ***n***. 美苦草甙
saber-legged ***a***. 刀状腿的(指马)
saber-shin ***n***. 军刀状胫(① 胫凸)
Sabia. japonice Maxim 清风藤[植药]药用部分:嫩枝—青风藤
Sabia. schumanniana. Diels 四川青风藤[植药]药用部分:根—(石钻子)
Sabia Colebr 清风藤属
Sabiaceae ***n***. 清风藤科
sabina[拉]; **savin** ***n***. 沙比桧,新疆圆柏,沙芬
sabinane ***n***. 桧烷
sabinene ***n***. 桧烯
Sabin-Feldman syndrorne (Albert B. Sabin; Henry A-Feldman)萨—费综合征(脉络膜视网膜炎与脑钙化,类似弓形体病的表现,但所有弓形体病试验均为阴性)
sabinism ***n***. 沙比桧中毒
sabinol ***n***. 桧醇
Sabin's vaccine (Albet B. Sabin)萨宾疫苗,口服脊髓灰质炎活疫苗
sabinyl acetate 醋酸桧酯
sabotage ***n***. 破坏行为
Sabouraud's agar[Raymond Jacques Adrien 法皮肤病学家 1864—1938]萨布罗氏甘露醇脂(培养真菌)‖ ~ pastillex 萨布罗氏纸蝶(X 线测验纸蝶)
Sabouraudia; Trichophyton ***a***. 发癣菌属
Sabouraudites; Microsporum ***a***. 小孢子菌属 ‖ ~ audouini; Microsporon audouini 奥社安氏小孢子菌 / ~ felineus 猫小孢子菌 / ~ lanosus 犬小孢子菌
Sabouraud-Noiré instrument 萨—诺二氏仪器(一种应用氰亚铂酸钡纸蝶色素改变原理来 X 线的仪器)
Sabouraud's dextrose agar (Raymond J. A. Sabouraud)萨布罗右旋糖琼脂(培养真菌用)
Sabrazés test[Jean 法医师 1867—1943]萨布拉宰氏试验(屏气试验)
sabre ***n***. 马刀,军刀
sabre-toothed ***a***. 长着锐利的,长牙的
sabromin; calcium dibrimobehenate ***n***. 沙波明,二溴树酸钙
sabulography ***n***. 泥沙胆石沉淀法造影术
sabulous sabulosus; sabulum sand ***a***. 沙样的,有沙的
sabulum[拉]; **acervulus** ***n***. 脑沙
saburra[拉]***n***. 口垢,口臭
saburral[拉 saburra sand]***a***. 垢的;口臭的
SAC stereoscopic accommodative convergence 立体调节性集合/splenic adherent cell 脾黏附细胞
sac[拉 saccus; 希 sakkos]***n***. 囊,袋 ‖ ~ abdominal 腹囊(胎儿)/ sacs, air; alveoli pulmonum 肺泡 / ~ albumen 蛋白 / ~ allantotic 尿膜囊 / ~ alveolar 肺泡[小]囊 / ~ amniotic; amnion 羊膜囊,羊膜 / ~ aneurysmal 动脉瘤囊 / ~ aortic 动脉球囊 / ~ auditory 听泡,听囊 / ~ blind 盲囊 / ~ chorionic 绒毛膜囊 / ~ coelomic; coelom 体腔 / ~ conjunctival 结膜囊 / ~ darto ique de la femme; Broca's pouch; pudendal / ~ 女阴囊,布罗卡氏囊(大阴唇内梨状囊)/ ~ dental; dent inal 牙囊 / ~ dural 硬脊膜囊 / ~ embryonic 胚囊 / ~ enamel 釉器囊 / ~, endolymphatic 内淋巴囊 / ~ gestation 妊娠囊 / ~ heart; pericardium 心包 / ~ hearnial 疝囊 / ~ Hilton's; laryngeal pouch 希尔顿氏囊,喉室 / ~ lacrimal; saccus lacrimalis 泪囊 / ~ latex 乳汁囊 / ~ Lower's 娄厄氏囊,颈静脉上球 / ~ omental; bursa omen talis 网膜囊 / ~ omphalomesenteric 脐肠系膜 / ~ pericardial 心包 / ~ peritoneal 腹膜囊 / ~ of perit oneum, greater 腹膜大囊(腹膜腔本身)/ ~ peritoneum, lesser; bursa, omentalis 腹膜小囊,网膜囊 / ~ pleurpleural cavity 胸膜腔 / ~ pudendal; Broca's pouch 女阴囊,布罗卡氏囊(大阴唇内梨状囊)/ ~, rosellum 顶突囊 / ~ secretory 分泌囊 / ~ serous 浆膜囊(由胸膜、包腹膜组成)/ ~ splenic 脾囊,

脾隐窝 / ~ tannin 鞣酸囊 / ~ tear; saccus lacrimalis 泪囊 / ~, tooth 牙囊 / ~ vaginal 腹膜鞘突 / ~ vitelline; yolk ~ 卵黄 / ~ yolk 卵黄囊 / ~ yolk, external 外卵黄囊 / ~ yolk, internal 内卵黄囊
sacbby [拉] *a*. ①痂的 ②疥疮的
sacbrood *n*. 幼蜂皱萎病
saccade *v*. (两眼)飞快跳阅;眼扫视,眼急动
saccate [拉 saccatus] *n*. ①囊状的 ②有囊的
sacchampinemia *n*. 酵母氨酸血(症)(血内酵母氨酸过多,如高赖氨酸血症或酵母氨酸尿症时)
sacchampinuria *n*. 酵母酸尿症(①尿内排泄酵母氨酸;②种变异型高赖氨酸血症,由于"α-氨基己二酸半醛合酶活性部分缺乏所致)
sacchar(o)- [构词成分] 糖
saccharascope; fermentation sacchari meter *n*. 发酵糖定量器
saccharase; beta-fructofuranosidase *n*. 蔗糖酶
saccharate *n*. ①糖质酸盐 ②糖合物
saccharated *a*. 含糖的
saccharephidrosis [希 sakcharonsugar + ephidrōsis sweating] *n*. 糖汗症,皮肤糖溢
saccharic *a*. 糖的 ‖ ~ acid 葡糖二酸;糖酸
saccharidase *n*. 糖酶
saccharide *n*. 糖,糖类
saccharification *n*. 糖化[作用]
saccharify *v*. 糖化
saccharimery *n*. 糖定量法,糖量测定法
saccharimeter *n*. 糖定量器,糖定量计 ‖ ~ Einhorn's 艾因霍恩氏糖定量器 / ~ fermentation 发酵糖定量器 / ~ Lohnstein's 洛恩斯坦氏尿糖定量器 / ~ polarization 旋光糖定量器
saccharin; o-toluene sulfonamide; gluside; benzosulfimide; saccharinol *n*. 糖精,邻磺酰苯甲酰亚胺 ‖ ~ calcium 糖精钙甜味糖精钙(甜味药)/ ~ sodium 糖精钠甜味 / ~s 钠 / ~ soluble 可溶性糖精
saccharine [拉 saccharinus] *a*. 甜味的
saccharinol; saccharum *n*. 糖精,邻磺酰苯甲酰亚胺
saccharinum [拉]; **saccharin** *n*. 糖精
saccharobacillus [拉 sacharum; 希 sakcharon sugar] *n*. 糖
saccharobacillus; Bacillus pastorianus *n*. 糖杆菌,巴斯德氏乳杆菌
saccharobiose; disaccharose *n*. 蔗[二]糖,二糖
saccharocoria *n*. 厌糖[现象]
saccharogalactorrhea *n*. 乳汁多糖,多糖乳
saccharohea *n*. 糖尿
saccharoids *n*. 类多糖[类]
saccharolytic *a*. 糖分解的
saccharometabolic *a*. 糖[新陈]代谢的
saccharometer *n*. 糖[新陈]代谢
saccharometer; saccharimeter *n*. 糖定量器,糖量计
Saccharomyces *n*. 酵母属 ‖ ~ albicans; Candida albicans [变]白色酵母,白色念珠菌 / ~ anginae 咽峡炎酵母 / ~ apiculatus 尖端酵母 / ~ Busse's 布塞氏酵母 / ~ cant liei 坎氏酵母 / ~ capillitii 脱发酵母 / ~ cerevisiae 酿酒酵母 / coprogenus 粪原酵母 / ~ ellipsoideus 椭圆酵母 / ~ epidermica; Cryptococcus epidermidis 表皮酵母皮隐球菌 / ~ exiguus 少孢酵母 / ~ galacticolus 乳品酵母 / ~ glutin 胶酵母 / ~ granulomatosus 肉芽肿酵母 / ~ guttulatus 点滴酵母 / ~ bansen 汉森酵母 / ~ hominis 人体酵母 / ~ lemon nieri 列氏酵母 / ~ lithogenes 石原酵母 / ~ mesentericus 肠系膜酵母 / ~ mycoderma 生膜酵母 / ~ neotormans; Cryptococcus neoformans 新型酵母,新型隐球菌 / ~ niger 黑色酵母 / ~ pastorianus 巴斯德酵母 / ~ rugrum 深红酵母 / ~ septicus 败血酵母 / ~ temoni 斯特农酵母 / ~ subcutaneus tumefacins 皮下瘤酵母 / ~ tumefaciens albus 白色瘤
Saccharomycetaceae *n*. 酵母科
Saccharomycetes *n*. 酵母目
saccharomycetic *a*. 酵母的
Saccharomycetineae *a*. 酵母亚目的
saccharomycetolysis *n*. 酵母溶解现象
Saccharomycopsis *n*. 腹膜酵母属 ‖ ~ guttulatus 点滴腹膜孢酵母
saccharomycosis *n*. 酵母病
saccharonic acid 糖酮酸,甲基糖二酸
saccharonolactone *n*. 葡萄糖二酸内酯
saccharophosphorylase *n*. 糖磷酸化酶
saccharopine *n*. 酵母氨酸
saccharopine dehydrogenase ($NADP^+$, L-lysine-forming) 酵母氨酸脱氢酶 ($NADP^+$, L-赖氨酸形成的)(此酶活性在高赖氨酸血症中缺乏,并在变升型酵母氨酸尿症中实质性减少,通常称赖氨酸酮戊二酸还原酶)
saccharopinuria *n*. 酵母氨酸尿症
saccharorrhea *n*. 糖尿
saccharosan *n*. 脱水蔗糖
saccharose *n*. 蔗糖
saccharose; sucrose *n*. 蔗糖
saccharosuria *n*. 蔗糖尿
saccharosuria [saccharose + 希 ouronurine + -ia]; **sucrosuria** *n*. 蔗糖尿
saccharum [拉;希 sakcharon] *n*. ①糖 ②蔗糖 ‖ ~ acernum; ~ cana dense; maple sugar 枫糖,械糖 / ~ amylaceum; glucosum 淀粉糖,葡萄糖 / ~ lactis; lactose 乳糖 / ~ purificatum 纯糖 / ~ ustum; caramel 焦糖,酱色糖
Saccharum L. 甘蔗属 ‖ ~ officinarum L. 甘蔗
saccharuria *n*. 糖尿
sacchatiferous *a*. 含糖的,生糖的
sacci (单 saccus) *n*. 囊
sacciform *a*. 囊形的
saccoradiculogram *n*. 神经根囊造影照片
saccoradiculography *n*. 神经根囊造影术
saccular *n*. 囊形的
sacculated [拉 sacculatus] *a*. 成囊的,有小囊的
sacculation *n*. ①成囊 ②小囊,袋 ‖ ~ of colon; haustra coli 结肠袋 / ~ of laryngeal pouch 喉室
saccule [拉 sacculus] *n*. ①小囊 ②球囊
saccules, air; alveolar saccules 肺泡[小]囊
sacculi alveolares 肺泡[小]囊 ‖ ~ communis; utriculus 椭囊(耳)/ ~ dentis 牙[小]囊 / ~ endol ymphaticus 内淋巴囊 / ~ hernialis 疝囊 / ~ lacrimalis; saccus lacrimalis 泪囊 / ~ laryngis; ventriculus laryngis (Morgagni) 喉室 / ~ proprius; / ~ roturnda; / ~ sphhaericus 球囊 / ~ ventricularis; laryngeal pouch 喉室 / ~ vestibularis 前庭小囊,球囊
sacculocochlear *a*. 球囊耳蜗的
sacculotomy *n*. 球囊切开(术)
sacculus (复 sacculi)[拉]; **saccule** *n*. ①小囊 ②球囊
saccus (复 sacci)[拉;希 sakkos] *n*. 囊 ‖ ~ conjunctivae 结膜囊 / ~ deciduae 蜕膜囊 / ~ endolymphaticus 内淋巴囊 / ~ lacrimalis 泪囊 / ~ omphaloentericus; yolk sac 卵黄囊 / ~ reuniens; ductus reuniens 连合管 / ~ vaginalis 腹膜鞘突 / ~ vitellinus 卵黄囊
sachet [法] *n*. 香囊,小药囊
Sachs' bacillus [Hans 德免疫学家 1877—1945] 萨克斯氏杆菌,败血梭状芽孢杆菌
Sachs's disease [Bernard 美神经病学家 1858—1944] 萨克斯氏病(家族黑蒙性白痴)
Sachs's test [Heinrich B. 德妇科学家 1898 生] 萨克斯氏试验(检胎盘完整)
Sachs-Georgi test [Hans Sachs 德免疫学家 1877—1945; Walter Georgi 德细菌学家 1889—1920] 萨—格二氏试验(梅毒絮凝反应)(检梅毒:1 ml 人或牛心胆固醇化乙醇浸出液 1 份和 0.9% 氯化钠溶液 9 份的混合液,加至 0.3 ml 梅毒血清,能产生絮状沉淀亦称缓慢胆固醇反应)
Sachsse's solution [Georg Robert 化学家 1840—1895] 萨赫塞氏液(用以检尿糖)‖ ~ test 萨赫塞氏试验(检尿糖)
Sachs-Witebsky test 萨克斯—威特布斯基试验(反应)(检梅毒:一种快速梅毒血清反应,所用牛心胆固醇化浸出液比)
sack *n*. 袋,麻袋;(一)袋;上床睡觉(out)
sacra media [拉] *n*. 骶中动脉
sacrad *n*. 向骶骨,向骶侧
sacral [拉 sacralis] *a*. 骶骨的
sacralgia *n*. 骶骨痛
sacralization *n*. [第五腰椎]骶骨融合,骶骨化
sacrarthrogenic *a*. 骶关节病的
sacratama *n*. 血脂水肌公式(指示小儿血脂水肌四基本物质的符号)
sacrectomy *n*. 骶骨切除术
sacred *a*. 神圣的,庄严的 ‖ ~ly *ad*. / ~ness *n*.
sacrifice *n*. 牺牲,牺牲品;献出
sacrificial *a*. 牺牲的
sacriplex; sacral plexus *n*. 骶丛
sacro- [拉 sacrum sacred 圣的] 骶[骨]
sacro-anterior *n*. 骶前位(产位)
sacrococainization *n*. 骶管可卡因麻醉法
sacrococcygeal *a*. 骶尾的
sacrococcygeus *n*. 骶尾肌 ‖ ~ anticus; ~ anterior 骶尾前肌 / ~ posterior 骶尾后肌
sacrococcyx *n*. 骶尾骨

sacrocoxalgia *n*. 骶尾骨痛
sacrocoxites *n*. 骶髋关节炎
sacrodynia *n*. 骶[部]痛
sacro-iliac *a*. 骶髂的
sacro-iliitis *n*. 骶髂关节炎
sacrolisthesis *n*. 骶骨前移
sacrolumbalis[拉] *n*. 骶腰肌
sacrolumbar[sacro- + 拉 lumbus loin] *a*. 骶腰的
sacroparasitus *n*. 骶部寄生胎
sacroperineal *a*. 骶骨会阴的
sacroplat *n*. 肌间质细胞
sacroposterior *n*. 骶后位(产位)
sacropromonotory *n*. 骶骨岬
sacrosciatic *a*. 骶骨坐骨的
sacrospinal[sacro- + 拉 spina spine] *a*. ①骶棘的 ②骶脊的
sacrospinalis; erector spinae *n*. 骶脊肌
sacrotomy *n*. 骶骨[下部]切开术
sacrotransvetse *n*. 骶横位(产位)
sacro-uterine *a*. 骶骨子宫的
sacrovertebral *a*. 骶骨椎骨的
sacrum[拉 sacred] *n*. 骶骨 ‖ ~ as similation 同化骶骨(腰椎与骶融合或第一骶椎游离似腰椎)/ ~ lateral masses of 骶骨侧块 / ~ tilted 骶骨倾斜
sactosalpnx *n*. 输卵管积液 ‖ ~ haemorrhagica; hematosalpinx 输卵管积血 / ~ serosa 输卵管积浆液
sad (-dd-) *a*. 悲哀的;深暗色的 ‖ ~ly *ad*. / ~ness *n*.
sadden *vt*. (使)悲哀;(使)变深色
saddle *n*. 鞍;鞍状物;假牙牙托 *vi*. 使负担 ‖ ~ free 游离鞍 / ~ denture base 假牙牙托
saddle-back; lordosis *n*. 鞍背状脊柱,脊柱前凸
saddle-joint *n*. 鞍状关节
saddle-nose *n*. 鞍状鼻
sadism *n*. 施虐狂,施虐欲,施虐色情 ‖ anal ~ 肛(欲)朔施虐欲 / oral ~ 口期施虐欲
sadist *n*. 施虐者,施虐狂者,施虐色情者 ‖ sadistic *a*.
sadomasochism *n*. 施虐受虐狂(一种既施虐又受虐的性变态)
sadomasochist *n*. 施虐受虐狂者
sadomasochistic *a*. 施虐受虐狂的
SADS Schedule for Affective Disorder and Schizopherenia 情感性疾病精神分裂症检查提纲
Saemisch's operation[Edwin Theodor 德眼科学家 1833—1909] 塞米施氏手术(治眼前房积脓) ‖ ~ uler 塞米施氏[角膜]溃疡(感染匐行性角膜溃疡)
Saenger's macula[Max 捷妇科学家 1853—1903]; **macula gonorrhoeica** 曾格尔氏手术斑,淋病性斑 ‖ ~ operation 曾格尔氏手术(剖腹产术)/ ~ suture 曾格尔氏缝术(子宫壁 s 缝术)
Saenger's reflex[Alfred 德神经病学家 1860—1921] 曾格尔氏反射(瞳孔反射) ‖ ~ sign 曾格尔氏征(在黑暗处片刻则消失的瞳孔光反射可以恢复,见于脑神经梅毒,但脊髓痨则无此征)
saeptum; septum *n*. 中隔,隔[膜]
Saethre-Chotzen syndrome (Haakon Saethre; F. Chotzen) 塞—科综合征(见 C hotzen syndrome)
safe *a*. 安全的;无害的;可靠的,有把握的 ‖ play it ~ 求稳,不冒险 / ~ and sound 安然无恙 ‖ ~ly *ad*. / ~ness *n*.
safeguard *n*. 保护措施,防护设施,安全装置 *vi*. 保护
safelight *n*. 安全灯
safety *n*. 安全,保险;安全设备
safety radiological 放射安全
Saff[商名] *n*. 红花油 (safflower oil)
Safflor[商名] *n*. 红花油 (safflower oil)
safflower *n*. 红花,草红花
saffron; Crocus sativus L. *n*. 番红花,藏红花,藏花 ‖ ~, Spanish 番红花
safranal *n*. 番红花醛,藏花醛
safranine *n*. 番红,藏红 ‖ ~ O 番红 O(用作核染剂及用作革兰〈Gram〉染色法中的复染。亦可拼写成 safranineO)
safranine[safranine + 希 philein ro love] *a*. 嗜番红的 *n*. 嗜番红细胞
safrene *n*. 洋檫木烯,黄樟烯
safrol; safrole; sassafrol *n*. 洋檫木脑,黄樟脑
safrosin; bluish eosin *n*. 蓝曙红
safu *n*. 萨夫病
safura; ancylostomiasis *n*. 钩[口线]虫病
sag (-gg-) *vi*. 下垂,下陷(面部等)松垂,(精神)萎靡,衰弱 *n*. 下垂,松垂
sagacious *a*. 有洞察力的,精明的 ‖ ~ly *ad*.
sagapenum *n*. 波斯阿魏
sage *a*. 明智的 *n*. 哲人 ‖ ~ly *ad*. / ~ness, sagacity *n*.
sage; salvial sage-plant *n*. 洋苏草
sagebrush *n*. 三尺蒿
sage-femme; [法] **midwife** *n*. 助产士
Sagina. japonica. (sweet) Ohwi var. parviflora (Burtt-Davy) C. Y. Wu 珍珠草[植药]全草入药—漆姑草
Sagina L. *n*. 漆姑草属 ‖ ~ maxim al japonica (Sw.) Ohwi 漆姑草
sagitta *n*. ①耳沙,耳石 ②扁平石
sagittal[拉 sagittalis; sagitta arrow] *a*. 矢状的,前后向的
Sagittaria L. 茨菇属 ‖ ~ sagitit tifolia L. 茨菇
sagittate *a*. 箭头状的(叶基)
Sagnac rays 塞纳克氏射线(γ线由金属面反射形成的次生β线)
sago *n*. 西米(西谷椰子淀粉)
Sagoscena. Haeckel 蓬铠球虫属
Sagosphaera. Haeckel 铠球虫属
Sagosphaeridae Haeckel 铠球虫科
Saguerus rumphiil Arenga pinnata 桄榔
sagur *n*. 印度没食子
sagus rumphii; metroxylon sagu 西谷椰子
Sahli's desmoid reaction[Herman 瑞士医师 1856—1933] 萨利氏硬纤维反应(检胃分泌) ‖ ~ test 萨利氏试验(检胃蠕动及小化力)/ ~ whiste 萨利氏笛音(胃肠气经过狭窄处可在腹部听出笛音)
salad *n*. 沙拉 ‖ word ~ 语无伦次
said say 的过去式和过去分词 *a*. 上述的
Saiga. tatarica. L. 赛加羚羊[动药]药材:角—羚羊角
sailor *n*. 水手,海员
Saint Agatha's disease; mammitis 圣阿格瑟病,乳腺炎
Saint Aignau's disease; tinea favosa 圣安兰病,黄癣
Saint Amans' sdisease; pellagra 圣阿曼病,糙皮病
Saint Anthony's dance 圣安东尼舞蹈,舞蹈病
Saint Anthony's disease[St. Apollonia 牙医之守护神,公元 249 年死于火刑]; **toothache** 圣阿波罗尼亚病,牙痛
Saint Anthony's fire 圣安东尼热(①麦角中毒 ②丹毒)
Saint Avertin's disease; epilepsy 圣阿佛延病,癫痫
Saint Bartholomew's tea; Paraguaytea 圣巴多罗买茶剂,巴拉圭茶
Saint Blaiz's disease; quinsy 圣布莱茨,扁桃体周脓肿
Saint Claire's disease; ophthalmia 圣克莱尔病,眼炎,结膜炎
Saint Dymphna's disease; insnity 圣迪姆夫纳病,精神病
Saint Erasmus' disease 圣伊腊兹马斯病,急腹痛,绞痛
Saint Francis' disease; erysipelas 圣弗朗西斯病,丹毒
Saint Germain tea 圣杰曼茶剂(含番泻叶、甘露)
Saint Gervasius' disease; rheumatism 圣哲伐西厄斯病,风湿病
Saint Gete's disease; carcinoma 圣格特病,癌
Saint Gile's disease 圣季耳斯病(①麻风 ②癌)
Saint Gotthard's tunnel disease; ancylostomiasis 圣哥达隧道病,钩[口线]虫
Saint Hubert's disease; hydrophobia 圣休伯特病,狂犬病
Saint Ignatius' bean; semen ignatii 吕宋豆(解热豆)
Saint Ignatius' itch; pellagra 圣伊格内歇斯痒病,糙皮病
Saint John Long's liniment[John St. John 英肖像画家、医生 1800—1837] 圣约翰朗氏搽剂(醋酸松节油搽剂)
Saint John's dance; chorea 圣约翰舞蹈病,舞蹈病
Saint Main's evil (disease); scabies 圣梅因病,疥疮
Saint Martin's disease (evil); dipsomania 圣马丁病,间发性酒狂
Saint Mathurin's disease; idiocy 圣马图蓝病,白痴
Saint Modistus' disease; chorea 圣莫迪斯特病,舞蹈病
Saint Roch's disease; plague 圣罗克病,鼠疫
Saint Rose's disease; pellagra 圣罗斯病,糙皮病
Saint Sebastian's disease; plague 圣西巴斯提思病,鼠疫
Saint Valentine's disease; epilepsy 圣瓦伦丁病,癫痫
Saint Vitus's dance; chorea 圣维斯特舞蹈,舞蹈病
Saint With's dance; chorea 圣威特舞蹈,舞蹈病
Saint Zachary' sdisease; dumbness 圣扎卡顿病,哑[症]
Sainton's sign 塞因通氏征(突眼性甲状腺肿在眼向外转时眼球震颤)
Saint's triad (Charles F. M. Saint) 圣氏三联征(食管裂孔疝、结肠憩室和胆石症同时发生)
sajina *n*. 印度辣木
Sajodin; Calcium iodossbehenate *n*. 萨尤丁,碘嵛树酸钙
Sakaguchi test 坂口氏试验(检精氨酸)
Sakati-Nyhan syndrome (Nadia Saka ti; William L. Nyhan) 萨—纳综合征,尖头、多及并指(趾)崎形Ⅲ型
sake *n*. 缘故 ‖ for any ~ 无论如何 / for the ~ of 为了……原因,为了

Sakel method［Manfred 美精神病学家 1900 生］萨克耳氏法(创立胰岛素的休克治疗)

Sakmonella［Daniel Elmer Salmon 1850—1914］***n***. 沙门氏菌属 ‖ ~ aberdeen 阿伯丁沙门氏菌 / ~ abony 阿博尼沙门氏菌 / ~ abortus bovi 牛流产沙门氏菌 / ~ abortus equi 马流产沙门氏菌 / ~ abortus ovis 羊流产沙门氏菌 / ~ adelaide 阿得雷德沙门氏菌 / ~ aertrycke;/ ~ typhimurium 艾特利克沙门氏菌,鼠伤寒沙门氏菌 / ~ agona 阿哥拉沙门氏菌 / ~ altendorf 阿尔顿道府沙门氏菌 / ~ amager 阿马加尔沙门氏菌 / ~ amersfort 阿麦斯福特沙门氏菌 / ~ amherstiana 安赫斯特沙门氏菌 / ~ ammoniae 产氨沙门氏菌 / ~ anatis 鸭沙门氏菌 / ~ arizonae 亚利桑那沙门氏菌 / ~ arechavaleta 阿累卡法利他沙门氏菌 / ~ bareilly 巴雷利沙门氏菌 / ~ berlin 柏林沙门氏菌 / ~ bispebjerg 陪塔沙门氏菌;俾斯培堡沙门氏菌 / ~ blegdam 布雷丹沙门氏菌 / ~ borbeck 菩尔陪克沙门氏菌 / ~ bongor 波哥沙门菌 / ~ braenderup 布灵得卢沙门氏菌 / ~ brancaster 布兰卡斯特沙门氏菌 / ~ brandenburg 勃兰登堡沙门氏菌 / ~ bredeney 布雷得尼沙门氏菌 / ~ budapest 布达佩斯沙门氏菌 / ~ butantan 布坦坦沙门氏菌 / ~ califonia 加利福尼亚沙门氏菌 / ~ canastel 卡那斯得尔沙门氏菌 / ~ cardiff 加的夫沙门氏菌 / ~ carran 卡劳沙门氏菌 / ~ cerro 塞罗沙门氏菌 / ~ champaign 香彭沙门氏菌 / ~ chester 切斯特沙门氏菌 / ~ choleraesuis; Bacterium avicid umsuis 猪霍乱沙门氏菌 / ~ choleraesuisvar. kunzendorf 猪霍乱沙门氏菌昆虫多福变种 / ~ calaibornel 克雷本沙门氏菌 / ~ cubana 古巴沙门氏菌 / ~ danyszi 丹尼什氏鼠病沙门氏菌 / ~ dar-es-salaam 沙达黑斯萨拉姆门氏菌 / ~ daytona 戴顿沙门氏菌 / ~ derby 德尔比沙门氏菌 / ~ dublin 都柏林沙门氏菌 / ~ duesseldorf 丢赛多福沙门氏菌 / ~ durban 德班沙门氏菌 / ~ eastbourne 伊斯特伯恩沙门氏菌 / ~ enteritidis 肠炎沙门氏菌 / ~ enteritidis var. chaco 肠炎沙门氏菌查科变种 / ~ enteritidis var. d anysz 肠炎沙门氏菌丹尼什氏变种 / ~ enteritidis var. jena 肠炎沙门氏菌耶拿变种 / ~ essen 爱森沙门氏菌 / ~ florida 福罗里达沙门氏菌 / ~ foetida 恶臭沙门氏菌 / ~ gallinarum 鸡沙门氏菌 / ~ gaminara 加明那拉氏沙门氏菌 / ~ gatuni 加通沙门氏菌 / ~ georgia 佐治亚沙门氏菌 / ~ give 基夫沙门氏菌 / ~ glostrup 格罗斯特卢浦沙门氏菌 / ~ goettingen 哥廷根沙门氏菌 / ~ hartford 哈特福德沙门氏菌 / ~ havana 哈瓦那沙门氏菌 / ~ heidelberg 海得尔堡沙门氏菌 / ~ heves 赫维什沙门氏菌 / ~ hirschfeldii;/ ~ paratyphi C 赫希费耳德氏沙门氏菌,丙型副伤寒沙门氏菌 / ~ hormaechei 荷尔美希氏沙门氏菌 / ~ houtenae 蒙顿沙门氏菌 / ~ hvittingfoss 挪威沙门氏菌 / ~ icteroides 类黄疸沙门氏菌 / ~ illinois 伊利诺斯沙门氏菌 / ~ infantis 婴儿沙门氏菌 / ~ inverness 因佛内斯沙门氏菌 / ~ italia 意大利沙门氏菌 / ~ javiana 爪哇沙门氏菌 / ~ kaapstad 卡普斯大得沙门氏菌 / ~ kaposvar 科波什瓦尔沙门氏菌 / ~ kentucky 肯塔基沙门氏菌 / ~ kirkee 刻尔基沙门氏菌 / ~ koln 科隆沙门氏菌 / ~ kottbus 科特部斯沙门氏菌 / ~ lexington 列克星敦沙门氏菌 / ~ litchfield 利赤非尔德沙门氏菌 / ~ lomalinda 洛马林达沙门氏菌

al［拉］***n***. salt 盐 ‖ ~ acitosella; potassium binoxalate 草酸氢钾 / ~ aeratus; potassium binoxalate 碳酸氢钾 / ~ alembroth; alembroth 氯化汞胺 / ~ amarum;/ ~ anglicum 苦盐,硫苦,硫酸镁 / ~ ammoniac; ammonium chloride 硇砂,氯化铵 / ~ ammoniacum; volatile;/ ~ volatile 碳酸胺 / ~ carolinumfactitium; artificalCarlbad salt 人工卡尔斯巴德泉盐 / ~ carolinum factitium effervescens; effervescert artifical Carlsbad salt 人工卡尔斯巴德泉泡腾盐 / ~ communis; common salt; sodium chloride 食盐,氯化钠 / ~ crudum 大青 / ~ dammar 达玛树脂 / ~ deduobus; potassium sulfate 硫酸钾 / ~ deduobus; potassium acetate 醋酸钾,乙酸钾 / ~ enixum; potassium bisulfate 硫酸氢钾 / ~ eosom 泻盐,硫酸镁 / ~ ethyl 水杨酸乙酯 / ~ factitium; artifical salt 人工盐 / ~ fossile 岩盐,氯化钠 / ~ glauberi 芒硝,硫酸钠 / ~ hepatica 肝病泻盐(一种泡鹰食盐泻剂)/ ~ kissingense 基辛根矿泉盐 / ~ kissingense factitium; artifical Kissingen salt 人工基辛根矿泉盐 / ~ kissingensefactitium effervescens 人工基辛根矿泉泡鹰盐 / ~ limonis 柠檬盐,草酸氢钾 / ~ lithli citrates effervescens 枸橼酸锂泡鹰盐 / ~ magneesii sulfatis effervescent 硫酸镁泡鹰盐 / ~ marinum 海盐,氯化钠 / ~ mirabile; sodium sulfate 硫酸钠,芒硝 / ~ perlatum; sodium phosphate 磷酸钠 / ~ polychrestum 硫酸钾 / ~ potassii bromidi effervescens 溴化钾泡腾盐 / ~ potassii bromidi effervescens compositus 复方溴化钾泡腾盐 / ~ prunella 盐硝,硝酸钾饼 / ~ rupium; rock salt 岩盐,石盐 / ~ seignetti; potassium sodi umtartrate 酒石酸钾钠 / ~ sadae; sodium carbonate 纯碱,碳酸钠 / ~ vegetabile; potassium tartrate 酒石酸钾 / ~ vichyanum factitium; artificial Vichy salt 人工维希泉盐 / ~ vichyanum factitium effervescen 人工维希泉泡鹰盐 / ~ volatile;/ ~ volatilis; ammonium carbonate 碳酸铵

sallam attack 额手礼样发作(见于婴儿痉挛症)

salacetol; salicylacetol ***n***. 水杨酸丙酮酯

salacetos; sallimonis ***n***. 柠檬盐

salaciousa ***a***. 诲淫的 ‖ salacity ***n***. / ~ly ***ad***. / ~ness ***n***.

Salah's sternal puncture needle 萨勒氏胸骨穿刺针

salamander［希 salamandra a kind of lizard］***n***. 蝾螈

salamanderin ***n***. 蝾螈毒素

salamide; salicylamide ***n***. 水杨酰胺

salammoniacum ***n***. 硇砂

Salantel ***n***. 沙仑太尔,氯碘柳苯胺(兽用抗螨虫药)

salantol; salacetol ***n***. 水杨酸丙酮酯

salar ***n***. & ***a***. 纯量(的),标量的,无向量的

salasulfone ***n***. 苯丙砜

Sala's cells (Luigi Sala) 萨拉细胞(形成心包感觉神经末梢纤维的结缔组织星形细胞)

Sala's cells［Luigi 意动物学家 1863—1930］萨拉氏细胞(心外膜感觉神经末梢纤维中间的结缔组织星形细胞)

Salasoperin; Salazopyrin ***n***. 萨拉索皮林,水杨酰偶氮黄胺吡啶

Salazolon; Salipyrine ***n***. 沙利比林,水杨酸安替比林

salazosulfapyridine ***n***. 柳氮磺胺吡啶(磺胺类药)

salbromalide; salicylbromanilide ***n***. 水杨溴乙酰苯胺

Salbutamol ***n***. 沙丁胺醇,舒喘宁 (支气管扩张药)

Salcolex ***n***. 柳胆米司,水杨酸胆碱疏酸镁(抗炎、解热、镇痛药)

saldanine ***n***. 本曼佗罗碱

sale ***n***. 卖,出售 ‖ for ~ 待售(通常由私人经手) / on ~ 出售

salep［欧］***n***. 白芨

saleratus; sal aeratus 碳酸氢钾

salesman ***n***. 售货员,店员

salethamide maleate 马来酸沙乙酰胺,马来酸二乙氨乙柳胺(镇痛药)

salethyl ***n***. 水杨酸乙酯 ‖ ~ carbonate 碳酸水杨酸乙酯

salia effervescentia［拉］; **effervexcent salts** 泡鹰盐

Salicaceae ***n***. 杨柳科

salicin［拉 salix willow］***n***. 水杨甙

salicyl ***n***. 水杨酸[酰]基,邻羟苯基 ‖ ~ alcohol 水杨醇 / ~ salicylic acid; salysal 水杨酰水杨酸

salicylacetol; salacetol ***n***. 水杨酸丙酮酯

salicylage ***n***. 水杨酸防腐法

salicylaldehyde ***n***. 水杨醛

salicylamide; salamide ***n***. 水杨酰胺(口服解热镇痛药)

salicylanilide ***n***. 水杨酰苯胺 (局部抗真菌药,治疗头癣)

salicylase ***n***. 水杨酶,水杨醛氧化酶

salicylate ***n***. 水杨酸盐,水杨酸酯 ‖ ~ meglumine 水杨酸葡胺,水杨酸甲基葡胺 (抗风湿药和镇痛药)

salicylated ***n***. 含水杨酸的,浸水杨酸的

salicylazosulfapyridine; azulfidine ***n***. 水杨酰偶氮黄胺吡啶

salicylbromanilide; salbromalide ***n***. 水杨溴乙酰苯胺

salicylemia［salicylate + 希 haima blood + -ia］***n***. 水杨酸盐血(症)

salicylic ***a***. 水杨酰的,水杨酸基的

salicylic acid 水杨酸

salicylide; salicylic aldehyde ***n***. 水杨醛

salicylism ***n***. 水杨酸中毒(常有耳鸣,恶心及呕吐)

salicylize ***n***. 用水杨酸治疗

salicylo-［拉 salix; 希 hylē willow 柳］; **salicyl-**水杨[酰]基

salicyloacetic acid 水杨酰醋酸

salicylol ***n***. 水杨醇

Salicyl-para-phenetidine; Salipenin ***n***. 水杨酸酰对非那提汀,水杨酰对氨基苯乙醚,沙利芬宁

salicylquinine; saloquinine ***n***. 萨罗奎宁,水杨酸奎宁

salicylsalicylic acid 双水杨酯(见 salsalate)

salicylsulfulfonic acid 磺基水杨酸

salicyltherapy ***n***. 水杨酸疗法

salicyluric acid 水杨尿酸,水杨酸甘氨酸

salient ***a***. 显著的,突出的,凸起的 ***n***. 凸起;突角,突出部分 ‖ salience, saliencyn 凸起,突出;特点

Salientia ***n***. 无尾类 (两栖纲)

salifcation ***a***. (能变) 成盐的

saliferous ***a***. 产盐的,含盐的

salifiable［拉 sal salt + fleri to become］***a***. 可成盐的 (可与酸成盐的)

salification ***n***. 成盐作用

Saliformin; Urotropine salicylate ***n***. 沙利福民,水杨酸乌洛托品

salify ***vt***. 使成盐

saligallol; pyrogallol disalicylate ***n***. 二水杨酸焦没食子酸

saligenin ***n***. ①水杨甙配基 ②水杨醇

salimenthol *n*. 水杨酸薄荷酯
salimetrer *n*. 盐液浓度计,盐液比重计
salinaphthol; betol *n*. 水杨酸-β-萘酯,比妥耳
saline［拉 slinus; salsalt］*n*. & *a*. ①［含］盐的 ②盐水 ‖ ~ glu-cose 葡萄糖盐水 / ~ normal 生理盐水 / ~ physiological 生理盐水 / ~ purgative 泻盐,硫酸镁
salinigrin *n*. 柳黑甙
salinometre *n*. 盐液密度计
salipyrazolone; antipyrine salicylate *n*. 沙利比唑酮,水杨酸安替比林
salisburia adiantifolia 银杏,白果
Salisbury treatment 沙利斯伯里氏疗法(碎肉饮食治肥胖病及胃病)
saliseparin; parillin *n*. 洋菝葜皂角甙
salit; bornyl salicylate *n*. 水杨酸龙脑酯
saliva［拉］*n*. 涎,唾液 ‖ ~ chorda 鼓索性涎,颌下腺涎 / ~ ganglionic 神经节性涎,颌下腺涎 / ~ lingual 舌腺涎 / ~ mixed 混合涎 / ~ parotid 腮腺涎 / ~ resting 休止性涎 / ~ ropy 黏性涎 / ~ sublingual 舌下腺涎 / ~, sympathetic 交感神经性涎 / ~ viscid; ropy / ~ 黏性涎
salivant *n*. & *a*. ①催涎的 ②催涎药
salivantia［拉］; **salivator** *n*. 催涎药
salivaria *n*. 唾窦锥虫 ‖ ~n *a*.
salivarium *n*. 涎窦
salivary *a*. 流涎的
salivate *vt*. 使流涎,流涎
salivation［拉 salivatio］*n*. 流涎,多涎 ‖ ~, conditioned 条件多涎,条件唾液分泌 / ~ mercurial 汞性流涎
salivator *n*. 催涎药
salivatory *a*. 催涎的
salivin; ptyalin *n*. 涎液素,涎淀粉酶
salivolithiasis *n*. 涎石病
Salk vaccine (Jonas E. Salk) 索尔克疫苗(预防脊随灰质炎的灭活疫苗)
Salk vaccine［Jonas E. 美医师 1914 生］所耳克氏疫苗(预防脊髓灰质炎的灭活疫苗)
Salkowski's test［Ernst Leopold 德生物化学家 1844—1923］萨尔科夫斯基氏试验(检血一氧化碳、胆甾醇、吲哚、葡萄糖、肌酸酐)
sal-lamziekte; lamziekte *n*. 骨毒病 (牛、羊)
sallenders; mallanders; malanders; mal-lenders *n*. 马膝湿疹
sallow *a*. (人、肤色) 灰黄色的,苍白的 *v*. 变成灰黄色 ‖ ~ish *a*. 略带灰黄色的 / ~ness *n*.
Salmester; Mesotan *n*. 水杨酸甲氧基甲酯,梅索坦
Salmiac; Ammonium chloride *n*. 硇砂,氯化铵
Salmefamol *n*. 甲氧苯舒喘宁
salmine; salmissn *n*. 鲑精蛋白
salmon *n*. 鲑
Salmon's sign［Udall J. 美产科医师 1904 生］沙门氏征(子宫外孕破裂时一侧瞳孔散大)
salmonella (复 salmonellae) *n*. 沙门氏菌 / ~ london 伦敦沙门氏菌 / ~ luci-ana 流喜安沙门氏菌 / ~ madelia 马德里亚沙门氏菌 / ~ manhattan 曼哈顿沙门氏菌 / ~ marseilles 马赛沙门氏菌 / ~ meleagridis 鸡病沙门氏菌 / ~ miami 迈阿密沙门氏菌 / ~ mikawashima 三河岛沙门氏菌 / ~ Minnesota 明尼苏达沙门氏菌 / ~ mississippi 密西西比沙门氏菌 / ~ montevideo 蒙得维的亚沙门氏菌 / ~ morbificans 牛病沙门氏菌 / ~ morgani; Pro-teus-morgani 摩根式沙门氏菌,摩根式变形杆菌 / ~ moscow 莫斯科沙门氏菌 / ~ muenster 明斯特沙门氏菌 / ~ napoli 那波利沙门氏菌 / ~ narashino 习志野沙门氏菌 / ~ new brunswick 新布伦兹威克沙门氏菌 / ~ new york 纽约沙门氏菌 / ~ New-ington 纽因吞沙门氏菌 / ~ Newport 新港沙门氏菌 / ~ niloese 尼罗那斯沙门氏菌 / ~ nyborg 尼堡沙门氏 / ~ onarimon 俄那里蒙沙门氏菌 / ~ onderstepoort 翁得斯泰浦尔特沙门氏菌 / ~ oranienburg 奥兰宁堡沙门氏菌 / ~ orientalis 东方沙门氏菌 / ~ orion 俄赖翁沙门氏菌 / ~ oslo 奥斯陆沙门氏菌 / ~ panama 巴拿马沙门氏菌 / ~ paratyphi; / ~ paratyphi A 副伤寒沙门氏菌,甲型副伤寒沙门氏菌 / ~ paratyphi A 甲型副伤寒沙门氏菌,甲型副伤寒杆菌 / ~ paratyphi B 已型副伤寒沙门氏菌,已型副伤寒杆菌 / ~ paratyphi C 丙型副伤寒沙门氏菌,丙型副伤寒杆菌 / ~ pauloensis 保雷沙门氏菌 / ~ pensacola 彭萨科拉沙门氏菌 / ~ pestls cavae 豚鼠瘟疫沙门氏菌 / ~ pomona 波摩那沙门氏菌 / ~ poona 浦那沙门氏菌 / ~ Potsdam 波茨坦沙门氏菌 / ~ pretoria 比勒陀利亚沙门氏菌 / ~ psittacosis 鹦鹉热沙门氏菌 / ~ pueris 培利士沙门氏菌 / ~ puertorico 波多黎各沙门菌 / ~ pullorum 鸡瘟沙门氏菌 / ~ reading 里丁沙门氏菌 / ~ richmond 里士满沙门氏菌 / ~ rostock 罗斯托克沙门氏菌 / ~ rubislaw 卢俾斯劳沙门氏菌 / ~ saint paul 圣保罗沙门氏菌 / ~ salamae 塞拉姆沙门菌 / ~ sandiego 圣地亚哥沙门氏菌 / ~ schleissheim 什来士海姆沙门氏菌 / ~ schottmiilleri; / ~ paratyphi B 肯特苗勒氏沙门氏菌,乙型副伤寒杆菌 / ~ schwarzengrund 什瓦曾格隆得沙门氏菌 / ~ selandia 赛兰地亚沙门氏菌 / ~ sendai 仙台沙门氏菌 / ~ senegal 塞内加尔沙门氏菌 / ~ senftenberg 森夫顿堡沙门氏菌 / ~ shangani 山干尼沙门氏菌 / ~ simsbury 西姆斯伯利沙门氏菌 / ~ solt 索尔特沙门氏菌 / ~ stanley 斯坦利沙门氏菌 / ~ suiperstifer; / ~ choleraesuis 猪霍乱沙门氏菌 / ~ sundsvall 桑次伐耳沙门氏菌 / ~ szentes 森特什沙门氏菌 / ~ taksony 塔克松尼沙门氏菌 / ~ tallahassee 塔拉哈西沙门氏菌 / ~ tlaviv 特拉维夫沙门氏菌 / ~ tennessee 田纳西沙门氏菌 / ~ texas 得克萨斯沙门氏菌 / ~ thompson 汤普森沙门氏菌 / ~ typhi 伤寒沙门氏菌,伤寒杆菌 / ~ typhimurium 鼠伤寒沙门氏菌 / ~ typhisuis 猪伤寒沙门氏菌 / ~ typhosa; ~ typhi 伤寒沙门氏菌,伤寒杆菌 / ~ uganda 乌干达沙门氏菌 / ~ urbana 城市沙门氏菌 / ~ veboda 维波达沙门氏菌 / ~ veneziana 威尼斯沙门氏菌 / ~ virginia 弗吉尼亚沙门氏菌 / ~ watereka 华特锐卡沙门氏菌 / ~ weltevreden 韦尔泰夫利丁沙门氏菌 / ~ wichita 维契塔沙门氏菌 / ~ woliniae 喔利尼沙门氏菌 / ~ worthington 喔丁吞沙门氏菌 / ~ zanzibar 桑给巴尔沙门氏菌
salmonella icteroides 萨纳雷利氏杆菌,类黄疸沙门氏菌 ‖ ~ phenomenon 萨纳雷利氏现象(一种变态反应)
salmonellal *a*. 沙门氏菌引起的
salmonelleae *n*. 沙门氏菌族
salmonellosis *n*. 沙门氏菌病
Salocoll; Phenocoll salicylate *n*. 萨罗可,水杨酸非诺可
Salol; Phenyl salicylate *n*. 萨罗,水杨酸苯酯
Salomon's test［Hugo 德医师 1872—1954］萨洛蒙氏试验(检胃溃疡新性癌的白蛋白试验)
salop; salep［欧］*n*. 白芨
salpingectomy; fallectomy; salping oectomy *n*. 输卵管切除术 ‖ ~ abdominal; laparosalpingectomy 剖腹输卵管切除术 / ~ vaginal colposalpingectomy 阴道式输卵管切除术
salpingemphraxis［salpingo- + 希 emphraxis stoppage］*n*. 咽鼓管阻塞
salpingian *a*. 输卵管的,咽鼓管的
salpingioma *n*. 输卵管瘤
salpingion *n*. 咽鼓管点
salpingitic *a*. 输卵管炎的,咽鼓管炎的
salpingitis *n*. 输卵管炎咽鼓管炎 ‖ ~ chronic parenchymatous 慢性实质性输卵管炎 / ~ chronec vegeta-ting 慢性增殖性输卵管炎 / ~ Eu-stachian 咽鼓管炎 / ~ gonococcic 淋病性输卵管炎 / ~ gonorrheal 淋菌性输卵管炎 / ~ hemorrhgic 出血性输卵管炎 / ~ hypertrophic; pachysalpingitis 增殖性输卵管炎,肥厚性输卵管炎 / ~ interstitia; 输卵管间质炎,间质性输卵管炎 / ~ isthmic nodosa 结节性输卵管峡炎 / ~ mural; parenchymatous / ~ pachysalpingitis 实质性输卵管炎,肥厚性输卵管炎 / ~ pneumococcic 肺炎球菌性输卵管炎 / ~ profluens 溢流性输卵管炎 / ~ pseudofollicular 假囊性输卵管炎 / ~ purulent 脓性输卵管炎 / ~ tuberculous 结核性输卵管炎
salpingo-［希 salpinx tube 管］①管 ②输卵管 ③咽鼓管
salpingocatheterism *n*. 咽鼓管插管法
salpingocele *n*. 输卵管疝
salpingocyesis *n*. 输卵管妊娠
salpingography *n*. 输卵管造影术
salpingolithiasis *n*. 输卵管石病(输卵管壁钙质沉着)
salpingolithiasis 输卵管石病
salpingolysis *n*. 输卵管粘连分离术
salpingomalleus; musculus tensorty mpani *n*. 鼓膜张肌
salpingo-oophorectomy; salpingo-ovariectomy *n*. 输卵管卵巢切除术 ‖ ~ abdominal; laparosalping-oohorectomy 剖腹输卵管切除术
salpingo-oophoritis *n*. 输卵管卵巢炎
salpingo-oophorocele *n*. 输卵管卵巢疝
salpingo-oothecitis; salpingo-oophorit is *n*. 输卵管卵巢炎
salpingo-oothecocele［salpingo- + 希 ōon egg + thēkē case + kēlē hernia］*n*. 输卵管卵巢疝
salpingo-oothectomy［salping o- + 希 ōon egg + thēkē case + ektomē excision］; **salpingo-oophorectomy** *n*. 输卵管卵巢切除术
salpingo-ovariectomy; salpingo-oophorectomy *n*. 输卵管卵巢切除术
salpingo-ovariotomy; salpingo-oophorectomy *n*. 输卵管卵巢切除术
salpingopalatine *a*. 咽鼓管腭的
salpingopertonitis *n*. 输卵管腹膜炎
salpingopexy *n*. 输卵管固定术
salpingopharyngeal *a*. 咽鼓管咽的

salpingopharyngens *n*. 咽鼓管咽肌
salpingoplasty *n*. 输卵管成形术
salpingorrhaphy *n*. 输卵管缝术(卵巢部分切除后,同侧输卵管缝于残留卵巢上)
salpingorrhexis *n*. 输卵管破裂
salpingosalpingostomy *n*. 输卵管输卵管吻合术
salpingoscope *n*. 咽鼓管镜
salpingoscopy *n*. 咽鼓管镜检查
salpingostaphyline *a*. 咽鼓管悬雍垂的
salpingostaphylinus [salpingo- + 希 staphylēuvula]; **muxculus tensor velipalatini** *n*. 腭帆张肌
salpingostenochoria *n*. 咽鼓管狭窄
salpingostomatoplasty; salpingostomatomy *n*. 输卵管部分切除造口术
salpingostomy *n*. ①输卵管造口[引流]术 ②输卵管复通术
salpingotomy *n*. 输卵管切开术
salpingo-ureterostomy; ureterosalpingostomy *n*. 输卵管输尿管吻合术
salping-ovaritis *n*. 输卵管卵巢炎
salpingysterocyesis [salpingo- + 希 hystera womb + kyēsis pregnancy] *n*. 输卵管子宫妊娠
salpinx [希] *n*. 管 ‖ ~ auditiba; Eus-tachian tube 咽鼓管,欧氏管 / ~ uterina 输卵管
salsalate *n*. 双水杨酯,水杨酰水杨酸,双水杨酸,水杨酸水杨酸酯(用于治骨关节炎和类风湿性关节炎)
salseparisin; parillin *n*. 洋菝葜皂角甙
salsola *n*. 猪毛菜
Salsola L. 猪毛菜属 ‖ ~ collina Pall. 沙蓬(茨蓬),猪毛菜 / ~ richteri 鹿尾草 / ~ ruthenica Iljin. 刺杀蓬(苲蓬棵)
salsolidine *n*. 鹿尾草副碱
salsoline; 1-methyl-6-oxy-7methoxytetuahydro-iso-quinoline *n*. 鹿尾草碱,1-甲基-6-羟基-7-甲氧基四氢异喹啉
salt [拉 sal; 希 hals] *n*. ①盐 ②食盐[复]泻盐 *a*. 含盐的 *vt*. 加盐于,用盐处理 ‖ ~ acid 酸性盐 / ~ acidifying 致酸盐 / ~ amphoteric 两性盐 / ~ arifical 人工盐 / ~ baker's 碳酸盐 / ~ basic 碱性盐 / ~ bay 海盐,食盐 / ~ bile 胆汁[酸]盐 / ~ buffer 缓冲盐 / ~ Carlsbad 卡尔斯巴德泉盐 / ~ common; sodium chloride 食盐,氯化钠 / ~ complex 络盐 / ~ diuretic; potassium acetate 利尿盐,醋酸钾,乙酸钾 / ~ double 复盐 / ~ earthy; earthy phosphate 土金属磷酸盐 / ~ effervescett 泡腾盐 / ~ Epsom; magnesium sulfate 泻盐,硫酸镁 / ~ Everitt's 埃弗里特盐,铁氰化钾,赤血盐 / ~ Gettsburg 葛底斯堡矿泉盐 / ~ Glauber's; sodi-um slfate 格劳伯氏盐,芒硝,硫酸钠 / ~ halide; haloid 卤盐 / ~ H-omberg's sedative; boracic acid 杭伯格氏镇静盐,硼酸 / ~ Kissingen 基辛根矿泉盐 / ~ laxatibe 轻泻盐 / ~ of lemon; potassium binoxalate 柠檬盐,草酸氰钾 / ~ microcosmic; sodium and ammonium phosphate 磷酸氢铵钠 / ~ Mohr's; ferrous ammonium sub sulfate 莫尔氏盐,硫酸亚铁铵 / ~ Monsel's; iron subsulfate 蒙塞耳氏盐,次硫酸铁 / ~ neutral; normal ~ 中性盐,正盐 / ~ pancreatic 胰酶盐剂(用为消化剂) / ~ septic 胃蛋白酶盐剂(用为消化剂) / ~ away 腌 / ~ in 盐溶 / ~ out 盐析 / the ~ of the earth 社会中坚,高尚的人 / with a grain (或 pinch) of ~ 有保留地,不全信地 / ~ ed *a*. 用盐处理的;腌的;有免疫免力的 / ~ ness *n*. 咸性;含盐度
saltant *n*. 突变型;菌落突变型
saltation [拉 saltatio fron saltare to jump] *n*. ①舞蹈,跳跃 ②突变
saltatorisl; saltatoric; saltatory *a*. ①舞蹈的,跳跃的 ②突变的
saltatory *a*. ①舞蹈的,跳跃的 ②突变的
salt-dye *n*. 盐类染料
Salter's incremental lines [James 英牙医师 1825—1897] 索尔特氏增长线(牙本质)
salt-fever *n*. 食盐热
salt-free *a*. 无盐的
salt-hunger *n*. 盐饥[饿]
salting *n*. 盐溶(通过提高盐浓度溶解蛋白质,当少量中性盐加入时,不溶解于纯水的一定量蛋白质即可溶解) ‖ ~ out 盐析,加盐分离
salt-mixture *n*. 混合盐
saltpeter [拉 salpetra or sal petrae]; **potassium nitrate** *n*. 硝石,硝酸钾 ‖ ~, Chile; sodium nitrate 智利硝石,硝酸钠
salt-rheum; eczema *n*. 湿疹
salts, phenylmercuric *n*. 苯汞盐 ‖ ~ Plimmer's; sodium antimonyt-rtrate 普利默氏盐,酒石酸锑钠 / ~ Preston's; Rochelle ~; Seignee's ~; potassium sodium tartrate 酒石酸钾钠 / ~, Reinecke's雷拿克氏盐,铬氨硫氰酸盐 / ~ Riverius; Riviere's ~; potassium citrate 里维埃尔氏盐,枸橼酸钾 / ~ Rochelle; tartrated soda 罗舍耳盐,酒石酸钾钠 / ~ rock 岩盐,石盐 / ~ smelling 嗅盐 / ~ of sorrel; potassium binoxalate 酸性草酸盐,草酸氢钾 / ~ table; sodium chloride 食盐,氯化钠 / ~ titro 无钠海盐(肾炎病人用) / ~ Vichy ①维希泉盐 ②碳酸氢钠(旧名)(法国维希地方所产矿泉的成分或指人工仿造的盐) / ~ of vitriol; zinc sulfate 矾盐,硫酸锌 / ~ of wisdom; sal alembroth 智盐,氯化汞铵
salts, Wurster's 武斯特氏盐(芳香族二胺类的单价氧化产物)
salt-sensitive *a*. 盐敏感的
salty *a*. 含盐的;咸的
salubity *vt*. 增进健康,适于卫生
salubrious [拉 salubris] *a*. 增进健康的,适于卫生的
saluetic *a*. (促)尿食盐排泄的 *n*. 尿食盐排泄药
salufer; sodium sillicofluoride *n*. 硅氟化钠
Salumin; Aluminum salicylate *n*. 萨路明,水杨酸铝 ‖ ~ soluble; ammoniated aluminum salicylate 可溶性萨路明,水杨酸铵铝
saluresis *n*. 尿食盐排泄(尿中钠和氯根离子的排泄)
saluretic *a*. (促)尿食盐排泄的
Saluron [商名] *n*. 氢氟噻嗪(hydroflumethia zide)
salutarium [拉 salus health] *n*. 疗养地 [拉 salutaris] *a*. 适于健康的
salutary *a*. 有益健康的,适于(恢复)健康的
salute *n*. 致敬,招呼,敬礼 *vt*. (向……)致敬;(向……)打招呼
Salutensin; Salutesin-Demi *n*. 氢氟噻嗪—利血平(hydroflumethiazid ewithreserpine)[商名]
salvage *n*. (疾病等的)抢救;得救的病员;补救(作用) *vt*. 抢救
Salvarsan *n*. 洒尔佛散,胂矾钠明,六〇六 ‖ ~ copper 洒尔佛散铜 / ~ mild 洒尔佛散羊乳(从施用洒尔佛散后的母山羊挤得的羊乳) / ~ silver; silverarsphenamine 洒尔佛散银,胂矾钠明银([商名]) / ~ sulfoxylate 次硫酸洒尔佛散
salvatella [拉] *n*. 小指背静脉
salve *n*. 软膏,油膏 *vt*. 敷软膏于 ‖ ~, Deshler's; compound resin-cerate 德希勒氏油膏,复方树脂蜡膏 / ~, Dreuw's 德罗伊夫氏油膏(含水杨酸 柯桠素 桦木溜油) / ~ fetron 费特龙油膏(含硬脂酸苯胺及凡士林) / ~ mother's; brown ointment 基体油膏,棕色软膏 / ~ mull; unguentum extensum 油膏药布剂,膏药 / ~ scarlet 猩红油膏
salvelin *n*. 湖鳟精蛋白
salvia *n*. 洋苏草
Salvia. bowleyana. Dunn 南丹参 [植药] 药用部分,根
Salvia. cavaleriei Levl. 直盆草 [植药] 全草入药
Salvia. cavalerli LevL. vsr. simplicifolia. Peter-stibal 单叶血盆草 [植药] 全草入药
Salvia. chinensis Benth. 华鼠尾草 [植药] 全草入药—(石见穿)
Salvia. digialoides 白背丹参 [植药] 药用部分:根
Salvia. kiaometensis Levl. f. pubescens stib. [植药] 土丹参,根
Salvia. miltiorrhiza. Bunge 丹参 [植药] 药用部分:根及根状茎—(丹参)
Salvia. miltiorrhiza. Bunge var. alba. C. Y. Wu et H. W. Li. mss. 白花丹参 [植药] 药用部分:根
Salvia. plebeia. R. Br. 荔枝草 [植药] 全草入药—(荔枝草)
Salvia. plectranthoides Griff. 小丹参 [植药] 药用部分:根
Salvia. przewalskii MaKim. var. mandarinorum(Diels)stib. 褐毛丹参 [植药] 药用部分: 根
Salvia. przewalskii Maxim. 甘肃丹参 [植药] 药用部分:根
Salvia. trijuga. Diels 三对叶丹参 [植药] 药用部分:根
Salvia. yunnanensis C. H. Wright 云寓丹参 [植药] 药用部分:根—紫丹参
Salvia L. *n*. 鼠尾草属 ‖ ~ japonica Thunb. 鼠尾草 / ~ miltiorrhiza Bge. 丹参 / ~ officinalis L. 洋苏草 / ~ pleberia R. Br. 荔枝草,雪见草 / ~ reflexa 毒苏草 / ~ sclarea 熏衣苏草,南欧丹参 / ~ trioba L.; Greek sage 希腊苏草
Salvia. plebeia. R. Brown var. kiangsiensis C. Y. WU 关公须 [植药] 全草入药
Salvinia natans (L.) All. 槐叶苹 ‖ ~ vullgaris; / ~ natans 槐叶苹
salviol *n*. 洋苏草脑,洋苏草酮
salyrgan; mersalyl *n*. 撒利汞,汞撒利
Salzer's operation [Fritz Adolf 荷外科医师 1858 生]萨耳泽氏手术(切除三叉神经第三支的全部) ‖ ~ test meals 萨耳泽氏试餐(分两次给予的试餐)
Salzmann's nodular corneal dystrop hy [Maximillian 德眼科学家 1862—1954]萨耳茨曼氏结节性角膜营养不良 ‖ ~ membrane; external vitrceous membrane *n*. 萨耳茨曼氏膜,玻璃体外膜
sam *n*. 受潮,均温
Samadera *n*. 黄楝树属(苦木科) ‖ ~ indica 印度黄楝树

samaderin ***n***. 黄楝树苦素
samaderine ***n***. 蝾螈皮毒碱
samandaridine ***n***. 蝾螈皮碱
samara ***n***. 翅果
samarium（缩 Sm;Sa）***n***. 钐（62 号元素）
Sambucinin ***n***. 桑布(镰刀)菌属
Sambucus adnata. Wall. 血满草［植药］全株入药
Sambucus buergeriana. Blume 毛按骨木［植药］全株入药
Sambucus ckinensis Lindl.; javanica. Reinw. 陆英［植药］药用部分:根、茎、叶
Sambucus L.［拉 the elder-tree］接骨木属 ‖ ~ canadensis L. 加［拿大］接骨木 / ~ chinensis Lindl / ~ javanica(Re inw.) 蒴 / ~ nigra L. 黑接骨木 / ~ racemosaL. 欧接骨木 / ~ sieboldiana Bl. 蓝箭朴 / ~ thunbetrgiana 蒴,接骨草
Sambucus sieboldiana. Blume ex Graelm. 无梗接骨木［植药］全株入药
Sambucus williamsii Hance; racemosa. auct. FL. sin. non L. 接骨木［植药］全株入药一(接骨木)
same ***a***. 同一的,同样的,上述的 ***pron***. 同样的人(或事物)***ad***. 同样地 ‖ all the ~(虽然……)还是,仍然 / be all (或 just) the ~ to 对……说来都是一样,对……无所谓 / amount(或 come) to the ~ thing 仍旧一样,结果相同 / just the ~ 完全一样;(虽然……)还是,仍然 / one and the ~ 同一个(的),完全一样,完全一回事 / ~ness 同一,同样;千篇一律
samoleucosis ***n***. 肉瘤性(造)白细胞组织增生
samoleukemia; lymphosarcoma. cell leukemia. ***n***. 淋巴肉瘤细胞性白血病
sample［拉 exemplum example］***n***. ①样,样本,样品 ②标本 ‖ ~ biased 非正型标本 / ~ gross 大样 / ~ official 法定样品 / ~ radioactive 放射性样品 / ~ random 随机样品
sampler ***n***. 采样器
sampling ***n***. 取样,采样,抽样 ‖ ~ chorionic villus(CVS)绒膜绒毛取样(用于 9—12 周妊娠时的产前诊断法。亦可拼写成 sampling chorionic villus,亦称绒膜绒毛活组织检查)
Sampson's theory［John A. 美妇科学家 1873—1946］桑普森氏囊肿,巧克力样囊肿
samshu［中］***n***. 三烧酒,烧酒
Samsoon's theory 萨姆森氏学说(子宫内膜异为移植)
Samway's tourniquet 萨姆威锚式止血带
San Joaquin fever; coccidioidomucosis 圣华金河热,球孢子菌病
San Marinese 圣马力诺人;圣马力诺的
San Marino 圣马力诺［欧洲］
sanagapocken; alastrim ***n***. 乳白痘,类天花
Sanamycin; actinomycin C 萨纳霉素,放线菌素 C
Sanarelli's bacillus［Giusepe 意卫生学家 1864—1940］
Sanarelli's serium（Giusepe Sanarelli）萨纳雷利血清(用于保护性接种以防黄热病)
sanative［拉 sanare to heal］***a***. 治愈的
sanatorium［拉 sanatorius conferring health, from sanare to cure］***n***. ①疗养院,疗养所(尤指对结核病患者或其他恢复期病人实施户外疗养的场所) ②疗养站（热带地区的疗养地）‖ ~, child 儿童疗养院
sanatory［拉 sanatorius］***a***. 促进健康的
Sancycline ***n***. 山环素,去甲去氧四环素(抗生素类药)
sand ***n***. 沙土,沙 ‖ ~ brain; acervul us cerebri 脑沙,松果体石 / ~ hy datid 棘球蚴沙 / ~ intestinal 肠沙 / ~ pulp 髓沙 / ~ water-bearing 含水沙层
sandalwood［拉 santalum］***n***. 檀木,檀香 ‖ ~ red 紫檀 / ~ white 白檀,檀香
sandarac［希 sandarakē］; **sandaracas** ***n***. 山达脂(牙科用作填齿泥) ***vt***. 用山达脂溶液处理
sandaracing ***n***. 山达脂涂用
sandblasting ***n***. 喷沙
sand-crack ***n***. 蹄裂病（马）
Sander's disease［Wilhelm 德医师 1838—1922］山德尔氏病(妄想狂的一种)
Sander's sign［James 英医师 1777—1843］山德斯氏征(心包粘连时的一种望诊体征)
sanders; sandalwood ***n***. 檀香,檀木
Sander'sdisease［Murray 美细菌学家 1910 生］; **epidemic keratoconjunctivitis** 山德斯氏病,流行性角膜结膜炎
sandfly ***n***. 白蛉
Sandhoff disease 桑霍夫病（GM_2 神经节苷脂沉积症的一型,其临床特征类似泰—萨〈Tay-Sachs〉病及 GM_2 神经节苷脂沉积症 B 变异型的其他型。但其特征为贮存或排泄含低聚糖的 N-乙酰氨基葡糖、有时为器官巨大症以及仅在非犹太人中发生。其基本缺陷为已糖胺酶 A 和 B 同功酶缺乏,系由该酶的 β 链内的一种缺损所致。本病发生有若干型〈婴儿型、少年型和成人型〉,随着起病年龄的增加,病情也随之减轻）
Sandifer's syndrome（Paul Sandifer）桑迪福综合征（间歇性斜颈,见于儿童,系作为回流性食管炎或食管裂孔疝的症状发生）
Sandimmune ***n***. 环孢菌素（cyclosporine）［商名］
Sandoglobulin ***n***. 免疫球蛋白（immuneglobulin）［商名］
Sandostatin ***n***. 醋酸奥曲酞(octreotideacetate)［商名］
Sandril ***n***. 利血平（reserpine）［商名］
Sandström's bodies［Ivar Victor 瑞典解剖学家 1852—1889］; **parathyroid glands** 山德斯特勒姆氏体,甲状旁腺
sandwich ***n***. 夹心面包片,三明治;夹层
Sandwith's bald tongue［Fleming Mant 英医师 1853—1918］山德韦斯氏秃舌(见于糙皮病晚期)
sane［拉 sanus］***a***. 精神健全的
Sanedrine; levorotatory ephedrine 左旋麻黄碱
Sanfilippo's syndrom（Sylvester J. Sanfilippo）桑菲利波综合征（为四种不均一的在生化上各异而在临床上不能区别的黏多糖病,其特征在生化上为尿中排泄硫酸乙酰肝素,在床上为严重而迅速的精神衰退,躯体症状相对较轻。2 ~ 6 岁发病;头大,身高正常;轻度胡尔勒〈Hurler〉样特征〈多发性骨发育障碍,肝肿大〉;全身多毛;通常死于 20 岁之前。四种酶的类型为:A 型最严重,因乙酰肝素 N－硫酸酯酶缺乏所致;B 型为Ⅲα－N－乙酰氨基葡糖苷酶缺乏所致;C 型为乙酰肝素－α－氨基葡糖苷－N－乙酰基转移酶缺乏所致;D 型为 N－乙酰氨基葡糖-6-硫酸酯酶缺乏所致。亦称黏多糖病Ⅲ型）
sanfordizing ***n***. 防缩处置
sangui-［拉 sanguis blood 血］血
sangui facient［sangui- + 拉 facere to make］***a***. 生血的
Sanguianaria［拉］***n***. 血根属
sanguicolous［sangui- + 拉 colere to dwell］***a***. 住血的
sanguiferous［sangui- + 拉 ferre to bear］***a***. 运血的,含血的
sanguification［sang- + ui 拉 facere to make］***n***. ①血液生成 ②血液化
sanguimotor; sansguimotory ***a***. 血液循环的
sanguinarine ***n***. 血根碱
sanguinin ***n***. 血素
Sanguine［拉 sanguineus; sanguis blood］***n***. ①多血的 ②热情的
Sanguinolent［拉 sanguinolentus］***a***. 血色的
sanguinopoietic［sanguino- + 希 poiein to make］***a***. 生血的,造血的
sanguinopurulent ***a***. 血液浓性的
sanguinous; sanguineous ***a***. 多血的,血［液］的
sanguinovorous［拉 sanguis blood + vorare to eat］***a***. 食血的,吸血的(昆虫)
sanguirenal ***a***. 血［与］肾的
sanguis［拉］; **blood** ***n***. 血
Sanguisorb ***a***. **alashanic a. Lioce et Li** 阿拉善地榆［植药］药用部分:根
Sanguisorb ***a***. **officinalis L.** 地榆［植药］药用部分:根—地榆)
Sanguisorb ***a***. **parviflor** ***a***.（**Maxim.**）**Taked** ***a***. 小白花地榆［植药］药用部分:根
Sanguisorb ***a***. **sttchensis C. A. Mey.** 白花地榆［植药］药用部分根
Sanguisorb ***a***. **tenuifoli** ***a***. **Fisch.** 细叶地榆［植药］药用部分:根
Sanguisorba Rupp. ex L. 地榆属 ‖ ~ officinalis L. 地榆
sanguisuction ***n***. 吸血法
Sanguisuga; Hirudo ***n***. 水蛭属 ‖ ~ medicinalis; Hirudo medicinalis 医用水蛭 / ~ officinalis; Hirudo provincialis 药用水蛭
sanguisuge［sangui- + 拉 sugere to suck］; **leech** ***n***. 水蛭
sanguivorous［sangui- + 拉 vorare to eat］***a***. 食血的,吸血的(昆虫
Sanicul ***a***. **lamelliger** ***a***. **Hance** 大肺经草［植药］全草入药
Sanicul ***a***. **stapfian** ***a***. **Wolff** 尖叶肺经草［植药］全草入药
sanicult ***n***. 江湖医术
sanies［拉］***n***. 腐液,腐脓液
sanify ***vt***. 使合卫生,改善……的环境卫生
saniopurulent ***a***. 腐脓性的
sanioserous ***a***. 腐浆液性的
sanious［拉 saniosus］***a***. 腐液的,腐脓液的
sanipractic ***n***. 保健医学
sanitarian ***n***. 公共卫生学家
sanitarium ***n***. 疗养院,疗养所
sanitary［拉 sanitarius］***a***. 卫生的
sanitation［拉 sanitas health］***n***. 环境卫生 ‖ ~ airplane 航空［环境］卫生 / ~ camp 野营［环境］卫生 / ~ rural 农村［环境］卫生
sanitization ***n***. 卫生处理(特别指杯碗碟的卫生处理)

sanitize *vt*. 卫生处理,使清洁,给……消毒,除去……中的有害成分
sanity [拉 sanitas soundness] *n*. 精神健全
sank sink 的过去式
Sanorex [商名] *n*. 马吲哚 (mazindol)
sans [法] *prep*. 无,没有;峡乏 ‖ ~ doute 无疑地
Sansert [商名] *n*. 马来酸美西麦角 (rnethys ergide maleate)
Sansevieria Thunb. 虎尾兰属 ‖ ~ thyrsiflora 圆锥花虎尾兰 / ~ zeylanica Willd. 虎尾兰
Sansom's sign [Arthur Ernest 英医师 1838—1907] 桑姆氏征 (①心包积液时的一种叩诊体征 ②胸主动脉瘤的一种听诊体征)
Sanson's images [Louis Joseph 法物理学家 1790—1841]; **Purkinje-Sanson's images** 桑松氏像,浦—桑二氏 [影]像 (角膜前面和晶体前后面的三个投射像)
santal [拉 santalum] *n*. 檀木,檀香 ‖ ~ red 紫檀 / ~ white 檀香,白檀
Santalaceae *n*. 檀香科
santalal *n*. 檀香醛
santalene *n*. 檀香烯
santalin; santalic acid *n*. 紫檀红素,檀香酸
santalol; arheol *n*. 白檀油烯醇,檀香脑 ‖ ~ acetate 醋酸白檀油烯醇 / ~ carbonate; blenal 碳酸白檀油烯醇 / ~ salicylate 水杨酸白檀油烯醇
santalum [拉]; **sandalwood** *n*. 檀香,檀木 ‖ ~ rubrum 紫檀
Santalum L. 檀 ‖ ~ album L. 檀香,白檀 / ~ spicatum; Eucarya spicsataSprag. et Summ. 澳洲檀香
santalyl *n*. 檀香基 ‖ ~ salicylate; santyl 水杨酸檀香酯
Santavuori-Hahia syndrome (P-Sant avuori; M. Haltia) 桑—哈综合征 (见 S antavuori's syndrome)
Santavuori's syndrome (Pirkko Santav uori) 桑塔伏里综合征 (家族性黑蒙性白痴〈少年型〉,伴出生后即存在的症状)
santene *n*. 檀烯
santenicacid *n*. 檀烯酸
santini booming 桑提尼氏轰鸣
santol *n*. 檀醇
Santolina chamaecyparissus L.; lavender cotton 熏衣草棉
santonica [拉] *n*. 山道年花
santonin [拉 santoninum] *n*. 山道年
santoninic acid 山道年酸
santoninoxime *n*. 山道年肟
santonism *n*. 山道年中毒
santoquin; sontoquine; sontochin *n*. 甲氯喹啉 (抗疟药)
Santorinl's cartilages [Giovanni D omenico 意解剖学家 1681—1737]; **corniculate cartilage** 桑托里尼氏软骨,小角状软骨 ‖ ~ caruncula major; papilla duodeni 桑托里尼氏大肉阜,十二指肠乳头 / ~ circular muscle 尿道环行肌 / ~ concha; concha nasalis suprema 桑托里 尼氏甲,最上鼻甲 / ~ duct; accessory pancreaticduct 桑托里尼氏管,胰副管 / ~ fissures; incisurae cartilaginis meatus acustici externi (Santorine) 桑托里尼氏裂,外耳道软骨切迹 / ~ incisure; incisura anteriorauris 桑托里尼氏切迹,耳前切迹 / ~ labyrinth; pudendal ple-xus 桑托里尼氏迷路,阴部丛 / ~ ligament 环咽韧带 / ~ muscle 桑托里尼氏肌 (①笑肌 ②耳轮切迹肌 ③尿道环行肌) / ~ papilla; papilla of Vater 桑托里尼氏乳头,发特氏乳头,十二指肠乳头 / ~ plexus 前列腺丛;前列腺静脉丛,阴部丛 / ~ tubercle; tuberculum corniculatum (Santorini) 桑托里尼氏结节,小角结节 / ~ veins 桑托里尼氏静脉(头皮大脑窦静脉)
Santos foreign body remover [Reynal do dos 葡萄牙外科医师及放射学家 1880 生] 桑托斯氏异物取除器
santyl; santalyl salicylate *n*. 水杨酸檀香酯
santylmethylether; thyresol *n*. 檀香基甲醚
SAP systolic arterial pressure 收缩期动脉压
SAP schizoaffective psychosis 分裂情感性精神病
sap *n*. 液,汁;元气,活力(-pp-);液体,衰弱 ‖ ~ less 无液的;无生气的 / ~ cell; enchylema 透明质 / ~ nuclear; karyolmph 核液,核淋巴
saphena [拉,希 saphenes manifest] *n*. 隐静脉
saphenectomy *n*. 隐静脉切除术
saphenous *a*. 隐[静脉]的
sapid [拉 sapidus] *a*. 美味的
sapidity *n*. 有味,味
sapient *a*. 有见识的
sapientia [拉 wisdom] *n*. 智慧
sapin *n*. 沙平 (尸胺的异构体,无毒)
Sapindaceae *n*. 无患子科
Sapindus *n*. 无患子属 ‖ ~ mukorossi Gaertn. 无患子
Sapindus delavayi (Franch.) Radlk. 川滇无患子 [植药] 药用部分:根、果
sapiphore [拉 sapis taste + 希 pherein to bear] *n*. 生味基,生味团
Sapium P. Br. 乌桕属 ‖ ~ sebiferum (Linn.) Roxb; Excoecaria sebifera 乌桕
Sapium sebiIerum (L.) Roxb. 乌桕 [植药] 药用部分:根皮—(乌桕)
sapo [拉 soap] *n*. 肥皂,皂 ‖ ~ anim alis; / ~ domesticus 兽脂皂,家用皂 / ~ cinereus; gray soap; mercurial salve soap 灰[色]皂,汞药皂 ‖ ~ domesticus 家用皂 (由动物脂肪与苏打制成的软皂) ‖ ~ durus; hard soap 硬皂 / ~ glycerinatus 甘油皂 / ~ jalapinus 药喇叭皂 / ~ kalinus 钾皂 / ~ mollis; / ~ mollis medicinalis; soft soap 软皂,药用软皂 / ~ viridis; soft soap 绿皂,软皂
sapogenin *n*. 皂甙配基,皂甙配质
Sapolino's nerve [Giuseppi 意解剖学家 1812—1893]; **nervus intermedius** 萨波利尼氏神经,中间神经
Saponaria *n*. 肥皂草属 ‖ ~ officinalis L. 肥皂草,石碱草 / ~ vaccaria 王不留行
saponaria [拉 sapo soap] *a*. 肥皂性的
saponariae *n*. 肥皂草根,石碱草根
saponatus [拉] *a*. 含皂的
sapones [单 sapo] [拉] *n*. 肥皂 ‖ ~ medicinales 肥皂剂
saponetin *n*. 肥皂草素,石碱草素
saponifiable *a*. 可皂化的
saponification [拉 sapo soap + facere to meke] *n*. 皂化 [作用] ‖ ~ number 皂化值
saponifier *n*. 皂化剂 ‖ ~ germicidal 灭菌皂化剂
saponiform *a*. 肥皂样的
saponify *vt*. 皂化
saponin *n*. 皂甙,皂角甙
sapophore [拉 sapor taste + 希 phorein to bear] *n*. 生味基,生味团
saporimetry *n*. 测味法
Saposhnikovia. divaricaia. (Turcz.) schischk.; slier divaricatum Benth. et Hook. L; Ledebouriella. seseloides Walff 防风 [植药] 药用部分:根—防风
sapota; achras sapota 人心果,山榄果
sapotaceae *n*. 山榄科
sapotalene *n*. 山榄烯
sapotin *n*. 人心果甙,山榄果甙
sapotinetin *n*. 人心果甙原,山榄果甙原
sapotoxin *n*. 皂毒甙
sappan [马来] *n*. 苏枋,苏方 ‖ ~ ligament 苏枋[木] / ~ wood 苏枋木
Sappey's fibers [Marie Philibert Constant 法解剖学家 1810—1896] 萨佩氏纤维 (眼翼状韧带内的平滑肌纤维) ‖ ~ ligament 萨佩氏韧带 (下颌关节囊的增厚部) / ~ nucleus 红核 / ~ subareolar plexus 萨佩氏 [乳头] 晕下层(淋巴) / ~ veins; venae parumilicales 萨佩氏静脉 (附脐静脉)
sapphire *n*. 青玉
sapphism [Sappho 希女诗人,公元前 600 年前后] *n*. 女子同性恋爱
sapremia [希 sapros rotten + haima blood + -ia]; **septic intoxication; puridintoxication** *n*. 腐血征,脓毒中毒
sapremic *a*. 腐血征的,脓毒性的
saprin [希 sapros rotten] *n*. 沙卜林(一种尸碱)
sapro- [希 sapros rotten 腐] 腐败
saprobia *n*. 污水生物
saprobic *a*. 污水生物的,腐生生物的,污水生的,腐生的
saprodinium dentatum Lauterborn 具齿朽纤虫
Saprodinium Lauteretborn 朽纤虫属
saprodinium putrinium Lackey 污朽纤虫
saprodontia *n*. 龋牙,龋齿
saprogen *n*. 生腐菌
saprogenic *a*. 生腐的,腐化的
saprogenous *a*. 腐败所致的,腐败性的
Saprole gniaceae 水霉科
Saprolegnia [sapro- + 希 legnon border] *n*. 水霉属 ‖ ~ ferax 水霉
Saprolegniaceae *n*. 水霉科
Saprolegniale *n*. 水霉目
saprolegniineae *n*. 水生菌类
sapronosishs *n*. 腐生病(由环境中微生物引起的一种疾病)
sapropel *n*. 腐泥(江、湖等的黑色腐殖质淤积,缺氧但富有硫化氢)
saprophage *n*. 腐 [物寄] 生物
saprophagous *a*. 腐物寄生的
saprophilous *a*. 嗜腐的

saprophilus muscorum Kahl 苔藓嗜污虫
Saprophilus stokes 嗜污虫属
saprophyte *n*. 腐［物寄］生物,死物寄生物 ‖ ～,facultative 兼性腐生物,兼性死物寄生菌 / ～ obligatory 专性寄生物,专性死物寄生菌 / ～ toxicogenic 产毒腐生物,产毒死物腐生菌
saprophytic *a*. 腐物寄生的,死物寄生的
saprophytism *n*. 腐物寄生,死物寄生
Saprospira［sapro- + 希 speira coil］*n*. 腐生螺旋体属 ‖ ～ grandis 大腐生螺旋体
saprostomous *a*. 口臭的
saproxylobios 死木生物
saprozoic *a*. 腐物寄生的(动物)
saprozoite *n*. 腐［物寄］生物
sar. saturated solution *a*. 饱和的 *n*. 饱和溶液
Saraca L. *n*. 无忧花属 ‖ ～ indica L. 无忧花
saralasin *n*. 肌丙抗增压素
Saralasin acetate 醋酸沙拉新,醋酸肌丙抗增压素（血管紧张素Ⅱ的拮抗剂,用作抗高血压药）
sarapus［希 sairein to sweep + pous foot］*n*. 扁平足者
Sarbo's sign［Arthur von 匈神经病学家 1867 生］萨尔博氏征(脊髓痨时腓神经痛觉缺失)
sarcacystis gallinaram Krause and Goranoff 哈氏肉孢子虫
Sarcandra glaber(Thunb.)**Nakai; Chloranthus glaber**(Thunb.)**Makino** 草珊瑚［植药］全株入药—(肿节风)
sarcasm *n*. 讽刺（性）
sarcastic *a*. 讽刺的 ‖ ～ally *ad*.
sarcenchyma *n*. 肉基质
Sarcicystis *n*. 肉孢子虫属 ‖ ～ bertrami 马肉孢子虫 / ～ blanchardi 牛肉孢子虫 / ～ hirsuta 多毛肉孢子虫 / ～ hominis 人肉孢子虫 / ～ kortei 猴肉孢子虫 / ～ lindemanni 德曼氏肉孢子虫 / ～ miescheriana 猪肉孢子虫 / ～ muris 鼠肉孢子虫 / ～ tenella 羊肉孢子虫
sarcin［希 sarx flesh］*n*. ①次黄嘌呤 ②八迭球菌
sarcina（复 sarcinae）*n*. 八迭球菌 ‖ ～ chromogenic 产色八迭球菌 / ～ lowenberg's 勒问伯格氏八迭球菌
Sarcina［拉 pack］*n*. 八迭球菌属 ‖ ～ aurantiaca 橙黄八迭球菌 / ～ aurea 金黄八迭球菌 / ～ candida 垩白色八迭球菌 / ～ cerevisiae 啤酒八迭球菌 / ～ citrea; Micrococcuscitreus 柠檬色八迭球菌,柠檬色细球菌 / ～ conjunctivae 结膜八迭球菌 / ～ flava 黄色八迭球菌 / ～ fuscescens 褐色八迭球菌 / ～ hyalina 透明八迭球菌 / ～ intestinalis 肠八迭球菌 / ～ lactea 乳色八迭球菌 / ～ littoralis 海滨八迭球菌 / ～ lutea 藤黄八迭球菌 / ～ maxima 最大八迭球菌 / ～ methanica 甲烷八迭球菌 / ～ minuta 最小八迭球菌 / ～ mobilis 活动性八迭球菌 / ～ morrhuae 鳕八迭球菌 / ～ paludosa 沼泽八迭球菌 / ～ polmonum 肺八迭球菌 / ～ reitenbachii 瑞登巴赫氏八迭球菌 / ～ rosea 蔷薇色八迭球菌 / ～ tetragena 四联八迭球菌 / ～ ureae; / ～ urinae 尿素八迭球菌 / ～ ventriculi 胃八迭球菌 / ～ violacea 堇色八迭球菌 / ～ virchowii 魏尔啸氏八迭球菌
sarcinae（单 sarcina）［拉］*n*. 八迭球菌
sarcine［拉 sareina pack］*n*. ①八迭球菌 ②次黄嘌呤
sarcinene *n*. 八迭球菌黄素
sarcinic *a*. 八迭球菌的
sarcinuria *n*. 八迭球菌尿
sarcitis; myositis *n*. 肌炎
sarco-［希 sarx, sarkos flesh 肉］肉,肌
sarcoademona; ademosarcoma *n*. 腺肉瘤
sarcobiont［sarco- + 希 bioun to live］*n*. 肉生生物
sarcoblast *n*. 成肌细胞
sarcocarcinoma *n*. 癌肉瘤
sarcocarp *n*. ①肉果 ②果肉
sarcocele *n*. 睾丸肉样肿
sarcochromogen *n*. 肌色原
sarcoclorin; sarcolysin *n*. 溶肉瘤素,苯丙氨酸氮芥
Sarcococca rusdfolia stapf 清香桂［植药］药用部分:根、果实
sarcocol［拉 sarcocolla; sarco- + 希 kolla glue］*n*. 甘草味胶
sarcocollin *n*. 甘草味精
sarcocyst *n*. ①肉孢子虫②肉孢子虫囊
sarcocystin *n*. 肉孢子虫毒素
sarcocystis bertraml Doflein 马肉孢子虫
sarcocystis fusiformis Bernard and Bauche 纺缍形肉孢子虫
sarcocystis hirsuta Moule 粗糙肉孢子虫 = Miescheria cruzi Hasselmann
sarcocystis hominis Railliet and Lucet 人肉孢子虫
sarcocystis horvathi Ratz 哈氏肉孢子虫
sarcocystis Lankester 肉孢子虫属
sarcocystis lindemannl Rivolta 林氏肉孢子虫
sarcocystis miescheriana Kuhn 米氏肉孢子虫
sarcocystis muris Blanchard 鼠肉孢子虫
sarcocystis suihomlnis Tadros and Laarman 猪—人肉孢子虫
sarcocystis tenella Railliet 羊肉孢子虫
sarcocyte *n*. 肉层（原虫外胞浆的中层）
sarcocyte［sarco- + 希 eidos form］*n*. 原生质(动物)
sarcocytosis *n*. 肉孢子虫病
Sarcodina［希 sarkodis fleshlike］*n*. 肉足纲（原生动物门）
Sarcodina schmarda 肉足总纲
Sarcodine *a*. 肉足亚［门］的; *n*. 肉足亚［门］原虫
sarcodinian *n*. 肉足亚［门］原虫
sarcoencondroma *n*. 软骨肉瘤
sarcogenic *a*. 生肌的
sarcoglia［sarco- + 希 glia glue］*n*. 肌胶质
sarcohydrocele *n*. 水囊肿性睾丸肉样肿
sarcoid *a*. ①肉样的,②肉样瘤,类肉瘤 ‖ ～ of Boeck 伯克氏肉样瘤 / ～ Darier-Roussy 达—罗二氏肉样瘤（多发性良性肉样瘤的皮下结节较大者）/ ～ multiple benign; miliary lupoid 多发性良性肉样瘤 / ～ Roussy-Darier; Darier- Rouss y ～ 罗—达二氏肉样瘤 / ～ Schaumann's 绍曼氏肉样瘤(良性淋巴肉牙肿) / ～ Spiegler-Fendt 施—芬二氏肉样瘤(含有网状细胞和淋巴细胞者)
sarcoidosis 肉样瘤病,类肉瘤病,结节病 ‖ ～ cordis 心脏结节病 / ～ muscular 肌肉结节病
sarcolactate *n*. 肌乳酸盐
sarcolactic acid 肌乳酸
sarcolemma［sarco- + 希 lemma husk］*n*. 肉膜
sarcolemmic; sarcolemmous *a*. 肉膜的
sarcoleukemia *n*. 淋巴细胞肉瘤细胞性白血病,白血病性肉瘤
sarcolipoma *n*. 脂肉瘤
sarcology *n*. ① 软组织解剖学 ②肌学
sarcolysine *n*. 溶肉瘤素,苯丙氨酸氮芥（抗肿瘤药）
sarcolysis *n*. 软组织溶解,肌肉分解
sarcolyt *n*. 溶软组织细胞,溶肉细胞
sarcolytic *a*. 溶软组织的,溶肌肉的
sarcoma（复 sarcomas; sarcomata）*n*. 肉瘤 ‖ ～ Abernethy's 艾伯内西氏肉瘤（一种变性脂肪瘤）/ ～ adipose 脂肉瘤 / ～ alveolar 蜂窝状肉瘤;沙瘤 / ～ ameloblastic 成釉细胞肉瘤 / ～ botryoid 葡萄样肉瘤 / ～ chicken 鸡肉瘤 / ～ chloromatous 绿［肉瘤］/ ～ colli uteri hydropicum 乳头状水泡状宫颈肉瘤,葡萄状肉瘤 / ～ cylindromatous 圆柱肉瘤 / ～ cystadenomatous; cystadenosarcoma 囊腺肉瘤 / ～ deciduocillular 蜕膜细胞肉瘤,恶性合体细胞瘤 / ～ embyonal 胚胎性肉瘤 / ～ encephalold; round dell / ～ 圆细胞肉瘤 / ～ endometrial stromal 宫内膜肉瘤 / ～ epithelloides 上皮样肉瘤 / ～ Ewing's 尤因氏肉瘤 / ～ fascisl 筋膜肉瘤 / ～ fasciculated; spindle cell ～ 梭形细胞肉瘤 / ～ fibrohemosideric 纤维含铁肉瘤 / ～ fowl; chicken ～ 鸡肉瘤 / ～ fusocellular; round cell ～ 梭形细胞肉瘤 / ～ fusogigantocellulare 梭形巨细胞肉瘤 / ～ giant cell 巨细胞肉瘤 / ～ globocellular; round cell / ～ 圆细胞肉瘤 / ～ granulocytic 粒细胞性肉瘤,绿色瘤 / ～ Hodgkin's 霍奇金氏肉瘤 / ～ ldiopathic multiple hemorrhagic 特发性多数出血性肉瘤 / ～ immunoblastic of B cells 成免疫细胞性肉瘤 B 细胞肉瘤 / ～ immunoblastic of T cells 成免疫细胞性肉瘤 T 细胞肉瘤 / ～ infective 传染性肉瘤 / ～ Jensen's 延森氏肉瘤(鼠的一种恶性肿瘤,可移植)/ ～ Kaposl's 卡波济氏肉瘤(皮肤多发性出血性肉瘤)/ ～ leukocytic; leukemia 白血病 / ～ lymphatic; lymphosarcoma 淋巴肉瘤 / ～ medullary 髓样肉瘤 / ～ melanptic 黑［素］肉瘤 / ～ mixed cell; polymorphous 混合细胞肉瘤,多形细胞肉瘤 / ～ multiple hemorrhagec; Kaposi's 多发性出血性肉瘤,卡波济氏肉瘤 / ～ myelogenic 骨髓肉瘤 / ～ myeloid 髓样肉瘤(骨良性巨细胞瘤的旧名) / ～ myxomatodes 黏液肉瘤 / ～ net cell 网状细胞肉瘤(黏液肉瘤的一种)/ ～ neurogenic 神经原性肉瘤 / ～ non-pigmented 无色素肉瘤 / ～ oatcell oat-shaped cell ～ 燕麦形细胞肉瘤 / ～ ossificans 骨化性肉瘤 / ～ osteoblastic 成骨细胞肉瘤 / ～ osteogenic 骨原性肉瘤 / ～ osteoid 骨样肉瘤 / ～ osteolytic 溶骨肉瘤 / ～ parosteal 骨膜外肉瘤 / ～ periostesl spindle-cell 骨膜梭形细胞肉瘤 / ～ peribasculare 血管周围性肉瘤 / ～ phulloedes 叶状肉瘤(从乳腺纤维瘤发生的巨大乳腺黏液瘤的旧名)/ ～ polylloides 多形细胞肉瘤 / ～ reticulum cell 网状细胞肉瘤 / ～ retothelial; reticulum cell 网状细胞肉瘤 / ～ retroperitoneal 腹膜后肉瘤 / ～ round cell 圆细胞肉瘤 / ～ Rous 鲁斯氏(鸡的肉瘤样新生物,可移植)/ ～ sclerosing osteogenic 硬化骨原性肉瘤 / ～ serocystic 浆液囊性肉瘤 / ～ spindle cell 梭形细胞肉瘤 / ～ synovial 滑膜肉瘤 / ～ telanglectatic 毛细血管扩张性肉瘤 / ～ thymic 胸腺肉瘤 / ～ Walker 沃克氏肉瘤(大

白鼠的一种可移植的实体性混合细胞肉瘤)/ ~ withering; mycosis fungoides 蕈样真菌病
sarcoma, ameloblastic 成釉细胞肉瘤
sarcomagenesis *n*. 肉瘤生成,肉瘤发生
sarcomagenic *a*. 致肉瘤的
Sarcomastigophora *n*. 肉鞭毛虫门
sarcomatoid *a*. 肉瘤样的
sarcomatosis *n*. 肉瘤病 ‖ ~ cutis 皮肤肉瘤病 / ~ general 全身性肉瘤病
sarcomatous *a*. 肉瘤的
sarcomatrix *n*. 肉基质
sarcomelanin *n*. 肉瘤黑[色]素
sarcomere *n*. 肌[原纤维]节
sarcomphalocele [sarco- + 希 omphalos navel + kele tumor] *n*. 脐肉瘤
sarcomycin; sarkomycin *n*. 肉瘤霉素(抗肿瘤药,得自产红色链霉素 Streptomyces erythrochromogenes 的一株)
sarconeme *n*. 微线体,短丝
sarconic [拉 sardonicus; 希 Sardonik os Sardinian] *a*. 痉笑的 ‖ ~ ally *ad*.
Sarcophaga [sarco- + 希 phagein to eat] *n*. 麻绳属 ‖ ~ fuscicauda 褐尾麻绳 / ~ haemorrhoidalis 赤尾麻绳 / ~ pingi 秉氏麻绳
Sarcophagidae *n*. 麻绳科
sarcophagous *a*. 肉食的
sarcoplasm *n*. 肌质,肌浆
sarcoplasmic *a*. 肌质的,肌浆的 ‖ ~ reticulum 肌质网
sarcopoietic [sarco- + 希 poiein to make] *a*. 生肌的
sarcopsepsis *n*. 组织脓毒病
Sarcopsylla *n*. 肉蚤属 ‖ ~ penetrans 穿皮肉蚤
Sarcopsyllidae *n*. 肉蚤科
Sarcoptes *n*. 疥螨属 ‖ ~ bovis 牛疥螨 / ~ canis 犬疥螨 / ~ equi 马疥螨 / ~ ovis 羊疥螨 / ~ scabiei 疥螨 / ~ scabiei var. hominis 人疥螨 / ~ suis 猪疥螨
sarcoptic *a*. 疥螨的
Sarcoptidae *n*. 疥螨科
sarcoptidosis *n*. 疥,疥螨病
sarcoptoid *a*. 疥螨样的
Sarcoptoid *n*. 疥螨超科
Sarcorrastigophora Honigberg and Balamuth 肉鞭毛虫门
sarcosine dehydrogenase 肌氨酸脱氢酶(此酶缺乏,为一种常染色体隐性性状,可致高肌氨酸血症)
sarcosine; methylglycocol *n*. 肌氨酸甲[基]
sarcosinemia *n*. 肌氨酸血症
sarcosinuria *n*. 肌氨酸尿症
sarcosis *n*. ①肉瘤病 ②肉过多
sarcosome [sarco- + 希 soma body] *n*. 肌粒,肉粒
Sarcosporidia *n*. 肉孢子虫目
sarcosporidiasis; sarcosporidiosis *n*. 肉孢子虫病
sarcosporidiosis *n*. 肉孢子虫病
sarcosporidium (复 sarcosporidia) *n*. 肉孢子虫
sarcostosis *n*. 肌骨化
sarcostyle *n*. 肌柱机原纤维
sarcotherapeutics *n*. 肉汁疗法,动物组织浸出物疗法
sarcotherapy *n*. 肉汁疗法,动物组织浸出物疗法
sarcothlasis [sarx + 希 thlasis a bruising] *n*. 挫伤、撞伤
sarcotic [希 sarkotikos] *a*. 生肉的
sarcotome *n*. 弹簧刀
sarcotripsy histotripsy 组织摧毁术
sarcotubules *n*. 肌(浆)小管
sarcous *a*. 肉的,肌的
sardonicus [拉] *a*. 痉笑的
Sargassaceae *n*. 马尾藻科[植药]
Sargassum *n*. 马尾藻属 ‖ ~ siliquastrum 长角马尾藻,角状藻
sargassum *n*. 海藻 ‖ enerve C. Ag. 马尾藻[植药]全草入药—海藻 / fusilorme(Harv.) setch. 羊牺菜[植药]全草入药—(海藻)/ kjellmanianum Yendo 海黍子[植药]全草入药—海藻 / ~ pallidum(Turn.)C. Ag. 海蒿子[植药]全草入药—(海藻)/ ~ thunbergii(Mert.)O. Kuntze 鼠尾藻[植药]草入药—海藻 / ~ tortile C. Ag. 三角藻[植药]全草入药—海藻 / ~ vachellianum Grey. 闽粤马尾藻[植药]全草入药—海藻
Sargentodoxa *n*. 大血藤属 ‖ ~ cuneata Rethd. er Wils. 大血藤
Sargentodoxa cuneata (Oliv.) Rehd, et Wils. 大血藤[植药]药用部分茎—(大血藤)
Sargentodoxaceae *n*. 大血藤科[植药]
sargramostim *n*. 粒—巨噬细胞集落刺激因子(由重组技术形成,用作骨髓抑制性化疗治癌的佐剂,可加速造血系统的恢复)
Sarin *n*. 沙林,甲氟磷酸异丙酯
sarkin; hupoxanthine *n*. 次黄嘌呤,6 – 羟基嘌呤
sarkolysin *n*. 溶肉瘤素
sarkomycin *n*. 抗癌霉素
sarmentocymarin *n*. 蔓茎毒毛旋花子甙
sarmentogenin *n*. 蔓茎毒毛旋花子甙配基
sarmentose *n*. 蔓茎毒毛旋花子糖
Sarothamnus [希 saron broom + tham nos shrub] *n*. Cytisus 金雀花属
Sarpicillin *n*. 沙匹西林,苯咪胃霉素酯,缩酮氨苄青霉素酯,苯咪青霉素甲氧甲酯(抗菌药)
Sarracenia [Michel Sarrazin 加医师、博物学家 1659—1734] *n*. 瓶子草属 ‖ ~ purpurea L. 瓶子草
Sarraceniaceae *n*. 瓶子草科
SARS Severe Acute Respiratory Syndrome 严重急性呼吸系统综合征,非典型性肺炎
sarsaparilla [拉] *n*. 洋菝葜 ‖ ~ jamalca 牙买加菝葜 / ~ red 红菝葜
sarsaparilla (所有格 sarsae)[拉]; **sarsaparilla** *n*. 洋菝葜
sarsasapogenin *n*. 菝葜皂甙元,萨尔萨皂甙元
Sarter operation [Johann Nepomuk 德外科医师 1766—1840] 骚特尔氏手术(经阴道子宫切除术)
sartorius [拉 from sartor tailor] *n*. 缝匠肌
SAS sleep apnea syndrome 睡眠呼吸暂停综合征
sasapyrin *n*. 双水杨酸酯
Sassafras [拉] *n*. 檫木属,黄樟属
Sassafras tzamu Hemsl.; Pseudosassafras tzamu Lecomte; laxifiora (Hemsl.)Nakai 椽树[植药]药用部分:根、树皮、叶
sassafras; saxifrax *n*. 洋檫木 ‖ ~ black 黑洋檫木 / ~ medulla 洋檫木髓
sassafrol; safrol *n*. 洋檫木脑,黄樟脑
sassolin *n*. 天然硼酸
sassolite *n*. 天然硼酸
sat sit 的过去式和过去分词
satamul *n*. 印度天门冬
satarability *n*. 饱和额
satarable *a*. 可饱和的
satellite [拉 satelles companion] *n*. ①伴行静脉,陪静脉 ②陪病部 ③随体 ④卫星 ‖ ~ bacterial 卫星菌,陪菌 / ~ nuclear; paranucleolus 副核仁 / ~ nucleolar 核仁随体 / ~ DNA,卫星 DNA,随体 DNA
satellitism *n*. 卫星现象(某些细菌菌种十分靠近其他无关细菌菌落时生长旺盛,例如流感嗜血杆菌即靠近链球菌菌落,这是由于后一种菌种产生必需的代谢产物所致)
satellitosis *n*. [大脑皮质]卫星状态(神经胶质细胞核在神经节细胞旁堆积的状态)
sathrophilius oviformis Kahl 卵形嗜腐虫
Sathrophilus Corliss 嗜腐虫属
sathrophilus muscorum Kahl 苔藓嗜腐虫
satiable *a*. 可使充分满足的
satiate *vt*. 使充分满足,使过饱,使生厌
satiation *n*. 满足,饱满
satiety *n*. 饱满感(食欲或渴感),厌腻
Satix L. [拉 willow] 柳属 ‖ ~ al ba L. 白柳 / ~ babylonica L. 垂柳 / ~ fragilis 爆竹柳 / ~ nigra Marsh. 黑柳 / ~ nigra aments 黑柳絮 / ~ purpurea L. 红皮柳
Sato-Shoji's stain 佐藤—庄司二氏染剂(染过氧化物酶颗粒)
Satterthwaite's method [Thomas Ed ward 美医师 1843—1934] 萨脱斯维特氏法(人工呼吸)
Sattler's elastic layer [奥眼科学家 1844—1928] 萨特勒氏弹性层(脉络膜)
saturate *vt*. 使饱和
saturated *a*. 饱和的
saturation [拉 saturatio] *n*. ①饱和[作用] ②饱和剂 ③饱和,饱和度;饱和剂量(放射治疗时,在短时间内先给与组织能承受的最大剂量,然后在随后时间内给与较小分剂量以维持其生物效应);一次泡腾顿服量 ‖ ~ oxygen 氧饱和 / ~ point 饱和点
saturator *n*. 饱和器 ‖ ~ ammonia 氨饱和器
saturic *a*. 中铅毒的
Saturniidae *n*. 天蚕蛾科
saturnine [拉 saturninus; saturnus lead] *a*. 铅的,忧郁的
saturnism [拉 saturnus lead]; **plumbism** *n*. 铅中毒 ‖ ~ chronic; cachexia saturnina 慢性铅中毒,铅[剂]疗法
satyr *n*. 求雌狂 ‖ ~ ic *a*. 求雌狂的
satyriasis [希 satyros satyr] *n*. 求雌狂
satyromania; satyriasis *n*. 求雌狂

Saubt Guy's danci;chorea 圣盖舞蹈,舞蹈病
sauce *n*. 调味汁,酱汁
saucer *n*. 碟 ‖ ~ auditory 听窝
saucerization *n*. ①碟形手术 ②碟形凹陷(脊椎受压骨折形成)
saucerize *vt*. 使成碟形
Saudi Arabia 沙特阿拉伯[亚洲]
Sauerbruch's cabinet [Ferrdinand 德外科医师 1875—1951] 索尔布鲁赫氏气压调节室(胸腔手术中用) ‖ ~ prosthesis 索尔布鲁赫氏假体(一种假肢)
Sauerbruch's test [Robert 英医师 1849—1918] 桑德比氏试验(检粪内潜血)
Sauer's vaccine [Louis W. 美儿科医师 1885 生] 索尔氏菌苗(预防百日咳)
saunders;sandalwood *n*. 檀木,檀香 ‖ ~ red 紫檀 / ~ white 白檀,檀香
Saunders's disease [Edward Watt 美儿科医师 1854—1927] 桑德比斯氏病(婴儿胃肠病) ‖ ~ sign;mouth-and-hand synkinesia 桑德斯氏征,口手连带运动
Saunt Fiacre's disease;hemorrhoids 圣非阿克病,痔疮
sauriasis;ichthyosis [鱼] *n*. 鳞癣
sauriderma [希 sauros lizard + derma skin];**ichthyosis hystrix** *n*. 高起鳞癣
sauriosis [希 sauros lizard];**keratosis** *n*. 毛囊鳞癣
saurodermia;sauriosis *n*. 毛囊鳞癣
sauroid [希 sauros lizard + eidos form] *a*. 蜥蜴样的(动物)
sauropsida *n*. 蜥形类(包括爬行类和鸟类)
Sauropterygia *n*. 鳍龙目
Sauropus changianus s. Y. Hu [植药] 龙蜊叶—龙蜊叶
Sauroxine *n*. 所罗克辛(石松属植物 Lycopodium saurulus 的一种生物碱)
Saururaceae *n*. 三白草科
Saururine *n*. 索罗林(石松属植物 Lycopodium saurulus 的一种生物碱)
Saururus chinensis (Lour.) Baill 三白草 [植药] —(三白草)
Saururus L. 三白草属 ‖ ~ sinensis (Lour.) Baill.; ~ loureiri 三白草
sausarism *n*. ①舌麻痹 ②舌干燥
Saussurea eriocephala Franch. [植药] 毛头雪莲花
Saussurea involucrata Kar. et Kit, ex Maxim. [植药] 新疆雪莲花
Saussurea laniceps Hand.-Mazz.;gossypiphora auct. non D. Don [植药] 绵头雪莲花
saussurea lappa Clarke 云木香
Saussurea medusa Maxim. [植药] 水母雪莲花
Saussurea radtata Franch. 射风毛菊 [植药] 根
Saussurea tridactyla sch.-Bip. 西藏雪莲花 [植药]
Saussure's hygrometer [HoraceBenedict de 瑞士物理学家 1740—1779];**haer hygrometer** 索苏尔氏湿度计,毛发湿度计
Sauton's medium 骚通氏培养基(培养结核菌)
Sauvineau's ophalmoplegia [Charles 法眼科学家 1862 生] 索维诺氏眼肌麻痹(一眼内直肌麻痹,另眼外直肌痉挛)
sav(e)able *a*. 可救的;可节省的 ‖ ~r *n*. 救助者;节省的人
savage *a*. 野蛮的,凶猛的 ‖ ~ly *ad*. / ~ness *n*.
Savage's perineal body [Henry 英解剖学家及妇科医师 1810—1900] 萨凡奇氏会阴体
savant *n*. 专家,学者
save *prep*. 除……以外 *conj*. 若不是,只是;除去 *v*. 救,挽救;储蓄;节省
Savill's disease [Thomas Dixon 英医师 1856—1910] 萨维尔氏病(流行性皮炎)
Savin [拉 sabina];**Sabina** *n*. 沙芬,新疆圆柏,沙比桧
saving *a*. 补偿的
saving *prep*. 除……以外,考虑到
savio(u)r *n*. 救助者
savo(u)r *n*. 滋味;风味;吸引力 *vi*. 具有……的味道,带有……的意味(of) *vt*. 尝到 ‖ ~less *a*. 缺少滋味的,缺少风味的
Savoia *n*. 皱缩病毒属
Savolaceae *n*. 皱缩病毒科
Savorquin;Diiodohyduoxyqui *n*. 沙沃喹,二碘羟基喹啉
savory *a*. 有香味的,佳味的
saw *n*. 格言,谚语
saw *n*. 锯 ‖ ~ Adams' 亚当斯氏长柄小锯(切骨用) / ~ Albee's 阿耳比氏锯(取骨移植物用) / ~ amputating 切断锯 / ~ bladed 板锯 / ~ bone 骨锯 / ~ bow 弓形锯 / ~ Butchet's 布彻氏锯(刀片氏锯) / ~ chain 链锯 / ~ circular 轮锯 / ~ crown 冠形锯 / ~ double;double spine ~ 复齿锯 / ~ electric motor 电力锯 / ~ Farabeuf's 法腊布夫氏锯(活动页锯) / ~ finger 指骨锯 / ~ Gifli's wire 季格利氏线锯(钢丝锯) / ~ hemp 大麻锯 / ~ Hey's 黑氏锯(骨口扩大锯) / ~ hole;trephine 钻锯,环钻 / ~ keyhole 钥孔锯 / ~ metacarpal 掌骨锯 / ~ nasal 鼻锯 / ~ palmetto 沙巴棕,锯叶棕 / ~ plaster of paris 石膏绷带锯 / ~ separating 分离锯(牙) / ~ Shrady's;subcutaneous / ~ 希雷迪氏锯,皮下骨锯 / ~ subcutaneous;Shrady's ~ 皮下骨锯,希雷迪氏 / ~ wire;Gigli's wire ~ 钢丝锯,季格利氏线锯
saw see 的过去分词
sawbones *n*. 医生(尤指外科医生)
Saxer's cells 萨克塞氏细胞(胚胎间膜内的原始白细胞)
Saxifraga L. 虎耳草属 ‖ ~ stolo nifera (L.) Meerb.; ~ sarment
Saxifraga stolonifera Meerb.; sarmentosa L. f. 虎耳草 [植药] —(虎耳草)
Saxifragaceae *n*. 虎耳草科
saxifragant [拉 saxifragus] *a*. 溶石的
saxifrage [拉 saxifraga; saxum stone + frangete to break] [植物] *n*. ①虎耳草 ②锐齿茴芹
Saxifrageneae *n*. 虎耳草亚目
saxifragus [拉] *a*. 溶石的
saxifrax;sassafras *n*. 洋檫木
saxin;saccharin *n*. 糖精
saxitoxin *n*. 石房蛤毒素
Saxoline;Petrolatum *n*. 萨索林,士林
Saxtorph maneuver [Mathias 丹产科医师 1740—1800] 萨克斯托夫手(产钳牵引法)
say *vt*. 说;说明,宣称;念,背诵;报道;比如说;说,讲;意见发言权 ‖ as much as to ~ 等于说 / go without ~ ing 不言而喻,理所当然 / to ~ the least 至少可以这样说,退一步说 / not to ~ 虽不能说 / that is to ~ 那就是说,即,换句话说 / when all is said (and done) 结果,毕竟 *n*. 话;谚语,俗话
Sayre's apparatus [Lewis Albert 美外科医师 1820—1901] 塞尔氏吊架(上石膏背心时用) ‖ ~ bandage 塞尔氏绷带(锁骨折绊创膏绷带) / ~ jacket 塞尔氏背心(石膏背心)
SB standard bicarbonate 标准碱/ sinus bradycardia 窦性心动过速/ sulfabenzamine 黄胺苯沙明,对氨甲基苯黄胺
Sb stibium 锑(51 号元素)
Sb -58 锑五八(治疗血吸虫病药)
SBE standard base excess 标准剩余碱/ subacute bacterial endocarditis 亚急性细菌性心内膜炎
sBE 亚急性细菌性心内膜炎(见 subacute bacterial endocarditis)
SBF systemic blood flow 全身血流量
sbort-winded *a*. 气急的;简短的 ‖ ~ness *n*.
Sc scandium 钪(21 号元素)
SC secretory component 分泌成分
SC 1694 dramamine 氯茶碱苯海拉明
SC 2910 methantheline bromide 溴化乙胺太林
SC 9240 spironolactone 螺[旋]内酯
Sc.D Doctor of Science 理学博士
Sc.D.A. scapulodextra anterior 右肩前(胎位)
Sc.D.P. scapulodextra posterior 右肩后(胎位)
Sc.L.P. scapulo-laeva posterior 左肩后(胎位)
scab *vt*. ① 痂 ② 结痂 ‖ ~ crown 马蹄痂 / ~ foot;sheep / ~ 羊痂 / ~ head 头痂 / ~ Transkeian;veldt sore 热带溃疡
scabbard *n*. 包皮(马的)
scabbed;crusted *a*. 有痂的
scabetic;scabietic *a*. 疥疮的
scabicide *a*. ①杀疥螨的 ②杀疥螨药
scabies *a*. 杀疥螨的
scabies [拉];**psora** *n*. 疥疮,疥螨病 ‖ ~ Boeck's 伯克氏疥疮 / ~ bovine 牛疥疮 / ~ camel 骆驼疥疮 / ~ crustosa;Norwegian / ~;Boeck'-s / ~ 结痂性疥疮,伯克氏疥疮 / ~ ferina 动物疥疮 / ~ humida; / ~ miliaris; humiditch 湿疥疮,粟粒疥疮 / ~ Moeller's;Boeck's ~ 默勒氏疥疮,结痂性疥疮 / ~ Norwegian; radesyge 结痂性疥疮 / ~ papulos-a; ~ papuliformis 丘疹性疥疮 / ~ pustulosa; ~ purulenta; purulent itch 脓疱性疥疮 / ~ sicca; dry ~; dry itch 干疥疮 / ~ sicca papulosa; prurigo 干丘疹性疥疮,痒疹
scabietic *a*. 疥疮的
scabieticide *n*. 杀疥螨药
Scabiosa (Tourn.) L. 山萝卜属
scabiosus [拉] *a*. 疥疮的
scabious *a*. ①痂的 ②疥疮的
scabriculous *n*. 细皱
scabrities [拉] *n*. 粗糙 ‖ ~ unguium 甲肥厚粗糙 / ~ unguium syphilitica 梅毒性甲肥厚粗糙
scabrosity *n*. 隆起,突起

scabrous *a*. 粗糙的;多痴的;难解决的
SCAD deficiency short-chain acyl CoA dehyduogenase deficiency 短链乏症酰基辅酶 A 脱氢酶缺乏症
scaevolism *n*. 烧伤性自残
scala(复 scalae)[拉 staircase] *n*. 阶 ‖ ~ consistentiae 硬度阶[标准](子宫)/ ~ media; ~ of lowen berg; ductus cochlearis 中阶,蜗管 / ~ tympani; tympanic canal 鼓阶 / ~ vesibuli 前庭阶
scalability *n*. 可测量性
scalariform [拉 scalaris like a ladder + forma shape] *a*. 梯级形的,梯纹形的
scald *vt*. ①烫伤 ②烧灼性痛 ‖ ~ ing *a*. 滚烫的,灼人的 *n*. 烫伤,烧灼性痛
scale *n*. ①鳞 ②鳞片(昆虫) ③秤,天平 ④标,标度,刻度 ‖ ~ absolute 绝对温标 / ~ adhesive 黏着性鳞屑/~ arbitrary 议定标度 / ~ ball 球码天平 / ~ Baume 博梅氏比重标 / ~ Benoist's 本诺伊氏标度(测 X 线硬度)/ ~ Bloch's 布洛克氏标(测蛋白混浊度)/ ~ Cattell infant intelligence 卡太耳氏婴儿智力表 / ~ centigrade 百分温标,摄氏温标 / ~ Charriere 夏里埃尔氏尺度制 / ~ Clark's 克拉克氏标(水的硬度)/ ~ Columbia Mental Maturity Scale 哥伦比亚智力成熟表(一种特殊形式的心理功能和普通能力的测验,适合于 3 ~ 12 岁不会说话或身体有缺陷的儿童,如患有大脑麻痹的儿童)/ ~ ctenoid 栉样鳞 / ~ cycloid 丸样鳞 / ~ diaphan ometric 透明测定标
scalene [希 skalenos uneven] *a*. 不等边三角形的,偏三角的;斜肌的
scalenectomy *n*. 斜角肌切除术
scaleniotomy; scalenotomy *n*. 斜角肌切开术
scalenohedron *n*. 偏三角
scalenus [拉;希 scalenos] *n*. 斜角肌 ‖ ~ anterior 前斜角肌 / ~ anticus; ~ anteterior 前斜角肌 / ~ medius 中斜角肌 / ~ minimus 小斜角肌 / ~ posticus; ~ posterior 后斜角肌
scaler *n*. 刮器(牙)定标装置 ‖ ~ curet 刮离刀 / ~ dental 牙刮器 / ~ hoe 剥离铲 / ~ root 根刮器 / ~ sickle 镰状刮器 / ~ tooth 牙刮器
scales dispensing 调剂天平 ‖ ~ Dunf ermline 登弗姆林营养指标按儿童营养情况进行分类,这个计划是在苏格兰登弗姆林市作出的,故名)/ ~ Fahrenheit 华氏温标 / ~ French 法国标度 / ~ Gaffky 加夫基氏表(痰内结合菌计数表)/ ~ ganoid 硬鳞 / ~ Haldane 霍尔登氏标度(计算血红蛋白的百分率)/ ~ hand 手秤 / ~ hardness 硬度标 / ~ Holzknecht's 霍耳茨克内奇氏色标 / ~ hydrometer 比重计标度(用以表示液体的比重)标,绝对温标 / ~ kinematic viscosity 动力黏度表 / ~ intelligence 智力量表 / ~ Minnesota preschool 明尼索塔学龄前智力表 / ~ ordinal 顾序标度(标度中的样点用数字表示,如疾病症状的分级;轻度 1,中度 2 或重度 3)/ ~ of pollution 污染标度 / ~ ratio 比例尺度(用于对感觉的心理物理测量)/ ~ Reaumur 列[奥谬尔]氏温标 / ~ semi-logarithmic 半对数坐标 / ~ Sorensen 索伦森氏标,氢离子浓度指数 / ~ Tqllqvist's 塔耳克维斯特氏[比色]标度(血红蛋白量)/ ~ thermometer 温标 / ~ turbidity 浊度标 / ~ Vineland 维内兰德氏社交成熟表 / ~ Wechsler-Bellevue intelligence 维—贝二氏智力表
scaling *n*. 刮牙术,刮治术;脱落 ‖ ~ heavy 重刮牙术 / ~ mechanical 器械刮牙术 / ~ prophylactic 预防性刮牙术 / ~ serumal 血清牙垢刮牙术
scall *n*. ①痂,痂病 ②动物黄癣 ‖ ~ honeycomb 蜂窝状痂 / ~ milk; crusta lactea 乳痂,婴儿 头皮脂溢
scalma *n*. 马威冒病
scalp *n*. 头皮 ‖ ~ bulldog 回状头皮 / dissecting cellulite of ~ 头皮切割性蜂窝组织炎 / gyrate ~ 头皮松垂,回状头皮 / ~ washboard 洗衣板状头皮
scalpel [拉 scalpellum] *n*. 解剖刀
scalpriform *a*. 凿形的
scalprum [拉 knife] *n*. 骨刮,骨锉,凿
scaly [拉 squamosus] *a*. ①鳞状的 ②有鳞屑的
scammonia; scammony *n*. 司格蒙旋花,药旋花[根]
scammoniae resina 司格蒙旋花酯
scammonin *n*. 司格蒙旋花素
scammony [拉 scammonium, scammonia] *n*. 司格蒙旋花,药旋花[根] ‖ ~ Mexican; ipomoea 墨西哥司格蒙旋花,药薯(根)
scamp *vt*. 草率地做(工作等)
scan *vt*. 细看;校验;浏览;扫描,扫描检查 *vi*. 扫描 *n*. 细看;浏览;扫描图;扫描 ‖ CAT ~, CT ~ 计算体层摄影扫描,计算机轴向体层摄影(即 computerized axial tomography)
scanatron *n*. 扫描管
Scand. J. Urol. Nephrol. 斯堪的纳维亚泌尿学与肾病祸学杂志(见 scandinavian Journal of Urology and Nephrology)
Scandinavia *n*. 斯堪的纳维亚(半岛)[欧洲]
Scandium *n*.(缩 Sc)钪(21 号元素)
scaning *n*. ①断续言语 ②扫描
scanister *n*. 扫描器
Scanmnavian *n*. 斯堪的纳维亚人(的);斯堪的纳维亚人的;日耳曼语系(的);北欧日耳曼语系(的)
scanner *n*. 扫描仪,扫描器 ‖ EMI ~ 扫描器(在阴极射线管上显示出重建阵层影影像的仪器)/ scintillation ~ 闪烁扫描器
scanning *n*. 扫描
scanning-microspectrophotometer *n*. 扫描显微分光光度计
scanpath *n*. 扫描途径
scanography *n*. 扫描照相术
scansion; scanning *n*. 断续语言
scansorius; musculus accessories gluteus minimus *n*. 副臀小肌(第四臀肌)
Scanzoni's maneuver(operation) [Fried rich Wilhelm 德产科医师 1821—1891] 斯坎佐尼氏手法(产娩出手法) ‖ ~ second os; Bandl's ring 斯坎佐尼氏第二口,班都氏环(子宫收缩口)
scape *n*. 柄节(昆虫)
scapgoat *n*. 替罪羊;代人受过者
scaph- [希 skaphe boat + kephale head 船] *n*. 船,舟
scaph(o)- [构词成分][拉] 耳舟,舟状窝
scapha [拉] *n*. 耳舟,舟状窝
scapha [拉 a skiff]; **scaphoed ossa; fossa helicis** *n*. 耳舟
Scaphidiodontidae Deroux 掘齿科
scaphion *n*. 颅底外面
Scaphium scaphigerum; Sterculia sc aphigera Wall. 胖大海
scaphocephalia *n*. 舟状头[畸形]
scaphocephalic *a*. 舟状头[畸形]的
scaphocephalism; scaphocephaly *n*. 舟状头[畸形]
scaphocephalous; scaphocephalic *a*. 舟状头[畸形]的
scaphocephaly [希 skaphe boat + kephale head] *n*. 舟状头[畸形]
scaphohydrocephalus *n*. 舟状头脑积水
scaphohydrocephaly; scaphohydroce phalus *n*. 舟状头脑积水
scaphoid [拉 scaphoides; 希 skaphe skiff + eidos form] *a*. & *n*. ①舟状的 ②舟骨
scaphoideum [拉] *n*. 舟骨
scaphoiditis *n*. 舟骨炎
scapholunate *a*. 舟骨月骨的
scapula(复 scapulae)[拉] *n*. ①肩胛[骨] ②肩板(昆虫) ‖ ~ alar; ~ alata; winged ~ 翼状肩胛 / ~ elevated 高位肩胛 / ~ scaphoid 舟状肩胛 / ~ Graves'; scaphoid ~ 舟状肩胛 / ~ winged 翼状肩胛
scapulalgia *n*. 肩胛痛
scapular *a*. 肩胛的
scapulary *n*. 肩悬带
scapulectomy *n*. 肩胛切除术
scapulo- [拉 scapula 肩胛,膊] 肩胛
scapulo-anterior *n*. 肩前位(横产胎位之一)
scapuloclavicular *a*. 肩胛锁骨的
scapulodynia *n*. 肩[胛]痛
scapulohumeral *a*. 肩胛肱骨的
scapuloperoneal *a*. 肩腓骨的
scapulopexy *n*. 肩胛固定术
scapuloposterior *n*. 肩后位(横产胎位之一)
scapulothoracic *a*. 肩胛胸的
scapulovertebral *a*. 肩胛椎骨的
scapus(复 svai)[拉]; **shaft** *n*. 干,体,柄 ‖ ~ penis 阴茎干,阴茎体 / ~ pill 毛干
scar [希 eschara]; **cicatrix** *n*. 瘢痕 ‖ ~ bundle 维管束痕 / ~ hypert rophic ~ 肥大性瘢痕 / ~ leaf 叶痕 / ~ white ~ of ovary 白体 / ~ shilling 蛎壳疮瘢痕 / ~ stem 茎痕 / ~ stipe 叶柄痕
Scarabaeidae *n*. 金龟子科[动]
scarabiasis *n*. 肠蜣螂病
scarce *a*. 缺乏的;稀有的
scarcely *ad*. 几乎没有;仅仅;大概不 ‖ ~... when 刚……就……
scarcity *n*. 缺乏;稀少
scardamyxis *n*. 瞬目
scare *v*. 惊吓,使恐慌;受惊 *n*. 恐慌
scarf *n*. 领带,围巾 ‖ ~ Mayor's 眉尔氏三角巾(固定上肢)
scarfskin *n*. 表皮
scarification [拉 scarificatio] **amyxis** *n*. 划痕,划破
scarificator *n*. 划痕器 ‖ ~ spring 弹簧划痕器
scarify *v*. 划痕,划破
scarlatiella *n*. 猝发疹

scarlatina［拉 scarlet］; **scarlet fever** 猩红热 ‖ ~ afebrile 无热性猩红热 / ~ anginosa 咽峡炎猩红热 / ~ haemorrhagica; petechialis; haemorrhagic 出血性猩红热,淤点猩红热/~ larval 隐蔽性猩红热 / ~ lateens 潜藏性猩红热 / ~ maligna 恶性猩红热 / ~ miliaris 粟粒性猩红热 /~ puerperal 产褥性猩红热 / ~ simplex 单纯性猩红热 / ~ sine eruptione 无疹性猩红热 / ~ toxic 中毒性猩红热
scarlatinal *a*. 猩红热的
scarlatine *n*. 轻型猩红热
scarlatiniform *a*. 猩红热样的
scarlatinoid *a*. 猩红热样的
scarlatinosis *n*. 猩红热毒血征
scarlatinous *a*. 猩红热的
scarlet *a*. 猩红的 ‖ ~ Bierich, water-soluble 水溶性比布里希猩红(萘重氮—萘酚 - 3,6 - 二黄酸钠盐)/ ~ G; sudan 黄光油溶红,苏丹 III / ~ J. Jg; bluish eosin 蓝曙红 / ~ R; ~ red 猩红 R,猩红 / ~ red 猩红 / ~ red sulfonate 碳酸猩红
Scarpa's fascia［Antonio 意解剖学家、外科医师 1747—1832］斯卡帕氏筋膜(腹壁浅筋膜深层) ‖ ~ fluid 斯卡帕氏液(内淋巴)/ ~ foramen 斯卡帕氏孔(鼻腭神经孔)/ ~ ganglion 斯卡帕氏神经节(前庭神经节)/ ~ habenula; Halleer's habenula 斯卡帕氏系带,哈勒氏系带(腹鞘膜突遗迹)/ ~ hiatus 斯卡帕氏孔(蜗孔)/ ~ ligment 镰缘上角 / ~ liquor; endolymph 斯卡帕氏液,内淋巴 / ~ membrane; membrana tympani secundaria 斯卡帕氏膜,第二鼓膜(掩蔽鼓室圆窗的膜)/ ~ method 斯卡帕氏法(结扎动脉瘤的动脉)/ ~ nerve; fascia cremasterica 斯卡帕氏神经,鼻腭神经 / ~ sheath; fascia cremasterica 斯卡帕氏鞘,提睾筋膜 / ~ shoe 斯卡帕氏矫形靴,内翻足矫形靴 / ~ staph-yloma; posterior staphuloma 斯卡帕氏葡萄肿,[眼]后葡萄肿 / ~ triangle 斯卡帕氏三角(股三角)
scar-pterygium; pseudopterygium *n*. 瘢痕翼状胬肉,假翼状胬肉
scarring *n*. 瘢痕形成
scarry *a*. 瘢痕斑斑的
SCAT sheep cell agglutination test 绵羊细胞凝集试验(测血清类风湿因子)
scat. (scatula) 盒,纸匣
scatacratia; scoracratia *n*. 大便失禁
scatemia; intestinal toxemia *n*. 肠性毒血症
scato-［希 skor, skatos dung 粪］; **skato-** 粪,粪质
scatol; skatole *n*. 粪臭素,甲基吲哚
scatologia［skor + 希 logos word］; **scatology** *n*. 粪便学
scatologic *a*. 粪便［学］的
scatology *n*. 粪便学
scatoma; stercoroma *n*. 粪结,粪瘤肠内积粪
scatophagous *a*. 食粪癖的
scatophagy; coprophagy *n*. 食粪癖
scatophilia *n*. 嗜粪癖
scatoscopy *n*. 粪便检视法
scatoxyl *n*. 粪臭基
scatter *vt*. 散射 ‖ ~ back 反向散射 / ~ forward 前向散射 / ~ multiple 多次散射 / ~ unmodified 不变散射
scattergram *n*. 散点图(见 scatterp lot)
scattering *vt*. 散射 ‖ ~ classical 古典散射 / ~ coherent 相干散射 / ~ disordered 不规律散射 / ~ elastic 弹性散射 / ~ incoherent 非相干散射 / ~ inelastic 非弹性散射 / ~ light 光散射 / ~ ordered 规律散射 / ~ quantum 量子散射 / ~ plural 多次散射
scatterplot *n*. 散点图(两个随机变量成对观察的直角坐标上的一种标绘的分散或集积表示两个变量之间的关系)
scatula［拉 parallelepoped］*n*. 盒,纸匣
scavenge *vt*. 清除……中的杂质;以(腐肉、腐物)为食;从……中提取有用物质;清除杂质;在废物只提取有用物质
scavenger *n*. ①清道工人 ②清除剂,净化剂
scavenger-cell *n*. 清除细胞,游走细胞
scavenging *n*. 清除
SCBF spinal cord blood flow 脊髓血流量
SCC squamous cell carcinoma 鳞状(上皮)细胞癌
SCCL small cell carcinoma of lung 小细胞肺癌
SCD sudden cardiac death 心源性猝死
SCE sister-chromatid exchange 姊妹染色单体交换
Scedosporium *n*. 足放线病菌属
scelalgia［希 skelos leg + -algia］*n*. 小腿痛
Sceleth treatment［Charles E. 美医师 1873—1942］斯凯勒思氏疗法(戒药物瘾)
scellaren *n*. 海葱甙 ‖ ~ A 海葱甙 A / ~ B 海葱甙 B
scelotyrbe［希 skelos leg + tyrbe disorder］*n*. 小腿痉瘫 ‖ ~ agetans; ~ festinans; paralysis a gitans 震颤性小腿痉瘫,震颤麻痹 / ~ spastica 痉挛性小腿痉瘫 / ~ tarantismus; chorea 舞蹈病
scene *n*. 一场,一幕(戏);出事地点;景色,景象 ‖ behind the ~s 在幕后 / make the ~ 到场,参与其事 / on the ~ 在场,出现
scenedesmus obliquus *n*. 绿藻
scent *n*. 香气,臭气,气味 *vt*. 闻,察觉 ‖ on the ~(凭线索)探着 / ~ less *a*. 无气味的
SCEP spinal cord evoked potential 脊髓诱发电位
sceptic *n*. 怀疑(论)者 ‖ ~al *a*. 怀疑的 / ~ally *ad*.
scessor-leg *n*. 剪形腿
Schacher's ganglion［PolucarpGottlieb 德医师 1674—1737］; **ciliary ganglion** 沙歇氏神经节,睫状神经节
Schachowa's tube［Seraphina 19 世纪俄组织学家］沙霍娃氏［螺旋］管(肾小管)
Schachter unit of cholinesterase［Ru bin Joseph 美生理学家 1904 生］沙赫特氏胆碱酯酶单位
Schaeffer-Fulton stain 谢—弗二氏染剂(孢子染色)
Schafer-Emerson-Ivy method 谢—厄—艾三氏法(人工呼吸)
Schafer-Nerlsen-Drinker method［Ed ward Albert Sharpey-Schafer 英生理学家 1850—1935; Holger-Nielsen 丹现代陆军军官; Phillip Drinker 美工业卫生学家 1894 生］谢—尼—德三氏法(人工呼吸)
Schafer's dumbbell, dumbbell of Schafer (Edward A. Sharpey-Schafer) 谢弗小体(在横纹肌组织内发现的小体) ‖ ~ method 谢弗法(伏卧式人工呼吸法:即令患者伏卧,前额置于一臂部,施术者两膝跨于患者两髂关节旁,两手紧压患者下方肋骨的上背部,然后缓慢抬身,同时两手放松,以每 5 秒作一次向前向后运动)
Schafer's method［Edward Albert Sharpey-Schafer 英生理学家 1850—1935］谢弗氏法(人工呼吸)
Schafer's syndrome (Erichs Schafer) 谢弗综合征(先天性厚甲伴身,心发育迟缓)
Schaffer's reflex［Max 德神经病学家 1852—1923］舍费尔氏反射(器质性偏瘫时压迫跟腱则足及趾屈曲) ‖ ~ test 舍费尔氏试验(检尿内亚硝酸盐)
Schales-Schales method 夏—夏二氏法(检血氯)
Schamberg's disease (dermatosis)［Jay Frank 美皮肤病学家 1870—1934］山伯格氏病(皮肤病)(进行性着色皮肤病)
Schanz's disease［Alfred 德矫形外科 1868—1931］山茨氏病(外伤性跟腱炎) ‖ ~ syndrome 山茨氏综合征(脊椎病征)
Schardinger's enzyme (Franz Schar dinger) 夏丁格尔酶,黄嘌呤氧化酶
Schardinger's reaction 夏丁格尔氏反应(鉴别鲜乳和消毒乳)
Scharlach R［德］; **scarlet red** 猩红
Schatzki's ring (**Richard Schatzki**)沙茨基环,食管环
Shcaudinn's bacillus［Fritz Richard 德细菌学家 1871—1906］; **Treponemapallidum** 绍丁氏菌,苍白密螺旋体,梅毒螺旋体
Schaudinn's fluid (**Fritz R. Schaumann**) 绍丁液(一种硬化液,含有氯化汞、醇及蒸馏水)
Schaumann's body (**Jorgen Schaumann**) 绍曼体(肉样瘤病时,患病处所见的红色或棕色结节性贝壳样病损) ‖ ~ sarcoidosis (disease, syndrome) 肉样瘤病,结节病
Schauta's operation［Friedrich 奥妇科学家 1849—1919］绍塔氏手(经阴道子宫癌切除术)
Schauta-Wertheim operation (Friedrich Schauta; Ernst Wertheim) 绍塔-韦特海姆手术(见 Wertheim-Schauta operation)
Sche serum cholinesterase 血清胆碱酯酶
Schede's clot (**Max Schede**)［法］舍德血块(舍德手术〈坏死骨取出术〉形成的血块) ‖ ~ operation(method, resection, treatment)舍德手术(切除术、疗法)(①脓胸胸壁切除术;②下肢静脉曲张手术;③坏死骨取出术)
Schede's method［Max 德外科医师 1844—1902］; **Schede's operation** 谢德氏法 ‖ ~ opeation 谢德氏手术(①脓胸胸壁切除 ②下肢静脉曲张手术)/ ~ resection 谢德氏切除术
Scheele's acid［Karl William 瑞典化学家 1844—1902］谢德氏酸(4%氢氰酸溶液) ‖ ~ green; copper arsenite 谢勒氏绿,亚砷酸酮
Scheffiera arboricola Hayata 鹅掌藤［植药］茎、叶—七叶莲
Schefflera kwangsiensis Merr. ex Li 广西鹅掌柴［植药］药用部分:基枝或带叶基枝—(汉桃叶)
Schefflera octophylla(Lout.)Harms 鹅掌柴［植药］药用部分:根皮,根,叶—鸭脚木
Schefflera venutosa (Wight et Am.)Harms 密脉鹅掌柴［植药］药用部分:茎、叶—七叶莲
Scheiner's experiment［物理学家 1575—1650］谢纳氏实验(眼)
Schei's syndrome (Harold G. Scheie) 沙伊综合征(为胡尔勒〈Huri-

er综合征比较轻的等位基因变异型,黏多糖病Ⅰ型中三种等位基因病中最轻的一种,特征为角膜混浊,鹰爪手,主动脉瓣受累,面容稍显粗糙,宽嘴,膝外翻及弓形足。身高、智力和寿命均正常,由于L-艾杜糖苷酸酶缺乏所致。亦称黏多糖病IS型,以前称黏多糖病Ⅴ型)

Schellong-Strisower phenomenon 谢—斯二氏现象(卧位变为直立姿势时收缩血压下降)

schema［希 schema form, shape 复 schemata］*n*. ①图,图式 ②纲要,概略 ③方案,规划 ‖ ~ Hamberger's 汉泊格氏方案(肋间外肌为吸气肌,肋间内肌为呼气肌)

schematic［希 schema form, shape］*a*. 概略的,图式的

schematogram *n*. 体形图

Schematograph *n*. 体形缩绘器

scheme *n*. ①图,图式 ②纲要,概略 ③方案,规划 ‖ ~ decay 衰变图,蜕变图 / ~ disintegration 给水方案

Schenck's disease［Benjamin R.美外科医师 1842—1920］; **sporotrichosis** 申克氏病,孢子丝菌病

Scherer's test［Johann Joseph von 德医师 1814—1869］谢雷尔氏试(检肌醇等)

scherlievo *n*. 达尔马戚亚地方传染病(三期梅毒)

scheroma; xerophthalmia *n*. 干眼病,眼干燥(缺乏维生素A)

Scheuermann's disease (kyphosis)［Holger Werfel 丹外科医师 1877 生］; **kyphosis dorsalis juvenilis** 绍伊尔曼氏病,幼年期脊柱后凸(脊柱骨软骨病)

Schezomycetes *n*. 裂殖菌纲

schezomycetic *a*. 裂殖菌的

schezomycosis *n*. 裂殖菌病

schiagram; skiagram *n*. X线［照］片

Schiassi's operation［B.意外科医师］斯基阿西氏手术(①门静脉吻合于大网膜上的侧支循环法 ②下肢静脉瘤的治疗法)

Schick's sign［Bela 奥儿科医师 1877 生］锡克氏征(婴儿支气管淋巴结结核体征之一)‖ ~ test 锡克氏试验(检白喉免疫力的皮内试验)

Schiefferdecker's disk［Paul 德解剖学家 1849—1931］希弗德克尔氏板(郎飞氏节处许旺氏鞘和轴索之间,用硝酸银染成黑色的物质)‖ ~ theory 希弗德克尔氏学说(人体各组织之间有某种共生的关系)

Schiffrin-Baehr disease; Moschcowitz syndrome 希—贝二氏病,血栓性血小板减少性紫癜

Schiffrin-Sherrington phenomenon 希—谢二氏现象(切断脊髓时,不但在切断下部,而且在切断上部也见反射亢进)

schiff's biliary cycle［Moritz 德生理学家 1823—1896］希夫氏胆汁循环(胆汁酸盐循环)

Schiff's reagent［Hugo 德化学家 1834—1915］希夫氏试剂(检醛)‖ ~ test 希夫氏试验(检尿囊素及脲等)

Schilder's disease［Paul Ferdinand 奥神经病学家 1886—1940］; **periaxial encephalitis** *n*. 谢耳德氏病,弥漫性轴周性脑炎

Schiller's solution［Walter 奥病理学家 1887 生］希勒氏 ‖ ~ test 希勒氏试验(检子宫颈癌)

Schilling blood count (hemogram)［Victor 德血液学家 1883 生］希林氏血细胞计数(血像)(血细胞分类计算法的一种,将中性白细胞分为四型)

Schilling's leukemia (Victor T. A. G. Schilling) 希林白血病,急性单核细胞白血病

Schilling's test (Robert F. Shelling) 希林试验(检维生素 B_{12} 胃肠吸收,诊断原发性恶性贫血)

Schimmelbusch's disease［Curt 德外科医师 1860—1895］席梅耳布施氏病(增生性乳腺炎)‖ ~ mask 席梅耳布施氏面罩(氯仿麻醉面罩)

Schindylesis［希 schindylesis a splinte ring］*n*. 夹合连接,沟缝红坚木

Schinus［希 schinos mastic］*n*. 秘鲁乳香属 ‖ ~ molle 秘鲁乳香树

Schirme' syndrome (Rudolf Schirme) 席默综合征(一种斯—韦〈Sturge-Weber〉综合征,其中青光眼在疾病过程中很早发生)

Schisandra chinensis(Turcz.)Baill. 五味子［植药］用部分:果实—((北)五味子)

Schisandra henryi Clarke 翼梗五味子［植药］药用部分:果实

Schisandra micrantha a. C. smith 小花五味子［植药］药用部分:根

Schisandra propinqua(Wall.)Hook. f. et Thoms. var. tntermedia a. C. smith 黄龙藤［植药］药用部分:根、叶—铁箍

Schisandra propinqua(Wall.)Hook. Let Thoms. var. sinensis Oli 铁箍散［植药］药用部分:根;叶

Schisandra sphaerandra stapf f. pallida a. C. smith 圆药五味子［植药］药用部分:果实

Schisandra sphenanthera Rehd. et Wils. 华中五味子［植药］药用部分:果实—(南)五味子

schistasis *n*. 裂,分裂(尤指人体上的裂,一种先天性缺损,如躯裂畸形)

schisto-［希 schistos split 分裂］裂,分裂

schistocelia; schistocelia *n*. 腹裂［畸形］

schistocelis［schisto- + 希 kephale head］*n*. 腹裂［畸形］

schistocephalic *a*. 头裂的

schistocephalus［schisto- + 希 kephale head］*n*. 头裂畸胎

schistocorlia *n*. 躯裂［畸形］

schistocormus *n*. 躯裂畸胎 ‖ ~ fissicollis 颈裂畸胎 / ~ fissisternalis 胸裂畸胎 / ~ fissiventralis 腹裂畸胎

schistocystis *n*. 膀胱裂

schistocyte; schizocyte *n*. 裂细胞,裂红细胞 ‖ ~ parasitiferous 含寄生物裂细胞

schistocytosis; schizocytosis *n*. 裂细胞症

Schistodesmus lampreyanus Baird et Adams 射线裂脊蚌［动药］药材:贝壳—(珍珠母)

schistoglossia *n*. 舌裂［畸形］

schistomelia *n*. 肢裂［畸形］

schistomelus *n*. 肢裂畸胎

schistometer *n*. 声门裂测量器

schistoprosopia［schisto- + 希 prosopon face + -ia］*n*. 面裂［畸形］

schistoprosopus *n*. 面裂畸胎

schistoprosopy *n*. 面裂［畸形］

schistorachis *n*. 脊柱裂［畸形］

schistosis［schist a form of slate + -osis］*n*. 肺石板屑沉着病

Schistosoma *n*. 裂体吸虫属,血吸虫属 ‖ ~ bovis 牛裂体吸虫,牛血吸虫 / ~ haematobium 埃及裂体吸虫,埃及血吸虫 / ~ incognitu-m 不明裂体吸虫 / ~ indicum 印度裂体吸虫,印度血吸虫 / ~ inercalatum 刚果裂体吸虫,刚果血吸虫;间插裂体吸虫,间插血吸虫 / ~ japonicum 日本裂体吸虫,日本血吸虫 / ~ mansoni 曼［森］氏裂体吸虫 / ~ mansonivar. odentorum 曼森氏裂体吸虫啮齿变种 / ~ margrebowei 马格里包氏裂体吸虫 / ~ mattheei 羊裂体吸虫,羊血吸虫 / ~ mekongi 湄公河裂体吸虫,湄公河血吸虫 / ~ rodhaini 罗海因氏裂体吸虫 / ~ soindale 梭形裂体吸虫 / ~ suis 猪裂体吸虫,猪血吸虫

schistosomacidal; scistosomicidal *a*. 杀血吸虫的

schistosomacide; schistosomicide *n*. 杀血吸虫剂

schistosomal *a*. 血吸虫的

Schistosomatidae *n*. 裂体科

Schistosomatium *n*. 小裂体吸虫属

schistosome *n*. 裂体吸虫,血吸虫

schistosomia［schisto- + 希 soma body + -ia］*n*. 体裂［下肢缺损］畸形

schistosomiasis *n*. 血吸虫病 ‖ ~ A siatic; oriental ~; ~ japonica; Kata yama disease 日本血吸虫 / cutaneous ~ 皮肤血吸虫病,血吸虫皮炎,游泳癣 / ~ haematobia 埃及血吸虫 / ~ hepatic 肝血吸虫 / ~ intercalatum 刚果血吸虫;间插血吸虫 / ~ intestinal; Manson's ~ 肠血吸虫,曼森氏血吸虫病 / ~ japonica, eastern / ~, oriental ~ 日本血吸虫病 / ~ mansoni 曼森氏血吸虫病 / ~ oriental 日本血吸虫病 / ~ urinary; vesical / ~ 尿路血吸虫病,埃及血吸虫病 / ~ vesical 膀胱血吸虫病 / ~ visceral; intestinal / ~ 内脏血吸虫病,肠血吸虫病

schistosomicidal *a*. 杀血吸虫的

schistosomicide *n*. 杀血吸虫剂

Schistosomophora quadradi; Schistos omophora hydrobiopsis; Oncomelania quadrasi 菲律宾钉螺

schistosomulum *n*. 血吸虫童虫

Schistosomum; Schistosoma *n*. 裂体吸虫属,血吸虫属

schistosomus *a*. 体裂［下肢缺损］畸胎

schistosternia; sternoschisis *n*. 胸骨裂［畸形］

schistostoma *n*. 口裂［畸形］

schistothorax; thoracoschisis *n*. 胸裂畸形

schistotrachilus［schisto- + trachelos］*n*. 颈裂畸胎

Schit ¢ z's tonometer［Hjalmar 挪眼科医师 1850—1927］希厄茨氏眼压计

schizacousis *n*. 听觉分裂症

Schizaeaceae *n*. 海金沙科［植药］

Schizandra Michx. 五味子属 ‖ ~ sinensis Baill. 五味子,北五味子 / ~ sphenanthera Rehd. Et Wils. 华中五味子,南五味子

schizandrin *n*. 五味子素

schizaxon *n*. 轴索裂支

schizencephallic *a*. 脑裂［畸形］的

schizencephaly［希 schizein to divide + enkephalos brain］; **schizen-**

cephalic porencephaly *n*. 脑裂[畸形]脑裂性孔洞脑[畸形]
schizmnion [希 schizein to divide + amnion] *n*. 裂隙羊膜
schizo- [希 schizein to divede 分裂] 裂,分裂
schizoaffective *a*. 分裂情感性的
Schizoblastosporion *n*. 裂芽酵母孢子菌属
schizoblepharia [schizein + 希 blepharoneyelid] *n*. 睑裂[畸形]
schizobulia *n*. 人格分裂,意志分裂
schizocarp *n*. 裂果
schizocele *n*. 裂腔
schizocephalia *n*. 头裂[畸形]
schizocyte; schistocyte *n*. 裂细胞,裂红细胞
schizocytosis; schistocytosis *n*. 裂细胞症
schizodont 裂牙
schizogam *n*. 裂殖生殖
schizogenesis *n*. 裂殖生殖
schizogenous *a*. 裂殖生殖的
schizognathism; cleft-jaw *n*. [上]颌裂[畸形]
schizogonic *a*. 裂殖生殖的
schizogony; agamocytogeny *n*. 裂殖生殖[期],无性生殖[期] **schizogony; agamocytogeny** *n*. 裂殖生殖
Schizogregarina *n*. 簇虫亚目
schizogyria *n*. 精神分裂气质,精神分裂样人格
schizoid *a*. 精神分裂样的 *n*. 精神分裂样人格者
schizoidism *n*. 精神分裂气质,精神分裂样人格
schizoikiness *n*. 反应分裂(指特异的条件反应已消退后,伴随的非特异的反应仍可由刺激引起)
schizomania *n*. 精神分裂性躁狂
schizomycete *n*. 裂殖菌
Schizonepeta multifida(L.)Briq. 裂叶荆芥 [植药] 药用部分:全草,花穗
Schizonepeta tenuifolia Briq. 荆芥 [植药] 药用部分:全草—(荆芥);花(果)穗—荆芥穗
schizont [schizo- + 希 on ontos being]; **monont; agamont** *n*. 裂殖体 ‖ ~ innature 未成熟裂殖体 / ~ mature 成熟裂殖体
schizonticide *n*. 杀裂殖体剂
schizonychia *n*. 甲裂
schizophasia *n*. 言语杂乱,分裂言语
schizophrenia; schizophrenosis *n*. 精神分裂症 ‖ accute ~ 急性精神分裂症 / ambulatory ~ 逍遥型精神分裂症(轻度精神分裂症) / borderline ~ 边缘型精神分裂症 /catatonic ~ 紧张型精神分裂症,紧张症 / child ~ 儿童期精神分裂症(特征为孤独、退缩的行为,能脱离母亲的个性,总发育不熟) / disorganized ~ 错乱型精神分裂症 / hebephrenic ~ 青春型精神分裂症,青春期痴呆 / latent ~ 潜隐型精神分裂症(特征为具有明显的精神分裂症症状,但无精神分裂症发作史,其中包括边缘型,早期型、发病前型、先兆型、假神经症型和假病态人格型精神分裂症) / paranoid ~ 类偏狂型精神分裂症,妄想痴呆型精神分裂症 / paraphrenic ~ 妄想型精神分裂症 / presychotic ~ 发病前驱型精神分裂症 / process ~ , nuclear / ~ 进行性精神分裂症,核心型精神分裂症 / pseudoneurotic ~ 假神经裂型精神分裂症 / pseudopsychopathic ~ 假病态人格型精神分裂症 / reactive ~ 反应性精神分裂症 / residual ~ 残余精神分裂症 / schizo-affective ~ 分裂情感型精神分裂症 / simple ~ 单纯型精神分裂症
schizophreniac *n*. 精神分裂症患者
schizophrenic *a*. 精神分裂症的 *n*. 精神分裂症患者
schizophreniform *a*. 精神分裂症样的
schizophrenosis *n*. 精神分裂症
Schizophyceae *n*. 裂殖藻纲
schizopod *n*. 裂足
schizoprosoia *n*. 面裂[畸形](如兔唇、腭裂)
Schizopyyrenida *n*. 裂黄目 ‖ ~ singh 裂黄目
Schizosaccharomyces hominis; Saccharomyces 人裂殖酵母菌,人体酵母菌
schizosaccharomycosis *n*. 裂殖酵母菌病 ‖ ~ pompholiciformis hominis 汗疱样裂殖酵母菌病
schizosis; autism *n*. 孤独性,自我中心主义
schizosoma sirenoides 并腿样体裂[畸形]
Schizostachyum chinense Rendle 华思劳竹 [植药] 药材:茎秆内分泌液的干块—(竹黄),天竹黄
schizothemia [schizo- + 希 thema theme + -ia] *n*. 话题分裂,癔病性思维中断
schizothemic *a*. 话题分裂的,癔病性思维中断的
schizothorax *n*. 胸裂[畸胎]
schizothymia; schizoidism *n*. 精神分裂气质,精神分裂样人格
schizothymic *a*. 精神分裂气质的,精神分裂样人格的
schizotonia *n*. 肌紧张分裂
schizotrichia *n*. 毛发端分裂
schizotropic *a*. 向裂殖体的
schizotrypanosis; schizotrypanosomiasis; Chagas' disease 南美洲锥虫病,恰加斯氏病
schizotrypanum; cruzi; trypanosom a cruzi 克鲁斯氏锥虫,南美洲锥虫
schizozoite [skizo- + 希 zoon animal] *n*. 裂殖子,裂体性孢子
Schizpphyta *n*. 裂殖菌类,裂殖植物门
Schlaer test 施累尔氏试验(检夜间 Z 视力)
Schlammfieber [德] *n*. 沼地热
Schlange's sign [Hans 德外科医师 1856—1922] 施兰格氏征(肠梗阻时肠上部扩张,肠下部蠕动消失)
Schlatter's disease [Carl 瑞士外科医师 1864—1934] 施莱特氏病(胫骨粗隆骨软骨病) ‖ ~ operation 施莱特氏手术(全胃切除术)Schlatter-Osgood disease; Schlatter's disease 施—奥二氏病,施莱特氏病(胫骨粗隆骨软骨病)
Schleainger's phenomenon (sign) [Hermann 奥医师 1868—1934] 施勒津格氏现象(征)(手足搐搦时的一种体征) ‖ ~ test 施勒津格氏试验(检尿中尿胆素)
Schleich's anesthesia [Karl Ludwig 德外科医师 1859—1922] 施莱希氏麻醉(浸润麻醉) ‖ ~ marble soap 施莱希氏斑纹皂 / ~ solution 施莱希氏溶液施莱特氏溶液(吸入麻醉用)
Schlemm's canal [Friedrich S. 德解剖学家 1795—1858] 施累姆氏管(巩膜静脉窦) ‖ ~ ligaments 施累姆氏韧带(盂韧带)
Schlippe's salt [K. F. 1799—1867]; **sodium thioantimoniate** 施利普氏盐,硫代锑酸钠
Schller's treatment [HeinrichLeopold 德眼科学家 1844—1918] 舍勒尔氏疗法(治视网膜脱离)
Schloffer's tumor [Herman 捷外科医师 1868—1937] 施洛费尔氏肿胀(术后炎症性腹壁肿胀)
Schlosser's method(treatment) [Carl 德眼科医师 1857—1925] 施勒塞氏[疗]法(80%酒精性注射面神经孔,治面神经痛)
Schlumbergerina Munier-Chalmas 多块虫属
schlumbergerina occidentalis Cushman 西方多块虫
schlusskoagulum [德] *n*. 封锁凝块(胚细胞植入子宫内膜后,封闭裂口的凝块)
Schmelzer method 施梅尔泽氏法(检离子铁)
Schmidel's anastomosis [Casimir Christoph 德解剖学家 1718—1792] 施米德耳氏吻合(腔静脉与门静脉的异常交通)
Schmidt-Lantermann's incisures [Henry D. Schmidt 美解剖学家 1823—1888; A. J. Lantermann 19 世纪法解剖学家] 施—兰二氏切迹(髓鞘漏斗切迹)
Schmidt's clefts [Henry D. 美病理学家 1823—1888] 施密特氏裂(髓鞘漏斗切迹)
Schmidt's diet (Adolf Schmidt) 施密特饮食(每天饮食中含有 9338J 热量,以便于检查各种原因腹泻时的粪便)
Schmidt's fibrinoplastin [Eduard Osdar 德解剖学家 1823—1886]; **serumglobulin** 施密特氏副球蛋白,血清球蛋白
Schmidt's syndrome [Johann Friedrich Moritz 德喉科学家 1838—1907] 施密特氏综合征(疑核副神经核性麻痹:由于疑核及副神经核损害引起的一侧麻痹,影响声带、腭帆、斜方肌及胸索乳突肌)
Schmidt's test [Adolf 德医师 1865—1918] 施密特氏试验(检胆汁、糖、肠消化机能、胰分解蛋白机能、胃消化功能)
Schmincke tumor [Alexander 德病理学家 1877 生] 施明克氏瘤(鼻咽部淋巴上皮瘤)
Schmitz bacillus [Karl EitelFriedrich 德医师 1889 生]
Schmorl's alizarin SX stainingmethod 施莫耳氏茜素 SX 染色法(染钙)
Schmorl's bacillus [Christian G. 德病理学家 1861—1932]; **Actinomyces necrophorus** 施莫耳氏杆菌,坏死放线菌,家兔放线菌 ‖ ~ body 施莫耳氏体(椎间盘突入椎体) / ~ disease 施莫耳氏病(①髓样核突出病 ②家兔坏死菌病) / ~ furrow 施莫耳氏沟(肺间沟) / ~ nodule 施莫耳氏结(髓核结)
schmutzdecke [德] *n*. 去垢层(菌类)
Schnabelia oligophylla Hand.-Mazz. 四棱筋骨草 [植药] 全草入药
Schnabel's caverns [Isidor 奥眼科学家 1842—1908] 施纳贝耳氏腔(青光眼视神经中的病理小腔)
schnauzkrampf [德] *n*. 噘嘴痉挛
Schneider index [Edward Christian 美生理学家 1874 生] 施奈德氏指数(示呼吸循环机能)
Schneiderian membrane [Conrad Victor Schneider 德医师 1610—1680] 施奈德氏膜(鼻黏膜)
Schneider's carmine (Franz C. Schneider) 施奈德胭脂红(胭脂红在浓醋酸中的饱和溶液)

Schneider's carmine [Franz Coelestin 德化学家 1813—1897] ‖ ~ scetocar mine stain 施奈德氏卡红,施奈德氏乙酸卡红染剂(卡红在浓乙酸中的饱和溶液)
Schoder's method 施勒德氏法(新生儿人工呼吸法)
Schoemaker's line [Jan 荷外科医师 1871—1940] 舍马克氏线(大转子至髂前上棘的线)
scholar ***n***. 学者 ‖ ~ly 学者风度的;博学的;好学的 / ~ship ***n***. 学问,学识,奖学金
scholastic ***a***. 学校的,学术的,学究的
Scholz's disease [Willibald 德神经病学家 1889 生] 休尔兹氏病(家族性脱髓鞘性脑病)
Schonbein's reaction [ChristianFriedrich 德化学家 1799—1868] 舍恩拜因氏反应(将碘化钾和硫酸铁加入过氧化氢溶液,则产生游离碘) ‖ ~ test 舍恩拜因氏试验(检血,铜)
Schongastia pseudoschuffmeri 假宿棒恙螨
Schonlein-Henoch disease (**purpura. Syndrome**) [J. L. Schonlein; Edouard Heinrich Henoch 德儿科医师 1820—1910] 舍—亨二氏病(紫癜,综合征)(过敏性紫癜:(一种非血小板减少性紫癜,可能由于原因不明的脉管炎所致,儿童中最常见,伴有多种临床症状,如寄麻疹和红斑、关节病和关节炎、胃肠道症状及肾病,亦称变应性紫癜或过敏性紫癜)
Schonlein's disease [Johann Ludas 德医师 1793—1864]; **purpura rheu matica** 舍恩莱因氏病,风湿性紫癜 ‖ ~ fungus; Achorion schoenleinei 舍恩莱因氏毛癣菌
Schonlein's purpura (diease) (Johann L. Schonlein) 风湿性紫癜
Schon's theory [Wilhelm 德眼科学家 1848—1917] 舍恩氏学说(睫状肌对晶状体作用)
school ***n***. 学校,学派 ‖ ~ eclectic 折中学派 / ~ Hippocratic 希波克拉底氏学派 / ~ monophyletic 一元论学派 / ~ open-air 露天学校 / ~ training 训练学校
Schottmuller's bacillus [Hugo 德医师 1867—1936] 肯特苗勒氏杆菌(乙型副伤寒杆菌) ‖ ~ disease; patyphoid 肯特苗勒氏病,副伤寒
Schott's treatment (method) [Theodore 德医师 1850—1910] 肯特氏疗法(应用瑙海姆地方的盐水温浴及系统的医疗体育以治心脏病)
Schpiro's sign [Heinrich 俄医师 1852—1901] 沙皮罗氏征(患者躺卧后脉搏并不减少,显示为心肌衰弱)
schradan(缩 OMPA); **octamethyl pyrophosphoramide** ***n***. 八甲磷,八甲基焦磷酰胺(杀虫剂)
Schramm's phenomenon 施腊姆氏现象(见于脊髓疾患)
Schreger's bands [Bernhard Gottlob 德解剖学家 1766—1825] 施雷格尔氏带(牙釉质内) ‖ ~ lines 施雷格尔氏线,施雷格尔氏带
Schreiber's maneuver [Julius 德医师 1848—1932] 施赖贝尔氏手法(检膝反射)
Schridde's disease [德病理学家 1875 生] 施里迪氏病(先天性全身水肿) ‖ ~ cancer hairs 施里迪氏癌性须发 / ~ granules; chondroconia 施里迪氏粒,软骨微粒
Schrijver reflex; Bernhard reflex 施里佛氏反射,泊恩哈特氏反射(叩击大腿或小腿引起足趾的跖屈)
Schroder's fibers [Jacob Ludow Conrad van der Kolk 荷生理学家 1797—1862] 施勒德氏纤维(延髓网状结构)
Schroeder's contraction ring [Karl 德妇科学家 1838—1887] 施勒德氏收缩环(分娩时子宫收缩环) ‖ ~ operation 施勒德氏手术(慢性子宫颈炎切除黏膜手术)
Schroeder's disease [Robert 德妇科学家 1884 生] 施勒德氏病(子宫内膜肥厚出血)
Schroeder's syndrome [HenryA. 美医师 1906 生] 施勒德氏综合征(肾上腺机能亢进综合征)
Schroeder's test [Woldemar von 德医师 1850—1898] 施勒德氏试验(检脲)
Schromber ***n***. 鲭属
Schrombridae ***n***. 鲭科
schrombrone ***n***. 鲭精蛋白
Schron's granule [Otto von 德病理学家 1837—1913] 施伦氏粒(卵内)
Schron's-Much granules (ottovon Schron; Han C. Much) 施—穆粒(即赫穆粒,见 Much, granules)
Schroth's treatment (method) [Johan n 德医师 1800—1856]; **dipsotherapy** 施罗特氏[疗]法,节饮疗法
Schrotter's catheter [LeopoldSchrotter von Kristelli 奥喉科学家 1837—1908] 施勒特尔氏导管(喉扩张导管) ‖ ~ chorea; diaphramagtic chorea 膈痉挛
Schuchardt's incision (Karl A. Schuc hardt) 舒卡特切口,阴道旁切口(切开阴道和会阴以扩大外阴阴道出口,便于在癌手术时接近阴道,但极少用于分娩。亦称阴道会阴切开术)
Schuchardt's operation [Karl August 德外科医师 1856—1901]; **paravagin alhysterectomy** 舒夏特氏手术,阴道旁子宫切除术
schuegner's granulesl Plehn's gran ules 许格内尔氏粒,普累恩氏粒(疟原虫内的嗜碱性粒)
Schuffner's dots (granules, punctuation) [Wilhelm 德病理学家 1867—1949] 薛夫讷氏小点(粒,斑点)(间日疟原虫在红细胞内的细小红点)
Schule's sign [Heinrich 德精神病学家 1839—1916] 许累氏征(忧郁面容)
Schuller-Christizn disease (**syndrome**) [Artur Schuller; Henry A. Christian 美医师 1876 生]; **Hand's disease** 许—克二氏病(综合征),汉德氏病(慢性特发性黄瘤病)
Schuller's disease [Artur 奥神经病学家 1874 生] 许累尔氏病(慢性特发性黄瘤病,局灶性颅骨骨质疏松) ‖ ~ phenomenon 许累尔氏现象(器质性偏瘫患者步行时易向患侧偏斜)
schuller's ducts [Karl HeinrichAnto Ludwig Max 德外科医师 1843—1907] 许累尔氏管,尿道旁腺管 ‖ ~ method 许累尔氏法(人工呼吸法)
Schultae-Chvostek's sign; Chvostek's sign 舒—沃二氏征,沃斯特克氏征氏(击面神经,面肌痉挛)
Schultes bandage [Johann (Scultetus, Scultet) 德外科医师 1595—1645] 舒尔特兹氏绷带(多头绷带)
Schultz-Charlton reaction (test) [Werner Schultx; W. Charlton] 舒—查二氏反应(试验)(猩红热的皮疹消失反应)
Schultz-Dale reaction 舒—戴二氏反应(检过敏性)
Schultze's bundle [Max Johann 德生物学家 1825—1847]; **fasciculus inter fascicularis** 舒尔策氏束,束间束(脊髓) ‖ ~ cells; olfactory cell 舒尔策氏细胞,嗅细胞 / ~ membrane; olfactory mucus me mbrane 舒尔策氏膜,嗅黏膜 ‖ ~ sign 舒尔策氏征(①击面神经,面肌痉挛 ②舌现象)/ ~ tract; ~ bundle 舒尔策氏束,束间束
Schultze's fold [Bernhard Sigismund 德妇科学家 1827—1919] 舒尔策氏褶(羊膜褶) ‖ ~ method 舒尔策氏法(一种新生儿人工呼吸法)/ ~ phantom 舒尔策氏[女性骨盆]模型 / ~ placenta 舒尔策氏胎盘(中央先露胎盘)
Schultze's monochord (monocord) 舒尔策氏单弦听觉器
Schultze's paresthesia [Friedrich 德神经病学家 1848—1934] 舒尔策氏感觉异常
Schultze's test [Ernst 瑞士化学家 1860—1912] 舒尔策氏试验(检纤维素、胆甾醇、蛋白质)
Schultz's disesfase [Werner 德医师 1878—1947]; **agranulocytosis** 舒尔茨氏病,粒细胞缺乏症 ‖ ~ triad 舒尔茨氏三征(黄疸、坏疽性口炎、白细胞减少症)
Schultz's sterol reaction staining me thod 舒尔茨氏甾醇反应染色法(检胆甾醇)
Schumann rays [Victor 德物理学家 1841—1913] 舒曼氏射线(紫外线)
Schumm's test 舒姆氏试验(检血及血浆正铁血红素)
Schurmann's test [Walter 德血清学家 1880 生] 许尔曼氏试验(检梅毒)
Schutz's angina (disease, syndrome) (Werner Schultz) 粒细胞缺乏症
Schutz's bundle [H. 德解剖学家] 舒茨氏束(上纵束)
Schutz's fasciculus (bundle, tract) (Hugo Schutz) 许茨束,背侧纵束
Schutz's micrococcus [JohannWilhelm 德兽医 1839—1920] 许茨氏细球菌(马腺疫菌)
Schwabach's test [Dagobert 德耳科学家 1849—1920] 施瓦巴赫氏试验(检听力)
Schwalbe's convolution [Gustav Albert 德解剖学家 1844—1916] 施瓦耳贝氏回(枕前回) ‖ ~ corpuscles 施瓦耳贝氏小体(味蕾)/ ~ fissures 施瓦耳贝氏裂(脉络丛裂)/ ~ foramen; foramen caecumposterius 施瓦耳贝氏孔,延髓盲孔 / ~ nucleus 施瓦耳贝氏核(前庭神经内侧核)/ ~ sheath 施瓦耳贝氏鞘(弹性纤维鞘)/ ~ space 施瓦耳贝氏隙(视神经鞘间隙)
schwannetis ***n***. 神经鞘炎
schwannoglioma; schwannoma ***n***. 神经鞘瘤
schwannoma; schwannoglioma ***n***. 神经鞘瘤
schwannosis ***n***. 神经鞘[肥厚]病
Schwann's cell [Theodor 德解剖及生理学家 1810—1882] 许旺氏细胞(神经鞘细胞) ‖ ~ sheath; neurilemma 许旺氏鞘,神经鞘 / ~ tumor 许旺氏鞘(神经鞘瘤)/ ~ white substance 许旺氏白质(髓鞘质)
Schwartze's operation [Hermann 德耳科学家 1837—1910] 施瓦策氏手术(乳突窦凿开术)
Schwartze-Stacke operation [Hermann Schwartze 德耳科学家 1837—1910; Lwdwig Stacke 德耳科学家 1859—1918] 施—斯二氏手术(一种乳突手术)

Schwartz-McNeil test 施—麦二氏试验(检淋病的补体结合试验)
Schwartz's test [Karl Leonhard Heinrich Schwarz 德化学家 1824—1890] [Gottwald Schwarz 德 X 线学家 1880 生] 施瓦茨氏试验(①检二乙眠砜 ②检胃消化机能)
Schwartz's method (test) [Charles Edouard 法外科医师 1852 生] 施瓦茨氏法(试验)(检大隐静脉曲张时静脉瓣的闭锁机能)
Schwediauer's disease; achellobursitis 施韦道尔氏病,跟腱囊炎
Schweigger-Seidel sheath [Franz 德生理学家 1834—1871] 施魏格—赛德耳氏鞘(动脉鞘)
schweinerotlauf [德]; **swine erysipel** *n*. 猪丹毒
Sshweineseuche [德]; **swine plague** *n*. 猪疫
Schweinfurt green; Paris green 施魏因富特绿,巴黎绿,乙酰亚砷酸铜
Schweitzer's reagent [MatthiasEduar 德化学家 1818—1860] 施魏泽尔氏试剂(检纤维素)
schwelle[德]; **threshold** *n*. 阈,界限
Schweninger's method [Ernst 德医师 1850—1924] 施文宁格氏法(限制饮食中的液体以减轻肥胖)
scia-; skia- 影(尤指 X 线的)
sciage [法] *n*. 锯木状按摩法
sciagraphu; skeagraphy *n*. X 线照相术
scialyscope *n*. 隔室传真装置(将手术情况投影于另一暗室中的装置)
sciapody [希 Skiapodes shade-footed people]; **macropodia** *n*. 巨足
sciascopia; sciascopy *n*. 视网膜镜检查,视网膜检影法
sciatic [拉 sciaticus; 希 ischiadikos] *a*. 坐骨的
sciatica [拉]; **ischialgia** *n*. 坐骨神经痛 ‖ ~ phlebogenous 静脉[曲张]性坐骨神经痛
SCID severe concomitant immumuno-deficiency 严重联合免疫缺陷
science [拉 scientia knowledge] *n*. 科学 ‖ ~ applied 应用科学 / ~ medical 医学科学 / ~ natural 自然科学 / ~ purre 纯粹科学
scientific *a*. 科学的
scientist *n*. 科学家
scieropia [希 skieros shady + ops eye + -ia] *n*. 雾视[症]
Sclerotinia *n*. 核盘菌属
Scilla L. 绵枣儿属 ‖ ~ maritima 海葱 / ~ sinensis (Lour.) Merr. 绵枣儿
scilla[拉]; **sqrill** *n*. 海葱
scillain *n*. 海葱素,海葱因
scillarabiose *n*. 海葱二糖
scillarenase *n*. 海葱甙酶
scillarenin *n*. 海葱甙宁
scillaridin A 海葱甙原 A
scillenin *n*. 海葱拟素
scillidiuretin *n*. 海葱利尿素
scillimarin *n*. 海葱类素
scillin *n*. 海葱副甙
scillipierin [希 skilla squill + pikros bitter] *n*. 海葱苦素
scilliroside *n*. 红海葱甙
scillism *n*. 海葱中毒
scillitic *a*. 海葱的
scillitin *n*. 海葱亭
scillitoxin [拉 scilla squill + toxin] *n*. 海葱毒素
scillocephalus [scilla + 希 kephale head] *n*. 尖小头者
scillocephaly *n*. 尖小头[畸形]
scillonin *n*. 海葱杂甙
Scindapsus [希 skindapsos an ivy-like tree] *n*. 藤宇属(天南星科)
scintigram *n*. 闪烁图
scintigraphic measurement of infarct volume (心肌)梗塞体积的闪烁照相测量
scintigraphy *n*. 闪烁显像
scintillascope [拉 scintilla spark + 希 skopein to examine]; **spinthariscope** *n*. 闪烁镜
scintillation [拉 scintillatio] *n*. ①闪烁[现象] ②光闪视 ‖ ~ ocular 光闪视
scintillator *n*. ①闪烁体 ②闪烁器
scintilloneter *n*. 闪烁计数器
scintiscanner *n*. 闪烁扫描器(施用放射同位素后测器官的大小和位置)
scintiscanning *n*. 闪烁扫描
scion [法 sion shoot, sprig; 拉 secotocut] *n*. ①嫩枝 ②接穗
sciopody *n*. 巨足,大足
Scirpus fiuviatilis(Torr.)a. Gray; yagara Ohwi 荆三棱 [植药] 药用部分: 块茎
Scirpus L. 藨草属 ‖ ~ cyperinus 蒯草 / ~ lacustris L. 水葱 / ~ maritimus L.; ~ yagara Ohwi 荆三稜 / ~ triqueter L. 藨草
scirrhencanthus [scirrho- + 希 enin + kanthos canthus] *n*. 泪腺硬癌
scirrho- [希 skirrhos hard] 硬
scirrhoblepharoncus [scirrho- + 希 blep haron eyelid + onkos mass] *n*. 睑硬癌
scirrhoid *a*. 硬癌样的
scirrhoma *n*. 硬癌 ‖ ~ caminianorum; chimney-sweeps' cancer *n*. 扫烟囱工人癌
scirrhophthalmia *n*. 眼硬癌
scirrhosarca *n*. ①硬皮病 ②新生儿硬化病
scirrhosity *n*. 硬度(肿瘤的)
scirrhous [希 skirrhos]; **schirrousca rcinoma** *n*. 硬癌
scirrhous [拉 scirrhosus] *a*. 硬癌的
scissel *n*. 金属片(牙托用)
scission [拉 scindere to cut] *n*. 分裂
scissiparity [拉 scindere to split + parere to bring forth] *n*. 裂殖生殖
scissors *n*. 剪 ‖ ~ angular 有角剪 / ~ blunt-pointed 钝头剪 / ~ bone; bone shears 骨剪 / ~ canalicular 泪管剪 / ~ cannula 开管剪 / ~ cautery 烧灼剪,烙剪 / ~ collar 冠颈剪 / ~ conchotomy 鼻甲剪 / ~ craniotomy 颅骨剪 / ~ crown 冠剪 / ~ de Wecker's 德维克尔氏剪(虹膜剪) / ~ dissecting 解剖剪 / ~ embryotomy 碎胎剪 / ~ eye 眼科剪 / ~ fistula 瘘管剪 / ~ gum 龈剪 / ~ hare-lip 唇裂剪 / ~ hooked 钩形剪 / ~ iris 虹膜剪 / ~ Liston's 利斯顿氏剪(石膏绷带剪) / ~ plaster of paris; Liston's ~; plaster ~ 石膏绷带剪,利斯顿氏剪 / ~ polyp 息肉剪 / ~ probe-pointed 圆头剪 / ~ rib; rib-nippers 肋骨剪 / ~ sharp-pointed 尖头剪 / ~ Smellie's 斯梅利氏剪(外刃颅骨剪) / ~ surgical 外科剪,切开剪 / ~ suture 缝线剪 / ~ wire 线剪
scissors-shadow *n*. 剪影(视网膜镜检查)
scissura (复 scessurae) [拉] *n*. 分裂 ‖ ~ pilorum 毛发分裂
Scitamineae *n*. 芭蕉目
Sciurus *a*. 栗鼠属 ‖ ~ lis 日本栗鼠 / ~ vulgaris 欧洲栗鼠
Sclavo's serum [Achille 意医师 1861—1930] 斯克拉沃氏血清(抗炭疽血清)
Scldelin bodies [Harold 英医师] 赛德林氏体(黄热病人红细胞内的小体)
scleo- [skleros + 希 atrophia want of food] ①巩膜 ②硬化
sclera [拉; 希 skleros hard] *n*. 巩膜 ‖ ~ blue 青色巩膜
scleracne; acne indurata *n*. 硬结性痤疮
scleradenitis *n*. 硬化性腺炎
scleral *a*. 巩膜的 ‖ ~ buckling 巩膜扣带术
scleratheroma; atherosclerosis *n*. [动脉] 粥样硬化
scleratitis; scleritis *a*. 致硬化的
scleratitis; scleritis *n*. 巩膜炎
scleratogenous [sxlero- + 希 ektasis extension + -ia]; **sclerectasis** *n*. 巩膜膨胀
sclere *n*. 骨针
sclerecto-iridectomy; Lagrange's operation *n*. 巩膜虹膜切除术,拉格朗热氏手术
sclerecto-iridodialysis *n*. 巩膜切除虹膜分离术
sclerectome *n*. 巩膜刀
sclerectomy [sclero- + 希 ektome excision] *n*. ①巩膜切除术 ②硬化骨膜切除术
scleredema *n*. 硬化病 ‖ ~ adultorum; Buschke's ~ 成人硬化病
sclerema; scleredema *n*. 硬化病 ‖ ~ neonatorum 新生儿硬化病 / ~ adultorum; scleroderma 成人硬化病,硬皮病 / ~ cutis; scleroderma 硬皮病水肿性硬化病,新生儿水肿 / ~ adiposum; ~ neonatorum 新生儿硬化病 / ~ edematosum 水肿性硬化病,新生儿水肿
scleremia; sclerema *n*. 硬化病
scleremus *n*. 硬化病
sclerencephalia *n*. 脑硬化
sclerencephaly; sclerencephalia *n*. 脑硬化
sclerenchyma *n*. 厚壁组织(植)
sclerenchymatous *a*. 厚壁组织的
sclererythrin *n*. 麦角红质
scleriasis [希 skleriasis] *n*. 睑硬结
scleriridotomy; scleriritomy; eridoscl erotomry [希] *n*. 巩膜虹膜切开术(治前葡萄肿)
scleriridotomy; scleriritomy; iridosclerotomy *n*. 巩膜虹膜切开术
sclerite *n*. 甲片(昆虫)
scleritic *a*. 硬的,硬化的
scleritis; sclerotitis *n*. 巩膜炎 ‖ ~ annular 环状巩膜炎 / ~ anterior 前巩膜炎 / ~ brawny 角膜缘性巩膜炎 / ~ posterior 后巩膜炎
scleroadioise *n*. 维组织 [与] 脂肪的
scleroatrophic [skleros + 希 atrophia want of food] *a*. 硬化萎缩的

scleroblastema *n*. 成骨胚组织,生骨胚组织
scleroblastemic *a*. 成骨胚组织的,生骨胚组织的硬性内障
sclerocataracta *n*. 硬性内障
sclerocentesis *n*. 巩膜穿刺术
sclerochoroiditis *n*. 巩膜脉络膜炎 ‖ ～ anterior 前巩膜脉络膜炎 / ～ poserior 后巩膜脉络膜炎
scleroconjunctival *a*. 巩膜结膜的
scleroconjunctivitis *n*. 巩膜结膜炎
sclerocornea *n*. 巩角膜
sclerocorneal *a*. 巩[膜]角膜的
sclerocycloidialysis *n*. 巩膜睫状体分离术
sclerocyclotomy *n*. 巩膜睫状体切开术
sclerodactylia; sclerodactylia *n*. 指(趾)硬皮病,指端硬化 ‖ ～ annularis ainhumoides 阿洪病样环状指(趾)硬皮病
sclerodactyly; sclerodermia *n*. 指(趾)硬皮病
scleroderma *n*. 弥漫对称性硬皮病,硬皮病 ‖ ～ gurrate 滴状硬皮病 / ～ neonatorum; sclerema neonatorum 新生儿硬皮病,新生儿硬化病
Scleroderma *n*. 硬皮马勃属(担子菌)
Scleroderma cepa Pets. 光硬皮马勃［植药］药用部分:子实体
Scleroderma geaster Fr. 粗硬皮马勃［植药］药用部分,子实体
scleroderma; sclerodermia *n*. 硬皮病 ‖ ～ adultorum 成人硬皮病 / ～ circumscriptum; morphea; localized / ～ 局限性硬皮病,硬斑病
Sclerodermataceae *n*. 硬皮马勃科
sclerodermatitis; sclerodermitis *n*. 硬化性皮炎
sclerodermatomyositis *n*. 硬化性皮肌炎
sclerodermia; scleroderma *n*. 硬皮病
sclerodesmia *n*. 韧带硬化
scleroedema; scleredema *n*. 硬化病
sclerogenic; sclerogenous *a*. 致硬化的
sclerogenous [sclero- + 希 gennan to produce] *a*. 致硬化的
sclerogummatous *a*. 纤维组织[与]梅毒肿的
scleroid *a*. 硬质的,硬性的
sclero-iritis *n*. 巩膜虹膜炎
sclero-iridectomy *n*. 巩膜虹膜切除术
sclero-iridencleisis *n*. 巩膜虹膜嵌顿术
sclero-iridotasis *n*. 巩膜虹膜展开术
sclerokeratitis; sclerokeratosis *n*. ①巩膜角膜炎 ②硬化性角膜炎
sclerokeratoiritis *n*. 巩膜角膜虹膜炎
sclerokeratosis; sclerokeratitis *n*. ①巩膜角膜炎 ②硬化性角膜炎
scleroma [希 skleroma induration] *n*. 硬结(尤指鼻或喉组织) ‖ ～ respiratorium; rhinoscleroma 呼吸道硬结[病];鼻硬结[病]
scleromalacia *n*. ①巩膜软化(亦称穿通性巩膜软化) ②变形性骨炎 ‖ ～ perforans 穿通性巩膜软化
scleromeninx [sclero- + 希 meninx me mbrane] *n*. 硬膜,硬脑膜
scleromere *n*. ①骨节 ②生骨板
sclerometer *n*. 硬度计
scleromucin *n*. 麦角黏液质,麦角黏蛋白
scleromyxedema *n*. 硬化性黏液水肿
scleronychia *n*. 指(趾)甲硬化
scleronyxis *n*. 巩膜穿刺术
sclero-oophoritis; sclero-oothecitis *n*. 硬化性卵巢炎
sclero-optic *a*. 巩膜视神经的
sclerophthalmia *n*. 巩膜化角膜,巩膜眼症(由于角膜和巩膜不完全分化,角膜周围不透明,只有中央仍清晰)
scleroplasty *n*. 巩膜成形术
scleroprotein *n*. 硬蛋白
seleropunch *n*. 巩膜咬合器
sclerosal; sclerous *a*. 硬的,硬化的
sclerosant *n*. 组织硬化剂(一种化学刺激剂,先产生炎症,最后导致纤维化,用以治静脉曲张)
sclerosarcoma *n*. 纤维化肉瘤
scleroscope *n*. 硬度计
sclerose *vi*. 变硬,硬化 ‖ ～d *a*. 硬化的
sclerose en plaques [法]; **multiple sclerosis** 多发性硬化
sclerosed *a*. 硬化的
sclerosing *a*. 致硬化的,硬化的
sclerosis [希 sklerosis hardness] *n*. 硬化(症) ‖ ～ Alzheimer's; presenile / ～ 阿尔茨海默氏硬化,脑小血管,早老性脑硬化 / ～ amyotuophic lateral 肌萎缩性[脊髓]侧索硬化 / ～ annular 环状硬化(脊髓) / ～ anterolateral; ventrolateral / ～ 脊髓前侧索硬化 / ～ arterial; arteriocapollary ～; vascular ～ arteriosclerosis 动脉硬化 / ～ arteriocapillary; arteriosclerosis 动脉毛细血管硬化,动脉硬化 / ～ arteriolar 小动脉硬化 / ～ atrophic 萎缩性硬化 / ～ benign 良性动脉硬化 / ～ bone; eburnation 骨硬化,骨质象牙化 / ～ bulbar 延髓[多发性]硬化 / ～ cerebellar 小脑[多发性]硬化 / ～ cerebral 脑[多发性]硬化 / ～ cerebral 脑脊髓[多发性]硬化 / ～ cervical 颈髓[多发性]硬化 / ～ cercumscripta pericardii 心包局限性硬化 / ～ combined 合并性硬化(脊髓后侧索脊髓亚急性合并性变性) / ～ concentric; Balo syndromme 同心性硬化,巴洛氏综合征 / ～ corii; sclerodirma 硬皮病 / ～ dermatis 硬皮病 / ～ deffuse [脑脊髓]弥漫性硬化 / ～ diffuse hyperplastic 弥漫性增生髓性动脉硬化 / ～ diffuse infantile famillal 婴儿家族性弥漫髓性脑硬化 / ～ disseminated; multiole ～ 多发性硬化 / ～ dorsal 脊髓后侧索硬化 / ～ endocadrial 心内膜硬化(纤维弹性组织增生) / ～ Erb's; primary lateral spinal / ～ 欧勃氏硬化,原发性脊髓侧索硬化 / ～ familial centrolobar; Merzbacher-Pelizaeus disease; ap; asia axialis extraxorticalis congenita 家族性脑中叶硬化,梅—佩二氏病 / ～ focal; multiple / ～ 多发性硬化 / ～ gastric 胃硬化,皮革状胃,皮囊胃 / ～ general [器官]普遍性硬化 / ～ general ized arteriolar 普遍性小动脉硬化 / ～ hereditary arteriolar 遗传性小动脉硬化 / ～ hereditary cerebellar 遗传性小脑硬化 / ～ hereditary spinal 遗传性脊髓硬化 / ～ hyperplastic 增生性硬化(见于小动脉和细动脉) / ～ of infants, idiopathic hypercalcemic 特发性婴儿血钙过多性硬皮病 / ～ insular; multiple ～ 岛屿状硬化,多发性硬化 / ～ Krabbe's 婴儿家族性弥漫性脑硬化 / ～ lateral [脊髓]侧索硬化 / ～ lateral spinal 脊髓侧索硬化 / ～ lobar 脑叶硬化 / ～ Mzrie's 遗传性小脑硬化 / ～ menstrual 月经性硬化 / ～ miliary 粟粒性硬化 / ～ Monckeberg's; Monckeberg's art eriosclerosis 门克伯格氏动脉硬化(动脉中层钙化) / ～ multilocular; multiple ～ 多发性硬化 / ～ multiple; disseminated ～; focal ～, insular ～ [脑脊髓]多发性硬化 / ～ multiple cerebral 多发性脑硬化 / ～ multiple cerebrospinal 多发性脑脊髓硬化 / ～ neural 神经硬化 / ～ nodular; atherosclerosis[动脉]粥样硬化 / ～ ossium 骨硬化 / ～ ovularional 排卵性硬化 / ～ physiological 生理性硬化 / ～ posterior tabes dorsalis 脊髓后侧索硬化,脊髓痨 / ～ posterolateral; tabes dorsalis 脊髓后索硬化,脊髓侧索硬化 / ～ posteriorlateral; posterolateral spinal / ～ 脊髓后侧索硬化 / ～ posterolateral; spinal 脊髓后侧索硬化 / ～ presenile; Alzheimer's / ～ 早老性脑硬化,老早性痴呆,脑小血管,阿尔茨海默氏 / ～ primary lateral spinal; Erb's / ～ 原发性脊髓侧索硬化,欧勃氏硬化 / ～ progressive muscular 进行性肌硬化 / ～ progressive systemic, diffusesy stemic ～ 全身性硬皮病 / ～ redux; chancre redux 再发性下疳 / ～ renal 肾硬化 / ～ renal arteriolar 肾小动脉硬化 / ～ tuberosa; ruberous ～; Bournevil e's disease; 结节性[脑]硬化,布尔讷维氏病 / ～ ulcerating 硬下疳 / ～ unicellular 细胞间硬化,细胞间纤维组织增生 / ～ vascular; arteriosclerosis; angiosclerosis 血管硬化,动脉硬化 / ～ venous; phlebosclerosis 静脉硬化 / ～ ventriculi; sclerotic gastritis 胃硬化,硬化性胃炎 / ～ ventrolateral; anterolateral / ～ 脊髓前侧索硬化
scleroskeleton *n*. 硬化骨骼
sclerostenosis *n*. 硬化性狭窄,硬缩
Sclerostoma *n*. 硬口虫属(曾是线虫中的一属,包括钩虫在内,现已被废除) ‖ ～ duodenale; Ancylostomaduodenale 十二指肠钩[口线]虫 / ～ syngamus; Syngamys trachealis 气管比翼线虫
sclerostomy *n*. 巩膜造口术
sclerotherapy *n*. 硬化疗法(注射硬化性溶液,治疗痔或静脉曲张)
sclerothrix *n*. 毛发干硬
sclerotia *n*. 菌核(sclerotium 的复数)
sclerotic [拉 scleroticus; 希 skleros hard] *a*. ①硬,硬化的 ②巩膜 ‖ ～ acid 麦角硬酸
sclerotica [拉]; **sclera** *n*. 巩膜
scleroticectomy *n*. 巩膜切除术
scleroticochoroiditis; sclerochoroiditis *n*. 巩膜脉络膜炎
scleroticonyxis; scleronyxis *n*. 巩膜穿刺术
scleroticopuncture; scleronyxis *n*. 巩膜穿刺术
scleroticotomy [sclerotica + 希 timnein to cut] *n*. 巩膜切开术
sclerotidectomy *n*. 巩膜切除术
Sclerotiniaceae *n*. 核盘菌科
sclerotinic acid 麦角硬酸
sclerotis; ergot *n*. 麦角
sclerotitis; scleritis *n*. 巩膜炎
sclerotium *n*. 菌核(由某些真菌如黑麦麦角所形成的黑色厚壁硬块)
sclerotomal; skeletogenous *n*. 生骨层 ‖ ～ spicule 交合刺鞘 / ～ spiral 螺旋鞘(精子) / ～ synovial 滑液鞘 / ～ tail 尾鞘 / ～ tangential 切线鞘(颈动脉) / ～ tendon 腱鞘
sclerotome *n*. ①巩膜刀 ②生骨节
sclerotomhxis [scleros + 希 nyxis a pricking] *n*. 巩膜穿刺术
sclerotomy; scleroticotomy *n*. 巩膜切开术 ‖ ～ anterior 前巩膜切

开术 / ~ posterior 后巩膜切开术
sclerotrichia *n*. 毛发干硬
sclerous; sclerosal *a*. 硬的,硬化的
sclerozone [sclero- + 希 zone] *n*. ①附肌带 ②附着带
SCM State Certined Midwife 持有国家证书的助产士
SCM sodium coupled-transport mechanism 钠结合转运原理
scobinate *a*. 表面粗糙的
scold *v*. 责骂,责备
scoleces scolex 的复数
scoleciform *a*. 头节样的
scoleco- [希 skolex worm] ①蠕虫 ②头节
scolecoid [希 skolekoeides vermiform] *a*. ①蠕虫样的 ②头节样的
scolecology; helminthlogy *n*. 蠕虫学
scolex (复 sxolices)[希 skolex worm] *n*. 头节
scolices (单 scolex) *n*. 头节
scoline; succinylcholine chloride *n*. 氯化丁二酰胆碱,氯化琥珀酰胆碱
scolio- [希 skolios twisted 扭弯] 弯曲
scoliocontic *a*. 牙弯曲的
scoliokyphosis *n*. 脊柱后侧凸
scoliolordosis *n*. 脊柱前侧凸
scoliometer *n*. 脊柱侧凸[测量]计
scoliopathexis *n*. 装病,佯病
scoliorachitic *a*. 脊柱侧凸与佝偻病性的
scoliosiometry [scoliosis + 希 metron measure] *n*. 脊柱侧凸测量法
scoliosis [希 skoiiosis curvation]; hachioscoliosis *n*. 脊柱侧凸 ‖ ~ Brissaud's; sciatic ~ 布里索氏脊柱侧凸,坐骨神经痛性脊柱侧凸 / ~ cicatricial 瘢痕性脊柱测凸 / ~ congenital 先天性脊柱侧凸 / ~ coxitic 髋关节炎性脊柱侧凸 / ~ empyematic 脓胸性脊柱侧凸 / ~ functional 机能性脊柱侧凸 / ~ habit 习惯性脊柱侧凸 / ~ inflammatory 炎性脊柱侧凸 / ~ ischiatic 坐骨病性脊柱侧凸 / ~ myopathic 肌病性脊柱侧凸 / ~ ocular; ophthallmic ~眼病性脊 柱侧凸 / ~ organic 器质性脊柱侧凸 / ~ osteopathic 骨病性脊柱侧凸 / ~ paralytic 麻痹性脊柱侧凸 / ~ postural 姿势性脊柱侧凸 / ~ rachitic 佝偻病性脊柱侧凸 / ~ rheumatic 风湿性脊柱侧凸 / ~ sciatic; Brissaud's / ~ 坐骨神经痛性脊柱侧凸,布里索氏脊柱侧凸 / ~ static 静止性脊柱侧凸 / ~ structural 结构性脊柱侧凸
scoliosometer; scoliometer *n*. 脊柱侧凸[测量]计
scoliotic *a*. 脊柱侧凸的
scoliotone *n*. 脊柱侧凸矫正器
scolopendra *n*. 蜈蚣 ‖ ~ subspinipes multilans (L.) Koch. 少棘巨蜈蚣[动药]药材:干燥全虫—(蜈蚣)
Scolopendra *n*. 蜈蚣科
Scolopendra [希 skolops anything pointed] *n*. 蜈蚣属
scolopsia [希 skolops anything pointed] *n*. 可动骨缝
scombroid *n*. 鲭亚目的鲭
Scombroidea *n*. 鲭亚目
scombrone *n*. 鲭组蛋白
scombrotoxic *a*. 鲭中毒的
scombrotoxin *n*. 鲭毒素
scomrine *n*. 鲭精蛋白
scoop *n*. 匙,杓 ‖ ~ bullet 子弹匙 / ~ ear; aural curette 耳刮匙 / ~ ful 一满匙 / ~ lithotomy 结石匙 / ~ Mules's 谬耳斯氏眼刮匙
Scopafungin *n*. 司可芬净,吸水真菌素(抗菌、抗真菌抗生素)
scoparii cacumina; scoparius; room-tops *n*. 金雀花
scoparin *n*. 金雀花素
scoparius; broom-tops *n*. 金雀花(有利尿、导泻、催吐作用)
scope *n*. 范围;余地,机会
-scope [希 skopein to examine 检查] 镜
Scopin; Scopine *n*. 东莨菪醇
scopograph *n*. 透明照相机
Scopola *n*. 欧莨菪(根茎及根)(抗胆碱能药)
scopolagnia *n*. 窥视色情癖(窥淫癖;露阴癖)
Scopolamine; Huoscine *n*. 东莨菪碱 ‖ ~ hydrobromide 氢溴酸东莨菪碱(大脑镇静、散瞳、睫状肌麻痹药) ‖ ~ methylbromide 甲溴东莨菪碱(抗胆碱能药) / ~ N-oxide N-氧化东莨菪碱 / ~ stable; scopomannit 稳定性东莨菪碱,甘露醇
scopolaminism; scopolammepoisoning *n*. 东莨菪碱中毒
scopoleine *n*. 东莨菪副碱
scopoletin *n*. 东莨菪甙原配基
Scopolia breviflora C.Y. Wu et C. Chen, mss. 三分七[植药]药用部分:根、茎、叶、种子—三分三
Scopolia carniolicoides C. Y. Wu et C. Chen var. dentata C. Y. Wu et C. Chen 小莨菪[植药]药用部分:根、茎、叶,种子—三分三
Scopolia carniolicoides C. Y. Wu et Cl. Chen, mss. 赛莨菪[植药]药用部分:根、茎、叶、种子—三分三
Scopolia Jacq. [Johann AntoniScopoli 意医师 1723—1788] 东莨菪属 ‖ ~ carniolica 欧莨菪 / ~ duboisia 澳东莨菪 / ~ japonica Maxim. 东莨菪
Scopolia lurida Dunal 喜马拉雅东莨菪[植药]药用部分:根、茎、叶、种子—三分三
Scopolia sinensis Hemsl.; Atropanthe sinensis (Hemsl.) Paschi 天蓬子[植药]药用部分:根
Scopolia tangufica Maxim.; Antisodus tanguticus (Maxim.) Pasch. 山莨菪[植药]药用部分:根
scopoline *n*. 异东莨,菪醇
scopomannit; scopolamine stable *n*. 甘露醇东莨菪碱,稳定性东莨菪碱
scopometer [希 skopein to examine + metuon measure] *n*. 浊度计,视测浊度计
scopometry *n*. 浊量法,视测浊度测定法
scopomorphinism *n*. 东莨菪碱吗啡瘾
scopophilia, scopolagnia *n*. 窥视色情癖(窥淫癖;露阴癖)
scopophobia *n*. 被视恐怖
scoptophobia; scopophobia *a*. 被视恐怖
scopula *n*. 毛丛(围口纤毛虫的离口细胞器)
Scopulariopsis *n*. 帚霉属 ‖ ~ brevicaulis 短尾带霉
scopulariopsosis *n*. 帚霉病
-scopy [希 skopein to examine 检查] 检查
scoracratia; copracrasia *n*. 大便失禁
scorbutic [拉 scrubuticus] *a*. 坏血病的
scorbutigenic *a*. 致坏血病的
scorbutus [拉]; **scurvy** 坏血病 ‖ ~ infantum; morbus barlowi 婴儿坏血病 / ~ nauticus 船员坏血病 / ~ oris; cancrum oris 走马疳
scorch *vt*. 烧焦,(使)枯萎;挖苦 *n*. 烧焦;焦痕;枯黄
scorching *a*. 灼热的;(语言等)刺人的
scordinema [希 skordinema] *n*. 呵欠,欠伸(某些传染病的前驱症状)
score *n*. 刻痕,伤痕;点,方面;得分,比 数;评分,分数;[单复同]二十. *vt*. 刻痕于;获得成绩,得分;给……评分 ‖ recovery ~ 新生儿后期评分(评定新生儿在产后超过一分钟以上的不同时间的心率、呼吸力、肌张力,反射应激性和肤色所得出的总分) / in ~ 很多地,大批地 / on more ~s than one 为了种种理由 / on that ~ 在那点上;因此 / on the ~ of 因为,为了,由于 / ~ out 划掉,删去 / ~ under 在(某字句)下画线,强调 / ~ up 把……记下 / ~s (and ~s) of 大批,许多(用于大于 dozens 小于 hundreds 之数) / three ~ (years) and ten 人生 70 年(指正常的寿命)
scoretemia [希 skor dung + haima blood + -ia] *n*. 粪中毒
scorings *n*. [骨]生长残痕
Scorpio *n*. 蝎属 ‖ ~ maurus 暗蝎(产于南欧)
scorpion *n*. 蝎
Scorpionidn *n*. 蝎目
scorpionism *n*. 蝎螫中毒
Scot *n*. 苏格兰人
Scotch *n*. 苏格兰(人)的;苏格兰方言的
Scotland *n*. [.sk 抗 Iand] rL 苏格兰[英国]
scoto- [希 skotos darkness]; **skoto-** 暗
Scotobacteda *n*. 暗菌属
scotobacterium *n*. 暗菌
scotochromogen *n*. 黑暗产色菌(类)
scotodinia [希 skotos darkness + dinoswhirl] *n*. 暗点性眩晕
scotogram *n*. ①X 线[照]片 ②暗室显影片
scotograph *n*. ①X 线[照]片 ②暗室显影片 ③暗中写字器
scotographic *a*. ①X 线照相的 ②暗室显影的
scotography *n*. ①X 线照相术 ②暗室显影术
scotoma [复 scotmata][希 skotoma] *n*. ‖ ~ absolute 绝对暗点 / ~ annular; ring ~ 环状暗点 / ~ arcuate 弓形盲点 / ~ aural; ~ auris 音定向不能 / ~ Bjerrum's 布耶鲁姆氏暗点(内障症状) / ~ central 中心暗点 / ~ centrocecal 哑铃形暗点 / ~ color 色盲暗点 / ~ flimmer 闪光暗点 / ~ flittering; teichopsia 闪光暗点 / ~ hemianopic 偏盲暗点 / ~ homonymous 同侧暗点 / ~ insular 孤立性暗点 / mental ~ 精神"盲点",自省力缺乏 / ~ visrus 暗点,盲点
scotomagraph *n*. 暗点描记器
scotomameter *n*. 暗点计
scotomatous *a*. 暗点的
scotometer *n*. 暗点计 ‖ ~ Bjerrum's; campimeter 布耶鲁姆氏暗点计,平面视野计

scotometry *n*. 暗点测量法
scotomization [scotoma- + 希-izein to make into] *n*. 暗点发生（尤指精神"盲点"形成，患者企图否认一切与其自我相冲突的事物的存在）
scotophilia *n*. 黑暗癖
scotophobia *n*. 黑暗恐怖，恐暗症
scotophobin *n*. 黑暗恐怖肽（由15个氨基酸组成的肽，从黑暗恐怖情况下饲养的大鼠及小鼠脑组织中分离出来的，如将这种肽注射入正常啮齿动物体内，据称会引起对黑暗的恐怖）
scotopia [scoto- + 希 ops eye + -ia] *n*. 暗适应，暗视
scotopic *a*. 暗视的
scotopsin *n*. 视暗蛋白（视网膜杆体色素中的蛋白质组成部分）
scotoscopy; sciascopy *n*. ①X线透视检查 ②视网膜镜检查
scotosis; scotoma *n*. 暗点，盲点
scototherapy *n*. 蔽光疗法
Scottish *a*. 苏格兰（人）的；苏格兰方言的
Scott's drissing; compound mercury ointment 斯科特氏敷料，复方汞软膏
scour *vt*. 擦，冲洗；灌（肠）*n*. 擦，洗；洗涤剂；[复]家畜腹泻病（见 scours）
scouring *n*. 家畜腹泻
scours *n*. 家畜腹泻病 ‖ ~ black; autumn diarrhae ofcattle 黑泻病，牛秋季腹泻病 / bloody ~ 血泻病（猪的黑泻病）/ calf ~ 牛泻病（牛犊的白泻病）/ ~ white 白泻病，幼畜腹泻病 / winter ~ 冬季泻痢（牛的黑泻病）
SCR sample channels ratio 样品道比
scr. (scruple) 英分，斯克鲁普尔（旧时药量单位，等于1.296克）
scrabble *v*. 扒寻，摸索；挣扎；乱涂扒，抓，摸索；挣扎
scrambling of library 杂乱拼凑的基因库
scrap *vt*. 碎片，碎屑；点滴；片断；废料（-pp-）废弃
scrape *vt*. 擦，刮；擦伤 *vi*. 擦，刮 *n*. 擦，刮；挖；擦伤，刮擦声 ‖ ~ a living 勉强糊口 / ~r *n*. 刮（或擦）的人；刮刀，刮器
scraper *n*. 刮器，[刮]刀 ‖ ~ dental; dental rugine 刮牙器，牙洁治器 / ~ tongue 舌刮 / ~ vulcanite 橡皮刮，橡胶刮
scrapie *n*. [羊]瘙痒病（绵羊和山羊的一种脑病）
scraping *vt*. 刮，擦，挖；刮除术；刮出 物；（刮下的皮肤）碎屑
scraping; surettage *n*. 刮除术
scraps *n*. 刮屑
scratch *vt*. & *n*. 搔，抓伤；抓；擦；挖搔，抓搔，抓，抓痕；抓伤，抓破；乱涂 ‖ ~ a living 勉强糊口 / ~ the surface (of)（对……）作肤浅的探讨 / start from（或 at, on）/ ~ 从零开始，从头做起，白手起家 / up to ~ 达到标准，合乎规格 / without a ~ 安全无恙 / ~es 葡萄疮（马脚）
scratches *n*. 葡萄疮（马脚）
scratchy *a*. 潦草的，乱涂的；刺耳的；使人发痒的
scream *v*. & *n*. 尖叫；尖叫，尖锐刺耳的声音
screatus [拉] *n*. 阵发性响咳
screen *n*. ①筛，滤网 ②屏[幕] ‖ ~ Bjerrum; tangent ~ 布耶鲁姆氏屏，正切暗点计屏（平面视野计屏）/ ~ s, combination 复合增感屏（包括前屏及后屏）/ ~ dental fluoroscopic 牙科X线荧光屏 / ~ fluorescent 荧光屏，荧光板 / ~ intensifying 增感屏 / ~ revolving 旋筒屏 / ~ rotary 旋转屏
screenage *n*. 影像
screening *n*. ①筛选，筛分（如普查癌 结核等病）②荧光屏检查 ‖ ~ mass 群体筛选检查 / ~ multiphasic; multiple / ~ 多种病普查，多相性集体检诊（同时使用多种实验室方法检查各种疾病或病理情况，如贫血、糖尿病、心脏病、高血压、梅毒、结核及其他肺病）‖ prescriptive ~ 指定性筛选（为健康状况表现良好的人进行早期检查疾病或疾病的前体，以便在发病时或疾病变得明显前及早提供医疗保健）
screens; serage treatment *n*. 处理污水筛网 ‖ ~ tangent; Bjerrum / ~ 正切暗点计屏，布耶鲁姆氏屏（平面视野计屏）/ ~ vestibular ~, oral ~ 口前庭屏，口腔保护剂 / ~ vibrating 摆动筛 / ~ viewing 观察屏 / ~ ward 病室用屏
screw *n*. 螺[丝]钉，螺旋 *vt*.（用螺丝）拧紧；旋，拧 *vi*.（螺丝）旋；拧 ‖ a ~ loose（发生）故障，（出）毛病（尤指精神不太正常）/ put the ~ on（或 to）sb 对某人施加压力 / have one's head ~ ed on (right) 头脑清醒明智，明白事理 / ~ up 搞糟；鼓起（勇气）/ ~ anchor 锚凹螺丝 / ~ feeding 螺旋送料器 / ~ female 阴螺丝 / ~ male 阳螺丝 / ~ micrometer 测微螺旋 / ~ retaining 固位螺旋，固位螺丝 / ~ society 抽筒螺旋（显微镜抽筒下端承接物镜的螺旋）/ ~ tampon 起塞螺旋 / ~ traction 牵引螺钉
screw-joint; articulatio cochlearis 蜗状关节
screws; caisson disease 潜水员病
screw-wekge *n*. 螺旋开口器
screw-worm *n*. 螺旋虫（蝇蛆的一种）
screwy *a*. 精神错乱的，疯疯癫癫的
scribble *vi*. 乱涂，乱画
scribing *n*. 线计符法
Scribner sunt (Belding H. scribner) 斯克里勃纳分流术（见 Quinton-Scrib nershunt）
scribomania; graphomania *n*. 书写狂
scripton *n*. 转（录）原子
scripture *n*. 手稿，文件，权威性著作
scrivener's plasy; writer's cramp 书写痉挛
scrobiculate [拉 scrobiculatus] *a*. 小窝形的，有小凹的
scrobiculus [拉 little trench, pit] *n*. 小窝，小凹 ‖ ~ cordis 心窝 / ~ variolae 痘窝，麻点
scrofula [拉] *n*. 淋巴结结核，瘰疬
scrofulid; scrofuloderna *n*. 皮肤瘰疬，皮肤结核
scrofulide; scrofuloderma *n*. 皮肤瘰疬，皮肤结核
scrofuloderma [希] *n*. 皮肤瘰疬，皮肤结核 ‖ ~ gummosa 梅毒瘤样皮肤结核 / ~ papularl lichen scrofulosorum 丘疹性皮肤结核，瘰疬性苔癣 / ~ postular 脓疱性皮肤结核 / ~ tuberculous 结核性皮肤瘰疬，皮肤结核 / ~ ulcerative 溃疡性皮肤结核 / ~ verrucous 疣状皮肤结核
scrofulodermia *n*. 皮肤结核，皮肤瘰疬
scrofulophyma [scrofula + 希 phyma growth]; **verrucous scrofuloderm** *n*. 疣状皮肤结核
scrofulosis *n*. 腺病质，瘰疬质
scrofulotuberculosis; attenuatedtuber *n*. 腺病质结核病，减弱性结[病]
scrofulotuberculous *a*. 腺病质结核病的
scrofulous *a*. 淋巴结结核的，瘰疬的
Scrophulariaceae *n*. 玄参科
Scrophularia ningpoensis Hemsl. 玄参[植药]药用部分，根—(玄参)，元参
Scrophularia Tourn. es L. 玄参属 ‖ ~ buergeriana Mig. 北玄参 / ~ marilandica 北美玄参 / ~ ningpoensis Hemsl. 玄参 / ~ oldhami Oliv. 玄参
scrophularia; figwort *n*. 玄参[属植物]
scrotal *a*. 阴囊的
scrotectomy [scrotum + 希 ektome excision] *n*. 阴囊切除术
scrotitis *n*. 阴囊炎
scrotocele; scrotal hernia *n*. 阴囊[腹股沟疝]
scrotopexy *n*. 阴囊固定术
scrotoplasty *n*. 阴囊成形术
scrotum *n*. 阴囊 ‖ ~ lapillosum 阴囊钙化粉瘤 / ~ lymph 阴囊淋巴管扩张 / ~ watering-can 阴囊多发性尿瘘
scrub (-bb-) *vi*. 擦洗；（施行手术前）擦洗并消毒（手、臂）；使（气体）净化 *vt*. 擦净；（施行手术前）擦洗并消毒手臂
scrubber *n*. ①洗涤器，洗氧器 ②清洁工 ‖ ~ centrlfugal 离心洗涤器
scrub-typhus; tsutsugamushi disease 恙虫病
scruff of neck; nucha 项，颈背
scrum-pox *n*. 脓疱病
scrunch *v*. 嚼碎，压碎；（使）弯曲
scruple *v*. 迟疑，顾虑，顾忌；有顾虑
scruple [拉 scrupulus]（缩 scr.）*n*. 英分，斯克鲁普尔（旧时药量单位，等于1296克）
scrupulosity *n*. 顾虑过度，过度疑虑
scrupulous *a*. 多顾虑的，审慎的；严格的 ‖ ~ly *ad*.
scrutinize, scrutinise *vt*. 仔细检查
scrutiny *n*. 仔细检查（观察或研究）
Scullarfa indica L. 向天盏[植药]全草入药—(向天盏)
scullcap; skullca; scutellaria *n*. 美黄芩
Sculltet's (Scultetus', Schultes) **bandage** [Johann 德外科医师 1595—1645] 舒耳特兹氏绷带（多头绷带）
sculptu *n*. 雕刻（品）雕刻，塑造
scultetus (Johanns Schu1tes〈Scultet us〉) *n*. 多头绷带
scum *n*. 水垢，泡沫，浮渣
scu-PA single chain urokinase-tape plasminogen activator 单链尿激酶型纤溶酶原激活剂
scurf *n*. 头皮屑，皮屑 ‖ ~y *a*. 皮屑似的，长满皮屑的
scurfskin *n*. 表皮
scurvy [拉 scorbutus] *n*. 坏血病 ‖ ~ adult 成人坏血病 / ~ Alpine; ~ of Alps; pellagra 糙皮病 / ~ button 钮状坏血病 / ~ hemorrhagic; infantile / ~ 出血性坏血病，婴儿坏血病 / ~ infantile; Barlow's disease; Moeller's disease; Cheadle's disease 婴儿坏血病 / ~ land; thrombopenic purpura 陆地坏血病，血小板减少性紫癜 / ~ sea 航海坏血病
scutate *a*. 盾形的

scute［拉 scutum shield］***n***. ①盾片 ②鼓室盾板 ‖ ~ tympanic 鼓室盾板
Scutellaria barbara Don; rivularis Wall. 半枝莲［植药］全草入药—(半枝莲)
Scutellarein ***n***. 黄芩
Scutellarein ***n***. 黄芩配质
Scutellaria baicalensis Georgi 黄芩［植药］药用部分:根—(黄芩)
Scutellaria ikonikovii Tus. 叶黄芩［植药］药用部分:根
Scutellaria L. 黄芩属 ‖ ~ amoena Wight 西南黄芩 / ~ baicalensis Georgi. 黄芩 / ~ lateriflora 美黄芩 / ~ macrantha 大花黄芩 / ~ rehderinana Diels 甘肃黄芩 / ~ viscidula Bge. 黄花黄芩
scutellaria; scullcap; skullcap ***n***. 美黄芩
scutellarin ***n***. 黄芩素
scutellum ***n***. 小盾片(昆虫)
Scuticociliatida ***n***. 膜纤目 ‖ ~ small 膜纤目
scutiform［拉 scutum shield + forma form］***a***. 盾形的
scutular ***a***. 黄癣痂的
scutulum（复 scutula）***n***. 黄癣痂
scutum［拉 shield］***n***. ①鼓室盾板 ②甲状软骨 ③髌骨 ④盾片(昆虫) ‖ ~ pectoris; sternum 胸骨 / ~ tympanicum 鼓室盾板
scy thropasmus［希 scythropasmos; scythropazein to look sullen］***n***. 面容憔悴
scybala（单 scybalum）***n***. 硬粪块
scybalous ***a***. 硬粪块的
scybalum（复 scybala)［希 skybalon］***n***. 硬粪块
scyllite ***n***. 鲨肝己糖
scyllitol ***n***. 异肌醇,鲨肌醇
scymnol ***n***. 鲨胆甾醇,鲨胆固醇
scyphidia amphibiaram Nenninger 双杯虫
scyphidia constricta stokes 柄杯虫
Scyphidia Dujardin 杯虫属
scyphidia Kahl 杯形虫科
scyphidia patellae Cuenot 盘状杯虫
scyphidia rugosa Dajardin 粗纹杯虫
scyphidia variabilis Dons 可变杯虫
scyphiform［希 skyphos cup + 拉 forma form］***a***. 杯状的
scyphoid［希 skyphos cup + eidos form］***a***. 杯状的
scythropasmus ***n***. 面容憔悴
scytitis［希 scytos skin + -itis］; **dermatitis** ***n***. 皮炎
scytoblastema［希 skytos skin + blaste ma sprout］***n***. 皮基,皮胚
scytomonas pusilla stein 小皮眼虫
Scytomonas stein 皮眼虫属
Scytonema C. Ag.［希 skytos skin + nema thread］双歧藻属
sczabiophobia ***n***. 疥疮恐怖
SD skin dose 皮肤量/standarddeviati on 标准差/ serological defined 血清学决定的
SDAT senile dementia Alzheimer type Alzheimer 型老年痴呆
SDE specific dynamic effect 特殊动力作用
SDS sodium dodecyl sulfate 十二烷基硫酸钠
SDS-PAGE SDS-polyacrylamidal gel electrophoresis 十二烷基疏酸钠—聚丙烯酰胺凝胶电泳
SDT speech detection test 语言察觉阈试验
SE standard error 标准误差 sphnoeth moidal suture 蝶筛(骨)缝
Se selenium ***n***. 硒(34 号元素)
sea ***n***. 海,海洋 ‖ at ~ 在茫茫大海上;茫然,迷惑,不知所措 / put (out) to ~ 离港出海,出航 / the high ~ s 公海 / the seven ~ s 世界七大海洋,全球
sea ***vt***. 使干枯;烙,烧灼
sea-anemone ***n***. 海葵
sea-hedgehog; sea-urchin ***n***. 海胆
seal ***n***. ①海豹 ②封蜡 ③记印 ④熔封,封闭 ⑤保证 ***vt***. ①封,密封 ②决定 ③解决 ‖ border ~ 周边封闭 / double ~ 双层封闭 / posterior palatal ~ 腭后封闭 / veopharyngeal ~ 咽帆封闭 / have the ~ of death on one's face 有死亡将至的征兆 / ~ sb's doom (或 fate) 决定某人的命运 / ~ off 把……封锁起来 / set one's ~ to 在……上盖章;批准,赞同 / set the ~ on 使确定下来,使生效 / ~ finger 海豹状指 / ~ periphery 周围封闭
sealant ***n***. 封闭剂 ‖ dental ~ 牙封闭剂 (亦称牙科黏胶) / fissure ~ 沟封闭剂 / pit and fissure ~ 沟凹封闭剂
sealer ***n***. 封闭剂 ‖ root canal ~, endodontic ~ 根管封闭剂,牙髓病封闭剂 (亦称根管粘固粉)
sealing ***n***. 封闭,封口(创伤)
seam ***n***. 缝;接缝;骨缝;伤痕 ***vt***. 缝合;使留下伤痕 ‖ ~ pigment 色素缝 / ~ vertical 垂直缝
seaman（复 seamen）***n***. 海员,水手
seamless ***n***. 无缝的
seamy ***a***. 露出线缝的,有裂缝的;讨嫌的;肮脏的
search ***vt***. 在……中寻找,搜查;仔细检查 ***vi***. 寻找,搜查 (for);深究,调查 (into) ***n***. 搜寻,探索,调查 ‖ in ~ of 寻找,寻求 / ~ after 探索,寻找 / ~ out 寻找,找
searcher; stone searcher ***n***. 膀胱石探杆
searching ***a***. 仔细检查的;锐利的;彻骨的 ‖ ~ly ***ad***.
Seashore test［Carl Emil 美心理学研究者 1866—1949］西肖尔氏试验(音乐才能测验)
seasickness ***n***. 晕船
season ***n***. 季 (节),时节 ***vt***. 使适应;加味于;使合用 ‖ for a ~ 一会儿 / in good ~ 及早,及时地 / in ~ 应时 / in ~ and out of ~ 应时的;及时的;及早的 / out of ~ 已过时的,不合时令的
seasonable ***a***. 合时令的,及时的
seasonal ***a***. 季节 (性)的,随季节而变化的 ‖ ~ breeding 生殖季 / ~ mating 交配季 ‖ ~ly ***ad***.
seasoning ***n***. 调味品
seat ***n***. 座,座位;所在地 ***vt***. 使坐下 ‖ basal ~ 基座 / rest ~ 支托座 / ~ ed 坐着,坐下;坐落在,位于…… / take (或 have) a ~ 坐下
sea-tangle ***n***. 昆布,海带
sea-tent; sea-tangle ***n***. 昆布,海带
sea-turtl ***n***. 海鳖
seatworm; Enterobius vermicularis ***n***. 蛲虫
sea-urchin ***n***. 海胆
seaweed ***n***. 海藻
seatworm ***n***. 蛲虫
sebaceofollicular［拉 sebaceus a tallo wcandle + folliculus follicle］***a***. 脂毛囊的
sebaceous［拉 sebaceus］***n***. 皮脂 ***a***. 分泌脂质的
sebacic acid 癸二酸
sebaconitrile ***n***. 癸二腈
sebacoyl ***n***. 癸二酰
Sebadilla; Sebadilla ***n***. 沙巴达［子］
sebastomania［希 sebastos reverenced + mania madness］**religious insanity** ***n***. 宗教狂,宗教性精神病
sebate ***n***. 癸二酸盐
sebiagogic ***a***. 促皮脂的,生皮脂的
sebiferous［拉 sebifferus from sebum suet + ferre to bear］; **sebiparous** ***n***. 生皮脂的
Sebileau's bands［Pierre 法外科医师 1860—1953］塞比洛氏带(椎胸骨韧带的三个肥厚处) ‖ ~ hollow 塞比洛氏凹(舌下凹) / ~ muscle 塞比洛氏肌(肉膜伸至阴囊膈的纤维)
sebiolith ***n***. 皮脂石
sebocystoma; sebaceors cyst ***n***. 皮脂囊肿
sebocystomatosis ***n***. 皮脂囊肿病
sebolith ***n***. 皮脂石
sebolithus; sebolith ***n***. 皮脂石
seborrhea; acne sebacea ***n***. 皮脂溢 ‖ ~ adiplsa; ~ oleosa 皮脂溢油性皮脂溢 / ~ capillitll; ~ capitis; alopecia ~ 发部皮脂溢,皮脂溢性脱发 / ~ cerea 蜡样皮脂溢 / ~ concrete 结痂性皮脂溢 / ~ congestiva; lupus erythematosus 充血性皮脂溢,红斑狼疮 / ~ corporis 躯干湿疹样皮脂溢 / ~ ecaematoid 湿疹样皮脂溢 / ~ faxiei 颜面皮脂溢 / ~ furfuracea 糠状皮脂溢,干性皮脂溢 / ~ generalis 全身性皮脂溢 / ~ ichthyosis 鳞屑皮脂溢 / ~ nasl 鼻部皮脂溢 / ~ nigra; / ~ nigricans 黑色皮脂溢 / ~ oleosa; ~ adiposa 油性皮脂溢 / ~ senilis 老年皮脂溢 / ~ sicca; seborrheic dermaatitis 干性皮脂溢,皮脂溢性皮炎 / ~ squamosa neonatorum; ichthyosis sebacea meonatorum 新生儿鳞屑皮脂溢
seborrheal ***a***. 皮脂溢的
seborrheic ***a***. 皮脂溢的
seborrheid ***n***. 皮脂溢疹
seborrhiasis ***n***. 脂溢性银屑病
seborrhoic; seborrheic ***a***. 皮脂溢的
sebum ***n***. ①皮脂 ②羊脂,牛羊脂 ‖ ~ benzoatum; sevum benzoinatum 安息香羊脂 / ~ bovinum; sevum bovinum 牛脂 / ~ cutaneous 皮脂 / ~ sutaneum 皮脂 / ~ ovile; sevum praeparatum 精制羊脂 / ~ palpebrale 睑皮脂 / ~ paleputiale; smegma 包皮垢,阴垢
Seclazone ***n***. 司克拉宗,氯唑噁酮 (抗药,促尿酸排泄药)
Secale L.［拉 rye］黑麦属 ‖ ~ cereale L.; common rye 黑麦 / ~ clavatum; ~ cornutum 麦角 / ~ cornutum; ergota 麦角
secalin ***n***. 裸麦醇溶蛋白
secalintoxin ***n***. 黑麦碱毒素
secaliu; secaline ***n***. 黑麦碱,三甲胺
secalose ***n***. 黑麦糖
secernent［secernens secreting］［拉］***a***. 分泌的 ***n***. 分泌器
Sechenoff's centers; Setschenow cent ers 谢切诺夫氏中枢(反射控

制中枢）
Seckel's bird-headed dwarf（syndrome）（Helmut P.G. Seckel）塞克尔鸟头侏儒（综合征），头小而均称的侏儒（头小而均称的侏儒，狭长鸟状脸，鼻鸟嘴状突出，大眼，睑裂先天愚型样倾斜及下颌后缩，亦称小头侏儒）
seclect *a*. 挑选出来的，精选的；优等的 *vt*. 选择，挑选
seclude *v*. 使隔离，隔开
secludsive *a*. 隐居性的，爱隐居的 ‖ ~ly *ad*. / ~ness *n*.
seclusion *n*. 隔离；偏僻地；隐居 ‖ ~ of the pull［拉 seclusio pupillae］瞳孔闭锁（虹膜后环形粘连）
Secobarbital *n*. 速可眠，速可巴比妥 ‖ ~ sodium；速可巴比妥钠，5－烯丙基－5（1－甲基－丁基）巴比土酸钠
secodont［拉 secaretosut ＋希 odous tooth］*n*. 切牙型
Seconal；Secobarbital *n*. 速可眠，西可巴比妥 ‖ ~ sodium 西可巴比妥女士，速可眠钠，5－烯丙基－5（1－甲基－丁基）巴比土酸钠
second¹ *n*. 秒（符号为 s）
second² *a*. 第二（个）；次等的，另一的；类似的；辅助的；非天生的第二位 *v*. 附议；支持，赞成；居第二位 ‖ ~ to none 比谁都好，首屈一指
secondaries *n*. 二期梅毒疹
secondarily *ad*. 第二地
secondary *a*. 第二的，第二次的，中级的；次要的，副的，辅助的，从属的；继发性的，第二期的；次级的
secondary［拉 secundarius］*a*. 第二的，次级的，继发的
secondhand *a*. 间接的，第二手的；用过的；旧的 *ad*. 间接地
Seconesin *n*. 西可尼辛（成药，镇痛药）
Secotium agaricoides（Czern.）Hollos 灰包菇［植药］药用部分：子实体—马勃
secrecy *n*. 秘密，保密
secret *a*. 秘密的；隐蔽的，奥妙的；（人阴部）‖ in the ~ 知道内情，参与秘密 ‖ in ~ 暗地里，秘密地 / ~ 把某事保守秘密 ‖ ~ly *ad*.
secreta［拉；复］*n*. 分泌物
secretagogue［secretion 希 agogos dra wing］；**secretogogue** *a*. 促分的 *n*. 促分泌剂
Secretan's disease［Henri 瑞士医师 1856—1916］；**severe traumatic edema** 塞克雷汤氏病，重创伤性水肿
secrete［拉 secernere，decretum to separate］*v*. 分泌
secretin *n*. ①分泌素（任何促进分泌的激素的概称）②肠促胰液素 ‖ ~ gastric；gastrin 胃分泌素，促胃液素
secretinase *n*. 分泌素减能酶，分泌素钝化酶
Secretio bufonis *n*. 蟾酥（中药）
secretion［拉 secretio from secernere to secrete］*n*. ①分泌［作用］②分泌物 ‖ ~ abnormal 异常分泌 / ~ amniotic 羊膜分泌 / ~ antilytic 非麻痹性分泌 / ~ atilytic 非麻痹性分泌 / ~ apocrine 顶浆分泌 / ~ conditioned 条件分泌 / ~ external 外分泌 / ~ gastric 胃液分泌 / ~ holocrine 全浆分泌（全部胞浆自变分泌）/ ~ humoral 液递分泌，体液分泌 / ~ internal 内分泌 / ~ paralytic 麻痹性分泌 / ~ psychic；psychical / ~ 精神性分泌，心理性分泌 / ~ salivary 涎分泌，唾液分泌 / ~ if urine 尿分泌
secretive *a*. 不坦率的；分泌的，促进分泌的 ‖ ~ly *ad*. / ~ness *n*.
secretodermatosis *n*. 皮肤分泌异常
secretogogue；secretagogue *a*. 促分泌的 *n*. 促分泌剂
secreto-inhibitory *a*. 抑制分泌的
secretomotory；tomotor *a*. 刺激分泌的（神经）
secretor *n*. 分泌管，分泌腺；分泌者（在遗传学中指在唾液和其他体液中含有 ABO 血型的 ABH 抗原的人）；分泌（者）基因（决定分泌者遗传特性基因）
secretory *a*. 分泌的，分泌作用的
sect *n*. 部分，节，段
sectarian *n*. 宗派医（拘于定见或教条的医师）
sectefio Bufonis 蟾酥
sectile［拉 secare to cut］*a*. ①可割的，可切的 ②分段，段
sectio（复 sectiones）［拉］；**section** *n*. ①切开［术］②切［断］面，切片 ③节 ‖ ~ agrippina；cesarean section 剖腹产术 / ~ alta；suprapubic cystotomy 耻骨上切石术 / ~ cadaveris；postmortem examination；necropsy 尸体剖验 / ~ caesarea vaginalis；vaginal cesarean section 阴道切开产术 / ~ lateralis；lateral lithotomy 侧面切石术 / ~ mediana；median lithotomy 正中切石术 / ~ perinealis 会阴切开术 / ~ Porro caesarea；cesareanhysterectomy 子宫切除剖腹产术 / ~ urethralis 尿道切开术
section［拉 sectio］*n*. ①切开［术］②［断］面，切片 ③节 ‖ ~ abdominal；laparotomy 剖腹术 / ~ celloidin 火棉胶切片 / ~ cesarean 剖腹产术 / ~ cesarean，cervical 子宫下段剖腹产 / ~ cesarean，classic 古典氏剖腹产术 / ~ cesarean，corporeal；classic cesarean 子宫下段剖腹产，古典氏剖腹产术 / ~ cesarean，extraperitoneal 腹膜外剖腹产术 / ~ cesrean，low；cervical cesarean ~ 子宫下段剖腹产术 / ~ coronal 冠状缝切面 / ~ cross 横断面，横切面 / ~ freehand 徒手切片 / ~ frontal 额切面 / ~ frozen 冰冻切片 / ~ gum ①龈切开［术］②龈切片 / ~ longitudinal ①纵切面 ②纵切片 / ~ median ①正中切面 ②正中切片 / ~ microscopical 显微镜切片 / ~ optical 光学切面 / ~ paraffin 石蜡切片 / ~ parasagittal 旁矢状切面 / ~ perineal；external urethrotomy 会阴部尿道切开术，尿道外切开术
sectional *a*. 截面的；部分的，段落的；地方性的
sectionalize *vt*. 把……分成段（或部分等）‖ sectionalization *n*.
section-cutting；sectioning *n*. 切片法
sectiones（单 sectio）［拉］*n*. 切［断］面 ‖ ~ cerebelli 小脑切面 / ~ corporum quadrigeminorum 四叠体切面 / ~ htpothalami 丘脑下部切面，下丘脑切面 / ~ esthmi［菱脑］峡切面 / ~ medullae oblongatae 延髓切面 / ~ medullae spinalis 脊髓切面 / ~ mesencephalis 中脑切面 / ~ pedunculi cerebri 大脑脚切面 / ~ pontis 脑桥切面 / ~ telencephali 端脑切面 / ~ thalamencephali 丘脑切面
sections，Pitres's 皮特尔氏脑横切面 ‖ ~ radial ①辐射切开 ②径向切面 ③径向切片 / ~ Saemisch's；Saemisch's operation 雷米施氏手术（治疗眼前房积脓）/ ~ sagittal 矢状切面 / ~ serial 连续切片 / ~ Sigaultian；Saemisch's operation 西高尔氏手术（耻骨联合切开取胎术）/ ~ tangential ①切向切面 ②切向切片 / ~ transverse ①横切面 ②横切片 / ~ vaginal 阴道切开术 / ~ vertical 垂直切面
section-staining *n*. 切片染色
sector［拉 cutter］*n*. 弧三角形，扇面 *vt*. 把……分成扇形；使分成部分 ‖ ~al *a*.
sectorial［拉 sector cutter］*a*. 切割的，分段的；扇形的（在遗传学上，指一部分具有体细胞突变的组织，因而指具有这部分组织的个体〈镶嵌体〉）；切剖的，分段的
Sectral［商名］*n*. 盐酸醋丁尔（acebutolol hydhloride）
sectromicroscope *n*. 分光显微镜
secular *a*. 每世纪（或一个长时期）发生一次的；延续几个世纪的，长期的
secundae vlae［拉 second passages］第二种管（乳糜管及血管）
secundigravida［拉 secundus second ＋ gravida pregnant］*n*. 第二次孕妇
secundina（复 secundinae）［拉 secundus following］；**secundine** *n*. ①产后物，胞衣（胎盘胎膜）②陪件 ‖ ~ cerebri；pia-arachnoid 柔脑膜，软膜蛛网膜 / ~ oculi 脉络膜中层 / ~ uteri；chorion 绒［毛］膜
secundinae（单 secundina）［拉］*n*. ①产后物，胞衣（胎盘胎膜）②陪件
secundine *n*. ①产后物，胞衣（胎盘胎膜）②陪件
secundipara［拉 secundus second＋pqrereto produce］；**deutipara** *n*. 二产妇
secundiparity *n*. 二产
secundiparous *a*. 二产的
secundum artem［拉］（缩 S.A.）按技术，人工地
Secunrinine *n*. 一叶获碱（中枢兴奋药）
securable *a*. 可得到的；可使牢固的 ‖ ~ly *ad*.
secure *a*. 安心的；安全的，牢固的，可靠的 *vt*. 使安全；保证；使牢固；招致，获得
Securinega suffruticosa（Pall.）Rehd. 叶底珠［植药］药用部分：叶、花——叶秋
Sed.（sedes） 粪
sedanolide *n*. 瑟丹内酯，瑟丹交酯
sedans［拉 sedative］*a*. 镇静的
sedate *a*. 镇静的；稳重的，严肃的 *vt*. 给……镇静剂 ‖ ~ly *ad*. / ~ness *n*.
sedation *n*. 镇静作用，镇静状态
sedative［拉 sedativus］*a*. 镇静的 *n*. 镇静剂 ‖ ~ arterial 动脉镇静剂 / ~ Battley's 巴特利氏镇静剂（含鸦片）/ ~ cardiac；cardiac depressant 心镇静剂，心抑制剂 / ~ cerebral 大脑镇静剂 / ~ gastric-intestinal 胃镇静剂 / ~ gastric 胃—肠镇静剂 / ~ general 全身镇静剂 / ~ genital 生殖器镇静剂 / ~ intestinal 肠镇静剂 / ~ nervi trunk 神经干镇静剂 / ~ nervous；nervous depressant 神经镇静剂，神经抑制剂 / ~ respiratory 呼吸镇静剂 / ~ spinal 脊髓镇静剂 / ~ vascular 血管镇静剂
sedcite *n*. 绢云母（一种云母或白云母，能引起肺尘病）
sedentariaossa［拉］*n*. 坐位骨（指坐骨及尾骨）
sedentary［拉 sedentarius］*a*. 静坐坐式的

sedes［拉］(缩 Sed.) ***n***. 粪
Sedillot's operation［C.E.法外科医师 1804—1883］塞迪约氏手术(胃切除术)
sediment［拉 sedimentum］***n***. 沉淀,沉淀物 ‖ ~ urinary 尿沉淀 / ~ al ***a***.
sedimentable ***a***. 能形成沉淀的
sedimentary ***a***. 沉淀的,沉积的,沉降的
sedimentation ***n***. 沉淀[作用],沉降 ‖ ~ erythrocyte 红细胞沉降,血沉 / ~ water 水沉淀
sedimentator ***n***. 沉淀器
sedimentin ***n***. 血沉素(血内一种加速红细胞沉降的物质)
sedimentometer ***n***. 沉降速度计
sedimentry ***n***. 沉降滴定
sedimentum［拉］;**sediment** ***n***. 沉淀,沉积物 ‖ ~ lateritium; brick-dust deposit 红砖灰状沉淀,砖末状沉淀
sedoheptose ***n***. 景天庚糖,佛甲草庚酮
sedoheptulosan ***n***. 景天庚醛聚糖
sedoheptulose ***n***. 景天庚醛糖
sedormid ***n***. 司眠脲,丙烯异丙基乙脲(催眠剂)
seduce ***vt***. 诱惑;诱奸 ‖ ~ment ***n***. / ~ r ***n***. 诱奸者,勾引者;诱惑物
seduction ***n***. 诱惑,诱奸;诱饵
sedulous ***a***. 勤勉的,孜孜不倦的 ‖ ~ly ***ad***.
sedum ***n***. 景天
Sedum aizoon L. 景天三七［植药］全草入药—景天三七
Sedum aizoon L. var. glabrfolium Kitag. 乳毛景天三七［植药］药用部分:根、全草
Sedum bulbilerum Makino 珠芽半枝［植药］全草入药—半枝莲
Sedum emarginatum Migo 凹叶景天［植药］全草入药—马牙半枝
Sedum kamtschaticum Fisch. 横报费菜［植药］药用部分:根、全草—景天三七、土三七
Sedum lineare Thunb. 佛甲草［植药］全草入药—[佛甲草]
Sedum sarmentosum Bunge. 垂盆草［植药］全草入药—[垂盆草]
Sedum Tourn. ex L. 景天属 ‖ ~ erythrostictum Miq. 景天 / ~ lineare Tnunb. 佛甲草
see (saw, seen) ***vt***. 看见;理解;认为;发现;经历;会见;查看;注意;陪送;遇见;访问 ***vi***. 看,看见;看出;理解;知道;想,考虑 ‖ ~ about 查看,查询,留意于 / ~ after 照应,照顾 / ~ for onese1f 自己去看,亲眼看 / ~ ing(that) 鉴于……,由于……的缘故 / ~ into 调查 / ~ sb off 给某人送行 / ~ out 送(某人)到门口;看完,维持到……结束 / ~ over 检查;视察 / ~ sb through 帮助某人完成(某事),支持某人到底 / ~ sth through 把事进行到底 / ~ through 看穿,识破 / ~ to 负责;注意 / ~ (to it) that 要注意使……,务必使……,保证使…… / ~ with 同意
seed ***n***. ①种子;起因 ②精液 ③种子形小管(镭疗) ④接种(细菌)⑤子瘤 ***vt***. 播种;接种(用微生物接种在培养基上) ***vi***. 结实;播种 ‖ ~ less ***a***. 无核的 / ~ anelica 欧白芷实 / ~ anise 洋茴香 / ~ caraway 藏茴香,香旱芹 / ~ castor 菜子 / ~ castor 蓖麻子 / ~ celery; apium 芹实 / ~ cocoa; cacao ~ 可可豆 / ~ chicumcol 秋水仙子 / ~ coriader 芫荽子,胡荽实 / ~ croton 巴豆 / ~ datura 曼陀罗子 / ~ dill 莳萝子,莳萝实 / ~ fennel; fennel 茴香,小茴香 / ~ larkspur; delphinium 飞燕草子 / ~ parsley 洋芫荽,洋芹实 / ~ pharbitis 牵牛子 / ~ plantago; plantain ~; psyssium 车前子 / ~ poppy 罂粟子 / ~ pumpkin 南瓜子,西葫芦子 / ~ quince 榅桲子 / ~ radiogold (^{198}Au) ~ 放射性金^{198}. 籽(一段金丝,约长 ② 5 mm,厚 0.8 mm,治疗癌症用的永久性填隙式放射性植入管) / ~ radon 氡小管(可插入组织内密封型金属或玻璃制小管,用以治疗恶性病质) / ~ sabadilla 沙巴达子 / ~ Spanish psyllium 西班牙车前子 / ~ squash 南瓜子,笋瓜子 / ~ stramonium 曼佗罗子 / ~ viviparous 胎生种子 / ~ watermelon 西瓜子
seedling ***n***. 籽苗,幼苗,实生苗
seek (sought) ***vt***. 寻找,探索;追求;试图 ***vi***. 寻找,探索 ‖ be (much) to ~ 还(远)没有找到,(大大)缺乏 / not far to ~ 易懂,很明白;在近处,在手边 / ~ after(或 for)寻找,探索,追求 / ~ out 搜寻出,挑出
Seeligmuller's meuralgia［OttoLudovicus G.A.德神经病学家 1837—1912］泽利希苗勒氏神经痛(放射至颅顶和两侧耳颞的神经痛)/ ~ sign 泽利希苗勒氏征(面神经痛时,同侧瞳孔放大)
seem ***vi***. 好像,似乎
seeming ***a***. 似乎真实的,表面上看的 ***n***. 外观 ‖ to outward ~ 从表面上看来 ‖ ~ly ***ad***.
seemly ***a***. 好的;合适的 ‖ seemliness ***n***.
seep ***v***. 渗出,渗溢 ‖ ~y ***a***.
seepage ***n***. ①渗溢,渗出 ②渗液
seesaw ***n***. 跷跷板;一上一下(或一前一后)的动作;忽上忽下,忽前忽后,摇摆不定 ***vt***. (使)作跷跷板式运动
Seessel's pouch (pocket)［Albert 美胚胎学家、神经病学家 1850—1910］西塞耳氏憩室(囊)(咽底憩室)
seethe ***vi***. 煮沸;沸腾,激动 ***vt***. 使煮沸;使浸湿
see-throuth ***a***. 透明的
Seglas type［Jules Ernest 法神经病学家 1856—1939］塞格拉氏型(妄想狂的精神运动型)
segment［拉 segmentum］***n***. 节,段,节片 ‖ ~ abdominal 腹节(昆虫)/ ~ anal 肛节(昆虫)/ ~ antennal 触角节 / ~ body 体节 / ~ ceratobranchial 角鳃节(茎突舌骨弓)/ ~ cranial 颅节 / ~ epibranchial 鳃上节(茎突舌骨弓)/ ~ erythrocytic; schistocyte 细胞,裂红细胞 / ~ frontal 额节 / ~ gravid; gravid proglottid 孕卵节片 / ~ hypobranchial 鳃下节(茎突舌骨弓)/ ~ immature 未成熟节片 / ~ interannular 间节 / ~ internodal 结间节
segmenta bronchopulmonalia 支气管肺段 ‖ ~ laterale 外侧段 / ~ lingulare inferius 下舌段 / ~ lingulare superius 上舌段 / ~ mediale 内侧段 / ~ posterius 后段 / ~ subapicale (subsupurius) 亚尖段(亚上段)
segmental ***a***. 节的,段的,分节的
segmentation ***n***. ①分节 ②分裂 ‖ ~ bilateral 两侧分裂 / ~ centrolecithal 中黄分裂 / ~ complete; total ~［完］全[分]裂 / ~ direct; amitosis 直接分裂,无丝分裂 / ~ discoisal; discoidal division 盘[状卵]裂 / ~ haustral 结肠袋分节运动 / ~ holoblastic 全胚性分裂,全部分裂 / ~ invomplete; partial ~ 不全[分]裂,部分分裂 / ~ longitudinal 纵裂 / ~ meroblastic 分胚性分裂,局部分裂 / ~ of ovum 卵裂 / ~ partial; meroblastic cleavage 部分分裂,不全[分]裂 / ~ total; holoblastic cleavage; complete ~［完］全[分]裂 / ~ transverse 横裂 / ~ unequal 不等分裂
segmentation-cavity ***n***. 裂腔
segmentation-nucleus ***n***. 分裂核
segmentation-sphere ***n***. ①桑葚胚 ②卵裂球
segmenter; segmenting body ***n***. 裂殖体
Segmentina ***n***. 隔扁螺属 ‖ ~ hemisphoerula 半球隔扁螺 / ~ nitidella; / ~ schmackeri 隔扁螺(姜片虫的第一中间宿主)
segmentocyte; polymorphonuclear leu kocyte ***n***. 多形核白细胞
segments, Lantermann's 兰特曼氏节(髓鞘节) ‖ ~ mantle 套节 / ~ mature 成熟节片 / ~ medullary 髓鞘节 / ~ mesoblastic; mesodermal / ~; somite 体节 / ~ motor 运动段(脊髓)/ ~ muscle 肌节 / ~ neural; neuromere 神经管节,髓管节 / ~ occipital 枕节 / ~ pairing 配对段 / ~ parietal 顶节 / ~ pharyngobranchial 咽鳃节
segments, Ranvier's 郎飞氏节(神经纤维在郎飞氏节之间的那部分髓鞘质) ‖ ~ Rivinian 鼓切迹 / ~ rod 杆体节(视网膜)/ ~, R(S)-TR(S)-T 节段(心电图)/ ~ sacral 骶段(骨盆)
segments, Schmidt-Lantermann 施—兰二氏节(髓鞘节) ‖ ~ spinal 脊髓[节]段 / ~ S-T 节段(心电图)/ ~ uterine 子宫分段 / ~ uterine, lower 子宫下段 / ~ uterine, upper 子宫上段 / ~ vessel 导管节
segmentum (复 segmenta)［拉］***n***. 节,段 ‖ ~ anterius 前段 / ~ apicale 尖段 / ~ apicale (suoerius) 尖段(上段)/ ~ apcoposterius 尖后段 / ~ basale anterior 前[基]底段 / ~ basale laterale 外侧[基]底段 / ~ basale mediale (cardiacum) 内侧[基]底段 / ~ basale poserior 后[基]底段
segregate ***vt***. 使分离,使隔离 ***vi***. 分离,受隔离;分凝,分异
segregation ***n***. ①分离,分异 ②分隔,隔离,分居
segregative ***a***. 分离的,分隔的
segregator ***n***. 分隔采尿器 ‖ ~ Cathelin's 卡特兰氏分隔采尿器 / ~ Harria' 哈里斯氏分隔采尿器 / ~ Luy's 吕伊氏分隔采尿器 / ~ urinary 分隔采尿器
Segstaken-Blademore tube 森—布二氏管(用以压迫出血的食管静脉曲张:一种多腔管,用以填塞出血的食管静脉曲张,一管通达气囊使其在胃中充气,以保持此器具于原位并压迫贲门部周围血管,另一管通达一狭长气囊以此囊压迫食管壁,第三管附着于一抽吸器以吸出胃中的内容物)
Seguin's sumptom［Edouard 法精神病学家 1812—1880］塞甘氏症状(癫痫发作前肌肉不自主收缩)
Sehrt's clamp (compressor)［Ernst 德外科医师 1879 生］塞尔特氏夹(压迫夹)(一种夹子,压迫主动脉或下肢以止血)
Seidel's scotoma (sign)［Erich 德眼科学家 1882—1948］赛德尔氏暗点(青光眼早期征)
Seidlitz powder; compound efferves cent powders 赛德利茨[矿泉]粉,复方泡腾散(含酒石酸、碳酸氢钠 酒石酸钾或钠)
Seignette's salt［Pierre 法药剂师 1660—1719］;**Rochelle salt** 赛涅特氏盐,罗舍耳盐(酒石酸钠)
Seiler's cartilage［Carl 瑞士喉科学家及解剖学家 1849—1905］赛

勒氏软骨(附于声带突上的小软骨)
seisesthesia [希 seisis concussion + aesth esis perception + -ia] ***n*.** 振动[感]觉
seismesthesia [希 seismos shake + aest hesis perception + -ia] ***n*.** 振动[感]觉
seismic ***a*.** 地震的
seismocardiogram ***n*.** 心震描记图
seismocardiography ***n*.** 心震描记法
seismotherapy [希 seismos shake + therapy]; **vibrotherapy** ***n*.** 振动疗法
Seitelberger's disease 塞特伯格病,婴儿神经轴索营养不良
Seitz filter; Seitz-Werke filter 赛茨厂石棉垫滤器
seize ***vt*.** 抓住;夺取;掌握,理解;(疾病)侵袭;利用 ‖ ~ hold of 抓住;夺取;/ ~ on(upon)利用 / ~ up(如机器零件)失灵,轧住
seizure ***vi*.** ①(疾病的)发作 ②癫痫发作 ‖ ~ 失神发作(亦称癫痫小发作)/ ~ apoplectic 中风发作,卒中发作 / ~ audioepileptic; audiogenicconvulsion 听原性癫痫发作,听原性惊厥 / ~ audiogenic 听原性癫痫发作 / ~ cerebral; focal epilepsy 脑性发作,病灶性癫痫 / ~ epileptic 癫痫发作 / ~ febrile 热性癫痫发作 / ~ jackknife 折刀状发作(一种严重的肌阵挛,出现于出生后头十八个月)
seizures, larval 隐性癫痫 ‖ ~ photogenic 光原性癫痫,情绪猝变 / ~ psychic; psycholepsy 心境突变,抑郁发作 / ~ psychomotor; psychomotor epilepsy 精神运动性癫痫 / ~ uncrinate 钩回发作(颞叶钩回区引起的癫痫发作)
sejunction ***n*.** 联想中断
sekisanine ***n*.** 二氢石蒜碱
selacean; selachian ***n*.** 板鳃鱼类,软骨鱼
Selacryn [商名] ***n*.** 替尼酸(ticrynafen)
selaginella braunii Bak. 毛枝卷柏 [植药] 全草入药—地柏枝
Selaginella delicatula(Desv.)Alston 薄叶卷柏 [植药] 全草入药—石上柏
Selaginella doederleinii Hieron. 探绿卷柏 [植药] 全草入药—石上柏
Selaginella moellendorfii Hieron. 卷柏 [植药] 全草入药—地柏枝
Selaginella pulvinata(Hook. et Grey.)Maxim. 卷状柏 [植药] 全草入药—[卷柏]
Selaginella Spr. 卷柏属 ‖ ~ involvens 卷柏
Selaginella tamariscina (Beau v.)spring 卷柏 [植药] 全草入药—[卷柏]
Selaginella uncinata (Des v.)spring 翠云草 [植药] 全草入药
Selaginellaceae ***n*.** 卷柏科
Selaginellales ***n*.** 卷柏目
selaphobia [希 selas light + phobos fe ar] 闪光恐怖
Seldane [商名] ***n*.** 特非那定(terfenadine)
Seldinger technique(Sven I. Selding) 塞尔丁格技术(将导管插入空心腔结构或体腔的一种方法,使用一根狭针进人结构,用导丝穿过此针,拔去此针,使导管在金属丝上向前推进。此法用于血管造影、心血管插管术及中心静脉系的套管插入术)
seldom ***ad*.** 很少,难得; ***a*.** 罕有的,少见的 ‖ not ~ 往往,时常 / ~ or never 极难得,闻直不
selection ***n*.** 选择,淘汰 ‖ ~ artificial 人工选择 / ~ directional 定向选择 / ~ disruptive, diversifying ~ 歧化选择,分裂选择,多样化选择 / ~ medical 医学选择 / ~ natural 自然选择,自然淘汰 / ~ pedigree 家系选择 / ~ sexual 性选择 / sexual ~ 性选择 / stabilizing ~ 稳定化选择,稳定性选择 / truncate ~ 分段选择(在医学遗传学中指为了遗传结构进行家系选择,即查证一个或一个以上的血缘关系,一般查证成员中未受遗传特性影响的血缘关系)
selective ***a*.** 选择的,挑选的;有选择力的 ‖ ~ly ***ad*.**
selectivity ***n*.** 选择(性);精选
selector ***n*.** 选择器 ‖ ~ switch 选键器
selegilin ***n*.** 丙炔丙胺
Selegiline hydrochloride 盐酸司来吉兰,盐酸丙炔丙胺(单胺氧化酶 B 型抑制剂,与左旋多巴 < levodopa > 和卡巴多巴 < carbidopa > 合用,用作抗震颤麻痹药,口服给药)
seleiol ***n*.** 胶态硒(治癌)
Selenarctos thibetanus Cuvier 黑熊[动药]药材:胆—熊胆
selenate; seleniate ***n*.** 硒酸盐
selene [拉;希 selene] ***n*.** 月形 ‖ ~ unguium [moon of the nails] 甲弧影
seleniasis ***n*.** ①精神错乱 ②月夜梦行症
seleniate; selenate ***n*.** 硒酸盐
selenic ***a*.** ①四价硒的,[正] 硒的 ②六价硒的
selenic acid 硒酸
selenide ***n*.** 硒化物
Selenidium ***n*.** 月形簇虫属
seleniferous ***a*.** 含硒的
seleninyl ***n*.** 亚硒酰
Seleniovanadium ***n*.** 硒钒剂(治癌的成药)
selenite ***n*.** ①透[明] 石膏 ②亚硒酸盐
selenitum ***n*.** 玄精石
selenium [希 selene moon](缩 Se) ***n*.** 硒(34 号元素) ‖ ~ cystine 硒胱氨酸(用于白血病)/ ~ dioxide 二氧化硒 / ~ sulfide; selsun sulfide 硫化硒(局部抗真菌药,抗皮脂溢药)
selenodont [希 selene moon + odoustooth] ***a*.** 月牙型的
selenogamia [selne 希 gamos marriage] ***n*.** 月夜梦行症
selenocystathione ***n*.** 硒胱硫醚
selenocysteine ***n*.** 硒代半胱氨酸
selenohomocysteine ***n*.** 硒高半胱氨酸
selenomethylnon ***n*.** 硒甲基降胆固醇(硒-6β-硒甲基降胆固醇,为以^{76}硒标记的胆固醇类似物,用于肾上腺皮质放射核素成像。缩写为 SMC)
Selenomonas ***n*.** 月形单胞菌属
selenoplegia; selenoplexia ***n*.** 月光病
selenosis ***n*.** 硒中毒
selenyl ***n*.** ①氢硒基 ②氧硒基
self ***n*.** 自我,自己;本质,本性; ***a*.** 同一性质的 ‖ ~ subliminal 下意识
self-absorption ***n*.** ①自吸收 ②自我专注
self-abuse; masturbation ***n*.** 自渎,手淫
self-acting ***a*.** 自动的
self-antigen ***n*.** 自体抗原,自身抗原
self-annealing 自我退火
self-attenuation ***n*.** 自减弱
self-cleaning ***n*.** 自净,自洁 ‖ ~ of water 水的自净
self-confidence ***n*.** 自信,满怀信心
self-conscious ***a*.** 自觉的,自我意识的;扭倔的,不自然的 ‖ ~ ness ***n*.** 自我意识;不自然
self-consistent ***a*.** 自相一致的,首尾一致的,一贯的
self-contained 能克制的
self-contracdiction ***n*.** 自相矛盾
self-contradictory ***a*.** 自相矛盾
self-control ***n*.** 自制,自我克制
self-differentiation ***n*.** 自主分化
self-digestion; autodigestion ***n*.** 自体消化
self-displacement 自我置换
selfed; self-pollinated ***a*.** 自交的,自体受精的,自花受精的
self-educated ***a*.** 自我教育的,自学的
self-evident ***a*.** 自明的,不言而喻的
self-explanatory ***a*.** 不解自明的,毋须解释的,显然的自体溶解;自体消化
self-feeling ***n*.** 自体感觉
self-fermentation; autolysis ***n*.** 自己发酵,自体溶解
self-fertile ***a*.** 自育的
self-fertilization; autogamy; autoimp rignation; autofecundation ***n*.** 自体受精
self-heal ***n*.** (有医疗作用的)自体愈合植物(尤指夏枯草)
self-hypnosis ***n*.** 自我催眠
self-imagine ***n*.** 自我成像
self-inductance ***n*.** 自感(电)
self-induction ***n*.** 自感应
self-infection; auto-infection ***n*.** 自体传染,自体感染
selfing ***n*.** 自花受精;自体受精(如绦虫节片之间)
selfish ***a*.** 自私的 ‖ ~ly ***ad*.** / ~ness ***n*.**
selfless ***a*.** 无私的,忘我的 ‖ ~ly ***ad*.** / ~ness ***n*.**
self-limited ***a*.** (病程)自限的,自身限(性)的
self-limited ***a*.** 自限的
self-mutilation ***n*.** 自残
self-opinionated ***a*.** 自负的,固执己见的
self-perception ***n*.** 自体知觉
self-perpetuating ***a*.** 自身延续(性)的
self-poisoning ***n*.** 自体中毒
self-pollution; masturbation ***n*.** 手淫
self-purification ***n*.** 自净[作用]
self-questionnairen ***n*.** 让(病人)自填调查表
self-rectification ***n*.** 自整流(电)
self-regulating ***a*.** 自动调整的,自动调节的
self-reliance ***n*.** 依靠自己,自力更生
self-renewal 自我更新

self-replication *n*.(染色体)自我复制
self-reproach *n*. 自责 ‖ ~ful *a*.
self-respect *n*. 自尊,自重 ‖ ~ing *a*.
self-restraint *n*. 自我克制,自我约束 ‖ ~ed *a*.
self-same *a*. 完全一样的,同一的
self-sterile *a*. 自体不育的
self-suggestion; autosuggestion *n*. 自我暗示
self-sususpension *n*. 自体悬吊[法]
self-tolorance *n*. 自体耐受性,自身耐受性(机体对自身抗原的免疫无反应性,亦称自身中毒禁忌)
self-will *n*. 固执己见,任性 ‖ ~ed *a*.
selfwise *a*. 自向的(指胚细胞或胚组织,无论移植至任何新的部位,仍按照以前预定的型式发育)
Seliberia (G. L. Seliber) *n*. 塞里伯菌属 ‖ ~ stellate 星状塞里伯菌
Selinum L. 蛇床属 ‖ ~ monnieri; Cnidium monnieri 蛇床
Selivanoff's (Seliwanow's) **test**[FeodorFedorowich 苏化学家 1859 生]谢利瓦诺夫氏试验(检尿内果糖)
sell (sold) *v*. 卖,销售 ‖ ~ out 卖完;出卖 / ~ sb (或 sth) short 低估 / ~ up 卖光,变卖
sella (复 sellae)[拉] *n*. 鞍 ‖ ~ turcica 蝶鞍
sellaeform *a*. 马鞍形的
sellanders; mallanders *n*. 马膝湿疹
sellar *a*. 蝶鞍的
Sellards' test [Andrew Watson 美医师 1884 生]塞拉德氏试验(检重碳酸盐耐量试验,检酸中毒)
Sellick maneuver (Brian A Sellick) 塞立克手法(气管内插管时,为了压迫食管并防止被动性反流而采用压迫环状软骨的手法)
Selsun sulfide; selenium sulfide 硫化硒[商名]
Selter's disease [Paul 德儿科学家 1866];**Feer's disease; erythredema polyneuropathy** 塞尔特氏病,费尔氏病,红皮水肿性多神经病 ‖ ~ Blue 二疏化硒 (seleniumsu1ade)[商名]
Selters water; Sertzer water [德国]塞尔特斯矿水(含多量游离碳酸)
Selye syndrome (HansSelye) 塞莱综合征,全身适应综合征(即 general adaptation syndrome,见 syndrome 项下相应术语)
Selye-Schenker test; cold test 塞—申二氏试验,寒冷试验(测肾上腺皮质激素)
SEM scanning electron microscope 扫描电子显微镜
Sem. (semen) ①种子 ②精液
semantics [希 semantikos significant asign] *n*. 语义学
Semantididae Haeckel 印环虫科
semaphore *n*. 信号
semblance *n*. 外表,相似
Semb's oteration [Carl 挪外科医师]塞姆斯氏手术(筋膜外肺尖萎陷术)
semeeotic [希 semetilos] *a*. ①症状的 ②特殊[病症]的
semeiograohy [希 semeion sign + graphein to write] *n*. 症状记录
semeiologic; semeiological *a*. 症状学的
semeiologics [希 semeion sign + -logy];**symptomatology** *n*. 症状学
semeiotics; symptomatology *n*. 症状学
semelincident [拉 semel once + incidins falling upon] *a*. 终生[侵犯]一次的
semelparity [拉 semel once + parere to bear] *n*. 终生一胎[现象](一生中只产生一胎)
semelparous *a*. 终生一胎的
semen(所有格 seminis)[拉 seed] *n*. ① 种子 ② 精液 ‖ ~ abri;/ ~ jiquiriti 相思子 / ~ allii fistulosi 葱子 / ~ allii tuberosi 韭菜子 / ~ alpiniae ktsumadai 草豆蔻 / ~ amomi 砂仁 / ~ amomi amari 益智仁 / ~ amygdalae 扁桃仁 / ~ amygdali amarae 苦扁桃仁 / ~ amygdali dulcis 甜扁桃仁 / ~ arecae 槟榔 / ~ armeniacae amara 苦杏仁 / ~ armeniacae dulce 甜杏仁 / ~ astragali complanati 沙苑子(中药名,扁茎黄耆的种子)/ ~ benincasae 冬瓜子 / ~ boitae 柏子仁 / ~ brassicae albae 白芥子 / ~ brassicae campestris 芸苔子 / ~ brassicae junceae 芥菜子 / ~ brorssonetiae 楮实子(构树子)/ ~ buteae 紫铆子 / ~ canavalie 刀豆 / ~ cannabis 火麻仁,大麻仁 / ~ cardamomi 豆蔻子 / ~ cassiae torae 决明子 / ~ cedronis 哥伦比亚樗木子,苦香木子 / ~ celosiae 青葙子 / ~ chaulmoograe 大风子,晁模子 / ~ cinae; flos cinae 山道年花 / ~ cetue reticulatae 桔核 / ~ coicis 意苡仁(薏米)/ ~ colae; kola nuts 柯拉子 / ~ colchici 秋水仙子 / ~ contra; santonica 山道年花 / ~ corni 山茱萸 / ~ crotonis 巴豆 / ~ cucurbitae 南瓜子 / ~ cuscutae 菟丝子 / ~ cuscutae japonicae 大粒菟丝子 / ~ daturae 曼佗罗子 / ~ dolichoris 白扁豆 / ~ euphorbiae lathyridis;/ ~ lathyridis 千金子(续随子)/ ~ euryales 芡实(鸡头米)/ ~ firmlanae 梧桐子 / ~ foenigraeci; foenum graecum 葫芦巴子 / ~ germinatum 大黄豆卷 / ~ ginkgo 白果(银杏)/ ~ gleditsiae sinensis 皂荚子 / ~ gynandropsis 白花菜子 / ~ hydnocarpi 大风子 / ~ hyoscyami 天仙子(莨菪子)/ ~ ignatii; Saint Ignatius's bean 吕宋豆(解热豆)/ ~ impatientis 急性子(凤仙花子)/ ~ irisis 马蔺子 / ~ ispaghulae 印度车前子,卵叶车前子 / ~ juglandis 胡桃仁(核桃仁)/ ~ lathyridis 千金子(续随子)/ ~ lepidii 葶苈子(独行菜子)/ ~ lini 亚麻子 / ~ litchi 荔枝核 / ~ luffae 丝瓜子 / ~ melo 甜瓜子 / ~ momordicae 木鳖子 / ~ myristicae 肉豆蔻 / ~ nelumbinis 莲子 / ~ oroxyli 木蝴蝶 / ~ papaveris 罂粟子 / ~ pedicularis 马先蒿子/ ~ pharbetidis 牵牛子 / ~ phaseoli 菜豆 / ~ phaseoli angularis 赤豆 / ~ physostigmatis; Calabar bean 毒扁豆,卡拉巴豆 / ~ plantaginis; psyllium 车前子 / ~ plantaginis major 大粒车前子 / ~ plantaginis minor 小粒车前子 / ~ prinsepiae 蕤核(蕤核)/ ~ pruni 郁李仁 / ~ pruni humilidis er japonicae 小李仁 / ~ pruni tomentosae et trilobae 大李仁 / ~ psoraleae 补骨脂(破故纸)/ ~ psyllii 车前子 / ~ pulicariae 洋车前子 / ~ quisqualis 使君子仁 / ~ raphani 莱菔子 / ~ ricini 蓖麻子 / ~ sabadillae 沙巴达子 / ~ sanctum; santonica 山道年花 / ~ sesami 黑芝麻(胡麻)/ ~ sinapis 芥子 / ~ sinapis albae 白芥子 / ~ sinapis nigrae; black mustard 黑芥[子]/ ~ sojae germinatum 大豆黄卷 / ~ sojae praeparatum 淡豆豉 / ~ staphisagriae 虱草子 / ~ sterculiae scaphigerae 胖大海 / ~ stramonii 曼佗罗子 / ~ strophanthi 毒毛旋花子 / ~ strychni 马钱子,番木鳖 / ~ theobromatis 可可豆 / ~ thujae orientalis 侧柏子仁 / ~ tingli 葶苈子 / ~ tonco; tonka bean 香豆,香赤豆 / ~ torreyae 榧子 / ~ trichosanthis kirilowii 栝楼子 / ~ trichosanthis multilobae 裂叶栝楼子 / ~ trigonellae 葫芦巴(芦巴子)/ ~ vaccariae 王不留行 / ~ zanthoxyli 椒仁 / ~ zizyphi spinosae 酸枣仁
semenology *n*. 精液学
semenuria; spermaturia *n*. 精液尿
semester *n*. 半学年,一学期
semi- [拉 semis half 半]半
semiacephalus; anencephalus *n*. 半无头畸胎,无脑畸胎
semialdehyde *n*. 半醛 ‖ glutamic ~ 谷氨酸-γ-半醛
semiannual *a*. 半年一次的,一年两次的
semiantigen; half antigen *n*. 半抗原
semiapochromat; semiapochromatic objective *n*. 半夏消色差物镜
semiapochromatic *a*. 半复消色差的
Semiaquilegia adoxoides(DC.)Makino 天葵[植药]药用部分:块根—(天葵)
Semiaquilegia Makino. 天葵属 ‖ ~ adoxoides (DC.) Makino 天葵
semiautotrophic *a*. 半自氧的,半自营的
semiaxial *a*. 半轴的
semicanal *n*. 半管 ‖ ~ of auditory tube 咽鼓管半管 / ~ of humerus 肱骨结节间沟 / ~ of tensor tympanimusde 鼓膜张肌半管
semicanalis (复 semicanales)[拉];**semicanal** *n*. 半管 ‖ ~ musculi tensoris tympani 鼓膜张肌半管 / ~ tensoris tympani 鼓膜张肌半管 / ~ tubae auditivae 咽鼓管半管 / tubae pharyngotympanicae; ~ tubae auditivae 咽鼓管半管
semicarbazide *n*. 氨基脲 ‖ ~ hydrochloride 盐酸氨基脲
semicarbazone *n*. 缩氨基脲
semicartilaginous *a*. 半软骨的
semicentennial *a*. 五十年一度的;持续半个世纪的 五十周年;五十周年 纪念
semicircle *n*. 半圆,半圆形
semicircular *a*. 半环形的
semicolon *n*. 分号(即;)
semicoma *n*. 轻昏迷
semicomatose *a*. 轻昏迷的
semiconductor *n*. 半导体
semiconsciousness *a*. 半意识的,半清醒的
semicretin *n*. 轻呆小病患者
semicretinism *n*. 轻呆小病
semicrista (复 semicristae)[拉] *n*. 小嵴 ‖ ~ ineisiva; nasal crest 鼻嵴
Semid. (semidrachma) 半英钱
semidecussation *n*. 半交叉
Semidiagrammatic *a*. 半图式的
semidiameter *n*. 半径
semidine *n*. 半联胺,重苯胺,苯氨基苯胺
semidminance *n*. 半显性,不完全显性
semiflexion *n*. 半屈
semifluctuating *a*. 半波动的
semifluid *a*. 半流质的 *n*. 半流质
semiglutin *n*. 半明胶蛋白
Semih. (semihora) 半小时

semi-invalid *n*. 半病废者
Semikon, hydrochloride; Methapyrile ne hydrochloride 盐酸塞米孔，盐酸麦沙吡立伦(抗组胺剂)
semilente *a*. 中效的
semiltquidambar cathayensis T. H. Chang 见 Altingia chingii Metc.
semilunar [拉 semilunaris; seni-half + luna moon] *a*. 半月形的月牙形的
semilunare [拉] *n*. 月骨
semiluxation; subluxation *n*. 半脱位，轻脱位
semimembranous *a*. 半膜的
semimembranousus *n*. 半膜肌
semimlignant *a*. 半恶性的
semina (单 semen) [拉] *n*. ①种子 ②精液
seminal [拉 seminalis] *a*. 种子的，精液的
seminar *n*. (大学的)研究班，(研究班)专题讨论会
seminarcosis; rwilight sleep *n*. 朦胧麻醉
seminase; mannase *n*. 甘露聚糖酶、木蜜酶
semination [拉 seminatio] *n*. 受精
seminiferous [拉 semen seed + ferre to bear] *a*. 输精子的 ‖ seminologic(al) *a*.
seminologist *n*. 精液学家
seminology *n*. 精液学
seminoma; spernatocytoma *n*. 精原细胞瘤 ‖ ~ ovarian 卵巢精原细胞瘤
seminomatous *a*. 精原细胞瘤的
seminormal *a*. 半当量[浓度]的
seminose; mannose *n*. 甘露糖
seminuria *n*. 精液尿
semiography; semeiography *n*. 症状记录
semiological; semeiological *a*. 症状学的
semiologist *n*. 症状学家
semiology; symptomatology *n*. 症状学；
semiomcial *a*. 半官方的 ‖ ~ly *ad*.
semiorbicular; semicircular *a*. 半环形的
semiotic; semeiotic *a*. ①症状的 ②特殊[病症]的
semiotics; semeiotics *n*. 症状学
semioxamazide; amino-oxamide *n*. 氨基草酰肼
semiparasite *n*. 半寄生物(既是腐生物，又是寄生物，具有致病性)
semipenniform *a*. 半羽状的
semipermeable *a*. 半[可]透的
semiplacenta *n*. 半胎盘 ‖ ~ diffusa 分散半胎盘 / ~ multiplex 多叶半胎盘 / ~ zonalia 带状半胎盘
semiplantigradation *n*. 半跖行
semiplegia; hemiplegea *n*. 偏瘫，半身不遂
semipolar *a*. 半极性的
semiprofessional *a*. 半职业性的
semipronation *n*. ①半俯卧 ②半俯卧位；半旋前
semiprone [拉 simes half + pronus prone] *a*. 半俯卧位的
semiptosis [拉] *n*. 轻度睑下垂
semiquantitative *a*. 半定量的
semiquinone *n*. 半醌
semirecumbent *a*. 半卧的
semis [拉] (缩 ss); **half** *n*. 半，一半单位(Svedbergunit 的符号)
semisideratio [拉]; **hemiplegia** *n*. 偏瘫，半身不遂
semisideration; hemiplegia *n*. 偏瘫，半身不遂
semisomnous *a*. 轻昏迷的
semisomnus; semicoma *n*. 轻昏迷
semisopor; semicona *n*. 轻昏迷
semispeculum *n*. 半窥镜(膀胱切石术用)
semispinalis [拉] *n*. 半棘肌
semistarvation *n*. 半饥饿，饥饿疗法
semisulcus [拉 semis half + sulcus furrow] *n*. 半勾
semisupination *n*. ①半仰卧 ②半仰卧位；半旋后
semisupine *a*. 半仰卧位的
semisynthetic *a*. 半合成的
Semitard *n*. 非晶体胰岛素锌混悬液，速效胰岛素锌混悬液(pmmpt in sulin zinc suspension)[商名]
semitendinosus [拉] *n*. 半腱肌
semitendinous [拉 semetendinosus] *a*. 半腱的
semitransparent *a*. 半透明的
semitropic(al) *a*. 热带的，副热带的
semivalent *a*. 半[正常]价的
semiyearly *ad*. 半年一次
semi-β-carotenone *n*. 胡萝卜素单酮半-β-胡萝卜素酮
Semmelweis doctrine [Ignaz Philipp 匈医师 1818—1865] 塞梅尔维斯氏学说(产褥热是一种败血病，为产科应用消毒法的先驱)
Semon-Hering hypothesis (theory) [Richard Wolfgang Semon 德博物学家 1859—1908; Ewald Hering 德生理学家 1834—1918] 塞—赫二氏假说(学说)(细胞潜记忆迹假说)
Semon's law [Felix 德喉科学家 1849—1921] 塞蒙氏定律(喉运动神经有进行性器质性疾病时，环杓后肌首先受影响) ‖ ~ sign 塞蒙氏征(恶性喉病时声带运动受损)
Semoxydrine [商名] *n*. 盐酸去氧麻黄碱(metham phetamine hydrochloride)
sempervine *n*. 常绿钩吻碱
sempervirine *n*. 常绿钩吻碱
Semple's treatment [David 英医师 1856—1937] 森普耳氏疗法(狂犬病注射疗法) ‖ ~ vaccine 森普耳氏疫苗(石碳酸灭活狂犬病毒疫苗)
Semustine *n*. 司莫司汀，赛氮芥，甲环亚硝脲，甲基罗氮芥，氯乙甲基环己亚硝脲(即 methyl CCNU, Me-CC NU，抗肿瘤药，主要用于治疗脑瘤、结肠直肠癌、胃癌、霍奇金〈Hodgkin〉病和恶性黑素瘤)
send (sent) *vt*. & *vi*. 送；发出；派遣；使变成；使陷入；送信，派人 ‖ ~ away 派遣；发送；驱逐 / ~ down 开除；使……下降；把……投入监狱 / ~ for 派人去叫，遣人去拿 / ~ forth 发出；放出(光、热等)；长出 / ~ in 呈报，递送 / ~ off 发出；给……送行 / ~ on 转送，预送 / ~ out 放出；长出；发出 / ~ up 使……上升；取笑；把……投入监狱
send-off *n*. 送行
sendout *n*. 送出量，输出量
Senear-Usher disease (syndrome) [Francis Eugene Senear 美皮肤病学家 1889 生；美皮肤病学家 1899 生]; pemphigus erythematosus 塞—阿二氏病(综合征)，红斑性天疱疮
seneca-snakeroot; senega *n*. 美远志
senecialdehyde *n*. 光醛，二甲基丙烯醛
senecifolin; senecifoline *n*. 千里光叶碱
senecin; senecine *n*. 千里光素
Senecio adnatus DC. 贴生狗舌草[植药]全草入药
Senecio hygrophitus Cuatiec. 湿生狗舌草[植药]全草入药
Senecio kirilowii Turcz.; campestris (Retz.) DC.; fauriei Levl. et Vant 狗舌草[植药]全草入药
Senecio L. *n*. 千里光属 ‖ ~ aureus 金色千里光 / ~ camoestris DC. 狗舌草 / ~ canicida; yerba del Pueblo 墨西哥狗舌草(利尿剂) / ~ cineraria 南欧千里光，雪叶莲，灰狗舌草 / ~ jacoboea; ragwort 火草，美狗舌草 / ~ palnatus 掌叶千里光 / ~ scandens Ham. 千里光
Senecio scandens Bueh.-Ham. 千里光[植药]药用部分：地上部分—千里光
senecio; ragwort *n*. 美狗舌草
senecionine *n*. 千里光碱
senectitude [拉 senectus ole age] *n*. 老年
Senecto platyphyllus DC. 宽叶狗舌草[植药]全草入药
senega [拉]; **seneca-snakeroot** *n*. 美远志(从前曾用于治肺炎后期、气喘等) ‖ ~ white 白美远志
Senegal *n*. 塞内加尔[非洲] ‖ ~ese *n*. 塞内加尔人 *a*. 塞内加尔的；塞内加尔人的
senegenin *n*. 美远志皂元甙
senegin *n*. 远志皂甙
senesce *n*. 开始衰老
senescense *n*. 衰老，变老 ‖ dental ~ 牙齿衰老
senescent *a*. 衰老的，变老的
seniculture [拉 senex old man + cultura culture] *n*. 老年卫生
senile [拉 senilis] *a*. 老年的
senilism *n*. 早老，早衰
senility [拉 senilitas]; **senium** *n*. 衰老，老年
senior *a*. 年长的；地位(或级别)较高的；(大学)高年级的，四年级的 *n*. 年长者；(大学)高年级生，四年级生
seniority *n*. 年长，资历深
senium [拉]; **senility** *n*. 衰老，老年 ‖ ~ praecox 早老，早衰
senna [拉] *n*. 番泻叶 ‖ ~ Alexandria 亚历山大番泻叶，埃及番泻叶 / ~ American 美番泻叶，马里兰番泻叶 / ~ dog 狗番泻叶，意大利番泻叶 / ~ Egyptian; Alexandrian / ~ 埃及番泻叶，亚历山大番泻叶 / ~ 印度番泻叶，丁内未利番泻叶 / ~ Mecca; Indian ~ 麦加番泻叶，印度番泻叶
sennacrol *n*. 森纳克罗耳(番泻叶中的一个成分)
sennapicrin *n*. 番泻叶苦素
sennatin *n*. 番泻叶素
sennpside *n*. 番泻叶甙
Senn's bone plate (Nicholas Senn) 森氏骨板(用于对合及缝合肠段) ‖ ~ operation 森氏手术(运用外侧密接及骨板作肠吻合

术）低电压（X线）摄影器；低电压（X线）摄片 / ~ 低电压（X线）摄影术，（一种低电压恒电位（X线）摄影术尤指乳房X线摄影术）

Senn's bone plates［Nicholas 美外科医师 1844—1908］森氏骨板（用于对合及缝合肠段）‖ ~ test 森氏试验（用氢通入肠内诊断肠穿孔）

Senokot *n*. 番泻叶（senna）［商名］

senopia［拉 senilis pertaining to old uge + 希 opsis vision + -ia］；**erontopia** 老年期视力回春，视力再生

sensation *n*. 感，感觉 ‖ ~ abnormal 感觉异常，感觉倒错 / ~ articular 关节感觉 / ~ burning 灼感 / ~ cincture；zonesthesia 束勒感，束带状感觉 / ~ color 色觉 / ~ common 普通感觉 / ~ concomitant 伴发感觉 / ~ correlative 关连性感觉 / ~ dermal 皮肤感觉 / ~ delayed 延缓感觉 / ~ cutaneous；dermal ~ 皮肤感觉 / ~ eccentric 反常感觉 / ~ epigastric 上腹［部］感觉 / ~ external 外部感觉 / ~ flicker 闪光感觉 / ~ general 全身感觉 / ~ girdle；zonesthesia 束勒感，束带状感觉

sensational *n*. 感觉的，轰动的；巨大的，非常的

sensations, kinesthetic 运动觉 ‖ ~, labyrinthine 迷路觉 / ~, light 光感觉 / ~, negative 阴性感觉，域下感觉 / ~, new；gnostic sensatio 新生感觉，认识性感觉 / ~, objective；external ~ 外部感觉 / ~, organ 器官感觉 / ~, pahmesthetic 振动［感］觉 / ~, paradoxical cold 反常冷感 / ~, perverted 感觉异常，感觉倒错 / ~, primary 原发感觉 / ~, protopathic 粗觉 / ~, psychovisual 精神视觉 / ~, radiating；referred / ~, 牵涉性感觉 / ~, referred 牵涉性感觉 / ~, reflex；referred 反射性感觉，牵涉性感觉 / ~, skin；dermal 皮肤感觉 / ~, special 特种感觉，五官觉 / ~, strain 紧张感觉 / ~, subjective；internal 内部感觉 / ~, tactile 触觉 / ~, testicular 睾丸感觉 / ~, transferred；referred ~ 牵涉性感觉 / ~, vascular 血管感觉 / ~, visceral 内脏感觉 / ~ of warmth 温觉

sensations, gnostic；new sensations 认识性感觉，新生感觉（指触觉、温度觉等精细感觉）/ ~ internal 内部感觉 / ~ joint；articular / ~ 关节感觉

sense［拉 sensus；sentire to think］*n*. 觉，感觉 / ~ acid 酸觉（指胃对盐酸分泌的调节）/ ~ body 躯体觉 / ~ chemical 化学觉 / ~ cinesthetic 运动觉，肌觉 / ~ color；color vision 色觉 / ~ concomitant 伴发感觉 / ~ dermal 皮肤感觉 / ~ equilirium；static ~ 平面觉，静位觉 / ~ form 立体觉 / ~ genesic 生殖感觉 / ~ gustatory 味觉 / ~ of hearing 听觉 / ~ internal 内部感觉 / ~ kinesthetic 运动觉，肌觉 / ~ labyrinthine；static 迷路觉，静位觉 / ~ light 光觉 / ~ muscle；muscular 肌觉 / ~ pain 痛觉 / ~ pf position 位觉 / ~ posture 姿势觉 / ~ pressure 压觉 / ~ proprioceptive；proprioceptive sensibility 本体感觉 / ~ reproductive；genesic 生殖感觉 / ~ of resistance 抵抗觉 / ~ respiratory 呼吸觉 / ~ sevinth；visceral / ~ 第七觉，内脏感觉 / ~ sexual 性欲感觉 / ~ sixth；cenesthesia 第六觉，普通感觉 / ~ of smell 嗅觉 / ~ space 空间觉 / ~ special 特种感觉，五官觉 / ~ static 静位觉 / ~ stereognostic 实体觉 / ~ tactile 触觉 / ~ taste 味觉 / ~ temperature 温度觉 / ~ thermic 温度觉，冷热觉 / ~ time 时觉 / ~ tone 音调感觉 / ~ visceral 内脏感觉 / ~ visual 视觉 / come to one's ~s 苏醒过来；醒悟过来 in all / ~s 在任何意义上说 / in a ~ 在某种意义上说 / in ecery ~ (of the word)在各种意义上说 in no / ~ 决不 / in one's right ~ 有理性，神志清醒 / in the proper(strict, literal, figurative) ~ 在本来（严格，字面，比喻）的意义上说 / make ~ 讲得通，有意义 / make ~ (out) of 弄懂……的意思 / (there's) no ~ (in) ……是没有意义的，……是没有道理的 / out of one's ~s 失去理性，精神错乱 / talk ~ 说话有道理

senseless *a*. 无感觉的，愚笨的

Sensibamine *n*. 森西巴明（麦角胺、麦角异胺的混合物）

sensibile［拉 sensibilis］*n*. 可感觉的

sensibiligen；sensibilisinogen *n*. 过敏原，致敏原

sensibilin；anaphylactin *n*. 过敏素

sensibilisatrice；amboceptor *n*. 介体

sensibilisin *n*. 过敏素

sensibilisinogen；anaphylactogen *n*. 过敏原，致敏原

sensibilities, vital *n*. 生命感觉

sensibility［拉 sensibilitas］*n*. 感觉性，感受性；感觉，感觉能力 ‖ ~ bone；pallesthesia 骨，振动［感］觉 / ~ common；cenesthesia 普通感觉 / ~ cortical 皮质感觉 / ~ deep 深部感觉 / ~ electromuscular 肌电感觉 / ~ epicritic 精细感觉（区别皮肤触觉和温度的能力）/ ~ general 全身感觉 / ~ gnostic 认识性感觉 / ~ joint 关节感觉 / ~ mesoblastic；deep / ~ 深部感觉 / ~ pallesthetic；palmesthetic / ~ 振动［感］觉 / ~ proprioceptive 本体感觉，粗感觉 / ~ recurrent 回反感觉 / ~ somesthetic；proprioceptive 本体感觉 / ~ special；specific / ~ 特种感觉，五官觉 / ~ spectual 光谱感觉性 / ~ splanchnesthetic 内脏感觉 / ~ superfiial 浅部感觉 / ~ vibratory；pallesthetic ~ 振动［感］觉

sensibilization *n*. ①致敏［感作用］②增敏［感作用］

sensibilizer；amboceptor *n*. 介体

sensible *a*. 明白事理的，感觉得到的；明显的；（计划等）切合实际的 ‖ ~ly *ad*.

sensiferous［拉 sensus sense ~ ferre to carry］*a*. 传导感觉的

sensigenous［拉 sensus + 希 ennan to produce］*a*. 产生感觉的

sensimeter *n*. 感觉计（测身体感觉缺失区和感觉过敏区的敏感度）

sensitin *n*. 迟发致敏素（从病原体入病毒、细菌或真菌制备的非抗原性物质，能引起迟发型敏感性）

sensitinogen *n*. 过敏原，致敏原（统称）

sensitive［拉 sensitivus］*a*. 能感受的，敏感的，神经过敏的，（由于某种疾病而）过敏的

sensitivity *n*. ①感受性，敏感性 ②敏感度 ③灵敏度 ‖ ~ flaw 缺陷敏感度 / ~ insulin 胰岛素敏感度 / ~ penetrameter 透度计灵敏度 / ~ proportional 相应敏感性（对刺激的强度具有某种定量代数关系的反应）/ ~ radiographic 射线感光度 / ~ tooth surface 牙面敏感性

sensitization *n*. 致敏［感作用］，敏化［作用］‖ ~ active 自动致敏 / ~ autoerythrocyte 自体红细胞致敏 / ~ mental 精神顺应 / ~ multiple 多种致敏 / ~ passive 被动致敏 / ~ photodynamic 光力致敏 / ~ protein 蛋白致敏 / ~ Rh Rh 因子致敏（对 Rh 因子〈即 Rh 抗原，尤其是 D 抗原〉起致敏的过程或状态，如孕妇为 Rh〈-〉，胎儿为 Rh〈+〉，胎儿血进入母体循环使母体致敏）

sensitize *n*. 致敏，使过敏

sensitized；tendered sensitive［被］*a*. 致敏的

sensitizer *n*. ①抗体 ②致敏物

sensitizin *n*. 致敏素，过敏原

sensitizing；anaphylactogen *n*. 过敏原

sensitometer *n*. 感光计

sensitometry *n*. 感光度测量法，感光测定法

sensiveness *n*. 感受性，敏感性

sensomobile *a*. 感觉移动的

sensomobility *n*. 感觉移动性

sensomotor；sensorimotor *a*. 感觉运动的

sensoparalysis *n*. 感觉神经麻痹

sensor *n*. 传感器，感受器

Sensorcaine *n*. 盐酸布比卡因（bupi vacaine hydrochloride）［商名］

sensorial［拉 sensorialis］*n*. ①感觉中枢的 ②皮质感觉中枢的

sensoriglandular *a*. 感觉性分泌的

sensorimetabolism *a*. 感觉性代谢中枢的

sensorimotor *a*. 感觉运动的

sensorineural *a*. 感觉神经的，感觉神经性的

sensorium［拉 sentire to perceive］*n*. ①感觉中枢 ②皮质感觉中枢 ③神志，知觉 ‖ ~ commune 皮质感觉中枢

sensorium. *n*. 感觉中枢；（大脑）皮质感觉中枢；神志，感觉，知觉

sensorivascular；sensorivasomotor *a*. 感觉性血管（运动）的

sensoro［拉 sensorius］*a*. 感觉的

sensoromuscular *a*. 感觉性肌肉活动的

sensory *a*. 感觉的

sensual *a*. 耽于声色口腹之乐的；色情的；感觉的 ‖ ~ity *n*. 耽于声色 / ~ly *ad*.

sensualism［拉 sentire to perceive］*n*. 肉欲主义，感官享乐主义

sensuous *a*. 感官方面的，感觉上的

sensus［拉］*n*. 感觉，觉

sent send 的过去式及过去分词

sentic *a*. 情感学的

sentics *n*. 情感学（研究情感表达的学科）

sentient［拉 sentiens］*a*. 有感觉的，能感觉的

sentiment *n*. 情感，情操

sentimental *a*. 感伤的；多愁善感的；情感（上）的 ‖ ~ity *n*. 情感生活；多愁善感 / ~ist *n*. 感伤主义者 / ~ly *ad*.

sentimentality *n*. 感伤，多感

sentisection *n*. 无麻醉解剖（不麻醉活动物解剖）

SEP somatosensory evoked potential 体感诱发电位

sepal *n*. 萼片

sepaloid *a*. 萼片样的

separability *n*. 可分离性，可分性

separable *a*. 可分的

separably *ad*. 分离地，单独地

separandum［拉］*n*. 剧药

separant *n*. 隔离子

separate *a*. 分离的；单独的；各别的 *vt*. 使分离；把……分类；区

分,使离析 *vi*. 分离;离析;析出 ‖ ~ly *ad*.
separation *n*. 分离,分开;离析 ‖ ~ of epiphysis 骨骺分离 / ~ gradual 徐缓分离 / ~ immediate 立刻分离 / ~ of placenta, premature 胎盘早期分离
separative *a*. 分离的
separator [拉 sepator] *n*. ①分离器 ②分液器 ③分牙器 ‖ ~ air 空气分离器 / ~ centrifugal 离心[式]分离器 / ~ cyclone 旋风分离器,气旋分离器 / ~ hydraulic 水力分离器 / ~ ivory 牙本质分离器 / ~ magnetic 磁力分离器 / ~ spiral 螺旋分离器 / ~ water-oil 水油分离器
separatorium *n*. 颅骨膜分离器
separatory *a*. 分离用的
sepation *n*. ①分隔 ②中隔,隔[膜]
sepazonium chloride 氯化三苯唑(局部抗感染药)
sepedogenesis; sepedonogenesis *n*. 败血病发生
sepedon [希 sepedon rottenness, putre faction] *n*. 腐败
sepedonogenesis *n*. 败血病发生
seperidol hydrochloride 盐酸氯氟派醇(安定药)
Sephadex *n*. 交联葡聚糖([商名],作为分子筛色谱法的介质)
Sepia andreana steenstrup 针乌贼[动药]药材,背骨—毒螺蛸,乌贼骨
Sepia esculenta Hoyle 金乌贼[动药]药材:内壳—(海螵蛸),乌贼骨
Sepia officinalis L. 墨鱼,乌贼 sepia [拉;希 sepia cutte-fish] 乌贼墨汁;深棕色的
sepiapterin reductase 墨蝶呤还原酶
Sepiella maindroni de Rochebrune 无针乌贼[动药]药材:内壳—(海螵蛸),乌贼骨
Sepiidae *n*. 乌科[动药]
sepium [拉;希 sepia duttle-fish] *n*. 乌贼骨,海螵蛸
sepranose *n*. 塞丹糖,[氧]七环糖
sepsin [希 sepsis decay] *n*. 腐败素
sepsis [希 sepsis decay] *n*. 脓毒病,败毒症 ‖ ~ agranulocytica 粒细胞缺乏性脓毒病,粒细胞缺乏症 / ~ gas 气疽脓毒病 / ~ hyperergica; Wissler's syndrome 过敏性脓毒病,魏斯勒氏综合征 / ~ incarcerated 潜伏性脓毒病,箝闭性脓毒病 / ~ intestinalis 肠性脓毒病 / ~ lenta 慢性脓毒病 / ~ mouse; murine 鼠脓毒病 / ~ oral 口脓毒病 / ~ puerperal 产后脓毒病 / ~ putrefactive 腐败脓毒病 / ~ surgical 外科脓毒病
sepsis violacea 马粪蝇
sepsometer [希 sepsis decay + 希 metron measure] *n*. 空气有机质测定计
sept(o)- [构词成分] 隔
septa (单 septum) *n*. 中隔,间隔,隔[膜]
septal *a*. 中隔的,间隔的
septan [拉 septem seven] *a*. 每七日复发的
septate *a*. 有隔的,分隔的
septation *n*. 分割,中隔,隔膜
septatome; septotome *n*. 鼻中隔刀
septavalent; septivalent *a*. 七价的
Septazine; Prosetasine; Benzyl sulfanil amide *n*. 抗链菌胺,普罗塞普塔辛,苄基黄胺
septectomy *n*. 鼻中隔切除术 ‖ ~ submucous; submucous resection 黏膜下鼻中隔切除术
septem [拉](缩 Sept.);
septemcapsula yasunagal Hsieh and shen 安永七囊虫
septemia; septicemia *n*. 败血病,败血症
septentrionaline *n*. 狼毒乌头碱
septfoil; Petintilla tormentilla *n*. 洋委陵菜,洋翻白草
septic [拉 septicus; 希 septikos] *a*. 脓毒性的,败毒的
septicemia; septemia *n*. 败血病,败血症 ‖ ~ bacteremic 菌血性败血病,细菌败血病 / ~ bronchopulmonary 支气管性败血病 / ~ Bruce's; undulant fever 波状热,布鲁氏[杆]菌病 / ~ cryptogenic 隐原性败血病 / ~ fowl 禽败血病 / ~ of fowls, apoplectiform 禽卒中样败血病 / ~ haemorrhagica bovum 牛出血性败血病 / ~ haemorrhagica bubalorum; pasteurellosis in buffalo 水牛出血性败血病,水牛巴斯德氏菌病 / ~ haemorrhagica ovis; / ~ pluriform is 羊出血性败血病,多形性败血病 / ~ haemorrhagic 出血性败血病(巴斯德氏菌病)/ ~ lymphovenous 淋巴静脉性败血病 / ~ melitensis; undulant fever 波状热,布鲁氏[杆]菌病 / ~ metastasizing; pyemia 转移性败血病,脓毒症 / ~ morphine injector's; melioidosis in man [人]类鼻疽 / ~ mouse 鼠败血病 / ~ pestis 鼠疫败血病 / ~ phlebitic; pyemia 静脉炎性败血病,脓毒症 / ~ plague; septicemic plague 鼠疫败血病,败血病性鼠疫 / ~ pluriformis 多形性败血病 / ~ pneumococcic 肺炎球菌败血病 / ~ puerperal 产后败血病 / ~ rabbit 兔败血病(兔巴斯德氏杆菌病)/ ~ sputum 痰病性败血病 / ~ surgical 外科败血病,脓菌血病 / ~ toxemic 菌毒败血病,毒血性败血病 / ~ typhoid 伤寒败血病 / ~ vibrio 弧菌性败血病
septicemic *a*. 败血病的
Septicidin *n*. 塞普底西定(治疗猪疫和鸡霍乱的血清制品)
septicine *n*. 腐鱼尸检
septicobacteriaemia *n*. 脓菌血病,脓菌血症
septicoemia; septicemia *n*. 败血病,败血症
septicogenic *a*. 致腐败的,生腐的
septicophlebitis *n*. 脓毒性静脉炎
septicopyemia *n*. 脓毒败血病,脓毒败血症 ‖ ~ crytogenic; spontaneous 隐原性败血病,自发性败血病 / ~ metastatic 转移性脓毒败血病 / ~ spontaneous; cryptogenic ~ 自发性败血病,隐原性败血病
septicopyemic *a*. 脓毒败血病的
septicozymoid *n*. 脓毒性类酶
septiferous *a*. 输脓毒的
septigravida [拉 septem seven + gravida pregnant] *n*. 第七次孕妇
septile *a*. 隔的
septimetritis *n*. 脓毒性子宫炎
septineuritis *n*. 脓毒性神经炎
septiotome [septum + 希 tome a cut]; **septatome** *n*. 鼻中隔刀
septipara [拉 septem seven + parere to produce] *n*. 七产妇
septivalent [拉 septim seven + valensable]; **septavalent** *a*. 七价的
septometer *n*. ①鼻中隔厚度计 ②空气有机质测定计
septomrginal *a*. 隔缘的
septonasal *a*. 鼻中隔的
septoplasty *n*. 鼻中隔成形术
septostomy *n*. 中隔造口术 ‖ ballon atrial ~ 气囊房中隔造口术
septotextalaria rugulosa Chapman 皱隔编织虫
septotomy *n*. 鼻中隔切开术
septrineuritis *n*. 脓毒性神经炎
septula (单 seoulum) *n*. 小隔 ‖ ~ testis 睾丸小隔
septulum (复 septa)[拉 septum] *n*. 小隔
septum (复)[拉] *n*. 中隔,间隔,隔[膜] ‖ ~ alveoli 牙槽间隔,牙槽中隔 / ~ annuli femoralis; / ~ femorale (Cloquet) 股环隔 / ~ aortico-pulmonary 主动脉肺动脉隔 / ~ auricularum; ~ atriorum 房中隔,房间隔 / ~ atrioventriculare; atrioventicular ~ 房室隔 / ~ auricularum; / ~ atriorum 房中隔,房间隔 / of auditory tube, bony ~ of eustachi an canal 肌咽鼓管隔 / ~ Bigelow's; calcar femorale 比吉洛氏隔,股骨[颈]距 / bony ~ of nose 鼻中隔骨部 / ~ bronchiale; bronchial ~ 支气管隔 / ~ bulbar 心球隔 / ~ bulbi urethrae 尿道球中隔 / ~ canalis musculotubarii; 肌咽鼓管隔 / ~ cartilagineum; parscartilaginea(sehtinani) 软骨部(鼻中隔)/ ~ cervicale intermedium 颈部中间隔 / ~ clear; ~ pellucidum 透明隔 / ~ cloacal; urorectal ~ 泄殖腔隔,尿直肠隔 / ~ Cloquet's; ~ femorale 克洛凯氏隔,股环隔 / ~ cordis 心隔 / ~ corporum cavernosum clitoridis 阴蒂海绵体隔 / ~ crural; ~ femorale 股环隔 / ~ cushion 垫隔 ~ Douglas' 道格拉斯氏隔,直肠隔(胎)/ ~ enamel 釉质隔 / ~ femorale (Cloqueti); ~ annuli femoralis 股环隔 / ~ gingival 龈中隔 / ~ glandis penis 阴茎头隔 / ~ gum; gingival ~ 龈中隔,龈间隔 / ~ hanging 垂帷隔(鼻翼软骨中隔过宽)/ ~ hemal 腹侧中隔(动)/ ~ interalveolare 牙槽间隔,牙槽中隔 / ~ interatriale 房中隔,房间隔 / ~ interatricular; ~ atriorum 房中隔,房间隔 septa, interdental 牙间隔,牙中隔 / ~ interlobulare 小叶间隔 / ~ intermediate cervical 颈部中间隔 / ~ intermedium 中间隔 / ~ intermuscular 肌间隔 / ~ intermusculare anterius (fibulare); ~ intrermusculare anterius cruris 腓骨前肌间隔 / ~ intermusculare (femoris) laterale 股外侧肌间隔 / ~ intermusculare (femoris) mediale 股内侧肌间隔 / ~ intermusculare (humeri); / ~ intermusculare (brachii) mediale 臂外侧肌间隔 / ~ intermusculare (humeri); ~ intermusculare (brachii) mediale 臂内侧肌间隔 / ~ intermusculare / ~ intermusculare posterius (fibulare); ~ intermusculare posterius (curis) 腓骨后肌间隔 / ~ interrsdicular 根间隔 / ~ intersegmental 节间隔 / ~ interventriculare; / ~ bventriculorum 室中隔,室间隔(心)/ ~ intra-alveolarium 牙槽内隔,齿槽内隔 / ~ linguae 舌中隔 / ~ lingitudinale 颈纵隔 / ~ lucidum 透明隔 / ~ mediastinale; mediastinal / ~ [胸腔]纵隔 / ~ membranaceum nasi; pars cutanea (septi nasi); ~ mobile nasi 鼻中隔膜部,鼻中隔皮部 / ~ membranaceum ventriculorum cordis 膜部(心室中隔)/ ~ membranous 膜性中隔,中隔膜部 / ~ mobile nasi; pars cutanea (septi nasi) 鼻中隔皮部 / ~ musculare ventriculorum cordia 肌部(心室中隔)/ ~ of musculatubarius canal 肌咽鼓管隔 / ~ nasal; ~ nasi 鼻中隔 / ~ nasal membranous 鼻中隔膜部 / ~ nasi osseum 鼻中隔骨部 / ~ neural 髓管隔(项韧带、棘上和棘间韧带)/ ~ orbitale 眶隔 / ~ pectiniforme

梳状中隔 / ~ pellucidum 透明隔 / ~ penis 阴茎隔 / ~ perforation 中隔穿孔 / ~ pharyngeal 咽隔(胎)/ ~ placental 胎盘隔 / ~ pontis 脑桥中隔 / ~ posterior; ~ posticum; subarac hnoidal ~ 后隔,蛛网膜下隔 / ~ posterior intermediate 后中间隔 / ~ posterior median cervical; ~ cervicale intermedium 颈部中间隔 / ~ primum 第一隔(胎儿心房间)/ ~ rectovaginal 直肠阴道隔 / ~ renis 肾隔(肾柱)/ ~ scroti; ~ of scrotum 阴囊隔 / ~ secundum 第二隔(胎儿心房间)septa of testis 睾丸小隔 / ~ sigmoidal 乙状隔(咬肌翼外肌间)/ ~ sinuum frontalium 额窦中隔 / ~ spurium 假隔 / ~ subarachnoedal; / ~ posticum 蛛网膜下隔,后隔 / ~ transversum 横[中]隔 transverse / ~ of ampulla 壶腹嵴 / ~ tube 咽鼓管隔(匙突)/ ~ urorectal; cloacal ~ 尿直肠隔,泄殖腔隔 / ~ of ventricles of heart; / ~ ventriculorum cordis 室中隔,室间隔(心)

septuplet [拉 septuplum a group of seven] ***n***. 七胎儿

septus [拉]; **septatus** ***a***. 有隔的,分隔的

sepulture [拉 seoultura burial] ***n***. 埋葬

Seq. luce. (sequenti luce) 第二天

sequel; sequela ***n***. 后遗症,后发病,遗患 ‖ in the ~ 后来,结果

sequela (复)[拉 sequelae] ***n***. 后遗症,后发病,遗患

sequenator ***n***. 顺序分析仪

sequence [拉 sequi to folluw] ***n***. ①后果 ②继续;把……按顾序排好;定序 ‖ flanking ~ 侧翼顾序 / intervening ~ 间插顺序,内含子 nearst neighbor ~ 最近邻顺序

sequencer ***n***. 程序装置

sequencing ***n***. 程序化

sequent ***a***. 连续的;结果的 ***n***. 相继发生的事;后果,结果

sequential ***a***. 连续的;结果的;序列的 ‖ ~ly ***ad***.

sequential antigenic determinant 顺序抗原决定簇

sequentials ***n***. 按期口服避孕丸

sequester [拉] ***n***. ①死骨[片] ②隔离,分离 ‖ ~ed ***a***.

sequestrable ***a***. 可隔绝的;可分离的

sequestral ***a***. 死骨[片]的

sequestrant ***n***. 多价螯合剂

sequestration [拉 sequestratio] ***n***. ①死骨形成 ②隔离,分离 ‖ ~ bronchopulmonary 支气管肺分离

sequestrectomy [sequestrum + 希 ektoms e excision] ***n***. 死骨切除术

sequestrum (复 sequestra)[拉]; **sequester** ***n***. 死骨[片] ‖ ~ primary 第一级死骨[片] / ~ secondary 第二级死骨[片] / ~ tertiary 第三级死骨[片]

sequestrum; sequestrectomu ***n***. 死骨切除术

sequoiosis ***n***. 红杉尘肺

Ser serine 丝氨酸

ser. Haematol. series Haematologica 血液学丛刊

sera (单 serum)[拉] ***n***. ①血清 ②浆液

seractide acetate 丝拉克肽醋酯,三十九肽促皮质素醋酯(合成促皮质素)

seral ***n***. 演替系列的(如演替系列期 sera l stage)

seralbumin ***n***. 血清白蛋白

serangitis [希 seranx cavern + -itis]; **cavernitis** ***n***. [阴茎]海绵体炎

Ser-Ap-Es [商名] ***n***. 利血平—盐酸肼苯哒嗪—氢氯噻嗪(reserpine with hydralazine hydrochloride and hydrochlorothiazide)

seratonin ***n***. 血清素

Serax [商名] ***n***. 奥沙西泮,去甲羟安定(oxazepam)

sere ***n***. (生态学中的)演替系列

serempion ***n***. 致命性麻疹(西印度群岛)

serendipity ***n***. 意外发现,偶然发现

serene ***a***. 晴朗的;安详的;宁静的 ***n***. 晴朗;宁静 ‖ ~ly ***ad***.

serenium; ethoxazene ***n***. 塞伦尼,盐酸 2,4 – 二氨基 – 4 – 乙氧基偶氮苯(尿路镇痛剂)

Seretin; Carbon tetrachloride ***n***. 四氧化氮[商名]

Serfin; Reserpine ***n***. 塞尔芬,蛇根碱[商名]

Sergent's white adrenal line [Emile 法医师 1867—1943] 塞尔让氏肾上腺性白线(腹部手指划痕后发生的白线,见于肾上腺机能不良)

Sergent's white adrenal line [Sireno Watson] 蓝棕属,锯叶棕属 ‖ ~ serrulata; saw; -palmetto 锯叶棕,沙巴棕

serglobulin; paraglobulin ***n***. 副球蛋白

Sergosine; sodium mono-iodomethane -sulphonate ***n***. 塞尔果金,一碘甲烷磺酸钠(造影剂)

serial ***a***. 连续的,一系列的;序列的 ‖ ~ly ***ad***.

serial-gram ***n***. 连续照片,系列照片

serialograph ***n***. 连[X 线]照相器,系列[X 线]照相装置

Serialography ***n***. 连续[X 线]照相术,系列[X 线]照相术

serial sections 连续切片

seriate ***vt***. 顺次排列;连续 ‖ ~ly ***ad***.

seriatim [拉] ***ad***. 依次地,逐一地;连续地; ***a***. 依次的,逐一的;连续

seriation ***n***. 顺序排列;连续

seribele ***n***. 非洲牛栓藤(种子及根皮)

sericeps [拉 sericus silken + capu + head] ***n***. 胎头牵引带

sericin; silk gelatin ***n***. ①丝胶 ②蛋白绢云母(一种矿石,为矽肺原因之一)

series [拉] ***n***. ①系,列,组 ②簇,型串联(物理) ‖ ~ acetylene 炔系列 / ~ aliphatic 脂肪族 / ~ aromatic 芳香族 / basophil ~, basophilic ~ 嗜碱细胞族 / ~ closed chain 闭链系 / ~ contact 接触系 / eosinophili ~ 嗜酸性细胞族 / ~ erythrocytic 红细胞系 / ~ fatty 脂肪族 / ~ granulocyt 粒细胞系 / ~ homologous 同系,同族 / ~ linear 线形排列 / ~ lymphocytic; lymphoid 淋巴细胞系 / ~ lyotropic 感胶离子[顺]序 / ~ megaloblastic 巨成红细胞系,巨幼红细胞系 / ~ monocytic 单核细胞系 / ~ myeloid 髓细胞系 neutrophilic, neutmphili ~ 中性粒细胞系 / ~ normoblastic 正成红细胞系,幼红细胞系 / ~ open chain 开链系 / plasmacyte, plasmacytic ~ 浆细胞系 / ~ radioactive 放射系[列] / ~ statistical 统计数列 / ~ thrombocytic 血小板系 / in ~ 连续地,按顺序排列

seriflux [拉 serum whey + fluxus flow] ***n***. 浆水,浆液

serifuge ***n***. 血清离心机

-serin [构词成分] -色林(1998 年 CADN 规定使用此项名称,主要系指神经系统抗抑郁剂氟班色林(Flibanserin)一类的药名)

serine ***n***. 丝氨酸,羟基丙氨酸 ‖ ~ endopeptidase 丝氨酸肽链内切酶 / ~ hydroxymethyltransferase 丝氨酸羟甲基转移酶,甘氨酸羟甲基转移酶 / ~ proteinase 丝氨酸蛋白酶,丝氨酸肽链内切酶

L-serine dehydratase L – 丝氨酸脱水酶

serinehosphatide ***n***. 丝氨酸磷脂

serine-type carboxypeptidase 丝氨酸型羧肽酶

serinuria ***n***. 丝氨酸脲

seriograph ***n***. 连续照相器,系列照相装置

seriography ***n***. 连续照相术,系列照相术

serioscopy ***n***. 连续[实体]照片投影检查

serious ***a***. 严肃的,认真的;重要的,严重的,危急的 ‖ ~ly ***ad***. / ~ness ***n***.

seriscission [拉 sericum sild + scindere to cut] ***n***. 线切术

Serissa Comm. ex Juss. 六月雪属 ‖ ~ foetida Comm. 白马骨,六月雪

Serissa foetida Comm. 白马骨[植药]全株入药—(六月雪)

Serissa serissotdes(DC.) Druce 六月雪[植药]全株入药—(六月雪)

serjania ***n***. 涩浆木[皮]

sernohtoid ***a***. 胸骨舌骨的

sero- [拉 serum whey 水,乳清,乳水]; **ser-** 浆液,血清

sero-albuminors ***a***. 血清白蛋白的

sero-albuminuria ***n***. 血清白蛋白尿

sero-anaphylaxis ***n***. 血清过敏性

seroanthropology ***n***. 血清人类学(主要由血型研究人类的地理分布)

Serobacterin ***n***. 血清菌苗[商名]

serochrome [serum + 希 chroma color] ***n***. 血清色素

serocolitis ***n***. 结肠浆膜炎

seroconversion ***n***. 血清转化(现象)(给予疫苗后的抗体产生)

seroconvert ***vi***. 血清转化(对疫苗产生抗体)

seroculture ***n***. 血清培养物

serocym ***n***. 血浆

serocystic ***a***. 浆液性囊肿的

serodermatitis ***n***. 浆液性皮炎

serodermatosis ***n***. 浆液[渗出]性皮病

serodermitis; serodermatitis ***n***. 浆液性皮炎

serodiagnosis; serological diagnosis ***n***. 血清学诊断

sero-enteritis ***n***. 肠浆膜炎

sero-enzyme ***n***. 血清酶

seroepidemiology ***n***. 血清流行病学 ‖ seroepidemiologic ***a***.

sero-fast ***n***. 抗血清的(指细菌)

serofibrinous ***n***. 浆液纤维蛋白性的

serofibrous ***a***. 浆液纤维性的

seroflocculation ***n***. 血清絮凝[作用],血清絮状反应

serofluid ***n***. 浆液

serogastria ***n***. 胃内积血清(蛋白质丧失性胃病)

serogenesis ***n***. 血清生成

seroglobulin ***n***. 血清球蛋白

seroglycoid ***n***. 血清糖蛋白

serogroup ***n***. 血清群(①含有共同抗原的一群细菌,可能包括一

个以上的血清型、种或属。血清型为暂定非正式名称,用于某些细菌属的分类,例 Leptospira,Salmonella,Shigella 和 Streptococcus;②在抗原上密切相关的一群病毒种)
serohemorrhagic *a*. 浆液出血性的
serohepatitis *n*. 肝[脏]浆膜炎
sero-immunity;passive immunity *n*. 血清免疫,被动免疫
serokinase *n*. 血清激酶,补体血清致活酶 ‖ ~ complement 血清乳状的
serolactescent *a*. 血清乳状的
sero-lactescent [seroous + 希 lemma sheath] *n*. 胎浆膜(胎儿羊膜外层)
serolemma *n*. 胎浆膜
sero-lin [拉 serum serum + oleum oil] *n*. 血清晶质
serolipase *n*. 血清脂酶
serologic(al) *a*. 血清学的
serologist *n*. 血清学家
serology *n*. 血清学 ‖ ~ diagnostic;serodiagnosis 血清学诊断
serolysin *n*. 血清溶素
seromembranous *a*. ①浆液[与]膜性的 ②浆膜的
seromucoid *n*. ①血清类黏蛋白 ②浆液黏液性的
seromucous *a*. 浆液黏液性的
seromuscular *a*. 浆膜肌膜的
seromycin;cycloserin *n*. 环丝氨酸
seronegative *a*. 血清反应阴性的
seroperitoneum;ascetes *n*. 腹腔积液,腹水
serophilic *a*. 嗜血清的(指细菌)
serophthisis perniciosa endemica[拉];**beriberi** *n*. 脚气[病]
serophysiology *n*. 血清生理学
serophyte *n*. 血清寄生菌
seroplastic;serofibrinous *a*. 浆液纤维蛋白性的
seropneumothorax *n*. 浆液气胸
seropositive *a*. 血清反应阳性的
seroprevention *n*. 血清预防法(恢复期或免疫血清预防法)
seroprognosis *n*. 血清预后
seroprophylaxis *n*. 血滑预防(注射免疫血清或恢复期血清预防疾病)
seropurulent *a*. 浆液脓性的
seropus;pusserosum *n*. 浆液性脓
seroreaction *n*. 血清反应 ‖ ~ Klausner's 克劳斯讷氏血清反应(检梅毒)
serorelapse *n*. 血清效价回升
seroresistance *n*. 血清不应性,血清效价不变(指梅毒经治疗后的血清反应)
seroresistant *a*. 血不清应性的(治疗后对病原体仍显示血清阳性反应的)
seroreversal *n*. 血清逆转(治疗后血清学效价下降)
serosa *n*. ①浆膜 ②绒[毛]膜
serosamucin *n*. 浆膜黏蛋白
serosanguineous *a*. 血清血液的
serosaprophyte *n*. 血清腐生菌
seroscopy *n*. 血清凝集镜检查
serose *n*. 血清[蛋白]
seroserous *a*. 浆膜与浆膜的
serositides(单 serositis) *n*. 浆膜炎
serositis(复 serositeids) *n*. 浆膜炎 ‖ ~ adhesive 粘连性浆膜炎 / ~ multiple;polyserositis 多浆膜炎
serosity *n*. 浆液性
serosurvey *n*. 血清学调查(使用血清学试验对与某种传染病有过接触和具有免疫力的人群进行筛选性检查)
serosynovial *a*. 浆液滑液的
serosyvitis *n*. 浆液性滑膜炎
serotaxis [serum + 希 taxis arrangement] *n*. 血清诱导法
serotherapia;orrhotherapy;serotherapy *a*. 血清治疗的
serotherapist *n*. 血清疗法家,血清治疗工作者
serotherapy *n*. 血清疗法
serothorax;hydrothorax *n*. 浆液胸,胸膜[腔]积水,水胸
serotina [拉 late] *n*. deciduas serotina 基蜕膜
serotonin;5-hydroxytryptamine *n*. 血清素,5-羟色胺
serotoxin *n*. 血清毒素
serotrin *n*. 野黑樱树甙
serotransferrin *n*. 血清铁传递蛋白
serotype *n*. 血清型 ‖ ~ heterologous 异种血清型 / ~ homologous 同种血清型
serous [拉 serosus] *a*. ①血清的 ②浆液的
serovaccination *n*. 血清疫苗接种(注射血清与疫苗接种同时进行,由前者产生被动免疫,由后者产生自动免疫)
serovaccine;serobacterin *n*. 血清菌苗 ‖ ~ typhoid 伤寒血清菌苗
serovaccinination *n*. 血清菌苗免疫法
serovar *n*. 血清型
serozyme [拉 serum + 希 zyme yeast];**thrombogen** *n*. 凝血酶原
serpedo;psoriasis *n*. 牛皮癣
serpens [拉];**serpiginous** *a*. 匐行的
serpentaria [拉 **serpens snake**];**serp entary** *a*. 美蛇根,蛇板马兜铃
serpentary *n*. 美蛇根,蛇板马兜铃 ‖ ~ English;Polygonum bistorta 英蛇根,拳参
serpentine *n*. ①蛇根碱(获自蛇根木) ②蛇纹石
serpentinine *n*. 蛇根亭宁
serpiginous *a*. 匐行的,匐行性的(如结节性溃疡性皮肤梅毒的损害)
serpiginous [拉 serpere to creep] *a*. 匐行的
serpigo [拉 serpere to creep] *n*. 匐行疹
serpina *n*. 寿比南(蛇根木制剂)
-serpine [构词成分] -舍平(1998 年 CADN 规定使用此项名称,主要系指心血管系统抗高血压剂利血平(Reserpine)类的药名,如比他舍平(Bietaserpine),美非舍平(Mefeserpine)等)
serpol;serpolet *n*. 野麝香草
serposterol *n*. 蛇根甾醇
Serpsil;Reserpine *n*. 色巴息,蛇根碱[商名]
serpyllum [拉];**wild thyme** *n*. 野麝香草
serra *n*. 锯齿状器官
serrate *a*. 锯齿状的
serrateae *n*. 沙雷氏菌族
serrated [拉 serratus] *a*. 锯齿状的
Serratia *n*. [Serafino Serrati 意物理学家] 沙雷氏菌属 ‖ ~ indica 印度沙雷氏菌 / ~ kilensis 基尔沙雷氏菌 / ~ liquefaciens, ~ proteamac1ans 解凝沙雷菌 / ~ marcescens;Bacillus prodigiosus 黏质沙雷氏菌,灵杆菌 / ~ odorifera 臭味沙雷菌 / ~ piscatorum 渔翁沙雷氏菌 / ~ plymuthicum 朴立茅次沙雷氏菌 / ~ rubidaea 深红沙雷菌
serratieae *n*. 沙雷菌族
serration [拉 serratio] *n*. 锯齿形,锯齿构造
Serratula L. *n*. 麻花头属 ‖ ~ sinensis S. Moore 麻花头
serratus [拉] *n*. ①锯肌 ②锯齿状的 ‖ ~ anterior 前锯肌 / ~ magnus; ~ anterior 前锯肌 / ~ posterior inferior 下后锯肌 / ~ poserior superior 上后锯肌
serrefine [法] *n*. 小弹簧镊
serrenoeud [法 serer to press + noeud knot] *n*. 紧结器
Serres's angle [Antoine EtienneRenaud Augustin 法生理学家 1786—1868];**metafacial angle** 塞尔氏角,面后角 ‖ ~ **glands** 塞尔氏腺(上皮细胞在婴儿龈上形成的珠状小体)
serrgo [拉];**sawdust** *n*. 锯末
serrulate [拉 serrlatus] *a*. 细锯齿状的
sertaline hydrochloride 盐酸舍曲林(5-羟色胺再摄取的选择性抑制剂,用作抗抑郁药,口服给药)
Sertoli's cell [Enrico 意组织学家 1842—1910] 塞尔托利氏细胞(足细胞) ‖ ~ cell tumor 塞尔托利氏细胞瘤,足细胞瘤(睾丸)/ ~ column 塞尔托利氏[细胞]柱(由足细胞组成)
serum(复 serums or sera)[拉] *n*. ①血清 ②浆液 ‖ ~ ACS;antireticular cytotoxic ~ 抗网织细胞毒血清 / ~ active 活性血清(含补体的血清)/ ~ adrenal 肾上腺血清 / ~ allergenic;allergic / ~ 过敏性血清 anallergenic / ~ ,anallergic ~ 抗变应性血清,抗变态反应性血清 / ~ amboceptor 介体血清 / ~ anallergenic;anallergic / ~ 非过敏性血清 / ~ antagonistic 对抗血清 / ~ antiabrin 抗相思豆血清 / ~ anti-amarillic [抗]黄热病血清 / ~ anti-anthrax [抗]炭疽血清 / ~ antiblastomycetic 抗芽生菌血清 / ~ antibothropic 抗具窍腹蛇毒血清 / ~ antiborulism [抗]肉毒中毒血清 / ~ anticholera [抗]霍乱血清 / ~ anticoagulative 抗凝固血清 / ~ anticolibacillary 抗大肠菌血清 / ~ anticomplemplementary 抗补体血清 / ~ anticrotalus 抗响尾蛇毒血清 / ~ anticytotoxic 抗细胞毒血清 / ~ antidiphtheric [抗]白喉血清 / ~ antidiphthericum liquidum 液体[抗]白喉血清 / ~ antidiphthericum purificatum 精制[抗]白喉血清 / ~ antidiphericum siccum 干燥[抗]白喉血清 / ~ antidyseuteric [抗]痢疾血清 / ~ anti-erysipeloid 溶上皮血清,溶上皮素 / ~ anti-erysipeloid [抗]类丹毒血清 / ~ antiferment 抗酶血清 / ~ antigangraenosa [抗]坏疽血清 / ~ anti-gas-gangrene [抗]气性坏疽血清 / ~ antigonorrhoeal [抗]淋病血清 / ~ antigourmeaux [抗]马腺疫血清 / ~ antihepatic 抗肝血清 / ~ anti-influenza [抗]流感血清 / ~ antilactic;lactoserum 抗乳血清 / ~ antileprous [抗]麻风血清 antilymphocyte / ~ (ALS) 抗淋巴细胞血清 / ~ antimeningococcus 抗脑膜炎球菌血清 / ~ anti-ophidic 抗蛇毒血清 / ~ antipancreatic 抗胰血清 / ~ antiparatyphoid [抗]副伤寒血清 / ~ antipertussis

[抗]百日咳血清 / ~ antipest; antiplague ~ [抗]鼠疫血清 / ~ antiphagocytic 抗噬细胞血清 / ~ antiplague [抗]鼠疫血清 / ~ antiplatelet 抗血小板血清 / ~ antipneumococcus 抗肺炎球菌血清/ antirabies ~ 抗狂犬病血清 / ~ antireticular cytotoxic; ACS ~; Bogomolet's ~ 抗网状细胞毒血清血清 / ~ anti-Rh 抗 Rh 血清,抗猕因子血清 / ~ antisarcomatous 抗肉瘤血清 / ~ antiscarlatinal [抗]猩红热血清 / ~ anti-snake-bite; antivenomous / ~ 抗蛇咬血清,抗蛇毒血清 / ~ antispermotoxic; antispermotonin 抗精子毒素血清,抗精子毒素 / ~ antistaphylococcus 抗葡萄球菌血清 / ~ antistreptococcus 抗链球菌血清 / ~ antisriseptic [抗] 猪疫血清 / ~ antitetanicum; tetanus antitoxin (ATS) [抗] 破伤风血清,破伤风毒素 / ~ antitetanicum purificatum 精制 [抗] 破伤风血清 / ~ antitetanicum siccum 干燥抗破伤风血清 / ~ antithyroid 抗甲状腺血清 / ~ antitoxic 抗毒[素]血清 / ~ antitubercle [抗]结核血清 / ~ antitularense; Foshay's ~ [抗]兔热病血清,福谢氏血清 / ~ antityohiod [抗]伤寒血清 / ~ antityohus [抗] 斑疹伤寒血清 / ~ antivenomous 抗蛇毒血清 artic11lar / ~ 滑液 / ~ antificial 人造血清,生理盐液 / ~ bactericidal 杀菌性血清 / ~ baceriolytic 溶菌性血清 / ~ bacteriotropic 亲菌性血清 / ~ Banzhaf's 班次海弗氏血清(浓缩提纯的肺炎血清)/ ~ blister 水疱浆液 / ~ blood 血清 / blood grouping ~s 血液分型血清 (用于测定血型)/ ~ Bogomolet's; antireticular cutotoxie ~ 波格莫列茨氏血清,抗网织细胞毒血清 / ~ Bull-Pritchett 布—普二氏血清(抗气性坏疽血清)/ ~ Calmette's; antevenomous / ~ 卡尔莫特氏血清,抗蛇毒血清 / ~ cancer 抗癌血清 / ~ Cattani's 卡塔尼氏[人造]血清(一种生理盐液)/ ~ cattle plague; rinderpest ~ [抗] 牛瘟血清 / ~ chicken 鸡免疫血清 / ~ chicken cholera; fowl cholera ~ [抗]鸡霍乱血清 / ~ cholera [抗] 霍乱血清 / ~ convalescence; convalescent ~; convalescenta' ~ 恢复期血清 / ~ curative 治疗血清 / ~ cytotropic 亲细胞性血清 / ~ despeciated 无种特异性血清 / ~ Dick's; Dochez' / ~ 获克氏[抗]猩红热血清 / ~ Dopter's 多普特氏血清(抗副脑膜炎球菌血清)/ ~ Dorset-Niles 多—奈二氏血清(猪霍乱免疫血清)/ ~ Dunbar's; hayfever ~ 登巴氏血清,[抗]枯草热血清 / ~ endotheliolytic 溶内皮细胞血清 / ~ equinum 马血清 / ~ erysipelas [抗]丹毒血清 / ~ Felix Vi 伤寒 V 抗体血清 / ~ Felton's 费尔顿氏(浓缩抗肺炎球菌血清)/ ~ Flexner's; antimeningococcus / ~ 弗累克斯讷氏血清,(抗脑膜炎球菌血清)/ ~ foreign 异种血清 / ~ Foshay's; antitularinse ~ 福谢氏血清,[抗]兔热病血清 / ~ gastrotoxic 胃毒血清 / ~ glycerin 甘油血清 / ~ hay fever [抗]枯草热血清 / ~ hemolytic 溶血性血清 / ~ hemostatic 止血血清 / ~ heterologous 异种血清 / ~ Hoffmann's; epitheliolysin 霍夫曼氏血清,溶上皮素 / ~ hog cholera [抗]猪霍乱血清 / ~ homologous 同种血清 / ~ horse 马血清 / ~ hyperimmune 超免疫血清 / ~ immune 免疫血清 / ~ immune horse 免疫马血清 / ~ inactivated 灭能血清 / ~ inorganic; artificial 人造血清 / ~ inorganic; artificial 血清,生理盐液血清 / ~ lactis 乳清 / ~ leukocytogenic 促白细胞血清 / ~ leukocytolytic 溶白细胞血清 / ~ leukotoxic 毒白细胞血清 / ~ Leyden's 莱登氏血清(猩红热恢复期血清)/ ~ Loffer's bloodd 吕弗勒氏血清(培养白喉杆菌)/ ~ lymph 淋巴清 / ~ lymphatolytic 溶淋巴组织性血清 / ~ marine 海水[人造] 血清(一种生理盐液)/ ~ measlesprophylactic 麻疹预防血清 / ~ meningococcus 抗脑膜炎球菌血清 / ~ mercurialized 含汞血清 / ~ monovalent 单价血清 / motile ~ 动力血清,动能型血清 / ~, Moser's 莫塞尔氏血清(抗猩红热链球菌血清)/ ~ mrltipartial; polyvalent / ~ 多价血清 / ~ muscle 肌清(除去肌浆球蛋白后的肌浆)/ ~ natural 天然血清,正常血清 / ~ nephrolytic; niphrotoxic 肾毒血清 / ~ nertolytic; neurotoxic 神经毒血清 / ~ normal 正常血清 / ~ normal horse 正常马血清 / ~ normal human 正常人血清 / ~ paratyphoid [抗]副伤寒血清 / pericardial ~ 心包液 / ~ pest [抗]鼠疫血清 / ~ petit 无毒血清沉淀 / ~ plague; antiplague [抗]鼠疫血清 / ~ polyvalent 多价血清 / ~ pooled 混合血清 / ~ precipitin 沉淀素血清 / ~ pregnancy 孕妇血清 / ~ prophylactic 预防血清 / ~ Rh blocking 猕因子阻滞血清 / ~ rinderpest; cattle plague / ~ [抗] 牛瘟血清 / ~ Roux's; antidiphtheric / ~ 鲁氏血清,[抗]白喉血清 / ~ salvarsanized 洒尔佛散处理血清 / ~ Sanarelli's 萨那雷利氏血清(黄热病预防接种用)/ ~ Sclavo's; anti-anthrax / ~ 斯克拉沃氏血清,[抗]炭疽血清 / ~ specific 特异性血清 / ~ standard 标准血清 / ~ staphylococcus 抗葡萄球菌血清 / ~ streptococcus; antistreptococcus ~ 抗链球菌血清 / ~ suisepticus [抗] 猪疫血清 / ~ swine erysipelas [抗]猪丹毒血清 / ~ therapeutic 治疗血清 / ~ thymotoxic 胸腺毒血清 / ~ thyrolytic; thyrotoxic 甲状腺毒血清 / truth ~ "说真话"血清(这是一个使用不当的名称,指有时在麻醉心理分析时所使用的药物,尤指异戊巴比妥钠和硫喷妥钠,此药物并不是血清,使用这些药物并不保证说话的真实性)/ ~ Weinberg's antigangrene / ~ 温伯格氏血清,[抗]坏疽 / ~ yeast 酵母血清 / ~ Yersin's; antiplague 耶尔赞氏血清,[抗]鼠疫血清

serumal *a*. 血清的

serum-albumin *n*. 血清白蛋白

serum-casein *n*. 血清酪蛋白

serum-disease *n*. 血清病

serum-fast *a*. 抗血清的(细菌)

serum-globulin *n*. 血清球蛋白

serum-rash *n*. 血清疹

serum-therapy *n*. 血清疗法 ‖ ~ Spengler's; Spengler's treatment 斯彭格勒氏血清疗法

serumuria *n*. 蛋白尿

Serv. (serva) 保存

servation *n*. 保存

serve *vt*. 为……服务;对……适用;服务;适用,可作……用 ‖ (as, for) as (the) occasion ~s 在适当的时机 / ~ sb right 给某人应得的报应 / ~ time 服刑

service *n*. 服务;帮助;行政部门;公共设施;维修,保养;服役;配种;服务性的;耐用的;维修;为……服务 ‖ free medical ~ 公费医疗 / health ~ 保健事业;卫生部门;卫生设施 / at your ~ 由您使用 / be of ~ to 对……有用 / do sb a ~ 给某人帮助

serviceability *n*. ‖ ~ness *n*.

serviceable *a*. 有用的,经用的 ‖ serviceably *ad*.

servitude *vt*. 奴役

servomechanism *n*. 伺服机构(一种控制系统,用反馈控制另一系统的误差;本词亦应用于生物系统,例如按入射光的量控制瞳孔直径的机制)

seryl *n*. 丝氨酰[基]

sesame [拉 sesanmum; 希 sesamon] *n*. 芝麻,脂麻,胡麻

sesamin *n*. 芝麻素,胡麻素

sesamoid [拉 sesamoides; 希 sesamon sesame + eidos form] *n*. ①籽样的,种子样的 ②籽骨

sesamoiditis *n*. 籽骨炎

sesamol *n*. 芝麻酚,脂麻酚

sesamolin *n*. 麻油酚(芝麻中一种成分,为除虫菊素的曾效剂)

Sesarma *n*. 相手蟹属(螃蜞属)‖ ~ dehaani 无齿相手蟹,螃蜞(并殖吸虫第二中间宿主)/ ~ sinensis 中华相手蟹

Sesasmum L. [拉 sesame] *n*. 脂麻属 ‖ ~ orientale Linn. 脂麻,芝麻,胡麻

Seseli giraldii Diels 长春七 [植药] 药用部分:根

Seseli iliense Lipsky Lipsky 伊犁防风 [植药] 药用部分:根

Seseli L. *n*. 邪蒿属 ‖ ~ delavayi Franch. 竹叶防风 / ~ libnotis Koch 邪蒿 / ~ yunnanense Franch. 松叶防风

Seseli mairei Wolff 竹叶防风 [植药] 药用部分:根

sesqui- [拉 sequi- a half more 一又半] 倍半,一个半

sesquibasic [sesqui- + 拉 bovinum] *n*. 倍半乳营养(一种 3:2 相掺奶,相当于 150 母乳单位)

sesquichloride *n*. 倍半氯化物,三氯化物

sesquih. (sesquihora) *n*. 一[小]时半

sesquihora [拉] *n*. 一[小]时半

sesquioxide *n*. 倍半氧化物,三氧化物

sesquisalt *n*. 倍半盐

sesquisulfide *n*. 倍半硫化物,三硫化物

sesquiterpene *n*. 倍半萜

sessile [拉 sessilis] *a*. ①无柄的,无蒂的 ②固着的

Sessilina *n*. 固着亚目 ‖ ~ Kall 固着亚目

session *n*. 会议;会期;(从事某项活动的)一段时间(或集合);开庭;学期;授课时间 ‖ ~al *a*. 会议的;开庭的

sessulfate *n*. 倍半硫酸盐

Sestron; Bis (γ-phenylpropyl) **ethylamine** *n*. 息斯痉(镇痉剂)

sestuplet [拉 sextus sixth] *n*. 六胎儿

sesuicarbonate *n*. 倍半碳酸盐

sesunc. (sesuncia) 一两半

Seszamum indicum L. 脂麻 [植药] 药用部分:种子—黑芝麻

set *vt*. ①凝固 ②套,装置;安排;点燃;嵌;使朝向;倾注;使处于某种状态(或位置);使(某人)做(某事);使凝结(或凝固);使固定;使(骨等)复位;定(日期、限度等);树立(榜样等);创造(记录等);分配,提出(任务、科研项目等);调整;使(身体等)长好 *vi*. (日、月等)落,下沉;凝固;固定;定型;适合;(骨)接合 *a*. 决心的;规定的;预先准备的;持久不变的;凝结(或凝固)的;固定的 (一)套(或副、批、组、部等);形状;姿势;倾向;凝结(或凝固);装置,设备;集(合);系 ‖ phalangeal ~ 小趾矫形术 / be all ~ 准备就绪 / ~ about 开始,着手 / ~ against 使平衡;把……和……对比 / ~ apart 留出 / ~ aside 留出;不顾;取消 / ~ back 阻碍;使受挫折 / ~ before 把……放

在……之前 / ~ beside 与……比较,比得上 / ~ by 把……搁开 / ~ down 放下;记入;把……归于 / ~ forth 陈述,阐明;宣布,提出;出发 / ~ forward 促进;提出;出发 / ~ in 开始;嵌入 / ~ off 出发;引起;使爆炸;衬托;抵销 / ~ on 攻击;使……开始,着手 / ~ out 宣布;陈述;陈列;出发;开始;企图,打算;移植;测定 / ~ to 大搞,大干 / ~ up 竖立;树立;建立;引起;开始(哭、尖叫等);资助,供给;使恢复健康;使高兴;发挥作用,开始使用 / ~ (oneself) up as 使……从事某种职业;自称是……

Set. (septem) 七

seta (复 setae)[拉 saeta bristle] ***n.*** 鬃,刚毛

setaceous ***a.*** 有刚毛的,刚毛 ‖ ~ of artificial teeth 整套假牙

setaceous [拉 setaceus]; **seta bristle** ***a.*** 刚毛状的,有刚毛的

setae (单 seta) ***n.*** 鬃,刚毛

setal sense organs 刚毛感(觉)器

Setaria ***n.*** 腹腔丝虫属狗尾草属 ‖ ~ equina 马丝虫,马腹腔丝虫 / ~ italica (L.) Beauv. 小米 / ~ labiatopapillosa 唇突腹腔丝虫

setback ***n.*** 挫折,失败;倒退;障碍;(疾病的)复发

Setchenow's center [Ivan Michailovich 前苏生理学家 1829—1905] 谢切诺夫氏中枢(反射抑制中枢) ‖ ~ nucleus 谢切诺夫氏核(反射抑制中枢)

sethoconus myxobrachis strelkov and Reschetnja 粘臂筛孔圆锥虫

Sethocorys Haeckel 筛盔虫属

sethocorys odysseus Haeckel 奥地苏筛盔虫

Sethocyrtidae Haeckel 筛笼虫科

Sethoeonus Haeckel 筛孔圆锥虫属

Sethoperinae Haeckel 筛囊虫亚科

Sethophormis Haeckel 罩篮虫属

ssethophormis pentalactis Haeckel 五肋罩篮虫

Sethopilinae Haeckel 小孔帽虫亚科

Sethopyramis Haeckel 筛锥虫属

sethopyramis quadrata Haeckel 方筛锥虫

setiferous [拉 seta bristle + ferre to bear] ***a.*** 有刚毛的

setiferous sense organs 刚毛感器

setiferous tubercle 刚毛瘤

setiferous(**setigerous, setosc, setosus**) ***a.*** 有刚毛的

setiform (**setiformis**) ***n.*** 刚毛形

setigenous ***a.*** 刚毛的

setigerous [拉 seta bristle + gerere to carry]; **setiferous** ***a.*** 有刚毛的

set-in ***a.*** 装入的,嵌入的 ***n.*** 嵌入物

setiparous ***a.*** 生毛的

seton [法 seton;拉 seta bristle] ***n.*** ①挂线,串线;泄液线 ②挂线管道

set-point ***n.*** 调定点(由自动控制系统维持的控制变量的靶值,如由下丘脑恒温器控制体温的调定点)

Setratula chinensis s. Moore 麻花头[植药]药用部分:根—广东升麻

setted ***a.*** 固定的,不变的

setter ***n.*** 安放者,镶嵌者 ‖ bone ~ 接骨者

setting ***n.*** 安装;底座;镶嵌;背景

setting of amalgam 汞合金凝固

settle ***vt.*** ①沉下,沉降 ②使密合(牙托或鞍桥);安排;使定居;使沉降;使使密合(牙托或鞍桥) ***vi.*** 停留;沉淀;定居;下沉;澄清;变镇定;决定 ‖ ~ down 定居;平静下来,专心致志于 / (to) ~ for 满足于 / ~ in 迁入(或帮助……迁入)新居 / ~ into 习惯于(新的环境) / ~ on (或 upon) 选定 / ~ up 付清,结清

settlement ***n.*** ①居住区 ②沉渣 ‖ ~ workmen's 工人住宅区

settlings ***n.*** 沉淀物,渣滓

setulose ***a.*** 具钝毛的

setup ***n.*** 机构;体制;体格;方案(在试用基托上)装排(假牙)

Seutin's bandage [Louis Joseph 比外科医师 1793—1862] 索丹式绷带(淀粉石膏绷带)

seven ***num.*** 七

seven-barks; hydrangea 绣球[根],八仙花[根]

seventeen ***num.*** 十七

seventeenth ***num.*** 第十七

seventh ***num.*** 第七

seventy ***num.*** 七十

sever ***vt.*** (使)分离;切断,断绝

severability ***n.*** 几个,数个(至少 3 个);各别的 ***pron.*** 几个,数个 ‖ ~ fold 有几部分,有几方面;几倍 ‖ ~ly ***ad.*** 各别地

severable ***a.*** 可切断的;可分开的

severance ***vt.*** 分离;切断,断绝;区别

severe ***a.*** 严肃的;严格的;严重的,重廉的;朴素的;剧烈的 ‖ ~ly ***ad.*** / ~ness ***n.***

severity ***n.*** 严肃,严厉;严格;严重;朴素;剧烈

Sever's disease [James W. 美矫形外科医师 1878 生] 塞佛病,跟骨骺炎

seviparous [sevum + 拉 parere to produce] ***a.*** 生脂质的

sevum [拉]; **suet** ***n.*** 羊脂,牛羊脂 ‖ ~ benzoenatum; benzoinated-suet 安息香羊脂 / ~ bovinum; beef suet 牛脂 / ~ praeparatum; prepared suet 精制羊脂

sewage ***n.*** 污水,污物 ‖ ~ activated 活化污水 / ~ activated sludge 活化污泥 / ~ aeration of 污水曝气处理 / ~ biological treatment of 污水生物学处理 / ~ domestic 家庭污水 / ~ fecal 粪便污水 / ~ septic 腐败性污水

sewage-disposal ***n.*** 污水处理法

sewer ***n.*** 阴沟,下水道;缝者,缝具

sewerage ***n.*** 下水道设备,阴沟组织 ‖ ~ local 局部下水道设备

sewer-gas ***n.*** 阴沟秽气

sex [拉 sexus] ***n.*** 性别,性;区别(生物体的性别) chromosomal ‖ ~, genetic ~ 染色体性别(体细胞内 XX〈女〉遗传型或 XY〈男〉遗传型所决定的性别) / nuclear ~ 核性别(根据性染色质的有无所决定的性别,在正常条件下若有则表明 XX〈女〉遗传型,若无则为 XY〈男〉遗传型) ‖ ~less ***a.*** 无性(别)的

sex-conditioned ***a.*** 从性的(指只出现在一个性别的基因,一个性别为显性,另一个性别为隐性)

sex-determination ***n.*** 性别决定

sexdigitate ***a.*** 六指(趾)的

sexduction ***n.*** 性导(一个细菌的部分遗传物质由性因子 F 带到另一个细菌体内的过程,见 F-duction)

sexidigital ***a.*** 六指(趾)的

sexidigitate ***a.*** 六指(趾)的

sex-influenc ***n.*** 从性现象

sex-influenced ***a.*** 从性的(见 sex-conditioned)

sex-intergrade ***n.*** 雌雄间体

sexivalent ***a.*** 六价的

sex-limited ***a.*** 限于一性的

sex-linked ***a.*** 半性的(遗传),性连的(虽然一个遗传特性可以与 X 染色体伴连或与 Y 染色体伴连,但事实上临床上所有有意义的伴性遗传都是由 X 染色体上的基因所遗传,因此 sex-linked 与 X-linked 用作同义词)

sexologic ***a.*** 性学的

sexology ***n.*** 性学

sexopathy ***n.*** 性欲异常

sex-ridge ***n.*** 生殖嵴

sextan [拉 sextanus of the sixth] ***a.*** 六日周期的,每六日复发的

sextigravida ***n.*** 第六次孕妇

sextipara [拉 sextus sixth + parere to produce] ***n.*** 六产妇

sexual [拉 sexualis] ***a.*** ①性的 ②性欲的 ‖ ~ contrary 性欲反向者

sexuality ***n.*** ①性别 ②性欲 ‖ ~ infantile 幼稚性欲(据弗洛伊德〈Freud〉学说,婴幼儿的性活动包括性心理发育的口欲期、肛欲期和阳具期) / ~ pregenital 性成熟前性欲

sexvalent; sexivalent ***a.*** 六价的

Seyderhelm's solution [Richard 德医师 1888—1940] 塞德黑耳姆氏液(染含染色质过多,有皱褶,筛状,周围为狭的胞质边缘,可含空泡,存在于皮肤 T 细胞淋巴瘤中) ‖ ~ syndrome(erythroderma) 费塞利综合征(红皮病)(一种皮肤细胞淋巴瘤,表现为泛发性剥脱性红皮病,剧烈瘙痒,外周淋巴结病以及皮肤淋巴结和外周血中出现含染色质过多的异常单核细胞〈Sezary cells〉)

Sezary cell; Albert sezary 赛塞利细胞(一种异常的单核细胞,核染色质过多,有皱褶,筛状,周围为狭窄的胞质边缘可含空泡,存在于皮肤 T 淋巴瘤中)

Sf Sverdberg flotation unit 斯维德伯格漂浮单位

SFEMG single fiber electromyography 单纤维肌电描记法

SFP schizophreniform psychosis 分裂样精神病,急性精神分裂症

SG sulfaguanidine 黄胺胍/ spirogermanjum 螺旋锗

Sgambati reaction (test) [Richard 意医师] 斯干巴蒂氏反应(试验)(检腹膜炎)

SGOT serum glutamic-oxaloacetic transaminase 血清谷草转氨酶,血清谷 氨酸草酰乙酸转氨酶

SGPT serum glutamic-pyruvic transaminase 血清谷丙转氨酶,血清谷氨酸 丙酮酸转氨酶

SH. serum hepatitis 血清性肝炎

Shade ***n.*** 阴凉处;阴暗部分;(色度)浓淡;细微的差别;少许;遮光物,罩;荫蔽,遮蔽;使阴暗;使逐渐发生细微变化;渐变 ‖ throw (或 cast, put) sb (或 sh) in(to) the ~ 使……逊色,使……相形见绌 / ~less 无荫蔽的,无遮蔽的

shade-guide ***n.*** 色标

shadow *n*. 阴影,影遮蔽;使阴暗 ‖ bat's wing ~ 蝙蝠翼样阴影(通过两肺由肺门向外周洒射的一种X线摄影影像,在肺尖、肺周和肺底留下一条清亮区)/ ~ blood;phantom corpuscles 红细胞影 / ~ Gumprecht's 古姆普雷希特氏细胞影(涂片中破碎的细胞,常见于淋巴性白血病 / ~ heart 心影,心阴影 / ~ patchy 絮[状阴]影 / ~s,Ponfick's;phantomcorpuscles 蓬菲克氏阴影,红细胞影 / ~s,Purkinje's 浦肯野氏影像(血管阴影在视网膜上造成的像)
shadow-casting *n*. 阴影定型,定影[法](标本表面涂金属物射影的方法)
shadow-cell *n*. 影细胞(变坏的不染色细胞)
shadowgram;shadowgraph;skiagram *n*. X线[照]片
shadowgraphy;skiagraphy *n*. X线照相术
shadow-nucleus *n*. 影核
shadow-test;retinoscopy *n*. 暗影试验,视网膜镜检查 ‖ ~y *a*. 有影的,多荫的;模糊 / ~ness *n*.
Shaffer's method 谢弗氏法(检肌酸酐)
Shaffer's theory of oxidation-catalysis 谢弗氏氧化催化作用学说
shaft *n*. 干,体,柄 ‖ ~ of femur 股骨体 / ~ of fibula 腓骨体 hair / ~ 毛干 / ~ of humerus 肱骨体 / ~ of metacarpal bone 掌骨体 / ~ of penis 阴茎体 / ~ of phalanx of fingers(toes)指(趾)骨体 / ~ of radius 桡骨体 / ~ of rib 肋骨体(肋干)/ ~ of tibia 胫骨体 / ~ of ulna 尺骨体
shagreen *n*. 鲨革;鲨革样皮;鲨革样皮损
shake(shook,shaken)*vt*. 摇,摇动;使震动;使发抖;动摇;使震动;发抖,打颤;动摇 *n*. 摇动;震动;[常用复]寒战 ‖ hatter's ~s 毛皮帽工寒战(汞中毒)/ spelter ~s 黄铜铸工寒战(锌中毒)/ no grreat ~s 不太出色的,不太熟练的 / ~ down 适应新环境(或情况)/ ~ hands(with sb)(和某人)握手 / ~ one's head 摇头(表示不赞成)/ ~ off 抖落;摆脱 / ~ out 把……抖干净 / ~ up 重新组合;摇匀 / ~ able 可震动的;可动摇的
shaken shake 的过去分词
shaker *n*. 摇动器 ‖ ~ mechanical 机动筛 / ~ sieve 摇动筛粉器
shakes *n*. 寒战 ‖ ~ hatter's 毛皮帽工寒战病(汞中毒)/ ~ spelter 黄铜铸工寒战病(锌中毒)
shaking *n*. ①震动法(一种按摩法)②摇动,震荡
shale *n*. 页岩
shall(should)[表示单纯的将来,用于第一人称,现常用 will 代替]将要,会;[表示意图、允诺、警告、命令、决心等,用于陈述句的第二、第三人称中]必须,应,可;[在问句中表示征求对方意见,主要用于第一、第三人称]……好吗?要不要……[在规章、法令等文件中表示义务或规定,一般用于第三人称]应,必须;(用在表示意图、要求等的从句中)应该,要
shallow *a*. 浅的,肤浅的
sham *n*. 假冒,骗子;假的;虚伪的 *v*.(-mm-)假装
shamanism;shamanismus *n*. 宗教性激动
shamble *v*. 蹒跚,拖沓地走 *n*. 蹒跚
shame *n*. 羞耻,耻辱;可耻的事(或人);遗憾的事;使难为情,羞(人)‖ put sb(或 sth)to ~ 羞辱某人,使某人(或物)黯然失色 / ~ on you for ~ 真丢脸
Shameful *a*. 可耻的,不道德的 ‖ ~ly *ad*. / ~ness *n*.
Shameless *a*. 无耻的 ‖ ~ly *ad* / ~ness *n*.
sham-feeding;imaginary feeding *n*. 假饲
shampo *n*. 洗……的头(或头发),洗头,洗发;洗发剂,香波
shank *n*. 胫,小腿
Shaopey-Schafer method [Edward Albert 英生理学家 1850—1935] 夏皮—谢弗氏法(人工呼吸法)
shape *n*. 形状,形;使成形;使适合;决定……的进程;形成(up,into);成长,发展 ‖ in any ~ or form 以任何形式 / in no ~ 决不 / in ~ 在形状上;处于良好的状态 / in the ~ of 呈……的形状,以……的形式 / out of ~ 变形,走样 / ~ pear 梨形 / put(或 get)sth into ~ 整顿好,排好,使具体化 / take ~ 成形;形成,具体化;有显著发展 ‖ ~less 无形状的;不匀称的
shaped *a*. 具形的,形似的
shaper,cork-borer 木塞穿孔器锉
shaping *n*. 塑造(行为疗法使用的操作性条件反射技术,通过强化新渐接近最后所要达到的行为从而产生新的行为。亦称逐步渐近 successive approxi mation)
share *n*. 一份分担,分享 ‖ go ~s 分担,分享 / ~ and ~ alike 平均分享,平均分担
shark *n*. 鲨鱼
sharkskin *n*. 鲨皮样皮肤[粗糙]
sharoener,instrument *n*. 磨械器
sharp *a*. & *ad*. 锋利的,尖的;急转的;急剧的;激烈的;明显的;敏锐的;尖刻的;易怒的;(感觉、味道等)强烈的;刺耳的;刺骨的;急剧地;突然地;机警地;锐利地;正(指时刻)/ look ~ 注意;赶快 ‖ ~ly *ad*. / ~ness *n*.
sharp-eared *a*. 听觉敏锐的
sharpen *v*. 削尖;磨快;使敏锐 ‖ ~er 磨削器;磨削者
sharp-eyed *a*. 眼快的,目光敏锐的
Sharpey's fibers [William 英解剖、生理学家 1802—1880] 夏皮氏纤维(骨纤维)
sharp-freeze *v*. 使(食物等)速冻
sharp-nosed *a*. 嗅觉灵敏的
sharp-sighte *a*. 目光敏锐的,机智的
sharp-tongued *a*. 说话尖刻的
sharp-witted *a*. 机智的,灵敏的
shashitsu;tsutsugamushi disease *n*. 沙虱热,恙虫病
shatter *v*. 粉淬,破坏;破碎,损坏 *n*. [复]碎片,裂片
shatter-proof *a*. 防碎的
shave(shaved,shaved 或 shaven)*v*. 剃,刮;削去……的薄薄一层;擦过;修面,刮脸;修面,刮脸 ‖ ~r *n*. 修面者;剃刀
shaven(shave 的过去分词),修过面的;修剪过的
Shaver-Ridell's disease;Shaver's syndrome 谢—里二氏病,谢弗氏综合征
Shaver's disease;Shaver's syndrome 谢弗氏病(由硅酸铝灰尘引起的尘肺)
shaving *n*. 刮屑
shawl-muscle;musculus trapezius 斜方肌
SHBG sex hormone binding globulin 性激素结合球蛋白
sheaf(复 sheaves)*n*. 捆,束;捆,束,扎
shear(sheared,shorr 或 sheared)*v*. 剪;切;夺去(of);切力,切应力
shears *n*. 剪 ‖ ~ bandage 绷带剪 / ~ bone 骨剪
Shear's test(MurrayJ-Shear)希尔试验(检维生素 D)
sheath [拉 vagina;希 theke] *n*. 鞘 ‖ ~ adventitial 外膜鞘 / ~ amniotic 羊膜鞘(脐带的)/ ~ arachnoid 蛛网膜鞘 / ~ vast;phloem / ~ 韧皮鞘 / ~ of bulb,fascial;fascia bulbi 眼球筋膜,眼球囊 / ~ bundle 维管束鞘 / ~ cable 簧鞘 / ~ capillary 毛细管鞘 / ~ carotid 颈动脉鞘 / ~ caudal 尾鞘(精子细胞)/ ~ cellular 细胞鞘 / ~ cheliceral 螯肢鞘 / ~ chordal 脊索鞘 / ~ conective 结缔组织鞘(毛)/ ~ crural;femoral ~ 股鞘 / ~ crystal 晶鞘 / ~ dentinal;Neumann's / ~ 牙质小管鞘,诺伊曼氏鞘 / ~ dural 硬膜鞘
sheathe *v*. 插……入鞘;覆盖
sheaths,enamel rod *n*. 釉柱鞘 ‖ ~ epithelial 上皮鞘 / ~ epithelial root 上皮根鞘 / ~ femoral 股鞘 / ~ fibril 原纤维鞘 / ~ of febrous tendon 键纤维鞘 / ~ female 阴道 / ~ hair 毛鞘 / ~ of Henle 汉勒氏鞘(神经内膜)/ ~ of Hertwig,epithelial 赫特威希氏上皮鞘 / ~ inner epithelial 内上皮鞘(毛根)/ ~ of Key and Retzius 凯—雷二氏鞘(神经内膜)/ ~ lamellar;perineurium 神经束膜 / ~ Mauthner's;axiilemma 毛特讷氏鞘,轴膜 / ~ medullary;myelin ~ 髓鞘 / ~ mucous 黏液鞘 / ~ mucous(of tendon)腱黏液鞘 / ~ myelin;medullary / ~ 髓鞘 / ~ nerve;perineurium 神经束膜 / ~ of nerves,Henle's 汉勒氏鞘 / ~ Neumann's;dentinal / ~ 诺伊曼 氏鞘,牙质小管鞘 / ~ neural;myelin ~ 髓鞘 / ~ notochordal 脊索鞘 / ~ nucleated;neurilemma 神经鞘 sheaths of optic nerve 视神经鞘 / ~ plamar 掌鞘 / ~ perinephritic 肾周鞘,肾筋膜 / ~ perineural lymphatic 神经周[围]淋巴鞘 / ~ perivascular 血管周[围]鞘 / ~ phloem 韧皮鞘 / ~ pial 软膜鞘 / ~ primitive;neurilemma 神经鞘
sheaths,prism;enamel rod sheaths 釉柱鞘 ‖ ~ of prostate,fascial 前列腺筋膜鞘 / ~ of rectus 腹直肌鞘 / ~ rod 柱鞘 / ~ root 根鞘(毛或齿)/ ~ root,external 毛根外鞘 / ~ root,internal 毛根内鞘 / ~ Ruffini's subsidiary 鲁菲尼氏副鞘(神经内膜)/ ~ Scarpa's;cremasteric fascia 斯卡帕氏鞘,提睾筋膜 / ~ Schwalbe's 施瓦耳贝氏鞘(弹性纤维鞘)/ ~ of Schwann;neurilemma 许旺氏鞘,神经鞘 / ~ Schweigger-Seidel 施魏格.塞德尔氏鞘(动脉鞘)
shed *n*. 棚;车库;脱落,脱换;流出;散发;脱落;蜕(皮、壳等);排出(孢子等)
shedding *v*. 脱落
shedule *n*. 一览表,时间表,程序表 *v*. 将…… 列表,安排 ‖ according...to ~ 按照预定计划 / ahead of ~ 提前 / behind ~ 落后于预定计划(或时间)/ on ~ 按照预定时间
Sheehan's syndrome 席汉氏综合征(产后出血所致的垂体坏死)
sheep [单复同] *n*. 羊,绵羊
sheep-blood,sensitized 致敏绵羊血
sheep-pox *n*. 羊痘,羊天花
sheer *a*. 纯粹的;绝对的;彻底的;全然的;透明的;垂直的;垂直地
sheet *n*. ①床单 ②表,图,纸张 ‖ ~ carbon balance 碳平衡对照表 / ~ draw 抽单 / ~ drip 湿裹单 / ~ herbarium 植物标本台

纸 / ~ rubber 橡皮单
shelf *n*. 架,棚 ‖ ~ Blunmer's 布格默氏架(因直肠子宫凹陷的肿瘤或炎性病变而突出于直肠腔内的架状构造)/ ~ dental; dental ledge 牙棚,釉棚 / ~ mesocolic 结肠系膜架(横结肠系膜于大网膜的合称)/ ~ palatine; palatine process 腭突(胚)/ ~ rectal; Blumer's 直肠架,布路默氏架
shell *n*. 壳(果壳,贝壳);外壳;炮弹;剥;给……装壳体;脱落,剥落 / egg ~ 卵壳
shell *n*. 壳 ‖ ~ chorionic 卵包壳 / ~ diffusion 扩散罩(用于阿布德豪登氏反应的小半透膜囊)/ ~ egg; testa ovi 卵壳 / ~ electronic 电子壳层 / on the ~ 在搁板上,术之高阁,不能流行的
shellac *n*. 虫胶,片胶(片状虫胶)
shellfish *n*. 牡蛎
shelter *n*. 隐蔽所;躲避处,隐避所;庇护;掩蔽;庇护;躲避 ‖ ~ oneself 掩护自己;为自己辩护 / ~ legs 隐蔽所腿痛
shelve *v*. 把……放在架上;搁置,暂缓考虑
Shenstone operation [Norman Strahan 加外科医师 1881 生] 兴斯通氏手术(支气管瘘缝术)
Shenton's line [Thomas 英放射学家] 兴顿氏线[正常髋关节的 X 线曲线]
Shepherd's fracture [Francis J. 加外科医师 1851—1929] 谢泼德氏骨折(距骨后突骨折)
Sherm; Sherman unit 薛尔曼氏单位(测维生素 C 单位)
Sherman plate (Harry MO'Neil Sherman) 谢尔曼板(一种铬钴合金或不锈钢骨板,可用螺丝钉固定于骨折处,常用于下颌骨骨折的切开复位)
Sherman screws [Harry Mitchell 美矫形外科医师 1854—1921] 薛尔曼氏螺旋(固定骨折用)
Sherman-Bourquin unit (Henry C. Sherman; Ann Bourq11in) 谢尔曼—布奎因维生素 B_2 单位(核黄素的剂量单位,每天给标准的受试大鼠饲以该剂量 8 周,可使其体重每周增加 3g)
Sherman-Bourquin unit [Henry C. S herman; Ann Bourquin 美化学家 1897 生] 薛—布二氏单位(测饮食内维生素 B_2 单位)
Sherman-Chase assay test 薛—蔡二氏单位(检盐酸硫胺)
Sherman-Munsell unit (Henry C. She rman; Hazel E. Munsell) 谢尔曼—芒塞尔维生 A 单位(维生素 A 的剂量单位,每天给原先缺乏维生素 A 的标准大鼠在 8 周内饲以该剂量,足以维其体重每周增加 3g)
Sherman-Munsell unit [Henry C. She rman; Hazel E. Munsell 美化学家 1891 生] 薛—芒二氏单位(维生素 A 鼠生长单位)
Sherman-unit [Henry C. 美生物化学家 1871 生] 薛尔曼氏单位(测维生素 C 单位)
Sherrington's law [Charles Scott 英生理学家 1857—1952] 谢灵顿氏定律(①脊神经后根的分布 ②肌收缩与拮抗肌松弛)‖ ~ solution 谢灵顿氏溶液(血细胞计数用)
shesterin *n*. 泻鼠李武
Shevsky's test 谢夫斯基氏试验(尿浓缩试验)
Shffer-Hartman method 谢—哈二氏法(糖定量分析)
Shibley sign [Gerald Spencer 美医师 1890 生] 希伯利氏征(检肺实变或胸腔积液)
shield *n*. 盾,罩,屏防护物 ‖ ~ aluminium 铝屏 / ~ antithermic 抗热防护物 / ~ Buller's 布勒氏护眼罩 / ~ cytherean; condom 阴茎套 / bryonic ~ 胚盾 / eye ~ 眼罩 / lead ~ 铅遮板,铅屏(放射学上用以保护工作人员)/ ~ Japanese 胶质眼罩 / ~ nipple 乳头罩 / oral ~ 口保护罩,口前庭屏 / ~ phallic 男阴防护物 / ~ protective 防护屏 / the other side of the ~ 盾的反面,问题的另一面(或不太明显的方面)/ ~ s method 薛尔斯氏法(血液胆甾醇定量)
shift *v*. 转移,移位,移动 ‖ ~ axis 轴偏移(心)/ ~ axis, left 轴左偏 / ~ axis, right 轴右偏 / ~ basal 脑底移位 / ~ chloride 氯[离子]转移 / ~ degenerative blood 变性[性]白细胞转移 / ~ Hamburger's 汉布格氏转移(氯离子转移)/ ~ isohydric 等氢离子转移 / ~ to left 核左移(白细胞)/ ~ to left, degenerative 变[性]性核左移(白细胞)/ ~ to left, regenerative 再生性核左移(白细胞)/ ~ Purkingje 浦肯野氏移动(最强视力区的移动)/ ~ right 核右移(白细胞)/ mak(a) ~ 尽力设法应付(或利用)/ ~ for oneself 自力更生,自己生活 / ~ gears 改变方式(或办法、速度等)/ ~ off 推卸(责任);逃避(义务等);回避(论点)
Shiga-Kruse bacillus [志贺浩; Walther Kruse 德细菌学家 1864—1943]; **Shigella shigae** 志贺—克二氏杆菌,志贺氏菌
Shiga's bacillud [志贺浩日医师 1870—1957]; **Shigella shigae** 志贺氏杆菌,志贺氏志贺氏菌
Shigella *n*. 志贺氏[杆]菌属 ‖ ~ alkalescens; Bacterium alcaligenes 碱性志贺氏菌 / ~ ambigua; Schmitz ~ 不定志贺氏菌,施米茨氏志贺氏菌 / ~ arabinotarda type A 甲型胶醇志贺氏菌 / ~ arabinotarda type B 乙型胶醇志贺氏菌 / ~ boydii 波伊德氏志贺氏菌 / ~ ceylonesis 锡兰志贺菌 / ~ dispar 异型志贺氏菌 / ~ dysenteriae; ~ shigae 痢疾志贺氏菌,志贺氏菌痢疾杆菌 / ~ equirulis; Bacillus nephritides equi 马肾炎志贺氏菌 / ~ etousae 伊杜志贺氏菌 / ~ flexneri 弗氏志贺氏菌 / ~ gallinarum 鸡志贺氏菌 / ~ madampensis; ~ dispr var. madampensis 马丹浦志贺氏菌 / ~ minutissima 细小志贺氏菌 / ~ Newcastle; ~ flexneri tyoe 6; Boyf 88 新城志贺氏菌 / ~ parashigae 副痢疾志贺氏菌,弗氏志贺氏菌 / ~ paradhigae 副志贺氏菌 / ~ pfaffii 发夫氏志贺氏菌 / ~ schmitzii; / ~ ambigua 施米茨氏志贺氏菌,不定志贺氏菌 / ~ septicaemiae 败血志贺氏菌 / ~ shigae 志贺氏志贺氏菌,志贺氏痢疾杆菌 / ~ sonnei 宋内氏志贺氏菌 / ~ viscosa 黏性志贺氏菌
Shigella ambigua 施米茨氏痢疾杆菌,不定志贺氏菌
shigellosis *n*. 志贺氏菌病,志贺氏菌痢疾
shikimene; sikimin *n*. 莽草素
shikimin; sikimin *n*. 莽草素
shikimmi; sikimmi; Illicium anisatum *n*. 莽草,毒八角
shimamushi [日] *n*. 恙虫病
shimmer *v*. 发微光,闪烁 *n*. 微光,闪光 ‖ ~y *a*.
shimumushi; shimamushi [日] *n*. 恙虫病
shin *n*. 胫,胫部 ‖ ~ bucked 掌跖骨骨膜炎(马)/ ~ cucumber 黄瓜状胫(胫骨前凸)/ ~ saber 军刀状胫(胫骨前凸)/ ~ sore 掌跖骨骨膜炎(马)/ ~ trench 战壕腿
shinbone *n*. 胫骨
shine *v*. (shone) 照耀,发光;杰出;使发光;使发亮;光(亮);(亮);晴天 ‖ take a ~ to sb 喜欢,喜爱
shingles; herpes zoster *n*. 带状疱疹
Shinowara- Jones-Reinhart method 原—琼—莱三氏法(磷的定量法)
shiny *a*. 发亮的,有光泽的;磨光的,磨平的
ship *n*. (大)船 (-pp-);把……装上船,用船运;上船,在船上工作
shipyard *n*. 船坞,造船厂,修船厂
shirt *n*. (男式)衬衫 ‖ ~, compression 抗压衣
shirtsleeve *n*. 衬衫袖子 ‖ in one, ~s 只穿衬衫未穿外衣
shiver *v*. 颤抖 *n*. 战栗,寒颤 ‖ ~y *a*.
shivering *n*. 战栗
shivering *n*. 战栗(肌肉收缩所致的不随意颤抖);肌肉异常抽搐(一种马病)
shivering *n*. 战栗,寒战
sho-. silk *a*. 闪缎样的(视网膜)
shock *n*. ①休克 ②震荡,震扰 ‖ ~ aerial 气压性休克 / ~ allergic; anaphylactic ~ 变[态反]应性休克,过敏性休克 / ~ anaphylactic 过敏性休克 / ~ anaphylactic; colloidoclasia 过敏性休克,胶体性猝衰 / ~ anesthesia 麻醉性休克 / ~ apathetic 淡漠性休克 / ~ apoplectic 中风休克 / ~ asthmatic; status asthmaticus 气喘性休克,气喘状态 / ~ barium 钡剂休克 / ~ bomb 轰炸性休克(因反复轰炸所造成的恐怖核精神变态)/ ~ break 断电震 / ~ burn 烧伤性休克 / ~ cardiae; heart ~ 心脏休克 / ~ cardiogenic 心原性休克 / ~ cerebral 脑性休克(严重头颅损伤是休克状态)/ ~ chroaic 慢性休克 / ~ colloid; pseudoanaphylaxis 胶体性休克,假过敏性 / ~ colloidoclastic 胶体平衡障碍性休克 / ~ deferred; delayed ~ 迟延性休克 / ~ delirious 谵妄性休克 / ~ diastolic [心]舒张期震荡 / ~ electric 电震,电休克 / ~ electric 电击,电震,电休克 / ~ endotoxic; endotoxin ~ 内毒素性休克(伴有大量细菌感染,一般由革兰阴性细菌所致)/ ~ epigastric 腹上部[创伤性]休克 / ~ erethismic 兴奋性休克 / ~ faradic 感应电震,感应电休克 / ~ fetal 胎儿性休克(因子宫内胎头运动而引起)/ ~ galvanic 电震,电休克 / ~ gravitation; orthostatic periphera circulatory 重力性休克 / ~ heart 心脏休克 / ~ hematogenic 血原性休克 / ~ hemoclastic; hemoclastic crisis 红细胞破坏性休克,血液崩解性危象 / ~ hemorrhagic 出血性休克 / ~ hestamine 组胺休克 / ~ hypnoclastic 惊醒性休克 / ~ hypoglycemic; insulin ~ 低血糖休克,胰岛素休克 / ~ induction 感应电震,感应电休克 / ~ injection 注射后休克 / ~ insulin 胰岛素休克 / ~ interrupted 断续感应电震 / ~ irreversible 不可逆性休克 / ~ liver 肝性休克 / ~ make and break 通电与断电震 / micro ~ 微(量)休克 / ~ mental 精神性休克 / ~ of metabalodispersion 胶体弥散度改变性休克 / ~ micro 微量休克 / ~ nervous 神经性休克 / ~ neurogenic 神经原性休克 / ~ nitritoid 亚硝酸盐样休克 / ~ osmotic 渗透压休克(对于某些病毒)/ ~ paralytic 麻痹性休克 / ~ peptone; protein / ~ 蛋白胨休克,蛋白休克 / ~ pleural 胸膜性休克 / ~ postoperative 手术后休克 / ~ postpartum 产后休克 / ~ primary 原发休克 / ~ protein 蛋白休克 / ~ psychic 精神性休克 / ~ raelway 铁路休克,铁路震荡 / ~ reversible 可逆性休克 / ~ secondary 继发性休克 / ~ serum

血清性休克 / septic ~ 败血症性休克 / ~ sexual 性交后休克,脱阳 / shell ~ 炮弹休克,爆炸性精神异常 / ~ spinal 脊髓休克 / ~ static 静电震,静电休克 / ~ surgical 外科休克 / ~ testicular 睾丸性休克 / ~ titanic induced 强直感应电震 / ~ therapeutic 治疗性休克 / ~ thyroxin 甲状腺素休克 / ~ torpid 衰竭性休克,虚脱性休克 / ~ traumatic 外伤性休克 / ~ vasogenic 血管原性休克 / ~ vulneralis; wound ~ 创伤性休克
Shock-Haastings method 肖一黑二氏法(血离子浓度测定法)
shocking *a*. 令人震惊的;十分丑恶的 *ad*. [用于加强语气] 很,极 ‖ ~ly *ad*.
shock-proof *a*. ①防震的 ②防电击的
shock-resistant *a*. 抗震的
shod (shoe 的过去式和过去分词)穿着鞋的;裹了金属包头的
shoe *n*. 靴,鞋 (shod 或 shoed) 给穿上鞋 ‖ in... another's ~ s 处于别人的地位 (或境遇) / where the ~ pinche 症结所在;困难之处/ ~ Charlier's 夏利埃氏靴(马用)/ ~ Scarpa's 斯卡帕氏矫形靴,内翻足矫形靴 ‖ ~ less 不穿鞋的,赤脚的
Shohl-King method 肖一金二氏法(测胃液离子浓度)
Shohl-Pedley's method 肖一佩二氏法(检尿中钙)
Shoji's stain 装司氏染剂(染过氧化物酶颗粒)
shone shine 的过去式和过去分词
shook shake 的过去式
shook jong 阴缩,缩阴
shoot *v*. (shot) 发射,射出 (光线等);射中;使损坏;投射 (视线等);抛出;突出;发 (芽);急遣;拍照;给……注射;射出;射击;突出;(幼芽、枝叶等) 长出;拍照;(疼痛等)刺激
shoot-nosed cattle louse 牛盲虱
shop *n*. 商店;车间 (-pp-);(到商店去) 买东西 ‖ close (或 shut) ~ 歇业,关店 / talk ~ 说行话 / (come to) the wrong ~ (指求帮助等) 找错人 / set up ~ 开业,开店
Shope papilloma [Richard Edwin 美病理学家 1902 生] 休普氏乳头[状]瘤(兔口腔乳头[状]瘤)
shore *n*. 滨,岸
Shorea Roxb. 娑罗双树属 ‖ ~ robusta Gaertn 娑罗双树 / ~ wiesneri Schiffner 印尼娑罗双树
shorn shear 的过去分词
Shorr trichrome stain 肖尔氏三色染剂(染阴道上皮)
short *a*. 短的;近的;矮的;短期的;差的;简短的;暴躁的;不足的;脆的,易裂的 *n*. 短的东西 (如短片、短篇、短讯等);扼要,实质;缺乏;简短地;突然地,唐突地 ‖ be taken (或 caught) ~ 急需大便;急需小便 / cut ~ 突然停止,打断,使提早结束,缩减 / fall ~ (of) 不足,缺乏 / for ~ 简称,缩写 / go ~ (of) 匮乏,峡乏 / in ~ 总之,简言之 / little (或 nothing) ~ of 简直不比…… 差,简直可以说 / run ~ (of) 缺乏;快用完了 / ~ for ……的缩写,……的简称 / ~ of 缺乏,不足;达不到;除了……以外;只要没有……,只要不…… ‖ ~ly *ad*. 立刻,不久;简短地,简慢地
shortage *n*. 不足,缺少
short-circuit *vt*. 使短路;简化,缩短 (程序等)
shortcoming *n*. 缺点,短处
shortcut *n*. 近路,捷径,简捷
shorten *v*. 缩短,减少;变短,缩小
shortening *n*. 腱剪短术,短腱术
short-lived *a*. 短命的,短龄的;短的
shortness of breath 呼吸浅促,呼吸浅短,气促
short-range *a*. 近射程的.短期的
Short-sighted; myopic *a*. 近视的
shortsightedness; myopia *n*. 近视
short-tempered *a*. 急性子的,脾气急躁的
short-term *a*. 短期的
shot *n*. 发射;射击声;尝试;猜测;[单复同] 弹丸;拍照;注射 ‖ as a ~ 作为猜测 / big ~ 大人物 have (或 take) / a ~ at 试着去做 / like a ~ 飞快地;立刻 / not by along ~ 绝对没有希望,远没有,决不
shot shoot 的过去式和过去分词
shot *a*. 闪色的,杂色的;筋疲力尽的 ‖ ~ of 摆脱;完成,结束
shot-compressor *n*. 缝线珠摄
shot-feel 枪弹感觉
shotty *a*. 弹丸样的
should (shall 的过去式) [表示过去将来时] 将;[表示义务、责任等]应当,应该;[表示可能性、揣测或推论]可能,该;[表示委婉、谦逊]可,倒;[表示语气较强的假没]万一,竟然;[用于第一人称时表示某种条件下会产生的结果;用于第二、第三人称时表示说话者的意愿]就,该
shoulder *n*. 肩 ‖ ~ baseball 垒球员肩病 / ~ drop 肩下垂,肩垂病 / ~ frozen; Duplay's syndrome 冻肩,杜普累氏综合征 / ~ knocked-down 敲落肩肩峰锁骨关节处肩分离或脱位) / ~ loose 松弛肩 (见于进行性肌萎缩) / ~ noisy 响肩/ ~ round 圆肩 / ~ slip 肩肌萎缩(马)/ ~ slipped 滑落肩 / ~ stubbed 肩扭伤 / ~ sugar-loaf 塔形肩 / ~ tackle 辘轳肩病 / ~ tennis 网球员肩 / have broad ~s 身体扎实;能担当重任 / ~ to ~ 并肩地,齐心协力地
shoulder-blade *n*. 肩胛 [骨]
shoulder-girdle *n*. 上肢带
shout *n*. 呼喊 *vt*. 高呼;大声说出 *vi*. 呼喊 ‖ ~ down 大声喊叫压倒某人声音 / ~ oneself hoarse 叫得声嘶力竭
shove *v*. 推;强使 *n*. 推
shovel *n*. 铲 (-l〈l〉-) 铲
show (showed, shown 或 showed) *vt*. 给……看,出示;展出;指出;显示;表明,证明;给与;告知 *vi*. 显出表示;外观;展览 (会);(分娩或行经前) 现血,血先露,见红 ‖ have nothing to ~ for 在……方面没有成绩可言 / ~ itself 呈现,露头 / ~ one's face 露面 / ~ off 夸耀,卖弄;显示 (某物的) 优点 / ~ up 揭露;显出;到场 / ~ in labour 临产现血
shower *n*. 骤现,骤发 ‖ ~ erythroblastic 成红细胞骤增 / ~ uric acid 尿酸骤增
showing *n*. 显示;展览;表现;迹象
shown show 的过去分词
Shprintzen syndrome (Robet J. Shraprintzen) 施普林曾综合征,腭帆心脏面部综合征 (即 velocardiofacial syndrome,见 syndrome 项下相应术语)
Shrady's saw [George Frederick 美外科医师 1837—1907]; **subcutaneous saw** 希雷迪氏锯,皮下骨锯
shrank shrink 的过去式
Shrapnell's membrane [Henry J. 19 世纪英解剖学家、外科军医] 希拉普内耳氏膜(鼓膜上方松弛部)
shred *n*. 碎屑,碎片;一点点,最少量 (-dd-) *vi*. 切碎,撕碎
shreds *n*. 碎屑,碎片
shrewd *a*. 精明的;敏锐的;剧烈的 ‖ ~ly *ad*. / ~ness *n*.
shriek *vi*. 尖声喊叫,发出尖声 *vt*. 尖声发出 *n*. 尖叫声
shrill *a*. 尖声的;强烈的;无节制的 ‖ ~y *ad*. / ~ness *n*.
shrimp *n*. 小虾,河虾
shrink (shrank 或 shrunk, shrunk 或 shr unken) *vi*. 收缩,缩小;畏缩 (from) *vt*. 使收缩,使缩小 *n*. 收缩,退缩 ‖ ~ able *a*. 会收缩的
shrinkage *n*. ①皱缩 ②皱缩度 ‖ ~ compensating 代偿性皱缩 / ~ freezing 凝结皱缩度 / ~ linear 线状皱缩 / ~ volumetric 体积皱缩度
shrinking *n*. 皱缩
shrivel *n*. 干皱,皱缩
shriveling *n*. 干皱
Shrnk's stain 香克氏染剂(染鞭毛)
shroud *n*. 裹尸布;遮蔽物 *vt*. 给覆盖裹尸布;掩蔽
SHR spontaneously hypertensive rat 自发性高血压大鼠
SHRSP sroke susceptible spontaneous hypertensive rat 卒中易感性自发性高血压大鼠
shrub *n*. 灌木
shrunk shrink 的过去式和过去分词
shrunken *a*. shrink 的过去分词;皱缩的;缩小的
shuck *n*. 壳;外皮;牡蛎壳;剥……的壳;剥去;摆脱 (off)
shudder *v*. 战栗,发抖
shuffle *vt*. 拖(脚) 走;搅乱,弄混 *vi*. 拖着脚走;摆脱,蒙混 *n*. 曳行;改组;搪塞
Shulrnan's syndrome (Lawrence E.S hulman) 舒尔曼综合征,嗜酸性筋膜炎
shun (-nn-) *vt*. 避免,躲开
Shunt *n*. ①分路,旁路 ②分流器 ③分流自发或由手术 ④造分流 ‖ arteriovenous (A-V) ~ 动静脉短路,动静脉分路 / cardiovascular ~ 心肺分流 / hexose monophosphate ~ , pentose ~ 磷酸己糖支路,戊糖磷酸途径 / left-to-right ~ 左向右分流 / peritoneovenous ~ 腹腔静脉分流 / portacaval ~ , postcaval ~ 门腔静脉 (吻合) 分流术 / ~ renal-splenic venous 脾肾静脉分流 / right to left ~ 右向左分流 ventriculoatrial / ~ 脑室心房分流术 / verltriculoperitoneal ~ 脑室腹膜分流术 / ventriculovenous ~ 脑室颈静脉分流术 / ~ ventriculomastoid 侧脑室乳突分流
shut (**shut**; **-tt-**) *v*. 关上;封闭;把……关住;合拢;关上 *a*. 关闭的,紧闭的 *n*. 关闭 ‖ ~ in 关进;围住;笼罩 / ~ off 关掉;切断;使隔绝
Shuteria pampaniniana Hand.-Mazz. 有毛宿苞豆 [植药] 全草入药一(草红藤)
shut-in *a*. 被关在屋里的;卧病在床的 *n*. 被关在屋里的人;卧病在床的

shuntography *n*. 分流造影术
shutter *n*.（照相机等的）快门;光闸,闸门,开闭器;百叶窗 ‖ ~ tube X线管［装置］光闸
shuttle *n*.（织机的）梭;(使穿梭般）来回移动,往返;往返机制,穿梭机制 ‖ glycerol phosphate ~ 磷酸甘油穿 梭作用 / malate-aspartate ~ 苹果酸—天冬氨酸穿梭作用 / space ~ 航天飞机
Shwachman syndrome(Harry shwachman)舒瓦克曼综合征(原发性胰腺机能不全与骨髓衰竭,特征为汗液氯化值正常,胰腺机能不全及中性的细胞减少。本征可伴有侏儒及髋骨干骺端发育不全)
Shwachmn syndrome（**Harry Shwach man**)舒瓦克曼综合征（原发性胰腺功能不全与骨髓衰竭,特征为汗液氯化值正常,胰腺功能不全及中性粒细胞减少。本征可伴有侏儒及髋骨干骺端发育不全)
Shwartzman's phenomenon［Gregory 美细菌学家 1896 生］施瓦茨曼氏现象(局部皮肤反应现象)
shy *v*. 扔,投 *n*. 扔,投;尝试,企图
shy(shier 或 shyer, shiest 或 shyest) *a*. 怕羞的;迟疑的,畏缩的(of);缺乏的(of);避开 ‖ fight ~ of 回避
Shy-Drager syndrome（G. M. shy; Ken neth R. Magee）夏—马吉综合征,中心核病
Shy-Drager syndrome（George M. Shy; Glenn A. Drager）夏—雷格综合征(一种原因不明的进行性病征,以自主神经功能不全的症状开始,包括男性阳痿、便秘、尿急或尿潴留及无汗,继之出现广泛性神经功能障碍的体征,如帕金森样紊乱、小脑性共济失调、肌消瘦与自发性收缩以及小腿粗大震颤。亦称慢性直立性低血压,慢性特发性直立性低血压,特发性直立性低血压)
Si silicon 硅(14 号元素,旧名矽)
SI stroke index 每搏指数/ stable isotope 稳定同位素/ specificity index 特异性指数
Si non val. si non valeat 如果不够
Si op. sit. si opus sit 必要时
Si vir. perm. si vires permittant 如果力量许可
SIADH syndrome of inappropriate antluretic hormone 抗利尿激素分泌失调综合征
siagonagra *n*. 上颌痛
sialadenctomy *n*. 涎腺切除术
sialaden［希 sialon saliva + aden gland］; **salivary gland** *n*. 涎腺,唾液涎
sialadenitis *n*. 涎腺炎
sialadenography *n*. 涎腺涎管 X线造影(术)
sialadenoncus［sialaden + 希 onkos mass］ *n*. 涎腺瘤
sialadenopathy *n*. 涎腺病 ‖ benign ~ 良性淋巴上皮性涎腺病,良性淋巴上皮性损害
sialadenosis *n*. 涎腺病(亦称涎腺炎 sialoadenitis)
sialadenotomy *n*. 涎腺切开（引流)术
sialagoge［sialon + 希 agogos leading］ *n*. 催涎剂
sialagogic *a*. 催涎的
sialagogue; sialogogue *n*. ①催涎的 ②催涎剂
sialaporia［希 sialon saliva + aporia lack］ *n*. 涎缺乏,唾液缺乏
sialate *n*. 唾液酸盐
sialectasia *n*. 涎管扩张
sialemesis *v*. 呕涎,癔病性吐涎
sialic［希 sialikos］ *a*. 涎的,唾液的 ‖ ~ acid 唾液酸
sialidase *n*. 涎酸酶（①缺乏此酶为常染色体隐性性状,可致唾液酸沉积症,在 EC 命名法中,称外-α-唾液酸酶;②亦称神经氨酸酶)
sialidosis *n*. 涎酸累积症,唾液酸沉积症
sialine［拉 sialinus］ *a*. 涎的,唾液的
sialism［希 sialismos; sialismus; salivation］ *n*. 流涎,多涎
sialitis *n*. 涎腺［管］炎
sialo-［希 sialon saliva 涎］涎,唾液
sialoadenectomy［sialo- + 希 aden gaand + ektome excision］ *n*. 涎腺切除术
sialoadenitis; sialodenitis *n*. 涎腺炎
sialoadenotomy *n*. 涎腺切开引流术
sialoangiectasis *n*. 管扩张
sialoangiitis; sialoangitis *n*. 涎管炎
sialoangiography *n*. 涎管 X线造影(术)
sialoangitis; sialoangiitis *n*. 涎管炎
sialocele *n*. 涎囊肿
sialochemistry *n*. 唾液化学
sialodochitis［sialo- + 希 dochos recepta cle + -itis］ *n*. 涎管炎
sialodochium *n*. 涎管
sialodochoplasty［sialo- + 希 dochos re ceptacle + plassein to form］ *n*. 涎管成形术
sialoductilitis *n*. 涎管炎
sialoerophagy *n*. 咽气涎癖
sialogenous［sialo- + 希 gennan to produce］ *a*. 生涎的
sialoglycoconjugate *n*. 唾液酸糖结合 物
sialogogic *n*. 催涎的
sialogogue *n*. ①催涎的 ②催涎剂
sialogram *n*. 涎管 X线［造影］片
sialography; ptyalography *n*. 涎管 X线［造影］术
sialogrph; sialogram *n*. 涎管 X线［造影］片
sialoglycoprotein *n*. 唾液酸糖蛋白
sialolith［sialo- + 希 litho stone］ *n*. 涎石
sialolithiasis *n*. 涎石病
sialolithotomy *n*. 涎石切除术
sialology *n*. 涎学,唾液学
sialoma *n*. 涎瘤
sialometraplasia *n*. 涎腺化生 ‖ necrotizing ~ 坏死性涎腺化生,坏死性涎管转化
sialomucin *n*. 唾液粘蛋白
sialon［希］ *n*. 涎,唾液
sialood *a*. 涎样的,唾液样的
sialoparagloboside *n*. 唾液酸副红细胞糖苷脂
sialophagia［sialo- + 希 phagein to eat］ *a*. 吞涎症
sialorrhea; sialivation *n*. 流涎,多涎 ‖ ~ pancreatica 胰腺性流涎
sialoschesis［sialo- + 希 phagein to eat］ *n*. 涎液分泌抑制
sialosemeiology *n*. 涎液诊断学
sialosis *n*. 流涎,多涎
sialostenesis *n*. 涎管狭窄
sialosyrinx *n*. ①涎腺瘘 ②涎管注射器,涎管引流管
sialotelangiectasis *n*. 涎管末梢扩张症
sialotic *a*. 流涎的
sialozemia *n*. 流涎,多涎
sialylation *n*. 唾液酸化作用
sialyloligosaccharide *n*. 唾液酸低聚糖
sialyltransferase *n*. 唾液酸转移酶
Siam *n*. 暹罗（现称 Thailand 泰国)［亚洲］
siamang *n*. 合趾猿
Siamanga *n*. 合趾猿属
Siamese *a*. 暹罗的;暹罗人的;暹罗语的;暹罗人;暹罗语
Sia's test（Richard H. P, 中国内科学家谢和平）谢氏试验（检黑热病的一种血清试验,即 1 份血清加上 3 份蒸馏水,有絮状沉淀物即表明黑热病)
sib［安 sib kin］ *a*. ①血缘的 ②亲属 ③同胞(兄弟姐妹)
sibbens *n*. 西本司(曾在苏格兰盛行的一种类似雅司与梅毒的螺旋体病)
Siberian marmot 西伯利亚土拨鼠
sibilant［拉 sibilans hissing］ *a*. 发咝音的
sibilantion［拉 sibilatio from sibilare］ *n*. 咝音
sibilismus［拉 sibilare to hiss］ *n*. 咝音,飞箭音 ‖ ~ aurium 耳鸣
sibilus［拉］ *n*. 咝音,飞箭音
sibine stimulea *n*. 鞍背毛虫
sibling *n*. 同胞(兄弟姐妹)
Sibo *n*. 西波(相当于母乳的牛乳营养价,lac simplex bovinum 的缩写)
sibship *n*. 血缘关系
Sibson's aponeurosis［Francis 英医师 1814—1876］; **vertebropleural ligament** 西布逊氏腱膜,椎胸膜韧带(由第一肋至第七颈椎横突,张过肺尖顶) ‖ ~ furrow 西布逊氏沟(胸大肌下沟)/ ~ groove 西布逊氏沟(胸大肌下沟)/ ~ muscle 西布逊氏肌(笑肌小斜角肌(变)/ ~ notch 西布逊氏切迹(渗出性心包炎时,心浊音左上界向内弯进)/ ~ vestibule; vestibulum aortae 西布逊氏前庭,主动脉前庭
Sicard's treatment［Jean Athanase 法神经病学家 1872—1929］西卡尔氏疗法(两侧脊髓前侧柱切断术)
siccant［拉 siccans (-ant-) drying］ *a*. 干燥的,收湿的
siccasia［希 sikchasia］; **nausea** *n*. 恶心
siccative［拉 siccus dry］ *a*. 干燥的,收湿的
siccolabile *a*. 不耐干燥的
siccoles *n*. 干矫味制剂(劣味液体的固形制剂)
siccus［拉］; **dry** *a*. 干燥的
sick 不舒服的,患病的,恶心的,厌倦的;有病容的;行经的;不健康的 ‖ be ~ 恶心的,呕吐 /be ~ with... 患（某病）/ go（或 reprot）~ 告病不能工作 / fall ~ 患病 / ~ bay 军舰卫生所 / ~（and tired）of 厌恶,倦于
sicken *v*.（使）生病;(使）作呕;(使）厌倦 ‖ ~ of（或 be ~ ed of 厌恶……,对……厌倦
sickening *a*. 引起患病的,使人作呕的

sickish ***a*.** 有点恶心的;生病似的
sicklanemia ***n*.** 镰状细胞性贫血
sickle ***n*.** 镰刀
sickle-form ***a*.** 镰状的
sicklemia; sicklanemia ***n*.** 镰状细胞性贫血
sickling ***n*.** 镰状化,镰状形成
sickly ***a*.** 多病的;病态的;苍白的;有碍健康的;无力的
sickness ***n*.** 疾病;恶心,呕吐 ‖ ~ acute a'titude 急性高空病 / ~ aerial; air ~ 航空晕,航空病 / ~ African; Congo trypanosomiasis 刚果锥虫病 / ~ air; aviation ~ 航空晕,航空病 / African sleping ~ 非洲昏睡病,非洲锥虫病 / ~ aerplane; air ~ 航空晕,航空病 / ~ altitude 高空病 / ~ althlete's 运动员病 / ~ aviation; air ~ 航空晕,航空病 / ~ balloon 气球病,高空病 / ~ bay; Haff disease 海湾渔民病,哈夫病 / ~ black; kala-agar 黑热病,血友病 / ~ Borna; Borna disease 博纳脑炎,博纳病(德国博纳地方性牲畜脑炎)/ ~ bush 丛林病,地方性牛羊 / ~ 消瘦病 / ~ caisson; decomprisson 潜水员病,减压病 / ~ car 晕车[病] / ~ cave 矿穴病(白垩矿工的一种发热性肺病)/ ~ Ceyon; beriberi 脚气[病] / ~ chronic altitude 慢性高空病 / ~ compressed-aier; ce-compression / ~ 压缩空气病,减压病 / ~ creeping; chronic ergotism 慢性麦角中毒 / ~ decompression 减压病 / ~ East African sleeping 东非睡眠病 / ~ English sweating; military fever 汗热病,流行性粟粒疹热癫痫 / ~ fainting; epilepsy 癫痫 / ~ falling 癫痫 / ~ flying; aeroniurosis 飞行员病,飞行员神经机能病 / ~ Gambian horse 冈比亚马锥虫病 / ~ grass; gastric spirochetosis; Begyando aprue 青草病,胃螺旋体病 / ~ green; chlorosis 萎黄病,绿色贫血 / geen tobacco ~ 烟草萎黄病 / ~ horse; perdesiekte; pferdepest 马疫 / Jamaican vomiting ~ 牙买加呕吐病(亦称阿吉中毒,西非荔枝果中毒)/ ~ lambing 母羊产乳热 / ~ laughing; pseudobulbar paralysis 笑病,假性延髓麻痹 / ~ milk 乳毒病(因饮用震颤病牛羊的乳或乳制品所致);震颤病 / ~ miner's 矿工病(钩虫病)/ ~ monthly; menstruation 月经,行经 / ~ morning 孕妇恶心 / ~ motion 晕动[病](晕车,晕船)/ ~ mountain 高山病 / ~ painted; pinta 品他病 / ~ protein 蛋白质[过敏]病 / ~ radiation 放射病(X线或镭疗后的急性反应)/ ~ railway 铁道病(母家畜)/ Rhodesian sleping ~ 罗得西亚昏睡病,罗得西亚锥虫病 / ~ salt; enzootic marasmus; bush ~ 丛林病,地方性牛羊消瘦病 / ~ sea 晕船[病] / ~ serum,; serum disease 血清病 / ~ sleeping 昏睡病(非洲锥虫病昏睡性脑炎)/ ~ space 宇宙病 / ~ spotted; pinta 品他病(螺旋体性皮肤病)/ ~ stiff 强直病(马的一种急短热病)/ ~ sweating; miliatry fever 汗热病,流行性粟粒疹热 / ~ swing 秋千病,空中震荡病 / ~ talking 多语症(流行性脑炎的一种)/ ~ three-day 三日热病(马)/ ~ travel; car ~ 旅行病,晕车[病]/ ~ veldt; heartwater 南非草原病,牛羊水胸病 / ~ vomiting 呕吐病(牙买加水果中毒)/ ~ x-ray; radiation ~; roentgenkater 放射病,X线中毒
Sicsteran; 5,7-dichloro 8hydrixyquinadine ***n*.** 西奥根,5,7-二氯-8-羟基奎纳丁([商名],局部杀菌剂)
SICU surgical intensive care unit 外科监护病房
SID secondary immunodeficiency disease 继发性免疫缺陷病
Sida acuta Burm. f. 黄花稔[植药]全株入药
Sida alnifolia L. 黄花母[植药]全株入药—黄花稔
Sida L. [希 side pomegranate] 黄花捻属 ‖ ~ asiatica 亚洲黄花捻 / ~ carpinifolia 鹅耳黄花捻 / ~ lanceolata 披针黄花捻 / ~ paniculata 圆锥黄花捻 / ~ thombifolia L. 白背黄花捻
Sida retusa L. 小叶黄花稔[植药]全株入药
Sida szechuenensis Matsuda 四川黄花稔[植药]全株入药—拔毒散
Siddall test [A.C.美医师 1897 生] 西达耳氏试验(检孕)
side ***n*.** 边,旁边;面,侧面;(一个)方面;肋;(身体的)侧边;一方;家系,血统,旁边的,侧面的;枝节的,次要的;同意,支持;收拾 ‖ balancing ~ nonfunctioning ~ 平衡侧,非功能侧(牙列) working ~, functioning ~ 工作侧,功能侧(牙列) / by the ~ of 在……旁边,在……附近;和……在一起比较 / from all ~s (或 from every on every ~) 从各方面,到处 / on all ~s (或 on every ~) 在各方面,到处 / on safe ~ 安全的,可靠的 / on the ~ 作为兼职;另外 / on the ~ (high, low, small) 太,偏(高、低、小)/ ~ by ~ 肩并肩地;靠在一起 / take ~s with sb (或 take the ~ of sb) / 同意某人,支待某人 / the other ~ of the shield 盾的反面;问题的另一面 / the wrong ~ out 表里倒置地,反面外露地 / ~ effect 副作用(药物)
sidebone ***n*.** 环骨肿(马)
side-chain ***n*.** 侧链,侧锁
sideloop ***n*.** 旁幅
sidemmycosis ***n*.** 铁质沉着性真菌病
sidenal; piperazine quinate ***n*.** 西东纳耳,喹尼酸胡椒嗪
side-pressure ***n*.** 侧压
siderans [拉]; **fulminating** ***a*.** 闪电状的,电击状的,爆发的
siderant [拉 siderans] ***a*.** 闪电状的,电击状的,爆发的
sideration ***n*.** ①闪电状发病 ②电击 ③电灼疗法
siderinuria [希 sideros iron + ouroon urine] ***n*.** 铁尿
siderism; metallotherapy ***n*.** 金属疗法
sidero- [希 sideros iron 铁]铁
Sideroacapsa ***n*.** 铁囊菌属
Siderobacter ***n*.** 铁杆菌属
sideroblast ***n*.** 成高铁红细胞,铁粒幼细胞
sideroblastic ***a*.** 成高铁红细胞,铁粒幼细胞的 ‖ ~ anemia 铁粒幼细胞性贫血
siderocardiosis ***n*.** 铁质性心肌病
Siderococcus ***n*.** 铁囊菌科
siderocyte ***n*.** 铁粒红细胞
sideroddromophobia ***n*.** 铁道恐怖,火车恐怖
sideroderma ***n*.** 铁色皮[症](皮肤含铁血黄素沉着)
siderofibrosis ***n*.** 铁末沉着性纤维变性
siderogenous ***a*.** 成铁的
Sideromonas ***n*.** 铁单胞菌属
sideromycin ***n*.** 含铁抗菌素(总称)
Sideronema ***n*.** 铁线菌属
sideroosilicosis ***n*.** 铁矽末沉着[病],铁矽尘肺
sideropenia [sidero- + 希 penia poverty]; **iron deficiency** ***n*.** 铁[质]缺乏
sideropenic ***a*.** 铁[质]缺乏的
siderophil ***a*.** ①嗜铁的 ②嗜铁体
siderophilin ***n*.** 转铁蛋白,铁传递蛋白
siderophilin; transferring ***n*.** 转铁[球]蛋白
siderophilous ***a*.** 嗜铁的
siderophilous [sidero- + 希 philein to love] ***a*.** 嗜铁的
siderophobia; sidedromophobia ***n*.** 铁道恐怖,火车恐怖
siderophone [sidero- + 希 phonevoece] ***n*.** 铁[屑]检查听音器
siderophore ***n*.** 含铁细胞
sideroscope ***n*.** 铁[屑]检查器
siderosis ***n*.** ①铁质沉着 ②肺铁末沉着[病],铁尘肺血铁过多,高铁血 ‖ ~ bulbi; ophthalmic ~ 眼球铁质沉着 / ~ conjunctivae; rust-colored conjunctivae 结膜铁质沉着 / ~ hematogenous 血原性铁质沉着 / ~ hepatic 肝铁质沉着 / ~ medicmentous; pharmacosiderosis 药物性铁质沉着 / ~ nutritional 营养性血铁过多,营养性高血铁 / ~ pulmonary 肺铁末沉着[病],铁尘肺 / ~ urinary 尿铁[色素]沉着,含铁血黄素尿 / ~ welders' 电焊工铁末沉着病,电焊工铁尘肺 / ~ xenogenous 异物性铁质沉着
siderososme ***n*.** 含铁小体
Siderosphaera ***n*.** 铁线菌属
siderotic ***a*.** 铁质沉着的
siderous ***a*.** 含铁的
SIDS sudden infant death syndrome 婴儿猝死综合征
sIDs 婴儿猝死综合征(见 sudden infant death syndrome)
Siebenmann's canals [Friedrich 德耳鼻喉科医师 1852—1928] 西本曼氏管,外淋巴管小血管,蜗管小血管
Siebold's operation [Karl Kasparvon 德外科医师 1736—1807]; **pubiotom** 西拨德氏手术,耻骨切开术
Siegert's sign [Ferdinand 德儿科医师 1865 生] 西格特氏征(伸舌样白痴的一种望诊体征)
Siegesbeckia glabrescens. Makino 毛梗稀莶[植药]全草入药—稀莶草
Siegesbeckia orientalis L. 稀莶[植药]全草入药—稀莶草
Siegesbeckia pubescens Makino; ~ orientalis L. var. pubescens Makino 腺梗稀莶[植药]全草入药—稀莶草
Siegesheckia L. 稀莶属 ‖ ~ orientalis L. 稀莶
Siegfried's hypothesis 西格弗里德氏假说(精蛋白核假说)
Siegle's otoscope [Emil 法耳科学家 1833—1900] 谢格耳氏耳镜
siemens [单复同] ***n*.** 西门子(电导的国际单位,亦称欧姆 mho,符号为 S)
Siemerling's nucleus [Ernst 德神经精神病学家 1857—1931] 西默林氏核(动眼神经核的前组)
Sierra salvia; Serra salvia; Artemisia frigida 山艾,山蒿
Sieur's test [Celestin 法外科医师 1860—1955]; **coin test** 希厄尔氏试验,钱币试验(检气胸)
sieve ***n*.** 筛 ‖ ~ brass 黄铜[制]筛
sift ***n*.** 筛,过;细查,详审;被筛下;细查;精选
sifter ***n*.** 筛粉机
sifting ***n*.** 过筛,筛分
Sig. (signetur) 标记,用法签
Sig. n. pro. (signa nominee proprio) 标记药名

Sigantritis [希 siagon jaw bone + antritis]; **siagonantritis** *n*. 上颌窦炎

Sigault operation [Jean Rene 法外科医师 1740 生] 西果氏手术(耻骨联合切开取胎术)

sigfier *n*. 表示者,记号

sigh [拉 suspirium] *n*. 叹息

sight *n*. ①视力 ②光景 ③(初次) 看见;(用观测器) 观测;查看 ‖ ~ aging 老视 / ~ day; nyctalopia; night blindness 夜盲[症](昼视)/ ~ far; long / ~; hypernetropia 远视 / ~ near; muopia 近视 / ~ night; hemeralopia; day blindness 昼盲[症](夜视)/ ~ old; presbyopia 老视 / ~ second; senopia 视力再生,老年期视力回春 / ~ sense of 视觉 / ~ short; myopia 近视 / ~ weak 弱视 / at first ~ 乍一看 (之下),初见 / at (on) ~ 一见 (就) / at (the) ~ of 一看见 / catch (或 have, get) (a) / ~ of 看到,发现 / in ~ 被看见,看得见,在望 / in (within) 在见得到……的地方 / nor by a ~ long ~ 远不,根本不 / know sb by ~ 面熟,曾见过某人 / lose ~ of 看不见;不再看见;忘记,忽略 / out ~ of 在视程之外,在看不见的地方 / put out of ~ 把……藏起来;对……不予理会 / ~ less 盲的,无视力的

sigillative [拉 sigillum mark] *a*. 结瘢的

sigma σ (希腊文第十八个字母)

sigmasism; sigmatism *n*. ①S 发音困难 ②滥用 S 音

Sigmavirgulina Loeblich and Tappan 扭芽虫属

sigmavirgulina tortuosa Brady 扭绞扭芽虫

sigmoid [拉 sigmoides; 希 sigmoeides] *a*. 乙状的 *n*. 乙状结肠

sigmoidectomy *n*. 乙状结肠切除术

sigmoiditis *n*. 乙状结肠炎

sigmoidopexy; romanopexy *n*. 乙状结肠固定术

sigmoidoproctitis; sigmoidorectostomy *n*. 乙状结肠直肠吻合术

sigmoidorectostomy; sigmoidoproctostomy *n*. 乙状结肠直肠吻合术

sigmoidoscope *n*. 乙状结肠镜

sigmoidoscopy *n*. 乙状结肠镜检查

sigmoidosigmoidostomy *n*. 乙状结肠乙状结肠吻合术

sigmoidostomy *n*. 乙状结肠造口术

sigmoidotomy *n*. 乙状结肠切开术

sigmoidovestical *n*. 乙状结肠膀胱的

sigmoscope *n*. 乙状结肠镜

sigmoscopy *n*. 乙状结肠镜检查

Sigmund's glands [Karl Ludwig 澳医师 1810—1883] 西格德蒙氏腺(滑车上淋巴结)

sign [拉 signum] *n*. 征 ‖ ~ Aaron's 阿隆氏征(阑尾炎时的一种体征)/ ~ Abadil's 阿巴迪氏征(①突眼性甲状腺肿时上睑提肌痉挛 ②脊髓痨时跟腱反射消失)腹心征(起立性心脏反射)/ ~ Abrahams' 亚伯拉罕氏征(肺结核体征)/ ~ accessory 副征 / ~ Ahlfeld's; Hicks's ~ 阿耳费耳德氏征,希克斯氏征(妊娠三月后子宫的间歇性收缩)/ ~ air-cushion; Klemm's / ~ 气垫征,克累姆氏征 / ~ Allis' 艾利斯氏征(股骨颈折时,阔筋膜松弛)/ ~ Amoss' 阿莫斯氏征(脊柱疾患)/ ~ Andral's; Andrals' decubitus 昂德腊耳氏征,昂德腊耳氏卧位(胸膜炎初期)/ ~ Andre-Thomas 安—托二氏征(指鼻试验时的臂回缩现象)/ ~ Anghelescu's 安杰利斯库氏征(脊椎结核体征之一)/ ~ antecedent 前驱征,先兆征 / ~ anterior tibial 胫前肌征(将痉挛性截瘫大腿强力屈向腹部时,胫前肌伸展)/ ~ anterior tibial 胫前肌反射,皮奥特罗夫斯基氏征 / ~ Argyll Robertsin puil 阿盖耳罗伯逊氏征(瞳孔对调节尚有反应,对光则无反应)/ ~ Arnoux's 阿诺氏征(双胎妊娠两胎心搏相近,如马蹄声)/ ~ Arroyo's 阿罗约氏征,瞳孔反应迟钝 / ~ Aschner's; oculocardiac reflex 阿施内氏征,眼心反射 / ~ assident; accessory ~ 副征 / ~ Auenbrugger's 奥恩布鲁格氏征 (心包内有大量渗出体征,胃窝显明膨起)/ ~ Aufrecht's 奥夫雷希特氏征(气管狭窄时的一种听诊体征)/ ~ Babes' 巴贝斯氏征(腹主动脉瘤的体征)/ ~ Babinski's 巴彬斯奇氏征(鉴别坐骨神经痛,巴彬斯奇氏反射,鉴别半身不遂)/ ~ Baccelli's 巴切利氏征(低音胸语言)/ ~ Baillarger's 贝亚尔惹氏征(麻痹性痴呆时瞳孔左右不等)/ ~ Balance's 巴兰斯氏征(脾破裂叩诊征)/ ~ Ballet's 巴累氏征(突眼性甲状腺肿及癔病征)/ ~ Bamberger's 班伯格氏征(异侧感觉心包积液体征)/ ~ bandage 压脉带征 / ~ Barany's 巴腊尼氏征(耳前庭器官障碍)/ ~ Bard's 巴尔氏征(眼球震颤征 / ~ Baron's 巴伦氏征(见于慢性阑尾炎)/ ~ Barre's 巴雷氏征(精神退化症者的虹膜收缩迟钝)/ ~ Barre's pyramidal 巴雷氏锥体征(使半身不遂患者俯卧屈膝,其患侧不能保持屈曲姿势)/ ~ Baruch's 巴鲁克氏征(见于伤寒)/ ~ Bassler's 巴斯勒氏征(见于慢性阑尾炎)/ ~ Bastian-Bruns; Bastian-Bruns law 巴—布二氏征,巴—布二氏定律(见于脊髓疾病)/ ~ Battle's 巴特耳氏征(颅底骨折时球结膜及耳后有淤斑)/ ~ Baumes' 博梅氏征(心绞痛征)/ ~ Beccaria's 贝卡里亚氏征(妊娠期枕部搏动性痛)/ ~ Bechterew's 别赫捷列夫氏征(①脊髓痨时 ②窝感觉缺失 ③别赫捷列夫氏反射)/ ~ Becker's 贝克尔氏征(突眼性甲状腺肿时的一种眼底体征)/ ~ Beclard's 贝克拉尔氏征,胎儿成熟征(在股骨下骺有一骨化中心)/ ~ Beevor's 比佛氏征(机能性麻痹,腹直肌下部麻痹)/ ~ Behier-Hardy 贝—哈二氏征(早期肺坏疽的一种嗓音体征)/ ~ Bell's; Bell's phenomenon 贝耳氏征,贝耳氏现象 / ~ Benzadon's 邦扎顿氏征(见于乳房肿瘤)/ ~ Berger's 贝格尔氏征(不规则或半月形瞳孔,见于脊髓痨、麻痹性痴呆等)/ ~ Bespaloff's 贝斯帕洛夫氏征(早期麻疹耳鼓膜发红,鼻咽部卡他)/ ~ Bethea's 比塞氏征(检胸部疾病)/ ~ Bezold's 贝佐耳德氏征(乳突肿胀为乳突炎症)/ ~ Biederman's 比德曼氏征(喉前壁呈暗红色,见于梅毒患者)/ ~ Bieg's entotic 比格氏耳征(检内耳病)/ ~ Biermer's; Biermer's changeof note 比尔默氏征(水气胸时的一种叩诊体征)/ ~ Biernacki's 别尔纳斯基氏征(脊髓痨及麻痹性痴呆时的尺神经麻痹)/ ~ Binda's 宾达氏征(早期结核性脑膜炎的一种望诊体征)/ ~ Biot's l Biot's respiration 比奥氏征,比奥氏呼吸(脑膜炎性呼吸)/ ~ Bird's 伯尔德氏征(肺棘球蚴病的一种听诊体征)/ ~ Bjerrum's 布耶鲁姆氏征(早期绿内障的盲点)/ ~ Blatin's; hydatid thrill 布拉坦氏征(棘球囊震颤)/ ~ Blumberg's 布隆堡氏征(腹膜炎时,手压迫腹部后突然放手则有剧痛)/ ~ Blumberg's 布格默氏征(检直肠膀胱陷凹转移性肿瘤)/ ~ Boas's 博阿斯氏征(①胃癌时胃液含有乳酸 ②胆囊炎时腰部感觉过敏)/ ~ Bolognini's 博劳尼尼氏征(早期麻疹扪诊腹侧的摩擦感觉)/ ~ Bolt's 博耳特氏征(子宫外孕病人举子宫颈时引起剧痛)/ ~ Bonnet's 邦内氏征(见于坐骨神经痛)/ ~ Bordier-Frankel 博—弗二氏征(周围性面神经麻痹时眼球向外上方转位)/ ~ Borsieri's 博西埃里氏征(猩红热早期皮肤划痕征)/ ~ Boston's 波士顿氏征(突眼性甲状腺肿的一种眼征)/ ~ Bouchard's 布夏尔氏征(检脓性尿)/ ~ Bouillaud's 布优氏征(①心脏肥大时的一种叩诊体征 ②心包粘连时的一种望诊体征)/ ~ Bouveret's 布佛雷氏征(结肠梗阻时右髂凹及盲肠膨胀)俯首征,古耳德氏俯首征 / ~ Boyce's 波依斯氏征(食管憩室的一种颈部听诊体征)/ ~ Bozzolo's 博佐洛氏征(胸主动脉瘤时的一种鼻孔内动脉体征)/ ~ Brangard's 布拉加尔氏征(鉴别下肢肌肉或神经疾病)/ ~ Branham's 布兰汉氏征(布兰汉氏心搏徐缓)/ ~ Braun-Fernwald 布朗—施恩瓦特氏征(妊娠子宫不对称增大)/ ~ Braxton-Hicks; Hicks's 布—希二氏征,希克斯氏征(妊娠三月后子宫的间歇性收缩)/ ~ Brenner's 布伦纳氏征(见于胃穿孔时)/ ~ Brickner's 布里克讷氏征(面神经机能不全时,联合动作减弱)/ ~ Brissaud-Marie; hysterical glossol abial hemispasm 布—马二氏征,癔病性偏侧舌唇痉挛 / ~ B rittain's 布里顿氏征(按压右下腹部引起右侧睾丸收缩,见于坏疽性阑尾炎)/ ~ Broadbent's 布罗德本特氏征(由于心包粘连所引起的左后背第十一、十二肋骨退缩)/ ~ Brosdbent's inverted 布罗德本特氏倒置征(左心耳动脉瘤的一种体征)/ ~ Brodle's 布罗迪氏征(①尿外渗至海绵体的一种体征 ②布罗迪氏痛)/ ~ Brown's dipping crackle 布朗氏重力征(急腹症)/ ~ Brown-Sequard's 布朗—塞卡尔氏征(脊髓偏侧损害时,身体同侧有运动麻痹,对侧有感觉缺失)/ ~ Brudzinski's 布鲁金斯基氏征抬颈试验,见于脑膜炎)/ ~ Brundzinski's 布鲁纳提氏征(大叶性肺炎或伤寒临死前的一种眼部体征)/ ~ Bruns's Bruns's syndrome 布伦斯氏征,布伦斯氏综合征(第四脑室棘球蚴病)/ ~ Bryant's; 布莱恩特氏征(肩脱位的一种体征)/ ~ Bryson's 布莱逊氏征突眼性甲状腺肿时的一种胸部体征)/ ~ Burger's; Garels ~ 伯格氏征,加雷耳氏征 / ~ Burghart's 布格哈特氏征(肺结核早期症状之一)/ ~ buring-drops 烧灼滴征(见于胃溃疡穿孔)/ ~ Burton's; blue line 帕顿氏征,铅毒性龈绿,铅线,蓝线 / ~ Cantelli's; doll's eye ~ 康特利氏征,洋娃娃眼征(白喉性麻痹引起的眼部体征)/ ~ Carabelli's 卡腊贝利氏征(磨牙舌侧副尖)卡达雷利氏征(见于主动脉弓扩张或动脉瘤)/ ~ Cardiorespiratory 心搏呼吸征 / ~ Cardinal (指炎症:痛、热、红、肿、功能障碍)主征 / ~ Carman's; meniscus ~ 卡曼氏征,半月征(见于胃溃疡的一种 X 线征)/ ~ Carnett's 卡奈特氏征(一种鉴别腹壁或腹内病损的腹部触诊试验)/ ~ Castellino's; Cardarelli's 卡斯特诺利氏征,卡达雷利氏征(见于主动脉弓扩张或动脉瘤)/ ~ Cattaneo's 卡塔内奥氏征(见于气管支气管腺病)/ ~ Cejka's 塞伊卡氏征(心包粘连时的一种叩诊体征)/ ~ Cestan's; Dutemps-Cestan / ~ 塞斯汤氏征,杜—塞二氏征(向前凝视时缓慢闭眼,则瘫痪侧上睑上提,见于周围性面瘫)/ ~ Chaddock's; erternal malleolar ~ 查多克氏征,足外踝征 / ~ Chadwick's; Jacquemier's 查德韦克氏征,惹克米埃氏征(妊娠四月后,尿道口下方的阴道黏膜出现紫色斑点)/ ~ chair 椅征(发生于肠结肠炎时的一种症状)/ ~ Charcot's 夏科氏征(面神经麻痹时,眉毛上提;面神经痉挛时则下降间歇性跛行)/ ~ Charcot-Vigouroux; Vigouroux's / ~ 夏—维二氏征,维古鲁氏征 蔡斯氏征(检盲肠)/ ~ Chaussier's 肯西埃氏征(子痫发作前的

上腹痛)/ ~ Cheyne-Stokes 陈—施二氏征,潮式呼吸 / ~ chin-retuaction 下颌回缩征(麻醉第三期的一种体征)/ ~ Chvostek's; Chvostek-Weiss ~ 沃斯克氏征,沃—魏二氏征(轻叩面神经时的面肌痉挛)/ ~ Clark's 克拉克氏征(腹部气臌时的一种肝脏叩诊体征)/ ~ Claude's hyperkinesis 克洛德氏运动增强征(疼痛刺激时,瘫痪肌肉的反射性动作)/ ~ clavicular 锁骨征 / ~ Claybrook's 克莱布鲁克氏征(见于腹腔内脏破裂)/ ~ Cleeman's 克累曼氏征(髌骨上皮肤皱褶,见于股骨折)/ ~ Cloquet's needle 克洛凯氏针征(二头肌)/ ~ Codman's 科德曼氏征(见于岗上肌腱破裂)/ ~ coffee-bean 咖啡豆征(绞窄性肠梗阻的一种 X 线征)/ ~ cogwheel 齿轮征 / ~ coin 钱币征(检气胸)/ ~ Cole's 柯尔氏征(十二指肠溃疡的 X 线征)/ ~ Comby's 孔比氏征(早期麻疹颊龈黏膜白斑)/ ~ commemorative 后遗征 / ~ Comolli's 科莫利氏征(见于肩胛骨折)/ ~ complimentary opposition 对应性反抗征(见于轻瘫)/ ~ contralateral 对侧征(见于脑膜炎)/ ~ Coopernil 库柏贝耳氏征(见于骨盆骨折)/ ~ Cope's 柯普氏征(见于阑尾炎)/ ~ Cornell's 柯纳尔氏征(疟疾时膈神经有压痛)/ ~ Corrigan's 科里根氏征(①慢性铜中毒时龈绿呈紫线 ②腹主动脉瘤时搏动特别扩张)/ ~ coughing; Huntington's ~ 咳嗽征,杭延顿氏征 / ~ Couillard's 库雅尔氏征(蛔虫病时舌间乳头发红肿胀)/ ~ Courvoisier's 库土瓦氏征(昏迷病人的一种体征)/ ~ Courvoisier's 库瓦济埃氏征(①胆石闭塞胆总管时,胆囊多缩小,如出于其他原因,则扩大 ②胰头癌引起胆囊扩张)/ ~ Crichton-Browne's 克赖顿.布朗氏征(早期麻痹性痴呆的外眦及唇连合震颤)/ ~ Crowe's 克劳氏征(静脉窦血栓形成时的一种眼征)/ ~ Cruveilhier's 克律韦利埃氏征(见于大隐静脉曲张)/ ~ Cullen's 卡伦氏征(脐周皮肤变色,见于子宫外孕及急性胰腺炎)/ ~ Dalrymple's 达尔林普尔氏征(突眼性甲状腺肿时,上睑退缩,睑孔增大)/ ~ D'Amato's 达马托氏征(胸腔积液时的一种叩诊体征)/ ~ Damoiseau's; Ellis' line 达莫瓦索氏征,艾利斯氏线(胸腔积液的胸部 S 形线)/ ~ Dance's 丹斯氏征(见于肠套迭)/ ~ Danforth's 丹福思氏征(子宫外孕破裂时吸气时肩痛)/ ~ Davidsohn's 达维逊氏征(上颌窦积液或瘤的一种征)/ ~ Davis' 戴维斯氏征(一种死亡)/ ~ Dawbarn's 道巴恩氏征(见于急性肩峰下滑膜炎)/ ~ of death 死征 / ~ Dejerine's 代热林氏征(咳嗽、喷嚏及用力大便时神经根炎症状加重)/ ~ de la Camp's 德拉康氏征(支气管淋巴结结核的体征)/ ~ Delbet's 德耳贝氏征(肢体主要血管发生动脉瘤时的体征)/ ~ Delmege's 德耳梅季氏征(肺结核早期体征)/ ~ Demarquay's 德马凯氏征(气管梅毒的一种喉部体征)/ ~ Demianoff's 德米阿诺夫氏征(检腰痛)/ ~ de Mussets 德谬塞氏征(头部的节律跳动,见于主动脉瓣闭锁不全)/ ~ de Musset's 德米西氏征(膈胸膜炎时左季肋部有压痛)/ ~ Desault's 戴佐氏征(见于股骨囊内骨折)/ ~ D'Espine's 德斯平氏征(支气管淋巴结结核体征)/ ~ Dew's 迪尤氏征(见于膈下棘球蚴囊脓肿)/ ~ Dewees' 迪威斯氏征(孕妇吐白色黏痰)/ ~ diagnostic 诊断征 / ~ diaphragnatic 膈[运动]征 / ~ of disease 病征 / ~ Dixon. Mann's; Mann's ~ 迪克逊—曼氏征,曼氏征 / ~ doll's eye; Cantelli's ~; Widowitz's ~ 洋娃娃眼征,维多维茨氏征(白喉性麻痹引起的眼部体征)/ ~ Donnelly's 唐纳利氏征(见盲肠后位阑尾炎)/ ~ Dorendorf's 多伦道夫氏征(见于主动脉弓动脉瘤)/ ~ Drummond's 德拉蒙德氏征(见于主动脉瘤)/ ~ D. T.P. (distal tingling on percussion); Tinel's / ~ 叩诊肢端麻刺感,蚁走感,提内耳氏征 / ~ Dubard's 杜巴德氏征(见于阑尾炎)/ ~ Du Boes's 杜布瓦氏征(小指短小,见于先天梅毒)/ ~ Duchenne's 杜兴氏征(膈麻痹或心包积液时的一种望诊体征)/ ~ Duckworth's 达克沃思氏征(颅压增高的脑病,呼吸先停,心脏后停)/ ~ duct 腺管征(见于腮腺炎)/ ~ Dugas's 杜加斯氏征(见于肩关节脱位)/ ~ Duncan-Bird; Bird's / ~ 邓—伯二氏征,伯尔德氏征(肺棘球蚴病的)一种听诊体征)/ ~ Dupuytren's 杜普伊特伦氏征(见于骨肉瘤或先天性髋脱位)/ ~ Duroziez's 杜罗济埃氏征(股动脉二重杂音)/ ~ Dutemps-Cestan; Cestan's ~ 杜—塞二氏征,塞斯汤氏征 / ~ ear 耳征 / ~ Ebstein's 埃布斯坦氏征(心包大量渗出液时,心肝角呈钝角)/ ~ echo 回声征(见于棘球蚴病或某种脑病)/ ~ Elliot's 埃利奥特氏征(梅毒性溃疡边缘坚硬盲点扩大)/ ~ Ellis' 艾利斯氏征(胸膜渗出液吸收时的浊音曲线)/ ~ Ely's 伊利氏征(检股外侧筋膜挛缩)欧勃氏征(强直性痉挛时运动神经的应电增强肢端肥大症时胸骨柄部叩诊呈浊音)埃尔本氏征,埃尔本氏反应(迷走神经反射)/ ~erb-Westphal 欧—韦二氏征(膝反射丧失,见于脊髓痨及某些其他脊髓病)/ ~erichsen's 埃里克森氏征(检骶髂疾患)/ ~erni's 埃尔尼氏征(一种肺空洞叩征)/ ~ Escherich's 埃舍利希氏征(甲状腺机能减退征)/ ~ ether 乙醚征(乙醚注入死人皮下后,随即喷出)/ ~ Eustace Smith's l Smith's / ~ 忧史密斯氏征,史密斯氏征(支气管腺增大时的一种听诊体征)/ ~ Ewart's 尤尔特氏征(心包积液征)/ ~ Ewing's 尤因氏征(左肩胛骨内侧叩诊实音,表示心脏后面心包积液眶内上角的上斜肌滑车附着处有压痛,显示额窦出口闭塞)/ ~ external malleolar; Chaddock's / ~ 足外踝征,查多克氏征 / ~ extinction 皮肤红斑消退征 / ~ eyelash 睫毛征(机能性或癔病性昏迷时,触睫毛则眼睑收缩)/ ~ fabere 屈展旋伸(fabere 一词由 flexion 屈、abduction 展、eternal rotation 旋、extension 伸四个词的头字组成。用这些动作检髋关节时,如引起疼痛,就表明其有炎症)/ ~ facial; Chvostek's ~ 面征,沃斯克氏征(击面神经,面肌痉挛)/ ~ Faget's 法盖氏征(黄热病时的一种脉搏体征)/ ~ Fajersztajn's crossed sciantic 法捷尔斯坦氏征(检对侧坐骨神经痛)/ ~ fan 扇形征,开趾征(刺激足底,则足趾展开,为巴彬斯基〈Babinski〉反射的一部分)/ ~ Federici's 费德里契氏征(见于肠穿孔时)/ ~ femoral 股征(见于阑尾炎)/ ~ Filipovitch's 费利波维奇氏征(伤寒病时掌跖黄色变色)/ ~ Fischer's 费希尔氏征(支气管淋巴结结核体征)/ ~ Fisher's 费希尔氏征(心包粘连时的一种心杂音)/ ~ Flint's 费林特氏征(主动脉回流时,心尖收缩前期杂音加大)/ ~ flush-tank 水槽征(大量排尿同时腰部肿胀暂退,为肾盂积水时的一种体征)/ ~ Fodere's 福代雷氏征(氯化物及尿潴留患者的下眼睑肿胀)/ ~ fontanel 前囟征 / ~ Forchheimer's 福齐海默氏征(风疹所见的软腭红疹)/ ~ forearm; Leri's ~ 前臂征,累里氏征(偏瘫侧手及腕被动屈曲时,肘部无正常屈曲运动)/ ~ formication; Tinel's 蚁走感征,提内耳氏征 / ~ Fournier's 富尼埃氏征(①梅毒溃疡征 ②军刀状胫)/ ~ Francke's 弗兰克氏征(肺尖后部的深度压痛)/ ~ Frank's; pseudohemophiliahepatica 弗兰克氏征,肝性假血友病 / ~ Frankel's 弗伦克氏征(脊髓痨时下肢紧张减弱)/ ~ Frantzel's 弗伦策耳氏征(二尖瓣狭窄时的杂音改变)/ ~ Fredericq's 弗雷代里克氏征(肺结核患者牙龈上的红线)/ ~ Friedreich's 弗里德赖希氏征(①心包粘连时颈静脉体征 ②肺空洞时叩诊体征)/ ~ Froment's paper 弗罗芒氏纸征(用拇食二指夹纸片时,拇指远侧屈曲,见于尺神经损害)/ ~ Furbringer's 菲布林格氏征(见于膈下脓肿)/ ~ Gaenslen's 根斯伦氏征(见于骶髂关节疾患)/ ~ Galeazzi's 加莱阿齐氏征(见于先天性髋脱位)/ ~ gangolphe's 刚果尔夫氏征(见于绞窄性疝)/ ~ Garel's 加雷尔氏征(用灯照时,上颌窦如有炎症,则影像不能见)/ ~ Gauss' 高斯氏征(妊娠第一个月时子宫异常活动性)/ ~ Gerhardt's 格哈特氏征(见于主动脉瘤、气胸及肺结核)/ ~ Gianelli's; Tournay's ~ 吉阿内利氏征,图尔内氏征 / ~ Gifford's 吉福德氏征(突眼性甲状腺肿初期,上睑不能外翻)/ ~ Gilbert's 吉耳伯氏征(肝硬变时,饥饿时的尿量较饭后为多)/ ~ Glasgow's 格拉斯哥氏征(潜伏性主动脉瘤时,可听出肱动脉收缩期杂音)/ ~ Goggia's 果吉亚氏征(虚弱病人的一种肌收缩体征)/ ~ Golden's 戈尔登氏征(子宫外孕时,宫颈苍白现象)/ ~ Goldstein's 戈耳茨坦氏征(呆小病及伸舌样白痴的一种体征)/ ~ Goldthwait's 戈德韦特氏征(见于骶髂关节疾患)/ ~ Golonbov's 果郎波夫弗兰克氏征(萎黄病时,叩胫骨骺有压痛)/ ~ Goodell's 古德耳氏征(子宫颈硬,决非妊娠;子宫颈软,可能妊娠)/ ~ Gordon's 戈登氏征(压豌豆骨时,全部手指或拇指和食指伸直)/ ~ Gould's bowed-head 古耳德氏俯首征(视网膜外周部遭受破坏时,病人俯首视地)/ ~ Gowers' 高尔斯氏征(光刺激时,虹膜有间歇性迅速颤动,见于脊髓痨)/ ~ Graefe's 格雷费氏征(突眼性甲状腺肿时,上睑不能随眼球运动而下转)/ ~ Grancher's 格朗歇氏征(呼气阻塞时的听诊体征)/ ~ Granger's 格兰哲氏征(乳突损坏的一种 X 线照片征)/ ~ Granstrom's 格兰斯勒姆氏征(主动脉缩窄时的一种视网膜征)/ ~ Grasset's; Grasset-Bychowski / ~; Grasset's phenomenon 格腊塞氏征,格腊塞氏现象 / ~ Grasset-Gaussel-Hoover 格—果—胡三氏征(对应性反抗征,见于轻瘫)/ ~ Gray's 格雷氏征(见于阑尾炎)/ ~ Green's 格林氏征(胸腔积液时的一种叩诊体征)/ ~ Gregory's; Rovsing's ~ 格雷戈里氏征,罗符辛氏征(见于阑尾炎)/ ~ Grey Turner; Turner's / ~ 格雷特纳氏征,特纳氏征(出血坏死性脑膜炎时,呈现腹部淤斑)/ ~ Griesinger's 格里津格氏征(横窦血栓形成时乳突后肿胀)/ ~ Griesinger-Kussmaul; paradocica pulse 格—库二氏征,奇脉 / ~ Ggrisolle's 格里佐耳氏征(天花初期疹与麻疹的不同,即皮肤紧张时仍可触知丘疹)/ ~ Grocco's 格罗科氏征(①胸腔积液时,健侧脊柱旁的三角形浊音界 ②早期突眼性甲状腺肿时,心脏扩大 ③肝肿大时的一种体征)/ ~ Grossman's 格罗斯曼氏征(早期肺结核体征)/ ~ Gubler's 古布累氏征(铅中毒腕部肿胀)/ ~ Guelland's 吉兰氏征(胸膜刺激时的一种体征)/ ~ Gunn's 格恩氏征(张口时下颌偏向对侧,则下垂的上睑向上抬)/ ~ Gunn's crossing 格恩氏交叉征 / ~ Gunzberg's 京茨伯格氏征(十二指肠溃疡时的一种听诊体征)/ ~ Guttmann's 古特曼氏征(突眼性甲状腺肿时,甲状腺部可听出杂音)/ ~ Guye's 盖伊氏征(增殖腺病儿的注意力减退)/ ~ Guyon's 居永氏征(浮动诊肾法)/ ~ Haenel's 黑内耳氏征(脊髓痨患者眼压觉缺失)/ ~

Hahn's 哈恩氏征(儿童小脑病变时,头部持续性向两侧移动)/ ~ Halban's 哈耳班氏征(妊娠期间面及躯干细毛增生)/ ~ Hall's 霍尔氏征(见于主动脉瘤)/ ~ Hamman's 黑曼氏征(自发性纵隔气肿的一种听诊体征)/ ~ Hassin's 哈辛氏征(颈交感神经病变时,耳翼外突及后倾)/ ~ Hatchcock's 哈奇考克氏征(腮腺炎时下颌骨角处压痛)/ ~ Haudek's;Haudek's niche 豪德克氏征,豪德克氏龛(一种穿孔性胃溃疡的 X 线征)/ ~, Heberden's 希伯登氏征(见于指关节风湿 / ~ Heilbronner's; Heilbronner;obturator / ~ 海—特二氏征,闭孔征(髋关节病变时,X线像闭孔边宽变形)/ ~ Hegar's 黑加氏征(子宫下段变软,为妊娠指征)/ ~ Heilbronner's;Heilbronner thigh 海耳布伦氏内氏征,海耳布伦氏内氏股(检器质性麻痹)/ ~ Heim-Kreysig 海—克二氏征(心包粘连时的一种望诊体征)/ ~ Helbing's 黑耳宾氏征(见于平足)/ ~ Hellat's 希拉特氏征(乳突化脓时的一种听征)/ ~ Hellendall's;Cullen's 黑伦达耳氏征,卡伦氏征(脐周皮变色,常见于子宫外孕及急性胰腺炎)/ ~ Hennebert's;pneumatic ~;pneumatic test 安贝尔氏征,气压试验(检迷路炎)/ ~ Hernig-Lommel;respiratoryarrhythmia 赫—洛二氏征,呼吸性心律不齐 / ~ Hertwig-Magendie;Magendie-Hertwig ~ 赫—马二氏征,马—赫二氏征 / ~ Hertzel's 赫策耳氏征(动脉硬变时的一种血压改变)/ ~ Heryng's 赫令氏征(上颌窦积脓时,口内用电灯光照,可见眶下阴影)/ ~ Hicks's 希克斯氏征(妊娠三月后子宫的间歇性收缩)/ ~ Hirschberg's 赫希伯格氏征(搔拇趾根部的足底时,引起足内收)/ ~ Hochsinger's 霍克辛格征氏(小儿结核的尿蓝母尿)/ ~ Hoehne's 霍内氏征(应用垂体制剂不能引起子宫收缩,系子宫破裂的一种表现)/ ~ Hoffmann's 霍夫曼氏征(①手足搐搦时感觉神经应激性增强 ②指反射)/ ~ Hofatatter-Cullen-Hellendall—卡—黑三氏征(脐疝的一种体征)/ ~ Holmes's;rebound phenomenon 霍姆斯氏征,回缩现象 / ~ Homans' 霍曼斯氏征(检下肢静脉最初期血栓形成)/ ~ Hoover's 胡佛氏征(①正常卧时,当一侧下肢用力下压,则另侧下肢上举,但癔病及诈病无此反应 ②吸气时,两侧肋下缘向中移动,见于肺气肿,但在胸腔积液或气胸则仅有一侧移动)/ ~ Hope's 侯普氏征(见于主动脉瘤)/ ~ Horn's 霍恩氏征(见于急性阑尾炎)/ ~ Horner's;Spalding's / ~ 霍纳氏征,斯波耳丁氏征 / ~ Horsley's 霍斯利氏征(如两腋温度不同,则瘫侧温度较高)/ ~ Howship-Romberg 豪—罗二氏征(箝闭性闭孔疝的一种体征)/ ~ Huchard's 于夏氏征(①动脉高血压时的一种脉搏改变 ②肺水肿时的一种叩诊体征)/ ~ Hueter's 许特氏征(见于骨折断片间有纤维组织时)/ ~ Human's chin retraction ~ 休曼氏征,下颌回缩征 / ~ Huntington's 杭延顿氏征(患者垂足平卧时,使其咳嗽则瘫侧屈股伸腿,为锥体束病征)~, Hutchinson's 郝秦生氏征(弥漫间质性角膜炎、郝秦生氏牙,为先天梅毒特征)/ ~ hyperkinesis 运动过度征 / ~ iliescu's 伊利埃斯库氏征(见于阑尾炎)/ ~ interossei;Souques's phenomenon 骨间肌征,苏克氏现象 / ~ Itard-Cholewa 伊—科二氏征(耳硬化时的鼓膜感觉消失)/ ~ Jaccoud's 雅库氏征(白血病时,胸骨上切迹的主动脉隆起)/ ~ Jackson's 杰克逊氏征(①心力衰竭 ②气喘病样哮鸣 ③肺结核部呼气音延长)/ ~ Jacquemier's;Chadwick's ~ 惹克米埃氏征,查德韦克氏征 / ~s, Jadelot's l Jadelot's lines 惹德洛氏征,病容线(指示儿病的面部线蚊)/ ~ Jellinek's;Jellinek-Tillais' ~ 耶利内克氏征,耶—提二氏征(甲状腺机能亢进时的褐色色素沉着)/ ~ Jenduassik's 晏德腊西克氏征(突眼性甲状腺肿时,外眼肌麻痹)/ ~ Joffroy's 若夫鲁瓦氏征(突眼性甲状腺肿时的一种体征)/ ~ Jolly's 若利氏征(前臂屈曲,肩外展时,上臂不能内收,见于第七颈节病灶)/ ~ Jorissenne's 若里森氏征(从卧位变到立位,不引起脉搏增快,系妊娠征象之一)/ ~ Josseraud's 乔塞罗氏征(急性心包炎时的一种听诊体征)/ ~ jugular;Queckenstedt's / ~ 颈静脉征,奎肯斯提特氏征 / ~ jurgenusen's 于根森氏征(干酪性肺炎的咿轧普 / ~ Kanavel's 卡纳佛耳氏征(见于手指腱鞘炎)/ ~ Kanter's 坎特氏征(压胎头不引起胎动,为胎死子宫内的征象)/ ~ Kantor's 坎特氏征,线状征(见于结肠炎或局限性回肠炎的一种 X 线征)/ ~ Karplus 卡普拉斯氏征(胸膜腔积液时的一种听诊体征)/ ~ Kashida's 田氏征(手足搐搦时的一种体征)/ ~ Kayser-Leischer 凯—佛二氏征(检威尔逊氏病)/ ~ Keen's 基恩氏征(腓骨波特氏骨折的一种体征)/ ~ Kehr's 克尔氏征(脾破裂的一种体征)/ ~ Kehrer's 克勒尔氏征(见于脑瘤)/ ~ Kellock's 凯洛克氏征(胸腔积液叩诊时,肋骨震动增加)/ ~ Kelly's 凯利氏征(检输尿管蠕动)/ ~ Kennedy's;funic souffle 肯尼迪氏征,脐带杂音 / ~ Kerandel's 克兰德耳氏征(非洲锥虫病时,深部感觉过敏)/ ~ Kergaradec's;uterine souffle 克加腊德克氏征,子宫杂音 / ~ Kernig's 克尼格氏征(脑膜炎时提腿试验)/ ~ Kerr's 克尔氏征(脊髓损害平面下的皮肤变厚)/ ~ kink 纽结征(回肠扭结的一种体征)/ ~ Kleist's 克莱斯特氏征(检额叶和丘脑疾患)/ ~ Klemm's 克累姆氏征(慢性阑尾炎的一种 X 线征)/ ~ Klippel-Weil 克—魏二氏征(挛缩手指被牵伸时,则拇指屈曲与内收,为锥体束疾患的指征)/ ~ Kocher's; Kocher's symptom 柯赫尔氏征,柯赫尔氏症状 / ~ Koplik's 科泼力克氏征(麻疹前驱兆)/ ~ Koranyi's 科兰伊氏征(格罗科氏三角,锥旁三角形浊音界)/ ~ Kreysig's l Heim-Kreysig / ~ 克来济希氏征,梅—克二氏征 / ~ Krisovski's;(Krisowski's) 克列苏夫斯基氏征(先天梅毒患者口角显放射形皱纹)/ ~ Kussmaul's;Kussmaul's symptom 库斯毛耳氏征,库斯毛耳氏症状 / ~ Kustner's 屈斯特内氏征(卵巢皮样囊肿可在子宫前方中线上呈现一囊性肿物)/ ~ Laborde's;Cloquet's needle ~ 拉博德氏征,克洛凯氏针征 / ~ ladder 阶梯征(肠梗阻的 X 线征)/ ~ Ladin's 莱丁氏征(子宫前壁中线宫体宫颈交界处的环形区,指触有波动感,随妊娠增大)/ ~ Laennec's 拉埃奈克氏征(支气管性气喘患者的痰有圆形胶质块)/ ~ Lafora's 拉福拉氏征(见于脑膜炎)/ ~ Landolfi's 兰多耳菲氏征(主动脉瓣闭锁不全时的一种瞳孔改变)/ ~ Landou's 郎都氏征(轻腹水时,两手扪诊不能触到子宫)/ ~ Langoria's 兰戈里阿氏征(见于股骨囊内骨折)/ ~ Larcher's 拉赫尔氏征(膝关节伸直的情况下,屈曲病侧髋关节时引起疼痛)/ ~ Laybry-Routier-Vanbofaert 劳—鲁—范三氏征(心房性心搏过速的一种体征)/ ~ Laugier's 洛日埃氏征(见于桡骨下端骨折)/ ~ Lebhardt's;Jacquemier's ~ 勒布哈特氏征,雅克米埃氏征腿征(手足搐搦时的一种体征内里氏征)/ leg ~ 腿征(见 Schlesinger's sign)/ ~ Leichtenstern's 莱希敦斯坦氏征(见于脑[脊]膜炎)/ ~ Lennhoff's 伦霍夫氏征(肝包虫囊时的一种望诊体征)/ ~ Leotta's 莱奥塔氏征(结肠粘连于肝或胆囊的一种体征)/ ~ Leri's;forearm / ~ 累里氏征,前臂征 / ~ Leser-Trelat 累—特二氏征(癌的前驱征)/ ~ Lesieur's 勒济厄尔氏征(见于伤寒)/ ~ Lesieur-Privey;albuminoreaction 勒—普二氏征,[痰]白蛋白反应 / ~ Leudet's l bruit de Leudet 勒代氏征,勒代氏耳鸣 / ~ Levaddeur's 勒瓦丝尔氏征(一种死征)/ ~ Lhermitte's 莱尔米特氏征(见于多发性脑脊髓硬化、脊髓变性 颈髓损伤)/ ~ Lian's;echo ~ 利安氏征,回声征 / ~ Libman's 利伯曼氏征(乳突骨尖疼痛)/ ~ Lichtheim's 利什特海姆氏征(皮肤性失语患者不能言语,但能用指示意)/ ~ ligature 结扎征(血尿时,结扎一肢,则该肢末梢部出现瘀斑)/ ~ Linder's 林德氏征(见于坐骨神经痛)/ ~ Litten's;diaphragmatic phenomenon 利藤氏征,膈现象(显于胸壁外的膈运动)/ ~ Livierato's 利韦拉托氏征(刺激腹部交感神经引起血管收缩)/ ~ Lloyd's 劳埃德氏征(见于肾石)/ ~ Lockwood's 洛克伍德氏征(见于慢性阑尾炎)/ ~ Lombardi's 伦巴迪氏征(初期肺结核体征之一)/ ~ Lorenz's 洛伦茨氏征(初期结核偶见的体征)/ ~ Lowi's 勒维氏征(胰腺机能不全和突眼性甲状腺肿时的一种眼征)/ ~ Lucas' 卢卡斯氏征(佝偻病早期腹胀)/ ~ Lucatello's 路卡太洛氏征(甲状腺机能亢进时的一种体温改变)/ ~ Ludloff's 路德洛夫氏征(见于股骨大转子骨骺分离)/ ~ Lust's 拉斯特氏征,拉斯特氏现象(足外展反射)/ ~ McBurney's 麦克伯尼氏征(阑尾炎时压痛点)/ ~ McClintock's 麦克林托尼氏征(产后一小时,脉搏每分钟超过百次,为产后出血现象)/ ~ Macewen's 麦丘恩氏征(见于脑积水及脑脓肿)/ ~ MaMurray 麦克莫里氏征(见于内侧半月板损伤)/ ~ Madelung's 马德隆氏征(腋下及直肠温度的差度增加,证明为产褥性腹膜炎)/ ~ Magendie's;Magendie-Hertwig 马让迪氏征(一眼内下转,他眼则外上转)/ ~ Magnan's;Magnan's symptom 马尼安氏征,马尼安氏症状(慢性可卡因中毒时,皮内觉有圆体感)/ ~ Magnus's 马格斯纳氏征(死后缚一肢,远端无静脉郁血)/ ~ Mahler's 马勒氏征(血栓形成时,脉数不断增多,而体温并不随之上升)/ ~ Maisonneuve's 梅宗讷夫氏征(科勒斯氏骨折的一种体征)曼氏征(突眼性甲状腺肿时的一种眼征外伤性神经病时,头皮对直流电的阻力降低)/ ~ Mannaberg's 曼纳格氏征(第二肺动脉音增强为腹部病征之一)/ ~ Mnkopf's;Mannkopf-Rumpf 曼科夫氏征,曼—鲁二氏征(患神经机能病时,压迫痛点则脉数增加)/ ~ Maranon's 马拉尼翁氏征(突眼性甲状腺肿时一种血管舒缩反应)/ ~ Marfan's 马方氏征(患伤寒时,舌面有苔,舌尖呈红色的三角形)/ ~ Marie's 马里氏征(突眼性甲状腺肿时,身体或四肢震颤)/ ~ Masini's 马—福二氏征(压跗骨或用力屈曲足趾则小腿回缩,当小腿丧失随意运动时亦然)/ ~ Msaini's 马西尼氏征(小儿神经不稳的指趾伸展征)/ ~ Mastin's 马斯延氏征(锁骨区痛,见于急性阑尾炎)/ ~ Mathieu's 马提厄氏征(完全肠梗阻的一种听诊体征)/ ~ May's 梅氏征(绿内障的一种瞳孔征)/ ~ Mayo's 梅欧氏征(下颌肌肉松弛,指示麻醉已达高度)/ ~ Mayor's 梅尔氏征(妊娠时胎心跳动者)/ ~ Meltzer's 梅耳泽氏征(食管下段阻塞或狭窄的听征)/ ~ Mendel's 孟德尔氏征(胃溃疡及十二指肠溃疡的一种叩诊体征)/ ~ Mendel-Bechterew 孟—别二氏征(①光照瞳孔时,瞳孔散大,可见于脊髓痨及麻痹性痴呆 ②叩击骰骨背侧则小趾屈曲,为器质性偏瘫体征)/ ~

menescus 半月征(见于胃溃疡的一种 X 线征：胃溃疡在 X 线象呈半月影，半月向外，则溃疡在小弯，半月向下，则溃疡在角切迹的远端)/ ~ Mennell's 门内耳氏征(检骶髂关节病)/ ~ Meunier's 莫尼埃氏征(见于麻疹)/ ~ Meyer's 麦耶氏征(猩红热出疹期手足蚁走感)/ ~ Michelson-Weiss 米—韦二氏征(中耳炎合并肺结核的一种体征)/ ~ Milian's 米里安氏征(头部及面部的皮下炎症不犯耳部，而皮肤病可犯耳部)/ ~ Milian's ear; ear / ~ 米里安氏耳征(鉴别面丹毒与皮炎)/ ~ Minor's 米诺尔氏征(见于坐骨神经痛)/ ~ Minor's 米尔尚氏征(将酸性液涂于腮腺炎病人舌上，引起涎的疼痛反射性分泌)/ ~ Mobius' 默比厄斯氏征(突眼性甲状腺肿时，左右眼球不能聚合于一定位置)/ ~ Monteverde's 蒙特费尔德氏征(检死亡)/ ~ Moon's 穆恩氏征(先天梅毒磨牙)/ ~ Morquio's 莫尔基奥氏征(流行性脊髓灰质炎)/ ~ Morris's 摩里斯氏征(见于阑尾 / ~ Mortola's 摩透拉氏征(腹部炎症的一种体征 / ~ Moschcowitz's 莫斯科维茨氏征(血管性坏疽)/ ~ Mosler's 莫斯勒氏征(一种贫血的胸骨触诊体征)/ ~ Muller's 苗勒氏征(主动脉瓣闭锁不全的一种视诊体征)/ ~ Murat's 谬腊氏征(肺结核体征之一)/ ~ Murphy's 墨菲氏征(①胆囊病的一种触诊体征 ②阑尾炎伴有少量渗出液的一种叩诊体征)/ ~ Musset's 谬塞氏征(头节律性跳动，见于主动脉瘤及主动脉瓣闭锁不全)/ ~ Myer's 迈尔氏征(猩红热时手足蚁走感)/ ~ Naunyn's 瑙宁氏征(胆囊炎的一种触诊体征)/ ~ neck 颈征(脑膜炎的一种触诊体征)/ ~ Negro's 内格罗氏征(肌肉被动运动时的齿轮现象)/ ~ Neri's 内里氏征(①平卧时，患侧下肢被上举，则膝自行屈曲，呈器质性偏瘫体征 ②站立时，躯干前屈，引起屈侧屈膝，见于腰骶及骶髂病灶)/ ~ niche; Haudeck's 龛影，豪德克氏征(一种穿孔性胃溃疡的 X 线征)/ ~ Nikolsky' 尼科耳斯基氏征(表皮层易为轻伤所擦破)/ ~ Nothnagel's 诺特纳格耳氏征(见于丘脑瘤)/ ~ Ober's 奥伯氏征(检阔筋膜挛缩)/ ~ objective; physical 他觉征，体征，物理征 / ~ obturator 闭孔征(见于阑尾炎)/ ~ Odienet's; echo / ~ 奥迪厄内氏征，回声征 / ~ Oefelein's 埃费林氏征(溃疡病的背肌反射现象)/ ~ Oliver's; tuacheal tugging 奥利佛氏征，气管牵引感(见于主动脉弓动脉瘤)/ ~ Oliver-Cardarelli; Olshausen's ~ 奥—卡二氏征(未婚女子子宫前方所见的肿瘤大都为皮样囊肿)/ ~ Onanoff's; Onanoff's reflex 奥纳诺夫氏征(压迫阴茎头时引起球海绵体肌的收缩)/ ~ ophthalmoscopic 眼底征(临死时)/ ~ Oppenheim's 奥本海姆氏征(向下摩胫骨内侧则足跖背屈，见于锥体束征)/ ~ Oppolzer's 奥波耳泽氏征(浆液纤维蛋白性心包炎的一种触诊体征)/ ~ orange-peel; signe de peau d'orange 橘皮征(辨别脂肪瘤的一种体征：检脂瘤，以手紧压脂瘤基部，覆盖的皮肤可出现"橘皮"状)/ ~ orbicularis 眼轮匝肌征(偏瘫时，开健侧眼则不能闭患侧眼)/ ~ orthocardiac 起立性心脏征 / ~ Osiander's 奥西安德氏征(阴道搏动，早期妊娠征象之一)/ ~ Osler's 奥斯勒氏征(在指尖软部的痛性小结，见于亚急性传染性心内膜炎)/ ~ Ott's 奥特氏征(见于阑尾炎)/ ~ Pagniello's 帕涅格氏征(疟疾的一种触诊体征)/ ~ palmoplantar; Filipovitch's / ~ 掌跖征，费利波维奇氏征(伤寒病时掌跖黄色变色)/ ~ Parkinson's 帕金森氏征(震颤麻痹的僵直，假面具面容)/ ~ Parrot's 帕罗氏征(见于脑膜炎和先天梅毒)/ ~ Pastia's 帕斯蒂阿氏征(猩红热患者出现红线状皮疹)/ ~ pathognomonic 特殊病征，特有病征 / ~ Patino-Mayer's 帕—迈二氏征(无热性病时而淋巴细胞超过 30%，为梅毒征象)/ ~ Patrick's; fabere / ~ 帕特里克氏征，屈展旋伸征(检髋关节炎)/ ~，Paul's 保罗氏征(心包粘连的一种望诊体征)/ ~，Payr's 派尔氏征(手术后小腿静脉血栓形成)/ ~，Pende's; Andre-Thomas 潘德氏征，安—托二氏征(指鼻试验时的臂回缩现象)/ ~ Perez's 佩雷兹氏征(纵隔肿瘤或主动脉弓动脉瘤的一种听诊体征)/ ~，Pfuhl's; Pfuhl-Jaffe ~ 富耳氏征，富—雅二氏征(膈下脓肿或脓气胸穿刺放液术时的一种征象)/ ~，physical; objective 体征，物理征，他觉征 / ~ piano percussion 弹琴征(见于阑尾炎) Piltz's 皮耳茨氏征(①注意性瞳孔反射 ②眨眼瞳孔反射)/ ~，Pinard's 皮纳尔氏征(妊娠六月后压子宫底有锐痛为臀位)/ ~，Pins' 平斯氏征(心包炎时的一种体征)/ ~，Potrowski's; anticus 皮奥特斯基氏征，胫前肌反射 / ~，Piskacek's 皮斯卡切克氏征(子宫体在妊娠时呈不对称增大)/ ~ Piotrowski'; anticus / ~ anticusreflex 皮特菲耳德氏征(胸膜积液时的一种触诊体征腹水时的一种体征)/ ~，Pitres's 皮特尔氏征(①脊髓痨患者阴囊及睾丸感觉过敏 ②胸膜炎积水时胸骨向前移位)/ ~，placental 胎盘征 / ~，plummer's 垂直线征(胸腔积液时的一种望诊体征：在诊断胸腔积液时，用垂直线估计胸骨的移位)/ ~，Plummer's 普鲁麦氏征(中毒性甲状腺肿的一种症状)/ ~，pneumatic; Hennebert's 气压试验，安贝尔氏征 / ~ Pool-Schlesing; Schlesinger's 普—施二氏征，施勒津格氏征(手足搐搦时的一种体征)/ ~ Petres's 波特尔氏征，奥利佛氏征(见于主动脉弓动脉瘤)/ ~ Potain's 波坦(①主动脉扩大时的一种叩诊和听诊体征 ②金属音色)/ ~ Pottenger's 波顿格氏征(肺炎及胸膜炎的一种触诊体征)/ ~，Prehn's 普雷恩氏征(鉴别附睾丸炎与精索扭转的一种测验)/ ~ Prevel's 普雷韦耳氏征(病人体位改变时的一种心脏体征)/ ~，Prevost's 普雷沃氏征(偏瘫时，头与眼球连合偏斜)/ ~ principal 主征 / ~ pronation 旋前(瘫痪前臂置于旋后位置，则自动转为旋前)/ ~ P0rzewalsky's 普尔泽瓦斯基氏征(见于阑尾炎)/ ~ pseudo-Babinski's 假巴彬斯奇征(~ pseudo-Graefe's 假格雷费氏征(非突眼性甲状腺肿的一种眼望诊体征)/ ~ pyramid; pyramidal ~ 锥体束征 / ~ Kuant's 宽特氏征(佝偻病的枕骨丁字形凹陷)/ ~ ueckenste-dt's 奎肯斯提特氏征(颈静脉征)/ ~ Quenu-Muret 凯—穆二氏征(见于动脉瘤)/ ~，Quincke's 昆克氏征(昆克氏毛细血管脉搏)/ ~ Quinquaud's 坎科氏征(醇中毒时的一种手指体征)/ ~ radialis 桡神经征(如腕不过度背曲，则不能握拳)/ ~ Radovici's 腊多维西氏征，掌颏反射 / ~ Raimite's 雷米斯特氏征(将患者手及前臂扶持于垂直位，如手有瘫痪，则在移去扶持力量时，迅即由腕部下垂)/ ~ Ramond's 拉蒙氏征(胸膜积液的一种望诊体征)/ ~ Randall's 兰戴尔氏征(孕妇手浸冷水中呈过度反应，指示有发生妊娠中毒症可能)/ ~ Rasch's 腊施氏征(早期妊娠羊水的波动感)/ ~ Rasin's; Jellinek's ~ 腊赞氏征，耶利内克氏征 / ~ Raynaud's; acroasphyxia 雷诺氏征肢体缺氧 / ~ Reder's 雷德尔氏征(见于阑尾炎)/ ~ Reichmann's 赖希曼氏征(胃液溢及幽门狭窄的一种体征)/ ~ Remak's 雷马克氏征(多处感觉及延缓疼痛)/ ~ Remlinger's 伦林格氏征(斑疹伤寒时，伸出困难)/ ~ Reusner's 罗伊斯内氏征(妊娠四月后，直肠子宫陷凹的动脉搏动增强)/ ~ Revilliod's; orbicularis ~ 腊维约氏征，眼轮匝肌征 / ~ chardson's 理查逊氏征(检死亡)/ ~ Riesman's 里斯曼氏征(①突眼性甲状腺肿的一种眼听诊体征 ②糖尿病性昏迷时的一种眼触诊体征 ③胆囊疾病的一种触诊体征)/ ~ Riess' 里斯氏征(心包粘连时的一种听诊)/ ~ Rinman's 林曼氏征(早期妊娠时乳头 周围出现的索样放射状纹)/ ~ Ripault's 里波耳氏征(活时压眼，瞳孔暂时改变，死后压眼，则永久改变)/ ~ Risquez's 里斯凯氏征(检疟疾)/ ~ Ritter-Rollet 里—罗二氏征(弱电刺激足曲，强电刺激足伸)/ ~ Riviere's 里维尔氏征(检肺结核)/ ~ Robertson's 罗伯逊氏征(①心肌变性时的一种望疹体征 ②心脏病患者垂危前的一种望疹体征 ③诈病时的一种瞳孔现象 ④腹水时的一种望疹体征)/ ~ Roche's 罗希氏征(鉴别精索扭转与附睾炎的一种体征)/ ~ Rockley's 罗克利氏征(检颧骨或颧骨弓凹陷骨折)/ ~ Romana's 罗曼尼亚氏征(偏侧性睑结膜炎)/ ~ Romberg's 罗姆伯格氏征，闭目难立征(闭目并足直立时身体摇摆，检共济失调)/ ~ Romberg-Howship 罗—豪二氏征(箝闭性闭孔疝的一种体征)/ ~ Rommelaere's 罗梅拉尔氏征(癌性恶病质的一种体征)/ ~ Roque's 罗克氏征(肺尖结核压迫颈交感神经干引起的单侧瞳孔放大及上眼睑上提)/ ~ Rosenbach's 罗森巴赫氏征(①肠炎时的一种腹壁反射改变 ②偏瘫时一种腹壁反射改变 ③突眼性甲状腺肿的一直一种眼征 ④神经衰弱患者的一种眼征)/ ~ Rosenheim's 罗森海姆氏征(胃周围炎的一种听诊体征)/ ~ Roser-braun s 罗—布二氏征(见于脑肿瘤或脑脓肿)/ ~ Rossolimo's 罗索利莫氏征(叩足趾跖侧时足趾屈曲，为锥体束病征)/ ~ Rotch's 罗奇氏征(检心包积液)/ ~ Roth's 罗特氏征(三尖瓣狭窄及右心房扩大或心包积液时的一种叩诊体征)/ ~ Roth-schild's 罗思柴耳德氏征(肺结核及甲状腺机能不全的体征)/ ~ Roussel's 鲁塞尔氏征(检初期肺结核体征之一)/ ~ Roux's 鲁氏征(见于急性阑尾炎)/ ~ Rovighi's 罗维季氏征(检肝棘球蚴囊病)/ ~ Rovsing's 罗符辛氏征(阑尾炎时，压迫与麦克伯尼氏点相当的左腹部，引起麦氏点疼痛)(检心包积液)/ ~ Ruggeri's 鲁杰里氏征(两眼向近眼物体凝视时，脉搏加速，为交感神经过敏体征)/ ~ Rumpel-Leede 鲁—雷二氏征(上肢紧缚 时皮下显小出血点，见于猩红热及出血性素质)/ ~ Rumpf's 鲁姆夫氏征(①外伤性神经机能病者交替发生的原纤维性收缩和紧张性收缩 ②痛处受压时脉搏加速)/ ~ Rust's 鲁斯特氏征(颈椎恶性病的一种体征)/ ~ Sabathie's 萨巴提氏征(主动脉疾病的一种望诊体征)/ ~ Saenger's 曾格尔氏征(在黑暗处片刻则消失的瞳孔光反射可以恢复，见于脑神经梅毒，但脊髓痨则无此征)/ ~ Salisbury-Melvin's; phthalmoscopic ~ 索—梅二氏征)，眼底征 / ~ Salmon's 沙门氏征(子宫外孕破裂时一侧瞳孔散大)/ ~ Sander's 山德斯氏征(心包粘连时的一种望诊体征)/ ~ Sansom's 桑塞姆氏征(①心包粘连时的一种叩诊体征 ②胸主动脉瘤的一种听诊体征)/ ~ Santoni's 桑托尼氏征(棘球蚴病的一种听诊体征)/ ~ Sarbo's 萨尔博氏征(脊髓痨时腓神经痛觉缺失)/ ~ Sattler's 萨特勒氏征(见于阑尾炎)/ ~ Saunders'; mouth-and-hand synkinesia 桑德斯氏征，口手联带运动 / ~ Schapiro's 沙皮罗氏征(患者躺卧后脉搏并不见减少，显示为心肌衰弱)/ ~ Schepelmann's 舍佩尔曼氏征(鉴别干性胸膜炎与肋间神经痛)/ ~ Schick's 锡克氏征(婴儿支气管淋巴结核体征之一)/ ~ Schlange's 施兰格氏征(肠梗阻时肠上部扩张,肠下部蠕动消失)/ ~ Schlesinger's; leg phenomenon; Pool's phenomenon 施勒津格氏征,腿现象(手足搐搦时的一种体征)/ ~ Schiile's 许累氏征(忧郁面容)/ ~ Schultze's 舒尔策氏征(①击面神经,面肌痉挛 ②舌现象)/ ~ Seeligmiiller's 泽利希苗勒氏征(面神经痛时,同侧瞳孔放大)/ ~ Seguin's 赛甘氏征(癫痫发作前肌肉不自主收缩)/ ~ Seidel's 赛德尔氏征,赛德尔氏暗点(青光眼早期征)/ ~ Seitz's 赛茨氏征(肺有空洞时的一种听诊体征)/ ~ Semon's 赛蒙氏征(恶性喉病时声带运动受损)/ ~ setting-sun 斜下眼征(眼睛向下偏差,因此虹膜"落"在下睑之下,白色巩膜暴露在虹膜与上睑之间,为颅内压〈出血或脑膜室管膜炎〉或脑干受刺激〈如核黄疸之征〉/ ~ Shelly's 雪莱氏征(流行性感冒的一种望疹体征)/ ~ Shibley's 希伯利氏征(检肺实变或胸腔积液)/ ~ Sicar's 西卡尔氏征(胸腔积液时的一种听诊体征)/ ~ Siegert's 西格特氏征(伸舌样白痴的一种望疹体征)/ ~ Sieur's 希厄尔氏征(气胸时的一种听诊体征)s / ~ Signorelli's 辛鸟雷利氏征(脑膜炎时,下颌骨后点有压痛)/ ~ Silex's 西勒克斯氏征(口周放射状沟纹,见于先天梅毒)zzs 斯提勒尔氏征(胃肠下垂体质者,其第十肋骨异常移动)/ ~ string 线状征(见 Kantor's sign);索束征(在拉出完整睾丸或正在进行精子生成的睾丸组织时所见到的小管拉丝现象,此现象在睾丸萎缩时,小管会因纤维化和透明质化而中止)/ ~ Stocker's 斯托克尔氏征(见于伤寒和结核性脑膜炎)/ ~ Stokes's 斯托克斯氏征(急性肠炎时,在腹右侧可扪到搏动)/ ~ Straus's 斯特劳斯氏征(注射毛果芸香碱,以鉴别中枢性和周围性面神经麻痹)/ ~ Strauss's 施特劳斯氏征(乳糜性腹水时,给予脂肪性食物,则其中的脂肪含量增多)/ ~ string 线状征(①坎特氏征 ②索束征)/ ~ Striimpell's 施特吕姆佩尔氏征(①大腿向腹侧屈曲时则足背屈,见于痉挛性下肢瘫 ②如腕不背曲则不能握拳 ③前臂被动屈曲时则旋前,见于偏瘫)/ ~ Strunsky's 斯特兰斯基氏征(检足前弓的疾患)/ ~, Subjective 自觉征,主观征 / ~, Suker's 苏克氏征(突眼性甲状腺肿的一种眼征)/ ~, Sumner's 萨姆纳氏征(轻压髂窝引起肌紧张,表示有阑尾炎、上泌尿系结石或卵巢囊肿扭转)/ ~, Szabo's 萨博氏征(检坐骨神经痛)/ ~ swinging Hashlight 摆动电筒旺(令患者双眼凝视远方,用强光照射健眼,即可见到瞳孔两侧收缩十分明显,电筒光移至患眼,两瞳孔即短时扩大,然后将电筒光回到健眼时,两瞳孔迅即收缩并保持收缩状态,提示视神经或视网膜有轻微损伤)/ ~, Tansini's 汤西尼氏征(见于幽门部癌)/ ~, Tarnier's 塔尼埃氏征(子宫上、下段的角度小时,说明流产已不可免)/ ~, Tay's; cherry-red spot 泰氏征,樱桃红 z 特雷斯氏征(见于阑尾炎)/ ~, Trimadeau's 特里马多氏征(鉴别各种食管狭窄的一种体征)特林布耳氏征(二期梅毒口周色素沉着)/ ~, Troisier's 特鲁瓦西埃氏征(胸骨后或腹腔内恶性瘤的一种体征)/ ~, Tromner's 特勒姆氏征(指反射)/ ~, Trousseau's 特鲁索氏征(肢体神经受压时,其所属肌肉出现痉挛收缩)/ ~, Turner's 特纳氏征(出血坏死性胰腺炎时,呈现腹部淤斑)/ ~, Turyn's 图林氏征(见于坐骨神经痛)/ ~, Uhthoff's 乌托夫氏征(多发性脑脊髓硬化时的眼球震颤)/ ~, ulnar 尺神经征 / ~, Unschuld's 翁舒耳得氏征(糖尿病初期腓肠肌痉挛)/ ~, Uriolla's 乌里奥拉氏征(疟疾患者尿中有血色素的黑色小粒)/ ~s 厌征(咽部病变时的一种 X 线征)/ ~, Vanzetti's 旺泽蒂氏征(见于坐骨神经痛)/ ~, Vedder's 维得氏征(脚气病的一种体征)/ ~, vein 静脉征(支气管淋巴结结核体征之一:沿腋中线由胸静脉和腹壁浅静脉肿胀的连合处所形成的一种蓝色索,见于支气管淋巴结结核及上腔静脉阻塞)/ ~, Verco's 维尔科氏征(结节性红斑时,指(趾)甲下出血性斑纹)/ ~, Vermel's 韦梅耳氏征(偏头痛时的一种血压与脉搏征象)/ ~, Vigouroux's 维古鲁氏征(突眼性甲状腺肿时,皮肤对电流刺激的抵抗减少)/ ~, Vipond's 维庞氏征(发疹热潜伏期的全身性腺病)/ ~, s, vital 生活征(指脉搏、呼吸及体温)/ ~, Volkovitsch's 福耳科维齐氏征(见于慢性阑尾炎)/ ~, Voltolini's; Heryng's / ~, 伏耳托利尼氏征,赫令氏征 / ~, von GraefeV 冯格雷费氏征(突眼性甲状腺肿的一种眼征)/ ~, Wachenheim-Reder 瓦一雷二氏征(见于阑尾炎)/ ~, Wahl's; von Wahl's ~, 瓦耳氏征(①肠梗阻处以上的局限性鼓肠 ②动脉干损伤分裂处可听到吹气样杂音)/ ~, Wartenberg's 华藤伯格氏征(①小指外展为尺神经麻痹体征 ②小脑病患者步行时两手摆动减少)/ ~, Warthin's 瓦尔信氏征(急性心包炎的一种听诊体征)/ ~, Weber's 韦伯氏征(一侧动眼神经麻痹合并对侧偏瘫)/ ~, Wegner's 韦格内氏征(遗传梅毒儿的骺线增宽变色)/ ~, Weill's 韦耳氏征(婴儿肺炎的病侧锁骨下部不见膨起)/ ~, Weiss's; Chvostek's ~, 魏斯氏征,沃斯特克氏征 / ~, Wenckebach's 温克巴赫氏征(心包粘连时的一种望疹体征)/ ~, Wernicke's 韦尼克氏征(偏盲性瞳孔反应)/ ~, Westphal's 韦斯特法尔氏征(脊髓痨时膝反射消失)/ ~, Widmer's 威得默氏征(阑尾炎时右腋下体温高于左侧)/ ~, Widowitz's; doll's eye ~ 维得维茨氏征,洋娃娃眼征(白喉性麻痹引起的眼部体征)/ ~, Wilder's 魏耳得氏征(突眼性甲状腺肿的眼征眼征)/ ~, Williams' 威廉斯氏征(①胸膜大量积液时的一种叩诊体征 ②粘连性心包炎时,病侧的肺膨度过小)/ ~, Williamson's 威廉逊氏征(气胸及胸膜积液时的一种下肢血压征象)/ ~, Winterbottom's 温特搏特姆氏征(非洲锥虫病的一种淋巴结体征)/ ~, Wintrich's 文特里希氏征(肺空洞时,肺部叩音的音调随开口及闭口而变化)/ ~, Wolfler's 佛耳夫勒氏征(一种胃液检查的变化)/ ~, Wolkowitsh's 沃耳科维奇氏征(见于慢性阑尾炎)/ ~, Wood's 伍得氏征(深麻醉的一种体征)/ ~, Wreden's 伏雷登氏征(婴儿出生后死亡者,其外耳道可存有一种胶冻样物质)/ ~, Wynter's 温特氏征(见于急性腹膜炎)/ ~, Zaufal's; saddle nose 曹法耳氏征,鞍状鼻,塌鼻 / ~, Zugsmith's 祖格斯密斯氏征(胃癌和胃溃疡的一种体征)/ in ~, of 作为……的表示,作为……的标志 / ~ in 签到 / ~ off 广播完毕;结束信件 / ~ on 签名,签字;广播开始 / ~ out 离开时签名 / ~ over 签字放弃(权利等) / ~ up 签约参加工作

signa[拉] ***n***. 标记,用法签

signal ***n***. 信号;信号器 ***a***. 作为信号的;显著的,非凡的 ***vi***. 用信号发出(或报告);以动作向……示意;发信号 ‖ ~, conditioned 条件信号 / ~, conditioned food 条件食物信号 / ~, first 第一信号 / ~, magnetism 电磁标 / ~, second 第二信号 / ~, signal's 信号的信号 / ~, time 时标 / ~, of unconditioned stimulus 非条件刺激信号

signalase ***n***. 信号肽酶

signaling ligang 信号配件

signalization ***n***. 信号化,信号

signalize, signalise ***vt***. 使(人、事物)显得突出;点出,突出地表明(概念等);用信号通知(或表示)

signature[拉 signatura] ***n***. ①标记,用法签 ②药效形象(旧时认为表明与医药用途有关的植物外形特征,如苔类物的肝形叶用于肝病,黄色的番红花表示对黄疸有用)

signaturist ***n***. ①药效形象说者,象形药物说者 ②外形主义者

signe[法]; **sign** ***n***. 征 ‖ ~, de journal; Froment's paper sign 弗罗芒氏纸征 / ~, de peau d'orange; orange-peel sign 橘皮征(辨别脂肪瘤的一种体征)/ ~, du lacet 缚带征(静脉回流受阻时的出血淤斑)

significance ***n***. 意义,重要性,显著性 ‖ attach ~ to 注意,重视 / be of no ~ 不重要的,无关紧要的

significant ***a***. 有意义的,表明……的(of);重要的;有效的;非偶然的 ‖ ~ly ***ad***.

significative ***a***. 有意义;表明……的(of);为……提供推定证据的

signify ***v***. 表示,意味;表示仍要紧,有重要性

signing ***n***. 手势语

signmcation ***n***. 含义

Signorelli's sign[Angelo 意医师 1876-1952] 辛鸟雷利氏征(脑膜炎时,压下颌骨后点有压痛)

signum(复 signa)[拉] ***n***. 征

siguatera[西] ***n***. 鱼肉中毒

sijna ***n***. 锡纳(一种南亚树皮,催产药)

sikimi[日]; **sikimmi**; **Illicium religiosum**; **Illicium anisatum** ***n***. 莽草,毒八角

sikimin; **shikimene** ***n***. 莽草素

sikimin; **shikimmi** ***n***. 莽草,毒八角

sikimitoxin ***n***. 莽草毒素

sikkim[亚洲] ***n***. 锡金 ‖ ~ese 锡金人

Silain[商名] ***n***. 二甲硅油(simethicone)

silajit ***n***. 锡拉季特(印度的一种岩石渗出液)

silastic-copper-V IUD 硅橡胶—铜 V 型宫内节育器

silbamine; **silver fluoride** ***n***. 氟化银

silene ***v***. 沉默,静默,无声;使沉默;压制(意见); ***n***. 消声 ‖ electrocerebral ~ (ECS)大脑电沉静 / ~r 消声器

silenecer ***n***. 沉寂子

Silene L. ***n***. 麦瓶草属 ‖ ~ fortunei Vis. 苍蝇花,蝇子草 / ~ jenisseensis Willd 旱麦瓶草,山银柴胡

silent ***a***. 静止的,无症状的

Siler divaricatum Benth. Et Hook F.; **Ledebouriella seseloides Wolff** 防风

siler divaricatum Benth. et Hook. f. 见 saposhnikovia divaricata Turcz.)schischk.

silex[拉]; **silica** ***n***. 硅石,二氧化硅

Silex's sign[Paul 德眼科学家 1858—1929] 西勒克斯氏征(口周放射状沟纹,见于先天性梅毒)

Silfverskiold's sundrome(Nils G. Silfverskiold) 西尔弗谢里德综合征（一种离心性软骨发育不良，骨骼改变主要在四肢，并作为显性性状遗传）
silhouett *n*. 廓影，侧影 ‖ cardiac ~ 心影轮廓（X 线胸片上显现）
silhouettograph *n*. 廓影照片
silica［拉 silex flint］；**silicon dioxide** *n*. 硅石，二氧化硅 ‖ ~ gel 硅胶
silicas［拉］；**silicate** *n*. 硅酸盐
silicate［拉 silicus］*n*. 硅酸盐（或酯）
silicatosis *n*. 硅酸盐沉着病（肺）
silicic *a*. 硅的 ‖ ~ acid 硅酸
silicide *n*. 硅化物
silicification *n*. 硅化（作用）
silicious *a*. 硅质的，含硅的
silicium（缩 Si）；**silicon** *n*. 硅（14 号元素，旧名矽）
silicle *n*. 短角果
silico-anthracosis；**silicosis** *n*. 矽肺，硅肺，石末沉着病
silico extraction of cataract（白）内障硅胶摘除术
Silicoflagellida *n*. 硅鞭（毛虫）目
Silicoflagellida Borgert 硅鞭目
Silicoflagellidae Borgert 硅鞭科
silicofluoride *n*. 硅氟化物
Silicol *n*. 矽里科，偏磷酸酪蛋白氧化硅（治结核药剂）
silicon［拉 silex flint］（缩 Si）*n*. 硅（14 号元素，旧名矽）‖ ~ dioxide 二氧化硅 / ~ carbide 碳化硅，金刚砂 / colloidal ~ dioxid 胶体二氧化硅 / ~ fkuoride 氟化硅
silicone(s) *n*.（聚）硅酮（类），聚硅氧（类）
siliconit *n*. 硅碳棒
silicoproteinosis *n*. 硅蛋白尘肺（一种迅速致命性尘肺，大量暴露于硅尘之中在数周到数月之后发生，特征为气腔内有蛋白液）
silicosiderosis *n*. 矽铁末沉着病，矽铁肺
silicosis［拉 silex flint］*n*. 矽肺，硅肺，石末沉着病 ‖ ~，conglomerate 聚合性矽肺，聚合性石末沉着病 / ~，infective；感染性矽肺 / ~，simple 单纯性矽肺
Silicote［商名］*n*. 二甲硅油（dimethicone）
silicotic *a*. ①矽肺的 ②矽肺患者
silicotuberculosis *n*. 矽肺结核
silicotungstic acid 硅钨酸
silicula；**silicle** *n*. 短角果
silification *n*. 硅化作用
siliqua［拉］*n*. 长角果，长壳 ‖ ~ olivae 橄榄体壳，橄榄体周纤维
silique［法；拉 siliqua husk，pod］*n*. 长角果，长壳
siliquose *a*. 长角状的，长壳状的
silit *n*. 碳化硅
Silivius *n*. 斑虻属
silk *n*. 丝，丝线，绸 ‖ ~ epispastic 发泡绸 / ~，floss，dental 牙（科）线丝 / ~，oiled 油绸
silken *a*. 丝一样的，柔软的
silk-fibroin *n*. 丝心蛋白
silkiness *n*.
silkworm *n*. 蚕
silkworm-gut *n*. 蚕肠线
silky *n*. 丝的；丝一样的，柔软的；有光泽的
sillonneur［法］*n*. 三页眼刀
silly *a*. 愚蠢的；无聊的
siloxane *n*. 硅氧烷
Silpha［希 silphe a beetle］*n*. 埋葬虫属
silphium *n*. 罗盘草（一种伞形科药用植物）
silt *n*. 污泥；淤泥；淤泥沉积处（使）淤塞
silums asotus（**Linnaeus**）鲇鱼（隶属于鲇科 siluridae）
Silvadene *n*. 磺胺嘧啶银，烧伤宁，烫伤宁（silver sulfadiazine）［商名］
silvatic［拉 silva a wood or woods］*a*. 森林的
silver［拉 argentum］（缩 Ag）*n*. 银（47 号元素）‖ ~ acetate 乙酸银，醋酸银 / ~ acetguaiacol-trisulfonate 乙酰愈创木酚三磺酸银 / ~ albuminate 蛋白银 / ~ arsenite 亚砷酸银 / ~ arsphenamine 胂凡纳明银 / ~ atoxylate 氨基苯胂酸银 / ~ caseinate 酪蛋白酸银，酪蛋白银 / ~ chloride 氯化银 / ~ chloride colloidal 胶体氯化银 / ~ citrate 枸橼酸银 / ~ colloidal 胶体银 / ~ cyanide 氰化银 / ~ eosolate 木溜磺酸银 / ~ ethylenediamine；argentamine 乙二胺银 / ~ fluoride 氟化银 / ~ gelatinate 明胶蛋白银 / ~ gelatose；albargin 明胶蛋白银，胶银 / ~ German 德国银（含锌合金）/ ~ halide 卤化银 / ~ ichthyol 鱼石脂银 / ~ ichthyolate 鱼石脂磺酸银 / ~ iodide 碘化银（用于治梅毒、神经病及结膜炎）/ ~ iodide，colloidal 胶体碘化银 / ~ lactate 乳酸银 / ~ liquid 汞，水银 mild ~ protein 弱蛋白银（局部抗感染药）/ ~ nitrate 硝酸银（局部抗感染药，用于预防新生儿眼炎）/ ~ nitrate，fused；molded；~ nitrate；lunar caustic；caustic stick 硝酸银棒 / ~ nitrate mitigated 缓和硝酸银（含硝石的硝酸银）/ ~ nitrate，toughened；lunar caustic；fused / ~ nitrate；molded；~ nitrate 硝酸银棒 / ~ nucleate 核酸银 / ~ nucleinate；/ ~ nucleate 核酸银/ ~ orthophosphate 正磷酸银 / ~ oxide 氧化银 / ~ oxyquinoline-sulfonate 羟基喹啉磺酸银 / ~ phenolsulfonate 酚磺酸银 / ~ phosphate 磷酸银 / ~ picrate 苦味酸银（用于治前尿道炎、阴道毛滴虫及念珠菌感染）/ ~ protalbinate；largin 蛋白银 / ~ protein mild 弱蛋白银 / ~ protein strong 强蛋白银 / ~ proteinate 蛋白银 / ~ quinaseptolate；~ oxyquinoline sulfonate 羟基喹啉磺酸银 / ~ sodiocaseinate 酪蛋白酸银钠，酪蛋白银钠 / ~ soluble（可）溶性银 / strong ~ protein 强蛋白银（一种活性强的杀菌药）/ ~ sulfadiazine 磺胺嘧啶银，烧伤宁，烫伤宁 / ~ sulfide 硫化银 / ~ sulfate 硫酸银 / ~ sulfocarbolate 酚磺酸银 / ~ trinitrophenolate；/ ~ picrate 苦味酸银
silvering *n*. 镀银
Silverman's needle（Irving Silverman）西尔弗曼针（取组织标本用针）
SilverRussellsyndrome（dwarfism）［H. K. Silver；Alexander Russell］西—拉综合征（侏儒症）（此综合征包括出生时体重低〈尽管其妊娠足月〉，身材矮小，两侧不对称，轻度至中度促性腺激素分泌增加，可伴有第 5 指〈小指〉内弯，咖啡牛奶斑，并指〈趾〉畸形，三角形脸，口角折向下及性早熟）
silverskin *n*. 银皮，谷皮，米皮
silver-stick *n*. 硝酸银棒
silverweed cinquefoil；**Potentilla anserina** 银委陵菜，鹅绒委陵菜
Silvester's method［Henry Robert 英医师 1829—1908］西尔维斯特氏法（一种人工呼吸法：置患者仰卧，用力拉其双臂过头以抬高肋骨，直至空气停止进入胸部为止，然后将其双臂拉至胸部以下，在胸部加压 1 s 左右，直至空气停止呼出，此法反复进行，每分钟 16 次）
Silvesterini-Cordasyndrome（R. Silvestrin；L·Cor-da）西—科综合征（类无睾者体型，体毛缺失，性欲缺乏，睾丸萎缩，不育及男子女性型乳房，为一种雌激素活性异常增强的综合征，系肝脏不能灭活循环的雌激素所致）
silvestrene *n*. 枞萜，松节油萜
Silybum matianum Gaertn.；**Carduus marianum** 奶蓟，水飞蓟
SIM selected ion monitoring 选择性离子探测
Simaba *n*. 苦香木属，西马巴属 ‖ ~ cedron L. 西马巴树，苦香水
simaba *n*. 西马巴（子），苦香木（子）
simaroubidin *n*. 苦樗素
Simaruba *n*. 苦樗属 ‖ ~ amara；~ officinalis 苦樗 / ~ officinalis 苦樗
simaruva *n*. 苦樗根皮
Simatubaceae *n*. 苦木科
simenchelys parasiticus（**Gill**）寄生鳗（隶属于前肛鳗科 Dysommidae）
Simenns' syndrome［Hermann Werner 德皮肤病学家 1891 生］；**hereditary ectodermal dysplasia** 西门斯氏综合征，遗传性外胚层发育异常
simfibrate *n*. 降脂丙二酯
simesthesia；**osseous sensibility** *n*. 骨感觉
simethicone *n*. 二甲硅油，消泡净，聚二甲硅氧烷（胃镜检查时用作消泡沫药，亦用作排气剂及制剂时用作释放剂，兽医用于治牛鼓脓病）
simian *n*. 猿猴
similar *a*. 相似的，类似的（to）*n*. 相似物 ‖ ~ly *ad*.
similarity *n*. 相似，类似；（复）类似点；类似物
similation［拉 simulatio］*n*. ①诈病，装病 ②模仿（如以一种疾病模拟另一种疾病）
similator *n*. 假装者；模仿者；装病者，诈病者；模拟器，模拟装置 ‖ electrocardiographic ~ 心电描记模拟装置
similia similibus curantur［拉］类似病用类似药治疗（顺势疗法派的一个原则）
similimum［拉 likest］*n*. 类似药（顺势疗法派的理想药物，类似病用类似药治疗）
similitude *v*. 类似，相似
simisan *n*. ①猿（尤指无尾猿），猴（尤指类人猿）②猿的，猴的
simmer *v*. 煨，炖；充满着（with）‖ ~ down 被煮浓；被总括起来；平静下来
Simmon' disease［Morris 德医师 1855—1925］西蒙兹氏病（垂体性恶病质）‖ ~ syndrome 西蒙兹氏综合征（垂体性恶病质）
Simon's operation［Gustar 德外科医师 1824—1876］西蒙氏手术（阴道闭合术）‖ ~ position；Edebohls' position 西蒙氏卧位，埃

德搏耳氏卧位 / ~ speculum 西蒙氏窥器
Simon's operation [Jhon 英外科医师 1824—1876] 西蒙氏手术(会阴修复术) ‖ ~ sign 西蒙氏征(脑膜炎初期,膈与胸廓的正常运动关系消失)
Simon's septic factor [Chatles Edmund 美医师 1866—1927] 西蒙氏败血因子 ‖ ~ sign 西蒙氏征(吸气时脐部收缩或固定)
simon's symptom 西蒙氏症状(乳癌转移至垂体所致的多尿症)
Simonart's thread (bands) [Pierre Joseph Cecilien 比产科医师 1817—1847] 西莫内利氏(粘连)线(带)(羊膜与胎粘连形成的羊膜线或带)
Simonea folliculorum; Demodex folliculorum 毛囊脂螨
Simonelli's test [F. 意医师] 西莫内利氏试验(检肾机能不全)
Simon's septic factor (Charles E. Simon) 西蒙斯败血因子 (脓性感染时血内嗜酸细胞减少,中性粒细胞增多) ‖ ~, sign 西蒙征 (吸气时脐回缩或不动)
Simons' disease [Arthur 德医师 1877 生]; **lipodystrophia progressiva** 西蒙氏病,进行性脂肪营养不良
Simonsiella (Hell-muth Simons) ***n***. 西蒙斯菌属
Simonsielllaceae ***n***. 西蒙斯菌科
simple [拉 simplex] ①单纯的 ②药草(古名)
simpler ***n***. 草药医生
simplex ***a***. 单一的,单纯的
Simplexvirus ***n***. 单纯疱疹病毒属
simplication ***n***. 简化
simplicity 简单;朴素,单纯 ‖ ~ itself 很容易,十分简易
simplify ***vt***. 使简化,使易做,使易懂
simplinfier ***n***. 简化物
simplistic ***a***. 过分简单化的~ ally ***ad***.
Simpson light [William Speirs 英土木工程师 1917 卒] 辛普森氏弧光灯
Simpson's forceps [James Young 英产科医师 1811—1870] 辛普森氏钳(一种产钳)
Simpson's splint [William Kelly 美喉科学家 1855—1914] 辛普森氏夹(鼻夹)
Sims's position [J. Marion 美妇科学家 1813—1883]; **semiprone position** 席姆斯氏卧位,半伏卧位 ‖ ~ speculum 席姆斯氏窥器(鸭嘴形阴道窥器)
Simukiidae ***n***. 蚋科
simul [拉] ***conj***. 同时
simulant ***a***. 假装的,模拟的
simulation ***n***. 假装;模仿,模拟
Simuliidae ***n***. 蚋科
Simulium ***n***. 蚋属 ‖ ~ argyreatum 银蚋 / ~ avidum 乌蚋 / ~ columbaczense 哥伦巴茨蚋 / ~ damnosum 憎蚋 / ~ equinum 马蚋 / ~ griseicollis; nimetti 灰蚋 / ~ metallicum 金蚋 / ~ mortitans 短须蚋 / ~ nolleri 淡额蚋 / ~ ochraceum 淡黄蚋 / ~ reptans 爬蚋 / ~ truncatum 寒蚋 / ~ tuberosum 黑足蚋 / ~ venustum 媚蚋 / ~ vittatum 带蚋
Simultanagmoia ***n***. 画片中动作失认
simultaneity ***n***. 同时发生,同时存在;同时性
simultaneous ***a***. 同时发生的,同时存在的;同时的 ‖ ~ly ***ad***. / ~ness ***n***.
simultaneous multichannel analyser 同步多途径分析仪
SIMV synchronized interminattentmandatory ventilation 同步间歇性指令通气
Simvastatin ***n***. 西伐他汀(抗高血脂药)
sin ***n***. 罪
sinal; sinusal ***a***. 窦的
sinalbin ***n***. 白芥子甙
sinamine; allyl cyanamlide ***n***. 芥子胺,烯丙基氨氰
Sinanthropus pekinensis 中国猿人(北京人)
Sinapine ***n***. 白芥子碱,芥子碱 ‖ ~ acid sulfate 酸性硫酸白芥子碱
sinapinic acid 白芥子酸
Sinapis [拉 mustard; 希 sinapi]; **Brassica** ***n***. 芥属,芸苔属 ‖ ~ alba L.; Brassixa alba Hk. Fil.; white mustard 白芥 / ~ juncea L.; Brassica juncea (L.) Coss. 芥菜 / ~ nigra; Brassica nigra; black mustard 黑芥
sinapis semina [拉] 芥子
sinapiscopy [希 sinapi mustard + skopein to examine] ***n***. 芥末检(感)觉法
sinapism [拉 sinapismus; 希 sinapismos, sinapisma] ***n***. 芥子泥,芥子硬膏
sinapize ***vt***. 加芥末
sinapized ***a***. 加芥末的,含芥末的
sinapoline; N, N'-diallylurea ***n***. 双烯丙基脲
Sinaxar [商名] ***n***. 司替氨酯 (styramate)
Sincalide ***n***. 辛卡利特 (利胆药)
sincaline; choline ***n***. 胆碱
since ***conj***. 从那以后,后来;即从……以来,自从;从……以来;因为,既然 ‖ ever, ~ 从那时起一直到现在,此后一直 / long, ~ 很久以前;早已
sincipital ***n***. 前顶的
sinciput (复 sinciputs 或 sincipita) [拉] ***n***. 前顶,前头
sindon oleatanae [拉] 油棉布剂
sine ***n***. 正弦
Sinefungin ***n***. 西荣芬净,西尼霉素 (抗真菌抗生素)
sinew (复) 腱;肌肉;体力,精力 ‖ ~less 无睡的;无精力的,无气力的 / ~y 多睡的;强壮的,精力充沛的 / ~ back; back tendon 背侧腱,腿后腱 / ~ weeping 腱鞘囊肿(手背)
sinful ***a***. 有罪的;邪恶的,不道德的 ‖ ~ly ***ad***. / ~ness ***n***.
sing. (singulorum) 各
Singapo [亚洲] ***n***. 新加坡
singe ***v***. 微烧,烧焦(表面或发根)
single ***a***. 单一的;个别的;独身的;单人的;专一的;独一无二的; ***v***. 选出(out)
single active X principle 单一活性 X 染色体原则
single b1ind 单盲法的(指临床试验或其他实验,受试者不知道正在接受何种治疗)
Singletonincision [Albert Olin 美外科医师 1882—1947] 辛格尔顿氏切口(上腹手术)
singly ***ad***. 单身地;独自地;个别地
Singoserp [商名] ***n***. 昔洛舍平(syroingopine)
singrin; potassium myronate ***n***. 黑芥子甙,芥子酸钾
Singular ***a***. 单一的;异常的;卓越的;奇异的;持异议的;单数的;单数的 ‖ ~ly ***ad***. 非凡地,奇特地
singularity ***n***. 异常;奇特,奇异性
singultation; hiccup ***n***. 厄逆
singultous ***a***. 厄逆的
sinilabeo rendahli rendahli(kimura) 华鲮(隶属于鲤科 Cyprinidae)
sinister [拉] ***a***. 左的
sinistrad ***ad***. 左向,向左
sinistral ***a***. ①左侧的 ②左利的,善用左侧器官的
sinistrality ***n***. 左利,善用左侧器官
sinistration ***n***. ①转向左 ②左利,善用左侧器官
sinistraural [拉 sinister + auris ear] ***a***. 左利耳的,善用左耳的,左耳敏听的
sinistrin ***n***. 海葱糖
sinistro- [拉 sinister left 左的] 左,左侧
sinistrocardia ***n***. 左位心,左移心
sinistrocerebral ***n***. 左大脑(半球)的
sinistrocular ***n***. 左利眼的,善用左眼的
sinistrocularity [siniftro- + 拉 oculus eye] ***n***. 左利眼,善用左眼
sinistrogyration ***n***. 左旋
sinistrogyric ***a***. 左旋的
sinistromanual ***a***. 左利手的,善用左手的
sinistropedal ***a***. 左利足的,善用左足的,左足多用的
sinistrophobia levopjbia 左侧(事物)恐怖
sinistrophoria ***n***. 左眼斜视
sinistrorse ***n***. 左旋的
sinistrose ***n***. 尿左旋糖
sinistrosis [拉 sinister unlucky]; **shell shock** 炮弹休克,爆炸性精神异常
sinistrotorsion; leftward rotation ***n***. 左旋(主要指眼)
sinistrous ***a***. 笨拙的,不流利的
sink (sank 或 sunk, sunk) ***n***. & ***v***. ①下沉,下陷,下垂;减弱,衰弱;渗透 ②使下沉,使陷入,使下垂;③阴沟;洗涤池(盆,槽);污水渗坑;沉(下);凹(心电图) ‖ ~ or swim 沉浮全凭自己 / ~ able 会沉的 / ~ kitchen 厨房洗涤盆
sinkaline; choline ***n***. 胆碱
Sinkler's phenomenon [拉 Wharton 美神经病学家 1845—1910] 辛克勒氏现象(强力屈曲痉挛性瘫痪下肢的指时,髋及膝关节屈曲)
sinkoline; sinkaline; choline ***n***. 胆碱
sino- [拉 sinus sinus 窦] 窦
sino-auricular; sino-atrial ***a***. 窦房的
sinobronchitis ***n***. 鼻旁窦支气管炎
Sinocalamus beecheyanus(Munro)McClure var. pubescens P. F. Li 大头典竹 [植药] 药用部分:茎的中间层—(竹茹)
Sinocalamus giganteus(Wall)Keng f. 大麻竹 [植药] 药材:茎秆分泌物的千块—竹黄,天竹黄
sinoediceros homoalmulus(shen) 同掌华眼钩虾(隶属于合眼钩虾

科 edicerotidae)
Sinografin［商名］*n*. 泛影葡胺(diatrizoate meglumine)
sinography *n*. 窦腔 X 线照相术
sinomenine; kukoline *n*. 青藤碱(旧名汉防己甲素)
Sinomenium acutum(Thunb.)Rehd. et Wils. 防己［植药］药用部分:藤茎—青风藤
Sinomenium acutum(Thunb.)Rehd. et Wils. var. cinereum Rehd. et Wils. 毛防己［植药］药用部分:茎藤—(青风藤)
Sinomenium Diels 青藤属 ‖ ~ acutum Rhed. Et Wils. 青藤,青风藤
sinonatrix perearinata percarinata.(Boulenger)乌游蛇(隶属于游蛇科 Colubridae)
sinonovacula constricta(Lamarck)缢蛏(隶属于蛏科 Pharellidae)
Sinopteridaceae［植药］*n*. 中国蕨科
sinopulnonary *a*. 窦肺的(指心脏某些饥纤维)
sinospiral *a*. 窦(螺)旋的
sinoventricular *a*. 窦室的
sinter *n*. ①泉华,矿泉结石 ②熔结
sintoc *n*. 辛脱克桂皮
sintomycin; syntomycin *n*. 合霉素(混旋氯霉素)
Sintrom［商名］*n*. 醋硝香豆素(acenocomarol)
sinuate; sinuous *a*. 纡曲的
sinu-atrial; sino-atrial *a*. 窦房的
sinu-auricular; sino-atrial *a*. 窦房的
sinuitis; sinusitis *n*. 窦炎 ‖ ~, abscendens 化脓性窦炎 / ~, frontal 额窦炎
Sinuolinea Davis 弯缝虫属
Sinuolineidae schulman 弯缝虫科
sinuose; sinuous *a*. 纡曲的
sinuosity［拉 sinuare to bend］*n*. 纡曲,纡曲状态
sinuous［拉 sinuosus］*n*. 纡曲的
sinus(复 sinuses or sinus)［拉］*n*. ①窦(解剖) ②窦道,窦(脓液流出的管道) ③窦房结 ‖ accessory ~es of the nose 鼻旁窦,鼻窦 / ~ air 含气窦(骨)/ ~ alae parvae; / ~ sphenoprietalis 小翼窦,蝶顶窦 / ~ anales; / ~ rectales 肛窦,直肠窦 / ~ of anterior chamber 眼前房窦 / ~ aortae; aortic ~ 主动脉窦 / ~ Arlt's 阿耳特氏窦,泪囊隐窝 / ~ arteriae carotidis internae; / ~ caroticus 颈内动脉窦 / ~ arteriae pulmonalis 肺动脉窦 / ~ auricular 心房窦(静脉窦)/ ~ barber's pilonidal 理发师藏毛窦 / ~ basilar 基底窦 / ~ of Bochdalek; hiatus pleuroperitonealis 胸(膜)腹裂孔 / ~ bone marrow 骨髓窦 / ~ branchial 腮窦 / ~ Breschet's; sphenoparietal / ~ 蝶顶窦 / ~ cardiac; sino-atrial node 窦房结 / ~ caroticus; carotid / ~; bulbus carltkcus 颈动脉窦 / ~ cavernlsus; cavernljs ~ 海绵窦 sinuses. Cerebral; cranial sinusescerebral ~ 大脑窦 / ~, cervical 大脑窦,硬(脑)膜窦 / ~ circuularis; circular ~ 环状窦 / ~ circularis foramins magni 大孔环状窦 / ~ circularis iridis; / ~ venosus sclerae; Schlemm's canal 巩膜静脉窦,施累姆氏窦 / ~ coccygeal 骶尾窦(先天性畸形)/ ~ cochleae 蜗窦 / ~ confluens 窦汇 / ~ conarius; coronary / ~ 冠状窦 / ~ cortical 皮质窦(淋巴结)/ ~ costomediastinalis pleurae 肋纵隔窦 / ~ costophrenic; ~ phrenjcocostalis 膈肋窦/ cranial ~ es 硬(脑)膜窦 sinuses, cranial 硬(脑)膜窦 sinuses, Cuvier's 居维叶氏窦,居维叶氏管(胚)/ ~ dermal 皮窦,皮洞 / ~ durae matris 硬(脑)膜窦 ~ epididymidis 附睾窦 / ~ ethmoidei; cellulae ethmoidales 筛窦 / ~ ethmoidei anteriores 前筛窦 / ~ ethmoidei posteriors 后筛窦 / ~ falcial; fa; ciform / ~; inferior longitudinal / ~ 镰状窦,下矢状窦 / ~ Forssell's 福塞耳氏窦(胃窦)sinuses, frontal 额窦 / ~ genital 生殖窦 / ~ Guerin's 盖兰氏窦(尿道舟状窝襞后的憩室)/ ~ heart; sino-atrial node 窦房结 / ~ Huguier's 于吉埃氏征(鼓室前庭窗和蜗窗间的凹陷)/ ~ intercavernosus anterior 海绵窦间前窦 / ~ intercavernosus posterior 海绵窦间后窦 sinusus, intercavernos 海绵窦间窦 / ~ jugularis 颈静脉窦 / ~ of kidney 肾窦 / ~ lacteus; / ~ lactiferous 输乳(管)窦 / ~ laryngeal 喉室 / ~ lateral; transverse / ~ 横窦 / ~ lienis 脾窦 / ~ Lieutaud's 吕托氏窦,直窦 / ~ longitudinal; sagittal / ~ 矢状窦 / ~ longitudinal, inferior; / ~ sagittalis inferior 下矢状窦 / ~ longitudinal, superior; / ~ sagittalis superior 上矢状窦 sinuses, lymph 淋巴窦 / ~ lymph gland 淋巴结窦 / ~ of lymph gland, internal 淋巴结内窦 / ~ of lymph gland peripheral 淋巴结缘窦 / ~ of Maier 迈尔氏窦(泪囊憩室)/ ~ marginal 缘窦 sinuses, mastoid; cellulse mastoideae; cellulse mastoideae 乳突窦,乳突小房 / ~ maxillaries; maxillary / ~; antrum of Highmore 上颌窦,海默尔氏窦 / ~ medullary 髓窦(淋巴结)/ ~ mesonephritic 中肾窦 / ~ Meyeri 麦耶氏窦,外耳道凹 / ~ of Morgagni 莫尔加氏窦 / ~ es, nasal; ~ paranasales 鼻窦,鼻旁窦 sinuses of nose, accessory 鼻旁窦,鼻窦 / ~ obliquus pericardii 心包斜窦 / ~ occipitalis 枕窦 / ~ oral; stomodeum 口道,口凹 / ~ paranasales 鼻旁窦 / ~ parasionidal; lacuna lateralis; lacus lateralis 窦旁窦,窦外侧陷窝 / ~ pericardii; / ~ transversus pericardii 心包(横)窦 / ~ pericranii 颅骨膜血窦,颅骨膜血肿 / ~ aortae 波替氏窦,主动脉窦 / ~ petrosquamous 岩鳞窦 / ~ petosus inferior; inferior petrosal / ~ 岩下窦 / ~ petrosus superior 岩上窦 / ~ phrenicocostalis 膈肋窦 / ~ phrenicomediastinalis 膈纵隔窦 / ~ pilonidal 藏毛窦 / ~ piriform; pyriform / ~ 梨状隐窝 / ~ placental 胎盘窦 / ~ pleurae 胸膜窦 / ~ pleuroperitoneal; hiatus pleuroperitonealis 胸(膜)腹裂孔(胎)/ ~ pocularis; prostatic utricle 前列腺囊 / ~ posterior 后窦 / ~ poatoperative 手术后窦道 / ~ praecervicalis 颈前窦 / ~ prostaticus; prostatic utricle 前列腺窦,前列腺囊 sinuses, pulmonary 肺动脉干窦 / ~ pyriform 梨状隐窝 / ~ rectalis; anal / ~ 直肠窦,肛窦 / ~ rectus 直窦 / ~ renalis 肾窦 / ~ reunions 连合窦 / ~ rhomboid; fossa rhomboidea 菱形窝(第四脑室)/ ~ Ridley's; circular / ~ 里德利氏窦,环状襞 sinuses, Rokitansky-Aschoff 罗—阿二氏窦,胆囊黏膜窦 / ~ sacrococcygeal 骶尾窦 / ~ sagittalis inferior; sagittal / ~ 下矢状窦 / ~ sagittalis superior 上矢状窦 / ~ sigmoideus; sigmoid / ~ 乙状窦 / ~ sphenoideus 蝶窦 / ~ sphenoparietalis 蝶顶窦 / ~ splenic 脾窦 / ~ straight; ~ rectus 直窦 / ~ subcapsular 囊下窦,被膜下窦(淋巴结)/ ~ subpetrosal; inferior petrosal ~ 岩下窦 / ~ sulciformis; sulcus ad aquaeductus vestibuli; recessus labyrinthi 前庭小管沟 / ~ superpetrisal; superior petrosal ~ 岩上窦 / ~ tarsi 跗骨窦 / ~ tentorial; / ~ rectus 幕窦,直窦 / ~ terminal 终窦(胚) ~ tonsillaris 扁桃体窦 ~ transversus 横窦 ~ trensversus pericardii 心包横窦 / ~ traumatic 创伤性窦道 / ~ runic pulmonalis 肺动脉干窦 ~ tympani 鼓窦 / ~ unguis 甲窦 / ~ urogenitalis 尿生殖窦 sinuses, uterine 子宫(静脉)窦(孕时)sinuses, uteroplacental 子宫胎盘窦 / ~ Valsalvae; / ~ aortae 瓦耳萨耳瓦氏窦,主动脉窦 / ~ venarum cavarum 腔静脉窦 / ~ venosus 静脉窦 ~ venosus sclerae; chlemm's canal 巩膜静脉窦,施累姆氏窦 / ~ of venous vale 静脉瓣窦 / ~ ventriculi; Forssell's / ~ 胃窦,福塞耳氏窦 / ~ vertebrales longotudinales 椎纵窦
sinusal *a*. 窦的
sinusitis; sinuitis *a*. 窦炎 ‖ ~ abscendens 化脓性窦炎 / ~ ethmoidal 筛窦炎 / ~ follicular 滤泡性窦炎 / ~ frontal 额窦炎 / ~ glandular; adenomatous / ~ 腺体增殖性(鼻)窦炎 / ~ maxillary 上颌窦炎 / ~ papillary 乳头增生性(鼻)窦炎
sinusoid［sinus + 希 eidos form］*n*. ①窦状隙 ②窦状的 ‖ ~ blood 血窦状隙 / ~ hepatic; liver ~ 肝窦状隙 / sinusoids, myocardial 心肌窦状隙
sinusoidal *a*. 正弦(曲线)样的
sinusoidalization *n*. 正弦电疗
sinusology *n*. 窦学,窦论
sinusopuncture *n*. 窦穿刺术
sinusotomy *n*. 窦切开术
sinusphlevitis *n*. 静脉窦炎
sinuspiral *n*. 窦螺旋的
sinutomy; sinusotomy *n*. 窦切开术
sinventricular; sinoventricular *n*. 窦室的
Siogen; 5,7- dichloro-8- hydrixyquinadine *n*. 西奥根,5,7-二氯-8-羟基奎纳丁([商名],局部杀菌剂)
sip(-pp-) *n*. & *v*. 呷,啜;呷一口之量
siphac *n*. 腹膜(旧名)
siphocampe corbula Harting 筐管毛虫
Siphocampe Haeckel 管毛虫属
siphon［希 siphon tube］*n*. ①虹吸管 ②管状口器(昆虫);用虹吸管吸出;吮吸,通过虹吸 ‖ ~ Duguet's 杜盖氏虹吸管 / ~ inverted 倒虹吸管 / ~ stomach 胃虹吸管
siphona irritans *n*. 扰血蝇(即 Haematobia irritans)
siphonage *n*. 虹吸法;虹吸作用
Siphonaptera［siphon + 希 apteros wingless］*n*. 蚤目(隶属于昆虫纲 Insects)
Siphoninoides Cushman 拟吸管虫属
siphoninoides echinaus Brady 棘拟吸管虫
siphonoma; cylindroma *n*. 圆柱瘤
Siphonophorae 管水母亚纲(隶属于水螅虫纲 Hydrozoa)
Siphonophra *n*. 管水母亚纲
siphonosphaera arkys su 网管球虫
siphonosphaera marginata Haeckd 缘管球虫
siphonosphaera martensi Brandt 貂管球虫
Siphonosphaera Muller 管球虫属
siphonosphaera polysiphonia Haeckel 多管管球虫
siphonosphaera socialis Haeckel 集群管球虫
siphonosphaera tenera Brandt 系管球虫
Siphonostegia Benth. 阴行草属 ‖ ~ sinensis Benrh. 阴行草

Siphonostegia chinensis Benth. 阴行草［植药］全草入药—(阴行草),土茵藤
siphonostele *n.* 管状中柱 ‖ ~ amphiphloic 双韧管状中柱 / ~ ectophloic 外韧管状中柱
siphonula *n.* 管胚
siphotexttularia crispata Brady 曲管编织虫
Siphotexttularia Finlay 管编织虫属
Siphunculata *n.* 虱目(隶属于昆虫纲 Insecta)
Siphunculata; Anoplura *n.* 虱目 ‖ ~ funicola 眼蝇
Sipple's syndrome (JohnH. Sipple) 西普尔综合征,多发性内分泌腺瘤形成Ⅱ型
Sippy diet (Bertram W. Sippy) 西皮饮食 (对消化性溃疡或对不能摄入大量食物的饮食法) ‖ ~ treatment (method) 西皮 (疗)法 (中和胃酸,治消化性溃疡)
Sippy method (treatment) [Bertram Welton 美医师 1866—1924] 西皮氏(疗)法(中和胃酸,治胃溃疡)
siqua (从拉丁文 sidentis altitudinis quadratio〈坐高平方〉造成的新词) *n.* 坐高平方(计算肠吸收表面面积的皮尔盖〈Pirquet〉单位,即坐高的平方,单位用公分)
siren; sirenomelus *n.* (无足)并腿畸胎
Sirenea *n.* 海牛目(隶属于哺乳 ammalia)
sireniform *n.* 并腿样
siren-limb *n.* (无足)并腿畸形
sirenomelia [seiren + melos limb]; sirenomely *n.* (无足)并腿畸形
sirenomelus (希 seiren siren + melos limb) *n.* (无足)并腿畸胎
siriasis; thermic fever; sull stroke *n.* 日射病,中暑,中暑性热
siriella sinensis(Ii) 中华节糠虾(隶属于糠虾科 Mysidae)
sirikaya *n.* 番荔枝
sirup; syrup *n.* 糖浆(剂)
sirupus; syrupus *n.* 糖浆(剂) ‖ ~ citri 枸橼皮糖浆 / ~ ferri jodati 碘化亚铁糖浆-sis 状态,病态,病
sisel, daurian 土拨鼠
SISI short increment sensitivity index 短增量敏感指数
sismotherapy; seismotherapy *n.* 振动疗法
Sisomicin *n.* 西索米星,紫苏霉素,西梭霉素 (抗生素类药) ‖ ~ sulfate 硫酸紫苏霉素
sissorexia *n.* 脾内血细胞储蓄
sister *n.* ①护士长 (英国用语) ②护士 ‖ ~ly 姐妹的,姐妹般的 / ~ hospital 医院护士长 / ~ theatre 手术室护士长 / ~ ward 病室护士长
Sisto's sign (Genaro Chilian 智儿科医师, 1923 年卒) 西斯托氏征 (先天梅毒儿的经常哭叫)
sisto-amylase *n.* 淀粉酶抑制质
Sistrunk operation (Walter, Sistrunk) 西斯特伦克手术 (一种切除骨状舌管囊肿和窦道的手术)
Sistrurus *n.* 小响尾蛇属
Sisymbrium L. *n.* 大蒜芥属 ‖ ~ junceum Willd. 大蒜芥 / ~ sophia 播娘蒿
sisyrinchium galaxioides 南美庭菖蒲 (其球茎有通便利尿作用)
SIT seperm immobilization test 精子制动试验
sit (sat; -tt-) *v.* 坐;坐落;占位置;适合,使坐 比,参加 (奖学金) 考试 ‖ ~ in (应邀)参加,出席 ‖ ~ on (或 upon) 开会讨论 / ~ up(使)坐起;(使)端坐;迟睡,熬夜 / ~ up and take notice 惊讶(兴奋或恐惧)起来 / ~ with 照看,帮助护理(病人)
site *n.* & *v.* 大小,尺寸,体积;规模;身材;依大小排列 (或分类) ‖ ~ down 由大逐渐到小地排列 / ~ up 估量,估计 / cut sb down to ~ 降低某人的声望,还某人的本来面目
site, active; catalytic site 活性位点,催化位点(酶分子的),活性部位(抗体的)
site, allosteric 异型位点(酶分子的)
site, bursaequivalent 腔上囊等同部位
site, receptor 受体位点(细胞膜的病毒附着点)
site; situs *n.* 位置,部位,位点;定……的位置 ‖ active ~, catalytic ~ 活性部位,催化部分 (酶分子的) / allosteric ~ 变构部位 (酶分子的) / antigenicbinding ~, antigen-combini; ~, combining ~ 抗原结合部位,结合部位 / binding ~ 结合部位 (酶分子的) / immunologically privilled ~s 免疫特殊部位 / operator ~ 操纵基因部位 / restrction ~ 限制部 / ~ placental 胎盘位置
sitfast *n.* 鞍(亚性)坏疽(马)
sitieirgia *n.* 拒食症
sitiologia; sitology *n.* 饮食学,营养学
sitiomania; sitomania *n.* ①贪食狂 ②间发性善饥
sitiophobia; sitophobia *n.* 进食恐怖,畏食
sito-; sitio- 食物
sitologia; sitology *n.* 饮食学,营养学
sitology *n.* 饮食学,营养学
sitomania *n.* ①贪食狂 ②间发性善饥
sitophobia *n.* 进食恐怖,畏食
sitostane *n.* 谷甾烷
sitosterol *n.* 谷甾醇 ‖ α-~ α-谷甾醇 / β-~ β-谷甾醇
sitotherapy; dietotherapy; alimento-therapy *n.* 饮食疗法,营养疗法
sitotoxin *n.* 食物毒素
sitotoxism *n.* 食物中毒,食品中毒
sitotropism; sitotaxis 向食性,趋食性 (细胞)向食性
situate *v.* 使位于,使处于 ‖ ~d 位于……的;处于某种境地的
situs; site *n.* 位置,部位,位点 ‖ ~ inversus viscerum 内脏逆位,内脏左右易位 / ~ perersus 内脏错位,内脏异位 / ~ solitus 内脏正位 / ~ transversus; ~ inversus viscerum 内脏逆位,内脏左右易位
sitution *n.* 情境,处境;形势,情境 (心理学上指作用于个体并影响其行为的身体、心理、社会与文化诸因素的总和)
sitz-bath [德] *n.* 坐浴
six *num.* 六
six-o-six; 606; arsphenamine 六〇六,胂凡纳明
Sixteen *num.* 十六
Sixteenth *num.* 第十六
Sixth *num.* 第六
Sixtieth *num.* 第六十
Sixty *num.* 六十
size *n.* 大小
Sjogren's disease (syndrome) [Henrick 瑞典眼科学家 1899 生]; **dacryosialoadenopathia atrophicans** 斯耶格伦氏病(综合征),泪腺涎腺萎缩病
Sjogren's syndrome 斯耶格伦氏病综合征(一种遗传病,出现智能缺陷、鱼鳞癣、痉挛性双瘫等)
Sjogren's syndrome 斯耶格伦综合征(病)(一种病因不明的综合征,常发生于中年或老年妇女,特点为干性角膜结膜炎、口腔干燥和结缔组织病(通常为类风湿关节炎)三联症。同样见 syndrome 项下 sicca syndrome)
Sjoqvist's method [John August 瑞典医师 1859—1939] 斯耶克维斯特氏法(尿中脲定量法)
SK streptokinse 链球菌激酶,链球菌致活酶 / substance K K 物质
sK cells 猪肾细胞(见 swine kidey cells,供检验病毒等用之)
skato-; scato- 粪,粪质
skatole *n.* 粪臭素,甲基吲哚
skatologic; scatologic *a.* 粪便(学)的
skatology; scatology *n.* 粪便学
skatophagy; scatophagy *n.* 食粪癖
skatosin *n.* 斯卡托辛(一种由蛋白衍化的碱)
skatoxyl *n.* 粪臭基
skatoxyl *n.* 羟甲基吲哚
skatoxylglycuronic acid 羟甲基吲哚葡萄糖醛酸
skatoxylsulfuric acid 羟甲基吲哚硫酸
skein *n.* ①染色质纽,丝球 ②线团,线球 ‖ ~ close 紧丝球 / ~s, Holmgren's; test ~s 霍姆格伦氏彩线,检色盲彩线 / ~ loose 松丝球
skeketal *a.* 骨骼的 ‖ ~ fluorosis 氟骨症
skelalgia *n.* 腿痛
skelasthenia *n.* 腿无力
skelatony [希] *n.* 腿血管紧张不足
Skelaxin [商名] *n.* 美他沙酮 (metaxalone)
skeletin *n.* 骨骼蛋白,骨骼胶 (无脊椎动物的胶状物质,包括几丁质、丝胶、海绵硬蛋白等)
skeletization *n.* ①极度消瘦,形消骨立 ②骨骼剥制法(去除软组织)
skeleto- [希] 骨骼
skeletogenous *n.* 成骨骼的
skeletogeny *n.* 骨骼形成,骨骼发生
skeletography [希] *n.* 骨骼论
skeletology *n.* 骨骼学
skeleton [希] *n.* 骨骼 ‖ ~ appendicular 四肢骨骼 / ~ axial 中轴骨骼(头与脊柱的骨骼;颅骨、脊柱骨、肋骨和胸骨) / ~ cardiacl; ~ of heart 心骨架,心脏架 / ~ cartilaginous 软骨性骨骼 / ~ cephalo-pharyngeal 头咽骨(蝇蛆) / ~ dermal; exoskeleton 外骨骼 / ~ extremitatis inferioris liberae; / ~ membri inferioris liberi 自由下肢骨骼 / ~ extremitatis superioris liberae; / ~ membri Ssuperioris liberi 自由上肢骨骼 / ~ trunci 躯干骨骼 / ~ visceral 内脏骨骼 (保护内脏的骨骼,如胸骨、肋骨、髋骨)
skeletonize; skeletonise *v.* 使成骨骼;把……节略成概要;节略
skeletonization of body 尸体白骨化
skeletopia; skeletopy *n.* 骨骼关联
Skene's catheter (Alexander J. C. 美妇科学家) 斯基恩氏导管(女

用玻璃留置导尿管)‖ ~ gland 斯基恩氏腺(女尿道旁腺)
skenitis *n*.(女)尿道旁腺炎
skenoscope *n*. 尿道旁腺镜
skeoscope *n*. 幼稚白细胞症,白细胞左移
skeptic *n*. 怀疑(论)者
skeptical *a*. 怀疑的
skepticism;skepticism *n*. 怀疑态度;多疑癖
skeptophylaxis *n*. ①微量免疫性 ②微量脱敏(感)法
sketch *n*. 略图,草稿;描;概略;给……绘略图;草拟,概述
skew *n*. ①斜的 ②斜视;偏斜的(概率分布不对称)
skewfoot *n*. 内收内翻跖(畸形)
skewness *n*. 偏斜
skia-;scia-(希)影(尤指X线的)
skiagram *n*. X线(照)片
skiagraph *n*. X线(照)片
skiagraphy *n*. X线照相术
skialytic[希] *a*. 脱影的
skiameter *n*. X线量测定器,X线量计
skiascope *n*. ①X线透视镜 ②视网膜镜
skiascopy *n*. ①X线透视检查 ②视网膜镜检查
skiatherapy;roentgenotherapy *n*. X线治疗,X线疗法
skill *n*. 技能,熟练 ‖ ~ed 有技能的,熟练的
Skillern's fracture(Penn Gaskell 美外科医师 1882 生)斯基勒伦氏骨折(桡尺骨合并骨折)
skim *n*. 撇去,撇清(液体表面的漂浮物);从……中提取精华;掠过;略读
Skimmia Thunb 茵芋属 ‖ ~ japonica / ~ melanocarpa Rehd. et Wils. 茵芋
skimmianine *n*. 茵芋碱
skimming *n*. 撇去,撇清
skin *n*. 皮(肤)‖ ~ alligator;ichthyosis sauroderma 鳄皮状鳞癣,重鳞癣 / ~ anserine 鹅皮 / ~ atrophic 皮萎缩 / ~ beaters';goldbeaters' ~ 动物肠衣 / ~ bronzed;melasma suprarenale(肾上腺性)青铜色皮病 / ~ chamois 麂皮,羚羊皮 / ~ congestive;dermathemia 皮充血 / ~ colloidion 火胶棉样皮(见于火胶棉样婴儿)/ ~ crocodile;ichthyosis sauroderma 鳄皮状鳞癣,重鳞癣 / ~ deciduous;keratolysis 角层分离 / ~ edematous 皮肤水肿 / ~ elastic;cutis hyperelastica;India-rubber ~ 弹力性皮肤,橡皮皮病 / ~ farmer's chronic actinic dermtitis 慢性光化性皮炎,慢性光激性皮炎 / ~ fish;ichthyisis(鱼)鳞癣 / ~ glossy 亮滑皮,滑泽皮 / ~ goldbeaters'动物肠衣 / ~ lax 皮肤松垂 / ~ goose 鹅皮 / ~ loose;dermatolysis 皮肤松垂 / ~ marmorated 大理石色皮(冷冻所引起的皮肤改变)/ ~ paaper;parchment / ~ 皮肤萎缩 / ~ parchment 皮肤萎缩 / ~ piebald 花斑,斑驳病 pig 猪革样皮,猪皮样皮 / ~ pigmentation of 皮肤色素沉着 / ~ porcupine 高起鱼鳞癣 / ~ rubber;cutis hyperelastica 弹力性皮肤,橡皮皮病 / ~ sailors' farmers' ~ 慢性光化性皮炎 / ~ scarf 表皮 / ~ sex 动情期皮肤 / ~ shagreen 鲨革样皮 / ~ true;corium;dermis;cutis vera 真皮 / ~ veal 犊肉样疹,面颈白斑病 / ~ wash-leather 麂革样皮肤,皮肤银质沉着 / ~ Weir Mitchekk 魏尔.密契尔氏皮肤(皮肤发红、光泽、出汗)/ ~ yava 胡椒性象皮病 / ~ yolk;vitelline membrane 卵黄膜 get under sb's / ~ 激怒某人 / ~ and bone(s) 瘦得皮包骨/under the ~ 在内心里,本质上
skin-bound *a*. 皮肤发紧的
skin-deep *a*. 表面的,肤浅的
skin-fold *n*. 皮肤皱襞
skin-graft *n*. 皮移植片
skin mesher 网状轧皮机
Skinner box(Burrhus Frederic Skinner)斯金纳箱(测试动物条件反射用的一种实验围栏,实验动物做一动作<如压杆>即可获得奖赏)
Skinner classification(C.N. Skinner)斯金纳分类法(一种以无牙间隙与剩余牙齿相互间位置关系为基础的部分无牙部分义齿的分类法)
Skinny *a*. ①皮的 ②消瘦的
Skiodan *n*. 斯基奥当,碘甲磺酸钠,([商名],X线造影剂)
skitron *n*. 阴影管(一种X线管)
skip *v*. 跳跃;(在学校里)跳级;略过
skirt *n*. 女裙;(常用复)边缘,外围
SKLI SK-like immunoreactive material 链球菌激酶样免疫反应性物质
skleriasis;scleriasis *n*. 睑硬结
sklero-;sclero- ①巩膜 ②硬化
Sklowsky's symptom[E.L. 德医师]斯克洛夫斯基水痘状(见于水痘)
Skoda's rale[Josef 奥医师 1805—1881]斯叩达氏罗音(支气管水泡音)‖ ~ sign 斯叩达氏征(胸膜大量积液或肺炎性实变时的一种听诊体征)/ ~ tympany;Skodaic resonance 斯叩达氏鼓音,斯叩达氏叩响
Skodaic(Josef Skoda) *a*. 斯叩达的 ‖ ~ resonance 斯叩达叩响(胸上部叩响增强而胸下部呈实音)
skole 以-skole 起始的词,同样见以 scole-起始的词
skoliosis *n*. 脊柱侧凸
skoliosometer *n*. 脊柱侧凸(测量)计
skopein to examine 合成观测计
skopometer *n*. 浊度计,视测浊度计
skoto-;scoot- 暗
skotogram;scotogram *n*. ①X线(照)片 ②暗室显影片
skotograph *n*. ①X线(照)片 ②暗室显影片 ③暗中写字器
skototaxis *n*. 趋暗性
skrjabinema ovis(skrjabin) 绵羊斯羊蛲虫(隶属于线虫纲 Nematoda)
SKSD streptokinase-streptodornase 链激酶—链脱酶
skull *n*. 头颅 ‖ ~ boat-shaped;scaphocephaly 舟状头(畸形)/ ~ brachycephalic 短头(畸形)/ ~ fenestrated 颅骨穿孔 / ~ hot cross bun;natiform ~ 臀状头 / ~ lacuna;craniolacunia 颅顶骨内面凹陷,蜂窝状头 / ~ maplike 地图样颅骨(一种X线征)/ ~ natiform 臀状头 / ~ open-roofed 颅裂(畸形)/ ~ steeple;tower ~;oxycephaly 尖头(畸形)/ ~ tower 尖头(畸形)/ ~ West's lacuna;Est-Engstler's / ~ 韦斯特氏蜂窝状头
skullcap;scullcap *n*. 美黄芩
skunk-cabbage;Dracontium foetidus;Symplocarpus foetidus Nutt. *n*. 臭菘
Skutsch operation(Felix 德妇科医师 1861—1951)斯库奇氏手术(一种输卵管切除术)
sky *n*. 天,天空;(常用复)天气
skylab *n*. 太空实验室
Slslyke *n*. 斯莱克(缓冲值单位)
sl. nomethionin. 硒蛋氨酸(硒取代疏原子的蛋氨酸;放射性型,用于检组织对蛋氨酸的摄入量)
slab;ointment *n*. 软膏板
slabber *n*. 涎,唾液
slablike *a*. 板状的,石板状的
slack *a*. ①松弛的 ②松弛
slacken *v*.(使)放松,(使)松弛;(使)缓慢
slag *n*. & *v*. 渣(-gg-)(使)成渣
slain slay 的过去分词
slake *v*. ①消,灭 ②消和(石灰)③松,缓和
slake *v*. 消除,使缓和;消和(石灰)
slaked-lime *n*. 消石灰,熟石灰
slam(-mm-)*v*. 使劲关;猛烈抨击 ‖ ~ the door(in sb's face)拒绝某人进入(或拒绝听取某人意见等)
SLAM scanrung laseracoustic micoscope 扫描激光声显微镜
slang *n*. 俚语,行话
slant *n*. ①斜面 ②斜面培养
slapping *n*. 掌拍法
slash *v*. 猛伤;砍伤;割伤
slaughter *v*. 屠宰;屠杀,残杀
slaughter-house *n*. 屠宰场
slave *n*. & *a*. 奴隶;从属的
slaver *n*. 垂涎;唾液
slay(slew,slain)*v*. 杀死,谋杀
sLE systemic lupus erythematosus 全身性红斑狼疮
SLE systemic lupus erythematosus 系统性红斑狼疮
sleep *n*. 睡眠 ‖ ~ active 主动睡眠 / ~ crescendo 渐强性睡眠 / ~ electric 电睡眠 / ~ frozen 局部冷冻疗法(治癌等)/ ~ hypnotic 催眠性睡眠 / ~ matin 晨眠 / ~ nonrapid eye movement / ~,NREM / ~,deep / ~,orthodox / ~ quiet / ~ slow wave / ~ synchronized / ~ 非快(速)眼动睡眠,深睡眠,正统睡眠,平静睡眠,(脑电)慢波睡眠,同步睡眠 / ~ paroxysmal;narcolepsy 发作性睡眠 / ~ passive 被动睡眠 / ~ prolonged;dauerschlaf;dauernarcose 延时睡眠,持续睡眠 / ~ rapid eye movement / ~,REM / ~ active / ~ desynchronized / ~ dreaming ~(D~),fast wave- / ~ paradoxical ~ 快(速)眼动睡眠,主动睡眠,非同步睡眠,做梦睡眠,(脑电)快波睡眠,反常睡眠(睡眠倒错)‖ twilight ~ 朦胧麻醉,半麻醉 / get to ~ 设法睡着 / go to ~ 入睡;(手、脚等)麻木 / ~ in 迟起,睡懒觉 / ~ off 以睡眠消除 / ~ on 把问题留到第二天解决 / ~er 睡眠者;卧车 / ~ temple 宿庙求梦(古希腊)/ ~ twilight;seminarcosis 朦胧麻醉,半麻醉
sleep-disorder *n*. 睡眠障碍
sleep-drunkenness *n*. 恍惚状态,醉梦状态
sleepiness *n*. 瞌睡,欲睡

sleeping sickness 非洲睡眠病
sleeping-sickness *n*. 昏睡病(①刚果锥虫病 ②昏睡性脑炎)
sleepless *a*. 失眠的 ‖ ~ly *ad*. / ~ness *n*.
sleeplessness; insomnia *n*. 失眠(症)
sleep-producing *a*. 安眠的,催眠的
sleep-talking; somniloquence *n*. 梦呓,梦语
sleep-walk *vt*.
sleep-walker *n*. 梦行者
sleep-walking *n*. 梦游,梦行(症)
sleepy *a*. 想睡的,催眠的
sleeve *n*. 袖子
sleeve-resection *n*. 袖形切除术
slelaeo-zoology *n*. 洞穴动物学
slender *a*. 细长的;微薄的;微弱的
slept sleep 的过去分词和过去式
slew slay 的过去式
SLI septic lung injurity 败血症性肺损伤/ splenic localization index 脾定位指数
slice *n*. 薄切片,切片 ‖ ~ tissue 组织切片
slicer *n*. 活组织切片
slick *a*. 滑的,光滑的;熟练的
slide *n*. 玻片,载物片 ‖ ~ Robinson-Cohen 罗—寇二氏散光测量盘
slide (slid, slid 或 slidden) *v*. & *n*. 滑,滑动,滑落;使滑动;滑道;滑板;幻灯片;(显微镜用)载(玻)片,载物片 ‖ let sth ~ 听其自然
sliding *a*. 滑动的,可调节的
slight *a*. 细长的,瘦小的;微小的,少量的;轻视的 ‖ ~ly *ad*. / ~ness *n*.
slijmziekte *n*. 花生枯萎病
slim(-mm-) *a*. 细长的,瘦小的(-mm-)(用运动、减食等)减轻体重变苗条 ‖ ~ly *ad*. / ~ness *n*.
slimmin *a*. & *n*. 减食疗法;减轻体重的
slin *n*. 黏泥,黏质物
sling *n*. & *v*. 投;吊索;悬带 (slung) 吊起 ‖ ~ arm 臂悬带 / ~ Christopher 克里斯托夫氏悬带(前臂悬带)/ ~ clover-leaf 三头悬带 / ~ Glisson's 格利森氏悬带(颈项脊柱牵伸悬带)/ ~ of lenticular nucleus; ansa nucleilenticularis 豆状核悬带,豆状核袢 / ~ Rauchfuss' 劳赫富氏(脊柱)悬带 / ~ and swathe 悬带和绷带(用于肱骨上端骨折)
slip (-pp-) *v*. & *n*. 滑动,滑跳滑掉;疏忽;(健康等方面) 变坏;使滑动;被……忽略;使脱臼,滑动,滑倒;意外事故;疏忽,失误 ‖ shoulder ~ 肩肌腱炎(马)/ let~ 错过(机会等);无意中说出
slipper *n*. 拖鞋
slippery *a*. 滑的;不可靠的,(问题等)要小心对待的
slit *n*. 裂隙 ‖ ~ genitourinary; urogenita; opening 尿生殖裂隙,尿生殖口 / ~ gill; gill cleft; branchial cleft 腮裂 / ~ spiracular 气门隙,气孔隙
slit-lamp *n*. 裂隙灯
slitter *n*. 纵断器 / ~ crown; capcrown~ 破冠器
slit-ultramlicroscope *n*. 线隙超显微镜
sliver *n*. & *v*. 碎片;把……切成薄片;分裂,切开
slnaovial shelf 滑膜棚架
SLSEP short-latency somatosensory evoked potential 短潜伏期体感诱发电位
Sloan incsion [Guy Arthur 美外科医师 1889 生]斯隆氏切口(腹上部切开)
slobber *n*. & *v*. 流涎;涎
slobbering *n*. 垂涎
sloe; Prunus spinosa *n*. 黑刺李
slogan *n*. 口号,标请
slop *n*. 泥浆,(复) 污水;人体排泄物;(尤措供病人吃的) 液体食物
slope *n*. 斜面;斜率,斜度,坡度 *v*. (使)倾斜 ‖ ~ mesial 近中斜面
slot *n*. 槽(沟)缝;狭通道 (-tt-);开槽 ‖ ~ articulator condylar 架髁槽
sloth *n*. 懊情 ‖ ~ 氰ⅡIo
slough *n*. (蛇等蜕皮的) 皮,壳;腐肉,腐痢;(蛇等)蜕皮;(痂等)脱落;蜕落;抛弃 ‖ (off) ~y *a*.
slough *n*. 泥沼;死水区
sloughing *n*. 腐肉形成,腐肉分离
slow *a*. 慢的;迟钝的;(使) 慢下来 ‖ ~ly *ad*. / ~ness *n*.
slow phase volocity 慢相速度
slow reacting substances 缓慢作用性物质(简称 sRs 即 leukotriene C4, D4)
slow release tablet 缓释锭剂
Slow-Fe [商名] *n*. 硫酸亚铁 (ferrous su1fate)
Slow-K [商名] *n*. 氯化钾(potassium chloride)
Slow-Mag [商名] *n*. 氯化镁 (mag-nesium chloride)
slows; trembles; milk sickness *n*. 震颤病(牛羊),乳毒病(人)
slow-wave sleep 缓波型睡眠
slrawberry crinkle rhabdovirus 草莓皱缩弹状病毒
sludge *n*. 淤泥,污泥,泥浆 ‖ ~ activated 活性污泥 / ~ dewatered 干污泥,除水污泥 / ~y 有淤泥的,淤泥多的
sludge-tank *n*. 污泥池,粪池 ‖ ~ activation; bio-aeration 污泥池灌气法,生物曝气法
sludging *n*. 淤沉,沉积 ‖ ~ of blood(血管内)血液沉积
slug *n*. 蛞蝓,蜓蚰
slugish *a*. 懒惰的;缓慢的;迟钝的;呆滞的
slum *n*. 贫民区
slumber *n*. 微睡,睡眠,睡 ‖ ~ ous, slunbrous 瞌睡的;使人瞌睡的
slung sling 的过去式和过去分词
slur *n*. 淤浆,泥浆
slur (-rr-) *v*. 忽视,略过;含糊地发(音);污点;毁谤
slyke *n*. 斯莱克(缓冲值的单位,自 D.D. Van Slyke 缓冲分析先驱者得名,缩写 sl)
Sly's syndrome (William S. Sly) 斯赖综合征(β-葡糖苷酸酶缺乏引起的黏多糖病,其生化特征为尿内排泄硫酸皮肤素和硫酸乙酰肝素,粒细胞中有颗粒状包涵体.1~2 岁之间发病,伴有轻度到中度胡尔勒〈Hurler〉样特点,其中包括多发性骨发育障碍、鸡胸、内脏巨大、心脏杂音、身材矮小和中度精神发育迟缓,也存在较轻的类型,亦称黏多糖病Ⅷ型,葡糖苷酸酶缺乏症)
Sm samarium 钐(62 号元素)
SM somatomedin 生长介素,生长调节素,促生长因子/ surface microscopy 表面显微镜术
SMA 12 / 60 Sequential Multiple Analyzer 顺序多项分析器 12 / 60 (一种自动化化学装置的[商名],60min 内可测定 12 种物质的浓度,并以固定顺序报告检验结果,所测定的物质为钙、无机磷、葡萄糖、尿素氮、尿酸、胆固醇、总蛋白、白蛋白、总胆红素、碱性磷酸酯酶、乳酸脱氢酶和天冬氨酸转氨酶)
SMA 6 / 60 Sequential Multiple Analyzer 顺序多项分析器 6 / 60 (一种自动化化学装置的[商名],60min 内可测定血清内 6 种物质的浓度,并以固定顺序报告检验结果,所测定的物质为肌酸酐或葡萄糖、尿素氮、氯化物、二氧化碳、钠和钾)
Smack *n*. 滋味;少量;微有(某)味 (of)
sMAF smooth muscle activating factor 平滑肌激活因子 /specific macrophage amung factor 特异性巨噬细胞武装因子 /specific microphage arming factor 特异性巨噬细胞武装因子
small *a*. 小的,少的;琐细的;小型的;细小的;(背部的) 狭小部分;(复) 小件衣服 (手帕等) ‖ feel ~ 觉得惭愧,觉得渺小 / in a~ way 小规模地;俭朴地 / ~ wonder 不足为奇,当然
smallpox; variola *n*. 天花,痘疮 ‖ ~ black; hemorrhagic / ~ 黑痘,出血性天花 / ~ bovine; vaccinia 牛痘 / ~ Canadian; horse pox 马痘 coherent~ 融合性天花 / ~ cojerent 集合性天花 / ~ confluent 融合性天花 / ~ discrete 分离性天花 / ~ emphysematous 空疱性天花,空疱性变痘 / ~ equine; horse pox 马痘 / ~ hemorrhagic; black 出血性天花,黑痘 / ~ inoculation 接种痘,接种天花 / ~ malignant 恶性天花 / ~ mild 轻型天花 / ~ modified; varioloid; midtigated~ 轻天花,变形天花 / ~ ovine; ovinia 羊痘 / ~ petechial 淤点痘,淤点天花 / ~ Sanaga; alastrim 乳白痘,类天花 / ~ varicelloid 水痘样天花 / ~ Warty 疣状天花 / ~ West Indian; alastrim 乳白痘,类天花
smaragdina mandzhura(Jacobson) 酸枣光叶甲(隶属于肖叶甲科 Eumolpidae)
smart *n*. 刺痛;感痛苦;刺痛;痛苦;刺痛的;剧烈的;灵巧的;漂亮的 ‖ ~ly *ad*. / ~ness *n*.
smash *v*. 打碎;粉碎;使(原子或原子核)发生裂变;
smatter *n*. 肤浅的研究;肤浅的知识 ~ ing 肤浅的知识;少量
SMC selenomethylnorchoesterol 硒甲基降胆固醇
sMC smooth muscle cell 平滑肌细胞
Smear *n*. & *v*. 涂片;涂,敷;弄脏;涂去;被涂污;污点 ‖ ~ blood 血涂片 / ~ stain 染色涂片 / ~ vaginal 阴道涂片
Smee cell [Alfred 英外科医师 1818—1877]斯米氏电池
smegma *n*. 阴垢,包皮垢 ‖ ~ clitoridis 阴蒂垢 / ~ embryonum 胎垢,胎儿皮脂 / ~ praeputii 包皮垢
smegmatic *a*. 阴垢的,包皮垢的
smegmolith [希] *n*. 包皮垢石
smell *v*. & *n*. ①嗅觉,嗅 ②气味
smell-brain; rhinencephalon *n*. 嗅脑
Smelliie's method [William 英产科医师 1697—1763]斯梅利氏法

(儿头后出时的持胎法)‖ ~ scissors 斯梅利氏剪(外刃颅骨剪)
SmIg surface membrane immunoglobulin 膜表面免疫球蛋白
Smilacaceae *n*. 菝葜科
smilacin［希］*n*. 菝葜皂甙
Smilacina Desf. 鹿药属 ‖ ~ japonica A. Gray 鹿药 / ~ racemosa 总状鹿药
Smilax china L.; japonica(Kunth) Gray 菝葜［植药］药用部分:根状茎、叶
Smilax ferox wall. 刺草薢［植药］药用部分:根状茎
Smilax glabra Roxb. 光叶菝葜［植药］药用部分:根茎—土茯苓
Smilax glabra Roxb. var. concolor (C. H. Wright) Wang et Tang 蓝果土茯苓［植药］药用部分:根状茎
Smilax L.［拉;希］*n*. 菝葜属 ‖ ~ aristolochiaefolia 墨西哥菝葜 / ~ china non L.; / ~ faurei Levl. 菝葜 / ~ glabra Roxb. 光菝葜,土茯苓 / ~ lanceaefolia 批针叶菝葜 / ~ medica; sarsaparilla 洋菝葜 / ~ officinalis; sarsaparilla 洋菝葜 / ~ pseudo-china 竹叶菝葜,土茯苓 / ~ sieboldi Miq. 黏鱼须 / ~ sinensis 白菝葜
Smilax lanceaefolia Roxb. var. opaca *a*. DC. 峭色土茯苓［植药］药用部分:根状茎—白茯苓
Smilax mairei LevL 滇红菝葜［植药］药用部分:根状茎
Smilax nigrescens Wang et Tang 黑叶菝葜［植药］药用部分:根状茎—铁丝灵仙
Smilax pekingensis *a*. DC. 北京菝葜［植药］药用部分:根状茎—铁丝灵仙
Smilax scobintcaulis C. H. Wright 黑刺菝葜［植药］药用部分:报状茎,根-铁丝灵仙
Smilax siderophylla Hand.-Mazz. 白草薢［植药］药用部分:根状茎
smile *v*. & *n*. 微笑;以微笑表示;微笑;喜色
smirch *v*. & *n*. 弄脏,污点
smite *v*. 重击;(疾病等)侵袭
smith *n*. 铁匠,锻工
Smith's disease［Eustace 英医师 1835—1914］史密斯氏病(黏液性结肠炎)‖ ~ sign 史密斯氏征(支气管淋巴结增大时的一种听诊体征)
Smith's dislocation［Robert William 爱外科医师 1807—1873］史密斯氏脱位(跖骨和第一楔骨的脱位)‖ ~ fracture 史密斯氏骨折(桡骨下断骨折)
Smith's incision［Richard Root 美外科医师 1869—1940］史密斯氏切开术(乳房切开术)
Smith's method 史密斯氏法(红细胞沉降试验)
Smith's operation[1]［Henry 英外科医师 1823—1894］史密斯氏手术(内障囊外摘除术)
Smith's operation[2]［Nathan 美外科医师 1762—1829］史密斯氏手术(膝切折断术:未成熟的白内障连同一个完整的囊一起摘除)
Smith's phenomenon［Theobald 美病理学家 1859—1934］史密斯氏现象(过敏现象:应用于标定白喉抗毒素的豚鼠,由于注射少量血清,对血清极为易感,在几周后如注射较大剂量的相同血清,可迅速导致死亡)
Smith's suprarenal sarcoma; Smith's syndrome 史密斯氏肾上腺肉瘤,史密斯氏综合征
Smith's test［Walter George 爱医师 1844—1932］史密斯氏试验(检胆色素、前凝血酶时间)
smithereens(复)*n*. 碎片 ‖ (in)to ~ 粉碎,彻底毁环
Smith-lemli-opitz syndrome David W. smith; Lucblemli; John M. Opitz 史—莱—奥综合征(一种遗传性综合征,作为常染色体隐性性状遗传,特征为多种先天性异常,其中包括小头、智力迟钝、肌张力减退、男性生殖器发育不全、短鼻与鼻孔前倾、第 2 及第 3 趾并趾畸形等)
smith-Petersen nail［Marius N. Smith. Petersen］史密斯—彼得森钉(股骨颈骨折时用以固定股骨头的三刃钉)
Smith-Petersen nail［Marius Nygaard 美矫形外科医师 1886—1953］史密斯—彼得逊氏钉(三刃钉)
Smith-Petersen nail-Hodge pessary 史—霍二氏子宫托
Smith-Pitfield method［John Blackburn Smith 爱病理学家 1865—1928; Robert L. Pitfield 美医师 1870—1942］史—皮二氏法(鞭毛染色法)
Smith's solution of bromine 史密斯氏溴溶液
Smith's spasm; hephestic hemiplegia 锻工痉挛,锻工偏瘫
Smith's test(Walter G Smith)史密斯试验(检胆色素)
smithsonite *n*. 菱锌矿
Smith-Strang disease(Allan J. Smith; Leonard B. Strang)史—斯病,蛋囊酸吸收障碍综合征(即 methionine malaborption syndrome,见 syndrome 项下相应术语)
Smithwick's operation; lumbo-dorsal splanchnicectomy［Reginald Hammerick 美外科医师 1890 生］史密斯维克氏手术,腰背神经切除术
smitten smite 的过去分词
smog *n*. 烟雾
smoke *n*. 烟,烟尘;烟气,吸烟;硝烟;抽烟 *v*. 用烟熏,用烟熏法驱(虫等);抽(烟等)‖ go up in ~ 化为乌有 / ~ out 用烟熏出;查出 / ~ er 吸烟者 / ~ liquid; pyroligneous acid 木醋酸,焦木酸
smoking *n*. ①烟熏 ②吸烟
SMON subacute myelo-opticoneuropathy 亚急性脊髓视神经病
smooth *v*. & *a*. 平滑的,光滑的;平稳的;(液体等)调匀的;使光滑;平整;消除;交平滑;变缓和 ‖ ~ly *ad*.
smooth muscle 平滑肌
smote smite 的过去式或过去分词
smother *v*. (使)窒息;忍住;浓烟,窒息状态 ‖ ~y *a*. 令人窒息的
smothering *n*. 闭塞口鼻窒息(闷死)
smoulder *n*. 熏烧;淤积
SMφ suppressor macrophage 抑制性巨噬细胞
SMR sensorimotor rhythm 感觉运动节律/ standard mortality (or morbility) ratio 标化死亡率(或发病率)比
smudging *n*. 子音不清
smuge *n*. & *v*. 污点,弄污;(使)模糊
smut *n*. ①黑穗病 ②污斑 *v*. (-tt-) 弄脏;使(农作物)患黑穗病;患晨穗病 ‖ ~ corn 玉蜀黍黑穗病 / ~ rye; ergot 麦角
smutch *n*. & *v*. 弄脏;污点;污物
Sn stannum *n*. 锡(50 号元素)
sn- 为 stereospecific numbering 的简写,立体特异编排(比为化学前缀,用以表示甘油衍生物的立体异构体)
snag *n*. 牙余块;残干;所牙,意外障碍
snail *n*. 蜗牛,小螺
snake *n*. 蛇 ‖ brown ~ 褐蛇 / cabbage ~ 甘蓝蛇 / ~ coral 珊瑚蛇(美洲的小毒蛇)/ ~ cottonmouth 水生铜头蝮蛇 / ~ crotalid 响尾蛇 elapid ~ 眼镜蛇 / ~ grass 游蛇 / hair ~ 毛蛇 / harlequin ~ 花斑眼镜蛇 / ~ sea 海蛇 / ~ tiger 虎蛇(澳洲的一种锦蛇属毒蛇)/ venomous ~ 毒蛇 / viperine ~ 蛇
snake-bite *n*. 蛇咬伤
snakeroot; serpentaria *n*. 美蛇根,蛇根马兜铃 ‖ ~ black; cimicifuga 美升麻,黑升麻 / ~ Canada; Asarum canadense 加拿大细辛 / ~ Seneca; senega 美远志 ~ smaller white; Eupatorium aromaticum 小白蛇根 / ~ Texas; Aristolochia reticulata 得克萨斯蛇根,网叶马兜铃 ~ Virginia; serpentaria 美蛇根,蛇根马兜铃 / ~ white; Eupatorium aromaticum 白蛇根,荨麻叶佩兰
snake-stone *n*. 蛇石
snakeweed; Euphorbia pilulifera L. *n*. 治喘蒡,洋大戬草
snakewort; bistorta *n*. 拳参(根)
SNAP sensory nerve action potential 感觉神经动作电位
snap *v*. & *n*. 弹响,锐声;咬;绷断;(使)发短促尖锐声;弹响,锐声 ‖ ~ opening 开瓣锐声(左房室瓣)/ ~ to it, ~ it up 赶快
snap-finger; snapping finger; trigger-finger *n*. 扳机状指,弹响指
snapping thumb 弹响拇指
snapping hip 弹响髋
snare *n*. 勒除器 ‖ ~ cautery; hot ~ 烧灼勒除器,热勒除器 / ~ cold 冷勒除器 / ~ galvanocaustic; galvanic ecraseur 电烙勒除器,电烙绞勒器 / ~ hot; galvanocaustic ~ 热勒除器,电烙勒除器 / ~ Jarvis's 贾维斯氏勒除器 / ~ wire; wire loop 金属线勒除器,钢丝套圈
snarl *v*. (使)缠结;缠结;混乱,错杂
snatch *v*. 攫取,抢夺
snatching *n*. 攫取,抢夺 ‖ body ~ 偷盗尸体,盗尸
snatchy *a*. 断断续续的,不连贯的
snbharmonie *n*. 次谐波,分谐波
snbtiltryptasin *n*. 枯草胰蛋白酶素
Sneddo-Wilkinson disease (Lan Bruce Sneddon; Darrell Sheldon Wilkinson) 斯—威病,角层下脓疮性皮痛
Sneeze *v*. 打喷嚏;喷嚏 ‖ not to be / ~ dat 不可轻视,值得考虑
sneezing; sternutation *n*. 喷嚏
Snell's law[1] (Willebrord van Roijen Snell) 斯涅耳定律(对于两个已知的介质,其入射角的正弦对折射角的正弦呈恒定关系)
Snell's law[2] (Simeon 英眼科学家 1851—1909)斯内耳氏定律(笛卡儿氏定律)
Snellen's reform eye (Hermann 荷眼科学家 1834—1908)斯内伦氏假眼(空心假眼)‖ ~ test 斯内伦氏试验(检一侧诈盲及视力)/ ~ test-type; / ~ type 斯内伦氏(试)标型(视力表)

Snellen's chart (Hermann Snellen) 斯内伦视力表(检视敏度)
SNGFR single nephron glomerular filtration rate 单个肾单位肾小球滤过率
snide *a*. 假的,伪造的;不诚实的;低劣的
Snider match test (Thomas H. Snider) 斯奈特火柴试验(一种肺通气量筛选试验:将普通书夹式火柴点燃近半,置于距患者口腔15 cm处,嘱其深吸气后张嘴呼气熄灭火柴)
sniff *v*. (有声音地)以鼻吸气,嗅;蔑视(at);用力吸,嗅;觉察出;鼻吸气(声),嗅 ‖ ~er *n*. 嗅探器
Sniffle *v*. & *n*. (一再)抽鼻子,发声地吸气抽鼻子(声)
snip (-pp-) *n*. 剪;剪下的小片,片段
snivel (-l⟨l⟩-) *v*. 流鼻涕;啜泣
snkinetic *a*. 联带运动的
SNM Society of Nuclear Medicine 核医学会
snow; carbon dixide *n*. 二氧化碳雪(干冰,固态二氧化碳,有时用于冷冻手术) ‖ ~y *a*.
snowblind *a*. 雪盲的
snow-blindness *n*. 雪盲
snowstorm *n*. 雪暴,暴风雪
snperordinary *a*. 优良的,高级的,超正常的
SNP sodium nitroprusside 硝普钠
snRNA small nuclear RNA 核内小分子核糖核酸
snRNP small nuclear ribonucleoprotein 核内小分子核糖核蛋白
SNS sympathetic nervous system 交感神经系统
snuff *n*. 鼻吸药,鼻剂;嗅;气息;鼻烟;嚷剂.鼻吸药 ‖ ~ catarrh 黏膜炎鼻吸药,卡他嗅剂 / ~ Ferrier's 弗里尔氏鼻吸药(含吗啡、铋) / ~ white 白鼻吸药(含可卡因、薄荷脑)
snuff-box, anatomist *n*. 鼻烟窝(拇背面的凹)
snuffles *n*. 婴儿鼻塞(先天梅毒)
so *conj*. 这样,那样;如此地;同样;对,不错;非常,很;所以;因而,结果是;以便;使得 *pron*. 这样,如此 ‖ and ~ on (或 and ~ forth)等等 / even ~ 虽然如此,即使如此 ‖ ever ~ 非常 / just ~, quite ~ 正是如此,一点不错 / or ~ 大约,将近 / ~ and ~ only 只有这样(才) / ~ as 只要 / ~ as to 使得;以便,以致 / ~ ...as to 如此……以致 / ~ far from 非但不- / ~ much ~ that 到这样程度以致 / ... ~ much the...[后接形容词比较级]那就更了 / ~ that 为的是,使得;结果是,以致 / ~ ... that...如此……以致……;如此……使得…… / ~ to speak (或 ~ to say)可以这么说;打个譬喻说
S/O suspect of 可疑
SO the spheno-occipital synchondrosis 蝶枕软骨结合(头颅测量学名词,蝶骨与枕骨结合处的最高点)
soak *v*. & *n*. 浸湿,湿透;吸收,吸入;浸泡;渗透;浸泡液
soakage *n*. 浸湿性;吸水量
soamine; sodium paraaminophenylarsonate 苏阿明,对氨基苯胂酸苯
SOAP 护理计划(一种将面向问题记录⟨problem-oriented record,见record 项下相应术语⟩中的病程记录⟨progress notes⟩记录下来的过程使之概念化的方案,S 表示取自患者等人的主观数据⟨subjective data⟩,O 为观察、体检、诊断等的客观数据⟨objective data⟩,A 为对患者的评价⟨assessment⟩,P 为患者护理计划⟨plan⟩)
soap *n*. 肥皂,皂 ‖ ~ animal; sapo domesticus 兽脂皂,家用皂 / ~ arsenical 砷皂 / ~ carbolic 石炭酸皂(俗称卫生皂,药皂) / ~ castile 橄榄皂 / ~ curd; sapo domesticus 兽脂皂,家用皂 / ~ disinfectant 消毒皂 / ~ domestic; animal ~ 家用皂,兽脂皂 / ~ floating 浮皂 / ~ green 绿皂,软皂 / ~ guaiac 愈创木酚钾皂 / ~ hard; soda / ~ 硬皂,钠皂 / ~ hard water; marine ~ 硬水用皂,海水用皂 / ~ insoluble 不溶性皂 / ~ liquid 液体皂,肥皂溶液 / ~ matine 海水用皂,硬水用皂 / ~ McClintock's 麦克林托克氏皂(一种含有汞盐的消毒用皂) / ~ potash; soft / ~ 钾皂,软皂 / ~ salt-water; marine / ~ 盐水用皂,海水用皂 / ~ soda; hard / ~ 钠皂,硬皂 / ~ soft; sapo mollis medicinalis green / ~ 软皂,药用软皂,绿皂 / ~ soft, medicinal; sapo mollis medicinalis 药用软皂 / ~ soluble 可溶性皂 / ~ Starkey's 斯塔基氏皂,松节油钾皂 / ~ superfatted 多脂皂 / ~ tallow; animal / ~ 牛脂皂,动物皂 / ~ transparent 透明皂 / ~ zinc 锌皂 no / ~ 毫无结果,
soap-bark; quillaja *n*. 皂树皮
soap-cyst; butter-cyst *n*. ①黄油样囊肿 ②乳腺潴留囊肿
Soap-root; Yucca *n*. 丝兰[植物属]
soapsuds (缩 s.s.) *n*. 起泡,肥[皂]水
soapwort; Saponaria officinalis L *n*. 肥皂草
sobbing *n*. 呜咽
sober *a*. 清醒的,未喝醉的;有节制的,适度的;严肃的;合理的;使清醒 ‖ ~ly *ad*. / ~ness *n*.
sober-minded *a*. 清醒的;严肃的 ‖ ~ly *ad*. / ~ness *n*.
sobpulse *n*. 次脉冲,子脉冲
sobriety *n*. 清醒;节制;冷静
sobsob [s 油] (-bb-) Uj 呜 I 图
so-called *a*. 所谓的
socaloin *n*. 索科芦荟甙
sociable *a*. 好交际的;友善的,可亲的 ‖ sociably *ad*. / sociability *n*.
social *a*. 社会的;社交的;社会性的,群居的 ‖ ~ly *ad*.
social parotidis 副腮腺
sociality *n*. 社交性;社交行为;社会性,群居性
socialization *n*. 社会化
socialize *n*. 使社会化
society *n*. 社会;团体,(学)会,社;(生物)群集
socimetry [拉] *n*. 社会测验学(测验人类社会行为的一种社会学分科)
socioacusis *n*. 社会性听力减退,社会性重听 ‖ sociobiologic(al) *a*.
sociobiologist *n*. 社会生物学家
sociobiology *n*. 社会生物学
sociogenic *a*. 社会原性的
sociology *n*. 社会学
sociomedical [拉] *a*. 社会医学的 ‖ sociometric *a*.
sociopath *n*. 反社会者(一种精神病人)对抗社会性病态人格者 ‖ ~ic *a*. 反社会的
sociopathy *n*. 对抗社会性病态人格;社会病态
sociopharmacology *n*. 社会药理学
sociotherapy *n*. 社会(适应)治疗
sock ([复]socks 或 sox) *n*. 短袜
socket *n*. 槽,臼,窝 ‖ ~ bone 骨臼 / ~s dry 干槽症(牙槽窝骨髓炎) / ~ of eyeball 眼窝
sockets, tooth 牙槽
socordia [拉 folly]; **hallucination** *n*. 幻觉
soda *n*. 苏打,碳酸钠 ‖ ~ baking; sodium bicarbonate 小苏打,碳酸氢钠,重碳酸钠 / ~ caustic; sodium hydroxide 苛性钠,氢氧化钠 / ~ chlorinated 含氯苏打 / ~ cum calce 碱石灰 / ~ mint 苏打明,苏打薄荷片 / ~ minter; sodium nitrate 智利硝石,硝酸钠 / ~ tartrated; Rochelle salt 酒石酸钾钠,罗舍耳盐 / ~ washing; sodium carbonate 洗衣碱,碳酸钠
sodamide; sodium amide *n*. 氨基钠
sodemia; natremia *n*. 钠血[症]
sodiarsphenamine; sodium arsphenamine 胂凡纳明钠
sodic *a*. ①苏打的 ②钠的
sodii [拉] (sodium 的所有格) *n*. 钠(11 号元素) ‖ ~ bicarbonas 碳酸氢钠 / ~ nitras 硝酸钠
sodio- (拉 sodium; natrium 钠)钠
sodiocaffeine sulfonate 磺酸钠咖啡因
sodiocitrate *n*. 枸橼酸钠盐
sodiotartrate *n*. 酒石酸钠盐
sodiotheobromine salicylate 水杨酸钠可可豆碱
SOD superoxide dismutases 超氧化物歧化酶
SODs serum superoxide dismutases 血清超氧化物歧化酶
sodium (所有格 sodii) (缩 Na) *n*. 钠(11 号元素) ‖ ~ acetate 醋酸钠(用于全身性与泌尿系的碱化剂,亦用于祛痰和利尿) / ~ acetrizoate; urokon / ~ 醋碘苯酸钠,乙酰氨基三碘苯甲酸钠,乌洛康钠(用于尿路、胆道及心血管造影) / ~ acetyl-anilarsenate; arsenthran 邻乙酰氨基苯甲胂 SS 酸钠 / ~ acetylsalicylate 乙酰水杨酸钠,醋柳酸钠 / ~ acetysulanilate; cosaprin 乙酰氨基苯磺酸钠,科沙普林 / ~ acid phosphate; / ~ biphosphate 酸性磷酸钠,磷酸二氢钠 / ~ alginate 海草酸钠,藻胶酸钠 alizarinsulfonate 茜素磺酸钠,茜素红 / ~ alum 钠(明)矾,硫酸钠铝 / ~ alurate 阿鲁赖特钠,丙烯异丙基巴比土酸钠 / ~ amalgam 钠汞合金,钠汞剂 / ~ amide 氨基钠 / ~ aminoarsenate 氨基砷酸钠 / ~ p-aminohippurate 对氨基马尿酸钠 / ~ paminophenylarsonate; atoxyl 对氨基苯胂酸钠,阿托克西耳 / ~ aminosalicylate 氨基水杨酸钠 / ~ paminosalicylate 对氨基水杨酸钠(抗结核药) / ~ amytal 安密妥钠,戊巴比妥钠 / ~ anhydromethylene-citrate 去水亚甲基枸橼酸钠 / ~ anisate 洋回香酸钠,对甲氧基苯甲酸钠 / ~ anthracene endosuccinate(缩 AES)内琥珀酸钠茵(致癌物质) / ~ antimony- gluconate 葡萄糖酸锑钠,(治黑热病的五价锑剂) / ~ antimony mannitol; / ~ mannitol-stibinite 甘露醇锑钠(抗黑热病药) / ~ antimonyltartrate; antimony / ~ tartrate 酒石酸锑钠(治锥虫病) / ~ antimonylthioglycollate 巯基乙酸锑钠 / ~ arsanilate; atoxyl 氨基苯胂酸钠,阿托克西耳 / ~ arsenate 砷酸钠 / ~ arsenate, exsiccated 干燥砷酸钠 / ~ arsenophenolamine 胂凡纳明钠 / ~ arsphenamine 胂凡纳明钠 / ~ ascorbate 抗坏血酸钠 / ~ aurate 金酸钠 / ~ aurochloride 金氯化钠 /~ aurothiosulfate;

gold / ~ thiosulfate 硫代硫酸金钠 / ~ azide 迭氮化钠 / ~ barbital 巴比妥钠 / ~ barbiturate 巴比土酸钠 / ~ benzoate 苯甲酸钠(防腐药,亦用于肝功能试验) / ~ benzousulfimide; saccharin / ~ 苯甲酰磺酰亚胺钠,糖精钠 / ~ biborate;/ ~ borate(重)硼酸钠,硼砂 / ~ bicarbonate 碳酸氢钠,重碳酸钠 / ~ bicarbonate, saccharated 含糖碳酸氢钠 / ~ biphosphate 磷酸二氢钠(抗高血钙药,尿酸化药) / ~ bismuth iodide 碘化铋钠 / ~ bismuth thioglycollate 巯基乙酸铋钠 / ~ bismuthyl tartrate 酒石酸铋钠 / ~ bisulfate 硫酸氢钠,酸性硫酸钠 / ~ bisulfite 亚硫酸氢钠(用作各种药物制剂的抗氧化剂) / ~ biurate; acid / ~ urate 酸性尿酸钠,重尿酸钠 / ~ borate 硼酸钠,硼砂(用作药物制剂的碱化剂,亦用于洗剂、含漱液和漱口药) / ~ borobenzoate 硼苯甲酸钠 / ~ borosalicylate 硼水杨酸钠 / ~ bromide 溴化钠 / ~ n-buty ethyl barbiturate 正丁基乙基巴比土酸钠 / ~ cacodylate 臭胂酸钠,二甲胂酸钠(从前用于治结核、贫血、疟疾等) / ~ caffeine sulfonate 磺酸钠咖啡因 / ~ calcium edetate, ~ calcium edeate 依地酸钙钠,依地酸二钙钠,乙二胺四乙酸钙钠,解铅乐(金属中毒解毒药) / ~ cantharidate 斑蝥酸钠 / ~ caprylate 辛酸钠(治皮肤真菌病) / ~ carbolate 石碳酸钠 / ~ carbonate 碳酸钠(用于药物制剂的碱化剂) / ~ carbonate, dried 干燥碳酸钠 / ~ carbonate, monohydrated 一水合碳酸钠 / ~ carboxymethylcellulose 羧甲基纤维素钠 / ~ caseinate 酪蛋白酸钠 / ~ cellulose phosphate 磷酸纤维素钠(用于治疗复发性肾磷酸钙结石) / ~ cevitamate; ~ ascorbate 抗坏血酸钠 / ~ channel 钠管道/ ~ chlorate 氯酸钠 / ~ chloride 氯化钠 / ~ chloroborate 氯鹏酸钠 / ~ cholate 胆酸钠 / ~ cinnamate 肉桂酸钠 / ~ citrate 枸橼酸钠 / ~ citrobenzoate 枸橼苯甲酸钠 / ~ citrophosphate 枸橼磷酸钠 / ~ citrotartrate, effervescent 泡藤枸橼酒石酸钠 / ~ cresylate 甲酚钠 / ~ cyanide 氰化钠 / ~ deficit 缺钠 / ~ dehydrocholate 脱氢胆酸钠 / ~ diethylbarbiturate 二乙基巴比土酸钠 / ~ dihydrogen phosphate 磷酸二氢钠 / ~ diiodosalicylate 二碘水杨酸钠 / ~ dimethylarsenate;/ ~ cacodylate 二甲胂酸钠,臭胂酸钠 / ~ dioxide; ~ peroxide 二氧化钠,过氧化钠 / ~ 5,5-diphenylhydantoinate 5,5-二苯基内酰脲钠 / ~ dithiosalicylate 二硫代水杨酸钠 / ~ estrine sulfate 硫酸钠雌酮 / ~ ethylate 乙醇钠 / ~ ethylsulfate 乙硫酸钠 / ~ fluoride 氟化钠 / ~ flluoro-aluminate 氟铝酸钠 / ~ fluorosilicate 氟硅酸钠 / ~ flluosilicate;/ ~ silicofluoride 氟硅酸钠,硅氟化钠 / ~ folate 叶酸钠(用于治各种贫血及口炎性腹泻) / ~ formaldehyde sulfoxylate 甲醛次硫酸钠 / ~ formate 甲酸钠,蚁酸钠 / ~ fusidate; fucidin 梭连孢酸钠,褐霉酸钠 / ~ glutamate 谷氨酸钠,麦氨酸钠(治脑病等) / ~ glyceroborate 甘油硼酸钠 / ~ glycerophosphate 甘油磷酸钠 / ~ glycocholate 甘氨胆酸钠 / ~ gold thiosulfate 硫代硫酸金钠 / ~ guaiacol-carbonate 愈创木酚碳酸钠 / ~ gynocardate 副大风子酸钠 / ~ hexethal;/ ~ n-hexyl-ethyl barbiturate 己基巴比妥钠,正己基乙基巴比妥酸钠 / ~ hexobarbital 环己烯巴比妥钠 / ~ hippurate 马尿酸钠 / ~ hydrobromite 亚氢溴酸钠 / ~ hydroxide 氢氧化钠,苛性钠(用作药物制剂的碱化剂,亦称苛性钠、烧碱) / ~ hypobromide 次溴酸钠 / ~ hypochlorite 次氯酸钠(具有灭菌、除臭和漂白作用) / ~ hypophosphite 次磷酸钠 / ~ hyposulfite;/ ~ thiosulfate 硫代硫酸钠 / ~ icthyolsulfonate 鱼石脂磺酸钠 / ~ indigotin-disulfonate; indigo carmine 靛兰二磺酸钠靛卡红 / ~ iodate 碘酸钠(用作黏膜性疾病的抗菌剂) / ~ iodide 碘化钠(造影剂) / ~ iodobismuthite 碘铋化钠 / ~ iodohippurate; hippuran 碘马尿酸钠,希普兰 / ~ iodomethamate; iodoxyl 二碘甲基白屈胺酸钠碘多啥(造影剂)/ ~ iodomethane sulfonate; sergodin 碘甲烷磺酸钠,塞尔果金(造影剂)/ ~ iodophthalein 碘酚酞钠,溶液性碘酚酞 / ~ iodoxyquinoline sulfonate 7-碘-8-羟基喹啉-5-磺酸钠,药特灵 / ~ iopodate 碘泊酸钠,胺碘苯丙酸钠(胆道造影剂) / ~ kakodylate 二甲胂酸钠,臭胂酸钠 / ~ lactate 乳酸钠(治酸中毒) / ~ lauryl sulfate 硫酸月桂酯钠(用作润湿剂、去污剂等) / ~ malate 苹果酸钠 / ~ mannitol-stibinite 甘露醇锑钠(抗黑热病药)/ ~ menadiol diphosphate 二磷酸钠甲萘二酚 / ~ metabisulfite 焦亚疏酸钠(用于药物制剂) / ~ metaixycyanocinnamate 间位羟氰基肉桂酸钠 / ~ metavanadate 偏钒酸钠 / ~ methyllarsonate; stenosine 甲(基)胂酸钠,斯捷诺辛 / ~ methylmercaptide 甲硫醇钠 / ~ methylsulfate 甲基硫酸钠 / ~ mononuorophosphate 氟磷酸钠(龋齿预防药) / ~ monosulfate 硫酸钠 / ~ morrhuate 鱼肝油酸钠 / ~ naphtholate 萘酚钠 / ~ nitrate 硝酸钠 / ~ nitrite 亚硝酸钠(解毒药,治氧化物中毒,亦用于缓解心绞痛、两侧间歇性小动脉痉挛症、气喘及铅绞痛、痉挛性结肠炎等) / ~ nitroprusside, ~ nitroferricyanide 硝普钠,亚硝基铁氰化钠(抗高血压药) / ~ nuckeate; ~ nucleinate 核酸钠 / ~ oleate 油酸钠 / ~ ortho-iodohippurate 邻碘马尿酸钠 / ~ orthovanadate 正钒酸钠 / ~ oxybate 羟丁酸钠(安眠药,麻醉时用作辅药) / ~ paracresotate 对甲苯酚甲酸钠,3-甲基-6-羟基苯甲酸钠 / ~ paraminosalicylate (PAS-Na) 对氨水杨酸钠(抗结核药) / ~ paranitrobenzoate 对硝基安息香酸钠,对硝基苯甲酸钠 / ~ pentachlorophenate 五氯酚钠(一种灭螺剂)/ ~ pentothal 喷妥撒钠,戊硫代巴比妥钠 / ~ perborate 过硼酸钠 / ~ perborate, aromatic 芳香过硼酸钠 / ~ peroxide 过氧化钠 / ~ persulfate 过硫酸钠 / ~ phenolsulfonate 酚磺酸钠 / ~ phosphate 磷酸钠 / ~ phosphate, effervescent 泡藤磷酸钠 / ~ phosphate, exsiccated 干燥磷酸钠 / ~ phosphate, tribasic 三代磷酸钠 / ~ phosphotungstate 磷钨酸钠 / ~ phytate 肌醇六磷酸钠,植酸钠(钙螯合剂) / ~ polyanhydromannuronic acid sulfate 聚缩水甘露糖醛酸硫酸钠 / ~ polyphosphate 聚偏磷酸钠(制药助剂) / ~ polystyrene sulfonate 聚苯乙烯磺酸钠(钠型阳离子交换树脂,用于治疗高钾血症) / ~ potassium bismuthyl tartrate 酒石酸铋钠 / ~ potassium tartrate 酒石酸钾钠 / ~ pregnanediol glycuronidate 孕二醇葡萄糖醛酸钠 / ~ propionate 丙酸钠 / ~ psullate 叶虱酸钠,三十三酸钠 / ~ pyroborate;/ ~ borate(焦)硼酸钠 / ~ pyrophosphate 焦磷酸钠 / ~ radioactive 放射性钠 / ~ rhodanate;/ ~ thiocyanate 硫氰酸钠 / ~ ricinate 蓖麻(油)酸钠,蓖麻醇酸钠 / ~ ricinoleate 蓖麻(油)酸钠,蓖麻醇酸钠 / ~ saccharate 糖质酸钠 / ~ salicylate 水杨酸钠(止痛、解热、抗风湿药) / ~ salvarsan 洒尔佛散钠,胂凡纳明钠 / ~ santoninate 山道年酸钠 / ~ silicate 硅酸钠,水玻璃 / ~ silicofluoride 硅氟化钠 / ~ silver arsphenamine 胂凡纳明银钠 / ~ soneryl 正丁基乙基巴比土酸钠 / ~ sozoiodolate 二碘酚磺酸钠 / ~ stearate 硬酯酸钠 / ~ stibogluconate;/ ~ antimony gluconate 葡萄糖酸锑钠(治黑热病的五价锑剂)/ ~ succinate 丁二酸钠,琥珀酸钠 / ~ sulfacetamide 磺乙酰胺钠 / ~ sulfanilate 氨苯磺酸钠 / ~ sulfate; Glauber's salt 硫酸钠,芒硝,格劳伯氏盐 / ~ sulfate, dried 干燥硫酸钠 / ~ sulfate, effervescent 泡腾硫酸钠 / ~ sulfite 亚硫酸钠 / ~ sulfite, exsiccated 干燥亚硫酸钠 / ~ sulfobenzoate 磺基苯甲酸钠 / ~ sulfocarbolate; ~ phenolsulfonate 酚磺酸钠 / ~ sulfocyanate; ~ thiocyanate 硫氰酸钠 ~ sulfo-ichthyolate; ~ ichthyolsulfonate 鱼石脂磺酸钠 / ~ sulforicinate; ~ sulforicinolate 磺基蓖麻(油)酸钠 / ~ sulfovinate 乙基硫酸钠 / ~ sulpho-Oleate 硫油酸钠 / ~ superoxide 过氧化钠 / ~ tartrate 酒石酸钠 / ~ taurocholate 牛磺胆酸钠 / ~ tellurate 碲酸钠 / ~ tetraborate;/ ~ borate 四硼酸钠,硼酸钠 / ~ t; ~ tetrabromphenolpthalein 四溴酚酞钠 / ~ tetradecyl sulfate 十四烃基硫酸钠 / ~ tetraiodophthalein 四碘酚酞钠 / ~ tetraiodophthalein 四碘酚酞钠 / ~ theobromin-salicylate 水杨酸可可豆碱钠 ~ thiamylal 硫戊巴比妥钠(全身麻醉药) / ~ thiocarbonate 硫代碳酸钠 / ~ thiocyanate 硫氰酸钠 / ~ thioglycollate 巯基乙酸钠 / ~ thiopental 硫喷妥钠,戊硫代巴比妥钠 / ~ thiopentone; ~ thiopental 硫喷妥钠,戊硫代巴比妥钠 / ~ thiosulfate 硫代硫酸钠(解氰中毒以及预防在游泳池和公共淋浴场所的脚癣感染) / ~ l-thyroxine 左旋甲状腺素钠 ~ trimetaphosphate 三偏磷酸钠(制药助剂) / ~ tungstate 钨酸钠 / ~ urokon; ~ acetrizoate 乌洛康钠,醋碘苯酸钠,乙酰氨基三碘苯甲酸钠 / ~ valerate; valerianate 戊酸钠,结草酸钠 / ~ vanadate 钒酸钠 / ~ wolframate 钨酸钠 / ~ xanthate 黄原酸钠 / ~ xanthogenate 黄原酸钠

sodium-ethyl-butyl barbiturate 乙基甲丁基巴比土酸钠

sodium-ichthyol; sodium ichthyolsulfonaten ***n***. 鱼石脂(磺酸)钠

sodokosis; rat-bite fever ***n***. 鼠咬热

sodoku ***n***. 鼠咬热

sodomy sodomist, sodomite 鸡奸者,兽奸者

sodophthalyl; disodoquinone phenolphthalein ***n***. 二钠醌酚酞

sodosha; rat-bite fever ***n***. 鼠咬热

Soemmering's foramen [Samuel Thomas 德解剖学家 1755—1830]; **fovea centralis** 塞梅林氏孔,中央凹 ‖ ~ ganglion; substantia nigra 塞梅林氏神经节,黑质(中脑)/ ~ gray substance; substantia nigra 塞梅林氏灰质,黑质 / ~ ligament 塞梅林氏韧带(泪腺悬韧带)/ ~ muscle; musculus levator glandulae thyraoideae 塞梅林氏肌,甲状腺提肌 / ~ nerve 塞梅林氏神经(阴部长神经)/ ~ spot; macula lutea 塞梅林氏斑,黄斑(视网膜)

Sofalcone ***n***. 索法酮(抗溃疡病药)

soframycin B; framycetin 新霉素 B

soft ***a***. 软的;(皮肤、头发等)柔滑的;(光线等)柔和的;(睡眠)平静的;软弱的;模糊的;(水)无矿盐的;(饮料)不含酒精的 ‖ ~ly ***ad***. / ~ness ***n***.

soften ***v***. (使)软化;(使)温和;(使)柔和 ‖ ~er ***n***. 软化剂

softening ***n***. 软化 ‖ ~ anemic 贫血性(脑)软化 / ~ of brain 脑软化 / ~ colliquative 液化性软化 / ~ gray 灰色软化 / ~ green 绿色软化 / ~ hemorrhagic 出血性软化 / ~ inflammatory 炎性软化 / ~ mucoid; myxomatous degeneration 黏液样软化,黏液性变性 / ~ pyriform; yellow ~ 梨状软化,黄色软化 / ~ red 红色软化 / ~ of stomach 胃软化 / ~ warer 水的软化 / ~ white 白色软

化 / ~ yellow 黄色软化
sohamin *n*. 一种含多种氨基酸的溶液
sohenophrya dosiniae Chatton and Lwoff 楔形虫
Sohhval-Soffer syndrome（Arthur R. Sohval; Louis J. Soffer）苏—索综合征（种先天性综合征，包括男性性腺功能减退，伴有颈椎与肋骨多处骨骼畸形和智力迟钝）
soil *n*. 土壤；滋生地；弄脏，弄污；变脏污物；粪便；肥料 ‖ ~ black earth 黑钙土 / ~ calcareous 石灰土 / ~ loamy 壤土（沙质黏土）/ ~ marly 泥灰岩土 / ~ sandy; light / ~ 沙壤土（多沙黏土）
soil-disease *n*. 土壤病（旧时认为由土壤的射气或动物腐质所致的疾病）
soirotron *n*.（高速）粒子减速器
soja bean; soy bean 大豆
Soja hidspida Maxim. 大豆，黄豆
sokosha; sokosho *n*. 鼠咬热
sol *n*. 溶胶，液胶
Sol. solution 溶液
SOL space occupying lesion 占位性病变
Solace *n*. & *v*. 安慰，安慰物；安慰，使快乐；减轻（悲痛等）
Solanaceae *n*. 茄科
solangustine *n*. 狭叶茄碱
solanidine *n*. 茄啶（茄碱的水解产物）
solanine *n*. 茄碱，龙葵碱
solanism *n*. 茄碱中毒，龙葵碱中毒
solanocapsin *n*. 玉珊瑚素
solanoid *n*. 马铃薯状的（指某些恶性肿瘤）
solanoma; solaoid cancer *n*. 马铃薯状癌
Solansceous *a*. 茄科的
solansrine; norhyosxyamine *n*. 去甲莨菪碱
Solantoin; Sodium diphenylhydantoinate *n*. 索兰托因，二苯基内酰脲钠
Solanum indicum L. 紫花茄［植药］药用部分：根，全草—金钮扣
Solanum L. *n*. 茄属 ‖ ~ carolinense L. 美洲野茄 / ~ dulanum L. 蜀羊泉，苦茄 / ~ lycopersixum; tomato plant 番茄 / ~ lyratum 白英 / ~ mammosum 北美乳茄 / ~ melongena L. 茄 / ~ nigrum L. 龙葵 / ~ oleam 橄榄茄 ~ ceu tuberosum; common potato 马铃薯
Solanum lyratum Thunb.; dulcamara L. var. lyratum (Thunb.) sieb. et Zucc.; ~ dulcamara L. var. pubescens Blume; dulcamara L. var. chi 白英［植药］药用部分，全草—白萎，根
Solanum nigrum L. 龙葵［植药］药用部分：地上部分—（龙葵）
Solanum niorum L. var; pauciflorum Liou 少花龙葵［植药］全草入药
Solanum surattense Burro. f. 丁茄［植药］药用部分：根、果、全草
Solanum verbascifolium L. 野茄树［植药］药用部分：根、叶
solapsone solasulfone *n*. 苯丙砜（抗麻风药）
solar *n*. ①太阳的 ②腹腔（神经）丛的
solarium; sun parlor *n*. 日光浴室
solarius *a*. 日光性的
solarization *n*. 日晒，曝晒
solarize *v*. 晒太阳
solaster dawsoni (Verrill) 陶氏太阳海星（隶属于太阳海星科 solasteridae）
Solasteridae *n*. 太阳海星科（隶属于有棘目 spinulosa）
solasulfone; sulphetrone *n*. 苯丙砜（治麻风及结核药）
Solatene *n*. 倍他胡萝卜素（betacarotene）［商名］
solation *n*. 溶胶化（作用），胶溶（作用）
sold sell 的过去式和过去分词
Soldaini's reagent（Arturo 意化学家）索耳代尼氏剂（检尿糖）‖ ~ test 索耳代尼氏剂（检尿糖）
solder *n*. ①焊剂 ②焊接 ‖ ~ gold 金焊 / ~ orthodontic 正牙焊剂 / ~ silver 银焊 soldering 焊接 / ~ autogenous 自身焊接
soldering-block *n*. 焊板
soldering-pan *n*. ①焊锡 ②焊盘
sole *n*. & *a*. 足底，跖；单独的，唯一的 ‖ ~ly *ad*. / ~ convex; dropped ~; pumiced foot 凸状足底 / ~ of foot; plant 足底，跖
solea ovata (Rielmrdson) 卵鳎（隶属于鳎科 soleidae）
solecism *n*. 文法不通，语法错误
solegnathus hardwicki (Gray) 刁海龙（隶属于海龙科 syngnathidae）
soleichthys heterorhinos (Bleeks) 异鼻栉鳞鳎（隶属于鳎科 soleidae）
Soleidae *n*. 鳎科（隶属于鲽形目 uronectiformes）
solemn *a*. 庄严的，严肃的；隆重的
solemnity *n*. 庄严，严肃；隆重
solen gracilis (Philippi) 细长竹蛏（隶属于竹蛏科 solenidae）
solen grandis (Dunker) 大竹蛏（隶属于竹蛏科 solenidae）
solen strictus (Conrad) 长竹蛏（隶属于竹蛏科 solenidae）
solen(o)-［构词成分］管，沟
solena heterophylla Lour 见 Melothria heterophylla (Lour.) Cog
Solenidae *n*. 竹蛏科（隶属于帘蛤目 Venerodida）
soleno- 管，沟
solenocera crassicornis (H. Milne-Edwarcls) 中华管鞭虾（隶属于管鞭虾科 solenoceridae）
solenoceridae *n*. 管鞭虾利（隶属于对虾总科 Penaeoidea）
solenocyte; flame cell *n*. 焰细胞，管细胞
Solenoglypha *n*. 管牙（毒蛇）类
Solenognathus hardwickii (Gray) 刁海龙［动药］药材：去皮膜及内脏的干燥体—海龙
solenoid *n*.（电流）螺线管
solenoma; endometrioma *n*. 子宫内膜瘤，子宫腺肌瘤
solenonychia *n*. 管状甲，中裂甲
solenonychia *n*. 门管状甲，中裂甲，甲中部管状营养不良
Solenophrya Claparede and Lachmann 管吸虫属
solenophrya inclusa stokes 闭管吸虫
solenophrya micraster Penard 刁、星管吸虫
solenophrya pera stokes 袋管吸虫
solenopotes *n*. 盲虱 ‖ ~ capillatus 水牛盲虱
Solenopsis *n*. 水蚁属
Solenosphaera Haeckel 筒球虫属
solenosphaera pandora Haeckel 琵琶筒球虫
solenosphaera zanguebarica Ehrenberg 筒球虫
solenostomidae 剃刀鱼科（隶属于刺鱼目 Gasterosteifornes）
solenostomus armatus (Weber) 锯齿剃刀鱼（隶属于剃刀鱼科 solenostomidae）
sole-plate; end-plate *n*. 终板
Solera reaction 索勒腊氏反应（放碘反应，检涎硫氰酸盐）
soleus *n*. 比目鱼肌
solferino; fuchsin *n*. 品红，复红
Solganal; aurothioglucose *n*. 硫代葡萄糖金［商名］
solicit *n*. 请求；征求；诱发
solicitant *n*. 请求者，征求者
solicitous *a*. 焦虑的，担心的，渴望的 ‖ ~ly *ad*.
solicitude *v*. 焦虑，担心
solid *n*. & *a*. ①固体 ②固形的，固体的，紧密的；坚固的，实心的；立体的；有根据的；纯质的；连续的 ‖ color, ~ 色立体（用以表示色的深浅间的关系）‖ ~ly *ad*. / ~ness *n*.
solid phase radioimmunoassay 固相放射免疫分析
Solidago decurrens Lout.; oirgaurea L. var. leiocarpa (Benth.) a. Gray 一枝黄花［植药］全草入药—一枝黄花
Solidago［拉］*n*. 一枝黄花属 ‖ ~ yirgaurea L; golden-rod 新疆一枝黄花
solidification *n*. 固结（作用），固化（作用）
solidify *n*. 固结，固化；（使）凝固；（使）变硬；固结.固化
solidism *n*. 固体病理学说
solidist *n*. 固体病理学说者
solidistic *a*. 固体病理学说的
solidity *n*. 固态；硬度；可靠；完整性
soliloquist *n*. 自言自语者
soliloquy *n*. 独白，自言自语
soliped *n*. 单蹄兽
solipsism［拉］*n*. 唯我论
solipsistic *n*. 唯我论者 *a*. 唯我论的 ‖ solitarily *ad*. / solitariness *n*.
solitary *a*. 孤立的；单独的；寂寞的；单个的；
soll-pipe *n*. 粪污管
sol-lunar *a*. 日月的
sollux *n*. 索鲁克氏灯（红线及红外线）
Solomon's seal 萎蕤，多花黄精
Solovieff's phenomenon 索罗维耶夫氏现象（手足抽搐时，左侧膈肌的节律性痉挛）
solpugid *n*. 避日虫
Solpugida *n*. 避日虫目（一种毒蛛）
Solquinate *n*. 索尔喹纳特（一种硫酸羟基喹啉试剂）
solubility *n*. 可溶性，溶解性，溶解度；可解决性
Soluble *a*. 溶解的，可溶的 ‖ solubly *ad*.
Solu-Corte 琥钠氢可松（hydrocortison sodium suuccinate）［商名］
solum［拉］*n*. 最下部，底 ‖ ~ tympani 鼓室底 / ~ unguis 甲床 / ~ ventriculi quarti; rhomboid fossa 第四脑室底，菱形窝
Solurex *n*. 地塞米松（dexamethasone）［商名］
soluseptasine *n*. 可溶性色泼他辛（N4－1,3－二磺酸钠基－3－苯丙基氨苯磺酰胺）
solustibosan *n*. 可溶性睇泼散，可溶性睇生

solute *n*. 溶质

soluthiazole *n*. 可溶性磺胺噻唑

solutio; solution [拉] *n*. 溶液 ‖ alcoholic ~ 醇溶液(溶剂)‖ alkalinearomatic ~ 碱性芳香溶液(漱口药)/ aluminum, acetate ~ 醋酸铝溶液(用于皮肤抗菌止痒)/ aluminum ~ 碱式醋酸铝溶液—次醋酸铝溶液(皮肤病抗菌用药)/ anisotonic ~ 异渗溶液,不等渗溶液 / anticoagulant(acid)citrae dextrose ~ 枸橼酸盐葡萄糖抗凝溶液(保存全血的一种抗凝剂)/ antiseptic ~ 抗菌溶液,防腐溶液 / aqueous ~ 水溶液(水用作溶剂)/ arsenicchloride ~ 氯化砷溶液 / arsenical ~ 亚砷酸钾溶液(见 potassium arsenite ~)/ arsenious acid ~ 亚砷酸溶液 / ~ atropini sulfurici in ampullis 硫酸阿托品液安 / benzalkonium chloride ~ 苯扎氯铵溶液(表面抗感染药)/ boric acid ~ 硼酸溶液(外用抗菌药)/ buffer ~ 缓冲溶滚 / carmine ~ 卡红溶液,胭脂红溶液 / ~ camphorae oleosa in ampullis 樟脑油安 / centinormal ~ 百分之一当量溶液(见 hundredth-normal ~)/ coaltar ~ 煤焦油溶液(稀释后用作表面抗湿疹药)/ compound cresol ~ 复方甲酚溶液,复方皂溶液 / compound iodine ~ 复方碘溶液—浓碘溶液 / contrast ~ 造影溶液 / crystalviolet ~ 结晶紫溶滚(抗感染药)/ ~ mastiches chloroformica composita 复方乳香氯仿溶液 / ~ resinae chloroformica 乳香氯仿溶液 / solutionea sterilisatae pro injection 灭菌性溶液 / ~ centinormal; hundredth-normal ~ 百分之一当量溶液(0.01N 溶液见 hundredth-normal ~)/ ~ chemical 化学溶液 / ~ chloroazodin 氯阿唑丁溶液,氯化偶氮胍溶液 / ~ Clark's 克拉克氏溶液(血钙定量用)/ ~ coal-tar 煤焦油溶液(稀释后用作表面抗湿疹药)/ ~ Cohn's 孔恩氏溶液(培养酵母菌)/ ~ colod; colloidal ~ 胶体溶液 / ~ colorimetric 比色溶液 / compound cresol ~ 复方甲酚溶液,复方皂溶液 / compound iodine ~ 复方碘溶液—浓碘溶液 / ~ of contiguity 接触部分开(脱位)/ ~ of continuity 连续体分开(骨折,切开)/ ~ contrast 造影溶液 / crystal violet ~ 结晶紫溶滚(抗感染药)/ ~ control 校核液 / ~ cresol compound 复方甲酚溶液 / ~ crystal violet; methylrosanilinechloride ~ 结晶紫溶液 / ~ Czapek-Dox 察—多二氏液(培养霉菌)/ Dakin's 达金氏溶液(杀菌剂)/ ~ dakin's, modified; diluted sodium hypochlorite 稀释达金氏溶液,稀次氯酸钠溶液 / ~ decanormal 十当量溶液 / ~ decimolar 十分之一克分子溶液(0.1g 分子溶液:0.1 M 溶液)/ ~ decinormal; tenth-normal ~ 十分之一当量溶液(0.1 当量溶液:见 tenthnormal ~)/ diluted ammonia ~ 稀氨溶滚,氨溶液 / ~ deodorant 除臭液 / ~ disclosing 显示液 / ~ Dobell's; compound sodium borate ~ 多贝耳氏溶液,复方硼砂溶液 / ~ Donovan's; arsenic and mercuric iodides ~ 杜诺凡氏溶液,碘化汞砷溶液 / ~ double-normal 二当量溶液 / ~ Dunham's 登纳姆氏溶液(蛋白胨和氯化钠的生理盐水溶液,做吲哚试验用)/ ~ dl-ephedrine hydrochioride; racephedrine hydrochloride ~ 盐酸消旋麻麻黄碱溶液 / ~ epinephrine hydrochloride; racephedrine hydrochloride ~ 肾上腺素溶液 / ~ epinephrine bitartrate ophthalmic 重酒石酸肾上腺素眼溶液(用以散瞳及治青光眼)/ ~ ethereal 醚性溶液(醚作溶剂)/ ~ ethylenediamine 乙二胺溶液 / ~ Fehing's 费林氏溶液(检尿糖用)/ ~ ferric chloride 氯化铁溶液 / ~ fiftieth-normal 五十分子一当量溶液(0.02N 溶液)/ ~ fixative 固定液 / ~ fixing 固定液 / ~ Flemming's 弗来明氏(组织固定)液 / ~ fluorescein sodium 荧光素钠溶液 / ~ Fonio's 福尼奥氏溶液(染血小板用)/ ~ formaldehyde 甲醛溶液(消毒剂)/ ~ formol-Zenker 福尔马林苓克尔氏溶液 / ~ Fowler's; potassium arsenite ~ 福勒氏溶液,亚砷酸钾溶液 / ~ gentian violet; methylrosanilinechloride / ~ 龙胆紫溶液,氯化甲基玫瑰苯胺溶液 / ~ Gilson's 吉耳逊氏溶液(由氯化汞、硝酸、冰醋酸、70% 的酒精和蒸馏水组成的固定液)/ ~ Gram's 革兰氏溶液(碘 1 份、碘化钾 2 份及水 300 份组成)/ ~ gram molecular; molar ~ 克分子溶液 / ~ half-normal 二分子一当量溶液(0.5N 溶液)/ ~ Hamdi's 哈姆迪氏溶液(固定标本用)/ ~ Harrington's 哈林顿氏溶液(手消毒液)/ ~ Hartman's 哈特曼氏溶液(牙质脱敏剂)/ ~ Hartmann's 哈特曼氏溶液(治疗酸中毒及碱中毒的注射液)/ ~ hayem's 阿杨氏溶液(数血细胞时用)/ ~ hemoglobin Ringer 血红蛋白林格氏溶液 / ~ hundredth-normal 百分子一当量溶液(0.01N 溶液)/ ~ hydrogen dioxide; hydrogen peroxide / ~ 过氧化氢溶液 / ~ hydrogen peroxide 过氧化氢溶液(皮肤和黏膜表面抗感染药)/ ~ hyperbaric 高比重溶液(如脊髓麻醉使用的一种)/ ~ hyperosmotic; hypertonic ~ 高渗溶液 / ~ hypo 海泼溶液,硫代硫酸钠溶液(定影剂)/ ~ hypobaric 低比重溶液 / ~ hypobasic 低碱溶液 / ~ hyposmotic; hypotonic 低渗溶液 / IKI(iodine potassium iodide)碘化钾溶液 / ~ iodine 碘溶液 / iodine, compound; strong iodine ~ 复方碘溶液,浓碘溶液 / isobaric; normobaric ~ 等比重溶液 / isofluorophate; diisopropyl fluorophosphate ~ 异丙氟磷溶液,氟磷酸二异丙酯溶液 / ~ isohydric; normobaric 等氢离子溶液 / ~ isosmoticl isotonic / ~ 等渗溶液 / ~ isotonic 等渗溶液 / ~ isotonic eye 等渗眼溶液 / ~ Javelle 惹维耳溶液(次氯酸钠或钾溶液,用于创伤防腐或水的净化)/ ~ Kaiserling 凯泽林氏溶液(固定标本用)/ ~ Kopperschaar's 科佩沙尔氏溶液(0.1N 溴水)/ ~ Labarraque's 拉巴腊克氏溶液(用等量的水稀释次氯酸钠)/ ~ Lang's 兰格氏溶液(含升汞、氯化钠、醋酸)/ ~ Lange's 兰给氏溶液(胶态金溶液)/ ~ lead acetate, basic 碱式醋酸铅溶液 / ~ lead subacetate; Goulard's extract 碱式醋酸铅溶液,次碱式醋酸铅溶液,古拉尔氏浸液 / ~ lime, sulfurated 含硫石灰水溶液 / ~ liver 肝溶液 / ~ Locke's 洛克氏溶液(一种生理盐液)~ Locke's, citrated 柠檬酸洛克氏溶液 ~ Locke-Ringer's 洛—林二氏溶液(一种生理盐液)/ ~ Loffler's alkaline; Loffler's methylene blue ~ 吕弗勒氏碱性溶液,吕弗勒氏亚甲蓝溶液 / ~ Lugol's; strong iodine ~ 卢戈耳氏溶液,浓碘溶液 / ~ Manson's 曼森氏溶液(硼砂亚甲蓝蒸馏水溶液,用于血液寄生虫的染色)/ ~ Mayer's 迈尔氏溶液(磷酸钾、硫酸镁和磷酸钙水溶液,为细菌培养基)/ ~ meat 肉浸液 / ~ Menciere's 门西尔氏溶液(含碘仿、秘鲁香胶、愈创木酚、桉叶酚、醚)/ ~ Millon's 米龙氏溶液(含汞、硝酸、检蛋白质及含氮物质)/ ~ molal 重量克分子溶液,重模溶液 / ~ molar 容积克分子溶液,容模溶液 / ~ molecular disperse 分子分散溶液 / ~ Monsel's; ferric subsulfate ~ 蒙塞耳氏溶液,次硫酸铁溶液 / ~ Moore's 穆尔氏培养液 / ~ Negeli's 内格利氏培养液(培养真菌与酵母)/ ~ Nessler's 内斯勒氏溶液(含碘化钾、升汞、氢氧化钾)/ ~ of niter, sweet; ethyl nitrite spirit 甘硝石精,亚硝酸乙酯酯 / ~ normal 当量溶液 / ~ normal oxidizing 标准氧化溶液 / ~ normal reducing 标准还原溶液 / ~ normal saline; ~ normal salt; physiological saline ~ 生理盐溶液 / ~ normobaric 核溶解 / ~ nuclear; caryolysis 培养液 / ~ Orth's 奥尔特氏溶液(由苗勒氏液和甲醛溶液组成的组织标本固定液)/ ~ parathyroid; parathyroid injection 甲状旁腺溶液 / ~ parenteral 注射(用溶)液 / ~ Pasteur's 巴斯德氏培养液(用于真菌培养)/ ~ peptone 蛋白胨溶液 / ~ Perenyi's 佩雷尼氏溶液(胚胎学固定液)/ ~ Phenylephrine hydrochloride 盐酸脱氢肾上腺素溶液 / ~ physical 物理溶液 / ~ physiological salt; physiological ~ sodium chloride 生理盐溶液 / ~ Pickrell's 皮克雷耳氏溶液(磺胺嘧啶的乙醇胺溶液)/ ~ Pitkin's 皮特金氏溶液(比重低于脊液的普鲁卡因溶液)/ ~ Pituitary; posterior pituitary 垂体(后叶)溶液 / ~ Potassium arsenite 亚砷酸钾溶液(治慢性髓细胞性白血病及慢性皮炎)/ ~ potassium hydroxide 氢氧化钾溶液 / ~ orotein-free 无蛋白溶液 / ~ Ringer's 林格氏溶液(一种生理盐液)/ ~ Ringer's, lactated 乳酸盐林格氏溶液 / ~ Ringer's-Locke 林—洛二氏溶液(一种生理盐液)/ ~ Ringer's-Tyrode 林—台二氏溶液(一种生理盐液)/ ~ Rosenheim's iodopotassium iodide 罗森海姆氏碘化碘钾溶液 / ~ Ruge's 鲁格氏溶液(由冰醋酸、40% 福尔马林、蒸馏水组成的染剂)/ ~ saline; salt ~ 盐溶液 / ~ salyrgan-theophylline 撒利汞茶碱液 / ~ saponated cresol 甲酚皂溶液,煤酚皂溶液 / ~ saturated 饱和溶液 / ~ saturated staining 饱和溶液 / ~ Schallibaum's 舍利博姆氏溶液(黏石蜡切片用)/ ~ Schleich's 施来希氏溶液(吸入麻醉用)/ ~ sclerosing 硬化溶液 / ~ seminermal 半当量溶液(0.5N 溶液)/ ~ Seyderhelm's 赛德黑耳姆氏溶液(染尿内细胞用)/ ~ simple 单纯溶液 / ~ soda, chlorinated 含氯苏打溶液 / ~ soda and mint 苏打薄荷溶液 / ~ sodium acetate 醋酸钠溶液 / ~ sodium chloride 氯化钠溶液(用作等渗压赋形剂)/ ~ sodium chloride, isotonic 等渗氯化钠溶液 / ~ solid 固溶体 / ~ staining 染液 / ~ staining, diluted 稀释染液 / ~ standard 标准溶液 / ~ sterile 无菌溶液 / ~ stock 储备溶液,原液(浓度较高的能长期保存的溶液)/ ~ stock staining 染料原液 / strong ammonia ~ 浓氨溶液(溶剂)/ strong iodine ~ 浓碘溶液 / stronger ammonium hydroxide ~ 浓氢氧化胺溶液,浓氨溶液 / sulfurated lime ~ 含硫石灰溶液(从前用作角质层分离剂治寻常粉刺和皮脂溢)/ ~ supesaturated 过饱和溶液 / ~ susa 苏萨溶液(一种脱钙液)/ ~ Takayama 高山氏溶液(含葡萄糖、氢氧化钠、吡啶,鉴定血迹时用)/ ~ tenth-normal 十分子一当量溶液(0.1N 溶液)/ ~ soiutions, test 试(溶)液 / ~ thousandth-normal 千分子一当量溶液(0.001N 溶液)/ ~ Toison's 图瓦宗氏溶液(红细胞计数稀释液)/ ~ toxin 毒素溶液 / ~ Turode's 台罗德氏溶液(一种生理盐液)/ ~ unsaturated 不饱和溶液 / ~ Uschinsky's 乌斯钦斯基氏溶液(培养细菌用)/ ~ Vleminckx's 弗雷明克氏溶液(含硫石灰)/ ~ volumetric 滴定[用]溶液,定量溶液 / ~ Winogradsky's 维诺格拉德斯基氏溶液 / ~ Zenker's 苓克尔氏溶液(组织固定液)/ ~ Ziehl's 奇耳氏溶液(石炭酸品红溶液)/ in ~ 处于溶解状态;在不断变化中

solution, balanced; buffer 平衡溶液,缓冲溶液

solv.(solve)dissolve 溶解

solvable; soluble *a*. 溶解的,可溶的

solvate *n*. 溶合物,溶化物

solvation *n*. 溶合(作用),溶化(作用)
solve *v*. 溶解;解释,解答,解决
solvellae;solution-tablets *n*. 溶片剂
solvency *n*. 溶解能力
solvent *n*. 溶媒;溶剂
solvent［solvens］*n*. & *a*. ①溶解的,溶化的 ②溶媒,溶剂;(问题等的)解决办法 ‖ ～ compound 复方溶剂 / ～ epithelial 上皮溶剂 / ～ immiscible 不混合溶媒 / ～ universal 王水
solventia［拉］*n*. 溶剂,溶媒
solvolysis *n*. 溶剂分解(作用),媒解(作用)(水解、氨解、硫解的双分解反应的统称)
solyabilityl *n*. 可解答;溶解能力;溶剂化度
som-［构词成分］-生长素-;1998 年 CADN 规定使用此项名称,主要系指生长激素(somatotropin)一类的药名,如生长释素(somatorelin)、人蛋氨生长素(somatrem)等)
Soma［商名］*n*. 卡立普多(carisoprodol)
soma［希 soma body］*n*. 体,躯体
somacule *n*. 原微粒(一种假象单位)
somal *a*. 体的,躯体的
Somali *n*. & *a*. 索马里人;索马里语;索马里的;索马里人的
Somalia *n*. 索马里［非洲］
Somalin *n*. 索马林(强心甙,获自夹竹桃类植物 Adenium somalense)
Soman *n*. 索曼,甲氟磷酸异己酯(胆碱酯酶抑制剂)
somaplasm;somatoplasm *n*. 体浆,躯质(体细胞的原生质)
somascope *n*. 超声波检查仪
somasthenia *n*. 体无力,疲惫
somat(o)-［希 soma, somatos body 体］躯体,体
somatalgia;bidily pain *n*. 躯体痛
somatasthenia;aonasthenia *n*. 体无力,疲惫
somatesthesia *n*. 躯体感觉,体觉
somatesthetic *a*. 躯体感觉的
somatherapy *n*. 躯体病治疗
somatic *a*. 体节的
somatic［somatikos］*a*. 躯体的,体壁的;菌体的,体细胞的 ‖ ～ally *ad*.
somatic division 体干区分
somatic nervous system 体干神经系统
somaticosplanchnicl;somaticovisceral *a*. 躯体内脏的
somatist *n*. 躯体论者(躯体论认为一切精神病及试剂机能病均由躯体病变所致)
somatization *n*. 躯体化(精神经验及状态变为躯体症状)
somatoblast *n*. 原体细胞 ‖ ～ first 初级原体细胞 / ～ second 次级原体细胞
somatoceptor *n*. 体(壁)感受器
somatochrome *n*. 体染色神经细胞(的)
somatoderm *n*. 体壁中胚层
somatodidymus *n*. 单躯联胎
somatodymia［somato- + 希 didymos twin + -ia］*n*. 单躯联胎畸形,躯干联胎畸形
somatoform *a*. 躯体形的(表示与躯体疾病相似的心因性症状)
somatogenesis *n*. 躯型发生,体征形成
somatogenetic *a*. ①躯型发生的 ②躯体原的
somatogeny［soma + 希 genesthai from gignesthai to be produced］*n*. 躯型发生,体征形成
somatognosis *n*. 躯体存在感觉(亦称存在感觉.躯体觉,或第 6 感觉)
somatogram *n*. 躯体 X 线(照)片
somatoliberin *n*. 生长素释放激素
somatologic(al) *a*. 躯体学的,身体学的
somatologically *ad*. 躯体学地,身体学地
somatologist *n*. 躯体学家
somatology *n*. 躯体学,身体学
somatomammotropin *n*. 生长催乳激素 ‖ chorionic ～ 绒毛膜生长催乳激素,人胎盘催乳素
somatome *n*. ①胎体刀 ②体节
somatomedin *n*. 促生长因子,生长调节素(亦称硫化因子)
somatomegaly［somato- + 希 megas large］*n*. 巨大发育,巨大畸形
somatometry［somato- + 希 metron measure］;anthropometry *n*. 人体测量术
somatometuic *a*. 人体测量的
somatomic *a*. 体节的
somatopagus［somato- + 希］*n*. 单躯联胎,躯干联胎
somatopathic *a*. 躯体病的
somatopathy *n*. 躯体病
somatophrenia *n*. 躯体病幻想
somatoplasm *n*. 体浆,躯质(体细胞的原生质有别于生殖质)
somatoplastic somatopleural *a*. 胚体壁的
somatopleure［somato- + 希 pleura side］*n*. 胚体壁(外胚层和体壁中胚层)
somatopsychic *a*. 躯体与精神的;身心的
somatopsychosis *n*. 躯体性精神病
somatoruopic *a*. ①亲躯体的,亲躯体细胞的 ②促生长的
somatoschisis［somato- + 希 schisis］*n*. 躯体裂 ‖ ～ vertebral 锥体裂
somatoscopy *n*. 体格检查,体格观察;身体检视法
somatosensory *a*. 躯体感觉的
somatosexual *a*. 体征与性征的,性发育体征的
somatosplanchnopleuric *a*. 体层(与)脏层的
somatostatin(SR1F,SS) *n*. 生长抑素,生长激素释放抑制因子
somatostatinoma *n*. 生长激素释放抑制因子瘤,生长抑素瘤
somatotomy［somato- + 希 temnein to cut］*n*. 躯体解剖学
somatotonia［somato- + 希 tonos tension - + ia］*n*. 身体紧张(一种人格特性,表现为肌肉活动和强有力的身体活动)
somatotopic *a*. 躯体特定区的(指大脑运动区的组织机构,身体不同部位活动的控制,集中在皮质的特定区内)
somatotrope *n*.
somatotropinoma;somatotrophinoma *n*. 生长激素瘤
somatotroph *n*. 生长激素细胞(亦称 somatotroph cell)
somatotrophic *a*. 促生长的
somatotropin; somatotrophin somatropin growth hormone *n*. 生长激素
somatotropism *n*. 向体性
somatotype *n*. 体型,体式
somatotyping［法］*n*. 体型决定
somatotypu［法］*n*. 体型决定
somatotypy *n*. 体型决定
somatridymus［somato- + 希 trithree + didymos twin］*a*. 三躯联胎促生长的
somatropin *n*. 生长激素(异名)
sombre; somber *a*. 昏暗的;忧郁的
Sombulex［商名］*n*. 海索比妥(hexobarbita1)
Some *pron*. 一些;有些;某一些,若干;［用作复］有些人;有些东西;大约;有点,稍微 ‖ ～ or other(用以表示不肯定或不精确之意)某一…… / ～ few(或 little)相当多,不少
-some［构词成分］体
somenolism *n*. 催眠状态
somesthesia;somatesthesia *n*. 躯体感觉,体觉
somesthetic;somatesthetic *a*. 躯体感觉的
somesthetopsychic *a*. 躯体感觉与精神的
something *n*. 某事,某物;多少,稍微;很 ‖ have ～ to do with 与……有点关系 / make ～ of 从……中取利;利用……,;把……说得非常重要 / make ～ of oneself(或 one's life)成功 / see ～ of sb 时而看到某人 / ～ else 另一回事,另外的一些东西 / ～ like 有点像;大约 / ～ of 在某种意义(或程度)上,几分,多少 / ～ of the kind 类似的事物 / ～ to(或 in)在……(有)道理,在……(有)价值
sometimes *conj*. 有时,不时
somewhat *n*. 一点儿,几分;有点,稍微
SOMI sternal-occipital-mandibular immobilizer(orthosis) 胸骨—枕骨—下颌骨制动装置(支具)
-somia［希 soma bidy 体］体,躯体
sominella longicornis(Jacoby) 长角叶甲(隶属于负泥虫科 Crioceridae)
somite *n*. 体节 ‖ ～ pronephric;pronephritic / ～ 前肾节 / ～ pubic (of the pelvis)骨盆耻骨段
somite;mesoblastic segment; mesodermal segment *n*. 体节 ‖ ～ mesodermic 中胚层体节 / ～ occipital 枕区体节 / ～ preotic 耳前区体节
somnal［拉 somnus sleep］;**ethylchloralurethane** *n*. 索眠拿,乙基氯醛乌拉坦
somnambulance;aomnambulism *n*. 梦行(症);催眠(术的)梦行症
somnambulat *n*. 梦行
somnambulation;somnambulism *n*. 梦行(症)
somnambulator *n*. 梦行者
somnambulism;［somnambulismus; sonmus sleep + ambulare to walk］*n*. 梦行(症) ‖ ～ artificial 人为梦行(症),催眠梦行症
somnambulisme provoque 诱发性梦行(症),催眠梦行症
somnarium *n*. 睡眠疗养院
somni-［拉 somnus sleep 睡眠］睡眠
somniation［拉 somniare to dream］*n*. 梦,作梦
somniative *a*. 梦的

somniculous *a*. 思睡的
somnifacient [somni- + 拉 sacere to make] *a*. & *n*. ①催眠的 ②催眠药,安眠药
somniferine *n*. 醉茄碱
somniferous *a*. 催眠的
somnific; somnifacient *a*. 催眠的 *n*. 催眠药,安眠药
somniloquence; somniloquism *n*. 梦呓,梦语
somniloquism [拉] *n*. 梦呓,梦语
somniloquist *n*. 梦呓者
somnipathist; somnopathist *n*. 催眠性迷睡者
somnipathy; somnopathy *n*. ①催眠性迷睡,催眠状态 ②睡眠障碍
somniquy *n*. 梦呓,梦语
somnmbulist *n*. 梦行者
somnocinematograph *n*. 睡眠运动记录器
somnolence *n*. ①瞌睡,欲睡 ②嗜眠 *a*. ①瞌睡的 ②嗜眠的
somnolent *a*. ①嗜眠的 ②引起嗜眠的
somnolent [拉 somnolentus] *n*. ①瞌睡 ②嗜眠 ③恍惚状态,醉酒状态
somnolentia [拉] *n*. 瞌睡,嗜眠;睡眠性酩酊状态
somnopathist; somnipathist *n*. ①催眠性迷睡,催眠状态 ②睡眠障碍睡者
somnopathy; somnipathy *n*. 催眠性迷
Somnos [商名] *n*. 水合氨醛(chloralhydrate)
somnovigil *n*. 醒状昏迷
somnus [拉] *n*. 睡眠
somography *n*. 声像图检查,超声检查
Somogyieffect (phenomenon) (Michael Somogyi) 索莫吉效应(现象)(糖尿病时发生的一种反跳现象,即用胰岛素过多治疗会诱发低血糖,低血糖促使肾上腺素、ACTH、离血糖素和生长激素的释放,这些激素刺激脂肪分解、糖原异生和糖原分解,导致反跳性高血糖和酮病) ‖ ~ unit 索莫吉单位(在规定条件下每 30 min 可释放等于 1mg 葡萄糖还原值的淀粉酶量)
Somogyi-Shaffer-Hartman method 索—谢—哈三氏法(糖定量试验)
somopsychosis *n*. 躯体性精神病
somosphere [希 soma body + sphaira sphere] *n*. 初质球,初浆球
somus [拉]; **sleep** *n*. 睡眠
sona *n*. 声纳,水声测位仪
sonarography *n*. 超声扫描术
Sonchus arvensis L. 裂叶苣荬菜 [植药] 全草入药—苣箕菜
Sonchus asper Vill 大叶苣荬菜 [植药] 全草入药
Sonchus brachyotus DC.; arvensis L.' ssp. brachyotus Kitam. 苣箕菜 [植药] 全草入药
Sonchus L. *n*. 苦苣菜属 ‖ ~ oleraceus L. 苦苣菜
sonde[法]; **sound** *n*. 探子 ‖ ~ coude; bent sound 弯探子,弯探杆
sone *n*. 咪(音响单位)
sonefer [拉 sonus sound + ferre to bear] *n*. 助听器
Soneryl; Butethal *n*. 松纳里尔,布特萨,丁基巴比妥
sonic *a*. 声波的;声(音)速的
sonicate *n*. & *v*. 声处理(借高频声波破坏细菌);声处理标本(借高频声波破坏细菌所得到的产物)
sonication *n*. 声处理(借高频声波破坏细菌),发音
sonifer *n*. 助听器
Sonilyn *n*. 磺胺氯达嗪(sulfachyridazine)[商名]
sonitus [拉 sound] *n*. 耳鸣
sonmtotopagnosia *n*. 自体部位觉缺失,自体部位失认
Sonne bacillus (Carl 丹细菌学家 1882—1948) 宋内氏痢疾杆菌 ‖ ~ dysentery 宋内氏菌痢
Sonnenburg's test (Eduard 德外科医师 1848—1915) 桑嫩伯格氏试验(检士的宁)
sonnifugous; [psomnus + 拉 fugere to flee] *a*. 驱睡的
sono-exploreer *n*. 声纳探测器(根管长度)
sonochemistry *n*. 声化学
sonogram *n*. 声像图
sonographer *n*. 超声检查工作者
sonographic *a*. 声像图的
sonography *n*. 声像图检查
sonolucency *n*. 透声性
sonolucent *a*. 透声性的
sonoluminescence *n*. 声致发光(仪)
sonometer [拉 sonus sound + metrum measure] *n*. ①听力计 ②弦音计;振动频率计
sonoprobe *n*. 声探器,声纳探测器
sonoradiography *n*. 超声放射摄影术
sonorous [拉 sonorus] *a*. 响声的,作响的 ‖ ~ly *ad*. / ~ness *n*.
sonotransparent *a*. 透声的
sontoquine; sontochin; santoquin *n*. 甲氯喹啉(抗疟药)
sonus [拉] *n*. 音,声
soon *conj*. 不久;早,快;宁可 ‖ as(或 so) ~ as ……(就……);如……—般早(或快)/ as ~ as possible 尽快 / no ~ er than ——……就…… / ~ er or later 迟早,总有一天 / the ~ er the better 越快越好,愈早愈好
soor [德] *n*. 鹅口疮
soorpilz [德] *n*. 鹅口疮菌
soot *n*. ①煤烟 ②百草霜
Soot from the bottom of a boiler [植药] 百草霜
soot-cancer; chimney-sweeps' cancer *n*. 煤烟癌,扫烟囱工人癌
soothe *v*. 安慰,使镇定;使(痛苦、疼痛等)减轻,缓解;起安慰作用,起镇定作用
soothing *a*. 安慰性的,起镇静作用的,缓解的 ‖ ~ly *ad*.
soothing *a*. 缓解的,安抚的
sopbistication *n*. 复杂(性),精密(性),尖端(性);(食物或药品)掺假
sopergene *n*. 超基因
sophisticate *v*. 掺假使复杂,使精致;(食物或药品)掺假;诡辩 *n*. 世故很深的人
sophisticated *a*. 老于世故的;复杂的,高级的,尖端的;掺假的;非常有经验的,老练的 ‖ ~ly *ad*.
sophistication [希] *n*. 掺假
sophomania [希 sophos wise = mania madness] *n*. 大智妄想
Sophora alopecuroides L. [拉,植药] 苦豆子
Sophora alopecuroides L. 苦豆子 [植药] 药用部分:地上部分—苦豆草
Sophora cixiifolia Hance [拉,植药] 白刺花
Sophora flavescens Ait. [拉,植药] 苦参
Sophora flavescens Ait. 苦参 [植药] 药用部分:根—苦参
Sophora glaucal Lesch. var. Albescens Rehd. et Wils. [拉,植药] 白花灰毛槐
Sophora japonica L. [拉,植药] 槐
Sophora japonica L. 槐树 [植药] 药用部分:花—(槐花)花蕾—槐米;果实—槐角
Sophora L. (阿 sofara) *n*. 槐属 ‖ ~ angustifolia 苦参 / ~ flavescens Ait 苦参槐 / ~ japonica L. 红豆槐,侧花槐绢毛槐 / ~ secundiflora Lag. 红豆槐,侧花槐 / ~ sericea 绢毛槐 / ~ speciosa; / ~ secundiflora Lag. 红豆槐,侧花槐 / ~ subprostrata Chun et T. Chen 广豆根 / ~ tomentosa 岭南槐
Sophora marirei Pamp. [拉,植药] 西南槐树
Sophora subprostrata Chun et T. Chen 柔枝槐 [植药] 药用部分:根及根状茎-(出豆根,广豆极)
Sophora tonkinensis Gapnep. [拉,植药] 越南槐
sophoramine *n*. 槐胺
sophoretin *n*. 懈皮素,斛皮黄素,栋精
sophorin; rutin *n*. 芸香甙,芦丁
sophoroside *n*. 槐糖甙
sophrine; cytisine *n*. 槐碱,金雀花碱,野靛碱
sophronistae dentes [拉] *n*. 智牙(旧名)
sopor [拉] *n*. 迷睡,酣睡
soporiferous [spore + 拉 ferre to bear] *n*. 产孢子的,产芽孢的
soporiferous [拉 sopor deep sleep + ferre to bring] *a*. 引起迷睡的 ‖ ~ ly *ad*. / ~ ness *n*.
soporific [拉 soporificus] *a*. & *n*. ①催眠的 ②催眠药
soporous [拉 soporus] *a*. 迷睡的
soppy *a*. 湿透的,浸湿的
soprose *a*. 迷睡的
Sorangiaceae *n*. 堆囊黏细菌科
Sorangium *n*. 堆囊黏细菌属
sorb *v*. 吸收,吸附
Sorbaria arborea schneid. 高丛珍珠梅 [植药] 药用部分:茎皮
Sorbaria arborea schneis [拉,植药] 高丛珍珠梅
Sorbaria sorbifolia (L.) a. Br. [拉,植药] 珍珠梅
Sorbaria sorbifolia (L.) a. Brown 东北珍珠梅 [植药] 药用部分:茎皮,枝条、果穗
sorbent *n*. 吸着剂
sorbic [拉 sorbus service-tree] *a*. 山梨(树)的
sorbicb acid 山梨酸,2,4-己二烯酸(抗菌防腐药)
sorbin; sorbose *n*. 山梨糖
sorbinose *n*. 山梨糖
sorbit; sornite *n*. 山梨糖醇
sorbitan *n*. 脱水山梨糖醇
sorbite; sornitol *n*. 山梨糖醇
sorbitol *n*. 山梨糖
sorbitol dehydrogenase *n*. 山梨糖醇脱氢酶,L-艾杜糖醇脱氢酶

Sorbitrate ***n***. 硝酸异山梨酶（isosorbide dinitrate）［商名］
sorbose ***n***. 山梨糖
Sorbus alnifolia(sieb. et Zucc.)K. Koch［拉，植药］水榆花楸
Sorbus pohuashanensis(Hance)Hedl.［拉，植药］花楸树
Sorbus tianschnica Rupr.［拉，植药］天山花楸
sorche; sorroche ***n***. 安达斯高山病
Sordariaciae ***n***. 粪壳科
sordes［拉 filth］***n***. 口垢 ‖ ~ gastricae 胃垢
sordid［拉 sordidus dirty］***a***. 污色的
sore ***n***. & ***a***. ①疮，溃疡 ②痛的 ‖ ~ allergic canker 过敏性口溃疡 / ~ bed; decubitus ulcer 褥疮 / ~ canker 口溃疡 / ~ chrome; chrome ulcer 铬毒性溃疡 / ~ cold; herpes labialis 感冒疮，唇疱疹 / ~ cyclist's 骑车者咽喉炎 / Delhi ~ 皮肤利什曼病 / ~ denture 托牙疮 / ~ desert; veldt ~ 沙漠疮，热带溃疡 / ~ frontier 东方疖，皮肤利什曼病 / ~ fungating 肉芽增生性软下疳 / ~ hard; chancre（硬）下疳 / dahar ~, Lahore ~, Madagascar ~, Mouhan ~, Natal ~, oriental ~, Penjdeh ~, tropical ~ 皮肤利什曼病，东方疖，热带疮 / ~ oriental 东方疖 / ~ plague 鼠疫溃疡 / ~ pressure; decubitus babronemiasis 褥疮 / ~ primary 初期疮，下疳 / ~ soft; chancroid 软下疳 / ~ s, summer; cutaneous babronemiasis 皮肤丽线虫蚴病，夏疮（马）/ ~ tropical 热带疥，东方疥 / ~ veldt; desert ~ 热带溃疡，沙漠疮 / ~ venereal 下疳（尤指软下疳）/ ~ water; ground itch 钩虫痒病 / ~ ness 疼痛；溃疡
Sorefacient［拉 sorbere to suck + facere to make］***n***. & ***a***. ①促吸收的 ②吸收剂
Sorensen's reagent（S¢reh Peter Lauritz 丹化学家 1868—1939）索伦森氏试剂（醋酸缓冲液）
Sore-shins ***n***. 掌、跖骨骨膜炎（马）
Soret band（C. 法物理学家 1931 卒）索雷氏（光谱）带（血红蛋白光谱的紫色外的吸收带）/ ~ efect 索雷氏效应（在温梯中溶液冷热两部分间起浓度差）/ ~ phenomenon 索雷氏现象，索雷氏效应
sore-throat ***n***. 咽喉痛 ‖ ~ clergyman's; dysponia clericorum 慢性咽喉炎性发音困难 / ~ diphtheria; diphtheria 白喉 / ~ epidemic streptococcus; streptococcal tonsillitis 链球菌性扁桃体炎 / ~ Fothergill's; scarlatina angiosa 咽峡炎性扁桃体炎 / ~ hospital 医院咽喉痛（一种脓毒性扁桃体炎及咽炎，有时发生在医院内的医护人员而称此名）/ ~ malignant; diphtheria 白喉 / ~ putrid; gangrenous phryngitis 坏疽性咽炎 / ~ septic; streptococcus tonsillitis 链球菌性扁桃体炎 / ~ smoker's 吸烟人咽喉炎 / ~ spotted; follicular tondillitis 滤泡性扁桃体炎 / ~ streptococcus; streptococcaltonsillitis 链球菌性扁桃体炎（流行病时发生的一种严重型咽喉炎，一般由酿脓链球菌有时由类马链球菌所致）/ ~ ulcerated; gangrenous pharyngitis 坏疽性咽炎
soreuma gibbulosum Tan and Tchang 小囊堆积虫
Soreuma Haeckel 堆积虫属
Soreumidae Haeckel 堆积虫科
sorghum ***n***. 蜀黍，高粱
Sorghum ***n***. 蜀黍属 ‖ ~ saccharatum 芦粟，甜高粱 / ~ vulgare Pers. 蜀黍，高粱
Sorgius' glands（Wilhelm 19 世纪德解剖学家）腋淋巴结前群
sori sorus 的复数
Sorites Ehronberg 小丘虫属
sorites orbiculus Forskal 圆小丘虫
Soritidae Ehrenberg 小丘虫科
Sorny's cell 索比氏容器（血液分光镜检查用）
sororiation［拉 sororiare to increase together］***n***. 乳房发大
sorption ***n***. 吸着（作用）（水在胶体内的）掺合，混合；吸收（作用）（指物质经过胃肠道黏膜的双定向运动及某最后结果，其中包括吸收、肠吸收、外吸收和内吸收）；吸着（作用）（气体在金属或其他固体表面上的吸附或化学吸着）
sorrel ***n***. 酸模 ‖ ~ salt of; potassium binoxalate 草酸氢钾 / ~ wood 酢浆草
Sorrel rhubarb ***n***.［植药］掌叶大黄
Sorsby's syndrome（Arnold Sorsby）索斯比综合征（一种先天性疾病，包括双侧黄斑缺损，伴手足末端营养不良及通常限于远端两指〈趾〉骨的短指（趾）畸形）
sort ***n***. 种类，类别，性质；把……分类，整理，拣选 ‖ after（或 in）~ 有几分，稍微 / in any ~ 以各种方法，无论如何 / in a ~ of way 有些，略为 / in some ~ 稍微，多少 / of a ~ 同一类的；勉强称得上的，较差的 / of ~ s 各种各样的，未经选择的 / out of ~ s 不舒服的；不高兴的 / ~ of 有几分地 / ~ able ***a***. 可分类的；合适的
sorter ***n***. 分类人员；分类机，分类器 ‖ fluorescence-activated cell ~（**FACS**）荧光激活细胞分类器
sorter ***n***. 分类器 ‖ fluorescence-activated cell ~（FACs）荧光激活细胞分类器
sorus（［复］sori）***n***. 孢子团
sosm serum osmolality 血清渗克分子浓度
sospita chinensis（Mulsant）华鹿瓢虫（隶属于瓢虫科 Epilachninae）
Sotacor［商名］***n***. 盐酸索他洛尔（sotalol hydrochloride）
sotalia sinensis（F. Cuvier）华白豚（隶属于海豚科 Delphinidae）
Sotalol hydrochloride 盐酸索他洛尔，盐酸甲磺胺心定，盐酸心得怡（β-肾上腺素能阻滞药）
Soterenol hydrochloride 盐酸索特瑞醇，盐酸甲磺喘宁，盐酸甲磺胺异丙肾上腺素（肾上腺素能药，具有扩张支气管作用）
soterocyte［希 soter savirr + -cyte］***n***. 血小板
Soto-Hall sign（Ralph Soto-Hall）索托—霍尔征（患者仰卧躺平，开始从颈部屈曲背柱，继续向下弯，即在背部病变损害部位出现疼痛）
Sotos' syndrome（Juan F. Sotos）索托斯综合征，大脑性巨人症
SOTT.（synthetic medium old tuberculin tuichloracetic acid precipitated）三氯乙酸沉淀旧结核菌素合剂
Sottas disease（Jules Sottas）进行性肥大性间质性神经病
sotuadecol; sodium tetradecyl sulfate 十四羟基硫酸钠（治静脉屈张）
Soudan; Sudan ***n***. 苏丹，氨基偶氮苯-β-萘酚（一种脂肪染剂）‖ ~ Ⅲ 苏丹Ⅲ
soudanite［阿拉伯 sudan: black］***n***. 赤道热（有时引起精神症状）
souffle［法 souff；拉 sufflare: to blow］***n***. 杂音，吹气音 ‖ ~ cardiac 心脏杂音 / ~ electric 电气流 / ~ fetal 胎儿杂音 / ~ funic; funicular ~ 脐带杂音 / ~ splenic 脾杂音 / ~ placental 胎盘杂音 / ~ umbilical; funic ~ 脐带杂音 / ~ uterine 子宫杂音
sought seek 的过去式和过去分词
soul ***n***. 灵魂；精神；精髓；人；典型 ‖ heart and ~ 全心全意地 / keep body and ~ together 维持生命
soulal ***n***. 剧重疥疮
Soulie barberry［植药］拟猪刺
Souliea vaginata(Maxim.)Franch. 黄三七［植药］药用部分：根状茎
Souliea vaginata(Maxim.)Franch.［拉，植药］黄三七
soul-pain ***n***. 精神性痛
souma; soumaya ***n***. 苏丹家畜锥虫病
sound［拉］***n***. ①探子 ②音，声 ‖ ~ accentuated 音增强 / ~ adventitious 附加音 / ~ anasarcous 水肿音 / ~ Anel's; Anel's probe 阿内耳氏探针（检泪点及泪管用）/ ~ auscultatory 听诊音 / ~ bandbox 纸箱样音 / ~ Beatty-Bright friction 比—布二氏摩擦音，胸膜炎摩擦音 / ~ bell bruit d'airain 钟音，金属音 / ~ Bellocq's; Bellocq's cannula 贝洛克氏套管（用以塞后鼻孔的套管）/ ~ bellows 风箱音（心内膜杂音）/ ~ Benique's 贝尼凯氏探子（扩尿道）/ ~ bladder; bladder probe 膀胱探子 / ~ blowing; blowing murmur 吹音，吹气样杂音 / ~ bottle; amphoric rale 呼吸音支气管音 sounds, cardiacl heart sounds 心音 / ~ clicking 卡嗒音 / ~ coconut 碎椰子音 / ~ coin; bruit d'airain 钱币音，金属音 / ~ cracked-pot 破壶音 / ~ cracked-pot 颅破壶音 / ~ dry rale 干性啰音 / ~ duodenal 十二指肠探子 sounds, entotic 耳内杂音 / ~ esophageal; esophageal probe 食管探子 sounda, fetal heart 胎儿心音 / ~ first 第一心音 / ~ flapping 拍击音 / ~ friction 摩擦音 / ~ funicular bellows 脐带杂音 / ~ gallstone 胆石探子 / ~ s, heart 心音 / ~ Hippocratic 希波克拉底氏振荡音（脓气胸或液气胸形成的振荡音）/ ~ hollow; grooved ~; hollow director 有槽探子 / ~ humming-top 地牛音，响簧陀螺音（静脉）/ ~ kettlesing 沸鸣音 sounds, Korotkoff 科罗特科夫氏音（测血压时听到动脉扩张音）/ ~ lacrimal 泪管探子 / ~ laminaria 昆布探子 / ~ laryngeal; laryngeal probe 喉探子 / ~ lithotomy; lithotomy probe 切石术探子 / ~ medicated 涂药探子 / ~ metamorphosing breath 金属音 / ~ metamorphosing breath 变态呼吸音 / ~ mid-diastolic 舒张中期（心）音 / ~ moist rale 湿性啰音 / ~ muscle 肌音 / ~ nasopharyngeal 鼻咽探子 / ~ osseous 骨性音 / ~ peacock 孔雀音 / ~ percussion 叩诊音 / ~ permanent 留置探子 sounds, pharyngeal 生理性音 / ~ pistol-shot 枪击音 / ~ posterior urethral 后尿道探子咳后回吸音 / ~ pulmonary 肺音，呼吸杂音 pulmonic second ~ 肺动脉第二音（与肺动脉半月瓣有关，缩写 P_2）/ ~ reduplicated 重复声 / ~ respiratory 呼吸音 / ~ rumbling 辘辘音，隆隆音 / ~ sawing 拉锯音 / ~ second 第二心音 / ~ shadow 遮蔽性音 / ~ shakong; succussion sounds 振荡音 / ~ siphon 虹吸探子 / ~ s, tick-tack 唧唧音 / ~ splashing 击水音 / ~ subjective ①音幻觉 ②自觉音 / ~ s, sizzling 振荡音 / ~ s, tick-tack 滴答音 / succussion ~ s, shaking ~ 振荡音 / tick-tack ~ s 滴嗒音（与第一心音和第二心音无大差别）/ third ~ 第三心音 / to-and-to ~ 来回摩擦音（心收缩和舒张时可听到）/ ~ to-and-fro 来回摩

擦音 / ~ tubular 管性虹吸音 / ~ urethal 尿道探子 / ~ uterine 子宫探子 / ~ vesicular 肺泡音 / ~ vocal 语音,喉音 / ~ water-melon 弹西瓜音 / ~ water-wheel; bruit de moulin 水车音 / ~ water-whistle 水笛音(肺瘘管时)/ ~ Winternitz's; double-current catheter 温特尼茨氏探子,双腔导管 / ~ xiphisternal crunching 剑突摩擦音(一种奇特的声音,原因不明,20%健康人的胸骨下段和剑突处常可听到) ***a***. 健康的;正确的;充分的;正统的;彻底的,充分的 ‖ ~ly ***ad***. / ~ness ***n***.

sound scientific evidence 充分科学证据

sound-deadeners ***n***. 减声器

sounding ***a***. 发出声音的;响亮的;弩张的

sounding ***n***. 测探,试探;调查;探通术

soup ***n***. 汤

Souques's phenomeon [Alexandre Achlle 法神经病学家 1860—1944] 苏克氏现象(在不全性偏瘫时,提高手臂出现手指不随意伸展与分开的现象) ‖ ~ sign; kinesis paradoxa 苏克氏征,运动倒错(①坐在椅子上的病人突然受到往后拉时,下肢不能正常地伸展以达平衡,为晚期纹状体疾病 ②苏克现象)

sour ***a***. 酸的;发酵的;(使)变酸;(使)发酵 ‖ go (或 turn) ~ 发酸 / ~ness 酸度,酸性

source ***n***. 源 ‖ ~ fast neutron 快中子放源 / ~ gamma-ray γ-(射)线源 / ~ of infection 感染源 / ~ ion 离子源 / ~ of light 光源 / ~ point 点源 / ~ radioactive 放射源 / ~ reference 标准源,对照源 / ~ water 水源 / ~ water-supply 给水源

sourcebook ***n***. 参考资料

Sourdille operation [Maurice 法耳科学家 1885 生] 苏迪耳氏手术(内耳开窗术,治疗耳硬化症)

sourwood; oxydendrum arboreum ***n***. 酸浆树

sousa chinensis (Osbeck) 中华白海豚(隶属于海豚科 Delphinidae)

sousa fluviatilis (Gervais) 白海豚(隶属于海豚科 Delphinidae)

sousa teuszii (Kukenthal) 托氏海豚(隶属于海豚科 Delphinidae)

south ***n***. & ***ad***. 南,南方;向南方

Southbyaceae 横叶苔科(一种苔类)

southeast ***a***. & ***ad***. 东南;向东南

southeastern ***a***. 东南的

southern ***a***. 南方的,朝南的

Southern oyster [动药] 近江牡蛎

southernwood; Artemisia avrotanum L. ***n***. 青蒿,树蒿

southey's tubes [Reginald S. 英医师 1835—1899] 骚锡氏管(皮下组织排液细管)

southwest ***ad***. 西南;向西南

southwestern ***a***. 西南的

souttar's tube (Henry S. Souttar) 骚塔管(引入一根可屈性金属管,保持食管畅通,治疗不能手术的食管癌)

Soutth cchina tiger [动药] 华南虎

souzdine ***n***. 消声器

Sovcaine; Cinchocaine ***n***. 苏夫卡因,辛可卡因

Soventol; N-phenyl-N-benzyl-4-amino-1-methyl-pi-peridine ***n***. 索芬托耳,N-苯基-N-苄基-4-氨基-1-甲基哌啶(抗组胺药)

sow (sowed, sown 或 sowed) ***v***. 播;散布;播种

sowdah [阿拉伯语"black"] ***n***. 黑皮病(也门和沙特阿拉伯盘尾丝虫病的典型皮肤表现,通常局限在单侧或两侧下肢,特征为皮肤有黑色素沉着、增厚和粗糙、肿胀、剧烈瘙痒,有丘疹和近卫淋巴结肿大)

Soxhlet's apparatus(extractor) [Franz Ritter von 德化学家 1848—1926] 索克氏累特氏回流提取器(以蒸馏溶剂连续从固体物质中萃取脂肪)

soy ***n***. ①大豆 ②酱油

soya ***n***. 大豆

soyabean; soybean ***n***. 大豆

Soybean [植药] ***n***. 大豆

soybean rosette virus(Lo) 大豆丛簇病毒

soybean rugose mosaic virus(Chen et Tsai) 大豆粗花叶病毒

soybean stunt virus(Koshimizu et Lizuka) 大豆矮化病毒

soybean virus 1 (Pierce) = soybean mosaic virus (Gardner et Kendrick) 大豆花叶病毒

soybean witches broom agent(Kulkarni et sheffield) 大豆丛枝因子

soybean yellow stipple virus(Walters) 大豆黄点病毒

soyka's plates (Isidor 捷病理学家 1850—1889) 索伊卡氏平皿(细菌培养皿)

Soymida ***n***. 印度红木属 ‖ ~ febrifuga 印度红木

sozalbumin [希 sozein to save + albumin] ***n***. 防卫蛋白(质)

sozin [希 sozein to save] ***n***. 防卫素

sozoeodol; sozoiodolic acid ***n***. 二碘酚磺酸

sozoiodolate ***n***. 二碘酚磺酸盐 ‖ ~ lead 二碘酚磺酸铅 / ~ mercury 二碘酚磺酸汞 / ~ sclium 二碘酚磺酸钠 / ~ zinc 二碘酚磺酸锌

SP summating potential 总和电位,综合电位

sp 长昆病毒(见 slylovirus sP)

SP 104 virus sp104 病毒

SP 3,8,50 myovirtuses sp3,8,50 肌病毒

Sp gr 比重(见 specificgray)

Sp ht 比热(见 specific heat)

sp indet 未定种(见 species indeterminate)

sp inquir 未确定种类(见 species inquirendae 拉)

sp n 新种(见 speciesnovum 拉)

sp nov 新种(见 species novum;拉)

sp Ny 日发性眼球震颤(见 spontaneous nystagmus)

sp ref 折射率,折射比(见 specific refraction)

sp Th 脊髓丘脑束(见 spino-thalamic tract)

sp&W 切迹和缓慢综合波(见 pike&wavecomplex)

sp. (spiritus) ***n***. ①酒精 ②酊剂

sp.gr. ***n***. 比重

sP-15 myovirus sp-15 肌病毒

SP1 specific β1 glycoprotein 特异性 β1 糖蛋白

spa ***n***. 矿泉场

Sp-AB solid phase antibody 固相抗体

space ***n***. 隙,间隙,腔 spatial anguli iridis(Fontanae) ‖ ~ anguli iridocornealis; Fontana's space 虹膜角间隙,丰塔纳氏间隙 / ~ apparatus suspensoril; / ~ zonular(悬器隙,小带间隙 ~ circumbulbare; / ~ interfasciale(Tenoni)环球间隙 / ~ intercostilia(Tenoni); Tenon's space; Tenon's space 肋间隙 / ~ interfasciale(Tenoni); / Tenon's ~筋膜间隙,环球间隙,眼球筋膜隙,特农氏腔 spatial enterglobularia 球间隙 spatial interossea metacarpi 掌骨间隙 / ~ spatia interossea metatarsi 跖骨间隙 / ~ interosseum 骨间隙 / spatial intervaginalia nervi optici 视神经鞘间隙 / ~ perichorioedeale 脉络膜周隙 / ~ perilymphaticum 外淋巴间隙 / ~ perinei profundum 会阴间隙 / ~ perinei superficiale 会阴浅隙 / ~ praevertebrale 脊椎前隙 / ~ praevesicale; space of Retzius; preperitoneal space 膀胱前隙,雷济厄四时间隙 / ~ retroperitonaeale 腹膜后间隙 / ~ retroperitonaeale pelvis 骨盆腹膜后间隙 / ~ suprasternale 耻骨间隙 / ~ suprasternale 胸骨上隙 / ~ spatia zonularia); / ~ apparatus suspensorii 悬器隙,小带间隙圆叶萍蓬草

space [拉 spatium] ***n***. & ***v***. ①隙,间隙,腔 ②空间,宇宙;把……分隔开 ‖ ~ accommodative 调节腔(乳房内)/ ~ air 气腔 / ~ antecubital 肘窝 / ~ apical 根尖隙 / ~ arachnoid 蛛网膜腔 / ~ axillary; axolla 腋窝 / ~s, Blessig's 布累西格氏间隙(老人视网膜外围囊样变性)/ ~ Bogros's 博格罗氏腔(腹股沟后间隙)/ ~ bregmatic; anterior 前囟 / ~ Broca's 布罗卡氏间隙(前嗅叶中央部)/ ~ Burns's; fossa jugularis 伯恩斯氏间隙,颈静脉窝 / ~ cardiac 心区 / ~s, cartilage 软骨隙,软骨陷窝 / ~ cathodal dark; Crookes ~ 阴极暗区,克鲁克斯氏暗区 / ~s, cell 细胞空隙(结缔组织基质内)/ ~ chloride 氯化植物(细胞外液) spaces, chyle 乳糜隙 / ~ circumlental 晶状体周隙 / ~ Colles' 科勒斯氏间隙,会阴筋膜下隙 / ~ complemental 补充隙,胸膜 / ~s, corneal 角膜间隙 / ~ Cotunnius' 科图尼约氏间隙(膜迷路间隙,内淋巴囊)/ ~ Crookes; cathodal dark / ~ 阴极暗区,克鲁克斯氏暗区(X 线管)/ ~ cupola 顶隙,鼓室上隐窝顶部 / ~ cystoid 囊样间隙 / ~s, Czermak's; spatial interglobularia 策马克氏间隙,球间隙 / ~ dead ①无效区,死腔 ②死隙(创伤缝合后)/ ~ dead, anatomical 解剖死腔 / ~ dead, physiological 生理无效区,生理死腔 / ~ dead, respiratory 呼吸无效区 soaces, Disse's 迪塞氏间隙(肝淋巴间隙)/ ~ distal closed 远侧闭锁间隙(指骨)/ ~ Douglas'; rectouterine excavation 道格拉斯氏腔,直肠子宫陷凹 / ~ edentulous 无牙隙,缺牙隙 / ~ epicerebral 脑外腔,脑上隙 / ~ epicural; epidural cavity 硬膜外腔 epidural / ~ 硬膜外腔 / ~ epispinal 脊髓外腔 / ~ epitympanic 鼓室上隐窝 / ~ Faraday's dark 法拉第氏暗区(X 线管)/ ~s, fascial 筋膜间隙 / ~s, Fontana's; spatia angul i ridis 丰塔纳氏间隙,虹膜角间隙 / ~ freeway; interocclusal clearance 休止间隙 / ~ gingival 龈隙 / ~ H.: Holzknecht's H 间隙,霍耳茨克内希特氏间隙(椎前间隙,心后间隙)/ ~s, Haversian 哈弗氏间隙(存在于正在发育的骨内)/ ~ Henke's 汉克氏间隙(咽后间隙)/ ~ His's perivascular 希斯氏血管周隙 / Holzknecht'sl H ~; prevertebral ~; retrocardiac ~ 霍耳茨克内希特氏间隙椎前间隙,心后间隙 / ~ image 成像隙,成像位置 / ~ intercellular 细胞间隙 / ~ intercostals 肋间隙 / ~ intercrural(脑)脚间隙,(脑)脚间窝 / ~ intercuspal 尖间隙 / ~ interdental 牙间隙 / ~s, interlamellar 层板间隙(角膜)/ ~ intermaxollary 颌间隙 / ~ interocclusal; 休止间隙 / ~ interpeduncular; interpeduncular fossa (脑)脚间窝 / ~ interpleural; mediastinum 胸膜间腔,纵隔 / ~ interproximal; inyterproximate 邻面间

隙 / ~ inrerseptal 隔间腔(胚胎心)/ ~ interseptal 隔瓣间腔 / ~ interstitial 组织间隙 / ~ s, intervalvular 瓣间腔 / ~ intervillous 绒毛间隙 / ~ intra-adventitial 外膜内间隙 spaces of iridocorneal angle; Fontana's spaces 虹膜角间隙,丰塔纳氏间隙 / ~ ischiorectal; fossa ischiorectalis 坐骨直肠窝 / ~ s, Kiernan's 凯尔南氏间隙(肝小叶间淋巴隙)/ ~ Kretschmann's 克雷奇曼氏间隙(中耳隐窝内的小凹)/ ~ s, Kuhnt's 昆特氏间隙(蓄房水的间隙)/ ~ s. Larrey's 拉雷氏间隙(胸肋三角)/ ~ Lesshaft's 勒斯哈夫特氏间隙(腰上三角)/ ~ s of Littre 利特雷氏间隙(肝)/ ~ lymph 淋巴隙 / ~ s, lymph, epidural 硬膜外淋巴隙 / ~ s, Magendie's 马让迪氏隙(蛛网膜下池)/ ~ Malacarne's; substantia perforata posterior 马拉卡内氏隙,后穿质 / ~ Marie'd quadrilateral 马里氏四边腔 / ~ maxillomandibular(上下)颌间隙 / ~ Meckel's; Mediastium 美克耳氏隙,美克耳氏腔(包围半月神经节的硬膜腔)/ ~ mediastinal; mediastinum 纵隔腔,纵隔 / ~ medullary 髓腔 / ~ s, meningeal 脑膜间隙 / ~ medpalmar 掌中间隙 / ~ midpalmar, lateral 外侧掌中间隙 / ~ Mohrenheim's; fossa infraclavicularis 莫伦海姆氏间隙,锁骨下隙 / ~ s, Nuel's 纽耳氏间隙(耳蜗指细胞间隙)/ ~ object 物体位置 / ~ palmar 掌(筋膜)间隙内侧掌间隙 / ~ palmar, medial 咽旁间隙,咽上颌间隙 / ~ parapharyngeal; pharyngomaxillary ~ 窦旁间隙 / ~ Parona's 帕罗纳氏间隙(腕筋膜间隙,在深屈肌腱与旋前方肌之间)/ ~ perforated; substantia perforata 穿质 / ~ perforated, anterior; substantia perforata posterior 前穿质 / ~ perforated, posterior; substantia perforata posterior 后穿质 / ~ perichoroid; spatium perichorioideale 脉络膜周隙 / ~ perilenticular 晶状体周 / ~ s, perineural 神经周隙 / ~ peripharyngeal; rctropharyngeal ~ 咽后隙 / ~ s, peritoneal 腹膜间隙 / ~ perivascular 血管周隙 / ~ perivitelline 卵黄周隙 / ~ pharyngeal 咽腔 / ~ pharyngomaxillary 咽上颌间隙 / ~ phrenocostal 膈肋间隙 / pophteal ~ 腘窝 / ~ psyslologic 生理性间隙 / ~ s, placental blood 胎盘间血腔 / ~ s, plantar 足底间隙 / ~ pneumatic 含气腔(鼻旁窦)/ ~ Poiseuille's 泊瓦泽伊氏间隙(血管腔的边缘部,此处红细胞并不移动)/ ~ popliteal 腘窝 / ~ portal 门静脉隙 / ~ postperforated; substantia perforata posterior 后穿质 / ~ potential 潜在隙 / ~ preperitoneal; prevesical ~ 腹膜前间隙,膀胱前间隙 / ~ prevertebral; Holzknecht's ~ 椎前间隙,霍尔茨克内希特氏间隙 / ~ prevesical; Retzius' ~ 膀胱前间隙,雷济厄斯氏间隙 / ~ prezonular 小带前间隙 / ~ proximal; proximate ~; interproximal ~ 邻面间隙 / ~ Prussak's; Prussak's pouch 普鲁萨克氏间隙(在中耳隐窝内)/ ~ quadrangular 四边形间隙 ~ rectovesical 直肠膀胱陷凹 / ~ respiration dead 呼吸无效区 / ~ retrovulbar 眼球后间隙 / ~ retrocardiac 心后间隙,椎前间隙 / ~ retroinguinal 腹股沟后间隙 / ~ retro-ocular 眼球后间隙 / ~ retropharyngeal 咽后隙 / ~ retropubic 耻骨后隙 / ~ Retzius'; prevesical ~ 雷济厄斯氏间隙,膀胱前间隙 / ~ s, Robin's 罗班氏隙(动脉外膜下间隙,血管的淋巴间隙)/ ~ s, Schwalbe's; spatial inervaginalia nervi optici 施瓦尔贝氏间隙,视神经鞘间隙 / ~ semilunar; Traube's semilunar ~ 半月状隙,特劳伯氏半月状间隙(叩诊)/ ~ septal 隔隙 / ~ sinus-like 窦状隙 / ~ snuffbox 鼻烟盒隙(腕背)/ ~ subarachnoid 蛛网膜下腔 / ~ subdural 硬膜下腔 / ~ subgival 龈下隙 / ~ submaxillary; submaxillary triangle 颌下隙,颌下三角 / ~ subphrenic 膈下隙 / ~ subumbilical 脐下隙 / ~ suprasternal; fossa jugularis 锁骨上间隙,颈静脉窝 / ~ supravaginal 鞘膜上间隙(视神经)/ ~ Tarin's; 塔兰氏区,后穿质特农氏间隙(眼球静脉隙)/ ~ thenar 鱼际间隙 / ~ thiocyanante 硫氰酸盐物值(细胞外液)/ ~ thyrohyal 甲状舌骨间隙 / ~ tissue 组织间隙 / ~ Traube's semilunar 特劳伯氏半月状间隙(叩诊)/ ~ triangular 三角间隙 / ~ thiangular, posterior 后三角间隙 / ~ triangular, small 小三角间隙 / ~ undefended; pars membranacea septi nasi 鼻中隔膜部 / ~ vascular 血管容积 / ~ vetelline; yolk ~; pervitelline ~ 卵黄周隙 / ~, von Troeltsch's 特勒耳奇氏隙,鼓室隐窝隙 / ~ s, Verchow-Robin 魏一罗二氏西(血管周隙)/ ~ s, web 指底间隙 / ~ Westberg's 韦斯特伯格氏隙(心包主动脉隙)/ ~ yolk 卵黄周隙 / ~ Zang's 赞格氏腔(锁骨上小窝悬器隙,小带间隙 / ~ less 无限的;不占地位的 / ~ s, zonular; spatial zonularia; canal of Petit 空间群

space-group *n*. 空间点阵

spacelab [-spejs 油] *n*. 宇宙实验室,太空实验室

space-lattice *n*. 间距,间隔 ‖ ~ interplanar 平面间距

spacer *n*. 间隔器;衬垫;垫圈

spacescan *n*. 空间扫描

spacing *n*. 间距,间隔

spacious *a*. 广阔的,宽敞的,广大的 ‖ ~ly *ad*. / ~ness *n*.

spacistor *n*. 空间电荷管

spade *n*. ①铲 ②去睾者(阉人,阉兽)

spadic; coca leaves *n*. 古柯叶(南美洲的土名)

spadiceous *a*. 浅褐色的

spadix *n*. 佛焰花序,肉穗花序

SP-Ag solid phase antigen 固相抗原

spagiric; spagyric; alchemical *a*. 炼丹的,炼金的

spagirism; spagirism *n*. 炼丹术,炼金术,化学医学派(16 世纪帕腊塞尔撒斯医学派)

spagirist; spagyrist *n*. 炼丹家,化学医学家

spagyric *a*. 炼丹医术的,炼金医术的

Spain *n*. 西班牙[欧洲]

Spalding's sign (**Alhed B. Spalding**) *n*. 斯波尔丁征(宫内胎儿 X 线片上颅顶骨重叠,表示胎儿已死亡)

Spallanzani's law [Lazaro 意解剖学家 1729—1799] *n*. 斯帕朗扎尼氏定律(一切细胞再生能力与个人年龄大小有关)

Spallation *n*. 分裂,散裂

spall biopsy 剥脱活检

Span *n*. ①斯潘,司盘(山梨醇脂肪酸酯,乳化剂和去污剂)②跨距(约九时)一段时间;广度(-nn-)以指距量;估量;跨越 ‖ life ~ 寿命

spanemia (spano- + 希 haima blood + -ia); **anemia** *n*. 贫血

spanemic *a*. 贫血的;补血剂

Spaniard *n*. 西班牙人

spaniocardia *n*. 心搏减少

Spanish *a*. 西班牙的;西班牙人的;西班牙语的

Spanish fly [动药] 洋芫菁

Spanish windlass; garrote tourniquet 西班牙胶带,勒绞式止血带

spano- [spano- + 希 scarce 稀少] 稀少,减少,过少

spanogyny [希] *n*. 女婴减少

spanomenorrhea; scanty menstruation *n*. 月经减少

spanopnea *n*. 呼吸减少(一种神经性疾病,呼吸低而深,自觉呼吸困难)

spar 2317 bunyavirus 斯巴 2317 本扬病毒

spar *n*. 晶石 Iceland ‖ ~ 冰岛晶石(用于制造尼科尔〈Nicol〉棱镜)

sparadrap [拉 sparadrapum] *n*. 膏药,药绷带

sparassidaceae *n*. 绣球菌科(一种苔类)

sparassol *n*. 重菇醇

sparaxis mosaic virus (smith et Brierly) 水仙菖蒲花叶病毒

spare *v*. & *a*. 节约;省掉;剩下;宽恕.赦免,不伤害;节约;宽恕;多余的;备用的;节约的;少量的;瘦的;备用零件 ‖ enough and to ~ 绰绰有余,足够

sparer *n*. 节省物质(宇宙由于自己在代谢中破坏而能节省其他物质破坏的物质)‖ ~ protein 蛋白节省物质

Sparganiaceae *n*. 黑三稜科

Sparganium *n*. 黑三稜属 ‖ ~ romosum Huds. 黑三稜 / ~ simplex Huds. 小黑三稜 / ~ stenophyllum Maxim. 细叶黑三稜/ ~ stoloniferum Buch. -Ham. 黑三稜

Sparganium simplex Huds. [拉,植药] 小黑三稜

Sparganium stenophyllum Maxim. [拉,植药] 狭叶黑三稜

Sparganium stoloniferum Buch.-Ham. 黑三稜 [植药] 药用部分:块茎—(三稜)

sparganosis; spaganum disease *n*. 裂头蚴病

Sparganum (复 spargana)[希 sparganon swaddling clothes] *n*. 裂头蚴属 ‖ ~ baxteri 巴(克斯特)氏裂头蚴 / ~ ernaei; / ~ mansoni 猬裂头蚴 / ~ mansoni 猬裂头蚴 / ~ mansonoides; ~ erinacei 猬裂头蚴 / ~ proliferum 芽殖裂头蚴

sparganum *n*. 裂头蚴

Sparge *n*. 喷雾,喷射 ‖ ~ r 喷洒器

Spargosis (**spargosis swelling**) *n*. ①肿胀 ②乳房(奶)胀 ~ sparine; promazine 司派林,普马嗪,10-(3-二甲基丙)吩嗪[商名]

Sparidae *n*. 鲷科(隶属于鲈形目 Perciformes)

Sparine *n*. 盐酸丙嗪(promazine hydrochloride)[商名]

sparing *a*. 节约的;缺乏的,贫乏的;少量的 ‖ ~ly *ad*.

spark *n*. 火花,电花;墨火花,电花;活力;发火花;闪耀;激发,鼓舞 ‖ direct ~ 直接电花(不用莱顿瓶从电极通过人体的一种电花)/ ~ off 导致 / ~ electric 电花

sparke *v*. 发火花,闪耀;使闪耀;火花;闪耀;活力

spark-ga *n*. 电花隙

Sparkman's test 斯巴克曼氏试验(检尿胆素原)

sparrow *n*. 麻雀

Sparrow *n*. [植药] 麻雀 ‖ ~ avipox virus 麻雀禽痘病毒 / ~ faeces [植药] 白丁香 / ~ pox virus(shattock)麻雀禽痘病毒

sparse *a*. 稀少的,稀疏的 ‖ ~ly *ad*. / ~ness, sparsity *n*.

Sparsomycin *n*. 司帕霉素,稀疏霉素(抗肿瘤抗菌素)

Sparsomycin *n*. 稀疏霉素

Sparteine *n*. 司巴丁(抗心率失常药)

sparteine [拉 spartium broom] ***n*.** 鹰爪豆碱 ‖ ~ sulfate 硫酸鹰爪豆碱
spartina mottle potyvirus 金雀花斑点马铃薯 Y 病毒
spartium [希 sparton]; **scoparius** ***n*.** 金雀花
Spartium L. ***n*.** 鹰爪豆属 ‖ ~ junceum 鹰爪豆
sparus macrocephalus(Basilewsky) 黑鲷(隶属于鲷科 sparidae)
spasm [拉 spasmus;希 spasmos] ***n*.** 痉挛;抽搐;一阵发作 ‖ ~ of accommodation 调节痉挛(调视痉挛)/ ~ s, affect 情感性痉挛 / ~ athetoid 手足徐动样痉挛 / ~ Bell's; convulsive tic 贝耳氏痉挛,面肌抽搐 / ~ bronchial 支气管痉挛 / ~ cadaveric 尸体痉挛 / ~ canine; risus sardonicus 痉笑 / ~ carpopedal 手足痉挛,腕足痉挛 / ~ cerebral 大脑性痉挛 / ~ clonic 阵挛性痉挛 / ~ congenital laryngeal 先天性(婴儿)喉痉挛 / ~ cynic; risus sardonicus 痉笑 / ~ dancing 痉跳病 / ~ facial 面痉挛 / ~ fatigue 疲劳性痉挛 / ~ fixed 持久性痉挛 / ~ Friedreich's 弗里德赖希氏痉挛,多发性肌阵挛 / ~ functional; occupation neurosis 机能性痉挛,职业性神经机能病 / ~ glottic 声门痉挛 / ~ habit 习惯性痉挛 / ~ handicraft; occupation neurosis 手艺工痉挛,职业性神经机能病 / ~ hephestic; hephestic hemiplegia 锻工痉挛,锻工偏瘫 / ~ histrionic; facialtic 面肌抽搐,表情样痉挛 / ~ hysterical 癔病性痉挛,歇斯底里性痉挛 / ~ idiopathic muscular 特发性肌痉挛 / ~ inspiratory 吸气肌痉挛 / ~ intention 意向性痉挛 / ~ intestinal 肠痉挛 / ~ laryngeal, congenital 先天性喉痉挛 / ~ lingual 舌痉挛 / ~ lock 固定性痉挛,手指强直性痉挛 / ~ malleatory; malleation 锤击状痉挛,手肌急促颤搐 / ~ masticatory 嚼肌痉挛,牙关紧闭 / ~ milker's 挤乳工痉挛 / ~ mimic; facialtic 面肌痉挛,表情样痉挛 / ~ mobile; spastic hemiplegial posthemiplegic chorea 移动性痉挛,痉挛性偏瘫,偏瘫后舞蹈病 / ~ s, movement; fatigue ~ 疲劳性痉挛 / ~ myopathic 肌病性痉挛 / ~ nictitating 瞬目痉挛 / ~ nodding; salam convulsions 点头状痉挛 / ~ occupation; occupation neurosis, functional ~, professional ~ 职业性痉挛,职业性神经机能病 / ~ oculogyral 动眼痉挛 / ~ perineal; vaginodynia 会阴痉挛,阴道痛 / ~ phonatory 发音痉挛 / ~ phonic 发音痉挛 / ~ professional; occupation neurosis 职业性痉挛,职业性神经机能病 / ~ progressive torsion; dystoniamusculorum deformans 进行性扭转痉挛,变形性肌张力障碍 / ~ respiratory 呼吸痉挛,痉挛性呼吸困难 / ~ retrocollic 颈后屈痉挛 / ~ Romberg's 罗姆伯格氏痉挛(嚼肌痉挛)/ ~ rotatory 旋头痉挛,转头痉挛 / ~ salam; nodding ~ 点头痉挛 / ~ saltatory; palmus 痉跳病 / ~ sewing 缝纫工痉挛 / ~ shoemaker's 鞋工痉挛 / ~ smith''s; hephestic hemiplegia 锻工痉挛,锻工偏瘫 / ~ synclonic 共同阵挛性痉挛 / ~ sewing 缝纫工痉挛 / ~ telegrapher's 发报员痉挛 / ~ tetanic ①破伤风痉挛 ②强直性痉挛,紧张性痉挛 / ~ of tongue 舌痉挛 / ~ tonoclonic 强直性痉挛,紧张性痉挛 / ~ tonic 强直阵挛性痉挛 / ~ tooth; infantile eclampsia 出牙期痉挛,婴儿惊厥,惊风 / ~ torsion 扭转痉挛 / ~ toxic 中毒性痉挛 / ~ winking 瞬目痉挛 / ~ writers; writers' cramp 书写痉挛
spasmo- [拉 spasmus;希 spasmos 痉挛] 痉挛
spasmodermia ***n*.** 痉挛性皮肤
spasmodic [希 spasmodes] ***a*.** 痉挛的
spasmodism ***n*.** 痉挛
spasmodyspnoea; spasmodyspnea ***n*.** 痉挛性呼吸困难
spasmogen ***n*.** 致痉物
spasmogenic ***a*.** 致痉的
spasmology ***n*.** 痉挛学
spasmolygmus [希] ***n*.** 痉挛性呃逆
spasmolysant ***n*.** ①解痉的 ②解痉剂,镇痉剂
spasmolysis ***n*.** 解痉(作用)
spasmolytic drugs 抗痉挛药;解痉药
Spasmolytic; Adiphenine ***n*.** 解痉素,阿迪芬宁(解痉剂)
spasmolytic; antispasmodic ***a*. & *n*.** ①解痉的 ②解痉剂,镇痉剂
spasmomyxorrhea ***n*.** 肠黏液溢
spasmophemia [spasmo - + 希 pheme speech + - ia] ***n*. & *a*.** 口吃,讷吃痉挛素质的
spasmophile; spasmophilic ***n*.** 痉挛素质
spasmophilic ***a*.** 痉挛素质的
spasmotherapy; spasmolysis ***n*.** 痉挛疗法,解痉法
Spasmotin; Sphacelotoxin ***n*.** 麦角痉挛碱
spasmotoxin; tetanus toxin ***n*.** 破伤风毒素
spasmous ***a*.** 痉挛性的,痉挛的
spasmus [拉]; **spasm** ***n*.** 痉挛 ‖ ~ nutans 点头状痉挛 / ~ agitans; paralysisagitans 震颤痉挛 / spasmus; spasm 手足痉挛 / ~ carpopedalis 阵挛性痉挛 / ~ clonicus 陪发性痉挛 / ~ fixatus 持久性痉挛 ~ muscularis 肌痉挛 / ~ nutans; nodding spasm 点头状痉挛 / ~ oculi 眼痉挛
spastia ***n*.** (单 spatium)[拉] 隙,间隙,腔
spastic [希 spastikos] ***a*.** ①痉挛的 ②强直的,僵硬的
spasticity ***n*.** 痉挛状态,强直(状态) ‖ ~ clasp-knife 折刀式强直
spastum (复 spatium)[拉]
spat spit 的过去式和过去分词
spathe [希 a broad blade of wood or metal] ***n*.** 佛焰苞
Spathidiidae Kahl 刀口虫科
spathidium caudatum Wetzel 尾刀口虫
spathidium claviforme Kahl 棍刀口虫
spathidium depressum Kahl 扁压刀口虫
Spathidium Dujardin 刀口虫属
spathidium falciforme Penard 镰形刀口虫
spathidium latum Kahl 侧转刀口虫
spathidium muscicola Kahl 苔藓刀口虫
spathidium paucistriatum Kahl 稀纹刀口虫
spathidium scalpriforme Kahl 浮雕刀口虫
spathidium spathula Muller 刀口虫
spathidium truncatum stickes 截形刀口虫
spathidium viride Penard 绿刀口虫
spathiflorae 佛焰花目(植物分类学)
Spatholobus suberectus Dunn 密花豆 [植药] 药用部分:茎—鸡血藤
spatial ***a*.** 空间的;立体的;隙的,间隙的,腔的 ‖ ~ity ***n*.** 空间性 / ~ly ***ad*.**
spatial spatium 的复数
spatial configuration 空间构型
spatial encoding 位置编码(主要用于化学方面编码技术)
spatic ***a*.** ①隙的,间隙的,腔的 ②空间的,立体的;腔的(尤指邻面间隙)隙的,间隙的,腔的
spatiotemporal ***a*.** 空间时间的
spatium ***n*.** 隙
spatter ***n*.** 飞沫,雾沫
spatula [拉] ***n*.** ①(调软膏用的)药刀,软膏刀 ②铲 ③压舌板;抹刀,刮铲 ‖ ~ agate 玛瑙药刀 / ~ cement 粘固粉调拌刀 / ~ mallei 锤骨刀(锤骨柄接触鼓膜的平面末端)/ ~ nickel 镍刮铲 / ~ Roux's 鲁氏调拌刀 / ~ wax 蜡刀
spatular; spatulate ***a*.** ①药刀状的 ②匙形的,铲形的(叶)
spatulate ***a*.** 抹刀状的,药刀状的;(用抹刀或软膏刀)调拌
spatulation ***n*.** 调拌
spavin ***n*.** 飞节内肿(马)
spavined ***a*.** 患飞节内肿的
spawn ***n*.** 菌丝,菌柱,菌种体
spay ***v*.** 切除卵巢
spaying; ovariectomy ***n*.** 卵巢切除术
S-PBIg heparin-dependent serum platelet-bindable immunoglobulin 血清肝素依赖性血小板结合免疫球蛋白
SPCA serum prothrombin conversion accelerator 血清凝血酶原转变加速因子(凝血因子Ⅷ)
speak(spoke, spoken) ***v*.** 说话,谈话;发言;表明;说,讲;讲出;显示 ‖ frankly(generally, strictly) ~ ing 坦率(一般,严格)地说 / not to ~ of 更不用说 / on ~ ing terms 关系好,友好(尤指争吵后);仅仅相识而已 / ~ for itself(或 themselves)不言而喻 / ~ for oneself 为自己辩护;发表个人意见 / ~ highly of 赞扬 / ~ ill (well) of 说坏(好)话 / ~ out(或 up)大胆地说,大声地说 / ~ to 对……说话,招呼,对……演讲;说到,针对……讲;责备;证明;使人感兴趣,吸引人 / ~ well for 证明……很好 / so to ~ 可以这么说,打个譬喻说 / to ~ of [常用于否定句] 值得一提的
speaker ***n*.** 说话者,演讲者;扬声器
Spearman's rank correlation coefficient(rho) (Charles Edward Spearman) 斯皮尔曼秩相关系数(ρ)(指两个变量以秩代替实际值后计算出的积矩相关系数)
spearmint; Mentha spicata; Mentha viridis ***n*.** 留兰香,绿薄荷
spec1es-specific ***a*.** 种特异性的(指抗原、药物或传染物)
special ***a*.** 特别的,特殊的;专门的;专业的,专科的;特种的 ‖ ~ly ***ad*.** 特别地,专门地,尤其
special pair 特殊偶对
specialism ***n*.** 专长,特长;专业,专门学科 ‖ medical ~ 医学专业
specialist ***n*.** 专家,专科医师 ‖ clinical nurse ~, nurse ~ 护理专家,临床护理专业人员
speciality, specialty ***n*.** 专业;特长;特性,特征;(复)特点,细节
specialize ***v*.** 特加指明,列举;使专门化;使特化,使专化;成为专家;专门研究,专攻;特化,专化
specialized ***a*.** 特异化的
specialty referral ceter (简作 sRC) 专科中心(如"创伤中心"、"烧伤中心"等等)
speciate ***v*.** 物种形成

speciation; species［拉］［单复同］ ***n***. 物种,种;核素 ①茶剂 ②种 ‖ ～ aromaticae 芳香茶剂 / ～ diovulatory 二卵种 / ～ diureticae 利尿茶剂 / ～ emollient 滑润茶剂 / fugitive ～ 易逝种(在某一地区短时期居住或生长的植物或动物种) / ～ laxantes 轻泻茶剂 / ～ lignorum 木茶剂 / ～ monovulatory 单卵种 / ～ nervinae 安神茶剂 / ～ origin of 物种起源 / ～ pectorales 和胸茶剂,止咳茶剂 / ～ polyovulatory 多卵种 / type ～ 模式种
speciazation ***n***. 特殊化,专业化;特化,专化 ‖ ～d ***a***. 专门的;特化的,专化的
species ***n***. 种,品种 ‖ ～ A221(简作 spp.)物种种类(复数:表示某一属生物的若干种) / ～ specific antigen 种特异抗原 / ～ specificity 种特异性
specifiable ***a***. 能指定的,能详细说明的,能列举的
specific ***a***. 种的,特异的 ‖ ～ activity 比活(性) / ～ agglutination 特异凝集 / ～ dynamic action 特种动力作用 / ～ inductivity 介电常数 / ～ mass 密度 / ～ radioactivity 比放射性 / ～ rotation 旋光率 / ～ weight 比重
specific［拉 specificus］***a***. ①种的 ②特异的,特殊的,特种的 ③特效的;由一种病菌引起的 ***n***. 特效药 ‖ ～al ***a***. / ～ally ***ad***. 特别地,明确地,尤其 / ～ness ***n***. 特异性,特殊性
specifica［拉］; **specific remedy** ***n***. 特效药
specification ***n***. 规格;详述;［常用复］,说明书
specificity ***n***. 特异性,特殊性 ‖ ～ compound 化合物特异性 / ～ host 宿主特异性 / ～ immnological 免疫特异性 / ～ organ 器官特异性 / ～ species 种属特异性
specificness; specificity ***n***. 特异性,特殊性
specify ***v***. 指定,详细说明
specillum［拉 specere to look］; **sound** ***n***. 探子,探杆
specimen ***n***. ①标本 ②样品(检验用)抽样 ‖ ～ catheter 导管标本 / ～ corrosion 腐蚀标本 / ～ permanent 永久标本
specimen ***n***. 样品,标本
speck ***n***. 斑点;微粒;一点点
speckle ***n***. 小斑点
SPECT single photon emission comput tomography 单光子发射计算体层摄影(术)
spectacles ***n***. 场面;景象;［拉 spectacula; spectare to see］;
spectacular ***a***. 公开展示的,引人注意的 ‖ ～ly ***ad***.
spectator ***n***. 旁观者,观众
Spectinomycin; Actinospectacin ***n***. 壮观霉素(产自壮观氯霉素菌)(抗生素类药) ‖ ～ hydrochloride 盐酸大观霉素
spectometer ***n***. 分光计
spectophotometer ***n***. 分光光度计
spectra spectrum 的复数
spectral ***a***. 光谱的
spectrin ***n***. 血影蛋白,红细胸膜内蛋白
spectro-［拉 spectrum spectrum 光谱］光谱
Spectrobid［商名］***n***. 盐酸巴氮西林(bacampicillin hydrochloride)
spectrochemistry ***n***. 光谱化学
spectrochrome ***a***. 色光谱的
spectrocolorimeter ***n***. 单色盲分光镜
spectroelectrochemistry ***n***. 光谱电化学方法
spectrofluorometer ***n***. 荧光分光计
spectrograph ***n***. 摄谱仪 ‖ ～ mass 质谱仪
spectrography ***n***. 摄谱术
spectrometer ***n***. ①分光计 ②光谱仪,谱仪 ‖ ～ Beckman 贝克曼氏分光计 / ～ Coleman 科尔曼氏分光计 / ～ mass 质谱仪 / ～ neutron 中子谱仪 / ～ x-ray X 线分光计
spectrometry ***n***. 分光术,光谱测定法
spectrophobia ***n***. 窥镜恐怖
spectrophotofluorometer ***n***. 分光光度荧光计
spectrophotometer ***n***. 分光光度计 ‖ ～ electric 电分光光度计 / ～ hand 袖珍分光光度计
spectrophotometry ***n***. 分光光度测定法
spectropolarimeter ***n***. 分光偏振计,旋光分光计
spectropyrheliometer ***n***. 日射光谱仪
spectroscope ***n***. 分光镜 ‖ ～ direct vision 直视分光镜 / ～ mass 质谱(分光)镜 / ～ photogrophic 照相分光镜 / ～ wavelength 波长分光镜 ‖ spectroscopically ***ad***.
spectroscopic ***a***. ①分光镜检查的 ②分光镜的 ‖ ～ally ***ad***.
spectroscopy ***n***. ①分光术,分光精检查 ②光谱学 ‖ ～ clinical; biospectroscopy 活组织分光镜检查 / ～ ultravlolet microscopic absorption 紫外线显微镜吸收分光术 / ～ x-ray X 线光谱学
spectrosecope ***n***. 分光镜
Spectrotherapy ***n***. 光谱疗法
spectrotype ***n***. 抗原谱
spectrum(复 spectra)［拉 image］***n***. ①光谱,光系 ②波谱 ③谱 ‖ ～ absorption 吸收光(谱) / action ～ 作用光谱 / ～ alpha-ray α 线谱 / ～ antimicrobial 抗菌谱 ～ beta-ray β 线谱 / ～ blood 血光谱 / ～ broad 广谱 / ～ chemocal 化学光谱 / ～ chromatic 有色光谱,可见光谱 / ～ comparison 比较光谱 / ～ continuous 连续光谱 / ～ diffraction 衍射光谱 / ～ electromagnetic 电磁波谱 / ～ emission 发射光谱 spectra, fluorescence 荧光光谱 / ～ fortification; teichopsia 闪光暗点 ～ gamma-ray γ 线谱 / ～ gaseous 气体光谱 / ～ invisible 不可见光谱 / ～ line 线(状)光谱 / ～ ocular; afterimage 后像 / ～ prismatic 棱镜光谱 / ～ solar 太阳光谱 / ～ thermal 热线谱 / ～ toxin 毒素谱 / ～ visible 可见光谱 / ～ x-ray X(射)线谱
spectrum(复 spectra) ***n***. 光谱,谱
specular ***a***. 镜子的,像镜子的;用窥器(检查)的 ‖ ～ly ***ad***.
speculate ***v***. 思索,推测(on, upon, about);投机(in)
speculation ***n***. 思索,推测
speculative ***a***. 思索的,推测的;纯理论的;投机的,冒险的
speculum(复 specula)［拉 mirror］***n***. ①窥器,张开器 ②透明隔 ③翼斑,翼镜(鸟) ‖ ～ anal 肛门张开器 / ～ aural 耳窥器,耳镜 / ～ bath 阴道坐浴张开器 / ～ bivalve vaginal 双瓣阴道窥器 / ～ Boucheron 布谢龙氏耳镜 / ～ Bozeman's 博斯曼氏窥器(一种双瓣窥器) / ～ Bruber's 布林克霍夫氏窥器(检直肠) / ～ Bruber's 布鲁伯氏耳窥器 / ～ Collin's 柯林氏窥器(检阴道) / ～ Cook's; three-pronged tectal ～ 三叉直肠窥器 / ～ Cusco's; 曲斯科氏窥器(检阴道) / ～ duck-billed 鸭嘴式窥器 / ～ ear; otoscope 耳窥器,耳镜 / ～ eye 开睑器 / ～ Fergusson's 福格逊氏窥器,镀银玻管窥器(检阴道) / ～ Frankel's 弗伦克耳氏鼻窥器 / ～ Gruber's 格鲁伯氏耳窥器 / ～ Hartmann's 哈特曼氏鼻窥器 / ～ Helmontii; van Helmont's mirror 范黑耳蒙提氏镜(膈中心腱) / ～ hooked 钩形窥器 / ～ Kelly's; Kelly's rectal / ～ 凯利氏直肠窥器 / ～ Martin's 马丁氏直肠窥器 / ～ Mathews'; four-pronged rectal / ～ 马修斯氏窥器,四叉直肠窥器 / ～ Mayer's 迈尔氏(玻管)窥器(检阴道) / ～ nasal 鼻窥器,鼻镜 / ～ oris 张口器 / ～ Politzer's 波利泽尔氏耳窥器 / ～ rectal 直肠窥器,直肠张开器 / ～ rhomboideum; lumbodorsal fascia 棱状腱膜,腰背筋膜 / ～ Simmond's 西蒙德氏窥器(检阴道) / ～ Sims's 希姆斯氏窥器(鸭嘴形阴道窥器) / ～ spoonshaped 匙形窥器 / ～ stop 固定开睑器 / ～ Trelat's; bivaive rectal ～ 特雷拉氏窥器,双瓣直肠窥器 ～ tubular 管形窥器 / ～ tubular bivalve rectal ～ 管形阴道窥器 / ～ urethral 尿道窥器 / ～ vaginal 阴道窥器 / ～ wire bivalve 镍条双瓣窥器(检阴道)
sped speed 的过去式和过去分词
spedalskhed［挪］; leprosy ***n***. 麻风
speder-burst ***n***. 蛛状痣(皮肤毛细管)
speech ***n***. 言语,语言 ‖ ～ ataxic 共济失调性言语 / ～ bulbar 延髓病性言语 / ～ cerebellar 小脑性言语 / ～ clipped 中断言语 / ～ echo; echolalia 模仿言语 / ～ esophageal 食管言语(喉管切除后) / ～ explosive 爆炸式言语 / ～ inarticulate 言语不清 / ～ incoherent; dibagation 语无伦次,言语散乱 / ～ interjectional 插语 / ～ jumbled; anarthria 紊乱言语,言语讷吃 / ～ lalling 婴儿样言语 / ～ laryngeal 人工喉言语 / ～ mirror 倒语,音节颠倒 / ～ plateau 单音调言语 / ～ reading; lip reading 唇读(聋者见他人口动而晓其言语) / ～ scamping; clipped / ～ 中断言语 / ～ scanning 断续言语 / ～ slurred; clipped / ～ 言语不清,中断言语 / ～ staccato 断音言语 / ～ stammering 口吃,讷吃 / ～ syllabic 断续言语
speech-centre ***n***. 言语中枢
speechless ***n***. 不会说话的,哑的;非言语所能表达的 ‖ ～ly ***ad***. / ～ness ***n***.
speed ***a***. & ***n***. 速率,速度;快,迅速;速度;感光(或曝光)速率 ***v***. (sped 或 speeded)加速(up);促进;使加速 ‖ at ～ 迅速地 / ～er加速器,调速装置 ‖ speediness ***n***.
speedy ***a***. 快的,迅速的 ‖ ～ily ***ad***.
Spee's curve(curvature)(Ferdinand G. von Spee)施佩曲线(牙列面曲线) ‖ ～ of light 光速
Spee's curve(Ferdinand Graf von 德胚胎学家 1855 生)施佩氏曲线(牙列面曲线)
speleostomy ***n***.(结核)空洞造口术
spell ***n***. 轮班;(一段)工作时间;(病的)小发作 ‖ by ～s 断断续续地
spell(spelt 或 spelled) ***n***. 拼写,招致;理解 ‖ ～ out 清楚地说明 / ～ over 思考,考虑
spelling ***n***. 拼字;拼法,缀字法 ‖ finger ～ 手指字母拼读,手指语
spells ***n***. 小发作(暂时性)
Spelotrema ***n***. 洞穴(吸虫)属
spelt［拉 spelta］; **Triticum spelta** ***n***. 德国小麦
spelter ***n***. 商品锌,铜焊料

Spemann's induction [Hans 德动物学家 1869—1941] ***n***. 施佩曼氏诱导(胎胚早期发育时组织间的影响)
spemint ***n***. 留兰香,绿薄荷
Spencer Wells facies; Wells' facies ***n***. 威尔斯氏面容(卵巢病面容)
Spencer-Parker vaccine [RoscoeRoy Spencer 美医师 1888 生;美动物学家 1888—1949] 斯—帕二氏疫苗(落基山斑疹热疫苗)
Spencer's bright-line counting chamber ***n***. 斯潘塞氏明线计数池
Spence's axillary tall [James 英外科医师 1812—1882] 斯潘斯氏腋尾(乳腺腋部)
spend (spent) ***v***. 用钱;消耗;浪费;消磨时间;花费,浪费
Spengler's fragments [Carl 瑞士医师 1860—1937] 斯彭格勒氏碎片(结核病患者痰中的圆形小片) ‖ ~ immune body 斯彭格勒氏免疫体(抗结核免疫动物红细胞提出物从免疫动物〈经人和牛结核杆菌免疫者〉血细胞提取的制剂,这是基于结核病的免疫物质是在血细胞内,而不是在血清内的想法。此制剂曾一度用于治疗结核病) / ~ method 斯彭格勒氏法(检痰) / ~ tuberculin 斯彭格勒氏结核菌素(牛结核菌素)
Spens's syndrome [Thomad 英医师 1764—1842] 斯彭格勒氏综合征(突然神志丧失合并心传导阻滞)
spent ***a***. spend 的过去式和过去分词;用尽的;精疲力竭的;失去效能的 ‖ ~ gas 废气
Speranskia tuberculata (Bunge). Baill. 地构叶 [植药] 全株入药—透骨草
speranskia tuberculata(Bunge.)Baill. [拉,植药] 地构叶
Sperchonidae 刺须螨科
sperm [希 sperma seed] ***n***. ①精液 ②精子 ‖ ~ chief 主精子 / ~ muzzled 迟钝精子
Sperm oil [动药] 抹香鲸油
Sperm whale bone [动药] 抹香鲸骨
Sperm whale liver [动药] 抹香鲸肝
sperma[拉];**sperm** ***n***. ①精液 ②精子
spermaceti wax 鲸蜡
spermaceti [拉;希 sperma seed + ketos whale]; cetaceum ***n***. 鲸蜡
spermacrasia ***n***. 精子过少,精子缺乏
spermagglutinin ***n***. 精子凝集素
spermagglutination ***n***. 精子凝集
spermalist ***n***. 精源论者
spermanucleic acid 精子核酸
spermary ***n***. 睾丸;精巢;卵巢(动物);雄器(植物)
spermase ***n***. 麦芽氧化酶
spermatacrasia ***n***. 精子过少,精子缺乏
Spermatangia Oncorhynchi Ketae [拉,动药] 大麻哈鱼精巢
Spermatangia Pseudosciaenae [拉,动药] 石首鱼精巢
spermatangium ***n***. 精子囊
spermatectomy; spermectomy ***n***. 精索(部分)切除术
spermateliosis; spermiogenesis ***n***. 精子形成
spermatemphraxis [希 sperma seed + emphraxis stoppage] ***n***. 排精受阻,精液阻塞
spermatheca; seminal receptacle ***n***. 受精囊
spermatic [拉 spermaticus;希 spermatikos] ***a***. ①精液的 ②精子的
spermaticidal ***a***. 杀精子的
spermatid ***n***. 精细胞,精子细胞
spermatin ***n***. 精液蛋白
spermatism [希]***n***. ①射精 ②精液生成
spermatitis ***n***. ①输精管炎 ②精索炎
spermatium ***n***. 不动精子
spermatize ***n***. 射精
spermato-(希,种子) ①种子 ②精子,精液
spermatoblast ***n***. 精细胞,精子细胞
spermatocele ***n***. 精子囊肿
spermatocelectomy ***n***. 精子囊肿切除术
spermatochnaceae ***n***. 狭果藻冬(一种藻类)
spermatocidal [拉] ***a***. 杀精子的
spermatocide ***n***. 杀精子剂
spermatocyst ***n***. ①精囊 ②精子囊肿
spermatocystectomy ***n***. 精囊切除术
spermatocystic ***a***. 精囊的
spermatocystitis ***n***. 精囊炎
spermatocystotomy ***n***. 精囊切除术
spermatocytal ***a***. 精母细胞的
spermatocyte ***n***. 精母细胞 ‖ ~, primary 初级精母细胞 / ~, secondary 次级精母细胞,前精子细胞
spermatocytogenesis ***n***. 精母细胞发生
spermatocytoma ***n***. 精原细胞瘤
spermatodacyl ***n***. 异精子
spermatogenesis ***n***. 精子发生(精子形成的第一阶段,精原细胞生成精母细胞,然后生成精子)
spermatogenesis ***v***. 精子生成
spermatogenic ***a***. 精子发生的,生精子的
spermatogenous ***a***. 精子发生的,生精子的
spermatogeny ***n***. 精子发生
spermatogone ***n***. 精原细胞
spermatogonia(单) ***n***. 精原细胞
spermatogonium [希] ***n***. 精原细胞
spermatogonium, primary ***n***. 初级精原细胞
spermatogonium, secondary ***n***. 次级精原细胞
spermatohgist ***n***. 精液学家
spermatoid ***n***. & ***a***. ①精子样的 ②精子状体(疟原虫)
spermatology ***n***. 精液学
spermatolysin ***n***. 溶精子素
spermatolysis ***n***. 精子溶解
spermatolytic ***a***. 溶解精子的
spermatomere ***n***. 精核染色体
spermatomerite [希] ***n***. 精核染色体
spermatomicron ***n***. 精液微粒(用超显微镜可见其布朗〈brownian〉运动)
spermatoon ***n***. 精细胞,精子细胞
spermatopathia [希] ***n***. 精液病
spermatopathy ***n***. 精液病
spermatophobia ***n***. 遗精恐怖
spermatophore [希] ***n***. ①精原细胞 ②(一些低等动物所突出的)精子包囊,精包,精荚
Spermatophyta ***n***. 种子植物门(三条相同,见 Phanerogamaegn 与 Embryophytasiphonogama)
spermatopoietic [希] ***a***. ①生精子的 ②促精液分泌的
spermatorrhea ***n***. 遗精,精溢
spermatorrhea, false 假性遗精 ‖ ~ dormientum 遗精
spermatoschesis [希] ***n***. 精液分泌抑制
spermatosome ***n***. 精子
spermatospore ***n***. 精原细胞
spermatotoxin ***n***. 精子毒素
spermatovum ***n***. 受精卵
spermatoxin ***n***. 精子毒素
spermatozoa(单) ***n***. 精子
spermatozoal ***a***. 精子的
spermatozoan; spermatozoic; spermatozoal ***n***. ‖ ~ flagellate(有)鞭毛精子
spermatozoicide ***n***. 杀精子剂
spermatozoid [希] ***n***. ①精子 ②游动精子(植物游动精子:植物雄生殖细胞)
spermatozoon (复) spermatozoa [希] ***n***. 精子
spermaturia [希] ***n***. 精液尿
spermectomy ***n***. 精索(部分)切除
spermia (单 spermium); **spermatozoa** ***n***. 精子
spermiation ***n***. 精子放出,放精(成熟精子从塞托利〈Sertoli〉细胞释放出来)
spermicidal ***a***. 杀精子的
spermicide [拉] ***n***. 杀精子剂
spermid ***n***. 精细胞,精子细胞
spermidine ***n***. 精脒
spermiduct ***n***. 精管(射精管与输精管的合称)
spermine ***n***. 精胺,精子葵四胺 ‖ ~ phosphate 磷酸精胺
spermiocyte ***n***. 初级精母细胞
spermiogenesis ***n***. 精子发生(由精细胞转变成精子的过程)
spermiogonium ***n***. 精原细胞
spermiogram ***n***. 精子发生图
spermioteleosis ***n***. 精子发生过程,精子成熟 ‖ spermioteleotic ***a***.
spermiovum ***n***. 受精卵,精卵细胞
spermism ***n***. 精源论
spermist ***n***. 精源论者
spermium (复 spermia) ***n***. 精子
sperm-mediated electroporation 精子引介电穿孔法(主要用于基因转殖)
sperm-nucleus ***n***. 精核
spermo- ①种子 ②精子,精液
spermoblast ***n***. 精细胞,精子细胞
spermoculture ***n***. 精液培养(检查)
spermocytoma ***n***. 精原细胞瘤
spermoderm ***n***. 种(子)皮
spermogamete ***n***. 小配子
spermogonium ***n***. 精子器,雄性器,性孢子器(锈菌类)
spermolith ***n***. 精管石

spermoloropexis *n*. 精索固定术
spermoloropexy［希］*n*. 精索固定术
spermolysin *n*. 溶精子索,精子毒素
spermolysis *n*. 精子溶解
spermolytic *a*. 溶解精子的
spermoneuralgia *n*. 精索神经痛
spermophagus sericeus（**Geoffroy**）牵牛豆象（隶属于豆象科 Bruchidae）
Spermophilus *n*. 掘地小栗鼠属
spermophlebectasia *n*. 精索静脉曲张
Spermophthoraceae *n*. 蚀精霉科（一种菌类）
spermophyta *n*. 种子植物类
spermophyte *n*. 种子植物
spermoplasm *n*. 精质（精细胞原生质）
spermora *n*. 受精囊管口
spermoraria *n*. 受精囊管口区
spermorrhea *n*. 遗精,精溢
spermosphere *n*. 精细胞球
spermospore *n*. 精源细胞
spermotoxic *a*. 溶解精子的
spermotoxic *a*. 毒害精子的
spermotoxin *n*. 精子毒素
spermovium *n*. 受精卵
Spermwhale *n*.［动药］抹香鲸
Sperry's method 斯伯里氏法（分析血内胆固醇）
spes［拉］*n*. 希望 ‖ ~ phthisica 结核病患者痊愈希望
spew *v*. 呕吐,呕出,喷;呕吐;涌出;渗出 *n*. 呕吐物;喷出物;渗出物 ‖ ~ Belyando 青草病,胃螺旋体病
SPF specific pathogen free 无特殊病源体（动物）,定菌动物（实验动物微生学控制的一个等级）/spectrophotofluorometer 荧光分光光度计 /s-phasefractions 相部分 /splitproductsoffibrin 纤维蛋白裂解产物
spf 超细的（见 superfine）
spfactant *n*. 表面活性剂,表面活化剂
sPFIA 固相纤维蛋白免疫测定（见 solid-phase fibrin immunoassay）
spFl 脊髓液（见 spinalfluid）
sPFs 盆底痉挛综合征（见 spastic pelvic floor syndrome）
sPG segmental systolic pressure gradients 节段收缩压梯度 /serum pepsinogen 血清胃蛋白酶原 /sliding pulse generator 滑动脉冲发生器
sPg 比重（见 specific gravity）
spg 海绵（见 sponge）
s-PG 硫酸蛋白多糖（见 sulphated roteoglycan）
sPGew 比重［德］（见 slezifisches Gewicht）
sPGR 比重（见 specific gravity）
SPH I-sphincterectomy 括约肌切除术-I /secondary pulmonary hemosiderosis 继发性肺含铁血黄素沉积症 /septo-preptico-hypothalmic system 中隔—视前核—丘脑下部系统
sph sphenoidal *a*. 楔形的;蝶骨的 /sphere *n*. ①球 ②球面 ③圆体 ④天体 ⑤行星 /spherical *a*. 球形的 /spherical lens 球面透镜 /sphingomyelin *n*.（神经）鞘髓磷脂
sph. 球面的,球面镜片
Sphacelariaceae *n*. 黑顶藻科（一种藻类）
Sphacelariales *n*. 黑顶藻目（植物分类）
sphacelate *v*. 成为坏疽,坏疽化,腐肉形成
sphacelation *n*. 坏疽形成,坏疽化,腐肉形成
sphacelinic acid 麦角毒酸
sphacelism［希］*n*. 坏疽化,坏死,腐肉形成
sphaceloderma［希］*n*. 皮坏疽
sphaceloid *n*. 坏疽样
sphacelotoxin *n*. ①痉挛毒素 ②麦角痉挛碱
sphacelous *a*. 坏疽的,腐肉形成的
sphacelus［拉,希］*n*. 坏死物,腐肉
Sphaenacanthina *n*. 楔棘虫亚目
sphaer- 球,球体
sphaeraesthesia *n*. 球状感觉
sphaeramia nematoptera（Bleeker）丝鳍天竺鲷（隶属于天竺鲷科 Apogonidae）
Sphaeranthus *n*. 戴星草属 ‖ ~ africamus L. 戴星草 / ~ indicus 印度戴星草
sphaerastrum fockei Greeff 法氏棘瘤虫
Sphaerastrum Greeff 棘瘤虫属
Sphaerceae *n*. 球果菌科
Sphaerellarina *n*. 球壳亚目
Sphaeria *n*. 球果菌属 ‖ ~ sinensis 中华球果菌
Sphaeriaceae *n*. 球壳科（一种菌类）
Sphaeriales *n*. 球壳目
Sphaeridiotrema *n*. 球孔（吸虫）属
Sphaerioidaceae *n*. 球壳孢科（一种菌类）
sphaero- 球,球体,以 sphaer(o)-起始的词,同样见以 spher(o)-起始的词
sphaerobacteria *n*. 丝细菌
Sphaerobolaceae *n*. 弹球菌科（一种菌类）
Sphaerocarpaceae *n*. 囊果苔科（一种苔类）
Sphaerococcaeeae *n*. 球果藻科（一种藻类）
sphaerococcus *n*. 丝球菌 ‖ ~ acidi lactici 乳酸丝球菌
sphaero-crystal *n*. 球晶
sphaeroides maculatus 斑点圆鲀
sphaeroma *n*. 球状瘤
Sphaeromyxa *n*. 球黏菌属
sphaeromyxa sabrazesi Laveran and Mesnil 萨白弧形虫
Sphaeromyxa Thelohan 弧形虫属
Sphaerophoraceae 球粉衣科（一种地衣类）
Sphaerophorus *n*. 丝杆菌属 ‖ ~ necrophorus 坏死厌氧丝杆菌
sphaerophorus phage 丝杆菌属噬菌体
Sphaerophrya C1aparede and Lachmann 球吸管虫属
sphaerophrya magna Maupas 六球吸管虫
sphaerophrya pusilla C1aparede and Lachmann 细小球吸管虫
sphaerophrya soliformis Lautcrborn 单球吸管虫
sphaerophrya stentoris Maupas 喇叭球吸管虫
sphaerophysine *n*. 苦马豆碱,1—胍—异戊烯氨基丁烷
Sphaeropleaceae *n*. 环藻科（一种藻类）
Sphaeropsidaceae *n*. 球壳孢科（一种菌类）
Sphaeropsidales *n*. 球状分生子目（见 Fungiimperfecti,专指二派）
Sphaerosepalaceae *n*. 刺果树科
sphaerospora amurensis Achmerov 黑龙江球孢虫
sphaerospora branthialis Lee and Nie 鳃球孢虫
sPhaerospora hangzhouensis Lee and Wu 杭州 1 球孢虫
sphaerospora hupehensis Lee and Nie 湖北球孢虫
Sphaerospora Thelohan 球孢虫属
Sphaerosporea KudO 球孢虫亚目
Sphaerosporldae Davis 球孢虫科
Sphaerotermapsylla 圆端蚤属
Sphaerotilus *n*. 球衣细菌属 ‖ ~ bovis 牛球衣细菌,牛放线菌 / ~ natans 浮游球衣细菌
sphaerotrypes ulmi（**Tsai et Yin**）榆球小蠹（隶属于小蠹科 scolytidae）
sphaerozius nitidus（**stimpson**）光辉圆扇蟹（隶属于扇蟹科 Xanthdae）
Sphaerozoidae Haeckel 球虫科
sphaerozoum acuferum Muller 刺针球虫
sphaerozoum fuscum Mayen 棕龟球虫
sphaerozoum geminatum Haeckel 成双球虫
Sphaerozoum Meyen 球虫属
sphaerozoum of. s. strigulosum Breckner 长桁球虫（相似种）
sphaerozoum verticillatum Hacckel 球形球虫
sphaerula insularis 岛状小球体（过去认为是引起多发性硬化的病毒）
sphagiasmus［希］*n*. ①颈肌痉挛（癫痫时）②癫痫小发作
sphagitides *n*. 颈静脉（旧名）
sphagitis ①咽喉炎 ②颈静脉炎（旧名）
Sphagnaceae *n*. 泥炭藓科（一种藓类）
Sphagnaceae *n*. 泥炭藓科,水藓科
Sphagnales *n*. 水苔亚纲
sphagnum *n*. 水藓
Sphagnum Ehrh. 泥炭藓属,水藓属
SPHE 公共卫生教育学会（见 society for Public Health Education）
sphecodes pieli（**Cockerell**）暗红腹蜂（隶属于隧蜂科 Halictidae）
sphen-［构词成分］意为"楔状"（希腊语）
sphenethmoid *a*. 蝶筛（骨）的
sphenion（复）*n*. 蝶点（测颅点,在顶骨蝶角部）
spheno-（希楔）①楔形 ②蝶骨
sphenobasilar *a*. 蝶骨枕底部的
sphenoccipital *a*. 蝶枕（骨）的
sphenocephalia 楔形头（畸形）
sphenocephalus *n*. 楔形头畸形
sphenocephaly［希］*n*. 楔形头（畸形）
sphenoderia dentata Penard 锯齿楔颈虫
sphenoderia fissirostris Penard 裂唇楔颈虫
sphenoderia lenta schlumberger 小扁楔颈虫
sphenoderia macrolepis Leidy 陷口楔颈虫
Sphenoderia schlumberger 楔颈虫属

spheno-ethmoid *a*. 蝶筛(骨)的
sphenofrontal *a*. 蝶窦的
sphenoid *n*. & *a*. ①楔形的 ②蝶骨 ③蝶骨的
sphenoidal *a*. 蝶骨的
sphenoidale *n*. 蝶骨
sphenoidostomy *n*. 蝶窦开放术
sphenoidotomy *n*. 蝶窦切开术
sphenoidtis *n*. 蝶窦炎
sphenomalar *a*. 蝶颧(骨)的
sphenomandibular *a*. 蝶下颌的
sphenomaxillary *a*. 蝶上颌的
sphenomeris chusana CopeL 见 stenoloma chusanum(L.)Ching
sphenometer *n*.(楔形)骨片测量器
sphenometopa koulingiana(se guy) 牡岭楔蜂麻蝇(隶属于麻蝇科 sarcophagidae)
Sphenomonadina *n*. 楔胞藻亚目
Sphenomonas *n*. 楔胞藻属
sphenomorphus indicus(Gray) 印度铜楔蜥(隶属于石龙子科 scincidae)
spheno-occipital *a*. 蝶枕(骨)的
sphenopagus *n*. 蝶骨互连双胎(畸形)
sphenopagus parasiticus 蝶骨寄生舶(上颌寄生胎的一种)
sphenopalatine *a*. 蝶腭(骨)的
sphenoparietal *a*. 蝶顶(骨)的
sphenopetrosal *a*. 蝶骨岩部的
sphenophrya Chatton and Lwoff 楔形虫属
Sphenophryidae Chatton and Lwoff 楔形虫科
Sphenophyllaceae *n*. 楔叶科
Sphenophyllales *n*. 楔叶纲
sphenorbital *a*. 蝶骨眶部的
sphenosalpingostaphylinus *n*. 腭帆张肌
sphenosis *n*. 胎儿箝住
sphenosquamosal *a*. 蝶骨鳞部的
sphenotemporal *a*. 蝶颞(骨)的
sphenotic *n*. 蝶耳骨(胎儿时小骨,以后成为蝶骨的一部分)
sphenotresia[希] *n*. 颅骨钻孔术
sphenotribe[希] *n*.(胎儿)碎颅器
sphenotripsy *n*.(胎儿)碎颅术
sphenoturbinal *a*. 蝶鼻甲的
sphenovomerine *a*. 蝶犁(骨)的
sphenozygomatic *a*. 蝶颧(骨)的
spher spherical 球形的;球的
spher-[构词成分] 意为"圆形"(希腊语 sphaira)
sphere[希] *n*. ①球 ②范围,领域,界 ‖ ~ attraction 吸引球,中心体 / ~ crescent 新月形球体(疟原虫的一个时期)/ ~ embryotic 桑葚胚 / segrnentation ~ 桑葚胚;卵裂球 / vitelline ~, yolk ~ 卵黄球,桑葚胚 / ~ s, Morgagni's 莫尔加尼氏球(见于内障眼)/ ~ s, nuclear 核质小球(红细胞内)/ ~ psychic 精神界 / ~ msegmentation①桑葚胚 ②卵裂球 / ~ vitelline 卵黄球,桑葚胚
spheresthesia *n*. 球状感觉
spheric (al) *a*. 球面的;球形的;天体的
spherical[希] *a*. 球形的,球状的 ‖ ~ body 球形体 / ~ viruses 球状病毒
sphero -[希] 球,球体
spherocephalus *n*. 球形头畸胎
spherocephalus[希] *n*. 球形头畸胎
spherococcus *n*. 丝球菌
spherocylinder *n*. 球柱(透)镜
spherocyte *n*. 球形红细胞
spherocytic *a*. 球形红细胞的
spherocytosis *n*. 球形红细胞症 ‖ ~ familial 家族性球形红细胞症,明—肖—根三氏综合征 / ~ hereditary 遗传性球形红细胞症
spheroid *n*. ①球形的,球状的 ②球形体,球状体 ‖ ~ oblate 扁球形体 / ~ prolate 短辐球形体,长球形体
spheroidene *n*. 球形(红极毛杆菌)烯
spheroidine[希] *n*. 河豚精蛋白,河豚毒素
spheroiding *n*. ①球体形成 ②成球形法(牙)
spherolith[希] *n*. 球状石(新生儿肾组织内)
spheroma *n*. 球状瘤
spheromastigote *n*. 球鞭毛体
spherometer *n*. 球径计,测球仪
spheromycin *n*. 新生霉素
spherophakia *n*. 球形晶状体
Spherophorus *n*. 丝杆菌属(即 Sphaerophorus) ‖ ~ necrophorus 坏死厌氧丝杆菌
spherophysine *n*. 苦马豆碱
spheroplast *n*.(原生质)球形体,原生质球,去壁细菌细胞
spherospermia *n*. 球状精子,无尾精子
spherula insularis *n*. 岛状小球体
spherular *a*. 小球的
spherule *n*. 小球(体)
Spherules of Fulci 福耳奇氏小球(脊髓炎症时所见的红色球状体) ‖ ~ paranuclear 初质,初浆
spherulin *n*. 菌球素
spherulin *n*. 内孢囊素(一种皮肤试验抗原,由内孢囊—内孢子期的粗球孢子菌制成,可检测几乎全部球孢子菌属阳性者,也可检测以往接触过粗球孢子菌的球孢子菌素阴性者).
sphigomyelin *n*. 神经鞘磷脂
sphigomyelinase deficiency (神经)鞘磷脂酶缺乏症,尼曼—皮克〈Niemann-Pick〉病
sphincter[拉;希] *n*. 括约肌 ‖ ~ ampullae 壶腹括约肌 / ~ ampullae hepatopancreaticae 肝胰管壶腹括约肌,乏特氏壶腹括约肌 / ~ ani 肛门括约肌 / ~ ani externus 肛门外括约肌 / ~ ani internus 肛门内括约肌 / ~ Boyden's 波伊登氏括约肌(胆总管括约肌)/ ~ cardiac, cardioesophageal ~ 贲门括约肌 / ~ choledochus 胆总管括约肌 / ~ corneal, tubal ~ 子宫输卵管角括约肌,输卵管括约肌 / ~ Eisler-Schneider 子宫输卵管角括约肌 / ~ of eye 眼括约肌,眼轮匝肌 / ~ Giordano's 焦达诺氏括约肌(在胆总管十二指肠端)/ ~ Henle's 亨利氏括约肌(在尿道前列腺部)/ ~ hepatic 肝静脉括约肌 / ~ Hyrtl's 希尔特耳氏括约肌(在肛门数寸以上的直肠壁内)/ ~ ileocecal 回盲(肠)括约肌 / ~ inguinal 腹股沟管括约肌(在腹股沟管内口,围绕精索)/ ~ iridis 瞳孔括约肌 / ~ Nelaton's 内拉通氏括约肌(直肠内的肌束,在平前列腺处)/ ~ O'Beirne's 奥贝恩氏括约肌(在结肠直肠连接部)/ ~ ocule 眼轮匝肌(睑部)/ ~ Oddi's 奥狄氏括约肌,胆道口括约肌 / ~ oris 口轮匝肌 / ~ palatopharyngeal 腭咽括约肌,帕萨凡特氏隆起 / ~ pancrerticus 胰管括约肌 / ~ prepyloric 幽门前括约肌 / ~ pupillae 瞳孔括约肌 / ~ pylori 幽门括约肌 / ~ rectal 直肠括约肌,希尔特耳氏括约肌 / ~ third 第三括约肌(直肠横襞)/ ~ tubal 输卵管括约肌 / ~ urethrae 尿道括约肌 / ~ urethrae membranaceae 尿道膜部括约肌 / ~ vaginae 阴道括约肌 / ~ vasculolymphatic nervous 血管 / ~ 淋巴管神经括约肌(在瞳孔缘)/ ~ vesicae 膀胱括约肌 ‖ ~ al, ~ ic *a*.
sphincteral *a*. 括约肌的
sphincteralgia *n*.(肛门)括约肌痛
sphincterectomy *n*. 括约肌切除术 ‖ ~ pyloric 幽门括约肌切除术
sphincteric *a*. 括约肌的
sphincterismus *n*.(肛门)括约肌痉挛
sphincteritis *n*. 括约肌炎
Sphincteristomum *n*. 肌口(吸虫)属
sphincterolysis[希] *n*. 虹(膜)角膜分离术
sphincteromyectomy *n*. 括约肌切除术
sphincteromyomectomy *n*. 肛门内括约肌和直肠肌层切除术
sphincteroplasty *n*. 括约肌成形术
sphincteroscope *n*. 肛门括约肌镜
sphincteroscopy *n*. 肛门括约肌镜检查
sphincterotome *n*. 括约肌切开器
sphincterotomy *n*. 括约肌切开术 ‖ ~ anal 肛门括约肌切开术/ ~ external(肛门)外括约肌切开术 internal ~ (肛门)内括约肌切开术
sphinganine *n*. 二氢(神经)鞘氨醇
sphingo-[构词成分](神经)鞘氨醇,(神经)鞘脂类
sphingogalactoside *n*.(神经)鞘半乳糖苷(戈谢〈Gaucher〉病时组成脾脏特有的部分物质)
sphingoglycolipid *n*.(神经)鞘糖脂
sphingoin *n*.(神经)鞘氨(基)脂
sphingol *n*.(神经)鞘氨醇
sphingolipid *n*. 神经鞘脂质;抱合脂质
sphingolipidosis ([复]sphingolipidoses) *n*. 抱合脂质过多症;抱合脂质代谢障碍,(神经)鞘脂沉积病(如家族性脾性贫血、类脂组织细胞增多病及黑朦性家族性白痴)
sphingolipodystroph *n*.(神经)鞘脂代谢障碍
sphingolipodystrophy *n*.(神经)鞘脂代谢障碍(包括家族性脾性贫血、异染性白质营养障碍类脂组织细胞增多病等)
sphingomyclinosis; Niemann-pick disease *n*.(神经)鞘髓磷脂沉积病,尼—皮二氏病
sphingomyelin *n*. 神经鞘磷脂;抱合髓磷脂 ‖ ~ phosphodiesterase (神经)鞘磷脂磷酸二酯酶(此酶缺乏,为一种常染色体隐性性状,可致尼曼—皮克〈Nieman-Pick〉病,亦称〈神经〉鞘磷脂酶)

sphingomyelinase *n*.(神经)鞘磷脂酶,(神经)鞘磷脂磷酸二酯酶
sphingomyelinosis *n*.(神经)鞘髓磷脂沉积病
sphingomyelinsterol; lipoid sis *n*.神经鞘髓磷脂甾醇沉积(症)
sphingophospholipid *n*.(神经)鞘磷脂(含鞘氨醇及磷酸胆碱)
sphingosine *n*.神经胺基醇;抱合胺基醇 ‖ ~ N-acyltransferase(神经)鞘氨醇 N-酰基转移酶
sphingosinol *n*.(神经)鞘氨醇
sphingosyl galactoside (神经)鞘氨醇半乳糖甙
sphinx ligustri nuclear polyhedrosis virus 女贞天蛾核型多角体病毒
sphnchnesthesia *n*.内脏感觉
sphnchnocele *n*.内脏突出,内脏疝
sphnchnocoele *n*.体腔,胸腹腔
SPH-system septo-preptico-hypo thalamic system 中隔—视束前区—视丘下部系统
SP-HT super pressure-high temperature 高压—高温
sphygm-前缀,意为"脉搏"(来自希腊语 sphygmos)
sphygmic[希] *a*.脉的
sphygmo-[希]脉,脉搏
sphygmobologram *n*.脉能图,脉力图
sphygmobolometer[希] *n*.脉能描记器(也同样间接描记心收缩力)
sphygmobolometry *n*.脉能描记法
sphygmocardiogram *n*.心动脉搏图
sphygmocardiograph *n*.心动脉搏描记器
sphygmocardioscope *n*.心动心音脉搏描记器
sphygmochronograph *n*.脉搏自动描记器
sphygmochronography *n*.脉搏自动描记法
sphygmodic *a*.脉搏样的,搏动的
sphygmodynamometer *n*.脉力计
sphygmodynamometry *n*.脉力测量法
sphygmogenin *n*.肾上腺素
sphygmogram *n*.脉搏图,脉搏曲线
sphygmograph *n*.脉搏描记器,脉波计 ‖ ~ Dudgeon's 达勒氏脉搏描记器
sphygmographic *a*.脉搏描记的
sphygmoguaphy *n*.脉搏描记法
sphygmoid[希] *a*.脉搏样的
sphygmology *n*.脉学,脉搏学
sphygmomanometer[希] *n*.血压计 ‖ ~ Riva-Rocci 里瓦罗契氏血压计,水银血压计
sphygmomanometroscope *n*.复式血压计
sphygmomanometry *n*.血压测量法
sphygmometer *n*.脉搏计
sphygmometrograph *n*.血压描记器
sphygmometroscope *n*.听脉血压计
sphygmoophone[希] *n*.脉音听诊器
sphygmo-oscillometer *n*.示波血压计
sphygmopalpation *n*.切脉,按脉
sphygmoplethysmograph *n*.脉搏体积描记器,脉容描记器
sphygmoscope *n*. 脉搏监视器 ‖ ~ Bishop's 毕晓普氏脉搏检测器(测血压用)
sphygmoscopy *n*. 脉搏检查
sphygmosignal *n*. 脉(搏振)幅监视器
sphygmosystole *n*. 收缩期脉搏曲线
sphygmotachograph *n*. 血流速度描记器
sphygmotechny[希] *n*. 切脉法
sphygmotonogram *n*. 血压脉搏图
sphygmotonograph *n*. 血压脉搏描记器
sphygmotonometer *n*. 脉张力计,动脉管弹性计
sphygmous *a*. 脉搏的
sphygmoviscosimetry[希] *n*. 血压血液黏度测量法
sphygmus[拉] *n*. 脉搏
sphygnmoviscosimetry *n*. 血压血液黏度测量法
sphyma zygaena (Linnaeus) 锤头双髻鳖(隶属于双髻鲨科 sphyrnidae)
Sphymidae 双髻鲨科(隶属于鼠鲨目 Lamnifomes)
sphyrectomy[希] *n*. 锤骨切除术
sphyrotomy[希] *n*. 锤骨切开术,锤骨(部分)切除术
SPI selective proteinuria index 蛋白尿选择性指数测定 /serum precipitable iodine 血清可沉淀碘 /service publication instruction 出版业务说明
spica[拉] *n*. ①人字形绷带 ②穗状花序 ‖ ~ nardi 印度甘松香 / ~ prunellae 夏枯草
Spica Humuli scandentis[拉,植药] 草果穗
Spica Piperis Betlis[拉,植药] 酱
spica PruneHae 夏枯草
Spica Prunellae[拉,植药] 夏枯草
Spica Prunellae Hispidae[拉,植药] 硬毛夏枯草
spice *n*. & *v*. 香料,调味品;香气;趣味;加香料于;使增添趣味
spiceberry *n*. 香料植物
spicebush *n*. 桂皮钓樟(钓樟属植物的一种)
Spiceleaf tree[植药] 香果树
spicery *n*. 香料,调味品;香气
spices *n*. 香料
spicily *ad*. 香郁地,痛快地,讽刺地
spiciness *n*. 香郁,富于香料,火
spicing *n*. 香料调味,加香料
spick-and-span *a*. 崭新的;极整洁的
Spiclamine *n*. 螺克拉明(抗抑郁药)
Spiclomazine *n*. 螺氯马嗪(安定药);氯螺旋嗪(抗肿瘤药)
Spicula[动药] *n*. 针状物;细刺;骨棘;针突;交合刺,骨片
spicular *a*. 针的,刺的
spiculate *a*. 针状的,尖锐的,有针骨的
spicule *n*. 梗尖;针状物;细刺;骨棘;针突;交合刺,骨针[动药]
Spiculocaulus *n*. 刺尾线虫属 ‖ ~ austriacus 奥地利刺尾线虫 / ~ kwongi 邝氏刺尾线虫 / ~ leuckarti 鲁氏刺尾线虫 / ~ orloffi 奥氏刺尾线虫
Spiculopteragia *n*. 刺翼吸虫属
spiculum *n*. 梗尖
spiculum[拉] *n*. ①针,刺 ②交合刺 ‖ ~ bone 骨针 / ~ copulatory 交合刺
spicy *a*. 加了香料的;出产香料的;辛辣的,轻快的
spidenard[拉] *n*. 印度甘松香 ‖ ~ American 美葱木 / ~ false 假甘松香(包括香桔草及北美鹿药)
spider *n*. ①蜘蛛 ②蛛状痣 ‖ ~ angioma 蜘蛛痣 / ~ angioma of skin 皮肤蛛状痣 / ~ antivenin 抗蜘蛛毒血清 / ~ coil 蛛网形线圈 / ~ crab 蜘蛛蟹 / ~ finger 蜘蛛样指 / ~ monkey 蜘蛛猿(产于中南美)/ ~ monkey virus = Cebid herpes virus 3 蛛猴病毒,蛛猴疱疹病毒 3,/ ~ nevus of skin 皮肤蜘蛛痣 / ~ telangiectasis of skin 皮肤蜘蛛样毛细血管扩张 / ~ arterial 蛛状痣 / ~ vascular 蛛状痣 / ~ venomous 狼蛛 / banana ~ 疾行异足蛛 / ~ black widow 黑寡妇毒蛛,致命红斑蜘蛛 / brown recluse ~ 棕色隐士蜘蛛 / ~ cross 十字形蜘蛛 / cat-headed ~ 猫头蛛 / ~ pruning 剪叶状蜘蛛 / European wolf ~ 欧狼蛛 / funnel-web ~ 漏斗网蜘蛛 / lynx ~ 山猫蛛 tree funnel-web ~ 树状漏斗网蜘蛛 / wandering ~ 游动蜘蛛
spider-bite *n*. 蜘蛛咬伤
spider-bite antivenin *n*. 蜘蛛咬伤抗毒血清
spider-burst 蛛状痣(皮肤毛细管)
spider-cancer *n*. 蛛状癌,蛛状痣
spider-cancer; nerus araneus 蛛状癌,蛛状痣
Spiderflower root *n*.[植药] 白花菜根
Spiderflower seed *n*.[植药] 白花菜子
spider-hunter *n*. 捕蛛鸟
spider-lick *n*. 蛛螯
Spiderlike *n*. 蛛蝇属
Spiderling *n*.[动药] 幼蛛
spider-web[拉] *n*. 蛛网
spider-webantenna *n*. 蜘蛛天线
spiderwort *n*. 紫鸭拓草
spidery *a*. 蜘蛛一般的,细长足,蜘蛛网一般的
spidox *n*. 硼酸苯汞
SPIE 摄影光学仪器工程师学会(见 society of Photo-Optical Instrumentation Enginreers)
spied(spaid)spy 的过去式和过去分词
Spiegel's line 斯皮格耳氏线,半月线(腹横肌) ‖ ~ lobe 斯皮格耳氏叶,尾状叶(肝)
spiegeleisen *n*. 镜铁
Spiegler's reagent[Edward 奥皮肤病学家 1860—1908] ‖ ~ test 施皮格勒氏试剂(检白蛋白)/ ~ tumors 施皮格勒氏瘤,番茄样瘤(头皮的多数良性上皮瘤)
Spiegler-Fendt sarcoid *n*. 施—芬结节病(乳房结节病);皮肤淋巴细胞瘤
Spiegler-Fendt sarcoid 施—芬肉样瘤,皮肤淋巴细胞瘤
spiehneyer-Vogt disease 施—伏二氏病,幼年型家族黑蒙性白痴
spiel *n*. 演说,故事,饶舌 *v*. 喋喋不休地高谈阔论,演奏音乐
SPIEL 信号处理联机工程语言(见 signal processing interactive engineering language)
spieler *n*. 招徕顾客的人,专事诈欺的人
spielmeyer myelin stain 斯皮尔梅伊尔髓磷脂染色剂
spielmeyer myelin staining 斯皮尔梅伊尔髓磷脂染色法
spielmeyer Vogt disease 斯皮尔梅伊尔·沃格特病(少年型家族黑

蒙性白痴)
Spielmeyer's myelin stain 施皮耳麦耶氏髓磷脂染剂
Spielmeyer-Stock disease［德神经病学家 1879—1935；德眼科学家 1874 生］施一施二氏病(幼年型家族黑蒙性白痴的视网膜萎缩)
Spielmeyer-Vogt disease 施一付二氏病,幼年型家族黑蒙性白痴
spielraeyex-stock disease［Walter spielmeyer 德神经病学家 1879—1935；Wolfgang stock 德眼科学家 1874 生］施一施二氏病(幼年型家族黑蒙性白痴的视网膜萎缩)
SPIEM 固相免疫电镜检查(见 solid phase immune electron microscopy)
Spies test［Tom Douglas 美医师 1902 生］斯派斯氏试剂(检糙皮病)
spiffing *a*. 好看的,漂亮的,出色的
spiffy *a*. ①出色的,显眼耀目的 ②聪明的;舒服的
spiflicate *v*. 痛打;使混乱,使沮丧
Spigelia［Adrian van der Spiegel 1578—1625］合柱花属,驱虫草属 ‖ ~ marilandica L. 赤根驱虫草
Spigeliaceae *n*. 度量草科
spigelian hernia *n*. 半月线腹疝
Spigelian hernia［Adrian van derSpiegel or Spigelius 意解剖学家 1578—1625］斯皮格耳氏疝,半月线疝 ‖ ~ line 斯皮格耳氏线,半月线(腹横肌)/ ~ lobe 尾状叶
spigelianhernia *n*. 半月线疝
spigeline *n*. 驱虫草素,赤根驱虫草素
spignet *n*. 美葱木
Spigot［动药］*n*. 插口;插销;龙头;纺管
spigot *n*. 塞子,龙头
SPIH 信号和信息处理委员会(医学与生物学工程小组)(见 signal Processing and Information Handling Committee)
spike［波］*n*. ①峰,峰形(示波图中)②穗状花序
spike[1] **(spaik)** *n*. (C)①大钉;(铁道)道钉 ②(复)鞋底钉;底部有钉的鞋 ③长而尖的东西Ⅱ *vt*. ①(常用过去分词)钉上大钉 ②塞住(大炮)火门 ③用长而尖之物刺或伤害 ④〈美俚〉加酒精或烈酒于 ‖ ~ and slow wave complex 棘慢复合波 / ~ and wave complex 棘慢复合波;峰波复合(脑电图)/ ~ discharge 峰放电 / ~ harrow 齿耙 / ~ heel 高跟鞋上之后跟 / ~ lavender 欧洲产的一种薄荷 / ~ potential 峰电位 / ~ wave 棘波 / ~ d heel 高跟鞋上之后跟 / ~ d shoes 钉鞋
spike[2] **(spaik)** *n*. ①(谷物的)穗 ②植药穗状花序 ‖ ~ density 穗密度
spikedace *n*. 光岁
spikefish; spotted spikefish *n*. 米氏拟三刺鲀
spikelet *n*. 小托叶,小穗,小穗状花序
spikenard *n*. 甘松,甘松香
spikepotential *n*. 峰电位
spikes bristle 钉突样改变
spikes projecting 钉突样改变
spiking fever 峰形热
spiking isotope 掺加同位素
spiky *a*. 道钉一般的,尖的,钉满钉子的;尖刻的,易于触怒的
spilanthes acmella(L.)Dalz. Et Gibs.［拉,植药］金钮扣
spilanthol *n*. 金钮扣酰胺
spile *n*. 木栓,嘴,插管; *v*. 插入小栓,打小孔,插上插管
spilikin *n*. 玩要用小块
spill *n*. 溢出,流 *v*. 溢出,洒,使…… 流出 ‖ ~ out 散出 / ~ over 溢出
spill *v*. 使(血)流出;溢出 *n*. 溢出;溢出量,溢出物 ‖ ~ cellular 细胞溢出
spillage *n*. 溢出 ‖ ~ of feces 粪便溢出 / ~ of meconium 胎粪溢出
Spiller operation［William Gibson 美神经病学家 1863—1940］斯皮勒氏手术(颅内感觉神经根切除术)
Spiller's syndrome Spiller 综合征
spillikin *n*. 玩要用小块块数数,数数游戏
spillover *n*. ①溢出;溢出物 ②外流入口
Spillway *n*. 溢道,溢口 (咀嚼时面间食物溢出口)
spillway *n*. (C)(水库的)溢水口,溢洪道 ‖ ~ of food 食物溢出道
spilogale *n*. 斑臭鼬
spiloma *n*. 痣
spilonata ocellana nuclear polyhedrosis virus 苹芽小卷叶蛾核型多角体病毒
spiloplania *n*. 一时性红斑
spiloplaxia *n*. 红斑(通常指糙皮病或麻风的红斑)
spilosoma lubricipeda cytoplasmic polyhedrosis virus 黄腹斑灯蛾胞质型多角体病毒
spilt *v*. spill 的过去式及过去分词
spilth *n*. 溢泼,多余;废物,垃圾
spilus［希］; **nevus** *n*. 痣
spimchaeta jonesii Dutton et al. 见 spironema jonesii(Dutton, Todd et Tobey)Ford
spin *vt*. 纺,使旋转 *n*. 旋转,自旋;眩晕
spin-［构词成分］意为"脊椎"(来自拉丁语 spina)
SPIN; computer-readable (可读计算机)可检索的物理学资料情报(见 searchable physics information notices)
spin[1] (spun, spun; spinning) *vt*. ①纺 ②吐(丝);结网 ③编造,撰写
spin[2] *vi*. ①纺纱,从事纺织. ②吐丝,作茧 ③旋转;眩晕 ④疾驰 ‖ ~ dryer 旋转式脱水机 / ~ echo correlated spectroscopy 二维自旋回波相关光谱学 / ~ echo method 旋转回波法(磁共振图像描出法)/ ~ label 自旋标记(核磁共振术语)/ ~ labeling 棕榈酸;软脂酸,十六(烷)酸;自旋标记 / ~ lattice 自旋点阵 / ~ probe resonance 旋探针共振 / ~ interaction 自旋间相互作用(核磁共振术语)/ ~ trapping 自旋捕获
spina *n*. 棘,刺,脊柱 ‖ ~ bifida 脊柱裂 / ~ bifida anterior 脊柱前裂 / ~ bifida cystica 囊性脊柱裂 / ~ bifida occulta 隐性脊柱裂 / ~ bifida posterior 脊柱后裂 / ~ bifida 脊柱裂 / ~ Cudraniae Cochinchinensis［拉,植药］奶拓刺 / ~ Gleditsiae 皂角刺 / ~ Gleditsiae［拉,植药］皂角刺 / ~ Jujubae［拉,植药］棘刺 / ~ mandibulae 下颌棘 / ~ mentalis 颏棘 / ~ Ponciri Trifoliatae［拉,植药］枸橘刺
spina (复 spinae)［拉］*n*. ①棘,刺 ②脊柱 ‖ ~ angularis 角棘 / ~ bifida 脊柱裂 / ~ bifida anterior 脊柱前裂 / ~ bifida cystica 囊肿性脊柱裂 / ~ bifida occulta 隐性脊柱裂 / ~ bifida posterior 脊柱后裂 / ~ dorsalis 脊柱 / ~ frontalis 额棘 / ~ gleditsiae 皂角刺 / ~ helicis 耳轮棘 / ~ iliaca 髂棘 / ~ iliaca anterior inferior 髂前下棘 / ~ iliaca anterior superior 髂前上棘 / ~ iliaca posterior inferior 髂后下棘 / ~ iliaca posterior superior 髂后上棘 / ~ ischiadica 坐骨棘 / ~ meatus 耳道棘,道上棘 / ~ mentalis 颏棘 / ~ nasalis anterior 上颌骨前鼻棘 / ~ nasalis posterior 腭骨后鼻棘 / ~ ossis sphenoidalis 蝶骨棘,角棘
spinabifida *n*. 脊柱裂
spinabifidaocculta *n*. 隐性脊柱裂
spinacen *n*. 鲨烯
spinacetin *n*. 菠叶素
spinach; spinage *n*. ①菠菜 ②<美俚>胡说八道;不加修剪的胡子;杂乱的蔓生物 ‖ ~ latent ilarvirus 菠菜潜伏等轴不稳环斑病毒 / ~ yellow dwarf virus(severin et Little)菠菜黄矮病毒
spinachrome *n*. 菠菜色素
Spinacia L. *n*. 菠菜属 ‖ ~ oleracea 菠菜
Spinacia oleracea L.［拉,植药］菠菜
spinacin *n*. 角鲨素;菠菜素;咪唑并吡啶甲酸
spinacine *n*. 菠菜素
spinae *n*. 棘 ‖ ~ palatinae 腭棘 / ~ pedis 鸡眼 / ~ peronealis 滑车突(跟骨)/ ~ pubis 耻骨结节 / ~ scapulae 肩胛冈 / ~ supra meatum 道上棘(变)/ ~ tegminis 鼓室盖棘 / ~ trochlearis 滑车棘 / ~ tympanica major 鼓大棘 / ~ tympanica minor 鼓小棘 / ~ ventosa 指(趾)气臌,风刺(指或趾因骨髓炎而致高度肿大,成气臌状)
spinae (单 spina)［拉］*n*. ①棘 ②脊柱
spinage *n*. 菠菜
spinal *a*. 脊柱的,棘状突起的 ‖ ~ accessory nerve 副脊神经 / ~ accessory nerve function 副神经功能 / ~ AFO 螺旋式踝一足矫形器 / ~ akinesia 脊髓性运动不能 / ~ and bulbar muscular atrophy 脊髓延髓肌肉萎缩症 / ~ and bulbar muscular hereditary spastic paraplegia (脊髓延髓肌性)遗传性痉挛性截瘫 / ~ anesthesia 脊髓麻醉 / ~ animal 脊髓动物 / ~ arachnoid 脊髓蛛网膜 / ~ arachnoid mater 脊髓蛛网膜(解)/ Arachnoidea mater ~ is［拉］; ~ arthritis deformans 变形性脊椎炎 / ~ arthrodesis 脊柱关节固定术 / ~ ataxia 脊髓共济失调 / ~ brace 脊柱支具 / ~ branch 脊支［解］Ramus ~ is［拉］; ~ branches 脊支［解］Rami ~ es［拉］; Rami radiculares［拉］~ canal 脊椎管 / ~ chordotomy 脊髓切断术 / ~ column 脊柱 / ~ cord 脊髓［解］Medulla ~ is［拉］脊索 / ~ cord abscess 脊髓脓肿 / ~ cord ansae 脊髓袢 / ~ cord anterior gray column 脊髓前灰柱 / ~ cord anterior gray commissure 脊髓前灰联合 / ~ cord anterior horn 脊髓前角 / ~ cord arteriovenous malformations 脊髓内动静脉畸形 / ~ cord central canal 脊髓中央管 / ~ cord compression 脊髓受压 / ~ cord demyelinating disorder 脊髓脱髓鞘病症 / ~ cord disease 脊髓病 / ~ cord dorsal intermedial sulcus 脊髓背中间沟 / ~ cord dorsal lateral sulcus 脊髓背外侧沟 / ~ cord dorsal median sulcus 脊髓背正中沟 / ~ cord gray commissures 脊髓灰联合 / ~ cord gray matter 脊髓灰质 / ~ cord injury 脊髓损伤 / ~ cord lateral gray column 脊髓外

侧灰柱 / ~ cord lateral horn 脊髓外侧角 / ~ cord lesion 脊髓损害 / ~ cord nucleus dorsalis 脊髓背侧核 / ~ cord posterior gray column 脊髓后灰柱 / ~ cord posterior gray commissure 脊髓后灰联合 / ~ cord posterior horn 脊髓后角 / ~ cord spasticity 脊髓性痉挛 / ~ cord spinoolivary tract 脊髓脊髓橄榄束 / ~ cord stimulants 脊髓刺激剂 / ~ cord terminal ventricle 脊髓终室 / ~ cord thoracic nucleus 脊髓胸核 / ~ cord tumor 脊髓瘤 / ~ cord ventral gray column 脊髓腹侧灰柱 / ~ cord ventral horn 脊髓腹侧角 / ~ cord ventral lateral sulcus 脊髓前外侧沟 / ~ cord ventral medial sulcus 脊髓前内侧沟 / ~ cord white matter 脊髓白质 / ~ cordotomy 脊髓切断术 / ~ corset 背甲 / ~ curvature 脊柱弯曲 / ~ deformity 脊柱畸形 / ~ deformity correction 脊柱畸形改正术 / ~ disorder 脊柱病症 / ~ dura mater 硬脊膜[解] / ~ dural arteriovenous fistulas 硬脊膜[髓]动静脉瘘 / ~ dural graft 硬脊膜移植 / ~ enthesopathy 脊柱肌腱端病 / ~ epidural abscess 脊髓硬膜外脓肿 / ~ epidural space 硬脊膜外隙 / ~ epilepsy 脊髓性癫痫 / ~ evoked potential 脊髓诱发电位 / ~ extension exercises 脊柱伸展操练 / ~ extradural abscess 脊髓硬膜外脓肿 / ~ extradural space 硬脊膜外隙 / ~ fluid 脊髓液;脑脊液 / ~ fracture 脊柱骨折 / ~ fusion 脊椎融合术;脊柱融合术 / ~ fusion of atlas-axis 环—枢椎融合术 / ~ fusion with graft 脊柱融合术用移植物 / ~ gait disorder 脊髓性步态障碍 / ~ ganglia 脊神经节[解] Ganglia ~ ia[拉]; ~ ganglion 脊神经节 / ~ ganglionectomy 脊髓神经节切除术 / ~ headache 脊柱性头痛 / ~ hemiparesis 脊髓性轻偏瘫 / ~ hemiplegia 脊髓性偏瘫 / ~ injection of alcohol 酒精脊髓注射 / ~ injection of destructive agent 毁坏剂脊髓注射 / ~ injection of phenol 石碳酸脊髓注射 / ~ injury 脊髓损伤 / ~ laminectomy 椎板切除术 / ~ manipulation 脊柱推拿术 / ~ meningeal adhesions 脊膜粘连 / ~ meningeorrhaphy 脊膜缝术 / ~ meninges 脊膜 / ~ meningitis 脊膜炎 / ~ meningocele 脊膜突出;脊膜膨出 / ~ motor nerve 脊髓运动神经 / ~ muscular atrophy 脊髓性肌萎缩 / ~ muscular atrophy(sMA)脊髓性肌萎缩 / ~ nerve 脊神经 / ~ nerve communicating branch 脊神经交通支 / ~ nerve dorsal branch 脊神经背侧支 / ~ nerve meningeal branch 脊神经脑膜支 / ~ nerve of cauda equina 马尾脊神经 / ~ nerve plexus 脊神经丛 / ~ nerve root 脊神经根 / ~ nerve sensory loss 脊神经感觉丧失 / ~ nerve ventral branch 脊神经腹侧支 / ~ nerves 脊神经[解]Nervi ~ es[拉] / ~ nucleus of trigeminal nerve 三叉神经脊束核[解]/ ~ operation 脊柱手术 / ~ orthosis 脊柱矫形器 / ~ orthotic systems 脊柱矫形器系统 / ~ orthotics 脊柱矫形学 / ~ osteoarthritis 脊椎骨关节炎 / ~ paraparesis 脊髓性下身轻瘫 / ~ paraplegia 脊髓性截瘫 / ~ percutaneous cordotomy 经皮脊髓切断术 / ~ pia mater 软脊膜[解]Pia mater ~ is[拉]/ ~ pleurothecal anastomosis with valve 用瓣脊髓胸膜吻合术 / ~ pleurothecal shunt with valve 用瓣脊髓胸膜分流术 / ~ portion of tecto ~ tract 顶盖脊髓束脊髓部分 / ~ posture 脊柱体位 / ~ progressive muscular atrophy(sPMA)脊髓性进行肌萎缩 / ~ puncture 脊椎穿刺术 / ~ puncture and aspiration 脊椎穿刺和吸引术 / ~ radicotomy 脊神经根切断术 / ~ radiculotomy 脊神经根切断术 / ~ reflex 脊髓反射 / ~ rhizotomy 脊神经根切断术 / ~ root 脊髓根[解]Radices ~ es[拉];Pars ~ is[拉] / ~ salpingothecal anastomosis with valve 用瓣脊髓输卵管膜吻合术 / ~ salpingothecal shunt with valve 用瓣脊髓输卵管膜分流术 / ~ sensory afferent system 脊髓感觉传入系统 / ~ sensory nerve 脊髓感觉神经 / ~ shock 脊休克 / ~ somatosensory evoked potential(ssEP)脊髓体感诱发电位 / ~ stabilization 脊柱稳定 / ~ stenosis 椎管狭窄 / ~ stenosis in cervical region 颈段椎管狭窄 / ~ stenosis of lumbar region 腰段椎管狭窄 / ~ stenosis of other region 其他部位椎管狭窄 / ~ stenosis of thoracic region 胸段椎管狭窄 / ~ stenosis other than cervical 除颈椎外椎管狭窄 / ~ subarachnoid space 脊髓蛛网膜下腔 / ~ subdural abscess 脊髓硬膜下脓肿 / ~ support 脊柱支具 / ~ tap 脊椎穿刺术 / ~ tract of trigeminal nerve 三叉神经脊束[解]/ ~ tract of vestibular nerve 前庭神经脊束[解] / ~ traction 脊椎牵引 / ~ trigeminal tract of pons 脑桥脊髓三叉束 / ~ tumor 脊髓肿瘤 / ~ veins 脊髓静脉 / ~ x-ray 脊柱 X 线摄影(术)

spinal[拉 spinalis] *a*. ①棘的 ②脊柱的

spinalanesthesia *n*. 脊椎麻醉

spinalboneplate *n*. 脊柱接骨板

spinalcompression *n*. 脊髓受压

spinalcord *n*. 脊髓

spinalcordabscess *n*. 脊髓脓肿

spinalcordsyphiloma *n*. 脊髓梅毒瘤

spinalcordtuberculoma *n*. 脊髓结核瘤

spinalduralarteriovenousfistula *n*. 硬脊膜动静脉瘘

spinalepiduralabscess *n*. 硬脊膜外脓肿

spinalepiduralhemaloma *n*. 硬脊膜外血肿

spinalforceps *n*. 脊柱钳

spinalfusioncurette *n*. 脊柱凑合术刮匙

spinalfusionosteotome *n*. 脊柱凑合术骨凿

spinalfusionplate *n*. 脊柱接合板

spinalgia *n*. 脊痛 ‖ ~ Petruschky's 佩特鲁希基氏脊痛(支气管淋巴结结核时的肩区痛)

spinalgumma *n*. 脊髓梅毒瘤

spinalis *n*. 棘肌[解]‖ Musculus ~ [拉];棘的 / ~ capitis 头棘肌[解]Musculus ~ capitis[拉] / ~ capitis muscle 头棘肌 / ~ cervicis 颈棘肌[解]/ Musculus ~ cervicis[拉] / ~ cervicis muscle 颈棘肌 / ~ muscle 棘肌 / ~ thoracis 胸棘肌[解]Musculus ~ thoracis[拉]/ ~ thoracis muscle 胸棘肌

spinally *n*. 在脊柱方面

spinalmanometer *n*. 脊柱测压计

spinalmarrow *n*. 骨髓

spinalmeningioma *n*. 脊膜瘤

spinalneedle *n*. 脊椎穿刺针

spinalposteriorrhizotomy *n*. 脊神经后根切断术

spinalretractor *n*. 脊柱牵开器

spinalrongeur *n*. 棘突咬骨钳

spinalscrew *n*. 脊柱螺钉

spinalshock *n*. 脊髓休克

spinalstenosis *n*. 椎管狭窄

spinalsubduralabscess *n*. 硬脊膜下脓肿

spinalsubduralhematoma *n*. 硬脊膜下血肿

spinalsupport *n*. 脊柱支持器

spinamycin *n*. 刺霉素

spinant *n*. 脊髓兴奋剂

spinasaponin *n*. 菠菜皂甙 ‖ ~ A 菠菜皂甙 A / ~ B 菠菜皂甙 B

spinasterol *n*. 菠菜甾醇,菠菜固醇

spinasteryl glucoside α-菠甾醇葡糖甙

spinate[拉] *a*. 棘状的,有棘的

spinathricin *n*. 刺链丝菌素

Spination *n*. 锯齿状[动药]

spinawl *n*. 破皮椎,破皮钻

spinazarin *n*. 菠菜亮红

spindle[1] *n*. ①锭子,纱锭,纺锤 ②[机]心轴;指轴 ③[建]轴梗 ④细长的人(物) ‖ ~ cataract 纺锤状白内障 / ~ cell carcinoma 梭形细胞癌 / ~ cell lipoma 梭形细胞脂肪瘤 / ~ cell melanoma 梭形细胞黑素瘤 / ~ cell nevus 梭形细胞痣 / ~ cell sarcoma 梭形细胞肉瘤 / ~ coral 纺锤状珊瑚 / ~ element 纺锤体成分 / ~ fiber 纺锤丝 / ~ matrix 纺锤体基质 / ~ poison 纺锤体抑制剂 / ~ pole 纺锤体极 / ~ spherule 纺锤小粒 / ~ tree 卫矛

spindle[2] *v*. ①长得细长,变为细长 ②装锭子于;使成锭子 ③用纺锤形锉打眼

spindle[3] *a*. ①像锭子似的 ②(古)母系的

spindle-attachment region 纺锤体着生区

spindle-hairs *n*. 梭状毛

spindle-legged *a*. 梭形腿的,细长腿的

spindlelegs *n*. 具有细长的腿的人;细长腿

spindle-shanked *a*. 有细长腿的

spindleshanks *n*. 细长腿的人

spindle-shaped *a*. 梭状的,纺锤状的

spindle-tree *n*. 美(紫)卫矛

spindling *n*. 诱发纺锤(脑)波

spindly *a*. 纺锤形的,细长的;外表单薄的

spindrift *n*. (大风吹起的)浪花,浪沫

spin-dry *v*. 用离心力去除…… 之水

spin-dryers *n*. 旋转干燥机

spine[拉] *n*. ①脊柱 ②棘,刺 ③马蹄嵴 ‖ ~ alar 角棘 / ~ aortic 主动脉梭 / ~ bamboo 竹节样脊柱(见于类风湿性脊柱炎的一种 X 线特征)/ basilar ~ 咽结节 / ~ bifid 脊柱裂 / ~ bifid, occult 隐性脊柱裂 / ~ bore 锥刺 / ~ caudal 尾刺 / ~ cervical 颈椎,颈椎颈断 / ~ Civinini's 契维尼尼氏棘(翼棘突)/ ~ cleft 脊柱裂 / ~ deltoid 三角棘,三角肌粗隆 / ~ dorsal 脊柱 / ~ ethmoid 筛骨棘 / ~ erichsen's 埃里克森氏脊柱,铁道脊椎(外伤性神经机能病)/ ~ frontal 额骨棘(鼻突)/ ~ hemal 血管棘 / ~ Henle's 汉勒氏棘,耳道棘 / ~ hysterical 癔病性脊椎病态,歇斯底里性脊椎病态 spines of ilium 髂骨诸棘 / ischial ~ of ischium 坐骨棘 / ~ s, kissing 吻状棘突,接触棘突(椎骨)/ ~ lateral 侧刺 / ~ lumbar 腰椎,脊椎腰断 / ~ nasal 鼻棘 / ~ neural 椎骨棘突 / ~ occipital 枕外隆凸 / ~ palatine 腭棘(上颌骨)/ ~ peri-oral 围口刺 / ~ pharyngeal 咽棘 / ~ poker 脊椎强直 / ~ of pubis 耻骨棘 / ~ railway 铁道脊椎,铁路事故性骨柱(脊

髓损伤后的外伤性神经功能病)/ ~ rigid 脊椎强直 / ~ sciatic 坐骨棘 / ~ of sphenoid 蝶骨棘(角棘)/ ~ Spix's 施皮克斯氏(下颌小舌)/ ~ terminal 端刺 of tibia 胫骨棘,髁间隆起 / ~ trochlear 滑车棘 / ~ typhoid 伤寒性脊椎(病)/ ~ of vertebra 椎骨棘突
spine-cell *n*. 棘细胞
spine-chiller *n*. 恐怖作品
spine-chilling *a*. 令人毛骨悚然的
spinechisel *n*. 脊柱凿
spin-echo *n*. 自旋回波序列
spined *a*. 有背骨的,有脊柱的,有刺的 ‖ ~ loach [动药] 花鳅
spinel *n*. 尖晶石
spineless *a*. ①无脊骨的 ②无刺的 ③没骨气的;优柔寡断的
spinelet *n*. 细刺
spinelle *n*. 尖晶石
Spinelli's operation [Pier Giuseppe 意学家 1862—1929 妇科] 斯平内利氏手术(子宫脱垂手术)
spinesaw *n*. 脊柱锯
spinesign *n*. 脊柱征(脊髓灰质炎时,不喜欢前屈脊柱,因为脊柱前屈时会引起疼痛)
spinet *n*. 古时的小型竖琴,小型立式钢琴
spinhaler *n*. 转动推进器(用于雾胶囊的)
spini- 刺,脊骨
spinibarbus caldwelli (Nichols)倒刺鲃(隶属于鲤科 Cyprinidae)
spinibulbar *a*. 脊髓延髓的
spinicerebellar *a*. 脊髓小脑的
spinifugal [拉] *a*. 离脊髓的,脊髓传出的
Spiniger *n*. 刺状刚毛 [动药]
spininess *a*. 多针的,尽是尖刺的,尖刺状的
spiniperipheral *a*. 脊髓外周(神经)的
spinipetal *a*. 向脊髓的(感觉径路)
spinitectus gracilis 薄脊四叠线虫
spinitis *n*. ①脊髓炎 ②脊椎炎
spinlabel *n*. 自旋标记
spin-lattice relaxation time 自旋一点阵弛缓时间(磁共振用语)
spinlis *n*. 棘肌
spinnaker *n*. (赛艇主桅上的)大三角帆
spinnbareit 宫颈黏液拉丝现象
spinnbarkeit [德] *n*. (子宫颈)黏液成丝现象
spinner *n*. 纺纱工(线和纱),纺纱工人,旋床工人
spinner culture 旋动培养
spinner shark 短鳍真鲨
spinneret *n*. 喷丝头;吐丝器
spinners and winders 纺纱工和络纱工
spinnery *n*. 纱厂
spinney [英]树丛;灌木丛
Spinning[1] *n*. ①纺织,精纺 ②旋转,自转 ③旋压
Spinning[2] *a*. 纺织的;旋转的 ‖ ~ jenny 多轴纺织机 / ~ machine 纺织机 / ~ mill 纺织厂 / ~ mite 刺螨 / ~ wheel 纺车;纺纱车
spinning-frame *n*. 细纺机,精纺机
spinning-machine *n*. 纺纱机
spinning-mill *n*. 纱厂
spinning-wheel *n*. 纺车
Spinoblast *n*. 刺状休芽 [动药]
spinobulbar *a*. 脊髓延髓的 ‖ ~ atrophy 脊髓延髓萎缩 / ~ muscular atrophy 脊延髓肌萎缩症
spinobulbar *a*. 脊髓延髓的
spinocellular *a*. 脊细胞的
spinocerebellar *a*. 脊髓小脑的 ‖ ~ ataxia 脊髓小脑共济失调 / ~ disease 脊髓小脑疾病
spinocerebellum *n*. 脊髓小脑,旧小脑,原小脑
spinocollicular *a*. 脊髓顶盖的
spinocortical *a*. 脊髓(大脑)皮质的
spinocostalis *n*. 棘肋肌(上后及下后锯肌)
spinoff *v*. 将子公司股票分配给母公司股东;续集
spinogalvanization *n*. 脊髓(直)流电疗法
spinoglenoid *a*. 肩胛冈关节盂的
spinogram *n*. ①脊椎 X 线(照)片 ②脊髓造影照片
spinogram *n*. 脊柱 X 射线(照)片;脊髓造影照片
spinollicular *a*. 脊髓顶盖的
spinomuscular *a*. 脊髓(至)肌的
spinoneural *a*. 脊髓(外周)神经的
spinoneural atrophy *n*. 脊髓神经性肌萎缩
spinoolivary *a*. 脊髓橄榄的 ‖ ~ tract 脊髓橄榄束 [解] Tractus spinoolivaris [拉]
spinoperipheral *a*. 脊髓外周(神经)的
spinopetal *a*. 向脊髓的(感觉径路)
spinopontine atrophy 脊髓脑桥萎缩
spinopontine degeneration 脊髓脑桥变性
spinoreticular tract 脊髓网状束[解]Tractus spinoreticularis [拉]
spinorubral *a*. 脊髓红核的
spinose *a*. ①棘状的 ②棘的,刺的 ③棘突的
spinose; spinous *a*. ①多刺的 ②棘状的,脊的,刺的 ‖ ~ ear tick 多刺耳蜱
spinose; spinous *a*. 棘状的;棘的,刺的;棘突的
spinosity *n*. 有刺,刺状部,带刺的话
Spinostrongylus *n*. 刺圆属
spinosum *a*. 棘突的
spinotectal *a*. 脊髓顶盖的,顶盖脊髓的 ‖ ~ tract 脊髓顶盖束 [解]Tractus spinotectalis [拉]
spinotegmental *a*. 脊髓被盖的 ‖ ~ tract of pons 脑桥脊髓被盖束
spinothalamic *a*. 脊髓丘脑的 ‖ ~ cordotomy 脊髓丘脑的脊髓切断术 / ~ tract of midbrain 中脑脊髓丘脑束 / ~ tract of pons 脑桥脊髓丘脑束
spinotransversarius *n*. 棘横突肌(夹肌与头上下斜肌的总称)
spinous *a*. 多刺的,刺状的,尖尖的;棘手的,难弄的 ‖ ~ foramen 棘孔 / ~ muscle 棘肌 / ~ pocket 刺袋 [动药] / ~ process 棘突[解]Processus spinosus 拉/ ~ process of cervical vertebra 颈椎棘突 / ~ process of lumbar vertebra 腰椎棘突 / ~ process of thoracic vertebra 胸椎棘突 / ~ process of vertebra 脊椎棘突
spin-spin interaction 自旋间相互作用
spin-spin relaxation time 自旋—自旋弛缓时间(磁共振用语)
spinster *n*. 未婚女子
spinsterhood *n*. 未婚女子身份
spinsterish *a*. 似老处女的;适合于老处女的
spinthariscope [希] *n*. 闪烁镜
spintherism [希] *n*. 闪光幻觉(玻璃状体液内发生胆固醇结晶,是炎症或其他眼病后的蜕变)
spintherometer [希] *n*. X 线透度计
spintheropia [希] *n*. 闪光幻觉
spintometer *n*. X 射线透度计
Spinturnicidae *n*. 蝠螨科(隶属于蜱螨目 Acarina)
spinturnix acuminatus(**C.L.Koch**)尖蝠螨(隶属于蝠螨科 spinturnicidae)
spinturnix psi(**Kolenati**)赛蝠螨(隶属于蝠螨科 spinturnicidac)
spinturnix scuticornis(**Dusbabek**)盾角蝠螨(隶属于蝠螨科 spinturnicidae)
Spinule [动药] *n*. 小刺
Spinulosa *n*. 有棘目(隶属于海星纲 Asteroidea)
spinulose *a*. 有小刺的,小刺状的
spinulosin *n*. 棘青霉素,3,6-二羟基-4-甲氧基-2,5-甲基苯醌
Spiny dogfish [动药] 白斑角鲨 ‖ ~ fetus [动药] 白斑角鲨胎 / ~ gall [动药] 白斑角鲨胆 / ~ liver [动药] 白斑角鲨肝 / ~ muscle [动药] 白斑角鲨 / ~ swim-bladder [动药] 白斑角鲨鳍
Spiny lobster carapace [动药] 龙虾壳
Spiny lobster 龙虾,[动药] 波纹龙虾
Spiny rosette 刺玫瑰花形骨针 [动药]
Spiny shell 具刺壳 [动药]
Spiny top shell [动药] 蝾螺
spiny vesicle 多刺小泡
spiny-headed worm 棘头虫
Spinz-Nelson syndrome Spinz-Nelson 综合征
Spiperone *n*. 螺哌隆,螺环哌啶酮,螺环哌丁苯(安定药,用于治疗精神分裂症)
spir spiral *a*. 螺旋,螺旋状的 / spirits *n*. 酊剂,酒精 / spiritual *a*. 精神的,心智上的 / spirometry *n*. 呼吸量测定法
spiraca pumila chlorotic mosnie virus (smolak)珍珠梅退绿花叶病毒
Spirachona *n*. 旋漏斗虫属
spiracin *n*. 绣线菊花色素
spiracle *n*. 呼吸孔,气孔,喷水孔,气门,喷水孔
spiractin *n*. 哌甲环己酮(呼吸兴奋药)
spiracular *a*. 气门的,气孔的 ‖ ~ area 气门区 / ~ atrium 气门室 / ~ cleft 气门裂 / ~ gland 气门腺 / ~ muscle 气门肌 / ~ slit 气门隙
spiracyn *n*. 螺旋霉素
spiradenitis; hidradenilis *n*. 汗腺炎 ‖ ~ suppurativa 化脓性汗腺炎
spiradenoma *n*. 螺旋腺瘤(即汗腺腺瘤 adenoma sudoriparum) ‖ cyhndromatous ~ 圆柱瘤状汗腺腺瘤(即圆柱瘤 yhndeoma); ecerine ~ 小汗腺螺旋腺瘤

spiradine 绣线菊碱 ‖ ~ A 绣线菊碱 A / ~ B 绣线菊碱 B / ~ C 绣线菊碱 C / ~ D 绣线菊碱 D / ~ E 绣线菊碱 E / ~ F 绣线菊碱 F / ~ G 绣线菊碱 G
spiradoline *n*. 螺朵林(镇痛药)
Spiraea blimei G. Do [拉,植药] 绣球绣线菊
Spiraea chinensis Maxim. [拉,植药] 中华绣线菊
Spiraea japonica L. f. var. acuminata Franch. [拉,植药] 狭叶绣线菊
Spiraea l. F [拉,植药] 粉花绣线菊
Spiraea l. f. var. acuminata Franch. [拉,植药] 光叶绣线菊
Spiraea prunifolia sieb. et Zucc. [拉,植药] 李叶绣线菊
spiraea pumila chlorotic mosaic virus (smolak)珍珠梅退绿花叶病毒
Spiraea salicifolia L. [拉,植药] 绣线菊
Spiraea thunbergii sied. ex Bl. [拉,植药] 珍珠绣线菊
spiraeoside *n*. 绣线菊甙
spiraeular *a*. (用作)通气孔的
spiral *n*. 螺旋形之物 *a*. 螺旋形的,盘旋的 *v*. 成螺旋状下降,成螺旋状旋转 ‖ ~ arm 螺旋腕 [动药] / ~ artery 螺旋动脉 / ~ branches 螺旋支[解]Rami helicini [拉] / ~ canal of cochlea 耳蜗螺旋管 / ~ canal of modiolus 蜗轴螺旋管[解]Canalis ~ is modioli [拉] / ~ cleavage 螺旋卵裂 / ~ cleavage 螺旋式卵割 / ~ crisscrossed fibre 螺旋形回交纤维 [动药] / ~ CT 螺旋 CT / ~ CT cholangiography 螺旋 CT 胆系成像 / ~ fold 螺旋襞[解]Plica ~is [拉] / ~ galaxy; = ~ nebula)漩涡星云 / ~ ganglion 螺旋神经节 / ~ ganglion 螺旋神经节(耳蜗内);蜗螺旋神经节 / ~ ganglion of cochlea 蜗神经节[解]Ganglion cochleare [拉];Ganglion ~e cochleae [拉] / ~ joint 螺旋关节 / ~ lamina 螺旋板 / ~ lamina of modiolus 蜗轴螺旋板 / ~ ligament 螺旋韧带 / ~ ligament of cochlea 耳窝螺旋韧带 / ~ limbus 螺旋缘 [动药] / ~ membrane 蜗管鼓壁[解]Paries tympanicus ductus cochlearis [拉], Membrana ~ is [拉] 螺旋膜 / ~ modiolar artery 蜗轴螺旋动脉 / ~ mycelium 螺旋菌丝[微] / ~ nebula 漩涡星云 / ~ organ 螺旋器[解] / Organum ~e [拉];科尔蒂器 / ~ organ of Corti 螺旋器;科蒂器;科尔蒂螺旋器(内耳) / ~ phyllotaxy 螺旋状叶序 / ~ prominence 螺旋隆凸 / ~ shape 螺旋形 / ~ shaped 螺旋形的 / ~ thickening 螺旋加厚 / ~ valve 螺旋瓣[动] / ~ vein of modiolus 蜗轴螺旋脉[解]Vena ~ is modioli [拉] / ~ vessel 螺纹导管 / ~ visual field 螺旋状视野 / ~ whorl 螺层[动] / ~ wrist orthosis 螺旋式腕矫形器 / ~ zooid 螺状体[动]
spiral [拉] *a*. 螺旋(形)的,螺旋(形);螺线;蜷线盘旋,螺旋形地上升(或下降);使成螺旋形;使作螺旋形上升(或下降) ‖ ~ly adspirals, Curschmann's 库施曼氏螺旋物(支气管性气喘患者的痰内) / ~s, Golgi-Rezzonico 高—雷二氏螺旋(螺旋样神经组织线) / ~s, Herxheimer's 赫克斯海默氏螺旋(皮肤小螺旋纤维) / ~s, Perroncito's 佩朗契托氏器(神经复生时的末端向网) / ~ tendon 腱螺旋
spiralagitator *n*. 螺旋式搅拌器
spiralbandage *n*. 螺旋绷带
spiraldirll *n*. 螺丝钻头
spirale *a*. 螺旋状的
spiralfracture *n*. 螺旋骨折
spiralis *a*. 螺旋的
spirality *n*. 螺旋形,螺状
spiralization *n*. 螺旋形成 ‖ ~ cycle 螺旋周期
spirally *ad*. 成螺旋形 ‖ ~ striated muscle 斜纹肌[动]
spiralribon type mixer 螺旋叶式搅拌机;螺条混合机
spirals *n*. 螺旋
spiralseparator *n*. & *v*. 螺旋分离器
spiral-shafted implant 螺旋种植体
spiramen *n*. 中央孔[动]
Spiramide *n*. 螺旋酰胺(神经松弛药);螺拉米特(安定药)
spiramycin *n*. 螺旋霉素(产自)
spiramycin; foromacidin, spiromycin 螺旋霉素(抗生素类药) ‖ ~ Ⅰ螺旋霉素 Ⅰ / ~ Ⅱ 螺旋霉素Ⅱ / ~ Ⅲ 螺旋霉素Ⅲ / ~ adipate 己二酸螺旋霉素
spirant *n*. 摩擦音 *a*. 擦音的
Spiranthes [希] *n*. 绶草属 ‖ ~ autumna 秋绶草 / ~ diuretica 利尿绶草
Spiranthes australis (R. Brow) LindL; sinensis (Pers.) Ames 绶草[植药] 药用部分:根、全草—盘龙参
Spirany *n*. 三丁喘宁
spiraperture *n*. 螺旋状萌发孔
Spirapril *n*. 螺普利(抗高血压药)
Spiraprilat *n*. 螺普利拉(抗高血压药)
spirarsyl *n*. 胂苯甘氨酸
Spiraster *n*. 旋星骨针 [动药]
spirat- [构成成分] 意为"呼吸,活着"(来自拉丁语 spiratus)
Spirazine *n*. 螺拉秦(抗螨虫药)
spirdoculina clara Cushman 光亮抱环虫
spirdoculina corrugata Cuchman and Todd 皱抱环虫
spirdoculina depressa d'Orbigny 扁抱环虫
Spirdoculina d'Orbigny 抱环虫属
spirdoculina excisa Cushman and Todd 截缘抱环虫
spirdoculina foveolata Egger 麻坑抱环虫
spirdoculina scita Cushman and Todd 秀抱环虫
spire *n*. 螺旋体(腕足动物),旋转骨针,螺旋部[动]
spirea *n*. 绣线菊类的植物
spireine *n*. 绣线菊因碱
Spirem *n*. 染色质纽,丝球 ‖ ~ close 密染色质纽,密丝球 / ~ loose 松染色质纽,松丝球
Spirema Haeckel 旋纽虫属
spirema haliomma Ehrenberg 海旋纽虫
spireme *n*. 染色质纽
spireme [希] *n*. 染色质纽,丝球
spirendolol *n*. 螺仑洛尔(β受体阻滞剂)
Spiresis *n*. 安体舒通(利尿药)
Spirgetine *n*. 螺吉汀(平喘药)
Spiridentaceae *n*. 木毛藓科(一种藓类)
Spirifer's Fossil shell [动药] 石燕
Spirilene *n*. 螺立林(抗精神病药)
Spirilla. *v*. 螺旋状菌;螺旋状菌属 ‖ ~ morsus minus 鼠咬热螺菌
spirilla (单)[拉] *n*. 螺菌
Spirillaceae *n*. 螺菌科
spirillary fever 螺菌热
spirilleae *n*. 螺菌族
spirillemia *n*. 螺菌血症 ‖ ~ minus 鼠咬热
spirillicidal *a*. 杀螺菌的
spirillicide *n*. 杀螺菌剂
spirillicidin *n*. 杀螺菌素
spirillim fever 螺菌热
Spirillina Ehrenberg 旋虫属
spirillina guttata Cushman 滴状旋虫
spirillina lirabata Brady 镶边旋虫
spirillolysis *n*. 螺菌溶解
spirillomycin *n*. 螺胞霉素
spirillosis *n*. 螺菌病
Spirillospora *n*. 螺孢菌属 ‖ ~ albida (带)白色螺孢菌
spirillotropic *a*. 亲螺菌的
spirillotropism *n*. 亲螺菌性
spirilloxanthin *n*. 螺菌黄素;紫菌红醚
Spirillum *n*. 螺菌属 ‖ ~ amyliferum 含淀粉螺菌 / ~ anserum 鹅螺菌,鹅包柔氏螺旋体 / ~ aquatilis 水螺菌 / ~ aureum 金黄色螺菌 / ~ berlinense 柏林螺菌 / ~ buccale 颊螺菌,颊包柔氏螺旋体 / ~ carteri 卡特氏螺菌,卡特氏包柔氏螺旋体 / ~ cholerae 霍乱螺菌,霍乱弧菌 / ~ cohenii 寇因氏螺菌,颊包柔氏螺旋体 / ~ crassum 肥螺菌,厚螺菌 / ~ denticola 牙垢螺菌 / ~ desulfuricans 脱硫螺菌 / ~ dunbaril 登巴氏螺菌 / ~ duttoni 达顿氏螺菌,达顿氏包柔氏螺旋体 / ~ Finkler-Prior 芬—普二氏螺菌,变形弧菌 / ~ flavescens 黄荧光螺菌 / ~ flavum 黄色螺菌 / ~ gallinarum 鸡螺菌 / ~ giganteum 巨大螺菌 / ~ glossinae 刺舌蝇螺菌,舌蝇包柔氏螺旋体 / ~ hachaizae 霍乱尸体螺菌 / ~ itersonii 特孙氏螺菌 / ~ kutscheri 库彻尔氏螺菌 / ~ leucomelaenum 白膜螺菌黑白螺菌 / ~ lipoferum 含脂螺菌 / ~ litorale 海滨螺菌 / ~ luteum 卵黄色螺菌 / ~ marinum 海水螺菌 / ~ Fmetchnikovii 麦奇尼科夫氏螺菌,麦奇尼科夫氏弧菌 / ~ minor 小螺菌 / ~ minus 小螺菌,鼠咬热螺旋体 / ~ morsus muris 鼠咬热螺菌 / ~ nasale 鼻螺菌 / ~ novyi 诺维氏螺菌 / ~ obermeieri 奥伯迈尔氏螺菌,回归热包柔氏螺旋体 / ~ phosphoresens 磷光螺菌 / ~ plicatile 折叠螺菌 / ~ pseudocholerae 假霍乱螺菌 / ~ recti physeteris 鲸直螺菌 / ~ recurrentis 回归热螺菌,回归热包柔氏螺旋体 / ~ roseum 玫瑰色螺菌 / ~ rubrum 红色螺菌 / ~ rufum 淡褐色螺菌 / ~ rugula 小皱螺菌 / ~ saprophiles 嗜腐螺菌 / ~ schuylkilliense 斯库耳基耳河螺菌 / ~ serpens 蛇形螺菌 / ~ sputigenum 痰螺菌 / ~ tenue 薄螺菌 / ~ terriginum 土壤螺菌 / ~ theileri 泰累尔氏螺菌,泰累尔氏包柔氏螺旋体 / ~ tyrogenum 乳酪螺菌 / ~ undula 大波状螺菌 / ~ vincenti 奋森氏螺菌 / ~ violaceum 堇色螺菌 / ~ volutans 纡回螺菌
Spirillum (pl. spirilla) *n*. 螺菌;螺菌属 ‖ ~ desulfuricans 脱硫螺菌 / ~ minor 小螺菌 / ~ minus 小螺菌 / ~ phage 螺菌属噬菌

体 / ~ recurrentis 回归热螺菌,回归热包柔螺旋体 / ~ recurrentis 回归热螺菌,回归热包柔螺旋体 / ~ tonsillaris(stephens et smith)Mace 扁桃腺螺菌(扁桃腺弧菌)/ ~ undula(Muller)Ehrenberg 波形螺菌 / ~ undula majus Kutscher 大波状螺菌 / ~ undula minor Kutscher 小波状螺菌 / ~ vespertilionis Novy et Knapp 见 spirocharta vespertilionis(Novy et Knapp)Castellani et Chalmers / ~ vignaltai Maz 魏格纳螺菌 / ~ vincenti(Blanchard)Mace 见 Borrelia vincenti(Bianchard)Bergey et al / ~ violaceum Warming 紫色螺菌(堇色螺菌)/ ~ virginianum Dimitroff 弗吉尼亚螺菌 / ~ volutans Ehrenberg 迂回螺菌 / ~ volutans var leucomelaenum Perty 迂回螺菌 / ~ zeylanicus Castellani 锡兰螺菌 / ~ zonatus Miquel et Cambier 带状螺菌

spirillum(复 spirilla)[拉] *n*. 螺菌 ‖ ~ Deneke's 德内克氏螺菌,乳酪弧菌 / ~ of Finkler-Prior 芬—普二氏螺菌,变形弧菌 / ~ of Gamaleia 加马列亚氏螺菌,麦奇尼科夫氏弧菌 / ~ of Wernicke 韦尼克氏螺菌

spirinchus thaleichthys 油胡瓜鱼

spiriprostil *n*. 螺前列腺素(抗溃疡药)

spirit[拉] *n*. 精神;[复]情绪;烈酒;酒精;酯剂;使精神振作 ‖ ~ ammonia 芳香氨酯 / ~ anise 洋茴香酯 / ~ aromatic 芳香酯 / ~ benzaldehyde 苯甲醛酯 / ~ of bitter almond 苦扁桃酯 / ~ cajuput 玉树油酯 / ~ camphor 樟脑酯 / ~ cinnamon 桂皮酯 / ~ Cologne 乙醇 / ~ Colonial 甲醇 / ~ Columbian 甲醇 / ~ compound orange 复方橙皮酯 / ~ corn 玉属黍酒 ~ of Curacao 库腊索酒 / ~ ethyl nitrite 亚硝酸乙酯酯(甘硝石精)/ ~ of formic acid 蚁酸酯,甲酸酯 / ~ of French wine 法国白兰地酒 / ~ gaultheria 冬绿油酯 / ~ horse-radish, compound 复方棘根酯 / ~ laverder, compound 复方熏衣草酯 / ~ lemon 柠檬酯 / ~ methylated 含甲醇酒精,变性酒精 / ~ mustard 芥子酯 / ~ of nitre 亚硝酸乙酯酯(甘硝石精)/ ~ of nitre, sweet 亚硝酸乙酯酯(甘硝石精)/ ~ nitroglycerin 三硝酸甘油酯 / ~ of nitrous ether 亚硝酸乙酯酯 / ~ nutmeg 肉豆蔻酯 / ~ peppermint 歿薄荷酯 / ~ perfumed 香料酒精,科隆香水 / ~ petroleum 石油精,汽油 / ~ proof 规定酒精 / ~ pyroligneous 木醇,甲醇 / ~ pyroxylic 木醇,甲醇 / ~ rectified 精溜酒精 / ~ rice 米酒 / ~ spearmint 绿薄荷酯 / ~ turpentine 松节油 / ~ s, vital 生命精气(盖伦氏学说中)/ ~ of wine 酒精,醇,乙醇 / ~ wood 木醇,甲醇 / in ~ 精神上,内心里,心灵上 / in ~ s 兴致勃勃 / out of ~ s 没精打采

spiritblowtorch *n*. 酒精喷灯

spirited *a*. 有精神的,活泼的,生气勃勃的

spiritedly *ad*. 有精神地;活泼地

spiritedness *n*. 有精神;活泼

spiritgauge *n*. 酒精比重计

spiritism *n*. 招魂术;降神术

spiritlamp *n*. 酒精灯

spirit-lamp *n*. 酒精灯

spiritless *a*. ①没有精神的;无精打采的;垂头丧气的;灰心的 ②无生命的;无灵魂的;死的 ‖ ~ly *ad*. / ~ness *n*.

spiritoso *a*. 活泼的;热烈的,有生气的

spirits *n*. 烈酒;醇类;酯剂 ‖ ~ of turpentine 松香油 / ~ of wine 酒精

spiritthermometer *n*. 酒精温度计

spiritual *n*. 酒精的,精神上的,心灵的,神的 ‖ ~ court 宗教法庭 / ~ distress(distress of human spirit)精神苦恼(人类精神苦恼)/ ~ healing 精神治疗 / ~ or religious belief 精神或宗教信仰 ‖ ~ly *ad*. / ~ness *n*.

spiritualisation *n*. 精神化;心灵化

spiritualise *v*. 使成精神上

spiritualism *n*. 唯心论;招魂说;灵性

spiritualist *n*. ①唯灵论者,精神至上主义者 ②迷信招魂术者

spiritualistic *a*. 唯心论的,降神术的

spirituality *n*. ①精神性;灵性;超俗 ②(常用复)教堂或教士的事物、权利或收入

spiritualization *n*. 精神化,神灵化,净化

spiritualize *vt*. ①使精神化;使超俗 ②从精神上来解释;赋予精神意义

spiritually *ad*. 在精神上地

spirituel *a*. 活泼的;愉快的

spirituosity *n*. 含酒精(性)

spirituous *a*. ①含酒精的;酒精成分高的 ②蒸馏过的

spiritus(复 spiritus)[拉] *n*. ①酒精 ②酯剂 ‖ ~ aetheris 醚酯,霍夫曼氏滴液 / ~ aetheris compositus 复方醚酯 / ~ aethylis nitritis 亚硝酸乙酯酯 / ~ ammoniae anisatus 洋茴香氨酯,氨制洋茴香酯 / ~ ammoniae aromaticus 芳香氨酯 / ~ angelicae compositus 复方欧白芷酯 / ~ anisi 洋茴香酯 / ~ aurantii compositus 复方橙皮酯 / ~ benzaldehydi 苯甲醛酯 / ~ camphorae 樟脑酯 / ~ cardamomi compositus 复方豆蔻酯 / ~ chloroformi 氯仿酯 / ~ citri 柠檬酯 / ~ coloniensis 甲醇 / ~ frumenti 谷酒,威士忌酒 / ~ glycerylis trinity-atis 三硝酸甘油酯 / ~ iodi dilutus 稀碘酯,稀碘酊 / ~ juniperi 杜松酯 ~ lavandulae 熏衣草酯 / ~ melissae compositus 复方蜜蜂花酯 / ~ menthae 薄荷酯 / ~ menthae piperitae 欧薄荷酯 / ~ menthae viridis 绿薄荷酯 / ~ methylatus 甲醇 / ~ methylatus industrialis 工业用甲醇酒精,变性酒精 / ~ mindererl 敏德雷勒氏酯,醋酸铵溶液 / ~ myrciae compositus 复方香叶酯 / ~ odoratus 香料酒精,科隆香水 / ~ rosmarini 迷迭香油酯 / ~ salicylatus 水杨酸酯 / ~ saponatus 肥皂酯 / ~ saponis kalini 钾肥皂酯 / ~ sinapis 芥子酯 / ~ sinensis 烧酒,三烧酒 / ~ vanillini compositus 复方香草醛酯 / ~ vini 酒精,乙醇 / ~ vini gallici 法国白兰地酒 / ~ vini rectificatus 精溜酒精 / ~ vini vitis 白兰地酒

spiro-[拉;复合形] 螺旋(形);呼吸

spiro compound library 螺旋环状(化学有机)分子库

spiro-[希,拉] ①螺旋 ②呼吸

Spiro's test[Karl 德化学家 1867—1932]施皮罗氏试验(检尿马尿酸及脲)

spiroanalyzer *n*. 呼吸功能分析器

spirobacteria *n*. 螺旋菌

Spirocerca *n*. 尾旋(线虫)属 ‖ ~ arctica 北极尾旋线虫 / ~ lupi 卢氏尾旋线虫 / ~ sanguinolenta 多血尾旋线虫 /

Spirocerca *n*. 旋尾线虫属 ‖ ~ sanguinolenta 血红旋尾线虫

spiroch(a)etic *a*. 螺旋体的,由螺旋引起的

Spirochaeta. *n*. 螺旋体;螺旋体属 ‖ ~ aboriginalis 腹股沟肉芽肿螺旋体 / ~ aboriginalis Cleland 土著螺旋体(股满肉芽螺旋体 / ~ acuminata Coatellani 尖头螺旋体(溃疡性损害螺旋体)/ ~ acuta Kritchevski etseguin 锐螺旋体 / ~ aeglegini Henry 埃氏螺旋体 / ~ aegyptica Muhlens 见 Borrelia aegypticum(Muhlens)steinhaus / ~ agilis Adelmann 活泼螺旋体 / ~ ambigua se guin et Vinzent(见 Treponema ambiguum; seguin et Vinzent)Prevot / ~ amphibiae Yakimff et Miller 两栖螺旋体 / ~ anatis Porrot 鸭螺旋体 / ~ anserina sakharoff 见 Borrelia anserina(sakharoff)Betgey et al / ~ anthropopitheci Wilbert et Delorme 人类螺旋体 / ~ asthenoalgiae; Carbo-Noboa)Brumpt 直藻螺旋体 / ~ aurantia 橙黄螺旋体 / ~ aurantia Vinzent 橙黄螺旋体 / ~ aurantia subsp. aurantia Canale-Parola 橙黄螺旋体橙黄亚种 / ~ aurantia subsp. strieta Canale-Parola 橙黄螺旋体橙黄亚种 / ~ autumnalis Hindle 秋季螺旋体 / ~ babylonensis Brumpt 见 Borrelia babylonensis(Brumpt)Davis / ~ bajacaliforniensis Fracek et stolz 巴嘉加里佛尼亚螺旋体 / ~ balanitidis Hoffmann et von Prowazek 见 spironema balanitidis(Hoffmann et von Prowazek)Park et Williams / ~ berbera sergent et Foley 伯贝拉螺旋体(伯贝螺旋体,北非洲回归热螺旋体)/ ~ biflexa Wolbach et Binger 双曲螺旋体(双曲钩端螺旋体)/ ~ blattae Burgess, McDermatt et whiting 蟑螂螺旋体 / ~ boa-constrictor Dobell 大蟒蛇螺旋体 / ~ bronehialis Castellani 见 Borrelia bronchialis(Castellani)Hauduroy / ~ buccalis crassa Hoffmann 粗颊螺旋体 / ~ buccalis steinberg 颊螺旋体(口颊螺旋体,口腔包柔氏螺旋体)/ ~ buccalis tenuis Hoffmann 细颊螺旋体 / ~ buccopharyngei Macfie 喉颊螺旋体 / ~ bufonis Dobell 见 spironema bufonis(Dobell)Ford / ~ caesirae-septentrionalis Hoffmann 北方海鞘螺旋体 / ~ calligyrum; Noguchi Zuelzer 美环螺旋体(阴部密螺旋体)/ ~ canina Bosselut 犬齿螺旋体 / ~ canis Nacfie 犬类螺旋体 / ~ cardiopyrogenes(Cohen et al.)Brumpt 心包炎螺旋体(心化脓螺旋体)/ ~ carteri Manson 卡氏螺旋体(印度回归热螺旋体,卡特氏包柔氏螺旋体)/ ~ caucasica; Kandelaki Maruashvili 高加索螺旋体 / ~ caviae; sangiorgi)Hindle 豚鼠螺旋体 / ~ caviae buccale; Vinzent Prevt 豚鼠颊螺旋体 / ~ cereopithecus ruber Thironx et Dufougere 赤猴螺旋体 / ~ chamae schellack 见 Cristispira chamae(schellack)Noguchi / ~ cheval marocain sergent et Foley 摩洛哥转动螺旋体 / ~ cobayae Knowles et Basu 见 Borrelia Cobayae(Knowles et Basu)steinhaus / ~ cohnii Trevisan 康氏螺旋体 / ~ comandoni seguin et Vinzent 见 Treponema comandoni; seguin et Vinzent Prevot / ~ condylome acunine Hoffman 尖锐湿疣螺旋体 / ~ couvyi; Gomes-de Faria Hindle 登革热螺旋体 / ~ crocidurae Leger 麝鼩螺旋体 / ~ ctenocephali Patton 猫蚤螺旋体 / ~ cubensis Hoffmann 古巴螺旋体 / ~ cuniculi Levaditi, Marieet Isaicu 家兔螺旋体(家兔密螺旋体)/ ~ cytophaga Hutchinson et Clayton 噬细胞螺旋体 / ~ daxnesis Cantacuzene 达克斯螺旋体 / ~ denticola; Flugge Arndt 齿垢螺旋体 / ~ didelphis Wenyon 负鼠螺旋体 / ~ dipodilli Heisch 见 Borrelia dipodilli(Heisch)Davis / ~ dmitrovi Rimpau et al. 德氏螺旋体 / ~ duttonii(Novy et Knapp)Breinl 达氏螺旋体 / ~ dysenteriae Castellani et Chalmers 痢疾螺旋体 / ~ eaesirae-retortiformis Hoffmann 倒悬形海鞘螺旋体 / ~ eberthi; Kent Blanchard 伊氏螺旋体 / ~ egyptica(Mhlens)Gonder

埃及螺旋体 / ~ Ehrenberg 螺旋体属 / ~ elusa Wolbach et Binger 见 Treponema elusum(Wolbach et Binger) Berger et al. / ~ enteritidis Migula 肠炎螺旋体 / ~ equi(Novy et Knapp) Castellani et Chalmers 见 spironema equi(Novy et Knapp) Noguchi / ~ equina Pettit 马螺旋体 / ~ erytheme(Distaso) Breed 红结节螺旋体 / ~ eulicis Jaffe 见 spirillum culicis(Jaffe) Pringault / ~ eurygyrata Werner 见 Borrelia eurygyrata(Werner) Brumpt / ~ eurystrepta Zuelzer 阔扭螺旋体 / ~ exanthematica Lewaschew 发疹性螺旋体 / ~ exanthematotyphi Futaki et al. 斑疹伤寒螺旋体 / ~ faecalis Matzusehita 粪螺旋体 / ~ fallax(Duboseq et Lebailly) Zuelzer 谲诈螺旋体 / ~ febris Chester 热螺旋体 / ~ ferruginea(Ehrenberg) Hansgirg 锈色螺旋体 / ~ flexibilis Nagler 柔韧螺旋体(伸屈性螺旋体) / ~ forans Reiter 关节炎螺旋体(钻旋螺旋体) / ~ fulgurans Dobell 闪电螺旋体 / ~ gadi Newmann 鳕螺旋体 / ~ gadi pollachk Henry 绿鳕螺旋体 / ~ gallica Coucy et al. 高卢螺旋体(战壕热螺旋体) / ~ gallinae Ford 母鸡螺旋体 / ~ gallinarum stephens et Christopher 鸡螺旋体(鹅包柔氏螺旋体) / ~ gangraenae carcinomatosae Murray 癌坏疽性螺旋体 / ~ gangraenae cutis Handuroy et al. 皮坏疽性螺旋体 / ~ gangraenae dentalis Haapasalo et al. 龋齿坏疽性螺旋体 / ~ gangraenae emphysematosus Kruse 气肿坏疽性螺旋体 / ~ gangraenae oris Farrow et Collins 口腔坏疽性螺旋体 / ~ gangraenae pudendum Macfie 阴部坏疽性螺旋体 / ~ gangraenae pulmonarire Brumpt 肺坏疽性螺旋体 / ~ gastrochaenae schellaek 见 Cristispira gastrochaenae(schellack) Ford / ~ genitalis 生殖器螺旋体 / ~ genitalis(Noguchi) seguin et Vinzent 生殖器螺旋体(生殖器密螺旋体) / ~ gigantea Warming 巨大螺旋体 / ~ glossinae(Novy et Knapp) Castellani et 舌蝇螺旋体(舌蝇线螺旋体) / ~ gondi(Nicolle) Zuelzer 狂特族螺旋体 / ~ gracilis Levaditi et stanesco 纤细螺旋体(细长螺旋体) / ~ graingeri Heisch 格氏螺旋体 / ~ graminae marina Zuelzer 海沙草螺旋体 / ~ graminae Zuelzer 莎草螺旋体 / ~ granuloma venerisum Veron et Chatelain 性病肉芽肿螺旋体 / ~ granulosa penetrans Balfour 渗透颗粒螺旋体 / ~ grassii Doflein 见 Treponema grassi(Doflein) Ford / ~ gundii Zuelzer 古氏螺旋体(冈氏螺旋体) / ~ hachaizae(Kowalski) Castellani et Chalmers 霍乱尸体螺旋体 / ~ haemophilus Troisier et sifferlen 见 Barrelia hemophilus(Troisier et sifferlen) Hauduroy et al. / ~ halophila Greenberg et Canale-Parola 嗜盐螺旋体 / ~ hartmanni Gonder 见 Treponema hartmanni(Gonder) Ford / ~ harveyi Garnham 见 Borrelia harveyi(Garnham) Davis / ~ hebdomadis Ido, Ito et Wani 七日热螺旋体(七日热钩端螺旋体) / ~ hemoptysies Vinzent 咯血螺旋体 / ~ hemothorax Vinzent 血胸螺旋体 / ~ hermsi Davis 见 Borrelia hermsii(Davis) steinhaus / ~ hispanica Brumpt 西班牙螺旋体 / ~ hispanicum var. marocanum Nicolle et al. 西班牙螺旋体摩洛哥变种 / ~ hyos King et Drake 见 Borrelia hyos(King et Drake) Bergey et al. / ~ icteoides(Noguchi) Lehmann et Neumann 拟黄疸螺旋体(类黄疸螺旋体) / ~ icterogenes(~ icterohaemorrhagiae) 黄疸螺旋体,出血性黄疸钩端螺旋体 / ~ icterogenes marina Zuelzer 海洋黄疸螺旋体 / ~ icterogenes Uhlenhuth et Fromme 黄疸螺旋体(出血性黄疸钩端螺旋体) / ~ icterogenes var. marina Zuelzer 黄疸螺旋体海洋变种 / ~ icterogenes(~ icterohaemorrhagiae) 黄疸螺旋体,出血性黄疸钩端螺旋体 / ~ icterohaemorrhagiae Inada et al. 出血黄疸螺旋体(出血性黄疸螺旋体,出血性黄疸钩端螺旋体) / ~ icterohaemorrhagiae japonica Inada et Kaneko 日本出血黄疸螺旋体 / ~ icterouraemiaecanis Klarenbeek 犬尿黄疸螺旋体 / ~ inaequalis Gerber 凹凸螺旋体(颊包柔氏螺旋体) / ~ indica Eisenberg 印度螺旋体(印度回归热螺旋体) / ~ intermedium(Dobell) Pettit 中间螺旋体 / ~ interrogans stimson 见 Leptospira interrogans(stimson) Wenyon / ~ intestinalis Macfine et Carter 小肠螺旋体(肠螺旋体) / ~ isovalerica 异戊酸螺旋体 / ~ isovalerica Harwood et Canele-Parosa 异戊酸螺旋体 / ~ japonica Dujarric de la Riviere 日本螺旋体(小螺菌) / ~ kochi Novy 见 Borrelia kochii(Novy) Bergey et al. / ~ lagopodis Fantham 松鸡螺旋体 / ~ latapiei(Laveran) Zuelzer 见 spironema latapiei(Laveran) Ford / ~ laverani Breinl et Kinghorn 见 spironema laverani Breinl et Kinghorn Ford / ~ leucotermitis Hollande 白蚁螺旋体 / ~ limae schellack 锉蛤螺旋体 / ~ litoralis 滨海螺旋体 / ~ litoralis Hespell et Canale-Parola 海滨螺旋体 / ~ lovati Fantham 洛瓦氏螺旋体(洛瓦特氏螺旋体) / ~ lowenthali Besson 洛温氏螺旋体 / ~ lutrae von Prowazek 见 spironema lutrae(von Prowazek) Ford / ~ lymphatica Proeseher et White 见 Treponema lymphaticum(Proescher et White) Brumpt / ~ macaci Castellani et Chalmers 猕猴螺旋体 / ~ macrodentium(Noguchi) Pettit 大齿螺旋体 / ~ marchouxi Nuttall 见 Treponema marchouxi(Nuttall) Gay et al. / ~ marina Bergey et al. 海螺旋体 / ~ marmotae Wenyon 土拨鼠螺旋体 / ~ marocanum Nicolle et Anderson 摩洛哥螺旋体 / ~ media(Gonder) Brumpt 中间型螺旋体 / ~ media oris Hoffmann et von Prowazek 中间出生螺旋体 / ~ melanogenes canis Lukes 犬产黑螺旋体(犬疫螺旋体) / ~ melophagi Porter 羊蜱螺旋体 / ~ metritis de Andrade 子宫炎螺旋体 / ~ microgyrata Loewenthal 见 spironema microgyrata(Loewenthal) Noguchi / ~ microgyrata var. gaylordi Caikins 小弯螺旋体盖氏变种 / ~ minei von Prowazek 见 Treponema minei(von Prowazek) Dobell / ~ minima(de Beaurepaire-Aragao et Vianna) Pettit 最小螺旋体 / ~ morsus mucosa(Noguchi) Pettit 黏膜咬热螺旋体 / ~ morsus-muris Futaki et al. 鼠咬热螺旋体(小螺菌) / ~ mucosa(Noguchi) Petter 黏膜螺旋体(黏膜密螺旋体) / ~ muris 鼠螺旋体 / ~ muris galatziana Mezineescu 哈拉鼠螺旋体 / ~ muris virginiana MacNeal 弗吉尼亚鼠螺旋体 / ~ muris Wenyon 鼠螺旋体(小螺菌) / ~ naganophila savini 嗜锥虫螺旋体 / ~ nanukayami Ido, Itoet Wani 七日热螺旋体(七日热钩端螺旋体) / ~ neoplasmes Murray 赘疣螺旋体 / ~ neotropicalis Bates et st. John 新热带螺旋体(巴拿马回归热螺旋体) / ~ nephritidis Miessner 肾炎螺旋体 / ~ neveuxi Brumpt 见 Treponema neveuxi(Brumpt) Gay et al. / ~ nicollei Brumpt 见 Treponema nicollei(Brumpt) Gay et al. / ~ nodosa Hubener et Reiter 结节螺旋体(出血性黄疸钩端螺旋体) / ~ noelleri Zuelzer 蚋螺旋体 / ~ noguchii(strong) Brumpt 野口氏螺旋体 / ~ normandi Nicolle et al. 诺曼底螺旋体 / ~ novyi schellack 见 Borrelia novyi(schellack) Bergey et al. / ~ nysius sofiev 酒神螺旋体 / ~ obermeieri(Cohn) Migula 见 Borrelia obermeieri(Cohn) Migula / ~ obtusa Castellani 钝螺旋体 / ~ oreillous steinberg 唾腺炎螺旋体 / ~ orthodonta Hoffmann 直齿螺旋体 / ~ ostreae schellack 见 Cristispira ostreae(schellack) Noguchi / ~ ouistiti Gruber 条纹螺旋体 / ~ ovina Blanchard 羊螺旋体 / ~ ovis(Novy et Knapp) Bergey et al. 绵羊螺旋体 / ~ pallida 梅毒螺旋体,苍白密螺旋体 / ~ pallida schaudinn et Hoffmann 苍白螺旋体(梅毒螺旋体,苍白密螺旋体) / ~ pallida var. culiculi(Klarenbeek) Zuelzer 苍白螺旋体兔变体 / ~ pallidula Castellani 微白螺旋体(细弱密螺旋体) / ~ papillomes Murray 乳头瘤螺旋体(刺瘤螺旋体) / ~ paraluis-cuniculi Jacobsthal 家兔副梅毒螺旋体(副梅毒螺旋体,家兔密螺旋体) / ~ parkeri Davis 扁虱螺旋体(帕克氏螺旋体,帕克氏包柔氏螺旋体) / ~ paraluis Pettit 副梅毒螺旋体 / ~ parotitidis Lahmann 腮腺炎螺旋体 / ~ pelamidis Neumann 见 spironema pelamidis(Neumann) Ford / ~ penortha Beveridge 蚀羊足螺旋体 / ~ perexilis(Dubosco et Lebailly) Hindle 细密齿螺旋体 / ~ perforans Cavalie et Mandoul 穿透螺旋体 / ~ periplanetae Laveran et Franthini 蠊螺旋体 / ~ persica Dschunkowsky 波斯螺旋体 / ~ pertenuis 雅司螺旋体,细弱密螺旋体 / ~ pertenuis Castellani 细弱螺旋体(细弱密螺旋体,雅司螺旋体) / ~ pertenuis 雅司螺旋体,细弱密螺旋体 / ~ pettiti(Fiessinger) Row 见 Leptospira pettiti; Fiessinger Hindle / ~ phage 螺旋体属噬菌体 / ~ phagedensis Noguchi 腐蚀下疳螺旋体(腐蚀性下疳螺旋体) / ~ phlebotomi Pringault 白蛉螺旋体 / ~ pieridis Paillot 粉蝶螺旋体 / ~ pigeona Castellani 鸽螺旋体 / ~ pitheci(Thiroux et Dufougere) Zuelzer 猴螺旋体 / ~ plauti-vincenti Knorr 普文二氏螺旋体(普路得—奋森氏螺旋体,奋森氏螺旋体,奋森氏包柔氏螺旋体) / ~ plicatilis 折叠螺旋体 / ~ plicatilis Ehrenberg 折叠螺旋体 / ~ plicatilis pallida schaudinn et Hoffmann 苍白折叠螺旋体 / ~ plicatilis refringens schaudinn et Hoffmann 软折叠螺旋体 / ~ plicatilis var. eurystrepta Zuelzer 折叠螺旋体阔旋变种 / ~ plicatilis var. marina Zuelzer 见 ~ marina Bergey et al. / ~ plicatilis var. plicatilis Zuelzer 折叠螺旋体折叠变种 / ~ pollachii Henry 鳕鱼螺旋体 / ~ pollachii spiculifera Henry 针鳕鱼螺旋体 / ~ polysclerotica Arzt et Keri 多巩膜螺旋体 / ~ polyspira Wolff 多旋螺旋体 / ~ pseudobuccalis Zuelzer 假颊螺旋体 / ~ pseudohebdomadis Zuelzer 假七日热螺旋体 / ~ pseudoicterogenes Uhlenhuth et Zuelzer 假黄疸螺旋体(双曲钩端螺旋体) / ~ pseudoicterogenes var. aqueductum Uhlenhuth et Zuelzer 见 Leptospira aqueductum Ford / ~ pseudoicterogenes var. salina Uhlenhuth et Zuelzer 见 Leptospira salina Ford / ~ pseudoicterohaemorrhagiae Vinzent 假出血黄疸螺旋体(双曲钩端螺旋体) / ~ pseudopallida Mulzer 假苍白螺旋体(假梅毒螺旋体) / ~ pseudorecurrentis Zuelzer 假回归热螺旋体 / ~ psoriasis Liborius 牛皮癣螺旋体(银屑病螺旋体) / ~ pyorrhoeica Kolle 脓溢螺旋体(酿脓螺旋体) / ~ pyrogenes(Vervoort) Hindle 致热螺旋体 / ~ raillieti Mathis et Leger 兔血螺旋体 / ~ ranarum Yakimoff et Miller 蛭喉螺旋体 / ~ recta Gerbers 直肠螺旋体(直螺旋体) / ~ recurrentis Lebert 回归热螺旋体(回归热包柔氏螺旋体) / ~ refringens schaudinn et Hoffmann 软螺旋体(屈折包柔氏螺旋体) / ~ regaudi Bergey et al. 雷氏螺旋体(雷吉氏螺旋体) / ~ renard Mathis et Leger 狐螺旋体 / ~ rhinite(Tunnicliff) Prevot 鼻炎螺旋体 / ~ rhodogenes Liu, Bai et Wang 产红螺旋体 / ~ rigida(Delamare et Gatti) Brumpt 生硬螺旋体(生硬密螺旋体) / ~ rose phage 罗斯氏螺旋体噬菌体 / ~ rossi Nuttall 见 Borrelia rossi(Nuttall) steinhaus / ~ ruminants Jirovec 反刍螺旋体 / ~ schaudinni von Prowazek 肖氏螺旋体(绍丁氏螺旋体)/ ~ schroeteri Knort 施氏螺旋体 / ~ simpson sofiev 辛氏螺旋体(辛普森氏螺旋体)/ ~ sinensis Pons 见 Borrelia sinensis(Pons)Hauduroy / ~ sodoku Troisier 鼠毒螺旋体(鼠咬热螺旋体)/ ~ sogdianum Nicolle at Anderson 索格底安螺旋体 / ~ solellina acuminata Fantham 尖蛤螺旋体 / ~ solenis Fantham 竹蛏螺旋体 / ~ sphaerium corneum Ameyama 球角螺旋体 / ~ sporogenes Migula 生孢螺旋体 / ~ sporogona rheumatismi Migula 风湿性生孢螺旋体 / ~ staphylina Ghidini et Archetti 隐翅虫螺旋体 / ~ stegomie Jaffe 黄热蚊螺旋体 / ~ stenogyrata Werner 窄旋螺旋体(肠炎狭螺旋体)/ ~ stenostrepta 紧卷螺旋体 / ~ stenostrepta Zuelzer 紧卷螺旋体 / ~ subtilis Migula 枯草螺旋体 / ~ suilla Pettit 猪螺旋体 / ~ suis King et al. 螺旋体(猪螺旋体,猪包柔氏螺旋体)/ ~ tapetos schellack 蛤仔螺旋体 / ~ temporariae Yekimoff et Miller 哈士蟆螺旋体 / ~ tennis acuminata Castellani 尖细柔螺旋体 / ~ tennis Gerber 见 Treponema tenue(Gerber)Brumpt / ~ tennis obtusa Castellani 钝细柔螺旋体 / ~ termitis(Leidy)Dobell 见 Cristispira termitis(Leidy) Hollande / ~ theileri Laveran 见 Borrelia theileri(Laveran)Bergey et al. / ~ theobaldia Brumpt 西氏螺旋体 / ~ thermophila Aksenova et al. 嗜热螺旋体 / ~ trichodinopsis paradoxa Neumann 反圆口类螺旋体 / ~ trichopteres schellack 毛翅螺旋体 / ~ trimères Hoffmann 三形螺旋体 / ~ trimerodonta Hoffmann 三齿螺旋体(口腔螺旋体)/ ~ tropidonoti Dobell 赤炼蛇螺旋体 / ~ turicatae Brumpt 见 spironema tropidonoti(Dobell)Ford / ~ ulceris phagedeniques(Kruse)Chester 崩蚀性溃疡螺旋体 / ~ ulcus pudendum Macfie 阴部溃疡螺旋体 / ~ ulcus syphiliticum Macfie 梅毒性溃疡螺旋体 / ~ ulcus tropicum(Bates et st. John)steinhaus 热带溃疡螺旋体 / ~ undulata Garber 波状螺旋体 / ~ urethrae Macfie 尿道螺旋体 / ~ urethralis(Castellani)Brumpt 尿道炎螺旋体 / ~ usbekistanica(Kandelaki)Davis 乌兹别克螺旋体 / ~ vaecinae Bonhoff 疫苗螺旋体 / ~ vaginalis Macfie 阴道螺旋体 / ~ venezuelensis(Brumpt)Pettit 委内瑞拉螺旋体(委内瑞拉包柔氏螺旋体)/ ~ vespertilionis(Novy et Knapp)Castellani et Chatmers 见 spironema vesperuginis(Novy et Knapp)Ford / ~ vincenti Blanchard 见 Borrelia vincenti(Blanchard)Bergey et al. / ~ vincenti var. bronchialis Delamare 文氏螺旋体小气管炎变种 / ~ vivax(Dobell)Zuelzer 长命螺旋体(长命密螺旋体)/ ~ zebre Nuttall 斑马螺旋体 / ~ ziemanni sofiev 齐氏螺旋体(齐曼氏螺旋体,戴氏螺旋体)/ ~ zlatogorovi Yakimoff 粪螺旋体 / ~ zuelzerae 朱氏螺旋体 / ~ zuelzerae(Veldkamp)Canale-Parola, Udris et 朱氏螺旋体 / ~ spirochaeta. latyschewi sofiev 见 Borrelia latyschewii(sovfiev)Davis / ~ CEAE swellengrebel 螺旋体科 / ~ l stomatitis 螺旋体性口炎

Spirochaeta［希］*n*. 螺旋体属,波体属 ‖ ~ aboriginalis 腹股沟肉芽肿螺旋体 / ~ anodontae 蚌螺旋体 / ~ anserina 鹅螺旋体,鹅包柔氏螺旋体 / ~ argentinensis 阿根廷螺旋体 / ~ anodontae 龟头炎螺旋体 / ~ balbianii 巴比阿尼氏螺旋体 / ~ berbera 北美洲回归热螺旋体 / ~ biflexa 双曲螺旋体,双曲钩端螺旋体 / ~ bronchialis 支气管螺旋体 / ~ buccalis 颊螺旋体,口腔包柔氏螺旋体 / ~ calligyra 美环螺旋体,阴部密螺旋体 / ~ carteri 印度回归热螺旋体,卡特氏包柔氏螺旋体 / ~ cuniculi 家兔螺旋体,家兔密螺旋体 / ~ dentium 牙螺旋体 / ~ duttoni 中非洲回归热螺旋体,达顿氏包柔氏螺旋体 / ~ dysenteriae 痢疾螺旋体 / ~ eberthi 家禽螺旋体,埃伯特氏螺旋体 / ~ eugyrata 肠炎螺旋体 / ~ flexibilis 屈伸性螺旋体 / ~ forans 钻旋螺旋体 / ~ gallinarum 鸡螺旋体,鹅包柔氏螺旋体 / ~ genitalis 生殖器螺旋体,生殖器密螺旋体 / ~ glossinae 舌蝇线螺旋体,舌蝇包柔氏螺旋体,采采蝇螺旋体 / ~ gracilis 细长螺旋体 / ~ hebdomadis 七日热钩端螺旋体 / ~ hermsi 美西部回归热螺旋体,赫姆斯氏包柔氏螺旋体 / ~ hyos 猪线螺旋体,猪包柔氏螺旋体 / ~ icterogenes 黄疸螺旋体,出血性黄疸钩端螺旋体 / ~ icterohaemorrhagiae 出血性黄疸螺旋体,出血性黄疸钩端螺旋体 / ~ icteroides 类黄疸性螺旋体(野口氏的命名,即出血性黄疸螺旋体)/ ~ inaequalis 凹凸螺旋体,颊包柔氏螺旋体 / ~ indica 印度回归热螺旋体 / ~ interrogans 疑问螺旋体 / ~ intestinalis 肠螺旋体 / ~ japonicum 日本螺旋体,小螺菌 / ~ kochii 郭霍氏螺旋体,郭霍氏包柔氏螺旋体 / ~ laverani 莱佛兰氏螺旋体,小螺菌 / ~ lymphatica 淋巴结螺旋体 / ~ marchouxi 马舒氏螺旋体,鹅包柔氏螺旋体 / ~ media buccalis 中型(口)颊螺旋体 / ~ microgyrata 犬疫螺旋体 / ~ minutum 小旋螺旋体 / ~ morsus muris 微螺旋体,生殖器密螺旋体 / ~ mucosa 鼠咬热螺旋体,黏膜密螺旋体 / ~ muris 鼠螺旋体,小螺菌 / ~ nanukayami 七日热螺旋体,七日热钩端螺旋体 / ~ neotropicalis 巴拿马回归热螺旋体 / ~ neveuxi 讷佛氏螺旋体,鹅包柔氏螺旋体 / ~ nicollei 尼科耳氏螺旋体,鹅包柔氏螺旋体 / ~ nodosa 结节螺旋体,出血性黄疸钩端螺旋体 / ~ novyi 诺维氏包柔氏螺旋体,北美洲回归热螺旋体 / ~ obermeieri 奥伯迈尔氏螺旋体,回归热包柔氏螺旋体 / ~ pallida 梅毒螺旋体,苍白密螺旋体 / ~ pallidula 微白螺旋体,细弱密螺旋体 / ~ paraluis cuniculi 副梅毒螺旋体,家兔密螺旋体 / ~ parkeri 帕克氏螺旋体,帕克氏包柔氏螺旋体 / ~ persica 波斯螺旋体 / ~ pertenuis 雅斯螺旋体,细弱密螺旋体 / ~ phagedenis 腐蚀性下疳螺旋体 / ~ plautl-vincenti 奋森氏螺旋体,奋森氏包柔氏螺旋体 / ~ plicatilis 折叠螺旋体 / ~ polyspira 多旋螺旋体 / ~ pseudoicterogenes 假黄疸螺旋体,双曲钩端螺旋体 / ~ pseudoicterohaemorrhagiae 假出血性黄疸螺旋体,双曲钩端螺旋体 / ~ pseudopollida 假梅毒螺旋体 / ~ pyogenes 酿脓螺旋体 / ~ pyrogenes 致热螺旋体 / ~ recta 直螺旋体 / ~ recurrentis 回归热螺旋体,回归热包柔氏螺旋体 / ~ refringens 软螺旋体,屈折包柔氏螺旋体 / ~ rossi 罗斯氏螺旋体,郭霍氏包柔氏螺旋体 / ~ schaudinni 绍丁氏螺旋体,奋森氏包柔氏螺旋体(梅毒螺旋体)/ ~ sinensis 中华螺旋体 / ~ sodoku 鼠咬热螺旋体,小螺菌 / ~ stenogyrata 肠炎狭螺旋体 / ~ suis 猪螺旋体,猪包柔氏螺旋体 / ~ theileri 牛螺旋体,泰累尔氏包柔氏螺旋体 / ~ turicatae 墨西哥回归热螺旋体,墨西哥包柔氏螺旋体 / ~ undulata 波状螺旋体,颊包柔氏螺旋体 / ~ venezuelensis 委内瑞拉螺旋体,委内瑞拉包柔氏螺旋体 / ~ vincentii 奋森氏螺旋体,奋森氏包柔氏螺旋体

Spirochaetaceae *n*. 螺旋体科

spirochaetaemia *n*. 螺旋体血症

spirochaetal *a*. 螺旋体的

Spirochaetales *n*. 螺旋体目(指一大群细长扭曲呈螺旋状能伸缩运动的原核单细胞微生物) ‖ ~ Buchanan 螺旋体目

spirochaete *n*. 螺旋菌 ‖ ~ Cohn 螺体属 / ~ gigantea Warming 巨大螺体 / ~ kochii Trevisan 郭氏螺体 / ~ pertenuis(Castellani) Lehmann et Neumann 极细螺体 / ~ repaeis Lehmann et Neumann 口腔螺体 / ~ sehroeteri Cohn 施氏螺体 / ~ skoliodonta Haffmann 曲齿螺体

spirochaeticida［拉］*n*. 杀螺旋体剂

Spirochaetidae *n*. 螺旋体目

spirochaetosis *n*. 螺旋体病 ‖ ~ morsus muris 鼠咬热 / ~ obermeieri 奥伯迈尔氏螺旋体病,欧洲回归热

spirochetal *a*. 螺旋体的

spirochetal infection *n*. 螺旋体感染

spirochetalytic *a*. 溶螺旋体的

spirochete *n*. 螺旋菌,螺旋体 ‖ ~ blood 血内螺旋体 / ~ intermediate 间居性螺旋体 / ~ mucocutaneous 黏膜皮肤螺旋体 / ~ oral 口螺旋体 / ~ tissue 组织螺旋体

Spirochetemia［希］*n*. 螺旋体血症

Spirocheticidal［拉］*a*. 杀螺旋体的

spirocheticide *n*. 杀螺旋体剂

spirocheticides *n*. 杀螺旋体药

spirochetogenous *a*. 螺旋体原(性)的

spirochetolysin *n*. 溶螺旋体素

spirochetolysis *n*. 螺旋体溶解(作用)

spirochetosis *n*. 螺旋体病 ‖ ~ arthritica 关节螺旋体病 / ~ bronchopulmonary 支气管(肺)螺旋体病 / ~ fowl 鸡螺旋体病 / ~ gastric 胃螺旋体病,青草病 / ~ icterogenic 黄疸性螺旋体病,出血性黄疸螺旋体病,钩端螺旋体性黄疸 / ~ riverensis 螺旋体性脑膜炎

spirochetotic *a*. 螺旋体病的

spirocheturia［希］*n*. 螺旋体尿

spirochin *a*. 凤尾辣木素

spirochona gemmipara stein 蕾状旋漏斗虫

Spirochona stein 旋漏斗虫属

spirocid *n*. 乙酰胂胺,阿西塔胂

spiro-compound *n*. 螺环化合物

spirocomputer *n*. 呼吸功能计算器

spirodela polyrhza 浮萍(植物杀虫药)

Spirodela polyrrhiza(L.)schleid. 紫萍［植药］全草入药—浮萍

Spirodiflamine see fluspirilene 氟螺利林;氟斯必灵;利多帕丁;依马帕

Spirodon *n*. 四氢萘妥英(抗惊厥药)

spiroehaela elephant Nuttall 象螺旋体

spirofibrillae *n*. 螺形纤丝(植物细胞)(复)spironbrillae

Spiroform *n*. 斯派罗仿,乙酰水杨酸苯酯(成药名)

Spirofulvin *n*. 灰黄霉素

spirofurone *n*. 螺佐呋酮

spirofylline *n*. 螺茶碱(支气管扩张药)

spirogermanium *n*. 锗螺胺(抗肿瘤药) ‖ ~ hydrochloride 盐酸螺旋锗(抗肿瘤药)

spirogram *n*. 旋转图;呼吸描记图;肺量图

spirograph ***n.*** 呼吸描记器;肺功能测定仪
spirographidin ***n.*** 血绿透明蛋白
spirographin ***n.*** 血绿透明蛋白质
spirographis porphyrin 血绿卟啉
spirography ***n.*** 呼吸描记术;呼吸运动描记术;呼吸描记法
spirogyra ***n.*** 水棉属的绿藻类
spiroid ***a.*** 螺旋样的
spiro-index [拉] ***n.*** 呼吸指数
spirolabpulmonaryfunctionlabspirometry ***n.*** 实验室肺功能仪
Spirolactone ***n.*** 螺甾内酯,螺旋内酯固醇
Spirolang ***n.*** 安体舒通(利尿药)
spirolina arietina Batsch 羊角旋卷虫
Spirolina Lamarck 旋卷虫属
spirolobal embryo 子粘变(形)体
spirolophorus lophophore 螺冠型触手冠(动)
spiroma; spiradenma ***n.*** 汗腺瘤
spirometer ***n.*** 肺(活)量计;呼吸量计
Spirometra ***n.*** 迭宫绦虫属;叠宫绦虫属 ‖ ~ erinacei 猬叠宫绦虫 / ~ felis 猫叠宫绦虫 / ~ mansoni(Joyeux & Houdemer)曼氏旋宫绦虫(隶属于双槽头科 Dibothriocephalidae)/ ~ spiriger(de Haan)旋刺寄居蟹(隶属于寄居蟹科 Paguridae)
spirometriasis mansoni 曼氏裂头绦虫病
spirometric [拉] ***n.*** 肺量计,呼吸量计 ‖ ~ Hutchinson's 郝秦生氏肺量计
spirometriosis ***n.*** 迭宫绦虫病
spirometry ***n.*** 肺量测定法,呼吸量测定法 ‖ ~ for bronchospasm with prolonged evaluation 呼吸量测定法对支气管痉挛的长期评估 / ~ package 肺活量测定程序包 / ~ bronchoscopic 支气管肺量测定法
spiromona anserina (sakharoff) Noguchi 见 Borrelia anserina (sakharoff) Bergey et al.
Spiromonas [希] ***n.*** 单螺菌属
Spiromustine ***n.*** 螺莫司汀(抗肿瘤药)
Spiromycin ***n.*** 螺旋霉素
-spirone(构词成分)-螺酮[1998 年 CADN 规定使用此项名称,主要系指神经系统抗焦虑剂替螺酮(Tispirone)一类的药名]
Spironema [希] ***n.*** 线螺旋体属(旧名,现大部分归入包柔氏螺旋体属) ‖ ~ berbera 北非洲回归热线螺旋体 / ~ buccale 颊线螺旋体,颊包柔氏螺旋体 / ~ carteri 卡特氏线螺旋体,卡特氏包柔氏螺旋体,印度回归热线螺旋体 / ~ duttoni 达顿氏包柔氏螺旋体,中非洲回归热螺旋体 / ~ gallinarum 鸡线螺旋体 / ~ glossinae 舌蝇螺旋体,舌蝇包柔氏螺旋体 / ~ hyos 猪螺旋体,猪包柔氏螺旋体 / ~ kochii 郭霍氏线螺旋体 / ~ neveuxi 讷佛氏线螺旋体,鹅包柔氏螺旋体 / ~ nicollei 尼科耳氏线螺旋体,鹅包柔氏螺旋体 / ~ novyi 北美洲回归热线螺旋体,诺维氏螺旋体 / ~ obermeieri 奥伯迈尔氏线螺旋体,回归热包柔氏螺旋体 / ~ pallidum 梅毒线螺旋体,苍白密螺旋体 / ~ pertenue 雅司线螺旋体,细弱密螺旋体 / ~ recurrentis 回归热线螺旋体 / ~ refringens 软线螺旋体,屈折包柔氏螺旋体 / ~ suis 猪线螺旋体,猪包柔氏螺旋体 / ~ vincenti 奋森氏线螺旋体,奋森氏包柔氏螺旋体
spironemosis ***n.*** 线螺旋体病
Spironm ***a. n.*** 线螺旋体属 ‖ ~ aegypticum(Muhlens)Noguchi 埃及线螺旋体 / ~ balanitidis; Hoffmann et von Prowazek Park et Williams 龟头炎线螺旋体(龟头炎螺旋体)/ ~ bovis-caffris(Nuttall)Ford 水牛线螺旋体 / ~ buccale(sternberg) Gross 见 Borrelia buccalis; steinberg Brumpt / ~ bufonis(Dobell)Ford 蟾蜍线螺旋体 / ~ carteri(Mansorn)Noguchi 见 Borrelia carteri(Manson)Bergey et al. / ~ caviae; Vinzent Prevt 豚鼠线螺旋体 / ~ cohnii Warming 科氏螺单胞菌 / ~ dentium; Miller Gross 齿线螺旋体 / ~ duttonii(Novy et Knapp) Gross 见 Borrelia duttonii(Novy et Knapp) Bergey et al. / ~ equi(Novy et Knapp)Noguchi 马线螺旋体 / ~ eurygyrata(Werner)Noguchi 见 Borrelia eurygyrata(Werner)Brumpt / ~ gadi(Newmann)Ford 鳕线螺旋体 / ~ glossinae(Novy et Knapp) Bergey et al. 见 Borrelia glossinae; Novy et Knapp Bergey et al. / ~ granulosa Ford 见 spiroschaudinnia granulosa(Ford)Davis / ~ hartmanni(Gonder)Gross 见 Treponema hartmanni(Gonder)Ford / ~ hyos(King et Drake)Bergey et al. 见 Borrelia hyos(King et Drake) Bergey et al. / ~ jonesii(Dutton, Todd et Tobey)Ford 琼氏线螺旋体 / ~ lagopodis(Fantham)Noguchi 松鸡线螺旋体 / ~ latapiei(Laveran)Ford 鲨线螺旋体 / ~ laverani(Breinl et Kinghorn)Ford 拉氏线螺旋体(拉澳兰氏线螺旋体,莱佛兰氏螺旋体)/ ~ lutrae(von Prowazek)Ford 水獭线螺旋体 / ~ macaci(Castellani et Chalmers)Ford 猕猴线螺旋体 / ~ marchouxi(Nuttall)见 Treponema marchouxi; Nuttall Gay et al. / ~ media Gonder 媒介线螺旋体 / ~ microgyrata(Loewenthal)Noguchi 小弯线螺旋体 / ~ mierogyrata var. gaylordi(Calkins)Ford 小弯线螺旋体盖氏变种 / ~ minor(Carter)sangiorgi 小线螺旋体 / ~ muris(Wenyon)sangiorgi 鼠线螺旋体 / ~ muris var. virginiana(MacNeal)Ford 鼠线螺旋体弗吉尼亚变种 / ~ noguchii(strong)Ford 见 spirochaeta noguchii (strong)Brumpt / ~ novyi(schellack)Gross 见 Borrelia novyi(schellack)Bergey et al. / ~ ovis(Novy et Knapp)Ford 见 spirochaeta ovis (Novy et Knapp)Bergey et al. / ~ pelamidis(Neumann)Ford 鲔鱼线螺旋体 / ~ phagedenis(Noguchi)Bergey et al. 见 BorreiHa phagedenis; Noguchi Fsergey et al. / ~ pitheci(Thiroux et Dufougere)Ford 猴线螺旋体 / ~ recurrents(Lebert)Gross 见 Borrelia recurrentis(Lebert)Bergey et al. / ~ refringens(schaudinn et Hoffmann)Gross 见 Borrelia refringens(schaudinn et Hoffmann)Betgey et al. / ~ subtilis Cohn 枯草线螺旋体 / ~ theileri(Laveran)Noguchi 见 Borrelia theileri(Laveran)Bergey et al. / ~ tropidonoti(Dobell) Ford 赤炼蛇线螺旋体 / ~ vesperuginis(Novy et Knapp)Ford 蝙蝠线螺旋体 / ~ vincenti Park et Williams 见 Borrelia vincenti(Blanchard)Bergey et al. / ~ Vllillemin 线螺旋体属 / ~ Warming 螺单胞菌属
Spironolactone ***n.*** 螺内酯,安体舒通(醛固酮拮抗药,利尿药)
spironolactone; antisterone, aldactone ***n.*** 螺内酯,安体舒通,螺旋内酯固醇 ‖ ~ measurement 螺内酯测量
Spironucleus ***n.*** 螺旋核虫属
spiropachysandrine ***n.*** 螺旋富贵草碱
spiropal ***n.*** 二氯苯胂盐酸盐
spiropent ***n.*** 氨双氯喘通(支气管扩张药)
Spiroperidol ***n.*** 螺哌隆;螺环哌啶酮(安定药)
spirophore [拉 spirare to breathe + 希 phorein to bear] ***n.*** 柜式人工呼吸器
Spiropitan ***n.*** 螺哌隆;螺环哌啶酮(安定药)
Spiroplasma ***n.*** 螺原体属 ‖ ~ apis Mouches et al. 蜜蜂螺原体 / ~ canthafricola Whitcomb et al. 栖甲虫螺原体 / ~ chinense(Ye et Guo)Guo et al. 中国螺原体 / ~ citri saglio et al. 柠檬螺原体 / ~ clarkii Whitcomb et al. 克氏螺原体 / ~ culicicola Hung et al. 蚊螺原体 / ~ floricola Davis, Lee et Worley 居花螺原体 / ~ insolitum Hackett et al. 稀有螺原体(异常螺原体)/ ~ ixodetis Tully et al. 硬蜱螺原体 / ~ kunkelii Whitcomb et al. 孔氏螺原体(昆凯氏螺原体)/ ~ melliferum Clerk et al. 产蜜螺原体 / ~ mirum Tully et al. 非凡螺原体 / ~ monobiae Whitcomb et al. 胡蜂螺原体 / ~ phoeniceum saillard etal. 腓尼基螺原体 / ~ sabaudiense Abalain-Colloc et al. 撒包丁螺原体 / ~ saglio et al. 螺原体属 / ~ taiwanense Abalain-Colloc et al. 台湾螺原体 / ~ velocicrescens Konai et al. 速生螺原体
Spiroplasmataceae ***n.*** 螺旋原体科
Spiroplasmataceae skripal 螺原体科
Spiroplatin ***n.*** 螺铂(抗肿瘤药)
spiropoachysine ***n.*** 螺粉蕊黄杨碱
spiropulsator ***n.*** 吸入麻醉器
Spirorchiidae ***n.*** 旋睾科
Spirorchis ***n.*** 旋睾属
Spirorenone ***n.*** 螺利酮(醛甾酮拮抗剂)
Spiro's test (Karl Spiro) 施皮罗试验(检氨和脉、检马尿酸)
Spirosal ***n.*** 水杨酸羟乙酯(抗刺激药,抗风湿药,镇痛药)
spiroschaudinnia ***n.*** 肖定氏螺旋体 ‖ ~ aboriginalis(Cleland) Castellani et Chalmers 土著肖定氏螺旋体(股满肉芽肖定氏螺旋体)/ ~ acuminata(Coatellani)Castellani et Chalmers 尖锐肖定氏螺旋体(溃疡性损害肖定氏螺旋体)/ ~ anserina(sakharoff)sambon 鹅肖定氏螺旋体 / ~ balanitidis(Hoffmann et von Prowazek) Casteltani et Chalmers 龟头炎肖定氏螺旋体 / ~ berbera(sergent et Foley) Castellani et Chalmers 伯贝拉肖定氏螺旋体 / ~ bronchialis(Castellani)Castellani et Chalmers 支气管炎肖定氏螺旋体 / ~ buccalis(steinberg)Castellani et Chalmers 口腔肖定氏螺旋体 / ~ bufonis(Dobell)Castellani et Chalmers 蟾肖定氏螺旋体(蟾蜍肖定氏螺旋体)/ ~ carteri(Manson)Castellani et Chalmers 卡氏肖定氏螺旋体(卡特氏肖定氏螺旋体,印度回归热肖定氏螺旋体)/ ~ caviae sangiorgi 豚鼠肖定氏螺旋体 / ~ culicis(Jaffe) Castellani et Chalmers 库蚊肖定氏螺旋体 / ~ duttonii(Novy et Knapp)sambon 达氏肖定氏螺旋体 / ~ equi(Novy et Knapp) Castellani et Chalmers 马肖定氏螺旋体 / ~ eurygyrata(Werner) Castellani et Chalmers 大迴肖定氏螺旋体 / ~ glossinae(Novy et Knapp) Castellani et Chalmers 舌蝇螺旋体 / ~ granulosa(Ford) Davis 颗粒肖定氏螺旋体 / ~ hebdomadis(Ido, Ito et Wani)Castellani et Chalmers / ~ icterohaemorrhagiae(Inada et al.)Castellani et Chalmers / ~ jonesii(Dutton, Kaneto et Tobey)Castellani et Chalmers / ~ 绍丁氏螺旋体属,孢柔氏螺旋体属(即 Borrelia)/ ~ refringens(schaudinn et Hoffmann)Castellani et Chalmers 屈曲肖定氏螺旋体 / ~ rossii(Nuttall)Castellani et Chalmers 罗氏肖定氏螺旋

体 / ~ sambon 肖定氏螺旋体属 / ~ schaudinni(von Prowazek) Castellani et Chalmers 肖氏肖定氏螺旋体 / ~ subtilis Migula 枯草肖定氏螺旋体 / ~ theileri(Laveran)Casteltani et Chalmers 大迁肖定氏螺旋体 / ~ urethrae(Macfie)Castellani et Chalmers 尿道肖定氏螺旋体 / ~ vespertilionis(Novy et Knapp)Castellani et Chalmers 蝙蝠肖定氏螺旋体 / ~ vincenti(Blanchard)Castellani et Chalmers 文氏肖定氏螺旋体(文森特氏肖定氏螺旋体)

spiroscope [拉 spirare to breathe + 希 skopein to examine] *n*. 呼吸量检视法(器)

spiroscopy *n*. 呼吸量测视法

spirosolane *n*. 螺旋甾碱烷

spirosoma *n*. 螺状菌 ‖ ~ attenuatum(Warming)Migula 退化螺状菌 / ~ aureum(Weibel)Migula 金黄螺状菌 / ~ ferrugineum Ellis 见 Gallionella ferruginea Ehrenberg / ~ flavescens(Wieber)Migula 变黄螺状菌 / ~ flavum(Wieber)Migula 黄色螺状菌 / ~ lingualis (Eisenberg)Migula 舌螺状菌 / ~ 无毛螺旋体属 / ~ nasale (Eisenberg)Migula 鼻螺状菌 / ~ solenoide Ellis 螺线管螺状菌

Spirosoma *n*. 螺状菌属

Spirosomaceae Larkin et Borrall 螺状菌科

Spirosomaceae *n*. 螺状菌科

Spirosparta [复]; spirospartae *n*. 螺形纤丝体(植物细胞)

spirosparta [希 speira coil + sparte a rope] *n*. 螺形纤丝体(植物细胞)

spirostane *n*. 螺旋甾烷

spirostanol *n*. 螺旋甾烷醇

Spirostomatidae stein *n*. 旋口虫科

spirostomum *n*. 旋口虫 ‖ ~ ambiguum Muller-Ehrenberg 大旋口虫 / ~ Ehrenberg 旋口虫属 / ~ filum Ehrenberg 膜状旋口虫 / ~ intermedium Kahl 中型旋口虫 / ~ loxodes stokes 乌喙旋口虫 / ~ minus Roux 小旋口虫 / ~ teres Claparede and Lachmann 娇旋口虫

spirosupinanonediol *n*. 螺旋斑地锦酮二醇

spirosuturia carassii Chen and Hsieh 鲫旋缝虫

Spirosuturia Chen and Hsieh 旋缝虫属

Spirothal *n*. 螺旋硫巴比妥(安眠药)

Spirothiobarbital *n*. 螺旋硫巴比妥(安眠药)

Spirothrix Perfil'iev 发螺菌属

spirothrix pseudovacuolata Perfil'iev 假空泡发螺菌

spirotreme *n*. 螺旋状萌发孔

Spirotriazine *n*. 螺旋三嗪(驱肠虫药)

Spirotricha *n*. 旋唇目,异毛目(即 Heterotricha)

Spirotrichia *n*. 旋毛亚纲 ‖ ~ Batschli 旋毛亚纲

Spirotrichonympha *n*. 旋毛蛹虫属

Spiroxamide *n*. 亚氮螺癸酮(神经松弛药)

Spiroxasone *n*. 螺沙宗(利尿药)

Spiroxatrine *n*. 螺沙群(抗精神病药)

Spiroxepin *n*. 螺克塞平(抗抑郁药)

spirozid *n*. 乙酰申胺(即 spirocid)

spirt *v*. 喷出;发

Spirulina *n*. 螺旋藻属 ‖ ~ alba van Tiegham 白螺旋蓝细菌 / ~ albida Kolkwitz 微白螺旋蓝细菌 / ~ ferruginea(Ehrenberg)Kirchner 锈色螺旋蓝细菌 / ~ gigantea schmidle 巨大螺旋蓝细菌 / ~ gomontii Gutwinski 戈氏螺旋蓝细菌 / ~ jenneri(stizenberger) Geitler 强氏螺旋蓝细菌 / ~ labyrinthiformis Gomont 盘旋螺旋蓝细菌(迷宫状螺旋蓝细菌)/ ~ laxissima West 宽松螺旋蓝细菌 / ~ major Kutzing et Gomont 巨型螺旋蓝细菌 / ~ maxima setshell et Gardner 最大螺旋蓝细菌 / ~ meneghiniana Zanardini 孟氏螺旋蓝细菌 / ~ nordstedtii Gomont 诺氏螺旋蓝细菌 / ~ platensis Gomont 盘状螺旋蓝细菌 / ~ plicatile(Ehrenberg)Cohn 折叠螺旋蓝细菌 / ~ princeps(West et West)West 巨螺旋蓝细菌 / ~ subsalsa Oested. 盐泽螺旋蓝细菌 / ~ subtillissima Kutzing 细致螺旋蓝细菌 / ~ thuretii Crouan 萨氏螺旋蓝细菌 / ~ Turpin 螺旋蓝细菌属

Spirura *n*. 旋尾线虫属

Spirurida *n*. 旋尾目(寄生虫)

spirurata *n*. 旋尾亚目

Spiruridae *n*. 旋尾科

spiruroidea *n*. 旋尾超科

spirus [希 speiros a shroud, a wrapper] *n*. 覆盖物

spiry *a*. 尖端的,尖塔状的,多尖塔的

spis spissus [拉] *a*. 浓的;密的

Spisofurone *n*. 螺佐呋酮(抗肿瘤药)

spissated *a*. 蒸浓的;浓缩的;凝结了的

spissated [拉 spissatrs] *a*. 蒸浓的,浓缩的

spissitrde [拉 spissitrdo] *v*. 蒸浓,浓缩

spissitude *n*. 浓(度);密(度) *v*. 蒸浓,浓缩

spit *n*. 唾液,唾吐,小雨; *v*. 唾吐,吐出,降小雨 ‖ ~ out 吐出

spitball *n*. 纸团,唾沫曲球

S-PITC 硫苯异硫氰酸盐(见 sulfo-phenyl-isothiocyanate)

spitchcock *v*. 剖开而烧烤

spite *n*. & *v*. 恶意刁难;使恼怒,欺侮,恶意,怨恨,不顾 ‖ in ~ of 不管,不顾 / in ~ of oneself 不由自主地

spiteful *a*. 怀恨的,怀有恶意的,心眼坏的

spitefully *ad*. 怀恨地;怀有恶意地

spitfire *n*. ①烈性子的人 ②发火器;喷火物

spitter *n*. 吐唾沫的人;以肉叉烤肉的人

spitting *n*. 吐痰 ‖ ~ cobra 啐毒眼睛蛇 / ~ image 简直一模一样的人 / ~ up 反流

spittle *n*. 唾沫,涎液,吐出的泡沫

spittoon *n*. 痰盂

spitz *n*. 一种尖嘴竖耳丝毛狗(尖鼻长毛)[德语] ‖ ~ glass 斯皮茨玻璃(远心分离用玻璃管)/ ~ nevus spits 痣

Spitz nevus (Sophie Spitz) 斯皮茨痣,梭形及上皮样细胞痣

spitzenburg 美国原产的冬季苹果的一种

spitzka nucleus 斯皮茨卡核(动眼神经核)

Spitzka's nucleus (Edward C-Spitzka) 斯皮茨卡核 (见 Perlia, snucleus) ‖ ~ tract 背外侧束

spitzka-Lissauer tract; E. C. spitzka; Heinrich Liss-auer [德神经病学家 1861—1891]Lissauer's tract 斯利二氏束,利骚厄氏束,背外侧束

Spitzka-Lissauertract (col11mn)(E-C. Spitzka; HeinrichLissauer) 背外侧束

Spitzka's nucleus 斯皮茨卡氏核(动眼神经核)

Spitzka's tract 斯皮茨卡氏束,背外侧束

Spitzla's bundle; Edward Charles 美神经病学家 1852—1914)斯皮茨卡氏束(自大脑皮质经大脑脚至对侧动眼神经核) ‖ ~ nucleus 斯皮茨卡氏核(动眼神经核,在中脑水管下的灰质内)/ ~ tract; fasciculus dorsolaterslis 斯皮茨卡氏束,背外侧束

spitzy splinting 斯皮茨夹绷带(用于新生儿上肢分娩麻痹)

spiv *n*. 游手好闲的人;懒汉

Spivack's poeration; Julius L. [美外科医师 1889—1956]斯皮瓦科氏手术(①胃造口术 ②膀胱造口术) ‖ ~ rule 斯皮瓦克氏规则(关于阑尾的位置)

spivery *n*. 靠诈骗过日子的行为

Spixonema berbera Gonder 白埠线螺旋体(北非洲回归热线螺旋体)

Spix's spine; Johann Baptist [德博物学家 1781—1826]斯皮克丝氏棘(下颌小舌)

Spiyack, soperation (Julius L. Spivack) 斯皮瓦克手术 (膀胱造口术的一种方法,其管由胃前壁所形成,其底部有一瓣膜)

Spizofurone *n*. 螺佐呋酮(抗肿瘤药)

SPK 血清丙酮酸激酶(见 serum pyruvate kinase)

spl simpler *n*. 草药医生 / simplex [拉] 单纯的;草药 / special *a*. 特别的,专门的 / supplement *n*. 增刊,附录,副刊 supplementary *a*. 补充的,增补的

SPL sound pressure levet 声压水平 / spontaneous lesion 自发性损害 / staphylococcal bacteriophage lysate 葡萄球菌噬菌体制剂(溶解产物) / status praesens localis [拉] 局部

sPL I K cell sPIK 细胞(来源于大西洋海豚肾组织的异倍体细胞系,供检验病毒等用之)

Splachnaceae *n*. 壶藓科(一种藓类)

splachnesthetic *a*. 内脏感觉的

splanchmicotomy *n*. 内脏神经切除术

splanchn- 意为“脏腑”(来自希腊语 splanchna)

splanchn(o)- [构词成分] 内脏;内脏神经

splanchna *n*. 内脏

splanchnapophysial *a*. 内脏骨突的

splanchnapophysis *n*. 内脏骨

splanchnapophysis *n*. 内脏骨突(如连接消化管的下颌骨)

splanchnectopia [splanchno- + 希 ektopos out of place] *n*. 内脏异位

splanchnemphtaxis [splanchno- + 希 emphraxis stoppage] *n*. 内脏阻塞

splanchnesthesia [splanchno- + 希 aisthesis perception + -ia] *n*. 内脏感觉

splanchneurysma [splanchno + 希 eurynein to make wide] *n*. 膨胀

splanchnic *a*. [希 splanchnilos; 拉 splanchnicus] 内脏的 ‖ ~ ganglion 内脏神经节 / ~ layer 体壁层 / ~ mesoderm 体壁中胚层 / ~ peritoneum 腹膜脏层[动] / ~ nerve 内脏神经

splanchnic *a*. 内脏的

splanchnicectomy *n*. 内脏神经切除术(此术与交感神经切除术结合做,有利于原发性高血压的缓解)

splanchnicotomy *n*. 内脏神经切断术

splanchnicretractor *n*. 内脏牵开器
splanchno- [希 splanchnos viscus 内脏] *n*. ①内脏 ②内脏神经
splanchnoblast *n*. 内脏原基,内脏始基
splanchnocele; visceral hernia *n*. 内脏突出,内脏疝
splanchnocoele [splanchno- + 希 koilos hollow]; pleuroperitoneal cavity; ventral coelom *n*. 脏腔,胸腹膜腔
splanchnocranium *n*. 脏颅(自腮弓发生的颅骨部分)咽颅;脏颅
splanchnoderm; splanchnoplerue *n*. 胚脏壁,脏层
splanchnodiastasis *n*. 内脏移位,内脏分离
splanchnodynia *n*. 内脏痛,腹脏痛
splanchnography *n*. 内脏解剖论
splanchnolith [splanchno- + 希 lithos stone] *n*. 内脏石(一般指肠石)
splanchnolithiasis *n*. 内脏石病(一般指肠石病)
splanchnology [splanchnologia 拉] *n*. 内脏学[解]
splanchnomegalis; splanchnomegaly *n*. 巨内脏,内脏巨大
splanchnomicria [splanchno- + 希 mikros small] *n*. 内脏过小
splanchnopathy *n*. 内脏病
splanchnopleura *n*. 胚脏壁[动物]
splanchnopleural *a*. 胚脏壁的,脏层的
splanchnopleure [splanchno- + 希 pleura side] *n*. 胚脏壁,脏层
splanchnoptosis; splanchnoptosia *n*. 内脏下垂
splanchnoranium *n*. 脏颅
splanchnosclerosis *n*. 内脏硬化
splanchnoscopy *n*. 内窥镜检查
splanchnoskeleton *n*. 内脏骨骼
splanchnosomatic *a*. 内脏(与)躯体的
splanchnostaxis *n*. 内脏渗血(腹腔)
splanchnotomy [splanchno - + 希 temnein to cut] *n*. 内脏解剖学;内脏解剖
splanchnotribe; enterotribe *n*. 夹肠器
splanehnomegaly *n*. 巨内脏,内脏巨大
splash *n*. 飞溅的水,污点,卖弄 *v*. 溅湿,溅开 ‖ ~ amphetamines 安非他明,苯丙胺 / ~ down 掉入海中
splashboard *n*. (车的)挡泥板;(水闸或溢洪道的)挡水板
splashdown *n*. 在海中降落
splasher *n*. ①溅洒者;溅洒器 ②大手大脚花钱的人
splashing *n*. 击水声
splashy *a*. 容易溅开的,泥泞的,遍布斑点的
splat *n*. ①椅背中间纵立的长条木板 ②星号(*)
splatter *v*. ①使水等飞溅,叽叽喳喳讲个不停 ②飞溅
splay *v*. ①张开(手掌,足趾等),弄斜,使成八字形 ②展开 ③向外 ‖ ~ phenomenon 斯扑莱伊现象(达肾小管再吸收阈值之前、物质排泄于尿中之现象)
splayfoot *n*. 扁平足;外八字脚,平跖外翻足
splayfooted *a*. 扁平足的;外八字脚的
splaying *n*. (黏膜皱襞)展开
splayleg *n*. 八字腿
SPLD 血清磷脂测定(见 serum phospholipid determination)
spldiomyelitis *n*. 脊髓灰质炎
spleen [希 splen; 拉 splen]; **lien** *n*. 脾 ‖ ~ angiography 脾血管造影(术)/ ~ exonuclease 脾核酸外切酶 / ~ focus-forming virus 脾坏死病毒 / ~ imaging 脾显像 / ~ imaging with vascular flow 脾显像伴血管流量 / ~ phosphodiesterase 脾磷酸二酯酶 / ~ pulp cord 脾髓索 / ~ scanning 脾扫描 / ~ scintigraphy 脾闪烁成像(术)/ ~ trabecula 脾小梁 / ~ accessory 副脾 / ~ ague cake 疟疾脾块 / ~ amyloid 淀粉样脾 / ~ bacon 火腿脾,淀粉样脾 / ~ cyanotic 绀色脾 / ~ diffuse waxy 弥漫性蜡样脾 / ~ enlarged; splenomegaly 脾大 / ~ flecked 斑点状脾 / ~ floating; wandering ~ 游动脾 / ~ Gandy-Gamna; siderotic splenomegaly 铁质沉着性脾大 / ~ hard-baked 烤硬状脾(霍奇金氏病时)/ ~ iced 糖衣脾 / ~ lardaceous; waxy ~ 豚脂样脾,蜡样脾 / ~ lobulated 分叶脾 / ~ movabke; floating ~; wandering ~ 游动脾 / ~ porphyry 斑岩脾 / ~ sago 西米脾 / ~ speckled; flecked ~ 斑点状脾 / ~ wandering; floating ~ 游动脾 / ~ waxy; lardaceous ~ 蜡样脾,豚脂样脾
spleencelltransplantation *n*. 脾细胞移植
spleenful *a*. 容易生气的;坏脾气的
spleenlobule *n*. 脾小叶
spleenpedicleclamp *n*. 脾钳
spleentransplantation *n*. 脾移植
spleenwort *n*. 铁角凤尾草属的植物
splemolymphatic *a*. 脾(与)淋巴结的
splenadenoma *n*. 脾髓增殖性脾大
splenaemia *n*. 脾充血
splenalgia *n*. 脾(神经)痛
splenauxe [spleen- + 希 auxe increase]; splenectasis *n*. 脾增大,脾大
splenceratosis; splenokeratosis *n*. 脾硬化
splenculus [拉 little spleen] *n*. 副脾,小脾
splendent *a*. 光亮的,发亮的,豪华的;著名的;杰出的
splendid *a*. 光亮的,了不起的,辉光里的,庄严的
splendidly *ad*. 壮观地;华丽地
splendiferous *a*. <口>绝妙的;极好的;了不起的;华丽的
Plendidolofilariinae *n*. 璀璨丝虫亚科
splendo(u) *n*. ①辉煌,壮丽 ②光彩,光辉 ③[复]壮观 ④显赫;卓越
splendor *n*. 光辉,壮丽,显赫
splendour *n*. 光辉;华丽
splenectasis *n*. 脾增大,脾大
splenectomia; splenectomy *n*. 脾切除术
splenectomize *v*. 脾切除
splenectomy; splenectomia *n*. 脾脏切除术;脾切除术 ‖ ~ abdominal; laparosplenectomy 剖腹脾切除术 / ~ subcapsular 被膜下脾切除术
splenectopy; splenectopia *n*. 脾异位,游动脾
splenelcosis *n*. 脾溃疡
splenemia; splenohemia *n*. 脾充血
splenemphraxis *n*. 脾充血
spleneolus *n*. 副脾,小脾
splenepatitis *n*. 脾肝炎
splenetic *a*. 脾脏的,容易发怒的,坏心眼的;脾脏病患者,坏心眼的人,脾脏病的药
splenial *a*. ①绷带的,压布的 ②夹肌的;夹骨的
splenic [希 splenikos; 拉 splenicus] *a*. 脾的 ‖ ~ abscess 脾脓肿 / ~ agenesis syndrome 脾发育不全综合征 / ~ artery 脾动脉 / ~ artery embolization 脾动脉栓塞 / ~ atrophy 脾萎缩 / ~ branches 脾支[解] / Rami ~ I [拉] / ~ branches of ~ artery 脾动脉脾支 / ~ capsule 脾被膜 / ~ cell 脾细胞 / ~ cord 脾索 / ~ corpuscle 脾小体 / ~ cyst 脾囊肿 / ~ disorder 脾病症 / ~ fibrosis 脾纤维变性 / ~ flexure of colon 结肠脾曲 / ~ flexure syndrome 脾曲综合征 / ~ flexure(结肠)脾曲 / ~ follicle 脾小结 / ~ fossa 脾凹 / ~ hemorrhage 脾出血 / ~ hilar lymph node 脾门淋巴结 / ~ impression 脾切迹,单驼峰 / ~ infarction 脾梗塞 / ~ lymph node 脾淋巴结 / ~ lymph nodes 脾淋巴结[解] / Nodi lymphatici ~ i [拉] / ~ nodule 脾小结 / ~ organ 脾脏 / ~ pancytopenia syndrome 脾性全血细胞减少综合征 / ~ plexus 脾丛[解] Plexus ~ us [拉]; Plexus lienalis 拉/ ~ pulp 脾髓 / ~ pulp manometry 脾髓质测压法 / ~ pulp pressure 脾髓质压 / ~ pulp 脾髓 / ~ recess 脾隐窝[解] / Recessus ~ us [拉]; Recessus lienalis [拉] / ~ red pulp 脾红髓 / ~ sarcoidosis 脾结节病 / ~ scintigraphy 脾闪烁成像[术]/ ~ sinusoid 脾(血)窦 / ~ sinusoids 脾窦状隙 / ~ sinus 脾窦 / ~ syndrome 脾综合征 / ~ tissue echopattern 脾组织形回声 / ~ vein 脾静脉[解] / Vena ~ a [拉] / ~ vein thrombosis 脾静脉栓塞 / ~ venography 脾静脉造影[术]/ ~ venules 脾小静脉 / ~ white pulp 脾白髓
splenicarteryaneurysm *n*. 脾动脉瘤
spleniccyst *n*. 脾囊肿
splenicflexuresyndrome *n*. 脾曲综合征
splenic-gastric *a*. 脾胃的
splenic-pancreatic *a*. 脾胰的
splenicpulpmanometry *n*. 脾髓测压[法]
splenicpulppressure *n*. 脾髓压
splenicslicestransplantation *n*. 脾片移植
splenicterus *n*. 脾炎黄疸
spleniculus *n*. 副脾,小脾
splenicvenography *n*. 脾门静脉造影术
splenification; splenization *n*. 脾样变
spleniform *a*. 脾样的
splenin *n*. 脾(脏激)素
spleniserrate *a*. 夹肌锯肌的
splenism *n*. 脾机能正常
splenitis *n*. 脾炎 ‖ ~ spodogenous 废质性脾炎
splenium [拉; 希 splenion] *n*. ①绷带,压布 ②压部(脑胼胝体的后端) ‖ ~ corporis callosi 胼胝体压部 / ~ of corpus callosum 胼胝体压部[解]/ ~ corporis callosi [拉]
splenius *n*. 夹肌 ‖ ~ capitis 头夹肌[解] Musculus splenius capitis [拉] / ~ capitis muscle 头夹肌[动]/ ~ cervicis muscle 颈夹肌 / splenius colli 颈夹肌
splenization *n*. 脾样变 ‖ ~ hypostatic 坠积性脾样变
spleno- (spleen spleen 脾); spleen- 脾
splenoblast *n*. 成脾细胞
splenocele *n*. 脾疝

splenoceratosis; splenokeratosis *n*. 脾硬化
splenocleisis [speno－＋希 kleisis closure] *n*. 脾(表面)刺激法
splenocolic *a*. 脾结肠的
splenocyte *n*. 脾细胞
splenodiagnosis *n*. 检脾诊断法(诊断伤寒)
splenodynia *n*. 脾痛
splenoeele *n*. 脾疝
splenoeyte *n*. 脾细胞
splenogenic; spleenogenous *a*. 脾原(性)的
splenogonadal fusion *n*. 脾生殖腺融合
splenogram *n*. ①脾 X 线[照]片 ②脾细胞[分类]像
splenogranulomatosis *n*. 脾肉芽肿病 ‖ ～ siderotica; Ganma's disease 铁质沉着性脾肉芽肿病
splenography [spleno-＋希 graphein to write] *n*. ①脾 X 线照相术 ②脾脏论
splenohemia; splenemia *n*. 脾充血
splenohepatitis; splenepatitis *n*. 脾肝炎
splenohepatography *n*. 肝脾造影[术]
splenohepatomegalia *n*. 脾肝[肿]大
splenohepatomegaly [spleno-＋希 hepar liver＋megas large] *n*. 脾肝[巨]大
splenoid *a*. 脾样的
splenokeratosis [spleno-＋希 keras horn＋-osis] *n*. 脾硬化
splenolaparotomy; laparosplenotomy *n*. 剖腹脾切开术
splenology *n*. 脾脏学
splenolymph *a*. 脾[与]淋巴的
splenolysin *n*. 溶脾素
splenolysis *n*. 脾粘连松解术;脾溶解
splenoma; splenomasor splenomata *n*. 脾瘤
splenomalacia *n*. 脾软化
splenomedeuuary *a*. 脾[与]骨髓的
splenomegalia; splenomegaly *n*. 脾大
splenomegaly [spleno-＋希 megas large] *n*. 脾大 ‖ ～, congestive 充血性脾大 / ～ Egyptian 曼森氏血吸虫病性脾大 / ～ Gaucher's 高歇氏脾大 / ～ hemolytic; hemolytic jaundice 溶血性脾大,溶血性黄疸 / ～ hypercholesterolemic 高胆甾醇血性脾大,血胆甾醇过多性脾大 / ～ infantile; anaemia infantum pseudoleukaemica 婴儿脾大,婴儿假白血病性贫血 / ～ infective; infectious ～ 感染性脾大 / ～ myelophthisic 骨髓痨性脾大 / ～ Nicmann's 尼曼氏脾大,类脂组织细胞增多病 / ～ siderotic; Gandy-Nanta's disease 铁质沉着性脾大 / ～ spodogenous(红细胞)废质性脾大 / ～ tropical, febrile; kala-azar 发热性热带脾大,黑热病 / ～ tropical; kala-azar 热带脾大,黑热病
splenomyelogenous *a*. 脾(与)骨髓(原)性的
splenomyelomalacia *n*. 脾(与)骨髓软化
splenon *n*. 脾脏功能单位
splenoncus [spleno-＋希 onlos bulk, mass] *n*. 脾瘤
splenonephric *a*. 脾肾的
splenonephritic *a*. 脾肾炎的
splenonephroptosis *n*. 脾肾下垂
splenopancreatic *a*. 脾胰的
splenoparectama *n*. 脾过大
splenoparectasis; splenoparectama [spleno－＋希 parektasis extension] *n*. 脾过大
splenopathy; lienopathy *n*. 脾病
splenopexy *n*. 脾固定术
splenophrenic [spleno-＋希 phren diaphragm] *a*. 脾膈的
splenoplasty *n*. 脾脏成形术;脾成形术
splenopneu nopexy *n*. 脾肺固定术
splenopneumonia *n*. 脾样变性肺炎
splenoportogram *n*. 脾门静脉造影摄片 ‖ ～ by splenic arteriography 脾动脉造影[术]行脾门静脉造影摄片
splenoportography *n*. 脾门静脉造影[术]
splenoptosia *n*. 脾下垂
splenoptosis *n*. 脾下垂
splenopuncture *n*. 脾穿刺术
splenorenal *a*. 脾肾的 ‖ ～ anastomosis 脾肾静脉吻合术 / ～ arterialanastomosis 脾肾动脉吻合术 / ～ bypass graft 脾肾动脉搭桥移植 / ～ bypass graft with other than vein 脾肾动脉搭桥移植术用静脉以外的移植物 / ～ bypass graft with vein 脾肾动脉搭桥移植用静脉 / ～ cannulation 脾肾静脉套管插入术 / ～ ligament 脾肾韧带[解] / Ligamentum ～ e [拉]; Ligamentum lienorenale [拉]; Ligamentum phrenicosplenicum [拉] / ～ vascular bypass 脾肾血管搭桥术
splenorenopexy; nephrosplenopexy *n*. 脾肾固定术
splenorrhagia *n*. 脾出血
splenorrhaphy [spleno-＋希 rhaphe suture] *n*. 脾缝术 ‖ ～ with partial splenectomy 脾脏缝术伴脾部分切除术
splenosis *n*. ①脾组织植入 ②脾机能亢进 ‖ ～ pericardial 心包腔内脾组织植入(系经手术形成,为增加心肌的血液供应)/ ～ peritoneal 腹腔内脾组织植入(病变)/ ～ pleural 胸腔内脾组织植入(病变)
splenotherapy *n*. 脾质疗法
splenotomy *n*. 脾切开术
splenotoxin; lienotoxin *n*. 脾毒素
splenotyphoid *n*. 脾性伤寒
splenunculus; lienunculus *n*. 副脾,小脾
spleotomy *n*. 脾切开术
SPLI 类 P 物质免疫反应性(见 substance P-tike immuno-reactivity)
Splianthes [希] *n*. 千日菊属 ‖ ～ oleracea 千日菊
splice *v*. 接合,捻接,叠接 ‖ ～ junction 剪接点[分]
spliceosome *n*. 剪接体
splicer *n*. 接合东西的人;连接工具
splicing *n*. 剪接[分] ‖ ～ overlap extension 重叠延伸拼接法 / ～ signal 剪接信号[分]
splin *n*. 夹板;夹
spline *n*. 云形规,齿条,制转楔 *v*. 装以角栓
spliniform *a*. 脾样的
splint *n*. ①薄木片,薄木条 ②(外科)夹板掌(跖)骨骨化性骨膜炎,掌骨赘(马) *v*. 用夹板夹 ‖ ～ bone 赘骨(马类的第二或第四掌骨)/ ～ catheter 带蕊导管 / ～ clasp 夹板卡环 / ～ construction 夹板制作 / ～ socket 夹板接受腔(康复)/ ～ therapy 夹板疗法 / ～ treatment 夹板疗法 / ～ abduction 外展夹 / ～ Acderson 安德逊氏夹(内外固定骨折的上下端)/ ～ acrylic 丙烯酸脂夹 / ～ aeroplane; airplane ～ 飞机式夹 / ～ Agnew's 阿格纽氏夹(髋骨或掌骨骨折用)/ ～ ambulatory 活动夹 / ～ anchor 锚状夹 / ～ Angle's 安格尔氏夹(下颌骨骨折用)/ ～ angular 有角夹 ～ articulated 有节夹 / ～ Asch's 阿希氏夹(鼻骨骨折用)/ ～ Ashhurst's 阿希赫斯特氏夹(膝关节切除用)/ ～ back 背夹 / ～ Balkan 巴尔干夹(用于骨折,作伸展用)/ ～ banjo traction 班卓琴形牵引夹 / ～ banjo 斑卓琴形夹 / ～ Bavarian 巴伐利亚石膏夹 / ～ Bohler 伯乐氏夹,上肢外展夹 / ～ Bolles' 博尔斯氏夹(尺骨喙突骨折用)/ ～ Bond's 邦德氏夹(桡骨下端骨折用)/ ～ Bowlby's 博耳比氏夹(肱骨骨折用)/ ～ box 箱式夹 / ～ bracketed 有架夹 / ～ Bryant's 布莱恩特氏夹 / ～ Cabot's 卡伯特氏夹(一种铁夹)/ ～ caliper 双角规形夹 / ～ Carr's 卡尔氏夹 / ～ Carter's intranasal 卡特氏鼻内夹 / ～ Cenis Browne 丹尼斯·布朗氏夹(用于纠正马蹄内翻足)/ ～ Chance's back 钱斯氏背夹 / ～ Chandler felt collar 钱德勒氏毡领夹 / ～ Chatfield-Girdleston 恰—格二氏夹(脊髓灰质炎病人支持两侧三角肌麻痹用)/ ～ Cline's 克莱恩氏夹 / ～ cock-up 托手夹 / ～ collar 硬领夹 / ～ Cramer's 克腊默氏夹(可弯曲的钢丝夹)/ ～ dental 牙科夹 / ～ dental, divided 分段式牙科夹 / ～ depuy 德普伊氏夹(锁骨骨折用)/ ～ double inclined plane 双斜面夹 / ～ drop foot 下垂足夹 / ～ Dupuytren's 杜普伊特伦氏夹(防止腓骨下端骨折外翻)/ ～ dynamic; functional ～ 动力夹,功能夹 / ～ Engelmann 恩格耳曼氏夹(下肢用)/ ～ extension 伸展夹 / ～ flange 开合夹 / ～ Fox's 福克斯氏夹(锁骨骨折用)/ plint, Fulton 福尔顿氏夹(桡骨骨折用)/ ～ functional; dynamic ～ 功能夹,动力夹 / ～ Gibson's 吉布逊氏夹(托马斯氏夹的一种类型)/ ～ Gilmer's 吉耳默氏夹(下颌骨折用)/ ～ Gooch 古奇氏夹(由木条拚制成)/ ～ Gordon's 戈登氏夹(前臂骨折用)/ ～ Gunning's 冈宁氏夹(下颌骨折用)/ ～ gutter 沟形夹 / ～ Hammond's 哈孟氏夹(正牙用钢丝夹)/ ～ Hodgen 霍勒氏夹(股骨骨折用)/ ～ hollow 有槽夹 / ～ horseshoe 蹄铁形夹 / ～ interdental 牙间夹 / ～ interrupted 间断夹 / ～ Jones's nasal 琼斯氏鼻(骨折)夹 / ～ Kanavel's cock-up 卡纳飞托手夹(用于手强硬)/ ～ Keller-Blake 凯—布尔氏夹(股骨骨折用)/ ～ Kingsley's 金斯莱氏夹(上颌骨骨折用)/ ～ knee 膝关节夹 / ～ ladder 梯形夹 / ～ leather 革夹 / ～ Levis' 累维斯氏夹(前臂用)/ ～ Liston's 利斯顿氏夹架(下肢及躯干用)/ ～ live; dynamic ～ 活动夹,动力夹 / ～ Magnuson 马格纳森氏夹(肱骨骨折用)/ ～ Mason's 梅森氏夹(肘关节切除后用)/ ～ Mcgee's 麦吉氏夹(下颌骨折用)/ ～ Mcintire's 迈金泰耳氏夹(下肢用)/ ～ Middeldorpf's 米德耳多夫氏夹(三角形夹板用于肱骨骨折)/ ～ nasal 鼻夹 / ～ occlusal 颌夹斑,咬合夹板 / ～ padded 衬垫夹 / ～ pillow 枕头夹(下肢骨折用)/ ～ plaster 石膏夹 / ～ poroplastic 可塑性夹 / ～ Porzett 波耳泽特氏夹(唇裂手术后控制上肢及头部运动用)/ ～ sayre's 塞耳氏夹(踝膝骨关节用)/ ～ sectional 分段夹 / ～ simpson's 辛普森氏夹(鼻夹)/ ～ skeleton 空夹架 / ～ stader 斯塔德耳氏夹(两头有洞的钢板,用螺丝钉固定骨折)/ ～ stromeyer's 施特罗麦耶氏夹(铰链腿

夹板,可固定任何角度)/ ~ suspension 悬吊夹 / ~ T T形夹 / ~ Taylor 泰勒氏夹 / ~ therapeutic;dynamic ~ 治疗夹,动力夹 / ~ Thomas' posterior 托马斯式髋夹(固定髋关节病变用)/ ~ Thomas' knee 托马斯氏膝夹架 / ~ Tobruk 托布鲁克氏夹(固定下肢用)/ ~ Toronto 多伦多夹(①脊髓灰质炎后,调节四肢用 ②输尿管成形术后支持导管用)/ ~ traction 牵引夹 / ~ Valentine's 法伦定氏夹(锁骨骨折用)/ ~ Volkmann's 福耳克曼氏夹(下肢骨折用)/ ~ walking-calliper 双角规形步行夹 / ~ Wertheim 韦太姆氏夹(掌骨骨折用)/ ~ wire;metal-gauze ~ 洗夹,丝夹,金属网纱夹 / ~ wood 木夹 / ~ Zimmer airplane 济默式飞机式夹 / ~ Zimmer 济默氏夹(固定头颈或锁骨用)/

splintage *n*. 夹板固定术

splintandbandage *n*. 夹板绷带

splint-bone *n*. ①腓骨(俗名) ②小掌骨(马类的第二或第四掌骨)

splinter *n*. 碎片,刺 *v*. 劈开,破裂 ‖ ~ bar 马车之横木 / ~ bone(= splint bonec)腓骨 / ~ hemorrhage 裂片形出血;甲下线形出血

splintered fracture 粉碎性骨折

splinterrorceps *n*. 取裂片镊

splintery *a*. 破片的,裂片一般的,容易裂开的

splinting *n*. 夹板用法,夹板疗法;夹板固定;安矫形夹板,固定 ‖ ~ of muscles 肌肉(夹板)固定 / ~ of ureter 输尿管夹板固定术

splintmaking *n*. 夹板制作

splintofwood *n*. 木夹板

splints *n*. 掌(跖)骨骨化形骨膜炎,掌骨赘(马)‖ ~ coaptation 接合夹 / ~,shin 外胫夹(运动员在趾长屈肌劳损后,沿胫骨出现疼痛现象)

splioma[希] *n*. 痣

split *n*. ①分裂,直裂 ②(直)裂口,隙 ‖ ~ and pool 分配与混合(一般的是专指"药物")/ ~ brain 分裂脑 / ~ cone method 割裂尖部充填法 / ~ course irradiation 分程照射,分程放疗 / ~ course treatment 分程(放射)治疗 / ~ criterion 分裂准则 / ~ criterion value description 分裂准则值描述 / ~ detector 分裂式探测器 / ~ dose method 剂量分割法 / ~ field technique 分野技术 / ~ foot 裂足 / ~ gene 割裂基因(分)/ ~ hand 裂手 / ~ infinitive to 与动词之间加进副词的不定式 / ~ liver transplantation 劈离式肝移植术 / ~ measurement phototimer 分离测量式曝光计 / ~ of His potential 希氏束电位分裂 / ~ off 分开;分离 / ~ pelvis 分裂性骨盆 / ~ Products 裂解产物 / ~ protein 脱落蛋白 / ~ screen 分割屏幕 / ~ second 一瞬间;一刹那 / ~ shape 裂开形 / ~ shaped 裂开形的 / ~ socket 裂口接受腔,开口接受腔;裂槽 / ~ stirrup 分离镫 / ~ the bill 平均分担费用 / ~ thickness skin grafting 分层皮片移植术 / ~ thickness transplantation 分层皮移植术 / ~ ticket 分裂选票;包括各政党提名的候选人名单 / ~ tolerance 分裂耐受(性)/ ~ up 分裂 / ~ vaccines 裂解疫苗 / ~ coelomic 体腔隙(胚胎)/ ~ ejaculation 分步射精

split-and-merge algorithm 分开和合并算法

split-and-mix synthesis 分配混合合成法(1980年的中期由 Arpad Furka 所发明的药物合成方法)

splitantenna *n*. 隙缝天线

split-blip *n*. 双峰,尖峰信

split-foot;cleft foot *n*. 足裂(畸形),裂足(畸形)

split-gilled mushroom 裂褶菌

split-hand;cleft hand *n*. 手裂(畸形),裂手(畸形)

split-level *n*. 地板水平面有不同高度的楼层

splitlivertransplantation *n*. 劈裂式肝移植

splitnotochorddeformity *n*. 脊索裂畸形

split-poolprinciple *n*. 分配—混合原理(主要用于化学)

split-second *a*. ①快速的,闪烁的 ②双秒针的

split-synthesis method *n*. 分裂合成法(主要用于化学)

splitter *n*. 分裂机;分离器

splitters *n*. 主分派[动]

split-thickness graft to breast *n*. 分层移植皮片至乳房

split-thickness skin graft *n*. 分层皮片移植术

split-thicknessskingraft *n*. 中厚皮片;断层皮片

splitting *v*. 分裂;裂解;分离 ‖ ~ chisel 裂片凿 / ~ forceps 分臂钳 / ~ instrument 分解器 / ~ of heart sounds 心音分裂 / ~ of papillarymuscle 乳头肌劈开术 / ~ of spinal cord tracts 脊髓束分离术 / ~ of tendon sheath of hand 手部腱鞘分离 / ~ of thought 思维破裂 / ~ of urinary stream 尿线分叉 / ~ plane 分裂面

splitventriculartrocar *n*. 裂隙室套管

splodge *n*. 污点

splodgy *a*. 有污点的;有污垢的

splonis panayensis 紫色辉椋鸟

splosh *n*. 钱,扑通

splotch *n*. 油渍

splotchy *a*. 沾上污点的;有污点的

Splrlllinidae Reuss 旋虫科

Splrochoaidae stein 旋漏斗虫科

Splrocyrtis Haeckel 旋笼虫属

splrocyrtls scalaris Haeckel 梯旋笼虫

splronema pallidum(schaudinn et Hoffmann)Vuillemin 血苍白线螺旋体(梅毒线螺旋体)

splurge *n*. 炫耀,夸示 *v*. 炫耀,卖弄,大吹大擂地夸示;挥霍金钱

splutter *n*. 杂乱而仓促的话;杂乱的声音

SPM sodium pentacyanoammin-ferroate 五氰氨络亚铁酸钠 / spectrophosphorimeter *n*. 磷光分光计 spermine(spm) *n*. 精胺,精子癸四胺 / spiramycin *n*. 螺旋霉素 / suppressor-promoter-mutator system,sPM 系统玉米的一种转座子系统 / synaptic plasma membranes 突触质膜(脑组织)

spm *n*. 每分钟冲程数(见 strokes per minute)

SPMA 脊髓性进行性肌萎缩症(见 spinal progressive muscular atrophy)

spmach,spinage *n*. 菠菜

SPn sinusitisparanasalis[拉] *n*. 副鼻窦炎 / sulphinpyrazone *n*. 苯磺唑酮(尿酸排泄剂)

sPN stingle pulmonarynode 肺部、孤立性结节 / student practical nurse 实习护士

spndylomyelitis *n*. 脊椎脊髓炎

SPO 刺激时胃蛋白酶分泌量(见 stimulated pepsin output)

SPO_2 动脉血氧饱和度

spoagodiscus biconcavus Haeckel 双凹海绵盘虫

Spoagodiscus Ehrenberg 海绵盘虫属

spocelin *n*. 益保世灵

spode(spEud) *n*. 斯波德陶瓷(得名于英国陶瓷匠 Josiah Spode 1754—1827)

spodiomyelitis *n*. 脊髓灰质炎

spodium[希 spodos wood-ashes] *n*. 木炭,骨炭(旧名)

spodo-[希 spodos ashes 灰] *n*. ①灰 ②废质

spodogenous *a*. 废质(原)性的

spodogram *n*. 灰像法

spodography *n*. 灰像检查

spodograpy; micro-incineration *n*. 显微灰化法

spodophorous[spodo- + 希 phorein to bear] *a*. 除去废质的

spodoptera cytoplasmic polyhedrosis reoviruses 夜蛾胞质型多角体呼肠孤病毒

spodoptera frugiperda (Lapbygma fruglperda)granulosis virus 秋粘虫(草地贪夜蛾)颗粒体病毒

spodoptera frugiperda (Laphygma fruglporda) nuclear polybedrosls virus 秋拈虫(草地贪夜蛾)核型多角体病毒

spodoptera mauritia nuclear polyhedrosls, virus 禾灰翅夜蛾(白菜褐夜娥)核型多角体病毒

spofadazine *n*. 磺胺甲氧嗪

spoil *n*. 战利品,肥差事,奖品 *v*. 破坏,腐坏;溺爱

spoilage *v*. 掠夺,糟蹋,损坏物;酸败[微]

spoiled GRAss *n*. 破坏性稳态梯度回聚回波

spoiler *n*. ①掠夺者;破坏者 ②扰流器

spoilsman *n*. 以获益为目的而支持政党者

spoilsport *a*. 专事破坏他人乐趣的

spoilt *v*. spoil 的过去式及过去分词

spoke *v*. 说,说话,演说

spoke wheel 辐条轮

spoke; spouk speak 的过去式

spoken *a*. 口头讲的,口语的 *v*. 讲

spoken speak 的过去分词 *a*. 口头的,口语的

spokeshave *n*. 鼻用环形刀,辐刀

spokesman *n*. 发言人,代表者

spokesperson *n*. 发言人,代言人;辩护士

spokewheel *n*. 轮辐

spokewise *a*. 辐射状的

spolaeo-biology *n*. 洞穴生物学

spoliate *v*. 抢夺;掠夺

spoliation *n*. 强夺,掠夺,教会俸禄之冒领

spoliator *n*. 抢劫者,掠夺者

spoliatory *a*. 抢劫的,掠夺的

spolotan *n*. 强的松龙间磺苯酸钠

spoloven *n*. 地塞米松

spon; spontaneous *a*. 自动的,自发的,自然的(亦作 spont)

spondaic *a*. 扬扬格的

spondee *n*. 扬扬格

spondeitis; spongiitis *n*. 阴茎海绵体炎

Spondias L. *n*. 槟榔青属 ‖ ~ amara 苦槟榔青,苦味人面子 / ~ dulcis 甜槟榔青,甜味人面子 / ~ pinnata(L.)Kurz 槟榔青
spondlas mosaic virus(Deighton et Tinsley)人面子花叶病毒
spondli's foramen[Heirich 瑞士解剖学家卒于 1836 前后]斯蓬德利氏孔(胚筛软骨孔)
spondweni fever 斯庞德温尼热
spondweni flavl virus 斯庞穗温尼黄病毒
spondweni virus 斯庞德温厄病毒
spondycace[spondylo- + 希 kake badness] *n*. 脊椎结核
spondyl-;spondylo- 脊椎,脊柱
spondylalgia;spondylodynia *n*. 脊椎痛
spondylarthritis *n*. [脊]椎关节炎 ‖ ~ ankylopoietica(关节)强硬性椎关节炎
spondylarthrocace[spondylo- + 希 arthron joint + kake badness] *n*. 脊椎结核
spondylarthrosis *n*. 脊椎关节病
spondylexarthrosis[spondylo- + 希 exarthrosis dislocation] *n*. 脊椎脱位
Spondylidae *n*. 海菊蛤科(隶属于珍珠贝目 Pterioida)
spondylis buprestoides(**Linnaeus**)短角幽天牛(隶属于天牛科 Cerambycidae)
spondylitic *a*. ①脊椎炎的 ②脊椎炎患者 ‖ ~ myelopathy 脊椎炎性脊髓病
spondylitis *n*. 脊椎炎 ‖ ~ ankylopoietica;ankylosing ~;Marie-strumpell ~ 关节强硬性脊椎炎,马—施二氏脊椎炎 / ~ deformans 变形性脊椎炎 / ~ infectiosa 感染性脊椎炎 / ~ muscularis 肌性脊椎炎 / ~ tubercrlosa 结核性脊椎炎 / ~ typhosa;typhoid spine 伤寒性脊椎炎,伤寒性脊柱病 / ~ 脊椎炎 / post-traumatic ~ 创伤后脊椎炎 / rheumatoid ~ 类风湿性脊椎炎 / traumatic ~ 创伤性脊椎炎 / ~ hypertrophic 肥大性脊椎炎 / ~ Kummell's 坎梅耳氏脊椎炎(创伤后脊椎炎)/ ~ Marie-strumpell;ankylosing ~ 马—施二氏脊椎炎,关节强硬性脊椎炎 / ~ post-traumatic;Kummell's ~ 创伤后脊椎炎,坎梅耳氏脊椎炎 / ~ rheumatoid 类风湿性脊椎炎 / ~ rhizomelic;~ rhizomelica;~ ankylopoietica 脊椎根炎,关节强硬性脊椎炎 / ~ traumatic 创伤性脊椎炎
spondylium *n*. 匙板[动]
spondylizema.[spondylo- + 希 izemia depression] *n*. 脊椎下移
spondylo-[希 spondylos vertebra]脊,脊椎,脊柱
spondyloarthmpathy *n*. 脊椎关节炎
spondyloarthritis *n*. 脊椎关节炎
spondylocace *n*. 脊椎结核
Spondylocladium *n*. 椎枝孢属
spondylodesis[spondylo- + 希 desis bingding] *n*. 脊椎融合术
spondylodiagnosis *n*. 脊椎诊断法
spondylodidymia[spondylo- + 希 didymostwin + -ia] *n*. 脊柱联胎畸形
spondylodymus *n*. 脊柱联胎
spondylodyni *a*.[spondylo- + 希 odyne pain];spondylalgia *n*. 脊柱痛
spondyloepiphyseal dysplasia 脊椎骨骺发育不良
spondyloepiphyseal dysplasia congenita syndrome 先天性椎骺发育不良综合征
spondyloepiphyseal dysplasia congenital 先天性椎骺发育不良
spondyloepiphyseal dysplasia tarda 脊椎骨骺迟缓性发育不良
spondylogenic Compression 脊椎源性压迫
spondylogenic compression of cervical spinal cord 颈脊髓脊椎源性受压
spondylogenic compression of lumbar spinal cord 腰脊髓的脊椎源性受压
spondylogenic compression of spinal cord 脊髓的脊椎源性受压
spondylogenic compression of thoracic spinal cord 胸脊髓的脊椎源性受压
spondylolisthesis;spondyloptosis[spolidylo - + 希 olisthanein to slip] *n*. 脊椎前移,脊柱滑脱
spondylolisthetic *a*. 脊椎前移的 ‖ ~ pelvis 脊柱滑出性骨盆
spondylolysis *n*. 脊椎骨脱离,脊柱峡部裂
spondylomalacia *n*. 脊椎软化 ‖ ~ traumatica;Kummell's disease 创伤性脊椎软化
spondylometaphyseal dysplasia 科兹洛夫斯基综合征(脊椎骨干骺端发育不良)
spondylometer *n*. 脊椎角度测量计
spondylomyelitis *n*. 脊柱脊髓炎
spondylopathy *n*. 脊椎病,脊柱病 ‖ ~,traumatic;Kummell's disease 创伤性脊椎病 / ~;rachiopathy;spinal disease 脊椎病,脊柱病
spondyloptosis;spondylolisthesis *n*. 脊椎前移
spondylopyosis *n*. 脊椎化脓
spondyloschisis[spondylo- + 希 schisis fissure] *n*. 先天性椎弓裂
spondylosis *n*. 脊椎关节强硬;[脊]椎关节强直;脊椎病 ‖ cervical ~ 颈椎关节强硬;lumbar ~ 腰椎关节强硬 / ~ chronica ankylopoietica;rhizomelic ~;spondylitis ankylopoietica 慢性椎关节强硬,关节强硬性脊椎炎 / ~ with myelopathy 脊椎病伴脊髓病 / ~ without mention of myelopathy 脊椎病未提及脊髓病
spondylosymus *n*. 脊柱联胎
spondylosyndesis;sponal fusion *n*. 脊柱制动术
spondylotherapy *n*. 脊椎疗法
spondylothoracic dysplasia 亚—莱综合征;脊柱胸廓发育不全症;脊椎胸廓发育不良
spondylotomy *n*. 脊椎切开术
spondylous *n*. 脊椎的,椎骨的
spondylus *n*. 椎骨
spondylus fragus(**Reeve**)草莓海菊蛤(隶属于海菊蛤科 spondylidae)
spondylus imperialis(**Chenu**)堂皇海菊蛤(隶属于海菊蛤科 spondylidae)
spondylus nicobaricus(**Chemnitz**)紫斑海菊蛤(隶属于海菊蛤科 spondylidae)
sponeostan *n*. 可吸收明胶海绵(局部止血用)
sponey body of male urethra 尿道海绵体
spong architecture 海绵样结构
spongarion[希] *n*. 眼药膏(古代的)
Spongaster Ehrenberg 海绵星虫属
spongaster pentas Riedel and sanfilippo 五角海绵星虫
spongaster tetras Ehrenberg 海绵星虫
sponge *n*. 海绵,海绵属;海绵;纱布;纱布球;棉球;蛋糕;多孔动物[动];海绵(动物) *v*. 用海绵擦拭,吸收掉,抹掉 ‖ ~e barrier contraceptive 海绵避孕膜 / ~e bath 擦浴,海绵擦身浴 / ~e cake 软糕;海绵蛋糕 / ~e contraceptive 阴道海绵避孕法 / ~e cucumber = ~e gourde 丝瓜 / ~e gold 松质金 / ~e gourd 丝瓜 / ~e kidney 海绵肾 / ~e mat 海绵垫,泡沫塑料垫 / ~e matrix allografts 海绵状基质移植物 / ~e plastic 海绵塑料;多乳塑料 / ~e rubber 海绵橡胶 / ~e Bernay's 伯内氏海绵,膨胀止纽绵 / ~e bronchoscopic 支气管镜面拭 / ~e burnt 煅制海绵 / ~e compressed 压缩海绵,海绵塞条 / ~e decolorized;bleached ~e 漂白海绵 / ~e ear 洗耳海绵 / ~e fibrin 纤维蛋白海绵 / ~e gauze 纱布绵拭 / ~e gelatin 明胶海绵 / ~e gelatin,zbsorbable 吸收性明胶海绵 / ~e platinum 铂绵 / ~e prepared 精制海绵 / ~e Turkish 土耳其海绵 / ~e vaginal / cervical 见 vaginal ~e / ~e waxed 蜡制海绵 / ~ ebiopsy 棉拭活组织检查
spongebowl *n*. 海绵碗
spongedressingforceps *n*. 弹性敷料镊
spongeforceps *n*. 海绵钳
spongeholder *n*. 海绵夹;持绵器
spongeholdingforceps *n*. 海绵夹持钳;持海绵钳
spongeitis;spongiitis *n*. 阴茎海绵体炎
spongel *n*. 明胶;动物胶
sponge-like *a*. 海绵样的
sponger *n*. 使用海绵擦拭的人,海绵采集者,食客,寄生虫
sponge-rubber pad *n*. 海绵橡皮垫
sponges(bathing) *n*. 浴室海绵
spongesterol *n*. 海绵甾醇
spongetent *n*. 海绵塞条
Spongia *n*. 海绵动物门(与多孔动物门相同,见 Porifera)
spongia;sponge *n*. 海绵 ‖ ~ cerata;~ praeparata 蜡制海绵,精制海绵 / ~ compressa;sponge tent 压缩海绵,海绵塞条 / ~ gelatinosa 明胶海绵 / ~ usta 煅制海绵
spongiacyte *n*. 胶质细胞,(肾上腺皮质)海绵状细胞
spongiform *a*. 海绵状的 ‖ ~ change 海绵状改变 / ~ encephalopathy virus(Gibbs et Gadjusek)(Creutzfeld-Jacob-disease)海绵状脑病病毒 / ~ micropustule of Kogoj Kogoj 海绵状微脓肿
spongiitis;spongeitis) *n*. 阴茎,海绵体炎,尿道周炎
spongilla *n*. 紫梢花 ‖ ~ fragilis Lecidy 脆弱针骨淡水海绵[动]药材:群体—紫梢花
spongillidae *n*. 淡水海绵科[动]
spongin *n*. 海绵质(海绵)[动];海绵硬蛋白 ‖ ~ fiber 海绵丝[动]
sponginess *n*. 海绵状,海绵质
sponging *n*. 海绵擦法,海绵硬蛋白
sponging house *n*. 负债人拘留所
sponginin *n*. 海绵异硬蛋白
spongio-[拉;希 spongia sponge 海绵] *n*. 海绵
spongioblast *n*. ①成神经胶质细胞 ②无长突细胞
spongioblastoma *n*. 胶质细胞瘤,成胶质细胞瘤,恶性胶质瘤 ‖ ~ multiforme 多形性成胶质细胞瘤 / ~ polare 极性成胶质细胞瘤

/ ~ unipolare 单极性成胶质细胞瘤
spongiocyte *n*. ①胶质细胞 ②(肾上腺皮质)海绵状细胞
spongiocytoma; spongioblastoma *n*. 胶质细胞瘤,成胶质细胞瘤,恶性胶质瘤
spongioid *a*. 海绵的
Spongiommatinae Haeckel 海绵眼虫亚科
spongioneuroblastoma *n*. 海绵状成神经细胞瘤
spongiopilin *n*. 海绵毯
spongioplasm *n*. 海绵质(原生动物)[动]
spongioplasma *n*. 海绵质;轴索浆粒
spongiosa; substantia spongiosa *n*. 松质
spongiose *a*. 海绵状的,松质的 ‖ ~ part 海绵体部
spongiosis *n*. 棘细胞层水肿
spongiositis *n*. 阴茎海绵体炎
spongiosogram *n*. (阴茎)海绵体造影(照)片
spongiosography *n*. (阴茎)海绵体造影(术)
spongiotic blister *n*. 皮肤棘细胞层水肿的疱
spongiotic dermatitis *n*. 棘细胞层水肿性皮炎
spongiotic psoriasiform dermatitis 棘细胞层水肿性银屑病样皮炎
spongiotic vesicular dermatitis 海绵水肿性水泡性皮炎
spongoadenosine *n*. 阿糖腺苷;海绵腺苷
spongoblastoma *n*. 成胶质细胞瘤
Spongobrachium Haeckel 对臂虫属
spongocoel *n*. 海绵腔[动]
Spongocore Haeckel 木偶海绵虫属
spongocore polyacantha Popofsky 多棘木偶海绵虫
spongocyte *n*. 海绵质细胞[动]
Spongodiscinae Haeckel 海绵盘虫亚科
Spongophacus Haeckel 透镜虫属
spongosine *n*. 海绵核苷;2-甲氧腺苷
Spongosphaera Ehrenberg 海绵球虫属
spongosphaera streptacantha Haeckel 海绵球虫
spongostan *n*. 斯潘葛斯坦(栓塞物)
spongosterol *n*. 海绵固醇;海绵甾醇
Spongothymidine(ara-T) *n*. 阿糖胸苷
spongotrochus glacialis Popofsky 冰海绵轮虫
Spongotrochus Haeckel 海绵轮虫属
spongouridine(ara-U) 阿糖尿苷
Spongurldae Haeckel 海绵虫科
spongy *a*. 海绵状的,海绵质的,多孔的,松软的 ‖ ~ body 见 corpus spongiosum / tissue 海绵组织 / ~ body of penis 尿道海绵体[解] Corpus spongiosum penis [拉]; Corpus cavernosum urethrae [拉] / ~ bone 骨松质[解] substantia spongiosa [拉]; substantia trabecuaris [拉];松质骨 / ~ degeneration 卡纳万病([脑]海绵变性);海绵状变性 / ~ degeneration of central nervous system 中枢神经系统海绵样变性 / ~ degeneration of white matter 白质海绵样变性 / ~ glioneuronal dystrophy 海绵状胶质神经原萎缩 / ~ layer (子宫内膜)海绵层 / ~ membrane 海绵体膜[解] Tunica spongiosa [拉] / ~ organ 海绵器[动] / ~ part 海绵体部[解] Pars cavernosa [拉]; Pars spongiosa [拉] / ~ tissue 海绵组织 / ~ urethra 尿道海绵体部(见 caveraous urethra)
sponsion *n*. 保证,诺言
sponson *n*. 舷侧突出的地方,突出炮座,水鳍
sponsor *n*. 教父,保证人,赞助者,主办者 *v*. 发起,赞助
sponsorial *a*. 保证人的,给孩子取名的人的,教父的
sponsorship *n*. ①发起;主办;倡议 ②保证人(或教父、教母)身份
spont *a*. 自发的(见 spon)
spontaneity *v*. 自然发生,自生,自发
spontaneouc lymphold leukaemla virus; Thymic group virus(Gross) 胸腺病毒群
spontaneous *a*. 自发的 ‖ ~ aberration 自发畸变 / ~ abortion 自然流产 / ~ abortion 自发流产 / ~ abortion complicated by embolism 自然流产并发栓塞 / ~ abortion in first trimester 第一期自然流产 / ~ abortion in second trimester 第二期自然流产 / ~ abortion in third trimester 第三期自然流产 / ~ activity 自发性活动 / ~ activity 自发性活动 / ~ agglutination 自发性凝集[免] / ~ amputated structure 自发性截断结构 / ~ bacterial peritonitis, sBP 自发性细菌性腹膜炎 / ~ behaviour 自发行为 / ~ brainwave 自发性脑电波 / ~ breech delivery 自然臀位分娩 / ~ closed dislocation 自发性闭合性脱位 / ~ combustion 自燃 / ~ convulsion 自发性惊厥 / ~ cortical electrical activity 自发性皮质(生物)电活动性 / ~ cure 自愈 / ~ delivery 自然分娩(经阴道、不助产) / ~ depolarization 自动去极化 / ~ dislocation of joint 关节自发性脱位 / ~ doubling 自发(染色体)加倍 / ~ edentia 自发性无牙 / ~ emission 自发发射 / ~ epileptiform abnormalities 特发性癫痫样异常 / ~ erections 自发勃起 / ~ evolution 自动旋出(胎儿) / ~ fistula 自发瘘 / ~ fracture 自发性骨折 / ~ fusion 自发融合 / ~ gangrene 自发性坏疽 / ~ gastroesophageal reflux 自发性胃食管返流 / ~ generation 无生源说;自然发生说[微];自然生长;自发(有机体的自然发生) / ~ hemorrhage 自发性出血 / ~ hemothorax 自发性血胸 / ~ hypoglycemia 自发性低血糖 / ~ infection 自发侵染 / ~ intraperitoneal hemorrhage 自发性腹腔内出血 / ~ labor 自然产 / ~ magnetization 自发磁化,自然磁化 / ~ movement 自发运动 / ~ mutation 自发突变 / ~ myoglobinuria 自发性肌红蛋白尿 / ~ neural activity 自发神经活动 / ~ nystagmus 自发性眼震 / ~ nystagmus test including gaze 自发性眼震试验包括凝视 / ~ ocular nystagmus 自发性眼震 / ~ ovulation 自发排卵 / ~ perforation 自发性穿孔 / ~ peritonitis 自发性腹膜炎 / ~ placental expulsion 胎盘自然逼出 / ~ pneumoperitoneum 自发性气腹 / ~ pneumothorax 自发性气胸 / ~ polarization 自然极化,自发极化 / ~ pollination 自然授粉 / ~ radiation 自发辐射 / ~ radiation 自发辐射 / ~ radioactive change 自发放射性变化 / ~ recovery 自动恢复 / ~ recovery of conditioned reflex 条件反射自发性恢复 / ~ respiration 自发呼吸 / ~ rhythmic contraction 自发节律性收缩 / ~ rupture of esophagus 自发性食管破裂 / ~ rupture of fetal membranes 胎膜自发破裂 / ~ tension pneumothorax 自发性张力性气胸 / ~ unassisted delivery 无辅助的自然分娩 / ~ univalent 自发单价染色体 / ~ urethral rupture 自发尿道破裂 / ~ uterine inversion 自发性子宫外翻 / ~ variation 自发变异 / ~ ventilation 自发通气 / ~ version(胎位)自动倒转术
spontaneous [拉 spntaneus] *a*. 自发的,特发的,自生的
spontaneously *ad*. 自然地;本能地 ‖ ~ hypertensive rats 自发性高血压大鼠
spontaneousmutation *n*. 自发突变
spontaneousness *n*. 自然;任意
spontaneousperforationofstomach *n*. 自发性胃穿孔
spontaneouspneumothorax *n*. 自发性气胸
spontaneousruptureofesophagus *n*. 食管自发性破裂
Spontin *n*. 瑞斯西丁素(抗生素)
Spontycine *n*. 瑞斯西丁素(抗生素)
spoof *n*. 诳骗,愚弄,戏弄 *v*. 当玩笑地诳骗,戏弄
spook *n*. 幽灵
spookish (= spooky) *a*. 幽灵一般的;令人毛骨悚然的
spooky *a*. 幽灵一般的,有鬼一样的,令人毛骨悚然的
spool *n*. 线轴 *v*. 缠绕
spooling *n*. 假脱机[算]
spoon *n*. 匙子,调羹 *v*. 用匙子舀 ‖ ~ bait 用作假饵的匙形金属片 / ~ excavator 匙形挖器;勺形刮匙 / ~ meat 流质食物;汤粥 / ~ nail 匙形甲;反甲 / ~ nails 匙状甲 / ~ net 捞网 / ~ position 汤匙姿势 即后交姿势 / ~ cataract 内障匙 / ~ combustion 燃烧匙 / ~ Daviel's 达维耳氏匙,晶状体匙 / ~ deflagtating 暴燃匙 / ~ ear 耳匙 / ~ excavator 匙形挖器 / ~ flushing 冲洗匙 / ~ irrigating 灌洗匙 / ~ lens 晶状体匙 / ~ marrow 骨髓匙 / ~ sharp; Volkmann's ~ 锐匙,福耳克曼氏匙 / ~ steel 钢匙 / ~ surgical 手术匙 / ~ test 试验用匙 / ~ Volkmann's; sharp ~ 福耳克曼时迟,锐匙
spoonbill *n*. 琵鹭
spoondrift *n*. 浪花,浪涛飞沫
spoonerism *n*. 言语颠倒现象(精神病)
spoon-fed *a*. 被溺爱的;不给予自发独立机会的
spoon-feed *v*. 溺爱;娇纵;填鸭式灌输
spoonfeeding *v*. 填鸭式灌输;匙喂
spoonful *n*. 匙;一匙量 ‖ ~ dessert 中匙(8mL) / ~ table 汤匙(15mL) / ~ tea 茶匙(4mL)
spoonhead sculpin 赖氏杜父鱼
spoonknife *n*. 匙型刀
Spoonleaf barberry *n*. [拉,植药] 匙叶小
Spoonleaf nardostachys *n*. [拉,植药] 匙叶甘松
spoon-Nose eel *n*. 刺蛇鳗
spoonshapedclamp *n*. 匙型夹
spoonshapedspeculum *n*. 匙形窥器
spoontypeanaltomosisforceps *n*. 匙型吻合钳
spoonwood; kamala *n*. 卡马拉,吕松楸荚粉
spoony *a*. 痴情的,笨的,愚蠢的 *n*. 痴情的人,傻子
spoor *n*. (野兽的)足迹,臭迹 *vt*. & *vi*. 跟着足迹或嗅迹追赶(布尔语,中古荷兰语)
Spora Lycopodii *n*. [拉,植药] 石松子
Spora Lygodii *n*. [拉,植药] 海金沙
sporacuracin *n*. 链孢囊菌素
sporad *n*. 孢子群
sporadic *a*. 偶尔发生的,零星发生的,散在的 ‖ ~ amphiplasty 散发性随体丧失 / ~ bovine encephalomyelitis virus 散发性牛脑脊

髓炎病毒 / ~ case 散发病例 / ~ cerebellar degeneration 散发性小脑变性 / ~ cholera 假霍乱;类似霍乱的疾病 / ~ cretinism 散发性克汀病 / ~ disorder 散发病症 / ~ goiter 散发性甲状腺肿 / ~ hypertriglyceridemia 散发性高甘油三酯血症 / ~ medullary thyroid cancer 散发性甲状腺髓样癌 / ~ mutation 散发性突变,自然突变 / ~ reflection 散射反射

sporadically ***ad*.** 偶发地;零星地

sporadicencephalitis ***n*.** 散发性脑炎

sporadin ***n*.** 散在分裂体[动]

sporadonenre ***n*.** 散在神经元

Sporadotrichina Faure-Fremiet 散毛亚目

sporagony ***n*.** 孢子增殖

sporamycin ***n*.** 孢霉素

sporangia(单 sporangium) ***n*.** 孢子囊

sporangial ***a*.** 孢子囊的

sporangicconidia ***n*.** 孢子囊孢子

sporangile ***n*.** 小孢子囊

sporangiocarp ***n*.** 孢囊果[微]

sporangiocyst ***n*.** 休眠芽

sporangiole ***n*.** 小孢子囊[微];小叶

sporangiolum ***n*.** 小叶

sporangiomycin ***n*.** 藓霉素

sporangiophore ***n*.** 孢囊柄[微];孢囊梗

sporangiosorus ***n*.** 孢囊堆

sporangiospore ***n*.** 孢囊孢子[微];胞囊孢子

sporangium(pl. sporangia) ***n*.** 孢(子)囊[微];孢子果[动]~ resting 休眠孢子囊

Sporanthes lancea(Thunb.)Bakh.f.et V. steenis [拉,植药] 绥草

sporation;sporulation ***v*.** 孢子形成,芽孢形成

sporaviridin ***n*.** 孢绿菌素(杀菌药)

sporcduet ***n*.** 孢子管

spore ***n*.** ①生 孢子;胚种 ②(事物的)根源 ***v*.** 游戏,炫耀,长孢子 ‖ ~ ball 孢子球[微];黑粉菌孢子球 / ~ cortex 孢子皮层 / ~ crystal 孢子结晶 / ~ cytoplasm 孢子胞质 / ~ cytoplasmic membrane 孢子胞质膜 / ~ formation 孢子形成 / ~ inner coat 孢子内膜 / ~ inoculum 孢子接种体 / ~ mother cell 孢子母细胞 / ~ mother cell 孢母细胞 / ~ outer coat 孢子外膜 / ~ print 孢子印[微]/ ~ structure 孢子结构 / ~ asexual 无性孢子 / ~ black 黑孢子(疟原虫在蚊体内的一型)/ ~ central 中央孢子,中央芽孢 / ~ clubmoss 石松子 / ~ polar 端极孢子,端极芽孢 / ~ resting 休眠孢子 / ~ sexual 有性孢子 / ~ s of japanese climbing fern;[植药] 海金沙 / ~ s bacterial 细菌芽孢 / ~ s,swarm 游动孢子 / ~ s washed 洗净孢子

spore-bearing ***a*.** 产生孢子的

spore-Forming ***n*.** 芽胞杆菌

spore-germination ***n*.** 发芽,孢子发芽 ‖ ~ e quatorial 中腰发芽 / ~ polar 端极发芽

sporenrest [德]; sporal residuum 孢子残渣(孢子形成后的残留孢质)

spore-producing plant 孢子植物

sporetia ***n*.** 生殖染色质

sporic reduction 孢子减数分裂

Sporichthya Lechevalier, Lechevalier et Holbert 鱼孢菌属

sporichthya polymorpha Lechevalier, Lechevalier et Holbert 多形鱼孢菌

sporicidal [spore + 拉 caedere to kill] ***a*.** 杀孢子的

sporicide ***a*.** 杀孢子的 ***n*.** 杀孢子剂

sporicidin ***n*.** 胶醛消毒剂(一种胶醛—酚 s 盐络合物)

sporidesmin ***n*.** 葚孢菌素

sporidesmolide ***n*.** 葚孢霉酯

sporidi ***a*.**(单 sporidium) ***n*.** 孢子虫 ‖ ~ colony 担孢子菌落

sporidiosis;sporidiasis ***n*.** 孢子虫病

sporidium(复 sporidia)孢子虫 ‖ ~ vaccinae;cytorrhyctes vaccinae 牛痘孢子虫,牛痘小体

sporieidal ***a*.** 杀孢子的

sporiferims ***a*.** 长孢子的

sporification ***n*.** 孢子生成

sporiline ***n*.** 发癣退

sporiparous [spore + 拉 parer to produce] ***a*.** 产孢子的,产芽孢的

spork combination of spoon and fork 匙及叉(的组合)

sporo- [希 sporos seed 种子] 孢子,芽孢

sporoagglutination ***n*.** 孢子凝聚(作用)

sporoblast [spore- + 希 blastos germ] ***n*.** 成孢子细胞;芽胞细胞;孢子母细胞[动]

Sporobolomyces ***n*.** 掷孢酵母属

Sporobolomycetaceae ***n*.** 掷孢酵母科(一种菌类)

sporocar [希 sporos seed + karpos fruit] ***n*.** 孢子果,子实体

sporocarp ***n*.** 孢子果;子实体

sporochnaceae ***n*.** 毛头藻科(一种藻类)

sporocladium ***n*.** 疏灌丛

sporocyst [sporo - + 希 kystis sac, bladder] ***n*.** ①孢子囊 ②包蚴 ‖ ~ daughter 子孢蚴 / ~ firat generation 第一代孢蚴 / ~ mother 母孢蚴 / ~ second generation 第二代孢蚴

Sporocystinea ***n*.** 孢子囊属

sporocyte ***n*.** 孢母细胞

Sporocytophaga ***n*.** 生孢噬纤维菌属 ‖ ~ cauliformis Knorr et Graf 甘蓝状生孢噬纤维菌(尾状生孢噬纤维菌)/ ~ congregata Fuller et Norman 聚生孢噬纤维菌 / ~ congregata subsp. maroonicum Akashi 聚生孢噬纤维菌暗红色亚种 / ~ ellipsospora(Imsenecki etsolntseva)stanier 椭圆生孢噬纤维菌 / ~ flava Pfeiffer 黄生孢噬纤维菌 / ~ myxococcoides 黏球生孢噬纤维菌 / ~ myxococcoides(Krzemieniewska)stanier 黏球生孢噬纤维菌 / ~ ochracea Ueda et al. 赭黄生孢噬纤维菌 / ~ stanier 生孢噬纤维菌属

sporoderm(is) ***n*.** 孢(粉)壁

sporodochium ***n*.** 分生孢子座[微]

sporoduct ***n*.** 孢子管[动]

sporoearp ***n*.** 孢子果;子实体

sporoeyst ***n*.** 袍子囊,包蚴

sporogenesis ***n*.** 孢子发生

sporogenic ***a*.** 产孢子的

sporogenous ***a*.** 产孢子的 ‖ ~ cell 造孢细胞 / ~ filament 造孢组织 / ~ thread 造孢组织 / ~ tissue 造粉体 / ~ yeasts 有孢子酵母菌[微]

sporogeny ***n*.** 孢子发生

sporogonic cell 孢子生殖细胞[动]

sporogonium [希 + sporos seed + gone generation] ***n*.** 孢子体(苔藓)

sporogony [sporo- + 希 goneia generation] ***n*.** ①孢子生殖 ②孢子发生

sporohalobacter lortetii Oren, Pohla et stackebrandt 洛氏螺旋盐杆菌(洛氏螺菌)

sporohalobacter marismortui Oren, Pohla et staekebrandt 死螺旋盐杆菌

Sporohalobacter Oren, Pohla et stackebrandt 螺旋盐杆菌属

sporoid ***a*.** 孢子形的

sporokinete ***n*.** 动性孢子[动]

Sporolactobacillus Kitahara et suzuki 芽孢乳杆菌属

sporolactobaeillus inulinus(Kitahara et suzuki)Kitahara et Lai 菊糖芽孢乳杆菌

sporolactobaeillus laevus stackebrandt et Woese 左旋乳酸芽孢乳杆菌

sporolactobaeillus racemicus stackebrandt et Woese 消旋乳酸芽孢乳杆菌

sporomusa acidovorans Ollivier et al. 食酸鼠孢菌

sporomusa malonica Dehning, stieb et schink 丙二酸鼠孢菌

Sporomusa Moller et al. 鼠孢菌属

sporomusa ovata Moller et al. 卵形鼠孢菌

sporomusa paueivorans Hermann, Popoff et sebald 少食鼠孢菌

sporomusa sphaeroides Moller et al. 球形鼠孢菌

sporomusa termitida Breznak, switzer et seitz 白蚁鼠孢菌

sporomycosis ***n*.** 真菌孢子病

sporonin ***n*.** 石松子素

sporont [sporo - + 希 on, ontos being] ***n*.** 孢子体(原生动物)

sporophore ***n*.** ①孢囊柱(黏菌)②子实体(真菌)

sporophyl;sporophyll ***n*.** 孢子叶

sporophyte ***n*.** 孢子体

sporophytic budding 孢子体出芽

sporophytic polyembryony 孢子体多胚现象

sporoplasm ***n*.** 孢原质[微];孢质团[动]

sporoplasmic ***a*.** 孢子质的

sporopollenin ***a*.** 孢粉素;孢粉质

sporosac ***n*.** 孢子囊

sporosarcina halophila Claus et al. 嗜盐芽孢八叠球菌

sporosarcina Kluyver et van Niel 芽孢八叠球菌属

sporosarcina ureae(Beijerinck)Kluyver et van Niel 脲芽孢八叠球菌

sporospirillum bisporum Delaporte 双孢孢螺菌

Sporospirillum Delaporte 孢螺菌属

sporospirillum desulfuricans Beijerinek 脱硫孢螺菌

sporospirillum gyrini Delaporte 蝌蚪孢螺菌

sporospirillum praeclarum(Collin)Delaporte 著名孢螺菌

sporospirillum rubentsehiekii(Baars)Brisou 鲁氏孢螺菌

sporospirillurn gigas(Le Gall)Le Gall 巨大孢螺菌

sporostacin ***a*.** 氯海因(局部抗真菌药),灰黄霉素

sporotheka *a*. 孢子囊(疟原虫)
Sporothrix;sporotrichum)孢子丝菌属,分支孢菌属‖～ cyanescens 变蓝孢子丝菌/～ schenkii 申克孢子丝菌
sporotrichin *n*. 孢子丝菌素;分子孢菌素
Sporotrichinaceae *n*. 孢子丝菌科,分支孢菌科
sporotrichosis *n*. 孢子丝菌病,分支孢菌病‖～ cutis 皮[肤]孢子丝菌‖/～ of the bones 骨孢子丝菌病/～ schenckii 申克氏孢子丝菌病,梅毒淋巴管炎性孢子丝菌病/～ tropical 热带孢子丝菌病
sporotrichositic chancre 孢子丝菌性下疳
sporotrichotic chancre 孢子丝菌性下疳
Sporotrichum *n*. 孢子丝菌属;侧孢霉属;申克孢子丝菌‖～ beurmanni 伯尔曼氏孢子丝菌/～ equi 马孢子丝菌/～ gougerotii 古热罗氏孢子丝菌/～ proteinase Ⅰ孢子丝菌属蛋白酶/～ proteinase Ⅱ孢子丝菌属蛋白酶Ⅱ/～ schenckii 申克氏孢子丝菌
sporotriehosis *n*. 孢子丝菌病,分支孢菌病
sporovibrio desulfuricans(Beijerinck)starkey 见 Desulfovibrio desulfurieans(Beijerinck)Kluyver et van Niel
sporovibrio desulfuricans var. aestuarii Brisou 脱硫芽孢弧菌河口变种
sporovibrio gigas(Le Gall)Le Gall 巨大芽孢弧菌
sporovibrio orientia(Adams et Postgate)Prevot 东方芽孢弧菌
sporovibrio rubentschiekii(Baars)Brisou 鲁氏芽孢弧菌(鲁氏脱硫弧菌)
Sporovibrio starkey 芽孢弧菌属
Sporovibrionaceae Prevot 芽孢弧菌科
Sporovibrionales Prevot 芽孢弧菌目
sporozea(单 sporazoon)[拉] *n*. 孢子虫(亚门)‖～ blood 血孢子虫/～ intestina 肠孢子虫/～ Leuckart 孢子纲/～ subphylum [拉] 孢子虫亚门
sporozoa *n*. 孢子虫
sporozoan *a*. ①孢子虫 ②孢子虫的
Sporozoea *n*. 孢子纲(隶属于原生动物门 Protozoa)
sporozoite *n*. 子孢子;生殖芽胞;种虫
sporozoiticide *n*. 杀子孢子剂
sporozooid *a*. ①孢子虫样的 ②类孢子虫
sporozoon(复 sporozoa) *n*. 孢子虫
sporozoosis *n*. 孢子虫病
sporran *n*. 毛皮袋
spors- 孢子,芽胞
sport[1] *v*. 突变,芽变,巨变
sport[2] *a*. 运动的,户外穿戴的 *v*. 游戏,戏弄,炫耀‖～(model) wheelchair 运动型轮椅/～ aptitude 对运动的适应能力/～ diet 运动员膳食/～ fitness 对运动的适应能力/～ for the disabled 残疾人运动/～ psychology 运动心理学/～ selection 芽变选择/～ suit 运动服
sporter *n*. 运动者;运动用品
sportful *a*. 玩耍着的,很有乐趣的,陶醉的
sporting *a*. 喜好运动的,运动用的,冒险性的‖～accident 体育事
sportive *a*. 嬉戏的,戏谑的,闹着玩的
sportively *ad*. 嬉戏地;闹著玩地
sports *n*. 运动 *a*. (体育)运动的‖～ accident 体育事故/～ activities 体育活动/～ activity 体育活动/～ anemia 运动性贫血/～ car 跑车/～ chair 运动椅/～ coach 运动教练员/～ coat 上衣外套/～ drink 体育饮料/～ fatigue 运动性疲劳/～ game 体育游戏(作业疗法用)(康复)/～ ground 运动场/～ heart 运动员心脏/～ injury 运动损伤;体育损伤/～ massage 体育按摩,运动按摩/～ medical supervision 运动医学监督/～ medicine 运动医学/～ medicine clinic 运动医学诊所/～ medicine physician 运动医学医师/～ medicine practitioner 运动医学开业医师/～ official 运动官员/～ physical therapy 体育疗法/～ physiopathology 运动病理生理学/～ psychology 运动心理学/～ rehabilitation 运动康复/～ science 运动科学,体育科学/～ shirt 运动衫/～ sites 体育站点/～ supplementary gymnastics 运动辅助体操/～ traumatology 运动创伤学/～ wear 运动服/～ woman 女运动员
sportsbag *n*. 运动袋
sportscast *n*. 播送体育节目
sportscaster *n*. 担任比赛实况转播或说明的广播员
sportsdom *n*. 体育圈;运动界
sportsman *n*. 运动家,冒险家‖～ heart 运动员心脏
sportsmanlike *a*. 有运动员精神的;堂堂正正的
sportsmanship *n*. 运动员精神
sportstraumatology *n*. 运动创伤学
sportswear *n*. 运动装,休闲活动穿着的衣服
sportsweek *n*. 运动周
sportswoman *n*. 女运动员
sporty *a*. 像运动家的;直爽的
sporular *a*. 孢子的,芽胞的
sporulate *v*. 形成孢子
sporulation *n*. 孢子形成[动];芽孢形成[微]
sporulation;sporation;spore formation 孢子形成,芽孢形成‖～ arthrogenous 分节孢子形成/～ endogenous 内孢子形成/～ exogenous 外孢子形成
sporule *n*. 孢子,芽胞,小孢子
sporus *n*. 孢子
sposknikovan *n*. 防风多糖
spot *n*. ①点,亮斑 ②位置 ③少许‖～ announcement 插播在电视或广播的广告/～ camera 点片(适时)照相机/～ cash 当场交付之现金/～ check 抽样调查;抽查/～ desmosome 点状桥粒/～ echo 点状回声/～ exposure 点片曝光/～file 定位文件夹(有固定位置的夹具)/～ film device 点片装置/～ film fluorography 点片荧光摄影[术]/～ film roentgenography 适时(点片)X线摄影[术]/～ film technique 适时摄影术,点片技术/～ filmer 点片装置/～ filming device 点片装置/～ film 点片/～ jamming 选择干扰/～ map 点示图/～massage 点按摩/～ news 最新消息;突发性讯息/～ price 现金价格;现货价格/～ scanning 定位扫描/～ shot 点片摄影/～ size 光点直径;斑点大小/～ speed 点速;瞬间(光点扫描)速率/～ survey 局限性调查/～ test 斑点试验,点滴试验/～ transactions 现货交易/～ view 点片,适时(摄影)观察/～ wobbling 光点颤动/～ acoustic;maculae acusticae 听斑,位觉斑/～ black 黑斑/～ blind 盲点/～ blue ①青斑 ②胎斑/～ cayenne pepper;ruby～辣椒斑,玉红斑(多见于老年人)/～ cherry-red;tay's sign 樱桃红点,泰氏征(在黄斑上)/～ cold 冷点(温度点的一种)/～ corneal 胶膜混浊斑/～ cribriform;macula cribrosa;area cririformis 筛区,筛斑/～ deaf;deaf point 聋点/～ diffusion 弥散点/～ embryonic;area germinativa 胚斑,胚区/～ epigastric 上腹(压痛)点/～ eye 眼点(胚)/～ focal 焦点/～ genital 性点(鼻黏膜易发生代偿性月经之点)/～ germinal;area germinativa 胚斑,胚区/～s graefe's 格雷费氏点(压脊柱某点可解除检痉挛)/～ hot 热点(温度点的一种)/～ hypngenetic 催眠点,引眠点/～ hysterogenic 癔病点,歇斯底里诱发电/～ jacquemier's 惹克米埃氏斑(妊娠四月后阴道口下方的黏膜出现紫色斑点)/～ light 光点,光椎/～ mariotte's;blind～马里奥特氏(生理盲)点,盲点/～ maxwell's;maxwell's ring 麦克斯韦氏环(视野中雨视网膜黄斑有关的环)/～ Mongolian;sacral～胎斑,骶斑/～ mother's;nevus 痣/～,mother's;nevus 痣～ sacral;Mongolian～制斑,胎斑/～ sacral;Mongolian～骶斑,胎斑～ silver 银斑(虱的足分支菌病)/～ soemmering's;macula lutea 塞梅林氏斑,黄斑(视网膜)/～ spongy 海绵斑/～ spongy 海绵斑/～star 星点,放射圈(大黄)/～ sun 雀斑/～ tay's 泰氏点(樱桃红点,在黄斑上)/～ tendinous;macula albida 腱样斑,乳色斑/～ Trousseau's;tache cererale 特鲁索式点,脑[膜病]性划痕/～ vital 生命点(指延髓呼吸中枢)/～ wagner's 华格纳氏点,胚点
spot-check *v*. 抽样调查
spotcheek blenny 黑带唇草鳚
spotfilmdevice *n*. X射线点片器
spotfilmradiography *n*. 适时X射线照相术
spotfilmroentgenography *n*. 适时X射线照相术
spotless *a*. 无脏污的,无缺点的,无可挑剔的
spotlight *n*. ①点光源,注光,聚光灯 ②局部照射
spotlighting illuminator 焦点照明器
spotpaper *n*. 点滴反应用滤纸
spot-pattern test 点图测验
spots *n*. 斑‖～ Bier's 比尔氏斑(人工充血斑)/～ bier's 比尔氏斑(人工充血斑)/～ bitot's;xerosis corneae 比托氏斑点,角膜干燥/～ Bitot's;xerosis corneae 比托氏斑点,角膜干燥/～ blood 出血斑(阿—宋二氏妊娠试验的卵巢针尖样出血点)/～ café au lait 咖啡牛乳色斑/～ carleton's 卡尔顿氏斑(淋病时骨中硬化斑)/～ christopher's;maurer's dots 克里斯托弗氏点,毛雷尔氏点(恶性疟的红细胞的红色不规则小点)/～,cotton wool;snow bank～棉絮状渗出点,雪团状渗出点/～ de morgan's 德膜根氏斑(红色的痣样斑,多见于老年人)/～ filatov's;koplik's～费拉托弗氏斑,科泼力克氏斑(麻疹前驱兆)/～ flame 火焰状出血点/～ flindt's;koplik's～费林特氏斑,科泼力克氏斑(麻疹前驱兆)/～ janeray's 詹韦氏斑(亚急性细菌性心内膜炎时的出血点)/～ koplik's 费拉托弗氏斑,科泼力克氏斑(麻疹前驱兆)/～ liver 雀斑,褐黄斑/～ maurer's 毛累尔氏点(恶性疟的红细胞内红色不规则小点)/～ milk;maculae albidae 乳色

斑 / ~ pain 痛点 / ~ pelvic 骨盆点(在透视时,常见于髁骨后下棘及耻骨水平支部位的圆形或卵圆形的阴影)/ ~ plague 鼠疫斑 / ~ rose;roseola 蔷薇疹,玫瑰疹 / ~ roth's 罗特氏斑(视网膜炎时的白斑)/ ~ ruby 玉红斑 / ~ snow bank;cotton-wool ~ 雪团状渗出点,棉絮状渗出点 / ~ soldier;milk ~ 军人斑,乳色斑 / ~ stephen's;maurer's dots 斯蒂芬氏点,毛雷尔氏点(恶性疟的红细胞内红色不规则小点)/ ~ tardieu's 塔迪厄氏点(淤斑)/ ~ temperature 温度点(在皮肤上,包括热点和冷点)/ ~ typhoid 伤寒蔷薇疹 / ~ warm;hot spot 热点 / ~ white 白色斑(二件瓣)

spotted *a*. ①有斑点的 ②玷污的,有污点的 ~ butterfish gall [动药] 金钱鱼胆 / ~ butterfish liver [动药] 金钱鱼肝 / ~ butterfish [动药] 金钱鱼 / ~ deer 梅花鹿 / ~ fever 斑疹热 / ~ grouper [动药]指印石斑鱼 / ~ scat gall [动药] 金钱鱼胆 / ~ scat liver [动药] 金钱鱼肝 / ~ scat [动药] 金钱鱼 / ~ shark fetus [动药]白斑星鲨胎 / ~ shark gall [动药] 白斑星鲨胆 / ~ shark liver [动药] 白斑星鲨肝 / ~ shark muscle [动药] 白斑星鲨 / ~ shark swim-bladder [动药] 白斑星鲨鳔 / ~ shark [动药] 白斑星鲨 / ~ -Cusk-Eel 泰氏斑点鼬鳚 / ~ fin tonguefish 斑鳍无线鳎 / ~ leaf euphorbia; [植药] 斑叶地锦

spotter *n*. 指定衣物放置地点者(干洗工)

spottest *v*. 当场试测;抽考;抽查

spottiness *n*. 遍处斑点,有斑,斑点度,光斑效应

spotting *n*. (月经)点滴出血

spotton *n*. 倍硫磷

spotty *a*. ①遍处斑点的,遍处污点的,发疹的 ②不规则的;质量不稳定的 ‖ ~ osteoporosisi 斑片状骨疏松

spou *n*. 喷嘴;槽

Spoubia trifida Buch.-Ham. Ex D.Don [拉,植药] 短冠草

spousal *n*. 结婚,结亲,结婚仪式 *a*. 结婚的 ‖ ~ abuse 配偶虐待

spouse *n*. 配偶,夫妻 ‖ ~ abuse 配偶虐待

spouserenaltransplantation *n*. 配偶肾移植

spout *n*. 喷口 *v*. 喷出,装腔作势说出,典押 ‖ ~ out 喷出

spovenol *n*. 三苄葡甙

SPP small porous particle 多孔性微粒 sulfaphenazole 磺胺苯吡唑 suprapubic prostatectomy 耻骨上前列腺切除术

Spp. 物种种类(见 species,复数;表示某一属生物的若干种)

sPP1 stylovirus sPP1 长尾病毒

SPPD 血清胰多肽测定(见 serum pancreatic polypeptide determination)

SPPs 稳定性血浆蛋白溶液(见 stable plasma protein solution)

SPR safe practical requirement 实际安全需要量 / scanned projection radiography 扫描投影 X 射线摄影 / seconds per revolution 秒/转 / skin potential response 皮肤电位反应 society for pediatric Radiology 儿科放射学学会(美) society for Pediatric Research 儿科研究学会 society for Psychical Research 灵研究学会 society for Psychophysiological Research 精神生理学(心理生理学)研究会

Spr. 螺旋霉素(见 spiramycin)

SPr. 上颌中切牙牙槽嵴顶点(见 superior prosthion)

spraddle *v*. 叉开腿站立;跨越

sprag *n*. 制轮木板;制轮横木

sprain *v*. 挫伤,扭筋,错筋 *n*. 扭伤,扭筋 ‖ ~ of acromioclavicular joint 肩锁关节扭伤 / ~ of ankle 踝扭伤 / ~ of arm 臂扭伤 / ~ of atlanto-axial joint 寰枢关节扭伤 / ~ of atlanto-occipital joint 寰枕关节扭伤 / ~ of calcaneofibular ligament 跟腓韧带扭伤 / ~ of carpal joint 腕关节扭伤 / ~ of carpometacarpal joint 腕掌关节扭伤 / ~ of chondrosternal joint 肋软骨胸骨关节扭伤 / ~ of coccyx 尾骨扭伤 / ~ of coracoclavicular ligament 喙锁韧带扭伤 / ~ of coracohumeral ligament 喙肱韧带扭伤 / ~ of cruciate ligament of knee 膝十字韧带扭伤 / ~ of deltoid ligament of ankle 踝三角韧带扭伤 / ~ of distal radioulnar joint 桡尺关节远端扭伤 / ~ of distal tibiofibular ligament 远侧胫腓韧带扭伤 / ~ of elbow 肘扭伤 / ~ of foot 足扭伤 / ~ of hand 手扭伤 / ~ of hip 髋扭伤 / ~ of iliofemoral ligament 髂股韧带扭伤 / ~ of internal collateral ligament of ankle 踝内侧副韧带扭伤 / ~ of interphalangeal joint 指间关节扭伤 / ~ of interphalangeal joint of finger 手指指间关节扭伤 / ~ of interphalangeal joint of toe 趾间关节扭伤 / ~ of ischiocapsular ligament 坐骨囊韧带扭伤 / ~ of jaw 颌骨扭伤 / ~ of knee 膝扭伤 / ~ of lateral collateral ligament of knee 膝外侧副韧带扭伤 / ~ of leg 腿扭伤 / ~ of lower extremity 下肢扭伤 / ~ of lumbosacral joint or ligament 腰骶关节或韧带扭伤 / ~ of medial collateral ligament of knee 膝内侧副韧带扭伤 / ~ of medial ligament of talocrural joint 距骨小腿关节内侧韧带扭伤 / ~ of metacarpophalangeal joint 掌指关节扭伤;跖趾关节扭伤 / ~ of midcarpal joint 腕间关节扭伤 / ~ of neck 颈扭伤 / ~ of radiohumeral joint 桡肱关节扭伤 / ~ of sacrococcygeal ligament 骶尾韧带扭伤 / ~ of sacroiliac ligament 骶髂韧带扭伤 / ~ of sacrospinatus ligament 骶棘韧带扭伤 / ~ of sacrotuberous ligament 骶结节韧带扭伤 / ~ of sacrum 骶骨扭伤 / ~ of septal cartilage of nose 鼻中隔软骨扭伤 / ~ of shoulder 肩扭伤 / ~ of sternum 胸骨扭伤 / ~ of symphysis pubis 耻骨联合扭伤 / ~ of thigh 大腿扭伤 / ~ of thyroid cartilage 甲状软骨扭伤 / ~ of ulnohumeral joint 尺肱关节扭伤 / ~ of wrist 腕扭伤 / ~ of xiphoid cartilage 剑突软骨扭伤 / ~ or strain of sacroiliac region 骶髂区扭伤或劳损 / ~ ed ankle 踝关节扭伤 / ~ ed finger 手指扭伤 / ~ ed knee 膝关节扭伤

sprang spring 过去式

sprat *n*. 西鲱鱼,瘦瘦的人,小个子

sprawl *n*. 懒散的伸开手足;杂乱无章的蔓延 *v*. 伸展手足而卧或坐

spray *v*. 射流,喷射 *n*. 喷显剂 ‖ ~ bath 喷雾浴 / ~ booth 喷洒室 / ~ gun 喷雾器;喷射枪 / ~ hydrotherapy 喷雾水疗法 / ~ on 喷射 / ~ paste 喷洒胶;喷洒糨糊 / ~ set 喷雾装置(耳鼻科用的喷药器)/ ~ bottle 喷雾瓶 / ~ bottle heater 喷雾瓶加温器

sprayer *n*. ①喷雾的人 ②喷雾器;喷漆器;喷筒 ③喷水车

spraying *n*. 喷雾

sprayjet *n*. 喷雾器

spraynozzle *n*. 喷嘴

spray-painter *n*. 喷漆工(建筑除外)

spraypistol *n*. 喷雾枪

spray-tish *n*. 萘胺唑啉

SPRC 癌症预防和救济会(英)(见 society for the Prevention and Relief of Cancer)

spread *v*. 传布,伸展 *a*. 扩延的 ‖ ~ about 分散 / ~ abroad 传播 / ~ around 分散 / ~ eagle (美国国徽)展翼鹰;似展翼鹰之物 / ~ function 扩展函数 / ~ in energy 能量离散 / ~ of masking 掩蔽扩展 / ~ out 展开 / ~ peak region 延伸蜂区 / ~ plate method 涂布培养法[微]/ ~ -eagle *a*. 有展翼鹰之图像的;如展翼鹰的 / ~ er 推开器[牙];涂布器[微]

spreading *n*. 散布,扩散,展宽 ‖ ~ depression 扩散性抑制 / ~ factor 扩散因子[微];铺展因子 / ~ forceps 扩张钳 / ~ hedgehog mushroom 扩展齿菌 / ~ hedyotis herb 白花蛇舌草(中药)/ ~ of picture element 像素的分布 / ~ phenomenon 展平现象 / ~ position effect 扩散性位置效应 / ~ technique 表面展开术

spreadmeter *n*. 展延性测定器(软膏的)

spread-out beam 延伸线束

spreadover *n*. 工作时间可依需要而伸缩的制度 ‖ ~ system 依所需工时而订的制度

spreadsheet *n*. 表格程序

spread-sheet *n*. 空白表格(软件)‖ ~ package 空白表格软件包 / ~ program 空白表格(软件)程序

spreafin skate *n*. 奥尔森鳐

spree *n*. 戏要,喧闹,宴会 *v*. 喝成醉醺醺

sprengel deformity *n*. 施普伦格尔畸形(先天性翼状肩胛畸形)

sprengeldeformity *n*. 高位肩胛

Sprengel's deformity *n*. Sprengel 畸形

Sprengel's deformity (Otto Gerhard Karl 德外科医师 1852—1915)施普伦格氏畸形(光天性翼状肩胛琦形)

sprenger magnolia [植药] *n*. 武当玉兰

sprenger magnolia flower bud 辛夷(中药)

spreo superbus 粟头丽椋鸟

sprew *n*. 口炎性腹泻;铸道[牙]

SPRIA 固相放射免疫测定(见 solid phase radioimmunoassay)

sprig *n*. 小枝,子孙

spriggy *a*. 小树枝多的,嫩枝多的

sprightliness *n*. 愉快,快活

sprightly *a*. 活泼的,愉快的 *ad*. 活泼地,愉快地

spring *n*. ①泉,矿泉 ②弹簧

spring *n*. 春天,弹簧,跳跃 *a*. 春天的 *v*. 跳,裂开 ‖ ~ balance 弹簧秤 / ~ balancer 弹簧平衡器(作业疗法用器械)(康复)/ ~ bath 泉浴 / ~ bed 弹簧床 / ~ begins 立春 / ~ chicken 无经验天真无邪的年轻人 / ~ cock-up splint 弹簧托手夹板 / ~ conjunctivitis 春季结膜炎 / ~ Festival 春节 / ~ fixed bridge 弹簧固定桥 / ~ gun 弹簧枪 / ~ mattress 弹簧褥垫 / ~ molt 春季换羽[动]/ ~ ophthalmia 春季眼炎 / ~ steel splint 弹簧钢夹板 / ~ suspending exerciser 弹簧牵拉训练器 / ~ tide 涨潮;潮之最高点者 / ~ to one's feet 跳起来 / ~ traction device 弹簧牵引器 / ~ up 跳起来 / ~ viremia of carp rhabdovirus 鲤鱼春季病毒血症弹状病毒 / ~ viremia virus 春季病毒血症病毒 / ~ viremia virus of carp = Rhahdovirus carpio 鲤鱼春季病毒血症病毒,鲤鱼弹状病毒 / ~ wire finger splint 弹簧钢丝指夹板 / ~ wood 藻胆(蛋白)体

springbalance ***n*.** 弹簧天平;弹簧秤
springbendingpliers ***n*.** 曲簧钳
springboard diving ***n*.** 弹板跳水
springbok ***n*.** 跳羚
springbokbush ***n*.** 跳羚丛林
springborsten ***n*.** 弹跳纤毛[动]
spring-clean ***v*.** 春季大扫除
spring-clip holder ***n*.** 弹簧夹托
springe ***a*.** 圈套 ***v*.** 使上圈套
springer ***n*.** 蹦跳的人
springer spaniel 斯普林斯班尼犬
springeria melanosoma(Chan)黑体施氏鳐(隶属于鳐科 Rajidae)
spring-finger ***n*.** 弹跳指(指伸屈活动障碍)
springfish ***n*.** 泉鳉
springforceps ***n*.** 弹簧钳
springguide ***n*.** 弹簧导子
spring-guide wire 弹簧导丝
springhaas ***n*.** 跳兔
springhalt ***n*.** 马后腿痉挛
spring-head ***n*.** ①水源;源头 ②根源;来源
springhead ***n*.** 根源,泉源
springhouse ***n*.** 冷藏间
springiness ***n*.** 富于弹性,弹性,轻快
springknife ***n*.** 弹簧刀
springkymograph ***n*.** 弹簧记波器
springlancet ***n*.** 弹簧刀;弹簧刺血针
springlet ***n*.** 小泉
spring-like mueosal pattern 弹簧状黏膜纹
spring-loaded joint 弹簧关节(康复)
springlock ***n*.** 弹簧锁
springmanometer ***n*.** 弹簧测压计
springmattress ***n*.** 弹簧褥子
springness; spring habit ***n*.** 春性
springphlebotome ***n*.** 弹簧静脉刀
springscarificator ***n*.** 弹簧划痕器
springsocket ***n*.** 弹簧插座
springtail ***n*.** 跳虫
springtide ***n*.** 春天;春季
springtime ***n*.** 春天,春季,初期
springwasher ***n*.** 弹簧垫圈
spring-water ***n*.** 泉水
springwir ***n*.** 弹簧丝
springy ***a*.** 有弹力的,轻快的,多水泉的
sprinkle ***v*.** 洒,散置,微雨
sprinkler ***n*.** 洒,水车,洒水器 ‖ ~ head 洒水装置之莲蓬头 / ~ system 自动洒水装置;自动喷水灭火系统
sprinkling ***n*.** 洒,少量 ***v*.** 洒水
sprint ***n*.** 短距离赛跑, 全速奔跑 ***v*.** 奋力而跑
SPRINT 单光子环型断层摄影[术](见 single photon ring tomography)
sprinter ***n*.** 赛跑选手 ‖ ~ 's fracture 赛跑者骨折
sprintillamine ***n*.** 绿藜芦碱
sprit ***n*.** 斜杠,第一斜桅 ‖ ~ course principle 分程照射(放疗)原则 / ~ field 分野
sprite ***n*.** ①小妖精;妖怪 ②淘气鬼 ③〈古〉鬼魂(spirit 的同源异体字;sprightly)
spritsail ***n*.** 斜撑帆杆
Sprm[动药] ***n*.** 抹香鲸油
sprocket ***n*.** 链齿 ‖ ~ paper 链轮卷纸[算]
Sprodiamide ***n*.** 镝双胺(诊断用药)
Spromyzidae ***n*.** 缟蝇科
Sprostoniella ***n*.** 施分(吸虫)属
sprout ***n*.** 芽,萌芽 ***v*.** 使发芽,长芽
sprouts ***n*.** 谷类发芽
sprouts; Brussels sprouts ***n*.** 抱子甘蓝
spruce ***n*.** 云杉 ***a*.** 整洁的,打扮整齐 ‖ ~ grouse 漂亮树鸡 / ~ mosaic virus(smolak)云杉花叶病毒 / ~ mottle virus(schmelzer)云杉斑点病毒
sprue ***n*.** 口炎性腹泻 ‖ tropical ~ 热带口炎性腹泻(亦称锡兰口疮),Ceylonsoremouth 热带性口炎
sprueformer ***n*.** 铸道形成针
sprung ***v*.** spring 的过去式及过去分词
spry ***a*.** 精神好的,活泼的,敏捷的
SPs serial-parallel-serial shift register 串行—并行—串行移位寄存器 / sleep promoting substance 促进睡眠物质 / specific projection system 特殊投射系统/ storage photoconductor scan converter 存储光电导体扫描转换器 / suiphite polymyxin sulphadiazine 亚硫酸盐—多黏菌素—磺胺嘧啶(琼脂) / supersonic ***a*.** 超音速的
sps[拉] ***n*.** 无后代,无子孙(见 sine prole supersite)
SPsE 光学科学家和工程师学会(见 society of Photographic scientists and Engineers)
Sp-sephadex ***n*.** 磺丙基葡聚糖[商名]
SPT serum prothrombin time 血清凝血酶原时间 / sleep period time 睡眠周期时间 / speech Pathology and Therapy 语言病理学与治疗学(杂志名,现名 BJDC)
spt 酊剂,酒精剂(见 spirits)
SPTI 收缩期压力—时间指数(见 systolic pressure-time index)
sptr ***n*.** 光谱,波谱(见 spectrum)
SPU sample processing unit 标本处理单位(装置)
SPVselective proximal vagotomy 选择性近端迷走神经切断术
spud ***n*.** 小锄头,剥取树皮用的刀,马铃薯 ***v*.** 用小锄头挖掘
spue ***v*.** 吐出;呕吐
spuit tube 流液吸移管
Spumavirinae ***n*.** 泡沫病毒亚科
spumavirus ***n*.** 泡沫病毒(癌基因抑活物)
spume ***n*.** 泡沫 ***v*.** 起泡沫
Spumellaria Haeckel 泡沫虫亚目
Spumellarida Ehrenberg 泡沫虫目
spumescence ***n*.** 起泡沫,泡沫状
spumescent ***a*.** 起泡沫的,泡沫状的
spumone ***n*.** 一种意大利式冰淇淋
spumoni ***n*.** 意大利式的冰淇淋
spumous ***a*.** 泡沫的;泡沫状的
spumy ***a*.** 泡沫的;泡沫状的
spun spin 的过去式和过去分词 ‖ ~ sugar 棉花糖
spunk ***n*.** 精神,勇气,怒意
spunky ***a*.** 有精神的,生气蓬勃的,容易发怒的
spur ***n*.** 骨刺;骨距;支线[免];花距,瓣距,(枝)距;支撑物;距[动] ***v*.** 激励,刺激,推动 ‖ ~ cell 棘突红细胞 / ~ fowl 距鸡 / ~ gear 正齿轮 / ~ of nasal septum 鼻中隔骨棘 / ~ on 驱使;激励 / ~ wheel 正齿轮
spurcrushe ***n*.** 骨刺压碎器
Spurdog ***n*.** [动药] 白斑角鲨 ~ fetus; 动药)白斑角鲨胎 / ~ gall [动药] 白斑角鲨胆 / ~ liver [动药] 白斑角鲨肝 / ~ muscle [动药] 白斑角鲨 / ~ swim-bladder [动药] 白斑角鲨鳔
Spurge ***n*.** 大戟属
spuria ***n*.** 小羽
spuriae ***n*.** 小羽
spurious ***a*.** 假的,寄生的,乱真的 ‖ ~ ankylosis 纤维性关节强直 / ~ capacitance 杂散电容 / ~ curvilinearity 虚假曲线 / ~ diarrhea 假腹泻 / ~ leg 伪足,腹足 / ~ noise 假性噪声 / ~ parasite 假寄生虫[动](自由生活的种类偶然进入某些动物体内,并继续在那里生存一段时间)/ ~ pleiotropism 假(基因)多效性 / ~ polycythemia 假性红细胞增多症 / ~ radiation 乱真辐射 / ~ resolution 伪分辨 / ~ response 假信号响应 / ~ sexual precocity 假性性早熟 / ~ shading signal 寄生黑斑补偿信号 / ~ transmission 附加发射
spuriously ***ad*.** 伪造地
spuriouspyuria ***n*.** 假性脓尿
spurium ***n*.** 寄生射束
spurling maneuver spurling 手法
spurling sign spurling 征
spurling test spurling 试验,斯珀林试验(椎孔压迫试验;检颈椎椎间盘脱出和神经根症)
spurn ***v*.** 踢到一旁,冷落,踢开,拒斥;
spurred ***a*.** 装有马刺的;(鸟)有距的
spurrey ***n*.** 大竹草
spurrier ***n*.** 马刺制造者
spurry ***n*.** 大竹草
spurt ***v*.** 喷出 ***n*.** 脉冲,短时间
spurway-Eddowes syndrome spurway-Eddowes 综合征
sputa ***n*.** 口水;痰;sputum 的复数
sputnik ***n*.** 人造卫星
sputter ***v*.** 飞溅唾沫,急忙地讲,咕哝,急语
sputum[拉] ***n*.** 痰 ‖ bloody ~ 血性痰 / mucous ~ 黏液性痰 / purulent ~ 脓性痰 / rusty ~ 铁锈色痰 / ~ cruentum(bloody ~) 血痰 / ~ examination rate 痰菌检查率 / ~ negative conversion rate 痰菌阴转率
sputumbollte ***n*.** 痰瓶
sputumtube ***n*.** 容痰管
sputumwcup ***n*.** 痰杯
SPV sabin poliomyelitis vaccine 萨宾氏脊髓灰质炎减毒疫苗 / selec-

tive proximal vagotomy 选择性(胃)近端迷走神经切断术 / slow phase velocity 慢相速度 / society for the prevention of Venereal Diseases 性病防治学会
Spv. 比容;单位容量(见 specific volume)
SPVD 性病防治学会(见 society for the Prevention of Venereal diseases)
spvin *n*. 酒精(见 spiritus vini)
spVol 比容(见 specific volume)
spy 间谍,侦探,侦察 *v*. 侦探,找出
spyglass *n*. 小望远镜
spyhole *n*. 窥伺的小孔
Spyroidea Haeckel 篓虫亚目
spytomycin *n*. 嘌呤霉素(抗肿瘤、抗锥虫、抗生素)
SPZ sulphaphenazole 磺胺苯吡唑
sulphinpyrazone 苯磺唑酮(尿酸排泄剂)
spzd 专科的,专门(化)的(见 specialized)
Sq sequentia[拉] *n*. 连续,下列,随后 / sick quarters 病房(海军) / social quotient 社会商(数) / square *n*. 平方 / subcutaneous *n*. 皮下 / sufficiens quantitas[拉]适宜量
SQ sick quarters 病房 / squamous cell 鳞状细胞 / superquick *a*. 超快的
SQ 11302 epicillin 依比青霉素,双氢氨苄青霉素,环烯氨甲青霉素
sq cel ca 鳞状,(上皮)癌细胞(见 squamous cancer cell)
sq cen 平方厘米(见 square centimetre)
sq ch 平方测链(1 测链 = 20 米或 66 英尺)(见 square chain)
sq cm 平方厘米(见 square centimeter)
sq dkm 平方百米(见 square dekameter)
sq dm 平方分米(见 square decimeter)
sq ft 平方英尺(见 square feet)
sq in square inch 平方英寸 Km square kilometer 平方公里
sq m 平方米(见 squaremeter)
sq m 平方微米(见 square micron)
sq mi 平方英里(见 square mile)
sq mm 平方毫米(见 square millimetre)
sq yd 平方码(见 square yard)
Sq. 骑兵营(见 squadron)
sq.km. 平方千米(见 square kilometer)
sq.m. 平方米(见 square meter)
sq.mi. 平方英哩(见 square mile)
sq.yd. 平方码(见 square yard)
SQ3R 观察,提问,阅读,复习,复述(心理学)(见 survey, question, read, review reciteor)
SQC standard quality control 标准质量控制 statistical quality control 统计质量控制
SQI (角)鲨烯,三十碳六烯(见 squalene)
sqk cells 松鼠肾细胞(见 squirrel kidney cells,供检验病毒等用之)
SQL 结构式查询语言(见 structured query language)
Sql. 松鼠(见 squirrel)
Sqq. [拉]以下等等;下面的,下述的(见 sequentia)
sqrire's catheter (Trumann Hofman 美外科医师 1823—1889) 斯快尔氏导管,分节导管
sQ-rt 平方根(见 square root)
squab *n*. ①雏鸟(尤指羽毛未丰满的幼鸽) ②矮胖的人 ③厚垫子 ④沙发 *a*. ①(鸟类)刚出蛋壳的 ②矮胖的
squabble *n*. 争辩;吵嘴
squabby *a*. 胖胖的,矮胖的
squad *n*. 班,小队,小集团 ‖ ~ car 警察巡逻车
squadron *n*. 骑兵营,分遣队,小舰队 ‖ ~ leader 空军中队长
squail *n*. 掷木碟游戏
squalene *n*. 角鲨烷;角鲨烯(营养药);三十碳六烯;鲨烯 ‖ ~ epoxidase 角鲨烯环氧酶 / ~ monooxygenase 角鲨烯单加氧酶 / ~ oxide cyclase 氧化角鲨烯环化酶 / ~ pyrophosphoric acid 焦磷酸角鲨烯 / ~ synthetase 角鲨烯合成酶
squalid *a*. 肮耻的,贫穷的,悲惨的
Squalidae *n*. 角鲨科(隶属于角鲨目 squaliformes)
squalidene *n*. 全缘碱;千里光毒碱
squalidity *n*. 脏污,污秽,肮脏
squalidness *n*. 穷困
Squaliformes *n*. 角鲨目(隶属于软骨鱼纲 Chondrichthyes)
squaliobarbus curriculus (Richardson) 赤眼鳟(隶属于鲤科 Cyprinidae)
squaliolus laticaudus(smith et Radcliffe) 宽尾拟角鲨(隶属于铠鲨科 Dalatiidae)
squall *n*. 狂风,暴风雪,哇哇嚣声 *v*. 狂风吹袭,哇哇地叫嚷 *a*. 多狂风的,天气将愈变愈坏的,可怕的
squalogadus modificatus(Gilbert et Hubbs) 卵鱼鳕(隶属于卵首鳕科 Macrouroididae)
squalor *n*. 肮脏,脏污,恶劣
squalus acanthias(Linnaeus) 白斑角鲨(隶属于角鲨科 squalidae)
Squalus mitsukurii Jordan [动药]长吻角鲨
squam *n*. 渔夫戴的油布帽
squam- [构词成分]意为"鳞","鳞屑"(来自拉丁语 squama)
squama (复 squamae) *n*. 鳞,鳞片;腋瓣(双翅目);负须叶(蜻蜓目)
Squama Manis [拉,动药]穿山甲
Squamarimeee *n*. 鳞叶藻科(一种藻类)
squamate *a*. 有鳞的
squamatic acid 鳞片酸
squame *n*. 鳞屑
squamigerine *n*. 紫花石蒜碱
squamo *n*. 鳞,翅瓣
squamocellular *a*. 鳞状细胞的
squamocolumnar *a*. 鳞部茎突的 ‖ ~ junction of uterine cervix 子宫颈鳞状柱状上皮连接部
Squamodisc *n*. 鳞盘[动药]
squamofrontal *a*. 额鳞的
squamomastoid *a*. 鳞乳突的 ‖ ~ suture of skull 颅鳞状缝
squamo-occipital *a*. 枕鳞的
squamoparietal *a*. 鳞部顶骨的
squamopetrosal *a*. 鳞岩的
squamosa *n*. 鳞部(颞骨)
squamosal *a*. 鳞状的,鳞部 ‖ ~ bone 鳞骨[动药] / ~ border 鳞缘[解]Margo squamosus[拉] / ~ margin 鳞缘[解]Margo squamosus[拉]
squamosamide *n*. 番荔枝酰胺
squamose *a*. 有鳞片的;鳞状的
squamosomastoid suture 鳞乳突缝[解]sutura squamosomastoidea[拉]
squamosoparietal suture 鳞顶缝[解]sutura squamosoparietalis[拉]
squamosphenoid *a*. 颞鳞蝶骨的
squamosum *n*. 鳞骨
squamotenporal *a*. 颞鳞的
squamotympanic *a*. 颞鳞鼓室的
squamous [拉 squamosus scaly] *a*. 鳞状的,鳞屑的 ‖ ~ alveolar cell ①型肺泡细胞;扁平肺泡细胞 / ~ blepharitis 鳞状睑炎 / ~ bone 鳞状骨 / ~ carcinoma 鳞状癌 / ~ cell 鳞状细胞 / ~ cell atypia 鳞状细胞非典型性 / ~ cell carcinoma 鳞状细胞肿瘤;扁平上皮癌;有棘细胞癌 / ~ cell carcinoma in situ 鳞状细胞原位癌 / ~ cell carcinoma of eyelid 眼睑鳞状细胞癌 / ~ cell carcinoma 鳞状细胞痛 / ~ cell epithelioma 鳞状细胞上皮瘤 / ~ cell layer 鳞状细胞层 / ~ cell papilloma 鳞状细胞乳头状瘤 / ~ cell 扁平细胞,鳞状上皮细胞 / ~ epithelial cell 鳞状上皮细胞 / ~ epithelial tissue 鳞状上皮组织 / ~ epithelium 扁平上皮[动];鳞状上皮 / ~ epithelium 扁平上皮,鳞状上皮 / ~ intraepithelial lesion 鳞状上皮内病损 / ~ metaplasia 鳞状上皮化生 / ~ metaplasia of cervix 子宫颈鳞状化生 / ~ metaplasia of prostate gland 前列腺鳞状化生 / ~ odontogenic tumor 牙源性鳞状细胞瘤;鳞状牙源性肿瘤 / ~ papilloma 鳞状细胞乳头状瘤 / ~ part 鳞部[解]Pars squamosa 拉/ ~ part of occipital bone 枕骨鳞状部 / ~ part of temporal bone 颞骨鳞状部 / ~ part of temporal 颞骨鳞部 / ~ part 鳞部 / ~ suture 鳞缝[解]sutura squamosa 拉;鳞状缝 / ~ suture of skull 颅鳞缝
squamouscellcarcinomaofbladder *n*. 膀胱鳞状细胞癌
squamouscellcarcinomaofpenis *n*. 阴茎鳞状细胞癌
squamouscellcarcinomaofpenisinsitu *n*. 阴茎鳞状细胞原位癌
squamouscellcarcinomaofrenalpelvis *n*. 肾盂鳞状细胞癌
squamozygomatic *a*. 颞鳞颧部的
squamule *n*. 小脉眼
squander *v*. 浪费,使…… 散开 ‖ ~ away 浪费掉
squanderer *n*. 浪费者,放荡者
squandermania *v*. 浪费狂,乱花狂
square *n*. 正方形;平方 *a*. 正方形的,正直的,公正的 ‖ ~ brackets 方括号 / ~ college cap 学士方帽 / ~ dance 方块舞 / ~ field 方形射野 / ~ illusion 正方形错觉 / ~ John 守法良民;不吸毒之人 / ~ knot 平结 / ~ matrix 方阵,矩形矩阵 / ~ meter 平方米 / ~ number 平方数 / ~ root 平方根 / ~ root transformation 平方根转换 / ~ sail 横帆 / ~ scale 方鳞[动]/ ~ shooter 老实巴交的人 / ~ step 方阶 / ~ type pelvis 方形肾盂 / ~ up 摆起拳击的架势;清账 / ~ wave 方波 / ~ wave jerk 方波急跳 / ~ wave 方波 / ~ wing 方翼[动]/ ~ yard 平方码
square-built *a*. 坚实的;粗壮的
squared paper 方格纸

square-dance *v*. 跳方块舞
squareface *n*. 杜松子酒(= gin)
square-faced *a*. 方脸的
squarehead *n*. 德国,荷兰,斯堪的纳维亚的移民
squarely *ad*. 笔直,对准,公正地,正对面地,正直地,坚定地
squareness *n*. 方形,拘谨,一丝不苟
squarepunch *n*. 方形钻孔器
squarer *n*. 平方器,矩形波形成器
square-rigged *a*. 有横帆装备的
squareshaped *a*. 方形的
squarespot rockfish 霍氏平鲉
squaretail *n*. 方尾鱼
square-toed *a*. 方足尖的(鞋);严正的
square-toes *n*. 墨守成规之人
square-topped pulse 平取脉冲
square-wave *n*. 矩形波
square-wave regponse 矩形波响应
squarewaveflowpattern *n*. 方波气流型态
squarish *a*. 拘谨的
squarrose;squarrous *a*. 有头皮屑的
squarson *n*. 牧师兼乡绅
squasapogenol *n*. 圆果皂甙元
squash *n*. 摺皱不堪,拥挤嘈杂的人群 *v*. 压扁,变扁,压制
squash bug 南瓜虫
squash mosaic ceomovirus 南瓜花叶豇豆花叶病毒
squash mosaic virus;Middleton 小南瓜花叶病毒
squash ring spot virus(van Regen-mortel)(Cucumber mosaic virus 株)小南瓜环斑病毒
squashy *a*. 容易压坏的,柔软的,泥泞的
squat *a*. 蹲着的,矮胖胖的 *v*. 蹲下,坐 ‖ ~ down 蹲下 / ~ jump syndrome 蛙跳综合征
squatina *n*. 扁鲨 ‖ ~ japonica(Bleeker)日本扁鲨(隶属于扁鲨科 squatinidae)
Squatinidae *n*. 扁鲨科(隶属于扁鲨目 squatiniformes)
Squatiniformes *n*. 扁鲨目(隶属于软骨鱼纲 Chondrichthyes)
squatter *n*. 蹲着的人;居于公共地之违章住户
squatting position 蹲位
squatty *a*. 矮胖的
squaw *n*. 女人,妻子
squawfish *n*. 叶唇鱼
squawk *n*. 呱呱声; *v*. 呱呱地叫鸣,喋喋不休地发牢骚 ‖ ~ box 对讲机
squaw-root *n*. 美类叶升麻(根)
squaw-tea;ephedra antisyphilitica *n*. 藤麻黄
squaw-vice;mitchela *n*. 李果藤
squeak *v*. 短促的尖叫,泄密
squeaker *n*. 吱吱叫的东西,雏鸟
squeal *v*. 尖声呼叫,诉苦,告密
squeamish *a*. 易呕吐的,易受惊的
squeez *n*. 压缩;挤
squeezability *v*. 威吓;压迫
squeezable. *a*. 可压榨的,可榨取的
squeeze *n*. 挤压伤(全身处于高气压环境,局部因压力低于环境而遭受的气压性损伤) ‖ ~ cage 拥挤的监牢 / ~ disease 压缩(空气)病;沉箱病;潜水员病 / ~ dynamometry 握力测定法 / ~ technique 挤压技术(由性治疗专家马斯特斯和约翰逊首创的治疗早泄的方法,即当男性感到即将射精时,用手指压迫阴茎根部,以抑制射精,达到延缓射精的目的) / ~ test 挤压试验 / ~ tussive 咳嗽性肺压缩
squeezedynamometer *n*. 手握力计
squeeze-out *n*. 挤出
squeezingforceps *n*. 砂眼压榨镊
squel *n*. 惊叫声[动]
squelch *v*. 压碎,镇压,制服
squelcher *n*. 使对哑口无言的辩论,毫不放松的反击
squibb *n*. 施贵宝(药厂名)
Squibb's diarrhea mixture[E.R. 美医师,化学家 1819—1900]斯奎布氏腹泻合剂(复方鸦片氯仿合剂) ‖ ~ rhubarb mixture 斯奎布氏大黄合剂(复方大黄合剂)
squid *n*. 鱿鱼
SQUID 超导量子干涉装置(见 superconducting quantum interference device)
squids *n*. 乌贼
squiffed *a*. 微醉的;稍带醉意的
squiffy *a*. 微醉的;稍带醉意的
squiggly *a*. 弯弯曲曲的
squill *n*. 海葱 ‖ ~ extract 海葱浸出物
squilla *n*. 虾蛄 ‖ ~ costata De Haan[拉,动药]脊条龙虾 / ~ oratooria De Haan[拉,动药]虾蛄
Squillidae *n*. 虾蛄科(隶属于虾蛄总科 squilloidea)
squillitic[拉 scilliticus;希 skilla];**scilla** *n*. 海葱 ‖ ~ Indian 印度海葱 / ~ red 红海葱
squillitic[拉 scilliticus;希 skillitilos] *a*. 海葱的,含海葱的
Squilloidea *n*. 虾蛄总科(隶属于口足目 stomatopoda)
squinch *n*. 对角斜拱
squint;strabismus *v*. 斜视;斜眼 ‖ ~ correction 斜视矫正术 / ~ hook 斜视钩 / ~ alternating 交替性斜视 / ~ convergent;esotropia 会聚性斜视,内斜视 / ~ divergent;exotropia 散开性斜视,外斜视 / ~ dynamic;heterophoria 动力性斜视,隐斜视 / ~ external 外斜视 / ~ internal 内斜视 / ~ latent 潜伏性斜视,隐斜视 / ~ suppressed;heterophoria 抑制性斜视,隐斜视 / ~ uniocular 单眼斜视,单侧斜视 / ~ upward and dowanward;hypertropia 上下向斜视,上斜眼 / ~ vertical 垂直[向]斜视
squint-eyed *a*. 斜眼的;恶意的
squinting eye 斜视眼
squintknife *n*. 斜视刀
squirearchy *n*. 地主政治,地主阶级
squireen *n*. 小地主
squirm *v*. 蠕动,蠢动
squirmy *a*. 扭曲的;蠕动的
squirrel *n*. 松鼠 ‖ ~ fibroma virus; squirrel fibroma leporipoxvirus(Kilham et al)松鼠纤维瘤兔痘病毒 / ~ kidney cells(简作 sqk)松鼠肾细胞(供检验病毒等用之) / ~ monkey retrovirus 松鼠猴逆转病毒
squirrelfish *n*. 真鳂
squirrelly *a*. 古怪的;疯狂的
squirreltail grass 芒麦草
squirrely *a*. 古怪的;疯狂的
squirt *v*. 喷;细的喷流 *n*. 喷射器;水枪 *n*. 傲慢无礼的年轻人
squish *n*. 嘎吱声 *v*. 发出嘎吱声
SR sarcoplasmic reticulum 肌浆网 /right scapula 右肩胛骨 /scientific report 科学报告 / scientific research 科学研究 /secretion rate 分泌率 /sedimentation rate 沉降率 / self-rating 自觉听力评级/ self-relaxation 自动松弛,自动舒张 /seminars in Roentgenology X 射线学问题讨论(杂志名) /senior 年长的;资深的,高级的 /sensitization response 致敏反应 / service record 服务登记,工作记录 / sex ratio 性别比例 /sexual response 性反应 /sexually revised 性改变 /sigma reaction 西格马(δ)反应,梅毒絮疑反应 /sinusrectus 直肠窦 /sinusrhythm 窦性节律,窦性心律 skinresistance 皮肤阻力 /slippingrib 滑动肋 /sneezereflex 喷嚏反射 /society of Radiographers 放射照像技术员学会(英) /soluble repository 长效可溶的(指青霉素)/specific release 特异性释放 /specific resistance 电阻率 / speechrange 言语范围(听阈)/ spreadingrate 扩散速度 /stage of resistance 拮抗期(应激) /standard Romberg 典型隆伯格氏病 / stepratio 等价比率,梯级比率 /stimulus-response 刺激—反应 / stomachrumble 胃鸣音 /styrenerubber 苯乙烯橡胶 /superiorrectus 上部直肠 /systemicresistance 系统阻力,全身性阻力 /systemsresearch 系统研究 /systemsreview 系统复习,病历综述 /smoothrough variation 光滑型—粗糙型变异
S-R 刺激—反应(见 stimulus-response)
SR cells 敏感反应细胞(阴道涂片)(见 sensitization response cells)
85sr radioactive strontium 85 锶,放射性锶
SRA science Research Associa-tions 科学研究协会 /slowlyreacting-substanceA 慢反应物质 A /startleresponseaudiometry 震惊反应听力检查 /sulpho-ricinoleic acid 硫代蓖麻醇酸 /surgeon Rear Admiral 海军少将军医(英)
srad. 立体弧度,球面(角)度(立体角单位)(见 steradian)
srafilpen *n*. 苯唑青霉素
SRAM 静态随机存储器(见 static RAM)
srannous hexafluorozirconate(Ⅳ)六氟锆酸锡
Srat *n*. 司他(酶抑制药)(词缀)
srate. ①状态,情况 ②体质
SRaw 比气道阻力(见 specific airway resistance)
SRC scandinavian Radiological sodety 斯堪的纳维亚放射学学会 / scionce Research Council 科学研究委员会(英) /sedimented red cell 沉降红细胞 /sheep red cell 羊红细胞 /survey Research Center 观察研究中心(密执安大学) /swiss Red Cross 瑞士红十字会/ sensitization red blood corpuscle 致敏红细胞 /sheep red blood cell 绵羊红细胞
SRC 专科中心;见(specialty referral center)
src gene 萨克基因,肉瘤基因
src homology 2 src 同源区 2

SRCA 特异红细胞粘附试验(见 specific red Cell adherent)
SRD 长效可溶(青霉素)加双氢链霉素(见 soluble, repository, plus dihydrostreptomycin)
SRDS 标准参考数据服务处(见 standard Reference Data service)
SRE 放射工程学会(见 society for Radiologic Engineedng) / 血清应答元素(见 serum responsive element)
SREC 典型隆伯格氏病眼闭合(见 standard Romberg eyes dosed)
SREO 典型隆伯格氏病眼开合(见 standard Romberg eyes open)
SRF serum regulatory factor 血清调节因子 / skin reactive factor 皮肤反应因子 / somatotropin releasing factor 生长激素释放因子 / split renal function 分侧肾功能
SRF-A 过敏反应迟缓反应因子(见 low-reacting factor of anaphylaxis)
S-RFC 稳定花环形成细胞(见 stable rosetteforming cells)
SRFI 糖研究基金会(见)sugar Research Foundation Incorporated
SRFOA 过敏反应迟缓反应因子(见 slow-reacting factor of anaphylaxis)
SRFS 分侧肾功能检查(见 split ronal functiOn study)
SRG 医疗体育学会(英)(见 society of Remedial Gvmnasts(UK))
SRH single-radial-haemolysis 单射线血细胞溶解 /somatotropin releasing hormone 生长素释放激素
SRI southern Research Institute 南方研究所(美) /southwest Research lnstitute 西南研究所(美) /stanford Research Institute 斯坦福研究所(美)
SRIA 固相放射免疫分析(见 solid phase radioimmunoassay)
SRIC. 科研仪器公司(美)(见 sdentific Research Instrument Corp)
SRID 单向免疫琼脂扩散(见 single radial immunodiflusion)
SRIF 生长激素释放抑制因子(见 somatotropin release inhibiting factor)
SRIH 生长激素释放抑制激素,生激素(见 somato-releasing inhibitory hormone)
SRK cells 乳兔肾细胞(见 suckling ribbit kidney cells,供检验病毒等用之)
SRL safety Research laboratory 安全研究实验所 scientific Research Laboratory 科学研究实验所
SRM 标准参考材料(全国标准局)(见 standardreferencematerial)
SRN state registered nurse 国家注册护士,合格护士 / student registered nurse 注册护士生
SRNA 可溶性核糖核酸(亦作 sRNA)(见 soluble ribonucleic acid)
Srosphaera ***n.*** 球壶菌属
SRP signal recognition particle 信号识别颗粒 /society for Radiological Protection 放射防护学会(英) /signal recognition peptide 信号识别肽
SRR self-controlled respiratory rate 自控呼吸频率 /skin resistance response 皮肤阻力反应 standardized relative risk 标准化相对危险度
SRS scandinavian Radiolgical society 斯堪的纳维亚放射学会 /septal range syndrome 中隔膜范围综合征/ sex reassignment surgery 性再造手术 /slow reacting substance 慢反应物质 /social and Rehabilitation service 社会与康复服务(卫生、教育、福利部,参见 sRsA)/ societatis Regiae socius;拉)皇家学会会员 /steroid reference substance 类固醇有关物质(美国药典) /surgical Research society 外科研究学会
SRSA slowly reacting substance anaphylaxis 过敏性慢反应物质 /social and Rehabilitation services Administration 社会与康复服务管理局(卫生、教育和福利部)
SRS-A 慢反应物质-A(见 slow reactin substance-A)
SRS-A of anaphylaxis 过敏反应的缓慢作用性物质(为 slow reacting substance of anaphylaxis 之缩写,即 leukotrienes)
SRS-Ahu 人的过敏性慢反应物质(见 human slow reacting substance of anaphylaxis)
SRT sedimentation rate test 沉降率试验 /sinus reduction time 窦房结恢复时间 /speech reception test 语言接受试验 /speech reception threshold 语言接受阈(听觉) /stapedial reflex threshold 镫骨肌反射阈 /stroke rehabilitation technician 卒中康复技师
SRU self-recording unit 自动记录装置 /steam raising unit 蒸发器
S-RV s-R 变异,光滑型—粗糙型变异(见 smooth-rough variation)
SRY 性别决定基因(见 sex-determining region of the Y)
ss homozygous sickle cell disease 纯合子镰状细胞病 /in a strict sense 在严格的意义上 /one-half [拉 serois, semisse] ***n.*** 一半,用半量 /saline seak 盐浸泡 /saliva sample 唾液标本/ salt-sensitive 对食盐敏感 /saturated solution 饱和溶液 /scalp blood sample 头皮血标本 /science service 科学大众(新闻) /scintillation spectrometer 闪烁分光计,闪烁谱仪 /scilicet[拉]即,也就是 /semis; semisse [拉] 半量,一半,1/2,用半量 /sections ***n.*** 剖面;薄片 /sensu stricto [拉] 严格说来 /sezary syndrome 赛谢综合征 /Shigella and Salmonella 志贺氏菌属与沙门氏菌属 /shortstop 定影剂 /short single cone 单个短锥体[眼] /siccasyndrome 干燥综合征 /signsandsymptoms 症状及体征 /singl etrtrand 单股 /sirupus simplex 单糖浆 /sjogren's syndrome 斯耶格伦氏综合征;干燥综合征 /sliding scale 计算尺 /slow speed 低速 /small subunits 小亚基,小亚单位 /smooth strain 光滑菌株 /soapsolution 肥皂水 /soapsuds 起泡肥皂水 /social security 社会保险,社会保障 /solid solution 固溶体 /solid state 固态 /somatostatin 生长激素释放抑制因子,生长静止素(下丘脑激素) /sonic stimulation 音刺激 /space system 空间系统 /sparingly soluble 微溶的 / spastics society 痉挛病学会(英国) /special survey 特殊检验(测量),特别观察 /spectrographic society 光谱学会 /splashing sound 振水音,飞溅声 /stainless steel 不锈钢 /standard scheme 标准规范 /standardscore 标准得分(心理学) /statistically significant 有统计学意义的 /statistical standards 统计标准 /steady state 稳定状态 /steril esolution 灭菌溶液/ subaortic stenosis 主动脉下狭窄 /subendothelialspace 内皮下间隙(电镜) /substrain 生物近交系中的亚株 /succinyl sulfathiazole; sulphasuxidine 琥珀磺胺噻唑 琥磺胺噻唑,磺胺杀克啶 / suctionsocket 吸引口,抽吸孔 /sulfasuxidine 磺胺噻唑 /sum of squares 平方之和,平方和 /supersaturated 过饱和 /suspended solid 悬浮固体 / syrupus simplex [拉] 单纯糖浆 /systemicsclerosis 全身性硬化症
SS systemic sclerosis 系统性硬化病/sjogren syndrome 干燥综合征
SS 160 新恩比兴,新氮芥(抗癌药)(见 novembichium)
SS medium 沙门氏菌与志贺菌培养基(SS 培养基)(见 salmonella and shigella medium)
S's sign (Emils Schepelmann) 舍佩尔曼征 (干性胸膜炎时,缓者身体弯向健侧则疼痛增加;而肋间神经痛时,弯向患侧则疼痛增加)
SS, s (复 S's, s's) 英语的第 19 个字母
SSA salicylic acid 水杨酸,柳酸 /seismological society of America 美国地震学会 /skin-sensitizing antibody 皮肤致敏抗体 /smith surface antigen 史密斯表面抗原 /social security Administration 社会保障管理局(美国卫生、教育和福利部) /standard statistical area 标准统计面积 /sulfosalicylic acid 磺柳酸 /sulfosalicylic acidtest 磺柳酸试验
ssabanejew-frank operation [j. ssabanejew 俄外科医师 Rudolf Frank 奥外科医师 1862—1913] 萨—弗二氏手术(胃造口术)
Ss'agar 志贺氏菌属及沙门氏菌属琼脂培养基(见 shigella and salmonella agar)
SSAV 猿猴肉瘤辅助病毒(见 simian sarcoma associated virus)
SSB single strand binding protein 单链结合蛋白 / society for the study of Blood 血液研究学会(美)
SSBG 性激素结合球蛋白(见 sex hormone binding glubulin)
SSBP 单链结合蛋白(见 single-strand binding protein)
SSBP 性类固醇结合蛋白(见 sex steroid binding protein)
SSC southern surgical Congress 南方外科学会议 /spectroscopy society of Canada 加拿大分光镜检查学会 /speed of slow component 慢相速度 /stainless steel crown 不锈钢冠(牙用)
SSCA 致敏绵羊细胞凝集试验(见 sensitized sheep cell agglutination test)
SSCr 不锈钢冠(牙科用)(见 stainless steel crown; dentistry)
SSD solid state dector 固态探测器 /source-to-skin; or surface distance 射线源至皮肤(或表面)距离(放射学) /special science Development program 特别科学发展计划(美国科学基金会) /solid state detector 固态探测器 /sum of squared deviations 平方差和,方差和 /sump suction drainage 槽式引流;双腔或三腔槽式引流)
SSDD 类固醇硫酸酯酶缺乏病(见 sterodi sulfatase dificiency disease)
SSDNA 单股脱氧核糖核酸(见 single stranded DNA)
SSE soap suds enema 肥皂水灌肠 /solid-state electrosurgical unit 固态电手术单位(装置) /south-southeast 东南南(正南以东 22°30′)/ subacute spongiform encephalopathy 亚急性海绵状脑病
SSEA-1 阶段特异性胚胎抗原 1(见 stage specific embryonic antigen 1)
SSEB 次全皮肤电子束治疗(见 subtotal-skin electron-beam therapy)
SSEG 节段性脊电图(见 segmental spinal electrogram)
SSEGC 浅表扩散型早期胃癌(见 superficially spreading type of early gastric carcinoma)
SSEP 体感诱发电位(见 somatosensory evoked potentials)
SSGA 南方外科与妇科学会(见 southern surgical and Gynecological Association)
S-shaped kidney S 形肾
SSI schizophrenia state inventory 精神分裂症状态总表 /sector scan indicator 扇形扫描显示器 /segmentalsystolicpressureindex 节段性收缩压指数 /sinus sagittalis inferior 下矢状窦 /skin sclerosis index 皮肤硬化度(硬皮病分类用) /small-scaleintegration 小规模集成(电路) /supplemental security income 安全辅助收入(社会安全管理局)

SSIE 史密森科学情报交流公司(见 smithsonian science InformationExchange lnc)
S-sinister [拉] ***a***. 左的
SSIPFM 单信号集成脉冲频率调制(见 single-signed integral pulse frequency modulation)
ssitotaxis ***n***. 趋食性
SSKI 饱和碘化钾溶液(见 saturated solution of potas-siumiodide)
SSME 医学伦理学研究会(见 society for the study of MedicalEthics)
SSN severely subnormal 严重低于正常 /standard serial number 标准连续出版物代号
ssn. 记下药名(见 sub suonomine)
SSO probe 序列特异的寡核苷酸探针(见 sequence-specific oligonucleotide probe)
SSO 序列特异性寡核苷酸分型
SSP sanarelli-schwartzman phenomenon 萨纳雷利—施瓦茨曼二氏现象(兔的变态反应试验) /soapsuds and peppermint enema 肥皂水及欧薄荷灌肠 /spasmodic spinal paralysis 痉挛性脊髓麻痹 /standard system of psychiatry 标准精神病分类 / static self potential 静止自然电位 /subacute sclerosis panencephalitis 亚急性硬化性全脑炎/
ssp 次级精母细胞(见 secondary spermatogonium)
SSP1 长尾病毒(见 stylovirus ssP1)
SSPE virus = subacute sclerosing panencephalitis virus ssPE 毒,亚急性硬化性全脑炎病毒
SSPE 亚急性硬化性全脑炎(见 subacute sclerosis panence-phalitis)
SSR sight saving Review 视力保护评论(美国防盲协会杂志) /spontaneous sheep rosette 自发羊红细胞玫瑰花环试验 /subsynaptic receptors 亚突触受体
SSRI 社会科学研究所(美国)(见 society science Research Institute)
SSRNA 单股核糖核酸(见 single stranded RNA)
S-SRNA 特异性可溶性核糖核酸(见 specific soluble ribonucleic acid)
SS-RNA phage ss-RNA 噬菌体,单股核糖核酸噬菌体
ssRNA phage virus ssRNA 噬菌体病毒
SSRP 斯坦福同步加速器照射方案(见 stanford synchrotron Radiation Project)
SSS sick sinus syndrome 病态窦房结综合征 /sinus sagittalis superior 上矢状窦 /spanned substituent space 取代基跨度空间(预测生物活性) /stratum super stratum 层层,层叠 /specific soluble substance 特异性可溶物质 /sterile saline soak 灭菌盐水浸泡 /strong soap solution 浓肥皂水 /subclavian steal syndrome 锁骨下动脉盗血综合征,锁骨下动脉盗流综合征 /symbolic shorthand system 符号速记法
sss Ⅲ Ⅲ型肺炎球菌特异性可溶性物质(多糖半抗原)(见 specific soluble substance of type Ⅲ pneumococcus)
ssss. 葡萄球菌性烧伤样皮肤综合征(见 staphylococcal scalded skin syndrome)
SSST 上矢状窦血栓形成(见 superior sagittal sinus thromboses)
SST sensu stricto 严格说来 /soapsuds and turpentine enema 肥皂水与松油脂灌肠 /somatostatin 生长激素释放抑制因子,生长静止素 /steady-state thermometer 稳态温度计 /strynchin seizure test 士的宁(惊厥)发作实验 /succinyl sulfathiazole 琥珀磺胺噻唑 /superficial spreading type 表面散布型 /supersonic transport 超声波传递 / synthetic sentence identification 合成句识别(率)
SST SX 琥珀酰磺胺噻唑,磺胺杀克啶(见 suednylsuffathiazole; sulfasuxidine)
SSTA 序列专一的转录活化
SSU 灭菌品供应单位;消毒灭菌装置(见 sterile supply unit)
SSV 猿肉瘤病毒(见 simian sarcoma virus)
ssv. 标明有毒(见 sub signo veneni)
SSW Scandinavian Standardizing Work 斯堪的纳维亚标准化组织 / second systolic wave 二次收缩波(颈动脉波图) / slow secondary wave 缓慢继发波 / south-southwest 西南南(正南以西 22°30′) / staggered spondiac words 交错双音词组
SSX 磺胺异恶唑(见 sulfisoxazole)
ST esotropia 内斜视(左或右) /sampletube 样品管 /schiotzs tonometry 谢氏眼压测定计 /schwabachs test 骨导对比试验,施瓦巴赫氏试验(检听力) /screening test 筛选试验 /sedimentation time 沉降时间 /sensitivity test 敏感试验 /septal thickness 室间隔厚度 /short ton 短吨(= 200 磅 = 907.184 86 千克) /sinus transverse 横窦 / skin test 皮肤试验 /slight trace 微量 /society for Toxicology 毒理学学会 /somatotherapy 躯体病治疗 /specialtools 专用工具 /speech therapy or therapist 言语疗法或言语治疗学家 /standard taper 标准锥形(关节) /standard temperature 标准温度 /standard test 标准试验 /standard time 标准时间 /standard trace 标准径迹 /standardized test 标准化测验(心理学) /sternothyroid 胸骨甲状腺的,胸骨甲状软骨的 stria terminalis 终纹 /structure 构造 /styrene 苯乙烯 /subtalar 踝下的,距下的 /subtotal 次全 /subtype 亚型 /sulfamethoxazole-trimethoprim 磺胺甲基异唑—甲氧苄氨嘧啶 /sulfathiazole 磺胺噻唑 /summer time 夏季时间 /surface tension 表面张力 / survival time 生存时间,存活时间
St Saturday 星期六 /sedimentation time 沉降时间 /stable 稳定的;坚固的 /staff neutrophil 杆状核中性白细胞 /standard 标准(的);规格 /stand-by 备用品;储备的;辅助的 /standing 直立的 /start 开始,起动 /statim [拉] 立即,即刻 /stationary 静止的,固定的,不变的 /stere 立方米 /sterilization ①消毒 ②灭菌 ③绝育 /stericilium 静纤毛(电镜) /stimulus 刺激物;刺激 /stitch (外科手术的)缝线 /stokes 斯托克斯,简称"斯",变称"沲",动力黏度单位(1 st = 1 cm^2/ s) /stomach 胃 / straight 直;直线 /strong 强大的,强壮的,有力的,强的 /subtalar 踝下的,距下的 /subtype 亚型
st standing 直立的,站立的;不变的 /stet, stetem 让其站立 /stimulus 刺激物;刺激 /stomach 胃 /stone 英石(英美常衡重量单位, = 14 磅) /straight 直;直线 /static 静(力)的,静态的 /statics 静力学 / statim 立即(拉丁语,处方用) /statistics 统计;统计学 /statistical 统计的;统计学的/ statute 法令,规章
st. anthony's fire(医)丹毒
st. John's-wort 小连翘属植物
st. Louis encephalitis virus (Webster et Fite)圣路易脑炎病毒
st. Louis flavlvirus 圣路易黄病毒
st-1 microvirus st-1 微病毒
ST155 氯压定,可乐宁,110 降压药(见 clonidini hydrochloridum; catapresanum; clonidine)
ST37 已基间苯二酚,已雷琐辛(抗菌,驱虫药)(见 hexylresorcinol)
St7090 优心平,克冠二胺(见 ustimon)
STA serum thrombotic accelerator 血清血栓形成促进因子,血清促凝血因子 /sialyltransferase 唾液酸转换酶,涎基转移酶,转涎基酶 /simultaneous thermal analvser 瞬时热分析仪
sta 驻地医疗小组(见 Med Gp station medical group)
sta. stable 稳定的,安定的 /stamen 雄蕊 /statistics 统计 /Staphylococcus 萄葡球菌属 /station 站 / stationary ①固定的,不变的 ②静止的 ③停滞的
sta Hosp 后方医院,驻地医院(见 station Hospital)
sta mi 法定英里(= 5 280 英尺)(见 statute mile)
stab ***v***. 刺 ***n***. 杆 ‖ ~ agar 琼脂针刺(培养)/ ~ cell 刺细胞 / ~ cultivation 穿刺培养[微]/ ~ culture 穿刺培养物[微]/ ~ gelatin 明胶针刺(培养)/ ~ incised wound 刺切伤[口]/ ~ wound 刺伤
stab. stabilizer 稳定器 /stabnuclear neutrophil 杆状核嗜中性白细胞 /stabs band cells 带状核细胞(非分叶多形核白细胞)
stabat Mater 圣母悼歌
stabbed ***v***. 刺,中伤,刺穿
stabber ***n***. 锥;穿索针
stabbing ***a***. 刺穿的;伤感情的 ‖ ~ pain 针刺样痛
stabbingpain ***n***. 刺痛
stab-culture ***n***. 针刺培养(物)
stabicillin ***n***. 青霉素 V
stabilarsan ***n***. 斯塔比胂(胂凡纳明分子中的氨基与葡萄糖锁合而生的甙)
stabilate ***n***. 稳定培养
stabile [拉 stabilis stable, abiding] ***a***. 稳定的,安定的 ‖ ~ heat; thermostabile 耐热的
Stabilene ***n***. 新双香豆素(抗凝血药)
stabilimentum ***n***. 匿带[动]
Stabilin ***n***. 美加明(降压药)
stabilising selection 稳定选择[动]
stability ***n***. ①稳定性,安定性 ②稳定度,坚固度 ‖ ~ nuclear 核稳定性
stabilivolt ***n***. 稳压管
stabilization ***n***. 固定 ‖ ~ of joint 关节稳定术
stabilizator ***n***. 稳压器;稳定器
stabilize ***v***. 使安定,使坚固
stabilized baseplate 稳定基板
stabilized image 稳定象
stabilizer ***n***. ①稳定剂;安定剂 ②稳定器,固位器;稳压器;稳定装置 ‖ ~ froth 泡沫稳定剂 / ~ voltge 电压稳定器
stabilizing ***n***. 稳定 ‖ ~ appliance 稳定装置 / ~ arm 稳定臂 / ~ brace 固定支具 / ~ device 固定器 / ~ effect 稳定效应 / ~ hemodialysis 稳定的血液透析 / ~ procedure 稳定术 / ~ selection 稳定化选择 / ~ selection 稳定化选择,稳定性选择 / ~ support 固定支托
stabilograph ***n***. 稳定性测定器
stabilography ***n***. 重心描记术

stabilometer *n*. 稳定测定器,平衡测定器
stabilovolttube *n*. 稳压管
stab-inoculation 针刺接种
Stabinol *n*. 甲氧磺丁唑(降血糖药);格列布唑
Stabisol *n*. 碱式水杨酸铋(红斑狼疮抑制药)
stabknife *n*. 穿刺刀
stable *n*. 稳定 ‖ ~ anchoring contact 稳定锚定接触 / ~ angina pectoris 稳定型心绞痛 / ~ angle 稳定角 / ~ cavitation 稳压空穴作用 / ~ condition keratoconus 圆锥形角膜稳定状态 / ~ element 稳定元素 / ~ equilibrium 稳定平衡 / ~ factor 稳定因子 / ~ factor assay 稳定因子测定 / ~ factor deficiency 稳定因子缺乏 / ~ fly 厩螫蝇 / ~ foot rot 厩舍腐蹄病 / ~ integration 稳定整合 / ~ isotope 稳定同位素 ~ lysogeny 稳定溶源性 / ~ molecule 稳定分子 / ~ nuclear RNA(snRNA)稳定核 RNA / ~ nuclide 稳定核素 / ~ population 稳定人口,人口增加与减少持平 / ~ position effect 稳定位置效应 / ~ reference point 稳定参考点 / ~ stump 稳定残肢 / ~ tracer isotope 稳定示踪同位素
stablebladder *n*. 稳定性膀胱
stableboy *n*. 马夫
stableman *n*. 马夫
stableness *n*. 稳定度
stabletracerisotope *n*. 稳定示踪同位素
stable-type position effect 稳定型位置效应
stabling *n*. 马舍设备;马厩
stablish *v*. 使坚固
stably *ad*. 坚固地,安定地
stabwound *n*. 戳伤
staccato *n*. 断奏;断唱
staccato [意 detached] *a*. 断音的,断断续续的 ‖ ~ speech 断音言语;断音式言语
Stachybotrys *n*. 葡萄穗霉属 ‖ ~ alternans 交互葡萄穗霉 / ~ atra 黑葡萄穗霉 / ~ chartarum 纸葡萄穗霉
stachydrine *n*. 水苏碱;脯氨酸二甲内盐
Stachylepis *n*. 葡萄皮绦虫属
stachyorine *n*. 水苏碱
stachyose *n*. 水苏(四)糖,野芝麻四糖
Stachyrus yunnanensis Franch. [拉,植药] 云南旌节花
Stachys *n*. 水苏属 ‖ ~ aspera 水苏 / ~ baicalensis Fisch. Ex Benth. [拉,植药] 毛水苏 / ~ kouyangensis(Vaniot)Dunn [拉,植药] 西南水苏 / ~ japonica miq 水苏 / ~ oblongifolia Benth. [拉,植药] 针筒菜 / ~ officinalis;betonica officinalis 欧水苏 / ~ palusreis L. [拉,植药] 沼生水苏 / ~ sicboldii miq.; ~ tuberifera 甘露子,草石蚕
Stachytarpheta jamaicensis(L.)Vahl [拉,植药] 假龙鞭
Stachyuraceae *n*. 旌节花科 [植药] ‖ ~ chinensis Franch. 中国旌节花 [植药] 药用部分:茎髓—小通草
Stachyurus chinensis Franch [拉,植药] 中国旌节鞭
Stachyurus himalaicus Hook.F.et Thoms. [拉,植药] 喜马山旌节花
Stachyurus hirnalaicus Hook. f. et Thorns. 喜马山旌节花 [植药] 药用部分:茎髓—小通草
Stachyurus obovatus(Rehd.)Li [拉,植药] 倒卵叶旌节花
Stachyurus salicifolius Franch. [拉,植药] 柳叶旌节花
stack *n*. 堆积;叠;捆;束;组;套 ‖ ~ of arms 架起的枪枝 / ~ operation 栈操作[算]/ ~ plate reactor 叠板反应器 / ~ up 堆起
stacke *v*. 堆,叠,捆 ‖ ~ operation Stacke 手术
stacked *a*. 聚积的,叠加的 ‖ ~ beam 聚积束 / ~ current 聚职束流 / ~ job processing 栈式作业处理[算]/ ~ system 叠加方式
stackedantenna *n*. 多层天线
stacker *n*. 可升降摄像机台;叠式存储器
Stacke's operation (Ludwig 德耳科学家 1859—1918) 斯塔克氏手术(鼓室乳突根治术)
Stackhousiaceae *n*. 木根草科
stacking *n*. 堆集,堆积,分层 ‖ ~ energy 聚积能量 / stacking fault 层积缺陷 / ~ gel 成层胶[分]
stacks *n*. (计算机)DOS 命令,设置堆栈空间的动态分配
stackware *n*. 栈件
STACO on 标准化科学原理研究务(ISO)(见 Standing Committee for the Study of Scientific Principles of Standardizati)
stacte *n*. 香料
stactometer *n*. 测距仪
Stadacain *n*. 司他卡因(局麻药)
stadadorm *n*. 异戊巴比妥
Stader splint (Otto 美外科兽医) 斯塔德尔氏夹(两头有洞的钢板,用螺丝钉固定骨折)
Staderini nucleus 斯塔代里尼核(闰核)
Staderini;snucleus (Rutilio 意解剖学家) 斯塔德里尼氏核(闰核)
stadholder *n*. 省长,总督
stadia *n*. 视矩仪,视距,准距(stadium 的复数) ‖ ~ arc 视距弧 / ~ computer 视距计算器 / ~ hair 视距丝 / ~ line 视距线 / ~ methode 视距(测量)法
Stadie method 斯塔迪氏法(检胃活动)
stadiometer *n*. 测距仪
stadium (复 stadia) *n*. 体育场;运动场,期,病期 ‖ ~ acmes 极期 / ~ amphiboles 动摇期 / ~ annihilationis 恢复期 / ~ augmenti; ~ incrementi 进行期,增进期 / ~ caloris 发热期 / ~ contagii 传染期 / ~ convalesentiae 恢复期 / ~ decrementi 减退期 / ~ decruststionis 脱痂期 / ~ defervescentiae; ~ decrementi 热退期,减退期 / ~ deflorescentiae 皮疹消退期 / ~ desquamationis 脱屑期 / ~ eruptionis 出疹期 / ~ exsiccationis 干燥期 / ~ florescentiae; eruptive stage 出疹期 / ~ floritionis 发疹高潮期 / ~ frigoris 发冷期,恶寒期(疟疾)/ ~ incrementi(~ augmenti)进行期,增进期 / ~ incubationis 潜伏期 / ~ invasionis 侵入期,侵袭期 / ~ maniacale 躁狂期 / ~ mervosu 神经(发作)期 / ~ prodromorum 前驱期 / ~ sudoris 出汗期 / ~ suppurationis 化脓期 / ~ ultimum 终期
Stadol *n*. 环丁羟吗喃(镇咳药)
Staehelin's test [Rudolf 瑞士医师 1875—1943] 斯特林氏试验(检心肌效率)
stafac *n*. 维及霉素
staff *n*. ①杆 ②探杆,导引探子 ③(全体)工作人员,探杆,住院;医生 ‖ ~ college 参谋学院 / ~ count 白细胞分核计数 / ~ education 职工教育 / ~ of rsculapius 医杖(杖身有一蛇盘绕,是西方医学的标志)/ ~ school 参谋学院 / ~ attending 负责医务人员 / ~ consulting 会诊医师 / ~ grooved urethrotomy 尿道切开有槽探杆 / ~ house 住院医师 / ~ lithotomy 取石探杆 / ~ visiting 主治医师 / ~ Wrisberg's 里斯伯格氏杆(喉镜检查所见的楔状软骨隆突)
staff / patient ratio *n*. 医护人员患者比,医患比
Staffella *n*. 斯氏虫属
staffer *n*. 参谋的一员,编辑,采访记者
stafopenin *n*. 双氯青霉素钠
stafylopenin *n*. 甲氧苯青霉素钠
stag *n*. 雄鹿;投机者 ‖ ~ beetle 鹿角锹虫
stage *n*. ①载物台,镜台 ②级;期;等级;程度 ‖ dictyotene ~ 核网期 / oral sadistic ~ 口欲期 / ~ and studio carpenter 舞台和演播室木工 / ~ and studio electrician 舞台和演播室电工 / ~ business 舞台做工 / ~ decompression 阶段减压 / ~ development 阶段发育 / ~ direction 舞台指示;导演工作 / ~ director 舞台导演 / ~ door 后台门 / ~ effect 舞台效果 / ~ fever 演员梦 / ~ fright 怯场 / ~ gain(放大)级增益 / ~ imperfect 不完全期,无性期 / ~ karyokinesis 核分裂期 / ~ manager 舞台监督 / ~ micrometer 镜台测微尺 / ~ of accommodation 适应期 / ~ of adjustment 残疾期 / ~ of anesthesia 麻醉期 / ~ of deep narcosis 深麻醉期 / ~ of exaltation;excitement ~ 兴奋期,激越期 / ~ of fervescence(pyrogenetic ~)发热期 / ~ of fervescence;pyrogenetic ~ 发热期 / ~ of hospitalization 住院期 / ~ of invasion 侵入期,侵袭期 / ~ of labor,first 第一产程(从规律宫缩起至子宫口开全止)/ ~ of labor,fourth 第四产程(指胎盘娩出后至产妇感到无不适的一个时期,重点是在第一个小时,观察有无大出血)/ ~ of labor,rotation 娩出(胎头)回旋期 / ~ of labor,second 第二产程(从宫口开全至胎儿娩出)/ ~ of labor,third 第三产程(从胎儿娩出起至胎盘娩处止)/ ~ of labor 产程 / ~ of latency 潜伏期 / ~ of light narcosis 浅麻醉期 / ~ of narcosis 麻醉期 / ~ of onset 起病期 / ~ of reaction 反应期 / ~ of recovery 恢复期,康复期 / ~ of rehabilitation 康复期 / ~ of ripeness 成熟阶段 / ~ of succession 演替图式 / ~ of surgicalanesthesia 外科麻醉期 / ~ of therapy 治疗期 / ~ of vernalization 春化阶段 / ~ right 上映权;演出权 / ~ specific 时期专一 / ~ wait 冷场 / ~ whisper 故意给人听见的自言自语 / ~ active 进行期,活动期 / ~ adult ①成年期 ②成虫期 / ~ advanced 晚期 / ~ adynamic 无效[力]期 / ~ aflagellar 无鞭毛期 / ~ algid 寒冷期,厥冷期(霍乱等病时)/ ~ amphibolic 动摇期 / ~ asphyxial 无脉期 / ~ blastula 囊胚期 / ~ cleavage 卵裂期 / ~ cold 发冷期(疟疾)/ ~ cooling 冷却台(显微镜)/ ~ cystic 包囊期 / ~ defervescent; stadium decrementi 热退期,减退期 / ~ depressive chaotic 抑郁混乱期 / ~ descent 降期(胎儿)/ ~ diaster 双星期 / ~ dispirem 双丝球期 / ~ divergence 转换分裂期 / ~ equalization 均等期 / ~ equalizing 均衡期 / ~ eruptive; stdium florescentiae 出疹期 / ~ expulsive 排出期,第二产程 / ~ experimental 试验期 / ~ first 第一产程 / ~ ,flagellar 鞭毛期 / ~ flexion 屈曲期(胎儿上肢迭至胸部)/ ~ fourth 第四产程 / ~ gasturla 原肠胚期 / ~ hot 发热

期(疟疾)/ ~ incubative 潜伏期 / ~ infective 传染期 / ~ inhibitory 抑制期 / ~ initial 初期 / ~ intermediate 中间期 / ~ knaudel;skein 染色质纽(期),丝球(期)/ ~ maturation 成熟期 / ~ mechanical 机械台 / ~ metagastrula 后原肠胚期 / ~ metakinesis 中期分裂期 / ~ micrometer 镜台测微期(显微镜)/ ~ monaster 单星期 / ~ morula 桑葚胚期 / ~ object 载片台 / ~ placental;third ~ 胎盘期,第三产程 / ~ precavity 龋洞前期 / ~ precystic(包)囊前期 / ~ preeruptive 出疹前期 / ~ pre-infective 传染前期 / ~ premenstrual 行经前期 / ~ prodromal 前驱期 / ~ progestatinal 分泌期,黄体期(子宫内膜)/ ~ proliferative 增生期 / ~ pyretogenic;pyrogenetic ~ 发热期 / ~ quiescent 静息期 / ~ rest 静止期(子宫内膜)/ ~ resting 静止期(细胞分裂)/ ~ restoration 恢复期 / ~ reticulum 网状期 / ~ ring 环形期 / ~ sauroid 正成红细胞期 / ~ second 第二产程 / ~ senile leukocyte 白细胞衰老期 / ~ stepladder 阶梯状热期(伤寒早期)/ ~ sweating 出汗期 / ~ third 第三产程 / ~ vegetatire;resting ~ 滋养期,静止期 / ~ warm 保温台(显微镜)/ ~ zooglea 菌胶团期 / ~s of labor 产程 / ~s Ranke's 兰克氏结核病分期 / ~ struck *a*. 沉迷于演员热的,憧憬于舞台生活的 / ugly duckling ~ 雏鸭阶段 / zygonema ~ 偶线期

stagecoach *n*. 驿马车,公共马车

stagecraft *n*. 编剧才能;上演术

stagedcare *n*. 分级处理

stagehand *n*. 舞台管理

stagemaker *n*. 齿嘴猫鸟

stage-manage *v*. 指挥;监督

stagemicrometer *n*. 镜台测微器

stager *n*. 老练的人,老经验,演员

stagewise *a*. 熟于演戏的,善于演出的

stagflation *n*. 不景气状况下之物价上涨

stagger *n*. 蹒跚;参差;摇摆 *v*. 眩晕,蹒跚,犹豫,猜疑

staggerbush *n*. 马氏南烛

staggered *a*. 交错的,叉排的,分级的 ‖ ~ conformation 交错构象 / ~ cut 交错切口 / ~ scanning 隔行扫描 / ~ spondaic word test 交错的扬扬格言词试验

staggerer *n*. 摇晃者;犹豫者

staggergrass *n*. 蝇毒草

staggering *a*. 摇晃欲倒的,犹豫的,惊人的 ‖ ~ gait 蹒跚步态

staggeringly *ad*. 摇晃地;蹒跚地

staggers *n*. ①蹒跚病(家畜晕倒病)②眩晕 ‖ ~ grass 醉草 / ~ blind ①蹒跚病(家畜晕倒病)②急性硒中毒 / ~ bracken 共济失调蹒跚病 / ~ grass;loco poisoning 牧草中毒,洛苛草中毒 / ~ mad 蹒跚病(家畜晕倒病)/ ~ sleepy;stomach ~;forage poisoning 嗜眠性蹒跚病,胃蹒跚病,饲料中毒

Staggerweed *n*. 黑叶母菊

staghorn *n*. 雄鹿的角,石松,大珊瑚的一种 ‖ ~ calculus 鹿角样结石 / ~ clubmoss [植药] 欧洲石松子 / ~ clubmoss herb 伸筋草(中药)/ ~ stone 鹿角形结石,珊瑚状结石 / ~ sumac 鹿角漆树

staghornstoneofkidney *n*. 肾鹿角状结石

staghound *n*. 狩鹿用猎犬

staging *n*. 分期;(肿瘤)分类 ‖ ~ celiotomy for ovarian cancer 剖腹术用于卵巢癌分期 / ~ laparotomy 副腹诊断肿瘤分期手术(如在霍奇金病)/ ~ operation 分期手术

stagingarea *n*. 人员与装备集结待运区域

Stagirite *n*. 斯塔吉拉人

stagnancy *n*. 停滞,沉滞,不景气

stagnant *a*. 不流动的,不景气的 ‖ ~ evolution 停滞进化 / ~ loopsyndrome 肠袢淤滞综合征

stagnantly *ad*. 淤积地;萧条地

stagnate *v*. 使淤积;停滞

stagnation (拉 stagnare to grow stagnant) *v*. 停滞,滞留,郁积 ‖ ~ of blood 淤血

stagnationedema *n*. 淤血性水肿

Stagnicola *n*. 沼泽椎实螺属

Stagnin *n*. 斯塔格宁(马脾的自溶浸出物,止血药)

stagnophile *n*. 静水生物[动]

stagonomete *n*. 滴重计

stagy *a*. 戏剧的,戏一般的,夸大的

stahilin-V *n*. 青霉素 V 钙

Stahli line 斯氏线(老年性角膜线)

Stahlianthus Involucratus (King Ex Baker) Craib [拉,植药] 土田七

Stahli's lines Stahli 线

Stahli's pigment line;linea corneae senilis 斯太利氏色素线,老年性角膜线

Stahl's ear [Friedrich Karl 德医师 1811—1873] 斯塔尔氏耳(耳畸形之一)

Stahr's gland [Hermann 德解剖学家,病理学家 1866 生] 施塔尔氏腺(附在面动脉的一个淋巴结)

staid *a*. 稳重的;沉著的

staidness *n*. 认真,沉著

stain *n*. ①染剂,染料 ②着色斑,色素斑 ‖ methenamine silver nitrate ~ 乌洛托品硝酸银染色法(染真菌)/ modifiied acid fast ~ 改良抗酸染色法(染诺卡放线菌)/ ~ reaction 染色反应 / ~ s-all 广谱染料 / ~ aceto-carmine 醋酸卡红染剂 / ~ Achucarro's 阿丘卡罗氏(银鞣酸)染剂(染结缔组织)/ ~ acid 酸性染剂 / ~ acid fuchsin 酸性品红染剂 / ~ after 复染剂,后染剂 / ~ Ahmann's anillne-acid fuchsin-picric acid 阿耳特曼氏苯胺酸性品红苦味酸染剂(染线粒体)/ ~ alcogolic borax-carmine 酒精制硼砂卡红染剂 / ~ Altmann's aniline-acid fuchsin-picric acid 阿尔特曼氏苯胺酸性品红苦味酸染剂(染线粒体)/ ~ alum-carmine 明矾卡红染剂 / ~ Alzheimer 阿尔茨海默氏染剂(染内格里氏小体)/ ~ aqueous borax-carmine 水制硼砂卡红染剂 / ~ basic fuchsin 碱性品红染剂 / ~ basic 碱性染剂 / ~ Bensley's crystal violet-acid fuchsin 本斯莱氏晶紫酸性品红染剂(染胞浆粒)/ ~ Bensley's meutral gentian orange G 本斯莱氏中型龙胆紫橙黄 G 染剂(染分泌粒)/ ~ Bensley's neutral safranin 本斯莱氏中性番红染剂 / ~ Best's carmine 本斯特氏卡红染剂(测糖原)/ ~ Bielschowsky's 比尔朔夫斯基氏染剂(染轴索和神经元纤维)/ ~ blood 血迹,血痕 / ~ Bohmer's hematoxylin 伯默氏苏木精染剂 / ~ borax-carmine 硼砂卡红染剂 / ~ Bowie's ethyl violet-Biebrich scarlet 波维氏乙基紫比布里希猩红染剂(染胃蛋白酶原粒)/ ~ Buzaglo's 布扎格洛氏染剂(染结缔组织)/ ~ carbol-fuchsin 石炭酸品红染剂 / ~ carbol-gentian violet 石炭酸龙胆紫染剂 / ~ Casares Gil's 季尔氏染剂(染鞭毛)/ ~ Ciaccio's 恰乔氏染剂(染脂类)/ ~ contrast 对比染剂(指鉴别染剂/复染剂等)/ ~ counter 复染剂 / ~ D'Antoni's iodine 丹托尼氏碘染剂(检肠寄生虫卵)/ ~ Delafiele's hematoxylin 德拉菲尔德氏苏木精染剂(染核)/ ~ Dominici 多米尼西式染剂 / ~ Dorner's spore 多纳氏芽孢染剂 / ~ double 二重染剂 / ~ Ehrlich-Biondi-Herdenhain 欧—百—海三氏三重染剂 / ~ Ehrlich's acid hematoxylin 欧利希氏酸性苏木精染剂(染核)/ ~ Ehrlich's neutral 欧利希氏中性染剂(染血细胞)/ ~ Ehrlich's triacid 欧利希氏三酸染剂(检血)/ ~ Gabbett's 加伯特氏染剂(染结核杆菌)/ ~ Giemsa's 吉姆萨氏染剂(染原虫)/ ~ Gram's iodine 革兰氏碘染剂(染原虫囊)/ ~ Gray's 格雷氏染剂(染细菌鞭毛)/ ~ green 绿斑,绿色陈斑(牙上霉样沉着物)/ ~ Harris' hematoxylin 哈里斯氏苏木精染剂(染核)/ ~ Heidenhaln's azocarmine 海登海因氏偶氮卡红染剂 / ~ hemalum 苏木精明矾染剂 / ~ hematoxylin-eosin 苏木精曙红染剂 / ~ hematoxylin-eosin-azure Ⅱ 苏木精曙红天青 Ⅱ 染剂(染造血器官)/ ~ Hetherington's pinacyanol supravital mito- / Chondria 赫瑟林顿氏松柏氰醇体外活体线粒体染色法 / ~ Huber's toluidine blue 休伯氏甲苯胺兰染剂(染尼斯耳氏体)/ ~ IEHL-Neelsen's;carbol-fuchsin solution 齐—尼二氏染剂,石碳酸品红溶液 / ~ -fast 抗染剂的,抗染色的 / ~ inversion 反向染剂 / ~ iron-hematoxylin 铁苏木精染剂 / ~ Janus green B 杰纳斯绿 B 染剂(染线粒体)/ ~ Kornhauser's quadruple 科恩豪泽氏四重染剂(染结缔组织)/ ~ Krajian's Congo 克腊晏氏刚果红染剂(染弹性纤维)/ ~ Kultschitzky's hematoxylin 库尔栖茨基氏苏木精染剂(染脂类)/ ~ Kultschitzky's myelin 库尔栖茨基氏髓磷脂染剂 / ~ Leishman's 利什曼氏染剂 / ~ Lillie's acid hemalum 利里氏酸性苏木精明矾染剂 / ~ lithium-carmine 利卡红染剂 / ~ Ljubinshy's 尤格斯基氏染剂(染细菌颗粒)/ ~ Loffler's alkaline methylene blue 吕弗勒氏碱性亚甲兰染剂 / ~ Lorrain Smith 洛雷恩·史密斯氏染剂(染脂酸)/ ~ maccallum's 麦克勒木氏染剂(染组织中流感杆菌与格兰氏阳性菌)/ ~ macneal's tetrachrome 麦克尼耳氏四色染剂 / ~ Mallory's connective-tissue 马洛里氏结缔组织染剂 / ~ Mallory's phosphotungstic acid hematoxylin 马洛里氏磷钨酸苏木精染剂 / ~ Mallory's triple 马洛里氏三重染剂 / ~ Mann's cosin-methyl blue 曼氏曙红亚甲兰染剂 / ~ Masson 马森氏三色染剂(染结缔组织)/ ~ Mayer's hemalum and indigo carmine 迈尔氏苏木精明矾染剂 / ~ Mayer's hemalum 迈尔氏苏木精明矾染剂 / ~ Mayer's muchematein 迈尔氏苏木精明矾染剂 / ~ May-Grunwald 梅-格尔氏染剂(染血细胞)/ ~ metachromatic 异染性染剂 / ~ methyl green pyronine;Umma-Pappenheim ~ 甲基绿派若宁染剂,乌帕二氏染剂(染浆细胞)/ ~ methyl violet 甲基紫染剂 / ~ methylene blue 亚甲兰染剂 / ~ Michaelis' 米夏利斯氏染剂(染血细胞)/ ~ Milligan's trichrome 米里根氏三色染剂(染结缔组织和平滑肌)/ ~ mineral 矿质色素斑(牙)/ ~ Mollier's quadruple 莫利尔氏四重染剂(染结缔组织)/ ~ Neelsen's 尼尔

森氏染剂 / ~ Neiser's double; Neisser's granule ~ 奈色氏二重染剂 / ~ Nersser's 奈色氏染剂(染白喉杆菌的异染颗粒)/ ~ neutral 中性染剂 / ~ nuclear 核染剂 / ~ panchrome 全色染剂(染血)/ ~ plasmatic; plasmic ~ 胞质染剂 / ~, Ponder-Kinyoun 庞—金二氏染剂(染白喉杆菌)/ ~ porcelain 瓷染剂 / ~ port-wine; nevus flammeus 葡萄酒色痣,焰色痣 / ~ Proescher's oil red-tyridine 普勒施尔氏油红吡啶染剂(染类脂质)/ ~ protoplasmic 原生质染剂 / ~ Regaud's 雷果氏染剂(染线粒体)/ ~ Romanowsky 罗曼诺夫斯基氏染剂(染血片)/ ~ Sato-Shoji's 佐藤—庄司二氏染剂(染过氧化物酶颗粒)/ ~ scharlach R'猩红染剂(染脂肪组织)/ ~ selective 选择性染剂 / ~ Shorr trichrome 肖尔氏三色染剂(染阴道上皮)/ ~ Shunk's 香客氏染剂(染鞭毛)/ ~ single 单染剂 / ~s, Gomori's 果莫里氏染剂(染磷酸酶及脂酶)/ ~ Stovall-Black 斯—布二氏染剂(染内格里氏体)/ ~ tetrachrome 四色染剂 / ~, triacid 三酸染剂 / ~ trichromic 三色染剂 / ~ universal 通用染剂 / ~ Unna-Pappenheim 乌—帕二氏染剂(染浆细胞)/ ~ Unna's alkaline methyiene blue 乌纳氏碱性亚甲蓝染剂(染浆细胞)/ ~ van Gieson's 范吉逊氏染剂(酸性品红及苦味酸饱和溶液合剂)/ ~ Verhoeff's 维尔赫夫氏染剂(染弹性组织)/ ~ von Kossa's 冯科萨氏染剂(染骨矿质)/ ~ Weigert's; picrocarmine solution 魏格特氏染剂,苦味酸卡红溶液 / ~ Welch's 维尔希氏染剂(染荚膜)/ ~ Wright's 莱特氏染剂(染血细胞及疟原虫)/ ~ Ziehl's carbol-fuchsin 齐耳氏碳酸品红染剂 / ~e amide library 重要蛋白酶抑制剂分子库 / ~ ed glass 彩色的玻璃 / ~ ed glass mosaic 彩色玻璃马赛克(作业疗法)/ ~ ed preparation 染色标本,染色制片 / tumor ~ 癌印渍

stainedpreparation ***n***. 染色标本

stainer ***n***. 染色器

staining ***n***. 着色,污染,染色 ‖ ~ Retterer's 雷特勒氏染色法(染肌)/ ~ spore 芽孢染色法 / ~ for sperm cell 精液细胞染色技术 / ~ method, Cox's modification of Golgi's corrosive sublimate 柯克斯氏改良高尔基氏升汞染色法(神经节细胞染色)/ ~ method for electron microscopy 电镜染色法 / ~ method, Bauer's 鲍尔氏染色法(检糖原)/ ~ method, Bensley's 本斯莱氏染色法(检糖原)/ ~ method, Bethe's 贝提氏固定亚甲蓝染色法(染神经纤维)/ ~ method, Bodian 博迪恩氏胶体银染色法(染神经纤维和神经末梢)/ ~ method, Cajal's double 卡哈二氏二重染色法(染神经节细胞)/ ~ method, Carey's 凯累氏终板染色法 / ~ method, Champy-Kull's 尚—库二氏染色法(染线粒体)/ ~ method, Custer's 卡斯特氏染色法(染骨髓切片)/ ~ method, da Famo's cobalt nitrate 达法诺氏硝酸钴染色法(染高尔基氏体)/ ~ method, del Tio Horteg's silver 德尔利奥.霍特加氏镀银染色法(染小神经胶质细胞)/ ~ METHOD, Einarson's gallocyanin chrome alum 艾纳逊氏洛明矾倍花青染色法(染尼斯尔氏体)/ ~ method, Foley's combined 弗莱氏复合染色法(染神经纤维,鞘,细胞)/ ~ METHOD, foot's ammoniated silver carbonate 富特氏碳酸银氨染色法(染脑组织)/ ~ method, Go; go's mixed 高尔基氏混合染色法(染神经细胞)/ ~ method, Graham alphanaphthol pyronin 格雷汉氏 α-萘酚派诺宁染色法(染氧化酶颗粒)/ ~ method, Gram 格兰氏染色法 / ~ method, Hortega 霍特加氏染色法(小神经胶质细胞镀银法)/ ~ method, Hrris' 哈里斯氏染色法(内格里氏体染色法)/ ~ method, iron hematoxylin 铁苏木精染色法 / ~ method, Jenner's 詹纳尔氏染色法(染血细胞)/ ~ method, Liefson's 利扶桑氏染色法(染细菌鞭毛)/ ~ method, Maximow's 马克西莫夫氏染色法 / ~ method, Nissl's 尼斯尔氏染色法(染神经细胞体)/ ~ method, Nonidez chloral hydrate 诺尼德兹氏水合氯醛染色法(染神经组织)/ ~ method, Ogata-Ogata's silver 绪方—绪方二氏镀银法(染嗜洛细胞)/ ~ method, Penfield's 潘菲尔德氏染色法(染神经胶质)/ ~ method, Perdrau's 佩尔德劳氏改良比耳朔法基氏染色法(染胶原与网硬蛋白)/ ~ method, Ranvier's gold chloride 朗菲氏氯化金染色法 / ~ method, Schmorl's 施莫尔氏染色法(染骨切片)/ ~ method, Schmorl's alizarin SX 施莫尔氏茜素 SX 染色法(染钙)/ ~ method, Schultz's sterol reaction 舒尔茨氏甾醇反应染色法(检胆甾醇)/ ~ method, silver nitrate 硝酸银染色法(染钙沉着)/ ~ method, Tirmann-Schmeizer 提—施二氏染色法(铁离子显示法)/ ~ method, Weil's rapid 外耳氏快速染色法(染髓鞘)/ ~ method, Well-Davenport's modified Stern 外—达二氏改良斯特恩氏染色法(染脑)/ ~ method, Werl-Davenport 外—达二氏染色法(染神经胶质瘤)/ ~ methoda, Foot's 富特氏染色法(染网状纤维)/ ~ metod, Feulgen 福伊耳根氏染色法(检色质和去氧核糖核酸)/ ~ metod, Marchi's 马尔基氏染色法(染变性神经鞘)/ ~ metod, Moeller's 默勒氏染色法(染细菌芽孢)/ ~ nethon, Levaditis 列瓦迪体氏染色法(染螺旋体)/ ~ reaction 染色反应[微]/ ~ technic, Coun's 康恩氏染色法(染土壤细菌)/ ~ technic, Herxheimer's 赫科斯海默氏染色法(染脂肪)/ ~ technlque 染色技术 / ~ acid alizarin blue modification 酸性茜素蓝改良染色法(染结缔组织)/ ~ acid fast 抗酸染色法 / ~ Albert's diphtheria 阿尔伯特氏白喉杆菌染色法 / ~ Anthony's capsule 安东尼氏荚膜染色法 / ~ azan 偶氮卡红染色法 / ~ Benda's 邦达氏染色法(染神经组织)/ ~ bipolar 两极染色法 / ~ capsule 荚膜染色法 / ~ Castaneda's 卡斯塔涅达氏染色法(染立克次氏体)/ ~ cilium; flagellum ~ 鞭毛染色法 / ~ compound 符合染色法 / ~ contrast 对比染色法 / ~, counter 复染法 / ~ Davenport's 达文伯特氏镀银染色法 / ~ differential 鉴别染色法 / ~ double 二重染色法 / ~ Dunn-Thompson 邓—汤二氏染色法(染血红蛋白)/ ~ flagellum 鞭毛染色法 / ~ fluorescent 萤光染色法 / ~ Fontana's 丰塔纳氏染色法(染螺旋体)/ ~ Goodpasture's; poroxidase ~ 古德帕斯彻氏染色法,过氧化物酶染色法 / ~ Heidenhain's iron hematoxylin 海登海因氏铁苏木精染色法 / ~ Hiss capsule 希斯氏荚膜染色法 / ~ India ink 墨汁染色法 / ~ intravital; vital ~ 活体染色法 / ~ Krajian's rapid 克腊晏氏快速染色法 / ~ Loffler's flagella 吕弗勒氏鞭毛染色法 / ~ Macchiavello's 马基阿韦洛氏立克次氏体染色法 / ~ May's spore 梅氏芽孢染色法 / ~ metachromatic granules 异染粒染色法 / ~ modifide Gallego dlastic tissue 改良加莱戈氏弹性组织染色法 / ~ multiple 多色染色法 / ~ negative 背景染色法 / ~ Pal's modification of Wergert's mylin sheath 帕尔氏改良魏格特氏髓鞘染色法 / ~ Papanicolaon's 帕帕尼科拉乌氏染色法(染分泌物)/ ~ Pappenheim's 帕彭海姆氏染色法 / ~ peroxidase; Goodpasture's ~ 过氧化物酶染色法,古德帕斯彻氏染色法 / ~, polar 端基染色法 / ~ postvital 死后活体染色法 / ~ preagonal; vital ~ 活体染色法 / ~ Ranson's pyridine silver 兰逊氏吡啶银染色法(染神经细胞)/ ~ section 切片染色法 / ~ Shaeffer's spore 谢弗氏(植物)孢子染色法 / ~ simple 简单染色法 / ~, Smith-Dietrich 史—迪尔氏染色法(染脂类)/ ~ special 特殊染色法 / ~ Spielmeyer's myelin 施皮耳麦耶氏髓磷脂染色法 / ~ substantive 直接染色法 / ~ supravital 体外活体染色法 / ~ tooth 牙染色法 / ~ triple 三重染色法 / ~ vital; intravital ~ 活体染色法 / ~ Weil's 外耳氏染色法(染髓鞘)/ ~ Wergert's fibrin 魏格特氏纤维蛋白染色法 / ~ Wergert's iron hematoxylin 魏格特氏铁苏木精染色法 / ~ Wergert's myelin sheath 魏格特氏髓鞘染色法 / ~ Wergert's neuroglia fiber 魏格特氏神经胶质纤维染色法 / ~ Wergert's resorcin-fuchsin 魏格特氏间苯二酚品红染色法(染弹性纤维)/ ~ Wolters's myelin 沃尔特四十岁磷脂染色法

stainingbottle ***n***. 染色瓶

stainingdish ***n***. 染色皿

stainingjar ***n***. 染色缸

stainingmachine ***n***. 染色机

stainingtechnique ***n***. 染色技术

stainless ***n***. 不锈的;不锈钢的 ‖ ~ steel 不锈钢 / ~ steel dietary ware 不锈钢食物盛器 / ~ steel wire suture 不锈钢丝缝线 / ~ wire loop 不锈钢丝袢(息肉切除术用)

stainlesssteel ***n***. 不锈钢

stainlesssteelsil ***n***. 不锈钢丝

stainsmear ***n***. 染色涂片

STAIR 信息存储和检索系统(见 storage and information retrieval system)

stair ***n***. (梯子的)一级,(常用 pl.)楼梯,梯级 ‖ ~ activity 登梯活动,上下楼梯 / ~ chair 登楼轮椅 / ~ half 楼梯间 / ~ rod 楼梯上夹住地毯之条状物

staircase ***n***. 扶杆梯,楼梯 ‖ ~ generator 台阶形波发生器 / ~ maser 阶梯激发器 / ~ phenomenon 阶梯现象 / ~ subluxation 阶梯样半脱位

stairclimber ***n***. 爬楼梯器具

stairlifts ***n***. 滚梯 ‖ ~ for standing 站立者使用的滚梯 / ~ for wheelchairs 轮椅使用滚梯 / ~ with seat 带座位的滚梯

stairs ***n***. 楼梯

stairway ***n***. 楼梯

staitinodermia [希 staitinos doughy + derma skin] ***n***. 皮肤松软

stake ***n***. 桩,奖金 ***v***. 下赌注 ‖ ~ a bath 洗个澡 / ~ out 设有监视哨的地区;对…… 加以监视

stakeholder ***n***. 保管赌注的人

Stake's law ***n***. 斯托克斯定律

Stakhanovism ***n***. 斯塔诺夫运动

Stakhanovite ***a***. 斯塔诺夫运动的

Stalactite ***n***. 钟乳石(中药)

stalactitic ***a***. 钟乳石的,钟乳石状的,钟乳石质的

stalactitum; Stalactite ***n***. [拉,化学] 钟乳石

stalag ***n***. 战俘营

stalagmin ***n***. 改滴胶质(此物质混于一种溶液中时,能改变其表面张力)

stalagmite *n*. 石笋
stalagmitic *a*. 石笋的,石笋状的
stalagmobeter［希 stalagmos dropping + metron measure］*n*. 表面张力(滴定)计,滴数计
stale *n*. 尿 *a*. 不新鲜的,陈腐的,疲倦的 *v*. 使泄气,走味,撒尿
stalemate *n*. 僵持状态,陷于困境,胶著状况 *v*. 使无法动棋子,使停顿,使陷入困境
staleness *n*. 泄气,腐败,陈腐
staling *v*. 排尿(指牛和马)
stalk *n*. 蒂 ‖ ~ cell 柄细胞 / ~ of anther 花丝 / ~ of epiglottis 会厌软骨茎［解］Petiolus epiglottidis［拉］/ ~ abdominal; belly ~ 腹蒂 / ~ allantoic 尿囊蒂 / ~ body; somatic ~ 体蒂 / ~ cerebellar 小脑脚 / ~ clove 丁香茎 / ~ hypophysial 垂体茎 / ~ intestinal 肠茎 / ~ Mechkl's 美克耳士柄(卵黄囊基部残留物)/ ~ optic 眼茎 / ~ splanchnic 脏蒂 / ~ splanchno; leuric 脏腑板蒂 / ~ umbilical; umbilical cord 脐带 / ~ ventral 腹蒂 / ~ yolk 卵黄蒂 / ~ -disease 玉蜀奇茎病(牛马)
stalked particle 有柄颗粒
stalker *n*. 狙击者
stalking-horse *n*. 猎人用于掩护的假马;借口
stall *n*. 厩,汽车停车处,售货摊 *v*. 关入厩中,陷下泥潭,停顿 ‖ ~ bar 肋木 / ~ finger 指套
stallage *n*. 设摊权
Stallard operation Stallard 手术
Stallard operation with insertion of tube or stent Stallard 手术伴管或支架插入
stall-fed *a*. 在厩中养肥的
stall-feed *v*. 在厩中饲肥;用干草料饲肥
Stallimycin *n*. 司他霉素(抗生素类药)
stallion *n*. 公马,种马 ‖ ~,stub 种马
Stallion penis *n*. (动物)白马阴茎
stalloy *n*. 硅钢片
staltic; styptic ①收敛的,止血的 ②止血剂
stalwart *n*. 顽强的人 *a*. 高大结实的,顽强的
stam *n*. 图章;盖印;标出;邮票
stamen *n*. 雄蕊群 ‖ ~ Euphorbiae Antiquori［拉,植药］秧蕊 / ~ diadeiphous 二体雄蕊 / ~ Nelumbinis 莲须 / ~ Nelumbinis［拉,植药］莲须 / ~ of ancients euphorbia［植药］火秧蕊 / ~ tetradynamous 四强雄蕊
Stamen-bearing *a*. 有雄蕊的
Stamey test *n*. 斯塔米试验(肾性高血压诊断用两侧肾机能对比检查法)
Stameyprocedureforstressurinaryincontinence *n*. 斯塔米尿道悬吊术
stamicin *n*. 制霉菌素
stamina［拉］*n*. ①耐力,精力 ②雄蕊
staminal *a*. 雄蕊的,能增进精力的 ‖ ~ sterility 雄蕊不稔性
staminate *a*. 有雄性花蕊的 ‖ ~ flower 雄配子体 / ~ strobilus 小柄
staminiferous plant 雄株
staminode *n*. 退化助细胞
Staminoid *n*. 氯苄吡二胺(抗组胺药)
staminose *n*. 雄蕊特征明显
stammer *n*. 口吃,讷吃 ‖ ~ bladder 断续排尿 / ~ method 施塔默法(血中葡萄糖定量法)
stammerer *n*. 口吃的人
stammering *n*. 口吃,讷吃 ‖ ~ speech 口吃,讷吃 / ~ urinary 断续排尿
Stamm-Kader gastrostomy *n*. 施一卡胃造瘘术
Stamnosoma［希 stamnos jar + soma body］*n*. 壶吸虫属
stamp *n*. 邮票 *v*. 扎盖印,贴邮票 ‖ Stamp Act 印花税法案 / ~ album 集邮册 / ~ book 集邮册 / ~ collector 集邮者 / ~ duty 印花税 / ~ machine 邮票自动贩卖机 / ~ mill 捣磨机 / ~ on 盖上 / ~ one's feet 跺脚;顿足 / ~ out 毁掉;镇压 / ~ preparation 捺印标本(新鲜组织切面在玻片上捺印后染色);印模标本［牙］
stamp-album *n*. 集邮簿
stamp-collector *n*. 集邮者,集邮家
stamp-duty *n*. 印花税
stampede *v*. 受惊吓而窜逃;崩溃
stampen *n*. 双氯青霉素钠
stamper *n*. 顿足步态者;研棒
stamping *n*. 顿足 ‖ ~ gait 顿足步态
stampskingraft *n*. 邮票状皮片
Stamycil *n*. 双氯乙酰二苯醚(抗真菌药)
Stan *n*. 标准;规格(见 standard) ‖ ~ Dev 标准［偏］差(见 standard deviation)
/ ~ Psych 标准精神病学(术语)(见 standard psychiatric)
stanaprol *n*. 双氢睾酮
stanazol *n*. 康力龙
stance *n*. 准备击球姿势,踏脚处,位置 ‖ ~ fatigue 姿势疲劳,静立疲劳 / ~ phase 站立时相,支持相
stancephase *n*. 静止负重相
stanch *v*. 止住,止血 *a*. 坚固的,坚强的,忠实的
stanchion *n*. 支柱 *v*. 以支柱撑持
stanchly *ad*. 坚强地;忠实地
stand *n*. 台;架;看台;站立;群落地段;林分;支持架 ‖ ~ a good chance of 有相当把握;大有希望 / ~ against 抵抗 / ~ alone nursing system 独立护理系统 / ~ aside 袖手旁观;让开 / ~ back 向后退 / ~ by 支持;坚守 / ~ by system 后备系统(算)/ ~ for 代表;容忍 / ~ in 参加 / ~ in a line 排队 / ~ in with 与……有交情;与…… 一致 / ~ off 疏离;离岸驶去 / ~ on ceremony 拘礼 / ~ out 显著;突出 / ~ out against 继续抵抗 / ~ ard 标准;规格 / ~ structure 群落地段结构;林分结构 / ~ to reason 显而易见的;顺理成章 / ~ up 站立;站得住脚 / ~ up for 坚持;支持 / ~ up to 勇敢地抵抗 / ~ well with 得…… 宠信 / ~ 支(持)架 ‖ ~ tube X 线管支架
stand-alone basis *n*. 标准分析程序包
stand-alone computer 独立计算机
stand-alone microcomputer 独立微型计算机
stand-alone workstation 独立工作站
(+)strand 正链(见 positive strand; plusstrand)
∑ 希腊字母 sigma 的大写;数学中表示总和的符号
2-strand double crossing over 二线双交换
3-strand double crossing over 三线双交换
4-strand double crossing over 四线双交换
standard *n*. ①标准,基准,准则 ②模型 ③标准的 ‖ ~ air chamber 标准空气电离室 / ~ analysis package 标准分析程序包 / ~ armrest 标准靠手 / ~ atmosphere 标准大气 / ~ backrest 标准靠背 / ~ base excess 标准碱过剩 / ~ beam 标准束 / ~ bicarbonate 标准碳酸氢盐 / ~ bicarbonate,SB 标准碳酸氢盐 / ~ biological system 标准生物系统 / ~ bronchoscope 标准支气管镜 / ~ calculator 标准计算器 / ~ chemotherapy regimen 标准化疗方案 / ~ clinical data base 标准临床数据库 / ~ computational algorithm 标准计算机算法 / ~ computer terminal 标准计算机终端 / ~ credit card 标准信用卡 / ~ crutch gait 标准拐杖步法 / ~ curve 标准曲线 / ~ curve 标准曲线 / ~ cyclotron 标准回旋加速器 / ~ developer 标准显影液 / ~ deviate 标准离差 / ~ deviation 标准差 / ~ deviation 标准偏差 / ~ diet 标准膳食 / ~ emitron 光电摄象管 / ~ endoscope 标准内镜 / ~ endoscopic procedure 标准内镜操作 / ~ error 标准误 / ~ error of difference 差别的标准误 / ~ error of estimate 标准估计误差 / ~ error of rate 率的标准误 / ~ error(S.E)标准误 / ~ evaluation criteria 标准评价准则 / ~ exercise 标准训练 / ~ field 标准野 / ~ fitting 标准装配 / ~ foil 标准探测箔(核)/ ~ format 标准格式化 / ~ gait pattern 标准步态型 / ~ gauge 标准量规 / ~ generalized markup language (SGML)标准通用标注语言 / ~ grid 标准滤线栅 / ~ guide wire 标准导丝 / ~ history form 标准病史表 / ~ indicator 标准显示器 / ~ information management system 标准信息管理系统 / ~ intensifying screen 标准增感屏 / ~ irradiation 标准照射 / ~ ized mortalityrate,SMR 标准化死亡率 / ~ ized mortalityratio,SMR 标准化死亡比 / ~ lamp 落地灯 / ~ legrest 标准搁腿架 / ~ logarithmic visual acuity chart 标准对数视力表 / ~ loop 标准环 / ~ low-dosage urography 标准低剂量尿路造影［术］/ ~ muscle test 标准肌测验 / ~ near vision chart 标准近视力表 / ~ Nomenclature of Diseases and Operations《疾病与手术标准名称》/ ~ nonlinear discriminant analysis 标准非线性判别分析 / ~ normal deviate 标准正态离差 / ~ of living 生活水准 / ~ partial regression coefficient 标准偏回归系数 / ~ photographic recording accessory 标准摄影记录部件 / ~ population 标准人口 / ~ position 标准位置 / ~ prefabricated splint 标准预制夹板 / ~ prescription 标准处方 / ~ program 标准程序 / ~ prosthesis 标准假肢 / ~ radiation output 标准辐射输出 / ~ reference nutrient data bank 标准参考营养数据库 / ~ rule-based structure 标准基于规则的结构 / ~ screen 标准增感屏 / ~ serial communication protocol 标准串行通信规程 / ~ serum 标准血清 / ~ sheathed trocar 标准鞘样套针 / ~ software tool 标准软件工具 / ~ source 标准源 / ~ technique chart 标准技术 / ~ thermometer 标准温度计 / ~ thermometer 标准体温表 / ~ threshold of audibility 标准可听阈 / ~ treatment 标准疗法 / ~ type 标准类型 / ~ variety 标准品种 / ~ visual acuity chart 标准视力表 / ~ walking frame 标准步行支架 / ~ wheelchair 标准轮椅 / ~ albumin 白蛋白标准液 / ~

colour 比色标准 / ~ dietary 膳食标准 / ~ Harris-Benedict 哈-本耳氏标准液 / ~ minimum 最低标准,最小标准 / ~ permanent albumin 永久白蛋白标准(检尿蛋白)/ ~ Pignet's 皮涅氏标准(体型强弱)/ ~ reference 参考标准 / ~ thermal 温热标准(包括人体对室内温度,湿度,风速的卫生要求所定出的标准)/ ~ working 现行标准
standard standardization *v*. 标准化
standardaccessory *n*. 标准附件
standardbearer *n*. 掌旗官;领袖
standardbred *n*. 标准(马)
standardcandle *n*. 标准烛光
standardcell *n*. 标准电池
standardcurve *n*. 标准曲线
standarddeviation *n*. 标准偏差
standardelectrode *n*. 标准电极
standardemitron *n*. 光电摄像管
standarderror *n*. 标准误差
standard-gaupe *n*. 标准轨距
standardization *n*. 标准化
standardization *n*. 标准化,规格化 *v*. 鉴定 ‖ ~ of drugs 药物(学标准)鉴定 / ~ of tonometer 眼压计标准化 / ~ of tonometer 眼压计[标准]鉴定 / ~ biological;biological assay 生物[学标准]鉴定
standardize *v*. 标准化,使合于标准
standardized *n*. 标准化 ‖ ~ algorithm 标准化算法 / ~ birth rate 标准化出生率在一定时间内特定年龄组人群的出生人数 / ~ data definition 标准化数据定义 / ~ death rate 标准化死亡率 / ~ death rate 标准化死亡率 / ~ descriptor 标准化描述符 / ~ exposure system 标准化曝光系统 / ~ fertility 统计校准的孕性 / ~ forward reasoning(SFR)标准化正向推理 / ~ isodose distribution 标准等剂量分布 / ~ mortality ratio 标准化死亡比 / ~ rate 标准化率 / ~ test 标准化测验 / ~ test package 标准化检验软件包 / ~ training 标准化训练 / ~ vocational test 标准职业测验 / ~ volume history 标准化容量史
standardizition *n*. 标准化;标定法
standardlead *n*. 标准导程
standardlens *n*. 标准镜头
standardrockingmicrotome *n*. 标准摇动式切片机
standardset-up *n*. 标准装置
standardsolution *n*. 标准溶液
standardspecifications *n*. 标准规格
standardtechnique *n*. 标准技术;标准法
standardvolume *n*. 标准容积
stand-by *n*. 备用品;准备
standby *n*. 可以信任的人;使船待命的信息
standee *n*. 站着看的人
stander-by *n*. 旁观者;在场者
stand-in *n*. 替身;任何代替品
standing *n*. 站立(位),站立,持续,地位,身分 *a*. 直立的,站着的 ‖ ~ army 常备军;现役部队 / ~ balance 站立平衡 / ~ chair 站立椅 / ~ committee 常务委员会 / ~ crop 现存量[动];线盘型 / ~ current 驻流 / ~ exercise 站立训练 / ~ frame 站立支架 / ~ ground 立足地;基本原则 / ~ height 顶踵长;牙合冠踵长、立高 / ~ long jump 立定跳远 / ~ order 委托书,现行命令 / ~ orders 医疗常规(特别是指在缺乏通讯联系的情况下供救护车人员的入院前急救医疗原则)/ ~ pool 现存库[动]/ ~ position 站立位 / ~ procedure 标准操作规定,标准做法 / ~ room 站立的空间;只容站立的地方 / ~ stance 站立姿势 / ~ stock 现存量[动]/ ~ table 站立台(作业疗法用器械)(康复)/ ~ tolerance 站立耐受时间 / ~ transfer training 站立移位训练 / ~ view 立位观 / ~ wave 驻波 / ~ wave linac 驻波直线加速器 / ~ wave linear accelerator 驻波直线加速器 / ~ wave proton accelerator 驻波质子加速器
standish *n*. 墨水台
standmagnet *n*. 立式系铁器
standoff *a*. 冷淡的,不关心的 *n*. 疏远,冷淡,不亲切
Stand-off *n*. 传输线固定器
standoffish *a*. 冷淡的,不亲切的
standoffishly *ad*. 冷淡地
standoffishness *n*. 冷淡
standout *n*. 固执己见者;显要的人物 *a*. 显要的
standpat *a*. 主张维持现状的,保守的
standpatter *n*. 保守派,顽固者
standpipe *n*. 储水塔,给水塔
standpoint *n*. 立场;观点
stands *n*. 物品助稳器
standstill *n*. 停顿,停滞; *a*. 停顿的,停滞的 ‖ ~ atrial 心房停顿 / ~ auricular;atrisl ~ 心房停顿,心耳停顿 / ~ cardiac 心停顿 / ~ expiratory 呼气停顿 / ~ inspiratory 吸气停顿 / ~ respiratory 呼吸停顿 / ~ ventricular 心室停顿
standtype phototherapy unit 立式光疗机
stand-up *a*. 挺立的;站得笔直的
Stanesco's dysostosis syndrome Stanesco 骨发育障碍综合征
Stanford - Binet Intelligence Scale 斯—比二氏智力量表
Stanford achievement test 斯坦福成绩测验
Stanford hospital HIS 美国斯坦福医院信息系统
Stanford intelligence test 斯坦福智力测验
Stanford-Binet test Stanford-Binet 测验,斯坦福-比奈测验
Stangen *n*. 甲氧苄二胺(抗组胺药)
Stangeria *n*. 蕨苏铁属
Stangeriaceae *n*. 蕨苏铁科
Stange's test 斯坦格氏试验(麻醉前检呼吸)
Stangin *n*. 甲氧苄二胺(抗组胺药)
Stangulated internal hemorrhoids 绞窄性内痔
stanhope *n*. 单人乘座轻马车的一种
Stanieria cyanosphaera Komarek et Anagnostidis 青球斯塔患尔氏菌(青色球形斯塔尼尔氏菌)
Stanieria Waterbury et Stanier 斯塔尼尔氏菌属
stanilo *n*. 盐酸奇放线菌素
stank stink 的过去式
Stanley *n*. 斯坦利港(马尔维纳斯群岛(即福克兰群岛)首府)‖ ~ bacillus 斯坦利杆菌(沙门氏菌属)
Stanley's cervical ligaments(Edward 英外科医师 1791—1861)斯坦利氏股骨颈韧带(髋关节囊支持带,在股骨茎的反折壁)
stannary *n*. 锡矿山;锡矿区
stannate *n*. 锡酸盐
stannic *a*. (正)锡的,四价锡的 ‖ ~ anhydride 氧化锡 / ~ bromide 溴化锡 / ~ chlodide 氯化希,四氯化锡 / ~ chromace 铬酸锡 / ~ fluoride 氟化锡 / ~ hydride 氢化锡 / ~ hydroxide 氢氧化锡 / ~ iodide 碘化锡 / ~ methide 四甲基锡 / ~ nitride 四氮化三锡 / ~ oxide 氧化锡 / ~ oxychloride 二氯氧化锡 / ~ phenide 四苯基锡 / ~ selenide 硒化锡 / ~ selenite 亚硒酸锡 / ~ sulfate 硫酸锡 / ~ sulfide 硫化锡
stannic *n*. 正锡的
stannicbromide *n*. 四溴化锡
stanniciodide *n*. 四碘化锡
stanniferous [拉 stannum tin + ferre to bear] *n*. 含(正)锡的
stanniform;methyl stannic iodide *n*. 斯坦尼仿,碘化甲基锡
stannite *n*. 亚锡酸盐
Stannius' ligature(Herman Friedrich 德生物学家 1808—1883)施坦尼乌斯结扎法(蛙心脏传导试验)(扎住蛙心各部,证明心脏有自主性)
stannochlor *n*. 氯化亚锡
Stannomida Tendal 有线目
stannosis *n*. 锡尘肺
stannous *a*. 二价锡的 ‖ ~ acetate 醋酸亚锡 / ~ bromide 溴化亚锡 / ~ chloride 氯化亚锡 / ~ chromate 铬酸亚锡 / ~ citrate 枸橼酸亚锡 / ~ fluoride 氟化亚锡 / ~ fluozirconate(Ⅳ)六氟锆酸锡 / ~ iodide 碘化亚锡 / ~ malate 苹果酸亚锡 / ~ maleate 马来酸亚锡 / ~ oxalate 草酸亚锡 / ~ oxide 氧化亚锡 / ~ pyrophosphate 焦磷酸亚锡(骨扫描用药)/ ~ selenide 硒化亚锡 / ~ solfate 硫酸亚锡 / ~ sulfide 一硫化锡 / ~ tartrate 酒石酸亚锡
stannouschloride *n*. 氯化亚锡
stannum *n*. 锡
stannyl group 甲锡烷基
Stanolone;dihydrotestosterone *n*. 二氢睾酮,雄诺龙(雄激素类药),用作雄激素,以加速组成代谢并中止分解代谢 ‖ ~ preparation 雄诺龙制剂
stanomycetin *n*. 氯霉素
stanorone *n*. 双氢睾酮
stanozol *n*. 康力龙
Stanozolol *n*. 司坦唑醇(雄激素,同化激素类药)‖ ~ measurement 康力龙测量 / ~ preparation 司坦唑制剂
Stanton's diseses;melioidosis 斯坦顿氏病,类比疽
stanza *n*. (诗的)节,(体育比赛的)局,盘
Stanzamine *n*. 苄吡二胺(抗组胺药)
Staodyn electrical muscle stimulator 斯坦奥丁电肌肉刺激器
stapcidin *n*. 溶葡萄菌素
stapedectomy *n*. 镫骨切除术;镫骨足板切除术 ‖ ~ with incus replacement 镫骨切除术伴砧骨置换
stapedes(单 stapes)[拉] *n*. 镫骨

stapedial *a*. 镫骨的,靠近镫骨的 ‖ ~ branch 镫骨肌支[解]Ramus ~ is[拉] / ~ fold 镫骨襞[解]Plica ~ is[拉] / ~ gusher 镫井喷 / ~ muscle 镫骨肌[动]/ ~ nerve 镫骨肌神经[解]Nervus stapedius[拉] / ~ nerve 镫骨肌神经 / ~ plate 镫骨板 / ~ reflex 镫骨反射
stapediolysis *n*. 镫骨松动术
stapedioplasty *n*. 镫骨成形术
stapediotenotomy *n*. 镫骨机件切断术
stapediovestibular *a*. 镫骨前庭的
stapedius *n*. 镫骨肌[解]Musculus stapedius 拉 ‖ ~ muscle 镫骨肌
stapedotomy *n*. 镫骨切开术;镫骨足板造孔术
stapenor *n*. 苯唑青霉素钠
stapes *n*. 镫骨[解]Stapes[拉] ‖ ~ mobilization 镫骨撼动术
staph. 葡萄球菌(见 staphylococcus)
staphaurex Staphaurex 法
staphbiotic *n*. 邻氯青霉素
staphcillin, methicillin sodium *n*. 甲氧苯青霉素钠,新青霉素
staphisagria(staphis raisin + agrios wild) *n*. 虱草子
staphisagrine *n*. 虱草子碱
staphisagroine *n*. 虱草副碱
staphobristol *n*. 邻氯青霉素
staphybiotic *n*. 邻氯青霉素
staphylococcus sciuri Kloos, Schleifer et Smith 松鼠葡萄球菌
staphyiokinase *n*. 葡萄球菌激酶
staphyl-, staphylo- 葡萄,悬雍垂
staphylagra; uvula forceps *n*. 悬雍垂钳
staphylcus *a*. 悬雍垂的
staphyle *n*. 悬雍垂
Staphylea bumalda DC. [拉,植药] 省沽油
Staphyleaceae *n*. 省沽油科
staphylectomy *n*. 悬雍垂切除术
staphyledema (staphyl- + oidema swelling) *n*. 悬雍垂水肿
staphylematoma *n*. 悬雍垂血肿
staphyleus *a*. 葡萄球菌溶素的,悬雍垂的
staphylex *n*. 氟氯青霉素钠
staphylin *n*. 葡萄球菌溶素;省沽油素
staphyline *a*. ①葡萄状的 ②悬雍垂的
staphylinopharyngeus; musculus paalatoglossus *n*. 舌腭肌
staphylinus *a*. 悬雍垂的 ‖ ~ externus; tensor veli palatini 悬雍垂外肌,腭帆张肌 / ~ internus; levator veli palatini 悬雍垂内肌,腭帆提肌 / ~ medius 悬雍垂肌
staphylion *n*. 后鼻棘点(颅骨测定点),悬雍垂,乳房
staphylion; staphylion little grape *n*. ①后鼻肌点(颅骨测定点) ②悬雍垂 ③乳房,乳头
staphylitis; uvulitis *n*. 悬雍垂炎
staphylo- [希;复合形] 葡萄状;葡萄球菌;悬缍垂
staphyloangina *n*. 悬雍垂咽峡炎
staphylobacterin *n*. 葡萄球菌菌苗
staphylocidal *n*. 杀葡萄球菌剂
staphylocide *n*. 杀葡萄球菌剂
staphylocoagulase *n*. (葡萄球菌)凝固酶[微]
staphylococcal *a*. 葡萄球菌的 ‖ ~ arthritis 葡萄球菌关节炎 / ~ clumping test 葡萄球菌凝集试验[免]/ ~ cysteine proteinase 葡萄球菌半胱氨酸蛋白酶 / ~ enterocolitis 葡萄球菌性小肠结肠炎 / ~ enterotoxin A 金葡菌肠毒素 A / ~ eye infection 葡萄球菌眼感染 / ~ food poisoning 葡萄球菌食物中毒 / ~ gastroenteritis 葡萄球菌性胃肠炎 / ~ infection 葡萄球菌感染 / ~ infection 葡萄球菌感染 / ~ infectious disease 葡萄球菌传染病 / ~ meningitis 葡萄球菌性脑膜炎 / ~ pharyngitis 葡萄球菌性咽炎 / ~ pleurisy 葡萄球菌性胸膜炎 / ~ pleurisy with effusion 葡萄球菌性胸膜炎伴积液 / ~ pneumonia 葡萄球菌性肺炎 / ~ protein A 蛋白 A;葡萄球菌表面蛋白抗原 A(应用于免疫学检查法);葡萄球菌 A 蛋白[微]/ ~ proteinase II 葡糖球菌蛋白酶 Ⅱ / ~ scalded skin syndrome 葡萄球菌性鳞屑性皮肤综合征 / ~ septicemia 葡萄球菌败血病 / ~ serine proteinase 葡萄球菌丝氨酸蛋白酶 / ~ tonsillitis 葡萄球菌性扁桃体炎
staphylococcemia; staphylococcus + haima blood + -ia *n*. 葡萄球菌菌血症
staphylococci; staphylococcus *n*. 葡萄球菌
staphylococcia *n*. 葡萄球菌性皮肤化脓;葡萄球菌感染
staphylococcic *a*. 葡萄球菌的
staphylococcide *n*. 杀葡萄菌剂
staphylococcin *n*. 葡萄球菌素[微]
staphylococcolysin *n*. 葡萄球菌溶素
staphylococcolysis *n*. 葡萄球菌溶解
staphylococcosis *n*. 葡萄球菌病
staphylococcus *n*. 葡萄球菌;葡萄球菌属 ‖ ~ acne Holland 痤疮葡萄球菌 / ~ activus Prevot et Taffanel 见 Peptoeoccus activus(Prevot et Taffanel)Douglas / ~ aerogenes Sehottmuller 见 Peptoeoccus aerogenes(Sehottmuller)Douglas / ~ aerogenes 产气葡萄球菌 / ~ albus Rosenbaeh 白色葡萄球菌 / ~ albus; ~ pyogenes var. albus 白色葡萄球菌,白色酿脓葡萄球菌 / ~ anaerobius Hamm 见 Peptoeoccus anaerobius(Hamm)Douglas / ~ anaerobius 厌气葡萄球菌 / ~ anhaemolyticus Rolly 不溶血葡萄球菌 / ~ anhemolyticus 不溶血性葡萄球菌 / ~ antitoxin 葡萄球菌抗毒素 / ~ arlettae 阿尔莱葡萄球菌 / ~ arlettae Sehleifer, Kilpper-Balz et Devriese 阿乐莱特葡萄球菌 / ~ asaccharolyticus 不解糖葡萄球菌 / ~ asaccharolyticus Distaso 见 Peptocoecus asaccharolyticus(Distaso)Douglas / ~ asaccharolyticus var. indolicus Prevot et 非解糖葡萄球菌吲哚变种 / ~ asaccharolyticus 不发酵糖葡萄球菌 / ~ aseoformans(Johne)Ford 子囊葡萄球菌 / ~ aurcus Rosenbach 金黄色葡萄球菌 / ~ aurcus subsp. anaerobius De La Fuente, Suarez et Sehleifer 金黄色葡萄球菌厌氧亚种 / ~ aurcus subsp. aurcus Rosenbaeh 金黄色葡萄球金黄亚种 / ~ aurens 金黄色葡萄球菌 / ~ aureus 金黄色葡萄球菌 / ~ aureus antibody test kit 金黄色葡萄球菌抗体试剂盒[动]/ ~ aureus bacterin 金黄色葡萄球菌菌苗[动]/ ~ aureus bacterin - toxoid 金黄色葡萄球菌菌苗—类毒素[动]/ ~ aureus extoxin-D 金黄色葡萄球菌外毒素 D / ~ aureus neutral proteinase 金黄葡萄球菌中性蛋白酶 / ~ aureus phage lysate 金黄色葡萄球菌噬菌体溶解物[动]/ ~ aureus; ~ pyogenes var. Aureus 金黄色脓葡萄球菌(根据其噬苗体可分为 4 群 20 多型,引起疱疹性和剥脱性皮炎的菌株常是 II 群菌。存在于某些妇女阴道的细菌,与中毒性休克有关)/ ~ auricularis 耳葡萄球菌 / ~ aurieularis Kloos et Schleifer 耳葡萄球菌 / ~ candicans 带白色葡萄球菌 / ~ candieans Sehleifer et Kloos 微白色葡萄球 / ~ canescens(Miguia)Holland 淡灰葡萄球菌(淡灰微球菌)/ ~ capitis 头葡萄球菌 / ~ capitis Kloos etSchleifer 头状葡萄球菌 / ~ capitis subsp. capitis Kloos etSchleifer 头状葡萄球菌头状亚种 / ~ capitis subsp. ureolyticus Bannerman et 头状葡萄球菌解脲亚种 / ~ caprae 山羊葡萄球菌 / ~ caprae Uevriese et al. 山羊葡萄球菌 / ~ carnosus 肉葡萄球菌 / ~ carnosus Sclnleifer et Fischer 肉葡萄球菌 / ~ caseolyticus 溶酪葡萄球菌 / ~ caseoplyticus Schleifer et al. 溶酪葡萄球菌(解酪葡萄球菌)/ ~ cereus albus Passet 白蜡状葡萄球菌 / ~ cereus albus 白色蜡状葡萄球菌 / ~ cereus citreus 柠檬色蜡状葡萄球菌 / ~ cereus flavus Passet 黄蜡状葡萄球菌 / ~ cereus flavus 黄色蜡状葡萄球菌 / ~ chromogenes 产色葡萄球菌 / ~ chromogenes Hajek et al. 产色葡萄球菌 / ~ citreus Bergeyet al. 柠檬色葡萄球菌 / ~ citreus 柠檬色葡萄球菌 / ~ cohnii Schleifer et Kloos 科氏葡萄球菌 / ~ cohnii subsp. cohnii Kloos et Wolfshohl 科氏葡萄球菌科氏亚种 / ~ cohnii subsp. urealyticum Kloos et Wolfshohl 科氏葡萄球菌解脲亚种 / ~ cohnis 科氏葡萄球菌 / ~ delphini Voraldo et al. 海豚葡萄球菌 / ~ epidermidis 表皮葡萄球菌 / ~ epidermidis(Winslow et Winslow)Evans 表皮葡萄球菌 / ~ epidermidis albus 白色表皮葡萄球菌 / ~ epidermidis 表皮葡萄球菌,可引起尿路感染并有较强的耐药性。/ ~ equorum 马胃葡萄球菌 / ~ equorum Sehleffer, Kilpper-Balz et Devriese 马胃葡萄球菌 / ~ erythromyxa Zepf 赤粘葡萄球菌 / ~ felis Igimi et al. 猫葡萄球菌 / ~ fulvus Malashenko, Romanovskaya et Kvasnikov 暗黄葡萄球菌(赭黄色葡萄球菌)/ ~ fulvus 赭黄色葡萄球菌 / ~ gallinarum 鸡葡萄球菌 / ~ gallinarum Devriese et al. 鸡葡萄球菌 / ~ haemolyticus 溶血葡萄球菌 / ~ haemolyticus Schleifer et Kloos 溶血葡萄球菌 / ~ haemorrhagicus Klein 出血性葡萄球菌 / ~ haemorrhagicus 出血性葡萄球菌 / ~ hominis 人葡萄球菌 / ~ hominis Kloos et Schelifer 人葡萄球菌 / ~ hyicus 猪葡萄球菌 / ~ hyicus(Sompolinsky)Devriese et al 猪葡萄球菌 / ~ hyicus subsp. chromogenes Devriese et al. 猪葡萄球菌产色亚种 / ~ hyicus subsp. hyicus(Sompolinski)Devriese et al. 猪葡萄球菌猪亚种 / ~ immunization 葡萄球菌免疫法 / ~ iniae 海豚葡萄球菌 / ~ intermedius 中间葡萄球菌 / ~ intermedius Hajek 中间葡萄球菌 / ~ kloosii 克氏葡萄球菌 / ~ kloosii Schleifer, Kilpper-Balz et Devriese 克氏葡萄球菌 / ~ lactis Shaw et al. 见 Micrococcus Varians Migula / ~ lentus 缓慢葡萄球菌 / ~ lentus Schleifer et al. 缓慢葡萄球菌 / ~ lugdunensis Freney et al. 路邓葡萄球菌 / ~ minimus(Giorlli)Bergey et al. 见 Veillonella parvula subsp. minima Prevot / ~ mitis Johnson 柔弱葡萄球菌(缓和葡萄球菌)/ ~ mitis 缓和葡萄球菌 / ~ mollis(Dyar)Holland 软葡萄球菌 / ~ muscae(Glaser)Hajek et al. 见 Micrococcus muscae(Glaser)Krasil'nikov / ~ muscae phage A155 家蝇葡萄球菌噬菌体/ ~ muscae 蝇葡萄球菌 / ~ parauberis Williams et Collins 类乳房葡萄球菌 / ~ parvulus Prevot 极小葡萄球菌 / ~ parvulus 微细葡萄球菌 / ~ pasteuri Chesneau et al. 巴氏葡萄球菌 / ~ pemphigi neonatorium(Almquist)Lehmann et Neu-

mann 新生儿天疱创葡萄球菌 / ~ phage 葡萄球菌属噬菌体 / ~ phage A 葡萄球菌甲型噬菌体 / ~ phage B 葡萄球菌乙型噬菌体 / ~ phage C 葡萄球菌丙型噬菌休 / ~ pharyngis Brgey et al. 咽葡萄球菌 / ~ phatyngis 咽葡萄球菌 / ~ piscifermentans Tanasupawat et al. 鱼发酵面葡萄球菌 / ~ plicatilus(Ehrenberg) Dujardin 折叠葡萄球菌 / ~ plicatilus 折叠葡萄球菌 / ~ pulvereri Zakrzewska-Czerwinska et al. 普氏葡萄球菌 / ~ pyogenes albus (Rosenbach) Parke et al. 白色化脓葡萄球菌(白色化脓性葡萄球菌) / ~ pyogenes aureus 金黄色产脓葡萄球菌 / ~ pyogenes aureus Rosenbach 金黄色化脓性葡萄球菌 / ~ pyogenes citreus 柠檬色酿脓葡萄球菌 / ~ pyogenes citreus Passet 柠檬色化脓性葡萄球菌 / ~ pyogenes citreus 柠檬色酿脓葡萄球菌 / ~ pyogenes var. Albus 白色酿脓葡萄球菌 / ~ pyogenes var. Aureus 金黄色酿脓葡萄球菌 / ~ pyosepticus Heicourt et Richer 脓毒葡萄球菌 / ~ pyosepticus 脓毒败血症葡萄球菌 / ~ rhodochrous (Zopf) Tsukamura 紫红色葡萄球菌(玫瑰色葡萄球菌) / ~ Rosenbach 葡萄球菌属 / ~ roseus 玫瑰色葡萄球菌 / ~ saccharolyticus 解糖葡萄球菌 / ~ saccharolyticus (Foubert et Douglas) Kilpper-Balz etSchleifer 解糖葡萄球菌 / ~ `salivarius Andrewes et Gorden 唾液葡萄球菌 / ~ salivarius pyogenes Andrewes et Gorden 脓性唾液葡萄球菌 / ~ salivarius pyogenes 酿脓性涎葡萄球菌 / ~ saprophyticus 腐生葡萄球菌 / ~ saprophyticus(Fairbrother) Shaw, Stitt et Cowan 腐生葡萄球菌 / ~ schleiferi Freney et al. 施氏葡萄球菌(舒莱夫葡萄球菌) / ~ schleiferi subsp. coagulans Igimi et al. 施氏葡萄球菌凝聚亚种(舒莱夫葡萄球菌凝聚亚种) / ~ schleiferi subsp. schleiferi Freney et al. 施氏葡萄球菌施氏亚种 / ~ sciuri 松鼠葡萄球菌 / ~ sciuri subsp. lentus Schleifer et al. 松鼠葡萄球菌缓慢亚种 / ~ sciuri subsp. sciuri(Meyer) Kloos 松鼠葡萄球菌松鼠亚种 / ~ simulans 模仿葡萄球菌 / ~ simulans Klobs et Schleifer 模仿葡萄球菌 / ~ tetragenus Holland 四联葡萄球菌 / ~ tetrgenus; Gaffkya tetragena 四联球菌 / ~ toxin 葡萄球菌毒素 / ~ toxoid 葡萄球菌类毒素(防治葡萄球菌脓皮病及局限性化脓感染) / ~ toxoid 葡萄球菌类毒素 / ~ urea(Cohn) Holland 脲葡萄球菌 / ~ urea Iiquefaciens(Flugge) Lundstrom 液化脲葡萄球菌 / ~ urea nonpyogenes Barlow 不化脓脲葡萄球菌 / ~ ureae 脲葡萄球菌 / ~ vaccination 葡萄球菌接种 / ~ varians(Migula) Wood 变异葡萄球菌(易变葡萄球菌) / ~ viridis falvescens Guttmann 黄绿色葡萄球菌 / ~ viridis flavescens 黄绿色葡萄球菌 / ~ vitulus Webster et al. 小牛葡萄球菌(小牛肉葡萄球菌) / ~ warneri 瓦氏葡萄球菌 / ~ warneri Kloos et Schleffer 沃氏葡萄球菌 / ~ xylosus 木糖葡萄球菌 / ~ xylosus Schleifer et Kioos 木糖葡萄球菌 / ~ zymogenes(MacCallum et Hastings) Ford 产酶葡萄球菌(产酶微球菌)

staphylocosis (staphylococcosis) ***n*.** 葡萄球菌病

staphyloderma ***n*.** 葡萄球菌性皮肤化脓

staphylodermatitis ***n*.** 葡萄球菌性皮炎

staphylodialysis ***n*.** 悬雍垂松弛

staphyloedema; staphyledema ***n*.** 悬雍垂水肿

staphylohemia (staphylo- + haima blood + -ia) ***n*.** 葡萄球菌菌血症

staphylohemolysin ***n*.** 葡萄球菌溶血素

staphylokinase ***n*.** 葡激酶

staphylokmase ***n*.** 葡萄球菌激酶,链激酶

staphyloleukocidin ***n*.** 葡萄球菌杀白细胞素

staphylolysin ***n*.** 葡萄球菌溶血素[免];葡萄球菌溶血毒素[微] ‖ ~ alpha α-葡萄球菌溶血素 / ~ beta β-葡萄球菌溶血素 / ~ delta δ-葡萄球菌溶血素 / ~ epsilon ε-葡萄球菌溶血素 / ~ gamma γ-葡萄球菌溶血素

staphyloma ***n*.** 葡萄肿 ‖ ~ corneae racemosum 蔓状角膜葡萄肿 / ~ corneae 角膜葡萄肿 / ~ iridis; irido ~ 红膜葡萄肿 / ~ posticum 后葡萄肿 / ~ annular 环行葡萄肿 / ~, anterior 前葡萄肿 / ~ ciliary 睫状体葡萄肿 / ~ equatorial 赤道葡萄肿,中纬线葡萄肿 / ~ interealary 箝嵌性葡萄肿 / ~ posterior; ~ posticum (眼)后葡萄肿 / ~ prohecting; ~ corneae 角膜葡萄肿 / ~ retinal 视网膜葡萄肿 / ~ Scarpa's; posterior ~ 斯拉帕氏葡萄肿,(眼)后葡萄肿 / ~ scleral; ~ scleroticum 巩膜葡萄肿 / ~ uveal 眼色素层葡萄肿 /

staphylomatous ***a*.** 葡萄肿的

staphylomycin ***n*.** 制葡菌霉素;维及霉素 ‖ ~ M 蛎灰菌素 A / ~ M1 葡萄霉素 M1 / ~s 葡萄霉素 / ~ vergimycin 弗吉[尼亚]美苏,制葡萄菌霉素

staphyloncus (staphylo- + onlos mass) ***n*.** 悬雍垂瘤,悬雍垂肿

staphylopharyngeus; palatopharyngeus ***n*.** 咽腭肌

staphylopharyngorrhaphy ***n*.** 腭咽缝术

staphyloplasin; staphylotoxin ***n*.** 葡萄球菌毒素

staphyloplasmin ***n*.** 葡萄球菌毒素

staphyloplasty ***n*.** 悬雍垂成形术

staphyloptosis ***n*.** 悬雍垂下垂

staphylorrhaphy ***n*.** 悬雍垂缝术,腭裂缝术

staphylorrhaphyelevator ***n*.** 软腭缝合用

staphyloschisis ***n*.** 悬雍垂裂

staphylostreptococcemia ***n*.** 葡萄球菌链球菌菌血症

staphylostreptococcia ***n*.** 葡萄球菌链球菌感染

staphylostreptococcosis ***n*.** 葡萄球菌链球菌病

Staphylothermus (Fiala et al.) Stetter et Fiala 葡萄嗜热菌属

staphylothermus marinus (Fiala et al.) Sttter et Fiala 海葡萄嗜热菌

staphylotome ***n*.** 悬雍垂切除刀起子

staphylotomy ***n*.** ①悬雍垂切除术 ②葡萄肿切除术

staphylotoxin ***n*.** 葡萄球菌毒素

staphylotropic ***a*.** 亲葡萄球菌的

staphylygroma; staphyloedema ***n*.** 悬雍垂水肿

staphyo-; staphylo- ①葡萄 ②悬雍垂

staphyolysin ***n*.** 金黄色葡萄球菌产生的溶血素,可分为五型,对人致病的主要为 a 溶血素。

Stapkyleaceae ***n*.** 省沽油科[植药]

staple ***n*.** 缝合器;肘钉 ‖ ~ capsulorrhaphy of shoulder 肩关节钉合关节囊缝术 / ~ fiber 定长纤维 / ~ implant 钉板型种植体 / ~ together 钉在一起

stapledanastomosis ***n*.** 钉合吻合

stapledriver ***n*.** 骨科 U 形钉起子

stapler ***n*.** 小订书机;中药袋封口机

stapling ***n*.** 缝合器闭合术;缝合器缝合术 ‖ ~ of artery 动脉缝合器缝合 / ~ of diaphysis 骨干 U 形钉固定术 / ~ of emphysematous blebs 气肿性肺大泡缝合器缝术 / ~ of epiphyseal plate 骨骺板 U 形钉固定术 / ~ of epiphyseal plate of femur 股骨骺 U 形钉固定 / ~ of epiphyseal plate of fibula 腓骨骨骺板 U 形钉固定术 / ~ of epiphyseal plate of radius 桡骨骺板 U 形钉固定术 / ~ of epiphyseal plate of tibia 胫骨骨骺板 U 形钉固定术 / ~ of epiphyseal plate of ulna 尺骨骺板 U 形钉固定术 / ~ of gastric varices 胃静脉曲张缝合器缝合 / ~ of vein 静脉缝合器缝术

staplizerp. lsystem 气动打钉器械

STAPRC 中华人民共和国科学技术协会(见 Scientific and Technical Association of the People's Republic of China)

stapyocine ***n*.** 原始霉素

star ***n*.** 星;星形物 ‖ ~ artifact 星状伪影 / ~ compass orientation 星象罗盘定向 / ~ coupler 星形耦合器 / ~ dust cocaine 可卡因 / ~ figure at the macula 黄斑呈星形 / ~ shell 照明弹 / ~ shower 流星雨 / ~ turn 演出的主要节目;主要演员 / ~ walking test 星状步行试验 / ~ wars 星际战争 / ~ blazing 地百合(属植物) / ~ daughter 子星体 / ~ deutal 牙星 / ~ lens 晶状体星线 / ~ mother; monaster 母星体,单星体 / ~ anise 八角茴香 / ~ anise fruit [植药] 八角茴香 / ~ anise oil 八角茴香油

Star longicorn beetle (动物)天牛

Star of Bethlehem 圣诞星

starazin ***n*.** 丙嗪(安定药)

starblind ***a*.** ①半盲的 ②瞬眼的

starboard ***n*.** 右舷,右侧 ***ad*.** 在右舵 ***v*.** 把航向转向右方,向左转舵

starch [拉 amylum] ***n*.** 淀粉(药用辅料) ‖ ~ (bacterial glycogen) synthase 淀粉合酶;细菌糖原合酶 / ~ block 淀粉块 / ~ gel 淀粉凝胶 / ~ glycerite 淀粉甘油剂 / ~ glycrite 淀粉肝油剂 / ~ grain 淀粉粒 / ~ granules measurement 淀粉颗粒测量 / ~ granuloma of skin 皮肤淀粉肉芽肿 / ~ gum 糊精(片剂的粘结药) / ~ iodine test 淀粉碘试验 / ~ jelly 淀粉冻 / ~ measurement 淀粉测量 / ~ powder 淀粉粉末 / ~ sheath 淀粉鞘 / ~ sodium glycollate 淀粉羟乙酸钠 / ~ sugar 淀粉糖 / ~ type polysaccharides 淀粉型多糖类 / ~ animal; glycogen 糖原,动物淀粉 / ~ arrowroot 竹芋淀粉 / ~ cassava 木薯淀粉 / ~ corn; maize ~ 玉蜀黍淀粉,玉米淀粉 / ~ iodized 碘化淀粉 / ~ lichen; moss ~; lichenin 地衣淀粉,地衣聚糖 / ~ sago 西米淀粉 / ~ solubie 可溶性淀粉

starched ***a*.** 浆硬的,硬而挺的,拘泥刻板的

starch-gel eletrophoresis 淀粉凝胶电泳

starchiness ***n*.** 淀粉质,浆糊状,刻板

Starch-splitting ***a*.** 分解淀粉的

Starch-sugar (dextrin) ***n*.** 糊精

starchy ***a*.** 淀粉的,浆糊的,浆糊状的

starck dilator Starck 扩张器

starc-oanise 八角茴香,大茴香

starcoard ***n*.** 右舷. ***a*.** 右舷的,右侧的 ***v*.** 把(舵)转向右

starconnection ***n*.** 星形联接

star-crossed ***a*.** 时运不济的

stardom ***n*.** 演员的身份,演员们

star-dot-star *n*. 星点星(符号)
stare *n*. 凝视;瞪视 *v*. 凝视 ‖ ～ at 凝视 / ～ postbasic 后基底(脑膜炎)性凝视
stared *v*. 注视,凝视,瞪视 *v*. 注视,凝视,瞪视
starfac *n*. 维及霉素
starfish *n*. 海星
starflower *n*. 七瓣莲
Stargardt disease 眼底黄色斑点症;Stargardt 病
Stargardt's disease Stargardt 病;眼底黄色斑点症
stargazer *n*. 看星星的人,占星师,天文学家
stargrass *n*. 肺筋草;大狗牙根
Starhead topminnow 诺氏鳉
staring *n*. 凝视
starisil *n*. 磺胺甲噻二唑
stark *a*. 变硬了的,完全的 *ad*. 实在,简直,全然
stark *a*. 僵硬的,严格的
Starksia starcki 斯氏草鳚
starless *a*. 没有星的,没有星光的
starlet *n*. 小星星,刚入影坛的演员,小明星
starlight *n*. 星星的闪光,星光
starlike *a*. 星形的,星般闪烁的
starling *n*. 椋鸟
Starling avlpoxvirus 燕八哥禽痘病毒
Starling equation 斯塔林方程
Starling law 斯塔林定律(心脏输出量与回流充盈度成正比;肠蠕动定律)
Starling pox virus (Willamson et al.)燕八哥痘病毒
Starling pregnancy hypertrophy 斯塔林妊娠肥大(乳腺肥大)
Starling principle 斯塔林原理
Starling's;law (Eenest Henry 美生理学家 1866—1927)斯塔林氏定律(心脏每搏出量与回流量成正比)
starlit *a*. 星光照耀的
starocain *n*. 氯普鲁卡因
star-of-Bethlehem *n*. 虎眼万年青
star-point rectifier 星点整流器
star-producing radiation 产星辐射
starred *a*. 被派任为主角;点缀著星星的
Starr-Edwardsheartvalveprosthesis 斯塔尔—爱德华兹心脏瓣膜
Starria Lang 斯塔尔氏蓝细菌属
Starria zimbabweensis Lang 津巴布韦斯塔尔氏蓝细菌
starriness *n*. 满天星斗,星一般的闪烁,星形状
starry *a*. 星光照耀的,多星的,繁星之夜
starry-eyed *a*. 过于乐观的;不实际的
stars and stripes 星条旗
Stars of Verheyen; venae stellatae renis 肾星形静脉
Stars, polar 双星星线,极星线
Stars, Winslow's 温斯娄氏毛细血管涡(眼)
star-shapeff *a*. 星状的
starsnout *n*. 深海八角鱼
star-spangled *a*. 饰以星状物的
Star-spotted shark [动药] 白斑星鲨
Star-spotted shark fetus [动药] 白斑星鲨胎
Star-spotted shark gall [动药] 白斑星鲨胆
Star-spotted shark liver [动药] 白斑星鲨肝
Star-spotted shark muscle [动药] 白斑星鲨
Star-spotted shark swim-bladder [动药] 白斑星鲨膘
START special treatment and rehabilitative training 特殊治疗和机能恢复训练
start *v*. 跳起,惊起,动身,出发 ‖ ～ back 启回程;惊退 / ～ codon 起始密码子,起译密码子 / ～ for 动身去 / ～ off 开始 / ～ out 企图做 / ～ up 突然升起;突然出现 / ～ up disk 启动盘
starter *n*. ①起动器,起动装置 ②发射装置 ③点火级 ‖ ～ unit 起始物单位
starting *n*. 出发,开始 ‖ ～ point 出发点;起跑点 / ～ post 出发点 / ～ with commands 用命令启动
Startin's bandage (Janes 英皮肤学家 1851—1910) 斯塔丁氏绷带 ‖ ～ mixture 斯塔丁氏合剂(含硫酸镁、硫酸铁、姜糖浆、稀硫酸及水)
startle *n*. 惊愕,惊恐; *v*. 吃惊,使…… 惊愕 ‖ ～ partial seizure *n*. 惊吓部分性发作 / ～ reaction 惊跳反应 / ～ reflex 惊吓反射(拥抱反射,将婴儿置于桌上,重击桌面,婴儿手臂突然伸出作拥抱状,见 Moro reflex。)
startled *v*. 震惊
startler *n*. 令人惊骇的人、事件或陈述
startling *a*. 令人吃惊的
startup *a*. 启动的 ‖ ～ disk 启动盘 / ～ modification 启动修正 / ～ screen 启始屏幕
start-up *n*. 启动
STARUP 启动组(计算机)
starvation *n*. 绝食,饥饿(指长时间的) ‖ ～, death from 饿死 / ～ due to lack of food 食物缺乏性饥饿 / ～ ketoacidosis 饥饿性酮酸中毒 / ～ method 饥饿法 / ～ salt 盐饥 / ～ wages 低于基本工资的费用
starve *v*. ①绝食,饥饿 ②饿死 ‖ ～ to death 饿死
starveling *n*. 挨饿者,饿瘦了的人(或动物) *a*. 挨饿的
Starwort root *n*. [植药] 银柴胡
stash *v*. 藏起来,隐藏起来,结束
STASH 学生致幻剂研究协会(见 Student Association for the Study of Hallucinogens)
stasibasiphobia stasis standing + basis step + phobia 起(立步)性恐怖
stasidynic stasis standing + dynasthai to be able 不受(氧化还原)影响的
stasigenesis *v*. 安定;停滞(组织再生)
stasimetry *n*. 稠度测量法
stasimorphia; stasimorphy *n*. 发育停顿性畸形
stasimorphy *n*. 器官发育停滞畸形(动)
stasiology *n*. 人体静力学
stasiphobia *n*. 起立恐怖
stasis; stasis a standing still *v*. 停滞,郁滞 ‖ ～ diffusion 弥散性停滞 / ～ duodenal 十二指肠停滞 / ～ foot; trench foot 战壕足 / ～ ileal 回肠停滞 / ～ intestinal 肠停滞 / ～ papillary 视乳头淤血 / ～ pressure; traumatic asphyxia 压迫性(循环)停滞,外伤性(局部)窒息 / ～ venous insufficiency 静脉停滞,静脉机能不全 / ～ dermatitis 郁积性皮炎 / ～ eczema 郁滞性湿疹 / ～ of bile duct 胆管郁滞 / ～ ulcer 郁滞性溃疡
stasobasiphobia; stasibasiphobia *n*. 起(立步)性恐怖
stasophobia; stasiphobia *n*. 起立恐怖
Stas-Otto method [Jean Servais Stas 比化学家 1813—1891] 斯—奥二氏法(分离生物碱和类似的氨基化合物)
stat *n*. 斯达,镭射气单位
STAT *n*. 信号传导与转录活化因子
-stat [构词成分] -司他(1998 年 CADN 规定使用此项名称,主要系指酶类抑制药托瑞司他(Tolrestat)一类的药名,如贝奴司他(Benurestat)、奈莫司他(Nafamostat)等)
Stat. 类舍弃单位(计算镭放射量的单位相当于 0.364 毫居里)
statampere *n*. 静电安培
statcoulomb *n*. 静电库伦
State 中国国家医药管理局(见 Pharmaceutical Administration of China)
State 中国国家中医药管理局(见 Administration of TCM of China)
state [拉 status] *n*. ①状态,情况 ②体质 ‖ acute confusional ～ 急性精神错乱状态 / clouded ～ 意识混浊状态 / condensed ～ 缩合状态 / isogravimetrlc ～ 等重状态 / non-pathogenic lifelong carrier ～ 非病原性终身携带状态 / orthodox ～ 正统状态 / possession ～ 着魔状态;"神鬼"附身 / prediabetic ～ 糖尿病前期 / pseudoaffective ～ 假怒 / reactive confusional ～ 反应性意识模糊状态 / reactive excitement ～ 反应性兴奋状态 / reactive paranoid ～ 反应性偏执状态 ～ abstraction 状态抽象 / ～ asthmaticus 持续不停的气喘发作 / ～ bank 国家银行;州立银行 / ～ capitalism 国家资本主义 / ～ dependent learning 状态依赖性学习 / ～ estimation 状态估计 / ～ function 状态函数 / ～ of anergy 无反应状态[免]/ ～ of appearance 外观状况 / ～ of awareness 意识状态 / ～ of cold preservation 寒冷防护状态 / ～ of equalisation 均衡状态,均等状态 / ～ of equilirium 平衡状态 / ～ of erotic tension 性欲紧张状态 / ～ of hypothermia 低体温状态 / ～ of population 人口静态 / ～ of stress 紧张状态 / ～ socialism 国家社会主义 / ～ space 状态空间 / ～ university 州立大学 / ～ value 状态值 / ～ variable 状态变量 / ～ variable value 状态变量值 / ～ visit 国家元首至其他国之官式访问 / ～ vocational rehabilitation agency 州职业康复局 / ～ wide data communication network 全国数据通信网络 / ～ activated 激活状态 / ～ active 活动状态 / ～ affectie 激动状态 / ～ anelectrotonic 阳极电紧张状态 / ～ anxiety tension; neuromuscular hypertension 焦虑紧张状态,神经肌肉张力过强 / ～ anxiety 焦虑状态 / ～ carrier 带菌状态 / ～ cataleptoid 猝倒样状态 / ～ catelectrotonic 阴极电紧张状态 / ～ central excitatory 中枢兴奋状态 / ～ cetral inhibition 中枢抑制状态 / ～ colloidal 胶态 / ～ constitutional paychopathic 体质性变态人格状态 / ～ correlated; dynamic equilibrium 协调状态,动力平衡 / ～ depressive 抑郁状态 / ～ dream 睡梦状态 / ～ emotional 激动状态 / ～ epileptic; status epilepticus 癫痫持续状体 / ～ eunuchoid 类无睾状态 / ～ fatigle 疲劳状态 / ～ gravity free 失重

状态 / ~ hallucinatory paranoid 幻觉性偏狂状态,幻觉妄想状态 / ~ hypnagogic 入眠前状态 / ~ hypnoidal 催眠样状态 / ~ hypnoidic 类催眠状态 / ~ hypnoleptic 发作性睡眠状态,催眠样昏睡状态 / ~ hypnopompic 半醒状态 / ~ hypnotic 催眠状态 / ~ inactive 不活动状态 / ~ inhibitory 抑制状态 / ~ liqrid 液态 / ~ local excitatory 局部刺激状态 / ~ marble 大理石状态(脑纹状体的一种病变)/ ~ mental 精神状态 / ~ morbid; pathological ~(疾)病(状)态,病理情况 / ~ nascent; active ~ 初生态,活动状态 / ~ obsesive ruminative 强迫沉思状态 / ~ passive 惰性状态(菌)/ ~ plastic; pluripotent ~ 可塑状态 / ~ puerperal; puerperium 产褥期,产后期 / ~ reactive 反应状态 / ~ refractory 不应状态 / ~ refractory, partial 部分不应状态 / ~ resting 休眠状态(植物)/ ~ steady; dynamic eqrilivrium 平稳状态,动力平衡 / ~ stuporous 木僵状态 / ~ subjective 主观状态 / ~ transitory 暂时状态 / ~ twilight 朦胧状态 / ~ typhoid 伤寒样状态 / ~ ultragaseous 超气态 / ~ unactivated 非激活状态 / ~ waking 觉醒状态

statecraft *n*. 政策;策略

statecyst *n*. 耳囊,平衡囊(耳迷路中)

stated *a*. 决定了的,一定的,定期的; *v*. 陈述,说明

statedly *a*. 庄重的 *ad*. 壮观地

statehood *n*. 州的状态或地位

statehouse *n*. 州议会大厦

stateless *a*. 没有国家的

stateliness *n*. 威严,庄严

stately *a*. 庄严的,堂皇的

statement *n*. ①叙述,陈述 ②报告书 ‖ ~ ante-mortem 死前陈述,遗嘱 / ~ editing 语句编辑 / ~ identifier 语句标识符

statementofclaims *n*. 索赔清单

state-of-the-art health care 目前水平的卫生保健

state-of-the-art medical informatics 目前医学信息学发展的水平

state-of-the-art statement 目前发展水平说明

stater *n*. 古代希腊的金币

stateroom *n*. 谒见室,大客厅,特别室

state's attorney 州检察官

state's evidence 告发同犯的证人

stateside *a*. 美国的;美国本土的 *ad*. 在美国

statesmanlike *a*. 有政治家风格的;有政治家之身份的

statesmanly *a*. 像政治家的;与政治家身份相称的

statesmanship *n*. 政治才能

statesmen *n*. 政治家(statesman 的复数)

States' rights *n*. 宪法赋予州的权利

stateswoman *n*. 女政治家

state-to-state reaction 态-态反应

statewide *a*. 州全体的,遍及全州的

stathion *n*. 对硫磷

stathmokinesis *n*. 有丝分裂中止

static *a*. 静止的,不动的;静力的 ‖ ~ alignment 静态对线 / ~ allocation 静态存储分配 / ~ analyzer 静态分析程度 / ~ apparatus 静电治疗机 / ~ ataxia 静止性共济失调 / ~ B-mode breast scanner 静态 B 型乳房(超声)扫描仪 / ~ B-mode imaging 静态 B 型(超声)成像,静态切面成像 / ~ B-mode scanner 静态 B 型(超声)扫描仪 / ~ breath-held-in density measurement 静态屏息密度测量 / ~ breeze 静电火花疗法 / ~ B-scan transducer 静态 B 型(超声)扫描换能器 / ~ causal knowledge 静态因果知识 / ~ characteristic 静态特性 / ~ charge 静电荷 / ~ control 静态控制 / ~ cultivation 静止培养[微]/ ~ culture 静置培养 / ~ current therapy 静电疗法 / ~ demography 静态人口学 / ~ electricity 静电 / ~ electricity machine 静电治疗机 / ~ electricity 静电[荷]/ ~ eliminator 静噪装置 / ~ exercise 原位运动,肌静态训练 / ~ fiber 静态纤维 / ~ field technique 固定野技术 / ~ generator 静电加速器,静电发电机 / ~ gradient 静电梯度 / ~ gray-seale equipment 静电灰阶(超声)装置 / ~ image communication 静态图像通信 / ~ image 静态影像,静态显像 / ~ imaging 静态成像 / ~ information 静态信息 / ~ isotope image 静态同位素影像 / ~ isotope scan 静态同位素扫描 / ~ knowledge 静态知识 / ~ knowledge base 静态知识库 / ~ knowledge structure 静态知识结构 / ~ light refraction 静止光折射 / ~ links 静态联结 / ~ lung compliance 静态肺顺应性 / ~ lung pressure 肺静止压 / ~ lung recoil 肺静性退缩 / ~ memory 静态存储器 / ~ model 静态模型 / ~ multi-purpose unit 静态多用设备 / ~ organ 平衡器 / ~ orthosis 静力性支具 / ~ perfusion scintigram 静态灌注闪烁图 / ~ perimeter 静态视野计 / ~ perimetry 静态视野检查[法]/ ~ position 静态位 / ~ pressure 静压[力]/ ~ quantitative perimeter 静态定量视野计 / ~ RAM(SRAM)静态随机存储器 / ~ random access memory(SRAM)静态随机存取存储器 / ~ recoil curve of chest wall 胸壁静性退缩曲线 / ~ recoil curve of lungs 肺静性退缩曲线 / ~ reflex of Magnus and de Kleijn Magnus 和 de Kleijn 静位反射 / ~ refraction 静态屈光 / ~ retinoscopy 静态检影[法]/ ~ scanning 静态扫描 / ~ scintigram 静态闪烁图 / ~ scoliosis 静止性脊柱侧凸 / ~ screen format 静态屏幕格式 / ~ sensation 静位感觉 / ~ sensograph 平衡功能计 / ~ shear 静态切变 / ~ shear 静态切变 / ~ spark 静电火花 / ~ splint 静力夹板 / ~ stretch 静态牵张 / ~ stretch reflex 静力牵张反射 / ~ stretched position 静态牵张位 / ~ support 静力性支具 / ~ three point bracing 静力性三点支具疗法 / ~ traction splint 静力牵引夹板 / ~ tremor 静止性震颤 / ~ vocal attack 静止语音发作 / ~ volume determination 静态容积测定

-static [希;词尾] 静止的,不动的,制止的;止……剂,抑……剂

staticcampimeter *n*. 静态平面视野计;中心量光觉视野计

Statice *n*. 匙叶草属,补血草属 ‖ ~ bicolor Bunge 见 Limonium bicolor(Bunge)Kuntze / ~ sinensis Girald 匙叶草 / ~ Y potyvirus 匙叶草 Y 马铃薯 Y 病毒

staticelectricalapparatus *n*. 间动电疗机

staticelectricity *n*. 静电

staticelectrometer *n*. 静电计

staticin *n*. 苄磺胺苯酸(青霉素治疗辅剂);斯塔提辛;卡林酰胺

Static-Line *n*. 固定拉绳式跳伞

Static-line parachuting 固定拉绳式跳伞

Staticln; carinamide *n*. 斯塔提辛,卡林酰胺,对苄磺胺基苯甲酸

staticon *n*. 光导电视摄影机,视像管

Statila Maculat [拉,动药] 小刀螂

Statillia maculata (Thunberg) 小螳螂(隶属于螳螂科 Mantidae)

Statilnary phase 固相

statim [拉](缩 stat.) *ad*. 立即

statimo *n*. 安特诺新

statine amide 重要蛋白酶抑制剂

station [拉 statio] *n*. ①站,所,厂 ②姿势 ‖ ~ agent 站长 / ~ break 节目与节目之间休息时间所播放的广告 / ~ hospital 兵站医院 / ~ house 派出所;消防队 / ~ master 站长 / ~ of presenting part 先露部位置 / ~ pointer 三脚分度仪 / ~ to ~ call 叫号电话 / ~ wagon 旅行车 / ~ aceration 曝气站 / ~ aid 救护站 / ~ biological 生物学处理站 / ~ casualty 救护站 / ~ central electrical 中央发电站 / ~ clearing 伤员运输站 / ~ disinfection 消毒站 / ~ dressing 裹伤站 / ~ electric 发电站 / ~ first-aid 急救站 / ~ hospital 医院站 / ~ local pumping 局部抽水站 / ~ main pumping 总抽水站 / ~ quarantine 交通检疫站 / ~ rest 休息站 / ~ Romberg 罗姆伯格氏姿势,闭目立正姿势 / ~ veterinary 兽医站

stationary *n*. 固定或静止的人或事物 *a*. 不动的;静止的 ‖ ~ anchorage 稳定性支抗 / ~ anode tube 固定阳极 X 线管 / ~ armrest 固定式靠手 / ~ beam cobalt unit 固定线束的钴治疗机 / ~ bicycle 固定式自行车 / ~ bicycle resistive exercise 固定式自行车抗阻操练 / ~ detector 固定式探测器 / ~ engine 固定发动机 / ~ engine and related equipment operators 固定发动机和有关设备操作工 / ~ engine operator 固定发动机操作工 / ~ engineer 固定发动机操作工 / ~ equipment for femur-joint dislocation 股关节脱位固定器 / ~ footrest 固定式搁脚板 / ~ front 滞留锋 / ~ grid 静电滤波栅 / ~ intensifying screen 固定增感屏 / ~ jib-crane operator 固定动臂吊车司机 / ~ kilocurie unit 固定千居里治疗机 / ~ orbit 定常轨道 / ~ peripheral pterygium 静止性周围性翼状胬肉 / ~ phase 稳定期[微]/ ~ phase 稳定时期 / ~ probe 固定式探头 / ~ rings 吊环 / ~ state 定态 / ~ target 固定靶 / ~ wave 驻波 / ~ whirlpools therapy unit 固定式漩涡浴治疗机

stationarygrid *n*. 静止滤线栅

stationary-type grid 静止滤线栅

stationer *n*. 文具商,文具店

stationery *n*. 文具,信纸

stationmaster *n*. 站长

station-to-station *a*. 叫号电话的 *ad*. 自一站至另一站地;以电话叫号价格

statisin *n*. 卡林酰胺

statism *n*. 国家统制

statist *n*. 统计学者,国家经济统制论者

statistic inference 统计推理

statistic system 统计系统

statistical *a*. 统计的,统计上的统计学的 ‖ ~ analysis 统计分析 / ~ analysis system(SAS)统计分析系统 / ~ analysis system, SAS 统计分析系统 / ~ and mathematical technicians 统计学和数学技术人员 / ~ classification 统计分类 / ~ clerk 统计员 / ~ data analysis 统计数据分析 / ~ data base 统计数字库 / ~ data base system 统计数据库系统 / ~ distribution 统计分布 / ~ document 统计文献 / ~ expert system(SES)统计专家系统 / ~ genetics 统计遗传学 / ~ genetics 统计遗传学 / ~ index 统计索引 / ~ inference 统计推理 / ~ information 统计信息 / ~ information system(SIS)统计信息系统 / ~ investigation 统计研究 / ~ learning 统计学习 / ~ map 统计地图 / ~ mechanics 统计力学 / ~ method 统计方法 / ~ package 统计软件包 / ~ package for social science, SPSS 社会科学统计学软件包 / ~ pattern classification 统计模式分类 / ~ population 统计学群体 / ~ program 统计程序 / ~ program package 统计程序包 / ~ regression model 统计回归模型 / ~ research 统计研究 / ~ retrieval technique 统计检索技术 / ~ software 系统软件 / ~ survey 统计调查 / ~ switch 统计开关 / ~ table 统计表 / ~ table making 统计制表 / ~ theory 统计理论 / ~ thermodynamics 统计热力学 / ~ time-lagged correlation techniques 统计延时校正技术 / ~ tool 统计工具

statisticaldistribution *n*. 统计分布

statistically *ad*. 统计上地;统计地

Statistician *n*. 统计学家

statistics *n*. ①统计 ②统计学 ‖ ~ evaluation system 统计学评价系统 / ~ of deaths 死亡统计 / ~ birth 出生统计 / ~ death 死亡统计 / ~ health 卫生统计 / ~ marriage 婚姻统计 / ~ medical 医学统计学 / ~ morbidity 疾病统计 / ~ mortality 死亡率统计 / ~ population 人口统计 / ~ vital 生命统计学

statitron *n*. 静电加速器

statmeter (statos standing + metron measure) *n*. 眼球突出计

statoblast *n*. 休止芽胞;休眠芽[动]

statoconia *n*. 耳石,耳砂,位觉砂[解]Statoconia 拉

statoconic membrane *n*. 位觉砂膜[解]Membrana statoconiorum [拉]

statoconium *n*. 耳砂[动];耳石,位砂,位石 ‖ ~ membrane 耳砂膜[动];耳石膜、位砂膜、位石膜

statocyst *n*. 平衡泡(动);平衡囊

statocyte *n*. 平衡细胞

statohm *n*. 静电欧姆,静电制电阻单位

statokin *a*. 平衡运动的 ‖ ~ reflex 平衡运动反射 / ~ reflex of Magnus and de Kleijn Magnus 和 de Kleijn 平衡运动反射

statolen *n*. 匍枝青霉素

statolith [希 statos standing + lithos stone] *n*. ①耳石,耳砂 ②平衡石,位觉石

Statolon *n*. 维司托隆(抗病毒药);匐支青霉菌素(抗生素)

statometer *n*. 眼球突出计

Statomin *n*. 甲氧苄二胺(抗组胺药)

stator *n*. 定子,定片

statoreceptor *n*. 位觉感受器,平衡感受器

statoscope *n*. 自记微气压计;微气压计

statosphere (centrosphere) *n*. 中心球,中心体

statospore *n*. 休眠孢子[动]

statotonic reflex *n*. 姿势反射

Statran *n*. 氨甲酸叔己酯(镇静药,肌松药)

statuary *n*. 雕像,雕像术,雕塑家 *a*. 雕像的,雕像用的

statue *n*. 像,雕铸 ‖ ~ of Liberty(纽约)自由女神

statued *a*. 摆著雕像的

statuesque *a*. 雕像一般的,均衡的,轮廓极美的

statuette *n*. 小雕像

statural *a*. 身材的,身高的

stature *n*. 身材,身长,重要性 ‖ ~ arthriticus 关节炎体质,痛风体质 / ~ asthmaticus; asthmatic crisis 气喘连续状态,气喘危象 / ~ calcifames; calcium hunger 缺钙状态,钙饥饿 / ~ choreicus 舞蹈病持续状态 / ~ catarrhalis 卡塔连续状态 / ~ choleraicus 霍乱状态 / ~ convulsivus 惊厥持续状态 / ~ cribralis; ~ cribrosus 筛状脑(脑内血管周淋巴隙扩张,至脑如筛状)/ ~ criticus(脊髓痨)危象持续状态 / ~ degenerativus(精神)变质状态,退化状态 / ~ dysgraphicus; dysgraphia 书写困难 / ~ dysmyelinatus; ~ dysmyelinisatus; Hallervor- den Spatz syndrome 髓鞘脱失状态,哈勒夫登·斯帕茨氏综合征 / ~ dysrphicus 神经管闭合不全状态 / ~ epilepticus 癫痫持续状态 / ~ gastricus 胃病状态 / ~ hemicranicus 偏头痛持续状态 / ~ hydrocephalicus 脑积水状态 / ~ hypnoticus 催眠状态 / ~ lacunaris; ~ lacunosus(脑)陷凹状态 / ~ lymphaticus; 1ymphatism 淋巴体质 / ~ macrobiotcus multiparus; heredofamilisl tremor 家族遗传性震颤 / ~ marmoratus; Vogt's diseaed; etat marbre 大理石状态(脑纹状体的一种病变)/ ~ nervosus; typhoid state 伤寒样状态 / ~ orgasmus 性高潮状态 女性持续 20 秒以上的性高潮 / ~ parathyreoprivrs 无甲状旁腺状态,缺甲状旁腺状态 / ~ praesens 现在状态,检查时情况 / ~ raptus 爆发作状态 / ~ spongiosus 海绵状脑(大脑皮质内有空泡状结构)/ ~ thymicolymphaticus 胸腺淋巴体质 / ~ thymicus 胸腺体质 / ~ typhosus 伤寒样状态 / ~ verrucosus 疣状脑 / ~ vertiginosus 眩晕持续状态 / ~ Bonnevie-Ullrich; pterygium syndrome 崩一乌二氏状态,翼状胬肉综合症 / ~ petit mal 小发作状态

Status *n*. 情况,状态,本性 ‖ stpetitmai ~ 癫痫小发作状态 / atus angina 心绞痛状态 / ~ anginosus 体质型心绞痛状态 / ~ asthma ticusm children 小儿哮喘持续状态 / ~ asthmaticus 哮喘持续状态 / ~ convulsivus 惊厥持续状态 / ~ cribalis 筛状脑 / ~ epilepticus in children 小儿癫痫持续状态 / ~ epilepticus 癫痫持续状态 / ~ in quo(= ~ quo)现状 / ~ lacunaris 腔隙状态 / ~ marmoratus 大理石样状态 / ~ messages 状态信息 / ~ post 病后状态 / ~ postraptum 强奸后状态 / ~ quo 现状 / ~ spongiosus 海绵状状态 / ~ vertiginosus 眩晕持续状态 / ~ window 状态窗口 / ~ word 状态字(算)

statusasthmaticus *n*. 哮喘持续状态

statusepilepticus *n*. 癫痫持续状态,癫痫持续状态

statutable *a*. 法令的;法规的

statute *n*. 法令,成文法,法规 ‖ ~ book 法令全书 / ~ law 成文法 / ~ mile 法定英里

statutory *a*. 法令的,法定的,触犯法令的 ‖ ~ holiday 法定假日 / ~ service retirement 法定退休,法定退役

statuvolence (status state + volens willing) *n*. 自我催眠状态

statuvolent *a*. 自我催眠的

statuvolic; statuvolent *a*. 自我催眠的

statuvolism; statuvolence *v*. 自我催眠状态

statvolt *v*. 静电伏特

staty stationary 静止的;不变的;停滞的

statyl *n*. 氧喹甲酯

Staub effect *n*. 斯托布效应(正常人口服葡萄糖后经一小时再口服、血糖不升高)

Staub-Traugott effect(test) (Hans Stauv 瑞士医师 1890 生; Carl Traugott 德医师 1885 生)氏—特二氏效应(试验)(正常人口服葡萄糖后,经一小时再口服,血糖不升高)

Stauder's lethal catatonia *n*. Stauder 致命性紧张症

staunch *v*. 止住,止血; *a*. 坚固的,坚强的,忠实

Stauntonia chinensis DC. 野木瓜 [植药] 药用部分:茎叶—野木瓜,根;全株—木通七叶莲

Stauntonia hexaphylla(Thunb.) Decne. var. urophylla Hand-Mazz 鸭脚莲 [植药] 药用部分:根、全株—木通七叶莲

Stauntonia hexaphylla Decne. 牛藤 [植药] 药用部分:茎

stauntonin *n*. 常绿木通根糖甙

stauntonin *n*. 野木瓜甙

stauract *n*. 十字骨针[动]

stauractine *n*. 十字骨针[动]

Stauraspis echinoides Haeckel 猬形十字盾虫

Stauraspis Haeckel 十字盾虫属

staurigamia *v*. 异体受精

staurion *n*. 腭十字点(腭正中缝与腭横缝的交叉点)

stauroplegia *n*. 交叉性偏瘫

stauroscope *n*. 十字镜

staurospore *n*. 星形孢子[微];星状细胞

staurosporin *n*. 癌基因抑活药

staurosprine *n*. 星型包菌素

Stauroteuthidae *n*. 十字蛸科(隶属于八腕目 Octopoda)

stave *n*. 狭板 *v*. 击穿,凿孔

stave *n*. 做桶的木板;梯级

Stave of thumv; Bennett's fracture 第一掌骨纵折

Staverman coefficient *n*. 斯塔弗曼系数

staves *n*. 杖;棍

stavesacre; staphisagria *n*. 虱草子

Stavosept *n*. 二溴羟喹(抗阿米巴药)

stavudine *n*. 斯塔夫定

sta-way *n*. 避蚊醚

Staxis [希 a dripping] *v*. 滴流,渗血

stay *n*. 支撑;停留;支持;固定;支撑物 ‖ ~ away 外出 / ~ behind 留下来 / ~ down 蹲伏 / ~ out 外出不在家 / ~ over 停留 / ~ up 不眠;熬夜

stay-at-home *n*. 甚少离家出外的人 *a*. 常在家的;不常离家的

stayer *n*. 滞留者,耐性极强的人,抑制物

stay-in *n*. 静坐罢工

staylace *n*. 女人的束腹的带子

staysail *n*. (三角形的)支索帆

staysutureclamp *n*. 支座缝合夹

stb stillborn 死产的

Stbamine Glucoside *n*. 锑巴葡胺(抗感染药)

stbamine; sodium para-aminophenylstibinate *n*. 锑胺,锑胺葡萄糖甙(指黑热病)‖ ~ glucoside; neostam 锑胺葡萄糖甙,新锑胺 / ~ urea 脲锑胺

STBD 血清决胆红素测定(见 ernm total bilirubin determination)
STC sensitivity time control 敏感度时间控制(超)/ Society for Technical Communications 技术交流协会 /soft tissue calcification 软组织钙化
stcaric acid 硬脂酸
Stcfylline *n*. 司他可茶碱(益智药)
STCN 三叉神经脊束核尾侧亚核(见 spinal trigeminal candal nucleus)
stcrcology *n*. 立体学
stcreoisomer *n*. 立体异构体
stcreo-orthoptcr *n*. 体视矫正器
stcrnumward acceleration 胸向加速度
-stcrone[构词成分]-睾酮(1998 年 CADN 规定使用此项名称,主要系指激素药物的雄激素一类的药名,如勃拉睾酮(Bolasterone)、甲睾酮(Methyltestosterone)等)
STD salinity-temperature-depth 盐度—温度—深度 /Science and Technology Division 科技部(国会图书馆)/Sexually transmitted disease 性传播疾病(亦作 STDs)/skin test dose 皮肤试验剂量,皮试剂量 /sodium tetradecly sulfate 十四烷基硫酸钠 / standard 标准;规格/ standard test dose 标准试验剂量/ standard test dose of scarlet fever toxin 猩红热毒素标准试验剂量
std par. 标准并联(见 standard parallel)
std. Standard 标准 /standardize 标准化
std.at. 标准大气压
STD = subscriber trunk dialling (英国)自动长途电话系统.
St-DVB styrene-divinylbenzene 苯乙烯—二乙烯苯
Ste.(法)(= **Sainte**)崇高的女性
stea,-kettle 蒸汽壶
stead *n*. 代替,有利,场所
steadfast *a*. 坚决的,不变的
steadfastly *ad*. 踏实地;不变地
steadfastness *n*. 坚定;稳当
steadily *ad*. 坚固地,稳定地,始终如一地
steadily *ad*. 稳定地,无变化地,有规则地
steadiness *n*. 稳健,坚定,不变 ‖ ~ apparatus 共济失调描记器
steading *n*. 农场的建筑物,农场
steady *n*. 稳定的;均匀的 ‖ ~ beam 稳态束 / ~ potential 稳定电位 / ~ seepage 稳定渗透 / ~ state 稳态,恒定状态 / ~ state coherence 相关性稳态 / ~ state free precession 稳态自由运动 / ~ state incoherence 非相关性稳态 /
steady-going *a*. 坚定的;不移的
steady-handed *a*. 手法稳当的;不慌张的
steady-state *a*. 不变的;变动性很少的 ‖ ~ infection 稳定状态感染 / ~ system 稳态系统
steaglate *n*. 司替酸盐(根据 1998 年 CADN 的规定,在盐或酯与加合物之命名中,使用此项名称)
steak *n*. 肉片,牛排
steal *v*. 侵占,偷,窃 *n*. 窃得物,偷窃 ‖ ~ phenomenon 盗血现象 / ~ syndrome 盗血综合征
stealing *n*. 偷窃,贼赃 *a*. 有偷窃行为
stealphenomenon *n*. 盗血现象
stealth *n*. 偷偷做,秘密
stealthily *ad*. 暗地里,悄悄地
stealthy *n*. 隐秘的,暗中的
steam *n*. 汽,蒸汽 ‖ ~ bath 蒸汽浴 / ~ bath-room 蒸汽浴室 / ~ boiler 蒸汽锅 / ~ box 蒸汽笼;蒸食物的容器 / ~ chest 蒸汽室 / ~ color 利用蒸汽来染色 / ~ engine 蒸汽机 / ~ fitter 装配汽管,汽锅之工人 / ~ generator 蒸汽发生器 / ~ heat 蒸汽热 / ~ heating 蒸汽加热 / ~ iron 蒸汽熨斗 / ~ jacket 蒸汽套 / ~ pack 蒸汽裹法 / ~ roller 蒸汽压路机;高压手段; *v*. 压垮 / ~ shovel 蒸汽铲 / ~ sterilization(vapor sterilization)蒸汽灭菌法 / ~ table 蒸汽保温桌 / ~ therapy unit 蒸汽治疗器 / ~ trap 汽阀 / ~ turbine 蒸汽轮机 / ~ under pressure 加压蒸汽 / ~ up 被蒸汽弄模糊;使愤怒
steamaitoclave *n*. 蒸汽灭菌器
steamboat *n*. 汽船,轮船
steamboile *n*. (C)蒸汽锅炉
steamdisinfectingapparatus *n*. 蒸汽消毒器
steamdisinfector *n*. 蒸汽消毒器
steamdisinfetingapparatus *n*. 蒸汽消毒器
steamed bread 馒头
steamed dumpling 蒸饺
steamed vermicelli roll 肠粉
steamengine *n*. (C)蒸汽机
steamer *n*. 汽船,蒸气机
steamgage *n*. 气压计;蒸汽加强表
steaminess *n*. 雾深
steaming *a*. 热气腾腾的,[美]兴奋的;兴致勃勃的 *ad*. 热气腾腾地;达到冒汽的程度
steaminhalarapparatus *n*. 蒸汽吸入器
steaminhalationinjury *n*. 蒸汽吸入损伤
steaminhaler *n*. 蒸汽吸入器
steamkettle *n*. 蒸汽锅
steampiston *n*. 蒸汽活塞
steampressuregauge *n*. 蒸汽压力表
steampressurerespirator *n*. 蒸汽加压呼吸器
steam-roll *v*. (= steam-roller)
steamroller *n*. 蒸汽滚筒;蒸汽碾路机 *v*. 以蒸汽碾路机压路
steamship *n*. 汽船,轮船
steamsterilization *n*. 蒸汽灭菌法
steamsterilizer *n*. 蒸汽灭菌器
steamtight *a*. 紧密的;防止漏气的
steamunderpressure *n*. 加压蒸汽
steamvaporcabinet *n*. 蒸汽浴箱
steamvaporiser *n*. 蒸汽喷雾器
steamy *a*. 蒸汽的;雾浓的
steapsin *n*. 胰脂酶
steapsinogen *n*. 胰脂酶原
stear-, steat 构词成分,意为"脂肪"(希腊语:stear, steatos)
stearaldehyde *n*. 硬脂醛 ‖ ~ acid 十八(烷)醛;硬脂醛
stearate *n*. 硬脂酸盐(根据 1998 年 CADN 的规定,在盐或酯与加合物之命名中,使用此项名称)
stearentin *n*. 乳儿肠脂质
stearic *a*. 硬脂的 ‖ ~ Acid 硬脂酸(药用辅料)/ ~ acid 硬脂酸;十八酸
steariform; fatlike *a*. 脂肪样的
stearin *n*. 硬脂;(三)硬脂酸甘油酯;甘油三硬脂酸酯;优球蛋白
stearine *n*. 硬脂;硬脂酸
Stearn's alcoholic amentia[A. Warren 美医师 1885 生]斯特恩氏醇毒性精神错乱
stearo-(steato-)[希 stear, steatos fat 脂肪] *n*. 脂,脂肪
stearoconotum *n*. (粉状)脑硬脂
stearodermia *n*. 皮脂腺病
stearodine; calcium iodostearate *n*. 斯特罗丁,碘硬脂酸钙[商名]
stearodiolein *n*. 一硬脂二油酸脂,甘油硬脂酸二油酸脂
stearodipalmitin *n*. 一硬脂二油酸脂,甘油硬脂酸二棕榈酸脂
stearol *n*. 油脂剂
stearone *n*. 硬脂酮
stearonitrile *n*. 硬脂腈
stearoptene *n*. 硬脂萜;轻油脑
stearovlsulfanilamide *n*. 磺胺硬脂酰
stearrhea (steatorrhea) *n*. ①脂肪痢 ②皮脂溢 ‖ ~ flavescens 黄色皮脂溢 / ~ nigricans 黑色皮脂溢 / ~ simplex 油性皮脂溢
stearyl *n*. 硬脂酰基,十八(烷)酰基 ‖ ~ alcohol 硬脂醇 / ~ group 硬脂酰基;十八(烷)酰基
Stearyl-ACP desaturase 硬脂酰—ACP 去饱和酶
stearyl-coenzyme A *n*. 十八(烷)辅酶 A
Stearylsulfamide *n*. 硬脂磺胺(磺胺类药)
steatadenitis; thylacitis *n*. 皮脂酰炎
steatadenoma *n*. 皮脂腺瘤
steatina (单 steatinum) *n*. [拉] 药布剂
steatite *n*. 块滑石,皂石
steatitic *a*. 滑石的
steatitis; adipositis *n*. 脂肪(组)织炎
steato-(**stearo-**)[希;复合形] 脂,脂肪
steatoblast *n*. 成脂细胞
steatocele *n*. 阴囊脂肿
steatocryptosis [steato- + 希 kryptos concealed] *n*. 脂酰机能障碍
steatocystoma *n*. 皮脂腺囊瘤;皮脂囊肿瘤 ‖ ~ multiplex; steatomatosis 皮脂囊肿病
Steatoda *n*. 脂蛛属
steatoerytosis *n*. 皮脂腺机能障碍
steatogenous [steato- + 希 gennan to produce] *a*. 产生脂肪的
steatolysis *v*. 脂肪分解
steatoma (复 steatomataorsteatomas) *n*. ①脂瘤 ②皮脂囊肿,粉瘤 ‖ ~ of eyelid 眼睑皮脂囊肿
steatomatosis *n*. 皮脂囊肿病
steatomery *n*. 股臀部脂肪沉积,股臀过肥
steatomosis; steatomatosis *n*. 皮脂囊肿病
steatonecrosis; fatty necrosis *n*. 脂肪坏死
Steatonyssus *n*. 肪刺螨属
Steatonyssus abramus(Wang) 伏翼肪刺螨(隶属于皮刺螨科 Der-

manyssidae)
Steatonyssus dalianensis (**Li**) 大连肪刺螨(隶属于皮刺螨科 Dermanyssidae)
Steatonyssus hsui (**Li**) 徐氏肪刺螨(隶属于皮刺螨科 Dermanyssidae)
Steatonyssus lingispinosus(**Wang**) 长刺肪刺螨(隶属于皮刺螨科 Dermanyssidae)
steatopathy *n*. 皮脂腺病
steatopyga; **steatopygia** *n*. 臀脂过多,女臀过肥
steatopygi *a*. [steato- + 希 pyge buttock + -ia] *n*. 臀脂过多,女臀过肥
steatopygous *a*. 臀脂过多的,女臀过肥的
steatorrhea *n*. ①脂肪痢 ②皮脂溢 ‖ ~ arthropericaritica 关节心包炎性脂肪痢 / ~ biliary 胆汁性脂肪痢 / ~ idiopathic 特发性脂肪痢 / ~ intestinal 肠性脂肪痢 / ~ pancreatic 胰性脂肪痢
steatosis *n*. ①皮脂腺病 ②脂肪变性 ‖ ~ cardiaca; cardiomyoliposis 心肌脂变 / ~ cholesterin 胆甾醇性脂肪变性,胆甾醇沉着性变性 / ~ simplex 单纯性脂肪变性 / ~ cardiaca; cardiomyoliposis 心肌脂变 / ~ simplex 单纯性脂肪变性 / ~ cholesterin 胆甾醇性脂肪变性,胆甾醇沉着性变性
steatotrochanteris; **steatomery** *n*. 股臀部脂肪沉积,股臀过肥
Steatozoon; **Demodex folliculorum** *n*. 毛囊脂螨
Steatrope *n*. 羟甲甜菜碱(降血脂药)
stebisimine *n*. 千金藤双亚胺;千金藤比斯碱
Steble gasometric method 斯特耳氏气体测量法(检脲)
stechiology; **stoichiology** *n*. 细胞生理学
stechiometry; **stoichiometry** *n*. 化学计算学,化学计量学
steclin *n*. 四环素
stecsolin *n*. 盐酸土霉素
stedfast *a*. 笃定的;踏实的
steed *n*. 马,战马,坐骑
steel *n*. 钢 *v*. 锻炼,钢化 *a*. 钢制的 ‖ ~ hardening 硬化刚 / ~ stainless 不锈钢 / ~ blue 钢青色 / ~ coil 钢螺圈(栓塞治疗用)/ ~ engraving 钢版雕刻;钢版雕刻术或印刷品 / ~ gray 稍带蓝色的灰色 / ~ grinders' disease 钢磨工病 / ~ helmet 钢盔 / ~ hook 钢制钩状假手 / ~ mill 钢铁厂 / ~ safe 保险箱 / ~ tray 钢托盘
steelbendingwire *n*. 钢曲丝
steelbur *n*. 钢钻
steel-clad *a*. 穿甲胄的
Steele facing *n*. 斯蒂尔牙面
Steele pontic *n*. 斯蒂尔桥体
Steele-Richardson-Olszewski syndrome *n*. Steele-Richardson-Olszewski 综合征
steelify *v*. 炼(铁)成钢
steeliness *n*. 钢状,顽固,冷酷
steelite *n*. 钨铬钴合金
Steel-jacket bullet 钢壳弹头
Steell's murmur [Graham 医 1851—1942]; Graham Steell murmur 斯第二氏杂音,格雷汉,斯第二氏杂音
steelmeasuretape *n*. 钢卷尺
steelrule *n*. 钢尺
steelspoon *n*. 钢匙
steelstrip *n*. 钢条
steeltape *n*. 钢卷尺
steelthimble *n*. 钢套管
steelwire *n*. 钢丝
steelwork *n*. 钢铁架
steelworker *n*. 钢铁工厂的工人
steely *a*. 钢铁的,钢铁制的,钢铁一般的
steelyard *n*. 提秤
Steely-hair syndrome 钢性毛发综合征
Steenbock unit [Harry 美生物化学家 1886 生]斯伯科氏单位(维生素 D 单位)
steenbok *n*. 小岩羚
steep *n*. 浸,浸液 *a*. 险峻的,陡峭的 *v*. 浸,渍
steepen *v*. 使…… 陡峭,变陡峻
steeple *n*. 尖塔
steeplebush *n*. 绒毛绣线菊
steeplechase *n*. 越野赛跑;障碍赛跑
steeple-crowned *a*. 尖顶的
steepled *a*. 有尖塔的,尖塔状的
steeplejack *n*. 高空建筑物作业工
steeply *ad*. 险峻地
steepness *n*. 险峻,不合道理
steepy *a*. 险峻的
steer *v*. 引导,驾驶,航行
steerable *a*. 可控的 ‖ ~ catheter system 可控导管系统 / ~ catheter 可控导管
steerage *n*. 最低票价的舱位,士官的二等室,操舵
steerageway *n*. 舵效航速
steerhorn stomach 牛角形胃,高张力型胃
steering *n*. 操纵;控制 ‖ ~ committee 指导委员会 / ~ handle 转向手柄
steering-wheel *n*. 方向盘,舵轮
steeringwheelinjury *n*. 驾驶盘伤
steersman *n*. 舵手
steeve *n*. 装货吊杆
Stefan-Boltzmann law *n*. 斯—博定率(物理定律)
Steffimycin *n*. 司替霉素(抗生素类药) ‖ ~ B 司替霉素 B
steffisburgensimycin *n*. 司替霉素
steg sterling *a*. 英币的
steganacin *n*. 五加前胡素
Steganoderma *n*. 密皮(吸虫)属
stege [希 stegos roof] *n*. 柯替氏杆内层
stegminth [希 stego to cover]; **puerperium** *n*. 产褥期,产后期
stegnisis [希 stegnosis obstruction] *v*. ①缩窄 ②狭窄
stegnitic *v*. ①缩窄 ②狭窄 *a*. 收敛的
stegnosis *n*. ①缩窄 ②狭窄
Stegnospermataceae *n*. 白籽树科
Stegodon orientalis Owen [拉,动药] 东方剑齿象
Stegomyia *n*. 窄翅蚊属
Stegomyis [希 stegos roof + myis fly] *n*. 覆蚊亚属 ‖ ~ calopus; Aedes calopus 埃及伊蚊 / ~ fasciatus 埃及伊蚊
stegosaurus *n*. 剑龙
Stegostoma fasciatus (Hermann) 豹纹鲨(隶属于须鲨科 Stegostomatidae)
Steimann nail traction 斯泰曼钉牵引(骨折牵引法之一)
stein *n*. 特制啤酒杯 ‖ ~ test 斯泰因试验(检迷路功能)
Steinach's method(**operation**)[Euger 奥医师 1861—1944]斯塔纳和氏法(手术)(输精管结扎术)
Steinach's operation 斯太纳赫手术结扎输精管,并切髂其一部分,使睾丸的精于,发生器萎缩而间质组织增生,从而助长病人性腺激素的输出量,而使之有返老还童之感
Steinamann's extension [Fritz 瑞士外科医师 1872—1932]; **nail extension** 斯塔曼氏牵伸术,导钉牵伸术 ‖ ~ pin 斯坦曼氏导钉(骨折内固定用)
Steinberg thumb sign Steinberg 拇指征
steinbok *n*. 小岩羚
Steinbrinck anomaly Steinbrinck 异常
Steinbrocker's syndrome Steinbrocker 综合征
Steindachneria argentea *n*. 发光狗鳕
Steindachner's soft-shelled turtle [动药] 山瑞鳖
Steindachner's soft-shelled turtle carapace [动药] 山瑞鳖甲
Steindachner's soft-shelled turtle meat [动药] 山瑞鳖
Steindler operation 斯氏手术(肘关节麻痹手术;小儿麻痹之手指麻痹手术)
Steindler operation flexorplasty of elbow Steindler 肘关节屈肌成形术
Steindler operation muscle transfer Steindler 手术肌转移
Steindler stripping Steindler 剥脱术
Steindler type advancement Steindler 型徙前术
Steindlerf type jacket 斯地德勒夫型茄克(躯干支具)(康复)
-steine [构词成分] -司坦(1998 年 CADN 规定使用此项名称,主要系指呼吸系统黏液溶解剂达诺司坦(Danosteine)一类的药名,如普瑞司坦(Prenisteine),奈索司坦(Nesosteine)等)
Steiner's tumors [Gabriel 德神经病学家 1883 生]; **Jeanselme's nodules** 斯太内尔氏瘤,让塞耳姆氏小结,关节旁结节(见于梅毒、雅司病等)
Steinert disease 斯坦纳特病(萎缩性肌强直)
Steinert myotonic dystrophy syndrome Steinert 肌强直性营养不良综合征
Steinert syndrome Steinert 综合征,斯坦纳特综合征;萎缩性肌强直
Steinert's disease; **myotonia atrophica** 斯坦内特氏病,萎缩性肌强直
Steinhardt sign 施泰因哈特征(后天梅毒软颚色征)
Steinia candens Kahl 赫奕宽口虫
Steinia Diesing 宽口虫属
Steinia inquieta Stokes 贝安宽口虫
Steinia museorum Kahl 苔藓宽口虫
Steinia platystoma Ehrenberg-Stein 阔口宽口虫

Steinle-Kahlenberg reaction 施—卡反应(胆固醇呈色反应)
Stein-Leventhal syndrome 斯坦因—利文撒尔综合征,特征为继发性经闭和排卵停止(因此不孕),常伴双侧多囊性卵巢,促卵泡成熟激素及17－酮甾类分泌基本正常不孕
Steinman test Steinman 试验
Steinmann nail extension 施泰因曼骨钉牵伸术
Steinmann pin tractor 斯坦曼氏针牵引弓
steinmannpin *n*. 施氏针;骨圆针
Steinmann's pin 斯坦曼氏导钉(骨折内固定用)
Stein's test (Stanislav Aleksandr Fyodorovich von 俄科学家 1855 生)斯坦因氏试验(检迷路病)
Stejneger's pit viper [动药] 青竹蛇
stela (stele)(pl. stelae, steles) *n*. 石碑,石柱
stelae *n*. 石柱;stele 的复数
Stelangium Jahn 柱囊菌屑(柱囊黏细菌属)
Stelangium muscorum (Thaxter)Jahn 苔藓柱囊菌
Stelanguim vitreum Peterson 透明柱囊菌
stelar theory 钟乳体
Stelazine *n*. 三氟拉嗪(安定药)
stele *n*. 中柱 ‖ ～ radial 半径性中柱
Steleophaga Plancyi (Boleny) [拉,植药] 冀鳖虫
Steleopyoa plancyi(Bol.) 见 Polyphaga plancyl Bol.
steliogen *n*. 生柄原
stella; pl. stellae *n*. 星状绷法,星 ‖ ～ aquatica Schlesner 水生星状菌 / ～ humosa Vasilyeva 土壤星状菌 / ～ lentis hyaloidea 晶状体后极 / ～ lentis iridica 晶状体前极 / ～ pusilla Schlesner 极小星状茵 / ～ vacuolata Vasilyeva 气泡星状菌 / ～ Vasilyeva 星状菌属
stellacyanin *n*. 漆树蓝蛋白
Stellalae vasculosae winslowii; Winslow's stars 血管小星,温斯娄氏毛细血管涡[眼]
stellamicina *n*. 无味红霉素
Stellantchasminae *n*. 星隙亚科
Stellantchasmus *n*. 星隙(吸虫)属
Stellantchasmus falcatus 镰刀星隙吸虫
Stellantchasmus formosanum 福摩斯星隙吸虫
stellar *a*. 星的,似星的 ‖ ～ nevus of skin 皮肤星状痣 / ～ chamaejasme L. [拉,植药] 瑞香狼毒
Stellaria alsine Grimm. [拉,植药] 雀舌草
stellaria cycloepptide 银柴胡环肽
Stellaria dichotoma L. var. lanceolata Bunge [拉,植药] 银柴胡
Stellaria gypsophiloides Fenzl 银柴胡 [植药] 药用部分:根—银柴胡
Stellaria L. 狼毒属 ‖ ～ chamejasme L. 瑞香狼毒(小狼毒)
Stellaria media(L.)Cyr. [拉,植药] 繁缕
Stellaria neglecta Weihe [拉,植药] 鹅肠繁缕
Stellaria ribbon leaf virus (Schwarz) 繁缕带叶病毒
Stellaria saxatilis Buch.-Ham. [拉,植药] 石生繁缕
Stellaria yunanensis Franch. 云南繁缕 [植药] 药用部分:根—千针万线草
stellarid *n*. 海葱次甙甲(强心药)
Stellaster equestris (Retzius) 骑士章海星(隶属于角海星科 Goniasterida)
stellate *n*. 星状的 ‖ ～ cell 星形细胞 / ～ epithelial reticular cell 星形上皮网状细胞 / ～ fracture 星形骨折 / ～ ganglion 颈胸神经节[解]Ganglion cervicothoracicum 拉; Ganglion stellium 拉; 星状神经节 / ～ keratitis 星状角膜炎 / ～ laceration 星状撕裂伤 / ～ neuronal synapse 星状神经突触 / ～ reticulum(成釉器)星网状层;釉髓;星网层(釉髓釉器中心的细胞呈多突形,互相连接成网)/ ～ spontaneous pseudoscars 特发性星状假瘢痕 / ～ vein 星状静脉 / ～ veins of kidney 肾星状静脉 / ～ venules 星状小静脉[解]Venulae stellatae 拉
stellated *a*. 星形的;星状的
stellatefracture *v*. 星形骨折
stellateganglionblock *n*. 星状神经节阻滞术
stellateganglionectomy *n*. 星状神经节切除术
Stellatosporea Sprague 星孢子纲
stellavirus *n*. 斯特拉病毒,轮状病毒
stellectomy *n*. 星状神经节切除术
stellenbosch *v*. 调离要职,调充闲职
stellerina xyosterna 棘胸星八角鱼
stellerine *n*. 川狼毒素
steller's jay 斯特勒蓝鸦
stellifer lanceolatus 具星鲹
stelliform *a*. 星形的,放射线状的
stellite *n*. 钨铬钴合金
stellreflex [德] *v*. 姿势反射
stellula (复 stellulae)[拉] *n*. 小星 ‖ ～ verheyenii; venae stellatae renis 肾星形静脉
stellulae (单 ～)[拉] *n*. 小星
stellulate *a*. 小星形的;星状花样的
Stellwag's sin [Carl Stellwag von Carion 奥眼科医师 1823—1904] 施特耳瓦格氏征(突眼性甲状腺肿时,眶裂增大,瞬目运动稀少)
Stelmatocrypton khasianum(Benth.)**Baill** 须药藤 [植药] 药用部分:藤—生藤
Stelzner's atelopus 施特斑蟾
stem ① 茎,干 ② 由……发生,堵住,起源 ‖ ～ apex 茎端 / ～ body(纺锤线)干体 / ～ cell 干细胞 / ～ cell factor 干细胞因子 / ～ cell leukemia 干细胞白血病 / ～ flow 茎流 / ～ futokadsura Sieb. et Zucc. [植药] 风藤 / ～ guide 导管 / ～ leaf 茎生叶 / ～ line 干(细胞)系 / ～ line 种族系统 / ～ of ancients euphorbia [植药] 火秧 / ～ of Anderson ironweed [植药] 发痧藤 / ～ of anemone clematis [植药] 川木通 / ～ of asiatic moonseed [植药] 蝙蝠葛 / ～ of champion bauhinia [植药] 九龙葛 / ～ of Chinese ivy [植药] 常春藤 / ～ of Chinese mahonia [植药] 功劳木 / ～ of Chinese silvergrass [植药] 芒茎 / ～ of Chinese starjasmine [植药] 络石藤 / ～ of Chinese viburnum [植药] 木绣球茎 / ～ of Chinese wisteria [植药] 紫藤 / ～ of climbing entada [植药] 过坛龙 / ～ of climbing fig [植药] 辟荔 / ～ of climbing pothos [植药] 蟑螂跌打 / ～ of common fibraurea [植药] 黄藤 / ～ of common joimtfia [植药] 买麻藤 / ～ of common mappianthhus [植药] 麦撖花藤 / ～ of common nandina [植药] 南天竹梗 / ～ of common perilla [植药] 白苏梗 / ～ of Comon exbucklandia [植药] 省雀花 / ～ of confederate-jasmine [植药] 络石藤 / ～ of diels millettia [植药] 香花崖豆藤 / ～ of doublelip dendrobium [植药] 重唇石斛 / ～ of dwarf dendrobium [植药] 小美石斛 / ～ of falsemettleleaf pepper [植药] 芦子根 / ～ of finet clematis [植药] 山木通 / ～ of garden balsam [植药] 凤仙透骨草 / ～ of glaucescnt diploclisia [植药] 苍白秤钩风 / ～ of goldwool clematis [植药] 金毛木通 / ～ of greyblue pericampylus [植药] 黑风散 / ～ of hainan pepper [植药] 海南茗 / ～ of hance rosewood [植药] 红香藤 / ～ of hancock Dendrobium [植药] 细叶石斛 / ～ of hempleaf negundo chastetree [植药] 牡荆茎 / ～ of hooked dendrobium [植药] 钩状石斛 / ～ of Japanese sabia [植药] 清风藤 / ～ of Japanese snailseed [植药] 清檀香 / ～ of Japanese stauntonvine [植药] 七姐妹藤 / ～ of kwamgsi schef flera [植药] 汉桃叶 / ～ of laevigate parameria [植药] 金丝藤仲 / ～ of leatherleaf mahonia [植药] 功劳木 / ～ of leatherleaf millettia [植药] 昆明鸡血藤 / ～ of linden viburnum [植药] 荚迷 / ～ of littleleaf rourea [植药] 荔枝藤 / ～ of loho dendrobium [植药] 罗河石斛 / ～ of longcalyx chonemorpha [植药] 大萼鹿角藤 / ～ of lovely achnatherum [植药] 芨芨草 / ～ of Luffa [植药] 丝瓜藤 / ～ of manyflower fissistigma [植药] 黑风藤 / ～ of manyflower Silvergrass [植药] 五节芒 / ～ of moniliform dendrobium [植药] 细茎石斛 / ～ of mountain dragon [植药] 古山龙 / ～ of moupin dutchmanspipe [植药] 淮通 / ～ of multiple hedgehogactus [植药] 仙人球 / ～ of oblonglipped dendrobium [植药] 长爪石斛 / ～ of obtuseleaf erycibe [植药] 丁公藤 / ～ of orbiculatus thunb. [植药] 南蛇藤 / ～ of orientvine [植药] 清风藤 / ～ of prettyleaf erycibe [植药] 乌骚风 / ～ of red raspberry [植药] 珍珠杆 / ～ of red-and-yellow garden raspberry [植药] 珍珠杆 / ～ of rustyhair clematis [植药] 锈毛铁线莲 / ～ of sargentgloryvine [植药] 大血藤,亦称红藤 / ～ of scarlet kadsura [植药] 饭团藤 / ～ of shiningleaf millettia [植药] 光叶崖豆藤 / ～ of shinygreen creeper [植药] 绿爬山虎 / ～ of smallleaf joinfir [植药] 买麻藤 / ～ of suberect spatholobus [植药] 鸡血藤 / ～ of tenacious condorvine [植药] 通关藤 / ～ of towel gourd [植药] 丝瓜藤 / ～ of tuber fleeceflower [植药] 首乌藤 / ～ of waternut [植药] 通天草 / ～ of whiteflower mucuna [植药] 白花油麻藤 / ～ of Wilson dendrobium [植药] 广东石斛 / ～ or leaf of amur ampelopsis [植药] 蛇葡萄 / ～ or leaf of chu-lan tree [植药] 珠兰 / ～ or leaf of fortune euonymus [植药] 扶芳藤 / ～ or leaf of hongkong rhaphidophora [植药] 狮子尾 / ～ or leaf of kwangtung beautyberry [植药] 金刀菜 / ～ or leaf of shurb indigo [植药] 胡枝子 / ～ or leaf of waxplant [植药] 球兰 / ～ or root of hairy parabarium [植药] 毛杜仲藤 / ～ or root of henry magnoliavine [植药] 血藤 / ～ or root of lushan mountain barberry [植药] 黄疸树 / ～ or root of Oblongleaf kadsura [植药] 吹风散 / ～ or root of orange magnoliavine [植药] 血藤 / ～ or root of smallflower parabarium [植药] 杜仲藤 / ～ radiation 靶茎辐射 / ～ spermatogonium 精原干细胞 / ～ anode 阳极茎 / ～ arterial 动脉茎 / ～ brain; segmental apparatus; brain axis 脑干 / ～ cell 原始干细胞、干细胞 / ～ emergent 路出茎 / ～ -pessary 有杆子宫托

Stem and leaf of assam crotalaria [植药] 自消容
Stem and leaf of auriculate swallowwort [植药] 飞来鹤
Stem and leaf of beautiful lespedeza [植药] 美丽胡枝子
Stem and leaf of broadleaf actinidia [植药] 阔叶猕猴桃
Stem and leaf of Chinese pulsatilla [植药] 白头翁茎叶
Stem and leaf of chinese stauntonvine [植药] 野木瓜
Stem and leaf of common argyreia [植药] 白鹤藤
Stem and leaf of common yam [植药] 山药藤
Stem and leaf of creeping pothos [植药] 飞天蜈蚣
Stem and leaf of crownofhorns euphorbia [植药] 铁海棠
Stem and leaf of digua fig [植药] 地瓜藤
Stem and leaf of false lycyhee [植药] 野木瓜
Stem and leaf of flatstem rockvine [植药] 扁藤
Stem and leaf of ford jewelvine [植药] 中南鱼藤
Stem and leaf of garden lettuce [植药] 白苣
Stem and leaf of gastrodia [植药] 天麻茎叶
Stem and leaf of great burdock [植药] 牛蒡茎叶
Stem and leaf of hance pepper [植药] 山
Stem and leaf of henry elaeagnus [植药] 红鸡踢香
Stem and leaf of hookedhairypod tickclobver [植药] 红母鸡草
Stem and leaf of india madder [植药] 茜草茎
Stem and leaf of indian pluchea [植药] 栾樨
Stem and leaf of japanese cryptotaenia [植药] 鸭儿芹
Stem and leaf of jerusalem artichoke [植药] 菊芋
Stem and leaf of mongolian ammopiptanthus [植药] 沙冬青
Stem and leaf of reeves skimmia [植药] 茵芋
Stem and leaf of rose glor ybower [植药] 臭牡丹
Stem and leaf of shortplume clematis [植药] 红钉耙藤
Stem and leaf of slender-spike gouania [植药] 咀签
Stem and leaf of tall gastrodia [植药] 天麻茎叶
Stem and leaf of thinleaf milkwort [植药] 小草
Stem and leaf of woody hawksbeard [植药] 万丈深茎叶
Stem and leaf of yichang viburnum [植药] 对叶散花
Stem and leaf of yunnan Wintergreen [植药] 透骨香根
STEM 扫描透射式电子显微镜(见 scanning transmission electron microscope)
stemetil *n*. 甲哌氯丙嗪
stemex *n*. 醋酸对氟米松
stemless plant 无眠冬孢型
stem-loop structure 茎环结构[分]
stemma *n*. 家系,家谱,侧单眼
stemmata *n*. 家谱;血统
stemmate *n*. 侧眼[动]
stemmed *a*. 有茎的;去掉茎的
stemming algorithms 主干算法
stemo- [希;复合形] 胸骨
stemodymus 胸骨联胎
stemofoline *n*. 百部叶碱
stemona *n*. 百部 ‖ ~ alkaloid 百部属生物碱
Stemona japonica (Blume)Miq. 蔓生百都 [植药] 药用部分:块根—百部
Stemona japonica (Bl.)Miq. [拉,植药] 蔓生百部
Stemona Lour. *n*. 百部属 ‖ ~ japonica Miq. 百部,蔓生百部 / ~ parviflora C. H. Wright 细花百部 [植药] 药用部分:块根 / ~ sessilifolia [拉,植药] 直立百部 / ~ sesstilifolia(Miq.)Franch. elt Sav 直立百部 [植药] 药用部分:块根—百部 / ~ tuberosa Lour. [拉,植药] 对叶百部 / ~ tuberosa Lour. 对叶百部 [植药] 药用部分:块根—百部
Stemonaceae *n*. 百部科
stemonidine *n*. 百部高碱
stemonine *n*. 百部碱
Stemonitaceae *n*. 发网菌科(一种菌类)
Stemonitida Masse 有钙目
Stemonosudis gracile (Ege)纤柱鱼(隶属于帆蜥鱼科 Alepisauridae)
stem-pessary *n*. 有杆子宫托
Stemphylium *n*. 匍柄霉属 ‖ ~ botryosum Virus 匍柄霉病毒
stemphylone *n*. 根生素
stemware *n*. 高脚玻璃器上
stem-winder *n*. 第一流的人或物
stem-winding *a*. 以转柄上发条的
Sten of manchurian dutchmanspipe [植药] 关木通
Sten of octaber clematis [植药] 女萎
S-TEN 金黄色葡萄球菌毒素中毒性表皮坏死溶解(见 staphylococal toxic epidermalnecrolysis)
sten- 前缀,意为"狭窄"或"缩窄"(来自希腊语 stenos)
stenagma [希];**sigh** *v*. 叹息
stenagmus *a*. 叹息
Stenalgil *n*. 烟胺羟丙茶碱(周围血管扩张药)
stenandiol *n*. 二丙酸雄烯二醇(同化激素)
Stenbolone *n*. 司腾勃龙(雄激素,同化激素类药)
stench *v*. ①恶臭 ②(使)发恶臭
stenchful *ad*. 充满恶臭的
stenchy *a*. 恶臭的
stencil *n*. 模绘板;蜡纸 ‖ ~ heart 模板样心脏(X线特征)/ ~ paper 钢板蜡纸 / ~ pen(刻蜡纸用)铁笔 / ~ plate 蜡板;模板
stenciler *n*. 刻模版工;模板印刷工具
stencosingtenovaginitisofthumb *n*. 拇指狭窄性腱鞘炎
Stender dish (Wilhelm P. 德器械制造者) 施腾德氏皿(组织标本制备及染色的大小性状不同的器皿)
Stenderdish *n*. 施腾德氏皿
stendomycin *n*. 涂链霉素
stenediol *n*. 甲雄烯二醇(蛋白同化激素)
Stenella *n*. 原海豚霉属;原海豹霉属 ‖ ~ araguata 阿拉圭原海豚霉 / ~ attenuata(Gray)白吻原海豚(隶属于海豚科 Delphinidae)/ ~ caeruleoalba(Meyen)蓝白原海豚(隶属于海豚科 Delphinidae)/ ~ clymene(Gray)大西洋原海豚(隶属于海豚科 Delphinidae)/ ~ frontalis(G. Cuvier)点斑原海豚(隶属于海豚科 Delphinidae)/ ~ lingirostris(Gray)长吻海豚(隶属于海豚科 Delphinidae)/ ~ plagiodon(Cope)古氏原海豚(隶属于海豚科 Delphinidae)
Stenger speech test Stenger 说话试验
Stenger test;Wells Stenger test 斯登格氏试验(检伪装的单侧耳聋)
stenia (单 stenion)*n*. 横狭点(两颞凹最小横径)
stenine *n*. 百部次碱
stenion (复 stenia)[希 stenos narrow] *n*. 横狭点(两颞凹最小横径)
Stenischia mirabilis (**Jordan**) 奇异狭臀蚤(隶属于多毛蚤科 Hystrchopsyllidae)
Stenischia *n*. 狭臀蚤属
steno *n*. 管
steno- [希 stenos narrow 狭窄] 狭窄,狭小
Steno bredanensis (**Lesson**) 糙齿长吻海豚(隶属于海豚科 Delphinidae)
Steno duct;Stensen's duct 斯滕森氏管,腮腺(导)管
stenobathic *n*. 狭深性[动]
stenobolone *n*. 2-甲异睾酮(蛋白同化激素)
stenobrachius leucopsarus *n*. 灰窄灯鱼
stenobregmate *a*. 前顶狭窄的,狭囟的
stenobregmatic;stenobregmate *a*. 前顶狭窄的,狭囟的
stenocardia *n*. 心绞痛,狭心症
Stenocardil *n*. 潘生丁
stenocephalia *n*. 头狭窄
stenocephalina *n*. 心狭窄
stenocephalous *a*. 头狭窄的
stenocephaly;stenocephalia *n*. 头狭窄
stenochasmus [stenos + 希 chasma chasm] *n*. 狭裂,狭隙
stenochoria [steno- + 希 choros space];**stenosis** *n*. 狭窄
stenochoric species *n*. 黏孢子
stenocompressor *n*. 腮腺管压闭器
stenocoriasis (steno- + 希 kore pupil) *v*. 瞳孔狭小
Stenocorus inquisitor japonicus (**Bates**) 松皮天牛(隶属于天牛科 Cerambycidae)
stenocrotaphy;stenocrotaphia *n*. 颞部狭窄
stenodont *a*. 牙狭窄的
stenodus *n*. 北鲑
Stenodus liucichthys nelma (**Pallas**) 北鲑(隶属于鲑科 Salmonidae)
stenoeardia *n*. 心绞痛,狭心症
stenoecic *a*. 狭隙性的,狭适性的
stenoecious *a*. 狭窄生境的
stenoehoria *v*. 狭窄
stenoempressor *n*. 腮腺管压闭器
stenoeoriasis *n*. 瞳孔狭小
stenoerotaphy *n*. 颞部狭窄
stenogastric *a*. 短腹的
Stenoglossa *n*. 狭舌目(隶属于前鳃亚纲 Prosobranchia)
stenograph *n*. 速记文字,速记文字打字机 *v*. 用速记文字写
stenographer-typist *n*. 速记员,打字员
stenographic *a*. 速记的,利用速记的 ‖ ~ secretary *n*. 速记秘书
stenographically *ad*. 速记地
stenography *n*. 速记,速记法
stenohaline *n*. 狭盐性[动]
stenoky *n*. 狭域性[动]
stenol *n*. 石烯醇
Stenoloma chusanum(L.)Ching;Sphenomeris chu 乌蕨 [植药] 药

用部分:叶—乌韭,全草—金花草
Stenoloma chusanum(L.)Ching [拉,植药] 乌蕨
stenolon *n*. 去氢甲睾酮(雄激素,蛋白同化激素,降血脂药)
Stenolona chusana(L.)Ching; Damallia tenuifolia 乌韭,乌蕨
stenomeric (stenos + 希 meros thigh) *a*. 股骨狭窄的
Stenomeridaceae *n*. 块茎藤科
stenomycteria (stenos + 希 mykter nostril) *n*. 鼻孔狭窄
Stenona parviflora C.H.Wright [拉,植药] 细花百部
stenooxybiotic *n*. 狭氧性[动]
Stenopaic (steno- + 希 ope opening); **stenopeic** *a*. 狭隙的,裂隙的,小孔的
stenopaicspectacles *n*. 小孔镜
stenopbylline A 狭叶藜芦碱甲
stenopbylline B 狭叶藜芦碱乙
stenopbylline C 狭叶藜芦碱丙
stenopbylline D 狭叶藜芦碱丁
stenopeic disk 裂隙片
stenophagous *a*. 狭食性的
stenophagy *n*. 狭食性[动]
stenophlline B 狭叶藜芦碱乙
stenophotic *a*. 弱光视力的
stenopir *n*. 潘生丁
stenoplastic *a*. 稳定的,保守的
Stenopodidae *n*. 猥虾科(隶属于猥虾次目 Stenopodidea)
Stenopodidea *n*. 猥虾次目(隶属于腹虾亚目 Pleocyamata)
Stenoponia *n*. 狭蚤属
Stenoponia coelestis 天蓝狭梁虱
Stenoponia himalana (Brelih) 喜马狭蚤(隶属于多毛蚤科 Hystrchopsyllidae)
Stenopus hispidus (Olivier) 猥虾(隶属于猥虾科 Stenopodidae)
stenosal *a*. 狭窄的
stenosed *a*. 患(器官)狭窄症的
Stenosine (sodium methylarsonate) 斯捷诺辛,甲(基)胂酸钠
stenosing cholangitis 狭窄性胆管炎
stenosing tenosynovitis 狭窄性腱鞘炎
stenosis *v*. 狭窄 ‖ aortic ~ 主动脉瓣狭窄 / calcified aortic ~ 钙化主动脉瓣狭窄 / cicatricial ~ 瘢痕性狭窄 / congenital mitral ~ and insufficiency 先天性二尖瓣狭窄和关闭不全 / congenital tricuspid ~ and insufficiency 先天性三尖瓣狭窄和关闭不全 / idiopathic hypertrophic subaortic ~ IHSS 特发性肥厚性主动脉瓣下狭窄 / isolated pulmonic ~ 单纯肺动脉口狭窄 / mitral ~ 二尖瓣狭窄 / preventricular ~ 贲门狭窄 / pulmonary ~ 肺动脉瓣狭窄 / pulmonic ~ 肺动脉口狭窄 / pyloric ~ 幽门狭窄 / renal artery ~ 肾动脉狭窄 / subaortic ~ 主动脉瓣下狭窄 / traumatic spinal ~ 创伤性椎管狭窄 / tricuspid ~ 三尖瓣狭窄 / ~ of anal canal 肛管狭窄 / ~ of anus 肛门狭窄 / ~ of bile duct 胆管狭窄 / ~ of bronchus 支气管狭窄 / ~ of cervix 子宫颈狭窄 / ~ of colon 结肠狭窄 / ~ of duodenum 十二指肠狭窄 / ~ of esophagus 食管狭窄 / ~ of eustachian tube 咽鼓管狭窄 / ~ of gallbladder 胆囊狭窄 / ~ of intestine 小肠狭窄 / ~ of lacrimal canaliculi 泪小管狭窄 / ~ of lacrimal canaliculus 泪小管狭窄 / ~ of lacrimal passage 泪道狭窄 / ~ of lacrimal punctum 泪点狭窄 / ~ of lacrimal sac 泪囊狭窄 / ~ of larynx 喉狭窄 / ~ of nasoa2lacrimal duct 鼻泪管狭窄 / ~ of precerebral artery 大脑前动脉狭窄 / ~ of rectum 直肠狭窄 / ~ of renal artery 肾动脉狭窄 / ~ of retinal artery 视网膜动脉狭窄 / ~ of salivary duct 唾液腺管狭窄 / ~ of stomach 胃狭窄 / ~ of trachea 气管狭窄 / ~ of ureter 输尿管狭窄 / ~ of vagina 阴道狭窄 / ~ preventricular; preventriculosis 贲门狭窄 ~ aortic 主动脉瓣狭窄 / ~ bronchial 支气管狭窄 / ~ callous 胼胝性狭窄(子宫颈) / ~ cardiac 心腔狭窄 / ~ cicatricial 瘢痕性狭窄 / ~ Dittrich's 迪特里希氏狭窄(动脉圆锥狭窄) / ~ granulation 肉芽性狭窄 / ~ hysterical 癔病性狭窄 / ~ mitral 二尖瓣狭窄 / ~ organic 器质行狭窄 / ~ postdiphtheritic 白喉后狭窄 / ~ post-tracheotomy 器官切开后狭窄 / ~ pulmonary 肺动脉瓣狭窄 / ~ pyloric 幽门狭窄 / ~ spastic 痉挛性狭窄 / ~ tricuspid 三尖瓣狭窄
-stenosis [希;词尾或独立词] 狭窄,狭小;(转意为)收缩
stenosisofcommonbileduct *n*. 胆总管狭窄
stenosisofoddisphincter *n*. 奥迪括约肌狭窄
stenosisofpulmonaryartery *n*. 肺动脉狭窄
stenosisofrenalartery *n*. 肾动脉狭窄
stenostegnosis; stenostenosis *n*. 腮腺管狭窄
stenostomatous *a*. 口狭窄的
stenostonia *n*. 口狭窄
stenothermal; stenothermic *n*. 狭温性[动] ‖ ~ microorganisms 狭温微生物[微]
stenothermophiles *n*. 嗜狭高温生物[微]
stenotic [希 stenotes narrowness] 狭窄的 ‖ ~ species 黏孢囊
Stenotomus chrysops *n*. 门齿鲷
stenotope *n*. 狭栖性[动]
Stenotrophomonas maltophilia (Hugh) Palleroni et Bradbury 嗜麦芽糖寡养单胞菌
Stenotrophomonas Palleroni et Bradbury 寡养单胞菌属
stenotropy *n*. 狭适性[动]
stenotype *n*. 速记符号
stenotypist *n*. 速记打字员
stenotypy *n*. 表音符号速记法
stenovasan *n*. 氨茶碱
stenoxenous *a*. 少宿主性的
stenozone *n*. 狭带性[动]
Stensen's duct (Niels 丹医师,解剖学家,生理学家和神学家 1638—1686) 斯滕森氏管,腮腺(导)管 ‖ ~ experiment 斯滕森氏实验(在腹外压迫动物的腹主动脉,引起两后肢麻痹) / ~ foramen; foramen incisivum 斯滕森氏孔,切牙孔,门齿孔 / ~ plexus 斯滕森氏丛(腮腺管静脉丛) / ~ veins; venae vorticosae 斯滕森氏静脉,涡静脉
stent *n*. ①斯滕特氏印模膏 ②斯滕特氏印模③ 移植片固定模 ‖ ~ in ~ 追加支架,再次放置支架 / ~ manipulation 支架手法 / ~ placement 支架放置 / ~ removal 支架除去 / ~ replacement 支架替换
stental *n*. 苯巴比妥
stented graft 支架性移植物
stenting *n*. 支架[术]
Stentor *n*. 喇叭虫属 ‖ ~ amethystinus Leidy 紫晶喇叭虫 = ~ niger Ehrenberg / ~ coeruleus Ehrenberg 天兰喇叭虫 = ~ attenuatus Maskell / ~ globator Stokes 球喇叭虫 / ~ igneus Ehrenberg 火红喇叭虫 / ~ introversus Tartar 内向喇叭虫 / ~ mulleri Bory 米氏喇叭虫 / ~ multiformis Muller 多形喇叭虫 / ~ niger Muller 黑喇叭虫 / ~ Oken 喇叭虫属 / ~ polymorphus Muller 多态喇叭虫 / ~ pyriformis Johnson 梨形喇叭虫 /~ roeseli Ehrenberg 带核喇叭虫 = ~ barretti Kent = ~ gracilis Maskell = ~ viridis Ghosh / ~ striatus Barraud-Maskell 纹喇叭虫
Stentor *n*. 斯滕托;(s-)声音宏亮的人
stentorian *a*. 声音大的
Stentoridae Carus 喇叭虫科
stentorin *n*. 喇叭虫蓝色素;喇叭虫素[动]
Stentorophonous *a*. 高声的
Stent's composition(mass) (C,19 世纪英牙科学家)斯滕特氏印魔膏[牙]
Stenver projection 斯滕维投照法(颞骨锥体乳突部 X 线投照法)
step *n*. 步;步调;台阶;等级;手段;步骤;踏板,梯级,台阶 *v*. 踏,以步测量 ‖ ~ a side 走到一旁,离开本题 / be in ~ with 与……同步,与……步调一致 / be out of ~ with……与……不同步 / break(fall, get, pull) out of ~ with……与……变得不同步 / bring(full)...into ~ 使……同步,使……步调一致 / ~ by 逐步地,稳步地,切实地 / come(pull) into ~ 达到同步,达到步调一致 / ~ down 降低,下降 / ~ down to 降到,减少到 / go ~ further 再深入一步 / in ~ 同步,合拍 / ~ for ~ 一步对一步地,用同样步调 / keep in ~ with 与……保持同步,与……保持步调一致 / ~ on ...踩,踏 / ~ out 疾走 / ~ out 步测 / out of ~ 不同步,不合拍 / take ~ s 采取措施 / ~ up ...促进,加速,升高 / ~ up to ...增加到,上升到,趋近 / ~ aeration 逐步通风;阶段通风 / ~ allele 阶梯等位基因 / ~ allelomorph 阶梯等位基因 / ~ allelomorph, ~ allelomorphism 阶梯等位基因 / ~ aside 站在一旁 / ~ back 进入毫无意义的地位 / ~ brother 异父母兄弟 / ~ by ~ 一步一步地 / ~ change 阶跃变化,单增量改变 / ~ child 异父母子女 / ~ chromatography 阶梯色谱法 / ~ conductance 跳跃传导 / ~ conductance 跳跃传导 / ~ daughter 继女 / ~ family 继家族(携子再婚形成的家族) / ~ fault 阶状断层 / ~ function 阶梯函数 / ~ function 阶梯函数 / ~ functions 阶跃函数 / ~ generator 阶梯信号发生器 / ~ in 走进 / ~ out 放大步走;更快走 / ~ parent 继父母 / ~ penetrameter 梯级式(X 线);透度计 / ~ pocket type 阶梯袋式(软磁盘盒) / ~ pulse 阶梯脉冲 / ~ response 瞬态(过渡)特性;阶跃响应 / ~ response 瞬态(阶跃)特性,阶跃响应 / ~ sibling 异父母同胞 / ~ sister 异父母姊妹 / ~ size 步长(算) / ~ son 继子 / ~ surface 阶面 / ~ test 阶梯试验(心脏负荷试验) / ~ tube 阶跃式放电管 / ~ up 成熟;熟练 / ~ wave 阶梯波 / ~ wedge penetrameter 楔形梯级式(X 线)透度计 / ~ wedge 楔形梯级 / ~ zoom 阶段变焦;阶梯变焦
STEP Society for Total Emergency Programs 急症全面规划学会
step- 表示(后;继)之义

step-allele 阶梯等位基因
step-and-repeat camera 分部重复照相机
stepbrother *n*. 异父兄弟
step-by-step generation 逐步生成
step-child *n*. 夫和前妻所生子女(妻和前夫所生子女)
stepchild *n*. 前夫所生子女
stepdame *n*. 继母;后娘
stepdance *n*. 踢踏舞
stepdaughter *n*. 前夫(妻)所生的女儿
step-down *a*. 电压降低的;使逐渐降低的
step-downtransformer *n*. 降压器
ste-pessary *n*. 有杆子宫托
step-father *n*. 继父
stepfather *n*. 继父;义父
Stephaina delavayi Diels [拉,植药] 一文钱
Stephan curve *n*. 斯蒂芬曲线(齿垢 pH 变化曲线)
Stephanandra chinesis Hance [拉,植药] 野珠兰
Stephania brachyandra Diels 短蕊千金藤 [植药] 药用部分:块根—地不容
Stephania cepharantha Hauata ex Yamamoto [拉,植药] 紫金吊乌龟
Stephania cepharantha Hayata; disciflora Hand.-Mazz 头花千金藤 [植药] 药用部分,块根—白药子
Stephania delavayi Diels 地不容 [植药] 药用部分:块根
Stephania elegans Hook. f. et Thoms. 雅致千金藤 [植药] 药用部分:根—防己,千金藤
Stephania hernandifolia(Willd.)Walp. 桐叶千金藤 [植药] 药用部分,根—地不容
Stephania japonica(Thunb.)Miers 千金藤 [植药] 药用部分:根—粉防己,藤茎
Stephania longa Lour. 粪箕笃 [植药] 全株入药
Stephania Lour. 千金藤属 ‖ ~ tetrandra S.Moore 粉防己,倒地拱
Stephania rotunda Lout. 圆叶于金藤 [植药药用部分:根—防己
Stephania sinica Diels 华千金藤 [植药] 药用部分:块根
Stephania tetrandra S. Moore 粉防己 [植药] 药用部分:根—防己,粉防己
stephanial *a*. 冠状点的
Stephanidae Haeckel 单环虫科
stephanine *n*. 千金藤碱
stephanion [希 stephanos crown] *n*. 冠状点(冠状缝与腭骨颞线相交的点)
stephanocyst *n*. 冠囊体
Stephanofilaria *n*. 冠丝虫属 ‖ ~ assamensis 阿萨麦冠丝虫 / ~ dedoesi 德氏冠丝虫 / ~ kaeli 咖氏冠丝虫 / ~ okinawaensis 冲绳冠丝虫 / ~ stilesi 斯氏冠丝虫 / ~ stilesi 斯氏冠丝虫
stephanofilariasis *n*. 冠丝虫病
stephanokont *n*. 轮生鞭毛
Stephanolecithinae *n*. 冠腺亚科
Stephanolecithus *n*. 冠腺(吸虫)属
Stephanolepis cirrhifer (Temminck et Schlegel) 丝背细鳞(隶属于革科 Aluteridae)
Stephanolepis japonicus (Tilesius) 日本细鳞(隶属于革科 Aluteridae)
stephanoline *n*. 千金藤醇灵
Stephanoprora *n*. 冠前(吸虫)属
Stephanostomum *n*. 冠冕(吸虫)属
Stephanothocaceae *n*. 射盾菌科(一种菌类)
stephanotis *n*. 千金子藤
stephanthrine *n*. 防己菲碱
stephanuriasis *n*. 冠尾线虫病
Stephanurus *n*. 冠线虫属,冠尾线属;肾线虫属 ‖ ~ dentatus 牙冠线虫 / ~ dentatus 有齿冠尾线虫属
stepharine *n*. 光千金藤碱
stepharotine *n*. 千金藤绕亭
Stephenson's wave (William 英产科医师 1837—1908); **menstrusl wave** 斯蒂芬森氏波,月经波
stepholidine *n*. 光千金藤定碱
stepholine *n*. 千金藤福灵
stephonine *n*. 异千金藤碱
stephotome *n*. 螺钻形刀
stepilizer *n*. 消毒灯
step-in *a*. 伸腿即可穿上的;伸进即可穿上的
stepinonine *n*. 千金藤新碱
stepladder *n*. 梯凳 ‖ ~ subluxation 阶梯样半脱位
stepladders *n*. 台阶梯
steplength *n*. 跨步长度,跨步距离
steplens *n*. 棱镜
stepless *a*. 连续的;均匀的
stepmother *n*. 继母
stepney *n*. 备用轮胎
step-off *n*. 脚步测量;脊椎前移时局部错位征
steppage; steppage-gait *n*. 跨域步态 ‖ ~ gait 跨阈步态;鸡步
stepparent *n*. 继父(母)
steppe *n*. 草原
stepped vbl. 踏,行走
stepped-up *a*. 增加速度的;增强的
step-penetrameter; step-wedge penetrameter *n*. 契形梯级式(X 线)透度计
stepper *n*. 以优美姿态行走之人或动物;跳舞者
stepping generator *n*. 踏步发生器
stepping reflex *n*. 跨步反射
stepping test *n*. 踏步试验
stepping-stone *n*. 阶沿石
stepping-stool exercise *n*. 踏阶运动
Stepronin *n*. 司替罗宁(保肝药)
ST-EPR 饱和跃迁电子顺磁共振波谱(见 saturation transfer electron paramagnetic resonance)
Steps, Kronig's 克勒尼希氏阶梯(右心室肥大时,右侧心浊音界呈阶梯状增大) ‖ ~ occlusal 阶
stepsister *n*. 异父姊妹
stepson *n*. 前夫(妻)所生的儿子
steps-teller *n*. 记步器
STEPS 扫描透射式电子显微镜(见 scanning transmission electron microscope)
step-up *n*. 升高;加快
step-utransformer *n*. 升压器
step-wedge *n*. 锲形梯级 ‖ ~ penetrameter; step-penetrameter 契形梯级式(X 线)透度计
step-wedgepenetrameter *n*. 楔形梯级式 X 射线透度计
stepwise *a*. 楼梯式的,逐步的,逐渐的,分段的 ‖ ~ choice 逐步选择 / ~ construction 逐步构造 / ~ logistic regression 逐步逻辑回归 / ~ mutation model 同步突变模式 / ~ procedure 逐步过程 / ~ regression analysis 逐步回归分析 / ~ resistance 逐步抗性
ster *n*. 做……事情的人,是……样的人
ster steradian *n*. 球面弧(角)度
steradian *n*. 球面度(立体角单位)
steranabol *n*. 氯司替勃;氯睾酮;醋酸氯睾酮(蛋白同化激素)
Sterandryl; Teatosterone propionate *n*. 丙酸睾(丸)酮[商名]
Sterane; Prednisolone *n*. 泼尼松龙,强的松龙[商名]
steranIneedleholder *n*. 胸骨持针器
Sterathal; phthalylsulfacetamide *n*. 酞磺醋胺,羧苯甲酰磺乙酰胺,酞酰磺乙酰胺
sterazine *n*. 磺胺嘧啶
stercararia *n*. 粪便型[动]
sterco- [拉 stercrs dung 粪] [拉;复合形] 粪
stercobilin *n*. 粪胆色素;粪胆素;粪后胆色素
stercobilinogen *n*. 粪胆色素原;粪后胆色素原;尿胆素原
stercocilium *n*. 静纤毛
stercofuge *n*. 藻酸钾
stercogram *n*. ①立体视觉图,立体图 ②极射(赤面投影)图 f 物}
stercohilin *n*. 粪后胆色素;粪胆色素
stercoisomer *n*. 立体异构体
stercolith *n*. 粪石
stercolith *n*. 粪石 ‖ ~ of appendix 阑尾粪石
stercomutation *n*. 立体变异,立体异构化(作用)
stercophyrin *n*. 粪卟啉
stercoplasm *n*. 硬质
stercoplotter *n*. 立体测图仪
stercoporphyrin; coproporphyrin *n*. 粪泼林
stercoraceous *a*. 粪的,含粪的 ‖ ~ ulcer 粪性溃疡
stercoraemia *n*. 粪性毒血症
stercoraemia; toxaemia stercoralis *n*. 粪性毒血症
stercoral; sterocoraceous *a*. 粪的,含粪的 ‖ ~ ulcer 粪性溃疡 / ~ ulcer of anus 肛门含粪性溃疡
stercorary *a*. 粪的,大便的
stercoremia *n*. 粪性毒血症
stercorin; coprosterol *n*. 粪甾醇
stercorolith *n*. 粪石
stercorolith [sterco- + 希 lithos stone]; **fecalith** *n*. 粪石
stercoroma *n*. 粪结,粪瘤(肠内积粪)
stercorous *a*. 粪的,含粪的
Sterculia *n*. 苹婆 ‖ ~ gum *n*. 苹婆胶 / ~ L. [拉 Sterculius the

god of dung] 苹婆属,梧桐树 / ~ acuminata 柯拉属 / ~ nobilis Smith 苹婆 / ~ platanifolia L.f. 梧桐 / ~ scaphigera wall 胖大海 / ~ tragacantha 胶梧桐 / ~ urens 掀毛梧桐 / ~ nobilis Smith [拉,植药] 苹婆 / ~ scaphigera Wall 胖大海 [植药] 药用部分:种子—胖大海
Sterculiaceae *n*. 梧桐科
sterculic acid 梧桐脂酸
sterculin *n*. 苹婆素;胖大海素
Stercuronium Iodide 司库碘铵(精神肌肉阻断药)
stercus(复 stercora) *n*. 粪
stere[希 stereos solid] *n*. 千升,立方米(容量单位)
stere- 意为"粪"(来自拉丁语 stercus)
stere(is)omer *n*. 立体界构体
Stereaceae *n*. 韧革菌科(一种菌类)
sterectavtivappratusset *n*. 立体定向仪(CT)
stere-encephatoscope *n*. 脑室镜,立体脑镜
stereo *n*. 固;硬;立体;立体声 ‖ ~ camera 立体摄像(影)机 / ~ display 立体显示 / ~ electron microscopy 立体电子显微术 / ~ gram 立体 X 线照片 / ~ system 立体音响系统 / ~ vision 立体视觉
stereo-[希:复合形 stereos solid 固形的] 固体,实体,立体
stereo(-)cinematography 立体电影摄影(术)
stereoacuity *n*. 立体视力
stereoacuity *n*. 体视敏度
stereoagnosis *n*. 实体觉缺失
stereoagnosis; astereognisis *n*. 实体觉缺失
stereo-amplifier *n*. 立体声放大器
stereoanesthesia *n*. 实体觉缺失;立体觉缺失
stereoangiography *n*. 立体,血管造影(术)
stereoarthrolysis; arthrolysis *n*. 关节松解术
stereoassay *n*. 固相分析
stereoauditory trainer 立体声听觉训练器
stereoauscultation *n*. 实体听诊法
stereobinocularmicroscope *n*. 立体双目显微镜
stereoblastula *n*. 实囊胚(见于棘皮动物的不正常囊胚) ‖ ~, equal 等实囊胚 / ~ unequal 不等实囊胚
stereoblind *n*. 体视盲人
stereo-camera *n*. 立体摄像机
stereocampimeter *n*. 立体平面视野计
stereocampimetry *n*. 立体平面视野计检查[法]
stereocardiography *n* 空间新点向量描记法
stereocffect *n*. 立体效应
stereochemical *a*. 立体化学的
stereochemical structure 立体结构
stereochemistry *n*. 立体化学
stereochemitry *n*. 立体化学
stereocilia(单 sterocilium)静纤毛
stereocilium(复 stereocilia) *n*. ①立体纤毛 ②静纤毛[动]
stereo-cinefluorography *n*. 立体荧光电影摄像术
stereocognosy; stereognisis) *n*. 实体觉
stereocompilafion *n*. 立体测图
stereo-dynamic interferential therapy *n*. 立体动态干扰电疗
stereoeffect *n*. 立体声效应
stereoencephaloscope *n*. 立体窥脑器;脑检视仪
stereoencephalotome *n*. 立体脑切开器;脑定点切开器
stereoencephalotomy *n*. 脑定点切开术
stereofiuoroscopic apparatus 立体透视装置
stereofluoroscopo *n*. 立体荧光屏
stereofluoroscopy; steeoscopic fluoroscopy 立体荧光屏透视检查立体 X 线透视法
stereogastrula *n*. 实原肠胚[动]
stereogm *n*. ①立体 X 线(照)片 ②实体镜图 ‖ ~ parallax 视差式立体 X 线片
stereognosis *n*. 实体觉
stereognostic *a*. 实体觉的 ‖ ~ perception 实体知觉
stereogram *n*. ①立体视觉图,立体图 ②极射(赤面投影)图 f 物}
stereograph *n*. ①立体照片 ②立体 X 射线照片
stereographic *a*. 立体画法的,立体照相的 ‖ ~ equipment 立体摄影装置 / ~ projection 球极平面影射,立体投影
stereographic(al) *a*. 立体摄影的,立体平面的
stereography *n*. 立体画法;立体摄影术;立体照片摄影术
stereograticule *n*. 立体视标线
stereoimage 立体影像
stereo-inefluorography *n*. 立体荧光电影照相术
stereo-inspection *n*. 立体镜观察
stereoisomer *n*. 立体异构体
stereoisomeric *a*. 立体异构的
stereoisomerism *n*. 立体异构(现象)
Stereolepis gigas *n*. 巨大硬鳞鲈
stereology *n*. 体视学;立体学
stereomacroradiography *n*. 立体放大 Xs 线摄影(术)
stereo-magnifier *n*. 立体放大镜
stereomapping *n*. 立体映射
stereomctic head frame 头部立体定位架
stereometer *n*. 体积计;比重计
stereometrograph *n*. 立体测量仪
stereometry *n*. 体积测定法;比重测定法 ‖ ~ radiographic 立体 X 线片测定法
stereomicrography *n*. 立体显微摄影
stereomicrometer *n*. 立体测微器
stereomicroscope *n*. 立体显微镜;解剖显微镜
stereomicroscopy *n*. 立体显微镜检查;立体显微镜
stereomodel *n*. 立体模型
stereomonoscope *n*. 双眼单体镜
stereo-movie *n*. 立体电影
stereomutation *n*. 立体变异,立体异构化(作用)
stereomycine *n*. 柱晶白霉素
Stereomyxida Grell 坚胶丝目
stereon *n*. 绿色天然色素
stereo-ophthalmoscope *n*. 立体检眼镜,双目检眼镜
stereooptics *n*. 立体光学
stereo-orthoptor[stereo- + 希 orthos straighy + posis vision] *n*. 视轴矫正实体镜;体视矫正器
stereopair *n*. 立体[照]片对
stereoperception *n*. 立体感觉
stereophantoscope *n*. 体视绘图器
stereophenomenon *n*. 体视现象
stereophonic *a*. 立体声的
stereophonic *a*. 立体音响的 ‖ ~ hearing 立体声听觉 / ~ recording 立体声录音
stereophonicbroadcast *n*. 立体声广播
stereophony *n*. 理立体音响.
stereophorometer *n*. 立体隐斜视矫正器
stereophoroscope[stereo- + 希 phoros bearing + skopein to examine] *n*. 活动影片检视器
stereophotogrammeter *n*. 立体照相测量仪
stereophotogrammetric survey 立体摄影测量
stereophotogrammetry *n*. 立体照像测量术
stereophotograph *n*. 立体照片
stereophotography *n*. 立体摄影术 ‖ ~ of eye 眼立体摄影术
stereophotomicrograph *n*. 立体显微照片
stereophotomicrography *n*. 立体显微摄影[术]
stereoplasm *n*. 固浆;固质(细胞浆的固体成分)
stereoplotter *n*. 立体绘图仪
stereo-power *n*. 体视本领
stereoprojecfion *n*. 立体投影
stereopsis *n*. 实体视觉
stereopter *n*. 实体视力检查器;实体感觉定量器
stereopticon *n*. 幻灯;幻灯机;投影放大器
stereoptics *n*. 立体摄影光学,体视光学
stereoradiograph *n*. 立体放射摄影[术]
stereoradiographicunit *n*. 立体摄影装置
stereoradiography; steroroentgenography *n*. 立体 X 显照像术
stereorecorder *n*. 立体声录音机
stereorefluxcamera *n*. 立体反射线照像机
stereoroentgenoacopy *n*. 立体 X 线透视检查
stereoroentgenograph *n*. 立体 X 射线照片
stereoroentgenography *n*. 立体 X 线摄影[术]
Stereoroentgenometry *n*. 立体 X 线测量法,立体 X 线影像测量法
stereoroentgenoscopy *n*. 立体 X 线透视检查
stereosalpingography *n*. 立体输卵管 X 线摄影[术]
stereoscan *n*. 立体扫描
stereoscan photograph *n*. 立体扫描(电镜)照片
stereoscintigraphy *n*. 三维显示,立体闪烁扫描
stereoscope *n*. 实体镜,体视镜,立体相机;立体摄影机 ‖ ~ television 立体电视
stereoscopepicture *n*. 立体照片
stereoscopic *a*. 立体的;体视的 ‖ ~ acuity 体视锐度 / ~ angiogram 立体血管造影(照)片 / ~ angiography 立体血管造影[术]/ ~ arteriogram 立体动脉造影(照)片 / ~ arteriography 立体动脉造影[术]/ ~ camera 立体摄像机 / ~ cerebral angiography 立体脑血管造影[术]/ ~ chest radiography 胸部立体 X 线摄

影[术]/ ~ coverage 立体摄影面积 / ~ examination 立体检查 / ~ factor 立体镜条件 / ~ film 立体影(照)片 / ~ gastro-camera 立体胃照相机 / ~ magnification technique 立体放大(摄影)技术 / ~ magnification angiography 立体放大血管造影[术]/ ~ microscope 立体显微镜;实体显微镜 / ~ observation 立体像观察法 / ~ pyelogram 立体肾盂造影(照)片 / ~ radiograph 立体 X 线(照)片 / ~ radiography 立体 X 线摄影[术]/ ~ television 立体电视 / ~ viewbox 立体镜观察箱 / ~ vision 立体视觉
stereoscopically *ad*. 实立体镜地
stereoscopiccamera *n*. 立体照像机
stereoscopicfilm *n*. 立体电影;立体影片
stereoscopicfluoroscopy *n*. 实体荧光屏透视检查
stereoscopicimage *n*. 立体影像
stereoscopicmicroscope *n*. 立体显微镜
stereoscopicradiograph *n*. 立体 X 射线照片
stereoscopiczoommicroscope *n*. 体视变焦显微镜
stereoscopy *n*. 实体镜检查法
stereo-selective *n*. 立体选择性
stereoselectivity *n*. 立体选择性 ‖ ~ reaction 立体选择反应
stereoskiagraphy *n*. 立体 X 射线照像术
stereosomerism *n*. 立体异构(现象)
stereospecificity *n*. 立体特异性,立体专一性
stereostroboscope *n*. 立体动态镜;体视频闪观测器
stereotactic *a*. 立体定位的;立体定向的 ‖ ~ biopsy of lesion of spinal cord 脊髓病损立体定位活组织检查 / ~ cordotomy 立体定位脊髓切断术 / ~ focused proton beam on cerebrum 大脑立体聚焦质子束照射 / ~ needle aspiration 超实体针吸术;立体定位针吸术 / ~ operation on thalamus 丘脑立体定位手术 / ~ radiosurgery 立体定向放射外科
stereotacticapparatus *n*. 立体定向仪
stereotacticbiopsyofbrain *n*. 脑立体定向活检
stereotacticsurgery *n*. 立体定向手术
stereotape *n*. 立体声录音带
stereotaxic apparatus *n*. 立体定位仪
stereotaxic radiosurgery 趋实体性放射外科
stereotaxic technique *n*. 立体定位技术
stereotaxicapparatus *n*. 立体定位仪
stereotaxiccordotomy *n*. 立体定向脊髓束切断术
stereotaxicradiosurgery *n*. 立体定向放射外科
stereotaxie atlas *n*. 立体定位图[谱]
stereotaxis *n*. 实体性,定向性
stereotaxy *n*. 立体定向手术
stereotelevision *n*. 立体电视
Stereotestales *n*. 固体皮目
stereotome *n*. 立体图片
stereotropism *n*. ①向实体性(旧名向触性)②亲实体性
stereotupe [stereo- + 希 typos type] *n*. ① 刻板症② 定型 ‖ ~ of attitude 刻板姿势 / ~ dynamic 动力定型 / ~ of speech 刻板言语
stereotyped *a*. 用铅版印刷的;套用老调的 ‖ ~ act 刻板动作 / ~ action 刻板动作 / ~ attitude 刻板姿势 / ~ behavior 刻板行为 / ~ movement 刻板运动 / ~ response 刻板反应 / ~ thinking 刻板思想
stereotypers and electrotypers 铸版工和电版技师
stereotypia; stereotypy *n*. ①刻板症 ②定型
stereotypic movement disorder 刻板型活动障碍
stereotypy (stereotypia) *n*. 刻板症;定型 ‖ ~ habit disorder 刻板性行为障碍 / ~ of attitude 刻板姿势 / ~ of speech 刻板言语
stereoviewer *n*. 立体观片灯
stereo-x-ray photosrmmetry *n*. 立体 X 线摄影仪
sterephony *n*. 立体声
stereptaxis *n*. 趋实体性(旧明向轴性)
Steresol *n*. 斯特勒索尔(一种黏合剂)
steric; sterical) *a*. ①空间(排列)的 ②立体的 ③立体化学的 ‖ ~ configuration 空间构型 / ~ effect 位阻效应 / ~ hindrance 位阻(现象),空间障碍(磁共振术语)/ ~ retardation 位滞
sterid; steride *n*. 甾(类),甾族(化合物)
sterigma (复 sterigmata)[希 sterigma support]①小梗 ②叶座(种子植物)
sterigmatocystin *n*. 柄曲霉素;小梗囊胞菌素;曲柄霉素[微]
Sterigmatocystis; Sterigmocystis *n*. 小梗囊胞菌属 ‖ ~ cinnamonina 桂褐色小梗囊胞菌
sterigmaupsin *n*. 小柄菌素
Sterigmicystis *n*. 小梗囊胞菌属
sterilamp *n*. 灭菌灯
Sterilate *n*. 双辛氢啶(抗真菌药)
sterile *a*. 灭菌的;无菌[微];不育的 ‖ ~ environment 无菌环境 / ~ frond 不育叶 / ~ gauze 无菌纱布 / ~ leaf 不育叶 / ~ male technique 不育雄性技术 / ~ mycelium 不育菌丝体[微]/ ~ osteomyelitis 无菌性骨髓炎 / ~ pinna 不育羽片 / ~ pinnule 不育小羽片 / ~ water solution 灭菌水溶液 / ~ zooid 不育个虫[动]
sterilechamber *n*. 无菌容器;灭菌室
sterilesolution *n*. 无菌溶液
sterileworking *n*. 无菌操作
sterili- [拉;复合形] 灭菌;不育
sterililzation *v*. ①灭菌 消毒 ②绝育
sterilisatio; sterilization *v*. ① 消毒,灭菌 ② 绝育
steriliser *n*. 消毒器;灭菌器
sterilising cook *n*. 消毒蒸煮工
sterilitas; sterility *n*. ①不育,不孕 ②无菌 ‖ ~ feminis 女性不育 / ~ virilis; masculine sterility 男性不育
sterility *n*. 不育(性),不孕 ‖ ~ maintainer line 不育性保持系 / ~ test 无菌检查[微]/ ~ aspermatogenic 无精子生成性不育 / ~ dyspermatogenic 精子生成障碍性不育 / ~ facultative 避孕性不育 / ~ idiopathic 自发性不育 / ~ normo-spermatogenic 正常精子生成性不育 / ~ one-chile 一儿性不育 / ~ relative 相对性不育 /
sterilitydetector *n*. 灭菌检验器
sterilization *n*. 消毒,灭菌;绝育
sterilization; sterilisatio *n*. 灭菌,消毒;绝育术,绝育 ‖ bead ~ 玻璃珠消毒器 / laparoscopic ~ 腹腔镜绝育术 / ~ by fitration 过滤灭菌法,细菌滤除法 / ~ fractional; intermittent ~ 间歇灭菌法 / ~ of tonometer 跟压计灭菌法,眼压计消毒法 / ~ chemical 化学灭菌法,药剂灭菌法 / ~ continuous 持续灭菌法 / ~ discontinuous 间歇灭菌法 / ~ electronic 电子灭菌法 / ~ fractional moist heat 间歇湿热灭菌法 / ~ heat 热力灭菌法 / ~ hot-air 热气灭菌法,干热灭菌法 / ~ interrupted 间歇灭菌法 / ~ low temperature 低温灭菌法 / ~ mechanical 器械灭菌法 / ~ roentgenic X 线绝育法 / ~ steam 蒸汽灭菌法 / ~ vapor 蒸汽灭菌法
sterilize *v*. ①消毒,灭菌 ②绝育
sterilized *a*. 已灭菌的 ‖ ~ dressing 无菌敷料
sterilizer *n*. 灭菌器,消毒器 ‖ ~ Arnold 常压蒸汽灭菌器 / ~ autoclave; high-presure ~ 高压蒸汽灭菌器 / ~ dry heat; hor air ~ 干热灭菌器 / ~ high-pressrue 高压蒸汽灭菌器 / ~ moist heat 湿热灭菌器 / ~ pressure 高压灭菌器,热压灭菌器 / ~ steam 蒸汽灭菌器
sterilizers *n*. 消毒器
sterilizing dose 杀灭剂量
sterilizing immunity 消除性免疫[动]
sterilizingforceps *n*. 消毒钳
sterilizinglamp *n*. 灭菌灯
sterilizingroom *n*. 无菌室
sterillization *n*. 绝育
sterilometer *n*. 消毒测定器
sterilon *n*. 洁尔灭
sterine *n*. 孟德立胺
Steringotrema *n*. 支孔(吸虫)属
Sterisil *n*. 双辛氢啶(抗真菌药)
Sterisol *n*. 双辛氢啶(抗真菌药)
sterispon *n*. 可吸收明胶海绵(局部止血用)
sterling *a*. 英币的
sterling *n*. 英国货币;纯银 *a*. 可靠的 ‖ ~ area *n*. 英镑的使用地区 / ~ bloc(= sterling area)英镑使用地区 / ~ reflex 斯特林反射(指屈反射)/ ~ silver 标准纯银(纯度为 95%)/ ~ silver jewelry 纯银珠宝
stern *n*. 尾部,船尾; *a*. 严厉的,坚决的,恐怖的,坚定的(决心等)
stern- 意为"胸骨";"腹板"(昆虫)
sternacosta *n*. 腹内脊 ‖ ~ sulcus 腹脊沟 / ~ suture 腹脊缝
sternal *a*. 胸骨的 ‖ ~ angle 胸骨角[解]Angulus sterni [拉]; Angulus ~ is 拉/ ~ apophysis 腹内突 / ~ articular facet 胸骨关节面[解]Facies articularis ~ is [拉] / ~ bowing 弓形脚骨 / ~ branches 胸骨支[解]Rami ~ es [拉] / ~ branches of internal thoracic artery 胸内动脉胸骨支 / ~ debridement 胸骨清创术 / ~ end 胸骨端[解]Extremitas ~ is 拉/ ~ end of clavical 锁骨胸骨端 / ~ facet of clavicle 锁骨胸骨小面 / ~ fracture 胸骨骨折 / ~ groove 腹甲沟[动]/ ~ head of sternocleidomastoid 胸锁乳突肌胸骨头 / ~ line 胸骨线[解]Linea ~ is [拉] / ~ membrane 胸骨膜[解]Membrana sterni [拉] / ~ muscle 胸骨肌 / ~ part 胸骨部[解]Pars ~ is [拉] / ~ part of diaphragm 膈胸骨部 / ~ region 胸骨(前)区[解]Regio pre ~ is [拉] / ~ rib 胸肋[动]/ ~ sulcus 腹甲沟[动]/ ~ synchondroses 胸骨结合[解]Synchondroses ~ es [拉] / ~ synchondrosis 胸骨软骨结合 / ~ wiring 胸骨线缝

法
sternalbiopsy *n*. 胸骨髓活组织检查
sternalcleft *n*. 胸骨裂
sternalgia *n*. 胸骨痛
sternalia *n*. 胸板
sternalis *n*. 胸骨肌[解]Musculus sternalis [拉]
sternalknife *n*. 胸骨刀
sternalpunch *n*. 胸骨钻孔器
sternalpunctureneedle *n*. 胸骨穿刺针
sternalretractor *n*. 胸骨牵开器
Sternberg giant cell *n*. 斯滕伯格巨细胞(见于霍金森病)
Sternberg leukosarcomatosis 斯滕伯格白血病性肉瘤病
Sternbergia lutea 黄石蒜
Sternberg-Reed cell Sternberg-Reed 细胞;镜影细胞
Sternberg's bacillus [George M.美细菌学家 1838—1915] 施特恩伯格氏杆菌(肺炎球菌) ‖ ~ cell 施特恩伯格氏细胞(见于霍奇金氏病)
Sternberg's disease [Karl 德病理学家 1872—1935]; **phogranulomatosis** 施特恩伯格氏病,淋巴肉芽肿病
sternberg's hand dynamometer 施特恩伯格氏握力计
sternebra (复 sternebrae) *n*. 胸骨节,胸杠
sternellum *n*. 小腹板
sternen *a*. 胸骨的
sternforemost *ad*. 船尾向前地;倒退地
sternheimer-Malbin staining *n*. 施特恩海漠—马尔宾染色发(尿沉渣白细胞染色法)
sterniform *a*. 胸骨状的
sternite *n*. 腹甲(节肢动物)[动]
sternly *ad*. 严格地,严肃地,严厉地
sternmost *a*. 最靠近船尾的,最后面的
sternness *n*. 严格,严厉
sterno- [sternon sternum 胸骨] *n*. 胸骨
sternocephalicus muscle *n*. 胸头肌
sternochondroscapularis *n*. 胸肋肩胛肌[变]
sternoclavicular *n*. 胸锁的 ‖ ~ articulation 胸锁关节 / ~ joint 胸锁关节[解]Articulatio sternoclavicularis [拉]
sternoclavicularis *n*. 胸锁肌 ‖ ~ anticus 胸锁前肌 / ~ posticus 胸锁后肌 / ~ superior 胸锁上肌
sternocleidal; sternoclavicular *a*. 胸锁的
sternocleidomastoid *n*. 胸锁乳突肌[解] **Musculus sternocleidomastoideus** [拉] ‖ ~ branch 胸锁乳突肌支[解]Ramus ~ eus [拉] ~ branches 胸锁乳突肌支[解]Rami ~ ei [拉] / ~ hematoma 胸锁乳突肌血肿 / ~ muscle 胸锁乳突肌 / ~ region 胸锁乳突肌区[解]Regio ~ ea [拉] / ~ region of neck 颈胸锁乳突肌区 / ~ vein 胸锁乳突肌静脉;胸锁乳突静脉[解]Vena ~ ea [拉] Sternocostal 胸骨肋的
sternocleidomastoideus *n*. 胸锁乳突肌 ‖ ~ muscle 胸锁乳突肌
sternocostal [sterno- + 拉 costa rib] *a*. 胸(骨)肋的 ‖ ~ hiatus 胸肋裂孔胸骨后疝的孔,由膈肌发育不全引起 / ~ joint 胸肋关节 / ~ joints 胸肋关节[解]Articulationes sternocostales [拉] / ~ part 胸肋部[解]Pars sternocostalis [拉] / ~ part of pectoralis major muscle 胸大肌胸肋部 / ~ radiate ligaments 胸肋放射状韧带 / Sternocostal surface of heart 心脏胸肋面 / ~ synchondrosis of first rib 第一肋胸肋结合[解]Synchondrosis sternocostalis costae primae [拉] / ~ trigone 胸肋三角
sterno-diaphragmatic angle 胸膈角
sternodymia *n*. 胸骨联胎畸形
sternodymus [sterno- + 希 didymos twin] *n*. 胸骨联胎
sternodynia (sternalgia) *n*. 胸骨痛
sternofascialis *n*. [拉] 胸骨颈筋膜肌[变]
sternoglossal *n*. 胸(骨)舌
sternogoniometer *n*. 胸骨角度测量器
Sternohyiodeus *n*. [拉] 胸骨舌骨肌
sternohyoid *n*. 胸骨舌骨肌[解]Musculus sternohyoideus [拉];胸骨舌骨的 ‖ ~ muscle 胸骨舌骨肌
sternohyoideus *n*. [拉] 胸骨舌骨肌
sternoid *a*. 胸骨样的
sternomastoid *a*. 胸骨乳突的
sternomastoideus muscle *n*. 胸乳突肌[动]
sterno-omphalodymia *n*. 胸脐联胎畸形
sternopagia; sternodymia *n*. 胸骨联胎畸形
sternopagus; sternodymus *n*. 胸骨联胎
sternopagy *n*. 胸骨联胎畸形
sternoparacentesis *n*. 胸骨穿刺术
sternopericardial *a*. 胸骨心包的 ‖ ~ ligament 胸骨心包韧带 / ~ ligaments 胸骨心包韧带[解]Ligamenta sternopericardiaca [拉]
Sternoplax costatissima (**Reitt**) 光胸漠甲(隶属于拟步行虫科 Lacordaire)
sternopleura *n*. 腹侧板
Sternoptychidae *n*. 褶胸鱼科(隶属于鲑形目 Salmoniformes)
Sternoptyx diaphana (**Hermann**) 褶胸鱼(隶属于褶胸鱼科 Sternoptychidae)
sternoscapular *a*. 胸骨肩胛的
sternoschisis; schistosternia *n*. 胸骨裂(畸形)
Sternostoma *n*. 胸孔螨属
sternotherus *n*. 动胸龟;美洲侧颈龟
sternothyreoideus *n*. 胸骨甲状肌
sternothyroid *a*. ①胸骨甲状软骨的 ②胸骨甲状腺的 ‖ ~ muscle 胸骨甲状肌
sternotomy *n*. 胸骨切开术;胸切骨术
sternotomyairsaw *n*. 风动胸骨锯
sternotracheal *a*. 胸骨气管的
sternotrypesis *n*. 胸骨穿孔术
sternovertebral; vertebrosternal *a*. 胸骨椎骨的
sternoxiphopagus [sterno- + xiphoid + 希 pagus thing fixed] *n*. 胸骨剑突联胎
sternpost *n*. 船尾材
Stern's position [Heinrich 美医师 1862—1918] 斯特恩氏卧位(患者仰卧,头放低,使三尖瓣闭锁不全的心杂音更为清楚) ‖ ~ procedure 斯特恩氏操作法(检盲肠弛缓)
Stern's potential 电力电位(电化电位减去电动电位)
sternum [拉;希 sternal] *n*. ①胸骨 ②腹板(昆虫) ‖ ~ bifidum 对裂胸骨 / ~ cleft 胸骨裂
sternumchisel *n*. 胸骨凿
sternumknife *n*. 胸骨刀
sternumshears *n*. 胸骨剪
sternutament *n*. 催嚏剂
sternutatio; sternutation; sneezing *v*. 喷嚏 ‖ ~ convulsiva 痉挛性喷嚏
sternutative *n*. 催嚏剂 *a*. 催打喷嚏的;喷嚏的
sternutator *n*. 催嚏剂;喷嚏性毒气
sternutatory [拉 sternutatorius] *a*. 催嚏的 *n*. 催嚏剂
sternward *a*. 船尾的;后面的 *ad*. 在船尾
sternwards *ad*. 在船尾;向船尾
sternway *n*. 船的后退
stern-wheel *a*. 船尾外轮推进的
Sternzellen [德 star cells]; **Kupffer cell** *n*. 星状细胞,枯否氏细胞
stero microscope *n*. 实体显微镜
sterochemistry; stereochemistry *n*. 立体化学
sterocilia *n*. 静纤毛
sterocort *n*. 甲烯强的松龙
sterocrinolo *n*. 环戊酸诺龙(蛋白同化激素)
sterocrotaphia [steno- + 希 krotaphos temple) *n*. 颞部狭窄
Steroderm *n*. 丙缩羟强龙(抗炎药)
sterogyl *n*. 维生素 D2
sterohindrance *n*. 空间障碍
steroid *n*. 类固醇;类甾醇;甾体,甾类化合物 ‖ anabolic ~ 合成甾类,合成类固醇 / 17-ketogenic ~ s 17 – 生酮类固醇 / ~ 11 beta-monooxygenase deficiency 类固醇 11β – 单加氧酶缺乏 / ~ 11-beta-hydroxylase 类固醇 11 – β – 羟化酶 / ~ 11-beta-monooxygenase 类固醇 11 – β – 单加氧酶 / ~ 17 alpha-monooxygenase deficiency 类固醇 17α – 单加氧酶缺乏 / ~ 17,20-lyase deficiency 类固醇 17,20 – 裂解酶缺乏 / ~ 17-alpha-hydroxylase 类固醇 17 – α – 羟化酶 / ~ 17-alpha-monooxygenase 类固醇 17α – 单加氧酶 / ~ 21-hydroxylase 类固醇 21 – 羟化酶 / ~ 21-hydroxylase deficiency 类固醇 21 – 羟化酶缺乏症;类固醇 21 – 羟化酶缺乏 / ~ 21-monooxygenase 类固醇 21-单加氧酶 / ~ 4,5-dioxygenase 类固醇 4,5 – 二加氧酶 / ~ 5a-reductase deficiency 类固醇 5α – 还原酶缺乏 / ~ abuse 类固醇滥用 / ~ atrophy 类固醇性萎缩 / ~ contraception 甾体避孕 / ~ delta-isomerase 类甾醇 δ – 异构酶 / ~ glycoside 甾类糖甙 / ~ hormone 类固醇激素;甾类激素 / ~ myopathy 类甾醇肌病;类固醇性肌病 / ~ N-acetylglucosaminyltransferase 类固醇 N – 乙酰葡糖胺基转移酶 / ~ pancreatitis 类甾醇性胰腺炎;类固醇性胰腺炎 / ~ prophylaxis 类固醇预防[法] / ~ purpura 类固醇性紫癜 / ~ receptor site 类固醇受体部位 / ~ resistant asthma 类固醇抵抗型哮喘 / ~ responders to glaucoma 青光眼类固醇反应者 / ~ saponin 甾体皂甙 / ~ sensitaive asthma 类固醇敏感型哮喘 / ~ sulfatase 类固醇硫酸酯酶 / ~ sulfatase deficiency 类固醇硫酸脂酶缺乏;类固醇硫酸酯酶缺乏症;X – 连锁鱼鳞病 / ~ sulfatase deficiency disease 类固醇硫酸酯酶缺乏病 / ~ sulfotransferase 类固醇磺基转移酶 / ~ withdrawal syndrome 类固醇撤药综合征

steroidal *n*. 甾体的 ‖ ~ alkaloids 甾体生物碱 / ~ compounds 甾族化合物类 / ~ estrogen preparation 甾体雌激素制剂
steroid-induced myopathy 类固醇引起的肌病
steroid-induced oesteopenia 类固醇诱发的骨质减少
steroidintravenousanesthetic *n*. 类固醇静脉麻醉药
steroid-lactonase *n*. 类固醇内酯酶
steroidogenesis *v*. 甾体生成,类固醇激素在性腺、肾上腺和胎盘的合成 ‖ ~ stimulating protein(STP)甾类物合成刺激蛋白
steroidogenic hyperlipidemia 类固醇高脂血症
steroid-resistant *n*. 激素抵抗型
steroids *n*. ① 甾体,类固醇 ② 类固醇(杂志名)
steroid-secretory cell 类固醇分泌细胞;甾类分泌细胞
steroid-sparing *n*. 节制激素疗法
sterol *n*. 甾醇,固醇 ‖ ~ alkaloid 栽培变种 / ~ carrier protein 固醇载体蛋白 / ~ carrier protein 甾醇载体蛋白,固醇载体蛋白 / ~ hormone 固醇激素 / ~ regulatory element 甾醇调节因子 / ~ -beta-glucosidase 固醇 - β - 葡糖苷酶
steroline *n*. 甾醇(糖)甙,固醇(糖)甙
sterolone *n*. 强的松龙
sterols X; lumisterol 甾醇 X,光甾醇 ‖ ~ plant 植物甾醇
sterol-sulfatase *n*. 固醇硫酸酯酶
Sterolytic *n*. 斯特罗散(二氯羟基奎纳丁的[商名]局部抗霉菌药)
sterone *n*. 甾酮;固酮
steropsis [stereo- + 希 opsis vision]; **stereoscopic vision** *n*. 实体视觉
sterosan *n*. 二氯甲羟喹
sterostroboscopu *n*. 立体动态镜,体视频闪观测器
sterotactic *a*. 趋实体的
steroxcide *n*. 环氧乙烷 - 氟烃混合剂
steroxin *n*. 二氯甲羟喹
sterpsinema [希 strepsis a twist + nema thread] *n*. 绞线(染色质)
sterraster *n*. 实星骨针[动]
Sterrhurus *n*. 强尾(吸虫)属
stertor [拉] *n*. 鼾息,鼾声 ‖ ~ hen-cluck 鸡鸣状鼾息
stertorous *a*. 打鼾的 打呼噜的 ‖ ~ breathing 鼾声呼吸 / ~ respiration 鼾声呼吸
steryl-sulfatase *n*. 固醇硫酸酯酶 ‖ ~ deficiency 类固醇基硫酸脂酶缺乏
Stesil *n*. 对氯苯戊二醇(安定药)
stesolid *n*. 安定
stespsin *a*. 蒸汽的,似蒸汽的
ST-ESR 饱和转移电子自旋共振(见 saturation transfer ESR)
stet *n*. 不删除;保留 *v*. 在已经删除的稿边上写
stet- 前缀,意为"固体"(来自希腊语 stereos)
steth-; stetho- [构词成分] 意为"胸"(希腊语:stethos)
stethacoustic *a*. 听诊器可听到的
stethalgia *n*. 胸痛
stetharteritis *n*. 胸部动脉炎
stethemia [steth- + 希 haima blood + -ia] *n*. 肺充血
stethendoscope *n*. 胸部 X 射线透视机
stethidium *n*. 胸部
stetho- steth- [希:复合形 stethos chest 箱,匣] 胸,胸部
stethocatharsis *n*. 咳痰(作用)
Stethocelodyspnoea; stethocelodyspnca *n*. 胸膨出性呼吸困难
stethocyrtograph *n*. 胸廓曲度描记器
stethogoniometer *n*. 胸廓曲度计
stethograph *n*. 胸动描记法;心音描及一法
stethography *n*. ①胸动描记法 ②心音描记法
Stethojulis axillaris; Quoy et Gaimard 黑星紫胸鱼(隶属于隆头鱼科 Labridae)
Stethokyrtograph [stetho- + 希 kyrtos bent + graphein to write] *n*. 胸廓曲度描记器
Stethomenia *n*. 支气管异位月经
stethometer *n*. 胸围计;胸廓张度计
Stethomyitis (stethomyositis) *n*. 胸肌炎
Stethoparalysis *n*. 胸肌麻痹
stethophone *n*. ①胸音传播器 ②听诊器
stethophonometer *n*. 胸音计;听诊测音器
stethopolyscope *n*. 多管听诊器(教学用)
stethoscope *n*. 听诊器 ‖ ~ transducer 听诊器换能器 / ~ binaural 双耳听诊器 / ~ Cammann's; binaural stethoscope 卡蔓氏听诊器,双耳听诊器 / ~ diechoscopic 双音听诊器 / ~ differential 鉴别听诊器 / ~ head(连)透听诊器 / ~ multiple; stethopolyscope 多管听诊器(教学用)/ ~ niaural 单耳听诊器 / ~ wooden 木质听诊器
stethoscopechestpiece *n*. 胸部听诊头
stethoscopediaphragm *n*. 听诊器薄膜
stethoscopetransducer *n*. 听诊器船干器
stethoscopic *a*. 听诊器的,借着听诊器的
stethoscopy *n*. 听诊器检查
stethospasm *v*. 胸肌痉挛
stetson *n*. 斯泰森毡帽(一种阔边高顶毡帽)
Steudnera henryana engl. [拉,植药] 香芋
stevacin *n*. 土霉素
Stevaladil *n*. 甾伐地尔(血管扩张药)
Steve *n*. 史提夫
stevedore *n*. 装卸工人,码头工人,脚夫 *v*. 装载货物
stevenin *n*. 羟基黄檀内酯
Stevens-Johnson syndrome [Albert Mason Stevens 美儿科医师 1884—1945; Frank Chambliss Johnson 美儿科医师 1894—1934]斯约二氏综合征(多形糜烂性红斑的一型)Stevens-Johnson 综合征;史—约综合征(多形糜烂性红斑的一型)
Stevenson *n*. 史蒂文生
steviol *n*. 斯替维醇
stevioside *n*. 甜叶菊甙(降血糖);蛇菊苷;蛇菊甙;卡哈苡苷
steviosin *n*. 甜菊素(矫味剂)
stew *n*. 噪声;热预示
stew *v*. 炖,焖,使焦虑,闷热 *n*. 炖品,闷热,热浴
steward *n*. 管理人,招待员,筹备员 ‖ ~ in aircraft accident 飞机失事中的乘务员
stewardess *n*. 空中小姐,女管理人,女管家
stewardship *n*. 管理人的职务,工作,管理
Stewart-Hamilton method 斯—汉法(血流量测定法)
Stewart-Holmes sign; rebound phenomenon 斯—活儿氏征,回缩现象
Stewartia sinensis Rehd. et Wils. [拉,植药] 紫茎
Stewart-Morel-Morgagni syndrome Stewart-Morel-Morgagni 综合征
Stewart's purple [Douglas Hunt 美外科医师 1860—1938]斯图尔特氏紫(碘溶于凡士林中)‖ ~ solution 斯图尔特氏溶液(一种防腐液)/ ~ test 斯图尔特氏实验(检测支循环)/ ~ vein fluid 斯图尔特氏曲张静脉硬化液
Stewart-Treves syndrome Stewart-Treves 综合征
stewed *a*. 焦虑不安的;烂醉的
stewpan *n*. 炖锅
STF self-testing factor 自测系数/ serum thymic factor 血清胸腺因子
STG split thickness graft 中间层植皮/ standard glass 标准玻璃(器皿)
stg sterling 英币的
STGC 合胞体滋养层巨细胞(见 syncytial trophoblastical giant cell)
STGD 血清甘油三酯测定(见 serum triglyceride determination)
Stgmatism *n*. ①有小斑(状态)②折光正常
Stgmatization *n*. ①斑痕形成 ②淤斑形成 ③特征发生
STGT 简易凝血活酶生成试验(见 simple thromboplastin generationtest)
STH Seminars in Thrombosis and Hemostasis 血栓形成与止血法问题讨论(杂志名)/somatotrophic hormone 生长激素(垂体)/steroid hormone 类固醇激素,甾体激素
STH cell 生长激素细胞
STH deficiency STH 缺乏
STH hypersecretion syndrome STH 分泌过多综合征
sth something 某物;某事
sthen- [构词成分] 意为"力"(来自希腊语 sthenos 力)
sthenia *n*. 强壮,壮健,有力
Sthenic *a*. 亢进的,兴奋的,强壮的 ‖ ~ type 强壮体型
stheno- [希 sthenos strength 力] 力量,强壮
sthenometer *n*. 肌力计
sthenometry *n*. 体力测量法
Sthenophotic *a*. 强光视力的
sthenoplastic *n*. 强壮体型的
Sthenopyra; sthenic fever *v*. 实热,强壮性发热
STHRF 促生长素释放因子[见 somatotrop(h)ic hormone-releasing factor]
STHV 科学、技术与人类的价值(见 Science, Technology and Human-values)
STI serum trypsin inhibitor 血清胰蛋白酶抑制剂 / soybean trypsin inhibitor 大豆胰蛋白酶抑制剂 / Systems Technology Inc. 系统技术公司 / systolic time interval 收缩间期
Stibacetin; sodium para-acetylamnophenylstibinate *n*. 乙酰锑胺,锑西廷,对乙酰胺基苯锑酸钠
Stibamidine 二咪(抗寄生虫药)
Stibamine *n*. 弟胺(抗黑热病药)‖ ~ glucosid 弟巴葡胺(抗感染药)/ ~ urea 脲锑胺
stibanilic acid 对氨基苯锑酸

Stibellaceae *n*. 束梗孢科(一种菌类)
Stibenyl *n*. 对乙酰氨苯锑酸钠(抗原虫药)
stibiacne *n*. 锑痤疮
stibialism *n*. 锑中毒
stibiated [拉 stibiatus] *a*. 含锑的
stibiation [拉 stibium antimony] *n*. 锑疗法
stibilase; diethylammonium stibino-oxyquinoline sulfonate *n*. 锑比拉斯,羟基喹啉磺酸锑二乙铵(一种有机锑剂)
stibine *n*. 氢化锑
stibii natrii gluconas 葡萄糖酸锑钠
Stibio-kalium tartaricum 酒石酸锑钾
Stibio-natrium gluconicum 葡萄糖酸锑钠
stibium (缩 Sb)[拉]; **antimony** *n*. 锑(51 号元素) ‖ ~ ammonium gluconicum 葡萄糖酸锑胺 / ~ kalium tartaricum 酒石酸锑钾 / ~ natrium dimercaptosuccinicum 二巯丁二酸钠锑,锑五八 / ~ natrium tartaricum 酒石酸锑钠 / ~ sulfuratum aurantiacum; antimony pentasulfide 橙色瘤话题,五硫化二锑 / ~ trichloratum 三氯化锑
stibmata (单 stigma)[希] *n*. ①柱头 ②小孔,眼点 ③气孔 ④小斑 ⑤特征
stibnite *n*. 辉锑矿
stibocaptate *n*. 二巯琥珀酸锑钠;二巯基琥珀酸锑;二巯基琥珀酸锑钠(抗血吸虫药)
stibogluconate *n*. 葡萄糖酸锑盐
stibogluconat-natrium *n*. 葡萄糖酸锑钠(抗黑热病药)
stibonium *n*. 四氢锑基
Stibophen *n*. 弟波芬;锑波芬(抗血吸虫药)
stibophen potassium *n*. 弟波芬钾
Stibosamine *n*. 弟沙胺(抗感染药)
Stibosan; metachlor-para-acetylaminophenylstibinate of sodium 锑波散,锑生,间氯对乙酰胺基苯锑酸钠
Stiburea *n*. 锑脲,锑尿素
STIC 血清胰蛋白酶抑制能[力]试验(见 serum trypsin inhibitory capacity)
stichaeus *n*. 线鳚
Stichdonchea Poehe 棒矛虫目
stichobasidium *n*. 纵切面
stichochrome [希 stichos row + chroma color] *n*. 染色质纹(神经细胞)
Stichocotyle *n*. 鬃杯属
stichodyad *n*. 双型膜[动]
Sticholonche Hertwig 棒矛虫属
Sticholonche zancle Hertwig 镰形棒矛虫
sticholoroside *n*. 绿刺参甙
stichomonad *n*. 单型膜[动]
Stichopilium campanulatum Haeckel 钟节帽虫
Stichopilium Haeckel 节帽虫属
Stichopilium rapaeformis Popofsky 芜菁节帽虫
Stichopilium thoracopterum Haeckel 胸翼节帽虫
Stichopodidae *n*. 刺参科(隶属于辐管足目 Actinopada)
stichopogenin A2 刺参皂甙元 A2
stichoposid *n*. 刺参甙
Stichopus chloronotus(Brandt) 绿刺参(隶属于刺参科 Stichopodidae)
Stichopus horrens(Selenka) 糙刺参(隶属于刺参科 Stichopodidae)
Stichopus variegatus(Semper) 花刺参(隶属于刺参科 Stichopodidae)
Stichotricha acuminata Wang 锐鬃毛虫
Stichotricha graeilis Mobius 俏鬃毛虫
Stichotricha intermedia Froud 中间鬃毛虫
Stichotricha marina Stein 海鬃毛虫 = Stichotricha horrida Mobius = Stichotricha inquilinus Entz = Stichdtricha saginata Mobius
Stichotricha Perty 鬃毛虫属
Stichotricha simplex Kabl 简单鬃毛虫
Stichotricha socialis Gruber 群栖鬃毛虫 = Schizosiphon socialis kent
Stichotrichina Faure-Fremiet 列毛亚目
stick *v*. & *n*. ①杆,条 ②粘着 ‖ ~ at 继续;顾虑 / ~ by 忠于 / ~ lac 树枝虫胶 / ~ of carstic 苛性杆剂 / ~ orange-wood 橙木条 / ~ out 伸出 / ~ swab 拭子条 / ~ to 坚持;依附 / ~ up 竖立
Stick marijuanaTwig 大麻枝
stickability *n*. 粘着性,附着性
stickball *n*. 一种在街巷内玩的棒球
sticker *n*. 滞销货
Sticker disease *n*. 施蒂克病(传染性红斑)
sticker price *n*. 标价;定价
Sticker's disease [Georg 德医师 1860 生]; **erythema infectiosum** 施提克尔氏病,传染性红斑
stickiness *n*. 黏性,黏着的
sticking *n*. 黏附;黏结(压片时的) ‖ ~ memory 荧光屏图像保留现象 / ~ place 固定的地方;搭脚处 / ~ plaster 胶布 / ~ potential 饱和电位/sticking-plaster 膏药
stick-in-the-mud *n*. 保守的人 *a*. 保守的;顽固的
stickjaw *n*. 黏而不容易咬断的糖果
stickle *v*. 为小事争吵,拘泥,犹疑
stickleback *n*. 刺鱼
stickler *n*. 坚持己见的人;困难的问题
Stickler syndrome Stickler 综合征;斯蒂克勒综合征;遗传性关节—眼病
Stickler's syndrome 斯蒂克勒综合征(表现为面中部发育差、近视、关节病变,呈马方综合征的体型)
stickman *n*. 赌场筹码管理人;打击者
stickpin *n*. 领带夹
Stickstoff lost *n*. 三氯乙胺(抗肿瘤药)
Sticktight *n*. 禽角头蚤
stick-to-itive *a*. 顽固的;坚持的
stickup *a*. 突出的,竖领的 *n*. 竖领,强盗,抢劫者
sticky *a*. 黏的,有黏性的,顽固的,痛苦的 ~ association 黏着性联合 / ~ caecilian 鱼螈 / ~ chromosome bridge 黏着性染色体桥 / ~ end 黏性末端 / ~ ends 黏性末端(分)/ ~ rice 糯米 / ~ wax 蜡条;蜡棍;粘蜡[牙]
stickybeak *n*. 爱管闲事
sticky-fingered *a*. 喜欢偷窃的
stickykey *n*. 黏滞键
Sticon *n*. 葡萄糖酸锑钠(治黑热病药)
Sticta [希 stiltos punctured] *n*. 牛皮叶属,镂苔属(地衣)
Stictaceae *n*. 牛皮叶科(一种地衣类)
stictacne [希 stiltos punctured + acne]; **acne punctata** *n*. 点状痤疮
Stictidaceae *n*. 点盘菌科(一种菌类)
Stictodora *n*. 斑皮(吸虫)属
stieda body 栓体[动]
Stieda disease 施蒂达病(膝内、外侧韧带骨化)
Stieda's disease [Alfred 德外科医师 1869 生]施提达氏病(膝内外侧韧带骨化)
Stieda's fracture Stieda 骨折;施提达氏骨折,股骨内髁骨折
Stiedea's process [Ludwig 德解剖学家 1837—1918]; **processus posterior tali** 施提达氏突,距骨后突
Stieglitz test [Edward J.美医师 1899 生]斯提格利茨氏试验(检脑血管有无硬化)
Stiehotricha secunda Perty 二行鬃毛虫
Stieptomyces hygroscopicus subsp. aabomyeeticus (Seino et al,) Seino 吸水链霉菌阿博霉素亚种
Stierlin sign 施蒂尔林征(盲肠及升结肠硬化或溃疡的 X 线征、见于结核等)
Stierlin's sign; symptom [Eduard 德外科医师 1878—1919]施提尔林氏征(症状)(盲肠及升结肠硬化或溃疡的 X 线征)
Stifel's figure 斯提费尔氏图形(检眼盲点)
stiff *n*. 死尸,不可救药的人 *a*. 强直的,僵硬的 ‖ ~ guide wire 硬导丝 / ~ hand 僵硬手,强直手 / ~ heart syndrome 僵心综合征 / ~ J-guide wire 硬 J 形导丝 / ~ joint 僵直关节 / ~ knee 僵硬膝 / ~ man syndrome 硬汉综合征(见于骨骼肌疾病);强直人综合征;僵人综合征(持续性痛肌痉挛)/ ~ shoulder 僵硬肩 / ~ stem 硬茎[动]
Stiff clubmoss [植药] 单穗石松子
stiffed ankle joint exerciser 僵硬踝关节训练器
stiffed elbow-joint mobilizing machine 僵硬肘关节活动器
stiffen *v*. 使……坚硬,变为浓粘,变为猛烈
stiffener *n*. 使僵硬的人[物]
stiff-legged gait 腿僵硬步态
stiffly *ad*. 呆板地,顽固地,僵硬地
stiff-man syndrome 僵人综合征
stiff-neck *n*. 颈项强直
stiff-necked *a*. 颈子僵硬的;顽固的
stiffness *n*. 硬;强直;僵硬;强硬 ‖ ~ of cochlear partition 耳蜗部坚硬 / ~ of joint 关节僵硬 / ~ of nape and back 颈背强直 / ~ reactance 劲度电抗
stiffness; rigidity *n*. 强直,僵硬
stifle *n*. 膝 *v*. (使)窒息,抑制,镇压 ‖ ~ bone 膝盖骨
stifle-bone *n*. 后膝骨,髌骨(马)
stifling *a*. 令人发闷的,无聊的,沉闷的
Stigdnema minutum var. saxicola(Nageli)Bornet et Flahault 小型真枝蓝细菌栖石变种(小型多列蓝细菌栖石变种)
stiglyn *n*. 甲硫酸锌斯的明

stigma（复 stigmas or stigmata）［希 stigma mark］*n*．①柱头 ②小孔，眼点 ③气孔 ④小斑 ⑤特征 ⑥滤泡小斑（囊状卵泡表面的小的无血管区，未来的排卵部位）‖ ~ Maydis［拉，植药］玉米须／~ of Benecki；~ ta ventriculi 本内基氏小斑胃小斑，胃糜烂斑／~ of degeneracy 变质特征／~ of the Graafian follicle 格雷夫氏卵泡点／~ plato 气门片／~ baker's 揉面人斑块／~ costal；Stiller's sign 肋骨特征，斯提勒尔氏征／~ follicular 滤泡小斑（卵巢）／~ Giuffrida-Ruggieri 朱夫里达—鲁杰里氏特征（下颌凹浅表异常）／~ hysteric 癔病性特征，歇斯底里性特征／~ o-rarian 卵巢小斑／~ psychic 精神特征／~ somatic 躯体特征

Stigma Croci 番红花

stigma hair 柱状晶［体］

stigmafiferous *a*．具气门的

Stigmal *a*．①柱头的 ②小孔德，眼点的 ③ 气孔的 ④小斑

Stigmastane *n*．豆甾烷，豆固烷

stigmastanol *n*．豆甾烷醇；豆甾烯醇

stigmastatrienol *n*．豆甾三烯醇

stigmasterine *n*．豆甾醇

Stigmasterol *n*．豆甾醇；豆固醇（降血脂药）

stigmasteryl ferulate 阿魏酸豆甾醇酯

stigmasteryl palmitate 棕榈酸豆甾醇酯

stigmata（单 stigma）［希］*n*．① 柱头 ② 小孔，眼点 ③ 气孔 ④小斑 ⑤特征 ~ nigra 火药粉黑斑／~ ventricull 胃小斑，胃糜烂斑／~ hereditary psychic 遗传性精神特征／~ Malpighian 马耳皮基氏小孔（脾静脉上小静脉的入口）／~l field 气门区／~l line 气门线

Stigmatella aurantiaca Berkeley et Curtis 橙色标桩菌

Stigmatella Berkeley et Curtis 标桩菌属

Stigmatella brunea Dobson et al. 褐色标桩菌

Stigmatella erecta（Schroeter）McCurdy 直立标桩菌

stigmatic *a*．像散校正的；小孔的 ①柱头的 ②小孔的，眼点的 ③气孔的 ④小斑 ‖ ~ apertures 气门穴／~ cicatrix 气门疤／~ cleft 气门裂／~ papilla 柱状细胞／~ shield 气门板［动］

stigmatism *v*．①有小斑（状态）②折光正常

stigmatization *v*．①斑痕形成 ②瘀斑形成 ③特征发生 *n*．描绘；陈述

stigmatize *v*．使蒙上污名；责难

stigmato-［希；复合形］斑，点

stigmatodermia *n*．皮肤棘层病，遗斑，烂斑

stigmatoid tissue *n*．类柱头组织

stigmatometer *n*．视网膜检眼镜

stigmatoscope *n*．细孔屈光镜

stigmatose *a*．有小斑的

stigmatosis *n*．溃斑，烂斑

-stigmine［构词成分］-斯的明（1998 年 CADN 规定使用此项名称，主要指抗胆碱酯酶药，如溴新斯的明（Neostigmine bromide）等）

stigmonene bromide；benzpyrinium brmide 溴化苄吡啶宁（拟副交感神经药）

stigmosan *n*．甲硫酸新斯的明

stignata naydis；corn-silk 玉蜀黍柱头

stignata，neurasthenic 神经衰弱性特征

Stigonema Agardh 真枝蓝细菌属（多列蓝细菌属）

Stigonema compacutum Gardner 坚密真枝蓝细菌（坚密多列孟细菌）

Stigonema contortum Gardner 扭曲真枝蓝细菌（扭曲多列蓝细菌）

Stigonema dendroideum Kutzing 树状真枝蓝细菌（树状多列孟细菌）

Stigonema hormoides（Kutzing）Bornet et Flahault 链状真枝蓝细菌（链状多列蓝细菌）

Stigonema hormoides var. simplex Gardner 链状真枝蓝细菌简单变种（链状多列蓝细菌简单变种）

Stigonema informe Kutzing 畸形真枝蓝细菌（畸形多列蓝细菌）

Stigonema minutissimum Borzi 多型真枝蓝细菌（多型多列蓝细菌）

Stigonema minutum（Agardh）Hass 小型真枝蓝细菌（弱小真枝蓝细菌，小型多列蓝细菌）

Stigonema multipartitum Gardner 多隔真枝蓝细菌（多隔多列蓝细菌）

Stigonema ocellatum Thuret 眼点真枝蓝细菌（眼点多列蓝细菌）

Stigonema panniforme Bornet et Flahault 毡形真枝蓝细菌（毡形多列蓝细菌）

Stigonema robusturum Gardner 强壮真枝蓝细菌（强壮多列蓝细菌）

Stigonema tomentosum（Kutzing）Hiero 密毛真枝蓝细菌（密毛多列蓝细菌）

Stigonema turfaceum Cooke 泥炭真枝蓝细菌（泥炭多列蓝细菌）

Stigonemataceae 真技藻科（一种藻类）

Stigonematales Castenholz 真枝蓝细菌目（多列蓝细菌目）

Stihek *n*．葡萄糖酸锑钠（治黑热病药）

stijfziekte *n*．［荷］牛磷缺乏病

STIL statistical interpretive language 统计解释语言

stil stillatim［拉］几滴或小量

Stilalgin *n*．甲酚甘油醚（肌松药）

stilb *n*．熙提（亮度单位）

Stilbaceae *n*．束梗孢科（一种菌类）

Stilbamidine *n*．氏脒 4，4'－二脒基氏（治锥虫病及黑热病）‖ ~ Isetionate 依西司替巴脒（抗原虫药）／~ lsetionate 司替巴脒依西酸盐（抗原虫药）

Stilbazium Iodide 司替碘铵（抗蛲虫药）

Stilbazole *n*．4－芪唑（抗真菌药）

stilbellin *n*．小束梗孢菌素

stilbene；toluylene *n*．二苯乙烯 ‖ ~ dye 二苯乙烯染料

stilbestrol；stilboestrol *n*．己烯雌酚；乙底酚 ‖ ~ diphosphate 己烯雌酚双磷酸酯／~ dipropionat 己烯雌酚双丙酸酯／~ disulfate 己烯磁酚双硫酸酯／~ preparation 己烯雌酚制剂／~ propionate；~ dipropionate 二丙酸己烯雌酚

stilbestrol-related vaginal adenosis 乙烯雌酚有关的阴道腺病

stilbestronate *n*．己烯雌酚双丙酸酯

stilbetin *n*．己烯雌酚

stilbetonium iodide 碘芪乙铵

stilbiocina *n*．新生霉素

stilboefral *n*．己烯雌酚

stilboestroform *n*．己烯雌酚

Stilboestrol *n*．己烯雌酚（雌激素类药）‖ ~ dipropionate 己烯雌酚双丙酸酯／~ DP 己烯雌酚双丙酸酯

stilbofax *n*．己烯雌酚双丙酸酯

stilbol *n*．己烯雌酚

stilciclina *n*．盐酸四环素

stile *n*．梯磴；十字形旋门

stilet *n*．通管丝；管心针；细探子；锥刺

stilette *n*．通管丝，管心针

stiletto *n*．小剑的一种，打孔，钻孔锥

Stilezia *n*．斯缘虫属

stili acidi salicylici 水杨酸棒

stili dilibiles 棒剂，药笔剂 ‖ ~ dissolubilis 苛性棒剂／~ stili medicamentorum；medicater pencil 棒剂，药笔剂／~ unguenti；salve pencil 油膏棒剂

stilkap *n*．己烯雌酚

still［拉］（单 stilus）*a*．静止的，寂静的 *n*．①蒸馏器 ②通管丝，管心针 ③细探子 ④棒剂，药笔剂 ⑤花柱（植物）‖ ~ and reactor operators 蒸馏釜和反应器操作工／~ batch 分批蒸馏器／~ disease 斯蒂尔病（儿童多发性关节炎伴发热、脾及淋巴结肿大）；（系统性幼年型类风湿关节炎）~ hunt 偷偷的追捕猎物；暗中搜察／~ image filing system 静态图像存档系统／~ image 固定图像／~ life 静物；静物画／~，molecular；molecular di ~ ation apparatus 分子蒸馏器／~ vacuum 真空蒸馏器

stillat stillatim［拉］*ad*．点滴地或少量地

stillbirth *n*．足月死产，胎儿出生时死亡 ‖ ~ of immature female（500-999 gms.）死产未成熟女婴（500～999g）／~ of immature male（500-999 gms.）死产未成熟男婴（500～999g）／~ of mature female（2 500 gms. or more）死产成熟女婴（2 500 g 或以上）／~ of mature male（2 500 gms. or more）死产成熟男婴（2 500g 或以上）／~ of premature female（1 000-2 499 gms.）死产早产女婴（1 000～2 499g）／~ of premature male（1 000-2 499 gms.）死产早产男婴（1 000～2 499g）

Stillbometopa *n*．亮额虱蝇属

still-born *a*．①死产的 ②流产的，不成功的

stillborn；born dead *a*．死产的

Still-Chanffard syndrome 斯—尚二氏综合征（非人型结核菌感染后发生热性多关节炎、脾大、淋巴结肿大）

Still-column *n*．蒸馏柱

Stiller sign 施蒂勒征（在神经症及胃肠下垂症时出现的第十肋骨浮动征）

Stiller's sign［Berthole 匈医师 1837—1922］斯提勒尔氏征（胃肠下垂体质者，其第十肋骨异常移动）‖ ~ theory 斯提勒尔氏学说（胃肠下垂的原因为无力体质）

stillet［法 stiletter］（stylet）*n*．①通管丝，管心针 ②细探子 ③锥刺 ④花柱［植］

still-hunt *v*．偷袭（猎物）；暗暗追求（目标）

stillicidium［拉 stilla drop + cadere to fall］①滴流 ②泪溢 ‖ ~ lacrimrum；epiphora 泪溢／~ narium；coryza 鼻漏，鼻卡他／~ urinae；strangury 尿意窘迫，痛性尿淋沥

stilligout *n*. 点滴管
stilling *n*. 蒸馏
Stilling color tables［Jacob 德眼科学家 1842—1915］施提林氏色盲表
Stillingia *n*. 草乌属
Stillingia［Benjamin Stilingfleet 英植物学家 1702—1771］*n*. 草乌柏属 ‖ ~ sebifera;/ ~ sebifcrum 乌柏 / ~ sylvatica;yaw-root 草乌柏
stillingic acid 乌臼酸
stillingine *n*. 草乌柏根;草疑柏精
Stilling's canal［Benedict 德解剖学家 1810—1879］施提林氏管(玻璃体管) ‖ ~ cells 施提林氏细胞(在脊髓中心管的腹侧)/ ~ column;nucleus dorsalis 施提林氏柱,背核(脊髓)/ ~ fibers 施提林氏纤维(小脑联合纤维)/ ~ fleece 施提林时毛从(小脑齿状和周围白纤维)/ ~ gelatinous substance 施提林氏神经胶质(在脊髓中央管周围)/ ~ nucleus 施提林氏核(①舌下神经核 ②红核)/ ~ raphe 施提林氏缝(锥体交叉)
Stilling's test 施提林氏试验
Stillman *n*. 蒸馏工(炼油)
stillness *n*. 静止,沉静
stillomycin *n*. 嘌呤霉素
stillopsidin *n*. 斯提波斯菊酮
stillopsin *n*. 斯提波斯菊甙
stillroom *n*. 蒸馏室;食品储藏室
Still's disease Still 病
stilly *a*. 不动的,平静的 *ad*. 静静地,默默地
Stilonium iodide 芪碘铵(解痉药)
stilpalmitate;diethylstlbestrol dipalmitate *n*. 己烯雌分双棕榈酸酯(雌激素)
stilphostrol *n*. 己烯雌酚双磷酸酯;磷酸己烯雌酚
Stilpnotia *n*. 雪毒蛾属 ‖ ~ candida(Stuadinger)杨雪毒蛾(隶属于毒蛾科 Lymantriidae)/ ~ chrysoscela(Collenette)带跗雪毒蛾(隶属于毒蛾科 Lymantriidae)/ ~ costalis(Moore)黑檐雪毒蛾(隶属于毒蛾科 Lymantriidae)/ ~ horridula(Collenette)点背雪毒蛾(隶属于毒蛾科 Lymantriidae)/ ~ impressa(Snellen)绣雪毒蛾(隶属于毒蛾科 Lymantriidae)/ ~ melanoscela(Collenette)黑跗雪毒蛾(隶属于毒蛾科 Lymantriidae)/ ~ niveata(Walker)黑额雪毒蛾(隶属于毒蛾科 Lymantriidae)/ ~ ochripes(Moore)黄跗雪毒蛾(隶属于毒蛾科 Lymantriidae)/ ~ salicis(Linnaeus)雪毒蛾(隶属于毒蛾科 Lymantriidae)/ ~ salieis cytoplasmic polyhedrosis virus 雪毒蛾胞质型多角体病毒 / ~ salieis nuclear polyhedrosis virus 雪毒蛾核型多角体病毒 / ~ sartus(Erschov)染雪毒蛾(隶属于毒蛾科 Lymantriidae)
Stilronate;diethylstilbestrol 已烯雌酚双丙酸酯,二丙酸己烯雌酚［商名］
Stil's disease［George Frederic 英医师 1868—1941］斯提尔氏病(儿童多关节炎伴有脾及淋巴结肿大)
stilt *n*. 长脚鹬
stilt hypha 枝［条］
stilted *a*. 踩高跷的;虚饰的 ‖ ~ arch 有座子的圆拱
stiltetra *n*. 赖甲四环素
stilton *n*.［U]斯蒂尔顿干酪
stilus［复 stili］［拉］;**stylus** *n*. ①通管丝,管心针 ②细探子 ③棒剂,药笔剂 ④花柱
-stim［构词成分］-司亭(1998 年 CADN 规定使用此项名称,主要系指免疫系统免疫调节剂集落生成刺激因子(colony stimlating factor)的一类药名,如西莫司亭(Cilmostim)、米洛地司亭(Milodistim)等)
stim. 刺激,兴奋(见 stimulate)
Stimasterol *n*. 豆甾醇(降血脂药)
stimin *n*. 非特异性免疫原
Stimmenl test 斯提梅尔氏试验(检甲状腺体质的活动力)
stimn stimulation 刺激作用
Stimsen *n*. 胺苯恶唑酮(抗抑郁药)
stimul *n*. 苯异妥英
stimulant［拉 stimulans］*n*. 兴奋剂;刺激［物］;刺激剂 *a*. 刺激的,引起兴奋的 ‖ adrenergic receptor ~ 肾上腺素能受体兴奋剂 / bronchial ~ 支气管兴奋剂,祛痰剂 / cardiac ~ 心兴奋剂 / central ~ 中枢兴奋药 / cerebral ~ 大脑兴奋剂 / cutaneous ~ 皮肤兴奋剂,发汗剂 / mental ~ 精神兴奋剂,提神剂 / nervous ~ (中枢)神经兴奋剂 / renal ~ 肾兴奋剂,刺激性利尿剂 / respiratory ~ 呼吸兴奋剂 / ~ laxatives 刺激性轻泻药 / ~ alcoholic 醇性兴奋剂 / ~ bronchoal 支气管兴奋剂,祛痰剂 / ~ cardiac 心兴奋剂 / ~ cathartics 刺激性泻药 / ~ cerebral 大脑兴奋剂 / ~ cutanous 皮肤兴奋剂,发汗剂 / ~ diffusible 弥散性兴奋剂 / ~ gastric 胃兴奋剂,健胃剂 / ~ general 全身兴奋剂 / ~ genital 生殖器兴奋剂 / ~ hepatic 肝兴奋剂 / ~ , intestinal;cathartic agent 肠兴奋剂,泻剂 / ~ , local 局部兴奋剂 / ~ mental;incitantia 神经兴奋剂,提神剂 / ~ nervous(中枢)神经兴奋剂 / ~ renal 肾兴奋剂,刺激性利尿剂 / ~ respiratory 呼吸兴奋剂 / ~ spinal 脊髓兴奋剂 / ~ stomachoc;gastric ~ 胃兴奋剂,健胃剂 / ~ topical;local ~ 局部兴奋剂 / ~ uterine 子宫兴奋剂 / ~ vascular;vasomotor ~ 血管兴奋剂
stimulate *v*. 刺激,激励,鼓舞
stimulated emission 受激发射
stimulated labor 刺激产程
stimulated radiation 受激辐射
stimulating *a*. 刺激的,有刺激性的 ‖ ~ current therapy 刺激电流疗法 / ~ dose 刺激剂量 / ~ effect 刺激效应 / ~ electrode 刺激电极 / ~ factor 刺激因子［动］/ ~ phase 激发期 / ~ electrode 刺激电极
stimulation［拉 stimulatio］*n*. ①兴奋,刺激作用;刺激 ②闪烁,荧光放射增强 ‖ antidromic ~ 逆行刺激 / carotidsinus ~ ,CSS 颈动脉窦刺激 / central ~ 中枢性刺激 / conditionedreflex ~ 条件反射刺激 / electrical nerve ~ 电刺激神经法 / functional electric ~ 功能性电刺激 / highvoltagegalvanic ~ 高压直流电刺激 / interrupted ~ 断续刺激 / nerve ~ 神经刺激 / optimal ~ 良性刺激,最适刺激 / optokinetic ~ 视动刺激 / paradoxical ~ 反常刺激 / peripheral ~ 外周刺激 / pessimal ~ 劣性刺激 / specific ~ 特殊刺激 / transcutaneouselectricnerve ~ 经皮电刺激神经［疗］法 / transcutaneouselectrical ~ 经皮电刺激法 / transcutaneous nerve ~ (percutaneous nerve ~)经皮刺激神经法 / paired ~ 成对刺激 / ~ fatigue 刺激性疲劳 / ~ level 刺激级 / ~ of bile secretion 胆汁分泌兴奋 / ~ of carotid sinus 刺激颈动脉窦 / ~ of carotid sinus with ECG monitoring 刺激颈总动脉窦伴 ECG 监测 / ~ of heterozygosls 杂合性的刺激作用(关于杂种优势)/ ~ produced analgesia 刺激镇痛 / ~ test 刺激试验 / ~ therapy 刺激疗法 / ~ areal 大面积刺激 / ~ audiovisual-tactile 听视触觉刺激 / ~ central 中枢性刺激 / ~ conditionde reflex 条件反射刺激 / ~ direct 直接刺激 / ~ faradic tetanic 感应电强直刺激 / ~ galvanic 直流电刺激 / ~ indirect 间接刺激 / ~ interrupted 断续刺激 / ~ nonspecific;paraspecific ~ 非特意刺激 / ~ pecific 特异刺激 / ~ peripheral 外周刺激 / ~ pessimal 劣性刺激 / ~ potimal 良性刺激,最适刺激 / ~ punctual 单点刺激 / ~ -facilitation-motivation 刺激、促进、诱导(失语症治疗三概念)
stimulationlevel *n*. 刺激级
stimulationparacoxical *n*. 反常刺激
stimulative *n*. 刺激剂 *a*. 刺激的;鼓舞的
stimulator *n*. ①刺激质 ②刺激器 ‖ ~ biogenetic 生物原刺激质 / ~ chemotaxis 刺激物趋化性
stimulatorophthalmoscope *n*. 刺激检眼镜
stimulators *n*. 刺激器 ‖ ~ for continence 耐力的刺激器
Stimulest *n*. 二甲氨乙醇(中枢兴奋药)
Stimulexin *n*. 吗乙苯吡酮(呼吸兴奋药)
stimuli(单 stimulus)刺激物,刺激 ‖ ~ nocuous 伤害性刺激物 / ~ summation of 刺激物总和 /
stimulin *n*. 尼可刹米;刺激素;调理素;促吞噬素
Stimulin-D *n*. 黏膜素－D(抗十二指肠溃疡药)
Stimulin-G *n*. 黏膜素－G(治胆囊疾患药)
Stimulin-M *n*. 黏膜素－M(抗胃溃疡药)
stimulol *n*. 苯异妥英
stimulus(pl. stimuli)*n*. 刺激,刺激物,促进因素 ‖ ~ artifact 刺激伪迹 / ~ concentration 刺激浓度 / ~ duration 刺激时间 / ~ generalization 刺激泛化 / ~ intensity 刺激强度 / ~ isolator 刺激隔离器 / ~ method 刺激法 / ~ modality 刺激模式 / ~ of direct current 直流电刺激物 / ~ situation 刺激情境 / ~ structure 刺激结构 / ~ threshold 刺激阈限 / ~ trace 刺激痕迹 / ~ active 有效刺激物 / ~ adequate;homologous ~ 适宜刺激物,同种刺激物 / ~ auditory 听觉刺激物 / ~ automatic 自动刺激物 / ~ chenical 化学刺激物 / ~ cinditioned 条件刺激物 / ~ cold unconditioned［寒］冷非条件刺激物 / ~ complex sound 复合音［响］刺激物 / ~ complex visual 复合视觉刺激物 / ~ complex 复合刺激物 / ~ conditioning 条件制约刺激物 / ~ cortical; / ~ of cortex 皮质刺激物,皮层刺激物 / ~ destructive 破坏性刺激物,有害刺激物 / ~ direct 直接刺激物 / ~ dufferential 分化刺激物 / ~ electric 电刺激物 / ~ external 外［界］刺激物 / ~ exteroceptive conditioned 外感受性条件刺激物 / ~ exteroceptor 外感受器刺激物 / ~ extraneous 新异刺激物 / ~ extraordinary strong 过强刺激物 / ~ food conditioned 食物条件刺激物 / ~ food 事物刺激物 / ~ heterrologous 异种刺激物 / ~ heterrotopic 异位刺激物 / ~ homologous;adequate ~ 同种刺激物,适宜刺激物 / ~ humoral 体液性刺激物 / ~ inadequate 不适［宜］刺激物 / ~ indifferent 无

关刺激物 / ~ inductive current 感应电刺激物 / ~ inhibitory differential 分化抑制刺激物 / ~ interoceptive 内感受性刺激物 / ~ kinesthetic 运动觉刺激物 / ~ light conditoned 光条件刺激物 / ~ ling 持续性刺激物 / ~ lininal 近阈刺激物 / ~ maxinal 最大刺激物 / ~ mechanical 机械刺激物 / ~ minimal 最小刺激物 / ~ natural conditioned 自然条件刺激物 / ~ natural 自然刺激物 / ~ neutral 中性刺激物 / ~ nomotopic 正位刺激物 / ~ noxious 有寒刺激物 / ~ olfactory 嗅觉刺激物 / ~ pain 痛觉刺激物 / ~ positive conditioned 阳性条件刺激物 / ~ positive strengthened 阳性强化刺激物 / ~ proprioceptive 本位感受性刺激物 / ~ psychical 精神刺激物 / ~ receptor 感受器刺激物 / ~ short delayed 短[时]延缓刺激物 / ~ signal 信号刺激物 / ~ skin 皮肤刺激物 / ~ sound 音[响]刺激物 / ~ strong cinditioned 强条件刺激物 / ~ subliminal 阈下刺激物 / ~ submaximal 次最大刺激物 / ~ subminimal 次最小刺激物 / ~ subthreshold 阈下刺激物 / ~ super-strong 超强刺激物 / ~ supraliminal 阈上刺激物 / ~ tactile 触觉刺激物 / ~ tepid unconditioned 微温非条件刺激物 / ~ threshold 阈刺激物 / ~ unconditioned 非条件刺激物 / ~ vegetative 植物[神经]性刺激物 / ~ visual 视觉刺激物 / ~ weak conditioned 弱条件刺激物

stimulusthreshold *n*. 刺激阈

stimy *n*. (高尔夫)妨碍球 *v*. 妨碍;阻挠

stin bug 九香虫

Stinerval *n*. 苯乙肼(抗抑郁药)

sting *n*. 螫伤;叮

sting *v*. (螫)刺伤 ‖ centipede ~ 蜈蚣螫伤 / jellyfish ~ 水母螫伤 / lizard ~ 蜥蜴咬伤 / scorpion ~ 蝎螫伤 / seaanemoneandcoral ~ 海葵及珊瑚刺伤 / spider sting 蜘蛛咬伤 / sponge sting 海绵刺伤 / ~ cell 刺细胞[动] / ~ or bite by insect 昆虫叮或咬 / ~ scorpion 蝎蜇伤 / venomousfishes ~ 毒龟刺伤 / ~ wasp 黄蜂蜇伤

stingaree *n*. 黄貂鱼

stinger *n*. 痛击;讽刺

stingily *ad*. 吝啬地;小气地

stinginess *n*. 小气

stinging *n*. 螫刺的 ‖ ~ hair 针晶体

Stinging nettles 荨麻属

stingo *n*. 烈性的啤酒

stingray *n*. 扁魟

stingy *a*. 尖锐的,小气的,吝啬的

stink *n*. 臭味,臭气 *v*. 发臭味,使…… 发臭 ‖ ~ bomb(= stench bomb)臭气弹 / ~ gland 臭腺[动]

Stink beetle 斑颈步甲虫

Stink bug [植药] 九香虫

stinkball *n*. 臭弹

stinkbug *n*. 椿象虫之类,发恶臭的昆虫

stinker *n*. 放恶臭的人,臭鬼

stinkgrass *n*. 大穗画眉草

Stinkhorn *n*. 鬼笔属

stinking *a*. 发恶臭的,非常讨厌的,烂醉如泥的

stinkpot *n*. 麝香动胸龟

stinkstone *n*. 臭石

stinkweed *n*. 发出臭味的植物

stinkwood *n*. 臭木树

stinkwort *n*. 臭旋复花

stint *v*. 节省,限制,停止 *n*. 舍不得花,节约,限制

Stintzing's tables [Roderich 德医师 1854—1933] 施廷青氏表(肌肉及神经的正常电兴奋的平均值表)

Stipa *n*. 针茅属

Stipa L. 针茅属 ‖ ~ capillata L. 针茅 / ~ inebrians 醉针茅 / ~ robusta 醉马羽茅,睡眠草 / ~ sibirica 醉马草,羽茅 / ~ tenacissima 西班牙纸草 / ~ vaseyi; ~ viridula 美洲醉马草,睡眠草 / ~ viridula 美洲醉马草,睡眠草

stipagrostis *n*. 三芒草

stipe *n*. 茎片[动];(菌)柄

stipel *n*. 小型孢子囊

stipend *n*. 津贴;薪水

stipendiary *n*. 受薪的人;有薪俸的牧师,官员等 *a*. 有报酬的

stipes *n*. 甲壳类及昆虫的第一对足的第二节;叶柄

Stipitatonate decarboxylase 细柄酸脱羧酶

stipitatonic acid 密挤青霉素酸

stipolac *n*. 四碘酚酞钠

stipple *n*. 点刻法,点画,点彩 *v*. 点刻,画点画,点彩

Stippled clingfish 斑点喉盘鱼

stippling *n*. 点彩 ‖ ~ malarial; Schuffner's granules 疟点彩,薛夫讷氏粒 / ~ Maurer's; Maurer's dots 毛雷尔氏点彩,毛雷尔氏小点 / ~ Schuffner's; malarial ~ 薛夫讷氏点彩,疟点彩

stipular *a*. 托叶的,有托叶的,生在托叶上的 ~ sheath 脱分化;去分化

stipulate *v*. 规定,明定

stipulation *n*. 规定;限制;合同;契约

stipulator *n*. 订契约的人,规定者

stipule *n*. 脱春化

stipultanoside R1 *n*. 屏边三七甙 R1

stipultanoside R2 *n*. 屏边三七甙 R2

STIQ 免疫定量表面技术(见 surface technique for immumoquantitation)

stir *v*. 搅拌,搅动 ‖ ~ up 惹起;鼓动

STIR 短反转时间恢复序列(见 short time inversion recovery)

stirabout *n*. 麦片或玉米稀饭,吵闹,活动分子

stir-crazy *a*. 因长期禁闭而发疯的

Stirfos *n*. 司替罗磷(抗感染药)

stirimazole *n*. 硝唑苯酸

Stiripentol *n*. 司替戊醇(抗惊厥药)

Stirling's modification of Gram's stain [William 英组织学家 1851—1932] 斯特林氏改良革兰氏染剂

Stirocainide *n*. 司替卡尼(抗心率失常药)

stirodont type *n*. 脊齿型[动]

Stirodonta *n*. 脊齿目(隶属于海胆纲 Echinoidea)

Stirofos *n*. 司替罗磷(抗感染药)

stirp [拉 sterps stem, stock, race] *n*. ①后裔,种系,种族 ②树桩 ③茎枝

stirpiculture [拉 stirps stock + cultura culture] *n*. 优种繁殖法

stirps *n*. 种族;血统

stirrer *n*. 搅拌器 ‖ ~ bar 搅棒 / ~ motor 电力搅拌器

stirring *a*. 活泼的,活跃的,忙碌的

stirringmachine *n*. 搅拌机

stirringrod *n*. 搅棒

stirrup *n*. ①镫 ②镫骨 ‖ ~ bone 镫骨 / ~ Chutro's 丘特罗氏牵引镫 / ~ cup 赠给远行者的酒;饯别酒 / ~ Finochietto's 菲诺切托氏牵引镫 / ~ leather 马镫皮带 / ~ pump 一种用手摇动的消防抽水机 / ~ strap(= ~ leather)马镫皮带 / ~ swivel 旋回牵引镫

STI'S 收缩间期(见 systolic time intervals)

stitch *n*. 缝线 *v*. 刺痛 ‖ ~ abscess 缝线脓肿 / ~ glover's 手套缝线 / ~ on 缝上 / ~ up 缝纫

stitch-abscess *n*. 缝线脓肿

stitching instrument 缝合器

stitchscissors *n*. 缝合剪

stithe; incus *n*. ①砧骨 ②打铁店

stitligout *n*. 点滴管

Stivalius *n*. 延指蚤属

stivalius klossi; Jordan et Rothschild 近端延指蚤(隶属于臀蚤科 Pygiopsyllidae)

stivane *n*. 吗来酸吡琥胺酯

stiver *n*. 钱币名;少许的钱

stivy *a*. 气闷的,塞满了的

stizolin *n*. 斯提作菊素

stizolobate synthase 羧基 – γ – 吡喃酮丙氨酸合酶

stizolobic acid *n*. 羧基 – γ – 吡喃酮丙氨酸

stizolobin *n*. 龙爪鳖豆球蛋白, 丝绒豆球蛋白

stizolobinate synthase 羧基-α-吡喃酮丙氨酸合酶

Stizolobium capitatum(Sweet)Kuntze [拉,植药] 头花黎豆

Stizolovium cochinchinensis(Lour.)Tang et Wang [拉,植药] 龙爪黎豆

stizostedion *n*. 梭鲈

STK 链激酶(见 streptokinase)

stky. 黏性的(见 sticky)

STL 血清类脂质总量(见 serum total lipoid)

STI085 midodrine 甲氧胺福林

stlerometer *n*. 硬度计

St-Louis viral disease 圣路易病毒病

STLV 猴 T – 亲淋巴细胞病毒(见 Sinian T-lymphotropic virus)

STM scanning tunnel microscope 扫描隧道显微镜 / streptomycin 链霉素

stmphanthin *n*. 羊角拗质

stmptomycosis *n*. 链霉菌病

STMV 残尾猕猴 parova 病毒(见 Slump-tail maceque parova virus)

STMV(macaque)polyomavirus STMV(猕猴)多瘤病毒

STMV virus 残尾猕猴 parova 病毒, STMV 病毒(见 Slump-tail maceque parova virus)

Stmycin *n*. 链霉素(见 streptomycin)

Stn 抗原(肿瘤学用语)(见 antigen stn)
STN 链黑霉素,链黑菌素,链霉黑素(见 streptonigrin)
st stain 着色(剂),染色(剂) /stainless 不锈的 /station 位置
STN system STN 系统
stoa *n*. 走廊,柱廊
stoat *n*. 鼬 *v*. 缝合
stochastic *a*. 随机的;机遇的 ‖ ~ differential equation 随机微分方程 / ~ dynamics 随机动力学 / ~ effect 随机效应 / ~ model 随机模型 / ~ neural network 随机神经网络 / ~ process 随机过程 / ~ reasoning 随机推理 / ~ selective model 随机选择模式 / ~ signal 随机信号
stochastics *n*. 推测学
stock *n*. ①原种 ②砧木 ③牲畜 ④手势(语言) ‖ ~ artificial eye 普通假眼 / ~ book 存货簿 / ~ breeder 家畜育种者 / ~ certificate 股票;证券 / ~ clerks 存货管理员 / ~ company 股份公司 / ~ control system 库存控制系统 / ~ culture 储用培养物[微]/ ~ culture ①原种培养 ② 储备培养 ③原培养物 / ~ dividend 股票息 / ~ dove 欧洲产的一种野鸽 / ~ exchange 证券交易所 / ~ farm 畜牧场 / ~ farmer 畜产业者;畜牧业者 / ~ farming 畜牧业 / ~ in trade 存货;现货 / ~ man ①畜牧业者 ②饲养员 / ~ market 股票市场;股票行情 / ~ mentor 砧木蒙导 / ~ plant 母株 / ~ plot 原种圃 / ~ raiser 畜牧业者 / ~ raising 畜牧[业]/ ~ records clerk 存货记录管理员 / ~ solution 原液,贮存液 / ~ tree 种株,母株 / ~ up *v*. 储存 / ~ words 手势语言 / ~ yard 牲畜围栏,牲畜棚
Stock mosaic virus(Tompkins)(Turnip mosaic virus) 紫罗兰花叶病毒
stockade *n*. 栅栏;用木栅围住地方
stockbreeder *n*. 畜产业者
stockbroker *n*. 股票经纪人
stockbrokerage *n*. 证券经纪商的业务;证券交易
stockcar *n*. 家畜用车箱
stock-cutter *n*. 切料机
Stockert phenomenon 斯托克特氏现象(光刺激可促使病人入睡见于昏睡性脑炎后)
stockfish *n*. 雪鱼干,晒干的鱼类
stockholder *n*. 股东
Stockholm *n*. 斯德哥尔摩 ‖ ~ syndrome 斯德哥尔摩综合征
stockily *ad*. 矮胖地,粗壮地
stockiness *n*. 矮胖,粗壮
stockinet *n*. 针织的衣料
stocking *n*. ①马足水肿 ②长筒袜,手术长袜 ‖ ~ aid 穿袜辅助器 / ~ anesthesia 长袜状麻醉 / ~ cap 编织的圆锥形帽子(通常在帽顶上有穗或绒球)/ ~ elastic 弹性袜 / ~ plaster of paris 石膏靴 / ~ sensory loss 长袜状感觉丧失 / ~ suspender 吊袜带 / ~ tray 贮存托盘 / ~s 长筒袜
stockist *n*. 有库存的批发商或零售商
stockjobber *n*. 股票投机商人,股票经纪人,证券公司
stockjobbing *n*. 股票买卖,投机
stockman *n*. 畜牧业者;仓库管理人
stockpile *n*. 储蓄,积蓄,库存 *v*. 储蓄
stockpot *n*. 锅子
stockrider *n*. 骑马的牧牛或牧羊人,牛仔
stockroom *n*. 商品储藏室;仓库
stock-sheet *n*. 存货清单
stock-still *a*. 静止不动的
stocktaking *n*. 库存调查;清点存货
stockwhip *n*. 牧人用的鞭子
stocky *a*. 矮胖的,健壮结实的
stockyard *n*. 牲畜围栏
stoddard solvent Stoddard 溶剂;干洗汽油溶解
Stoddard-Drury method 斯—德尔氏法(检血中脂酸)
stodge *n*. 暴食者;贪吃者
stodginess *n*. 难消化;笨拙
stodgy *a*. 油腻或味浓的;不易消化
stoechilometer; stoichiometery *n*. 化学计算器,化学计量器
stoechiology; stoichhiology *n*. 细胞生理学
stoechiometry; stoichiometr *n*. 化学计算器,化学计量器
stoep *n*. 门阶
Stoerk's blennorrhea [Carl 奥喉科学家 1832—1899] 施特尔克氏脓溢(肥厚性脓性卡他)
Stoerk's esphagoscope 斯托克食管镜
Stoffel operation [Adolf 德矫形外科医师 1880 生] 施托费尔氏手术(切除神经纤维,治疗痉挛性麻痹)
stogie *n*. 笨重的长靴
stogy *n*. 笨重的长靴
Stohr's cellules [Phillip 德组织学家 1849—1911] 斯托尔氏细胞(胃腺细胞)
stoic *n*. 禁欲主义者 *a*. 禁欲主义的,淡泊的
stoical *a*. 坚忍的;不以苦乐为意的
stoicheiometry *n*. 化学计算学,化学计量学
stoichiology [希 stoicheion element + -logy] *n*. 细胞生理学
stoichiometer; stoechiometer *n*. 化学计算器,化学计量器
stoichiometric *a*. 化学计算的,化学计量的 ‖ ~ complex 定比(1 1)化学复合物;化学计量化合物
stoichiometry [希 stoicheion element + metron measure] *n*. 化学计算学,化学计量学
stoichlometrio equation 化学计算方程式
stoke *v*. 烧火,司火,狼吞虎咽;添加燃料 *n*. 沲(动力黏度单位)
stokehole *n*. 锅炉室;锅炉口
stoker *n*. 司炉,供煤机,自动添煤装置
stokes *n*. 斯托克斯(动力黏度单位)
Stokes -Adams disease; syncope, syndrome [William Stokes 爱医师 1804—1878; Robert Adams 爱医师 1791—1875] 斯—亚二氏病(晕厥综合症)(突然神志丧失合并心传导阻滞)
Stokes disease 斯托克斯病(突眼性甲状腺肿)
Stokes equation 斯托克斯方程
Stokes law 斯托克斯定律
Stokes line 斯托克斯(谱)线
Stokes neck 斯托克斯颈(见于上腔静脉压迫综合征)
Stokes reagent 斯托克斯试剂(2%硫酸亚铁和 3%酒石酸铁)
Stokes-Adams syndrome Stokes-Adams 综合征
Stokes-Adams-Morgagni syndrome Stokes-Adams-Morgagni 综合征
Stokesia vernalis Wencrich 斯氏虫
Stokesia Wenrich 斯氏虫属
Stokesiidae Roque 锥膜虫科
Stokes's amputation(operation) [William 爱外科医师 1839—1900] 斯托克斯氏切断术(手术)(膝关节切断术)
Stokes's disease [William 爱医师 1804—1878] 斯托克斯氏病(突眼性甲状腺肿) ‖ ~ expectorant 斯托克斯氏祛痰剂(含碳酸铵,番泻叶,海葱及鸦片酊)/ ~ law 斯托克斯氏定律(肌肉下的黏膜或浆膜发炎时则该肌麻痹)/ ~ liniment 斯托克斯氏擦剂(松节油醋酸擦剂)/ ~ sign 斯托克斯氏征(急性肠炎时,在腹右侧可摸到搏动)
Stokes's reagent [William Royal 美病理学家 1870 生] 斯托克斯氏试剂(2%硫酸亚铁和 3%酒石酸铁)
Stokes'sea snake 斯托克海蛇
Stokvis'disease Stokvis 病
Stokvis'disease [Barend J. E. 荷医师 1834—1902] 斯托科维斯氏病(肠原性紫绀,肠源性青紫) ‖ ~ test 斯托克维斯氏试验(检胆色素)
Stokvis-Talma syndrome Stokvis-Talma 综合征
stol- 意为"派","遣","送"(希腊语)
stole steal 过去式
stolen steal 过去分词
stolid *a*. 迟钝的,神经麻木的,不易激动的,感觉迟钝的
stolidly *ad*. 迟钝地,神经麻木地
Stoll egg count technic 斯托尔虫卵计数法
Stoll's pneumonia 斯托耳氏肺炎(肺炎伴有胃肝并发症)
Stoll's method 斯托尔氏法(粪中虫卵计算法)
Stoll's pueuminia 斯托尔氏肺炎(肺炎伴有胃肝并发症)
stolon *n*. 匍匐水螅根;匍茎[动];匍匐丝;匍匐菌丝[微];匍匐茎
stolonization *n*. 匍匐繁殖[动]
Stoltz's operation [Joseph 法妇科医师 1803—1896]; **pubiotomy** 斯托尔茨氏手术,耻骨切开术
stolus sacellus (Selenka) 囊皮赛瓜参(隶属于瓜参科 Cucumariidae)
stom- 前缀,意为"口"(来自希腊语 stoma 口)
stoma (复 stomas or stomata)[希 mouth] *n*. ①气门(动物) ②气孔(植物);气孔;吻合口 *v*. 造瘘,造口 ‖ ~ care 造瘘护理 / ~ dermatitis(吻合)口皮炎 / ~ drainage catheter 瘘口导液管 / ~ management and care of urinary tract 泌尿道吻合口处置和护理 / ~ protectors 气孔保护器 / ~ shields 瘘口防护罩 / ~ site 吻合口部位 / ~ therapist 造瘘治疗师 / ~ 口,小孔;气孔
stomacace [希 stoma mouth + kake badness]; **ulcerative stomatitis** *n*. 溃疡性口炎
stomacain *n*. 羟乙卡因
Stomacephalus [stoma + 希 kephale head] *n*. 头颌不全小口独眼畸胎
stomach [拉 stomachus; 希 stomachos] *n*. 胃 ‖ ~ ache 胃痛 / ~ cancer 胃癌 / ~ cone 胃遮光筒 / ~ convulsion 胃痉挛 / ~ discomfort 胃部不适 / ~ emptying time 胃排空时间 / ~ intestine 胃肠 / ~ mouth 胃口 / ~ powder 健胃散 / ~ pump 洗胃器;胃唧筒

/ ~ pump 胃泵,胃减压器 / ~ scanning 胃扫描 / ~ scintigraphy 胃闪烁成像[术] / ~ scintiscanning 胃闪烁扫描 / ~ tube 胃管 / ~ ulcer 胃溃疡 / ~ upset 胃不适 / ~ worm 胃蠕虫 / ~, aviator's; aeroneurosis 飞行员胃病,飞行员神经技能病 / ~, bilocular; hour-glass ~ 葫芦胃,沙漏胃 / ~ cardiac 胃贲门部 / ~ cascade; waterfall ~ 瀑布形胃 / ~ corset 围腰胃(因用过紧的西式围腰所致)/ ~ drain-trap 幽门高位胃 / ~ dram-trap; water-trap ~ 幽门高位胃 / ~ dried 干胃(粉)/ ~ dumping 胃倾倒症(在胃肠吻合术后)/ ~ empty 空腹 / ~ fishhook 鱼钩形胃 / ~ Holzknecht 霍耳茨克内希特氏胃(中间形胃,其斜度介于牛角形胃与鱼钩形胃之间)/ ~ hour-glass 葫芦胃,沙漏胃

stomach-ache *n*. 胃痛
stomachache *n*. 胃痛;肚子痛
stomachbrush *n*. 胃刷
stomachcatheter *n*. 胃导管
stomachcellsadopter *n*. 胃细胞取样器
stomachclamp *n*. 胃夹;胃钳
stomacher *n*. 三角胸衣
stomachevacuator *n*. 洗胃排液器
stomachforceps *n*. 胃钳
stomachic *a*. 胃的,健胃的,增进食欲的 *n*. 健胃剂 ‖ ~ ganglion 胃神经节 / ~ tonic 健胃药
Stomachicola *n*. 住胃(吸虫)属
stomachirrigator *n*. 洗胃器
stomachmodel *n*. 胃模型
stomachodynia *n*. 胃痛
stomachoscopy *n*. 胃镜检查
stomachpump *n*. 胃抽器;胃唧筒
stomach-pump *n*. 胃抽吸器,胃唧筒
stomachresectionandsuturingclamp *n*. 胃切除缝合器
stomachsiphon *n*. 胃虹吸管
stomachtube *n*. 胃管
stomach-tube *n*. 胃管
stomachus *n*. 胃 ‖ ~ cardiacus 胃贲门部 / ~ chylus 乳糜胃 / ~ compositus 复胃 / ~ pyloricus 胃幽门部
stomachwasher *n*. 胃脏冲洗器
stomadeum *n*. 口道,口凹
stomaeace *n*. 溃疡性口炎
stomaehoscope *n*. 胃镜
stomal ulcer *n*. (吻合)口溃疡
stomalgia *n*. 口[腔]痛
stomalulcer *n*. 吻合口溃疡
stomaomenia [stomato- + 希 meniaia menses] *n*. 月经期口出血
stomat- 口;口腔
stomata *n*. 口;气孔 ‖ ~ of Fuchs'富克斯氏小孔(虹膜瞳孔区)/ ~ apparatus 气孔器 / ~ conductance 气孔导度 / ~ resistance 气孔阻力 / ~ transpiration 气孔蒸腾
stomatalgia *v*. 口[腔]痛
stomatic *a*. 口的 ‖ ~ chamber 气孔室
stomatin *n*. 溴化丙胺太林;铜叶绿酸钠粉
stomatitis (复 stomatitides) *n*. 口炎,口腔炎 ‖ ~ aphthosa; aphthous ~; herpetic ~ 口疮性口炎,疱疹性口炎 / ~ arsenicalis 砷毒性口炎 / ~ gangrenosa; gangrenous ~; cancrum otis; noma 坏疽性口炎;走马疳 / ~ gravidarum 妊娠性口炎 / ~ herpetiformis n. 疱疹样口炎 / ~ hyphomycetica 丝菌性口炎 / ~ papulosa virus (Bovine papular ~ virus (von Ostertag et Bugge)) = ~ papulosa virus (of cattle) 牛丘疹口炎病毒 / ~ venenata *n*. 接触性毒性口炎;中毒性口炎 / ~ virus *n*. 口炎病毒 / ~ acuteherpetic 急性疱疹性口炎 / ~ angular 口角炎 / ~ aphthobullous; foot-and-mouth disease 口疮大疱性口炎,口蹄疫 / ~ bismuth 铋毒性口炎 / ~ catarrhal 卡他性口炎 / ~ chemical 化学性口炎 / ~ diabetic 糖尿病口炎 / ~ diffuse 弥漫性口炎 / ~ diphtherial 白喉口炎 / ~ dysmenorrheal 痛经性口炎 / ~ epidemic; epizootic ~; foot-and-mouth disease 流行性口炎,兽疫性口炎,口蹄疫 / ~ erythematopultaceous 红斑软烂性口炎 / ~ erythematous 红斑性口炎 / ~ exanthematica 疹性口炎 / ~ exudative 渗出性口炎 / ~ fetid 臭性口炎 / ~ follicularis 滤泡性口炎 / ~ fusospirochetal; necrotizing ulcerative 梭状螺旋菌口炎,溃疡坏死性口炎 ~ gingival 龈口炎 / ~ gold 金毒性口炎 / ~ gonococcal 淋菌性口炎 / ~ gravidarum 妊娠性口炎 / ~ herpetic; ~ herpetica; canker sore 疱疹性口炎,口溃疡 / ~ infectious 传染性口炎 / ~ infectious pustular 传染性脓疱口炎 / ~ intertropica; sprue 热带性口炎,口炎性腹泻 ~ lead 铅毒性口炎 / ~ leucemic 白血病口炎 / ~ medicamentosa 药物性口炎 / ~ membranous 膜性口炎 / ~ mercurial 汞毒性口炎 / ~ monilial 念珠菌口炎 / ~ mycetogenetica 霉菌(原)性口炎 / ~ mycotic; thrush 鹅口疮 ~ necrotic 坏死性口炎 / ~ necrotizing ulcerative 溃疡坏死性口炎 / ~ neurotica chronica 慢性神经性口炎 / ~ nicotina 烟碱口炎 / ~ nonspecific 非特殊性口炎 / ~ nonspecific membranous 非特殊膜性口炎 / ~ parasitie 寄生性口炎,鹅口疮 / ~ pellagral 糙皮病口炎,陪拉格口炎 / ~ pseudomembranosa 假膜性口炎 / ~ putrid 腐臭性口炎 ~ scorbutica 坏血病口炎 / ~ silver 银毒性口炎 / ~ simplex 单纯性口炎 ~ spirochaetal 螺旋体口炎 / ~ syphilitic 梅毒性口炎 / ~ traumatica 创伤性口炎 / ~ tropical; sprue 热带性口炎,口炎性腹泻 / ~ ulcerative 溃疡性口炎 / ~ ulceromembranous; Vincent's ~ 溃疡假膜性口炎,奋森氏口炎 / ~ ulcerosa chronica 慢性溃疡性口炎 / ~ uremic 尿毒症口炎 / ~ venenata 毒性口炎 / ~ vesicular; herpetic ~ 水泡性口炎,疱疹性口炎 / ~ Vincent's; necrotizing ulcerative ~ 奋森氏口炎,溃痞坏死性口炎 / ~ vulcanite 硬橡皮性口炎 / ~ pneumo-enteritis complex virus = Kata virus 口炎肺—肠炎复合病毒,卡塔病毒
stomato- [希;复合形] 口,口腔
stomatocace; ulcerative stomatitis *n*. 溃疡性口炎
stomatocatharsis *v*. 流涎
stomatocephalus *n*. 头颌不全小口独眼畸胎
stomatococcus *n*. 口腔球菌 ‖ ~ Bergan et Kocur 口腔球菌属 / ~ mucilaginosus Bergan et Kocur 黏滑口腔球菌(黏滑微球菌)/ ~ mucilaginosus 黏滑口腔球菌
stomatocyte *n*. 口腔细胞;裂红细胞
stomatocytosis *n*. 口形红细胞增多;口形红细胞增多症
stomatodysodia *n*. 口臭
stomatoeatharsis *v*. 流涎
stomatogastric *a*. 口胃的 ‖ ~ system 胃腹神经系统[动]
stomatogenesis *n*. 口器发生[动]
stomatogenic field *n*. 生口区[动]
stomatogenous meridian 生口子午线[动]
stomatoglossitis *n*. 口舌炎
stomatognathic system 口颌系统
stomatologia; oralogy; stomayology *n*. 口腔学
stomatologic; stomatological *a*. 口腔学的 ‖ ~ therapeutics 口腔病治疗学
stomatologist *n*. 口腔学家
stomatology *n*. 口腔学
stomatomalacia *v*. 口腔软化
stomatomenia *n*. 口倒经
stomatomy; hysterostomatomy *n*. 子宫口切开术
stomatomycisis [stomato- + 希 mykes fungus] *n*. 口霉菌病
stomatonama; stomatitis gangrenosa *n*. 口颊坏死,坏疽性口炎,走马疳
stomatonecrosis *n*. 坏疽性口炎,走马疳
stomatonia; stomatomy *n*. 子宫口切开术
stomatonoma; stomatitis gangrenosa *n*. 口颊坏死,坏疽性口炎,走马疳
stomatopanus *n*. (无脓性)口腔淋巴腺炎
stomatopathy [stomato- + 希 pathos suffering]; **stomatosis** *n*. 口腔病
stomatophylaxis; oral prophylaxis *n*. 口腔病预防
stomatophyma *n*. 口瘤
stomatoplastic *a*. ①口腔成型的 ②子宫口成型的
stomatoplasty *n*. ①口腔成型术 ②子宫口成型术
Stomatopoda *n*. 口足目(隶属于软甲纲 **Malacostraca**)
somatopsychology; psychostomatology *n*. 精神口腔科学,口腔心理学
stomatorhagia (stomato- + rhegnynai to burst forth) *v*. 口出血 ‖ ~ alvelarum 牙槽出血 / ~ gingivarum 龈出血
stomatorrhaphy *n*. 口腔缝术;口缝术
stomatosan *n*. 甲硫酸甲苯癸铵
stomatoschisis; stomoschisis *n*. 口裂
stomatoscopy *n*. 口腔镜检查
stomatosis; stomatopathy *n*. 口腔病
stomatosyringosiphonosism *n*. 咽鼓管内注药法
stomatotomy; stomatomy *n*. 子宫口切开术
stomatotyphus *n*. 斑疹伤寒性口溃疡
stomencephalus; stomocephalus *n*. 头颌不全长嘴畸胎
stomenorrhagla *n*. 月经期口出血
stomias affinis (Gü nther)巨口鱼(隶属于巨鱼科 Stomiatidae)
Stomiatidae *n*. 巨鱼科(隶属于鲑形目 Salmoniformes)
stomion *n*. 口点(开口时口裂中心点)
stomoblastula *n*. 口道囊胚[动]
stomocephalus [stomo- + 希 kephale head] *n*. 头颌不全长嘴畸胎
stomochord *n*. 口索[动]
stomodaeum *n*. 口道[动]
stomodeal *a*. 口道的,口凹的 ‖ ~ nervous system 交感神经系统,

口道神经系统 / ~ valve 贲门瓣
stomodeum [stomo- + 希 hodaiso pertaining to a way]; **stomatodeum** *n*. 口道,口凹 ‖ ~ primary 初级口道 / ~ secondary 次级口道
stomogastric nerve 胃神经
Stomolophidae *n*. 口冠水母科(隶属于根口水母目 Rhizostomeae)
stomolophus meleagris (**L. Agassiz**) 口冠海蜇(隶属于口冠水母科 Stomolophidae)
stomolophus nomuria 沙蜇(隶属于口冠水母科 Stomolophidae)
stomoon [希] *n*. 口点(人类测定标志)
stomopneustes variolaris (**Lamarck**) 口鳃海胆(隶属于口鳃海胆科 Stomosomatidae)
stomorphina lunata (**Fabricius**)月纹口鼻蝇(隶属于蝇科 Muscidae)
stomoschisis [stomo- + 希 schisis a splitting] *n*. 口裂
Stomosomatidae 口鳃海胆科(隶属于脊齿目 Stirodonta)
Stomoxyidae *n*. 螯蝇科
Stomoxys *n*. 蜇蝇属 ‖ ~ calcitrans; stable fly; leg sticker 厩蜇蝇
stomp *n*. 用力踏响地面的一种爵士舞 *v*. 跳爵士舞;跺
-stomy; **-stomia** [希 stoma mouth 口] [希; 词尾] 造口术,造瘘术;吻合术
Stomylotrema *n*. 丰盘(吸虫)属
stoncflies *n*. 石蝇
stone *n*. ①结石 ②英石(英制重量单位)③石头,宝石,纪念碑 *v*. 投扔石子,铺石头 ‖ bladder ~ 膀胱石 / chalk ~ 痛风石 / cholesterol ~ 胆固醇石 / gall ~(bile ~)胆石 / kidney ~ 肾石 / urethral ~ 尿道石 / vein ~ 静脉石 / womb ~ 子宫石 / ~ age 石器时代 / ~ Analysis 结石分析 / ~ arch bridge 石拱桥 / ~ baby(or infant)石胎 / ~ basket catheter 取石网篮导管 / ~ basket 结石网篮,取石篮 / ~ bruise 脚掌伤疼 / ~ canal 石管[动] / ~ carver 石雕工(手工) ~ cell 石细胞 / ~ crusher 铺路用的碎石器 / ~ cutter and finisher 切石工和石面精修工 / ~ cutters and carvers 石工和石雕工 / ~ dust 石头粉末 / ~ fruit 核果 / ~ gas 胆石气,含气胆石 / ~ grader 石料分级工 / ~ heart syndrome 石心综合征 / ~ lathe operator 石料车床操作工 / ~ letter cutter 石上刻字工(手工)/ ~ mole 石化胎块 / ~ of salivary duct 唾液腺导管结石 / ~ of salivary gland 唾液腺结石 / ~ particle 石头粉末 / ~ pine 石松 / ~ pit 石坑 / ~ plover 石行 / ~ retrieval basket 结石回收篮 / ~ roll sign 结石滚动征 / ~ searcher 结石探杆(探查膀胱石用)/ ~ splitter 劈石工 / ~ virus 大麻病毒 / ~ artificial 人造石[牙]/ ~ bladder; vesical calculus 膀胱石 / ~ blue 胆矾(天然硫酸铜)/ ~ canal 石管 / ~ chalk 痛风石 / ~ dental ①髓石[牙] ②人造石[牙]/ ~ eye 眼石 / ~ gall 胆石 / ~ lung; lung calculus 肺石 / ~ metabolic; cholesterol calculus 代谢性届时,胆甾醇石 / ~ mounted 有架石,带石针 / ~ philosopher's 点金石 / ~ pulp 髓石 / ~ rotter; tripoli 硅藻岩 / ~ salivary 涎石 / ~ stag-horn 鹿角形石 / ~ tear; dacryolith 泪腺石 / ~ urethral 尿道石 / ~ vein; phlebolith 静脉石 / ~ vesical 膀胱石 / ~ womb 子宫石
stone-blind *a*. 酩酊的;全瞎的
stonebreaker *n*. 碎石器
stone-broke *a*. 一文不值的;身无分文的
stone-bruise *n*. 石伤
stonecast; **stone's cast** *n*. 投石的距离;短距离
stonecat *n*. 黄石回
stonechat *n*. 野翁鸟
stone-cold *a*. 冰冷如石的;冷透的 *ad*. 完全地
stonecutter *n*. 石工,石匠,琢石机
stoned *a*. 有核的,除去核的,醉酒的
stone-dead *a*. 僵硬如石的;完全断了气的
stone-deaf *a*. 全聋的
stone-echo *n*. 结石回声
stonehearted *a*. 铁石心肠的;无慈悲心的
stone-horse *n*. 种马;雄马
stoneless *a*.(尤指水果)无核的
stone-like echo 结石样回波[超]
Stone-like omphalite 雷丸[中药]
stoneman *n*. 石工,石匠,石冢
stonemason *n*. 石匠[建]
stonepit *n*. 石坑;采石场
Stoneroller *n*. 曲口鱼
stones, skin *n*. 皮下石
stonesearcher *n*. 膀胱石探杆
stone-wall *n*. ①石墙 ②难以逾越的障碍(指在议事中) *v*. ①(板球中)打守球,小心地打 ②(英)(用冗长的演说等)阻碍议事的进行
stonewalling *n*. 慎重地打球,阻碍或妨碍议程
stoneware *n*. 磁器
stonework *n*. 石雕工艺;做石工的场所 ‖ ~ layout man 采石划线工
stoneworker *n*. 石工;石匠
stonewort *n*. 车轴藻类的植物
stonily *ad*. 石头地;冷酷地
stoniness *n*. 冷漠;一文不名
stonk *n*. 猛烈炮击
stonker *v*. 使挫折,使败北,打倒
stony; **stoney** *a*. 多石的;冰冷的 ‖ ~ dullness 石样浊音
stony-broke; **stone-broke** *a*. 一文不名的;身无分文的
stonyheart *n*. 石样心
stood *v*. 站立,忍受 *v*. 站立,忍受
stooge *n*. 喜剧里的配角或丑角,伙伴,助手 *v*. 从事巡逻飞行
stook *n*. 稻堆 *v*. 堆叠起来使成稻堆
Stookey reflex 斯图基反射
Stookey's reflex [Byron 美神经外科医师 1887 生] 斯图基氏反射(腘肌反射)
Stookey-Scarffthirdventriculostomy 斯托基—斯卡夫第三脑室造瘘术
stool *n*. 粪;马桶;粪便;凳子 ‖ ~ pigeon 告密者;密探 / ~ softener 大便软化剂 / ~ bilious 胆汁粪 / ~ bloody 血粪,血便 / ~ caddy 黑色泥状粪 / ~ fatty 脂肪粪 / ~ formed 成形粪 / ~ lienteric 不消化粪 / ~ liquid 液状粪 / ~ loose 稀粪 / ~ mucous 黏液粪 / ~ pancreatic 胰病性粪 / ~ pea soup 豌豆汤样粪 / ~ pipe-stem 烟管状粪 / ~ ribbon 带状粪 / ~ rice water 米泔汁样粪 / ~ sago-grain 西米样粪 / ~ spinach 菠菜绿粪 / ~ s lead-pencil 铅笔样粪 / ~ tarry 柏油样粪,煤焦油样粪 / ~ undigested 不消化粪 / ~ ball 类似板球的古代球戏的一种 / bloody ~ 血粪,血便 / loose ~ 稀粪 / mucous ~ 黏液粪 / ~s butter 黄油样粪 / ~s acholic 无胆色粪 / ~s sheep-dung 羊粪样粪 / tarry ~ 柏油样粪,煤焦油样粪
stools *n*. 凳子;托架;座
stoop *n*. 佝偻,屈服 *v*. 弯下,弯下上身,屈服 ‖ ~ down 俯身 / ~ bottle 药瓶斜支器
stooped-over position *n*. 俯身位
stop *n*. 基点;阻滞 *v*. 充填[牙];停止,阻塞 ‖ apical ~ 根尖基点 / loop ~ 曲形阻滞 / ~ band 抑制频带,阻带 / ~ bath solution 停显液 / ~ bath 停显浴 / ~ bits option 停止位选项 / ~ button 停止按钮 / ~ codon 终止密码子[分]/ ~ codon 终止密码子 / ~ flow method 输尿管停流法(检肾尿曲管各部位吸收、分泌功能)/ ~ from 阻止 / ~ instruction 停机指令 / ~ knob 制动旋钮 / ~ payment 止付 / ~ position 光栅位置,停止位置 / ~ press(报纸付印时临时插进的)最后消息 / ~ program execution 停止程序执行 / ~ signal 停止信号 / ~ to 停下来要做 / ~ valve 停止阀;闭塞阀 / ~ word 停字
stop-and-go *a*. 定期而不断被迫停止的
stopband characteristics 阻带特性
stop-cock *n*. 开关;活塞,管拴 ‖ ~ three-way 三路活塞
Stopcold *n*. 甲氧苯海拉明(抗组胺药)
stope *n*. & *v*. 采矿场,在采矿场采矿
stopgap *n*. 填补坑穴(之物);应急物品 *a*. 权宜的
stopholidine *n* 千金藤啶碱
stoplight *n*. 停止行进号志,红色尾灯 ‖ ~ parrotfish 绿色鹦鲷
stop-needle *n*. 有档针
stop-off; **stopover** *n*. 中途下车逗留
stopover *n*. 中途下车逗留;中途下车后继续可使用的车票
stoppage *n*. 中断;填塞
stopped *v*. 停止,停下来 *v*. 停止,停下来 ‖ ~ vocal attack 停止的语音发作
stopped-flow (**method**) *n*. 停流[法]
Stopper *n*. 充填器;塞子;制动器 ‖ ~ defect 塞子充盈缺损 / ~ perforated 穿孔塞子 / ~ sign 塞子征
stoppers *n*. 塞子
stopping *n*. ①填充 ②冲填料 ③停止 ‖ ~ dental; dental filling 牙充填 / ~ Hill's 希尔氏填料 / ~ temporary 暂时充填 / ~ code 充填密码[分]/ ~ dressing 暂封材料[牙]/ ~ place 停车场
stopple *n*. 塞子
stops *n*. 档栓(正畸学)
stopspeculum *n*. 固定开睑器
stopspot *n*. 氯化苯汞
stop-start technique 停顿与开始疗法(男性不射精采用 Semans 技术调练,停顿与开始疗法的基本原则)
stop-watch *n*. 计秒表;秒表;跑表
stopwatch *n*. 秒表;跑表
stopword *n*. 无用词,非用词
storage *n*. ①贮藏,贮积 ②贮藏所 ‖ ~ allocation 存储分配 / ~

and information retrieval system(STAIR)信息存储和检索系统 / ~ and maintenance 存储和维护 ~ area 存储区 ~ battery 蓄电池(组) ~ battery 蓄电池组 / ~ capacity 存储能力,存储(器)容量 / ~ cell ①储藏细胞 ②蓄电池 / ~ compaction 存储压缩 / ~ controller 存储控制器 / ~ density 存储密度 / ~ device 存储设备 / ~ disease 贮积病 / ~ disease of the lung 肺贮积病 / ~ dumping 存储器信息转储[算] / ~ life 保存期;贮存时限 / ~ management system(SMS)存储管理系统 / ~ modification and retrieval transaction(SMART)存储改进与检索业务 / ~ modulus 恢复模量 / ~ oscillograph 记忆示波器,存储示波器 / ~ oscilloscope 存储示波器 / ~ root 贮粉室 / ~ screen 储荷屏 / ~ structure 存储结构 / ~ tank 贮藏罐 / ~ target 储荷电极,储荷靶 / ~ tissue 贮菌器 / ~ tube 储像管,储存管 / ~ cold ①冷藏 ②冷藏所 / ~ glycogen 糖原贮积 / ~ protein 蛋白质贮积 ~ battery 蓄电池组

storagecabinet *n*. 储藏柜

storagecapsule *n*. 储存容器

storagecell *n*. 蓄电池

storageoscilloscope *n*. 存储示波器

Storax [拉 storax, styrax;希 styrax] *n*. 苏合香[中药] ‖ ~ American 北美苏合香 / ~ Asiatic 亚洲苏合香 / ~ Levant 亚洲苏合香

store *n*. ①贮藏 ②贮藏所 ③记忆装置;存储器 ‖ ~ up 储藏

store-and-forward *n*. 储存和传送

stored magazine 储片盒

stored-program computer 存储程序计算机

storefront *n*. 店头,店面

storehouse *n*. 仓库,储藏所,宝藏

storekeeper *n*. 店主

storeroom *n*. 储藏室,库房 ‖ ~ clerk 库房管理员

storesin *n*. 苏合香树脂

storesinol *n*. 苏合香树脂醇

storey *n*. 楼;层

storeyed *a*. 有 …… 层楼的

storge *n*. 亲情之爱,慈爱

storied *a*. 传说上有名的,以历史画装饰的 ‖ ~ bud 叠生芽 / ~ cambium 叠生形成层 / ~ cork 叠生木栓 / ~ ray 叠生射线

storiette *n*. 极短的小故事

storinal *n*. 勃雄二醇;四氢雌二醇(同化激素类药)

storing tools 存放工具

storiology *n*. 传说研究;传说学

stork *n*. 鹳

stork-kegs *n*. 鹳形退(见于进行性肌萎缩)

storm *n*. 暴风雨,骚动,风波; *v*. ①爆发,发作 ②起风,猛攻,怒吼 ‖ ~ brain 脑(病症)暴发 / ~ nerve 神经(病症)暴发 / ~ renal 肾(病症)暴发 / ~ cellar 防风的地窖 / ~ center 暴风中心;暴风眼 / ~ cloud 暴风云;动乱的征兆 / ~ cone 暴风雨警报球 / ~ door 遮挡风雪的门 ~ drum 暴风雨信号 / ~ Petrel 风暴海燕 / ~ sewer 雨水排水管 / ~ van Leeuwen's chamber[William 荷药师 1882—1933]斯托姆·范勒文氏室(防变应室)/ ~ warning 暴风雨警报 / ~ window 遮挡风雪的护窗

storm-beaten *a*. 受暴风雨打击的;饱经风霜的

storm-belt *n*. 暴风地带

stormbound *a*. 因暴风雨而被困的

stormcock *n*. 東鸟的一种

stormless *a*. 无风雨的

Stormont test 斯特蒙特试验

storm-tossed *a*. 被暴风雨吹袭的;心绪烦乱的

storm-warning *n*. ①暴风雨标示 ②暴风雨警报 ③麻烦将至的信号;危险的信号

stormy *a*. 暴风雨的,粗暴的 ‖ ~ petrel 一种小海燕;引起争端的人

storngylus asini *n*. 驴圆线虫

storthing *n*. 挪威议会

storucope *n*. 存储式同步示波器

story *n*. 故事,经历,层 ‖ ~ line 故事的本事;情节 / ~ book 故事书,小说 / ~ teller 说故事的人,作家

story-teller *n*. 说书人

storytelling *a*. 说故事,说谎话

stoss [德] *v*. 冲击(给药)

stosstherapy *n*. 冲击疗法,冲击给药法

stotinka *n*. 保加利亚的货币单位

Stoughton's elixir (Stoughton18 世纪英医师)斯托顿氏弛剂,复方龙胆酊

stoup *n*. 酒壶;大杯子

stout *n*. 烈啤酒 *a*. 强壮的,稳重的

stouten *v*. 使坚定

Stout eelblenny 间型北鳚

stouthearted *a*. 刚毅的,大胆的

stoutly *ad*. 刚强地,坚决地

stoutness *n*. 坚固,刚毅,肥胖

stovaine *n*. 盐酸异戊卡因

Stovaine; Amylocaine hydrochloride *n*. 斯托发音([商名],盐酸阿米罗卡因(局部麻醉药))

Stovainization *n*. 斯托法因麻醉

Stovarsol; Acetarsone *n*. 斯托法索[商名],乙酰深胺

stovarsolan *n*. 乙酰胂胺

stove *n*. 炉 ‖ ~ plant 温室植物 / ~ electrical 电[暖]炉

stovepipe *n*. 火炉的烟囱,流言蜚语

stover *n*. 干草,秸杆

stovingmachine *n*. 烘干机

stow *v*. 收藏起来,装填,装满 ‖ ~ away 偷渡;收藏

stowage *n*. 装载,装货,装载法

stowaway *n*. 偷渡者,匿身处

stoxil *n*. 碘苷(抗病毒药),碘脱氧尿苷眼滴剂

STP 2, 5-dimethoxy-4-methylamp hetamine; Methyldimethoxyamphetamine 二甲氧基甲基苯异丙胺(致幻觉药,亦称 DOM) scientifically-treated petroleum 经过科学处理的石油(电动机滑润油添加剂)standard conditions of tempera-tureandpressure 标准状态下的温度和压力(气体)standard(normal)temperature and pulse 标准(正常)体温和脉搏 stop *v*. 停止;阻塞

STPAG 血清总蛋白、白蛋白、球蛋白(见 serum total protein, albumin, globulin)

STPD standard conditions of temperatureandpressure, dry 干燥状态的标准温度和压力,(肺机能测定,在 0,一个大气压和完全无水蒸汽的状态) standard temperature pressure dehydrated 1 个大气压完全不含水蒸气的状态(肺泡气量)

STPP 三聚磷酸钠(见 sodum tripoty-phosphate)

Stpted hypha 有隔菌丝

STR scotopic threshold response 暗视阈值反应;(str.) /strain 劳损,滤过,肌牵张过度,运动过度,株,特种 /spontaneous thrombogenic rat 自发性血栓形成大鼠 /spot test reagent 点滴试验试剂

Str streptococcus 链球菌 / periodic striation 周期性横纹(电镜)

str. 强度(见 strength)

strabism *n*. 斜视;斜眼

strabismal; strabismic *a*. 斜视的

strabismic *a*. 斜视的 ~ amblyopia 斜视性弱视

strabismometer *n*. 斜视计

strabismometry *n*. 斜视角测量[法]

strabismus [希 strabismos]; **manifest deviation; squint** *n*. 斜视,斜眼 ‖ purposive ~ 目的性斜视 / variable ~ 变易斜视 / verum ~ 真斜视 / ~ bilaterlis; binocularis 两侧斜视 / ~ deorsum vergens 下斜视 / ~ forceps 斜视镊 / ~ in other neuromuscular disorder 其他神经肌肉病症斜视 / ~ intermittent 间歇性斜视 / ~ operation 斜视手术 / ~ scissors 斜视剪 / ~ surgery 斜视手术 / ~ absolute 绝对性斜视 / ~ accommodative 调节性斜视 / ~ alternating; bilateral ~; binocular ~ 交替性斜视,两侧斜视 / ~ anoopsia 上斜视 / ~ apparent 假斜视 / ~ Braid's 布雷的氏斜视(诱导催眠时)/ ~ concomitant 共同性斜视 / ~ constant 恒定斜视 / ~ convergent; internal ~ 汇聚性斜视,内斜视 / ~ cyclic 间歇性斜视 / ~, divergent; external ~ 撒开性斜视,外斜视 / ~ dynamic 动力性斜视 / ~ external; divergent ~ 外斜视,散开性斜视 / ~ Hirschberg's test for 赫希伯氏斜视测量法 / ~ hyperkinetic; ~ kinetic 运动过强行斜视 / ~ internal; convergent 内斜视,汇聚性斜视 / ~ kinetic; hyperkinetic ~ 运动过强行斜视 / ~ latent 潜伏性斜视,隐斜视 / ~ manifest 显斜视 / ~ mechanical 机械性斜视 / ~ monocular; monolateral ~; unilateral ~ 单眼斜视,单侧斜视 / ~ muscular; concomitant ~ 肌性斜视,共同性斜视 / ~ ninconcomitant 非共同性斜视 / ~ paralytic 麻痹性斜视 / ~ periodic 反复性斜视 / ~ relative 相对性斜视 / ~ rertical concomitant 垂直(向)共同性斜视 / ~ spasmodic 痉挛性斜视 / ~ spastic 痉挛性斜视 / ~ suppressed; heterophoria 抑制性斜视,隐斜视 / ~ sursum vergens 上斜视 / ~ unilateral 单侧斜视 / ~ unilocular 单眼斜视 / ~ vertical 垂直(向)斜视

strabismusforceps *n*. 斜视镊

strabismushook *n*. 斜视钩

strabismusknife *n*. 斜视刀

strabismusneedle *n*. 斜视掩针

strabismusscissors *n*. 斜视剪

strabolene *n*. 苯丙酸诺龙

strabometer; strabismometer *n*. 斜视计

strabometry *n*. 斜视测量法

strabotome *n*. 斜视刀

strabotomy［希 strabos squinting + emtnein to cut］***n***．斜视手术
Strachan's disease（Willinam Henry Williams19 世纪英内科学家）斯特朗氏病，糙皮病，蜀黍红斑
Strachan's syndrome Strachan 综合征
Straddle ***n***．叉开腿
straddle ***n***．跨坐 ***v***．跨坐，把两腿叉开
straderm ***n***．醋酸肤轻松
stradivarius ***n***．弦乐器；斯特拉第瓦里小提琴
strafe ***v***．猛烈炮轰，用机枪扫射，损害；***n***．猛烈炮轰，机枪扫射，损害
straggle ***v***．四下散开；落后
straggler ***n***．迷鸟［动］
straggling ***a***．脱离队伍的；落后的
stragglingly ***ad***．脱离队伍地；落后地
straggly ***a***．脱离队伍的；零乱四散的
straight ***a***．& ***n***．直（的），纯（的）‖～ advancins klystron 直射式调速管／～ alcohol 纯酒精（乙醇）／～ angle 平角／～ arterioles 直小动脉［解］Arteriolae rectae 拉；Vasa recta 拉／～ artificial blood vessel 直形人造血管／～ away 马上／～ back syndrome 直背综合征（胸椎压迫心脏可合并三尖瓣逸脱综合征）／～ bill of lading 记名提单／～ bore collimator 直孔校准仪／～ catheter 直导管／～ chain 直链／～ chair 椅背挺直的椅子／～ collecting tubule 直集合小管／～ face 不显现表情的脸／～ flush 同花顺／～ forward solution 直接解／～ handle 直把手（拐杖）／～ handpiece 直手机；直机头／～ head 直头［解］Caput rectum［拉］／～ head of rectus femoris muscle 股直肌直头／～ hood camera 直筒式间接摄影照相机／～ knee 直膝／～ leg raising test 直腿抬高试验／～ life insurance 终生付保险费的人寿保险／～ line velocity 直线速率（精子）／～ line walking test 直线步行试验／～ man 滑稽演员的配角／～ matter 正文；文字部分／～ part 直部［解］Pars recta［拉］／～ part of longus colli muscle 颈长肌直部／～ pedicellaria 直形叉棘［动］／～ portion of distal convoluted renal tubule 肾远曲小管直部／～ pulsed device 直管状脉冲器件影／～ renal tubule 肾直小管／～ seminiferous tubule 精直小管／～ seminiferous tubules 精直小管［解］Tubuli seminiferi recti［拉］／～ shooter 坦白正直的人／～ sinus 直窦［解］Sinus rectus［拉］／～ ticket 全部投给同一政党候选人的选票／～ time 标准工作时间；标准工作时的薪资（不含加班费）／～ varices 线状静脉曲张／～ venules 直小静脉［解］Venulae rectae［拉］／～ vessels 直小动脉［解］Arteriolae rectae［拉］；Vasa recta［拉］／～ whiskey 纯威士忌／～ adapter 直接管
straightangle ***n***．平角
straight-arm ***n***．伸直手臂截拦对方的动作 ***v***．伸直手臂截拦对方
straightaway ***a***．畅通无阻；直进的 ***ad***．立即地
straightB／L ***n***．直运提单
straightedge ***n***．画直线用尺
straight-edges ***n***．直尺
straighten ***v***．弄直，使正确，整顿‖～ out 弄直；矫正／～ up 变直；整顿
straightening machine 矫直机
straightforward ***a***．笔直的，率直的
straightforwardly ***ad***．正直地
straightforwardness ***n***．坦率
straightforwards ***ad***．笔直地，率直地
Straightjacket ***n***．拘束衣
straightknife ***n***．直刀
straight-leg-raising test 直腿抬高试验
straightness ***n***．笔直，正直，率直
straight-out ***a***．全然的；彻底的
straightsinus ***n***．直窦
straight-type staircase 直线型上下扶杆梯
strain ***n***．①菌株，株系，毒株，细胞株 ②品系；***v***．①应变；劳损；拉紧 ②扭伤 ③过滤‖～ conceptual model 过劳概念模型／～ element 抑制元件／～ gauge 菌株计器；变应计；应力计／～ hardening 变形硬化／～ of Achilles tendon 跟腱扭伤／～ of back 背劳损／～ of infraspinatus muscle or tendon 冈下肌或肌腱劳损／～ of lumbar region 腰区劳损／～ of radial collateral ligament 桡侧副韧带劳损／～ of rotator cuff capsule 肩关节回旋套囊劳损／～ of subscapularis muscle 肩胛下肌劳损／～ of supraspinatus muscle or tendon 冈上肌或肌腱劳损／～ of thoracic region 胸廓区劳损／～ of ulnar collateral ligament 尺侧副韧带劳损／～ tube 应变管／～ heterologous 异株／～ high-jumper's 跳高员劳损／～ homologous 同株／～ R；rough ～ 粗糙株／～ S；smooth ～ 平滑株／～ sacro-iliac 骶髋关节劳损／～ ventricular 心室劳损／～ ventricular，left 左心室劳损／～ ventricular，right 右心室劳损
strain-aging ***n***．应变时效
strained ***a***．紧张的，装作的，矫饰的‖～ hoarse voice arrest-intermittent arrhythmic group 紧张嘶哑语音抑制—间断无节律群／～ hoarse voice-continuous group 紧张嘶哑语音-持续群／～ ligament 韧带扭损
strained-strangled voice 提高嗓门的散乱音
strainer ***n***．滤布；滤网；粗滤器
strainers ***n***．过滤器
straingauge ***n***．拉力计；应变计
straining ***n***．①应变 ②使劲，用力 ③滤，粗滤
straintube ***n***．应变管
strait ***n***．海峡，困难；窄道，狭口 ***a***．困难的，窘迫的‖～ pelvic，inferior；pelvic outler 骨盆狭口，骨盆出口／～ pelvic，superior；pelvic inlet 骨盆上口，骨盆入口
straiten ***v***．使为难，使穷困，限制
straitjacket ***n***．紧身衣
straitlaced ***a***．严格的，刻板的，固执的
straitly ***ad***．狭窄地，严格地
straitness ***n***．狭，狭窄，狭小
straits settlements 英属海峡殖民地
strait-waistcoat ***n***．拘束身子用的紧身衣
strake ***n***．（束紧车轮用的）轮铁；船底板
straminol ***n***．氯月氨苄铵
stramonium ***n***．曼陀罗‖～ tablet 曼陀罗片（解痉药）／～ tincture 曼陀罗酊（解痉药）
strand ***n***．丝状体；纤维，链，股 ‖ utigene ～ 反基因链（模版链）／antisense ～ 反义链／chromatin ～ 染色质链／gene ～ 基固链／lagging ～ 延迟链／leading ～ 领头链／minus ～ 负链，负股／sense ～ 有意义链，正链／～ assimilation 股段同化／～ breaks 丝条断裂／～ exchange 股调换，链调节／～ Billroth's；trabecula lienis 比罗特氏丝条，脾小梁／～ lateral enamel 侧釉丝条，侧釉器细胞条
strandin ***n***．脑磷脂之一；最小分子量为 250，000
strands ***n***．丝条
strand-specific RT-PCR 链特异性 PCR
strangalesthesis［希 stranglaizein to choke + Aisthesis perception + -ia］；**zonesthesis** ***n***．束带状感觉，束勒感
strange ***a***．奇怪的，陌生的‖～ behavior 奇怪行为／～ species 稀见种／～ to say 说来奇怪
strangehold ***v***．束缚，压制
strangely ***ad***．奇妙地，奇怪地，不可思议地
strangeness ***n***．奇妙，不可思议，陌生
stranger ***n***．陌生人，门外汉
strangle ***v***．勒死，使窒息
stranglehold ***n***．勒紧，压制，抑制
strangler ***n***．绞杀植物；毁坏植物
strangles ***n***．腺疫
strangles；colt distemper ***n***．腺疫，传染性卡他（幼马呼吸道传染病）
strangling ***n***．抑制，节流
strangulate ***v***．压缩，勒杀
strangulated［拉 strangulare］***a***．绞窄的‖～ epigastric hernia 绞窄性上腹疝／～ external hemorrhoids 绞窄性外痔／～ hemorrhoids 绞窄性痔／～ hiatal hernia 绞窄性裂孔疝／～ incisional hernia 绞窄性切口疝／～ omphalocele 绞窄性脐膨出／～ paraesophageal hernia 绞窄性食管旁疝／～ umbilical hernia 绞窄性脐疝／～ ventral hernia 绞窄性腹疝
strangulatedhernia ***n***．绞窄疝
strangulatedintestinalobstruction ***n***．绞窄性肠梗阻
strangulation［拉 strangulatio］***n***．①绞窄 ②勒颈，勒颈窒息‖～ obstruction of intestine 绞窄性肠梗阻／～ of colon 结肠扭转／～ of intestine 小肠绞窄／～ 绞窄；勒颈，勒颈窒息／homicidal ～ 他勒／ligature ～ 勒死／manual ～ 扼死／mark of manual ～ 扼痕／suicidal ～ 自勒
strangulationofpenis ***n***．阴茎绞窄
stranguria；strangury ***n***．痛性尿淋沥
Stransky reflex 斯氏反射（一种巴彬斯基征变法、测锥体束障碍）
strap ***n***．①带，条带 ②帖（绊创膏）③绑扎‖～ bite 盒带，咬合带／～ crib 马颈（喉吭）护带／～ jockey 赛马用护带／Straps，Wyman's 魏曼氏皮革约束带
strapclamp ***n***．带夹
straphang ***v***．拉住吊环而立，上班去或上课去
straphanger ***n***．拉着吊环站立的人，乘车上下班的人
strappado ***n***．吊刑，处以吊刑
strapped ***a***．用皮绳捆住的，用皮带装饰的，身无分文的
strapper ***n***．用皮绳捆绑的人；马夫

strapping *n*. ①贴膏法 ②绑扎法 ‖ ~ device 绑扎器 / ~ of ankle 踝关节绑扎法 / ~ of elbow 肘关节绑扎 / ~ of finger 指绑扎法 / ~ of hand 手绑扎法 / ~ of hip 髋绑扎术 / ~ of knee 膝绑扎术 / ~ of lower back 下背部绑扎术 / ~ of thorax 胸部绑扎法 / ~ of toes 趾绑扎法 / ~ of Unna boot Unna 足绑扎法 / ~ of wrist 腕关节绑扎

Strasburgeriaceae *n*. 栓皮果科

Strassburg's test（Gustav Adolf 德生理学家 1848 生）施特腊斯堡氏试验（检无血蛋白的尿中的胆汁酸）

strassman operation for uterine anormaly Strassman 手术用于子宫异常

Strassmann operation 斯特拉斯曼手术

Strassmann's phenomenon［Paul Ferdinand 德妇科学家 1866—1938］施特腊斯曼氏现象（第三产程的一种现象）

stratagem *n*. 战略，计谋

stratas alba corticis 皮质白层

strategic *a*. 战略的，战略上的 ‖ ~ information planning 策略信息计划

strategic(al) *a*. 战略的

strategically *ad*. 战略上

strategics *n*. 兵法，兵学，军事学

strategist *n*. 战略家，军事家，策士

strategy *n*. 策略，战略

stratene *n*. 枸橼酸环己噻卓酯（周围血管扩张药）

Stratford flavivirus 斯特拉特福特黄病毒

Stratford virus 斯特拉特福特病毒

stratform［拉 stratum layer + forma form］*a*. 层状的

strath *n*. 宽广的山谷

strathmore *n*. 伏稻花

strathspey *n*. 苏格兰的一种轻快的舞蹈，其舞蹈曲

strati stratus 的复数形式

stratification［拉 stratum layer + facere to make］*n*. 分层 ‖ ~ phenomenon（胆囊）分层现象 / ~ sampling 分层取样

stratified *a*. 复层的，分层的 ‖ ~ ciliated columnar epithelium 复层纤毛柱状上皮 / ~ columnar epithelium 复层柱状上皮；复层立方上皮 / ~ dead space 复层死腔 / ~ epithelium 复层上皮 / ~ random sampling 分层随机抽样 / ~ sampling 分层抽样 / ~ squamous epithelium 复层扁平上皮；复层鳞状上皮

stratify *v*. 使成层，成层

stratigram *n*. X 射线断层图；X 射线体层照片

stratigraph *n*. 地层学

stratigrapher *n*. 地层学家

stratigraphic time division 地层年代划分

stratigraphy *n*. 体层 X 射线照像术；断层 X 射线照像术

stratigrum *n*. X 射线断层图；X 射线体层照片

strato-［拉；复合形］层

stratobios *n*. 底层生物［动］

strato-cirri *n*. 层卷云

stratocracy *n*. 军政，军阀政治，军人政治

stratocruiser *n*. 平流层飞机，其商标名

strato-cumuli *n*. 雨积云

stratocumulus *n*. 层积云

stratosphere *n*. 平流层，最上层，最高阶段

stratospheric *a*. 平流层的

stratovision *n*. 平流层电视广播

stratum（复 strata）［拉］*n*. 层 ‖ ~ aculeatum 棘状层 / ~ adamantinum; substantia adamantina 釉层，釉质 / ~ albocinereum 白质灰质层 / ~ album profundum 深白层 / ~ Arlt's; ~ reticulatum 网状纤维层（连接丘脑和枕叶）/ ~ bacillare retinae 视网膜杆体层 / ~ bacillorum; bacillary layer 杆体层（视网膜）/ ~ basale 基底层 / ~ basalis 基底层 子宫内膜的外层，在月经期间不脱落 / ~ central gray 中央灰层 / ~ cerebrale 大脑层（次）/ ~ cinereum cerebelli 小脑灰层 / ~ cinereum colliculi superioris 上丘灰层 / ~ cinereum of corpora quadrigemina 四迭体灰质层 / ~ circulare 环层 / ~ circulare membranae tympani 鼓膜环层 / ~ circulare tunicae muscularis 肌织膜环层 / ~ compactum; compact layer 致密层（蜕膜）/ ~ corneum 角质层；角化层 / ~ corneum adhesiveness 角质层粘连 / ~ corneum epidermidis; horny layer 表皮角质层 / ~ corneum production 角质层产生 / ~ corneum unguis 甲角质层 / ~ corneum water-binding capacity 角质层水结合力 / ~ cutaneum membranae tympani 鼓膜皮层 / ~ cylindricum 圆柱细胞层 / ~ cylindricum epidermidis; ~ germinativum epidermidis (Malpighii) 表皮圆柱细胞层，表皮生发层 / ~ dentatum epidermidis 表皮生发层 / ~ dentatum epidermidis; ~ germinativum epidermidis (Malpi-ghii) 表皮生发层 / ~ disjunctum 分离层（表皮）/ ~ dorsale 背侧层（丘脑）/ ~ eboris; substantia eburnea 象牙质，牙（本）质 / ~ externum 外层 / ~ externum membranae tympani; ~ radiatum membranae tympani 鼓膜外层，鼓膜辐射层 / ~ externum tunicae muscularis 肌织膜外层 / ~ fibrosum 纤维层 / ~ fibrosum capsulae articularis 关节囊纤维层 / ~ filamentosum; ~ germinativum epidermidis (Malpi-ghill) 丝状层，表皮生发层 / ~ functionale 机能层（子宫黏膜表层）/ ~ functionatis 功能层（子宫内膜的内层，月经期间脱落）/ ~ ganglionare 节细胞层（视网膜）/ ~ ganglionare nervi optici 视神经节细胞层 / ~ ganglionare retinae 视网膜细胞层 / ~ gangliosum cerebelli; ganglion cell layer 小脑节细胞层，神经节细胞层 / ~ gelatinosum 胶质层（嗅叶）/ ~ germinativum 生发层；表皮生发层 / ~ germinativum epidermidis (Malpighii); basal cell layer; germinative layer; / ~ germinativum unguis 甲生发层 / ~ granulosum 粒层 / ~ germinativum; tete malpighii 生发层 / ~ granulosum 颗粒层 / ~ granulosum cerebelli 小脑粒层 / ~ granulosum epidermidis; keratohyaline layer; Langerhans' layer 表皮粒层 / ~ granulosum of ovarian follicle 卵泡颗粒层 / ~ granulosum ovarii 卵巢粒层（卵泡壁）/ ~ granutosum 颗粒层（其余的卵泡细胞密集成数层排列在卵泡腔的周围，形成颗粒层）/ ~ griseum centrale cerebri 中央灰层（大脑）/ ~ griseum colliculi superioris 上丘灰层 / ~ griseum corporis callosi 胼胝体灰层 / ~ intermedium（成釉器）中间层 / ~ intermedium 中间层（牙釉质）/ ~ intermedium of choroid proper 固有脉络膜中间层 / ~ internum 内层 / ~ internum tunicae muscularis 肌织膜内层 / ~ interolivare lemnisci 橄榄间层（丘系）/ ~ lacunosum 腔隙层 / ~ lemnisci 丘系层 / ~ lemnisci of corpora quadrigemina 四迭体丘系层 / ~ longitudinale 纵层 / ~ longitudinale tunicae muscularis 肌织膜纵层 / ~ lucidum; clear layer 透明层 / ~ malpighii 表皮生发层 / ~ malpighii; ~ germinativum epidermidis (Malpighii) 马耳皮基氏层，表皮生发层 / ~ medium 中层 / ~ medium of corpora quadrigemina 四迭体内层 / ~ moleculare; molecular layer 分子层 / ~ mucosum membranae tympani 鼓膜黏膜层 / ~ neuro-epitheliale 神经上皮层 / ~ nucleare 核层 / ~ nucleare medullare oblongatae 延髓核层 / ~ Oehl's; ~ lucidum 透明层 / ~ olfactorium 嗅层 / ~ opticum 视层（四迭体）/ ~ opticum of corpora quadrigemina 四迭体视层 / ~ opticum of retina 视网膜视层 / ~ oriens 起层（海马的多形细胞层）/ ~ papillare 乳 sss 头状层 / ~ papillare cutis 乳头层（真皮）/ ~ perichorioideum; lamina suprachorioidea 脉胳膜周层，脉络膜上层 / ~ pigmenti bulbi oculi 眼球色素层 / ~ pigmenti corporis ciliaris 睫状体色素层 / ~ pigmenti iridis 虹膜色素层 / ~ pigmenti retinae 视网膜色素层 / ~ plexiforme; ~ moleculare 丛状层，分子层 / ~ profundum 深层 / ~ pyramidale 锥体（细胞）层 / ~ radiatum 辐射层 / ~ radiatum membranae tympani 鼓膜辐射层 / ~ reticulare 网状层（真皮）/ ~ reticulatum; Arlt's ~ 网状纤维层（连结丘脑和枕叶）/ ~ spinosum 棘层；棘皮层 / ~ spinosum; ~ germinativum epidermidis (Malpighii) 棘层，表皮生发层 / ~ spongiosum ① 海绵层（子宫）② 尿道海绵体（女）/ ~ subcutaneum 皮下层 / ~ submucosum; ~ subvasculare 黏膜下层，血管下层 / ~ subserosum 浆膜下层 / ~ subvasculare; ~ submucosum 血管下层，黏膜下层 / ~ suprapyramidale 锥体（细胞）上层，分子层 / ~ supravasculare 血管上层 / ~ synoviale 滑膜层 / ~ synviale capsulare articularis 关节囊滑膜层 / ~ zonale 带状层［解］/ ~ zonale［拉］/ ~ zonale 带状层 / ~ zonale of corpora quadrigemina 四迭体层带 / ~ zonale thalami 丘脑带状层 /

stratus *n*. 层云

Straub tail reaction 斯特劳布举尾反应（吗啡类化合物注射鼠发生举尾反应）

strau-itch *n*. 谷痒病

Strau's phenomenon (sign)［Isador 法医师 1854—1896］施特苏斯氏现象（征）（注射毛果芸香碱，以鉴别中枢性和周围性面神经麻痹）‖ ~ reaction 施特劳斯氏反应（检鼻疽菌的豚鼠阴囊肿胀反应）

Straus reaction 斯特劳斯反应（检鼻疽菌的豚鼠阴囊肿胀反应）

Straus sign 斯特劳斯征（末梢性颜面神经麻痹发汗障碍征）

Straus syndrome 斯特劳斯综合征（微小脑部损伤综合征）

Strauss needle 斯特劳斯针（放血套管针）

Strauss; Straus *n*. 约翰·斯特劳斯（= Johann 1825—1899，奥地利作曲家，擅长作华尔兹舞曲）

Strauss's cannula (needle)［Hermann 德医师 1868—1944］施特劳斯氏套管（针）（放血套管）‖ ~ sign 施特劳斯氏征（乳糜性腹水时，给予脂肪性食物，则其中的脂肪含量增多）/ ~ test for lactic acid 施特劳斯氏乳酸试验

stravidin *n*. 抗生蛋白菌素

straw *n*. 稻草，吸管，一文不值的东西 ‖ ~ color 淡黄色 / ~ hat 草帽 / ~ man 稻草人；替别人做伪证者 / ~ mattress 塌塌米 / ~ oil 麦杆油；稻草洗涤油；吸收油；气体洗涤油 / ~ plait 草帽

辫

strawberry *n*. 草莓‖～ band mosaic virus(Mansen et Nemeth)草莓边花叶病毒／～ chlorotic fleck virus(Horn et Carver)草莓退绿点病毒／～ chlorotic spot viurs(Maassen)草莓退绿斑点病毒／～ crinkle virus(Zeller et Vaugbn)草莓皱缩病毒／～ crown proliferation virus(Ano)(Stmwberrg mottle virus 株)草莓冠茁病毒／～ curly dwarf mottle virus(Frazier et Posnette)(～ mottle virus 株)草莓曲矮斑点病毒／～ finch 红梅花雀／～ gallbaldder 洋莓样胆囊／～ gallbladder 草莓胆囊／～ hemangioma of skin 皮肤草莓样血管瘤／～ latent C virus(mcgrew)草莓潜伏 C 病毒／～ latent ring spot napo-virus 草莓潜伏环斑线虫传多角体病毒／～ latent ring spot virus(l. ister)草莓潜伏环斑病毒／～ latent viruses A et B (Frnzier)(～ crinkle virus 株)草莓潜伏病毒 A 及 B／～ leaf roll virus(Berkeley et Plakidas)草莓卷叶病毒／～ lesion viruses A et B.(Frazier et Posnette)(～ crinkle virus 株)草莓伤斑病毒／～ lethal decline virus(Sehwartze)草莓衰死病毒／～ mark 洋莓样血管瘤(出生后出现;可自行消退)/～ mark of skin 草莓样痣／～ mark 血管瘤征／～ mild yellow edge luteovirus 草莓轻性黄边黄症病毒／～ mild yellow edge virus 草莓轻性黄边病毒／～ mollie virus(Prentice)草莓斑点病毒／～ mottle leaf tattering virus(Fitzpatrick et al.)(～ mottle virus 株)草莓斑点碎叶病毒／～ necrosis virus(Schogar)草莓坏死病毒／～ necrotic shock virus(Frazier et al.)草莓坏死休克病毒／～ nevus of skin 皮肤莓样痣／～ pseudo-mild yellow edge virus(Frazier)草莓伪轻性黄边病毒／～ rusty leaf mottle virus(Fraziler et Posnette)(～ berry mottle virus 株)草莓锈叶斑点病毒／～ stunt virus(Zeller et Weaver)草莓矮化病毒／～ tongue 草莓舌／～ tongue 草莓舌(猩红热)/～ turks 草霉标记 新生儿皮肤上的小红点,逐渐消失／～ vein ehlorosis virus (Prentice)(～ crinkle virus 株)草莓脉退绿病毒／～ vein banding eaulimo-virus 草莓沿脉变色花椰莱花叶病毒／～ veinbanding virus(Frazier)草莓镶脉病毒／～ witches broom virus(Zeller)草莓丛枝病毒／～ yellow veinbanding virus(Frazler et Posnette)(～ veinbanding virus 株)草莓黄色镶脉病毒

strawboard *n*. 硬纸板

Straw-coloured gentian［植药］麻花秦艽

strawhat *a*. 夏天在郊区或乡间演出的;郊区夏季剧院的

straws *n*. 吸管

strawy *a*. 稻草的,稻草一般的,稻草状的

stray *n*. 走失的家畜,浪子 *a*. 迷途的,偶然的;杂散(的) *v*. 迷路,彷徨‖～ radiation 杂乱辐射／～ voltage 杂散电压／～ wave 杂散波

Strayer procedure Strayer 手术

strazide *n*. 链霉素—异烟肼

Strcptoverticitlium albireticuli var. kokandum Konev et al. 白网链轮垫菌种瞄种

streak *n*. 丝条;条纹;色线;电光;光线‖～ agar 琼脂划线(培养)/～ artifact 条纹状伪影／～ camera 超高速扫描摄影机,条纹摄影机／～ cultivation 划线培养[微]/～ culture 划线培养[分];划线培养物[微]/～ germinal; primitive ～ 胚线,原条／～ gonad 条纹性腺／～ hyperostosis 纹状骨肥厚／～ median 正中条／～ medullary; neural groove 脊髓沟,神经沟／～ meningeal; tache cerebrale 脑膜[病]性划痕,脑[病]性划痕／～ ovaries 索条状卵巢,卵巢不发育／～ ovary 条索状卵巢;条纹卵巢／～ photograph 纹影照相／～ plate 划线平板[微]/～ plating 划线接种／～ primitive; primitive line 原条,原线／～ red 红色条纹／～ reflex 反光条(视网膜内)/～ retinoscopy 带状光检影[法];带状光检影镜;条带检影镜／～ slit 扫描狭缝,条纹狭缝／～ testis 条纹睾丸

streaked *a*. 有条斑纹的;不安的‖～ dwarf virus 条纹矮小病毒

streakily *ad*. 有条纹地;容易生气地

streakiness *n*. 有条理;易怒

streaking *n*. ①斑纹,条纹 ②图像拖尾拖影 ③划线(分离)[微]‖～ massage 轻按摩

streaks *n*. [条]纹‖～ angioid 血管样纹(视网膜出血后所见的色素)/～ Knapp 纳普氏线(网状血管样线条)

streaky *a*. 有条纹的,有斑点的,容易变的

stream *n*. 流(水流,气流)‖～ axial 轴流／～ birefringence 流动双折射／～ blood 血流／～ gamma-ray γ 光子流,γ(射)线流／～ lymph 淋巴流／～ of consciousness 意识流

streamer *n*. 燕尾旗,饰带,彩色纸带,光束,射光,飘带‖～ bass 黄红血鮨

streamflow *n*. 流速及流水量

streaming birefringence 流动双折射

streaming movement 流动

streaming potential 流动电位

streamlet *n*. 小溪,细流

streamline *n*. 层流‖～ chub 异状须旨／～ operation 流水线操作

streamlined *a*. 最新型的;改进的

streamliner *n*. 流线型火车

streamy *a*. 多河流的,多水流的,川流般的

streblacantha circumtexta jorgensen 转棘旋壳虫

Streblacantha Haeckel 棘旋壳虫属

Streblidae *n*. 蝠蝇科

streblomicrodactyly［希 streblos twisted + mikros small + daktylos finger］; **streptomicrodactyly** *n*. 小指弯曲

Streblonia Haeckel 旋壳虫属

Strebloniidae Haeckel 旋壳虫科

strech receptor 牵张感受器

street *n*. 街道‖～ arab 流浪儿／～ cleaner 清道夫 ～ door 临街的大门／～ drugs 吸毒毒(药)品(在街头巷尾非法交易的吸毒药物)/～ structural 结构上的／～ virus ①街病毒(普通狂犬病病毒)②(狂犬病)街毒[微]

Streeter developmental horizons 斯特里特发育分期;卡内基分期

Strelitziaceae *n*. 旅人蕉科

Strem of balsampear［植药］苦瓜藤

stremma［希 stremma a twist］*n*. 扭伤

strength *n*. ①强度,浓度 ②(韧)力‖～ adhesive 胶粘强度／～ clectrical field 电伤强度／～ compressive 抗压强度／～ crushing 抗碎强度／～ gamma-ray source γ(射)线源强度／～ impact 抗撞强度／～ index 肌力指数／～ ionic 离子强度／～ of confirmation 确认度,证据强度／～ of grasp 握力／～ of identification 识别力／～ of linkage 连锁强度／～ of penetration 穿透力／～ of quotient 力商／～ of resonance 共振强度／～ prescribed 规定强度,规定浓度／～ specific 比强度／～ tensile 牵引韧力／～ training 力量训练／～ transverse 横断韧力／～ ultimate 极限强度

strength-duration *n*. 强度—期间 ‖ ～ curve 强度—时间曲线／～ curve examination 强度—时间曲线检查

strengthen *v*. 加强,变坚固

strengthening *a*. 强化的 *v*. 强化,加固‖～ exercise 增力训练

strengthening-plaster; iron plaster *n*. 黏韧膏,铁硬膏

strength-frequency curve examination 强度—频率曲线检查

strenhotome *n*. 螺钻形刀

strenuosity *n*. 费力;艰辛

strenuous *a*. 奋发的,热心的,有奋斗的必要的‖～ exercise 大强度运动

strenuously *ad*. 奋发地;费力地

Strep *n*. 链球菌属(见 Streptococcus)

strep- 前缀,意为"扭转","倒转"(来自希腊语 strepho 旋转)

Strephanofilaria; Stephanofilaria *n*. 冠丝虫属

strephexopodia; talipes valgus *n*. 足外翻

strepho-［希 strephein to twist 旋转］扭转,倒转

strephon *n*. 患相思病的人

strephopodia; talipes equinus *n*. 马蹄足

strephosymbolia *n*. ①视像倒反 ②读字倒反

strephotome *n*. 螺钻形刀

Strepiothrix thermophilus Miquel 嗜热链丝菌

strepitus［拉］*n*. 杂音,噪音‖～ aurium 耳鸣／～ coriaceous 揉革音／～ uterinus 子宫杂音

streplovitacin C2 链菌生素 C2

strepobacillus moniliformis 念珠状链杆菌;鼠放线菌

strepogenin; streptogenin *n*. 促长肽;蛋白促生长肽

strepolin *n*. 链霉素

strepsilin *n*. 链石蕊素

strepsils *n*. 戊甲酚—二氯苄醇

strepsinema *n*. 绞线(染色质)

strepsitene *n*. 绞线期‖～ stage 绞线期

streptal *n*. 酞磺胺

streptamin *n*. 氨苯磺胺

streptamine; 1, 3-diamino-2, 4, 5, 6-tetr a. hydroxy-cyclohexane *n*. 链霉胺,二氨四羟环己烷

streptamyl *n*. 氨苯磺胺

streptaquaine *n*. 链霉素

streptasol; N-sulfanilylglycine *n*. 杀链菌素,N－磺胺甘氨酸,N－对氨基苯磺酰甘氨酸

streptaster *n*. 链星骨针[动]

streptavidin *n*. 抗生蛋白链菌素‖～ surface 链霉抗生物素蛋白表面

streptavidin-biotin-peroxidase complex 生物素—亲和素—过氧化物酶复合物

streptcoc *n*. 链球菌(见 streptococcus)

Streptcomyces sumaensis Taguehi et al. 须磨链霉菌

streptevan *n*. 硫酸链霉素
strept-evanules *n*. 硫酸链霉素
Streptgmyces thermofuscus Miller et al. 热褐链霉菌
strepticemia; streptococcemia *n*. 链球菌菌血症
streptidine *n*. 链霉胍,二胍四羟环已烷 ‖ ~ kinase 链霉胍激酶
streptimidone *n*. 链霉戊二酰胺,链米酮(抗真菌药)
streptin *n*. 红网链菌素
strepto- [希:复合形] ①扭转 ②链球菌
streptoalloteichus hindustanus Tomita et al. 印度斯坦链异壁菌
Streptoalloteichus Tomita et al. 链异壁菌属
strepto-angina *n*. 链球菌性咽峡炎
streptobacerin *n*. 链球菌菌苗
streptobacillary fever 链杆菌热
streptobacilli (单 streptobacillus) *n*. 链杆菌
Streptobacillus (复 streptobacilli) *n*. 链杆菌;链杆菌属 ‖ ~ moniliformis; Actinomyces muris-ratti 念珠状链杆菌,鼠放线菌 / ~ pseudotuberculosis rodentium; Bacillus pseudotuberculosis 啮齿类假结核链杆菌,假结核杆菌 / ~ ulceris mollis 软下疳链杆菌 / ~ actinoides *n*. 拟放线链杆菌 / ~ caviae(Vinzent)Prevrot 见 Pseudobacterium caviae(Vinzent) Krasil'nikov / ~ gracile Guillemot, Halle et Rist 纤细链杆菌 / ~ lebenis Rist et Khoury 乳酒链杆菌 / ~ Levaditi et al. 链杆菌属 / ~ longus Distaso 长链杆菌 / ~ moniliformis Levaditi, Nicolau et Poincloux 念珠状链杆菌(鼠放线菌)/ ~ niger Repaci 见 Catenabacterium nigrum Prevot / ~ pseudotuberculosis rodentium Preisz 啮齿类假结核链杆菌(假结核杆菌)/ ~ pyogenes Courmont et Cade 酿脓链杆菌 / ~ pyogenes floccosus Courmont et Cade 见 Pseudobacterium floccosus(Hauduroy et al.)/ Krasil'nikov ~ terrae Ucke 土生链杆菌 / ~ ulceris millis(Kruse) Chester 软下疳链杆菌(走马疳链杆菌)/ ~ urethrae Pfeiffer 尿道链杆菌
streptobacteria *n*. 链状菌
Streptobacterium *n*. 乳酸链杆菌亚属
streptobiosamine *n*. 链霉二糖胺
streptobiose *n*. 链酶二糖
streptobrettin *n*. 硫酸链霉素
Streptocanlon griffithii Hook. F [拉,植药] 马莲鞍
Streptocara *n*. 束首线虫属;链首属
streptocardin *n*. 链丝诺卡菌素
Streptocarpus *n*. 旋荚草(属)
Streptocaulon griffithii Hook. F. [拉,植药] 马蹄鞍,药用部:根—古羊藤
streptocerciasis *n*. 链尾线虫病
streptocid album 氨苯磺胺
Streptocide; Sulfanilamide *n*. 氨苯磺胺,磺胺[商名]
streptocin *n*. 链球菌素[微];灰链霉素
streptococcal *a*. 链状球菌的;链球菌所导致的 ‖ ~ angina 链球菌性咽峡炎 / ~ cell membrane 链球菌原生质膜 / ~ cysteine proteinase 链球菌半胱氨酸蛋白酶 / ~ esterase 链球菌酯酶 / ~ infection 链球菌感染 / ~ infectious disease 链球菌传染病 / ~ laryngitis 链球菌性喉炎 / ~ pharyngitis 链球菌性咽炎 / ~ pleurisy 链球菌性胸膜炎 / ~ pleurisy with effusion 链球菌性胸膜炎伴积液 / ~ pneumonia 链球菌性肺炎 / ~ proteinase 链球菌蛋白酶 / ~ septicemia 链球菌性败血病 / ~ sore throat 链球菌性咽喉炎 / ~ tonsillitis 链球菌性扁桃体炎
streptococceae *n*. 链球菌族
streptococcemia; strepticemia *n*. 链球菌菌血症
streptococci streptococcus 的复数形式
streptococcic; streptococcal *a*. 链球菌的
streptococcicide [拉 caedere to kill] *n*. 杀链球药
streptococcicosis *n*. 链球菌病
streptococcolysin *n*. 链球菌溶血素
Streptococcus (复 streptococci) *n*. 链球菌属,链球菌(化脓性球菌,广泛分布于自然界、人体呼吸道、胃肠道和泌尿生殖道)‖ alpha hemolytic ~ 甲型溶血性链球菌 / alpha ~ 甲型链球菌 / beta hemolytic ~ 乙型溶血性链球菌 / beta ~ 乙型链球菌,溶血性链球菌 / hemolytic ~ 溶血性链球菌 / spyogenic ~ 化脓性链球菌 / ~ abortus-equi Hauduroy et al. 马流产链球菌 / ~ achromogenes Bhuyan, Owen et Deitz 不产色链球菌 ~ achtomogenes subsp. rubiradiris Bhuyan, Owe et Deitz 不产色链球菌赤虹亚种 / ~ acidi lactici 乳酸链球菌 / ~ acidolactici Grotenfelf 乳酸链球菌 / ~ acidominimus 少酸链球菌 / ~ acidominimus Ayers et Mudge 少酸链球菌 ~ aerogenes Wirth 产气链球菌 / ~ aerophilus Travisan 好气链球菌 / ~ agalactiae Lehmann et Neumann 无乳链球菌 / ~ agalactiae 无乳链球菌 / ~ agalactiae contagiosae Kitt 结膜无乳链球菌 / ~ agalactiae var. agalactiae Brown 无乳链球菌无乳变种 / ~ agalactiae var. mastitidis Brown 无乳链球菌乳腺炎变种 / ~ aggregatus albus Lewkowicz 白色成团链球菌 / ~ aggregatus Seitz 成团链球菌 / ~ agnlactiae phage 无乳链球菌噬菌体 / ~ alactolyticus Farrow et al. 非解乳糖链球菌 / ~ alactolyticus *n*. 非解乳链球菌 / ~ alactosus Brown 见 ~ pyogenes var. alactosus Brown / ~ albicans Migula 略白链球菌 / ~ albidus Henrici 呈白链球菌 / ~ albus 白色链球菌 / ~ albus Sternberg 白色链球菌 / ~ alpha 甲型链球菌 / ~ amberatus Trevisan 琥珀链球菌 / ~ amylolactis Orla-Jensen et Hansen 淀粉乳链球菌 / ~ anaerobius 厌氧性链球菌 / ~ anaerobius(Krfinig)Natvig 见 Pepto ~ anaerobius (Nawig)Kluyver et van Niel / ~ anginosus Andrewes et HoMer 咽峡炎链球菌 / ~ anginosus 咽峡链球菌 / ~ anginosus 咽峡链球菌 / ~ anginosus-constellatus 咽峡星座链球菌 / ~ anhaemolyticus Rolly 不溶血链球菌(不溶血性链球菌,溶血性链球菌)/ ~ anhaemolyticus vulgaris Zangemeister 普通不溶血链球菌 / ~ anhemolytic 不溶血性链球菌 / ~ anhemolyticus 不溶血性链球菌 / ~ anhemolyticus 不溶血性链球菌 / ~ antitoxin 链球菌抗毒素(猩红热)/ ~ apis 蜜蜂链球菌 / ~ apis Maassen 蜜蜂链球菌 / ~ aquatilis vaughan 水生链球菌 / ~ aromaticus van Beynum et Pette 芳香链球菌 / ~ articulorum 关节链球菌 / ~ articulorum Flugge 关节链球菌 / ~ atbatus Kern 微白链球菌 / ~ auis(Elliott)Kilpper-Balz et Schleifer 猪链球菌 / ~ aurantiacus Killian et Feher 桔橙链球菌 / ~ aurcus(Rosenbach)Zopf 金色链球菌 / ~ avium n. 鸟链球菌 / ~ avium Nowlan et Deibel 见 Enterococcus avium(Nowlan et Deibel)Collins et al. / ~ Bargen's; ~ bovis 巴根氏链球菌,牛链球菌 / ~ beta 乙型链球菌,溶血性链球菌 / ~ bombycis Sartirana et Paceanaro 蚕病链球菌 / ~ bovinus Frost et Engelbrecht 牛型链球菌 / ~ bovis 牛链球菌 / ~ bovis(Orta-Jensen)Sherman et Wing 牛链球菌 / ~ brassicae(Wehmer)Lehmann et Neumann 见 Lactobacillfis brassicae(Wehmer)LeFevre / ~ brevis 短链球菌 / ~ brevis non hemolyticus Sachs 不溶血短链球菌 / ~ brevis yon Lingelsheim 短链球菌 / ~ buccalis Black 口颊链球菌 / ~ butyricus(de Toni et Trevisan)Trevisan 丁酸链球菌 / ~ cadaveris 尸体链球菌 / ~ cadaveris Sternberg 尸体链球菌 / ~ canis 狗链球菌 / ~ canis Stafseth, Thompson et Neu 狗链球菌 / ~ cappelletti Chester 母山羊链球菌 / ~ caprae Devriese et al. 山羊链球菌 / ~ caprinus Emoto 羊链球菌 / ~ capsulatus gallinarum Dammann et Manegold 鸡荚膜链球菌 / ~ capsulatus Hauduroy et al 荚膜链球菌 / ~ cardioarthritidis Small 心脏—关节炎链球菌 / ~ cardio-arthritidis 心关节炎链球菌 / ~ casei Orla-Jensen 奶酪链球菌 / ~ casselifiavus Vaughan et Riggsby 见 Enterococcus casselifiavus(Mundt et Graham)Collins et al. / ~ caseliflavus 钻黄链球菌 / ~ caucasicus Migula 高加索链球菌 / ~ cecorum 盲肠链球菌 / ~ cecorum Devriese et al. 见 Enterococcus cecorum Williams, Farrow et Collins / ~ cinereus 灰色链球菌 / ~ cinnabareus 朱砂色链球菌 / ~ citrovorus Hammer 见 Leuconostoc citrovorum(Hammer)Hucker et Pederson / ~ coli gracilis Escherich 见 ~ gracilis Lahmann et neumann / ~ coli Migula 大肠链球菌 / ~ compactus Lewkowicz 紧密链球菌 / ~ conglomeratus Kurth 凝聚性链球菌 / ~ conglomeratus 凝聚性链球珠 / ~ conjunctivae Mez 结膜黄色链球菌 / ~ constellatus(Pr6vot)Holdman et Moore 见 ~ anginosus Andrewes et Horder / ~ constellatus 星座链球菌 / ~ contagiosae Mez 结膜链球菌 / ~ coronatus(Flugge)Trevisan 冠状链球菌(花冠链球菌,晕轮链球菌)/ ~ coronatus 晕轮链球菌 / ~ coryzae conlagiosae Kessens 传染性鼻黏膜炎链球菌 / ~ coryzae contagiosae 传染性鼻黏膜炎链球菌 / ~ cremeris phage 乳酪链球菌噬菌体 / ~ cremoris Orla-Jensen 见 Lactococcus lactis subsp. cremoris(OrlaTJensen)Schleifer et al. / ~ cremoris 乳酪链球菌 / ~ cremoris-viscosi Kammer et Cordes 黏酪链球菌 / ~ cricetus Coykendall 大鼠链球菌 / ~ cricetus 大鼠链球菌 / ~ crista Handley et all 峭链球菌 / ~ cuniculi Bergey et al. 兔链球菌 / ~ cystitidis Migula 膀胱炎链球菌 / ~ damnosus(Claussen) Shimwell et Kirkpatrick 有害链球菌 / ~ damnosus subsp. minimum NCIB 有害链球菌微亚种 / ~ damnosus var, diastaticus, Ansrews et Gilliland 有害链球菌淀粉酶变种 / ~ damnosus var. limosus Shimwell 有害链球菌泥渣变种 / ~ damnosus var. mucosus Shimwell 有害链球菌黏液变种 / ~ durans 耐久链球菌 / ~ durans 坚韧链球菌 / ~ durans phage 坚忍链球菌噬菌体 / ~ dysgalactiae 停乳链球菌 / ~ endocarditidis rugatus 皱襞心内膜炎链球菌 / ~ enteritidis 肠炎链球菌 / ~ epidemicus 流行病链球菌 / ~ equi 马链球菌 / ~ equi 马链球菌 / ~ equi bacterial extract 马链球菌细菌提取物[动]/ ~ equi bacterin 马链球菌菌苗[动]/ ~ equinus 马肠链球菌 / ~ equisimilis 类马链球菌 / ~ equisimilis antiserum 似马链球菌抗血清[动]/ ~ equisimilis bacterin 似马链球菌菌苗[动] ~ erysipelatis 丹毒链球菌 / ~ evolutus 展性链球菌 / ~ faccalis phage 粪链球菌噬菌体 / ~ faecalis 粪链球菌 / ~ faecium 屎链球菌 / ~ Fehleisen's 费莱森氏链球

菌,丹毒链球菌 / ~ ferus 野生链球菌 / ~ foetidus 发臭链球菌 / ~ foetidus var. buccalis Prevot 恶臭链球菌颊变种(颊微球菌)/ ~ gallinarum 鹑鸡链球菌 / ~ gallinarum Bridge et Sheath 鸡链球菌 / ~ gamma; anhemolytic ~ 丙型链球菌,不溶血性链球菌 / ~ garviae Collins et al. 牛乳腺炎链球菌 / ~ garviae 加氏链球菌 / ~ genitalium Dimock et Edwards 生殖道链球菌 / ~ gigantcus Lustgarten et Manmaberg 巨大链球菌 / ~ gingivae Thomson et Thomson 牙龈链球菌 / ~ gordonii Kilian, Mikkelsen et Henrichsen 格氏链球菌 / ~ gracilis Lahmann et neumann 纤细链球菌 / ~ gracilis 纤细链球菌 / ~ granulatus Henrici 粒状链球菌 / ~ haemolyticus lentus Ehrismann et al. 缓慢溶血链球菌 / ~ haemolyticus Rolly 溶血链球菌 / ~ hansenii Holdeman et Moore 汉氏链球菌 / ~ hansenii 汉氏链球菌 / ~ havaniesis Sternberg 哈瓦那链球菌 / ~ hemolyticus Rolly 见 ~ pyogenes Rosenbach / ~ hemolyticus 溶血性链球菌 / ~ hemothermophilus Sherman et Wing 血嗜热链球菌 / ~ henolytieus 乙型溶血性链球菌,又称溶血性链球菌 / ~ hepatitis MacMahon et Mallory 肝链球菌 / ~ herbarum Schieblich 草绿链球菌 / ~ hollandicus Migula 荷兰链球菌 / ~ homonis Sherman 人链球菌 / ~ hyointestinalis Devriese, Kilpper-Balz et Schleifer 猪肠链球菌 / ~ ignavus Holman 懒惰链球菌 / ~ immunization 链球菌免疫法 / ~ influenzae Thomson et Thomson 流感链球菌 / ~ infrequens Holman 见 ~ pyogenes var. infrequens Brown / ~ infrequens 希罕链球菌 / ~ iniae 海豚链球菌 / ~ iniae Pier et Madin 海豚链球菌 / ~ insectorum 昆虫链球菌 / ~ insectorum(Burrill) Trevisan 昆虫链球菌 / ~ intermedius (Prevot) Hotdeman et al. 中间链球菌 / ~ intermedius 中间链球菌 / ~ intermedius 中[间]链球菌 / ~ intestinalis Robinson et al. 肠链球菌 / ~ intracellularis(Jaeger) Kehmann et Neumann 细胞内链球菌(脑膜炎链球菌)/ ~ intracellularis 细胞内链球菌,脑膜炎双球菌 / ~ inulinaccus Orla-Jensen 菊糖链球菌 / ~ kefiri(Migula) Bergey et al. 高加索酸奶链球菌 / ~ kochii Trevisan 科氏链球菌 / ~ lactis 乳酸链球菌 / ~ lactis subsp. diacetylactis Garvie et Farrow 见 Lactococcus lactis subsp. diacetylicum Garvie et Farrow / ~ lactis 乳链球菌 / ~ lactis(Lister) Lohnis 见 Lactococcus lactis subsp. lactis(Lohnis) Schleifer et al. / ~ lactis acidi(Leichmann) Seelemann 乳酸链球菌 / ~ lactis aromaticus Joshi et Ayyar 芳香乳链球菌 / ~ lactis subsp. cremoris(Orla-Jensen) Garvie et Farrow 见 Lactococcus lactis subsp. cremoris(Orla-Jensen) Schleifer et al. / ~ lactis viscosus Cohn, Esten et Stocking 黏稠乳链球菌 / ~ lacts 3ML phase 乳酸链球菌噬菌体 3ML / ~ lancefield Migula 尖地链球菌 / ~ lanceolatus(Tissier) Prevot 见 Pepto ~ lanceolatus(Prevot) Smith / ~ lanceolatus pasteuri Gamalela 巴氏矛形链球菌 / ~ lanceolatus; Diplococcus pneumoniae 矛头状链球菌,肺炎双球菌 / ~ libaviensis Flatzek 里巴威链球菌 / ~ limosum Shimwell 泥渣链球菌 / ~ lindeneri(Henneberg) Shimwell 林氏链球菌 / ~ lipolyticum Stark et Scheib 解脂链球菌 / ~ liquefaciens 液化链球菌 / ~ liquefaciens Sternberg 见 ~ faecalis subsp. liquefaciens Mattick / ~ longus yon Lingelsheim 长形链球菌 / ~ longus 长形链球菌 / ~ longus erysipelatos Schottmuller 丹毒长形链球菌 / ~ longus heamolyticus Sachs 溶血性长形链球菌 / ~ longus pathogenes Schottmuller 病原长形链球菌 / ~ longus pyogenes haemolyticus 溶血性酿脓长形链球菌 / ~ longus pyogenes heamolyticus Sachs 溶血性化脓长形链球菌 / ~ longus var. conglomeratus Lehmann et Neumann 长形链球菌凝聚变种 / ~ longus var. equinus Lehmann et Neumann 见 ~ equinus Andrewes et Horder / ~ longus var. turbidus Lehmann et Neumann 见 Streptococcu's turbidus Breed / ~ longus var. viscosus Lehmann et Neumann 见 ~ viscosus Breed / ~ macacae 猕猴链球菌 / ~ macacae Beighton et al. 猕猴链球菌 / ~ magnus Henrici 大形链球菌 / ~ malignus Travisan 恶性链球菌 / ~ mammae Gorini 乳头链球菌 / ~ mannitocremoris Schroter 甘露醇酪链球菌 / ~ mastitidis Migula 乳腺炎链球菌 / ~ mastitidis contagiosae Guillebeau 传染性乳腺炎链球菌 / ~ mastitidis; ~ agalactiae 无乳链球菌 / ~ maxinus Weiss 最大链球菌 / ~ media Black 媒介链球菌 / ~ melanogenes Schlegel. 产黑链球菌 / ~ melitensis Hughes 马尔他链球菌 / ~ meningitidis Bonome 脑膜炎链球菌 / ~ meningitidis 脑膜炎链球菌 / ~ mesenteroides (Tsenkovsky) Migula 肠膜链球菌 / ~ micros Prevot 见 Pepto ~ micros(Prevot) Smith / ~ micros 小链球菌 / ~ milleri Guthof 米氏链球菌 / ~ milleri 米氏链球菌 / ~ miniatus Zhou, Ping etShao 君子兰链球菌 / ~ mirabilis Roscoe et Lunt. 见 Micrococcus mirabilis(Roscoe et Lunt) Mace / ~ mitior 轻型链球菌 / ~ mitior Schottmuller 温和链球菌 / ~ mitior; ~ viridans 轻型链球菌,[草]绿色链球菌 / ~ mitis 轻型链球菌 / ~ mitis(Andrewes et Horder) Kilian, Mikkelsen et Henrichsen 缓症链球菌 / ~ mixtus Bergey et al. 最大链球菌 / ~ monomorphus Lehmann et Neumann 单形链球菌 / ~ monomorphus 单形链球菌 / ~ morbillorum 麻疹链球菌 / ~ morbillorum 麻疹链球菌 / ~ morbillorum(Prevot) Holdeman' et Moore 见 Gemella morbillorum(Prevot) Kilpper-Balz et Schleifer / ~ mucilaginostls Kulka, Cosbie et Walker 黏滑链球菌 / ~ mucosus Hqward et Perkins 黏液链球菌 / ~ mucosus 黏液性链球菌 / ~ muris-ratti 鼠链球菌,刀咬热链球菌 / ~ mucosus capsifiatus Buerger 荚膜黏液链球菌 / ~ mutans Clarke 变异链球菌 / ~ mutans 突变链球菌 / ~ mutans 变形链球菌 / ~ myceticus (Castellani) Castellani 霉素链球菌(霉素微球菌)/ ~ necroticus Trevisan 坏死链球菌 / ~ nocardi Trevian 诺氏链球菌 / ~ nonhemolyticus Smith 不溶血链球菌 / ~ ochroleucus(Prevot) Prevot 淡赭色链球菌 / ~ ochroleucus 淡赭色链球菌 / ~ odontolyticus Belding et Belding 溶齿链球菌 / ~ odorus(Henrici) Prevot 臭味链球菌 / ~ opacus(Helm et Schlirf) Helm 不透明链球菌 / ~ oppotunus Brown 咽喉链球菌 / ~ oppotunus var. pseudomastitidis Brown 咽喉链球菌乳腺炎变种 / ~ oralis 口腔链球菌 / ~ oralis (Bridge et Sheath) Kilian, Mikkelsen et Henrichsen 口腔链球菌 / ~ ovalis(Escherich) Lehmarn' et Neumann 卵圆链球菌(卵圆微球菌)/ ~ ovis Adegoke 羊链球菌 / ~ pallens Henrici 灰黄色链球菌 / ~ pallidus Henrici 苍白链球菌 / ~ paraffinolyticus(Tanka et al.) 解蜡链球菌 / ~ paralacticus Migula 副乳酸链球苗 / ~ parasanguis Whiley et al. 副血链球菌 / ~ parauberis Williams et Collins 副乳房链球菌 / ~ parvulus 微细链球菌 / ~ parvulus 微细链球菌 / ~ parvulus(Weinbergs Nativelle et Prevot) Cato 见 Atopobium parvulum Collins et Wallbanks / ~ parvus Schotmuller 小链球菌 / ~ pastorianus Krassilschtschik 巴氏链球菌 / ~ penetrans Lewkowicz 深入链球菌 / ~ peptidase A 链球菌属肽酶 A / ~ peritonitidis Prevot 腹膜炎链球菌 / ~ peritonitidis 腹膜炎链球菌 / ~ peritonitidis-equi Hambarger 马腹膜炎链球菌 / ~ pernyi Wang, Zhan, Yu et Zhang 柞蚕链球菌 / ~ phage 链球菌属噬菌体 / ~ phage R 链球菌噬菌体 R / ~ phage RW 链球菌噬菌体 RW / ~ pharyngis Orla-Jensen 咽炎链球菌 / ~ phocae Skarr et al. 海豹链球菌 / ~ phosphorcus(Cohn) Trevisan 见 Photobacterium phosphoreum(Cohn) Ford / ~ phosphorescens(Cohn) Trevisan 见 Acinetobacter phosphorescens Brosou / ~ phytophthorus(Frank) Chester 见 Erwinia phytophthora(Appel) Hauduroy et al. / ~ plantarum Collins et al. 植物链球菌 / ~ plantarum 植物链球菌 / ~ pleomorphus Barnes et al. 多形链球菌 / ~ pleomorphus 多形链球菌 / ~ pluton Bailey et Collins 冥王链球菌 / ~ pneumoniae(Klein) Chestar 肺炎链球菌 / ~ pneumoniae 肺炎链球菌,肺炎双球菌 / ~ polychromus Makarova et al. 多色链球菌 / ~ porcinus Collins et al. 家链球菌 / ~ porcinus 猪链球菌 / ~ potens Evans 见 ~ pyogenes var. potens Brown / ~ productus Prevot (见 Pepto ~ productus, Pr ~ vot) Smith / ~ protcus Chester 变形链球菌 / ~ proteiformis (Thiercelin et Jouhaud) Hauduroy et al. 蛋白链球菌(蛋白肠球菌)/ ~ proteiformis var. liquefaciens Hauduroy et al. 蛋白链球菌液化变种(蛋白肠球菌液化变种)/ ~ protein C, SP6 链球菌 G 蛋白 / ~ pseudoagalactiae Plastridge et Hartsell 类无乳链球菌 / ~ pseudopyogenes Matzuschita 类酿脓链球菌 / ~ pseudosanguis Hladny 类血链球菌 / ~ psittaci Migula 鹦鹉热链球菌 / ~ psittaci 鹦鹉病链球菌 / ~ puerperalis Jordan 产褥热链球菌 / ~ putatus(Ravenel) Prevot 腐臭链球菌 / ~ putrefaciens Trevisan 腐化链球菌 / ~ putridus Schottmuller 见 Pepto ~ putridus (Schottmuller) Smith / ~ putridus; ~ putrificus 腐败链球菌 / ~ putrificus Schottmuller 见 Pepto ~ putridus(Schottmutler) Smith / ~ pyogenes 化脓链球菌 / ~ pyogenes animalis Seelemann 动物酿脓链球菌 / ~ pyogenes bovis Lucet 牛化脓链球菌 / ~ pyogenes equi Seelemann 马化脓链球菌 / ~ pyogenes haemolyticus Thomson et Thomson 溶血性化脓链球菌 / ~ pyogenes humanus Seelemann 人型酿脓链球菌 / ~ pyogenes Lancefield's Group A Rosenbach 酿脓链球菌兰斯菲尔德 A 群 / ~ pyogenes longus 长形酿脓链球菌 / ~ pyogenes malignus Tr *a*.. visan 恶性化脓链球菌 / ~ pyogenes malignus 恶性酿脓链球菌 / ~ pyogenes nonhaemolyticus Thomson et Thomson 非溶血性化脓链球菌 / ~ pyogenes Rosenbach 化脓链球菌 / ~ pyogenes ureae Rovsing 尿化脓链球菌 / ~ pyogenes var. alactosus Brown 化脓链球菌无乳变种 / ~ pyogenes var. infrequens Brown 化脓链球菌希罕变种 / ~ pyogenes var. potens Brown 化脓链球菌潜能变种 / ~ pyogenes var. scarlatinae Hauduroy et al. 化脓链球菌猩红热变种 / ~ pyogenes vulgaris Thomson et Thomson 普通酿脓链球菌 / ~ radiatus 放线状链球菌 / ~ radiatus Klein 放射状链球菌(放线状链球菌)/ ~ raffinolactis 棉籽糖乳链球菌 / ~ raffinolactis(Orla-Jensen et Hansen) Garvie 棉子糖乳链球菌 / ~ rattus 鼠链球菌 / ~ rattus(Coykendall) Coykendall 鼠链球菌 / ~ rheumaticus(Beaton et Walker) Thomson et Thomson 风湿病链球菌 / ~ rheumaticus 风湿病链球菌 / ~ rheumaticus 风湿病链球菌 / ~ rodens Severi, Bonomi et Ferro 溃疡链球菌 / ~ Rosenbach 链球菌属 / ~ roseum Migula 玫瑰色链球

菌 / ~ rubiginosus Rdington 赤褐色链球菌 / ~ rubiginosus 赤褐色链球菌 / ~ rugosum Migula 皱褶链球菌 / ~ rugosum ureae Miquel et Cambier 尿皱褶链球菌 / ~ saccharolactis Otis-Jensen et Hansen 糖乳链球菌 / ~ saccharolyticus Farrow et al. 见 Enterococcus sacchrolyticus Rodrigues et Collins / ~ saccharolyticus 解糖链球菌 / ~ salivarius 唾液链球菌 / ~ salivarius Andrewes et Horder 唾液链球菌 / ~ salivarius subsp. salivarius Andrewes et Horder 唾液链球菌唾液亚种 / ~ sanguinis canis 犬血链球菌 / ~ sanguis 血链球菌 / ~ saprophyticus Mandelbaum 腐物寄生性链球菌 / ~ saprophyticus 腐物寄生性链球菌 / ~ scarlatinae Klein 猩红热链球菌 / ~ scarlatinae 猩红热链球菌 / ~ schwarzenbeck(Graf et Wittneben)Ford 斯氏链球菌 / ~ septicus Migula 致腐链球菌(败血链球菌)/ ~ septicus 败血链球菌 / ~ septicus liquefaciens Eisenberg 液化性败血链球菌 / ~ septicus liquefaciens 液化性败血链球菌 / ~ septicus 败血链球菌 / ~ septopyaemicus 脓毒败血症链球菌 / ~ septopyaemicus Biondi 脓毒败血链球菌 / ~ serum 链球菌血清 / ~ shiloi Elder et al. 希氏链球菌(希利氏链球菌)/ ~ sobrinus Coykendall 表兄链球菌 / ~ sobrinus 表兄链球菌 / ~ sore-throat 链球菌性扁桃体炎 / ~ sphagni Migula 泥炭藓链球菌 / ~ sputigenus Migula 产沫链球菌 / ~ stenos 狭窄链球菌 / ~ stenos Bergey et al. 狭窄链球菌 / ~ subacidus Holman 淡酸链球菌 / ~ subacidus 淡酸链球菌 / ~ suis 猪链球菌 / ~ suis antiserum 猪链球菌抗血清[动]/ ~ suis bacterin n. 猪链球菌菌苗[动]/ ~ tenuis Veillon 纤细链球菌 / ~ terricola Killian et Feher 地生链球菌 / ~ texin 链球菌毒素(猩红热)/ ~ thermophilus 嗜热链球菌 / ~ thermophilus Orla-Jensen 见 ~ salivarius subsp. thermophilus(Orla-Jensen)Farrow et Collins / ~ thermophilus intracellular proteinase 嗜热链球菌细胞内蛋白酶 / ~ toxin 链球菌毒素 / ~ trifoliatus Migula 膀胱炎链球菌 / ~ tropicalis Castellani et Chalmers 热带链球菌 / ~ turbidus Breed 混浊链球菌 / ~ tyrogenus Henrici 干酪链球菌 / ~ uberis Diernhofer 乳房链球菌 / ~ uberis 乳房链球菌 / ~ unhaeniolyticus 丙(γ)型溶血型链球菌(无致病性,又称非溶血性链球菌)/ ~ ureae (Cohn)Trevisan 脲链球菌(尿素链球菌)/ ~ ureae liuqefaciens Migula 液化性脲链球菌(液化尿素链球菌)/ ~ ureae trifoliatus Matzuschita 膀胱炎脲链球菌(膀胱炎尿素链球菌)/ ~ vaccinae (Cohn)Zopf 牛痘链球菌(疫苗链球菌)/ ~ vaccination ***n***. 链球菌接种 / ~ vaccine 链球菌菌苗 / ~ vaginitidis bovis Pribram 牛阴道炎链球菌 / ~ vaginitidis infectiosae Pribram 感染性阴道炎链球菌(传染性阴道炎链球菌)/ ~ vaginitidis Merchant 阴道炎链球菌 / ~ varians Migula 易变链球菌 / ~ vermiformis Sternberg 蠕形链球菌 / ~ vestibularis Whiley et Hardie 前庭链球菌 / ~ vini Migula 葡萄酒链球菌 / ~ violaccus(Schroeter)Trevisan 紫色链球菌 / ~ viridans 绿色链球菌;草绿色链球菌 / ~ viridans Schottmuller 绿色链球菌 / ~ viridcms 甲(o)型溶血性链球菌 / ~ viscosus Breed 黏稠链球菌(黏性链球菌)/ ~ vulgaris Loening 普通链球菌 / ~ weichselbaumii(Trevisan)Chester 魏氏链球菌 / ~ weissii Trevisan 威氏链球菌(魏斯氏链球菌)/ ~ zooepidemicus Frost et Engelbrecht 兽瘟链球菌 / ~ zooepidemicus 兽瘟链球菌 / ~ zymogenes(MacCluum et Hausting)Ford 见 ~ faecalis var. zymogenes Mattick / ~ animaius Orla-Jensen 动物链球菌

Streptocolysin; streptococcolysin ***n***. 链球菌溶血素

streptocycline 链霉环素(链霉素与四环素之合剂);农霉素

Streptocyte ***n***. 链状细胞

Streptoderma ***n***. 链球菌皮病

Streptodermatitis ***n***. 链球菌皮炎

streptodornase ***n***. 链激酶;链道酶;链脱酶;链球菌脱氧核糖核酸酶,链球菌 DNA 酶(缩 SD)

streptoduocin ***n***. 链双霉素(含双氢链霉素及硫酸链霉素)(抗生素类药)

streptogamin ***n***. 加明链霉素

streptogan ***n***. 链丝原(抗枯草菌抗生素)

Streptogenin; strepogenin ***n***. 蛋白促生长肽

streptogramin ***n***. 链阳性菌素 ‖ ~ A 密柑霉素 A / ~ B 密柑霉素 B

streptohydrazid ***n***. 链霉素异烟肼

streptoimidazolidine ***n***. 链霉咪唑烷(长效链霉素)

streptokinase ***n***. 链激酶;链脱酶(蛋白分解酶)(缩 SK) ‖ ~ antibody measurement 链球菌激酶抗体测量 / ~ measurement 链激酶测量 / ~ preparation 链激酶制剂 / ~ titer 链球菌激酶效价

streptokinase-streptodornase 链激酶—链脱酶;双链酶

streptokinase-streptodornase reaction 链激酶—链道酶反应[免]

streptoleukocidin ***n***. 链球菌杀白细胞素

streptolin ***n***. 黄链菌素;黄链丝菌素

Streptolysin; portamycin ***n***. 利迪霉素;利迪链霉素;链霉溶菌素(抗真菌抗生素) ‖ ~ O 不耐氧链球菌溶血素,链球菌溶血素 O / ~ S 耐氧链球菌溶血素,链球菌溶血素 S

streptomagma ***n***. 硫酸双氢链霉素

Streptomicrodactyly [strepto + 希 mikros small + Daktylos finger] ***n***. 小指弯曲

Streptomycees ***n***. 链霉菌属 ‖ ~ nodocus 结节链霉菌 / ~ noursei 诺尔斯链霉菌 / ~ tenebrarius 黑暗链霉菌

Streptomyces ***n***. 链霉菌属 ‖ ~ antibioticus(Waksman et Woodruff) Waksman et Henrici 抗生链霉菌(抗生素链霉菌,抗菌素链霉菌,抗生钦氏菌)/ ~ abikoensis(Umezawa et al.)Witt et Stackebrandt 阿孙链霉菌 / ~ abikoensis var. spiralis Gause et al. 阿孙链霉菌螺旋变种 / ~ aburaviensis Nishimura et al. 阿布拉链霉菌 / ~ aburaviensis var. ablastmyceticus Hamada et Okami 阿布拉链霉菌除瘟霉素变种 / ~ aburaviensis var. tuftformis Shoji et al. 阿布拉链霉菌成丛变种 / ~ aburaviensis var. verrucosus Dat et al. 司布拉链霉菌疣变种 / ~ acajouruber Yan et Zhang 红木红链霉菌 / ~ achromogenes Okami et Umezawa 不产色链霉菌 / ~ achromogenes subsp. rubradiris Bhuyan, Owen et Ditz 不产色链霉菌赤虹亚种 / ~ achromogenes subsp. achromogenes Okami et Umezawa 不产色链霉菌不产色亚种 / ~ achromogenes subsp. streptozoticus Vavira et al. 不产色链霉菌链佐菌素亚种 / ~ achromogenes var. tCmaymyceticus Fujisawa Pharm. Co., Ltd. 不产色链霉菌茅屋霉素变种 / ~ acidiphilus(Jensen)Waksman et Henriei 嗜蔽链霉菌 / ~ acidiscabies Lambert et Loria 酸性疮痂链霉菌(酸疮痂链霉菌)/ ~ acidoresistans Nakamura 抗酸链霉菌(抗酸性链臻菌)/ ~ acrimycini(Preobrazhenskaya, Btinov et Ryabova)Pridham, Hesseltine et Benedict 吖啶霉素链霉菌 / ~ acrimycini var. globosus Gause et al. 吖啶霉素链霉菌浑圆变种 / ~ actinocidus Krasil'nikov 杀放线菌链霉菌 / ~ actuosus Pinnert, Ninet et Preud 活力链霉菌 / ~ actuosus var. hainanensis Yan et al. 活力链霉菌海南变种 / ~ aculeatosporus Krasil'nikov 针孢链霉菌 / ~ aculeatus Krasil'nikov 角刺链霉菌 / ~ aculentus Krasil'nikov 针绿链霉菌 / ~ aculeolatus Shomura et a1. 稍具刺链霉菌 / ~ adephospholyticus MuraoetNiShino 司巨脱磷链霉菌 / ~ aeidomyceticus Ogata et al. 酸霉素链霉菌 / ~ aeolicus Pinnert, Ninet et Preud'homme 杂色链霉菌 / ~ aerata(Gause et a1.)Preobrazhenskaya 青铜样链霉菌 / ~ aerocolonigenes Shinobu et a1. 见 Saccharothrix aerocolonigenes(ShinobU et Kawato)Labeda / ~ aeronidulus Krasil'nikov 气生巢链霉菌 / ~ aflitmocidini Abou-Zeid et E1-Gammal 石蕊杀菌素链霉菌 / ~ africana(Pijper. et Pullinger)Waksman et Henrci 非洲链霉菌 / ~ africanus 非洲链霉菌 / ~ afShaniensis S 扎 moetal. 阿富汗链霉菌 / ~ agglomeratus(Yan)Pridham 团孢链霉菌 / ~ ahygroscopicus subsp. wuzhouensis Yan, Zhang et Dong 不吸水链霉菌梧州亚种 / ~ ahygroscopicus var. gongzhulirigensis Ruan et Zhang 不吸水链霉菌公主岭变种 / ~ ahygroscopicus var. jinggangshanensis Xu, Wang, Wang et Hu 不吸水链霉菌井冈山变种 / ~ ahygroscopicus Yan et al. 不吸水链霉菌 / ~ aibidus Duche, Krasil'nikov, Gause et al. 微白链霉菌 / ~ aichinensis Furukawa et al. 爱知链霉菌 / ~ aizuensis Otsuka et al. 会津链霉菌 / ~ akitaensis Soeda et Fujita 秋田链霉菌 / ~ akiyoshiensis Tatsuoka et al. 秋吉链霉菌 / ~ alamataensis Krasil'nikov 阿拉木图链霉菌 / ~ alanosinicus Thiemann et Benetta 丙氨菌素链霉菌 / ~ albaduncus Tsukiura et al. 白丘链霉菌 / ~ albicans Krasil'nikov 稍白链霉菌 / ~ albidcfuscus Okami et Umezawa 微白褐链霉菌 / ~ albidochromogenes(Gause et al.)Preo brobrazhenskaya 微白产色链霉菌 / ~ albidoflavus(Rossi Doria)Waksman et Henrici 微白黄链霉菌 / ~ albidus(Duche)Waksman 微白链霉菌 / ~ albidus var. invertens Gause et al. 微白链霉菌转化变种 / ~ albireticuli (Nakazawa et al.)Witt et Stackebrandt 白网链霉菌 / ~ albobrunncus Krasil'nikov 白棕褐链霉菌 / ~ albocanus Krasil'nikov 白暗灰链霉菌 / ~ albocastancus Krasil'nikov 白栗链霉菌 / ~ albochromogenes Tanaka et al. 白色产色链霉菌 / ~ albocinerescens (英国专利)白浅烬灰链霉菌 / ~ alboclarus Krasil'nikov 白亮链霉菌 / ~ albocolor Krasil'nikov 白颜色链霉菌 / ~ albocrustosus Krasil'nikov 白皮壳链霉菌 / ~ albocyancus(Krasil'nikov et al.) Yan et al. 白蓝链霉菌 / ~ albodenitrificans Krasil'nikov 白脱氮链霉菌 / ~ albofaciens Thirumalachar et Bhatt 生白链霉菌 / ~ alboflaveolus Krasil'nikov 白浅黄链霉菌 / ~ alboflavus(Waksman et Curtis)Waksman et Henrici 白黄链霉菌 / ~ albogriseolus Benedict et al. 白浅灰链霉菌 / ~ albogriseus Krasil'nikov et at. 白灰链霉菌 / ~ albohelvatus(Krasil'nikov, Korenyako et Nikitina)Pridham 白腊黄链霉菌 / ~ albolongus Tsukiura et al. 白长链霉菌 / ~ alboniger(Hesseltine et al.)Porter et al. 白黑链霉菌 / ~ albonivalis Krasil'nikov 白雪白链霉菌 / ~ albonivcus Krasil'nikov 白雪链霉菌 / ~ alborectus Ogata et Matsuura 白直丝链霉菌 / ~ alborubidus(Kudrina)Pridham et al. 见 Nocardiopsis alborubidus(Kudrina)Guise et Kroppenstedt / ~ albospinus 'Wang et al. 白刺链霉

菌 / ~ albosporcus subsp. labilomyceticus Okami, Suzukiet Umezawa 白孢链霉菌逝霉素亚种 / ~ albosporcus(Krainsky)Waksman et Henrici 白孢链霉菌(白孢诺卡氏菌)/ ~ albosporcus subsp. albsporcus(Krainsky)Waksman et Henrici 白孢链霉菌白孢亚种 / ~ alboverticillatus(Streptovert)Okami et Umezawa 白轮丝链霉菌(白色链轮丝菌)/ ~ albovinaccus(Kudrina)Pridham, Hesseltine et Benedict 白酒红链霉菌 / ~ alboviridis(Duche)Pridham, Hesseltine et Benedict 白绿链霉菌 / ~ albulus(Pridham et Lyons)Routien 小白链霉菌 / ~ albulus subsp, tetrofungini Veiga et al. 小白链霉菌四真菌素亚种 / ~ albulus subsp. albulus Higashide et al. 小白链霉菌小白亚种 / ~ albulus subsp. ochragerus Higashide et al. 小白链霉菌带赭亚种 / ~ albus 白色链霉菌 / ~ albus(Rossi Doria) Waksman et Henrici 白色链霉菌 / ~ albus chlamydosporus Krasil'nikov et al. 厚膜孢白色链霉菌 / ~ albus sterilis Krasil'nikov et al. 无孢白色链霉菌 / ~ albus subsp. albus(Rossi Doria)Waksman et Henrici 白色链霉菌白色亚种 / ~ albus subsp. alpha Ciferri (见 ~ griscus subsp. alpha(Ciferri)Pridham) / ~ albus subsp. bobili Waksman 白色链霉菌包比亚种 / ~ albus subsp. coleimyceticus Ishizaki et Kanda 白色链霉菌科尔霉素亚种 / ~ albus subsp. cretaccus(Kruger)Wollenw. (见 ~ griscus subsp. cretosus Pridham) / ~ albus subsp. indicus Pfizer Inc. 白色链霉菌印度亚种 / ~ albus subsp. ochroleucus(Neukirch)Wollenw. 见 ~ albus(Rossi Doria)Waksman et Henrici / ~ albus subsp. pathocidicus Nagatsu, Anzai et Suzuki 白色链霉菌祛病亚种 / ~ albus var. bruneomycini Kudrina et al. 白色链霉菌棕霉素变种 / ~ albus var. fungatus Rudaya et al. 白色链霉菌抗真菌变种 / ~ albus var. vasocidicus Sumiki et al. 白色链霉菌脉杀菌素变种 / ~ albus var. verrucosporus Hu et al. 白色链霉菌疣孢变种 / ~ albus vulgaris Krasil'nikov et al. 普通白色链霉菌 / ~ alhidopurcus Krasil'nikov 微白纯链霉菌 / ~ alkalophilic keratinase 嗜碱链球菌角蛋白酶 / ~ almquisti(Duche) Pridham et al. 阿木氏链霉菌 / ~ almquistii (Duche)Pridham, Hesseltine et Benedict 阿木吉氏链霉菌 / ~ alni (Woronin)Fiuczet 桤木链霉菌 / ~ althioticus Yamaguchi et al. 异硫链霉菌 / ~ amagasakensis Kimura et Nishmura 尼崎链霉菌 / ~ ambofaciens Pinnert-Sindico 产二素链霉菌(生二素链霉菌)/ ~ americanus(Chalmers et Christopherson) Muller 美洲链霉菌(美洲链丝菌)/ ~ amidinomycini Nakamura et al. 脒霉素链霉菌 / ~ aminophilus (Wooldridge) Foster 嗜氨基链霉菌 / ~ amphibiosporus Bristol-Myers Co. 两栖孢链霉菌 / ~ amylovorus Sumino et Akiyama 食淀粉链霉菌 / ~ anaerobius(Krenig)Natvig 厌氧链霉菌 / ~ anandii Batra et Bajaj 阿南德氏链霉菌 / ~ anandii subsp. araffinosus Bristol-Myers Co. 阿南德氏链霉菌不解棉籽糖亚种 / ~ anaseuli Krasil'nikov 阿纳瑟链霉菌 / ~ ansochromogenes var. pallens Yan et Zhang 圈卷产色链霉菌浅色变种(圈卷产色链霉菌淡色变种)/ ~ ansochromogenes(Yan et Zhang)Pridham 圈卷产色链霉菌 / ~ ansochromogenes subsp. ansochromogenes(Yan et Zhang)Pridham 圈卷产色链霉菌圈卷产色亚种 / ~ anthocyancus(Krasil'nikov et al.)Pridham 花蓝链霉菌 / ~ anthocyanicus(Krasil'nikov et al.)Pridham 花青蓝链霉菌 / ~ anthocyanolatus Krasil'nikov 近花青链霉菌 / ~ antibioticus 抗菌素链霉菌 / ~ antibioticus actinomycini Kharatyan 放线菌素抗生链霉菌 / ~ antibioticus oleandomycini Kharatyan 竹衫霉素抗生链霉菌 / ~ antibioticus var.)ndicus Dasgupta et al. 抗生链霉菌印度变种 / ~ antifibrinolyticus Kakinura et al. 抗解纤维链霉菌 / ~ antihaemolyticus Miyamura et al. 抗溶血链霉菌 / ~ antimycoticus (Waksman)Berdy et Horvath 抗霉菌素链霉菌 / ~ anulatus(Beijerinck)Waksman 环圈链霉菌 / ~ aquacanus Tamura et al. 水暗灰链霉菌 / ~ aquatilis Krasil'nikov 水生链霉菌 / ~ arabicus Shibata et al. 阿拉伯链霉菌 / ~ ardus DeBoer et al. 艰难链霉菌 / ~ arenae(Grundy)Pridham, Hesseltine et Benedict 沙场链霉菌 / ~ argentcus Krasil'nikov 银色链霉菌 / ~ argenteolus subspl toyonakensis(Perlman)Hamada et Okami 银样链霉菌丰中亚种 / ~ argenteolus(Fried et al.)Tresner, Davis et Backus 银样链霉菌 / ~ argentocanus Krasil'nikov 银暗灰链霉菌 / ~ armeniacus(Kalakoutskii et Kusnetsov)Wellington et Williams 阿美尼亚链霉菌(阿美尼亚游动放线菌)/ ~ armeniacus var. armentosus Argoudelis et al. 阿美尼亚链霉菌畜群变种 / ~ armentosus Argoudelis et al. 畜群链霉菌 / ~ armentosus var. armentosus Argoudelis et al. 畜群链霉菌畜群变种 / ~ armillatus Nancy-Courtillet et Pinnert-Sindico 圈环链霉菌 / ~ arnakusaensis Nagatsu et al. 天草链霉菌 / ~ aromaticus Krasil'nikov 芳香链霉菌 / ~ ashchabadicus Preobrazhenskaya 阿什哈巴德链霉菌 / ~ asparaginoviolaccus Yan et al. 天冬素紫链霉菌(天门冬素紫链霉菌)/ ~ aspergilloides(Williams et al.)Rao et al. 类曲霉链霉菌 / ~ asteroides(Eppinger)Blanchard 星状链霉菌 / ~ asterosporus(Gause et al.)Preobrazhenskaya 星孢链霉菌 / ~ ater Krasil'nikov 灶黑链霉菌 / ~ ateronivcus Krasil'nikov 灶黑雪白链霉菌 / ~ atratus Shibata et al. 暗黑链霉菌 / ~ atroaurantiacus Nakagaito et al. 暗橘色链霉菌 / ~ atrocyancus (Yan et Zhou)Yan et al. 暗黑蓝链霉菌(黑蓝链霉菌),/ ~ atrofaciens Ehrlich, Bartz et Knudsen 生暗黑链霉菌 / ~ atrolaccus (Yan)Yan et al. 暗黑漆链霉菌(黑漆链霉菌)/ ~ atroolivaccus (Preobrazhenskaya, Beinov et Ryabova)Pridham, Hesseltine et Benedict 暗黑橄榄链霉菌 / ~ atroolivaccus var. mutomycini(Gause et al.) Preobrazhenskaya et Terekhova 暗黑橄榄链霉菌突变霉素变种 / ~ atroviolaccus(日本专利)暗黑紫链霉素 / ~ atrovirens Gause et al. 暗黑微绿链霉菌 / ~ aurantiacogriscus(Yan)Yan et al. 橙灰紫旋链霉菌 / ~ aurantiacus(Sasperini)Krasil'nikov 橘橙链霉菌(橘橙诺卡氏菌)/ ~ auranticolor Ikushima et al. 橙色链霉菌 / ~ aurantiogriscus(Preobrazhenskaya)Pridham, Hesseltine et Benedict 橙灰链霉菌 / ~ aurcus(Waksman et Gurtis)Waksman et Henrici 金色链霉菌 / ~ aurcus var. antiisoleucicus Wang et al. 金色链霉菌抗异亮氨酸变种 / ~ aurigincus(Krasil'nikov, Korenyako et Nikina)Pridham 微金链霉菌 / ~ aureochromogenes Yah et al. 金产色链霉菌(金色产色链霉菌)/ ~ aureocirculatus(Krasil'nikdv et Yuan)Pridham 金色辐旋链霉菌 / ~ aureofaciens(Duggar)Gause 金霉素链霉菌(生金色链霉菌)/ ~ aureofaciens var. oxytetracyclini Preobrazhenskaya 生金链霉菌土霉素变种 / ~ aureofaciens 金霉素链霉菌,生金色链霉菌 / ~ aureofasciculus Krasil'nikov et Ruan 金束丛链霉菌(金色束丛链霉菌)/ ~ aureofuscus Yan et al. 金褐链霉菌 / ~ aureomonopodiales(Krasil'nikov et Ruan)Pridham 金单枝链霉菌 / ~ aureorectus Gause et al. 金直丝链霉菌 / ~ aureorectus Taig et al. 金直丝链霉菌 / ~ aureosegmentosus (Yan et Lu)Yan et al. 金横裂链霉菌(金色横膈分裂链霉菌)/ ~ aureoversales(Krasil'nikov et Ruan)Pridham 金色轮生链霉菌(金旋丝链轮丝菌)/ ~ aureoverticillatus(Krasil'nikov et Yuan) Pridham 金黄垂直链霉菌 / ~ aurini(Preohrazhenskaya)Pridham, Hesseltine et Benedict 金黄橙链霉菌(金红色素链霉菌)/ ~ autolyticus Krasil'nikov et Korenjako 自溶链霉菌 / ~ autotrophicus Shirling 见 Amycolata autotrophica(Takamiya et Tubaki)Lechevalier et al. / ~ avellancus Baldacci et Grein 榛色链霉菌 / ~ avermitilis Burg et al. 除虫链霉菌 / ~ avidinii 链霉亲生物素蛋白 / ~ avidinii Stapley et al. 阿维丁链霉菌 / ~ azaticus Nakagaito, Yokota et Hasegawa 氮杂氨基酸链霉菌 / ~ azurcus(Kelly et al.)Pagano et al. 远青链霉菌 / ~ azurocolor Krasil'nikov 远青色链霉菌 / ~ azurolatus Krasil'nikov 近远青链霉菌 / ~ baarnensis(Duche) Pridham, Hesseltine et Benedict 巴恩链霉菌 / ~ bacillaris(Krasil'nikov) Pridham 杆菌状链霉菌 / ~ badiocolor var. abhasus Barashkova et al. 栗褐色链霉菌阿巴变种 / ~ badiocolor Krasil'nikov 栗褐色链霉菌 / ~ badiospiralis Yan et al. 栗褐螺旋链霉菌 / ~ badius(Kudrina)Pridham, Hesseltine et Benedict 栗褐链霉菌 / ~ baldaccii(Farina et al.)Witt et Stackebrandt 巴尔达氏链霉菌(巴尔达什链霉菌,巴尔达齐链轮丝菌)/ ~ bambergiensis Lindner et al. 班堡链霉菌 / ~ bavaricum(Kelly et al.)Johnstone et Waksman 巴伐利亚链霉菌 / ~ bavis Krasil'nikov 牛型链霉菌 / ~ beddardi Erikson 贝氏链霉菌(贝达尔氏链霉菌,倍达氏链霉菌)/ ~ beddardii 倍达氏链霉菌 / ~ bellisari Margalith et al. 白利萨里链霉菌 / ~ bellus subsp. cirolerosus(Margalith et Beretta) Bhuyan et Dietz 美丽链霉菌西罗亚种 / ~ bellus Margalith et Beretta 美丽链霉菌 / ~ benzodiazepinicus Yamamoto et al. 酚嗪链霉菌 / ~ bernensis Locci 伯尔尼链霉素 / ~ bicolor(Preobrazhenskaya) Pridham, Hesseltine et Benedict 二色链霉菌 / ~ bikiniensis Johnstone et Waksman 比基尼链霉菌 / ~ bikiniensis var. zorbonensis(Dietz)Coats et Roeser 比基尼链霉菌佐博变种 / ~ biverticillatopsis Juan et al. 拟双轮丝链轮丝菌 / ~ biverticillatus(Gause et al.)Witt et Stackebrandt 双轮丝链霉菌 / ~ blackwellii(Erikson)Pridham 布氏链霉菌(布莱克威尔氏链霉菌,布莱克威耳诺卡氏菌,布拉克威尔氏诺卡氏菌)/ ~ blastomyceticus (Watanabe et al.)Witt et Stackebrandt 稻瘟霉素链霉菌 / ~ bluensis Mason, Dielz et Hanka 布鲁链霉菌 / ~ bluensis var. bluensis Mason et al. 布鲁链霉菌布鲁变种 / ~ bobili(Waksman et Curtis) Waksman et Henrici 包比链霉菌 / ~ bobiliae 包比利氏链霉菌 / ~ bottropensis(Konink)Waksman 波卓链霉菌 / ~ brasiliensis(Falcao de Marais, Batista et Massa)Goodfellow, Williams et Alderson 巴西链霉菌(巴西鞘孢囊菌)/ ~ bronchialis Castellani 支气管链霉菌 / ~ bruneoaurantis(Yan)Yan et al. 棕褐橙链霉菌(褐橙链霉菌)/ ~ brunncus Krasil'nikov 棕褐链霉菌 / ~ brunneoferus Krasil'nikov 生棕褐链霉菌 / ~ brunneoferus subsp. niger Krasil'nikov 生棕褐链霉菌黑色亚种 / ~ brunneofungus Krasil'nikov et al. 棕褐抑真菌链霉菌 / ~ brunneogriscus Furumai et Okuda 棕褐灰链霉菌 / ~ brunneoretus Krasil'nikov 棕褐直链霉菌 / ~ buccalis Krasil'nikov 口腔链霉菌 / ~ bulgaricus Tsyganov et al. 保加利亚链霉菌 / ~ bungoensis Eguchi et al. 蚌古链霉菌 / ~ cacao subsp. asoensis Type II Kenkyusho 可可链霉菌阿苏亚种II型 / ~ cacaoi(Waksman)Waksman et Henrici 可可链霉菌 / ~ cacaoi subsp. asdensis Isono et al. 可可链霉菌阿苏亚种 / ~ cacaoi subsp. cacaoi(Waksman)Waksman et Henrici 可可链霉菌可可亚种 / ~ caelestis DeBoer et al. 天青链霉菌 / ~ caerulcus(Baldacci)Pridham, Hesseltine et Benedict 青蓝链霉菌(青蓝孢器放线菌)/ ~ caerulcus subsp. antibioticus Shugaylo 青蓝链霉菌抗生亚种 / ~ caesiolatus Krasil'nikov 近青灰链霉菌 / ~ caesius(Krasil'nikov et al.)Pridham 青灰链霉菌 / ~ caespitosus(Dhala et al.)Sugawara et Hata 头状链霉菌 / ~ caiusiae Dhala et al. 拘斜链霉菌 / ~ calcenogenes Krasil'nikov 产钙盐链霉菌 / ~ californicus(Waksman et Curtis)Waksman et Henrici 加州链霉菌 / ~ californicus 加里福尼亚链霉菌 / ~ calvus(Krasil'nikov)Bachus, Tresner et Campbell 秃裸链霉菌 / ~ calvus var. dextrochrysus Aoki et al. 秃裸链霉菌右金菌素变 / ~ canadiensis Furumai et Okuda 加拿大链霉菌 / ~ canarius Vavra et Dietz 黄雀链霉菌 / ~ canarius var. canarius Vavra et Dietz 黄雀链霉菌黄雀变种 / ~ candicidinus Krasil'nikov 杀假丝菌素链霉菌 / ~ candicidus Krasil'nikov, 杀假丝酵母链霉菌 / ~ candidus(Sveshnikov)Waksmar 纯白链霉菌 / ~ candidus subsp. azzaticus Awaya et Hata 纯白链霉菌重氮亚种 / ~ candidus subsp. coroniformis(Millard et Burr)Krasil'nikov 纯白链霉菌冠圈亚种 / ~ candidus subsp. fasciculus(Krasil'nikov)Waksman 纯白链霉菌束丛亚种 / ~ candidus subsp. wedomorensis(Preobrazhenskaya)Hendlin et al. 纯白链霉菌威德摩尔亚种 / ~ candidus var. alboroscus Gause et al. 纯白链霉菌粉白变种 / ~ candidus var. citrcus Yan et Chou 纯白链霉菌柠檬变种 / ~ candidus var. enterostaticus Miyairi et al. 纯白链霉菌制肠菌素变种 / ~ candidus var. kotohiramensis Kuroda et al. 纯白链霉菌古藤平间变种 / ~ caneris Krasil'nikov 微暗灰链霉菌 / ~ canescens Waksman 淡灰链霉菌 / ~ canescus Hickey et al. 灰白链霉菌 / ~ caniferus Preobrazhenskaya 生暗灰链霉菌 / ~ cannocercus Krasil'nikov 芦蜡链霉菌 / ~ canofumcus Krasil'nikov 暗灰烟链霉菌 / ~ canosus Krasil'nikov 略暗灰链霉菌 / ~ canulus Krasil'nikov 小暗灰链霉菌 / ~ canus Heinemann et al. 暗灰链霉菌 / ~ canus var. citraticus Qi et al. 暗灰链霉菌柠檬酸变种 / ~ capillispiralis Mertz et Higgens 微管螺旋链霉菌 / ~ capoamus Goncalves de Lima, Albert et Goncalves de Lima 上升岛链霉菌 / ~ capreolus(Stark et al.)Higgens 缠绕链霉菌 / ~ capuensis Baldacci et al. 卡普链霉菌 / ~ carcinostaticus Kuroya et al. 制癌链霉菌 / ~ carneohygroscopicus Zhou et Lin 肉吸水链霉菌 / ~ carneoviolascens Liu 肉粉浅紫链霉菌 / ~ carnosus(Millard et Burr)Waksman 肉质链霉菌(肉色链霉菌)/ ~ carpaticus Maximova et Terekhova 鲤链霉菌 / ~ carpinensis(Falcao de Morais, Oliveila daSilva et Machado)Goodfellow, Williams et Alderson 松果链霉菌(松果鞘孢囊菌)/ ~ carzinostaticus subsp. neocarzinostaticus(Ishida)Ishida et al. 抑癌链霉菌新抑癌亚种 / ~ carzinostaticus Ishida 抑癌链霉菌 / ~ casei(Bernstain et Morton)Waksman 乳酪链霉菌 / ~ caspidosporus Higashide et al. 丛孢链霉菌 / ~ castancus(Yan)Pridham 栗色链霉菌 / ~ castaneoglobosus(Yan et Zhang)Yan et al. 栗色浑圆链霉菌 / ~ castaneosporus Krasil'nikov 栗孢链霉菌 / ~ castanoglobisporus(Yan)Pridham 栗色球孢链霉菌 / ~ catenulae Davisson et Finlay 小串链霉菌 / ~ cattleya Kahan et al. 卡特利链霉菌 / ~ cavourensis Gioltti 卡伍尔链霉菌 / ~ cavourensis subsp. cavourensis Skardek et Brady 卡伍尔链霉菌卡伍尔亚种 / ~ cavourensis subsp. washingtonensis Sharbek et Brady 卡伍尔链霉菌华盛顿亚种 / ~ cellostaticus Hamada et al. 制胞链霉菌 / ~ cellulitis(Linhard)Linhard 细胞链霉菌 / ~ celluloflavus Nishimura, Kimura et Kuroya 纤维黄链霉菌 / ~ cellulosae(Krainsky)Waksman et Henrici 纤维素链霉菌 / ~ cellulosae 纤维素链霉菌 / ~ cellulospiralis Yan et al. 纤维螺旋链霉菌 / ~ cenercus Krasil'nikov 晚餐链霉菌 / ~ cephalospiralis Yan et Deng 头旋链霉菌 / ~ cerebriformis Keller 脑形链霉菌(脑纹状链霉菌)/ ~ cerratus Krasil'nikov 小齿链霉菌 / ~ cervinus Takahashi et al. 鹿色链霉菌 / ~ champavatii Urea, Narasimha et Rao 昌帕瓦特链霉菌 / ~ chartrcusis(Calhoun et Johnson)Leach et al. 教酒链霉菌 / ~ chartrcusis var. tibilisus Shenin 教酒链霉菌梯比利斯变种(教酒链霉菌第比列斯变种)/ ~ chattanoogensis -Burns et Holtman 恰塔努加链霉菌 / ~ chibaensis Suzuki et al. 千叶链霉菌 / ~ chingyangensis Tao et al. 泾阳链霉菌 / ~ chlamydosporus Krasil'nikov et al. 厚膜孢链霉菌 / ~ chlorobiens Krasil'nikov et al. 氯生链霉菌 / ~ chlorochromogenes Shinobu, Matzuda et Muto 氯生色链霉菌(产绿色链霉菌)/ ~ chrestomyceticus Canevazzi et Scotti 冠霉素链霉菌 / ~ chromoflavus(Yan et Deng)Yan et al. 色黄链霉菌 / ~ chromofuscus(Preobrazhenskaya, Blinov et Ryabova)Pridham, Hesseltine et Benedict 色褐链霉菌 / ~ chromogenes(Lachner-Sandoval)Yan et al. 产色链霉菌 / ~ chromogenes var. trienicus Vinogradova et al. 产色链霉菌三烯变种 / ~ chromohygroscopicus (Li)Yan et al. 色吸水链霉菌 / ~ chromohygroscopicus var. rhamnosus Li 色吸水链霉菌鼠李糖变种 / ~ chromolutcus Krasil'nikov 色藤黄链霉菌 / ~ chromomycini Krasil'nikov 色霉素链霉菌 / ~ chromopurpurcus Krasil'nikov 色绛红链霉菌 / ~ chrorochromogenes Shinobu, Matsuda et Muto 产绿色链霉菌 / ~ chryscus (Krasil'nikov, Korenyako et Nikitina)Pridham 浅金链霉菌 / ~ chrysomallus Lindenbein 金羊毛链霉菌 / ~ chrysomallus phage 金羊毛链球菌噬菌体 / ~ chrysomallus subsp. chryosomallus Lindenbein 金羊毛链霉菌金羊毛亚种 / ~ chrysomallus subsp. frutofermentans Corbaz et al. 金羊毛链霉菌果糖发酵亚种 / ~ chrysomallus var. fumigatus Frommer 金羊毛链霉菌烟薰变种 / ~ cineraccus Krasil'nikov 略烬灰链霉菌(略烬灰小荚孢囊菌)/ ~ cinercus (Cross, Lecchevalier et Lechevatier)Goodfellow, Williams et Alderson 变灰链霉菌 / ~ cinereocoelicolor(Ruan et al.)Yan et al 烬灰天蓝色链霉菌 / ~ cinereofulvus Krasil'nikov 烬灰暗黄链霉菌 / ~ cinereofuscus Krasil'nikov 烬灰褐链霉菌 / ~ cinereogriscus(Krainsky et Krasil'nikov)Yan et al. 烬灰链霉菌 / ~ cinereogriscus var. difficillis Yan et Chon 烬灰链霉菌困难变种 / ~ cinereohygroscopicus(Yan et Deng)Yan et al. 烬灰吸水链霉菌 / ~ cinereorectus Terekova et Preobrazhenskaya 烬灰直丝链霉菌 / ~ cinereoruber subsp. fructofermentanus(Corhaz et al.)Waksman 烬灰红链霉菌发酵果糖亚种 / ~ cinereoruber Corbaz et al. 烬灰红链霉菌 / ~ cinereoruber subsp. cinereoruber Corbaz et al. 灰烬红链霉菌灰烬红亚种 / ~ cinereospinus Terekova, Preobrazhenskaya et Gauze 烬灰刺孢链霉菌 / ~ cinerochromogenes Miyairi et al. 烬灰产色链霉菌 / ~ cinerogriscus Bogdanova et al. 烬灰链霉菌 / ~ cinerosus Krasil'nikov 浅烬灰链霉菌 / ~ cineroviridis Korobkova-et al. 烬灰绿链霉菌 / ~ cinnabarinus(Ryabova et Preobrazhenskaya)Pridham, Hesseltine et Benedict 朱红链霉菌 / ~ cinnacoloris Krasil'nikov 肉桂色链霉菌 / ~ cinnamocastancus Shen 肉桂栗色链霉菌 / ~ cinnamofuscus Yan et Zhang 肉桂褐链霉菌 / ~ cinnamomcus (Benedict et al.)Witt et Stackehrandt 肉桂链霉菌 / ~ cinnamomcus f. azacoluta Pridham, Hesseltine et Benedict 防霉型肉桂链霉菌 / ~ cinnamomcus f. cinnamomcus Benedict et al. 肉桂型肉桂链霉菌 / ~ cinnamomcus var. monicae Gupta 肉桂链霉菌莫尼卡变种 / ~ cinnamomcus var. terricola Thirumalachar 肉桂链霉菌地生变种 / ~ cinnamonensis subsp. proteolyticus(Sveshinikova)Pridham et al. 肉桂(地)链霉菌溶蛋白亚种 / ~ cinnamonensis suhsp, urethanofaciens Liu et al. 肉桂(地)链霉菌生尿烷亚种 / ~ cinnamonensis Okami et al. 肉桂(地)链霉菌 / ~ cinnamonensis var. yumimyceticus Arai et al. 肉桂(地)链霉菌由米霉素变种 / ~ cinnamosporus Krasil'nikov 肉桂孢链霉菌 / ~ circulatus(Krassilanikov)Waksman 辐旋链霉菌 / ~ circulatus var. roscus Rudaya 辐旋链霉菌玫瑰变种 / ~ cirratus Koshiyama et al. 卷须链霉菌 / ~ ciscaucasicus(Gause et al.)Sveshinikova 高加索山链霉菌 / ~ citrcus(Krainsky)Waksman et Henrici 柠檬链霉菌 / ~ citreo / luorescens(Koreniako et al.)Pridham 柠檬荧光链霉菌(柠檬色荧光链霉菌)/ ~ citreoflavescens Krasil'nikov 柠檬微黄链霉菌 / ~ citricolor Kusaka et al. 桔色链霉菌 / ~ clavifer(Millard et Burr) Waksman 钉斑链霉菌 / ~ clavuligerus Higgens et Kastner 带小棒链霉菌 / ~ cochleatus Nakagai:o, Yokota et Hasegawa 螺旋空菌丝链霉菌 / ~ coelescens(Krasil'nikov et al.)Pridham 浅天青链霉菌 / ~ coeliatus(Krasil'nikov et al.)Pridham 拟天蓝链霉菌 / ~ coelicoalbus(Krasil'nikov)Terekhova 天白链霉菌 / ~ coelicoferus (Krasil'nikov et al.)Pridham, Hesseltine et Benedict 生天蓝链霉菌 / ~ coelicoflavus Gause et al. 天蓝黄链霉菌 / ~ coelicolatus (Krasil'nikov et al.)Pridham, Hesseltine et Benedict 近天蓝链霉菌 / ~ coelicolor(Muller)Waksman et Henrici 天蓝色链霉菌 / ~ coelicolor 天蓝色链霉菌 / ~ coelicolor subsp. flavus(Ryabova et Preobrazhenskaya)Predham et al. 天蓝色链霉菌黄色亚种 / ~ coelicolor var. achrous(Gause et al.)Ryabova et Preobrazhenskaya 天蓝色链霉菌无色变种 / ~ coelicolor var. aminophilus(英国专利)天蓝色链霉菌嗜氨基变种 / ~ coelicolor var. flavus(Gause et al.)Ryabova etilPreobrazhenskaya 天蓝色链霉菌黄色变种 / ~ coelicolor var. tricolor(Wollenweber)Waksman 天蓝色链霉菌三色变种 / ~ coelicovarians s(Krasil'nikov et al.)Pridham, Hesseltine et Benedict 变色天蓝链霉菌 / ~ coelicus Rhone-Poulenc & Co. 天青蓝链霉菌 / ~ coerleorubidus Gause et al. 淡蓝浅红链霉菌 / ~ coerulatus(Krasil'nikov et al.)Pridham 似天蓝链霉菌 / ~ coerulatus subsp. coerulatus(Krasil'nikov et al.)Prldham 似天蓝链霉菌似天蓝亚种 / ~ coerulcus antibioticus Shugaylo 抗生青蓝链霉菌 / ~ coeruleoaurantiacus(Preobrazhenskaya et al.)Gauze et al. 天蓝橙链霉菌 / ~ coeruleoflavus Preobrazlfenskaya and Maximova 天蓝黄链霉菌 / ~ coeruleofuscorectu ~(Yan ~ iet Lu)Yan et al. 直丝淡蓝褐链霉菌 / ~ coeruleofuscus(Preobrazhenskaya)Pridham, Hesseltine et Benedict 天蓝褐链霉菌 / ~ coeruleofuscus var. actinomycini Maksimqva et al. 天蓝褐链霉菌放线菌素变种 / ~ coeruleoprunus(Gause et al.) Preobrazhenskaya 天蓝李紫链霉菌 / ~ coeruleoroscus Preobrazhenskaya 天蓝玫瑰链霉菌 / ~ coeruleorubidus(Preohrazhenskaya) Pridham, Hesseltine et Benedict 天蓝微红链霉菌 / ~ coerulescens(Preobrazhenskaya) Pridham, Hesseltine et Benedict 浅天蓝链霉菌 / ~ coerulescens var. longisporus Gause et al. 浅天蓝链霉菌长孢变种 / ~ coffecolor Krasil'nikov 咖啡色链霉菌 / ~ collinus Lindenbein 山丘链霉菌 / ~ colombiensis Pridham, Hesseltine et Benedict 哥伦比亚链霉菌 / ~ coloniflabilis Krasil'nikov 菌落略黄链霉菌 / ~ colonorubcus Krasil'nikov 菌落褐棕链霉菌 / ~ communis Preobrazhenskaya and Maximova 普遍链霉菌(常见链霉菌)/ ~ conganensis Lindner et al. 刚果链霉菌 / ~ conglobatus Srejo 密团链霉菌 / ~ convolutum Gray et Thornton 卷绕链霉菌(旋卷链霉菌)/ ~ coralincus Lyra et al. 珊瑚色链霉菌 / ~ coralus Dietz 珊瑚链霉菌 / ~ corchorus Ahmed et Bhuiyan 黄麻链霉菌 / ~ coremiales Krasil'nikov 菌丝束链霉菌 / ~ corifaciens Schmidt-Thome et al. 生皮链霉菌 / ~ coronatus(Flugge) Trevisan 冠状链霉菌 / ~ coroniformis Millard et Burr 冠圈形链霉菌 / ~ corticosus Krasil'nikov 皮层链霉菌 / ~ craterffer(Millard et Burr) Waksman 火山口链霉菌 / ~ cremcus(Kudrina) Pridham, Hesseltine et Benedict 乳脂链霉菌 / ~ cremcus subsp. auratilis Omura et al. 乳脂链霉菌金黄亚种 / ~ cremeospinus Gause et al. 乳脂刺链霉菌 / ~ cretaccus(Kruger) Krasil'nikov 白垩链霉菌 / ~ cretarius Krasil'nikov 近白垩链霉菌 / ~ croccus Lindner et al. 番红链霉菌 / ~ crustofumcus Krasil'nikov 皮壳烟链霉菌 / ~ crustopanis; Krasil'nikov 面包壳链霉菌 / ~ crustosus Krasil'nikov 皮壳链霉菌 / ~ crystallinus Tresner, Davies et Backus 晶体链霉晶体链霉 / ~ culicidicus Yan et al. 灭蚊链霉菌 / ~ curacoi(Cataldi) Trejo et Bennett 古腊科链霉菌 / ~ cuspidosporus Higashide et al. 尖孢链霉菌 / ~ cyancus(Krasil'nikov) Waksman 暗蓝链霉菌 / ~ cyancus(Krasil'nikov) Waksman 深蓝链霉菌 / ~ cyaneoalbus Krasil'nikov et al. 蓝白链霉菌 / ~ cyaneofuscatus(Kudrina) Pridham, Hesseltine et Benedict 蓝微褐链霉菌 / ~ cyaneogriscus(Yan) Yan et al, 蓝灰链霉菌 / ~ cyanoalbus(Krasil'nikov et agre) Pridham 蓝白链霉菌(浅蓝链霉菌)/ ~ cyanocolor(Krasil'nikov et al.) Pridham 深蓝色链霉菌 / ~ cyanofetus Krasil'nikov 制蓝链霉菌 / ~ cyanoflavus Funaki et al. 蓝黄链霉菌 / ~ cyanoglomerus Krasil'nikov 蓝球团孢链霉菌 / ~ cyanoglomerus subsp. cellulans Krasil'nikov 蓝球团链霉菌纤维素亚种 / ~ cyanoglomerus subsp.'lactis Krasil'nikov 蓝球团链霉菌乳酸亚种 / ~ cylindrosporus (Krasil'nikov) Waksman 柱形孢链霉菌 / ~ cylindrosporus var. atratus(Yan et Zhou) Yan et al. 柱形孢链霉菌暗黑变种 / ~ cylindrosporus var. bronchialis(Sartory) Dodge 柱形孢链霉菌支气管变种 / ~ cylindrosporus var. fimbriatus(Millard et Burr) Waksman et Lechevalier 柱形孢链霉菌镶边变种 / ~ cyperinus Kuznetsov et al. 莎草链霉菌 / ~ cystargincus Nakagaito et al. 见 Kitasatosporia cystarginea Nakagaito / ~ daghestanicus(Sveshnikova et Gause) Pridham, Hesseltine et Benedict 达格斯坦链霉菌 / ~ davawensis Shinobu 达窝链霉菌 / ~ denitrificans Jensen 反硝化链霉菌 / ~ diastaticus 淀粉酶链霉菌 / ~ diastaticus(Krainsky) Waksman et Henrici 淀粉酶链霉菌 / ~ diastaticus subsp. ardesiacus(Baldacci, Grein et Spalla) Pridham 淀粉酶链霉菌石拉灰亚种 / ~ diastaticus subsp. diastaticus(Krainsky)/ ~ diastaticus subsp. lipmanii(Waksman et Henrici) Waksman et Henrici 淀粉酶链霉菌利波曼亚 / ~ diastatochromogenes 淀粉酶产色链霉菌 / ~ diastatochromogenes (Krainsky) Waksman et Henrici 淀粉酶产色链霉菌 / ~ diastatochromogenes subsp. lutcus(Abeekal) Seino et Akazaki 淀粉酶产色链霉菌藤黄亚种 / ~ diastatochromogenes var. bracus Sakagami et al. 淀粉酶产色链霉菌短变种 / ~ diastatochromogenes var. lienomycini Gause et al. 淀粉酶产色链霉菌烯霉素变种 / ~ diastatochromogenes var. sakai Yamashita et al. 淀粉酶产色链霉菌酒井变种 / ~ dicksonii(Erikson) Pridham et al. 狄克松氏链霉菌 / ~ dimorphogenes Watanabe et Maruyama 产二形链霉菌 / ~ discofoliatus(Gruter) Negroni 盘叶链霉菌 / ~ distallicus Nakagaito et al. 偏端链霉菌 / ~ djakartensis Huber et al. 雅加达链霉菌 / ~ durhamensis Gordon et Lapa 达勒姆链霉菌 / ~ eburosporcus Yamashita et al. 象牙(状)孢链霉菌 / ~ echinatus Corbaz et al. 多刺链霉菌 / ~ echinoruber Palleroni et al. 棘孢红链霉菌 / ~ echinosporus Sato et al. 棘孢链霉菌 / ~ ederensis Wallhausser et al. 埃德链尔霉菌 / ~ egypt producing litmocidin Abon-Zeid et al. 埃及产生石蕊杀菌素的链霉菌 / ~ ehimensis(Shibata et al.) Witt et Stackebrandt 爱媛链霉菌 / ~ eirculatus var. monomycini Gause et al. 辐旋链霉菌单霉素变种 / ~ elasticus Sohngen et Fol 橡胶链霉菌 / ~ endus(Gottlieb et al.) Anderson et Gottlieb 内链霉菌(内涂链霉菌)/ ~ endus subsp. aurcus Tomida et al. 内链霉菌金黄亚种(内涂链霉菌金黄亚种)/ ~ enissocaesilis Gause et al. 淡紫褐链霉菌 / ~ enissogriscus Krasil'nikov 出生灰链霉菌 / ~ enissus Krasil'nikov 出生链霉菌 / ~ eridani Coronelli 埃里当链霉菌 / ~ erumpens Colot et Cercos 突发链霉菌 / ~ erythracus (Waksman) Waksman et Henrici 见 Saccharopolyspora erythraea (Waksman) Labeda / ~ erythreus 红霉素链霉菌 / ~ erythrochromogenes Krainsky 暗红产色链霉菌 / ~ erythrochromogenes 产红色链霉菌 / ~ erythrochromogenes var. narutoensis Kondo et al. 暗红产色链霉菌成户变种 / ~ erythrogriscus Falcao de Morais et Dalia Maia 暗红灰链霉菌 / ~ erythropricipitans Yan 沉暗红链霉菌 / ~ espinosus Palleroni et al. 针棘链霉菌 / ~ etnimycini Krasil'nikov 放霉素链霉菌 / ~ eurocidicus(Okami et al.) Witt et Stackebrandt 杀优洛菌素链霉菌 / ~ eurythermus Corbaz et al. 泛温链霉菌 / ~ exfoliatus(Waksman et Curtis) Waksman et Henrici 脱叶链霉菌 / ~ eyanogenus(Krasil'nikov et al.) Pridham 产蓝链霉菌(产蓝微球菌)/ ~ faeculentus Krasil'nikov 粉末链霉菌 / ~ farcinicus(Travegan) Gasperini 皮链霉菌(鼻疽链霉菌)/ ~ farinosus Krasil'nikov 面粉状链霉菌 / ~ farinosus subsp. fuscus (Sohngen et Fol) Pridham et al. 面粉状链霉菌褐色亚种 / ~ fasciculatus Pittenger et Nelms 成束链霉菌 / ~ fasciculus Krasil'nikov 束丛链霉菌 / ~ favillaccus Krasil'nikov 略蜜黄链霉菌 / ~ favillatus Krasil'nikov 近蜜黄链霉菌 / ~ fellcus Lindenbein 苦胆链霉菌 / ~ feofaciens Bellinghi 生暗链霉菌 见 ~ psammoticus Virgilio et Hengeller / ~ ferroparvullus Krasil'nikov 铁小链霉菌 / ~ ferruginogriscus Yan et Zhang 铁锈灰链霉菌 / ~ fervens(DeBoer et al.) Witt et Stackebrandt 热诚链霉菌 / ~ fervens var. melrosporus Mason et al. 热诚色链霉菌(黄色小荚孢囊菌)/ ~ fimicarius 粪生链霉菌 / ~ flaveolus 浅黄链霉菌 / ~ flavochromogenes 产黄色链霉菌 / ~ flavovirens 黄微绿链霉菌 / ~ flavus 黄色链霉菌 / ~ flavus subsp. thermofuscus(Waksman, Umbreit et Cordon) Curtis) Waksman et Henrici 黄色链霉菌热褐色亚种 / ~ flavus subsp. alboflavus(Waksman et Curtis) Krasil'nikov 黄色链霉菌白黄亚种 / ~ flavus subsp. cellulosae(Krainsky) Krasil'nikov 黄色链霉菌纤维素亚种 / ~ flavus subsp. hygryscopicus(Jensen) Krasil'nikov 黄色链霉菌吸水亚种 / ~ flavus subsp. olivaccus(Waksman) Waksman et Henrici 黄色链霉菌橄榄色亚种 / ~ flavus var. heptinicus Kruglikova et al. 黄色链霉菌七烯变种 / ~ flexuofradiae(Yan et Deng) Yan et al. 柔曲弗氏链霉菌 / ~ flocculus(Duche) Waksman et Henrici 柔毛链霉菌(团片链霉菌)/ ~ floridae Bartz et al. 佛罗里达链霉菌 / ~ fluorescens(Krasil'nikov) Pridham 荧光链霉菌 / ~ foersteri Pridham et al. 福氏链霉菌 / ~ foetoris KrasiI'nikov 胎儿链霉菌 / ~ fordii 福特氏链霉菌 / ~ foulertoni Funaki et al. 福洛氏链霉菌 / ~ fradiae(Gause ey al.) Yan et Deng 弗氏链霉菌 / ~ fradiae 新霉素链霉菌 / ~ fradiae var. acinicolor Kusaka et al. 弗氏链霉菌葡萄色变种 / ~ fradiae var. italicus Grein et al 弗氏链霉菌意大利变种 / ~ fradiae var. spiralis Gause et al. 弗氏链霉菌螺旋变种 / ~ fradii(Waksman et Curtis) Waksman et Kenrici 弗雷德氏链霉菌(弗氏链霉菌)/ ~ fradiobrunncus KrasiI'nikov 弗氏棕褐链霉菌 / ~ fradiofumosus Krasil'nikov 弗氏烟色链霉菌 / ~ fradiorectus Krasil'nikov 弗氏直丝链霉菌 / ~ fradioroscus Krasil'nikov 弗氏玫瑰链霉菌 / ~ fradioverticillatus Yan et Zhang 弗氏轮丝链霉菌(弗氏轮丝链轮丝菌)/ ~ fragilis Anderson et al. 脆弱链霉菌 / ~ fragmentans Thirumalachar 断裂链霉菌 / ~ fragmentans var. aquaticus Thirumalachar 断裂链霉菌水生变种 / ~ freeri(Musgrave et Clegg) Krasil'nikov 福利永氏链霉菌 / ~ fudongus Liu 福东链霉菌 / ~ fuglandis Krasil'nikov 富格兰链霉菌 / ~ fulvissimus(Jensen) Waksman et Henrici 极暗黄链霉菌 / ~ fulvorectus Liang et al. 暗黄直丝链霉菌 / ~ fulvorobcus Vinogradova et Preobrazhenskaya 暗黄褐棕链霉菌(暗黄硬木链霉菌)/ ~ fulvorutilus Krasil'nikov 暗黄红链霉菌 / ~ fulvoviolaccus (Artamonova et Krasil'nikov) Pridham 暗黄紫链霉菌 / ~ fulvoviolaccus var. achromogenes Tsuganov et al. 暗黄紫链霉菌不产色变种 / ~ fulvoviridis(Kuchaeva et al.) Pridham, Hesseltine et Benedict 暗黄绿链霉菌 / ~ fumanus(Sveshnkova) Pridham, Hesseltine et Benedict 烟薰链霉菌 / ~ fumigatiscleroticus Goodfellow, Williams et 烟色小菌核链霉菌(烟色小菌核钦氏菌)/ ~ fumobadius Krasil'nikov 烟栗褐链霉菌 / ~ fumosus(Krasil'nikov) Yan et al. 烟色链霉菌 / ~ fungicidicus Okami et al. 杀真菌素链霉菌 / ~ fungicidicus var. espinomyceticus Umezawa 杀真菌链霉菌针棘霉素变种 / ~ fungifagus Krasil'nikov 噬真菌链霉菌 / ~ fuscoatrus Yan et Zhang 褐暗黑链霉菌 / ~ fuscus Sohngen et Fol 褐色链霉菌 / ~ fuseospiralis Krasil'nikov 梭螺旋链霉菌 / ~ gabonae Aubriot 加蓬链霉菌 / ~ galbofluorescens Krasil'nikov 鲜黄荧光链霉菌 / ~ galbus(Frommer) Okami et Umezawa 鲜黄链霉菌 / ~ galilacus Ettlinger, Corbez et Hutter 加里利链霉菌 / ~ galilacus subsp. xiningensis Zhang et Yan 加里利链霉菌西宁亚种 / ~

galilacus var. siwenensis Yan, Fan, Ni et Qian 加利利链霉菌思文变种 / ~ gallicus(Erikson) Waksman 加里利链霉菌 / ~ gallinarius Uri et Bekesi 鸡链霉菌 / ~ galtieri(Goret et Joubert) Waksman 加尔杰链霉菌 / ~ gancidicus Suzuki 灭癌素链霉菌 / ~ gangtokensis Shibata et al. 甘托克链霉菌 / ~ ganmycicus(Harada) Hosoya et Soeda 冈癌霉素链霉菌 / ~ gardneri Waksman et al. 加德那链霉菌 / ~ garyphalus Harris et al. 亮矛链霉菌 / ~ gascariensis(英国专利)加斯卡尔链霉菌 / ~ gedanensis(Lohlein) Waksman 吉丹链霉菌 / ~ gelaticus(Waksman) Waksman et Henrici 胶样链霉菌 / ~ geysiriensis(Lindner) Wallhauss6r et al. 喷泉链霉菌 / ~ ghanaensis Wallhausser et al. 加纳链霉菌 / ~ gibsonii(Erikson) Waksman et Henrici 吉布森链霉菌(吉布逊氏链霉菌)/ ~ gibsonii 吉布逊氏链霉菌 / ~ gilvocinercus Krasil'nikov 褐黄烬灰链霉菌 / ~ gilvoroscus Krasil'nikov 褐黄玫瑰链霉菌 / ~ gilvorspiralis Karwowski et al. 褐黄螺旋链霉菌 / ~ gilvosporcus American Cyanamid Co. 褐黄孢链霉菌 / ~ gilvotanarcus Nakano et al. 褐黄苍链霉菌 / ~ gilvus Krasil'nikov 褐黄链霉菌 / ~ glauca (Lehmann et Schutze) Waksman 青色链霉菌 / ~ glaucescens(Preobrazhenskaya) Pridham et al. 淡青链霉菌 / ~ glaucescens var. badius Gause et al. 淡青链霉菌栗褐变种 / ~ glaucoachromogenes Prauser 青不产色链霉菌 / ~ glaucoflavus Yan et Lu 青黄链霉菌 / ~ glaucohygroscopicus Yan et Deng 青吸水链霉菌(青色吸水链霉菌)/ ~ glaucosporus(Gause et al.) Agre 青孢链霉菌 / ~ glaucovarians Yan et Zhang 青变色链霉菌 / ~ glaucovioatratus Yan et Lu 青紫黑链霉菌 / ~ glaucoviolaccus Yan et Lu 青紫链霉菌 / ~ glaucoviolaccus -var. pallens Yan et Lu 青紫链霉菌淡色变种 / ~ glaucus(Lehmman et Schutze) Waksman 青苞链霉菌 / ~ globifer Yamamoto et al. 球形链霉菌 / ~ globisporoaesculinus Krasil'nikov 球孢七叶灵链霉菌(七叶灵球孢链霉菌)/ ~ globisporoalbus Krasil'nikov 球孢白链霉菌(白球孢链霉菌)/ ~ globisporocirculatus Krasil'nikov 球孢细环链霉菌(细环球孢链霉菌)/ ~ globisporodiasticus Krasil'nikov 球孢淀粉酶链霉菌(淀粉酶球孢链霉菌)/ ~ globisporoflaveolus Krasil'nikov 球孢浅黄链霉菌(浅黄球孢链霉菌)/ ~ globisporograscus Krasil'nikov 球孢灰链霉菌(灰球孢链霉菌)/ ~ globisporolactis Krasil'nikov 球孢乳链霉菌(乳球孢链霉菌)/ ~ globispororoscus Barashkova et al. 球孢玫瑰链霉菌(玫瑰球孢链霉菌)/ ~ globispororoscus var. granaticus Barashkova et al. 球孢玫瑰链霉菌榴菌素变种(球孢玫瑰链霉菌石榴皮变种)/ ~ globisporoscabies Krasil'nikov 球孢疮痂链霉菌(疮痂球孢链霉菌[/ ~ globisporostreptomycini Krasil'nikov 球孢链霉素链霉菌(链霉素球孢链霉菌)/ ~ globisporovulgaris Krasil'nikov 球孢普通链霉菌(普通球孢链霉菌)/ ~ globisporus var. caucasicus(Kudrina) Yan et al. 球孢链霉菌高加索变种 / ~ globisporus(Krasil'nikov) Gause et al. 球孢硅霉菌 / ~ globisporus (Krasil'nikov) Waksman 球孢链霉菌 / ~ globisporus subsp. griscus (Krasilnikov) Pridham et al. 球孢链霉菌灰色亚种 / ~ globisporus var. flavus Yan et Deng 球孢链霉菌黄色变种 / ~ globisporus subsp. ~)actis(Krasilnikov) Pridham et al. 球孢链霉菌乳亚种 / ~ globisporus subsp. globisporus(Krasil'nikov Waksman 球孢链霉菌球孢亚种 / ~ globisporus subsp. wulgaris(Krasilnikov) Pridham et al. 球孢链霉菌普通亚种 / ~ globisporus var. albus(Krasil'nikov) Pridham et al. 球孢链霉菌白色变种 / ~ globisporus var. circulatus Krasil'nikov 球孢链霉菌橙色变种 / ~ globisporus var. diastaticus Krasil'nikov 球孢链霉菌淀粉酶变种 / ~ globisporus var. flaveolus Pridham et al. 球孢链霉菌黄色变种 / ~ globisporus var. flavofuscus(Kudrina) Yan et al. 见 ~ flavofuscus Gause et al. / ~ globisporus var. roscus Krasil'nikov et al. 球孢链霉菌粉红变种 / ~ globivulgaris Krasil'nikov 球普通链霉菌 / ~ globoroseoviolaccus Fujian Inst. Microbiol. 球玫瑰紫链霉菌 / ~ globosus (Krasil'nikov) Waksman 浑圆链霉菌 / ~ glomeratus Gause et al. 球团链霉菌 / ~ glomeroauranticus(Krasil'nikov et Ruan) Pridham 球团橙色链霉菌 / ~ glomerochromogenes Yan et Zhang 球团产色链霉菌 / ~ glomeroflavescens Yah et Lu 球团微黄链霉菌 / ~ glomeroglaucus Krasil'nikov 球团青链霉菌 / ~ glomeroplatensis Zhou et Lin 球团普拉特链霉菌 / ~ gnscus(Egypt) E1-Kersh et Plourde 灰色链霉菌[埃及] / ~ gnscus subsp. birdislandensis Fang 灰色链霉菌鸟岛亚种 / ~ gnscus subsp. brunlus Arai et Kuroda 灰色链霉菌棕褐亚种 / ~ gnscus subsp. cryophilus Imada et al. 灰色链霉菌低温亚种 / ~ gnscus subsp. erizensis Herr et Rcusser 灰色链霉菌埃里兹亚种 / ~ gobitricini(Preobrazhenskaya et Sveshnikova) Pridham, Hesseltine et Benedict 戈壁三素链霉菌 / ~ goshikiensis Niida 五色链霉菌 / ~ gougerotii(Duche) Waksman et Henrici 谷氏链霉菌(古日娄链霉菌)/ ~ gracilis Millard et Burr 纤细链霉菌 / ~ graminearus(Berestnev) Preobrazhenskaya 禾粟链霉菌 / ~ graminearus var. rectus(Yan et Lu) Yan et al. 禾粟链霉菌直丝变种 / ~ graminis Charney et al. 禾本链霉菌(草链霉菌)/ ~ graminofaciens Charney et al. 禾生链霉菌 / ~ granaticolor Ricicina err &h / ~ ek 榴色链霉菌 / ~ grandisporus Krasil'nikov 硕孢链霉菌 / ~ griscus(Krainsky) Waksman et Henrici 灰色链霉菌 / ~ griscus subsp. formicus(Harris et Woodruff) Pridham et Lyons 灰色链霉菌甲酸亚种 / ~ griscus subsp. Griscus(Krainsky) Waksmaan et Henrici 灰色链霉菌灰色亚种 / ~ griscus subsp. psychrophilus Yoshida et al. 灰色链霉菌嗜冷亚种 / ~ griscus subsp. purpurcus Burkholder et al. 灰色链霉菌绛红亚种 / ~ griscus subsp. rhodochrous Okami 灰色链霉菌紫红色亚种 / ~ griscus subsp. solvifaciens Pridham 灰色链霉菌溶解亚种 / ~ griscus subsp. spiralis Pridham et al. 灰色链霉菌溶解亚种 / ~ griscus subsp. variabilis(Krasilnikov) Pridham et al. 灰色链霉菌可变变种 / ~ griscus subsp. zonatus(Krasilnikov) Pridham et al. 灰色链霉菌可变变种 / ~ griscus var. ferrugincus Yan et Zhang 灰色链霉菌锈色变种 / ~ griscus var. xiangyangensis Yan et al. 灰色链霉菌襄阳变种 / ~ griseinus Waksman 灰菌素链霉菌 / ~ griseoalbus Krasil'nikov 灰白链霉菌 / ~ griseoaurantiacus(Krasil'nikov et Ruan) Pridham 灰橙链霉菌 / ~ griseobrunncus Waksman 灰棕褐链霉菌 / ~ griseocarnatus Krasil'nikov 灰肉链霉菌 / ~ griseocarncus(Benedict et al.) Witt et Stackebrandt 灰肉色链霉菌 / ~ griseocastancus Krasil'nikov 灰栗链霉菌 / ~ griseochromogenes Fukunaga 灰产色链霉菌(灰色产色链霉菌)/ ~ griseochromogenes subsp. suitaensis Shibata et al. 灰产色链霉菌吹田亚种 / ~ griseolus var. uanchengensis Zhang 浅灰链霉菌宣城变种 / ~ griseolutcus Umezawass et al. 灰藤黄链霉菌 / ~ griseomacrosporus (Yan) Yan et al. 灰大孢链霉菌(灰色大孢链霉菌)/ ~ griseomycini(Preobrazhenskaya et al.) Pridham et al. 灰色霉素链霉菌 / ~ griseoniger Yan et Hu 灰黑链霉菌 / ~ griseoplanus Bachus et al. 灰平链霉菌 / ~ griseorectus Krasil'nikov 灰直链霉菌 / ~ griseoroscus Bristol Labs. 灰玫瑰链霉菌 / ~ griseorubens(Preobrazhenskaya et al.) Pridham et al. 灰略红链霉菌 / ~ griseoruber (Ryabova et Preobrazhenskaya) Pridham, Hesseltine et Benedict 灰红链霉菌 / ~ griseoruber var. beromycini Gause et al. 灰红链霉菌水神霉素变种 / ~ griseorubiginosus(Ryabova et Preobrazhenskaya) Pridham et al. 灰锈赤链霉菌 / ~ griseorubiginosus var. spiralis (Ryabova et Preobrazhenskaya) Pridharn et al. 灰锈赤链霉菌螺旋变种 / ~ griseorufulus Krasil'nikov 灰浅红黄链霉菌 / ~ griseosegmentosus(Yan) Yan et al. 灰裂孢链霉菌(灰色裂孢链霉菌)/ ~ griseospiralis Whaley et al. 灰旋链霉菌 / ~ griseosporcus Niida et Ogasawara 灰孢链霉菌 / ~ griseostramincus Gause et al. 灰草黄链霉菌 / ~ griseovariabilis Krasil'nikov 灰变异链霉菌 / ~ griseoverticillatus(Shinobu et Shimada) Witt et Stackebrandt 灰轮丝链轮丝菌 / ~ griseoverticillatus var. tuberactus Nagata et al. 见 Streptoverticilium griseoverticillatus var. tubemctus Nagata et al. / ~ griseovinacescus Umezawa 灰酒红链霉菌 / ~ griseoviolascens Liu 灰浅紫链霉菌 / ~ griseoviridans Ruan et Yan 灰浅绿链霉菌 / ~ griseoviridis Anderson et al. 灰绿链霉菌 / ~ griseoviridis var. atrofaciens Parke et al. 灰绿链霉菌生黑变种 / ~ griseus 灰色链霉菌 / ~ grizinus Krassinilkov et al. 灰菌素链霉菌 / ~ grlscus subsp. alpha(Ciferri) Pridham 灰色链霉菌甲亚种 / ~ grmcus subsp. cretosus Pridham 灰色链霉菌白垩亚种 / ~ grtscus subsp. desidcus Camioner et al. 灰色链霉菌惰性亚种 / ~ gypscus Umezawa et al. 棉根链霉菌 / ~ hachijoensis(Hosaya et al.) Witt et Stackebrandt 八丈岛链霉菌 / ~ hachijoensis var. fuscatus Blinov 八丈岛链霉菌浅褐变种 / ~ hagronensis Enokta et Arai 羽黑链霉菌 / ~ hainingensis Shi et Yan 海宁链霉菌 / ~ halophilus Cron et al. 嗜盐链霉菌 / ~ halotrichi(ZoBell et Upham) Pridham et al. 盐发链霉菌 / ~ halstedii(Waksman et Curtis) Waksman et Henrici 郝氏链霉菌(赫斯泰德氏链霉菌,霍尔斯特德氏链霉菌)/ ~ halstedii 霍耳斯特德氏链霉菌 / ~ halstedii subsp. deltae Shimauchi et al. 郝氏链霉菌三角洲变种 / ~ haranomachiensis Matsumoto et al. 原町链霉菌 / ~ hariensis Umezawa et al. 哈里链霉菌 / ~ hawaiiensis Cron et al. 夏威夷链霉菌 / ~ heimi(Duche) Pridham, Hesseltine et Benedict 黑氏链霉菌(黑姆氏链霉菌)/ ~ helicus Dietz et Li 回旋链霉菌 / ~ heliomycini Gause et al. 日光霉素链霉菌 / ~ helvaticus(Krasil'nikov, Korenyako et Nikitina) Pridham 淡蜡黄链霉菌 / ~ helvoloviolaccus Konev et al. 蜡黄紫链霉菌 / ~ helvolus Krasil'nikov 蜡黄链霉菌 / ~ henetus Grein etal. 黑内链霉菌 / ~ hepaticus Anderson et al. 肝色链霉菌 / ~ herbaceas Awaya et Omura 除草链霉菌 / ~ herbaricolor Kawato et Shinobu 草绿色链霉菌 / ~ herbcus Krasil'nikov et al. 草绿链霉菌 / ~ herbescens Krasil'nikov et al. 浅草绿链霉菌 / ~ herbiferis Krasil'nikov 生草绿链霉菌 / ~ herbobrunncus Krasil'nikov 草棕褐链霉菌 / ~ heteromorphus Hasegawa 异变形链霉菌 / ~ hikiziensis Uchida et al. 引地链霉菌 / ~ hiroshimensis(Shinobu) Witt et Staekebrandt 广岛链霉菌 / ~ hirsutus Etllinger, Corbaz et Hutter 蓬

刺链霉菌 / ~ hispanicus Krasil'nikov, Korenyako et Nikitina 西班牙链霉菌 / ~ hofuensis Yamamoto et Nara 何府链霉菌 / ~ hominis(Bostroem) Waksman 人型链霉菌 / ~ hortonensis(Erikson) Pridham, Hesseltine et Benedict 何尔塘链霉菌(霍尔通医院链霉菌)/ ~ hortonensis 霍尔通医院链雷菌 / ~ humidus subsp. antitumoris Furumai et Okuda 湿链霉菌抗瘤亚种 / ~ humidus Nakazawa et Shibata 湿链霉菌 / ~ humifer Pridham 腐殖酸链霉菌 / ~ humiferus Goodfellow, Williams et Alderson 腐殖质链霉菌 / ~ hyalinus Hamada et Yokoyama 无色透明链霉菌 / ~ hydrogenans Lindner et al. 氢化链霉菌 / ~ hygroferus Krasil'nikov 生吸水链霉菌 / ~ hygroscopicus subsp. hialomyceticus(Lyra et al.) Fernandes de Albuqueryue et al. 吸水链霉菌透明霉素亚种 / ~ hygroscopicus (Jensen) Waksman et Henrici 吸水链霉菌 / ~ hygroscopicus subsp. globosus Ohmori, Okamishi et Kawaguchi 吸水链霉菌浑园亚种 / ~ hygroscopicus subsp. Hygroscopicus(Jensen) Waksman et Henrici 吸水链霉菌吸水亚种 / ~ hygroscopicus subsp. angustmyceticus (Sakai etal.) Yuntsen et al. 吸水链霉菌狭霉素亚种 / ~ hygroscopicus subsp. ascomyceticus(美国专利)吸水链霉菌子囊霉素亚种 / ~ hygroscopicus subsp. aureolacrimosus Okazaki et al. 吸水链霉菌金泪亚种 / ~ hygroscopicus subsp. crystallogenes Arai et Kuroda 吸水链霉菌产晶亚种 / ~ hygroscopicus subsp. decoyicus Vavra et al. 吸水链霉菌德夸亚种 / ~ hygroscopicus subsp. duomyceticus Seine 吸水链霉菌二重霉素亚种 / ~ hygroscopicus subsp. enhygrus Dietz 吸水链霉菌沾湿亚种 / ~ hygroscopicus subsp. hiwasaertsis Nishida et al. 吸水链霉菌日和佐亚种 / ~ hygroscopicus subsp. indica Thirumalachar et al. 吸水链霉菌印度亚种 / ~ hygroscopicus var. sensibilis Li 吸水链霉菌敏感变种 / ~ hygroscopicus var. taianensis Hu et al. 吸水链霉菌泰安变种 / ~ hygroscopicus var. tepidalitus Thirumalachar et al. 吸水链霉菌低温变种 / ~ hygroscopicus var. violaccus(Yanet Deng) Yan et al. 吸水链霉菌紫色变种 / ~ hygroscopicus var. yingchengensis Yan et Ruan 吸水链霉菌应城变种 / ~ hygroscopmus subsp. limoncus Iwasa, Yamamoto et Shibata 吸水链霉菌柠檬亚种 / ~ hygroscopmus subsp. ossamyceticus Schmitz et al. 吸水链霉菌奥萨霉素亚种 / ~ hygroscopmus var. azalomyceticus Arai 吸水链霉菌阿沙霉素变种 / ~ hygroscopmus var. citrcus Li 吸水链霉菌柑桔变种 / ~ hygroscopmus var. geldanus DeBoer et Peterson 吸水链霉菌去势变种 / ~ hygroscopmus var. griscus Li 吸水链霉菌灰色变种 / ~ hygroscopmus var. jinggangensis Yan et al. 吸水链霉菌井冈变种 / ~ hygroscopmus var. roseoviolaccus Liu et al. 吸水链霉菌玫瑰紫变种 / ~ hygroseopicus f. glebosus Oh mori et al. 吸水链霉菌土块型链霉菌 / ~ hygroseopmus subsp. sagamiensis Yamamoto et al. 吸水链霉菌相模亚种 / ~ hygrospinocus var. kunmingensis Yan et Zhang 刺孢吸水链霉菌昆明变种 / ~ hygrospinocus var. beijingensis Tao et al. 刺孢吸水链霉菌北京变种 / ~ hygrospinocus var. wuhanensis Zhao et Lin 刺孢吸水链霉菌武汉变种 / ~ hygrospinosus Yan et Tao 刺孢吸水链霉菌 / ~ iakyrus de Queiroz et Albert 绿青链霉菌 / ~ iammensis Gupta et Chopra 甲姆链霉菌 / ~ iavendulae var. galactosus Kuchaeva 淡紫灰链霉菌半乳糖变种 / ~ iavendulae var. glaucescens Liang et al. 淡紫灰链霉菌淡青变种 / ~ ignobilis Krasil'nikov 可耻链霉菌 / ~ ignorabillis Krasit'nikov 未知链霉菌 / ~ imbricatus Tsyganov et al. 覆瓦链霉菌 / ~ impexus Abbott Lab 安佩链霉菌 / ~ inaequealis Imada et Hasegawa 不均匀链霉菌 / ~ incanescens Krasil'nikov 灰白链霉菌(灰白紫链霉菌)/ ~ incanus Krasil'nikov 略暗灰链霉菌 / ~ indiaensis(Gupta) Kudo et Seino 印地安链霉菌(印度链霉菌)/ ~ indicus Chakrabarty 靛蓝色链霉菌 / ~ indigo ferus Shinobu et Kawato 生靛链霉菌 / ~ indigocolor(Krasil'nikov et al.) Pridham / ~ inearnatus Thirumalaehar et al. 肉红链霉菌 / ~ insignis Tunac et al. 标记链霉菌 / ~ intermedius(Kruger) Waksman 中间型链霉菌 / ~ inusitatus Hasegawa, Yamano et Yoneda 不寻常链霉菌 / ~ invulnerabilis Krasil'nikov 不灭链霉菌(完全链霉菌)/ ~ iodoformicus Kiriliova et al. 碘仿链霉菌 / ~ ipomoea(Person et Martin) Waksman et Henrici 甘薯链霉菌(番薯链霉菌)/ ~ ipomoea 番薯链霉菌 / ~ iridoehromogenes subsp. komabensis Hamada et Okaml 小绿色产色链霉菌驹场亚种 / ~ irregularis(Yan et Deng) Y an et al. 不规则链霉菌 / ~ ishigakiensis Hasegawa et al. 石垣链霉菌 / ~ islandicus Okami et Umezawa 岛链霉菌 / ~ ivanovii Artamonova et Krasil'nikov 伊氏链霉菌 / ~ iverini(Pveobrazhenskaya ~ Blinov et Ryabova) Pridham et al. 依维林链霉菌 / ~ jamaicensis Hassall et Magnus 牙买加链霉菌 / ~ janthinus(Artamonova et Krasil'nikov) Pridham 紫花链霉菌 / ~ japonicus Krasil'nikov 日本链霉菌 / ~ jingdezhensis Tong et Zhu 景德镇链霉菌 / ~ jingyangesis Tao, Yue, Liang et Sang 泾阳链霉菌 / ~ josamycetinus 交沙链霉菌 / ~ jujuy Cataldi et al. 如瑞链霉菌 / ~ kagawaensis Awaya et Hata 香川链霉菌 / ~ kamiharaensis Umezawa et al. 上原链霉菌 / ~ kanamyceticus Okami et Umezawa 卡那霉素链霉菌 / ~ karnatakensis Pinto et Ramasarma 卡纳塔链霉菌 / ~ kashimirensis(Gupta et Chopra) Witt et Stackebrandt 克什米尔链霉菌 / ~ kasugaensis Umezawa et al. 春日链霉菌 / ~ katamurahamanus Kitano 片村滨链霉菌 / ~ katrae Gupta et Chopra 卡特拉链霉菌 / ~ katsurahamanus Kitano 桂滨链霉菌 / ~ kentuckensis (Bart et Carman) Witt et Stackebrandt 肯塔基链霉菌 / ~ keratolyticus Krasit'nikov 溶角质链霉菌 / ~ khandalensis Thirumalachar 可汗达尔链霉菌 / ~ kifunensis Nakagaito et al. 基芬链霉菌 / ~ kimberi(Erikson) Waksman et Henrici 金伯氏链霉菌(肯伯尔氏链霉菌)/ ~ kimberi 肯伯尔氏链霉菌 / ~ kishiwadensis(Shinobu et Kayamura) Witt et Stackebrandt 岸和田链霉菌 / ~ kitasatoensis Hata et al. 北里链霉菌 / ~ kitasawaensis Harada et Tanaka 北泽链霉菌 / ~ kobenensis Okamoto et al. 神户链霉菌 / ~ krainskii (Duche) Pridman et al. 克兰斯基链霉菌 / ~ kunmingensis(Ruan et al.) Goodfellow, Williams et Alderson 昆明链霉菌 / ~ kurssanovii (Preobrazhenskaya et al.) Pridham, Hesseltine et Benedict 库尔萨诺夫链霉菌 / ~ kuwaitinensis Shimi et al. 科威特链霉菌 / ~ labedae Lacey 坏唇链霉菌 / ~ lacertae Dent et Williams 蜥蜴链霉菌 / ~ lactamdurans Stapley et al. 耐内酰胺链霉菌 / ~ lactogriscus Krasil'nikov 乳灰链霉菌 / ~ ladakanum(Hanka et al.) Witt et Stackebrandt 拉达卡链霉菌(拉达卡链轮丝菌,拉达克链轮丝菌)/ ~ ladakanus var. ladakanus Dietz et al. 见 Streptoverticillium ladakanum Hanka et al. / ~ laeteviolaccus Shinobu et Muto 亮紫链霉菌 / ~ lanatus Frommer 羊毛链霉菌 / ~ lasaliensis Bergey et al. 拉沙里链霉菌 / ~ lateritius(Sveshnihova) Pridham, Hesseltine et Benedict 砖红链霉菌 / ~ laurentii Trejo et al. 劳伦链霉菌 / ~ lavendobrunncus Tsugahov et al. 淡紫灰棕褐链霉菌 / ~ lavendofoliae(Kuchaeva et al.) Pridham 淡紫灰叶链霉菌 / ~ lavendograsseris Krasil'nikov 淡紫灰蚕脓链霉菌 / ~ lavendosporus Krasil'nikov 淡紫灰孢链霉菌 / ~ lavenducolor Pridham 薰衣草色链霉菌 / ~ lavendulae 淡紫链霉菌 / ~ lavendulae(Waksman et Curtis) Waksman et Henrici 淡紫灰链霉菌 / ~ lavendulae streptinus Kuchaeva 淡紫灰链素链霉菌 / ~ lavendulae subsp. amiclenomycini Okami et al. 淡紫灰链霉菌解淀粉霉素亚种 / ~ lavendulae subsp. avircus(Kuchaeva et al.) Pridham 淡紫灰链霉菌不抗病亚种 / ~ lavendulae subsp. fuscus Zhang, Xing et Yan 淡紫灰链霉菌褐色亚种 / ~ lavendulae subsp. grasserium(Kuchaeva et al.) Pridham 淡紫灰链霉菌蚕脓亚种 / ~ lavendulae subsp. lavendulae (Waksman et Curtis) Waksman et Henrici 淡紫灰链霉菌淡紫灰亚种 / ~ lavendulae var. brasilicus de Morais et al. 淡紫灰链霉菌巴西变种 / ~ lavendulae var. Chromogenes(Yan et Lu) Yan et al. 淡紫灰链霉菌产色变种 / ~ lavendulae var. fuscus Yan et Zhang 淡紫灰链霉菌褐色变种 / ~ lavendulae var. hainanesis(Yah et Lu) Yan et al. 淡紫灰链霉菌海南变种 / ~ lavendulae var. hypotoxicus Ito et al. 淡紫灰链霉菌低毒变种 / ~ lavendulae var. viridis (Yan et Lu) Yan et al. 淡紫灰链霉菌绿色变种 / ~ lavendularectus(Krasil'nikov et Kuchaeva) Yan et al. 淡紫灰直丝链霉菌 / ~ lavendularectus var. guangsiensis yan et al. 淡紫灰直丝链霉菌广西变种 / ~ lavendulastreptinus Kuchaeva 淡紫灰链素链霉菌 / ~ lavenduligriscus(Rao et al.) Witt et Stackebrandt 淡紫灰色链霉菌 / ~ lavendulocolor(Kutschaeva et al.) Pridham 淡紫色链霉菌 / ~ lavendulohygroscopicus Li 淡紫灰吸水链霉菌 / ~ lazurcus(Krasil'nikov et al.) Pridham 灰青链霉菌 / ~ leishmanii Krasil'nikov et al. 雷氏链霉菌 / ~ lemensis Dietz et al. 莱木链霉菌 / ~ leucophacus Gesheva 亮暗链霉菌 / ~ levis(Gause et al.) Sveshnikova 光滑链霉菌 / ~ levoris(Krasil'nikov et al.) Pridham 制酵母链霉菌 / ~ libani Baldacci et Grein 黎巴嫩链霉菌 / ~ libani subsp. libani Baldacci et Grein 黎巴嫩链霉菌黎巴嫩亚种 / ~ libani subsp. rufus Baldacci et Grein 黎巴嫩链霉菌红黄亚种 / ~ lienomycini(Gause et al.) Gause et Maximova 烯霉素链霉菌 / ~ lieskei (Duche) Krasil'nikov 列斯克链霉菌 / ~ lilaccus Pridham 丁香链霉菌 / ~ lilacinofulvus(Yan et Zhou) Pridham 丁香暗黄链霉菌 / ~ lilacinorectus(Yan et Deng) Yan et al. 丁香直丝链霉菌 / ~ lilacinoverticillatus Yan et Zhang 丁香轮丝链霉菌 / ~ lilacinus var. songjiangensis Zhu et al. 丁香链霉菌松江变种 / ~ lilaeinus (Yan) Witt et Stackebrandt 丁香链霉菌 / ~ limosus Lindenbein 淤泥链霉菌 / ~ lincolnensis Mason, Deilz et DeBoer 林肯链霉菌 / ~ lincolnensis var. lincolnensis Mason, Deilz et DeBoer 林肯链霉菌林肯变种 / ~ lipmanii(Waksman et Curtis) Waksman et Henrici 利波曼链霉菌 / ~ liquefaciens Krasil'nikov 液化链霉菌 / ~ lisandri Bianchi et al. 丽三得利链霉菌 / ~ listeri(Erikson) Waksman et Henrici 见 Nocardiopsis listeri(Erikson) Waksman et Henrici / ~ listeri 李司芯氏链霉菌 / ~ litacinoviolaccus Liu 丁香紫链霉菌 / ~ litmocidini(Ryatova et Preobazhenskaya) Pridham, Hesseltine et Benedict 石蕊杀菌素链霉菌 / ~ litmocolor Krasil'nikov 石蕊色

链霉菌 / ~ litmotinctus Krasil'nikov 石蕊染链霉菌 / ~ litmotinctus subsp. lactis Krasil'nikov 石蕊染链霉菌乳酸亚种 / ~ lividans(Krasil'nikov et al.)Pridham 浅青紫链霉菌 / ~ lividoclavatus (Arai et al.)Enokita et Arai 青紫棒状链霉菌 / ~ lividus Oda et al. 青紫链霉菌(铅紫链霉菌)/ ~ loidensis(Millard et Burr) Waksma **n**. 劳意德链霉菌 / ~ lomondensis var. lomondensis Bergey et Johnson 洛蒙德链霉菌洛蒙德变种 / ~ lomondensis Johnson et Dietz 洛蒙德链霉菌 / ~ londinensis Dennis et al. 郎定链霉菌 / ~ longisporoflavus Waksman 长孢黄色链霉菌(黄色长孢链霉菌)/ ~ longisporolavendulae Kalase et al. 长孢淡紫灰链霉菌 / ~ longispororuber (Krasil'nikov)Waksman 长孢红色链霉菌(红色长孢链霉菌)/ ~ longisporus(Krasil'nikov)Waksman 长孢链霉菌 / ~ longisporus flavus Krasil'nikov 黄灰色长孢链霉菌 / ~ longisporus griscus Krasil'nikov 灰色长孢链霉菌 / ~ longisporus ruber Krasil'nikov 红色长孢链霉菌 / ~ longisporus subsp. griscus(Krassil'nikov) Routien et al. 长孢链霉菌灰色亚种 / ~ longissimus (Krasil'nikov et al.)Waksman 极长链霉菌 / ~ longissimus subsp. ramcus Krasil'nikov et Ruan 极长链霉菌分枝亚种 / ~ longshengensis Yan et al. 龙胜链霉菌 / ~ longwoodensis Prosser et Palleroni 郎伍德链霉菌 / ~ lucensis Arcamone et al. 鲁萨链霉菌 / ~ luminobadius Vinogradova et al. 光栗褐链霉菌 / ~ luridus (Krasil'nikov et al.)Waksman 苍黄链霉菌 / ~ lusitanus subsp. tetracyelini Villax 葡萄牙链霉菌四环亚种 / ~ lusitanus Villax 葡萄牙链霉菌 / ~ luteochromogenes Maeda et al. 藤黄产色链霉菌 / ~ luteocolor Furnnai et Okuda 藤黄色链霉菌 / ~ luteofiuorescens Shinobu 见 Aetinomadura luteofiuorescens(Shinobu) Preobrazhenskaya, Lavrova et Blinov / ~ luteogriscus Schmitz et al. 藤黄灰链霉菌 / ~ luteolo-croecus(Krassil'nikov)Routien et al. 淡橙黄色链霉菌 / ~ luteolus Krasil'nikov 浅藤黄链霉菌 / ~ luteoluteseens(Yan)Pridham 藤黄浅藤黄链霉菌 / ~ luteoretieuli Katoh et ArM 见 Streptoverticillium mobaraense(Nagatsu, et Suzuki) Locci, Baldacci et Petrolini Baldan / ~ luteosporcus Witt et Staekebrandt 藤黄生孢链霉菌 / ~ luteovertieillatus(Shinobu)Witt et Stackebrandt 见 Streptoverticillium luteovertic illatumI / ~ lydicus DeBoer et al. 利迪链霉菌 / ~ lysosuperificus Meiji Seika Kaisha Ltd. 溶表面链霉菌 / ~ lysotoxis Arima 溶毒链霉菌 / ~ macromomyceticus(Chimura) Hamada et Okami 大分子霉素链霉菌 / ~ maculatus(Millard et Burr)Waksman 污斑链霉菌 / ~ madurae(Vincent)Kuhl et Whigham 马杜拉链霉菌(马杜拉枝芽发菌)/ ~ maerosporcus Ettlinger, Cordaz et Hurter 大孢子链霉菌 / ~ maerosporus(Hajek et al.) Goodfellow, Laeey et Todd 大孢链霉菌 / ~ malachiticus(Kudrina, Preobrazhenskaya et Ryabova)Pridham et al. 孔雀石(绿)链霉菌 / ~ malachitofuscus Preobrazhenskaya et Terekhova 孔雀石褐链霉菌 / ~ malachitofuscus subsp. downeyi Liu et al. 孔雀石褐链霉菌道尼亚种 / ~ malachitospinus Gause et al. 孔雀石刺链霉菌 / ~ malaehitoreetus(Preobrazhenskayia, Maksimova et Blinov) Pridham et al. 孔雀石直丝链霉菌 / ~ malayensis MeBride et al. 马来亚链霉菌 / ~ malenconii 梅兰康氏链霉菌 / ~ mannitorapidus Krasil'nikov 甘露醇快链霉菌 / ~ marginatus(Millard et Buut) Waksman 边缘链霉菌 / ~ mariensis Soeda 玛里链霉菌 / ~ marin01imosu ~(ZoBell et Upham)Pridham et al. 海泥链霉菌 / ~ marinensis Ellaiah et Sambamurthy 海洋链霉菌 / ~ marinus(Ellaiah et Sambamurthy)Waksman 海链霉菌 / ~ marisnigri Preobrazhenskaya, Maksimova et Blinov 黑海链霉菌 / ~ mashuensis(Sawazki et al.) Witt et Stackebrandt 马书链霉菌 / ~ massassporcus Shinobu et Kawato 堆孢链霉菌 / ~ matensis Margalith, Beretta et Timbal 马特链霉菌 / ~ matensis subsp. vincus Omura et al. 马特链霉菌酒色亚种 / ~ mauvecolor Okami et Umezawa 苯胺紫链霉菌(锦葵色链霉菌)/ ~ mediocidicus Okami et al. 中杀菌素链霉菌 / ~ mediocidicus subsp. Multiverticillatus(Seino et Spalla) Seino et Akasaki 中杀菌素链霉菌多轮生亚种 / ~ mediolani Arcamone et al. 梅玖兰链霉菌 / ~ mediterranei Margalith et Beretta 见 Amycolatopsis mediterranei (Margalith et Beretta) Lechevalier et al. / ~ megasporus(Gause et al.)Agre 孢链霉菌 / ~ melanochromogenes Cai et al, 产黑色链霉菌(黑色产色链霉菌)/ ~ melanocyclus(Merker) Waksman et Henrici 黑旋链霉菌(黑旋微球菌,黑旋诺卡氏菌)/ ~ melanocyclus subsp. roseochromogeries(Jensen)Waksman et Henrici 黑旋链霉菌玫瑰产色亚种 / ~ melanocyelus subsp. purpeochromogenes (Waksman et Curtis) Waksman 黑旋链霉菌绛红产色亚种 / ~ melanoeyclus subsp. erythrochromogenes Krainsky)Waksman et Henrici 黑旋链霉菌暗红产色亚种 / ~ melanoferus Krasil'nikov 生黑链霉菌 / ~ melanogenes Sugawara et Onuma 产黑链霉菌 / ~ melanolutcus Krasil'nikov 黑藤黄链霉菌 / ~ melanosporofaciens Arcamone et al. 生黑孢链霉菌 / ~ melanosporus Krasil'nikov 见, Micromonospora rnelanospora (Krainsky) Baldaceiet Loeci / ~ melanovinaecus Tomita et al. 黑酒红链霉菌 / ~ mellaecus, Z hakova et al. 蜜味链霉菌 / ~ mellinus Maksimova et al. 蜜色链霉菌 / ~ metaehromogenes Bush 间产色链霉菌 / ~ mexicanus(Boyd et Crutchfield) Dodge 墨西哥链霉菌 / ~ micetomae Krasil'nikov 足枝菌病链霉菌(足菌病链霉菌)/ ~ michiganensis subsp. amylolyticus Cassinelli et al. 密执安链霉菌溶淀粉亚种 / ~ microaurcus (Yan et al.) Yan et al. 小金色链霉菌 / ~ microflavus(Krainsky) Waksman et Henrici 细黄链霉菌 / ~ microflavus subsp. antibioticus Krainsky 细黄链霉菌抗生素亚种 / ~ microsporcus Ezaki et al. 小孢子链霉菌 / ~ microsporus(Yan) Pridham 小孢链霉菌 / ~ miehiganensis Corbaz et al. 密执安链霉菌 / ~ miharaensis(Niida) Shomura et al. 三原链霉菌 / ~ mineaccus Ruschmann 危害链霉菌 / ~ minimus Waksman et Henrici 最小链霉菌 / ~ minoensis (Nishimura et al.) Nishimura 美浓链霉菌 / ~ minutiscleroticus (Thirumalachar) Pridham 微菌核链霉菌(细小菌核链霉菌,微菌核钦氏菌)/ ~ mirabilis(Ruschmann) Cudrina 奇异链霉菌 / ~ misakiensis Nakamura 三崎链霉菌 / ~ misawanensis(Sezaki et al.) Hamada et Okami 三泽链霉菌 / ~ misionensis Cercos et al. 米修链霉菌 / ~ mitakaensis Arai et al. 三鹰链霉菌 / ~ mobaraenMs (Kuto et al.) Witt et Stacke brandt 茂原链霉菌 / ~ moderatus Rcusser 温和链霉菌 / ~ monilifetus Krasil'nikov 生念珠链霉菌 / ~ monomycini Gause et al.) Gause et Terekhova 单霉素链霉菌 / ~ morookaensis(Niida et al.), Witt et Stackebrandt 见 Streptoverticillium morookanese(Locci et Schofeild) Locci / ~ multifidus(Krasil'nikov) Pridham et al. 多裂链霉菌 / ~ multispiralis Yamamoto et al. 多旋链霉菌 / ~ murinus Frommer 鼠灰链霉菌 / ~ musae Yan et Kuang 香蕉链霉菌 / ~ mutabilis(Preobrazhenskaya et Ryabova) Pridham, Hesseltine et Benedict 易变链霉菌 / ~ mutabilis var. thiostreptoni Rudaya et Bychkovo 易变链霉菌硫链菌素变种 / ~ mutomycini(Gause et al.) Gause et Maximova 突变霉素链霉菌 / ~ mycarofaciens Shomura et Niida 生米卡链霉菌 / ~ mycarofaciens var. sichuanensis Yan et al. 生米卡链霉菌四川变种 / ~ mycolyticus Krasil'nikov 溶霉菌链霉菌 / ~ mycopressoris Krasil'nikov 抑分枝菌链霉菌 / ~ myxogenes Shonura et Niida 产黏液链霉菌 / ~ naganishii(Yamaguchi et Saburi) Naganishi 趾长西氏链霉菌 / ~ nagasakiensis Otani et al. 长崎链霉菌 / ~ nanchangensis Yan et Ouyang 南昌链霉菌 / ~ nanieoaensis Taguchi et al. 纳尼科链霉菌 / ~ naphteutilis Zenova et Krasil'nikov 萘利用链霉菌 / ~ naraensis Okuda et al. 奈良链霉菌 / ~ narbonensis Corbaz et al. 那波链霉菌 / ~ narbonensis subsp. josamyeeticus Umezawa et Osono 那波链霉菌交沙霉素亚种 / ~ nashvillensis McVeigh et Reyes 纳士维尔链霉菌 / ~ natalensis Struyk et al. 纳塔尔链霉菌 / ~ nawachiensis Taguchi et al. 纳瓦其链霉菌 / ~ neohygroscopicus Shokita et Arai 新吸水链霉菌 / ~ neohygroscopicus subsp. globomyceticus Shokita et Arai 新吸水链霉菌球霉素亚种 / ~ nephtigulosus Zenova et Krasil'nikov 春石油链霉菌 / ~ neschezadimenski Krasil'nikov 耐氏链霉菌 / ~ netropsis(Finlay et Sobin) Witt et Staekebrandt 纺锤链霉菌 / ~ neyagawaensis Yamamoto et al. 根矢链霉菌(贺和链霉菌)/ ~ nicollei Brumpt 尼高洛氏链霉菌 / ~ nidularis Krasil'nikov 构巢链霉菌 / ~ nidulosus Krasil'nikov 筑巢链霉菌 / ~ nigellus Prokop 微黑链霉菌 / ~ nigellus subsp. africanus Huang 微黑链霉菌非洲亚种 / ~ niger (Thirumalachar) Goodfellow, Williams et Alderson 黑色链霉菌 / ~ niger-aromaticus Berestnev 芳香黑色链霉菌 / ~ nigreseens(Sveshnikova) Pridham, Hesseltine et Benedict 变黑链霉菌(变黑钦氏菌)/ ~ nigriaromaticus Krasil'nikov 黑芳香链霉菌 / ~ nigrifaeiens Waksman 生黑链霉菌 / ~ nigrifieans(Wollenweber) Yan et al. 黑化链霉菌 / ~ nigriviolacefis Krasil'nikov 黑紫链霉菌 / ~ nigriviridis Krasil'nikov 黑绿链霉菌 / ~ nigrogriseolus(Yan et Zhou) Pridham 黑浅灰链霉菌 / ~ nigroviolens Yah et Zhang 黑微紫链霉菌 / ~ nitrificans Sehatz et al. 见 Nocardia nitrificans (Schatz et al.) Hirsch / ~ nitrohostilis Krasil'nikov 硝敌链霉菌 / ~ nitrosporcus Okami 硝孢链霉菌 / ~ nitrosporeus 硝孢链霉菌 / ~ nivcus Smith et al. 雪白链霉菌 / ~ niveoruber Ettlinger, Corbaz et Hutter 雪白红链霉菌 / ~ niveus 雪白链霉菌 / ~ nobilis(Baldacci) Baldacci, Locci et Farina 高贵链霉菌 / ~ noboritoensis Isono et al. 登户链霉菌 / ~ nodosus Trejo 结节链霉菌 / ~ nodosus subsp. asukaensis Omura et al. 结节链霉菌飞鸟亚种 / ~ nogalater Bhuyan et Dietz 黑胡桃链霉菌 / ~ nogalater var. nogalater Bhuyan 黑胡桃链霉菌黑胡桃变种 / ~ nojiriensis Ishida et al. 野尻链霉菌 / ~ nondiastaticus(Krainsky) Waksman 无淀粉酶链霉菌 / ~ norbonensis Corbaz et al. 那波链霉菌 / ~ noursei Brawn et al. 诺尔斯氏链霉菌 / ~ noursei var. jenensis Dornberger et al. 诺尔斯链霉菌耶纳变种 / ~ noursei var. xichangensis Chen et al. 诺尔斯链霉菌西昌变种 / ~ novaecaesareae(Waksman et Curtis) Waksman et Henrici 新凯撒链霉菌 / ~ novoguineensis Iwasa et al. 新几内亚链霉菌 / ~ novoverticillus Tsuruoka et al. 新轮生链霉

菌(新轮丝链轮丝菌)/ ~ ochraceiscleroticus Pridham 赭黄菌核链霉菌(赭黄菌核钦氏菌)/ ~ ochraceoverticillatus Yan et Zhang 赭黄轮丝链霉菌(赭黄轮丝链轮丝菌)/ ~ ochroleucus Neukirch 赭白链霉菌 / ~ odontolyticus Bisset 溶齿链霉菌 / ~ odoratus Krasil'nikov 樟味链霉菌 / ~ odorifer(Rullmann)Waksman et Lechevalier 土味链霉菌(土味诺卡氏菌)/ ~ ogaebsus Nagatsu et Suzuki 奥加链霉菌 / ~ ogaensis Nagatsu et Suzuki 相贺链霉菌 / ~ oidiosporus(Krasil'nikov)Waksman 裂生孢链霉菌 / ~ ligocarbophilus Lantzschl 寡嗜碳橄榄色硬膜链霉菌 / ~ olivaccus (Waksman) Waksman et Henrici 橄榄链霉菌 / ~ olivaceoviridis (Preobrazhenskaya et Ryabova) Pridham, Hesseltine et Benedict 橄榄绿链霉菌 / ~ olivarius Kuchaeva et al. 微橄榄链霉菌 / ~ olivobrunncus Krasil'nikov 橄榄棕褐链霉菌 / ~ olivoceiscleroticus Pridham 橄榄菌核链霉菌(橄榄黄链霉菌)/ ~ olivochromoferus Krasil'nikov 橄榄生色链霉菌 / ~ olivochromogenes(Waksman) Waksman et Henrici 橄榄产色链霉菌 / ~ olivochromogenes 产橄榄色链霉菌 / ~ olivochromogenes subsp. cytovirinus Back et Stack 橄榄生色链霉菌胞病毒亚种 / ~ olivocinercus Krasil'nikov 橄榄烬灰链霉菌 / ~ olivocyancus Krasil'nikov 橄榄蓝链霉菌 / ~ olivofulvus Krasil'nikov 橄榄暗黄链霉菌 / ~ olivogriscus Ohada et al. 橄榄灰链霉菌 / ~ olivolatus Krasil'nikov 近橄榄链霉菌 / ~ olivoniger Krasil'nikov 橄榄黑链霉菌 / ~ olivoreticuli(Arai et al.) Witt et Stackebrandt 橄榄网状链霉菌 / ~ olivoreticuli Subsp. cellulophilus Locci et Schofield 见 Streptoverticillium olivoreticulum subsp cellulophilum(Locci et Schofield) Locci / ~ olivovariabilis Rudaya et al. 橄榄变异链霉菌 / ~ olivoverticillatus(Shinobu)Witt et Stackebrandt 橄榄轮丝链霉菌(见 Streptoventicillium olivoverticillatum) / ~ olivoviridis(Kuchayeva et al.)Pridham 橄榄绿链霉菌 / ~ omelianski Artamonova et Krasil'nikov 奥氏链霉菌 / ~ omiyaensis Umezawa et Okami 大宫链霉菌 / ~ orchidaccus Krasil'nikov 兰花链霉菌 / ~ orientalis Pittenger et Brigham 东方链霉菌 / ~ orinoci(Cassinelli et al.)Witt et Stacke brandt 奥里诺科链霉菌 / ~ ornatus Calot et Cercos 装饰链霉菌 / ~ ostreogriscus(Glaxo Lab)Whitfield et al. 蛎灰链霉菌 / ~ owasiensis Nozaki et al. 尾鹫链霉菌 / ~ pactum Bhuyan, Deitz et Smith 密旋链霉菌 / Streptomyce's pactum var. pactum Bhuyan et al. 密旋链霉菌密旋变种 / ~ padanus Baldacci et al. 稠李链霉菌 / ~ pallidus Rcusser 苍白色链霉菌 / ~ palloris Krasil'nikov 苍白链霉菌 / ~ palmatus Krasil'nikov 棕榈链霉菌 / ~ panayensis Hasegawa et al. 帕奈链霉菌 / ~ panjae 潘嘉氏链霉菌 / ~ paracochleatus Nakagaito, Yokota et Hasegawa 类螺旋空菌丝链霉菌 / ~ paradoxus Goodfellow, Williams et Alderson 稀奇链霉菌 / ~ paraffinorapidus Zenova et Krasil'nikov 石蜡快速链霉菌 / ~ paraguayensis(de Almeida et Waksman)Witt et Stackebrandt 巴拉圭链霉菌 / ~ paraguayensis 巴拉圭链霉菌 / ~ parvisporogenes Locci, Baldacci et Petrofini BaldaD Witt et Stackebrandt 产小孢链霉菌 / ~ parvullus Waksman et Gregory 微小链霉菌(小小链霉菌)/ ~ parvus(Krainsky)Waksmanet Henrici 小链霉菌(小诺卡氏菌)/ ~ parvus 小链霉菌 / ~ parvuUus var. chlorogenes Yakaleva 微小链霉菌产色变种 / ~ paucidiastaticus Fungner et Bradler 寡淀粉酶链霉菌 / ~ paucisporogenes Hagemann, Nomine et Penasse 寡产孢链霉菌 / ~ paulus(Laborde et al.)Dietz 保罗斯链霉菌 / ~ pelletieri 佩利特尔氏链霉菌 / ~ pentaticus Umezawa et Tanaka 五霉素轮丝链霉菌(五霉素轮丝链轮丝菌)/ ~ pentaticus var. jenensis Fungner et Bradler 五霉素轮丝链轮丝菌耶纳变种 / ~ peptidofaciens Uwajima et al. 生肽链霉菌 / ~ peruviensis Rhone-Poulenc Co. 秘鲁链霉菌 / ~ peucetius Grein et al. 波赛链霉菌 / ~ peucetius subsp. aurcus Farmitalia 波赛链霉菌金黄亚种 / ~ peucetius subsp. caesius (Camerino) Arcamone et al. 波赛链霉菌青灰亚种 / ~ peucetius subsp. carminata Farmitalia 波赛链霉菌洋红亚种 / ~ peucetius suhsp, carncus Farmitalia 波赛链霉菌肉质亚种 / ~ peUetieri(Laveran)Waksmans et Henriei 见 Aetinomadura pelletieri(Laveran)Leehevalier et Leehevalier / ~ phaeochromogenes(Conn) Waksmam et Henrici 暗产色链霉菌 / ~ phaeochromogenes 产褐色链霉菌 / ~ phaeochromogenes var. chloromyceticus Okami 暗产色链霉菌氯霉素变种 / ~ phaeochromogenes var. ikaruganensis Sakai 暗产色链霉菌斑鸠变种 / ~ phaeofaciens Maeda et al. 生暗链霉菌 / ~ phaeopurpurcus Shinobu 暗绛红链霉菌 / ~ phaeoverticillatus subsp. takatsukiensis Kanda 暗色轮丝链霉菌高规亚种(暗色轮丝链轮丝菌高规亚种)/ ~ phaeoviridis Shinobu 暗绿链霉菌 / ~ phage 链霉菌属噬菌体 / ~ pharmaensis Murty et Ellaiah 法尔马链霉菌 / ~ phenotolerans Krasil'nikov 耐酚链霉菌 / ~ piedadensis(Laveran)Waksman 皮达德链霉菌(皮达德诺卡氏菌)/ ~ pijperi(Castellani et Chalbers)Sartory et Bailly 皮氏链霉菌 / ~ pilosus Ettlinger, Corbaz et Hutter 毛链霉菌 / ~ piloviolofuscus Yan et Zhang 毛紫褐链霉菌 / ~ pimprina Thirumalaehar 平普里链霉菌 / ~ pingyangensis 平阳链霉菌 / ~ piomogenes Ishyama et al. 产皮欧霉素链霉菌 / ~ pl(trichromogenes Krasil'nikov 多色产色链霉菌 / ~ platensis var. streptozotociticus Li, Xie, Lin et al. 普拉特链霉菌链佐菌素变种 / ~ platensis subsp. malvinus Furumai et Okuda 普拉特链霉菌锦葵素亚种 / ~ plicatus(Parke et al.)Pridham, Hesseltine et aBeriedict 褶(皱)链霉菌 / ~ plicatus var. puanensis Yan et Zhang 褶皱链霉菌普安亚种 / ~ plumbcus(Zeganov et al.)Sakai et Park 铅链霉菌 / ~ pluricolor(Berestnew)Krasil'nikov 多色链霉菌 / ~ plurieolorescens Okami et Umezawa 浅多色链霉菌 / ~ pneumonicus. Krasil'nikov 抗肺炎链霉菌 / ~ pneumonicus Barashkova et al. 抗肺炎链霉菌 / ~ pneumonicus var. altamicus Barashkov et al 抗肺炎链霉菌阿尔泰变种(肺的链霉菌阿尔泰变种,肺炎链霉菌阿尔泰变种)/ ~ polycarbophilus Li et al. 嗜多碳链霉菌 / ~ polychromogenus Hagemann, Permsse et Teillon 多产色链霉菌 / ~ polychromogenus subsp. arenicolus Enokita et Arai 多产色链霉菌沙色亚种 / ~ polycolor Krasil'nikov 多颜色链霉菌 / ~ polyetherinus Krasil'nikov 多醚链霉菌(多醚菌素链霉菌)/ ~ pontae Krasil'nikov 庞塔链霉菌 / ~ poolensis(Taubenhaus) Waksman et Henrici 普洛链霉菌 / ~ poonensis(Thirumalachar)Pridham 普思链霉菌(普思钦氏菌菌)/ ~ praecox(Millard et Burr)Waksman 早期链霉菌 / ~ praefecundus Millard et Burr 先孕链霉菌 / ~ prasinopilosus Ettlinger, Corbaz et Hutter 葱绿毛链霉菌 / ~ prasinosporus Tresner, Hayes et Baekus 葱绿孢链霉菌 / ~ prasinus Ettlinger, Corbaz et Hutter 葱绿链霉菌 / ~ pretorianus(Pijper et Pullinger)Nannizzi 比勒陀利亚链霉菌 / ~ primycini Szabe et al. 伯霉素链霉菌 / ~ pristinaespiralis Nancy, Ninet et Preud'homme 始旋链霉菌 / ~ propionicus Buchanan et Pire 丙酸链霉菌 / ~ propurpuratus Shinobu et Kanda 原绛红链霉菌 / ~ proteinase measurement 链霉菌属蛋白酶测量 / ~ proteolyticus Krasil'nikov 溶蛋白链霉菌 / ~ prunicolor(Ryabova et Preobrazhenskaya) Pridham, Hesseltine et Benedict 李色链霉菌 / ~ prunicolor var. solubilis Yan et Zhang 李色链霉菌可溶变种 / ~ prunigriseolus Hussein et Gammal 李色浅灰链霉菌 / ~ prunihygroscopicus Li 李色吸水链霉菌 / ~ pruniniger(Yan et Zhang)Yan et al. 字黑链霉菌(李黑色链霉菌)/ ~ pruniniger var. fuscus(Yan et Zhang)Yan et al. 李黑链霉菌褐色变种 / ~ prunispiralis Yan et Zhang 李色螺旋链霉菌 / ~ pruniviolaccus Krasil'nikow 李紫链霉菌 / ~ psammoticus Virgilio et Hengeller 沙链霉菌 / ~ pseudoalbus Krasil'nikov 假白链霉菌 / ~ pseudoechinosporcus Goodfellow, Williamset Aiderson 假刺孢链霉菌(灰小荚孢囊菌)/ ~ pseudofradiae Krasil'nikov 假弗氏链霉菌 / ~ pseudogriseolus Okami et Umezawa 假浅灰链霉菌 / ~ pseudogriseolus subsp. glucofermentans Nishimura et Oisuka 假浅灰链霉菌葡糖发酵亚种 / ~ pseudogriseolus subsp. irimotensis Iwasa et al, 假浅灰链霉菌人茂亚种 / ~ pseudolavendulae Kuchaeva et al, 假淡紫灰链霉菌 / ~ pseudolysogenicus Rudaya et al. 假溶原链霉菌 / ~ pseudonecrophorus (Harris et Brown) Prevot 假坏死链霉菌 / ~ pseudovenezuelae (Kuchaeva et al..)Pridham 假委内瑞拉链霉菌 / ~ pseudovertieillus Okami et Hamada 假轮枝链霉菌 / ~ ptatensis(Rittenger et Gottlieb) Tresner et Backus 普拉特链霉菌 ~ platensis subsp. clarensis Dietz 普拉特链霉菌克拉尔亚种 / ~ puleher Routien 美好链霉菌 / ~ pulveraecus Shibata et Nakazawa 粉末链霉菌 / ~ pulveraecus subsp. fostrcus Tunae et al, 粉末链霉菌培育亚种 / ~ puniccus(Finlay etSobin)Finley et al. 见 ~ griscus subsp. purpurcus Burkholder et al. / ~ puniceus 紫红链霉菌 / ~ puniecus Finley et Sobin 榴红链霉菌 / ~ purpeochromogenes(Waksman et Curtis) Waksman et Henrici 见 Micromonospora purpureochromogenes(Waksmanet Curtis)Luedemann / ~ purpeochromogenes 产紫色链霉菌 / ~ purpeofuscus var. acoagulans Shibata et al. 绛红褐链霉菌不凝变种 / ~ purpeofuscus Yamaguchiet Saburi 绛红褐链霉菌 / ~ purpuracens Lindenbein 血浅绛红链霉菌 / ~ purpurcus(Matsumae .et Hada)Goodfellow, Williams'et Alderson 绛红链霉菌 / ~ pUrpurogeniselerottcus Pridham 成紫硬块链霉菌(成紫硬块钦氏菌)/ ~ putrificus Nikolaieva 腐化链霉菌 / ~ pyridogriscus Nii et al. 吡啶灰色链霉菌 / ~ pyridomyeeticus Okami et Umezawa 吡啶霉素链霉菌 / ~ qingfengmyeeticus SAALMSIPP 庆丰霉素链霉菌 / ~ qinghaihuensis Yan et Deng 青海湖链霉菌 / ~ rabiatus(Namyslowski)Mfiller 放射链霉菌 / ~ rabuseulus. Krasil'nikov 剩余链霉菌 / ~ raeemoehromogenus Sugai 穗产色链霉菌 / ~ raeemosus Grein 穗状链霉菌 / ~ raffinosus(KrasiI'nikov)Pridham 棉籽糖链霉菌 / ~ ramcus(Okami et al.)Shibata 枝链霉菌 / ~ ramnaii Bhuiyan et Ahmad 腊穆那链霉菌 / ~ ramulosus Ettlinger et al. 小枝链霉菌 / ~ ramulus Krasil'nikov 微枝链霉菌 / ~ rangoon (Erikson)Pridham, Hesseltine et Benedict 仰光链霉菌(仰光诺卡氏菌)/ ~ ravidus(Krasil'nikov)Sehsal et al. 近灰链霉菌 / ~ ravulus Krasil'nikov 小灰链霉菌 / ~ ravus Krasil'nikov 淡灰链霉菌 /

~ recifensis(Gonealves de Lima et al.)Falcaode Morais et al. 累西菲链霉菌 / ~ rectus subsp. bruncus (Krasil'nikov)Pridham et al. 直丝链霉菌红色亚种 / ~ rectus subsp. proteolytivus Kikkoman-Shuyo Co.直丝链霉菌解蛋白亚种 / ~ reetilavendulae Mitsksvieh et al. 直丝淡紫灰链霉菌 / ~ reetilavendulae var. pentaenicus Mitsksvich et al 直丝淡紫灰链霉菌五烯变种 / ~ reetiviolaccus Gause et al. 直丝紫链霉菌 / ~ refuincus Berger etal. 回头链霉菌 / ~ refuincus subsp. thermotolerans(Berger et al.)Tendler et Korman 回头链霉菌耐热亚种 / ~ regalis Rcusser 王家链霉菌 / ~ regensis Gupta, Sobti et Chopra 雷格键霉菌 / ~ resistomycificus(Shomura et al.)Lindenbein 拒霉素链霉菌(抗霉素链霉菌)/ ~ resistomyciticus 抗霉素链霉菌 / ~ reticuli(Waksman' et Curtis) Waksman et Henrici 网状链霉菌 / ~ reticuli 网链霉菌 / ~ reticuli var. latumcidicus Sakagami et al. 网状链霉菌拉杜杀菌素变种 / ~ reticuli var. protomycicus Sugawara et al. 网状链霉菌原霉素变种 / ~ retrostaticus Nishio et al. 制逆转链霉菌 / ~ rhodesianum Higashide et al. 罗得西亚链霉菌 / ~ rhodnii(Erikson) Pridham et al. 椿象链霉菌(昆虫诺卡氏菌)/ ~ riasensis Gupta et Chopra 里亚斯链霉菌 / ~ ribosidificus Shomura et Niida 核糖苷链霉菌 / ~ rimosus Sobin, Finlay et Kane 龟裂链霉菌 / ~ rimosus 龟裂链霉菌(土霉素链霉菌)/ ~ rimosus f. panosialinus Aoyagi et al. 泛涎型龟裂链霉菌 / ~ rimosus subsp. paromomycinus Coffey et al. 龟裂链霉菌巴龙霉素亚种 / ~ rimosus subsp. rimosus Sobin, Finlay et Kane 龟裂链霉菌龟裂亚种 / ~ rishiriensis Kawaguchi et al. 利尻链霉菌 / ~ rivierei(Verdun)Brumpt 利维叶氏链霉菌 / ~ robcus Krasil'nikov et Vinogradova 褐棕链霉菌 / ~ robefuscus(Krasil'nikov et Winogradova)Pridham 略红褐链霉菌 / ~ robustrus Krasil'nikov et Vinogradova 强壮链霉菌 / ~ rochei (Berger, Jampolsky et Goldberg) Gause et al. 娄彻链霉菌 / ~ rochei subsp. volubisis Higashide et al. 娄彻氏链霉菌旋卷亚种 / ~ rochei var. hilamyeeticus Umezawa 娄彻氏链霉菌喜霉素变种 / ~ roctiverticillatus(Krasil'nikov et Ruan)Witt et Stackebrandt 直轮丝链霉菌(直轮丝链轮丝菌)/ ~ rosa Rcusser 玫瑰花链霉菌 / ~ rosa subsp. notoensis Tanaka et al. 玫瑰花链霉菌能登亚种 / ~ roscus(Krainsky)Pridham, Hesseltine et Benedict 玫瑰色链霉菌 / ~ rosebrunncus Krasil'nikov 玫瑰棕褐链霉菌 / ~ roseiscleroticus Pridham 玫瑰菌核链霉菌 / ~ roseo / lavus var. tauricus Kruglyak et al. 玫瑰黄链霉菌公牛变种 / ~ roseoalutaccus(Yan et Deng)Yan et al. 玫瑰皮黄链霉菌 / ~ roseoaurantius Yan et Zhang 玫瑰橙链霉菌 / ~ roseocastancus(Yan et Deng)Yan et al. 玫瑰栗色链霉菌 / ~ roseochromogenes(Jensen)Waksman et Henrici 玫瑰产色链霉菌 / ~ roseochromogenes subsp. albocyclini Furumai et Okuda 玫瑰产色链霉菌白环菌素亚种 / ~ roseochromogenes var. albocyclini Furumai et Okuda 玫瑰产色链霉菌白环菌素变种 / ~ roseochromogenes 产玫瑰色链霉菌 / ~ roseocinercus Furumai, Nagahama et Okuda 玫瑰烬灰链霉菌 / ~ roseodiastaticus(Duche) Waksman 玫瑰淀粉酶链霉菌 / ~ roseoeitrcus Kata 玫瑰桔链霉菌 / ~ roseoflavus(Arai)Gauseet al. 玫瑰黄链霉菌 / ~ roseoflavus var. jenensis Schlegel et al. 玫瑰黄链霉菌耶纳变种 / ~ roseofulvus(Preobrazheskaya)Pridham, Hesseltine et Benedict 玫瑰暗黄链霉菌 / ~ roseofuscus(Yan et Deng)Yan-et al. 玫瑰褐链霉菌 / ~ roseogilvus Krasil'nikov 玫瑰褐黄链霉菌 / ~ roseogriscus (Yan et Zhou)Routien et al. 玫瑰灰链霉菌 / ~ roseogriseolus Yan et Zhou 玫瑰浅灰链霉菌 / ~ roseolilacinus(Preobrazhenskaya et Sveshnikova)Pridham, Hesseltine et Benedict 玫瑰丁香链霉菌 / ~ roseolus (Preobrazhenskaya et Sveshnikova) Pridham, Hesseltine et Benedict 浅玫瑰链霉菌 / ~ roseolutcus Bessell 玫瑰藤黄链霉菌 / ~ roseorubens Yan et Zhang 玫瑰变红链霉菌 / ~ roseospinus Suzuki et al. 玫瑰刺链霉菌 / ~ roseosporus Falcao de Morais et Dana Maia 玫瑰孢链霉菌 / ~ roseovariabilis Yan et Zhang 玫瑰变异链霉菌 / ~ roseoverticillatus var. albospora Thirumalachar et al. 玫瑰轮丝链轮丝菌白孢变种 / ~ roseoverticillatus(Shinobu)Witt et Stackebrandt 玫瑰轮丝链霉菌(玫瑰轮丝链轮丝菌)/ ~ roseoviolaccus(Sveshnikova)Pridham, Hesseltine et Benedict 玫瑰紫链霉菌 / ~ roseovirens(Yan et Deng)Yan et al. 玫瑰绿链霉菌 / ~ roseoviridis Preobrazhenskaya)Pridham, Hesseltine et Benedict 玫瑰绿链霉菌 / ~ roseovirido(uscus Zhang et al. 玫瑰绿褐链霉菌 / ~ ru(ochromogenes Nancy et al. 红黄产色链霉菌 / ~ ru(ulus Krasil'nikov 浅红黄链霉菌 / ~ rubellomurinus Iguchi et al. 微红鼠灰链霉 / ~ rubellomurinus subsp. indigoferus Iguchi et al. 微红鼠灰链霉菌生靛亚种 / ~ ruber subsp: bobili(Waksman et Curtis) Waksman et Henrici 红色链霉菌包比利亚种 / ~ ruber subsp. Albosporcus(Krainsky)Waksman etHenrici 红色链霉菌白孢亚种 / ~ ruber subsp. erythrcus Krasil'nikov 红色链霉菌红色亚种 / ~ ruber subsp. roseodiastaticus(Duche)Krasil'nikov 红色链霉菌玫瑰淀粉酶亚种 / ~ rubescens(Jarach)Umezawa et al 浅红链霉菌 / ~ rubicolor Jiang et al 红玉色链霉菌 / ~ rubiginosohelvolus(Kudrina)Pridham, Hesseltine et Benedict 锈赤蜡黄链霉菌 / ~ rubiginosus (Preobrazhenskaya, Blinov et Ryabova)Pridham, Hesseltine et Benedict 赤虹链霉菌 / ~ rubradiris Krasil'nikov 赤虹链霉菌 / ~ rubrireticuli var. pimprina Thirumalachar et al. 红网链霉菌平普里变种 / ~ rubrireticuli 红网链霉菌 / ~ rubrireticuli Waksman 红网链霉菌 / ~ rubrocyancus 'Krasil'nikov et al. 红蓝链霉菌 / ~ rubrogriscus(Yan) Terekhova 红灰链霉菌 / ~ rubrolavendulae (Yan)Pridham et al,红淡紫灰链霉菌 / ~ rubroverticillatus Yan 红轮丝链霉菌(红轮丝链轮丝菌)/ ~ rutgersensis subsp. rutgersensis ~(Waksman et Curtis)Waksmanet Henrici 鲁地链霉菌鲁地亚种 / ~ rutgersensis(WaksmanetCurtis)Waksman et Henrici 鲁地链霉菌(鲁特格斯链霉菌)/ ~ rutgersensis subsp. castelarensis Cercos 鲁地链霉菌卡斯泰拉亚种 / ~ rutgersensis var. flavoIuscus Zhang et al. 鲁地链霉菌黄褐变种 / ~ rutilosus Krasil'nikov et al. 黄红链霉菌 / ~ rutilus Krasil'nikov 深黄红链霉菌 / ~ ryensis Satoh 黑麦链霉菌 / ~ saburralis Krasil'nikov 舌苔链霉菌 / ~ saganonensis Enokita et 嵯峨根链霉菌 / ~ sahachiroi Hata et al. 左八郎链霉菌 / ~ sakaiensis Fujii et al. 坂井链霉菌 / ~ salmoneosporus Yan 鲑孢链霉菌 / ~ salmonicida Rucker 杀鲑链霉菌 / ~ salmonicolor Yan 鲑色链霉菌 / ~ salvati(Langeron) Krasil'nikov / ~ sampsonii(Millard et Burr)Waksman 桑氏链霉菌 / ~ sanfelicci Krasit'nikov 桑费利斯链霉菌 / ~ sanguincus Lindner et al. 血红链霉菌 / ~ sannanensis Iwasaki, Itoh et Nri 山南链霉菌 / ~ sapporonensis Sakai et Myoshi 见 Streptoverticillium sapporonense(Loocci et Schofield)Locci / ~ saprophytus(Casperini)Loeffler 腐生链霉菌 / ~ saraceticus Berger et al. 萨腊赛链霉菌 / ~ sayamaensis Arishima et al. 佐山链霉菌 / ~ scabies(Thaxter) Waksman et Henrici 疮痂病链霉菌 / ~ scabies 疥链霉菌 / ~ scabies subsp. clafiver(Millard et Burr)Waksman 疮痂病链霉菌钉斑亚种 / ~ scabies subsp. spiralis(Millard et Burr)Waksman 疮痂病链霉菌螺旋亚种 / ~ scabies var. achromogens Elesamy et Szabo 疮痂病链霉菌不产色变种 / ~ sClerogranulatus Shimazu et Yonehara 菌核粒链霉菌 / ~ sclerotialus Pridham 小菌核链霉菌 / ~ semiensis Ito et al. 赛米(蝉)链霉菌 / ~ senoensis(Kanda et al.) Kanda, Asano et Shinobu 懒野链霉菌 / ~ septatus(Prokop)Witt et Stackebrandt / ~ septatus(Prokop)Witt et Stackebrandt 槽膈链霉菌(横隔链轮丝菌)/ ~ setonii(Millard et Burr)Waksman 西唐氏链霉菌 / ~ setosus Krasil'nikov 刚毛链霉菌 / ~ shincomycini Krasil'nikov 山科霉素链霉菌 / ~ shiodaensis Katagiri et al. 盐田链霉菌 / ~ shirahamaensis Ishida et al. 白滨链霉菌 / ~ showdoensis Nishimura et al. 焦土(晓多)链霉菌 / ~ siciliae Wollenweber et al. 西西里链霉菌 / ~ sindenensis Nakazawa et Fujii 仙台链霉菌 / ~ sino-roseocincus Yan et Zhang 中国玫瑰灰烬链霉菌 / ~ sioyaensis(Nishimura)Nishimura et al. 盐屋链霉菌 / ~ sioyaensis subsp. tanegashimaensis Hino et al. 盐屋链霉菌种子岛亚种 / ~ somaliensis *n*. 索马里链霉菌 / ~ somaliensis 索马里链霉菌 / ~ somaliensis(Brumpt)Waksman et kIwnrici 索马里链霉菌 / ~ soulensis Taguchi et al. 苏洛链霉菌 / ~ spadicis Bromer, Hoehn et McGuire 肉穗链霉菌 / ~ spadicogriscus Komatsu 肉穗灰链霉菌 / ~ sparsogenea: Owen, Dietz et Camiener 稀疏链霉菌 / ~ sparsogenes: var. sparogenes Owe **n**.: et al 稀疏链霉菌稀疏变种 / ~ speetahilis(Dietz) Dietz et Smith 壮观链霉菌 / ~ speleomycini (Gause et al.)Preobrazhenskaya et Szabo 岩洞霉素链霉菌 / ~ spheroides Wallick et al. 类球形链霉菌 / ~ spinichmmogene svar. kujimyceticus Nanik et al. 刺产色链霉菌久慈霉素变种 / ~ spinichrqmogenes Naniket al. 刺产色链霉菌 / ~ spinonverrucosus Dias et Al-Gounaim 刺疣链霉菌 / ~ spinosporus Spini 刺孢链霉菌 / ~ spinosus Preobrazhenskaya 刺链霉菌 / ~ spiralis(Falcao de Morais) Goodfellow, Williams et Alderson 螺旋链霉菌 / ~ spiramyceticus Yan et Yu 螺旋霉素链霉菌 / ~ spiroverticillatus Shinobu 螺旋轮丝链霉菌(螺旋轮丝链轮丝菌)/ ~ spiroviolaccus Krasil'nikov 旋紫链霉菌 / ~ spirovirgcus Krasil'nikov 螺杆链霉菌 / ~ spitsbergensis Wieczorek et al. 斯皮茨博根链霉菌 / ~ splendens(Yan et Deng) Yan et al. 华美链霉菌 / ~ spor6virgulis Krasil'nikov 孢杆链霉菌. / ~ sporocancus Krasil'nikov 孢暗灰链霉菌 / ~ sporocaneris Krasil'nikov 孢微灰链霉菌 / ~ sporocinercus Gause et al. 孢烬灰链霉菌 / ~ sporocinnamcus Krasil'nikov 孢肉桂链霉菌 / ~ sporoclivatus Gause et al. 孢裂链霉菌 / ~ sporoclivosus Krasil'nikov 疣孢裂链霉菌 / ~ sporocrincus Krasil'aikov 孢鬃链霉菌 / ~ sporofillaris Krasil'nikov 孢线链霉菌 / ~ sporogriscus Krasil'nikov 孢灰链霉菌 / ~ sporoherbcus Kxasii'nikov 袍草绿链霉菌 / ~ sporopillosus Krasil'nikov 孢毛链霉菌 / ~ spororavcus(Gause et al.)Preobrazhenskaya 孢淡灰链霉菌 / ~ spororutilis Krasit'nikov 孢黄红链霉菌 / ~ sporostellatus Krasil'nikov 孢星链霉菌 / ~ sporoturnulus Krasil'nikov 孢冢丘链霉菌 /

~ sporovernis Krasil'nikov 孢漆链霉菌 / ~ sporoverrucosus Gauseet al. 孢疣链霉菌 / ~ staurosporcus Away et al. 棍孢链霉菌 / ~ steffisburgensis Diets 斯堡链霉菌(斯特菲斯堡链霉菌)/ ~ stramincus Krasil'nikov 草黄链霉菌 / ~ streptomycini(Krasil'nikov)Yan et al. 链霉素链霉菌 / ~ streptongrinum Yan, Zhang et Xing 链黑菌素链霉菌 / ~ subflavus Krasil'nikov et al. 亚黄链霉菌 / ~ subflavus subsp. irumaensis Omura et al. 亚黄红链霉菌 / ~ subhalophilus Yan et Zhao 亚嗜盐链霉菌 / ~ subrutilus Arai et al. 亚黄红链霉菌 / ~ subtropicus(Kudrina et Kochetkova)Yah et al. 亚热带链霉菌 / ~ sulfonofaciens(Miyadoh et al.)Miyadoh, Ito et Niida 生磺酸链霉菌 / ~ sulphoroseolus Krasil'nikov 硫浅玫瑰链霉菌 / ~ sviccus Dietz 斯维链霉菌 / ~ syringae Krasil'nikov 丁香花链霉菌 / ~ syringini Gause et al. 丁香苷链霉菌 / ~ syringocolor Krasil'nikov 丁香色链霉菌 / ~ takataensis Okami 高田链霉菌(达格尔链霉菌)/ ~ talus Krasil'nikov 坡链霉菌 / ~ tanashiensis Hata, Ohki et Higuchi 田无链霉菌 / ~ tanashiensis subsp. cephalomyceticus Matsumae 田无链霉菌抑脑炎霉素亚种 / ~ tateyamensis Miyairi et al. 馆山链霉菌 / ~ tationis(Brumpt) Waksman et Hwnriei, 塔提尼链霉菌 / ~ tauricus(Ivanitskaya et al,)Sveshnikova 公牛链霉菌 / ~ taylori(Gasperini)Waksman 泰勒链霉菌 / ~ tendae Ettlinger, Corbaz et Hutter 唐德链霉菌 / ~ tenebrarius: Higgens et Kastner 黑暗链霉菌 / ~ tenjimariensis Hotta et Okami 天神海链霉菌 / ~ tenuis Millard et Burr 细小链霉菌 / ~ terminospiralis Goldstein 顶旋链霉菌 / ~ termitum Duche, Heim et Labouruer 飞白蚁链霉菌 / ~ terrofragilis Krasil'nikov 土脆弱链霉菌 / ~ testaccus Hamada et Okami 砖红色链霉菌 / ~ tetrahexinicus Lepetit 四六烯菌素链霉菌 / ~ thalassirus Krasil'nikov 深海链霉菌 / ~ theecolor Krasil'nikov 茶色链霉菌 / ~ thermoatroviridis Lu et Yan 热黑绿链霉菌 / ~ thermoautotrophicus Gadkari et al. 热自养链霉菌 / ~ thermobicornohygroscopicus Lu et al. 嗜热双角吸水链霉菌 / ~ thermocastancus Lu et Yan 热栗色链霉菌 / ~ thermocoelicolor Krasil'nikov et al. 热天蓝色链霉菌 / ~ thermocoerulescens Lu et Yan 热淡天蓝链霉菌 / ~ thermocyaneomacuhtus Lu et Yah 热蓝斑链霉菌 / ~ thermocyaneoviolaccus Lu et Yan 热蓝紫链霉菌 / ~ thermodiastaticus(Bergey et al.)Waksman 热淀粉酶链霉菌 / ~ thermoendus Lu et al:. 嗜热涂链霉菌 / ~ thermoflavus(Kudrina et Maksimova)Pkidham 热黄链霉菌 / ~ thermofuscus 热暗色链霉菌 / ~ thermogriseoviolaccus Yan et Lu 热灰紫链霉菌 / ~ thermohy Grog copious subsp., thermohy Groscopicus Yan etLu 热吸水链霉菌热吸水亚种 / ~ thermohy Groscopicus subsp. rubiginosus, Yan et Lu 热吸水链霉菌锈赤亚种 / ~ thermohygroscopicus var. rubiginosus Yah et Lu 热吸水链霉菌锈赤变种 / ~ thermohygroscopicus Yan et Lu 热吸水链霉菌 / ~ thermolineatus Goodfellow, Laeey et, Todd 热线链霉菌 / ~ thermophilus 嗜热链球菌 / ~ toyocaensis Nishimura et al. 丰加链霉菌 / ~ toyocaensis subsp. humicola Huang 丰加链霉菌土生亚种 / ~ toyocaensis var. aspiculamyceticus Arai et al. 丰加链霉菌无刺霉素变种 / ~ transformans Yamamoto et al, 转化链霉菌 / ~ triangulata Shomura et al. 三角链霉菌 / ~ tricolor(Wollenweber)Waksman 三色链霉菌 / ~ triculaminicus Sumiki et al. 三底胺链霉菌 / ~ tropicalensis Gupta 热带地链霉菌 / ~ tsusimaensis Nishimura et al. 津岛链霉菌 / ~ tuber(Thirumalachar) Good ~ ellow, Williams et Alderson 红色链霉菌 / ~ tubercidicus Nakamura 杀结核链霉菌 / ~ tuirus Albert et Malaquias de Qruerioz 保护链霉菌 / ~ tumemacerans(Krasil'nikov et Koveshnikov)Waksman 解瘤链霉菌 / ~ tumemacerans var. griseo-arenicolor Tsyganov et al. 解瘤链霉菌灰沙色变种 / ~ tumuli(Millard et Beeley)Waksman 杜莫氏链霉菌 / ~ ucrainicus Malashenko, Romanovskaya et Kvasnikov 乌克兰链霉菌 / ~ umbriferus Krasil'nikov 生暗影链霉菌 / ~ umbrosus Schmidt-Kastner 阴荫链霉菌 / ~ umbrosus subsp. raffinophilus Shimizu et al. 阴荫链霉菌嗜棉子糖亚种 / ~ Umbtinus (Sveshnikova)Pridham, Hesseltine et Benedict 赭褐链霉菌 / ~ unzenensis Kuroda et al. 云善链霉菌 / ~ upcottii 乌波可特氏链霉菌 / ~ ureae liquefaciens 液化性脲链球菌 / ~ variabilis(Preobrazhenskaya, Ryabova et Blinov)Pridham, Hesseltine et Benedict 变异链霉菌 / ~ variabilis subsp. roseolus(Preobrazhenskaya et al.)Pridham et al. 变异链霉菌浅粉亚种(变异链霉菌浅红亚种)/ ~ varians(Yan et Zhang)Yan et al. 变色链霉菌 / ~ varians 易变链球菌 / ~ variegatus(Gause et al.)Sveshnikova et Timuk 多变链霉菌(彩斑链霉菌)/ ~ varius(Shomura)Hara et al. 变化链霉菌 / ~ varsoviensis(Kurylowicz et, Marto)Kurylowicz et Woznicka 华沙链霉菌 / ~ vastus Szab6 et Matron 广阔链霉菌 / ~ vendargensis Stheeman 旺达链霉菌 / ~ Venezuelae Ehrlichet al. 委内瑞拉链霉菌 / ~ venezuelae 委内瑞拉链霉菌 / ~ venezuelae 委内瑞拉链霉菌 / ~ Venezuelae K phage 委内瑞拉链霉菌噬菌体 K / ~ Venezuelae MSP2 phage 委内瑞拉链霉菌噬菌体 MSP2 / ~ Venezuelae MSP8 phage 委内瑞拉链霉菌噬菌体 MSP8 / ~ venezuelae var. inulinus Kuchaeva 委内瑞拉链霉菌菊糖变种 / ~ Venezuelne R2 phage 委内瑞拉链霉菌噬菌休 R2 / ~ vermiformis 蚓状链球菌 / ~ verne(Waksman et Curtis)Waksman et Henrici 春季链霉菌(弗纳链霉菌)/ ~ verne 弗纳链霉菌 / ~ verrueohygroscopicus Li 疣吸水链霉菌 / ~ versipellis Oliver et al. 变皮链霉菌 / ~ verticillus Umezawa et Okami 轮枝链霉菌(轮枝链轮丝菌)/ ~ verticillus var. pingya ~ ~ fgensis : ~ Zhao et al. 轮梭链霉蕾平鬻变种(轮桂链轮披蔷乎阳变种子 / ~ vertieiltus subsp. Ltsukushiensis L(Locci et Schofield)Locci 见 sereptoverticillium ~ verticiHum subsp. tsukushiense(Locei et Schofietd)? Loeei / ~ vertivillatus(Kriss)Waksman 带丝链霉菌(轮丝链轮枝菌)/ ~ veuezuelae var. oryzoxymyceticus Hamada et al. 委内瑞拉链霉菌白叶枯霉素变种 / ~ vinaccus(Mayer et al.)Waksman 酒红链霉菌 / ~ vinaccus-drappus Pridham, Hesscdtine et Benedict 酒红土褐链霉菌 / ~ vinaceus 葡萄色链霉菌 / ~ violaccus(Rossi Doria), Waksman 紫色链霉菌(紫色枝芽发菌)/ ~ violaccus subsp. confinus Artamonova et Krasil'nikov 紫色链霉菌关联亚种 / ~ violaccus subsp. vicinus(Aicinus)Artamonova et Krasil'nikov 紫色链霉菌邻近亚种 / ~ violaccus var. Amberatus(Yan et Deng)Yan et al. 紫色链霉菌琥珀变种 / ~ violaccus var. aspartocini(美国专利)紫色链霉菌天冬菌素变种 / ~ violaccus var. rubescens Gause et al. 紫色链霉菌浅红变种 / ~ violaccus vicinus Artamonova et Krasil'nikov 邻近紫色链霉菌' / ~ violaccusniger(Waksman et Curtis) Pridham, Hesseltine et Benedict 紫黑链霉菌 / ~ violacea(Rossi-Doria) Waksman 紫色链霉菌(紫色诺卡氏菌)/ ~ violaceolatus (Krasil'nikov et al.)Pridham 紫阔链霉菌 / ~ violaceomaculatus (Yan et Zhang)Yan et al. 紫斑链霉菌 / ~ violaceoniger Waksman et Curtis 紫黑链霉菌' / ~ violaceoniger var. crystallomycini Gause et al. 紫黑链霉菌晶霉素变种 / ~ violaceoniger var. pallens Liu 紫黑链霉菌淡色变种 / ~ violaceopurpurcus(Yan et Zhang)Yan et al. 紫绛红链霉菌 / ~ violaceorectus(Ryabova et Preobrazhenskaya)Pridham, Hesseltine et Benedict 紫色直丝链霉菌 / ~ violaceoruber(Waksman et Curtis)Pridham 紫红链霉菌 / ~ violaceorubidus(Gause et al.)Terekhova 深红紫链霉菌 / ~ violaeeochromogenes(Ryabova et Preobrazhenskaya); Pridham 紫产色链霉菌 / ~ violaeoagglomeratus Yan et Zhang 紫团孢链霉菌 / ~ violans Artamonova et Krasil'nikov 微紫链霉菌 / ~ violarus(Artamonova et Krasil'nikov)Pridham 略紫链霉菌 / ~ violascens(Preobrazhenskaya et Sveslhnikova)Pridham, Hesseltine et Benedict 浅紫链霉菌 / ~ violatus(Artamonova et Krasil'nikov)Pridham 近紫链霉菌(堇菜色链霉菌)/ ~ violens(Kalakoutsskii et Krasil'nikov)Goodfellow, Williams et Alderson 呈紫色链霉菌(呈紫色钦氏菌)/ ~ violobrunncus, Krasil'nikov 紫棕褐链霉菌 / ~ violocanuhts Krasil'nikov 紫淡灰链霉菌 / ~ violocastancus Krasil'nikov 紫栗链霉菌 / ~ violochromogenes(Krasil'nikov)Yan et al. 紫产色链霉菌 / ~ violochromogenes var. rectus Liu 紫产色链霉菌直丝变种 / ~ violocinercus Krasil'nikov 紫烬灰链霉菌 / ~ violoroscus Krasil'nikov 紫玫瑰链霉菌 / ~ violorubens Yan et Zhang 紫变红链霉菌(紫红链霉菌)/ ~ violovariabilis. Yan et Zhang 紫变异链霉菌 / ~ virens Gause et Sveshnikova 变绿链霉菌 / ~ virgatus Krasil'nikow 小杆链霉菌 / ~ virgcus Krasil'nikov 枝杆链霉菌 / ~ virginiae Grundy et al. 弗吉尼亚链霉菌(维及尼链霉菌,维基尼链霉菌)/ ~ virginiae subsp. lipoxae(德国专利)弗吉尼亚链霉菌生脂亚种(维及尼链霉菌生脂亚种)/ ~ virginiae 弗吉尼亚链霉菌 / ~ virginiae subsp. virginiae Grundy et al. 弗吉尼亚链霉菌弗吉尼亚亚种(维及尼链霉菌维及尼亚种)/ ~ viriclaris Krasil'nikov 微绿链霉菌 / ~ viridans(草)绿色链球菌 / ~ viridans(Krasil'nikoy) Waksman 浅绿链霉菌 / ~ viridialbum Nonomura et Ohara 绿白链霉菌 / ~ viridialbum subsp. reducens Nonomura et Ohara 绿白链霉菌还原亚种 / ~ viridialbum subsp. viridialbum Nonomura et Ohara 绿白链霉菌绿白亚种 / ~ viridifaciens Gourevitch et Lein 生绿链霉菌 / ~ viridis(Lombardo-Pellegrino)Waksman 绿色链霉菌 / ~ viridis sterilis Krasil'nikoV. 无孢绿色链霉菌 / ~ viridis verne Waksman et Curtis 春季绿色链霉菌 / ~ viridisporus Krasil'nikov 绿孢链霉菌 / ~ viriditortu, gsus Krasil'nikov 绿曲链霉菌 / ~ viridiviolaccus(Ryabova et Preobrazhenskaya)Pridham, Hesseltine et Benedict 绿紫链霉菌 / ~ viridobrunncus Gause et al. 绿棕褐链霉菌 / ~ viridochromogenes 产绿色链霉菌 / ~ viridochromogenes (Krainsky)Waksman et Henrici 绿色产色链霉菌 / ~ viridochromogenes var. komabensis Hamada et Okaml 绿色产色链霉菌驹场变种 / ~ viridodiastaticus(Baldaeei et al.)Pridham, Hesseltine et Benedict 绿淀粉酶链霉菌 / ~ viridoehromogenes subsp. sulfomyeini (Fureumai)Furumai et Okuda 绿色产色链霉菌硫霉索亚种 / ~ viridoflavus(Waksman et Taber)Witt et Staekebrandt 绿黄链霉菌 / ~ viridofuscus Krasil'nikov et at. 绿褐链霉菌 / ~ viridogenes

(Millard et Burr) Waksman 产绿链霉菌 / ~ viridogriscus Thirumataehar et al. 绿灰链霉菌 / ~ viridosporus Pridham, Hesseltine et Benedict 绿孢链霉菌 / ~ viridovulgaris Krasil'nikov 绿普通链霉菌 / ~ viridovulgaris var. albbmarinus Soloveva et al. 绿普通链霉菌白海变种 / ~ viroeidus(Krasil'nikov) Pridham 杀病毒链霉菌 / ~ visakhaensis Sambamurthy et al. 维扎加链霉菌 / ~ vitaminophilus(Shomura et al.') Goodfellow, Williams et Alderson 嗜维生素链霉菌 / ~ vulgaris(Krasil'nikov) Waksman 普通链霉菌 / ~ wadayamensis Fujisawa Pharm, Co. Ltd. 和田山链霉菌 / ~ Waksmanet Henrici 链霉菌属 / ~ wedomorensis(Preobrazhenskaya ~ Hendlin et al. 威德摩尔链霉菌 / ~ werraensis Wallhausser et al. 韦腊链霉菌 / ~ willmorei 维莫尔氏链霉菌 / ~ willmorei(Erikson) Waksman et Henriei 维摩氏链霉菌(维莫尔氏链霉菌)/ ~ wistariopsis Tresner, Hayes et Baekus 紫藤链霉菌 / ~ wollensis Oielz et Li 羊毛地链霉菌 / ~ xanthoehromogenus Arishima, Sakamoto et Sato 黄质产色链霉菌 / ~ xanthoeidicus Asahi, Nagatsu et Suzuki 杀黄胞菌素链霉菌 / ~ xantholiticus(Konev et Tsuganov) Pridham 黄石链霉菌(黄石链霉菌)/ ~ xanthophacus Lindenbein 黄暗色链霉菌 / ~ xanthostromus(Wollenweber) Krasil, nikov 黄暗色链霉菌 / ~ xylophagus Iizuka et Kawaminami 食木聚糖链霉菌 / ~ yerevanensis Goodfeltow, Williams et Alderson 亚尔瓦链霉菌 / ~ yokosukaensis Nakamura 横须贺链霉菌 / ~ zaomyeeticus Hinuma 沙阿霉素链霉菌 / ~ zelensis Dietz et Li 泽耳链霉菌 / ~ zooepidemicus 兽疫链球菌 / ~ zymogenes 产酶链球菌 / ~ baudetii Brion 包代氏链霉菌 / ~ griseus neutral proteinase 灰色链霉菌中性蛋白酶 / ~ lavendocolor Kuchaeva 薰衣草色链霉菌 / ~ narbonensis var. josamyceticus Osono 那波链霉菌交沙霉素变种 / ~ ochrosporus Devou et Mitscher 赭孢链霉菌 / ~ olivaceogriscus (Yan et Lu) Yah et al. 橄榄灰链霉菌(橄榄灰钦氏菌)/ ~ phaeoverticillatus. Matsumae et Hata 暗色轮丝链霉菌(暗色轮丝链轮丝菌)见 StrveptventieillumphaeoveitieiUatum / ~ rectus(Krasil'nikov) Pridham et al. 直丝链霉菌 / ~ robeofuscus Pohorak et al. 褐棕褐链霉菌 / ~ spirolavendulae Krasil'nikov 螺旋淡紫灰链霉菌(旋淡紫灰链霉菌)/ ~ sartoryi Dodge 萨托氏链霉菌 / ~ senocanescens Ishida et al. 老变灰链霉菌 / ~ valynus Preobrazhenskaya 瓦蓝链霉菌

Streptomyces griscus subsp. streptomecini; Krasil'nikov) Lyons et Pridham 灰色链霉菌链霉素亚种

streptomyce's rapidus Krasil'nikov 快速链霉菌

Streptomyces scabies subsp. xanthostomus; Wollenweber Krasil'nikov 疮痂病链霉菌黄基质亚种

streptomycetaceae *n*. 链莫尔氏链霉菌

Streptomycetaceae Prauser 链霉菌科

streptomycin *n*. 链霉素(抗生素类药) ‖ ~ 3″-adenylyltransferase 链霉素 3″-腺苷酰基转移酶 / ~ 3″-kinase 链霉素 3″-激酶 / ~ 6-kinase 链霉素 6-激酶 / ~ A 链霉素 A / ~ B 链霉素 B / ~ B; mannosido ~ 链霉素 B, 甘露糖甙链霉素 / ~ calcium chloride 链霉素氯化钙 / ~ deafness 链霉素耳聋 / ~ dependent mutant 链霉素依赖突变型 / ~ glycyrrhizinate 甘草酸链霉素 / ~ hydrochloride 盐酸链霉素 / ~ hydrochloride calcium chloride complex 链霉素氯化钙 / ~ measurement 链霉素测量 / ~ opiniazide 链霉素沙罗异烟腙 / ~ pantothenate 泛酸链霉素 / ~ phosphate 磷酸链霉素 / ~ resistant 键霉素抗性 / ~ resistant mutant 链霉素抗性突变型 / ~ sulfate 硫酸链霉素 / ~ sulphate 硫酸链霉素 / ~, SM 链霉素 / ~ -6-phosphatase 链霉素-6-磷酸酶

streptomycini sulfas *n*. 硫酸链霉素

streptomycinic acid *n*. 链霉素酸

streptomycosis *n*. 链霉菌病

streptomyees sulphurcus (**Gasperini**) **Waksman** 硫磺链霉菌

streptomyees surgutus Severinets 苏尔古特链霉菌

Streptomyeoides glaueoflavus Zhang, Xing et Yan 青黄类链霉菌

Streptomyeoides Zhang, Xing et Yan 类链霉菌属

streptomyoest, hermolilacinus Lu et Yah 热丁香链霉菌

streptoniazid *n*. 链异烟肼(抗结核病药)

streptonicozid *n*. 链异烟肼(抗结核药)

streptonigein *n*. 链黑黑素(抗生素类药)

streptonigrin *n*. 绛色霉素; 链霉黑素(抗生素类药); 链黑菌素[微] ‖ ~ methylester 链黑霉素甲酯(抗肿瘤抗生素)

streptonivicin (novobiocin) 新生霉素

streptopelia chinensis chinensis 珠颈斑鸠

streptopelia decaocto (Frivaldszky) 灰斑鸠(隶属于鸠鸽科 Columbidae)

streptopelia orientalis (Latham) 山斑鸠(隶属于鸠鸽科 Columbidae)

Streptopharagus *n*. 链咽线虫属

streptopharagus armatus 有嵴链咽线虫

streptopharagus pigmentatus 有色链咽线虫

Streptopus Michz [strepto- + 希 pous foot] 算盘七属(百合科) ‖ ~ amplexifolius 抱茎叶算盘七 / ~ paniculatus Bak 算盘七

Streptopus simplex D. Don [拉, 植药] 腋花扭柄花

streptopysin O 链溶素 O

streptorex *n*. 硫酸链霉素

Streptornyces autotrophicus Takamiya et Tubaki 见 **Nocardia autotrophica** (**Takamiya et Tubaki**) **Hirsch**

Streptornyees venezuelae var. spiralis Gause et al. 委内瑞拉链霉菌螺旋变种

streptorubin *n*. 链玉红菌素

streptosaluzid *n*. 链蓄素沙罗异烟腙

streptose *n*. 链霉糖

streptosepticemia *n*. 链球菌败血病

streptosil *n*. 氨苯磺胺

streptosol *n*. 硫酸链霉素

streptosomus [streptos + 希 somabody] *n*. 弯体露脏畸胎

Streptospirillum (**Streptotichal**) *n*. 链螺菌属

streptospondylous articulation 扳椎关节[动]

Streptosporangiaceae (**Staekebrandt et Sehleifer**) **Goodfellow et al.** 链孢囊菌科

Streptosporangium *n*. 链孢子囊菌属 ‖ ~ (Couch) Staekebrandt et al. 链孢囊菌属 / ~ albidum Furumai et Okuda 见 Kutzneria albida (Furumai, Ogawa et Okuita) Staekebrandt et al. / ~ album Nonomura et Ohara 白色链孢囊菌 / ~ album subsp. thermophilus Manachini et al. 白色链孢囊菌嗜热亚种 / ~ amethystogenes Nonomura et Ohara 产紫晶链孢囊菌 / ~ amethystogenes subsp. nonreducens Prauser et Eckardt 产紫晶链孢囊菌非还原亚种 / ~ aurantiacum Krasil'nikov 橘橙链孢囊菌 / ~ bovinum chaves Batista et al. 牛型链孢囊菌 / ~ brasiliense Coronelli et Thiemann 巴西链孢囊菌 / ~ carneum Mwrztet Yao 肉色链孢囊菌 / ~ cinnabarinum Routien 朱红链孢囊菌 / ~ corrugatum Williams et Sharples 多皱链孢囊菌 / ~ fragile Shearer, Colman et Nash 脆弱链孢囊菌 / ~ indianense Gupta 印地安链孢囊菌 / ~ koreanum Routien 朝鲜链孢囊菌 / ~ longisporum Schafer 长孢链孢囊菌 / ~ nondiastaticum Nonomura et Ohara 无淀粉酶链孢囊菌 / ~ ochraceum Krasil'nikov 赭色链孢囊菌 / ~ pseudovulgare Potekhind 假普通辞孢囊菌 / ~ rdhroaurantiacum Ruan et al. 红橙链孢囊菌 / ~ roseorubrum Krasil'nfkov 玫瑰红链孢囊菌 / ~ roseum Couch 玫瑰链孢囊菌 / ~ roseum subsp. incarnatum Routien 玫瑰链孢囊菌肉红亚种 / ~ rubrum Potekhina 红色链孢囊菌 / ~ sibiricum Gause et al. 西伯利亚链孢囊菌 / ~ violaceochromogenes Kawamoto et al. 紫产色链孢囊菌 / ~ violaceochromogenes subsp. globophilum Takasawa et al. 紫产色链孢囊菌嗜球亚种 / ~ violaeeorubrum Ruan et al, 紫红链孢囊菌 / ~ viridialbum Nonomura et Ohara 绿白链孢囊菌 / ~ viridialbum subsp. reducens Nonomura et Ohara 绿白链孢囊菌还原亚种 / ~ viridogriseum suhsp, kofuense Nono, mura et Ohara 见 Kutzneriakofuensis(Nonomura et Ohara) Stackebrandt et al. / ~ viridogriseum Okuda, Furunai et al, 见 Kutzneria viridogrisea (Okuda et al. ~) Stackebrandt et al. / ~ viridogriseum subsp. viridogriseum Okuda et al. 绿灰链孢囊菌绿灰亚种 / ~ vulgare Nonomura et Ohara 普通链孢囊菌 / ~ vulgate suhsp, antibioticum Coronelli et al. 普通链孢囊菌抗生素亚种

streptostacin *n*. 链球菌素

streptothenat *n*. 泛酸链霉素

Streptothfix fusea Karwaehi 见 **Nocardia fusea** (**KarwaehD Castellaniet C. halmers**

Streptothfix nigrescens Foulerton et Jones 变黑链丝菌

streptothricial (**streptotrichal**) *a*. 链丝菌的

streptothricin; streptothrycin *n*. 链丝菌素(已知有 A、B、①、Ⅱ、C、D、E、F、X 多种成分); 紫放线菌素 ‖ ~ B1 链丝菌素 B1 / ~ B2 链丝菌素 B2 / ~ madurae Vincent 马杜拉链丝菌

Streptothrix *n*. 链丝菌属 ‖ ~ actinomyces 放线链丝菌 / ~ actinomyces euniculi Sanfelice 兔放线链丝菌 / ~ actinomyces T Rossi; Doria 放线链丝菌 / ~ alba 白色链丝菌 / ~ albido flava Rossi Doria 微白黄链丝菌 / ~ albus Rossi Doria 白色链丝菌 / ~ alpha Fouletton et Jones 阿尔法链丝菌 / ~ annulatus Beijerinck 环状链丝菌 / ~ arboreseens Caminiti / 树状链丝菌 / ~ asteroides (Eppinger) Gasperini 星状链丝菌 / ~ asteroides 星形链丝菌 / ~ aurantiaca Rossi Doria 橙色链丝菌 / ~ aurantiaca 橙黄色链丝菌 / ~ aurea du Bols Saint Sevrin 金黄链丝菌 / ~ babesi Greco 巴贝斯链丝菌 / ~ beta J6nes 见 Nocardia beta(Jones) Chatmers et ChHstopherson / ~ biki ~ filensis Johnstone et Waksman 比基厄链丝菌 / ~ bovis(Harz) Chester 牛链丝菌 / ~ bovis communis Foulerton et Price-Jones 常见牛链丝菌(牛普通链丝菌)/ ~ bovis communis; ray fungus 牛普通链丝菌, 放线菌 / ~ brasoliensis(Lindenberg) Pinoy 巴西链丝菌 / ~ buccalis(Bergey et al.) Waksman et Henriei

口颊链丝菌 / ~ cameli Mason 骆驼链丝菌 / ~ candida Petruschky 白色链丝菌 / ~ canina Dean 犬齿链丝菌 / ~ canis (Rabe)Caminiti 见 Noeardia canis(Rabe)Krasil'nikov / ~ caprae Silberschmidt 山羊链丝菌 / ~ carnea Rossi Doria 肉色链丝菌 / ~ chalcea Foulerton 青铜链丝苗 / ~ chromogenes Hajek et al. 产色链丝菌 / ~ cinereonigra Chalmers et Christopherson tg 烬灰黑链丝菌 / ~ cinereonigra aromatica Chalmers-et Christopherson 芳香烬灰黑链丝菌 / ~ citrea(Gasperini)Kruse 橙色链丝菌 / ~ coelicolor Muller 见 ~ coelicolor(Muller)Waksman et Henrici / ~ Cohn 链丝菌属 / ~ corallinus(Bergey et al.)Reader 见 Nocardia corallina (Bergey et at,)Waksman et Henric / ~ cuniculi Schmorl 见 Proactinomyces cuniculi(Schmor)Krasil'nikov / ~ dassonvillei Brocq-Rousseu 见 Nocardiopsis dassonvillei Meyer / ~ dassonvillei 达松维尔软发菌 / ~ entefitidis Pottien 见 Nocardia enteritidis Castellani et Chalmers / ~ epidermidis(Rosenbach)Westerdijk 表皮链丝菌 / ~ epiphytica Migula 植表链丝督 / ~ erythrea Foule.rton 见 Nocardia erythrea(Foulerton et Jones)Chalmers et Christopherson / ~ farcinica (Trevisan)Rossi-Doria 皮疽链丝菌(皮链丝菌,皮疽放线菌)/ ~ felis Igimi et al. 猫链丝菌 / ~ ferruginea Caminiti 锈色链丝菌 / ~ flava Chester 黄色链丝菌 / ~ fluituns Migula: 漂浮链丝菌 / ~ freeri Musgrave et Ctegg 福利尔氏链丝菌 / ~ gahritschewski (Berestnev)Foulerton et Jones 加氏链丝菌 / ~ gedanensis Lohlein 见 ~ geda7 nensis(Lohleir /)-W ~ aksman / ~ gelatinosus lohan-Otsen 萌胶链丝菌 / ~ graminarium(Berestnev)Foulerton et Jones 见 Nocardia grammarmm(Beresinev)Chalmers et Christopherson / ~ gruberi TerniSanfelice 格氏链丝菌(格鲁伯尔氏链丝菌)/ ~ hoffmanii Holland 霍夫曼氏链丝菌 / ~ hominis Foulerton et Johns 人链丝菌 / ~ hyaHna Migula 透明链丝菌 / ~ interproximalis Fennel 邻间链丝菌 / ~ invulnerabilis(Acosta et Grande Rossi)Kruse 不灭链丝菌 / ~ israeli KruSe 伊氏链丝菌 / ~ japonka Caminiti 日本链丝菌 / ~ krausei Chester 克劳兹氏链丝菌 / ~ lacertae (Terni)Foulerton et Price-Jones 蜥蝎链丝菌 / ~ leproides Biondi 类麻风链丝菌 / ~ lingual (Eise'nberg)Bejardi 舌部链丝菌 / ~ liquefaciens(Hesse)Chalmers et Christopherson 液化链丝菌 / ~ micetomae Durante 足枝菌病链丝菌(足菌病链丝菌)/ ~ micetomae argentinae(Greco)Waksman et Henrici 阿根廷足枝菌病链丝菌(阿根廷足菌病链丝菌)/ ~ mineaccus LachnerrSandoval 危害链丝菌 / ~ muris ra'tti Ruys 鼠咬热链丝菌 / ~ necropthOra (Flugge)~i ~ Bergey et al. 坏死链丝菌 / ~ nocardii(Miguh) Foulerton et Jones 诺卡氏链丝菌 / ~ odorifer(Rullmann)Foulerton et Jones 见 ~ odorifer(Rullmann)Waksman / ~ pelletieri(Laveran) Greco 见 Actinomadura pelletied(Laveran)Lechevalier et Lechevalier / ~ pereffusa Trevisan 麻点链丝菌 / ~ polychromogenes Valleee 见 Nocardia polychromogenes(Valleee)Waksman / ~ protcus(Schurmayer)Schurmayer 变形链丝菌 / ~ pseudotuberculosa(Buchanan)Eberson 假结核链丝菌 / ~ pulonalis,(Brumpt)Krasll'nikov 肺部链丝菌 / ~ pumrii Dick et Tunnicliff 普仅链丝菌(普托尔氏链丝菌)/ ~ pyogenes Chalmefs et Ghristopherion 见 Actinomyces pyogenes Lieske / ~ radiatus(Namyslowsky)ChMmers et Christopherson 放射链丝菌 / ~ rosepbachli Kruse 罗氏链丝菌 / ~ rubra Kruse 红链丝菌 / ~ somahensm Ciferri 见 ~ somaliensis(Brumpt)Waksman et Hwnrici / ~ spitzi Lignieres et Spitz 斯氏链丝菌(斯皮兹氏链丝菌)/ ~ sulphurea(Gasperini)Caminiti 硫链丝菌 / ~ tartari Sanfelice 酒石链丝菌 / ~ violacea Rossi Doria 紫色链丝菌 / ~ viridis Lombardo-Pellegrino 见 Strepto myces viridis(Lorab'ardo-Peblegrino) Waksman / ~ zopfii Caminiti 佐氏链丝菌

streptothrixmace Caminiti 马氏链丝菌

streptothrycin; streptothricin ***n***. 链丝菌素,紫放线菌素

streptotibine ***n***. 双氢链霉素异烟肼缩丙酮酸(抗结核药) ‖ ~ kinase 链酶胍激酶

streptotriad ***n***. 链三磺片

streptotrichal ***a***. 链丝菌的

streptotrichosis; streptothricosis ***n***. 链丝菌病

streptovaricin ***n***. 曲张链菌素;曲张链丝菌素

Streptovarycin ***n***. 链伐立星(抗生素类药)

streptoverticillium abikoense (Umezawa, Tazakb, et Fukuyama) Locci, Baldacci et Petrohni Baldan 阿孙链乾丝菌

streptoverticillium albireticuli (Nakazawa): Locci, BM&cci et Petrolini Baldan 白网链轮丝菌

streptoverticillium anonymum Krasil'nikov 无名链轮丝菌

streptoverticillium asiergilloides Locci 类曲霉链轮丝菌

streptoverticillium aureo, erticillatum (Krasil'nikov et Ruk an) Yan et al. 金色轮丝链轮丝菌

streptoverticillium aureocirculatum Krasil'nikov e ~ Ruan 金旋丝链轮丝菌

streptoverticillium aureofasciCfdhm Krasil'nikov et al. 金束丛链轮丝菌

streptoverticillium aureoversales Locci, Baldficci et 金轮生筑拉丝菌(金色变色鞏轮丝菌)

streptoverticillium biverticillatoposis (Rua et Yan) Yan et al 拟双轮丝链轮丝菌

streptoverticillium biverticiltatum (Preobrazhenskaya) Farina et Loccj 双轮丝链轮丝菌(双重链轮丝菌)

streptoverticillium blastmyceticum (Watanabe et al.) Locci. Baldacci et Petrolini Baldan 稻瘟霉素链轮丝菌

streptoverticillium caespitosum (Sugawara et Hata) Yan et al. 头状链轮丝菌

streptoverticillium canadense Merek& Co. 加拿大链轮丝菌

streptoverticillium cinereoverticillatum (Yan et Zhang) Yan etal. 烬灰轮丝链轮丝菌

Streptoverticillium cinnamoneum subsp. azaeolutum (Pridham et al.) Loeci, Bldacei et Petrolini Ba! dan 肉桂链轮丝苗防霉亚种

Streptoverticillium cinnamoneum suhsp, albosporum (Rahalkar et Thirumalaehar) Thirumalachar 肉桂链轮丝菌白孢亚种

Streptoverticillium cinnamoneum var. monieae Gupta 肉桂链轮丝菌莫尼卡变种

Streptoverticillium cinnamoneum var. terricola Thirumalaeha'r 肉桂链轮丝菌地生变种(肉桂链轮丝菌地生亚种)

streptoverticillium circulatum Waksman 辐旋链轮丝菌

streptoverticillium distallicum Locei, Baldacei et Petrolini Baldan 偏端链轮丝菌(末端链轮丝菌)

streptoverticillium ehimense (Shibata et al,) Loeci, Baldacei et Petrolini Baldan 爱媛链轮丝菌

streptoverticillium einnabarinum ~, Routien 朱红链轮丝菌

streptoverticillium einnamoneum Bal&icei: ; Farina et Locci 肉桂链轮丝菌

streptoverticillium einnamoneum f. einnamoneum: Gordon 肉桂型肉桂链轮丝菌

Streptoverticillium einnamoneum subsp. Einnamoneum (Benedict et al.) Baldaeci, Karina et Locci 肉桂链轮丝菌肉桂亚种

Streptoverticillium einnamoneum subsp. lanosum Rahaltr et Thirumalachar 肉桂链轮丝菌羊毛亚种(肉桂链轮丝菌毛绒状亚种)

Streptoverticillium einnamoneum subsp. saprsum Rahalkltr et Thirumalaehar 肉桂链轮丝菌稀疏亚种(肉桂链轮丝菌腐朽亚种)

Streptoverticillium eirculatum var. monomyeini Gause et al. 辐旋链轮丝菌单霉素变种

streptoverticillium euroeidicum (Okami et ali.) Locei, Baldacei et Petrolini Baldan 优洛杀菌素链轮丝菌

Streptoverticillium euroeidicum var. asterociclicum Locci 优洛杀菌素链轮丝菌杀星菌变种

streptoverticillium euroidium Loeei, Baldacci et Petrolini Baldan 东方小链轮丝菌

streptoverticillium Farinaet Loccf 橄榄轮丝链轮丝菌

streptoverticillium fervens (Loeei et al.) Loeei et al. 热诚链轮丝菌

streptoverticillium fervens Loeei et al. 见 streptoverticillium baldaeeii (Farina et Loeei) Witt etStaekebrandtstreptovirudin 链病毒菌素

Streptoverticillium fervens subsp. fervens (DeBoer et al.) Baldaeei et Locei 热诚链轮丝菌热诚亚种

Streptoverticillium fervens subsp. i melrosporus Mason, Lummis et Dietz 热诚链轮丝菌轮孢亚种

Streptoverticillium fervens subsp: phenomycetieum Nakamuraet Umezawa 热诚链轮丝苗苯霉素亚种

streptoverticillium flavopersicum (Oliver et al.) Locci, Baldacei et Petrolini Baldan 黄桃链轮丝菌

streptoverticillium flavoretieuli Funaki et Tsuchiya 黄网链轮丝菌

streptoverticillium flavoverticillatum Hu et al. 黄轮丝链轮丝菌

streptoverticillium fradiovertieillatum(Yan et Zhang) Yan et al. 弗氏轮丝链轮丝菌

streptoverticillium fuscus ($ ahngen et Fol) Krasil'nikov 褐色链轮丝菌

streptoverticillium griseoaurantiaeum (Krasil'nikov et Ruan) Yan et al. 灰橙轮丝链轮丝菌

streptoverticillium griseocarneum (Benedict et al.) Baldaeci, ': Farina et Loeei 灰肉色链轮丝菌

streptoverticillium griseoverticiilatum' (**Hu**) **~ an et al.** 灰轮丝链轮丝菌

Streptoverticillium griseovertieillatfim var, tuberoaetieum Nagatat at 灰轮丝键轮丝菌结核放线菌素变种

streptoverticillium griseoviridum Krasil'nikov 灰绿链轮丝菌

Streptoverticillium hachijoense subsp. takahagiense Locci 八丈岛链轮丝菌高田亚种

Streptoverticillium hachijoense var. fuscatum Blinov 八丈岛链轮丝

菌浅褐变种
streptoverticillium hachijoense (Hosoya et al.) Locci, Baldacci et Petrolini Baldan 八丈岛链轮丝菌
streptoverticillium hangzhouense cyan et Zhang) Yan et al. 杭州链轮丝菌
streptoverticillium hiolutemxl (Okami) Baldacci Farina et Locci 硫藤黄链轮丝菌
streptoverticillium hiroshimense (Shinobu) Farina et Loc 广岛链轮丝菌
streptoverticillium jammense Gupta et Chopra 贾木链轮丝菌
streptoverticillium kashmirense (Cupta et Churpa) Locci, Baldacci et) Petrolini Baldan 克什米尔链轮丝菌
streptoverticillium kebenese Okamotoetal. 神户链轮丝菌
streptoverticillium kentuckense (Barr et Carman) Baldacci, Farina et Locci 肯塔基链轮丝菌
streptoverticillium kishiwadense (Shinobu et Kayamura) Locci, Baldacci et Petrolini Balda 岸和田链轮丝菌
streptoverticillium kitasatoense Hata et al. 北更链轮丝菌
Streptoverticillium kitasatoense var. chongmingense Ye 北里链轮丝菌崇明变种
streptoverticillium krissi Konev et al. 克里斯链轮丝菌
Streptoverticillium ladakanum Hanka et al. (见 ~ ladakanum (Hanka et al.) Witt et Stackebrandt)
streptoverticillium ladakanum var. ladakanum Hanka et al. 薰衣草灰链轮丝菌
streptoverticillium lavenduligriseum Locci, ~ Baldacci et Petrolini Baldan 丁香轮丝链轮丝菌
streptoverticillium lilacinoverticillatum var. hangzhouense Tang, Wu et Huang 丁香链轮丝菌
Streptoverticillium lilacinoverticillatum (Yan et; Zhang) Yan et al. 丁香轮丝链轮丝菌杭州变种
streptoverticillium lilacinum (Nakazawa et . al.) Locci, Baldaci et-Petro! ini Baldan 辉菌素链轮丝菌
streptoverticillium lustericini Krasil ~ nikov Streptoverticilliuml, uteoreticuli Locci 藤黄网状链轮丝菌
streptoverticillium luteoverticillatum (Shinobu) Locei, Baldacci et Petrolini Baldan 藤黄轮丝链轮丝菌
streptoverticillium mashuense (Sawazaki et al.) Locei, Baldaeei et Petrolini Baldan 马术链轮丝菌
Streptoverticillium mediocidieum subsp. multivertillatum 中杀菌素链轮丝苗多轮生亚种
streptoverticillium medioeidieum Okami et al. 中杀菌素链轮丝菌
streptoverticillium melrosporum Krasil'nikov 轮孢链轮丝菌
streptoverticillium mobaraense (Nagatsu et Suzuki) ~ Locci, Baldacci et Petrolini Baldan 茂原链轮丝菌
streptoverticillium moro-okaense (Niida ~ et al) Locei et Sehofield 师岗链轮丝菌
streptoverticillium multifidum Krasil'nikov 多裂链轮丝菌
streptoverticillium mycohepticum Konev et Zeganov 七烯枝亩素链轮丝菌
streptoverticillium netropsis (Finlay et al.) Baldacci, Fa rina et Locci 纺锤链轮丝菌
streptoverticillium novoverucdhum Shomura et al. 新轮丝硅轮丝菌
streptoverticillium oehraceoverticillatum (Yan et Zhang) Yan et al. 赭轮丝链轮丝菌
streptoverticillium olivomycirti (Gause et al.) Gause et Sveshnikova 橄榄霉素链轮丝菌
streptoverticillium olivoreticulum Baldacei, Farina et Loc 小橄榄色两状链轮丝菌
Streptoverticillium olivoreticulum subsp. cellulophilum (Locci et Schofield) Locci 小橄榄色网状链轮丝菌嗜细胞亚种
streptoverticillium olivoretieuli (ARM, Nakada et SuzukiY Baldacci, Farina et Locci 橄榄网状链轮丝菌
Streptoverticillium olivoverticillatum subsp. ceHulophilus Loeci et' Schofield 橄榄轮丝链轮丝苗嗜纤维素亚种
Streptoverticillium orinoci Cassinelli e, al. 见 ~ orinoci. (Cassinelli et al.) Witt et Stackebrandt
streptoverticillium pallidum Rcusser 苍白链轮丝菌
streptoverticillium parvisporogenes Loeci, Baldacei et Petrolini Baldan 少生孢链轮丝菌
streptoverticillium paucisporogenes Locci 寡生孢链轮丝菌
streptoverticillium pentaticum (Umezawa et Tanaka) Baldaeci et Locei 五霉素链轮丝菌
streptoverticillium pentatieum subsp. jenense (Fugner et Bradder) Loeei, Baldaeei et Petrolini Baldan 霉素链轮丝
streptoverticillium phaeovertieillatum Matsumae et Hata 暗轮丝链轮丝菌
Streptoverticillium phaeovertieillatum var. takatsukiense Kanda 暗轮丝链轮丝菌高规变种
streptoverticillium quilonense Sambamurthyet Ellaiah 奎隆链轮丝菌
streptoverticillium rectiverticillatum (Krasil'nikov et Ruan) Locci, Baldacci et Petrolini Baldan 直轮丝链轮丝菌
streptoverticillium reticuli Sagakami et al. 网状链轮丝菌
Streptoverticillium reticuli var. Iatumcidicum Sagakami et al. 网状链轮丝菌拉杜杀菌素变种
streptoverticillium reticulobrunneum Krasil'nikov 网棕褐
Streptoverticillium reticulum subsp. Protomycicum (Locci et Schofield) Loeci 网状链轮丝菌原虫霉素亚种
streptoverticillium reticulum (Waksman et Curtis) Baldacci 网状链轮丝菌
streptoverticillium riasense Gupta et Chopra 里亚斯链轮丝菌
streptoverticillium rimofaciens Locci 生裂链轮丝
streptoverticillium roseoverticillatum subsp. albosporum (Thirumalachar) Locci, Baldacci et Petrolini Baldan 玫瑰
streptoverticillium roseovertieillatum (Shinobu) Farina et Locci (见 ~ roseoverticillatus (Shinobu) Witt et Stackebrandt)
streptoverticillium rubrireticuli var. pimprina Thirumalaehfir fetal 红网链轮丝首乎普里变种
streptoverticillium rubrireticuli (Waksman et Henrici) Baldaeei 红网链轮丝蕾
streptoverticillium rubrirohlorium Locci, Baldacci et Petrolini Baldan 红氯链轭丝苗
streptoverticillium rubroverticillatum (YanY Locci, ~ Baldacci et Petrolifii Batdaf 红色轮生链轮丝菌
streptoverticillium rutalum Konev 金红链轮丝菌
streptoverticillium salmofiicida ('Baldacci; Farina et Locci) Locei', Bechtcci et Petrolini Baldan 杀蛙链轮丝
streptoverticillium syringlum: G ~ ase et al. 丁香花链轮丝菌
streptoverticillium taitoense Oiwa et al. 台东链轮丝菌
streptoverticillium takataense (Loeci) Iwashita et al.
streptoverticillium tricelaminicum Locci 三脊链轮丝菌
streptoverticillium tropicalense Gupta 热带堆链轮丝菌
streptoverticillium tuimm Alberr et de Queiroz 保护链轮丝苗
streptoverticillium verrucosporum Hu et Xu 疣孢链轮丝菌
streptoverticillium verticillatum (Waksman) Krasil'nikov 轮丝链轮丝
Streptoverticillium (Baldaeci) Farifia et Locci 链轮丝菌属
streptovitacin *n*. 链菌生素 ‖ ~ A 链菌生素 A / ~ B 链菌生素 B / ~ D 链菌生素 D
streptozocin *n*. 链佐星;链脲霉素(抗生素类药,为一种治疗胰脏肿瘤之化学疗剂,亦可引起实验性糖尿病)
streptozotocin *n*. 链脲霉素;链佐星;链脲佐菌素
streptozyme *n*. 链球菌酶
Stresnil *n*. 氮哌酮(镇静、安眠药)
stress *n*. ①应力 ②压迫 ③应激反应,紧张状态 ‖ ~ absorbing element 吸力吸收装置 / ~ activated protein kinase 应激活化蛋白激酶 / ~ bite 应力,咬合应力 / ~ bladder incontinence 应激性膀胱失禁 / ~ breaker 应力缓冲器 / ~ convulsion 应激性惊厥 / ~ convulsion 应激性抽搐 / ~ -coping 应激应对 / ~ diagonal 对角应力 / ~ disease 应激性疾病 / ~ echocardiography 负荷超声心动图(试验)/ ~ fracture 应力性骨折 / ~ fracture 应力性骨折 / ~ fracture 应力性骨折 / ~ functional 机能性应力 / ~ hormone 应激激素 / ~ hyperglycemia 应激性高血糖 ~ hyperlipidemia 应激性高脂血症 / ~ illness 应激性疾病 / ~ incontinence 腹部压迫性尿失禁;应激性失禁 / ~ incontinentia urinae 应力性尿失禁 / ~ occiusal 应力,咬合应力 / ~ physiology 斜向(两侧)对称 / ~ polycythemia 应激性红细胞增多症 / ~ protein, SP 应激蛋白 / ~ radiograph 应力性 X 线(照)片 / ~ reaction 应激反应 / ~ relaxation 应力弛豫 / ~ relaxation 应力松弛 / ~ relaxation pressure 应力弛缓压 / ~ remodeling 应力改建 / ~ responses 应急反应 / ~ seizure 应激性癫痫发作 / ~ semicircular 半圆应力 / ~ stroboseopy 动态镜检法 / ~ stroke-prone 易卒中(型)/ ~ test 负荷试验 / ~ test cart 心电检测踏板试车 / ~ test system 运动负荷心电图仪 / ~ thallium myocardial imaging 运动负荷铊心肌显影 / ~ tolerance 应激耐受力 / ~ ulcer 应激性溃疡 / ~ ulcers of stomach 胃应激性溃疡 / ~ ventriculography 应力性心室造影[术]
stressamplifier *n*. 应变压力放大器
stress-breaker *n*. 应力缓冲器
stressbreaker *n*. 应力中断器
stressdiabetes *n*. 应激性糖尿病

stresser *n*. 应激子
stressforce *n*. 应力
stressfracture *n*. 应力骨折
stressful *n*. 应激的
stressincontinence *n*. 压力性尿失禁
stressless *n*. 无应激
stressor *n*. ①紧张性刺激(物) ②应激物 ③应激原因
stressreaction *n*. 应激反应
stresstestingsystem *n*. 活动平板运动心电图系统
stress-tolerant plant 耐拥挤植物
stressulcer *n*. 应激性溃疡
strestestsystem *n*. 运动心电图机
stretch *n*. ①牵张,伸长 ②扩张‖ ~ blood vessel 弹性人造血管 / ~ cord 橡皮拉力器 / ~ injury 牵拉损伤 / ~ marks 牵拉标志,妊娠纹,皮肤伸张纹 / ~ out 伸展 / ~ receptor 牵张感受器;伸展感受器 / ~ reflex 牵张反射,肌伸张反射 / ~ sensitivity 牵张敏感度 / ~ stimulation 牵张刺激 / ~ed length 牵张长度 / ~ed position 牵张位 / ~ed preparation 铺片
stretched-out *a*. 伸长的;延长的
stretcher *n*. 担架,延伸器,伸展器‖ ~ Neil Robertson 罗伯逊氏担架
stretcher-bearer *n*. 抬担架者;担架手
stretchers(bathing) *n*. 延展平台(洗澡)
stretches *n*. 强直症
stretching *n*. 拉长;拉长术;伸展疗法;伸展(康复)‖ ~ exercise 牵张训练,牵张运动 / ~ frequene 伸展频率 / ~ of cranial nerve 颅神经牵引术 / ~ of eyelid 眼睑牵张术 / ~ of nerve 神经牵引术 / ~ of peripheral nerve 周围神经牵引术 / ~ screw 拉紧螺杆
stretchingpliers *n*. 扩张钳
stretchy *a*. 伸长的,有弹性的,容易伸长的
streunex *n*. 六六六
strew *v*. 散播,撒满
strewn strew 的过去分词
stria [拉] *n*. 纹‖ ~ caprae 山羊链丝菌 / ~ chromogenes 产色链丝菌 / ~ cunicuii 兔链丝菌 / ~ farcinica; Actinomyces farcinicus 皮疽链丝菌,皮疽放线菌 / ~ hoffmanni 霍夫曼氏链丝菌 / ~ leproides 类麻风链丝菌 / ~ lingualis 舌链丝菌 / ~ madurae 马杜拉链丝菌 / ~ madurella 类足肿链丝菌 / ~ mallearis 锤纹 / ~ medullaris 髓纹 / ~ muris ratti 鼠咬热链丝菌 / ~ odorifera 芬香链丝菌 / ~ of external granular layer 外(颗)粒层纹[解] ~ laminae granularis externae [拉] / ~ of internal granular layer 内(颗)粒层纹[解] ~ laminae granularis internae [拉] / ~ of internal pyramidal layer 内锥体(细胞)层纹[解] ~ laminae pyramidalis internae [拉] / ~ of molecular layer 分子层纹[解] ~ laminae molecularis [拉]; ~ laminae plexiformis [拉] / ~ polychromogenes 产多色链丝菌 / ~ pseudotuberculosa 假结核链丝菌 / ~ pulmonalis 肺链丝菌 / ~ putridogenes 生腐链丝菌 / ~ rubra 红色链丝菌 / ~ terminalis nuclei 终纹核 / ~ thermophile 嗜热链丝菌 / ~ vascularis 纹脉管 / ~ vascularis of cochlea 耳窝纹状血管 / ~ vascularis 血管纹 / ~ vascularis 脉管纹 / ~ violacea 蓝色链丝菌
striadyne *n*. 三磷酸腺苷
striae (单 stria)[拉] *n*. 纹‖ ~ alba tuberis 结节白纹 / ~ albicantes 白纹 / ~ atrophicae; lineae albicantes 萎缩纹,白纹 / ~ ciliares 睫状纹 / ~ cutis distensae 膨胀性萎缩纹 / ~ distensae 萎缩纹 / ~ fornicis; ~ medullaris thalami 穹窿纹,丘脑髓纹 / ~ Francke's 弗兰克氏纹(肺结核体征之一)/ ~ gravidarum 妊娠纹 / ~ habenular; ~ medullaris thalami 缰纹,丘脑髓纹 / ~ intermedia trigoni olfactorii; ~ olfactoria intermedia 中间嗅纹 / ~ Kaes-Bechterewi 卡—别二氏纹(皮质中的一层纤维带)/ ~ Langhans' 郎罕氏纹(胎盘)/ ~ longitudinalis 纵纹 / ~ longitudinalis lateralis corporis callosi 胼胝体外侧纵纹 / ~ longitudinalis medialis corporis callosi; ~ lancisii 胼胝体内侧纵纹,朗契西氏神经 / ~ malleolaris 锤纹 / ~ malleolaris membranae tympani 鼓膜锤纹 / ~ medullares(第四脑室)髓纹[解]/ ~ medullares; ~ medullares ventriculi quarti 髓纹(第四脑室)/ ~ medullares acusticae; ~ medullares fossae rhomboideae 听髓纹,菱形窝髓纹 / ~ medullares fossae rhomboideae 菱形窝髓纹,听髓纹 / ~ medullaris thalami 丘脑髓纹 / ~ medullaris 髓纹 / ~ membranae tympani anterior 鼓膜前纹 / ~ membranae tympani posterior 鼓膜后纹 / ~ meningitic; tache cerebrale 脑膜炎划痕,脑(病)性划痕 / ~ Nitabuch's 尼塔布赫氏纹(胎盘基蜕膜)/ ~ of Amici; Dobie's lines; intermediate disk 阿米契氏纹,中间盘(肌纤维明带中的Z盘)/ ~ of Baillarger 贝亚尔惹氏纹(大脑皮质白纤维带)/ ~ of Gennari; line of Gennari 詹纳里氏线,楔叶皮质外白带 / ~ of Retzius 雷丘斯纹(牙釉质棕色纹)/ ~ of Schreger 施雷格线(釉质光暗带)/ ~ olfactoria 嗅纹 / ~ olfactoria intermedia; ~ intermedia trigoni olfactorii 中间嗅纹 / ~ olfactoria lateralis 外侧嗅纹 / ~ olfactoria medialis; ~ medialis trigoni olfactorii 内侧嗅纹 / ~ patellaris 髓纹 / ~ pinealis; ~ medullaris thalami 松果体纹,丘脑髓纹 / ~ Rohr's 罗尔氏纹(绒毛间纤维纹)/ ~ semicircularis; ~ terminalis thalami 半环状纹,丘脑终纹 / ~ spinosa 棘纹(鼓索沟)/ ~ tecta; ~ longitudinalis lateralis 外侧纵纹 / ~ terminalis 终纹 / ~ terminalis thalami; terminal ~; ~ semicircularis; taenia semicircularis 丘脑终纹 / ~ transversae corporis callosi 胼胝体横纹 / ~ vascularis 血管纹 / ~ ventriculi tertii; ~ medullaris thalami 第三脑室纹,丘脑髓纹 / ~, acoustic; ~ medullares acusticae 听纹,听髓纹(第四脑室底中间部)/ ~, auditory ~ medullares acusticae 听纹,听髓纹(第四脑室底)/ ~, brown; Retzius' parallel ~ 褐色纹,雷济厄斯平行纹 / ~, Knapp's 纳普氏纹(视网膜出血后的纹)/ ~, Retzius' 雷济厄斯氏纹(棕色纹见于牙釉质)/ ~, Retzius' parallel 雷济厄斯氏平行纹 / ~, Schreger's 施雷格尔氏纹(釉质光暗带)/ ~, Wickham's 威克姆氏纹(丘疹上的网纹)/ ~ medialis trigoni olfactorii; ~ olfactoria medialis 内侧嗅纹
Striarca thielei (Schenck et Reinhart) 提氏细纹蚶(隶属于蚶科 Arcidae)
Striariceae *n*. 环囊藻种(一种藻类)
striascope *n*. 屈光检查器
striatal *n*. 纹状体的
striate *a*. 纹状的;纹状(鸟巢菌)‖ ~ artery 纹动脉 / ~ bird's nest fungus 纹状鸟巢菌 / ~ cortex 纹状皮层 / ~ keratitis 条纹状角膜炎 / ~ veins 纹状体静脉
striated [拉 striatus]; **striped** *a*. 纹状的‖ ~ area 横纹面[动]/ ~ border 纹状缘 / ~ column 节柱 / ~ duct 分泌管;纹状管 / ~ muscle 横纹肌 / ~ muscle cell atypia 非典型横纹肌细胞 / ~ muscles 横纹肌
striatin *n*. ‖ ~ A 隆纹菌素 A / ~ B 隆纹菌素 B / ~ C 隆纹菌素 C
striation [拉 stria] *n*. ①条纹状态 ②纹‖ ~, basal 基纹 / ~, cardiac muscle cross 心肌横纹 / ~, cross 横纹 / ~, tabby cat; tigroid ~ 虎斑纹
Striations, Baillarger's 贝亚尔惹氏纹(大脑皮质白纤维带)
Striatonigral atrophy 纹状体黑质萎缩
Striatonigral degeneration 纹状体黑质变性
Striatostriatal fibers 纹状体,纹状纤维
Striatostriatal fibers of internal capsule 内囊纹状体纹状纤维
striatoxin *n*. 隆纹菌毒素
striatran *n*. 氨甲酸叔己酯(镇静药,肌松药)
striatum *n*. 纹状体
stricken *a*. 受打击的,负了伤的
strickle *n*. 斗刮,斗板,铸型棍
Strickler's solution [Albert 美皮肤病学家 1886 生] 斯特里克勒氏溶液(含碘,磺化钾,水杨酸及硼酸的醇溶液)
strict *n*. 严格的;精确的‖ ~ vegetarian diet 严格素食者饮食
strict-, -stringent [构词成分] 意为"牢固","严格","引起疼痛"(来自拉丁语 strictus)
striction *v*. 收缩,紧缩
strictly *ad*. 严格地,确实地
strictness *n*. 严格,严密,严重
Strictosidine beta-glucosidase 长春花碱 β-葡糖苷酶
stricture [拉 strictura] *v*. ①狭窄 ②限制(物)‖ ~ obstruction 狭窄性梗阻 / ~ of anal canal 肛管狭窄 / ~ of anus 肛门狭窄 / ~ of aorta 主动脉狭窄 / ~ of artery 动脉狭窄 / ~ of bile duct 胆管狭窄 / ~ of cervix 子宫颈狭窄 / ~ of colon 结肠狭窄 / ~ of cord 脐带狭窄 / ~ of duodenum 十二指肠狭窄 / ~ of esophagus 食管狭窄 / ~ of eustachian tube 咽鼓管狭窄 / ~ of gallbladder 胆囊狭窄 / ~ of ileum 回肠狭窄 / ~ of intestine 小肠狭窄 / ~ of pelviureteric junction 输尿管肾盂接合部狭窄 / ~ of prostate 前列腺狭窄 / ~ of pulmonary vessel 肺血管狭窄 / ~ of rectum 直肠狭窄 / ~ of salivary duct 唾液腺管狭窄 / ~ of spermatic cord 精索狭窄 / ~ of the ureteropelic juction 输尿管肾盂交界处狭窄 / ~ of tunica vaginalis 鞘膜狭窄 / ~ of ureter 输尿管狭窄 / ~ of urethral meatus 尿道口狭窄 / ~ of vagina 阴道狭窄 / ~ of vagina affecting pregnancy 阴道狭窄影响妊娠 / ~ of vas deferens 输精管狭窄 / ~ of vein 静脉狭窄 / ~ of vulva 外阴狭窄 / ~ the ureterovesical orifice 输尿管膀胱交界(入口)处狭窄 / ~, annular 环形狭窄 / ~, bridle 横带狭窄 / ~, cicatricial 瘢痕性狭窄 / ~, congestive 充血性狭窄 / ~, contractile; recurrent ~ 收缩性狭窄,再发性狭窄 / ~, dilatable 可扩张性狭窄 / ~, false; functional ~; spasmodic ~ 假性狭窄,机能性狭窄,痉挛性狭窄 / ~, granulation 肉芽性狭窄 / ~, Hunner's 杭纳氏狭窄(输尿管炎症性狭窄)/ ~, hysterical 癔病性食管狭窄,歇斯底里性食管

狭窄 / ~, impermeable 不(可)通性狭窄 / ~, irritable 敏感性狭窄 / ~, organic 器质性狭窄 / ~, permanent; organic ~ 永久性狭窄,器质性狭窄 / ~, permeable; passable ~ 可通性狭窄 / ~, postdiphtheritic 白喉后狭窄 / ~, recurrent; contractile ~ 再发性狭窄,收缩性狭窄 / ~, resilient 回弹性狭窄 / ~, spasmodic; spastic ~; false ~; functional ~; temporary ~ 痉挛性狭窄,假性狭窄,机能性狭窄 / ~, temporary; spasmodic ~ 一时性狭窄,痉挛性狭窄 / ~, urethral 尿道狭窄

strictureexplorer *n*. 检狭窄探杆

strictureofcommonbileduct *n*. 胆总管狭窄

strictureofexternalauditorymeatus *n*. 外耳道狭窄

strictureofnostril *n*. 鼻孔狭窄

strictureofpyeloureteric junction *n*. 肾盂输尿管连接部狭窄

strictureofrectum *n*. 直肠狭窄

strictureoftracheaandbronchi *n*. 气管支气管缩窄

strictureofureter *n*. 输尿管狭窄

strictureofuretero-pelvicjunction *n*. 输尿管肾盂连接处狭窄

strictureofuretero-vesicalorifice *n*. 输尿管口狭窄

stricturoscope *n*. 直肠狭窄镜

stricturoscope *n*. 直肠狭窄切开刀

stricturotomy; coarctotomy *n*. 狭窄切开术 ‖ ~, rectal; Jelk's operation 直肠狭窄切开术,杰耳克斯氏手术

strictylon *n*. 盐酸萘甲唑啉(血管收缩药)

stridden *v*. stride 的过去分词

stride *n*. 大步,一跨步 *v*. 迈大步走,跨过 ‖ ~ guide 跨步长度引导踏板 / ~ standing 分腿站立 / ~ width 步宽

stridence *n*. 刺耳

strident *a*. 刺耳的,吱吱尖叫的,尖锐的

stridor [拉] *n*. (高调)喘鸣 ‖ ~ dentium 牙磨擦音 / ~ serraticus 锉锯状喘鸣 / ~, inspiratory 吸气性喘鸣 / ~, laryngeal 喉喘鸣 / ~, laryngeal, congenital 先天性喉喘鸣

stridulate *v*. 发出尖而高的声音,吱吱叫鸣

stridulating organ 磨擦发声器[动]

stridulating ridge 发声脊[动]

stridulation *n*. 鸣声,尖锐的声音,磨擦声

Stridulous [拉 stridulus] *a*. 喘鸣性的 ‖ ~ breathing 喘鸣性呼吸音

strieturoscope *n*. 直肠狭窄镜

strife *v*. 争吵

Striga asiatica(L.)O. Kuntze 独脚金 [植药] 全草入药

Striga asiatica(L.)Kuntze [拉,植药] 独角金

Striga masuria(Ham. Ex Benth.)Benth. [拉,植药] 大独角金

strigate *a*. 具细线的,净角器

Strigea *n*. 号形吸虫属 ‖ ~ elegans 漂亮号形吸虫

Strigeata *n*. 形目

Strigeoidea *n*. 形超科

strigid herpesvirus 1; owl herpes virus 夜禽类疱疹病毒 1,猫头鹰疱疹病毒

Strigidae *n*. 鸱科(隶属于形目 Strigiformes)

Strigiformes *n*. 形科(隶属于鸟纲 Aves)

strigil *n*. 搔肤器

Strigose hydrangae [植药] 腊莲绣球

Strigulaceae *n*. 叶生衣科(一种地衣类)

Striimpell-Marie disease (A. Von Striimpell; Pierre Marie 法医师 1853—1940); **spondylitis ankylopoietica** 施—马二氏病,关节强硬性脊椎炎

Striimpell's sign 施特吕姆佩耳氏征(①大腿向腹部屈曲时则足背屈,见于痉挛性下肢麻痹 ②如腕不过度背屈则不能握拳 ③前臂被动屈曲时则旋前,见于偏瘫)

Striimpell-Westphal pseudosclerosis [A. Von Striimpell; Carl Friedrich Otto Westphal 德神经病学家 1833—1890] 施—韦二氏假硬化

strike *n*. 罢工,打击,殴打 *v*. 打,罢工,划燃 ‖ ~ off 除去;印刷 / ~ out 挥拳;抹去 / strike pay 罢工津贴 / ~ up 开始

strikebound *a*. 因罢工而歇业的

strikebreaker *n*. 破坏罢工者

strikebreaking *n*. 破坏罢工的行为

strikeout *n*. 串,字符串

strikeover *n*. 打字未修正而重新打上

striker *n*. 打击者;参加罢工者

strikethrough *n*. (加)删除线

striking *a*. 醒目的,惊人的 ‖ ~ distance 射击距离;有效距离

strikingly *ad*. 醒目地;引人侧目地

string *n*. 行;串;字符串;符号串[算] ‖ ~ band 弦乐队 / ~ bean 青豆;菜豆 / ~ buffer 字串缓冲器 / ~ encoding 字符串编码 / ~ music 弦乐队 / ~ oscillograph 弦线式示波器 / ~ quartet 弦乐四重奏曲;弦乐四重奏乐团 / ~ searching 字符串查找 / ~ sign 线[状]征(肠克罗恩病之 X 线征) / ~ test 吞线试验 / ~ tie 蝶形领结 / ~ up 勒死

stringboard *n*. 楼梯的侧板

Stringed *a*. 有弦的;由弦所发出的 ‖ ~ instrument maker 弦乐器制造工

stringelectrometer *n*. 弦线电流计

stringency *n*. 迫切,银根紧

stringendo *a*. 渐快的 *ad*. (音乐)逐渐加快地;渐快地

stringent *n*. 核糖核酸控制基因

stringent [拉 stringers to bind] *a*. 约束的,紧迫的 ‖ ~ condition 应急条件[分] / ~ control 严格对照(试验) / ~ factor n. 应急因子;紧缩因子 / ~ plasmid 严谨型质粒;严紧型质粒[分] / ~ replication control 严紧复制调控 / ~ state 应激状态 / ~ synthesis 严紧型合成 / ~ type 严紧型

stringer *n*. 上弦匠;纵枕木

stringgalvanometer *n*. 弦线电流计

stringhalt *n*. 跛行症(马)

stringlike barium shadow 窄带样钡影

string-of-beads *n*. 串珠样(表现)

strings *n*. 字符串

stringy *a*. 线,绳的,纤维的

Stringy stonecrop Herb 垂盆草(中药)

Strinoline *n*. 司曲诺林(消炎镇痛药)

striocellular *a*. 横纹肌细胞的

striocellularis [拉] *a*. 横纹肌细胞的

striocerebellar *a*. 纹状体小脑的

striogram *n*. 辉光图

striomuscular *a*. 横纹肌的

Striophanthus divaricatus (Lour.) Hook. et Ar [拉,植药] 羊角拗

striospinoneural *a*. 纹状体脊髓神经的

strip *n*. 磨带,带,条 *v*. 剥离,剥脱 ‖ ~ biopsy 剥脱活检;大活检 / ~ cartoon 连环漫画 / ~ craniectomy with opening of cranial suture 带状颅骨切除术伴颅缝切开术 / ~ down 脱去;拆开 / ~ film 可剥膜 / ~ of felt 毡带 / ~ off 脱衣;剥落 / ~ package 铝铂包装;孔膜包装 / ~ packing 铝铂包装;孔膜包装;SP(包装) / ~ penetrameter 条状[X 线]透度计 / ~ scanner 纸带扫描仪 / ~ 剥(离,去)脱,除去 / ~, celluloid 赛璐路带 / ~, cuttle fish polishing 乌贼骨磨带 / ~, emery 刚沙带 / ~, fascial 筋膜条 / ~, finishing 磨光带 / ~, flint polishing 燧石磨带 / ~, garnet polishing 石榴石磨带 / ~, lava polishing 火山石磨带 / ~, polishing 磨带 / ~, rubber 橡皮带 / ~, sand paper 沙纸磨带 / ~, smooth linen polishing 麻布磨带 / ~, steel 钢条

strip-chart *n*. 带状图

strip-cutter *n*. 切条器

Stripe *n*. 条纹,蛇鳗 ‖ ~ colon sign 条纹结肠征 / ~ puffer blood [动药] 条斑东方鲀血 / ~ puffer gall [动药] 条斑东方鲀胆 / ~ puffer liver [动药] 条斑东方鲀肝 / ~ puffer ovaries [动药] 条斑东方鲀卵巢 / ~ puffer roe [动药] 条斑东方鲀卵 / ~ puffer [动药] 条斑东方鲀 / ~, contractile; recurrent ~ 收缩性狭窄,再发性狭窄 / ~, dilatable 可扩张性狭窄 / ~, false; functional ~; spasmodic ~ 假性狭窄,机能性狭窄,痉挛性狭窄 / ~, granulation 内牙性狭窄 / ~, Hunner's 杭纳氏狭窄(输尿管炎症状狭窄) / ~, hysterical 病性食管狭窄,歇斯底里性食管狭窄 / ~, impermeable 不[可]通性狭窄 / ~, irritable 敏感性狭窄 / ~, organic 器质性狭窄 / ~, permanent; organic ~ 永久性狭窄,器质性狭窄 / ~, permeable; passable ~ 可通性狭窄 / ~, postdiphtheritic 白喉后狭窄 / ~, recurrent; contractile ~ 再发生狭窄,收缩性狭窄 / ~, resilient 回弹性狭窄 / ~, spasmodic; spastic ~; false ~; functional ~; temporary ~ 痉挛性狭窄,假性狭窄,机能性狭窄 / ~, temporary; spasmodic ~ 一时性狭窄,痉挛性狭窄 / ~, urethral 尿道狭窄

striped *a*. 有斑纹的 ‖ ~ cat-shark gall [动药] 狭纹虎鲨胆 / ~ cat-shark muscle [动药] 狭纹虎鲨 / ~ cat-shark swim-bladder [动药] 狭纹虎鲨鳍 / ~ cat-shark [动药] 狭纹虎鲨 / ~ mullet 乌贼 / ~ muscle 横纹肌 / ~ muscle-filber 横纹肌纤维 / ~ -pants *a*. 外交使节团的;有关外交使节团的 / Stripefin poacher 里氏异八角鱼

Stripes *n*. 贝亚尔惹氏纹(大脑皮质白纤维带) ‖ ~, Hensen's 亨森氏纹(在耳蜗覆膜下) / ~, Mees's 米斯氏条纹(砷中毒时指甲白色纹) / ~, Vicqd'Azyr's; Baillarger's ~; Gennnari's ~ 维克达济尔氏纹,贝亚尔惹氏纹

Stripetail darter *n*. 肯氏镖鲈

strip-field technique 条形野技术

stripline *n*. 带状线

stripling *n*. 年轻人;小伙子

strippenetrameter *n*. 条状 X 射线透度计

stripper *n*. 剥除器;剥线钳‖～, vein 静脉支剥除器
strippers' disease 剥烟茎工人病
stripping *v*. 剥离;剥脱;解吸‖～ of the pleura 胸膜剥脱 / ～ and ligation 剥脱和结扎 / ～ and ligation of saphenous vein 隐静脉剥脱和结扎术 / ～ and ligation of veins of leg 腿静脉剥脱和结扎术 / ～ method 剥离法;剥脱法 / ～ of abdominal varicose vein 腹部静脉曲张剥脱术 / ～ of bone 骨剥离术 / ～ of carotid sinus 颈动脉窦剥脱 / ～ of cerebral meninges 脑膜剥脱术 / ～ of cerebral subdural membrane 硬脑膜下脑膜剥脱术 / ～ of cranial suture 颅缝剥脱术 / ～ of fascia 筋膜剥离术 / ～ of fascia of hand 手筋膜剥脱术 / ～ of intracranial varicose veins 颅内曲张静脉剥脱术 / ～ of lower limb varicose veins 下肢曲张静脉剥脱 / ～ of membranes 剥膜术 / ～ of spinal meninges 脊膜剥脱术 / ～ of spinal subdural membrane 硬脊膜下剥离术 / ～ of thoracic varicose veins 胸曲张静脉剥脱术 / ～ of varicose saphenous vein 隐静脉曲张剥脱术 / ～ of varicose vein of lower limb 下肢曲张静脉剥脱术 / ～ of varicose veins of head and neck 头和颈部曲张静脉剥脱术 / ～ of varicose veins of upper limb 上肢曲张静脉剥离 / ～ of vocal cords 声带剥脱术
strippingofrenallymphaticvessel *n*. 肾蒂淋巴管剥脱术
strips *n*. 创口贴
stripy *a*. 有条纹的,有斑纹的
strive *v*. 努力,奋斗,力争‖～ for 竭力争取所欲得的物品
striven *v*. strive 的过去分词
trlochlamydium aequale Stohr 海针膜虫
strobane *n*. 氯化松节油
Srobane-T *n*. 毒杀芬(杀虫药)
strobe *n*. ①选通脉冲 ②闸门‖～ light 闪光灯
strobic [希 strobos a whirling round] *a*. 旋转的
strobila (复 strobilae)[拉;希 strobilos anything twisted up] *n*. ①链体(绦虫) ②球果
Strobilanghes dalzielli W. W. Smith 山蓝[植药] 药用部分:叶－大青叶
Strobilanthes B 马蓝属‖～ cusia O Ktze 马蓝 / ～ flaccidifolius. Nees. 马蓝
Strobilanthes japonecus(Thunb.)**Miq. L** [拉,植药] 日本马蓝
strobilanthin *n*. 红泽兰甙
strobilation *n*. 横裂,节裂
strobilation *n*. 节片生殖[动]
strobile (**strobila**) *n*. ① 链体(绦虫) ② 球果
Strobilidiidae Kahl 侠盗虫科
strobilidium gyrans Stokes 旋回侠盗虫
strobilidium rumile Penard 小侠盗虫
Strobilidium Schewiakoff 侠盗虫属
strobilidium velox Faure-Fremiet 帽形侠盗虫
strobilization *n*. 横裂,节裂
strobilocercus *n*. 链尾蚴[动]
strobiloid *n*. 链体样的(绦虫)
Strobilomyces floccoopus 线柄松塔牛肝菌
Strobilomyces floccopus 线柄松塔牛肝
Strobilomycotaceae *n*. 松塔牛肝[菌]科(一种菌类)
strobilus [拉;希 strobilos anything twisted up] *n*. 松‖～ Abietis Fargesii [拉,植药] 朴松实 / ～ Cupressi [拉,植药] 柏树果 / ～ juniperi Rigidea [拉,植药] 杜松实 / ～ Pini [拉,植药] 松塔
strobing *n*. 选通
strobo *n*. [X 线]闪光放电管;频闪观测器 ‖ ～ light 频闪灯
strobobanksin *n*. 球松甲素醇
strobochrysin *n*. 球松黄素
stroboflash *v*. 频闪
strobolaryngoscope *n*. 动态喉镜;回旋喉镜
strobopinin *n*. 球松甲素
stroboscope [希 strobos hirl + skopein to examine] *n*. 动态镜;频闪观测器
stroboscopic *a*. 频闪观测仪的
stroboscopy *n*. 动态镜检查(法)
strobostereoscope *n*. 立体动态镜
strobotach *n*. 频闪测速计
strobotron *n*. 频闪放电管(核)
strode *n*. 频闪观测器(核)
strodival *n*. 毒毛旋花甙 G
strofan-K *n*. 毒毛旋花甙 K
Stroganoff's(Stroganov's)treatment [Vasilii Vasilovich 前苏产科医师 1857 生] 斯特罗加诺夫氏疗法(用吗啡,氯仿,氯醛等治子痫)
Stroganov treatment 斯特罗加诺夫疗法(吗啡、氯仿、氯醛治子痫)
stroke *v*. 发作,击,中 *n*. [脑]卒中‖apoplectic ～ 卒中发作 / heat ～ 中暑,热射病 / lightning ～ 电击 / paralytic ～ 瘫痪发作 / ～ counting 笔数 / ～ oar 尾桨 / ～ order 笔顺 ～ proneprofile 中风危险因素 / ～ rehabilitation 中风康复 / ～ rehabilitation unit 中风康复病房 / ～ volume 心搏量;每搏量;每搏输出量 / ～ volume 心搏量 / ～ volume 每搏量,每搏输出量 / ～ work 每搏作功;搏出功 / ～ work 每搏输出功 / ～ work index 每搏作功指数 / ～, apoplectic 卒中发作 / ～, back 反击,反冲 / ～, cold 中寒 / ～, heat 中暑,热射病 / ～, light 光射病 / ～, lightning 电击 / ～, paralytic 瘫痪发作 / ～, sun 日射病,中暑 / ～ -culture; smear culture 涂抹培养 / ～ -in-evolution syndrome 进行性中风综合征
strokevolume *n*. 心搏排血量
stroking *n*. 轻擦法‖～ massage 抚摩
stroll *n*. 闲逛,漫步; *v*. 闲逛,漫步
stroller *n*. 婴儿车;漫步者
stroma [希 stroma covering] *n*. ①子座[微] ②间质,基质 ③自发演替‖～ cell 基质细胞(子宫内膜固有层较厚,含有大量分化程度低的梭形细胞,它称为基质细胞) / ～ gladulae thyreoideae 甲状腺基质 / ～ iridis 虹膜基质 / ～ lamella(复 strrom lamellae) 基质片层 / ～ of cornea 角膜基质 / ～ of iris 虹膜基质 / ～ of ovary; ～ ovarii 卵巢基质 / ～ of red blood corpuscles 红细胞基质 / ～ of sclera 巩膜基质 / ～ of thyroid gland 甲状腺基质 / ～ ovarii 卵巢基质 / ～ ovarii 卵巢基质 / ～, Rollet's 罗累特氏基质 / ～ thylakoid 类囊体基质 / ～ vitreum 玻璃状体基质
stromafin *n*. (红细胞)基质蛋白
stromal; stromatic *a*. 基质的‖～ corneal hemorrhage 角膜基质出血 / ～ corneal pigmentation 角膜基质色素沉着 / ～ endometriosis 间质性子宫内膜异位症 / ～ hyperplasia 间质性增生 / ～ murine M2-10B4 cell 鼠髓基质细胞 / ～ myosis 间质性子宫内膜异位症 / ～ sarcoma 间质肉瘤 / ～ supernatant 基质上清液
stromal-derived cytokines 基质细胞来源的细胞因子
Stromateoidae *n*. 鲳科(隶属于鲈形目 Perciformes)
stroma-thylakoid *n*. 基质类囊体
stromatic *a*. 基质的
stromatin *n*. (红细胞)基质蛋白,基质素
stromatogenous [stroma + 希 gennan to produce] *a*. 基质[原]性的
stromatolite *n*. 叠层石
stromatolysis [stroma + 希 lysis dissolution] *v*. 基质溶解
stromatosis; stromal adenomyosis *n*. 基质性子宫内膜异位
stromba *n*. 康力龙
strombaject *n*. 康力龙
Strombidae *n*. 凤螺科(隶属于中腹足目 Mesogastropoda)
strombidiidae Faure-Fremiet 急游虫科
strombidinopsis gyrans Kent 旋转拟急游虫
Strombidinopsis Kent 拟急游虫属
strombidium calkinsi Faure-Fremiet 长氏急游虫
Strombidium Claparede and Lacbmann 急游虫属
strombidium conicum Lohmann 锥状急游虫
strombidium lagenula Faurl-Frkmiet 巨唇急游虫
strombidium styliferam Levander 楔尾急游虫
strombidium viride Stein 绿急游虫
strombus canarium(**Linnaeus**) 水日凤螺(隶属于凤螺科 Strombidae)
strombus costatus(**Gmelin**) 凤螺(隶属于凤螺科 Strombidae)
strombus gigas(**Linnaeus**) 海神凤螺(隶属于凤螺科 Strombidae)
strombus lentiginosus(**Linnaeus**) 斑凤螺(隶属于凤螺科 Strombidae)
strombus luhuanus(**Linnaeus**) 篱凤螺(隶属于凤螺科 Strombidae)
strombus pugilis(**Linnaeus**) 凤螺(隶属于凤螺科 Strimbidae)
strombus urceus(**Linnaeus**) 铁斑凤螺(隶属于凤螺科 Strombidae)
stromelysin *n*. 基质降解酶(因子);间充质溶解素‖～ -1 基质分解素-1
Stromeyer traumatic theory 施特罗迈尔外伤学说
Stromeyer-Little operation hepatotomy Stromeyer-Little (手术)肝脏切开术
Stromeyer-Little operation (**G. F. L. Stromeyer; W. J. Little**) 施一李二氏手术(治肝脓肿)
Stromeyer's cephalhematocele 施特罗麦耶氏头血囊肿(颅骨膜下血囊肿)
Stromeyer's splint 施特罗麦耶氏夹板(铰链腿夹板,可固定任何角度)
stromous *a*. 基质的
stromuhr [德 stream clock] *n*. 血流速度计‖～, Ludwing's 路德维希氏血流速度计
strong *a*. 强的;有力的‖～ acid 强酸 / ～ acid spring 强酸性泉 / ～ acid 强酸类 / ～ alkali 强碱类 ～ arm 暴力;强硬手段 / ～

arterial pulse 强动脉搏动 / ~ attenuation 大量衰减 / ~ constitution 强健体格 / ~ echo 强回声 ~ hydrochloricacid 浓盐酸 / ~ hydrogen peroxide solution 浓过氧化氢溶液 / ~ man 大力士;强人 / ~ massage 强按摩 ~ method;Snell- ~ method 斯特朗氏法,斯—斯二氏法(测维生素 B2)/ ~ nitricacid 浓硝酸 / ~ oxidizing compound 强氧化化合物 / ~ phosphoricacid 浓磷酸 / ~ protargin 强蛋白银 / ~ protein silver 强蛋白银 / ~ pulse 强脉 / ~ resistance exercise 强抗阻训练 / ~ room 保险库 / ~ silver protein 强蛋白银 / ~ situation 动人场面 / ~ sulfuricacid 浓硫酸 / ~ Vocational Interest Blank(SVIB)斯特朗职业兴趣调查表

stronganionexchanger *n*. 强阴离子交换器

strong-arm *a*. 用暴力的;有体力的

strongbox *n*. 保险柜

strongcationexchanger *n*. 强阳历子交换器

stronger *a*. 更强壮的 ‖ ~ hydrocyanic acid 浓氢氰酸

stronghold *n*. 要塞,堡垒,中心地

strongid *n*. 酒石酸噻嘧啶(广谱驱虫药)

strongly *ad*. 坚固地,坚强地,激烈地

strong-man *n*. ①大力士 ②有才干的人,有影响的掌权者 ③铁腕人物,独裁者(strong + man)

strong-minded *a*. 意志坚定的;有雄心的

strongpoint *n*. 要塞

strong-room *n*. ①金库;保险库 ②精神病人专用的保安房间(strong + room)

Strong's bacillus [Richard Pearson 美医师 1872—1918] 斯特朗氏杆菌(副痢疾杆菌的一种)

strong-walled balloon catheter 坚壁胶囊导管

strongwellses bacuiovirus Strongwellsea 杆状病毒

strongylaster *n*. 棒星骨针[动]

Strongylata *n*. 圆形亚目

strongyle *n*. 棒状骨针[动]

strongyliasis; strongylosis *n*. 圆线虫病

Strongylida *n*. 圆线目(寄生虫)

Strongylidae *n*. 圆线虫科

Strongylidiidae Faure-Fremiet 圆纤虫科

strongylidium crassum Sterki 粗圆纤虫

strongylidium lanceolatum kowalewski 粗圆纤虫

strongylidium muscorum Kahl 苔藓圆纤虫

Strongylidium Sterki 圆纤虫属

Strongylina *n*. 圆线亚目

Strongylocentrotidae *n*. 球海胆科(隶属于正形目 Centrechinoidea)

Strongylocentrotus droebachiensis(Mü ller) 绿海胆(隶属于球海胆科 Strongylocentrotidae)

Strongylocentrotus franciscanus(Kato) 红海胆(隶属于球海胆科 Strongylocentrotidae)

Strongylocentrotus intermedius(Agassiz) 日本海胆(隶属于球海胆科 Strongylocentrotidae)

Strongylocentrotus nudus(A. Agassiz) 光棘球海胆(隶属于球海胆科 Strongylocentrotidae)

Strongylocentrotus purpuratus 紫色球海胆

strongyloclad *n*. 棒枝骨针[动]

Strongyloidea *n*. 圆线总科

Strongyloides *n*. 类圆线虫属 ‖ ~ avium 禽类圆线虫 / ~ canis 犬类圆线虫 / ~ cati 猫类圆线虫 / ~ cebus 卷尾猴类圆线虫 / ~ fuelleborni 费氏类圆线虫 / ~ intestinalis 肠类圆线虫;粪类圆线虫 / ~ papillosus 乳头类圆线虫 / ~ procyonis 普罗基利类圆线虫 / ~ ransomi 兰氏类圆线虫 / ~ ratti 鼠类圆线虫 / ~ simiae 猴类圆线虫 / ~ stercoralis 粪类圆线虫 / ~ tumefaciens 肿胀类圆线虫 / ~ venezuelensis 委内瑞拉类圆线虫 / ~ vulgaris 寻常类圆线虫

strongyloides westeri 韦氏类圆线虫

Strongyloididae *n*. 类圆线虫科

strongyloidosis; strongyloidiasis *n*. 类圆线虫病

strongyloplasm; filtrabe virus *n*. 原生小体,滤过性病毒(旧名)

strongyloplasma hominis 软疣原生小体(旧名)

strongylosis; strongyliasis *n*. 圆线虫病

strongyloxea *n*. 棒尖骨针[动]

strongylura marina *n*. 柱颌针鱼

Strongylus; Strongyli [希 strongylos round] *n*. 圆线虫属 ‖ ~ apri 猪圆线虫 / ~ duodenalis; Uncinaria duodenalis 十二指肠圆线虫,十二指肠钩虫 / ~ elongatue 长后圆线虫 / ~ equinus; palisade worm 马圆线虫 / ~ filaria 丝圆线虫 / ~ gibsoni 吉[布逊]氏圆线虫 / ~ gigas; Dloctophyma renale 巨圆线虫,肾膨结线虫 / ~ longivaginatus 长鞘圆线虫 / ~ micrurus 小圆线虫 / ~ paradoxus; Meta ~ apri 逆理圆线虫,猪圆线虫 / ~ quadridentatus 四齿圆线虫 / ~ renalis; Dioctophyma renale 肾圆线虫,肾膨结线虫 / ~ subtilis; Tricho ~ instabilis 不定毛圆线虫 / ~ suis 猪圆线虫 / ~ tremleti 特氏圆线虫 / ~ vulgaris 寻常圆线虫

strontia *n*. 氧化锶

Strontium; Strontian in Scotland (缩 Sr) *n*. 锶(32 号元素) ‖ ~ 90 锶九十(核子爆炸时释放的放射性物质)/ ~ arsenite 亚砷酸锶 / ~ bromate 溴酸锶 / ~ bromide 溴化锶 / ~ caffeine-sulfonate 磺酸锶咖啡因 / ~ carbonate 碳酸锶 / ~ chlorate 氯酸锶 / ~ chloride Sr85 85Sr 氯化锶 / ~ chloride Sr87 87Sr 氯化锶 / ~ chromate 铬酸锶 / ~ citrate 柠檬酸锶 / ~ compound 锶化合物 / ~ dioxide 二氧化锶 / ~ fluorid 氟化锶 / ~ formate 甲酸锶 / ~ hydrate 氢氧化锶 / ~ iodate 碘酸锶 / ~ isotope 锶同位素 / ~ lactate 乳酸锶 / ~ measurement 锶测量 / ~ monoxide 一氧化锶 / ~ nitrate 硝酸锶 / ~ nitrate Sr85 85Sr 硝酸锶 / ~ nitrate Sr87 87Sr 硝酸锶 / ~ nitrite 亚硝酸锶 / ~ oxalate 草酸锶 / ~ oxide 氧化锶 / ~ peroxide 过氧化锶 / ~ phosphate 磷酸锶 / ~ radioisotope 锶放射性同位素 / ~ salicylate 水杨酸锶 / ~ selenate 硒酸锶 / ~ sulfate 硫酸锶 / ~ sulfide 硫化锶 / ~ tartrate 酒石酸锶 / ~, radioactive 放射性锶 / ~ -85 85 锶 / ~ -87m 87m 锶 / ~ -90 90 锶

strontiumaphthalmicapplicator *n*. 眼科用 Sr90 敷帖器

Stroop Color / Word Test 斯特鲁色词测验

strop *n*. 磨刀皮带 *v*. 在砥砺上磨尖(剃刀)

stroph- [构词成分] 意为"旋","扭";"歪","斜"(来自希腊语)

strophandogenin *n*. 羟基毒毛旋花子甙元

strophanthidin *n*. 毒毛旋花甙元;毒毛旋花子甙元

strophanthidol *n*. 毒毛旋花子醇;羊角拗醇 ‖ ~ rhamnoside 铃兰醇笛(强心药)/ ~ Rhamnoside 铃兰醇苷(强心药)

strophanthigenin *n*. 毒毛旋花子甙配基,羊角拗甙配基

strophanthiline A *n*. 羊角拗灵甲

strophanthin *n*. 毒毛旋花子甙,羊角拗甙(洋地黄强心剂一种) ‖ ~, crystallized 结晶形毒毛旋花子甙 / G- ~ 苦毒毛旋花子甙,苦羊角拗甙 / H- ~ 棕毒毛旋花子甙,棕羊角拗甙 / K- ~ 绿毒毛旋花子甙,绿羊角拗甙 / ~ K *n*. 毒化毛甙 K / ~ K(strofan-K)毒毛花甙 K,毒毛旋花子甙 K,毒毛 K,毒毛甙

strophanthin-G *n*. 毒毛旋花甙 G

strophanthobiose; mannorhamnose *n*. 毒毛旋花二糖;毒毛旋花子二糖

strophanthoside *n*. 毒毛旋花甙 K

strophanthoside-G *n*. 毒毛旋花甙 G

strophanthoside-K *n*. 毒毛旋花甙 K

strophanthotriose *n*. 毒毛旋花三糖

Strophanthus *n*. 羊角拗属 ‖ ~ cardiac glycoside 毒毛旋花子类强心苷;毒毛旋花子类强心甙 / ~ cardiac glycosides 毒毛旋花强心甙类 / ~ DC. [希 strophos a twisted Band + anthos flower] 毒毛旋花属,羊角拗属 / ~ divergens Grah. 羊角拗 / ~ gratus Franchet 苦毒毛旋花,苦羊角拗 / ~ hispidus DC. 棕毒毛旋花,棕羊角拗 / ~ kombe Oliver 绿毒毛旋花,绿羊角拗 / ~ sarmentosus DC. 蔓茎毒毛旋花,蔓茎羊角拗 / ~ divaricatus(Lour.) Hook. et Arn 羊角拗 [植药] 药用部分:种子、叶—羊角拗,羊角扭 / ~ divaricatus(Lour) Hook. et Arn [拉,植药] 羊角拗 / ~ gratus 毒毛旋花子(洋地黄药物)/ ~ tincture 毒毛旋花酊(强心利尿药)

Strophantin G 毒毛花甙 G;哇巴因(强心药)

strophantin K 毒毛花甙 K;毒毛旋花子甙 K(强心药)

strophantine *n*. 毒毛旋花甙 K

strophantose *n*. 毒毛旋花甙 K

strophapin *n*. 毒毛旋花甙 K

Stropharia *n*. 球盖菇属 ‖ ~ cubensis 古巴球盖菇

Strophariaceae *n*. 球盖菇科(一种菌类)

strophe *n*. 希腊歌队唱的歌,诗节

Strophidon brummeri (Bleeker) 斑长海鳝(隶属于海鳝科 Muraenidae)

strophinos *n*. 毒毛旋花甙 K

strophiole *n*. 小种阜

stropho- [希 strophe a spiral] 旋,扭,歪,斜

strophocephalia; strophocephaly *n*. 扭头(畸形)

strophocephalus *n*. 扭头畸胎

strophocephaly [希 strophos a twisted band + Kephale head] *v*. 扭头(畸形)

strophoperm *n*. 毒毛旋花甙 G

strophoral *n*. 毒毛旋花甙 K

strophosid *n*. 毒毛旋花甙 K

strophoside *n*. 毒毛旋花甙 K

strophosomus *n*. 扭体露脏畸胎

strophulus [拉] *n*. 婴儿苔癣 ‖ ~ albus; milium 白色婴儿苔癣,粟粒疹 / ~ candidus 闪白色婴儿癣 / ~ confertus 融合性婴儿苔

癣 / ~ infantum ①婴儿苔癣 ②粟疹,痱子 / ~ intertinctus 红点性婴儿苔癣 / ~ pruriginosus 剧痒性婴儿苔癣 / ~ volaticus 短暂性婴儿苔癣

S-tropic viruses S-嗜性病毒,异嗜性病毒

stroritium *n*. 锶

strospeside *n*. 洋地黄次甙

Stroud's pectinated area [Bert Brenette 美生理,解剖,动物学家] 斯特劳德氏梳状区

strove strive 的过去式

strow *v*. 散播

-strozole [构词成分] -曲唑(1995 年 CADN 规定使用此项名称,主要系指抗肿瘤剂阿那曲唑(Anastrozole)的一类药名)

strstosraphy *n*. 色层分离法,色谱法

struck *v*. 撞击 ‖ ~ by building collapse 被建筑物倒塌击中 / ~ by cave-in 被塌陷击中 / ~ by explosion 被爆炸击中 / ~ by falling earth 被下落土地击中 / ~ by falling liquid matter 被下落流体物质击中 / ~ by falling lumber 被下落原木击中 / ~ by falling machine equipment 被下落机械设备击中 / ~ by falling object 被下落物体击中 / ~ by falling rock or stone 被下落岩石或石头击中 / ~ by falling tool 被下落工具击中 / ~ by firearm discharge 被火器射出物击中 / ~ by instrument of aggression 被攻击器械击中 / ~ by lightning 雷击 / ~ by missile 被导弹击中 / ~ by projectile 抛射体撞击 / ~ by sharp object 锐器撞击 / ~ by sports equipment 被体育设备击中

struct- [构词成分] 意为"堆上","结构"(来自拉丁语 structus)

struct. 结构,构造(见 structure)

structural *a*. 结构的;组织的;构造物 ‖ ~ aberration 结构畸变 / ~ agent 结构因素 / ~ analogs 结构类似物 / ~ analysis 结构分析 / ~ botany 结构植物学 / ~ change 结构性改变 / ~ change 结构改变 / ~ control 结构控制 / ~ damage 结构性损伤 / ~ data 结构化数据 / ~ filaments 结构丝 / ~ formula 结构式 / ~ gene 结构基因(直接控制蛋白质合成的基因) / ~ glycoprotein 结构糖蛋白 / ~ heterozygote ①结构杂合体 ②结构杂合子 / ~ hybrid 结构杂种,染色体结构杂种 / ~ knowledge 结构化知识 / ~ linguistics 结构语言学 / ~ metal marker 结构金属划线工 / ~ metal preparers and erectors 结构金属预加工工人和装配工 / ~ modification 结构修饰 / ~ mutation 结构突变 / ~ parttern 结构模式 / ~ pathologic gait 结构病理性步态 / ~ psychology 构造心理学 / ~ reasoning 结构化推理 / ~ relationship 结构关系 / ~ rhinitis 结构性鼻炎 / ~ scoliosis 结构性脊柱侧凸 / ~ steel and ship painter 结构钢和船舶油漆工 / ~ steel worker 结构钢工人(车间) / ~ unit 结构单位 / ~ -functional 结构机能的 / ~ ism 构造主义,结构主义 / ~ ist 构造主义者,结构语言学家 / ~ mutation 结构突变 ‖ ~ly *ad*. 在结构上

structuraltransplantation *n*. 支架移植

structure *n*. 构造,结构 ‖ chi ~(核糖核酸重组)卡形结构 / hairpin ~ 发夹结构 / loop-stem ~ 茎环结构 / solenoid ~ 螺线管型构造 / ~ analysis method 结构分析法 / ~ chart 结构分析法 / ~ factor 结构因子 ~ gene 结构基因[分] / ~ indices 结构指数 / ~ like feature 结构样特征 / ~ memory(SM)结构存储器 / ~ of associations 意联 / ~ proteins 结构性蛋白(稳定于细胞上者) / ~, antigenic 抗原结构 / ~, atomic 原子结构 / ~, atypical 非典型结构 / ~, crystal 晶体结构 / ~, higher 高级结构 / ~, homologous 同型结构 / ~, mosaic 镶嵌型结构 / ~, nervous 神经结构 / ~, psychic 心理结构 / ~d English query language 结构化的英语询问语言 / ~d language 结构化语言 / ~d medical record 结构化病案 / ~d programming 结构化程序设计 / ~d query language(SQL)结构式查询语言 / ~d query language(SQL)结构化询问语言 / ~-function relationship 结功能关系 / structuring data design 结构数据设计 / structuring descriptor terminology 结构描述符术语(学)

strudel *n*. 以果实或干酪为馅而烤成的点心

Struempell's disease [Adolf von 德医师 1853—1925] 施特吕姆佩耳氏病(脑脊髓灰质炎) ‖ ~ phenomenon 施特吕姆佩耳氏现象(被动屈膝髋关节时,足背屈及内旋) / ~ reflex 施特吕姆佩耳氏反射(股反射) / ~ type 施特吕姆佩耳氏型(①家族性脊髓侧索硬化 ②急性出血性脑炎)

struggle *v*. 斗争 ‖ ~ along 挣扎 / ~ back 挣扎着逃跑 / ~ for existence 生存竞争 / struggle for existence 生存竞争 / ~ on 挣扎下去 / ~, interspecific 种间斗争 / ~, intraspecific 种内斗争

struggled *v*. 努力,奋斗

struggling *a*. 努力的,奋斗的,苦斗的

strum *n*. 漫不经心乱弹的声音

struma [拉] *n*. ①甲状腺肿 ②腺病,瘰疬 ‖ ~ aberranta 副甲状腺肿,甲状旁腺肿 / ~ aneurysmatica 动脉瘤性甲状腺肿 / ~ basedowificata; toxic goiter 巴塞化甲状腺肿,中毒性甲状腺肿 / ~ baseos linguae 舌根(异位)甲状腺肿 / ~ calculosa 钙化甲状腺肿 / ~ colloides 胶体性甲状腺肿 / ~ colloides cystica 囊性胶体性甲状腺肿 / ~ congenita 先天甲状腺肿 / ~ cystica ossea 骨化囊性甲状腺肿 / ~ cystica; cystic goiter 囊性甲状腺肿 / ~ endothoracia; mediastinal goiter 胸内甲状腺肿,纵隔甲状腺肿 / ~ exophthalmica; morbus basedowi 突眼性甲状腺肿 / ~ fibrosa 纤维性甲状腺肿 / ~ fibrosa thyroid 纤维性甲状腺肿甲状腺 / ~ follicularis; parenchymatous goiter 滤泡性甲状腺肿,实质性甲状腺肿 / ~ gelatinosa; colloid goiter 胶性甲状腺肿,胶体性甲状腺肿 / ~ hyperplasfica; ~ fibrosa 增殖性甲状腺肿,纤维性甲状腺肿 / ~ lingualis 舌根(异位)甲状腺肿 / ~ lipomatodes aberrata renis; hypernephroma 肾内迷走性脂样瘤,肾上腺样瘤 / ~ lipomatodes aberratarenis; hypernephroma 肾内迷走性脂样瘤,肾上腺样瘤 / ~ lymphatica; status lymphaticus 淋巴体质 / ~ lymphomatosa 淋巴瘤性甲状腺肿 / ~ lymphomatosa; Hashimoto's ~ 淋巴瘤性甲状腺肿,桥本氏甲状腺肿 / ~ maligna 恶性甲状腺肿,甲状腺体癌 / ~ medicamentosa 药物性甲状腺肿 / ~ mollis 软性甲状腺肿 / ~ nodosa; nodular goiter 结节性甲状腺肿 / ~ of thyroid 甲状腺肿 / ~ ovarii 卵巢甲状腺肿 / ~ ovarii and carcinoid 卵巢甲状腺肿和类癌 / ~ parenchymatosa 实质性甲状腺肿 / ~ pituitaria 垂体肿(大) / ~ postbranchialis 鳃后甲状腺肿 / ~ pulsans 搏动性甲状腺肿 / ~ suprarenalis 肾上腺肿(一种肾上腺的脂肪性肿瘤) / ~ suprarenalis cystica haemorrhagica 出血性囊性肾上腺肿 / ~ thymicolymphatica 胸腺淋巴体质 / ~ vasculosa; vascular goiter 血管性甲状腺肿 / ~, adrenal; suprarenal hyperplasia 肾上腺肿,肾上腺增生 / ~, baseos linguae 舌根(异位)甲状腺肿 / ~, calculosa 钙化甲状腺肿 / ~, cast iron; Riedel's ~ 铸铁样甲状腺肿,里德耳氏甲状腺肿 / ~, colloides cystica 囊性胶体性甲状腺肿 / ~, congenita 先天甲状腺肿 / ~, cystica ossea 骨化囊性甲状腺肿 / ~, cystica; cystic goiter 囊性甲状腺肿 / ~, endothoracia; mediastinal goiter 胸内甲状腺肿,纵隔甲状腺肿 / ~, exophthalmica; morbus basedowi 突眼性甲状腺肿 / ~, fibrosa 纤维性甲状腺肿 / ~, follicularis; parenchymatous goiter 滤泡性甲状腺肿,实质性甲状腺肿 / ~, gelatinosa; colloid goiter 胶性甲状腺肿,胶体性甲状腺肿 / ~, Hashimoto's; ~ lymphomatosa 桥本氏甲状腺肿,淋巴瘤性甲状腺肿 / ~, ligneous; Riedel's ~ 板样甲状腺肿,里德耳氏甲状腺肿 / ~, lingualis 舌根(异位)甲状腺肿 / ~, parathyroid 甲状旁腺肿 / ~, retrosternal; substernal ~ 胸骨后甲状腺肿 / ~, Riedel's; ligneous thyroiditis; Riedel's disease; woody thyroiditis 里德耳氏甲状腺肿,板样甲状腺炎,铸铁样甲状腺肿 / ~, substernal; retrosernal ~ 胸骨后甲状腺肿 / ~, thymus 胸腺肿(大)

strumacil *n*. 甲基氧硫嘧啶

strumae *n*. 瘤状突起;小节叶

strumal carcinoid 甲状腺肿性类癌

struma-ovarii *n*. 卵巢甲状腺肿

strumaroside *n*. 苍耳

strumazol *n*. 甲巯基咪唑

strumectomy *n*. 甲状腺肿切除术 ‖ ~, median 正中甲状腺肿切除术

strumiform [拉 struma scrofula + forma shape] *a*. 甲状腺肿样的

strumiprival; strumiprivous *a*. 甲状腺缺乏的

strumiprivous [拉 strumiprivus; strumagoiter + privus deprived] *a*. 甲状腺缺乏的

strumitis *n*. 甲状腺肿炎 ‖ ~, eberthian 伤寒性甲状腺肿炎

strumoderma; scrofuloderma *n*. 皮肤结核,皮肤瘰疬

strumosis *n*. 腺病状态,腺病体质

strumous [拉 strumosus] *a*. 腺病的

Strumpell-leichtenstern disease [A' von strumpell; Otto leichtenstern 德医师 1845—1900] 施—来二氏病,婴儿急性脑炎

Strumpell-Lorrain disease Strumpell-Lorrain 病

Strumpell-Marie disease [A. von Strumpell; Pierre Marie 法医师 1853—1940]; **spondyhtis ankylopoietica** 施—马二氏病,关节强硬性脊椎炎

Strumpell's disease [Adolf von 德医师 1853—1925] 施特吕姆佩耳氏病(脑脊髓灰质炎) ‖ ~ reflex 施特吕姆佩耳氏反射(股反射)

strung *v*. 捆扎,系上,收紧 ‖ ~ out 有吸毒瘾的;因吸毒而身体虚弱的

Strunsky's sign [Max 美矫形外科医师 1873 生] 斯特兰斯氏征(检足前弓疾患)

strut *n*. 高视阔步,支柱,抗压杆,小连接体; *v*. 趾高气扬地走,用支柱支撑

struthio *n*. 鸵鸟 ‖ ~ camelus 鸵鸟

Struve's test [Heinrich 俄医师] 施特鲁佛氏试验(检尿血)

struvite calculus 鸟粪石结石

struxine *n*. 番木鳖腐碱
strwberry-tongue *n*. 草莓舌
Strychmaceae *n*. 马钱子科
strychnic *a*. 番木鳖碱的
strychnicine *n*. 番木鳖叶碱
Strychnine［拉 strychnina, strychninum, strychnia）*n*. 士的宁；马钱子,马钱子碱；番木鳖碱(中枢神经兴奋药)；士的年 ‖ ～ acetate 醋酸士的宁 / ～ amineoxide 氧化士的宁 / ～ arsenite 亚砷酸士的宁 / ～ bisulfate 重硫酸士的宁 / ～ cacodylate 二甲胂酸士的宁 / ～ citrate 枸橼酸士的宁 / ～ glycerophosphate 甘油磷酸士的宁 / ～ glycerophosphate 甘油磷酸士的宁 / ～ hydrobromide 氢溴酸士的宁 / ～ hydrochloride 盐酸士的宁 / ～ hydroiodate 氢碘酸士的宁 / ～ hypophosphite 次磷酸士的宁 / ～ iodate 碘酸士的宁 / ～ measurement 士的宁测量 / ～ methylioide 甲碘士的宁 / ～ N6-oxide 氧化士的宁 / ～ nitrate 硝酸士的宁 / ～ nitrate 硝酸士的宁 / ～ oxide 氧化士的宁 / ～ oxide hydrochloride 盐酸氧化士的宁 / ～ phosphate 磷酸士的宁 / ～ poisoning 士的宁中毒 / ～ spike 士的宁棘波(脑电图) / ～ sulfate 硫酸士的宁 / ～ sulfate 硫酸士的宁 / ～ toxicity 士的宁毒性 / ～ valerate 戊酸士的宁 / ～ 马钱子碱 / ～, saccharinated 含糖士的宁
strychninic acid 士的宁酸(中枢兴奋药)
strychninism *n*. 士的宁中毒
strychninism; strychnism *n*. 士的宁中毒
strychninization *n*. 士的宁作用
strychninomania *n*. 士的宁狂,士的宁中毒性精神病
strychninum［拉］*n*. 士的宁,番木鳖碱
strychnism *n*. 士的宁中毒
strychnize *v*. 受士的宁作用
strychnolactone *n*. 吕宋果内酯
strychnolethaline *n*. 番木鳖杂灵,毒马钱碱
Strychnos *n*. 马钱子属 ‖ ～ alkaloids 马钱子生物碱 / ～ ignatii 吕宋豆；解热豆 / ～ L.［希 ～ nightshade］马钱属 / ～ gaultheriana; hoang-nan 幌楠,冬绿马钱 / ～ ignatia Bergius 吕宋豆,解热豆 / ～ lethalis 毒马钱 / ～ nux-vomica L. 马钱,番木鳖 / ～ pierriana *a*. W. Hill 云南马钱 / ～ toxifera; curare-plant 南美箭毒树 / ～ pierriana *a*. W. Hill 云南马钱［植药］药用部分：种子—马钱子,番木鳖 / ～ wallichiana Steud. ex DC.; ～ pierriana auct. non a. W. Hill 长籽马钱［植药］药用部分：种子
strycin *n*. 硫酸链霉素
Stryctyre-active relationship（简作 SAR）结构与生物流行性关系(各医药公司用于开发先导药物上)
strykerframe *n*. 翻身床
stryphnonasal *n*. 盐酸肾上腺酮
stryphnone; adrenalone *n*. 肾上腺酮；去氢肾上腺素(局麻药)
strypnone *n*. 肾上腺酮(局麻药)
strypped-down *n*. 仿制,改制
strysolin *n*. 链霉素
STS serological test for syphilis 梅毒血清试验 /simplified trypticase serum medium 单纯胰蛋白酶血清培养基(STS 培养基) /Society of Thoracic Surgeons 胸外科医师学会 /sodium tetradecyl sulfate 十四烷基硫酸钠 /standard test for syphilis 梅毒标准试验
sts standard sample 标准试样
STSA 南方胸外科学会(见 Southern Thoracic Surgical Association)
STSG 皮层厚度的皮肤移植(见 split thickness skin graft)
STSH IgG 短期致敏的亲同种细胞性免疫球蛋白 G(见 short term sensitizing homocytotropic IgG)
Stsph. 葡萄球菌属(见 Staphylococcus)
STT sensitization test 致敏试验 /serial thrombin time 连续凝血酶时间 /short time test 快速试验 /skin temperature test 皮肤温度测定
STtT 胞体向甲状腺激素性肿瘤(见 somato-thyrotropic tumor)
STU 皮试单位(见 skin test unit)
Stuart *n*. 英国斯图亚特王室 ‖ ～ factor 斯图尔特因子；(凝血)第十因子；X 因子；凝血激酶 / ～ factor assay Stuart 因子测定
Stuart-Prower factor 凝血因子 X；斯图尔特因子；(凝血)第十因子；X 因子；凝血激酶
Stuart-Prower factor assay 斯图尔特因子测定
Stuart-Prower factor deficiency disease（凝血)第十因子缺乏病
stub *n*. 断株,烟蒂 *v*. 挖除断株,连根拔除 ‖ ～ nail 短粗的钉；旧马蹄钉
stubbed *a*. 多梗株的,株状的,粗短的
stubble *n*. 断株,剪成短短的头发
stubbly *a*. 多断株的,断株一般的,短而粗硬的
stubborn *a*. 顽固的,不听话的
stubbornly *ad*. 倔强地；顽固地
stubbornness *n*. 倔强；顽强
stubby *a*. 断株一般的,粗而短的,短而粗硬的 ‖ ～ horn 瘤角［动］
stuble ion 稳定离子
stucco *n*. 装饰用的灰泥 *v*. 涂灰泥 ‖ ～ keratosis Stucco 角化病 / ～ plasterer 灰泥匠
stucco-plaster bandage 石膏板绷带
stuccowork *n*. 灰泥工
stuck stick 的过去式及过去分词
stuck-finger; trigger-finger *n*. 扳机状指,弹响指
stuck-up *a*. 骄傲的；自大的
stud *n*. 种畜
studbook *n*. 血统证书,血统簿
studded *v*. 布满颗粒,打上装饰钉,镶嵌 ‖ ～ rubber 颗粒橡胶面
studding *n*. 间柱
studdingsail *n*. 副帆；翼横帆
student *n*. 学生,研究者 ‖ ～ abroad 留学生 / ～ apathy 学生情感淡漠(学生环境不适合综合征；五月病) / ～ council 学生自治会 / ～ occupational therapist 实习作业治疗师 / ～ teacher 实习教师 / ～ union 大学的学生活动大楼,学生会
studentmicroscope *n*. 教学显微镜
Student's distribution; tdistribution 史蒂顿特氏分布(t 分布)
Student's test; t-test 史蒂顿特氏测验(t 测验)
studfish *n*. 链底鳉
studgun *n*. 螺栓枪
studhorse *n*. 种马
studied *a*. 有计划的,故意的,有意的 *v*. 学习,研究
studies *n*. 研究
studio *n*. 工作场所,画室 ‖ ～ apartment 一个房间的小公寓住宅 / ～ couch 可以当床用的长沙发
studious *a*. 好学的,努力于……的,热心的
studiously *ad*. 故意地；好学地
study *v*. 研究,调查 *n*. 学习,研究；研究项目 ‖ adoptee ～ 寄养子［法］研究 / case-control ～ 病例对照调查研究 / cross-sectional ～ 横剖面调查 / double contrast gastrointestinal ～ 胃肠双对比造影 / infrared spectroscopic ～ 红外光谱研究 / prevaience ～ 流行调查,现患调查 / prospective ～ 前瞻性调查 / sampling ～ 抽样研究 / thrombus labeled ～ 血栓标记法 / ～ cast 诊断模型；研究模型 / ～ cohort 研究组；研究同伴 / ～ group 研究小组；考察小组 / ～ hall 自修教室；自修课 / ～ module 学习模块 / ～ of left ventricular dysfunction 左室功能紊乱研究
studymodel *n*. 研究模型
studyofburns *n*. 烧伤学
Stuetz's test 斯提次氏试验(检尿白蛋白)
stufenreine *n*. 逐步进化系列
stuff *n*. 原料,要素,东西 *v*. 装填,狼吞虎咽 ‖ ～ paper 原始资料 / ～ up 塞紧
stuffed shirt *n*. 自命不凡的人；有钱有势的人
stuffer fragment *n*. 填充片段［分］
stuffiness *n*. 不通风；闷热
stuffing *n*. 加脂［法］；填塞；填充剂
stuffy *a*. 不通风的；乏味的
Stugeron *n*. 肉桂苯哌嗪(抗组胺药,血管扩张药)
stuggy *a*. 矮胖的,健壮的
stultification *n*. 使显得愚笨的,使无效
stultify *v*. 使显得愚笨；使无效
stultitia; foolishness *n*. 愚蠢
stum *n*. 半发酵或未发酵的葡萄汁 *v*. 防止发酵
stumble *n*. 绊倒,失策 *v*. 使绊倒,失策 ‖ ～ across 无意中发现 / ～ on 无意中发现 / ～ upon 无意中发现
stumbling *n*. 绊倒 | ～ block 障碍物；妨害
stumblingly *ad*. 绊倒地；蹒跚地
stumer *n*. 伪造的支票,赝币,伪钞
stump *n*. 残肢,残株,残端 ‖ ～, conical; sugar loaf ～ 圆锥形残肢 / ～ capping procedure 残肢护盖手术 / ～ care 残肢治疗 / ～ conditioning 残肢适应 / ～ conditioning exercise 残肢适应性训练 / ～ desensitization 残肢脱敏 / ～ elongation of upper extremity 上肢残肢伸长术 / ～ end 残肢端 / ～ hallucination 残肢幻觉 / ～ healing 残肢愈合 / ～ hygiene 残肢卫生 / ～ length 残肢长度 / ～ neuralgia 残肢神经痛 / ～ oedema 残肢水肿 / ～ oedema syndrome 残肢水肿综合征 / ～ pain 残肢痛 / ～ shrinkage 残肢皱缩 / ～ site 残肢部位 / ～ socket 残肢接受腔 / ～ socks 残肢袜 / ～ speaker 作政治演讲者 / ～ speech 政治演说 / ～ swelling 残肢肿胀 / ～ tenderness 残端触痛,残肢触痛 / ～ training 残肢锻炼 / ～ viability 残肢存活力 / ～ wrapping 残肢包裹
stumpbur *n*. 牙残根钻
stumpelevator *n*. 牙残根梃子
stumper *n*. 作竞选演说者；难题

stumpfile *n*. 牙残根锉
stumpfoot; clubfoot *n*. 畸形足
stump-root; finger and toe disease *n*. 根肿病(甘蓝根肿菌所致的一种植物病)
stump-socket fit *n*. 残肢—接受腔装配
stump-socket interface *n*. 残肢-接受腔界面
stumpsplinterforceps *n*. 牙残根碎片钳
Stumptailed macaque virus 残尾猕猴病毒
stumpy *a*. 多残株的,株状的,矮胖的
stun *v*. 使晕倒,使惊吓
stunk stink 的过去式及过去分词
stunned myocardium 心肌顿挫
stunner *n*. 使人晕倒者,绝妙的东西,尤物
stunning *n*. 抑顿
stunsail *n*. 补助帆;翼横帆
stunt *n*. 特技,阻碍成长 *v*. 阻碍成长,表演特技
stunted *a*. 成长受了妨碍的,矮小的 ‖ ~ embryo 短小胚
stupa *n*. 翠堵波,佛骨塔,舍利塔
stupe [拉 stupa tow] *v*. 热敷(用湿热毛巾) *n*. 热敷布 ‖ ~, turpentine 松节油热敷布
stupefacient [拉 stupefaciens]; **stupefactive** *n*. 麻醉药品 *a*. 麻醉的
stupefaction *n*. 麻醉,昏睡,茫然
stupefy *v*. 使麻醉,使失去知觉,使茫然若失
stupemania [拉 stupor stupor + 希 mania madness] *n*. 木僵生精神病
stupendous *a*. 惊人的,巨大的
stupendously *ad*. 惊人地;巨大地
stupid *a*. 愚蠢的,晕眩的
stupidity *n*. 愚蠢,糊涂事
stupidly *ad*. 愚蠢地
stupor [拉] *n*. 木僵,昏呆 ‖ ~ formicans; formication 蚁走感 / ~ melancholicus 忧郁性木僵 / ~ vigilans; catalepsy 醒状木僵,僵住症,强直性昏厥 / ~, acute 急性木僵 / ~, anergic 无力性木僵 / ~, benign 良性木僵 / ~, delusion 妄想性木僵 / ~, depressive 抑郁性木僵 / ~, emotional 情感性木僵 / ~, epileptic; postconvulsive ~ 癫痫性木僵,惊厥后木僵 / ~, lethargic; trance 昏睡性木僵,迷睡 / ~, maniacal 躁狂性木僵 / ~, postconvulsive; epileptic ~ 惊厥后木僵,癫痫性木僵
stuporose; stuporous *a*. 木僵的
stuporous *n*. 木僵的 ‖ ~ state 木僵状态
stuporousstate *n*. 木僵状态
stupp *n*. 汞烟尘,粗汞华
sturdily *ad*. 刚强地,坚强地,坚毅地
sturdiness *n*. 强健,坚固,雄壮
sturdy *n*. 羊晕倒病,羊蹒跚病 *a*. 强健的,健全的
Sturge-Kalischer-Weber syndrome Sturge-Kalischer-Weder 综合征
sturgeon *n*. 鲟
Sturge's disease [W. A19 世纪英医师]; **nevoid amentia** 斯特季氏病,痣性智力缺陷
Sturge-Weber disease 斯德奇—韦伯病
Sturge-Weber sequence 斯德奇—韦伯序列征
Sturge-Weber syndrome 斯—韦综合征;斯德奇—韦伯综合征(先天性脑部焰色痣,特征为面部及脑膜有血管瘤,抽搐)
sturin *n*. 亚氨基酸
sturine [拉 sturio sturgeon] *n*. 精蛋白
sturm conoid 施图姆圆锥
sturm interval 散光间距
Sturm und Drang 狂飙运动(18 世纪后期德国浪漫主义文学运动, = the Storm and Stress)[德语]
Sturmdorf operation Sturmdorf 手术,施图尔姆道尔夫手术(宫颈外翻治疗手术)
Sturm's conoid (Johann Christoph 1635—1703) 斯图姆氏类圆锥体(散光时所见) ‖ ~, interval; focal interval 斯图姆氏间距,焦间距
stutgeron *n*. 肉桂苯哌嗪
stuttering *n*. 口吃,讷吃 ‖ ~, labiochoreic; labiochorea 唇痉挛性口吃,唇舞病 / ~, urinary 断续排尿
stutteringly *ad*. 结结巴巴地
Stuttgart disease 什图加特病,无黄疸型钩端螺旋体病
STV 收费电视(见 subscription television)
STVA 次全绒毛状萎缩(见 subtotal villose atrophy)
STVS 短期视觉记忆贮存(眼)(见 short term visual store)
STX saxitoxin 岩贝毒素 / start of text 正文开始,内容开始
Stxeptothrix pluricolor 'i (Gasperini) Chalmers et Christo pherson 多色链丝菌
sty [拉 hordeolum] *n*. 睑腺炎,麦粒肿 ‖ ~, Meibomian 迈博姆氏睑腺炎,睑板腺炎,麦粒肿 / ~, Zeisian 蔡司氏睑腺炎,外睑腺
sty styrene *n*. 苯乙烯
stycosis *n*. 石膏沉着
sye(sty) *n*. 睑腺炎,麦粒肿
styel sinensis (Ge et Zan) 中国瘤海鞘(隶属于柄海鞘科 Styelidae)
styela canopus (Savigny) 冠瘤海鞘(隶属于柄海鞘科 Styelidae)
styela clava (Herdsman) 柄海鞘(隶属于柄海鞘科 Styelidae)
styela tsingtaensis (Ge et Zan) 青岛瘤海鞘(隶属于柄海鞘科 Styelidae)
Styelidae *n*. 瘤海鞘科(隶属于侧性海鞘目 Pleurogona)
stygian *a*. 地狱的;阴暗的
stygnobrotula latebricola 黑盲胎鳚鳚
stygobiont *n*. 暗层生物[动]
styl. [拉] 棒剂(见 stylus)
stylacontarium bispicultim Popefsky 双尖针矛虫
Stylacontarium Popofsky 针矛虫属
stylar canal *n*. 花柱道
style; stylet *n*. ①能管丝,管心针 ②细探子 ③锥刺 ④花柱 ‖ ~, basal; basilar ~ 基(底)花柱 / ~, lacrimal 泪管探针,泪管通针 / ~ jumping 花式跳伞 / ~ menu 字样菜单
stylebook *n*. 标点法等规则的书;时装款式的书
Stylephorus chordatus 鞭尾鱼
styles *n*. 样式,模式
stylet [拉 stilus; 希 stylos pillar]; **stilet** *n*. ①通管丝,管心针 ②细探子 ③锥刺 ④花柱(植物) ‖ ~ knob 口锥球(动) / ~ protector 口锥套(动) / ~ sac 口针囊 / ~ shaft 口锥杆(动) / ~ sheath 螯针鞘
styletmandrel *n*. 管心针
styli *n*. 唱针;日晷指针
Stylidiaceae *n*. 丝滴草科
styliform [拉 stilus stake, pole + forma shape] *n*. 针状 ‖ ~ hallucination 残肢幻觉,幻肢 / ~, kineplastic 运动成开性残肢 / ~, of tooth 牙残桩 / painful; tender ~ 过敏性残肢,疼痛性残肢 / ~ appendage 针状附器 / ~, weight-bearing 负重残株 / ~ appendage 针状附器
styliscus [拉; 希 styliskos pilar] *n*. 细柱形塞条
stylish *a*. 现代风格的,流行的,潇洒的
stylist *n*. 名作家;设计师
stylistic *a*. 格式上的,体裁上的 ‖ ~ expression 文体的表达
stylistically *ad*. 在文体上
stylistics *n*. 文体论
stylite *n*. 修行的人
stylize *v*. 使具有某种风格;使格式化
stylized natural text description 风格化自然文本描述
stylo *n*. 尖管状的自来水笔
stylo- [拉 stilus a stake 柱 pole 杆; 希 stylos Pillow] 前缀,意为"杆","柱"(来自希腊字 stylos, 茎突, 茎状)
stylobate *n*. 一列柱子下面的绵延不断的柱基
stylocheiron carinatum (G. O. Sars) 隆柱螯磷虾(隶属于磷虾科 Euphausiidae)
Stylochlamydium Haeckel 针膜虫属
stylochlamydium venustum Bailey 维那斯针膜虫
Stylochona *n*. 针肢虫属
Styloconops *n*. 刺蠓属
stylode *n*. 指突[动]
Stylodictya arachnia Muller 蛛针网属
stylodictya dujardinii Haeckel 针网虫
Stylodictya Ehrenberg 针网虫属
stylodictya multispina Haeckel 多针针网虫
stylodictya of. S. gracilis Ehtenberg 简单针网虫(相似种)
stylodictya polygonla Popefsky 多角针网虫
Stylodictyinae Haeckel 针网虫亚科
styloglossus *n*. 茎突舌肌[解] Musculus styloglossus [拉] ‖ ~ muscle 茎突舌肌
stylograph *n*. 笔尖成细小管状的自来水笔
stylographic *a*. 自来水尖笔的,尖笔写法的
stylography *n*. 尖笔书写法
stylohyal *a*. 茎突舌骨的 ‖ ~ bone 茎舌骨[动]
stylohyoid *n*. 茎突舌骨肌;茎突舌骨的[解] Musculus stylohyoideus [拉] ‖ ~ branch 舌骨肌支[解] Ramus stylohyoideus 拉 / ~ ligament 茎突舌骨韧带[解] Ligamentum stylohyoideum [拉] / ~ muscle 茎突舌骨肌
stylohyoideus [拉] *a*. 茎突舌骨的 ‖ ~ alter 变异茎突舌骨肌
styloid *a*. 茎状的,柱样的;长而尖的 *n*. 蛀道真菌 ‖ ~ process 茎突[解] Processus ~ eus [拉] / ~ process and sheath 茎突和茎突鞘 / ~ process of fifth metatarsal bone 第五跖骨柱状突 / ~ process of radius 桡骨茎状突 / ~ process of temporal bone 颞骨柱状突 / ~ process of third metacarpal bone 第三掌骨茎状突 / ~ process of ulna 尺骨茎状突 / ~ prominence 茎突凸[解] Prominentia

~ ea [拉]
tyloidectomy *n*. 茎突切除术
tyloiditis *n*. 茎突炎
tylolaryngeus [拉] *n*. 茎突喉肌
tylomandibular *n*. 茎突下颌的 ‖ ~ ligament 茎突下颌韧带[解] Ligamentum stylomandibulare [拉]
tylomastoid *a*. 茎突乳突的 ‖ ~ artery 茎乳动脉[解]Arteria stylomastoidea 拉;茎乳突动脉 / ~ foramen 茎乳孔[解]Foramen stylomastoideum [拉] / ~ vein 茎乳静脉;茎乳突静脉[解]Vena stylomastoidea [拉]
tylomaxillary *a*. 茎突上颌的
tylomycin; Puromycin *n*. 嘌呤霉素[商名]
tylomyloid [stylo- + 希 myle mill + eidos form] *a*. 茎突磨牙部的
tylonychia curvata Kahl 弯棘尾虫
tylonychia Ehrenberg 棘尾虫属
tylonychia muscorum Kahl; Oxytrchia parvula Vuxanovici 苔藓棘昆虫
tylonychia mytilus Muller 贻贝棘尾虫
tylonychia notophora Stokes 背状棘尾虫
tylonychia pustulara Ehrenberg 鬃棘昆虫
tylonychia putrina Stokes 腐生棘尾虫
tylopharyngeal *n*. 茎突咽的 ‖ ~ branch 茎突咽肌支[解]Ramus musculi stylopharyngei [拉] / ~ muscle 茎突咽肌
ylopharyngeus *n*. 茎突咽肌[解]Musculus stylopharyngeus [拉] ‖ ~ muscle 茎突咽肌[动]
ylophora pistillata(Esper) 柱状珊瑚(隶属于杯形珊瑚科 Pocilloporidae)
tylophorum *n*. 金粟属 ‖ ~ diphyllum 金粟 / Stylophorum lasiocarpum(oliv.)Fedde [拉,植药] 人血草
ylopine *n*. 刺罂粟碱;金罂粟碱;人血草碱
ylopodium *n*. 柱骨
tylosanthes *n*. 铅花花属,斯提乐花属
ylosin *n*. 宿柱白蜡甙
tylosomus tamaricis(H.Schá ffer) 柽柳圆眼叶甲(隶属于肖叶甲科 Eumolpidae)
tylosphaeridae Haeckel 针轮虫属
tylosphaeridae Haeckel 针球虫科
ylospore *n*. 柄孢子;菌丝分生孢子(myceloconidium);柄生孢子[微]
ylostaphyline *a*. 茎突腭帆的
ylosteophyte; stylosteophyton *n*. 茎状骨赘
ylostixis [stylo- + 希 stixis pricking]; **acupuncture** *n*. 针(刺)术
ylostome *n*. 刺口
ylotrochus craticulatus Stohr 篮形针轮虫
yloviridae *n*. 长尾病毒科
ylovirus *n*. 长尾病毒
ylus [拉 stilus]; **stilus** *n*. ①通管丝,管心针 ②细探子 ③棒剂,药笔剂 ④花柱 ‖ ~ argenti nitratis 硝酸银棒 / ~ et Stigma Zeae 玉米须
ylustracer *n*. 细探子描记器
yma; priapism *v*. 阴茎异常勃起
ymatosis [希 styma priapism] *n*. 出血性阴茎异常勃起
ymie; stymy *n*. (高尔夫)妨碍球 *v*. 从中作梗;完全妨碍
yonemyia *n*. 尖角虻属
page [法] *v*. 药栓使用
ypandra *n*. 澳百合属
pe [希 **styppeion tow**] *n*. 药栓;药布
type position effect S 型位置效应
type; smooth type 光滑型
ypeven *n*. 斯提普文(从一种毒蛇的毒汁制得的止血剂)
phnic acid *n*. 收敛酸
psis [希 stypsis contraction] *n*. 收敛(作用)
ptanon *n*. 琥珀酸雌三醇
ptic [希 styoptikos] *a*. ①收敛的,止血的 ②止血剂 ‖ ~ wool 止血棉(浸过氯化铁的棉花)/ ~, Binelli's 比内利氏止血剂(木溜油溶液)/ ~, chemical 化学止血剂 / ~, colloid 胶质性止血剂 / ~, mechanical 机械性止血物 / ~, vascular 血管收缩性止血剂
ypticin; Cotarnine hydrochloride *n*. 止血素,盐酸可他宁[商名]
pticsponge *n*. 止血海绵
pticum [拉] *n*. 止血剂
ptirenal *n*. 肾上腺素
yptol; cotarnine phthalate *n*. 止血醇,二苯二甲酸可他宁[商名]
yptysate *n*. 止血荠(止血用荠菜制剂)
pven *n*. 时间 ‖ ~ time Stypven 时间
yracaceae *n*. 安息香科,野茉莉科
racin *n*. 苏合香素;苏合香酯;桂皮酸桂皮酯
styracitol *n*. 安息香醇;苏合香醇
styracol; guaiacol cinnamate *n*. 苏合香脑;愈创木酚桂皮酸酯
Styramate *n*. 司替氨酯(解痉药,肌松药);氨甲酸羟基乙酯
styrax [拉;希]; **storax** *n*. 苏合香,苏合香脂 ‖ ~ depuratus 精制苏合香 / ~ liquidus 液状苏合香,流动苏合香 / ~ dasyantha Perk. [拉,植药] 垂珠花 / ~ hypoglaucus Perk. 粉背安息香[植药] 药材:树脂—安息香 / ~ japonica Sieb. et Zucc. [拉,植药] 野茉莉 / ~ L 安息香属 / ~ benzoin Dry. 安息香(树)/ ~ japonica Sieb. Et Zucc. 野茉莉 / ~ tonkinensis Pierre 越南安息香(树)/ ~ obassia Sieb. et Zucc. [拉,植药] 玉铃花 / ~ suberifolia Hook. et Ar [拉,植药] 红皮树 / ~ subniveus Merr. et Chun 白时安息香[植药] 药材:树脂—安息香 / ~ tonkinensis Pierre 青山安息香[植药] 药材:树脂—安息香 / Styrax tonkinensis(Pierre) Craib ex Hart. [拉,植药] 白花树
styrazin *n*. 桂皮酸桂皮酯
styrenated oil 苯乙烯化油
styrene; styrol *n*. 苯乙烯;苏合香烯;苯亚乙基;乙烯基苯;乙烯苯 ‖ ~ glycol 苯基乙二醇 / ~ maleic anhydride, SMA 苯乙烯马来酸酐(一种具有生物活性的物质,既能阻塞管腔,又可降低管腔局部 ph,常用于阻塞输精管来达到节育的目的) / ~ measurement 苯乙烯测量
styrol; cinnamene; cinnamol; phenyletene 苯乙烯,桂皮烯
styrolene; styrol *n*. 苯乙烯
styrone; cinnamyl alcohol; phenyl allyl alcohol 肉桂醇,苯丙烯醇,桂酰醇
styrylpyridine *n*. 4 – 苯乙烯吡啶(杀真菌药)
Styrylpyridinium chloride *n*. 氯化苯乙烯吡啶鎓
stysadin *n*. 束梗孢菌素;豆梗孢菌素
stytic powder 止血散
Styx *n*. 环绕地狱的河;冥河
STZ 链球菌多价酶(见 streptococcal mulfienzyme)
stzn. 消毒,灭菌;绝育(见 sterilization)
SU Senear-Usher 塞尼尔—厄舍综合征;红斑性天疱疮 /sensation unit 感觉单位 /Siegbahn unit Siegbahn 单位(约 10^{-13}米) /skin unit 皮肤单位 /strontium unit 锶单位 / subject 主题,科目;受检者,患者 /subtract 减去,扣除 /sugary 糖状 /sulfonyl urea 磺酰脲 / surgery 外科手术
su sensing unit 灵敏度单位;分贝(音量单位) /Siehe Unten 参见[德] /sigma unit 西格马单位 / skin unit 皮肤单位 /strass ulceration 应激性溃疡 /sumat; sumentum [拉] 使服用 / supersonic 超音速的 /surface unit 表面积单位
Su 磺脲类(见 sulfonylureas)
SU 13437 nafenopin 降脂萘(降脂药)
SU 4885 metyrapone 甲双吡丙酮,甲吡酮
Su. 使服用(见 sumat)
SU-3088 ecolid 依可里,氯化四氯吲哚铵(降压药)
SUA serum uric acid 血清尿酸 /single umbilical artery 单一脐动脉 / special unemployment assistance 失业人员专项援助(美国劳工部)
suable *a*. 可控告的,应控告的,应被起诉的
suanovil *n*. 己二酸螺旋霉素
suasion *n*. 说服,劝告
suasive *a*. 劝说的,能说善道的
suave *a*. 柔和的,温和的,娴雅的
suaveolic acid 山香酸
suaveolol *n*. 山香醇
Suavitil *n*. 胃复康(平滑肌解痉药)
suavity *n*. 柔和,温和,愉快
sub- 前缀,意为"下","少","较少"(来自拉丁语)
Sub fi 直到煮沸完毕(见 sub finem coctionis)
sub fin coct [拉] 直至沸腾(见 sub finem coctionis)
sub table 分表
sub voce 或 **sub verbe** [拉] 参见某词条,在某词条下(= under thewprd)/ supravital 体外活体的,超活体的
subabdominal *a*. 腹下的
subabdominoperitoneal *a*. 腹腔腹膜下的
subac subacute *a*. 亚急性的
subacetabular *a*. 髋臼下的
subacetate *a*. 次醋酸盐,碱式醋酸盐
subachilleal *n*. 跟腱下囊
subachilleal bursa *n*. 跟腱下囊
subacid *a*. 稍带酸味的,稍带尖刻的,颇有讽刺意味的
subacidity *n*. 酸不足,酸过少
subacromial *a*. 肩峰下的 ‖ ~ bursa 肩峰下囊[解]/ ~ is bursitis [拉]肩峰下滑囊炎
subacrosomal space 顶体下间隙

subacute *a*. 亚急性的‖～ adenoviral encephalitis 亚急性腺病毒性脑炎／～ angle-closure glaucoma 亚急性闭角型青光眼／～ anterior uveitis 亚急性前眼色素层炎／～ appendicitis 亚急性阑尾炎／～ arthritis 亚急性关节炎／～ arthropathy 亚急性关节病／～ articular rheumatism 亚急性关节风湿病／～ autoimmune thyroiditis 亚急性自身免疫性甲状腺炎／～ bacterial endocarditis 亚急性细菌性心内膜炎／～ bleeding 亚急性出血／～ blood loss 亚急性失血／～ bronchitis 亚急性支气管炎／～ catarrhal otitis media 亚急性卡他性中耳炎／～ combined degeneration of spinal cord 亚急性脊髓联合变性／～ combined sclerosis 亚急性联合硬化／～ constrictive pericarditis 亚急性缩窄性心包炎／～ contact dermatitis 亚急性接触性皮炎／～ cyclitis 亚急性睫状体炎／～ cystitis 亚急性膀胱炎／～ dermatitis 亚急性皮炎／～ disability 亚急性残疾／～ disease 亚急性病／～ effusive constrictive pericarditis 亚急性渗出性缩窄性心包炎／～ endocarditis 亚急性内膜炎／～ exudative otitis media 亚急性渗出性中耳炎／～ failure 亚急性衰竭／～ fibrosis 亚急性纤维化／～ generalized exfoliative dermatitis 亚急性泛发性表皮脱落性皮炎／～ granulocytic leukemia 亚急性粒细胞白血病／～ granulomatous inflammation 亚急性肉芽肿性炎症／～ granulomatous thyroiditis 德奎尔甲状腺炎;亚急性肉芽肿性甲状腺炎／～ hematogenous pulmonary tuberculosis 亚急性血行播散型肺结核／～ hemorrhage 亚急性出血／～ hepatic necrosis 亚急性肝坏死／～ hydrops 亚急性水肿;亚急性积液／～ infection 亚急性感染／～ infectious disease 亚急性传染病／～ infective arthritis 亚急性感染性关节炎／～ infective polyarthritis 亚急性感染性多关节炎／～ inflammation 亚急性炎症;亚急性炎／～ inflammatory cell infiltrate 亚急性炎症细胞浸润／～ insufficiency 亚急性功能不全／～ interstitial myocarditis 亚急性间质性心肌炎／～ iridocyclitis 亚急性虹膜睫状体炎／～ iritis 亚急性虹膜炎／～ leukemia 亚急性白血病／～ lymphangitis 亚急性淋巴管炎／～ lymphatic leukemia 亚急性淋巴性白血病／～ lymphocytic inflammation 亚急性淋巴细胞性炎症／～ lymphocytic leukemia 亚急性淋巴细胞白血病／～ lymphocytic thyroiditis 亚急性淋巴细胞性甲状腺炎／～ lymphoid leukemia 亚急性淋巴样白血病／～ massive liver necrosis 亚急性重型肝炎;亚急性肝坏死、亚急性黄色肝萎缩／～ mastitis 亚急性乳腺炎／～ milk alkali syndrome 亚急性乳-碱中毒综合征／～ monocytic leukemia 亚急性单核细胞白血病／～ motor neuronopathy 亚急性运动神经元病变／～ mountain sickness 亚急性高山病／～ myelogenous leukemia 亚急性骨髓性白血病／～ myeloid leukemia 亚急性髓样白血病／～ myelo-optic neuropathy 亚急性脊髓视神经病／～ myelo-optico-neuropathy virus 亚急性髓-眼-神经病病毒／～ myocardial infarction 亚急性心肌梗死／～ myoendocarditis 亚急性心肌心内膜炎／～ necrosis 亚急性坏死／～ necrotic myelopathy 亚急性坏死性脊髓病／～ necrotizing encephalomyelopathy 亚急性坏死性脑脊髓病／～ necrotizing encephalopathy 亚急性坏死性脑病;利病／～ neuronopathic Gaucher's disease 亚急性神经元病性 Gaucher 病／～ noninfective hepatitis 亚急性非传染性肝炎／～ nonsuppurative otitis media 亚急性非化脓性中耳炎／～ obliterative bronchiolitis 亚急性闭塞性细支气管炎／～ oophoritis 亚急性卵巢炎／～ otitis media with effusion 亚急性中耳炎伴积液／～ pancreatic necrosis 亚急性胰腺坏死／～ pancreatitis 亚急性胰腺炎／～ pericarditis 亚急性心包炎／～ periendocarditis 亚急性心包心内膜炎／～ radiation sickness 亚急性放射病／～ rheumatic arthritis 亚急性风湿性关节炎／～ salpingitis 亚急性输卵管炎／～ sclerosing panencephalitis 亚急性硬化性全脑炎／～ sclerosing panencephalitis virus (Katz et al.) (Dowson's inclusion body encephalitis virus)亚急性硬化性全脑炎病毒／～ sensory neuronopathy 亚急性感觉神经元病变／～ severe hepatitis 亚急性重型肝炎;亚急性肝坏死、亚急性黄色肝萎缩／～ spongiform encephalopathy 亚急性海绵状脑病／～ spongiform encephalopathy viruses 亚急性海绵状脑病病毒／～ thyroiditis 亚急性甲状腺炎／～ transudative otitis media 亚急性漏出性中耳炎／～ tubotympanic catarrh 亚急性咽鼓管鼓室卡他／～ tyrosinosis 亚急性酪氨酸代谢病／～ yellow atrophy of liver 亚急性黄色肝萎缩

subacuteappendicitis *n*. 亚急性阑尾炎

subacutemyelo-opticoneuropathy *n*. 亚急性脊髓视神经病

Subacuten ecrotizing encephalomyelopathy 亚急性坏死性脑脊髓病

subacutesclerosing panencephalitis 道森脑炎;亚急性硬化性全脑炎

subacutethyroiditis *n*. 亚急性甲状腺炎

subadult *n*. 亚成体[动]

subagent *n*. 副代理人

subalar muscle 翅下肌

subalimentation *n*. 营养不足

subalpine *a*. 亚高山带的

subaltern *n*. 次长,副官,中尉 *a*. 下的,次的,副的

subamycin *n*. 盐酸四环素

subanal *a*. 肛门下的‖～ fasciole 肛下小带／～ plate 肛下板

subanconeus [拉] *n*. 肘下肌

subandroecious *a*. 不完全雄花的

subaortic *n*. 主动脉下‖～ caudal vein 主动脉下尾静脉／～ common iliac lymph node 主动脉下髂总淋巴结／～lymph node 主动脉下淋巴结／～lymph nodes 主动脉下淋巴结[解]Nodi lymphatici ～ I [拉]／～ mesonchyme 主动脉下间质／～ stenosis 主动脉瓣下狭窄

subapical *a*. 根尖下的‖～ osteotomy 根尖下截骨术／～ osteotomy of mandible 下颌骨根尖下切开术／～ segment 下尖段(肺叶)

subaponeurotic *a*. 腱膜下的

subapueous *a*. 水下的

subaquatic *a*. 半水生的

subaqueous *a*. 水中的,水中用的

subarachnoid *a*. 蛛网膜下的‖～ cavity 蛛网膜下腔／～ cistern 蛛网膜下池／～ cisterns 蛛网膜下池[解]Cisternae subarachnoideae [拉]／～ hemorrhage 蜘蛛膜下腔出血／～ hemorrhage from any perinatal cause 任何围生期原因的蛛网膜下腔出血／～ hemorrhage 蛛网膜下腔出血／～ space 蛛网膜下隙[解]Spatium subarachnoideum [拉];蛛网膜下腔

subarachnoidblock *n*. 蛛网膜下腔阻滞

subarachnoidhemorrhage *n*. 蛛网膜下腔出血

subarachnoiditis *n*. 蛛网膜下炎

subarachnoid-peritoneal spinal shunt 蛛网膜下—腹膜脊髓分流术

subarachnoid-peritoneal spinal shunt with valve 用瓣蛛网膜下—腹膜脊髓分流术

subarachnoidscrewdriver *n*. 蛛网膜下螺丝装拆器

subarachnoid-ureteral spinal shunt 蛛网膜下-输尿管脊髓分流术

subarachnoid-ureteral spinal shunt with valve 瓣膜蛛网膜下—输尿管脊髓分流术

subaractnoidscrew *n*. 蛛网膜下螺丝

subarctic *a*. 靠近北极的,亚北极的

subarcuate [sub- + 拉 arcuatus arched] *a*. 微弯的‖～ fossa 弓状下窝[解]Fossa subarcuata 拉

subarea *v*. 分区

subareolar *a*. 乳晕下的‖～ abscess associated with childbirth 分娩相关的乳晕下脓肿／～ duct papillomatosis 乳晕下导管乳头状瘤病

subarid *a*. 半干燥的

subarticular tubercle *n*. 关节下瘤[动]

subasembly *n*. 组件;机组;局部装配

subastragalar *a*. 距骨下的

subastringent *a*. 轻收敛的

Subathizone *n*. 舒巴硫腙(抗结核药)

subatloidean *a*. 椎下的

subatmospheric *a*. 低于大气压的

subatom *n*. 次原子,亚原子,逊原子

subatomic *a*. 亚原子的,逊原子的

subaudible *n*. 次声的

subaudition *n*. 言外之意;领悟言外之意

subaural *a*. 耳下的

subaurale *n*. 耳廓下点

subauricular *a*. 耳廓下的

subaxial *a*. 轴下的‖～ projection 亚轴位投照

subaxillary *a*. 腋下的‖～ cushion 腋下垫(用于纠正肩半脱位)

subband *n*. 亚带,分波段,次能带

subbasal *a*. 基底下的

subbase *n*. 基底,基层

subbasement *n*. 地下第二层

sub-biramous parapodium 亚双叶型疣足[动]

subbrachial *a*. (脑)臂下的

subbrachycephalic *a*. 亚短头型的

subbranchial region *n*. 鳃下区[动]

subbuccal *a*. 口下的

subcalcaneal *n*. 跟骨下的‖～ bursa 跟骨下囊

subcalcareous *a*. 微石灰性的

subcalcarine *a*. 距状裂下的

subcallosal *a*. 胼胝体下的‖～ area 胼胝体下区[解]Area subcallosa [拉]／～ gyrus 胼胝体下回

subcalorism; frigorism *n*. 受寒,感冒

subcapital *n*. 头下的‖～ fracture 头下骨折,头端下骨折／～ part of humerus 肱骨下突部／～ section of head of femur 股骨头下段

subcapsular *a*. 囊下的,被膜下的‖～ cataract 囊下内障／～ glaucomatous flecks 囊下白内障斑／～ hematoma of liver as birth trauma 肝包膜下血肿由于产伤／～ hemorrhage 被膜下出血／

hemorrhage of liver 肝被膜下出血 / ~ sinus 被膜下淋巴窦

subcapsularnephrectomy *n*. 包膜下肾切除术

subcapsuloperiosteal *a*. 关节囊(与)骨膜下的

subcarboneate *n*. 次碳酸盐,亚碳酸盐,碱式碳酸盐(根据 1998 年 CADN 的规定,在盐或酯与加合物之命名中,使用此项名称)

ubcardinal *n*. 次要的 ‖ ~ vein 下主静脉

ubcartilaginous *a*. 软骨下的 *n*. 部分软骨

ubcategory *n*. 子类目;子范畴

ubccontinuous *a*. 几乎连续的,弛张的

ubcellar *n*. 地下室的第二层

ubcellular *a*. 亚细胞的 ‖ ~ fraction 亚细胞部分 / ~ pathology 亚细胞病理学 / ~ structure 亚细胞结构

ubcentral *a*. ①近中央的 ②中央裂下的

ubcephalic pit 头窝

ubcerebellar *a*. 小脑下的

ubceredral *a*. 大脑下的

ubceruleus nucleus 蓝斑下核[解]

ubchanne *n*. 子通道

ubchaser *n*. 驱潜艇

ub-chela *n*. 亚螯[动]

ub-chelate *n*. 亚螯状[动]

ubchloride *n*. 次氯化物,亚氯化物

ubchondral *a*. 软骨下的 ‖ ~ bone cyst 软骨下骨囊肿

ubchordal *a*. ①脊索下的 ②声带下的

ubchorinonic *a*. 绒毛膜下的 ‖ ~ lake 绒毛膜下血池(中期妊娠时,B 超监测胎盘的胎儿面光滑平直,呈细线样中强回声,代表绒毛膜板,在胎盘的母体面即基底层呈低或无回声,代表胎盘基底 3p 宽阔的绒毛间隙,称为绒毛膜下血池) / ~ space 绒毛膜下间隙

ubchoroidal *a*. 脉络膜下的 ‖ ~ expulsive hemorrhage 脉络膜下爆发性出血;脉络膜下逐出性出血

ubchoroidea *n*. 脉络膜下的

ub-chromatid *n*. 亚染色单体 ‖ ~ exchange 亚染色单体交换

ubchromonema(复,subchromonemater) *n*. 亚染色(丝)线

ubchromosomal unit 亚染色体单位

ubchronic *a*. 亚慢性的 ‖ ~ catatonic schizophrenia 亚慢性紧张型精神分裂症 / ~ disorganized schizophrenia 亚慢性瓦解型精神分裂症 / ~ paranoid schizophrenia 亚慢性偏执型精神分裂症 / ~ schizophrenia 亚慢性精神分裂症 / ~ undifferentiated schizophrenia 亚慢性未分化型精神分裂症

ubclass *n*. 亚纲[动];亚科

ub-class numbers 次级组含量

ubclavia *a*. 锁骨下的

ubclavian *a*. 锁骨下的 ‖ ~ artery 锁骨下动脉[解]Arteria subclavia[拉] / ~ groove 锁骨下肌沟[解]Sulcus musculi subclavii[拉] / Subclavian lymphatic trunk 锁骨下淋巴干 / ~ muscle 锁骨下肌 / ~ nerve 锁骨下肌神经[解]Nervus subclavius[拉];锁骨下神经 / ~ plexus 锁骨下动脉丛[解]Plexus subclavius[拉];锁骨下丛 / ~ steal syndrome 锁骨下动脉盗血综合征 / ~ subcalvia 锁骨下襻[解]Ansa subclavia[拉] / ~ vein 锁骨下静脉[解]Vena subclavia[拉]

ubclavian-aortic anastomosis 锁骨下动脉—主动脉吻合术

ubclavianarterialflapaortoplasty *n*. 锁骨下动脉片主动脉成形术

ubclavian-subclavian artery bypass graft with vein 锁骨下—锁骨下动脉搭桥移植术用静脉

ubclavical artery 锁骨下动脉

ubclavical vein 锁骨下静脉

ubclavicular *a*. 锁骨下的 ‖ ~ angiography 锁骨下动脉造影[术]/ ~ lymph node 锁骨下淋巴结 / ~ region 锁骨下区

ubclavius *n*. 锁骨下肌[解]Musculus subclavius[拉] ‖ ~ muscle 锁骨下肌

ubclimax *n*. 亚界

ubclinical *a*. 临床症状不显的,亚临床的 ‖ ~ epididymitis 无症状附睾炎 / ~ disease or syndrome 亚临床疾病或综合征 / ~ hypothyroidism 亚临床甲状腺功能减退 / ~ infection 亚临床感染 / ~ neuropathy 亚临床神经病 / ~ polyneuropathy 亚临床多发性神经病 / ~ radiation damage 亚临床放射损伤

ubclone *n*. 亚克隆

ubcloning *n*. 亚克隆[化]

ub-coating *n*. 包底衣

ubcollateral *a*. 侧副裂下的

ubcommissural *n*. 连合下的 ‖ ~ organ 连合下器[解]Organum subcommissurale 拉;下连合器官

ubcommittee *n*. 委员会的附属委员会,小组委员会

ubcomponent *n*. 亚成分

ubcondylar *a*. 髁下的 ‖ ~ osteotomy *n*. 髁突下截骨术

subconfluent culture 分会合培养

subconjunctival *a*. 结膜下的 ‖ ~ cyst 结膜下囊肿 / ~ edema 结膜下水肿 / ~ hemorrhage 结膜下出血 / ~ injection 结膜下注射

subconscious *n*. 下意识的 ‖ ~ mind 下意识神智

subconsciousness *n*. 下意识;潜意识

subconsciuous *a*. 下意识的

subcontinent *n*. 次大陆

subcontract *n*. 转订的契约;副契约

subcontractor *n*. 转包商;次承包者

subcontrary *a*. 小反对的,小反对命题

subconvulsive electroshock therapy 亚惊厥性电休克疗法

subcool *v*. 过冷

subcoracoid *n*. 喙突下的 ‖ ~ bursa 喙下囊 / ~ bursitis 喙突下滑囊炎

subcordate *a*. 似心形的

subcorneal *a*. 角膜下的 ‖ ~ blister 角膜下疱 / ~ pustular dermatosis 角膜下脓疱性皮肤病

subcoronary replacement 冠状动脉下主动脉瓣置换

subcortex *n*. 下皮质,皮质下部

subcortical *a*. 皮质下的,皮层下的 ‖ ~ alexia 皮质下性失读;皮质下失读 / ~ aphasia 皮质下性失语 / ~ center 皮层下中枢 / ~ gait disorder 皮质下性步态障碍 / ~ hemorrhage 皮质下出血 / ~ hemorrhage 皮质下出血 / Subcortical leukoencephalopathy 皮层下白质脑病 / ~ neuron 皮层下神经元 / ~ somatosensory evoked potential 皮质下体感诱发电位

subcosta *n*. 亚前绿脉

subcostal *a*. 肋骨下的;肋下的 ‖ ~ artery 肋下动脉[解]Arteria ~ is[拉] / Subcostal muscles 肋骨下肌 / ~ nerve 肋下神经[解]Nervus ~ is[拉] / ~ plane 肋下平面[解]Planum ~ e[拉] / ~ vein 肋下静脉[解]Vena ~ is[拉] / Subcostal vessele 肋下血管

subcostales *n*. 肋下肌[解]Musculi subcostales[拉]

subcostalgia *n*. 肋下神经病

subcranial *a*. 颅下的

Subcrenated ark[动药] 毛蚶

subcrep. 亚捻发音的,轻微啰轧音(见 subcrepitant)

subcrepitant *a*. 亚捻发音的

subcrepitation *n*. 亚捻发音

subcrural *n*. 脚下的 ‖ ~ bursa 脚下囊

subcruralis[拉 musculus articularis genu] *n*. 膝关节肌

subcrureus[拉] *n*. 膝关节肌

subculture *n*. 细菌的再次培养;传代培养;异种文化;次代培养;传代培养物;继代培养[微]

subculturing *n*. 传代培养[微]

subcuneiform *n*. 楔叶下的 ‖ ~ nucleus 楔形下核[解]/ ~ nucleus of midbrain 中脑下楔状核

subcuneus *n*. 楔下叶,楔叶下回

subcut subcutaneous 皮下

subcutancousabscess *n*. 皮下脓肿

subcutanea *a*. 皮下的

subcutaneous *n*. 皮下的;皮下(囊螨) ‖ ~ acromial bursa 肩峰皮下囊[解]Bursa subcutanea acromialis[拉] / ~ adipose tissue 皮下脂肪组织 / ~ bursa 皮下囊[解]Bursa subcutanea[拉] / ~ bursa of laryngeal prominence 喉结皮下囊[解]Bursa subcutanea prominentiae laryngealis[拉] / ~ bursa of lateral malleolus 外踝皮下囊[解]Bursa subcutanea malleoli lateralis[拉] / ~ bursa of medial malleolus 内踝皮下囊[解]Bursa subcutanea malleoli medialis[拉] / ~ bursa of olecranon 鹰嘴皮下囊[解]Bursa subcutanea olecrani[拉] / ~ bursa of tibial tuberosity 胫骨粗隆皮下囊[解]Bursa subcutanea tuberositatis tibiae[拉] / ~ calcaneal bursa 跟皮下囊[解]Bursa subcutanea calcanea[拉];跟骨皮下囊 / ~ calcification 皮下钙化 / ~ connective tissue 皮下结缔组织 / ~ crepitus 皮下捻发音 / ~ dirofilariasis 皮下恶丝虫病 / ~ emphysema 皮下气肿 / ~ emphysema 皮下气肿 / ~ fascia 皮下筋膜 / ~ fat 皮下脂肪 / ~ fat necrosis of newborn 新生儿皮下脂肪坏死 / ~ fatty tissue 皮下脂肪组织 / ~ gangrene of newborn 新生儿皮下坏疽 / ~ haematoma 皮下血肿 / ~ hematoma 皮下血肿 / ~ hemorrhage 皮下出血 / ~ implantation of cardiac pacemaker 心脏起搏器皮下植入术 / ~ implant 皮下埋植 / ~ infrapatellar bursa 髌下皮下囊[解]Bursa subcutanea infrapatellaris[拉] / ~ injection 皮下注射 / ~ injection of filling material 充填物质皮下注射 / ~ lateral malleolar bursa 踝外皮下囊 / ~ mastectomy 皮下乳房切除术 / ~ mastectomy 保留皮肤、乳晕、乳头的乳腺切滁术 / ~ medial malleolar bursa 踝内皮下囊 / ~ mucous barsa 皮下黏液囊 / ~ nodular fat necrosis in pancreatitis 脂膜炎皮下结节脂肪坏死 / ~ nodule 皮下结节 / ~ nodule 皮下结节 / ~ olecranon bursa 鹰嘴皮下囊 / ~ panniculitic T-cell lymphoma 皮下脂膜炎性 T-细胞淋

巴瘤 / ~ part 皮下部[解]Pars subcutanea 拉/ ~ phycomycosis due to Basidiobolus 蛙粪霉菌致皮下藻菌病 / ~ portion of sphincter ani externus muscle 肛门外括约肌皮下部 / ~ prepatellar bursa 髌前皮下囊[解]Bursa subcutanea prepatellaris [拉] / ~ rheumatoid nodule 皮下类风湿性结节 / ~ sarcoidosis 皮下结节病 / ~ stratum 皮下层 / ~ tissue 皮下组织[解]Tela subcutanea [拉] / ~ tissue function 皮下组织功能 / ~ tissue 皮下组织 / ~ trochanteric bursa 皮下转子囊;转子皮下囊[解]Bursa subcutanea trochanterica [拉] / ~ urography 皮下注射法尿路造影[术]/ ~ veins of abdomen 腹部皮下静脉

subcutaneouscrepitaion *n*. 皮下捻发音
subcutaneousinury *n*. 皮下伤
subcutaneously *ad*. 皮下地
subcutaneousmastectomy *n*. 皮下乳腺切除术
subcutaneoussyringe *n*. 皮下注射器
subcuticula *n*. 角质下层;真皮
subcuticular *a*. 表皮下的
subcuticularsuture *n*. 皮内缝合
subcutis *n*. 皮下组织
subd subdivision 细分类,再分
subdamine *n*. 哌嗪二乙酰胺(镇静药)
subdeacon *n*. 副助祭,副补祭,副执事
subdean *n*. 副助理监督,副助理主教
subdeb *n*. 妙龄少女 *a*. 妙龄少女的
subdebutante *n*. 妙龄少女 *a*. 妙龄少女的
subdecanal *a*. 副助祭
subdecision *n*. 子判断
subdelirium *n*. 轻谵妄
subdeltoid *a*. 三角肌下的 ‖ ~ bursa 三角肌下囊[解]Bursa subdeltoidea [拉] / ~ bursitis 三角肌下滑囊炎
subdermal; subdermic *a*. 皮下的
subdiaconate *n*. 副助祭的职位
subdiaphragmatic; subphrenic *a*. 膈膜下的 ‖ ~ abscess 膈下脓肿 / Subdiaphragmatic region 膈下区 / ~ total anomalous pulmonary venous return 完全异常膈下肺静脉返回 / ~ vagotomy 膈下迷走神经切断术
subdigital lamella 趾下瓣[动]
subdioecious *a*. 雌雄混株的
subdirectory (复 subdirectories) *n*. 子目录
subdiscipline *n*. 科学的分支
subdividable *a*. 可以再分的
subdivide *v*. 再分;细分
subdivided *a*. 再分的,迭分的
subdividing *n*. 分割
subdivisible *a*. 可以再分的,可以细别的
subdivision *n*. ①再分 ②亚门
subdolichocephalic *a*. 亚长头型的
subdomains *n*. 子域
subdominant *n*. 次属音 *a*. 亚优势的
subdorsal *a*. 背部下的
subdual *n*. 征服,抑制,缓和
subduce *n*. 扣除;减去
subduct *v*. 下转
subduction *n*. 下转,眼球下转
subdue *v*. 使服从,压制,减弱
subdued *a*. 被征服的;被抑制的
subdural *n*. 硬膜下的 ‖ ~ abscess 硬膜下脓肿 / ~ effusion 硬脑膜下积液 / ~ empyema 硬膜下积脓 / ~ hematoma 硬膜下血肿 / ~ hemorrhage 硬膜下出血 / ~ hemorrhage due to birth trauma 硬膜下出血由于产伤 / ~ hemorrhage due to intrapartum anoxia or hypoxia 硬膜下出血由于产间缺氧或低氧症 / ~ hemorrhage in fetus or newborn 胎儿或新生儿硬膜下出血 / ~ hygroma 硬膜下水瘤 / ~ patch of brain 脑硬脑[脊]膜下补片 / ~ puncture 硬脑膜下穿刺 / ~ space 硬膜下腔;硬膜下隙[解]Spatium ~e [拉] / ~ space of basal region 基底部硬膜下腔 / ~ space of frontal region 额部硬膜下腔 / ~ space of infratentorial region(小脑)幕下部硬膜下腔 / ~ space of occipital region 枕部硬膜下腔 / ~ space of parietal region 顶部硬膜下腔 / ~ space of spinal region 脊髓部硬膜下腔 / ~ space of temporal region 颞部硬膜下腔 / ~ space 硬膜下腔 / ~ tap through fontanel 通过囟门硬脑膜下穿刺放液
subduralaccumulationoffluid *n*. 硬脑膜下积液
subduralhematoma *n*. 硬脑膜下血肿
subduralhydroma *n*. 硬脑膜下水瘤
subdural-peritoneal shunt with valve 硬膜下—腹膜用瓣分流术
subectodermal *a*. 外胚层下的
subedit *v*. 担任…… 的助理编辑
sub-editor *n*. 副编辑(报纸和期刊)
subencephalon 下脑,脑下部(包括延髓,脑桥,大脑脚及四迭体)
subendazole *n*. 舒苯达唑(抗蠕虫药)
subendocardial *n*. 心内膜下的 ‖ ~ branches 心内膜下支[解]Rami ~ es[拉] / ~ infarction by EKG EKG 示心内膜下梗塞 / ~ injury of inferior wall 下壁心内膜下损伤 / ~ ischaemia of inferior wall 下壁心内膜下缺血 / ~ ischemia 心内膜下缺血 / ~ layer 心内膜下层 / ~ layer 心内膜下层 / ~ myocardial infarction 心内膜下心肌梗死 / ~ myocardial infarction 心内膜下心肌梗死 / ~ myocardial necrosis syndrome 心内膜下心肌坏死综合征 / ~ myocardium 心内膜下心肌
subendosteum *n*. 骨内膜下;骨内膜下的
subendothelial *n*. 内皮下的 ‖ ~ layer 内皮下层 / ~ space 内皮下间隙 / ~ tissue 内皮下组织
subendothelium; Debove's membrane *n*. 内皮膜,德博夫氏膜
subendymal *a*. 室管膜下的
subenergetic phonation *n*. 发音过弱;发声过弱
subenon *n*. 丁二酸苄酯苯甲酸钙
subentry *n*. 小项目
subependymal *n*. 室管膜下的 ‖ ~ astrocytoma 室管膜下星形细胞瘤 / ~ giant cell astrocytoma 室管膜下巨细胞星形细胞瘤 / ~ glioma 室管膜下神经胶质瘤 / ~ gliosis 室膜管下神经胶质增生 / ~ region 室管膜下区
subependymoma *n*. 室管膜下瘤
subepiblastic mesenchyme 上胚层下间质
subepicardial injury of inferior wall 下壁心外膜下损伤
subepicardial ischaemial of inferior wall 下壁心外膜下缺血
subepidermal; subepidermic *a*. 表皮下的 ‖ ~ edema 表皮下水肿 / ~ infiltration of fluid 表皮下液体浸润 / ~ keratin cyst 表皮下角质囊肿 / ~ nodular fibrosis 皮下结节性纤维化 / ~ region 表皮下区 / ~ vesicular dermatitis 表皮下水泡性皮炎 / ~ zone 表皮下带
subepiglottic *a*. 会厌下的
subepithelial *a*. 上皮下的
subepithelium *n*. 上皮下膜
subequal *a*. 几乎相等的
suber- 亚捻发音的(见 suberepitant)
Suberect spatholobus Stem 鸡血藤(中药)
suberene *n*. 环庚烯
suberenon *n*. 苏北任酮
subereous *a*. 软木质的
suberic acid 软木酸;辛二酸
suberification *n*. 栓内层
suberin *n*. 软木脂
Suberites carnosa (Gray) 生姜皮海绵(隶属于皮海绵科 Suberitidae)
Suberites domumcula (Olivi) 寄居蟹皮海绵(隶属于皮海绵科 Suberitidae)
Suberites ficus (Nardo) 无花果皮海绵(隶属于皮海绵科 Suberitidae)
Suberitidae *n*. 皮海绵科(隶属于韧海绵目 Hadromerida)
suberitin *n*. 皮海绵毒质(获自皮海绵 Suberites domunculus 的有毒物质)
suberization *n*. 栓化(作用);栓内层
suberol *n*. 软木醇
suberonitrile *n*. 辛二腈
suberose *a*. 似软木的;软木质的
suberosin *n*. 软木花椒素
suberosis *n*. 软木尘肺
suberylarginine *n*. 软木酰精氨酸,辛二酰精氨酸
suberythematous dose (SED) 亚红斑剂量
subescharantibioticinfusiontherapy *n*. 焦痂下抗生素灌注治疗
subescharbacterialcount *n*. 焦痂下细菌计数
subesophageal *a*. 食管下的 ‖ ~ ganglion 食管下神经节
subexcite *v*. 轻刺激
subextensibility *v*. 伸展性减少
subfacies *n*. 下面,头下面
subfalcate *a*. 似镰状的
subfamily *n*. 亚科 [动];亚目
subfascial *a*. 筋膜下的 ‖ ~ bursa 筋膜下囊[解]Bursa ~is [拉] / ~ prepatellar bursa 髌前筋膜下囊[解]Bursa ~ is prepatellar [拉]
subfebrile *a*. 轻热的,微热的
subfecundity *n*. 生育力低下
subfertility *n*. 低生育力

subfibril *n*. 亚原纤维
subfissure *n*. 隐裂
subflavous [sub- + 拉 flavus yellow]; **yellowish** *a*. 淡黄色的
subfloor *n*. 底层地板
subflooring *n*. 地板下的粗地板
subfocus image 焦外影像
subfoliar *a*. 小脑小叶的
subfolium *n*. 小脑小叶(小脑叶的一个分叶)
subfornical organ 穹窿下器[解]Organum subfornicale [拉]
subfragment *n*. 亚碎片
subfreezing *a*. 低于冰点的
subfrontal *a*. 额叶下的
subfrontalapproach *n*. 额下入路
subfusc *a*. 稍暗的
subfuscous *a*. 略带黑色的;稍暗的
subgaleal *n*. 帽状腱膜下的 ‖ ~ area 帽状腱膜下区
Subgallate; Bismuth *n*. 碱式没食子酸铋
subgemmal [sub- + 拉 gemma bud] *a*. 味蕾下的
subgen. subgenual 膝下的 / subgenus 亚属(生物分类)
subgenal *a*. 颊下的,亚骇的
sub-gene *n*. 亚基因
subgenital pit *n*. 生殖下孔 ‖ ~ porticus 生殖下腔[动]
Subgenomic RNA 亚基因组 RNA
subgenual organ 膝下器
subgenus *n*. 亚属 [动];亚组
subgerminal *a*. 胚下的 ‖ ~ cavity 胚(盘)下腔
subgingival *a*. 龈下的 ‖ ~ calculus 龈下牙石 / ~ curettage 龈下刮治术 / ~ curette 龈下刮治器 / ~ dental calculus 龈下牙石 / ~ temperature 龈下温度
subglenoid *a*. 关节盂下的
subglobose *a*. 近球形的
subglobular *a*. 近圆球形的
subglossal; sublingual *a*. 舌下的
subglossitis *n*. 舌下炎 ‖ ~ diphtheroides 白喉样舌下炎
subglottic *a*. 声门下的 ‖ ~ area 声门下区 / ~ carcinoma 声门下喉癌 / ~ edema 声门下水肿 / ~ laryngitis 声门下喉炎 / ~ pressure 声门下压力 / ~ stenosis 声门下狭窄 / ~ edema 声门下水肿
subglottis *n*. 声门下
subgluteal *a*. 臀肌下的
sub-grade *n*. 路基,地基
subgranular *a*. 亚粒状的
subgravity *n*. 低重力
subgrondation [法] *n*. 骨嵌凹
subgross *n*. 亚肉眼
subgroup *n*. 亚群;子群
subgrous *n*. 次级组
subgular vocal sac 咽下声囊[动]
subgynoecious *a*. 不完全雌花的
subgyre (subgyrus) *n*. 隐回
subharmonics *n*. 分谐波
subhead *n*. 小标题,副标题
subheading *n*. 副标题
subhepatic *n*. 肝下的 ‖ ~ abscess 肝下脓肿 / ~ appendix 肝下阑尾 / ~ recesses 肝下隐窝[解]Recessus ~ i [拉]/ ~ region 肝下区[动]
subhuman *a*. 近似人类的,类人的,低于人类的
subhumeral *a*. 肱骨下的
subhyaloid *a*. 透明膜下的
subhymenium *n*. 子实下层[微]
subhyoid; subhyoidean *n*. 舌骨下的 ‖ ~ bursa 舌骨下囊
subhyoidean *a*. 舌骨下的
subicard *n*. 四硝季戊四醇
subicle *n*. 菌丝层
subicteric *a*. 轻黄疸的
subicular *a*. 脑下脚的
subiculum [拉 support] *n*. 下脚(海马回) ‖ ~ promontorii 即下脚 / ~ hippocampi 海马下脚;海马旁回 / ~ of promontory 岬下托[解]Subiculum promontorii [拉]
subiective audiometry 主观测听法
subiliac *n*. 髂骨下的 ‖ ~ bursa 髂下囊
subilium *n*. 髓骨下部
sub-imago *a*. 亚成虫
subimbibitional *a*. 液体吸取不足的
subind. [拉] 时常(见 subinde)
subinde [拉] *a*. 常常,经常地
subindex *n*. 分指数
subinfection *n*. 轻感染
subinflammation *n*. 轻[度]炎症
subinflammatory *a*. 轻[度]炎症的
subinguinal *n*. 腹股沟下的 ‖ ~ lymph node 腹股沟下淋巴结
subinoculation *n*. 重接,蛙代接种
subintegumental *a*. 皮下的 ‖ ~ electrode 皮下电极
subintestinal vein 肠下静脉
subintimal *a*. 内膜下的
subintrance *n*. 提前发作
subintrant [拉 subintrans entering bystealth] *a*. 提前发作的
subintrimal *a*. (血管)内膜下的
subinvoluted *a*. 复旧不全的
subinvolution *n*. 子宫复旧不全;复旧不全 ‖ ~ of breast 乳房复旧不全 / ~ of uterus 子宫复旧不全
Subioblatta *n*. 亚蜚蠊属
subiodide *n*. 低碘化物
subitol *n*. 鱼石脂
subj. angle subjective angle 主观视角(见)/ subiect 主题,科目;受检者;患者 /subjunctive 虚拟语气
subjacent [sub- + 拉 jacere to lie] *a*. 在底下的,在下级的,在下方的
subject *n*. 主题,科目;受检者;患者
subject [拉 subjectus cast under] *n*. ①受验者,受治疗者 ②解剖 ③主题;学科 *v*. 使从属 ‖ ~ catalog 按学科分类的图书目录 / ~ contrast 自身对比,对比度 / ~ domain 专业领域 / ~ ego 主观自我 / ~ feeling 主观感觉 / ~ index terminology 主题词索引术语 / ~ matter 主题;主旨 / ~ matter expert 论题专家
subjection *n*. 征服,服从,隶属
subjective [拉 subjectivus] *a*. 主观的,自觉的 ‖ ~ tinnitus 主观性耳鸣
subjectivephotometer *n*. 直观光度计
subjectiverefractionsystem *n*. 自动验光系统
subjectivism *n*. 主观说;主观主义
subjectivity *n*. 主观性;主观
subject-matter *n*. 主题;主旨
subject-object-assessment-plan *n*. 主观—客观—评估—计划(一种病程记录书写内容提纲)
subject-oriented gophers 面向主题的 gopher
subject-oriented searches 面向主题的检索
subjectoscope; subjective sensation *n*. 视觉检查器
subjectrange *n*. 适应范围
subjee *n*. 沙解(大麻的蒴果和叶)
subjoin *v*. 增添上去;补加
subjoint *n*. 副关节
subjugable *a*. 可征服的,可制服的
subjugal [sub- + 拉 jugale malar bone] *a*. 颧骨下的
subjugate *v*. 征服,使服从,抑制
subjugation *n*. 征服,镇压,平息
subjunctive *n*. 假设法 *a*. 假设法的
subkinetal microtubule *n*. 毛基索下微管[动]
subkingdom *n*. 亚界[动];亚门 ‖ ~ protozoa 原生生物亚界(属于单细胞动物)
subl. sublimis [拉] 浅,表层的 / sublimatus [拉] 升华 / subliminal 阈下的 / sublingual 舌下的
sublabial approach to the zygoma 唇下进入颧骨
sublamine; ethylenediamine-mercurysulfate *n*. 升胺,乙二胺合硫酸汞
sublate *v*. 否定,否认,消除,勾销
sublate seta 突锥状刚毛[动]
sublatio [拉] *v*. 分离,脱离 ‖ ~ retinae 视网膜脱离
sublation [拉 sublatio] *v*. 分离,脱离
sublease *n*. 转租 *v*. 转租出去,使……转租
sublecanorine type *n*. 亚纲
sublenticular *n*. 豆状核下的
sublentiform part *n*. 豆状核下部[解]Pars sublentiformis [拉]
sublessee *n*. 转借人
sublet *v*. 转租
sublethal *a*. 亚致死的,次致死的 ‖ ~ damage 亚致死损伤 / ~ gene 亚致死基因
subleukemia *n*. 亚白血病
subleukemic *a*. 亚白血病的
sublibrarian *n*. 图书馆副馆长
sublibrary *n*. 子文库[分]
sublieutenant *n*. 陆军少尉,海军中尉
subligamentous *a*. 韧带下的 ‖ ~ bursa 韧带下囊

sublimate［拉 sublimatum］ ***n***．升华物 ‖ ～, corrosive; corrosive metcuric chloride 升汞,二氯化汞 / ～ sulfur 升华硫
sublimatingapparatus ***n***．升华器
sublimation［拉 sublimatio］ ***n***．升华(作用)
sublimator ***n***．升华器
Sublimaze ***n***．芬太尼(镇痛药)
sublime ***a***．壮观的,卓越的 ***v***．提高,变高尚,升华
sublimed ***n***．升华的 ‖ ～ sulfur 升华硫;硫华;挥发硫
sublimely ***ad***．高尚地;卓越地
sublimer ***n***．使高尚者;纯化器
sublimes ***a***．浅的,表的;高位的
subliminal ***a***．阈下的;限下的 ‖ ～ fringe 阈限下兴奋区;阈下边缘 / ～ learning 阈下学习 / ～ perception(SP)阈下知觉
sublimis［拉］ ***a***．①浅的,表的 ②高位的
sublimity ***n***．壮严,崇高,气质高尚
subline ***n***．亚系 ‖ ～ differentiation 亚系分化
subling．sublingual 舌下的
sublingua ***n***．下舌
sublingual ***a***．舌下的 ‖ ～ arch 舌下弓 / ～ artery 舌下动脉［解］Arteria ～is［拉］/ ～ cartilage 舌下软骨 / ～ caruncle 舌下阜［解］Caruncula ～is［拉］;舌下小阜 / ～ duct 舌下腺导管 / ～ gland 舌下腺 / ～ ptyalocele 舌下囊肿 / ～ varices 舌下静脉曲张 / ～ vein 舌下静脉［解］Vena ～is［拉］
sublingualptyalocele ***n***．舌下囊肿
sublingualtablet ***n***．舌下片
sublinguitis ***n***．舌下腺炎
subliomycin ***n***．萨布里霉素
sublobe ***n***．分叶,小叶
sublobular ***a***．小叶下的 ‖ ～ vein 小叶下静脉 / ～ vein of liver 肝小叶下静脉
sublumbar ***a***．腰下的
sublunar ***a***．月下的;地上的
sublunary ***a***．月下的;地上的
subluxation ***n***．不全脱位,半脱位 ‖ ～, Volkmann's 福耳克曼氏不全脱位(结核环关节炎体征之一)/ ～ of lens 晶状体半脱位;晶状体不全脱位
subluxationofatlantoaxialjoint ***n***．环枢(关节)半脱位;掌指关节半脱位
sublymphemia(hypolymphemia) ***n***．血(内)淋巴细胞减少
submacular choroidal neovascularization 黄斑下脉络膜新生血管膜
submalleolar ***a***．踝下的
submammary ***a***．乳腺下的 ‖ ～ mastitis 乳房下乳腺炎 / ～ region 乳房下区
subman ***n***．发育(或理解力)极差的人,残暴的人
submandibular ***a***．下颌下的 ‖ ～ duct 下颌下腺管［解］Ductus ～is［拉］/ ～ duct 下颌下腺管 / ～ fossa 下颌下腺凹［解］Fovea ～is［拉］/ ～ fossa 颌下腺凹 / ～ fovea 下颌下腺凹［解］Fovea ～is［拉］/ ～ ganglion 下颏下神经节 / ～ ganglion 颌下神经节 / ～ gland 下颌下腺［解］Glandula ～is［拉］/ ～ lymph node 下颌下淋巴结 / ～ triangle 颌下三角
submania; hypomania ***n***．轻躁狂
submarginal ***a***．靠近边缘的,在边缘以下的,收益标准以下的
submarin ***a***．①水下的,潜水的 ②涎中的［牙］
submarine ***a***．海底的 ***n***．①潜水艇 ②海底生物
submariner ***n***．潜水员
submaxilary ***n***．下颚,下颚骨,颚下腺
submaxilla ***n***．下颌,下颌骨
submaxillaritis ***n***．颌下腺炎
submaxillary ***a***．颌下的 ‖ ～ virus = Cytomegalic inclusion disease virus(of man)(Smith)人巨细胞包含体病病毒 / ～ virus = Guinea pigs salivary gland virus(Jackson)豚鼠唾腺巨细胞病毒
submaxillitis; submaxillaritis ***n***．颌下腺炎
submaximal continuous multistage test 亚极量连续多级运动试验
submaximal current 亚强(刺激)电流
submaximal exercise test 亚极量运动试验
submaximal isometric contraction 次最强等长收缩
submaximal work load 亚极量劳动负荷
submedial; submedian ***a***．中线下的
submedian carina 亚中央脊［动］
submedian constriction 近中缢痕
submedian denticle 亚中小齿［动］
submedian kinetochore 间着丝粒
submedian tooth 亚中齿［动］
submembranous 部分膜性的
submeningeal ***a***．脑膜下的
submental ***n***．颏下的 ‖ ～ artery 颏下动脉［解］Arteria submentalis［拉］
submenu ***n***．子菜单
submerge ***v***．使浸水,潜入水中,使陷入
submerged ***a***．在水中的;淹没的 ‖ ～ cultivation 深层培养［微］/ ～ fermentation 深层发酵［微］/ ～ plant 水分亏缺 / ～ tooth 牙下沉
submergence ***v***．下沉,下潜,淹没
submergible ***a***．能沉入水中的
submerse ***v***．使沉入水中;淹没
submersed ***a***．生长水中的
submersible ***a***．能沉入水中的,能潜水的
submersion［sub- + 拉 mergere to dip］ ***v***．浸没,浸入 ‖ ～ hydrotherapy 浸泡水疗法
Submersion-Immersion ***n***．浸没—沉浸
submesaticephalic ***a***．亚中头型的
submetacentric ***n***．亚中间着丝点的(染色体) ‖ ～ chromosome 亚中着丝粒染色体;近中着丝粒染色体
submicrogram quantity 亚微克量
submicron; hypomicron ***n***．亚微粒;次微子(超显微镜的胶体微粒)
submicroscopic ***a***．亚显微的
submicroscopic; submicroscopical ***n***．亚显微的;亚微观的
submicrosomal ***a***．亚微粒体的
submicrosome ***n***．亚微粒体
submicrowave ***n***．亚微波
submin ***n***．超小型摄影机
subminiature ***n***．迷你照相机 ***a***．超小型的;微型的
subminiaturization ***n***．超小型化
submission ***n***．服从,柔和
submissive ***a***．服从的,顺从的,柔顺的
submissiveness ***n***．柔顺;服从
submit ***v***．使服从,屈服,委托,提交(稿件) ‖ ～ to 降服于;呈交
submitochondrial vesicle ***n***．亚线粒体小泡
submontane ***a***．在山麓的,山下的
submorphous ***a***．亚晶形的
submucosa ***n***．黏膜下层 ‖ ～ of adenoid 增殖腺黏膜下层 / ～ of anal canal 肛管黏膜下层 / ～ of hypopharynx 咽下部黏膜下层 / ～ of larynx 喉黏膜下层 / ～ of oropharynx 口咽黏膜下层 / ～ of tonsil 扁桃体黏膜下层 / ～ of urinary bladder 膀胱黏膜下层
submucosal ***a***．黏膜下层的 ‖ ～ fibrosis 黏膜下纤维化 / ～ gallbladder emphysema 胆囊黏膜下气肿 / ～ implant 黏膜下种植体 / ～ nervous plexus 黏膜下神经丛;迈斯纳神经丛 / ～ vestibuloplasty 黏膜下前庭成形术
submucous ***a***．黏膜下的 ǀ ～ layer 黏膜下层 / ～ myoma 黏膜下肌瘤 / ～ plexus 黏膜下丛 / ～ tissue 黏膜下组织 / ～ chondrectomy of nasal septum 鼻中隔黏膜下软骨切除术 / ～ cleft of hard palate 硬腭黏膜下裂 / ～ cyst of maxillary sinus 上颌窦黏膜下囊肿 / ～ cystitis 黏膜下膀胱炎 / ～ excision of cartilage of nasal septum 鼻中隔软骨黏膜下切除术 / ～ fibrosis 黏膜下纤维化 / ～ infiltration anesthesia 黏膜下浸润麻醉 / ～ layer 黏膜下［肌］层 / ～ nasal septectomy 黏膜下鼻中隔切除术 / ～ part of myometrium 子宫肌层黏膜下部 / ～ plexus 黏膜下丛［解］Plexus submucosus［拉］/ ～ resection of nasal septum 鼻中隔黏膜下切除术 / ～ resection of vocal cord 声带黏膜下切除术 / ～ tumor 黏膜下肿瘤
submucous resection(of nasal septum)(鼻中隔)黏膜下切除术
submultiple ***n***．约数
submuscular ***n***．肌下的 ‖ ～ bursa 肌下囊［解］Bursa submuscularis［拉］
subnarcotic ***a***．轻麻醉的
subnasal ***a***．鼻下的
subnatant ***n***．下层清液
subnekton ***n***．下层游泳生物［动］
subnet ***n***．子网 ‖ ～ addresses 子网地址
subneural ***a***．神经下的
subneuralis ***n***．神经下腺
subneuronal system 亚神经元系统
subnitrate ***n***．次硝酸盐,碱式硝酸盐(根据 1998 年 CADN 的规定,在盐或酯与加合物之命名中,使用此项名称)
subnitron ***n***．放电管
subnodus ***n***．结下横脉
subnormal ***a***．抵常的;正常以下的 ‖ ～ birth weight 出生体重正常以下 / ～ children 低常儿童,低能儿童 / ～ period 低常期 / ～ region 低常期
subnormality ***n***．低常状态
sub-note ***n***．后记要点(笔记后整理出的)

subnotebook PC 次笔记本型个人电脑
subnotochordal *a*. 脊索下的
sub-nuclei *n*. 亚核
subnucleus *n*. 亚核
subnutrition *n*. 营养不足
suboccipital *n*. 枕骨下的 ‖ ~ craniectomy for medullary tractotomy 枕骨下颅骨切除术用于延髓神经束切断术 / ~ muscles 枕下肌[解]Musculi ~es[拉] / ~ nerve 枕下神经[解]Nervus ~ is[拉] / ~ region 枕下区 / ~ venous plexus 枕下静脉丛[解]Plexus venosus ~ is[拉]
suboccipitalapproach *n*. 枕下入路
suboccipitaldecomopression *n*. 枕下减压术
suboccipitobregmatic *n*. 枕骨下至前囟的 ‖ ~ diameter of head 头部枕下前囟径
suboccipitofrontal *a*. 枕骨下至额骨的 ‖ ~ diameter of head 头部枕下额径
subocular *a*. 眼下的,眶下鳞
subodontoblastic *a*. 成牙质细胞下的 ‖ ~ layer 造牙本质细胞下层
suboesophageal *a*. 食管下的 ‖ ~ ganglion 食管下神经节[动]
subopercular bone 下鳃盖骨[动]
suboperculum *n*. 亚障[动]
suboptimal *a*. 最适度下的 ‖ ~ data 次最优数据 / ~ dose 亚适量 / ~ stening 弹性回缩时置入支架 / ~ temperature 亚适温[动]
suboptimum *n*. 次最适度
suboral *n*. 口下的[动]
suborbital *a*. 眼眶下的 ‖ ~ bar 眶下条 / ~ bone 眶下骨窝 / ~ cavity 眶下 / ~ gland 眶下腺[动]/ ~ region 眼下区[动]/ ~ tooth 眼下齿[动]
suborder *n*. 亚目[动];亚系
subordinate *n*. 部署的;次的;辅助的 ‖ ~ and superordinate frame 从属和上级的框架 / ~ concept 从属概念 / ~ frame 从属框架 / ~ species 从属种
subordinating *a*. 连接主句和从句的
subordination *n*. 放置在下级,使隶属,看不起
subordinative *a*. 从属的,表示从属关系的
suboriferous *a*. 汗腺的
suborn *v*. 使作虚伪誓约,怂拥,收买
subornation *n*. 收买
subose *n*. 茚磺环己脲(降血糖药)
suboxidation 氧化不足
suboxide *n*. 低值氧化物
subpapillary *a*. 乳头层下的 ‖ ~ plexus 乳头下丛
subpapular *a*. 亚丘疹性的
subparalytic (paretic) *n*. 轻瘫的,不全麻痹的
subparietal *a*. 顶下的 ‖ ~ sulcus 顶下沟[解]Sulcus subparietalis[拉]
subpartum [拉] *v*. 分娩中
subpatellar *n*. 髌下的 ‖ ~ bursa 髌下囊 / ~ bursitis 髌骨下滑囊炎
sub-pattern *n*. 子模式
subpectoral *a*. 胸肌下的
subpeduncular *a*. 脚下的
subpellicular microtubule 表膜下微管(利什曼原虫等特有器官之一)[动]
subpelviperitoneal *a*. 盆腔腹膜下的
subpena *n*. 传票
subpericardial *a*. 心包下的 ‖ ~ fat line 心包下脂肪线
subperiosteal *a*. 骨膜下的 ‖ ~ abscess of mastoid 乳突骨膜下脓肿 / ~ fracture 骨膜下骨折 / ~ hemorrhage 骨膜下出血 / ~ implant 骨膜下种植体 / ~ implant abutment 骨膜下植入桥基 / ~ infiltration anesthesia 骨膜下浸润麻醉 / ~ resorption 骨膜下吸收
subperiosteocapsular; subcapsuloperiostea *a*. 关节囊(与)骨膜下的
subperiosteum *n*. 骨膜下
subperitoneal *n*. 腹膜下的 ‖ ~ fascia 腹膜下筋膜
subperitoneo-abdominal *a*. 腹腔腹膜下的
subperitoneopelvic *a*. 盆腔腹膜下的
subpetiolar bud 叶端;叶尖
subpharyngeal *a*. 咽下的 ‖ ~ body 咽下体 / ~ ganglion 咽下神经节[动]/ ~ nerve 咽下神经
subphrenic; subdiaphragmatic *n*. 膈下的 ‖ ~ abscess 膈下脓肿 / ~ fossa 膈下凹 / ~ interposition syndrome 膈下间位综合征 / ~ peritonitis 膈下腹膜炎 / ~ recesses 膈下隐窝[解]Recessus ~ I[拉]
subphrenicabscess *n*. 膈下脓肿
subphylum (复 subphyla) *n*. 亚门[分类学]
subpial *a*. 软膜下的 ‖ ~ siderosis 软(脑脊)膜下铁质沉着
subpicogram *n*. 皮克以下,微微克以下
subpituitarism; hypopituitarism *n*. 垂体功能减退
subplacenta; decidua basalis *n*. 基蜕膜
subplacental *a*. 胎盘下的
subplantigrade *a*. 轻跖行的
subpleural *a*. 胸膜下的 ‖ ~ calcification 胸膜下钙化 / ~ emphysema 胸膜下肺气肿 / ~ tissue 胸膜下组织
subpleuralblebs *n*. 胸膜下肺小泡
subplexal *a*. 丛下的
subplot *n*. 陪衬情节,副区
subpoena *n*. 传票 *v*. 传审,唤审
subpoint *n*. 投影点,下点
subpolar *a*. 靠近北极或南极的,近极的
subpontine *a*. 脑桥下的
subpopliteal recess 腘肌下隐窝[解]Recessus subpopliteus[拉]
subpopulation *n*. 亚群
subprefect *n*. 副县长,郡长,代理警察局长
subpreputial *a*. 包皮下的
subprior *n*. 修道院副院长
subproblem *n*. 子问题
subprogram *n*. 子程序
sub-protoplast *n*. 亚原生质体(植物原生质体分离所得到的不完整原生质体)
subpubic *a*. 耻骨下的 ‖ ~ angle 耻骨下角[解]Angulus subpubicus[拉]
subpulmonary *a*. 肺下的 ‖ ~ pneumothorax 肺下[型]气胸
subpulpal *a*. 牙髓下的
subpyloric *a*. 幽门下的 ‖ ~ lymph node 幽门下淋巴结 / ~ lymph nodes 幽门下淋巴结[解]Nodi lymphatici subpylorici[拉]
subpyramidal *a*. 锥体下的
subpyriform *a*. 似梨形的
subq subcutaneous 皮下
subquantitative gene 亚量基因
subraction *n*. 减去法
subradical hysterectomy 子宫次根治术
subradular organ 齿舌下器[动]
subrectal *a*. 直肠下的
subrefraction *n*. 标准下折射,副折射
subregion *n*. 亚种,分区,亚区
subreniform *a*. 似肾形的
subreption *n*. 隐匿事实,歪曲事实,作虚伪的申辩
subretinal *a*. 视网膜下的 ‖ ~ cysticercosis 视网膜下囊尾蚴病 / ~ fluid 视网膜下积液 / ~ hemorrhage 视网膜下出血 / ~ neovascularization 视网膜下新血管形成
subriomycin *n*. 萨布里霉素
subrogation *n*. 代位,代位偿清,更替
subrostral *a*. 嘴下的,下的
subroutine *n*. 子程序[算] ~ test 检验程序
subs subscription 预约,预订
subsalicylate *n*. 次水杨酸盐,碱式水杨酸盐
subsalt *n*. 低盐,次盐,碱式盐
subsample *n*. 次级样本
subsarcolemmal cisterna 肌膜下池
subsartorial *a*. 缝匠肌下的
sub-scan *n*. 辅助扫描,副扫描
subscaphocephaly *n*. 轻度舟状头(畸形)
subscapular *a*. 肩胛下的 ‖ ~ artery 肩胛下动脉[解]Arteria ~ is[拉] / ~ axillary lymph node 肩胛下腋窝淋巴结 / ~ branches 肩胛下支[解]Rami ~es[拉] / ~ fossa 肩胛下窝[解]Fossa ~ is[拉] / ~ fossa 肩胛下窝 / ~ lymph node 肩胛下淋巴结 / ~ lymph nodes 肩胛下淋巴结[解]Nodi lymphatici ~es[拉] / ~ muscle 肩胛下肌 / ~ nerve 肩胛下神经 / ~ nerves 肩胛下神经[解]Nervi ~es[拉] / ~ vein 肩胛下静脉[解]Vena ~is[拉] / ~is 肩胛下肌[解]Musculus ~is[拉];肩胛下;肩胛下的 / ~is bursa 肩胛下囊 / ~is muscle 肩胛下肌
subschema *n*. 子模式
subscibe *v*. 订阅
subscleral *a*. 巩膜下的
subsclerotic *a*. ①巩膜下的 ②部分硬化的
subscribe *v*. 捐献,赞成
subscriber *n*. 订户;用户;签名人
subscript *n*. 记号;标记;脚注 ‖ ~ variable 下标变量[算]/ ~ formula 下标公式
subscription *n*. 预约,订阅,签署 ‖ ~ book 认捐簿;预约簿 / ~ edition 预约书;分期预约版 / ~ television 需付款才能收看的电

视节目
sub-section *n*. 小部分,小单位,细分
subsection *n*. 岩屑堆演替
subsegmental defect 次分段性缺损(肺扫描用语)
subselective *a*. 超选择[性]的 ‖ ~ angiographic technique 超选择性血管造影[术]/ ~ injection 超选择性注射(造影剂)/ ~ intrarenal embolization 超选择性肾内[动脉]栓塞术
subsellate *a*. 近鞍形的
subsensation *n*. 从属感觉
subsepsis *n*. 亚脓毒病 ‖ ~ allergica 变应性亚败血症
subseptate uterus 不全中隔子宫
subseq subsequent 其次的,后来的
subsequence *n*. 顺序;序列;后;次
subsequent *a*. 以后的;次的 ‖ ~ pericardiocentesis 随后的心包穿刺术 / ~ radiograph 后继[牙]片 / ~ stage of staged operation 分期手术的后期阶段 / ~ visit 复诊
subsequently *ad*. 后来,随后
subsere *n*. 次生演替系列
subseries *n*. 亚属
subserosa *n*. 浆膜下;浆膜下层 ‖ ~ of gallbladder 胆囊浆膜下 / ~ of urinary bladder 膀胱浆膜下层
subserosal *a*. 浆膜下层的 ‖ ~ tissue of liver 肝浆膜下组织
subserous *a*. 浆膜下的 ‖ ~ coat 黏膜下组织 / ~ layer 浆膜下层 / ~ myoma 浆膜下肌瘤 / ~ part of myometrium 子宫肌层浆膜下部 / ~ plexus 浆膜下丛[解]Plexus subserosus[拉] / ~ tissue 浆膜下组织 / ~ tissue of parietal peritoneum 壁层腹膜浆膜下组织 / ~ tissue of pelvic peritoneum 盆腔腹膜浆膜下组织 / ~ tissue of peritoneum 腹膜浆膜下组织 / ~ tissue of visceral peritoneum 内脏腹膜浆膜下组织
subserrate *a*. 具小齿的,微具锯齿的
subserve *v*. 对……有用,对……有帮助,对……有益
subservience *n*. 有用;裨益
subservient *a*. 有帮助的,有用的,奉承的
subset *n*. 亚类;亚群;子集 ‖ ~ of the file 文件子集
subsexual reproduction 亚性生殖
subshell *n*. 亚壳层
Subshrub indigo [植药] 野青树
Subshrubby peony [植药] 牡丹
subsibilant *a*. 轻咝音的
subsidal *n*. 芦丁
subside *v*. 沉,平息
subsidence *v*. ①减退,消退 ②沉降
subsidiary *a*. 辅助的;次要的;附属的 *n*. 辅助者,辅助物;附属机构;子公司;[乐]副主题(同下) ‖ ~ cell 副卫细胞 / ~ company 子公司;附属公司 / ~ pollination 辅助授粉
subsidies for health 保健费,保健津贴
subsidise *v*. 消退,下沉,平息
subsidize *v*. 给与补助金,给与奖助金,贿赂
subsidon *n*. 芦丁
subsidy *n*. 补助金,津贴
subsieve *n*. 亚筛粒度,不能用筛子分级的微粒
subsigmoid *a*. 乙状结肠下的
subsist *v*. 供给食物,活下去,生存
subsistence *n*. 生存;存在
subsoil *n*. 下层土,底土 *v*. 掘起……的底土
subsolid *a*. 半固体的
subsonic;infrasonic *a*. 比音速稍慢的,次音速的,听域下的
subsonicvibrtion *n*. 次声振动
subsoplenial *a*. 胼胝体压部下的
subsoxcolemm cytoplasm 肌膜下细胞质
subsp subspecies 亚种(生物分类)
subspecialty *n*. (医学等学科中的)次级专业,附属专业
subspecies *n*. 亚种[动];亚族 ‖ ~ differentiation 亚种分化[动]
subspinale *n*. 切牙骨下点;上颌牙槽座点
subspinosin *n*. 短刺虎刺素
subspinous *a*. 棘突下的
subsporangial swelling 孢囊下泡
subsporin *n*. 亚孢菌素
subst *n*. (计算机)DOS 命令,将驱动器符与子目录路径连接起来
substage *n*. 镜台下部 ‖ ~ condenser 台下聚光器
substagelamp *n*. 镜台下灯
substaintial *a*. 实在的,本质的,重要的
substan. 标准以下的(见 substandard)
substance [拉 substantia] *n*. 物质;材料;内容 ‖ crgastic ~ 后含物 / hyalin ~ 透明质 / substantia gelatinosa(脊髓灰质)胶状质 / ~ 248;toxisterol 毒甾醇 / ~ abuse 药物滥用 / ~ abuse treatment center 麻药滥用治疗中心 / ~ dependence 药物依赖 / ~ of Flemming, interfibrillar; interfilar ~ 原纤维间质 / ~ of lens 晶状体物质 / ~ of Nissl; Nissl bodies 尼斯耳氏体 / ~ P P 物质 / ~ P measurement P 物质测量 / ~ P P 物质(一种生肽性神经传递物,与痛觉有关) / ~ sensibilisatrice; sensibilizing ~ 致敏物质(一般指介体)/ ~, accessory food; vitamin 辅助食物因素,维生素 / ~, ad 突触传递物质 / ~, agglutinable 可凝集物质 / ~, agglutinating; agglutinin 凝集素 / ~, alpha; reticular ~ α 物质,网状物质(红细胞内)/ ~, amorphous ground 无结构基质 / ~, anisotropic 重折光质 / ~, anterior pituitary like(缩 A. P. L.)前叶样激素 / ~, anti-immune 抗免疫质,抗抗体 / ~, antiketogenic 抗生酮质 / ~, autacoid; autacoid 自体有效物质 / ~, auto-oxidizable 自体氧化物质 / ~, bacterial 细菌质 / ~, bactericidal; complement 杀细菌物质,补体 / ~, bacteriotropic 亲菌素,调理素 / ~, beta; β ~; Heinz bokdies β 物质,海恩茨氏体,异染粒 / ~, black; substantia nigra 黑质 / ~, Blum; katechin 布路姆氏物质,卡底钦(血内抗甲状腺作用的物质)/ ~, buffer 缓冲物质 / ~, carcinogenic; carcinogen 致癌物[质]/ ~, caryotoxic 细胞核毒害物质 / ~, cement 结合质,粘合质 / ~, cementing 核外染色质 / ~, chromidial 嗜染质 / ~, colloid 胶质 / ~, contact; catalyst 接触剂,催化剂 / ~, cytotoxin; cytolysin 细胞毒素,溶细胞素 / ~, depressor 减压物质 / ~, dotted 点状质(无脊椎动物的中枢神经内)/ ~, excitatory 兴奋物质 / ~, exophthalmos-producing 致突眼物质 / ~, floating 漂浮物质 / ~, gray; substantia cinerea; substantia grisea; gray-matter 灰质 / ~, ground 基(本)质 / ~, H; released ~ H 物质,释放物质 / ~, hemolytic 溶血质 / ~, hetero-immune 异种免疫质 / ~, hydrotropic 促水溶物质,助溶性物质 / ~, immune 免疫质 / ~, intercelluar 细胞间质 / ~, intercellular cement 细胞间结合质 / ~, molecular; neuropil 神经纤维网 / ~, necrotizing 坏死毒质 / ~, oestrogenic; estrogen 雌激素 / ~, onychogenic 生甲物质 / ~, ovary, desiccated 干卵巢粉 / ~, P. -P.; pellagra-preventing ~ 糙皮病预防物质 / ~, periventricular gray 室周灰质 / ~, pituitary, desiccated 干垂体粉 / ~, pituitary, posterior 垂体后叶物质 / ~, precipitable 可沉淀质 / ~, prelipoid 类脂前质 / ~, pressor 加压物质 / ~, preventive 抗体 / ~, proteic 蛋白质 / ~, radioactive 放射性物质 / ~, reaction; adaptation product 反应质,作用物 / ~, receptive 感受质 / ~, released; H ~ 释放物质, H 物质 / ~, reticular ①网状物质(红细胞) ②网状结构(神经)/ ~, Rolando's gelatinous; substantia gelatinosa 胶状质 / ~, Rollett's secondary 罗来特氏第二物质(横纹肌)/ ~, sarcous 肌质 / ~ of Schwann, white 许旺氏白质(髓鞘质)/ ~, Soemmering's gray; substantia nigra 塞梅林氏灰质,黑质 / ~, specific capsular; specific soluble ~ 特殊溶性物质 / ~, standard 标准物质 / ~, suspended 悬浮物质 / ~, thromboplastic; thromboplastin 凝血(酶)致活酶,凝血激酶 / ~, tigroid; Nissl bodies 虎斑质,尼斯耳氏体 / ~, vaso-active 血管活性物质,血管作用物质 / ~, vasodilator 血管扩张物质 / ~, vitelline 卵黄质 / ~, volatile 挥发物[质]/ ~, white; substantia alba; white matter 白质 / ~, zymoplastic; thromboplastic ~; thromboplastin; thrombokinase 凝血(酶)致活酶,凝血酶 / ~ s, blood group specific 血型特性物质 / ~ s, metaplastic; cytoplasmic inclusions 后成质,[细]胞浆后含物 / ~ s, no-threshold 无阀质 / ~ s, organ-forming 器官形成物质 / ~ s, threshold[有]阀质
substance-A *n*. 物质 – A
substanceabuse *n*. 药物滥用,成瘾药滥用
substandard *a*. 副标准;标准下的
substantia *n*. 重要部分,本质 *a*. 实质上的,有内容的 ‖ ~ adamantine 牙釉质 / ~ alba white substance 白质 / ~ alba 白质 / ~ basilaris 基质 / ~ cinerea; gray substance 灰质 / ~ compacta (ossium)骨密质 / ~ compacta 密质 / ~ corticalis 皮质 / ~ corticalis 皮质 / ~ eburnea(dentis); dentinum 象牙质,牙[本]质 / ~ eburnea 象牙层,牙本质 / ~ ferruginea; locus caeruleus 锈质,蓝斑(第四脑室底)/ ~ gelatinosa 胶状质 / ~ gelatinosa(of Rolando) 胶状质[解] ~ gelatinosa [拉]; Rolando 胶状质 / ~ gelatinosa centralis 中央胶状质 / ~ gelatinosa 胶状质 / ~ glandularis 腺质(前列腺)/ ~ grisea; gray substance 灰质 / ~ grisea centralis (medullae spinalis)脊髓中央灰质 / ~ grisea 灰质 / ~ hyalina 透明质 / ~ innominata 无名质[解] ~ innominata 拉/ ~ innominata 无名质(在前穿质的尾侧)/ ~ intermedia centralis 中央灰质(脊髓)/ ~ lentis 晶状体质 / ~ medullaris 髓质 / ~ metachromatica 异染质,异染小粒 / ~ metachromatica granularis β—物质;异染粒 / ~ metachromaticogranularis; Heinz bodies 异染粒,海恩茨氏体 / ~ muscularis 肌质(前列腺)/ ~ nigra 黑质[解]/ ~ nigra; black substance; locus niger; intercalatum; ganglion of Soemmering 黑质,塞梅林氏神经节 / ~ nigra of midbrain 中脑黑质 / ~ of kidney, radiated 肾髓质 / ~ opaca 暗质 / ~ ossea(dentis); cementum 牙骨质 / ~ perforata anterior; anterior perforated substance; pre-

cribrum; locus perforatus anticus 前穿质 / ~ perforata posterior; posterior perforated substance; postcribrum; locus peratus posticus 后穿质 / ~ propria 固有质 / ~ propria of cornea 角膜固有质 / ~ propria of sclera 巩膜固有质 / ~ propria sclerae 巩膜固有质 / ~ propria xorneae 角膜固有质 / ~ reticularis alba 白网状质 / ~ reticularis alba(medullae oblongatae); ~ reticularis 延髓白网状质 / ~ reticularis alba gyri fornicati(Aroldi)穹窿回白网状质(阿诺德氏)/ ~ reticularis grisea(medullae oblongatae); ~ reticularis 延髓灰网状质 / ~ reticulofilamentosa; reticular substance 网状基质(红细胞)/ ~ reticulofilamentosa 网状基质 / ~ spongiosa(medullae spinalis)脊髓松质 / ~ spongiosa(ossium)骨松质 / ~ spongiousa 骨松质 / ~ vitrea dentis; tooth enamel 牙釉质 / ~, interspongioplastic; cytochylema 细胞浆 / ~, interstitial; ground ~ 间质,基(本)质 / ~, intertubular(of tooth); dentinum 小管间物质,牙(本)质 / ~, isotelic 同功能物质 / ~, isotropic 单屈光质(肌)/ ~, ketogenic 生酮物质 / ~, medullary 髓质 / ~, metachromatic 异染质

substantial ***n***. 重要部分,本质 ***a***. 实质上的,有内容的 ‖ ~ component 实质的成分 / ~ radiationSource 强辐射源

substantialism ***n***. 实体论;本体论

substantialist ***n***. 实体论者;本体论者

substantiality ***n***. 实质性,实在性,实体

substantially ***ad***. 实质上,本质上,大体上

substantiate ***v***. 实体化,证实

substantiation ***n***. 实体化,证实,证明

substantive ***a***. 表示实在的,有实质的,独立的 ***n***. 实词,实名词

substantively ***ad***. 实质上

substation ***n***. 分局,分台,分所

substernal ***a***. 胸骨下的 ‖ ~ chest pain 胸骨下胸痛 / ~ chest wall retraction 胸骨下胸壁退缩 / ~ goiter 胸骨后甲状腺肿 / ~ region 胸骨下区 / ~ thyroid 胸骨下甲状腺 / ~ thyroidectomy 胸骨下甲状腺切除术 / ~ thyroidectomy by cervical approach 胸骨下甲状腺切除术经颈进路 / ~ thyroidectomy by sternal split approach 胸骨下甲状腺切除术经胸骨分开进路 / ~ thyroidectomy by transthoracic approach 胸骨下甲状腺切除术经胸进路

substernomastoid ***a***. 胸锁乳突肌下的

substituent ***v***. 取代

substitute ***n***. 取代物,置换物 ‖ ~, blood; plasma ~ 血液代用品,血浆代用 / ~ bone 更代骨,软骨[成]骨 / ~ community 替代群落[动]/ ~ endocrine substance preparation 代用内分泌物质制剂 / ~ hormone preparation 代用激素制剂 / ~ name 替代学名[动]/ ~ response 替代反应 / ~ species 天然产物 / ~ species 替代种

substituted ***a***. 取代的 ‖ ~ clotting test 取代凝块试验

substitution [拉 substitutio from subunder + Suatuere to place] ***n***. 取代,置换 ‖ amino acid ~ 氨基酸置换 / base ~ 碱基置换 / nucleotide ~ 核苷酸置换 / ~, cell 血细胞再生 / ~ haploid(n-l + 1)替代单倍体 / ~ line(染色体)替代系 / ~ loop 置换环 / ~ method 替代法 / ~ movement 替代动作 / ~ principle 替代原则 / ~ therapy 替代疗法

substitutional ***a***. 代理的,代用的,取代的 ‖ ~ load 替代负荷

substitutive ***a***. 代理的,代用的,可取代的 ‖ ~ behaviour 替代行为 / ~ therapy 替代疗法

substrain ***n***. 亚种;亚系;亚菌体

substrate [拉 sub under + stratum layer]; **zymolyte** ***n***. ①基片,衬底 ②底物 ③酶作用物,酶解物,底质 ‖ ~ amplification system 底物放大系统 / ~ cycle 底物循环 / ~ level phosphorylation 底物水平磷酸化(作用)/ substrate mycelium 基内菌丝体[微]/ ~ race 基地族 / ~ specificity 底物特异性 / ~, renin; angiotensinoge 血管紧张素原

substrate-labeled immunoassay 基质标记免疫测定[免]

substratosphere ***n***. 亚同温层

substratum [拉] ***n***. ①酶作用物,酶解物,底质 ②下层,基层,低层 ‖ ~ moleculcre 分子下层

substructure ***n***. 底部构造,基础工事,基础 ‖ ~ of implant denture 种植义齿组织内部结构

subsulcus ***n***. 隐沟

subsulfate ***n***. 次硫酸盐

subsultory [拉 subsultare to leap] ***a***. 跳动的

subsultus [拉] ***v***. 跳动 ‖ ~ clonus 阵挛性跳动 / ~ tendinum 腱跳动 / ~ tendinum 腱跳动

subsume ***v***. 包容;包含

subsumption ***n***. 包容;包含

subsurface ***a***. 表面下的;地下的 ‖ ~ cistern(支持细胞)质膜下池

subsylvian ***a***. 大脑侧裂下的

sub-Symbol ***n***. 次符号

subsynaptic membrane 突触后膜

subsyndromal symptomatic depression 亚综合征性症状性抑郁

subsystem ***n***. 辅助系统,亚系统,分系统,支系统

subt subtilis [拉] 细末的

subtalar ***a***. 距骨下的 ‖ ~ arthrodesis 距下关节固定术 / ~ joint 距下关节[解] Articulatio subtalaris [拉]; Articulatio talocalcanea [拉]

subtangent ***n***. 次切距

subtarsal ***a***. 跗骨下的

subteen ***n***. 12 岁以下儿童

subtegulum ***n***. 亚盾片[动]

subtegumental; subcutaneous ***a***. 皮下的

subtelocentric ***a***. 具近端着丝粒的,具亚端着丝粒的

subtemperate ***a***. 亚温带的

subtemporal ***a***. 颞下的 ‖ ~ trigeminal rhizotomy 颞下三叉神经脊神经根切断术

subtemporalapproach ***n***. 颞下入路

subtemporaldecompression ***n***. 颞下减压术

subtenancy ***n***. 转借

subtenant ***n***. 转借者

subtend ***v***. 对向;包在叶腋内 ‖ ~ leaf 苞叶

subtendinous ***n***. 腱下的 ‖ ~ bursa 腱下囊[解] / Bursa subtendinea [拉] / ~ bursa of iliacus 髂肌腱下囊[解] / Bursa subtendinea iliaca [拉] / ~ bursa of infraspinatus 冈下肌腱下囊[解] / Bursa subtendinea musculi infraspinati [拉] / ~ bursa of lateral head of gastrocnemius 腓肠肌外侧头腱下囊[解] / Bursa subtendinea musculi gastrocnemii lateralis [拉] / ~ bursa of latissimus dorsi 背阔肌腱下囊[解] / Bursa subtendinea musculi latissimi dorsi [拉] / ~ bursa of medial head of gastrocnemius 腓肠肌内侧头腱下囊[解] / Bursa subtendinea musculi gastrocnemii medialis [拉] / ~ bursa of obturator internus 闭孔内肌腱下囊[解] / Bursa subtendinea musculi obturatoris interni [拉] / ~ bursa of subscapularis 肩胛下肌腱下囊[解] / Bursa subtendinea musculi subscapularis [拉] / ~ bursa of teres major 大圆肌腱下囊[解] / Bursa subtendinea musculi teretis majoris [拉] / ~ bursa of tibialis anterior 胫骨前肌腱下囊[解] / Bursa subtendinea musculi tibialis anterioris [拉] / ~ bursa of trapezius 斜方肌腱下囊[解] / Bursa subtendinea musculi trapezii [拉] / ~ bursa of triceps brachii 肱三头肌腱下囊[解] / Bursa subtendinea musculi tricipitis brachii [拉] / ~ bursae of sartorius 缝匠肌腱下囊[解] / Bursa subtendineae musculi sartorii [拉] / ~ iliac bursa 髂骨腱下囊 / ~ prepatellar bursa 髌前腱下囊[解] / Bursa subtendinea prepatellaris [拉] / ~ synovial bursa 腱下滑膜囊

subtenial ***a***. 带下的

subtenolin ***n***. 枯草醇素

subtense ***n***. 弦,对边

subtentorial ***a***. 幕下的

subtentorial-supracerebellarapproach ***n***.(小脑)幕下—小脑上入路

subter- 表示在……之下;少于

subterfuge ***n***. 遁辞,借口,托辞

subterhuman ***a***. 低于人类的

subterminal ***n***. 终端下的 ‖ ~ constriction 近端缢痕 / ~ knob 近端染色纽 / ~ spore 近端芽孢(微)

subterranean ***n***. 地中(红花草);地下(车轴草) ‖ ~ animal 地下动物[动]/ ~ clover red leaf luteovirus 地三叶红叶黄症病毒 / ~ clover stunt luteovirus 地三叶矮化黄症病毒 / ~ clover 地三叶斑点病毒

subterraneous ***a***. 地下的;隐匿的 ‖ ~ stem 地下茎

subtertian malaria ***n***. 恶性疟疾;恶性疟

subtertile ***a***. 低生育力的

subtetanic ***a***. 轻度强直的

subthalamic ***n***. 丘脑下的 ‖ ~ fasciculus 丘脑下束 / ~ fasciculus 底丘脑束[解] Fasciculus subthalamicus [拉] / ~ nucleus 底丘脑核[解] Nucleus subthalamicus [拉];丘脑下核

subthalamogram ***n***. 丘脑底部图

subthalamus ***n***. 底丘脑[解] Subthalamus [拉]; Thalamus ventralis [拉];丘脑下核

subthreshold fringe 阈下边缘

subthreshold response 阈下反应

subthreshold stimulus 阈下刺激

subthreshold stress 阈下应力

subthreshold summation 阈下总和

subthresholdstimulus ***n***. 阈下刺激物

subthresholdsummation ***n***. 阈下总和

subthyroidea; subthyroidism ***n***. 甲状腺机能减退

subthyroideus [拉] ***n***. 甲状下肌(由甲杓肌与场带肌一部纤维形

成的肌束)
subthyroidism;hypothyroidism *v*. 甲状腺功能减退
subtidal community *n*. 潮线下群落[动]
subtil *a*. 敏锐的;狡猾的
subtilicin *n*. 枯草芽孢杆菌素
subtilin *n*. 枯草菌素
subtilisin *n*. 枯草溶菌素;枯草杆菌蛋白酶
subtility;subtlety *n*. 狡猾
subtilize *v*. 过分精细;使稀薄
subtilopeptidase *n*. 枯草杆菌蛋白酶
subtiltryptasin *n*. 枯草胰蛋白菌素
subtilty *n*. 狡诈;微妙
subtilysin *n*. 枯草溶菌素;枯草杆菌蛋白酶
subtitle *n*. 副题(书本中的),说明或对白的字幕
subtle [拉 subtilis] *a*. 敏感的,精细的,狡猾的
subtleties *n*. 敏锐,微妙,阴险
subtlety *n*. 精妙,明敏
subtly *ad*. 敏锐地,巧妙地,精细地
subtonic *n*. 第七音
subtopia *n*. 开发为工业区的乡村地区
subtopic *n*. 副主题
subtosan *n*. 聚烯吡酮
subtotal *a*. 次全的 ‖ ~ hysterectomy 次全子宫切除术 / ~ abdominal hysterectomy 腹式次全子宫切除术 / ~ adrenalectomy 肾上腺次全切除术 / ~ bilateral adrenalectomy 双侧肾上腺次全切除术 / ~ body irrndinfion 次全身照射 / ~ ectomy 次全切除术 / ~ excision 次全切除术 / ~ gastrectomy 胃次全切除术 / ~ gastrectomy 胃次全切除术,大部胃切除术 / ~ hepatectomy 肝次全切除术 / ~ hypophysectomy 垂体次全切除术 / ~ hypophysectomy by transfrontal approach 垂体次全切除术经额进路 / ~ hysterectomy 子宫次全切除术 / ~ hysterectomy after cesarean delivery 剖宫产后次全子宫切除术 / ~ hysterectomy 大部子宫切除术,次全子宫切除术 / ~ laryngectomy 喉次全切除术 / ~ lobectomy of thyroid 甲状腺叶次全切除术 / ~ mastectomy 乳房次全切除术 / ~ old retinal detachment 次全陈旧性视网膜脱离 / ~ parathyroidectomy 甲状旁腺次全切除术 / ~ pericardiectomy with cardiopulmonary bypass 心包次全切除术伴心肺分流术 / ~ perineal prostatectomy 会阴前列腺次全切除术 / ~ prostatectomy 前列腺次全切除术 / ~ recent retinal detachment 次全性新发生视网膜脱离 / ~ resection of esophagus 食管次全切除术 / ~ retropubic prostatectomy 耻骨后前列腺次全切除术 / ~ spinal cordectomy 脊髓次全切除术 / ~ thyroidectomy 甲状腺次全切除术 / ~ vitrectomy 亚全玻璃体切割术
subtotalcolectomy *n*. 结肠次全切除术
subtotalgastrectomy *n*. 胃次全切除术
subtotaling *n*. 中间计算;小计;求和部分[算]
subtotalled *v*. 部分总计
subtotalthyroidectomy *n*. 甲状腺次全切除术
subtract *v*. 减去,扣掉,减少
subtracted library 减数文库
subtracter *n*. 减去者,减少者,扣除者
subtracting cDNA library 递减式 cDNA 文库
subtraction *n*. 减法;减色;消去;减影(血管造影 X 线片) ‖ ~ apparatus 减影装置(放射学)/ ~ film 减影[照]片 / ~ imaging 减影成像 / ~ in conjunction with contrast studies 血管造影减影检查 / ~ pair 减影对 / ~ radiography 减影放射照相术 / ~ scintigraphy 双核素成像 / ~ sign 减号;负号(即 –)
subtractionunit *n*. 减法装置
subtractive *a*. 减去的;负的 ‖ ~ angiography 减影血管造影[术]/ ~ cancellation error 减消误差 / ~ effect of alleles 等位基因消减效应 / ~ hybrization 递减杂交法 / ~ PCR 差式聚合酶链反应法
subtrahend *n*. 减数
subtransparent *a*. 半透明的
subtrapezial *a*. 斜方肌下的
subtrate-labeled fluorescent immunoassay 底物标记荧光免疫测定法
subtreasury *n*. 国库的分库;支部
subtree *n*. 子树
subtribe *n*. 亚族
subtribe *n*. 烟草属生物碱
subtricuspid *n*. 三尖瓣下的
subtrochanteric *n*. 转子下的 ‖ ~ section of femur 股骨转子下段
subtrochlear *a*. 滑车下的
subtropical *a*. 亚热带的
subtropics *n*. 亚热带地方
subttilisin *n*. 枯草杆菌蛋白酶
subtuberal *a*. 结节下的
subtympanic *a*. ①鼓室下的 ②轻鼓音的
subtype *n*. 图表类型
subtype *n*. 亚类,亚型
subtypical *n*. 亚定型的
sububeres (复)[拉] *n*. 乳婴,哺乳婴儿
sububilical *a*. 脐下的
subulate *a*. 锥形的;尖锥状的
subulate *a*. 钻形的(叶)
subuliform *a*. 锥形的;尖锥状的
Subulura *n*. 锥尾;锥尾(线虫)属 ‖ ~ brumpti 布氏锥尾线虫 / ~ differens 异样锥尾线虫 / ~ minetti 米氏锥尾线虫 / ~ strongylina 圆线锥尾线虫 / ~ suctoria 吸吮锥尾线虫
subumbrella *n*. 下伞[动]
subungual;subunguial *a*. 指(趾)甲下的) ‖ ~ exostosis 指甲下外生骨疣 / ~ fibroma 指甲下纤维瘤;趾甲下纤维瘤 / ~ hematoma(指、趾)甲下血肿 / ~ hyperkeratosis 甲床角化过度
subunguis *n*. 爪下片,爪下体
subungulata *n*. 次有蹄类
subunit *n*. 亚单位,亚基 ‖ ~ association factor 亚单位联合因子 / ~ bacterial vaccine 亚单位菌苗[微]/ ~ vaccine 亚单位疫苗
suburb *n*. 市郊,郊区
suburban *a*. 郊外的;偏远的 ‖ ~ colony 郊外住宅区 / ~ dweller 郊区居民
suburbanite *n*. 郊区居民
suburbia *n*. 郊区;郊区居民
suburethral *a*. 尿道下的
subvaginal *a*. ①鞘下的 ②阴道下的
subvalvular *a*. 瓣膜下的 ‖ ~ aortic region 主动脉瓣下区 / ~ aortic stenosis 主动脉瓣下狭窄 / ~ pulmonary stenosis 肺动脉瓣下狭窄 / ~ pulmonic stenosis 瓣下肺动脉狭窄
subvariety *n*. 亚变种
subversion *n*. 颠覆,打倒,破坏
subversive *a*. 从事颠覆的,破坏性的 *n*. 破坏分子,危险分子
subvert *v*. 推翻,颠覆,毁灭
subvertebral *a*. 脊柱前的
subviral particle 亚病毒颗粒
subvirile *a*. 男性征不足的
subvirus *n*. 亚病毒[微]
subvital *a*. 生命力低下的
sub-vital gene 亚生活力基因,低生活力基因
subvitaminosis *n*. 维生素不足症,维生素缺乏症
subvitrinal *a*. 玻璃(状)体下的
subvola *n*. 小鱼际
subvolution [sub- + 拉 volvere to turn] *n*. 翻转术
subwaking *a*. 半醒的
subway *n*. 地下铁道 *v*. 乘坐地下铁路
sub-zero *a*. 零度以下的,严寒的
subzona procedure micro-insemination 透明带下显微授精术
subzonal *a*. 带下的 ‖ ~ insemination 显微透明带下授精 / ~ insemination 透明带下人工授精;卵周隙精子注入 / ~ sperm insemination(SUZI)透明带授精法
subzygomatic *a*. 颧下的
suc scrofa (Linnaeus)野猪(隶属于猪科 Suidae) ‖ ~ domestica(Brisson)猪(隶属于猪科 Suidae)/ ~ moupinensis(Milen-Ewards)野猪川西亚种(隶属于猪科 Suidae)
succade *n*. 蜜饯果实
succagoga;secretogoga *n*. 促分泌剂
succagogue *a*. & *n*. ①促分泌的 ②促分泌剂
succedanea *n*. 代用药;代理人
succedaneous *a*. 替代的,代用的
succedaneum *n*. 代用品;替代品
succedaneum [拉] *n*. 替代品,借用品
succedanin *n*. 木蜡树素
succeed *n*. 成功;及格;接替 ‖ ~ at 在……方面成功 / ~ in 在……方面成功 / ~ to 继承
succentor *n*. 唱诗班副指挥,唱诗班的低音主唱者
succenturiate [拉 succenturiare] *a*. 副的,替代的 ‖ ~ placenta 副胎盘
success *n*. 成功 ‖ ~ story 一个人的成名史
successful *a*. 成功的,一帆风顺的,飞黄腾达的
successfully *ad*. 顺利地;成功地
succession *v*. ①(U)接续,连续 ②(C)连续的若干事物屡败 ③(U)继承;继任;继承权 ④生,演替 ‖ ~ of syngenesis 群落发生演替
successional *a*. 接连着的,连续性的 / ~ dental lamina 继承牙板 /

~ pattern 演替系列变型 / ~ speciation 连续物种形成
successive *a*. 继承的,连续的 ‖ ~ contrast 继时性对比 / ~ scanning 连续扫描 / ~ transplantion 继代移植[免]/ ~ type 连续型 / ~ zooid 后续个虫[动]
successively *ad*. 接连着;继续地
successor *n*. 继承者;接班人
succi(复 succus);[拉] juices *n*. 汁,液
succicuran *n*. 氯化琥珀胆碱(肌松药)
succicurarium chloride 氯化琥珀胆碱(肌松药)
succiferous *a*. 生汁的
succimal *n*. 乙琥胺(抗癫痫药)
succimer *n*. 琥巯酸(诊断用药);二硫琥珀酸
succinaldehyde *n*. 丁二醛
succinamate *n*. 琥珀酰胺酸酯
succinamide[拉 succinum amber + amide] *n*. 丁二酰胺,琥珀酰胺 ‖ ~ pyramidale lacrimosum 锥体下层 / ~ radiatum 辐射下层
succinanil *n*. 苯吡咯烷二酮
succinanilic acid 琥珀酰苯胺酸(水消毒剂)
succinate *n*. ①琥珀酸 ②琥珀酸盐,酯或根(根据 1998 年 CADN 的规定,在盐或酯与加合物之命名中,使用此项名称)‖ ~ dehydrogenase(ubiquinone)琥珀酸脱氢酶(泛醌)/ ~ measurement 琥珀酸测量
Succinate-citramalate CoA-transferase 丁二酸柠檬酸 CoA – 转移酶
Succinate-CoA ligase(ADP-forming)琥珀酸 – CoA 连接酶(ADP – 形成)
Succinate-CoA ligase(GDP-forming)琥珀酸-CoA 连接酶(GDP – 形成)
Succinate-hydroxymethylglutarate CoA-transferase 丁二酸羟甲基戊二酸 CoA-转移酶
Succinate-semialdehyde dehydrogenase 琥珀酸半醛脱氢酶
Succinate-semialdehyde dehydrogenase[NAD(P)]琥珀酸半醛脱氢酶[NAD(P)]
Succinate-semialdehyde dehydrogenase deficiency 丁二酸-半醛脱氢酶缺乏
succinchlorimide *n*. 氯琥胺;琥珀酰氯亚胺
succinct *a*. 简洁的
succinctly *ad*. 简洁地;简便地
succinctness *n*. 简洁;简明
succinic *a*. 琥珀的 ‖ ~ Acid 丁二酸 / ~ acid 琥珀酸;丁二酸 / ~ acid 2,2-dimethylhydrazide 丁二酸二甲肼(植物生长阻滞药)/ ~ acid peroxide 过氧化丁二酸 / ~ anhydride 琥珀酐 / ~ dehydrogenase 琥珀酸脱氢酶 / ~ dehydrogenase(ubiquinone)琥珀酸脱氢酶(泛醌)/ ~ oxidase 琥珀酸氧化酶 / ~ semialdehyde dehydrogenase 琥珀酸半醛脱氢酶
succinil *n*. 琥尼[基](根据 1998 年 CADN 的规定,在盐或酯与加合物之命名中,使用此项名称)
succinilsolfatiazolo *n*. 琥磺胺噻唑
Succinimide *n*. 琥珀酰亚胺(抗高草酸尿症药)
Succinimide-sauba *n*. 琥珀酰亚胺(抗高草酸尿症药)
succinimido group 琥铂酰亚胺基
succinimonas *n*. 琥珀酸单胞菌 ‖ ~ amylolytica 溶淀粉琥珀酸单胞菌
succinimycin *n*. 琥珀酸霉素
succinin *n*. 琥珀脂
succinite *ad*. 简洁地;简便地
succinivibrio *n*. 琥珀酸弧菌 ‖ ~ dextrinosolvens 溶糊精琥珀酸弧菌
succinoabietinolic acid 琥松香亭脑酸
succinoabietol *n*. 琥珀松香醇
succino-dehydrogenase *n*. 琥珀酸脱氢酶
succinol *n*. 琥珀油
succinolin *n*. 琥珀酰胆碱
succinonitrile *n*. 琥珀腈
succinoresinol *n*. 琥珀树脂醇
succinosilvic acid 琥珀银松酸
succinous *a*. 琥珀的
succinoxidase;succinic oxidase *n*. 丁二酸氧化酶,琥珀酸氧化酶
succinum;[拉] **amber** *n*. 琥珀
succinyl chloride 琥珀酰氯
succinyl coenzyme A 琥珀酰辅酶 A
Succinyl concanavnlin A; S-Con A 琥珀酰伴刀豆球蛋白 A
succinyl group 琥珀酰基
Succinyl HAF 氯化琥珀胆碱(肌松药)
succinyl oxide 琥珀酐
succinyl peroxide 过氧化丁二酰(防腐药)
succinyl sulfathiazole 琥珀磺胺噻唑
succinyl vitrum 氯化琥珀胆碱(肌松药)
succinylacetone *n*. 琥珀酰丙酮
succinylacetone measurement 琥珀酸丙酮测量
succinyladenosinuria *n*. 丁二酰腺苷尿;琥珀酸腺苷尿症
succinyl-Asta *n*. 氯化琥珀胆碱(肌松药)
succinyl-beta-ketoacyl-CoA transferase 丁二酸 – α – 酮酰 – CoA 转移酶
succinylcholine *n*. 丁二酰胆碱,琥珀酰胆碱 ‖ ~ apnea 琥珀酰胆碱窒息 / ~ bromide 溴化琥珀胆碱 / ~ chloride 氯化丁二酰胆碱,氯化琥珀酰胆碱(神经肌肉阻断药)
succinyl-CoA acylase. 琥珀酸基 – CoA 酰基酶
succinyl-CoA hydrolase 琥珀酸基 – CoA 水解酶
succinyl-CoA synthetase(ADP-forming)琥珀酰 – CoA 合成酶(ADP – 形成)
succinyl-coenzyme A 琥珀酰辅酶 A ‖ ~ deacylase 琥珀酰辅酶 A 脱酰酶
succinyldiaminopimelate aminotransferase 丁二酸二氨基庚二酸氨基转移酶
succinyldiaminopimelate desuccinylase 琥珀酰二氨基庚二酸脱琥珀酰酶
succinylpurinemic autism *n*. 琥珀酸嘌呤血症性孤独癖
succinylsalicylic acid 丁二酰水杨酸
Succinylsulfathiazole *n*. 琥珀磺胺噻唑;琥磺噻唑(磺胺类药)
Succinylsulphone *n*. 琥氨苯砜(抗菌药)
succinylsuphlathiazole *n*. 琥磺胺噻唑
succirubin *n*. 红金鸡纳碱
Succisulfone *n*. 琥珀氨苯砜(抗感染药)
Succitimal *n*. 苯琥胺(抗癫痫药)
succo(u)r *n*. (U)援助,支援;支援物品 *v*. 援助,支援(处于困难或危险中的人)
succorrhea[拉 succus jujce + 希 rhoia flow] *v*. 分泌液溢,分泌过多 ‖ ~,pancreatic 胰液溢
succory *n*. 菊苣
succotash *n*. 豆煮玉米
succour *n*. 救济;救助;救援者
succoxyabietic acid 琥珀氧松香酸
succuba *n*. 魔女;妖魔
succubi *n*. 女妖;妖魔
succubous *n*. 蔽后式的
succubus[拉] *n*. 男梦魔,男魇魔(西方中古时代传说中专与睡梦中的男子交合的女妖)
succulence *n*. 多汁;多液
succulent[拉 succulentus full of juice] *n*. 多汁的(植物)‖ ~ fruit 多汁果
succulently *ad*. 多汁地;有兴趣地
succumb *v*. 屈从,死 ‖ ~ to 屈服于
succursal[拉 succurrere to assist] *a*. 辅佐的,附属的
succus(复 succi);[拉] **juice** *n*. 汁,液 ‖ ~ acalyphae 印度铁苋菜汁 / ~ adhatodae 鸭嘴花果汁 / ~ Bambosae 鲜竹沥 / ~ cerasi;cherry juice 樱桃汁 / ~ cineraria maritima 视明露 / ~ citri;lime juice 枸桃汁 / ~ conii 毒芹汁 / ~ entericus 肠液 / ~ entericus 肠液 / ~ gastricus 胃液 / ~ hyoscyami 天然胃液 / ~ juniperi 莨菪汁 / ~ kaki siccatus 杜松果汁 / ~ limonis 柿漆 / ~ liquiritiae 柠檬汁 / ~ Musae 芭蕉油 / ~ pancreaticus 胰液 / ~ pomorum 鲜苹果汁 / ~ prostaticus 前列腺液 / ~ scoparii 金雀花汁 / ~ spissatus 浓汁 / ~ taraxaci 蒲公英汁 / ~ Zingiberis 生姜汁
succuss *v*. 振荡
succussion[拉 succussio] *n*. ①振荡[法] ②振荡音 ‖ ~,Hippocratic 希波克拉底氏振荡音
succussion-sound *n*. 振荡音
suce.[拉]汁,液(见 succus)
such *a*. 如此的,这样的
suchilactone *n*. 苏齐内酯
suchlike *pro*. 这样的人或物 *ad*. 像这样的;诸如此类的
sucholo-albumin[拉 sus pig + 希 chole bile + albumin] *n*. 猪胆汁白蛋白
sucholotoxin[拉 sus pig + 希 chole bile + toxin] *n*. 猪胆汁毒素
suck *n*. & *v*. 吮;吸,吮乳 ‖ ~ and blow apparatus 吸吹型人工呼吸器 / ~ type pump 吸引型泵 / ~ up 谄媚
suckandblowapparatus *n*. 吸吹式人工呼吸器
suckedtype *n*. 吸盘式
sucker *n*. 吸盘;吸管;吸入器 ‖ ~,anterior 前吸盘 / ~,genital 生殖吸盘 / ~,oral 口吸盘 / ~,ventral 腹吸盘 / ~ ratio 口腹吸盘比[动]
suckerapparatus *n*. 吸器;吸盘
Suckerfish;White suckerfish *n*. 白短鲫

suckertube *n*. 吸盘管
sucking *n*. 吸吮;吮;吸血(虱)‖ ~ disc 吸盘 / ~ reflex 吸吮反射 / ~ stomach 吸胃[动]/ ~ tentacle 吸吮触手[动]
sucking-pad *n*. 颊脂垫,颊脂体
suckle *v*. 哺乳,养育
Suckleya *n*. 苏克来属
suckling *n*. ①乳儿;不断奶的幼兽 ②尚未断奶的乳儿哺乳 ‖ ~, cross; reciprocal foster nursing 交互抚育,交互哺乳 / ~ mouse cataract virus 乳鼠卡他病毒
Suclofenide *n*. 虎氯非尼(抗癫痫药)
sucostrin *n*. 琥珀胆碱 ‖ ~ chloride 氯化琥珀胆碱(肌松药)
Sucquet-Hoyer anastomosis [Sucquet; Henryk Hoyer 波解剖学家 1864—1947] 苏—奥二氏吻合术(手足的小动脉吻合)
Sucquet's canals; arteriovenous anastomosis 动静脉吻合
sucralfate *n*. 硫糖铝;硫糖铝;硫糖
sucralox *n*. 羟糖铝(抗酸药)
sucramin *n*. 甜铵;铵糖精
sucrase *n*. 蔗糖酶;转化酶;正反馈
sucrase-isomaltase *n*. 蔗糖酶—异麦芽糖酶 ‖ ~ deficiency 蔗糖酶—异麦芽糖酶缺乏
sucrate *n*. 蔗糖化合物
sucre *n*. 厄瓜多尔的货币
sucre [拉] **sugar** *n*. 糖 ‖ ~ actuelle; actual sugar 直糖(游离血糖)/ ~ virtuelle; virtual ~ 假糖(胶态血糖)
sucrets *n*. 己基间苯二酚
Sucrida berna *n*. 间氨磺丁脲(降血糖药)
sucroclastic *a*. 糖分解的,解糖的
Sucrofer *n*. 含糖氧化铁(补血药)
sucrol; dulcin *n*. 甜精,对乙氧苯脲(非营养性甜味剂)
sucrosaemia; sucrosemia *n*. 蔗糖血
sucrose [拉 sucrosum]; **saccharose; canesugar; beet sugar; fructofuranose alpha-glycoside** 蔗糖(药用辅料);蔗糖酶(它与转化酶作用方式不同,它是蔗糖 α 葡糖苷酶)‖ ~ 1fructosyltransferase 蔗糖 1 果糖基转移酶 / ~ 1-fructosyltransferase 蔗糖 1 – 果糖基转移酶 / ~ 6-fructosyltransferase 蔗糖 6 – 果糖基转移酶 / ~ 6-glucosyltransferase 蔗糖 6 – 葡糖基转移酶 / ~ alpha-glucohydrolase 蔗糖 α – 葡糖水解酶 / ~ alpha-glucosidase 蔗糖 α – 葡糖苷酶 / ~ glucanglucosyl transferase 蔗糖葡聚糖葡糖基转移酶 / ~ glucosyl 蔗糖葡糖基转移酶 / ~ glucosyltransferase 蔗糖葡糖基转移酶;蔗糖转葡糖基酶 / ~ gradient centrifugation 蔗糖梯度离心 / ~ hemolysis test 蔗糖溶血试验 / ~ measurement 蔗糖测量 / ~ octaacetate 蔗糖八醋酸酯(酒精变性剂)/ ~ phosphate synthase 蔗糖磷酸合酶 / ~ phosphorylase 蔗糖磷酸化酶 / ~ preparation 蔗糖制剂 / ~ synthase 蔗糖合酶 / ~ transglucosylase 蔗糖转葡糖基酶 / ~-1,6-a-glucan 3(6)-alpha-glucosyltransferase 蔗糖 – 1,6 – a – 葡聚糖 3(6) – α – 葡糖基转移酶 / ~ -glucan glucosyltransferase 蔗糖葡聚糖葡糖基转移酶
sucrosemia *n*. 蔗糖血
sucrose-phosphatase *n*. 蔗糖磷酸酶
sucrosephosphate-UDP glucosyltransferase 蔗糖磷酸 – UDP 葡糖基转移酶
sucrose-UDP glucosyltransferase 蔗糖 – UDP 葡糖基转移酶
sucrosum; sucrose; saccharose *n*. 蔗糖
sucrosuria; saccharosuria *n*. 蔗糖尿
suction [拉 sugere to suck] *v*. 吸,吸出,抽吸 ‖ ~ abortion 负压吸引人工流产 / ~ apparatus 吸引装置 / ~ assisted lipectomy of head and neck 抽吸辅助头和颈脂肪切除术 / ~ assisted lipectomy of lower extremity 抽吸辅助的下肢脂肪切除术 / ~ assisted lipectomy of trunk 躯干抽吸辅助脂肪切除术 / ~ assisted lipectomy of upper extremity 抽吸辅助的上肢脂肪切除术 / ~ biopsy 吸引活检[术]/ ~ catheter 吸引导管(气管导管)/ ~ catheter 抽吸导管 / ~ cups 吸着杯 / ~ curettage 吸宫术 / ~ device 吸引器 / ~ electrode 抽吸电极 / ~ for sputum 吸痰 / ~ force 吸涨水 / ~ pipe 吸管 / ~ machine 抽吸机 / ~ method 吸吮法 / ~ pump 吸引泵 / ~ socket 吸着式接受腔 / ~ socket for suspension 吸着式悬吊接受腔 / ~ tension 吸涨水 / ~ tube 吸引管 ~ valve(内镜)吸引阀 / ~ unit 吸引器 / ~, cataract 内障吸出术 / ~, posttussive 咳后回吸音
suctionapparatus *n*. 吸引器
suction-bell *n*. 吸钟
suctionbooster *n*. 吸引增压器
suctionbottle *n*. 吸引瓶;吸滤瓶
suctioncatheter *n*. 吸引管
suctionchambe *n*. 吸室
suctioncup *n*. 吸杯
suctioncuret *n*. 吸引刮匙
Suction-extraction *n*. (内障)吸出术
suctionfilter *n*. 吸滤器
suctionflask *n*. 吸滤瓶
suction-pipe *n*. 吸管,抽气管
suction-plate *n*. 吸板(托牙)
suctionpump *n*. 抽气泵;吸气唧筒
suctiontube *n*. 吸引管;吸管
suctionunit *n*. 吸引器
Suctoria *n*. 吸管纲 ‖ ~ Claparede and Lachmann 吸管亚纲 / ~ Claparede and Lachmann 吸管虫目
suctorial *a*. 会吸住的,适于吸的,有吸盘的 ‖ ~ mouth parts 吸吮型口器[动]/ ~ tentacle 吸吮触手[动]
Sucuuba *n*. 南美鸡蛋花
SUD sudden unexpected death 突然意外死亡,意外猝死 /sudden unexplained death 突然的未能解释的死亡,不明猝死
sudabid *n*. 假麻黄碱;右旋麻黄碱
sudachiflavone *n*. 苏达齐黄素
sudafen *n*. 假麻黄碱
sudamina (复 sudamina)[拉 from sudare to sweat] *n*. 粟疹,痱子,汗疹 ‖ ~ crystallina 晶状粟疹
sudaminal *a*. 粟疹的,痱子的,汗疹的
sudan; sudan; pigment brown *n*. 苏丹,氨基偶氮苯 – β – 萘酚(脂肪染剂之一)‖ ~ black 苏丹黑 / ~ black B 苏丹黑 B / ~ blue 苏丹蓝 / ~ G; ~ II 苏丹 G,苏丹 II / ~ grass 双色高粱 / ~ I 苏丹 I / ~ II 苏丹 II / ~ III; soudan I; ~ G 苏丹 II 苏丹 G / ~ IV; scarlet red 苏丹 IV,猩红 / ~ R; oil vermilion 苏丹 R,蓝光油溶红,油朱红 / ~ red 苏丹红 / ~ red III 苏丹红 III / ~ yellow G 苏丹黄 G
sudanophil *a*. 染苏丹的,嗜苏丹的 *n*. 嗜苏丹体
sudanophilia *n*. 嗜苏丹性 ‖ ~, finger 吮指 / ~, thumb 吸拇癖,吮拇癖 / ~, tongue 吸舌
sudanophilic *a*. 染苏丹的,嗜苏丹的 ‖ ~ leukodystrophy 嗜苏丹性脑白质营养不良 / ~ macrophage 嗜苏丹的巨噬细胞 / ~ stain reaction 嗜苏丹染色反应
sudanophilous; sudanophilic *a*. 染苏丹的,嗜苏丹的
sudaria *n*. 有耶稣像的手帕
sudarium [拉] *n*. 发汗浴 ‖ ~ succum; pyria; pyriama 干性发汗浴
sudarshan shurna 印度解热合剂(含 50 种药)
sudation [拉 sudatio] *v*. ①发汗,出汗 ②剧汗
sudatoria *n*. ①汗过多 ②热气浴 ③热气浴室
sudatorium (复 sudatoria)[拉] *n*. ①热气浴 ②热气浴室
sudatory *a*. 促进发汗的 *n*. 发汗药,发汗室
sudd *n*. 浮游植物堆
sudden *n*. 突然,忽然 *a*. 突然的,快速的 ‖ ~ acquired retinal degeneration 突发获得性视网膜变性 / ~ cardiac death 心脏性猝死;心性猝死 / ~ cardiacdeath 心脏性猝死 / ~ chill(rigor)突发寒战(寒战)/ ~ deafness 暴聋;突发性聋 / ~ death 突死;猝死 / ~ death of unknown cause during the puerperium 产褥期不明原因的突然死亡 / ~ delusional idea 突发性妄想观念 / ~ hearing loss 突然性听力丧失 / ~ infant death syndrome 婴儿猝死综合征 / ~ infint death syndrome(SIDS)新生儿猝死综合征(新生儿突然意外死亡,可能与呼吸功能衰竭有关。见 Crib death 床上死亡)/ ~ trauma 突发性创伤 / ~ visual loss 突然视力丧失
suddencardiacarrest *n*. 心搏骤停
suddendeath *n*. 猝死
suddenly *ad*. 突然地
suddenness *n*. 意外;突然
sudden-use syndrome 突然使用综合征(肌肉)
Sudeck bone atrophy 祖德克骨萎缩(外伤或炎症后急性骨萎缩)
Sudeck critical point 祖德克点(直肠上动脉与乙状结肠动脉从下肠系膜动脉分出之点)
sudeckatrophy *n*. 创伤后骨萎缩
Sudeck's atrophy (disease) [Paul Hermann Martin 德外科医师 1866—1938] 祖德克氏萎缩[病](外伤性急性骨萎缩)‖ ~ point 祖德克氏点(直肠上动脉与乙状结肠动脉间的直肠点)
sudermo *n*. 二甲基硫蒽
Sudexanox *n*. 舒地古诺(抗过敏药)
sudhhe metyrapone 甲吡丙酮
sudimase *n*. 超氧歧化酶(酶制剂)
sudine *n*. 磺胺间二甲氧嘧啶
sudo- [拉;复合形,亦作 sudori-] 汗
sudogram [拉 sudor sweat + 希 gramma a writing] *n*. (全身)泌汗分布图
sudokeratosis *n*. 汗管角化病
Sudolorrhea; dermatitis seborrheica *n*. 皮脂溢性皮炎
sudomotor [拉 sudor sweat + motormove] *a*. 催汗的,促汗的 ‖ ~

function 催汗功能
sudor［拉］***n***. 汗‖ ~ algidus; clammy perspiration 冷汗 / ~ anglicus; miliary fever 汗热病,流行性粟粒疹热 / ~ criticalis; critical sweat 极期出汗 / ~ cruentus; ~ sanguineus 血汗［症］/ ~ nocturnus; night-sweat 盗汗 / ~ sanguineus 血汗［症］/ ~ urinosus 尿汗［症］/ ~ esis(sudorrhea)多汗
sudoral［拉 sudor sweat］***a***. 汗的‖ ~ eruptions 汗疹
sudoresis ***n***. 多汗
sudoric acid ***n***. 汗酸
sudoriceratosis; sudokeratosis ***n***. 汗管角化病
sudoriferous ***a***. 出汗的,出汗的‖ ~ cyst 泌汗性囊肿 / ~ duct 汗管 / ~ gland 汗腺
sudorific［拉 sudorificus］***a***. 使发汗的,促使发汗的 ***n***. 发汗药
sudorikeratosis; sudokeratosis ***n***. 汗管角化病
sudoriparous［拉 sudor sweat + parere to produce］***a***. 生汗的,出汗的
sudorrhea［拉 sudor sweat + 希 rhoia flow］***n***. 多汗
sudotox ***n***. 苏托［基］(根据 1998 年 CADN 的规定,在盐或酯与加合物之命名中,使用此项名称)
Sudoxicam ***n***. 舒多昔康(消炎药)
sudroma ***n***. 叶绿素
suds ***n***. 肥皂液;肥皂泡沫
sudsy ***a***. 肥皂一般的,起着泡沫的
sue ***n***. 苏
sue ***v***. ①控告,起诉 ②请求;乞求 ③提出诉讼 ④提出请求
sue.［拉］汁;液(见 succus)
suede ***n***. 小山羊皮
suerior labial branches ***n***. 上唇支［解］Rami labiales superiores 拉
suet［拉 sevum］***n***. 牛脂,羊脂 ~, benzoinated 安息香羊脂 / ~, mutton 羊脂 / ~, prepared 精制羊脂
suety ***a***. 牛脂一样的
Suez ***n***. 苏伊士
suf- 前缀,意为"在下,少,较少"(拉丁语)
Suf. suffix 后缀,词尾 sufficient ***n***. 充分的
suf. 充分的,足够的(见 sufficient)
Sufentanil ***n***. 舒芬太尼(镇痛药)‖ ~ citrate 舒芬太尼枸橼酸盐
Sufentanyl ***n***. 舒芬太尼‖ ~ citrate 舒芬太尼枸橼酸盐
suffer ***v***. ①遭受 ②罹患 ③患病 ④受损失受损害‖ ~ from 遭受……痛苦
sufferable ***a***. 可容忍的,可忍耐的,可忍受得了的
sufferance ***n***. 容许,默认,默许
sufferer ***n***. 受难者,被害者,患者
suffering ***n***. 痛苦;灾害
suffice ***v***. 足够,使…… 满足,合格
sufficiency ***n***. 充分,充分的数量,足够的资力
sufficient ***a***. 充分的,足够的‖ ~ scientific evidence 充分科学证据 / ~ statistic 充分的统计数
sufficiently ***ad***. 十分地;充分地
suffix ***n***. 后缀;词尾
sufflamen bursa (Bloch et Schneider) 颈带多棘鳞(隶属于鳞科 Balistidae)
sufflamen chrysopterus (Bloch et Schneider) 黄鳍多棘鳞(隶属于鳞科 Balistidae)
sufflamen fraenatus (latreille) 缰纹多棘鳞(隶属于鳞科 Balistidae)
suffocant ***n***. 窒息剂
suffocate ***v***. 使窒息,噎住
suffocated ***n***. 窒息的
suffocating ***a***. 令人窒息的;憋气的‖ ~ toxicant 窒息性毒剂
suffocatingly ***ad***. 令人窒息地
suffocation［拉 suffocatio］; **asphyxiation** ***n***. 窒息‖ ~ by bedclothes 被褥窒息 / ~ by cave-in 塌方窒息 / ~ by constriction 阻塞窒息 / ~ by plastic bag 塑料袋窒息 / ~ by pressure 压力窒息
suffocative ***a***. 喘不过气的,令人窒息的
suffoe suffocating 窒息性的
suffolk ***n***. 棕色马;英国种上等食用羊
suffragan ***n***. 副监督,副主教,辅佐司教; ***a***. 补助的,副的,副监督的
suffrage ***n***. 投票,选举权,参政权
suffragette ***n***. 妇女参政权论者
suffraginis［拉］***n***. 大骰骨(马第一趾骨)
suffragist ***n***. 参政权扩大论者,妇女政权论者
suffumigate ***n***. 熏蒸消毒
suffumigation［拉 sub under + fumigatio smoking］***n***. 熏蒸消毒
suffuse ***v***. 遍布……,弥漫,充满
suffusion［拉 suffusio］***n***. 充满,弥漫,满布
sufisomezole ***n***. 磺胺甲基异恶唑
Sufosfamide ***n***. 环磷酰胺(抗肿瘤药)
Sufotidine ***n***. 舒福替丁(组胺 H2 受体阻滞药)
sug.［拉］吸,吮(见 sugatur)
suganil ***n***. 磺胺胩
sugar［拉 saccharum; 希 sakcharon］***n***. 糖‖ ~ basin 砂糖容器;糖罐子 / ~ beet 糖萝卜;甜菜 / ~ beet virus 1(J, Johnson) = Beet curly top virus(Carsner)甜菜曲顶病毒 / ~ beet virus 2(J, Johnson) = Beet mosaic virus(Lind)甜菜花叶病毒 / ~ beet yellows closterovirus 甜菜黄化症纺锤病毒 / ~ bowl 糖罐子 / ~ candy 冰糖;令人愉快的人或事 / ~ cane beetle［动药］突背蔗龟甲 / ~ cane beetle larva［动药］突背蔗龟甲 / ~ cane boring dunastid［动药］突背蔗龟甲 / ~ cane boring dynastid larva［动药］突背蔗龟甲 / ~ cane workers' hypersensitivity pneumonitis 蔗糖工人过敏性肺炎 / ~ coat 糖衣 / ~ coated tablet 糖衣片 / ~ diabetes 糖尿病 / ~ dispensers 糖分发器 / ~ loaf stump 圆锥形残肢 / ~ maple 糖枫 / ~ of lead; lead acetate 铅糖,醋酸铅 / ~ pine 兰伯氏松 / ~ processers and refiners 糖加工工人和炼糖工人 / ~ refinery 炼糖厂 / ~ residues 糖残基 / ~, acorn; quercite 浆栎糖,槲皮醇,环已连五醇 / ~, actual 真糖(游离血糖)/ ~, anhydrous; anhydro ~ 去水糖 / ~, apparent 假糖(胶态血糖)/ ~, barley 麦芽糖 / ~, beechwood; xylose 山毛榉糖,木糖 / ~, beet 甜菜糖,蔗糖 / ~, blood 血糖 / ~, brain; cerebrose 脑糖 / ~, brown 红糖 / ~, burnt; catamel 焦糖 / ~, cane; sucrose 蔗糖 / ~, collagen; glycocoll 胶原糖,甘氨酸 / ~, corn; glucose 玉蜀黍糖,葡萄糖 / ~, date 椰枣糖 / ~, diabetic 糖尿病糖(糖尿病者尿中的葡萄糖)/ ~, fermentable 发酵糖 / ~, fruit; levulose 果糖,左旋糖 / ~, gelatin; amino-acetic acid 甘胶糖,氨基乙酸,甘氨酸 / ~, granulated 粒状糖 / ~, grape; dextrose 葡萄糖,右旋糖 / ~, gum; arabinose 树胶糖,阿拉伯糖 / ~, heart; inosite 肌醇 / ~, honey; glucose 葡萄糖 / ~, invert 转化糖 / ~, Leo's; laiose 累奥氏糖,莱奥糖 / ~, liver; glycogen 糖原 / ~, malt; maltose 麦芽糖 / ~, maple 槭糖 / ~, meat; inositol 肌醇 / ~, milk; lactose 乳糖 / ~, mucin; levulose 果糖,左旋糖 / ~, muscle; inositol 肌醇 / ~, oil; eleosaccharum 油糖(剂)/ ~, pectin; arabinose 果胶糖,阿拉伯糖 / ~, reducing 还原糖 / ~, refined 精制糖,炼糖 / ~, simple; monosaccharide 单糖 / ~, starch; dextrin 糊精 / ~, sulfur; thioglucose 硫葡萄糖 / ~; threshold 肾糖阀(值)/ ~, virtual 假糖(胶态血糖)/ ~, wood; xylose 木糖 / ~ -1-phosphate adenylyltransferase 糖 – 1 – 磷酸腺苷酰基转移酶
sugar-acids ***n***. 糖酸类(如葡萄糖酸,糖醛酸之类)
sugar-beet ***n***. 甜菜(糖萝卜)
sugarbird ***n***. 食蜜鸟
sugarbush ***n***. 糖枫丛林;枫林
sugarcane ***n***. 甘蔗,糖蔗‖ ~ chlorotic streak virus Wilbringk 甘蔗退绿线条病毒 / ~ dwarf virus(Bell)甘蔗矮缩病毒 / ~ fiji disease reovirus 甘蔗斐济病呼肠孤病毒 / ~ fiji disense virus(Reinking)甘蔗斐济病病毒 / ~ grassy shoot virus(Vasudeva)甘蔗草茁病毒 / ~ mosaic potyvirus 甘蔗花叶马铃薯 Y 病毒 / ~ mosaic virus (Brandes) = (Corn mosaic virus(Brandes), ~ yellow stripe disease virus(Wakker et Went), ~ virus 1(J. Johnson), Saccharum virus 1 (Smith), Marmor sacchari (Holmes))甘蔗花叶病毒 / ~ ratoon stunting virus(Steindl et Hughes)甘蔗矮芽病毒 / ~ sereh disease virus(Lyon)甘蔗灾难病毒 / ~ spike virus(Sharma et Jha)甘蔗穗状病毒 / ~ streak virus(Storey)甘蔗线条病毒 / ~ striate mosaic virus(Hughes)甘蔗条点花叶病毒 / ~ virus 1(J. Johnson) = ~ mosaic virus(Brandes)甘蔗花叶病毒 / ~ white leaf virus(Ling et al.)甘蔗白叶病毒 / ~ yellow stripe disease virus (Wakker et Went) = ~ mosaic virus(Brandes)甘蔗花叶病毒
sugarcoatingmachine ***n***. 包糖衣机
sugar-free ***a***. 无糖的
sugarhouse ***n***. 制糖厂,炼糖厂
sugarin; methylbenzoylsulfimide ***n***. 甲糖精(人工甜味剂)
sugariness ***n***. 像砂糖,糖质,甘味
sugarloaf ***n***. 棒状糖,圆锥形的帽子
sugar-phosphatase ***n***. 糖磷酸酶
sugarplum ***n***. 糖果,一种糖球
sugary ***a***. 含糖的,糖一般的,甜的
suggest ***v***. 提议,建议,促成‖ ~ repeat smears 建议重复涂片
suggestibility ***n***. 易受暗示性;暗示性
suggestible ***a***. 耳根软的,可提议的,容易受暗示而动的
suggestion［拉 suggestio］***n***. 暗示;启发;建议;提示‖ ~ method 暗示法 / ~ therapy 暗示疗法 / ~, hypnotic 催眠暗示 / ~, mental 精神暗示 / ~, posthypnotic 催眠后暗示 / ~, traumatic 外伤性暗示 / ~, veraal 言语暗示
suggestionist ***n***. 暗示治疗家
suggestionize ***n***. 暗示治疗
suggestive ***a***. 提示性的,影射的,暗示的‖ ~ therapeutics 暗示疗

法 / ~ therapy 暗示疗法 / ~ treatment 暗示疗法
suggillation [拉 suggillatio] ***n***. 紫斑,瘀斑
sugiol ***n***. 柳杉酚
sugiology ***n***. 实验外科学
Sugiuron; sodium iodomethamate ***n***. 苏奇伦,碘多啥钠(泌尿系静脉造影剂)
sugordomycin ***n***. 苏哥多霉素 ‖ ~ D-la 苏哥多霉素 D-la
SUI 应激性尿失禁(见 stress urinary incontinence)
Suicalm ***n***. 氮哌酮(镇静安眠药)
suicidal ***a***. 自杀的,自杀性的,自我毁灭的 ‖ ~ deliberate poisoning 蓄意自杀中毒 / ~ idea 自杀观念 / ~ injuries 自杀伤 / ~ patient 自杀病人
suicidally ***ad***. 自杀性地
suicide ***n***. 自杀 ‖ ~ attempt 企图自杀 / ~ attempt 自杀未遂 / ~ gene 自杀基因 / ~ inhibitor 自杀型抑制剂(此类药物可被代谢,其代谢产物可以抑制代谢酶的作用。例如,ethinyl estradiol, spironolactone, fluroxene, propylthiouracil) / ~ substrate 自杀底物,酶激活不可逆抑制剂
suicidology ***n***. 自杀学
SUID 突然的未能解释的婴儿死亡,婴儿不明猝死(见 sudden unexplained infant death)
suid(alpha)herpesvirus 1; Aujesky's disease virus; Infectious bulbar paralysis virus; Pig herpesvirus 1; Mad itch virus; Pseudorabies virus 猪(α)疱疹病毒 1,奥耶斯基氏病病毒,传染性延髓麻痹 1 病毒,猪疱疹病毒 1,假狂犬病病毒
suid herpesvirus 猪疱疹病毒
suid herpesvirus 1; Suid(alpha)herpesvirus 1 猪疱疹病毒 1,猪(α)疱疹病毒 1
suid herpesvirus 2; Inclusion-body rhinitis virus of pigs; Pig cytomegalovirus 猪疱疹病毒 2,猪包含体鼻炎病毒,猪巨细胞病毒
suid(beta)herpesvirus 2 猪(β)疱疹病毒 2
Suidae ***n***. 猪科,野猪科(隶属于偶蹄目 Artiodactyla)
Suifilaria ***n***. 猪丝虫属
suifilaria suis ***n***. 猪丝虫
suifonamide; sulfanilamide ***n***. 磺胺,氨苯磺胺
Suillus ***n***. 乳牛肝菌属 ‖ ~ americanus 美国乳牛肝菌 / ~ grevillei 厚环乳牛肝菌 / ~ luteus 褐环乳牛肝菌 / ~ pictus 着色乳牛肝菌
suimiyain A 碎米桠甲素
suinam-bark ***n***. 苏利南苦木皮
suinamine; andirine ***n***. 甲基酪氨酸,柯桠树碱
suint ***n***. 羊毛粗脂
suipbation factor 硫代化因子
suiphochracein ***n***. 硫赫卵孢菌素
Suipoxvirus ***n***. 猪痘病毒属
suisepticus serum ***n***. 猪败血症血清
suit ***n***. & ***v***. 适合;适应;套;组,(一套)衣服 ‖ ~, anti-blackout; anti-g ~; g ~(飞行员)抗加速服,抗黑蒙服 / ~, anti-g 抗加速服 / ~, pressure, full 全身加压服 / ~, pressure, partial 部分加压服 / ~, space 宇宙服
suitability; fitness ***n***. 适合性,适应性
suitable ***a***. 适当的,相配的
suitably ***ad***. 合适地,适当地,相配地
suitamycin ***n***. 吹田霉素
suitcase ***n***. 手提箱
suite ***n***. 随员,套房,一组
suited ***a***. 适合的; ***v***. 适合于,和……相配
suiting ***n***. 西装料
suitor ***n***. 起诉者,请愿者,求婚者
suject ***n***. 主题
sukiyaki ***n***. [鸡]素烧
sukkla pakla [印 dry suppuration]; **ainhum** ***n***. 阿洪病(自发性断趾病)
sukra prameha 肾亏
suksdorfin ***n***. 苏克斯多芬
sul. 硫酸盐(见 sulphate)
suladrin ***n***. 磺胺异恶唑二乙醇胺盐
sulamyd; sulfacetimide ***n***. 磺胺醋酰 ‖ ~ sodium 磺胺醋酰钠
Sulapsone ***n***. 苯丙砜(抗麻风药)
Sulazepam ***n***. 硫西泮(安定药)
Sulazuril ***n***. 舒拉珠利(抗寄生虫药)
Sulbactam ***n***. 舒巴坦;青霉烷砜酸;青霉烷砜钠;舒巴克坦(β内酰胺酶抑制药)
sulbenicillin ***n***. 磺苄西林;磺苄西林钠(抗生素类药);磺苄青霉素 ‖ ~ disodium 磺苄西林钠 / ~ sodium 磺苄西林钠
Sulbenox ***n***. 舒贝诺司(生长促进药)
Sulbentine ***n***. 舒苯汀(消毒防腐药)
sulbone ***n***. 硫硫胺
Sulbutiamine ***n***. 舒布硫胺(抗抑郁药)
sulcal ***a***. 沟的
sulcataxanthin ***n***. 长须海葵黄素
sulcate [拉 sulcatus]; **sulcated** ***a***. 有沟的
sulci (复 sulcus)[拉] ***n***. 沟 ‖ ~ arteriosi 动脉沟 / ~ cerebelli; fissurae cerebelli 小脑沟,小脑裂 / ~ cerebri 大脑沟 / ~ occipitales laterales 枕外侧沟 / ~ occipitales superiores 枕上沟 / ~ orbitales 眶沟 / ~ orbitales(lobi frontalis)额叶眶沟 / ~ palatini(maxillae) 上颌骨腭沟 / ~ paraglenoidalis(ossis coxae); sulcusjuxtaauricularis 关节盂旁沟,附关节沟(髋骨)/ ~ tempotales transversi 颞上沟 / ~ venosi venous ~ 静脉沟 / ~, paramedial 中央旁沟 / ~, transverse(of nail)指(趾)甲横沟
sulciform ***a***. 沟状的
sulcimide; cyanosulfanilamide ***n***. 氰(氨苯)磺胺
sulclamid ***n***. 磺氯酰胺(利尿药)
sulclamide ***n***. 硫氯酰胺(利尿药)
sulcolon ***n***. 柳氮磺胺吡啶
sulcomarginal fasciculus 沟缘束[解]Fasciculus sulcomarginalis [拉]
Sulconazole ***n***. 氯苄硫咪唑,硫康唑(抗真菌药) ‖ ~ nitrate 硫康唑硝酸盐(抗真菌药)
sulculus (复 sulculi)[拉] ***n***. 小沟
sulcus (复 sulci)[拉] ***n***. ①沟(腕足动物) ②脑沟[动] ③沟;槽 ‖ ~ ammonis 海马沟 / ~ ampullaris 壶腹沟 / ~ annuli tympanici 鼓环沟 / ~ anthelicis transversus 对耳轮横沟 / ~ aorticus 主动脉沟 / ~ arteriae occipitalis 枕动脉沟 / ~ arteriae subclaviae; ~ subclavius 锁骨下动脉沟 / ~ arteriae temporalis mediae 颞中动脉沟 / ~ arteriae vertebralis 椎动脉沟 / ~ auriculae anterior 耳廓前沟 / ~ auriculae posterior 耳廓后沟 / ~ basilaris pontis; basilar ~ 脑桥基底沟 / ~ bicipitalis lateralis 肱二头肌外侧沟 / ~ bicipitalis medialis 肱二头肌内侧沟 / ~ brevis 短沟 / ~ buccalis 颊沟 / ~ calcanei 跟骨沟 / ~ calcarinus; calcarine fissure 距状沟,距状裂 / ~ caroticus(ossis sphenoidalis)蝶骨颈动脉沟 / ~ carpi 腕骨沟 / ~ centralis(Rolandi); fissure of Rolando 中央沟,罗朗多氏裂 / ~ chiasmatis; ~ of the chiasm 交叉沟 / ~ cinguli 扣带沟 / ~ circularis(Reili); Reil's ~ 环状沟,赖耳氏沟 / ~ circularis insulae 脑岛环状沟 / ~ collateralis; fissura collateralis 侧副沟,侧副裂 / ~ colli mandibulae 下颌颈沟 / ~ coronarius(cordis); coronary ~ 心冠状沟 / ~ corporis callosi; callosal ~ 胼胝体沟 / ~ costae; inferior costal ~ 肋(下)沟 / ~ cruris helicis 耳轮脚沟 / ~ cutis 皮沟 / ~ ethmoidalis(ossis nasalis)鼻骨筛骨沟 / ~ for subclavian vein 锁骨下静脉沟[解] ~ venae subclaviae [拉] / ~ for superior petrosal sinus 岩上窦沟[解] ~ sinus petrosi superioris [拉] / ~ for superior sagittal sinus n. 上矢状窦沟[解] ~ sinus sagittalis superioris [拉] / ~ for tendon of flexor hallucis longus 长屈肌腱沟[解] ~ tendinis musculi flexoris hallucis longi [拉] ~ for tendon of peroneus longus n. 腓骨长肌腱沟[解] ~ tendinis musculi peronei longi [拉] / ~ for tendon of peroneus longus 腓骨长肌腱沟[解] ~ tendinis musculi peronei longi [拉] / ~ for transverse sinus 横窦沟[解] ~ sinus transversi [拉] / ~ for ulnar nerve 尺神经沟[解] ~ nervi ulnaris [拉] / ~ for vena cava 腔静脉沟[解] ~ venae cavae [拉] / ~ frontalis inferior 额下沟 / ~ frontalis superior 额下沟 / ~ frontopalpebralis 额脸沟 / ~ geneticus 生殖沟 / ~ glutaeus; gluteal ~ 臀沟 / ~ hamuli pterygoider 翼突钩沟 / ~ hippocampi; fissura hippocampi 海马裂 / ~ horizontalis cerebelli 小脑水平沟 / ~ hypothalamicus(Monroi)丘脑下部沟,下丘脑沟 / ~ infra-orbitalis(maxillae)上颌骨眶下沟 / ~ infrapalpebralis; / ~ intermedius 中间沟(胃)/ ~ intermedius anterior(medullae spinalis)前中间沟(脊髓)/ ~ intermedius posterior(medullae spinalis)后中间沟(脊髓)/ ~ interparietalis; ~ intraparietalis 顶间沟 / ~ intertubercularis(humeri)肱骨结节间沟 / ~ interventricularis dorsalis; ~ longitudinalis posterior; / ~ interventricularis posterior 后室间沟 / ~ intervericularis ventralis; ~ longitudinalis anterior cordis; ~ interventricularis anterior 前室间沟 / ~ intestinalis 肠沟 / ~ juxtaartuicularis; ~ paraglenoidalis 附关节沟 / ~ lacrimalis (maxillae)上颌骨泪沟 / ~ lacrimalis(ossis lacrimalis)泪骨泪沟 / ~ lateralis 外侧沟 / ~ lateralis anterior(medullae spinalis)延髓前外侧沟 / ~ lateralis pedunculi cerebri; ~ lateralis(mesencephali)脊髓前外侧沟 / ~ lateralis posterior(medullae spinalis)延髓后外侧沟 / ~ lateralis posterior(medullae oblongatae)大脑脚外侧沟(中脑)/ ~ limitans 界沟[解]/ ~ limitans(fossae rhomboideae)脊髓后外侧沟 / ~ limitans ventriculorum 菱形窝界沟 / ~ longitudinalis 纵沟 / ~ longitudinalis anterior(cordis); ~ interventricularis Ventralis 前室间沟 / ~ longitudinalis posterior(cordis); ~ interventricularis Dorsalis 后室间沟 / ~ lunatus; affenspalte 月状沟(大脑

枕叶)/ ~ malleolaris(tibiae); ~ malleolaris 踝沟 / ~ matricis unguis 甲床沟 / ~ medialis; ~ nervi oculomotorii 内侧沟,动眼神经沟 / ~ medianus 正中沟 / ~ mediannus linguae 舌正中沟 / ~ medianus posterior(medullae spinalis)脊髓后正中沟 / ~ mentoladialis 颏唇沟 / ~ musculi flexoris hallucis longi; ~ tendinis musculi flexoris hallucis longi 条屈肌腱沟 / ~ musculi peronaei(longi); ~ tendinis musculi peronaei Longi 腓骨长肌腱沟 / ~ mylohyoideus mandibulae; ~ mylohyoideus 下颌舌骨沟 / ~ nasolabialis 鼻唇沟 / ~ nervi oculomotorii; ~ medialis cruris cerebri 岩浅大神经沟 / ~ nervi petrosi superficialis majoris; ~ nervi petrosi Majoris 岩浅小神经沟 / ~ nervi radialis 脊神经沟 / ~ nervi radialis; musculospiral groove 神经沟 / ~ nervi ulnaris 尺神经沟 / ~ obturatorius(ossis pubis)耻骨闭孔沟 / ~ occipitalis anterior 枕前沟 / ~ occipitalis transversus 枕横沟 / ~ occipitotemporalis; ~ temporalis inferior 枕颞沟,颞下沟 / ~ of auditory tube 咽鼓管沟 / ~ of brain 脑沟 / ~ of calcaneus 跟骨沟[解] ~ calcanei [拉] / ~ of cerebrum, collateral; collateral fissure 大脑侧副沟 / ~ of crus of helix 耳轮脚沟[解] ~ cruris helicis [拉] / ~ of foliate papillae 舌叶状乳头沟 / ~ of Monro; ~ hypothalamicus(Monroi)门罗氏沟,丘脑下部沟,下丘脑沟 / ~ of oculomotor nerve 动眼神经沟[解]/ ~ of promontory *n*. 岬沟[解] ~ promontorii 拉/ ~ of pterygoid hamulus 翼钩沟[解] ~ hamuli pterygoidei [拉] / ~ of talus 距骨沟[解] ~ tali [拉] / ~ of umbilical vein 脐静脉沟 / ~ of wrist 腕骨沟[解] ~ carpi [拉] / ~ olfactorius 嗅沟 / ~ olfactorius(cavi nasi)嗅沟(鼻腔)/ ~ olfactorius(cerebri)嗅沟(大脑)/ ~ palatinovaginalis 腭鞘突沟 / ~ palpebralis inferior 下睑沟 / ~ palpebralis superior 上睑沟 / ~ palpebromalaris 颧睑沟 / ~ palpebromalaris; ~ infrapalpebralis 额睑沟 / ~ paracolici; recessus paracolici 结肠旁隐窝 / ~ parieto-occipitalis; fissura parieto-occipitalis 顶枕裂 / ~ parolfactorius anterior 前旁嗅沟 / ~ parolfactorius posterior 后旁嗅沟 / ~, periconchal 耳甲周[围]沟(耳廓后)/ ~ parolfactorius posterior; ~ sinus petrosi inferioris 颞骨岩下沟,岩下宝沟 / ~ petrosus inferior(ossis occipitalis)枕骨岩下沟 / ~ petrosus superior; ~ sinus petrosi superioris 岩上沟,岩上宝沟 / ~ petrosus superior(ossis temporalis)颞骨岩上沟 / ~ popliteus 腘肌沟 / ~ postcentralis 中央后沟(小脑)/ ~, postclival 斜坡后沟 / ~ praecentralis 中央前沟 / ~ prechiasmaticus 交叉前沟[解] ~ prechiasmaticus [拉] / ~ primitivus 原沟 / ~ promontorii(cavi tympani)鼓室岬沟 / ~ pterygopalatinus(ossis palatini)腭骨翼腭沟 / ~ pterygopalatinus(ossis sphenoidalis)蝶骨翼腭沟 / ~ pterygopalatinus(processus pterygoidei)翼突翼腭沟 / ~ pulmonalis(thoracis)胸廓肺沟 / ~ sagittalis(ossis frontalis); ~ sinus sagittalis superioris 额骨矢状沟,上矢状宝沟 / ~ sagittalis(ossis occipitalis); ~ sinus sagittalis Superioris 枕骨矢状沟,上矢状宝沟 / ~ sagittalis(ossis parietalis)顶骨矢状沟 / ~ sclerae; sclerocorneal ~ 巩膜沟 / ~ sigmoideus; ~ sinus sigmoidei 乙状沟,乙状宝沟 / ~ sinus petrosi inferioris 岩下宝沟 / ~ sinus sagittalis superioris 上矢状宝沟 / ~ sinus sigmoidei 乙状宝沟,乙状沟 / ~ sinus transversi 横宝沟 / ~ spinal, anterolateral 脊髓前外侧沟 / ~ spinosus; stria spinosa 棘沟,棘纹(鼓索沟)/ ~ spiralis 螺旋沟 / ~ spiralis externus 外螺旋沟 / ~ spiralis internus 内螺旋沟 / ~ subclaviae; ~ subclavius; ~ arteriae subclaviae 锁骨下动脉沟 / ~ subclavius apicis pleurae 胸膜尖锁骨下沟 / ~ subclavius pulmonis 肺锁骨下动脉沟 / ~ subparietalis 顶下沟 / ~ sylviil fissure of Sylvius 西耳维厄斯氏沟,大脑外侧裂 / ~ tali 距骨沟[解] ~ tali [拉] / ~ tali; ~ of talus 距骨沟 / ~ temporalis 颞沟 / ~ temporalis inferior 颞下沟 / ~ temporalis medius 颞中沟 / ~ temporalis superior 颞上沟 / ~ terminalis 界沟[解] ~ terminalis [拉] / ~ terminalis 界沟 / ~ terminalis anterior 前界沟 / ~ terminalis atrii dextri 右房界沟 / ~ terminalis linguae 舌界沟 / ~ terminalis posterior 后界沟 / ~ transversus(ossis occipitalis)枕骨横沟 / ~ transversus(ossis parietalis)顶骨横沟 / ~ trubae auditivae; ~ tubae eustachii 颞骨鼓沟 / ~ tympanicus(ossis temporalis)颞骨鼓沟 / ~ venae cavae 腔静脉沟,腔静脉窝 / ~ venae cavae cranialis 上腔静脉沟 / ~ venae umbilicalis 脐静脉色 / ~, alveobuccal 牙槽颊沟 / ~, alveolabial 牙槽唇沟 / ~, alveolingual 牙槽舌沟 / ~, angular; incisura angularis 角沟,角切迹 / ~, arcuate, middle; midgracile ~ 中弓状沟,薄叶中沟(小脑)/ ~, atrioventricular; coronary ~ 房室沟,心冠状沟 / ~, bulboventricular 球室沟(胚的心管)/ ~, callosomarginal; ~ cinguli 扣带沟 / ~ canaliculi mastoidei 乳突小管沟 / ~, cerebral, lateral; fissure of Sylvius 大脑侧裂,西耳维厄斯裂 / ~, cruciate 十字沟(在中脑背侧四迭体间)/ ~, diagonal 对角沟(额下回)/ ~, fimbriodentate 海马撒齿筋膜沟 / ~ frontalis 额沟 / ~, genual 胼胝体膝沟 / ~, gingival; gingival trough 龈沟 / ~, Harrison's 哈里逊氏沟,胸廓下沟 / ~, hemispheric 半球沟 / ~, interatrial 房间沟(胚胎)/ ~, intercalary 闰沟 / ~, intermediate 中间沟(胃)/ ~, intragracile 薄叶内沟(小脑)/ ~, intraparietal; interparietal ~ 顶间沟 / ~, intraventricular; ~ longitudinalis cordis 室间沟(心)/ ~, Jacobson's 雅各布逊氏沟(①鼓室岬沟 ②颞骨鼓沟)/ ~, labiodental 唇齿沟 / ~, lateral cerebral(Sylvian)大脑外侧沟 / ~, lateral limiting 侧界沟 / ~, limiting 界沟 / ~, longitudinal; superior; ~ sagittalis 矢状沟 / ~, mandibular; ~ colli mandibulae 下颌(颈)沟 / ~, medgracile 薄叶中沟(小脑)/ ~, nasofrontal 鼻额沟 / ~, nymphocaruncular; nymphohymeneal ~ 小阴唇处女膜间沟 / ~, oculomotor; ~ nervi oculomotorii 动脉神经沟 / ~, parallel; ~ temporalis superior 并行沟,颞上沟 / ~, phrenocostal 膈肋沟 / ~, polar 极沟(距状裂后端)/ ~, postcalcarine; postcalcarine fissure 距后沟,距后裂 / ~, postgracile 薄叶后沟 / ~, postnodular 小结后沟(小脑)/ ~, postolivary 橄榄体后沟 / ~, postpyramidai 锥体后沟 / ~, precentral; ~ praecentralis 中央前沟 / ~, preclival 斜坡前沟 / ~, pregracile 薄叶前沟 / ~, prenodular 小节前沟 / ~, prepyramidal 锥体前沟 / ~, prerolandic; ~ praecentralis 中央前沟 / ~, pterygopalatine 翼腭沟 / ~, radial 侧沟,骨沟 / ~, Reil's; ~ circularis(Reili)赖耳氏沟,环状沟 / ~, retrocentral 中央后沟 / ~, sagittal 矢状沟 / ~, sigmoid; ~ sigmoideus(ossis temporalis); sigmoid Fossa; sigmoid groove(颞骨)乙状沟,乙状窝 / ~, submammary 乳房下沟 / ~, subpasplenial; subparietal ~ 顶下沟 / ~, Turner's; ~ intraparietalis 顶间沟 / ~ asolabialis 鼻唇沟

suldixine *n*. 磺胺间二甲氧嘧啶

Suleparoid Sodium 硫类肝素钠(抗凝药)

Sulergine *n*. 地舒勒近(促乳素分泌抑制药)

Sulesomab *n*. 硫索单抗(诊断用药)

sulestrex *n*. 硫酸雌酮哌嗪盐 ‖ ~ piperazine 硫酸雌酮哌嗪盐

sulf sulfuricus 硫酸的 /sulfide 硫化物 /sulfur 硫[磺] /sulfuric acid 硫酸

sulf- [拉:复合形,亦作 sulfo-、sulph- 或 sulpho-] 硫[代],磺基(化学用语)

sulf-30 *n*. 磺胺醋酰钠

sulfa *n*. 磺胺前缀 ‖ ~ drugs 磺胺类药物

-sulfa- [构词成分] -磺胺-[1998 年 CADN 规定使用此项名称,主要系指合成抗菌药磺胺(sulfanilamide)类的一些药名,如磺胺林(Sulfalene)、醋磺胺甲氧嗪(Acetylsulfamethoxypyridazine)等]

sulfa-; -sulfa- 磺胺-(-磺胺-)(磺胺类)(词缀)

sulfa-5-hoxypyrimidine *n*. 磺胺对甲氧嘧啶

sulfabenz *n*. 磺胺苯(磺胺类药)

sulfabenzamide; N1-benzoylsulfanilamide *n*. 磺胺苯酰,N1-苯甲酰磺胺(磺胺类药)

sulfabenzamine; 4-amino-methyl-benzene sulfonamide *n*. 磺胺苯沙明,对氨甲基苯磺胺

sulfabenzaminum *n*. 甲磺灭脓

sulfabenzide *n*. 磺胺苯酰

sulfabenzpyrazine *n*. 磺胺喹恶啉

sulfabid *n*. 磺胺苯吡唑

sulfabrom *n*. 磺胺溴二甲嘧啶钠

sulfabromomethazine *n*. 磺胺溴二甲嘧啶 ‖ ~ sodium 磺胺溴二甲嘧啶钠

Sulfabutin *n*. 马利兰(抗肿瘤药)

sulfacarbaamide; sulfanilylurea *n*. 磺胺脲(磺胺类药)

sulfacarboxychrysoidine *n*. 羟偶氮磺胺

sulfacarboxythiazole *n*. 磺胺羟基噻唑;磺胺羧基噻唑

sulfacecole *n*. 磺胺西考(磺胺类药)

sulfacet *n*. 磺胺醋酰

sulfacetamide; sulfacetimide; albucid *n*. 磺胺醋酰;磺乙酰胺;磺醋酰胺(磺胺类药) ‖ ~ sodium 磺胺醋酰钠 / ~ soluble; sodium N-acetylsulfanilamide 可溶(性)磺乙酰胺,N-乙酰磺胺钠

sulfacetil *n*. 酞磺胺噻唑

sulfacetimide *n*. 磺胺醋酰

sulfacetyl *n*. 磺胺乙酰甲氧嗪

sulfachloropyridazine *n*. 磺胺氯达嗪

sulfachlorpyridazine *n*. 磺胺氯达嗪(磺胺类药)

sulfacholazine; N-sulfanilylocholhydrazide *n*. 磺胺胆酰;磺胺胆酰肼;N-氨苯磺胺基胆酰肼

sulfachrysoidine *n*. 磺胺柯定(磺胺类药)

sulfacid *n*. ①硫代酸 ②磺酸

sulfacinnamine *n*. 磺胺西那明(磺胺类药)

sulfacitine *n*. 磺胺西汀(磺胺类药)

sulfaclomide *n*. 磺胺氯啶(磺胺类药)

sulfaclorazole *n*. 磺胺氯唑(磺胺类药)

sulfaclozine *n*. 磺胺氯吡嗪(磺胺类药)

sulfacombinum *n*. 三磺嘧啶

sulfacthylthiaziazole *n*. 磺胺乙噻二唑

sulfactin *n*. ①硫放线菌素 ②二流丙醇(解毒药)
sulfactol *n*. 硫代硫酸钠
sulfacytidine *n*. 磺胺胞苷
sulfacytine *n*. 磺胺西汀;磺胺乙胞嘧啶(磺胺类药)
sulfadazina *n*. 磺胺甲氧嗪
sulfadiamine *n*. 二乙酰氨苯砜(抗麻风药)
sulfadiasulfone *n*. 磺胺苯砜 ‖ ~ Sodium 磺胺苯砜钠(磺胺类药)
sulfadiazine *n*. 磺胺嘧啶(磺胺类药) ‖ ~ measurement 磺胺嘧啶测量 / ~ Silver 磺胺嘧啶银(磺胺类药)/ ~ Sodium 磺胺嘧啶钠(磺胺类药)/ ~ Zine 磺胺嘧啶锌(磺胺类药)
sulfadiazinum *n*. 磺胺嘧啶
sulfadicramide *n*. 磺胺戊烯(磺胺类药)
sulfadigestin *n*. 琥磺胺噻唑
sulfadimerazine *n*. 磺胺二甲嘧啶
sulfadimethisoxazol *n*. 磺胺二甲异恶唑
sulfadimethoxine; madribon *n*. 磺胺地索辛(磺胺类药);磺胺二甲氧基嘧啶 ‖ ~ sodium 磺胺间二甲氧嘧啶钠
sulfadimethoxydiazine; sulfadimethoxine *n*. 磺胺二甲氧嗪,磺胺二甲氧基嘧啶
sulfadimethoxypyridazine *n*. 磺胺二甲氧哒嗪
sulfadimethoxypyrimidine *n*. 磺胺二甲氧基嘧啶
sulfadimethyloxazole *n*. 磺胺二甲恶唑
sulfadimethyloxazolylguanidine *n*. 磺胺甲恶胍
sulfadimethylpyrimidine *n*. 磺胺二甲嘧啶
sulfadimetine *n*. 磺胺异二甲嘧啶;磺胺二甲异嘧啶
sulfadimezinum *n*. 磺胺二甲嘧啶
sulfadimidine *n*. 磺胺二甲嘧啶 ‖ ~ sodium 磺胺二甲嘧啶钠
sulfadimoxine *n*. 磺胺邻二甲氧嘧啶
sulfadimoxinum *n*. 磺胺邻二甲氧嘧啶
sulfadin *n*. 磺胺甲氧嗪
sulfadine *n*. 磺胺二甲嘧啶
sulfadiurine *n*. 乙酰唑胺
sulfadizine *n*. 磺胺嘧啶
sulfadoxine *n*. 磺胺多辛(周效磺胺)
sulfadoxine-pyrimethamine *n*. 磺胺多辛—乙胺嘧啶;周效磺胺
sulfadrol *n*. 磺胺苯吡唑
sulfa-drugs *n*. 磺胺类药物
sulfadurazine *n*. 磺胺甲氧嗪
sulfaethizole; ethazole; globucid; sulfaethidole; sulfaethylth-iadiazle *n*. 磺胺乙二唑(磺胺类药);磺胺乙噻二唑
sulfaethoxypyridazine *n*. 磺胺乙氧哒嗪
sulfaethylpyrazole *n*. 磺胺乙吡唑(磺胺类药)
sulfaethylthiadiazole; 5-ethyl-2-sulfanilamiao-1, 3, 4-thiadiazol *n*. 磺胺乙基唑酮,5－乙基－2－氨苯磺胺基－1,3－4－噻二唑
sulfaethylthiodiazole *n*. 磺胺乙基噻二唑
sulfafurazol *n*. 磺胺异恶唑(磺胺类药)
sulfafurazole *n*. 磺胺异恶唑;磺胺苯吡唑
sulfagan *n*. 磺胺异恶唑
sulfagram *n*. 磺胺甲噻唑
Sulfaguanidine; sulfanilylguanidine; sulfamidine *n*. 磺胺胍,磺胺脒,克痢定(磺胺类药)
sulfaguanole *n*. 磺胺胍诺(磺胺类药)
sulfaguine *n*. 磺胺脒
sulfahemoglobinemia *n*. 磺胺血红蛋白血症
sulfahydantoin; 5-sulfanilamidohydantoin *n*. 磺胺乙丙酰脲
sulfahydroxypyridazine *n*. 磺胺羟哒嗪
sulfaiacol *n*. 硫胂凡纳明
sulfaimidine *n*. 磺胺二甲嘧啶
sulfaisobutylthiadiazole; 5-isobutyl-2-sulfanilami-1, 3, 4-thi-adiazole *n*. 磺胺异丁噻二唑,5－异丁－2－氨苯磺胺基－1,3,4－噻二唑
sulfaisodimerazine *n*. 磺胺异二甲嘧啶
sulfaisodimidine *n*. 磺胺异二甲嘧啶
sulfaisomezole *n*. 磺胺异甲唑;磺胺甲基异噁唑 ‖ ~ sinomen 碘二甲嘧啶
sulfaisopropylthiadiazole *n*. 氨磺丙唑(降血糖药)
sulfaisopropylthiadiazole; 5-isobutyl-2-sulfanilamido-1, 3, 4-thi- adiazole *n*. 磺胺异基丁噻二唑,5－异丁－2－氨苯磺胺基－1,3,4 噻二唑
sulfalar *n*. 磺胺异恶唑
sulfaldehyde *n*. 硫醛
sulfalene *n*. 磺胺林(磺胺类药)
sulfalepsine *n*. 琥氯苯磺胺(抗癫痫药)
sulfalex *n*. 黄胺甲氧嗪
sulfalong *n*. 磺胺乙酰甲氧嗪
sulfaloxic acid *n*. 磺胺洛西酸(磺胺类药)
sulfamate *n*. 氨基磺酸盐
sulfamaxillin *n*. 磺胺甲氧嗪
sulfamazone *n*. 磺胺马宗(磺胺类药)
sulfamcthyldiazine *n*. 磺胺甲嘧啶
sulfamerazine *n*. 内磺,磺胺甲嘧啶(磺胺类药) ‖ ~ sodium 磺胺甲嘧啶钠
sulfameter *n*. 磺胺对甲氧嘧啶;消炎磺(长效磺胺药)
sulfamethazine; sulfamezathine *n*. 磺胺二甲嘧啶(磺胺类药)
sulfamethizol *n*. 磺胺甲二唑(磺胺类药)
sulfamethizole *n*. 磺胺甲二唑(磺胺类药)
sulfamethomidine *n*. 磺胺甲氧甲嘧啶
sulfamethopyrazine *n*. 磺胺甲氧吡嗪
sulfamethoxazole *n*. 磺胺恶唑;磺胺甲恶唑;磺胺甲基异恶唑(抗菌药)
sulfamethoxazole-trimethoprim *n*. 磺胺甲基异恶唑—甲氧苄氨嘧啶;磺胺甲基异恶唑—甲氧苄氨嘧啶
sulfamethoxazolw *n*. 磺胺甲恶唑;磺胺甲基异恶唑(磺胺类药)
sulfamethoxine *n*. 同效磺胺
sulfamethoxizole *n*. 磺胺甲基异恶唑
sulfamethoxpyridazine *n*. 磺胺甲氧嗪
sulfamethoxydiazine *n*. 磺胺－5－甲氧嘧啶
sulfamethoxypyrazine *n*. 磺胺甲氧吡嗪;2－磺胺－3－甲氧吡嗪
sulfamethoxypyridazine *n*. 磺胺甲氧嗪;长效磺胺(长效磺胺制剂) ‖ ~ acetyl 磺胺乙酰甲氧嗪
sulfamethyldiazine *n*. 磺胺甲基嘧啶;磺胺甲嘧啶
sulfamethylisoxazole *n*. 磺胺甲基异恶唑
sulfamethylphenazole *n*. 磺胺甲苯吡唑
sulfamethylpyridine *n*. 脊髓 ~ vomero-vaginalis 犁鞘突沟 / ~, vermicular 吲部沟(蚓部与小脑半球间的裂)/ ~, vertical; sulfamethylpyridine praecentralis 垂直沟,中央前沟 / ~, Waldeyer's; sulfamethylpyridine spiralis 螺旋沟
sulfamethylpyrimidine *n*. 磺胺甲基嘧啶
sulfamethylthiadiazole; 5-mothyl-2-sulfanilamido-1, 3, 4-thiadiazole *n*. 磺胺甲噻二唑,5－甲基－2－氨苯磺胺基－1,3,4－噻二唑(磺胺类药)
sulfamethylthiazole *n*. 磺胺甲噻唑(磺胺类药)
Sulfametin *n*. 磺胺对甲氧嘧啶;消炎磺(长效磺胺药)
sulfametomidine *n*. 磺胺托嘧啶(磺胺类药)
sulfametopyrazine *n*. 磺胺林;磺胺甲氧吡嗪(磺胺类药)
sulfametorine *n*. 磺胺对甲氧嘧啶
sulfametossi *n*. 磺胺甲氧嗪
sulfametoxydiazine *n*. 磺胺对甲氧嘧啶;消炎磺(长效磺胺制剂)
sulfametoyl *n*. 磺胺二甲苯(磺胺类药)
sulfametrole *n*. 磺胺美曲(磺胺类药)
sulfamezathine *n*. 磺胺二甲嘧啶
sulfamic acid *n*. 氨基磺酸
sulfamide *n*. 硫酰胺;磺酰胺
sulfamidine *n*. 磺胺二甲嘧啶,磺胺脒,磺胺胍,克痢定
sulfamidinum *n*. 磺胺脒
sulfamido *n*. 磺胺基,磺酰胺基
sulfamidoaniline *n*. 氨苯磺胺
sulfamidochrysoidine *n*. 磺胺柯衣定(磺胺类药)
sulfamidomaleyl *n*. 磺胺马来(磺胺类药)
sulfamidopyrine Sodium *n*. 甲磺比林钠(解热镇痛药)
sulfamidothiodiazol *n*. 磺丁噻二唑(降血糖药)
sulfamilylcyanamide *n*. 磺胺腈(抗菌药)
sulfamine *n*. 氨苯磺胺
sulfaminol; thio-oxydiphenylamine *n*. 硫氧二苯胺
sulfamipyrine *n*. 磺甲比林(解热,镇痛药)
sulfamizina *n*. 磺胺甲氧嗪
Sulfamlfamylon; marfanil; 4-homosulfanilamide *n*. 甲磺灭脓,磺胺米隆,马法尼,后莫磺胺
Sulfamonomethoxine *n*. 磺胺间甲氧嘧啶;磺胺－6－甲氧嘧啶;制菌磺(磺胺类药)
Sulfamoprin *n*. 磺胺莫林(磺胺类药)
sulfamothoxazoce *n*. 磺胺甲基异恶唑
Sulfamoxole *n*. 磺胺恶唑(磺胺类药)
sulfamul *n*. 磺胺噻唑
Sulfamylon *n*. 磺胺脒隆;甲磺灭脓;氨苄磺胺(磺胺抗菌药)
-sulfan [构词成分] -舒凡(1998 年 CADN 规定使用此项名称,主要系指抗肿瘤剂,如甘露舒凡(Mannosulfan)的一类药名)
sulfan 211 磺胺对甲氧嘧啶
Sulfan blue 舒泛蓝(诊断用药)
sulfanaphthoquinone; 2-sulfanilamido-1, 4-naphthoquinone 磺胺萘醌,2－氨苯磺胺基－1,4－萘醌
sulfane reductase 磺胺还原酶

sulfanemia *n*. 磺胺剂性贫血
sulfanilamide; para-aminobenzene sulfonamide *n*. 磺胺, 氨苯磺胺 ‖ ~, dodecanoyl 十二烷酰磺胺
sulfanilamide-quinine *n*. 磺胺奎宁
sulfanilamido-5-methoxypyrimidine *n*. 磺胺对甲氧嘧啶
sulfanilamidohydantoin *n*. 磺胺乙内酰脲
sulfanilamido-l-phenylpyrazole *n*. 磺胺苯吡唑
sulfanilamidomethanesulfanic acid 磺胺甲磺酸
sulfanilamidopyrazine *n*. 磺胺吡嗪
sulfanilamidopyrimdine; sulfapyrimidine *n*. 磺胺嘧啶
sulfanilamidoquinoxaline *n*. 磺胺喹恶啉
Sulfanilamidosalicylic acid 磺胺水杨酸(抗菌药)
sulfanilamidosulfasalicylate *n*. 磺胺磺柳酸
sulfanilate *n*. 磺胺酸盐, 对氨基苯磺酸盐
sulfanilic acid 对氨基苯磺酸
sulfanilthiocarbamid *n*. 磺胺硫脲
sulfanilyithiourea; sulfathiourea *n*. 磺胺硫脲
sulfanilyl *n*. 磺胺酰
sulfanilylazide; sulfazide *n*. 迭氮磺胺
sulfanilylguanidine; sulfaguanidine *n*. 横胺胍, 磺胺眯, 克痢定
sulfanilyl-sulfanilamide; disulon *n*. 双磺胺
sulfanilylurea; sulfacarbamide *n*. 磺胺脲
Sulfanitran *n*. 磺胺硝苯(磺胺类药)
sulfanuria *n*. 磺胺剂性无尿
Sulfaperin *n*. 磺胺培林(磺胺类药)
sulfa-perlongit *n*. 磺胺乙噻二唑
Sulfaphenazole (5-sulfanilamido-1-phenylpyrazole) *n*. 磺胺苯吡唑(磺胺类药)
sulfaphenylthiazole (4-phenyl-2-sulfanilamido-thia-zole) *n*. 磺胺苯吡唑, 4 – 苯基 – 2 – 氨苯磺胺基噻唑
Sulfaproxyline *n*. 磺胺普罗林(磺胺类药)
sulfapyrazine *n*. 磺胺吡嗪
Sulfapyrazine (2-sulfanilylamidopyrazine) *n*. 磺胺吡嗪
Sulfapyrazole *n*. 磺胺吡唑(磺胺类药)
sulfapyridine (sulfadiazine) *n*. 磺胺吡啶 ‖ ~ sodium 磺胺吡啶钠
sulfapyrrole (2-sulfanilamido-pyrrole) *n*. 磺胺吡咯
sulfaquinoxaline (2-sulfanilamido-quinoxaline) *n*. 磺胺喹恶啉
Sulfarsenobenzol *n*. 硫胂凡纳明
Sulfarside *n*. 磺胺苯砷(抗感染药)
sulfarsphenamine *n*. 硫胂凡纳明 | ~ bismuth 硫胂凡纳明秘
Sulfasalazine *n*. 柳氮磺吡啶(磺胺类药)
Sulfasomidine *n*. 磺胺索嘧啶(磺胺类药)
Sulfasomizole *n*. 磺胺异噻唑(磺胺类药)
Sulfasuccinamide *n*. 磺胺琥珀酸(磺胺类药)
sulfasuxidine (缩 SX); **succinylsulfathiazole** *n*. 琥珀酰磺胺噻唑, 琥磺噻唑
Sulfasymazine *n*. 磺胺均三嗪(磺胺类药)
sulfatase *n*. 硫酸酯酶 ‖ galactosamine-6-sulfate ~ 半乳糖胺 – 6 – 硫酸硫酸酯酶 / sulfatidate ~ 硫(脑)苷脂硫酸酯酶
sulfate [拉 sulphas] *n*. 硫酸盐, 硫酸酯(根据 1998 年 CADN 的规定, 在盐或酯与加合物之命名中, 使用此项名称) ‖ heparan ~ 硫酸肝素 / ~ -proteoglycan 硫酸肝素蛋白多糖 / ~, acid 酸性硫酸盐 / ~, basic 碱性硫酸盐 / ~, conjugate; conjugated ~; ethereal ~ 结合硫酸盐, 挥发性硫酸酯 / ~, normal; neutral ~ 正硫酸盐, 中性硫酸盐 / ~, mineral 无机硫酸盐 / ~, pre-formed; mineral ~ 无机硫酸盐
sulfatemia *n*. 硫酸盐血症
sulfathalidine; phthalylsulfathiazole *n*. 磺胺杀利定, 酞磺胺噻唑
sulfathiazole *n*. 磺胺噻唑 ‖ ~ sodlum; sodium2-sulfanilamido-thiazole 磺胺噻唑纳
sulfathiazole (2-sulfanilamido-1,3,4-thiadiazole) *n*. 磺胺噻二唑, 2 – 氨苯磺胺基 – 1,3,4 – 噻二唑
sulfathiophene (2-sulfanilamido-thiazoline) *n*. 磺胺噻唑啉, 2-氨苯磺胺基噻唑啉
Sulfathiourea; sulfanilythiourea *n*. 磺胺硫脲(磺胺类药)
sulfatide *n*. 硫酯(类) ‖ ~ lipidosis 硫脂类脂肪代谢障碍症
Sulfatolamide *n*. 磺胺拖拉米(磺胺类药)
Sulfatroxazole *n*. 磺胺曲沙唑(磺胺类药)
Sulfatrozole *n*. 磺胺吡唑(磺胺类药)
Sulfazamet *n*. 磺胺吡唑(磺胺类药)
sulfazecin *n*. 磺酰胺菌素
sulfazide; sulfanilylazide *n*. 迭氮磺胺
sulfazole; sulfamethylthiazole *n*. 磺胺甲噻唑
sulfcsol *n*. 硫酸溶胶
Sulfenone *n*. 对氯二苯砜(一氯杀螨砜)
Sulfetrone; solasulfone *n*. 苯丙砜(治麻风及结核药)
sulfheme *n*. 硫血红素
sulfhemoglobin; sulfmethemoglobin *n*. 硫血红蛋白, 硫高铁血红蛋白
sulfhemoglobinemia *n*. 硫血红蛋白血症
sulfhydrate (sulfohydrate) *n*. 氢硫化物
sulfhydryl *n*. 硫基, 硫氢基 ‖ ~ group 巯基
sulfide; soluble *n*. 硫化物(可溶性)
sulfidine; sulfapyridine *n*. 磺胺吡啶
sulfidum [拉]; **sulfide** *n*. 硫化物
Sulfinalol *n*. 硫氧洛尔(β受体阻滞药)
sulfinde *n*. 磺酰亚胺
sulfindigotate *n*. 硫定酸盐, 定蓝磺酸盐
sulfinide gluside 糖精, 邻磺酰苯甲酰苯甲酰亚胺
Sulfinpyazole *n*. 磺胺异恶唑(磺胺类药)
sulfinpyrazone *n*. 苯磺唑酮, 亚硫吡拉宗
sulfinyl *n*. 亚硫酰基, 亚磺酰基
sulfisomidine *n*. 磺胺二甲嘧啶
Sulfisoxazole (缩 SIZ); **gantrisin** *n*. 磺胺二甲基异恶唑, 甘特里辛 ‖ ~ diethanolamine 磺胺二甲基异恶唑二乙胺
sulfite *n*. 亚硫酸盐(根据 1998 年 CADN 的规定, 在盐或酯与加合物之命名中, 使用此项名称)
Sulflame (sulthiame) *n*. 硫噻嗪(碳酸酐酵抑制剂)
sulfmethemoglobin; sulfhemoglobin *n*. 硫血红蛋白, 硫高铁血红蛋白
sulfo-; sulf- 硫, 磺基
sulfoacetic acid 磺基乙酸
sulfo-acid *n*. ①磺酸 ②硫代酸
Sulfoaphen (raphanin) *n*. 莱服子素, 萝卜子素
Sulfoarsphenamine *n*. 硫胂凡纳明
Sulfobromophthalein *n*. 磺溴酞 ‖ ~ sodium 磺溴酞钠(诊断用药)
sulfocarbamide; thiourea *n*. 硫脲
sulfocarbol; sulfophenoi *n*. 酚磺酸
sulfocarbolate *n*. 酚磺酸
sulfoconjugation *n*. 酚磺酸盐
sulfocyanate; thiocyanate *n*. 硫酸结合(作用)
Sulfogaiacol *n*. 愈创木酚磺酸钾(祛痰药)
sulfogalaetosylceramide *n*. 硫酸半乳糖基酰基鞘氨醇
sulfogel *n*. 硫酸凝胶
sulfo-group *n*. 磺基
sulfoichthyolate *n*. 鱼石脂磺酸盐
sulfolane *n*. 环丁砜
sulfolipid; sulfalipin *n*. 硫脂(类)
sulfolipin *n*. 硫脂(类)
sulfolysis *n*. 硫酸(双方)解(硫酸进行的酸解)
Sulfomercaprine Sodium *n*. 磺硫嘌呤钠(抗肿瘤药)
sulfomucin *n*. 硫黏蛋白
Sulfomyxin *n*. 磺黏菌素(抗生素类药)
Sulfonal *n*. 索佛那, 二乙眠砜(催眠镇静药)
sulfonalism *n*. 索佛眠中毒, 二乙眠砜中毒
sulfonamide *n*. 磺胺 ‖ ~ E.O.S 磺胺 EOS, 磺胺 N – 乙基磺酸钠
sulfonamidemia *n*. 磺胺血
sulfonamides *n*. 磺胺类药物
sulfonamidocholia *n*. 磺胺胆
sulfonamidotherapy *n*. 磺胺剂疗法
sulfonamiduria *n*. 磺胺尿
Sulfonaphtine *n*. 氨萘磺酸(止血药)
sulfonate *n*. ①磺化 ②磺酸盐
sulfonation *n*. 磺化(作用)
sulfone *n*. ①砜 ②磺(基)
sulfonephthalein *n*. 磺酞(指示剂)
Sulfonethylmethane; trional *n*. 三乙眠砜, 台俄那, 眠砜乙基甲烷
Sulfoniazid *n*. 苯磺烟肼(抗结核药)
sulfonic *a*. 磺[基]的
sulfonmethane; sulfonal *n*. 二乙眠砜索佛那
Sulfonterol *n*. 磺酰特罗(支气管扩张药)
sulfonyl *n*. 磺酰基, 硫酰基
sulfonylureas *n*. 磺醯脲
sulfoparaldehyde; trithioacetaldehyde *n*. 三聚乙硫醛
sulfophenate; sulfophenylate *n*. ①酚磺酸盐 ②硫酸苯酯
sulfophenol; aseptol *n*. 酚磺酸
sulfoprotein *n*. 硫蛋白
sulfopyretotherapy *n*. 硫发热疗法
sulforicinate *n*. 磺基蓖麻油酸盐
Sulforidazine *n*. 磺达嗪(抗精神病药)
Sulformethoxine *n*. 磺胺多辛(磺胺类药)
sulfosalicylic acid 硫水杨酸

sulfosalt *n*. 硫酸盐
Sulfotep *n*. 硫特普(农药),苏化203(农药),治螟磷(农药),治螟灵(农药)
sulfo-urea *n*. 硫脲
sulfoxide *n*. ①硫氧化物 ②亚砜
sulfoxism *n*. 硫酸中毒
Sulfoxone sodium; Diasone *n*. 硫福宋钠,迪阿宋(4,4-二氨基二苯砜甲醛次硫磺二钠)(抗菌药)
sulfugator *n*. 硫黄卷(熏蒸用)
sulfur(所有格 sulfuris);[拉](缩S)**sulphur** 硫[黄](16号元素)‖ ~ arsphenamine 硫胂凡纳明 / ~ colloid 硫胶体 / ~ compound 硫化合物 / ~ dioxide 二氧化硫 / ~ grundum 硫黄 / ~ hydride;hydrogen sulfide 硫化氢 / ~ iodide 碘化硫 / ~ lotum;washed ~ 洗制硫(精制硫)/ ~ monochloride 一氯化硫 / ~ mustard 硫芥子气 / ~ oxychloride 二氯氧化硫 / ~ tetrafiuoride 四氟化硫 / ~ trioxide; ~ ic acid anhydride 三氧化硫,硫酸酐 / ~ vasogen 硫凡士精(软膏)/ ~, colloidal 胶态硫 / ~, flower of 升华硫,硫华 / ~, hepar; liver of ~ 硫肝,含硫钾 / ~, lac; precipitated ~ 硫乳,沉淀硫 / ~, precipitated 沉淀硫 / ~, roll 硫黄熔条 / ~, soft 软质硫 / ~, sublimed 升华硫 / ~, vegetable; lycopodium 石松子 / ~, washed 洗制硫(精制硫)
sulfuraria *n*. 温泉黄粉
sulfurated; sulfureted *a*. 含硫的
sulfurator *n*. 硫黄熏蒸器
sulfur-containing amino acid 含硫氨基酸
sulfuret; sulfide *n*. 硫化物
sulfuric *a*. 硫磺的;含多量硫磺的 ‖ ~ acid 硫酸 / ~ oxyfluoride 氟氧化硫
sulfurize *v*. 硫化
sulfurous[拉 sulfurosus] *a*. 亚硫的 ‖ ~ acid 亚硫酸 / ~ oxychloride 亚硫酰氯
sulfuryl *n*. 磺酰基,二氧硫基 ‖ ~ fluoride 硫酰氟
sulfydrate; sulfohydrate *n*. 氢硫化物
sulfydryl; sulfhydryl *n*. 硫基,硫氢基
Sulglicotide *n*. 硫糖肽(抗溃疡病药)
Sulicrinat *n*. 磺克利那(利尿药)
Sulindac *n*. 舒林酸(消炎镇痛药)
Sulisatin *n*. 磺酚丁(导泻药)
Sulisobenzone *n*. 舒利苯酮(防晒药)
Sulkowitch's reagent[Hirsh Wolf 美医师 1906 生]萨耳科维奇氏试剂(检悄钙)‖ ~ test 萨耳科维奇试验
sullage; sewage *n*. 污水,污物
Sullivan's test 沙利文氏试验(检尿半脱氨酸)
Sulmarin *n*. 硫马林(止血药)
Sulmazone *n*. 硫马唑(强心药)
Sulmepride *n*. 舒美必利(抗精神病药)
Sulmetozoine *n*. 曲硫秦(抗溃疡病药)
Sulnidazole *n*. 舒硝唑(抗滴虫药)
Suloctidil *n*. 舒洛地尔(血管扩张药)
Sulofenur *n*. 磺氯苯脲(抗肿瘤药)
Sulopenem *n*. 硫培南(抗生素类药)
Sulosemide *n*. 硫塞米(利尿药)
Sulotroban *n*. 硫曲苯(抗凝药)
Suloxifen *n*. 舒洛昔芬(支气管扩张药)
sulph. 硫酸盐,硫酸酯(见 sulphate)
sulph-; sulf- 硫,磺基
sulpha sulphonamide 磺胺类
sulphaemoglobinaemia; sulphemoglobinemia *n*. 硫血红蛋白血
sulphaguanidine *n*. 磺胺胍
Sulphasalazine *n*. 柳氮磺胺吡啶(磺胺类抗菌药,现发现有抗生育作用,可干扰附睾功能,影响精子受精能力)
sulphate; sulfate *n*. 硫酸盐,硫酸酯 ‖ ~, aromatic 芳香硫酸盐 / ~, ethereal; conjugated ~ 挥发性硫酸酯,结合硫酸酯 / ~, inorganic 无机硫酸盐 / ~, neutral 中性硫酸盐
sulphatide *n*. 硫脂[类]
sulphemoglobinemia; sulfhemoglobinemia *n*. 硫血红蛋白血症
Sulphenothiazine Calcium *n*. 磺吩噻嗪钙(抗组胺药)
Sulphetrone; sulfetrone; solasulfone *n*. 苯丙砜(治麻风及结核药)
sulphide; sulfide *n*. 硫化物
sulphinide; saccharin *n*. 糖精
Sulphinyl *n*. 亚磺酰(农药)
Sulphite; sulfite *n*. 亚硫酸盐
sulphmethemoglobin; sulfmcthemoglobin *n*. 硫血红蛋白,硫高铁血红蛋白
sulphocarbolate *n*. 酚磺酸盐
sulpholipid *n*. 硫脂[类]
Sulphonal *n*. 索佛那,二乙眠砜
Sulphonamide *n*. 硫胺类药剂
Sulphonanilid *n*. 磺酰替苯胺(农药)
sulphone; sulfone *n*. ①砜 ②磺基
Sulphonethylmethane; trional *n*. 三乙眠砜,台俄那,眠砜乙基甲烷
Sulphonmethane; sulphonal *n*. 二乙眠砜,索佛那
sulphur; sulfur *n*. 硫[黄](16号元素)‖ ~ tetrafiuoride 四氟化硫
sulphureous *a*. ①硫黄的;含硫的 ②硫黄色的;有硫黄臭味的
sulphuretted; sulfuretted *a*. 含硫的
Sulpiride; dogmatilaiglonyl *n*. 舒必利,舒必林,硫苯酰胺止呕灵(抗精神病药,镇吐药)
Sulprosal *n*. 磺丙柳(消炎镇痛药)
Sulprostone *n*. 硫前列酮(前列腺素类药)
sul-spansion *n*. 磺胺乙噻二唑
sul-spantab *n*. 磺胺乙噻二唑
Sultamicillin *n*. 舒他西林(抗生素类药)
sultan 4B; benzopurpurine 4B *n*. 苯红紫 4B
Sultiame *n*. 舒噻美(抗癫痫药)
Sultopride *n*. 舒托必利(抗精神病药)
Sultosilic Acid *n*. 磺托酸(降血脂药)
Sultroponium *n*. 舒托泊铵(抗胆碱药,解痉药)
sultry *a*. 闷热的,粗暴的
Sulukast *n*. 硫鲁司特(抗过敏药)
Sulverapride *n*. 磺维必利(抗精神病药)
Sulzberger's melanoblastosis 祖兹贝格尔氏成黑素细胞增生病
sum *n*. 总数,全部,概略; *v*. 总计,概括,合计 ‖ ~ of square 平方和 / ~ tal sumat talem[拉]服用同量
sum. sumat or sumendus or same[拉]服用,应服用的 / summary 提要
sumac; sumach 漆树(属植树)‖ ~, fragrant; Rhus aromatica 香葛藤 / ~, swamp; Rhus venenata; poison ~ 美国毒漆
Sumacetamol *n*. 舒马他莫(解热镇痛药)
Sumarotene *n*. 舒马罗汀(角质软化药)
Sumatriptan *n*. 舒马普坦(5-羟色胺受体激动药)
sumbul[阿拉伯] *n*. 麻香树根,五福花根
Sumetizide *n*. 舒美噻嗪(利尿药)
sumintimprans.[拉]空腹时服(见 sumtur inter impransum)
summarize *v*. 概述,摘要而言
summary *n*. 摘要,概要 *a*. 摘要的,简略的
summating potential 总合电位
summation[拉 summa total] *n*. 总和,总合 ‖ ~, central 中枢[性]总和 / ~, quantal 量总和 / ~ of stimuli 刺激总和 / ~, successive 相继总和 / ~, wave(收缩)波总和
summational *a*. 总和的,总合的
summer *n*. 夏季
Summerson-Barker method 萨—巴二氏法(检血乳酸)
summit *n*. 顶
summon *v*. 召唤,召集,振奋
Sumner's method[James Batcheller 美生物化学家 1887—1955]萨姆纳氏法(检尿糖)
Sumner-Somers method 萨—桑二氏法(制磷酸葡萄糖)
sumo *n*. 相扑
sump *n*. 污水坑,水坑,机油箱
sumpender *n*. 悬,吊带,悬吊器
sump-ulcer *n*. 坑穴样溃疡
SUN serum urea nitrogen 血清尿素氮 /Symblos, Units and Nomenclature Commission 符号、单位与命名法委员会(国际理论和应用物理学联合会)
sun *n*. 太阳,阳光 ‖ ~ compassorientation 太阳罗盘定向 / ~ ergy; ~ energy 太阳能 / ~ red 日光红 / ~ scorch 日灼病,太阳光灼伤
Sunagrel *n*. 舒那格雷(抗凝药)
Sunary surf clam shell *n*. 珂[动药]
sun-bath *n*. 日光浴
sun-bathing *n*. 日光浴
sunburn *n*. 晒斑,晒伤
Suncillin *n*. 森西林(抗生素类药)
suncompass *n*. 太阳罗盘 ‖ ~ theory 太阳罗盘学说
sundae *n*. 圣代
Sunday *n*. 星期日 ‖ ~ Canyon bunyavirus 星期日狭谷本扬病毒 / ~ Canyon virus 星期日狭谷病毒
sundathelphusa philippina 菲律宾异他束腹蟹
sunder *v*. 切开,分离
Sundew *n*. 茅膏菜(属植物)
sundries *n*. 杂货;杂物
sundry *n*. 杂物,杂事

Sun-fever; dengue *n*. 登革热
Sunflower *n*. [植药] 向日葵花 ‖ ~ mosaic virus(Uppal)向日葵花叶病毒 / ~ pith [植药] 向日葵茎髓 / ~ Receptacle [植药] 向日葵花托 / ~ root [植药] 向日葵根 / ~ seed [植药] 向日葵子 / ~ virus(Sheffield et KUL-karni)向日葵病毒
sung sing 的过去分词
sunk *v*. 沉落 ‖ ~, counter 钉孔,钻孔[牙]
sunken *a*. 沉没的;水中的
Sunlight *n*. 日光,太阳光 ‖ ~, artificial 人工太阳光
sunnbemp mosaic tobsmovirus 菽麻花叶烟草花叶病毒
sunny *a*. 阳光充足的,辉耀的
Sunray surfclam *n*. [植药] 凹线蛤蜊
sun-red corn *n*. 日光红玉米
sunscreen *n*. 遮光剂,遮光帘
sunshine *n*. 阳光,光明,晴天 *a*. 愉快的,乐天的
sunspot cycle 黑子周
sunstroke *n*. 日射病,中暑,灼伤
SUNY State University of New York 纽约州立大学[美] / Svedberg unit 斯维德伯格单位(参见 S)
SUO the Society of University Otolaryngologists 大学耳鼻喉科学家学会
Suonymus laxiflorus Champ. [拉,植药] 疏花卫矛
sup- [拉] 前缀;意为"下","少"
sup cit [拉] 引证如上,如上所述(见 supra citato)
sup. superficial 表面[性]的 /superior 上的 /supination 仰卧 / superscript 处方标记 / supplement 副刊;增刊 / supply 电源,供电 / suppository 栓剂 /suppressor bed 遏抑器床(色谱法) /suppressor grid 遏制栅极(电子管)
suparrangement *n*. 次级排列
super *a*. 超(过)[级]的,最高[级]的 ‖ ~ antigen 超抗原 / ~ audible frequency 超声频率 / ~ converter 超外差变频器 / ~ emitron 超光电摄像管 / ~ gain 超增益 / ~ laser 高能激光器 / ~ ovary 上位子房 / ~ soft x-ray 超软性 X 射线 / ~ spiral 超螺旋
super- [拉;词头] 在……上,过多,超出,优于,再……
superabduction; hyperabduction *n*. 外展过度
superable *a*. 可以胜过的,可征服的
superabound *v*. 足够有余,有余
superabundant *a*. 过多的,有余的
superacid *a*. 过酸的
superacidity *n*. 酸性过度
superacromial *a*. 肩峰上的
superactinides *n*. 超锕系元素
superactivity; hyperactivity *v*. 活动性强
superacute *a*. 超急性的
superadd *v*. 再加上;添加
superaddition *n*. 追加;添加物
superaddltivity *n*. 超加性
superalbal *a*. 白质的(脑)
superalbuminosis *n*. 白蛋白过多
superalimentation; gavage *n*. 超量营养法,强饲法,管饲法
superalkalinity *n*. 碱性过度
superannuate *v*. 因落后于时代而废除;勒令退学
superantiferromagnefism *n*. 超反铁磁性
superaudio *n*. 超声频
superb *a*. 堂堂的,华丽的
supercallosal *a*. 胼胝体上的
supercapister *n*. 超阶跃变容二级管
supercarbonate; bicarbonate *n*. 重碳酸盐,碳酸氢盐
supercentral *a*. ①中心上的 ②中央沟上的
supercentrifuge *n*. 超速离心机
supercerebellar *a*. 小脑上部的
supercerebral *a*. 大脑上部的
supercharge *v*. 增加负荷;增压
super-chlorinatioll *v*. 过量氯消毒
supercilia (单 supercilium)[拉] *a*. 眉的
superciliary [拉 superciliaris] *a*. 眉的 ‖ ~ ridge 眉脊
supercilium (复 supercilia)[拉]; **eyebrow** *n*. 眉
supercision *n*. 包皮上切术
superclass *n*. 总纲[分类学]
supercoil *n*. ①超螺旋 ②超外差线圈
super-coiled DNA 超螺旋化的 DNA
supercold *a*. 过冷的
supercolossal *a*. 极巨大的
supercomputer *n*. 巨型[电子]计算机
superconducting *a*. 超导(体;电)的 ‖ ~ bolometer 超导体电阻测温计 / ~ magnet 超导磁体 / ~ molecule 超导分子 / ~ quantum interferencedevice 超导量子干涉装置 / ~ state 超导态
superconduction *n*. 超导性
superconductive *a*. 超导[电]的
superconductivily *a*. 超导性(率),超导[电]性
superconductor *n*. 超导体
superconscious *a*. 超意识的,知觉特别灵敏的
supercool *v*. 过度冷却
supercoolled *a*. 过度冷却的
supercosmotron *n*. 超高能粒予加速器
supercritical *a*. 超临界的
supercriticality *n*. 超临界性,超临界状态
supercurrent *n*. 超[导]电流 ‖ ~ accelerator 超强流加速器
superdelocalizability *n*. 超非定域性
superdicrotic; hyperdicrotic *a*. 强二波[脉]的
super-digits *n*. 发光二极管
superdip *n*. 超倾磁力仪,超灵敏磁倾仪
superdistention; hyperdistension *v*. 膨胀过度
superdominance *n*. 超显性
superduct *v*. 上转,上举
superduction *n*. 上转,眼上转
superdural *a*. 硬膜上的 ‖ ~ terminal branch of radial nerve 桡神经浅支
super-ego *n*. 超我,超自我
superelectron *n*. 超导电子
superemitron *n*. 超光电摄像管 ‖ ~ camera 超光电摄像机
superenergy *n*. 超高能量
supererust *n*. 表层
superevacuation *n*. 高度排空
superexcitation [super- + 拉 excitatio excitement] *n*. 兴奋过度
superextended *a*. 伸展过度的
superextension *n*. 伸展过度
superf- [拉 super above 在上] *n*. & *ad*. ①上,在上 ②过度,高度
superfamily *n*. 总科[分类学]
superfatted *a*. 脂肪过多的,多脂的
superfecundation *n*. 同期复孕(指卵)
super-female *n*. 超雌[性](具有 3 条或 3 条以上 X 染色体的个体,人类的 47,XXX 综合征,即属于超雌个体)
superfetation; superfoetation *v*. 异期复孕(指卵),第一个胎儿已在子宫内发育时,第二个胎儿又开始发育
superfibrination *n*. 血纤维蛋白过多
superficial *a*. 浅的,表面的 ‖ ~ applicator 表面施用器,浅层施用器 / ~ cervical artery 颈浅动脉 / ~ cervical vein 颈浅静脉 / ~ circumflex iliae vessel 旋髁浅血管 / ~ echo 表面回声 / ~ facia 脂膜,浅筋膜 / ~ inguinal lymph nodes 腹股沟浅淋巴结 / ~ inguinal ring 腹股沟管外环,腹股沟管皮下环 / ~ middle cerebral vein 大脑浅中静脉 / ~ muscle 表层肌 / ~ palmar arch 掌浅弓 / ~ palmar branch of radial artery 桡动脉的掌浅支 / ~ reflex 表层反射,浅层反射 / ~ sensation 浅感觉 / ~ temporal artery 颞浅动脉 / ~ temporal vessel 颞浅静脉 / ~ therapy apparatus 浅层 X 线治疗机 / ~ therapy 浅层治疗 / ~ transverse pnetacarpal ligament 掌侧浅横韧带 / ~ x-ray 浅层 X 线,表面 X 线 / ~ x-ray therapy 浅层 X 线疗法 / ~ x-ray treatment 浅层 X 线治疗
superficial *a*. 表[面]的
superficialis [拉](superficial) *n*. 浅的,表面的 ‖ ~ colli 颈浅神经 / ~ volae 掌浅支(动脉)
superficies [拉] *n*. 表面
superfine *a*. 超细的 | ~ endoscope 超细型内镜
superfissure *n*. 浅裂
superfiuidity *n*. 超流动性
superflexion *v*. 屈曲过度
superfluidity *n*. 超流动性,超流态
superfluous *a*. 多余的,过剩的
superfoetation; superfetation *n*. 多胎
superfractionation *n*. 超分割 ‖ ~ radiation therapy 超分割放射治疗
superfrequency *n*. 超高频
superfrontal *a*. 额上的
superfunction *n*. 机能亢进
superfuse *v*. [使]过冷
supergain *v*. 超增益
super-gene *n*. 超基因
supergenual *a*. 膝上的
supergingival *a*. 龈上的
supergranulation *n*. 超粒化,超细粒的形成
supergravity *n*. 超引力,超重力

supergyre *n*. 上回,浅回
super-hard x-ray *n*. 超硬性 X 射线
superheated *a*. 过度加热的
superhelix; coiled coil, supercoil structure *n*. 超螺旋(卷曲的螺旋,超卷曲结构)
superheterodyne spectrometer *n*. 超外差分光计
super-iconoscope *n*. 超光电摄像管
superimmune serum 超免疫血清
superimpose *v*. 添加;双重
superimposed *a*. 迭合的‖～ image 叠置图像
superimposition *v*. 重叠,叠加 ‖ ～ cystography 重叠膀胱造影[术]
superimpreganation *n*. 复孕(同期或异期)
superinduce *v*. 重复诱导
superinduction *n*. 超诱导
superinfection *v*. ①多次感染 ②超数感染‖～ immnunity 超感染免疫性
superintend *v*. 指挥,管理,监督
superintendent *n*. 监督人,管理人,所长
superinvolution; hyperinvolution *v*. 复旧过度‖～ of uterus 子宫复旧过度
superior [拉 upper; neut. Superius] *a*. 上(部,面,级)的‖～ cavogram 上腔静脉造影[照]片 / ～ cavography 上腔静脉造影[术]/ ～ colliculus 上丘 / ～ gastrointestinal endoscopy 上消化道内镜检查 / ～ mesenteric angiography 肠系膜上动脉造影[术]/ ～ olivary complex 上橄揽体 / ～ vena cava 上腔静脉
superiority *n*. ①优越[性];优势;超越;优秀 ②(定语)自尊感;优越感心优越情绪;自傲情绪
superl. 最高级;最上的(见 superlative)
superlactation; hyperlactation; hypergalactia *n*. 泌乳过多
superlaser *n*. 高能激光器
superlattice *n*. 超点阵,超格子
superlethal *a*. 超致死量的
superligamen (super- + 拉 ligamen bandage)固定绷带
supermale *n*. 超雄
super-male *n*. 超雄[性]
supermaxilla *n*. 上颌骨
supermdiation *n*. 超辐射,过辐射
supermedial *a*. 中部上的
supermicroscope *n*. 电子显微镜
supermolecule *n*. 超分子
supermoron *n*. 半痴愚者,轻痴愚者
supermotility *n*. 运动过度
super-mule *n*. 超雄性
supermutagen *n*. 高效诱变剂
supernatant [super- + 拉 natare to swim] *a*. & *n*. ①(浮上)上层的 ②上层清液
supernate *n*. 上层清液
supernatural *a*. 超自然的
supernidation [super - + 拉 nidus nest]; **hypernidation** *v*. 着床过度(月经蜕膜增生过度)
super-noction *n*. 超电子倍增硅靶视像管
supernormal *a*. 非凡的,异于寻常的,超常的,逾常的‖～ region 超常期
supernova *n*. 超新星
supernumerary [拉 supernumerarius] *a*. 多余的,额外的‖～ chromosome 多余的染色体 / ～ nuclei 超数[精]粒 / ～ oviduct(or tube)额外输卵管(输卵管先天异常)
supernutrition; hypernutrition *n*. 营养过多,滋养过多
superoccipital *a*. 枕骨上部的,后头上的
superoder *n*. 总目
superofrontal; superfrontal *a*. 额上的
supero-inferior *a*. 上下的
superolateral *a*. 上外侧的
superorder *n*. 总目[分类学]
superorthicon *n*. 超正析像管
superovulation *n*. 超数排卵
superoxide; peroxide *n*. 过氧化物‖～ anion(-O)超氧负离子 / ～ dismutase, SOD 超氧化物歧化酶
superoxidized *a*. 过[度]氧化的
superoxygenation *n*. 充氧过度
superpalite; diphosgene *n*. 双光气,聚光气,氯甲酸三氯甲酸三氯甲酯(毒气的一种)
superparamagnetism *n*. 超顺磁性
superparasite; hyperparasite *n*. 重寄生物(寄生于寄生虫的寄生物)
superparasitic *a*. 重寄生的
superparasitism *n*. 重寄生(现象)
superpetrosal *a*. 岩上的
superphosphate *n*. 重磷酸盐
superpigmentation *n*. 色素沉着过度
superpose *v*. 放在上面,重叠
superposition *n*. 重迭‖～ eye 重叠象眼
superpower *n*. 高功率激光器
superprecipitation *n*. 超沉淀作用
superprecision *n*. 极精密,高精密度
superprofit *n*. 超额利润
superproton *n*. 超高能质子,超(质)子
superradiance *n*. 超发光,超辐射
super-reduction *n*. 超减数
superrefraction *n*. 超折射
super-regeneration; hyper-regeneration *n*. 再生过度
super-resolution *n*. 超分辨
supers supersaturated *a*. 过饱和的
supersalt *n*. 过酸盐
supersaturate *v*. 使过饱和
supersaturated *a*. 过饱和的‖～ solution 过饱和溶液
supersaturation *n*. 过饱和
superscript *n*. 上标
superscroption [拉 superscroptio] *n*. 标题,姓名住址,题名,外方标记,取
supersecroetion *v*. 分泌过多
supersede *v*. 代替,取代
supersedent *n*. 减病药(部分治愈或防止疾病的药物)
superselective *a*. 超选择[性的]‖～ angiography 超选择性血管造影[术]/ ～ arteriography 超选择性动脉造影[术]/ ～ catheterization 超选择性插管[法]/ ～ embolization 超择性栓塞 / ～ infusion 超选择滴注 / ～ technique 超选性技术 / ～ cystic arteriography 超选择性胆囊动脉造影[术]
supersensitive *a*. 过敏的,过敏性
supersensitization; hypersensi-tization; *n*. 促过敏作用
supersensitizer *n*. 超增敏剂
superseptal *a*. 隔上的
supersession *n*. 取代,废弃
supersex *n*. 超雄或超雌
supersoft *a*. 超软性的(射线)
supersolenoid *n*. 超螺线管
supersonic; ultrasonic *a*. 超声的‖～ amplifieation 超声放大 / ～ detector 超声探测器 / ～ echo sounder 超声回探测器 / ～ frequency 超声频率 / ～ generator 超声波发生器 / ～ jet 超声速射流 / ～ range 超声波段 / ～ relay 超声继电器 / ～ sound 超声 / ～ sounding 超声探测,超声测距,超声[波]探测法 / ～ speed 超声速 / ～ therapy 超声疗法 / ～ velocity 超声速 / ～ vibration 超声振动 / ～ wave 超声波
supersonics *n*. ①超声波 ②超声波学,超高频声学
supersound *n*. 超声
superspecies *n*. 超种
supersphenoid *a*. 蝶骨上的
superspinatus *n*. 肱骨伸肌(曾)
superspiral *n*. 超螺旋
superstandard *a*. 超标准的
superstition *n*. 迷信
superstrain *n*. 超应变
superstructure *n*. 上层结构,超结构
supersulcus; superfissure *n*. 浅沟,浅裂
super-suppressor *n*. 超抑制因子
supertemplete *n*. 超级模板
supertemporal *a*. 颞上的
supertension; extreme tension *n*. 张力过度,紧张过度
supertetation *n*. 异期复孕(排卵)捧卵过速
superthreshold *n*. 超阈值
supertwist *v*. 超扭曲
supervene *v*. 附加,并发
supervenosity *v*. (血液)表静脉性过度
supervention *v*. 附加,并发
superversion; sursumversion *v*. 上转
supervirulent *a*. 超毒力的
supervise *v*. 监督,管理,指导
supervision *n*. 监督
supervital *a*. 生命力增高的‖～ gene 超生活力基因 / ～ staining 超活染色
supervitaminosis; hypervitaminosis *n*. 维生素过多症

supervoltage *n*. 超电压,高电压‖ ~ beam 高能线束,超高压线束 / ~ equipment 超高压装置 / ~ irradiation 超高压照射,高能[线束]照射 / ~ movling-field therapy 高能射线移动野治疗 / ~ radiation 高能辐射,超高压辐射
superweak luminescence 翅微弱发光
supinate *v*. ①仰卧 ②旋后(上下肢)
supination [拉 supinatio] *n*. ①仰 ②卧后
supinator [拉] *n*. 旋后肌‖ ~ longus; musculus brachioradialis 肱肌
supine [拉 supinus] *a*. ①仰卧的 ②旋后的‖ ~ cross-table lateral 仰卧水平线束侧位 / ~ decubitus view 仰卧位观 / ~ oblique chest radiography 斜仰卧脚部 X 线摄影[术]/ ~ position 仰卧位 / ~ radiography 仰卧位 X 线摄影[术]/ ~ view 仰卧位观
suplago-albumin; suplagaloumin [拉 sus swine + plaga plague + a; bumin] *n*. 猪疫白蛋白
suplagotoxin [拉 sus swine + plagaplague + toxin] *n*. 猪疫毒素
Suplatast Tosilate 甲磺司特(抗过敏药)
Supp ①增刊 ②副刊 ③附录 ④补遗(见 suppl supplement)
Supp suppository 坐药,栓剂,塞药 / supplementary 附加的;补充的;补遗
suppedaneous *a*. 足底的
suppedania [拉 sub under + pes foot] *n*. 足底贴用药
supper *n*. 晚餐
suppessors *n*. 抑制子
supple[1] *a*. ①柔软的,易弯曲的 ②(动作等)轻快的;柔顺的 ③(思想等)反应快的 ④顺从的;巴结的
supple[2] *v*. ①使柔软 ②使顺从,使顺服 ③变柔软,变柔和,变柔顺(拉丁语 supplex, humble)
supplement *n*. 补充,附加
supplemental *a*. 补充的,补足的,追加的‖ ~ irradiation 附加照射 / ~ factor 补加因子 / ~ gene 补加基因 / ~ illumination 辅助光照 / ~ pollination 辅助授粉 / ~ medium 补给性培养基
supplicate *v*. 恳求,哀求,恳请
supplrmentary *a*. 补充的,补足的
supply *v*. & *n*. 供给,分布‖ ~ frequency 电源频率 / ~ magazine 供片盒 / ~, air 空气供给 / ~, blood 血[液]供给 / ~, dual water 双管给水 / ~, heat 供热 / ~, nerve 神经分布 / ~, water 给水
support *v*. 支持 *n*. ①支柱,支持器,托 ②脚凳‖ ~ group 支援小组,支持小组 / ~, Abee's 阿贝氏支持器(胸部支持器,用于心动过速)/ ~, breast 乳房托 / ~, cantilever 单端支持[牙]/ ~, engine arm 机臂支持[牙]/ ~, flat-foot 扁平足托 / ~, knee 膝支持器 / ~, leg; leg-holder 下肢支持器 / ~, movable 可动支架,可动支座 / ~, pelvic 骨盆托 / ~, root 根支持[牙]/ ~, spinal 脊柱支持器
supported reagents 附着试剂
supporting cell 支持细胞
supporting facility 支持装置
supporting film 载膜(超薄切片),支持膜
supportor *n*. 支架
supports *n*. 载体
suppos suppository 坐药,栓剂,塞药
supposable *a*. 可想象得到的
supposal *n*. 假设或想象的行为;假定
suppose *v*. 推想,假设,以为
supposed *a*. 假定的;假像的
supposition *n*. ①想象;推测;假定 ②被假定的事物 ③假定;推想
suppositoria (单 suppositorium)[拉] *n*. 栓剂
Suppositories Wade's 韦德氏栓(一种尿道栓)
suppositorium (复 suppositoria);[拉] **suppository** *n*. 栓剂‖ ~ acidi tannici 鞣酸栓 / ~ belladonnae 真茄栓 / ~ benzocaini 苯佐卡因栓 / ~ bismuthi subgallatis compositum 复方次没食子酸秘栓 / ~ glycerini 甘油栓 / ~ glycerini saponatum; glycerin soap suppositories 肥皂甘油栓 / ~ glycerini 甘油栓 / ~ ichthammolis 鱼石脂栓 / ~ iodoformi 碘仿栓 / ~ nutriens 营养栓 / ~ plumbi cum opio 鸦片铅栓 / suppository, boroglycerin 硼酸甘油栓 / suppository, lead, compound 复方铅栓 / suppository, morphine 吗啡栓 / suppository, phenol 石炭酸栓(酚栓)/ suppository, rectal 肛门栓 / suppository, vaginal, medicated 阴道药栓
suppress *v*. 镇压,使……止住,禁止
suppressant *a*. 阻抑的 *n*. 阻抑剂,抑制药
suppression [拉 suppressio] *n*. 制止,遏抑,抑制‖ ~ filter 抑制滤波器 / ~ of image 成像抑制 / ~ of lactation 退奶 / ~ of menses 经闭 / ~ of urine 无尿,尿闭 / ~ pulse.抑制脉冲 / ~ scintiscan 抑制性闪烁扫描
suppression; Frameshitft suppression *n*. 校正抑制(移码校正抑制)
suppressive *a*. 抑制的
suppressor *n*. ①遏抑器 ②抑制因子 ③抑制基因,校正基因‖ erythropoiesia ~ 红细胞生成抑制素 / nonsense ~ 无义[突变]抑制基因 / ~ electrode 抑制电极 / ~ gene 抑制基因;校正基因 / ~ grid 抑制栅 / ~ mutant 抑制基因突变型 / ~ mutation 抑制基因突变 / ~ pulse 抑制脉冲 / ~ T lymphocyte(Ts)抑制性 T 淋巴细胞。/ ~, negative half-cycle 负波遏抑器 / ~, surge 突波遏抑器
suppurant [拉 suppurans] *a*. ①化脓的 ②催脓剂
suppurantia [拉 maturantia] *n*. 催脓剂
suppurate *v*. 化脓
suppuration [拉 sub under + puris pus] *n*. 化脓‖ ~, alveodental; pyorrhea alveolaris 牙槽化脓,牙槽脓溢 / ~, pericemental 牙周膜化脓
suppurative *a*. 化脓的‖ ~ pyelitis 化脓性肾盂炎 / ~ tonsillitis 化脓性扁桃体炎
supra- [拉 supra above 在上] 在上,上
supra cit supracitato [拉] *v*. 如上所述
supra-acoustic (frequency) *n*. 超声频率
supra-acromial *a*. 肩峰上的
supra-acromiohumeralis (deltoideus) *n*. 三角肌
supra-anal *a*. 肛门上的
supra-auricular *a*. 耳上的
supra-axillary *a*. 腋上的
suprabuccal *n*. 颊上
supracellular *a*. 超细胞的‖ ~ components 超细胞组成
supracerebellar *a*. 小脑上的
supracerebral *a*. 大脑上的
supracervical hysterectomy; supravaginal hysterectomy 颈上式子宫切除术(阴道上子宫切除术)
suprachiasmatic nucleus(SCN) 交叉上核下丘脑中的核,分泌催产素和加压素
suprachoroid *a*. 脉络膜上的
suprachoroidea; ectochoroidea; suprachoroid lamina *n*. 脉络膜上层,脉络膜外层
supraciliary; superciliary *a*. 眉的
supraclavicular *a*. 锁骨上的
supraclavicularis [拉] *n*. 锁骨上肌
supraclavicularregion *n*. 锁骨上区
supraclusion; supra-occlusion *n*. 超,超咬合
supracommissure; xommissura habenularum *v*. 上连合,缰连合
supraconduction *n*. 超导
supraconductivity *n*. 超导性
supraconductor *n*. 超导体
supracondylar *a*. 髁上的
supracondyloid; supracondylar *a*. 髁上的
supracostal *a*. 肋上的,肋外的
supracotyloid *a*. 髋臼上的
supra-cpitrochlear *a*. 肱骨内上髁上的
supracranial *a*. 颅上的
supradiaphragmatic *a*. 膈上的
supradural *a*. 硬膜上的
supraenotropic *a*. 促肾上腺的
supra-epicondylar *a*. 上髁上的
supraglenoid *a*. 关节盂上的
supraglottic *a*. 声门上的
suprahepatic *a*. 肝上的
suprahyoid *a*. 舌骨上的
suprainfection *n*. 重复感染
supra-inguinal *a*. 腹股沟上的
supralethal irradiation 超致死[剂量]照射
supraliminal *a*. 阈上的
supralumbar scopoliae 东莨菪栓
supramalleolar *a*. 踝上的
supramammary *a*. 乳房上的,乳腺上的
supramandibular *a*. 下颌上的
supramarginal *a*. 缘上的
supramastoid *a*. 乳突上的
supramaxilla [supra- + 拉 maxillajaw] *n*. 上颌骨
supramaxillary *a*. ①上颌的 ②上颌上的
supramaximal *a*. 超大的,最大度以上的
suprameatal *a*. ①口上的,道上的(尤其尿道口上的) ②颏上的
supramesocolic *a*. 结肠系膜上的‖ ~ opaque peritoneography 肠系膜上的阳性造影剂腹腔造影[术]
supramolecular chemistry 超分子化学
supranasal *a*. 鼻上的

supraneural *a*. ①神经上的 ②神经轴上的
supranin *n*. 肾上腺素
supranuclear *a*. 核上的
supra-occlusion; **supraclusion** *n*. 超,超咬合
supra-ocular *a*. 眼球上的
supraomphalodymia [supra + 希 omphalos mavel + didymos twin] *n*. 上脐部联胎畸形
supra-operon control 超操纵子控制
supraoptic nucleus (SON) 视上核复盖每个卵巢表面的薄层上皮
supra-optimal *a*. 超最适的,最适度以上的
supra-optimum *n*. 超最适度(指温度)
supra-orbital *a*. 眶上的
suprapatellar *a*. 髂上的
suprapelvic *a*. 骨盆上的
supraperiodic *a*. 超周期的
suprapineal *a*. 松果体上的
suprapituitary *a*. 垂体上的
suprapontine *a*. 脑桥上的,脑桥上部的
suprapubic *a*. 耻骨弓上的 ‖ ~ needle voiding cystourethrography 耻骨上(穿刺)排尿式膀胱尿道造影[术]/ ~ prostatectomy 经耻骨上前列腺摘除术
suprapubic *a*. 耻骨上的
suprarenal *a*. ①肾上的 ②肾上腺的 ③副肾的 *n*. 副肾 ‖ ~ angiography 肾上腺血管造影[术]/ ~ phlebography 肾上腺静脉造影[术]/ ~ venons 肾上腺静脉
suprarenalectomy *n*. 肾上腺切除术
suprarenalemia [suprarenal + 希 haima blood + -ia] *n*. 肾上腺素血
suprarenaline; **epinephrine** *n*. 肾上腺素
suprarenalism *n*. 肾上腺机能障碍
suprarenalopathy [suprarenal + 希 pathos disease] *n*. 肾上腺(机能障碍)病
suprarenatism *n*. 肾上腺功能障碍
suprarene *n*. 肾上腺
Suprarenin *n*. 肾上腺素[商名]
suprarenogenic *a*. 肾上腺原的
suprarenoma *n*. 肾上腺瘤
suprarenopathy; **suprarenalopathy** *n*. 肾上腺(机能障碍)病
suprarenotropic *a*. 促肾上腺的
suprarenotropism *n*. 促肾上腺性
suprascapular *a*. 肩胛上的
suprascleral *a*. 巩膜外的
suprasellar *a*. 蝶鞍上的 ‖ ~ disease 蝶鞍疾病(肿瘤或损伤)
supraseptal *a*. 隔上的
supra-soccipital *a*. 枕骨上的,后头上部的
suprasonics; **ultrasonics** *n*. 超声[波]学
supraspinal *a*. ①棘上的 ②脊椎上的
supraspinalis [拉] *n*. 棘上肌
supraspinatus [拉] *n*. 冈上肌
supraspinous *a*. 棘上的,棘突上的
suprastapedial *a*. 镫骨上的
suprasternal *a*. 胸骨上的 ‖ ~ thoracic aortography 胸骨上(穿刺)胸主动脉造影[术]
suprasterol *n*. 超甾醇,过照甾醇,过照固醇
suprasylvian *a*. 大脑侧裂上的
suprasymphysary *a*. 耻骨联合上的
supratemporal *a*. 颞上的
supratentorial *a*. 幕上的
suprathoracic *a*. 胸廓上的
suprathreshold *a*. 阈上[的] ‖ ~ excitatign 阈上兴奋
supratonsillar *a*. 扁桃体上的
supratrochanteric *a*. 转子上的
supratrochlear *a*. 滑车上的
supraturbinal *n*. 上鼻甲(骨)
supratympanic *a*. 鼓室上的
supratype *n*. 超单倍型
supra-umbilical *a*. 脐上的
supravaginal *a*. ①鞘上的 ②阴道上的
supravalvular aortic stenosis 主动脉瓣上狭窄
supraventricular *a*. 室上的 ‖ ~ tachycardia, SVT 室上性心动过速
supraverge *v*. 上转
supravergence *n*. 上转,眼上转 ‖ ~, right 右眼上转
supraversion *v*. 超错位
supravestibular *a*. 前庭上的 ‖ ~ annular shadow(胃食管)前庭上环形影
supravital *n*. 体外活体的,超活体的 ‖ ~ staining 体外活体染色
supraxiphoid *a*. 剑突上的
supre- 前缀,意为"上"(来自拉丁语)
supreme *n*. 至高,霸权 *a*. 至高的,终极的,极端的
supremely *ad*. 无上地;崇高地
Suproclone *n*. 舒普罗酮(安定药)
Suprofen *n*. 舒洛芬(消炎药)
supro-obiquus [拉] *n*. 上斜肌[眼]
Supt 管理人(见 superintendent)
sur surcharged 超负荷的 / surgery 外科;外科手术 / surplus 过剩 / survey 调查;测量
sur- [法 sur above 上,过度] ①上,在上 ②过度
sura [拉] *a*. 腓肠的,小腿肚
sural *a*. 腓肠的,小腿肚的
suralimentation; **superalimentation** *n*. 超量营养法,强饲法
Suramin *n*. 苏拉明(抗维虫药) ‖ ~ sodium; Fourneau 苏拉明(抗锥虫药)
surcharge *n*. 装载过多,额外费
surcingle [拉 super over + cingulum belt] *n*. 纹状体尾(尾状核后端)
surculose *a*. 具根出条的
surculus *n*. 吸枝
surdimutism; **draf-mutism** *n*. 聋哑症
surditas [拉] *v*. 聋 ‖ ~ verbalis 辨语聋
surdity; **surditas**, **anacusia**, **deafness** *n*. 聋
surdomute [拉 surdus deaf + mutus mute] *a*. & *n*. ①聋哑的 ②聋哑者
surdomutitas; **deaf-mutism** *n*. 聋哑症
sure *a*. 确信,必然的,必定的 *ad*. 当然,确实地,无疑地
Sure. Cli n. N. Amer. 北美外科临床学(见 Surgical Clinics of Nonth America)
surecide *n*. 苯腈磷
surely *ad*. 的确地,安全地
sureness *n*. 确实,踏实,安全
surexcitation [拉 super over + excitation] *v*. 兴奋过度
Surf surface 表面 / surfactant surface active agent 表面活性剂
surface [拉 facies] *n*. 面,表面 ‖ ~ active agents 界面活性剂 / ~ activity 表面活性 / ~ anesthesia 表面麻醉 / ~ antigen 表面抗原(病毒、细菌、寄生虫等在免疫学上重要抗原之一,来自病毒、细菌、寄生虫的表膜)/ ~ blemish 表面缺陷 / ~ coil MR 磁共振表面线圈 / ~ electrode 表面电极 / ~ exclusion 表面排斥 / ~ growth 面增长 / ~ immunoglobulin 表面免疫球蛋白 / ~ irradiation 表面照射 / ~ lgm 表面免疫球蛋白 M / ~ mold therapy 表面模治疗 / ~ mold 表面模型 / ~ papilloma 卵巢表面乳头状瘤 / ~ plasmon resonance SPR 表面薄膜共振技术 / ~ Projection 表面投影 / ~ remodeling 表面再造 / ~ replica 表面复本(电子显微镜术)/ ~ tension 表面张力 / ~ wave 面波 / lymphocyte ~ 淋巴细胞表面免疫球蛋白 / subocclusal ~ 次咬合面 / ~, approximal; proximal ~ 邻面 / ~, axial 轴面 / ~, bakelite 电木面 / ~, buccal 颊面 / ~, commissural 连合面 / ~, contact 接触面 / ~, distal 远中面 / ~, dorsal 背面 / ~, epithelium 表面上皮 / ~, extensor 伸面,伸肌面 / ~, facial 颜面 / ~, fixation 注视面 / ~, flexion; flexor ~ 屈面,屈肌面 / ~, fracture 折断面 / ~, glenoid 关节盂面 / ~, inner 内表面(皮)/ ~, isocount 等数面 / ~, isodose 等量面 / ~, labial 唇面 / ~, lingual 舌面 / ~, lower 下面,下表面(叶)/ ~, masticatory; occlusal ~ 合面,咬合面 / ~, mesial 近中国 / ~, morsal; occlusal ~ 合面,咬合面 / ~, occlusal 合面,咬合面 / ~, outer 外表面(皮)/ ~, outer enamel 采质外表面 / ~, proximal 邻面 / ~, respiratory 呼吸面 / ~, tentorial 小脑幕面 / ~, under 下表面(叶)/ ~, upper 上表面(叶)
surface-active *a*. 表面活性的
surface-mounted microphone 皮表微音器
surface-spread method 表面展开法
surfactant *n*. 表面活性剂,表面活化剂(出现于新生儿肺中的脂蛋白,通过影响表面张力使肺泡充盈)
surfactants 即 surface active agents
surfboard linac 直线加速器,波导加速器
surfeit *n*. 马麻疹
Surfen *n*. 苏尔芬(合成脲制剂,防腐剂的[商名])
surficial *a*. 地面的
Surfofmer *n*. 舒福姆(降血脂药)
Surg surgeon 外科医师,军医 / surgery 外科;外科手术(亦作 sur) / Surgery 外科学(杂志名)
Surg Comdr 海军中校军医(见 Surgeon Commander)
Surg Gen 军医局局长;外科主任(见 Surgeon General)
Surg Hosp 外科医院(见 Surgical Hospital)
Surg Maj 少校军医(见 Surgeon Major)
Surg Neurol Surgical Neurology 外科神经学(杂志名)
Surg. Gynec. Obstet 外科学、妇产科学(见 S. G. O. Sunrgery, Gy-

naecology and Obstetrics)
surge *v*. 波动,涌起,浪涌 ‖ ~ center 被动中心下丘脑中的一个区,控制女性 LH 黄体生成素的被动
surgeon [拉 chirurgio;法 chirurgien] *n*. 外科医师 ‖ ~ general 军医署长[美国];军医监[美国]/ ~, army 外科军医 / ~, assistant 外科助理医师 / ~, assistant, acting 代理外科助理医师 / ~, assistant, passed 合格外科助理医师 / ~, attending; visiting ~ 外科主治医师 / ~, aural 耳外科医师 / ~, barber 外科理发师(从前能施行外科治疗的理发师)/ ~, consulting 外科顾问医师 / ~, contract; acting assistant ~ 订约军医,代理外科助理医师 / ~, dental 牙外科医师 / ~, flight 航空军医 / ~, house; resident ~ 外科住院医师 / ~, plastic 成形外科医师,整形外科医师 / ~, resident 外科住院医师 / ~, veterinary 兽医 / ~, visiting 外科主治医师 / aesthetic ~ 美容外科 / cytoreduetive ~ 细胞减数外科 / debulking ~ 削体外科 / fetal ~ 胎儿外科 / microlymphatic ~ 显微淋巴外科 / microneuro- ~ 显微神经外科 / microvascular ~ 微血管外科 / Surveille ~ 监护
surgery *n*. ①[U] 外科;外科手术;外科学 ②外科手术室;外科诊疗室 ‖ ~ abdominal ~ 腹部外科 / arthrosteopedic ~ 骨科 / cardiac ~ 心脏手术 / cerebral ~(brain ~)脑外科 / chest ~ 胸外科 / clinical ~ 临床外科 / coronary artery / bypass ~, CABS 冠状动脉旁路术 / cranio-facial ~ 颅面外科 / decorative ~(cosmetic ~)整容外科,美容外科 / dental ~ 牙外科 / featural ~ 面部整形外科 / forensic ~ 法医外科 / gastric ~ 胃外科 / general ~ 外科学总论;普通外科 / genito-urinary ~ 泌尿生殖器外科 / ionic ~ 离子外科 / major ~ 大外科 / maxillo-facial ~(dentofacial ~)颌面外科 / microlymphatic ~ 显微淋巴外科 / microneural ~ 显微神经外科 / minor ~ 小外科 / neural ~ 神经外科 / openheart ~ 心脏直视手术 / operative ~ 外科手术学 / oral ~ 口腔外科 / plastic ~ 成形外科,整形外科,整复外科 / psychiatric ~ 精神病外科 / rectal ~ 直肠外科 / regional ~ 局部外科 / special ~ 外科学各论 / ~, abdominal 腹部外科 / ~, antiseptic 防腐外科 / ~, arthrosteopedic 骨科 / ~, aseptic 无菌外科 / ~, aural 耳外科 / ~, battle 军事外科,军阵外科,野战外科 / ~, brain 脑外科 / ~, cerebral 脑外科 / ~, chest 胸外科 / ~, cineplastic 运动成形外科 / ~, clinical 临床外科 / ~, conservative 保守外科 / ~, cosmetic 整容外科 / ~, decorative; cosmetic ~ 整容外科 / ~, dental; operative dentistry 牙外科 / ~, dentofacial 颌面外科 / ~, featural 面部整形外科 / ~, forensic 法医外科 / ~, gastric; gastro ~ 胃外科 / ~, general ①外科学总论 ②普通外科 / ~, genito-urinary 泌尿生殖器外科 / ~, ionic 离子外科 / ~, major 大外科 / ~, military 军事外科,军阵外科 / ~, minor 小外科 / ~, neural 神经外科 / ~, odonto-coronal 牙冠外科 / ~, odonto-maxillary 牙颌外科 / ~, odonto-radicular 牙根外科 / ~, operative 外科手术学 / ~, oral 口腔外科 / ~, orifuicial 腔道外科(如口腔,阴道,肛门等)/ ~, orthopedic 矫形外科 / ~, pelvic 盆腔外科 / ~, plastic 成形外科,整形外科,整复外科 / ~, rectal 直肠外科 / ~, regional 局部外科 / ~, reparative; plastic ~ 成形外科,整形外科,整复外科 / ~, special 外科学各论 / ~, structive; structural ~ 结构外科 / ~, veterinary 兽医外科
surgical *a*. 外科的 ‖ ~ endoscope 治疗内镜,手术内镜 / ~ endoscopy 治疗内镜术 / ~ instrument 外科器械 / ~ isolation 外科隔离,手术隔离 / ~ kidney 外科肾,脓肾 / ~ neck 外科颈 / ~ radiograph 术中 X 线[照]片
surgically *ad*. 如外科手术般地
surgiology *n*. 实验外科学
Suricainide *n*. 舒立卡尼(抗心率失常药)
Suriclone *n*. 舒立克隆(催眠镇静药)
Surirellaceae *n*. 双菱藻科(一种藻类)
Surital sodium; Thiamylal sodium 苏里塔钠,硫阿密拉钠,5-丙烯-5-(1-甲基丁基)-2-硫巴比土酸钠
Suritozole *n*. 舒立托唑(抗抑郁药)
surmise *n*. 推测 *v*. 推测,臆测
surmount *v*. ①克服(困难);越过(障碍) ②凌驾;超越 ③(常用被动语态)顶上覆盖着;装
surmum *a*. 向上的
Suronacrine *n*. 舒罗丫啶(胆碱脂酶抑制药)
surpalite; diphosgene *n*. 双光气,聚光气,氯甲酸三氯甲酯(毒气的一种)
surpass *v*. 超越,凌驾,胜过
surpassing *a*. 胜过的,卓越的,优秀的 *ad*. 优于,卓越地
surplus *n*. 剩余,过剩 *a*. 过剩的,剩余的
surprise *n*. 惊奇,惊人之事,奇袭 *v*. 惊奇,奇袭
surprising *a*. 令人惊讶的
surra *n*. 苏拉病,伊[凡斯]氏锥虫病(马类恶性贫血病,由伊氏锥虫引起)
surrenal *a*. ①肾上的 ②肾上腺的 ③肾上腺
surrender *v*. 投降,让与
surrogate [拉 surrogatus substituted] *n*. ①替代物,替代品 ②替代者,替身(精神病学中外词) ‖ ~ complex 替代复体(用于免疫学 / ~ pregnancy 借胎妊娠(一个妇女承包为另一对夫妇生育孩子) / ~ sexual partners 性代配偶疗法
surround inhibition 周边抑制(周围抑制)
surrounding *n*. ①环境;②围住 *a*. 周围的 ‖ ~ echo 周围回声
surroundings *n*. 环境
sursanure *n*. 外愈内烂性顽疮,潜疮
sursumduction [拉 sursum up + ducere to lead] *n*. 上转,眼上转 ‖ ~, right 右眼上转
sursumvergence [拉 sursum upward + vergere to turn] *v*. 上转,眼上转
sursumversion [拉 sursum upward + vertere to turn] *v*. 上转,眼上转
SURT 上呼吸道类肉瘤病(见 sarcoidosis of the upper respiratorytract)
surucucu *n*. 丛林王(南美热带大毒蛇)
surv survey 调查;测量
surveillance *v*. 监督,监视,监察,监测 ‖ ~ of communicable diseases 传染病监测
survey *v*. ①调查 ②测量,测勘 ‖ ~ film 平片,探查片 / ~ radiography 探查性 X 线摄影[术]/ ~, malaria 疟疾调查 / ~, radiation 放射能测勘 / ~, retrospective 追溯调查 / ~, sampling 抽样调查 / ~, sanitary 卫生调查 / ~, sickness 疾病调查
surveyor *n*. ①测量器 ②调查员
surviror *n*. 幸存者
survival *v*. 生存,存活,残存 *n*. 残存者,遗物 ‖ ~ curve 存活曲线 / ~ equipment 救生设备 / survival kit 救生包 / ~ of the fittest 适者生存 / ~ potential 生存潜能 / ~ probability 生存概率 / ~ rate 成活率,生存率 / ~ ratio 生存比(值)/ ~ study 生存研究 / survival value 生存值 / ~ vessel(1ifevessel)救生背心
survive *v*. 幸存,活下来 ~ curve 成活曲线
survivetship *n*. 残存,生存
survivor *n*. 幸存者,脱险者 ‖ ~ ion 残余离子 / ~ ship 残存,生存
survivorship [拉 supervivere to survive] *v*. 残存,生存 ‖ ~ curve 生存曲线
SuS 灵敏的遏抑器(见 suppressor sensitive)
SUS 染色尿沉渣(见 stained udnary sediment)
sus 1-4 mesadenoviruses 猪 1-4 乳腺病毒
Sus scrofa domestica Brisson [拉,动药] 猪
Sus scrofa domesticus Briss. 猪 [动药] 药材:胆汁
Susalimod *n*. 舒沙利莫德(免疫调节药)
susceptance *n*. 电纳
susceptibility *n*. 易感性,感觉性,磁化率 ‖ ~, caries 龋易感性 / ~, differential 不同感受性
susceptible *a*. 感觉性,敏感性
susceptility *a*. 易感性
susception *a*. 敏感的,易感染的
susceptive *a*. 易感的,敏感的
susceptiveness *n*. ①磁化率 ②电极化率 ③灵敏性
susceptivity *n*. 易感性,感受性
suscepts of citrus exocortis viroid 易感柑橘外胫腔类病毒
suscepts of cunmber pale fruit viroid 易感黄瓜浅色果突类病毒
suscepts of tomato bunchy top viroid 易感番茄球顶盖类病毒
suscitate *v*. 使兴奋,刺激
suscitation [拉 suscitatio] *v*. 兴奋,激奋
susotoxin [拉 sus hog + toxin] *n*. 猪(霍乱弧菌)毒素
susp. ①悬胶[液] ②悬浮(见 suspension)
suspect *v*. 怀疑 *a*. 猜想可疑的
suspended [拉 suspendere to hang] *a*. ①悬吊的 ②混悬的 ③暂停的 ‖ ~ colloid 悬浮胶体
suspender *n*. 悬,悬而不决,暂时停止
suspender *n*. 悬吊带,悬吊带
suspenopsia *v*. 视觉暂停
suspense *v*. 悬而不决
suspenseoid *n*. 悬胶[体],胶体悬液
suspensible *a*. 可悬挂的,可悬浮的
suspensiometer *n*. 混悬度测定器
suspensiometer [Water + 希 opsis vision + -ia] *n*. 视觉暂停
suspension [拉 suspensio] *n*. ①悬吊[术]②(混)悬液 ③暂停 ‖ ~ culture 悬浮培养 / ~ of uterus 子宫悬术 / ~ stability 悬液稳定性 / ~, axillocephalic 头腋悬吊 / ~, cephalic 头悬吊 / ~, colloid 胶体悬液 / ~, sheep-blood cell 绵羊血细胞悬液 / ~, tendon; tenodesis 腱固定术
suspensive *a*. 暂停的,中止的,未决的

suspensoid; suspension colloid *n*. 悬浮胶体
suspensor *n*. 胚柄,悬带
suspensorium; sling *n*. 悬带 ‖ ~ brachii; mitella; arm sling 臂悬带 / ~ hepatis 肝悬韧带 / ~ mammae; breast bandage 乳房悬带 / ~ scapulare 肩悬带 / ~ scroti 阴囊悬带 / ~ testis; musculus cremaster 睾提肌 / ~ vesicae 膀胱悬韧带
suspensorius [拉 suspensory] *a*. 悬的 *n*. 悬带 ‖ ~ duodeni; musculus ~ duodeni 十二指肠提肌
suspensory [拉 suspensorius] *a*. 悬的 *n*. 悬带 ‖ ~ ligaments of Cooper 悬韧带,乳房支持带 / ~ ligament 悬韧带 / ~ membrane 悬膜 / ~ muscle 悬肌 / ~ muscle of duodenum 提十二指肠肌
supseusion *n*. 悬浮液,悬浮
suspicion *v*. 怀疑,猜疑
suspicious *a*. 可疑的,多疑的
suspiration *n*. 叹气
suspirious *n*. 叹气
susscrota domestica 家猪
sustained *a*. 被支持的,持续的,持久的 ‖ ~ discharge 持续放电 / ~ neuron 持续放电神经元 / ~ radiation 持续辐射 / ~ release tablet 长效片剂
sustained-release theophylline 缓慢释放型茶碱
sustaining *a*. 支持的,维持,持续的
sustenance *n*. 生计,食物,供养,支撑物
sustentacular [拉 sustentare to support] *a*. 支柱的,支持的 ‖ ~ cells 支持细胞
sustentaculum lienis; ligamentum phrenicocolicum 脾悬韧带,膈结肠韧带
sustentaculum tali; sustentaculum talare 载距突
sustentation *n*. 支持,维持,食物
sustoxin; susotoxin *n*. 猪(霍乱弧菌)毒素
susurrate *v*. 低语,喃喃而语
susurration *n*. 杂音
susurrus [拉]; **murmur** *n*. 杂音 ‖ ~ aurium 耳鸣
sutho *n*. 麻风
sutika *n*. 孕妇贫血病(孕时消化不良发热,产后有进行性恶性贫血)
sutilains *n*. 舒替兰酶(蛋白分解酶)
Sutton's disease (Richard Lightburn 美皮肤病学家 1878—1952); **leukoderma acquisitum centrifugum** 萨顿氏病,离心性后天白斑病
sutura (复 suturae); [拉] **suture** *n*. ① 缝,骨缝 ②缝术 ‖ ~ circumflexa; ~ circumvoluta; twisted suture; figure-of-eight suture 8 字形缝术 / ~ conchomaxillarid 甲颌缝 / ~ conchopalatina 甲腭缝 / ~ conjunctivae 结膜缝术 / ~ continua; running suture; uninterrupted suture 连续缝术 / ~ coronaria; ~ coronalis 冠状缝 / ~ cutanea 皮缝术 / ~ dentata 锯状缝 / ~ etmoideomaxillaris 筛颌缝 / ~ fascialis; fasciorrhaphy 筋膜缝术 / ~ frontalis 额缝[变] / ~ frontoethmoidalis 额筛缝 / ~ frontolacrimalis 额泪缝 / ~ frontomaxillaris 额颌缝 / ~ harmonia 和合缝,直缝 / ~ hepatis 肝缝术 / ~ implanta 植入缝术 / ~ incisiva 切牙缝,门齿缝 / ~ infraorbitalis 眶下缝 / ~ intermaxillaris 上颌间缝 / ~ internasalis 鼻骨间缝 / ~ intradermica 皮内缝术 / ~ lacrimoconchalis 泪甲缝 / ~ lacrimoethmoidea 泪筛缝 / ~ lacrimomaxillaris 泪颌缝 / ~ laevis 平缝 / ~ lambdoidea 人字缝 / ~ lienalis; splenorrhaphy 脾缝术 / ~ limbosa 骨缘缝 / ~ lingualis; glossorrhaphy 舌缝术 / ~ marginalis 边缘缝术 / ~ mastoideo-squamalis 乳突鳞缝[变] / ~ mendosa 假缝 / ~ nasalis 鼻缝术 / ~ nasofrontalis; ~ frontonasalis 鼻额缝 / ~ nasomaxillaris 鼻颌缝 / ~ nodosa 间断缝术 / ~ notha 假缝 / ~ occipitalis transversa 枕横缝[变] / ~ occipitomastoidea 枕乳突缝 / ~ omentalis; omentorrhaphy; epiplorrhaphy 网膜缝术 / ~ ostealis; osteorrhaphy; osteosuture; osteosynthesis 骨缝术 / ~ palatina mediana 腭正中缝 / ~ palatina transversa 腭横缝 / ~ palatoethmoidalis 腭筛缝 / ~ palatomaxillaris 腭颌缝 / ~ parietomastoidea 顶乳突缝 / ~ parietotemporalis 顶颞缝 / ~ pericardii; pericardiorrhaphy 心包缝术 / ~ perinealis; perineorrhaphy 会阴缝术 / ~ peripatellaris 髌周缝术 / ~ petrosquamosa 岩鳞缝(颞骨) / ~ plana 直缝 / ~ plastica 成形性缝术,整形性缝术 / ~ postmortum 死后缝术 / ~ praesectionis; presection suture 剖前缝术 / ~ primaria 初期缝术 / ~ sagittalis 矢状缝 / ~ secundaria 二期缝术 / ~ seroserosa 浆膜间缝术 / ~ serrata 锯状缝 / ~ sphenoethmoidalis 蝶筛缝 / ~ sphenofrontalis 蝶额缝 / ~ sphenomaxillaris 蝶颌缝[变] / ~ sphenoorbitalis 蝶眶缝 / ~ sphenoparietalis 蝶顶缝 / ~ sphenosquamosa 蝶鳞缝 / ~ sphenozygomatica 蝶颧缝 / ~ squamosa 鳞缝 / ~ squamosomastoidea 鳞乳缝[变] / ~ subcuticularis 表皮下缝术 / ~ superficialis 表面缝术 / ~ symperitonealis 腹膜连合缝术 / ~ temporaria 暂缝术 / ~ urethralis 尿道缝术 / ~ vera; true suture 真缝,真骨缝 / ~ visceroparietalis 内脏腹壁缝术 / ~ vomeroethmoidea 犁筛缝 / ~ vomeromaxillaris 犁颌缝 / ~ vomeropalatina 犁腭缝 / ~ zygomaticofrontalis; ~ frontozygomatica 颧额缝 / ~ zygomaticomaxillaris 颧颌缝 / ~ zygomaticotemporalis; ~ temporozygomatica 颧颌缝
suturae (复 sutura) *n*. ①缝,骨缝 ②缝术 ‖ ~ cranii 颅缝
sutural *a*. ①缝的,骨缝的 ②缝术的 ③缝线的
suturation *n*. 缝[合]
suture [拉 sutura] *n*. ①缝,骨缝 ②缝术 ③缝线 ‖ ~, absorbable 吸收性缝线 / ~, Albert's 阿耳伯特氏肠缝术 / ~, amniotic 羊膜缝 / ~, antiseptic 防腐缝线 / ~, Appolito's 阿波利托氏连续缝术 / ~, apposition 对合缝术 / ~, approximation 接近缝术 / ~, baseball 棒球缝术,创周连续缝术 / ~, basilar 基底缝 / ~, bastard; false ~ 假缝 / ~, Bell's 贝耳氏缝术(手套缝术) / ~, bevelled 倾斜缝术,斜角缝术 / ~, biparietal; sagittal ~ 矢状缝 / ~, blanket 毯式缝术 / ~, bloody 流血缝术 / ~, bolster 枕垫(减张力)缝术 / ~, Bouisson's 布伊松氏缝术(一种肠缝术) / ~, Bozeman's 博斯曼氏缝术(钮扣形缝术的一种) / ~, bulb 球状缝术 / ~, buried 埋藏缝术 / ~, button; Billroth's ~ 钮扣形缝术,比罗特氏缝术 / ~, catgut 肠[缝]线 / ~, chain 锁链缝术 / ~, chainstitch 锁链结扎缝术 / ~, circular 环状缝术 / ~, clamp 夹具缝术 / ~, clavate; quilled ~ 折迭缝术[张力缓冲缝术] / ~, coaptation; apposition ~ 对合缝术 / ~, cobblers' 鞋匠缝术 / ~, compound; quilled ~ 复缝术,折迭缝术 / ~, Connell's 康奈尔氏肠缝术 / ~, continuous 连续缝术 / ~, coronal 冠状缝 / ~, Cushing's 库兴氏缝术(一种连续缝术) / ~, Czerny-Lemoert 策—郎二氏缝术(肠环形缝术) / ~, Czerny's 策尔尼氏缝术(①肠管缝术 ②筋膜末端修补缝术) / ~, delayed; primo-secondary ~ 迟延缝术,两次缝术 / ~, dentate; sutura dentata 锯状缝 / ~, dermal 皮缝线 / ~, double 双缝术 / ~, dry 干燥缝术(缝线穿过贴在创口两侧的橡皮膏) / ~, Dupuytren's 杜普伊特伦氏缝术(连续郎贝尔氏缝术) / ~, Duvergier's 杜韦日埃氏缝术(一种肠管缝术) / ~, Emmet's 埃梅特氏缝术(肠伤口缝闭术) / ~, ethmoidofrontal 筛额缝 / ~, ethmoidolacrimal 筛泪缝 / ~, ethmoidosphenoid 筛蝶缝 / ~, false 假缝 / ~, fascial 筋膜缝术 / ~, figure-of-eight 8 字形缝术 / ~, frontomalar 额颧缝 / ~, frontonasal 额鼻缝 / ~, frontoparietal; coronoid ~ 额顶缝,冠状缝 / ~, fronto-sphenoid 额蝶缝 / ~, frontotemporal 额颞缝 / ~, frontozygomatic 额颧缝 / ~, Gaillard-Arlt 盖—阿二氏缝术(睑内翻矫正缝术) / ~, Gely's 惹利氏缝术(肠管创口连续缝术) / ~, glovers' 手套式缝术 / ~, Gould's 古耳德氏褥式缝术 / ~, Gussenbauer's 古森包厄氏缝术(肠道裂隙 8 字形缝术) / ~, Halsted's 霍耳斯特德氏缝术(用于肠管创口) / ~, harelip 唇裂缝术 / ~, harmonic 直缝 / ~, Harris' 哈里斯氏缝术(肠管环形创口缝术) / ~, hemstich 衣缘缝术,花边缝术 / ~, horse-hair 马鬃缝线 / ~, implanted 植入缝术 / ~, incisive; premaxillary ~ 切牙缝,门齿缝,颌前缝 / ~, India rubber 橡皮条(8 字形)缝术 / ~, infolding 折迭缝术 / ~, interparietal; sagittal ~ 顶间缝,矢状缝 / ~, interrupted 间断缝术 / ~, intradermic 皮内缝术 / ~, iron-wire 钢丝缝术 / ~, Jobert's 若贝尔氏缝术(肠管间断缝术) / ~, jugal; sagittal ~ 轭缝,矢状缝 / ~, knotted 间断结扎缝要 / ~, lace; hemstitch ~ 衣缘缝术,花边缝术 / ~, lambdoidal 人字缝 / ~, Le Dentu's 勒当屠氏缝术(腱分裂缝术) / ~, Le Fort's 勒福尔氏缝术(用于腱裂伤) / ~, lead plate; plate ~ 铅片缝术 / ~, Ledran's 莱德朗氏缝术(一种肠管缝术) / ~, Lembert's 郎贝尔氏缝术(肠外衣缝术) / ~, Littre's 利特雷氏缝术(用于肠坏死) / ~, living 活利筋膜缝线 / ~, Loffler's 吕弗勒氏缝术(肠管创口缝术) / ~, longitudinal; sagittal ~ 纵缝,矢状缝 / ~, loop; interrupted ~ 间断缝术 / ~, mattress 褥式缝术 / ~, metopic; frontal ~ 囟缝,额缝 / ~, Mounsell / ~, nerve 神经缝术 / ~, neurocentral; neurocentral synchondrosis 椎体弓软骨结合 / ~, noccipital lambdoidal ~ 枕缝,人字缝 / ~, nonabsorbale 不吸收性缝线 / ~, noose; interrupted ~ 间断缝术 / ~, occipitoparietal; lambdoidal ~ 枕顶缝,人字缝 / ~, palatine 腭(正中)缝 / ~, Palfyn's 帕耳芬氏肠管缝术 / ~, Pancoast's 潘科斯特氏缝术(一种成形缝术) / ~, Pare's 巴累氏缝术(伤口缝术) / ~, parietal; sagittal ~ 顶缝,矢状缝 / ~, petit's 波替氏肠缝术 / ~, petro-occipital 岩枕缝 / ~, petrosphenoid 岩蝶缝 / ~, pin 扣针缝术 / ~, plastic 成形缝术,整形缝术 / ~, plate 铅片缝线 / ~, plicating 皱襞缝术 / ~, post-mortem 死后缝术 / ~, premaxillary 颌前缝 / ~, presection 剖前缝术 / ~, primary 初期缝术 / ~, primary delayed 初期迟延缝术 / ~, primo-secondary 两次缝术 / ~, purse-string 荷包口缝术 / ~, quilled 线筒缝术(张力缓冲缝术) / ~, quilt; quilted ~ 连续褥式缝术 / ~, Ramdohr's 腊姆多尔氏缝术(肠套入缝术,肠折迭缝术) / ~, rat-tail 鼠尾缝线 / ~, Reybard's 雷巴德氏缝术(一种肠管缝术) / ~, rhabdoid;

sagittal ～ 杆状缝,矢状缝 / ～, Richter's 里希特氏缝术(一种肠管缝术)/ ～, Rigal's 里加耳氏缝术(橡皮条8字形缝术)/ ～, right angle mattress; mattress-on-edge ～ 直角形褥式缝术 / ～, Ritisch's 里提施氏缝术(一种肠管缝术)/ ～, row 逐层缝术 / ～, rubber; Rigal's ～; India rubber ～ 橡皮条(8字形)缝术,里加耳氏缝术 / ～, running 连续缝术 / ～, Sabatier's 萨巴蒂埃氏缝术(一种缝术)/ ～, Saenger's 曾格尔氏缝术(子宫壁缝术)/ ～, secondary 二期缝术 / ～, seroserous 浆膜间缝术 / ～, silk 丝缝线 / ～, silkworm gut 蚕肠缝线 / ～, silver wire 银丝缝线 / ～, Simon's 西蒙氏缝术(三角形缝术)/ ～, sphenomalar 席姆斯氏弱夹缝术 / ～, spheno-occipital 蝶颧缝 / ～, sphenopalatine 蝶枕缝 / ～, sphenotemporal 蝶腭缝 / ～, spiral; glovers' ～ 螺旋缝术,手套式缝术 / ～, spiroid 螺旋样缝术 / ～, squamoparletal; squamosal ～ 鳞[顶]缝 / ～, squamosphenoid 鳞蝶缝 / ～, staple U形钉缝术 / ～, subcuticuiar 皮内缝术 / ～, sunk; buried ～ 埋藏缝术 / ～, superficial 浅缝术 / ～, symperitoneal 腹膜连合缝术 / ～, Taylor's 泰勒氏缝术(子宫颈切断后缝术)/ ～, tendon 腱缝术 / ～, tension; relaxation ～ 减强缝术 / ～, through and through 多层(一次)缝术 / ～, tobacco bag 烟草状缝法 / ～, tongue-and-groove; plastic ～ 成形缝术,整形缝术 / ～, transfixion 贯穿缝术 / ～, transverse 横缝 / ～, triangular; Simon's ～ 三角形缝术,西蒙氏缝术 / ～, trlaxation; relief ～ 减张缝术 / ～, true; sutura vera 真缝,真骨缝 / ～, twisted; figure - of - eight ～ 8字形缝术 / ～, uninterrupted 连续缝术 / ～, uteroparietal 子宫腹壁缝术 / ～, visceroparietal 内脏腹壁缝术 / ～, Wire; wiring ①栓结术,线缝法,接线法 ②架线缝法(骨折)/ ～, Wolfler's 佛耳夫勒氏缝术(①一种肠管缝术 ②一种腱缝术)/ ～, Wysler 魏斯勒氏缝术(肠管)～ sagittal; biparietal 矢状缝

suturing *n*. 缝[合]

SUUD 突然未料到的与未能解释的死亡,意外不明猝死(见 sudden unexpected and unexplaineddeath)

suv. 小单层脂质体(见 small unilamellar vesicles)

Suxamethonium Chloride 氯琥珀胆碱(神经肌肉阻断药)

Suxemerid *n*. 琥甲哌酯(镇咳药)

Suxethonium Chloride 琥乙氯铵(神经肌肉阻断药)

Suxibuzone *n*. 琥布宗(消炎镇痛药)

Suzanne's gland [Jean Georges 法医师 1859 生] 苏赞氏腺(口腔黏液腺)

SV rifamycin 利福霉素 /sagittalview 矢状切面 / samplevolume 取样容积 / saponificationvalue 皂化值 / sarcomavirus 肉瘤病毒 / satellitevirus 陪病毒 /securityviolation 危及安全/ sedimentation velocity 沉降速度 /selective vagotomy 选择性迷走神经切断术 /side view 侧视图 /simian virus 猴病毒 / single ventricle 单心室 /single vibration 单向振动 / sinus venosus 静脉窦 /snake venom 蛇毒 /sodium valproate 丙戊酸钠 /Southern Veterinarian 南方兽医(杂志名)/specific volume 比容 /spititus vini[拉]酒精,乙醇 /stroke volume 搏出量[心] / subclavian vein 锁骨下静脉 /subjective vertigo 主观眩晕,自体性眩晕 /ventriculus lateralis 侧脑室(丘脑)

SV 猿猴病毒序列(见 virus series)

SV / EDV 射血分数(见 ejection fraction)

Sv [希]沃特(剂量当量和剂量当量指数的单位名称,其量为焦耳/千克)1Sv = 100rem(雷姆)(见 sievert)

SV 1 virus 猿猴病毒 1。腺病毒 S-1

SV 10 virus 猿猴病毒 10

SV 11 virus 猿猴病毒 ll,腺病毒 S-2

SV 12 virus 猿猴病毒 12,呼肠孤病毒 1

SV 13 virus 猿猴病毒 13,泡沫病毒

SV 14 virus 猿猴病毒 14

SV 15 virus 猿猴病毒 15,腺病毒 S-3

SV 16 virus 猿猴病毒 16,肠道病毒 S-3

SV 17 virus 猴猴病毒 17,腺病毒 S-4

SV 18 virus 猿猴病毒 18,肠道病毒 S-4

SV 19 virus 猿猴病毒 19,肠道病毒 S-5

SV 2 virus 猿猴病毒 2,肠道病毒 S-1

SV 20 virus 猿猴病毒 20,腺病毒 S-5

SV 21 virus 猿猴病毒 21,肠道病毒,猿猴病毒 4

SV 22 virus 猿猴病毒 22

SV 23 virus 猿猴病毒 23,腺病毒 S-6

SV 24 virus 猿猴病毒 24

SV 25 virus 猿猴病毒 26,腺病毒 S-7

SV 26 virus 猿猴病毒 28,肠道病毒 S-6

SV 27 virus 猿猴病毒 27,腺病毒,猿猴病毒 31

SV 28 virus 猿猴病毒 28,肠道病毒 S-7

SV 29 virus 猿猴病毒 29

SV 3 virus 猿猴病毒 3

SV 30 virus 猿猴病毒 30,腺病毒 S-8

SV 31 virus 猿猴病毒 31,腺病毒 S-9

SV 32 virus 猿猴病毒 32,腺病毒 S-10

SV 33 virus 猿猴病毒 33,腺病毒 S-11

SV 34 virus 猿猴病毒 34,腺病毒 S-12

SV 35 virus 猿猴病毒 35,肠道病毒 S-8

SV 36 virus 猿猴病毒 36,腺病毒 S-13

SV 37 virus 猿猴病毒 37,腺病毒 S-14

SV 38 virus 猿猴病毒 38,腺病毒 S-15

SV 39 virus 猿猴病毒 39,猿猴病毒 23

SV 4 virus 猿猴病毒 4,肠道病形

SV 40 simian virus 40; vacuolating virus 猴病毒四十号,空泡病毒

SV 40 virus 猿猴病毒 40,空泡病毒

SV 40-PML virus; PML-2 virus SV-40-PML 病毒,PML-2 病毒

SV 41 virus 猿猴病毒 41,猿猴病毒 5

SV 42 virus 猿猴病毒 42,肠道病毒 S-9

SV 43 virus 猿猴病毒 43,肠道病毒 S-10

SV 44 virus 猿猴病毒 44,肠道病毒 S-11

SV 45 virus 猿猴病毒 45,肠道病毒 S-12

SV 46 virus 猿猴病毒 46,肠道病毒 S-13

SV 47 virus 猿猴病毒 47,肠道病毒 S-14

SV 48 virus 猿猴病毒 48,肠道病毒

SV 49 virus 猿猴病毒 49,肠道病毒 S-15

SV 5 virus 猿猴病毒 5,副流感病毒 6 型

SV 50-58 virus 猿猴病毒 50—58

SV 59 virus 猿猴病毒 59,呼肠孤病毒 3 型

SV 6 virus 猿猴病毒 6,肠道病毒 S-2

SV 7 virus 猿猴病毒 7

SV 8 virus 猿猴病毒 8

SV 9 virus 猿猴病毒 9

SV GAL [拉] 白兰地酒(见 spiritus vini gallici)

sv. 严重的,剧烈的(见 severe)

SVA specific volume anomaly 比容异常/ streptovitacin A 链菌生素 A

SVAS 瓣膜上主动脉狭窄(见 supravalvular aortic stenosis)

SVB 室上性心搏缓慢(见 supraventricular bradycardia)

SVC segmental venous capacitance 静脉分节电容 /slow vital capacity 缓慢肺活量 / superior vena cava 上腔静脉

SVCG spatial vectorcardiogram 空间心电向量图 /stereovectorcardiogram 立体心电向量图

SV-cl plectrovirus SV-cl 锤型病毒

SVCS 上腔静脉综合征(见 superior vena cava syndrome)

SVD spontaneous vaginal delivery 自动阴道分娩 /spontaneous vertex delivery 自动顶部分娩 /swine vesieular disease 猪水疱病

SVEC 立体心电向量图(见 stereovectorelectrocar-diogram)

Svedberg unit(s) 斯维德伯格单位,沉降单位

sventieth ***num***. 第七十

SVEP 硫化聚合物(见 sulphur vulcanizable polymers)

SVG 隐静脉移植(见 saphenous vein graft)

SVI slow virus infection 慢病毒感染/ stroke volume index 心搏容量指数/ sludge volume index 淤积容量指标

SVM 合胞体血管膜(见 syncytiovascular membrane)

SVP Society of Vertebrate Paleon tology 古脊椎动物学会 /spun vegetable protein 植物纤维蛋白 /subviral particle 亚病毒颗粒

SVR soluble viral extract 可溶性病毒提取 /spiritus vini rectificatus [拉]精馏酒精 /systemic vascular resistance 体循环血管阻力

svr [拉] 精溜酒精(处方)(见 spiritus vini rectificatus)

SVS 血管外科学会(见 Society for Vascular Surgery)

SVSD 肺动脉瓣下室间隔缺损(见 subpulmonic ventricular septal defect)

SVSI 上海生物制品研究所(见 Shanghai Vaccine and Serum Institute)

SVT 室上性心动过速(见 supraventricular tachycardias)

svt. [拉] 规定酒精,稀酒精(见 spiritus vini tenuis)

Svy 调查;测量(见 survey)

SVZ 畜牧兽医学会[西班牙](见 Sociedad Veterinaria de Zootecia)

SW saltwater 盐水 /water saturation 含水饱和度 /salt water 海水 / short wave 短波 /small wave 小波,小脉波 /southwest 西南[方] / southwestern 西南的,西南部 /specific weight 比重 /static watcr 静水 /stroke work 心搏功 /solid waste 固体废物 /specific weight 比重 /swelling 肿胀,膨胀,肿大 /swertiamain 獐牙菜苦甙(具有明显的抑制中枢神经系统的作用)/swine 猪 /switch 开关 / systolic wave(心室)收缩波

SW Afr 西南非洲(见 South-West Africa)

Sw. water saturation 含水饱和度 /Sweden 瑞典 /swelling 肿胀,肿大,膨胀 /swine 猪 /swinepox 猪痘/ Swiss 瑞士的,瑞士人[的] / Switzerland 瑞士(为与"瑞典"的缩写符号相区别,常作 Swtz 或 Switz)

sw. semiweekly 半周刊,三日刊(刊期代码) /software 软件[计算

机］/specific weight 比重 /spiral wound 螺旋状伤 /standard weight 标准重量
SWA 社会工作助理(见 social work assistant)
swab *n*. 拭子‖～, anal 肛门拭子／～, cellophane 透明纸拭子,玻璃纸拭子／～, gauze 纱布拭子／～, iodine 碘酊拭子／～ stick 拭子条
SWAC 韦斯特公司标准电子通用数字计算机(见 Standard Wester automatic computer)
swaddler *n*. 婴儿腹
swage *n*. 型铁,铁模
swager *n*. ①流动细胞,游动孢子 ②压模器［牙］
swaihe *v*. 绑,裹,缠
Swainsonia salsula Taubert［拉,植药］苦马豆
swallow *v*. 吞咽
swallowing *a*. 丛集的［菌］
swallowing *v*. 吞咽‖～, air; aerophagia 吞气症／～, tongue 吞退缩
SWAMI 交替掩蔽言语指数(见 speech with alternating masking index)
Swammerdam's glands［Jam 荷医师,博物学家 1637—1680］斯瓦默丹氏腺(两栖类的肾上腺)
swamp *n*. 沼泽 *v*. 淹没,击溃
Swamp fever virus; Horses infectious anaemia virus(Dreguss et Lombard) 马传染性贫血病毒
swan *n*. 天鹅 *v*. 闲荡,游逛
Swang swing 的过去式
swanneck deformity 天鹅颈畸形
swap *v*. 交换,交流
sward *n*. ①草地,草皮 ②认镐上草皮
swarm *n*. ①丛集,群集 ②队群,成群,拥挤‖～ spore 游动孢子
Swarm-cell; zoogonidium *n*. 流动细胞,流动孢子
Swarm-Sheldon needle 斯—谢氏针(血管造影用)
Swarm-spore *n*. 游动孢子‖～, ameboid 变形流动孢子／～, flagellated 有鞭毛流动孢子
swarthy *a*. 黝黑的,黑皮肤的
swash *v*. 发激葫声,冲激,吓唬
swat *v*. 重拍,猛击
sway *v*. 乱摇动,摇摆,倾斜
Swayback *n*. ①羊羔蹒跚病,羊缺铜病 ②马背凹陷
SWbS 西南偏南(见 southwest by south)
SWC 含水饱和度(见 water saturation)
swear *v*. 发誓,咒骂
sweat *n*. 汗 *v*. 汗渗出‖～ bloody; hemathidrosis 血汗［症］／～, bule 青汗［症］／～, cold 冷汗／～, colliquative 出汗过多／～, critical 极期出汗／～, fetid; bronchidrosis 臭汗／～ glands 汗腺／～, green 绿汗［症］／～, intestinal; colliquative diarrhea［致］脱水性腹泻／～, night 盗汗／～, phosphorescent 磷光性汗／～ pore 汗孔／～, red 红汗［症］／～, urinary; urhidrosis 尿汗［症］
sweate *n*. 出汗者,发汗剂
sweating *v*. 出汗‖～, colliquative 多汗／～, colored 色汗［症］／～, excessive 出汗过多／～, profuse 大量出汗／～, psychical 心理性出汗,精神性出汗／～ stage 出汗期
Sweating-herb; sweating-plant; Eupatorium perfolia-tum *n*. 贯叶佩兰
sweaty *a*. 汗湿透的,发汗臭的
Swediaur's disease［Francois Savier 奥医师 1748—1824］斯韦迪奥尔氏病(跟骨黏液囊炎)
Swedish green; Scheele's green; copper aceto-arsenite 瑞典绿,谢勒氏绿,洋绿,乙酰亚砷酸铜
sweeny *v*. 肩肌萎缩(马)
sweep *v*. 扫除,扫荡,消灭‖～ check 扫频检测／～ circuit 扫描电路／～ coil 扫描线圈／sweep frequency modulation 扫描调频／～ gat 扫描脉冲／～ generator 扫描振荡器／～ unit 扫描装置
sweep-frequency *n*. 扫描频率
sweep-gain *n*. 扫描增益
sweet *n*. 糖;食,(复)甜味,食品‖～ almond［植药］巴旦杏仁／～ almond 甜杏仁／～ clover necrotic mosaic diantbovjrus 草木樨坏死花叶石竹病毒／～ corn mosaic virus(Finley)甜玉米花叶病毒／～ corn(Zen mays subsp, saccharata)甜玉米／～ localization method 斯威特眼内异物 X 线摄片法(一种用来确定眼内异物的 X 线摄片方法)／～ Lucy marijuana 大麻／～ orange［植药］甜橙／～ pea 香豌豆／～ potato A potyvirus 甘薯 A 马铃薯 Y 病毒／～ potato curly top virus(Ano *n*.)甘薯曲顶病毒／～ potato dwarf virus(Summers)甘薯矮缩病毒／～ potato Internal cork virus (Nusbaum)甘薯内木栓病毒／～ potato leaf spot virus(Hildebrand)甘薯叶斑病毒／～ potato little leal agent(van: velsen)甘薯小叶因子／～ potato mild motile potyvirus 甘薯轻性斑点马铃薯 Y 病毒／～ potato mosaic virus A(Shef-field)甘薯花叶病毒 A／～ potato mosaic virus B(Shef-field)甘薯花叶病毒 B／～ potato ring spot virus(Hilde-brand)甘薯环斑病毒／～ potato russet crack potyvirus 甘薯褐裂马铃薯 Y 病毒／～ potato russet creek virus(Daines et Martin)甘薯褐裂病／～ potato vein-clearing virus(Lobenstein et Harpaz)甘薯脉明病毒／～ potato witches broom agent 甘薯丛枝因子／～ potato yellow dwarf virus 甘薯黄矮病毒／～ wormwood［植药］黄花蒿
sweetbread *n*. ①胸腺(俗名,指牛羊等) ②胰腺(俗名,指牛羊等)
Sweet-dock; bistorta *n*. 拳参
sweeten *v*. ①使变甜 ②加糖于,使温和
Sweetflag *n*. 白蒿蒲
sweetish *a*. ①略甜的 ②有点可爱的
swell *v*. 膨胀,肿胀
swell-foot［德］*n*. 足踩肿
Swelling *v*. ①肿胀,膨胀 ②隆突‖～, albuminous; cloudy 白)蛋白性肿胀,混浊肿胀／～, arytenoid 披裂突／～, blennorrhagic 淋病性膝肿／～, bulbar 球突(胚胎)／～, cloudy; albuminous degeneration 浊肿,混浊肿胀,蛋白样变性／～, edematous 水肿性肿胀／～, fugitive 短时性肿胀／～, genital 生殖突(胚胎)／～, giant; angioneurotic edema 血管神经性水肿／～, glassy; amyloid degeneration 淀粉样变性／～, hunger 饥饿性水肿／～, Kamerun; Calabar ～ 卡拉巴丝虫肿／～, labial 阴唇突(胚胎)／～, labioscrotal; genital ～ 阴唇阴囊突,生殖突(胚胎)／～, lingual 舌突(胚胎)／～, lingual, lateral 侧舌突(胚胎)／～, scrotal 阴囊肿胀／～, sexual 生殖突(胚胎)／～, Soemmering's crystalline 塞梅林氏晶状全囊水肿／～, trmpanic; intumescentia tympanica 鼓室隆起／～, tropical; Calabar ～ 热带肿,卡拉巴丝虫肿／～, white 白色肿,结核性关节肿／～s, Calabar 卡拉巴丝虫肿,罗阿丝虫性皮下肿
swelter *v*. 热得发昏,热得无力,中暑
sweltering *a*. 酷热的
swept sweep 过去式和过去分词
Swertia L. *n*. 獐牙菜属‖～ angustifolia Bach.-Ham. var. pulchella (Buch.-Ham.) Burkill［拉,植药］美丽獐牙菜 ～ diluta(Turcz.) Benth. et Hook. i.［拉,植药］当药／～ erythrosticta Maxim.［拉,植药］红直獐牙菜／～ japonica Makino 日本当药［植药］全草入药—当药／～ mileensis T. N, . Ho et W. L. SHih 青叶胆［植药］全草入药—(青叶胆)／～ mileensis T. N. Ho et W. L. Shih［拉,植药］青叶胆／～ panamensis Bentham 巴拿马苦皮树,洪都拉斯苦树皮／～ pseudochinensis Hara［拉,植药］瘤毛獐牙菜／～ pseudochinensis Hara; ～ chinens auct. si non Franch. 紫花当药［植药］全草入药—当药,獐牙菜／～ pulchella(D. Don) Buch.-Ham. 小当药［植药］全草入药—小青鱼胆／～ punicea Hemsl.［拉,植药］紫红獐牙菜／～ punicea Hemsl. 紫红当药［植药］全草入药—青叶胆／～ sinensis Hara(epith. mut.)当药［植药］全草入药—(当药)／～ sinensis Hemsl 当药／～ vacillans (Hance) Maxim. 华南当药［植药］全草入药—青叶胆／～ yunnanensis Burk. 云南当药［植药］全草入药—青叶胆,青鱼胆
Swertiamarin *n*. 獐牙菜苦素(解痉药)
swerve *v*. 折射,偏向,偏差
SWG 标准线规(见 standard wire gauge)
SWHC 社会保健工作(杂志名)(见 Social Work in Health Care)
SWI 心搏作功指数(见 stroke work index)
Swieten's liquor (Gerhard van 荷医师 1700—1722)斯维滕氏液氏液(一种升汞酒精水溶液)
SWIFS 西南法医科学协会(见 Southwest institute of Forensic Sciences)
swift *a*. 迅速(的),快
Swift's disease; erythredema polyneurpthy(W. 奥医师)斯维夫特氏病,红皮水肿性多神经病
swill *v*. 涮,冲洗
swim *v*. 游泳,漂浮,浸‖～ up method 游泳法
Swim-biadder inflammatiorl virus 鱼浮囊炎症病毒
swimbladder *n*. 鱼鳔
swiminer *n*. 游泳者
swimmer'sear 游泳耳(在游泳池游泳时造成的耳部感染)
swimmer'sitch 游泳皮肤过敏
swimming *n*. 游泳眩晕,游泳池‖～ crab carapace［动药］三疣梭子蟹壳／～ crab insides［动药］三疣梭子蟹内脏／～ crab［动药］三疣梭子蟹／～ pool conjunctivitis 游泳池结膜炎／～ pool drowning 游泳池(淹)溺水
swimmingly *ad*. 顺利地,如意地
swimmy *a*. 引起眩晕的,有些头晕的,模糊的
swine *n*. 猪‖～ adenovirus 猪腺病毒／～ fever virus(dunrje) = (Hogcholera virus)猪瘟病毒(猪霍乱)／～ influenza virus(Shope)猪流感病毒／～ polioencephatomyelitis virus 猪脑脊髓灰质炎病

毒 / ~ pox virus(Manninger et al.) = Variola suilla = ~ suipoxvirus 猪痘病毒 / ~ rotavirus 猪轮状病毒 / ~ suipoxvirus = ~ pox virus 猪痘病毒 / ~ vesicular disease virus 猪水泡病病毒
Swine vesicular Exanthema virus; Traum 猪水泡性溃疡病毒
swing[1] *n*. 悬腿架 ‖ ~, Salter's 索尔特氏悬腿架
swing[2] *n*. 摇摆,改变,冲力 *v*. 摇摆,使……旋转,动摇
SWiNGR 扫描积分仪(见 sweep integrator)
swinny; sweeny *n*. 肩肌萎缩(马)
SWIR 选择性波长红外线分析仪(见 selective wavelength infrared analyzer)
swirl *n*. 漩涡,涡状形 *v*. 使成漩涡,头晕
Swiss P 瑞士药典(见 Swiss Pharmacopoeia)
switch *n*. 闸,电键,开关 ‖ ~ gene 开关基因 / ~, foot 脚闸 / ~, hand 手闸 / ~, high-voltage change-over 高压变换开关 / ~, main 主闸 / ~, x-ray X 线闸
switch-board *n*. 电键板,配电板 ‖ ~, electric 电键板 / ~ swoon; syncope 晕厥
switching *n*. 转换 ‖ antibody class ~ 抗体种类转换 / isotype ~ 同型转换 / metabolic ~ 代谢(途径)转换
Switz 瑞士(见 Switzerland)
swivel *n*. ①旋转 ②转体 ‖ ~ replication 转环复制
swivelase *n*. 解扭转酶,转环酶,转轴酶
swivet *n*. ①转环,转节 ②旋轴 *v*. (定语)(swivel(1)ed; swivel(1)ing)(使)旋转;回旋
SWOG 西南肿瘤学研究组(见 Southwest Oncology Group)
swollen *a*. 肿大的,水涨的 *v*. 使变大,肿胀
swoon; syncope *n*. 昏晕 *v*. 晕厥,昏晕,着迷,渐渐消失
swoop *n*. 俯冲,攫取 *v*. 抓取,突然袭击
sword *n*. 刀剑,战争,武力 ‖ ~ bean [拉,植药] 刀豆 / ~ jack-bean [拉,植药] 刀豆
swordlike atractylides [拉,植药] 茅苍术
swore swear 的过去式
sworn *v*. 宣誓,发誓
SWR serum Wassermann reaction 血清华氏反应,血清梅毒补体结合反应 /standard walking time 标准步行时间
SWRAT 缓释人工泪(见 slow releasing artificial tear)
SWS 慢波期睡眠(见 slow wave sleep)
SWT social worK technician 社会工作技师 /standard walking time 标准步行时间
Swtz 瑞士(见 Switzerland)
SWU 隔离性工作单位(铀 235 选矿厂)(见 separative work unit (U235 concentration plant))
swub *n*. 拭子,棉花签 *v*. 擦洗,拭抹
swum swim 的过去分词
swung swing 的过去式及过去分词
Swyer Suyor 综合征(型为 46, Y,但内外生殖器均为女性,青春期后并无月经和女性发育)(见 syndrome Swyer)
SX solvent extraction 溶剂萃取 /sulfasuxidine; succinylsulfathiazole 琥珀磺胺噻唑,磺胺杀克啶 /symptoms or signs 症状或体征
Sx 体征或症状(见 sign or symptom)
Sx. L. A. scapulo-laeva anterior 左肩前(胎位)
SXO 血清黄嘌呤氧化酶(见 serum xanthin oxydase)
Sxr 性逆转(见 sex-reversed)
SY synchronized 同步的 squareyard 平方码
Sy 同步示波器(见 synchroscope)
sy-, syl-, sym- 前缀,意为"与""同"(来自希腊语)
syampthicoblast *n*. 成交感神经细胞
Syatrophomonas; MeInerney et al. Lorowitz, Zhao et Bryant 共养单胞菌属
sycephalus; syncephalus *n*. 并头联胎
sychnosphygmia; tachycardia *n*. 心搏过速,心动过速
sychnuria [希 syhnos frequent + ouron urine + -ia](pollakiuria) *v*. 频尿
sychoriat *a*. (多胎妊娠)同绒毛膜的
sycoma [希 sykoma from sykon fig] *n*. 疣;肉赘
sycon *n*. 双沟型
sycose; saccharin *n*. 糖精
sycosiform *a*. 须疮样的
sycosis *n*. ①须疮 ②睑疮 ‖ ~ nuchae necrotisans; folliculitis keloidalis 坏死性项疮,瘢痕瘤性毛囊炎 / ~ barbae 须疮 / ~ capillitii; folliculitis keloidalis 瘢痕瘤性毛囊炎 / ~ contagiosa; tinea barbae 触染性须疮,须癣 / ~ framboesia; ~ framboesiaeformis; folliculitis keloidalis 瘢痕瘤须疮,瘢痕瘤性毛囊炎 / ~ nuchae necrotisans; folliculitis keloidalis 坏死性项疮,瘢痕瘤性毛囊炎 / ~ staphylogenes; ~ vulgaris 葡萄球菌性须疮,录常须疮 / ~ tarsi 睑疮 / ~, bacillogenic 杆菌性须疮 / ~, coccogenic 球菌性须疮 / ~, coccogenic, chronic 慢性球菌性须疮 / ~, contagiosa; tinea barbae 触染性须疮,须癣 / ~, hypertrophic 肥厚性须疮,瘢痕瘤性须疮 / ~, hyphogenic 须癣 / ~, hypomycotic; tinea barbae 须癣 / ~, keloid 瘢痕瘤性须疮 / ~, lupoid; ulerythema sycosiforme 狼疮样须疮,须疮样瘢性红斑 / ~, nonparasitic; coccogenic ~ 非寄生性须疮,球菌性须疮 / ~, parasitic; tinea barbae 寄生性须疮,须癣
Sydenham's chorea (Thomas 英医师 1624—1689); **chorea minor** 西登哈姆氏舞蹈病,小舞蹈病,舞蹈病 ‖ ~ cough 西登哈姆氏咳(呼吸肌的门病性痉挛)/ ~ laudanum; wine of opium 西登哈姆氏鸦片酒,鸦片酒
syeoma *n*. 疣,肉赘
syeose *n*. 糖精
syl 同 sy-
syllabize *n*. 读音分节
syllable *n*. 音节
syllable-stumbling *n*. 音节性讷吃
syllabus [拉 a collection] *n*. 摘要,要目
syllepsiology [希 syllepsis conception + -logy] *n*. 妊娠学
syllepsis *v*. 受孕,妊娠
sylvan *n*. 邻甲基呋喃 *a*. 森林的
sylvatic *a*. 森林的
sylvestrene *n*. 枞萜
Sylvest's disease [Ejnar 丹医师] 西耳威斯特氏病(流行性胸膜痛)
Sylvian angle 西耳维厄斯氏角(大脑侧裂与水平线垂直)
Sylvian aqueduct; aquaeductus cerebri 西耳维厄斯氏水管,中脑水管
Sylvian artery; arteria cerebri media 西耳维厄斯氏动脉,大脑中动脉
Sylvian fissure; fissura cerebri lateralis (Sylvii) 西耳维厄斯氏裂,大脑(外)侧裂
Sylvian fossa; fossa cerebri lateralis 西耳维厄斯氏窝,大脑侧窝
Sylvian gray matter; stratum griseum centrale cerebri 西耳维厄斯氏灰质,中央灰层(大脑)
Sylvian line 西耳维厄斯氏线(大脑侧裂后支线)
Sylvian ossicle; processus lenticularis 西耳维厄斯氏小骨,豆状突(砧骨)
Sylvian point 西耳维厄斯氏点,大脑外侧裂近点(在额骨颧)
Sylvian valley; vallecula cerebri lateralis 西耳维厄斯氏谷,大脑外侧谷
Sylvian valve; valvula venae cavae inferioris 西耳维厄斯氏静脉,下腔静脉瓣
Sylvian vein; vena cerebri media 西耳维厄斯氏静脉,大脑中静脉
Sylvian ventricle; cavum septi pellucidi 西耳维厄斯氏(脑)室,透明隔腔
Sylviduct; aqueduct of Sylvius *n*. 西耳维厄斯氏水管,中脑水管
Sym symbol 符号,标记,代号 /symbolic 符号的,记号的 /symmetrical 对称的 /symmetry 对称[性],匀称 /symmetrical system 对称系统 /symptom 症状 /system 系统;方法;体系
sym- 同 sy-
Sym- [希 syn together 共,合] 连,联,合,共
sym symmetric 均,均位(同 s-,见该条)
Sym. 对称的,匀称的(见 symmetrical)
Symathicotonia; sympatheticotonia *n*. 交感神经过敏,交感神经紧张
symb 共生(现象)(见 symbiosis)
symballophone *n*. 定向听诊器
symbion; symbiont *n*. 共生生物
symbionic *a*. 共生的
symbiont *n*. 共生体 ‖ ~ hypothesis 共生假设
symbiontic *a*. 共生的
SYMBIOSIS 医学与生物科学资料检索系统(见 System for Medical and Biological Science Information Searching)
symbiosis [希 symbiosis] *n*. 共生(现象),共同生活 ‖ ~, antagonistic; antipathetic ~ 拮抗性共生 / ~, conjunctive 连接共生 / ~, constructive 积极共生 / ~, disjunctive 分离共生
symbiote; symbiont *n*. 共生生物
symbiotic *a*. 共生的
symblepharon [希 syn together + blepharon eyelid] *v*. 睑球粘连 ‖ ~, anterior 睑球前粘连 / ~, complete 睑球全粘连 / ~, partial 睑球部分粘连 / symblepharon, posterior 睑球后粘连 / ~, total 睑球全粘连
symblepharopterygium *v*. 翼状睑球粘连
symblepharosis *n*. 睑球粘连症
symblpharon *n*. 睑球粘连 ‖ ~, anterior 睑球前粘连 / ~, complete

睑球全粘连 / ~,partial 睑球部分粘连 / ~,total 睑球全粘连
symbol [希 symbolon from symballein tl interpret] ***n***. ①象征 ②符号,标记 ‖ ~,dental 牙符号
symbolia ***n***. 识形体力
symbolic(al) ***a***. 表示象征的;符号的
symbolism ***n***. 象征主义
symbolization ***n***. 象征化,象征作用
symbolize ***v***. 象征,用记号表现
symbology ***n***. 象征学,象征的使用
symbolophobia [希 symbolon symbol + phobia] ***n***. 象征恐怖
symbolophorus boops; richardson 大眼标灯鱼(隶属于灯笼鱼科 Myctophidae)
symbrachydactylia [希 syntogether + brachys short + daktylos finger + -ia] ***v***. 蹼指(趾)畸形,短并指(趾)畸形,指(趾)短黏连畸形
symbrachydactylism; symbrachydactylia ***n***. 短并指(趾)畸形,指(趾)短黏连畸形
symcenter ***n***. 对称中心
Symclosene ***n***. 氯氧三嗪(消毒防腐药)
symelus; symmelus ***n***. 并腿畸形
Syme's operation [James 英外科医师 1799—1870] 赛姆氏手术(①足切断术 ②尿道外切开术)
Symetine ***n***. 昔美汀(抗可米巴药)
symington's body [Johnson 英解剖学 1851—1924] 薛明顿氏体(肛尾体)
symmag ***n***. 对称磁元件
symmelia [希 syn together + melos limd + -ia] ***n***. 并腿(畸形)
symmelus; symelus ***n***. 并腿畸胎
symmetrel ***n***. 盐酸金刚烷胺片剂
symmetric ***a***. 对称的 ‖ ~ nonlinearity 对称的非线性 / ~ tonic neck reflex 对称性颈强直反射 / ~ transcription 对称转录 / ~ (al) accelerator 对称[型]加速器
symmetrical [希 symmetrikos] ***a***. 对称的,均称的 ‖ ~ chiasma 对称交叉 / ~ chiasma 对称交叉 / ~ cleavage plane 对称卵裂面 / ~ desmasome 对称桥粒 / ~ second division 对称第二次分裂
symmetromania ***n***. 对称癖
symmetry [希 symmetria; syn with + metron measure] ***v***. 对称,均称,调和 ‖ ~ axis 对称轴 / ~ operation 对称操作 / ~,bilateral 两侧对称 / ~,inverse 反[面]对称 / ~,radial 辐射对称
symmetry-breaking ***n***. 对称破缺
symp ***a***. 交感性(的)(见 sympathetic)(亦作 symph, sympath)
symparalysis; conjugate paralysis ***n***. 共轭性麻痹,同向性麻痹(眼肌)
symparasitism ***n***. 共寄生
sympath 见 symp
sympathectomy ***n***. 交感神经切除术 ‖ ~,chemical 化学性交感神经阻断术 / ~,lumbar 腰交感神经切除术 / ~,periarterial; arterial decortication 动脉周交感神经切除术
sympatheoneuritis; sympathiconeuritis ***n***. 交感神经切除术
sympathesis ***n***. 交感(作用),同感(作用)
sympathetectomy; sympathectomy ***n***. 交感神经切除术
sympathetic [希 sympathetikos] ***a***. 交感神经的 ***n***. 交感节痛 ‖ ~ ganglion 交感神经节 / ~ nerve 交感神经 / ~ nervous system 交感神经系统 / ~ system 交感神经系 / ~ trunk 交感神经干 / ~ imbalance 交感神经功能失调 / ~ nervoussystem 交感神经系统 / ~ ophthalmia 交感性眼炎
sympathetic; sympathic ***a***. ①交感神经的,交感的 ②同感的 ③同情的
sympatheticalgia ***n***. (颈)交感神经节痛
sympatheticless ***a***. 除去(腹)交感神经干的
sympatheticoadrenomedullary system 交感神经肾上腺髓质系统
sympatheticoma; sympathoma ***n***. 交感神经瘤
sympatheticomimetic [sympathetic + 希 mimetikos imitative]; **sympathomimetic** ***a***. 拟交感(神经)的,类交感(神经)的 ***n***. 拟交感神经药
sympatheticoparalytic ***a***. 抗交感(神经)的,交感神经过敏的
sympatheticotonia; sympathicotonia ***v***. 交感神经过敏,交感神经紧张
sympatheticotonic; sympathicotonic ***a***. 交感神经过敏的
sympatheticotonus ***n***. 交感神经过敏,交感神经紧张
sympatheticotripsy; sympathicotripsy ***n***. 交感神经压轧术
sympathetoblast; sympathicoblast ***n***. 成交感神经细胞
sympathetoblastoma; sympathicoblastoma ***n***. 成交感神经细胞瘤 ‖ ~,Hutchison type 郝奇生氏型交感神经细胞瘤(转移在颅内)/ ~,Pepper type 佩珀氏型成交感神经细胞瘤(转移在肝内)/ ~ sympathicoblastoma 成交感神经细胞瘤 / ~ sympathicoblastoma, Hutchison type 郝奇生氏型成交感神经细胞瘤(转移在颅内)/ ~,pepper type 佩珀氏型成交感神经细胞瘤(转移在肝内)
sympathia; sympathy ***v***. ①交感(作用),同感(作用) ②感应 ③同情
sympathic; sympathetic ***a***. ①交感神经的 ②交感的,同感的
sympathicectomy; sympathectomy ***n***. 交感神经切除术
sympathicoblastoma ***n***. 成交感神经细胞瘤
sympathicodiaphtheresis ***n***. (生殖腺)交感神经毁损术,多勒氏手术 ‖ ~ Doppler's operation(生殖腺)交感神经毁损术,多勒氏手术
sympathicogonioma ***n***. 交感神经原细胞瘤
sympathicolytic; sympatholytic ***a***. 抗交感(神经)的,交感神经阻滞的 ***n***. 抗交感神经药,交感神经阻滞药
sympathicomimetic; sympathomimetic ***a***. 拟交感(神经)的,类交感(神经)的 ***n***. 拟交感神经药
sympathiconeuritis; sympatheoneuritis ***n***. 交感神经炎
sympathicopathy ***n***. 交感神经系统病
sympathicopupillokinetic ***a***. 交感动瞳的
sympathicotherapy ***n***. 交感神经刺激疗法
sympathicotonia ***n***. 交感神经过敏,交感神经紧张
sympathicotonic; sympatheticotonic ***a***. 交感神经过敏的
sympathicotripsy [sympathetic ganglion + 希 tribein to crush]; **sympatheticotripsy** ***n***. 交感神经压轧术
sympathicotrope; sympathicotropic ***a***. 向交感神经的,亲交感神经的
sympathicotropic ***a***. 向交感神经的,亲交感神经的
sympathicus ***n***. 交感神经系统
sympathin ***n***. 交感(神经)素,去甲肾上腺素 ‖ ~ E 兴奋性交感素 / ~ I 抑制性交感素
sympathism ***n***. 同感性,易暗示性
sympathist ***n***. 同感者,易受暗示者
sympathize ***v***. ①同情,表示同情 ②共鸣,同感;同意
sympathizer ***n***. 同感眼,交感眼
sympathizingeye ***n***. 交感眼
sympatho- [希:复合形] 交感神经
sympathoblast; sympathicoblast ***n***. 成交感神经细胞
sympathoblastoma; sympathicoblastoma ***n***. 成交感神经细胞瘤
sympathochromaffin ***a***. 交感嗜铬的
sympathoganglionitis ***n***. 交感神经节炎
sympathoglioblastoma ***n***. 成交感神经胶质细胞瘤
sympathogonia ***n***. 交感神经原细胞
sympathogonioma ***n***. 交感神经原细胞瘤 ‖ ~ purum 纯性交感神经原细胞瘤 / ~ temuifibrillare 原纤维性交感神经原细胞瘤 / ~ purum 纯性交感神经原细胞瘤 / ~ tenuifibrillare 原纤维性交感神经原细胞瘤
sympathogonium ***n***. 交感神经原细胞
sympathoinhibitor ***n***. 交感抑制剂
sympatholytic [sympathetic + 希 lytikos destroying]; **sympathicolytic** ***a***. ①抗交感(神经)的,交感神经阻滞的 ②抗交感神经药,交感神经阻滞药 ‖ ~ drugs 交感神经抑制剂
sympathoma; sympatheticoma ***n***. 交感神经瘤 ‖ ~ embryonnle 胚性交感神经瘤
sympathomimetic; sympatheticomimetic ***a***. 拟交感(神经)的类交感(神经)的 ***n***. 拟交感神经药 ‖ ~ action 拟交感神经作用 / ~ drugs 拟交感神经药
sympathy [希 sympatheia] ***v***. ①交感(作用),同感(作用) ②感应 ③同情
Sympatol ***n***. 辛怕托,交感酚(酒石酸对羟苯基甲氨基乙醇)
sympatric ***a***. 分布区重迭的,同地的 ‖ ~ hybridization 同地杂交,分布区重叠杂交 / ~ speciation 同地物种形成,分布区重叠物种形成 / ~ species 同地种,分布区重叠种
sympectothiene; ergothioneine ***n***. 硫组氨酸甲基内盐,麦硫因
sympectothion [希 syn together + pexis fixation + theion sulfur]; **ergothioneine; thioneine; thiasine** ***n***. 硫组氨酸甲基内盐,麦硫因
symperitoneal ***a***. 腹膜联合的
Sympetalae ***n***. 合瓣花亚纲(亦称后生花被类亚纲,见 Metachlamydeae)
sympetalous [希 synw ith + petalon leaf] ***a***. 合瓣
sympexion [希 sympexis a putting together, coagulation] ***n***. 凝结物
sympexis [希 concretion] ***n***. 红细胞集结
symph 见 symp
symphalangia; symphalangism ***n***. 指(趾)关节粘连
symphalangism ***n***. 并指(趾)
Sympherobiidae ***n***. 益蛉科
symphony ***n***. 交响乐,交响曲
Symphoremataceae ***n***. 六苞藤科
Symphoricarpus [希 symphorein to bear together + karpos fruit] ***n***. 雪

莓(顺势疗法制剂)
symphotia *n*. 趋光群聚
symphsiorrhaphy [symphysis + 希 thaphe suture]; **symphyseorrhaphy** *n*. 耻骨联合缝术
Symphyacanthida Schewiakoff 黏合棘目
symphyocephalus [希 syn together + phyein to grow + kephale head] *n*. 并头联胎
Symphyodomtaceae *n*. 刺果藓科(一种藓类)
symphyogenetic [希 syn together + phyein to grow + gennan to produce] *a*. (先天与后天因素)联合作用的
symphyseorrhaphy; **symphysiorrhaphy** *n*. 耻骨联合缝术
symphysial; **symphyseal** *a*. 联合的
symphysic *a*. 联合的,融合的
symphysiectomy *n*. 耻骨联合切除术
symphysion *n*. 下颌联合点(下颌骨齿槽突中点)
symphysiorrhaphy *n*. 耻骨联合缝术
symphysiotome *n*. 耻骨联合刀
symphysiotomy *n*. 耻骨联合切开术
symphysis (复 symphyses)[希 symphysis; syn together + phyein to grow] *n*. ①联合 ②合生(植物) ‖ ~ ossium pubis(~ pubis; ~ pubica) 耻骨联合
symphysis [拉 symphsis cartilaginosa]; **synchondrosis** *n*. 软骨结合 ‖ ~ ischialis 坐骨结合 / ~ ligamentosa; syndesmosis 韧带联合 / ~ mandibulae; ~ menti 下颌联合 / ~ ossium pubis; ~ pubis; ~ pubica 耻骨联合 / ~, cardiac 心包粘连
symphysodactylia [希 symphysis a growing together + daktylos finger + -ia] *n*. 并指(趾)畸形
symphysodactyly *n*. 并指(趾)畸形
symphysopsia *n*. 并眼(畸形),独眼(畸形)
symphysoskelia *n*. 并腿(畸形)
Symphytum [拉;希 symphyton] *n*. 西门肺草属(顺势疗法制剂) ‖ ~ officinale 西门肺草
symplasm *n*. 共质体,共浆体
symplasm *n*. 合胞体
symplasmatic *n*. 共质体,共浆体
symplast; **symplasm** *n*. 共质体,共浆体
symplectoteuthis oualaniensis(**Lesson**) 鸢乌贼(隶属于柔鱼科 Ommastrephidae)
symplex *n*. 松合物,疏合物(如血红蛋白与氧结合)
Symplocaceae *n*. 山矾科 [植药]
Symplocarpus Salisb. 臭菘属 ~ foetidus Nutt.; Dracontium foetidum 臭菘
Symplocos Jacq. 山矾属 ‖ ~ caudata Wall. [拉,植药] 山矾 / ~ chinensis(Lour.)Druce [拉,植药] 华山矾 / ~ congesta Benth. [拉,植药] 密花山矾 / ~ laurine(Retz.)Wall. [拉,植药] 黄牛奶树 / ~ paniculata(Thunb.)Miq. [拉,植药] 白檀 / ~ prunifolia 山矾
sympodia [希 syn together + pous foot + -ia]; **sirenomelia** *n*. (无足)并腿畸形
sympodial *a*. ①合轴的(植物) ②聚散状的(花序)
sympodium *n*. ①合轴 ②聚散状
symport *n*. 同向转移
symppatheticalgia *n*. (颈)交感神经节痛
sympt symptoms 症状
symptom [拉 symptoma; 希 symptoma] *n*. 症状 ‖ cardinal ~ 主要症状 / characteristic ~ 特征性症状,特殊症状 / clinical ~ 临证症状,临床症状 / diagnostic ~ 诊断症状 / focal ~ 病灶症状 / fundamental ~s 基本症状 / general ~ (constitutional ~)全身症状 / recipient ~ (early ~)早期症状 / local ~ 局部症状 / mental ~ 精神症状 / physical ~ 物理症状,体征 / presenting ~ 主要症状,主诉 / pressure ~ 压迫症状 / ~ Francke's 弗兰克氏症状(流行性感冒时,龈缘出现红线)/ systemic ~ 系统症状,全身症状 / typical ~ 典型症状 / withdrawal ~s(abstinence ~s)戒断症状,停药症状,脱瘾症状 / ~, accessory; assident ~ 副症状(非特殊症状)/ ~, accidental 偶发症状 / ~, Anton's 安通氏症状(盲症状)/ ~, Barany's 巴腊尼氏症状(①耳迷路障碍时,身体跌倒的方向与头的位置改变有关 ②冷热水试验)/ ~, Bechterew's 别赫捷列夫氏症状(面肌麻痹)/ ~, Behier-Hardy 贝一哈二氏症状(早期肺坏疽的一种)/ ~, Bernhardt's 伯恩哈特氏症状(感觉异常性股痛)/ ~, Biernacki's 别尔纳斯基氏症状(脊髓痨及麻痹性痴呆时的尺神经麻痹)/ ~, Bolognini's 博劳尼尼氏症状(早期麻疹门诊腹侧的磨擦感觉)/ ~, Bonhoeffer's 博恩霍弗尔症状(舞蹈病肌张力减退)/ ~, Brauch-Romberg 布一罗二氏症状,罗姆伯格氏征(闭目并足直立时身体动摇,检运动失调)/ ~, Buerger's 伯格氏症状(闭塞性血栓性血管炎)/ ~, Burghart's 布格哈特氏症状(肺结核早期症状之一)/ ~, Capgras 卡普格腊斯氏症状(单居时似非独处)/ ~, cardinal 主要症状 / ~, Castellani-Low 卡一劳二氏症状(昏睡病时舌震颤)/ ~, characteristic 特征性症状,特殊症状 / ~, classical 标准症状,典型症状 / ~, clinical 临证症状,临床症状 / ~, Colliver's 科利佛氏症状(脊髓灰质炎麻痹期四肢抽搐)/ ~, concomitant 伴发症状 / ~, consecutive 连续症状 / ~, constitutional 全身症状 / ~, deficiency 缺乏症状 / ~, delayed 迟发症状 / ~, diagnostic 论断症状 / ~, direct 直接症状 / ~, dissociation(感觉)分离症状 / ~, drug 药物症状 / ~, eariy; incipient ~ 早期症状 / ~, endothelial (血管)内皮症状 / ~, Epstein's 爱泼斯坦氏症状(神经病性婴儿的上睑不能下垂,致现惊吓面容)/ ~, equivocal 非特征性症状,不明确症状(几种病都能产生的非特征性的症状)/ ~, esophagosalivary 食管癌多涎症状 / ~, focal 病灶症状 / ~ of Fraenkel, crossbar 弗伦克耳氏横杆症状(胃 X 线透视所见)/ ~, Froschel's 弗勒歇耳氏症状(见于耳病)/ ~, Ganser's 甘塞氏症状(答非所问,见于精神病)/ ~, general; constitutional ~ 全身症状 / ~, Gersuny's; sticky ~ 格苏尼氏症状,粘着症状 / ~, Goldthwait's 戈德韦特氏症状(见于骶髂关节疾患)/ ~, guiding; characteristic ~ 特殊症状 / ~, Haenel's 黑内耳氏症状(脊髓患者眼球压觉缺失)/ ~, halo 虹彩轮症状,晕轮症状(虹视)/ ~, Hochenegg's 霍享内格氏症状(肠梗阻及阑尾炎时直肠壶腹的高度气胀)/ ~, Huchard's 于夏氏症状,于夏氏征,(①动脉高血压时的一种脉搏改变 ②肺水肿时的一种叩诊体证)/ ~, incarcetation; Dietl's crisis 箝闭症状,迪特耳氏危象,游走肾危象 / ~, incipient; early ~ 早期症状 / ~, indirect 间接症状 / ~, induced 诱发症状 / ~, Jonas' 约纳斯氏症状(婴儿幽门痉挛)/ ~, Kerandel's 克兰德耳氏症状(非洲锥虫病时,深部感觉过敏)/ ~, keynote 基要症状(顺势疗法)/ ~, Kocher's 柯赫尔氏症状(突眼性甲状腺肿时,将指放于患者眼部水平线上,然后提高;此时患者上睑跳起较眼球为快)/ ~, Kussmaul's 库斯毛耳氏症状(①吸气时颈静脉出现怒张,见于纵隔心包炎及纵隔瘤 ②糖尿病性昏迷 ③胃病时的昏迷及)/ ~, labyrinthine 迷路症状 / ~, Lade 拉德氏症状(水痘出疹前十四天有腹)/ ~, Leser-Trelat; De Morgan spots 累一特二氏症状,德摩根氏斑(玉红斑,多见于老年人)/ ~, Liebermeister's 李伯麦斯特氏症状(气泡栓塞初期发现舌贫血区)/ ~, Liebreich's 利布赖希氏症状(色盲)/ ~, local 局部症状 / ~, localizing 示位症状 / ~, Magendie's; Magendie's sign 马让迪氏症状(一眼内下转,他眼侧外上转)/ ~, Magnan's 马尼安氏症状(慢性可卡因中毒时,皮内觉有圆体)/ ~, Mannaberg's 曼纳伯格氏症状(第二肺动脉音增强为腹部病征之一)/ ~, Mannkopf's 曼科夫氏症状(患神经机能病时,压迫痛点,则脉数增加)/ ~, mental 精神症状 / ~, negatively pathognomonic 除外(诊断)性症状 / ~, neighborhood 周邻症状 / ~, nostril 鼻孔症状 / ~, objective 客观症状 / ~, Oehler's 厄勒氏症状(间歇性跛行症的足冷及苍白)/ ~, passive; static ~ 静态症状 / ~, pathognomonic 示病性症状,判病性症状 / ~, Pel-Ebstein; Pel-Ebstein pyrexia 佩一埃二氏症状,佩一埃二氏热 / ~, physical 物理症状,体征 / ~, Pratt's 普腊特氏症状(坏疽性肌强直)/ ~, precursory; premonitory ~; signal ~ 前驱症状,先兆症状 / ~, premonitory; signal ~ 前驱症状,先兆症状 / ~, presenting 主要症状,主诉 / ~, pressure 压迫症状 / ~, prognostic 示预后症状 / ~, rainbow 虹彩轮症状(青光眼虹视)/ ~, rational; subjective ~ 自觉症状,主观症状 / ~, reflex 反射症状 / ~, Remak's 雷马克氏症状(多外感觉及延缓疼痛)/ ~, Roger's 罗惹氏症状(结构性脑膜炎时体温过低)/ ~, Rumpf's; Rumpf's sign 鲁姆夫氏症状,鲁姆夫氏征(①外伤性神经机能病者交替发生的原纤维性收缩和紧张性收缩 ②痛处受压时脉搏快速)/ ~, Seguin's signal 塞甘氏先兆症状(癫痫发作前肌肉不自主收缩)/ ~, signal 先兆症状 / ~, Simon's 西蒙氏症状(乳癌转移致垂体所致的多尿症)/ ~, Skeer's 斯基尔氏症状(结核性脑膜炎患者虹膜)出现小环 / ~, Snow's 斯克洛夫斯基氏症状(见于水痘)/ ~, static; passive ~ 静态症状 / ~, Stellwag's; Stellwag's sign 施特耳瓦格氏症状,施特耳瓦格氏征(突眼性甲关腺肿时,睚裂增大,瞬目运动稀少)/ ~, sticky; Gersuny's ~ 粘着症状,格苏尼氏症状 / ~, Stierlin's 施提尔林氏征(盲肠及升结肠硬化或溃疡的 X 线征)/ ~, subjeetive 自觉症状,主观症状
symptomatic *a*. 症状的 ‖ ~ phase of HIV disease 艾滋病的症状期出现机会感染但还未成为艾滋病
symptomatography; **semeiography** *n*. 症状记录
symptomatology *n*. 症状学
symptom-complex *n*. 综合征,征群,综合症状
symptomless *a*. 无症状的
symptomolytic; **symptomatolytic** *a*. 消除症状的
symptoms, abstinence; **withdrawal symptoms** 脱瘾症状,断除症状
symptosis *n*. 消耗,消瘦

sympto-thermal method 体征—温度法（在月经周期中根据宫颈黏液、基础体温和其他排卵标志判定安全期和受孕期的方法）
symptothermal method of family planning 症状体温法避孕
sympus *n*.（无足）并腿畸胎 ‖ ~ apus 足并腿畸胎 / ~ dipus; bipedal ~ 双足并尾畸胎 / ~ monopus; uromelus 单足并腿畸胎 / ~; sirenomelus（无足）并腿畸胎
Sym's tractor 西姆斯前列腺牵引器
sym-trioxane *n*. 三聚甲醛
Syn synchronous 同步的 /syndrome 综合征 / synonym 同义词 /synopsis 提要，概要 /synthetic 综合性的，合成的
syN subacute yellow necrosis 亚急性黄色肝萎缩
sy synchronizing signal 同步信号 /syndrome 综合征，症候群 /synonym 同义词 /synthetic 合成的
syn-［希；词头，在 b，m，p 前变成 sym-］前缀，意为"联合""与"
synacme; synacmy; synanthesis *n*. 雌雄同熟（雄蕊、柱头同时成熟）
synadelphus *n*. 头躯联胎，单头单躯八肢畸胎
synaesthesia *n*. 联觉，牵连感觉，共同感觉
synaetion *n*. 副（病）因
synaetosis *n*. 联并畸形，合并畸形
synagrops japonicus; Steindachnner et Dǒ derlein 尖牙鲈（隶属于科 Serranidae）
synalgia *n*. 连带痛，牵连痛
synanastomosis *n*. 多血管吻合
Synanceia horrida; Linnaeus 粗毒（隶属于毒科 Synanceidae）
Synanceidae *n*. 毒科（隶属于形目 Scorpaeniformes）
synanche; cynanche *n*. 锁喉，咽峡炎
Synanthae *n*. 合花目（植物分类学）
synanthena *n*. 簇聚（丘）疹
synantherous *a*. 聚药的
Synaphobranchidae *n*. 合鳃鳗科（隶属于鳗鲡目 Aunguilliformes）
synaphobranchus affinis（Gü nther） 合鳃鳗（隶属于 Synaphobranchidae）
synaphymenitis; conjunctivits *n*. 结膜炎
synaplic ribbon 突触带
synaposematism *n*. 拟态现象
synapse *n*. ①突触 ②联会 ‖ axo-axonic ~ 轴—轴型突触 / axodendritic ~ 轴—树型突触 / axo-somatic ~ 轴—体型突触 / chemically dependent ~ 化学依赖性突触 / chemically opereted ~ 化学作用突触 / cholinergic ~ 胆碱能突触 / paradendritic ~ 依傍性突触 / pericorpuscular ~ 包围性突触 / serial ~ 串联性突触 / ~ feedback loop 突触反馈环
synapse *n*.（神经元）突触，神经腱；联会
synapsid type of skull 单弓型颅
synapsida *n*. 合弓型，单弓类（古生物）
synapsis（复 synapses）*n*. 接合，联会（指染色体）*n*. 突触，神经键
synapta maculata; Chamisso et Eysenhardt 斑锚参（隶属于锚参科 Synaptidae）
synaptene *n*. 偶线（期）‖ ~ stage 偶线期
synaptic *a*. ①（染色体）接合的 ②突触的 ‖ ~ bodies in hair cells 毛细胞中突触体 / ~ cleft 突触间隙 / ~ conduction 突触传导 / ~ connection 胞突接合作用 / ~ desmosome 突触桥粒 / ~ ending 联会末端 / ~ integration 突触整合 / ~ junction 联会接点 / ~ knob 突触小体 / ~ nests 突触群 / ~ plane 联会面 / ~ potential 突触电位 / ~ region 联会区 / ~ stage 联会期 / ~ transmission 胞突转讯现象，突触间神经传导作用 / ~ vesicle 突触小泡 / ~ wetSht 突触权重
Synaptidae *n*. 锚参科（无足目 Apoda）
synaptie delay 突触延搁
synaptie transmission 突触传递
synaptie transmitter 突触［传］递素
synaptie vesicle 突触小泡
synaptin *n*. 突触小泡蛋白
synaptogenesis *v*. 突触发生
synaptogenic *a*. 突触发生的
synaptolemma *n*. 突触膜
synaptology *n*. 突触学
synaptomere *n*. 联会粒
synaptonemal complex 联会丝复合物
synaptosome *n*. 突触粒，突触体，突触小体
synaptotene *n*. 花束期
synarthrophysis *n*. 关节粘连
synarthropic plant 伴人植物
synarthrosis *n*. 不动关节
synaryon *n*. 受精核，合子核；结合核
synathresis; synathroisis *n*.（局部）充血
synatonemal complex 联会复合物（卡氏肺孢子虫囊前期至成熟包囊的发育过程中所出现者）
sync *n*. 同步（见 synchronizing）‖ ~ pulse 同步脉冲 / ~ signal 同步信号 / ~ source 同步脉冲源
syncanthus *n*. 眶球粘连
syncarcinogenesis *n*. 综合致癌作用
syncaryocyte *n*. 合核细胞
syncaryon *n*. ①合子核 ②结合核
syncatalytic *a*. 共催化的
syncelom *n*. 体腔
Syncephalastraceae *n*. 共头霉科（一种菌类）
syncephalia; syncephaly *n*. 并头联胎畸形
syncephalon *n*. 合头
syncephalus; syneaoephalus *n*. 并头联胎 ‖ ~ asymmetros 不对称并头联胎
syncephaly *n*. 关头联胎畸形
synchesis *v*. 玻璃体液化
synchilia *n*. 并唇（畸形）
synchiria *n*. 两侧错觉
syncholia *n*. 胆汁内异质分泌
synchondrosis *n*. 软骨结合
synchondrotomy *n*. 软骨结合切开术
synchopexia *v*. 心搏加速，心动过速
synchorial *a*. 共同绒（毛）膜的，共同胎盘的（多胎）
synchro *a*. 同步，同步的 ‖ ~ coupling 同步耦合 / ~ cyclotron 同步回旋加速器，稳相加速器
synchroaccelerator *n*. 同步加速器，同步稳相加速器
synchrocyclotron *n*. 同步回旋加速器
synchrodyne *n*. 同步机 ‖ ~ detection 同步检波
synchro-fozotron *n*. 同步相位加速器
synchroguide *n*. 水平扫描同步控制电路
synchrometer *n*. 同步计，射频质谱计
synchromicrotron *n*. 同步电子回旋加速器
synchronia *n*. 同步现象，同时性
synchronic *a*. 同步的
synchronism *n*. 同步性
synchronization *n*. 同步，同步化 ‖ ~ of estrus 同期发情
synchronized cardioversion 同步心脏复律
synchronized culture 同步培养
synchronized division 同步分裂
synchronizer *n*. 同步因子，同步器
synchronizing of image 影像同步
synchronous *a*.（完全）同步的 ‖ ~ accelerator 同步加速器 / ~ culture 同步培养 / ~ energy gain 同步能量增益 / ~ excitation spectroscopy 同步激发光谱术 / ~ growth 同步生长 / ~ luminescence spectroscopy 同步发光光谱术 / ~ mitosis 同步有丝分裂 / ~ pacemaker 同步型起搏器 / ~ scanning 同步扫描 / ~ sparkgap 同步火花隙 / ~ trigger 同步触发器
synchrophasotron *n*. 质子同步加速器，同步稳相加速器
synchroprobe *n*. 同步探测器
synchroscope *n*. 同步指示器，带等待扫描的示波仪
synchrotie *v*. 同步耦合
synchrotron *n*. 同步（回旋）加速器 ‖ ~ radiation 同步加速器辐射
synchyondrosis（复 synchyondroses）*n*. 软骨结合
synchysis［希 a mixing together］; **synchesis** *v*. 液化 ‖ ~ coporis vitrei 玻璃体液化 / senile ~ 老年性玻璃体液化 / ~ scintillans 闪光性玻璃体液化
Synchytriaceae *n*. 焦壶菌科（一种菌类）
Synchytrium *n*. 瓶菌属
Syncillin; Phenethicillin *n*. 合成青霉素，苯氧乙基青霉素
syncinesis; synkinesis *n*. 联带运动
synciput; sinciput *n*. 前顶，前头
synclator *n*. 同步振荡
synclinal［希 synklinein to lean together］*a*. 互倾的
synclitic *a*. 胎头倾势的，头倾度均匀的
synclitism［希 synklinein to lean together］; **syncliticism** *n*. 胎头倾势，头盆倾度均匀
synclonus［syn- + 希 klonos turmoil］*n*. ①共同阵挛 ②共同阵挛病 ‖ ~ ballismus; paralysis agitans 震颤麻痹 / ~ beriberica; beriberi 脚气（病）/ ~ tremens; general tremor 全身震颤
syncoelom *n*. 总体腔
syncongestive *a*. 共同充血的
syncopal *a*. 晕厥的
syncope［拉；希 synkope fainting］*v*. 晕厥 ‖ asphyxial ~ 窒息性晕厥 / cardiac ~ 心源性晕厥 / carotidsinus ~ 颈动脉窦性晕厥，颈动脉窦综合征 / cerebral ~ 脑性晕厥 / emotional ~ 情感性

晕厥 / hyperventilation ～ 过度换气晕厥 / hypoglycemic ～ 低血糖晕厥 / hypoxic ～ 缺氧晕厥 / micturition ～ 排尿性晕厥 / orthostatichypotension ～ 直立性低血压晕厥 / quinidine ～ 奎尼丁晕厥 / reflexive ～ 反射性晕厥 / ～ anginosa 心绞痛晕厥 / ～, Adams-Stokes; Adams-Stokes disease 亚—斯二氏晕厥,亚—斯二氏病 / ～, carotid; carotid sinus syndrome 颈动脉窦性晕厥 / ～, cat; ailurophobia 猫恐怖 / ～, laryngeal; laryngeal vertigo 喉性晕厥 / ～, local; local asphyxia 局部窒息 / ～, tussive 剧咳后晕厥 / ～, vasovagal; carotid sinus syndrome 血管迷走神经性晕厥,颈动脉窦综合征 / ～ xia; tachycardia 心搏过速,心动过速 / ～ in pressurebreathing 加压呼吸晕厥 / ～ of unidentifiable cause 原因不明性晕厥 / tusslve ～(cough ～)剧咳后晕厥,咳嗽晕厥 / vasovagal ～ 血管迷走神经性晕厥

syncopic; syncopal *a*. 晕厥的

syncretio［拉］*v*. 粘连(浆膜面)

syncretize *v*. 结合,调和

Syncyanin *n*. 脓蓝素(获自成蓝杆菌)

syncytial *a*. 合胞体的 ‖ ～ desmosome 合胞桥粒 / ～ theory 合胞说 / ～ trophoblast 合体滋养层(合体滋养细胞侵入子宫内膜的滋养层细胞迅速分裂增生,部分细胞互相融合,细胞之间界限消失,称为合体滋养层。它构成滋养层的外层);合胞体滋养层(滋养层的合胞体组分) / ～ virus of rabbits 兔合胞病毒 / ～ viruses 合胞病毒

syncytiolysin *n*. 溶合胞体素

syncytioma *n*. 合胞体瘤 ‖ ～ benignum 良性合胞体瘤 / ～ malignum; deciduoma malignum; chorioepithelioma 恶性合胞体瘤,绒(毛)膜上皮癌 / ～ malignum; deciduoma malignum; chorioepithelioma 恶性合胞体瘤。绒(毛)膜上皮癌 / ～ metatarsea; march tumor 跖韧带炎,行军瘤

syncytiotoxin *n*. 合胞体毒素

syncytiotrophoblast; syntrophoblast *n*. 合胞体滋养层

syncytium(复, syncytia) *n*. ①合胞体 ②多核原生质团 ‖ ～, vacuolate 空泡性合胞体

syncytoid *a*. 合胞体样的

syncytotoxin; synocytotoxin *n*. 溶细胞毒素

synd syndrome 综合征,症候群

Syndactylia; ankylodactylia 并指(趾)

syndactylism *n*. ①并指现象 ②并趾现象

syndactylism; syndactylia *n*. 并指(趾)

syndactylous *a*. 并指(趾)的

syndactylus *n*. 并指(趾)者

syndactyly; syndactylia *n*. 并指(趾)

syndectomy［希 syndesmos band + ekiome excision］*n*. 球结膜环切术

syndein *n*. 连接蛋白

syndelphus［syn- + 希 desis binding］*n*. 头躯联胎,单头单躯八肢畸胎

syndeme *n*. 合成种

syndesine *n*. 联赖氨酸;羟赖氨醛醇

syndesis［syn- + 希 desis binding］①关节固定术 ②接合,联会(指染色体)

syndesmectomy *n*. 韧带切除术

syndesmectopia *n*. 韧带异位

syndesmitis *n*. ①韧带炎 ②结膜炎 ‖ ～ metatarsea; march tumor 跖韧带炎,行军瘤

syndesmo-［希 syndesmos ligament 韧带］*n*. ①韧带 ②结缔组织

syndesmochorial *a*. 韧带线(毛)膜的

syndesmodiastasis *n*. 韧带分离

syndesmography *n*. 韧带论

syndesmology *n*. 韧带学

syndesmoma *n*. 结缔组织瘤

syndesmo-odontoid *n*. 齿突韧带联合(寰齿后关节)

syndesmopexy *n*. 韧带固定术

syndesmophyte *n*. 韧带骨赘

syndesmoplasty *n*. 韧带成形术

syndesmorrhaphy［syndesmo- + 希 rhaphe suture］*n*. 韧带缝术

syndesmosis(复 syndesmoses); **synneurosis** *n*. 韧带联合 ‖ ～ radioulnaris 尺韧带联合 / ～ tibiofibularis 胫腓韧带联合 / ～ tympanostapedia 鼓镫韧带联合

syndesmotomy; ligamentotomy; desmotomy *n*. 韧带切开术

syndeticon *n*. 鱼胶漆

syndiploidy *n*. 共双倍体

syndrome *n*. 综合征,征群,综合症状 ‖ acquired immunodeficiency ～ AIDS 获得性免疫缺陷综合征(艾滋病)/ cutebrain ～ 急性脑综合征 / acuterenalfailure ～ 急性肾功能衰竭综合征 / acuterespiratoryfailure ～ 急性呼吸衰竭综合征 / Addisonians yndrome 肾上腺性青铜色皮病,阿狄森综合征 / adrenosympathetic ～ 肾上腺交感神经综合征 / adult respiration distress ～, ARDS 成人呼吸窘迫综合征 / alveolar-capillaryblocks yndrome 肺泡—毛细血管阻滞综合征 / amok ～ 残暴疯狂综合征 / analgesicabuse ～ 镇痛剂滥用综合征 / anginal ～(anginose ～)心绞痛综合征 / anxiety ～ 焦虑综合征 / aplastic anemia-paroxysmal nocturnal hemoglobinuria ～ 再生障碍性贫血—阵发性睡眠性血红蛋白尿综合征 / arterial-pulmonary ～ 肺动脉综合征 / asphyctic ～ 窒息综合征 / asthenic ～ 衰弱综合征,脑衰弱综合征 / Behcet's ～ 白塞综合征,口、眼、外生殖器综合征 / benignrecurrent' renalhematuria ～ 良性反复性肾出血综合征,局灶性血管间质病灶肾小球肾炎,IgA-IgG 肾病 / bloodhighviscosity ～ 血高黏综合征 / brachialplexusdamages yndrome 臂丛损伤综合征 / brady-tachy arrhythmia ～(bradycardia- tachycardia ～)心动过缓—过速综合征 / bulbar ～(Babindki-Nageott'S ～)延髓综合征,巴—纳二氏综合征 / carcinoid ～ 类癌综合征 / cardiacasthma ～(Ridley's ～)心病性哮喘综合征 / cardio-cerebral ～ 心脑综合征 / carotidsinus ～ 颈动脉窦综合征 / celiac ～ 乳糜泻综合征,乳糜泻 / cervical ～ 颈神经(根)综合征 / Charcot's ～ 夏科综合征,间歇性跛行综合征 / chiasma ～ 视交叉综合征 / chorea ～ 舞蹈病样综合征 / click-murmur ～ 喀嗒杂音(二尖瓣脱垂)综合征 / climacteric ～ 更年期综合征 / clodagglutinin ～ 冷凝集素综合征 / closed-head ～ 闭合性颅脑(损伤)综合征 / commoncold ～ 感冒综合征 / compression ～(肢体)压迫综合征 / concussion ～(脑)震荡综合征 / congestive splenomegaly ～(Banti'S syn-drome)充血性脾大综合征,斑替综合征,脾—肝综合征 / Conn's ～ 原发性醛甾酮过多症 / corpulmonale ～ 肺性心病综合征 / coronarysteal ～ 冠状动脉窃血综合征 / costocervical ～ 颈肋综合征 / cough-syncope ～ 咳嗽晕厥综合征,喉头性眩晕,喉头性癫痫,支气管晕病 / crush ～ 挤压综合征(因挤压而起的肾障碍)/ Cruveilhier-Baumgarten's ～ 克—包二氏综合征,肝硬化合并腹壁静脉开放、血管杂音综合征 / deadfetus ～ 死胎综合征 / deafness Q-Tintervalprolongation ～ 耳聋 Q-T 间期延长综合征 / decorticate ～(apallic ～)去皮质综合征,无皮质综合征 / Dengueshock ～, DSS 登革休克综合征 / disseminated intravascular coagulation(DIC)～ 弥散性血管内凝血综合征 / Down's ～ 唐氏综合征,伸舌样痴呆 / dumping ～(postgastrectomy ～)倾倒综合征,胃倾倒症,胃切除术后综合征 / dyskinetic ～ 运动障碍综合征 / Eisenmenger's ～ 主动脉右偏,中隔缺损、右室 肺动脉瓣肥大综合征,艾森门格氏综合征 / electrolyte deficiency ～ 电解质缺乏综合征 / esophageal achalasia ～ 食管失弛综合征 / exhaustion ～ 衰竭综合征 / floppymitralvalve ～ 松弛性二尖瓣综合征 / flu-like ～ 类流感综合征 / Goodpasture's ～ Goodpasture 综合征,肺出血—肾炎综合征,肾小球肾炎咯血综合征 / hemolytic uremic ～, HUS 溶血性尿毒症综合征 / hemophilic ～ 血友病综合征 / hepato-cerebral ～ 肝脑综合征 / hepatorenal ～ 肝肾综合征 / hyperirritable-carotidsinus ～ 颈动脉窦过敏综合征 / hyperkinetic ～ 运动过度综合征 / hypernatremia ～ 高血钠综合征 / hyperosmolar nonketotic coma ～ 高渗性非酮症昏迷综合征 / hyperparathyroidism ～ 甲状旁腺功能亢进综合征 / hypersplenism ～ 脾功能亢进综合征 / hyperventilation ～ 换气过度综合征 / hypoglucemic ～ 低血糖综合征 / hyponatremic ～ 血钠过少综合征 / hypoosmolar ～ 低渗性综合征 / immunologic deficiency ～ 免疫缺陷综合征 / infant heat strock ～ 小儿暑热综合征 / infectious mononucleosis ～ 传染性单核细胞增多综合征 / influenza ～ 流感综合征 / intercranial hypertension ～ 颅内压增高综合征 / involutional ～ 更年期综合征 / irritablebowel ～ 肠激惹综合征 / Lermoyez's ～ 莱尔马耶综合征,耳聋、耳鸣、眩晕综合征 / long Q-T ～ Q-T 延长综合征 / low cardiac output ～ 低排血量综合征 / low salt ～ 低盐综合征 / Lutembacher's ～ 鲁藤巴赫综合征,二尖瓣狭窄伴房间隔缺损 / malabsorption ～ 吸收不良综合征 / Mailory-Weiss' ～ 马—文氏综合征,贲门撕裂综合征,食管贲门黏膜裂伤出血 / megacolon ～ 巨结肠综合征 / Mendelsohn's ～ 门德耳森综合征,麻醉后吸入性肺炎 / migranous neuralgic ～ 偏头痛型血管性头痛综合征 / mitral valve prolapse ～(Barlow's ～)二尖瓣脱垂综合征 / Munchausen's ～ 闵希豪生综合征(即幻想性虚构病史到处求医或住院癖)/ muscular rigidity ～ 肌强直综合征 / myastheniagravis ～ 重症肌无力综合征 / myeloproliferative ～ 骨髓增生综合征 / neonatal respiratory distress ～ 新生儿呼吸窘迫综合征 / nephritic ～ 肾病综合征 / neurasthenic ～ 神经衰弱综合征 / nitritoid ～ 亚硝酸盐样综合征(亚硝酸盐样危象)/ nutritional edema ～ 营养不良性水肿综合征 / Plummer-Vinson ～ 普—文二氏综合征(缺铁性咽下困难)/ pontine ～ 脑桥综合征 / post apoplexy ～ 脑卒中后综合征 / postconcussion ～ 脑震荡后综合征 / postmyocardial infarction ～ 心肌梗死后综合征 / post-traumatic ～ 创伤后综合征 / preexcitation ～(Wolff-Parkinson-White ～)预激综合征(W-P-W 综合征)/ premature repolarization ～ 早期复极综合征

/ premenstrual tension ~ 经前期紧张综合征 / propranolol withdrawal ~ 心得安停服综合征 / respiratory distress ~ 呼吸窘迫综合征,呼吸困难综合征 / Reye's ~ 瑞氏综合征 / saltdepletion ~ 缺盐综合征 / Sheehan's ~ 席汉综合征(妇女分娩时子宫大出血后发生的垂体功能过低症)/ Shy-Drager's ~ 直立性低血压;多系统萎缩综合征 / sicksinus ~,SSS 病态窦房结综合征 / Simmonds' ~ 垂体功能减退综合征,西蒙兹综合征 / sinobronchial ~ 鼻窦—支气管扩张综合征 / steal ~ 盗血综合征 / steroid withdrawal ~ 停用类固醇综合征 / Stevens-Johnson ~ 斯—约二氏综合征(口、眼、泌尿生殖系恶性大疱性红斑或口角糜烂外胚叶病)/ stiffheart ~ 僵硬心脏综合征,缩窄性心脏病 / straightback ~ 直背综合征 / stressulcer ~ 应激性溃疡综合征 / Sturge-Weber ~ 斯—韦二氏综合征(血管痣的一型)/ sudden cardiac death ~ 心脏性猝死综合征 / sudden infant death ~,SIDS 婴儿猝死综合征 / sudden manhood death ~ 青壮年急死综合征 / ~ of alkalosis 碱中毒综合征 / ~ of inappropriate antidiuretic hormone secre tion,SIADH 抗利尿激素异常分泌综合征 / tachycardia-bradycardia ~ 心动过速—心动过缓综合征 / thoracicoutlet ~ 胸腔出口综合征 / vasovagal ~ 血管迷走神经综合征 / withdrawal ~ 戒断综合征,停药综合征 / achalasia-akinesia ~ 失弛缓—运动不能综合征(通常指食管)/ acquired immunodeficieacy ~(AIDS)获得性免疫缺陷综合征(艾滋病)/ acrorenal malformation ~ 肢端肾脏畸形综合征 / afferent loop ~ 输入肠攀综合征 / algodystrophic ~ 痛性营养不良综合征 / Allagille's ~ 肝动脉发育异常综合征 / Alport's ~ 耳—眼—肾综合征 / Alstrom's ~ 常染色体隐性遗传病(非典型色素沉着性视网膜炎)/ Amalric's ~ 黄斑部营养不良并聋哑综合征 / anterior compartment ~ 胫前肌综合征 / anticardiolipin ~ 抗小磷脂抗体综合征 / apallic ~ 失外套综合征(指双侧大脑皮质功能丧失)/ Arakawa-Higashi's ~ 白细胞过氧化酶缺乏与巨幼红细胞贫血综合征 / asplenia ~ 无脾综合征 / athetotic ~ 手足徐动综合征 / auriculo-osteodysplasia ~ 耳—骨发育异常综合征 / ball valve ~ 球瓣综合征 / Barsony-Polgar ~ 髂骨致密性骨炎 / Bartter ~ 低血钾,代谢性碱中毒,肾素—血管紧张素—醛固酮系统亢进综合征 / Bassen-Kornzweig ~ 血—脂蛋白缺乏症 / Batter ~ 球旁细胞增生症 / battered child ~ 虐儿综合征(X 线可见多发性骨损伤伴内脏损伤等)/ Bazex's ~ 类肿瘤性肢端角化症 / Beals-Hecht-(congenital contractural arachnodatyly)先天性挛缩性细长指(趾)/ B cell lymphoproliferativc ~ B 淋巴细胞增生综合征 / Bcckwith-Weidcmann ~ 伯—韦综合征(新生儿巨舌、巨体,脐膨出,低血糖综合征)/ Bernard-Soulier's ~ 巨血小板综合征 / blind loop ~ 盲襻综合征 / blood high viscosity ~ 血高黏综合征 / Bogart-Baeall ~ 职业性发者疲劳,发音障碍综合征 / BOR(branehio-oto-renal)~ 鳃—耳—肾综合征 / Brailford-Morquio's ~ 多黏糖病 IV 型 / breakage ~ 染色体断裂综合征 / brown bowel ~ 褐肠综合征 / bubbly-lung ~(Wilson-Mikity)囊性肺气肿综合征,肺成熟不良 / Caplan's ~ 类风湿性尘肺症 / carpal bossing ~ 腕背隆突综合征 / Carpenter ~ 尖头多并指(趾)综合征 / central spinal cord ~ 脊髓中央综合征 / cerebroside lipoidosis ~ 脑苷脂贮积综合征 / Chediak-Higashi's ~ 先天性白细胞颗粒异常综合征 / cherry-red spot myoelonus ~ 樱桃红斑肌阵挛综合征 / Chiladiti ~ 膈肌下结肠嵌入综合征,肝膈间结肠间位症 / cholestatic ~ 胆汁淤积综合征 / Christ-Siemens-Weech ~ 外胚层发育不良 / clerambauit ~ 单恋综合征 / click-murmur prolapse mitral valve ~ 卡嗒杂音二尖瓣脱垂综合征 / climacteric ~ 更年期综合征 / cracked tooth ~ 隐裂牙综合征 / Crest ~ 钙质沉着,雷诺氏现象,食管运动功能不良,指(趾)硬化和毛细血管扩张症 / Creyx-Levy's ~ 眼—鼻—口分泌过多综合征 / Crigler-Naijar ~ 先天性非溶血性高胆红素血症 / Cronkhite-Canada's ~ 多发性息肉伴蛋白丢失肠病 / cubital tunnel ~ 肘管综合征 / Cune-Albright ~ 居—阿两氏综合征(骨纤维异常增殖症引起的感觉神经性耳聋,伴皮肤色素沉着和内分泌紊乱)/ culture-bounded ~ 文化关连性综合征 / cyclic agranulocytic angina ~ 周期性粒性白细胞缺乏性咽峡炎综合征 / cystic duct ~ 胆囊管纤维组织增生引起狭窄所致的疾病 / Dandy's ~ 前庭性视觉识别障碍综合征 / Dandy-Walker ~ 第四脑室孔闭锁综合征 / Degos-Delort-Tricot ~ 萎缩性丘疹脱屑性皮炎 / De Gimard's ~ 暴发性紫斑综合征 / De Sanctis-Cachione ~ 着色性干皮痴愚 / dialysis disequilibrium ~ 透析失衡综合征 / Di guglielmo's ~ 红白血病综合征 / DIMS ~(Disorders of initiating and maintaining sleep)发动与维持睡眠障碍综合征 / disconnection ~ 失连接综合征(胼胝体切断)/ Doan-Wright's ~原发性脾性全血细胞减少综合征 / DOES ~(Disorders of excusire somnolence ~)过度嗜睡障碍综合征 / Donath-Landateiner's ~ 阵发性寒冷性血红蛋白尿综合征 / Drake-Albright-Bauer-Castelmen ~ 特发性甲状旁腺功能减退症 / drug withdrawal ~ 戒药或脱瘾综合征 / dysarthria-clumsy hand ~ 口吃—拙手综合征 / Dubin-Johnson ~ 慢性特发性黄疸 / Eagle ~ 伊氏综合征(颞骨茎突发育过度所引起的颈外或颈内动脉刺激,表现为偏头痛)/ ectopic ACTH ~ 异位性促肾上腺皮质激素综合征 / ectopic ADH ~异位抗利尿激素综合征 / ectopic gonadotropin ~ 异位促性腺素综合征 / Edwards ~ 爱德华激素综合征(第 16 ~ 18 三体综合征)/ Ekbom's ~ 小腿抖动症 / Ekman-Lobstein ~ 迟发性成骨不全 / EMG ~(exomphalos-macro-glossia-gigantism ~)脐膨出—巨舌—巨体综合征 / empty sella ~ 空鞍综合征 / Engl-Recklinghausen ~(fibrocystic osteitis)纤维囊性骨炎 / Erail's ~ 自身免疫性溶血性贫血伴血小板减少综合征 / Fanconi-Schlesinger ~ 范—施综合征(慢性血钙过高,伴骨硬化)/ Farber-Uzman ~ 弥散性脂肪肉芽肿 / Fargin-Fayolle ~ 遗传性牙质发育不良 / fear-tension-pain ~ 不安—紧张—疼痛综合征 / fibromyalgia ~ 纤维肌痛综合征 / Fisher ~ 格林—巴利综合征的一种亚型 / floppy infant ~ 松软儿综合征 / flu-like ~ 类流感综合征 / Foix ~ 海绵窦综合征 / Fong ~(onyeho-arthro-osteodysplasia)遗传性甲关节骨发育不良症 / Forbes-Albright ~ 闭经—溢乳综合征(伴垂体瘤)/ Frommel-Chiari ~ 弗—希综合征(患者持续泌乳闭经,子宫卵巢阴道萎缩,尿促性腺激素及雌激素下降)/ Franceschitti ~ 染色体畸变(发生外眦下移,下睑缺损等)/ Francisco ~ 染色体畸变(发生颜面畸形、小眼球、白内障等)/ Franckl-Hochwart-Pellizzi ~ 早熟性巨生殖器巨体综合征 / Friedrich-Erb-Arnold ~ 全身性骨肥厚合并厚皮症 / Friess-Pierrou ~ 丝虫病三联症(淋巴结肿大,肺部病变及嗜酸性白细胞增多)/ Frimodt-Muller ~ 热带性嗜酸粒细胞增多症 / Fritsch ~ 损伤性闭经综合征 / Fritz ~ 北非慢性氟中毒 / Froesch-Prader ~ 遗传性果糖血症 / Fryns ~ 多发性畸形(有膈发育缺陷,颅面异形和指端发育不良等)/ Funfer-Kehrer ~ 芬—凯综合征(妇女生殖器感觉过敏)/ galactorrhea-amenorrhoea ~ 乳溢—闭经综合征 / Gallavardin ~ 阵发性心动过速性早搏伴一时性高血压 / Gansslen ~ 溶血性黄疸骨髓增生症 / Gansslen-Erb ~(同 Minkow ~ ski-Chauffard's disease)遗传性球形红细胞症 / Gardener-Diamond's ~ 自身红细胞致敏综合征 / Gardner's ~ 遗传性肠息肉综合征(胃肠道多发性息肉伴内生骨疣或外生骨疣,以颏、颌、额等骨为多见)/ Gasser's ~ 溶血性尿毒症综合征 / Gilles de la Tourette ~ 多发抽动秽语综合征 / Gibson ~ 遗传性正铁血红蛋白性发绀(同 hereditary methemo-globinemia)/ Gilbert-Dreyfus ~ 吉柏特—德夫斯综合征(男性假两性畸形的一种类型)/ Glanzmann's ~血小板无力综合征 / Goldenhar's ~ 眼、耳、脊柱发育异常综合征 / Golden's ~(follicular ileitis or papillary lymphoid hyperplasia)滤泡性回肠炎(或称乳头状淋巴组织样增生)/ gonadotropin resistanl ovary ~ 抗促性腺激素卵巢综合征,无反应卵巢综合征 / Gorham ~ 戈氏综合征(大块骨溶解,骨消失综合征)/ Gorlin ~(oro-dactylc dysmorphia)口指畸形 / Gorlin-Goltz's ~ 多发性基底细胞痣综合征(常染色体显性遗传)/ Gorlin-Psaunle ~ 口—面—指综合征 / Gougerot-Hailley-Hailley ~ 家族性良性慢性天疱疮 / Gougerot-Houwer-Sjogren ~ 口—眼干燥—关节炎综合征 / gray ~ 灰婴综合征 / gray-out ~(高速飞行)意识不全综合征 / greefield ~ 异染性脑白质营养不良 / Guerin-Stern ~ 关节弯曲综合征 / Hallermann ~ 鸟头形颅畸形综合征 / Hallervorden's ~ 单纯性正染性脑白质营养不良综合征 / Hayem-Farber's ~ 无酸、缺铁、舌炎综合征 / Helweg-Larsen's ~ 先天性无汗,迷走神经炎综合征 / hemifacial microsomia ~ 一侧颜面短小综合征 / Herrik's ~ 糠状细胞贫血症 / Heubner-Sehilder ~ 弥漫性轴周性脑炎 / Heyd ~ 肝肾综合征 / Holt-Oram ~ 心手综合征 / Holt-Orun ~ 室(或)房间隔缺损,心律不齐、上肢畸形综合征 / Horlein-Weber's ~ 遗传性正铁血红蛋白血症综合征 / hospitalization ~ 长期住院综合征 / house wife ~ 主妇神经症 / Hunter ~ 黏多糖沉积症 2 型;硫酸艾杜糖硫酸酯酶缺乏 / hyperkinetic heart ~ 心脏运动过度综合征 / iatrogenic Cushing ~ 医源性柯兴氏综合征 / Imesland-Orasbeck ~ 家族性维生素 B12 选择性吸收障碍 / idiopathic postpradial ~ 膳食后综合征 / idiopathic respiratory distress ~ 特发性呼吸困难综合征 / impotent neutrophil ~ 无力中性白细胞综合征 / ~ of inappropriate ADH sacretion 抗利尿激素分泌不当综合征(Schwartz-Batter 综合征)/ intensive care ~ 监护病房综合征 / intestinal knot ~ 肠管不同部分扭结综合征 / irritable bowel ~ 肠过敏综合征 / Jacod's ~ 岩蝶间隙综合征 / Jervell-Lange-Nielson'a ~ 聋与心脏综合征 / jet lag(rapid time-zone change)~(乘喷气式飞机旅行所致的)快速时差综合征 / Jobs's ~ 吞噬细胞机能障碍病之一种 / Johsnson-Blizzard's ~ 先天性多发性异常(包括胰腺脂过多症、软骨发育不良,肛门闭锁、头发生长异常等)/ Kahler-Bozzolo's ~ 多发性骨髓瘤 / kallikrein-kinin-prostaglandin ~ 激肽释放酶—激肽—前列腺素体系 / Kallman ~ 促性腺素低下伴嗅觉减退综合征 / Kandinsky ~ 精神自动

症综合征 / Kasabach-Merritt's ~ 血骨瘤伴发血小板减少综合征 / Kiloh-Nevin ~ 前臂骨间掌侧神经综合征 / Klippel-Weber ~ 克利佩—韦伯综合征(下肢血管瘤之一种,伴患肢肥大)/ Klover-Bucy ~ 双额叶损害综合征 / Kostmann's ~ 先天性嗜中性细胞减少症 / lateral bulhar ~ 延捕外侧综合征 / lazy leukocyte ~ 懒惰白细胞综合征 / Lesch-Nyhan ~ 自毁性咬伤、高尿酸血症性尿酸代谢紊乱并神经系统异常综合征(伴性隐性遗传)/ Liddle ~ 遗传性假性醛固酮增多症 / Lignac-Fanconi ~ 儿童近端肾小管多种功能吸收障碍症 / locked-in ~ 关闭综合征 / Loose anagen ~ 毛发生长初期松发综合征 / Lobis-Bar ~ 共济失调与毛细血管扩张综合征 / Low T3 ~(euthyroid sick)低 T3 综合征 / Low T4 ~ 低 T4 综合征 / Lowe ~ 眼—脑—肾综合征 / Lucey-Driscoll ~ 暂时性新生高胆红素血症 / luxury perfusion ~ 灌注过多综合征 / Mach ~ 不明原因水肿伴尿醛固酮增高 / Macleod ~ 小胆管及其周围炎性慢性胆汁郁积性黄疸 / MaeQuarrie ~ 小儿特发性家族性低血糖症 / Maddoek ~ 分离性垂体机能减退(促肾上腺皮质激素及促性腺激素减少,促甲状腺素正常)/ Marden-Walker ~ 常染色体隐性遗传性多发性关节弯曲畸形 / Morgani-Morel(hyperostotic endoeraniosls) ~ 颅骨内板骨质增生症 / maternal deprivation ~ 失母爱综合征 / McCune-Albright ~ 多发性纤维性骨结构不良 / McKusiek-Kaufman ~ 常染色体隐性遗染病(女性子宫—阴道积水,先天性心脏病,伴有多指)/ moeonium plug ~ 胎粪塞综合征 / megaeystis-megaureter ~ 巨输尿管—巨膀胱综合征 / Megacystis-Microcolon-intebti nal hypoperistalsls ~ 巨膀胱—小结肠—肠蠕动迟缓综合征 / Meige's ~ 瞳痉挛,下颌张力障碍综合征 / Menke's kinky hair ~ 扭结发综合征(先天性代谢缺陷病)/ Moschcowitz's ~ 血栓性血小板减少性紫癜综合征 / Mounier-Kuhn ~ 气管支气管巨大症 / mucocutaneous lymph node ~ 黏膜皮肤淋巴结综合征 / Muir-Torre ~ 米尔—多里综合征(罕见的皮肤皮脂腺肿瘤伴结肠肿瘤,多为家族性)/ multiple hamartoma ~(Cowden's disease) 多发性错构瘤综合征(考登氏病)/ Munchausen ~ 病理性谎言癖;谎语住院癖 / myelodysplastic ~ 骨髓异常增生综合征 / nail-patella-elbow ~ 甲—髋—肘综合征 / neonafal small left colon ~ 新生儿小左结肠综合征(胎粪梗阻原因之一)/ NM(neuroleptin malignant) ~ 抗精神病药恶性综合征 / oculoauriculovertebral ~ 眼—耳—椎骨综合征 / oculocerebrorenal ~ 眼—脑—肾综合征 / one and a half ~ 水平向核上性眼肌麻痹综合征,一个半综合征 / oral-mandibular-auricular ~ 口—下颌—耳综合征 / organic brain ~ 脑器质综合征 / Ormond ~ 输尿管周围炎;腹膜后纤维化 / orofaciodigital ~ 口—面—指综合征 / overloading ~ 超负荷综合征,超载综合征 / oversuppression ~ 过度抑制综合征 / pacemaker ~ 起搏器综合征 / panaleukia ~ 全白细胞缺乏综合征 / paraneoplasticv ~ 癌旁综合征 / Pasini ~ 白色丘疹样营养障碍 / Parsonage-Aldren-Tumer ~(臂丛)痛性肌萎缩 / pelvic horn ~ 骨盆角综合征,指(趾)甲、髌骨综合征 / Pendred ~ 家族性呆小聋哑症,先天性耳聋—甲状腺肿综合征 / penta-X ~ 五 X 综合征 / persistent Mullerian duct ~ 副中肾管保留综合征 / Peutz-Jeghers ~ 黑色素斑点—胃肠道多发性息肉综合征 / plica ~ 滑膜皱襞综合征 / POEMS ~ 多发性神经病变(Polyneuropathy)脏器肿大(Organomegaly)、内分泌病变(Endocrinopathy)、M 蛋白(M-proteins)和皮肤改变(Skin Changes)综合征 / polysomy X ~ X 多体综合征 / polysomy Y ~ Y 多体综合征 / polysplenia ~ 多脾综合征 / Poly-X ~ 多 X 染色体综合征 / poly-y ~ 多 Y 染色体综合征 / portsmouth ~ 贮存池综合征 / postcholecystectomy ~ 胆囊切除后综合征 / postoperative dumping ~ 术后倾斜综合征 / postpericardiotomy ~ 心包膜切除后综合征 / postperfusion pulmonary ~ 灌注后肺综合征 / Potter's ~ 双侧肾发育不全,多囊肾和面部畸形综合征 / Prader-Willi's ~ 布拉德—维里综合征(继发性性腺功能低下症的一种类型)/ primary Sjogren's ~ 原发性干燥综合征 / prune belly ~ 先天性腹肌缺如综合征 / psychosomatic ~ 心身综合征 / pyriformis ~ 梨状肌综合征 / Raeder's ~(paratrigeminal ~)三叉神经旁综合征 / Raeder-Harbitz(Takayashu) ~ 无脉综合征 / Ramsay-Hunt ~ 肌阵挛性小脑协调障碍 / rapid time-zone change ~ 快速时差综合征门(即 jet lag ~)/ red-cell fragement ~ 红细胞碎片综合征 / Reifenstein ~ 雷芬斯坦综合征(男性假两性畸形的一种类型)/ Rendu-Osler-Weber's ~ 遗传性出血性毛细血管扩张综合征 / Reye's ~ 急性内脏脂肪交性脑病综合征 / rib-tip ~ 肋尖综合征(较低的肋骨的前端活动度过大所致)/ Riley-Day ~(fami)ial crico-pharyngeal achalasia)家屑性环咽失弛缓症 / Robert's ~ 裂唇、裂腭,晶体浑浊、先天性心脏病、多囊肾等多发性畸形症 / Rosentlal's ~ 第Ⅺ因子缺乏综合征 / Rothmund-Thomson's ~ 家族性遗传性皮肤综合征 / Rotor ~ 慢性家族性非溶血性黄疸 / Roviralta ~ 肥厚性幽门狭窄伴胃食管返流 / Rubinslein-Tahyi's ~ 阔拇指巨趾综合征 / Sehwartz-Jampel ~ 肌强直性营养不良综合征 / sea-blue histiocyte ~ 眼肌麻痹性脂沉积综合征 / seckel ~ 鸟头畸形 / self-mutilation ~ 自毁容貌综合征 / sex reversal ~ 性转变综合征 / Sezary's ~ 白细胞增多伴发异型单核细胞综合征 / shell nail ~ 贝壳甲综合征 / short bowel ~ 短肠综合征 / Shulman's ~ 输血后紫癜综合征 / sick sinus ~ 病(态)窦(房结)综合征 / solitary rectal ulcer ~ 孤立性直肠溃疡综合征 / spastic pelvic floor ~ 盆底痉挛综合征 / split notochord ~ 脊索裂综合征 / stagnary ~(alveolar hypoventilation ~)肺泡换气不足综合征 / Steele Richardson ~ 基底神经节病变综合征 / Stendhal ~ 司汤达综合征(由法国文学家司汤达首先发现,一下子接触过多的文艺复兴时期艺术珍品时出现的耳聋眼花,心绪不宁等症状)/ Stewart-Treves ~ 斯蒂瓦脱—脱雷夫综合征(乳癌根治术后并发的多灶性淋巴管肉瘤)/ Stickler ~ 遗传性进行性关节—眼病 / Stiff-man ~ 僵人综合征 / supinator ~ 旋后肌综合征 / Swyer's ~ 女性型性腺发育不全 / symmetric adenolipomatosis ~ 对称性腺样脂瘤病综合征 / tarsal tunnel ~ 跗管综合征 / tectal plate ~ 顶盖综合征 / testes HCG-LH insensitivity ~ 睾丸对绒膜促性腺素和促黄体素不敏感症 / testicular-feminization ~ 睾丸女性化综合征 / tetra-X ~ 四 X 综合征 / thoracic outlet ~ 胸腔出口综合征 / ~ of thyroid hormone resistance 甲状腺激素不敏感综合征 / TKCR(torticollis Keloids cryptorchidism renal dysplasia) ~ 斜颈,瘢痕,隐睾、肾发育不全综合征 / Tolosa-Hunt ~ 痛性跟肌麻痹综合征 / tourette's ~ 习惯性痉挛和抽搐症 / Treacher-Collins ~ 下颌面骨发育不全综合征 / trisomy 18 ~ 第 18 对染色体三体性综合征 / Trotter's ~ 咽鼓管周围综合征 / tumor lysis ~ 肿瘤溶解综合征 / Usher's ~ 视网膜色素变性并感音神经性耳聋综合征 / van derHoeve-Halbertsman-Waardenburg's ~ 先天性耳聋、眼病,鬓斑白综合征 / Vater combinative ~ 脊柱、肛门、气管,肾脏、桡骨联合畸形 / Verner-Morrison ~ 水泻、低血钾,胃酸缺乏综合征 / virus associated hemophagocytic ~ 与病毒有关的吞噬血细胞综合征 / Vogt-Koyanagi-Harada ~ 葡萄膜脑膜脑炎 / wasting ~ 衰竭综合征 / WDHA(watery-diarrhea-hypokalemia-achlorhydria) ~ 水泻—低血钾—胃酸缺乏综合征 / Weber-Leyden ~ 大脑脚综合征 / Wermer ~ 多发性内分泌腺瘤病 / Wemicke-Korsakoff ~ 由于嗜酒逐渐发展而成的一种脑病 / West's ~ 婴儿痉挛症 / witch-go ~(印第安)变魔综合征 / William-Pollock's ~ 多发性黏膜神经瘤综合征 / Wiskott-Aldrich's ~ 湿疹—血小板减少—反覆感染综合征 / Wolff ~ 阵发性促皮质素增多症 / W-p-W(Wolff-Parkinson-White) ~ 预激综合征 / XX man ~ XX 男性综合征 / yellow nail ~ 黄甲综合征 / Yp- ~ Y 短臂缺失综合征 / Yq- ~ Y 长臂缺失综合征 / Zellweger(cerebro-hepatorenai) ~ 脑—肝—肾综合征(遗传病,由于过氧化物酶体的活动完全缺乏)/ Zollinger-Ellison ~ 胃泌素瘤 / Zuelzer-Wilson ~ 结肠神经节细胞缺乏综合 / ~ of alkalosis 碱中毒综合征 / ~ of antibody deficiency 抗体缺乏综合征 / ~ of cauda equina 马尾综合征 / ~ of cerebellopontine angle 小脑脑桥角综合征 / ~ of cerebral peduncle; ~ of Weber 大脑脚综合征,韦伯氏综合征 / ~ of corpus striatum; Vogt's ~ 纹状体综合征,伏格特氏综合征 / ~ of crocodile tears 鳄泪综合征 / ~ of Dejerine-Roussy; thalamic ~ 代—罗二氏综合征,丘脑综合征 / ~ of globus pallidus; juvenile paralysis agitans 苍白球综合征,幼年型震颤麻痹 / ~ of hypersensitive xiphoid 剑突过敏综合征 / ~ of Labbe, neurocirculatory 拉贝氏神经循环综合征 / ~ of retroparotid space; Villaret's ~ 腮腺后隙综合征,维拉雷氏综合征(第九、十、十一、十二脑神经麻痹时,出现偏侧舌、咽、喉、肩胛的麻痹)/ ~ of Weber; ~ of cerebral peduncle; hemiplegia oculomotoria alternans'韦伯综合征,大脑脚综合征,动眼神经交叉性偏瘫 / ~, abdominal 腹部综合征(小儿风湿病)/ ~, Abercrombie's; amyloid degeneration 艾伯克龙比氏综合征,淀粉样变性 / ~, abstinence 脱瘾综合征 / ~, Abt-Letterer Siwe 非家族性网状内皮肉芽肿综合征 / ~, Achard-Thiers 阿—提二氏综合征(多毛妇女的糖尿病)/ ~, acroparesthesia 肢端感沉异常综合征 / ~, acute radiation 急性放射性综合征 / ~, Adair-Dighton 阿—戴二氏综合征(一种家族性综合征)/ ~, Adams-Stokes 亚—斯二氏综合征(突然神志丧失合并心传导阻滞)/ ~, adaption, general 全身适应综合征 / ~, Addisonian; Addison's disease 阿狄森氏综合征,阿狄森氏病,肾上腺性青铜色皮病 / ~, Addisonian; Addison's disease 阿狄森氏综合征,阿狄森氏病,肾上腺性青铜色皮病 / ~, Adie's 艾迪氏综合征(病侧瞳孔放大及收缩迟缓)/ ~, adiposogenital; Frohlich's ~ 肥胖性生殖器退化综合征,弗勒利希氏综合征 / ~, adiposogenital; frohlieh's ~ 肥胖性生殖器退化综合征,弗勒利希氏综合征 / ~, adrenal cortical 肾上腺交感神经综合征 / ~, adrenogenital 肾上腺(性)性征综合征,肾上腺(性)性征异常(症)/ ~, adrenosympathetic 肾上腺交感神经综合征 / ~, Albright's; Albright-mccune-Sternberg ~ 奥耳布赖特氏综合征,奥—麦—斯三氏综合征(播放性纤维性骨炎)/ ~,

Albright's; Albright-McCune-Sternberg ～ 奥耳布赖特氏综合征,奥—麦—斯三氏综合征(播散性纤维性骨炎)/ ～, amnestic; Korsakoff's psychosis 遗忘综合征,科尔萨科夫氏精神病(多神经炎性精神病)/ ～, amyostatic; hepatolenticular degeneration 肌震颤性综合 征,肝豆状核变性 / ～, amyostatic; hepatolenticular degeneration 肌震颤性综合征,肝豆状核变性 / ～, Andersen's 安德森氏综合征(支气管扩张,胰腺囊性纤维化及维生素 A 缺乏)/ ～, Angelucci's 昂杰路契氏综合征(春季结膜炎综合征)/ ～, Angelucci's 昂杰路契氏综合征(春季结膜炎综合征)/ ～, anginal; anginose ～ 心绞痛综合征 / ～, ano-rectal 肛门直肠综合症 / ～, anterior cornual 脊髓前角综合征 / ～, anterolateral 脊髓前侧索综合征 / ～, anxiety 焦虑综合征 / ～, aortic arch 主动脉弓综合征 / ～, Apert's acrocephalosyndactylia 阿佩尔氏综合征,尖头并指(趾)[畸形]/ ～, Apert's; acrocephalosyndactylia 阿佩尔氏综合征,尖头并指(趾)[畸形]/ ～, argentaffin; metastatic carcinoid ～ 嗜银系统综合征,转移性类癌瘤综合征 / ～, argentaffin; metastatic carcinoid ～ 嗜银系统综合征,转移性类癌瘤综合征 / ～, Arnold-Chiari; 阿—希二氏综合征(一种脑各部畸形的综合征)/ ～, Arnold-Chiari 阿—希二氏综合征(一种脑各部畸形的综合征)/ ～, Arnold's nerve reflex cough 阿诺德氏神经反射性咳嗽综合征 / ～, arterial-pulmonary 肺动脉综合征 / ～, asphyctic 窒息综合片 / ～, auriculo-temporal 耳颞神经综合征 / ～, Avellis's ambiguospinothalamic paralysis; ～ of nucleus ambiguus 阿费利斯氏综合征,疑核脊髓丘脑性麻痹 / ～, Ayerza's 阿耶萨氏综合征(气肿,发绀等,见于阻塞性肺动脉内膜炎)/ ～, Ayerza's 阿耶萨氏综合征(气肿发绀等,见于阻塞性肺动脉内膜炎)/ ～, Babinaki-Nageotte; Wallenberg's ～ 巴—纳二氏综合征,瓦伦伯格氏综合征(因小脑动脉血栓所致的延髓被盖综合征)/ ～, Babinski-Frohlich; Frohlich's ～ 巴—弗二氏综合征,弗勒利希氏综合征(肥胖性生殖器退化综合征)/ ～, Babinski-Nageotte; Wallenberg's ～ 巴—纳二氏综合征,巴彬斯奇氏综合征(因小脑动脉血栓所致的延髓被盖综合征)/ ～, Babinski's 巴彬斯奇氏综合征(各型神经梅毒合并心血管病)/ ～, Babinski-Vacquez; Babinski's ～ 巴—比二氏综合征,巴彬斯奇氏综合征(各型神经梅素合并心血管病)/ ～, Banti's 班替氏综合征(脾性进行性黄疸)/ ～, Bardet-Biedl; Laurence-Biedl ～ 巴—比二氏综合征,劳—比二氏综合征(肥胖,生殖机能减退等综合征)/ ～, Bard-Pic 巴—皮二氏综合征(慢性进行性黄疸)/ ～, Barre-Guillain; Guillain-Barre ～ 巴—格二氏综合征(急性感染性多神经炎)/ ～, Beau's asystolia 博氏综合征,心收缩不全 / ～, Behcet's 贝切特氏综合征(生殖器溃疡,口疮及眼角素层炎)/ ～, Benard's; Bernard-Horner ～; Horner's ～ 伯纳尔氏综合征,伯—霍二氏综合征,霍纳氏综合征(颈交感神经麻痹)/ ～, Benedict 本尼迪特氏综合征(一侧动眼神经瘫痪,对侧肢体有轻瘫及震颤)/ ～, Bernard-Sergent 伯—霍二氏综合征(阿狄森氏病特有的腹泻、呕吐及虚脱)/ ～, Bernhardt-Roth; meralgia paraesthetica 伯—罗二氏综合征,感觉异常性股痛 / ～, Bernheim's 伯恩海姆氏综合征(左心室肥大,右心室狭窄的综合征)/ ～, Bertolotti's 贝托洛蒂氏综合征(第五腰椎的骶骨化)/ ～, Bianchi's 比昂基氏综合征(左顶叶损伤综合征)/ ～, Biedl's Biemond's ～; Laurcnce-Biedl ～ 比德耳氏综合征,比蒙德氏综合征,劳—比二氏综合征(肥胖,生殖机能减退等综合征)/ ～, Black-Diamond 先天性红细胞发育不全 / ～, Blatin's; hydatid thrill 布拉坦氏综合征,棘球囊震颤 / ～, Bloom's, 蝴蝶状红斑综合征 / ～, blue-sclera; osteopsathyrosis 蓝巩膜综合征,骨脆症 / ～, Blum's chloropenic azotemia 布路姆氏综合征,缺氯性氨血[症]/ ～, body of Luys 吕伊斯氏体综合征,丘脑下部核综合征 / ～, Bonnevie-Ullrich 崩—乌二氏综合征(各种发育异常)/ ～, Bonnier's 邦尼埃氏综合征(前庭神经外侧核损害的症状)/ ～, Bouillaud's 布优氏综合征(急性关节炎并发心包炎及心内膜炎)/ ～, Bouveret's; auricular paroxysmal tachycardia 布佛雷氏综合征,心房阵发性心搏过速 / ～, brachial 臂丛综合征 / ～, Brenneman 布伦尼曼氏综合症(咽喉病后的腹淋巴结炎)/ ～, Briquet's 布里凯氏综合征(由于癔病性膈麻痹所致的气促及失音)/ ～, Brissaud-Marie; hysterical glossolabial hemispasm 布—马二氏综合征,病性偏侧舌唇痉挛 / ～, Brissaud-Sicard 布—西二氏综合征(脑桥病灶引起的痉挛性偏瘫)/ ～, Bristowe's 布里斯透氏综合征(胼骶体瘤综合征)/ ～, Brock; middle lobe ～(肺)中叶综合征 / ～, Brown-Sequard 布朗-塞卡尔氏综合征(脊髓偏侧损害时,身体同侧有运动麻痹,对侧有感觉缺乏)/ ～, Brugsch's; acropachyderma 布鲁格施氏综合征,肢厚皮病,肢皮肥厚 / ～, Bruns's 布伦斯氏综合征(第四脑室棘球蚴病)/ ～, bulbar 延髓综合征 / ～, bundle of Kent; Woff-Parkinson-White ～ 肯特氏速综合征,午—帕—怀三氏综合征(预激综合征)/ ～, Bywater's; crush ～ 拜沃特氏综合征(压挤综合征)/ ～, Capgras's 卡普格腊斯氏综合征(对面前的人不能识别)/ ～, capsular thromlosis 内囊血栓形成综合征 / ～, capsulothalamic 内囊丘脑综合征 / ～, cardiac asthma; Ridley's ～ 心病性气喘综合征,里德利综合征 / ～, carotid sinus 颈动脉综合征 / ～, carpal tunnel 腕管综合征(正中神经在腕管受压时则有正中神经分布区感觉障碍,手指水肿,皮紧张发光及鱼际萎缩)/ ～, cavernous sinus 海绵综合征 / ～, celiac; celiac disease 乳糜泻综合征,乳糜泻 / ～, centroposterior 脊髓后中央灰质综合征 / ～, cerebellar; Nonne's ～ 小脑综合征,农内氏综合征 / ～, cervical 颈神经(根)综合征 / ～, cervical disc 颈椎间盘综合征 / ～, cervical rib; cervicobrachial ～; scalenus ～ 颈肋综合征,前斜角肌综合征 / ～, Cestan-Raymond; Raymond-Cestan ～ 塞—雷二氏综合征,雷—塞二氏综合征 / ～, Cestan's ～ of Cestan-Chenais 塞斯汤氏综合征,塞—舍二氏综合征(锥体,小脑下脚,疑核,瞳孔中枢的病变)/ ～, Charcot's 夏科综合征(①间歇性跛行 ②肝病性间歇热)/ ～, Charcot-Weiss-Barber; carotid sinus ～ 夏—魏—巴三氏综合征,颈动脉综合征 / ～, Charlin's 查林氏综合征(眼鼻区综合征)/ ～, Chauffard's; Chauffard-still ～ 肖法尔氏综合征,肖—斯二氏综合(非人型结核菌感染后发生热性多关节炎,脾大,淋巴结肿大)/ ～, chest wall, anterior 胸前壁综合征 / ～, Chiari-Arnold 希—阿二氏综合征(一种脑各部畸形综合征)/ ～, Chiari-Frommel; Frommel's disease 希—弗二氏综合征,弗罗梅耳氏病(哺乳期过长所致子宫萎缩)/ ～, Chiari-Frommel; Frommel's disease 希—弗二氏综合征,弗罗梅耳氏病(哺乳期过长所致子宫萎缩)/ ～, Chiari's 希阿里氏综合征(闭塞性肝静脉内膜炎的综合征)/ ～, chiasma; chiasmatic ～ 视交叉综合征 / ～, chorea 舞蹈病样综合征 / ～, Christian's 克里斯琴氏综合征(慢性特发性黄瘤病)/ ～, chronic hyperventilation 慢性过度换气综合征 / ～, Citelli's 契太利氏综合征(腺样增殖体和鼻发炎时精神减退)/ ～, Clarke-Hadfield 克—哈二氏综合征(先天胰腺性幼稚型)/ ～, Claude Bernard-Horner; Horner's ～ 伯—霍二氏综合征,霍纳氏综合征(颈交感神经麻痹)/ ～, Claude's 克洛德氏综合征(一侧动眼神经麻痹,对侧协同不能,合并讷吃)/ ～, closed head 闭合性颅脑(损伤)综合征 / ～, Clou-Ricard 克—里二氏综合征(贫血时的红细胞严重自凝)/ ～, Collet's Collet-Sicard ～ 科累氏综合征,科—西二氏综合征(第九,十,十一,十二脑神经麻痹时,出现偏侧舌,咽,喉及肩的麻痹)/ ～, compression(肢体)压迫综合征 / ～, concussion(脑)震荡综合征 / ～, congenital acromicria 先天性肢端过小综合征 / ～, congenital facial diplegla 先天性两侧面瘫综合征 / ～, Conrvoisier-Terrier 库—太二氏综合征(法特氏壶腹瘤梗塞征)/ ～, Cooke-Aperl-Gallais 库—阿—加三氏综合征(男性化)/ ～, cor pulmonale 肺性心病综合征 / ～, Costen's temporomandibular joint ～ 柯斯顿氏综合征,颞下颌关节综合征 / ～, costobrachial 肋臂综合征 / ～, costochondral 肋软骨综合征 / ～, costoclavicular 肋骨锁骨综合征 / ～, Cotard's 科塔尔氏综合征(妄想狂的一型,伴有否定妄想,自杀倾向等)/ ～, cough 咳嗽综合征 / ～, crush 压挤综合征(因压挤而起的肾障碍)/ ～, Cruveilhier-Baumgarten 克—包二氏综合征(脾肿门静脉积血等)/ ～, Cushing's 库兴氏综合征(①皮质醇过多症 ②小脑桥角及听神经生瘤时,引起耳鸣,重听及同侧第六,七脑神经麻痹)/ ～, Cyriax'; slipping rib cartilage 西里阿克斯氏综合征,肋软骨松动变形 / ～, cytomegalic inclusion; cytomegalic inclusion disease 细胞肥大包涵体综合征,细胞肥大包涵体病 / ～, Da Costa's; neuro-circulatory asthenia 达科斯塔氏综合征(神经性循环衰弱)/ ～, Danlos's 当洛斯氏综合征(四联征,包括关节松弛,皮弹性增加,皮脆弱,外伤后假性瘤形成)/ ～, de Lange's 德兰古氏综合征(精神发育阻滞伴有多种先天畸形)/ ～, de Toni-Fanconi; cystinosis 德—范二氏综合征,胱氨酸病 / ～, Debre-Fibiger's; hypo-mineralo-corticoidism 德—菲二氏综合征,矿质(肾上腺)皮质机能减退 / ～, defibrination 去纤维蛋白综合征 / ～, Dejerine's 代热林氏综合征(①皮质型实体感觉缺失 ②延髓上部病灶产生同侧舌麻痹及时对侧偏瘫,下部病灶产生软腭及喉麻痹 ③神经根炎症状 ④脊髓后索病灶症状)/ ～, depletlon 物质缺失性综合征 / ～, desiccation, primary 原发性干燥综合征 / ～, DiGeorge's; thymic-parathyroid aplasia 胸腺甲状旁腺发育不全 / ～, Dighton-Adair; Adair-Dighton ～ 藏—阿二氏综合征(一种家族性综合征)/ ～, disc 椎间盘综合征 / ～, Doan-Wiesman's ～ 宝—魏二氏综合征(中性白细胞减少,脾大,骨髓机能亢进)/ ～, Dresbach's; sickle cell anemia 德雷斯巴赫氏综合征,镰状细胞性贫血 / ～, Dressler's; postmyocardial infarction ～ 心肌梗死后综合征 / ～, Duane's 杜安氏综合征(后退性斜视)/ ～, Duchenne-Erb; Duchenne-Erb paralysis 杜—欧二氏综合征,杜—欧二氏麻痹(臂麻痹的上丛型)/ ～, Duchenne's 杜兴氏综合征(唇舌咽麻痹)/ ～, dumping; dumping stomach; postgastrectom ～ 倾倒综合征,胃倾倒症,胃切除术后综合征 / ～, Duplay's; frozen shoulder 杜普累氏综合征,肩峰下黏液囊炎,冻肩 / ～, Dupre's, meningism 杜普雷氏综合征,假性脑膜炎 / ～, dysglandular 内分泌腺障碍综合征 / ～, dyskinetic 运

动障碍综合征 / ~, dystrophia-dystocia 营养障碍难产综合征 / ~, Eddowes' 埃斯氏综合征(家族遗传性综合征,包括蓝色巩膜,耳硬化,骨脆弱)/ ~, edema, nutritional 营养不良性水肿综合征 / ~, effort; neurocirculatory asthenia 用力综合征,疲劳综合征,神经性循环衰弱 / ~, egg-white 卵白综合征 / ~, Ehlers-Danlos; Danlos' ~ 埃—当二氏综合征,当洛斯氏综合征(四联症)/ ~, Eisenmenger's 艾森门格氏综合征(主动脉右偏,中隔缺损,右室,肺动脉瓣肥大)/ ~, electrolyte deficiency 电解质缺乏综合征 / ~, encephalotrigeminal 脑三叉神经综合征 / ~, encephalotrigeminal vascular 脑三叉神经血管综合征 / ~, eosinophilia-hepatomegaly 嗜曙红细胞增多性肝肥大综合征 / ~, epiphysial; Pellazzi's ~; pineal ~; ~ of macrogenitosomia praccox 松果体综合征 / ~, Epstein's; nephrotic ~ 爱泼斯坦氏综合征,肾变病综合征 / ~, Erb's 欧勃氏综合征(无力性延髓性麻痹征)/ ~, exhaustion 衰竭综合征 / ~, extrapyramidal 锥体束外综合征 / ~, Faber's; Faber's anemia 法伯尔氏综合征,胃液缺乏性贫血 / ~, Fallot's; tetralogy of Fallot 法乐氏综合征,法乐氏四联症,四联畸形(肺动脉狭窄,心室中隔缺损,右位主动脉,右心室肥大)/ ~, Fanconi's 范康尼氏综合征(①范康民氏贫血 ②胱氨酸病)/ ~, Felty's 费耳提氏综合征(慢性关节炎,脾大,白细胞减少及下肢皮色素沉着)/ ~, Fitz's 菲兹氏综合征(急性胰腺炎)/ ~, Forssman's carotid 福斯曼氏颈动脉综合征 / ~, Foster Kennedy, Kennedy ~ 肯尼迪氏综合征(脑前叶肿瘤征)/ ~, Foville's 福维耳氏综合征(外展面神经交叉性偏瘫)/ ~, Freeman-Sheldon; cranio-carpo-tarsal dystrophy 弗—谢二氏综合征,颅腕跗营养不良 / ~, Frey's; auriculotemporal ~ 弗莱氏综合征,耳颞神经综合征 / ~, Friderichsen-Waterhouse; Waterhouse-Friderichsen ~ 弗—华二氏综合征(急性暴发性脑膜炎球菌菌血症)/ ~, Friedmann's vasomotor 弗里德曼氏血管综合征 / ~, Frohlich's; adiposogenital ~; hypophysial ~; 弗勒利希氏综合征,肥胖性生殖器退化综合征 / ~, Froin's loculation ~ 弗鲁安氏综合征,分室综合征,脑脊液分隔综合征(脑室液和脊液互相阻断而引起的脊液变化)/ ~, Fuchs's 富克斯氏综合征(单侧角膜异色,角膜沉着物及继发性内障)/ ~, functional prepubertal castration 青春前期机能性综合征 / ~, Gailliard's 盖亚尔氏综合征(心右侧移位)/ ~, Gaisbock's 盖斯伯克氏综合征(高血压性红细胞增多)/ ~, Ganser's; acute hallucinatory mania 甘塞氏综合征,急性幻觉性躁狂 / ~, gastrocardiac 胃心综合征 / ~, Gee-Herter-Heubner; cellac disease 季—赫—霍三氏综合征,乳糜泻 / ~, Gelineau's; narcolepsy 惹利诺氏综合征,发作性睡眠 / ~, general adaptation 全身适应综合征 / ~, Gerhardt's 格哈特氏综合征(声带麻痹引起吸气障碍)/ ~, Gerlier's 惹利埃氏综合征(①地方性麻痹性眩晕 ②亨特氏综合征)/ ~, Gerstmann's 格斯特曼氏综合征(因左侧角回病灶所致的左右失认,失写,计算不能,右同侧偏盲)/ ~, Goodpasture's 肾小球性肾炎咯血综合征 / ~, Gopalan's 果帕兰氏综合征(营养不良所致)/ ~, Gougerot's 古热罗氏综合征(丘疹,斑及小结节的皮肤反应)/ ~, Gouley's 古利氏综合征(严重风湿性心脏病时,粘连性心包炎致肺动脉缩窄)/ ~, Gowers'; paroxysmal vasovagal attacks 高尔斯氏综合征,阵发性血管迷走神经性发作 / ~, Gradenigo's 格拉代尼果氏综合征(岩部炎伴第五,六脑神经麻痹)/ ~, gray spinal 脊髓灰质综合征(肌萎缩及血管舒缩神经障碍)/ ~, Gronblad-Strandberg 格—斯二氏综合征(皮肤弹性假黄瘤伴有视网膜的血管样线条)/ ~, Guillain-Barre; Barre-Guillain ~ 格—巴氏综合征(急性感染性多神经炎)/ ~, Gunn's 格恩氏综合征(上睑与下颌的联合运动)/ ~, Hadfield-Clarke-Hadfield ~ 哈—克二氏综合征(先天胰腺性幼稚型)/ ~, Hallervorden-Spatz 哈—斯二氏综合征(淡苍球和黑质网状部的进行性变性)/ ~, Hamman-Rich 黑—里二氏综合征(肺纤维化)/ ~, Ham-Rich 黑—里二氏综合征(肺纤维化)/ ~, Hand's; Hand-Schuller-Christian ~; Schuller-Christian disease 汉德氏综合征,汉—许—克三氏综合征(慢性特发改特共瘤病)/ ~, hand-shoulder 肩手综合征 / ~, Hanot-Chauffard 阿—肖二氏综合征(糖尿病伴有色素性硬变)(色素层脑膜炎的一型)/ ~, Hanot's; Hanot's disease 阿诺氏综合征,阿诺氏病(胆汁性肝硬变)/ ~, Harada's; Harada's disease 原田氏综合征,原田氏病(眼色)/ ~, Hare's 黑尔氏综合征(肺上沟恶性肿瘤压迫臂丛所致)/ ~, Harrada's; Harada's disease 原田氏综合征,原田氏病(眼色素层脑膜炎的一型)/ ~, Harris'; spontaneous hyperinsulism 哈里斯氏综合征,自发性胰岛素过多 / ~, Hayem-Widal; hemolytic jaundice 阿—肥二氏综合征,溶血性黄疸 / ~, hemohistioblastic; reticulo-endotheliosis 成血细胞综合征,网状内皮组织增殖 / ~, hemophilic 血友病综合征 / ~, hemopleuropneumonic 血胸肺炎综合征 / ~, Hench-Rosenberg; palindromic rheumatism 汉—罗二氏综合征,复方性风湿病 / ~, hepatorenal; Heyd's ~ 肝肾综合征,黑德氏综合征(急性浆液性肝肾炎)/ ~, Hines-Bannick 海—班二氏综合征(间歇性体温下降及出汗障碍)/ ~, Hoffmann-Werdnig 霍—韦二氏综合征(遗传早发性脊髓肌萎缩)/ ~, Holmes-Adie; Adie's ~ 霍—艾二氏综合征,艾迪氏综合征(病侧瞳孔放大及收缩迟缓)/ ~, Homen's 霍门氏综合征(豆状核病灶所致的眩晕,步行蹒跚言语不清,记忆障碍,进行性痴呆以及下肢为主的肌强直)/ ~, Horner's; Horner-Bernard ~ 霍纳氏综合征(颈交感神经麻痹)/ ~, Horton's; histamine cephalalgia 霍顿氏综合下征,组胺性头痛 / ~, humoral 体液综合征 / ~, Hunt's striatal 亨特氏纹状体综合征(①苍白球综合征 ②新纹状体综合征 ③新,旧纹状体合并病变的综合征)/ ~, Hunt's 亨特氏综合征(①耳部带状疱疹 ②青年震颤麻痹)/ ~, Hurler's glossitis 亨特氏舌炎综合征(见于恶性贫血)/ ~, Hurler's; lipochondrodystrophy 胡尔勒氏综合征,脂肪软骨营养不良(生氏三征)/ ~, Hutchinson-Gilford; progeria 郝—吉二氏综合征,早老 / ~, Hutchinson's 郝秦生氏综合征(①婴儿肾上腺肉瘤 ②郝秦)/ ~, hyperabduction(四肢)外展过度综合征 / ~, hyperkinetic 运动过度综合征 / ~, hyperophthalmopathic 眼肿眼球突出综合征 / ~, hyperventilation 换气过度综合征 / ~, hyponatremic 血钠过少综合征 / ~, hypophysial; hypophysis ~; Frohlich's ~ 垂体综合征,弗勒利希氏综合征 / ~, hypothromboplastinemic 血(内)凝血激酶过少综合征 / ~, immunologic deficiency 免疫缺乏综合征 / ~, inhibitory 抑制综合征 / ~, inspissated bile 浓缩胆汁综合征 / ~, intracarotid 颈动脉内综合征 / ~, Jackson's; ~ of vago-accessory-hypoglossal paralysis 杰克逊氏综合征,迷走副舌下神经麻痹综合征 / ~, Jacquet's 惹凯氏综合征(反射性斑秃)/ ~, jejunal; dumping ~ 倾倒综合征 / ~, Job's 葡萄球菌脓肿—白肤—红发—湿疹综合征 / ~, jugular foramen; Vernet's ~ 颈静脉孔综合征,韦内氏综合征 / ~, Karroo 卡罗综合征(高烧,胃肠道障碍及颈淋巴结有压痛等)/ ~, Kartagener's 卡塔内氏综合征(支气管扩张,鼻炎及内脏易位三征)/ ~, Kast's 卡斯特氏综合征(多发性血管瘤合并软骨瘤)/ ~, Kennyedy's 肯尼迪氏综合征(脑前叶肿瘤征)/ ~, Kimmel ~ 肾小球硬化症 / ~, Kimmelstiel-Wilson 基—威二氏综合征(毛细管间性肾小球硬化症)/ ~, Kleine-Levin 克—列二氏综合征(周期性瞌睡等)/ ~, Klinefelter's 克莱思费尔特氏综合征(细精管发育不全)/ ~, Klippel-Feil 克—费二氏综合征(先天颈椎缺少或融合,使颈部短缩,头部运动受限,可伴有神经系统病变)/ ~, Klumpke-Dejerine; Klumpke's paralysis 克—代二氏综合征克隆普克氏麻痹(臂麻痹的下丛型)/ ~, Konig's 克尼格氏综合征(盲肠结核的症状)/ ~, Korsakoff's 科尔萨科夫氏综合征(多神经炎性精神病)/ ~, Krabbe's; hypoplasia musculorum generalisata congenitale 克雷比氏综合征,先天性全身性肌发育不全 / ~, Krau's 克劳斯氏综合征(女子男征)/ ~, Landry's; acute ascending paralysis 兰德里氏综合征,急性下行性麻痹 / ~, laryngeal vertigo 喉性眩晕综合征 / ~, Lasegue's 拉塞格氏综合征(病患者闭眼时,不能动四肢)/ ~, lateral cord and associated anterior cornual 脊髓侧索及前角综合征(痉挛性肌萎缩)/ ~, Laubry-Soule 劳—索二氏综合征(冠状动脉病时,胃肠积气,横膈左侧推向上)/ ~, Launois'; pituitary gigantism 洛努瓦氏综合征,垂体性巨大发育 / ~, Laurence-Biedl; Laurence-Moon-Biedl ~ 劳—比二氏综合征,劳—白—比三氏综合征(肥胖,生殖机能减退等综合征)/ ~, Lawen-Roth 累—罗二氏综合征(呆小病样骨软骨病)/ ~, Leredde's 勒赖德氏综合征(幼年开始的运动性呼吸困难,合并高度气肿)/ ~, Leriche 勒里施氏综合征(呆小病样骨软骨病)/ ~, Lermoyez's 莱尔马耶氏综合症(耳鸣,耳聋,眩晕综合征)/ ~, Leschke 勒里施氏综合征(无力,皮褐色斑及高血糖综合征)/ ~, Levi's; paroxysmal hyperthyroidism 雷维氏综合征,阵发性甲状腺机能亢进 / ~, Levy-Roussy; Roussy-Levy ~; paroxysmal hyperthyroidism 雷—罗二氏综合征,罗—雷二氏综合征(进行性肌萎缩伴发脊柱侧突及小脑性共济失调)/ ~, Lhermitte-Mcalpine 莱—麦二氏综合征(锥体及锥体外系统并发病)/ ~, Libman-Sacks 利—萨二氏综合征(疣状心内膜炎)/ ~, Lichtheim's 利什特海氏综合征(①脊髓后侧束变性 ②巨脾性恶性贫血伴有骨髓增生)/ ~, liver-kidney; hepatorenal ~ 肝肾综合征 / ~, Loffler's; Loffler's eosinophilia 吕弗勒氏综合征,吕弗氏嗜曙红细胞增多 / ~, long term diabetic 长期糖尿病综合征 / ~, low salt 低盐综合征 / ~, low sodium 低钠综合征 / ~, lower nephron 下部肾单位综合征 / ~, Lubansch-Pick 鲁—皮二氏综合征(一利非典型性淀粉样病)/ ~, lumbosciatic 腰坐骨综合征 / ~, Lutembacher's 鲁藤巴赫氏综合征(二尖瓣狭窄伴有房间隔缺损)/ ~, Mackenzie's 麦肯齐氏综合征(同侧舌,软腭,声带合并麻痹)/ ~, Maffucci's 马富西氏综合征(软骨发育不全并发血管瘤)/ ~, Malin's; phagocytic anemia; Autoerythrophagocytosis 马林氏综合征,(舌)噬细胞性贫血,自体红细胞舌噬[症]/ ~, Maranon's 马拉尼翁氏综合征(卵巢机能不全,扁平足及脊柱侧凸)/ ~, Marchiafava-Micheli 马—米二氏综合征(阵发性夜间血红蛋白尿并有贫血)/ ~, Marcus Gunn; Gunn' s ～ 马卡斯·格恩氏综合症,格恩氏综合征(上睑与下颌的联合运动)/ ～, Marfan's 马方氏综合征(先天遗传性细长指,趾,两侧晶状体异位及其他身体缺陷)/ ～, Marie-Robinson 马—罗二氏综合征(一种果糖尿患者的精神紊乱)/ ～, Marie's 马里氏综合征(①垂体分泌异常性肢端巨大症 ②肥大性骨关节病)/ ～, Maroteaux-Lamy; mucopolysaccharidosis Ⅵ 马—兰二氏综合征,黏多糖病第六型 / ～, Mcardle 麦卡德耳氏综合征(一种肌病)/ ～, Meigs' 梅格斯氏综合征(卵巢纤维瘤伴有胸水及腹水)/ ～, Mendelsohn's 门德耳森氏综合征(麻醉后吸入性肺炎)/ ～, Meniere's; endolymphatic hydrops; labyrinthine hydrops 梅尼埃尔氏综合(迷路内淋巴积水)/ ～, mesodermal 中胚层综合征 / ～, metameric; segmentary ～ 脊髓节段综合征 / ～, methionine malabsorption; Smith-strang disease; oasthouse urine disease 蛋氨酸吸收障碍综合征,斯—斯二氏病,烟叶烘炉房气味尿病 / ～, middle lobe(右肺)中叶综合征 / ～, middle radicular 第七神经根综合征(肱三头肌及前臂伸肌麻痹)/ ～, Milian's Milian's erythema 米里安氏综合征,米里安氏红斑(注射六〇六或九一四在 9 日后出现)/ ～, milk-drinker's 饮乳综合征,病理性钙化 / ～, Milkman's 米耳克曼氏综合征(全身骨内化性吸收)/ ～, Millard-Gubler 米—古二氏综合征(面神经交叉性偏瘫)/ ～, Minkowski-Chauffard; hemolytic jaundice 明—肖二氏综合征,溶血性黄疸 / ～, mobius; akinesia algera 默比厄斯氏综合征,痛性运动不能 / ～, Monakow's 莫纳科夫氏综合征(脉络膜前动脉阻塞经症状等)/ ～, Moore's; abdominal epilepsy 穆尔氏综合征,腹性癫 / ～, Morel's 莫雷耳氏综合征(额骨肥厚,肥胖,头痛及神经症状等)/ ～, Morgagni's 莫尔加尼氏综合征(额骨内面肥厚,肥胖及男性化)/ ～, Morgagni-Stewart-Morel 莫—斯—莫三氏综合征(额骨肥厚,肥胖,头痛,男性化及神经症状等)/ ～, Morquio's 莫尔基奥氏综合征(离心性骨软骨发育异常)/ ～, Morton's 摩顿氏综合征(先天性第一跖骨节障碍)/ ～, Morvan's 莫旺氏综合征(对称性无痛性瘭疽,见于脊髓空洞症)/ ～, Mosse's 莫斯氏综合征(肝硬化时红细胞增多)/ ～, motor 运动区综合征(皮质第四区病灶所致的弛缓性麻痹腱反射亢进)/ ～, multifidus triangle 多裂肌三角综合征 / ～, Murchison-Sanderson; Pel-Ebstein disease 默—山二氏综合征,佩—埃二氏病(伴有周期性发热的淋巴瘤)/ ～, myasthenia gravis 重症肌无力综合征 / ～, Naffziger's; scalenus ～ 纳夫济格氏综合征,前斜角肌综合征 / ～, nephrotic 肾变病综合征 / ～, neuroanemic 贫血性神经综合征 / ～, neurocutaneous 神经皮肤综合征 / ～, Nezelof's 胸腺发育不全综合征 / ～, nitritoid; nitritoid crisis 亚硝酸盐样综合征,亚硝酸盐样危象 / ～, Nonne-Milroy-Meige; Milroy's disease 农—米—迈三氏综合征,米耳罗伊氏病(遗传性下肢水肿)/ ～, Nonne's; cerebellar ～; ～ of cerebellar agenesis 农内氏综合征,小脑综合征 / ～, Nonn-Milroy-Meige; Milroy's disease 农—米—迈三氏综合征,米耳罗伊氏病(遗传性下肢水肿)/ ～, nonsense; Ganser's ～ 甘塞氏综合征(急性幻觉性躁狂)/ ～, Nothnagel's ～ 诺特纳格耳氏综合征(大脑却病灶所致的一侧动眼神经麻痹及小脑性共济失调)/ ～, ocular-mucous membrane 眼黏膜综合征 / ～, Ogilvie's; false colonic obstruction 奥吉耳维氏综合征,假结肠梗阻 / ～, Ostrum-Furst 奥—弗二氏综合征(先天性颈骨接合,扁颅底及先天性翼状肩胛畸形)/ ～, Ostrum-Furst 奥—弗二氏综合征(先天性颈骨接合、扁颅底及先天性翼状肩胛畸形)/ ～, outlet; brachial ～ 臂丛综合征 / ～, Paget-Schrotter's 佩—施二氏综合征(锁骨下静脉血栓形成)/ ～, painful, feet 足痛综合征 / ～, paleostriatal 旧纹状体综合征 / ～, pallidal 苍白球综合征 / ～, pallidomesencephalic 苍白球中脑综合征 / ～, Pancoast's 潘科斯特氏综合征(由于肋骨部及脊椎骨的破坏)/ ～, pancreaticohepatic 胰肝综合征 / ～, paralysis agitans 震颤麻痹综合征 / ～, paratrigeminal 三叉神经交感神经综合征 / ～, Parinaud's 帕里诺氏综合征(眼球同向运动障碍,上视不能,但无辐辏运动麻痹,见于中脑病灶)/ ～, Parke's 帕克氏综合征(流行性婴儿酸中毒兼酮血性呕吐)/ ～, Parkinson's; Parkinsonian ～; parkinsomism 帕金森氏综合征 / ～, Paterson's; Plummer-Vinson ～ 派特逊氏综合征,普—文二氏综合征(缺铁性咽下困难)/ ～, peduncular 大脑脚综合征 / ～, Pellazzi's; pineal ～; epiphysial ～ 佩拉齐氏综合征,松果体综合征 / ～, Pepper 佩珀氏综合征(右肾上腺发生成神经细胞瘤时,其于瘤大多局限于肝)/ ～, pericolic-membrane 结肠周膜综合征 / ～, Peutz 普茨氏综合征(遗传性肠息肉病)/ ～, phrenogastric 膈肠综合征 / ～, physiopathic 体病性综合征,非精神病性综合征 / ～, Picchini's 皮基尼氏综合征(锥虫病所致的体征)/ ～, Pick's 皮克氏综合征(①皮克氏病 ②心悸)/ ～, pickwickian 匹克威克综合征(肥胖、瞌睡、肺换气不足、红细胞增多等)/ ～, pineal; epiphysial ～ 松果体综合征 / ～, Pins' 平斯氏综合征(心包炎时的一种体征)/ ～, pituitary 垂体综合征 / ～, Plummer-Vinson; sideropenic dysphagia 普—文二氏综合征,缺铁性咽下困难 / ～, pluriglandular; polyglandular ～ 多腺性综合征 / ～, polyglandular 多腺性综合征 / ～, polypeptidotoxique 多肽毒综合征 / ～, pontine; Raymond-Cestan ～ 脑桥综合征,雷—塞二氏综合征 / ～, postconcussion 脑震荡后综合征 / ～, postdysenterjc 痢疾后综合征 / ～, posterior cord 脊髓后索综合征 / ～, posterolateral 脊髓后外侧索综合征 / ～, postgastrectomy; dumping ～ 胃切除术后综合征,倾倒综合征 / ～, postirradiation 照射后综合征 / ～, postphlebitic 静脉炎后综合征 / ～, postrubella 风疹后综合征 / ～, post-traumatic 创伤后综合征 / ～, Potain's 波坦氏综合征(胃扩张的一种体征)/ ～, Pozzi's 波剂氏综合征(子宫内膜炎的综合征)/ ～, pre-excitation 预激综合征 / ～, premenstrual 经前期综合征 / ～, premotor 皮质运动前区综合征(对侧强直性偏瘫,腱反射亢进,精巧运动不能,强握及一时性血管舒缩机能障碍)/ ～, primary desiccation 原发性干燥综合征 / ～, Profichet's 普罗菲歇氏综合征(大关节附近皮下结石,伴有溃疡,萎缩及神经症状)/ ～, Putnam-Dana 普—达二氏综合征(脊髓后侧柱硬化)/ ～, radicular 神经根综合征 / ～, ranting; graft versus host reaction 发育阻碍综合症,移植物抗宿主反应 / ～, Rathburn's; hypophosphatasia 膜斯伯恩氏综合征,磷酸酶过少[症] / ～, Raymond-Cestan 雷—塞二氏综合征(基底动脉小支栓塞后所致的脑桥病灶,表现为四肢麻痹,感觉缺失及眼球震颤)/ ～, Refsum's 雷弗素姆氏综合征(昼盲,非典型色素性视网膜炎及慢性多神经炎)/ ～, Reichmann's gastrosuccorrhea 赖希曼氏综合征,持续性胃液分泌过多 / ～, Reiter's 莱特尔氏综合征(非淋病性关节炎、结膜炎、尿道炎)/ ～, release 释放综合征 / ～, Renon-Delille 雷－德二氏综合征(垂体机能障碍的综合征)/ ～, restless legs 多动腿综合征,腿多动综合征 / ～, Ridley's 里德利氏综合征(心病性气喘综合征)/ ～, Roger's 罗惹氏综合征(食管癌刺激唾液分泌过多)/ ～, rolandic vein 脑静脉综合征(大脑中静脉循环障碍引起的麻痹)/ ～, Romberg-Paessler 罗—佩二氏综合征(内脏血管扩张症状)/ ～, Rosenbach's 罗森巴赫氏综合征(阵发性搏过速伴有胃及呼吸道并发症)/～, Rothmund's 罗思蒙德氏综合征(遗传性萎缩性皮病兼有肌萎缩,青年性白内障与内分泌失常)/ ～, Roth's; meralgia paraesthetica 罗特氏综合书,感觉异常性股痛 / ～, Roussy-Levy 罗—雷二氏综合征(进行性肌萎缩伴发脊柱侧凸及小脑性共济失调)/ ～, Rust's 鲁斯特氏综合征(从卧位起坐或从坐位卧倒时,用两手扶持头;见于上部颈椎的病)/ ～, salt depletion 缺盐综合征 / ～, Sanfilippo's; mucopolysaccharidosis Ⅲ 桑菲列浦氏综合征,黏多糖病第三型 / ～, Sawii 萨维氏综合征(原因不明的剥脱性皮炎)/ ～, scalenus; scalenus anticus ～; Naffziger's ～; cervical rib ～ 前斜角肌综合征,纳夫济格氏综合征,颈肋综合征 / ～, scapulocostal 肩肋综合征 / ～, Schanz's 山茨氏综合征(脊椎病征)/ ～, Schaumann's 绍曼氏综合征(全身播散性肉样瘤病)/ ～, Scheie's; mucopolysaccharidosis Ⅴ 沙伊氏综合征,黏多糖病第五型 / ～, Schiiller's; Schiiller-Christian ～; Schiiller-Christian disease 许累尔氏综合征(慢性发性黄瘤病)/ ～, Schmidt's 施密特氏综合征(疑核副神经核性麻痹)/ ～, Schonlein-Henoeh 舍—亨二氏综合征(过敏性紫癜)/ ～, Schroeder's 施勒德氏综合征(肾上腺机能亢进综合征)/ ～, Schuller's; Schuller-Christian; Schuller-Christian disease 许累尔氏综合征(慢性特发性黄瘤病)/ ～, Schultz; agranulocytosis 舒耳茨氏综合征,粒细胞缺乏症 / ～, Seabright-bantam 矮脚公鸡综合征(假甲状旁腺机能减退综合征)/ ～, segmentary; metameric ～ 脊髓节段综合征 / ～, Selye; general adaptation ～ 塞莱氏综合征,全身适应综合征 / ～, Senear-Usher; pemphigus erythematosus 塞—阿二氏综合征,红斑性天疱疮 / ～, Senear-Usher; Pemphigus erythematosus 塞—阿二氏综合征,红斑性天疱疮 / ～, Sertoli-cell-only 单纯塞尔托利尔细胞综合征 / ～, Sheehan's 席汉氏综合征(产后出血所致的垂体坏死)/ ～, shoulder girdle 肩胛带综合征 / ～, shoulder-hand 肩手综合征 / ～, Sicard's; Collet-Sicard ～ 西卡尔氏综合征,科—西二氏综合征(第九、十、十一、十二脑神经麻痹时,出现偏侧舌、咽、喉及肩胛的麻痹)/ ～, sicca 干燥综合征 / ～, Siemens' 西门斯氏综合征(遗传性胚层发育异常)/ ～, Silverskiold's 西耳弗斯基厄耳德氏综合征(偏心性骨软骨发育异常的一种类型)/ ～, Silvestrini-Corda 西—科二氏综合征(去者综合征)/ ～, Simmonds's 西蒙兹氏综合征(垂体性恶病质)/ ～, Simon's 西蒙氏综合征(乳癌转移至垂体所致的多尿症)/ ～, Sjogren's 斯耶格伦氏综合征(①干燥综合征 ②智能缺陷,鱼鳞癣,痉挛性双瘫等)/ ～, skin-pulmonary 皮[肤]肺综合征 / ～, Sluder's; Sluder's neuralgia 斯路德氏综合征,斯路德氏神经痛(蝶腭节神经痛)/ ～, smoker's respiratory 吸烟者呼吸综合征 / ～, Spens's; Stokes-Adams disease 斯彭斯氏综合征,斯—亚二氏病(突然神志丧失合并心传导阻滞)/ ～, splenic flexure 脾曲综合征 / ～, Spurway 斯帕尔韦氏综合征(蓝巩膜及骨脆症)/ ～, Stevens - Johnson 斯—约二氏综合征(多形糜烂性红斑的一型)/ ～, Stewart-Morel; Morel's ～ 斯—莫二氏综合征,莫雷耳氏综合征(额骨肥厚,肥胖,头痛及神经症状等)/ ~,Still-Chauffard;Chauffard's ~ 斯—肖二氏综合征,肖法尔氏综合征(非人型结核菌感染后发生热性多关节炎,脾大,淋巴结肿大)/ ~,Stokes-Adams 斯—亚二氏综合征(突然神志丧失合并心传导阻滞)/ ~,Stokes's 斯托克斯氏综合征,斯-亚二氏病 / ~,Stokes's;Stokes's disease 斯托克斯氏综合征,斯托克斯氏病(突眼性甲状腺肿)/ ~,striatal;Hunt's striatal ~ 纹状体综合征,亨特氏纹状体综合征 / ~,striocortical 纹状体皮质综合征 / ~,Stryker-Halbeisen 斯—哈二氏综合征(维生素缺管综合征)/ ~,Sturge's;Sturge-Kalischer-Weber ~;nevoid amentia 斯特氏综合征,斯—卡—韦三氏综合征,痣性智力缺陷 / ~,Sturge-Weber 斯—韦二氏综合征(血管痣的一型)/ ~,Sudeck-Leriche 祖—勒二氏综合征(外伤后血管痉挛伴有骨质疏松)/ ~,Sulzberger Garbe;oidoid disease 慢性渗出性盘状苔癣样皮炎综合征,萨—加二氏病 / ~,superior pulmonary sulcus 肺上沟综合征 / ~,superior vena cava 上腔静脉综合征 / ~,suprarenogenic 肾上腺原综合征 / ~,supraspinatus 冈上肌综合征 / ~,Ta 喉偏侧麻痹,腭帆不受侵 / ~,Taussig-Bing 陶—宾二氏综合征(一种心脏病的综合征)/ ~,tegmental 中脑被盖综合征(半身不遂,眼运动障碍)/ ~,temporomandibular joint 颞下颌关节综合征 / ~,Terry's;retrolental fibroplasia 特里氏综合征,晶状体后纤维组织形成 / ~,thalamic;Dejerine-Roussy ~;thalamic hyperesthetic anesthesia 丘脑综合征,代—罗二氏综合征,丘脑感觉过敏性感觉缺管 / ~,Thibierge-Weissenbach;calcinosis 提—魏二氏综合征,钙质沉着 / ~,Thiele 锡耳氏综合征(骶尾部痛)/ ~,thromboembolic 血栓栓塞综合征 / ~,thrombopenia-haemangioma 血小板减少栓血管瘤综合征 / ~,Tietze's 提策氏综合征(痛性非化脓性肋软骨肿大)/ ~,Timme's 提姆氏综合征(卵巢及肾上腺机能不全伴有垂体机能减退)/ ~,Tommaselli's 托马塞利氏综合征(过量奎宁引起发热及血尿)/ ~,Treacher-Collins 特—柯二氏综合征(下颌面骨发育障碍)/ ~,Troisier's 特鲁瓦西综合征(糖尿病的青铜色恶)/ ~,Turner's 特纳氏综合征(性机能延迟发育)/ ~,vagoaccessory;Schmidt's ~ 迷走副神经综合征,施密特氏综合征(凝核副神经性麻痹)/ ~,van der Hoeve's 范德赫夫氏综合征(蓝巩膜,成骨不全及耳硬化)/ ~,vascular 血管(闭塞性)综合征 / ~,vasovagal 血管迷走神经综合征 / ~,Vernet's 韦内氏综合征(舌咽,迷直豕副神经麻痹症状)/ ~,Villaret's 维拉雷氏综合征(第九、十、十一、十二脑神经麻痹时,出现偏侧舌、咽喉、肩胛的麻痹)/ ~,Vogt-Koyanagi 伏—小柳二氏综合征(眼色素层脑膜炎的一型)/ ~,Vogt's;~ of corpus striatum 伏格特氏综合征,纹状体综合征 / ~,Volkmann's;Volkmann's contracture 福耳克曼氏综合征,福耳克曼氏挛缩(肢体缺血性挛缩)/ ~,Wallenberg's;Babinski-Nageotte ~ 瓦伦伯格氏综合征,巴—纳二氏综合征(因小脑动脉血栓所致的延髓被盖综合征)/ ~,Waterhous-Friderichsen 华—弗二氏综合征(急性暴发性脑膜炎球菌菌血症)/ ~,webbed neck 蹼颈综合征 / ~,webbing 生蹼综合征 / ~,Weber-Dubler 韦—杜二氏综合征,韦伯氏综合征 / ~,Weingarten's;tropical eosinophillia 魏因加滕氏综合征,热带嗜曙红细胞增多 / ~,Werdnig-Hoffmann;Werdnig-Hoffmann paralysis 韦—霍二氏综合征,大脑脚综合征,动眼神经交叉性偏瘫 / ~,Werdnig-Hoffmann;Werdnig-Hoffmann paralysis 韦—霍二氏综合征,韦-霍二氏麻痹(遗传早发性脊髓肌萎缩)/ ~,Werner's 维尔纳氏综合征(一种家族遗传性病)/ ~,Wernicke's;presbyophrenia 韦尼克氏综合征,老年精神病态 / ~,Widal's;icteroanemia 肥达氏综合征,溶血性黄疸贫血病 / ~,Wilson's;progressive lenticular degeneration 威尔逊氏综合征,进行性豆状核变性 / ~,Wolff-Parkinson-White;pre-excitation ~ 午—帕—怀三氏综合征,综合征 / ~,Wright's 赖特氏综合征(①上肢外展过度所致的神经血管综合征 ②纤维性骨炎、皮色素沉着及性早熟综合征)/ ~,Young's 扬氏综合征(延髓型肌萎缩性脊髓侧索硬化)/ ~,Zollinger-Ellison(缩 ZES);gastrinoma 佐—埃二氏综合征,促胃液素瘤

syndromic *a*. 综合征的,综合症状的

Syndrox;Methamphetamine hydrochloride *n*. 辛德罗克斯,盐酸去氧麻黄碱[商名]

synechia (复 synechiae)[希 synecheia continuity] *n*. ①粘连 ②虹膜粘连 ‖ ~ of iris 虹膜粘连 / ~ pericardii;concretio cordis 心包腔粘连 / ~ pericardii 心包腔粘连 / ~ vulvae 外阴闭锁 / ~,annular;circular ~ 虹膜环形粘连 / ~,anterior 虹膜前粘连 / ~,pericardii;concretio cordis 心包腔粘连 / ~,posterior 虹膜后粘连 / ~,total 虹膜全粘连 / ~,vulvae 外阴闭锁

synechiotomy *n*. ①虹膜粘连切开术 ②粘连分离术

synechococcus parvus Migula 缎小聚球蓝细菌

Synechocystis(Sauvageau)Lewin 集胞蓝细菌属

synechocystis aquatilis Sauvageau 水生集胞蓝细菌

synechocystis willei Gardner 惠氏集胞蓝细菌

synechocystis-group Waterbury et Rippka 集胞蓝细菌族

synechotome [synechia + 希 tome a cut] *n*. 虹膜粘连(切开)刀

synechotomy [synechia + 希 temnein to cut] *n*. ①虹膜粘连切开术 ②粘连分离术

synechtenterotomy [希 synechesjoined together + enteron bowel + temnein to cut] *n*. 肠粘连切开术

synecology *n*. 群落生态学

Synedrella nodiflora(L.)Gaert *n*. [拉,植药] 金腰箭

Syneilesis aconitifolia(Bunge)Maxim.;Cacalia aconitifolia Bunge 兔儿伞 [植药] 药用部分:根、全草

synencephalia [syn- + 希 enkephalos brain] *n*. 并头联胎畸形

synencephalocele *n*. 粘连性脑突出

synencephalus;syncephalus *n*. (四耳)并头联胎

synencephaly;syncephaly *n*. 并头联胎畸形

Synepherine *n*. 辛内弗林(用于逆行射精治疗)

Synephrine *n*. 昔奈福林(升压药) ‖ ~ tartrate 酒后酸辛内弗林,酒石酸对羟苯基甲氨基乙醇(拟交感神经药)

syneresis [希 synairesis a taking or drawing together] *n*. (胶体)凝缩(作用),脱水收缩(作用)

synergenesis *n*. 胞质传递说

synergetic *a*. 协同的,协作的 ‖ ~ action 协同作用(药物共用时的增效作用)

synergetics *n*. 协同学

synergic *a*. 协同的,协作的

synergid *n*. 助细胞 ‖ ~ nuceli 助核

synergism;synergia,synergy *v*. ①协同,协作 ②增效,协作(指药物)

synergist *n*. ①协同器[官] ②增效,协作剂 ‖ ~,pituitary 垂体协作激素

Synergistes Allison et al. 互养菌属(共生菌属)

Synergistes jonesii Allison et al. 琼氏互养菌(琼斯氏共生菌)

synergistic *a*. 协同的,协作的 ‖ ~ effect 协同作用 / ~ inhibition 协同抑制(作用)

synergy [拉 synergia;希 syn together + ergon work] *v*. ①协同,协作 ②增效,协作(指药物)

synesthesia *n*. 联觉,牵连感觉,共同感觉 ‖ ~ algica 痛联觉,痛性牵连感觉

synesthesialgia *n*. 痛联觉,痛性牵连感觉

Synestrol;synestrin;dihydroxydiphenylhexene *n*. 人造雌酚,二羟二苯已烷

synetgia;synergy *v*. ①协同,协作 ②增效,协作(指药物)

synetion [syn- + 希 aetia cause];**synaetion** *n*. 副[病]因

syneuristor *n*. 人造突触神经元

synezesis;synizesis *n*. ①闭合 ②凝线期,聚质期(有丝分裂)

syngameon *n*. ①杂婚 ②分布区重叠的半种

syngamiasis *n*. 比翼线虫病

Syngamidae *n*. 比翼科

syngamous *n*. ①有性生殖的 ②配子配合的

Syngamus *n*. 比翼(线虫)属 ‖ ~ auris 耳比翼线虫

syngamy [syn- + 希 gamos marriage] *v*. ①有性生殖 ②配子配合

syngen *n*. 同质基因个体群

syngenesioplastic *a*. 同血统移植的

syngenesiotransplantation;syngenesioplastic transplantation *n*. 同血统移植术

syngenesious *a*. 同血统的

syngenesis *n*. ①群落发生,群落演替 ②共生,同生

syngenetic *a*. 群落发生的 ‖ ~ relation 具血缘关系,具亲缘关系

syngenetics *n*. 群落遗传学

syngenic *a*. ①同基因的,同质的 ②先天的 ‖ ~ graft 同系移植

syngenote;merozygote *n*. 部分合子,合基因子

syngignoscism *n*. 催眠,催眠作用

syngnathia *n*. 连颌畸形(上下颌由黏膜带互相连结)

Syngnathidae *n*. 海龙科(隶属于刺鱼目 Gasterosteiformes)

Syngnathoides biaculeatus;Bloch 拟海龙[动药] 药材,去皮膜及内脏的干燥体—海龙

syngnathus *n*. ①连颌畸胎 ②海龙 ‖ ~ acus(Linnaeus)尖海龙(隶属于海龙科 Syngnathidae)/ ~ acus L. 尖海龙[动药]药材:去皮膜及内脏的干燥体—海龙 / ~ argyrostictus(Kaup)珠海龙(隶属于海龙科 Syngnathidae)/ ~ cyanospilus(Bleeker)蓝海龙(隶属于海龙科 Syngnathidae)/ ~ djarong(Bleeker)低海龙(隶属于海龙科 Syngnathidae)/ ~ pelagicus(Linnaeus)飘海龙(隶属于海龙科 Syngnathidae)/ ~ schlegeli(Kaup)舒氏海龙(隶属于海龙科 Syngnathidae)/ ~ spicifer(Rü ppell)穗海龙(隶属于海龙科 Syngnathidae)

syngonic [syn- + 希 gone seed] *a*. 受精时决定性[别]的

syngraft *v*. 同种同基因移植

synharmonia bissexnotata(Mulsant) 十二斑和瓢虫(隶属于瓢虫科 Epilachninae)
Synhexyl; parahexyl; hexahydrocannabinol 辛海克西[合成六氢大麻醇(欣快剂,用于丘脑综合征)]
Synhymeniida de Puytorac et al 合膜目
synidotea laevidorsalis(Miers) 光背节鞭水虱(隶属于盖鳃水虱科 Idoteidae)
synidrosis *n*. 并发出汗
synizesis[希 synizesis] *n*. ①闭合 ②合质期,聚质期(有丝分裂),聚合相(同原染色体)‖ ~ pupillae 瞳孔闭合 / ~ stage 凝线期
synkainogenesis[syn- + 希 kainos new + genesis production] *n*. 同时新生
Synkamin; 2-methyl-4-amino-1-naphthol hydrochloride *n*. 新卡明,盐酸-2-甲-4-氨-β-萘酚(维生素 K 的[商名])
synkaryon *n*. ①合子核 ②结合核,融合核 ‖ ~ hybrid 结合核杂种
Synkayvite *n*. 新卡维特,二磷酸-2-甲萘氢醌四钠[商名] ‖ ~ sodium diphosphate 新卡维特二磷酸钠,二磷酸维生素 K 四钠[商名]
synkinesia; sykinesis[syn- + 希 kinesis movement] *n*. 联带运动 ‖ ~, imitative 模仿性联带运动 / ~, mouth-and-hand; Saunders' sign 口手联带运动,桑德斯氏征 / ~, spasmodic 痉挛性联带运动
synnecrosis *n*. 共亡(现象),共同坏死
synnematin; cynnematin *n*. 共霉素 ‖ ~ B; cephalosporin N; penicillin N 共霉素 B,头孢菌素 N,青霉素 N
synneurosis; syndesmosis *n*. 韧带联合
synocha[拉;希 synochos] *n*. 稽留热
synochal *a*. 稽留热的
synochus; synocha *n*. 稽留热
synococcus *n*. 合球菌
synocytotoxin; syncytotoxin *n*. 溶细胞毒素
Synodidae *n*. 狗母鱼科(隶属于灯笼鱼目 Scopeliformes)
synodus variegatus(Lacé pè de) 杂斑狗母鱼(隶属于狗母鱼科 Synodidae)
synoecy *n*. ①雌雄同体 ②雌雄异花同株
synoeytotoxin *n*. 溶细胞毒素
synon synonymous 同义的
synonycha grandis; Thunberg 大突肩瓢虫(隶属于瓢虫科 Epilachninace)
synonym *n*. 同物异名
synonymous codon 同义密码子
synonymous mutation 同义突变
Synop *n*. 要略,摘要;对照表(见 synopsis)
Synopen *n*. 西诺喷(盐酸 N 二甲基氨乙基-N-对氯苄基-A-氨基吡啶,抗组胺药)
synophridia; synophrys[syn- + 希 ophrys eyebrow] *n*. 连眉,一字眉
synophthalmia *n*. 并眼(畸形),独眼(畸形)
synophthalmus[syn- + 希 ophthalmos eye]; **cyclops** *n*. 并眼畸胎,独眼畸胎
Synophylate; Theophyklline sodium glycinate *n*. 辛诺菲拉特,甘氨酸钠茶碱[商名]
synopsia *n*. ①光联觉,牵连光觉 ②并眼(畸形),独眼(畸形)
synopsis *n*. 概要;内容摘要;对照表;说明书
synopsize *v*. 作……的提要,为……的摘要
synopsy[希 syn together + opsis vision] *n*. ①光联觉,牵连光觉 ②并眼(畸形),独眼(畸形)
synoptophore *n*. 同视机,斜视诊疗器
synorchidism; synorchism *n*. 睾丸粘连,睾丸融合(两丸融合在一起)
synoscheos[syn- + 希 oscheno scrotum] *n*. 阴囊阴茎粘连(阴茎先天性生长于阴囊之内)
synosteology *n*. 关节学,关节解剖学
synosteophyte *v*. 先天性骨结合
synosteosis *n*. ①骨性联接 ②骨结合 ‖ ~, maxillary 上颌骨骨性联接 / ~, radio-ulnar 尺骨骨性联接 / ~, tribasilar 三颅底骨结合
synosteotomy; arthrotomy *n*. 关节切开术
synostosed *a*. ①骨性联接的 ②骨结合的
synostosis; synosteosis *n*. ①骨性联接 ②骨结合 ‖ ~ congenita 先天性骨结合
synostotic; synosteotic *a*. ①骨性联接的 ②骨结合的
synotia[syn- + 希 ous ear] *n*. 并耳[畸形]
synovectomy[synovia + 希 ektome excision] *n*. 滑膜切除术
synovia[拉;希 syn with + oonegg] *n*. 滑膜液
synovial[拉 synovialis] *a*. 滑液的 ‖ fluid 滑液 / ~ joint 滑液关节 / ~ membrane scanning 滑膜扫描 / ~ sarcoma 滑膜瘤 / ~ sheath 滑液鞘
synovialis[拉] *n*. 滑膜
synovialoma; synovioma *n*. 滑膜瘤
synovin *n*. 滑液蛋白
synovio-[拉;复合形] 滑液,滑膜
synovioblast *n*. 滑膜成纤维细胞,成滑膜细胞
synovioma *n*. 滑膜瘤
synoviosarcoma *n*. 滑膜肉瘤
synoviparous[synovia + 拉 parere to produce] *a*. 产生滑液的
synovitis *n*. 滑膜炎 ‖ ~ effusionis 渗液性滑膜炎 / ~ hyperplastica 增生性滑膜炎 / ~ sicca; dry ~ 干性滑膜炎 / ~, pigmented villonodular 色素绒毛结节性滑膜炎 / ~, scrous; sero ~ 浆液性滑膜炎 / ~, syphilitic 梅毒性滑膜炎 / ~, villous 绒毛状滑膜炎 / ~, acute suppurative 急性化脓性滑膜炎 / ~, bursal; bursitis 黏液囊炎,滑囊炎 / ~, chronic hemorrhagic villous 慢性出血性绒毛状滑膜炎 / ~, chronic purulent 慢性脓性滑膜炎 / ~, chronic serous 慢性浆液性滑膜炎 / ~, dendritic 绒毛状滑膜炎 / ~, dry 干性滑膜炎 / ~, effusionis 渗液性滑膜炎 / ~, exanthematous 疹性滑膜炎 / ~, fibrinous 纤维蛋白性滑膜炎 / ~, filarial 丝虫性滑膜炎 / ~, fungous; fungous arthritis 霉菌性滑膜炎,霉菌性关节炎 / ~, gonorrheal 淋病性滑膜炎 / ~, hyperplastica 增生性滑膜炎 / ~, metritic 子宫炎性滑膜炎 / ~, pigmented villonodular 色素绒毛结节性滑膜炎 / ~, puerperal 产褥性滑膜炎 / ~, purulent 脓性滑膜炎 / ~, rheumatica 风湿性滑膜炎 / ~, scarlatinal 猩红热性滑膜炎 / ~, serous; sero ~ 浆液性滑膜炎 / ~, sicca; dry ~ 干性滑膜炎 / ~, simple 单纯性滑膜炎 / ~, suppurative 化脓性滑膜炎 / ~, syphilitic 梅毒性滑膜炎 / ~, tendinous 腱鞘炎 / ~, tuberculous 结核性滑膜炎 / ~, urethral(gonorrheal rheumatism)尿道淋病性滑膜炎,淋病关节炎 / ~, vaginal; tendinous ~ 腱鞘炎 / ~, vibration 振动性滑膜炎 / ~, villous 绒毛状滑膜炎
synovium; synovial mombrane *n*. 滑膜
synpathin *n*. 抑制交感素
synperiodic *n*. 同周期的
synphalangism; symphalangism *n*. 并指(趾),指关节粘连
synpneumonic *a*. 伴同肺炎(发生)的
synprolan *n*. 垂体促性腺协作激素
synradioulnatis *n*. 横尺韧带联合
synreflexia *n*. 联带反射,联合反射
synsacrum *n*. 综荐骨(鸟)
synscp synchroscope 同步示波器
syntactic *a*. 句法的
syntasis[希 tension] *n*. 伸张,伸展
syntax *n*. 语法,有秩序的排列,句子构造
syntaxis *n*. 关节(联接)
syntechny *v*. 同境相似
syntectic *a*. 消瘦的
syntenic *a*. 同线的
syntenosis[syn- + 希 tenon tendon] *n*. 腱性联接
synteny *n*. 同线性 ‖ ~ test 同线性试验
synteresis[syn- + 希 terein to watch over]; **prophylaxis** *n*. 预防
synteretic *a*. 预防的
syntexis[希] *n*. 消瘦
synth synthetic 合成的
synthase *n*. 合酶 ‖ glutamate ~ 谷氨酸合酶 / glycogen ~ 糖原合酶 / prostacyclin ~ 前列环素合酶 / spermine ~ 精胺合酶 / thromboxane ~ 凝血恶烷合酶
synthermal *a*. 同温的,等温的
synthescope *n*. 合成观测计
synthesis[syn- + 希 tithenai to put] *n*. ①合成 ②综合 ③接合(创口)‖ donor conjugal DNA ~ 供体连接脱氧核糖核酸合成 / oriented ~ 定向合成 / self-primed ~ 自身作引物的合成酶 / ALA ~ 6-氨基-γ-酮戊酸合成酶 / aminoacyl-tRNA ~ 氨基酰-tRNA 合成酶 / 8-aminolevulinic acid ~ d-氨基-γ-酮戊酸合成酶 / biopterin ~ 生物蝶呤合成酶 / gamma-glutamyl-cysteine ~ γ-谷氨酰半胱氨酸合成酶 / geranylpyrophosphate ~ 寓牛儿焦磷酸合成酶 / glucosmine ~ 葡糖胺合成酶 / glutathione ~ 谷胱甘肽合成酶 / glutamine ~ 谷氨酰胺合成酶 / glycogen ~ phosphatase 糖原合成酶磷酸酯酶 / lactose ~ 乳糖合成酶类 / cvstathionine ~ 胱硫醚合成酶 / ollgodenylate ~ 低聚腺苷酸合成酶 / thromboxane ~ 凝血垩烷合成酶 / ~ of continuity 连续性接合 / ~, carbobenzoxy 苄氧羰合成 / ~, cortical 皮质性综合 / ~, morphologic; histogenesis 组织形态生成,组织发生
synthesize *v*. ①合成 ②综合 ③接合
synthetase *n*. 合成酶 ‖ ~, peptide 肽合成酶,肽酶
synthetic *a*. 合成的,综合的 ‖ ~ autigen 合成抗原 / ~ eye 人造眼 / ~ growth substance 合成植物生长刺激物 / ~ image 复合影像,合成影像 / ~ isotope 人造同位素 / ~ lethal 合成致死 / ~

lethal chromosome 合成致死染色体 / ~ membrane 人工膜 / ~ species 合成种 / ~ variety 综合品种
synthetic [拉 synthetuicus; 希 synthetikos] *a*. ①合成的 ②综合的 ③接合的
synthetism [希 synthetos put together] *n*. 骨折接合术,接骨法
synthorax; thoracopagus *n*. 胸部联胎
syntibiofibularis *n*. 胫腓韧带联合
syntomycin *n*. 合毒素,混旋氯霉素 ‖ ~ palmitate 棕榈酸合霉素,无味合霉素
syntone *a*. 精神和谐的 *n*. 精神完整者(与精神分裂者相反)
syntonic *a*. 精神和谐的,精神完整的
syntonin; acid albumin *n*. 酸白蛋白(一种酸)
syntonization *n*. 同步
syntonize *n*. 调谐
syntony *n*. 谐振,共振,调谐
syntopic *a*. 邻接关系的
syntopie; syntopy *n*. 邻接关系,毗连关系
syntornizer *n*. 共振器,谐振器
syntoxid *n*. 对等新和类毒素
syntripsis *n*. 粉碎骨折
Syntropan *n*. 辛托潘,合成托潘(解痉药)
syntrophism *n*. 共同生长
Syntrophobacter Boone et Bryant 互营杆菌属(共养杆菌属)
syntrophobacter wolinii Boone et Bryant 沃氏互暂杆菌(沃氏共养杆菌)
syntrophoblast; syncytiotrophoblast 合胞体滋养层
syntrophococcus sucromutans Krumholz et Bryaret 糖变互营球菌(糖变共养球菌)
Syntrophoeoccus Krumholz et Bryant 互营球菌属(共养球菌属)
Syntrophomonadaceae Zhao et al. 共养单胞菌科
syntrophomonas sapovorans Roy et al. 食肥皂共养单胞菌
Syntrophomonas wollei Subsp. saponavida(McInerney et al;) Lorowkz, Zhao et Bryant 沃氏共养单胞菌贪婪肥皂亚种
Syntrophomonas woliei subsp. wolfei(MeInerney et al.) Lorowitz, Zhao et Bryar / t 沃氏共养单胸菌袄氏亚种
syntrophomonas. wolfei(McInerney et al.) Lorowkz, Zhao et Bryant 沃氏共养单胞菌
syntrophospora bryantii Zhao et al. 布氏共养生孢菌
Syntrophospora Zhao et al. 共养生孢菌属
syntrophus [希 syntrophos congenital] *n*. 先天病,遗传病
syntropia *n*. 向性群落
syntropic *a*. ①同向的 ②同调的 ③仪表端正的
syntropy [syn- + 希 tropos a turning] *n*. ①同向 ②同调
syntympanostapedia *n*. 鼓镫韧带的,联合
synulosis [syn- + 希 oule scar]; **cicatrisation** *n*. 结瘢,瘢痕形成
synulotic *a*. 结瘢的,瘢痕形成的 *n*. 结瘢药
Synura *n*. 合尾滴虫属 ‖ ~ adamsii Smith 阿氏合尾滴虫 / ~ Ehrenb 合尾滴虫属 / ~ uvella Ehrenberg 葡萄合尾滴虫
Synuraceae *n*. 黄群藻科(一种藻类)
Synurops Schiller 合尾滴虫属
synusia *n*. 层片,层群
synusium *n*. 生态群
synzyme *n*. 合成酶,人工促酶
Syphacia *n*. 管状线虫属 ‖ ~ obvelata 鼠管状线虫
syphilelcosis [希 helkosis ulceration] *n*. 梅毒性溃疡形成,梅素性溃烂
syphilelcus [希 helkos ulcer] *n*. 梅素性溃疡
syphilemia [syphilis + 希 haima blood] *n*. 全身梅毒
syphilid [法]; **syphiliticum** *n*. 梅毒疹 ‖ ~ maculopapulosum 斑丘疹性梅毒疹 / ~ maculosum; macula syphilitica 斑性梅毒疹,梅毒斑 / ~ papulosum; syphiloderma papulosum 丘疹性梅毒疹 / ~ vitiligoides; leucoderma syphiliticum 白斑病样梅毒疹,梅毒性白斑病 / ~, vesicular 泡性梅毒疹 / ~, acneiform; pustular ~ 脓疱性梅毒疹 / ~, acuminate papular; follicular ~ 尖丘疹性梅毒疹,毛囊梅毒疹 / ~, annular 环状梅毒疹 / ~, bullous 大疱性梅毒疹 / ~, corymbose 花散形梅毒疹 / ~, discoid 盘状梅毒疹 / ~, ecthymatous; pustular ~ 脓疱性梅毒疹 / ~, erythematous; macular ~ 红斑性梅毒疹,梅毒斑 / ~, flat papular; lenticular ~ 扁平丘疹性梅毒疹,豆状梅毒疹 / ~, follicular; miliary ~; syphilitic lichen 毛囊梅毒疹,粟粒梅毒疹,梅毒性苔癣 / ~, frambesioid; vegetating ~ 雅司样梅毒疹,增殖性梅毒疹 / ~, gummatous 梅毒瘤 / ~, herpetiform 疱疹样梅毒疹 / ~, impetiginous; syphilitic impetigo 脓疱病样梅毒疹,梅毒性脓包病 / ~, lenticular 豆状梅毒疹 / ~, maculopapulosum 斑丘疹性梅毒疹 / ~, maculosum; macula syphilitica 斑性梅毒疹,梅毒斑 / ~, miliary; follicular ~ 粟粒梅毒疹,梅毒性苔癣,毛囊梅毒疹 / ~, nodular; tuberculous syphiloderm 结节性梅毒疹 / ~, nummular; papulosquamous ~ 丘鳞屑性梅毒疹 / ~, palmar 掌梅毒疹 / ~, papular; lichen syphiliticus 丘疹性梅毒疹,梅毒性苔癣 / ~, papulosquamou 丘鳞屑性梅毒疹 / ~, papulosum; syphiloderma papulosum 丘疹性梅毒疹 / ~, pemphigoid; syphilitic pemphigus 天疱疮样梅毒疹,梅毒性天疱疮 / ~, pigmentary; syphilitic leukoderma 着色梅毒疹,梅毒性白斑病 / ~, plantar 跖梅毒疹 / ~, pustular 脓疱性梅毒疹 / ~, ropial; syphilitic rupia 梅毒性蛎壳疮 / ~, roseolous 玫瑰疹性梅毒疹,梅毒蔷薇疹 / ~, secondary 二期梅毒疹 / ~, serpiginous 行性梅毒疹 / ~, serpiginous 匐行性梅毒疹 / ~, squamous 鳞屑性梅毒疹 / ~, tertiary 三期梅毒疹 / ~, tubercular 结节性梅毒疹 / ~, varicelliform 水痘样梅毒疹 / ~, varioliform; pustular ~ 脓疱性梅毒疹 / ~, vegetating 增殖性梅毒疹 / ~, vesicular 泡性梅毒疹 / ~, vitiligoides; leucoderma syphiliticum 白斑病样梅毒疹,梅毒性白斑病
syphilidography; syphilography *n*. ①梅毒文献 ②梅毒论
syphilidophthalmia *n*. 梅毒性眼炎
syphilimetry *n*. 梅毒感染率测计法
syphilipher [希 phero to carry] *n*. 带梅毒螺旋体者,传染期梅毒患者
syphiliphobia; syphilophobia *n*. 梅毒恐怖
syphilis [希 syn together + philein to love, or from 希 siphlos crippled, maimed] *n*. 梅毒 ‖ ~ extragenitalis 生殖器外梅毒(下疳发生于生殖器以外的部位) / ~ foetalis 胎儿梅毒 / ~ hereditaria 遗传梅毒,先天梅毒 / ~ hereditaria tarda 迟发性遗传梅毒 / ~ insontium; ~ innocentum 无辜梅毒,非性病梅毒 / ~ intermediatus 中期梅毒 / ~ maligna 恶性梅毒 / ~ neonatorum 新生儿梅毒 / ~ oeconomica 家具(媒介)性梅毒 / ~ technica 业务性梅毒 / ~, infantile 婴儿梅毒 / ~, maligna 恶性梅毒 / ~, acquired 后天梅毒 / ~, congenital 先天梅毒,遗传梅毒 / ~, constitutional 全身梅毒 / ~, cutanea; dermato ~; syphiloderma; syphilid 皮肤梅毒,梅毒疹 / ~, d'emblee 无下疳梅毒 / ~, early 早期梅毒(包括初期梅毒,早期潜伏梅毒,二期梅毒) / ~, early latent 早期潜伏梅毒(在初期梅毒后) / ~, equine; dourine 马梅毒,马类性病,马媾疫 / ~, extragenitalis 生殖器外梅毒(下疳发生于生殖器以外的部位) / ~, foetalis 胎儿梅毒 / ~, hereditaria tarda 迟发性遗传梅毒 / ~, hereditaria 遗传梅毒,先天梅毒 / ~, horse; dourine 马梅毒,马类性病,马媾疫 / ~, infantile 婴儿梅毒 / ~, innocentum; ~ insontiuml 无辜梅毒,非性病梅毒 / ~, intermediatus 中期梅毒 / ~, late latent 后期潜伏梅毒(在二期梅毒后) / ~, late 后期梅毒(包括后期潜伏梅毒和三期梅毒) / ~, latent 潜伏梅毒 / ~, marital 婚后梅毒 / ~, meningovascular 脑膜血管梅毒 / ~, neonatorum 新生儿梅毒 / ~, nonvenereal 非性病梅毒 / ~, oeconomica 家具(媒介)性梅毒 / ~, prenatal 先天梅毒,遗传梅毒 / ~, primary; proto ~ 初期梅毒 / ~, quaternary; para ~ 四期梅毒,终期梅毒 / ~, rabbit 兔梅毒 / ~, secondary; meso ~ 二期梅毒 / ~, technica 业务性梅毒 / ~, tertiary 三期梅毒 / ~, venereal 性病(性)梅毒 / ~, visceral 内脏梅毒
syphilitic [拉 syphiliticus] *a*. 梅毒的 ‖ ~ adenopathy 梅毒性淋巴腺病 / ~ alopecia 梅毒性秃发 出现于约 10%二期梅毒患者中,表现为梅毒性斑秃或弥漫性脱发。/ ~ arteriosclerosis 梅毒性动脉硬化症 / ~ chancre 见 hard chancre / ~ conjunctivitis 梅毒性结膜炎 / ~ leukoderma 梅毒性白斑 为梅毒螺旋体所致的色素脱失斑或二期梅毒疹消退后留下的白斑,较少见。/ ~ pigmentation 色素性梅毒疹(丘疹性梅毒疹消退后的继发灰黑色素,沉着斑,常分布于额部) / ~ roseola 玫瑰疹 同斑状梅毒疹 / ~ stomatitis 梅毒性口炎 / ~ ulcer 梅毒性溃疡 / ~ vitiligo 梅毒性白斑
syphilization *n*. 梅毒接种,梅毒免疫力形成(成对梅毒免疫力的理论)
syphilize *n*. 接种梅毒
syphiloderma; syphiloderm *n*. 皮肤梅毒,梅毒疹
syphilodermatous *a*. 梅毒疹的
syphilogenesis; syphilogeny *n*. 梅毒发生
syphilogenous *a*. 产生梅毒的
syphilographer *n*. 梅毒论作者
syphilography; syphilidograpghy *n*. ①梅毒文献 ②梅毒论
syphiloid *a*. 梅毒样的 *n*. 类梅毒
syphilologist; syphilidologist *n*. 梅毒学家
syphilology *n*. 梅毒学
syphilology(ist) *n*. 梅毒学(家)
syphiloma; gumma *n*. 梅毒瘤,树胶肿
syphilomania; syphilophobia *n*. 梅毒恐怖,梅毒妄想
syphilomatous *a*. 梅毒瘤性的
syphilomyces *n*. 湿疣
syphilonychia *n*. 甲梅毒 ‖ ~ exulcerans 溃疡性甲梅毒 / ~ sicca

干性甲梅毒
syphilopathy *n*. 梅毒病
syphilophyma *n*. 梅毒性肿块
syphilopsychosis *n*. 梅毒性精神病
syphilosis *n*. 全身梅毒病
syphilotherapy *n*. 梅毒疗法
syphilotropic *a*. 易患梅毒的
syphilous; syphilitic *n*. 梅毒的
syphionthus; syphilionthus *n*. 铜色鳞屑性梅毒疹
syphitoxin *n*. 抗梅毒血清
syphlis of seminal vesicle 精囊梅毒
syphon; siphon *n*. ①虹吸管 ②管状口器[昆虫]
syphonoma; siphonoma; cylindroma *n*. 圆柱瘤
syphysopsia *n*. 并眼[畸形],独眼[畸形]
SYR 亚急性黄色肝萎缩(见 subacute yellow recrosis)
Syr. 糖浆[剂](见 syrupus)
syr. 糖浆(见 syrup)
syriangio-dural-plasty *n*. 联合血管硬膜复贴术
syrigmophonia *n*. 笛音
syrigmus [希 syrigmos a hissing] *n*. 耳鸣
Syringa L. *n*. 丁香属 ‖ ~ obtata Lindl. 丁香 / ~ persica L. [拉,植药] 花叶丁香 / ~ pinnatifolia Hemsl. [拉,植药] 羽叶丁香 / ~ reticulata(Bl.) Hara var. mandshurica(Maxim.) Hara [拉,植药] 暴马丁香 / ~ vulgaris L. 紫丁香
Syringa reticulata (Blume) Hara var. mandshurica (Maxim.) Hara 暴马丁香 [植药] 药用部分,树皮—暴马丁皮
syringadenoma *n*. 汗腺腺瘤
syringadenosus [拉] *a*. 汗腺的
syringe [拉 syrinxe; 希 syrinx] *n*. 注射器,注射管 ‖ ~ infusion pump 输注泵 / ~ pump 注射泵 / ~, abscess 脓肿吸引器,脓肿冲洗器 / ~, air 气枪 / ~, Anel's 阿内耳氏注射器,泪道注射器 / ~, aspirating 吸引用注射器 / ~, aural 耳注射器 / ~, ball; bulb ~ 球头水 / ~, chip 吹干器 / ~, compressed-air 压气枪 / ~, Davidson's 达维逊氏注射器,舒缩注射器 / ~, dental; odontosyrinx 牙科注射器 / ~, enema 灌肠注射器 / ~, fountain 自流注射器 / ~, Higginson's 希京森氏注射器(一种灌肠器)/ ~, hot-air 热气枪 / ~, hydrocolloid 水胶体注射器 / ~, hypodermic 皮下注射器 / ~, inoculation 接种注射器 / ~, Luer's; Lure-Lok ~ 路厄氏注射器(有金属制的接头和固定装置的玻璃注射器)/ ~, Neisser's 奈瑟氏尿道注射器 / ~, penis 阴茎注射器 / ~, Pravaz's 普腊瓦氏细长皮下注射器 / ~, probe 探察注射器 / ~, pyorrhea 脓溢注射器 / ~, rectal 直肠注射器 / ~, tooth; dental ~ 牙科注射器 / ~, urethral 尿道注射器 / ~, uterine 子宫注射器
syringeal [希 syrinx tube] *a*. ①瘘管的 ②咽鼓管的
syringectomy *n*. 瘘管切除术
syringin *n*. (紫)丁香甙
syringitis *n*. 咽鼓管炎
syringo- [希 syrinx pipe 管 fistula 瘘管)管,瘘,洞
syringoadenoma; syring ocystadenom *n*. 汗腺腺瘤
syringobulbia *n*. 延髓空洞症
syringocele *n*. 空洞性脊髓突出
syringocystadenoma (hidradenoma) *n*. 汗腺腺瘤
syringocystoma *n*. 汗腺囊瘤
syringo-encephalia *n*. 脑空洞症
syringo-encephalomyelia *n*. 脑脊髓空洞症
syringoid [拉 syringoides; 希 syrinxpipe + eidosform] *a*. 管样的,瘘管样的
syringoma; spiradenoma *n*. 汗腺腺瘤
syringomeningocele *v*. 脊髓膜中央管突出
syringomyelia *n*. 脊髓空洞症 ‖ ~ atrophica; cavitary myelitis 萎缩性脊髓空洞症,空洞性脊髓炎
syringomyelitis *n*. 空洞性脊髓炎
syringomyelocele *v*. 脊髓中央管突出
syringomyelus [syingo- + 希 myelos marrow] *n*. 脊髓中央管扩张
syringoplasty *n*. 瘘管成形术
syringopontia *n*. 脑桥空洞症
Syringospora *n*. 念珠菌属(旧名,现改 Candida)
syringosystrophy [syringo- + 希 systrophe a twist] *n*. 输卵管扭转
syringotome; fistulatome *n*. 瘘管刀
syringotomy; fistulatomy *n*. 瘘管切开术
syrinx [希 a pipe] *n*. ①瘘管 ②咽鼓管 ③鸣管(鸟类)
syrlgmophonia *n*. 笛音
syrlgmus *n*. 耳鸣
syrmgomyelia *n*. 脊髓空洞症
syrmgosystrophy *v*. 输卵管扭转
Syrnola brunnea (A. Adams) 棕色西尔螺(隶属于小塔螺科 Pyramidellidae)
Syrosingopine *n*. 昔洛舍平(抗高血压药)
Syrrhaptes paradoxus (Pallas) [拉,动药] 毛腿沙鸡(隶属于沙鸡科 Pterocididae)
Syrup [拉 syrupus; 阿拉伯 sharab] *n*. 糖浆[剂] ‖ ~, acacia 阿拉伯胶糖浆 / ~, brown; ~ us fuscus 棕色糖浆 / ~, hive; compound spuill ~ 复方海葱糖浆 / ~, licorice; glycyrrhiza ~ 甘草糖浆 / ~, medicated 含药糖浆 / ~, pectoral 镇咳糖浆,舒胸糖浆 / ~, tar; pine tar ~ 松溜油糖浆 / ~, Yerba santa aromatic; aromatic eriodictyon ~ 芳香圣草糖浆
syrupus [拉] **syrup** *n*. 糖浆[剂] ~ althaeae; marsh-mallow syrup 药蜀葵糖浆 / ~ Anaphalidis 香膏糖浆 / ~ aromaticus 芳香糖浆 / ~ aurantii; orange syrup 橙皮糖浆 / ~ cerasi; cherry syrup 樱桃糖浆 / ~ citri 枸橼糖浆 / ~ codeinae phosphatis 磷酸可待因糖浆 / ~ corrigeus; aromatic eriodictyon syrup 芳香圣草糖浆 / ~ ferrosi sulfatis 硫酸亚铁糖浆 / ~ ficorum; figs syrup 无花果糖浆 / ~ glycyrrhizae 甘草糖浆 / ~ ipecacuanhae 吐根糖浆 / ~ picis liquidae; pine tar syrup 松溜油糖浆 / ~ picis pini; pine tar syrup 松溜油糖浆 / ~ pini 松糖浆 / ~ pini albae compositus cum codeina 复方白松可待因糖浆 / ~ polygalae 远志糖浆 / ~ rhei; rhubarb syrup 大黄糖浆 / ~ rubi idaei 覆盆子糖浆 / ~ scillae 海葱糖浆 / ~ Sedi Aizoenis 景天三七糖浆 / ~ Sedi Sarmentosi Compositus 复方垂盆草糖浆 / ~ senegae 美远志糖浆 / ~ simplex 单糖浆 / ~ zingiberis 姜糖浆
syrupy *a*. 糖浆状的
sys system *n*. 系统;体系 / systemic *a*. 系统的;全身性 / systolic *a*. 收缩[期]的
sysole *n*. 收缩期
sysomus; syssomus *n*. 并躯联胎
syssarcosic; syssarcotic *a*. 肌性骨联接的
syssarcosis [希 syn together + sarkosis fleshy growth] *n*. 肌性骨联接
syst. systemic 系统的;全身性 / systolic *a*. 收缩期的
systaltic [希 systaltikos drawing together] *a*. 舒缩交替的
systatic *a*. 犯几种感觉的
systcmtheoretical *a*. 系统理论的
system [拉 systema; 希 systema] *n*. ①系统,系 ②制度,制 ③学派 ‖ adjustment of focusing ~ 聚焦调节系统 / amine-peroxide induction ~ 过氧化胺引发体系 / APUD ~ (amine precursor up-take and decarboxylation) 胺前体的摄取和脱羧系统 / arbitrarily chosen ~ 随意选择系统 / ascending reticular activating ~ 上行网状激动系统 / automatic data processing ~ 自动数据处理系统 / automatic tracking ~ 自动跟踪系统 / automatic wedge filter ~ 自动楔形滤过系统 / bicarbonate (bicarbonic acid) buffer ~ 重碳酸盐缓冲系统,碳酸氢盐缓冲系统 / biodegradables and devlivery ~s 生物降解释放系统 / calcium-calmodulin ~ 钙—调钙蛋白系统 / cardin-respiratory monitoring ~ 心脏呼吸监测系统 / catechoiaminergic ~ 儿茶酚胺能系统 / cell-free ~ 无细胞系统 / glycerol shuttle ~ (磷酸)甘油穿梭系统 / eorticostriatal ~ 皮质纹状体系统 / cotransport ~ 共同转运系统 / coupled oscillator ~ 耦合振荡系统 / cyclophorase-mitochondrial ~ 循环酶(系)—线粒体系统 / damped ~ 阻尼系统,减震系统 / delivery ~ for contraceptive 避孕药缓释系统 / diffuse projection ~ 弥散性投射系统 / digital information display ~ 数字信息显示系统 / direct bonding ~ 直接粘结体系 / hexaxial reference ~ 六轴参照系统(心电图)/ hypothalamo-hypophysial neurosecretory ~ 下丘脑—垂体神经分泌系统 / hypothalamus hypophysis thyroid ~ 下丘脑—垂体—甲状腺系统 / microsomal antibody ~ 微粒体抗体系统 / microtrabecular lattice ~ 微梁网格系统 / musculoskeletal ~ 肌骨骼系统 / neurosecretory ~ 神经分泌系统 / nuclear cardoilogy stress ~ 核心脏病学应急试验系统 / nuclear imaging ~ 核影像系统 / online ~ 联机系统 / paging ~ (医院内)呼叫系统 / protease inhibitor ~ 蛋白酶抑制系统 / protein carboryl mcthylation ~ 蛋白—羧基甲基化系统 / renin-angiotension-aldosterone ~ 肾素-血管紧张素-醛固酮体系 / serotonergic ~ 5-羟色胺能系统 / servo-control ~ 伺服控制系统,随动控制系统 / stomatognathic ~ 口颌系统 / symport ~ 共转运系统 / tissue antioxidant ~ 组织抗氧化系统 / to and fro absorption ~ 来回式呼吸装置 / vector-host ~ 载体宿主体系 / ~ artifact 装置伪影 / ~ noise 装置噪声 / ~ of breeding 育种系统 / ~ of elements, periodic(门捷列夫)元素周期系 / ~ simulation 系统模拟 / ABO blood group ~ ABO 血型系统 / blood-group ~ 血型分类[法] / blood-vascular ~ 血管系统 / cardiovascular ~ 心血管系统 / centralnervous ~, CNS 中枢神经系统 / circulatory ~ 循环系统 / conducting ~ 传导系统 / ontrolling ~ 控制系统 / digestive ~ (alimentary ~) 消化系统 / endocrine ~ 内分泌系统 / endothelial ~ 内皮系统,网状内皮系统

/ esthesiodic ~ 感觉传导系统(脊髓)/ feedback ~ 反馈系统 / genital ~ 生殖[器]系统 / healthcare ~ 医疗保健制度 / hematopoietic ~ 造血系统 / hemolytic ~ 溶血系统 / hypothalamic-pituitary-adrenal ~ 下丘脑—垂体—肾上腺系统 / interrenal ~ 肾上腺皮质系统 / introfective ~ 对内反应系统,植物神经系统 / kinesiodic ~ 运动传导系统(脊髓)/ lifesupport ~ 生命支持系统 / medicolegal ~ 法医学制度 / nervous ~ 神经系统 / osseous ~ 骨骼系统 / parasympatheticnervous ~ 副交感神经系统 / peripheralnervous ~ 外周神经系统,周围神经系统 / pressurebreathingoxygen ~ 加压供氧系统 / renin-angiotensin ~ 肾素—血管紧张素系统 / renin-angiotonin-aldosterone ~,RAAS 肾素—血管紧张素—醛固酮系统 / reproductive ~ 生殖系统 / respiratory ~ 呼吸系统 / sympatheticnervous ~ 交感神经系统 / urinary ~ (uropoietic ~)泌尿系统 / urogenital ~ 泌尿生殖系统 / vascular ~ 血管系统 / vasomotor ~ 血管舒缩系统 / vectorcardiographiclead ~ 心电向量图导联体系 / vegetativenervous ~ 植物神经系统 / vertebral-basilar ~ 椎动脉基底动脉系统 / vestibular ~ 迷路系统 / visceralnervous ~ 内脏神经系统 / 9-1-1 ~ 911 报警系统 / ~,absorbent;lymphatic ~ 淋巴系统,吸收系统 / ~,action 动作系统 / ~,adipose 脂肪(组织)系统 / ~,adrenal 肾上腺系统 / ~,alimentary 消化系统 / ~,antagonistic 植物神经系统 / ~,apothecaties 约衡制(英制)/ ~,arch-loop-whorl 弓圈螺制(指纹)/ ~,association 联合系统(神经纤维)/ ~,autonomic 自主系统(植物神经系统)/ ~,autonomic nervous 自主神经系统(植物神经系统)/ ~,avoirdupois 常衡制(英制)/ ~,Bertillon 贝提龙氏制(鉴定人身)/ ~,blood-group 血型分类[法] / ~,blood-vascular 血管系统 / ~,Borstal 博斯塔耳氏法,环境改造制(对罪犯所施的环境改造)/ ~,bulbospiral 主动脉球螺旋系统(心脏)/ ~,cardiovascular 心血管系统 / ~,case 病案教学制 / ~,centimeter-gram-second(缩 C.G.S.)厘米克秒制 / ~,central nervous 中枢神经系统 / ~,cerbellorubrospinal 小脑红核脊髓系统 / ~,cerebellorubral 小脑红核系统 / ~,cerebrospinal 脑脊髓系统 / ~,cerebrospinal nervous 脑脊髓神经系统 / ~,chromaffin 嗜铬系统 / ~,circulatory 循环系统 / ~,colloidal 胶体系统 / ~,conducting 传导系统 / ~,Conolly's;nonrestraint ~ 康诺利氏制,不拘束疗法制(精神病开始治疗制)/ ~,corticopontocerebellar 皮质脑桥小脑系统 / ~,corticostrionigral 皮质纹状体黑质系统 / ~,cranial sympathetic 脑交感神经系统 / ~,craniosacral autonomic nervous 脑骶自主神经系统 / ~,crystal 晶体系 / ~,dentinal 牙质管系统 / ~,dermal;dermoid ~ 皮肤系统 / ~,digestive;alimentar ~ 消化系统 / ~,dioptric 屈光系 / ~,disperse;dispersion ~ 分散系 / ~,dosimetric 剂量制 / ~,dynamic 动力系统 / ~,elastic muscular 弹性肌系统 / ~,endocrine 内分泌系统 / ~,endothelial 内皮系统,网状内皮系统 / ~,esthesiodic 感觉传导系统(脊髓)/ ~,excretory 排泄系统 / ~,exteroceptive 外感受系统 / ~,exteroceptive nervous 外感受神经系统 / ~,exterofective 对外反应系统 / ~,extrapyramidal 锥体外系统 / ~,female reproductive 雌性生殖系统,女性生殖系统 / ~,fingerprint 指纹制 / ~,first signal 第一信号系统 / ~,ganglionic 神经节系统 / ~,genital 生殖(器)系统 / ~,genito-urinary 生殖泌尿系统 / ~,glandular 腺系统 / ~,Grancher's 格朗歇氏隔离制(早期使幼儿不接触结核病人)/ ~,Haversian 哈弗氏系统(骨小管四周的骨层同心性排列)/ ~,hematopoietic 造血系统 / ~,hemolytic 溶血系统 / ~,hemolytopoietic 溶血造血系统 / ~,hepatic duct 肝管系统 / ~,heterogeneous 非均匀系,多相系 / ~,homogeneous 均匀系 / ~,hormonopoietic 造激素系统 / ~,hydrophilic colloidal 亲水胶体系 / ~,hydrophobic colloidal 疏水胶体系 / ~,integumentary 体被系统 / ~,intermediary 骨间板系统 / ~,interofective 对内反应系统,植物神经系统 / ~,interrenal 肾上腺皮质系统 / ~,involuntary nervous 不随意神经系统 / ~,kinesiodic 运动传导系统(脊髓)/ ~,kinetic ①运动系统 ②运动神经系统 / ~,labyrinthine 迷路系统 / ~,latex 胶乳系统 / ~,locomotor 运动系统 / ~,lymphatic 淋巴系统 / ~,macrophage;reticuloendothelial ~ 噬细胞系统,网状内皮系统 / ~,male reproductive 雄性生殖系统,男性生殖系统 / ~,masticatory 咀嚼系统 / ~,metameric nervous 节段神经系统 / ~,metric 米制 / ~,muscular 肌系统 / ~,neokinetic 新运动区系统(随意运动的神经机构)/ ~,nervous 神经系统 / ~,neuromuscular 神经肌系统 / ~,O-R;oxidation-reduction ~ 氧化还原系 / ~,osseous 骨骼系统 / ~,oxidation-reduction 氧化还原系 / ~,oxygen,continuous flow 连续流出式供氧装置 / ~,oxygen,pipestem 导管式供氧装置 / ~,oxygen,rebreathing 反复呼吸式供氧装置 / ~,oxygen,simple 简式供氧装置 / ~,paleokinetic 旧运动区系统 / ~,pallidal 苍白球系统 / ~,parasympathetic nervous 副交感神经系统 / ~,parenchymatous 柔软组织系统,主质系统,实质系统 / ~,P-blood-group P 式血型分类[法] / ~,pedal 足系统(指基底神经节及白质纤维而言,包括尾状核,皮质豆状核纤维及锥体束)/ ~,periodic 周期系 / ~,peripheral nervous 外周神经系统,周围神经系统 / ~,Pinel's 皮奈耳氏制度(取消精神病人拘束管理制度)/ ~,plenum 流入式通风系统

systema(复 systemata)***n*.** 系统,系

systematic ***a*.** ①系统的,系的 ②分类的 ③全身的 ‖ ~ effect 系统性效应 / ~ mutation 系统突变,体系突变

systematicdesensitization ***n*.** 系统脱敏法

systematics ***n*.** 分类学

systematicsampling ***n*.** 系统抽样

systematization ***n*.** ①系统化 ②分类

systematize ***v*.** ①系统化 ②分类

system-disease ***n*.** 系统病(脊髓)

systemic ***a*.** 系统的,分类的;全身的;内吸收的 ‖ ~ acidosis 全身性酸中毒 / ~ artery 体动脉 / ~ circulation 体循环 / ~ lupus erythematosis,SLE 系统性红斑狼疮 / ~ radiation therapy 全身放射治疗 / ~ radiotherap 全身放射治疗 / ~ resolution 系统分辨率 / ~ sclerosis,SS 系统性硬化病 / ~ gasembolism 全身性气体栓塞

systemiclupuserythematosus,SLE ***n*.** 系统性红斑狼疮

systemicremedy ***n*.** 全身(系统)疗法

systemicresponse of trauma 机体对创伤的全身反应

systemization ***n*.** 系统化

systemize ***v*.** 系统化

systemoid ***a*.** ①系统样的 ②多种组织的(指肿瘤)

system-responsetime ***n*.**(急救医疗)系统反应时间

systemsanalysis ***n*.** 系统分析

systemsdesign ***n*.** 程序编制,程序设计

systole(contraction) ***n*.** 心缩期,收缩[期]

systoliaectopica ***n*.** 异位心搏

systolic ***a*.** 收缩(期)的 ‖ ~ click 收缩期卡嗒音 / ~ honk 收缩期吼鸣音 / ~ pressure 收缩压 / ~ pressure 收缩压 / ~ whoop 收缩期喘息

systolictimeintervals 简作 STI 收缩时间间期

systolometer ***n*.** 心音鉴定器

systremma ***n*.** 腓肠痉挛,小腿肚痉挛

syzygial ***n*.**(器官)融合的

syzygium ***n*.**(器官)融合,融合体 ‖ ~ brachyantherum Merr. et Perry [拉,植药] 短药蒲桃

Syzygium brachythyrsum Merr et Perry 短序蒲桃 [植药] 药用部分:果实—野冬青果、茎皮、叶

Syzygium buxifolium Hook. et Arn. [拉,植药] 赤楠

Syzygium cumini(L.)Skeels 海南蒲桃 [植药] 药用部分:果实—野冬青果、茎皮、叶

Syzygium cumini(L.)Skeels [拉,植药] 海南蒲桃

Syzygium grijsii Merr. et Perry [拉,植药] 轮叶蒲桃

syzygy ***n*.**(器官)融合,融合虫,融合体

Sz schizophrenia ***n*.** 精神分裂症 /seizure ***v*.** 发作,癫痫发作 /Size ***n*.** 大小,尺寸 /Streptozotocin,Streptozocin ***n*.** 链脲菌素,链脲霉素,链唑霉素 /sulphapyrazine ***n*.** 磺胺吡嗪

SZ 磺胺吡嗪(见 sulphapyrazine)

Szechwan chinaberry ***n*.** [拉,植药] 川楝

SZL 血清含锌浓度(见 Serum zinc levels)

SZMA 经链球菌酶测定的抗体(见 streptozyme-measured antibodies)

SZS 国家辐射防护中心 [德](见 Staatliche Zentrale for Strahlenschutz)

T t

T, t（复 **T's, t's**）***n.*** 英语的第 20 个字母

T temperature 温度 / tesla-特斯拉 / thoracic 胸的，胸廓的 / thymine 胸腺嘧啶 / thymidine 胸苷 / thoracic vertebrae 胸椎 / triangulation number 三角形数 / introaocular tension 眼球内压 / transmittance 透射比 / tera-垓，千京，兆兆(10^{12})

T bandage T 型绷带

T cell replacing factor（简作 TRF）T 细胞置换因子

T fracture T 型骨折

T helper lymphocyte T 辅助淋巴细胞

T lymphocyte（简作 TL）T 淋巴细胞

T-lymphokine-activated killer（简作 T－LAK）T 淋巴因子激活性杀伤细胞前体

T suppressor lymphocyte 抑制性 T 淋巴细胞

T suppressor factor（简作 TsF）抑制性 T 细胞因子

T tube T 型管

2,4,5-T（2,4,5－trichlorophenoxyaceticacid）2,4,5－三氯苯氧乙酸（除锈剂）

T－1 眼压减一

T－1824 Evans blue 伊凡斯蓝，偶氮蓝

t temporal 颞的

t life 寿命（放射性物质）

$t_{1/2}$half-life 半衰期（放射性物质），半寿期（化学性物质）

T6 marker（简作 TM）T6 标记

T_1, T_2, **etc** first thoracic vertebra, second thoracic vertebra etc 表示第一胸椎，第二胸椎，余类推

T1 纵向弛豫时间（磁共振术语）～ hypointense T1 低信号

T_3triiodothuronine 三碘甲状腺原氨酸

T_3**-resin sponge uptake**（简作 T_3RSU）海绵状树脂 T_3 摄取

T3 resin uptake（简作 TRF－Ⅲ）树脂对三碘甲腺原氨酸的摄取（量）

T_4thyroxine 甲状腺素

T 1,5 styloviruses T1,5 长尾病毒

T 2,4,6 myoviruses T2,4,6 肌病毒

T 3,7 podoviruses T3,7 短尾病毒

T 6-21 iridoviruses T6-21 虹彩病毒

T 6-20 newt ranaviruses T6-20 蝾螈蛙病毒

T_7free thyroxine index 游离甲状腺素指数

T 7 phage group T7 噬菌体群

T 21 xenopus ranavirus T21 非洲蟾蜍蛙病毒

$T_{50\%}$ 50% dissolution time 50%溶解时间

T-50616 orbivirus T－50616 环状病毒

T1-Weighted images T1 加权像

T1-WI image T1 加权像

T-1220 piperacilin 比氧哌嗪青霉素

T-1384 netropsin 纺锤菌素

T2 横向弛豫时间（磁共振术语）～ hypointense T2 低信号

T2-Weighted images T2 加权像

T2-WI image T2 加权像

T_1tricuspid valve closure 左房室瓣闭锁

T_4tetraiodothyronine 四碘甲状腺原氨酸

Tm melting temperature 溶解温度，解链温度 / tubular maximum 肾小管最大排泄量（检肾功能）

t translocation 易位，移位作用

t 时间(time)和温度(temperature)的符号 / t-test t 检验

θ [theta]希腊语的第 8 个字母 / 角(angle)的符号

τ [tau] 希腊语的第 19 个字母 / torque 旋力 / mean life 平均寿命

T&A toncilectomy and adenoidectomy 扁桃体切除及增殖腺切除（增殖腺扁桃腺切除）

TA alkaline tuberculin 碱性结核菌素 /transplantation antigen 移植抗原 / amplified T cell 放大 T 细胞

TA-2407 albocycline 白环菌素

TA toxin-antitoxin 毒素抗毒素

Ta tantalum 钽（73 号元素）

TAA tumor associated antigen 肿瘤相关抗原 / tonsillitis and adenoiditis 扁桃体炎和增殖腺炎 / tonsils and adenoids 扁桃体和增殖腺

TA-AB teichoic acid antibody 胞壁酸抗体

Taanigichthys bathyphilus Taining 深海月灯鱼（隶属于灯笼鱼科 Myctophidae）

TAAOO Transactions of the American Academy of Ophthalmology and Otolaryngology 美国眼科与耳鼻喉科学会会报（杂志名）

TAAP Transactions of the Association of American Physician 美国内科医师协会会报（杂志名）

Taarback disease; Bamble disease 塔尔比克病，本博尔病

tab ***n.*** ①接头 ②薄片 ③波带

TAB typhoid, paratyphoid A and B vaccine 伤寒副伤寒甲、乙疫苗 / tetanus antibody 破伤风抗体 / Technical Assistance Board（联合国）技术援助委员会 / Technology Assessment Board 技术鉴定委员会 / Total Abstinence Brotherhood 绝对戒酒兄弟会 / trifluro-acetyl-butyl ester 三氟乙酰丁酯

TAB & CV TAB and cholera vaccine 伤寒—副伤寒甲、乙和霍乱疫苗

TAB & TV TAB and tetanus vaccine 伤寒—副伤寒甲、乙和破伤风疫苗

tabacin ***n.*** 烟草素，烟草甙

tabacism; tabacosis ***n.*** ①烟草中毒 ②烟末沉着病，烟尘肺 ‖ ～ pulmonum, 肺烟末沉着病，烟尘肺

tabacosis ***n.*** ①烟草中毒 ②烟末沉着病，烟尘肺 ‖ ～ pulmonum, 肺烟末沉着病，烟尘肺

tabacum[拉]; **tobacco** ***n.*** 烟，烟草

tabagism ***n.*** 烟草中毒，尼古丁中毒

Tabakmauche virus (Schmelzer) (Tobacco rattle virus 株）烟草条纹皱叶病毒

tabanid [动药] ***n.*** 虻 ***a.*** 似虻的

Tabanidae ***n.*** 虻科（隶属于虻科 Tabanidae）

tabanoidea ***n.*** 虻总科

tabanus [拉；动药] ***n.*** 虻属，原虻属 ‖ ～ amaenus 土灰虻 / ～ amoenus 三带虻 / ～ anabatus 乘客虻 / ～ argentenmaculatus 银斑虻 / ～ astur 星状虻 / ～ atratus 黑牛虻 / ～ aurotestaceus 金条虻 / ～ autumalis 秋虻 / ～ blannularis 双环虻 / ～ bivittatus 复带虻 / ～ bovinus 牛虻 / ～ bromius 吵扰虻 / ～ brunneocallosus 褐瘤虻 / ～ brunnipennis 棕翼虻 / ～ budda auricaudus 佛光虻金尾亚种 / ～ budda Portshinsky [拉；动药] 佛光虻（隶属于虻科 Tabanidae）/ ～ budda port 佛光虻指名亚种 / ～ brumanicus 缅甸虻 / ～ burmanioides 似缅甸虻 / ～ calidus 速辣虻 / ～ candidus 纯黑虻 / ～ ceylonicus 锡兰虻 / ～ chekiagensis 浙江虻 / ～ chinensis 中国虻 / ～ chosenensis 楚山虻 / ～ chrysurus Loew [拉；动药] 金色虻 / ～ cordiger 柯狄虻 / ～ coreanus 朝鲜虻 / ～ diaeniatus; ～ fasciatus; ～ grastus 二带虻 / ～ erberi 埃佰虻 / ～ filipjevi 荒漠虻 / ～ flavicapitus 黄头虻 / ～ flavohirtus 黄蓬虻 / ～ flavothorax 黄胸虻 / ～ fulvicinctus 棕带虻 / ～ fulvus 畜虻 / ～ fumifer 烟棕虻 / ～ fuscomaculatus 褐斑虻 / ～ geminus 双重虻 / ～ glaucopis 银灰虻 / ～ golovi mediaasiaticus 戈壁虻 / ～ grandicaudus 大尾虻 / ～ grandis 格兰虻 / ～ gratus 二带虻 / ～ griseipalpis 灰须虻 / ～ griseus 灰虻 / ～ grunini 京密虻 / ～ haysi 水山虻 / ～ hongchowensis 杭州虻 / ～ hybridus 混杂虻 / ～ ichiokal 稻田虻 / ～ immanis 皮革虻 / ～ indianus 印度虻 / ～ iyoensis 伊予虻 / ～ jigonshanensis 鸡公山虻 / ～ kaburagli 倍带虻 / ～ kiangsuensis Brober [拉；动药] 江苏虻（隶属于虻科 Tabanidae）/ ～ kwangsiensis 广西虻 / ～ laticinctus 隐带虻 / ～ leleani 白须虻 / ～ leucocnematus 白胫虻 / ～ liangshanensis 凉山虻 / ～ limushanensis 黎母山虻 / ～ lineataenia 线带虻 / ～ lineola 具条牛虻 / ～ loukashkini 类高额虻 / ～ lushanensis 庐山虻 / ～ mandarnus Schiner [拉；动药] 中华虻（隶属于虻科 Tabanidae）/ ～ matsmotoensis 松木虻 / ～ miki 千旱虻 / ～ misen 卑贱黄虻 / ～ miyajimai 宫岛虻 / ～ mongolensis 蒙古虻 / ～ montanus 高山虻 / ～ montiasiaticus 高亚虻 / ～ multicinctus 多带虻 / ～ nigrhinus 黑螺虻 / ～ nigrimordicus 昏蛰虻 / ～ nigrus 全黑虻 / ～ nipponicus 日本虻 / ～ obscurus 暗糊虻 / ～ okinawanus 冲绳虻 / ～ olliviventris 青腹虻 / ～ omeishanensis Xu [拉；动药] 峨嵋山虻 / ～ onoi 灰斑虻 / ～ oxyceratus 窄带虻 / ～ pallidapectoratus 浅胸虻 / ～ parabactrianus 副菌虻 / ～ perakiensis 霹

雳虻 / ～ plasker 雁虻(隶属于虻科 Tabanidae) / ～ pleskei Krober[拉;动药]寒带虻 / ～ qionghaiensis 邛海虻 / ～ quinquecinctus 五带虻 / ～ rubicundulus 暗红虻 / ～ rubidus 红色虻 / ～ rufiventris 赤腹虻 / ～ sabuletoroides 似多砂虻 / ～ sabuletorum 多砂虻 / ～ sauteri 中黑虻 / ～ sexcinetus 六带虻 / ～ shantungensis 山东虻 / ～ signatipennis 华广虻 / ～ signifer 角斑虻 / ～ striatus 纹虻 / ～ striolatus 细条虻 / ～ submalayensis 亚马来虻 / ～ sven-hedini 斯文黑丁氏虻 / ～ takasagoensis 高砂虻 / ～ tienmuensis 天目虻 / ～ trigeminus Coquilleta[拉;动药]三重虻 / ～ tropicus 热带虻 / ～ walk 土原虻 / ～ wuzhishanensis 五指山虻 / ～ yablonicus 亚布力虻 / ～ yamasakii 山崎虻 / ～ yaoi Macquart[拉;动药]姚氏虻 / ～ yishanensis 沂山虻 / ～ zimini 沙漠虻

tabanus ***n***. 虻虫 ‖ ～ yamasakii Ouchi 山崎虻(动)药材 / ～ yao Macq 姚氏虻(动)药材

tabardillo ***n***. 鼠型斑疹伤寒

tabasheer[印];**tabaschir**[天][植药] ***n***. 竹黄(得自竹节,用为药物)

tabatiere anatomique[法];**anatomists snuff-box** ***n***. 鼻烟窝(手背拇指基部的凹)

tabaxir;tabasheer[天] ***n***. 竹黄

TABC typhoid-paratyphoid A,B and C vaccine 伤寒—副伤寒甲、乙、丙(四联)疫苗

TAB Cho/ Vac TAB and cholera vaccine 伤寒—副伤寒甲、乙和霍乱疫苗

TABC / Vac typhoid-paratyphoid A,B and C vaccine 伤寒—副伤寒甲、乙、丙(四联)疫苗

Tab / D tablets daily 一日用片剂数

TABDT antityphoid,anti A and B paratyphoid,antidiphtheria,antitetanus 抗伤寒,抗副伤寒甲和乙,抗白喉,抗破伤风(混合制剂)

tabefaction[拉] ***n***. 消瘦,病弱,憔悴

tabella(复 tabellae)[拉];**tablet** ***n***. 片剂 ‖ ～ acidi 抗坏血酸片,维生素 C 片 / ～ aspirini 阿斯匹林片 / ～ cerevisiae fermenti 酵母片 / ～ chinini hydrochloridi 盐酸奎宁片 / ～ digitalis 洋地黄片 / ～ kalii iodidi 碘化钾片 / ～ penicillini 青霉素片 / ～ platycodi comp 阿桔片

tabellae(单 tabella) ***n***. 片剂 ‖ ～ adonisidl 冰凉花甙片 / ～ agrimophoil 鹤草酚片 / ～ agrimophoil crudi 鹤草酚粗晶片 / ～ ajugae 筋骨草片 / ～ anaphalidis 香青片 / ～ andrographis 穿心莲片 / ～ andrographolidi 穿心莲内酯片 / ～ asteris ageratoidei 红管药片 / ～ bergeninl compositae 复方虎耳草素片 / ～ callicarpae nudiflorae 裸花紫素片 / ～ clinopodil 断血流片 / ～ conyzae 金龙胆草片 / ～ decumbentis 夏天无片 / ～ desmodil styracifolil 石淋痛片/ ～ dioscoreae cirhosae 薯莨片 / ～ euphorbiae humifusae compositae 复方地锦片 / ～ eupatoril lindleyanl 野马追片 / ～ fibrauretini 黄麻藤片 / ～ firmianae 梧桐片 / ～ fluorouracili compositae 复方氟脲嘧啶片 / ～ fritillariae thunbergil 贝母花片 / ～ ganodermae 灵芝片 / ～ geneti 买麻藤片 / ～ ilecis chinensis 四季青片 / ～ ilecis pubescensi 毛冬青片 / ～ lysionotinl 石吊兰素片 / ～ menisperml 北豆根片 / ～ neoandrographollidl et andrographlidi 穿心莲甙酯片 / ～ physochlainae 华山参片 / ～ pittospori compositae 复方万年青片 / ～ poientillae fragarioidle 霉叶委陵酸菜片 / ～ rhododendri mucranthi 照山白片 / ～ rhododendronl mariae 紫花杜鹃片 / ～ rhomotoxinl 八厘麻毒素片 / ～ rorifoni 藻菜素片 / ～ sarcandrae 肿节风片 / ～ scandentis 千里光片 / ～ schefflerae arboricolae 汉桃叶片 / ～ sedi ssrmentosi 垂盆草片 / ～ sophorae alopecuroidel 苦豆草片 / ～ stauntoniae 野木瓜片 / ～ swertiae dilutae 肝复灵片 / ～ swertiae mileentis 青叶胆片 / ～ trichosanthis 瓜蒌片 / ～ trolill 金莲花片 / ～ uncariae 钩藤片 / ～ wikstroemiae indicae 丁哥王片

Tabellariaceae ***n***. 平板藻科(一种藻类)

tabernamontanain ***n***. 山辣椒驱虫酶

tabernanthine ***n***. 马山茶碱

tabes[拉] ***n***. ①消瘦 ②脊髓痨 ③痨病 ‖ ～,abortive;rudimentary ～ 顿挫性脊髓痨 / ～,cerebral;dementia paralytica 麻痹性痴呆 / ～,cervical 颈型脊髓痨,上肢型脊髓痨 / ～,coxaria 髋病性消瘦 / ～,diabetic;diabetic neurotabes 糖尿病性[假]脊髓痨 / ～,diuretica;diabetes mellitus 糖尿病 / ～,dolorosa 疼痛性脊髓痨 / ～,dorsalis;locomotor ataxia 脊髓痨,运动性共济失调 / ～,ergotica 麦角性[假]脊髓痨 / ～,Friedreich's;ataxia 弗里德赖希氏共济失调 / ～,hereditary;hereditary ataxia 遗传性共济失调 / ～,infantum 婴儿脊髓痨 / ～,inferior 下肢型脊髓痨 / ～,interstitial 间质性脊髓痨 / ～,marantic 衰弱性脊髓痨 / ～,mesenterica;～ mesaraica 肠系膜痨,肠系膜淋巴结结核 / ～,monosymptomatic 单症状性脊髓痨 / ～,nerve 神经性脊髓痨 / ～,peripheral;pseudotabes 外周性脊髓痨,假脊髓痨 / ～,rudimentary;abortive ～ 顿挫性脊髓痨 / ～,spasmodic 痉挛性脊髓痨,脊髓侧索硬化 / ～,spinalis;locomotor ataxia 脊髓痨,运动性共济失调 / ～,superior;cervical ～ 上肢型脊髓痨,颈型脊髓痨 / ～,vessel 血管性脊髓痨

tabescen ***n***. 消瘦

tabescence ***n***. 消瘦

tabescent[拉 tabescere to waste];**tabid** ***a***. 消瘦的,干皱的

tabes-psychosis ***n***. 脊髓痨样精神病

tabetic ***a***. 脊髓痨的 ‖ ～ pupil 脊髓痨性瞳孔

tabetiform ***a***. 脊髓痨样的

tabiature ***n***. 颅骨分层

tabic;tabetic ***a***. 脊髓痨的

tabid[拉 tabidus] ***a***. 消瘦的

tabification;cmaciation ***n***. 消瘦

Tabilautide ***n***. 他比劳肽(免疫调节药)

tablature ***n***. 颅板分层

table[拉 tabula](简作 Tab) ***n***. ①表格,项目表 ②桌,台 ③[骨]板 ④手术台 ***vt***. 把列表 ‖ a ～ of contents 目录 / ～,bed 床桌 / ～ cloth 桌布,台布 / ～,cohort life 队列寿命表,群组寿命表 / ～,demographic life;mortality 人口寿命表,死亡表 / ～,contingency 列联表 / ～,control 控制台 / ～,dispensing 调剂台 / ～,frequency 频数分配表 / ～,height-weight-age 年龄别身长体重对照表 / ～,inner;lamina interna 内板(颅骨) / ～ knife 餐刀 / ～ land 台地,高地 / ～,life 寿命表 / ～,life,abridged 简易寿命表 / ～,microscope turn 显微镜旋转台 / ～ on contents 简作 TOC 含量表 / ～,operation 手术台 / ～ of organization 简作 TO 组织表 / ～,outer;lamina externa 外板(颅骨) / ～,periodic 周期表 / time ～ 时间表 / ～,traction 牵引台 / turn the ～s 扭转形势 / turn the ～s(up) on 转而占……的上风 / universal operation ～ 万能手术台 / upon the ～ 尽人皆知的,已成为公开讨论之事的 / ～,vitreous;lamina interna 内板(颅骨) / ～,water 地下水位 / ～,x－ray ①X 线台 ②X 线诊断台 / ～ at 在餐桌边,在进餐食时 / lay on the ～ 搁置 / lie on the ～ 被搁置 / on the ～ (摆)在桌面上,公开地 / turn the ～ 转变形式,扭转局面 / under the ～ 酒醉;偷偷地,私下 / drink sb under the ～ 把某人灌醉

tablespoon(简作 T) ***n***. 汤匙,大匙(15 毫升)

tablespoonful ***n***. 一大汤匙容量

tablet(简作 ta) ***n***. 药片,片剂 ‖ ～,buccal 口腔片 / ～,compressed 压缩片 / ～,dispensing 调剂片,配方片 / ～,enteric coated 肠溶片 / ～,hypodermic 皮下注射片 / ～,throat 润喉片 / ～,mixing 调合板 / ～,moulded 模印片 / ～,sublingual 舌下片 / ～,triturate(简作 TT) 研制片,松制片

tableted ***a***. 成片的

table-ware ***n***. 餐具

tablier ***n***. 小阴唇展长,阴门帘

tabloid ***n***. 文摘,摘要,小药片 ***a***. 略缩的,摘要的

tabo-[拉][构词成分] 痨

taboo ***n***. ***v***. 禁忌,禁止,避讳 ***a***. 禁忌的,避讳的

taboparalysis;taboparesis ***n***. 脊髓痨[性]麻痹性痴呆

taboparesis ***n***. 脊髓痨[性]麻痹性痴呆

tabophobia ***n***. 脊髓痨恐怖

tabo(u)r ***n***. 小鼓

TABT TAB vaccine and tetanus toxoid combined 伤寒—副伤寒甲、乙与破伤风类毒素混合疫苗

TABTD TAB vaccine,tetanus toxoid,and diptheria toxoid combined 伤寒－副伤寒甲、乙与破伤风类毒素—白喉类毒素混合疫苗

tabula(复 tabulae)[拉] ***n***. ①[骨]板 ②横膈(腔肠动物) ③横板(古生物) ‖ ～ externa ossis cranii;external lamina 外板(颅骨) / ～ interna ossis cranii;internal lamina 内板(颅骨)

tabular[拉 tabula a board or table] ***a***. ①板状的,平坦的 ②表格似的 ‖ ～ cell 薄片细胞,板状细胞

tabulare ***n***. 板骨

tabularformde pine[植药] 油松

tabularium ***n***. 横板带,中板带

tabulate ***vt***. ①制成表 ②使成平面 ***a***. ①板状的 ②薄片构成的 ‖ ～ venter 板状腹

tabulation ***n***. 制表,列表,造册

tabuletta;tabella ***n***. 片剂

tabun ***n***. 塔崩,二甲氨基氰磷酸乙酯

TAB / Vac typhoid-paratyphoid A and B vaccine 伤寒—副伤寒甲、乙疫苗

TAC tetracanine, epinephrine, and cocaine 丁卡因—肾上腺素—可卡因(溶液)/ time-activity curve 时间—放射性曲线/techincal advisory committee 技术顾问(咨询)委员会/temporal artery cutdown 颞动脉供血停止/time,amount and color 时间,数量及颜色/Toxicology Advisory Committee 毒理学顾问委员会(食品与药物管理

局)/transformer analog computer 变压器模拟计算机/translator - assembler computer 翻译汇编编译程序
tac- [希 tak][构词成分] 排列,安排,布置
tacahout [阿拉伯]*n*. 印度柽柳瘿
Tacaiuma bunyavirus 塔克尤马布尼亚病毒
Tacaiuma virus 塔克尤马病毒
Tacalcitol *n*. 他卡西醇(抗银屑病药)
tacamahac *n*. 裂榄树胶
Tacaribe antigenic group viruses 塔卡里伯抗原组病毒
Tacaribe arenavirus 塔卡里伯沙粒样病毒
Tacaribe virus 塔卡里伯病毒
Tacaryl; methdilazine *n*. 甲地嗪(商品名)
Taccaceae *n*. 箭根薯科
Tacca chantrieri Andre [拉;植药] …… 薯
Tacca plantaginea (HAnce) Drenth [拉;植药] 裂果薯
Tace chlorotrianisene 三对氧甲氧苯氯乙烯
TACE chlorotrianisene 氯烯雌醚
Tachardia lacca Kerr; Lakshadia indica Madhihassan 胶虫
tache [法 spot] *n*. 斑[点]痣 ‖ ~ blanche 白斑 / ~ bleuatres 青斑 / ~ cerebrale; ~ meningeale 脑[病]性划痕,脑膜[病]性划痕 / ~s laiteuses; milk spots 乳状斑 / ~ meningeale; ~ cerebrale 脑膜[病]性划痕,脑[病] 性划痕 / ~ matrice 运动[末]端(运动神经末端) / ~ noire 黑斑 / ~ spinale 脊髓病性斑 / ~ vierge 环状斑(细菌培养基上的无菌圆点)
tacheometer; tachometer *n*. 血流速度计
tachetee; tachetic *a*. 有斑点的,斑[性]的
tachetic *a*. 有斑点的,斑[性]的
tachina flies; tachinid flies 寄生蝇
Tachinidae *n*. 寄生蝇科
Tachiniscidae *n*. 拟寄生蝇科
tachiol; silver fluoride *n*. 氟化银(商品名)
tachistoscope [希 tachistos swiftest + skopenin to examine] *n*. 速转实体镜,速示器
tachistoscopic *a*. 速转实体镜的
tacho- [希 tachos speed 速] [构词成分] 速,快速
Tachocomb *n*. 特可靠(创面止血药)
tachogram *n*. 血流速度[描记]图
tachography *n*. 血流速度描记法
tachometer; hemotachometer *n*. ①血流速度计 ②血流旋度计
tachometry *n*. 流速测定法
thcooscillography *n*. 血流速度示波法
tachy- [希 tachys swift 快的] [构词成分] 速,快速,急
tachyalimentation *n*. 食物进肠过速(见于胃切除术和胃肠吻合术后,为倾倒综合征的表现)
tachyarrythima *n*. 不规则运动过速
tachyarrhythmia *n*. 快速性心律失常
tachyauxesis *n*. 生长快速
tachycardia; polycardia; tachyrhythmia *n*. 心搏过速,心动过速 ‖ ~, accessory pathway 旁道心动过速 / ~, antidromic atriovmtricular reciprocating 反向型房室折返性心动过速 / ~, atrial 心房性心搏过速 / ~, atrioventricuiar 房室结性心搏过速 / ~, auricular 心房性心搏过速 / ~, bidirectional 双向性心动过速 / ~, chronic nonparoxysmal sinus node 慢性非阵发性窦性心动过速 / ~, constant 持续性心搏过速 / ~, dual tachycardia 双重性心动过速 / ~, ectopic 异位性心动过速 / ~, essential 自发性心搏过速,特发性心搏过速 / ~, exophthalmica 突眼性甲状腺肿心搏过速 / ~, His's bundle 希斯氏束心搏过速(结性心搏过速,伴有逆行性阻滞) / ~, idioventricular 心室自身性心搏过速 / ~, multifocal atrial 多源性房性心搏过速 / ~, node 结性心搏过速 / ~, non-paroxysmal atrial 非阵发性房性心搏过速 / ~, non-paroxysmal junctional 非阵发性交界性心搏过速 / ~, orthodromic artioventricular 正向型房室折返性心动过速 / ~, orthostatic 直立性心搏过速 / ~, paroxysmal 阵发性心搏过速 / ~, paroxysmal artril 简作 PAT 阵发性房性心动过速 / ~, paroxysmal superventricular 阵发性室上性心动过速 / ~, reciprocating junctional 折返性交界性心动过速 / ~, reciprocating 折返性心动过速 / ~, reentrant junction 折返性交界性心动过速 / ~, reentrant sinus 折返性窦性心动过速 / ~, reentrant 折返性心动过速 / ~, refractory ventricular 顽固性室速 / ~, reflex 反射性心搏过速 / ~, sinus; simple ~ 窦性心搏过速,单纯性心搏过速 / ~, strumosa exophthalmica; exophthalmic goiter 突眼性甲状腺肿心搏过速 / ~, supraventricular 室上性心动过速 / ~, swinging pattern of ventricular 扭转性室性心动过速 / ~, ventricular 心室性心搏过速
tachycardiac; tachycardic *a*. 心搏过速的,心动过速的 *n*. 心动加速药 ‖ ~ myocardial ischaemia 心动过速性心肌缺血
tachygastria *n*. 胃窦电活动亢进,胃动过速
tachygenesis *n*. 快速发生(胚胎)
tachygraph *n*. 血流速度描记器
tachygraphy *n*. 血流速度描记法
tachyiatria *n*. 快速疗法(旧名)
tachykinin *n*. 速激肽(可引起平滑肌收缩和血管扩张)
tachylalia *n*. 言语快速,急语
tachymeter *n*. 动速测量器
tachyon *n*. 超光速粒子
tachyphagia *n*. 速食癖
tachyphasia [tachy- + 希 phasis speech + -ta]; **tachyphrasia** *n*. 言语快速,急语
tachyphemia [teehy- + 希 pheme speech + -ia]; **tachyphrasia** *n*. 言语快速,急语
tachyphrasia [teehy- + 希 phrasis speech + -ia] *n*. 言语快速,急语
tachyphrenia *n*. 精神活动过速
tachyphylaxis; tachysynthesis *n*. ①快速免疫[法],快速脱敏[性] ②急速耐药性(指重复给药在短时期内即失去药效)
tachypnea *n*. 呼吸急促 ‖ ~, nervous 神经性呼吸急促
tachypragia [tachy- + prassein to act] *n*. 动作过速
tachypsychia *n*. 精神活动过速
tachyrhythmia; tachycardia *n*. 心搏过速,心动过速 ‖ ~, aurilar 心房性心搏过速 / ~, paroxysmal 阵发性心搏过速
Tachysoma Stokes 急纤虫属
Tachysoma parvistyla Stokes 小柱状急纤虫
Tachysporozoite (简作 TS) *n*. 速发[型]子孢子
tachysterol *n*. 速甾醇,速固醇
tachysynthesis; tachyphylaxis *n*. 快速免疫[法],快速脱敏[性]
tachysystole *n*. 心搏过速 ‖ ~, auricular 心房性心搏过速
tachytelic evolution 快速进化
tachytrophism [tachy- + 希 trophe nutrition] *n*. [新陈]代谢过速,代谢亢进
tachyuria *n*. 排尿急促
tachyzoite *n*. 速殖子,速殖体
tacit *a*. 缄默的,心照不宣的
taciturn *a*. 缄默的,沉默寡言的
tack *n*. ①平头钉,大头钉 ②方针 ③食物 *vt*. 钉住,扎上 ‖ on the right ~ 方针正确
tackle *n*. 用具,器械,滑车 *vt*. 着手处理,解决,抓住,捉住
tackifier *n*. 胶粘剂
tacky *a*. 有点黏;(漆,胶等)尚未干透的
Taclamine *n*. 他克拉明(安定药) ‖ ~ hydrochloride 盐酸他克拉明(弱安定药)
tacosis; takosis *n*. 山羊消瘦病(由山羊细球菌引起)
T-ACP acid phosphatase with tartrate 酒石酸盐一酸性磷酸盐
Tacrine *n*. 他克林,9-氨基四氢吖啶(抗胆碱酯酶药)
Tacrolimus *n*. 他克莫司(免疫抑制药)
tact *n*. 机敏,机警,圆滑,触觉
tact- [拉 tactus] [构词成分] 触,接触
tactful *a*. 老练的,机敏的,机警的,圆滑的
tactic *a*. ①顺序的 ②有规立构的(指聚合物) ③[有]趋性的 ‖ ~ vision substitution system (简作 TVSS) 显示影像触觉助视器
tactical *a*. 战术[上]的,作战的,策略的 ‖ ~ information about perilous situation (简作 TIPS) 关于危险情况的良策资料
tactically *ad*. 战术上
tactician *n*. 战术家,兵法家
taeticity *n*. ①顺序性 ②(顺序)排列性
taçtile [拉 tactilis] *a*. 触觉的 ‖ ~ anesthesia 触觉缺失,触觉减退 / ~ bristle 触觉刚毛 / ~ cell 触觉细胞 / ~ center 触觉中枢 / ~ corpuscle 触觉小体 / ~ disc 触盘 / ~ discrimination 触觉辨别 / ~ hair 触毛 / ~ image 触幻觉 / ~ meniscus 触盘 / ~ organ 触觉器 / ~ papilla 触觉乳头 / ~ pit 触觉窝 / ~ rod 触杆 / ~ sensation 触觉 / ~ sense 触觉
tactility *n*. 触觉
tactilogical *a*. 触觉的
taction [拉 tactio] *n*. ①触,接触 ②触觉
tactless *a*. 不机敏的,不圆滑的
tactlessly *ad*. 不机敏地,不圆滑地
tactlessness *n*. 不机敏,不圆滑
tactoid *n*. 类晶团聚体
tactometer [拉 tactus touch + metrum measure]; **esthesiometer** *n*. 触觉测量器
tactor *n*. 触器
tactorreceptor *n*. ①触觉感受体 ②触觉受体
tactosol *n*. 溶胶团聚体
tactual [拉 tactus touch] *a*. 触觉的
tactus [拉]; **touch** *n*. ①触,接触 ②触觉 ③触诊,指诊 ‖ ~ erudi-

tus［拉 skilled touch］熟练触诊 / ～ expertus; ～ eruditus 熟练触诊

TAD 6-thioguanine, ara-C, daunomycin 6－硫鸟嘌呤—阿糖胞苷—柔红霉素/telemetry analog to digital information converter 遥测模拟信息变数字信息转换器/thiamine ally disulfide 丙烯基硫胺(VB1)/thoracic asphyxiant dystrophy 胸部窒息性营养不良

TADA time-amplitude domain analysis 时间—波幅范围分析(心音图)

Tadarida plicata Bunchanan 犬吻蝠(隶属于犬吻蝠科 Molossidae)

Tadix lactucae indicae［拉;植药］白龙头

Tadoma ferruginea Pallas 赤麻鸭(隶属于鸭科 Anatidae)

Tadoma tadoma Linnaeus 翘鼻赤麻鸭(隶属于鸭科 Anatidae)

tadpole *n*. 蝌蚪

Tadpole oedema randviruses 蝌蚪水肿蛙病毒

Tadpole oedema virus (**of bull froges**) ; **Frog viruses** 蝌蚪水肿蛙病毒,蛙病毒群

Tadpole-shaped *a*. 蝌蚪形

tadpole tail sign 蝌蚪尾征

tadpole-type pancreas 蝌蚪形胰腺

TAE transcather arterial embolization 经导管动脉栓术

TAEA tumor associated embryo antigen 肿瘤相关性胚胎抗原

taedium［拉］*vt*. 厌倦 ‖ ～ vitae 厌世

Taenia (简作 T) *n*. 绦虫属,带绦虫属 ‖ ～ aegyptica 短眼壳绦虫 / ～ africana 非洲绦虫 / ～ antarctica 南极绦虫 / ～ anthocephala 花形头绦虫 / ～ armata; ～ solium 猪肉绦虫,有钩绦虫 / ～ brachysoma 短体多头绦虫 / ～ caeci 盲肠带 / ～ cervi 獐绦虫 / ～ Coenurus; Multiceps multiceps 多头绦虫 / ～ coli 结肠带 / ～ confusa 混杂绦虫 / ～ crassiceps 肥头绦虫 / ～ crassicollis 巨颈绦虫 / ～ cucumerina; Dipylidium caninum 犬复殖绦虫,犬复孔绦虫 / ～ cucurbitina 钩绦虫,葫芦绦虫 / ～ demarariensis; Raillietna madagascariensis 马达加斯加瑞立绦虫 / ～ diminuta; Hymenolepis diminuta 缩小膜壳绦虫,长膜壳绦虫 / ～ echinococcus; Echinococcus granulosus 细粒辣球绦虫 / ～ elliptica; Dipylidium caninum 犬复殖绦虫,犬复孔绦虫 / ～ fenestrata; ～ saginata 裂节绦虫,牛肉绦虫,无钩绦虫 / ～ fusa 融节绦虫 / ～ granulosus; Echinococcus granulosus 细粒棘球绦虫 / ～ hominis; ～ saginata 无钩绦虫 / ～ hydatigena Pallas; ～ marginata 水池绦虫,有缘绦虫 / ～ inermis; ～ saginata 无钩绦虫,牛肉绦虫 / ～ lata; Diphyllobothrium 1atum 阔节裂头绦虫 / ～ lophosoma 无钩绦虫(异常型) / ～ madagascariensis; Raillietina madagascariensis 马达加斯加瑞立绦虫 / ～ marginalis 缘带绦虫 / ～ marginata 有缘绦虫 / ～ mediana 正中带 / ～ mediocanellata; ～ saginata 无钩绦虫,牛肉绦虫 / ～ minima; ～ nana 短膜壳绦虫 / ～ multitep; Muitlceps multiceps 多头绦虫 / ～ multilocularis 多房绦虫 / ～ murina; Hymenolepis nana 鼠型膜壳绦虫,短膜壳绦虫 / ～ nana; Hymenolepis nana 短膜壳绦虫,微小膜壳绦虫 / ～ ovis 羊绦虫 / ～ pellucida; ～ solium 猪肉绦虫,有钩绦虫 / ～ pisiformis Bloch 豆状绦虫 / ～ saginata Goeze; ～ mediocanellata 牛肉绦虫,无钩绦虫 / ～ serrata 锯齿状绦虫 / ～ solium 猪肉绦虫,有钩绦虫 / ～ taeniaformis; ～ crassicollis 巨颈绦虫 / ～ vulgaris; ～ solium 有钩绦虫,猪肉绦虫

taenia (复 taeniae)［拉］*n*. ①带 ②绦虫 ‖ ～ echinococcus 细粒棘球绦虫 / ～ granulosa 细粒棘球绦虫 / ～ acusticae; striae medullares 髓纹(第四脑室) / ～ choroidea 脉络带 / ～ cinerea 灰质带 / ～ coli 结肠带 / ～ fimbriae 辙带 / ～ fornicis 穹窿带 / ～ hippocampi; corpus fimbriatum 海马辙 / ～ libera 独立带 / ～ medullaris; stria medularis thalami 丘脑髓纹 / ～ mesocolica 结肠系膜带 / ～ omentalis 网膜带 / ～ pontis 脑桥带 / ～ pylorl 幽门带 / ～ semicircularis; stria terminalis thalami 丘脑终纹 / ～ tecta; stria longitudinalis lateralis 外侧纵纹 taeniae telarum; ～ telae［脉络］组织带 / ～ terminalis; crista terminalis (atrii dextri) 界嵴(右心房) / ～ thalaml 丘脑带 / ～ tabae 输卵管带 / ～ ventriculi quarti 第四脑室带 / ～ ventriculi tertii; stria medullaris thalami 第三脑室带,丘脑髓纹 / ～ violacea 紫带

Taenia hydatigena 泡状带虫(隶属于带虫科 Taenidae)

Taenia pisiformis 豆状带虫(隶属于带虫科 Taenidae)

Taenia saginata 牛肉绦虫,无钩绦虫(隶属于带虫科 Taenidae)

Taenidae *n*. 带虫科(隶属于圆叶目 Cyclophyllidea)

taenia-; tenia-［构词成分］①绦虫 ②带

taeniacide *a*. 杀绦虫的 *n*. 杀绦虫剂

taeniae (单 taenia)［拉］*n*. ①绦虫 ②带

taeniafugal *a*. 驱绦虫的

taeniafuge *n*. 驱绦虫剂

taenial *a*. 绦虫的,带的

Taeniarhynchus *n*. 带吻［绦虫］属 ‖ ～ saginata 肥胖带绦虫,牛肉绦虫

taeniasis; cestodiasis *n*. 绦虫病 ‖ ～ bovis 牛绦虫病 / ～, intestinal 肠绦虫病 / ～, somatic 体绦虫病 / ～ suis; swine ～ 猪绦虫病 / ～, visceral 内脏绦虫病

taeniate *a*. 具带纹的,带的

taeniatus［拉］*a*. 带的,有带的

taenidium *n*. ①螺旋丝 ②微气管

taeniform *a*. 绦虫状的,带状的

taeniidae *n*. 带［绦虫］科

taenioid; taeniform *a*. 绦虫状的,带状的

Taenioidea *n*. 带超科

taeniola; taeniole *n*. 小带 ‖ ～ cinerea; taenia cinerea 灰质带 / ～ corporis callosi; lamina rostralis 嘴板(胼胝体)

taenioloe *n*. 内隔

taeni ophobia *n*. 绦虫恐怖

Taeniorhynchus; Mensonia *n*. 曼蚊属

Taenzer's disease［Paul 皮肤病学家 1858—1919］; **ulery-thema ophryogenes** 滕泽氏病,眉部瘢性红斑

TAF target aiming function 注意力集中功能试验/toxoid-antitoxin-fuchsin 类毒素—抗毒素絮状物 /tumor angiogenesis factor 肿瘤血管生成因子

T. A. F. 1. Tuberculin Albumose Frei; albumose-free tuberculin 2. toxoid-antitoxin floccules ①脱际结核菌素 ②类毒素抗毒素絮状物

tafenatox *n*. 他那托(基)(根据 1998 年 CADN 的规定,在盐或酯与加合物之命名中,使用此项名称)

Taft Sanitary Engineering Center 简作 TSEC 塔夫脱卫生工程中心

tag *n*. ①附属物 ②签条 ③电缆接头 *vt*. 加标签于;［同位素］标记 ‖ auricular ～s 耳赘,副耳 / ～, cutaneous skin 皮赘,软垂赘/ ～, diagnosis 诊断标签 / ～, epithelial 上皮结节 / ～, radioactive 放射性标记

TaG tantalum gauze 钽纱布

TAGA term infans of appropriate gestational age 适当孕龄的足月婴儿

tagama *n*. ①体区 ②胶粒

tagamet *n*. 西咪替丁,甲氰咪胍(商品名)

tagamosis *n*. 体躯分段

tagathen; chlorthen *n*. 氯森,塔加森(一种抗组胺药物)

tagatose *n*. 塔格糖(一种己酮糖)

tagesrest［德］*n*.［导致夜梦的］白昼残留印象

Tagetes［拉］*n*. 万寿菊属 ‖ ～ erecta［拉;植药］万寿菊,臭芙蓉 / ～ patula［拉;植药］小万寿菊,丛枝万寿菊

tagged *a*. 标记的,加标记的(如放射性同位素) ‖ ～ compound 标记化合物 / ～ atom 标记原子,示踪原子 / ～ element 标记元素 / ～ molecule 标记分子 / ～ strip 标记带

Taggert nairovirus 塔格特内罗病毒

Taggert virus 塔格特病毒

Tagetes patula mosaic virus 藤菊花叶病毒

tagging *n*. 标记 ‖ ～ monomer unit 标识分子单体

Tagliacotian method (operarion)［Gasparo Tagliacozzi 意外科医师 1546—1599］达利阿果齐氏法(意大利式人工鼻成形术)

Taglutimide *n*. 他谷酰胺(催眠镇静药)

tagma (复 tagmas; tagmata)［希］*n*. 体区

Tagorizine 他戈利嗪(抗组胺药,血管扩张药)

tagliacotian rhinoplasty［**operation**］［Gasparo Tagliacozzi］达利阿果其鼻成形术［手术］(皮瓣取自臀部的意大利式人工鼻成形术)

Taglutimide *n*. 他谷酰胺(催眠镇静药)

TAH total artificial heart 全人工心脏 / total abdominal hysterectomy 经腹部子宫全切术

taiaga *n*. 骆驼锥虫病

Tahyna bunyavirus 塔希纳本雅病毒

Tahyna virus 塔希纳病毒

TAI international Atomic Time 国际原子时间/thymic alymphoplasia 胸腺淋巴组织发育不全

Taiassui bunyavirus 塔亚苏本雅病毒

taiga *n*. 泰加群落［森林］(即北方针叶林)

tail［拉 cauda; 希 oura］(简作 T) *n*. ①尾 ②尾状物 *vi*. 位于……的后部(或后端),跟踪 ‖ ～ of dentate gyrus 齿状回尾部 / ～ fiber 尾丝(嗜菌体) / ～ fin 尾鳍 / ～, fish ①鱼尾灯头 ②鱼尾形 / ～ fold 尾褶 / ～ furrow 尾沟 / ～, mare's ①杉叶藻 ②问荆 ③飞蓬 / ～ mesoderm 尾中胚层 / ～ epididymis 附睾尾 / ～ of muscle 肌尾 / ～, occult 隐尾 / ～ of pancreas; cauda pancreatis 胰［腺］尾 / ～ poly adenylate (poly A) 多聚腺苷酸尾 / ～ of spleen 脾尾,脾前端

tail-coat *n*. 燕尾服

tailed *a*. 有尾的 ‖ ～ phages 有尾嗜菌体

tailless *a*. 无尾的

Tailfiber *n*. (嗜菌体)尾丝

tail-furrow 尾沟

tailgut *n*. 尾肠
tailor *n*. 裁缝 *vt*. 缝制[衣服]
tailored *a*. ①特定[制]的 ②简明的 ‖ ~ excitation 选择激励(磁共振术语) / ~ pulse 修整脉冲
tail sign 尾征,胸膜尾征(X 线术语)
taint *n*. ①污点,沾污 ②遗传素质,遗传因子 ③感染 ④腐败 *vt*., *vi*. [使]感染,[使]沾染;[使]腐败
taintless *a*. 未玷污的,未感染的
taipoxin *n*. 太攀蛇毒素
Taiwan mole cricket [动药] 台湾蝼蛄
Taius tumifrons Termminck et Schlegel 黄鲷(隶属于鲷科 Sparidae)
Taiwania cryptomerioids 台湾杉(一种药用植物)
Taka-diastase [高峰谦吉日化学家 1859—1922] *n*. 高峰淀粉酶(商品名)
Takahara's disease 过氧化氢酶缺乏症
Takata Reaction (简作 TR) [高田蒔,日病理学家,1892 年生] 高田古氏反应(检神经梅毒反应) ‖ ~ reagent 高田氏试剂(氯化汞和盐基品红溶液,用于高田—荒清二氏试验)
Takatl-Ara reaction (test) [高田蒔,日病理学家,1892 年生;荒清,日医师] 高田—荒清二氏试验(检脑脊液蛋白质)
Takayama's reagent (solution) [高山正雄,日医师,1871 年生] 高山氏试剂(溶液)(含葡萄糖、氢氧化钠、吡啶)
Takaysu's disease; pulseless disease; thromboarteritis obliterans subclavio-carotica 高安氏病,无脉病,锁骨下颈动脉闭塞性血栓性动脉炎
take *vt*. ①拿[走],取[去],得到 ②携带 ③接受 ④侵袭 ⑤罹患[疾病] ⑥吃,喝,服用[药等] ⑦采取,利用 ⑧记录,量取[体温,尺寸等] ⑨花费,占用 ⑩拍摄[照片等] *vi*. ①取,得 ②起作用,奏效 ③变得,成为 *n*. ①拿,取 ②所取之量 ‖ be able to (或 can) ~ it 能经受得住 / be ~n ill 得病 / ~ account of... / ~ action / ~ advantage of... / ~ against 反对,不喜欢 / ~ after (面貌、性格)像 / ~ amiss 曲解 / ~ apart 拆开,剖析,抨击 / ~ as 取……作为 / ~ away ①拿去,收回 ②带回 / ~ back ①拿回,收回 ②带回 / ~ care of... 看管,维护,注意 / ~ care to... 一定,务必 / ~ charge of... 担任,负责 / ~ down ①拿下 ②咽下 ③记下 ④拆卸 ⑤除掉 ⑥病倒 / ~ for ①认为,以为 ②误认为 / ~ from 减少,降低 / ~ in ①接受,接待 ②吸收 ③理解注意到 ④包含 ⑤欺骗(常用被动态) / ~ ... into account of 考虑[到],注意[到] / ~ it or leave it 要么接受,要么放弃 / ~ it from me; ~ my word 相信我的话 / ~ it out of 使疲劳,使精疲力尽 / ~ n (或 taking) one with another 总的看来 / ~ no account of... 不考虑,不注意 / ~ no notice of... 不注意 / ~ note of... 注意,留心 / ~ notes 作笔记 / ~ occasion to 趁机,抓住机会 / ~ off ①拿去,去掉,脱掉 ②带往 ③模仿 ④减轻(体重等) ⑤起飞 / ~ on ①呈现 ②具有[特征] / ~ out ①拿出,取出 ②去掉 ③除去 / ~ out on 因向某人出气 / ~ over ①把接过来,接受 ②盛行起来 / ~ place 发生,举行,出现 / ~ part in 参与,参加 / ~ shape 成形,现形 / ~ sick 生病 / ~ sb out of himself 以乐趣使人忘掉忧虑 / ~ sth seriously 需认真考虑,需认真对待 / ~ the place of... 代替 / ~ the trouble 竭力,费事,费力 / ~ to ①开始,开始从事于 ②喜欢 ③养成[习惯] ④去休息 ⑤躲进[地方] / ~ to one's heels 逃跑,滑脚溜走 / ~ up ①拿起 ②着手处理 ③开始 ④继续 ⑤接受 ⑥采纳 ⑦采取 ⑧吸收 ⑨溶解 ⑩占去,占据 / ~ up with ①对发生兴趣,致力于 ②与友好
takedown *n*. 拆卸 *a*. 可拆卸的
taking *a*. 引人注目的,吸引人的 *n*. 拿,取得
take-off *n*. ①起飞 ②出发点 ③学样 ④拿走 ⑤估计
taken *v*. take 的过去式
taker *n*. ①抓获者 ②售票员 ③接受者
take-up cassette 已曝光暗盒
take-up magazine 受片盒(X 线连续摄影用)
take-up roller 卷片轴
taking *n*. ①取得 ②营业收入 *a*. ①吸引人的 ②传染性的
takosis [希 tekein to cause wasting] *n*. 山羊消瘦病
Takydromus amurensis Peters 黑龙江草蜥(隶属于蜥蜴科 Lacertidae)
Takydromus septentrionalis Gu enther 北草蜥(隶属于蜥蜴科 Lacertidae)
Takydromus wolteri Fischer 白条草蜥(隶属于蜥蜴科 Lacertidae)
Tal. (talis) *a*. 这样的
TAL thymic Achilles lengthening 跟腱延长
talagia [拉 talus ankle + -algia] *n*. 足跟痛,踝部痛
Talampicillin *n*. 酞氨西林(抗生素类) ‖ ~ hydrochloride 盐酸酞氨西林,盐酸酞氨苄青霉素,盐酸氨苄青霉素酞酯
talantropia [希 talanton balance + tropos a turning]; **nystagmus** *n*. 眼球震颤
talar *a*. 距骨的
Talasclindine *n*. 他沙利定(拟胆碱药)
Talastine *n*. 他拉斯汀(抗组胺药)
Talauma elegans 南洋玉兰
Talbumal *n*. 他布巴妥(催眠镇静药)
Talbutal *n*. 他布巴妥,另丁烯丙巴比妥(催眠镇静药)
talc [拉 talcum][化学] *n*. 滑石,滑石粉 ‖ ~, purified 净化滑石粉,精制滑石粉
talcose; talcous *a*. 含滑石的,滑石的
talcosis *n*. 滑石沉着病 ‖ ~, pulmonary 肺滑石沉着病,滑石肺
talcum [拉]; **talc** *n*. 滑石,石粉 ‖ ~ powder 滑石粉
tale *n*. ①故事,传说 ②坏话
talent *n*. 天才,才能,有才能的人
taleranol *n*. 左环十四酮酚(一种抑制促性腺激素的酶)
Talfan disease virus; Porcine enterovirus; Teschen disease virus 塔尔芬病病毒,猪肠道病毒群,特斯泰病病毒
Telienwhan oyster [动药] 大连湾牡蛎
Talilefer's valve [louis A. H. S. T. Tailefer] 泰来福瓣(鼻泪管中部的黏膜襞)
Talinonol *n*. 他林洛尔(β-受体阻滞药)
Talinum crassifolium Willd [拉;植药] 土人参
Talinum paniculatum (Jacq) Gaertn; Talinum patens (L) Willd; Talinum crassifolium auct. non Willd 锥花土人参(植) [药用部分:根、叶]
taliped *a*. 畸形足的 *n*. 畸形足者
talipedic; clubfooted *a*. 畸形足的
talipes [拉]; **club foot** *n*. 畸形足 ‖ ~ adductus 内收畸形足 / ~ arcuatus; ~ cavus 弓形足 / ~ calcaneovalgus 仰趾外翻尾 / ~ calcaneovarus 仰趾内翻足 / ~ calcaneus 仰趾足 / ~ cavus; claw-foot 弓形足,爪形足 / ~ equinovalgus 马蹄外翻足 / ~ equinovarus 马蹄内翻足 / ~ equinus 马蹄足 / ~ paralytica 麻痹性畸形足 / ~ percavus 超弓形足,极度弓形足 / ~ planovalgus 外翻平跖足,外翻扁平足 / ~ plantaris; ~ cavus 弓形足 / ~ planus; flat foot 平跖足,扁平足 / ~ spasmodica 痉挛性畸形足 / ~ spastica 痉挛性畸形足 / ~ supinatus 旋后畸形足 / ~ valgus 外翻足 / ~ varus 内翻足
Talipexole *n*. 他利霉素(抗生素类)
talipomanus [拉 talipes clubfoot + manus hand]; **clubhand** *n*. 畸形手
Talismania antillarum Goode et Bean 安的列斯塔代鱼(隶属于平头鱼科 Alepocephalidae)
talk *vi*. 讲话,谈话 *vt*. 讲,谈论 *n*. 谈,谈话,言语 ‖ ~ down to 高人一等的与人讲话 / ~ing of 谈到,至于(讲到) / ~ over 商量,讨论;说服 / ~ round 兜圈子说;说服 / ~ sb into (out of) sth 说服某人做(不做)某事 / ~ to sb 找某人谈话 / ~ together 商量,谈判 / ~ up 大声讲;为引起兴趣而讨论 / ~ with 与……交谈,与……讨论 ‖ ~er *n*. 谈话者,讲话者
talkative *a*. 健谈的
talkativeness *n*. 健谈
talker *n*. 健谈者,碎嘴子
talkie *n*. 有声电影
talking *n*. ①讲话,谈话 ②讨论 *a*. 讲话的
tall *a*. 高的
Tallerman's apparatus [Lewis A 英发明家] 塔勒曼氏[治疗]机(肢体放入该机,用于热空气治疗风湿症)
Tallimustine *n*. 他莫司汀(抗肿瘤药)
tallish *a*. 有些高的
tallow *n*. 牛羊脂 *vt*. 涂动物脂于 ‖ ~, bayberry 蜡果杨梅脂 / ~, vegtable 植物脂 ‖ ~-faced *a*. 脸色苍白的,脸色发黄的
Tallqvist's scale [Thecodor Waldemar 芬医师 1871—1927] 塔耳克维斯特氏[比色]标度(血红蛋白含量)
tally *n*. ①符木,符节,标志牌 ②笺
Talma's disease [Sape 荷医师 1847—1918]; **myotonia acquista** 塔耳马氏病,后天性肌强直 ‖ ~ operation 塔耳马氏手术(肝、脾、大网膜、腹壁固定术,治疗腹水)
Talmetacin *n*. 他美辛(消炎镇痛药)
Talmetoprim *n*. 酞美普林(抗菌药)
Talniflumate *n*. 他尼氟酯(消炎镇痛药)
talocalcaneal [拉 talus ankle + calcaneum heelbone]; **talocalcanean** *a*. 距[骨]跟[骨]的
talocrural [拉 talus ankle + crus leg] *n*. 距骨小腿[骨]的
talofibular *n*. 距[骨]腓[骨]的
talon [拉 bird's ciaw] *n*. ①牙座,磨牙低尖(上磨牙后部) ②爪,手指 ③爪状物 ‖ 上磨牙后部的
talonavicular; taloscaphoid *a*. 距[骨]舟[骨]的

talonic acid 塔龙酸
talonid *n*. 下磨牙远中部,下牙座
Talopram *n*. 他洛普仑(抗抑郁药) ‖ ~ hydrochloride 盐酸他洛普仑,盐酸甲苯酞胺(儿茶酚胺强化剂)
Talosate *n*. 他洛柳酯(消炎镇痛药)
taloscaphoid *a*. 距[骨]舟[骨]的
talose *n*. 塔罗糖(一种己醛糖)
talotibial *a*. 距[骨]胫[骨]的
Taloximine *n*. 他洛昔明(支气管扩张药)
Talpa [拉 talpa a mole] *n*. 鼹属
Talpacarus *n*. 鼹螨属
Talp micrura Hodgson 尼泊尔鼹(隶属于鼹科 Talpidae)
Talpidae *n*. 鼹鼠科
TALROS transactions of the American Laryngological, Rhinological and Otological Society 美国喉科、鼻科与耳科(耳鼻喉)学会会报(杂志名)
Talsupram *n*. 他舒普仑(抗抑郁药)
Taltibride *n*. 他替贝特(降血脂药)
Taltirelin *n*. 他替瑞林(垂体激素释放兴奋药)
Taltrimide *n*. 他曲米特(抗癫痫药)
talus (复 tali) [拉] *n*. ①距骨 ②踝 ③平面 ‖ ~ hamatum 沟骨
TALVB transapical left ventricular bypass 通过顶部的左心室旁路
Talviraline *n*. 他韦林(抗病毒药)
Talwin; pentazocine *n*. 喷他佐辛(商品名)
TAM thermoacidurans agar modified 改良耐高温耐酸琼脂
T.A.M. (toxoid-antitoxin mixture) 类毒素抗毒素合剂
tama [拉] *n*. 腿足肿胀
tamarack *n*. 北美落叶松
Tamaricaceae *n*. 柽柳科
Tamarillo mosaic potyvirus 花叶马铃薯 Y 病毒
tamarind [拉 tamarindus Indian date] *n*. 罗晃子
Tamarindus *n*. 罗晃子属 ‖ ~ indica L. 罗晃子
tamarindus *n*. ①罗晃子汁 ①罗晃子
Tamarix *n*. 柽柳属 ‖ ~ chinensis Lour. [拉;植药] 柽柳[药用部分:嫩枝叶](西河柳) / ~ juniperina Bunge [拉;植药] 桧柽柳[药用部分:嫩枝叶](西河柳) / ~ mannal; Arab manna 柽柳甘露,阿拉伯甘露 / ~ ramosissima Ledbe. [拉;植药] 多枝柽柳[药用部分:嫩枝叶](西河柳) / ~ sinensis Lour. 柽柳(西河柳,山川柳)
Tambalagamia fauveli Pillai 背褶沙蚕(隶属于沙蚕科 Nereidae)
Tambocor; flecainide acetate *n*. 醋酸氟卡尼(商品名)
tambour [法 drum] *n*. [记纹]气鼓 ‖ ~, receving 接收气鼓 / ~, recording 描记气鼓
Tamdy bunyavirus 坦姆狄本扬病毒
Tamdy virus 坦姆狄病毒
tame *a*. 驯服的,温顺的 *vt*. 驯,压服
TAME toluene-sulf-txypsin-arginine methyl ester 甲苯—硫—胰蛋白酶—精氨酸甲酯
TAME tosyl-arginine methyl ester 甲苯磺酰精氨酸甲酯
Tameridone 他美立酮(镇静药)
Tameticillin *n*. 他甲西林(抗生素类药)
Tametralin *n*. 他美曲林(抗抑郁药)
Tamm-Horsafall mucoprotein (Igor Tamm; Frank Lappin Horsfall, Jr.) 塔-霍黏蛋白(尿管形的主要蛋白质成分)
Tamerlania *n*. 邓木[吸虫]属
TAMI thrombolysis and angioplasty inmyocardial infraction 心肌梗塞中的血栓溶解与胸苷成形术(试验)
Tamiami arenavirus 太米阿米沙粒样病毒
Tamiami virus 太米阿米病毒
Tamibarotene *n*. 他米巴罗汀(角质生成抑制药)
Tamiops swinhoei Milne-Edwards 豹鼠(隶属于松鼠科 Sciuridae)
tamisage *n*. 布漉法,筛滤法(例如粪便的集卵)
Tamitinol *n*. 他米替诺(抗器质性脑病药)
Tamolarizine *n*. 他莫利嗪(血管扩张药)
Tamoxifen *n*. 他莫昔芬(雌激素拮抗药)
tamoxifen citrate 枸橼酸他莫昔芬,枸橼酸三苯氧胺(口服非甾体抗雌激素,用于绝经期后妇女乳腺癌的姑息治疗,不孕症者用于促使排卵)
tamp *vt*. 填塞,捣塞
tampan *n*. 波斯锐缘蜱
tamper *n*. 捣棒 *vt*. ①干预 ②瞎搞 ③篡改
tamper-proof *n*. 防干扰
tamper-resistant *n*. 抗干扰
tampicin *n*. 球根牵牛花甙
tamping *n*. 填塞,填压法
tampon *n*. 塞子,(塞伤口等用的)棉塞,止血塞 *vt*. 用棉塞塞(伤口)
tampon [法]; **bysma** *n*. 塞子,塞 ‖ ~, Corner's 康纳氏塞子(网膜塞子) / ~, cotton-wool 棉塞 / ~, Dilhrssen's 迪尔森氏塞,碘仿纱布阴道塞 / ~, kite tail 风筝穗样塞子 / ~, nasal 鼻塞 / ~, tracheal 气管套囊(口鼻手术时,用以防止血液流入气管) / ~, Trepdelenburg's 特伦德伦伯格氏气管袋 / ~, vaginal 阴道塞
tamponade [法 tamponnade] *n*. 填塞,压塞 ‖ ~, balloon 气囊填塞(食管胃填塞) / ~, cardiac; heart ~ [急性]心压塞(心包内有液体渗出,压迫心脏) / ~, chronic 慢性心压塞 / ~, esophagogastric 食管胃填塞 / ~, nasal; nasal plugging 鼻孔填塞法 / ~, Rose's; cardiac ~ 罗斯氏压塞,[急性]心压塞 / ~, uterine; uterine plugging 子宫填塞法
tamponage; tamponade *n*. 填塞,压塞
tampon-holder 持塞器
tamponing; tamponade *n*. 填塞,压塞
tamponment *n*. 填塞,压塞
Tampramine *n*. 坦帕明(抗抑郁药)
Tamsulosin *n*. 坦洛新(α1 受体阻滞药)
Tamus [拉 tamus a kind of wild grape-vine] *n*. 浆果薯蓣属
tan *n*. 晒黑,晒成褐色 *a*. 褐色的 *vt*., *vi*. [受日光或紫外光]使成褐色
TAN total ammonia nitrogen 总氨氮
TANA Transactions of the American Neurological Association 美国神经病学会会志(杂志名)
tanacetin *n*. 艾菊素
tanacetol; tanacetone *n*. 艾菊酮
tanacetone *n*. 艾菊酮
Tanacetum *n*. 艾菊属 ‖ ~ vulgare; tansy 艾菊
tanacetum; tansy 艾菊
tanaka [日]; **Digenia simpiex** *n*. 鹏鸪菜,海人草
Tanakius kitaharae Jordan et Starks 长鲽(隶属于鲽科 Pleuronectide)
tanaisia *n*. 顿水[吸虫]属 ‖ ~ fedtschenkol 费[特森柯]氏顿水吸虫
tanalum; aluminum tannotartrate *n*. 鞣酸酒石酸铝
tanapox [Tana River 肯尼亚河流名] 特纳河痘
Tanapox virus; Yaba-like disease virus ; YLD virus 特纳河痘病毒,亚巴样病病毒
Tana poxvirus 特纳河痘病毒
Tanarius major 降真香,紫藤香
tanbled *a*. 纠结的
Tandamine *n*. 坦达明(抗抑郁药) ‖ ~ hydrochloride 盐酸,盐酸甲噻吲哚胺(抗抑郁药)
Tandearil; oxyphenbutazone *n*. 羟布宗(商品名)
tandem *n*. 宫腔管 ‖ *n*., *a*., *ad*. ①前后双座自行车 ②一前一后排列的 ③一前一后地 ‖ ~ application 宫腔管施用器 / ~ duplication 衔接重复,串联重复 / ~ inversion 衔接倒位,串联倒位 / ~ needle 串联针 / ~ repeat 衔接重复,串联重复 / ~ Romberg eyes open (简作 TREO) 隆伯格氏病的串联性眼开合 / ~ satellites 衔接随体 / ~ translocation 衔接易位,连续易位 / in ~ ①一前一后地 ②相互合作地 ③协力地
Tandospirone *n*. 坦度螺酮(抗焦虑药)
tang *n*. 小连接体(牙) ‖ *n*. 臭气,臭味,强烈的味道
Tanga virus 坦加病毒
tangent (简作 tan) *a*. 正切的,相切的,切线的 *n*. 正切,切线 ‖ go off at a ~ 突然改变 / ~ scale 正切尺 / ~ screen 平面视野计 / ~ sign 切线征(肝声像图异常征象之一)
tangential *a*. ①正切的,切线的 ②离开正题的 ‖ ~ breast field 乳腺切线野 / ~ chest wall 胸壁切线野 / ~ fiber 切向纤维 / ~ field 切线[照射]野 / ~ point 切点 / ~ projection 切线位投照 / ~ roentgenography 切线[位]X 线摄影[术] / ~ rotation 切线旋转 / ~ section ①切向切片 ②切向切面 / ~ strabismometry 正切尺斜视角测定[法] / ~ therapy 切线治疗 / ~ view 切线观位
tangentiality *n*. 离题症,讲话不切题
tangeretin *n*. 橘皮晶
tangerine *n*. ①红橘树 ②橘红色 ‖ ~ peel [植药] ①橘红 ②陈皮 / ~ pith [植药] 橘络 / ~ seed [植药] 橘核
tanghin *n*. 马达加斯加海芒果
tanghinin *n*. 马达加斯加海芒果素
tangible *a*. 可触知的,有实质的;确实的
tangibility *n*. 实质性,确实性
tangibly *ad*. 实质地,确实地
Tangier disease *n*. 丹吉尔病,高密度脂蛋白缺乏症
Tangiopisis *n*. 类榕[吸虫]属
tangle *n*. 杂乱,缠结 ‖ neurofibrillary ~s 神经纤维缠结(见于阿尔

茨海默病时大脑皮质中)
tango *n*. 探戈舞,探戈舞曲 *vi*. 跳探戈舞
tangoreceptor [拉 tangere to touch] *n*. 接触感受器
Tangshen [植药] *n*. 党参
Tangut daphne [植药] 甘肃瑞香
Tangut rhubarb [植药] 唐古特大黄
tanica vaginalis testis (简作 TVT) 睾丸固有鞘膜
Taniguchi bodies 特立顾西小体
taniplon *n*. 他尼普酮(抗焦虑药)
tank (简作 T) *n*. 槽,池,桶,箱 ‖ ~, activated sludge 活化污泥池 / ~, anaerobic; septic ~ 化粪池,加水分解池 / ~, automatic flush 自动冲洗箱 / ~, biological 生物学处理池(化粪池的一种) / ~, choemical 化学槽 / ~, cooking 蒸煮锅 / ~, cylindrical 圆筒槽 / ~, digestion; Emsiner ~; Imhoff ~ 隐化池 / ~, Dortmund 多尔特门德沉淀池(辐射沉淀池) / ~, Emsher; digestion ~ 隐化池 / ~, filtrate 滤液桶 / ~, Hubbard 哈伯德氏水池,练力浴池 / ~, hydro1ytic; septic ~ 加水分解池,化粪池 / ~, Imhoff; digestion ~ 隐化池 / ~, maceration 浸渍槽 / ~, mixing 混合槽 / ~ nitrogen supply (简作 TNS) 贮罐氮气供应 / ~, sedimentation 沉淀池 / ~, seplic; anaerobic ~; hydrolytic ~ 化粪池,加水分解池 / ~, settling 沉淀池 / ~, storage 贮蓄槽,贮蓄桶 / ~ unit 组合机头式 X 线机 / ~, water 水箱,水罐
tank *vt*. 把储在槽[箱、柜等]容器内
tankage *n*. ①一槽(或一箱,一柜等)的容量 ②装槽(或箱、柜等)
tankard *n*. 大啤酒杯,大酒壶
tanker *n*. 油船
Tanjong Rabok virus 坦乔拉博病毒
tannal; aluminum tannate *n*. 鞣酸铝 ‖ ~, insoluble; basic aluminum tannate 不溶性鞣酸铝,碱性鞣酸铝(收敛剂) / ~, soluble; aluminum tannotartrate 溶性鞣酸铝,鞣酸酒石酸铝(收敛剂)
tannalbin; albutannin *n*. 鞣酸蛋白 ‖ ~, veterinary 兽用鞣酸蛋白
tannalin *n*. 坦纳林(一种甲醛溶液)
tannalum; tannal *n*. 鞣酸铝
tannase *n*. 鞣酸酶
tannate [拉 tannas] *n*. 鞣酸盐
tanner *n*. 鞣酸工人,硝皮工人
tannery *n*. 制革厂,鞣革厂
tannic *a*. ①晒黑的 ②鞣酸的
Tannic Acid 鞣酸 ‖ ~ enema 鞣酸灌肠
tannigen; acetyltannie acid *n*. 乙酰鞣酸(商品名)
tannin; tannic acid *n*. 鞣酸 ‖ ~ albuminate; albutannin 鞣酸蛋白 / ~, diacetyl; ~ diacetylate; acetyltannic acid [二]乙酰鞣酸 / ~ nucleoprotein 鞣酸核蛋白 / ~, pathologic 病害性鞣酸(制自五倍子的鞣酸,或植物病害部分的分泌物) / ~, physiologic 生理性鞣酸
tanning *n*. ①鞣酸疗法(灼伤时用) ②晒成褐色
faunisol; methylene ditannic *n*. 亚甲二鞣酸
tannocasein *n*. 鞣酸酪蛋白
tannocol; tannogeiatin *n*. 鞣明胶
tannoform *n*. 鞣仿
tannogelatin; tannocol *n*. 鞣明胶
tannoguaiafrom *n*. 鞣酸愈创木仿
tannyl acetate; acetyltannic acid 乙酰鞣酸
tanophil portid 嗜鞣原体
Tanret's reaction (test) [Charles 法医师 1847—1917] 唐累氏反应(试验)(检尿白蛋白) ‖ ~ reagent 唐累氏试剂(碘化钾汞,检尿白蛋白)
tanret; Tanret's *n*. 唐累氏试剂,碘化汞(检尿白蛋白)
TANS Territorial Army Nursing Service 美国领地陆军护士(勤务)部队
Tansini's operation [Ignio 意外科医师 1855 生] 汤西尼氏手术(①乳房切除术的一种 ②肝囊肿的一种切除法 ③胃切除法的一种 ‖ ~ sign 汤西尼氏征(见于幽门部癌)
tansy [拉 tanacetum] *n*. 艾菊
tantalize *vt*. 逗弄,使[人]干着急
tantalum (缩 Ta) *n*. 钽(73 号元素) ‖ ~ bronchgraphy 钽粉支气管造影[术] / ~ chloride 氯化钽 / ~ oxide 氧化钽 / ~ pentachloride 五氯化钽 / ~ power 钽粉
T antigen T 抗原
tantamount *a*. 相等[于……]的,相当[于……]的
tantrum *n*. 暴怒,发脾气
tanyard *n*. 制革厂
tanycyte *n*. 伸展细胞
Tanyderidae *n*. 伪蚊科
Tanzania *n*. 坦桑尼亚[非洲]
TAO troleandomycin 醋竹桃霉素(商品名)/thromboangiitis obliterans 闭塞性血栓性脉管炎/triacetyl-oleandomycin 三乙酰竹桃霉素
TAOM tricetyl-olendomycin 三乙酰竹桃霉素
taon *n*. 婴儿脚气病
Taonius pavo Lesueur 孔雀乌贼(隶属于小头乌贼科 Cranchiidae)
tap *vt*., *vi*., *n*. ①轻叩,轻拍 ②穿刺放液 ‖ ~, bloody 血性腰椎穿刺 / ~, front 胫前轻叩(脊髓受刺激时,轻叩小腿前肌肉可引起小腿肌肉收缩) / ~, heel 足跟轻叩(轻叩足跟引起趾反射运动,见于锥体束受损) / ~, spinal 腰椎穿刺 / ~ on 可以随时取用的,就在手边的
tap *n*. ①塞子,龙头 ②抽液[术],穿刺术 ‖ ~ water enema (简作 TWE) 自来水灌肠
TAP technical assistant program 技术援助计划/thermally activated polarization 热致活极化/thiamphenicol 甲砜霉素/total acid phosphatase 总酸性磷酸酶/total alkaline phosphatase 总碱性磷酸酶/tuberculin active peptide 结核菌素活性肽
Tapazole; methimazole *n*. 他巴唑,甲巯咪唑(原名甲硫咪唑)
TAPC chlor-trimeton-aspirin-phenacetin-caffeine 马来酸氯苯吡胺(扑尔敏)—阿司匹林—非那西丁—咖啡因(复方片剂),扑尔敏感冒片
tape *n*. ①带 ②卷尺 ③磁带 ④胶带 *vt*. ①用磁带录音;②用带子捆扎 ‖ ~, adhesive 绊创膏 / ~, dental 洁牙带,磨牙带 / ~ recorder (简作 TR) 磁带录音机 / ~ recorder analog 模拟磁带记录器 / ~ transport capstan 磁带传动主轮 / get sth ~d 彻底了解某事物,把某事安排好 / have sb ~d 彻底了解某人[弱点、罪行等] / run a ~ over 进行全身健康检查 / ~, metal 金属磨条
tapee *n*. ①圆锥形 ②帐篷
tapeino; tapeinos [希] [构词成分] 矮
tapeinocephalic *a*. 矮型头的,低型头的
tapeinocephaly [希 tapeinos low - lying + kephale head] *n*. 矮型头,低型头
taper (简作 tpr) *n*. ①小蜡烛,烛心 ②锥形 *vt*., *vi*. [使]逐渐变细 ‖ ~ effect 圆锥效应(X 线术语) / ~ off [使]一头逐渐变细 ②[使]逐渐减少,逐渐停止
taperecorder *n*. 磁带录音机 *vt*. 用磁带录音
tapered *a*. ①锥形的,尖削的 ②渐缩的 ‖ ~ cone collimator 锥形准直器 / ~ shield 缩野,锥形遮挡
tarping *n*. 肠管变细
tapering sign [远端]逐渐变细
taper-tail sign 蝌蚪尾征
tapestry *n*. 挂毯,花毯
tapeta (单 tapetum) [拉] *n*. 毯
tapetal *a*. 毯的 ‖ ~ cell ①毡绒层细胞 ②花药营养层细胞 / ~ plasmodium 毡绒层原质团
tapetochoroidal *a*. 毯层脉络膜的 ‖ ~ degeneration 毯层脉络膜变性 / ~ dystrophy 毯层脉络膜营养不良
tapetoretinal 毯层视网膜的 ‖ ~ degeneration 毯层视网膜变性 / ~ disease 毯层视网膜病 / ~ dystrophy 毯层视网膜营养不良
tapetum (复 tapeta) [tapetion a curpet rug] *n*. ①毯(表面膜或细胞层) ②脑毯 ③反光组织,反光色素层 ‖ ~ alveoli; alveolar periosteum 牙槽骨膜 / ~ celluosum 细胞毯 / ~ choroideae; ~ lucidum 脉络膜毯,明毯 / ~ corporis callosi 胼胝体毯 / ~ firbosum 纤维毯 / ~ lucidum; ~ choroideae 明毯,脉络膜毯 / ~ nigrum 黑毯,视网膜色素层 / ~ oculi 视网膜色素层 / ~ ventriculi 脑室毯
tapeworm *n*. 绦虫 ‖ ~, African; Taenia africana 非洲绦虫 / ~, armed; Taenia solium 猪肉绦虫,有钩绦虫 / ~, beef; Taenia saginata 牛肉绦虫,无钩绦虫 / ~, broad; Diphyllobothrium latum 阔节裂头绦虫 / ~, broad fish; Diphyllobothrium latum 阔节裂头绦虫 / ~, dog; Echinococcus granulosus 犬绦虫,细粒棘球绦虫 / ~, double pored dog; Dipylidium caninum 犬复殖绦虫,犬复孔绦虫 / ~, dwarf; Hymenolepis nana 短小绦虫,短膜壳绦虫 / ~, fish; Diphyllobothrium latum 阔节裂头绦虫 / ~, fringed; Thysanosoma actinoides 放射状缝体绦虫 / ~, heart-headed; Diphyllobothrium cordatum 心形裂头绦虫 / ~, bookless; Taenia saginata 无钩绦虫,牛肉绦虫 / ~, hydatid; Echinococcus granulosus 细粒棘球绦虫 / ~, Japanese double cord; Diplogonoporus grandis 犬复殖孔[绦]虫 / ~, Madagascar; Raillietina madagascariensis 马达加斯加瑞立绦虫 / ~, Manson's larval; Dipyllobothrium mansonoides 曼森氏裂头绦虫 / ~, measly; Taenia solium 有钩绦虫,猪肉绦虫 / ~, mouse; Hymenolepis nana 鼠型膜绦虫,短膜壳绦虫 / ~, pork; Taenia solium 猪肉绦虫 / ~, rat; Hymenolepis diminuta 长膜壳绦虫,缩小膜壳绦虫 / ~, solitary; armed ~; Taenia solium 猪肉绦虫 / ~, unarmed; Taenia saginata 无钩绦虫,牛肉绦虫 / ~, Ward's Nebraskan; Taenia confusa 混杂绦虫 / ~ infection 绦虫感染
taphephobia *n*. 活埋恐怖

Taphrinaceae *n*. 外囊菌科(一种菌科)
Tapia's syndrome [Antonio Garcia 西耳喉科学家 1875 生] 塔皮阿氏综合征,疑核舌下神经核性麻痹(喉偏侧麻痹,腭帆不受侵)
tapinocephalic; tapeinocephalic *a*. 矮型头的,低型头的
tapinocephaly; tapeinocephaly *n*. 矮型头,低型头
tapioca *n*. 木薯淀粉(食用)
tapir *n*. 貘
tapir-mouth 貘状口,突唇口
tapiroid *a*. 貘嘴样的
tapotage *n*. 叩诊咳(叩诊锁骨上区时而引起的咳嗽吐痰,偶见于肺结核)
tapotement [法] *n*. 叩抚法,轻叩式按摩法
tapping *n*. ①穿刺放液法 ②轻叩法,叩抚法
taproot *n*. 直根
Taprstene *n*. 他前列烯(前列腺素类药)
TAPVC total anmalous pulmonary venous connection 肺静脉连接全部异常
TAPVD total anmalous pulmonary venous diversion 肺静脉导流全部异常
TAPVR total anmalous pulmonary venous return 肺静脉回流全部异常
tap-water 自来水
Taq DNA ligase Taq DNA 连接酶
Taq DNA polymerase Taq DNA 聚合酶(用于聚合酶链反应)
tar *n*. 焦油,柏油 *vt*. 涂(或浇)焦油(或柏油) *a*. 焦油的,涂有焦油的 ‖ ~, beechwood 山毛榉焦油 / ~, birch 桦焦曲 / ~, coal 煤焦油 / ~, coal, prepared 精制煤焦油 / ~, gas 煤[气]焦油 / ~, juniper 杜松焦油 / ~, pine; wood-tar 松焦油,木溜油 / ~, wood 木溜油,松焦油 / be ~ red with the same brush 是一路货色,是一丘之貉
TAR test analysis report 试验分析报告/tthrombocytopenia and abscent radii 血小板减少并缺乏辐部/tissue-to-air-ratio 组织/空气比例(放射线)
Tar's symptom [Aloys 匈医师 1886 生] 塔尔氏症状(肺浸润时,肺下界异常)
tara *n*. 西伯利亚痉跳病
tarbagan; marmot *n*. 旱獭,土拨鼠
tarabagania tchama 旱獭疫
taractan *n*. 氯普噻吨
Taraktogenos *n*. 大风子属 ‖ ~ kurzii 缅甸大风子
tarantism *n*. 毒蛛病(狼蛛咬伤)
tarantula; tarentula; venomous spider *n*. 毒蜘蛛,狼蛛(一种毒蜘蛛,咬伤后引起局部炎症和疼痛,一般并不严重) ‖ ~, American 美洲狼蛛 / ~, black 黑狼蛛 / ~ cubensis 古巴狼蛛酊(顺势医疗派用以治疗痫、白喉等) / ~, European; Lyeosa tarentula 欧狼蛛 / ~ lycosa 欧狼蛛,欧毒蛛
tarassis [希 tarxis confusion] *n*. 男子癔病,男子歇斯底里
Taraxacerin *n*. 蒲公英酮
taraxacin *n*. 蒲公英素
Taraxacum Haller. 蒲公英属 ‖ ~ heterolepis Nakal et H. Koidz 异苞蒲公英[全草入药] / ~ offieinale Weber ex Wiggers; Leontodon taraxacum L. 蒲公英 / ~ ohwianum Kitam 东北蒲公英[全草入药] / ~ platypecidum Diels 高山蒲公英[全草入药] / ~ sinicum Kitam; ~ sinense Dahlst. 碱地蒲公英[全草入药] / ~ tibeticum Hand – Mazz. 西藏蒲公英[全草入药]
taraxanthin *n*. 蒲公英黄素
taraxasterol *n*. 蒲公英甾醇
taraxerene *n*. 蒲公英[赛]烯
taraxigen *n*. 过敏素原
taraxin *n*. 过敏素
taraxis *n*. 结膜炎(旧名)
taraxy [希 taraxis disturbance] *n*. 过敏性
Tarazepide *n*. 他折派特(缩胆囊素抑制药)
tarbadillo [西]; **tabardillo** *n*. 鼠型斑疹伤寒
Tarchidermus Fasciatus [拉;动药] 松江鲈
Tardieu's ecchymoses [Auguste Ambroise 法医师 1818 – 1879]; **Bayard's ecchymoses** 塔迪厄氏瘀斑,巴雅耳氏瘀 ‖ ~ spots 塔迪厄氏点,塔迪厄氏瘀斑 / ~, test 塔迪厄氏试验(检杀婴:胃黏膜中有空气泡说明胎儿曾有过呼吸)
tardily *ad*. 缓慢地,迟延地
tardiness *n*. 缓慢,迟,过时
tardive [拉 tardus late] *a*. 迟发的,延迟的 ‖ ~ dyskinesia 迟发性运动障碍 / ~ dystonia 迟发性肌张力异常
tardy *a*. 缓慢的,迟的 ‖ ~ peroneal nerve palsy 迟发性腓神经麻痹 / ~ ular nerve palsy 迟发性尺神经麻痹
tardocillin *n*. 长效西林,苄星青霉素
tare *n*. ①皮重,称瓶重量 ②配衡体(用以平衡一种容器) *vt*. 确定容器的皮重(盛物后自总重量减去,可得物品净重量)
Tarebia obliqeungranosa 斜粒粒蜷(肺吸虫的中间宿主)
Tarenna mollissima (Hook. et. Arn.) Robins. [拉;植药] 白花苦灯笼
tarentism; tarantism *n*. 毒蜘蛛舞蹈病
tarentula; tarantula *n*. 狼蛛
tarettine *n*. 多花水仙碱
target (简作 T) *n*. ①靶,屏极 ②指标 ③目标 *vt*. ①把……作为目标 ②把……作为指标 ‖ ~, reflection 反射靶 / ~, transmission 透射靶 / ~ absorbed dose 靶吸收剂量 / ~ actuation 靶激发,靶激励 / ~ angle 靶角 / ~ angular direction 目标角方向 / ~ area 靶区 靶面积 / ~ arrangement 靶装置 / ~ assembly 靶组装 / ~ atom 靶原子 / ~ box 靶盒,靶室 / ~ capture 目标捕获 / ~ cell 靶细胞 / ~ chamber 靶室 / ~ changing 换靶 / ~ chemistry [制]靶化学 / ~ compound 靶子化合物 / ~ contour 靶轮廓 / ~ density 靶[材料] / ~ depth 目标深度 / ~ deuteron 氚核靶 / ~ DNA ①标的 DNA ②目的基因重组 / ~ half – time 靶半衰期 / ~ holder 靶夹持器 / ~ identification 目标识别 / ~ isocentre distance 靶等中心距,靶同心距 / ~ lifetime 靶寿命 / ~ localization 目标定位 / ~ location 靶位置 / ~ mass 靶质量 / ~ material 靶材料 / ~, mean 目标均值 / ~ model 靶模型 / ~ organ 靶器官 / ~ oxygen consumption 预定氧耗量 / ~ pattern 靶团 / ~ performance 靶性能 / ~ power 靶功率负荷 ~ preparation 制靶 / ~ radiation 照射 / ~ radioactivity 靶放射活性 / ~ range inspection 目标范围检测 / ~ recognition 目标识别 / ~ reconstruction 屏级(高分辨率)重建 / ~ reflection coefficient 靶反射系数 / ~ region 靶区 / ~ scan 靶区扫描 / ~ section ①靶区 ②对碰束相互作用系数 / ~ shape 靶形 / ~ shield 靶屏蔽 / ~ sign 靶征(X 线及超声术语) / ~ size 靶子大小 / ~ theory 靶学说 / ~ tissue 靶组织 / ~ vessel 靶血管 / ~ volume ①靶区 ②靶体积
target-axis distance 靶 – 轴距离
target-background ratio 靶本底比值
target-echo pulse triggering 目标回声脉冲触发
target-skin distance (简作 TSD) 靶 – 皮距(X 线管靶面到皮肤间距离)
targetting *n*. 定靶
target-to-background ratio 靶本底比值
target-to-nontarget ratio 靶非靶比值
target-velocity representation 目标速度代表区
Targioniaceae *n*. 皮叶苔科(一种苔类)
tarichatoxin *n*. ①蝾螈毒素 ②河豚毒素
taricheutes [希] *n*. 防腐祭司(古埃及制作木乃伊时取出死人内脏的祭司)
tariff *n*. 关税,关税率
Tarin's (Tarinus's) band [Pierre 法解剖学家 1700—1761] 塔兰(塔里尼)氏带(角状带) ‖ ~ fascia; fascia dentata; gyrus dentatus 塔兰氏带,齿状回 / ~ foramen 塔兰氏孔,岩人神经管裂孔 / ~ fossa; fossa interpeduncularis 塔兰氏窝,[脑]脚间窝 / ~ space 塔兰氏区,后穿质 / ~ taenia; stria terminalis 塔兰氏带,终纹 / ~ valve 塔兰氏瓣(后髓帆)
tarn *n*. 冰成湖,山中湖
Tarnier's forceps [Etienne Stephene 法产科医师 1828—1897] 塔尼埃氏钳(一种轴牵引钳) ‖ ~ sign 塔尼埃氏征(子宫上、下段的角度消失,说明流产已不可避免)
tarnish *vt*. 使失去光泽,使……变色 *n*. 晦暗,污点
taro *n*. 芋根(含淀粉可供食用)
tarpaulin; canvas *n*. ①油布,帆布 ②雨衣
Tarphops oligolepis Bleeker 高体大鳞鲆(隶属于牙鲆科 Bothidae)
tarragon; Artemisia dracuulus *n*. 龙艾
tarry *vt*. 逗留,等候
tarry *a*. 柏油的
TARS three-axis reference system 三轴参考系统
tarsadenitis *n*. 睑板腺炎
tarsal [拉 tarsalis] *a*. ①跗骨的 ②睑板的 ‖ ~ arches 睑板动脉弓 / ~ asthenopia 睑性视疲劳 / ~ cartilage 睑板/ ~ claw 跗爪 / ~ conjunctiva 睑结膜 / ~ cyst 睑板腺囊肿,霰粒肿 / ~ degeneration 睑板变性 / ~ gland 睑板腺 / ~ joint 跗关节 / ~ membrane 睑板 / ~ muscle 睑板肌 / ~ pad 跗垫 / ~ plate 睑板 / ~ tumor 睑板肿瘤
tarsala *n*. 跗毛
tarsale (复 tarsalia) *n*. 跗骨
tarsalgia *n*. 跗骨痛
tarsalia (单 tarsale) [拉] *n*. 跗骨
tarsalis [拉] *a*. ①跗骨的 ②睑板的 *n*. 睑板肌 ‖ ~ inferior; musculus tarsalis inferior 下睑板肌 / ~ superior; musculus tarsalis supe-

rior 上睑板肌
tarsectomy *n*. ①跗骨切除术 ②睑板切除术
tarsectopia *n*. 跗骨脱位
tarsen *a*. 跗骨内的
Tarsiers *n*. 眼镜猴属
Tarsiidae *n*. 眼镜猴科
Tarsicidea *n*. 眼镜猴亚目
tarsite *n*. 跗分节
Tarsitis [tarso- + -itis] *n*. ①睑板炎,睑缘炎 ②跗骨炎
tarso- [希 tarsos a broad flat surface 阔平面] [构词成分] ①跗骨,跗 ②睑板
tarsocheiloplasty *n*. 睑缘成形术(如治疗倒睫)
tarsoclasis [tarso- + klasis breaking] *n*. 跗骨折骨术
tarsoclast *n*. 跗骨矫形器
tarsoconjunctival *a*. 睑结膜的
tarsomalacia *n*. 睑板软化
tarsomegaly *n*. 巨跟骨,跟骨增大
tarsomere *n*. 跗分节
tarsometatarsal *a*. 跗[骨]跖[骨]的
tarsometarsus *n*. 跗跖骨 (鸟类)
Tarsonemidae [tarsos + 希 nema thread] *n*. 似虱螨科
tarso-orbital *a*. 睑板眶壁的 ‖ ~ fascia 眶隔,眶筋膜 / ~ ligament 眶隔韧带
tarsophalangeal *a*. 跗[骨]趾[骨]的
tarsophyma; tarsal tumor *n*. 睑板瘤
tarsoplasia; tarsoplasty *n*. 睑成形术
tarsoplasty; blepharoplasty *n*. 睑成形术
tarsopsylla *n*. 跗虱属 ‖ ~ octodecimdentata 松鼠跗虱
tarsoptosia; tarsoptosis *n*. 扁平足,平足
tarsoptosis; flat foot *n*. 扁平足,平足
tarsorrhaphy [tarso- + 希 rhaphe suture]; **blepharorrhaphy** 睑缝术
tarsotarsal *a*. 跗骨间的
tarsotibial *a*. 跗[骨]胫[骨]的
tarsotomy *n*. ①跗骨切开术 ②睑板切开术
Tar-spotted shark [动药] 白斑星鲨
Tar's symptom [Aloys Tar] 塔尔症状(肺浸润时,肺下界异常)
Tarsule *n*. 跗节,端跗节,前跗节
Tarsulus(复 **tarsuli**) *n*. 跗节,端跗节,前跗节
Tarsus (复 **tarsi**) [希 tarsos a broad flat surface] *n*. ①睑板 ②跗骨 ‖ ~ inferior 下睑板 / ~ palpebrarum 睑板 / ~ superior 上睑板
tart *n*. 果馅饼 *a*. 酸的,尖酸的
TART total apexcardiogram relaxation time ACG 的总松弛时间
tartan *n*. 格子呢
tartar [拉 tartarum; 希 tartaron] *n*. ①酒石 ②牙垢,牙石 ‖ ~, antimony 吐酒石,酒石酸锑钾(抗血吸虫病药) / ~, borated 硼酸酒石/ ~ emetic; antimony potassium tartrate 吐酒石,酒石酸锑钾 / ~, serumal; hematogenic calculus 牙根垢,龈下垢,血原性结石 / ~, soluble 可溶性酒石 (酒石酸钾或酒石酸铵钾) / ~, vitriolated; potassium sulfate 硫酸酒石,硫酸钾
tartarated [拉 tartaratus]; **tartarized** *a*. 加酒石酸的
Tartarian southern wood; Artemisia cina 山道年蒿
tartaric (简作 tart) *a*. [含]酒石的,[含]酒石酸的 ‖ ~ acid 酒石酸(药用辅料)
tartarization *n*. 吐酒石疗法
tartarized [拉 tartarizatus] *a*. 加酒石酸的
tartarlithine; lithium bitartrate *n*. 酸性酒石酸锂
tartarous [拉] *a*. ①酒石[性]的,含酒石的 ②从酒石中提取 ‖ ~ boraxatus 硼砂酒石 / ~ natronatus; potassium sodium tartrate 酒石酸钾钠 / ~ stibiatus; antimony potassium tartrate 吐酒石,酒石酸锑钾
tartrate [拉 tartras] *n*. 酒石酸盐 (根据 1998 年 CADN 的规定,在盐或酯与加合物之命名中,使用此项名称) ‖ ~, acid 酸性酒石酸盐 / ~, normal 正酒石酸盐 / ~, potassium ammonium 酒石酸钾铵
tartrated [拉 tartratus] *a*. 含酒石酸的 ‖ ~ antimony; antimony potassium tartrate 吐酒石,酒石酸锑钾
tartragine; hydrazine yellow *n*. 酒石黄
tartro-bismuthate; bismuthotartrate *n*. 酒石酸铋
tartroeste *n*. 丙醇二酸盐
tartronic acid 羟基丙二酸,丙二酸盐
Tarui disease [**Seiichiro Tarui**] 糖原贮积病(VIII 型)
TAS thermal analysis system 热分析系统,热分析法/tumor assoiated specific antigen 肿瘤相关性特异性抗原
TASAIO Transactions of the American Society for Artificial Internal Organs 美国人工内脏器官协会会报(杂志名)
TASE tryptophane synthetase 色氨酸合成酶
tasikinesia [希 tasis straining + kinesis motion] *n*. 起立行走,行动癖(不能静坐)
task *n*. ①任务 ②课题,作业 ③工作 ‖ bring (take)... to ~ 责备……
taskmaster *n*. 工头,监工
Tasmacetus shepherdi Oliver 希氏剑吻鲸(隶属于剑吻鲸科 Ziphidae)
Tasosartan *n*. 他索沙坦(血管紧张素 II 受体阻滞剂)
tassel *n*. ①缨子,须子 ②雄花穗
tastant *n*. 促味剂
taste *n*. ①味觉,味 ②爱好 *vt*. ①尝 ②感到 *vi*. 辨味 ‖ ~, after 后味,余味 / ~ bud 味蕾 / ~ bulb 味觉球 / ~, burning 灼烈味 / ~ cell 味觉细胞 / ~ centre 味觉中枢 / ~, color 尝味觉色,色味[联觉] / ~, contrast 对比味觉 / ~, franklinic 静电刺激性味觉 / ~, oleaginous 油腻味 / ~ sense 味觉 / ~, voltaic; franklinic ~ 静电刺激性味觉 / to ~ 按口味,合口味,中意
taste-blindness *n*. 味觉缺失
tasteful *a*. 雅致的,雅观的
tastefully *ad*. 雅致地,雅观地
tastefulness *n*. 雅致,雅观
taste-globlet; calyculi gustatorii *n*. 味蕾
tasteless *a*. 无味的,不能辨味的
tastelessly *ad*. 无味地,不能辨味地
tastelessness *n*. 无味,不能辨味
taste-goblet; calyculi gustatorii 味蕾
taster *n*. ①尝味者(在遗传学研究中指对一种特别的试验物质,如苯硫脲,能辨别出苦味的人) ②触须,触肢
tasty *a*. 有滋味的,可口的
tastily *ad*. 有滋味地,可口地
tastiness *n*. 有滋味,可口
tasting *n*. 试味
Tasuldin *n*. 他硫啶(黏液溶解药)
TAT tetanus antitixin 破伤风抗毒素/thematic apperception test 主题感知测验(心理学)/thromboplastin activation test 凝血质激活试验/total antitryptic activity 总抗胰蛋白酶活性/toxin-antitoxin 毒素—抗毒素/toxogonin 双复磷/tray agglutination test 平盘凝集试验/tyrosine aminotransferase 酪氨酸转氨酶
TAT – 3 picoperine 吡哌乙胺(镇咳药)
T.A.T. (toxin-antitoxin, tetanus antitoxin) 毒素抗毒素,破伤风抗毒素
TATA tumor associated transplantation antigen 肿瘤相关移植抗原
TATA box TATA 框
TATA box binding protein (简作 TBP) TATA 框结合蛋白
TATBA triamcinolone hexacetonide 乙酸丙炎松,丙酮缩去炎松己酸酯
TATD octothiamine *n*. 辛硫胺素
Tataguine virus 塔塔格温本扬病毒
TATG thioacetyl-thioglycolic acid 硫乙酰巯乙酸
tathion *n*. 谷胱甘肽
Tatlockia micdadei [Pittsburgh pneumonia agent] 匹兹堡肺炎病原体
Tatlockia *n*. 塔特洛克氏菌属 ‖ ~ maceachernii Fox et al. 梅氏塔特洛克氏菌(马氏军团菌) / ~ micdadei Hebert et al. 迈氏塔特洛克氏菌
tatrahydro-β-carboline compound library 三环状[化学有机]分子库
tatte milk 特特奶 (一种加捕虫堇叶的牛奶)
tattle *vi*. 闲谈,饶舌 *n*. 闲谈,瞎扯
tattoo *n*., *vt* [皮肤上]刺花纹
tattooing *n*. 文身[法] ‖ ~ of cornea 角膜墨针术,角膜染色术 / ~, eletrolytic 电文身法
TATPM triamnotriphenyl methane 三氨基三苯甲烷
TATR toxin antitoxin reaction 毒素抗毒素反应
Tatumella [Harvery Tatum] *n*. 塔特姆菌属 ‖ ~ ptyseos Hollis et Fanning
Tau (T, τ) *n*. ①希腊语的第 19 个字母 ②T 字形物
TAU taurine 牛磺酸,氨基乙磺酸,牛胆碱
Tauber test 幽伯氏试验 (检尿内戊糖)
Tuber-Kleiner modifcation of Barfoed's test 陶—克二氏改良巴费德氏试验 (检单糖)
taught teach 的过去式和过去分词
tau-meson 介子
taunt *n*. 嘲笑 *vt*. 嘲笑,奚落
taupe *n*. 灰褐色 *a*. 褐灰色的
tauranga; bush disease *n*. 丛林病 (新西兰牛羊进行性贫血)
Taurine (简作 Taur) *n*. 牛磺酸,氨基乙磺酸,牛胆碱(氨基酸药)
tauro-; taur- [拉 taurus bull 公牛] [构词成分] 牛

taurocholaemia; taurocholemia *n*. 牛磺胆酸血
taurochodeoxycholate *n*. 牛磺鹅脱氧胆酸,鹅脱氧胆酰牛磺酸
taurochoianeresis［taurocholic acid + 希 hairesis a taking］*n*. 牛磺胆酸排出过多
taurocholanopoiesis *n*. 牛磺胆酸生成
taurocholate *n*. 牛磺胆酸盐 ‖ ~ of soda 牛磺胆酸钠
taurocholemia *n*. 牛磺胆酸血
taurodont dentition 牛牙型齿系,大髓腔齿系
taurodontism *n*. 牛牙[征](一种异型牙,牙体长而牙根细)
Taurolideine *n*. 牛磺罗定(抗感染药)
Taurolin *n*. 滔罗林(抗感染药)
taurophobia［拉 taurus bull + bhopia］*n*. 牛恐怖
Tauroselcholic Acid 牛磺莫司汀(抗肿瘤药)
Tauroselcholic Acid 牛磺硒胆酸(诊断用药)
Taurosteine *n*. 牛磺司坦(黏液溶解)
Taussig-Bing syndrome［Helen B. Taussig 美儿科医师 1898 生; Richard J. Bing 美外科医师 1909 生］陶—宾二氏综合征(一种心脏病的综合征)
taut-; tauto-［希 tauto the same 相同的］［构词成分］相同
taut *a*. 拉紧的,紧张的
tauten *vt*., *vi*. 拉紧绷紧
tauto-［希 tautos］［构词成分］相同
tautochrone *n*. 等时曲线
tautological *a*. 重复的
tautologically *ad*. 重复地
tautomenial［tauto- + 希 meniaia menses］*a*. 同经期的
tautomer *n*. 互变异构体
tautomeral［tauto- + 希 meros part］*a*. 同侧的(神经细胞)
tautomerase *n*. 互变异构酶
tautomeric *a*. 互变异构的 ‖ ~ equilibria 互变异构平衡
tautomerism *n*. 互变异构[现象] ‖ ~, enol – keto 烯醇–酮互变异构 / ~, proton 质子互变异构(质子异变) / ~, ring-chain 环—链互变异构
tautcrotation［希 tauto the same + rotation］*n*. 变旋[光],变异偏振
TAV transcutaneous aorrovelography 经皮主动脉内血流速度描记
tavern *n*. [小]酒馆
Tavist (clemastine fumarate and phenylpropanolamine hydrochloride) *n*. 富马酸氯马斯汀–盐酸苯丙醇胺(商品名)
taw twice a week 每周二次
Tawara's node［田原淳 日病理学家 1873—1952］; **atrioventricular node** 田原氏结,房室结
TA-wave atiral T-wave 心房性 T 波
tawdry *a*. 花里胡哨的,俗气的
tawny *a*. 黄褐色的,茶色的
tax *n*. 税 *vt*. ①对……征税 ②使受压力 ③使负担重
tax-［希 taxis］［构词成分］排列
Taxaceae *n*. 紫杉科
taxation *n*. 课税,税收
Taxeobacter *n*. 整形杆菌属 ‖ ~ ocellatus Paster et al. 小眼整形杆菌属
taxi *n*. 出租汽车
taxicar *n*. 出租汽车,营业轿车
taxicatin *n*. 红豆杉苷 3,5–二甲基苯酚葡萄苷
taxidermy *n*. 动物[标本]剥制术
Taxillus chinenes (DC.) Danser［拉;植药］桑寄生
taxine［拉 taxus yew］*n*. 紫杉碱
TAXIR Taxonomic Information Retrieval 分类情报检索系统(生物学)
-taxis; -taxy［希 taxis arrangement 排列,整理］［构词成分］①回复,整复 ②趋性 ③排列,协调
taxis［希 taxis arrangement］*n*. ①趋性 ②整复法 ‖ ~, bipolar 两极整复法(子宫) / ~ of hernia 疝整复法 / ~, negative 负趋性 / ~, positive 正趋性
taxo-［希］［构词成分］排列,类别
Taxodiaceae *n*. 杉科(植物)
Taxodium［希 taxos yew + eidos from］*n*. 落羽松属 ‖ ~ diutichum Rich 落羽松 / ~ heterphyllum; Glyptostrobus heterophyllus 水松
taxology; taxonomy *n*. 分类学
taxometrics *n*. 数学分类学
taxon (复 taxa) *n*. 门类,分类(指生物)
taxonomic *a*. 分类学的 ‖ ~ category 分类范畴 / ~ character 分类性状
taxonomy［拉 taxinomia; taxis arrangement + nomos law］(简作 tax) *n*. 分类学,分类 ‖ ~, numerical 数值分类法(对数量较大的菌株分类法)
taxonomical *a*. 分类学的
taxonomist *n*. 分类学家
Taxopodida *n*. 列虫目
Taxospecies *n*. 不能交换基因的种
taxpayer *n*. 纳税人
Taxus［拉 yew-tree］*n*. 紫杉属 ‖ ~ baccata 欧紫杉 / ~ brevifolia 短叶紫杉(抗肿瘤药 taxol,紫杉酚的来源) / ~ cuspidata Sieb. Et Zucc.［拉;植药］东北红豆杉 / ~ mairei 台湾红豆杉(一种药用植物)
taxy; -taxis［构词成分］①回复,整复 ②趋性
Tay blood factor (简作 Tja 或 Tib) 贾埃氏血因子
Tay's choroiditis［Warren 英医师 1843—1927］; **Tay's disease** 泰氏脉络膜炎,泰氏病(老年性点状脉络膜炎) ‖ ~ disease; choroiditis guttata senilis 泰氏病,老年性点状脉络膜炎 / ~ spot; ~ cerry-red spot 樱桃红点(在黄斑上)
Tay-Sachs disease (简作 TSD)［Warren Tay; Bernard Sachs 美神经病学家 1858—1944］; **amaurotic family idiocy** 泰—萨二氏病,家族黑蒙性白痴
Taylor brace 泰勒支架(蝶式支架)
Taylor-Haughton lines 泰—霍线(脑局部解剖标志线)
Taylor manifest anxiety scale (简作 TMAS) 泰勒氏焦虑表现
Taylor position 泰勒位(骨盆前侧诸骨的投照位置之一)
Taylorella *n*. 泰勒菌属 ‖ ~ equigenitalis (Taylor et al) Sugimoto et al. 马生殖道泰勒菌
Taylor's apparatus (splint)［Charles-Fayeete 美外科医师 1827—1899］泰勒氏[夹]器(脊椎结核支持架)
Taylor's diet［Frederick 英医师 1847—1920］泰勒氏[试验]饮食
Taylor's disease［Robert William 美皮肤病学家 1842—1908］泰勒氏病,自发弥漫性皮萎缩
Taylor series expansion 泰勒级数展开
Tay-sachs disease 泰—萨克斯病
Tay sign 樱桃红点
Tayuya *n*. 塔尤耶(几种巴西葫芦科植物的根)
Tazadolene *n*. 他扎朵林(镇痛药)
Tazanolast *n*. 他扎司特(抗过敏药)
Tazarotene *n*. 他扎罗汀(角质层分离药)
Tazasubrate *n*. 他扎贝特(降血脂药)
Tazeprofen *n*. 他折洛芬(消炎镇痛药)
Tazicef; Tazidime (ceftazidime) *n*. 头孢他啶(商品名)
Tazifylline *n*. 他齐茶碱(抗组胺药)
Taziprinone *n*. 他齐普酮(镇咳药)
Tazobactam *n*. 三唑巴坦(β–内酰酶胺抑制药)
Tazofelone *n*. 他唑非隆(消炎镇痛药)
Tazolol *n*. 他佐洛尔(β受体阻滞药) ‖ ~ hydrochloride 盐酸他佐洛尔,盐酸噻唑心安(肾上腺素能药,强心药)
t & b top and bottom 顶部与底部
TB tuberculin 结核菌素
TB1 tibone 结核安,替比昂
TB4 sulfathiadiazole 磺胺噻二唑
Tb terbium *n*. 铽(65 号元素)/biological half time 生物半衰期/biological time 生物学时间/body temperature 体温
T.B. tubercle bacillus, tuberculosis 结核杆菌;结核病
T-B cell colloration T-B 协同作用
TB1 tinione; thiacetazone 氨硫脲,结核安
TB4 sulfadithiazole 磺胺噻二唑
tba tuberculosis probably active 结核病有可能活动(放射学术语)
t-BA tertiary butyl alcohol 特丁醇
TBA tertiary butyl acetate 乙酸叔丁醇/testosterone-binding affinity 睾酮结合亲和力/thiobarbituric acid 硫巴比妥酸,丙二酸硫脲/tobe announced 应予宣布,应予发表/tribenzylamine 三苄胺/trihydroxycholate 三羟胆酸盐
TBAB tryptose blood agar base 胰蛋白–血琼脂糖
T-band *n*. T 带(端粒带)
T-bandage *n*. 丁字带
T-bar *n*. 丁字形杆
tBB tertiary butyl bromide 叔丁基溴
TBB thymol-barbital buffer 麝香草酚–巴比妥缓冲[液]
Tbc tubercule bacillus 结核杆菌/tuberculosis 结核病
TBC tertiary butyl catechol 叔丁基儿茶酚胺/teatiary butyl chlorid 叔丁基氯/thyroxine binding capacity 甲状腺素结合能力/transbronchial lung biopsy 经支气管肺活检
TBCa total-body level of chlorine 总体氯水平
tbd to be determined 待决定,待定
TBD total body density 总体密度
TBE tetrabromoethane 四溴乙烷/ tick-borne encephalitis 蜱传播性脑炎/total binding energy 总结合能力/tuberculin bacillen emulsion 乳剂结核菌素
TBF total body fat 总体脂肪

TBG testosterone-binding globulin 睾酮结合蛋白/thyroxine-binding globulin 甲状腺结合球蛋白
TBGI TBG index 甲状腺结合球蛋白指数
TBGP total blood granulocyte part 总血液粒细胞/total blood granulocyte pool 总血液粒细胞池
TBH thyrotrophin binding inhibitor immunogobulin 促甲状腺激素结合的抑制性免疫球蛋白/tracheobronchial hygiene 气管支气管卫生(气道保护)
TBI thyroid-binding index 甲状腺结合指数/tooth brushing instruction 刷牙指导/total body irradiation 全身照射
TBII tshi-binding inhibitory immunoglobulines 促甲状腺激素结合[的]抑制性免疫球蛋白
TBIL total bilirubin 总胆红素
TBK total body potassium 总体钾
TBLB transbronchial lung biopsy 经支气管肺活检
TBLC term birth, living child 足月活产
TB-LS talk-back loudspeaker 对讲扬声器
TBM trophoblastic basement membrane 滋养层基膜/tuberculous meningitis 结核性脑膜炎/tuberlar basement membrane 肾小管基底膜
TBN total basic number 总碱量/total body nitrogen 全身氮总量
TBNa total-body level of sodium 总体(全身)钠水平
TBNA transbronchial needle aspiration 经支气管针吸活检
TBNAA total body neutron activation analysis 全身中子活化分析
TBP bithionol 硫氯酚 /testosterone binding protein 睾丸酮结合蛋白/thyroxine binding protein 甲状腺素结合蛋白/thyroxine-binding prealbumin 甲状腺素结合前白蛋白/tributyl phosphate 磷酸三丁酯/ture boiling point 真沸点,实沸点
TBPA thyroxine-binding prealbumin 甲状腺素结合前白蛋白
TBPC Transactions of British Pharmaceutical Conference 大不列颠药理学会会报(杂志名)
Tb podovirus Tb 短尾病毒
TB-RD tuberculosis-respiratory disease 结核病 - 呼吸系统疾病
TBVI solvoteben, tuberculostat-6 对羧基苯甲叉氨基硫脲二乙醇胺,结核胺(抗结核药)
TBS formylsuccinanilic acid thinosemicarbazone 甲酰基琥珀苯胺酸硫缩氨基脲(结核菌抑制药)/tert-butylphenyl salicylate 水杨酸叔丁苯酯/total body scan 总体扫描/total body solute 总体溶质/tribromo-salicylamate 三溴水杨酸苯胺/tribromsalan 三溴水杨酰苯胺/triethanolamine-buffered saline solution 三乙醇胺缓冲盐溶液
TBSA total body surface area 总体表面积/terbutaline 间羟舒喘灵(支气管扩张药)/tolcutamide test 甲磺丁脲(甲糖宁)试验/tracheobronchial toilet 气管支气管洗涤
TBT tracheobronchial test 气管支气管试验
tbsp tablespoon *n*. 汤匙,大匙(15 毫升)
tbu tuberculosis, activity uncertain 结核病活性未定(放射线术语)
TBuA tetrabutyl ammonium 四丁基铵
TBV total blood volume 总血容量
TB-V1 tuberculostat-6 羟硫脲
TB-Vis isoniazid 异烟肼
TBW total body wash out 全身灌注换血法/total body water 全身水分/total body weight 总重量
TBX toatal body irradiation 全身照射法(X 线)
TBZ tetrbenazine *n*. 丁苯喹嗪,四苯嗪(抗精神病药)
TBZ thiabendiazole *n*. 噻苯达唑
TC taurocholate 牛磺胆酸盐/transcobalamin *n*. 转钴胺素,钴胺素传递蛋白
T. C contagious tuberculin 接触性结核菌素
Tc technetium *n*. 锝 (43 号元素)/thrombocyte 血小板
T & C turn and cough 恶心和咳嗽
TCII transcobalamin Ⅱ 转钴胺素Ⅱ
TC-5 hydroxypropyl methylcellulose 羟丙基甲基纤维素
TC-199 mixture 199 199 合剂(含有氨基酸、维生素、葡萄糖、多种生长因子及盐类的合剂,用于骨髓贮存和组织培养等)
TCa terminal cancer 终末期癌
TCA Tissue Culture Association 组织培养学会/tricalcium aluminate 铝酸三钙/tricarboxylic acid *n*. 三羧酸/trichloro-acetate 三氯醋酸盐,三氯乙酸盐/tricylic antidepressants 三环抗抑郁药
TCAC tone count audiometric computer 音调点变听力测验计算机(听力计)
TCA cycle tricarboxylic acid cycle 三羧酸循环
TCAE transcatheter arterial embolization [经]导管动脉栓塞术
TCAP trimetnyl-cetyl-ammonium pentachlorphenate 三甲十六烷基铵五氯酚盐,烷铵五氯酚/cetrimonium pentachlorophenoxide 烷铵五氯酚(抗真菌药,防腐剂)
TCAR T-cell antigen receptor T - 细胞抗原受体
TCB Technician Certification Board 技师证书委员会(美国吸入疗法协会)/trichlorobenzene *n*. 三氯苯
TCBS thiosulphate citrate bile salts agar 硫代硫酸柠檬胆盐琼脂/thiosulphate citrate bile salts sucrose agar culture medium 硫代硫酸柠檬胆盐蔗糖琼脂培养基
TCC thromboplastic cell component 血栓形成的细胞成分/transitional cell carcinoma 瞬态细胞癌/triclocarban 三氯二苯脲/tricuspid closing click 三尖瓣关闭喀喇音
TCCS termianl complement complexes 终末补体复合物
TCD thermal conductivity detector 热导池检测器/ tissue culture dose 组织培养剂量/tumor control dose 肿瘤控制剂量
TCD_{50} median tissue culture dose 平均组织培养剂量/ 50% tissure culture cytopathologic dose 半数组织培养出现细胞病变剂量
TCDD 2,3,7,8-tetrachlorodibenzo-p-dioxin 2,3,7,8 - 四氯二苯并对二噁英
TCEC transcatheter electrocoagulation 透射式计算机断层成像[术]
Tc cell cytotoxic lymphocyte 细胞毒性淋巴细胞
T-cell (简作 T) *n*. T 细胞
T cell antigen receptor; T cell receptor T 细胞抗原受体
T cell epitope T 细胞表位
T cell growth factor (简作 TCGF)T 细胞生长因子(同 IL-3)
T cell receptor diversity T 细胞受体识别
T-cell replacing factor MΦ (简作 TRF-MΦ) T-细胞替代因子 MΦ
T-cell rosette formation test (简作 TRT) T-细胞花环形成试验
T cell subset T 细胞亚群
T cell tolence T 细胞耐受
TCGF T-cell growth factor T-细胞生长因子
TCH tanned cell hemagglutination 鞣质细胞血凝反应/thiocarbohydrazide 叉二肼,硫卡巴肼/total circulating hemoglobin 总循环血红蛋白
T-chromosome *n*. T 染色体
TCI transient cerebral ischemic attack 一过性脑缺血发作,暂时性脑缺血发作
TCIA transient cerebral ischemic attack 一过性脑缺血发作,暂时性脑缺血发作
TCID tissure culture infective dose 组织培养感染量
$TCID_{50}$ median tissure culture infective dose 半数组织培养感染量
TCIE transient cerebral ischemicepisode 暂时性脑缺血发作,一过性脑缺血发作
TCL cycloguani 环氯胍,氯胍三嗪/terminal command language 终端指令语言(计算机)
T-CLL T cell leukemia T 细胞白血病/T-cell type chronic lymphocytic leukemia T 细胞型慢性淋巴细胞型白血病
TCIMS trauma care information management system 创伤医疗信息管理系统
TCLo lowest published toxic concentration 颁布的最低毒物浓度
TCM tissue culture medium 组织培养基
TCMI T-cell mediated immunity T 细胞介导性免疫
T-clamp *n*. 丁字形夹
Tc-99mMDP technetium 99m-methylene diphosphonate 甲烯磷酸^{99m}锝
TCNB tetracyanobenzene *n*. 四氰基苯 /tecnazene *n*. 四氯硝基苯
TCNE tetracyano-ehtylene 四氰乙烯
TCNQ tetracyano-p-quinodimethane 四氰对喹啉并二甲烷
Tcp tea cup 茶杯
TCP therapeutic continuous penicillin 连续青霉素治疗/thrombocytopenia 血小板减少[症]/trans-cultural psychiatry 跨文化精神病/tricalcium phosphate 磷酸三钙/trichloropropane 三氯苯酚/trichlophenol 三氯丙烷/tricresyl phosphate 磷酸三甲苯酯
^{99m}Tc-pp ^{99m}Tc-polyphosphate ^{99m}Tc 锝 - 多磷酸盐
^{99m}Tc-RBC ^{99m}锝 - 标记红细胞
$TcPCO_2$ transcuntaneous carbon dioxide monitoring 经皮血二氧化碳分压监测
$TcPO_2$ transcuntaneous oxygen monitoring 经皮血氧监测
TcPP Tc-99m pryrophosphate ^{99m}锝焦磷酸
TCPPA tricholoro phenoxy propionic acid 三氯苯氧丙酸
TCR T-cell antigen receptor T 细胞抗原受体/temperature coefficient of resistance/transcallosal response 经胼胝体反应
Tcs T-cytotoxic-suppressor cell T - 细胞毒抑制细胞/tetracyclines 四环素类
TCSA tetrachloro-salicylanilide 四氯水杨酸酰苯胺
TCSAE transcatheter selective arterial embolization [经]导管动脉选择性栓塞术
TcSC Tc-99m sulfur colloid ^{99m}锝硫胶体
TcSO2 transcuntaneous oxygen saturation 经皮血氧饱和度
tct tinctura *n*. 酊剂

TCT thrombin clotting time 凝血酶凝固时间/thyrocalcitonin 甲状腺降钙素/transmission computed tomography 透射式计算机断层照相术
TCU temperature control unit 温度控制装置/test control unit 试验控制装置
T Cu-200 铜质 T 形节育器
td tales doses [拉] 等量/ter die; three times a day 每日三次/test data 试验数据/transmission computed tomographic 透射 X 线断层照相的
Td doubling time (肿瘤)倍增时间/tabes dorsalis 脊髓痨/tetanus and diphtheria toxiods, adult type 成年型破伤风及白喉类毒素
TD drainage tube 引流管,导液管/tardive dyskinesia (精神药物所致)迟发性运动障碍/teacher of the deaf 聋人教师/technical data 技术资料/Technical Digest 技术文摘/temporary duty 临时任务/ter die [拉] 每日三次/test data 试验资料(数据)/tetanus-diphtheria 破伤风-白喉/therapy discontinued 停止治疗/thoracic duct 胸导管/threshold of discomfort 不适阈/thymus dependent 胸腺依赖/Tielze's disease 提策氏病[综合征](痛性非化脓性肋软骨肿大)/time and date 时间与日期/time delay 延时,时间延迟/timea disintegration 定时分解/to diliver 传递,分娩/tolerance dose 耐受量,耐药量/tone decay 音调变坏,降调/torsion dystonia 扭转肌力障碍/total depth 总深度/total disability 完全劳动能力丧失,全部功能丧失/toxic dose 中毒剂量/tracking dye 径迹染剂/transverse diameter 横径/treatment distance 治疗距离/treatment discontinued 停止治疗/Tropical Doctor 热带病医生(英国杂志)/typhoid-dysentery 伤寒-痢疾
T-D time-depth 时距
TD_{50} median toxic dose 半数中毒量/50% tumor dose 5 050%肿瘤细胞量(50%接种了肿瘤细胞的动物能发生肿瘤所需的最低细胞数)
TDA tetradecanoyl acetate 十四烷酰醋酸盐/thermal depolarization analysis 热学去极化分析/toluene-diamine 甲苯二胺
TDB Tropical Disease Bulletin 热带病记事(杂志名)
TDC tomographic density control 体层摄影密度控制/ toluene-2-4-diisocyanate 二异氰酸甲苯酯
TDCA taurousodeoxycholic acid 熊胆脱氧胆酸
T-D chart time-depth chart [垂直]时距曲线表
tdd ter de die [拉] 每日三次
TDD thoracic duct drainage 胸导管引流 /tuberculous disease diploma 结核病证明书
TDE ethoglucid 乙环氧啶,环氧甘醚(抗肿瘤药)/tetrachlordiphenyl ethane 四氯二苯乙烷,滴滴滴/two dimensional echocardiography 二维超声心动术
o,p'-TDE 邻对滴滴滴,邻氯对四氯二苯乙烷
p,p-TDE 对对滴滴滴,四对氯二苯乙烷
TdeCG two-dimensional echocardiogram 二维超声心动图
TDEP topographic disply of evoked potenial 诱发电位局部记录显示装置,感应电位等电位电图显示装置(脑疾病诊断仪器)
TDF T-cell derived facor T 细胞衍化因子/testicular decisive factor (男性)睾丸决定基因/thoracic duct fistula 胸导管瘘/thoracic duct flow 胸导管流量/time dose factor 时间剂量因素
TDG thiodiglycol 硫二甘醇
TDH triosephosphate dehydrogenase 磷酸丙糖脱氢酶
TDI toluene diisocyanate 甲苯双异氰酸盐/total dose infusion 全量注入(输注)
TDID two direction immunodiffusion 双向免疫扩散法
TDL thoracic duct lymph 胸导管淋巴/thoracic duct lymphocyte 胸导管淋巴细胞/tonsil-derived lymphocyte 扁桃体衍化淋巴细胞
TDLo lowest published toxic dose 公布的最低中毒剂量
tdm tandem *n*. 串联
TDM Therapeutic Drug Monitoring 治疗药物监测
TDN tetradifon 四氯二苯砜(杀虫药)/total digestive nutrients 全部可以消化的养分
t-DNA 标的脱氧核糖核酸,特定对象脱氧核糖核酸
T-distribution *n*. t 分布
TDO thermodisc oxygenater 热交换氧合器
TDOL tetradecanol 十四[烷]醇
TDP thermal death point 热死点/ thoracic duct pressure 胸导管压力/thymidine disphosphate 二磷酸胸腺嘧啶脱氧核甙
TDR tripotassium dicitrato-bismuthate 二枸橼酸铋三甲/tetrandrine *n*. 汉防己甲酸/thymine deoxyriboside 胸甙-胸腺嘧啶脱氧核糖甙/time-dose relationship 时间—剂量关系/total dairy ration 全部乳品配给量
t.d.s ter die sumendum 一天服三次
TDS temperature, depth, salinity 温度,深度,咸度/thiamine disphosphate 二磷酸硫胺素/thyroxine distribution space 甲状腺素分布空间/time-distance-speed 时间—距离—速度/total dissolved solids 总溶解固体量
TDSSC two dimensional sectorscan concept 双面扇形扫描概念
TdT terminal deaxynucleotidyl transferase 末端脱氧核甙酸转移酶
TDT terminal deoxynucleotidyl transferase 末端脱氧核苷酰转移酶/tone decay test 音调衰减试验
TDy temporary duty 临时负荷
TDz thioridazine 甲硫哒嗪
Te tellurium 碲(52 号元素) / tetanus 破伤风/testosterone enanthyrate /tetraethyl-lead 四乙基铅 /trial and error 试验与误差,反复试验
TE test equipment 试验设备/threshold energy 能量阈/tick-borne encephalitis 蜱传播性脑炎/tissue equivalent 当量深度,组织等效的 /tonic extension 强直性伸展/tonsillectomy 扁桃体切除术/tooth extracted 拔牙/total estrogen 全部雌激素/toxic exfoliation 中毒性表皮剥脱/trace element 微量元素/tracheo-esophageal 气管食管的 /trial and error 试验与误差/tumor echo 肿瘤回波
tea [拉 thea] *n*. ①茶 ②茶剂,浸剂 ‖ ~, beef 牛肉茶,牛肉汤 / ~, black; Thea nigra 红茶 / ~, emollient; species emollient 润滑茶剂 / ~, green; Thea viridis 绿茶/ ~, Hottentot; buchu 布枯叶 / ~, linseed 亚麻子浸剂,亚麻子茶剂 / ~, Paraguay; mate 巴拉圭茶,冬青茶 / ~, raisin 葡萄茶剂 / ~, teamster's 麻黄煎剂
Tea marijuana *n*. 大麻
TEA tannic erythrocyte agglutination 鞣酸红细胞凝集试验/tetrarthyl-ammonium 四乙铵/theraputic selective embolization of arterise 治疗性选择性动脉栓塞术/thermal evolution analyzer 热旋分析器/thromboendarterectomy 血栓性动脉内膜切除术/total exchange albumin 白蛋白交换总量/triethanolamine 三乙醇胺/triethlamine 三乙胺
TEAB tetraethyl-ammonium bromide 溴化四乙胺/triethanolamine baffered saline 三乙醇胺缓冲生理盐水 / trithyl-ammonium bicarbonate buffer 三乙铵重碳酸盐缓冲液
TEAC tetraethyl-ammonium chloride 氯化四乙铵
teaberry; wintergreen; gaultheria *n*. 冬绿树
teabrasa; tetraethylammonium bromide *n*. 溴化四乙铵
teacake *n*. 茶点
teach *vt*. ①教,讲授 ②教导 *vi*. 教学,讲授 ‖ ~able *a*. ①可教的 ②适合教学的,便于讲授的
teacher (简作 T) *n*. 教师,导师 ‖ ~ massage and medical gymnastics (简作 TMMG) 按摩及医疗体育教师 / ~ of medical electricity (简作 TME) 医学电器教师
teaching *n*. ①教学 ②教导 ③学说,主义 ‖ ~ assistant (简作 TA) 助教 / ~ clinic 临床教学 / ~ endoscope 教学内镜,示教镜 / ~ endscopy 教学内镜检查,示教镜检查
teacup *n*. 茶杯
teachiag, Michurin's 米丘林学说(遗传)
TEAE triethylaminoethyl 三乙氨乙基
teak; Tectona grandis *n*. 柚木,柚木树
tea-leaf *n*. 茶叶
Teal test 替耳氏试验(检听力)
Teale's amputation [Thomas Pridgin 英外科医师 1801—1868] 替耳氏切断术(肢的一侧保留长的长方形皮瓣和体被,另一侧保留短的长方形皮瓣)
team *n*. 队,组 ‖ ~, first-acid 救护队/ ~ leader (简作 TL) 领队,队长 / ~, mobile medical 巡回医疗队/ ~ nursing (简作 TN) 集体护理
teamster *n*. 驾御联畜运输车的人,卡车司机
teamwork *n*. 协作,集体工作
Teania ovis Cobbold 羊带绦虫(隶属于带虫科 Taenidae)
Teania solium Linnaeus 猪带绦虫(隶属于带虫科 Taenidae)
tea-party *n*. 茶会
Tea phloem necrosis virus 茶树韧皮坏死病毒
teapot *n*. 茶壶
tear *vt*. ①撕[开],扯[破] ②使不安 *vi*. 撕,扯 *n*. ①撕,扯 ②裂缝 ③裂伤,损伤 ④泪 ‖ ~, cemental; cementum ~ 牙骨质撕裂 / ~ drainage system 泪液引流系统/ ~ drop cell 泪滴红细胞 / ~ duct 泪管 / ~ film 泪膜 / ~ film breakup time 泪膜破裂时间 / ~ flow 泪流 / ~ fluid 泪液,泪 / ~ gland 泪腺 / ~ sac 泪囊 / ~ secretion 泪液分泌 / ~ stone 泪[腺]石
teardrop *n*. 泪珠 ‖ ~ fracture 泪滴状骨折 / ~ sign 泪滴征(踝关节积液在侧位平片上的 X 线征象)
teardrop-shaped *a*. 水珠状的 ‖ ~ bladder 泪滴形膀胱
tearful *a*. 流泪的,含泪的
tear-gas *n*. 催泪[毒]气
tearless *a*. 没有眼泪的,不含泪的
tears [拉 lacrimae; dakrya] *n*. ①眼泪 ②滴珠(树脂或树胶) *vi*.

流泪‖ ~, crocodile 鳄泪（咀嚼及吞食时流泪,见于面瘫）/ in ~s 流着泪,含着泪,哭着 / reduce sb to ~s 使某人流泪

tear-sac 泪囊

teart; teart disease *n*. ①高钼土壤,高钼植物 ②下泻疾病（以高钼土壤上生长的高钼植物饲养牛羊所致的慢性钼中毒病）

tease *vt*. ①取笑,戏弄,强求 ②撞开,挑开（用针）*n*. 爱开玩笑的人

tea-seed oil［植药］茶油

Teasel mosaic potyvirus 起绒草花叶马铃薯Y病毒

Teasel mosaic virus 起绒草花叶病毒

teasing *n*. 针拨开法

teaspoon（简作 T）*n*. 茶匙（5毫升）

teaspoonful（简作 T）*a*. 一匙的

teat; nipple *n*. ①［乳房］乳头 ②橡皮奶头

teatulation *n*. 乳头形成

Tebatizole *n*. 替巴噻唑(脑功能改善药)

TeBG testosterone-estradiol-binding globulin 睾酮—雌二醇结合蛋白

Tebufelone *n*. 特丁非隆(消炎药)

Tebuquine *n*. 替布隆(抗疟药)

Tebutate; tetiary butyl acetate *n*. 叔丁乙酸盐,叔丁乙酸酯,特布酸盐(根据1998年CADN的规定,在盐或酯与加合物之命名中,使用此项名称)

TEC thymic epithelia cell 胸腺上皮细胞/trithylcholine 三乙基胆碱

Tecata heroin *n*. 海洛因

Teceleukin *n*. 替西白介素(免疫调节药)

TECFV total extracellular fluid volume 总细胞外液容量

Technetium（缩^{99m}Tc）*n*. 锝（43号元素）‖ ~, 99m 锝（Tc ^{99m}）/ ~, 99m etidronate 锝(^{99m} Tc)羟乙二磷酸 / ~, 99m pertechnetate 锝(^{99m} Tc)高锝酸盐 / ~ perfusion scan 锝(^{99m} Tc)灌注扫描 / ~ polyphosphate bone scanning 锝(^{99m} Tc)聚磷酸盐扫描 / ~ scanning 锝(^{99m} Tc)扫描 / ~ Bicisate 比西锝(^{99m} Tc)(诊断用药) / ~ Furifosmin 锝(^{99m} Tc)呋膦(诊断用药) / ~ Sestamibi 司他比锝(^{99m} Tc)（诊断用药）/ ~ Siboroxime 西硼肟锝(^{99m} Tc)（诊断用药）/ ~ Teboroxime 替肟锝(^{99m} Tc)（诊断用药）/ ~ Gluceptate 普庚糖酸锝(^{99m} Tc)（诊断用药）/ ~ Pentetate 喷替酸锝(^{99m} Tc)（诊断用药）/ ~ Pintumomab 锝(^{99m} Tc)平妥单抗(诊断用药）/ ~ Pyrohosphate 焦磷酸锝(^{99m} Tc)（诊断用药）/ ~ Sulfur Collioid 锝(^{99m} Tc)胶体硫(诊断用药)

technetium-labeled phosphate 锝标记的磷酸盐(放射核素扫描剂)

technic; technique *n*. 术,技术,操作［法］‖ ~, agar plaque 琼脂空斑技术 / ~, Bordel-Gengon 补体结合技术 / ~, Boyden 鞣酸［处理］红细胞试验技术 / ~, Cannon-Marshall 火棉胶间接凝集技术 / ~, cosmetic 整容术 / ~, dry-pack 干［包］裹法 / ~, Elek 白喉毒素平碟测定技术 / ~, Farr 放射免疫法测定抗体量技术 / ~, fluorescent antibody（简作 FAT）荧光抗体技术 / ~, genetic 遗传技术 / ~, hemolytic plaque; Jerna's plaque 溶血性斑块技术 / ~, hydrocolloid 水胶体法 / ~, immunoezyme 免疫酶技术 / ~, impression 印模术 / ~, indicator dilution 指示剂稀释技术 / ~, post and core 桩轴填充技术 / ~, interfacial 界面技术 / ~, Jerne plaque 免疫空斑技术 / ~, Oakley-Fulthorpe 细管双向扩散技术 / ~, Ouchteriony 平板双向扩散技术 / ~, Oudin 琼脂柱扩散技术 / ~, photronreflectometric 光电反射法（测定抗肺炎球菌血清中抗体量）/ ~, pinch-band 夹片法 / ~, plastic 整形技术,整复技术,成形技术 / ~, Prausnitx-Kustner 被动转移皮肤［过敏］技术 / ~, Preer 双向琼脂扩散技术 / ~, Rebuck skin window 炎症反应皮窗技术 / ~, Schultz-Dale 豚鼠回肠子宫角体外过敏技术 / ~, Stein and van Ngu 50%溶血补体结合技术 / ~, surgical 外科技术 / ~, Takatsy 旋环稀释技术

technical（简作 T）*a*. ①技术的,工艺的 ②专业的 ‖ ~ accident 技术事故 / ~ artifact 技术性伪影 / ~ circular（简作 TC）技术通报 / ~ committee（简作 TC）技术委员会 / ~ information on microfilm（简作 TIM）缩微胶卷技术情报系统 / ~ Knock-out（简作 TKO）技术顶件器 / ~ manual（简作 TM）技术手册 / ~ notes（简作 TN）技术札记 / ~ order（简作 To）技术条令 / ~ papers（简作 TP）技术论文 / ~ phase 技术期 / ~ report instruction（简作 TRI）技术报告说明书 / ~ research group（简作 TRG）技术研究组 / ~ surgical assistance（简作 TSA）外科技术援助 / ~ term（简作 TT）术语,专门名词 / ~ test（简作 TT）技术试验 / ~ translation（简作 TT）技术译文

Technical Information Service（简作 TIS）技术情报服务处

Technical Meeting Information Service（简作 TMIS）技术会议情报服务处

Technical Survey（简作 TS）技术通论(杂志名)

technically *ad*. 技术地,工艺地

technicality *n*. ①技术性 ②技术细节 ③术语

technician（简作 T）*n*. 技术员,技师 ‖ ~, dental 牙医技术员 / ~, laboratory 化验员 / ~, physical therapy 理疗技术员 / ~, radiogical 放射技术员 / ~, radiotherapy 放射治疗技术员

technics *n*. 工艺［学］,术语,技巧 ‖ ~ dentistic 牙医技工学

techniphakia *n*. 人工晶体

technique［法］*n*. 术,技术,操作［法］‖ ~, ABC; avidin-biotin peroxidose complex 抗生物素-生物素过氧化物酶复合体技术(ABC法) / ~, acid etch 酸蚀技术 / ~, irradiation 实际照射技术 / ~, amalgam pin 银汞合金钉修复技术 / ~, analog video image processing 模拟视频影像处理技术 / ~, angio-CT 血管计算机体层摄影技术 / ~, anterior down fracture 上颌前部折断下降术 / ~, anthonsen's 距跟关节投照技术 / ~, aseptic 无菌技术 / ~, associated particle 协同粒子技术 / ~, automated image analysis 自动影像分析技术 / ~, bench / ~, beta-gauging / ~, body accelerating synchronous heartbeat 躯体加速同步心搏技术 / ~ chart 技术图表(X线摄影参考用) / ~, cross-fire 交叉疗法 / ~, dilution-filtration 稀释过滤技术(一种血培养技术) / ~, direct bonding 直接黏结技术 / ~, double-contrast enema 双对比灌肠造影法 / ~, double-seal 双重暂封法 / ~, Enzyme-Multiplied Immunassay Technique（简作 EMIT）多元酶免疫测定法 / ~, Enzyme-Multiplied Immunassay Technique（简作 EMIT）多元酶免疫测定法 / ~, exposure ①露光技术 ②投照技术 / ~, fluorescent antibody（简作 FAT）荧光抗体技术(一种免疫荧光技术) / ~, formocresol 甲醛甲酚用法 / ~, four-flap 四瓣手术(矫治内眦赘皮) / ~, hanging drop 悬滴技术(显微镜检查生物体) / ~, horseley-Clarke 立体定向技术 / ~, hyperinsulinemic glucose clamp 高胰岛素血症葡萄糖"钳"技术 / ~, immunoperoxidase 免疫过氧物酶技术(一种组织学染色法) / ~ to retrieval information from abstracts of literature（简作 TRIAL）文献摘要情报检索技术 / ~, isotope cluster 同位素峰群技术 / ~, isotope trascer 同位素示踪技术 / ~, Jerne（plaque）免疫溶血斑块技术 / ~, Kristeller 克里斯特勒氏术（胎儿压出法）/ ~, long-sheath 长套管法 / ~, microimmunofluorenscent 微量免疫荧光技术 / ~, microgical 显微操作 / ~, molecular hybrization 分子杂交技术 / ~, multi-tracer 多标记示踪技术 / ~, mucostatic impression 黏膜年着印模法 / ~, no-touch isolation 无接触隔离技术 / ~, Nutall's 纳塔耳氏法（试管沉淀反应）/ ~s for electron microscopy 电子显微镜检技术 / ~s for scanning electron microscopy 扫描电子显微镜检技术 / ~, peroxidase-antiperoxidase（简作 PAP）过氧物酶—抗过氧物酶技术(一种在组织切片中检测抗原或抗体技术) / ~, projective（心理)投射技术 / ~, push-back 推后技术(使软腭向后复位重建腭咽功能的手术,亦称推后操作) / ~, quartz rod 石英棒检法 / ~, Rebuck skin window 里巴克皮窗技术(一种研究炎症反应变化顺序的技术) / ~, recombinant DNA 脱氧核糖核酸重组技术 / ~, reinforcement 强化技术 / ~, sandwich 夹心技术(牙用探针) / ~, scintillation counting 闪烁计数技术(测放射量) / ~, shadowcast replicas 影铸复制技术 / ~, Southern blot 南部(DNA转移)吸引技术 / ~, spin-echo 自旋回波技术 / ~, squash 挤压技术(为染色体研究的细胞制备法) / ~, standard 标准技术,标准法 / ~, time diffusion 定时散［脊髓麻醉］术 / ~, tracer-displacement 示踪物置换法 / ~, twin ion 双离子技术 / ~, vascular occlusive 血管闭塞技术 / ~, Western blot 西部(蛋白质转移)吸印迹

technocausis［希 techne art + kausis burning］*n*. 烙［铁］术

technological *a*. 工艺的,技术的 ‖ ~ institute 工艺学校

technologically *ad*. 工艺地,技术地

technologist; technician *n*. 技术员

technology［希 technne art + -logy］*n*. 术学,工艺学 ‖ ~, hospital; institute 医院技术学 / ~, splint 支夹技术学

technometer *n*. X线量暴露计,X线照射量计

technopsychology［希 techne art + psychology］*n*. 技工心理学

technosphere *n*. 工业园

Teclothiazide *n*. 四氯噻嗪(利尿药)

Teclozan *n*. 特克鲁赞,对二甲苯氯醋胺(抗阿米巴药)

tecnogony *n*. ①妊娠 ②世代

tecnodin; euaodal *n*. 替可丁,优可达,二氢羟基可待因酮

Tecoma grandiflora 凌霄

Tecomaria capensis（Thunb.）Spach［拉;植药］硬骨凌霄

tecomin; lapachol 特可明,拉帕醇（拉帕树的一种色素）

Tecophilaeaceae *n*. 百鸳科

tecosis; takosis *n*. 山羊消瘦病（由山羊细球菌引起）

tect-［拉 tectus］［构词成分］盖顶

tectal *a*. 覆盖［层］的

tectate *n*., *a*. ①复隐的 ②屋顶形 ③具覆盖层

Tectibacter *n*. 罩杆菌属 ‖ ~ vulgaris（Preer, Preer et al）Preer et Preer 普通罩杆菌

Tectibater *n*. 被菌属
tectiform *a*. 顶形的,盖形的
Tectiviridae *n*. 盖病毒科
Tectivius *n*. 盖病毒
tectocephalic; scaphocephalic *a*. 舟状头[畸形]的
tectocephaly [拉 tectum roof + 希 kephale head]; **scaphocephalism** *n*. 舟状头[畸形]
tectology [希 tekton builder + -logy] *n*. 组织构造学
Tectona grandis; teak 柚木
tectonic *a*. 整形的,整复的,成形的 ‖ ~ keratoplasty 整复性角膜移植术,整复性角膜成形术
tectonics *n*. 构筑学
Tectopedia *n*. 甲螨
tecto-pontine tract 四叠体[脑]桥束
tectoria; tectorial [拉 tectum roof] *a*. 覆膜的,顶盖的
tectorial membrane 耳蜗覆膜
tectorium (复 tectoria) [拉 roof] *n*. ①覆膜,顶盖 ②耳蜗覆膜,柯替氏膜
tectospinal *a*. 顶盖脊髓的
tectospondylous vertebra 多环椎
tectrices *n*. 覆羽
tectum *n*. 顶盖 ‖ ~ medianum 正中[软骨]盖 / ~ mesencephali 中脑顶盖 / ~ of midbrain 中脑顶盖 / ~ synoticum 软[头]骨盖
tectus *n*. 复羽
ted *vt*. 撒开
TED threshold erythema dose 红斑阈量 / thromboembolic disease 血栓栓塞性疾病 / tissue equivalent dose 组织阈量,组织等效剂量 / transmitted electron detector 传导式电子探测器 / triethylene diamine 三乙烯二胺
TEDAR telemetered data reduction 遥测数据处理
tedious *a*. 冗长的,使人腻烦的
tediously *ad*. 冗长地,使人腻烦地
tediousness *n*. 冗长,使人腻烦
Tedisamil *n*. 替地沙米(抗缺血药)
tedium *n*. 冗长乏味,沉闷,腻烦
TEE transesophageal echocardiography 经食管超声心动描记图
TEEG-VR telemetric EEG with video recording 电视录像描记术遥测脑电图
teel *n*. 凫,水鸭
teem *vi*. ①充满,富于 ②大量出现
TEEM tanned erythrocyte electrophretic mobility 鞣酸红细胞电泳动度
teen *n*. 妙龄少女
teen-age; teen-aged *a*. 青少年的,十几岁的少年的
teen-ager *n*. [13~19 岁的]青少年,十几岁的少年
teenage pregnancy 少女怀孕
teens *n*. ①十多岁(13~19 岁) ②青少年(总称)
tee pipe ①T 形管 ②三通管,三岔管
TEEP tetraethyl pyrophosphate 焦磷酸四乙酯
teeter *vi*., *n*. 踉跄
teeth (单 tooth) *n*. 牙齿 ‖ ~, canine 犬牙 / ~, comb 梳齿 / ~, false 假牙 / ~, fixed; secondary 恒牙 / ~, inferior; lower 下牙 / ~, labial 前牙 / ~, missing 压脱落/ ~, molar 磨牙 / ~, primary; milk ~ 暂牙,乳牙 / ~, wisdom; dens sapientiae; dens sophroneticus 智牙,智齿
teeth-clenched 牙关紧闭
teethe *vi*. 出牙,生牙
teething *n*. 出牙,生牙
teetotaller *n*. 戒酒者
TEF tracheo-esophageal fistula 气管—食管瘘
TEFA total esterified fatty acid 全[酯]化脂肪酸
Tefazoline *n*. 替法唑啉(血管收药缩)
Tefenperate *n*. 替芬哌酯 (抗高血压药)
Tefludazine *n*. 替氟达嗪 (抗精神病药)
Teflurane *n*. 替氟烷 (麻醉药)
T-effect *n*. T 效应
Teflon; polytef; polytetrafluoroethylene *n*. 塔夫纶,聚四氟乙烯 (商品名,用于外科的塑料) ‖ ~ coated guide wire 塔夫纶包裹导丝,聚四氟乙烯包裹导丝 / ~ needle cather 塔夫纶针导管,聚四氟乙烯针导管/ ~ prosthesis 塔夫纶函管,聚四氟乙烯函管 / ~ sheathed needle 塔夫纶鞘针,聚四氟乙烯鞘针 / ~ sleeve 塔夫纶套管,聚四氟乙烯套管 / ~ step catheter 塔夫纶梯级导管,聚四氟乙烯梯级导管
Tefludazine *n*. 替氟达嗪(抗精神病药)
Teflurane *n*. 替氟烷(麻醉药)
TEG thromboelastography 血块弹性描记法/eosinophilic granulocytosis 嗜酸性粒细胞增多症
Tegafur *n*. 替加氟,呋氟尿嘧啶,喃氟啶(抗肿瘤药)
teges (复 tegites) *n*. 刚毛列(金龟子幼虫)
Tegilliarca granosa Linnaeus 泥蚶(隶属于蚶科 Arcidae)
tegilum(复 tegilla) *n*. ①侧毛斑(金龟子幼虫) ②被层
Tegison; etretinate *n*. 阿维 A 酯(商品名)
tegin; glyceryl monostearate *n*. 硬脂酸甘油酯
tegmen (复 tegmina) [cover] *n*. ①盖 ②复翅 ③内种皮 ‖ ~ antri; ~ tympani 鼓室盖 / ~ cellulae; ~ mastoideum 乳突盖 / ~ cranii 颅盖 / ~ cruris; tegmentum 大脑脚盖 / ~ mastoideso-tympanicum 乳突鼓室盖 / ~ mastoideum 乳突盖/ ~ oris 口盖 / ~ tympani 鼓室盖 / ~ ventriculi quarti 第四脑室盖 / ~ ventriculorum; centrum semiovale 半卵圆中心
tegmental *a*. 盖的 ‖ ~ crest 鼓室盖嵴
tegmentum (复 tegmenta) [拉] *n*. ①盖,被盖 ②大脑脚盖 ‖ ~ auris; membrana tympani 鼓膜 / ~, hypothalamic; subthalamic ~ 下丘脑盖 / ~ rhombencephali 菱脑盖
Tegretol; carbamazepine *n*. 卡马西平(商品名)
tegula (复 tegulae) *n*. 翅基片
tegument [拉 tegumentum] *n*. 体被,皮肤
tegumental *a*. 体被的,皮肤的
tegumentary *a*. 体被的,皮肤的 ‖ ~ nerve 皮神经
Tehran phlebovirus 特朗静脉病毒
TEI temperature effectiveness index 有效温度指数
TEIB triethylene-iminobenzo quinone 三亚胺醌(抗肿瘤药)
Teichmann's crystals [Ludwing Carl Teichmann-Stawiarski 德组织学家 1825—1895] 太希曼氏结晶氯化血红素结晶) ‖ ~ networks 太希曼氏网状结构 (胃壁淋巴丛,胃壁淋巴管网) / ~ test 太希曼氏试验 (检血)
teichoic acid 磷壁[酸]质
teichopsia [希 teichos wall + opsis vision]; **fortification spectrum; flittering scotoma; scintillating scotoma; scotoma sciontillans** *n*. 闪光暗点
Teicoplanin *n*. 替考拉宁(抗生素类药)
teinodynia; tenodynia *n*. 腱痛
tenite B 色调 B 度(测定 X 线量的纸蝶的色调)
TEK total exchange-able potassium 棕带可交换钾
teknocyte *n*. 幼稚[中性]粒细胞
tektin *n*. 红膜肽筑丝蛋白(与中间丝相类似的一种可形成丝状聚体的蛋白)
TEL tetraethyl lead 四乙基铅
tela (复 telae) [拉] *n*. ①组织 ②纱布 ‖ ~ adenoidea 腺状淋巴组织 / ~ adiposa 脂肪组织 / ~ aranea; cobweb 蜘蛛网 / ~ areola 蜂窝组织 / ~ cellulosa; connective tissue 结缔组织 / ~ chorioidea partis lateralis ventriculi [端脑]侧室部脉络组织 / ~ chorioidea superior 上脉络组织 / ~ cheriodea ventriculi quarti 第四脑室脉络组织 / ~ chorioidea ventriculi tertii 第三脑室脉络组织 / ~ conjunctiva; connective tissue 结缔组织 / ~ depurata 精制纱布 / ~ elastica; elastic tissue 弹性组织 / ~ gelatinosa 胶状组织 / ~ iodoformiata 碘仿纱布 / ~ lymphoidea 淋巴组织 / ~ ossea 骨组织 / ~ reticularis 网状组织 / ~ salicylata 水杨酸纱布 / ~ spongiosa 海绵组织 / ~ subcutanea 皮下组织 / ~ subendocardiaca 心内膜下组织 / ~ submucosa 黏膜下组织 / ~ subserosa 浆膜下组织 / ~ vasculosa; choroid plexus 脉络丛
telae (单 tela) [拉] *n*. 组织
telalgia *n*. 牵涉性痛
telangiectasia [tele- + 希 angeion vessel + ektasis dilatation + -ia]; **telangiectasis** 毛细血管扩张 ‖ ~, essential 特发性毛细管扩张 / ~ follicularis annulata 滤泡性环状毛细管扩张 / ~, generalized essential 泛发性特发性毛细管扩张 / ~, hereditary hemorrhagic 遗传出血性毛细血管扩张 / ~, lymphatica 毛细淋巴管扩张 / ~, macularis eruptiva perstans 持久斑疹性毛细管扩张 / ~ spider; nevus araneus 蛛状痣 / ~, unilateral nevoid 单侧痣样毛细管扩张 / ~, verrucosa; angioleratoma 疣状毛细管扩张,血管角质瘤
telangiectasis (复 telangiectases) *n*. 毛细管扩张 ‖ ~ faciei 面部毛细管扩张 / ~, familial multiple 家族多数性毛细管扩张/ ~, post-irradiation X 线照射后毛细管扩张
telangiectatic *a*. 毛细血管扩张的
telangiectodes *a*. 毛细血管扩张的
telangiectoma; telangioma *n*. 毛细管瘤
telangiitis [tele- (1) + 希 angeion vessel + -tlis] *n*. 毛细管炎
telangioma [tele- (1) + 希 angeion vessel + -oma] *n*. 毛细管瘤
telangion *n*. 毛细管终小动脉
telangiosis [tele- (1) + 希 angeion vessel + -osis] *n*. 毛细管病
telar *n*. 组织的,组织样的
Teldrin; chlorphenamine *n*. 马来那敏,扑尔敏(商品名)
tele- [构词成分] ① 终,末 ②远距

teleangiectasis *n*. 毛细管扩张
telebinocular *n*. 矫视三棱镜
telecamera *n*. 电视摄像机
telecanthus *n*. 远距眦,眦距增宽(内眦距离增宽)
telecar *n*. 遥控车
telecardiogram *n*. 远距心[动]电[流]图
telecardiography *n*. 远距心[动]电[流]描记法
telecardiophone *n*. 远距心音听诊器
telecast *n*. 电视广播,电视节目 *vt*. 用电视播送
teleceptive *a*. 距离感受性的
teleceptor; distance receptor *n*. 距离感受器
telecesium machine 远距离铯治疗机
telechirics *n*. 遥控系统
telecinesia; telekinesis *n*. 远距运动,感应运动
telecobalt *n*. 远距离钴 ‖ ~ machine 远距离钴治疗机
telecobalttherapy *n*. 放射性钴深部治疗
telecommunication *n*. 电讯
telecon *n*. 硅靶视像管
telecontrol *vt*. ①遥控 ②远距离操作
telecord *n*. 心动周期 X 线照相自动操纵装置
telecourse *n*. 电视[传授的]课程
telectron *n*. 显像管
telectroscope *n*. 电传照相机
telecurie irradiation 远距离照射
telecurietherapy *n*. 远距离治疗
teledactyl *n*. 直腰拾物器(脊柱病患者用)
teledendrite; teledendron; telodendron *n*. 终树突
telediastolic *a*. 舒张终期的
telediagnosis *n*. 远距离诊断
tele-echocardiography *n*. 遥控超声心电图
teleexposure *n*. 远距离曝光,遥控曝光
telefilm *n*. 电视影片
telefluoroscopy *n*. 远距离荧光检查,遥测荧光屏检查
telegamma therapy 远距离 γ 线治疗
telegonidia *n*. 终末微生子
telegony *n*. 前父遗传(妇女于夫死再嫁后,与后夫所生子女受其先夫的影响)
telegonic *a*. 前父遗传的
telegonidia *n*. 终末分生孢子
telegram *n*. 电报
telegraph *n*. ①电报 ②电报机 *vt*. 打电报
telegrapher *n*. 报务员
telegraphic *a*. 电信的,电报的
teleianthous *a*. 两性化的,完全化的
teleisotope unit 远距离同位素治疗装置
telekinesis *n*. 远距运动,感应运动
telekinetic *a*. 远距运动的,感应运动的
telelectrocardiogram; telecardiogram *n*. 远距心[动]电[流]图
telelectrocardiograph *n*. 远距离心电描记器
telelectromyography *n*. 远距离肌电描记
telelectrotherapeutics *n*. 远距电疗法
telemeasurement *n*. 遥测
telemechanics *n*. 遥控力学
telemechanisation *n*. 运动化,远距离机械化
telemedicine *n*. 遥控医学,远距医学
telemedography *n*. 远距诊疗术
telemeter *n*. 遥测计 *vt*. 进行遥测
telemetering (简作 TM) *n*. 遥测,遥测技术
telemetric *a*. 遥测的 ‖ ~ mornitoring 遥控监视法
telemetry *n*. 远距测定法,遥测术 ‖ ~ tansmitter 遥测发射机 / ~ tracking and command(简作 TT& C) 遥测跟踪和指令
telemernonike *n*. 隔体记忆(能了解他人记忆中的事物)
Telemomab Aritox 阿替莫单抗(免疫调节药)
telencephal; telencephalon *n*. 端脑,终脑
telencephalization *n*. 端脑分化(个体发育过程中较复杂的神经反应的方向转移到端脑)
telencephalon *n*. 端脑,终脑
telencephalonic *a*. 端脑的,终脑的
teleneuron; nerve ending *n*. 神经末端
Telenzepine *n*. 替仑西平(H 受体阻滞剂)
Teleogryllus non-oculuded virus 田蟋蟀无包含体病毒
Teleogryllus oceanicus non-oculuded virus 野蟋蟀非封闭型病毒
teleology [telos completion + -logy]; **teleomitosis** *n*. 终期分裂目的论
teleological *a*. 目的论的
teleologist *n*. 目的论者
teleomorph *n*. 有性型(真菌的有性状态)
teleomitosis *n*. 终期分裂
teleonymphy *n*. 后若虫
teleonomy *n*. 存在价值论(一种未经证实的学说,说某一构造或机能的存在就表明它在进化过程中有其存在的价值)
teleoperator *n*. 遥控操作器
teleopsia [希 tele- + opsis vision] *n*. 视物显远症
teleorganic *a*. 生命必需的
teleoroentgenogram; teleroentgenogram *n*. 远距 X 线[照]片
teleoroentgenography; teleroentgeography *n*. 远距 X 线[照]相术
teleosis *n*. 目的进化论
teleost *n*. 硬骨鱼
teleostean *a*. 硬骨鱼的
Teleostei *n*. 真骨鱼总目
Teleostel *n*. 硬骨类
teleotherapeutics *n*. 暗示疗法
Telepaque; iopanoic acid *n*. 碘潘诺酸(商品名,胆道造影剂)
Telepathine; baniserine *n*. 南美卡皮根碱,骆驼蓬碱
telepathist *n*. 传心术士
telepathize *vt*. 思想交通,思想感应
telepathology *n*. 远距病理学
telepathy [tele- + pathos feeling]; **thought-transference** *n*. 思想交通,思想感应,传心
telepathic *a*. 传心的,心灵感应的
telepathically *ad*. 传心地,心灵感应地
telepelvimetry *n*. 远距离骨盆测量
telephase *n*. 末期
telephic; malignant *a*. 恶性的
telephium *n*. 顽固性溃疡
telephone *n*. 电话,电话机 *vi*. 打电话 *vt*. 打电话给 ‖ ~, exchange 总机
telephonic probe 电声探子
telephonophobia *n*. 电话恐怖
telephoto (简作 tpo) *n*. 传真照片
telephotography *n*. 远距摄影[术]
teleprinter (简作 tpr) *n*., *a*. 传真电报[的]
teleprocessing (简作 TP) *n*. 电传处理
telequipment *n*. 遥控装置
teleradiogram *n*. 远距 X 线照片
teleradiography; teleroentgenography *n*. 远距 X 线照相术
teleradiology *n*. 遥控放射学,电视放射学,远程放射学
teleradioscopy *n*. 远距 X 线透视检查
teleradium *n*. 远距施镭,远距镭照射 ‖ ~ apparatus 远距镭照射设备
teleran *n*. 电视雷达导航仪
telergic *a*. 远距作用的,心灵感应作用的
telergone *n*. 信息激素
telergy *n*. ①自动[症] ②远距作用 ③心灵感应作用
teleroentgen *n*. X 线电视 ‖ ~ diagnosis X 线电视诊断 / ~ method X 线电视检查方法 / ~ system X 线电视系统
teleroentgenogram *n*. 远距 X 线[照]片
teleroentgegraphy; teleradiography *n*. 远距 X 线照相术
teleroentgenotherapy *n*. 远距 X 线治疗
telescope *n*. 望远镜 *vi*., *vt*. ①[使]套入 ②[使]缩短
telescopic *a*. ①望远[镜]的 ②缩短的 ‖ ~ eye 望远镜眼,顶点眼,远视眼 / ~ ophthanlmoscopy 望远检眼镜检查[法] / ~ spectacles 望远眼镜 / ~ vision 管状视野
telescopy *n*. 内镜检查,内镜检视
Telesensory Systems Inc (简作 TSI) 遥感系统有限公司
telescreen *n*. 荧光屏
teleset *n*. 电视机
telespectroscope *n*. 远距分光镜
telestar *n*. 电星
telestereoroentgenography *n*. 远距立体 X 线照相术
telestereoscope *n*. 体视远窥镜
telestethoscope *n*. 远距听诊器
telesthesia; telepathy *n*. 思想交通,思想感应,传心
telesthetoscope [tele- + 希 aisthesis perception + skopein to examine] *n*. 远距听诊器
telestimulation *n*. 遥控刺激器
telesyphilis; parasyphilis *n*. 终期梅毒,四期梅毒(脊髓痨或麻痹性痴呆)
telesystolic *a*. 收缩末端的
teletactor *n*. 触觉助听器
teletherapy *n*. ①远距[放射]疗法 ②暗示疗法 ‖ ~, radioisotope 放射性同位素远距疗法

telethermography *n*. 遥控热[像]图检测法
telethermometer *n*. 遥测温度计
teletranscription *n*. 显像管录像
teletrast *n*. 碘番酸
teletron *n*. 显像管
teletype *n*. 电传打字电报机
teletypewriter exchange service (简作 TWX) 电传打字机交换设备
teleview *vt*. 收看,看电视 *n*. 电视像,电视节目
television *n*. ①电视,电视机 ②电视学 ‖ ~ carmera 电视摄像仪 / ~ carmera imaging 电视摄像机 / ~ chain 电视回路,电视波道,电视信道 / ~ epilepsy (简作 TV-epilepsy) 电视性癫痫 / ~ harmonisation unit 电视谐影装置 / ~ imaging system 电视成像系统 / ~ and infra-red observation satellite (简作 TIROS) 电视及红外线观察人造卫星 / ~ monitor 电视监视器 / ~ monitored fluoroscopy 电视监视透视[检查] / ~ operating center (简作 TOC) 电视中心 / ~ raster 电视光栅 / ~ recording (简作 TVR) 电视录像 / ~ scanning system 电视扫描系统 / ~ screen 电视屏 / ~ tape recorder 电视磁带录像机 / ~ tube 电视管 / ~ yoke 电视偏转系统
televisor *n*. 电视机
televox *n*. 机器人
Telex automatic teletypewriter service by Western Union 西方联盟自动电传打字电报服务,用户直通电报
teli corculum 尾节心室
telianthus *n*. 雌雄同体
Telinavir *n*. 替利那韦(抗病毒药)
teliospore *n*. 冬孢子
tell *vt*. ①讲述,告诉 ②命令 ③分辨 *vi*. 讲述 ‖ all told 总共,合计 / ~ apart 辨别,区分 / ~ ...from 把……和……区分开,以……可看出 / ~ (up) on... 影响到,对……有效 / I can ~ you 我可以肯定地说,确实 / ~ it like it is 实事求是地说 / ~ off ①责备 ②分派[工作] / ~ on ①产生不良影响 ②告发 / there is no ~ing 难以预料,不可能知道 / you can never ~, you never can ~ 难以肯定,吃不准,没把握 / you are ~ing me 我早已知道
teller *n*. ①讲话人 ②播音员 ③检票员
Tellina iridescens Benson 虹彩樱蛤(隶属于樱蛤科 Tellinidae)
Tellina timorensis Lamarck 蒂汶樱蛤(隶属于樱蛤科 Tellinidae)
Tellinidae *n*. 樱蛤科(隶属于帘蛤目 Venerodida)
telling *a*. ①有效的 ②生动的
tellly *ad*. ①有效地 ②生动地 *n*. 电视[机]
telltale *a*. 暴露详情的,说明问题的 *n*. ①告密者 ②液面显示器
tellurate *n*. 碲酸盐
Telluria *n*. 地神菌属 ‖ ~ chitinolytica Bowman et al. 解几丁质地神菌 / ~ mixtra Bowman et al. 混合地神菌属
telluric *a*. 碲[化]的
telluride; telluret *n*. 碲化物
tellurism [拉 tellus earth] *n*. 水土致病,地气致病
tellurite *n*. 亚碲酸盐 ‖ ~ polymyxin egg yolk (简作 TEPY) 亚碲酸多黏菌素卵黄
tellurium [拉 tellus earth] (缩 Tc) *n*. 碲 (52 号元素) ‖ ~ dioxide 二氧化碲 / ~ hexafuoride 六氟化碲 / ~ oxide 氧化碲
tellurous *a*. 亚碲的
Tellyesniczky's fluid [Kalmar 匈解剖学家 1868—1932] 捷列斯尼奖基氏液(由重铬酸钾、水、冰醋酸组成的固定液)
Telmesteiene *n*. 替美司坦(黏液溶解药)
telo- [希 telos end 末] [构词成分] 末,终,端
telobiosis *n*. 对端并生[胚胎]
teloblast *n*. 端细胞
teloblastia *a*. 端细胞的 ‖ ~ ectoderm 端细胞外胚层 / ~ mesoderm 端细胞中胚层
telocentric *a*. 具端着丝粒的,近端着丝粒的(指染色体) ‖ ~ chromosone 端着丝粒染色体
telochromomere *n*. 具端着丝粒染色体
telocinesia; telocinesis; telophase *n*. 末期,终期 (有丝分裂第四期)
telocoele *n*. 端脑腔
telodendria (单 telodendron) *n*. 终树突
telodendrion (复 telodendria); **telodendron** *n*. 终树突
telodendron *n*. 终树突
telofemur *n*. 端股节
telogen *n*. 毛发生长终期
teloglia *n*. 终末胶质细胞,神经鞘细胞
telognosis [teleo telephonic dia gnosis] *n*. 远距诊断,电讯诊断
telokinesis [telo- + 希 kinesis motion] *n*. ①末期,终期 (有丝分裂第四期) ②末期动态
telolecithal *a*. 端黄的 (卵黄偏于一端) ‖ ~ egg 端黄卵
telolemma [telo- + 希 lemma rind] *n*. 终[板]膜 (运动神经终板的被膜)
telolysosome *n*. 终末溶酶体酶
telomerase *n*. 端粒酶,端粒末端转移酶
telomere *n*. 端粒 (染色体)
telomitic *a*. 末端着丝的
telomycin *n*. 远霉素
telophase *n*. 末期,终期 (有丝分裂第四期) ‖ ~, meiosia 减数分裂末期 / ~, mitosis 有丝分裂末期
telophragma [telo- + 希 phragmos a fencing in]; **Krauses membrane** Z 盘,克劳泽氏膜 (横纹肌间线)
telopodite *n*. 端肢节(昆虫)
telopsia *n*. 视物显远症
Telorchis *n*. 端睾[吸虫]属
teloreceptor; teleceptor *n*. 距离感受器
teloreduplication *n*. 末期复制
Telorhynchus *n*. 远吻[吸虫]属
telorism *n*. [器官]距离过远
Teloschistaceae *n*. 黄枝衣科(一种地衣科)
Telosporea *n*. 晚孢子虫纲
Telosporidia *n*. 端孢子虫亚纲
telosynapsis *n*. 衔接联会 (染色体)
telosyndesis *n*. 衔接联会 (染色体)
telotarsus *n*. 端跗节
telotaxis *n*. 趋激性(昆虫等)
telotism *n*. ①机能完整 ②阴茎勃起
telostar *n*. 通信卫星
telotarsus *n*. 端跗节
telotrachal *n*. 端毛轮形的
Telotrochidium 晚蹄虫属
Telotrochidium henneguyi 圆筒晚蹄虫
Teloxantrone *n*. 替洛蒽醌(抗肿瘤药)
Teloysosome *n*. 终末溶酶体
Telphusa Sp [拉;动药] 石蟹
Telsimia nigra Weise 裂胸寡节瓢虫(隶属于瓢虫科 Epilachninae)
telson *n*. ①尾节 (昆虫) ②毒刺(蝎类)
Teludipine *n*. 替鲁地平(抗高血压药)
telum *n*. ①茅突 ②尾节
TEM total energy management 总能量处理/Trace Element Reports 微量元素报告(美国地质调查局)/transmitting electron microscope 透射电镜/transmission electron microscope 透射电子显微镜/triethylene melamine 三乙烯蜜胺,替姆,癌宁
Tamafloxacin *n*. 替马沙星(抗菌药)
temaril; trimeprazine *n*. 三甲泼拉嗪 (安定剂,原名异丁嗪),酒石酸异丁嗪
Temarotene *n*. 替马罗汀(皮肤科用药)
Tematropium Metilsulfate 甲硫托铵(抗胆碱药)
Temazepam *n*. 替马西泮,羟基安定(弱安定药)
Tambe virus 坦比病毒
Tambusu flavirus 坦布苏黄病毒
Tambusu virus 坦布苏病毒
TEMED tetramethyl-ehtylenediamine 四甲基乙二胺
Temefos *n*. 替美福司,硫甲双磷(有机磷杀虫药)
Temelastine *n*. 替美司汀(抗组胺药)
temerity *n*. 卤莽,亲率
Temin's enzyme 泰明氏酶(反转录酶)
Temnaspis nankinea Pic. 白蜡梢距甲(隶属于负泥虫科 Crioceridae)
Temnopleuridae 刻肋海胆科(隶属于拱齿目 Camarodonta)
Temnopleurus reevesii Gray. 萬氏刻肋海胆(隶属于刻肋海胆科 temnopleuridae)
Temnopleurus toreumaticus Leske. 细雕刻肋海胆(隶属于刻肋海胆科 temnopleuridae)
Temnotrema sculptum A. Agassiz. 刻孔海胆(隶属于刻肋海胆科 temnopleuridae)
Temocapril *n*. 替莫普利(抗高血压药)
Temocilin *n*. 替莫西林(抗生素类药)
Temodox *n*. 替莫多司,羟乙喹酯(兽用生长促进药)
Temoporfin *n*. 替莫泊芬(光增敏药)
Temoridae *n*. 宽水蚤科(隶属于哲水蚤目 Calanoidae)
Temovate; clobetasol propionate *n*. 丙酸氯倍他索(商品名)
Temozolomide *n*. 替莫唑胺(抗肿瘤药)
temp. dext. (tempori dextro) 在右颞部
temper *vt*., *vi*. ①回火,淬硬 ②锻炼 ③[使]软化 *n*. ①心情,脾气 ②[钢等的]韧度 ‖ be in good ~ 脾气好 / fly into a ~ 发脾气 / keep one's ~ 忍住性子,不使脾气发作 / lose ~ 发脾气 / out of ~ [with sb] [对]生气 / ~ spring 弹簧回火 / ~ tantrum

脾气暴发
temperament［拉 temperamentum mixture］*n*. 气质,禀赋 ‖ ～,atrabilious;melancholic ～ 忧郁质/～,bilious 胆汁质/～,choleric;bilious ～ 胆汁质/～,lymphatic 淋巴质,黏液质/～,melancholic 忧郁质/～,nervous 神经质/～,phlegmatic;lymphatic ～ 黏液质,淋巴质/～,sanguineous;sanguine ～ 多血质
temperamental *a*. ①气质的 ②性情的 ③易激动的
temperance［拉 temperantia moderation］*n*. ①节制(饮食等) ②节欲 ③戒酒
temperans(复 temperantia)［拉］*n*. 镇静剂
temperantia;sedatives *n*. 镇静剂
temperate［拉 temperare to be moderate］*a*. 有节制的,适中的 ‖ ～ infection 温和感染/～ bacteriophages;phage 温和嗜菌体,非烈性嗜菌体
temperature［拉 temperatura］(简作 T) *n*. 温度 ‖ ～,absolute 简作 T^0I 绝对温度/～,air(简作 TA)气温/～,average 平均温度/～,auxillary(简作 TA)腋窝温度/～,body 体温/～,body,basal 基础体温/～,Celsius(简作 T)摄氏温度/～ coefficient(简作 TC)温度系数/～,controlling 控制温度/～,critical(简作 Tc)临界温度/～,effective 有效温度,实感温度/～,equivalent 等价温度/～,equivalent effective 等价有效温度/～,evening 晚间温度/～,Fahrenheit 华氏温度/～ inversion 气温逆增/～ jump 温度跃迁/～,inverse 体温颠倒(晨间体温高于晚间体温)/～,Kelvin(简作 T)开尔文度,绝对温度/～,maximaum 最高温度/～,maximum average 最高平均温度/～,mean(简作 Tm)平均温度/～ mehtod of contraception 温度避孕法/～ measuring equipment(简作 TME)测温装置/～,minimum 最低温度/～,minimum absolute 最低绝对温度/～,mouth 口腔温度/～,normal 正常体温/～,observed(简作 To)测定温度/～,optimum 最适温度/～,ordinary(简作 T)①室温 ②常温/～ profile recorder(简作 TPR)温度轮廓线记录仪/～ programming(简作 TP)程序升温/～ pulse and respiration(简作 TPR)体温,脉搏,呼吸/～ quenching 温度淬熄/～ range(简作 TR)温度范围/～,rectal 直肠温度/～,remittent 弛张温度/～,room 室温/～,saturation 饱和温度/～ sensitive mutant 温度敏感突变体/～,skin 皮肤温度/～,solidification 凝固温度/～,standard 标准温度/～,subnormal 正常下温度/～,swinging 波浪式温度/～ switch(简作 TS)温度开关
temperature coefficient 温度系数
temperature-controlling *a*. 控制温度的
temperature response variety 感温性品种
temperature-sensitive(简作 TS) *a*. 热敏的
temperature sensitive mutant 温度敏感突变型
temperature sensitive period 温度敏感期
temperature-sensitive resistor(简作 TSR)温度敏感电阻器
temperature taken per rectum 肛门量体温
tempered *a*. 调和的,温和的,适中的 ‖ ～ water(简作 TW)软化水
tempering *n*. 回火,淬硬
tempest *n*. 暴风雨
tempestuous *a*. 暴风雨般的
template;templet *n*. 模板,样板 ‖ ～ action 模板作用/～ DNA 模板 DNA/～ RNA;messager ～ 模板 RNA(信使 RNA)/～ strand 模板股,模板链/～,surgical 手术模板
temple［拉 tempula］*n*. ①颞部 ②后类(昆虫)‖ 庙,寺
templet *n*. 型板,模板
templum *n*. 后类(昆虫)
tempo-［拉 tempus time］［构词成分］①时间 ②速度,(下棋时的)一步 ‖ ～ of evoluiton 进化速率,进化节律
tempolabile［拉 tempus time + labilis unstable］*a*. 缓变的(随时间而变化的)
tempora(**tempus**)［单］;**temples** *n*. 颞部
temporal［拉 temporalis］(简作 T) *a*. ①颞的 ②暂时的 *n*. 临时工 ‖ ～ acuity 时间视敏度/～ adaptation 时间适应/～ angle 外眦［角］/～ arteritis 外眦动脉炎/～ artery 外眦动脉/～ boder 颞缘/～ bone 颞骨/～ bone facture 颞骨骨折/～ coding 时间编码/～ contrast sensitivity 时间对比敏感度/～ crescent 颞侧弧形斑,颞侧半月/～ crest 颞嵴/～ diplopia 颞侧复视/～ field 颞侧视野/～ fode 颞褶/～ fossa 颞窝/～ fusion 暂时融合/～ gene 时间基因/～ hemianopia 颞侧偏盲/～ information 时间信息/～ integration 时间合成［法］(数字减影血管造影方法之一)/～ isolation 时间隔离(季节隔离)/～ lobe 颞叶/～ lobe epilepsy(简作 TLE)颞叶癫痫/～ modulation transfer fuction 时间调制传递函数/～ muscle 颞肌/～ optic atrophy 颞侧视神经萎缩/～ peak intensity 时间峰值声强/～ pole 颞极/～ process 颞突/～ resolution 时间分辨力/～ retina 颞侧视网膜/～ subtraction 时间减影［法］/～ surface 颞面/～ summation 时间总和/～ voltage waveform 时间电压波形/～ callus 暂时骨痂/～ drainage catheter 暂时性引流导管/～ nephrostomy 暂时性肾造口术
temporal,occipital,and parietal lobes(简作 TOP)颞叶,枕叶及顶叶(脑)
temporalis［拉］;**musculus temporalis** *n*. 颞肌
temporarily *ad*. 颞部地,暂时地
temporariness *n*. 颞部,暂时
temporary［拉 temporarius lasting but for a time］(简作 T) *n*. 颞部的,暂时的 ‖ ～ A-V block 暂时性房室传导阻滞/～ appointment allowance 临时预约供应(指营养,遇到某种疾病时医师采取的手段之一)/～ blingness 一过性盲/～ partial disability(简作 TPD)暂时性部分性劳动能力丧失/～ tarsorrhaphy 暂时性睑缘缝合术/～ threshold shifte$_2$(简作 TTS_2)(噪声暴露后)二分钟暂时性阈移/～ threshold drift(简作 TTD)临时阈偏差/～ total disability(简作 TTD)暂时性完全劳动能力丧失
tempore-mandibular joint 简作 TMJ 颞颌关节
temporization *n*. 期待疗法
temporize *vt*. ①迎合潮流 ②妥协
temporo-［拉 tempora temples］［构词成分］颞,颞骨
temporo-auricular *a*. 颞耳［部］的
temporocentral *a*. 颞中央束的
temporofacial *a*. 颞面的
temporofrontal *a*. 颞小脑束的
temporogram *n*. 颞骨造影［照］片
temporography *n*. 颞骨造影［术］
temporohyoid *a*. 颞舌骨的
temporomalar *a*. 颞颧的
temporomandibular *a*. 颞下颌的 ‖ ～ joint 颞下颌关节/～ joint sydrome 颞下颌关节综合征
temporomaxillary *a*. 颞上颌的
temoro-occipital *a*. 颞枕的
temporoparietal *a*. 颞顶的
temporopontile *a*. 颞叶脑桥的
temporospatial *a*. 时间与空间的,时空的
temporosphenoid;temporosphenoidal *a*. 颞碟的
temporozygomatic *a*. 颞颧的
tempostabile *a*. 不缓变的(不随时间而变化的)
temp. sinist;tempori sinistro［拉］在左颞部
tempt *vt*. ①引诱 ②吸引 ③冒……的风险
temptation *n*. 引诱,诱惑
tempting *a*. 吸引人的,使发生兴趣的
temptingly *ad*. 吸引人地,使发生兴趣地
tempus utile［法］利用时(用电刺激神经纤维的有效时间)
tempus(复 **tempora**)［拉］颞部
TEMS total electromechanical systole 总电机械收缩期,心电图 Q 波至第二心音主动脉瓣成分之间的时距
temulence［拉 **temulentia**］;**drunkenness** *n*. ①醉酒,酒醉 ②中毒
temulentia;temulence *n*. 醉酒,酒醉
temuline *n*. 毒麦灵,毒麦碱
TEMUR tetramethyl-urea 四甲基脲
Temurtide *n*. 替莫肽(免疫调节药)
ten *num*. 十 ‖ ～s of thousands 好几万/～ times ①十倍 ②……得多/～ to one 十之八九,很可能
Ten a 10-milligram amphetamine tablet 10 毫克的苯丙胺片
TEN total excretory nitrogen 总排泄氮/toxic epidermal necrolysis 中毒性上皮坏死溶解
TENa total exchangeable sodium 总的可交换钠
tenable *a*. ①可以进行的 ②［主张等］站得住脚的 ③可保持［一段时间］的
Tenac tenaculum 持钩,支持体
tenacious［拉］*a*. ①坚韧的 ②黏的 ③紧握的 ④坚持的 ⑤［记忆力等］强的
tenaciously *ad*. ①坚韧地 ②黏地 ③紧握地 ④坚持地 ⑤［记忆力等］强地
tenaciousness *n*. ①坚韧 ②黏 ③紧握 ④坚持
tenacity *n*. ①黏性 ②坚韧 ③强记 ‖ ～,cellular 细胞韧性
tenaculum［拉］*n*. ①持钩 ②支持体 ‖ ～,Bromfield 动脉钩/～,tendinum;rentinaculum tendinum 腱纽,腱支持带
tenalgia［希 tenon tendon + -algia］;**tenodynia** *n*. 腱痛 ‖ ～ crepitans;tenosynovitis crepitans 咿轧音腱痛,咿轧音腱鞘炎
Tenamfetamine *n*. 替苯丙胺(中枢兴奋药)
tenant(**tenent**)**hair** 黏毛

tenascin *n*. 韧黏素
Tenckhoff catheter [H. tenckhoff] 坦克霍夫导管（腹膜透析用）
tencometer *n*. 眼压计
T-end *n*. T末端
tend *vt*. 照管,护理 *vi*. ①[on]服侍 ②[to]注意 ‖ ~ with legal care（简作TLC）予法律监护
Tendamistat *n*. 淀粉酶抑肽(酶抑制药)
tendance *n*. 趋势,倾向[性],趋向
tendency *n*. 趋向,趋势 ‖ ~, central 集中趋势
tender [拉 tener soft, delicate] *a*. ①柔嫩的 ②触痛的 ③敏感的 *n*. ①提供 ②偿付 ③看管人 ④补给船 *vt*. 提出,提供 ‖ ~ plant 不耐寒植物
tenderfoot *n*. ①新来者 ②娇生惯养者
tenderly *ad*. ①柔嫩地 ②触痛地 ③敏感地
tenderness *n*. 触痛 ‖ ~, pencil 铅笔头触痛 / ~, rebound 反跳触痛
tenderloin *n*. 软肉,(牛,猪等)腰部的嫩肉
tendines（单 tendo）[拉] *n*. 腱
tendinitis; **tenositis** *n*. 腱炎 ‖ ~, achillea 跟腱炎 / ~, calcific 钙化性腱炎 / ~, ossificans traumatica 外伤骨化性腱炎 / ~, stenosans; stenosing ~ 狭窄性腱鞘炎
tendinoplastic *a*. 腱成形的
tendinoplasty [拉 tendo tendon + 希 plassein to mold] *n*. 腱成形术
tendinosus [拉] 腱的,腱性的
tendinosuture *n*. 腱缝术
tendinotrochanteric *a*. 腱转子的
tendinous [拉 tendinosus] *a*. 腱的,腱性的 ‖ ~ arch of levator 肛提肌腱弓 / ~ arch of pelvic fascia 盆筋膜腱弓 / ~ intersection 腱划 / ~ ring 腱环,总腱环(眼)
tendo- [拉][构词成分] *n*. 腱
tendo（复 tendines）[拉]; **tendon** *n*. 腱 ‖ ~ Achillis; ~ calcaneus; Achilles tendon 跟腱 / ~ Alcis [拉;动药] 驼鹿筋 / ~ Bovis Seu Bubali [拉;动药] 牛筋 / ~ calcaneus (Achillis) 跟腱 / ~ cordiformis; centrum tendineum 中心腱(膈) / ~ crico-oesophageus 环食管腱 / ~ Et Pervi Albirostris [拉;动药] 白唇鹿筋 / ~ oculi; ~ palpebrarum; madia palpebral ligament 睑内侧韧带 / ~ Rangifer [拉;动药] 驯鹿筋
tendogram *n*. 腱震图
tendolysis *n*. 腱黏连松解术
tendomucoid; **tendomucin** *n*. 腱黏蛋白
tendon [拉 tendo; 希 tenon] *n*. 腱 ‖ ~, Achillis; tendo Achillis 跟腱 / ~ advencement 腱徙前术 / ~, back 跟后腱(四足类胫骨后面的腱) / ~, central 中心腱(膈) / ~, common 总腱 / ~, conjoined; falx (aponeurotica) inguinalis 联合腱,复股沟镰 / ~, Cooper's 库柏氏腱(腹横肌腱膜月形部) / ~s, coronary 冠状腱(心动脉口的周围) / ~, diaphragm, cordiform 膈中心腱 / ~ fixation 腱固定术 / ~ grafting 腱移植术 / ~, hamstring 腘腱 / ~, heel; Achilles ~ 跟腱 / ~, kangaroo 袋鼠腱 / ~, longissimus 最长肌腱 / ~ longthening 腱延长术 / ~, muscle 肌腱 / ~, of oesophagus 食道肌腱 / ~, patellar; patellar ligament 髌韧带 / ~, pulled 腱撕裂 / ~ reflex 腱反射 / ~, rider'骑士腱病 / ~ shorting 肌腱缩短术 / ~, slipped 滑动腱[病] / ~, superior 上腱(总腱环上部) / ~ of superior oblique 上斜肌肌腱 / ~ suture 腱缝合术 / ~ of tensor tympani 鼓膜张肌肌腱 / ~ of tensor-veli palatini 腭帆张肌腱 / ~ transplantation 腱移植术 / ~, trefoil; cordiform ~ 膈中心腱 / ~ tucker 腱折叠器,腱缩短器 / ~ tucking 腱折叠术 / ~ of Zinn; zonule of Zinn; zonula ciliaris 秦氏腱,睫状小带,晶状体悬器 / ~ cell 腱细胞 / ~ organ 腱器 / ~ spindle 腱梭
tendon-fixation *n*. 腱固定术
tendonitis *n*. 肌腱炎
tendon-lengthening *n*. 腱增长术
tendoplasty *n*. 腱成形术
tendoplication; **tendon-tucking** *n*. 腱折叠术
tenorrhaphy *n*. 腱缝合术
tendosynovitis; **tenosynovitis** *n*. 腱鞘炎
tendotome; **tenotome** *n*. 腱刀
tendotomy; **tenotomy** *n*. 腱切断术
tendotransplantatio periostealis 骨膜内腱移植术
tendovaginal [拉 tendo tendon + vagina sheath] *a*. 腱鞘的
tendovaginitis; **tenovaginitis**; **peritendinitis**; **vaginal synovitis** *n*. 腱鞘炎 ‖ ~ crepitans 咿轧音腱鞘炎 / ~ granulosa 肉牙性腱鞘炎
tendoreceptor *n*. 腱感受器
tendril *n*. (植)卷须
Tendrilleaf fritillary [植药] 川贝母
tenebrific vertigo 暗点性眩晕
Tenebrio *n*. 拟步行虫属,面粉甲虫属 ‖ ~ molitor 大黄粉虫(缩小膜壳绦虫的中间宿主)
tenebrimycin; **tobramycin** *n*. 暗霉素(妥布霉素)
tenectomy [希 tenon tendon + ektome excision] *n*. 腱切除术
tenement *n*. 地产,一套房间
tenemycin *n*. 暗霉素(妥布霉素)
tenent *a*. 抱握的
Tenericutes *n*. 软皮菌属类
tenesmic *a*. 里急后重的,下坠的
tenesmus [拉;希 teinesmos] *n*. 里急后重,下坠 ‖ ~ ani; tenesmus 里急后重,下坠 / ~, rectal 里急后重 / ~, vesical 排尿里急后重
tenet *n*. 教义,信条
tenfold *a*., *ad*. 十倍[地]
teni-; **tenia-**; **taenia-** [希 taenia band][构词成分] ①绦虫 ②带
tenia; **taenia** *n*. ①绦虫 ②带 ‖ ~ nervosa; Gasserian ganglion 半月神经节,加塞氏神经节
teniacide [拉 taenia tapaworm + caedere to kill] *a*. 杀绦虫的 *n*. 杀绦虫剂
teniae coli 结肠带
teniafugal *a*. 驱绦虫的
teniafuge [拉 taenia tapeworm + fugare to expel] *n*. 驱绦虫剂
tenial *a*. ①绦虫的 ②带的
teniasis; **taeniasis** *n*. 绦虫病 ‖ ~, somatic 体绦虫病
tenicidal *a*. 杀绦虫的
tenicide; **teniacide** *a*. 杀绦虫的 *n*. 杀绦虫剂
Tenidap *n*. 替尼达普(消炎药)
teniform; **tenioid** *a*. ①绦虫状的 ②带状的
tenifugal *a*. 驱绦虫的
tenifuge; **teniafuge** *n*. 驱绦虫剂
Tenilapine *n*. 替尼拉平(抗精神病药)
Teniloxazine *n*. 替尼沙秦(抗抑郁药)
Tenilsetam *n*. 替尼西坦(脑代谢改善药)
tenioid *a*. 绦虫状的,带状的
teniola [taeniola ribbon]; **taeniola cinerea** *n*. 小带,灰质小带 ‖ ~ cinerea 灰质小带
teniotoxin *n*. 绦虫毒素
Teniposide *n*. 替尼泊甙,鬼臼噻吩甙,表鬼臼毒噻吩糖甙(抗肿瘤药)
tennecetin *n*. 田纳西菌素
Tennesee antigen（简作 TA）田纳西抗原
tennis *n*. 网球 ‖ ~ elbow 网球肘
teneysine *n*. 脑蛋白碱
teno-; **tenonto-**; **tendo-** [拉 tenon, tenontos tendon 腱] 腱
tenoate *n*. 噻羧酸盐（根据1998年CADN的规定,在盐或酯与加合物之命名中,使用此项名称）
Tenocyclidine *n*. 替诺环定(致精神失常药)
Tenodea Sinensis; **Tenodera sinensis Saussure** [拉;动药] 大刀螂
tenodesis; **tendon-fixation** *n*. 腱固定术
tenodynia [teno- + 希 odyne pain] *n*. 腱痛
tenofibril; **tonofibril** *n*. 张力原纤维
tenofilament *n*. 张力原丝
tenogram *n*. 腱鞘造影[照]片
tenography *n*. 腱鞘造影[术]
tenomyplasty; **tenontomyoplasty**; **myotenontoplasty**; **myotenoplasty** *n*. 腱肌成形术
tenomyotomy *n*. [部分]腱肌切除术
Tenon's capsule [Jacques Rene 法外科医师 1724—1816]; **fascia bulbi** 特农氏囊,眼球筋膜,眼球囊 ‖ ~ space 特农氏间隙（眼球筋膜隙）
Tenon's fascia 特农氏膜,眼球筋膜
tenonectomy *n*. 腱部分切除术,腱缩短术
tenonitis *n*. ①腱炎 ②眼球囊炎
Tenonitrozole *n*. 替诺尼唑(抗感染药)
tenonometer [希 teinein to stretch + metron measure] *n*. 眼压计
tenonostosis; **tenostosis** *n*. 腱骨化
tenonotomy *n*. 腱切断术
tenontagra *n*. 腱痛风
tenontitis *n*. 腱炎 ‖ ~ prolifera calcarea 钙化性腱炎
tenonto-; **teno-** 腱
tenontodynia [tenonto- + 希 odyne pain] *n*. 腱痛
tenontography *n*. 腱论
tenontolemmitis; **tenosynovitis** *n*. 腱鞘炎
tenontology *n*. 腱学
tenontomyoplasty; **tenomyoplasty** *n*. 腱肌成形术
tenontomyotomy; **tenomyotomy** *n*. [部分]腱肌切除术

tenontophyma *n*. 腱瘤
tenontophyton; **tenophyte** *n*. 腱赘
tenontoplastic *a*. 腱成形的
tenoplasty *n*. 腱成形术
tenontothecitis [tenonto- + 希 theke sheath + -itis] *n*. 腱鞘炎 ‖ ~ prolifera calcarea 钙化性腱鞘炎 / ~ stenosana 狭窄性腱鞘炎
tenontotomy; **tenotomy** *n*. 腱切断术
tenophyte [teno- + 希 phyton growth] *n*. 腱赘
tenoplastic *a*. 腱成形的
tenoplasty *n*. 腱成形术
tenor *n*. ①男高音 ②一般趋向 ③进程 ④要旨,大意
tenoreceptor *n*. 腱感受器
tenorrhaphy [teno- + 希 rhaphe suture]; **tendinosuture**; **tenodorrhaphy**; **tenosutrue** *n*. 腱缝术
Tenosal *n*. 替诺柳(消炎镇痛药)
tenositis *n*. 腱炎
Tenosiprol *n*. 替诺脯(消炎镇痛药)
tenostosis; **tenonostosis** *n*. 腱骨化
tenosuture; **tenorrhaphy** *n*. 腱缝术
tenosynitis; **tendovaginitis** *n*. 腱鞘炎
tenosynovectomy *n*. 腱鞘切除术
tenosynovitis *n*. 腱鞘炎 ‖ ~ acuta purulenta 急性化脓性腱鞘炎 / ~, adhesive 黏着性腱鞘炎 / ~ crepitans 咿轧音腱鞘炎 / ~, gonococcic; gonorrheal ~ 淋病性腱鞘炎 / ~ granulosa 肉芽性腱鞘炎 / ~ hypertrophica 肥厚性腱鞘炎 / ~ serosa chronica 慢性浆液性腱鞘炎 / ~ stenosans 狭窄性腱鞘炎 / ~, tuberculous 结核性腱鞘炎 / ~, villous 绒毛状[结核性]腱鞘炎
Tento Tigris [拉;动药] 虎筋
tenotome *n*. 腱刀
tenotomize *vt*. 腱切断
tenotomy; **tenontotomy**; **tendotomy**; **tenontomy** *n*. 腱切断术 ‖ ~, curb 眼肌后徙术(治斜视的一种手术) / ~ extraocular muscle 眼外肌肌腱切断术 / ~, graduated; incomplete ~ 部分腱切断术 / ~, tarsal 跗件腱切断术(马)
Tenoxicam *n*. 替诺昔康(消炎镇痛药)
tenovaginitis *n*. 腱鞘炎
TENS transcutaneous electrical nerve stimulation 经皮电神经刺激
tens str tensil strength 抗拉强度
Tensaw bunyavirus 坦索木本杨病毒
Tensaw virus 坦索木病毒
tense *a*. 紧张的,拉紧的 *n*. (语法的)时态 *vt*., *vi*. [使]紧张,[使]拉紧
tensely *ad*. 紧张地,拉紧地
tenseness *n*. 紧张,拉紧
tensible *a*. 能拉长的,能伸展的
tensile *a*. 张力的,可伸展的 ‖ ~ strength (简作 TS) 抗张强度
tensilon; **edrophonium chloride** *n*. 滕衰隆,依酚氯铵,氯化乙基-3-羟苯基二甲铵(一种抗箭毒剂)
-tensin [拉][构词成分] 升压物,紧张素
tensio- [拉][构词成分] 张力,紧张
tensio-active *a*. 表面张力活性的
tensio intraocularis [拉] 眼压,眼内压
tensiometer *n*. 表面张力计
tension [拉 tensio; 希 tonos] (简作 T) *n*. ①张力 ②紧张 ‖ ~, alveolar surface 肺泡表面张力 / ~, arterial 动脉张力, 动脉压 / ~, blood gas 血气张力 / ~, carbon dioxide; CO_2 ~ 二氧化碳张力 / ~ cavity 张力性空洞 / ~ cyst 张力性囊肿 / ~, electric 电压 / ~, electrolytic 电解压 / ~, of eyeball; intraocular ~ 眼压, 眼球内压 / ~, gaseous 气体张力, 气[体]压 / ~, high 高张力, 高压 / ~, interfacial 界面张力 / ~, intra-ocular (简作 T) 眼球内压, 眼压 / ~, intravenous 静脉张力, 静脉压 / ~, low 低张力, 低压 / ~, maximum allowable tissure 组织最大允许张力 / ~, muscular 肌紧张, 肌张力 / ~, normal 正常张力, 正常压 / ~, nuclear surface 核表面张力 / ~, oxygen 氧张力 / ~, passive 被动张力 / ~ period (简作 TP) 张力期 / ~, premenstrual 经前期紧张 / ~, pulse 脉搏紧张 / ~ pneumomediastinum 张力性纵隔气肿 / ~ pneumopericardium 张力性心包积气 / ~ pneumothorax 张力性气胸 / ~, rest 静息张力 / ~, solution 溶解张力, 溶解压 / ~, surface 表面张力 / ~, tissue 组织张力 / ~, transcutaneous oxygen 经皮氧张力测定法 / ~, vapor 蒸汽张力
tension-type headache (简作 TTH) 紧张型头痛
tension-time index (简作 TTI) 张力—时间指数
tensiophone [拉 tensio tension + 希 phone][sound] *n*. 听触血压计
tensity *n*. 紧张度
tensive *a*. 紧张的
tenso-friction 紧张摩擦
tensometer *n*. 张力计,张力测量仪
tensoplast *n*. 弹性胶布
tensor [拉 stretcher or puller] *n*. 张肌 ‖ ~, choroidae; choroidae muscle ~ 脉络膜张肌 / ~, fasciarelatae 阔筋膜张肌 / ~, palati; ~ veli palatini (简作 TVL) 腭帆张肌 / ~, tarsi; tarsi muscle ~ 睑板张肌 / ~, trochleae; trochleae muscle 睑板张肌 / ~, tympani (简作 TT) 鼓室张肌
tensure *n*. 紧张
tent [拉 tenta; 法 tendere to stretch] *n*. ①塞条 ②帷幕 ③帐蓬 *vt*. ①将塞条嵌进[伤口] ②宿营 ‖ ~, bed ①床帷 ②行军床 / ~, laminaria; sea-tangle ~ 昆布塞条 / ~, oxygen 氧幕 / ~, sponge 海绵塞条(扩张宫颈管用) / ~, steam 蒸汽帷 / ~, tangle 昆布塞条 / ~, tupelo unclear
tentacle *n*. 触角, 触须(动物)
tentacular; **tentaculate** *a*. 有触角的, 有触须的
tentaculiform *a*. 触手状的
tentaculum; **tentacle** *n*. 触角, 触须 ‖ ~ lavale 幼虫触角 / ~ peristomiae 口喙
tentation *n*. ①假设 ②试验 ③尝试
tentative *a*. ①暂定的, 假定的 ②假定的 ‖ ~ clinical diagnosis 初步临床诊断 / ~ incision 试切开
tenth *num*. ①第十 ②十分之一[的]
tenthly *ad*. 第十 ‖ nine ~s 十之八九, 几乎全部
tenthmeter; **angstrom** *n*. 埃 (波长单位; 10^{-10}米)
tenth-value layer (简作 TVL) 十倍衰减层
tentiginous *a*. 色情狂的
tentigo [拉] *n*. 色情狂 ‖ ~, prava; lupus 狼疮 / ~, venerea; nymphomania 慕男狂
tentiform; **tenting** *a*. 幕状的
tenting effect 帐篷效应(性反应周期中子宫升高, 阴道扩张)
tent-like *a*. 幕状的
tentoria (单 tentorium) *n*. 幕
tentorial *a*. 幕的 ‖ ~ arm 幕骨臂 / ~ herniation 天幕疝
tentorium (复 tentoria) [拉 tent] *n*. 幕 ‖ ~ cerebelli 小脑幕 / ~ of hypophysis; diaphragma sellae 鞍膈
tentum; **penis** *n*. 阴茎
Tenuate; **diethyloproiont hydrochloride** *n*. 盐酸二乙胺苯丙酮, 盐酸安非拉酮(商品名)
tenuate [拉 tenuare to make thin] *vi*. ①变薄 ②减弱
tenuazonic acid 细交链孢菌酮酸
Tenuialidae *n*. 细翼[甲]螨科
Tenuipalpiodae *n*. 细须螨科
Tenuipalpoides 拟细须螨科 ‖ ~ dorchaeta 棘拟细须螨
Tenuipalpus *n*. 细须螨属 ‖ ~ argus 尖细须螨 / ~ baeri 比[尔]氏细须螨 / ~ caudatus 尾细须螨/ ~ cheladzeaae 杰[拉兹]氏细须螨 / ~ dubinini 杜[比宁]氏细须螨 / ~ kobachidzel 柯[巴奇德兹]氏细须螨 / ~ pacificus 太平洋细须螨 / ~ rodionovl 洛[迪奥诺夫]氏细须螨 / ~ rosae 蔷薇细须螨
tenuis [拉] *a*. 细薄的, 纤弱的 ‖ ~ mater; pia mater 软膜
tenuity [拉 tenuitas thinness] *n*. ①细, 薄, 稀薄 ②[智力等]贫乏
tenulin *n*. 细叶土木香苦素(嚏剂)
tenuous [拉 tenuis thin] *a*. 细薄的, 纤细的
tenure *n*. ①占有权 ②任期 ③占有
Tenylidone *n*. 替尼酮(保肝药)
teoclate *n*. 茶氯酸盐 (根据 1998 年 CADN 的规定, 在盐或酯与加合物之命名中, 使用此项名称; 用此者比"theoclate"略多)
Teopranitol *n*. 替丙尼醇(抗心绞痛药)
Teoprolol *n*. 替丙洛尔(β-受体阻滞药)
TEOS tetraehtyl orthosilicate 四乙基硅酸盐, 原硅酸四乙酯
teosinte *n*. 玉米草(类蜀黍属)
TEP tetrathyl pyrophosphate 焦磷酸四乙酯/thrombo-endophlebectomy 血栓—静脉内膜切除术/triethyl phosphate 磷酸三乙酯
TEPA triethylene phosphoramide 三乙烯磷酰胺, 替派 (抗肿瘤药)
-tepa [构词成分] -替哌 (根据 1998 年 CADN 的规定使用此项名称, 主要系指抗肿瘤剂塞替派 <Thiotepa> 类的药名, 如阿扎替派 <Azatepa>, 嘌嘧替派 <Pumitepa> 等)
Tepanil; **diethylpropion hydrochloride** *n*. 盐酸二乙胺苯丙酮, 盐酸氨非拉酮(商品名)
TEPDE transesophageal pulsed Doppler echocardiography 经食管脉冲式多普勒超声心动描记器
TEPDU E-5-trifluoropropenyl-2'-deoxyuridine E-5—三氟丙烯基—2'脱氧尿苷
TEPP tetrathyl pyrophosphate 焦磷酸四乙酯
tepefy *vt*., *vi*. ①[使]微温 ②[使]变温热

tepefaction *n*. ①微温 ②温热
tephigram *n*. 熵温图
Tephrinectes sinensis Lace pe de 华鲆(隶属于牙鲆科 Bothidae)
tephromalacia［希 tephros ash-colored ＋ malakia softening］*n*. 灰质软化(脑或脊髓)
tephromyelitis［希 tephros ashcolored ＋ myelos marrow ＋ -itis］*n*. 脊髓灰质炎
tephrosia *n*. 灰叶草(根)‖ ～ purpurea(L.)Pers.［拉;植药］灰毛豆
tephrosin; toxicarol *n*. 灰叶［草］素
tephrosis［希 tephosis］; **incineration** *n*. ①焚化,灰化 ②火葬
tephrylometer *n*. 脑灰质测量计
tepid［拉 tepidus lukewarm］*a*. 微温的
tepidarium *n*. ①温水浴池 ②温水浴
-tepine［构词成分］－替平(根据 1998 年 CADN 的规定使用此项名称,主要系指神经系统抗精神失常剂甲替平 < Metitepine > 一类的药名,如左替平 < Zotepine > 、达莫替平 < Damotepine > 等)
tepidity *n*. 微温
tepidly *ad*. 微温地
tepidness *n*. 微温的
Tepirindole *n*. 替吡吲哚(抗精神失常药)
tepor［拉］; **gentle heat** *n*. 微温,微热
teportide *n*. 替普罗肽,壬肽抗压素(抗高血压药)
Tepopalpus *n*. 隐须螨属 ‖ ～ conicus 锥隐须螨
Tepoxalin *n*. 替泊沙林(抗银屑病药)
TEPP tetraethylpyrophosphate 四乙基焦磷酸酯(有机磷杀虫药)
Teprenone; selbex, tetraprenylacetone *n*. 替普瑞酮(抗溃疡病药)
teprosilate *n*. 茶丙磺酸盐(根据 1998 年 CADN 的规定使用,在盐或酯与加合物之命名中,使用此项名称)
Teprotide *n*. 替普罗肽(抗高血压药)
TER total fertility rate 总生育率 / transcapillary escape rate 穿出毛细血管逸出率
ter-［拉 ter thrice 三次］［构词成分］(简作 T) ①三次,三倍 ②叔(化学用语)
ter hor tertiis horis 每三小时
Ter leu teritary leucine 叔亮氨酸
ter in hebdomada (简作 tin) hebdom 每星期三次
ter in nocte (简作 tin) 每晚三次
ter quot ter quotidies 每日三次
ter sim tere simul 同时摩擦,一并研磨
tera-［希］［度量衡用语］(缩 T)(旧译垓,千京,兆兆)太拉(10^{12})
terabdella［希 teirein to bore ＋ bdella leech］; **mechanical leech** *n*. 人工蛭
teracidic *a*. 三价的
teracurie *n*. 垓居里(旧放射单位)
teraelectonvolt *n*. 兆兆电子伏
teramorphous *a*. 畸形的
teras (复 terata)［希］; **fetal monster; monstrum** *n*. 畸胎
terata (单 teras)［希］*n*. 畸胎 ‖ ～ anadidyma; anadidymus 上身联胎,双下身联胎 / ～ cata-anadidyma; anakatadidymus 中腰联胎 / ～ catadidyma; katadidymus 下身联胎,双上身联胎
teratic［希 teratikos］; **monstrous** *a*. 畸形的 ‖ ～ implantation 植入性［畸胎］畸形
teratism［希 teratisma］; **teratosis** *n*. 畸胎畸形 ‖ ～, acquired 后天性畸形 / ～, allautoido-angiopagous 尿囊血管寄生胎畸形 / ～, anacatadidymous 中腰联胎畸形 / ～, anadidymous 上身联胎畸形 / ～, atresic 闭锁畸形 / ～, ceasmic 裂开畸形 / ～, catadidymous 下身联胎畸形 / ～, ectogenic［部分］缺损性畸形,外原性畸形 / ～, ectopic 异位畸形 / ～, hypergenetic 发育过度性畸形 / ～, symphysic 联合畸形,黏着畸形 / ～ of testis 睾丸畸形
teratism［拉］; **teratosis** *n*. 畸胎畸形 ‖ ～ hermaphroditismus 两性畸形,雌雄同体［畸形］
terato-［希 teras, teratos monster 怪物］［构词成分］畸胎,畸形
teratoblastoma *n*. 畸胎样瘤
teratocarcinogenesis *n*. 畸胎瘤发生
teratocarcinoma *n*. 畸胎瘤 ‖ ～ of testis 睾丸畸胎瘤
teratogen *n*. 致畸胎药,致畸胎物
teratogenesis; teratogenia; teratogeny *n*. 畸形形成,畸形发生
teratogenetic; teratogenic *a*. 畸形形成的,致畸胎的
teratogenic *a*. 畸形形成的,致畸胎的
teratogenous *a*. 畸形性的
teratogeny; teratogenesis *n*., *v*. 畸形形成,畸形发生
teratoid *a*. 畸胎样的
Teratol Teratology *n*. 畸形学(杂志名)
teratologic *a*. 畸形学的
teratologist *n*. 畸形学家
teratology *n*. 畸形学,畸胎学(研究生物个体和个体的某些部分畸形或异常发育的一门学科)
Teratology Society (简作 Ts) 畸形学会
teratoma (复 teratomas; teratomata) *n*. 畸胎瘤(由来自内胚层、中胚层和外胚层的混合组织组成的良性肿瘤)‖ ～, autochthonum 本地发生性畸胎瘤,原地发生性畸胎瘤 / ～, bladder 膀胱畸胎瘤 / ～, congenital 先天性畸胎瘤 / ～, embryonale 胚性畸胎瘤 / ～, heterochthonous 异地发生性畸胎瘤 / ～, polypoid 息肉样畸胎瘤 / ～ of seminal vesicle 精囊畸胎瘤
teratomatous *a*. 畸胎瘤的
teratophobia *n*. 畸胎恐怖
Teratoschincus przewalskii Strauch 西域沙虎(隶属于壁虎科 Gekkoidae)
teratosis; teratism *n*.［畸胎］畸形 ‖ ～, atresic 闭锁畸形 / ～, ceasmic 裂开畸形 / ～, ectogenic［部分］缺陷性畸形,外原性畸形 / ～, ectopic 异位畸形 / ～, hypergenetic 发育过度性畸形 / ～, symphysic 联合畸形,黏着畸形
teratospermia *n*. 畸形精子［症］
teratozoospermia *n*. 畸形精子症
terazol; terconazole *n*. 特康唑 ‖ ～ blue (简作 TZB) 四唑蓝
Terazosin *n*. 特拉唑嗪(抗高血压药)
Terbequinil *n*. 特贝喹尼(苯二氮草受体激动药)
Terbinafine *n*. 特比萘酚(抗感染药)
terbium (缩 Tb) *n*. 铽(65 号元素)
Terbogrel *n*. 特波格雷(抗凝药)
Terbucromil *n*. 特丁罗米(抗过敏药)
Terbufibrol *n*. 特丁贝罗(降血脂药)
terbutaline *n*. 间羟叔丁肾上腺素,特布他林
terbutaline sulfate 硫酸特布他林,硫酸叔丁喘宁,硫酸间羟叔丁肾上腺素(β－肾上腺素能受体激动剂,用作支气管扩张药)
TERC technical Education Research Center 技术教育研究中心
terchloride; trichloride *n*. 三氯化物
tercile *n*. 百分位点
tercinin; clavacin *n*. 棒曲霉素
Terciprazine *n*. 特西哌嗪(抗精神病药)
Terconazole 特康唑(抗真菌药)
Terdecamycin *n*. 特卡霉素(抗生素类药)
tere［拉］; **rub** *vt*. 研磨(调剂用词)
terebelta *n*. 锯形产卵器
terebene *n*. 松节油萜,芸香烯
terebenthene *n*. 松节油
terebic acid 芸香酸
terebinth［拉 terebinthus］*n*. ①笃耨香 ②松油脂
terebinthina［拉］; **turpentine** *n*. 松油脂,松脂 ‖ ～ canadensis 加拿大松油脂 / ～ chia; Chian turpentine 希沃斯岛松油脂,笃耨香 / ～ communis［普通］松油脂 / ～ laricis 落叶松油脂
terebinthinate *a*. 含松油脂的,似松油脂的
terebinthine *a*. 含松油脂的,似松油脂的
terebinthinism *n*. 松节油中毒
terebinthism *n*. 松节油中毒
terebra *n*. ①钻孔器 ②产卵器(锯蜂,叶蜂)
Tereba maculata 罗纹笋螺(隶属于笋螺科 Terebridae)
Terebridae *n*. 笋螺科(隶属于狭舌目 Stenoglossa)
terebrachesis *n*. 圆韧带减短术
terebrant［拉 terebrans boring］; **terebrating** *a*. 钻刺性的(如锥痛)
terebration［拉 terebration］*n*. ①环钻术 ②锥痛
terephthalic acid (简作 TA) 对苯二酸
teres［拉］*a*., *n*. ①圆的 ② 圆肌 ‖ ～ major 大圆肌 / ～ minor 小圆肌
terete *a*. 圆柱状的,圆筒状的
teretes (单 teres)［拉］*n*. 圆肌
teretipronator; pronator teres *n*. 旋前圆肌
teretiscapularis; teres major muscle *n*. 大圆肌
Terfenadine *n*. 特非那定,定苯哌丁醇(抗组胺药)
Terferziaceae *n*. 地菇科(一种菌类)
Terfluranol *n*. 特氟兰诺(抗肿瘤药)
Terfonyl sulfamethazine, sulfadiazine, and sulfmerazine; trisulfapyrimidines *n*. 三黄嘧啶复合剂,磺胺二甲嘧啶—磺胺嘧啶—磺胺甲基嘧啶
tergal［拉 tergum back］*a*. 背的,背面的
tergite *n*. 背片(昆虫)
tergolateral［拉 tergum back ＋ latus side］; **dorsolateral** *a*. 背外侧的
tegral *n*. ①背板的 ②背面的
tergite *n*. ①背片 ②背甲(昆虫)
tergopleural *a*. 背侧的

tergorhabdites ***n***. ①腹瓣 ②腹内背板
tergosternal ***a***. 背腹板的
tergum [拉]***n***. ①背 ②背板(昆虫)
Terguride ***n***. 特麦角脲(多巴胺激动药)
teridax ***n***. 碘酚酸
Terikalant ***n***. 特立兰卡(钾通道阻滞药)
Teriparatide ***n***. 特立帕酮(诊断用药)
Terizidone ***n***. 特立齐酮(抗感染药)
ter in die [拉](缩 t.i.d.)一天三次
Teripression ***n***. 特利加压素(抗利尿药,血管扩张药)
Terlakiren ***n***. 特拉吉仑(肾素抑制药)
Terlipressin ***n***. 特利加压素
term [拉 terminus;希 terma] ***n***. ①期限 ② 足月,足孕 ③界,范围 ④名词 ⑤术语 ⑥项 [复] ①条件 ②关系 ***vt***. 把……称为 ‖ ~,胚胎学名词 / at ~ 到期终时,到期 / bring sb to ~s 迫使某人同意 / come to ~s, make ~s 达成协议 /come to ~ with 妥协 / ~ delivery 足月产 / ~ infant 足月胎儿 / in general ~ 一般地说 / in ~s of, in ~s ①用……的话 ②根据,按照 ③从……方面[说来] / in the long ~ 从长期来看 / in no uncertain ~s 明确地,毫不含糊地 / not on any ~s, on no 决不,无论如何不 / on good ~s 有联系,关系好 / on one's own ~s 根据自己的主张,根据自己的条件 / set a ~ to 给……定限期,对……加以限制 / ~,top(简作 TT) 族首词(用于等级属分关系,指明上位类词,简称"族") / think in ~ of 考虑
terma [希 terma limit];**lamina terminalis of cerebrum** ***n***. 终板(大脑)
termatic ***a***. 终板的
termen ***n***. 外缘(鳞翅目的翅)
terminad [拉 terminus limit + ad to] ***ad***. 向末端
terminable ***a***. 可终止的
terminal [拉 terminalis](简作 T) ***a***. ①终末的 ②端的 ③定期的 ④晚期的 ⑤端末的 ***n***. ①末点,终点 ②有限期性 ‖ ~ C C 末端,羟基末端 / ~ N N 末端,氨基末端 / ~ affinity [染色体]端部亲和,[染色体]末端亲和 / ~ amino group 末端氨基 / ~,annulospiral 环状螺旋端 / ~ antigenic determinant 末端抗原决定簇 / ~ alveoli 终肺泡 / ~ artery 终动脉 / ~ bar 终棒,闭锁堤 / ~ bronchioles 终末细支气管 / ~ carboxyl group 末端羧基 / ~ care 临终照料 / ~ cell 末端细胞 / ~ chiasma 末端交叉 / ~ deficiency 端部缺失 / ~ deletion 末端缺失 / ~ deoxynucleotidyl transferase 末端转脱氧核苷酰酶 / ~ deoxyribonucleic acid transferase(简作 TαT) 末端脱氧核糖核酸 α-转移酶 / ~ disc 顶盘 / ~ dribbling 尿末滴沥 / ~ drop 临终衰退(临终死亡前 1~5 年精神状态与适应能力骤然下降) / ~ enzyme(DNA) 末端转移酶 / ~ filament 端丝 / ~ gene 末端基因 / ~ granule 末端粒 / ~ incorporation 末端掺入 / ~ ilium 回肠终端部 / ~ illness 终末期疾病,临床疾病 / ~ inversion 末端倒位 / ~ lamella 终板,端板 / ~ line 端线 / ~ node 末节 / ~ nodule 终小结 / ~ organ 终末器官 / ~ plate 终板,端板 / ~ redundancy 末端冗余 / ~ repetition 末端重复 / ~ sensation(简作 TS) 末端感觉 / ~ space 端区/ ~ spine 端刺 / ~ sprouting 末端抽芽 / ~ stage 临终期(状态) / ~ strand 顶丝 / ~ subspecies 端亚种 / ~ sulcus of right atrium 右房界沟 / ~ thread 端丝 / ~ time 结束时间,[加速器中的]终点时间 / ~ tranbant 末端随体 / ~ transferase 末端转移酶 / ~ unit(简作 TU) 终端设备(计算机联网) / ~ velocity(简作 TV) 终速,末速,极限速度
terminal deoxynucleotidyl transferase(简作 TdT) 末端脱氧核苷酸转移酶,DNA 核苷酸基外转移酶
termilia ***n***. 端节
Terminalia ***n***. 榄仁树属 ‖ ~ billerica (Gaerth.) Roxb. [拉;植药] 毗黎勒 / ~ chebula Retz. 藏青果,诃子 [药用部分:果实] / ~ chebula Retz. Var. gangetica Roxb. 恒河诃子[药用部分:果实]
terminalia ***n***. ①端节 ②诃子 ‖ ~ chebula Reta. [拉;植药] 诃子 / ~ chebula Tetz. var. tomentella Kurt [拉;植药] 绒毛诃子
terminalization ***n***. [交叉]移端[作用] ‖ ~ coefficient [交叉]移端系数
terminate ***vt***., ***vi***. [使]终止,使结束
terminatio [拉]***n***. ①末端,端 ②终止
terminationes nervorum liberae 游离神经末梢
termination [拉 terminatio] ***n***. ①末端,端 ② 终止 ③[病的]终局 ‖ ~ coden 终止密码子 / ~ factor 终止因子 / ~ signal 终止信号 / put a ~ to sth 结束某事
terminational ***a***. 末端的,结束的
teminator ***n***. ①终止符 ②[链的]终止区 ‖ ~ coden; stop coden 终止密码子
termini(单 terminus)[拉]***n***. ①末端 ②名词,术语 ‖ ~ ad extremitates soectantes 四肢有关名词 / ~ ad membra specitantes 四肢有关名词 / ~ generales 通称 / ~ ontogenetici 胚胎学名词 / ~ stum et direction partium corporis indicantes 身体各部分位置和方向名词
terminology; nomenclature ***n***. 名词学,命名法
terminological ***a***. 名词学的,命名法的
terminosporus ***n***. 端孢菌属 ‖ ~ cellobioparus (Hungate) Prevot 产纤维二糖端孢菌 / ~ cellulosam-fermentans (Werner) Prevot 发酵纤维素端孢菌 / ~ kluyveri (Barker et Taka) Prevot 克氏端孢菌(克氏梭菌) / ~ rabbi Prevot 拉氏端孢菌 / ~ thermocellulolyticus Pochon 热解纤维端孢菌 / ~ thermocellus (Viljoen et al) Prevot 热纤维端孢菌(热纤维梭菌) / ~ thermosaccharolyticus (McCulung) Prevot 热解糖端孢菌(热解糖梭菌)
terminus(复 termini)[拉] ***n***. ①末端 ②名词,术语 ③终点 ④界限
termite ***n***. 白蚁
Termitidae ***n***. 白蚁科
Termobacterium ***n***. 端杆菌属 ‖ ~ aceti Zeidler 醋端杆菌 / ~ album Lindner 白端杆菌 / ~ erythrinae Lindner 印度刺桐端杆菌 / ~ iridescens Lindner 虹光端杆菌 / ~ lutescens Lindner 变黄端杆菌
termolecular ***a***. 三分子的
tren ***n***. ①燕鸥 ②三个一套,三个一组
termone ***n***. [配子]定性激素
ternary [拉 ternarius] ***a***. ①第三的 ②三元的 ‖ ~ hybrid 三系杂种
ternate ***a***. 三个一组的 ‖ ~ pinellia [植药] 半夏
Ternidazole ***n***. 特硝唑(抗滴虫药)
Ternidens [拉 terni three + dens tooth] ***n***. 三齿线虫属 ‖ ~ diminutus 缩小三齿线虫
ternitrate ***n***. 三硝酸盐
Ternstroemia gumnanthera (Wight et Am.) Sprague [拉;植药] 厚皮香
Terodiline ***n***. 特罗地林(冠脉扩张药) ‖ ~ hydrochloride 盐酸特罗地林,盐酸双苯丁胺(冠脉扩张药,用于治疗劳力性心绞痛)
Terofenamate ***n***. 特洛芬那酯(消炎药)
-terol [构词成分] -特罗(1998 年 CADN 规定使用此项名称,主要系指呼吸系统苯乙胺 < phenylethylamine > 类的支气管扩张药,如福莫特罗 < Formoterol >、利米特罗 < Rimiterol > 等)
teropterin; pteroyltriglutamic acid ***n***. 丁蝶翼素,喋呤氨苯甲酰三谷氨酸(商品名)
Teroxalene ***n***. 特罗扎林(抗血吸虫药)
teroxide [拉 ter three + oxide]; **trioxide** ***n***. 三氧化物
Teroxalene ***n***. 替罗昔隆(抗肿瘤药)
Teropin Hydroate 萜品醇(祛痰药)
terpane; menthane ***n***. 萜烷,薄荷烷
terpene ***n***. 萜[烯],萜[烃]
terpenism ***n***. 萜[烯]中毒
ρ-terphenyl(简作 TP) ***n***. 联三苯
terpilene dihydrochloride; eucalptene dihydrochloride 二盐酸桉油烯
terpin [拉 terpinum] ***n***. 萜二醇 ‖ ~ hydrate(简作 Turp) 水合萜二醇水合萜二醇(祛痰药) / ~ iodohydrate; chroatol 碘水合萜二醇,克罗阿托耳
terpinene ***n***. 松油烃,松油烯
terpineol ***n***. 松油醇
terpini hydras [拉]; **terpin hydrate** 水合萜二醇
terpinism ***n***. 萜中毒
terpin ***n***. 萜品,萜二醇 ‖ ~ hydrate 萜品醇,水合萜二醇
terpineol ***n***. 萜品醇,松油醇
Terpinol; terpin hydrate ***n***. 萜品醇(商品名)
terpinolene ***n***. 油烯
terpinum [拉]; **terpin** ***n***. 萜品,萜二醇
Terpnacaridae ***n***. 喜螨科
TERPS Terminal Enquiry/ Response Programing System 终端询问/应答程序系统(英)
Terpsiphone paradisi Linnaeus. 寿带鸟(隶属于鹟科 Muscigapipdae)
terra- [拉] [构词成分] 土地,土
terra(复 terrae)[拉]; **earth** ***n***. 土,土地 ‖ ~ alba; white clay 白土(通常指白陶土,有时指石膏、枯矾、氧化镁、硫酸钡) / ~ flava usta 伏龙肝 / ~ fullonica; fullers' earth 磁土,漂白土 / ~ japonica 棕儿茶 / ~ lemnia; Lemnian bole 赭土,利姆诺斯岛陶土 / ~ merita; turmeric 郁金,姜黄 / ~ ponderosa; barium sulfate 重土,硫酸钡 / ~ sigillata 真赭土(旧名) / ~ silicea purificate 精制硅藻土
Terrabacter ***n***. 地杆菌属 ‖ ~ tumescens (Jensen) Collins, Dorsch et

Stackebrandet 肿大地杆菌
terrace *n*. ①阶地 ②露台,晒台
terracing *n*. 多层缝术
Terracoccus *n*. 四球菌属‖ ~ bytyri von Klecki 丁酸四球菌/~ casei liquefaciens (Orla-Jesen) Orla-Jensen 酪液化四球菌/~ intracellularis (Jaeger) Jaeger 胞间四球菌/~ liquefaciens Orla-Jensen 液化四球菌/~ septicus Neveu-Lemaire 致腐四球菌/~ soyae Kikkoman Shoyu Co. 酱油四球菌
terrae (单 terra) [拉] *n*. 土,土地
terrae-cure; Oertel's treatment 运动性食疗法,厄尔特耳氏疗法
Terramycin; oxytetracycline *n*. 土霉素(商品名) ‖ ~ hydrochloride 盐酸土霉素
terrapin *n*. 鳖,甲鱼
terrazzo [意] *n*. 水磨石
terrein *n*. 土曲霉素,羟基环五烷酮
terrestrial *a*. ①地球[上]的 ②陆上[地]的,陆栖的 ‖ ~ animal community 陆生动物群落/~ animal 陆生动物
terrestric acid 青地霉酸
terrible *a*. ①可怕的 ②极度的
terribly *ad*. ①可怕地 ②极度地
terricolous *a*. 陆栖的
terridens *n*. 三齿[线虫]属 ‖ ~ diminutus 缩小三齿线虫
Terrier's valve [Louis Felix 法外科医师 1837—1908] 胆囊瓣(胆囊与胆囊管间的褶)
terrific *a*. ①可怕的,骇人的 ②非常的
terrify *vt*. 使恐怖,惊吓
terrying *n*. 拟势(弱小动物威吓敌方的姿势)
Terrillon's operation [Octave Roch 法外科医师 1844—1895] 特里永氏手术(用弹性结扎线切除棘球囊)
territorial *a*. ①领土的 ②土地的 ③区域[性]的
territoriality *n*. 地区性,地盘性
territory (简作 Ty) *n*. ①领土 ②地区 ③领域,范围 ④地盘
terror; intense fright *n*. 恐怖,惊吓,惊悸 ‖ ~s, day; pavor diurnus 昼惊/~s, night; pavor nocturnes 夜惊,梦惊
terrorism *n*. 恐怖主义,恐怖行为
terrorist *n*. 恐怖主义者,恐怖主义分子‖ ~ activity 恐怖活动
Terry's method 特里氏法(快速切片标本制作法)
Terry's syndrome 特里综合征,未熟儿视网膜病
terse *a*. 简洁的,简练的
tersely *ad*. 简洁地,简练地
terseness *n*. 简洁,简练
Terson's glands [Albert 法科学家 1867—1935] 太尔松氏腺,结膜腺,结膜黏液腺
Terson's syndrome 德桑综合征,玻璃体出血
tersulfide; trisulfide *n*. 三硫化物
tert tertiary *a*. 第三,第三期的
Tertatolo *n*. 特他洛尔(受体阻滞药)
tertian [拉 tertianus] *a*. 每三日复发的,间日复发的 ‖ ~ ague 间日疟/~ parasite 间日疟原虫
tertiana duplicate [拉]; **double tertian malaria** *n*. 复间日疟
tertiarism; tertiay syphilis *n*. 三期梅毒 ‖ ~ d'emblee 突发性三期梅毒(无早期梅毒表现的三期梅毒)
tertiary [拉 tertiarius] (简作 T) *a*. ①第三期的,第三的,第三级的 ②[梅毒等]第三期的 ③(化学)叔的,特的,三代的,三发性的 ‖ ~ amine 三级胺/~ care 三级保健/~ constriction 三级缢痕/~ contraction (食管)第三收缩/~ follicles 第三卵泡(含有室腔的大卵泡,其鞘膜分化为内膜和外膜)/~ health care 三级卫生保健(包括诊断、治疗、康复)/~ mutant 三级三体突变体/~ parasite 三重寄生/~ position 第三凝视位,第三眼位/~ prevention 三级预防/~ protein structure 蛋白质三级结构/~ split 三次分裂/~ stage of syphilis 三期梅毒/~ syphilis 三期梅毒/~ structure 三级结构/~ trisomic 三级三体生物/~ vitreous 第三玻璃体,睫状小带/~ wall 三生壁
tertiary-butyl *n*. 叔丁基
Tertiary period 第三纪
tertigravida [拉 tertius third + gravida pregnant] *n*. 第三次孕妇
tertiomycin *n*. 叔霉素
tertipara [拉 tertius third + parere to bear] *n*. 三产妇
tervalence *n*. 三价
tervalent *a*. 三价的
terylene *n*. 涤纶
TES trimethylamino-ethanesulfonic acid 三甲氨基乙烷磺酸
Teschen disease virus; Porcine enteroviruses 特斯泰病病毒,猪肠道病毒群
Teschen enteroviruses 1,2 猪肠道病毒群
Teschen paralysis; Teschen disease 猪病毒性脑炎
Tesicam *n*. 替昔康,氧喹苯胺(抗炎药)
tesimide *n*. 苄叉异喹酮(抗炎药)
tesla (简作 T) *n*. 特斯拉(磁感应强度或称磁通量密度单位)
Tesla's current [Nikola 塞尔维亚电学家 1856—1943] 特斯拉氏电流,高频电流
Teslac; testolactone *n*. 睾内酯(商品名)
teslaization [Nikola Tesla] *n*. 特斯拉电疗法,高频电疗法,达松伐氏电疗法
TESPA thiotepa 噻替哌
TESPA triethylene thiophosphoramide 三乙撑硫代磷酰胺(抗肿瘤药)
tessellated [拉 tessellates, tessella a square] *a*. 棋盘格状的,分成方格的 ‖ ~ fundus 豹纹状眼底/~ retina 格子状视网膜
Tessaratoma Apillosa [拉;动药] 荔枝蝽象
Tessaratoma papillosa Drury [拉;动药] 荔枝蝽象
tessera *n*. 内质网小区
test (简作 T) *n*. ①试验 ②考试 ③化验,化验结果 ④试剂 *vt*. ①试验,测试 ②化验,分析 ‖ ~, Abderhalden's 阿布德登氏试验(检孕)/~, Abelin's 阿贝林氏试验(检尿中胂凡纳明)/~, ablity 能力测试/~, abortus Bang ring (ABR) ~ 流产班氏环状试验(检牛布鲁杆菌病的筛选试验,亦称乳汁环状试验)/~, Abrams' 艾布勒姆斯氏试验(检尿铅)/~, absorbent; absorption ~ 吸收试验(鉴别细菌)/~, acetic acid 乙酸试验(检尿白蛋白)/~, acetic acid and boiling 乙酸煮沸试验(检尿白蛋白)/~, acetic acid and potassium ferrocyanide 乙酸[和]亚铁氰化钾试验(检蛋白质)/~, acetonitril 乙腈试验,氰化钾烷试验(检甲状腺机能亢进)/~, Achard-Castaingne's; methylene blue ~ 亚甲蓝试验(检肾渗透性)/~, acid elution 酸洗脱试验(检胎儿血红蛋白)/~, acidified serum 酸化血清试验(检阵发性夜间血红蛋白尿)/~, acidity reduction 酸度减低试验/~, acid-lability 酸灭活试验(根据鼻病毒和肠病毒在不同的 pH 水平时的活力对二者进行鉴别的试验,鼻病毒在 pH 3~5 的情况下孵育 1~3 小时即告灭活)/~, acoustic reflex 听反射试验(测听反射阈,用以区分传导性聋以及诊断听神经瘤)/~, Acree-Rosenheim 阿—罗二氏试验(检蛋白质)/~, acrolein 丙烯醛试验(检脂肪及甘油)/~, Adam's 亚当氏试验(检乳脂)/~, Adamkiewiczs 阿当凯维奇氏试验(检蛋白质)/~, Addis' 艾迪斯氏试验(计测尿比重,检肾机能)/~, Addis-Shevky 艾—谢二氏试验,浓缩试验(检肾机能)/~, adhesion 粘连试验(检传染性黄疸)/~, Adler's 阿德勒氏试验,联苯胺试验(检血)/~, Admiralty 干湿陈化试验(检消毒剂机能)/~, adrenaline 肾上腺素试验(检甲状腺机能)/~, adrenocortoct rophin stimulation 促肾上腺皮质激素兴奋试验/~, afterimage 后像试验(检斜视)/~, agglutination 凝集试验(检细菌凝集)/~, agglutination, cold 冷凝试验(检非典型肺炎)/~, Agostini's 阿果斯提尼氏试验(检葡萄糖)/~, Aiello's 阿耶洛氏试验(检脑脊液中色氨酸)/~, air 充气试验(检胎盘完整)/~, Albarran's; polyuria ~ 阿尔巴兰氏试验,多尿试验(检肾机能不全)/~, Albumin A 白蛋白 A 试验(检癌)/~, aldehyde; formol-gel ~ 甲醛试验,甲醛凝胶试验(检黑热病)/~, Aldrich-McClure 奥-麦二氏试验(检中毒)/, Alfraise's 阿耳弗莱兹氏试验(检碘)/~, alizarin 茜素试验(检胃分泌)/~, alkali; Bachmeier's ~; Degener's ~ 碱试验/~, alkali denaturation 碱变性试验(一种中度敏感的分光光度测定发,以检测胎儿血红蛋白的浓度)/~, alkali tolerance 碱耐量试验/~, alkaloid 生物碱试验(检生物碱,胆色素,尿脓等)/~, Allen's 艾伦氏试验(①检酚,尿糖 ②用碘检花斑癣 ③检桡、尺动脉闭塞 ④检士的年)/~, Allen-Doisy 艾-道二氏试验(检实验动物的雌激素)/~, allergy 变应性实验/~, Allesandri-Guaceni 阿-瓜二氏实验(检硝酸、硝酸盐)/~, Almen's 阿耳门氏实验(检葡萄糖、尿白蛋白、潜血)/~, aloin 芦荟素试验(检粪血)/~, Alper's 阿耳珀氏试验(检尿白蛋白)/~, alpha 甲种测试,阿尔法试验(检智力)/~, alphacaphthol α-萘酚试验(检尿糖)/~, alternate binaural loudness balance (ABLB) 双耳交替响度平衡试验,ABLB 试验/~, alternate cover 交替覆盖试验(检测斜视和/或隐斜视的类型)/~, alternate loudness balance 交替响度平衡试验/~, Althausen 阿耳陶森氏试验(检半乳糖在肠中吸收速度)/~, Althausen-Mancke's 阿—曼二氏试验(检肝机能)/~, Amann's 阿曼氏试验(检尿蓝母)/~, amidopyrine; aminopyrine ~ 氨基比林试验(检粪潜血)/~, amino-acid tolerance 氨基酸耐量试验(检肝机能)/~, aminopyrine 氨基比林试验(检粪潜血)/~, ammonium sulfate 硫酸铵试验(检脊髓液中白蛋白及球蛋白)/~, ammonium sulfate 硫化铵试验(检铝)/~, amylase 淀粉酶试验(检肾机能)/~, amylopsin 胰淀粉酶试验(检十二指液)/~, Andersch-Gibson 安—吉二氏试验(检血浆中纤维蛋白原)/~, Anderson's 安德逊氏试验(鉴别吡啶氯化铂与喹啉氯化铂)/~, Anderson-Goldberger's 安—戈二氏试验(检斑疹伤寒的豚鼠试验)/~, An-

derson-Nightingale dilution 安—南二氏稀释试验(检维生素 A) / ~, Andre's 昂德雷氏试验 (检奎宁) / ~, Andreasch's 安德列阿什氏试验(检尿半胱氨酸) / ~, Andraewe's 安德鲁斯氏试验(检尿毒症) / ~, aniline 苯胺试验(检维生素 D) / ~, animal protection; serum protection ~ 动物保护试验,血清保护试验 / ~, Anstie's 安斯提氏试验(检尿醇) / ~, anticardiolipin 抗心类脂质试验 / ~, antiformin 安替佛民氏试验,碱性次氯酸钠试验(检漂白粉) / ~, antiglobulin consumption 抗球蛋白消耗试验 / ~, anti-humanglobulin; Coombs' ~ 抗人球蛋白试验,人球蛋白抗体试验 / ~, anti-insulin 抗胰岛素试验 / ~, antimony trichloride 三氯化锑试验(检维生素 D 原) / ~, antithrombin 抗凝血酶试验(检伤寒) / ~, antitrypsin; Bergmann-Meyer ~; Fuld-Goss ~ 抗胰蛋白酶试验(检癌、肾炎、妊娠等病人血中抗胰蛋白酶作用) / ~, Antonucci 安托努齐试验(一种快速胆囊造影法) / ~, anvil 叩试验(检髓关节、脊柱病) / ~s, aptitude 才能试验 / ~, Arakaws's 荒川氏试验(检母乳化氧化氢酶) / ~, Archetti's 阿凯蒂氏试验(检咖啡碱) / ~, Arloing-Courmont 阿-库二氏试验(结核病的血清凝集反应) / ~, arm-lung time 臂肺时间试验(凝集反应) / ~, arm-tongue time 臂舌时间试验 / ~, Army General Classification 陆军通用的分类试验(用于军队人员工作安排的一种智力测验) / ~, Arnold's 阿诺德氏试验(检尿乙酰乙酸) / ~, Aron's 阿龙氏试验(检癌) / ~, arylsulfatase 芳香基硫酸酯酶试验(鉴别快速生长分支杆菌的种属) / ~, Aschheim-Zondek 阿-宋二氏试验(检孕) / ~, Aschner's; Aschner-Danini ~ 阿施内氏试验(检心迷走神经应激性) / ~, Ascoli's 阿斯科利氏试验(1.减反应,小滴反应 2.测定炭疽的热沉淀试验) / ~, assignment 定位试验 / ~, Association 联想测验(神经检查) / ~, Atkinson-Kendall's 阿肯二氏试验(检血) / ~, Atropine 阿托品试验(检心机能、检伤寒) / ~, Attention-alertness, Bourdon's ~ 精神敏捷试验 / ~, auditory acuity 听敏感试验 / ~, augmented histamine 加量组胺试验(检胃功能) / ~, Auricchio-Chieffi's 奥—捷二氏试验(检利什曼病) / ~, autohemolysis 自身溶血试验 / ~, automated reagin (ART) 自动反应素试验 / ~, auto-urine; Wildboz's ~ 自尿[注射]试验(检结核病) / ~, avena coleoptile 燕麦胚芽鞘试验(检植物生长激) / ~, Axenfeld's 阿克森费耳德氏试验(检尿白蛋白) / ~, Ayala 阿亚拉氏试验(检脑液) / ~, Ayer's 艾尔氏试验(检椎管阻滞) / ~, Ayer-Tobey 艾—托二氏试验(检血栓形成) / ~, A ~ Z; Aschheim-Zondek ~ 阿—宋二氏试验(检孕) / ~, azoubin 偶氮红质试验(检肝机能) / ~, Babcock's 巴布科克氏试验(检乳脂) / ~, Babcock-Levy 巴—雷二氏试验(智力测验) / ~, Babinski's; Babinski sign 巴彬斯奇氏试验,巴彬斯奇氏征(①鉴别坐骨神经 ②巴彬斯奇氏反射 ③鉴别半身不遂) / ~, Babinski-Weil 巴—外二氏试验(迷路病时闭目前行后退十次,前行与后退的偏倾方向相反) / ~, Bachman 巴克曼氏试验(检旋毛虫病的皮内试验) / ~, Bachmeier's 巴克迈耶氏试验(检验) / ~, Bacillus proteus pregnancy 变形杆菌妊娠试验(孕妇血清凝集变形杆菌 OX_{19}) / ~, Baeyer's 拜尔氏试验(检葡萄糖、吲哚) / ~, balance 平衡试验(检肾机能) / ~, Baldwin's 鲍德温氏试验(检盲肠后位置尾炎) / ~, Balfour's 巴耳弗氏试验(检假死时的心动) / ~, ball 成球试验(检梅毒) / ~, Bang 班格氏试验(鉴定牛羊布氏鲁菌病) / ~, Barany's caloric test 巴腊尼氏试验,冷热水试验(检耳迷路障碍) / ~, Barany's pointing 巴腊尼氏指向试验(检脑损害) / ~, Barberio's 巴伯里欧氏试验(检精液) / ~, Bardach's 巴尔达赫氏试验(检蛋白质) / ~, Bareggl's 巴雷季氏试验(检伤寒) / ~, Barfood's 巴费德氏试验(检单糖) / ~, Bargehr 巴格尔氏试验(检麻风的免疫反应) / ~, Barral's 巴拉耳氏试验(检白蛋白及胆色素) / ~, bar-reading 障碍阅读试验 / ~, Basham's 贝善式试验(检胆色素) / ~, basophile 嗜碱细胞试验(检过敏性) / ~, Bass-watkin 巴氏二氏凝集试验(检伤寒) / ~, Bauer's 鲍尔氏试验比(①检肝机能 ②乏色曼氏试验改良法) / ~, Baumann's 鲍曼氏试验(检葡萄糖) / ~, Baumann-Goldmann's 鲍—果二氏试验(检尿内胱氨酸) / ~, Bayer's 拜耳氏试验(检测丙酮) / ~, Bayrac's 贝腊克氏试验(检尿内尿酸) / ~, BCG; bicolor guaiac ~ 双色愈创木脂试验(检脑脊液) / ~, bead 彩珠试验(检消化机能) / ~, Bekhterav's 别赫捷列夫氏试验(检坐骨神经痛) / ~, Becker's 贝克尔氏试验(①检防已毒素 ②检散光) / ~, Bedson's 贝德森氏试验(阿朴吗啡试验) / ~, beer 啤酒试验(淋病激发试验) / ~, Behre's 贝雷氏试验(检丙酮) / ~, Behre-Benedict's 贝—本二氏试验(检酮体) / ~, Bell's 贝耳氏试验(检胃内游离盐酸) / ~, Bellerby's 贝勒比氏试验(检孕) / ~, belt 束腹试验(诊断肠下垂) / ~, Bence Jones protein 本氏—琼斯氏蛋白试验 / ~, Benda's 邦达氏试验(检再生障碍性贫血) / ~, Bendien's 本甸氏试验(检癌及结核病愈后) / ~, Benedict's 本尼迪特氏试验(检糖,脲) / ~, Benedict-Densis' 本-丹二氏试验(检尿总硫量) / ~, Benedict-Murlin's 本—默二式试验(检尿氨基酸氮) / ~, Benedict's quantitative 本尼迪特氏定量试验(检葡萄糖) / ~, Bennhold's 本霍耳德氏试验,刚果红试验(检淀粉样变性病) / ~, bentonite flocculation 皂土絮凝试验,皂土絮状试验 / ~, benzidine 联苯胺试验(检血) / ~, benzidine peroxidase 联苯胺过氧化酶试验(检生乳) / ~, benzodioxan 苯并二恶烷试验(检嗜铬细胞瘤性高血压) / ~, benzoin 安息香试验(检脑脊髓梅毒) / ~, Bercovitz 贝科维茨氏试验(检孕) / ~, Berenreuther 伯伦鲁瑟氏试验(兴趣爱好试验) / ~, Bergmann-Meyer; antitrypsin ~ 贝—麦二氏试验[类型试验(心理试验)],抗胰蛋白酶试验 / ~, Bernreuter personality inventory 本罗伊特氏人格 / ~, Berthelot's 贝特洛氏试验(检酚,乙醇) / ~, Bertoni-Raymondi 贝鲁二氏试验(检血亚硝酸盐) / ~, Bertrand's 贝特朗氏试验(检葡萄糖) / ~, Berzelius's 贝泽利乌斯氏试验(检白蛋白) / ~, beta 乙种检测(智力测验) / ~, beta-oxybutyric acid β-羟丁酸试验(检尿中酮体) / ~, Bettendorff's 贝腾多夫试验(检砷) / ~, Bettmann's 贝特曼氏试验(检砷) / ~, Bial's 比阿耳氏试验(检尿戊糖) / ~, bicarbonate tolerance 重碳酸盐耐量试验(检测中毒) / ~, bicolor guaiac, BCG ~ 双色愈创木板试验(检脑脊液) / ~, bicycle ergomter 自行车测力试验 / ~, bile solubility 胆汁溶解度试验(鉴别肺炎双球菌及链球菌) / ~, bilirubin clearance 胆红素廓清试验(检尿肌能) / ~s, binaural distorted speech 对耳畸变言语试验 / ~, Binet; Binet-Simon ~ 比内氏试验,比—西二氏测验(检儿童智力) / ~, Bing's entotic 宾恩氏耳内试验 / ~, Binz's 宾茨氏试验(检尿中奎宁) / ~, Bio Lab 改良井出氏试验(检梅毒) / ~, biological; serum ~ 生物试验,血清试验(检血,肉精液等的沉淀素试验,用以辨别动物的种属) / ~, Birkahang 比尔克豪格氏试验(风湿病皮肤试验) / ~, Bischoff's 比绍夫氏试验(检胆汁酸) / ~, bismuth 铋试验(检尿葡萄糖) / ~, bithermal caloric 双温法冷热试验 bitterling 苦试验,苦鱼试验(检孕) / ~, biuret 双缩脲试验(检蛋白质及尿素) / ~, Black's 布莱克氏试验(检β-羟丁酸) / ~, Blackberg-Wanger's 布万二氏试验(检黑素) / ~, blank 空白试验,对照试验 / ~, Blaxland's 布拉克斯兰氏试验(大卵巢囊肿与腹水的鉴别法) / ~, bleedback 回血试验 / ~, blind 盲试验,单盲试验(由不参加试验者记录被试验药物、无效对照药或方法的结果) / ~, blisterl; Roger-Josue ~ 水疱试验,罗—若二氏试验(检传染病) / ~, block design 积木试验 / ~, Blocksteiger 布斯二氏试验(检耳聋) / ~, blood 验血 / ~, blood cholesterol 血胆甾醇试验(检肝肌能) / ~, blood cross match 血液交叉试验 / ~, blood-urea clearance 血脲廓清试验(检肾机能) / ~, Bloor's 布卢尔氏试验(检脂肪及血中胆甾醇) / ~, Bloxam's 布洛赞氏试验(检脲) / ~, Blum's 布路姆氏试验(检尿白蛋白) / ~, Blumenau's 布路门奥氏试验(结核菌素试验) / ~, Blyth's 布莱思氏试验(检水中铅) / ~, Boas's 博阿斯氏试验(①检结肠张力 ②检胃游离盐酸 ③检胃乳酸 ④叶绿素试验) / ~, Bodal's 彩方试验(检色觉) / ~, Boedeker's 伯德克氏试验(检白蛋白) / ~, Boerner-Jones-Lukens 伯—琼—路三氏试验(检梅毒) / ~, Boerner-Lukens 佰—路二氏试验(检梅毒) / ~, Boettger's 伯特格氏试验(检一氧化碳) / ~, Bohmansson's 博曼逊氏试验(检葡萄糖) / ~, Bolen 波伦氏试验(检癌) / ~, Boltz's 博耳茨氏试验(诊断麻痹性痴呆) / ~, Bonanno's 博南诺氏试验(检胆色素) / ~, bone conduction 骨传导试验 / ~, bone conduction absolute 绝对骨传导试验(堵塞外耳道所行骨的传导试验) / ~, borates and boric acid 硼酸盐及硼酸试验(检乳) / ~, Borcdhardt's 博夏特氏试验(检尿内果糖) / ~, Borden's 博登氏试验(检伤寒) / ~, Bordet's; serum ~ 博代氏试验,血清试验(检血、肉、精液等的沉淀素试验,用以辨别动物的种属) / ~, Bordet's specific; Border's serologic ~, serum ~ 博代氏特殊试验,血清试验 / ~, Boston's 波士顿氏试验(检白蛋白) / ~, Botelho's 波特尔约氏[血清]试验(检癌) / ~, Bottger's 伯特格氏试验(①检一氧化碳 ②检尿葡萄糖) / ~, Bottu's 博图氏试验(检尿葡萄糖) / ~, Bouchardat's 布夏达氏试验(检生物碱) / ~, Bouin-Ancel 布—安二氏试验(检孕激素) / ~, Bourdon's 包登氏试验(检精神敏捷程度) / ~, Bourget's 布尔惹氏试验(检尿及涎液中的碘化物) / ~, Boverl's 博韦里氏试验(检脑脊液球蛋白) / ~, Boyksen's 波伊克森氏血清试验(检癌) / ~, Bozicevich's 博济谢维奇氏试验(检毛红虫病) / ~, bracelet 手镯试验(风湿样关节炎时,轻压尺骨下侧面,引起疼痛) / ~, Brahmacharl's 布腊马加里氏试验(检利什曼曼病病人) / ~, Bram's 布腊姆氏试验(检突眼性甲状腺肿) / ~, Brande's 布兰德氏试验(检奎宁) / ~, Bram's 布朗氏试验(检尿糖等) / ~, Braun-Husler 布胡二氏试验(检脑液球蛋白) / ~, breath holding 屏息试验 / ~, Bremer's 布列默氏试验(检红细胞染色变化诊断糖尿病) / ~, Breslau's gastrointestinal 布雷斯劳氏胃肠试验 / ~, Brieger's 布里格氏试验(检尿中儿茶酚及士的宁) / ~,

Brodie-Trendelenburg's 隐静脉瓣功能试验 / ~，Bromine 溴试验(检黑素、色氨酸、检孕) / ~，bromsulphalein 磺溴酞钠试验(检肝肌能) / ~，Brouha 布鲁阿氏试验(检孕) / ~，Brown's 布朗氏试验(①检孕 ②尿氨定量) / ~，Brown fever 布朗氏发热试验(检交感神经系统损害) / ~，Brown personality inventory 布朗氏个性类型测验(心理测验) / ~，brucellergin 布鲁氏菌过敏性试验 / ~，brucellin 布鲁氏[杆]菌素试验(检波状热) / ~，Bruck's serochemical 布鲁克氏血清化学试验(检梅毒) / ~，Brucke's 布吕克氏试验(检尿内胆色素、蛋白质、脲) / ~，Brugsch's 布鲁格施氏试验(检皮内铁质) / ~，Bryee's 布赖斯氏试验(检天花免疫性) / ~，Bufano 布法诺氏试验(检肝机能) / ~，buffer-precipitation 缓冲沉淀试验 / ~，Burchard-liebermann 伯—李二氏试验(胆甾醇定量法的基础反应) / ~，Burger's 伯格氏试验(检血胆 甾醇) / ~，Burnam's 伯讷姆氏试验(检尿甲醛) / ~，Busacca's 布萨卡氏试验(①检梅毒 ②检婴儿结核病) / ~，Buscaino's 布斯卡伊诺氏[尿沉淀]试验(脑病时的尿反应) / ~，butter 乳脂试验(检胰腺机能不全) / ~，butyric acid 酪酸试验(①检胃酪酸 ②检脊髓痨及麻痹性痴呆) / ~，Bychowskl's 贝科夫斯基氏试验(检尿白蛋白) / ~，Caillan's 凯兰氏试验(检尿葡萄糖) / ~，California mastitis (简作 CMT) 加利福尼亚乳腺炎试验(检牛的亚临床性乳腺炎) / ~，Callaway's 卡勒韦氏试验(检肩关节脱位) / ~，Calmette's 卡尔默特氏试验(眼反应) / ~，Caloric 冷热水试验(检耳迷路障碍) / ~，Calvert's 卡耳佛特氏试验(检肾机能) / ~，Cammidge's 卡米季氏试验(检胰腺病) / ~，Campani's 坎帕尼氏试验(检尿葡萄糖) / ~，Campbell's 坎贝尔氏试验(检糙皮病血的碘试验) / ~，camphor 樟脑试验(检肝机能) / ~，cancellation 剔除错误试验，划字测试 / ~，candle 烛光试验(检复视) / ~，Cantani 康路尼克试验(检梅毒) / ~，capillary fragility 毛细血管脆性试验 / ~，capillary resistance 毛细血管阻力试验，束臂试验 / ~，capon comb growth 阉鸡冠生长试验 / ~，Cappagnoll's 卡帕尼约利氏试验(检葡萄糖) / ~，Capranica's 卡普腊尼卡氏试验(①检胆色素 ②检鸟嘌呤) / ~，carbohydrate tolerance 碳水化物耐量试验，糖耐量 / ~，carbon monoxide hemoglobin 一氧化碳血红蛋白试验 / ~，Carnot's 卡诺氏试验(检胃弛张) / ~，carotid sinus 劲动脉窦试验(检心绞痛) / ~，carotinemia 胡萝卜素血清试验(检胡萝卜素血) / ~，Carrez's 卡雷氏试验(检白蛋白) / ~，Carr-Price 卡—普二氏试验(检油中维生素 A) / ~，Casamajor's 卡萨梅耶氏试验(检葡萄糖) / ~，Casilli's 卡西利氏试验(检梅毒) / ~，Casoni's intradermal 卡索尼氏皮内试验(检棘球蚴病) / ~，Castellani's 卡斯太拉尼氏试验(检蛋白尿) / ~，Castellani's absorption 卡斯太拉尼氏吸收试验(解饱和试验) / ~，cat 猫试验(检葡萄球菌肠毒素) / ~，catalase 过氧化氢酶试验，触酶试验(检细菌产生的过氧化氢酶) / ~，catoptric 烛光反射试验(检内障) / ~，Catteli infant intelligence scale 卡太耳氏婴儿智力等级试验 / ~，cephalin-cholesterol flocculation 脑磷脂胆甾醇絮凝试验(以前用于检肝机能) / ~，^{13}C-fatty acid breath 13 - 碳脂肪酸呼吸试验 / ~，^{13}C-glucose breath 13 - 碳葡萄糖呼吸试验 / ~，Chapman's 查普曼氏试验(检急腹症) / ~，Chautard's 肖塔尔氏试验(检尿丙酮) / ~，Chediak's 切迪阿克氏试验(检梅毒) / ~，Chemiluminescence 化学发光试验(中性粒细胞杀灭微生物功能的敏感试验，包括检测由不稳定的和高度反应性的氧代谢物<如噬菌作用后的突发性呼吸所产生的单态氧>所释放的化学发光能。本试验能检测髓过氧化酶缺乏之患者) / ~，Cherry-Crandall's 彻—克二氏试验(检脂酶) / ~，Chick-Martin 奇—马二氏试验(测粪便消毒剂的效能) / ~，Chiene's 契恩氏试验(检股骨颈骨折) / ~，Chimani-Moos 契—莫二氏试验(检伪装耳聋) / ~，Chi-square (x^2) 卡方试验(统计学上的一种显著性测验) / ~，chloral hydrate 水合氯醛试验(检维生素 D 原) / ~，chloride balance 氯化物平衡试验(检肾机能) / ~，chlorophyll 叶绿素试验(检胃动力) / ~，cholera red 霍乱红试验(检霍乱弧菌代谢产物吲哚) / ~，Chopra's antimony 科普腊氏试验(检黑热病) / ~，Chorine's 科林氏试验(检疟疾) / ~，Chrobak 克罗巴克氏试验(检子宫颈癌) / ~，chromatin 染色体试验(测定遗传型性别) / ~，chromic acid 铬酸试验(检乙醇) / ~，Ciamician-Magnanini's 恰—马二氏试验(检甲基吲哚) / ~，Cinchophen oxidation 辛可芬氧化试验(检肝机能) / ~，Cipollian's 契波利纳氏试验(检尿糖) / ~，circulation time 血循环时间试验 / ~，cis-trans 顺反测试，顺反位置效应测试(使两个拟等位突变基因分别位于顺式或反式构型而观察个体的表型，从而判断它们是否属于同一顺反子的测试) / ~，citochol 快速胆甾醇试验(检梅毒) / ~，citrate 枸橼酸试验(鉴别肠杆菌) / ~，Clark 克拉克氏试验(检子宫癌) / ~，Clark's 克拉克氏试验(检血钙) / ~，Clauberg 克劳伯格氏试验(黄体激素试验) / ~，clearance 廓清试验 / ~，Clive's 克莱夫氏试验(检梅毒) / ~，coagulase 血凝固酶试验(检葡萄球菌的致病力) / ~，coagulation 凝固试验(检尿蛋白质) / ~，cobra venom; Weil's ~ 眼镜蛇毒试验，外耳氏试验(检梅毒) / ~，cocaine 可卡因试验(双眼滴入可卡因溶液，患霍纳<Horner>综合征那只眼的瞳孔要比正常小) / ~，coccidioidin 球孢子菌素试验(检球孢子菌性肉芽肿) / ~，cockscomb 鸡冠试验(检麦角效力) / ~，coffee 咖啡激发试验(检青光眼) / ~，Cohen's 寇因氏试验(检白蛋白) / ~，Cohn's 孔恩氏试验(检色觉) / ~，coin 钱币试验(检气胸) / ~，cold 寒冷试验(检肾上腺皮质激素) / ~，cold pressor; Hines-Brown ~ 冷加压试验，海—布二氏试验(检高血压) / ~，Cole's 柯尔氏试验(检葡萄糖、乳糖、尿酸) / ~，collision 碰撞测试 / ~，colloidal benzoin 胶态安息香试验(检脑脊髓梅毒) / ~，colloidal gold; colloidal gold chloride ~ 胶态金试验(检脑脊液蛋白—球蛋白，从而诊断某些中枢神经系统疾患，如神经梅毒、多发性硬化、脊髓灰质炎以及脑炎) / ~，color vision 色彩视力试验(检眼机能) / ~，colostrums skin; Falls's ~ 初乳皮肤试验，福耳氏试验(检孕) / ~，comb-growth 鸡冠生长试验(检男性激素效性) / ~，Comessatti's 科梅萨提氏试验(检肾上腺素) / ~，compatibility 配合试验 / ~，complement fixation 补体结合试验(检查血清中抗体与相应抗原结合后结合补体的一种血清学试验) / ~，complement fixation antiglobulin consumption 补体结合抗球蛋白消耗试验 / ~，concentration 浓缩试验(检肾机能) / ~，confusion 混淆试验(检装盲) / ~，conglutinating complement absorption (CCAT) 胶固补体吸收试验 / ~，Congo red 刚果红试验(检淀粉样变性) / ~，conjugate glycuronates 轭合葡萄糖醛酸盐试验 / ~，conjunctival 结膜试验 (①检伤寒和结核病 ②检药粉致敏性) / ~，connective tissue 结缔组织试验(检胃消化机能) / ~，contact 接触试验(检过敏性) / ~，Contejean 孔特让氏试验(检游离盐酸) / ~，contraction stress 宫缩应激试验 / ~，control 对照试验 / ~，Cook's 库克氏试验(检尿嘌呤体) / ~，Coombs' 库姆斯氏试验(检血中抗体) / ~，Cope's 柯普氏试验(检阑尾炎) / ~，copper soap 铜肥皂试验(检脂酶) / ~，Corner-Allen 康—艾二氏试验(鉴定黄体酮或黄体制剂) / ~，Costa 科斯特氏试验(检传染病的活动性) / ~，cover 覆盖试验(检眼肌) / ~，cover-uncover 覆盖—未覆盖试验(检测隐斜视的类型，即覆盖一眼并注意未覆盖眼的运动) / ~，Cowie's guaiac 考伊氏愈创木脂试验(检粪血) / ~，Crafts's 克拉夫茨氏试验(检锥体束病) / ~，Craig's 克雷格氏度试验(①结核病的固定试验 ②改进的乏色曼氏试验) / ~，Cramer's 克腊默氏试验(检葡萄糖) / ~，Crampton's 克兰普顿氏试验(体格测验) / ~，Creatinine clearance 肌酸酐廓清试验(检肾机能) / ~，CRH; corticotropin releasing hormone 促肾上腺皮质激素释放素试验(CRH 试验) / ~，Crismer's 克里斯默氏试验(检葡萄糖) / ~，Cronin Lowe 克罗宁·娄氏试验(检癌) / ~，crosby 凝血酶试验 / ~，cross agglutination 交叉凝集试验 / ~，Cuboni's 库邦尼氏试验(检孕) / ~，cuff 束臂试验(检心绞痛) / ~，culture-free 超文化(心理)测试 / ~，cumulative 蓄积试验 / ~，Cuignet's 曲伊涅氏试验(检单眼盲) / ~，Cunisset's 屈尼塞氏试验(检尿胆汁) / ~，currant 红醋果试验(检胃肠动力) / ~，Curschmann 库施曼氏试验(检阑尾炎) / ~，Culter-power-wilder 卡—鲍—瑰三氏试验(辅助诊断阿狄森氏病) / ~，Cutola 库托拉氏试验(检纤维素) / ~，Cutting's 卡丁氏试验(检脑脊液) / ~，cyanide-ascorbic acid 氰化物抗坏血酸试验 / ~，cyanine dye 氰蓝试验(检维生素) / ~，Daclin 达克林氏试验(检尿中山道年) / ~，Dalldorf's 达耳道夫氏试验(检皮肤毛细血管脆性) / ~，D'Amato's 达马托氏试验(检伤寒、副伤寒、波状热、梅毒及恶性瘤) / ~，Daranyi 达腊尼伊氏试验(检结核病) / ~，dark-adaptation 暗适应试验(检维生素 A 缺乏) / ~，Davidsohn differential 达维逊氏区分试验(检传染性单核细胞增多症) / ~，Davidsohn presumptive 达维逊氏推定试验 (检传染性单核细胞增多症) / ~，Davy's 戴维氏试验(检酚) / ~，Day's 戴伊氏试验(检血) / ~，Dedichen's 德地城氏试验(检肝机能) / ~，Deen's 迪恩氏试验(检胃液中的血) / ~，Degener's 德格讷氏试验(检碱) / ~，delayed neurotoxicity 迟发性神经毒性试验 / ~，Denver Developmental Screening 丹佛发育筛选试验(鉴定婴儿和学龄前儿童发育迟缓的测验) / ~，Dihio's 杰希奥氏试验(检心机能) / ~，dehydrocholate 脱氢胆酸钠试验(检血循环) / ~，Dejust's 德贾斯特氏试验(检一氧化碳) / ~，Delff's 德尔夫氏试验(检咖啡因) / ~，Deniges' 代尼惹氏试验(检尿酸尿丙酮吗啡) / ~，Dennis-Silverman's 丹—锡二氏试验(检胃液氢离子浓度) / ~，deoxyribonuclease (DNAase) 脱氧核糖核酸酶试验(检细菌的脱氧核糖核酸酶的存在) / ~，deoxyuridine suppression 脱氧尿苷抑制试验(检测叶酸或钴胺缺乏) / ~，depenetration croisee (简作 TPC) 精子交叉穿透试验 / ~，Derrien's 德谦氏试验(检尿 α-二硝基酚) / ~，desmoid 硬纤维袋试验(检胃分泌及活动) / ~，dexamethasone suppression 地塞米松抑制试验(检测下丘脑—垂体—肾上腺皮质功能) /

~, dexterity 敏捷试验 / ~, dextrose tolerance 葡萄糖耐量试验 / ~, diacetyl 双乙酰试验(检脲) / ~, diagnostic 诊断试验法 / ~, dialysis 透析试验 / ~, Diamond slide 戴蒙德氏玻片试验(鉴定 Rh 血型) / ~, diastase 淀粉酶试验(检肾机能) / ~, Dick 狄克氏试验(检猩红热感受性) / ~, Dicken's 迪肯氏试验(检洒尔佛散) / ~, Dienst 迪恩斯特氏试验(检孕的抗凝血酶试验) / differential ~ for infectious mononucleosis 传染性单核细胞增多症鉴别试验 / ~, digestive function 消化机能试验 / ~, digit symbol 数字编码测试 / ~, dilution 稀释试验(检肾机能) / ~, dimethylamion-azobenzene 二甲氨基偶氮苯试验(检胃内游离盐酸) / ~, diodrast clearance 碘司特廓清试验(检肾机能) / ~, direct cross-matching 直接交叉配合试验 / ~, dirt 杂质试验(检牛奶) / ~, disk diffusion 平板扩散试验(检细菌对抗生素的敏感性) / ~, dissociation 离解试验(检隐斜视) / ~, distorsion (视网膜象)变形试验(检隐斜视) / ~, Doerfler-Stewart 德—斯二氏试验(检精神性耳聋) / ~, Dold's 多耳德氏试验(检梅毒的絮凝试验) / ~, Dolman's 多尔曼氏试验(检优势眼) / ~, dominant lethal 显性致死试验 / ~, Donaldson's 唐纳逊氏试验(检尿糖) / ~, Donath's 多纳特氏试验(检阵发性血红蛋白尿) / ~, Donath-Landsteiner 多—兰二氏试验(检阵发性血红蛋白尿) / ~, Donders' 东德氏试验(检色彩视力) / ~, Donne's 多内氏试验(检尿胺) / ~, Donogany's 杜诺干尼氏试验(检尿血) / ~, Doppler ophthalmic 多普勒眼试验(检颈内动脉血流量是否受阻) / ~, Dorn-Sugarman 多—苏二氏试验(检胎儿性别) / ~, double blind 双盲试验 / ~, double diffusion / ~, double glucagons 两次高血糖试验(检淀粉 1,6 - 葡萄糖苷酶缺乏) / ~, Dowell 道韦耳氏试验(后叶激素皮内注射检孕法) / ~, draw-a-person 画人测验 / ~, drawing completion 绘画完成测验 / ~, Dragendorff's 德腊根道夫试验(检胆色素) / ~, Dungern's 东格恩氏试验(检临死者瞳孔反应) / ~, Dwight-Frost 德—神二氏试验(检心机能) / ~, dye exclusion 染料排泄试验 (试管中测定细胞活力) / ~, Eagle 伊格尔氏试验(检梅毒) / ~, early pregnancy 早孕试验 / ~, Ebbinghaus' 埃宾豪斯氏测验(检智力) / ~, Eberson's 埃伯森氏试验(检孕) / ~, edestin 麻仁球蛋白试验(检葡萄糖) / ~, Ehrard's 埃垃德氏试验(检伪装耳聋) / ~, Ehrlich's 欧利希氏试验(①检尿胆素原 ②重氮试验) / ~, Ehrmann's 埃尔曼氏试验(检散瞳物质) / ~, Ehrmann's pancreatic 埃尔曼氏胰腺机能试验 / ~, Eijkman's 艾克曼氏试验(检酚) / ~, Einborn's 艾因霍恩氏试验(检粪便等的血) / ~, Einborn's bead 艾因霍恩氏玻璃珠试验(检消化机能) / ~s, einhorn'sdigestion 艾因霍恩氏消化试验(检十二指肠液对蛋白质、淀粉和脂肪的消化能力) / ~, Eiselt's 艾塞特氏试验(检尿内黑素) / ~, Eitelberg's 艾特耳伯格氏试验(检耳传导装置损害) / ~, Ellermann-Erlandsen's, tuberculin titer 埃—埃二氏试验,结核菌素分级试验(检结核病) / ~, Elsberg's 埃耳斯伯格氏试验(检嗅觉) / ~, Elton's ring 埃尔顿氏环试验(检血胆红素盐) / ~, Ely's 伊利氏试验(检股外侧筋膜挛缩) / ~, Emannel-Cutting; mastic ~ 伊—卡二氏试验,洋乳香试验(检脑脊髓梅毒) / ~, Emulsoid-gelstin; gel 乳胶体明胶试验(鉴别梅毒血清) / ~, Epinephrine 肾上腺素试验(检内分泌等) / ~, epiphanin 血清显色试验(检梅毒) / ~, Erdman's 埃尔德曼氏试验(检骶骼疾患) / ~, erythrocyte protoporphyrin (EP) 红细胞原卟啉试验(铅中毒筛选试验) / ~, erythrocyte sedimentation 红细胞沉降试验 / ~, Esbach's 埃斯巴赫氏试验(检白蛋白) / ~, Escherich's 埃舍利希氏试验(披尔奎氏反应改良法) / ~, Escudero's 埃斯库德罗氏试验(检痛风的嘌呤餐试验) / ~, esophageal acid infusion 食道注酸试验(诊断胃食道返流) / ~, ether 醚试验(检气喘) / ~, ethyl butyrate 丁酸乙酯试验(检胰脂酶) / ~, Eustis's 尤斯提斯氏试验(检心机能) / ~, euglobulin lysis 优球蛋白溶解试验(检测纤维蛋白溶酶原激活剂) / ~, Ewald's 埃瓦耳特氏试验(检胃盐酸、胃动力) / ~, excursion 偏移试验(检眼球运动) / ~, exercise; two-step exercise ~ 二阶运动试验(检冠心病) / ~, exercise stress 运动负荷试验 / ~, extinction; Schulta-Charlton phenomenon; blanching phenomenon [皮疹]消失现象,舒—查二氏现象 / ~, Exton's 埃克斯顿试验(检尿蛋白) / ~, Exton-Rose'sglucose glucose tolerance 埃—罗二氏葡萄糖耐量试验 / ~, eye-tracking 追视试验 / ~, fabere 屈展旋伸试验(检髋关节炎) / ~, Fabre's 法布尔氏试验(检巴比妥) / ~, Fabricus-Moller urine 法—莫二氏尿试验(检尿淀粉酶) / ~, Fabricus'; erythrocyte sedimentation ~ 法利伍氏试验,红细胞沉降试验 / ~, Fahey and McKelvery quantitative gel diffusion 定量凝胶扩散试验 / ~, Falk-Tedesco's 福—特二氏试验(检支气管疾病) / ~, fallonpian tuber patency 输卵管通畅试验 / ~, Farr 放射免疫法 / ~, Fall's; colostrums skin ~ 福耳氏试验,初乳皮肤试验(检孕) / ~, Farber's 法伯氏试验(检胎粪以测知肠道的通闭) / ~, fatigue 疲劳试验 / ~, Faust's 福斯特氏试验(检阿米巴囊) / ~, Fearon's 菲伦氏试验(检维生素 A) / ~, feather-germ 羽芽试验 / ~, Fehling's 费林氏试验(检尿葡萄糖) / ~, FE_{Na} 滤过钠排泄分数(excreted fraction of filtered sodium)试验 (测肾小管对钠的再吸收) / ~, femoral nerve stretch 股神经牵张试验 (检第三或第四腰椎间盘病损) / ~, fermentation 发酵试验(检葡萄糖) / ~, fern 羊齿状试验(检雌激素) / ~, ferric chloride 氯化铁试验(①检涎液中的硫氰酸 ②检水杨酸 ③检维生素 A) / ~, Feulgen's 福伊耳根氏试验(检脱氧核糖核酸) / ~, Fi 胶乳颗粒抑制试验 / ~, fibrinogen 纤维蛋白原试验(检肝机能) / ~, fibroderm bismuth capsule 含铋皮囊试验(检胃消化机能) / ~, Ficker's 菲克尔氏试验(检伤寒) / ~, Fieux's 菲厄氏试验(检安替比林) / ~, figure copy 描图试验 / ~, filter paper microscopic 滤低显微镜试验(检梅毒的絮凝试验) / ~, filtered speech 语言滤波(用于中枢性耳聋的鉴别诊断) / ~, Finckh's 芬克氏试验(检精神病) / ~, finger-to-finger 指指试验(检协调运动) / ~, finger-nose 指鼻试验(检协调运动) / ~, Fischer's 费希尔氏试验(检尿葡萄糖) / ~, fish; cry-throphore reaction 红鱼试验,红色素细胞反应(罐鱼在注射性腺激素后变为红色) / ~, Fishberg concentration 菲希伯氏浓缩试验(检肾机能) / ~, Fishberg-Friedfeld; xylose concentration ~ 菲—弗二氏试验,木糖浓缩试验(检肾机能) / ~, fistula [迷路]瘘管试验(检鼓室骨壁糜烂) / ~, fixation 补体结合试验 / ~, Flack 弗勒克氏体力测验 / ~, Fleig's 弗雷格氏试验(检尿血) / ~, Fleischl's 弗莱施耳氏试验(检尿内胆色素) / ~, flicker 闪烁试验(检心血管) / ~, flicking 静脉指弹试验(检紫癜) / ~, flocculation 絮凝试验,絮状试验 / ~, flocculation inhibition 絮状反应抑制试验 / ~, Florence's 弗路曼氏试验(检精液) / ~, Fluhmann's 弗路曼氏试验(检雄激素) / ~, fluorescent 荧光试验(检肾上腺素) / ~, fluorescent-allergosorbent 荧光变应吸附试验 / ~, fluorescent treponemal antibody absorption (FTA-ABS) 荧光(梅毒)密螺旋体抗体吸附试验(检梅毒) / ~, foam 泡沫试验(检胆色素) / ~, Focker's 福克尔氏试验(检尿中尿酸) / ~, Foerster's cutaneous numeral 弗斯特氏皮肤书写试验(检皮肤部位感觉) / ~, fogging 雾视试验,雾视法(验光或治疗弱视) / ~, Folin's 福林氏试验(尿酸定量、尿素定量、检正常尿中糖及氨基酸) / ~, Folin-Denis 福—丹二氏试验(检酪氨酸) / ~, Folin-Looney 福—路二氏试验(色氨酸定量) / ~, Folin-Mcellroy's 福—麦二氏试验(检葡萄糖) / ~, Folin-Wu's 福—吴二氏试验(血糖定量) / ~, formol-gel 甲醛凝聚力胶试验(检黑热病) / ~, Fornet's ring; Fornet's reaction 福尔内氏环试验(梅毒沉淀试验) / ~, Foshay's 福谢氏试验(检兔热病) / ~, Foubert's 福贝尔氏试验(检心动,判定是否死亡) / ~, Fouchet's 富歇氏试验(检血内胆红素) / ~, Fournier 富尼埃氏试验(检共济失调) / ~, FPM; filter paper microscopic ~ 滤纸显微镜试验(检梅毒的絮凝试验) / ~, fragility 红细胞脆性试验 / ~, Francis' 弗朗西斯氏试验(检尿酸检肺炎抗体) / ~, Frank-Goldberger 弗—戈二氏试验(检孕的阉鼠试验) / ~, Frank-Nothmann's 弗—诺二氏试验(检孕) / ~, Frankel's 弗伦克耳氏(检查鼻腔) / ~, Franken's 弗兰肯氏试验(检胎盘完整) / ~, free association 自由联盟测试 / ~, Frei 弗莱氏试验(检腹股沟淋巴肉芽肿) / ~, Friderichsen's 弗里德里克森氏试验(检维生素 A 缺乏) / ~, Friedman's; friedman-lapham 弗里德曼氏试验(检孕) / ~, Fridman-Hamburger 弗—汉二氏试验(检胃癌) / ~, frog; male frog 雄蛙试验(检孕) / ~, Frohde's 弗勒德氏试验(检生物碱) / ~, Frohn's 弗龙氏试验(检生物碱) / ~, Frommer's 弗罗默耳氏试验(检尿内丙酮) / ~, Fuchs's 富克斯氏试验(检癌) / ~, Fuld's 富耳德氏试验(检血清抗胰蛋白酶的能力) / ~, Fuld-Goss; antitrypsin 富—戈二氏试验,抗胰蛋酶试验(检癌、肾炎及妊娠) / ~, fundus reflex; retinoscopy 眼底反射试验(检影法,视网膜镜检查) / ~, Furbringer's 菲布林格氏试验(检白蛋白) / ~, furfurol 糖醛试验(检蛋白质) / ~, Gairdner's coin; coin ~ 格尔德纳氏钱币试验(检气胸) / ~, galactose tolerance 半乳糖耐量试验(检肝机能) / ~, Galli mainini 加利·迈尼尼氏试验(检孕) / ~, Gallois' 加洛伊斯氏试验(检肌醇、蛋白、酪氨酸及糖) / ~, Ganassini's 加纳西尼氏试验(检尿酸) / ~, Gannther's 甘瑟氏试验(检血红蛋白) / ~, Gardiner-Brown 加德纳·布朗氏试验(检中耳病) / ~, Garriga's 加利加氏试验(检梅毒的絮凝试验) / ~, Garrod's 加罗德氏试验(①检尿中血卟啉 ②检血中尿酸) / ~, gastric motility 胃动力试验 / ~, Gate-Papacostas'; formalin ~ 福尔马林试验(检梅毒) / ~, Gault 戈耳特氏试验(检耳伪聋) / ~, Gauran 高兰氏试验(检淋病的补体结合试验) / ~, Gawalowski's 加瓦罗夫斯基氏试验(检糖尿) / ~, Gay-Force 盖—福二氏试验(检伤寒) / ~, Gayer 盖尔氏试验(检印度大麻) / ~, Geissler's 盖斯勒氏试验(检尿白蛋白) / ~, gel 凝胶试验(鉴别梅毒血清) / ~, gel diffusion 乳胶扩散试验 / ~, Gelle's 热累氏试验(检听骨) / ~, Gentele's 根特耳氏试验

(检葡萄糖及尿酸) / ~, genetic complementation 遗传互补试验 / ~, genetic toxicity 遗传毒性试验 / ~, Geraghty's 杰腊提氏试验(酚磺酞试验) / ~, Gerhardt's 格哈特氏试验(①检尿中丙酮 ②检尿中乙酰乙酸 ③检尿中胆色素) / ~, Gerrard's 杰拉德氏试验(检尿葡萄糖) / ~, Gesell developmental schedule 格泽耳氏发育程度试验/ ~, Ghedini-Weinberg; Weinberg's ~ 盖—温二氏试验,温伯格氏试验(检棘球蚴病) / ~, Gibbon-Landis 吉—兰二氏试验(检外周循环) / ~, Gibbs's 吉布斯氏试验(检维生素 B_6) / ~, Gles' biuret 盖斯氏双缩脲试验(检蛋白质) /~, girdle 带试验,环抱试验(检内脏下垂) / ~, Glaessner-Wittgensten's 染色胃液检查法 / ~, Glinard's; girdle ~ 格累纳氏试验,带试验,环抱试验(检内脏下垂) / ~, glucagon 胰升糖素试验 / ~, glucose tolerance 葡萄糖耐量试验 / ~, glucagon 高血糖素刺激试验 / ~, glutold 硬明胶胶囊试验(检消化机能) / ~, Gluzinski's 格卢金斯基氏试验(检胆色素鉴别胃溃疡与胃癌) / ~, glycerol-cholesteroi; Hinton's ~ 甘油胆甾醇试验,欣顿氏试验(检梅毒) / ~, glycerophosphate 甘油磷酸盐试验(检肾机能) / ~, glycerine 甘油试验(测试膜迷路水肿的一种方法) / ~, glycyltryptophan 甘氨酰色氨酸试验(检胃癌) / ~, glyoxyllc acid 乙醛酸试验(检色氨酸) / ~, Gmelin's 格梅林氏试验(检尿素中胆色素) / ~, GnRH stimulation 促性腺激素释放素刺激试验 / ~, Goetsc's, Goetsch's skin reaction 格施氏试验(注射肾上腺素,诊查甲状腺机能亢进) / ~, gold number; gold-sol ~ 金胶液试验,金值试验(检脑脊液蛋白,从而诊断脑脊髓梅毒) / ~, Goldschelder's 果耳德筛德氏试验(检温觉) / ~, gold-sol 金胶液试验/ ~, Goldstein 一侧腹股沟疝手术时,腹腔内注气诊断对侧有无腹股沟疝的试验 / ~, Goldstein-Scheerer 戈—施二氏试验(检脑损伤患者的思考能力) / ~, Gordon's 戈登氏试验(检脊髓液球蛋白及白蛋白) / ~, Gordon's biological 戈登氏生物试验(检霍奇金氏病) / ~, Gothlln's 格特林氏试验(检毛细血管脆性) / ~, Graefe's 格雷费氏试验(检隐斜视) / ~, Graham's 格雷汉氏试验(四碘酚 酞钠胆囊造影 X 线检查法) /~, Grandean's 格兰道氏试验(检洋地黄) / ~, Graupner's 格罗伊拉克善内氏试验(检心力) / ~, Gregersen's 格雷格森氏试验(检潜血) / ~, Gregerson-Boas' 格—博二氏试验(检潜血) / ~, Greig 格赖格氏试验(鉴定霍乱弧菌) / ~, Greppl-Villa 格—维二氏试验(检血栓静脉炎性肿瘤) / ~, GRH(growth hormone releasing hormone) 生长素释放素试验(GRH 试验) / ~, Griess's 格里斯氏试验(检涎液中的亚硝酸盐) / ~, Grigg's 格里格氏试验检蛋白质 / ~, Grobly's 格勒布利氏试验(检恶性瘤) / ~, Grocco's 格罗科氏试验(检毛细血管脆性) / ~, Gross's 格罗斯氏试验(检粪胰蛋白酶) / ~, group 集体测验(检智力) / ~, Gruber's 格鲁伯氏试验(检耳对音的敏度) / ~, Gruber-Widal, Widal reaction 格—肥二氏试验(伤寒凝集反应) / ~, Grunbaum's 格林包姆氏试验(肾上腺素给予阿狄森氏病患者,不促使血压升高) / ~, Grumbaum'-Widal; Widal ~ 格—肥二氏试验(检伤寒) / ~, Gruskin 格鲁斯金氏试验(检癌,孕及结核) / ~, guaiac 愈创木脂试验(检潜血) / ~, Gudernatsch's 古德纳奇试验(检甲状腺作用于蛙的试验) / ~, Guenzburg's 京茨伯格氏试验(检胃盐酸) / ~, Gum mastic, mastic 个 ~ 洋乳香试验(检脑脊髓梅毒)/ ~, Gunning's 宁氏试验(检尿丙酮) / ~, Gunning-Lieben 周 – 李二氏试验(检尿丙酮) / ~, Guterman 古特曼氏试验(检孕烷二醇) / ~, Guthrie's 苯丙酮尿试验 / ~, Gutzeit's 古特蔡特氏试验(检砷化物) / ~, Hager's 黑戈尔氏试验(检葡萄糖) / ~, Haines' 黑恩斯氏试验(检尿葡萄糖) / ~, Hallion's 阿利翁氏试验(检动脉瘤的侧支循环) / ~, Ham 红细胞脆性试验 / ~, Hamburger's 汉布格氏试验(结核菌素皮下试验) / ~, Hamel's 哈默耳氏试验(检轻度黄疸) / ~, Hamilton's; ruler ~ 汉密尔顿试验,直尺试验(检肩关节脱位) / ~, Haminarsten's 汉马斯坦氏试验(检球蛋白及胆色素) / ~, Hammer's 哈默氏试验(检结核病的补体结合试验) / ~, Hammerschlag's 汉默施拉格氏试验(检血液比重) / ~, handgrip stress 握力负荷试验 / ~, Hanganatziu-Deicher; Hanganatziu-Deicher reaction 汉—代二氏试验(检异嗜性抗体反应) / ~, Hanger's 汉格氏试验(检肝病) / ~, Hanke-koessler's 汉—克二氏试验(检酚、芳香族羟酸及咪唑) / ~, hapten inhibition 半抗原抑制试验(抗原决定簇血清学特征的鉴定) / ~, Harding-Rutta's 哈—腊二氏试验(检乙酰乙酸) / ~, Harris-ray 哈—雷二氏试验(检尿中维生素 C) / ~, Harrison spot 哈里逊氏点试验(检尿胆红素) / ~, Harrower's 哈娄尔氏试验(检甲状腺机能减退) / ~, Harrower-Erickson 哈—埃二氏试验(一种心理分析试验) /~, Hart's 哈特氏试验(检尿羟丁酸) / ~, Hassall's 哈塞耳氏试验(检葡萄糖) / ~, hatching 孵化试验(检尿或粪中的血吸虫卵) / ~, Hawk's 霍克氏试验(检粪淀粉酶) / ~, Hays's 海氏试验(检胆汁盐) / ~, HCG stimulation 绒毛膜促性腺试验 / ~, head-dropping 垂头试验(帕金森氏病患者平时,如被托持的头失去支持则缓慢下落) / ~, heat and acid 加热加酸试验(检尿白蛋白) / ~, heat denaturation 热变性试验 / ~, heavy-mealed 饱餐试验 / ~, Hecht's 黑希特氏(检梅毒) / ~, Hecht-Schlaer night vision 黑—施二氏夜间视觉试验 / ~, Hecht-weinberg; Hecht's ~ 黑—温二氏试验,黑希特氏试验(检梅毒) / ~, Hecht-Weinberg-Gradwohl 黑—温—格三氏试验(乏色曼氏试验改良法) / ~, heel-knee 跟膝试验(检两侧下肢协调运动) / ~, heel-tap 足跟轻叩试验 / ~, Heichelheim's; iodipin ~ 海歇耳海姆氏试验,碘油试验(检胃动力) / ~, Heller's 海勒氏试验(检尿白蛋白及尿血) / ~, hemadsorption; HA ~ 血[细胞]吸附试验(一种试管 <体外> 试验,血细胞凝集素存在时,红细胞吸附到受感染的组织的细胞上,以测定血细胞凝集的病毒) / ~, hemadsorption 血凝集试验 / ~, hemadsorption inhibition; HAI ~ 血细胞吸附抑制试验 / ~, hemagglutination inhibition (HI, HAI) 血细胞凝集抑制试验,血凝抑制试验 / ~, hematein 氧化苏木精试验(检血) / ~, hemin 氧化血红素试验(检血) / ~, hemolysin 溶血素试验(检链球菌) / ~, Hench-Aldrich 汉—奥二氏试验(检涎液的汞结合力) / ~, Henderson's 汉德逊氏试验(麻醉前检酸中毒) / ~, Henle-Coenen 汉—克二氏试验(检测支循环) / ~, Hennebert's; Hennebert's sign 安贝尔氏试验(检迷路炎) / ~, Henry's 亨利氏试验(检疟疾的血清絮凝试验) / ~, Henshaw 亨肖氏试验(选择顺势治疗药品) / ~, Hering's 赫林氏测验(实体视觉) / ~, Herman-Perutz; Perutz reaction 赫—珀二氏试验(检梅毒) / ~, Herring's herring-binct 赫林氏试验,赫—比二氏试验(检智力) / ~, Herz's 赫茨氏试验(检心肌效率) / ~, Herzberg's 黑兹伯格氏试验(检胃液游离盐酸) / ~, Hess capillary 黑斯氏毛细血管试验(检毛细血管脆性) / ~, Heynsius' 波恩修斯氏试验(检白蛋白) / ~, Hilkebrandt's 希耳德布兰特氏试验(检尿胆素) / ~, Hindenlang's 欣登朗氏试验(检白蛋白) / ~, Hines-Brown; cold pressor ~ 海—布二氏试验,冷加压试验(检高血压) / ~, Hinton 欣顿氏试验(甘油胆甾醇试验,检梅毒) / ~, Hirschfeldt's 赫希费耳特氏试验(检癌) / ~, Hirst, Hirst-Hare ~ 赫斯特氏试验(检嗜异抗体) / ~, histamine 组胺试验(检胃分泌、交感神经系统损害、嗜铬细胞瘤等) / ~, histamine cutaneous 组胺皮肤试验(检皮肤动脉压) / ~, histamine flare 组胺发红试验(检麻风和疱疹后神经痛) / ~, histidine 组氨酸试验(检孕) / ~, histidine loading 组氨酸负荷试验(检叶酸缺乏) / ~, Hipzig 希齐格氏试验(检耳前庭病) / ~, Hock 后踝关节试验(检患飞节内肿的马) / ~, Hoffmann's 霍夫曼氏试验(检酪氨酸) / ~, Hofmann's 霍夫曼氏试验(检孕) / ~, Hofmeister's 霍夫迈斯特氏试验(检亮氨酸、胨) / ~, Hogben; Xenopus ~ 霍格木氏试验,非洲蟾蜍试验(用雄的非洲的有爪蟾蜍检孕) / ~, Holmgren's 霍姆格伦氏彩线试验(检色盲) / ~, Holten's 霍耳敦氏试验,肌酐廓清试验(检肾效率) / ~, Hopkin's thiophene 霍普金斯氏噻吩试验(检乳酸) / ~, Hopkins-Cole 霍—柯二氏试验(检蛋白质) / ~, Hoppe-Seyler 侯普赛勒氏试验(①检血一氧化碳 ②检黄嘌呤) / ~, hormone 激素试验(检孕) / ~, horse cell 马细胞试验(保—邦—戴 <Paul-Bunnell-Davidsohn> 试验的一种改良,检伴有传染性单核细胞增多症的嗜异性抗体,即使用马红细胞而不是绵羊红细胞,不需要离心分离,整个试验几分钟即完成) / ~, Horsley's 霍斯利氏试验(检葡萄糖) / ~, Hotis's 霍提斯氏试验(检牛乳房炎) / ~, Houghton's 霍顿氏试验(检麦角) / ~, Howard-Dolman depth perception 豪—多二氏深度觉试验 / ~, Howard-Rapoport's 霍华德—拉波波试验(分肾功能试验,以确定每个肾的血流量) / ~, Howell's 豪威耳氏试验(检凝血酶原) / ~, Huddleson's 赫德耳森氏试验(检人的布鲁菌病) / ~, Huggins' 哈金斯氏试验(检癌) / ~, Huhner 胡讷氏试验(检精子) / ~, Hunt's; acetonitril ~ 亨特氏试验,乙腈试验(检甲状腺机能亢进) / ~, Huppert's 赫珀特氏试验(检胆色素) / ~, Huppert – Cole 赫—柯二氏试验(检胆色素) / ~, Hurtley's 赫特利氏试验(检乙酰乙酸) / ~, hydrogen peroxide 过氧化氢试验(检血) / ~, hydrophilia skin 皮肤吸水试验(检循环) / ~, hydrostatic; Raygat's ~ 流体静力试验,浮扬试验,雷加氏试验(检活产) / ~, hydroxylamine 羧胺试验(检葡萄糖) / ~, hyperemia; Moschcowitz's ~ 充血试验,莫斯科维茨氏试验(检动脉硬化) / ~, hyperpnea 呼吸深快试验(检癫痫) / ~, hypochlorite-orcinol 次氯酸盐—苔黑酚试验(检甘油) / ~, hypothesis 假设检验 / ~, ^{125}I-Fibernogen uptake ^{125}碘纤维蛋白原摄取试验 / ~ ^{131}I rose beganl excretion 碘^{131}孟加拉玫红排泄试验 / ~, icterus index 黄疸指数试验(检血内胆色素) / ~, Ide 井出氏试验(检梅毒) / ~, identity 鉴定试验 / ~, Iefimov 叶菲莫夫氏试验(检肠虫) / ~, Ilimow's 伊利莫夫氏试验(检白蛋白) / ~, Ilosvay's 伊洛斯维氏试验(检亚硝酸盐) / ~, Imhof's 英霍夫氏试验(结核病人的自体血清试验) / ~, indigo carmine 靛卡红试验(检肾渗透性）／～，indirtect 间接试验／～，indophenol 靛酚试验（检细胞内氧化酶、成髓细胞及成血细胞）／～，inhalation provocation 吸入激发试验／～，inkblot 墨迹测验（心理测验）／～，inoculation 接种试验／～，Insulin-glucose-water tolerance 胰岛素葡萄糖水耐量试验（检肝机能）／～，Insulin tolerance 胰岛素耐量试验检肝机能／～，intelligence 智力测验／～，intracutaneous tuberculin 结核菌素皮内试验／～，intradermal intracutaneous ～ 皮内试验（皮内注射抗原的一种皮肤试验）／～，intradermal vitamin C 维生素 C 真皮内试验／～，inulin clearance 菊粉廓清试验／～，iodime 碘试验（检淀粉、糊精、糖原等）／～，iodine tolerance 碘耐量试验（检甲状腺机能亢进）／～，iodipin；Heichelheim's ～ 碘油试验（检胃动力）／～，iodoform 碘仿试验（检丙酮、乙醇）／～，iron 铁试验（检尿卟啉）／～ irrigation［尿道］冲洗试验（检后尿道病）／～，Ishihara's 石原氏试验（检梅毒、色彩视力）／～，Israelson's 伊斯雷耳森氏试验（检血清）／～，Ito-Reenstierna 伊藤一林二氏试验（软下疳皮内试验）／～，Jacobsthal's optic serodiagnosis of syphilis 雅各布斯他耳氏试验（检梅毒）／～，Jacoby's 雅各比氏试验（检胃蛋白酶）／～，Jacquemin's 惹克曼氏试验（检石炭酸）／～，Jadassohn's 雅达逊氏试验（用硼酸水冲洗法检后尿道病）／～，Jadassohn-Bloch 雅一布二氏试验（检变态反应）／～，Jaffe 雅费氏试验（检肌酸酐、葡萄糖及尿蓝母）／～，Jaksch's 雅克什氏试验（检胃酸、尿糖、尿葡萄糖、黑素）／～，Janet's 惹奈氏试验（鉴别感觉缺失）／～，Jansen's 扬森氏试验（检畸形髓关节炎）／～，Javorski's；Jaworski's ～ 雅沃尔斯基氏试验（检葫芦胃）／～，Jendrasic's 晏德腊西克氏试验（检水溶性维生素 B）／～，Jenner-kay 詹一凯二氏试验（检血清碱性磷酸酶）／～，Jenning's 靳宁氏试验（检色觉）／～，Jezler-Takata 耶一高田二氏试验（检肝机能）／～，Johnson's 约翰逊氏试验（检白蛋白）／～，Jolles' 约勒斯氏试验（检尿内胆色素、尿蓝母）／～，Jones-Cantarow，urea concentration 琼一坎二氏试验，脲浓缩试验（检肾机能）／～，Jorissen's 约里森氏试验（检甲醛）／～，jugular compression 颈静脉压迫［激发］试验（检青光眼）／～，Justus' 贾斯特斯氏试验（检梅毒）／～，Kabatschnik's 卡巴施尼克氏试验（检听觉）／～，Kafks's；stained normomastic ～ 卡夫卡氏试验，染色正洋乳香反应试验（检脑脊髓梅毒）／～，Kahn 康氏试验（检梅毒）／～，Kahn's albumin A 康氏白蛋白 A 试验（检癌）／～，Kamnitzer's 坎尼策氏试验（检孕）／～，Kantor-Gies' 坎一盖二氏试验（检蛋白质）／～，Kapeller-Adler 卡一阿二氏试验（检孕）／～，Kaplan's 卡普兰氏试验（检脊髓液球蛋白及白蛋白）／～，Kapsinow's 卡普希诺夫氏试验（检胆色素）／～，Kasanin-Vigotsky 卡一维二氏试验（测验概念性思考力）／～，Kashiwado's 柏户氏试验（检胰腺病）／～，Kastle's 卡斯特累氏试验（鉴别生熟牛奶）／～，Kastle-Meyer 卡一麦二氏试验（检血）／～，Katayama's 片山氏试验（检碳氧血红蛋白）／～，Katzenstein's 卡岑斯坦氏试验（检心肌效率）／～，Kauffmann's 考夫曼氏试验（饮水四次，观尿量变化，测循环机能）／～，Keller's ultraviolet 凯勒氏紫外线试验／～，Kelling's 凯林氏试验（检胃癌，胃乳酸，食管憩室）／～，Kelly 凯利氏试验（鉴别大隐静脉曲张和股疝）／～，Kent mental 肯特氏智力测验／～，Kentmann's 肯特曼氏试验（检甲醛）／～，Kerner's 克纳氏试验（检肌酸酐）／～，Killian's 基利安氏试验（检糖耐量）／～，Kinberg's 金伯格氏试验（检肝机能）／～，Kingsbury's 金斯伯利氏试验（检尿蛋白质）／～，Kitzmiller 基茨米勒氏试验（检伤寒）／～，Kiuchi-Malone 木一马二氏试验（检孕）／～，Kjildahl's 基耶达氏试验（检氨量）／～，Klausner's 克劳斯纳氏［絮凝］试验（检梅毒）／～，Klein 克莱因氏试验（检癌）／～，Klemperer's 克伦珀勒氏试验（检胃动力）／～，Klimow's 克利莫夫氏试验（检尿血）／～，Kline；Kline -Young 克莱恩氏试验，克一杨二氏试验（检梅毒）／～，Knapp's 克纳普氏试验（检尿糖、胃中有机酸）／～，knowledge 常识判断试验／～，Kober 科贝尔氏试验（检雌激素及牛乳蛋白质）／～，Kobert's 科贝特氏试验（检血红蛋白）／～，Koch's 郭霍氏试验（检出血性素质）／～，Koenecke's 克内克氏试验（检骨髓机能）／～，Koh's 科氏测验（儿童情感障碍测验）／～，Kolmer's 科耳默氏试验（检梅毒）／～，Kondo's 近藤氏试验（检吲哚及甲基吲哚）／～，Konew's ring 科纽氏试验，成环试验（检鼻疽）／～，Konsuloff's 康苏洛夫氏试验（检孕）／～，Kossel's 科塞耳氏试验（检次黄嘌呤）／～，Kottmann's 科特曼氏试验（检甲状腺机能）／～，Kowarsky's 科瓦尔斯基氏试验（检尿糖、血糖）／～，Kranss' 克劳斯氏试验（伤寒凝集反应）／～，Krokiewicz's 克罗基维茨氏试验（检尿内胆色素）／～，Kuhlmann 库耳曼氏智力测验／～，Kultz's 库耳茨氏试验（检 β-羧丁酸）／～，Kusrallow's 库斯塔洛氏试验（检孕）／～，Laborde's 拉博德氏试验（检死征）／～，labyrinthine 迷路试验（检周边迷路疾患及颅内损伤）／～，lactic acid tolerance 乳酸量试验／～，lactose 乳糖试验（检肾机能）／～，Ladendorff's 拉登道夫氏试验（检血）／～，Landau color 兰道氏色试验（检梅毒）／～，Lang's 兰格氏试验（检牛磺酸）／～，Lange's 兰给氏试验（①检脑脊液球蛋白 ②检尿内丙酮）／～，Lantern 灯试验（检色盲）／～，Lashmet-Newburgh's 拉一纽二氏试验（检肾机能）／～，Lassaigne 拉赛涅氏试验（检有机氮）／～，Laughlen 劳克林氏试验（检梅毒）／～，latex agglutination，latex fixation ～ 乳胶凝集试验，乳胶结合试验（将可溶性抗原吸附在聚苯乙烯胶乳颗粒上，加上特异性抗体可使之凝集，此试验广泛用于检查类风湿因子，在妊娠试验中检尿人绒毛膜促性腺激素）／～，Lautier's 洛提埃氏试验（结核菌素皮肤试验）／～，Lebbin's 利奇氏试验（检甲醛）／～，Lebbin's 累宾氏试验（检乳中甲醛）／～，Lechini's 雷契尼氏试验（检尿血）／～，Lee's 李氏试验（检凝乳酶）／～，Lee-Vincent 李一奋二氏试验（检缺钙血以证明凝血时间延长的原因）／～，Legal's 累加耳氏试验（检丙酮及吲哚）／～，Leiner's 莱内氏试验（检酪蛋白）／～，Le nobel's 勒诺贝尔氏试验（检乙酰乙酸及丙酮）／～，Lentozhol 缓慢胆甾醇试验（检梅毒）／～，Leo's 累奥氏试验（检游离盐酸）／～，Lepromin 麻风菌素试验（检麻风）／～，Lesser's 累塞尔氏试验（检含碘的分泌物）／～，Lessdilur-Prircy 累一皮二氏试验（检痰内白蛋白）／～，Levinson 列文森氏试验（检结核性脑膜炎）／～，levulose tolerance 果糖耐量试验（检肝机能）／～，Lewis-Pickering 路一皮二氏试验（检周围循环）／～，LHRH（luteinizing hormone reasing hormone）促黄体素释放素试验（LHRH 试验）／～，Lichtheim 利什特海姆测验（检智力）／～，Lieben's 李本氏试验（检尿内丙酮）／～，Lieben-Ralfe 李一腊二氏试验（检丙酮）／～，Liebermann's 李伯曼氏试验（检蛋白质）／～，Liebermann-Burchard 李一伯二氏试验（胆甾醇定量法的基础反应）／～，Liebig's 李比希氏试验（检胱氨酸）／～，Ligat's 李加特氏试验（检腹部病的皮肤触觉过敏）／～，Lignieres 利尼埃尔氏试验（一种结核菌素皮肤反应）／～，limited toxicity 毒物限度试验／～，limulus 鲎（溶解物）试验（马蹄蟹<即鲎 Limulus polyphemus>血细胞浸液接触病人血标本，如标本中含有革兰阴性菌内毒素，就会产生血细胞浸液的凝胶作用）／～，Lindner's 林德纳氏试验（检坐骨神经痛）／～，Line 钙线试验（检癌）／～，Linzenmier's 林曾迈尔氏试验（检孕）／～，Lipase 脂酶试验（检肝机能）／～，Lipps's 李普斯氏试验（检尿内胆汁及血红蛋白）／～，Lipschuetz's 利普许茨氏试验（检甾醇）／～，Litmus milk 石蕊牛乳试验（检胰脂酶）／～，Livierato's 利韦拉托氏试验（①检心肌能 ②检起立性心脏反射）／～，Loewe's；Lowe's ～ 勒韦氏试验（检尿葡萄糖）／～，Lombard's 隆巴德氏试验（检聋）／～，Lowenthal's 勒文塔耳氏试验（检尿葡萄糖）／～，Lowy's 娄伊氏试验（检癌）／～，Lucke's 吕克氏试验（检马尿酸）／～，Luebert's 吕伯特氏试验（检牛乳中甲醛）／～，Luenbach-Koeppe 伦一科二氏试验（检孕）／～，Luetin，Noguchi luetin reaction［野口氏］梅毒螺旋体素试验（梅毒皮内试验）／～，lupus band 狼疮带试验（一种免疫荧光试验，检测系统性红斑狼疮患者中真皮表皮交界部是否有免疫球蛋白和补体沉积及其程度）／～，Luttge-Mertx 吕一梅二氏试验（检孕）／～，Luttke's 吕特克氏试验（检胃液游离盐酸）／～，lymphocyte proliferation 淋巴细胞增生试验（检查淋巴细胞对致丝裂素、特定抗原或同种细胞反应能力的功能试验，淋巴细胞分别用刺激物或不用刺激物培养数日，然后用^{3}H 标记的胸苷培养数小时，刺激培养和对照培养中胸苷的摄取率则称为刺激指数<SI>或刺激率<SR>。亦称胚细胞样转变测定，淋巴细胞增生测定）／～，Lymphocytotoxic cross match 淋巴细胞毒交叉配合试验／～，Lyle-Curtman's 莱一柯二氏试验（检血）／～，Mcchure-Aldrich 麦一奥二氏试验（检中毒）／～，MacDonagh's，gel ～ 麦克多纳氏试验，凝胶试验（鉴别梅毒血清）／～，Macdonald's 麦克诏纳氏试验（检肝机能）／～，Macht's 马克特氏试验（检血液病）／～，Mckendrick 麦肯德里克氏试验（诊断肠管感染）／～，Mckinnon's 麦金农氏试验（用家兔检天花病毒）／～，Maclagan's；thymol turbidity ～ 麦克拉根氏试验，麝香草酚混浊度试验（检肝代谢紊乱）／～，Maclean 麦克累恩氏试验（检胃乳酸）／～，Maclean-de Wesselow；urea concetration 麦一威二氏试验，脲浓缩试验（检肾机能）／～，Macmunn's 麦克莫恩氏试验（检尿蓝母）／～，MacQuarrie's 麦廓里氏试验（智力测验）／～，macrophage migration inhibition 巨噬细胞游走抑制试验／～，Macwilliams 麦克威谦氏试验（检尿白蛋白）／～，Maddox rods 马德克斯氏杆试验（检隐斜视）／～，magnesionitric 镁硝酸试验（检尿白蛋白）／～，Magpie's 马格皮氏试验（检汞盐）／～，Male frog 雄蛙试验（检孕）／～，Malerba's 马莱尔巴氏试验（检丙酮）／～，mallein 马鼻疽菌素试验（检鼻疽）／～，Malmejde's；uro-reaction 马耳梅德氏试验，尿变碱性反应／～，Maloney's 马隆尼氏试验（白喉类毒素敏感性试验）／～，Malot 马洛特氏试验（检尿内磷酸）／～，Maly's 马利氏试验（检胃液游离盐酸）／～，Mancini 定量单向凝胶扩散试验／～，Mandel's 曼德耳氏试验（检蛋白质）／～，Manoiloff's 曼诺伊洛夫氏试验（检孕）／

~, manometric 测压试验 / ~, Manson evaluation 曼森氏评价试验（对嗜酒者的心理测验）/ ~, Mantoux 芒图氏试验（结核菌素皮内试验）/ ~, Manzullo's 曼楚洛氏试验（用碲酸钾溶液涂在咽部白苔上，如系白喉则变黑色）/ ~, Marechal's 马雷夏耳氏试验（检尿内胆色素）/ ~, Marechal-rosin; marcchal's 马—罗二氏试验，马雷夏耳氏试验（检尿内胆色素）/ ~, Marie's three-paper 马里氏三张纸试验（检智力）/ ~, Markee 马基氏试验（检孕）/ ~, Marlow's 马尔洛氏试验（检隐斜视）/ ~, Marquardt's 马夸特氏试验（检杂醇油）/ ~, Marquis's 马奎斯氏试验（检吗啡）/ ~, Marsh's 马希氏试验（检砷或锑）/ ~, Marshall's 马歇尔氏试验（检脲）/ ~, Maschke's 马施克氏试验（检肌酸酐）/ ~, massage 眼球按摩［激发试验］（验青光眼）/ ~, Masselon 马塞龙氏试验（检智力）/ ~, Masset's 马塞氏试验（检尿内胆色素）/ ~, Master"2-step" exercise 马斯特氏二阶运动试验（检冠心病）/ ~, mastic; emanuel-cutting 洋乳香试验，尹—卡二氏试验（检脑脊髓梅毒）/ ~, Matas' 马塔斯氏试验（检测支循环）/ ~, match［吹］火柴试验（检呼气量）/ ~, Matefy 马太菲氏试验（结核病血清试验）/ ~, Mathews' 马修斯氏试验（检乳糖及葡萄糖）/ ~, methylene blue 亚甲蓝试验（检肾渗透性、检乳）/ ~, Maumene's 莫默内氏试验（检尿葡萄糖）/ ~, Mauthner's 毛特讷氏试验（检色盲）/ ~, maximal exercise 极量运动试验 / ~, Mayer's 迈尔氏试验（检生物碱）/ ~, Mayerhofer's 迈尔霍弗氏试验（检结核性脑膜炎）/ ~, Mazerhoffman 梅—霍二氏试验（检孕）/ ~, Mazzini 马济尼氏试验（梅毒絮凝试验）/ ~ meal 试验餐 / ~, Mehu's 梅于氏试验（检尿蛋白质）/ ~, Meier-porges 迈—波二氏试验（检梅毒）/ ~, Meigs's 梅格斯氏试验（检乳脂）/ ~, Meinicke 迈尼克氏试验（梅毒絮凝反应）/ ~, melanoflocculation 黑素絮凝试验（检疟疾）/ ~, melitin 波状热菌试验，布鲁氏菌素（检布鲁氏菌病）/ ~, Meltzer-lyon 梅—莱二氏试验（检胆管病）/ ~, membrane immunofluorescence 膜免疫荧光试验 / ~, Mendel's; Mantoux / ~ 孟德尔氏试验（结核菌素皮内试验）/ ~, Mendeleeff's 门捷列夫氏试验（检癌）/ ~, Mendelsohn's 门德耳森氏试验（检心肌效率）/ ~, Merieux-baillon 梅—贝二氏试验（结核病血清试验）/ ~, Mester's 梅斯特氏试验（检风湿病）/ ~, metyl red 甲红试验鉴别大肠杆菌及产气杆菌 / ~, methylene blue 亚甲蓝试验（检肾渗透性）/ ~, methyl-phenyl-hydrazine 甲基苯肼试验（检果糖）/ ~, metrotrophic 子宫营养试验 / ~, Mett's 梅特氏试验（测验胃蛋白酶活力）/ ~, metyrapone 甲吡酮试验 / ~, Meyer's 麦耶氏试验（检肾上腺素、乳糖、血等）/ ~, MG streptococcus agglutination 链球菌 MG 株凝集试验 / ~, Michaelides' 米夏利德氏试验（检梅毒）/ ~, Michallow's 米哈伊洛夫氏试验（检蛋白质）/ ~, microlymphocytotoxicity 微量淋巴细胞毒性试验 / ~, micro membrane flurescence 微量膜荧光试验 / ~, microneutralization 微量中和试验 / ~, microprecipitation 微量沉淀试验（使用微量血清作沉淀试验）/ ~, microtiter complement fixation 微量补体结合试验 / ~, microtoxitity 微量［细胞］毒性试验 / ~, Middlebrook-dubos hemagglutination 米—杜二氏血细胞凝集试验（检结核病抗体）/ ~, migration inhibitory factor (MIF) 游走抑制因子试验（体外检测淋巴细胞在特异性抗原作用下产生 MIF 的试验）/ ~, milk ring 乳汁环状试验 / ~, Millard's 米勒德氏试验（检白蛋白）/ ~, Miller-Kurzrok 米—库二氏试验（测精子活动力）/ ~, 40 millimeter 40 毫米试验（测机体强壮度）/ ~, Millon's 米龙氏试验（检网球员肘病）/ ~, Minnesota multiphasic personality inventory（缩 MPI）明尼索塔多相个性试验 / ~, Minnesota preschool scale 明尼索塔学龄前智力测验 / ~, miostagmin; moistagmin reaction 减滴质反应，小滴反应（检癌、梅毒、伤寒）/ ~, mirror 镜面试验（检支气管分泌物）/ ~, mirror absorption 交叉吸收试验 / ~, Mitscherlich's 米切尔利希氏（检胃中磷）/ ~, Mistuda's 光田氏试验（检麻风）/ ~, Mitsuda-Rost; lepromin ~ 光田—罗二氏试验，麻风菌素试验 / ~, Mittelmeyer's 米特耳麦耶市试验（检前庭机能）/ ~, Mohr's 莫尔氏试验（检胃盐酸）/ ~, Molisch's 莫利施氏试验（检尿蛋白质、尿葡萄糖）/ ~, Moller-McIntosh-van Slyke's 默—麦—范三氏试验（脲廓清试验）/ ~, Moloney 莫洛尼氏试验（测对白喉类毒素的过敏性）/ ~, monaural loudness balance (MLB) 单耳响度平衡试验 / ~, monkey-protection 猴保护试验（检黄热病）/ ~, Montigne's 蒙提涅氏试验（检甾醇）/ ~, Moore's 穆尔氏试验（检糖）/ ~, Morelli's 莫雷利氏试验（鉴别漏出液与渗出液）/ ~, Moretti's 莫雷蒂氏试验（检伤寒的一种尿色泽反应）/ ~, Moritz; Moritz reaction 莫里次氏试验（反应）（鉴别漏出液与渗出液）/ ~, Morner's 梅尔内尔氏试验（检尿半胱氨酸及尿酪氨酸）/ ~, Moro's 莫罗氏试验（结核菌素软膏敷贴试验）/ ~, Morton's 摩顿氏试验（检跖骨痛）/ ~, Moschxowits; hyperemia ~ 莫斯科维茨氏试验，充血试验（检动脉硬化）/ ~, Mosenthal's 谋森塔耳氏试验（检肾机能）/ ~, Moynihan's 莫伊尼汉氏试验（检葫芦胃）/ ~, mucic acid 黏液酸试验（检半乳糖、乳糖等）/ ~, mucification［阴道］黏液化试验（检雌激素）/ ~, Muck's 穆克氏试验（检孕、蛋白尿及子痫）/ ~, Mulder's 穆耳德氏试验（检葡萄糖、蛋白质）/ ~, Muller's 苗勒氏试验（①检胱氨酸，②检梅毒）/ ~, Muller-jochmann 苗—约二氏试验（①鉴别结核性脓，②抗胰蛋白酶试验）/ ~, multiple-puncture 多刺试验（一种皮内试验，以若干刺针或叉针蘸取试验材料＜例如结核菌素＞后刺压入皮内）/ ~, multiple-thread allergosorbent 多变应原吸附试验 / ~, mumps sensitivity 腮腺炎敏感试验 / ~, mumps skin 腮腺炎皮肤试验（检对腮腺炎的免疫力。此试验不可靠，很少使用，即皮内注射灭活腮腺炎病毒，结核菌素型迟发型超敏反应即为阳性反应）/ ~, Murata 村田式试验（检梅毒）/ ~, murexide 紫尿酸胺试验（检尿酸）/ ~, Murphy's; murphy's kidey puncn 墨菲氏试验（检肾）/ ~, mycologic; mycobiologic 真菌试验（检尿糖）/ ~, Myers-Fine 迈—法二氏试验（检淀粉分解力）/ ~, Mylius' 迈利厄斯氏试验（检胆汁酸）/ ~, Mylius modification of Pettenkofer's 迈利厄斯氏改良佩藤科弗氏试验（检胆汁酸）/ ~, Naffziger's 纳夫济格氏试验（检髓核脱出）/ ~, Nagel's 纳格耳氏试验（检色彩视力）/ ~, Nagle's 内格耳氏试验（检机体对乙醇的耐受性）/ ~, Naiman's 奈曼氏试验（检维生素 B1）/ ~, Nakayama's 中山氏试验（检胆色素）/ ~, naming 命名试验 / ~, Napier's aldehyde 纳皮尔氏醛试验（黑热病血清反应）/ ~, Napier's serum 纳皮尔氏血清试验（检黑热病）/ ~, Nasso's 纳索氏试验（检结核病）/ ~, Nathan's 内森氏试验（结核菌素皮肤敷贴试验）/ ~, Neill-Mooser 尼—莫二氏动物试验（鉴别斑疹伤寒）/ ~, Neisser-Wechsberg's 奈—韦二氏试验（检血杀菌力）/ ~, Nencki's 能斯基氏试验（检吲哚）/ ~, Nessler's 内斯勒氏试验（检游离氨）/ ~, Neubauer-fischer's; glycyltryptophan 诺费二氏试验，甘氨酸色氨酸试验 / ~, Neufeld's 诺伊费耳德氏试验（肺炎球菌荚膜肿胀试验）/ ~, Neukomm's 诺伊康氏试验（检胆汁酸）/ ~, neurpsychological 神经心理测验 / ~, neutralization 中和试验（测定抗血清或其他物质对病毒或其他有关细菌致病性质的中和能力）/ ~, Newcomer's 纽克默氏试验（检血红蛋白）/ ~, niacin 烟酸试验（检结核分支杆菌）/ ~, Nickle's 尼克累斯氏试验（鉴别蔗糖与葡萄糖）/ ~, nictitating membrane 瞬膜试验（检肾上腺素）/ ~, ninhydrin 水合茚三酮试验（检蛋白质及氨基酸）/ ~, Nippe's 尼普氏试验（检血）/ ~, nitrate reduction 硝酸盐还原试验（检硝酸盐经细菌培养还原为亚硝酸盐。此试验可用于肠杆菌科、分支杆菌和某些需氧菌的可疑菌株的鉴定）/ ~, nitric acid 硝酸试验（检白蛋白）/ ~, nitric acid-magnesium sulfate 硝酸硫酸镁试验（检白蛋白）/ ~, nitroblue tetrazolium（简作 NBT）四唑氮蓝试验（检中性粒细胞杀菌功能）/ ~, nitrobrucine 硝酸马钱子碱试验（检维生素 C）/ ~, nitrogen balance 氮平衡试验 / ~, nitrogen partition 氮分配试验（检肝机能）/ ~, nitropropiol 硝基苯丙烯酸试验（检尿糖）/ ~, nitroprusside 硝基氢氰酸盐试验（检半胱氨酸、丙酮、肌酐）/ ~, nitroso-indole-nitrate 亚硝基吲哚硝酸盐试验（检吲哚、甲基吲哚）/ ~, Nobel's 诺贝尔氏试验（检乙酰乙酸、丙酮、胆色素）/ ~, Noguchi's 野口氏试验（①改进的乏色曼氏试验 ②检脊髓痨及麻痹性痴呆）/ ~, Nonne's 农内氏试验（检脑脊液球蛋白）/ ~, Nonne-Apelt; Nonne-Apelt reaction 农—阿二氏反应（检脑脊髓梅毒）/ ~, non-parametric statistical 非参数统计试验 / ~, Nonverbal 非语言试验（检智力）/ ~, Norris' atropine 诺里斯氏阿托品试验（检阿托品）/ ~, Nothnagel's 诺特纳格耳氏试验（检验肠蠕动）/ ~, nuclear; nucleus ~ 细胞核试验（检胰分解蛋白机能）/ ~, Nyiri's 尼伊里氏试验（检肾机能）/ ~, Mylander's 奈兰德氏试验（检尿葡萄糖）/ ~, Ober's 奥伯氏试验（检阔筋膜挛缩）/ ~, Obermayer's 奥伯梅尔氏试验（检尿蓝母）/ ~, Obermuller's 奥伯苗勒氏试验（检胆甾醇）/ ~, obturator 闭孔肌试验（检阑尾炎）/ ~, occlusion 遮蔽试验（检隐斜视）/ ~, occult blood 潜血试验 / ~, Oliver's 奥利佛氏试验（检白蛋白、胆汁酸、糖、吗啡）/ ~, one-tailed 单尾检验，单侧检验（一种假设检验）/ ~, ONPG ONPG 试验（检细菌中 β—D—半乳糖苷酶。细菌在含邻—硝基苯—β—D—半乳糖吡喃糖苷 O-nitrophenyl-β-D-galactopyranoside ＜ONPG＞ 的缓冲胨培养基中生长，如出现黄色，即示有 β－半乳糖苷酶生成）/ ~, ophthalmic; conjunctival reaction 眼试验，结膜反应（检伤寒和结核病）/ ~, opsonin, thermostable 耐热调理素试验 / ~, oposonocytophagic 调理素细胞吞噬试验 / ~, optical 光学试验 / ~, optokinetic nystagmus 视动性眼球震颤试验 / ~, orcinol 苔黑酚试验，二羟基甲苯试验（检尿戊糖）/ ~, organoleptic 特殊感觉试验（检特殊感觉）/ ~, orientation 定向测验 / ~, orthotoluidine 邻甲基苯胺试验（检血）/ ~, osazone 脎试验（检尿糖）/ ~, Oseretsky 奥塞勒茨基氏试验（非文字的智力测验）/ ~, Osgood-Haskins 奥—哈二氏试验（检白蛋白）/ ~, osmotic fragility 渗透脆性试验 /

~, Osterberg's 奥斯特伯格氏试验（检β-羟丁酸）/ ~, Otani's 大谷氏试验（检伤寒等）/ ~, Ott's 奥特氏试验（检尿核白蛋白）/ ~, outlying screen deviation 外界视标偏向试验(检双眼注视野界限) / ~, ovarian hyperemia 卵巢充血试验（检孕）/ ~, oxalic acid paper 草酸纸试验（检培养物的靛基质）/ ~, oxyphenylsulfonic acid 羟苯磺酸试验（检尿白蛋白）/ ~, oxytcin challenge 催产素激惹试验 / ~, Pachon's 帕雄氏（检侧支循环）/ ~, Page-van Slyke's 佩—范二氏试验（检血浆的蛋白含量）/ ~, Paget's 佩吉特氏试验（鉴别实质肿瘤和囊肿）/ ~, palmin; palmitin ~ 软脂酸酯试验（检胰腺机能）/ ~, Pandy's 潘迪氏试验（检脑脊液球蛋白）/ ~, Pangborn 潘博恩氏试验（梅毒絮凝反应）/ ~, para-aminohippuric acid 对氨马尿酸试验（肾廓清试验）/ ~, para-dimethyl-amino-benzaldehyde 对二甲氨基苯甲醛试验（检尿胆素原）/ ~, parallax 视差试验，移像试验 / ~, parentage; paternity ~ 亲权试验（血型）/ ~, Parnum's 帕努姆氏试验（检尿白蛋白）/ ~ pattern 检验图(分析显像试验用) / ~, passive cutaneous anaphylaxis 被动皮肤过敏反应试验(用于研究引起直接过敏性反应的抗体) / ~, passive protection 被动保护试验(在动物注射抗血清被动免疫后进行的保护试验) / ~, passive transfer 被动转移试验(一种皮肤试验，检测人的反应素 IgE) / ~, past pointing 过指试验 / ~, patch 斑片试验，皮肤接触试验（主要用于诊断变态反应。以小块纱布或滤纸浸透可疑变应原，贴于皮肤一段时间，出现红肿即为阳性反应）/ ~, paternity; parentage ~ 亲权试验（血型）/ ~, Patrick's; patrick's sign 帕特里克氏试验（检髋关节炎）/ ~, Patterson's 派特逊氏试验（检尿毒症）/ ~, Paul's; paul's reaction 保罗氏试验（用兔检天花）/ ~, Paul-bunnell; heterophile antibody reaction 保—邦二氏试验，异嗜抗体反应 / ~, Paunz' 蓬次氏试验（检淀粉样变性）/ ~, Pavy's 佩维氏试验（检尿葡萄糖）/ ~, PCA 被动皮肤过敏反应试验(即 passive cutaneous anaphylaxis) / ~, Peck 佩克氏试验（检出血性紫癜）/ ~, peg board 钉板测试 / ~, Pelouse-Moore 培—穆二氏试验（检尿糖）/ ~, Pels-Macht 佩—马二氏试验（检恶性贫血，天疱疮）/ ~, pelvic girdle 盆带肌试验 / ~, pendular eye tracking (简作 PETT) 眼球摆动经迹试验 / ~, Penzoldt's 彭措耳特氏试验（检丙酮、尿葡萄糖、胃吸收作用）/ ~, Penzoldt-Fischer 彭—费二氏试验（检酚）/ ~, peppermint 欧薄荷试验（检肺穿破）/ ~, percholride 过氧化试验（检孕）/ ~, percolation 渗透/滤[滤过]试验 / ~, percutaneous tuberculin; Moro's 结核菌素软膏敷贴试验，莫罗氏试验 / ~, Peret's 佩雷氏试验（检癌的溶血试验）/ ~, performance 作业试验，操作测验（检智力）/ ~, performance eveluation 操作能力评定试验 / ~, Peria's; piria's 皮里阿氏试验（检酪氨酸）/ ~, Perls's 珀耳斯氏试验（检含铁血黄素）/ ~, permanganate 高锰酸盐试验（检尿中尿色素原）/ ~, Perthes' 佩特兹氏试验（检静脉曲张的侧支循环）/ ~, Peterman's 彼得曼氏试验（检梅毒）/ ~, Petri's 陪替氏试验（检尿蛋白质）/ ~, Pettenkofer's 佩藤科弗氏试验（检尿胆汁酸）/ ~, Petzetaki's 佩泽塔基氏试验（检伤寒）/ ~, phenolphthalein 酚酞试验（检粪或尿内血液）/ ~, phenolsulfonphthalein 酚磺酞试验（检肾机能）/ ~, phenoltetra-cholrophthalein 四氯酚酞试验（检肝机能）/ ~, phentotamine 芬妥胺试验（检嗜络细胞瘤）/ ~, phenylhydrazine 苯肼试验（检尿葡萄糖）/ ~, phlorizin; phlorhizin ~ 根皮甙试验（检肾机能不全）/ ~, phloroglucin; phloroglucinol ~ 间苯三酚试验（检尿中半乳糖、戊糖及糖醛酸）/ ~, phosphatase 磷酸酶试验（鉴定消毒牛奶；检血清磷酸酶）/ ~, phosphorus deprivation 低磷试验 / ~, photo-patch 光斑贴试验 / ~, phrenic-pressure 膈神经压迫试验 / ~, phthalein; phenolsulfonphthalein 酞试验，酚磺酞试验（检肾机能）/ ~, phytotoxin; Macht's ~ 植物毒素试验，马克特氏试验（检血液病）/ ~, Piazza's 皮阿扎氏试验（检结核病）/ ~, picric acid 苦味酸试验（检糖、肌酸酐）/ ~, picture completion 图片补充测验 / ~, pilot 探索试验 / ~, Pincus 平卡斯氏试验（检 17-酮甾醇类）/ ~, pineapple 菠萝试验（检胃酪酸）/ ~, pine wood 松木试验（检吲哚）/ ~, Pintner-Patterson 平—派二氏测验（检智力）/ ~, Piorkowski's 皮奥尔科夫斯基氏试验（检伤寒杆菌）/ ~, Piria's 皮里阿氏试验（检酪氨酸）/ ~, Pirquet's 披尔奎氏试验（皮肤结核菌素划痕试验）/ ~, plantar ischemia 跖缺血试验（检小腿和足部循环障碍）/ ~, Plesch's 普累施氏试验（检未闭动脉导管）/ ~, Plugge's 普拉季氏试验（检酚）/ ~, Poehl's 珀耳氏试验（检霍乱弧菌）/ ~, Pohl's 波耳氏试验（检球蛋白）/ ~, pointing 指向试验 / ~, pointing error; past pointing ~ 指误试验，过指试验 / ~, Politzer's 波利泽尔氏试验（检一侧耳聋）/ ~, Pollacci's 波拉契氏试验（检尿白蛋白）/ ~, Pollak's 波拉克氏试验（检尿中黑素）/ ~, Pollatschek-Porges; Porges-pollatschek ~ 坡—波二氏试验（检孕）/ ~, polyuria; Albarran's 多尿试验，阿耳巴兰氏试验（检肾机能不全）/ ~, Porges-Meier serum 波—迈二氏血清试验（检梅毒）/ ~, Porges-pollatschek 波—坡二氏试验（检孕）/ ~, Porges-Salomon 波萨二氏试验（检梅毒）/ ~, Porter's 波特尔氏试验（检尿蓝母，过量尿酸）/ ~, Porteus maze 波彻斯氏迷津试验（检智力）/ ~, Posner's 波斯讷氏试验（检尿白蛋白来源）/ ~, postcoital in vitro 体外精子穿透宫颈黏液试验 / ~, potassium iodide 碘化钾试验（检肾机能）/ ~, potassium tolerance 钾耐量试验 / ~, potency 效能试验 / ~, Power 鲍威尔氏试验（检阿狄森氏病）/ ~, Pratt's 普喇特氏试验（检肾机能）/ ~, precipitin 沉淀素试验，沉淀试验，沉淀反应 / ~, Pregl's 普雷格耳氏试验（检肾机能）/ ~, pregnancy 妊娠试验(一类以检出孕妇尿中绒毛膜促性腺激素来诊断妊娠的试验) / ~, Prendergast's 普兰德加斯特氏试验（检伤寒）/ ~, pressor-congestion 压迫充血(激发)试验(验青光眼) / ~, presumptive 推定试验（检饮水中大肠杆菌）/ ~, Preyer's 普赖厄氏试验（检血一氧化碳）/ ~ probe 测试探头 / ~, Proetz 普雷茨氏试验（嗅敏度试验）/ ~, projective 心理投射试验 / ~, Proske-Watson's 普—瓦二氏试验（检疟疾）/ ~, prostigmin 新斯的明试验（检孕）/ ~, protection 保护(力)试验，血清中和试验（检微生物及其毒力）/ ~, protein tyrosine 蛋白酪氨酸试验（检疟疾）/ ~, prothrombin time 前凝血酶时间试验，凝血酶原时间试验 / ~, protozoam 原生动物试验（检病理组织）/ ~, provocative 激发试验（验青光眼）/ ~, prussian blue 普鲁士蓝试验（检氯化物）/ ~, pseudoisochromatic 假同色表试验(检色觉) / ~, pseudoiscopic 幻视镜试验(检诈盲) / ~, Psycholgic 心理测验 / ~s, psychometric 智力测验 / ~, psychomotor 精神运动测验 / ~, Pugh's 普氏试验（测双眼视像融合能力）/ ~, pulp 牙髓试验（检牙髓生机）/ ~, pulp electrical 牙髓电试验（检牙髓生机）/ ~ pulser 脉冲式发生器 / ~, Purdy's 珀迪氏试验（检尿葡萄糖、尿白蛋白）/ ~, pyramidon 氨基比林试验（检粪潜血）/ ~, Pyrogen 热原试验 / ~, quadriceps 四头肌试验（检甲状腺机能亢进）/ ~, Queckenstedt's; queckenstedt's sign 奎肯斯提特氏试验，奎肯斯提特氏征(颈静脉征) / ~, quelling 荚膜肿胀试验（检肺炎球菌）/ ~, Quick's 魁克氏试验（检肝机能、前凝血酶时间、血友病及黄疸）/ ~, quick-stick 快黏试验 / ~, Quinlan's 昆兰氏试验（检胆汁）/ ~, Raabe's 腊伯氏试验（检尿白蛋白）/ ~, Rabuteau's 腊布托氏试验（①检尿盐酸 ②检胃内盐酸）/ ~, radioactive renogram 放射肾 X 线摄片试验(静脉内注射放射性核素物质，并用外烁闪器检验肾对此物质的摄入和分泌) / ~, radioallergosorbent (简作 RAST) 放射变应原吸附试验(测定血清中特异性免疫球蛋白 E 抗体的试验) / ~, radioimmunosorbent (简作 RIST) 放射免疫吸附试验(一种高度敏感的放射免疫测定法，测定血清中免疫球蛋白 E 的总浓度) / ~, radioisotope renal excretion 放射性核素肾排泄试验(研究肾功能) / ~, Ralf's 腊耳夫氏试验（①检尿内丙酮 ②检尿胨）/ ~, Romon's flocculation 腊蒙氏絮凝试验（检白喉毒素及抗毒素混合液）/ ~, Randolph's 伦道夫氏试验（检尿胨）/ ~, rank sum 秩和检验(一种无效假设对备择假设的非参数统计检验，无效假设的两种样本来自同一群体，备择假设的两种样本来自两个群体，其概率分布类型相同但位置不同，根据秩和的统计值，当双方样本以上升次序联合分级观察时，即可算出一种样本的秩和) / ~, Rantzman's 兰茨曼氏试验（检丙酮）/ ~s, rapid plasma reagin (RPR) 快速血浆反应素试验(一组诊断梅毒的絮凝试验，采用未加热的血清和一种改良的 VDRL <美国性病研究所>抗原<含氯化胆碱和碳粒>，就能目视絮凝现象，广泛用于筛选检查) / ~, rash-extinction 皮疹消失试验（检猩红热）~, Raygat's; bydrostatic 雷加氏试验，流体静力试验，浮扬试验检活产 / ~, Rayleigh 雷利氏试验（检红绿色盲）/ ~, reactive hyperemia 反应性充血试验（检动脉闭塞）/ ~, reading 诵读测验（检智力）/ ~, reckoning 算数测验（检智力）/ ~, red 红色试验，酚磺酞试验 / ~, red cell survival 红细胞存活试验 / ~, red lens 红片试验 / ~, reduction 还原试验 / ~, Rees's 里斯氏试验（检白蛋白）/ ~, Reh's 雷氏试验(改良锡克氏试验) / ~, Rehberg's 雷伯格氏试验（检肾机能）/ ~, Rehfuss' 雷富斯氏试验（检胃分泌）/ ~, Reichl's 额黑耳氏试验（检蛋白质）/ ~, Reid Hunt's; acetonitril ~ 亨特氏试验，乙腈试验，氰化甲烷试验（检甲状腺机能亢进）/ ~, Reinsch's 莱因施氏试验（检砷、汞）/ ~, Remont's 雷蒙特氏试验（检水杨酸）/ ~, Renton's 伦顿氏试验（检孕）/ ~, resorcinol 间苯二酚试验（检盐酸）/ ~, resorcinol-hydrochloric acid 间苯二酚盐酸试验（检尿果糖）/ ~, resorption skin; hydrophilia skin 皮肤吸水试验（检循环）/ ~, Reuss's 罗伊斯氏试验（检阿托品）/ ~, Reyaold's 雷诺尔德氏试验（检丙酮）/ ~, Rh blocking Rh 抗体阻滞试验 / ~, rheumatoid arthritis 类风湿性关节炎试验 / ~, Richardson pregnancy 理查逊氏试验（检孕）/ ~, Rieckenberg's; Rieckenberg's phenomenon 里肯伯格氏试验（血小板吸附现象）/ ~, Riegel's 里格耳氏试验（检凝乳酶）/ ~, Riegler's 里格勒氏试验（检白蛋白、胃液游离真盐酸、尿葡萄糖）/ ～，RIF（resistance-inducing factor）抗性诱导因子试验 / ～，Rimini's 里米尼氏试验（检尿甲醛）/ ～，ring 成环试验（检抗生素活性、蛋白质、鼻疽）/ ～，Ringold 林戈耳德氏试验（检癌）/ ～，Rinne's 林内氏［音叉］试验（检音传导障碍）/ ～，Rivalta's；Rivalta's reaction 里瓦耳塔氏试验（鉴别漏出液与渗出液）/ ～，Robert's 罗伯茨氏试验（检白蛋白、尿糖）/ ～，Roffo's 罗否氏试验（检癌）/ ～，Roger's；camphor ～ 罗惹氏试验，樟脑试验（检肝机能）/ ～，Roger-Josue；blister ～ 罗—苔二氏试验，水疱试验（检传染病）/ ～，Romer's；cockade reaction 勒梅尔氏试验，结核菌素皮内试验反应 / ～，Rouchese 龙舍兹氏试验（尿中氨定量法）/ ～，Rorschach；inkblot ～ 罗尔沙赫氏试验，墨迹测验（心理测验）/ ～，Rose's 罗斯氏试验（检血）/ ～，rose Bengal 孟加拉玫红试验（检肝机能）/ ～，Rosenbach's 罗森巴赫氏试验（检靛红）/ ～，Rosenbach-Gmelin 罗—格二氏试验（检尿中胆色素）/ ～，Rosenblueth-Cannon 罗—坎二氏试验（检肾上腺素）/ ～，Rosenheim's 罗森海姆氏试验（检霍乱）/ ～，Rosenheim-Drummond 罗—德二氏试验（检维生素 A）/ ～，Rosenthal's 罗森塔尔氏试验（检尿血、肝机能）/ ～，Rosenthal-Rowntree 罗—朗二氏试验（检肝机能）/ ～，Rosett's 罗塞特氏［癫痫］试验（呼吸引起癫痫）/ ～，Rosin's 罗辛氏试验（检靛红）/ ～，Ross's；thick-film 罗斯氏试验，厚膜试验（检梅毒）/ ～，Ross-Jones 罗—琼二氏试验（检脑脊液球蛋白）/ ～，Rossel's aloin 罗塞耳氏芦荟素试验（检粪血）/ ～，rotation 旋转试验 / ～，Rothera's 罗瑟雷氏试验（检丙酮）/ ～，Rotter's 罗特尔氏试验（检体内维生素 C）/ ～，Rous's 鲁斯氏试验（显微镜检查血迹）/ ～，Rowntree-Geraghty's；phenosulfonphthalein ～ 朗—杰二氏试验，酚磺酞试验（检肾机能）/ ～，Rubin's 鲁宾氏试验（输卵管通气试验）/ ～，Rubline's 鲁比诺氏试验（检麻风）/ ～，Rubner's 鲁布内氏试验（检血一氧化碳、尿乳糖、果糖等）/ ～，Ruge-Phillipp's 鲁—菲二氏试验（检微生物毒力）/ ～，Ruhemann's 鲁赫曼氏试验（检尿中尿酸）/ ～，ruler；Hamilton's ～ 直尺试验，汉密尔顿氏试验（检肩关节脱位）/ ～，Rumpei-Leede 鲁—雷二氏试验（检猩红热及出血性素质）/ ～，Russo's 鲁索氏试验（检伤寒）/ ～，Ruttan-Hardisty's 腊—哈二氏试验（检血）/ ～，Ryan's skin 瑞安氏皮肤试验（检疲劳）/ ～，Rytz 里次氏试验（检梅毒）/ ～，Saathoff's 萨托夫氏试验（检粪内脂肪）/ ～，saccharimeter［旋光］糖量计试验（检右旋糖）/ ～，Sachs's 萨克斯氏试验（检胎盘完整）/ ～，Sachs-Georgi；lentochol ～ 萨—格二氏试验，缓慢胆甾醇试验（检梅毒）/ ～，Sachs-Witebsky；citochol ～ 萨—维二氏试验，快速胆甾醇试验（检梅毒）/ ～，Sachsse's 萨赫塞氏试验（检尿糖）/ ～，safranine 番红试验（检尿糖）/ ～，Sahll's 萨利氏试验（检胃蠕动及消化力）/ ～，Sahll's desmoid；Sahli's desmoid reaction 萨利氏硬纤维袋试验（检胃分泌）/ ～，Sahli's glutoid 萨利氏硬明胶（胶囊试验检消化机能）/ ～，Sahli-Nencki 萨—能二氏试验（检胰的解脂能力）/ ～，Sakaguchi 板口氏试验（检精氨酸）/ ～，salicylaldehyde 水杨醛试验（检尿内丙酮）/ ～，saline wheal 盐水条痕试验（检中毒）/ ～，Salkowski's 萨尔科夫斯基氏试验（检血一氧化碳、胆甾醇、吲哚、葡萄糖、肌酸酐）/ ～，Salkowski-Ludwig 萨—路二氏试验（检尿酸）/ ～，Salkowski-Schipper's 萨—席二氏试验（检胆色素）/ ～，saiol 水杨酸苯脂试验（胃动力）/ ～，Salomon's 萨洛蒙氏试验（检胃溃疡性癌的白蛋白试验）/ ～，salt 盐试验（用盐水作皮内试验，检查四肢外周循环）/ ～，sand；Lipp's ～ 沙滤试验，李普斯氏试验（检尿内胆汁及血红蛋白）/ ～，Sandrock 桑德罗克氏试验（检血栓形成）/ ～，Sanford's 桑福德氏试验（检溶血）/ ～，santonin 山道年试验（检肝抗毒效力）/ ～，saralasin 肌丙素试验 / ～，Saundby's 桑德比氏试验（检粪内潜血）/ ～，Sawyer-Lloyd serum protection 索—劳二氏血清保护试验（检黄热病）/ ～，scarification；Pirquet's reaction 划痕试验，皮尔盖试验（一种皮肤试验，经划痕将抗原引入）/ ～，Schaffe's 舍费尔氏试验（检尿内亚硝酸盐）/ ～，Schalfijew's 夏耳费耶夫氏试验（检血）/ ～，Scherer's 谢雷尔氏试验（检肌醇）/ ～，Schick 锡克氏试验（检白喉免疫力的皮内试验）/ ～，Schiff's 希夫氏试验（检尿囊素及脲等）/ ～，Schiller's 希勒氏试验（检子宫颈癌）/ ～，Schirmer's 席尔梅尔氏试验（检干性角膜结膜炎）/ ～，Schiesinger's 施勒津格氏试验（检尿内尿胆素）/ ～，Schmidt's 施密特氏试验（检胆汁、糖、肠消化机能、胰分解蛋白机能）/ ～，Schmidt nucleus 施密特氏细胞核试验（检胰机能）/ ～，Schonbein's 舍恩拜因氏试验（检血、铜）/ ～，Schopfer's 朔弗尔氏试验（检血内维生素 B）/ ～，Schroder's 施勒德氏试验（检脲）/ ～，Schubert-Dannmeyer 舒—丹二氏试验（检癌）/ ～，Schulte's 舒耳特氏试验（检蛋白质）/ ～，Schultz's 舒耳茨氏试验（检凝血时间）/ ～，Schultz-Charlton 舒—查二氏试验（猩红热的皮疹消失反应）/ ～，Schultz-Dule 舒—戴二氏试验（检过敏性）/ ～，Schultze's 舒尔策氏试验（检纤维素、胆甾醇、蛋白质）/ ～，Schultze's indophenol oxydase 舒尔策氏靛酚氧化酶试验（检细胞内氧化酶）/ ～，Schumm's 舒姆氏试验（①检血 ②检血浆内正铁血红素）/ ～，Schurmann's 许尔曼氏试验（检梅毒）/ ～，Schwabach's 施瓦巴赫氏试验（检听力）/ ～，Schwartz's 施瓦茨氏试验（检大隐静脉曲张时静脉瓣的闭锁机能）/ ～，Schwart-MeNeil 施—麦二氏试验（检淋病的补体结合试验）/ ～，Schwarz's 施瓦茨氏试验（①检二乙眠砜 ②检胃消化机能）/ ～，Scivoletto's 西沃勒托氏试验（检尿内盐酸）/ ～，scratch；cutireaction 抓痕试验（一种皮肤试验，将抗原用在表面抓痕上）/ ～，screen；cover ～ 覆盖试验（检眼肌）/ ～，screening 筛选试验（用以排除那些肯定不患还在争议中的疾病的人，而对其余具有阳性反应的人作较仔细的诊断试验）/ ～，Seashore 西肖尔氏试验（音乐才能测验）/ ～，secretin 肠促胰分泌素试验（检胰机能）/ ～，sedimentation 血沉试验 / ～，Seidel's 赛德耳氏试验（检肌醇）/ ～，Seidlitz powder 赛德利茨［矿泉］粉试验（X 线检膈疝）/ ～，Selivanoff's 谢利瓦诺夫氏试验（检尿内果糖）/ ～，Sellard's；bicarbonate tolerance ～ 塞拉德氏试验，重碳酸盐耐量试验（检酸中毒）/ ～，semisolid immunodiffusion 半固体免疫扩散试验 / ～，Senn's 森氏试验（用氢能入肠诊断肠穿孔）/ ～，sero-enzyme；Abderhalden's 血清酶试验，阿布德豪登氏试验（检孕）/ ～，serologic 血清学试验（如何用病人血清的实验室检验）/ serologic ～ for syphilis（STS）梅毒血清学试验 / ～，serum；biological ～ 血清试验，生物试验（检血、肉、精液等，亦称生物试验）/ ～，serum bactericidal activity 血清杀菌活性试验 / ～，serum neutralization 血清中和试验（血清抗微生物活性试验，即将血清、病毒或其他受检微生物的混合物接种到易感的动物，易称保护试验）/ ～，serum protection 血清保护试验（检微生物及其毒力）/ ～，sexual receptivity 性感试验（用豚鼠检孕激素）/ ～，Sgambati's；Sgambati's reaction 斯干巴蒂氏试验（检腹膜炎）/ ～，shadow 暗影试验（视网膜镜检查，检影法）/ ～，Shaw-Mackenzie 肖—麦二氏试验（检癌）/ ～，Shear's 希尔氏试验（检维生素 D）/ ～，sheep cell agglutination（SCAT）免疫细胞凝集试验（任何使用绵羊红细胞的凝集试验）/ ～，Sherman-Chase assay 薛—蔡二氏测定试验（检盐酸硫胺）/ ～，short increment sensitivity index（SISI）短增量敏感指数试验 / ～，short tetracosactrin 短期合成促皮质素试验 / ～，Shwartzman；Shwartzman phenomenon 施瓦茨曼氏试验，施瓦茨曼氏现象（局部皮肤反应现象）/ ～，Sia's 谢氏试验（检黑热病）/ ～，Sicard-Canteloube 西—坎二氏试验（检脑脊液蛋白质）/ ～，Siddall 西达耳氏试验（检孕）/ ～，Siebold-Bradbury's 西—布二氏试验（检尿内杨酸）/ ～，sigma；sigma reaction 西格马试验，∑试验（检梅毒的絮凝反应）/ ～，sign 符号检验（一种无效假设的非参数统计检验）/ ～，signed rank 符号秩检验（一种无效假设对备择假设的非参数检验）/ ～，significance［差异］显著性测验 / ～，silver 银试验（检尿葡萄糖）/ ～，Simoneelli's 西莫内利氏试验（检肾机能不全）/ ～，Sims'席姆斯氏试验（检精子活动力）/ ～，single diffusion 单向扩散试验 / ～，Sivori-Rebaudi 希—雷二氏试验（检结核病）/ ～，skin 皮肤试验 / ～，slide；Kline ～ 玻片试验，克莱恩氏试验（检梅毒）/ ～，Smith's 史密斯氏试验（检胆色素、前凝血酶时间）/ ～，Smith-Smith 史—史二氏试验（检尿内雌激素）/ ～，Snellen's 斯内伦氏试验（检一侧诈盲及视力）/ ～，sniff 鼻吸气试验（膈偏侧麻痹的一种 X 线检查法）/ ～，sodium benzoate 苯甲酸钠试验（检肝机能）/ ～，sodium chloride balance 氯化钠平衡试验 / ～，sodium tetraiodophenolphthalein 四碘酚酞试验（检肝及胆囊机能）/ ～，Soldaini's 索耳代尼氏试验（检尿糖）/ ～，Solera's 索勒腊氏试验（检唾液硫氰酸盐）/ ～，solubility 溶解试验（检肺炎球菌）/ ～，Somogyi's 索莫吉氏试验（检淀粉酶）/ ～，Sonnenschein's 宋南先氏试验（检士的宁）/ ～，soy bean 大豆试验（检脲）/ ～，Sparkman's 斯巴克曼氏试验（检尿胆素原）/ ～，specific gravity 比重试验 / ～，spectroscopic 分光镜试验 / ～，sphenopalatine 蝶腭神经节试验 / ～，specific rosette forming 特异性花环形成试验 / ～，Spiegler's 施皮格勒氏试验（检白蛋白）/ ～，Spies 斯派斯氏试验（检糙皮病）/ ～，Spiro's 施皮罗氏试验（检尿内马尿酸及脲）/ ～，sponge［热］海绵试验，热纱布试验（检脊柱病）/ ～，spot 点滴试验 / ～，Staehelin's 斯特林氏试验（检心肌效率）/ ～，Stamey's 分肾功能测定（确定每个肾的缺血和对水再吸收的能力）/ ～，standing 直立试验（检降压药效果）/ ～，Stanford 斯坦福氏测验（测智力）/ ～，Stanford scientific aptitude 斯坦福氏科学才能测验 / ～，Stanford-Binet 斯—比二氏试验（测智力）/ ～，Stange's 斯坦格氏试验（麻醉前检呼吸）/ ～，star 星芒试验（检显微镜调节）/ ～，Station 静立试验（检共济失调）/ ～，Stein's 斯坦因氏试验（检迷路病）/ ～，Steinle-Kahlenberg 斯—卡二氏试验（检甾醇类）/ ～，Stenger 斯登格氏试验（检伪装的单侧耳聋）/ ～，sterility 不育试验 / ～，Sterneedletuberculin 腓针结核菌素试验（使用自动六针头装置,即艉针 Sterneedle,浸有1~2滴结核菌素P.P.D.,置于前臂,刺入皮下1 mm之深,从而使结核菌素沉积于皮肤外表面,3~7日期间针刺部位有硬结,并大于5 mm者为阳性,此试验在英国称希夫<Heaf>试验)/~,Stern's 斯特恩氏试验(乏色曼氏反应改良法及检孕)/~,Stern's fermentation 斯特恩氏发酵试验/~,Stewart's 斯图尔特氏试验(检侧支循环)/~,Stieglitz 斯提格利茨氏试验(检脑血管有无硬化)/~,Stilling's 施提林氏试验(检色彩视力)/~,Stock 斯托克氏试验(检尿内丙酮)/~,Stokes's 斯托克斯氏试验(检氧合血红蛋白)/~,Stokvis' 斯托史维斯氏试验(检胆色素)/~,Storck's 斯托尔克氏试验(检人乳)/~,straght-leg rasing 直腿抬高试验/~,Strange's 斯特兰季氏试验(麻醉前检酸中毒)/~,Strassburg's 施特腊斯堡氏试验(检无白蛋白的尿中的胆汁酸)/~,Straus's biological 施特劳斯氏生物试验(检鼻疽)/~,Strauss's 施特劳斯氏试验(检胃乳酸、肾机能、肝机能)/~,stress 负荷试验/~,Struve's 施特鲁佛氏试验(检尿血)/~,Student's t-"学生"t检验/~,sugar tolerance 糖耐量试验/~,sulfur 硫试验(检蛋白质)/~,Sulkowitch's 萨耳科维奇氏试验(检尿内钙)/~,Sullivan's 沙利文氏试验(检尿内半胱氨酸)/~,suppressio fixation 注视抑制眼震试验/~,Suranyi's 苏兰伊氏试验(检癌的白蛋白反应)/~,susceptibility 敏感试验(检病原菌对抗生素的敏感性)/~,sweating 发汗试验/~,swimming 游泳试验(测定肾上腺皮质制剂的效能)/~,swordfish; Xiphophorus ~ 剑鱼试验(检雄激素)/~,synteny 同线测验/~,synthetic sentence identification 人工合成语句识别测验(用于中枢性耳聋的鉴别诊断)/~,Szabo's 萨博氏试验(检胃内盐酸)/~,t- t测验(根据t分布的一种统计假设)/~,Takata-Ara 高田—荒二氏试验(检脑脊液蛋白质)/~,tail soaking 浸尾实验/~,Tallqvist's 塔耳克维斯特氏试验(检血红蛋白)/~,tannie acid; Ott's 鞣酸试验,奥特氏试验(检尿内核白蛋白)/~,tannin 鞣酸试验(检一氧化碳血红蛋白)/~,Tanret's 唐累氏试验(检白蛋白)/~,Tanret-Mayer 唐—迈二氏试验(检尿内奎宁)/~,Tardieu's 塔迪厄氏试验(检杀婴)/~,Targowla's 塔尔高夫拉氏试验(检梅毒)/~,Tauber 陶伯氏试验(检尿内戊糖)/~,Tauber-Kleiner modification of Barfoed's 陶—克二氏改良巴费德氏试验(检单糖)/~,Taylor's 泰勒氏试验(检血)/~,Teal 替耳氏试验(检听力)/~,Teichmann's 太希曼氏试验(检血)/~,Tellurite 亚碲酸钾试验(检白喉)/~,teratogenic 致畸试验/~,Terman 特曼氏试验(检智力)/~,tetraiodophenolphthalein 四碘酚酞试验(检肝和胆囊机能)/~,thalleioquin 奎宁绿脂试验(检奎宁)/~,thematic apperception (TAT) 主题理解测验,主题统觉测试/~,therapeutic 治疗试验/~,thermoprecipitin 热沉淀试验/~,thermoagglutination 热凝集试验(检细菌抗原性变种的一种试验,将细菌盐水悬液煮沸2小时后,略呈粗糙的菌株能发生凝集)/~,thiochrome 脱氢硫胺试验(检维生素B_1)/~,thiocyanate 硫氰酸盐试验(检铁)/~,Thomas-Binetti 托—比二氏试验(检癌的亚甲蓝血清试验)/~,Thompson's 汤普森氏试验(检淋病)/~,Thormahlen's 托尔梅伦氏试验(检尿内黑素)/~,Thorn 索恩氏试验(检肾上腺皮质机能)/~,thread 线试验(检血内尿酸)/~,three-glass 三杯试验(检尿道炎及膀胱炎)/~,three-paper 三张纸试验(检智力)/~,threshold retatory 阈限旋转试验/~,threshold tone decay 阈音衰减试验/~,thromboplastin generation (简作TGT) 凝血激酶生成试验/~,Thudichum's 土迪休姆氏试验(检肌酸酐)/~,thumb-nail 拇尖试验(检髌骨骨折)/~,thymol turbidity (缩 TTT) 麝香草酚浊度试验(检肝代谢紊乱)/~,thyroid stimulation 甲状腺兴奋试验/~,thyroid suppression 甲状腺抑制试验(检甲状腺功能亢进)/~,thyrotropin stimulation 促甲状腺素兴奋试验/~,tine,tine tuberculin ~ (Rosenthal) 结核菌素叉刺试验(2 mm长尖叉4支接在塑料手柄上,尖叉浸蘸旧结核菌素,干后压入前臂掌侧皮内,以此方法在外层接种,48~72小时后检查,是否有可触及的硬结,如在划痕处周围有1个以上直径超过2mm的硬结,即为阳性)/~,Tidy's 台迪氏试验(检尿白蛋白)/~,Tizzoni's 蒂佐尼氏试验(检组织中铁)/~,toad 蟾蜍试验(检孕)/~,tolerance 耐量试验(测循环效能;测机体对某一物质的代谢能力或对药物的耐受能力)/~,Tollens' 托伦斯氏试验(检葡萄糖、戊糖、结合糖醛酸酯)/~,Tollens-Neuberg-Sehwket's 托—诺—施三氏试验(检糖醛酸)/~,toluidine 甲苯胺试验(检血)/~,tone decay (阈)音衰(减)试验(一种听力计试验)/~,tongue; tongue phenomenon 舌试验,舌现象(检手足搐搦)/~,Topfer's 特普弗氏试验(胃酸定量法)/~,Torquay's 托尔凯氏试验(检胆汁)/~,tourniquet 止血带试验(检侧支循环)/~,toxicity 毒性试验/~,TPI, treponema immobilization ~ 密螺旋体制动试验/~,Trambusti's 特兰布斯提氏试验(结核菌素皮内试验)/~,trapeze 悬吊试验(鉴别姿势性和结构性脊柱畸形)/~,treadmill exercise 活动平板运动试验/~,Trendelenburg's 特伦德伦伯格氏试验(检静脉疾病检脊髓灰质炎、股骨颈骨折、髓内和先天脱位等)/~,treponema hemagglutination (简作TPHA) 梅毒螺旋体血凝试验/~,treponema immobilization 密螺旋体制动试验/~,Treponema pallidum complement fixation (简作TPCF) 梅毒螺旋体补体结合试验(检梅毒)/~,Treponema pallidum cryolysis complement fixation (简作TPCP) 梅毒螺旋体冻溶补体结合试验(检梅毒)/~,Treponema pallidum immunobilization (TPI) 梅毒螺旋体制动试验(检梅毒)/~,Tretop's 特雷托普氏试验(检尿白蛋白)/~,TRH (thyrotropin releasing hormorne test) 促甲状腺素释放素试验(TRH试验)/~,Triboulet's 特里布累氏试验(检肠结核溃疡)/~,trichophytin 发癣菌素试验(检发癣菌传染的皮内试验)/~,tricresol peroxidase 三甲酚过氧化物酶试验(检生乳)/~,triketohydrindene hydrate [水合]茚三酮试验(检蛋白质及氨基酸)/~,Trommer's 特罗默氏试验(检尿糖)/~,Troussean's 特鲁索氏试验(检尿内胆汁)/~,tryptophan 色氨酸试验(检胃内容物中有色氨酸即表明有胃癌)/~,T_3 suppression 三碘甲状腺原氨酸抑制试验/~,Tschernogowbou's 捷尔诺果布氏试验(乏色曼氏试验改良法)/~,Tsuchiya's 土星氏试验(检白蛋白)/~ tube baby 试管婴儿/~ tube baby coroisee 试管婴儿/~,tuberculin 结核菌素试验(检结核病)/~,tuberculin, multiple 多种结核菌素试验(检结核病)/~,tuberculin patch 结核菌素斑片试验,结核菌素胶布贴试验(检结核病)/~,tuberculin skin 结核菌素皮肤试验(检结核病)/~,tuberculin titer; Ellerman-Erlandsen's 结核菌素效价试验,埃—埃二氏试验(用不同浓度的结核菌素进行注射以测定机体对结核菌素过敏性程度的试验)/~,tuberculous albumin reaction; Lessilur-Prirey 肺结核蛋白反应试验,累—皮二氏试验(检痰内白蛋白)/~,Trffier's 杜菲埃氏试验(检动脉瘤的侧支循环)/~,tuning fork 音叉试验(检听力)/~,Trnnicliff's 汤尼克利夫氏试验(检麻疹的皮肤试验)/~,turbidimetric 透射测浑试验,比浊试验/~,two-glass 二杯试验(检尿道炎,早起时病人收集尿液,第一部分放于第一个玻璃杯中,第二部分放于第二个玻璃杯中,如患有前尿道炎,第一杯中的尿混浊,第二个杯尿清澈,如前后尿道皆发炎,则二杯中的尿均混浊)/~,two-tailed 双尾检验,双侧检验(一种假设检验)/~,Twort 图尔特氏试验(检致癌性油)/~,two-step exercise 二阶运动试验(检冠心病)/~,Typhoidin 伤寒菌素试验(检伤寒的皮肤试验)/~,Tyson's 太森氏试验(检尿内胆汁酸)/~,Tzanck 赞克氏试验(检疱液的细胞)/~,Ucko's 乌科氏试验(改良高田-荒二氏试验,检肝病)/~,Udranszky's 乌德兰茨基氏试验(检胆汁酸、酪氨酸)/~,Uffelmann's 乌费耳曼氏试验(检胃内乳酸含量)/~,Uhlenhuth's; serum ~ 乌冷呼特氏试验,血清试验/~,Ulrich's 乌耳里希氏试验(检白蛋白)/~,ultrmicroprecipitation 超微量沉淀试验/~,Ultzmann's 乌耳次曼氏试验(检胆色素)/~,Umber's 乌姆贝尔氏试验(检猩红热)/~,unheated serum reagin (简作USR) 未加热血清反应素试验(一种使用未加热血清 VDRL<美国性病研究所>试验的改良,主要用于筛选检查)/~,urea balance 脲平衡试验(检肾机能)/~,urea clearance; blood-urea clearance ~ 脲廓清试验(检肾机能)/~,urea concentration; Maclena-de Wesselow ~; Jones-Cantarow ~ 脲浓缩试验,麦—威二氏试验,琼—坎二氏试验(检肾机能)/~,urease 脲酶试验,尿素酶试验(检脲)/~,Urecholine supersensitivity 乌拉胆碱超敏性反应(检神经源性膀胱)/~,urine concentration 尿浓缩试验/~,urorosein; urorrhodin ~ 尿绯质试验(检伤寒,肾炎、肺结核病等)/~,Urriollla's 乌尔里奥拉氏试验(检疟)/~,vaccine 菌苗试验/~,vaginal cornification 阴道上皮角化试验(检雌性激素效能)/~,vaginal mucification 阴道上皮黏液化试验(检雄激素效能)/~,vaginal smear 阴道涂片试验(检雌激素效能)/~,Valenta's 伐伦塔氏试验(检奶油内掺入的脂肪)/~,Valsalva's 瓦耳萨耳瓦氏试验(检气胸)/~,valve 瓣膜试验(检心脏)/~,Van Deen's 范迪恩氏试验(检胃液血)/~,Van den Bergh's 范登伯格氏试验(检胆红素)/~,Van der Velden's 范德韦耳登氏试验(检胃游离盐酸)/~,vanillin 香草醛试验(检吲哚)/~,Van Slyke 范斯莱克氏试验(检氨基氟及脲)/~,Van Slyke-Cullen's 范—卡二氏试验(检尿内氨基氮及脲)/~,Vanghn-Novy's 伏—诺二氏试验(检干酪毒素)/~,VDRL [Venereal Disease Research Laboratory] VDRL(美国性病研究所)试验(检梅毒的规范化非梅毒螺旋体抗原的血清学试验,即使用热灭活血清和VDRL抗原的玻片絮凝试验)/~,Venning Browne 文宁·布朗恩氏试验(检孕二醇)/~,ventilation 换气试验(测运动时呼气量)/~,Verhoeff depth perception 维尔赫夫氏浓度觉试验/~,Vernes' 韦尔恩氏试验(检梅毒,结核病)/~,vestibular 前庭机能试验/~,virulence 毒力试验 / ~, vision 视力试验 / ~, Visscher-Bowman 维—鲍二氏试验（检孕）/ ~, Vitali's 维塔利氏试验（检生物碱、胆色素、尿脓等）/ ~, vitality 生机试验（检牙髓生机）/ ~, vocabulary 字汇测验（测智力）/ ~, Voelcker-Joseph's 佛—约二氏试验（检靛红）/ ~, Voge's 伏季氏试验（检孕）/ ~, Vogel-Lee's 伏—李二氏试验（检汞）/ ~, Voges-Proskauer 伏普二氏试验（鉴别大肠杆菌与产气杆菌）/ ~, Volhard's 福耳哈德氏试验（检氯化物、肾机能的浓缩试验及稀释试验）/ ~, Volhard's-Fahr's 福—法二氏试验（检肾机能）/ ~, Vollmer's 伏尔默氏试验（结核菌素胶布敷贴试验）/ ~, von Aldor's 冯阿耳多尔氏试验（检尿朊）/ ~, von Dungern's 冯东格恩氏试验（检癌、梅毒）/ ~, von Frisch 冯弗里施氏试验（检侧支循环）/ ~, von Jaksch's 冯雅克什氏试验（检胃酸、尿酸、尿葡萄糖、黑素）/ ~, von Jaksch-Pollak's 冯雅—波二氏试验（检黑素）/ ~, von Maschke's 冯马施克氏试验（检肌酸酐）/ ~, von Pall's 冯帕尔氏试验（检孕）/ ~, von Pirquet's; Pirquet's reaction 披尔奎氏试验（皮肤结核菌素反应）/ ~, von Recklinghausen's 冯雷克林霍曾氏试验（检心机能）/ ~, von Zeynek-Mencki's 冯策门二氏试验（检血）/ ~, Vulpian's 伍耳皮安氏试验（检肾上腺素）/ ~, Wagner's 华格纳氏试验（检潜血）/ ~, Walter's bromide 华尔特氏溴化物试验（血脑障壁测验）/ ~, Wang's 王氏试验（尿蓝母定量试验）/ ~, Warren's 华伦氏试验（检尿糖）/ ~, Wassermann 乏色曼氏试验（检梅毒）/ ~, water 水试验（检阿狄森氏病）/ ~, water deprivation 禁水试验 / ~, water-elimination 排气试验 / ~, water-gurgle 水响声试验（检食管狭窄）/ ~, Waterhouse pus 华特豪斯氏检脓试验 / ~, water-pitressin 水［后叶］加压素试验（检癫痫）/ ~, Watson-Schwartz 瓦—施二氏试验（检卟啉胆素原）/ ~, Weber's 韦伯氏试验（①检耳聋 ②检尿蓝母、血）/ ~, Webster's 韦伯斯特氏试验（检尿内三硝基甲苯）/ ~, Wechsler-Bellevue intelligence scale 维—贝二氏智力等级测验 / ~, Weichbrodt's 魏希布罗特氏试验（检脑脊液内球蛋白）/ ~, Weidel's 魏德耳氏试验（检尿酸、黄嘌呤，黄嘌呤体）/ ~, Well's; cobra venom ~ 外耳氏试验，眼镜蛇毒试验（检梅毒）/ ~, Weil-Felix 外—斐二氏试验（斑疹伤寒凝集反应）/ ~, Weinberg's; Ghedini-Weinberg ~ 温伯格氏试验，盖—温二氏试验(检棘球蚴病）/ ~, Weinstein's 温斯坦氏试验（检胃癌）/ ~, Weisman's 魏斯曼氏试验（检孕）/ ~, Weiss's; Weiss permanganate ~ 魏斯氏［过锰酸盐］试验(检尿色素原）/ ~, Welland's 魏兰德氏试验（检眼机能）/ ~, Wells-Stenger 威—斯二氏试验（单耳聋试验）/ ~, Weltmann's serum 韦耳特曼氏血清试验（检肝病、肺结核及风湿病）/ ~, Wender's 温德尔氏试验（检葡萄糖）/ ~, Wenzell's 韦策耳氏试验（检士的宁）/ ~, Weppen's 韦彭氏试验（检吗啡、芦碱）/ ~, Weruicke's 韦尼克氏试验（偏盲性瞳孔反应）/ ~, Wetzel's 韦策耳氏试验（检血内一氧化碳）/ ~, Weyl's 魏耳氏试验（检尿内硝酸、肌酸酐）/ ~, Wheeler-Johnson's 惠—约二氏试验（检尿嘧啶、胞核嘧啶）/ ~s, Whipple's 惠普耳氏试验（检肝机能）/ ~, whisper 耳语试验（检听力）/ ~, whitaker's 肾盂内压测定 / ~, Widal; Widal's serum; Widal agglutination ~; Widal's reaction 肥达氏反应（检伤寒）/ ~, Widal's hemoclastic crisis 肥达氏红细胞解危象试验 / ~, Wideroe's 外得罗氏试验（检穿刺液）/ ~, Widmark's 维德马克氏试验（检醇中毒）/ ~, Wibrand's prism 威尔布兰德氏三棱镜试验（检眼机能）/ ~, Wilbur-Addis' 韦—艾二氏试验（检尿胆素原及尿胆素）/ ~, Wildbolz's; autourine ~ 威尔特博耳茨氏试验，自尿注射试验(检结核病）/ ~, Wilder 魏尔德氏试验（检阿狄森氏病）/ ~, Wilkinson-Peter's 威—彼二氏试验（鉴别生熟牛奶）/ ~, Williamson's blood 威廉逊氏血试验（检糖尿病）/ ~, Wilson's 威尔逊氏试验（弗里德曼氏检孕试验改良法）/ ~, Winckler 温克勒氏试验（检生物碱、胃液游离盐酸、碘）/ ~, Winslow's 温斯娄氏试验（检假死状态）/ ~, Winternitz's 温特尼茨氏试验（检胃动力）/ ~, Wishart 威夏尔特氏试验（检丙酮血）/ ~, Witz's 威茨氏试验（检胃液盐酸）/ ~, Wohlgemuth's 沃耳格穆特氏试验（检肾机能）/ ~, Woldman's 沃耳德曼氏试验（检胃肠病变）/ ~, of Wolff, tape 午非氏条带试验（结核菌素皮肤试验）/ ~, Wolff-Eisner 午非—埃斯内尔氏试验，结核菌素眼反应 / ~, Wolff-Junghans 午—荣二氏试验（检胃癌）/ ~, Woodbury's 伍德伯里氏试验（检尿内乙醇）/ ~, Woods's 伍德氏试验(检交感性眼炎）/ ~, Wormley's 沃姆利氏试验（检生物碱）/ ~, Worm-Muller 沃姆—苗勒氏试验（检尿葡萄糖）/ ~, worsted 彩线试验（检色彩视力）/ ~, Wreden's 伏雷登氏试验（检死胎）/ ~, Wurster's 武斯特氏试验（检过氧化氢、酪氨酸）/ ~, Wys's 魏斯氏试验（测碘价）/ ~, x^2卡方检验 / ~, xanthemia; carotinenia ~ 胡萝卜素血试验(检胡萝卜素血）/ ~, xanthine 黄嘌呤试验（检血一氧化碳）/ ~, xanthoproteic 黄色蛋白试验(检蛋白质）/ ~, Xenopus 非洲蟾蜍试验（用雌的非洲有爪蟾蜍检孕）/ ~, Xiphophorus 剑鱼试验（检雄激素）/ ~, D-xylose absorption; D-xylose tolerance ~ D—木糖吸收试验，D—木糖耐量试验（吸收不良综合征的鉴别诊断）/ ~, xylose clearance 木糖廓清试验（检肾机能）/ ~, xylose concentration 木糖浓缩试验（检肾机能）/ ~, xylose tolerance 木糖耐量试验（检肾机能）/ ~, Yakimoff's 亚基莫氏试验（检氨基苯胂酸钠纯度）/ ~, Yefimov's 叶菲莫夫氏试验（检尿内蠕虫）/ ~, Yensen allness 晏森氏整体试验（心理测验）/ ~, Yerkes-Bridges 伊—布二氏测验（检智力）/ ~, Young's 杨格氏试验（检内障）/ ~, Yvon's 伊冯氏试验（①检尿内乙酰苯胺 ②检生物碱）/ ~, Zaleski's 扎累斯基氏试验（检血内一氧化碳）/ ~, Zambrini's; ptyaloreaction 桑布里尼氏试验，反应 / ~, Zangemeister 赞格迈斯特氏试验（父儿关系鉴定）/ ~, Zappacosta's 擦帕科斯塔氏试验（检肝机能）/ ~, Zeisel's 蔡塞耳氏试验（检秋水仙碱）/ ~, Zeller's 策勒氏试验（检尿内黑素）/ ~, Zenoni's 策诺尼氏试验（检痰内白蛋白）/ ~, Ziehen's 齐亨氏测验（测智力）/ ~, Ziffern's 济费伦氏试验（检凝血机能）/ ~, zinc fluorescence 锌萤光试验（检尿胆素）/ ~, Zitovitch's 齐托维奇氏试验（检癌）/ ~, Zondek-Aschheim; Aschheim-Zondek ~ 宋—阿二氏试验（检孕）/ ~, Zouchlos' 祖克罗斯氏试验（检尿白蛋白）/ ~, Zsigmondy's gold number; colloidal gold ~ 希格蒙迪氏金值试验，胶态金试验（检脑脊液内球蛋白）/ ~, Zwemer's 兹韦默氏试验（检阿狄森氏病人钾耐量）/ ~, Zwenger's 茨文格氏试验（检胆甾醇）| bear (pass) the ~ 试验合格 / put to the ~ 使受试验，使受考验，使受检验 / stand the ~ 经受注考验 / subject (submit) … to 使受试验，使受检验

testa［拉］***n***. ①种皮，外种皮(植物)；②壳，甲壳，介壳(虾蟹蛤昆虫等的) ‖ ~ dolichoris［拉；植药］扁豆衣 / ~ ovi; egg shell 卵壳 / ~ phaseoli Radiati［拉；植药］绿豆皮 / ~ praeparata 精制牡蛎粉 / ~ testudinis 龟板 / ~ trionidis 鳖甲

Test testamentary ***a***. 根据遗嘱的

Testacea; Testacea Schultze ***n***. 有壳目

Testaceafilosa de Saedeleer 有壳丝虫目

Testacealobosia ***n***. 壳叶亚纲

Testacealobosidea de Saedeleer 壳叶总目

testacean ***n***., ***a***. 壳叶原虫(的)

testaceous［拉 testa shell］***a***. 有壳的，有介壳的，有甲壳的

Testacida ***n***. 有壳目

testalgia ***n***. 睾丸痛

testament ***n***. ①圣经 ②遗嘱

Tes-Tape ***n***. 尿糖试纸

testate ***a***. 有壳的(指壳叶亚纲阿米巴样原虫)

test-card ***n***. 视力卡 ‖ ~, stigmometric; Fridenberg ~ 弗里登伯格氏视力卡

test-chart ***n***. 视力表

testectomy; orchidectomy; orchectomy; orchiectomy ***n***. 睾丸切除手术

testee ***n***. 受测验者，测试对象

tested line 被测品系

tester ***n***. ①测验器，试器 ②测试者，检验者 ‖ ~, light sense 光觉测验器 / ~, light sense, perimetric 周围光觉测验器 / ~, milk 验乳器 / ~, night vision 夜间视力测验器 / ~, portable night vision 手提式夜间视力测验器 / ~, pulp 试髓器(牙) / ~, bipolar pulp 双极试髓器 / ~, double-contact pulp 双尖试髓器 / ~, electronic pulp 牙髓电测仪 / ~, impolar pulp 单极试髓器 / ~ strain line 测交品系 / ~, vitality; pulpal vital force tester 牙髓活力测验器 / ~, verbal ability; verbal discriminator 言语能力测验器

testes(单 testis)［拉］***n***. 睾丸 ‖ ~ and penis of a donkey 驴阴茎

testibrachial ***a***. 小脑上脚的

testibtachium［testis + 拉 brachium arm］; **prepeduncle** ***n***. 小脑上脚，小脑前脚

Testic Et Penis Canis［拉；动药］狗鞭

Testic Et Penis Cervi albirostris［拉；动药］白唇鹿鞭

Testic Et Penis Alicis［拉；动药］驼鹿鞭

Testic Et Penis Equt［拉；动药］驴阴茎

Testic Et Penis Rangiferi［拉；动药］驯鹿鞭

Testic Et Penis Rhinopitheci［拉；动药］金丝猴肾

Testic Et Penis Tigris［拉；动药］虎鞭

Testic Hirci Seu Arieetis［拉；动药］羊外肾

testicle［拉 testiculus］; **testis** ***n***. 睾丸 ‖ ~, ectopic 异位睾丸 / ~, inverted 睾丸反向 / ~, irritable 睾丸过敏 / ~, irritable, Cooper's 库伯氏睾丸过敏（睾丸神经痛）/ ~, pulpy 髓样睾丸（睾丸髓样肉瘤）/ ~, retained, undescendent 睾丸未降，隐睾 / ~, undescended 睾丸未降，隐睾

testicond［testis + 拉 condere to hide］***a***. 睾丸未降的，隐睾的

testicotherapy; orchidotherapy *n*. 睾丸制剂疗法
testicular *a*. 睾丸的 ‖ ~ agenesis 睾丸未发育或缺失 / ~ artery 睾丸动脉 / ~ biopsy / ~ cancer 睾丸癌 / ~ cord 精索 / ~ elevation 睾丸上升(性兴奋时提睾肌收缩所致) / ~ envelop 睾丸囊 / ~ faliure 睾丸功能低下 / ~ feminization 睾丸雌化,睾丸女性化 / ~ feminization sydrome (简作 TFM) 睾丸女性化综合征 (是一种染色体核型为 46,XY,具有睾丸,但躯体外表,外生殖器呈女性的一种综合征。为一种 X 连锁隐性遗传病) / ~ fluid 精液 / ~ hormone 睾丸激素 / ~ lobules 睾丸小叶 / ~ lymphography 睾丸淋巴造影[术] / ~ nucleic acid 睾丸核酸 / ~ organizing substance 睾丸组织化物质 / ~ regression 睾丸退化 / ~ scan 睾丸扫描,睾丸放射核素扫描 / ~ tube 睾丸管 / ~ tumor 睾丸肿瘤 / ~ vein 睾丸静脉 / ~ vessel 睾丸血管
testicular nucleic acid 睾丸核酸
testiculate *a*. 睾丸状的
testiculoma *n*. 男性细胞瘤,男胚瘤 ‖ ~ ovarii; arrhcnoblastoma [卵巢]男性细胞瘤
testiculus [拉]; **testis** *n*. 睾丸
testify *vt*., *vi*. 证明,表明
testimonial *n*. ①证明书,鉴定书 ②奖状
testimony [拉 testimonium from testis a witness] *n*. 证据 ‖ ~, expert 鉴定人证据
testis (复 testes) [拉] *n*. ①睾丸 ②四迭体下丘证据 ‖ ~, abdominal 腹腔睾丸 / ~, ascending 睾丸上升 / ~, cerebri, colliculus inferior 四迭体下丘 / ~ determinant factor (简作 TDF) 睾丸决定因子 / ~ dertermining gene 睾丸决定基因 / ~, displaced 移位睾丸 / ~ extremitas superior 睾丸上端 / ~ facies lateralis 外侧面 / ~, female; ovary 卵巢 / ~, femineus; ~ muliebris; ovary 卵巢 / ~, femoral 股环区隐睾 / ~, inguinal 腹股沟隐睾 / ~, inverted 睾丸反向 / ~ lobe 睾丸小叶 / ~ margo anterior 睾丸前缘 (游离缘) / ~ margo posterior 睾丸后缘 (睾丸系膜缘) / ~, perinleal 会阴睾丸 / ~, puboserotal 耻骨结节部隐睾 / ~, redux 睾丸上升 / ~ sac 睾丸囊 / ~ scintigraphy 睾丸闪烁成像 / ~, undescended 睾丸未降,隐睾
testitis; orchitis *n*. 睾丸炎
testitoxicosis *n*. 睾丸中毒症
Testivin' sign *n*. 特斯替文氏征 (传染病的一些前驱征)
test-letter; test-type *n*. 视力[试]标型 (视力表)
test-meal *n*. 试餐,试[验]食 ‖ ~, Boas' 博阿斯氏试餐 (燕麦糊) / ~, Boyden 波伊登氏试餐 (蛋黄与牛奶,检胆囊排出力) / ~, Dock's 多克氏试餐 (碎饼干与水) / ~, Ehrmann's alcohol 埃尔曼氏醇试餐 / ~, Ewald's 埃瓦耳特氏试餐 (面包与水) / ~, Fischer's 费希尔氏试餐 (面包,肉饼,水) / ~, fractional 分次试餐 / ~, Leube's 洛伊贝氏试餐 (汤、剁碎肉排、面包,水) / ~, motor 胃肠运动试餐 (X 线检查) / ~, Riegel's 里格耳氏试餐 (汤、牛排、马铃薯泥、面包) / test-meal's, Salzer's 萨耳泽氏试餐 (分两次给予的试餐)
test-object *n*. ①试标,试物 (检显微镜放大力) ②视标 (检视野)
testocorticoid *n*. 睾丸皮质激素
testocorticotrophic *a*. 促睾丸皮质的
test of goodness of fit 吻合度测试,适应性测试
test of independence 独立性测试
test of significance 显著性测试
testoid *n*. 睾丸激素[类]
Testolactone *n*. 睾内酯(抗赘生物类固醇)
testopathy *n*. 睾丸病
Testosterone (简作 T) *n*. 睾酮,睾丸素(雄激素) ‖ ~ cyclopentylpropionate, ~ cypionate 环戊丙酸睾酮,睾酮环戊丙酸酯 / ~ decanoate 葵酸睾酮 / ~ deprivation 睾酮剥夺 (阉割对男子的影响) / ~ enanthate; ~ heptanoate 庚酸睾酮 / ~, ethinyl 乙炔基睾酮 / ~ ketolaurate 睾酮十二酮酸酯,葵酰乙酸睾酮 / ~, methyl 甲睾酮,甲基睾酮,甲基睾丸素 / ~ phenylacetate 苯乙酸睾酮 / ~ phenylpropionate (简作 TPP) 苯丙酸睾酮 / ~ propionate 丙酸睾酮 / ~ undecanoate 十一酸睾酮
testosterone-etsradiol binding globulin 睾酮—雌二醇结合蛋白
testosterone -17-β-dehydrogenase ($NADP^+$) 睾酮 17 – β 脱氢,酶 ($NADP^+$)(此酶缺乏为一种常染色体隐性症状,可称为 17 – β 羟甾类脱氢酶缺乏症。亦称 17 – β 羟甾类脱氢酶,17 – β 酮甾类还原酶)
testostroval-PA *n*. 庚酸睾酮
testoviron ampules 丙酸睾酮注射剂
testoviron tablet 甲基睾酮片
testoviron-depot *n*. 庚酸睾酮
testoxyl *n*. 丙酸睾酮
testron *n*. 睾酮
Testryl; testosterone *n*. 睾酮纯结晶混悬液的商品名
test-skeins; Honlmgren's skeins *n*. 检色盲彩线,霍姆格伦氏彩线
test-tube *a*. ①试管的 ②在试管中发育的 ③由人工受精而生长的 *n*. 试管
test-tube baby 试管婴儿
test-types; test-letter *n*. 视力[试]标型 (视力表) ‖ ~, Jaeger's 耶格氏近距视力[试]标型 / ~, Snellen's 斯内伦氏[试]标型 (视力表)
Testudinata *n*. 龟鳖目(隶属于爬行纲 Reptilia)
Testudinidae *n*. 龟科(隶属于龟鳖目 testudinata)
Testudinoidae *n*. 陆龟科(隶属于龟鳖目 testudinata)
Testudo elongata Blyth. 缅甸陆龟(隶属于陆龟科 testudinoidae)
Testudo graeca Linnaeus. 希腊陆龟(隶属于陆龟科 testudinoidae)
Testudo hipparionum Wiman. 三趾马陆龟(隶属于陆龟科 testudinoidae)
Testudo honanensis Wiman. 河南陆龟(隶属于陆龟科 testudinoidae)
Testudo horsfieldi Gray. 四爪陆龟(隶属于陆龟科 testudinoidae)
Testudo kalganensis Giomore. 张家口陆龟(隶属于陆龟科 testudinoidae)
Testudo shensiensis Wiman. 陕西陆龟(隶属于陆龟科 testudinoidae)
Testudo ulanensis Gilmore. 乌兰陆龟(隶属于陆龟科 testudinoidae)
test-word; stimulus-word *n*. 试验词,刺激词
testy *a*. 易怒的,暴躁的
testydo; overlalpping bandage *n*. 迭掩形绷带,龟甲形绷带
TET teacher of electrotherapy 电疗技师/thermometric entlpy titration 温度计热函滴定法/toxic effect time 毒性出现时间/treadmill exercise test 跑台运动试验/triethlenetetramine 三乙撑四胺/triethylene-teramine polystyrene resin 三乙撑四胺聚苯乙烯树脂
tetanal *a*. 破伤风的
tetanase *n*. 破伤风毒酶
tetania [拉]; **tetany** *vi*. ①手足搐搦 ②[肌]强直 ‖ ~ epidemica; ~ rheumatica 流行性手足搐搦,风湿性手足搐掐 / ~ gastrica 胃病性手足搐搦 / ~ gravidarum 孕妇手足搐搦 / ~ neonatorium 新生儿手足搐搦 / ~ parathyreopriva 甲状旁腺切除后手足搐搦 / ~ rheumatica 风湿性手足搐搦,流行性手足搐 / ~ thyreopriva 甲状腺切除后手足搐搦
tetanic [希 tetanikos] *a*. ①破伤风的 ②强直性的 ③[致] 强直剂 ‖ ~ cataract 手足抽搐性白内障 / ~ contraction 强直性宫缩 (产程中不恰当地应用宫缩剂,导致子宫过强且持续的收缩,而无节律性放松) / ~ stimulation 强直刺激
tetanicum (复 tetaniCa) *n*. [致]强直剂
tetanifacientia; tetanica *n*. [致]强直剂
tetaniform *a*. ①破伤风样的 ②强直样的
tetanigenous [tetanus + 希 gennan to produce] *a*. ①引起破伤风的 ②致强直的
tetanilla *vi*. ①非强直手足搐搦 ②多发性肌阵挛
tetanine *n*. 破伤风菌毒
tetanism *n*. 破伤风样病,假破伤风
tetanization *n*. 促强直[作用],致强直[作用]
tetanize *vt*. 促强直,致强直
tetanized state 挛缩状态
tetano- [希 tetanos stretching 伸] [构词成分] ①强直 ②破伤风
tetanocannabin *n*. 大麻强直素
tetanode *n*. 手足搐搦静止期
tetanoid *n*. ①破伤风样的 ②强直样的
tetanolysin *n*. 破伤风菌溶血素
tetanometer *n*. 强直测验计
tetanomotor [tetanus + 拉 motor mover] *n*. 肌强直诱发器
tetanophilic [tetanus + 希 philein to love] *a*. 亲破伤风毒素的
tetanophobia *n*. 破伤风恐怖
tetanospasmin *n*. 破伤风痉挛毒素
tetanotoxin *n*. 破伤风菌毒素
tetanus [希 tetanos to stretch] *n*. ①破伤风 ②[肌]强直 ‖ ~, acoustic 听性强直(蛙肌) / ~, acute 急性破伤风 / ~, anodal closure 阳极通电强直 / ~, anodel duration 阳极期间强直 / ~, anodal opening 阳极断电强直 / ~, anticus 前弓性破伤风 / ~, apyretic; tetany 手足搐搦 / ~, artificial 人工强直,药物性强直 / ~, capitis 头部破伤风 / ~, cathodal closure 阴极通电强直 / ~, cathodal duration 阴极期间强直 / ~, cathodal opening 阴极断电强直 / ~, cephalic 头部破伤风 / ~, cerebral 脑破伤风 / ~, chronic 慢性破伤风 / ~, complet 全身强直,完全强直 / ~, cryptogenic 隐原性破伤风 / ~, descending 下行性破伤风 / ~, dorsalis; ~ postious 后弓性破伤风 / ~, drug 药物性强直 / ~, extensor 伸肌强直 / ~, facialis 面部破伤风 / ~, flexor 屈肌强

直 / ~, fulminans 暴发性破伤风 / ~, head; hydrophobic ~ 头部破伤风 / ~, idiopathic 自发性破伤风 / ~, imitative 模仿性破伤风(歇斯底里) / incomplete 不全强直 / ~, infantum; ~ neonatorum 新生儿破伤风,脐[破伤]风 / ~, inoculation 接种性破伤风 / ~, intermittent; tetany 手足搐搦,间歇性强直 / ~, Janin's; Klemm's ~; kopf ~; kopf-tetanus 惹南氏破伤风,头部破伤风 / ~, lateralis 侧弓性破伤风 / ~, localized 局限性强直 / ~, medical idiopathic ~ 自发性破伤风 / ~, modified; localized tetany 局限性强 / ~, nascentium; ~ neonatorum 新生儿破伤风,脐[破伤]风 / ~, neonatorum 新生儿破伤风,脐[破伤]风 / ~, paradoxus 奇异破伤风,头部破伤风 / ~, paralytic; kopf-tetanus 麻痹性破伤风,头部破伤风 / ~, partial 部分强直 / ~, posticus; ~ dorsalis 后弓性破伤风 / ~, postoperativus 手术后破伤风 / ~, postpartum 产后破伤风 / ~, postserum 血清注射后破伤风 / ~, puerperal 产后破伤风 / ~, rectus 挺直性破伤风 / ~, remittent 手足搐搦,弛张性强直 / ~, rheumaticus; idiopathic ~ 风湿性破伤风,自发性破伤风 / ~, Ritter's 里特尔氏强直(神经通电引起) / ~, Rose's; kopf-tetanus 罗斯氏破伤风,头部破伤风 / ~, splanchnic 内脏破伤风 / ~, surgical 外科手术性破伤风 / ~, traumatic 创伤性破伤风 / ~, uterine; puerperal ~ 产后破伤风 / ~, visceral 内脏破伤风 / ~, Wundt's 冯特氏强直(蛙肌持续强直收缩) ‖ ~ and diphtheria toxiod (简作 Td) / ~ teanus antitoxin (简作 TAT) 破伤风抗毒素 / ~ immune globulin (简作 TIG) 破伤风免疫球蛋白 / ~ toxoid (简作 TT) 破伤风类毒素

Tetanus antitoxin (简作 TA) 破伤风抗毒素

tetanus toxin 破伤风毒素

tetany *n*. ①手足搐搦 ②[肌]强直 ‖ ~, of alkalosis 碱中毒性手足搐搦 / ~, duration (缩 Dt.) 通电期间强直 / ~, epidemic; rheumatic ~ 流行性手足搐搦,风湿性手足搐搦 / ~, gastric 胃病性手足搐搦 / ~, grass 饲草性肢体搐搦(牛) / ~, guanidin 胍中毒性手足搐搦 / ~, hyperventilation 过度呼吸性手足搐搦 / ~, hypoparathyroid 甲状旁腺机能减退性手足搐搦 / ~, infantile 幼儿手足搐搦 / ~, lactation; grass ~ 哺乳性肢体搐搦,饲草性肢体搐搦(牛) / ~, latent 潜在性手足搐搦(在电或机械刺激时出现的手足搐搦) / ~, of magnesium deficiency 缺镁性手足搐搦 / ~, manifest 明显性手足搐搦 / ~, parathyroid; parathyroprival ~ 甲状旁腺缺乏性手足搐搦 / ~, phosphate 磷酸盐性手足搐搦 / ~, postoperative 手术后手足搐搦 / ~, rheumatic; epidemic ~ 风湿性手足搐搦,流行性手足搐搦 / ~, thyreoprival 甲状腺缺乏性手足搐搦 / ~, thyroprival 甲状腺缺乏性手足搐搦

tetarcone; tetartocone *n*. 上后内尖,上颌双尖牙后内尖

tetarconid; tetartoconid *n*. 下后内尖,下颌双尖牙后内尖

tetartanope *n*. ①象限盲者,四分之一盲者 ②蓝黄色盲者,第四型色盲者

tetartanopia [希 tetartos founh + an neg, + ops eye, or opsis vision]; **tetartanopsia** *n*. ①象限盲,四分之一盲 ②蓝黄色盲,第四性色盲

tetartanopic *a*. ①象限盲的,四分之一盲的 ②蓝黄色盲的,第四性色盲的 ‖ ~ vision ①象限盲 ②蓝黄色盲

tetartanopsia *n*. ①象限盲 ②蓝黄色盲

tetartatone [希 terartos fourth + cone]; **tetarcone** *n*. 上后内尖,上颌双尖牙后内尖

tetartocone; tetarcone *n*. 上后内尖,上颌双尖牙后内尖

tetartoconid *n*. 下后内尖,下颌双尖牙后内尖

tetbromthalein sodium; tetrabromophthalein sodium 四溴酚酞钠

tetchiness *n*. 过度敏感,易怒

tetchily *ad*. 过度敏感地,易怒地

tetchy *a*. 过度敏感的,易怒的

TETD tetraethyl-thiuram-disulfide 戒酒硫,二硫化四乙基秋兰姆

Tet E tetralogy of Eisenmenger 艾森曼格氏四联症

Tet F tetralogy of Fallot 法乐氏四联症

Tete bunyavirus 特特本扬病毒

Tete virus 特特病毒

tethelin [希 tethelos flourishing] *n*. [垂体]生长激素

tether *n*. ①系绳,链 ②限度 *vt*. ①栓 ②束缚 ③限定 ‖ at the end of one's ~ 智穷力竭

Tethinidae *n*. 岸蝇科

tetia *n*. 雅司病(即 yaws)

tetiothalein sodium; tetraiodophthalein sodium 四碘酚酞钠

tetisimulium *n*. 特蚋属

tetmil *n*. 十毫米

tetra-; tetro- [希 tetra -four 四] [构词成分] ①四 ②丁

tetrabenazine *n*. 丁苯喹嗪

tetra division 四分体分裂

tetraaconta- [构词成分] 40,四十

tetracosa- [构词成分] 24,二十四

TETRAC tetraiodo-thyroacetic acid 四碘甲状腺乙酸

tetra-D tetracyline hydrochloride 盐酸四环素

tetradeca- [构词成分] 14,十四

tetra-allelic *a*. 四等位基因的

tetra-allyl-ammonium alum 四丙烯铵矾

tetra-amylose *n*. 四直链淀粉(四葡萄糖迭合物)四戊基糖

tetrabase; p-p-tetramethyldiaminodiphenyl *n*. 对对四甲基二氨基二苯甲烷

tetrabasic *a*. 四碱价的,四元的

Tetrabarbital *n*. 替曲比妥(催眠镇静药)

Tetrabenazine *n*. 丁苯那嗪(抗精神病药)

tetrablastic *a*. 四胚层的

Tetrablepharis Senn 素四鞭藻虫属

Tetrablepharis multifilis Klebs 多毛素四鞭藻虫

tetraboric acid 四硼酸,焦硼酸

Tetrabothridiata *n*. 四吸器类

tetrabrachius [tetra - + 希 brachion arm] *n*. 四臂畸胎

tetrabromofluorescein; eosin *n*. 四溴荧光素,曙红; 四溴酚酞

tetrabromophenolphthalein *n*. 四溴酚酞(指示剂)

tetrabromophthalein sodium 四溴酚酞钠(胆囊造影剂)

tetrabromothyronine *n*. 四溴甲状腺氨酸

Tetracaine; pontocaine *n*. 丁卡因,四卡因,潘妥卡因(局部麻醉药) ‖ ~ hydrochloride 盐酸丁卡因(局部麻醉药)

Tetracapsulides Schulman 四囊虫科

Tetracentraceae *n*. 水青树科

Tetracera asiatica (Lour.) Hoogl 锡叶藤[药用部分:根、茎]

tetracetate *n*. 四乙酸盐

Tetrachilomastik *n*. 四鞭唇鞭毛虫属 ‖ ~ bengalensis 孟加拉四鞭唇鞭毛虫 / ~ intestinalis 肠四鞭唇鞭毛虫

tetrachirus *n*. 四手畸胎

tetrachlomethane; acetylene tetra-chloride *n*. 四氯乙烷,四氯乙炔

tetrachloroethylene *n*. 四氯乙烯

tetrachlorethane *n*. 四氯乙烷(抗蠕虫药,亦用作溶剂和干洗时使用)

tetrachloride *n*. 四氯化物

tetrachlormethane; carbon tetrachloride *n*. 四氯甲烷,四氯化碳

2,3,7,8-tetrachlorodibenzo-p-dioxin (简作 TCDD) 2,3,7,8 - 四氯二苯并对二噁英(一种除莠剂 2,4,5-T 污染的致畸和致癌的二噁英)

tetrachlorodiphenyl ethane (简作 TDE) 四氯二苯乙烷,滴滴滴

tetrachloroethane *n*. 四氯乙烷(一种毒害肝细胞的工业溶剂)

Tetrachloroethylene *n*. 四氯乙烯(抗蠕虫药)

tetrachloromethane *n*. 四氯甲烷,四氯化碳

tetrachloromethiazide *n*. 四氯噻嗪(利尿药)

tetrachlorphenoxide *n*. 四氯苯酚

tetrtachlorophene *n*. 四氯丙烯

Tetrachlorvinphos *n*. 司替罗磷(抗感染药)

tetrachromat *n*. 四色视者

tetrachromatic *a*. ①四色的 ②四色视的 ‖ ~ vision 四色视

tetrachromatism *n*. ①四色[现象] ②四色视

tetrachromic *a*. ①四色的 ②四色视的

Tetrachys kozlovi 厚缘四节瓢虫(隶属于瓢虫科 Epilachninae)

tetracid *n*. ①四[价]酸 ②四[价]酸的

Tetracoccus *n*. 四联球菌属 ‖ ~ febris flavae 黄热病四联球菌 / ~ intracellularis 细胞内四联球菌,流行性脑脊髓膜炎四联球菌

Tetracosactrin; Tetracosactrin *n*. 替可克肽(促皮质素类药)

tetracosanoic acid 二十四烷酸

tetracoyle *n*. 四盘囊蚴

tetracrotic [tetra- + 希 chroma color] *a*. 四波[脉]的

Tetractinomydiae Poche 四角孢子虫科

Tetractinomyxon Ikeda 四角孢子虫属

Tetractinomyxon intermedium Ikeda 居间四角孢子虫

tetracycline *n*. 四环素(抗生素) ‖ ~ tetracycline dodecylsulfamate; myriamycin 十二烷基氨磺酸四环素 / ~ glucosamine; cosateracine 葡胺四环素 / ~ hydrochloride 盐酸四环素 / ~, phosphate complex 四环素磷酸复盐(抗菌药)

Tetracyn (简作 TC) *n*. 四环素(tetracycline)制剂的商品名

tetracyte *n*. 四分体细胞

tetrad [希 tetra-four] *n*. ①四分体(染色体) ②四裂体(细菌) ③四联症 ④四价元素 ‖ ~, Fallot's 法乐氏四联症,四联畸形(肺动脉狭窄、心室中隔缺损、右位主动脉、右心室肥大) / ~ segregation type 四分型

tetradactyly [希 tetradaktylos four-toed] *n*. 四指(趾)(畸形)

tetradactylous [希 daktylos fingerl] *a*. 四指(趾)(畸形)的

tetradecanoate *n*. 十四烷酸盐, 肉豆蔻酸盐

tetradecanoyl phorbol acetate 十四烷酰佛波醇乙酸酯(一种佛波醇

酯,为一种促癌物,用于促使试验动物生长皮肤癌)
tertradecapeptide *n*. 十四肽
tetradeconic acid 十四烷酸，肉豆蔻酸
tetradecyltrimethylammonium bromide（简作 TTAB）溴化十四烷基三甲胺
tetradic *a*. ①四分体的 ；四裂体的 ②四价元素的
tetradifon *n*. 三氯杀螨砜
tetradont *n*. 四颚类
Tetradonium Bromide 替溴铵(消毒防腐药)
tetradynamous *a*. ①四强雄蕊的 ②四强的
tetrathionate（简作 TT）*n*. 连四硫酸盐(肉汤)
tetraerythrin; crustaccorubin *n*. 四红素,甲壳红素
tetraethylammonium *n*. 四乙铵 ‖ ~ bromide 溴化四乙铵 / ~ chloride 氯化四乙铵 / ~ hydroxide 羟化四乙铵
tetraethylenepentamine *n*. 四乙撑五胺
tetraethylpyrophosphate *n*. 四乙基焦磷酸酯
tetraethylthiuram disulfide; disulfiram; antabuse（简作 TTD）戒酒硫,二硫化四乙秋兰姆,安塔布司
tetrafluordichloroethane *n*. 四氟二氯乙烷
tetrafluorohydrazine *n*. 四氟[代]肼
tetragenic *a*. ①四联球菌性的 ②四基因的
Tetragenococcus *n*. 四联球菌属 ‖ ~ halophilus Collins, Milliams et Wallbank 嗜盐四联球菌
tetragenous *a*. 分裂为四的,四联的
Tetragenus; Tetracoccus *n*. 四联球菌属
tetragon; tetragonum *n*. 方形,四边形
tetragonal *a*. 方形的,四边形的
Tetragonia tetragonioodes (Pall.) Kuntze［拉;植药］番杏
Tetragonum［希 tetragenon］*n*. 方形,四边形,四边形间隙 ‖ ~ lumbale 腰四边形［间隙］
tetragonus; platysma muscle *n*. 颈阔肌
tetrahedral *a*. 有四面的,四面体的 ‖ ~ arrangement 四面体排列 / ~ symmetry 四面体对称
tetrahedron（[复]tetrahedrons 或 tetrahedra）*n*. 四面体
tetrahydric *a*. 四氢的
1,2,5,6-tertrahydropyridine *n*. 1,2,5,6-四氢吡啶
tetrahydrobetanaphthylamine; thermine *n*. 四氢-β-萘胺,塞明(散瞳药)
tetrahydrobiopterin *n*. 四氢生物喋呤(可致恶性高苯丙氨血症)
tetrahydrocannabinol *n*.（简作 THC）四氢大麻酚
Tetrahydrocortisol *n*. 四氢可的素(肾上腺皮质激素类药)
tetrahydrofolate (THF) *n*. 四氢叶酸酯
tetrahydrofolic acid 四氢叶酸
tetrahydrofurfurlamine *n*. 四氢糠胺
tetrahydronahtalene *n*. 四氢化萘
1,2,3,4-tetrahydro - naphthol-［2］; β-tetralol *n*. 四氢萘酚
β-tylamine *n*. β-四氢萘胺
Tetrahydropalmatine *n*. 延胡索乙素,四氢巴马汀(镇痛药)
tetrahydroparaquinanisol; paramethoxytetrahydroquinoline; thalline *n*. 对甲氧基四氢喹啉,撤林
Tetrahydroparaveroline *n*. 四氢维洛林(血管扩张药)
tetrahydropteroylglutamate methyltransferase 四氢喋酰基谷氨酸甲基转移酶,5-甲基四氢叶酸—高半胱氨酸甲基转移酶
1,2,5,6-tetrahydropyrindine *n*. 1,2,5,6-四氢吡啶
tetrahydroxybutane *n*. 四羟基丁烷
Tetrahydrozoline 四氢唑啉(血管收缩药) ‖ ~ hydrochloride 盐酸四氢唑啉,盐酸四氢萘咪唑啉(肾上腺素能药,鼻用减充血药)
Tetrahymena *n*. 四膜虫属 ‖ ~ limacis Warren 蛞蝓四膜虫/ ~ patula 展开四膜虫 / ~ pyriformis 梨形四膜虫 / ~ rostrata Kahl 吻状四膜虫 / ~ vorax Kidder, Lilly and Claff; Glaucoma vorax Kidder, Lilly and Claff 贪食四膜虫
Tetrahymenidae *n*. 四膜虫科
Tetrahymenina *n*. 四膜虫亚目
tetraiodide *n*. 四碘化物
tetraiodoethylene; diiodoform *n*. 四碘乙烯,二碘仿
tetraiodophenolphthalein *n*. 四碘酚酞
tetraiodophtalein sodium 四碘酚酞钠
tetraiodopyrrole; iodol *n*. 四碘吡咯,碘咯
tetraiodothyronine *n*.（简作 T_4）四碘甲状腺原氨酸
tetraiodothyronine; thyroxine *n*. 甲状腺素
tetralin; tetrahydronaphthalene *n*. 四氢萘
tetralogy *n*. 四联症 ‖ ~ of Fallot; Fallot's syndrome 法乐氏四联症,四联畸形(肺动脉瓣狭窄,心室中隔缺损,右位主动脉,右心室肥大)
β-tetralol *n*. 四氢-β-萘酚
tetralonia chinensis 中国四条蜂斑蜂(隶属于蜜蜂科 Apidae)
tetramastia; tetramazia *n*. 四乳[畸形]
tetramastigote［tetra- + 希 mastixldsh］*a*. ①四鞭毛的 ②四鞭毛体
tetramastous *a*. 四乳[畸形]的
tetramazia［tetra- + 希 mazos breast + -ia］; tetramastia *n*. 四乳[畸形]
Tetramelaceae *n*. 四数木科
tetramelus［希 tetra-four melos limb］*n*. 四腿畸胎
tetramer *n*. 四聚物
tetrameres *n*. 四棱线虫属 ‖ ~ americana 美洲四棱线虫
tetrameric; tetramerous *a*. 四部[分]的
tetramerism *n*. 四部组成,四节构造
Tetrameristaceae *n*. 四籽树科
tetramerous *a*. 四跗节的
Tetramethrin *n*. 四甲司林(杀虫药)
tetramethyl *n*. 四甲基 ‖ ~ lene（简作 TML）四甲基铅 / ~ rhodamine isothiocyanate（简作 TRITC）四甲若丹明异硫氰酸盐
tetramethylammonium（简作 TMA）*n*. 四甲胺 ‖ ~ hydroxide 羟化四甲铵/ ~ **iodide**（简作 TMAG）碘化四甲胺
tetramethylbenzene *n*. 四甲苯
3,3',5,5'-tetramethylbenzidine（简作 TBM）四甲基联苯胺
p-p-tetramethyldiaminodiphenylmethane *n*. 对对四甲基二氨基二苯甲烷
tetra-methylene glutarie acid（简作 TMG）四次甲烯戊二酸(治疗白内障)
tetramethylenesulfone *n*. 四亚甲基砜
tetramethylenediamine; putrescine *n*. 四甲乙二胺,腐胺,腐肉碱
tetramethyl-disilazanc（简作 TMDS）*n*. 四甲二硅氨烷
tetramethyl-para-phenylene diamine 四甲基对苯二胺
tetramethylputrescine *n*. 四甲基腐胺,四甲烯四甲基二胺
tetramethylpyrazine *n*. 四甲吡嗪(治缺血性脑血管病药)
tetramethylstannane *n*. 四甲基锡
tetramethylthiuram disulfide 四甲基二硫代秋兰姆
tetramethyluric acid 四甲基尿酸
tetramine; tetramethylammonium hydroxide *n*. 羟化四甲铵
Tetramisole 四咪唑,驱虫净(广谱驱蠕虫药)
tetramisole hydrochloride 盐酸四咪唑(抗蠕虫药)
tetramitiasis *n*. 四鞭毛虫病
Tetramitidae *n*. 四鞭科
Tertramitidae Butschli 四鞭毛虫科
Tetramitus mesnili; Chilomastix mesnili 迈[斯尼耳]氏唇鞭毛虫
Tetramitus *n*. 四鞭毛虫属 ‖ ~ pyriformis Klebs 梨形四鞭毛虫 / ~ rostratus Perty 吻四鞭毛虫 / ~ salinus 盐水四鞭毛虫 / ~ sulcatus 畦四鞭毛虫
tetramizole *n*. 四咪唑,驱虫净(广谱驱蠕虫药)
tetramylose *n*. 四直链淀粉（四葡萄糖迭合物）
tetrandria *n*. 四雄蕊植物
Tetrandrine（简作 T）*n*. 粉防己碱,汉防己碱（解热镇痛药）‖ ~ dimethiodide 粉肌松
tetrandrinl dimehtiodidum 汉肌松
tetrandrous *a*. 具四雄蕊的
Tetrantoin *n*. 替群妥英(抗癫痫药)
tetranitrol; nitro-erythrol *n*. 丁四硝酯,赤藓醇四硝酸酯,硝酸赤藓醇
tetranitromethane（简作 TNM）*n*. 四硝基甲烷
tetranophthalmos［tetfa- + 希 ophthalmos eye］*n*. 四眼畸胎
tetranopsia［tetra- + an neg. + 希 opsis vision］; **quadrantanopsia** *n*. 象限盲
tetranucleotidase *n*. 四核甙酸酶
tetranucleotide; nucleic acid *n*. 四核甙酸,核酸
Tetranychus *n*. 四爪螨属 ‖ ~ autumnalis; Trombicula autumnalis 秋恙螨 / ~ molestissimus 剧扰四爪螨 / ~ pacificus 太平洋红叶螨 / ~ telarius 蔷薇四爪螨 / ~ virus 蜘螨病毒
Tetraodon *n*. 河豚属
Tetraodontidae *n*. 河豚科(隶属于豚形目 Tetraodotiformes)
Tetraodotiformes *n*. 豚形目(隶属于硬骨鱼纲 Actinopterygii)
Tetraodontoidea *n*. 河豚亚目
tetraodontoxin *n*. 河豚毒素(河豚的一种有毒蛋白质)
tetraodontoxism *n*. 河豚中毒
Tetraogallus himalayensis Gray. 暗腹雪鸡(隶属于雉科 Galliformes)
Tetraogallus tibetanus Gould. 藏雪鸡(隶属于雉科 Galliformes)
Tetraogallus tibetanus Guold. 淡腹雪鸡(隶属于雉科 Galliformes)
Tetraogallus tibetanus aquilonifer R. et Meinertzhagen 藏雪鸡藏南亚种(隶属于雉科 Galliformes)
Tetraogallus tibetanus przewalskii Bianch 藏雪鸡青海(隶属于雉科

Galliformes)
tetraophthalmus; tetrophthalmus *n*. 四眼畸胎
tetraotus [希 tetraotos four eared] *n*. 四耳畸胎
Tetrapanax papyrifera (Hook) Koch. [拉;植药] 通脱木,通草
tetraparesis *n*. 四肢轻瘫
tetraparitite chromosome 四分染色体
tetrapeptide *n*. 四肽
tetrapetalous *a*. 四花瓣的
tetraphosphorus hexasulfide 三硫化亚磷
tetraphosphorus trisulfide 三硫化四磷
Tetraphyllidea *n*. 四叶绦虫目(隶属于绦虫纲 Cestoidea)
tetraplegia *n*. 四肢麻痹,四肢瘫
tetraploid *a*. 四倍的 *n*. 四倍体
tetraploidy *n*. 四倍性
tetrapod *n*. 四足动物
Tetrapoda *n*. 四足总纲
tetrapodisis *n*. 四足行动
tetrapolar *n*. 四极
tertapropylorthotitanate 钛酸[四]正丙酯
tetrapterous *a*. 四翅的
Tetrapturus audax Phillipi 黄旗鱼(隶属于旗鱼科 Histiophoridae)
tetrapus *n*. 四足畸胎
tetrapyle *n*. 四门孔虫属 ‖ ~ circularis Haeckel 圆四门孔虫 / ~ nephropyle Haeckel 肾四门孔虫/ ~ octacantha Muller 八棘四门孔虫 / ~ quadriloba Ehrenberg 四叶四门孔虫
tetrapyrrole *n*. 四吡咯
tetrarch *n*. 四原型
tetrasaccharide *n*. 四糖体(白细胞表面最前端的四糖体,即 sialic acid, galactose ,N-acetyl glucosamine 与 fucose。)
tetrascelus *n*. 四腿畸胎
tetraschistic [tetra- + 希 schisis division] *a*. 四裂的
tetrasepalous *a*. 有四萼片的
tetrasomaty *n*. 四倍性
tetrasome *n*. 四[染色]体(二倍体内存在两个额外染色体)
tetrasomic [tetra- + 希 soma body] *a*. 二倍加二的,四[染色]体的 *n*. 四体生物 ‖ ~ diploidy 四体二倍性,二倍对加
tetrasomy *n*. 四染色体性
tetrasob *n*. 甲状腺素[树脂]测定药箱
Tetrasporaceae *n*. 四孢藻科
tetraspore *n*. 四分孢子
tetrasporic embryo sac 四孢子胚囊
tetrasporophyte *n*. 四分孢子体
tetraster *n*. 四星体
tetrastichiasis [tetra- + 希 stichosrow + -iasis] *n*. 四列睫,四行睫 ‖ ~ buccalis; Trichomonas buccalis 口腔[四]毛滴虫
tertrastigma Delavayi Gagnep. [拉;植药] 七叶崖爬藤
tertrastigma hemsleyanum Diels et Gilg [拉;植药] 三叶青[药用部分:块根、全草]
tertrastigma hypoglaucum Planch [拉;植药] 狭叶崖爬藤[全草入药](五爪金龙)
tertrastigma obtectum (Wall. ex Laws.) Planch [拉;植药] 崖爬藤[全株入药]
tertrastigma obtectum (Wall. ex Laws.) Planch. Var. glabum (Levl. Et Vant) Gagnep [拉;植药] 光叶崖爬藤[药用部分:根](小九节铃)
tertrastigma planicaule (Hook. f.) Gagnep [拉;植药] 扁担藤[全株入药]
tertrastigma yunnanense Gagnep [拉;植药] 滇岩爬藤[全草入药](五爪金龙)
tetrastoma *n*. 四吸盘虫属,四口虫属
tetratomic *a*. 四原子的,四羟基的
tetrtriaconta- [构词成分] 34,三十四
tetratrichomonas 四毛滴虫属 ‖ ~ buccalis 口腔[四]毛滴虫属
tetratype *n*. 四型 ‖ ~ tetrad 四型四分体
tetravaccine *n*. 四联菌苗 (伤寒,副伤寒甲、乙与霍乱菌苗)
tetravalent *a*. 四价的
Tetrazepam *n*. 四氢西泮
Tetrazolast *n*. 四唑司特 (抗过敏药,平喘)四氢达明(消炎镇痛药)
tetrazole *n*. 四唑、四氮杂茂 ‖ ~ blue (简作 TZB) 四唑蓝
tetrazolium chloride (简作 TTC) 氯化四唑,四唑氯化物
tetrazolium reduction (简作 TR) 四唑还原作用
tetrelle *n*. 二通喂乳器
Tetridamine 四氢达明(消炎镇痛药)
Tetriprofen *n*. 替曲洛芬(消炎镇痛药)
tetrode *n*. 四极管
tetrodonic acid 河豚酸
Tetrodon L. [希 tetra-four + odous (odont-) tooth] 河豚属
tetrodonine; tetropentose *n*. 河豚戊糖
tetrodotoxin *n*. (简作 TTX) 河豚毒素(钠通道抑制剂)
tetrodotoxism *n*. 河豚中毒
Tetrofosmin *n*. 替曲膦(诊断用药)
tetrolute *n*. 甲状腺素测定药箱
tetronal; diethylsulfondiethylmethane *n*. 特妥那,四乙眠砜
Tetronasin *n*. 替曲那新(生长促进药)
tetronerythrin *n*. 羽毛红素
tetrophthalmos *n*. 四眼畸胎
Tetroquinone *n*. 四羟醌(角质分离药)
tetrose *n*. 丁糖
tetrotus; tetraotus *n*. 四耳畸胎
tetroxide *n*. 四氧化物
Tetroxoprim *n*. 四氧普林(抗感染药)
tetrulose *n*. 酮丁糖
tetrydamine *n*. 四氢甲吲胺(镇痛,抗炎药)
tetryl *n*. 三硝基苯甲硝胺,甲基四硝基苯胺
Tetrylammonium Bromide 四乙溴铵(抗高血压药)
tetryl-dermatitis 三硝基苯甲硝胺皮炎
Tetryzoline *n*. 四氢唑啉(血管收缩药)
tetter *n*. ①皮肤病(俗名) ②皮疹,湿疹,痒疹 ③动物痒症(传染人的畜类皮病) ‖ ~, blister; pemphigus 天疱疮 / ~, brawny; seborrhoea capitis 头皮脂溢 / ~, Cantlie's foot 坎特利氏足水疱疹(足表皮癣) / ~, crusted; impetigo 脓疱疮 / dry; squamous eczema; dry eczema 鳞居性湿疹,干性湿疹 / ~, eating; lupus l 狼疮 / ~, honeycomb; favus 黄癣 / ~, humid; moist ~; eczema 湿疹 / ~, milky; crusta lactea 乳痂,婴儿头皮脂溢 / ~, scaly ①牛皮癣 ②鳞屑性湿疹 / ~, wet 湿润性湿疹
tetterwort 血根草
Tettnang virus 特南病毒
tetum; ancylostomiasis *n*. 钩[口线]虫病
tety *n*. 口鼻疮
T-even phage T 偶数系列嗜菌体
teucrin *n*. 石蚕甙
Teucrium L. [希 teukrion] *n*. 石蚕属 ‖ ~ canadensis 加拿大石蚕 / ~ pernyi Franch [拉;植药] 庐山香科 / ~ viscidum Bl. [拉;植药] 山霍香[全草入药](血见愁)
Teufel position 托费尔位(髋臼的后斜投照位置)
Teutleben's ligaments 心包膈韧带
teutlose [希 tentlon beet] *n*. 甜菜根糖
Teuthoidae *n*. 枪形目(隶属于头足纲 Cephalopoda)
Teutoniidae *n*. 条顿螨科
Teverelix *n*. 替维瑞克(垂体激素释放抑制药)
tewfikose *n*. 埃及牛乳糖
Texacromil *n*. 替沙罗米(抗过敏药)
Texas Institute of Rehabilitation and Research (简作 TIRR) 德克萨斯州康复与研究学会
texis; child-bearing *n*. 分娩,生产
text *n*. ①原文,本文,正文 ②课文
text-blindness *n*. 视性失语
textbook *n*. 课本,教科书
text-blindness; word-blindness *n*. 文字盲,失读,视性失语
textiform [拉 textformis; textum web + forma form] *a*. 网状的,组织状的
textile *n*. 纺织品,纺织原料,织物 *a*. 纺织的
textoblastic [拉, textum tissue + 希 blastos germ] *a*. 生成新组织的,再生的
texto- [拉] [构词成分] 组织
textoma [拉 textum tissue + -oma] *n*. 成熟组织瘤
textometer [拉 textum tissue + 希 meter mother]; **protoplasma** *n*. 原生质,原浆
textual *a*. ①结构的,构造的 ②组织的 ③原文的,本文的
Textularia *n*. 编织虫属 ‖ ~ agglutinans d'Orbibny 胶结编织虫 / ~ conica d'Orbibny 圆锥编织虫 / ~ dupla Todd 重编织虫 / ~ neorugosa Thalmann 新皱编织虫 / ~ oceanica Cushman 大洋编织虫 / ~ pseudotrochus Cushman 假塔编织虫 / ~ scrupula Lalicker and McCulloch 粗糙编织虫
Textulariidae *n*. 编织虫亚目
Textulariina *n*. 织虫亚目
textural *a*. ①结构的,构造的,质地的 ②组织的
texture [拉 textura] *n*. ①结构,构造,质地 ②组织 *vt*. 使具有某种结构(或特征) ‖ ~, fibrous 纤维性构造 / ~, fleshy 肉性构造 / ~, granular 颗粒性构造 / ~, horny 角性构造 / ~, nonfibrous 非纤维性构造 / ~, resinous 树脂性构造 / ~, starchy 淀粉

性构造 / ~ of tongue; textura lingualis 舌质 / ~, waxy 蜡性构造 / ~ discrimination 质地识别
textured vegetable protein（简作 TVP）植物结构蛋白
textus［拉］; **tissue** *n*. 组织
tf tail filament 尾刺/true fault 实际误差，真正误差/transferrin 运铁蛋白/tactile fremitus 触觉震颤/temperautre factor 温度因素，温度系数/testicular feminization 睾丸女性化表现/tetralogy of Fallot 法乐氏四联症/T-fracture T 形骨折/thymic factor 胸腺因子/thymic hormone 胸腺激素/thymol flocculation 麝香草酚絮状凝集［试验］/till forbidden 直至禁止时为止/time factor 时间系数/tissure-damaging factor 组织损伤因素/to follow 跟随/tonic flexor 强直性曲肌/total flow 总流量/transfer factor 转移因子/tuberculin filtrate 结核菌素滤液/filtrate tuberculin 滤液结核菌素/tuberlant flow 血流旋涡/tubular fluid 小管液/tuning fork 音叉
T.F. tuberculin filtrate 滤液结核菌素
tfa total fatty acids 总脂肪酸
TFA total fatty acids 总脂肪酸/total fibrinolytic activity 总纤溶活性/trifluoroacetamide acid 三氟乙酰胺/trifluoroacetic acid 三氟醋酸
TFAA trifluoro-acetic acid 三氟醋酸/trifluoroacetic anhydride 三氟醋酐
T factor T 因子
TFAI trifluoro-acetyl-imidazole 三氟乙酰咪唑
TF antigen TF 抗原(肿瘤学用语)
TFD thyroid function dertermination 甲状腺机能检查
TFE tetrafluoro-ethylene 四氯乙烯
TFI tubulary fertility index 曲精细管生育力指数
TFM testicular feminization mustard 睾丸女性化基因/3-trifluoromethyl-4-nitrophenol 3 – 三氟甲基 – 4 – 硝基酚
TFMC trifluoro-methylhydroxymethylene-camphorate 三氟甲羟基烯樟脑
TFN total fecal nitrogen 总粪氮
TFNS Territorial Force Nursing Service 英国本土军护士部队；美国准州部队护士部队
T/ Formor transformor 变压器
TFP tubular fluid plasma 肾小管液血浆
TFPwV$_1$L terminal force of P wave in V$_1$ lead V$_1$ 导联的 P 波终末电势
TFR total fertility rate 总生育率
TFRC total finger ridge count 总指嵴纹数
TFS testicular feminization syndrome 睾丸女性化综合征
TFT thymol flocculation test 麝香草酚絮状试验/trifluridine; viroptic 三氟胸苷，三氟甲基脱氧尿苷/turning fork test 音叉试验
TG testosterone glucosiduronate 葡甙醛酸睾酮/tetraglycine 四氨基乙酸/Therapeutic Gazette 治疗报(杂志名)/thermography 温度记录法/thermogravimetry 热比重计/thioguanine 硫鸟嘌呤/thyroglobulin 甲状腺球蛋白/total glycosides 总甙/toxic goitre 毒性甲状腺肿/triglyceride 甘油三酸酯/tympanogram 鼓室图/type genus 膝型
6-TG 6-thioguanine 硫鸟嘌呤，6 – 硫鸟嘌呤
β-TG β-thromboglobin β – 血小板球蛋白
TG-9 triethylene gkycol dipelargonate 三甘醇二壬酰葵酸盐/testoterone glucosiduronate 葡萄醛酸睾酮
TgA thyroglobulin antibodies 甲状腺球蛋白抗体
TGA thermogravimetric analysis 热比重测定分析/transpositionof the great arteries 大动脉移位/transient global amnesia 短暂性全面性遗忘/transposition of great arteries 大血管错位
TGAB thyroglobulin antibody 甲状腺球蛋白抗体
TGAR total graft area rejected 全部移植区排异
β-TGdR β-2′-deoxythioguanosine 去氧硫乌甙，硫鸟嘌呤脱氧核甙(抗肿瘤药)
TGC time gain compensation 时间增益补偿(超声术语) ‖ ~ slope 时间增益补偿斜率
TGE transmissible gastro-enteritis 传染性胃肠炎/tryptone glucose extract 胰蛋白胨葡萄胎浸出液
TGF therapeutic gain factor 治疗增益因子(代表肿瘤组织与正常组织的相对生物效应值之比)/transforming growth fator 转化生长因子
TGFα 转化生长因子 α
TGFβ 转化生长因子 β
TGFA triglyceride fatty acid 甘油三酯脂肪酸
TGE virus; Transmissible gastroentertis virus 传染性胃肠炎病毒
TGI thrombinogenesis index 凝血酶生成指数/thyroid growth antibodies or immunoglobulins 甲状腺增大抗体或免疫球蛋白/triglyceride 甘油三酸酯
TGL triglyceride lipase 甘油三酸酯脂酶
TGP triglycidayl phosphate 磷酸缩水甘油三酸酯
T-group training group 训练组 ‖ T 组(大肠杆菌噬菌体)
Tgs toilet and shower 厕所及浴室
TGS thermogravimetric system 热比重计法，热比重单位制/transmission grid scan converter 传导式栅极扫描转换仪/triglycine sulphate 硫酸三甘氨酸
TGT thromboplastin generation test 凝血激酶生成试验/thromboplastin generation time 凝血激酶生成时间/teiglycidyl-s-triazinetrione 三缩水甘油基 – s – 三嗪三酮(抗肿瘤药)
TGV thoracic gas volume 胸腔气体容量/transposition of the great vessels 大血管移位
TH helper T cell 辅助性 T 细胞/homogenisation temperature 均一温度/tenison-type headache 紧张型头痛/tetrahydro-cortisol 四氰皮质醇/therapy 治疗，疗法/thermometer 温度计/thyroid hormone 甲状腺激素/thyrotropic hormone 促甲状腺激素/transfusion hepatitis 输血性肝炎/tyrosine hydroxylase 酪氨酸羟化酶
Th (thorium) *n*. 钍 (90 号元素)
Th$_1$ thymus dependent lymphocyte helper 1 胸腺依赖性细胞因子 1
Th$_2$ thymus dependent lymphocyte helper 2 胸腺依赖性细胞因子 2
TH 1046 dimorpholaminum 双吗啉胺(回苏剂)
TH 1314 cthionamide; prothionamide 乙硫异烟肼(抗结核药)
TH 1321 prothionamide 丙硫异烟肼(抗结核药)
TH 3624 isonicotinthioamide 硫异烟肼(抗结核药)
TH-36 strain TH-36 株
TH24 vestphyline *n*. 丁胺丙茶碱
Th A thorium 钍 A
THA tacrine 9 – 氨基四氢吖啶(抗胆碱酯酶及呼吸兴奋药)/thermal analysis 热分析/total hydroxyapatite 总羟磷灰石
Thai *n*. 泰国人，泰语 *a*. ①泰国人的，泰语的 ②泰国的
Thailand *n*. 泰国
Thailander *n*. 泰国人
Thais clavigera Kuster［拉；动药］疣荔枝螺(隶属于骨螺科 Muricidae)
Thais gradata Jonas［拉；动药］蛎敌荔枝螺
Thal tick typhus 塔衣蜱斑疹伤寒
thalamectomy *n*. 丘脑破坏法
thalamencephal *n*. 丘脑
thalamencephalic *a*. 丘脑的
thalamencephalon *n*. 丘脑
thalami (单 thalamus)［拉］*n*. 丘脑
thalamic *a*. 丘脑的 ‖ ~ neuron 丘脑神经元/ ~ radiation 视丘放射(神经纤维)
thalamicanimal *n*. 丘脑动物
Thalamita admete Herbst 野生短浆蟹(隶属于梭子蟹科 Portunidae)
thalamo-［希 thalamos chamber chamber 室，房间］［构词成分］丘脑
thalamocoele; thalamocoele *n*. 第三脑室
thalamocortical *a*. 丘脑皮质的
thalamocrural *a*. 丘脑大脑脚的
thalamofugal *a*. 离丘脑通道
thalamogram *n*. 丘脑图
thalamolaminotomy *n*. 丘脑髓板
thalamolenticular *a*. 丘脑豆状核的
thalamomamillary *a*. 丘脑乳头体的
thalamopeduncular; thalamocrural *a*. 丘脑大脑脚的
thalamostriate vein 丘脑纹状静脉
thalamotegmental *a*. 丘脑被盖的
thalamotomy *n*. 丘脑切开术 ‖ ~, anterior 丘脑前核切开术 / ~, dorsomedial 丘脑背内侧核切开术
thalamous *n*.［柱状］花托
thalamus (复 thalami)［拉；希 thalamos chamber］*n*. 丘脑 ‖ *n*. ①室 ②床 / ~, new; neothalamus 新丘脑 / ~, old; paleothalamus 旧丘脑，原丘脑 / ~ opticus 视丘脑
thalassanemia; thalassemia *n*. 珠蛋白生成障碍性贫血，库利氏贫血，地中海贫血
thalassemia［希 thalassa sea + haima blood + -ia］; **Cooley's anemia** *n*. 地中海贫血，库利氏贫血 ‖ ~ α – α – 珠蛋白生成障碍性贫血/ ~ δ – δ – 珠蛋白贫血 / ~ β – β – 珠蛋白生成障碍性贫血/ ~ hemoglobin C – 血红蛋白 C 珠蛋白生成障碍性贫血 / ~ hemoglobin E – 血红蛋白 E 珠蛋白生成障碍性贫血 / ~ hemoglobin S – 血红蛋白 S 珠蛋白生成障碍性贫血 / ~ intermedia 中间型珠蛋白生成障碍性贫血 / ~ major 重型地中海贫血 / ~ minima 极轻型地中海贫血 / ~ minor 轻型地中海贫血 / ~ sickle cell- 镰状细胞珠蛋白生成障碍性贫血
thalassic *a*. 海洋的，深海的
Thalassicoila *n*. 无骨虫属 ‖ ~ nucleata Huxley 核无骨虫 / ~ grecoi Vinassa de Regny 格里可夹球虫

thalassin *n*. 海葵素
Thalassinitdae *n*. 蝼蛄虾次目(隶属于腹胚亚目 Pleocyamata)
Thalassinoitdae *n*. 蝼蛄虾总科(隶属于蝼蛄虾次目 Pleocyamata)
Thalassoma amblycephalus Bleeker 钝头锦鱼(隶属于隆头鱼科 Labridae)
thalassoposia *n*. 饮(用)海水
thalassophobia *n*. 海洋恐怖
thalassotherapy *n*. ①海水浴疗法 ②海滨治疗
thalazole; phthalylsulfathiazole *n*. 羧苯甲酰磺胺噻唑,酞酰磺胺噻唑
thalgrain *n*. 铊谷(谷类中混入硫酸铊)
thalictrine; magnoflorine *n*. 唐松草碱,玉兰碱
Thalictrum [希 thaliktron meadow-rue] 唐松草属 ‖ ~ acutifolium (hand.-ma-zz) Boivin [拉;植药] 尖叶唐松草 / ~ aquilegifolium L. War. [拉;植药] 唐松草 / ~ atriplex Finet et Gagenep. [拉;植药] 狭序唐松草 / ~ baicalense [拉;植药] 贝加尔唐松草[药用部分:根](马尾莲) / ~ baicalense Turcz. [拉;植药] 长柱唐松草[药用部分:根](马尾莲) / ~ chaotungense [拉;植药] 昭通唐松草[药用部分:根](马尾莲) / ~ cultratum Wall; ~ decternatum Boiv. [拉;植药] 高原唐松草[药用部分:根](马尾莲) / ~ delavagyi Franch; ~ dipterocarpum [拉;植药] 偏翅唐松草[药用部分:根](马尾莲) / ~ faberi Ulbr [拉;植药] 大叶唐松草[药用部分:根](马尾莲) / ~ finetii [拉;植药] 滇川唐松草[药用部分:根](马尾莲) / ~ foetidum L. [拉;植药] 腺毛唐松草 / ~ foliolosum DC. [拉;植药] 多叶唐松草[药用部分:根](马尾莲) / ~ fortunei S. Moore [拉;植药] 华东唐松草[药用部分:根](马尾莲) / ~ ichangense Lecoy. ex. Oliv. [拉;植药] 盾叶唐松草 / ~ macrocarpum [拉;植药] 果唐松草 / ~ petaloideum [拉;植药] 花唐松草[药用部分:根](马尾莲) / ~ ramosum Boivin. [拉;植药] 多枝唐松草[全草用药](软水黄连) / ~ rubellum steph. [拉;植药] 红唐松草 / ~ simplex [拉;植药] 箭头唐松草[药用部分:根](马尾莲) / ~ sqarrosum [拉;植药] 展枝唐松草 / ~ trichopus Franch. [拉;植药] 毛发唐松草[药用部分:根](马尾莲)
Thalidomide *n*. 沙利度胺,酞胺哌啶酮,反应停(催眠镇静药,20世纪50年代和60年代初在欧洲广泛使用,但妊娠早期妇女服后引起胎儿畸形,故不再使用。本品对缓解急性麻风反应伴随而来的剧痛十分有效,但孕妇不宜) ‖ ~ embryopathy 反应停引起的胚胎发育畸形
Thalitone; chlorthalidone *n*. 氯噻酮制剂的商品名
Thalleioquin *n*. 喹宁绿脂(奎宁试验时所产生的一种绿色树脂物质)
thalisul; phthalylsulfacetamide *n*. 邻苯二甲酰磺乙酰胺,酞酰磺乙酰胺,酞酰磺醋胺
thalleioquin *n*. 喹宁绿脂(奎宁试验时所产生的一种绿色树脂物质)
thallic *a*. 铊的,三价铊的
thalline; paramethoxytetrahydroquinoline *n*. 撒林,对甲氧基四氢喹啉 ‖ ~ **acetate** *n*. 醋酸撒林 / ~ salicylate 水杨酸撒林 / ~ sulfate 硫酸撒林 / ~ tartrate 酒石酸撒林
thallinization *n*. 撒林疗法
thallitoxicosis *n*. 铊中毒
thallium (缩 Tl) [希 thallos green shoot] *n*. 铊 (81号元素) ‖ ~ 201 ^{201}铊,铊201(以氯化亚铊形式用作诊断辅助药) / ~ acetate 醋酸铊 / ~ bromide 溴化铊 / ~ cataract 铊性白内障 / ~ iodide 碘铊 / ~ monoxide 一氧铊 / ~ myocardial cholangiography 铊心肌显像 / ~ nitrate 硝酸铊 / ~ poisoning 铊中毒 / ~ salt & comp 铊盐及铊化合物 / ~ sulfate 硫酸铊
thallo(o)- [构词成分] 枝,芽;叶状体;铊
Thallobacteria *n*. 菌藻植物类,叶状植物类,分肢菌纲
Thallophyta *n*. 菌藻植物类,叶状植物类
thallophyte [希 thallos green shoot + phyto plant] *n*. 菌藻植物,叶状植物
thallose *n*. 菌藻植物,叶状植物
Thallosporales *n*. 叶状孢子菌目
thallospore *n*. 原殖体孢子,无梗孢子,菌丝孢子
thallotoxicosis [thallium + toxicosis]; **thallotoxicosis** *n*. 铊中毒
thallous *a*. 亚铊的,一价亚铊的 ‖ ~ iodide 碘化亚铊 / ~ nitrate 硝酸亚铊 / ~ oxide 氧化亚铊
thallous chloride Tl 201 氯化亚^{201}铊(静脉注射用于闪烁扫描,辅助诊断心脏病)
thallus *n*. ①叶状植物 ②叶状体 ‖ ~ Gracil ariae [拉,植药] 江篱 / ~ Laminariae [拉,植药] 昆布
thalmann's agar 塔耳曼氏琼脂(适于培养淋菌)
thalposis [希 thalpos warmth]; **thalpotic** *n*. 温觉
thalptic *a*. 温觉的
THAM tromethamine; tris [hydroxymethyl] aminomethane 氨丁三醇,缓血酸胺,三羟甲基氨基甲烷(碱化剂,静脉注射矫治代谢性酸中毒)
Thamm's tuberculin 塔姆氏结核菌素(结核菌白蛋白)
Thamnsteriidae 互相珊瑚科(隶属于石珊瑚目 Scleracti)
Thamnidiaceae *n*. 枝霉科(一种菌类)
Thamnidium [希 thamnos bush] *n*. 枝霉属
Thamnoliaceae *n*. 地茶科
thamuria [希 thamys often + ouron urine + -ia] *a*. 频尿
than *conj*. ①[用于形容词,副词的比较级之后] 比 ②[用于 else, other 等之后] 除……外 ③[用于 rather, sooner 之后] 与其……(宁愿……) ‖ more often ~ not 多半,通常 / little less ~; little more 大致与……相等,和……[几乎]没有差别 / no less 和……一样,简直是 / no more 仅仅,只是 / no other ~ 除……外没有,只是;正是,就是 / no more or less ~ 完全 / not less ~ 不少于,至少 / rather ~ ...; rather... ~; would sooner... ~ 宁可……也不愿 / ~ what 比(等于 than,非标准英语)
thanasia [希 thanatos death 死] 死
thanato- [希 thanatos death 死] [构词成分] 死
thanatobiologic *a*. 死[与]生的
thanatogenic tissue 死亡组织
thanatogenomonic [thanato- + 希 gnomonikos decisive] *a*. 死征的
thanatograft *n*. 死亡移植物
thanatography [thanatos + 希 graphein to write] (简作 thanat) *n*. 死亡学
thanatoid *a*. 似死的,假死的
thanatology *n*. 死亡学
thanatometer *n*. 检尸温度计
thanatophidia; toxicophidia *n*. 毒蛇(总称)
thanatophidial *a*. 毒蛇的
thanatophobia *n*. 死亡恐怖
thanatophoric *a*. 致命的,致死的
thanatopsia [thanato- + 希 opsis view] **thanatopsy; necropsy** *n*. 尸体剖检
thanatosis; gangrene; necrosis *n*. 坏死,坏疽
Thane's method [George Dancer 英解剖学家 1850—1930] 塞因氏法,中央沟定位法
thanite *n*. 硫氰乙酸异龙脑酯(人工合成,为除虫菊素代替品)
thank *vt*., *n*. 感谢 ‖ ~ have only oneself to 只能怪自己,自己负责 / ~ have sb to 责怪某人,要某人负责 / no ~s to 并非由于 / ~s to 幸亏,由于
thankful *a*. 感谢的,欣慰的
thankfully *ad*. 感谢地,欣慰地
thankfulness *n*. 感谢,欣慰
thankless *a*. 不感激的,不领情的
Thapsia [拉;希] *n*. 毒胡萝卜属
Thapsia *n*. 毒胡萝卜
thapsic acid 十六碳二酸
tharm; intestine *n*. 肠
thassophobia *n*. 静坐恐怖
that (复 those) *a*. 那,那个 *prep*. ①那,那个 ②(用来代替句中名词)前者 *conj*. (引导名词性从句,常省略或引导状语从句) ①因为,由于,为了 ②以至于 ③(引导限制性定语从句)相当于 who(m)或 which *ad*. 那样,那么 ‖ and ~ 而且 / and all ~ 等等,……之类 / at ~ 就那样 / but ~ 如果没有,要不是,若非 / for all ~ 尽管如此,虽然如此 / in ~ 既然,因为 / now ~ 既然,由于 / ~ is to say 那就是,即 / seeing ~ 鉴于,因为,考虑到 / so ~ ... 因此,结果,以便 / upon ~ 于是(立刻) / with ~ 接着就
thatch *n*. ①茅草 ②茅草屋顶
Thauera *n*. 索氏菌属 ‖ ~ aromatica Anders et al. 芳香索氏菌 / ~ selenatis Macy et al. 硒酸索氏菌
Thaumapsylla *n*. 怪蝠蚤属 ‖ ~ breviceps orientalis 短头怪蝠蚤东方亚种
thaumastomyia *n*. 少节虻属
thaumatropy [希 thauma wonder + tropos a turning] *n*. 器官转化,结构转化
thaumaturgic [希 thauma wonder + ergon work] *a*. 变幻的,奇异的
Thaumetopoea pityocampa granulosis polyhedrosis virus 欧洲松带蛾胞质型多角体病毒
Thaumetopoea pityocampa nuclear virus 欧洲松带蛾核型多角体病毒
Thaumetopoea processionea nuclear polyhedrosis virus 欧洲松带蛾核型多角体病毒
Thaumetopoea wikinsoni nuclear polyhedrosis virus 松带蛾核型多

角体病毒
thaw; thawing *vt*.,*n*. ①(冰,雪)溶化,解冻 ②趋于和缓
Thaysen's disease [T.E.H. 丹医师 1883—1936]; **idio-pathic steatorrhea** 塞森氏病,特发性脂肪痢
Th B 钍 B(铅的同位素 Pb^{2161})
THb total hemoglobin 总血红蛋白
THB tetrahydroberberine *n*. 四氢黄连素
THBC thyroid hormone binding capacity 甲状腺激素结合力
THBI thyroid-hormone-binding inhibitor 甲状腺激素结合抑制物
THC tetrahydrocannabinol *n*. 四氯大麻酚/tetrahydrocortisone 四氢考的松/t hiocarbanidin 吡丁氧二苯硫脲,丁氧苯硫脲(抗结核药)/total hydrocarbons 总碳氢化合物/transhepatic cholangiography 经肝胆管造影[术]/tilorne hydrochloride 盐酸梯络龙,盐酸双乙二氨乙基芴酮
Δ-9-THC deta-9-tetrahydrocannabinol δ-四氢大麻酚(治疗青光眼)
THCA A tetrahydrocannabinol acid A 四氢大麻酚酸 A
THD Tageshochstdosis [德] *n*. 一日最大剂量/transhepatic drainage 经肝引流(经皮经肝胆系引流)
THDOC tetrahydro-dexoy-corticosterone 四氢去氧皮质酮
THE tetrahydro-cortisone *n*. 四氢考的松/thyroid hormorne evaluation 甲状腺激素测定
the *art*.(定冠词)这[个],那[个] *ad*. 愈发 ‖ all ~ more 更加/so much ~ better 更好
the high risk gravida 高危孕妇
the high risk infants 高危儿
The Lancet 柳叶刀(杂志名)
The lyblast 雌性原核
The neiotic stage 减数分裂期
The Animal and Plant Health Inspection 动植物检疫局(属于美国农业部<USDA>)
The Genetic Manipulation Advisory Committee(简作 GMAC)遗传操纵咨询委员会(属澳洲)
The Quarantine and Inspection(简作 AOIS)隔离检疫局(属澳洲)
The Society for MPS Disease 黏多糖症协会(英国)
Thea *n*. 茶属 ‖ ~ japonica; Camellia japonica 山茶/~ nigra; black tea 红茶/~ oleifera; ~ oleosa 油茶/~ sinensis; Camellia thea 茶/~ sinensis var. assamica; ~ assamica 普洱茶/~ viridis 绿茶
thea [拉]; **tea** *n*. 茶
Thea vigintiduopunctata Linnaeus 二十二星菌瓢虫(隶属于瓢虫科 Epilachninae)
Theaceae *n*. 茶科
theaism; theism *n*. 茶中毒
theatre; theater *n*. ①戏院,剧场 ②教室,讲堂 ‖ ~, operating 手术示教室,手术示范室/~ sterile supply unit(简作 TSSU)手术室灭菌(消毒品)供应单位
theatrical *a*. 剧场的,戏剧的,戏剧性的
theatrically *ad*. 剧场地,戏剧地,戏剧性地
Thebacon *n*. 醋氢可酮(血管扩张药)
thebaic [拉 Thebaicus opium was once prepared at Thebes] *a*. 鸦片的,阿片的
thebaic *a*. 鸦片的,阿片的
thebaica; opium *n*. 鸦片,阿片
thebaine; morphilie; dimethyl morphine paramorphine *n*. 蒂巴因,二甲基吗啡 ‖ ~ hydrochloride 盐酸蒂巴因
tbebaism; opiumism *n*. 鸦片瘾,阿片瘾
thebesian(adam C. Thebesius)*a*. 特贝西乌斯的 ‖ ~ foramen 小静脉孔/~ valve 冠状窦瓣/~ veins 心最小静脉
Thebesian foramina [Adam Christia Thebesius 德医师 1686—1732]; **foramina venarum minimarum**(Thebesii)特贝西乌斯氏孔,小静脉孔 ‖ ~ valve; valvula sinus coronarii(Thebesii)特贝西乌斯氏瓣,冠状窦瓣/~ Veins; venae cordis minimae 特贝西乌斯氏静脉,心最小静脉
thebolactic acid 阿片乳酸
thec- [拉 theke] [构词成分] 贮藏所,仓库
theca(复 thecae)[拉;希 theke] *n*. ①膜,鞘 ②药室 ③室 ‖ ~ cell tumor 鞘细胞瘤/~ cordis; pericardium 心包/~ externa 外膜(卵泡)/~ folliculi 卵泡膜/~ interna 内膜(卵泡)/~ lutein cells 膜黄体细胞/~ tendins 腱鞘/~ vertebralis 硬脊膜
thecae(单 theca)[拉] *n*. 膜,鞘
thecal *a*. 膜的,鞘的 ‖ ~ pore 壁孔
thecitis *n*. 腱鞘炎
thecodine; dihydroxycodeine hydrochloride *n*. 盐酸二羟可待因
thecodont [theca + 希 odous tooth] *a*. 牙槽包牙的
thecoma; theca-cell tumor *n*. 泡膜细胞瘤
thecomatosis *n*. 泡膜细胞增生症(卵巢基质弥漫性增生)
Thecosoma [希 theke box(sheath)+ soma body]; **Thecosomum; Schistosomum** *n*. 裂体吸虫属,血吸虫属
thecostegnosis [theca + 希 stegnosis narrowing] *n*. 腱鞘狭窄
Theden's bandage [Johann Christian Anton 德外科医师 1714—1797] 特登氏绷带(一种止血绷带) ‖ ~ method 特登氏法(使用卷绷带裹压整个肢体以治疗动脉瘤或大量血液渗出)/~ valnerary 特登氏创伤药
Theelin; estrone *n*. 雌酮制剂的商品名
theft *n*. 偷窃
Theileria [Arnold Theiler 瑞士微生物学家 1867—1936] *n*. 泰累尔氏梨浆虫属 ‖ ~ annulata 环状泰累尔氏梨浆虫/~ dispar 偏形泰累尔氏梨浆虫/~ hirci 羊泰累尔氏梨浆虫/~ mutans 突变泰累尔氏虫/~ ovis 绵羊累尔氏虫/~ parva 小泰累尔氏梨浆虫/~ tsutsugamushi 恙虫病立克次氏体
Theileriasis; theileriosis *n*. 泰累尔氏梨浆虫病 ‖ ~, tropical 热带泰累尔氏梨浆虫病
Theiler's disease [Max 奥细菌学家 1899 生] 泰累尔氏病(鼠脑脊髓炎) ‖ ~ virus 泰累尔氏病毒(鼠脑脊髓炎病毒)
Theile's canal [Friedrich Wilhelm 德解剖学家 1801—1879] 泰勒氏管(心包横窦) ‖ ~ glands 泰勒氏腺(胆囊腺)/~ muscle 泰勒氏肌,会阴浅横肌
Theiler's virus 寒勒氏病毒
Theimich's lip sign(**Martin Theimich**)泰米希唇征(轻扣口轮匝肌可引起唇部突起或撅起)
theine [拉 thea tea] *n*. 咖啡因
theinism [拉 thea tea]; **theism** *n*. 茶中毒
Theis method; Benedict-Theis' method 太斯氏法,本-太二氏法(检磷脂及血酚)
Theism; theinism *n*. 茶中毒
thel- [构词成分] 乳头
thelalgia [希 thele nipple + -algia] *n*. 乳头痛
thelarche *n*. 乳房初发育,乳房初长
thelasis [希 thelazein to sucklel]; **thelasmus** *vt*. 吸吮,吮乳
thelasmus *vt*. 吸吮,吮乳
thelastria *n*. 乳母
Thelazia *n*. 吸吮线虫属 ‖ ~ californienasis Kofoid et Williams 加利福尼亚吸吮线虫(隶属于线虫纲 Nematoda)/~ callipaeda 结膜吸吮线虫/~ digiticauda 指尾吸吮线虫/~ gulosa 大口结膜吸吮线虫/~ kansuensis 甘肃吸吮线虫/~ lacrymalis 泪管吸吮线虫/~ rhodesii 维德西吸吮线虫/~ skrjabini 斯氏吸吮线虫
thelaziasis *n*. 吸吮线虫病
Thelaziidae *n*. 吸吮科
Thelazioidea *n*. 吸吮总科
Thele-; thelo- [构词成分] 乳头
Thele [希]; **papilla mammae** *n*. [乳房]乳头
Thelenota ananas Jaeger 梅花参(隶属于次参科 Stichopodidae)
Thelephoraceae *n*. 革菌科
Theleplasty [希 thele nipple + plassein to form] *n*. 乳头成形术
thelerethism [希 thele nipple + erethisma a stirring up] *n*. 乳头膨起
-thelia [希 thele nipple 乳头] *n*. 乳头
Theliaceae *n*. 鳞藓科
Theligonaceae *n*. 假繁缕科
thelioymphocyte *n*. 上皮内淋巴细胞
thelion *n*. 乳头点
thelitis [希 thele nipple + -itis]; **mammillitis** *n*. 乳头炎
thelium(复 thelia)[拉]; papilla; **nipple** *n*. 乳头
thelo- [希] [构词成分] 乳头
Thelodus *n*. ①花鳞鱼 ②花鳞鱼属
thelohanellidae *n*. 单极虫科
thelohanellus *n*. 单极虫属 ‖ ~ fuhrmanni 鲫单极虫/~ gangeticus 恒河单极虫/~ hovorkae 光滑单极虫/~ misgurni 鳅单极虫/~ oliviformis 橄榄单极虫/~ ophiocephali 鳢单极虫/~ pyriformis 梨形单极虫/~ rohitae 鲮单极虫/~ sagittarius 箭形单极虫/~ sinenis 中华单极虫/~ spirosuturalis 旋缝单极虫/~ tintinus 筒鞘单极虫
thelohania *n*. 单孢子虫属
thelophlebostemma [thele + 希 phleps vein + stemma wreath] *n*. 乳头环状静脉
thelorrhagia *n*. 乳头出血
Thelotremaceae *n*. 疣孔衣科
thelothism; thelotism; thelerethism *n*. 乳头膨起
thely- [希 thelys female 女性,雌] [构词成分] 女性,雌
thelyblast [希 thelys female + blastos germ]; **feminonlucleus** *n*. 雌性原核
thelyblastic *a*. 雌性原核的
thelygenic [希 thelys female + gennan to produce] *a*. 产雌的(仅产

生雌性后代的）
thelygonia *n*. 产雌单性生殖（只产生雌性后代的单性生殖）
thelykaryon *n*. 雌核
thelykinin; estrone *n*. 雌酮
thelymania［希 thelys female ＋ mania frenzy］*n*. 求雌狂
thelyplasm *n*. 雌质
thelyplasty［希 thelys female ＋ plassein to form］; **theleplasty; mammiliplasty** *n*. 乳头成形术
Thelypteridaceae *n*. 金星蕨科（一种蕨类）
thelytocia［希 thelys female ＋ tokos birth］*n*. 产雌单性生殖（只产生雌性后代的单性生殖）
thelytocous *a*. 产雌的 ‖ ～ parthnogenesis 生雌二倍孤雌生殖
thelytoky; thelytocia *n*. 产雌单性生殖
thelytonic *a*. 单性生殖的
Th-Em thorium emanation 钍射气
them *pron*. 他们，它们，她们（they 的宾格）
theme *n*. 题目，主题
themselves *pron*. 他（她，它）们自己（或亲自）
then *ad*.，*a*.，*n*. ①当时，到那时 ②然后，接着 ③那么 ④而且 ‖ and ～ 然后，其次，于是 / and ～ some 而且还远不止此，至少 / before ～ 那时以前，这以前 / but ～ 但是，但另一方面 / by ～ 在那时以前，到那时 / even～ 甚至那时候［却］/（every）now and ～ 时时，不时［地］/ from ～ on 从那时起，从那以后 / just ～ 就在那个时候 / since ～ 从那以后，以后 / until（till）～［直］到那时 / ～ and there（或 there and ～）当时，当地 / ～，what（或 ～ what）（下一步）怎么办，又怎么样呢
thenad *ad*. 向鱼际，向掌
thenal *a*. 鱼际的，掌的
Thenalidne *n*. 西那利定（抗组胺药）
thenar［希］*n*. ①鱼际 ②手掌 ③足底
Thenatdite［化学］*n*. 玄明粉
thence *ad*. ①从那里起 ②从那时起 ③由此，因此 ‖ ～ forth；～ forward(s) 从那时起
thenen *a*. 鱼际面的，掌面的
thenfadil; thenyldiamine hydrochloride *n*. 盐酸噻吩甲基二胺，森法迪（抗组胺药）
Thenium closylate 西尼铵氯苯磺酸盐，氯苯磺酸噻苯氧铵（兽用抗蠕虫药）
thenoyl trifluoroacetone（简作 TTA）噻吩甲酰三氟丙酮
2-thenoylhydrazine *n*. 2－噻吩甲酰肼
Thenyldiamine; 2-[(2-dimethylaminoethy)-3-thenylamino]-Pyridine *n*. 西尼二胺，噻吩甲基二胺（抗组胺药）‖ ～ hydrochloride; thenfadil 盐酸噻吩甲基二胺，森法迪（抗组胺药）
thenylene; histadyl *n*. 森尼林，希司塔地尔（抗组胺药）‖ ～ methapyrileone hydrochloride 盐酸森尼林，盐酸麦沙吡立伦
thenylpyramine; methapyrilene *n*. 噻吩甲基吡拉明（抗组胺药）
Thenbald Smith's phenomenon［Thenbald Smith 美病理学家 1850—1954］I Smith's phenomenon 锡·史密斯氏现象，史密斯氏现象（过敏反应）
Theobaldia［Frederic Vincent Theobald 英动物学家 1868—1930］*n*. 赛保蚊属 ‖ ～ kanayamensis Yamada 金山赛保蚊
Theobroma L.［希 theos god ＋ broma food］*n*. 可可属 ‖ ～ cacao L. 可可
theobromina; theobromine *n*. 可可［豆］碱，3，7－二甲基黄嘌呤
theobromine *n*. 可可［豆］碱（利尿药）‖ ～ acetylsalicylate 乙酰水杨酸可可［豆］碱 / ～ calcium gluconate 葡萄糖酸钙可可［豆］碱 / ～ calcium salicylate 水杨酸钙可可［豆］碱 / ～ lithium 可可［豆］碱锂 / ～ salicylate 水杨酸可可［豆］碱 / ～ sodiosalicylate; diuretin 水杨酸钠可可［豆］碱 / ～ and sodium acetate 醋酸钠可可［豆］碱
theobromose; theobrominc lithium *n*. 可可［豆］碱锂
theocalcin *n*. 利尿素钙，水杨酸钙可可［豆］碱
Theocapsa *n*. 冠虫属 ‖ ～ democriti 棘冠虫
theocin; theophylline *n*. 茶碱 ‖ ～，soluble; sodium; ～ sodium 可溶性茶碱，醋酸钠茶碱
theoclate *n*. 茶氯酸盐（根据 1998 年 CADN 的规定，在盐或酯与加合物之命名中，使用此项名称，与"teoclate"相同）
Theocorythium *n*. 圆兴虫属 ‖ ～ trachelium 长颈圆兴虫
Theocyrtidae *n*. 神篓虫科
Theocyrtis *n*. 神篓虫属
theodolite *n*. 经纬仪
Teodrenaline *n*. 茶碱那林（中枢兴奋药）
theoglycinate; theophylline sodium glycinate *n*. 甘氨酸钠茶碱（商品名）
theohydramine; dramamine *n*. 茶苯海明，氯茶碱苯海拉明（治晕动病及抗过敏药）
theolin; heptane *n*. 庚烷
theology *n*. 神学
theomania［希 theos god ＋ mania madness］*n*. 宗教狂
Theophila mandarina cytoplasmic polyhedrosis virus 野蝉胞质型多角体病毒
Theophila mandarina nuclear polyhedrosis virus 野蝉胞质型多角体病毒
Theophila japonica nuclear polyhedrosis virus 野蝉胞质型多角体病毒
theophobia *n*. 神怒恐怖
Theophrastaceae *n*. 假轮叶科
theophylline［拉 theatea＋希 payllon leaf］*n*. 茶碱 ‖ ～ aminoisobutanol 氨异丁醇茶碱（即 ambuphylline）/～ calcium salicylate 水杨酸钙茶碱 / ～ cholinate 胆茶碱/ ～ diethanolamine 二乙醇胺茶碱 / ～ ethylenediamine; aminophylline 乙二胺茶碱，氨茶碱 / ～ ephedrine 茶麻黄碱（升压药）/ ～ isopropanolamine 异丙醇胺茶碱/ ～ olamine 茶碱乙醇胺/ ～ meglumine 茶碱葡胺（利尿药，支气管扩张药）/ ～ methylglucamine 甲基葡萄糖胺茶碱 / ～ monoethanolamine 乙醇胺茶碱 / ～ and sodium acetate 醋酸钠茶碱 / ～ sodium glycinate 甘氨酸钠茶碱
theophyline-sensitive cell（简作 Ts）茶碱敏感性细胞
theophyllinum［拉］; **theophylline** *n*. 茶碱
Theopilium *n*. 帽虫属 ‖ ～ cranoides 鸟帽虫 / ～ tricostatum 帽虫
theoplegia *n*. 中风
theorem（简作 Thm）*n*. ①定理 ②原理 ③原则 ‖ ～ on addition of probabilities 概率相加定理 / ～ central limit 中心极限定理 / ～ of conditional probabilities 条件概率的定理/ ～ Gibbs's 吉布斯氏定理（凡能降低纯分散体的表面活性的物质，都集合于其表面）/ ～ Hazen's 黑会氏定理（净化公共给水可减少因病死亡）/ ～ multiplication of probabilities 概率项乘定理
theoretical（简作 theor）*a*. 理论的，假设的，推理的 ‖ ～ biology 理论生物学 / ～ horopter 理论性双眼单视界 / ～ model 理论模型 / ～ oxygen demand（简作 TOD）理论需氧量 / ～ parallax 理论性视差 / ～ renal phosphate threshold（简作 TRPT）理论性肾磷酸盐阈 / ～ tumor model 理论肿瘤模型
theoretically *ad*. 理论地，假设地，推理地
theoretician *n*. 理论家
theorist *n*. 理论家，空谈家
theorization *n*. 建立理论，推理
theorize *vi*. 建立理论，推理
theory［希 theoria］*n*. ①理论 ②学说 ‖ ～，action 动作学说 / ～，Adami's 阿达米氏学说（遗传学说）/ ～，addition（概率）加法定理 / ～，Adler's 阿德勒氏学说（神经机能病的发病学说）/ aging ～ of atherosclerosis 动脉粥样硬化衰老说 / ～，allosteric 异构学说 / of alternate dominance［性决定］交互显性学说 / ～，alternation; lattice ～; framework ～ 更替学说，格子学说（抗原抗体反应）/ ～，Altmann's 阿耳特曼氏学说（细胞原浆由微细的小粒所组成，这种小粒为生活物质的单位，称为原生粒）/ ～ of ammonia intoxication 氨中毒学说 / ～，amphimixis 两性融合学说 / ～，apposition 外积［生长］学说 / ～，Arrhenius' 阿里纽斯氏学说（电解质离解学说）/ ～，atomic 原子学说 / ～，autogenetic 自生学说，自然发生学说 / ～，avalanche 雪崩学说（传出神经冲动逐渐加强学说）/ ～，biochemical 生物化学学说 / ～，bipolarity 两极学说 / ～，blending 融合理论 / ～ of blending inheritance 混合遗传学说 / ～，Bolk's retardation 博耳克氏发育停滞学说 / ～，Bowman's 鲍曼氏学说（关于泌尿）/ ～，Bowman-Heidenhain 鲍—海二氏学说（关于泌尿）/ ～，Brunonian; brunonianism 布朗氏学说（疾病皆因刺激过分或不足所致）/ ～，Buchner's 布赫内氏学说（免疫学说之一）/ ～，Buergi's 伯吉氏学说（关于药物的治疗性能）/ ～，catetrophism 激变论 / ～ of cancer，somatic mutation 癌的体细胞突变学说 / ～，cell; cellular 细胞学说（一切生物均由细胞组成，细胞活动即为生命的主要过程）/ ～，cell-chain 细胞链学说（神经）/ ～ of center of origin 起源中心学说 / ～，cerebral dominance 脑半球优势学说 / ～，chemicoparasitic 化学寄生学说（关于龋齿形成）/ ～，chromosomal 染色体学说 / ～ of chromosomal hierarchy 染色体场阶说，染色体场级说 / ～，clonal deletion 克隆删除学说（对自身抗原具有免疫耐受性的学说，亦用 clonal abortion 克隆夭折，clonal anergy 克隆反应缺失，clonal silencing 克隆静止，clonal purging 克隆清除，这些术语来说明该现象）/ ～，clonal selecton; Burnet's ～ 无性系选择学说，纯系选择学说（免疫）/ clonal-selection ～ of immunity 免疫克隆选择学说（由伯内特 <Burnet> 提出的一种抗体形成选择学说。根据此学说，正常个体带有一套能与一切可能的抗原决定簇起反应的淋巴细胞系。在胚胎期间，凡是能与自身抗原起反应的细胞系一与抗原相接触就被抑制，而在出生后，未被抑制的细胞系与相应抗原接触能改变应答性，表现为增生、形成抗

体以及细胞免疫。免疫耐受性是细胞系被抑制的结果。原被抑制了的抗自身抗原的细胞系在以后当再度获得活性时,则可导致自身免疫性疾病)/ ~, closed circulation 封闭循环学说(解释脾内血液如何由动脉进入静脉窦的学说之一,认为毛细血管直接向静脉窦排空的。亦称快速循环学说)/ ~ closed-open circulation 封闭—开放循环学说(认为脾内有开放循环也有封闭循环,例如当脾充血时,脾收缩时的封闭循环即变为开放循环)/ ~, Cohnbeim's 孔海姆氏学说(①白细胞渗出为炎症的特征 ②肿瘤发生于胚胎性剩余)/ ~, colloidal 胶体学说 / ~, of colour vision, Mcdougall's 麦克杜加尔氏色觉学说 / ~, concrescence 结合学说 / ~, contractile ring 收缩环学说(解释分裂细胞中沟形成的学说,根据此学说,分裂细胞的外层中胶质环的收缩<外层凝胶收缩>像阿米巴的不动部分,故表面积减少,但实际上在分裂前,表面积却增加26%左右)/ ~, convergence-facilitation 会聚易化学说 / ~, convergence-projection 会聚投射学说(解释牵涉痛)/ ~, core conductor 核心导体学说(关于电紧张电位及其在神经纤维中伴随电流的形成学说,根据此学说,神经纤维可以看作核心导体,即含有导电液体材料的圆柱体和具有高度电阻的外鞘,周围有一层传导介质)/ ~, corpus luteum 黄体学说 / ~, cortico-visceral 皮质内脏相关学说 / ~, Culmann-Meyer projectorial 卡-麦二氏投射学说 / ~, Darwinian; darwinism 达尔文学说(生物演化学说)/ ~, De Vries's; of mutations 突变学说 / ~, Dieulafoy's 迪厄拉富瓦氏学说(阑尾阻塞学说)/ ~, dimer 二牙合一学说(灵长类的牙)/ ~, dualistic 二元论,二元学说(认为血细胞来源于两种不同的原始细胞:原始粒细胞与原始淋巴细胞)/ ~, dualistic 二元视学说 / ~, ectopic focus 异位病灶学说(心房纤维性颤动是由于异位病灶迅速排出的结果而引起)/ ~, Ehrlich's biochemical 欧利希氏生物化学理论 / ~, Ehrlich's side-chain 欧利希氏侧链学说 / ~, electron 电子学说 / ~, electrosome [化学]线粒体学说(以线粒体为化学反应中心)/ ~, emergency 应急学说(认为在情绪激动,疼痛和机体紧急需要时,肾上腺髓质即能分泌。亦称<Cannon-Bard>学说)/ ~, emigration 白细胞渗出学说(白细胞渗出是炎症的主要特征)/ ~, encasement; preformation 先成学说,预成学说 / ~, encrustation 包壳学说(Rokitansky 提出的一种学说,认为血液中的纤维蛋白物质沉积在血管内膜的内表面,并认为脂肪变态即在此沉淀物中继发形成的)/ ~ of endometriosis, hematogenous 血原性子宫内膜异位学说 / ~, enzyme-trace-substance 酶微量物质学说 / ~, evolution 进化论,演化学说 / ~, exhaustion 衰竭学说 / ~, expanding surface 表面扩张学说(一种细胞分裂学说,认为核质也许从染色体释出,引起两极的细胞扩张。随着极区扩张,赤道即收缩,从而导致细胞分裂)/ ~, false neurotransmitter 假性神经递质学说 / ~, fast circulation 快速循环学说(即封闭循环学说 closed circulation ~)/ ~, fertilizin 受精素学说 / ~, filtration reabsorption 滤过重吸收学说 / ~, Flourens' 弗洛朗斯氏学说(全部大脑参与一切精神活动)/ ~, foetal hormone 胎激素学说 / ~, Folin 福林氏学说(大部分排出氮为外原性氮)/ ~, forbidden clone 禁忌细胞系学说 / ~, frequency 频率学说 / ~, Frerichs' 弗雷里克斯氏学说(尿毒症为碳酸铵中毒)/ ~, Freud's 弗洛伊德氏学说(歇斯底里起源于精神创伤)/ ~, gametoid 配子学说 / ~, gastrea 原肠祖学说 / ~, gate; gate-control ~ 闸门学说,闸门控制学说(损害组织的疼痛刺激所产生的神经冲动,由直径小的 C 纤维和 A-δ 纤维传送到脊髓,在背角突触处由于大直径有髓鞘 A 纤维的同时刺激而被阻滞,因而疼痛冲动不能传至更高级的中枢神经系统,疼痛即受到抑制。亦称闸门假说)/ ~, genasthenia 基因数量学说 / ~ of gene starvation 基因饥饿学说 / ~, germ 病菌学说(认为传染病是由微生物引起)/ ~, germ line 种系学说 / ~, gesm layer 胚层学说 / ~, gestalt; gestaltism 格式塔学说,完形心理学(现代资产阶级心理学的一个派别)/ ~, Golgi's 高尔基氏学说(关于神经组织)/ ~, Goltz's; static ~ 果耳茨氏学说,静位学说 / ~, ground water; Pettenkofer's ~ 地下水学说,佩滕科弗氏学说(病菌通过地下水传播疾病)/ ~, Hammarsten's 汉马斯坦氏学说(血液凝固)/ ~, Helmholtz's 黑姆霍耳茨氏学说(听觉学说)/ ~, heredity 遗传学说 / ~, Hering's 赫林氏学说(关于色觉)/ ~, hit; target ~ 击中学说,靶学说 / ~, humoral 体液学说(一种古代学说,认为身体含有四种体液:血液,黏液,黄疸汁,此种体液适当调和则健康,不平衡或不规则分布则形成疾病)/ ~, hypnotoxin 催眠毒素学说 / ~, incasement 先成学说,预成学说 / ~, induced-fit 诱导契合学说 / ~, information 信息学说(主要通过统计方法对交流信息的特征进行分析的系统,以及对此进行编码,传递,变异,接收和破译的系统)/ ~ of inheritance attachment 附着遗传学说 / ~, interference 干扰学说 / ~, ionic 离子学说 / ~, James-Lange 詹—兰二氏学说(情感为内分泌所引起)/ ~, kern plasma relation 质核关系学说 / ~, Knoop's 努普氏学汉(脂肪酸-β-氧化学说)/ ~, Ladd-Franklin 莱—弗二氏学说 / ~, Lamarck's 拉马克氏学说(后天特性可能遗传)/ ~, lateral-chain; Ehrlich's side-chain ~; side-chain ~ 侧链学说,欧利希氏侧链学说 / ~, Liebig's 李此希氏学说(易氧化的烃类为供动物生热气的食物)/ ~, lock and key 锁钥学说(酶促反应中酶与基质有一定的立体关系)/ ~, MacDougal 麦克杜加耳氏学说(生物学)/ ~, Maly's 马利氏学说(胃酸形成)/ ~, medicine 医学理论 / ~, membrane 膜学说 / ~, Mendelian 孟德尔氏学说(遗传)/ metabolic ~ of atherosclerosis 动脉粥样硬化代谢学说(认为动脉粥样硬化是由于脂质代谢,特别是胆固醇代谢紊乱引起的)/ ~, Metchnikoff's 麦奇尼科夫氏学说(吞噬细胞的吞噬作用)/ ~, Meyer's 耶氏学说(早发性痴呆是由机能性病因所致)/ ~, Meyer-Overton 麦-奥二氏学说(关于麻醉剂的作用)/ ~, migration 移行学说(交感性眼炎)/ ~, mixed micelle 混合微胞学说 / ~, mnemic; Semon-Hering hypothesis [细胞]潜记忆印迹假说(该假说认为细胞对外界的影响有记忆力)/ ~, molecular 分子论 / ~, Monakow's; diaschisis 莫纳科夫氏学说,神经机能联系不能 / ~, monophyletic; unitarian ~ 一元论,一元说(各种形式的红,白细胞皆来源于一种形式或同一形式的原始血细胞,而各种类型的细胞是经过分化过程产生的)/ ~, Morawitz 莫腊微茨氏血凝学说 / ~, multitarget single-hit 多靶单击学说 / ~, multitubercular 多尖论(磨牙)/ ~, myogenic 肌原学说(心脏收缩)/ ~, Nernst's 内伦斯特氏学说(电刺激)/ ~, neurogenic 神经元学说(心脏收缩)/ ~, neruron 神经元学说 / ~ of antibodies, unitarian 抗体一元学说 / ~ of hydrogen activation, Wieland 维兰德氏氢激活学说 / ~ of medicine 医学理论 / ~, omega oxidation 末位氧化学说, ω-氧化学说 / ~ of menstruation, embryotrophic 胎体营养性月经学说 / ~ of mutation; De Vries ~ 突变学说(根据遗传学说,遗传质的变异性有时可能不产生波动性变异,而产生明显的永久性变异,后者如对动物有利,则通过自然选择保存下来,这样永久性的变异称为突变)/ ~, occlusion 闭塞理论(解释沉淀反应)/ ~, open circulation 开放循环学说(解释脾内血液如何由动脉进入静脉窦的学说之一,认为毛细血管直接沟通髓质网状结构,并认为血液是逐渐滤回进入静脉窦的。亦称徐缓循环学说)/ ~, open-closed circulation 开放封闭循环学说(见 closed-open circulation ~)/ ~ of origin of species 物种起源学说 / ~ of organic selection 有机选择学说 / ~, orthomolecular 正分子学说 / ~, overproduction 过度产生学说 / ~ of oxidation catalysis, Shaffer 谢氟氏氧化催化学说 / ~, β-oxidation-condensation β-氧化缩合学说(指机体内脂酸氧化的一种方式)/ ~, of pain, gate control 痛觉[的]闸门控制学说 / ~, pangenesis 泛生说 / ~, paralytic 麻痹学说(充血)/ ~, Pasteur's 巴斯德氏学说(免疫)/ ~, Pekelharing 佩克耳哈林氏学说(凝血)/ ~, permeation 渗透学说 / ~, Pettenkofer 佩腾科弗氏学说(病菌通过地下水传播疾病)/ ~, Petzval 珀兹伐氏学说(镜片像散现象)/ ~ of phasic development 阶段发育学说 / ~, phlogiston 燃素学说 / ~, phylembryogenesis 胚胎系统发育说,胚胎种族发育说 / ~, pithecoid 猿祖学说 / ~, place 部位学说(听觉)/ ~, Planck's; quantum ~ 普朗克氏学说,量子论 / ~, polarization-membrane 极化膜学说(认为活细胞,休止细胞都有半透膜包围,膜上布有一系列电偶极子,负电荷在内表面,正电荷在外表面。当膜的电生理状态完整时,整个膜表面都有由电偶极子包围,称为极化)/ ~, polyphyletic 多元论,多元学说(认为各种血细胞皆来源于两个以上不同种类的原始母细胞)/ ~, P.O.U. 胎盘卵巢子宫(placenta-ovary-uterus)内分泌学说 / ~, premolar analogy 前磨牙相似论 / ~, protoplasmic 原生质学说 / ~, quantum 量子论(能量的辐射和吸收发生为一定量,称为量子<E>,量子大小不等,其关系式以 E;hv 表示之,其中 h 是普朗克<Planck>常数,v 为辐射频率)/ ~, recapitulation 重演学说(个体发育重演种系发生,即认为生物在个体发育过程中经历如同其种系生命发展形式从低级到高级所经历的同样连续过程。亦称生物发生律)/ ~, recombinational germline 重组种系学说(解释抗体多样性的缘起的学说,据此学说,一个免疫球蛋白链编码的 DNA 是由两个基因通过一次体细胞重组活动而组成的,一个是单一的恒定区基因,另一个则是几百万可变区基因之一。亦称德-贝<Dreyer and Bennett>假说)/ ~, rejuvenation 返老还童学说 / ~, resonance 共鸣学说 / ~, Ribbert's 里贝特氏学说(肿瘤系由残留细胞发育而成,因周围组织张力减少所致)/ ~, Rutherford's; telephone ~ 卢瑟福氏听觉学说,电话学说 / ~, schiefferdecker's symbiosis 希弗德克尔氏共生学说 / ~, schon's 舍恩氏学说(睫状肌对晶状体作用)/ ~, Semon-Hering; mnemic ~ 塞—赫二氏学说,[细胞]潜记忆迹假说 / ~ signal detection(简作 TSD)信号探测理论 / ~, side-chain; Ehlich's side-chain ~ 侧链学说,欧利希氏侧链学说 / ~, single hit 单击学说(认为补体只须在红细胞表面诱导一个部位的损害,而不是几个部位的损害,即可导致溶血)/ ~, sliding filament 肌丝滑行学说(①认为肌纤维的细丝和粗丝在肌收缩时互相滑行而长度不变。②认为纤毛收缩时的纤丝 < 微管 > 滑行与肌收缩时肌丝滑行的机制相似,见本条①) / ~, slow circulation 徐缓循环学说(即开放循环学说 open circulation ~) / ~ of special creation 神造论,特创论 / ~, spindle elongation 纺锤体伸长学说(认为纺锤体和星体在细胞分裂中起决定作用。此学说所依据的观察为细胞在后期的伸长,伴随着赤道皱缩,据信中心是被纺锤小管推开的,因为纺锤体和星体的结构似乎很坚硬) / ~, sound pattern 声模学说 / ~, Spitzer's 施皮策氏学说(心脏中隔的形成) / ~, spontaneous generation 自然发生论 / ~, static 静位学说(头在任何位置时,半规管中总有一定部位受到内淋巴液的最大压力) / ~, stimulus control 刺激控制学说 / ~, target; hit ~ 靶子学说,击中学说(此学说在于说明电离辐射作用于细胞内某一很小的敏感部位引起的一些生物效应) / ~, telephone 电话学说(听觉) / ~, template 模板学说 / ~, thermostat 恒温器学说(认为脑中摄食中枢和饱觉中枢像体温调节中枢一样,也对体温敏感:体温降低使摄食中枢活化,饱觉中枢抑制,而体温升高则对两个中枢的作用相反) / ~, toxious retention of immunity 免疫有害保留学说 / ~, Traube's resonance 特劳贝氏共鸣学说 / ~, travelling wave 行波学说 / ~, trialistic 三元论(认为血细胞来源于成原始粒细胞,原始淋巴细胞与单核细胞) / ~, trinitarian 三元论(血细胞) / ~, tritubercular 三尖牙(磨牙) / ~, two-hit of carcinogenesis "二次打击"致癌学说 / ~, undulatory; wave ~ 波动学说 / ~, unitarian; monophyletic ~ 一元论(血细胞) / ~, unitary 疾病一元论 / ~, Villemin's 维耳曼氏学说(结核病的特殊感染性) / ~, viroid 拟毒学说 / ~, vital; vital force ~ 生机论 / ~, Wagner's; migration ~ 华格纳氏学说,移行学说 / ~, watch-glass 表玻璃学说 / ~, waterfall 瀑布学说 / ~, wave 波动学说(认为光,热,电都是以波的形式通过空间传播的) / ~, Weismann's 魏斯曼氏学说(后天特性不遗传) / ~, Young-Helmboltz 扬 – 黑二氏学说(色觉关系于视网膜内的红、绿、紫三套纤维) / ~, zeistic 玉蜀黍学说,玉蜀黍中毒学说 / ~, zuntz's 宗兹氏学说(肌收缩)

theosalicin; theocalcin; calcium diuretin ***n***. 利尿素钙,水杨酸钙可可[豆]碱

theotherapy [希 theos god ; therapeia treatment]; **hierotherapy** ***n***. 宗教疗法

Thephorin; phenindamine tartrate ***n***. 瑟福林,抗敏胺,酒石酸苯茚达明(商品名)

theque [法] ***n***. 痣细胞团(含黑色素的痣细胞,发生在皮肤的真皮与表皮结合处或完全在真皮处)

Theragra chalcogramma Pallas 黄线狭鳕(隶属于鳕科 Gadidae)

Theragran-M ***n***. 小施尔康(维生素类药)

therapeusis ***n***. 治疗,疗法

therapeutic; therapeutical ***a***. ①治疗的 ②治疗学的 ‖ ~ absorption (简作 TA) 治疗性流产 / ~ agent 治疗因素 / ~ angiography 治疗性血管造影[术] / ~ catheter decompression 治疗性[经]减压 / ~ catheter technique 治疗性导管技术 / ~ contact lens 治疗性接触镜 / ~ dose 治疗剂量 / ~ dosimetry 治疗剂量学 / ~ index (简作 T. I.) 治疗指数,安全范围即 LD_{50}/ED_{50} / ~ intervention scoring system (简作 TISS) 治疗措施记分法 / ~ iridectomy 治疗性虹膜切除术 / ~ paracentesis 治疗性穿刺术 / ~ renal arterial occlusion 治疗性肾动脉闭塞 / ~ source 治疗源 / ~ x-ray generator 治疗用 X 线发生器

Therapeutic Recreation Journal (简作 TRJ) 休养治疗杂志

therapeutics (简作 T) ***n***. ①治疗学 ②疗法,治疗 ‖ ~, alimentary 饮食疗法,营养疗法 / ~, cellular; organotherapy 器官疗法,内脏制剂疗法 / ~, dental 牙病治疗学 / ~, empiric 经验疗法 / ~, light 光疗法 / ~, massaive sterilizing; therapia sterilisans magna 大量灭菌疗法 / ~, mendiate 经乳疗法,间接疗法 / ~, mental 神经疗法 / ~, periodontal 牙周病治疗学 / ~, rational 合理疗法 / ~, ray; radiotherapy 放射疗法,放射治疗 / ~, specific 特异疗法,特效[药]疗法 / ~, stomatologic 口腔病治疗学 / ~, suggestive 暗示疗法 / ~, testicular 睾丸制剂疗法 / ~, vibratory 振动疗法。震颇疗法(按摩法巾应田)

therapeutist ***n***. 治疗学家

Theraphosidae ***n***. 捕鸟蛛科

therapia; therapy ***n***. 疗法,治疗 ‖ ~ sterilisans fractionata 分次灭菌疗法 / ~ sterilisans magna; massive sterilizing therapeutics 大量灭菌疗法

therapic ***n***. 治疗的

therapin ***n***. 治疗酸甘油脂,十八碳四烯酸甘油

therapist; therapeutist ***n***. 治疗学家 ‖ ~, physical 理疗师,理疗学家 / ~, speech 言语矫正学家

Therapsida ***n***. 兽孔目

-therapy [希] [构词成分] 疗法,治疗

therapy [希 therapeia] (简作 Ther) ***n***. 疗法,治疗 ‖ ~, anticoagulant 抗凝[血]疗法 / ~, aseptic pus 无毒脓注射疗法 / ~, athletic 体育疗法 / ~, attitude 矫正态度疗法 / ~, autoserum 自体血清疗法 / ~, aversive 逆行疗法 / ~, aversion 厌恶疗法 / ~, bacterial opsonic ~ 调理素疗法 / ~, bacteriophagic 嗜菌体疗法 / ~, beam 光束疗法(①光谱疗法 ②远距镭疗法) / ~, biological 生物制品疗法 / ~, buffer 缓冲疗法(静脉注射缓冲物质,如碳酸氢钠,其目的在于降低氢离子浓度) / ~, carbon dioxide 二氧化碳(吸入)疗法(一种罕用的休克疗法,治疗孤独的精神病患者) / ~, carbonic 二氧化碳疗法 / ~, Chaoul 沙乌耳氏[X 线]疗法 / ~, charged particle 带电粒子治疗法 / ~, chemical 化学疗法 / ~, cisternomalarial 脑池种疟疗法(由小脑延髓池注入疟疾患者的血液,治疗麻痹性痴呆和脊髓痨等) / ~, client-centered 患者中心(心理)治疗 / ~, cognitive 认知疗法 / ~, cold 冷疗法 / ~, collapse 萎陷疗法(治肺结核) / ~, conditioning 条件反射疗法 / ~, congestive 充血疗法 / ~, contact x-ray 接触 X 线疗法 / ~, converging-beam 集中[放射]线束疗法 / ~, convulsive 惊厥疗法(以诱发惊厥的方法治疗精神病,主要治疗抑郁症。现在几乎普遍使用电惊厥疗法 < ECT >,即以电流诱发惊厥。惊厥疗法原先是以药物诱发惊厥的最初用戊四氮 pentylenetrazol < Metrazol >, 以后则用三氟乙醚 flurothyl < Indoklon >。以前称休克疗法) / ~, convulsive shock 惊厥休克疗法 / ~, corrective 矫正疗法 / ~, Curie; radium treatment 居里疗法,镭疗法 / ~, deep roentgen-ray 深部 X 线疗法 / ~, deleading 除铅疗法 / ~, dentofacial orthopedic 牙颜面矫形疗法 / ~, diathermic 透热疗法 / ~, didynamic current 间动电疗法 / ~, drama 心理剧疗法 / ~, duplex 二重电疗法,直流中波联合疗法 / ~, electric convulsive; electric convulsive ~ (简作 ECT) electroshock ~ (简作 EST) 电惊厥疗法,电休克疗法 / ~, electromagnetic; electromagnetotherapy 电磁疗法 / ~, emanation 射气疗法 / ~, endocrine 内分泌疗法 / ~, family 家庭治疗(家庭成员的集体治疗,探索家庭关系以及探索一个以上的家庭成员中有精神病的潜在原因的过程) / ~, fango 温泉泥疗法(意大利一种温泉的泥土,局部涂治关节病等) / ~, fast electron 快电子治疗 / ~, fast neutron 快中子治疗 / ~, fever; Weiss' treatment 发热疗法,魏斯氏[发热]疗法 / ~, fission neutron 裂变中子疗法 / ~, fluorine 氟疗法 / ~, focusing 聚焦治疗 / ~, foreign protein 异体蛋白疗法 / ~, gametocyte 灭配子体疗法(消灭疟原虫配子体的疗法) / ~, gamma-rays γ – [射]线疗法 / ~, gestalt 完形心理疗法 / ~, glandular 腺制剂疗法 / ~, gold 金制剂疗法 / ~, grid [X 线]筛板疗法 / ~, group 集体治疗(一组病人或病人的亲属或病人与亲属间进行的心理治疗,其中包括在一个治疗师指导下利用集体成员间的相互作用以改变个别成员的适应不良行为。亦称集体心理治疗) / ~, heat [物理]热疗法 / ~, heterovaccine 异种苗疗法 / ~, high-voltage roentgen; deep wentgenray ~ 高压 X 线疗法,深部 X 线疗法 / ~, humidification 增湿疗法(用水分过饱和空气,治疗上、下呼吸道充血状态) / ~, hunger; limotherapy 饥饿疗法 / ~, hyperbaric oxygen 高压氧疗法 / ~, hypoglycemic shock 低血糖休克疗法 / ~, immunization 免疫疗法(用抗血清以及用自动抗原物质如疫苗予以治疗) / ~, immunosuppressive 免疫抑制疗法(应用 X 线、皮质类甾醇及细胞毒性化学药物抑制对抗原的免疫反应,此法用于各种病情,其中包括自身免疫性疾病变态反应、多发性骨髓瘤、慢性肾炎及器官移植) / ~, Indoklon convulsive 三氟乙醚惊厥疗法(见 convulsive ~) / ~, inhalation 吸入疗法(旨在促使心肺系统在气体交换方面的病理生理改变恢复正常的治疗,如应用呼吸机气溶胶生成装置以及氧、氦氧和二氧化碳合剂所作的治疗) / ~, insight 自省(心理)疗法 / ~, insulin shock 胰岛素休克疗法 / ~, interpersonal 人际关系疗法 / ~, interpretive 解释性心理治疗 / ~, interstitial irradiation 组织间放射疗法 / ~, intracavitary irradiation 体腔放射疗法 / ~, intracavitary x-ray 体腔 X 线疗法 / ~, intra-osseous 骨髓内注射疗法 / ~, intravenous 静脉注射疗法 / ~, irritation; stimulaton ~ 刺激疗法 / ~, isolation perfusion 局部灌注疗法 / ~, isotope [放射性]同位素疗法 / ~, larval; maggot 幼虫疗法,蛆虫疗法 / ~, light 光疗法 / ~, 1iquid air 液状空气疗法(一种治疗法) / ~, maggot 蛆虫疗法 / ~, malarial; malarization ~ 疟热疗法 / ~, marital 婚姻弥合疗法 / ~, massive drip intravenous 大量静脉滴注疗法 / ~, mechanical 机械疗法 / ~, megavitamin 超剂量维生素疗法 / ~, megavoltage 超高压[放射]疗法 / ~, metatrophic 食物辅佐疗法 / ~, metrazol 米特腊唑疗法,五甲烯四氮唑疗法 / ~, Metrazol shock 戊四氮休克疗法(见 convulsive ~) / ~, microwave 微波电疗法 / ~, milieu 环境疗法 / ~, moving-field 活动照射野疗法 / ~, music 音乐疗法 / ~, myofunctional 肌机能性疗法 / ~, narcosis 麻醉疗法(一般用巴比妥盐类药物诱导长时间睡眠 < 每日 18 – 20 h,

约2周>以治疗某些剧烈焦虑反应疲惫和高度激动。亦称睡眠疗法)/~, nonspecific 非特异性疗法(注射非特异性物质如蛋白、细菌菌苗等,对细胞活性产生全身性和非特异性效应以治传染病)/~, nonspecific protein 非特异蛋白质疗法/~, nuclein 核素疗法/~, occupational 职业疗法/~, opsonic; bacterial ~ 调理素疗法,细菌疗法(注射菌苗增加血液调理指数的一种非特异性疗法)/~, opsonic; vaccine 菌苗疗法,调理素疗法/~, oral multidisciplinary 口腔多种训练疗法/~, oral multimodity 口腔综合疗法/~, organic; organotherapy 器官疗法,内脏制剂疗法/~, orthomolecular 正分子治疗(对疾病、尤其是对精神科疾患的治疗,依据的理论为使体内正常存在的物质恢复最适浓度,即可治愈)/~, oxygen 氧气疗法/~, paraspecific; nonspecific ~ 非特异疗法/~, periodonto-endodontic 牙周—牙髓综合治疗/~, pharmacological 药物性惊厥疗法(见 convulsive ~)/~, phlogetan 核蛋白注射疗法/~, photodynamic sensitization 光动力致敏疗法/~, physical 物理疗法,理疗/~, platelet transfusion 血小板输注疗法/~, play 游戏疗法/~, primal 基本疗法(鼓励病人重温早期创伤性经历的一种心理治疗)/~, protective; sparing ~ 保护疗法/~, protein 蛋白质疗法/~, protein shock; protein ~ 蛋白质休克疗法,蛋白质/~, psoralen ultraviolet A 补骨脂素紫外线A疗法/~, psychological-behavior 精神—行为疗法/~, pulp 牙髓治疗/~, pulp canal; root canal ~ 根管治疗/~, radiation 放射疗法,辐射疗法/~, radium 镭疗法/~, radium beam 镭射线治疗/~, rational emotive 合理情绪治疗/~, recreational 文娱治疗/~, recurrence 回归热接种疗法/~, reeducational 再教育治疗/~, reflex 反射疗法/~, relaxation 松弛疗法/~, religious 宗教性疗法/~, replacement 补充疗法,替补疗法(应用机体天然产物或合成代用品补充机体产物的不足或缺陷)/~, resting 休息疗法,疗养/~, root canal 根管治疗/~, root canal tesinifying 根管塑化疗法/~, rotation 旋转[放射]疗法/~, salvarsanized serum; arsphenaminized serum method 胂凡纳明血清疗法/~, sclerosing 硬化疗法/~, sclerosing agent injection 硬化剂注射疗法/~, serum 血清疗法/~, shock 休克疗法/~, short wave; short wave diathermy 短波透热法,短波透热电疗法/~, simultaneous multifield 同时多野疗法/~, sleep 睡眠疗法/~, solar; heliotherapy 日光疗法,日光浴/~, sparing; protective ~ 保护疗法/~, specific 特异疗法,特效[药]疗法/~, speech 言语矫正疗法(以特殊方式矫正言语和语言障碍)/~, stimulation; irritation ~ 刺激疗法/~ subcoma insulin 亚昏迷性胰岛素疗法(应用胰岛素以引起轻度低血糖、镇静和体重增加,过去曾以此法治疗神经症性疾患和精神分裂症)/~, substitution 替代疗法/~, substitutive 替代疗法/~, suggestion 暗示疗法/~, sun 日光疗法,日光浴/~, superficial X-ray 表层X线疗法,浅层X线疗法/~, supervoltage 超高压[放射]疗法/~, supervoltage x-ray 超高压X线疗法/~, teleradium 远距[施]镭疗法/~ thread burial 埋线疗法/~, thyroid 甲状腺制剂疗法/~, tissue 组织疗法/~, tuberculin 结核菌素疗法/~, ultra-violet 紫外线疗法/~, vaccine 菌苗疗法,疫苗疗法/~, Weiss' fever; Weiss' treatment 魏斯氏发热疗法/~, work 工作疗法/~, X-ray X线疗法/~, zomo 肉汁疗法,肉食疗法/~, zone 体区疗法(身体疾病区域作机械性刺激)/~ localizer [放射]治疗定位器/~ pilot 治疗用指示灯/~ radiographer 放射治疗技术员/~ tabletop 放射治疗床面/~ tube 治疗[X线]管/~ verification film 治疗核实照片/~ x-ray generator 治疗X线射线发生器

therapy-unit, telecurie 远距居里治疗设备

theratron *n*. 放射治疗机

there *ad*. ①在那里,往那里 ②在那点上,在那个方面 ‖ all ~ 头脑清醒/be in ~ 坚持,不懈地从事/get ~ ①到达那里 ②成功/here and ~ 到处/over ~ 在那里(指较远处)/~ and then; then and ~ 当时当地/~ or there about 大约/~ you go 你这一套又来了,老一套

thereabout(s) *ad*. ①在那附近 ②大约如此

therefore *ad*. 因此,所以

thereafter *ad*. 以后,此后

thereat *ad*. 当地,当时,因此

thereby *ad*. 因此,所以 在那附近

therefor *ad*. 因此

therefore *ad*. 因此,所以

therefrom *ad*. 从那以后,从此

therein *ad*. 在那里,在那时

therencephalous *n*. 兽脑型的

thereof *ad*. ①它,它的 ②由此,因此

thereon *ad*. 在其上,关于那

thereto *ad*. ①到那里 ②此外

thereupon *ad*. 于是,因此,在其上

therewith *ad*. ①以此,与此 ②随即

therewithal *ad*. 与此同时,此外,接着

theriac *n*. 解毒糖剂(为六七十种药物制成,治疗有毒动物的咬蛰)‖ ~ andromachi 安德罗马库斯氏解毒糖剂

theriacum; triacum; theriaca *n*. 解毒糖剂

theriatrics [希 therion beast + iatrikos curative]; **theriatrica; veterinary medicine** *n*. 兽医学

Theridiidae *n*. 球腹蛛科

Theriidae *n*. 毒蜘蛛科

theriogenology *n*. 动物生殖学(兽医学的一门学科)

theriogenologic; theriogenological *a*. 动物生殖学的

theriogenologist *n*. 动物生殖学家

theragraft *n*. 动物移植物

theriodic [希 theriodes full of wild beasts, malignant] *a*. 恶性的

Theriodontia *n*. 兽齿亚目

therioma [希 therion wild animal + -oma tumor] *n*. 恶性肿瘤

theriomimicry [希 therion beast + mimicry] *n*. 兽形拟态,似动物拟态

theriotherapy [希, therion beast + thera peia treatment] *n*. 动物病疗法

theriotomy [希 therion beast + temnein to cut] *n*. ①兽体解剖 ②兽体解剖学

therm [希 therme heat] *n*. ①克卡(旧热单位,即小卡) ②千卡(旧热单位,即大卡)

therm-; thermo- [构词成分] 热,温

Thermacaridae *n*. 温泉螨科

thermacogenesis *n*. (药物)促体温上升作用

thermae [拉;复] *n*. ①温泉 ②温泉疗养院

thermaerotherapy *n*. 热气疗法

thermal *a*. ①热的,热量的 ②温泉的 *n*. 上升暖气流 ‖ ~ analysis(简作TA)热分析/~ agitation 热搅动,剧烈振荡/~ balance 热平衡/~ cautery 热烧灼术/~ column 热柱/~ conduction 热传导/~ conductivity 热导率/~ current 热流[房水]/~ cut-out switch 热保险切换开关/~ death point 致死温度/~ death rate 热死率/~ denaturization profile 热变性曲线图形/~ enhancement 热增益/~ enhancement ratio 热增比/~ hysteresis 热磁滞效应/~ insulation value(简作TIV)绝热绝缘指数/~ melting 热溶解/~ neutron 热中子/~ neutron beam 热中子束/~ nystagmus 温热性眼球震颤/~ optic neuropathy 热性视神经病变/~ overload device 热过荷装置/~ relaxation time 热弛豫时间/~ resistance 热抗拒,热抵抗,热耐受/~ resistance ratio 热耐受比/~ sensitization 热增敏/~ stress 热应力/~ tolerance 热耐受性/~ volatilization analysis(简作TVA)热挥发(作用)分析

thermalgesia *n*. 热性痛觉

thermalgia *n*. 灼痛

thermally *ad*. 热地,热量地 ‖ ~ stimulated conductivity(简作TSC)热受激传导率/~ stimulated exoelectron emissivity 热激外溢电子发射

thermanalgesia; thermo-analgesia *n*. 热性痛觉缺失

thermanesthesia *n*. 温度[感]觉缺失

thermantidote *n*. 冷风扇

thermatology *n*. 热疗学

thermelometer *n*. 电热温度计

thermesthesia *n*. 温度[感]觉

thermesthesiometer *n*. 温度[感]觉测量器

thermhyperesthesia *n*. 温度[感]觉过敏

thermhypesthesia *n*. 温度[感]觉迟钝

thermic *a*. 热的 ‖ ~ inversion 体温反常

thermifugin *n*. 塞米富京,甲基三羟喹啉碳酸钠

thermin; tetrahydrobetanaphthylamine *n*. 塞明,四氢-β-萘胺(散瞳药)‖ ~ hydrochloride 盐酸四氢四氢-β-萘胺

thermion *n*. 热离子,热电子

thermionic *a*. 热离子的 ‖ ~ emission 热离子发射,热电子发射/~ high voltage rectifier 热阴极高压整流器,热离子高压整流器

thermionics *n*. 热离子学

thermistor; thermally sensitive resistor *n*. 热敏电阻,热变电阻器

thermite *n*. 铝热剂

thermo-; therm- [希 therme heat 热] [构词成分] 热,温

Thermoactinomyces *n*. 高温热放线菌属 ‖ ~ albus Orlowska 白色高温热放线菌/~ antibioticus Craveri et al. 抗生高温热放线菌/~ candidus Kurup et al. 纯白高温热放线菌/~ dichotomicus (Krasil'nikov et Agre) Cross et Goodfellow 双歧高温热放线菌/~ glaucus Henssen 青色高温热放线菌/~ intermedius Kurup, Hollick et Tangan 中间型高温热放线菌/~ lanuginosus Buchanan 绒状高温热放线菌/~ monpsporus (Lehamann et Ohara) Waksman

单孢高温热放线菌 / ~ peptonophilus Nonnmura et Ohara 嗜胨高温热放线菌 / ~ polyspporа Robinow 多孢高温热放线菌 / ~ putidus (Unsworth et al) Lacey et Cross 恶臭高温热放线菌 / ~ sacchari Lacey 糖高温高温热放线菌 / ~ thalpophilus (Waksman et Corke) Lacey et Cross 嗜温高温热放线菌 / ~ thermolutea (Kubuna) Waksman et Corke 热藤黄高温热放线菌 / ~ vulgaris Tsilinsky 普通热放线菌高温热放线菌
Thermoactionomyces *n*. 高温放线多孢菌属 ‖ ~ coremialis Coronrlli et al. 菌丝束高温放线多孢菌
Thermoanaerobacter *n*. 热厌氧杆菌属 ‖ ~ acetothylicus (Ben-Bassat et Zeikus) Raiey et Stackebrandt 乙酰乙基热厌氧杆菌 / ~ brockii Lee et al. 布氏热厌氧杆菌 / ~ ethanolicus Wiegel et Ljungdahl 产乙醇热厌氧杆菌 / ~ finnii Schmid et al. 鳍栖热厌氧杆菌 / ~ kivui (Leigh et Wolfe) 凯伍热厌氧杆菌(凯伍产醋菌) / ~ thermocopriae (Jin, Yamasato et Toda) Collins et al. 热粪热厌氧杆菌(热粪梭菌) / ~ thermohydrosulfuricus Lee et al. 热硫化氢热厌氧杆菌(热硫化氢梭菌) / ~ thermosulfurigenes Lee et al. 热产硫磺热厌氧杆菌(热产硫磺梭菌)
Thermoaerobacterium *n*. 产厌氧杆菌属 ‖ ~ acetigenum Neilsen et al. 产乙酸氧杆菌 / ~ saccharolyticum Lee et al. 解糖氧杆菌 / ~ thermosaccharlyticum Lee et al. 热解糖氧杆菌 / ~ thermosulfurigenes (McClung) Collins et al. 热产硫磺氧杆菌 / ~ xylanolyticum Lee et al. 木解聚糖氧杆菌
Thermoanareobium *n*. 热厌氧菌属 ‖ ~ acetigenum Nielsen, Mathrani et Ahring 产醋热厌氧菌 / ~ brockii Zeikus et al. 布氏热厌氧菌
thermoaesthesia; thermesthesia *n*. 温度[感]觉
thermoalgesia; thermalgesia *n*. 热性痛觉
thermoanalgesia; thermanalgesia *n*. 热性痛觉缺失
thermoanesthesia; thermanesthesia *n*. 温度[感]觉缺失
Thermoascacese *n*. 嗜热子囊菌科(一种菌类)
Thermobacillus *n*. 热杆菌属 ‖ ~ catenatus Feirer 链状热杆菌 / ~ diastasius Feirer 糖化热杆菌 / ~ linearius Feirer 线型热杆菌 / ~ reductans Feirer 还原热杆菌 / ~ violaceus Guittonneau 紫色热杆菌 / ~ vulgaris Feirer 普通热杆菌
Thermobacterium *n*. 嗜热杆菌属 ‖ ~ acidophilum Pederson 嗜酸热杆菌 / ~ cereale Orla-Jensen 谷物热杆菌 / ~ intestinale Orla-Jensen 小肠热杆菌 / ~ lactis Orla-Jensen 嗜乳热杆菌
Thermobacteroides *n*. 栖热拟杆菌属 ‖ ~ leptospartum Toda et al. 小金雀枝栖热拟杆菌
thermobarometer *n*. 温度气压计
thermobiosis *n*. 高温生活
thermobiotic *a*. 高温生活的
thermocaustica *n*. 热灼剂,烧灼剂
thermocauterectomy *n*. [热]烙除[器官]法
thermocauterization *n*. 热焰术
thermocautery *n*. ①热烙术 ②热烙器
thermochemistry (简作 thermochem) *n*. 热化学
Thermochemica Acta (简作 TA) 热化学学报(杂志名)
thermochemical *a*. 热化学的
thermochroic *a*. 反射热线的,选吸热线的
thermochroism; thermochrosis *n*. 反射热线[作用],选吸热线[作用]
thermochrosy *n*. 反射热线性,选吸热线性
thermocleistogamy *n*. 闭花自交
thermocoagulation *n*. 热凝固术
Thermococcales *n*. 热球菌目
Thermococcaceae *n*. 热球菌科
Thermococcus *n*. 热球菌属 ‖ ~ celer Zillig 速生热球菌 / ~ stetteri Mieoshnichenko et al 斯氏热球菌
thermoconductivity *n*. 导热性
thermocouple *n*. 温差电偶,热电偶
Thermocrispum *n*. 热密卷菌属 ‖ ~ agresta Korn-Wendisch et al. 乡村热密卷菌 / ~ municipale Korn-Wendisch et al. 市区热密卷菌
thermocurrent *n*. 热电流
thermode *n*. 热电极
thermodenaturation *n*. 热变性作用
Thermodesulfobacterium *n*. 热脱硫杆菌属 ‖ ~ commun Zeikus et al. 普通热脱硫杆菌 / ~ mobile Zeikus et al. 运动热脱硫杆菌
thermodiathermy *n*. 热透法
thermodiffusion *n*. 热扩散
thermodilution *n*. 热稀释法(测心室血容量和心排出量) ‖ ~ catheter 热稀释导管 / ~ technique 温度稀释法
thermodin; acetylparaethoxyphenylurethane *n*. 塞莫丁,乙酰基对乙氧苯基乌拉坦(解热镇痛剂)
Thermodiscus *n*. 热盘菌属
thermoduric [thermo- + 拉 durus enduring] *a*. 耐热的 ‖ ~ barcteria 耐热细菌
thermodynamic *a*. 热力学的 ‖ ~ branch 热力学分支 / ~ equilibrium 热力学平衡 / ~ parameter 热力学参数
thermodynamics *n*. 热力学
thermoelasticity *n*. 温差弹性效应
thermoelectric *a*. 温差电的,热电的
thermoelectricity *n*. 温差电,热电
thermoelectron *n*. 热电子
thermoelement *n*. 温差电偶,热电偶
thermoesthesia; thermesthesia *n*. 温度[感]觉
thermoesthesiometer; thermestarsiometer *n*. 温度[感]觉测量器
thermoexcitory *a*. 刺激生热的
Thermofilum *n*. 热丝菌属 ‖ ~ pendens Zillig et Gierl 下垂热丝菌
thermogalvanometer *n*. 温差电偶检流计,热电偶检流计
thermogenesis *n*. 热产生
thermogenetic *a*. 热产生的
thermogenic *a*. 生热的
thermogenics *n*. 生热学
thermogenin *n*. 生热蛋白,解偶联蛋白
thermogenous *a*. 生热的
thermogram *n*. ①温度记录图 ②热[像]图
thermograph *n*. ①温度记录器 ②热[像]图 ③温度描记器(用于热[像]图检查) ‖ continuous scan ~ 连续扫描温度记录器 / ~, electric 电温度记录器
thermographic *a*. ①温度记录器的 ②热[像]图的 ③温度描记器的 ‖ ~ placentography 胎盘热[像]图检查 / ~ scaning 热像图扫描 / ~ system 热[像]图成像 / ~ technique 热像图技术
thermography *n*. 温度记录法,发热记录法
thermogravimeter *n*. 热解重量分析计
thermogravimetric analyzer 热重分析仪
thermohale [thermo- + 拉 halare to breathe] *n*. 蒸汽吸入器
thermohyperalgesia *n*. 热性痛觉过敏
thermohyperesthesia *n*. 温度[感]觉过敏
thermohypesthesia; thermohypoesthesia *n*. 温度[感]觉迟钝
thermohypoesthesia *n*. 温度[感]觉迟钝
thermoinactivation *n*. 热灭活法
thermoinhibitory *a*. 抑制生热的
thermoinic *a*. 热电子的 ‖ ~ emission 热电子发射
thermointegrator *n*. 体表温度测量器
thermoion *n*. 热离子
thermojunction *n*. 温差电偶
thermokeratoplasty *n*. 热角膜成形术
thermolabile *a*. 不耐热的,感热的
thermolability *n*. 不耐热性
thermolamp [thermo- + 希 lampe torch] *n*. 热灯
thermolaryngoscope *n*. 电热喉镜
thermolaryngoscopy *n*. 电热喉镜检查
Thermoleophilum *n*. 栖热嗜狮菌属 ‖ ~ album Zarilla et Perry 白栖热嗜狮菌 / ~ minutum Zarilla et Perry 微小栖热嗜狮菌
thermology *n*. 热学
thermoluminescence (简作 TL) *n*., *a*. 热致发光[的] ‖ ~ detector (简作 TLD) 热释光探测器 / ~ dose (简作 TLD) 光热剂量 / ~ dosimeter (简作 TLD) 热释光剂量仪 / ~ dosimetry (简作 TLD) 热释光剂量测定法
thermolysis *n*. ①热放散,散热[作用] ②热[分]解
thermolysin *n*. 嗜热菌蛋白酶
thermolytic *n*. ①热放散的,散热的 ②热[分]解的
thermomagnetic *a*. 热磁的
thermomassage *n*. 热按摩法
thermomastography *n*. 乳房温度记录法(诊断乳房病变)
thermometer (简作 T) *n*. 温度计,温度表 ‖ ~, air 空气温度计 / ~, alcohol 醇温度计,酒精温度计 / ~, auxiliary 辅温度计 / ~, axilla 腋窝温度计 / ~, Beckmann's 贝克曼氏[差示]温度计 / ~, Beckmann's differential 贝克曼氏差示温度计 / ~, bimetal 双金属温度计 / ~, Celsius; centigrade / ~ 摄氏温度计,百分温度计 / ~, clinical 体温计 / ~, contact 接触温度计 / ~, depth 深部温度计 / ~, differential 差示温度计 / ~, dry bulb 干球温度计 / ~, dry and wet bulb 干湿球温度计 / ~, electric 电温度计 / ~, exact chemical 精密化学温度计(内用氮填充) / ~, Fahrenheit 华氏温度计 / ~, fever 体温计 / ~, gas 气体温度计 / ~, globe 球温度计 / ~, globe, heated 热球温度计 / ~, half-minute 半分钟体温计 / ~, homigrade 人体级温度计 / ~, kata 干湿球温度计 / ~, liquidinglass 液测温度计 / ~, maximum 最高温度计 / ~, mercurial 汞温度计,水银温度计 / ~, metallic 金属温度

计 / ~, metastatic 易位温度计 / ~, minimum 最低温度计 / ~, normal 标准温度计 / ~, normal exact 标准精密温度计 / ~, oral 口腔温度计, 口表 / ~, ovulindex 基底温度计 / ~, precision 精密温度计（华氏 1/5 度）/ ~, Reaumur 列[奥谬尔]氏温度计 / ~, recording; self-registering ~ 自记温度计 / ~, rectal 直肠温度计, 肛表 / ~, resistance 电阻温度计 / ~, self-registering 自记温度计 / ~, spirit 酒精温度计 / ~, surface 表面温度计 / ~, thermoelectric 温差电偶温度计 / ~, thermocouple 热电偶温度计 / ~, wet bulb 湿球温度计

thermometric *a*. ①温度计的 ②温度测量的, 测温的

thermometry *n*. 温度测量法

Thermomicrobium *n*. 热菌属 ‖ ~ fosteri Phillips et Perry 福氏热菌 / ~ roseum Jackon, Ramaley et Meinschein 玫瑰色热菌

Thermomonosporaceae *n*. 高温单孢菌科

Thermomonospora *n*. 热单孢菌属 ‖ ~ alba Cross et Goodfellow 白色热单孢菌 / ~ chromogena McCarthy et Cross 产色热单孢菌 / ~ citrina Manachini et al. 柠檬热单孢菌 / ~ curvata (Fred) Henssen 弯曲热单孢菌 / ~ falcata Henssen 镰刀热单孢菌 / ~ formosensis Hasegawa, Taniae et Ono 台湾热单孢菌 / ~ fusca McCarthy et Cross 褐色热单孢菌 / ~ galeriensis Szabo et al. 蜡蛾热单孢菌 / ~ lineata Henssen 线型热单孢菌 / ~ mesophila Nonomura et Ohara 中温热单孢菌 / ~ mesouviformis Nonomura et Ohara 中温簇形热单孢菌 / ~ spiralis Henssen 螺旋热单孢菌 / ~ viridis Kuster et Locci 绿色热单孢菌

thermonasty *n*. 感热性

Termonema *n*. 栖热线菌属 ‖ ~ lapsum Hudson et al. 死亡栖热线菌

thermoneurosis *n*. 神经性发热

thermoneutrality *n*. 中性温度

thermo-noise *n*. 热噪音

thermonosus *n*. 热原病

thermonuclear *a*. 热核的

thermopalpation *n*. 温度差别按诊法

thermopenetration *n*. 透热法

thermoperiodism; thermoperiodicity *n*. 温周期现象

thermopexy *n*. 热凝术

thermophagia; thermophagy *n*. 热食癖

thermophagy *n*. 热食癖

thermophil *a*. ①嗜热的 ②嗜热菌

thermophile; thermophil *n*. ①嗜热生物 ②嗜热菌

thermophilic *a*. 嗜热的 ‖ ~ bacterophage 嗜热杆菌嗜菌体

thermophilus *a*. 嗜热的, 喜温的

thermophily *n*. 嗜热性

thermophobia *n*. 热恐怖

thermophore *n*. ①保热器, 蓄热器② 温度[感]觉测验器 ‖ ~, electric 电力保热器

thermophylic [thermo- + 希 phylake guard] *a*. 抗热的(细菌)

thermophyte *n*. 耐热植物

thermopile *n*. 温差电堆, 热电堆

thermoplacentography *n*. 胎盘温度记录法(测胎盘附着位置)

Thermoplasma *n*. 热原体属 ‖ ~ acidophilum Darland et al. 嗜酸热原体 / ~ thiooxidans Li, Liu et zhong 氧化硫热原体 / ~ volcanium Segerer, Langworthy et Stetter 火山热原体

thermoplastic *a*. 热塑的 *n*. 热塑料

thermoplegia; heat stroke *n*. 热射病, 中暑

thermopolypnea [thermo- + polys many + pnoia breath] *n*. 高热性气促

thermopolypneic *a*. 高热性气促的

Thermopolyspora *n*. 高温多孢菌属 ‖ ~ rectivirgula Krasilnikov et Agre 直逗号高温多孢菌

thermoprecipitation; heat precipitation *n*. 热沉淀

thermoprecipitin *n*. 热沉淀素 ‖ ~, diagnostic 热沉淀素诊断液

thermoprecipitinogen *n*. 热沉淀素原

Thermoproteales *n*. 热变形菌目

Thermoproteceae *n*. 热变形菌科

Thermoproteus *n*. 热变形菌属 ‖ ~ neutrophilus Zillig 嗜中性热变形菌 / ~ tenax Zillig et Stetter 附着热变形菌

Thermopsis R. Br. 野决明属 ‖ ~ alphia Ledeb. [拉; 植药] 高山黄华 / ~ barbata Benth. [拉; 植药] 紫花黄华 / ~ fabacea DC. 野决明, 黄花 / ~ lanceolata R. Brown [拉; 植药] 披针叶黄华

thermopuncture *n*. 热穿刺术

thermoradiation *n*. 热辐射 ‖ ~ effect 热辐射效应

thermoradio-graphy *n*. 热射线摄影[术]

thermoradiotherapy *n*. 透热 X 线疗法

thermoreceptor *n*. 温度感受器

thermoregulation; heat regulation *n*. 温度调节

thermoregulator *a*. 温度调节的 *n*. 温度调节器 ‖ ~, mercury 水银温度调节器

thermoresistance *n*. 抗热性, 耐热性

thermoresistant *n*. 抗热的

thermo-resistive effect *n*. 温阻效应

thermoresonance *n*. 热共振

thermorhythm *n*. 温度节律

thermos *n*. 保温瓶 ‖ ~ bottle (flask) 热水瓶

thermoscan *n*. 热扫描摄影机

thermoscope *n*. 验温器

thermoscopic *a*. 验温器的

thermoset *n*. 热固性 *a*. 热固性的

thermoseting *a*. 热固性的

Thermosipho *n*. 栖热腔菌属 ‖ ~ africanus Huber et al. 非洲栖热腔菌

thermosiphon *n*. 热虹吸管

thermostabile; thermostable; thermotolerant *a*. 耐热的

thermostability *n*. 耐热性

thermostable *a*. 耐热的

thermostage *n*. ①春化阶段 ②感温阶段

thermostasis *n*. 体温恒定, 恒温[状态]

thermostat *n*. 恒温器

thermostatics *n*. 静力热学

thermosteresis [thermo- + 希 steresis deprivation] *n*. 热耗损, 热损失

thermostromuhr *n*. 电热血液流量计 ‖ ~, electric 电热血液流量计 / ~, Rein's 赖因氏电热血液流量计

thermosurgery *n*. 热外科

thermosystaltic [thhermo- + 希 systellein to conract] *a*. 温度性收缩的

thermosystaltism [thermo- + 希 systellein to contract] *n*. 温度性收缩(温度变化引起的肌肉收缩)

thermotactic *a*. ①趋温的 ②体温调节的

thermotaxic; thermotactic *a*. ①趋温的 ②体温调节的

thermotaxis [thermo- + 希 taxis ra rangement] *n*. ①趋温性 ②体温调节

thermotherapy *n*. 温热疗法

Thermotherix *n*. 嗜热丝菌属 ‖ ~ thiopara 伴硫嗜热丝菌

thermotics *n*. 热学

Thermotoga *n*. 栖热袍菌属 ‖ ~ elfii Ravot et al. 埃氏热袍菌(埃尔索氏热袍菌) / ~ martima Huber et al. 海热袍菌 / ~ neapolitana Jannasch et al. 那不勒斯栖热袍菌 / ~ thermarum Windberger et al. 温泉栖热袍菌

thermotolerant *a*. 耐热的

thermotonometer *n*. 热性肌张力计(热引起的肌收缩测定)

thermotonus *n*. 温度反应

thermotophography *n*. 躯体温度分布描记术

thermotoxin *n*. 热毒素

thermotracer *n*. 热扫描图仪, 医用热像仪

thermotracheotomy *n*. 热烙气管切开术

thermotropism [thermo- + 希 trope turn] *n*. 向温性(指细胞)

thermotropic *a*. 向温性的

thermoviewer *n*. 医用热像仪

Thermus *n*. 栖热菌属 ‖ ~ aquaticus Brock et Freeze 水生栖热菌 / ~ filiformis Hudson, Morgan et Daniel 丝状栖热菌 / ~ flavus Saiki et al. 黄栖热菌 / ~ lacteus Kyowa Ferm. Ind. Co. 乳栖热菌 / ~ profundus Kobayashi et al. 深洋栖热菌 / ~ rubens Degryse et al. 红色栖热菌 / ~ ruber Degryse et al. 红栖热菌 / ~ scotoductus Kristjansson et al. 水管致黑栖热菌 / ~ thermophilus Oshima et Imahori 嗜热栖热菌

thermy [希 therme heat 热] [构词成分] *n*. 热

theroid [希 theriodes beast-like] *a*. 兽样的, 兽性的

therology [希 ther a wild beast] *n*. 哺乳动物学

theromorph *n*. 兽形部分, 兽形结构

theromorphia; theromorphism *n*. 兽形畸形

theromyzon *n*. 兽蛭属

therophyte *n*. 一年生植物

thesaurismosis [希 thesauros treas ure] *n*. 贮积病, 沉着病 ‖ ~, amyloid; amyloidosis 淀粉贮积病, 淀粉样变性 / ~, bilirubin; jaundice 胆红素贮积病, 黄疸 / ~, calcium; calcinosis 钙质沉着病 / ~, cholesterol; Schuller-Christian disease 胆固醇贮积病, 许—克二氏病 / ~, collagen 胶原病 / ~, glycogen; glycogenosis 糖尿病 / ~, kerasin; Gaucher's disease 角甙脂贮积病, 高歇氏病 / ~, lipoid; lipoidosis 脂沉着病, 脂[类]沉积症 / ~, melanin; Addison's disease 黑素贮积病, 阿狄森氏病 / ~, phosphatide; Niemann-Pick disease 磷脂贮积病, 尼—皮二氏病 / ~, urate; gout

尿酸盐贮积病,痛风 / ~, water; edema 水肿 / ~, thesaurosis; thesaurismosis 积病,沉着病 / ~, theta-meson θ 介子
thesaurosis *n*. 贮积病,沉着病
thesaurus (复 thesauruses; thesauri) *n*. ①词典,百科全书 ②汇编,文选
these *pron*. this 的复数,这些
thesis (复 theses) *n*. ①论题,论点 ②论文
thesium chinense Turcz [拉;植药] 白蕊草[全草入药](白蕊草)
thesocytes; storge cell *n*. 储藏细胞
theta *n*. 希腊语的第 8 个字母(θ) ‖ ~ wave θ 波
Thetalymphocryptovirus 淋巴隐病毒
Thevenard's syndrome 泰文纳综合征,遗传性感觉根性神经病变
Thevetia Adans. 黄夹竹桃属 ‖ ~ ahouai 巴西黄夹竹桃 / ~ nerifolia; ~ peruviana (Pers.) K. Schum [拉;植药] 黄夹竹桃[药用部分:叶、种子] / ~ virus 黄夹竹桃病毒 / ~ yccotli 墨西哥黄夹竹桃
Thevetin *n*. 黄夹竹桃甙,黄夹甙,强心灵(强心药)
thevetoid; thevetin *n*. 黄夹甙
thew (复 thews) *n*. ①肌(肉),筋(肉) ②体力
thewy *a*. 肌肉发达的,强壮有力的
they *pron*. 他们
THF tetrahydro-fluorenone 四氢芴酮/tetrahydrofolic acid; tetrahydrofolate 四氢叶酸/tetrahydro-furan 四氢呋喃/2, 5-tetrahydrofurandmethanol 四氢呋喃,二甲醇,2,5 - 四氢呋喃二甲醇/thymic humoral factor 胸腺体液因子
THFA tetrahydrofolic acid 四氢叶酸/tetrahydro-furfuryl alcohol 四氢糠醇
THFC tris-heptafluoro-propylhydroxy-methylene camphore 三(七氟丙羟基)甲烯樟脑
thi- [希 theion] [构词成分] 磺
Thi T-helper-inducer cell T - 辅助诱导细胞
THI temperature-humidity index 温度 - 湿度指数/trihydroxyindole 三羟吲哚
Thiabendazole *n*. 噻苯达唑(广谱抗蠕虫药)
thiabendazone *n*. 氨硫脲(抗菌药,具有结核菌抑制和抗麻风作用)
Thiabenzazonium Iodide 替贝碘铵(抗感染药)
Thiabutazide *n*. 布噻嗪(利尿药)
Thiacetarsamide Sodium 硫胂铵钠(抗感染药)
thiacetazole *n*. 硫醋腙,胺苯硫脲
Thiacetazone *n*. 氨硫脲(抗结核药)
thiactin; bryamycin *n*. 藓霉素
thiadiazide *n*. 噻嗪化物,噻嗪类(利尿药)
thiaemia; thiemia *n*. 硫血[症]
Thialbarbital *n*. 硫烯比妥(麻醉药)
Thiamazole *n*. 甲巯咪唑(抗甲状腺药)
Thiambutosine *n*. 硫安布新,丁氨苯硫脲(抗麻风药)
thiamin; thiamine; aneurin; vitamin B_1 *n*. 硫胺,维生素 B_1
thiaminase *n*. 硫胺酶
Thiamine; aneurin; vitamin B_1 *n*. 硫胺,维生素 B_1 ‖ ~ bromide 溴化硫胺 / ~ hydrochloride 盐酸硫胺 / ~ mononitrate 一硝酸硫胺 / ~ phosphorylated; pyrophosphate; cocarboxylase 焦磷酸硫胺,辅羧酶 / ~ propyldisulfide (简作 T.P.D.) 丙二硫化硫胺,丙硫硫胺,新维生素 B_1/ ~ pyrophosphate (简作缩 T.P.P); cocarboxylase 焦磷酸硫胺,辅羧酶 / ~ tetrahydrofuryl disulfide (简作 TTFD) 呋喃硫胺,四氢糠基二硫化硫胺(一种长效维生素 B_1)
thiamin pyridinylase 硫酸[素]吡啶激酶(硫胺素酶 I)
Thiamizide *n*. 硫米齐特(利尿药,降压药)
Thiamphenicol *n*. 甲砜霉素(抗生素)
thiamylal *n*. 硫戊比妥
thiamylal sodium; 5-allyl-5- (1-methylbutyl) -2-thiobarbiturate 苏里塔耳钠,5 - 丙烯 - 5 - (1 - 甲基丁基) - 2 - 硫巴比土酸钠硫戊巴比妥钠
thianaphthene; benzo-thiophene *n*. 硫茚,苯并噻吩
Thiara *n*. 疾行螺属
thiasine; ergothioneine *n*. 硫组氨甲基内盐,麦硫因
thiazamide; sulfathiathiazole *n*. 磺胺噻唑
Thiazesim *n*. 硫西新(抗抑郁药)
thiazide *n*. 噻嗪化物,噻嗪类(利尿药)
- thiazide [构词成分]噻嗪类利尿药
thiazine *n*. 噻嗪,硫氮杂苯
Thiazinamium Metilsulfate 甲硫噻丙铵(抗组胺药)
thiazole *n*. 噻唑(1 - 3 - 硫氮杂茂)
2-thiazolamine *n*. 2 - 噻唑胺
2-thiazolylhydrazine *n*. 2 - 噻唑肼
Thiazosulfone *n*. 噻唑砜(抗感染药)
Thibenzaline *n*. 硫苯唑啉(抗甲状腺药)
thibierge-Weissenbach syndrome 提—魏综合征,钙质沉着
thick *a*. ①厚的,粗的,密的,浓的 ②[声音]浊的 *n*. 最厚(粗,浓,密)的部分 *ad*. 厚地,浓地,密地 ‖ ~ barium 稠钡 / ~ boundary echoes 带状境界回声 / ~ cut zonogram 厚层[面]体层摄影[照]片 / ~ linear 促线样的 / ~ pannus 厚血管翳,肉样翳 / ~ planting 密植 / ~ section tomogram 厚层[面]体层摄影[照]片 / ~ target 厚靶 / ~ wall sign 厚壁征(影像学术语) / in the ~ of 在最激烈的时候 / lay it on ~ 拼命恭维 / ~ and fast 大量而急速地,频频密集地 / through ~ and thin 不顾艰难险阻,在任何情况下
Thick-billed crow gall [动药] 乌鸦胆
Thick-billed crow head [动药] 乌鸦头
Thick-billed crow meat [动药] 乌鸦
Thick-billed crow remiges [动药] 乌鸦翅羽
thicken *vt*., *vi*. [使]变厚(或粗,浓,密)
thickened stomach wall 胃壁增厚
thickener *n*. ①增稠剂 ②增稠器
thickening *n*. ①增稠 ②肥厚 ‖ ~, pleural 胸膜肥厚
thick-leg; big-leg 巨腿症 (马腿部淋巴管炎)
Thick leg disease virus; Osteoptrosis virus 硬骨症病毒,脆性骨质硬化症病毒
thickening *n*. 增稠,肥厚
thickness (简作 T) *n*. 厚度 ‖ ~, half-value 半价厚度 / ~, tenth-value 1/10 价厚度
thicket *n*. 丛薄,植从
thickly *ad*. ①厚地,粗地,密地,浓地 ②[声音]浊地
thick-skinned *a*. ①厚皮的 ②迟钝的
Thickstem gentian [植药] 粗茎秦艽
thief *n*. 贼,小偷
Thielaviopsis basicola virus 根串珠霉病毒
Thiele's syndrome [George H. 美直肠病学家 1896 生] 锡耳氏综合征 (骶尾部痛)
thiemia [希 theion sulfur + hamia blood + -ia] *n*. 硫血[症]
thienamycin *n*. 沙纳霉素
Thierch's canaliculi [Karl 德外科医师 1822—1895] 提尔施氏小管 ‖ ~ graft 提尔施氏移植物 / ~ knife 提尔施氏植皮刀 / ~ solution 提尔施氏溶液 (含水杨酸及硼酸)
Thiethazone *n*. 硫乙腙(抗结核药)
Thiethylperazine *n*. 乙硫匹拉嗪,吐来抗(止吐药)
thigh *n*. 股,大腿 ‖ ~, cricket 板球股 (进行板球或足球运动造成有些股直肌纤维破裂) / ~, drivers' 司机股 (由于驾驶汽车时运用加速器受压引起坐骨神经痛) / ~, Heilbronner's 海耳布伦内氏股 (患者平卧硬榻时,股阔人而扁平,见于器质性麻痹,癔病患者则无此现象)
thigh-bone; femur *n*. 股骨
thigmesthesia [希 thigma touch + aisthesis perception + -ia] *n*. 触觉
thigmo- [构词成分] 触
thigmocyte [希 thigma touch + -cyte] *n*. 血小板
thigmorheotypic *a*. 趋流型的
thigmortacic *a*. 趋触性的
thigmotaxis *n*. 趋触性
thigmotropic *a*. 向触的
thigmotropism [希 thigma touch + tro peturn] *n*. 向触性
Thihexinol methylbromide 甲溴噻昔诺,溴甲噻环己醇,溴甲噻吩环己甲醇(抗胆碱能药,止泻药)
THIM transferring haemopoietic inductive microenvironmemt 造血微环境的转移
thimble *n*. ①顶针 ②套筒
thimble chamber 针箍状电离室
thimble, extraction 浸出用滤纸筒
Thimbleberry ring spot virus 香霉环斑病毒
thimbleful *n*. 极少量
Thimerosal *n*. 硫柳汞,乙汞硫代水杨酸钠(消毒防腐药)
thimethaphan; trimethaphan *n*. 三甲硫酚铵(神经节阻滞药,降血压药)
Thimirl virus 西米里病毒
thin *a*. ①薄的 ②细的 ③瘦的 ④稀的,淡的,弱的 *vt*. *vi*. ①[使]变薄,[使]变细 ②[使]变瘦 ③[使]变稀 ④[使]变淡 ‖ ~ cut tomography 薄体层成像[术] / ~ layer chromatography 薄层色谱法 / ~ layer radiochromatography 薄层放射性层析法 / ~ linear 细线样的 / ~ metal input window 薄金属输入窗(X 线真空组成部分) / ~ needle 细针 / ~ pannus 薄血管翳 / ~ section computerized tomography 薄层面计算体层成像[术] / ~ section linear tomogram 薄层面线性体层摄影[照]片 / ~ slice technique

薄层面技术(计算体层摄影技术) / ~ target 薄靶 / ~ walled ionization chamber 薄壁电离室 / ~ walled polyethylene cathether 薄壁聚乙烯导管 ‖ as ~ as a lath 骨瘦如柴 / have a ~ time 过得很不愉快 / ~ on the ground 缺乏的,不足的 / ~ on top 秃头的
thiness *n*. 薄,弱
thin-film circuit 薄膜电路
thin-film diode 薄膜二极管
thin film interated circuit 薄膜集成电路
thin film optics 薄膜光学
thing *n*. ①东西,事物 ②用品 ③事情 ④情况 ‖ ~, general 惯例 / above all ~s 尤其是,特别是,最主要是 / among other ~s 除了别的以外[还] / a near ~ 极险的事,死里逃生 / a ~ of naught 无价值的东西,无用之物 / as ~s are 照目前情况,在目前形势下 / beyond all ~s 首先,第一 / come to the same ~ 仍旧一样,结果相同 / feel not quite the ~ 感到[看上去]身体不适 / for one ~ 首先,一则,举个例子 / for one ~ . . . ; for another ~ . . . 首先……,再者…… / have a ~ about 对有……一种病态的惧怕 / It is good ~ that … 是好事情,幸运的是…… / make a good [out] of 从……中获得好处 / of all ~s 首先,第一 / other ~s being equal 在其他各点都相同的条件下 / pretty much the same ~ 差不多一样 / quite another ~ 特别,尤其 / taking one ~ with another 考虑各种情况 / (the) first ~ is 立即,作为第一件要做的事 / the ~ is 问题
thin-layer applicator 薄层敷贴器
thin-layer chromatography (简作 TLC) 薄层色谱法,薄层层析
thin-layer electrophoresis (简作 TLE) 薄层电泳
thin-layer electrochemistry (简作 TLEC) 薄层电化学
thin-layer gel filtration (简作 TLG) 薄层凝胶过滤
thin-layer isolectric focusing (简作 TLIEF) 薄层集成电路
thin-layer partition chromatography (简作 TLPC) 薄层分区色谱法
Thinleaf milkwort [植药] 远志
thinly *ad*. ①薄地 ②细地 ③瘦地 ④稀地,淡地,弱地
think *vt*. ①想,思索 ②想像 ③打算 ④认为 ⑤感到 *vi*. ①想,思考 ②认为 ‖ ~ about ①考虑 ②回想,想起 / ~ aloud 边想边说出声,自言自语 / ~ better of ①对……有很高的评价 ②重新考虑后决定不做 / ~ fit (to do sth) 甘愿[做某事],宁愿[做某事] / ~ hightly of 对评价很高 / ~ much of 重视 / ~ nothing of 轻视,不在乎 / ~ of ①考虑,关心 ②想起 ③想象 / ~ on 考虑,思量 / ~ out ①彻底想一想 ②设计出,发现,解决 / ~ over 仔细考虑 / taking one ~ with other 考虑各种情况 / the ~ is 问题是 / ~ . . . to be . . . 认为……是,以为……是 / ~ through 思考……直到得出结论 / ~ twice 重新考虑,非常仔细地考虑 / ~ up . . . 想出,相起 / ~ well of . . . 对……评价很高,认为……很好
thinkable *a*. 能加以思考的,想象中可能的
thinking *a*. 思想的,有理性的,好思考的 *n*. ①思想,思考 ②想法 ‖ ~ archaic 往古思考,往古思维 / ~, autistic 幻想,空想 / ~, dereistic 脱离现实思想,空想,幻想 / ~, double; double thought 双重思想 / to sb's ~ 据某人的意见 / ~, autistic 幻想,空想
thinly *ad*. 薄,稀,细
thinlyclad *a*. 穿得薄的
thin-needle aspiration (简作 TNA) 细针抽吸术
thinner *n*. 稀释剂,冲淡剂
thinness *n*. ①薄,细 ②瘦弱 ③稀疏
thinning *n*. 变薄,变细,变瘦
thinnish *a*. ①有点薄的,有点细的 ②有点瘦的
Thinospra capilipes Gagnep [拉;植药] 金果榄
Thin-walled *a*. 薄壁的
thio *a*. 硫的,含硫的 ‖ ~ acid 硫代酸
thio- [希 theion sulfur 硫] [构词成分] 硫
Thio thiosulphate *n*. 硫代硫酸盐
thio-acetaldehyde *n*. 乙硫醛
thioacetamide *n*. 硫代乙酰胺
Thioacetazone; thiacetazone 硫醋腙,对乙酰氨基苯甲醛缩氨硫脲,结核胺(抗麻风、结核药)
thioalbumose *n*. 硫标
thioalcohol; mercaptan *n*. 硫醇
thioaldehyde *n*. 硫醛
β-thio-α-aminopropionic *n*. 半胱氨酸
thioarsenite *n*. 硫亚砷酸盐
thioaurin *n*. 硫金黄菌素
Thiobacilleae *n*. 硫杆菌族
Thiobacillus *n*. 硫杆菌属 ‖ ~ acidophilus Harrison 嗜酸硫杆菌 / ~ albertis Bryant et al. 艾氏硫杆菌 / ~ aquaesulis aquaesulis 水生硫杆菌 / ~ bovistum Ellis 马勃硫杆菌 / ~ concretivorus Parker 蚀固硫杆菌 / ~ coproliticus Lipman et McLees 粪化石硫杆菌 / ~ crenatum Emoto 钝齿硫杆菌 / ~ delicatus Katayama Fujtmura et Kwraishi 柔软硫杆菌 / ~ denitrificans Kelly et Harrison 脱氮硫杆菌 / ~ ferrooxidans Temple et Colmer 氧化亚铁硫杆菌 / ~ intermedius London 中间硫杆菌 / ~ kabobis Reynolds, Laishley et Costerton 串状硫杆菌/ ~ neaopolitanus Parker 那不勒斯硫杆菌 / ~ novellus Starkey 新型硫杆菌 / ~ organoparus Markosyan 器官硫杆菌 / ~ perometabolis London et Rittenberg 代谢不全硫杆菌 / ~ rapidicrescens Katayama, Fujimura et al. 快生硫杆菌/ ~ tepidarius Wood et Kelly 温浴硫杆菌 / ~ thermitanus Emoto 热线硫杆菌 / ~ thermophilica Egorova et Deryugina 嗜热硫杆菌 / ~ thermophilica imshenetskii Happold et al. 依氏嗜热硫杆菌 / ~ thiocyanoxidans Waksman et Joffe 氧化硫氰硫杆菌 / ~ thiogenus Janke 生硫硫杆菌 / ~ thiooxidans Waksman 氧化硫硫杆菌 / ~ thioparus Beijerinck 排硫硫杆菌 / ~ trautweeinii Bergey et al. 特氏硫杆菌 / ~ versutus Harrison 善变硫杆菌
Thiobacteriales *n*. 硫小杆菌目
Thiobacteriaceae *n*. 硫小杆菌科
Thiobacteria *n*. 硫小杆菌族
Thiobacterium *n*. 硫小杆菌属 ‖ ~ baijerinckii Isachenko et Salimovakaya 拜氏硫小杆菌 / ~ cristalliferum Janke 结晶硫小杆菌 / ~ nathansonii Isachenko et Salimovakaya 那氏硫小杆菌 / ~ retiformans Janke 网型硫小杆菌 / ~ thiooxidans Lehmann et Neuman 氧化硫硫小杆菌
thiobarbital; dicthyl thiobarbituric acid *n*. 硫巴比妥,二乙硫巴比土酸(甲状腺抑制药)
thiobarbiturates *n*. 硫巴比土酸盐
thiocaine *n*. 硫卡因
Thiocapsa [thoicapsa- + 希 kapsa basket, case] *n*. 荚硫细菌属 ‖ ~ floridana Uahof 佛罗里达荚硫菌 / ~ halophila Caumette, Baulaigue et Matheron 嗜盐荚硫菌 / ~ minima Isachenko 小荚硫菌 / ~ pfennigii Eimhjellen 普氏荚硫菌/ ~ roseopersicina Winogradsky 桃红荚硫菌
Thiocapsaceae *n*. 荚硫细菌科
Thiocarbamide; thiourea *n*. 硫脲
Thiocarbanidin *n*. 硫脲尼定(抗结核药)
thiocarbanilide *n*. 二苯基硫脲
Thiocarbarsone *n*. 硫卡巴胂 (抗阿米巴药)
Thiocarlide *n*. 硫卡利特(抗结核药)
thiochrome *n*. 硫色素,脱氢硫胺(素)
Thiocolchicoside *n*. 硫秋水仙苷(肌肉松弛药)
thiocresol *n*. 硫代甲酚
m-thiocresol *n*. 3-巯基甲苯
Thioctic acid 硫辛酸,维生素 B_{14}(治肝功能障碍药)
thiocyanate; sulfocyanate *n*. ①硫氰酸盐 ②硫氰酸酯
ρ-thiocyanatoaniline *n*. 对硫氰基胺苯
4-thiocyanatoaniline *n*. 硫氰基胺苯
thiocyanic acid 硫氰酸
thiocyanide *n*. 硫氰酸根,硫氰酸盐
thiocyano-acetates 硫氰乙酸酯类 (人工合成的杀虫药)
2-thiocyanoimidazole *n*. 硫氰咪唑
Thiocystis *n*. 囊硫细菌属 ‖ ~ gelatinosa Pfenning et Truper 胶囊硫菌 / ~ rufa Winogradsky 红囊硫菌 / ~ violacea Winogradsky 紫囊硫菌
thiodemeton *n*. 杀虱多
Thiodendron *n*. 枝硫菌属 ‖ ~ latens Perfil's et Gabe 隐蔽枝硫菌 / ~ mucosum Lackey et Lackey 黏液枝硫菌
Thioderma *n*. 真皮硫细菌属
Thiodictyon *n*. 网硫细菌属 ‖ ~ bacillosum Pfennig et Truper 杆状网硫菌/ ~ elegan Winogradsky 美网硫菌/ ~ magna Issatchenko 大网硫菌 / ~ minus Issatchenko 小网硫菌
Thiodiglycol *n*. 硫双乙醇(抗肿瘤药)
Thiodiphenylamine; phenothiazine *n*. 硫代二苯胺,酚噻嗪(抗蠕虫药)
thiodiphosphoric acid tetraethyl ester 触杀灵
thiodotherapy *n*. 硫碘疗法
thioester *n*. 硫酯
thioethamyl; amobarbital sodium *n*. 戊巴比妥钠
thioether *n*. 硫醚
thioethylamine *n*. 硫乙胺,氨基乙硫醇
thioflavine; methy dehydrothio-p-toluidine sulfonate *n*. 硫黄素,甲基脱硫氢对甲苯胺磺酸盐(黄色染料)
Thiofuradene *n*. 硫夫拉定(抗寄生虫药)
thiogenic *a*. 产硫的(指利用硫化氢合成高级硫化合物的细菌)
thioglucose *n*. 硫葡萄糖,葡糖硫苷酶
thloglucosidase *n*. 硫葡萄糖甙酶

thioglycerol *n*. 硫代甘油,二羟丙硫醇
thioglycollic acid treament 巯基乙酸处理
Thioguanine（缩 6-TG）*n*. 硫鸟嘌呤(抗肿瘤药)
Thiohexallymal *n*. 硫烯比妥(麻醉药)
Thiohexamine *n*. 甲硫乙脲(降血糖药)
Thiohexital *n*. 硫已比妥(麻醉药)
2-thiohydantoin *n*. 硫乙内酰脲
thioinosine *n*. 硫肌苷,肌苷 – 6 – 硫醇(抗肿瘤药)
thioisonicotinamide *n*. 硫异烟酰胺 (抗结核药)
thiokinase *n*. 硫激酶
thiol *n*. ①巯基,硫氢基 ②巯醇
thiolactic acid 硫乳酸
thiolase *n*. 硫解酶,硫醇酶,乙酰辅酶 A 转乙酰酶
thiol endopeptidase 硫醇肽内切酶,半胱氨酸肽链内切酶
thiolhistidine *n*. 巯组氨酸
thiollin; thiolinic acid *n*. 硫麻子油酸 ‖ ~ sodium; sodium thiolinate 硫麻子油酸钠
thiolutin *n*. 硫煌黄菌素
Thiomebumal *n*. 硫喷妥钠(麻醉药)
thiomerin; mercaptomerin *n*. 巯汞林(利尿剂) ‖ ~ sodium; mercaptomerin sodium 巯汞林钠
Thiomersal; Thiomersalate *n*. 硫柳汞(消毒防腐药)
thiomersalate *n*. 硫柳汞(消毒防腐药)
Thiomesterone *n*. 硫甲睾酮(雄激素,同化激素类药)
Thiomethibumal *n*. 美西比妥(催眠镇静药)
Thiomocrospira *n*. 硫微螺菌属 ‖ ~ crunogena Jannasch et al. 泉生硫微螺菌 / ~ denitrificans Timmer et Hoor 反硝化硫微螺菌 / ~ pelophila Kuenen et Veldkamp 嗜泥硫微螺菌
thiomycin *n*. 硫放线菌素,硫霉素
thionaphthene *n*. 硫茚,苯并噻吩
thioneine; ergothioneine *n*. 硫因,麦硫因,硫组氨酸甲基内盐
thionembutal; thiopental sodium *n*. 硫喷妥钠
thionic *a*. 硫的 ‖ ~ acid 硫羰酸
Thionine; Lauth's violet *n*. 硫堇,劳思氏紫(异染色性染料)
thionyl *n*. 亚硫酰(氧硫基) ‖ ~ chloride 氯化亚硫酰
thio-oxidizing 硫氧化的
thio-oxydiphenylamine 硫氧二苯胺
thiopanic acid 泛磺酸
thiopectic *a*. 固定硫的
Thiopedia *n*. 板硫细菌属 ‖ ~ rosea Winogradsky 玫瑰色板硫菌
Thiopedieae *n*. 板硫细菌族
Thiopental sodium; monosodium 5-ethyl-5-（1-methylbutyl）-thiobarbiturate 硫喷妥钠,戊硫代巴比土酸钠(麻醉药)
Thiopentemal *n*. 硫喷妥钠(麻醉药)
thiopentobarbital; thiopental sodium *n*. 硫喷妥钠
Thiopentone; thiopental sodium *n*. 硫喷妥钠
thiopentose *n*. 硫戊糖
thiopexic; thiopectic *a*. 固定硫的
thiopexy *n*. 硫固定[作用]
thiophane *n*. 噻吩烷
thiophene *n*. 噻吩,硫[杂]茂 ‖ ~ biniodide 二碘噻吩 / ~ diiodide 二碘噻吩 / ~ iodide; iodothiophen 碘噻吩 / ~ soditoll saffonate 磺酸钠噻吩 / ~ tetrabromide 四溴噻吩
thiophil *a*. ①适硫的,嗜硫的 ②适硫菌,嗜硫菌
thiophilic [希 theion sulfur + philein to love] *a*. 适硫的,嗜硫的
Thiophorase *n*. 辅酶 A 转移酶
Thiophysa [希 theion sulfer + physa bellows or its nozzle] *n*. 泡硫细菌属 ‖ ~ macrophysa Nadson 巨泡泡硫菌 / ~ volutans Hinze 旋动泡硫菌
Thioploca *n*. 辫硫菌属 ‖ ~ araucae Maier et Gallardo 阿罗科辫硫菌 / ~ chileae Maier et Gallardo 智利辫硫菌 / ~ ingrica Visloukh 英格利辫硫菌 / ~ marina Maier et Gallardo 海洋辫硫菌 / ~ minima Koppe 最小辫硫菌 / ~ mixta Koppe 混合辫硫菌 / ~ schmidlei Lauterborn 施氏辫硫菌
Thiopolycoccus *n*. 多球硫细菌属 ‖ ~ ruber Winogradsky 红多球硫菌
Thioporan *n*. 硫双香豆醇(抗凝药)
thioproline *n*. 硫杂脯氨酸
Thiopropazate hydrochloride 盐酸奋乃静醋酸酯(吩噻嗪类安定药,用于治疗精神病)
Thioproperazine *n*. 硫丙拉嗪(抗过敏药)
Thioproteose *n*. 硫际
thiopyran *n*. 噻喃,硫杂芭
thioredoxin *n*. 硫氧还蛋白
thioresorcin; thioresorcinol *n*. 硫代间苯二酚,二巯基苯
Thiorhodaceae *n*. 红硫菌科
Thioridazine *n*. 硫利达嗪(抗精神病药)
thioridazine hydrochloride 盐酸硫利达嗪,盐酸甲硫哒嗪(安定药)
thiosalicylic acid 硫柳酸,硫代水杨酸
Thiosarcina *n*. 八迭状硫细菌属 ‖ ~ rosea 玫瑰色八迭状硫菌
thiosemicarbazide *n*. 氨硫脲
thiosemicarbazone（缩 TB.）*n*. ①缩氨硫脲 ②结核安(旧名) ‖ ~, *p*-acetylaminobenzaldehyde; thiacetazone; tibione 对乙酰氨基苯甲醛缩氨硫脲,氨硫脲(通用的简名,不要与 thiosemicarbazide 混误),硫醋腙,结核安 / ~, isonicotinaldehyde 异烟醛缩氨硫脲
thiosinamine; thiosinamin; allyl thiourea *n*. 丙烯硫脲(能促纤维织吸收)
Thiosphaera; Thiosphaerella *n*. 小球硫细菌属 ‖ ~ amylifera 淀粉小球硫菌
Thiosphaerion *n*. 球硫细菌属 ‖ ~ violaceum Miyoshi 紫球硫菌
Thiospira [thio- + 拉 spira coil] *n*. 硫螺菌属 ‖ ~ agilissima Bavendamn 活泼硫螺菌 / ~ bipunctata Visloukh 双尖硫螺菌 / ~ elongata Perfil'iev 长型硫螺菌 / ~ winogradskyi Visloukh 维氏硫螺菌
Thiospirillopsis *n*. 拟硫菌属
Thiospirillum *n*. 紫硫螺菌属,硫螺旋菌 ‖ ~ agile Kolkwitz 活泼硫螺旋菌 / ~ coccineum Hama 橙红硫螺旋菌 / ~ crassum Hama 厚硫螺旋菌 / ~ fenense Migula 费内硫螺旋菌 / ~ granulatum Bergey et al. 颗粒硫螺旋菌 / ~ jenense Migula 耶拿硫螺旋菌 / ~ rosenbergii Migula 罗森堡氏硫螺旋菌 / ~ rufum Migula 红硫螺旋菌 / ~ sanguineum Winograsky 血红色紫硫螺菌 / ~ violaceum Migula 紫硫螺旋菌
thiostrepton; bryamycin *n*. 硫链丝菌素,藓霉素
thiosulfate *n*. 硫代硫酸盐
thiosulfate sulfurtransferase 硫代硫酸转硫酶
thiosulfil; sulfamethizole *n*. 磺胺甲二唑(商品名)
thiosulfuric acid 硫代硫酸
Thio-TEPA; thio-tepa; tris（1-aziridinyl）phsophine sulfide（简作 TSPA）硫替派(原名噻替派,抗癌药)
Thiotetrabarbital *n*. 硫替比妥(麻醉药)
Thiothece *n*. 鞘硫细菌属,夹硫菌属 ‖ ~ gelatinosa Winogradsky 胶夹硫菌
Thiothrix *n*. 丝硫细菌属,发硫菌属 ‖ ~ annulata Molisch 环形发硫菌 / ~ elongata Rodina 长发硫菌 / ~ longiarticulata Klas 长链发硫菌 / ~ marina Molisch 海产发硫菌 / ~ minutissima Uphof 最小发硫菌 / ~ nivea Winogradsky 雪白发硫菌 / ~ nivea var. verticillata Miyoshi 雪白发硫菌轮丝变种 / ~ tenuis Rodina 纤细发硫菌 / ~ tenuissima Winogradsky 最细发硫菌 / ~ torquis Rodina 扭链发硫菌 / ~ undulata Rodina 波状发硫菌 / ~ voukii Klas 伏氏发硫菌
Thiothixene *n*. 替沃噻吨,氨砜噻吨,甲哌硫丙硫蒽(抗精神病药) ‖ ~ hydrochloride 盐酸替沃噻吨,盐酸氨砜噻吨,盐酸甲哌硫丙硫蒽(抗精神病药)
thio-topa *n*. 涕流巴(绝育硫,化学绝育灭蚊用)
thiovanic acid 氢硫基乙酸
thiouracil（简作 TU）*n*. 硫脲嘧啶,硫氧嘧啶(抗甲状腺药,治疗甲状腺功能亢进,并可治疗心绞痛及充血性心力衰竭)
thiourea; sulfocarbamide *n*. 硫脲(对甲状腺功能起抑制作用,曾用作抗甲状腺药)
Thiovulum *n*. 卵硫菌属 ‖ ~ majus Hinze 大卵硫菌 / ~ minus Hinze 小卵硫菌 / ~ muelleri Lauterborn 米氏卵硫菌
thioxanthene *n*. 噻吨,硫蒽(包括替沃噻吨和氯普噻吨任何一类结构上有关的抗精神病药)
Thioxolione *n*. 噻克索酮(抗真菌药,抗皮脂溢药)
thioxydiphenylamine *n*. 硫氧二苯胺
thiozine; ergothioneine; thioneine *n*. 硫因,麦硫因,硫组氨酸甲基内盐
thiphenamil hydrochloride 盐酸替芬那米,盐酸双苯乙硫酯(抗胆碱能药,具有强解痉和平滑肌松弛作用)
THIR temperature-humidity infrared radiometer 湿温度红外辐射仪
Thiram *n*. 塞仑,二硫四甲秋兰母(局部抗真菌药)
third（简作 T）*num*. ①第三[个] ②三分之一[的] ‖ ~ coursin 三表(第三代的表、堂兄妹) / ~ axillary 第三腋片 / ~ degree A-V block 三度房室传导阻滞 / ~ degree block 三度传导阻滞 / ~ degree S-A block 三度窦房传导阻滞 / ~ degree statistics 三次统计量 / ~ costal cortilage 第三肋软骨 / ~ cranial nerve 第三对颅神经,动眼神经 / ~ eyelid 第三眼睑,[结膜]半月皱襞 / ~ film changer 第三换片器 / ~ lumbricalis 第三蚓状肌 / ~ lolar tooth 第三大臼牙 / ~ palmar interosseous muscle 第三骨间掌侧肌 / ~ stage of labor 第三产程(指从胎儿娩出到胎盘娩出,不超过 30 分钟) / ~ trimester 晚期妊娠(第 28 周及其后称为晚期妊娠) / ~ ventricle ①第三心室 ②第三脑室

third-class *a*. 三等的,低劣的 *ad*. 按第三等
thirdly *ad*. 第三(列举条目时用)
third-order reaction 三级反应
third-rate *a*. 三等的,第三流的,下等的
thirst *n*. 渴感 *vi*. ①感到口渴 ②渴望 ‖ ~, subliminal; insensible ~; twilight 阈下渴感,不显性渴感,朦胧渴感
thirsty *a*. 渴的 ‖ ~ morbid; dipsosis; polydipsia 烦渴
thirteen *num*. 十三
thirteenth *num*. ①第十三[个] ②十三分之一[的]
thirtieth *num*. ①第三十[个] ②三十分之一[的]
thirty *num*. 三十
thirty-seven percent survivial dose 百分之三十七存活剂量
Thiry's fistula [Ludwig 奥生理学家 1817—1897] 锡里氏[肠]瘘(在一段分离的肠管做一个人工开口,其近端缝合于腹壁,而远端则闭合,用于动物实验)
Thiry-Vella fistula; Vella's fistula 锡—维二氏[肠]瘘,维拉氏[肠]瘘(双口肠瘘)
this (单 these) *pron*., *a*. ①这个 ②今 ③本 ‖ for all ~ 尽管如此 / ~ and that 又是…… 又是那个,各种各样的[东西] / ~, that and (or) the other 形形色色,诸如此类
Thismiaceae *n*. 肉质腐生草科
thistle *n*. ①蓟 ②蓟属植物 ‖ ~ mottle caulimovirus 蓟斑点花椰菜花叶病毒
thither *ad*. 向彼处,往彼处
-thixene [构词成分] 噻吨(1998 年 CADN 规定使用此项名称,主要系指神经系统抗精神失常剂噻吨衍生物[thioxanthene derivant]的一些药名,如丙噻吨[Prothixene]等)
thixolabile *a*. 易触变的,不耐触的
thixotropic *a*. 触变的,摇溶的
thixotropism; thixotropy *n*. 触变性,摇溶性
thixotropy [希 thixis touch + tropos a turning] *n*. 触变性,摇溶性
thizamide; sulfathiazole *n*. 磺胺噻唑
THJ tetrahydrojatrorrhizine 四氢药根碱
Thladiantha dubia Bunge [拉;植药] 赤包
Thladiantha hookeri Clarke 粗茎罗锅底[药用部分:块根]
Thladiantha villosula Cogn. 山敦[药用部分:块根](罗锅)
Thlaspi arvense L. [拉;植药] 菥蓂,遏蓝菜
Thlipa deulis(Miq.) Baker [拉;植药] 老鸦瓣
thlipsencephalus [希 thlipsis pressure + enkephalos brain] *n*. 颅不全畸胎
thlipsis *n*. 血管压缩
Thllus eckloniae [拉;植药] 昆布
THM total heme mass 总血红素质量,总亚铁血红素质量
THO tritiated water 氚化水
Thogo bunyavirus 索哥托本扬病毒
Thogo virus 索哥托病毒
Tholonidae *n*. 圆顶虫科
Tholospyridae *n*. 盔蓝虫科
Tholospyris *n*. 盔蓝虫属 ‖ ~ scaphipes 舟盔蓝虫(相似种) / ~ fenestrata 窗盔蓝虫 / ~ tripodiscus 三足盔蓝虫
Thoma's ampulla [Richhard 德组织学家 1847-1923] 托马氏壶腹(脾髓内小叶间动脉终末膨大部) ‖ ~ fluid 托马氏液(组织学上的脱钙液,由酒精和纯硝酸组成)
Thomas's balsam; balsam of tolu 妥鲁香脂
Thomascircle *n*. 汤马斯环,双链 DNA 片断环
Thomas' pessary [Theodore Gaillard 美妇科学家 1831—1903] 托马斯氏子宫托
Thomas' sign 托马斯征
Thomas' skin reaction test; Naegeli test 托马斯氏皮肤反应试验
Thomas' splint [Hugh Owen 英外科医师 1834-1891] 托马斯氏[膝架]夹
Thomayer's sign [Josef 捷医师 1853-1925] 托迈尔氏征(鉴别炎性及非炎性腹水)
Thoma-Zeiss counting chamber [Richard Thoma; Carl Zeiss 德眼镜师 1816—1888]; Abbe-Zeiss counting cell 托—蔡二氏计数池,阿—蔡二氏计数池(血细胞计数器) ‖ ~ hemocytometer 托—蔡二氏血细胞计数器
Thompson's arthroplasty 汤普森关节成型术(使用假体汤普森假体的髋关节功能重建手术)
Thompson's prosthesis 汤普森假体(髋关节成型术中使用的一种活合金植入物)
Thompson's solution [Ashburton 19 世纪英医师]; liquor phosphori 汤普森氏溶液(磷、无水酒精、薄荷精、甘油配成的溶液)
Thompson stain; Dunn-Thompson stain 汤普森氏染剂,邓—汤二氏染剂(染血红蛋白)
Thompson's test [Henry 英外科医师 1820—1904] 汤普森氏试验(检淋病)
Thomsen's disease [Asmus Julius 丹医师 1815—1896]; **myotonia congenita** 托姆生氏病,先天性肌强直
Thomsen-Friedenreichch antigen 托—福二氏[双糖]抗原(肿瘤学用语)
Thomsen's phenomenon [Oluf 丹医师 1878—1940] 托姆生氏现象(被细菌污染后发生的血细胞凝结反应)
Thomson kudzuvine [植药] 甘葛藤
Thomson's disease 汤姆森病(一种常染色体隐性遗传性皮肤病,除鞍状鼻及白内障未表现外,其余均类似罗—汤 <Rothmund-Thomson> 综合征)
Thomson's fascia [A11en 英解剖学家 1809—1884] 汤姆森氏筋膜(覆盖腹股沟管皮下环内半侧的黄色纤维)
Thomson's scattering 汤姆森散射(未变散射,即光子与原子相互作用而产生的偏转,光子未丢失能量)
Thomson's sign [Frederick Holland 英医师 1867—1938] 汤姆森氏征(猩红热患者胸部出现红线皮疹)
thomsonianism [Samue Thomson 美农民 1796—1843] *n*. 汤姆森主义(一种经验派医术)
Thomson wool skeins test 汤姆森彩绒试验
thong *n*. 皮带,皮条
Thonzonium bromide 通佐溴铵,溴苄嘧棕铵(阳离子去垢剂)
Thonzylamine *n*. 宋齐拉敏(抗组胺药)
thonzylamine hydrochloride 盐酸桑西胺,盐酸宋齐拉敏(抗组胺药)
thoracal; thoracic *a*. 胸的,胸廓的
thoracalgia *n*. 胸痛
thoracaorta *n*. 胸主动脉
thoracectomy *n*. 胸廓部分切除术
thoracentesis; thoracocentesis *n*. 胸腔穿刺术
thoracic [拉 thoracicus; 希 therakikos] (简作 T) *a*. 胸的,胸廓的 ‖ ~ aorta 胸主动脉 / ~ aortography 胸主动脉造影 / ~ appending 胸肢 / ~ breathing 胸式呼吸 / ~ cavity 胸腔 / ~ constriction 胸狭窄 / ~ disk 胸盘 / ~ dorsal bristle 胸背鬃 / ~ duct 胸导管 / ~ foot 胸足 / ~ fin 胸鳍 / ~ fistula 胸膜瘘 / ~ ganglia 胸神经节 / ~ gland 胸腺 / ~ inferior vena cava (简作 TIVC) 胸部下腔静脉 / ~ lymph duct (简作 TLD) 胸导管 / ~ surgery (简作 TS) 胸腔外科 / ~ vertebrae (简作 T) 胸椎 / ~ thymus 胸部胸腺
Thorcica *n*. 围胸目(隶属于蔓足亚纲 Cirripedia)
thoracicoabdominal *a*. 胸腹的
thoracicoacromialis; thoracoacromial artery *n*. 胸肩峰动脉
thoracicohumeral *a*. 胸肱的
thoracispinal *a*. 脊柱胸段的
thoraco- [希 thorax, thorakos chest 胸] [构词成分] *n*. 胸,胸廓
thoracoabdominal; thoracicoabdominal *a*. 胸腹的
thoracoacephalus *n*. 无脑胸部寄生胎
thoracoacromial *a*. 胸肩峰的
thoracobronchotomy *n*. 胸廓支气管切开术
thoracocautery *n*. 胸腔内烧灼术
thoracoceloschisis [thoraco- + 希 koilla belly + schisis fissure] *n*. 胸腹裂[畸形]
thoracocentesis; thoracentesis *n*. 胸腔穿刺术
thoracocyllosis *n*. 胸畸形
thoracocyrtosis *n*. 胸弯曲
thoracodelphus [thoraco- + 希 adel phos brother] *n*. 脐上胸联胎
thoracodidymus *n*. 胸部联胎
thoracodynia *n*. 胸痛
thoracogastrodidymus *n*. 胸腹联胎
thoracogastroschisis [thoraco + 希 gaster belly + schisis fissure]; **thoracoceloschisis** *n*. 胸腹裂[畸形]
thoracograph *n*. 胸动描记器
thoracolaparotomy *n*. 胸腹切开术
thoracolumbar *a*. 胸腰的,脊柱胸腰段的
thoracolysis *n*. 胸廓粘连松解术 ‖ ~ praecordiaca; cardiolysis 心松解术
thoracomelus [thoraco- + 希 melos limb] *n*. 胸部寄生肢畸胎,胸肢畸胎
thoracometer; stethometer *n*. 胸围计,胸廓张度计
thoracometry *n*. 胸廓测量法
thoracomyodynia *n*. 胸肌痛
thoracopagous *a*. 胸部联胎的
thoracopagus [thoraco- + 希 pagos thing fixed]; **thoracodidymus** *n*. 胸部联胎 ‖ ~ epigastricus 上腹部寄生胎 / ~ parasiticus; thoracoparasitus 胸部寄生胎 / ~ tribrachius 三臂胸部联胎 / ~ tripus 三腿胸部联胎
thoracoparacephalus [thoraco- + 希 para beside + kephale head] *n*.

头不全胸部寄生胎 ‖ ~ pseudoacormus 无躯干头不全胸部寄生胎
thoracoparasitus [therax + 希 parasitos parasite] ***n***. 胸部寄生胎
thoracopathy ***n***. 胸部疾病
thoracoplastia; thoracoplasty ***n***. 胸廓成形术
thoracoplasty ***n***. 胸廓成形术 ‖ ~, costoversion 肋倒转胸廓成形术 / ~, extrapleural; pneumolysis costoplastica 胸膜外胸廓成形术
thoracopneumograph ***n***. 胸肺描记器
thoracopneumoplasty ***n***. 胸肺成形术
thoracoschisis; schistothorax ***n***. 胸裂[畸形]
thoracoscope ***n***. 胸腔镜
thoracoscopy ***n***. 胸腔镜检查
thoracostenosis ***n***. 胸廓狭窄
thoracostomy ***n***. 胸廓造口术,胸腔闭式引流术
throacotheca ***n***. 胸鞘
thoracotome ***n***. 开胸刀
thoracotomy ***n***. 胸廓切开术
thoradelphus; thoracodelphus ***n***. 脐上胸联胎
Thoraeus filter 托劳斯氏滤器(由锡、铜、铝组成,X线治疗用)
thorax (复 thoraces; thoraces) [希 thera] (简作 T) ***n***. 胸,胸廓 ‖ ~, amazon 单乳胸 / ~, asthenicus; ~ paralyticus 无力胸,麻痹胸 / ~, barrel-shaped 桶状胸 / ~, cholesterol 胆固醇性胸膜积液 / ~, fusiform 核状胸 / ~, paralyticus 麻痹胸 / ~, Peyrot's 佩罗氏胸 (斜卵圆形胸) / ~, phthisicus; phthinoid chest 痨型胸,扁平胸 / ~ proprius 胸本部 / ~, pyriform 梨形胸 / ~ radiography 胸放射线摄影[术] / ~ scintigraphy 胸闪烁成像,胸闪烁照相法
Throax (简作 T) ***n***. 胸腔(杂志名)
Thorazine; chlorpromazine hydrochloride ***n***. 盐酸氯普马嗪,盐酸氯丙嗪(商品名)
Thoreceae ***n***. 拖拉藻科
Thorel's bundle [Christen 德医师 1880—1935] 托雷尔束(连接窦房结与房室结的心脏内的肌纤维束)
Thoreskiomithidae ***n***. 鹮科(隶属于鹳形目 Ciconiiformes)
thoriagram ***n***. 钍照片
thoriated ***a***. 涂钍的 ‖ ~ filament 涂钍灯丝 / ~ tungsten filament 涂钍钨灯丝
thorium (简作 Th) ***n***. 钍 (90号元素) 涂钍灯丝 ‖ ~ D 钍 D / ~ dioxide 二氧化钍(一种阳性造影物质) / ~ fluoride 氟化钍 / ~ formate 甲酸钍 / ~ nitrate 硝酸钍 / ~ oxide 氧化钍 / ~, radioactive 放射钍 / ~ sodium citrate 枸橼酸钠钍 / ~ sodium tartrate 酒石酸钠钍 / ~ X 钍 X(由钍蜕变产生的一种放射性元素,镭的同位素,半衰期约3又2/3日,从前用于治疗浅表性皮肤病,现为软X线和跨界射线所取代) / ~ vulnerable factor (简作 TVF) 钍脆弱因子(新凝固因子)
Thormahlen's test [Johann 德医师] 托尔梅伦氏试验 (检尿内黑素)
thorn ***n***. 刺,棘
Thornapple; Dat ura stramonium ***n***. 曼陀罗
thornless ***a***. 无刺的
thornlike ***a***. 像刺一样的
thorn-poppy; Argemone mexicana L. 蓟罂粟
Thorn's maneuver [Willy 德妇科学家 1859 - 1913] 托尔恩氏手法 (内屈胎头手法)
Thorn's syndrome [George W. 美医师 1906 生] 索恩氏综合征,失盐性肾病
Thorn test [Georges 美现代内分泌学家] 索恩氏试验 (检肾上腺皮质机能)
Thornton's sign [Knowsley 英医师 1845 - 1904] 桑顿氏征(见于肾结石时胁腹部剧烈疼痛)
Thornwaldt's disease; Tornwaldt's angina (bursitis) 托伦瓦耳特氏病 (咽部黏液囊炎)
thorny ***a***. ①多刺的 ②棘手的,多困难的
Thoron; thorium emanation ***n***. 钍射气
thorotrast ***n***. 胶质二氧化钍 (一种含二氧化钍的造影剂)
thorough ***a***. 完全的,彻底的,详尽的
thoroughly ***ad***. 完全地,彻底地,详尽地
thorough-bred ***a***. 良种的,纯种的,高尚的 ***n***. 纯种马,骏马
thoroughfare ***n***. 大道,干道 ‖ ~ channel 直接通道
thorough-going ***a***. 彻底的,彻头彻尾的
thoroughness ***n***. 完全,彻底,详尽
thoroughpin ***n***. 滑膜鞘[肌腱]肿胀 (马)
thoroughwort; eupatorium ***n***. 佩兰属植物
thoroxyl; thorium formate ***n***. 甲酸钍
those ***pron***. 那些
Thosea asigna virue Thosca asigna 病毒
Thosea baibarana nuclcar polyhedrosis virus 褐刺蛾核型多角体病毒
Thosea sinensis nuclear polyhedrosis virus 扁刺蛾核型多角体病毒
Thottapalayam virus 索塔帕拉亚姆病毒
though ***conj***. ①虽然,尽管 ②即使 ③可是,然而 ***ad***. 可是,不过,然而 ‖ as ~ 好像,仿佛 / even ~ 即使,纵然 / what ~ 尽管…… 有什么关系
thought[1] think 的过去式和过去分词
thought[2] ***n***. ①思想 ②思考 ③想法 ④稍许,少量 ‖ after much (serious) ~ 仔细考虑后 / as ~ quick as 极快地,一闪而过地 / at first ~ 乍一想 / at the bare ~ of 一想起……[就] / have no ~s of (+ ing.) 无……之意 / have some ~s of (+ ing.) 有……之意 / on first ~ 乍一想 / take ~ for 对……担心,对……挂念 / think... ~s 具有……的相法 / upon (with) a ~ 立刻,马上 / with no ~ for 不考虑,不放在心上 / without a moment's ~ 不加考虑地,立刻 | ~ broadcasting 思想被广播(认为自己的思想被广播到外界) / ~ insertion 思想被插入(认为思想不是自己的,而被插入自己脑中的一种妄想) / ~-transference; telepathy 思想交通,思想感应,传心 / ~ withdrawal 思想被抽走(认为某人或某物正从自己脑中把思想抽走的一种妄想)
thousand (简作 Thou) ***num***. 千 ***a***. ①千[个]的 ②许许多多,无数的 ‖ a ~ and one 一千零一,许许多多 / a ~ to one 千对一,几乎绝对的 / by the ~s 数以千计,大批大批地 / one in a ~ 千中之一的,难得的[美好]人[或物] / ~s upon ~s 成千上万
thousandfold ***a***., ***ad***. 千倍的[地]
thousandth ***num***. ①第一千[个] ②千分之一[的]
thozalinone ***n***. 托扎啉酮,胺苯噁唑酮(抗抑郁药)
THP dl-tetrahydropalmatines 延胡索乙素/ terminal hinge position 终末铰链位/tetrahydropapaveroline 四氢罂粟灵,四氢去甲基罂粟碱/ tetrahydro-pyranyl 四氢吡喃/total hydroxyproline 全羟脯氨酸
THPA tetrahydro-pteric acid 四氢蝶酸
THPP thiamine pyrophosphate 焦磷酸硫胺素
T-H protein Tamm-Horsfall protein 尿黏蛋白
THQ tetrahydroxy-quinone 四羟醌
Thr threonine ***n***. 苏氨酸
THR thyrotropin releasing hormone 促甲状腺激素释放激素/total hip replacement 全髋关节置换
thraldom ***n***. 奴役
thrall ***n***. 奴役,奴隶,束缚
thrash ***vt***. 打(谷),鞭打
thrashing ***n***. 打(谷),鞭打,痛打
Thraustochytrium virus 破囊壶菌属病毒
thread ***n***. 线,细线 ***vt***. ①穿线于…… ②穿过 ***vi***. 通过,穿透过 ‖ ~, celluloid 赛璐珞线 / ~, drainage 引流线 / gather up the ~ 综合分别处理的问题 / hang by a ~ 千钧一发,岌岌可危 / ~ tube 刺丝管,丝状管
threadbare ***a***. 着破的,破旧的,陈腐的
threadfin ***n***. [动药]四肢马鲅
thread-like ***a***. 线状的 ‖ ~ opacity 线状混浊
thread-plate ***n***. 端丝板
threads of Golgi-Rezzonico 高一雷二氏线(髓鞘漏斗切迹的神经纤维)
threads, mycelial 菌丝
threads, nuclear 核丝 ‖ ~, Pagenstecher's linen 帕根斯特赫尔氏麻线 (赛璐珞麻线) / ~, silk 丝线 / ~, Simonart's 西莫纳尔氏[粘连]线 (羊膜与胎粘连形成的羊膜线或带)
threadworm ***n***. ①线虫 ②蛲虫 ‖ ~ infection 线虫、蛲虫感染
thready ***a***. ①线样的 ②无力的
threat ***n***., ***vt***. ①威胁 ②凶兆
threaten ***vt***. ①威胁 ②预示……的凶兆 ③有……的危险 ***vi***. ①威胁 ②似将发生,可能来临
threatened ***a***. 危迫的,先兆的 ‖ ~ abortion; ~ miscarriage 先兆流产
threatening coloration 威吓色
threateningly ***ad***. 先兆地
three (简作 t) ***num***. 三,三个 ‖ ~ point exporiment [基因排列]三点试验/ ~ strands doubling crossing over 三线双交换
three-beam ***n***. 三束 ‖ ~ K-edge energy subtraction 三束K缘能量减影[法]
three-breed crossing 三品种轮回杂交
three-channel ***a***. 三通道的 ‖ ~ attachment 三通道连接器(X线机摄像增强电视显像部件) / ~ display 三通道显示 / ~ image distributor 三通道影像分像器
three-colour ***a***. 三色的
three-cornered ***a***. 三角的
three-day stiffisickness virus; Bovine ephemeral fever virus 牛三日病毒

热病毒

three-dimentional *a*. 三维的,立体的,三度的 ‖ ~ concept 三维概念 / ~ CT 三维电子计算机断层成像技术 / ~ display 三维显示 / ~ Doppler 三维多普勒 / ~ image 三维像,立体像 / ~ medical hologram 三维医学全息摄影片 / ~ model 三维模型,立体模型 / ~ needle test 三针孔试验(检立体视觉) / ~ reconstruction 三维(影像)重建 / ~ reconstruction apparatus 三维超声组图仪 / ~ selective angiography 三维选择性血管造影术 / ~ spiral CT 三维螺旋计算机断层成像术 / ~ spiral CT angiography 三维螺旋 CT 血管造影术 / ~ structrue 三维结构 / ~ surface 三维空间,三度面,三元面 / ~ tomographic localization 三维体层摄影定位

three-directional beam splitter (X 线)束三相分割

three-field technique 三野技术

threeflower gentian [植药]三花龙胆

threefold *a*., *ad*. 三倍(的)地

three-key point 三键控接触点

three-knob apparatus 三钮装置

three-knob X-ray unit 三钮 X 线装置

three-layered structure 三层结构

threeleaf akebia [植药]三叶木通

three-level laser 三能级激光器

three-limb tube 三臂管,三通管

three-mirror lens 三面镜

three-phase (简作 tp) *n*. 三相 ‖ ~ autotransformer 三相自耦变压器 / ~ connection 三相连接 / ~ machine 三相(电源)机器 / ~ rectification 三相整流 / ~ unit 三相(X 线)机 / ~ X-ray generator 三相 X 线发生器

three-ply (简作 tp) *a*. 三层的

three-pole (简作 tp) *n*. 三极

three-point test 三点试验

three-pronged star 三迹星裂

three-quarters *a*. 四分之三的

threescore *num*. 六十,六十岁

three-tier *n*. 三层 ‖ ~ rare earths imaging system 三层稀土成像系统

three-way cross (**triple cross**) 三系杂交,三源杂交,三交

thremmatology [希 thremma nursling + -logy] *n*. 育种学 (生物)

threnode; **threnody** *n*. 哀歌,挽歌,悲哀,哀悼

threonine (简作 Thr) *n*. 苏氨酸,β-羟丁氨酸 ‖ ~ aldolase 苏氨酸醛缩酶/ ~ dehydra(ta)se 苏氨酸脱水酶 / ~ synthetase 苏氨酸合成酶

threose *n*. 苏阿糖

threpsis *n*. 营养

threpsology [希 threpsis nutrition + -logy]; **trophology**; **nutriology** *n*. 营养学

threptic *a*. 营养的

thresh *vt*. 打谷,脱粒

thresher *n*. 脱粒机

thresher shark [动药]狐形长尾鲨

thresher shark fetus [动药]狐形长尾鲨胎

thresher shark gall [动药]狐形长尾鲨胆

thresher shark liver [动药]狐形长尾鲨肝

thresher shark muscle [动药]狐形长尾鲨

thresher shark swim-bladder [动药]狐形长尾鲨鳔

threshing *n*. 打谷,脱粒

threshold *n*. ①门槛 ②开端 ③界限 ④阈 ‖ ~, absolute; sensitivity; stimulus 绝对阈,刺激阈(能产生感觉的最低刺激限度) / ~, achromatic 感色阈,无色阈 / ~ of activition 激活阈 / ~, auditory 听觉阈(最小感觉音) / ~, bone conduction 骨导听阈 / ~ character 阈[值]性状 / ~ of consciousness 意识阈 / ~, convulsant 惊厥阈,最低惊厥剂量 / ~ detector 阈探测器 / ~, differential 差阈 / ~, displacement 移位阈 / ~ dosage 阈剂量 / ~ dose 临界剂量 / ~, double point 两点差别阈 / ~ effect 阈效应 / ~ element 阈元件 / ~ energy 阈能 / ~, erythema 红斑阈(引起皮肤红斑所需的放射剂量) / ~ of exicitation 兴奋阈 / ~ flicker 临界闪烁 / ~, nicker fusion (简作 FFT) 闪变熔阈 / ~, galvanic; rheobasis 基强度 / ~, hearing 听觉阈 / ~, high 高阈 / ~ of insula 岛阈 / ~, ketogenic 生酮(抗生酮) / ~, ketosis 酮阈 / ~ level 临阈级 / ~, liminal difference 极限辨差阈 / ~ limnit (简作 TL) 阈限 / ~ limit value (简作 TLV) 最大限值 / ~ logic circuit 阈逻辑电路 / ~, low 低阈 / ~, neutron 阈能中子 / ~ numbers ①合格数目 ②阈值 / ~ of octave masking (简作 TOM) 倍频带掩蔽阈试验 / ~, pain 痛觉阈 / ~, parasite; pycosenic ~ 致热阈 (血内致热所需疟原虫数) / ~ potential (简作 TP) 阈电位 / ~, precipitation 沉淀度,临界沉淀点 / ~, pyrogenic 致热阈 (致热所需疟原虫数) / ~ quantity of dust 尘阈值 / ~ reaction 阈反应 / ~, relational 比阈,差[别]比[例]阈 / ~, renal 肾阈(血浆内物质的浓度,到此浓度物质开始在尿内排出) / ~, resolution; minimum separable 最小辨距阈 / ~ selection 阈值选择 / ~, sensation 感觉阈 / ~, sensitivity; Stimulus ~; absolute ~ 感受阈,刺激阈,绝对阈 / ~ stimulus 阈刺激 / ~ sugar 肾糖阈(值) / ~ suppression 阈抑制 / ~, swallowing 吞咽阈 / ~, touch 触觉阈 / ~, two-point 两点辨别阈 / ~ value 阈值 / ~, visual 视觉阈 / ~, of visual sensation 视觉阈(产生视觉的最小刺激量) / ~ voltage 临阈电压

threw throw 的过去式

thrice *ad*. 三次,三倍,非常

thridace *n*. 莴苣浓汁,莴苣膏

thridacium [希 thridax lettuce]; **lacturium** *n*. 莴苣浓汁,莴苣膏

thrift *n*. 节俭,健壮

thrifty *a*. 节俭的,节约的

thrill *vt*. *vi*. ①(使)激动 ②(使)颤动 *n*. ①激动 ②震颤 ‖ ~, aneurysmal 动脉瘤震颤(动脉瘤触诊时) / ~, aortic 主动脉震颤(主动脉瓣疾病时) / ~, diastolic 舒张期震颤(主动脉瓣闭锁不全时) / ~, fat 脂肪性震颤 / ~, hydatid 棘球蚴震颤 / ~, presystolic 收缩期前震颇 / ~, purring 猫鸣状震颇 / ~, systolic 收缩期震颇(主动脉瓣狭窄,肺动脉瓣狭窄及室间隔缺损时)

thrilling *a*. 惊心动魄的,震颤的

Thrips *n*. 蓟马,吃植物的害虫(水虫)

thrisher shark swim-bladder [动药]浅海长尾鲨鳔

thrissa kammalensis (**Bleeker**) 赤鼻棱提科(隶属于提科 Engraulidae)

thrive *vi*. 兴旺,旺盛,茁壮成长

thrix; **hair** *n*. 毛,发 ‖ ~ annulata; ringed hair 黑白段发,花斑发

-thrix [希 thrix hair 发] 发,毛

throat *n*. ①咽,咽喉,喉 ②咽门 ③颈前部 ④入口,窄路 ⑤嗓音,嗓门 ‖ ~, cut 刎颈 / ~, sore 咽喉痛 / ~, trench; Vincent's angina 樊尚氏咽峡炎 / cut the ~ of 消灭,扼杀 / force sth down sb's ~ 迫使某人接受某事(尤指思想、意见等) / have a sore ~ 喉咙痛 / lie in one's ~ 撒大谎 / stick in one's ~ 使某人无法吞下,使某人难以接受

throat-almond; **tonsil** *n*. 扁桃体

throat-paint 涂咽剂

throat-ring; **Waldeyer's throat-ring** 喉环,瓦耳代尔氏扁桃体环

throat-root 水杨梅类

throat-wort ①风铃草 ②玄参 ③洋地黄

thoaty *a*. 喉音的,沙哑的

throb *vi*. *n*. 跳动,悸动,搏动

throbbing *a*. 搏动的

Throckmorton's reflex [Thomas Bentley 美神经病学家 1885 生] 特罗克摩顿氏反射 (叩击足背引起拇趾向背面翻屈,其他四趾分开)

throe *n*. 剧痛 ‖ be in the ~s of... 处在……的痛苦中

thromasthenia; **thrombasthenia**; **thrombocytasthenia** *n*. 血小板机能不全 ‖ ~, hereditary; hereditary purpura hemorrhagica; thrombasthenic purpura 遗传性血小板机能不全;遗传性出血性紫癜,血小板机能不全性紫癜

thromballosis *n*. 静脉血凝固

thrombase; **thrombin** *n*. 凝血酶

thrombapheresis *n*. 血小板除去法,血小板提取法

thrombasthenin *n*. 血小板衰弱素

thrombectomy [希 thrombos clot + ektome excision] *n*. 血栓切除术

thrombelastograpy *n*. 血栓弹性描记法

thrombembolia; **thrombo-embolia** *n*. 血栓栓塞

thrombi (单 thrombus) [拉] *n*. 血栓

thrombin; **thrombase**; **fibrin ferment** *n*. 凝血酶,纤维蛋白酶 ‖ ~ / antithrombin factor 凝血/抗凝血因子 / ~ time (简作 TT) 凝血酶时间 / ~, topical 外用凝血酶 (动物血或人血制剂)

thrombinogen; **prothrombin** *n*. 凝血酶原,前凝血酶

thrombinogenesis *n*. 凝血酶形成

thrombo- [希 thrombos clot 血块] [构词成分] ①血栓,凝块 ②血小板

thromboagglutinin *n*. 血小板凝集素

thromboangitis *n*. 血栓[性]脉管炎,血栓[性]血管炎 ‖ ~ obliterans; Buerger's disease; presenile spontaneous gangrene (简作 TO) 闭塞性血栓[性]血管炎,血栓闭塞性脉管炎,伯格氏病

thromboarteritis *n*. 血栓[性]动脉炎 ‖ ~ obliterans 闭塞性血栓[性]动脉炎/ ~ purulenta 脓性血栓[性]动脉炎

thromboasthenia *n*. 血小板功能不全

thromboatherosclerotic *a*. 血栓性动脉粥样硬化的

thromboblast; **megacaryocyte** *n*. 成血小板,前血小板,巨核细胞

thrombocinase; thrombokinase *n*. 凝血[酶]致活酶,凝血激酶
thromboclasis *n*. 血栓碎裂,血栓溶解
thromboclastic *a*. 碎裂血栓的
thrombocystis; thrombocyst *n*. 血栓囊
thrombocytapheresis *n*. 血小板除去法,血小板提取法
thrombocytasthenia *n*. 血小板能不全
thrombocyte *n*. 血小板（同 platelet）
thrombocythemia; thrombocytosis *n*. 血小板增多 ‖ ~, hemorrhagic; idiopathic ~ 出血性血小板增多,自发性血小板增多
thrombocytin; serotonin *n*. 血小板素,血清素,5-羟色氨
thrombocytocrit *n*. ①血小板比容,血小板压积 ②血小板比容计
thrombocytolysis *n*. 血小板溶解
thrombocytometer *n*. 血小板计数器
thrombocytometry *n*. 血小板计数法
thrombocytopathia *n*. 血小板病
thrombocytopathy *n*. 血小板病
thrombocytopathic *a*. 血小板病的
thrombocytopen *n*. 血小板减少素
thrombocytopenia; thrombopenia; plastocytopenia *n*. 血小板减少[症] ‖ ~, essential 特发性血小板减少性紫癜 / ~, immune 免疫性血小板减少(与抗血小板抗体 < IgG > 的存在有关的血小板减少) / ~, malignant 恶性血小板减少症（再生障碍性贫血的旧名）
thrombocytopenic purpura 血小板减少性紫癜
thrombocytopoiesis *n*. 血小板生成
thrombocytopoietic *a*. 血小板生成的
thrombocytosis *n*. 血小板增多[症]
thrombocytozyme *n*. 血小板酶
thromboelastogram *n*. 血小板弹性描记图
thromboelastograph *n*. 血小板弹性描记器
thromboelastography（简作 Thrombel）*n*. 血小板弹性描记法
thromboembolia; thromboembolism *n*. 血栓栓塞
thromboembolic disorders 血栓形成病变(或异常)
thromboembolism *n*. 血栓栓塞
thromboendarterectomy *n*. 血栓动脉内膜切除术
thromboendarteritis; thrombo-arteritis *n*. 血栓[性]动脉内膜炎,血栓[性]动脉炎
thromboendocarditis *n*. 血栓[性]心内膜炎
thrombogen; prothrombin *n*. 凝血酶原,前凝血酶
thrombogenesis *n*. 血栓形成
thrombogenic *n*. 形成血栓的
thrombogenicity *n*. 致血栓形成性
thromboglobulin *n*. 血栓调节素,血栓调节蛋白
thromboglobulin TG *n*. 血小板球蛋白
β-thromboglobulin *n*. β-血小板球蛋白
thrombomodulin *n*. 凝血调节蛋白,血栓调节素(为内皮细胞的一种膜蛋白,是凝血酶的受体)
thromboid *a*. 血栓样的
thrombokinase; thromboplastin; cytozyme *n*. 凝血[酶]致活酶,凝血激酶
thrombokinesis *n*. 血栓形成,血液凝固
thrombokinetics *n*. 血凝动力学
thrombolymphangitis *n*. 血栓[性]淋巴管炎
Thrombolysin *n*. 纤溶酶
thrombolysis *n*. 血栓溶解 ‖ ~ in myocardial infraction（简作 TIM-I）心肌梗塞溶栓试验
thrombolytic *a*. 溶解血栓的 *n*. 血栓溶解剂 ‖ ~ agent 溶栓药物 / ~ therapy 溶栓疗法
thrombometer *n*. 血栓预检器
thrombon *n*. 血小板系
thrombopathia; thrombopathy *n*. 血小板紊乱 ‖ ~, constitutional 体质性血小板紊乱
thrombopenia *n*. 血小板减少[症] ‖ ~, essential 自发性血小板减少[症],血小板减少性紫癜 / ~, splenic 脾性血小板减少[症]
thrombopeny; thrombopenia *n*. 血小板减少[症]
thrombophilia *n*. 血栓形成倾向
thrombophlebitis *n*. 血栓[性]静脉炎 ‖ ~, iliofemoral, postpartum; phlegmasia alba dolens puerperarum 产后髂股血栓静脉炎,产褥期股白肿 / ~ migrans; migratory ~ 移动性血栓静脉炎 / ~ proliferans; hyperplastic ~ 增殖性血栓静脉炎 / ~ purulenta 脓性血栓静脉炎 / ~ saltans 跃过性血栓静脉炎,远隔转移性血栓静脉炎
thrombophthisis *n*. 血小板毁损（骨髓机能障碍）
thromboplastic *a*. 形成血栓的,促凝血的
thromboplastid *n*. 血小板
thromboplastin; thromboplastic substance; zymoplastic substance; thrombokinase *n*. 凝血[酶]致活酶,促凝血酶激酶 ‖ ~, extrinsic 外源性促凝血激酶 / ~ generation test,（简作 TGT）凝血活酶生成试验 / ~, intrinsic 内源性促凝血激酶
thromboplastinogen *n*. 致活酶原,凝血激酶原(凝血因子 VIII 或抗血友病因子 A)
thromboplastinogenase *n*. 凝血[酶]致活酶原酶,凝血激酶原酶,血栓形成质酶
thromboplastinopenia *n*. 凝血[酶]致活酶减少[症]
thrombopoiesis *n*. ①血栓形成 ②血小板生成
thrombopoietic *a*. ①血栓形成的 ②血小板生成的
thrombopoietin *n*. 血小板生成素
thromboscintigram *n*. 栓塞闪烁成像图
thrombose *vi*. 形成血栓
thrombosed *a*. 形成血栓的
thrombosin; thrombin *n*. 凝血酶
thrombosinusitis *n*. 血栓[性]硬膜窦炎
thrombosis [希 thrombosis]（复 thromboses）（简作 Throm）*n*. 血栓形成 ‖ ~, agonal 濒死期血栓形成 / ~, atrophic; marasmic ~ 消耗性血栓形成 / ~, cardiac 心内血栓形成 / ~, cavernous sinus 海绵窦血栓形成 / ~, cerebral 脑血栓形成 / ~, coagulation 凝血性血栓形成 / ~, compression 压迫性血栓形成 / ~, coronary 冠状动脉血栓形成 / ~, creeping 匍行性血栓形成 / ~, dilatation [静脉]扩张性血栓形成 / ~, embolic 栓塞后血栓形成 / ~, femoral 股动脉血栓形成 / ~, ferment 酶性血栓形成 / ~, infective 传染性血栓形成(与细菌感染有关) / ~, marantic; marasmic ~; atrophic ~ 衰弱性血栓形成(主要指婴儿期和老年期消耗病时矢状窦血栓形成) / ~, placental 胎盘血栓形成 / ~, plate; platelet ~ 血小板性血栓形成 / ~, portal 门静脉血栓形成 / ~, puerperal 产后血栓形成 / ~, pulmonary 肺动脉血栓形成 / ~, Ribbert's; agonal ~ 濒死期血栓形成 / ~, sinus 静脉窦血栓形成 / ~, traumatic 外伤性血栓形成 / ~, venous; thrombophlebitis 静脉血栓形成,血栓[性]静脉炎
Thrombosis Research（**UK journal**）（简作 TR）血栓形成研究(英国杂志)
thrombospondin（简作 TSP）*n*. 血小板反应素,血小板凝血酶敏感蛋白
thrombostasis *n*. 血栓性淤血
thrombosthenin *n*. 血栓收缩蛋白
thrombotest *n*. 凝血试验
thrombotic *a*. 血栓形成的 ‖ ~ event 血栓栓塞事件 / ~ glaucoma 血栓形成性青光眼 / ~ microangipathy（简作 TM）血栓性微血管病 / ~ phlegmasia 栓塞性股白肿 / ~ thrombocytopenic purpura（简作 TTP）血栓性血小板减少性紫癜
thrombotonin（简作 5-HT）*n*. 5-羟色胺
thromboxane（简作 TX）*n*. 血栓烷,血栓素,凝血恶烷
thromboxanes A2 and B2（简作 TXA2, TXB2）血栓烷 A2,血栓烷 B2
thromboxane-A synthase 凝血恶烷-A 合酶(此酶活性缺乏,为一种常染色体显性性状,可致血小板释放缺损)
thrombozyme *n*. 凝血酶原激酶
thrombus（复 thrombi）[希 thrombos] *n*. 血栓 ‖ ~, agglutinative; hyaline ~ 凝集性血栓,透明血栓 / ~, agonal; agony 濒死期血栓 / ~, annular 环状血栓 / ~, antemortem 死前血栓(死前在心脏或大血管内形成的血栓或血块) / ~, ball 球形血栓(心脏) / ~, bile 胆栓 / ~, blood plate 血小板性血栓 / ~, calcified; phlebolith 钙化血栓,静脉石 / ~, coral 珊瑚状血栓 / ~, currant jelly 果酱状血栓 / ~, ferment 酶性血栓 / ~, fibrinous 纤维蛋白血栓 / ~, globular 球形血栓 / ~, globulin; hematoblastic ~ 球蛋白血栓 / ~, hematostatic 郁血性血栓 / ~, hyaline 透明血栓 / ~, infective 感染性血栓 / ~, Laennec's 拉埃奈克氏血栓（心脏内形成球形血栓主要见于脂肪变性时） / ~, laminated 分层血栓 / ~, lateral 侧壁血栓 / ~, marantic; marasmic ~ 衰弱性血栓(伴有严重消耗性病) / ~, mechanical 机械性血栓 / ~, milk 乳栓 / ~, mixed; laminated ~ 混合血栓,分层血栓 / ~, mural 附壁血栓 / ~, obstructive 阻塞性血栓 / ~, organized 机化血栓 / ~, pale; dull-white ~ 苍白血栓 / ~, parasitic 疟原虫栓 / ~, parietal; valvular ~ 附壁血栓 / ~, phagocytic 噬细胞栓(脑微细管的黑色素性白细胞积滞) / ~, pigmentary 色素栓 / ~, plate 血小板性血栓 / ~, postmortem 死后血栓(死后在心脏或大血管内形成的血栓或血块) / ~, postpartum; puerperal ~ 产后血栓 / ~, primary 原位血栓,原发血栓 / ~, propagated 传播性血栓,副生血栓 / ~, red 红色血栓(一种不含有红细胞;一种主要由白细胞组成;还有一种主要由血小板和纤维蛋白组成,通常见于动脉血栓) / ~, secondary 继发血栓 / ~, stratified 分层血栓 / ~, traumatic 外伤性血栓 / ~, valvular; parietal 瓣状血栓 / ~, white 白色血栓

throne *n*. 宝座,王权,王座
throng *n*. 群,人群 *vi*. 群集 *vt*. 挤满
throphleol *n*. 红皮素硫黄丁香油(一种牙安敷剂)
throttle *vt*. *vi*. [使]窒息,掐住,压制 *n*. 嗓子,喉门,风门
throttling *n*. 扼死 ‖ ~ refrigeration 节流制冷
through(简作 thru) *prep*. ①(指空间)穿过,通过 ②(指时间)从头到尾经过 ③(指方法,手段等)经由,(指原因,理由)由于 ④[做]完 *a*. ①对穿的,可通行的 ②直达的,过境的 ③穿了的,有洞的 ④[电话]接通 *ad*. ①贯穿,通过 ②彻底地 ③从头到尾 ‖ all ~ 一直,从来就 / be ~ with ①完成,做好 ②弃绝 / get ~ with 到达,结束,完成 / get ~ 完成 / ~ and ~ ①彻头彻尾地,从头到尾地 ②反复,穿透 / to ~ 直到
throughout *prep*. ①遍及,贯穿 ②在……整个期间 *ad*. 到处,始终,一直,全部
throughput *n*. 生产量,生产能力
through-transmission technique 透射(超声)技术
throve thrive 的过去式
throw *vt*., *vi*. ①投,掷,抛,扔 ②发射,射 ③投射 ④施加(影响等) *n*. 投掷 ‖ ~ about ①到处扔 ②舞动[手脚等] / ~ (a) light (up) on... 阐明,使……明白 / ~ away ①扔掉 ②浪费掉 ③放过[机会等] / ~ back ①掷还 ②使(头、肩等)向后 ③阻碍 ④反射 ⑤返祖 / ~ by 把……扔在一旁 / ~ doubt on 对……表示怀疑 / ~ down ①扔下 ②使倒下 / ~ in 扔进,增添,插入 / ~ off ①扔开,摆脱掉 ②发出 ③切断,断路,关闭 / ~ oneself into 投身于,积极从事 / ~ oneself on 依赖 / ~ out ①伸(四肢),挺(胸) ②抛出 ③说出 ④拒绝 ⑤显示 ⑥发出 ⑦派出 ⑧打扰 / ~ over ①抛弃 ②拒绝 ③转换 ④放弃 / ~ together ①匆匆拼凑成 ②使偶然相遇 / ~ up ①抛起,举起 ②放弃 ③呕出,呕吐 ④产生
throwback *n*. 返祖者,隔代遗传者
thrower *n*. 投掷者,发射器,喷射器
throwing-back *n*. 返祖
thrown throw 的过去式
Thrra Flava Usta [拉,动药]伏龙肝
thrum *v*. 乱弹,弹拨
thrum-eyed *a*. 雄蕊上位的(指花)
thrush *n*. ①鹅口疮,真菌性口炎 ②蹄叉腐疽(马) ③铸道(牙) ‖ ~, beggiatoa 白硫菌性鹅口疮 / ~, sheep; orf 羊鹅口疮
thrust *vt*., *vi*., *n*. ①插,塞,刺,戳 ②猛推 ③挺伸,延伸 ‖ ~, paraspinal 脊椎旁猛推法(治腰骶椎劳损) / ~, spinal 脊椎猛推法(治腰骶椎劳损) / ~, tongue 挺舌(幼稚型吮吸吞咽动作) / ~ oneself forward 引起别人的注意 / ~, extensor 伸肌推进
Thruster amphetamine pill 苯丙胺(苯齐巨林)丸,安非他明药丸
thrypsis [希] *n*. 粉碎骨折
THS tetrahydro compound S 四氢复合物 S/tetrahydrodesoxycortisol 四氢脱氧皮质醇/total heating surface 总加(受)热面
TH-sman strain TH-斯曼株
THSR Tufts Health Science Review Tufts 卫生科学评论(杂志名)
THT teacher of hydrotherapy 水疗技师
thud *n*. 重击声 *v*. 砰的一声落下
THUD thorium-uranium-deuterium 钍—铀—氚系统
Thudichum's test [John Lewis William 德医师 1823—1901] 土迪休姆氏试验(检肌酸酐)
thug *n*. 刺客,暴徒
Thuidiaceae *n*. 羽藓科(一种藓类)
Thuja [拉;希 thyia] *n*. 金钟柏属,岩柏属 ‖ ~ orientalis L. 侧柏
thuja *n*. 侧柏,金钟柏(可利尿、解热、发汗、通经)
α-thujaplicin *n*. α侧柏素
β-thujaplicin *n*. β侧柏素
γ-thujaplicin *n*. γ侧柏素
thujol; thuyol *n*. 侧柏油,金钟柏油
thujone *n*. 侧柏酮
thulium(缩 Tm) *n*. 铥(69 号元素)
thumb [拉 pollex, pollux] *n*. ①拇指,拇 ②指状突 *vt*. [用拇指]摸,揿,压,翻阅 ‖ ~, bifid 拇裂 / ~, tennis 网球员拇病,拇长屈肌腱鞘炎 / all ~s 笨手笨脚的 / under sb's ~ 受某人支配,在某人的势力下
Thumb marijuana cigaretee 大麻香烟
thumb-mark 拇指印,拇指纹
thumbnail *n*. 拇指甲 *a*. ①小型的 ②简略的 ③拇指甲大小的
thumbprint *n*. 拇指纹 ‖ ~ sign 指压征(肠系膜下动脉闭塞的胃肠道 X 线造影征象)
thumbstall *n*. 拇指套
thumb-sucking *n*. 吮指癖
thumbtack *n*. 图钉
thump *n*. 重击,重击声 *vt*., *vi*. 重击 ‖ ~, precordial 心前区重击
thumpringting *n*. 指压征(一种 X 线摄影征,即结肠充钡时出现的匀称的压迹,好像是拇指压成的,见于各种结肠疾患,特别是缺血性结肠炎)
thumps *n*. ①猪肺病(蛔虫幼虫所致) ②马噎病(膈痉挛)
thumpversion *n*. 击胸法(开始心脏复苏时击胸一二下以便起始搏动或使室性纤维性颤动转变成正常节律)
Thunbergia grandiflora (**Roxb. ex Rottl.**) **Roxb.** [拉,植药]大花山牵牛
thunder *n*. 雷,雷声 *vi*. ①打雷 ②发出雷鸣般的响声 ‖ steal sb's ~ 窃取某人的发明而抢先利用
thunderbolt *n*. 意外的事件或打击,雷电,晴天霹雳,霹雳
thunderclap *n*. 雷声,晴天霹雳,霹雳
thunder-disease; apoplexy 卒中,中风
thunder-humor 顽性皮疹
thunderous *a*. 雷声似的,多雷的
thunderously *ad*. 雷声似地,多雷地
Thunia alba (**Lindl.**) **Rchb. f.**; **Thunia marshalliana** [拉,植药]通兰,全草入药—岩笋
Thunnidae *n*. 金枪鱼科(隶属于鲈形目 Perciformes)
Thunnus albacora (**Lowe**) 黄鳍金枪鱼(隶属于金枪鱼科 Thunnidae)
Thunnus obesus (**Lowe**) 大眼金枪鱼(隶属于金枪鱼科 Thunnidae)
Thunnus tonggol (**Bleeker**) 青甘金枪鱼(隶属于金枪鱼科 Thunnidae)
Thurfyl Nicotinate 烟酸呋酯(血管扩张药)
Thuricola *n*. 扉门虫属 ‖ ~ foliculata 袋扉门虫 / ~ kellicotiana 细削扉门虫
Thurniaceae *n*. 圭亚那草科
Thur(s) Thursday 缩写
Thursday *n*. 星期四
thus *ad*. 如此,这样 ‖ ~ and ~ 如此这般 / ~ far ①到此为止 ②迄今/ ~ much ①这些 ②到此
thus(所有格 thuris)[拉]; **olibanom** *n*. 乳香 ‖ ~, American 美国松脂,锐桧树脂 / ~, gum; turpentine 松脂,松油脂
thuyol; thuyone; thujol *n*. 侧柏油,金钟柏油
thwack; whack *v*., *n*. 使劲打,(用棍子等)重打,砍,劈
thwart *vt*. 反对,阻挠
Thx thorium X 钍 X(镭的同位素 Ra[224])/thyroxine *n*. 甲状腺素
Thyasidae *n*. 狂[水]螨科
thylacitis [希 thylax pouch + -itis]; **steatadenitis** *n*. 皮脂腺炎
thylacium *n*. 寄生瘤
Thylacomonas compressa 压缩盾滴虫
thylakentrin; follcle-stimulating hormone *n*. 促卵泡成熟激素
Thylakidium *n*. 袋纤虫属 ‖ ~ **truncatun Schewiakoff** 截头袋纤虫
thylakoid *n*. 类囊体(内含叶绿体光合色素及催化光依赖性反应的酶类) ‖ ~ space 类囊体腔
thylakoid reticulum 扁圆体网
thylaxoviridee murine carcinomatis virus; Mice mammary tumour virus 小鼠乳腺癌病毒
Thymalfasin *n*. 胸腺法新(免疫调节药)
Thymallidae *n*. 茴鱼科(隶属于鲑形目 Salmoniformes)
Thymallus arcticus grubei (**Dybowski**) 黑龙江茴鱼(隶属于茴鱼科 Thymallidae)
Thyme [拉 thymus; 希 thymos] *n*. [植药]百里香,麝香草 ‖ ~ oil [植药]麝香草油 / ~ vulgaris L. [拉,植药]麝香草 / ~, wild; Thymus serpyllum L. 匐枝百里香,野麝香草
thymectomize *vt*. 切除胸腺
thymectomy; thymusectomy *n*. 胸腺切除术
Thymelaeaceae *n*. 瑞香科
thymelcosis [希 thymos thymus + helkosis ulcertion] *n*. 胸腺溃疡
thymene *n*. 百里烯香草萜,麝香草烯
thymergasia *n*. 情感性精神病
thymergastic [希 thymos mind + ergon work] *n*. 情感性精神病
-thymia [希 thymos mind + -ia 心神 state 情况] *n*. 情感,心境
thymian [德]; **thyme** *n*. 百里香,香草
thymiasis; yaws *n*. 雅司病
thymic [拉 thymicus] *a*. ①胸腺的 ②百里香的,麝香草的 ‖ ~ acid 胸腺核苷酸 / ~ corpuscle 胸腺小体 / ~ hormone 胸腺激素 / ~ permeability factor(简作 TRF)胸腺通透因子 / ~ phlebography 胸腺静脉造影[术]
Thymic group virus; AK leukaemia virus; Spontaneous lymphoid leukaemia virus 胸腺病毒群
thymicolymphatic *a*. 胸腺淋巴结的
thymidine(简作 T) *n*. 胸[腺嘧啶脱氧核]苷 ‖ ~ kinase(简作

TK）胸苷激酶 / ~ phosphorrylase 胸苷磷酸化酶 / ~, tritiated（简作 TTh）氚化胸腺嘧啶 / ~ triphophate（简作 TTP）三磷酸胸苷,胸三磷

thymidylate *n*. 胸苷酸 ‖ ~ synthase 胸苷酸合酶

thymidylic acid 胸[腺嘧啶脱氧核]苷酸

thymidylyl *n*. 胸苷基

thymine; 5-methyl utracil（简作 Thy）*n*. 胸腺嘧啶 ‖ ~ arabinoside（简作 TA）阿糖胸腺嘧啶 / ~ deoxyriboside kinase 脱氧胸腺激酶 / ~ dime 胸腺嘧啶二聚体

thymineless *a*. 缺胸腺嘧啶的 ‖ ~ death（简作 TLD）缺胸腺嘧啶死亡 / ~ mutagenesis 胸腺嘧啶缺陷诱变

thymine-uraciluria *n*. 胸腺嘧啶尿嘧啶尿(尿内嘧啶类胸腺嘧啶和尿嘧啶过多,如二氢嘧啶脱氢酶缺乏症时所发生的情况)

thyminic acid 胸腺嘧啶原酸

thyminose *n*. 胸腺糖

thymiodide; thymol iodide *n*. 碘化麝香草脑

thymion［德］*n*. 皮肤疣

thymiosis; yaws *n*. 雅司病

thymitis *n*. 胸腺炎

thymo-［希 thymos thymus 胸腺］［希 thymos mind, spirit 精神］［构词成分］①胸腺 ②精神,情感,心理,意志 ③麝香草

Thymocartin *n*. 胸腺卡汀（免疫调节药）

thymocrescin *n*. 胸腺生长激素

Thymoctonan *n*. 胸腺托南（免疫调节药）

thymocyte *n*. 胸腺细胞

thymoform; thymoloform *n*. 麝莫仿,麝香草脑甲醛

thymogenic *a*. 情感性的

thymohydroquinone *n*. 麝香草氢醌

thymoilphthalein monophosphate（简作 TMP）单磷酸麝香草酚酞

thymokesis *n*. 胸腺遗留(成人)

thymokinetic *a*. 刺激胸腺的

thymol *n*. 麝香草酚,百里酚（抗菌药）‖ ~ carbonate; thymotal 碳酸麝香草脑[酯] / ~ iodide 碘化麝香草脑 / ~ phthalein 麝香草脑酞 / ~ turbidity（简作 TT）麝香草酚浊度

thymoleptic *a*., *n*. ①抗抑郁药 ②影响情绪的,抗抑郁的

thymolize *vt*. 麝香草脑处理

thymolphthalein *n*. 麝香草酚酞,百里酚酞(指示剂)

thymolipoma *n*. 胸腺脂肪瘤

thymolysin *n*. 溶胸腺素(损害或杀死胸腺细胞的抗体)

thymolysis *n*. 胸腺溶解,胸腺破坏

thymolytic *a*. 溶胸腺的,破坏胸腺的

thymoma *n*. 胸腺瘤

thymometastasis *n*. 胸腺组织转移

thymonoie *a*. 情感心理的

thymonuclease *n*. 胸腺核酸酶

thymonucleic acid *n*. 胸腺核酸,脱氧核糖核酸

thymonucleinase *n*. 胸腺核酸酶

thymonucleodepolymerase *n*. 胸腺核酸解聚酶

thymopathy *n*. ①胸腺病 ②情绪病

thymopathic *a*. ①胸腺病的 ②情绪病的

thymopentin（简作 TP-5）*n*. 胸腺喷丁,胸腺五肽(一种五肽免疫刺激剂)

thymopexy *n*. 胸腺固定术

thymopoietin *n*. 促胸腺生成素

thymoprivic; thymoprivous *a*. 胸腺缺乏的

thymoprivous［thymo- + 拉 privus without］*a*. 胸腺缺乏的

thymopsyche *n*. 感情,情感心理

thymosin *n*. 胸腺素(一种体液因素,由胸腺分泌的一种激素,促使外周淋巴组织生长,尤其是促使胸腺依赖性区域的生长,亦称胸腺激素)同 thymic lympho-poitic factor ‖ ~ F5; thymosion fraction 5 胸腺素第五种成分

Thymostimulin *n*. 胸腺刺激素（免疫调节药）

thymotoxic *a*. 胸腺毒素的

thymotoxin; thymolysin *n*. 胸腺毒素,溶胸腺素

Thymotrinan *n*. 胸腺曲南（免疫调节药）

thymotrope *n*. 胸腺体质者

thymotrophic *a*. 促胸腺的

thymotropic *a*. 胸腺体质的

thymotropism *n*. 胸腺体质

thymovidin［鸟］*n*. 胸腺促卵激素

Thymoxamine *n*. 莫西赛利（血管扩张药）

thymulin *n*. 胸腺素

Thymus L. 百里香属 ‖ ~, serpyllum L. 匐枝百里香,野麝香草

thymus［拉;希 thymos］（简作 T）*n*. 胸腺 ‖ ~, accessory 副胸腺 / ~ dependent area 胸腺依赖性区域 / ~ gland 胸腺 / ~, internal 内胸腺（猫）/ ~ leukemia（简作 TL）胸腺白血病 / ~ leukemia antigen（简作 TL）胸腺白血病抗原 / ~ lymphocyte antigen（简作 TL）胸腺淋巴抗原 / ~ nurse cell（简作 TNC）胸腺保育细胞 / ~, persistent; ~ persistens hyperplastica 久存性胸腺 / ~ nucleic acid 胸腺核酸,脱氧核糖核酸

thymus-dependent *a*. 胸腺依赖的(指 T 淋巴细胞) ‖ ~ antigen 胸腺依赖性抗原 / ~ lymphocytes 胸腺依赖淋巴细胞 / ~ lymphocyte helper 1（简作 Th_1）胸腺依赖性细胞因子 1 / ~ lymphocyte helper 2（简作 Th_2）胸腺依赖性细胞因子 2

thymusectomy *n*. 胸腺切除术

thymus-independent *a*. 非胸腺依赖的(指 B 淋巴细胞) ‖ ~ antigen 非胸腺依赖抗原 / ~ lymphocyte 胸腺无关淋巴细胞

Thymus mongolicus Bon *n*.［拉,植药］百里香药用部分:地上部分—[地椒]

Thymus przewalskii (Kom) Nakai［拉,植药］兴凯百里香药用部分:地上部分—[地椒]

Thymus quinquicostatus［拉,植药］五脉地椒全草入药—百里香

Thymus serpyllum L.; Thymus mongolicus［拉,植药］欧百里香全草入药

thymustod［德 thymus death］*n*. 胸腺性猝死

thynnin *n*. 鱼精蛋白

Thyone bicornis (Ohshima) 二角赛瓜参(隶属于瓜参科 Cucumariidae)

thypar *a*. 甲状腺及甲状旁腺缺乏的

Thypethdaceae *n*. 乳嘴衣科(一种地衣类)

Thyphenytoin *n*. 苯噻妥英（抗癫痫药）

Thyrar; thyroid *n*. 甲状腺[制]剂(商品名)

thyrasthenia *n*. 甲状腺性神经衰弱

thyratron *n*. 闸流管(用作矫正交流电的电瓣)

thyremphraxis［希 thyreos shield + emphraxis stoppage］*n*. 甲状腺阻塞

thyreo-; thyro-［构词成分］甲状腺,甲状

thyreoaplasia *n*. 甲状腺发育不全 ‖ ~ congenita 先天性甲状腺发育不全

thyreo-arytenoideus［拉］甲杓肌

thyreocele *n*. 甲状腺肿

thyreochondrotomy *n*. 甲状软骨切开术

thyreocricotomy *n*. 环甲膜切开术

thyreo-epiglotticus［拉］甲状会厌肌

thyreoepithelioma *n*. 甲状腺上皮瘤

thyreogenic *n*. 甲状腺性的

thyreohyoideus［拉］*n*. 甲舌骨肌

thyreoid; thyroid *n*. ①甲状腺 ②甲状的

thyreoidea［拉］; **thyreoid gland** *n*. 甲状腺 ‖ ~ accessoria; ~ ima 副甲状腺

thyreoidectomy; thyroidectomy *n*. 甲状腺切除术

thyreoidism *n*. ①甲状腺机能亢进 ②甲状腺剂中毒

thyreoitis; thyroiditis *n*. 甲状腺炎

thyreolytic *a*. 溶甲状腺的

thyreoncus; thyrocele *n*. 甲状腺肿

thyreo-oesophageus［拉］甲状食管肌

Thyreophagus *n*. 狭螨属

thyreoprivia; thyroprivia *n*. 甲状腺缺乏症,甲状腺切除后状态

thyreoprivic; thyreoprivous *a*. 甲状腺缺乏的,甲状腺切除后的

thyreoprotein *n*. 甲状腺蛋白

thyreosis; thyrosis *n*. 甲状腺机能病

thyreotoxin; thyrotoxin *n*. 甲状腺毒素

thyridial cell 明斑后室

thyridium *n*. 明斑

thyrine *n*. 甲状腺素

thyristor *n*. 可控硅整流器 ‖ ~ circuit 可控硅电器 / ~ timer ①可控硅计时器 ②可控硅定时器 / ~ iodine uptake 甲状腺摄碘率 / ~ scanning 甲状腺扫描 / ~ scintiscanning 甲状腺闪烁扫描 / ~ scintigraphy 甲状腺闪烁成像术 / ~ split 甲状腺(分)野

thyro-; thyreo-［希 thyreoeides from thyreos shield 盾］［构词成分］甲状腺,甲状

thyroactive *n*. 促甲状腺活动的

thyroadenitis *n*. 甲状腺炎

thyroantigen（简作 TA）*n*. 甲状腺抗原

thyroantitoxin *n*. 甲状腺抗毒素

thyroaplasia［thyro- + a neg. + 希 plasis molding］*n*. 甲状腺发育不全

thyroarytenoid *a*. 甲杓[软骨]的 ‖ ~ muscle 甲状舌骨肌

thyroarytenoideus［拉］*n*. 甲杓肌

thyrocalitonin *n*. 甲状腺降钙素,降钙素

thyrocardiac *a*. 甲状腺[与]心脏的

thyrocarditis *n*. 甲状腺性心炎
thyrocele *n*. 甲状腺肿
thyrochondrotomy *n*. 甲状软骨切开术
thyrocolloid *n*. 甲状腺胶质
thyrocricocentesis *n*. 环甲膜穿刺术
thyrocricotomy *n*. 环甲膜切开术
thyrodesmic [thyro- + 希 desmos bond]; **thyrotropic** *a*. 促甲状腺的,亲甲状腺的 muscle 甲状会咽肌
thyroepiglottic *a*. 甲状会厌的
thyroepiglottideus [拉]; **thyreoepiglotticus** *n*. 甲状会厌肌
thyrofissure *n*. 甲状软骨分裂术
thyrogenic; **thyrogenous** *a*. 甲状腺原的,甲状腺性的
thyrogenous [thyro- + 希 gennan to produce] *a*. 甲状腺原的,甲状腺性的
thyroglobulin (简作 TG) *n*. 甲状腺球蛋白 ‖ ~ autoantibody 甲状腺球蛋白自身抗体 / ~ aggregation test (简作 TA) 甲状腺球蛋白凝集试验
thyroglossal *a*. 甲状腺与舌的 ‖ ~ duct 甲状舌管
thyrohyal *a*. 甲状舌骨的 *n*. 舌骨大角
thyrohyoid *a*. 甲状舌骨的 ‖ ~ membrane 甲状舌骨膜 / ~ muscle 甲状舌骨肌
thyrohyoideus [拉]; **thyreohyoideus** *n*. 甲状舌骨肌
thyroid [希 thyreoeides; thyreos shield + eidos form] *a*. 甲状的 *n*. ①甲状腺 ②甲状腺[制]剂,甲状腺粉 ③喙板 ‖ ~, aberrant 异位甲状腺 / ~, accessory 副甲状腺 / ~ binding globulin; thyroxine binding globulin 甲状腺结合球蛋白 / ~ cancer 甲状腺癌 / ~ cartilage 甲状软骨 / ~ disease 甲状腺疾病 / ~, dried 干甲状腺粉 / ~ gland 甲状腺 / ~, intrathoracic; retrosternal ~; substernal ~ 胸内甲状腺,胸骨后甲状腺,胸骨下甲状腺 / ~ iodine uptake (简作 TIU) 甲状腺摄碘率 / ~, lingual 舌甲状腺[胚] / ~ microsomal antibodies (简作 TMA) 甲状腺微粒体抗体 / ~ notch 甲状[上]切迹 / ~ ophthalmopathy 甲状腺状眼病 / ~ peroxidase (简作 TPO) 甲状腺过氧化物酶,碘化物过氧化物酶 / ~ sign 甲状腺征(一种诊断甲状腺功能亢进的体征) / ~ stimulating autoantibodies (简作 TSAb) 促甲状腺自身抗体 / ~ stimulating hormone; thyrotropin (简作 TSH) 促甲状腺激素 / ~ stimulating hormone relsasing factor (简作 TRF) 甲状腺刺激激素释放因子 / ~ stimulating immunoglobulin (简作 TSI) 刺激甲状腺免疫球蛋白 / ~ storm 甲状腺危象 / ~ ultrasonography examination (简作 TUE) 甲状腺超声检查
thyroidea; **thyroid gland** *n*. 甲状腺 ‖ ~ accessoria; ~ ima; accessory thyroid 副甲状腺
thyroidectomize *vt*. 切除甲状腺
thyroidectomy *n*. 甲状腺切除术
thyroideum *n*. 甲状腺[粉剂]
thyroidism *n*. ①甲状腺剂中毒 ②甲状腺机能亢进
thyroiditis *n*. 甲状腺炎 ‖ ~, acute 急性甲状腺炎 / ~, autoimmune 自身免疫性甲状腺炎 / ~, chronic; ligneous ~; Riedel's struma 慢性甲状腺炎,板样甲状腺炎,里德耳氏甲状腺肿 / ~, chronic lymphocytic 慢性淋巴结样甲状腺炎,慢性淋巴细胞性甲状腺炎(即桥本 < Hashimoto > 甲状腺炎) / ~, De Quervain's; subacute ~; granulomatous 亚急性甲状腺炎,肉芽肿性甲状腺炎 / ~, giant cell; giant follicular 巨细胞性甲状腺炎,巨滤泡性甲状腺炎,亚急性肉芽肿性甲状腺炎 / ~, Hashimoto's; struma lymphomatosa 桥本氏甲状腺炎,淋巴瘤性甲状腺肿 / ~, invasive 侵袭性甲状腺炎 / ~, lymphocytic 淋巴细胞性甲状腺炎 / ~, parasitic; Chagas' disease 寄生虫性甲状腺炎,恰加斯氏病 / ~, pseudotuber culous 假结核性甲状腺炎,亚急性肉芽肿性甲状腺炎 / ~, Riedel's; woody ~ 慢性[增生性]甲状腺炎,板样甲状腺炎 / ~, subacute; granulomatous ~ 亚急性肉芽肿性甲状腺炎 / ~, woody; Ridel's struma 慢性甲状腺炎,板样甲状腺炎,里德耳氏甲状腺肿
thyroidization *n*. ①甲状腺剂疗法 ②[组织病理学中指组织的]甲状腺样出现
thyroidomania *n*. 甲状腺[机能亢进]性精神病
thyroidotherapy; **thyrotherapy** *n*. 甲状腺[制]剂疗法
thyroidotomy *n*. 甲状腺切开术
thyroidotoxin *n*. 甲状腺毒素
thyroid-seeking isotope 亲甲状腺同位素
thyroigenous *a*. 甲状腺源的,甲状腺性的
thyrointoxication; **thyrotoxicosis** *n*. 甲状腺毒症,甲状腺中毒
thyroiodine; **iodothyrine** *n*. 甲状腺碘质
thyroiodine; **thyroiodine poisoning** 甲状腺碘质中毒
Thyrolar; **liotrix** *n*. 三碘合剂(商品名)
thyrolaryngeal *a*. 甲状喉的(动脉)
thyroliberin thyroid stimulating hormone releasing hormone *n*. 促甲状腺激素释放激素
thyrolingual; **thyroglossal** *a*. 甲状腺与舌的 ‖ ~ duct 甲状舌管
thyrolymphography *n*. 甲状腺淋巴造影术
thyrolysin *n*. 溶甲状腺素
thyrolytic *a*. 溶甲状腺的,破坏甲状腺的
thyroma *n*. 甲状腺瘤
Thyromedan *n*. 甲状米登(甲状腺素类药)
thyromegaly *n*. 甲状腺巨大
thyromimetic *a*. 拟甲状腺素的,拟甲状腺的
thyroncus; **goitre** *n*. 甲状腺肿
thyronine; **desiodothyroxine** *n*. 甲状腺氨酸,脱碘甲状腺素
thyronucleoalbumin *n*. 甲状腺核白蛋白
thyro-oxyindole; **thyroxin** *n*. 甲状腺素
thyropalatinus [拉]; **musculus pharyngopalatinus** *n*. 咽腭肌
thyroparathyroidectomy *n*. 甲状腺甲状旁腺切除术
thyroparathyroprivic *a*. 甲状腺甲状旁腺缺失的
thyropathy *n*. 甲状腺病
thyropenia *n*. 甲状腺分泌减少
thyropexy *n*. 甲状腺固定术
thyropharyngeal *a*. 甲[状]咽的
thyrophyma *n*. 甲状腺瘤,甲状腺肿
thyroprival *a*. 甲状腺缺乏的,甲状腺切除后的
thyroprivia [thyroid + 拉 privus without] *n*. 甲状腺缺乏症,甲状腺切除后状态
thyroprivic; **thyroprivous**; **thyroprival** *a*. 甲状腺缺乏的,甲状腺切除后的
Thyropropic Acid 甲状丙酸(甲状腺激素类药)
thyroprotein *n*. 甲状腺蛋白,甲状腺球蛋白
thyroptosis *n*. 甲状腺下移,低位甲状腺
thyrosis (复 thyroses); **thyreosis** *n*. 甲状腺机能病
thyrostatics *n*. 甲状腺拮抗剂
thyrotherapy; **thyroidization** *n*. 甲状腺剂疗法
thyrotome *n*. 甲状软骨刀
thyrotomy *n*. ①甲状软骨切开术 ②甲状腺切开术
thyrotoxemia; **thyrotoxicosis** *n*. 甲状腺毒症
thyrotoxia; **thyrotoxicosis** *n*. 甲状腺毒症
thyrotoxic *a*. 甲状腺毒性的 ‖ ~ exophthalmos 促甲状腺性眼球突出 / ~ myasthenia gravis 甲状腺毒性重症肌无力
thyrotoxicosis *n*. 甲状腺毒症
thyrotoxin *n*. 甲状腺毒素
thyrotrope *n*. 甲状腺机能病患者
thyrotroph *n*. 促甲状腺细胞(垂体前叶)
thyrotrophic; **thyrotropic** *a*. 促甲状腺的
thyrotrophin; **thyrotropin** *n*. 促甲状腺激素(垂体激素类药)
thyrotropic *n*. ①甲状腺体质的 ②促甲状腺的
thyrotropin *n*. 促甲状腺激素(垂体激素类药) ‖ ~ releasing factor (简作 TRF 或 TRH) 促甲状腺激素释放因子
thyrotropinoma; **thytrophinoma** *n*. 促甲状腺素瘤
thyrotropin-releasing hormone (简作 TRH) 甲状腺释放激素下丘脑产生的促进甲状腺合成和分泌的激素
thyrotropism *a*. ①甲状腺体质 ②促甲状腺性,亲甲状腺性
thyroxin; **thyroxine** (简作 TX) *n*. 甲状腺素
thyroxine; **thyroxin** (简作 TX) *n*. (简作 TX) 甲状腺素 ‖ ~, crude 粗制甲状腺素 / ~, levo 左甲状腺素,左旋甲状腺素(甲状腺激素) / ~, normalized (简作 T_4N) 标准甲状腺素 / ~, radioactive 放射性甲状腺素 / ~ Sodium 左甲状腺素钠 (甲状腺激素)
thyroxinemia *n*. 甲状腺素血[症]
thyroxinic *a*. 甲状腺素的
thyroxine binding protein 甲状腺素结合蛋白
thyroxinsodium *n*. 甲状腺素钠
thyroxinum [拉]; **thyroxine** *n*. 甲状腺素
Thyrsoidea macrurus (**Bleeker**) 长体鳝(隶属于海鳝科 Muraenidae)
thyrsus [希 thyrsos]; **penis**; **thyrse** *n*. ①阴茎 ②聚伞圆锥花序
Thysanactis dentex (**Regan et Trewaves**) 缨鳍巨口鱼 (隶属于黑巨口鱼科 Melanostimiatidae)
Thysanichthys crossotus (**Jordan et Starks**) 皮须鲉(隶属于鲉科 Scorpaenidae)
Thysaniezia giardi (**Moniez**) 绵羊遂体绦虫(隶属于裸头科 Anoplocephalidae)
Thysanoptera *n*. 樱翅目
Thysanosoma *n*. 缝体绦虫属 ‖ ~ actinoides; fringed tapeworm 放射状缝体绦虫
Thysanoteuthidae *n*. 菱鳍乌贼科(隶属于枪形目 Terthoidae)
Thysanoteuthis rhombus (**Troschel**) 菱鳍乌贼(隶属于菱鳍乌贼科

Thysanoteuthidae)
thysanotrix; trichostasis spinulosa *n*. 发根黑点病，毛囊多毳角栓病
Thysanura *n*. 弹尾目，缨尾目
Thysanotera *n*. 樱翅目
Thytropar; thyrotropine *n*. 促甲状腺素(商品名)
THZ thiazolidomycin 噻唑霉素
Ti titanium *n*. 钛 (22 号元素)
TI technical information 技术情报，技术数据/technical instruction 技术说明书/technical interchange 技术相互交换/temperature index 温度指数/temperature indicator 温度指示器/temporal intergration 瞬时整合/thoracic index 胸腔指数/time interval 时间间隔/title 题名/titanium 钛(22 号元素)/transformation index 转化指数/tranverse diameter between ischia 坐骨间横径/tranverse distance between ischia 坐骨间横距/tricuspid incompetence 三尖瓣闭锁不全/tricuspid insufficiency 三尖瓣闭锁不全/triple index 三联指数/thyroid imaging 甲状腺显像/trypsin inhibitor 胰蛋白酶抑制物/tumor index 肿瘤指数/typus in versus 转化型
T_4-I thyroxine iodine 甲状腺素碘
TIA tetraiodothyroacetic acid 四碘甲腺乙酸/thinlayer immunoassay 薄层免疫测定/transient ischemic attack 一过性缺血发作
Tiabendazole *n*. 噻苯达唑 (抗蠕虫药)
Tiabenzazonium Iodide 替贝碘铵 (抗感染药)
tiacarana *n*. 溃烂型皮肤利什曼病
Tiacrilast *n*. 硫克司特 (抗组胺药)
Tiadenol *n*. 硫地醇 (降血脂药)
Tiafibrate *n*. 硫贝特 (降血脂药)
Tiagabine *n*. 噻加宾 (抗癫痫药)
tiamenidine hydrochloride 盐酸噻胺唑啉，盐酸甲噻胺咪唑啉(抗高血压药)
Tiametonium Iodide 硫美碘铵 (抗高血压药)
Tiamiprine *n*. 硫唑鸟嘌呤 (抗肿瘤药)
Tiamizide *n*. 硫米齐特 (利尿药，降压药)
Tiamulin *n*. 硫姆林 (抗感染药)
Tianafac *n*. 噻那酸 (消炎镇痛药)
Tianeptine *n*. 噻奈普汀 (抗抑郁药)
Tiapamil *n*. 噻帕米 (冠脉扩张药)
Tiapirinol *n*. 噻吡醇 (维生素类药)
Tiapride (tiapridal) *n*. 硫必利，泰必利，泰必乐 (抗精神病药)
Tiaprofenic Acid 噻洛芬酸 (消炎镇痛药)
Tiaprost *n*. 噻前列素 (前列腺素类药)
Tiarella polyphylla D. Don [拉，植药]黄水枝
Tiaromide *n*. 噻拉米特 (解热镇痛药)
-tiazem [构词成分] -硫卓 (1998 年 CADN 规定使用此项名称，主要系指血管系统抗心绞痛药地尔硫卓[Diltiazem]的一类药名)
Tiazesim *n*. 硫西新 (抗抑郁药)
Tiazofurine *n*. 噻唑呋林 (抗肿瘤药)
tiazuril *n*. 硫苯三嗪酮(家禽抗球虫药)
TIB technical information bulletin 技术情报通报
TIBA triiodobenzoic zcid 三碘苯甲酸
Tibalosin *n*. 替巴洛新 (抗高血压药)
TIBC total iron binding capacity 总铁结合能力
Tibeglisene *n*. 替格列新 (降血糖药)
Tibenelast *n*. 硫茶司特 (抗过敏药)
Tiberia pulchella (A. Adams) 优美方口螺(隶属于小塔螺科 Pyramidelidae)
Tibet lyonia [植药]南烛
Tibetan toad [动药]西藏蟾蜍
Tibezonium Iodide 替贝碘铵 (抗感染药)
tibia (复 tibias; tibiae)[拉] *n*. 胫骨 ‖ ~, Lannelongue's; syphilitic ~ 兰内龙格氏胫骨，梅毒性胫骨 / ~, left (简作 TL) 左胫骨 / ~, right (简作 TR) 右胫骨 / ~, saber; saber-shaped ~ 军刀状胫骨 / ~ valga 胫骨外翻 / ~ vara; bow-leg 胫骨内翻，弓形腿
tibiad *ad*. 向胫侧
tibiaeu [拉]; **tibiaus** *a*. 胫骨的
tibial [拉 tibialis] *a*. 胫骨的 ‖ ~ artery 胫动脉 / ~ epiphysis 前胫距/ ~ ring 胫圈 / ~ spur 胫距 / ~ thumb 胫指
tibiala *n*. 胫毛
tibiale *n*. 胫侧骨(胚) ‖ ~ externum; ~ posticum 外胫侧籽骨，后胫侧籽骨 (胫后肌腱内的籽骨)
tibialgia *n*. 胫骨痛
tibialis [拉] *n*. ①胫骨肌 ②胫骨的
tibiarolium *n*. 胫垫
tibien *a*. 胫骨的
tibio- [拉 tibia shinbone 胫骨] [构词成分] 胫骨，胫
tibiocalcanean *a*. 胫[骨]跟[骨]的
tibiofemoral *a*. 胫[骨]股[骨]的
tibiofibular; tibioperoneal *a*. 胫[骨]腓[骨]的
tibionavicular; tibioscaphoid *a*. 胫[骨]舟[骨]的
tibione (缩 TBI); **thiacetazone** *n*. 替比昂，结核安，硫醋腙 (商品名)
tibioperoneal; tibiofibular *a*. 胫[骨]腓[骨]的
tibioscaphoid; tibionavicular *a*. 胫[骨]舟[骨]的
tibiotalar slant sign 胫距关节倾斜征
tibiotarsal *a*. 胫[骨]跗[骨]的 ‖ ~ segment 胫跗节
tibiotarsus *n*. 胫跗节
Tibolone *n*. 替勃龙，7-甲异炔诺酮(促蛋白合成类固醇)
Tibric Acid 替贝酸，哌磺氯苯酸，二甲哌啶磺酰氯苯甲酸(降血酯药)
tic [法] *vi*. 抽搐 ‖ ~, articulation 言语抽搐，口吃 / ~, bowing 鞠躬状抽搐 / ~, convulsive; Bell's spasm 面肌抽搐，贝耳氏痉挛 / ~, degenerative 变性[性]抽搐 / ~, de Guinon; Guinon's disease 吉农氏病 (共济失调、言语障碍及抽搐) / ~, de pensee 思想暴露癖 / ~, de sommell 睡眠抽搐 / ~, diaphragmatic; respiratory ~ 膈抽搐，呼吸性抽搐 / ~, douloureux; trigeminal neuralgia 三叉神经痛 / ~, facial; facial spasm 面肌抽搐 / ~, gesticultatory 表演状抽搐 / ~, habit; habit spasm 习惯性抽搐，习惯痉挛 / ~, impulsive 冲动性抽搐 / ~, laryngeal 喉抽搐 / ~, local 局部抽搐 / ~, mimic; facial ~ 面肌抽搐 / ~, motor 运动性抽搐 / ~, nondouloureux; myoclonus 无痛性抽搐，肌阵挛 / ~, occupation; occupation spasm 职业性抽搐，职业性痉挛 / ~, pain1ess 无痛性抽搐 / ~, progressive choreic 进行性舞蹈病样抽搐 / ~, psychomotor 精神运动性抽搐 / ~, respiratory; diaphagmatic ~ 呼吸性抽搐，膈抽搐 / ~, rotatoire; spasmodic torticollis 旋转性抽搐，痉挛性斜颈 / ~, rotatory; rotatory spasm 旋转性抽搐，旋头痉挛 / ~, salatory 跳跃性抽搐 / ~, spasmodic 痉挛性抽搐
Tic Tic 牙科杂志名
TIC Technical Information Center 技术情报中心(美)/Technical Information Co. 技术情报公司(英)/Technical International Corp. 国际技术公司(美)/temperature indicating controller 温度指示控制器/temperature of initial combustion 开始燃烧温度，燃点温度 thyroid iodine content 甲状腺碘含量/total ion current 总离子电流/trypsin inhibition capacity 胰蛋白酶抑制能力
TICA Technical Information Intra-Cellular Analytic System-Real Time Cell Identication Processor 分类学用细胞内分析系统实时细胞鉴定信息处理机
Ticabesone *n*. 替卡贝松 (肾上腺皮质激素类药)
Ticar; ticarcillin disodium *n*. 替卡西林钠(商品名)
Ticarbodine *n*. 替卡波定，氟哌硫酰胺(抗蠕虫药)
Ticarcillin (简作 TIPC) *n*. 替卡西林，羧噻吩青霉素，铁卡霉素 (抗生素) ‖ ~ cresyl sodium 替卡西林甲苯酯钠，羧噻吩青霉素甲苯酯钠 / ~ disodium; ~ sodium 替卡西林钠，羧噻吩青霉素钠
Ticarcillin-clavulanic acid 替卡西林—克拉维酸(抗生素)
Tichodectes canis 犬啮毛虱
tick *n*. ①蜱，壁虱 ②滴答声 *v*. 滴答声响 ‖ ~, adobe 波斯锐缘蜱(即 Argas persicus) / ~, African relapsing fever 非洲回归热蜱 / ~, American dog 美洲犬蜱(即变异革蜱 Dermacentor variabilis) / ~, bandicoot 袋鼠蜱 (即硕鼠血蜱 Haemaphysalis humerosa) / ~, beady-legged winter horse 珠足冬季马蜱(即巨肢蜱 Margaropus winthemi) / ~, black pitted 黑凹蜱 (即拟态扇头蜱 Rhipicephalus simus) / ~, bont 希伯水钝眼蜱(即 Amblyomma hebraeum) / ~, British dog 英国犬蜱 (即犬硬蜱 Ixodes canisuga) / ~, brown dog; 褐色犬蜱 (即血红扇头蜱 Rhipicephalus sanguineus) / ~, caster bean; 蓖子硬蜱 (即 lxodes ricinus) / ~, cattle 牛蜱，方头蜱 (即具环牛蜱 Boophilus annulatus) / ~, dog (① Haemaphysalis leachi ② Dermacentor variabilis ③ Rhipicephalus sanguineus) 犬蜱(①犬血蜱 ②变异革蜱 ③血红扇头蜱) / ~, ear; 耳[刺]蜱 (即耳残喙蜱 Otobius megnini) / ~, Gulf Coast 海湾蜱(即斑点钝眼蜱 Amblyomma maculatum) / ~, hard; ~, hardbodied 硬蜱 / ~, Kenya 肯尼亚蜱 (即具尾扇头蜱 Rhipicephalus appendiculatus) / ~, Lone Star 美洲钝眼蜱 (即 Amblyomma americanum) / ~, miana 波斯锐缘蜱(即 Argas persicus) / ~, Pacific coast dog 西海岸犬蜱 (即西方革蜱 Dermacentoroccidentalis) / ~, pajaroello 皮革钝缘蜱(即 Ornithodoros coriaceus) / ~, paralysis 致瘫痪蜱，多毛硬蜱(即 Ixodes pilosus) / ~, pigeon 鸽蜱，鸽锐缘蜱(即 Argas reflexus) / ~, rabbit 野兔血蜱 (即 Haemaphysalis leporus-palustris) / ~, Rocky Mountain wood 落矶山林蜱 (即安[德逊]氏革蜱 Dermacentor andersoni) / ~, russet 朽叶色蜱 (即多毛硬蜱 lxodes pilosus) / ~, scrub 灌木丛蜱 (即全环硬蜱 lxodes holocyclus) / ~, seed 幼虫期蜱 / ~, sheep 羊蜱蝇(即 Melophagus ovinus) / ~,

soft; ~, soft-bodied 软蜱 / ~, spinous ear 耳[刺]蜱（即耳残喙蜱 otobius megnini）/ ~, spotted-fever(即安[德逊]氏革蜱 Dermacentor andersoni) / ~, taiga 全沟硬蜱(即 Ixodes persulcatus) / ~, tampan 毛白钝缘蜱（即 Ornithodoros moubata)；波斯锐缘蜱(即 Argas persicus) / ~, wood 美国森林蜱(即安[德逊]氏革蜱 Dermacentor andersoni)

tick-borne *a*. 蜱传播的 ‖ ~ encephalitis（Central European subtype）virus; Biumdulant meningo-encephalitis virus Diphasic milk fever virus 蜱传脑炎病毒(中欧亚型) / ~ encephalitis virus（Eastern subtype）; Far east Russian encephalitis virus; Russian spring-summer encephalitis virus 蜱传脑炎病毒(东方亚型)，远东苏联脑炎病毒，苏联春夏季脑炎病毒 / ~ encephalitis flavivirus 蜱传脑炎黄病毒

ticket *n*. 票，券；标签 *vt*. 加标签；标明

Ticket *n*. LSD-25 麦角酰二乙胺

tickicide *n*. 杀蜱药

tickle *vt*., *vi*., 撩痒，(使)发痒 *n*. 痒痒

tickling *n*. 撩痒

ticklish *a*. 怕痒的；难对付的，棘手的

ticktack *n*. 滴答，滴答声

Ticlatone *n*. 替克拉酮，氯苯异噻酮，氯苯噻唑酮(抗菌药，抗真菌药)

Ticlopidine *n*. 氯苄噻啶(血小板抑制药) ‖ ~ hydrochloride 盐酸噻氯匹定，盐酸氯苄噻啶(血小板抑制药)

Ticorea febrifuga 南美治疟树

Ticpolonga *n*. 锡兰大蒲蛇(亦称鲁塞尔氏蝰[蛇] Vipera russelli)

Ticrynafen *n*. 替尼酸，氯噻苯氧酸(促尿酸排泄的利尿药，因对肝的毒性而停用)

TICT testicular interstitial cell tumor 睾丸间质细胞瘤/true isovolumetric contraction time 真正等容收缩时间

tictology [希 tiktein to give birth + -logy]; **obstetrics; tocolgy** *n*. 产科学

ticuna *n*. 南美箭毒

TID technical information division 技术情报司/titrated initial dose 开始滴定量

TID_{50} tissue infection dose 50 半数组织感染量

t.i.d. (ter in die) 一天三次

tidal *a*. 潮汐的，定时涨落的 ‖ ~ volume（简作 TV）潮气量 / effective ~ volume（简作 TVe）有效潮气量 / ~ wave（简作 TW）潮波

TIDDS totally implanted drug delivery system 全植入药物输送系统

tide *n*. 潮，变异（指体液中某些成分的变异或增加）*v*. 潮水般地奔流 ‖ ~, acid 酸潮（尿）/ ~, alkaline 碱潮（尿）/ ~, fat 脂肪潮（淋巴液及血液）/ ~, at high（low）处于高(低)潮中 / ~, over 渡过，克服

Tidiacic *n*. 噻二烯酸（保肝药）

tidily *ad*. 潮水般的奔流地

-tidine [构词成分] -替丁（1998 年 CADN 规定使用此项名称，主要系指消化系统 H_2 受体阻滞剂西米替丁[Cimetidine]的一类药名，如鲁匹替丁[Lupitidine]、雷尼替丁[Ranitidine]等）

tidiness *n*. 整齐，整洁

tidinings *n*. 消息，音信

TIDU Technical Information & Documents Unit 科技情报文献处(英国科学与工业研究部)

tidy *a*. 整洁的，整齐的 *vt*, *vi*. (使)整洁，整理(up) *n*. 罩布，小垫布

Tidy's test [Charles Meymott 英医师 1843-1892] 台迪氏试验（检尿白蛋白）

tie *n*. 带子，线，绳；关系；结扎(法) *vt*. 系，缚；结扎，(把带子等)打结 *vi*. 结合；打结 ‖ ~, down 束缚 / ~, in (使)结合成一整体；(使)相配 / ~, to 依靠，依赖 / ~, up 束紧；包扎；阻碍；(与……)密切联系(with) / ~d up 很忙 / ~ pin 领带针

TIE Technical Information Exchange 技术情报交换处/transient ischemic episode 一过性缺血发作

tie-arch *n*. 联结弓

Tiedemann's glands [Friedrich 德医师 1781—1861]; **tholin's glands** 提德曼氏腺，前庭大腺 ‖ ~ nerve 提德曼氏神经（围绕视网膜中央动脉的神经丛，起自睫状神经）

Tiegel's contracture 提格耳氏挛缩

Tiemonium Iodide 替莫碘胺（利尿药，抗高血压药）

Tienam *n*. 泰能(抗生素)

Tienilic Acid 替尼酸，氯噻苯氧酸(利尿药，抗高血压药)

Tienocarbine *n*. 噻诺卡宾（抗抑郁药）

Tienopramine *n*. 替诺帕明（抗抑郁药）

Tienoxolol *n*. 替诺洛尔（β-受体阻滞药）

tier *n*. ①(一)排，(一)层 ②等级 ③围涎 *vt*, *vi*. (使)层层排列(up)

tiered response 分级反应(根据病人病情轻重之不同所采取的分级反应体系)

tiered spasm 层叠样痉挛(见于钡团通过后的食道)

TIES transmission and information exchange system 信息传播和交换系统

Tietylperazine *n*. 硫乙拉嗪（镇痛药，抗组胺药）

Tietze's disease (Syndrome) [Alexander 德外科医师 1864—1927] 提策氏病（综合征）(痛性非化脓性肋软骨肿大)

Tietze's syndrome(disease) (Alexander Tietze)蒂策综合征(病)(①特发性痛性非化脓性肋软骨 <尤其是第二肋骨 >肿大，前胸痛可能与冠状动脉病时的痛相似，亦称肋软骨炎；②白化病 <眼色素正常除外>、聋哑及眉毛发育不全)

tie-up *n*. 停顿，休业，断绝

TIF technical information file 技术情报资料/tumor-induced factor 肿瘤诱发因子

TIFA Todd insecticidal generator 托德氏杀虫气体发生器

Tifenamil *n*. 替芬那米（解痉药）

Tifencillin *n*. 替芬西林（抗生素类药）

tiff *n*. 小争吵

tiffin *n*. 午饭

Tiflamizole *n*. 替氟咪唑（消炎镇痛药）

Tiflorex *n*. 替氟雷司（食欲抑制药）

Tifluadom *n*. 昔氟多

Tiflucarbine *n*. 替氟卡宾（抗抑郁药）

Tiformin *n*. 替福明（降血糖药）

Tifurac *n*. 替呋酸（消炎镇痛药）

TIG tetanus immunoglobulin 破伤风免疫球蛋白

Tigan *n*. 盐酸曲美苄胺(trimethobenzamide hydrochloricde)制剂的商品名

Tigemonam *n*. 替吉莫南（抗菌药）

tiger *n*. 虎

Tiger *n*. [动药]虎 ‖ ~ bone [动药]虎骨 / ~ cowry shell [动药]虎斑宝贝 / ~ cowry [动药]虎斑宝贝 / ~ cowry [动药]虎斑猫鲨 / ~ eye [动药]虎睛 / ~ fat [动药]虎膏 / ~ gall [动药]虎胆 / ~ kindney [动药]虎肾 / ~ meat [动药]虎肉 / ~ osseocolla [动药]虎骨胶 / ~ paw [动药]虎骨爪 / ~ puffer blood [动药]红鳍东方鲀 / ~ puffer gall [动药]红鳍东方鲀肝 / ~ puffer ovaries [动药]红鳍东方鲀卵巢 / ~ shark gall [动药]虎纹猫鲨胆 / ~ shark liver [动药]虎纹猫鲨肝 / ~ shark muscle [动药]虎纹猫鲨 / ~ shark swim-bladder [动药]虎纹猫鲨鳔 / ~ shark [动药]虎纹猫鲨 / ~ shark [动药]虎纹猫鲨胆 / ~ sinew [动药]虎筋 / ~ teeth [动药]虎牙 / ~ tripe [动药]虎肚

tigerish *a*. 虎的；凶暴的；残忍的

Tigestol *n*. 替孕醇，炔异雌烯醇(孕激素类药)

tight *a*. 紧的，牢固的；密封的，不漏的；装满的 *ad*. 紧紧地 *n*. 紧身衣裤 ‖ ~, sit 稳坐着，坚持自己的主张(或意见等) / ~ junction（简作 TJ）紧密接头

tighten *vt*., *vi*. (使)变紧

tightly *ad*. 紧地，牢固地

tightness *n*. 紧，牢固

tiglic acid 顺芷酸，α-甲基巴豆酸

tiglic aldehyde 顺芷醛，惕各醛

tiglium (所有格 tigli) [拉] *n*. 巴豆

Tigloidine *n*. 裘波树碱，澳洲莨菪碱，替格洛定（抗震颤麻痹药）

tigogenin *n*. 紫花洋地黄皂角甙配体，提果皂甙元

tigonin *n*. 紫花洋地黄皂角甙，提果皂甙

tigre fundus 豹纹状眼底

tigretier [法] *n*. 提格雷舞蹈狂（一种歇斯底里性舞蹈狂）

tigress *n*. 母老虎

tigroid [希 tigroeides; tiger-spotted] *a*. 虎斑状的

tigrolysis *n*. 虎斑溶解(神经细胞易染色体溶解)

TIH time interval histogram 时间间隔直方图(矩形图)

tikitiki *n*. 糠，米糠，米糠酒精提取液

Til till 直到……为止

TIL tumor infitrated lymphocytes 浸润于肿瘤的淋巴细胞

Tilactase *n*. 替来他明（麻醉药，抗惊懨药）

Tila miqueliana [拉，植药]南京椴

Tilapia zillii (**Gervais**) 吉利罗非鱼（隶属于丽鱼科 Cichlidae）

Tila tuan [拉，植药]椴

Tila tuan var. chinensis [拉，植药]毛芽椴

Tilbroquinol *n*. 甲溴羟喹（抗感染药）

tile *n*. 板，瓦 *v*. 用瓦盖，贴砖于 ‖ ~, graduated 刻度板 / ~ table test 倾斜台试验

Tiletamine *n*. 替来他明（麻醉药，抗惊厥药）‖ ~ hydrochloride 盐

酸替来他明,盐酸噻环乙胺,盐酸乙胺噻吩环己酮(麻醉药,抗惊厥药)
Tilfacic *n*. 司替罗宁(保肝药)
Tiliaceae *n*. 椴树科(植)
Tilidate *n*. 替利定(麻醉药)
Tilidine *n*. 替利定(麻醉药) ‖ ~ hydrochloride 盐酸替利定,盐酸痛立定,盐酸胺苯环已乙酯(麻醉性镇痛药)
Tiliquinol *n*. 甲羟喹(抗感染药)
Tilisolol *n*. 替利洛尔(β-受体阻滞剂)
till *prep*. 直到 *conj*. 到,直到 *v*. 耕作,耕 *n*. 冰碛物 ‖ it was not (until)... that (只是)到……才,在……以前还没有 / ~ then (直)到那时 / (up) ~ now 到现在为止
Tilla *n*. 椴属 ‖ ~ europaea 欧洲椴 / ~ miqueliana 南京椴 / ~ sinensis 华椴 / ~ tuan Szysz / ~ tuan Szysz. var. chinensis Rehd. et Wils. [拉,植药] 毛芽椴
tiliacin *n*. 椴甙
tiliacorine *n*. 椴碱
tiliadin *n*. 椴树皮素
tillage *n*. 整地,耕地
Tillamook nairovirus 蒂拉摩克内罗病毒
Tillaux's disease [Paul Jules 法医师 1834—1901] 提奥氏病(乳腺炎并乳腺中形成多发性肿瘤)
tiller *n*. 农夫,耕者
Tilletia *n*. 阻黑粉菌属
Tilletiaceas *n*. 腥黑粉菌科(一种菌类)
Tilligerry virus 蒂利吉里病毒
Tillodotia *n*. 裂齿目
Tilmicosin *n*. 替米考星(抗菌药)
tilmus [希 tilmos a plucking]; carphology *n*. 摸空,捏空摸床(动作)(见于高热或重病时)
Tilnoprofenarbamel *n*. 替洛芬阿酯(消炎镇痛药)
Tilomisole *n*. 噻氯咪索(免疫调节药)
Tilopteridaceae *n*. 线翼藻科(一种藻类)
Tilopteridales *n*. 北海藻目(植物分类学)
Tilorone *n*. 替洛隆,乙氨芴酮,泰洛伦(抗病毒药) ‖ ~ hydrochloride; THC; 2,7-bis [2-(diethylamino) ethoxyl-fluoren-9-one dihydrochloride] 盐酸替洛隆,盐酸乙氨芴酮,盐酸泰洛伦(抗病毒药)
Tilozepine *n*. 替氯西平(抗精神失常药)
Tilsuprost *n*. 替舒前列素(前列腺素类药)
tilt *vi*. 倾斜 *vt*. 倾斜 *n*. 倾斜;斜坡 ‖ ~, anterior 前倾 / ~, at 攻击 / ~, (at) fall 全速地;用力地,猛地 / ~ phlebography 倾斜静脉造影术 / ~, posterior 后倾
tiltable *a*. 可倾斜的 ‖ ~ bucky 可倾斜式滤线栅
tilted *a*. 倾斜的 ‖ ~ disc 倾斜视盘 / ~ reference frame 倾斜参考系数
tilth *n*. 耕地,耕锄
tilting *n*. 倾斜 ‖ ~ Bucky table 可倾斜布凯滤线栅(X线摄影)床 / ~ fluoroscopic table 倾斜透视床 / ~ plane test 倾斜面试验(检影像不等)
tiltometer *n*. 倾斜测定仪(脊髓麻醉时测量手术台倾斜度)
tilt-table *n*. 倾斜手术台
Tiludronic Acid 替鲁膦酸
TIM technical information on microfilm 缩微胶卷技术情报系统/time meter 记时器/total indicated movement 千分表读数/total-ion monitors 全部离子监测/triosephosphateisomerase 磷酸三碳糖
timbal *n*. 滴答声(蝉等的)鼓室,鼓膜
timber *n*. 木材,木料 *vt*. 用木材建造
Timbo rhabdovirus 蒂姆博弹状病毒
Timboteua bunyavirus 蒂姆博图亚本扬病毒
Timbo virus 蒂姆博病毒
timbre [法]; **tone quality** *n*. 音色,音品 ‖ ~ metallique; bruit de tabourka 金属音
timbrel *n*. 铃鼓
time (简作 t) *n*. [希 chronos; 拉 tempus] 时间,时期;次(数);倍;[复] 时代 *vt*. 安排(计算、记录)……的时间;调整(速度) ‖ ~ access 存取时间 / ~, achilles reflex 跟腱反射时间 / ~, active scanning 有效扫描时间 / ~, actuation (续电器)动作时间,(续电器)吸动时间 / ~ amalgamation 汞化时间 / ~, apex 高峰时间(指肌肉的复合收缩) / ~, association 联想时间 / ~ base 时间基线 / ~ base stability 时基稳定性 / ~, biological 生物学时间(时间的概念因年龄而异) / ~, biological half 生物半寿期 / ~, bleeding 出血时间 / ~, breath holding 屏气时间 / ~, calcium 钙[作用]时间(检血钙缺乏) / ~ calculator 时间计算表 / ~ capacitor 计时电容器 / ~, central reflex 中枢反射时间 / ~, chromoscopy 胃液染色时间(测胃腺分泌) / ~, circulation 循环时间 / ~, clearing 透明时间(定影第一阶段所需时间) / ~, clot retraction 血块退缩时间,血块凝缩时间 / ~, clotting; coagulation / ~ 凝固时间 / ~, coagulation 凝固时间 / ~ coaded aperture 时间编码通道 / ~ cycle 时间转换 / ~, dead 失效时间,停滞时间(盖革氏离子计数) / ~ decay 衰减时间 / ~, decimal reduction 拾一存活时间(存活微生物减少10倍所需的热力灭菌时间) / ~ delay display 时间延迟显示 / ~, dextrinizing 糊精化时间 / ~, die-away 衰减时间 / ~ difference subtraction 时间差减影(法) / ~, discrimination 辨别时间 / ~ domain 时阈 / ~, doubling (对数期细胞)倍增时间 / ~, effective 有效时间 / ~, elflux 驱血期,排出期 / ~, euglobulin lysis 优球蛋白溶解时间 / ~, excitation 兴奋时间 / ~ expanded wave-form 时间扩大波形 / ~ of facial nerve, conductive 面神经传导时间 / ~ gain complement slope 时间增益补偿斜率 / ~, generation 增代时间,一代时间(两代相隔的时间,或细菌中细胞由一次分裂到下一次分裂的时间) / ~ indicator 时间指示器 / ~, inertia 惰性时间 / ~, influx 充实期,注入期 / ~ in months for antibody levels to decrease by 50% (简作 t1/2) 抗体降低50%的月数 / ~ interval difference 时间差 / ~ interval difference imaging 时间差成像 / ~ interval difference histogram 时间间隔直方图 / ~ lag (简作 TL) 时间滞差 / ~ lapse (简作 TL) 时间经过 / ~ lapse gating 时间间隔增益 / ~ law of intersexuality 间性的时间法则 / ~ length (简作 TL) 持续时间 / ~ limited (简作 TL) 时间限制 / ~ locked 锁时[的] / ~ longitudinal relaxation 纵向弛豫时间 / ~ marker 计时器,时标,时间指示器 / ~ mark generator (简作 TMG) 时间标记发生器 / ~, mean after-life 平均生命后期 / ~ measuring circuit 时间测量电路 / ~ of flight (TOF) 渡越时间 / ~ of flight effect 飞逝时间效应 / ~ ordering 时间序列 / ~ of orgin (简作 TOO) 起始时间 / ~, overall treatment 全程治疗时间 / ~, peak value (简作 TPK) [达到]峰值时间 / ~ prameter (简作 TP) 时间参数 / ~, perception 感知时间 / ~ per image 每帧时间 / ~, persistence 持续时间(心室收缩) / ~, plasma protamine paracoagulation 血浆精蛋白副凝固时间(三P试验) / ~ position recording 时间位置曲线图 / ~ position scan 时间—位置扫描 / ~ potential 潜在(肿瘤)倍增时间 / ~, prothrombin 前凝血酶时间,凝血酶原时间(脑组织浸出物和钙加到血浆后血块形成所需的时间) / ~, psychophysical 身心活动时间 / ~ pulse rise 脉冲上升时间 / ~, reaction 反应时间 / real ~ ultrasound 超声实时显像 / ~, recalcification 再钙化时间(钙离子在经抗凝处理的血小板含量甚丰的血浆中被置换时血块形成所需的时间) / ~ of receipt (简作 T of R) 收到时间 / ~, recognition; perception ~ 识别时间,感知时间 / ~, recovery 复原时间(盖革氏离子计数) / ~ related contrast enhancement 时间相关对比增强 / ~, resolution 消散时间,分解时间(计数装置) / ~, resolving 分解时间,消散时间(计数装置) / ~ rise-decay 上升衰减时间 / ~, sedimentation [红细胞] 沉降时间 / ~ selector 时间选择器 / ~, serial thrombin 连续疑血酶时间 / ~ set 时间设定 / ~, setting 凝固时间 / ~ sharing (简作 TS) 时间划分,时间分配,时分(计算机术语) / ~, spin-lattice relaxation ①自旋点阵弛豫时间 ②自旋晶格弛豫时间 ③纵向弛豫时间 / ~, stypven 蝰蛇毒止血时间 / ~, survival 生存时间,存活期 / ~ survivor curve 存活曲线 / ~ switch 计时开关 / ~ synchronisation 同步计时 / ~, tension 紧张时间 / ~, thermal death 热致死时间(灭细菌) / ~, thrombin 凝血酶时间 / ~, time (简作 TT) 总时间 / ~, total run (简作 TRT) 总运转时间 / ~, transit (简作 TT) 通过时间 / ~, transverse relaxation 横向弛豫时间 / ~, treadmill (简作 TT) 踏旋时间 / ~s of ultra standard 超标指数 / ~, utilization 利用时间 / ~ variant (简作 TV) 时变的 / ~ varying filtering 时间变换滤波技术 / ~ vital capacity (简作 TV) 时间肺活量 / ~ writer 定时记录器 / abreast of the ~s 符合时代的;时新的,新式的 / ~ after ~ 一再,一次又一次 / ~, against 尽快地 / ~, ahead of 提早 / ~, ahead of one's 具有比之所处时代先进得过分的想法 / ~, all the 一直,始终,持续地 / ~(s) and again 再三,屡次 / as ~ goes on 随着时间的推移 / at all ~s 无论何时,一直 / (at) any ~ 在任何时候 / at a ~ 每次;在某个时刻,一度 / at no ~ 在任何时候都不,决不 / at odd ~ 偶尔 / at one ~ 同时;曾经 / at other ~s 在另外的一些场合中 / at one ~ or another 先后 / at that ~ 在那时 / at the best of ~s 在情况最好的时候 / at the same ~ 同时;然而 / at the ~ of 在……的时候 / at this ~ of day 直到这时候(才……),这么迟(才……) / at ~s 有时,不时 / before one's ~ 提前,过早;在某人出世前;不足月(而生);过早(衰坏或死亡) / before the ~s 在时代前头 / behind the ~s 落在时代后面,过时的 / between ~s 有时候,偶尔,间或 / bide one's ~ 等待时机 / buy ~ [用托延等手法]赢得时间,争取时间 / by the ~ 到……的时候 / by this ~ 到此刻,到现在 / ~ constant 时间常数 / ~ discrimination 时间识别 / each ~ (when) …每当 / every ~ ①每

次,总是 ②每当 / for a ~ 暂时,一度 / for the ~ being 暂时,眼下 / from ~ to ~ 有时,不时 / gain ~ ①(钟、表等)走得快 ②赢得时间 / half the ~ ①一半时间 ②长时间地 / have a good ~ 过得快乐,过得愉快 / have a rough ~ 吃苦,受难 / in good ~ 及时地,迅速地 / in no ~ 立刻,很快 / in one's own good ~ 在方便的时候 / in the course of ~ 最后,经过一定的时间 / in ~ ①及时,还早 ②总有一天,最后,终于 / in ~s to come 在将来 / It's only a question of ~ 这只是时间问题 / keep bad ~ (钟、表)走得不 / keep good ~ (钟、表)走得不准 / kill ~ 消磨时间 / ~ lag 时滞 / lose no ~ 及时,不失时机,抓紧时间 / lose ~ ①(钟、等表)走得慢 ②耽误时间 / make ~ ①腾出时间,加速以弥补失去的时间 ②(以某种速度)进行 / many (and many) a ~; many ~s 多次,常常 / ~ memory 时间记忆 / ~ meter (简作 TIM) 记时器 / ninety-nine ~s out of hundred; nine ~s out of ten 几乎每次,十之八九,常常 / off ~ 不合时宜 / ~ of service (简作 TOS) 使用期限 / of the ~ ①当时的 ②当今的 / once upon a ~ 从前 / one ~ with another 前后合起来 / on one's own ~ 在非工作时间 / on ~ 按时,准时 / one's at a ~ 一次一个(地) / out of ~ ①不合时宜 ②不合拍 / pass the ~ of day with sb 见面问候 / play for ~ 为争取时间而拖延 / ~ sense 时间感觉 / ~ sharing system (简作 TSS) 时间分配系统(计算机) / some ~ or other 总有一天,迟早 / ~ space and matter (简作 TSM) 时间、空间和物质 / standard deviation of transit time (简作 TSD) 通过时间的标准差 / take one's ~ 从容进行 / take ~ out to do sth 暂停下来做某事 / There are ~s when... 有时常会…… / the ~ of day (钟表上的)时刻 / the ~ of one's life 一生中最愉快的一段时间 / ~ after ~; ~ and ~ again ①多次,反复地 ②不断地 / ~ of life 年龄 / ~ out of mind; ~ immemoorial 太古时代,很久以前 / ~s without number ①屡次,无数次 ②反复地 / to the end of ~ 永远 / tsk skewness of the transit ~ (简作 TSIM) 通过时间偏倚度 / up to ~ 准时 / watch one's ~ 等待时机 / ~ window 时间窗

time-activity curve 时间活性曲线,时间放射性曲线
time-base *n*. 时基
time blood collection 定时血液采集(测定血流量的方法)
time-charctaristic *a*. 时值的
time-concentration curve 时间浓度曲线
time-control switch 时控开关
time-delay relay 延时继电器
time-density *a*. 时间—密度的 ‖ ~ cure 时间—密度曲线 / ~ relation 时间—密度关系,曝光时间与胶片密度关系 / ~ magnetic field gradient 时间相关磁场梯度(核磁共振术语)
timed release (简作 TR) 定时释放
Timefurone *n*. 替美呋酮 (抗动脉硬化药)
Timegadine *n*. 替美加定 (前列腺素类药)
time-honoured *a*. 由来已久的
timekeeper *n*. 计时员
timelag *n*. 时间落后,时间延迟,时滞
time-lapse *n*. 时间推移 ‖ ~ camera 定时(自动)摄影机 / ~ cinematographic 定时电影摄影术的 / ~ microcinematography 定时显微电影摄影术
timeless *a*. 无穷尽的,永远的
timeliness *n*. ①及时 ②适时 ‖ ~ of care 医疗处理及时性
Timelotem *n*. 替美洛坦 (抗精神病药)
timely *a*. ①及时的 ②适时的
time-measure *n*. 测时器
Timentin *n*. 替卡西林钠—克拉维酸钾 (ticarcillin disodium and clavulanate potassium)复合制剂的商品名
time-of-flight *n*. 渡越时间 ‖ ~ positron emission tomograghy (TOF-PET) 渡越时间正电子发射断层成像
time-out *n*. (比赛)暂停
Timepidium Bromide 噻哌溴铵 (抗胆碱药)
timepiece *n*. 时计(指钟,表)
timer *n*. ①计时员 ②定时器,时计,限时器 ‖ ~, clockwork 时钟结构定时器 / ~ button 计时器按钮 / ~, eletronic 电子定时器 / ~ error 计时器误差 / ~, impulse 脉冲定时器 / ~, photoelectric 光电定时器 / ~, synchronous 同步定时器
time-resovled fluorescent immunoassay (简作 TrFIA) 时间分辨荧光免疫测定法
time-resovled Fluorimnunoassay 时间分辨荧光免疫分析法
time-resovled spectroscopy 时间分辨光谱术
time-saving *a*. 节省时间的
timeserver *n*. 随波逐流者
time-shared toutines for analysis classfication and evaluation (简作 TRACE) 分析,分类和评价分时程序
timetable *n*. 时间表
time-temperature chart 时间—温度表
time-temperature transformation curves (简作 T-T-T-C) 温度时间转换曲线
time-tension index (简作 TTI) 时间—张力指数
time-vectorcardiography *n*. 时间—心电向量图机
time-weighted average (简作 TWA) 每次重量平均
timework *n*. 计时工作
time-zone *n*. 时区
TIMI thrombolysis in myocardial infraction 心肌梗死溶栓
timid *a*. 胆怯的
timidity *n*. 胆怯
timidly *ad*. 胆怯地
Timidness *n*. 胆怯
timing *n*. ①时间的选择 ②计时 ③定时 ④调速 ⑤同步 ‖ ~ capability 定时能力 / ~ contact 定时接点 / ~ of response to stress 紧张调适时限
Timiperone (**tolopelon, toleperone**) *n*. 替米哌隆 (抗精神病药)
Timirdine *n*. 替米定 (抗抑郁药)
Timme's syndrome *n*. [Walter 美神经病学家 1874—1956] 提姆氏综合征 (卵肾上腺机能不全伴有垂体机能减退)
Timmiaceae *n*. 美姿藓科(一种藓类)
Timobesone *n*. 替莫贝松 (肾上腺皮质激素类药)
Timofeew's corpuscles (Dmitri A. Timofeew) 提莫费夫小体(尿道膜部和前列腺部黏膜下层所见的特异化型环层小体)
Timofeew's nerve endings *n*. 提莫费夫氏神经末梢,交感神经感觉末梢
Timofibrate *n*. 替莫贝特 (降血脂药)
Timolol *n*. 噻吗心安,噻吗洛尔 (β-受体阻滞药) ‖ ~ maleate 马来酸噻吗洛尔,马来酸噻吗心安(β-肾上腺素能阻滞药)
Timonacic *n*. 噻莫西酸 (利胆药)
Timopetin *n*. 胸腺喷丁
Timoprazole *n*. 替莫拉唑 (抗溃疡病药)
timorous *a*. 胆怯的
timorously *ad*. 胆怯地
timothy *n*. [Timothy Hanson 1720] 梯牧草,牛草
TIMS The Institute of Management Science 管理科学协会
tin ter in nocte 每晚三次
tin *n*. [拉 stannum] (缩 Sn) ①锡 (50号元素) ②马口铁 ③罐,听头 *v*. 镀锡 *a*. 锡制的 ‖ ~ chlodde 氯化亚锡 / ~ iodide 碘化高锡 / ~ oxide 氧化锡 / ~ tetrabromide 溴化锡
TIN tubulointerstitial nephritis 连续相互作用理论
tin hebdom ter in hebdomada 每星期三次
tina *n*. 品他病(螺旋体性皮肤病)
Tinabinol *n*. 替大麻酚 (抗高血压药)
Tinactin *n*. 托萘酯(tolonaftate)制剂的商品名
Tinaroo bunyavirus 蒂纳罗本扬病毒
Tinazoline *n*. 替那唑啉 (血管收缩药)
Tinca *n*. 丁属
tincal; tinkal *n*. 粗硼砂,原硼砂
T-incision marker T形切口标记器
Tinct. *n*. (tinctuce; tinctura) 酊,酊剂
tinctable; tingible *a*. 可染的
tinction *n*. [拉 tingere to dye] ①染色 ②着色
tinctorial *a*. 染色的 [药剂中]
tinctura (所有格、复 tincturae) [拉]; tincturae *n*. 酊,酊剂 ‖ ~ iodine 碘酊
Tinctura Valerianae [缬草酊]
tincturation *n*. 酊剂制备
tincture *n*. [拉 tinctura] 酊,酊剂 ‖ ~, alcoholic 醇制酊[剂] / ~, ammoniated ~ 氨制酊[剂] / ~ of antimony 吐酒石酊,酒石酸锑钾酊 / ~, antiperiodic 抗疟酊 / ~, aqueous 水制酊[剂] / ~, aromatic rhubarb 芳香大黄酊 / ~, balsamic 复方安息香酊 / ~, belladonna 颠茄酊(抗胆碱能药) / ~, bitter 苦味酊(苦味健胃药) / ~, camphorated opium 樟脑阿片酊(镇痛酊) / ~ camphor compound (paregoric) 复方樟脑酊 / ~, capsicum 辣椒酊(刺激剂和驱风剂) / ~, compound benzoin 复方安息香酊(表面保护剂) / ~, compound cardamom 复方豆蔻酊(调味剂) / ~, compound gentian 复方龙胆酊,苦味酊(苦味健胃药) / ~, digitalis 洋地黄酊(强心剂) / ~ of ergot, ammoniated 氨制麦角酊 / ~, ethereal 醚制酊[剂] / ~ of ferric citrochloride 氯化枸橼酸铁酊 / ~ of ginger 姜酊 / ~, glycerinated 甘油制酊[剂] / ~, golden 金黄酊 (含氯仿、乙醚、乙醇及鸦片酊) / ~ of green soap 绿肥皂酊,软肥皂搽剂 / ~ of hamamelis 北美金缕梅酊 / ~, henbare; hyoscyamus ~ 莨菪酊 / ~, hydroalcoholic 水醇制酊[剂] / ~, iodine, salicylated 水扬酸碘酊 / ~, iron; ferric chloride [三]氯化铁酊 / ~, larkspur 飞燕草子酊 / ~, lemon; lemon peel ~ 柠檬

酊 / ～, meothylrosaniline chloride 氯化甲基玫瑰苯胺酊 / ～, mother 母酊,原始酊剂(顺势疗法中所采用的标准酊剂) / ～ of nux vomica 马钱子酊(苦味酊) / ～ opii of opium(简作 to)鸦片酊(处方) / ～ opii camphorata(简作 TOC)鸦片樟脑酊 / ～ of opium 阿片酊 / ～, of podophyllum 普达非伦酊 / ～, spirituous 醇制酊[剂] / ～ of Stemona root 百部酊 / ～, stomachic 健胃酊,苦酊 / ～, strong iodine 浓碘酊(刺激剂、抗菌剂及杀真菌剂) / ～ of ranilla 香草酊 / ～ of veratrum viride 绿藜芦酊 / ～, vinous 酒制酊[剂] / ～ of Virginian prune 野樱皮酊

Tindal *n*. 马来酸醋奋乃静(acetophenazine maleate)制剂的商品名

tinder *n*. 火绒,火种

Tindholmur orbivirus *n*. 蒂恩霍尔麦环状病毒

tine *n*. 叉,尖齿

tinea[拉 moth]*n*. 癣 ‖ ～ alba; white ringworm; 白癣 / ～ albigenea 变白色癣 / ～ amiantacea; ～ asbestina 有棉状头癣 / ～ axillaris 腋 / ～ barbae; barbers' itch 须癣,触染性须疮 / ～ capitis 头癣 / ～ ciliorum 睫癣 / ～ circinata; ～ corporis 圆癣,钱癣,体癣 / ～ corporis; ～ circinata; ～ glabrosa 体癣,圆癣,钱癣 / ～ cruris 股癣 / ～ decalvans, alopecia areata 斑秃,斑形脱发 / ～ favosa; favus 黄癣 / ～ ficosa; favus 黄癣 / ～ flava; tropical pityriasis versicolor; microsporosis flava; achromia squamosa 黄色小孢子菌病,热带花斑癣 / ～ furfuracea 花斑癣 / ～ galli; whitecomb 禽冠黄癣 / ～ glabrosa 钱癣,圆癣,体癣 / ～ imbricata 叠瓦癣 / ～ inguinalis; ～ crucis 股癣 / ～ interdigitalis 指(趾)间癣 / ～ intersecta 凸圆癣,横断癣 / ～ kerion 脓癣 / ～ lupinosa; favus 黄癣 / ～ manuum 手癣 / ～ nigra; pityriasis nigra; microsporosis nigra 黑色小孢子菌病,黑糠疹 / ～ nigrocircinata 黑圆癣,黑钱癣 / ～ nodosa 发结节病 / ～ pallionella nuclear polyhedrosis virus 织网衣蛾核型多角体病毒 / ～ pedis; dermatophytosis 脚癣,皮癣菌病 / ～ profunda 深癣,毛癣菌性肉芽肿 / ～ sabouraudi 萨布罗氏头癣 / ～ sycosis; ～ barbae 触染性须疮,须癣 / ～ tarsi; ulcerous blepharitis 睑绿癣,溃疡性睑炎 / ～ tondens; ～ tonsurans 头癣 / ～ tonsurans; ～ capitis 头癣 / ～ trichophytina 头癣 / ～ tropicalis 热带股癣 / ～ unguium; onychomycosis 甲癣,甲真菌病 / ～ vera; favus 黄癣 / ～ versicolor; pityriasis versicolor 花斑癣

Tinea pellionella cytoplasmic polyhedrosis virus 织网衣蛾胞质型多角体病毒

Tinel's sign[Jules 法神经病学家 1879—1952]提内耳氏征(在已经切断神经的部位叩诊时肢远端有麻刺感,提示神经部分损害或开始再生。亦称蚁走感征)

Tineola bisselliella cytoplasmic polyhedrosis virus 负带衣蛾胞质型多角体病毒

Tineola bisselliella nuclear polyhedrosis virus 负带衣蛾核型多角体病毒

tinfoil *n*. 锡箔

tinge *vt*. ①微染,微沾 ②带气味 *n*. ①(较淡的)色调,色彩 ②气味

tingibility *n*. 可染性

tingible *a*. [拉 tingere to staio] 可染的

tingitamine *n*. 氨基嘧啶丙氨酸

tingle *n*. 麻刺感

tingling *n*. 麻刺感 ‖ distal ～ on percussion 叩诊肢端麻刺感 / ～ of pereussion, didstal 叩诊肢麻刺感

Tinia granella 谷蛾

Tinidazole *n*. 替硝唑,磺甲硝唑,硝砜咪唑(抗滴虫药)

Tinisulpride *n*. 替磺必利(镇吐药)

tinker *n*. 补锅工人 *v*. 刺痛

tinkle *n*. 丁丁声,丁当音(肺空洞或气胸时听到) *vt*. 使丁当响 ‖ ～, metallic 金属丁当音(有时和其他呼吸音连在一起可听到) / ～, metallic, Bouillaud's 布优氏金属丁当音

tinnitus *n*. [拉] 耳鸣 ‖ ～, aurium 耳鸣 / ～, clicking 撞击性耳鸣 / ～, cranii 颅鸣 / ～, Leudet's 勒代氏耳鸣 / ～, nervous 神经性耳鸣 / ～, nonvibratory 非振动性耳鸣 / ～, objective 客观耳鸣,他觉耳鸣 / ～, telephone 电话性耳鸣(由于长期应用电话而致的耳鸣) / ～, vibratory 振动性耳鸣

tinny *a*. ①锡的,含锡的,像锡的 ②(声音)细弱无力的

Tinofedrine *n*. 替诺非君(血管扩张药)

Tinomiscium tonkinense 大叶藤(植)药用部分:根、茎—藤黄连

Tinoridine *n*. 替诺立定(消炎镇痛药)

Tinospora *n*. 青牛胆属 ‖ ～ capillipes Gagnep 金果榄 / ～ cordifolia 心叶青牛胆 / ～ sagittata(Oliv.)Gagnep., Limacia sagittata Oliv 青牛胆,金果榄 / ～ sinensis(Lour.)Merr. 中华青牛胆(植)药用部分:藤茎—宽筋藤

tinospora *n*. 心叶青牛胆茎(用作苦味健胃剂) ‖ ～ sagittata[拉,植药]青牛胆

tin-plate *n*. 马口铁,白铁皮

tin-protoporphyrin *n*. 锡—原卟啉

tinsel *n*. 金属箔,金属丝

tint *n*. ①色泽,色彩 ②浅色 ③色调,色辉 *vt*. 着色于,微染 ‖ ～ B; teinte B 色调 B 度(测定 X 线量的纸碟的色调,B 度指已达到使毛发脱落的辐射量)

tinted *a*. 着色的 ‖ ～ contact lens 着色接触镜,美容接触镜 / ～ glasses 着色眼镜 / ～ lens 有色镜片,有色眼镜 / ～ spectacles 有色眼镜

Tintinnida *n*. 有钟目 ‖ ～ Kofoid and Campbell 筒壳虫科

Tintinnidium *n*. 筒壳虫属 ‖ ～ entzii 恩茨筒壳虫 / ～ fluviatile 淡水筒壳虫 / ～ pusillum 小筒壳虫 / ～ semiciliatum 半纤毛筒壳虫

Tintinnina *n*. 筒壳亚目

Tintinnopsis *n*. 似铃壳虫属 ‖ ～ conus 锥形似铃壳虫 / ～ cratera 杯状似铃壳虫 / ～ cylindrata 圆筒状似铃壳虫 / ～ kiangsuensis 江苏似铃壳虫 / ～ lacustris 湖沼似铃壳虫 / ～ longus 长筒似铃壳虫 / ～ niei 倪氏似铃壳虫 / ～ potiformis 山菌形似铃壳虫 / ～ radix 根似铃壳虫 / ～ sinensis 中华似铃壳虫 / ～ tubuformis 管形似铃壳虫 / ～ wangi 王氏似铃壳虫

Tintometer; tintmeter *n*. 液体比色器,色调计

tintometric *n*. 液体比色的

tintometry *n*. 液体比色法

tiny *a*. 极小的,微小的 ‖ ～ clear spot 微隙亮点

Tinzaparin sodium 亭扎肝素钠(抗凝药)

Tiocarlide *n*. 硫卡利特(抗结核药)

Tioclomarol *n*. 噻氯香豆素(抗凝药)

Tioconazole *n*. 噻康唑(局部抗真菌药,阴道内应用治疗阴道念珠菌病)

Tioctilate *n*. 辛硫茶酯(抗寄生虫药)

Tiodazosin *n*. 硫达唑嗪(抗高血压药)

Tiodonium chloride 盐酸硫哌立酮,盐酸硫哌喹酮(安定药)

Tiofacic *n*. 噻法酸

Tioguanine *n*. 硫鸟嘌呤(抗肿瘤药)

Tiomergine *n*. 硫麦角林(中枢多巴胺受体阻滞药)

Tiomesterone *n*. 硫甲睾酮(雄激素,同化激素类药)

Tioperidone *n*. 硫哌立酮(安定药)

Tiopinac *n*. 硫平酸,噻庚乙酸(抗炎、镇痛、解热药)

Tiopronin *n*. 硫普罗宁,硫丙酰甘氨酸(用于治疗胱氨酸尿症,口服给药)

Tiosalan *n*. 硫沙仑(消毒防腐)

Tiosimamine *n*. 阿利硫脲(外科用药)

Tiospirone *n*. 替螺酮(抗精神病药)

Tiotidine *n*. 硫替丁(组胺 H_2 受体阻滞药)

tiotin *n*. 乏效生物素乙(一种生物素类似物,但缺乏抗卵白病作用,因不能与卵白素结合)

Tiotixene *n*. 替沃噻吨(抗精神病药)

Tiotropium Bromide 噻托溴铵(抗胆碱药)

Tioxacin *n*. 噻克沙星(抗感染药)

Tioxamast *n*. 噻草斯特(抗过敏药)

Tioxaprofen *n*. 硫恶洛芬(消炎镇痛药)

Tioxidazole *n*. 噻昔达唑,丙噻氨酯(抗蠕虫药)

Tioxolone *n*. 噻克索酮(抗真菌药,抗皮脂溢药)

Tip titanium pump 钛泵

TIP iodophthalein sodium 四碘酚酞钠/translation inhibitory protein 翻译抑制蛋白

tip *n*. ①尖,末端 ②耳轮尖 ③小费 ④劝告,告诫 ⑤倾斜 *vt*., *vi*. ①(使)倾斜 ②在……顶端装附加物 ③叩击 ‖ ～ of appendix 阑尾顶端,阑尾尖 / ～ cell 顶端细胞,端细胞 / ～, cusp[牙]尖端 / ～ deflecting wire 顶端转向导丝 / ～, finger 指尖 / ～ of greater horn of hyoid bone 舌骨大角尖 / ～ of nose 鼻尖 / ～ of sacral bone 骶尖 / ～ of the iceberg sign 冰山尖征 / ～ of tongue 舌尖 / ～ over 使翻倒 / ～, porcelain 瓷尖 / ～, root 根端部,根尖部 / ～, tongue 舌尖 / ～, Woo1ner's 耳轮顶端,耳轮尖 / have sth at the ～ s of one's fingers 手头有某物随时可供应用 / have sth on the ～ of one's tongue 某事就在嘴边(指一时想不起来的名字、话等) / to the ～ s of one's fingers 彻底地

TIPC ticarcin 羧噻吩青霉素

Tipentosin *n*. 噻戊托辛(α_1－受体阻滞药)

Tipepidine *n*. 噻培定(镇咳药)

Tipertropium Bromide 替托溴铵(解痉药)

tip-foot *n*. 马蹄足

tiphicolous *a*. 萋池塘的

tipping *n*. 翻动(牙齿改变其垂直位的运动);牙尖复位

tipple *vt*., *vi*. 饮烈酒,酗酒,一点一点地连续饮 *n*. 烈酒,杯中物

tippler *n*. 酒徒

TIPPS terriodo-phenol-phthalein sodium 四碘酚酞钠
Tipredane ***n***. 替泼尼旦(肾上腺皮质激素类药)
Tiprenolol ***n***. 替普洛尔(抗肾上腺素能<β-受体>药) ‖ ~ hydrochloride 盐酸替普洛尔,盐酸甲硫心安(抗肾上腺素能<β-受体>药)
Tiprinast ***n***. 替普司特(抗过敏药)
Tipropidil ***n***. 替普地尔(血管扩张药)
Tiprostanide ***n***. 替前列胺(前列腺素类药)
Tioprotimod ***n***. 噻丙莫德(免疫调节药)
TIPS tactical information about perilous situation 关于危险情况的良策资料
tipsy ***a***. 喝醉的,醉醺醺的,歪斜的
tiptoe ***n***. 脚(趾)尖 ***vi***. 踮着脚(走) ***a***. 踮着脚(走)的 ***ad***. 踮着脚 ‖ on ~ ①踮着脚 ②兴奋激动
tiptop ***n***. 绝顶 ***a***. 顶呱呱的
Tipula iridescent iridovirus 大蚊虹彩虹彩病毒
Tipula iridovirus 大蚊虹彩病毒
Tipula nuclear-polyhedrosis virus(Rennie) 大蚊核多角体病毒
Tipula paludoss iridescent virus 沼泽大蚊虹彩病毒
Tipula paludosa nuclear polyhedrosis virus 沼泽大蚊核型多角体病毒
tipulid ***a***. 大蚊的,大蚊状的
Tipulidae ***n***. [拉 tipula water spider] 大蚊科
Tiqueside ***n***. 替奎安(降血脂药)
tiqueur ***n***. 抽搐者
Tiquinamide ***n***. 替喹胺(抗溃疡病药) ‖ ~ hydrochloride 盐酸替喹胺,盐酸硫喹酰胺(胃抗胆碱能药)
Tiquizium Bromide 替喹溴胺(抗胆碱能药)
Tiracizine ***n***. 替拉西秦(抗心律失常药)
Tirapazamine ***n***. 替拉扎明(抗肿瘤药)
Tiratricol ***n***. 替拉曲考(甲状腺激素类药)
tire ***v***. 疲惫,疲倦 ‖ ~, brain 大脑疲惫 / ~ out 使十分疲劳
tirebal ***n***. [法] 拨弹器
tired ***a***. ①疲劳的 ②厌倦的
tiredly ***ad***. ①疲劳地 ②厌倦地
tiredness ***n***. 疲惫,疲倦
tirefond ***n***. ①起骨器 ②螺旋,提锥
tireless ***a***. ①不易疲劳的,不倦的 ②持久的
tires; trembles ***n***. 震颤病(牛羊),乳毒病(人)
tiresome ***a***. ①使人疲劳的 ②令人厌倦的
Tirilazad ***n***. 替拉扎特(脂过氧化抑制药)
tiring ***n***. 轮箍术(髌骨骨折时)(铁离子显示法)
Tirmann-Schmelzer staining method ***n***. 提—施二氏染色法(铁离子显示法)
tiro; tyru ***n***. 初学者,生手,新生
Tirofiban ***n***. 替罗非班(纤维蛋白原受体阻滞药)
TIROS television and infra-red observation satellite 电视及红外线观察人造卫星
TIRR Texas Institute of Rehabilitation and Reseach 德克萨斯州康复与研究学会
TIS Technical Information Service 技术情报服务处/total information 总信息系统/tumor in situ 原位肿瘤
TISAB total ionic strength adjustment buffer 总离子强度调节缓冲剂
Tisdall method ***n***. 提兹德耳氏法(检尿中酚类)
Tiselieus apparatus ***n***. [Arne 瑞典生物化学家 1902 生] 提塞留斯氏电泳仪
(从血液和体液中分离出蛋白质)
tisic; phthisic ***n***. ①痨病患者 ②气喘(俗名)
tisis; phthisis ***n***. ①痨病 ②肺痨
Tisopurine ***n***. 巯异嘌呤(抗痛风药)
TISS therapeutic intervention scoring system 治疗措施记分法
Tisserella ***n***. 组织菌属 ‖ ~ praeacuta (Tissier) 极尖组织菌
Tissierella Collins et Shah ***n***. 组织菌属 ‖ ~ praeacuta(Tissier) Collis et Shah 极尖组织菌
Tissot spirometer 提骚氏肺量计
tissue [法 tissu]; [拉 tela] ***n***. ①组织 ②纱 ③薄纸 ‖ ~ absorption scatter 组织吸收散射 / ~, accidental 偶发组织 / ~, adenoid; lymphoid 淋巴组织 / ~ adhesive 组织粘合剂(介入性放射学技术用) / ~, adipose; fatty ~ 脂肪组织 / ~, adrenogenic; x-zone 雄激素带,X-带(胚) / ~, analogous 相似组织 / ~, areolar; cribriform ~ 蜂窝组织,蜂窝织 / ~ attenuation 组织衰减 / ~, autologus 自身组织(作治疗性栓塞用) / ~, basement 基础膜组织 / ~, bony 骨组织 / ~, boundary 临界组织 / ~, brown fat 棕脂组织(动物) / ~, Buckley 巴克利氏组织(牙) / ~, cancellous 海绵骨组织,骨松质 / ~, cartilaginous 软骨组织 / ~, cavernous; erectile ~ 勃起组织 / ~, cellular 蜂窝组织,蜂窝织 / ~, cementoid; tela cementoide 牙骨质样组织 / ~ characterization 组织特征 / ~, chondroid 软骨样组织 / ~, chordal; notochordal ~ 脊索组织 / ~, chordoid 脊索样组织 / ~, chromaffin 嗜铬组织 / ~, cicatrical scar ~ 瘢痕组织 / ~, compact 骨密质 / ~ compensating filter 组织补偿滤过 / ~, conductive 传导组织 / ~, conjunctive; connective ~ 结缔组织,结缔织 / ~, connective 结缔组织,结缔组织 / ~, connective, embryonic 胚性结缔组织 / ~, connective, epivaginal 鞘外结缔组织 / ~, connective; fibrous 纤维结缔组织 / ~ contrast 组织对比 / ~ corrected 组织校正的 / ~, cribriform, areolar ~ 蜂窝组织,蜂窝织 / ~ culture 组织培养 / ~, dartoid 肉膜样组织 / ~ density 组织密度 / ~, dental; dentine; tela dentalis 牙质组织,牙[本]质 / ~, dentinoid; tela dentinoidea 牙质样组织 / ~ differentiation 组织分化 / ~, diffuse, lymphoid 弥漫淋巴组织 / ~ disintegration 组织分解 / ~ Doppler imaging 组织多普勒显像 / ~ dose 组织量,深度剂量 / ~ dose rate 组织剂量率 / ~, elastic; yellow elastic ~ 弹性组织 / ~, endothelial; endothelium 内皮[组织] / ~, episcleral 巩膜上组织 / ~, epithelial; epithelium 上皮[组织] / ~ equivalent 组织等效 / ~ equivalent capacitor 组织等效电容器 / ~ equivalent chamber 组织等效电离室 / ~ equivalent device 组织等效装置 / ~ equivalent ionization 组织等效电离 / ~ equivalent material 组织等效材料 / ~ equivalent medium 组织等效介质 / ~ equivalent mixture 组织等效混合物 / ~ equivalent phantom 组织等效体模 / ~ equivalent plastic 组织等效塑料 / ~ equivalent plastic phantom 组织等效塑料体模 / ~ equivalent thickenss 组织等效厚度 / ~ equivalent wall 组织等效壁 / ~, erectile 勃起组织 / ~, extracellular 细胞外组织 / ~, extraperitoneal 腹膜外组织,腹膜外筋膜 / ~ fat 组织脂肪 / ~, fatty; adipose ~ 脂肪组织 / ~, fibrohyaline; chondroid ~ 软骨样组织 / ~, fibrous 纤维组织,纤维织 / ~ flabby 松弛组织 / ~ fluid 组织液 / ~, formative 形成组织 / ~, fundamental 基本组织 / ~, Gamgee 加姆季氏敷料(吸水棉纱) / ~, gauze and cotton 裹伤巾 / ~, gelatinous 明胶组织 / ~, gelatinous; mucoid ~ 黏液样组织 / ~, germ line 种系组织 / ~, grandular 腺组织 / ~, granulation 肉芽组织 / ~, gut-associated lymphoid (简作 GALT) 肠相关淋巴组织 / ~, hematopoietic 生血组织,造血组织 / ~, hemoclastic 破红细胞组织,溶血组织 / ~ homogenate 组织匀浆 / ~, hemopoietic 生血组织,造血组织 / ~, heterologous 异种组织 / ~, heterotopic 异位组织,迷芽瘤 / ~, homologous 同种组织 / ~, hyaline 透明组织 / ~, hylic 原质组织 / ~, hyperplastic 增生组织 / ~ image 组织影像 / ~ immunity 组织免疫性 / ~, indifferent 未分化组织 / ~, interrenal 肾上腺皮质组织 / ~, interstitial 间质组织 / ~, intertubular; tela intertubularis 牙骨管间组织 / ~ iron turnover (简作 TIT) 组织铁转换 / ~, islet; Langerhans' islands 胰岛,郎格罕氏岛 / ~, junctional 结合组织(由房室结和房室束组成) / ~, keratinized 角化组织 / ~, laminar 薄板组织 / ~, laminar 分层组织 / ~, lardaceous 豚脂样组织,腊样组织 / ~, lepidic 里膜组织 / ~, leprous 麻风组织 / ~, lining-membrane; lepidic ~ 衬膜组织,里膜组 / localized ~ spectoscopy 定预组织频谱 / ~, loose connective 疏松结缔组织 / ~, lymph 淋巴组织 / ~, lymphadenoid 淋巴腺样组织 / ~, lymphatic; 1ymphoid ~ 淋巴组织 / ~, 1ymphoid 淋巴组织 / ~ maximum ratio 最大组织比 / ~ maximum ratio curve 最大组织比曲线 / ~, mechanical 机械组织 / ~, meristematic 分生组织 / ~, mesenchymal 间充质,间叶组织 / ~, mesothelial 间皮组织 / ~, metanephrogenic 生后肾组织 / ~, mucoid 黏液样组织 / ~, mucous 黏液组织 / ~, muscular 肌组织 / ~, myeloid; red bone marrow 骨髓组织,红骨髓 / ~, nephrogenic 生肾组织 / ~, nerve; nervous ~ 神经组织 / ~, nodal 结组织[心] / ~, notochordal, chordal ~ 脊索组织 / ~, nutritive 营养组织 / ~, osseous 骨组织 / ~, osteogenic 生骨组织 / ~, osteoid 骨样组织 / ~ output ratio 组织量输出量比率 / ~, palisade 栅状组织 / ~ -paper 薄(叶)纸,沙纸 / ~, parenchymal ①实质,主质 ②薄壁组织(植物) / ~, parenchymatous; parenchyma ①实质,主质 ②薄壁组织[植] / ~ penetration 组织穿透力 / ~, periapical 尖周组织 / ~, peridontal; tela periodontalis; periodontium 牙周组织 / ~, permanent 永久组织 / ~ phase spherules 组织相菌球 / ~ plasminogen activator, t-PA 组织型纤溶酶原激活物(剂) / ~, podophyllous 蹄内组织 / ~, primitive cardiac 原始心组织 / ~, primitive pulp; hylic ~ 原质组织 / ~, protective 保护膜,保卫组织 / ~ protein 组织蛋白 / ~, pseudoerectile 假勃起组织,鼻甲黏膜下组织(有丰富的静脉丛) / ~ pulp; tela pulpa 牙髓组织 / ~ rad 组织拉德 / ~ radiobiology 组织放射生物学 / ~ response 组织反应 / ~, reticular; reticulated ~ 网状组织 / ~, rubber 橡皮片 / ~, scar; cicatrical ~ 瘢痕组织 / ~ scatter 组织散射 / ~s, sclerous 硬组织(软骨组织、纤维组织、骨组织) / ~, secondary 次生组织 / ~, secretory 分泌组织 / ~ section 组织切片 / ~, septal 中隔

组织[牙] / ~,sequestered 隐蔽组织 / ~,shock 休克组织 / ~,skeletal 骨胳组织 / ~,splenic; spleen pulp 脾髓 / ~,spongy 海绵组织 / ~ staining 组织染色(荧光) / ~,subcutaneous 皮下组织 / ~,subcutaneous fatty; panniculus adiposus 皮下脂肪组织,脂膜 / ~,subendothelial 内皮下组织 / ~,sustentacular 支持组织 / ~,symplastic; syruplasm 共质组织,共质体,共浆体 / ~ system 组织系统 / ~,target 靶组织 / ~,thanatogenic 死亡组织 / ~ thromboplastin; blood coagulation factor III 组织凝血激酶 / ~ tolerance dose 组织耐受剂量 / ~ tooth 牙体组织 / ~,transfusion 转输组织 / ~,tuberculosis grannulation 结核性肉芽组织 / ~ typing 组织配型 / ~, vesicular supporting; pseudocartilage 小泡性支柱组织,假软骨 / ~,water storage 贮水组织 / ~,white fibrous 白纤维组织 / ~,yellow elastic [黄]弹性组织

tissue-air ratio 组织—空气比

tissue culture 组织培养

50% tissue culture cytopathologic dose(TCD$_{50}$) 组织培养半数细胞病变剂量(半数细胞病变量)

50% tissue culture infective dose (简作 TCID$_{50}$) 组织培养半数感染剂量(半数细胞感染量)

tissue-blood ratio 组织—血液比率

tissue extract 组织提取液

tissue homogenate 组织匀浆

tissue immunity 组织免疫,局部免疫

tissue-phantom ratio 组织—体膜比

tissue slice 组织切片,组织薄片

tissue-type plasminogen activator (简作 t-PA) 组织型纤溶酶原激活物(剂)

tissular *a*. 组织的 ‖ ~ echopattern 组织回声类型

tit *n*. ①山雀 ②轻打

TIT triiodothyronine; TRITh 三碘甲状腺氨酸/tissue iron turnover 组织铁转换

titanate *n*. 钛酸盐

titanic *a*. ①钛的,四价钛的 ②巨大的 ‖ ~ acid 钛酸

titanium [拉 titan the sun] (简作 Ti) *n*. 钛(22 号元素) ‖ ~,dioxide 二氧化钛 / ~ input window 钛输入窗 / ~ pump (简作 Tip) 钛泵 / ~ tetrachloride 四氯化钛

Titanium Dioxide *n*. 二氧化钛(药用辅料)

titanium-lead-zinc (简作 TLZ) 钛—铅—锌

titanium-zirconium-molybdenum alloy (简作 TZM) 钽锆钼合金

Titanopteryx *n*. 大蚋属

titbit *n*. ①一口好菜 ②珍闻 ③小品 ④珍品

titer [法 titre startdard] (titre) *n*. ①效价,滴度,值 ②滴定率 ‖ ~,agglutination 凝集反应效价 / ~,precipitation; pricipitation value 沉淀价

TITh triiodo-thyronine 三碘甲状腺氨酸

titillate *vt*. ①搔痒,撩痒 ②使……兴奋

titillation [拉 titillatio] *n*. 搔痒,撩痒

titillator *n*. 阳[茎]端突[昆虫]

titillomania *n*. 搔痒癖

TITJLS Tower International Techno Medical Institute Journal of Life Science 托尔氏国际医疗技术学会生活科学杂志

title *n*. ①标题,题目,书名 ②称号,衔头 ③权力,资格 *vt*. ①加标题于 ②授予……称号 ‖ ~ list (简作 TL) 书名页

title-role *n*. 主要角色

titr triate *n*. 滴定

titrant *n*. 滴定剂

titratable acidity (简作 TA) 可滴定酸度

titrate *vt*., *vi*. 滴定

titration [法 titre standard] *n*. 滴定法 ‖ ~,colorimetric 比色滴定法 / ~,complexometric 络合滴定法 / ~,coulometric 库伦滴定 / ~,Dean-Webb 定量抗体变量抗原滴定 / ~,EDTA 依地酸滴定法,乙二胺四乙酸滴定法 / ~,Ehrlich 抗毒素滴定法 / ~,electric; electrode ~; electrolytic ~; potentiometer ~ 电位滴定法 / ~,formol 甲醛滴定法(检尿氨基酸) / ~,potentiometric 电位滴定法(检氢离子浓度)

titre [法]; **titer** *n*. 效价,滴度,值 ‖ ~ of bacillus coli 大肠菌值

titrimeter *n*. 滴定剂

titrimetric *a*. 滴定分析的

titrimetry *n*. 滴定分析法

titter *n*., *v*. 窃笑,傻笑,嗤嗤笑

tittle *n*. ①一点,符号 ②一点,微量 ‖ to a ~ 丝毫不差的

tittle-tattle *n*., *v*. 闲聊,漫谈

TIU thyroid iodine uptake 甲状腺碘摄取率

titubant *n*. 蹒跚者

titubation *n*. 蹒跚 [步态] ‖ ~,lingual; stuttering; stammering; titubatio lingualis; stut-tering 口吃,纳吃

titular *a*. 挂名的,空衔的,有权持有的

Tityus *n*. 钳蝎属 ‖ ~ serrulatus 巴西钳蝎

TIV thermal insulation value 绝热绝缘指数

Tivanidazole *n*. 普伐硝唑(抗感染药)

TIVC thoracic inferior vena cava 胸部下腔静脉

Tivig and of taperleaf japaneae spiraea [植药]吹火筒

Tivirapine *n*. 替韦拉平(抗病毒药)

Tixadil *n*. 噻吨第尔(血管扩张药)

tixanox *n*. 替占诺,硫氧占酸(抗变态反应药)

-tixene [构词成分] —噻吨(1998 年 CADN 规定使用此项名称,主要系指神经系统抗精神失常剂噻吨衍生物[thioxanthene derivant]的一类药名,如美噻吨[Metixene]、替沃噻吨[Tiotixene]等,与"thixene"相同)

Tixocortol *n*. 替可的松(肾上腺皮质激素类药)

Tizabrin *n*. 替扎布林(抗凝药)

Tizanidine *n*. 替扎尼定(解痉药)

-tizide, -tixene [构词成分] —噻嗪(1998 年 CADN 规定使用此项名称,主要系指利尿药氯噻嗪[Chlorothiazide]的一类药名,如舒美噻嗪[Sumetizide]、氢苄噻嗪[Hydrobentizide]等,与"thiazide"相同)

Tizzoni's test (**Guido Tizzoni**) 蒂佐尼氏试验(检组织中铁)

Tizzoni's antitoxin *n*. [Guido 意医师 1853—1932]; tetanus antitixin 蒂佐尼试验,破伤风抗毒素

TJ tight junction 紧结,牢固结合/triceos jerk 三头肌反射

Tj^a; Tj^b Jay Blod factor 贾埃氏血因子

Tjettek *n*. 吉特克(一种爪哇马钱子根毒)

TK thymidine kinase 胸腺激酶/transketolase 转酮酶

TKA transketolase acitivity 转酮酶活性

TKD tokodynamometer 分娩力计

TKG tokodynagraph 分娩力 [描计]图

TKN tachykinin 速激肽/total Kjeldahl nitrogen 总基耶达氏氮

TKO technical Knock-out 技术顶件器 /to keep open 保持开放

TKR total knee joint replacement 全膝关节置换术

TKy Turkey 土耳其

Tl thallium 铊(81 号元素)

Tlacotalpan bunyavirus 特拉科托尔潘本扬病毒

Tlacotalpan virus 特拉科托尔潘病毒

T-L thymus-dependent lymphocyte 胸腺依赖性淋巴细胞

TL team leader 领队,队长/terminal limen 终阈/test load 负荷试验/thermoluminescence 热发光/threshold limit 阈限/thymus leukemia 胸腺白血病/left tibia 左胫骨/time lag 时间滞差/time lapse 时间经过/time length 持续时间/time limited 时间限制/title list 书名页/T lymphocyte T 淋巴细胞/tolidine 联甲苯胺/total lipids 总脂质/total load 全负荷/Toxicology Letters 毒物学快报/transmission lose 传输损失/tubal ligation 输卵管结扎/thymus leukemia antigen 胸腺白血病抗原/thymus lymphocyte antigen 胸腺淋巴抗原

TLA trilaurylamine 三月桂胺/tube latex agglutination test 试管胶乳凝集试验

T-LAK T-lymphokine-activated killer 淋巴因子激活性杀伤细胞前体

TLB transbrochial lung biopsy 经支气管肺活检

TLC tender loving care 体贴关怀/tend with legal care 予法律监护/thin-layer chromatography 薄层色谱法/total L-chain concentration 总轻链浓度/total lung compliance 总肺顺应性/total lung capacity 肺总容量/total lynphocyte count 全淋巴细胞计数

TLC-scanner 薄层层折扫描仪,薄层色谱扫描仪

TLCK N-tosyl-L; lysyl-chlorome thylketone N－甲苯基－L－赖氨酰－氯甲基酮(蛋白水解酶抑制剂)

TLD thermoluminescent detector 光热检测仪/thermoluminescent dose 光热剂量/thermoluminescent dosimeter 热释光剂量仪/thoracic lymph duct 胸导管/thymineless death 无胸腺嘧啶死亡

TLD-detector 热释光剂量仪探测器

TLE temporal lobe epilepsy 颞叶癫痫/thin layer electrophoresis 薄层电泳

TLEC thin layer electrochemistry 薄层电化学

T-leukemic maligant lymphoima (简作 T-L ML) T 细胞型白血性恶性淋巴瘤

TLG thin-layer gel filtration 薄层凝胶过滤

TLI total lymphoid irradiation 全身淋巴组织照射

TLIEF thin layer isoelectric focusing 薄层等电点

TLLCA transluminal laser coronary angioplasty 腔内激光冠状动脉成形术

TLM tolerable limit median 半数耐受限量

T-L ML T-leukemic maligant lymphoima T 细胞型白血性恶性淋巴瘤

TLPC thin-layer partition chromatography 薄层分区色谱法

TLQ total living quotient 总存活商
TLRC thin layer radiochromatography 薄层放射性层叠法
TLS test of limit for sex 功能限制试验
TLSO thoracolumbosacral otthosis 胸腰骶矫形器
TLT tryptophan load test 色氨酸负荷试验/tuberculin line test 结核菌素划痕试验
TLU table look-up 查表
TLV treshold limit value 最大限值/total lung volume 肺总容量
TLZ titanium-lead-zinc 钛—铅—锌
tm total massa 总量
Tm mean temperature 平均温度/①thuilium ②maximal tubular excretory capacity ①铥(69 号元素) ②肾小管最大排泄量 ③解链温度/transport maximum 最大转运值/trichomycin 曲古霉素/tubular excretory capacity maximum 肾小管最大排泄量
TM technical manual 技术手册/telemetering 遥测,遥测技术/temperature meter 温度计/temporomandibular 颞颌关节/terramycin 土霉素/tests and measurements 试验与测定/thrombomoduline 血栓调节蛋白/thrombotic microangipathy 血栓性微血管病/timer 定时器,记时器/tobramycin 妥布霉素/ton-miles 吨—英里/trace metal 微量金属/trade mark 商标/transcendental meditation 直觉思考/transmetetarsal 经后跗骨/transport mechanism 转运机理/traumatic medicine 创伤医学/tropical medicine 热带医学/tropmyosin 原肌凝蛋白/true mean 实际平均值/tuberculous meningitis 结核性脑膜炎/tubular mass 肾小管团/tympanic membrane 鼓膜
T6M T6 marker T6 标记
TMA tetramethylammonium 四甲胺/thermomechanical analyzer 热机理分析/thyroid microsomal antibodies 甲状腺微粒体抗体/trimellitic anhydrate 1, 2, 4 – 苯三酸酐
TMB transient monocular blindness 一过性[单眼]黑矇
TMB_4 trimedoxime 双解磷
TMC toyomycin; chromomycin A_3 色霉素
TmcAb thyromicrosomal antibody 甲状腺微粒体抗体
TMCHD trans-terametnyl-cyclo hexane-diamine 反式四甲环己烷双胺
T-MCN-T tradescantia MCN test 紫露草微核技术[试验]
TMCSL Transactions of the Medical-Chirurgical Society of London 伦敦内科—外科学会学报
TmD maximal diodrast tubular excretory capacity 碘吡啦啥细尿管最大排泄量
TMD trimethadione 三甲双酮(抗肿瘤药)
TMD-10 tetrylammonium bromide 溴化四乙铵(降压药)
TMDS tetramethyl-disilazanc 四甲二硅氨烷
Tmethypocoelis ceratophora (Koelbel) 角眼切腹蟹(隶属于沙蟹科 Ocypodidae)
TME teacher of medical electricity 医学电器教师/temperture measuring equipment 测温装置/tyrosine methyl ester 酪氨酸甲酯
TMG tetra-methylene glutarie acid 四次甲烯戊二酸(治疗白内障)/time mark generator 时间标记发生器/tubular maximal glucose reabsorptive capacity 肾小管葡萄糖最大量重吸收量
TMHN Tropical Medicine and Hygiene News 热带医学与卫生新闻(美国热带医学与卫生学杂志)
TMI transient myocardial ischemia 暂时性心肌缺血/transmandibular implant 经下颌植入物
TMIF tumor cell migratory, inhibition factor 肿瘤细胞游走抑制因子
TMIS Technical Meeting Information Service 技术会议情报服务处
TMJ temporomandibular joint 颞下颌关节
TML tetramehty lead 四甲基铅
TM-line tuberculum maxillary line 上颌结节线
TMMG teacher of massage and medical gymnastics 按摩及医疗体育教师
TMMP trimehtyl methoxyphenyl 三甲基甲氧苯基
TMN metanephrine 总甲氧基肾上腺素
TMNG toxic multinodular goitre 毒性多结节甲状腺肿
TMP deoxythymidylic acid 脱氧胸苷酸/temperature 温度/test methods and procedures 试验方法和步骤/thymidine monophosphate 磷酸胸苷,胸苷酸/thymidylic acid 胸苷酸/thymoilphthalein monophosphate 单磷酸麝香草酚酞/transmural pressure 透壁压/trimethoprim 甲氧苄氨嘧啶/tuberlar maximum excretory capacity for pulmonary artery hypertension 肺动脉高压时肾小管最大排泄能力
TMPAH tubular maximal paraaminohippurate excretory capacity 肾小管对氨基马尿酸最大排泄量
TMPP trithioparamethoxy-phenyl propene 三硫—对甲氧基—苯丙烷(利胆剂)
TMP-SMD trimethoprim- sulfam ethoxydiazine 增效磺胺 5 – 甲氧嘧啶
TMP-SMPZ trimethoprism-sukfamethoxypyrazine 甲氧苄氨嘧啶—磺胺甲氧吡嗪(合剂)
TMP-SMZ trimethoprim-sulfame 甲氧苄氨嘧啶—磺胺甲基异恶唑
TMR triton magnetic resonance 氚核磁共振
TMRTTC tetramethyl rhodamine isothiocyanate 四甲基碱性蕊香红(若丹明)异硫氢酸酯
TMS tetramethyl-silane 四甲硅烷/trimethyl-saline 三甲硅烷/trimehtyl-silyl 三甲硅烷基
T/ M/ S type, mode and series 型别,模型,系列
TMSDEA trimethyl-silyl-diethyla mine 三甲硅烷二乙胺
TMSDMA trimethyl-silyl-dimethy lamine 三甲硅烷二甲胺
TMST treadmill stress test 跑台应激试验
TMT atromepine 阿托甲品/tetramehtylltin 四甲基锡,四甲基锡烷/thiram 福双美,二硫四甲秋兰姆(杀菌药)
TMTD tetramethyl-thiuramdisulp hide 福双美,二硫四甲秋兰姆(杀菌药)
TMTM tetramethylthiuram monosulfide 一硫四甲基秋兰姆
TMTR thermistor 热敏电阻,半导体温度计
TMU tetramehtyl-urea 四甲基尿酸/tetramehtyl uric acid 四甲脲
TMV tabocco mosaic virus 烟草花叶病病毒/tracheal mucous velocity 气管黏液移动速度
TMZ trimetazidine 三甲氧苄嗪(冠状动脉扩张药)/trimethazone 三甲保泰松
Tn. normal intracular tension 正常眼压
TN technical notes 技术札记/team nursing 集体护理/total negatives 全部阴性/total nitrogen 总氮法/trinomal nomenclature 三名法/troponin 肌钙蛋白/true-negative 真阴性
T_4N normalized thyroxine 标准甲状腺素
TNA thin-needle aspiration 细针抽吸术/trinitroaniline 三硝基苯胺/total nucleic acid 核酸总量/total nutrient admixture 全营养混合液
TNAB transthoracic needle aspiration 经胸腔针吸活检
Tn-antigen ***n.*** Tn 抗原(肿瘤学用语)
TNAS Tuberculosis Nursing Advisory Service 结核病护理咨询部
TNB trinitrobenzene 三硝基苯
TNBS trinitro-benzene-sulfonicacid 三硝基苯磺酸
TnC troponin C 肌钙蛋白 C
TNC The Nature Conservancy 自然保护
TN-C the calcium-binding subunit of troponin 肌钙蛋白钙结合亚单位
TND term normal delivery 足月正常分娩
TNE tris sodium chloride EDTA buffer 三氯化钠 EDTA 缓冲液
TNEL total noise exposure level 总躁声暴露级
TNF trinitro-fluorenone 三硝基芴酮/tumor necrosis factor 肿瘤坏死因子
TNFα tumor necrosis factor α 肿瘤坏死因子 α
Tng tonography 压力描记器
TNG trinitroglycerin 硝酸甘油
TNI total nodal irradiation 全结节照射/traffic noise index 交通噪音指数
TN-I the inhibitory subunit of troponin 肌钙蛋白抑制性亚单位
TNM tetranitromethane 四硝基甲烷/international classification of cancer based on T(tumor), N(no-dos), and M(metastasis) system T(肿瘤)N(淋巴结)M(转移) 癌症分类法
tNMC tonic neuromuscular unit 紧张性神经肌肉单位
TNP trinitrophenyl group 三硝基苯基团
TNP-HRBC trinitrophenylated horse red blood cell 三硝基苯马红细胞
TNR tonic neck reflex 颈强直反射
TNS tank nitrogen supply 贮罐氮气供应/transcuianeous nerve stimulation 经皮神经刺激
TNT trinitrotoluene 三硝基甲苯
TN-T tropomyosin-binding subunit of troponin 肌钙蛋白原肌凝蛋白结合亚单位
TNTC too numerous to count 不计其数
TNV tobacco necrosis virus 烟草坏死病毒
TNX tritroxylene 三硝基二甲苯
TO original tuberculin 原结核菌素
to ***prep.*** 向,往,达到;倾向;直至……为止;对;给;由于;致使;关于;为了;……与……之比;按照 ***ad.*** 向前;着手干;苏醒 ‖ ~ and fro 往复的,来回的
to ice point 冰点/tinctura opii of opium 鸦片酊(处方)/toluene 甲苯/turn over 见背面
To observed temperature 测定温度/technical order 技术条令/telephone order 电话命令/oral order 口头命令/original tuberculin 旧结核菌素/supernatant tuberculin 结核菌素上清液
TO table of organization 组织表 / telephone order 电话命令/thromboangitis obliterans 血栓闭塞性脉管炎/tincture of opium 鸦片酊/tonofilament 张力微丝(电镜)/total oestrogens 雌激素总量/toxicity 毒性/transverse outlet 横切口/old tubercullin 旧结核菌素/thber-

cullin oberes 结核菌素浮液/turnover 翻转
TOA tuberculin-original alt 旧结核菌素/trioctylamine 三辛胺/tubo-overian abscess 输卵管卵巢脓肿
toad *n*. ①蟾蜍 ②讨厌的人
toadhead *n*. 虾蟆状头[畸形](无脑畸形)
toadpoison *n*. 蟾毒
toadskin;phrynoderma *n*. 蟾皮病
toadstool *n*. 伞菌(蕈状病毒) ‖ ~ poisoning 毒蕈中毒
toady *n*. 谄媚者,马屁精 *v*. 奉承,谄媚,拍马屁
toast *vt*., *vi*. ①烤,烘 ②烘热 ③为……举杯祝酒 *n*. ①烤面包片,土司 ②祝酒
TOB tobramycin 妥布霉素
tobacco *n*. 烟草 ‖ ~ amaurosis 烟草中毒性黑蒙 / ~ amblyopia 烟草中毒性弱视 / ~ Bergerac ring spot virus 贝尔格拉克烟草环斑病毒 / ~ broad ring spot virus 烟草宽环斑病毒 / ~ broken ring spot virus 烟草断环斑病毒 / ~ Chinese brocade virus 中国烟草织锦病毒 / common ~ mosaic virus (简作 TMVe) 烟草花叶病毒普通株 / ~ 'EN' virus; Tobacco necrosis virus A 株 烟草'EN'病毒 / ~ etch virus ; ~ virus 13; Nicotiana virus 7; Marmor erodens 烟草蚀纹病毒 / ~ female sterility virus 烟草雌花不孕病毒 / ~ leafcurl geminivirus 烟草曲叶双病毒 / ~ leaf curl virus 烟草曲叶病毒 / ~ mosaic virus; ~ ordinary mosaic virus; ~ virus 1; Marmor tabaci; Nicotiana virus 烟草花叶病毒 / ~ mosaic virus group 烟草花叶病毒组 / ~ mottle virus 烟草斑点病毒 / ~ necrosis virus A 烟草坏死病毒 A / ~ necrosis virus (简作 TNV) 烟草坏死病毒 / ~ necrosis virus group 烟草坏死病毒群 / ~ necrotic dwarf luteovirus 烟草坏死矮黄症病毒 / ~ ordinary mosaic virus; ~ mosaic virus 烟草花叶病毒 / ~ rattle virus; Potato stem mottle virus 烟草脆裂病毒 / ~ ring spot nepovirus 烟草环斑线虫传多角体病毒 / ~ ring spot virus; ~ virus No. 10; Annulus tabaci; Nicotiana virus 12 (简作 TRSV) 烟草环斑病毒 / ~ ring spot virus group 烟草环斑病毒组 / ~ stains 子宫内膜异位症并发症(棕色子宫内膜囊肿异位植于盆腔和腹腔腹膜) / ~ streak ilarvirus / ~ streak virus group 烟草线条病毒组 / ~ streak virus; ~ virus 18; Nicotiana virus 8; Anulus orae; ~ streak ilavirus 烟草线条病毒(烟草线条等轴不稳环斑病毒) / ~ stunt virus 烟草矮化病毒 / ~ veinal necrosis virus; Patato virus Y 株 烟草坏死病毒 / ~ vein distorting luteovirus 烟草脉曲黄症病毒 / ~ vein mottle potyvirus 烟草脉斑点马铃薯 Y 病毒 / ~ veinbanding necrosis virus; ~ masaic virus 株 烟草沿脉坏死病毒 / ~ veinbanding virus; Potato virus Y 马铃薯 Y 病毒 / ~ vein distorting virus 烟草扭脉病毒 / ~ virus 1; ~ mosaic virus 烟草花叶病毒 / ~ virus 5; Potatovirus X 株 烟草病毒 5 号 / ~ virus No. 10; ~ ring spot virus 烟草环斑病毒 / ~ virus 13; ~ etch virus 烟草蚀纹病毒 / ~ virus 18; ~ streak virus 烟草线条病毒 / ~ wilt virus 烟草萎蔫病毒 / ~ yellow dwarf geminivirus 烟草黄矮双病毒 / ~ yellow dwarf virus 烟草黄矮病毒 / ~ yellow net luteovirus 烟草黄网黄症病毒 / ~ yellow net virus 烟草黄网病毒 / ~ yellow ring spot virus; ~ ring spot virus 烟草黄环斑病毒 / ~ yellow vein assistor luteovirus 烟草黄叶脉辅助者黄症病毒 / ~ Indian; lobelia; wild ~ 半边莲,北美山梗菜,祛痰菜 / ~ mosaic disease 烟草花叶病 / ~ mosaic virus (简作 TMV) 烟草花叶病毒 / ~, mountain; arnica 山金车[花] / poison ~ 莨菪 / ~ withdrawal syndrome 戒烟综合征
tobaccoism *n*. 烟草中毒
Tobamovirus *n*. 烟草花叶病毒组
Tobey-Ayer test [George L. Tobey, Jr 美耳喉科学家 1881—1894; James B. Ayer 美神经病学家 1882] 托—艾二氏试验(检横窦血栓形成)托博耳德氏器
Tobold,s apparatus [Adelbert August Oskar 德喉科医师 1827—1907] 托博耳德氏器(喉镜照明器)
Toborinone *n*. 托波力农(强心药)
tobramycin *n*. 妥布霉素,托普霉素亦称暗霉素,抗生素类药
Tobravirus; Netuvirus *n*. 烟草脆裂病毒组
Tobrex *n*. 妥布霉素(tobramycin)制剂的商品名
Tobuterol *n*. 托布特罗(支气管扩张药)
TOC table on contents 含量表/television operating center 电视中心/times over control 超控时间/tincture opii camphorata 鸦片樟脑酊/total organic carbon 总有机碳/tricuspid opening click 三尖瓣开放喀喇音
tocainide (tonocard) *n*. 妥卡尼,氨酰甲苯胺(心脏抑制药,抗心律失常药)
Tocamphyl *n*. 托莰非,樟酯醇胺(利胆药)
TOCE transcatheter oily chemoembolization (经血管导管)油性栓塞化疗法(用于肝癌等)
tochil *n*. 肺吸虫病 (土名)
-tocia [希 tokos childbirth 生产] [构词成分] 分娩,产
-tocin [构词成分] 缩宫素 (1998 年 CADN 规定使用此项名称,主要系指子宫收缩药"缩宫素"[Oxytocin]一类的药名,如卡贝缩宫素[Carbetocin]、那卡缩宫素[Nacartocin]等)
toclase; cabetapentane citrate *v*. 咳必清,托克拉斯,枸环戊酯(镇咳剂)
toco- [希 tokos childbirth 生产]; **toko-** [构词成分] 分娩,产,生育
tocodynagraph; tokodynagraph *n*. 分娩力 [描计]图
tocodynamometer; tocodynameter [toco- + ergon work + metron measure] *n*. 分娩力计
tocoergometry *n*. 分娩力测定
Tocofenoxate *n*. 托可酚酯(抗衰老药)
Tocofersolan *n*. 托克索仑(维生素类药)
Tocofibrate *n*. 托考贝特(降血脂药)
tocogony *n*. 有亲生殖
tocograph *n*. 分娩力描记器,分娩力描计法
tocokinin [toco- + 希 kinein to move] *n*. 激育素(获自酵母及数种植物,有雌激素的性质)
tocol *n*. 母生育酚
tocology; tictology *n*. 产科学 ‖ **tocologist** *n*. 产科学家
tocolysis *n*. 安宫,保胎
tocomania; puerperal mania *n*. 产后躁狂
tocometer; tocodynamometer *n*. 分娩力计
tocopherol *n*. 生育酚
Tocopherol *n*. 维生素 E(维生素类药)
Tocophersolan *n*. 托克索仑(维生素类药)
Tocopherylquinone *n*. 托克醌(抗高血压药)
α-tocopherol; vitamin E α-生育酚,维生素 E
β-tocopherol; cumotocopherol; vitamin E_2 β-生育酚
tocopheryl *n*. 生育酚基 ‖ ~ acetate; tocopherol acetate 醋酸生育酚
tocopherylamine *n*. 生育胺
α-tocopherylquinone *n*. α-生育酚基醌(创伤保护剂)
tocophobia; maieusiophobia *n*. 分娩恐怖
tocosine; tyramine *n*. 酪胺,酥胺
tocostome *n*. 产卵孔
tocotrienol *n*. 生育三烯酚
TOCP triorthocresol phosphate 磷酸三[邻]甲酚酯
tocsin *n*. ①警钟,警报 ②警戒 ③信号
tocus [拉;希 tokos]; **labor; childbirth** *v*. 分娩,生产
TOD theoretical oxygen demand 理论需氧量 / total oxygen demand 总氧需量
Todarodes pacificus (Steenstrup) 太平洋褶柔鱼(隶属于柔鱼科 Ommastrephidae)
Todaro's tendon [Francesco 意解剖学家 1839—1918] 托达罗氏腱,腔静脉瓣腱膜(变)
today *n*., *ad*. 今天,在今天
Today's Surgery (简作 TS) 现代外科(杂志名)
Toddalia *n*. [拉,植药] 飞龙掌血属 ‖ ~ asiatica Lam.; ~ aculeatea 飞龙掌血(植)药用部分:根、叶
toddalia; lopez-root *n*. 勒钩根,劳佩兹根
Todd bodies [John Lancelot 加医师 1876—1949] 托德氏体(若干两栖动物的红细胞内)
toddle *v*. 蹒跚
toddler *n*. 学步的小孩
t-odd phage T 奇数系列噬菌体
Todd's cirrhosis [Robert Bentley 英医师 1809—1860] 托德氏肝硬变(肥大性肝硬变) ‖ ~ paralysis 托德氏麻痹(局限性抽搐后所致的—时性肌无力) / ~ process 托德氏突(斯卡帕氏筋膜)
Todd-Wells apparatus (Edwin M. Todd; T. H. welld, Jr.) 托—韦器(用于托—韦立体定位性外科的技术) ‖ ~ technique 托—韦技术(一种立体定位性技术)
toddy [印 tare, tadi] *n*. ①棕榈汁 ②棕榈酒 ③柠檬威士忌甜酒
Tod Heal Today's Health 现代卫生(杂志名)
todo *n*. 骚扰,骚动
Todralazine *n*. 托屈嗪(抗高血压药)
Tod's muscle 托德氏肌(耳廓斜肌)
toe [tou] *n*. 趾 *v*. 用脚趾踢 ‖ ~, great; hallux 拇趾,拇 / ~, hammer 锤状趾 / ~, little 小趾 / ~, mallet; hammer ~ 锤状趾 / ~, mango 趾癣 / ~, Morton's; metatarsalgia 摩顿氏趾,跖[骨]痛 / ~, pigeon; pes adductus 鸽趾,内收足 / ~, seedy 裂蹄(马)
T-O-E total organic extracts 全部有机提取物
toe-crack; sand-crack *n*. 蹄裂病(马)
toeless *a*. 无趾的
toenail *n*. 趾甲 ‖ ~, ingrowing 嵌甲
toes, tender *n*. 触痛趾
TOES trade-off evaluation system 比较鉴定系统

TOF tetralogy of Fallot 法乐四联症
Tofanil-PM imipramine pamoate 丙咪嗪双羟萘酸盐
T of R time of receipt 收到时间
tofenacin *n*. 托芬那辛 ‖ ~ hydrochloride 盐酸托芬那辛,盐酸二苯甲氧胺(抗胆碱能药,具有抗抑郁作用)
tofenamic acid 托灭酸(消炎镇痛药)
tofesilate *n*. 茶乙磺酸盐(根据 1998 年 CADN 的规定,在盐或酯与加合物之命名中,使用此名称)
toffee, toffy *n*. 乳脂糖,太妃糖
Tofflemire retainer 托福勒卖尔氏固位体(环形成形片夹)
Tofisopam *n*. 托非所泮(抗抑郁药,抗焦虑药)
tofranil; imipramine hydrochloride *n*. 托法尼,盐酸丙咪嗪(抗抑郁药)
tofranil-PM 双羟萘酸米帕明,双羟萘酸丙咪嗪(imipramine pamoate)制剂的商品名
tofu *n*. 豆腐
tofukasu *n*. [日]豆腐渣
Togaviridae *n*. 披膜病毒科
togavirus *n*. 披膜病毒,披盖病毒
together *ad*. 一同,一起,连续 ‖ all ~ 同时(一起) / for hours ~ 一连几小时 / for weeks ~ 一连几星期
toggle *n*. [机]时节
TOH tyrosine hydroxylase 酪氨酸羟化酶
toil *n*. 苦工,辛苦 *v*. 苦干,辛苦工作
toiler *n*. 劳工,辛勤工作的人
toilet *n*. ①卫生间 ②洗涤(创口) ③梳妆 *v*. ①梳妆 ②上厕所 ③给……打扮 ‖ ~ bowl 抽水马桶 / ~ cavity 洁洞 / ~ tissue; ~ paper(简作 TP)卫生纸,手纸 / ~ training(简作 TT)创口洗涤训练
toilful *a*. 辛苦的,劳苦的
toilless *a*. 容易的,不费力的
toilsome *a*. 辛苦的,劳苦的
-toin [构词成分] - 妥英(根据 1998 年 CADN 的规定使用此名称,主要系指抗癫痫药乙内酰脲衍生物[hydantoin derivant]一类的药名,如罗匹妥英[Ropitoin]、替群妥英[Tetrantoin]等)
Toison's solution(fluid) [J. 法组织学家 1858 生] 图瓦宗氏溶液(红细胞计数稀释液)
TOK tuberculosis of kindney 肾结核
tokelau *n*. 叠瓦癣
token *n*. ①表征,标记 ②纪念品
toko-; toco- 分娩,产,生育
tookcyte *n*. 海绵生殖细胞
tokodynagraph [希 tokos childbirth + graphein to write](简作 TKG) *n*. 分娩力[描记]图
tokodynamometer(简作 TKD) *n*. 分娩力计
Tokophrya *n*. 锤吸管虫属 ‖ ~ cyclopum 剑蚤锤吸管虫 / ~ infusionum 浸渍锤吸管虫 / ~ lemnarum 浮萍锤吸管虫 / ~ mollis 柔弱锤吸管虫 / ~ quadripatita 软锤吸管虫
TOLB tolbutamide tolerance test 甲糖宁耐量试验
Tolafentrine *n*. 托拉芬群(磷酸二酯酶抑制药)
tolamolol *n*. 妥拉洛尔,胺甲苯心安(β-肾上腺素能阻滞药)
tolazamide *n*. 妥拉磺脲,甲磺氮卓脲,甲磺吖庚脲,对甲苯磺酰六氢氮䓬脲(口服降糖药)
tolazoline; 2-benzyl-2-imidazoline *n*. 托拉佐林,苄咪唑啉 ‖ ~ hydrochloride; priscoline hydrochloride; 2-ben-zyl-4, 5-imidazoline hydrochloride 盐酸托拉佐林,盐酸普里科林,盐酸-2苄基-4,5-咪唑啉
Tolboxane *n*. 托硼生(安定药)
tolbutamide; 1-butyl-3(p-tolylsufonyl)urea; orinase *n*. 甲苯磺丁脲,甲糖宁(口服降血糖药) ‖ ~ tolerance test(简作 TOLB)甲糖宁耐量试验
Tolcapone *n*. 托卡朋(抗震颤麻痹药)
Tolciclate *n*. 托西拉酯,甲苯磺萘酯(抗真菌药)
told tell 的过去式和过去分词
Toldimfos *n*. 托定磷(补磷药)
Toldt's membrane [Karl 捷解剖学家 1840—1920] 托耳特氏膜(肾筋膜前层)
Tolectin *n*. 托拉丁钠(tolmetin sodium)制剂的商品名
tolerable *a*. ①可忍受的 ②尚好的
tolerably *ad*. ①可忍受地 ②尚好地
toleragen; tolerogen *n*. 耐受原
tolerance [拉 toleranlia]; **toleration** *n*. ①耐量 ②耐受性,耐力 ③忍受 ④公差 ‖ ~, acquired 后天耐受性,获得性耐受性 / ~ adaptation 适应耐受性 / ~, adoptive 继承性耐受性(经过放射性照射的动物,接受了对某种抗原有耐受性供者的淋巴细胞后,所获得的特异性免疫耐受性) / ~, alkali 碱耐受性用 / ~, alignment 准值容差,安装容限 / ~, crossed 交叉耐受性(对一种药物或毒物已获得耐受性的人此后对另一种药物的易感性则减少) / ~, drug 药物耐受性(由于连续使用药物,对药物作用的易感性逐渐减少) / ~, glucose 葡萄糖耐量 / ~, high-dose; ~, high-zone 高量耐受性,高区带耐受性(经大量抗原刺激后形成的获得性免疫耐受性) / ~, immunologic 免疫耐受性 / ~, impaired glucose(IGT) 葡萄糖耐量异常 / ~, insulin 胰岛素耐量 / ~, low-dose; ~, low-zone 低量耐受性,低区带耐受性(经少量抗原刺激后形成的获得性免疫耐受性) / median ~ limit(简作 TLM) 半数耐受量 / ~, natural immunological 自然免疫耐受性 / ~, self 自身耐受性 / ~, split 分裂耐受性(①对同种细胞诱发免疫耐受性后,对细胞表面一种或一组抗原发生耐受性,而对细胞表面的其他抗原仍具有免疫应答;②指免疫耐受性要么对体液免疫系统发生影响,但不会对两者都发生影响,亦称免疫偏移) / ~, sugar 糖耐量 / ~ test 耐量试验
tolerant *a*. ①能耐受的,能容忍的 ②有耐受性的 ‖ ~ to drought 耐旱 / ~ to heat 耐热
tolerrantly *ad*. ①能耐受地,能容忍地 ②有耐受性地
tolerate *vt*. ①忍受,容忍 ②有耐药力
tolerated infection 耐受性感染
toleration; tolerance *n*. ①耐量 ②耐受性,③忍受
tolerific *a*. 产生耐受性的
tolerogen *n*. 耐受原(动物体内能诱导机体对以后注射攻击剂量时出现特异性免疫无反应性状态的抗原)
tolerogenesis *n*. 致免疫耐受性,免疫耐受性形成
tolerogenic *a*. ①致耐受性的(能诱发免疫耐受性) ②耐受原的
Tolfamide *n*. 托法胺(尿素酶抑制药)
Tolfenamic Acid *n*. 托芬那酸(消炎镇痛药)
Tolgabide *n*. 托加比特(抗惊厥药)
tolidine(简作 TL) *n*. 联甲苯胺
o-tolidine *n*. o-联甲苯胺(以前用于检测隐血,因其致癌,现限止使用)
Tolimidone *n*. 托利咪酮(抗溃疡病药)
Tolinase *n*. 妥拉磺脲(tolazamide)制剂的商品名
Tolindate *n*. 托林达酯,苯硫茚酯(抗真菌药)
Toliodium chloride *n*. 氯化双甲苯碘(兽用食物添加剂)
Toliprolol *n*. 托利洛尔(β受体阻滞药)
toll *n*. ①捐税 ②代价,损失 ③(事故等的)伤亡人数 ④通行税,通过费 ⑤钟声 *v*. ①征收捐税,向(某人)征收捐税 ②鸣钟,敲钟,鸣钟报告
Tollens' reaction(test) [Bernard 德化学家 1841—1918] 托伦斯氏反应(试验)(检葡萄糖、戊糖,结合糖醛酸酯)
Tollwut virus; Rabies virus 狂犬病病毒
Tolmetin *n*. 托美丁 ‖ ~ sodium 托美丁钠,甲苯酰吡酸钠,甲苯甲酰吡咯乙酸钠(抗炎,镇痛,解热药)
tolnaftate *n*. 托萘酯,发癣退,癣退(抗真菌药)
Tolnapersine *n*. 托那哌嗪(抗高血压药)
Tolnidamine *n*. 托尼达明(男性抗生育药)
Toloconium *n*. 甲硫托洛铵(消毒防腐药) ‖ ~ metilsulfate 托洛铵甲硫酸盐(消毒防腐药)
Tologlumide *n*. 托莫鲁胺(缩胆囊肽抑制药)
Tolonidine *n*. 托洛尼定(抗高血压药)
tolonium chloride; blutene chloride; toluidine blue O 氯化妥龙,氯化布鲁廷,甲苯胺蓝 O(肝素对抗剂)
Tolosa-Hunt syndrome(**Eduardo S. Tolosa; Wiliam E. Hunt**) 托一亨综合征(单侧眼肌麻痹合并眶后及三叉神经第 1 分支分布区疼痛,据认为系眶上裂或海绵窦内非特异性炎症与肉芽组织所致)
Toloxatone *n*. 托洛沙酮
Toloxychlorinol *n*. 托洛氯醇(催眠镇静药)
Tolpadol *n*. 托帕朵(镇痛药)
Tolpentamide *n*. 托喷磺脲(降血糖药)
Tolperisone *n*. 托哌酮(解痉药)
Tolpiprazole *n*. 托吡哌唑(安定药)
Tolpovidone(^{131}I) *n*. 碘(^{131}I)托泊酮(诊断用药)
Tolpronine *n*. 托普罗宁(镇痛药)
Tolpropamine *n*. 托普帕敏(抗组胺药)
tolprramide *n*. 甲苯磺吡咯烷羧酰胺(口服降血糖药)
Tolrestat *n*. 托瑞他特(醛糖还原酶抑制药)
Tolterodine *n*. 托特罗定(毒碱受体阻滞药)
Toltrazuril *n*. 托曲珠利(抗球虫药)
toludiethamine *n*. 甲苯二乙胺
toludine blue-peroxidase staining *n*. 正甲苯胺蓝过氧化物酶染色法
toluene(简作 to) *n*. 甲苯

Tolufazepam *n*. 甲磺西泮(抗惊厥药,抗焦虑药)
toluidine blue 甲苯胺蓝
p-toluene sulfonic acid 对甲苯磺酸
α-toluic acid 甲苯酸
p-toluic acid 对甲苯甲酸
m-toluic acid 间甲苯甲酸
o-toluic acid 邻甲苯甲酸
α-toluic aldehyde 苯乙醛
toluidine *n*. 甲苯胺
o-tolunitrile *n*. 2-甲基苯甲腈
toluol *n*. 甲苯
Toluyphoaphenic Acid 托鲁磷酸(强壮药)
tolserol; mephenesin *n*. 托赛罗,唛酚生(肌肉松弛剂)
toluamide *n*. 苯甲酰胺
toluene; toluol *n*. 甲苯
toluenediamine *n*. 甲苯二胺
toluene-sodium-sulfonchloramide; chloramine-T *n*. 氯胺 T
toluene-sulfondichloramine; dichloramine-T *n*. 二氯胺 T
toluic acid 甲基苯甲酸
toluidine; aminotoluene *n*. 甲苯胺,氨基甲苯 ‖ ~ blue O 甲苯胺蓝 O(即托洛氯铵 tolonium chloride, 抗肝素药)
Tolulfera *n*. 妥鲁香胶树属 ‖ ~ balsamum L. 妥鲁香胶树 / ~ pereirae (Royle) Baillon 秘鲁香胶树
toluol; toluene *n*. 甲苯
tolusafranine; brilliant safranine *n*. 番红 T,亮藏红
toluyl *n*. 甲苯酰基
toluylene *n*. ①甲苯撑 ②二苯乙烯,芪
Tolycaine *n*. 托利卡因(局部麻醉药)
tolyl *n*. 甲苯基 ‖ ~ hydroxide; cresol 甲酚,煤酚
tolylenediamine; toluenediamine *n*. 甲苯二胺
Tolypothrix Kutzing *n*. 单歧蓝细菌属 ‖ ~ byssoidea (Berk.) Kirchner 亚麻色单歧蓝细菌 / ~ chungii Gardner 钟氏单歧蓝细菌 / ~ consociata Gardner 联集单歧蓝细菌 / ~ crassa West et West 粗厚单歧蓝细菌 / ~ curta Gardner 短曲单歧蓝细菌 / ~ distorta (Fl. Dan.) Kutzing 扭曲单歧蓝细菌 / ~ distorta var. breviarticulata Jao 扭曲单歧蓝细菌短节变种 / ~ distorta var. penicillata (Agardh) Lemmermann 扭曲单歧蓝细菌笔形变种 / ~ granulata (Gardner) Geitler 颗粒单歧蓝细菌 / ~ lanata Wartmann 羊毛单歧蓝细菌 / ~ lanata var. hawaienssi Nordstedt 羊毛单歧蓝细菌夏威夷变种 / ~ lignicola Jao 栖树单歧蓝细菌 / ~ limbata Thuret 有边单歧蓝细菌 / ~ metamorpha Skuja 变形单歧蓝细菌 / ~ penicillata (Agardh) Thuret 笔形单歧蓝细菌 / ~ ravenelii Wolle 拉氏单歧蓝细菌 / ~ rechingeri (Wille) Geitler 立氏单歧蓝细菌 / ~ rivularis Hansgirg 溪生单歧蓝细菌 / ~ setchellii Collins 赛氏单歧蓝细菌 / ~ tenuis (Diakoff et Scheibe) Kutzing 小单歧蓝细菌(纤细单歧蓝细菌)
TOM threshold of octave masking 倍频带掩蔽阈试验/total organic matter 总有机质/triacetyloleandomycin 三乙酰竹桃霉素/Medical Training Officer 军医教官
tomaculous *a*. 腊肠样的(通常由于肿胀所致)
Tomamycin *n*. 托马霉素(抗生素类药)
Toma's sign 托马氏征(鉴别炎性及非炎性腹水)
tomatidine *n*. 水解番茄碱
tomatin; tomatine *n*. 番茄素,番茄(碱糖)甙
tomato *n*. 番茄,西红柿 ‖ ~ apical curving virus 番茄曲顶病毒 / ~ aspermy cucumovirus 番茄不孕黄瓜花叶病毒/ ~ aspermy virus 番茄不孕病毒 / ~ atypical mosaic virus; Tabacco mosaic virus 株 番茄不典型花叶病毒 / ~ aucuba mosaic virus; Tabacco mosaic virus 株 奥古巴番茄花叶病毒 / ~ big bud virus; ~ bunchy top virus; Lycopersicon virus 5; Chlorogenus ustraliensis 番茄巨芽病毒 / ~ black fleck virus; Tobacco mosaic virus 株 番茄黑点病毒 / ~ black ring virus; ~ black ring nepovirus 番茄黑环线虫传多角体病毒 / ~ bunch top virus; ~ virus 2; Lycopersicon virus 6 番茄束顶病毒 / ~ bunchy top virus; ~ big bud virus 番茄巨芽病毒 / ~ busky stunt 番茄丛矮病 / ~ bushy stunt tombusvirus 番茄丛矮番茄束矮病毒 / ~ bushy stunt virus 番茄丛矮病毒组 / ~ bushy stunt virus; Pelargonium leaf curl virus 丛矮病毒 / ~ condensed top virus 番茄集头病毒 / ~ drophead wilt virus; ~ mosaic virus 株 番茄垂头萎病毒 / ~ dwarfing virus; ~ tenstauche 番茄矮缩病毒 / ~ enation mosaic virus; ~ mosaic virus 株 番茄耳突花叶病毒 / ~ fruit stripe virus; ~ mosaic virus 株 番茄果条纹病毒 / ~ golden mosaic geminivirus 番茄金花叶双病毒 / ~ leaf shriveling virus; Tabacco mosaic virus 株 番茄叶缩病毒 / ~ mosaic tobamovirus (简作 TOMV) 番茄花叶烟草花叶病毒 / ~ mosaic virus; Tobacco mosaic virus 株 番茄花叶病毒 / ~ necrosis virus; Potato virus X 株 番茄坏死病毒 / ~ (Peru) mosaic potyvirus 番茄(秘鲁)花叶马铃薯 Y 病毒 / ~ pseudo-curly top virus 番茄伪曲项病毒 / ~ ring spot nepovirus; ~ ring spot virus / ~ ring spot virus; Peach yellow bud mosaic virus; ~ ring spot No.2 virus; Nicotiana virus 13; ~ ring spot nepovirus; Annulus zonatus 番茄环斑病毒,番茄环斑线虫传多角体病毒 / ~ shatter virus 番茄碎裂病毒 / ~ spotted wilt virus; Ananas virus 1; Pinepple yellow spot virus; ~ virus 1; Lethum australiensis; Lycopersicon virus 3 番茄斑萎病毒 / ~ stem necrosis virus; ~ mosaic virus 株 番茄茎坏死病毒 / ~ streak virus; ~ mosaic virus 株 番茄线条病毒 / ~ tip blight virus; ~ spotted wilt virus 株 番茄顶萎病毒 / ~ top necrosis nepovirus 番茄顶坏死线虫传多角体病毒 / ~ vein necrosis virus; Cucumber mosaic virus 番茄脉坏死病毒 / ~ virus 1; ~ spotted wilt virus 番茄斑萎病毒 / ~ virus 2; ~ bunch top virus 番茄束顶病毒 / ~ yellow dwarf geminivirus 番茄黄矮双病毒 / ~ yellow leaf curl geminivirus 番茄黄曲叶双病毒 / ~ yellow leaf curl virus 番茄黄曲叶病毒 / ~ yellow mosaic geminivirus 番茄黄花叶双病毒 / ~ yellow mosaic virus 番茄黄花叶病毒 / ~ yellow net luteovirus 番茄黄网黄症病毒/ ~ yellow net virus 番茄黄网病毒 / ~ yellow ring spot virus; ~ mosaic virus 株 番茄黄环斑病毒 / ~ yellow top luteovirus 番茄黄顶黄症病毒 / ~ yellow top virus 番茄黄顶病毒
tomb *n*. 墓,坟 *v*. 埋葬
tombstone *n*. 墓碑
Tombusvirus *n*. 番茄束矮病毒组
tomcat *n*. 巨书,大册;雄猫
-tome [希 tome a cutting 割] [构词成分] ①刀,切割器 ②片,节
Tomelukast *n*. 托鲁司特(平喘药)
tomentose *a*. 被绒毛的 ‖ ~ anemone [植药]大火草
tomentum (复 tomenta); **tomentum cerebri** *n*. ①大脑绒被(大脑软膜和皮质的小血管网) ②绵毛 ③绒毛
Tomes's 托姆斯氏 ‖ ~ fibers [John Tomes 英牙医师 1836—1895] 托姆斯氏纤维(牙质纤维) / ~ granular layer 托姆斯氏粒状层 / ~ layer 托姆斯氏粒层(靠近牙骨质的一层钙化不完全的牙质) / ~ process [Charles S. Tomes 英牙体解剖学家 1846—1928] 托姆斯氏突,釉质细胞突
tomfool *n*. 大傻瓜,大笨蛋
tomfoolery *n*. ①愚蠢举动 ②丑态 ③糊涂话
tomia *n*. 喙缘
tomite *n*. 藻煤
Tommaselli's disease (syndrome) [Salvatore Tommaselli 意医师 1834—1906] 托马塞利氏病(综合征)(过量奎宁引起发热及血尿)
Tommasi's sign (test) [意医师] 托马西氏征(试验)(痛风素质的一种体征,在下肢后外侧发生脱毛现象,几乎独见于患痛风的男子)
tommy *n*. ①实物工资制 ②螺丝旋杆
Tom(o)- ①切割 ②层(面)
tomoarthrogram *n*. 关节造影体层照片
tomoarthrography *n*. 关节造影体层摄影术
tomocamera *n*. 断层照相机
tomocystogram *n*. 膀胱造影体层摄影照片
tomocystography *n*. 膀胱造影体层摄影术
tomodensitometric(al) evaluation 体层密度值测量
tomodensitometric study 体层密度测量检查
tomodensitometry *n*. 体层密度测量法
tomoechography *n*. 切面回声图法
tomogram *v*. X 线体层照片,X 线断层照片
tomograph *n*. X 线体层照相机,X 线断层照相机
tomographic *a*. 体(断)层摄影的 ‖ ~ attachment 体层摄影用附件 / ~ camera 断层摄影机 / ~ density control 体层摄影密度控制 / ~ DSA 体层摄影数字剪影血管造影术 / ~ multileaf cassette 体层摄影用多层暗盒 / ~ phantom 体层摄影用体模 / ~ radioisotopic; ~ reconstruction 体层摄影重建 / ~ scanner X 线断层扫描机 / ~ scintiphoto 断层闪烁照片 / ~ section 体层摄影层面 / ~ test film 体层摄影测试胶片 / ~ test phantom 体层摄影测试体模 / ~ ultrasound 超声体层扫描
tomography; laminography *n*. X 线体层照相术,X 线断层照相术 ‖ ~, abdominal contrast 腹部造影体层摄影[术] / ~, computed (简作 CT); ~, computerized axial (简作 CAT) 计算机体层摄影术,计算机轴向体层摄影术(亦称 CAT scan) / ~, computed echo 计算机[辅助]超声体层摄影术,计算机超声体层摄影术 / ~, computerised emission 发射型计算机断层摄影术 / ~, hypocycloidal 内摆线体层摄影术, 梅花状轨迹体层摄影术 / ~, hypositron emission (简作 PET) 正电子发射体层摄影术 / ~, sectional roentgenography 断层摄影术 / ~, single photon emission (简作 SPECT) 单光子发射计算机断层摄影术 / ~ test equipment 层析 X 线摄影调试仪器 / ~, ultrasonic 体层声向图检

查，超声体层扫描
tomomania *n*. 手术癖
tomopneumography *n*. 体层气造影术
tomorrow *n*., *ad*. 明天
tomoscan *n*. 断层扫描
tomoscanner *n*. 断层扫描机
tomoscintigraphy *n*. 断层闪烁成像
tomosonograph *n*. 超声切面显像仪
tomosonography *n*. 超声切面成像
tomosynthese tomoscopy 合成体层透视检查
tomotocia［希 tome cut + tokos bith］*n*. 剖腹产术
Tomoxetine *n*. 托莫西汀(抗抑郁药)
Tomoxiprole *n*. 托莫普罗(消炎镇痛药)
TOMV tomato mosaic virus 番茄花叶病毒
-tomy［希 temnein to cut］［构词成分］①切开，切开术，切断术 ②切割
ton(复 **tones**)(简作 t) *n*. 吨，公吨
Ton aluminum silicate 硅酸铝
TON total oxidized nitrogen 总氧化氮
To Noc nocte［拉］今晚
tonal *a*. 音调的，色调的 ‖ ~ affinity 音的共鸣
tonality *n*. 音调，色调
tonaphasia *n*. 音乐性失语，乐歌不能
ton *n*. 吨
tonal convergence 正常集合
Tonate alphavirus 托莱特甲病毒
Tonazocine *n*. 托那佐辛(镇痛药)
tone［希 tonos；拉 tonus］*n*. ①紧张 ②音，音调 ③色调 ④气氛 ⑤身体(各器官的)健康状况 ⑥紧张性 *vt*.，*vi*.(使……)具有某种音调(或色调) ‖ ~，arterial 动脉紧张 / ~，bronchomotor 支气管肌紧张 / ~ burst 短纯音 / ~，feeling 情调 / ~，fundamental 基音 / ~，heart 心音 / ~，high-pitched / ~，jecoral 肝音，肝区叩音 / ~，muscular 肌肉紧张 / ~ of the wall 壁的张力 / ~，plastic 成形性紧张 / ~，postural 姿势紧张 / ~，pure 纯音 / ~，tones，summational 总和音 / ~，Williams' tracheal 威廉斯氏气管音(胸膜积液压迫肺脏，患者张口时在该侧锁骨下叩诊呈鼓音) / ~ down ①(使)降低 ②使柔和 / ~ in with 与……和谐，与……调和 / ~ up 使更强壮，使更有力
toned visal sensation 色调视觉
toneless *a*. 缺乏声调(或色调)的，单调的
tonelessly *ad*. 缺乏声调(或色调)地，单调地
toner *n*. 着色剂(X 线静电摄影的显影粉末)
tonetic *a*. 语调的
Tonga 汤加［西太平洋］
tonga *n*. 雅司病(即 yaws)
Tongoloa duinnii(**Boiss.**) **Wloff**［拉，植药］宜昌东俄芹
tongs *n*. 钳 ‖ ~，crucible 坩埚钳，坩埚夹 / ~，dental dressing 牙医敷料钳
tongue［英］；**lingua**［拉］；**glossa**［希］*n*. 舌 ‖ ~，adherent；lingua adhaerens 粘连舌 / ~，amyloid；lingua amyloidea 淀粉样舌(由于淀粉样变性所致) / ~，antibiotic；lingua antibiotica 抗菌素舌(由于对抗抗菌素敏感而致的舌炎) / ~，baked 干烘舌(见于患伤寒症时) / ~，bald 光舌，秃舌(各种营养障碍) / ~，ball 平滑舌(恶性贫血) / ~ bar 次级鳃条，舌条 / ~ beefy 牛肉样舌(红斑或萎缩性舌炎) / ~，bifid；cleft ~；double ~；split ~ 舌裂 / ~，black；black hairy ~；anthracosis linguae；glossophytia；hyperkeratosis linguae；keratomycosis linguae；lingua villosa nigra；melanotrichia linguae；nigrities linguae 黑舌［病］ / ~，blue 蓝舌［病］(牛，羊) / ~，burning；glossopyrosis 舌灼痛 / ~，carcinoma of 舌癌 / ~，cardinal；lingua cardinalis 鲜红舌(舌面上皮剥脱，出现亮红) / ~，cerebriform；fissured ~；lingua cerebriformis 脑状舌，裂缝舌 / ~，choreic；lingua choreica 舌舞蹈(舞蹈病时舌像蛇样伸缩) / ~，cleft；bifid ~ 舌裂 / ~，coated；furred ~ 有苔舌，舌苔 / ~，cobble-stone 圆石子样舌 / ~，condylomatous；lingua condylomatosa 湿疣舌 / ~，cracked；fissured ~ 裂缝舌 / ~，crocodile；fissured ~ 裂缝舌 / ~ depressor 压舌板 / ~，dotted；stippled ~ 点彩舌 / ~，double；bifid ~ 舌裂 / ~，dry；lingua sicca；xeroglossia 干燥舌 / ~，earthy 土样舌(钙苔舌) / ~，encrusted 厚苔舌 / ~，enlarged；macroglossia 巨舌 / ~，fern leaf 叶脉舌 / ~，filmy 对称白斑舌 / ~，fissured；cracked ~；crocodile ~；furrowed ~；grooved ~；plicated ~；scrotal ~；sulcated ~；wrinkled ~；裂缝舌，沟舌 / ~，flat 平舌(舌边不能卷起，由于先天性梅毒，使舌横肌麻痹所致) / ~，fluted；furrowed ~ 沟舌，裂缝舌 / ~，frog 舌下囊肿，蛙舌 / ~，furred；coated ~ 有苦舌，舌苔 / ~，furrowed；fissured ~；scrotal ~；lingua scrotalis 沟舌，裂缝舌 / ~，geographic；lingua geographica；erythema migrans；mappy ~；pityriasis linguae；glossitis areata exfoliativa 地图样舌，良性游走性舌炎 / ~，glossy；Moeller's glossitis 光滑舌，默勒氏舌炎 / ~，grooved；fissured ~ 沟舌，裂缝舌 / ~，hairy；lingua villasa nigra；glossotrichia 毛舌(乳头有毛样表现) / ~，hypertrophied；lingua hypertrophica 肥大舌 / ~，large；macroglossia 巨舌 / ~，lichen planus of 扁平苔癣舌 / ~，lobulated；lingua lobulata 分叶舌 / ~，magenta；lingua magenta 洋红舌 / ~，mappy；geographic ~；lingua dissecta 地图样舌 / ~，mucous patch of 舌黏膜斑(患区高起红色周缘，由于妇女用牙分开小发夹的不良习惯所致) / ~，parrot 鹦鹉舌 / ~，pemphigus varharis of 寻常天疱疮舌(舌上有极痛的大疱) / ~，plastered；enclusted ~ 厚苔舌 / ~，plicated；fissured ~；lingua plicata 皱壁舌，裂缝舌 / ~，protruding；lingual protrusion 突出舌 / ~，raspberry；strawberry 覆盆子舌，草莓舌 / ~，red；lingua rubrica 红舌 / ~，ribbed 凸纹舌 / ~，root of；radix linguae 舌根 / ~，Sandwith's bald 山德韦氏秃舌(见于糙皮病晚期) / ~，scarred 瘢痕舌 / ~，scrotal；fissured ~；furrowed ~；lingua scrotalis 沟［纹］舌，裂缝舌 / ~ sheath 舌鞘 / ~，slick；bald ~ 光滑舌 / ~，small；microglossia［过］小舌 / ~，smokers' 吸烟舌，舌白斑病 / ~，smooth 光舌 / ~，sore；lingua doloris 痛舌 / ~，split；bifid ~ 舌裂 / ~，stamp-licker's 舐票舌 / ~，stippled；dotted ~ 点彩舌 / ~，strawberry 草莓舌 / ~，sulcated；fissured ~ 沟舌，裂缝舌 / ~，swollen 肿舌 / ~，timber；wooden ~ 木样舌(舌放线菌病) / ~，tremulous 舌颤动 / ~，trombone 拉管舌(舌不随意运动，急速伸缩) / ~，wandering rush of；lingua geographica 地图样舌 / ~，white；lingua alba 白舌 / ~，wooden；timber ~ 木样舌，(牛的放线菌病) / ~，wrinkled；fissured ~ 裂缝舌 / ~，yellow；lingua flavida 黄舌 / find one's ~(因害怕等说不出话后)开始开口了 / give ~ 大声地说 / hold one's ~ 不开口，保持沉默 / keep a civil ~(in one's head) 措辞谨慎
tongued *a*. 有舌头的
tongueless *a*. 没有舌头的；不开口的；哑的
tongue-bone；**hyoid bone** *n*. 舌骨
tongue-jaw lift 舌……颌上举手法
tongue-shaped；**linuiformis** *a*. 舌状的，舌形的
tongue-spatula *n*. 压舌板，压舌器
tongue-swallowing *n*. 舌下沉
tonguetie；**ankyloglossia**；**lingua fraenata** *n*. 结舌，舌系带短缩
tongue-tied *a*. 结舌的，舌系带短缩的；说不出话的
-tonia；**-tony**［希］［构词成分］张力，紧张，强直
tonic［希 tonikos］*a*. ①紧张的 ②强直的 ③强壮的，补的 ④使精神振作的 *n*. 强壮剂，补剂 ‖ ~ accmmodation 强直性调节 / ~，bitter 苦补剂，苦味健胃剂 / ~ blepharospasm 强直性睑痉挛 / ~，cardiac 强心剂 / ~ center in hypothalamus 下丘脑持续中枢 / ~ constraction 强直性收缩 / ~ convergence 紧张性集合 / ~，digestive 助消化剂 / ~ divergence 强直性偏斜 / ~ esophoria 强直性内隐斜 / ~，general 全身强壮剂 / ~，hematic 补血剂 / ~，intestinal 健肠剂 / ~ neuromuscular unit(简作 tNMC)紧张性神经肌肉单位 / ~，nervine 健神经剂 / ~ pupil 强直性瞳孔，紧张性瞳孔 / ~ spasm 强直性痉挛 / ~，stomachic 健胃剂 / ~ strabismus 紧张性斜视，强直性斜视 / ~，uterine 子宫收缩剂 / ~，vascular 血管强壮剂 / ~ vergence 强直性转向 / ~ vibration reflex(简作 TVR)强直振动反射
Tonic-clonic seizure 强直—间代性发作
tonicity *n*. ①紧张性，紧张 ②强壮，强健
tonicize *vt*. 促进紧张
tonicoclonic；**tonoclonic** *a*. 强直阵挛性的
Tonic convulsion 强直性痉挛
tonicum［拉］(pl. tonica) *n*. 补剂
tonight，*ad*. 在今夜，在今晚 *n*. 今夜，今晚
tonitrophobia［拉 tonitrus thunder + phobia］*n*. 雷声恐怖
tonitruphobia；**tonitrophobia** *n*. 雷声恐怖
Tonka；**Dipteryx** 香豆属
tonka bean *n*. 香豆，香翅豆
Tonkinopsis *n*. 北部湾吸虫属
Tonkin snowbell［植药］白花树
Tonna chinese(**Dillwyn**) 中国鹑螺(隶属于鹑螺科 Tonnidae)
Tonna sulcosum(**Born**) 沟鹑螺(隶属于鹑螺科 Tonnidae)
Tonna zonatum(**Green**) 带鹑螺(隶属于鹑螺科 Tonnidae)
tonnage *n*. 吨位，登记吨
tonne *n*. 公吨
Tonnidae *n*. 鹑螺科(隶属于中腹足目 Mesogastropoda)
tono-［希 tonos tension 紧张］［构词成分］紧张，压力，张力，强直
Tonocard *n*. 盐酸托卡尼(tocanide hydrochloride)制剂的商品名
tonoclonic；**tonicoclonic** *a*. 强直阵挛性的
tonofibril(**la**)(复 tonofibrillae) *n*. 张力原纤维
tonofilament(简作 TO) *n*. 张力细丝

tonogram *n*. 张力[描记]图
tonograph *n*. (简作 Tng) 张力描记器
tonography *n*. 张力描记法 ‖ ~, carotid compression 颈动脉加压张力描记法(测颈动脉阻塞)
tonohapic reaction 张力性触觉[瞳孔]反应
tonometer *n*. 张力计, 压力计(尤指血压计和眼压计) ‖ ~, air-puff 气压眼压计 / ~, applanation 压平眼计 / ~, electronic 电子眼压计 / ~, Gartner's 格特内氏血压计(从手指测血压) / ~, impression; indentation ~ 压陷眼压计 / ~, Musken's 马斯肯氏张力计(测跟腱张力) / ~, Recklinghausen's 雷克林霍曾氏血压计(一种不用水银的弹簧血压计) / ~, Schiotz' 希厄茨氏眼压计 / ~, scleral 巩膜眼压计 / ~, stand-sterilizer impression 直立性消毒式压迹眼压计
tonometric *a*. ①张力计的 ②压力计的 ③张力测量的 ④压力测量的
tonometry *n*. ①张力测量法 ②压力测量法(尤指眼压测量法) ‖ ~, digital 指诊眼压测量法
tononoscillograph; tonoscillograph *n*. 动脉压脉搏描记器
tonophant [tono- + 希 phainein to show] *n*. 音振动描记器
tonophasia *n*. 音乐性失语, 乐歌不能
tonoplast; vacuole membrane *n*. 液泡膜, 液泡形成体
tonoscillograph [tono- + 拉 oscillare to swing + 希 graphein to write] *n*. 动脉压脉搏描记器
tonoscope *n*. ①音波振动描记器 ②张力计 ③音振测脑器
tonotaxis *n*. ①趋音性 ②(c5)
tonotopic *a*. 张力学说的(认为有一个空间排列结构, 因此某些音频沿着此结构如在蜗神经核中那样的一个特殊部分传递的) ‖ ~ organization 音调排列结构 / ~ representation 音频分布代表区
tonotopicity *n*. ①张力学说 ②音调排列特征
tonotropic *a*. 嗜张力的
tonotropism *n*. 向声[音]性
tonquinol *n*. 香豆醇(麝香代用品)
tonsil [拉 tonsilla]; **amygdale** [希] *n*. 扁桃体 ‖ ~, abdominal; vermiform appendix 阑尾 / ~, buried; submerged ~ 埋入性扁桃体 / ~ of cerebellum, tonsilla cerebellum 小脑扁桃体 / ~, eustachian; Gerlach's ~; noduli lymphatici tubarii; tubal ~ 咽鼓管淋巴小结, 格拉赫氏扁桃体 / ~, faucial; palatine ~; tonsila faucialis 腭扁桃体, 扁桃体 / ~, Gerlach's 格拉赫氏扁桃体, 咽鼓管淋巴小结 / ~, 1aryngeal; noduli lymphatici laryngei 喉淋巴小结 / ~, lingual; tonsilla lingualis 舌扁桃体 / ~, Luschka's; pharyngeal ~ 路施卡氏扁桃体, 咽扁桃体 / ~, nasal; pharyngeal tonsil; tonsilla nasalis 鼻扁桃体 / ~, oral; tonsilla oris 口腔扁桃体 / ~, palatine; tonsilla palatina 腭扁桃体 / ~, pharyngeal; tonsilla pharyngea 咽扁桃体 / ~, resected 切除后[遗留]扁桃体 / ~, submerged; buried ~ 埋入性扁桃体 / ~, third; pharyngeal ~; tonsilla tertiaria 咽扁桃体 / ~, tubal; Gerlach's ~ 咽鼓管淋巴小结, 格拉赫氏扁桃体
tonsilla (复 tonsillae) [拉]; **tonsil** *n*. 扁桃体 ‖ ~, cerebelli; amygdala cerebelli 小脑扁桃体 / ~, intestinalis; Peyer's patches; noduli lymphatic aggregati(Peyeri) 淋巴集结(小肠), 派伊尔氏淋巴集结 / ~ lingualis; lingual tonsil; ~ linguae 舌扁桃体 / ~ palatina 腭扁桃体 / ~ pharyngea pharyngeal tonsi 咽扁桃体 / ~ tubaria 咽鼓管扁桃体
tonsillar [拉 tonsillaris] *a*. 扁桃体的
tonsillectome *n*. 扁挑体切除器
tonsillectomy [拉 tonsilla tonsil + 希 ektome excision]; **amygdalectomy** *n*. 扁桃体切除术
tonsillith; tonsillolith *n*. 扁桃体石
tonsillitic *a*. 扁桃体炎的
tonsillitid; tonsillitide *n*. 扁桃体炎疹
tonsillitis [拉 tonsilla tonsil + -itis]; amygdalitis *n*. 扁桃体炎 ‖ ~, caseous; lacunar ~ 干酪样扁桃体炎, 陷窝性扁桃扁桃体炎 / ~, catarrhal, acute; erythematous ~ 急性卡他性扁体炎 / ~, catarrhal, chronic 慢性卡他性扁桃体炎 / ~, diphtherial 扁桃体白喉 / ~, erythematous; acute catarrhal ~ 红斑性扁桃体炎, 急性卡他性扁桃体炎 / ~, follicular 滤泡性扁桃淖炎 / ~, herpetic 疱疹性扁桃体爽 / ~, lacunar; caseous ~ 陷窝性扁桃体炎 / ~, lenta 迁延性扁桃体炎 / ~, lingual; ~ lingualis 舌扁桃体炎 / ~, mycotic 真菌性扁桃体炎 / ~, parenchymatous, acute 急性主质性扁桃体炎 / ~, preglottic 舌扁桃体炎 / ~, pustular 脓疱性扁桃体炎 / ~, streptococcus 链球菌性扁桃体炎 / ~, superficial 表浅性扁桃体炎 / ~, suppurative; acute parenchymatous ~ 化脓性扁桃体炎, 急性主质性扁桃体炎 / ~, Vincent's 奋森氏扁桃体炎(梭状螺旋体性扁桃体炎)
tonsilitic *a*. 扁桃体炎的
tonsill(o)- 扁桃体
tonsilloadenoidectomy *n*. 扁桃体增殖腺切除术
tonsillocentesis *n*. 扁桃体穿刺术
tonsillohemisporosis *n*. 扁桃体半孢子菌病
tonsillolith *n*. 扁桃体石
tonsillomoniliasis *n*. 扁桃体念珠菌病
tonsillomycosis *n*. 扁桃体真菌病
tonsillo-oidiosis *n*. 扁桃体念珠菌病, 扁桃体卵霉菌病
tonsillopathy *n*. 扁桃体病
tonsilloprive [tinsil + 拉 private to deprive] *a*. 切除扁桃体的, 扁桃体缺乏的
tonsilloscope *n*. 扁桃体镜
tonsilloscopy *n*. 扁桃体镜检查
tonsillotome; amygdalotome; *n*. 扁桃体刀
tonsillotomy *n*. 扁桃体切开术, 扁桃体部分切除术
tonsillotyphoid; pharyngotyphoid *n*. 咽型伤寒
tonsillowilliasis *n*. 扁桃体威力氏酵母菌病(扁桃体真菌病的一种)
tonsilsector *n*. 环形扁桃体切除刀
tonsolith; tonsillolith *n*. 扁桃体石
tonspectrogram *n*. 声谱图
tonspectrograph *n*. 声谱仪
tonsure [拉 tonsura shaxing] *n*. 秃斑
-tonus [希] [构词成分] 紧张, 张力
tonus [拉; 希 tonos] *n*. 紧张 ‖ ~, acerebral 去[大]脑紧张 / ~, chemical 化学紧张 / ~, myogenic 肌[原]性紧张 / ~, neurogenic 神经[原]性紧张 / ~, reflex 反射性紧张
tonyred; sudan red 苏丹红
Tonzonium Bromide 通佐溴胺(消毒防腐药)
too *ad*. ①也, 还 ②而且 ③太 ④很 ‖ all ~ 太 / cannot(can never) ... ~ ... 怎么……也不会过分 / ~ far north 精明的, 不会受骗的 / none ~ 一点也不 / ~ numerous to count (简作 TN-T) 不计其数 / only ~ 非常, 实在 /quite ~ 简直太 / ~ ... to ... 太……以致不能…… / ~ ~ 简直太
TOO time of origin 起始时间
took take 的过去式
tool *n*. 工具, 用具, 器械 *v*. 用工具给……加工, 使用工具 ‖ ~ set 工具组合
Toona sinensis(**A. Juss.**) **Roem**. [拉, 植药]香椿
Toosendanin *n*. 川楝素(抗寄生虫药)
toot *n*. 嘟嘟声, 酒宴 *v*. 吹(或)按喇叭
Toot of ellipticleaf spurgentian [植药]黑及草
Toot of likiang skullcap [植药]丽江黄芩
tooth (复 teeth); dens(复 dentes) [拉]; odous[希] *n*. ①牙 ②齿状物 ③嗜好 ④胃口 ‖ ~, abutment 桥基牙/ teeth, accessional; permanent teeth; dentes permanentes 横磨牙/teeth, accessory; dentes accessorii 副牙 / ~, acrylic resin 丙烯酸脂牙/teeth, adjacent 邻牙/teeth, adjoining; adjacent teeth 邻接牙/teeth, adult; dentes adulti 恒牙/teeth, anatomic; dentes anatomicae 解剖形牙/teeth, angular; dens angularis 尖牙, 犬齿/teeth, ankylosed 固连牙/teeth, animal's 兽牙/teeth, antagonistic; dentes antagonisticae 对颌牙/teeth, anterior; labial teeth 前牙/teeth, arrangement of 排牙 / ~ arrangement of artificial 排列人工牙/teeth, arthritic; dentes arthritica 关节痛风性牙/ ~, artificial; dens artificialis 假牙/teeth, atavistic; dentes atavistici 隔代相传的牙/teeth, auditory 听牙(耳蜗管螺旋板游离绿牙形突起)/teeth, azzle; dentes molars 磨牙/teeth, baby; dentes lactei 乳牙/teeth, back; dentes dorsale 后牙, 磨牙 / ~, barred 阻拦牙, 倒闩牙/teeth bicuspid; premolar teeth; dentes bicuapidati 双尖牙, 前磨牙, 前臼齿/teeth, biting; cutting teeth; dentes adversi 切牙/ ~ brush 牙刷/teeth, brown opalscent, hereditary 遗传性棕乳色牙/teeth, buccal; dentes buccale 颊牙, 后牙(包括双尖牙及磨牙)/ ~, buck 突出牙/teeth, canine; cuspid teeth; dentes canini 尖牙, 犬牙, 犬齿/ ~ carious; dentes cariosus 龋齿, 龋 / ~, channel 槽状牙(人造牙)/teeth, cheek; buccal teeth; dentes buccale 颊牙, 后牙/teeth, theoplastic; dentes cheoplastici 低熔铸牙/teeth, chewing; dentes masticatorii 嚼牙/teeth, chiaic 黑腐牙(饮用含有地下气体的水, 腐蚀牙釉质所致/teeth, concrescent; dentes concrescentes 结合牙/teeth, congenital missing 先天性缺牙/ ~, connate; geminate ~ 双生牙, 双连牙/teeth, contusion of 牙挫伤/ ~, corner 角牙(马的第三切牙)teeth, crosspin 横针牙/teeth, corrugated 皱纹牙/teeth, Corti's auditory teeth 听牙(耳蜗管螺旋板游离缘突起)/teeth, countersink porcelain 瓷乳牙/teeth, cross-bite 反颌牙/teeth, cross-bladed 十字刃状牙/teeth, cross-pin 横针牙/ ~ crowding 牙拥挤/teeth, cuspid; canine teeth; dentes cuspidati 尖牙, 犬牙, 犬齿/teeth, cuspless 无尖牙/ ~, dead; non-vital tooth 死牙, 无生机牙 / ~, decayed; carious teeth; dentes cariosi 龋牙, 龋齿 teeth, deciduous; milk teeth; primary teeth; temporary teeth; dentes decidui 乳牙, 暂牙

/ ~, devitalized 去生机牙,失活牙 / ~, diatoric; pinless ~ 带孔假牙,无针假牙/teeth, dislocation; dentes dislocationis 牙脱位/~, double 双牙 / ~, ectopic; malposed ~ 异位牙 / ~, elongated; extruded ~ 伸长牙 / ~, embeded 埋藏于 / ~, envenomed; poison ~ 毒牙 / ~, extraction of 牙拔除术 teeth, eye; dentes oculare 眼牙,上尖牙 / ~ false 假牙/teeth, first; dentes decidui 乳牙/teeth, first molar 第一牙、第一臼齿/teeth, fixed 恒牙/teeth, fluorion; dentes fluorini 高氟牙/teeth, Fournier; Moon's teeth 梅毒性第一磨牙,穆恩氏磨牙/teeth, fracture of 牙折/teeth, front; anterior teeth; dentes anterior 前牙/teeth, frustum-cusp 圆尖牙/teeth, fused 联牙,熔牙 / ~, gangrenous; dens gangrenosa 坏疽性牙 / ~, geminate; connate ~ 双生牙,双连牙 / ~ germ 牙胚,齿胚 / ~, Goslee 戈斯利氏牙(连于金属基的互换牙) teeth, gouty; dentes rheumatici 痛风性牙 / ~, green 绿牙/teeth, grinding [夜间] 矬牙/teeth, hag 巨隙前牙/teeth, hair; auditory teeth 毛牙,听牙/teeth, haplodont 单突磨牙,单尖冠齿/teeth, hereditary dark 先天黑牙,遗传性黑牙/teeth, Horner's 霍纳氏牙(釉面有横沟的牙)/teeth of Huschke, auditory; auditory teeth 胡施克氏听牙,听牙/牙,梅毒性牙,锯齿彭牙/teeth, Hutchinson's syphilitic teeth; notched teeth 赫秦生氏牙,梅毒性牙,锯齿性牙 / ~, impacted; dens impactus 阻生牙 / ~, impacted wisdom 阻生智齿 / ~, implantation 再植牙 / ~, incisor; dens acutus 切牙,门齿/teeth, incisor; dentes incisivi 切牙,门齿/teeth, incisor; dentes primores 切牙,门齿/teeth, inferior; lower teeth; dentes inferior 下牙/ ~, infundibulum of 切牙凹(乌牙的) / ~, invertes cuap 倒尖牙(人造牙)/teeth, jaw; molar teeth; dentes molars 磨牙,臼齿/teeth, lagial; dentes labiale 前牙/ ~, lag 迟出牙 / ~, lingual-bladed 舌尖刃状牙(人造牙) / ~, linking 连接牙 / ~, lion's; taraxacum 蒲公英 / ~, 1uxated 松动牙,牙脱位/teeth, malacotic 软质牙/ ~, maloccluded; dens maloccusionis 错粭牙 / ~, malposed; dens malpositionis 异位牙,错位牙/teeth, mandibular; dentes mandibulare 下颌牙/teeth, masticatory; dentes masticatorii 嚼牙,磨牙/teeth, maxillary; dentes maxillare 上颌牙/teeth, maxillary incisor; upper incisors 上切牙 / ~, metal inserted 金属嵌入牙(人造牙) / ~, migrated; dens migrationis 迁徙牙/teeth, milk; dentes lactei 乳牙/teeth, mineral; dentes minerale 瓷牙,矿质牙/ ~, mirror-image double 对称双生牙 / ~, missing 牙缺失,缺牙 teeth, molar; dentes molars 磨牙,臼齿/teeth, Moon's 穆思氏磨牙(梅毒性第一磨牙)/teeth, morsal; buccal teeth 后牙,颊牙/teeth, mottled 斑釉牙/ ~, mulberry 桑葚状牙 / ~, multicuspid; dens multicuspidatus 多尖牙 / ~, multirooted 多根牙 / ~, nasal; dens nasalis 鼻腔牙 / ~, nasal; dens natalis 早生乳牙 teeth, neoformative permanent 新生恒牙/ ~, neonatal; dens naeonatus 新生[期]牙/ ~, nonanatomic; dens nonanatomica 非解剖型牙 / ~, nonerupted deciduous 未长出乳牙 / ~, non-vital; dead ~ 无生机牙,死牙/teeth, notched; Hutchinson's teeth 锯齿形牙,赫秦生氏牙,梅毒性牙/teeth, opalescent; dentes opalscentes 卵白色牙/ ~ papillae 齿棘 / ~, peg-shaped 钉状牙/teeth, peg-shaped incisor 钉状切牙/teeth, pegtop; Hutchinson's teeth 陀螺形牙,赫秦生氏牙/teeth, permanent; dentes permanentes; dentes fixi 恒牙 /teeth, persistent deciduous 永存乳牙/ ~, pink; dens ruboris 粉红牙 / ~, pinless; diatoric ~ 无针假牙,带孔假牙 / ~, pivot 牙 / ~, planted 移植牙/teeth, plastic; dentes plasticae 塑料牙/~, polycarious; dens polycariosa 多龋牙 / ~, porcelain; mineral ~; dens mineralis 瓷牙 / ~, porcelain pinless 无针瓷牙 /teeth, posterior; buccal ~; cheek ~; dentes posterior 后牙 / ~, postpermanent; dens postpermanens; 恒牙后期牙 / ~, predeciduous; dens predeciduus 乳牙前期牙 / ~, teeth, premaxillary; dentes premaxillare 上切牙,上颌前牙/teeth, posterior; buccal teeth; cheek teeth 后牙/ ~, premilk; natal ~; dens natalis 早生乳牙 /teeth, premolar; dentes premolars 前磨牙,双尖牙,前臼齿/teeth, primary 暂牙,乳牙/teeth, procumbent 前向牙/ ~ pulp 牙髓 / ~, pumpless 无髓牙/teeth, quadricuspid; dentes quadricuapidale 四尖牙/teeth, quinquecuspid; dentes quinquecuspidale 五尖牙/teeth, rake 耙形牙/teeth, retained deciduous 滞留乳牙/teeth, retarded deciduous 迟出乳牙/teeth, reversed 逆生牙/ ~, rotated; dens rotationis 旋转牙 / ~, sclerotic; dens sclerosus 硬化牙 /teeth, screwdriver; Hutchinson's teeth 旋凿状齿,郝秦生氏牙/teeth, second molar; dentes molare secundi 第二磨牙,第二臼齿/teeth, secondary; dentes secundi 恒牙/teeth, sectorial; dentes sectoriale 扇形牙(肉食的)/teeth, set of 成套牙/ ~ shell 薄壳牙/teeth, shortened 短缩牙 /teeth, single rooted 单根牙/teeth, sixth-year 六岁牙,第一磨牙,第一臼齿 / ~, snaggle; dens exsertus 凸牙,歪牙 / ~ socket 齿窝,齿槽/teeth, soft; dentes molle 软质牙/teeth, spaced; dentes diastema 间隙牙/teeth, split; dentes rimale 分裂牙/teeth, springing 含毒液的蛇牙/teeth, Steele's interchangable 斯蒂耳氏可换牙/teeth, stomach; dentes stomachale 胃牙,尖牙/teeth, straight-pin 直针牙/ ~, submeraed 潜没牙/teeth, succedaneous, successional teeth; dentes succedanei 继承牙,恒牙/teeth, superior; upper teeth; dentes superior 上牙/teeth, supernumerary; supplemental teeth; dentes supernumerarii 额外牙/teeth, syphilitic; Hutchinson's teeth; dentes syphilitici 赫秦生氏牙,梅毒性牙,锯齿性牙/teeth, temporary; dentes temporarii 暂牙,乳牙/teeth, tertiary; dentes tertiarii 三次生牙/teeth, third molar; dentes molare tertiarii 第三磨牙,第三臼齿/ ~, tilted 倾斜牙 / ~, translucent; dens translucens 半透明牙 / ~, transposed; dens transpositionis 易位牙 / ~ trauma 牙外伤 / ~ treatment (简作TT) 牙齿治疗/teeth, tricuspid; dentes tricuspidale 三尖牙/teeth, troturating; dentes triturae; dentes molars 磨牙,后牙,臼齿/teeth, tube; dentes tubi 有管牙 / ~, Turner 特纳氏牙(局部性牙釉发育不全)/teeth, twelfth-year; second molars 十二岁牙,第二磨牙,第二臼齿/ ~, unerupted 未出生牙,未萌出牙/teeth, unicuspid 单尖牙/teeth, unirooted 单根牙/ ~, upper cuspid; eye ~ 上尖牙 / ~, virgin 末磨耗牙(马牙) / ~, vital; dens vitalis 活髓牙,生机牙teeth, wall; molar teeth; dentes molars 磨牙,臼齿/ ~, wandering 游走牙,移位牙 / ~, wisdom; dens sapientiae 智牙 teeth, with gold pins, porcelain 黄金钉瓷牙/ ~, wolf 狼牙(退化的第一磨牙,有时见于马口) / ~, xero-degree 零度牙(人工后牙,没有与平面呈尖角关系) / cut a ~ (或 one's teeth) 牙齿透(牙)肉而出 / grind one's teeth 磨牙 / in the teeth 直接反对; 当面,公然 / in the teeth of 对抗,面对,不顾 / lie in one's teeth 撒大谎 / set one's teeth 咬紧牙关,下决心对付困难 / ~ and nail 竭尽全力地,猛烈地 / to the teeth 当面,公然

tooth-abrasion *n*. 牙磨损

toothache; odontalgia; dentalgia; odontodynia *n*. 牙痛

tooth-band *n*. 牙带

tooth-bleaching *n*. 牙漂白

tooth-borne *a*. 牙支承的(假牙)

toothbrush *n*. 牙刷 ‖ ~ lacteration (牙龈)刷伤

toothbrushing *n*. 刷牙

toothbud *n*. 牙蕾

toothdrill; dental bur *n*. 牙钻

toothed *a*. 有牙的,装齿的,锯齿状的

tooth-extrusion *n*. 牙伸长

tooth-form *n*. 牙形

tooth-germ; tooth-bud *n*. 牙胚,齿胚 ‖ ~, reserve 预备牙胚

tooth-grinding *n*. 锉牙

tooth-hood *n*. 龈裹牙

tooth-implantation *n*. 牙种植

tooth-key; turnkey *n*. 牙钥,拔牙钳

toothless; anodontous; anodous; edentulous *a*. 无牙的

tooth-mobility *n*. 牙动度

toothpaste *n*. 牙膏 ‖ ~ shadow (肺)牙膏样阴影 / ~ sign 牙膏征(术后膀胱颈狭窄,逆行尿道造影的 X 线征象)

toothpick *n*. 牙签

toothpowder *n*. 牙粉

tooth-retrusion *n*. 牙内陷

tooth-sac *n*. 牙囊

Tooth's atrophy, disease, type(Howard H. Tooth) 进行性神经病性(腓骨的)肌萎缩

toothsetting *n*. 排牙

tooth-shade *n*. 牙色

toothsome *a*. 美味的,可口的

toothspasm *n*. 出牙痉挛

toothsome *a*. 美味的,可口的

toothstrike *n*. 齿击声

Tooth's type [Howard Henry 英医师 1856—1926] 图思氏型(遗传型进行性肌萎缩)

tooth-transplantation *n*. 牙移植

toothwash *n*. 洗牙液

toothy *a*. 有凸牙的,露齿的

tootle *v*., *n*. 轻轻吹,讲废话

top *n*. ①顶端,顶 ②上面,顶盖 ③顶点 *a*. ①顶的 ②最高的 ③头等的 *vt*. ①给……加盖 ②高达 ③超越 ‖ ~ and tail 始终,一切,终于 / at the ~ of one's lungs(或 voice) 用尽量大的声音 / at ~ speed 用最高速度 / come out (at the) ~ 名列前茅 / come to the ~ 出名,成功 / from ~ to bottom 从上到下,完全地,彻底 / from ~ to toe 从头到脚,全身,完全地 / get on ~ of... 非……力所能及,非……所应付得了的 / in ~ 全速的 / ~ limit 上限 / off one's ~ 神经失常 / on ~ 在上面;成功;领先 / on(the) ~ of 熟练掌握;在……之上;除……之外;紧接着 / on ~ of the world 极愉快 / ~ or tail (与否定词连用)一点也不 / ~, palatal; palatal vault 腭穹窿 / the ~ of the tree 在本行业中居登峰造极的地位,出类拔萃 / to the ~ of one's bent 尽情地 / to ~ it all 更有甚者 / ~ off 结束,完成 / ~ speed (简作 t) 最高速度 /

~ up 装满,加满;结束,完成
top, spinning *n*. 陀螺 ‖ sleep like a ~ 熟睡
topagnosia *n*. ①位置感觉缺失 ②环境认识不能
topagnosis *n*. 位置感觉缺失(触觉定位能力缺失)
topalgia; topoalgia *n*. 局部痛见于神经衰弱
Topalanski's, sign 托帕兰斯基氏征(突限性甲状腺肿时角膜周充血)
topalgia *n*. 局部痛(膜周充血)
topaz *n*. 黄玉,南美洲的蜂鸟
topcross (inbred-variety cross) *n*. 顶交
tope *vt*., *vi*. 狂饮,纵饮 *n*. 陵,圆顶塔
toper *n*. 酒徒
topectomy *n*. 额叶皮质局部切除术(治疗精神病)
topesthesia *n*. 位置[感]觉
Topfer's test [Alfred Edouard 德医师 1858 生] 特普弗氏试验(胃酸定量法)
tophaceous [拉 tophaceus; tophus sandstone] *a*. 砂砾性的
top-heavy *a*. 头重脚轻的
tophi (单 tophus) [拉] *n*. ①痛风石 ②松石(牙石或涎石) ‖ ~, dental 牙垢
topholipoma *n*. 松石脂[肪]瘤
tophus (复 tophi) [拉] *n*. ①痛风石 ②松石(牙石或涎石) ‖ ~, auricuiar 耳痛风石 / ~, dental 牙垢,牙石 / ~, gouty 痛风石 / ~ syphiliticus; syphilitic node 梅毒性结节
tophyperidrosis, [希 topos place + hyper over + hidros sweat] *n*. 局部多汗
Topi peyote 拍约他
topic *n*. 题目,论题,主题 *a*. 局部的
topica *n*. 局部药
topical [希 topikos]; **local** (简作 t) *a*. ①局部的,表面的 ②题目的,论题的 ③当前有关的 ‖ ~ anesthesia 局部麻醉,表面麻醉
topically *ad*. ①局部地,表面地 ②题目地,论题地 ③当前有关地
Topicort *n*. 去羟米松(desoximetasone)制剂的商品名
topicycline *n*. 盐酸四环素(tetracycline hydrochloride)局部制剂的商品名
Topinard's angle [Paul 法科学家 1830—1912] 托皮纳尔[氏角(眉棘角 ~ line 托皮纳尔氏线,眉间至颊点的线)
Topiramate *n*. 托吡酯(抗惊厥药)
topmost *a*. 最高的,顶高的
topnotch *a*. 最高的,第一流的
TOPO triocyte-phosphine oxide 氧化三辛基磷化氢
topo- [希 topos place 地方,部位] [构词成分] 局部,部位,位置
topoalgia *n*. 局部痛
topoanesthesia *n*. 位置[感]觉缺失
topochemistry *n*. 局部化学(一个结构的特定部位的化学组成)
topocline *n*. 地理渐变群,地区渐变群
topodeme *n*. 区域同类群
topodysesthesia; localized dyseathesia *n*. 局部感觉迟钝
topognosis; topesthesia *n*. 位置感觉
topograph, temperature *n*. 体温分域
topographic; topographical *a*. 局部解剖的,局部记载的 ‖ ~ ophthanlmostcopy 地形图检眼镜检查[法]
representation *n*. 拓扑代表区
topography [topo- + 希 graphein to write] *n*. ①局部解剖,局部记载 ②地形学 ③分布状况 ④[受体]图像 ‖ ~, adaptive 适应性图像 / ~, Sunderland' intraneural 神经束分布图
topoinhibition *n*. 局部抑制
topoisomer *n*. 拓扑异构体(一种 DNA 分子)
topoisomerase; gryrase *n*. 拓扑异构酶 ‖ ~, type I I 型拓扑异构酶, DNA 拓扑异构酶 / ~ type II II 型拓扑异构酶, DNA 拓扑异构酶
topology *n*. ①局部解剖学 ②胎位产道关系 ③拓扑学
topologic(al) *a*. 局部解剖学的
topologist *n*. 局部解剖学家
Topomesoides jonasi (Butler) 明毒蛾(隶属于毒蛾科 Lymantriidae)
Topomyia *n*. 局限蚊属 ‖ ~ houghtoni 霍顿氏局限蚊
toponarcosis; localized anesthesia *n*. 局部麻醉
toponeurosis *n*. 局部神经机能病
toponym *n*. 部位名称
toponymy [topo- + 希 onoma name] *n*. 部位命名法
topoparesthesia; localized pares thesia *n*. 局部感觉异常
topophobia *n*. 特殊场所恐怖
topophototaxis *n*. 趋光源性
topophylaxis *n*. 局部防卫法
toposcopy *n*. 局部检查
TOPSEC top secret 绝密
topotaxis *n*. 趋光性
topothermesthesiometer *n*. 局部温度[感]觉测量器
topotropism *n*. 向激性
topovaccinotherapy *n*. 局部菌苗疗法
topper *n*. ①上层的东西 ②第一流的人(或物)
topple *vt*. 颠覆,倒塌,推翻
topsnosis *n*. 位置[感觉]缺失
topsoil *n*. 表土
Topsyn *n*. 氟轻松醋酸酯(fluocinonide)制剂的商品名
topsy-turvy *a*., *ad*. 七颠八倒,颠三倒四,颠倒的(地)
topterone *n*. 托普雄酮,丙基睾酮,17-丙基睾丸酮
TOPV poliovirus vaccine live oral trivalent 三价口服脊髓灰质炎病毒活疫苗
topyrramide *n*. 甲苯磺吡胺(口服降血糖药)
Toquizine *n*. 托喹嗪(抗胆碱药)
TOR 见 transvaginal ovum recovery
Toradol *n*. 酮咯酸氨丁三醇(ketorolac tromethamine)制剂的商品名
Torafugu *n*. [动药]红鳍东方鲀 ‖ ~ blood [动药]红鳍东方鲀血 / ~ gall [动药]红鳍东方鲀肝 / ~ roe [动药]红鳍东方鲀肝
Torasemide *n*. 托拉塞米(利尿药)
Torbafylline *n*. 托巴茶碱(血管扩张药)
Tor (Folifer) brevifilis brevifilis (Peters) 瓣结鱼(隶属于鲤科 Cyprinidae)
torch *n*. ①喷灯,吹焰器 ②手电筒 ‖ ~, alcohol; alcohol blast burner 酒精喷灯
TORCH 引起胎儿先天缺陷的 5 种微生物: toxoplasma (弓形体属), ther(梅毒), Rubella(风疹), Cytomegalovirus(巨细胞病毒), Herpes(疱疹)
TORCH 引起胎儿先天缺陷的 4 种微生物(是影响新生儿健康和造成出生缺陷的重要原因。常见宫内感染的致病微生物有弓形虫 < toxoplasma >、风疹病毒 < rubell virus >、巨细胞病毒 < cytomegalic virus >、疱疹病毒 < herpes simplex virus >。以上四种感染合称为 TORCH 综合征)
torcular Herophili; confluens sinuum *n*. 窦汇
tore tear 的过去式
Torecan *n*. 硫乙拉嗪(thiethylperazine)制剂的商品名
Torek operation [Franz J. A. 美外科医师 1861—1938] 托雷克氏手术(①睾丸下降固定术 ② 胸段食管切除术)
Toremifene *n*. 托瑞米芬(雌激素拮抗药)
Toremifene citrate 枸橼酸托瑞米芬(雄激素拮抗药,用于姑息性治疗转移性乳腺癌)
Torenia glabra Osbeck [拉,植药]光叶蝴蝶草
torfu *n*. 豆腐干
tori (单 torua) [拉] *n*. ①隆凸,圆枕 ④花托
toric *a*. 隆凸的,圆枕状的 ‖ ~ contact lens 圆凸接触镜 / ~ lens 复曲面接触镜
Torilis *n*. 窃衣属 ‖ ~ anthriscus (L.) Gmel.; ~ japonica (Houtt.) 窃衣(植物)药用部分:果实—南鹤虱
Toripristone *n*. 托立司酮(肾上腺皮质激素类药)
Toritrombicula *n*. 鸟恙螨属 ‖ ~ hasegawai 长鹊鸟恙螨
Torkildsen's operation (Arne Torkildsen) 托基尔德森手术,脑室脑池造口引流术
torma *n*. 上唇根
torment *n*., *v*. 剧烈的痛苦,折磨
tormentil [拉 tormentilla] Potentilla tormentilla *n*. 洋委陵菜,洋翻白草
tormentum *n*. 绞痛 ‖ ~ intestinorum; dysentery 痢疾
tormina [拉] *n*. 绞痛 ‖ ~ alvi 腹绞痛 / ~, Celsi; dysentery 痢疾 / ~, intestinorum; dysentery 痢疾 / ~, postpartum 产后腹痛
torminal *a*. 绞痛的
tormogen *n*. 膜原细胞
Tomopsolus *n*. 刺茎吸虫属
torn tear 的过去分词
tornado *n*. 龙卷风,旋风
tornal *a*. ①内角的 ②臀角的
tornaria *n*. 柱头幼虫
tornus *n*. 臀角
Tornwaldt's disease (bursitis; angina) [Ludwig 德医师 1843—1910] 托伦瓦耳特氏病(咽部黏液囊炎)
Tornwaldtitis; Tornwaldt's bursitis 托伦瓦耳特氏黏液囊炎,咽部黏液囊炎
toroescence, [拉 torpescere to grow stiff] *a*. 迟钝的,不活泼的
toroid *a*. 圆的,圆突的 *n*. 环形,环 ‖ ~ strusture 复曲面结构
torolac (ketorlac tromethamine) *n*. 痛力克(酮酪酸氨丁三醇)
torose [拉 torosus]; **torous** *a*. 隆凸的 膨出的
Torpedinidae *n*. 电鳐科(隶属于电鳐目 Torpediniformes)

Torpediniformes *n*. 电鳐目(隶属于软骨鱼纲 Chondrichthyes)
Torpedo chloral hydrate drink 水合氯醛饮料
Torpedo macnilli (**Whitley**) 麦氏电鳐(隶属于电鳐科 Torpedinidae)
Torpedo tokionis (**Tanaka**) 东京电鳐(隶属于电鳐科 Torpedinidae)
torpescence *n*. 迟钝,不活泼
torpent [拉 torpens] *a*. 迟钝的,不活泼的 *n*. 缓和[刺激]剂,保护剂
torpid [拉 torpidus inactive] *a*. 迟钝的,不活泼的,缓慢的,麻痹的
torpidly *ad*. 迟钝地,不活泼地,缓慢地,麻痹地
torpidness *n*. 迟钝,不活泼,缓慢,麻痹
torpidity *n*. 迟钝,不活泼,缓慢
torpify *vt*. 使麻木,使迟钝,使失去知觉
torpor [拉] *n*. 迟钝,不活泼 ‖ ~, intestinorum; constipation 便秘 / ~, mental 精神迟钝 / ~, peristalticus; atonic constipation 蠕动迟钝,无力性便秘 / ~, retinae 视网膜感光迟钝
torporific *a*. 使麻木的,使迟钝的,使失去知觉的
torque [拉 torquere to twist] *n*. ①扭力 ②转矩 ‖ ~ control catheter 转矩控制导管 / ~ guide wire 转矩导丝
torquing *n*. 扭转 ‖ ~ key 扭钢丝器
torr *n*. 托(旧压力单位,相当于 1 mm Hg[= 133.322 Pa]的压力)
torrefaction [拉 torrefactio] *n*. 烘烤,焙干
torrefy [拉 torrefactio] *v*. 烘烤,焙干
torrefaction *n*. 烘烤,焙干
torrent *n*. 急流,狂潮,奔流
torrential *a*. 奔流的,奔放的,激烈的
Torre's syndrome (**Douglas P. Torre**) 托里综合征(多发性癌,主要是胃肠道癌,伴有大量皮质腺瘤)
Torreya grandis Fort 榧
Torricellia Tiliifolia DC. *n*. [拉,植药]鞘柄木属 ‖ ~ angulata 裂叶鞘柄木(植)药用部分:根皮、叶、花—大接骨丹 / ~ angulata var. intermedia 齿裂鞘柄木(植)药用部分:根皮、叶、花—大接骨丹 / ~ Tiliifolia 鞘柄木(植)药用部分:根皮、叶、花—大接骨丹
Torricellian experiment [Eevangelista Torricelli 意大利物理学家 1608—1647] 托里切利氏实验 ‖ ~, vacuum 托里切利氏真空(晴雨管内真空部分)
torrid *a*. 热的
torridity *n*. 热
tors- [torsus] [拉] 拧,绞
Tosactide *n*. 托沙克肽(促皮质素类药)
torsade de pointes (简作 TDP) 尖端扭转型室性心动过速
torsalo *n*. 人肤蝇,人疽蝇
torsiometer *n*. 眼旋计
torsion [拉 torsio; torquere to twist]; **twisting** *n*. 扭转,旋转 ‖ ~ of artery 动脉扭转 / ~ balance 扭力天平,扭秤 / ~ fracture 扭转骨折,螺旋形骨折 / ~ of gallbladder 胆囊扭转 / ~, negative 反扭转 / ~ of ovarian cyst 卵巢囊肿蒂扭转 / ~ pairing 扭曲配对 / ~ of pedicle 蒂扭转(瘤) / ~, positive 顺扭转 / ~ of pregnant uterus 妊娠子宫扭转 / ~ spasm 扭转痉挛 / ~ of spermatic cord 精索扭转 / ~, of teeth 牙扭转 / ~ of testicular appendix 睾丸附件扭转 / ~ of testis 睾丸扭转 / ~ of umbilical cord; torsio funiculi umbilicae 脐带扭转,
torsional *a*. 扭转的,旋转的 ‖ ~ diplopia 扭转性复视 / ~ fusion 旋转融合 / ~ movement 扭转运动 / ~ rotation 轮旋 / ~ strabismus 扭转性斜视 / ~ vergence 扭转性转向
torsionometer *n*. 脊柱扭转测量器
torsion-slmam *n*. 扭转痉挛
torsive; twisted *a*. 扭转的
torsiversion; torsiversio *n*. 扭转位[牙]
Torsk *n*. [动药]大头鳕 ‖ ~ bone [动药]大头鳕骨 / ~ liver [动药]大头鳕肝 / ~ Pancreas [动药]大头鳕胰脏 / ~ swim-bladder [动药]大头鳕鳔
torso *n*. 躯干
torsoclusion *n*. ①扭转压法 ②扭转颌
torso-occlusion; torsoclusion *n*. 扭转颌
tort *n*. 非法行为
Tortanidae *n*. 歪水蚤科(隶属于哲水蚤目 Calanoida)
Tortanus forcipatus (**Giesbrecht**) 钳形歪水蚤(隶属于歪水蚤科 Tortanidae)
torticollar *a*. 斜颈的,捩颈的
torticollis ([拉] tortas twisted + collum neck); **wryneck** *n*. 斜颈 ‖ ~, atlanto-epistrophealis 寰枢椎性斜颈 / ~, congenital 先天性斜颈 / ~, dermatogenic 皮性斜颈 / ~, fixed 固定性斜颈 / ~, hysteric; hysterical ~ 癔病性斜颈 / ~, intermittent; spasmodic ~ 间歇性斜颈,痉挛性斜颈 / ~, labyrinthine 迷路性斜颈 / ~, mental 精神性斜颈 / ~, myoenic 肌[原]性斜颈 / ~, neurogenic 神经[原]性斜颈 / ~, ocular 眼性斜颈 / ~, permanent 永久性斜颈 / ~, reflex 反射性斜颈 / ~, rheumatoid 风湿性斜颈 / ~, spasmodic; spasmodic wryneck 痉挛性斜颈 / ~, sparlous 假斜颈/ ~, symptomatic 症状性斜颈
tortile *a*. ①扭转的 ②卷的,盘绕的
tortipelivis [拉 rortus twisted + pelvis]; **dystonia musculorum deformans** *n*. 骨盆扭转,变形性肌张力障碍
tortoise *n*. 龟 ‖ ~ blood [动药]龟血 / ~ gall [动药]龟胆汁 / ~'s shell and plastron glue [动药]龟甲胶,亦称龟板胶 / ~'s shell and plastron [动药]龟甲,亦称龟板 / ~ meat [动药]龟肉
tortoiseshell *n*. 龟甲,龟板 *a*. 像龟甲的 ‖ ~ cat 玳瑁猫,龟甲纹毛猫,三色猫
Tortonia *n*. 托特螨属
tortua [拉]; **torture** *n*. 剧痛 ‖ ~ facies; facial torture 面部痛,三叉神经痛
tortuosity *n*. 曲折,扭弯 ‖ ~ of retinal vessels 视网膜血管迂曲
tortusitas[拉] *n*. 迂曲,弯曲 ‖ ~ vasorum conjunctivae bulbi 结膜血管迂曲/ ~ vasorum retinea[拉] 视网膜血管迂曲
tortuous *a*. 曲折的,扭弯的 ‖ ~ distribution 扭曲分布,不规则形分布
tortuously *ad*. 曲折地,扭弯地
torture *n*. 折磨,痛苦 *vt*. 折磨,痛苦
Torula (复 torulae) [拉 roll] *n*. 串酵母属,圆酵母属 ‖ ~ capsulatus; ~ histolytica; Cryptococcus neoformans 荚膜串酵母,新型隐球菌 / ~ cerevisiae; Saccharomyoes cerevisiae 啤酒酵母,麦酒酵母菌 / ~ [白]
toruli (单 torulus) [拉] *n*. 隆凸,小圆凸
toruliform; toruloid *a*. 串珠状的,念珠状的
torulin; thiamine *n*. 硫胺
toruloid; toruliform *a*. 串珠状的.念珠状的
toruloma *n*. 串酵母结节,隐球菌结节
Torulopsidaceae *n*. 球拟酵母科(一种菌类)
Torulopsis Berlese 球拟酵母属 ‖ ~, capaulatus; Histoplasma capsulatum 荚膜球拟酵母,荚膜组织胞浆菌母,新型隐球菌 / ~ glabrata 光滑球拟酵母 / ~ histolytica, Cryptococcus neoformans 溶组织球拟酵母 / ~ neoformans 新型球拟酵母,新型隐球菌 / ~ pintolopeii 宾[吐罗比斯]氏球拟酵母菌 / ~ torulosis; cryptococcosis 隐球菌病
torulopsosis *n*. 球拟酵母菌病
torulosis *n*. 隐球菌病
torulus (复 toruli) [拉] *n*. 隆凸,小圆凸 ‖ ~ semicircularis 半规隆凸 / ~ talctlis; tactile elevation 触觉隆凸,触觉小珠
torus (复 tori) [拉 knot]; prominence [英] *n*. ①隆凸,圆枕 ②花托 ③梗节(专指昆虫的触角而言,一般的是指第二节 ‖ ~, buccalis 颊隆凸 / ~, excision of 骨隆凸修整术 / ~, flat 平隆凸 / ~, frontalis 额隆凸 / ~, levatorius 腭帆提肌膜 / ~, lobular 分叶隆凸 / ~, mandibularis 下颌隆凸 / ~, manus 手掌,掌 / ~, maxillaris; maxillary torus 上颌圆枕 / ~, musculus 1evatoris 提肌圆枕 / ~, nodular 结状隆凸 / ~, occipitalis 枕骨圆枕(变) / ~, palatinus 腭圆枕,腭隆凸(变) / ~ pyloricus 幽门圆枕 / ~, spindle-shaped 棱形隆凸 / ~, spiralis 螺旋形隆凸 / ~, supraorbitalis 眶上隆凸 / ~, transverse occipital 枕骨圆枕 / ~ transversus 横圆枕 / ~, tubarius; Eustachian cushion 咽鼓管圆枕 / ~, uretericus 输尿管隆凸 / ~, uteri 子宫隆凸
TOS temperarily out of service 暂时停止工作/throacic outlet sydronme 胸腔出口综合征/time of service 使用期限/tricuspid opening snap 三尖瓣开瓣音/toxic-oil syndrome 油毒综合征
Tosactide *n*. 托沙克肽(垂体前叶激素)
Tosana niwae(**Smith et Pope**) 姬鮨(隶属于鮨科 Serranidae)
TOSBAC TOSHIBA specientic and business automeatic computer 日本东芝电子计算机科学与实业自动公司出品
TOSCA toxic substance control act 有毒物质管理条例,毒物控制法
Toscana phlebovirus 托斯卡纳静脉病毒
tosifen *n*. 托西芬,双苯磺脲(抗心绞痛药)
tosilate *n*. 托西酸盐(甲苯磺酸盐)(根据 1998 年 CADN 的规定,在盐或酯与加合物之命名中,使用此名称;用此者比"tosylate"略多)
toss *vt*. ①扔,掷 ②使摇摆,使不安,使颠簸 *vi*. 摇摆,颠簸,翻来复去 *n*. ①扔,掷 ②摇摆,颠簸
Tosufloxacin *n*. 托氟沙星(抗菌药)
Tosulur *n*. 托黄鲁尔(抗感染药)
tosyl *n*. 甲苯磺酰
tosyl-phenylethyl-chlorom ethyl-ketone (简作 TPCX) 甲苯磺酰苯乙基氯甲基甲酮
tosylate *n*. 托西酸盐(甲苯磺酸盐)(P-toluneneslfonate 的 USAN 缩约词)(根据 1998 年 CADN 的规定,在盐或酯与加合物之命名

中,使用此名称,与"tosilate"相同)
Tosylchloramide Sodium *n*. 氯胺T钠(消毒防腐药)
tot *n*., *v*. 加,合计
Tot Prot total protein 总蛋白
totacillin *n*. 氨苄青霉素(ampicillin)制剂的商品名,氨苄西林
total(简作 t) *a*. 总的,完全的 *n*. 总数,合计 *vt*. 计算的……总数,总数达 *vi*. 合计,计算总数 ‖ ~ anomalous pulmonary venous return 完全肺静脉异常回流 / ~ artificial heart(简作 TAH)全人工心脏 / ~ astigmatism 总散光 / ~ beam 总束流,全部束流 / ~ blindness 全盲 / ~ blood volume 血液总量 / ~ body bone imaging 全身骨成像 / ~ body counter 全身计数器 / ~ body dose 全身剂量 / ~ body irradition 全身照射 / ~ body neutron activation analysis 全身中子活化分析 / ~ body opacification 全身显像术 / ~ body radiation 全身辐射,全身照射 / ~ body scan unit 全身扫描装置 / ~ body scanner 全身(计算机体层)扫描器 / ~ body scintigraphy 全身闪烁成像,全身闪烁照相法 / ~ brain death 全脑死亡 / ~ cataract 全白内障/ ~ cavopulmonary connection 全部腔肺静脉连接 / ~ cleavage 全裂,完全卵裂 / ~ CO_2, TCO_2二氧化碳总量 / ~ colonic aganglionosis 全结肠无神经节细胞综合征(属先天性巨结肠的一种类型) / ~ colonoscopy 全结肠镜检查,大肠镜检查 / ~ color blindness 完全色盲 / ~ conjugation 完全接合 / ~ contrast distribution volume 造影剂总分布容量 / ~ count 总计数 / ~ death 全体死亡 / ~ death rate 总死亡率 / ~ detachment 全脱离 / ~ dose 总剂量 / ~ dyschromatopsia 全色觉障碍 / ~ estrogens after zinc treatment(简作 TZn)锌处理后雌激素总量 / ~ extraction 囊内摘除术(白内障) / ~ fertility rate(TFR)总合生育率/ ~ gain 全增益 / ~ glare 完全性眩晕 / ~ hepatic venogram 全肝静脉造影照片 / ~ hepatic venography 全肝静脉造影术 / ~ hip prosthese 全髋假体 / ~ hypermetropia 总远视 / ~ hysterectomy 全子宫切除术 / ~ indicated movement(简作 TIM)千分表读数 / ~ information(简作 TIS)总信息系统 / ~ integrated beam 总束流强度 / ~ integrated dose 总积分剂量 / ~ ionic strength adjustment buffer(简作 TISAB)总离子强度调节缓冲剂 / ~ iridectomy 全虹膜切除术 / ~ isolation method 全数分离法 / ~ keratoplasty 全层角膜移植术,全层角膜成形术 / ~ Kjeldahl nitrogen(简作 TKN)总基耶达氏氮 / ~ knee joint replacement(简作 TKR)全膝关节置换术 / ~ L-chain concentration(简作 TLC)总轻链浓度 / ~ length 全长 / ~ lipids(简作 TL)总脂质 / ~ load(简作 TL)全负荷 / ~ low dose 全身低照射量 / ~ low dose fluoroscopic system 全身低剂量(X线)投射系统 / ~ lung capacity(简作 TLC)总肺活量,肺总量 / ~ lung compliance(简作 TLC)总肺顺应性 / ~ lung ventilation 肺总通气量 / ~ lung volume(简作 TLV)肺总容量 / ~ lymphocyte count(简作 TLC)全淋巴细胞计数 / ~ lymphoid irradiation(简作 TLC)全淋巴照射 / ~ moist reaction 全部湿性反应 / ~ myelography 全脊髓造影术 / ~ negatives(简作 TN)全部阴性 / ~ nitrogen(简作 TN)总氮法 / ~ nodal irradiation(简作 TNI)全淋巴结照射/ ~ total noise exposure level(简作 TNEL)总躁声暴露级 / ~ nucleic acid(简作 TNA)核酸总量 / ~ ooclusion ①[眼]完全性遮闭 ②完全阻塞 / ~ ophthalmoplegia 全部眼肌麻痹 / ~ organic carbon(简作 TOC)总有机碳 / ~ organic oxtracts(简作 T-O-E)全部有机提取物 / ~ oxidized nitrogen(简作 TON)总氧化氮 / ~ oxygen demand(简作 TOD)总需氧量 / ~ peripheral resistance(简作 TPR)总外周血管阻力 / ~ pannus 全血管翳 / ~ pharyngolaryngo-esophagectiomy 全咽喉食管切除术 / ~ plasma protein(简作 TPP)血浆蛋白总量 / ~ plasma reducing substance(简作 TPRS)总血浆还原物 / ~ plasma volume(简作 TPV)全血浆量 / ~ positives(简作 TP)全部阳性 / ~ protein(简作 TP)总蛋白 / ~ protein tuberculin(简作 TPT)全蛋白结核甲状旁腺菌素 / ~ pulmonary blood flow(简作 TPBF)总肺血流量 / ~ pulmonary vascular resistance(简作 TPVR)总肺血管阻力 / ~ pulmonary resistance(简作 TPR)总肺阻力 / ~ quality control(简作 TQC)总质量 / ~ radiation fluxmeter 辐射总通量计 / ~ recycle oxygen process(简作 TROP)氧气全循环法 / ~ red iron(简作 TRI)总红细胞铁 / ~ reduced sulfur(简作 TRS)总还原硫 / ~ reflection 全反射 / ~ renal plasma flow(简作 TRPF)全肾血浆流量 / ~ resistence(简作 TR)总阻力 / ~ response index(简作 TRI)全反应指数[心] / ~ rosette-forming cells(简作 T-RFC)总花环形成细胞 / ~ segamentation 全裂,完全卵裂 / ~ serum acid phosphatase(简作 TSAP)血清酸性磷酸酶总量 / ~ serum bilirubin(简作 TSB)血清总胆红素 / ~ serum prostatic acid phosphatase(简作 TSRAP)总血清前列腺酸磷酸酶 / ~ total serum protein(简作 TSP)血清总蛋白 / ~ skin dose 皮肤总量 / ~ sleep time test(简作 TSTS)总睡眠时间测试 / ~ solids(简作 TS)总固体(测定) / ~ spectral density(简作 TSD)总广谱密度 / ~ suspended particulates(简作 TSP)总混悬粒子组合 / ~ symblepharon 睑球全粘连 / ~ synechia 虹膜全粘连 / ~ T_3 by radiommunoassay(简作 T_3RIA)放射免疫测定(测得的)总三碘甲状腺氨酸 / ~ time(简作 TT)总时间 / ~ thyroxine(简作 TT)总甲状腺素 / ~ urinary gonadotropin(简作 TUIP)尿中促性腺激素总量 / ~ unitary replacement 辅助置换,全置换 / ~ urogram 全尿路造影照片 / ~ vagotomy(简作 TV)全迷走神经切断术,迷切 / ~ vascular resistance(简作 TUR)血管总阻力 / ~ volume(简作 TV)总容量 / ~ volume capacity(简作 TVC)肺活量 / ~ volume of urine(简作 TVU)总尿量(24小时) / ~ wave(简作 TW)潮波 / ~ weight(简作 TW)总重量 / in ~ 总共,合计
total-ion monitors(简作 TIM)全部离子监测
totality *n*. 全体,总数
totalize *vt*. 计算的……总数
totally labeling 全标记
totally labeled 全标记的
totaquine *n*. 金鸡纳全碱,全奎宁
totaxin; tocopherol *n*. 生育酚
toti collis 斜颈
totipotence [拉 totus whole + potentia power] *n*. 全能
totipotency *n*. 全能性
totipotent *a*. 全能的 ‖ ~ cell 全能细胞
totipotente foot 全蹼足
totipotential; totipotent *a*. 全能的(指细胞具有向各方向发展的能力)
totipotentiality *n*. 全能
Toti's operation [Addeo 意眼科学家 1861 生] 托蒂氏手术(泪囊鼻腔造口术)
TOTM transcutaneous oxygen tension measurement 经皮氧分压测定
totokaine; tutocaine *n*. 图托卡固,丁卡因
totomycin *n*. 妥妥霉素,盐酸四环素
totooing needle 角膜染色针
totter *a*. 蹒跚,踉跄,摇摇欲坠
touch [拉 tactus] *vt*., *vi*. ①触,接触 ②触觉触诊,③指诊 ④触痛 *n*. ①触,碰 ②触诊 ③触诊 ④微量,痕量 ‖ ~, abdominal 腹部触诊 / ~, after 后[遗]触觉 / ~ corpuscle 触觉小体 / ~, double 双指触诊(阴道与直肠同时指诊) / ~ organ 触觉器官 / ~ receptor 触感受器 / ~, rectal 直膳指诊 / ~, vaginal 阴道指诊 / ~, vesical 膀胱指诊 / at a ~ 一触(就……) / in(或 out of) ~ (with) 保持(或失去)联系 / lose ~ 失去联系 / to the ~ 触摸时 / ~ bottom 碰到底部,达到最低点 / ~ off 引起爆炸;触发,激起 / ~ on 简短地论及,提到 / ~ up 修改;引起(回忆)等 / within(或 in) ~ 在能接触到之处;能达到的;在……的附近(of)
touchable *a*. 可触知的,可食用的
touch-and-go *a*. 动摇不定的,危险的 ‖ ~ pairing 触离配对,短暂配对
touchdown sign 降落征(X线征像)
touched *a*. ①情绪激动的 ②有些疯癫的
touching *a*. 动人的,使人伤感的
touchingly *ad*. 动人地,使人伤感地
touch screen 触摸屏幕式
touchstone *n*. ①检验标准 ②试金石
touchy *a*. 易怒的,敏感的
touchily *ad*. 易怒地,敏感地
touchiness *n*. 易怒,敏感
tough *a*. ①坚韧的 ②强壮 ③强硬的
toughly *ad*. ①坚韧地 ②强壮地 ③强硬地
toughen *vt*., *vi*. ①使坚韧 ②使强壮
toughness *n*. ①坚韧 ②强壮 ③强硬
tour [法]; **turn** *v*. ①转 ②转变 ③倒转(胎) ④巡回(医疗),旅行,游历,观光,考察 ‖ ~ de maitre [法] 旋转插入法
Touraine-Solente-Gole sydrome (Albert Touraine; G. Solente; L. Gole) 图—索—戈综合征,厚皮性骨膜病
Toure virus 图尔病毒
Tourette's disease [Georges Gilles de la 法医师 1857—1904] 图雷特氏病(表现共济失调,言语障碍及抽搐的一种神经病)
tourist *n*. 旅行者,观光者 *a*. 旅行者,观光者
tourmaline *n*. 电气石(用于光学仪器)
tournament *n*. 锦标赛,比赛
Tournay sign 田尔内氏征(一种眼征)
Tournesol; litmus *n*. 石蕊,石蕊素
tourniquet [法] *n*. 止血带,压脉器 ‖ ~, automatic rotating 自动轮换止血带 / ~, Dapuytren's 杜普伊特伦氏压脉器,主动脉压脉器 / ~, Esmarch's 埃斯马赫氏止血带,驱血止血带 / ~, garrote; Spanish windass; torcular ~ 勒绞式止血带(西班牙)绞带 /

~, pneumatic 打气止血带 / ~, rubber 橡皮管压脉器, 橡皮管止血带 / ~, scalp 头皮止血带 / ~, screw 螺旋止血带 / ~, Spanish; torcular; Spanish windlass 西班牙式止血带, 勒绞式止血带, 西班牙绞带

Tourtual's [Kaspar Theobald 德解剖学家 1802—1865] 陶尔图阿耳氏 ‖ ~ canal, pterygopalatine canal 陶尔图阿耳氏管, 翼腭管/ ~ membrane; plica aryepiglottica 陶尔图阿耳氏膜, 杓状会厌襞;/ ~, sinus; fossa supratonsillaris 陶尔图阿耳氏窦, 扁桃体上窝

TOUS transmission oscillator ultrasonic spectometer 传送式震荡器超声波分光计

tousey [Sinclair Tousey 美放射学家 1864—1937] ***n***. 陶西(X 线功率单位, 约相当于一烛光白炽灯对照相软片所产生的感光效应)

tousle ***vt***. 弄乱, 弄皱

tout ***vt***. 招来, 推销 ***n***. 推销员

Touton giant cells [Karl 德皮肤病学家 1858 生] 托通氏巨细胞(见于黄瘤)

Tovara virginiana var. filiformis 见 Antenoron filiforme(Thunb.)

Tovariaceae ***n***. 烈味三叶草科

tow ***vt***. 拖, 拉 ***n***. 拖, 牵引, 纤维束

toward(s) ***prep***. ①向, 朝 ②对于 ③接近 ④为了 ⑤有助于

towel ***n***. 毛巾, 手巾 ***vt***. 用毛巾擦 ‖ ~, sanitary 卫生带, 月经带

Towel gourd [植药] 丝瓜

towelette ***n***. 小毛巾(外科医师或产科医师用)

toweling ***n***. 巾擦法

tower ***n***. ①塔 ②塔状建筑 ***vi***. 屹立, 高耸 ‖ ~ above(或 over) 高出, 胜过 / ~, condensing 冷凝塔 / ~, reaction 反应塔 / ~, water 水塔

Tower International Techno Medical Institute Journal of Life Science (简作 TITJLS) 托尔氏国际医疗技术学会生活科学杂志

TOWER testing, oreintation and work evalution in rehabilitation 康复的测试, 定向与工作评价

towering ***a***. 高耸的, 屹立的, 强烈的

town ***n***. 镇, 城镇

Towne's projection (Edward B. Towne) 汤氏位照射(头部 X 线照射, 投照时中心射线斜穿额骨, 产生面部结构和枕骨的外观, 这是前后半轴位照射)

Towne's sydrome (**Philip L. Townes**) 汤斯综合征(一种常染色体显性遗传综合征, 包括心房异常和缺损, 肢和指趾—尤其是拇指—异常, 以及肾缺陷。本征常包括心脏病, 耳聋和囊性卵巢)

Townsend ionization (**John Townsend**) 汤森德电离

townsfolk ***n***. 市民, 镇民

townsman ***n***. 市民, 镇民

tox-; **toxico-** 毒

toxaemia, toxicaemia; toxemia ***n***. 毒血症 ‖ ~ of pregnancy 妊娠毒血症

toxalbumic ***a***. 毒白蛋白的

toxalbumin ***n***. 毒白蛋白

toxalbumose ***n***. 毒[蛋白]脉

toxamnin; toxamine ***n***. 毒胺(谷类所含有的假定的抗维生素毒物)

toxanemia ***n***. 中毒性贫血

toxaphene; chlorinated camphene 毒杀芬, 氧化莰烯, 毒气萜(一种人工合成氯代烃类杀虫剂)

toxascarididosis ***n***. 弓蛔虫病

Toxascaris; Toxocara ***n***. 弓蛔虫属 ‖ ~ canis; Toxocara canis 犬弓蛔虫 / ~ leonina 狮弓蛔虫

toxemia ***n***. 毒血症 ‖ ~, alimentary 食物性毒血症 / ~, eclamptic; eclamptogenic ~ 子痫性毒血症 / ~, hydatid 棘球蚴性毒血症 / ~, menstrual 经期毒血症 / ~, mucin 黏蛋白性毒血症 / ~, preeclamptic 子痫前毒血症 / ~ of pregnancy 妊娠聋血症 / ~, septic; sapremia; septic intoxication 脓毒中毒, 腐血症 / ~, typhoid 伤寒毒血症

toxemic ***a***. 毒血症的

toxenzyme ***n***. 毒酶

toxic (简作 t) ***a***. 中毒的, 毒物的 ‖ ~ amaurosis 中毒性黑蒙 / ~ amblyopia 中毒性弱视 / ~ amine 毒胺 / ~ cataract 中毒性白内障 / ~ chemical release inventory (简作 TRI) 有毒化学品释放报表联机数据库 / ~ blood level 中毒血浓度 / ~ dose (简作 TD) 中毒剂量 / ~ encephalopathy 中毒性脑炎 / ~ epidermal necrolysis (简作 TEN) 中毒性上皮坏死溶解症 / ~ excess 毒性过量 / ~ fume 毒烟, 有毒气体 / ~ gas 有毒气体 / ~ goiter 毒性甲状腺肿 / ~ hydrocephalus 中毒性脑积水 / ~ methemoglobinemia 中毒性高铁血红蛋白血症 / ~ multinodular goitre (简作 TMNG) 毒性多结节甲状腺肿 / ~ nephrosis 中毒性肾病变 / ~ nystagmus 中毒性眼球震颤 / ~ optic neuritis 中毒性视神经炎 / ~ products of combustion 燃烧过程中产生的毒性物质 / ~ psychosis 药物中毒引起的精神病症状 / ~ ptosis 中毒性上睑下垂 / qualifying ~ dose (简作 TxDs) 毒物限量(毒物表) / ~ retinopathy 中毒性视网膜病变 / ~ shell 毒剂炮弹 / ~ shock 中毒性休克 / ~ shock syndrome (简作 TSS) 中毒性休克综合征 / ~ substance (简作 TS) 毒性物质 / ~ substances list (简作 TSL) 毒物表 / ~ unit (简作 T.U) 毒素单位 / ~ uveitis 中毒性葡萄膜炎

Toxic Appl Pharmac Toxicology and Applied Pharmacology 毒理学与应用药理学

Toxic Substances Control Act (简作 TSCA) 毒品管理条例

toxicaemia; toxemia ***n***. 毒血症

toxicant [拉 toxicans poisoning] ***a***. 毒的 ***n***. 毒物

toxicarol; tephrosin ***n***. 灰叶[草]素

toxication; poisoning ***n***. 中毒(现象)

toxicemia; toxemia ***n***. 毒血症

toxicide [toxin + 拉 caedere to kill] ***n***. 解毒剂, 解毒药

toxicidum ***n***. 解毒药, 消毒剂

toxicity (简作 t) ***n***. 毒力, 毒性 ‖ ~, acute 急性毒性 / ~, chronic 慢性毒性 / ~, cumulative 蓄积毒性 / ~, delayed 迟发毒性(作用) / ~, drug 药物毒性 / ~ hazard 毒性危害 / ~ index 毒力指数 / ~ O_2; oxygen ~ 氧毒性(亦称氧中毒) / ~, percutaneous ①经皮肤毒性 ②透皮毒性 / ~ of pesticide 农药毒性, 杀虫药毒性 / ~, residual 滞留毒力 / ~, respiratory 呼吸(吸入)毒性 / ~ symptom 中毒症状 / ~ test 毒性试验

toxico-; tox- [希 toxikon poison] [构词成分] 毒, 毒物, 中毒

toxicodendric acid 野葛酸

toxicodendrol ***n***. 野葛油, 毒葛油

Toxicodendron ***n***. 漆树属 ‖ ~ delavayi (Franch.) F. A. Barkley [拉, 植药] 小漆树 / ~ succedaneum (L) O. Kuntze [拉, 植药] 野漆 / ~ sylvestre [拉, 植药] 木蜡树 / ~ Verniciflua (Stokes) F. A. Barkley [拉, 植药] 漆

toxicodendron ***n***. 野葛(叶) 毒葛(叶) ‖ ~ capense 南非野葛

toxicoderma ***n***. 中毒性皮病

toxicodermatitis; toxicodermitis; toxidermitis ***n***. 中毒性皮炎

toxicodermatosis; toxicoderma ***n***. 中毒性皮病

toxcodermia; toxicoderma ***n***. 中毒性皮病

toxicodermitis; toxicodermatitis ***n***. 中毒性皮炎

toxicodynamics ***n***. 毒物效力学

toxicogenic; toxigenic ***a***. 产毒的

toxicognath ***n***. 毒颚

toxicohemia; toxemia ***n***. 毒血症

toxicoid ***a***. 毒物样的

toxicokinetcs ***n***. 毒物[代谢]动力学

Toxicol Toxicology 毒理学(杂志名)

toxicologic(al) ***a***. 毒理学的, 毒物学的 ‖ ~ genetics 毒理遗传学(研究毒物对生物或人体遗传效应及其规律的学科, 通过研究建立起有效的措施, 以使人类免受毒物的侵害)

toxicologist ***n***. 毒理学家, 毒物学家

toxicology ***n***. 毒理学, 毒物学

Toxicology Letters (简作 TL) 毒物学快报

Toxicology Research Projects Directory (简作 TRPD) 毒理学研究设计指南(史密森科学情报交换所)

toxicomania ***n***. 毒物瘾, 嗜毒癖

toxicomaniac ***n***. 毒物病者, 嗜毒癖者

toxicomeganocolon ***n***. 毒性巨大结肠症

toxicomucin ***n***. 毒黏蛋白

toxicopathic ***a***. 中毒性病的

toxicopathy [toxico- + 希 pathos disease] ***n***. 中毒性病

toxicopectic; toxicopexic ***a***. 中和毒物的

toxicopexic ***a***. 中和毒物的

toxicopexis; toxicopexy ***n***. 毒物中和

toxicophidia [toxico- + 希 ophis snake] ***n***. 毒蛇

toxicophobia; iophobia ***n***. 毒物恐怖

toxicophylaxin ***n***. 抗毒防御素

toxicosis ***n***. 中毒 ‖ ~, acidi carbolicl; carbolism; phenol poisoning 石炭酸中毒, 酚中毒 / ~, alimentary; sitotoxism 食物中毒, 食品中毒 / ~, argricus; silver poisoning 银中毒 / ~, cupricus; cuprism; copper poisoning 铜中毒 / ~, endogenic; auto-intoxication 内因性中毒, 自体中毒 / ~, exogenic 外因性中毒 / ~, gestational; gestosis 妊娠中毒 / ~, hemorrhagic capillary 出血性毛细管中毒, 中毒性毛细管出血 / ~ medicinalis; drug poisoning 药物中毒 / ~, metallicus; metallic poisoning 金属中毒 / ~, narcotica 麻醉剂中毒 / ~, proteinogenons 蛋白[原]性中毒 / ~, retention 潴留性中毒, 停滞性中毒 / ~ of strychnine 士的宁中毒

toxicosozin ***n***. 抗毒防卫素, 毒素拮抗蛋白

toxicotabella; toxicyst *n*. 毒胞,毒囊
toxiderma *n*. 中毒性皮病
toxidermatosis *n*. 中毒性皮病
toxidermia *n*. 中毒性皮病
toxidermitis *n*. 中毒性皮炎
toxiferine *n*. 南美箭毒树碱
toxiferous [toxin + 拉 ferre to bear] *a*. 有毒的
toxigenic; toxicogenic; toxigenous *a*. 产毒的,产生毒素的
toxigenicity *n*. 产毒性
toxigenicity test 毒力试验
toxigenous *a*. 产毒的,产生毒素的
toxignomic [toxin + 希 gnome a means of knowing] *a*. 示毒的
toxi-infection; toxinfection *n*. 毒素感染[病],毒素传染[病](只有毒素所致的中毒症状,而找不到病菌)
toxi-infectious; toxinfectious *a*. 毒素感染的
toximucin; toxicomucin *n*. 毒黏蛋白
toximycin *n*. 毒霉素,杆菌毒霉素
toxin [希 toxikon poisoin]; **toxinum** *n*. 毒素 ‖ ~, alpha α 毒素(魏氏梭状芽胞杆菌的毒素) / ~, amantia 蝇蕈毒素 / ~, animal; zootoxin 动物毒素 / ~, anthrax 炭疽毒素 / ~, anticoagulant 抗凝血毒素 / ~, attenuated 减弱毒素 / ~, bacterial 细菌毒素 / ~, botulinus; botulism ~ 肉毒杆菌毒素 / ~, clostridial 梭状芽孢杆菌毒素 / ~, cholera; cholera poison 霍乱菌毒素 / ~, coagulant 凝血毒素 / ~, dermonecrotic 皮坏死毒素 / ~, Dick; erythrogenic ~ 狄克氏毒素,红疹毒素 / ~, diphtheria 白喉毒素 / diphtheria ~ for Schick test 锡克试验用白喉毒素 / ~, dysentery 痢疾毒素 / ~, erysipelas 丹毒毒素 / ~, erythrogenic 红疹毒素 / ~, exfoliative 表皮剥脱性毒素 / ~, exogenous 外毒素 / ~, extracelluar 细胞外毒素 / ~, fatigue 疲劳毒素 / ~, free 游离毒素. / ~, fugo; fugu ~ 河豚毒素 / ~, fusarial 镰刀菌毒素 / ~, gas gangrene 气性坏疽毒素 / ~, gonococcus 淋球菌毒素 / ~, hemolytic 溶血性毒素 / ~, hemorrhagic 出血性毒素 / ~, inactivated diagnostic diphtheria 诊断用灭活白喉毒素 / ~, intracellular; endotox 细胞内毒素,内毒素 / ~, leptospira 钩端螺旋体毒素 / ~, marantic 消瘦毒素 / ~, necrotizing; dermonocrotic ~ [皮]坏死毒素 / ~, normal; standard ~ 标准毒素 / ~, paralytic 麻痹毒素 / ~, plague 鼠疫毒素 / ~, plant; phytotoxin 植物毒素 / ~, primary 初期毒素 / ~, prodigiosus 灵菌毒素 / ~, pseudomonal 假单胞菌毒素 / ~, scarlatinal; erythrogenic ~ 猩红热毒素,红疹毒素 / ~, scarlet fever streptococcus 猩红热链球菌毒素 / ~, secondary 二期毒素 / ~, soluble; exotoxin 可溶性毒素,外毒素 / ~, standard; normal ~ 标准毒素 / ~, staphylococcus 葡萄球菌毒素 / ~, streptcoccus 链球菌毒素 / ~, tetanus 破伤风毒素 / ~, tetrodo 河豚毒素 / ~, true; exotoxin 真毒素,外毒素 / ~, whooping cough 百日咳毒素
toxin-antitoxin (缩 T. A. T.); **T-A. mixture** *n*. 毒素—抗毒素合剂
toxinemia *n*. 毒血症
toxinfection *n*. 毒素感染[病],毒素传染[病](只有毒素所致的中毒症状,而找不到病菌)
toxinfectious *a*. 毒素感染的
toxinic *n*. 毒素的
toxinicide [toxin + 拉 caedere to kill] *n*. 解毒素剂
toxincidum [拉]; toxinicide *n*. 解毒素剂
toxinology *n*. 毒素学
toxinosis *n*. 毒素[性]病
toxinotherapy; toxitherapy *n*. 毒素治疗
toxin-toxoid *n*. 毒素类毒素[合剂]
toxinum [拉]; **toxin** *n*. 毒素 ‖ ~ diphthericum calefactum 加热[灭菌]白喉毒素(锡克氏试验用) / ~ diphthericum detoxicatum; diphtheria toxoid 白喉类毒素(锡克氏试验用) / ~ diphthericum diagnosticum 诊断白喉毒素(锡克氏试验用) / ~ scarlatinae 猩红热毒素(狄克氏试验用) / ~ staphylococcus detoxicatum 去毒葡萄球菌毒素
toxipathic *a*. 中毒[性]病的
toxipathy *n*. 中毒[性]病
toxipeptone; toxopeptone *n*. 毒[蛋白]胨
toxiphobia; toxicophobia *n*. 毒物恐怖
toxiphoric [toxin + 希 pherein to bear] *a*. 亲毒素的
toxiphrenia *n*. ①中毒型精神分裂症 ②精神分裂症状伴中毒谵妄状态
toxiresin *n*. 毒树脂
toxis [希 toxikon poison] *v*. 中毒
toxisterol *n*. 毒甾醇
toxitabella; toxicotabella *n*. 毒[药]片剂
toxitabellae (单 toxitabella) *n*. 毒[药]片剂 ‖ ~ hydrargyri bichloridi magnae; large corrosive sublimate tablets 大升汞毒片 / ~ hydrargyri bichloridi parvae; small corrosive sublimate tablets 小升汞毒片
toxitherapy; toxinotherapy *v*. 毒素治疗
toxituberculid *n*. 结核毒素疹
TOXLINE Toxicology Information On-line 毒理学资料情报联机数据库
TOXLIT toxicology literature from special sources 毒理学特种文献联机数据库
TOXNT toxicology data network 毒理学数据网
toxo- 1.[希 toxikon poison 毒] 2.[希 toxon bow 弓] [构词成分] ①毒,毒素,毒物 ②弓
Toxocara *n*. 弓蛔虫属 ‖ ~ canis 犬弓蛔虫 / ~ cati; ~ mystax 猫弓蛔虫
toxocaral *a*. 弓蛔虫的
toxocariasis *n*. 弓蛔虫病 ‖ ~, human 人蛔虫病,内脏幼虫移行症
toxoflavin *n*. 毒黄素
toxogen *n*. 毒[素]原
toxogenic *a*. 产毒素的
toxogenin *n*. 过敏毒原素,过敏毒反应质
toxoglobulin *n*. 毒球蛋白
toxogonin(缩 **DMO$_4$**) *n*. 双复磷,二氯化双(异烟醛肟-1-甲基)醚(解有机磷中毒药)
toxohormone *n*. [癌]毒激素
toxoid [toxo- + 希 eidos form]; **toxoidum** *n*. 类毒素 ‖ ~, adsorbed [明矾]吸附类毒素 / ~s, adsorbed diphtheria and tetanus 吸附白喉,破伤风类毒索毒素 / ~, alum; alum-precipitated ~ 明矾沉淀类毒素 / ~, diphtheria 白喉类毒索 / ~, fluid 液体类毒索 / ~, formol; anatoxin [甲醛]类毒素,变性毒素 / ~, precipitated [明矾]沉淀类毒素 / ~, staphylococcus 葡萄球菌类毒素 / ~, test 试验类毒素 / ~, tetanus 破伤风类毒素
toxoid-antitoxoid *n*. 类毒素抗类毒素[合剂]
toxoidum [拉]; **toxoid** *n*. 类毒素 ‖ ~ diphthericum 白喉类毒素 / ~ diphthericum alumenpraecipitatum 明矾沉淀白喉类毒素 / ~ tetanicum 破伤风类毒素 / ~ tetanicum alumenpraecipitatum 明矾沉淀破伤风类毒素
toxo-infection; toxinfection *n*. 毒素感染[病],毒素传染病
toxo-infectious; toxinfectious *a*. 毒素感染的
toxolecithid; toxolecithin *n*. 毒卵磷脂
toxolysin; antitoxin *n*. 抗毒素
toxomucin; toxicomucin *n*. 毒黏蛋白
toxomycin; toximycin *n*. 毒霉素,杆菌青霉素
toxon; toxone *n*. 减力毒素
toxonoid *n*. 缓解毒素
toxonosis *n*. 中毒[性]病
toxopeptone; toxipeptone *n*. 毒[蛋白]胨
toxopexic [toxo- + 希 pexis fixation] *a*. 中和毒素的
toxophil; toxophile *a*. 亲毒的,易感毒素的
toxophilic [toxo- + 希 philein to love] *a*. 亲毒的,易感毒素的
toxophilous; toxophilic *a*. 亲毒的,易感毒素的
toxophore [toxo- + 希 phoros bearing] *n*. 毒簇,带菌体
toxophorous *a*. 毒簇的,带毒素的
toxophylaxin *n*. 抗毒防御素
toxoplasm *n*. 毒浆体
Toxoplasma *n*. [拉]弓形体[属],弓浆虫[属] ‖ ~ cuniculi 兔弓形体 / ~ Genus [拉]弓形体属,弓浆虫虫属 / ~ gondii 鼠弓形体,非洲弓浆虫 / ~ gondi 刚地弓形体 / ~ pyrogenes 致热弓形件
toxoplasmatic *a*. 弓形体的,弓形体引起的 ‖ ~ chorioretinitis 弓形体性脉络膜视网膜炎
Toxoplasmatidae *n*. [拉]弓形虫科
Toxoplasmea *n*. 弓浆虫纲
toxoplasmin *n*. 弓形体素
toxoplasmosis *n*. 弓形体病 ‖ ~, ocular 眼弓形体病,弓形体性脉络膜视网膜炎
Toxopneustes pileolus(**Lamarck**) 喇叭毒棘海胆(隶属于毒棘海胆科 Toxopneustidae)
Toxopneustidae *n*. 毒棘海胆科(隶属于拱齿目 Camarodonat)
toxoprotein *n*. 毒蛋白[质]
toxoreceptor *n*. 毒素受体
Toxorhynchites *n*. 巨蚊属 ‖ ~ aurifluus 金毛巨蚊 / ~ chrisotophi 北方巨蚊 / ~ edwardsi 黄边巨蚊 / ~ fravelyi 紫腹巨蚊 / ~ manicatus 台湾巨蚊 / ~ splendens 华丽巨蚊
toxosis; toxonosis *n*. 中毒[性]病
toxosozin *n*. 抗毒防卫素
Toxothrix Molisch *n*. 弓丝菌属,曲发菌属 ‖ ~ ferruginea Molisch 锈色曲发菌 / ~ gelatinosa Beger 胶质曲发菌 / ~ trichogenes

（Cholodny）Beger 生发曲发菌（产毛曲发菌，生发鞘发菌）

toxuria; uremia *n*. 尿毒症

toxynon sodium acetaminomercuric tenzoate 乙酰氨基汞苯甲酸钠

toy *n*. 玩具，消遣，矮小的人，小动物，不值钱的东西 *a*. 玩物似的

Toynbee's corpucles ［Joseph 英耳科学家 1815—1866］ corneal corpuscle 托因比氏小体，角膜小体 ‖ ～ experiment 托因比氏实验（紧闭口鼻时下咽，使鼓室内压减低）/ ～ law 托因比氏定律（中耳炎引起的脑脓肿，由乳突引起者位于小脑及横窦，由鼓室顶引起者位于大脑）/ ～ ligament; ～ muscle 鼓膜张肌 / ～ muscle; musculus tensor tympani 鼓膜张肌 / ～ otoscope 托固比氏耳镜

toyomycin; chromomycin A_3（简作 TMC）*n*. 东洋霉素，色霉素 A_3

Tozalinone *n*. 托扎啉酮（抗抑郁药）

tp three-phase 三相/three-ply 三层的/three-pole 三极/triple-pole 三极/Toxoplasma 弓形虫属/teaching practise 教学实习/physical half life 物理半衰期

TP an electrocardiogrm segment 心电图节段/technical papers 技术论文/teleprocessing 电传处理/temperature and pressure 温度与压力/temperature programming 程序升温/tension period 张力期/p-terphenyl 对联三苯/testosterone proponate 丙酸睾酮/thiamphenicol 甲砜霉素/threshold potential 阈电位/thrombocytopenic purpura 血小板减少性紫癜/time prameter 时间参数/toilet paper 卫生纸/total positives 全部阳性/total protein 总蛋白/transforming principle 转变原理/transition point 转变点/transmission pulse 脉冲传导（超声波）/transpersonal psychology 超越个人的心理学/Transplantation Proceedings 移植学报（杂志名）/transport piece 运载肽段，分泌肽段/transportonase 质子转移酶/transverse pancreatic arteria 胰横行动脉/transverse process 横突/treatment plan 治疗计划/Treponema pallidum 梅毒螺旋体/triphosphate 三磷酸/true-positive 真阳性/tryptophan 色氨酸/trytophan photo product 色氨酸光产物/tryptophan pyrrolase 色氨酸吡咯酸/tube precitin 管状沉淀素/tuberculin precipitation 沉淀结核菌素/tumor promoto agent 肿瘤促进因子/turning point 转折点/twining plane 双晶面

T. P. tuberculin precipitation 结核菌素沉淀

TP-94 strain TP－94 株

TPA terephthalic acid 对酞酶/Treponema pallidum agglutination 梅毒螺旋体凝集反应/tumor polypeptide antigen 肿瘤多肽抗原

TPA; t-PA tissue plasminogen activator 组织纤溶酶原激活剂

TPAL 孕产状况分类系统：早产儿数目，流产次数，活产儿数目

T phage(T_1-T_7) T 噬菌体

TPB tryptone phosphate broth 磷酸胰胨肉汤（培养基）

TPBF total pulmonary blood flow 总肺血流量

TPC thromboplastic plasma complement 形成血栓的血浆成分/transhepatic portal catheterization 经肝静脉插管术

T. P. D. thiamine propyldisulfide 丙二硫化胺，丙硫硫胺，新维生素 B_1

TPE 热带肺嗜酸性粒细胞增多症（见 tropical pulmonary eosinophilia）

TPCF treponema pallidum complement fixation test 梅毒螺旋体补体结合试验

TPCF test treponema pallidum complement fixation test 梅毒螺旋体补体结合试验

TPCX tosyl-phenylethyl-chlorom ethyl-ketone 甲苯磺酰苯乙基氯甲基甲酮

TPC test treponema pallidum complement fixation test 梅毒螺旋体补体结合试验

TPD temporary partial disability 暂时性部分性劳动能力丧失/thiamine propyl disulfide 丙硫硫胺，新维生素 B_1

TPE total plasma exchange 全血浆交换/Total Protein Efficiency 总蛋白效率/tropical pulmonary eosinophilia 热带性肺嗜酸性细胞增多症

TPer / Vac tetanus and pertussis vaccine 破伤风—百日咳疫苗

TPEY tellurite polymyxin egg yolk 亚碲酸多黏菌素卵黄

TPF thymic permeability factor 胸腺通透因子

TPFA Treponema pallidum fluorescent antibody test 梅毒螺旋体荧光抗体试验

TPG transplacental gradient 经胎盘后的变化/triphenylguanidine 三苯胍

TPH transplacental hemorrhage 经胎盘的出血

TPHA Treponema pallidum hemagglutination assay 梅毒螺旋体血凝测定

t-plasminogen activator（**t-PA，TPA**）组织纤溶酶原激活剂（亦称 tissue plasminogen activator）

tpi title page index 标题页码索引

TPI Treponema pallidum immobilization test 梅毒螺旋体制动试验/triose phosphate isomerase 丙糖磷酸异构酶/turns per inch 每英寸转数

TPIA Treponema pallidum immune adherence test 梅毒螺旋体免疫黏附试验

tpk; TPK peak value time ［达到］峰值时间

TPL triphosphate of time 三磷酸灰石

tpm tons per man 每人吨数

TPM triphenylmethane 三苯甲烷

TPMB Treponema pallidum methylene blue test 梅毒螺旋体甲基蓝试验

TPN triphosphopyridine nucleotide 三磷酸吡啶核苷酸，辅酶 II，辅脱氢酶 II / total parenteral nutrition 全胃肠外营养

TPNH reduced triphosphopyridine nucleotide 还原型三磷酸吡啶核苷酸，辅酶 II，辅脱氢酶 II

TPNH cytochrome C reductase TPNH 细胞色素 C 还原酶

TPNH transhydrogenase TPNH 转氢酶

tpo telephoto 传真电报，传真照片

TPO thyroid peroxidase 甲状腺过氧化物酶/tryptophan peroxidase 色氨酸过氧化物酶

tpp tripolyphosphate 三聚磷酸盐

TPP thiamine pyrophosphate 硫胺素焦磷酸，辅羧酶/total plasma protein 血浆蛋白总量/testosterone phenylpropionate 苯丙酸酯睾丸素，苯丙酸酯睾酮

TPPS tetraphenylporph-inesulfonate 四苯基卟啉磺酸盐

tpr taper 锥形/teleprinter 打印机

TPR temperature profile recorder 温度轮廓线记录仪/temperature, pulse and respiration 体温，脉搏，呼吸/total peripheral resistance 总外周血管阻力/total peripheral resistance 总外周阻力/total protein 总蛋白，蛋白总量/total pulmonary resistance 总肺阻力

TPRS total plasma reducing substance 总血浆还原物

TPS terminal protection system 防热系统/toughened polystyrene 韧化聚苯乙烯/tumor polysaccharide substance 肿瘤多糖类物质

TPT tetraphenyl tetrazolium 四苯基四唑/thyroid-parathyroid vaccine 甲状腺—甲状旁腺/Total Plasma Tryplophan 总血浆色氨酸/total protein tuberculin 全蛋白结核甲状旁腺菌素

TPTX thyroparathyroidectomy 甲状旁腺切除

TPTZ triphenyl-tetrazolium chloride 氯化三苯四唑/triphenyl-triazine 三吡啶基三嗪

TPu transplutonium element 超钚元素

TPV total plasma volume 全血浆量

TPVR total peripheral vascular resistance total 总外周阻力/total pulmonary vascular resistance 总肺血管阻力

TQ trace ①示踪 ②微动（空手肌力测定判断标准）/tourniquet 止血带

TQC total quality control 总质量

tqd ter quarterve die 每日四次

Tr trenimon 三乙撑亚胺苯醌（抗肿瘤药）/trimicnolone 去炎松/trophoblast 营养细胞层，滋养层 / theophyline-res istent cell 茶碱抵抗性细胞

T/R mode translate-rotate mode 平移—旋转式（运动）（CT 扫描方式之一）

TR new tuberculin 新结核菌素/Takada's reaction 高田反应/tape recorder 磁带录音机/temperature range 温度范围/temperature recorder 温度记录器/temperature rectal 直肠温度/torminal stimulus 终末刺激/test reports 试验报告/test requirement 试验要求/tetrazolium reduction 四唑还原作用/theraputic radiology 放射治疗学/Thrombosis Research（UK journal）血栓形成研究（英国杂志）/right tibia 右胫骨/timed release 定时释放/total resistence 总阻力/transmit-receive 收发的/Transplantation Review 移植评论/tricuspid regurgitation 三尖瓣回流/tritium ratio 氚比（氚活性测定）/tuberculin reaction 结［核菌］素反应/tuberculin residue 结核菌素沉渣/turbidity reducing 浊度降低/Turkey 土耳其

T-R tuberculin reaction 结核菌素反应

T_3R triiodothyronine receptor 三碘甲状腺素受体

T. R. tuberculin residue new tuberculin 结核菌素沉渣，新结核菌素

tr. tincture *n*. 酊，酊剂

TRA transaldolase 转醛醇酶/tumor rejection 肿瘤排斥抗原

trabal *a*. 胼胝体的

Trabala vishnou nuclear polyhedrosis virus 莱黄枯叶蛾核型多角体病毒

trabant *n*. 随机

trabecula（复 trabeculae）［拉］*n*. ①体柄（昆虫）②小梁，柱［解剖］③羽

trabeculae（单 trabecula）［拉］*n*. 小梁，柱 ‖ ～ arachnoideae 蛛网

膜小梁 / ~ carneae cordis;columnae carneae［心］肉柱 / ~ cerebri;callosum 胼胝体 / ~ cinerea;massa intermedia 中间块 / ~ cordis; trabeculae carneae 肉柱 / ~,corneoscleral 角膜巩膜小梁 / ~ corporis spongiosi［阴茎］海绵体小梁 / ~ corporum cavernosorum 海绵体小梁 / ~ corporum cavernosorum penis 阴茎海绵体小梁 / ~ cranil;Rathke's trabeculae 颅小梁(胚) / ~ hepaticae 肝小梁 / ~ lienis;spleen ~ 脾小梁 / ~ of lymph node 淋巴结小梁 / ~ septomarginalis 隔缘小梁 / ~ septum 小梁间隔 / ~,uveal 葡萄膜小梁

trabecular *a*. 小梁的,柱的 ‖ ~ bone loss 骨小梁缺失 / ~ bone resorption 骨小梁吸收 / ~ degeneration 小梁变性 / ~ electropuncture 小梁点针穿刺术 / ~ fashion 小梁形式(海绵体平滑肌排列) / ~ glaucoma 滤帘[阻滞]性青光眼 / ~ meshwork 小梁网,滤帘网 / ~ pigment band 小梁色素带,滤帘色素带 / ~ pouch 小梁囊 / ~ sclerosis 小梁硬化 / ~ space 小梁间隙,滤帘间隙 / ~ synechia 小梁粘连,滤帘粘连

trabecularism *n*. 小梁结构

trabeculate *a*. 有小梁的

trabeculated bladder 小梁样膀胱(见于神经源性膀胱造影征象)

trabeculation *n*. 小梁形成

trabeculectomy *n*. 小梁切除术(以利于引流青光眼时的水状夜) ‖ ~ ab externa 外路小梁切除术

trabeculitis *n*. 小梁炎

trabeculocanalectomy *n*. 小梁小管切除术

trabeculoiridocyclectomy 小梁虹膜睫状体切除术

trabeculoplasty *n*. 小梁成形术 ‖ ~,laser 激光小梁成形术(开角型青光眼手术)

trabeculopuncture *n*. 小梁穿刺术

trabeculostimulation *n*. 小梁刺激术

trabeculotome *n*. 小梁切开刀

trabeculotomy *n*. 小梁切开术 ‖ ~ ab externo 外路小梁切开术 / ~ ab interno 内路小梁切开术

trabeculum *n*. ①体柄 ②角前突(鸟虱) ③小梁,滤帘

Traboxopine *n*. 曲波索平(抗精神病药)

trabs［拉］;(复 trabes) **trabs cerebri** *n*. 胼胝体(大脑) ‖ ~ cerebri 胼胝体(大脑)

Trabulsiella Mc Whorter et al. *n*. 特拉布斯氏菌属 ‖ ~ guamensis Mc Whorter et al. 关岛特拉布斯氏菌

Tracanthus blochi (Bleeker) 布氏三刺鲀(隶属于三刺鲀科 Triacanthidae)

Tracanthus brevirostris (Temminck et Schlegel) 短吻三刺鲀(隶属于三刺鲀科 Triacanthidae)

Tracanthus nieuhofi (Bleeker) 牛氏三刺鲀(隶属于三刺鲀科 Triacanthidae)

Tracazolate *n*. 曲卡唑酯(安定药)

trace *n*. ①痕迹 ②微量,痕量 ③扫描,描图 *vt*. ①追踪,查出,探索 ②追溯 ‖ ~ amount 痕量,示踪量 / ~ back to... 把……追溯到 / ~ colloid ①示踪胶体 ②痕量胶体 / ~ element (简作 t) 痕量元素,微量元素 / ~ method 示踪法 / ~ out... 描出……(轨迹),映出 / ~,primitive 原痕(胚)

TRACE time-shared toutines for analysis classfication and evaluation 分析,分类和评价分时程序

traceable *a*. ①可追踪的,可查出的 ②可追溯的 ③可描画的

traceably *ad*. ①可追踪地,可查出地 ②可追溯地 ③可描画地

traceableness *n*. ①追踪,查出 ②追溯 ③描画

tracer;graph［希］*n*. ①示踪器 ②示踪物 ③描记器 ‖ ~ agent 示踪剂 / ~ arch,gothic 高腭弓描记器 / ~ atom 示踪原子 / ~ carrier-free 无载体示踪物 / ~ chemistry 示踪化学 / ~ compound 示踪化合物 / ~ determination 示踪测定 / ~ dilution method 示踪稀释法 / ~ dose 示踪剂量 / ~ element 示踪元素 / ~ equilibrium 示踪平衡 / ~ experiment 示踪试验 / ~ needle-point; arrow-point ~ 针尖描记器[牙] / ~,height 高度示踪器 / ~,high 高示踪器 / ~ isotope 示踪同位素 / ~ kinetics 示踪动力学 / ~,metabolic 代谢示踪剂 / ~ method 示踪法 / ~,non-diffusible 非扩散性示踪剂 / ~ partition coefficient 示踪剂分配系数/ ~,radioactive 放射性示踪物 / ~,stylus 细探子描记器[牙] / ~ technique 示踪技术 / ~ uptake 示踪剂摄取

tracer-displacement technique 示踪物置换法

tracer-labelling *n*. (同位素)示踪物标记,(同位素)指示剂标记

Trach trachea 气管/treacheatomy 气管切开术/Trachoma 沙眼

trachea［拉;希 trachys rough］(复 tracheas,tracheae) *n*. ①气管[动] ②导管[植] ‖ ~ and bronchus laceration 气管、支气管裂伤 / ~ cannula 气管插管 / ~,scabbard 剑鞘形气管

tracheaectasy *n*. 气管扩张

tracheal［拉 trachealis］*a*. 气管的 ‖ ~ capillary 微气管 / ~ cavity ①气管腔 ②气管窦 / ~ cell 气管细胞 / ~ channulation 气管插管 / ~ commissure 气管接索 / ~ deviation 气管偏斜 / ~ epithelium 气管上皮 / ~ gill 气管鳃 / ~ gland 气管腺 / ~ hypodermis 气管真皮 / ~ matrix 气管皮膜组织 / ~ orifice 气管孔 / ~ plate 气管板 / ~ pocket 气管囊 / ~ sound (简作 TS) 气管音 / ~ system 气管系统 / ~ termination 气管末梢 / ~ tissus 气管组织 / ~ trunk 气管干 / ~ tube 气管套管

trachealgia *n*. 气管痛

trachealis *n*. 气管肌(气管背侧部横行的平滑肌纤维层)

tracheary *a*. ①气管的 ②导管的 ‖ ~ type 气管型

tracheate *a*. 具气管的

tracheation *n*. 气管分布

tracheid *n*. 管胞

tracheitis trachitis *n*. 气管炎

trachel-［希 trachelos neck 颈,项］; **trachelo-; nucha; cervix**［拉］; **neck**［英］［构词成分］颈,项

trachelagra *n*. 颈痛风

trachelalis musculus longissimus capitis *n*. 头最长肌

trachelectomopexy *n*. 子宫颈切除固定术

trachelectomy［trachelo- + 希 ektome excision］; **hysterocervic ectomy** *n*. 子宫颈切除术

traehelematoma *n*. 胸锁乳突肌血肿

trachelian; cervical *a*. 颈的

Tracheliidae *n*. 圆口虫科

trachelism［希 trachelismos］; **trachelismus** *n*. 颈肌痉挛

trachelitis; cervicitis *n*. 子宫颈炎

Trachelius *n*. 圆口虫属 ‖ ~ ovum 卵圆口虫

trachelo-［希 trachelos neck 颈,项］［构词成分］①颈,项 ②颈状物

trachelobregmatic［trachelo- + 希 bregma bregma］*a*. 颈与前囟的

trachelocele; tracheocele *n*. 气管黏膜疝样突出

Trachelocerca *n*. 颈毛虫属 ‖ ~ subviridis 微缘颈毛虫

trachelocyllosis; torticollis *n*. 斜颈,捩颈

trachelocyrtosis;［trachelo- + 希 kyrtos curved + -osis］; **trachelokyphosis** *n*. 颈椎后凸

trachelocystitis *n*. 膀胱颈炎

trachelodynia *n*. 颈痛

trachelokyphosis *n*. 颈椎后凸

trachelologist *n*. 颈病学家

trachelology *n*. 颈病学

trachelomastoid; musculus longissimus capitis *n*. 头最长肌

trachelomonas *n*. 管壳虫属 ‖ ~ abrupta 截头管壳虫 / ~ affinis 近亲管壳虫 / ~ armata 尾棘管壳虫 / ~ armata var. heterospina 异尾棘管壳虫 / ~ armata var. longispina 尾棘管壳虫长刺变种 / ~ armata var. steinii 尾棘管壳虫短刺变种 / ~ australica 南方管壳虫 / ~ caudata 尾管壳虫 / ~ crebea 密集管壳虫 / ~ cribrum 筛孔管壳虫 / ~ curta 扁圆管壳虫 / ~ cylindrica 圆柱管壳虫 / ~ dubia 含糊管壳虫 / ~ ensifera 佩刀管壳虫 / ~ euchlora 深绿管壳虫 / ~ gibberosa 弯管壳虫 / ~ granulata 颗粒管壳虫 / ~ granulosa 细粒管壳虫 / ~ hispida 具棘管壳虫 / ~ hispida var. coronata 棘刺管壳虫具冠变种 / ~ hispida crenulatocollis 棘刺管壳虫齿领变种 / ~ incertissima 不定管壳虫 / ~ Klebsii Deflandre 细棘管壳虫 / ~ lismorensis 粗棘管壳虫 / ~ margaritifera 珍珠管壳虫 / ~ oblonga 短圆管壳虫 / ~ piscatoris 豌豆管壳虫 / ~ reticulata 网纹管壳虫 / ~ scabra 糙纹管壳虫 / ~ scabra var. longicollis 糙纹管壳虫长颈变种 / ~ similis 近似管壳虫 / ~ spinubosa 芒刺管壳虫 / ~ spiricostatum 螺肋管壳虫 / ~ subcoronetta 拟花冠管壳虫 / ~ superba 华丽管壳虫 / ~ sydneyensis 密刺管壳虫 / ~ sydneyensis var. grandicollis 密刺管壳虫具领变种 / ~ sydneyensis var. minima 密刺管壳虫细小变种 / ~ tambowica 皱褶管壳虫 / ~ vermiculosa 蠕虫状管壳虫 / ~ verrucosa 多疣管壳虫 / ~ volvocina 旋转管壳虫 / ~ volvocina var. cervicula 旋转管壳虫内颈变种 / ~ volvocina var. derephora 具颈旋转管壳虫

trachelomyitis *n*. 颈肌炎

trachelo-occipitalis; musculus semispinalis capitis *n*. 头半棘肌

trachelopanus *n*. ①子宫颈充血 ②颈部淋巴管肿大

trachelopexia; trachelopexy *n*. 子宫颈固定术

trachelopexy *n*. 子宫颈固定术

Trachelophyllum *n*. 管叶虫属 ‖ ~ chilense 智利管叶虫 / ~ clavatum 棒状管叶虫 / ~ pusillum 卑怯管叶虫 / ~ sigmoides 扭曲管叶虫

trachelophyma *n*. 颈部肿,颈部瘤

tracheloplasty *n*. 子宫颈成形术

trachelorrhaphy; hysterotrachelorrhapby *n*. 子宫颈缝术

trachelorrhectes *n*. ［胎儿］颈椎压碎器

trachelos; neck *n*. 颈

tracheloschisis *n*. 颈裂［畸形］

Trachelospermum axillare［拉,植药］紫花络石药用部分:茎皮—［藤杜仲］
Trachelospermum jasminoides(Lindl.) Lem.［拉,植药］络石藤药用部分:藤茎—［络石藤］
Trachelosyringorrhaphy *n*. 阴道瘘子宫颈缝术
Trachelotomy; hysterotrachelotomy *n*. 子宫颈切开术
tracheo-［希 tracheia trachlea 气管］［构词成分］气管
tracheoaerocele *n*. 气管气疝
tracheo-bronchial angle 气管支气管角
tracheoblennorrhea *n*. 气管脓溢
tracheobronchial *a*. 气管支气管的
tracheobronchionegaly *n*. 巨气管支气管
tracheobronchitis *n*. 气管支气管炎
tracheobronchography *n*. 气管支气管造影［术］
tracheobronchofiberscope *n*. 气管支气管纤维镜
tracheobronchofiberscopy *n*. 气管支气管纤维镜检查
tracheobronchomegaly *n*. 气管支气管扩大
tracheobronchoscope *n*. 气管支气管镜
tracheobronchoscopy *n*. 气管支气管镜检查
tracheobronchomalacia *n*. 气管支气管软化症
tracheobronchomegaly *a*. 气管支气管扩大
tracbcobronchoscopy *n*. 气管支气管镜检查
tracheocarcinoma *n*. 气管癌
tracheocele *n*. 气管黏膜疝样突出
tracheo-esophageal *n*. 气管食管的 ‖ ~ cleft 气管食管裂
tracheofissure *n*. 气管分裂术
tracheofistulization *n*. 气管穿刺投药法(利用穿刺或插管进行气管内治疗)
tracheogenic *a*. 气管原的
tracheogram *n*. 气管图
tracheography *n*. 气管造影［术］
tracheolaryngeal *a*. 气管喉的
tracheo-laryngoscope *n*. 气管喉镜
tracheo-laryngoscopy *n*. 气管喉镜检查
tracheo-laryngotomy *n*. 气管喉切开术
tracheole *n*. 小气管
tracheomalacia *n*. 气管软化
tracheopathia *n*. 气管病 ‖ ~ osteoplastica 骨质沉着性气管病
tracheopathy; tracheopathia *n*. 气管病
tracheopharyngeal *n*. 气管咽的
Tracheophilus *n*. 嗜气管［吸虫］属 ‖ ~ cymbius 鸭嗜气管吸虫
tracheophonesis［tracheo- + 希 phonesis sounding］*n*. 气管部［心音］
trachophony［tracheo- + 希 phone voice］*n*. 气管音
tracheophyma *n*. 甲状腺肿
tracheophyte *n*. 微管植物
tracheoplasty *n*. 气管成形术
tracheopyosis; purulent tracheitis *n*. 气管化脓,脓性气管炎
tracheorrhagia *n*. 气管出血
tracheorrhaphy［tracheo- + 希 rhaphe suture］*n*. 气管缝术
tracheoschisis *n*. 气管裂
tracheoscope *n*. 气管镜
tracheoscopic *a*. 气管镜检查的
tracheoscopy *n*. 气管镜检查 ‖ ~, percervical; low ~ 经［气管］切口气管镜检查,低位气管镜检查 / ~, peroral; high ~; laryngotracheoscopy 经口气管镜检查,高位气管镜检查,喉气管镜检查
tracheospasm *n*. 气管痉挛
tracheostenosis *n*. 气管狭窄
tracheostoma *v*. 气管造口
tracheostomy *n*. 气管造口术 ‖ ~ tube 气管切开插管
tracheotome *n*. 气管刀
tracheotomist *n*. 气管切开者
tracheotomize *v*. 切开气管
tracheotomy［希］; **tracheotomia**［拉］*n*. 气管切开术 ‖ ~, inferior; low ~ 气管下部切开术,低位气管切开术 / ~, median 气管中部切开术 / ~, superior; high ~ 气管上部切开术,高位气管切开术
Trachidermus fasciatus(Heckel)［拉,动药］松江鲈(隶属于杜父鱼科 Cottidae)
trachielcosis; trachielcus *n*. 气管溃疡
Trachinocephalus myops(Bloch et Schneider) 大狗母鱼(隶属于狗母鱼科 Synodidae)
Trachipteridae *n*. 粗鳍鱼科(隶属于月鱼目 Lampriformes)
trachitis; tracheitis *n*. 气管炎
trachoma(复 trachomata)［希 trachoma roughness］(简作 Trach) *n*. ①沙眼,粒性结膜炎 ②外阴干皱 ‖ ~, Arlt's; granular conjunctivitis; trachoma 阿耳特氏沙眼,粒性结膜炎,沙眼 / ~ bodies 沙眼小体 / ~, brawny 硬化性沙眼 / ~, cicatrica 瘢痕性沙眼 / ~, deformans 变形性外阴干皱 / ~, diffuse 弥漫性沙眼 / ~, follicular; granular ~ 滤泡性沙眼,粒状沙眼 / ~ inclusion conjunctivitis(简作 TRIC)沙眼包涵体结膜炎 / ~ forceps 沙眼镊,转轴镊 / ~, papillary 乳头状沙眼 / ~, Turck's; laryngitis sicca 提尔克氏干皱,干性喉炎 / ~ of vocal bands; singers' nodes 结节性声带炎 / ~ vulvae; kraurosis vulvae 外阴干皱
trachomatous *a*. 沙眼的 ‖ ~ canaliculitis 沙眼性泪小管炎 / ~ conjunctivitis 沙眼性结膜炎 / ~ corneal ulcer 沙眼性角膜溃疡 / ~ dacryoadenitis 沙眼性泪腺炎 / ~ dacryocystitis 沙眼性泪囊炎 / ~ keratitis 沙眼性角膜炎 / ~ pannus 沙眼性血管翳 / ~ ulcer 沙眼性［角膜］溃疡
trachoma-inclusion conjunctivitis agent; TRIC agent 沙眼包涵体结膜炎衣原体
Trachonurus villosus(Gu nther) 异鳞尾鳕(隶属于长尾鳕科 Macrouridae)
Trachurus japonicus(Temminck et Schlegel) 竹荚鱼(隶属于鲹科 Carangidae)
Trachybdella bistriata 巴西水蛭
Trachycardium flavum(Linnaeus) 黄边糙鸟蛤(隶属于鸟蛤科 Cardiidae)
Trachycarpus *n*. 棕榈属,棕榈科 ‖ ~, excelsus; Chamaerops excelsa 棕榈 / ~, fortunei h. Wendl.［拉,植药］棕榈 / ~ wagnerianus 棕榈(植)药用部分:叶柄、果实
trachychromatic［希 trachys rough + chroma color］*a*. 深染的
trachyonychia *n*. 粗糙甲床炎
trachyphonia *n*. 声嘶
Trachypodaceae *n*. 扭叶藓科(一种藓类)
Trachyspermum ammi(L.) Sprague［拉,植药］糙粗芹
Trachymedusae *n*. 硬水母目(隶属于水螅水母亚纲 Hydroidomedusae)
Trachypenaeus curvirostris(Stimpson) 鹰爪虾(隶属于对虾科 Penaeidae)
Trachypterus iris(Walbaum) 粗鳍鱼(隶属于粗鳍鱼科 Trachipteridae)
Trachyrhamphus serratus(Temminck et Schlegel) 粗吻海龙(隶属于海龙科 Syngnathidae)
tracing［英］; **graphy**［拉］*n*. ①示踪,追踪 ②描记法 ‖ ~, arrow point; needle-point ~; stylus ~ 箭头描记法 / ~, cephalometric; craniumetric ~ 头/颅描记法 / ~, dull apex 钝尖描记法 / ~, extraoral 口外描记法 / ~ fixation 跟踪注视 / ~, Gothic arch; arrowpoint ~; needle-point ~; stylus ~ 高腭弓描记法,尖形弓描记法 / ~, intraoral 口内描记法 / ~, kymographic 记波［纹］法 / ~, nerve 神经描记法 / ~, pin-point 针尖描记法 / ~, stylus 尖形描记法
track *n*. ①径迹,轨道,磁路 ②统调 ‖ ~ analysis 径迹分析 / ~ autoradiogram 径迹放射自显影像［照］片 / ~ autoradiography 径迹放射自显影［术］/ ~ average LET 径迹平均传能线密度/ ~ average method 径迹平均方法 / ~ counting 径迹计数 / ~ detecor 径迹控测器 / ~, fog 雾迹 / ~, germ 种迹,生殖细胞连迹 / ~, ionization 电离径迹 / ~ radioautography 放射自显影径迹 / a beaten ~ 常规,惯例 / clear the ~ 扫清道路,开道 / cover(up) one's ~s 掩藏自己的行动或活动等 / in one's ~s 当时,当场,突然 / keep ~ of 记录,掌握……的线索 / lose ~ of 失去……的线索 / off the ~ 离题,离开目标 / off the beaten ~ 偏僻的 / on the ~ 在轨道上;未离题或目标,对头的 / on the right(wrong) ~ 思考或工作正确(或不正确) / on sb's ~ 追踪某人 / the wrong side of the ~s 城市贫民窟 / ~ down 追捕到,对……追查到底 / ~ out 探索出 / ~ segment 径迹(线)段 / ~ sign 轨道征(X 线术语)
trackball *n*. 轨迹球
tracker *n*. 跟踪器,追踪器
tracking *vt*. 跟踪,探测 ‖ ~ device 胶片回转装置 / ~ lens 跟踪镜 / ~ system 跟踪系统 / ~ technique 跟踪技术
trackless *a*. 无踪迹的,无径迹的
Tracrium *n*. 阿曲库铵苯磺酸盐(atracurium besylate)制剂的商品名
tract［拉 tractus］; **tractus** *n*. 束,道 ‖ ~, afferent 传人束 / ~, alimentary 消化道 / ~, of Allen; tractus solitarius 艾伦氏束,孤束 / ~, anterior cerebrospinal; fasciculus cerebrospinalis 皮质脊髓前束 / ~, antero-lateral descending 下行前侧束 / ~s, arterisl(spinal) 动脉束(脊髓) / ~, ascending 上行束 / ~, association 联合束 / ~, auditory 听束 / ~ of auditory nerve, central 听神经中央束 / ~, Bechterew's; Bekhterev's 别赫捷列夫氏束,丘脑橄榄束 / ~, biliary 胆道 / ~, Bruce's; septomarginal 隔缘束 / ~, bulbar 延髓束 / ~, bulbospinal; olivospinal 橄榄脊髓束 / ~, Burdach's;

cuneate fasciculus 楔束(布尔达赫柱) / ~, callosal, crossed 胼胝交叉束 / ~, central tegmental 中央被盖束 / ~, cerebellorubrospinal 小脑红核脊髓束 / ~, cerebellospinal; vestibulospinal 前庭脊髓束 / ~, cerebenotegmental 小脑被盖束 / ~, cerebellovestibular 小脑前庭束 / ~, cerebrospinal, lateral; fasciculus cerebrospinalis lateralis 皮质脊髓侧束 / ~, Ciaglinski's 契阿林斯基氏束,脊髓丘脑侧束(脊髓灰质后连合中的痛觉与温度觉纤维束) / ~, Collier's 柯立尔氏束(内侧纵束顶盖部) / ~, comma 束间束(脊髓内) / ~, conariohypophysial 松果垂体束(胚) / ~, cornucommissural 角连合束 / ~s, corticocerebellar; corticopontile tracts 皮质小脑束,皮质脑桥束 / ~, corticonigral 皮质黑质束 / ~s, corticopontile; corticopontine tracts 皮质脑 / ~, corticorubral 皮质红核束 / ~s, corticospinal 皮质脊髓束 / ~, cranial nerves, central 脑神经中央束 / ~, Deiters'; vestibulospinal ~ 代特氏束,前庭脊髓束 / ~, deiterospinal; vestibulospinal ~ 前庭脊髓束 / ~, descending 下行束 / ~, digestive; alimentary ~ 消化道 / ~, dorsomedian; fasciculus gracilis 薄束 / ~, efferent 传出束 / ~s, epicerebral lymph 大脑上淋巴道,大脑外淋巴道 / ~, extrapyramidal 锥体外束 / ~, fillet 丘系束,脊髓小脑前束 / ~, fillet, lateral 外侧丘系束 / ~, Flechsig's; fasciculus cerebellospinalis 弗累西格氏束,脊髓小脑后束 / ~ of Flechsig, direct cerebellar; fasciculus cerebellospinails 弗累西格氏束,脊髓小脑后束 / ~, Foville's; fasciculus cerebellospinalis 福维耳氏束 / ~, gastrointestinal 胃肠道 / ~, geniculocalcarine; optic radiation 膝距束,视辐射脊髓小脑后束 / ~, genitourinary 生殖泌尿道,尿生殖道 / ~, Goll's; fasciculus gracilis 果耳氏束,薄束线 / ~, Gowers'; fasciculus anterolateralis superficialis 高尔斯氏束,脊髓小脑前束 / ~ of gun shot wound 枪弹创管 / ~, habenular 缰核束 / ~, habenulopeduncular; fasciculus retroflexus 缰核脚间束,后屈束 / ~, Helweg's; olivospinal ~ 黑耳维西氏束,橄榄脊髓束 / ~, intermediolateral; fasciculus intermedius 中间外侧束,中间束(脊髓) / ~, internuncial 核间束 / ~, intersegmental, lateral; fasciculus proprius 固有侧束,固有束(脊髓) / ~, intestinal 肠道 / ~, intracerebral optic; sagittal medullary 大脑内视束,髓质矢状束 / ~, lenticulo-rubrospinal 豆状[核]红核脊髓束 / ~, Lenticulothalamic 豆状[核]丘脑束 / ~, Lissauer's; fasciculus dorsoilateralis 利骚厄氏束,背外侧束 / ~, lowenthal's; tectospinal 勒文塔耳氏束,顶盖脊髓束 / ~, lymph 淋巴道 / ~, Masissiat's; tractus iliotibialis (Maissiati) 梅希雅氏带,髂胫束 / ~, mammillopeduncular 乳头脑脚束 / ~, mammillothalamic; fasciculus thalamomammillaris 乳头丘脑束 / ~, Marchi's; tractus tectospinalis 马尔基氏束,顶盖脊髓束 / ~, marginal, crossed; fasciculus dorsolateralis 背外侧束 / ~, medullarv, lateral 延髓外侧束 / ~, mesencephalospinal; prepyramidal ~ 中脑脊髓束,红核脊髓束 / ~ of Meynert; fasciculus retroflexus 迈内特氏束,后屈束,缰核脚间束 / ~, mixed lateral 外侧混合束 / ~, Monakow's; rubrospinal ~ 莫纳科夫氏束,红核脊髓束 / ~, motor 运动束 / ~, nerve 神经束,神经径 / ~, olfactomammillary 嗅区乳头束 / ~, olfactotegmental 嗅区被盖束 / ~, olivospinal; bulbospinal ~; Helweg's ~; [triangular ~; Helweg's bundle 橄榄脊髓束,黑耳维西氏束 / ~, ophthalmic; optic ~; tractus opticus 视束 / ~ of Philippe-Combault; (Gombault-Philippe triangle) 菲一贡二氏束(三角束) / ~, pontospinal; reticulospinal ~ 脑桥脊髓束,网状脊髓束 / ~, predorsal; tectospinal ~ 顶盖脊髓束 / ~, prepyramidal; rubrospinal ~ 红核脊髓束 / ~, principal, dorsal; dorsal spinocerebellar 脊髓小脑后束 / ~, projection; projection fibers 投射束,投射纤维 / ~, pyramidal 锥体束 / ~, pyramidal, crossed; fasciculus cerebrospinalis lateralis 锥体交叉束,皮质脊髓侧束 / ~, pyramidal, direct; fasciculus cerebrospinalis anterior 锥体直束,皮质脊髓前束 / ~, pyramidal, lateral; fasciculus cerebrospinalis lateralis 锥体侧束,皮质脊髓侧束 / ~, pyramidoanterior; fasciculus cerebrospinalis anterior 锥体前束,皮质脊髓前束 / ~, respiatory 呼吸道 / ~, sagittal; sagittal medullary; intracerebfal optic 髓质矢状束,大脑内视束 / ~, Schultze's; fasciculus interfascicularis 舒尔策氏束,束间束 / ~ of Schultze, comma; fasciculus interfascicularis 束间束 / ~, semilunar; fasciculus interfascicularis 束间束 / ~, sensory 感觉束(传入束) / ~, sensory, direct 直接感觉束(由小脑球状核附近至第四脑室外侧壁) / ~, septomarginal 隔缘束 / ~, solitariospinalis 孤束核脊髓束 / ~, speech 言语束 / ~s of spinal cord, fiber 脊髓纤维束 / ~, spinocerebellar, direct; fasciculus cerebellospinalis dorsalis 脊髓小脑后束 / ~, spino-muscular 脊髓肌束 / ~, spinothalamic, ventral 脊髓丘脑前束 / ~, Spitzka's; fasciculus dorsolateralis 斯皮茨卡氏束,背外侧束 / ~ of stab wound 刺枪管 / ~ of trigeminal nerve, central 三叉神经中央束 / ~ of trigeminal nerve, mesencephalic; tractus mesencephalicus nervi trigemin 三叉神经中脑束 / ~ of trigeminal nerve, spinal; tractus spinalis nervi trigemini 三叉神经脊束 / ~, strionigral 纹状[体]黑质束 / ~, striothalamic; lenticulothalamic 纹状[体]丘脑束,豆状[核]丘脑束 / ~, sulcomarginal; fasciculus sulcomarginalis 沟缘束 / ~, Sylvian 西耳维厄斯氏束(大脑外侧裂附近的脑区) / ~, tectocerebellar 顶盖小脑束 / ~, tegmental 被盖束 / ~, tegmento-olivary 被盖橄榄束 / ~, tegmentospinal; reticulospinal 被盖脊髓束,网状脊髓束 / ~, temporocentral 颞中央回束 / ~, temporocerebellar 颞小脑束 / ~, temporofrontal 颞额束 / ~, temporopontile; temporopontine ~ 颞桥束 / ~, thalamobulbar 丘脑延髓束 / ~, thalamooccipital; radiatio occipitothalamica; ra-diatio optica 视辐射线 / ~, transverse peduncular 脑脚横束 / ~ of trigeminal nerve, central 三叉神经中央束 / ~ of trigeminal nerve, spinal 三叉神经脊束 / ~, trigeminothalamic 三叉神经丘脑束 / ~, urinary 泌尿道 / ~, urogenital 生殖泌尿道,尿生殖道 / ~, uveal 葡萄膜(包括虹膜、睫状体及脉络膜) / ~, ventro-cerebellar (Gowers); fasciculus anterola teralis superficialis 脊髓小脑前束 / ~, ventrolateral 前外侧束 / ~, vestibulo-cerebellar 前庭小脑束 / ~, vestibulo-ocular 前庭眼束 / ~, of Vicq d'Azyr; mammillothalamic ~ 乳头丘脑束

tractable ***a***. ①易管教的,易控制的 ②易处理的,易加工的

tractability ***n***. ①易管教,易控制 ②易处理,易加工

tractate ***v***. 牵引

tractellum (复 tractella)[拉] ***n***. 前鞭毛

tractile fiber; **traction fiber** 牵引丝

traction [拉 tractio] ***n***. 牵引 ‖ ~, ambulatory 非卧床牵引 / ~, axis 轴牵引 / ~ band 牵引带 / ~, bed 卧床牵引 / ~ detachment 牵引性脱离 / ~ device 牵引装置 / ~, elastic 弹性牵引 / ~, external; tractio externalis 〈口〉外牵引 / ~ fiber 牵引丝 / ~, head 头部牵引 / ~ headache 牵拉(反射)性头痛 / ~ knee 牵引膝 / ~, intermaxillary; tractio intermaxillaris 颌间牵引 / ~, internal; tractio interna 〈口〉内牵引 / ~, maxillomandibular; tractio maxillaomandibularis 上下颌牵引 / ~, pre-retinal 视网膜前牵引 / ~, Russell 鲁塞尔氏牵引(膝关节) / ~, screw 螺旋牵引 / ~, skeletal 骨胳牵引 / ~, skin 皮肤牵引 / ~ test 牵引试验 / ~, tongue; tractio lingulis 舌牵引 / ~, vitreoretinal 玻璃体视网膜牵引 / ~, vitreous 玻璃体牵引 / ~, weight 重力牵引 / ~, windlass 绞盘牵引

tractional ***a***. 牵引的

tractive ***a***. 牵引的

tractograph ***n***. 牵引记录单

tractor [拉 drawer] ***n***. 牵引器 ‖ ~, metallic; Perkins's ~ 金属牵引器,珀金斯氏牵引器 / ~, prostate; Syms's ~ 前列腺牵引器,西姆斯氏牵引器

tractoration ***n***. 金属牵引器疗法

tractotomy ***n***. [神经]束切断术 ‖ ~, medullary trigeminal 延髓三叉神经束切断术 / ~, mesencephalic 中脑神经束切断术

tractus (复 tractus)[拉]; **tract** ***n***. 束,道 ‖ ~ alimentarius 消化道 / ~ ascendens 升束 / ~ bulbothalamicus lateralis 延髓丘脑外侧束 / ~ bulbothalamicus medialis 延髓丘脑内侧束 / ~ centralis (thymi) 胸腺中央束 / ~ cerebellonuclearis 小脑前庭核束 / ~ cerebellorubralis; ~ cerebellotegmentalis 小脑红核束,小脑被盖束 / ~ cerebellothalamicus 小脑丘脑束 / ~ cerebrospinalis 皮质脊髓束 / ~ corticobulbaris; ~ corticonuclearis 皮质延髓束,皮质核束 / ~ corticohypothalamici 皮质下丘脑束 / ~ corticomammillaris 皮质乳头束 / ~ corticonuclearis; ~ corticobulbaris 皮质核束,皮质延髓束 / ~ corticopontini 皮质脑桥束 / ~ corticospinalis lateralis; fasciculus cerebrospinalis lateralis (pyramidalis lateral); ~ colticospinlis (pyramidalis) lateralis 皮质脊髓侧束 / ~ corticospinalis ventralis; fasciculus cerebrospinalis anterior (pyramidalis anterior); ~ corticospinalis (pyramidalis) anterior 皮质脊髓前束 / ~ corticotectalis 皮质顶盖束 / ~ corticothalamici; fasciculus corticothalamicea 皮质丘脑束 / ~ dentatoolivaris; fibrae cerebelloolivares; ~ olivocerebellaris 齿核橄榄束,橄榄小脑束 / ~ descentens 降束 / ~ dorsolateralis 背外侧束 / ~ fastigiobulbaris 顶核延髓束 / ~ frontopontinus; frontopontile tract 额桥束 / ~ geniculocorticalis 膝状体皮质束 / ~ genitalis 生殖道 / ~ habenulopeduncularis; ~ habenulointercruralis 缰核脚间束 / ~ iliopubicus 髂耻束 / ~ iliopubicus (Maissiati); iliotibial band; Maissiat's band 髂胫束,髂胫带,梅希雅氏带 / ~ lacrimalis [拉] 泪道 / ~ mammillotegmentalis; fasciculi pedunculomammillares 乳头被盖束 / ~ mesencephalicus nervi trigemini; radix descendens (mesencephalica) nervi trigemini 三叉神经中脑束(根) / ~ nervosi associarionis 联络[神经]束 / ~ nervosi commissurales 连合[神经]束 / ~ nervosi projection 投射[神经]束 / ~ nucleocerenellares 前庭核小脑束 / ~ occipitontinus 枕桥束 / ~ olfactohabenularis 嗅区缰核束 / ~ olfactohippocampicus 嗅区海马束 / ~ olfactomesencephalicus 嗅区中脑束 / ~ olfactorius 嗅束 / ~ olivocerebellares 橄榄小脑束 / ~ olivospinalis 脑桥

脊髓束 / ~ opticus[拉] 视束 / ~ parietopontinus 顶桥束 / ~ peduncularis transversus 脑脚横束 / ~ pontocerebellares 脑桥小脑束 / ~ pontospinalis 脑桥脊髓束 / ~ pulvinocorticalis 枕核皮质束 / ~ pyramidalis 锥体束 / ~ quintoftontalis 三叉额束(从三叉神经感觉核到旁嗅区的纤维) / ~ reticulospinalis 网状脊髓束 / ~ rubroreticularis; fasciculi rubroreticulares 红核网状束 / ~ rubrospinalis 红核脊髓束 / ~ rubrothalamicus 红核丘脑束(变) / ~ solitarius(medullae oblongatae); respiratory bundle [延髓]孤束,呼吸束 / ~ spinalis nervi trigemini 三叉神经脊束 / ~ spinocerebellaris dorsalis; fasciculus cerebellospinalis; ~ spinoerebellaris posterior 脊髓小脑后束/ ~ pinocerebellaris entralis; fasciculus anterolateralis superficialis (Gowersi); ~ spinocerebellaris anterior 脊髓小脑前束 / ~ spino-olivaris 脊髓橄榄束 / ~ spinotectalis 脊髓顶盖束/ ~ spinothalamicus; ~ spinothalamicus lateralis et anterior 脊髓丘脑束 / ~ spinothalamicus lateralis 脊[髓]丘[脑外]侧束 / ~ spiralis foraminosus 螺旋孔束 / ~ subarcuatus 弓下束 / ~ supra optico hypophysialis 视上垂体束 / ~ systematis nervorum centralis 中枢神经系统纤维束 / ~ tectobulbaris 顶盖延髓束 / ~ tectopontinus 顶盖脑桥束 / ~ tectospinalis 顶盖脊髓束 / ~ tegmentalis centralis; ~ thalamo-olivaris 中央被盖束,丘脑橄榄束 / ~ temporopontinus 颞桥束 / ~ thalamocorticales 丘脑皮质束 / ~ thalamohabenularis 丘脑缰核束 / ~ thalamo-olivaris; ~ tegmentalis centralis 丘脑橄榄束,中央被盖束 / ~ thalmospinalis 丘脑脊[髓]束 / ~ triangularis; olivospinal tract 三角束,橄榄脊髓束 / ~ vestibulospinalis 前庭脊[髓]束

Tracy method; Welker-Tracy method 特累西氏法,威—特二氏法(用氢氧化铝除去尿蛋白)

trade *n*. 贸易, 交易 *vi*., *vt*. ①交易 ②对换 ③用……进行交换 ④经营……交易 ‖ ~ name 商品名 / ~ off 交替换位; 交替使用 / ~ on (upon) 利用 / ~ out 出卖

Tradecamide *n*. 曲地卡胺(抗痤疮药)

trademark *n*. 商标

trade-off evaluation system (简作 TOES) 比较鉴定系统

tradescantia Virginiana L. *n*. [拉,植药]紫露草[属]

Tradescantia/ Zebrina potyvirus 紫鸭跖草/ Zebrina 马铃薯 Y 病毒

trade, sedentary *n*. 静坐作业

trader *n*. 贸易商,(大)商人

Tradescantia virginiana [拉,植药]紫露草

tradition *n*. 传统, 惯例 ‖ by ~ 根据传统

traditional *a*. 传统的, 惯例的 ‖ ~ medical therapy; ~ medicine 中医治疗,传统医疗

traditionally *ad*. 传统地, 惯例地

traduce *vt*. & *vi*. ①诽谤,中伤 ②违反 ③背叛

Trafermin *n*. 曲弗明(生长因子类药)

traffic *n*. ①交通 ②运输 ③贸易 ④交往 ⑤交流 ‖ ~ accident 交通事故 / ~ injury 交通损伤

trag agglutination test (简作 TAT) 浅盘凝集试验

tragacanth [希 tragos goat + akantha thorn] *n*. 西黄蓍胶 ‖ ~ glycerite 西黄蓍胶甘油 / ~ mucilage 西黄蓍胶浆

tragacanthin *n*. 西黄蓍胶素

tragal *adj*. 耳屏的,耳珠的

tragalism [希 tragos a goat]; **sensualism** *n*. 肉欲主义,享乐主义

Tragardhula *n*. 五甲恙螨属 ‖ ~ acuscutellaris 锐角五甲恙螨 / ~ hsui 徐氏五甲恙螨 / ~ ichlkasal 市川五甲恙螨 / ~ japonica 日本五甲恙螨 / ~ koomori 菊蝠五甲恙螨 / ~ nagayoi 长与五甲恙螨 / ~ sinica 中华五甲恙螨 / ~ tamiyai 田宫五甲恙螨 / ~ weni 温氏五甲恙螨

tragedy *n*. ①悲剧 ②悲惨事件

trager *n*. 载体

tragheits gesetz(law of inertia) 惰性法则

tragi (单 tragus)[拉] *n*. 耳毛

Tragia *n*. 刺痒藤属

tragic *a*. 悲剧的,悲壮的,悲痛的

tragical *a*. ①悲剧性的 ②悲惨的

tragically *ad*. ①悲剧性地 ②悲惨地

tragicomedy *n*. 悲喜剧,又悲又喜的事件

tragicus *n*. 耳屏肌

tragion *n*. 耳屏点(人体测量名词, 位于耳屏的上缘)

tragomaschalia [希 tragos goat + maschale axilla] *n*. 腋臭

tragophonia egophony *n*. 羊音

tragophony [希 tragos goat + phone voice] *n*. 羊音

tragopodia [希 tragos goat + pous foot]: **knock knee** *n*. 膝外翻

tragus (复 tragi) [拉;希 tragos goat] *n*. ①耳屏,耳珠 ②耳毛

trail *n*. 痕迹 *vi*., *vt*. 跟踪, 拖曳 ‖ blaze a(或 the) ~ 带头 / hard (或 hot) on sb's ~ 紧紧追赶着某人 / ~ pheromone 追踪信息素

train *n*. ①训练,锻炼 ②列车 ③连串 ‖ ~ axial 轴相排列 / ~ derailment 火车出轨,火车脱轨 / ~, hospital 医院列车 / ~ impulse 连续脉冲 / ~ nystagmus ①车窗眼震 ②车窗性眼球震颤,视动性眼球震颤 / ~, sanitary 卫生列车 / a ~ of 一列,一串,一排 / ~ of thought 思潮

trainable *a*. 可训练的

trainee *n*. 受训练人

trainer *n*. ①训练人, 教练员 ②练习器, 训练器

training *n*. 训练 ‖ ~ and testing of the first-aid person 急救人员的培训与考核 / ~, assertion 信念训练疗法 / ~, assertiveness; expressive ~ 自信心确立训练法, 表达训练法 / ~, auricular 听觉训练 / ~, autogenic 自我训练法 / ~, bladder [按时]小便训练(婴儿) / ~, bowel [按时]大便训练(婴儿) / Medical ~ Officer (简作 TOM) 军医教官 / ~ plant 蔓性植物/ ~ simulator in the ~ of bandage 包扎训练人体模型 / ~, speech; linguistic ~ 语言训练

trainsick *a*. 晕车的

trainted *a*. 陈腐的

trait *n*. ①[遗传]特性 ②特征,特性 ‖ ~, Hageman XII 因子缺乏症 / ~, quantitative 数量特征 / ~, secretor 分泌者特性 / ~, sickle cell 镰状细胞[遗传]特性 / ~, threshold 阈值特征

traitor *n*. 卖国贼,叛徒

trajector *n*. 枪弹探子

trajectory *n*. 弹道,(射体)轨道

Tral *n*. 己环铵甲硫酸盐(hexocyclium methlsufate)制剂的商品名

tralonide *n*. 曲萘德, 二氯二氟松(糖皮质激素)

tram *n*. 电车 *vi*. 乘电车

Tr am tincture amara 苦味酊

TRAM treatment rating assessment matrix 治疗等级评定真值表/treatment response assessment method 疗效评定法

Tramadol *n*. 曲马朵(镇痛药) ‖ ~ hydrochloride; tramal 盐酸曲马朵, 盐酸反胺苯环醇

Tramazoline *n*. 曲马唑啉(血管收缩药)

tramazoline hydrochloride 盐酸曲马唑啉, 盐酸萘胺唑啉

Trambusti's reaction(test) [Arnaldo 意病理学家 1863 生] endodermoreaction 特兰布斯提氏反应(试验),皮内反应(结核菌素皮内试验)

tramitis [拉 trama woof + -itis] *n*. 肺结核[X 线]条痕(指胸膜黏连、钙化淋巴结、硬化索条、肺纹理加深等而言)

tram-line 铁轨线

trammel *vt*. 使……陷入网中,束缚 *n*. 网,束缚

tramp *vi*. & *n*. 步行

trample *vt*. & *n*. 蹂,踏,蹂躏,粗暴的对待

tram-track sign 轨道征

Tranadolaprilat *n*. 群多普利拉(抗高血压药)

trance; lethargic stupor *n*. 迷睡,恍惚,迷睡性木僵 ‖ ~, alcoholic 酒毒迷睡,酒毒性恍惚 / ~, death 死状迷睡,死状恍惚 / ~, hypnotic 催眠性迷睡 / ~, hysterical 癔病性迷睡,歇斯底里性恍惚 / ~, induced 诱发性迷睡 / ~, somnambulistic 梦行性恍惚

trance-coma *n*. 恍惚性昏迷

Trancopal *n*. 氯美扎酮(chlormezanone)制剂的商品名

Trandate *n*. 盐酸拉贝洛尔(labetalol hydrochloride)制剂的商品名

Trandolapril *n*. 群多普利(抗高血压药)

Tranexamic acid 氨甲环酸, 凝血酸, 止血环酸

tranfixo [拉]*n*. 贯穿术 ‖ ~ iridis 虹膜贯穿术

Tranilast *n*. 曲尼司特(抗过敏药)

tranilast; rizaben *n*. 甲氧桂氨酸,曲尼司特,肉桂氨茴酸

Tranquil *a*. 安静的, 安宁的

Tranquil(l)ization *n*. 安静, 安宁

Tranquil(l)ize *vt*., *vi*. 使安静, 使安宁

tranquilizer *n*. 安定药,镇定药 ‖ ~, major; antipsychotic drug 强安定药,抗精神病药 / ~, minor; antianxiety drug 弱安定药,抗焦虑药

Trans- [拉 trans through 通过] [构词成分] ①经[由],越,横过,透过,移 ②反[式](化学) ③反 ④超 ⑤转移

Trans transaction 会刊,学报

trans- [拉] [构词成分] 通过,转运;反式(化学结构用语)

Trans. Roy. Soc. Trop. Med. Hyg. Transactions of the Royal Society of Tropical Medicine and hygiene 皇家热带医学与卫生学会会刊(杂志名)

transabdominal *a*. 经腹壁的 ‖ ~ pancreatogram 经腹胰腺管造影(照)片/ ~ pancreatography 经腹胰腺管造影术 / ~ ultrasound 经腹超声

transacetylase *n*. 转乙酰酶, 乙酰基转移酶

transacetylation *n*. 乙酰基转移[作用]

transact *vt*. 办理, 处理

transaction *n*. ①办理, 处理, 执行 ②交易, 事物 ③议事录, 学

报，会报

Transactions of the Medical-Chirurgical Society of London（简作 TMSCL）伦敦内科—外科学会学报

Transactions of the Royal Society of Tropical Medicine and Hygiene（简作 Trans. Roy. Soc. Trop. Med. Hyg）皇家热带医学与卫生学会会刊（杂志名）

transacylation *n*. 转酰基作用，酰基转移作用

Transactions of the Southern Surgical and Gynecological Association（简作 TSSGA）南方外科与妇科协会会志

transacylase *n*. 转酰酶，酰基转移酶

transadmittance *n*. 互导纳

transaldolase（简作 TRA）*n*. 转二羟丙酮基酶，转醛醇酶，醛醇基转移酶

transamic acid; AMCA 止血环酸，凝血酸，反式对氨甲基环己烷羧酸

transamidase *n*. 转酰胺基酶

transamidation *n*. 酰胺基转移[作用]

transamidinase *n*. 转脒酶，脒基转移酶

transamidination *n*. 脒基转移[作用]

transaminase; aminopherase *n*. 转氨酶，氨基转移酶 ‖ ～，aspartic 天门冬氨酸转氨酶 / ～，glutamic 谷氨酸转氨酶 / ～，glutamic-oxalacetic（缩 GOT）谷—草转氨酶，谷氨酸草酰乙酸转氨酶 / ～，glutamic-pyruvic（缩 GPT）谷—丙转氨酶，谷氨酸丙酮酸转氨酶

transamination *n*. 氨基转移[作用]

transanal ilesoscopy 经肛门回肠镜检查法

transanimation [trans- + 拉 anima breath] *n*. 新生儿复苏法

transantral *a*. 经窦的 ‖ ～ orbitotomy 经窦眶切开术

transaortic *a*. 经主动脉的 ‖ ～ sheath 经主动脉套管

transarterial 经动脉的 ‖ ～ bronchial venography 经动脉支气管静脉造影[术] / ～ electrocoagulation 经动脉电凝[法]

transastronomical *a*. 大于天文数字的（$>2^{250}$）

transatlantic *a*. ①横渡大西洋的，大西洋彼岸的 ②美洲的 ③美国的

transatrial *a*. 经心房的

transaudient *a*. 透声的

transaxial *a*. 经轴的 ‖ ～ image 横断层影像 / ～ sectional image 轴向断面影像 / ～ tomographic image 轴向体层摄影影像 / ～ tomography 轴向体层成像[术] / ～ visualization 横轴位显示

transaxillary catheter technique 经腋动脉导管技术（血管造影技术）

transbasal *a*. 经基底的

transbilix *n*. 胆影葡胺（造影剂）

transbronchial *a*. 经支气管的 ‖ ～ biopsy 经支气管活检 / ～ catheter 经支气管导管（用于经支气管活检）

transbronchoscopic *a*. 支气管镜的 ‖ ～ lung biopsy 经支气管镜肺活检

trans-butene dioic acid 反丁烯二酸

Transcainide *n*. 群司卡尼（抗心律失常药）

transcalent [trans- + 拉 calere to be hot] *a*. 透热的

transcallosal *a*. 经胼胝体的

transcalvarial *a*. 经颅盖的

transcapsidation *n*. 衣壳转移，衣壳移换

transcarbamoylase *n*. 转氨甲酰酶，氨甲酰基转移酶

transcarboxylase; carbamoyltransferase *n*. 转羧酶，羧基转移酶

transcardial perfusion 穿心灌注的

transcarotid *a*. 经颈动脉的 ‖ ～ coronary arteriography 经颈动脉冠状动脉造影术

transcatheter *a*. 经导管的 ‖ ～ arterial chemoembolization 经导管动脉化学栓塞 / ～ biopsy 经导管活检 / ～ electrocoagulation 经导管电凝[法] / ～ embolization [经]导管栓塞术 / ～ hemostasis 经导管止血 / ～ hepatic artery embolization 经导管肝动脉栓塞 / ～ oily chemoembolization（简作 TOCE）经导管碘油化学栓塞法 / ～ palliative treatment 经导管姑息性治疗 / ～ renal embolization 经导管肾栓塞[术] / ～ steel coil occiusion 经导管钢螺圈栓塞[术] / ～ therapy 经导管治疗 / ～ vasoocclusive technique 经导管血管栓塞技术

transcellular *a*. 跨细胞的 ‖ ～ movement 穿过细胞的运动，细胞间运动/ ～ streaming 穿过细胞的原生质流动，细胞间原生质环流

transcend *vt*. 超出，胜过

transcendent *a*. 卓越的，超常的

transcendental *a*. 先验的，超常的 ‖ ～ meditation（简作 TM）直觉思考

transcendentalism *n*. 先验论

transcendentalist *n*. 先验论者

transcendentally *ad*. 先验地

transcervical *a*. 经宫颈的 ‖ ～ balloon tuboplasty 经宫颈球囊输卵管复通术将可充气的球囊插入输卵管，使阻塞的输卵管复通 / ～ uterine aspiration 经宫颈吸宫术

transclomiphene *n*. 反氯底酚胺（即珠氯米芬）

transclypeal sulcus 唇基沟

transclypeal suture 唇基缝

transcobalamin *n*. 运钴胺素蛋白，运钴胺素，钴胺素传递蛋白 ‖ ～ Ⅱ 运钴胺素Ⅱ，运钴胺素蛋白Ⅱ，钴胺素传递蛋白Ⅱ

transcomputational *a*. 跨越计算的

transconductance *n*. 互导，跨导

transcondylar [trans- + 希 kondylos knuckle] *a*. 经髁的

transcondyloid *a*. 经髁的

Trans-configuration *n*. 反式构型，反式排列

Trans-conformation *n*. 转型

Transconjunctival *a*. 经结膜的 ‖ ～ orbitotomy 经结膜眶切开术

transcontinental *a*. 横贯大陆的

transcortical *a*. ①经皮质的 ②连接皮质的

transcortin; corticosteroid-binding globulin; CBG *n*. 皮质激素传递蛋白（亦称皮质类固醇结合球蛋白，皮质醇球蛋白）

transcranial *a*. 经颅的 ‖ ～ color Doppler imaging 经颅彩色多普勒成像 / ～ color Doppler diagnosis 经颅多普勒诊断 / ～ color Doppler ultrasound apparatus 经颅多普勒超声仪

transcribe *vt*. ①抄写 ②翻译 ③转录 ④（用打印机）打印出复本

transcriber *n*. 抄录，转录

transcricothyroid *a*. 经环甲膜的

transcript *n*. 转录本 ‖ ～，primary 原始转录本（基因的第一 RNA 转录本，包含内含子和外显子）

transcriptase *n*. 转录酶（即 DNA－指导的 RNA 聚合酶）‖ ～，reverse 逆转录酶，RNA－指导的 DNA 聚合酶

transcription *n*. ①抄写，翻译 ②抄本 ③转录 ‖ ～ bubble 转录泡 / ～ factor 转录因子 / ～ mapping 转录定位

transcriptional lag 转录滞后

transcripton *n*. 转录子

transcrystallization *n*. 交叉结晶

transcutaneous; precutaneous; transdermic *a*. 经皮肤的 ‖ ～ carbon dioxde monitoring（简作 $TcPCO_2$）经皮血二氧化碳分压监测 / ～ catheter embolization 经皮导管栓塞法 / ～ drainage 经皮引流 / ～ endoscopic gastrojejumostomy 经皮内镜胃空肠吻合术 / ～ endoscopic gastrostomy 经皮内镜胃造瘘术 / ～ oxygen monitoring（简作 $TcPO_2$）经皮血氧监测 / ～ oxygen saturation（简作 $TcSO_2$）经皮血氧饱和度

transcytoplasmic movement 穿过细胞质的运动

transdeamination *n*. 脱氨基转移作用

transdehydroandrosterone dehydroisoandrosterone *n*. 反脱氢雄甾酮，脱氢异雄[甾]酮

transdermal *a*. 经皮的 ‖ ～ brain chemode 脑内化学电极 / ～ trerapeutic system（简作 TTS）透皮治疗系统

transdermic *a*. [trans- + 拉 derma skin] 经皮[肤]的

Transderm-Nitro 硝酸甘油（nitroglycerin）制剂的商品名，硝酸甘油透皮吸收贴剂（抗心绞痛药）

transdetermination *n*. 转决

Transdiaphragmatic echography 经膈声像图检查

transduced element 转导因子

transducer *n*. 换能器 ‖ ～ artifact 换能器伪影 / ～ attenuation 换能器衰减 / ～ diameter 换能器直径 / ～ disc 换能器盘 / ～ neuroendocrine 神经内分泌换能器 / ～ output 换能器输出 / ～ probe 换能器探头

transducin *n*. 转运素，传导素，转导蛋白

transducing phase 转导噬菌体

transductant *n*. 转导体

transduction *n*. [拉 transducere to lead across] 转导[作用] ‖ ～，bacterial 细菌转导 / ～ generalised 普遍转导作用 / ～ signal 讯号转导

transduodenal *a*. 经十二指肠的 ‖ ～ band 横过十二指肠带

transdural *a*. 经硬脑膜的，经硬脊膜的

transect *vt*. 横切，横断

transected torso 躯干横断，躯干横切

transection [trans- + 拉 sectio a cut] *n*. 横切，横断

transendoscopic *a*. 经内镜的 ‖ ～ biopsy 经内镜活检 / ～ balloon 内镜前端的气囊 / ～ intracystic ductlithotomy 经内镜胆管内取食术

transepidermal *a*. 经表皮的 ‖ ～ water loss（简作 TWL）经上皮丢失的水分

transepithelial transport 跨上皮输运
transesophageal *a*. 经食道的 ‖ ~ echocardiography; ~ echocardiogram(简作 TEE) 经食道超声心动图,经食管心脏超声检查
transesterification *n*. 转酯(基)作用
transethmoidal *a*. 经筛骨的 ‖ ~ orbitotomy 经筛眶切开术
transexual surgery 见 sex change operation
transfaunation *n*. 转变宿主,转宿(寄生物转变其宿主)
transfectant *n*. 转染子
transfection *n*. 转变感染,转染(通过病毒核酸的感染)
transfectoma *n*. 转染瘤(转染免疫球蛋白基因的淋巴样细胞,能产生从自己基因编码的特异性中分离的抗体分子)
transfemoral *a*. 经股的 ‖ ~ abdominal aortography 经股[动脉]主动脉造影[术] / ~ aortogram 经股[动脉]主动脉造影[照片]/ ~ catheter technique 经股[动脉]导管技术
transfer (简作 t) (-rr-) *vt*. 转移,传递,传输,改变 *vi*. 转移 *n*. 转移,传递,传输;变换 ‖ ~, blastocyst 胚泡转运 / ~ cell 传导细胞 / ~, charge 电荷传递 / ~ of culture 移植,接种 / ~, direct gene 直接基因转移[技术] / ~ dosimeter 转换剂量仪 / ~, embryo 胚胎移植 / ~ factor (简作 TF) 转移因子 / ~ function 传递函数 / ~ hospital 转院 / ~ interval 转运时间(指救护车转运病人离开现场到达医院的时间间期) / ~ . . . into . . . 把……转化为…… / ~, ion 离子移转 / ~, linear energy (简作 LET)线性能量传递 / ~ medium (简作 TM) 移植液(胎盘移植用)/ ~ needle 接种针 / ~, passive 被动转移(即从免疫动物或呈致敏的动物采取抗体或淋巴细胞注射于正常同种机体,即可将免疫性输送给未免疫宿主 / ~ RNA (简作 tRNA) 转运 RNA,转移 RNA / ~ RNA releasing factor (简作 TR) factor TR 因子(转移 RNA 释放因子) / ~, tendon; tendon transplantation 腱移植术 / ~ . . . to . . . 把……转化为…… ,把……转移到……
transferable *a*. 可转移的,可让与的
transferase *n*. 转移酶 ‖ ~ I 转移酶 I / ~ II 转移酶 II / ~, fucosyl 岩藻糖转移酶,H 转移酶 / ~, galactose-phosphate uridylyl 半乳糖磷酸尿苷酰转移酶 / ~, galactosyl 半乳糖转移酶 / ~, glucosephosphate uridylyl 葡萄磷酸尿苷酰转移酶 / ~, glucuronyl 葡萄醛酸基转移酶 / ~, glutathione 谷胱甘肽转移酶 / ~, glutathione S-epoxide 谷胱甘肽 S – 环氧化物转移酶 / ~, glycerolposphate acyl 甘油磷酸酰基转移酶 / ~, glycoprotein beta-galactosyl 糖蛋白 β – 半乳糖基转移酶 / ~, glycoprotein sialyl 糖蛋白唾液酰转移酶 / ~, omithine carbamoyl 鸟氨酸氨基甲酰转移酶 / ~, serotonin-n-acetyl 5 – 羟色胺 – N – 乙酰转移酶 / ~, sialyl 唾液酸转移酶
transference *n*. [trans- + 拉 ferre to carry] ①转移 ②情感转移 ‖ ~, counter 反移情 / ~, thought; telepathy 思想交通,思想感应
transfering enzyme 转移酶
transfer-proficient *n*. 高效转移供体
transferred gene or DNA fragment 转移基因或 DNA 片段物
transferred ophthalmia 迁移性眼炎,交感性眼炎
transferrin *n*. 转铁[球]蛋白(血清内)
transferring hospital 转送医院
transfevent *n*. 转移型
transfiguration *n*. 变形,美化,理想化
transfigure *vt*. 使变形,美化,理想化
trans-filter induction 越滤膜诱导
transfinite *a*. 超限的
transfix [trans- + figere to fix] *n*. 贯穿,刺通
transfixation *n*. 贯穿,刺通
transfixion *n*. 贯穿术 ‖ ~ of iris 虹膜贯穿术
transflow *vi*. & *n*. 返流
transfluxor *n*. 多孔磁心
transforation *n*. 穿颅术
transforator *n*. 穿颅器
transform *vt*. 改变,转变,使变态 *n*. 改变,变形
transformable *a*. 能改变的,能变化的,可转化的
transformants *n*. 转化体,转化突变型
transformation [trans- + 拉 formatio formation] *n*. 变形,转化,转变 ‖ ~, asbestos 石棉变形 / ~ assay 转化分析,转化试验 / ~, bacterial 细菌转化 / ~, G-F; globular-fibrous ~ 球状纤维状变形(肌肉收缩时的现象) / ~, lymphocyte 淋巴细胞转化(当有特异性抗原存在或有非特异性刺激物(如植物血凝素,链球菌溶血霉素,抗淋巴细胞血清等)时,培养的淋巴细胞发生形态学的改变) / ~ principle (T.P.) 转化因素 / ~, radioactive 放射性转化 / ~ substance 转化物质 / ~ test 转化试验(从宫颈黏液检查淋病的试验方法)
transformation-associated phosphoprotein 变形相关磷蛋白(骨调素的一种,见 osteopontin)
transformationism *n*. 生物变化论
transformation-linked 转化相关
transformator *n*. 变压器,变换器
transformed clone 转化无性繁殖系,转化克隆
transformer *n*. ①变压器 ②转换基因 ‖ ~, closed-core 闭心式变压器/ ~, constant wattage 恒量变压器 / ~ coupling 变压器耦合 / ~, filament 丝级变压器 / ~ oil 变压器油 / ~, power 电源变压器 / ~, resonance 共振变压器 / ~, step-down 降压器 / ~, step-up 升压器 / ~, tripler 三倍压变压器
transformiminase *n*. 转亚氨甲基酶,亚氨甲基转移酶
transforming *a*. 转化的,转变的 ‖ ~ agent 转化因素 / ~ DNA 转化 DNA / ~ factor 转化因子 / ~ growth factor type β2 (简作 TNF-β2) 转化生长因子 β2 (在前列腺内发现) / ~ growth factor type β1 (简作 TNF-β1) 转化生长因子 β1 (在前列腺内发现) / ~ principle (简作 TP) 转变原理
transformism *n*. 种变说,种族变化论
transformylase *n*. 转甲酰酶,甲酰基转移酶 ‖ ~, inosinic acid 次黄[嘌呤核]甙酸转甲酰酶
transfrontal; transfrontalis *a*. 经额的 ‖ ~ bristle 下额鬃 / ~ orbitotomy 经额眶切开术
transfructosylase *n*. 转果糖酶,果糖基转化酶
transfuse *v*. 倾注,渗入,灌输,输血,输液
transfuser; **transfusionist** *n*. 输血技士,输血操作者
transfusion *n*. 输血[法],输液[法] ‖ ~, arterial 动脉输血[法] / ~, autologous 自体输血法 / ~, blood 输血[法] / ~, bone marrow 骨髓输血[法] / ~, direct; immediate ~ 直接输血[法] / ~, drip 滴注输液[法] / ~, exchange 交换输血[法] / ~, exsanguination; exchange ~ 交换输血[法] / ~, fetomaternal 胎儿母体传输(胎儿血液经胎盘输致母体血液循环) / ~, immediate 直接输血[法] / ~, indirect; mediate ~ 间接输血[法] / ~, intra-arterial 动脉内输血[法] / ~, intrauterine 子宫内输血(治子宫内胎儿呈红血细胞增多症) / ~, massive 大量输血 / ~, peritoneal 腹膜腔内输液[法] / ~, plasma 输血浆[法] / ~ reaction 输血反应 / ~, reciprocal 交互输血[法] / ~, replacement; exchange ~ 交换输血[法] / ~, serum 输血清[法] / ~, sternal 胸骨输血[法] / ~, subcutaneous 皮下输液[法] / ~, substitution; exchange ~ 交换输血[法 / ~, vaccinating 输接种血[法] / ~, venous 静脉输血[法],静脉输液[法]
transfusionist *n*. 输血技士,输血操作者
transgastric *a*. 经胃的
transgenation; **mutation** *n*. 突变
transgene *n*. 转基因 (指整合到转基因动植物基因组中的外源基因)
transgenic *a*. 基因转移的(指一段 DNA 从一个基因组实验性拼接到不同基因组的 DNA 上) ‖ ~ animal 转基因动物 (将外源基因转入受精卵或胚胎细胞后发育成个体的动物) / ~ plant 基因转殖植物
transgenome *n*. 转移基因组,转移染色体组
transgenosis *n*. 基因转移,基因转入
transglucosylase *n*. 转葡糖基酶,葡糖基转移酶
transglutaminase *n*. 转谷氨酰胺酶
transglycosidase *n*. 转糖苷酶
transglycosidation *n*. 转糖苷作用
transglycosylase *n*. 转糖酶,糖基转移酶
transglycosylation *n*. 转糖基作用,转糖苷作用
trans-Golgi-network *n*. 顺式高尔基网状系统
transgress *vt*. 侵越,违反
transgression *n*. ①亲和[性]转移 ②违犯,罪过
transgressive *a*. 侵越的,违反的 ‖ ~ inheritance 越亲遗传 / ~ segregation 越亲分离/ ~ variation 越亲变异
transhyoid *a*. 经舌骨的 ‖ ~ supraglottic laryngectomy 经舌骨声门上喉切除术
transhepatic *a*. 经肝的 ‖ ~ bile drainage 经肝汁引流 / ~ bile duct catheterization 经肝胆管插管[法] / ~ cholangiography 经肝胆管造影[术] / ~ drainage 经肝引流 / ~ embolization 经肝栓塞[术] / ~ hepatic venous sampling 经肝肝静脉取样 / ~ obliteration technique 经肝闭塞技术 / ~ portal catheterization 经肝门静脉插管[术] / ~ portal vein catheterization 经肝门静脉插管[术] / ~ portal venography 经肝门静脉造影[术] / ~ portal venous sampling 经肝门静脉取样 / ~ splenoportogram 经肝脾门静脉造影[术] / ~ venography 经肝门静脉造影[术]
transheterogenote *n*. 反式杂基因子
trans-heterozygote *n*. ①反式杂合体,反式杂合子 ②反式异型接合体,反式异型接合子
transhexosylase *n*. 转己糖酶,己糖基转移酶
transhiatal *a*. 经裂孔的
transhipment *n*. 轮船运输

transhydroxymethylase *n*. 转羟甲基酶
transhyoid; **translingualis** *a*. 经舌的
transic *a*. 迷睡的,恍惚的
transience, **transiency** *n*. 暂时性
transient *a*. 短暂的,瞬时的 ‖ ~ atrial fibrillation 一过性房颤,短暂性心房纤颤 / ~ cardiac arrhythmia 一过性心律失常 / ~ cavitation 暂时空穴作用(超声术语) / ~ diplopia 一过性复视,暂时性复视 / ~ effect 暂时效应 / ~ hemianopia 一过性偏盲 / ~ ischemic attack, TIA 短暂性脑缺血发作 / ~ monocular blindness (简作 TMB) 一过性[单眼]黑蒙 / ~ myocardial ischemia (简作 TMI) 暂时性心肌缺血 / ~ neuron 瞬间放电神经元 / ~ phase 瞬间相 / ~ polymorphism 暂时多态现象,过渡性多态现象 / ~ repression 瞬时阻遏 / ~ retrograde filling 一过性逆行充盈 / ~ state 过渡态 / ~ tachycardia 短暂性心动过速 / ~ ventricular fibrillation 短暂心室纤颤
transiliac *a*. ①经髂骨的 ②髂骨间的
transilient [trans- + 拉 salire to leap] *a*. 跳越的,跃过的
transilluminate *vt*. 透照
transillumination *n*. 透照[法]
transilluminator *n*. 透照器
transinhibition *n*. 输运抑制
transinsular *a*. 经岛的
transischiac *a*. 坐骨间的
trans-isomer(ide) *n*. 反式异构体
trans-isomerism *n*. 反式异构(现象)
transisthmian *a*. 经峡的(尤指穹窿回峡)
transistor *n*. 晶体管,半导体收音机 ‖ ~ circuit 晶体管电路
transistorization *n*. 晶体管化
transit *n*. ①通过,经过 ②运送,运输 *vt*. 经过 ‖ ~ time technique 通过时间技术
transit-dose *n*. 通过剂量 ‖ ~ measurement 通过剂量测量 / ~ method 通过剂量方法 / ~ ratio 通过剂量比 / ~ time (简作 TT) 通过时间
transition *n*. ①转变 ②过渡,变迁 ③异径管 ‖ ~, allosteric 别构转变 / ~, allowed 容许变迁 / ~ cell 移动细胞,转换细胞,过渡细胞 / ~ contraction 过渡收缩(分娩第一阶段子宫的强有力的收缩,从宫颈扩张到 7 ~ 10 cm) / ~ dilatation 过渡扩张(分娩的终末阶段) / ~ dipoles 跃迁偶极子 / ~, electron 电子转变,电子过渡 / ~ element 过渡元素 / ~ energy ①转变能 ②迁跃能 ③临界能 / ~, forbidden 禁戒变迁 / ~, helix-coil 螺旋线团转化作用 / ~, isomeric [同质]异构转变 / ~ matrix 转移矩阵 / ~, nicking 缺口平移法 / ~ period 转换期 / ~ point (简作 TP) 转换点,转变点 / ~ probability 跃迁概率 / ~ selection 转移选择 / ~, sharp cooperative thermal 急剧的协同热转化 / ~ state 过渡态 / ~ state analogs 过渡态类似物(见 transition state theory) / ~ state mimetics 过渡态类似物 (见 transition state theory) / ~ state theory 过渡态理论(酶会酵素反应的过渡态紧密结合而降低了反应所需的活化能,进而使得反应加速) / ~ temperature 转变温度 / ~ zone 过渡带(先天性巨结肠胃肠道造影特征征象之一)
transitional *a*. ①转变的,过渡的 ②过渡型单核白细胞 ‖ ~ blindness 一过性盲 / ~ cartilage 过渡软骨 / ~ cell carcinoma 移行上皮癌 / ~ epithelium 移行上皮 / ~ form 过渡型 / ~ leucocyte 移行性白血球 / ~ mole 过渡性葡萄胎 / ~ zone 移行区 (1968 年 McNeal 将前列腺功能、病理与形态学结合起来,对前列腺各部作了新的分区。腺体分为三部分,移行区 < transitional zone > 约占成人前列腺的 10%,中央区 < central zone > 约占成人腺体的 20%,周边区 < peripheral zone > 约占成人腺体的 70%)
transitive *a*. 有转移力的,及物的 *n*. 及物动词
transitivism *n*. 互易感觉
transistor-transistor logic (简作 TTL) 晶体管—晶体管逻辑
transitory *a*. 短暂的,暂时性的 ‖ ~ intersexuality 过渡中间性 / ~ myopia 暂时性近视 / ~ proptosis 一过性眼球突出
transitron *n*. 变阈神经元模型
transjugular *a*. 经颈静脉的 ‖ ~ approach 经颈静脉进路 / ~ cholangiography 经颈静脉胆管造影术 / ~ intrahepatic portosystenic stent shunt 经颈静脉肝内(支架)门体分流术 / ~ liver biopsy 经颈静脉肝活检 / ~ percutaneous cholangiography 经皮经颈静脉胆管造影术
transketolase (简作 TK) *n*. 转酮醇酶,酮醇基转移酶 ‖ ~ acitivity (简作 TKA) 转酮酶活性
translamella *n*. 捕叶(甲螨)
translate *vt*. ①翻译 ②说明 ③转化 *vi*. 翻译
3' translated region 3'端转译区
5' translated region 5'端转译区
translater *n*. 译码器(指细胞遗传信息)
translateral *a*. 横侧的(X 线摄影时,指病人卧位水平线投照的位观) ‖ ~ projection 横侧投照 / ~ view 横侧位观
translate-rotate *a*. 平移—旋转的 ‖ ~ mechanism 平移—旋转式机械装置 / ~ mode 平移—旋转式运动[CT 扫描方法之一] / ~ scanner 移动旋转扫描器
translation [trans- + 拉 latus borne] *n*. ①翻译,译文 ②转化,转移 ③转译(在蛋白质生物合成中,以信使核糖核酸分子为模板合成蛋白质的过程) ‖ ~ control 转译控制 / ~ phase 翻译期 / ~ / post translation product 转译/转译后产物(基因用语)
translational *a*. ①翻译的,译文的 ②转化的,转移的 ③转译的 ‖ ~ ambiguity 多路转译 / ~ control 转译控制 / ~ energy 平动能 / ~ reinitiation 转译再起始
translation-inhibition protein (简作 TIP) 转译抑制蛋白
translator *n*. 翻译者,翻译机,译码器(指细胞遗传信息) ‖ ~ writing system (简作 TWS) 编写翻译程序的系统 / ~ wave tube (简作 TWT) 行波管
translatory movement 变位运动,平移运动
translingual *a*. 经舌的
translocase; **G factor**; **transferase Ⅱ** *n*. 移位酶,G 因子,转移酶Ⅱ
translocation [trans- + 拉 locus place] (简作 t) *n*. 易位(染色体) ‖ ~, autologous 自体易位 / ~, balanced 平衡易位 / ~ complex 易位复合体 / ~ flow 易位流 / ~ heterozygote ①易位异型接合体 ②易位同型纯合子/ ~, intrachromosomal 染色体内易位 / ~, nonreciprocal 非相互易位 / ~, reciprocal 相互易位 / ~ ring 易位环 / ~, tandem 衔接易位 / ~, unbalanced 不平衡易位
translocator *n*. 转位分子
translocon *n*. 移位子
translucency; **incisal** *n*. 切缘半透明度
translucence; **translucency** *n*. 半透明
translucent [trans- + 拉 lucens shining] *a*. 半透明的 ‖ ~ screen 透明荧光屏
translucid *a*. 半透明的
translumber *a*. 经腰的 ‖ ~ aortic puncture 经腰主动脉穿刺 / ~ aortography 经腰主动脉造影术 / ~ approach 经腰进路 / ~ aspiration biopsy 经腰抽吸活检 / ~ renal arteriography 经腰(穿刺)肾动脉造影术
transluminal *a*. 经腔的,穿腔的 ‖ ~ angioplasty 经腔血管成形术 / ~ dilatation 经腔扩张术
translumination; **transillumiation** *n*. 透照[法]
translunar flight 月球轨道外飞行,切月球轨道飞行
transmembrane *a*. 跨膜的,越膜的
transmeridian flight 夜西昼东飞行,越子午线飞行
transmetetarsal (简作 TM) *a*. 经后跗骨的
transmethylase *n*. 转甲基酶,甲基转移酶
transmethylation *n*. 甲基转移[作用]
transmigrant *n*. 移居者 *a*. 移居的
transmigrate *vi*. 移居
transmigration [trans- + migratio migration] *n*. ①移动,移形 ②血细胞游出 ‖ ~, external 外移行(卵由宫外移入对侧输卵管) / ~, internal 内移行(卵由宫内移入对侧输卵管)
transmissibility [拉 transmissum from transmittere to send across] *n*. ①传播性,传染性 ②传递性(遗传)
transmissible *a*. ①可传播的,可传染的 ②可传递的 ‖ ~ enteritiss of turkeys; Turkey bluecomb disease virus 火鸡传染性肠炎,火鸡蓝冠病病毒 / ~ gastro-enteritis (of pigs) virus 猪传染性胃肠炎病毒 / ~ mink encephalopathy agent 传染性貂脑病因子 / ~ mutagen 易感性诱变剂 / ~ virus-dementia virus 传染性病毒性痴呆病毒
transmission [trans- + 拉 missio a sending] *n*. ①传播,传递(遗传) ②传染 ③传导,传递(神经) ④透射 ‖ ~ arm 联动臂(X 线机械部件) / ~, biological 生物性传播 / ~, chemical 化学传递 / ~, cholinergic 胆碱能传递 / ~, cholinergic ganglionic 胆碱能神经节传递 / ~ coefficient 透射系数 / ~ computerized tomography 透射型计算机断层成像术 / ~ congenital 先天的传播 / ~ contact 接触传播 / ~ contaminative 沾污传播 / ~, contanative 沾污传播 / ~, direct mechanical 直接机械性传播 / ~, duplex 两向传导(神经) / ~ electron microscope 透射电子显微镜 / ~ factor 透过因素 / ~, food 食物传播 / ~, hereditary 遗传性传递 / ~, horizontal 水平传播(同一时代的传染散播,一般通过接触含有致病微生物的排泄物所致) / ~, humoral 体液传递 / ~ imaging 穿透摄影,穿透显像,转动显像 / ~, inoculative 接种传播 / ~, insect 昆虫传播 / ~ ionization chamber 透过电离室 / ~ linear theory 传输线理论 / ~, mechanical 机械性传播 / ~, nonsynaptic 非突触传递 / ~ oscillator ultrasonic spectometer (简作 TOUS) 传送式震荡器超声波分光计 / ~, passive 被动性传播 /

～ penumbra 透射半阴影 / ～,placental 胎盘传递(药物或病毒经由胎盘传入胎体) / ～ pulse (简作 TP) 脉冲传导(超声波) / ～ scanner 透射扫描机 / ～ scaning 透射扫描 / ～ scanning electron microscope (简作 TSEM) 透射扫描电子显微镜 / ～ semiconductor detector 穿透式半导体探测器 / ～,synaptic 突触传导 / ～ transovarian 经卵传播 / ～,vertical 垂直传播(不同时代的散播,如经初乳,胎盘传于子代) / ～,water-brone 经水传播

transmissionallity *n*. 转导转移能力(一般是用于基因改造生物方面)

transmit (简作 tsmt) *vt*. ①传播 ②传导 ③传染 ④传递遗传 ‖ ～ . . . on a wavelength of . . . 以……波长发射,以……波长播送 / ～ . . . to 把……传到,把……送到

transmit-receive (简作 TR) *a*. 收发的

transmittance transmissivity *n*. 透射比,透光度

transmittancy *n*. 透光率

transmitted *a*. 透射的 ‖ ～ beam 透射束 / ～ fluorescence 透见荧光 / ～ light 透射光 / ～ pulse 发射脉冲 / ～ wave 透射波(透过不同组织界面的超声束)

transmitter *n*. ①介质,传递质 ②传递器 ③传播者 ‖ ～, adrenergic 肾上腺素能介质 / ～, cholinergic 胆碱能介质 / ～ coil 发射线圈 / ～, excitatory; transmitter substance 介质,传递质 / ～, false 假介质 / ～, mechanical 机械性传播者 / ～ protein 发送蛋白

transmitter-receiver *n*. 发射—接收机

transmitting focusing 发射焦距

trans-molybdenum tube 经钼(X 线)管

transmucosal potential 跨黏膜电位

transmural [拉 trans through + murus wall] *a*. 透壁的 ‖ ～ myocardial infarction 透壁性心肌梗死 / ～ pressure (简作 TMP) 跨壁压力

transmutation *n*. ①蜕变 ②衍变 ③变形,变质 ‖ ～, artificial 人工蜕变 / ～, natural 自然蜕变

transmute *vt*., *vi*. ①(使)蜕变 ②(使)衍变 ③(使)变形,(使)变质

transmutable *a*. ①能变形的,能变质的 ②可蜕变的

transmyometrial *a*. 经子宫肌的 ‖ ～ pelvic venogram 经宫肌穿刺盆腔造影照片

transneuronal *a*. 跨神经元的 ‖ ～ degeneration 跨神经元溃变 / ～ transport 跨神经元输运

transnitrosoase *n*. 亚硝基转换酶

transnormal *a*. 超常的,正常以上的

transobital *a*. 经(眼)眶的 ‖ ～ view 经眶观

transocular [trans- + 拉 oculus eye] *a*. 经眼的

transom *n*. 气窗,门顶窗,光窗

transonance [trans- + 拉 sonans sounding] *n*. (音)传响,(音)彻响

transonic *a*. 超声的,超声速的,跨声速的 ‖ ～ structure 透声性结构

transonicity *n*. 透声性

transonogram *n*. 超声透射图

transorbital *a*. 经[眼]眶的

transorbitome *n*. 穿眶手术刀

transosseous *a*. 经骨的 ‖ ～ pelvic phlebography 经骨(注射法)盆腔静脉造影术 / ～ phlebography 经骨(注射法)静脉造影术 / ～ vertebral phlebogram 经骨(注射法)脊椎静脉造影照片

transovarial; transovarian *a*. 经卵巢的

transoximinase *n*. 转肟酶,肟基转移酶

transpalatal *a*. 经腭的

transpalatine; transpalatina *a*. 经腭骨的

transpalmar *a*. 经掌的

transparency; diaphancity *n*. 透明性,透明[度]

transparent [trans- + 拉 parere to appear] *a*. 透明的 ‖ ～ area 透射区 / ～ chamber techniques 透明小室技术

transparently *ad*. 透明地

transparentness *n*. 透明

transparietal [trans- + 拉 paries wall] *a*. ①顶骨间的 ②穿过体壁的 ‖ ～ splenoportography 经腹壁脾门静脉造影术

trans-pars-plana *a*. 经睫状体平坦部的

transpentosylase *n*. 转戊糖酶,戊糖基转移酶

transpeptidase *n*. 转肽酶,肽基转移酶 ‖ ～, serum γ-gluta (γ-GT) 血清 γ 谷丙氨酰转肽酶(用于血吸虫检查)

transpeptidation *n*. 转肽作用

transperineal *a*. 经会阴的 ‖ ～ biopsy 经会阴活检 / ～ interstitial implant 经会阴间质插置

transperitoneal *a*. 经腹膜的 ‖ ～ approach 经腹腔进路 / ～ aspiration biopsy 经腹腔抽吸活检

transpersonal psychology (简作 TP) 超越个人的心理学

trans-phase *n*. 反式连锁相

transphosphatase *n*. 转磷酸酶,磷酸转移酶

transphenoidal *a*. 经蝶骨的

transphosphorylase *n*. 转磷酸根酶,磷酸根转移酶

transphosphorylation *n*. 磷酸根转移[作用]

transpierce *vt*. 刺穿,戳穿

transpinalis *n*. 横突间肌

transpirable [trans- + 拉 spirare to exhale] *a*. 能蒸散的,能出汗的

transpiration [trans- + spiratio exhalation] *n*. 蒸散,蒸腾,不显[性出]汗 ‖ ～, pulmonary 肺蒸散

transpire *v*. 蒸散,蒸腾

transpirometer *n*. 蒸腾剂

transplacental *a*. 经胎盘的

transplant *v*. ①移植 ② 移植物,移植片 ‖ ～ antigen 移植抗原 / ～ experiment 移植试验 / ～, faciobuccal flap 面颊部皮瓣移植 / ～, faciobuccal skin flap 面颊部游离皮瓣移植 / ～, Gallie 加利氏移植物(用阔筋膜条作疝手术缝线) / ～ rejection 移植排斥反应

transplantar *a*. 经跖的,经足底的

transplantation; transplantatio; grafting *n*. 移植术 ‖ ～, allogeneic 同种异体移植术 / ～ antigen 移植抗原 / ～, autoplastic 自体移植术 / ～, bone 骨移植术 / ～, corneal 角膜移植术 / ～, facial nerve 面神经移植术 / ～ of heterogenous fallopian tube 异体输卵管移植术 / ～, heteroplastic 异种移植术 / ～, heterotopic 异位移植术 / ～, homoplastic 同种移植术 / ～, homotopic 同位移植术 / ～ immunity 移植免疫性 / ～ immunology 移植免疫学 / ～, isoplastic 同基因移植术 / ～, odontal; tooth ～; transplantatio dentis 牙移植术 / ～, orthotopic; homotopic ～ 同位移植术,正位移植术 / ～, of parotid duct 腮腺管移植术 / ～, syngeneic 同系移植术 / ～, syngenesioplastic 同血统移植术 / ～, tendon 腱移植术 / ～, tenoplastic 腱成形移植术 / ～ tolerance 移植耐受 / ～, tooth; transplantatio dentis 牙移植术 / ～, xenoplastic 异种移植术

Transplantation Proceedings (简作 TP) 移植学报(杂志名)

Transplantation Review (简作 TR)《移植评论》(杂志名)

Transplantation Society (简作 TS)《移植学会》

transplanting *n*. 移植 ‖ ～ scissors 角膜移植剪

transpleural *a*. 经胸膜的

trans-Pluto *n*. 冥外行星(假设)

transplutonics *n*. 超铀元素

transplutonium element (简作 TPu) 超钚元素

transpontive low density 低密度条状阴影

transport *vt*., *n*. ①转移[化] ②迁徙 ③运输,转输 ‖ ～, active 主动运输,活性转运 / ～, active ion 主动离子运转 / air medical ～ service 空中医疗转运服务 / ～, axonal 轴突转运 / ～ carriage 传送滑架 / ～, carrier-mediated 载体中介性转运 / ～, counter 逆转运 / critical care ～ service 危重症监护转运服务 / emergency interfacility ～ service 医院间急诊转运服务 / ～ host 专续宿主 / ～, hydrogen 氢转移 / ～ maximum (简作 Tm) 运转极限 / ～ mechanism (简作 TM) 转运机理 / ～ medium 运载液 / non-ambulance patient ～ service / ～ piece (简作 TP) 运载肽段,分泌肽段 / primary emergency ～ service 初级急救转运服务 / ～ protein 转运蛋白 / secondary emergency ～ service 二级急救转运服务 / ～, transcellular 跨细胞转运 ‖ in a ～ of 满怀(喜悦等强烈情绪)

transportable *a*. 可运输的,可输送的,可转移的

transportase, hydrogen *n*. 转氢酶,氢转移酶

transportation *n*. 输送,运输,转移

transporter *n*. 患者搬运车,患者搬运员(人)

transporting *a*. 输送的,运输的,转移的 ‖ ～ stretcher top 传送(定位床)床面

transporton *n*. 运送子

transportonase (简作 TP) *n*. 质子转移酶

transposable element 转位成分,转位因子

transposon *n*. 转移子,转座子,转位子

transpose *vt*. 使互换位置,变换

transposition; transpositio[拉] *n*. ①移位,换位[化] ②移位术 ③错位,反位(病理) ‖ corrected ～ of great vessels 大血管合理错位(亦称混合性左位心) / ～ of great vessels 大血管错位 / ～ of parotid duct 腮腺导管移位 / ～ procedure [肌]移位术 / ～ of teeth 牙错位 / ～ of the heart 心脏错位 / ～ of viscera 内脏错位,内脏易侧 / partial ～ of great vessels 大血管部分错位

transpositional immunity 移植免疫

transposon *n*. 转座子,转位子

transpotonase *n*. 转质子酶

transpubic *a*. 经耻骨的

transpupillary *a*. 经瞳孔的 ‖ ～ technique 经瞳孔操作 / ～ tran-

sillumination 经瞳孔透照法 / ~ vitrectomy 经瞳孔玻璃体切割术
transpyloric *a*. 经幽门的
transradiancy *n*. 透放射线性
transradiated *a*. 透射线的 ‖ ~ tissue 透射线组织
transrectal *a*. 经直肠的 ‖ ~ biopsy 经直肠活检 / ~ probe 经直肠探头 / ~ ultrasonography 经直肠超声检查 / ~ ultrasound 经直肠超声(检查)
trans-retinene *n*. 全反视黄醛
transsacral *a*. 经骶骨的,横过骶骨的
trans-scleral *a*. 经巩膜的 ‖ ~ cyclophotocoagulation 透巩膜睫状体光凝术 / ~ diaphanoscopy 经巩膜透照检查 / ~ transilluination 经巩膜透照法
transsection; **transection** *n*. 横切,横断
transsegmental *a*. 经肢节的
transseptal *a*. 经中隔的,横过中隔的 ‖ ~ approach 经(心房)间隔进路(心血管造影方法之一) / ~ needle 经(心房)间隔针(一种心血管造影用针)
transsexual *n*. ①异性转化欲者 ②易性癖者
transsexualism *n*. 异性转化欲;易性癖
trans-sonic *a*. 超声的,超声速的
transsphenoidal *a*. 经蝶骨的
transsplenic *a*. 经脾的 ‖ ~ portal venography 经脾门静脉造影术
transsternal *a*. 经胸骨的 ‖ ~ phlebography 经胸骨静脉造影术
transsuccinylase *n*. 转琥珀酰基酶,二氢硫辛酰胺琥珀酰基转移酶
transsulfurase *n*. 转硫酶,硫转移酶
transsynaptic *a*. 经触突[传递]的
transtarsus *n*. 跗节(弹尾目)
transtemporal *a*. 经颞叶的,横过颞叶的
trans-terametnyl-cyclohexane-diamine(简作 TMCHD)反式四甲环己烷二胺
trans test 反式测验
transthalamic *a*. 经丘脑的,横过丘脑的
transthermia; **thermopenetration** *n*. 透热法
transthermy; **diathermy** *n*. 透热法,中波透热[疗]法
transthiolation *n*. 转硫醇作用
transthoracic(简作 TT)*a*. 经胸廓的 ‖ ~ lateral projection 经胸侧位投照(上段肱骨投照法) / ~ needle aspiration(简作 TTNA)经胸壁针刺抽吸 / ~ needle biopsy 经胸针吸活检
transthoracotomy *n*. 经胸切开术
transthyretin *n*. 转甲状腺素,转甲状腺蛋白
transthyroid *a*. 经甲状腺的
transtracheal *a*. 经气管的,经气管壁的 ‖ ~ aspiration(简作 TTA)经气管抽吸
transtympanic *a*. 经鼓室的
transubstantiate *vt*. 使变换
transubstantiation *n*. 组织替换,变质
transudate [trans- + 拉 sudare to sweat] *n*. 漏出液,漏出物
transudation [拉 transudatio] *n*. 漏出
transudatory *a*. 漏出的
transude *vi*., *vt*. 使漏出,渗出
transumbilical portography 经脐门静脉造影术
transuranic *a*. 超铀的
transuranium *a*. 超铀的 *n*. 超铀元素
transureteroureterostomy *n*. 经输尿管输尿管吻合术
transurethral *a*. 经尿道的 ‖ ~ probe 经尿道探头 / ~ radial scanning 经尿道扫描器(探头) / ~ resection of the bladder(简作 TURB)经尿道膀胱切除 / ~ resection of bladder tumor(简作 TURBt)经尿道膀胱肿瘤切除术 / ~ transurethral resection of carcinoma of prostate(简作 TURCaP)经尿道前列腺癌切除术 / ~ resection of the prostate(简作 TURP 或 TUR)经尿道前列腺切除术 / ~ route 经尿道法 / ~ scanning 经尿道扫描器 / ~ ultrasound-quided laser-induced prostatectomy(简作 TULIP)经尿道超声引导激光前列腺切除术
transuterine *a*. 经子宫的
transvaginal *a*. 经阴道的 ‖ ~ cone(简作 TVC)经阴道锥体 / ~ irradiation 经阴道照射 / ~ ovum recovery(TOR)经阴道取卵术 / ~ probe 经阴道探头 / ~ therapy 经阴道治疗 / ~ ultrasound 经阴道超声 / ~ x-ray therapy 经阴道 X 线治疗
transvascular *a*. 经血管的 ‖ ~ approach 经血管进路 / ~ retrieve 经血管收回
transvasoseminal *a*. 经输精管的 ‖ ~ vesiculorphy 经输精管精囊造影[术]
transvaterian *a*. 经十二指肠乳头的
transvector *n*. 带毒体,传毒者
transvenous *a*. 经静脉的 ‖ ~ biopsy 经静脉活检 / ~ catheter 经静脉导管 / ~ cholangiography 经静脉胆管造影[术] / ~ endocardiac pacing 经静脉心内膜起搏
transventricular *a*. 经[心]室的
transversal *a*. 横向的,横断的 ‖ ~ computer tomography 横向计算机 X 线断层成像[术] / ~ travel 横向移动
transversalis [trans- + 拉 vertere, versum to turn] *a*., *n*. ①横的(横贯体轴的) ②横肌 ‖ ~ fascia 腹横筋膜 / ~ mesocolon 横结肠系膜
transverse [拉 transversus](简作 t)*a*. 横的 ‖ ~ abdominal muscle ①腹横肌 ②膈 / ~ acceleration 横向加速度 / ~ arytenoid muscle 杓横肌 / ~ axial emission tomography 横断轴向发射断层成像[术] / ~ axial scanner 横断层扫描机 / ~ axial scan(ning) 横断层扫查 / ~ axial section 横断轴向层面 / ~ axis 横轴,水平轴 / ~ basal trachea 横基气管 / ~ birth (or presentation) 横产位 / ~ cardiac diameter 心脏横径 / ~ colon 横结肠 / ~ commissure 横走神经接索,横走神经连索 / ~ computed tomography 横向计算机体层成像[术] / ~ cutanous nerve of neck 颈横神经 / ~ diameter 横径 / ~ division 横分裂 / ~ fissure 横裂,水平裂 / ~ fracture 横行骨折 / ~ head of adductor pollicis 拇收肌横头 / ~ heart 横[型]心脏 / ~ impedance 横向阻抗 / ~ impression 颊沟(双翅目) / ~ incision 横沟 / ~ laminagraphy 横断体层摄影[术] / ~ ligament 横韧带 / ~ ligament of atlas 寰椎横韧带 / ~ lig. of perineum 会阴横韧带 / ~ medullary fold 横神经褶 / ~ mesocolon 横结肠系膜 / ~ muscle 横肌 / ~ m. of perineum 会阴横肌(deep 深, superficial 浅) / ~ nerve 横神经 / ~ neural fold 横神经褶 / ~ outlet(简作 TO)出口横径(也称坐骨结节间径,为两坐骨结节间的距离,平均约为 9cm) / ~ optic neuritis 横断性视神经炎 / ~ pancreatic arteria(简作 TP)胰横行动脉 / ~ posterior line 横后线 / ~ presentation 横位(同 shoulder 肩先露) / ~ process(简作 TP)横突 / ~ process of atlas 寰椎横突 / ~ relaxation time 横向弛豫时间,自旋间弛豫时间,自旋—自旋弛豫时间 / ~ resolution 横向分辨力 / ~ response 横向响应 / ~ rib 横肋 / ~ scan 横向扫描 / ~ scan(ning) 横断扫查 / ~ section(简作 Tsect) ①横切面 ②横切片 / ~ section computer tomography 横断面计算机体层成像(摄影,术) / ~ section image 横断层影像 / ~ section scan 横断层面扫描 / ~ sectional scanning 横断层扫描 / ~ segmentation 横裂 / ~ septa 横隔 / ~ septum of vagina 阴道横隔 / ~ shielding 横向屏蔽 / ~ sinus 横窦 / ~ sonogram 横向声像图 / ~ striation 横纹 / ~ sulcus 横沟 / ~ suture 横缝,横沟(双翅目) / ~ thoracic muscle 胸横肌 / ~ tissue 横列组织 / ~ tomographic equipment 横向体层摄影装置 / ~ tomography 横向体层成像(摄影,术) / ~ ulceration 横向溃疡 / ~ vein 横脉 / ~ wave 横波
transversectomy *n*. 椎骨横突切除术
transversely *ad*. 横断,横切
transversion; **transversio**[拉] *n*. ①易位[牙] ②颠换
transversocostal; **costotransverse** *a*. 肋[椎]横突的
transversostomy *n*. 横结肠造口术
transversotomy *n*. 椎骨横突切开术
transversourethralis *n*. 尿道横肌
transversus [拉 transverse] *n*. ①横的 ②横肌 ‖ ~ abdominal aponeurosis 腹横肌腱膜
transvesical *a*. 经膀胱的
transvestism [trans- + 拉 vestitus clothed] **cross dressing**; **eonism** *n*. 易装癖
transvestite *n*. 易装癖者
transvestitism transvestism *n*. 易装癖
transvitreal *a*. 经玻璃体的
Trantas' dots [Alexios 希眼科专家 1867 生] 特兰塔斯氏小点(春季卡他性结膜炎结膜缘部的石灰状小白点)
Tranxene *n*. 氯氮革二钾(clrazepate dipotassium)制剂的商品名
Tranycypromine sulfate 硫酸反苯环丙胺(抗抑郁药)
Tranylcypromine *n*. 凡苯环丙胺
trap *n*. & *v*. ①捕集器,收集器 ②捕机,圈套 ①捕集,收集 ‖ ~, distillation 蒸溜截器 / ~ door 活门 / ~, grease 除油器 / ~, radiation ①辐射捕集器 ②辐射[防护]迷路,辐射护墙 / ~, stink 防臭曲管,防臭瓣
Trapa bispinosa Roxb. [拉,植药]菱
Trapa maximowiczii Korsh. [拉,植药]息果野菱
Trapaceae *n*. 菱科
Trapa maximowiczii [拉,植药]息果野菱
Trapencaine *n*. 曲喷卡因(局部麻醉药)
trapeze *n*. ①斜方形 ②吊架,高秋千,杠
trapezial *a*. ①斜方形的 ②大多角骨的
trapeziform *n*. 不等四边形斜方形的
trapeziometacarpal *a*. 大多角骨掌骨的

trapezium［拉；希 trapezion］ *n*. ①斜方形，不等四边形 ②大多角骨
trapezius（复 trapezii）［拉］ *n*. 斜方肌
trapezoid［拉 trapezoides；希 trapezoeides table shaped］ *n*.，*a*. ①斜方形的 ②小多角骨 ‖ ～ ligament 斜方韧带 / ～ line 斜方韧带线
trapezoidal *a*. 梯形的 ‖ ～ incision 梯形切口 / ～ marker 梯形标记器
Trapidil *n*. 曲匹地尔（冠脉扩张药）
trapper *n*. 陷波器
Trapp-Haeser formula 特—黑二氏公式（计算尿内固形物）
trapping *n*. ①捕集，收集 ②捕捉法，陷阱捕捉法 ‖ ～ ion 俘获离子 / ～ level 陷获（能）级 / ～ region 俘获区
trappings *n*. 装饰物，服饰，外部标志
trappistine *n*. 特拉普酒
Trapp's formula（coefficient）［Julius 俄药师 1815—1908］特腊普氏公式（计算尿内固形物）
traragglutination test（**TAT**）浅盘凝聚试验
trasentine；**adiphenine** *n*. 解痉素，阿迪芬宁，二苯基乙酰二乙基氨乙酯 ‖ ～ H 加氢解痉素
trash *n*. ①罂粟叶茎（用以包鸦片）②废料，废物，垃圾
trashyoid *a*. 经舌骨的
trasylol *n*. 抑肽酶（商品名）
Traube's bruit（murmur）［Ludwig 德医师、病理学家 1818—1876］特劳伯氏杂音，奔马律 ‖ ～ corpuscles；phantom corpuscles 特劳伯氏小体，红细胞影 / ～ curves；～ pressure curves 特劳伯氏曲线（脉搏描记图中）/ ～ double tone 特劳伯氏二重音 / ～ dyspnea 特劳伯氏呼吸困难（见于糖尿病，呈显著的缓慢的呼吸运动，在吸气及呼气时胸廓张缩非常缓慢）/ ～ membrane 特劳伯氏膜（人工化学膜）/ ～ phenomenon；～ double tone 特劳伯氏现象，特劳伯氏二重音（股动脉或其他外周动脉上的双杂音）/ ～ space 特劳伯氏间隙（叩诊半月状间隙）
Traube-Hering curves［Ludwig Traube；Ewald Hering］；Tranbe's curves 特—赫二氏曲线（脉搏描记图中）
Traube's heart 特劳勃心脏（由于肾病引起的心脏病）‖ ～ semilunar space 特劳伯半月状间隙（左前胸部下方的一区域，胃内空气在此产生水鼓音）
trauma（复 traumas；traumata）［拉；希］；wound［英］ *n*. 创伤，外伤 ‖ ～，accidental 意外伤，偶伤 / ～，actual；～ vera［牙］真伤 / ～，agonal 濒死伤 / ～，anditory；acoustic ～ 音响性听力障碍 / ～ of auricle 耳廓损伤 / ～，birth 产伤 / ～ care information management system（简作 TCIMS）创伤医疗信息管理系统 / ～，cell 细胞损伤 / ～ center 创伤中心 / ～，cerebral 脑外伤 / ～，conditionally fatal 条件致命伤 / ～，criminal postmortem 犯法的死后伤 / ～ death 创伤死亡 / ～ of ear，nose and throat 耳鼻咽喉创伤 / ～ of eustachian tube 咽鼓管损伤 / ～，electric 电流损伤 / ～，fatal 致命伤 / ～，gunshot 枪击伤 / ～，iatrogenic 医源性创伤 / ～ index，TI 创伤指数 / ～，inorganic acid cutaneous 无机酸皮肤损伤 / ～，inorganic alkaline cutaneous 无机碱皮肤损伤 / ～ kit 创伤包 / ～，knife 刀伤 / ～ of larynx 喉创伤 / ～，lung 肺创伤 / ～ of mandibular canal 下颌管损伤 / ～ of mastoid 乳突损伤 / ～ of neck 颈部创伤 / ～，nonfatal 非致命伤 / ～，occasional postmortem 偶然性死后伤 / ～，occlusal；～ occlusalis 殆创伤 / ～ patient 创伤病人 / ～，periodontal 牙周创伤 / ～ of pharynx 咽外伤 / ～，potential；～ potentialis［牙］潜在伤 / ～，psychic 精神创伤 / ～ of retrodiscal pad 关节盘后区损伤 / ～ of soft tissue 软组织损伤 / ～ of the heart and great vessels 心脏大血管创伤 / ～，tooth 牙外伤
traumasthenia；**traumatic neurasthenia** *n*. 外伤性神经衰弱
traumatherapy *n*. 创伤治疗学
traumatic［希，traumatikos］ *a*. 创伤的，外伤的 ‖ ～ acid 创伤酸，2-十二烯二酸 / ～ amaurosis 外伤性黑蒙 / ～ amblyopia 外伤性弱视 / ～ amnesia 损伤性遗忘 / ～ anesthesia 外伤性麻痹 / ～ aniridia 外伤性无虹膜 / ～ anterior pituitary function insufficiency 损伤性垂体前叶功能减退症 / ～ asphyxia 创伤性窒息 / ～ astigmatism 外伤性散光 / ～ avulsion 创伤性撕脱，撕脱伤 / ～ cataract 外伤性白内障 / ～ cerebral edema 外伤性脑水肿 / ～ cerebral hernia 外伤性脑疝 / ～ choroiditis 外伤性脉络膜炎 / ～ conjunctivitis 外伤性结膜炎 / ～ cyclitis 外伤性睫状体炎 / ～ dacryoadenitis 外伤性泪腺炎 / ～ dacryocystitis 外伤性泪囊炎 / ～ dementia 损伤性痴呆 / ～ detachment 外伤性脱离 / ～ diplopia 外伤性复视 / ～ disease 创伤（性）疾病 / ～ dislocation 外伤性脱位 / ～ disturbance of consciousness 损伤性意识障碍 / ～ dysacousis 损伤性听觉障碍 / ～ ecchymosis 外伤性淤斑 / ～ endophthalmitis 外伤性眼内炎 / ～ entropion 外伤性睑内翻 / ～ epididymitis 创伤性附睾炎 / ～ epilepsy 损伤性癫痫 / ～ exophthalmos 外伤性眼球突出 / ～ glaucoma 外伤性青光眼 / ～ hemothorax 创伤性血胸 / ～ heterochromia 外伤性［虹膜］异色 / ～ hypermetropia 外伤性远视 / ～ hyphema 外伤性前房积血 / ～ hypothalamic syndrome 损伤性下丘脑综合征 / ～ hypotony 外伤性低眼压 / ～ hysteria 外伤性癔病，外伤性歇斯底里 / ～ idiocy 创伤性白痴 / ～ iridocyclitis 外伤性虹膜睫状体炎 / ～ iridodialysis 外伤性虹膜根部离断 / ～ iridoplgia 外伤性虹膜麻痹 / ～ iritis 外伤性虹膜炎 / ～ keratalgia 外伤性角膜痛 / ～ keratitis 外伤性角膜炎 / ～ macular atrophy 外伤性黄斑萎缩 / ～ malignant tumor 损伤性恶性肿瘤 / ～ miosis 外伤性瞳孔缩小 / ～ myopia 外伤性近视 / ～ orchitis 创伤性睾丸炎 / ～ personality disorder 损伤性人格异常 / ～ pneumothorax 创伤性气胸 / ～ proptosis 外伤性眼球突出 / ～ ptosis 外伤性上睑下垂 / ～ retinal angiopathy 外伤性视网膜血管病变 / ～ retinal vasculopathy 外伤性视网膜血管病变 / ～ retinitis 外伤性视网膜炎 / ～ retinopathy 外伤性视网膜病变 / ～ tenonitis 外伤性眼球囊炎 / ～ tuberculosis 损伤性结核病 / ～ twilight state 外伤性朦胧状态 / ～ uveitis 外伤性葡萄膜炎 / ～ vasospastic disease（简作 TVD）损伤性血管痉挛病 / ～ ventricular aneurysm 创伤性心室壁瘤
traumaticin；**liquor gutta percha** *n*. 马来乳胶溶液
traumatin；**wound hormone** *n*. ［植物］创伤激素
traumatism［希 traumatismos］；**traumatosis** *n*. 创伤病，外伤病 ‖ ～ occlusal 殆创伤病
traumatize *vt*. 使受外商；使受精神创伤
traumato-［希 trauma traumotos wound］［构词成分］创伤，外伤
traumatocomium *n*. 伤科医院
traumatogenic *a*. ①创伤性的 ②造成创伤的
traumatologist *n*. 创伤学家
traumatology *n*. 创伤学
traumatonesis *n*. 创口缝术
traumatopathy *n*. 创伤病，外伤病
traumatophilia［traumato- ＋ 希 philein to love］ *n*. 嗜创伤癖
traumatopnea［traumato- ＋ 希 pnoia breath］ *n*. 创伤性气急
traumatopyra［traumato- ＋ 希 pyrfever］；**traumatic fever** *n*. 创伤性热
traumatosepsis *n*. 创伤性脓毒症
traumatosis；**traumatism** *n*. 创伤病，外伤病
traumatotaxis nucleus 胞核趋伤性
traumatotherapy；**traumatherapy** *n*. 创伤治疗法
traumatropism *n*. 向创伤性（指生物体向创伤生长或活动）
Trautmann's triangular space［Moritz Ferdinard 德耳科医师 1832—1902］特劳特曼氏三角间隙（界于乙状窦、岩上窦与面神经之间）
Travasol *n*. 结晶氨基酸溶液（crystalline amino acid solution）的商品名（静脉注射用，含必需非必需氨基酸，但不含肽类）
travail（复 travaux）［法］；**childbirth** *n*. 分娩，生产
travassosella *n*. 杜瓦吸虫属
travel *vi*. 旅行；传播；移动 *vt*. 旅行 *n*. 旅行（pl.）游记 ‖ ～ out to，向外传播到 / ～ over 越过 / ～ through 穿过
traveler *n*. 旅行者，旅客
traveler's diarrhea 旅行者腹泻
travelling *a*. 移动的，进行的 ‖ ～ wave 行波 / ～ wave accelerator 行波加速器 / ～ wave electron linac 行波电子直线加速器
traverse *vt*. ①通过，跋涉 ②横切 *a*. 横切的，横过的
traversing beam 通过束
travesty *n*. 歪曲，滑稽模仿
trawl *n*. 拖网 *vi*. & *vt*. 用拖网捕鱼，拖
trawler *n*. 拖网鱼船
Traxanox *n*. 曲占诺（抗过敏药）
tray *n*. 托盘 ‖ ～，acrylic resin 丙烯酸酯托盘 / ～，adjudtable impression 可调节印模托盘 / ～，annealing 炼韧盘 / ～ for anterior，impression 前牙印模托盘 / ～，basal 基底托盘 / ～，firing 耐火盘 / ～，hinged 铰链托盘 / ～，impression 印模盘 / ～，individual 个别托盘 / ～，inlay impression 嵌体印模托盘 / ～，mandibular impression 下颌印模托盘 / ～，medicament 药盘 / ～，molar teeth impression 磨牙印模托盘 / ～，partial 部分托盘 / ～，partial impression 部分印模托盘 / ～，perforated 有孔盘 / ～，sectional 分部盘 / ～，surgical 外科盘 / ～，upper impression 上颌印模托盘 / ～，water cooled imppression 水冷却模盘 / ～，wire 镍网托盘
Trazium Esilate *n*. 乙磺三嗪胺（抗抑郁药）
trazodoic *n*. 氯哌三唑酮
Trazodone *n*. 曲唑酮（抗抑郁药）‖ ～ hydrochloride 盐酸曲唑酮，盐酸氯哌三唑酮（抗抑郁药，安定药降压药）
Trazolopride *n*. 三唑必利（镇吐药）
TRBF total renal blood flow 肾血流总量

Trebenzomine *n*. 曲苯佐明(抗抑郁药)

Treacher Collins syndrome, Treacher Collins-Franceschetti syndrome 下颌面骨发育不全

treacherous *a*. 背叛的,背信弃义的,奸诈的

treachery *n*. 背叛,变节

treacle [拉 theriaca] *n*. 糖蜜 ‖ ~, Venice; theriaca andromachi 威尼斯糖蜜,安德罗马库斯氏解毒糖剂

tread *vi*., *vt*. 踩,踏,走 *n*. 踩,踏,走;践伤(马蹄) ‖ ~ on sb's heel 紧随某人之后 / ~ on sb's toes 冒犯某人,触怒某人 / ~ water (游泳时)踩水

tread-mill *n*. 踏旋器

treadle *n*. 踏板

treasure *n*. 财富 *vt*. 重视;珍惜

treat *vt*. 对待;处理;医治;治疗 ‖ ~ as 把……作为……来处理,把……作为……来对待 / ~ of 关于;论述;涉及 / ~ sb for 给某人(致病) / ~ sb to 招待某人(食物,娱乐等) / ~ with 同……商议

treatable *a*. 能处理的,能治疗的

treated sheep red blood cells (简作 TSRBC) 处理的绵羊红细胞

treatise *n*. 论文,专题

treatment; therapeia [希](简作 Tx) *n*. ①疗法,治疗 ②处理 ‖ ~, abortive 顿挫疗法 / ~, active 直接疗法,积极疗法 / ~, adjuvant 辅佐疗法 / ~, after 术后疗法,恢复期疗法 / ~, Albertini's 阿耳伯提尼氏疗法(治主动脉瘤) / ~, albumose [蛋白]标疗法(治伤寒) / ~, Allen's; fasting ~; starvation ~ 艾伦氏疗法,禁食疗法(治糖尿病) / ~, alleviative 姑息疗法 / ~, Alonzo Clark; Pepper ~ 阿郎佐·克拉克氏疗法,佩珀氏疗法(治腹膜炎), / ~, alterative 变质疗法 / ~, ambulatory 门诊治疗 / ~, anthelmintic 驱肠虫疗法 / ~, antigen 抗原疗法 / ~, Ascoli 阿斯科利氏处置(检疟疾) / ~ assembly 治疗装置 / ~, autoserosalvrgan; Swift-Ellis ~ 自体血清胂凡纳明疗法,斯—艾二氏疗法(治麻痹性痴呆) / ~, autoserous 自体血清疗法 / ~ axis [放射]治疗轴 / ~, Babes' 巴贝斯氏疗法(治狂犬病) / ~, Bacelli's 巴塞利氏疗法(治破伤风) / ~, Baer's 贝尔氏疗法(用无菌油注入已固定关节内,预防再发生粘连) / ~, Balfour's 巴耳弗氏疗法(治动脉瘤) / ~, Banting 班廷氏疗法(减脂疗法) / ~, Bargen's, 巴根氏疗法(治溃疡性结肠炎) / ~, Baunscheidt's; baunscheidtism 邦夏特氏[针]疗法(治慢性风湿病) / ~ beam [放射]治疗束 / ~ beam axis 治疗线束轴 / ~, Beard's 比尔德氏疗法(治癌) / ~, Beauperthuy's 博珀提氏疗法(治麻风) / ~, bee-venom; apiotherapy 蜂毒疗法 / ~, Bell 贝耳氏疗法(治癌) / ~, Bergeron's 贝尔热隆氏疗法(治肺结核) / ~, Bergenie; bergonization 感应电减肥疗法,贝果尼埃氏[电]疗法 / ~, Bier's 比尔氏[充血]疗法(治关节炎) / ~, Bier's combined 比尔氏综合疗法(用人工充血、日光疗法及碘剂治疗外科结核病) / ~, Bird's 伯尔德氏[电]疗法(治褥疮) / ~, Blanchard's 布兰彻德氏疗法(用白蜡与石油填结核骨腔中) / ~, Bluemel's 布洛梅耳氏疗法(戒吗啡) / ~, Boeck's 伯克氏疗法(治寻常狼疮) / ~, Bouchardat's 布夏达氏疗法(治糖尿病) / ~, Brandt 布兰特氏疗法(冰浴降温) / ~, Brandt's 布兰特氏疗法(治输卵管病) / ~, Brehmer's 布雷默氏疗法(肺结核病的膳食及物理疗法) / ~, Brown-Sequard; organotherapy 布朗·塞卡尔氏疗法,器官疗法,内脏制剂疗法 / ~, Bulan's 比劳氏疗法(脓胸持续引流法) / ~, Bulgarian 保加利亚疗法(以颠茄酊治疗流行性脑炎的神经或精神后遗症) / ~, Calot 卡洛氏疗法(用石膏背夹治疗脊椎结核) / ~, Cantani's 康塔尼氏疗法(治霍乱) / ~, Carrel; Carrel-Dakin ~ 卡莱耳氏疗法(清创法) / ~, Castellani's 卡斯太拉尼氏疗法(治象皮病) / ~, causal 病因疗法 / ~ center 治疗中心 / ~, choline 胆碱疗法(治癌) / ~, climatic; climatotherapy 水土疗法,气候疗法 / ~, Coffey-Humber 科—杭二氏疗法(治癌) / ~, Comby-Filatov 孔—费二氏疗法(大剂量砷剂治疗舞蹈病) / ~, compromise 折中疗法 / ~, congestive 充血疗法 / ~, conservative 保守疗法 / ~, constitutional 全身疗法 / ~, Cordier's 科迪埃氏疗法(治坐骨神经痛) / ~, Co-Tui 科·图伊氏疗法(治溃疡病) / ~, Cox's 柯克斯氏疗法(治霍乱) / ~, crossfire 交叉治疗 / ~, curative 祛病疗法 / ~, Oancel's 道塞耳氏疗法(治肥胖病) / ~, Debove's 德博夫氏疗法(治结核病) / ~, delayed 延期治疗 / ~, Demyanovich's 杰米扬诺维奇氏疗(治疥疮) / ~, dental orthopedic; orthodontic ~ 正牙疗法 / ~, dental preventive; dental prophylactic ~ 牙病预防疗法 / ~ depth 治疗深度 / ~, denture 义齿处理 / ~, desensitization 脱敏治疗 / ~, dietetic 饮食疗法 / ~ distance [放射]治疗距离 / ~, domestic 家庭治疗 / ~, drip 滴注疗法 / ~, drug 药物疗法 / ~, Durante's 杜朗特氏疗法(注入碘剂治疗外科结核病) / ~, Ebstein's 埃布斯坦氏疗法(治肥胖病) / ~, Ehrlich-Hata 欧—秦二氏疗法(用胂凡纳明治梅毒、雅司病及其他螺旋体病) / ~, electric light 电光治疗 / ~, electric shock 电休克疗法 / ~, Elliott 埃利奥特氏疗法(治盆腔炎) / ~, emergency; first aid 急救法 / ~, empiric 经验疗法 / ~, endodontic 牙髓治疗 / ~, Erlangen 埃朗根疗法(多野集中照射深部癌) / ~, etappen 段落疗法 / ~, eventration 露脏 X 线治疗 / ~, expectant 期待疗法 / ~ extension factor 治疗增强因素 / ~ facility 治疗设备 / ~, fango 温泉泥疗法(治痛风性关节炎及风湿性关节炎) / ~, fasting; starvation ~ 禁食疗法 / ~, Felsen 费耳森氏疗法(治痢疾及溃疡性结肠炎) / ~, Ferrier's 费里尔氏疗法(结核病钙剂疗法) / ~, fever; pyretotherapy ①发热疗法,治疗性发热;②热病治疗法 / ~, Fichera's 菲舍腊氏疗法(治癌) / ~ field 照射野 / ~ field film 治疗野照片 / ~, Finikoff's 菲尼科夫氏疗法(治骨结核) / ~, Finsen 芬森氏疗法(治寻常狼疮) / ~, Finsen's light 芬森氏光疗法,弧光疗法(治寻常狼疮) / ~, Fischer's 费希尔氏疗法(治肾炎及子痫) / ~, Fliess 弗利斯氏疗法(治痛经及神经性胃痛) / ~, foam 泡沫治疗(用皂角或溶液发生泡沫治疗) / ~, forest; dasetherapy 森林[气候]疗法 / ~, Forlanini's 福拉尼尼氏疗法(肺结核人工气胸疗法) / ~, Fournier's 富尼埃氏疗法(治梅毒) / ~, Fowler-Murphy 福—墨二氏疗法(治腹膜炎) / ~, fractionated 分次疗法 / ~, Frankel's 弗伦克耳氏疗(应用毒毛旋花子甙治疗心力衰竭) / ~, Frenkel's 弗兰克耳氏疗法(共济失调矫正法) / ~, Freud's 弗洛伊德氏疗法(精神发泄法) / ~, general 一般疗法,全身疗法 / ~, Gennerich's 甘内里希氏疗法(治神经梅毒) / ~, Girard 纪腊德氏疗法(治晕船病) / ~, gland; gonadotherapy 性腺剂疗法,性激素疗法 / ~, Guelpa 圭耳帕氏疗法(治痛风及风湿病) / ~, Guinard's 吉纳尔氏疗法(碳化钙涂于溃疡型肿瘤) / ~, hard water 硬水处理 / ~, Hare's 黑尔氏疗法(治痢疾) / ~, Hartel 哈德耳氏疗法(注射酒精治疗三叉神经痛) / ~, Hassin's 哈辛氏疗法(硬膜外注射新阿斯凡纳明治疗脊髓痨) / ~, heat 热疗法 / ~, Heiser's 海泽氏疗法(治麻风) / ~, Heiser-Moro 海—莫二氏疗法(苹果食治婴儿腹泻) / ~, high-frequency; diathermy 高频电疗,透热法 / ~, Hogyes's 赫迪斯氏疗法(狂犬病毒疗法) / ~, home 家庭治疗 / ~, hot air 热空气疗法 / ~, Huchard's 埃夏氏疗法(治胃扩张) / ~, hygienic 卫生疗法 / ~, hypoglycemic shock; insulin-shock ~ 低血糖休克疗法,胰岛素休克疗法 / ~, Imre's 伊姆雷氏疗法(治色素性视网膜炎) / ~, injection 注射疗法 / ~, institutional 专所疗法 / ~, insulin-shock 胰岛素休克疗法 / ~, intensive 强力疗法 / ~, intermittent 间歇疗法 / ~, iron 铁剂疗法 / ~, Jacquet's biokinetic 惹凯氏手指活动法 / ~, Jarotzky's 雅若茨基氏疗法(胃溃疡饮食疗法) / ~, Karell 卡列耳氏疗法(用牛乳治心脏及肾病) / ~, Kaufmann's 考夫曼氏疗法(用强电流休克,治疗精神神经病) / ~, Keating-Hart's 基廷·哈特氏疗法,电灼疗法 / ~, Kenny 肯尼氏疗法(用湿热绒布敷裹小儿麻痹患者的背与四肢,等到痛止,施被动运动,而后教以自动运动) / ~, Killgren 基耳格伦疗法(医疗体育并做按摩) / ~, Kissmeyer 基斯梅尔氏疗法(治疥疮) / ~, Kittel's 基特耳氏疗法(用按摩法治疗痛风性关节炎) / ~, Klapp's creeping 克拉普氏爬行疗法(对脊椎侧凸者练习脊柱运动的方法) / ~, Knopf's 瑙夫氏疗法(常作膈式呼吸治肺结核) / ~, Koga 科加氏疗法(皮下灌注生理盐水治疗栓塞性脉管炎) / ~, Koranyi's 科兰伊氏疗法(治白血病) / ~, Kromayer's 克罗迈尔氏疗法(治梅毒) / ~, Lambert's 朗伯特氏疗法(戒鸦片瘾) / ~, Lambotte's 兰博特氏疗法,(骨折牵引疗法) / ~, Lancereaux's 郎瑟罗氏疗法(皮下注射甘油治疗血管瘤) / ~, Landerer's 兰德雷尔氏疗法(注射桂皮酸治疗结核病) / ~, La Porte 拉波特氏疗法(对慢性骨髓炎涂用含硝酸铝钾的燕麦糊剂) / ~, Larat's 拉腊氏疗法(电疗白喉性腭麻痹) / ~, Latham 累瑟姆氏治疗(唇腭裂术前治疗) / ~, Lawe's 累佛氏疗法(用病人自体静脉血注入炎性病灶周围治疗脓肿) / ~, Lenhartz 伦哈兹氏疗法(胃溃疡饮食疗法) / ~, Lerich's 累里希氏疗法(用奴佛卡因溶液浸润关节周围组织) / ~, Leube 洛伊贝氏疗法(治溃疡病) / ~, lignt; phototherapy 光线疗法 / ~, local 局部疗法 / ~, Maisler's 迈斯勒氏疗法(淋病气体扩张法) / ~, malarial; malariotherapy 疟热疗法 / ~, mass 集体治疗 / ~, massive drip intravenous 大量静脉滴注疗法 / ~, Matas' 马塔斯氏疗法(酒精注射颅底神经节治疗神经痛) / ~, maxillary sinus radical 上颌窦根治术 / ~, McPheeters'; venous heart / ~ 麦克菲特斯氏疗法(缚橡皮绷带治疗静脉曲张性溃疡) / ~, medical 内科疗法 / ~, medicinal; drug ~ 药物疗法 / ~, Meltzer 梅耳泽氏疗法(将硫酸镁液注入椎管,治破伤风) / ~, memory heat 记忆热处理 / ~, Minot-Murphy 迈—墨二氏[饮食]疗法(恶性贫血肝疗法) / ~, Mitchell; Weir Mitchell ~ 密契尔氏疗法,魏尔·密契尔氏疗法(安静、按摩、电疗,治神经衰弱等) / ~, mixed 混合疗法(治梅毒) / ~, moral; psychotherapy 精神疗法,心理疗法

/ ~ ，Muirhead's 谬尔赫德氏疗法(治阿狄森氏病) / ~ ，Murphy's 墨菲氏疗法(①注射氮使肺萎陷治疗肺结核 ②腹膜炎的一种疗法) / ~ ，Nageli's 内格利氏疗法(治鼻出血) / ~ ，Nauheim；Schott's ~ 瑙海姆水浴疗法，肖特氏疗法(应用瑙海姆地方的盐水温浴及系统性的医疗体育以治心脏病) / ~ ，Neuber's 诺伊贝尔氏疗法(用碘仿甘油治疗骨关节结核) / ~ ，Neuendorf 诺恩多夫[泥]疗法(治风湿性关节炎) / ~ ，Noesske's 内斯克氏疗法(治坏疽) / ~ ，non-operative 非手术疗法 / ~ ，nonspecific 非特异疗法 / ~ ，Noorden；oatmeal ~ 诺尔登氏疗法，燕麦食疗法(治糖尿病) / ~ ，Nordach 诺达赫疗法(肺结核的新鲜空气休息营养疗法) / ~ ，oatmeal 燕麦食疗法(治糖尿病) / ~ ，Ochsner 奥克斯纳氏疗法(促使腹膜粘连的阑尾炎姑息疗法) / ~ ，Oertel's 厄尔特耳氏疗法(运动节食疗法) / ~ ，oestrin 雌激素疗法 / open method ~ of burn 烧伤创面开放(暴露)疗法 / ~ ，operative 手术疗法 / ~ ，Oppenheimer's 奥本海默氏疗法(治酒癖及药物瘾) / ~ ，organ；organotherapy 脏器疗法，器官疗法，内脏制剂疗法 / ~ ，Orr 奥尔氏疗法(治哆开骨折，骨髓炎) / ~ ，orthodontic；dental orthopedic ~ 正牙疗法 / ~ ，orthopedic 矫形疗法 / ~ ，palliative 姑息疗法 / ~ parameter 治疗参数 / ~ ，Paul's 保罗氏疗法(治慢性风湿病) / ~ ，Pepper 佩珀氏疗法(治腹膜炎) / ~ ，perennial 持续疗法 / ~ period 治疗期 / ~ ，periodontal 牙周疗法 / ~ ，Petren's 佩特伦氏疗法(治糖尿病) / ~ ，Pilcz's 皮耳茨氏疗法(用丹毒毒素接种治疗麻痹性痴呆) / ~ plan (简作 Tr Pl) 治疗计划 / ~ ，Plancha 普兰卡氏疗法(治麻风) / ~ plane [放射]治疗平面 / ~ planning programme 治疗计划程序 / ~ planning system 治疗计划系统 / ~ ，Playfair's 普累费尔氏疗法(休息与营养疗法) / ~ policy 治疗方针 / ~ ，Politzer's 波利泽尔氏疗法(治中耳病) / ~ position 治疗位置 / ~ ，postoperative 手术后疗法 / ~ ，postural 姿势疗法 / ~ ，Potter 波特氏疗法(治小肠瘘) / ~ ，preliminary 准备疗法 / ~ ，preseasonal 季节前疗法 / ~ ，preventive，prophylactic ~ 预防法 / ~ ，primary 初步处理 / ~ ，Proetz 普雷茨氏疗法，阴压置换法(治鼻旁窦感染) / ~ ，potective 保卫疗法 / ~ ，protracted 迁延疗法 / ~ ，pyrexial 发热疗法 / ~ ，radical 根治法 / ~ rating assessment matrix (简作 TRAM) 治疗等级评定真值表 / ~ ，rational 合理疗法 / ~ record 治疗记录 / ~ ，refrigeration 寒冷疗法 / ~ region 治疗区域 / ~ reponse assessment method (简作 TRAM) 疗效评定法 / ~ ，rest 休息疗法 / ~ ，restorative heat 回复热处理 / ~ ，Retan's 雷坦氏疗法(治肠套叠) / ~ ，Ricord's 里科尔氏疗法(治梅毒) / ~ ，Roeder's 娄迪尔氏疗法(从扁桃体吸去其脓液和碎屑) / ~ ，Rollier 罗利尔茂疗法(日光治疗外科结核) / ~ room 治疗室，处理室 / ~ ，root canal 根管疗法 / ~ ，routine 常规疗法 / ~ ，salicyl 水杨酸盐疗法(治风湿病) / ~ ，Salisbury 沙利斯伯里氏疗法(碎肉饮食治肥胖病及胃病) / ~ ，sand 沙浴疗法 / ~ sector 治疗部分 / ~ ，Schede's 谢德氏疗法(治骨坏死) / ~ ，Schlosser's 施勒塞氏疗法(80%酒精注射面神经孔，治面神经痛) / ~ ，Scholer's 舍勒尔氏疗法(治视网膜脱离) / ~ ，Schott's；Nauheim ~ 肖特氏疗法，瑙海姆水浴疗法(应用瑙海姆地方的盐水温浴及系统性的医疗体育以治心脏病) / ~ ，sea-water 海水疗法 / ~ ，Semple's 森普耳氏疗法(注射石炭酸灭活狂犬病毒疫苗治疗狂犬病) / ~ ，sewage 污水处理法 / ~ ，shock 休克疗法 / ~ ，Sicard 西卡尔氏疗法(两侧脊髓前侧柱切断术) / ~ simulator [放射]治疗模拟机 / ~ ，Sippy 西皮氏疗法(中和胃酸治胃溃疡) / ~ ，slush [二氧化碳]雪泥疗法(治痤疮) / ~ ，solar；heliotherapy 日光疗法；日光浴 / ~ ，specific 特异疗法，特效[药]疗法 / ~ ，standard 标准疗法 / ~ ，starvation；fasting ~ ；Allen ~ 禁食疗法，艾伦氏疗法(治糖尿病) / ~ ，Stoker's 斯托克氏疗法(治支气管扩张) / ~ ，string method；Abbe's string method 线扩张疗法(治食管狭窄) / ~ ，Stroganoff's 斯特罗加诺夫氏疗法(用吗啡、氯仿、氯醛等治子痫) / ~ ，suction 吸引疗法 / ~ ，supporting 支持疗法，培元疗法 / ~ ，surgical 外科疗法 / ~ ，symptomatic；expectant ~ 症状疗法，期待疗法 / ~ ，systematic 系统疗法 / ~ table 治疗床 / ~ ，Tallerman 塔勒曼氏疗法(干热空气疗法) / ~ ，teleradium 远距[施]镭疗法 / ~ ，terrain 运动节食疗法(应用有系统的运动、爬山，调节饮食，以治心脏衰弱及神经机能症等) / ~ ，three-day 三日疗法(治烧伤) / ~ ，three-dye 三染料疗法(治烧伤) / ~ ，thymus 胸腺制剂疗法(治进行性肌萎缩) / ~ ，thyroid 甲状腺制剂疗法 / ~ time 治疗时间 / ~ ，tonic ①补剂疗法 ②长期汞疗法 / ~ of tooth，desensitizing 牙脱敏治疗 / ~ ，Trueta 图埃塔氏疗法(骨折处理) / ~ ，Tschmarke's 奇马克氏疗法(治烧伤) / ~ ，Tuffnell's 塔弗内耳氏疗法(治动脉瘤) / ~ unit 治疗机，治疗装置 / ~ ，under-water 水下疗法(治脊髓灰质炎) / ~ ，Valsalva's 瓦耳萨耳瓦氏疗法(治动脉瘤) / ~ ，Veit's 维特氏疗法(吗啡治疗产后子痫) / ~ ，venous heart；McPheeter's ~ 麦克菲特斯氏疗法(缚橡皮绷带治疗静脉曲张性溃疡) / ~ ，vibration 振动疗法 / ~ ，Vidal 维达耳氏疗法(狼疮划皮疗法) / ~ ，vital pulp conservative 活髓保存疗法 / ~ volume [放射]治疗区 / ~ ，Wagner-Jauregg 华格纳·约雷格氏疗法(麻痹性痴呆的疟疾接种疗法) / ~ ，water 水的处理 / ~ ，Weir Mitchell 魏尔·密契尔氏疗法，密契尔氏疗法(安静、按摩，电疗，治神经衰弱等) / ~ ，Woodbridge 伍德布里季氏疗法(治伤寒) / ~ ，Yeo's 伊奥氏疗法(治肥胖病) / ~ zone [放射]治疗带 / ~ ，Zund-Burguet 宗—布二氏疗法(电声疗聋法)

treaty *n*. 条约，协定，谈判

trebenzomine hydrochloride 盐酸曲苯佐明，盐酸三甲色满胺(抗抑郁药)

trecardrine *n*. 曲卡君(抗溃疡药)

treble *a*. 三倍(的)，三重(的) *vt*.，*vi*. (使)增为三倍 ‖ ~ bubble appearance 三气泡表现[肠梗阻的 X 线征象]

trebly *ad*. 三倍(地)，三重(地)

tree *n*. 树 ‖ ~ ，apindle；Euonymus atropurpureus 美[紫]卫矛 / ~ ，bronchial 支气管树 / ~ clubmoss [植药]玉柏石松子 / ~ falsespiraea [植药]高丛珍珠梅 / ~ ，family 家族世系图，家谱，系统树 / ~ peony bark [植药]牡丹皮 / ~ shrew herpesvirus；Tupaiid herpesvirus 1 树鼩鼱疱疹病毒 / ~ shrew retrovirus 树鼩鼱逆转病毒 / ~ sparrow [动药]麻雀 / ~ ，tracheobronchial 气管支气管树 / ~ ，varnish；Japanese varnish ~ ；Rhus verniciflua Stroks 漆树 / ~ ，varnish，Chinese 油桐树

Treebine Stem [植药]四方藤

Trefentanil *n*. 曲芬太尼(镇痛药)

Treffer theory 靶学说

trefoil *n*. 三叶草，三叶豆

trehala *n*. 茧蜜

trehalase *n*. 茧蜜糖酶，海藻糖酶

α，α-trehalase *n*. α，α－海藻糖酶

Trehalosamine *n*. 海藻糖胺(抗结核药)

trehalose；mycose *n*. 茧蜜糖，海藻糖

trehalose-6，6'-dimycolate；cord factor 茧蜜糖二霉菌酸脂，索状因子

trehaloside *n*. 茧蜜糖甙，海藻糖甙

Treitz's arch [Wenzel 奥医师 1819—1872] 特赖茨氏弓(由左结肠上动脉和肠系膜静脉形成的血管弓) ‖ ~ fossa；recessus duodenojejunalis 特赖茨氏窝，十二指肠空肠隐窝 / ~ hernia 特赖茨氏疝(十二指肠空肠窝疝) / ~ ligament；~ muscle；musculus suspensorius duodeni 特赖茨氏韧带，十二指肠提肌 / ~ muscle；musculus suspensorius duodeni 特赖茨氏肌，十二指肠提肌

Trelat's sign [Ulysse 法外科医师 1828—1890] 特雷拉氏征(口部结核性溃疡的黄点) ‖ ~ speculum；bivalve rectal speculum 特雷拉氏窥器，双瓣直肠窥器 / ~ stools 特雷拉氏粪便(黏液样粪便混有血液)

Trelnarizine *n*. 曲桂利嗪(血管扩张药)

Treloxinate *n*. 曲洛酯，氯苯双恶酯(降胆固醇药)

-trema [希 trema a hole，orifice 孔] [构词成分] 孔

trema [希 trema a hole] *n*. 孔，口

Trema cannabina Lour. [拉；植药] 光叶山黄麻

Tremada *n*. 吸虫纲

Trema dielsiana Hand. -Mazz. [拉；植药] 山油麻

trema guineensis green mottle virus (Deighton et Tinsley) 夏白绿斑点病毒

Tremandraceae *n*. 假石南科

Trema orientalis (L.) Bl. [拉，植药] 山黄麻

Tremaryhnchus *n*. 孔实[吸虫]属

Trematoda [希 trematodes pierced] *n*. 吸虫纲

trematode；fluke *n*. 吸虫 ‖ ~ ，digenetic 复殖吸虫 / ~ ，monogentic 单殖吸虫

trematodiasis；fluke disease *n*. 吸虫病

Trematodiscinae Haeckel 洞盘虫亚科

Trimblant du mouton (Rida) (Iceland) virus；Sheep scrapie virus (Gordon) 绵羊骚痒病毒

tremelloid；tremellose *n*. 凝胶样的，胶冻样的

Tremellaceae *n*. 银耳科 (一种菌类)

tremetone；tremetol *n*. 佩兰毒素，白蛇根毒素

tremble *vi*. 震颤，发抖，哆嗦 *n*. 震颤，发抖；[复] 震颤病(牛羊)；乳毒病(人)

trembling *n*. 震动，震颤，发抖 *a*. 发抖的

Tremella *n*. [拉，植药] 银耳 ‖ ~ fuciformis Berkeley [拉，植药] 银耳

Tremellineae *n*. 颤菌科

Tremelloid；tremellose *a*. 凝胶样的，胶冻样的

Tremendous *a*. 可怕的，极大的，非常的

Tremendously *ad*. 可怕地,极大地
tremendousness *n*. 可怕,极大,非常
tremens[拉]*n*. ①震颤,震动 ②震颤性谵妄
tremetol *n*. 佩兰毒素,白蛇根毒素
Tremin *n*. 盐酸苯海索(trihexyphenidyl hydrochloride)制剂的商品名
Tremoctopodidae *n*. 水孔蛸科(犁属于八腕目 Octopoda)
Tremoctopus violaceus guacilis(**Eydoux et Souleyet**)印太水孔蛸(隶属于水孔蛸科 Tremoctopodidae)
tremogram *n*. 震颤描记图
tremograph *n*. 震颤描记器
tremolabile *a*. 不耐震的(指酵素易为震动而被抑制活力)
tremolo *n*. ①颤音 ②震动按摩器
tremophobia *n*. 震颤恐怖
TREO tandem Romberg eyes open 隆伯格氏病的串联性眼开合
tremor[拉 from, tremere to shake] *n*. 震颤,发抖 ‖ ~, action; kinetic ~ 动作性震颤 / ~ arsenic 砷毒性震颤 / ~ arsrnicum; arsenic ~ 砷中毒震颤 / ~ artuum 震颤麻痹 / ~ capitis 头震颤 / ~ cineticus; kinetic ~; motofacient ~ 动时震颤,动作性震颤 / ~ coactus; forced ~ 强迫性震颤 / ~ coarse 粗大震颤 / ~ cotinuitalis 连续震颤 / ~, convulsive 惊厥性震颤 / ~, cordis; palpitation 心震颤,心悸,心跳 / ~, darkness 暗光眼球震颤 / ~, epileptoid 癫痫样震颤 / ~, essential 特发性震颤 / ~, familial hereditary 家族遗传性震颤 / ~, fascicular; fibrillary ~ 纤维性震颤 / ~, fibrillary 纤维性震颤 / ~, fine 频细震颤 / ~, flapping 扑翼样震颤 / ~, forced 强迫性震颤 / ~ frequens; fine ~ 频细震颤 / ~, functional 功能性震颤 / ~, heredofamilial 家族遗传性震颤 / ~, Hunt's 亨特氏震颤,纹状体小脑性震颤 / ~, hysterical 癔病性震颤 / ~, intention 意向震颤 / ~, intermittent 间歇震颤 / ~, kinetic 动时震颤,动作性震颤 / ~, lenticulostriate 豆状核纹状体震颤 / ~ linguae; lingua ~ 舌震颤 / ~ mercurialis; mercurial ~ 汞毒性震颤 / ~, metallic 金属[中]毒性震颤 / ~, Minor's; essential ~ 米诺尔氏震颤,特发性震颤 / ~, motofacient 动时震颤,动作性震颤 / ~, muscular 肌震颤 / ~ opiophagorum 鸦片毒性震颤 / ~, passive 被动性震颤 / ~, persistent 持久性震颤 / ~, physiologic 生理性震颤 / ~, pill rolling 捏丸样震颤 / ~, positional 位置性震颤 / ~, postural 体位性震颤 / ~ potatorum; delirium tremens 酒毒性震颤,震颤性谵妄 / ~, purring 猫喘样震颤 / ~, Rendu's 朗杜氏震颤(癔病性的意向性震颤) / ~, saturnine 铅毒性震颤 / ~, senile 老年性震颤 / ~, static 静时震颤,静止性震颤 / ~, striocerebellar 纹状体小脑性震颤 / ~ tardus; coarse ~ 慢震颤,粗大震颤 / ~ tendinum; subsultus tendinum 腱震颤,腱跳动 / ~, toxic 中毒性震颤 / ~, vibratile 振动性震颤 / ~, volitional 意向性震颤
tremors; zinc poisoning *n*. 锌毒性震颤
tremorgram *n*. 震颤描记图
tremorine *n*. 震颤素,二吡咯烷丁炔
tremostable[tremere + 拉 stabilis stable] *a*. 耐震的
tremulation[拉 tremulus shaking] *n*. 震颤
tremulor *n*. 震颤机,振动治疗器
tremulous[拉 tremulus] *a*. 震颤的,发抖的,胆小的
Trenbolone *n*. 群勃龙(雄激素,同化激素类药)
trench *v*. ①挖壕,掘壕掩埋 ②接近 ③侵犯 *n*. 沟,地沟 ‖ ~ fever 战壕热 / ~, foot 战壕足 / ~, mouth 战壕口炎
trenchant *a*. 锐利的,尖锐的,鲜明的
trenching *n*. 掘壕掩埋法(粪便处理)
trend *vi*. 趋向,倾向 *n*. 倾向,趋势,方向 ‖ ~, benign 良性趋向 / ~, malignant; pernicious ~ 恶性趋向 / ~ of mortality 死亡率趋势 / ~, psychiatric 精神病学趋向 / set the ~ 创立新式样 / ~ toward(s)... 趋向于,倾向于
trendly *ad*. 倾向地,趋势地,方向地
trendy *a*. 时髦的
Trendelenburg's cannula[Friedrich 德外科医师 1844—1925]特伦德伦伯格氏插管(附袋气管插管) ‖ ~ operation 特伦德伦伯格氏手术(①骶髂联合切开术 ②曲张静脉切除术) / ~ position 特伦德伦伯格氏卧位(垂头仰卧位) / ~ sign; ~ test 特伦德伦伯格氏征,特伦德伦伯格氏试验 / ~ symptom 特伦德伦伯格氏症状(臀肌麻痹引起的摇摆步态) / ~ test 特伦德伦伯格氏试验(①检静脉瓣疾病 ②检脊髓灰质炎、股骨颈骨折、髋内翻和先天脱位等)
trendscriber *a*. 心电动向描记器
trendscription *n*. 心电动向描记术
Trengestone *n*. 群孕酮(孕激素类药)
Trenimon(简作 Tr) *n*. 三亚胺醌,三乙撑亚胺苯醌(抗肿瘤药)
Trenzine *n*. 曲尼嗪(抗组胺药)
Trenner's automatic pipet 特伦内尔氏自动吸管
Trentepholiaceae *n*. 橘色藻科(一种藻类)
TREO tandem Romberg eyes open 隆伯格氏病的串联性眼开合
Treosulfan *n*. 曲奥舒凡(抗肿瘤药)
Trep. Treponema 密螺旋体属
trepan[希 trypanon auger] *n*. 环钻,环锯 *vi*. 用环钻在……上施行手术
trepanation[拉 trepanatio]; **trephination** *n*. 环钻术,环锯术 ‖ ~, corineal 角膜环钻术 / ~, cranial 颅骨环锯术 / ~, decompressive; decompressive trephination 减压环钻术
trepanner *n*. 环钻者
Trep. Dis. Bull. Tropical Disease Bulletin《热带病通报》(杂志名)
trephination *n*. 环钻术,环锯术
trephine[拉 trephina] *n*. 环钻,环锯 ‖ ~ biopsy 环钻活检 / ~, bullet 球头环钻 / ~, conical 锥形环钻 / ~, corneal 角膜环钻 / ~, cranial 颅骨环锯 / ~, nasal 鼻环锯 / ~, tympanic 鼓室环锯
trephinement *n*. 环钻(术),环锯(术)
trephiner *n*. 环钻者
trephining; trepanning *n*. 环钻,环锯
trephocyte[希 trephein to feed + -cyte] *n*. 滋养细胞
trephone[希 trephein to feed] *n*. [细胞]营养质
Trepibutone *n*. 曲匹布通(解痉药,利胆药)
trepidant[拉 trepidans trembling] *a*. 震颤性的
trepidatio[拉]; **trepidation** *n*. ①震颤,抖颤 ②悸惧 ‖ ~ cordis 心悸
trepidation[拉 trepidatio] *n*. ①震颤,抖颤 ②悸惧 ‖ ~ sign 震颤征,膝阵挛
Trepipam *n*. 曲匹泮(安定药)
trepo-[构词成分]旋转,转动
Trepomonas Dojardin 锥滴虫属
Trepomonas agilis Dujardin 活泼锥滴虫
Trepomonas rotans Klebs 轮状锥滴虫
Treponema[希 trepein to turn + nema thread]; **treponeme**(简作 Trep) *n*. 密螺旋体属(已知有 100 多个,对人致病的有 3 个,梅毒螺旋体、雅司螺旋体、平它热螺旋体。传播方式为接触传染,主要为性接触,其次为母体胎盘) ‖ ~ aboriginalis 土人密螺旋体 / ~ acuminatum 尖头密螺旋体 / ~ ambigumn 暧昧密螺旋体 / ~ americanus 美洲密螺旋体 / ~ anatum 鸭密螺旋体 / ~ anserinum 鹅密螺旋体 / ~ argentinensis 阿根廷密螺旋体 / ~ balanitidis 龟头炎密螺旋体 / ~ berberum 见 Borrelia berberum / ~ bovidae 牛密螺旋体 / ~ bronchiale 支气管密螺旋体 / ~ bryantii 布氏密螺旋体 / ~ buccale 口颊密螺旋体 / ~ buccopharyngei 喉颊密螺旋体/ ~ bufonis 蟾蜍密螺旋体 / ~ cabaye 天竹鼠密螺旋体 / ~ caligyrum 阴部密螺旋体,湿疣密螺旋体 / ~ calligyrum 美螺密螺旋体(湿疣密螺旋体) / ~ camelidae 骆驼密螺旋体 / ~ canidae 犬密螺旋体 / ~ carateum 斑点病密螺旋体 / ~ carpanoi 马鹅口疮密螺旋体 / ~ comandoni 科氏密螺旋体 / ~ cotti 杜父鱼密螺旋体 / ~ ctenocephali 猫蚤密螺旋体 / ~ culicis 蚊密螺旋体 / ~ cuniculi; Spirochaeta cuniculi 家兔密螺旋体,家兔螺旋体 / ~ denticola 齿垢密螺旋体 / ~ dentium 齿密螺旋体 / ~ dentium-stenogyratum 狭齿密螺旋体 / ~ drosophilae 果蝇密螺旋体 / ~ duttoni 达氏密螺旋体(德托氏密螺旋体) / ~ egypticum 埃及密螺旋体 / ~ elusm 逃避密螺旋体 / ~ equi 马血密螺旋体 / ~ eurygyratum 广扭密螺旋体 / ~ exanthematotyphi 斑疹伤寒密螺旋体 / ~ fallax 见 Spirochaeta fallax / ~ felidae 猫密螺旋体 / ~ forans 关节炎密螺旋体 / ~ gadi 鳕密螺旋体 / ~ gallicolum 鹅盲端密螺旋体 / ~ gallicum 高卢密螺旋体 / ~ gangreanae 坏疽密螺旋体 / ~ genitalis 生殖器密螺旋体 / ~ gracile 纤细密螺旋体 / ~ grassi 葛氏密螺旋体 / ~ hachaizae 霍乱尸体密螺旋体 / ~ hartmanni 哈氏密螺旋体(哈特曼氏密螺旋体,哈氏脊密螺旋体) / ~ herrejoni; ~ carateum 赫雷云氏密螺旋体,品他病密螺旋体 / ~ hilli 鞭毛虫密螺旋体 / ~ hippopotami 河马密螺旋体 / ~ gyodysenteriae 见 Serpula hyodysenteriae / ~ hyos 豕密螺旋体 / ~ icterohaemorrhagiae 出血黄疸密螺旋体 / ~ inequale 凹凸密螺旋体 / ~ innocens 见 Serpula innocens / ~ intermedium 中间密螺旋体 / ~ interrogans 问号密螺旋体 / ~ intestinale 小肠密螺旋体 / ~ japonicum 日本密螺旋体 / ~ kochi 郭氏密螺旋体(郭霍氏密螺旋体) / ~ lari 红嘴鸥密螺旋体 / ~ laverani 拉氏密螺旋体 / ~ legeri 龟密螺旋体 / ~ levaditii 勒氏密螺旋体 / ~ lineola 线密螺旋体 / ~ lymphaticum 淋巴密螺旋体 / ~ macrodentium 大牙密螺旋体 / ~ marchouxi 马氏密螺旋体 / ~ medium 媒介密螺旋体 / ~ merly 细小密螺旋体 / ~ microdentium; Spirochaeta dentium 小牙密螺旋体,牙螺旋体 / ~ microgyratum 小弯密螺旋体 / ~ minatum 微细密螺旋体 / ~ minei 米氏密螺旋体 / ~ minimum 微小密螺旋体 / ~ minor 极小密螺旋体 / ~ minutum

小小蛛密螺旋体 / ~ mite 小蛛密螺旋体 / ~ morsus-muris 鼠咬热密螺旋体 / ~ mucosum 黏膜密螺旋体 / ~ neveuxi 那氏密螺旋体 / ~ nicollei 尼氏密螺旋体 / ~ nodosum 结节密螺旋体 / ~ noguchii 野口氏密螺旋体 / ~ obtusum 钝密螺旋体 / ~ orale 口腔密螺旋体 / ~ oralis 口腔密螺旋体 / ~ orthodontum 直齿密螺旋体 / ~ ovinum 羊密螺旋体 / ~ ovis 卵密螺旋体 / ~ pallidulum 苍白密螺旋体(也称梅毒螺旋体,是梅毒的病原体。其致病性表现为依靠内毒素致炎,抗原致敏,螺旋体本身对宿主细胞的侵害。临床表现复杂,分为三期,其免疫性为不完全免疫) / ~ pallidum agglutination (简作 TPA) 梅毒螺旋体凝集反应/ ~ pallidum complement fixation test (简作 TPC test) 梅毒螺旋体补体结合试验 / ~ pallidum fluorescent antibody test (简作 TPCF test) 梅毒螺旋体荧光抗体试验/ ~ pallodum hemagglutination (简作 TPHA) 梅毒螺旋体血凝试验/ ~ pallidum immobilization test (简作 TPI) 梅毒螺旋体制动试验 / ~ pallidum immune adherence test (简作 TPIA) 梅毒螺旋体免疫粘附试验 / ~ pallidum metnylene blue test (简作 TRMB) 梅毒螺旋体甲基蓝试验 / ~ pallidum; Spirochaeta pallida 苍白密螺旋体,梅毒螺旋体 / ~ pallidum subsp. endemicum 苍白密螺旋体皮下亚种 / ~ pallidum subsp. pallidum 苍白密螺旋体苍白亚种 / ~ pallidum subsp. pertenue 苍白密螺旋体细长亚种 / ~ paraluiscuniculi 兔梅毒密螺旋体(骨髓痨兔密螺旋体) / ~ parvum 小密螺旋体 / ~ pavonis 鲥密螺旋体 / ~ pectinovorum 食果胶密螺旋体 / ~ penortha 类直密螺旋体 /~ perexile 细密螺旋体 / ~ persicum 波斯密螺旋体 / ~ pertenue; Spirochaeta pertenuis; yaws Spirochaete 细弱密螺旋体,雅司螺旋体 / ~ phagedenae 蚀疮溃疡密螺旋体 / ~ phagedenis 溃蚀密螺旋体 / ~ pictor 图画密螺旋体 / ~ pintae 平地密螺旋体 / ~ podovis 羊病密螺旋体 / ~ polyspirum 多旋密螺旋体 / ~ pseudopallidum 假苍白密螺旋体 / ~ pyogenes 炎性密螺旋体 / ~ querquedulae 凫密螺旋体 / ~ rectum 直肠密螺旋体 / ~ recurrentis; Borrelia recurrentis 回归热密螺旋体,回归热包柔氏螺旋体 / ~ refringes 屈曲密螺旋体 / ~ reptilia 爬虫类密螺旋体 / ~ rhinoceri 犀密螺旋体 / ~ rhinopharyngeum 鼻咽密螺旋体 / ~ rigida 见 Spirochaeta rigida / ~ saccharophilum 嗜糖密螺旋体 / ~ scaliodontum 曲齿密螺旋体 / ~ schaudinni 肖氏密螺旋体 / ~ scoliodontum 畸形齿密螺旋体 / ~ selachii 软骨类密螺旋体 / ~ skoliodontum 弯齿密螺旋体 / ~ socranskii 索氏密螺旋体 / ~ socramskii subsp. buccale 索氏密螺旋体口腔亚种 / ~ socramskii subsp. socranskii 索氏密螺旋体索氏亚种 / ~ spermiformis 精虫形密螺旋体 / ~ squatarolae 斑鸻密螺旋体 / ~ stenogyratum 窄旋密螺旋体 / ~ stylopygae 蜚蠊密螺旋体 / ~ succinifaciens 产琥珀酸密螺旋体 / ~ suidae 猪密螺旋体 / ~ surati 下肢密螺旋体 / ~ tenue 细密螺旋体 / ~ termitis 白蚁密螺旋体 / ~ tricalle 三路密螺旋体 / ~ triglae 鲂一密螺旋体 / ~ trimerodontum 三齿密螺旋体 / ~ tropiduri 蜥蜴密螺旋体 / ~ undulatum 波形密螺旋体 / ~ ungulata 蹄形密螺旋体 / ~ urethrae 尿道密螺旋体 / ~ urethrale 尿道炎密螺旋体 / ~ ursidae 雄密螺旋体 / ~ vaccinae 疫齿密螺旋体 / ~ vaginalis 阴道密螺旋体 / ~ venezuelense 委内瑞拉密螺旋体 / ~ vesperuginis 蝙蝠密螺旋体 / ~ vincentii 文氏密螺旋体(文特森氏密螺旋体) / ~ vivax 见 Spirochaeta vivax / ~ zuelzerae 朱氏密螺旋体

treponemal, treponematous *a*. 密螺旋体的 ‖ ~ immobilization test, (简作 TPL) 密螺旋体制动试验

Treponemataceae *n*. 密螺旋体科

treponematosis *n*. 密螺旋体病

treponemiasis *n*. 密螺旋体病,梅毒

treponemicidal *a*. 杀密螺旋体的

trepopnea [希 trepein to turn + pnoia breath] *n*. 转卧呼吸(取螺旋体位时最舒适的呼吸状态)

treponin *n*. 肌钙蛋白

treppe [德 staircase]; **staircase phenomenon** *n*. 阶梯现象

Trequinsin *n*. 曲喹新 (抗高血压药)

T-RES time residual 剩余时间

Tresilian's sign [Frederick James 英医师 1862—1926] 特雷西里安氏征(流行性腺炎时腮管口发红)

tresis [希 tresis] *n*. 穿破,穿孔 ‖ ~ vulnis; wound 创口,伤口

trespass *v*. 侵入,侵占,侵害 *n*. 侵入,侵占,侵害

Tresperimus *n*. 曲培莫司 (免疫抑制药)

trestle *n*. 支架,栈桥

trestle; scaffold bridge *n*. 栈桥

Trest *n*. 盐酸美噻吨(methixene hydrochloride)制剂的商品名

Trestolone *n*. 曲托龙 (雄激素类药)

Trestolone acetate 醋酸曲托龙,醋酸 7 - 甲诺酮(抗肿瘤药,雄性类固醇)

Tresus nuttallii (**Conard**) 太平洋蛤蜊(隶属于蛤蜊科 Mactridae)

Tretamine; triethylene melamine (简作 TEM) *n*. 三乙烯蜜胺癌宁,替姆(抗肿瘤药),曲他胺 (抗肿瘤药)

Trethinium Tosilate 托西曲喹铵 (抗高血压药)

Trethocanic Acid 曲索卡酸 (降血脂药)

Tretinoin *n*. 维 A 酸,全反维生素 A 酸(角质溶解药)(皮肤科用药)

Tretinoin Tocoferil *n*. 托可维 A 酸 (皮肤科用药)

Tretomophalus Moebius 脐管虫属

Tretomophalus concinnus Brady 精致脐管虫

Tretomophalus grandis Cushman 大脐管虫

Tretomophalus milletti Heron-Allen and Earland 拱顶脐管虫

Tretomophalus planus Cushman 扁平脐管虫

Tretoquinol (**inolin, trimethoquinol hydrochloride**) *n*. 喘速宁,夜罗宁,盐酸三甲醌醇,曲托喹酚 (平喘药)

Treves's fold [Frederick 英外科医师 1853—1923] 特里维斯氏褶 (回肠襞) ‖ ~ operation 特里维斯氏手术(脊椎结核病灶清除术)

Trevor's fold (Frederick Treves)回盲襞 ‖ ~ operation 特里维斯手术(波特 Pott)病的手术,经腰部将脓肿切开,洗涤及刮出脓囊,并将死骨刮除

Trevor's disease (David trevor)特雷弗病,半肢畸形骨骺发育不良

Trexan *n*. 盐酸纳曲酮(naltrexone hydrochloride)制剂的商品名

-trexate [构词成分] - 曲沙 (1998 年 CADN 的规定使用此名称,主要系指抗肿瘤药叶酸拮抗剂[folic acid antagonist]一类的药名,如三甲曲沙[Trimetrexate]、酮曲沙[Ketotrexate]等)

TRF thyroid stimulating hormone relsasing factor 甲状腺刺激激素释放因子/thyrotropin-releasing factor 促甲状腺激素释放因子/T cell replacing factor T 细胞置换因子/tuned radio frequency 调谐频率

TRF-III T-cell replacing factor III T - 细胞替代因子-III

TR factor transfer RNA releasing factor TR 因子(转移 RNA 释放因子)

TRF time-resolved fluoimmunoassay 时间分辨荧光免疫分析

T-RFC total rosette-forming cells 总花环形成细胞

Trfg transferring ①转移 ②传递

TRF-MΦ T-cell replacing factor MΦ T - 细胞替代因子 MΦ

trfr transfer ①转移 ②传递

TRFR tubular rejection fraction ratio 肾小管排斥分数比率

Trg training 训练,教练

TRG technical research group 技术研究组/triglyceride 甘油三酯

TRH thyrotropin-releasing hormone 促甲状腺激素释放激素(同 TRF)

tri triode 三级管

tri- [希 treis; 拉 tres three 三] [构词成分] 三,三次,三倍

Tri trichloro ethylene 三氯乙烯

TRI technical report instruction 技术报告说明书/trtrazolium reduction inhibition 四唑还原抑制作用/total red iron 总红细胞铁/total response index 全反应指数(心脏)/toxic chemical release inventory 有毒化学品释放报表联机数据库/trimipramine 三甲丙咪嗪(抗忧郁药)

tri (2-ethylhexyl) phosphate 磷酸三(- 2 - 乙基己基)酯

tri (hydroxymethyl) nitromethane 三(羟甲基)硝基甲烷

T_3RIA total T_3 by radiommunoassay 放射免疫测定(测得的)总三碘甲状腺氨酸

triable *a*. 可试(验)的

tri-abrodil 醋碘苯酸钠[照影剂]

Tria C cellulose triacetate 三醋酸纤维素

TRIAC; triac triiodo-tryroacetic acid 三碘甲状腺乙酸

Triacanthidae *n*. 三刺鲀科(隶属于鲀形目 Tetraodontiformes)

Triacanthinella *n*. 三棘[吸虫]属

Triacanthodes anomalus (**Temminck et Schlegel**) (隶属于拟三刺鲀科 Triacanthodidae)

Triacanthodidae *n*. 拟三刺鲀科(隶属于鲀形目 Tetraodontiformes)

Triacanthus biaculeatus (**Bloch**) 三刺鲀(隶属于三刺鲀科 Triacanthidae)

triacephentin *n*. 三醋酚汀

triacetate *n*. 三乙酸盐,三醋酸盐 ‖ ~, cellulose (简作 Tria C) 三醋酸纤维素

triacetin; glyceryl triacetate *n*. 三乙酸甘油酯

Triacetin *n*. 三醋汀,醋酸甘油 (抗真菌药)

triacetyldiphenolisatin *n*. 三醋酚汀(泻剂)

triacetyloleandomycin; cyclamycin (简作 TOM) *n*. 三乙酰夹竹桃霉素

Triacetyloleandomycin *n*. 醋竹桃霉素 (抗生素类药)

triacetylpyrogallol; lenigallol *n*. 三乙酰没食子酚,三乙酰焦棓酚

triacid *a*. 三(酸)价的 *n*. 三元酸

triaconta- [构词成分] 30,三十

Triaconazole ***n***. 曲康唑（抗真菌药）
Triactinomyxon ***n***. 三角孢子虫属
Triactinomyxon Stolc ***n***. 三角孢子虫属
Triactinomyxon magnum Granata 大三角孢子虫属
triacylglycerol ***n***. 三酰(基)甘油
triacylglycerol lipase 三酰甘油酯酶(亦称酯酶)
triad ［拉 trias；希 trias group of three］ ***n***. ①三征，三联，三联症 ②三价元素 ③三重轴 ‖ ~，Basedow's；Merseburg ~ 巴塞多氏三征 梅尔泽堡三征(突眼性甲状腺肿的特征) / ~，Beck's 贝克氏三征（心脏受压时的三征：静脉压升、动脉压下降、心脏缩小）/ ~，Bezold's 贝佐耳德氏三征（耳硬化）/ ~，Charcot's 夏科氏三征（眼球震颤、意向震颤、断音言语）/ ~，Dieulafoy's 迪厄拉富瓦氏三征(阑尾炎时，麦克伯尼氏点的反射性肌收缩、感觉过敏、压痛）/ ~，Falta's 法耳塔氏三征(糖尿病的发生与胰腺、肝脏、甲状腺三个脏器有关）/ ~，Grancher's 格朗歇氏三征(早期肺结核) triads，hepatic 肝三联 / ~ of Herz；phrenocardia 赫茨氏三征，心血管神经衰弱 / ~，Hutchinson's 郝秦生氏三征(弥漫间质性角膜炎、耳迷路病、郝秦生氏牙，为先天梅毒特征）/ ~，Kartagener's 卡塔格内氏三征（支气管扩张、鼻窦炎、内脏易位）/ ~，luciani's 路恰尼氏三征(小脑疾病的运动障碍、平衡感觉障碍、无力症）/ ~，Merseburg；Merseburger ~ 梅尔泽堡三征(突眼性甲状腺肿的特征）/ ~，Osler's 奥斯勒氏三征(毛细血管扩张、毛细血管脆性增加、遗传性心血性素质）/ ~ of Schultz 舒耳茨氏三征（黄疸、坏疽性口炎、白细胞减少症）
triadelphous stamens 三体雄蕊
triaditis ***n***. 三体炎 ‖ portal ~ 门三体炎(肝门管区的肝动脉、静脉和胆管周围的结缔组织炎症)
triaene ***n***. 三叉体
Triaenodon obesus （**Ru ppell**） 三齿鲨（隶属于真鲨科 Carharhinidae）
Triaenophoridae ***n***. 三枝钩科
Triafungin ***n***. 三嗪芬净，苄吡三嗪(抗真菌药)
triage ［法 sorting］ ***n***. 伤员拣别分类(对战争或其他灾难造成的伤员，按轻重缓急分送适当地方治疗）‖ ~ nurse 分诊护士，分检护士
Triakidae ***n***. 皱唇鲨科(隶属于真鲨目 Carchahinidae)
Triakis scyllium 皱唇鲨(隶属于皱唇鲨科 Triakidae)
TRIAL technique to retrieval information from abstracts of literature 文献摘要情报检索技术
trial ***n***. ①试，试用，试验 ②考验 ③审问，审判 ***a***. 试验性的 ‖ ~，clinical 临床试验 / ~，controlled 对照试验 / ~，crossover 交叉试验/ ~，field 现场试验 / on ~ 在试验中，试验性的，经试验后 / ~，prophylactic 预防试验 / put (sb) on ~ 审讯(某人) / stand ~ 受审 / ~ and error 尝试法，试错法(反复试验以期获得最令人满意的结果) / make ~ of... 试验 / on ~ 在实验中，在试用中，经试验后 / ~ sale 试销 / ~ stimulus 试验刺激 / ~，prophylactic 预防试验 / ~ visit (简作 TV) 试验调查
trialism ***n***. 三元论(血细胞)
triallelic ***a***. 三等位基因的
triallylamine ***n***. 三丙烯胺
Triam triamcinolone 去炎松，氟羟强的松龙
Triamcinolone (简作 TRI) ***n***. 氟羟泼尼松龙，氟羟强的松龙(4'-9α 氟-16a-羟氢可的松)，曲安西龙（肾上腺皮质激素类药）‖ ~ Acetonide 曲安奈德，丙酮缩去炎松，去炎松缩酮（肾上腺皮质激素类药）/ ~ Acetonide sodium phosphate 曲安奈德磷酸钠，丙酮缩去炎松磷酸钠 / ~ Benetonide 苯曲安奈德 / ~ Diacetate 双醋去炎松，去炎松醋酸酯 / ~ Furetonide 呋曲安奈德（肾上腺皮质激素类药）/ ~ Hexacetonide 己曲安奈德，己酸丙炎松，丙酮缩去炎松己酸酯（肾上腺皮质激素类药）
triamide ***n***. 三酰胺
triamine ***n***. 三胺
2,4,6-triamino syn-triazine 2,4,6-三氨基均三嗪
Triampyzine ***n***. 曲安吡嗪（抗胆碱药）
Triamterene ***n***. (三)氨苯喋啶，三氨喋呤(利尿降压药)
triamylose ***n***. 三直链淀粉，葡萄三聚糖
trandrous ***a***. 三雄蕊的
Triangle ***n***. 蜻蜓目
triangle ［拉 triangulum；tres three + angulus angle］ ***n***. ①三角，三角形 ②三角室(蜻蜓目) ‖ ~，Alsberg's 阿耳斯伯格氏三角(股骨) / ~，anterior；anterior cervical ~ 颈前三角 / ~，aortic 主动脉三角 / ~，Assezat's 阿希扎氏三角（面三角）/ ~，auricular 耳廓三角 / ~，of auscultation 听诊三角(斜方肌下缘、背阔肌、肩胛骨脊椎缘间的三角) / ~，axillary 腋三角 / ~，Beclard's 贝克拉尔氏三角(界于舌骨舌肌后缘、二腹肌后腹与舌骨大角之间) / ~，bladder 膀胱三角 / ~，Bonwill 邦威耳氏三角（下颌牙槽髁突三角）/ ~，brachial 臂三角 / ~，Bryant's；iliofemoral ~ 布莱恩特氏三角，髂股三角 / ~，Calot's 卡洛氏三角(胆囊动脉三角) / ~，cardiohepatic 心肝三角 / ~，carotid；inferior；~ of necessity 颈动脉下三角 / ~，carotid；superior；~ of election 颈动脉上三角 / ~，carotid；trigonum caroticum 颈动脉三角 / ~，cephalic 头三角 / ~ s，cervical；trigonum cervicale 颈三角 / ~，cervical，anterior 颈前三角 / ~，cervical，posterior；regio colli lateralis 颈后三角，颈外侧三角 / ~，Codman's；Codman's sign 科德曼氏三角；科德曼氏征 / ~，Color 色三角 / ~，crucible 坩埚三角［架］/ ~，crural 下腹三角(由大腿内面、下腹部、腹股沟部和阴部组成) / ~，digastric；submaxillary ~ 二腹肌三角，颌下三角 / ~，Einthoven's 艾因托文氏三角(心电图) / ~ of elbow 肘三角，肘窝 / ~ of election；superior carotid ~ 颈动脉上三角 / ~，extravesical；Pawlik's ~；trigonum vaginale 膀胱外三角，帕弗利克氏三角，阴道三角 / ~，facial；trigonum faciale 面三角 / ~，Farabeuf's 法腊布夫氏三角（颈内静脉面静脉三角）/ ~，frontal；trigonum frontale 额三角 / ~，Garland's 加兰德氏三角（检渗出性胸膜炎）/ ~，Gerhardt's 格哈特氏三角(检未闭动脉导管) / ~，Gombault-Philippe 贡—菲二氏三角(脊髓圆锥内隔缘束的纤维形成) / ~，Grocco's 格罗科氏三角(检胸膜渗出液）/ ~，Grynfelt's 格林费耳特氏三角(腰上三角) / ~，Henke's：inguinal ~ 汉克氏三角，腹股沟三角 / ~，Hesselbach's 黑塞耳巴赫氏三角(腹壁下动脉内侧三角) / ~ of hypoglossal nerve；trigonum nervi hypoglssi 舌下神经三角 / ~，hypoglossohyoid；Pirogoff's ~ 舌下神经舌骨三角，皮罗果夫氏三角 / ~，iliofemoral；Bryant's ~ 髂股三角，布莱恩特氏三角 / ~，inferior carotid；~ of necessity 颈动脉下三角 / ~，infraclavicular；trigonum deltoideopectorale 锁骨下三角，三角肌胸大肌间三角 / ~. inguinal 腹股沟三角 / ~，Jackson's safety 杰克逊氏安全三角 / ~，Kanavel's 卡纳佛耳氏：三角(掌心三角) / ~，Koranyi-Grocco；Grocco's ~ 科—格二氏三角，格罗科氏三角 / ~，Iabbe's 拉贝氏三角(胃与前腹壁接触区) / ~，Langenbeck's 兰根贝克氏三角(股骨颈三角) / ~，Lesser's 累塞尔氏三角(二腹肌舌下神经三角) / ~，Lesshaft's；Grynfelt's ~ 勒斯哈夫特氏三角，格林费耳特氏三角（腰上三角）/ ~，Lieutaud's；trigonum vesicae(Lieutaudi) 膀胱三角 / ~，Livingston's 利文斯顿氏三角，髂耻脐三角 / ~，lumbar 腰［下］三角 / ~，lumbar，superior 腰上三角 / ~，lumbocosto abdominal 腰肋腹三角，腰上三角 / ~，1ymphoid；Waldeyer's ring 淋巴三角，瓦耳代尔氏［扁桃体］环 / ~，Macewen's；suprameatal ~ 麦丘恩氏三角，外耳道上三角 / ~，Malgaigne's；superior carotid ~ 马耳盖尼氏三角，颈动脉上三角 / ~，medullary；internal capsule 内囊 / ~，mesenteric；mesenteric line 肠系膜三角，肠系膜线 / ~，Middeldorpf's 米德耳多夫氏三角(三角形夹板用于肱骨骨折) / ~ of necessity；inferior carotid ~ 颈动脉下三角 / ~ s of neck，anterior 颈前三角/ ~ s of neck，posterior 颈后三角 / ~，nichrome 镍铬三角 / ~，nodal 结节三角(腺热症时以指按压膝内侧，由两条淋巴管扩张形成) / ~，occipital 枕三角 / ~，occipita1，inferior 枕下三角 / ~，palatal；trigonum palatinum 腭三角 / ~，paravertebral；Grocco's ~ 脊柱旁三角，格罗科氏三角 / ~，Pawlik's 帕弗利克氏三角(阴道三角) / ~，pectinea1 耻骨梳三角 / ~，Petit's trigonum 1umbale 波替氏三角，腰三角 / ~，Pinaud's；Pirogoff's ~；hypoglossohyoid ~ 皮罗果夫氏三角，舌下神经舌骨三角 / ~，platal 腭三角 / ~，posterior cervical regio colli lateralis 颈后三角，颈外侧三角 / ~，pubo-urethral 耻骨尿道三角 / ~，Rauchfuss 劳赫富斯氏三角(渗出性胸膜炎时，健侧脊柱旁有三角形的浊音区) / ~，Reil's；trigonum lemnisci 赖耳氏三角，丘系三角 / ~，retromandibular 下颌后三角(在下颌骨第三磨牙后) / ~，retromolar；trigonum retromolare 磨牙后三角 / ~，sacral 骶骨三角 / ~ sign 三角征 / ~，sternocostal；trigonum sternocostale 胸［骨］肋三角 / ~，subclavian 锁骨下三角 / ~，subinguinal；femoral ~ 股三角 / ~，submandibular；trigonum submandibulare 下颌下三角 / ~，submaxillary 颌下三角 / ~，submental 颏下三角 / ~，subccipital 枕下三角 / ~，submental；trigonum submentale 颏下三角 / ~，superior carotid；triangle of election 颈动脉上三角 / ~，suprahyoid；submental ~ 舌骨上三角，颏下三角 / ~，supralmeatal；Macewen's ~ 外耳道上三角，麦丘恩氏三角 / ~，surgical 外科三角 / ~，tracheal 气管三角 / ~，Trautmann's 特劳特曼氏三角，迷路三角(界于乙状窦，岩上窦与面神经之间) / ~，umbilicomammillary 脐乳头三角 / ~，vaginal；Pawlik's ~ 阴道三角，帕弗利克氏三角 / ~，vertebrocostal 椎肋三角 / ~，von Weber's 冯韦伯氏三角(足底三角) / ~，Ward's 沃德氏三角(股骨颈小梁三角) / ~，Wernicke's 韦尼克氏三角(枕丘辐射)
triangula yangkiaensis Chen and Hsieh 阳江三角虫
triangular ［拉 triangularis］ ***a***. 三角的，三角形的 ‖ ~ bandage 三

角绷带／～ fossa 三角窝／～ ligament 三角韧带／～ plate 三角片(介壳虫)／～ working zone (简作 TWZ) 三角工作区
triangularis [拉] *a*. 三角的 *n*. [口]三角肌
triangulate *vt*. 使成三角形 *a*. 三角形的
triangulation method 三角测量法[骨盆 X 线测量法之一]
triangulum [拉]; **triangle** *n*. 三角,三角形
tranion *n*. 三阴离子
tri-anisylchior ethylene (简作 TACE) *n*. 三茴香醇氯乙烯
trinomalous *n*. 蓝色弱
trianopia *n*. 第三原色盲,蓝色盲
triantebrachia *n*. 三角臂[畸形]
triarch *n*. 三原型
Triassic perilod 三叠纪
Triastrum Cleve 三臂星虫属
Triastrum aurivillii Cleve 三臂星虫
Triatoma *n*. 锥蝽属 ‖ ～ dimidiata 二分锥蝽／～ infestans 骚扰锥蝽／～ megista; Panstrongylus megistus 大锥蝽／～ protracta 长锥蝽／～ rubrofasciata 红带锥蝽／～ sanguisuga 吸血锥蝽／～ sodida 泥色锥蝽
triatomic *a*. ①三原子的 ②三羟的 ‖ ～ oxygen 臭氧
triazene *n*. 三氮烯
triazine *n*. 三嗪,三氮杂苯
Triaziquone *n*. 三亚胺醌 (抗肿瘤药)
triazol 156; triazole *n*. 三唑一五六,三氮唑一五六,3 - 乙基 - 4 - 环己基 - 1,2,4 - 三氮唑
triazolam *n*. 三唑仑(安定药)
tribadism [希 tribein to rub]; **tribadia; tribady** *n*. 女子同性恋爱
tribal *a*. 部落的,家族的
tribasic *a*. 三碱(价)的,三元的 ‖ ～ acid 三元酸
tri-basic polyploid 三基多倍体
tribasilar *a*. 三个基底的
tribe *n*. ①族(生物分类) ②种族 ③部落 ‖ ～ Rickettsieae 立克次体族,属立克次体科,分三属
Tribec orbivirus 特里伯克环状病毒
Tribec virus 特里伯克病毒
Tribendilol *n*. 曲苯地洛 (血管扩张药,β 受体阻滞药)
Tribenoside *n*. 三苄糖苷(毛细血管保护药)
Tribolium *n*. 拟谷盗属(昆虫)
Tribolium castaneum (**Hbst.**) 赤拟谷盗(隶属于拟步行虫科 Lacordaire)
tribology *n*. 摩擦学(研究关节的润滑、摩擦和耗损)
triboluminescence [希 tribein to rub + luminescence] *n*. 摩擦[发]光
Tribonosphaera Haeckel 斗篷球虫属
Tribonosphaera centripetalis Haeckel 斗篷球虫
tribrachia *n*. 三臂[畸形]
tribrachius *n*. ①,三臂畸胎 ②三臂联胎
tribromaloin *n*. 三溴芦荟甙
tribromaniline *n*. 三溴苯胺
tribromethane; bromoform *n*. 三溴甲烷,溴仿
tribromethyl alcohol; avertin *n*. 三溴乙醇,阿佛丁
tribromhydrin; allyl tribromide *n*. 三溴代丙烷,三溴丙烯
tribromide *n*. 三溴化物
tribromoaniline hydrobromide 氢溴酸三溴苯胺
tribromoethanol *n*. 三溴乙醇 (麻醉药)
tribromoethyl alcohol; tribromoethanol 三溴乙醇
tribromphenol; tribromophenol; bromol *n*. 三溴苯酚 ‖ ～ bismuth; xeroform 三酚溴铋,塞罗仿
tribromphenyl salicylate; cribromsalol 水杨酸三溴苯酯
Tribromsalan *n*. 三溴沙仑 (消毒防腐药)
tribulation *n*. 苦难,患难,艰难
tribulosis *n*. 蒺藜中毒
Tribulus terrestris L. [拉,植药] 刺蒺藜
tribunal *n*. 法官席,法庭
tribune *n*. 讲台,保民官
tributary *n*. 属支,交流,附庸国 *a*. 进贡的,附庸的 ‖ ～ retinal vein obstruction (简作 TRVO) 视网膜静脉属支阻塞
tribute *n*. 贡献,称赞,捐助
tributyl borane 三丁基硼
tributyl phosphate 磷酸三丁酯
tributyl phosphine 三丁基磷
tributyl phosphite 亚磷酸三丁酯
tributyl boron 三丁基硼
tributyrin *n*. 三丁酸甘油酯
tributyrinase *n*. 三丁酸甘油酯酶
Tribuzone *n*. 曲布宗 (消炎镇痛药)
TRIC trachoma inclusion conjunctivitis 沙眼包涵体结膜炎 ‖ ～ agent 沙眼包涵体结膜炎病原体
tricalcic *a*. 三钙的,含三个钙原子的
tricalcium phosphate 磷酸三钙
tricaprin; caprin *n*. 三癸酸甘油酯
tricaproin; caproin *n*. 三己酸甘油酯
tricaprylin; caprylin *n*. 三辛酸甘油酯
tricarboxylic acid cycle 三羧酸循环
tricarinate *a*. 具三隆线的
trice *n*. 瞬息
tricellular *a*. 三细胞的
tricentric *a*. 三着丝粒的
tricephalus [tri- + 希 kephale head] *n*. 三头畸胎
triceps [tri- + 拉 caput head] *n*. 三头肌 *a*. 三头的 ‖ ～ triceps skinfold (thickness) (简作 TSF) 三头肌皮褶(厚度)／～ surae 小腿三头肌(腓肠肌与比目鱼肌的合称)／～ surae muscle 小腿三头肌
triceptor *n*. 三簇介体
Tricercomonas; Enteromonas *n*. 肠滴虫属
trich-; trichi-; tricho- [希 thrix hair 毛,发] [构词成分] 毛,发
trichalgia *n*. 毛发[触]痛
trichangiectasis [tricho- + 希 angeion vessel + ektasis dilatation] *n*. 毛细血管扩张
trichatrophia *n*. 毛发萎缩
trichauxe; hypertrichosis; trichauxis *n*. 多毛[症],毛过多
trichechidae *n*. 海牛科(隶属于海牛目 Sirenia)
Trichechus inunguis (**Natterer**) 亚马逊海牛 (隶属于海牛科 Trichechidae)
Trichechus manatus (**Linnaeus**) 美洲海牛 (隶属于海牛科 Trichechidae)
Trichechus senegalensis (**Link**) 非洲海牛(隶属于海牛科 Trichechidae)
tricheiria *n*. 三手[畸形]
trichesthesia; trichoesthesia *n*. 毛发感觉
-trichia [希 thrix 毛,发] 毛,发
Trichiaceae *n*. 团毛菌科(一种菌类)
trichiasis [希] *n*. ①倒睫 ②毛尿[症] ‖ ～ of anus 肛毛倒生,倒肛毛
Trichiida *n*. 有丝目
Trichiida Masse 有丝目
trichilemma *n*. 毛膜
trichilemmoma *n*. 毛膜瘤,毛外根鞘瘤
Trichina; Trichinella *n*. 毛线虫属 ‖ ～ cystica; Trichinella spiralis 旋毛线虫,旋毛虫
Trichinella [希 trichinos of hair] *n*. 毛线虫属 ‖ ～ spiralis (Owen) 旋毛线虫,旋毛虫
trichinelliasis; trichinosis *n*. 旋毛虫病,毛线虫病
Trichinellidae *n*. 毛线虫科
Trichinelloidea *n*. 毛线虫超科
trichinellosis; trichinosis trichinelliasis *n*. 旋毛虫病,毛线虫病
Trichiniasis; trichinosis *n*. 旋毛虫病,毛线虫病
trichiniferous [trichina + 拉 ferre to bear] *a*. 含旋毛虫的
trichinization *n*. 旋毛虫感染
trichinophobia *n*. 旋毛虫恐怖
trichinoscope *n*. 旋毛虫检查器
trichinoscopy *n*. 旋毛虫镜检
trichinosis *n*. 旋毛虫病,毛线虫病
trichinotic *a*. 旋毛虫病的
trichinous *a*. 有旋毛虫的
trichion [希][复 trichia] *n*. 发际中点(人体测量名词,头正中矢状面与发型轮廓相交之点)
trichite *a*., *n*. ①发状微晶(岩) ②针形微晶(淀粉粒的) ③硅质骨针(海绵动物的)
trichitis *n*. 毛球炎(俗名发根炎)
Trichiuridae *n*. 带鱼科(隶属于鲈形目 Perciformes)
Trichiurus [拉,动药] *n*. 带鱼 ‖ ～ haunela (Forskal) [拉,动药] 带鱼(隶属于带鱼科 Trichiuridae)／～ muticus Gray [拉,动药] 小带鱼／～ savala (Cuvier et Valenciennes) [拉,动药] 沙带鱼
trichlamycleous *n*. 三层周缘嵌合体
trichlofenate *n*. 三氯芬酸盐 (根据 1998 年 CADN 的规定,在盐或酯与加合物之命名中,使用此名称)
Trichlormethiazide *n*. 三氯噻嗪 (利尿药)
Trichlormethine *n*. 三氯氮芥 (抗肿瘤药)
trichloral; metachloral *n*. 三聚氯醛,介氯醛
trichloraldehyde; chloral 三氯乙醛,氯醛
trichlorethyl phosphate 磷酸三(- 2 - 氯)乙酯

trichlorethylene *n*. 三氯乙烯
trichlorfon *n*. 敌百虫(剧毒有机磷杀虫药,亦用作抗血吸虫药)
trichloride *n*. 三氯化物
trichlorine nitride 三氯化氮
trichlormethane; chloroform *n*. 三氯甲烷,氯仿
trichlormethiazide; naqua *n*. 三氯甲噻嗪(利尿降压药)
1,1,3-trichloro-1,3,3-trirluoroacetone 1,1,3-三氯-1,3,3-三氟丙酮
trichloroacetaldehyde *n*. 三氯乙醛,氯醛
Trichloroacetic Acid 三氯醋酸,三氯乙酸(腐蚀收敛药)
trichlorobutylidene glycol; butyl-chloral hydrate *n*. 三氯丁二醇,水合丁基氯醛
trichloroethane *n*. 三氯乙烷
Trichloroethylene(简作 Trik) *n*. 三氯乙烯(麻醉药)
trichlorofon; trichlophone *n*. 敌百虫,2,2,2-三氯-1-羟乙基膦酸-0,0-二乙酯(有机磷杀虫药)
trichloroisopropyl alcohol 三氯异丙醇
trichloromethylchloroformate *n*. 氯甲酸三氯甲
trichloromethylsulphenyl chloride 三氯甲基硫酰氯
trichloronitromethane; chloropicrin *n*. 三氯硝基甲烷
trichlorophenol *n*. 三氯苯酚
2,4,5-trichlorophenoxyacetic acid 2,4,5-三氯苯氧乙酸,245 涕(即2,4,5-T,除莠剂)
trichloropropane; trichlorhydrin *n*. 三氯丙烷
trichlorosilane *n*. 三氯(甲)硅烷,三氯氢硅
trichlorotrifluoroacetone *n*. 三氯三氟丙酮
trichlorotrivinylarsine *n*. 三氯三乙烯砷(一种致喷嚏用的军用毒气)
trichlorovinyl silane 三氯乙烯硅烷
trichlorphon *n*. 敌百虫(即 metrifonate)
tricho- [希 thrix, trichos hair] [构词成分] 毛,发,毛状
trichoadenoma *n*. 毛发腺瘤
trichoaesthesia; trichoesthesia *n*. 毛发感觉
trichoanesthesia *n*. 毛发感觉缺失
trichobacteria *n*. ①[有]毛菌 ②丝状感觉
trichobasiloma hyalinicum *n*. 透明性毛基细胞瘤
trichobezoar; hairball *n*. 毛团,毛粪石(胃肠内)
Trichobilharzia *n*. 毛血吸虫属 ‖ ~ brevis 短毛血吸虫 / ~ dayushuensis 大榆树毛血吸虫 / ~ gigantea 巨毛毛血吸虫 / ~ guangdongensis 广东毛血吸虫 / ~ jianensis 集安毛血吸虫 / ~ maegraithi 梅[格雷恩]氏毛血吸虫 / ~ ocellata 眼点毛血吸虫 / ~ paoi 包氏毛血吸虫 / ~ physellae 瓶螺毛血吸虫 / ~ zhongshani 中山毛血吸虫
Trichocampus viminalis nuclear polyhedrosis virus 青杨毛叶蜂核型多角体病毒
trichocarcinoma *n*. 毛囊癌,基底细胞癌
trichocardia *n*. 绒毛心(由于渗出性心包炎)
trichocephaliasis; trichuriasis *n*. 鞭虫病,毛首线虫病
Trichocephalidae; Trichuridae *n*. 鞭虫科,毛首科
trichocephalosis; trichuriasis *n*. 鞭虫病,毛首线虫病
Trichocephalus; Trichuris *n*. 鞭虫属(旧名),毛首[线虫]属 ‖ ~ suum 猪鞭虫 / ~ trichiurus(Linneaus) 鞭形鞭虫(隶属于线虫纲 Nematoda)
trichochromogenic *a*. 毛色产生的
Trichochrysea imperialis(**Baly**) 大毛叶甲(隶属于肖叶甲科 Eumolpidae)
trichocirsus(**trichangiectasis**) *n*. 毛细血管扩张
trichoclasia; trichoclasis *n*. 脆发[症]
trichoclasis [tricho- + 希 klasis fracture] *n*. 脆发[症]
trichoclasmania *n*. 断发癖
trichoclasty *n*. 捋毛癖(抚摩胡须、眉毛等)
Trichocoleaceae *n*. 绒苔科(一种苔类)
Trichocomaeeae *n*. 发菌科(一种菌类)
trichocryptosis *n*. 毛囊病
trichocyst *n*. 丝泡,线泡
trichocyte *n*. 丝泡,线泡
trichodangiitis [希 trichodes hairlike + 希 angeion vessel + -itis]; **capillaritis** *n*. 毛细血管炎
trichodarteriitis [希 trichodes hairlike + arteria artery + -itis] *n*. 小动脉炎
Trichodectes [tricho- + 希 dektes biter] *n*. 啮毛虱属 ‖ ~ canis 犬啮毛虱 / ~ climax 山羊啮毛虱 / ~ equi 马啮毛虱 / ~ hermsi 赫姆斯氏啮毛虱 / ~ latus 犬啮毛虱 / ~ pilosus 少毛啮毛虱(马) / ~ sphaerocephalus 红头啮毛虱
Trichodectidae *n*. 啮毛虱科
Trichoderma *n*. 木霉属
trichodermin *n*. 木霉素(抗真菌核抗肿瘤药,获绿色木霉 Teichoderma viride)
Trichodesmium *n*. 束毛蓝细菌属 ‖ ~ erythraeum 红海束毛蓝细菌 / ~ hildebrantii 汉氏束毛蓝细菌 / ~ iwanoffianum 伊氏束毛蓝细菌 / ~ lacustre 湖泊束毛蓝细菌 / ~ rubescens 微红束毛蓝细菌 / ~ thiebautii 铁氏束毛蓝细菌
Trichodina *n*. 车轮虫属病
Trichodiniasis *n*. 车轮虫
Trichodina anguilli Wu 鳗车轮虫
Trichodina domerguei Wallengren 杜氏车轮虫
Trichodina domerguei f. latispina Dogiel 粗棘杜氏车轮虫
Trichodina domerguei f. sinensis Chen and Hsieh 中华杜氏车轮虫
Trichodina hyperparasitis Chen and Hsieh 重寄生车轮虫
Trichodina liaohoensis Chen 辽河车轮虫
Trichodina lieni Chen 鲢车轮虫
Trichodina minuta Chen 微小车轮虫
Trichodina nankingensis Chen and Hsieh 南京车轮虫
Trichodina nigra Lom 黑色车轮虫
Trichodina nigra f. gobii Lom 箕黑色车轮虫
Trichodina nobilis Chen 显著车轮虫
Trichodina orientalis Chen and Hsieh 东方车轮虫
Trichodina oviformis Chen 卵形车轮虫
Trichodina parasiluri Chen and Hsieh 鲶车轮虫
Trichodina pediculus Ehrenberg 虱车轮虫
Trichodina rectangli Chen and Hsieh 矩形车轮虫
Trichodina taianensis Chen 台安车轮虫
Trichodina tungtaiensis Chen and Hsieh 东台安车轮虫
Trichodinella myakkae Muller 眉溪小轮虫
Trichodinidae Claus 车轮虫
trichodiscoma *n*. 毛盘状瘤
trichodophlebitis [希 trichodes hairlike + phleps vein + -itis] *n*. 小静脉炎
trichodynia *n*. 毛发[触]痛
trichoepithelioma *n*. 毛发上皮瘤 ‖ ~ papillosum multiplex 多发乳头状毛发上皮瘤
trichoesthesia *n*. 毛发感觉
trichoesthesiometer *n*. 毛发感觉测量器
trichofibroacanthoma *n*. 毛囊纤维棘皮瘤
trichofibroepithelioma *n*. 毛囊纤维上皮瘤
trichogen *n*. ①生发药 ②毛原细胞 ‖ ~ cell 毛原细胞
trichogenous *a*. 促进毛发生长的,生发的
trichoglossia *n*. 毛舌
trichographism; pilomotor reflex *n*. 立毛反射
trichogyne *n*. 受精丝
trichohyalin *n*. 毛透明蛋白
trichoid [tricho- + 希 eidos form] *a*. 毛状的,毛发状的 ‖ ~ sensilla 毛形感器
trichokryptomania; trichorrhexomania *n*. 断发癖,断发狂
tricholabion [希] *n*. 拔毛镊
Tricholaelaps myonysognathus(**Grochovskaya et**(**Nguen-Xuan-Hoe**)) 鼠颚毛厉螨(隶属于厉螨科 Laelaptidae)
tricholeukocyte; hairy cell *n*. 毛细胞
Tricholioptoctia *n*. 鬃麻蝇属 ‖ ~ antilope 羚足鬃麻蝇 / ~ basalis 金翅鬃麻蝇 / ~ gracilior 瘦钩鬃麻蝇 / ~ mimobasalis 银翅鬃麻蝇
tricholith [tricho- + 希 lithos stone] *n*. ①毛石 ②毛粪石(胃肠内)
trichologia [tricho- + 希 legein to pick out + -ia] *n*. 拔毛发癖,拔毛发狂
trichology *n*. 毛发学
trichologist *n*. 毛发学家
Tricholomataceae *n*. 口蘑科(一种菌类)
trichoma [希 trichoma hairiness] *n*. ①睑内翻 ②纠发病
trichomadesis *n*. (过早或过速)脱发,脱毛
trichomania; trichotillomania *n*. 拔毛发癖,拔毛发狂
trichomaphyte [trichoma + 希 phyton plant] *n*. 纠发病菌
Tricomastix cuniculi *n*. 兔毛滴虫
trichomatose *a*. 纠发病的
trichomatosis *a*. 纠发病,发真菌病
trichomatous *a*. ①睑内翻的 ②纠发病的
trichome *n*. [表皮]毛状体,毛状物(植物) ‖ ~, epidermal 表皮毛状体
trichomegaly *n*. 长睫毛(一种先天性综合征,包括睫毛和胃毛生长过多,伴侏儒、精神发育迟缓和视网膜色素变性)
Trichomona vaginalis(**Donne**) 阴道毛滴虫(隶属于毛滴虫科 Trichomonadidae)
trichomonacidal *a*. 杀毛滴虫的 ‖ ~ agent 杀滴虫药

trichomonacide *n*. 杀毛滴虫剂
trichomonad *n*. 毛滴虫
trichomonadicidal *n*. 杀毛滴虫药
Trichomonadida *n*. 毛滴虫目(隶属于鞭毛纲 Mastigophora) ‖ ~ order 毛滴虫目
Trichomonadida Kirby 毛滴虫(隶属于毛滴虫目 Trichomonadida)
Trichomonadidae *n*. 毛滴虫科 ‖ ~ family 毛滴虫科
Trichomonadidae wenyon 毛滴虫科
trichomonal *a*. 毛滴虫引起的,毛滴虫的
trichomonadida *n*. 毛滴虫目
trichomonas [tricho- + 希 monas unit] *n*. 毛滴虫属 ‖ ~ angusta 三毛滴虫 / ~ baccalis; ~ elongata; ~ tenax 口腔毛滴虫 / ~ buccalis; ~ tenax 口腔毛滴虫 / ~ columbae 柱状毛滴虫 / ~ elongata; ~ buccalis 口腔毛滴虫 / ~ fecalis 粪毛滴虫 / ~ foetus 牛毛滴虫(寄生于牛生殖道) / ~ gallinae 鸡毛滴虫 / ~ gallinarum 禽毛滴虫 / ~ hominis(Davaine) 人毛滴虫(隶属于毛滴虫科 Trichomonadidae) / ~ intestinalis; ~ hominis 肠毛滴虫,人毛滴虫 / ~ limacis 蛞蝓毛滴虫 / ~ linearis 线形毛滴虫 / ~ microti 尖头毛滴虫 / ~ muris 鼠毛滴虫 / ~ pulmonalis 肺毛滴虫 / ~ tenax 口腔毛滴虫 / ~ vaginalis 阴道毛滴虫 / ~ vaginitis 滴虫性阴道炎
trichomoniasis *n*. 毛滴虫病,滴虫病 ‖ avian ~ 鸟毛滴虫 / bovine ~ 牛毛滴虫 / ~ intestinalis 肠毛滴虫病,人毛滴虫病 / ~ vaginalis 阴道毛滴虫病
Trichomusculus barbatus (**Reeve**) 毛肌蛤(隶属于贻贝科 Mytilidae)
Trichomya hirsuta (**Lamarck**) 毛贻贝(隶属于贻贝科 Mytilidae)
trichomyces *n*. 毛发菌
Trichomycetes *n*. 毛丝菌类(旧名)
Trichomycetosis; trichomycosis *n*. 毛发菌病
Trichomycin; hachimycin (简作 TRM) *n*. 曲古霉素,八丈霉素,抗滴虫霉素(产自八丈岛链霉菌 Streptomyces hachijoensis)
trichomycosis *n*. 毛发菌病 ‖ ~ axillaris; ~ chromatica; ~ nodosa 腋毛菌病,结节性毛菌病 / ~ barbae 须癣 / ~ capillitii; ~ circinata 发癣,环形发癣菌病 / ~ circinata; circinated trichophytosis 环形发癣菌病,发癣 / ~ favosa; favus 黄癣 / ~ flava nigra 黄黑色鳞毛病 / ~ nigra 黑色毛菌病,黑色鳞毛病 / ~ nodosa; ~ palmellina; lepothrix 结节性毛菌病,鳞毛病 / ~ pustulosa 脓疱性毛发菌病 / ~ rubra 红色毛菌病,红色鳞毛病
trichon; trichophytin *n*. 发癣菌素
Trichonema *n*. 毛线[线虫]属 ‖ ~ aegiptiacum (Railliet) 埃及毛线线虫(隶属于线虫纲 Nematoda) / ~ calicatum (Looss) 杯状毛线线虫(隶属于线虫纲 Nematoda) / ~ coronatum (Looss) 冠状毛线线虫(隶属于线虫纲 Nematoda) / ~ labratum (Looss) 小唇片毛线线虫(隶属于线虫纲 Nematoda) / ~ longibursatum (Yorke & Macfie) 长交合毛线线虫(隶属于线虫纲 Nematoda) / ~ minutum (Yorke & Macfie) 微小毛线虫
Trichonematidae *n*. 毛线科
Trichonematosis *n*. 毛线虫病
trichonocardiasis; trichonocardiosis *n*. 毛发诺卡氏菌病 ‖ ~ axillaris; trichomycosis axillaris 腋毛菌病
trichonodosis; trichorrhexis nodosa *n*. 发结节病,结节性脆发病
trichonosis; trichonosus *n*. 毛发病 ‖ ~ cana; canities 灰发[症] / ~ discolor; canities 灰发[症] / ~ furfuracea; tinea tonsurans 糠状毛发病,发癣 / ~ versicolor; ringed hair 花斑毛发病,黑白段毛发
Trichonotidae *n*. 毛背鱼科鲈形目(Perciformes)
Trichonotus setiger (**Bloch et Schneider**) 毛背鱼(隶属于毛背鱼科 Trichonotidae)
Trichonympha *n*. 披发虫属
Trichonympha Leidy 披发虫属
Trichonympha agilis Leidy 敏捷披发虫
Trichonympha camanula Kofoid and Sweay 铃形披发虫
Trichonympha corbula Kirby 似筐披发虫
Trichonympha grandis Cleveland et al 大披发虫
Trichonymphidae Koidzumi 披发虫科
Trichonymphina *n*. 披发亚目
Trichonymphina Poche 披发亚目
trichopathic *a*. 毛发病的
trichopathophobia *n*. 毛发病恐怖
trichopathy *n*. 毛发病
Trichopelma Levander 轮柄虫属
Trichopelma eurystoma Kahl 大口轮柄虫
Trichopelma sphagnetorum Levander 水藓轮柄虫
Trichopeltinaceae *n*. 拟小盾壳科(一种菌类)
trichophagia *n*. 食毛癖
trichophagy *n*. 食毛癖
Trichophobia *n*. 毛发恐怖
trichophore *n*. 毛腔
Trichophrya Claparede and Lachmann 毛管虫属
Trichophrya columbiae Wailes 柱状毛管虫
Trichophrya hupehensis Chen and Hsieh 湖北毛管虫
Trichophrya intermedia Prost 中间毛管虫
Trichophrya liaohoensis Chen 辽河毛管虫
Trichophrya micropteri Davis 小翼毛管虫
Trichophrya rotunda Hentschel; Trichophrya rotunda Hentschel 圆毛管虫
Trichophrya sinensis Chen 中华毛管虫
Trichophrya sinuosa Stokes; Trichophrya epistylidis Claparede and Lachmann 弯曲毛管虫
trichophyta (单 trichophyton) *n*. 发癣菌,毛癣菌
trichophytic *a*. ①发癣菌病的 ②促进毛发生长的
trichophytid *n*. 发癣菌疹
trichophytin *n*. 发癣菌素
trichophytobezoar *n*. 植物毛粪石
Trichophyton [tricho- + 希 phyton plant] *n*. 发癣菌属,毛癣菌属 ‖ ~ concentricum 同心发癣菌 / ~ ferrugineum 铁锈色发癣菌 / ~ granulosum 颗粒发癣菌 / ~ gypseum 石膏样发癣菌 / ~ interdigitalis 趾间发癣菌 / ~ megalosporon 大孢子发癣菌 / ~ mentagrophytes 须发癣菌 / ~ purpureatum 紫色发癣菌,红色发癣菌 / ~ rosaceum 玫瑰色发癣菌 / ~ rubrum 深红色发癣菌 / ~ schoenleini 舍恩莱因氏发癣菌 / ~ tonsurans 断发癣菌 / ~ verrucosum 疣发癣菌 / ~ violaceum 堇色发癣菌
trichophyton (复 trichophyta; trichophytons) *n*. 发癣菌,毛癣菌
trichophytosis; trichophytia *n*. 发癣菌病,毛癣菌病
Trichplusia cytoplasmic polyhedrosis reovirus 尺蠖胞质型多角体呼肠孤病毒
Trichplusia granulosis baculovirus 尺蠖颗粒团形成杆状病毒
Trichplusia ni cytoplasmic polyhedrosis ni ganulosis polyhedrosis virus 甘蓝尺蠖(粉纹夜蛾)胞质型多角体病毒
Trichplusia ni ganulosis virus 甘蓝尺蠖(粉纹夜蛾)颗粒体病毒
Trichplusia ni nuclear polyhedrosis virus 甘蓝尺蠖病毒
trichopodaceae *n*. 毛脚科
trichopoliosis; canities *n*. 灰发[症]
trichopore *n*. 毛窝的
trichoptera [tricho- + 希 pteron wing] *n*. 毛翅目
trichoptilosis [tricho- + 希 ptilon feather + -osis] *n*. ①发结节病 ②羽样脆发病
trichorrhea *v*. 骤脱发,骤脱毛
trichorrhexia; trichoclasia; fragilitas pilorum *n*. 脆发[症]
trichorrhexis *n*. 脆发[症] ‖ ~ nodosa 结节性脆发病,发结节病
trichorrhexomania *n*. 断发癖,断发狂
trichorrhoea trichorrhea *v*. 骤脱发,骤脱毛
Trichosanthes *n*. 栝楼属 ‖ ~ anguina virus (Bertus) 蛇瓜病毒 / ~ bracteata (Lamb.) Voigt [拉,植药] 大苞栝楼 / ~ cucumeroides (Ser.) Maxim. [拉,植药] 王瓜 / ~ japonica Regel [拉,植药] 日本栝楼 / ~ kirilowii Maxim. [拉,植药] 栝楼,瓜蒌(栝楼,栝楼子天花粉) / ~ lepiniana (Laud.) Cogn. [拉,植药] 马干铃栝楼 / ~ multiloba 裂叶栝楼 / ~ obtusiloba C. Y. Cheng et C. H. Yueh [拉,植药] 长萼栝楼 / ~ palmata 白药子 / ~ truncata Clarke [拉,植药] 大子栝楼 / ~ uniflora 双边栝楼
Trichosanthin *n*. 天花粉蛋白(引产药)
Trichloscelidae *n*. 疽翅蝇科
trichoschisis [tricho- + 希 schisis fissure] *n*. 裂发[症]
trichoscopy *n*. 毛发检查
Trichosida *n*. 毛片目
Trichosida Mobius 毛片目
Trichosiderin *n*. 毛发铁色素
trichosis [希 trichosis] *n*. ①毛发病 ②异处生毛症 ‖ ~ athrix; alopecia 秃[发],脱发 / ~ caruncular 泪阜生毛症 / ~ decolor 灰发[症] / ~ distrix; trichorrhexia 脆发[症] / ~ sensitive 毛发感觉过敏 / ~ setosa 毛发粗糙
Trichosoma contortum 扭转毛体线虫
Trichosomoides crassicauda 粗尾似毛体线虫
Trichosomoides crassicauda virus 毛滴虫病毒
Trichosporon *n*. 毛孢子菌属 ‖ ~ beigelii 白色毛孢子菌 / ~ pedrosianum 着色毛孢子菌
trichosporosis *n*. 毛孢子菌病 ‖ ~ barbae; piedra nostras 须部毛孢子菌病 / ~ indica; piedra colomboica 阴部毛孢子菌病 / ~ nodosa 结节性毛孢子菌病,发结节病 / ~ rubra: trichomycosis rubra 红色毛孢子菌病,红色毛菌病 / ~ tropica; piedra 热带毛孢子菌病,发结节病
Trichosporum; Trichosporon *n*. 毛孢子菌属

trichostasis spinulosa *n*. 小棘状毛壅症
Trichostomina *n*. 毛口[纤虫]目
Trichostomatida *n*. 毛口目
Trichostomatida Butchli 毛口目
Trichostomatina *n*. 毛口亚目
Trichostomatina Butschli 毛口亚目
trichostrongyliasis *n*. 毛圆线虫病
Trichostrongylidae *n*. 毛圆线虫科
Trichostrongyloidae *n*. 毛圆线总科
trichostrongylosis *n*. 毛圆线虫病
Trichostrongylus *n*. 毛圆线虫属 ‖ ~ axei(Cobbold) 艾[克]氏毛圆线虫(隶属于线虫纲 Nematoda) / ~ colubriformis(Giles) 蛇形毛圆线虫(隶属于线虫纲 Nematoda) / ~ instabilis 不定毛圆线虫 / ~ orientalis 东方毛圆线虫 / ~ probolurus(Railliet) 突尾毛圆线虫(隶属于线虫纲 Nematoda) / ~ vitrinus 透明毛圆线虫
trichosyphilis; trichosyphilosis *n*. 毛发梅毒
Trichotheca ventralis (Chen) 华西齿骨叶甲(隶属于肖叶甲科 Eumolpidae)
trichothecin *n*. 单端孢素
Trichothecium [tricho- + 希 theke case] *n*. 单端孢属 ‖ ~ roseum 粉红单端孢
trichothecolon *n*. 单端孢霉酮
trichothiodystrophy *n*. 毛发硫营养不良
trichotillomania *n*. 拔毛发癖,拔毛发狂
Trichotomospora 三歧孢菌属 ‖ ~ caesia 灰蓝三歧孢菌
trichotomous [希 tricha three fold + tome cut] *a*. 三分的,分成三部的
trichotomy *n*. 三分法,三切法
trichotoxin *n*. 害纤毛上皮毒素
Trichotrachelidae *n*. 毛细头虫类
trichotrophy *n*. 毛发营养
Trichothyriaceae *n*. 毛盾壳科(一种菌类)
trichoxerosis *n*. 毛发干燥
trichroic [tri- + 希 chroa color] *a*. 三色[现象]的
trichroism *n*. 三色[现象]
trichromasia *n*. 三色性色盲
trichromasy *n*. 三色视(能区分红、黄、蓝三原色及其混合色);正常视觉 ‖ anomalous ~ 色弱(亦称异常三色型色觉)
trichromat *n*. 三色视者,正常色觉者
trichromatic; trichromic *a*. ①三色的 ②三色视的 ‖ ~ theory 三色说/ ~ vision 三色视觉 trichromatism; trichroism *n*. 三色[现象]
trichromatopsia *n*. 三色视,正常色觉
trichromic [tri- + 希 chroma color] *a*. ①三色的 ②三色视的
trichterbrust[德]; **funnel chest** *n*. 漏斗[状]胸
trichuriasis *n*. 鞭虫病
Trichurida *n*. 鞭尾目 (寄生虫)
Trichuridae *n*. 鞭虫科,毛首科
Trichuris [tricho- + 希 oura a tail] *n*. 鞭虫属,毛首[线虫]属 ‖ ~ trichiura 毛首鞭虫,鞭形鞭虫
Trichuroidea *n*. 鞭虫总科
-tricin [构词成分] – 曲星(1998 年 CADN 规定使用此名称,主要系指产生多烯类[polyene]的抗生素药物,如帕曲星[Partricin]、美帕曲星[Mepartricin]等)
tricipital *a*. ①三头的 ②三头肌的
Triciribine *n*. 曲西立滨 (抗肿瘤药)
trick *n*. ①诡计,骗局,恶作剧 ②习惯,癖好 *a*. ① (骨或关节)会突然撑不住的 ②有诀窍的,特技的 *v*. 哄骗,欺诈,变戏法,开玩笑 ‖ a ~ worth two of that (有)更好的办法
trickery *n*. 欺骗,奸计
trickle *vi*. *vt*. (使)滴;(使)细流 *n*. 滴,细流
trickster *n*. 骗子,坏蛋
tricky *a*. 诡计多端的,狡猾,错综复杂
Triclabendazole *n*. 三氯苯达唑 (抗蠕虫药)
Triclazate *n*. 曲克拉酯 (抗胆碱药)
Triclobisonium *n*. 三环双季铵(局部杀菌药及抗滴虫药)
Triclobisonium Chloride 曲比氯铵,创必龙,氯化三环双季铵(消毒药)
Triclocarban *n*. 三氯卡班,三氯二苯脲,三氯苯脲(消毒药)
Triclofenol Piperazine 三氯酚哌嗪(抗蠕虫药)
Triclofos *n*. 三氯福司(镇静、安眠药)
Triclofos Sodium 三氯福司钠,三氯乙磷酸钠,磷酸三氯乙酯钠(镇静、安眠药)
Triclonide *n*. 三氯萘德,三氯氟松(抗炎药)
Triclos *n*. 三氯福司钠(triclofos solium)制剂的商品名
Triclosan *n*. 三氯生,二氯苯氧氯酚(消毒防腐药)
tricofuron *n*. 呋喃唑酮(furazolidone)制剂的商品名
Tricoloid *n*. 三环氯(tricyclamol chloride)胺制剂的商品名
tricolo(u)r *a*. (有)三色的 ‖ ~ theory 三色学说
triconodont; trigonodont *n*. 三尖牙
Triconodonta; Tritubercuerculata *n*. 三尖牙类
tricorn [tri- + 拉 cornu horn] *n*. 侧脑室
tricornute [tri- + 拉 cornutus horned] *a*. 有三个角的,三突的
tricosa- [构词成分] 23,二十三
Tricosactide *n*. 曲可克肽 (促皮质素类药)
tricresol *n*. 三甲酚,三煤酚 ‖ ~ phosphate 磷酸三甲酚
tricresolamine *n*. 三甲酚胺
tricresyl phosphate 磷酸三甲基苯酯
tricresyl sulfonate 磺酸三甲酚
tricrotic [tri- + 希 krotos beat] *a*. 三波[脉]的
tricrotism *n*. 三波脉[现象]
tricrotous; tricrotic *a*. 三波[脉]的
Tricula *n*. 钉螺属 ‖ ~ gregoriana 格[里戈里安]氏钉螺 / ~ humida 泥泞钉螺 / ~ minutoides 微小拟钉螺
triculina subgranulata Cushman 亚粒三玦虫
triculina subplanciana Cushman 亚扁三玦虫
triculina transversestriata Brady 横纹三玦虫
triculina tricarinata d'Orbigny 三棱三玦虫
triculina trigonula Lamarck 三角三玦虫
tricuspid [拉 tricuspis] *a*. ①三尖的 ②三尖瓣的 ‖ ~ annulus 三尖瓣环 / ~ atresia 三尖瓣闭锁 / ~ cap 三角冠 / ~ cudrania 柘树 [植药] 柘树 / ~ opening click (简作 TOC) 三尖瓣开放喀喇音 / ~ regurgitation (简作 TR) 三尖瓣返流 / ~ stenosis (简作 TS) 三尖瓣狭窄 / ~ valve (简作 TV) 三尖瓣 / ~ valve closure (简作 TVC) 三尖瓣闭锁 / ~ valve prolapse (简作 TVP) 三尖瓣脱垂 / ~ valve replacements (简作 TVR) 三尖瓣置(替)换 / ~ valve rupture(简作 TVR) 三尖瓣破裂
tricyanic acid 三聚氰酸
tricyanogen chloride 氰尿酰氯
Tricyclamol Chloride *n*. 三环氯铵,氯甲卡玛特灵,氯甲环苯咯丙醇(抗胆碱能药,解痉药)
tricycle *n*. 三轮脚踏车,三轮手摇车
tricyclic *a*. 三环的 ‖ ~ antidepressants 三环型抗抑郁药
Trid. triduum 三天
Tridacna (Chamestrachea) maxima (Roding) [拉;动药] 长砗磲
Tridacna (Chamestrachea) squamosa Lamarck [拉;动药] 鳞砗磲
Tridacna cookiana (Iredale) 库氏砗磲(隶属于砗磲科 Tridacnidae)
Tridacna derasa (Roding) 无鳞砗磲(隶属于砗磲科 Tridacnidae)
Tridacna squamosa (Lamarck) 鳞砗磲(隶属于砗磲科 Tridacnidae)
Tridacnidae *n*. 砗磲科(隶属于帘蛤目 Venerodida)
tridactyl *a*. 三指(趾)的
tridactyle (tridactylous, tridactylus) *a*. 三趾的,三爪的
tridactylism *n*. 三指(趾)
tridactylous [tri- + 希 daktylos finger] *a*. 三指(趾)的
trideca- [构词成分] 13,十三
trident *a*. 三齿的,三叉的 *n*. 三叉戟
tridentate *a*. 三叉的 三尖的
Tridentiger obscurus (Temminck et Schlegel) 暗缟鰕虎鱼(隶属于鰕虎鱼科 Gobiidae)
tridermic *a*. 三胚层的(外,内,中胚层)
tridermogenesis *n*. 三胚层形成
tridermoma *n*. 三胚层瘤 ‖ ~, coetaneous 同时性三胚层瘤 / ~, embryonal 胚胎性三胚层瘤
Tridesilon *n*. 地奈德(desonide)制剂的商品名
Tridihexethyl chloride 曲地氯铵,氯化三乙己苯胺(抗胆碱能药,解痉药,抗消化性溃疡药)
Tridihexethyl Iodide *n*. 曲地碘铵(抗胆碱能药)
Tridione *n*. 三甲双酮(trimethadione)制剂的商品名
tridione; trimethadione *n*. 三甲嗯唑烷二酮(抗惊厥剂)
triduum (简作 Trid) *n*. 三天
tridymite *n*. 鳞石英
tridymus [希 tridymos triplet] *n*. 三[胞]胎
tried *a*. 试验过的,可靠的 ‖ ~ and true 经实验证明是好的,实践证明是可取的
trielaidin *n*. (三)反油酸甘油酯
trielcon [tri- + 希 helkein to draw] *n*. 三爪钳,三木钳
triencephalus [tri- + 希 enkephalos brain] *n*. 无口鼻眼畸胎
-triene [构词成分] 三烯
triene-tetraene ratio (简作 T/ T) 三烯/四烯比率
triennial *a*. 每三年一次的;持续三年的 *n*. 三周年纪念
Trientine *n*. 曲恩汀 (抗威尔逊氏病药)
Triethenoid fatty acid 三烯脂肪酸

Triethylenelamine *n*. 曲他胺（抗肿瘤药）
trier *n*. 试验者，检验用具
triester *n*. 三酯（化合）物
triethanolamine *n*. 三乙醇胺
triethoxy ethyl silane 三乙基氧基
triethoxy methyl silane 甲基三乙基氧基硅烷
1,1,3-triethoxyhexane 1,1,3-三乙基氧基已烷
1,1,3-triethoxypropane 1,1,3-三乙基氧基丙烷
triethoxyvinyl silane 三乙氧基乙烯硅烷
triethyl citrate 枸橼酸三乙酯，柠檬酸三乙酯
triethyl orthopropionate 原丙酸三乙酯
triethyl phosphate 三乙磷酸酯
triethyl tin sulfate 硫酸三乙基锡
triethylamine *n*. 三乙胺
triethylcholine *n*. 三乙胆碱
triethylene *n*. 三乙烯 ‖ ～ glycol 三乙烯乙二醇 / ～ glycol ethyl ether 三乙二醇乙醚 / ～ melamine（简作 TEM；tretamine）三乙烯密胺替姆，癌宁 / ～ phosphoramide（简作 TEPA）三乙烯磷酰胺 / ～ triethylene tetramine hexaacetic acid（简作 TTHA）三乙烯四胺六乙酸 / ～ thiophosphoramide（简作 TTPA）三乙烯硫代磷酰胺，噻替派
triethylmelamine; triethylene melamine *n*. 三乙烯亚胺三嗪，三胺嗪，癌宁
triethyltin chioride 三乙基氯化锡
trif triangle *a*. 三角形的
trifacial［拉 trifacialis, trigeminal］*a*. 三叉神经的
trifascicular block 三支传导阻滞
Trifenagrel *n*. 三苯格雷（抗凝药）
trifenmorph *n*. 三苯甲基吗啡（减螺剂），蜗螺净
Trifezolac *n*. 曲非唑酸（消炎镇痛药）
trifid［拉 trifidus from ter thrice + findere to split］*a*. 三裂的 ‖ ～ pelvis 三叉行肾盂（肾盂照影所见肾盂形态之一）/ ～ stomach 三腔胃
trifle *n*. 小事，琐事 *v*. 玩弄，浪费
trifing *a*. 轻微的，无足轻重的，轻浮的
Triflocin *n*. 三氟洛辛，三氟胺盐酸（利尿药）
Triflubazam *n*. 三氟巴占（安定药）
Triflumidate *n*. 三氟醚酯，三氟胺酯（抗炎药）
Trifluomeprazine *n*. 三氟美嗪（抗精神病药）
trifluoperazine（**stelazine, terfluzin**）*n*. 三氟吡啦嗪，三氟甲基甲哌丙基吩噻（安定剂）
trifluoperazine hydrochloride 盐酸三氟拉嗪（抗精神病药）
1,1,1-trifluoro-2-chloroethane 1,1,1-三氟-2-氯乙烷
trifluoroacetanilide *n*. 三氟乙酰苯胺
trifluoroacetic anhydride 三氟乙酸酐
trifluoroacetyl chloride 三氟乙酰氯
1,1,1-trifluoroethane 1,1,1-三氟乙烷
2,2,2-trifloroethyl alcohol 2,2,2-三氟乙醇
5-trifluoromethyl-2'-deoxyuridine; TFT 5-三氟甲基-2'-脱氧尿苷
trifluoromethyl-2'-deoxyuridine 三氟甲基-2'-脱氧尿核甙
trifluoromethylthlazide *n*. 三氟甲噻（利尿降压药）
1,1,2-trifluorothichloroethane 氟利昂 113
trifluorothichloroethane 1,1,2-三氟三氯乙烷
trifluorothymidine; trifluridine; TFT *n*. 三氟胸腺嘧啶核甙
Trifluperidol *n*. 三氟哌多，三氟哌啶醇，三氟哌啶苯（安定药）
Triflupromazine *n*. 三氟普马嗪，三氟丙嗪（安定剂）
Trifluridine *n*. ①三氟丙嗪（抗精神病药）②曲氟尿苷，三氟胸苷（眼科用抗病毒药）‖ ～ hydrochloride 盐酸丙嗪
trifluromethylthiazide *n*. 氟甲噻嗪（即 flumethiazide 利尿药）
Triflurothymidine *n*. 三氟胸甙（抗病毒药）
Triflusal *n*. 三氟柳（抗血栓药）
triflutate *n*. 三氟醋酸盐（根据 1998 年 CADN 的规定，在盐或酯与加合物之命名中，使用此项名称）
trifolisis *n*. 香草木樨中毒，三叶草病（马）
Trifolium L. *n*. 三叶草属，三叶豆属 ‖ ～ arvense 石苜蓿 / ～ fibrinum 睡菜 / ～ pratense L; red clover［拉；植药］红车轴草，红三叶 / ～ Repens L; white clover［拉；植药］白三叶，白苜蓿，葡茎三叶豆 / ～ virus 3A（Zzumeyer）（Clover alsike mosaic virus 株）三叶草病毒 3A
triform(ed) *a*. 有三部分的，有三种形式的
triformol; paraform *n*. 多聚甲醛
Trifomin *n*. 曲膦明（诊断用药）
trifurcate *vi*. 分成三支 *a*. 有三叉的，分成三支的 *n*. 分成三支，三叉分支，三叉
trifurcation *n*. 三根分叉部
trif trigonal 三角形的
trig *a*. 漂亮，整洁的
trigamma *n*. 三叉脉，三叉足（鳞翅目的翅脉）
trigamous *a*. 雌雄同花的
Tiganodistomum *n*. 硕盘［吸虫］属
trigastric［tri- + 希 gaster belly］*a*. 三腹的（肌肉）
trigemin *n*. 催济明，丁基氯醛氨基比林（镇静药）
trigeminal［tri- + 拉 geminus twin］*a*. ①三叉神经的 ②三联的，三个的 ‖ ～ ganglion 三叉神经结 / ～ nerve 三叉神经 / ～ nerve impresion 三叉神经压迹 / ～ neuralgia 三叉神经痛
trigeminus［拉 triple］; trigeminal nerve; nervus trigeminus *n*. 三叉神经
trigeminy *n*. 三联［现象］（尤指三联脉），三联律
trigeneric hybrid 三属间杂种
trigenic *a*. 三基因的（在染色体任何位点上具有三种不同的等位基因）
Trigevolol *n*. 曲吉洛尔（β 受体阻滞药）
trigger *n*. ①扳机，发动中心 ②触发（指启动一系列连锁免疫反应的第一步）③触发器 *v*. 发射 ‖ ～ enzyme 触发酶 / ～ point 触发点 / ～ pulse generator 触发脉冲发生 / ～ -delay technique 触发延迟技术
triggered arrhythmia 触发性心律失常
triggering signal 触发信号
Triglicola *n*. 住胶［吸虫］属
Triglidae *n*. 鲂鮄科（隶属于鲉形目 Scorpaeniformes）
Triglyceride（简作 TG）*n*. 甘油三酯
triglyceride lipase 甘油三酯，三酰甘油酯
trigm trigonometric 三角法的，三角字的
trigocephalus; trigonocephalus *n*. 三角头畸胎
trigona *n*. ［拉］三角，三角形
trigonal; triangular（简作 trif）*a*. 三角的
Trigonanthaceae *n*. 枝鳞苔科（一种苔类）
trigone［拉 trigonum］;［希 trigonon］*n*. 三角，三角区 ‖ ～，carotid 颈动脉三角 / ～，cerebral 大脑穹窿 / ～，collateral 侧副三角 / collateral ～ of fourth ventricle，～ of vagus nerve 迷走神经三角（亦称灰翼）/ ～，Henke's 腹股沟三角 / ～，iliopectineal -耻窝 / ～，interpeduncular（脑）脚间窝 / ～，Muller's 苗勒氏三角（灰结节的一部分，在视交叉上部）/ ～ sphincter muscle 三角括约肌 / ～ of urinary bladder 膀胱三角 / ～，urogenital 尿生殖膈 / ～ of vagus nerve; ala cinerea 迷走神经三角，灰翼 / ～ of ventricle trigonum collarerale 脑室三角，侧副三角
trigonal *a*. 三角的，三角区的
trigonectomy *n*. 膀胱三角（区）切除术
Trigonella *n*. 胡芦巴属 ‖ ～ foenum-graecum L.［拉，植药］葫芦巴 / ～ ruthenida L.［拉，植药］花苜蓿
trigonelline *n*. 胡芦巴碱，N-甲基烟酸内盐
trigoneutism *n*. 三化性
Trigonholaspis *n*. 三角螨属
Trigoniaceae *n*. 三棱果科
trigonid *n*. 下三角座，下三尖
trigonitis *n*. 膀胱三角炎
trigono-［希］［构词成分］三角
trigonocephalia［希，trigonos triangular + kephale head + -ia］*n*. 三角头［畸形］
trignocephalic *a*. 三角头［畸形］的
trigonocephalus; trigocephalus *n*. 三角头畸胎
trigonocephaly; trigonocephalia *n*. 三角头［畸形］
trigondont; trituberculate *n*. 三尖牙
trigonometry（简作 trigm）*n*. 三角
trigonopyxis Penard 三角嘴虫属
trigonopyxis arcula Leidy 小匣三角嘴虫
trigonopyxis microstoma Hoogenraad 小口三角嘴虫
Trigonoscilis holdereri（**Reitt**）何氏胖膜甲（隶属于拟不行虫科 Lacordaire）
Trigonosporus Hoshina 三孢虫属
Trigonotis peduncularis Benth. 附地菜
trigonotome *n*. 膀胱三角刀
trigonnulum *n*. 三角室（蜻蜓目）
trigonum（复 trigona）［拉；希 trigonon］*n*. 三角，三角区 ‖ ～ acustici; area acustica; area vestibularis 听三角，前庭区 / ～ caroticum; fossa carotica; carotic trigone 颈动脉三角 / ～ cerebrale; fornix cerebri 穹窿（大脑）/ ～ cervicale; cervical trigone 颈三角 / ～ cervicale anterius; anterior cervial trigone / ～ cervicale posterius; posterior cervical trigone 颈后三角 / ～ clavopectorale 胸锁三角 / ～ collaterale 侧副三角 / ～ colli 颈三角（尤指颈动脉上三角）/ ～ colli laterale; lateral cervical trigone 颈外侧三角 / ～ coraco-acromiale 喙

肩三角 / ~ deltoideopectorale 三角肌胸大肌三角 / ~ dorsale 背侧三角 / ~ durum; ~ dorsale 背侧三角 / ~ femorale; Scarpa's triangle 股三角,斯卡帕氏三角 / ~ trigona fibrosa(cordis) 心纤维三角 / ~ habenulae 缰三角 / ~ hypoglossi; hypoglossal trigone 舌下神经三角 / ~ inguinale 腹股沟三角 / ~ interpedunculare; interpeduncular fossa 脚间窝 / ~ lemnisci; triangle of Reil; triangle of fillet 丘系三角,蹄系三角 / ~ lumbale (Petiti); Petit's triangle 腰三角,波替氏三角 / ~ lumbocostale 腰肋三角 / ~ mentale; mental trigone 颏三角(下颌骨) / ~ nervi hypoglossi; hypoglossa nerve trigone 舌下神经三角, / ~ nervi vagi; ala cinerea 迷走神经三角,灰翼 / ~ olfactorium 嗅三角 / ~ omoclaviculare 肩锁三角 [脑] 后连合 / ~ pensile; ~ flutuans; posterior commissure 大脑后连合 / ~ retromolare; retromolar trigone 磨牙后三角(下颌骨) / ~ submandibulare; regio submaxillaris; submandibular trigone 下颌下三角,下颌下区 / ~ subpineale 松果体下三角 / ~ urogenitale; diaphragma urogenitale 尿生殖三角,尿生殖膈 / ~ vagi; ala cinerea 速走神经三角,灰冀 / ~ vaginale; Pawlik's triangle 阴道三角,帕弗利克氏三角/ ~ ventriculi lateralis; ~ collaterale 侧副三角 / ~ vesicae(Lieutaudi) 膀胱三角

trigynous *a*. 三型的

trihalid; trihalide *n*. 三卤化物

triheterozygote *n*. 三因子异型接合子,三因子异型杂合子

trihexosan *n*. 己三聚糖

trihexosylceramide *n*. 三己糖基神经酰胺,神经酰胺三己糖苷

trihexyphenidyl *n*. 三己芬迪,盐酸 3 -(1 - 六氢吡啶基) - 1 - 苯基 - 1 - 环己基 - I - 丙醇

Trihexyphenidyl *n*. 苯海索(抗震颤麻痹药)

trihexyphenidyl hydrochloride 盐酸苯海索(抗震颤麻痹药)

trihybrid *n*. 三对基因杂种

trihydrate; trihydroxide *n*. 三羟化物 ‖ ~d *a*.

trihydric *a*. 三氢的

trihydrol *n*. 三分子水

trihydroxide; trihydrate *n*. 三羟化物

trihydroxyanthraquinone *n*. 三羟蒽醌

trihydroxybenzoic acid 三羟基苯酸,没食子酸

trihydroxybenzophenone *n*. 三羟基二苯甲酮

trihydroxyestrin; trihydroxyoestrin; estriol *n*. 雌三醇

trihydroxyindole *n*. 三羟基吲哚

trihydroxymethyl aminomethane (tris) 三羟甲基氨基甲烷

1,1,1-trihydroxymethylpropane 1,1,1 - 三羟甲基丙烷

triiniodymus [tri- + 希 inion nape of neck + didymos twin] *n*. 枕部三头联胎

triiodide *n*. 三碘化物 ‖ ~, arsenic 三碘化砷

triiodinated *a*. 三碘化的 ‖ ~ contrast medium 三碘照影剂 / ~ urographic contrast media 三碘尿路照影剂

triiodoacetic acid 三碘乙酸

triiodobenzoic acid 三碘苯甲酸

triiodoethionic acid 碘酚酸(即碘芬酸 iophenoxic acid,胆囊造影剂)

triiodomethane; iodoform *n*. 三碘甲烷,碘仿

3,5,3' triiodo-thyronine (简作 TIT; TRTTH; T3) *n*. 3,5,3' - 三碘甲状腺氨酸

triiodothyronine (简作 TRITh 或 TIT) *n*. 三碘甲状腺氨酸 ‖ ~ receptor (简作 T_3R) 三碘甲状腺素受体 / ~ uptake (简作 T3U) 三碘甲腺原氨酸摄取(率)

triiodo-tyroacetic acid (简作 TRIAC) 三碘甲状腺乙酸

triisopropanolamine *n*. 三异丙醇胺

triisopropyl berate 硼酸(三)异丙酯

triisopropyl phosphite 亚磷酸三异丙酯

Trik trichloroethylene 三氯乙烯

triketohydrindene hydrate; ninhydrin *n*. [水合]茚三酮水合苯并戊三酮

triketopurine; uric acid *n*. 三酮嘌呤,尿酸

trilabe [tri- + 希 labe a handle] *n*. 三叉取石钳

Triladine *n*. 曲拉定(镇痛药)

Trilafon *n*. 奋乃静(perphenazine)制剂的商品名,羟哌氯丙嗪

trilaminar *a*. 三层的,三层状的(着丝粒)

trilamellar membrane 三层膜

trilamellar structure 三片层结构

trilateral *a*. 三边的 *n*. 三角形 ‖ ~ retinoblastoma 三侧性视网膜母细胞瘤

trilaurin *n*. 三月桂酸甘油酯

trilaurylamine (简作 TLA) *n*. 三月桂胺

trilene; trichloroethylene; triline *n*. 三氯乙烯

Triletide *n*. 曲来肽(抗溃疡病药)

trilineate *a*. 三线的

trilinolein *n*. 三亚油酸甘油酯,亚油酸酯,十八碳二烯酸甘油三酯

Trilisate *n*. 三水杨酸胆碱镁(choline magnesium trisalicylate)的商品名

trill *n*. 颤音,颤动 *v*. 发颤音

Trilliaceae *n*. 延龄草科

Trillidium japonicum; Trillium japonicum 衣笠草

trillin; triline *n*. 延龄草素

trillion *num*. [英]百万兆,[美,法]兆,万亿

Trillium L. 延龄草属 ‖ ~ erectum L.; ~ ischonoskii Maxim 延龄草 / ~ govanianum 藏延龄草 药用部分:根状茎 / ~ kamtschaticum 白花延龄草 药用部分:根状茎,根—头顶—颗珠 / ~ tshchonoskii Maxim. [拉,植药] 延龄草,头顶—颗珠 药用部分:根状茎,根—[头顶—颗珠]

trilobate *a*. 三叶的,三裂片的

trilobatus *a*. 三叶的,三裂片的

trilobe *a*. 三叶的,三裂片的

trilobectomy *n*. 三肺叶切除术

trilobed; trilobate *a*. 三叶的

trilobin *n*. 三叶素

Trilobiodiscus *n*. 三叶盘[吸虫]属

Trilobita *n*. 三叶虫纲

trilobite *n*. (古生物)三叶虫

trilobular *n*. 前列腺三叶增生(常阻断尿流排出)

trilocular *a*. 三室的

Triloculina d'Orbigny 三玦虫属

Triloculina bertheliniana Brady 麻点三玦虫

Triloculina bicarinata d'Orbigny 双棱三玦虫

Triloculina costifera Terquem 脊三玦虫

Triloculina earlandi Cushman 显颈三玦虫

Triloculina insignis Brady 显纹三玦虫

Triloculina irregularis d'Orbigny 畸三玦虫

Triloculina kerimbatica Heron-Allen and Earland 基林巴三玦虫

Triloculina lecalvezae Kaasschieter 椭长三玦虫

trilogy *n*. 三联,三联症 ‖ ~ of Fallot 法乐氏三联症(肺动脉瓣狭窄,心室中隔缺损、右心室肥大)

Trilosporia Noble 三囊虫属

Trilosporiidae Tripathi 三囊虫科

Trilostane *n*. 曲洛斯坦,腈环氧雄烷(肾上腺皮质抑制药)

trim *vt*. 使整齐,修剪 *n*. ①整理,调整 ②修剪 ③齐备 (-mm-) *a*. 整齐的,整洁的,准备就绪的

trimannosyl *n*. 三甘露糖

trimanual *a*. 三手的,三手完成的

Trimastigamoeba *n*. 三鞭毛阿米巴

trimastigate [希 tri-three + mastix whip] *a*. 三鞭毛的

trimastigote *a*. ①三鞭毛的 ②三鞭毛细胞

Trimastix Kent 三鞭毛虫属

Trimastix marina Kent 海洋三鞭毛虫

Trimazosin (简作 TZN) *n*. 曲马唑嗪(抗高血压药)

trimazosin hydrochloride 盐酸曲马唑嗪,盐酸三甲氧唑啉(抗高血压药)

Trimebutine *n*. 三甲波숙,2 -(二甲氨基) - 2 - 苯基 - 1 - 丁醇 - 3,4,5 - 三甲氧基苯甲酸酯(镇痛药),曲美布汀(解痉药)

Trimecaine *n*. 三甲卡因(局部麻醉药)

trimedoximum (简作 TMB4) *n*. 双解磷(有机磷中毒解毒药)

Trimegestone *n*. 曲美孕酮(孕激素类药)

Trimeniaceae *n*. 腺齿木科

trimenon *n*. 三个月,三月期

trimensual *a*. 每三个月[一发]的

trimeous *a*. ①三基数的 ②三跗节的

Trimeperidine *n*. 三甲利定(镇痛药)

Trimeprazine; temaril *n*. 三甲泼拉嗪(安定剂,原名异丁嗪)

Trimeprimine *n*. 曲米帕明(抗抑郁药)

trimeqesurus venon 竹叶青蛇毒

trimer *n*. ①三(聚)体,三聚物 ②三壳粒(病毒壳体)

trimercuric *a*. 三汞的,三高汞[原子]的

Trimeresurs *n*. 竹叶青属(蛇) ‖ ~ albolabris (Gray) 白唇竹叶青(隶属于蝮科 Crotalidae) / ~ flavoviridis; habu; Lachesis flavoviridis; ~ riukiuanus 饭匙倩 / ~ cantori (Blyth) 海岛烙铁头(隶属于蝮科 Crotalidae) / ~ gramineus 竹叶青蛇,竹叶丝 / ~ mucrosquamatus 龟壳花,蕲蛇

Trimeresurus Albolabris [拉,动药] 白唇竹叶青

Trimeresurus albolabris Gray [拉,动药] 白唇竹叶青

Trimeresurus cantori (Blyth) 海岛烙铁头(隶属于蝮科 Crotalidae)

Trimeresurus chaseni (Smith) 金拿巴鲁烙铁头(隶属于蝮科 Crotalidae)

Trimeresurus convictus (Stoliczka) 马来烙铁头(隶属于蝮科 Crotalidae)
Trimeresurus cornutus (Smith) 双角烙铁头(隶属于蝮科 Crotalidae)
Trimeresurus elegans (Gray) 琉球烙铁头(隶属于蝮科 Crotalidae)
Trimeresurus erythrurus (Cantor) 棕尾竹叶青
Trimeresurus flavoviridis (Hallowell) 黄绿烙铁头(隶属于蝮科 Crotalidae)
Trimeresurus gracilis (Oshima) 台湾烙铁头(隶属于蝮科 Crotalidae)
Trimeresurus hageni (Lidth de Jeude) 印尼烙铁头(隶属于蝮科 Crotalidae)
Trimeresurus huttoni (Smith) 马都拉烙铁头(隶属于蝮科 Crotalidae)
Trimeresurus jerdonii (Guenther) 莱花烙铁头(隶属于蝮科 Crotalidae)
Trimeresurus kanburiensis (Smith) 坎布里烙铁头(隶属于蝮科 Crotalidae)
Trimeresurus kaulbacki (Smith) 帮南丁烙铁头(隶属于蝮科 Crotalidae)
Trimeresurus macrolepis (Beddome) 大鳞竹叶青
Trimeresurus malabaricus (Jerdon) 变色烙铁头(隶属于蝮科 Crotalidae)
Trimeresurus mangshanensis (Zhao) 莽山烙铁头(隶属于蝮科 Crotalidae)
Trimeresurus Monticloa [拉,动药] 山竹叶青
Trimeresurus monticloa (Gu enther) 山烙铁头(隶属于蝮科 Crotalidae)
Trimeresurus monticloa (Guenther) [拉,动药] 山竹叶青
Trimeresurus mucrosquamatus (Cantor) 烙铁头(隶属于蝮科 Crotalidae)
Trimeresurus stejnegeri (schmidt) 竹叶青(隶属于蝮科 Crotalidae)
Trimeresurus stejnegeri Schmidt [拉,动药] 青竹蛇
Trimeresurus Stejnegeri [拉,动药] 青竹蛇
trimester *n*. 三个月,三月期 ‖ ~ of pregnancy, first 妊娠首三月 / ~ of pregnancy, second 妊娠中三月 / ~ of pregnancy, third 妊娠末三月 **trimestral; trimestrial** *a*. 三个月的
Trimetamide *n*. 曲美吡胺(抗高血压药)
trimetaphan *n*. 阿方那特
Trimetaphan Camsilate 樟磺咪芬(抗高血压药)
trimetaphosphatase *n*. 三偏磷酸酶
Trimetazidine; Trimethazine *n*. 曲美他嗪(冠脉扩张药)
Trimetazidine (vastaral, vastazin) (简作 TMZ) *n*. 三甲氧苄嗪(心康宁)
Trimethadione; tridione (简作 TMD) *n*. 三甲噁唑烷二酮(抗癫痫剂)
trimethaphan *n*. 三甲噻方,右旋-3,4(1',3'-二苄-2'-酮咪唑)-1,2-三甲烯噻吩烷(神经节阻滞药,降压药)
trimethaphan camsylate 樟磺咪芬(抗高血压药)
trimethazone (简作 TMZ) *n*. 三甲保泰松
Trimethidinium Methosulfate 曲美替定甲硫酸盐,三甲啶,环辛基铵(神经节阻断药,抗高血压药)
Trimethobenzamide *n*. 三甲氧苯扎胺,二甲基乙氧苄基三甲氧苯酰胺(止吐药)
trimethobenzamine (tigan) *n*. 曲美苄胺
Trimethoprim (简作 TMP) *n*. 甲氧苄啶,甲氧苄氨嘧啶(抗菌药)
trimethoquinol *n*. 喘速宁,夜罗宁,三甲氧基苄基四氢异喹啉(平喘药)
Trimethoxyamphetamine *n*. 三甲氧他明(致幻药)
trimethoxybenzyl-dihydroimidazole hydrochloride; preparation 2020 盐酸三甲氧基苄基二氢咪唑,二〇二〇制剂
trimethoxyphenyl-aminopropane (简作 TMA) *n*. 三甲氧苯胺丙烷
2,2,4-trimethyl-1,3-pentylene glycol 2,2,4-三甲基-1,3-戊二醇
trimethyl-iso-alloxazine; lumifavin *n*. 三甲基异咯嗪,光黄素,光化黄
trimethyl borane 甲基硼
trimethyl borate 硼酸三甲酯
trimethyl boton 三甲基硼
3,5,5-trimethyl caproyl peroxide 过氧化(双)3,5,5-三甲基己酰
trimethyl-chlorosilane (简作 TMCS) *n*. 三甲氯硅烷
3,5,5-trimethyl hexanol 3,5,5-三甲基己醇
trimehtyl methoxyphenyl (简作 TMMP) 三甲基甲氧苯基
trimethyl phosphate 磷酸三甲酯
trimethylamine (简作 TMA) *n*. 三甲胺 ‖ ~ hydrochloride 盐酸三甲胺
trimethylaminoacetic acid 三甲氨乙酸
trimethyl-anilinium hydroxide (简作 TMAH) *n*. 氢氧化三甲基苯胺
trimethylarsine *n*. 三甲胂
trimethylene; cyclopropane *n*. 三甲烯,环丙烷
trimethylenediamine *n*. 三甲烯二胺
trimethylethoxysilane *n*. 乙氧基三甲基硅烷
trimethylethylene *n*. 三甲基乙烯
trimethylglycine; betaine *n*. 三甲基甘氨酸,甜菜碱
trimethylglycocoll; betaine *n*. 三甲基甘氨酸,甜菜碱
2,2,5-trimethylhexane *n*. 2,2,5-三甲基己烷
trimethyliodomethane *n*. 碘叔丁烷
trimethyloxybutyrobetain; carnitine *n*. 三甲基羟基丁酰甜菜碱,肉毒碱
2,2,3-trimethylpentane 2,2,3-三甲基戊烷
2,2,4-trimethylpentane 2,2,4-三甲基戊烷
2,2,4-trimethylpyridine 2,4,6-三甲基吡啶
trimethyl-silyl-imidazole (简作 TSIM) 三甲基硅烷基咪唑
trimethylxanthine; caffeine *n*. 三甲黄嘌呤,咖啡碱,咖啡因
trimetin; trimethadione *n*. 三甲噁唑烷二酮
trimeton; pheniramine *n*. 屈米通,非尼腊明,抗感明(抗组胺药),
Trimetozine *n*. 曲美托嗪,三甲氧苯酰吗啉(镇静药)
Trimetrexate *n*. 三甲曲沙(抗肿瘤药)
Trimexiline *n*. 三甲昔林(血循环改善药)
Trimipramine (简作 TRI) *n*. 曲米帕明,三甲丙咪嗪(三环抗抑郁药) ‖ ~ maleate 马来酸曲米帕明,马来酸三甲丙咪嗪(三环抗抑郁药)
trimmer *n*. ①修整器,调整器 ②微调电容器 ③骑墙者(派) ‖ ~ condenser 微调电容器 / ~, gingival marginal 龈缘修整器 / ~, interproximal 牙间修整器 / ~, model 模型修整器 / ~, vulcanite 硬橡皮修整器 / ~, wax pattern 蜡模修整器
trimming *n*. ①修整,修饰 ②修整术 ‖ ~, cast 模型修整 / ~, functional muscle; border molding; tissue trimming 肌功能修整,整塑
trimodal distribution 三峰分布
trimopam maleate 马来酸曲皮,马来酸双甲氧苯氮(安定药)
Trimoprostil *n*. 曲莫前列素(前列素类药)
trimorphic *a*. [同质]三形的
trimorphism *n*. [同质]三形,三态性,三态现象
trimorphous *a*. [同质]三形的
Trimox *n*. 阿莫西林,羟氨苄青霉素(amoxicillin)制剂的商品名
Trimoxamine *n*. 曲莫沙明(抗高血压药)
Trimustine *n*. 三氯氮芥(抗肿瘤药)
Trimyema Lackey 山美虫属
Trimyema compressum Lackey 压缩山美虫
Trimyemide Kahl 山美虫科
trimyristin *n*. 三肉豆蔻酸甘油酯
trinal, trinary *a*. 三倍的,三元的,三部分组成的
trine *a*. 三倍的,三部分组成的 *n*. 三个一组
trinegative *a*. 三价阴根的
Trinema Dujardin 三足虫属
Trinema complanatum Penard 平直三足虫
Trinema enchelys Ehrenberg 斜口三足虫
Trinema lineare Penard 线条三足虫
Trinema verrucosum France 疣状三足虫
trineural *a*. 三神经的
trineuric *a*. 三神经元的
Tringa ochropus Linnaeus [拉,动药] 白腰草鹬
Trinidad donkey virus 特立尼达驴
Trinidad rabies 蝙蝠型狂犬
Trinidad rabies virus 蝙蝠型狂犬病毒
Trinidad and Tobago 特里尼达和多巴哥[拉丁美洲]
Triniti virus 特里尼蒂病毒
trinitrate *n*. 三硝酸盐,三硝酸酯
trinitrin, trinitroglycerin, trinitroglycerol 三硝酸甘油,三硝酸甘油酯
trinitroaniline (简作 TNA) *n*. 三硝基苯胺
trinitrobenzene (简作 TNB) 三硝基苯
trinitro-benzene-sulfonicacid (简作 TNBS) 三硝基苯磺酸
trinitrocellulose, pyroxylin *n*. 三硝基纤维素,火棉
trinitrocresol *n*. 三硝基煤酚,三硝基甲酚
2,4,7-trinitrofluoren-9-one (简作 TNF) 2,4,7-三硝基芴酮
trinitroglycerin; glyceryl trinitrate (简作 TNG) *n*. 三硝酸甘油,三硝酸甘油酯
trinitrol; tetranitroerythritol *n*. 四硝基赤藓醇
trinitrophenol; picric acid; carba-zotic acid *n*. 三硝基酚,苦味酸
trinitrophenyl group (简作 TNP) 三硝基苯基团

trinitrophenylated horse red blood cell（简作 TNP-HRBC）三硝基苯马红细胞
2,4,6-**trinitrophenylmethylnitramine** 2,4,6－三硝基苯甲硝胺
trinitrotoluene（简作 TNT）*n*. 三硝基甲苯
trinity *n*. 三个一组,三位一体
trinket *n*. 小件饰物,琐物
trinomial *a*. 三名的,三字命名的
Trinoton querquedulae 鸭巨毛虱
trinucleate *a*. 三核的
trinucleotid; trinucleotide *n*. 三核苷酸
trio *n*. 三重奏,三人小组
triocephalus［tri- + 希 kephale head］*n*. 无口鼻眼畸胎
tri-o-cresylphosphate 磷酸三邻甲苯酯
trioctylamine（简作 TOA）*n*. 三辛胺
triocyte-phosphine oxide（简作 TOPO）氧化三辛基磷化氢
triode（简作 tri）*n*. 三极管 ‖ ~ laser 三极管激光器 / ~ gas laser 三极管气体激光器
triode-tetrode（简作 tri-tet）*n*. 三极—四极管
Triodon *n*. 扇豚属,属河豚属 ‖ ~ bursarius（Reinhardt）三齿鲀（隶属于三齿鲀 Triodontidae）/ ~ macropterus（Lesson）长鳍三齿鲀（隶属于三齿鲀科 Triodontidae）
Triodontidae *n*. 三齿鲀科（隶属于鲀形目 Tetraodontiformes）
Triodontophorus *n*. 三齿［线虫］属 ‖ ~ diminutus 缩小三齿线虫 / ~ brevicauda（Boulenger）短尾三齿线虫（隶属于线虫纲 Nematoda）/ ~ hsiungi（K'ung）熊氏三齿线虫（隶属于线虫纲 Nematoda）/ ~ serratus（Looss）锯齿三齿线虫（隶属于线虫纲 Nematoda）
trioecious *a*. 雌花雄花两性花异柱的,单全异株的
Triolaneren *n*. 特能特灵（雄激素）
triolein; ordinaryo olein *n*.［三］油酸脂,三油酸甘油酯
triolism *n*. 三人恋,三连淫
trional; sulfonethylmethane *n*. 三乙眠砜,台俄那,眠砜乙基甲烷
Trional *n*. 曲砜那（催眠镇静药）
Tronychidae *n*. 鳖科［动］（隶属于龟鳖目 Testudinata）
trionym *n*. 三字名（由三个字组成的名称）
Trionyx sinensis carapax（简作 Te-s-Car）鳖甲（动物性中药材）
Trionyx sinensis（**Wiegmann**）中华鳖（隶属于鳖科 Tronychidae）
Trionyx steindachneri（**Siebenrock**）［拉,动药］山瑞鳖（隶属于鳖科 Tronychidae）
Triopac; Triotrast *n*. 醋碘苯酸钠
triophthalmia *n*. 三眼畸形
triophthalmos［tri- + 希 opthalmos eye］*n*. 三眼畸胎
triopodymus［tri- + 希 ops face + didymos twin］*n*. 三面畸胎
triorchid［tri- + 希 orchis testis］*n*. 三睾［畸形］者
triorchidism *n*. 三睾［畸形］
triorchis; triorchid *n*. 三睾［畸形］者
triorchism; triorchidism *n*. 三睾［畸形］
triorthocresol phosphate（简作 TOCP）*n*. 磷酸三［邻］甲酚酯
triorthocresyl phosphate 三正甲酚磷酸盐
triose *n*. 丙糖,三碳糖 ‖ ~ phosphate 磷酸丙糖 / ~ phosphate isomerase（简作 TPI）磷酸丙糖同工酶 / ~ kinase 丙糖激酶
triosephosphate dehydrogenase 磷酸丙糖脱氢酶,甘油醛－3－磷酸脱氢酶
triosephosphate isomerase; phosphotriose isomerase *n*. 磷酸丙糖异构酶
triosil *n*. 甲基泛酸酸盐,碘胺影酸盐［照影剂］
Triosteum pinnatifidum Maxim.［拉,植药］莛子
triostin *n*. 丙霉素,三霉素
triotrast *n*. 醋碘苯酸钠
triotus［tri- + 希 ous ear］*n*. 三耳畸胎
trioxazine *n*. 三甲氧啉,三甲氧苯酰吗啉（镇静药）
trioxide *n*. 三氧化物
Trioxifene *n*. 曲沃昔芬（雌激素拮抗剂）
Trioxsalen *n*. 三甲沙林,三甲呋豆素,三甲补骨脂内酯,三甲呋苯吡喃酮（治白癜风药）
trioxymethylene; metaformaldehyde *n*. 三聚甲醛
trioxypurine; uric acid *n*. 三氧嘌呤,尿酸
trioxsalen *n*. 三甲沙林（着色药）
trip-［希,tribo］［构词成分］摩擦
trip *vi*. 轻快地走（或跑）;颠踬,绊倒 *n*. 旅行,远足,颠踬,绊倒
14C-tripalmite *n*. 14C－甘油三软脂酸酯
Tripalmitin; palmitin *n*. 三棕榈酸甘油酯,棕榈脂,软脂酸脂
Tripamide *n*. 曲帕胺（利尿药,抗高血压药）
tripanar approach 三维方式
tripara *n*. 三产妇
Triparanol *n*. 曲帕拉醇,三苯乙醇（降血脂药）
triparental recombinant 三亲株重组体
tripartile structure 三层型结构
tripartite *a*. 三部分的,三方面之间的
tripe *n*.（牛等的）肚（供食用）;［常用复］内脏
Tripedia *n*. 白喉破伤风类毒素—无细胞百日咳菌苗（diphtheria and tetanus toxoids and acellular pertussis vaccine）制剂的商品名
Tripelennamine; pyribenzamine; 2-［**benzyl**（**2-dimethylaminoethyl**）**amino**］**pyridine** 特赖皮伦胺,吡本乍明,去敏灵,扑尔敏（抗组胺药）‖ ~ citrate 枸橼酸特赖皮伦胺 / ~ hydrochloride; pyribenzamine hydrochloride 盐酸特赖皮伦胺,盐酸吡本乍明
tripeptidase *n*. 三核苷酸
tripeptide *n*. 三肽
tripeptidylpeptidase *n*. 三肽基肽酶
Triperidol *n*. 三氟哌多（trifluperidol）制剂的商品名
Triphaena pronuba cytoplasmic polyhedrosis virus 彩地老虎胞质型多角体病毒
triphal; sodium 2-aurothiobenzimidazole-4-carboxylate *n*. 特里法耳,2－金硫基苯咪唑－4－羧酸钠
triphalangeal *a*.［拇指］三指节畸形的
triphalangia［tri- + 希 phalanx a line or array of soldiers + -ia］*n*.［拇指］三指节畸形
triphalangism; triphalangia *n*.［拇指］三指节畸形
tripharmacon; tripharmacum *n*. 三合药（三种成分配制的药）
triphasic［tri- + 希 phasis phase］*a*. 三相的（肌动电流）‖ ~ action potential 三相动作电位 / ~ contraceptive pill 三相避孕片
Triphasil *n*. 左炔诺孕酮—炔雌醇（levonorgestrel and ethinyl）复合制剂的商品名
Triphena cytoplasmic polyhedrosis reovirus Triphena 胞质型多角体呼肠孤病毒
triphenin; propionylphenedin *n*. 特赖芬宁,丙酰基对乙氧基苯胺
triphenomorph *n*. 三苯甲基吗啡
triphenyl *n*. 三苯酯 ‖ ~ phosphate 磷酸三苯酯 / ~ phosphite 亚磷酸三苯酯 / ~ tetrazolium chloride test（简作 TTCT）氯化三苯唑试验
triphenylamine *n*. 三苯胺
triphenylchlorosilane *n*. 三苯基氯硅烷
triphenylethylene *n*. 三苯乙烯（合成雄激素）
triphenylmethane（简作 TPM）*n*. 三苯甲烷
triphenylstibine *n*. 三苯锑
Triphenyltetrazolium Chloride（简作 TTC）氯化三苯基四氮唑（诊断用药）
triphenyl-triazine（简作 TPTZ）*n*. 三吡啶基三嗪
Triphleps insidiosus 捕虫花蝽
Triphosadenine *n*. 三磷酸腺苷
triphosphate（简作 TP）*n*. 三磷酸盐
triphosphoinositide; phosphatidylinositol diphosphate *n*. 三磷酸肌醇磷脂,磷脂酰肌醇二磷酸
triphosphopyridine nucleotide（简作 TPN）; **coenzyme** Ⅱ 三磷酸吡啶核甙酸,辅酶Ⅱ
Triphoturus micropterus（**Brauer**）小鳍尾灯鱼（隶属于灯笼鱼科 Myctophidae）
triphthalmus［tri- + 希 ophthalmos eye］*n*. 三眼畸胎
triphthemia［希 tribein to wear out + haima blood + -ia］*n*. 血内废物潴留 ‖ ~ carbonifera 碳水化物潴留
Tripier's amputation［Leon 法外科医师 1842—1891］特里皮埃氏切断术（与跗中切断术相似的一种切断术）
Tripiperaquine; M 1020 三哌喹（抗疟药）
triple *a*. 三倍的,三联的 ‖ ~ arthrodesis 三关节融合术 / ~ phosphate; ammoniomagnesium phosphate 三磷酸盐,磷酸胺镁 / ~ blind 三盲法（临床试验或其他试验时,受试者、治疗者、评估治疗反应者都不知道任何一位受试者接受的是何等治疗）/ ~ contrast cytography 膀胱三对比造影 / ~ density sign 三重密度征 / ~ field image intersifiser 三野影像增强器 / ~ fusion 三核并合 / ~ helix 三重螺旋 / ~ hybrid 三交杂种 / ~ point 三相点 / ~ response of histamine 组织胺的三重反应 / ~ strength（简作 TS）三重力 / ~ triple sugar（glucose galactoase, sucrose）（简作 TS）三糖（葡萄糖—半乳糖—蔗糖）/ ~ sugar（lactose glucose sucrose）iron agar（简作 TSI agar）三糖（乳糖—葡萄糖—蔗糖）铁琼脂（培养基）/ ~ sugar urea（简作 TSU）三糖尿素
triple-angle *n*. 三角器［牙科］
triplebiopsy *n*. 三联活检法
triple-contrast *n*. 三重对比 ‖ ~ cystography 三重对比膀胱照影［术］/ ~ technique 三重对比技术
triplegia *n*. 三肢麻痹,三瘫（偏瘫对侧一肢麻痹）
triplelink（简作 trl）*n*. 三键
triplelinked（简作 trl）*a*. 三键的

triple-stranded helix 三股螺旋
triplet *n*. ①三[胞]胎 ②三联组(如三透镜组) ③密码子,三联密码 ④三线态 ⑤三合镜 ‖ ~ code 三联体密码 / ~ hypothesis 三联体假说 / ~ state 三重态
triplex [拉 triple] *a*. 三倍的, *n*. 三股螺旋,三显性组合 ‖ ~ scanner 三维扫描仪[器] / ~ acid-base disorders (简作 TABD) 三重酸碱失常
triple-X syndrome(或 **condition**); **XXX**; **X trisomy** 三体 X 综合征
triplet *n*. 三胎
triplicate *a*. 一式三份的 *n*. 三个相同物中的一个 *vt*. 把……做成一式三份
triplicated plots 三次重复小区
triplication *n*. 三体化
triplicity *n*. 三倍;三位一体
triploblastic [希 triploos triple + blastos germ] *a*. 三胚层的
triplography *n*. 三重造影术
triploid, **triplont** *a*. 三倍的 *n*. 三倍体
triploidy *n*. 三倍性(染色体)
triplokoria [希 triploos triple + kore pupil + -ia]; **triptokoria** *n*. 三瞳[畸形]
triplont *n*. 三倍体
triploparasitism *n*. 三重寄生[现象]
Triplophysa siluroides (**Herzenxtein**) 拟鲶高原鳅(隶属于鳅科 Cobitidae)
triplopia [希 triploos triple + opsis sight + -ia]; **visus triplex** *n*. 三重复视(视一物为三)
triplo-polyploid *n*. 三倍多倍体
Triplostegia glandulifera Wall. [拉,动药] 双参
Triplostegia grandiflora Gagnep. [拉,动药] 大花双参
triplo-X 三体 X,X 染色体三体
triplo-X female 三体 X 女性
Tripneustes gratilla (**Linnaeus**) 白棘三列海胆(隶属于毒棘海胆科 Toxopneustidae)
Tripocalpidae Haeckel 三足壶虫科
Tripocyrtidae Haeckel 三肋笼虫科
tripod [希 treis three + pous foot] *n*. 三脚架, 三脚台 ‖ ~, Haller's; arteria coeliaca 哈勒氏王三脚架,腹腔动脉 / ~ of life; vital ~ 生命三柱(脑心肺)
tripodia *n*. 三足[畸形]
tripoding *n*. 三足支撑(如麻痹病人由坐位或立位改变体位时所采取的三个支撑点;[牙模]三脚测定法
tripolar *a*. 三极的 ‖ ~ spindle 三极纺锤体
tripoli; **rotten stone** *n*. 硅藻岩
tripositive *a*. 三价阳根的
tripperfaden[德]; **gonorrheal threads** *n*. 淋丝
tripping *a*. 步履轻健的
Triprolidine *n*. 吡咯烷甲苯基丙烯吡啶,曲普立定(抗组胺药)
triprolidine hydrochliride 盐酸曲普利啶,盐酸吡咯吡胺,盐酸苯丙烯啶(抗组胺药)
tripropyl borate 硼酸三丙酯
tripropyl phosphate 磷酸三丙酯
tripropylene glycol 三丙二醇
triprosopus [tri- + 希 prosopon face] *n*. 三面畸胎
Tripsacum *n*. 三囊草[属]
tripsis [希 tripsis rubbing] *v*. ①研磨,研碎 ②按摩
-tripsy [构词成分] 压轧术
-triptan [构词成分] – 曲普坦,曲坦类药物(根据 1998 年 CADN 的规定使用此名称,主要系指神经系统抗偏头痛剂利扎曲普坦[Rizatriptan]一类的药名,如依来曲普坦[Eletriptan]、依米曲普坦[Zolmitriptan]等)
Tripteroides *n*. 杵蚊属(库蚊亚科的一属) ‖ ~ aranoides 蛛形杵蚊 / ~ bambusa 竹生杵蚊 / ~ cheni 陈氏杵蚊 / ~ indicus 印度杵蚊 / ~ similis 似同杵蚊 / ~ szechuanensis 四川杵蚊 / ~ vicinus 附近杵蚊
Tripterospermum affine (**Wall**.) **H. Smith** [拉,植药] 双蝴蝶(植),全草入药—[肺形草]
Tripterygium hypoglaucum (**Levl**.) **Hutch** [拉,植药] 昆明山海棠
Tripterygium wilfordii 雷公藤
triptokoria; **triplokoria** *n*. 三瞳[畸形]
triptophan hydroxylase 色氨酸羟化酶,色氨酸 5 – 单(加)氧酶
Triptorelin *n*. 曲普瑞林(一种合成格纳瑞林(gonadorelin)类似物,用作抗肿瘤药,用于姑息性治疗晚期卵巢癌和治疗前列腺癌
Triptrolidin *n*. 曲普利啶 (抗组胺药)
-triptyline [构词成分] – 替林 (根据 1998 年 CADN 的规定使用此名称,主要系指神经系统抗抑郁剂阿米替林[Amitriptyline]类的药名,如去甲替林[Nortriptyline]、普罗替林[Protriptyline]等)
tripus *n*. ①三足畸胎 ②三脚架 ‖ ~ coeliacus; arteria coeliaca 腹腔动脉 / ~ halleri; celiac axis 哈勒氏三脚架,腹腔动脉
triquetrous [拉 triquetrus] *a*. 三角的,三角形的
triquetrum [拉] *n*., *a*. ①三角骨 ②三角的
trir tritura[拉] 研碎,研和剂
triradial; **triradiate** *a*. 三向辐射的
triradiation *n*. 三向辐射
triradius; **Galton's delta** *n*. 指纹三角,戈耳顿氏三角
tris buffer 三羟甲基氨基甲烷缓冲液
TRIS tris-hydroxy-methyl-aminomethane 氨丁三醇,环血酸铵,三羟甲基氨基甲烷(碱化剂,静脉注射矫治代谢性酸中毒)
tris *n*. 氨丁三醇,三(2,3 – 二溴丙基)磷酸酯 ‖ ~ buffer 缓冲剂(三羟甲基氨基甲烷作缓冲剂)
tris sodium chloride EDTA buffer (简作 TNE) 三氯化钠 EDTA 缓冲液
trisaccharidase *n*. 三糖酶
trisaccharide *n*. 三糖类
trisalt *n*. 三酸[根]盐
trisatine; **triacetyldiphenolisatin** *n*. 三醋酚汀(轻泻剂)
tris(2-chlorethyl)-amine hydrochloride *n*. 盐酸三氯三乙胺(抗肿瘤剂)
tris(2-chlorethyl) phosphate 磷酸三(2 – 氯乙基)酯
tris(2,3-dibromopropyl)phosphate *n*. 磷酸三(2,3 – 二溴丙基)酯
trisect *vt*. 把……分成三份,三等分
tris-hydrochloric acid buffer solution 三羟甲基氨基甲烷—盐酸缓冲液
tris(hydroxymethyl)aminomethane (简作 TRIS) 氨丁三醇,环血酸铵,三羟甲基氨基甲烷(碱化剂,静脉注射矫治代谢性酸中毒),缓血酸胺,萨姆
Trisidos kiyonoi (**Kuroda**) 鳞片扭蚶(隶属于蚶科 Arcidae)
trisilicate *n*. 三硅酸盐 (根据 1998 年 CADN 的规定,在盐或酯与加合物之命名中,使用此名称)
triskaidekaphobia *n*. 十三数恐怖
trismic *a*. 牙关紧闭的
trismoid *n*. 类牙关紧闭
trismus [希 trismos grating, grinding] *n*. 牙关紧闭 ‖ ~ capistratus [拉 capistrum a muzzle] 先天性颊龈粘连 / ~ catarrhalis maxillaris 卡他性上颌痉挛 / ~ dolorificus 痛性抽搐,三叉神经痛 / ~ intermaxillary 颌间紧闭 / ~ nascentium; ~ neonatorum 新生儿牙关紧闭,新生儿破伤风 / ~ sardonicus; risus sardonicus 痉笑性牙关紧闭,痉笑 / ~ uteri 子宫挛缩
trismy *n*. 三体性 (一种非整倍体的形式二倍体细胞中含有一条多出的染色体,即共有 47 条染色体)
trisnitrate; **trinitrate** *n*. 三硝酸盐
trisodarsen; **trisodium arsphenamine sulfonate** *n*. 三钠胂,胂凡纳明磺酸三钠
trisodium phosphate (简作 TSP) 磷酸三钠
trisodium phosphonoformate; **phosphonoformle acid**; **PEA** 磷钾酸三钠,磷钾酸钠
trisoma *n*. 三躯畸胎
trisome *n*. [2n + 1]型,三体生物
trisomia, **trisomy** *n*. 三[染色]体性
trisomic *a*. 二倍加一的,三[染色]体的 *n*. 三体生物 ‖ ~ diploidy 二倍加一,三体二倍体 / ~ ratio 三体比率
trisomy, **trisomia** *n*. 三[染色]体性 ‖ ~ chromosome 三体性染色体
Trisoralen *n*. 三甲沙林(trixsalen)制剂的商品名
Trisotropis dermopterus (**Temminck et Schlegel**) 细鳞三棱 (隶属于鲈科 Serranidae)
tri-speep *a*. 三速的 ‖ ~ intersifying screen 三速增感屏
trispermic egg 三精受精卵
trispiral tomography 三螺旋断层成像[术]
trisplanchnic *a*. 三内脏的(神经分布)
tristearin; **ordinary stearin** *n*. 三硬脂酸甘油酯,硬脂
tristichia [tri- + 希 stichos row] *n*. 三列睫,三行睫
tristichia *n*. 三列睫,三行睫
tristimania [拉 tristis sad + 希 mania madness]; **melancholia**; **lypemania** *n*. 忧郁症,抑郁狂
Tristylospyris Haeckel 三柱篓虫属
Tristylospyris palmipes Haeckel 三柱篓虫
trisubstituted *a*. 三代的,[含]三个可置换基团的
trisulcate *a*. 有三沟的
trisulfapyrimidines *n*. [复]三磺嘧啶复合剂(磺胺嘧啶(sulfadiazine),磺胺甲基嘧啶(sulfamerazine),磺胺二甲嘧啶(sulfamethazine)的混合制剂
trisulfate *n*. 三硫酸盐

trisulfide *n*. 三硫化物
trit. tritura[拉] 研制,研磨
Trit tritium 氚/tritura [拉] 捣碎,研磨,研制
TriT triiodothyronine 三碘甲状原氨酸
TRIT triiodothyronine 三碘甲状原氨酸
tritane; triphenylmethane *n*. 三苯甲烷
tritan *a*. 蓝色弱的,蓝色盲的 *n*. 蓝色弱者,蓝色盲者
tritanomal *n*. 蓝色弱者,第三色弱者
tritanomaly *n*. 黄蓝色弱,第三色弱 ‖ tritanomalous *a*. 蓝色弱的
tritanope *n*. 黄蓝色盲者,第三型色盲者
tritanopia; [希 tritos third + opsis vision]; **tritanopsia; blue blindess** *n*. 黄蓝色盲,第三型色盲
TRITC tetramethyl rhodamine isothiocyanate 四甲若丹明异硫氰酸盐
trite *a*. 陈腐的,平凡的,老一套的
triterpene *n*. 三萜(烯)
triterygium wilfordii 雷公藤
tri-tet triode-tetrode 三极管—四极管
TRITh; TRIRH triiodothyronine(简作 TIT) 三碘甲状腺氨酸
trithioacetaldehyde; sulfoparaldehyde *n*. 三聚乙硫醛
trithioacetone *n*. 三聚硫酮
trithioformaldehyde *n*. 三聚硫代甲醛
trithion *n*. 三硫磷
trithioparamethoxy-phenyl propene (简作 TMMP) 三硫—对甲氧基—苯丙烷(利胆剂)
trithiozine; tritiozine *n*. 三甲硫苯嗪,三甲硫吗啉,溃疡愈康 (抗溃疡药)
tritiate *vt*. 氚化,氚标记 *a*. 氚标记的 ‖ ~ compound 氚化物 / ~ titanium 氚钛靶 / ~ water 氚化水
tritiated compound 氚标记化合物
tritiated Water (^{3}H) *n*. 氚化水 (诊断用药)
tritiating agent 氚化剂
tritiation *n*. 氚化(作用)
triticeoglossus [拉]*n*. 杓舌肌
triticeous [拉 triticeus] *a*. 麦粒样的
triticeum [拉]; **cartilago triticea** *n*. 麦粒软骨
triticin *n*. 小麦果聚糖,小麦糖
triticonucleic acid 麦胚核酸
Triticum *n*. 小麦属 ‖ ~ aegilopoides 拟山羊草小麦 / ~ aestivum L.; triticum; dog grass; quack grass [拉,植药] 小麦 / ~ aestivum chlorotic spot rhabdovirus 小麦退绿斑弹状病毒 / ~ dicoccoides 拟二粒小麦 / ~ dicoccum (emmer wheat) 二粒小麦 / ~ durum (durum wheat) 硬粒小麦 / ~ monococcm (einkern wheat) 一粒小麦 / ~ repens; Agropyron repons 偃麦草 / ~ sativum Lam. 小麦 / ~ timopheevi 提摩菲维小麦 / ~ virus 1 (Smith); Wheat (soil-borne) mosaic virus (Me Kinney) 土传小麦花叶病毒
tritide *n*. 氚化物
tritiding *n*. 氚化
Tritiozine *n*. 曲硫秦 (抗溃疡病药)
tritium [希 tritos third] (简作^{3}H 或 T) *n*. 氚(音川),超重氢 ‖ ~ air monitor 氚气监测仪 / ~ carrier 含氚载体 / ~ containment system 氚靶系统 / ~ film 氚片 / ~ gas exposure method 氚气曝射法 / ~ ion 氚离子 / ~ labilization 氚活化的,氚不稳定性 / ~ metal hydride target 含氚金属靶 / ~ monitor 氚监测器 / ~ oxide 氚水 / ~ ratio (简作 TR) 氚比(氚活性测定) / ~ scrubber 氚洗涤器 / ~ target 氚靶 / ~ unit (简作 TU) 氚单位
tritium-labeled 氚标记的 ‖ ~ chromosomes (H^3-labelled) 氚标记的染色体 / ~ DNA 氚标记的 DNA
tritium-lablization 氚标记
tritocerebral segment ①后脑节 ②第二触觉节
tritocerebrum *n*. ①后脑 ②后脑结
tritocone [希 tritos third + konos cone] *n*. 上前第三尖(上前磨牙远中颊尖)
tritoconid *n*. 下前第三尖(下前磨牙远中颊尖)
tritol *n*. 特赖托尔(棉马浸膏加麦芽糖制成的乳剂)
tritolyl phosphate (简作 TTP) 磷酸三甲苯酯,三甲苯基磷酸
triton; trinitrotoluene *n*. 三硝基甲苯,氚核钠
tritonymph *n*. 第三期若虫
Tritoqualine *n*. 曲托喹林 (抗组胺药)
tritosternum *n*. 胸叉(革螨)
tritotetracycline (简作 TTC)*n*. 氚标记四环素
tritotoxin *n*. 弱亲和毒素
tritoxide; trixide *n*. 三氧化物
tritoxin *n*. 弱亲和毒素
tritriaconta- [构词成分] 33,三十三
Tritrichomonas *n*. 三毛滴虫属
tritroxylene (简作 TNX) *n*. 三硝基二甲苯 ‖ ~ Kofoid 三毛滴虫属 / ~ augusta Alexeieff 堂皇三毛滴虫 / ~ batrachorum Perty 蛙三毛滴虫 / ~ caviae Davaine 腔三毛滴虫 / ~ equi Fantham 马三毛滴虫 / ~ foetus Riedmuller 胚胎三毛滴虫 / ~ muris Grassi 尖三毛滴虫 / ~ rotunea Hibler, Hammond, Caskey, Johnsoh and Fitzgerald 圆三毛滴虫 / ~ suis Gruby and Delafond 猪三毛滴虫
tritubercular *a*. 三结节的
Trituberculata *n*. 三尖牙类,三尖齿目
trituberculate *a*. 三尖的
trituberculate swimming crab [动药] 三疣梭子蟹肉
Trituberculate swimming crab carapace [动药] 三疣梭子蟹壳
Trituberculate swimming crab insides [动药] 三疣梭子蟹子内脏
Trituberculate swimming crab meat [动药] 三疣梭子蟹肉
tritura (简作 Trit) *v*. 研制,研磨
triturable *a*. 可研制的,可研磨的
triturate [拉 triturare] *n*., *v*. ①研制剂 ②研制,研磨 ③咀嚼
triturating *a*. 咀嚼的
trituration [拉 trituratio] *n*. ①研制法,研磨法 ②研制剂
triturator *n*. 研磨器
triturium *n*. 分离液(分离不同密度的液体)
Trituroides chinensis (Gray) [拉,动药] 中国瘰螈
Trituroides Chinensis [拉,动药] 中国瘰螈
Triturus *n*. 蝾螈[属]
trityl *n*. 三苯甲基
tritylation *n*. 三苯甲基化作用
Tritylodon *n*. 三瘤齿龙
N-tritylmorpholie *n*. 三苯甲基吗啡(灭螺剂)
Triuidaceae *n*. 霉草科
Triumfetta bartramia L. [拉,植药] 刺蒴麻
Triumfetta pilosa Roth [拉,植药]长钩刺蒴麻
triumph *n*. 胜利,成功 *vi*. 获胜成功
triumphal *a*. 胜利的,成功的
triumphant *a*. 得胜的,成功的,得意洋洋的
Triuridaceae *n*. 微草科
Triuridales *n*. 微草目 (植物分类学;亦称本乡草目)
Triurol *n*. 醋碘苯酸钠(造影剂)
triuton *n*. 醋碘苯酸
trivalence; trivalency *n*. 三价
trivalent *a*. 三价的 *n*. 三价染色体 ‖ ~ oral poliovirus (简作 TOPV) 三价口服脊髓灰质炎毒疫苗 / ~ sodium antimony gluconate (简作 TSAG) 三价葡萄糖酸锑钠
trivalve *a*. 三瓣的(窥器)
trivalvular *a*. 三瓣[膜]的
trivet *n*. 三脚架
trivial *a*. ①琐细的,不重要的 ②平常的,平凡的
triviality *n*. 琐碎,琐事
trivially *ad*. ①琐细地,不重要地 ②平常地,平凡地
trivialness *n*. 琐细,不重要
Trivittatus bunyavirus 特里费塔图斯本扬病毒
Trivittatus virus 特里费塔图斯病毒
trivoltine *a*. 三化的
trivoltinism *n*. 三化性
trixenic *a*. 三种微生物的
trixeny *n*. 三重寄生[现象]
Trixoscelidae *n*. 锯齿蝇科
Tri-zinc-paste *n*. 三锌糊剂
trizonal *a*. 三带的,三个区域的
TRJ Therapeutic Recreation Journal 休养治疗杂志
TRK transketolase 转酮醇酶
TRKG tracking 跟踪,径迹
trl triplelink 三键/triplelinked 三键的
TRM thermoremanence 热剩余磁感应,热顽磁/thermoremanent magnetization 热剩余磁化强度,热顽磁强度/trichomycin 曲古霉素,抗滴虫霉素
TRMC tetramethyl-rhodaminoisothiocyanate 四甲若丹明异硫氰酸盐
TRML terminal 终端,末端,终点
TRN transfer ①转移 ②传递 ③变换
tRNA transfer-RNA 转移 RNA
Trobicin *n*. 盐酸大观霉素(spectinomycin hydrochloride)制剂的商品名
trocar [法 trois quarts three quarters] *n*. 套(管)针 ‖ ~, anasarca 水肿套针 / ~ cannula 套管针套管 / ~, Curschmam's 库施曼氏套针 (皮下水肿穿刺套针) / ~, Duchenne's 杜兴氏套针(从深部采取组织用) / ~, Ducham's; piloting ~ 达拉姆氏导引套针 / ~, maxillary antrum 上颌窦穿刺套管/ ~, poloting 导引套针 / ~, rectal 经直肠膀胱套针

troch; trochiscus *n*. 锭剂,糖锭剂
Trochamminidae Schwager 砂轮虫科
trochanter［拉;希 trochanter runner］*n*. ①转子［解］②转节(昆虫) ③锭剂,片剂 ‖ ~, greater; ~ major 大转子 / ~, lesser; ~ minor 小转子 / ~ major; greater ~ 大转子 / ~ minor; lesser ~ 小转子 / ~, small 小转子 / ~, third; ~ tertius 第三转子［变］‖ ~ ic, ~ ian *a*.
trochanterian; trochanteric *a*. 转子的
trochanterplasty *n*. 转子成形术
trochantin; lesser trochanter *n*. 小转手
trochantin(e) *n*. ①基转节 ②基外片 ③腹基连片 ④基节后片 ⑤颚夹间片
trochantinian *n*. 小转子的
trochantinopleura *n*. 基侧片
trochar; trocar *n*. 套针
troche［希 trochos a round cake］*n*. 锭剂,糖锭剂
Trochelminthe *n*. 担轮动物门
Trochidae *n*. 马蹄螺科(隶属于原始腹足目 Archaeogastropoda)
Trichilia Dujardin 轮毛虫属
Trichilia minuta Roux 小轮毛虫
Trichilia palustris Stein 沼泽毛虫
Trichilia sulcata Claparede and Lachmann 沟轮毛虫
Tricinate *n*. 盐酸替芬那米(thiphenamil hydrochloride)制剂的商品名
Trochilioides Kahl 拟轮毛虫属
Trochilioides recta Kahl 直拟轮毛虫
trochin［拉 trochinus］*n*. 肱骨小结节
trochinian *a*. 肱骨小结节的
trochiter *n*. ①肱骨大结节 ②大转子
trochiscation *n*. 糖锭制备
trochiscus(复 trochischi)［拉］(缩 troch.); **troche** *n*. 锭剂,糖锭剂
trochiter *n*. ①大转子 ④肱骨大结节
trochiterian *a*. ①大转子的 ④肱骨大结节的
trochlea(复 trochleae)［拉;希 trochillia pulley］*n*. 滑车 ‖ ~ of astragalus; ~ tali 距骨滑幕(旧名) / ~ femoris, facies patellaris 髌面(股骨) / ~ humeri 肱骨滑车 / ~ labyrinthi; cochlea 耳蜗 / ~ of humerus 肱骨滑车 / ~ of obliquus oculi muscularis 肌滑车 / ~ of obliquus oculi superior 眼上斜肌滑车/ ~ phalangis 指(趾)骨滑车 / ~ tali 趾骨滑车
trochlear *a*. ①滑车的 ②滑车神经的 ‖ ~ fossa 滑车窝 / ~ nerve 滑车神经 / ~ notch 滑车切迹 / ~ patellaris 膝钙滑车 / ~ process 滑车突起
trochleariform; pulley-shaped *a*. 滑车形的
trochlearis *a*.［拉］滑车的 *n*. ①滑车神经 ②眼上斜肌
trochleator *n*. 滑车神经
trochoblast *n*. 成纤毛细胞
trochocardia［希 trochos wheel + kardia heart］*n*. 旋位心
trochocephalia［希 trochos wheel + kephale head + -ia］*n*. 轮状头畸形,圆头畸形
trochocephalus［trichos + 希 kephale head］*n*. 轮状头畸形,圆头畸形
trochocephaly; trochocephalia *n*. 轮状头畸形,圆头畸形
Trochodendraceae *n*. 昆拦树科
trochoginglymus *n*. 车轴屈戍关节(如肱桡关节)
trochoid［希 trochos wheel + eidos form］*a*. 车轴状的,滑车状的
trochoides［希］*n*. 车轴关节
trochophonia *n*. 颤音
trochophore［希 trochos wheal + phoros bearing］*n*. 担轮幼虫
trochorizocardia *n*. 旋位横位心
trochotron *n*. 余摆管,磁旋管,摆线管
Trochus (Tectus) niloticus maximus (Koch) 大马蹄螺(隶属于马蹄螺科 Trochidae)
Trochus (Tectus) pyramis (Born) 塔形马蹄螺(隶属于马蹄螺科 Trochidae)
Trochus maculatus (Linnaeus) 斑马蹄螺(隶属于马蹄螺科 Trochidae)
Trocimine *n*. 曲西明(抗抑郁药,抗焦虑药)
Troclosene Potassium *n*. 曲氯新钾(消毒防腐药)
trod tread 的过去式和过去分词
trodden tread 的过去分词
Trofosfamide *n*. 曲磷胺(抗肿瘤药)
Troglitazone *n*. 托利他唑(抗高血脂药)
troglobiotic *a*. 洞居的,洞生的
Troglodytella *n*. 潜泅［纤毛］虫属
Troglodytes troglobytes (Linnaeus) 鹪鹩(隶属于鹪鹩科 Troglobytidae)
Troglobytidae *n*. 鹪鹩科(隶属于雀形目 Hirundinidae)
Troglotrema *n*. 隐孔吸虫属 ‖ ~ salmincola; Nanophyetus salmincola 鲑隐孔吸虫
Troglotrematidae *n*. 隐孔科
Trogopterus dung［动药］五灵脂
Trogopterus xanthipes Milne-Edwards［拉,动药］复齿鼯鼠,橙足鼯鼠(动)药材:粪便—［五灵脂］,(隶属于鼯鼠科 Hetauristidae)
Trogopterus xathipes Milne-Edwards 黄脚复齿鼯鼠(隶属于松鼠科 Sciuridae)
troilism *n*. 三人恋,三联淫
Troisier's ganglion［Charles Emile 法医师 1944—1919］特鲁瓦西埃氏淋巴结(肿大的锁骨上淋巴结)‖ ~ node 信号结 / ~ sign 特鲁瓦西埃氏征(脚骨后或腹腔内恶性瘤的一种体征) / ~ syndrome 特鲁瓦西埃氏综合征(糖尿病的青铜色恶病质)
trolamine *n*. 特罗拉明(根据 1998 年 CADN 的规定,在盐或酯与加合物之命名中,使用此名称)
troland *n*. 特罗兰德(视网膜所受光刺激的单位)
Trolard's plexus(net)［Paulin 法解剖学家 1842—1910］特罗拉尔氏网(舌下神经管静脉网) ‖ ~ vein 特罗拉尔氏静脉(大脑中静脉与上矢状窦间的大吻合支)
Troleandomycin *n*. 醋竹桃霉素,三乙酰竹桃霉素(抗菌药)
troll *v*. 旋转,轮唱 *n*. 旋转,轮唱
trolley *n*. ①电车 ②小车,手推车 ③滑动接点 ‖ ~, dressing 敷料车/ ~, ward 病室车
Trollius asiaticus L.［拉,植药］宽瓣金莲花
trollius chinensis Bunge［拉,植药］金莲花［植］药用部分:花—［金莲花］
trollius ledebouri 短瓣金莲花［植］药用部分:花
trollius macropetalus 长瓣金莲花［植］药用部分:花
trollixanthin *n*. 金莲花黄素
Trolnitrate *n*. 三硝酸三乙醇胺［酯］(冠状动脉扩张剂)
trolnitrate phosphate 磷酸三乙硝胺,磷酸三硝乙醇胺(血管扩张药)
Troltsch's corpuscles［Anton Friedrich von 德耳科医师 1829—1890］特勒耳奇氏小体(耳鼓膜结核组织中具有内皮间隙)‖ ~ folds 特勒耳奇氏襞(锤骨前后襞) / ~ recesses (spaces) 特勒耳奇氏隐窝(鼓膜前及后隐窝)
Tromantadine *n*. 曲金刚胺(抗病毒药)
Trombicula *n*. 恙螨属 ‖ ~ akamushi (Brumpt) 红恙螨(隶属于恙螨科 Trombiculidae) / ~ alfreddugesi; Eutrombicula alfreddugesi 阿［耳弗雷杜热斯］氏真恙螨 / ~ autumnalis; Leptus autumnalis 秋恙螨,日本恙虫(隶属于恙螨科 Trombiculidae) / ~ deliensis (Walch) 地见恙螨(隶属于恙螨科 Trombiculidae) / ~ fletcheri 弗莱彻氏恙螨 / ~ hirsti 赫斯特氏恙螨 / ~ holosericeum 欧洲恙螨 / ~ intermedia 居中恙螨 / ~ irritans; Eutrombicula alfreddugesi 致痒恙螨,阿氏真恙螨 / ~ minor 小恙螨 / ~ munda 蒙打恙螨 / ~ muscae domesticae 家蝇恙螨 / ~ muscarum; ~ muscae domesticae 家蝇恙螨 / ~ pallida 苍白恙螨 / ~ palpalis 须恙螨 / ~ scutellaris 小板恙螨 / ~ vandersandi 范德桑氏恙螨 / ~ walchi 华克氏恙螨 / ~ wichmanni 维克曼氏恙螨
trombiculidiasis *n*. 恙螨病
trombiculidae *n*. 恙螨科(隶属于蜱螨目 Acarina)
trombiculinae *n*. 恙螨亚科
trombiculindus *n*. 叶片螨属 ‖ ~ alpinus 高山叶片螨 / ~ bambusoides 竹片叶片螨 / ~ cuneatus 楔叶片螨 / ~ guangdongensis 广东叶片螨 / ~ hylomydis 猪猬叶片螨
trombiculiasis *n*. 恙螨病
trombidiiasis; tromoiculiasis *n*. 恙螨病
Trombidiidae *n*. 恙螨科
Trombidiodea *n*. 恙螨总科
trombidiosis; trombiculiasis *n*. 恙螨病
Trombidium *n*. 恙螨属(旧名)
Trometamol *n*. 缓血酸胺,三羟甲基氨基甲烷,氨丁三醇(酸碱平衡药)
Tromethamine *n*. 氨丁三醇,缓血酸铵,三羟甲基氨基甲烷(碱化剂,静脉注射矫治代谢性酸中毒)
tromexan; ethyl biscoumacetate *n*. 二羟香豆素乙酸乙酯
Trommer's reflex［Karl August 德化学家 1808—1879］特罗默氏反射(轻弹屈曲的指端引起各指的屈曲反射,见于锥体束病变) ‖ ~ test 特罗默氏试验(检尿糖)
Tromner's sign［Ernest L. O. 德神经病学家 1868 生］特勒姆内氏征(指反射)
tromomania;［希 tromos trembling + 希 mania madness］; **delirium tremens** *n*. 震颤性谵妄
tromophonia *n*. 颤音
-tron［希］［构词成分］……装置,……器具

trona *n*. 天然碱,粗碳酸钠
tronchado *n*. 牛痈瘊病(中美洲和墨西哥)
Tronothane 特罗赛因[pramoxine hydrochloride 制剂]
troop *n*. ①[常用复]军队,部队 ②一群,大量,许多 *vi*. 群集,集合(up,together)
Troopapride *n*. 曲帕必利(抗精神病药)
trooper *n*. 倾向,动向
trop-[构词成分]-托(品)-(根据 1998 年 CADN 的规定使用此名称,主要系指副交感神经阻滞剂或抗胆碱能药阿托品衍生物[atropine derivant]类的一些药名,如苯扎托品[Benzatropine]、二苯托品[Diphenyltropine]等)
TROP total recycle oxygen process 氧气全循环法/troponin 肌钙(向宁)蛋白
tropacine *n*. 托巴辛(抗胆碱能药)
tropacocaine; benzoylpseudotropeine *n*. 托派可卡因 ‖ ~ hydrochloride 盐酸托派可卡因
Tropabazate *n*. 托品巴酯(安定药)
Tropaeolaceae *n*. 旱金莲科
tropaeolin; tropeolin *n*. 金莲橙,苯胺黄(偶氮磺酸类指示剂)
Tropaeolum L. *n*. 旱金莲属 ‖ ~ majus L. 旱金莲
Tropanserin *n*. 托烷色林(5-羟色胺拮抗药)
Troparide in. 曲帕必利(抗精神病药)
tropate *n*. 托品酸盐,α-苯基-β-羟丙酸盐
Tropatepine *n*. 曲帕替平(抗震颤麻痹药)
tropeine; tropein *n*. 托品因(托品酯类的总称)
tropeinism *n*. 托品因中毒
Tropenziline Bromide *n*. 溴托齐林(解痉药)
tropeolin; tropaeolin *n*. 金莲橙,苯胺黄 ‖ ~ D; methyl orange 金莲橙 D,甲橙 / ~ G; metanil yellow 金莲橙 G,酸性间苯胺黄 / ~ O; resorcine-azobenzenesulfonic acid; ~ R 金莲橙 O,偶氮苯间二酚磺酸 / ~ OO; diphenylamino azo-p-benzene sulfonic acid; orange IV 金莲橙 OO,苯胺偶氮对苯磺酸,橙黄 IV / ~ OOO No. 1; α-naphthol orange; orange I 金莲橙 OOO 一号,α-萘酚橙,橙黄 I / ~ OOO No. 2; β-naphthol orange; orange II 金莲橙 OOO 二号,β-萘酚橙,橙黄 II / ~ R; ~ O 金莲橙 R; 金莲橙 O
tropesis[希 tropos a turning] *n*. 倾向,动向
troph-[希][构词成分]营养
trophamnion *n*. 滋养羊膜
Trophcryma whipplei 惠普耳氏杆菌(一种新的杆菌或防线菌)
trophectoderm *n*. 滋养外胚层
trophedema *n*. 营养性水肿(下肢营养性水肿) ‖ congenital ~, hereditary ~ 先天性营养性水肿
trophema[troph- + 希 haima blood] *n*. 滋养血(指子宫内膜的血)
trophesial; trophesic *a*. 神经性营养不良的
trophesy *n*. 神经性营养不良
trophi *n*. 口器(昆虫的口器总称)
trophic[希 trophikos] *a*. ①营养的,有关营养的 ②口器的 ③取食的 ‖ ~ bone defect 营养性骨缺损 / ~ centre 营养中枢 / ~ nucleus 巨核,营养的,滋养核
-trophic; -trophin[希 trophikos nourishing 营养] *n*. 营养
trophicity *n*. 营养肌能
-trophin[构词成分]促……激素
trophism *n*. 营养作用,营养性
tropho-[希 trophe nutrition 营养][构词成分]营养
trophobiosis *n*. 取食共生
trophoblast; trophoderm(简作 Tr) *n*. 滋养层 ‖ ~, allantoidean 尿囊滋养层 / ~ antigen 滋养层抗原 / ~ cell 滋养层细胞 / ~, omphaloidean 脐部滋养层 / ~s of placental villi 胎盘绒毛滋养层 / ~ protein 滋养层蛋白 / ~, syncytial; syncytiotrophoblast 合胞体滋养层
trophoblastic *a*. 滋养层的 ‖ ~ cancer 滋养层细胞癌 / ~ layer 滋养层
trophoblastohormone *n*. 营养膜激素
trophoblastoma; chorioepithelioma *n*. 绒毛膜上皮癌
trophochromatin; trophochromidia *n*. 营养染色质,核外滋养染色粒
trophocyte *n*. 滋养细胞
trophoderm; trophoblast *n*. 滋养层
trophodermal *a*. 滋养层的
trophodermal lacuna 滋养腔隙
trophodermal villi 滋养层绒毛
trophodermatoneurosis; erythredema polyneuropathy *n*. 皮肤营养神经病,红皮水肿性多神经病
trophodynamics *n*. 营养动力学
trophoedema; trophedema *n*. 营养性水肿
tropholecithal *a*. 营养卵黄的
tropholecithus[tropho- + lekithosyolk] *n*. 营养卵黄
trophology *n*. 营养学
trophon *n*. 神经元营养质
trophonema *n*. 营养绒毛
trophoneurosis *n*. 营养神经机能病 ‖ ~, disseminated; scleroderma 硬皮病 / ~, facial; facial hemiatrophy 颜面营养神经病,单侧面萎缩 / ~, lingual 舌营养神经病,进行性单侧舌萎缩 / ~, muscular; myotrophoneurosis 肌营养神经病 / ~, of Romberg; facial hemiatrophy 罗姆伯格氏营养神经病,单侧面萎缩
trophoneurotic *a*. 营养神经机能病的
trophonosis; trophopathia *n*. 营养病
trophont *n*. 营养体(原虫)
trophonucleus; macronuleus *n*. 滋养核,大核,营养核
trophopathia; trophopathy *n*. 营养病 ‖ ~, myelodysplastica 脊髓发育不良性营养病 / ~, pedis myelodysplastica 脊髓发育不良性足部营养病
trophopathy *n*. 营养病
trophophase *n*. 营养期,生长期
trophophyll *n*. 营养叶
trophoplasm *n*. 滋养质
trophoplast; plastid *n*. 成形原体,色素体
trophospongia(单 trophospongium)[tropho- + 希 spongion sponge] *n*. ①胞管系 ②滋养海绵层
trophotaxis *n*. 趋营养性
trophotherapy; alimentotherapy *n*. 营养疗法,饮食疗法
trophotonos *n*. 失营养性僵直(微生物鞭毛僵直)
trophotropic *a*. 向营养的
trophotropism[tropho- + 希 trepein to turn] *n*. 向营养性 ‖ ~, negative 负向营养性 / ~, positive 正向营养性
trophozoite[tropho- + 希 zoon animal] *n*. 滋养体原虫,营养体
-trophy[希][构词成分]食物,营养
trophy *n*. 战利品,奖品
trophyll *n*. 营养质
tropi-[希, tropikos][构词成分]转,变
tropia[希 trope a turning]; **strabismus** *n*. 斜视,斜眼
tropic *n*. 回归线,[复]热带地区 *a*. 热带的
-tropic[希 tropikos turning][构词成分]有……倾向性,向……的,亲……的,促……的,趋……性的
tropic acid 托品酸,α-苯(基)-β-羟(基)丙酸
tropical[希 tropikos turning] *a*. 热带的,热烈的 ‖ ~ eosinophilia 热带嗜酸性红细胞增多症 / ~ medicine(简作 Trop Med)热带医学 / ~ pulmonary eosinophilia(简作 TPE)热带性肺嗜酸性细胞增多症 / ~ splenomegaly syndrome(简作 TSS)热带脾大,黑热病 / ~ sprue(简作 TS)热带口炎性腹泻
Tropical Disease Bulletin(简作 Trep. Dis. Bull.)热带病通报(杂志名)
Tropical Medicine and Hygiene News(简作 TMHN)热带医学与卫生新闻(美国热带医学与卫生学杂志)
Tropicamide *n*. 托庇卡按,托品酰胺(抗胆碱能药,散瞳药)
tropicopolitan[tropical + 希 polis a city or a country] *n*., *a*. ①全热带的,热带地方的 ②热带地方菌
tropics *n*. (pl.)热带
tropidine *n*. 脱水托品(托品脱水产物)
Tropidinius amoenus(**Snyder**)花笛鲷(隶属于笛鲷科 Lutianidae)
Tropidonotus natrix; Natrix natrix; grass snake; 游蛇
Tropigline *n*. 托品林(抗胆碱药)
Tropilaelaps clareae(**Delfinado et Baker**)小蜂螨(隶属于厉螨科 Laelaptidae)
tropin; opsonin *n*. 调理素,亲菌素
-tropin[构词成分]亲……,促……
tropine *n*. ①托品 ②调理素,亲菌素
tropine-platinum hydrochloride 盐酸铂托品,铂氢氯酸托品
tropinone *n*. 托品酮,莨菪酮
Tropisetron *n*. 托烷司琼(5-羟色胺拮抗剂)
tropism[希 tropein to turn], **taxis** *n*. 向性 ‖ ~, negative 负向性 / ~, positive 正向性
tropistic *a*. 向性的
Trop Med tropical medicine 热带医学
tropochrome[trop- + 希 chroma color] *a*. 拒染性的
tropococaine; tropacocaine *n*. 托派可卡因
tropocollagen *n*. 原胶原(蛋白)
Tropodifene *n*. 括泊地芬(抗胆碱药)
tropoelastin *n*. 弹性蛋白原,原弹性蛋白
tropometer[希 trope a turning + metron measure] *n*. 旋转计(①检眼球 ②检长骨)
tropomyosin(简作 TM) *n*. 亲肌凝蛋白,原肌凝蛋白

tropomyosin-binding subunit of troponin（简作 TNTC）肌钙蛋白原肌凝蛋白结合亚单位
tropon *n*. 蛋白营养粉
troponin（简作 TROP）*n*. 肌钙蛋白
tropopause *n*. 对流层顶(气象)
troposphere *n*. 对流层
tropospheric fall-out 对流层的放射性沉降物
tropotaxis *n*. 趋激性
-tropy［希］［构词成分］向……性,亲……性
Troquidazole *n*. 曲喹达佐(放射致敏药)
Trospectomycin *n*. 丙大观霉素（抗生素类药）
Trospium Chloride *n*. 曲司氯铵（解痉药）
trot *n*. 快步,疾走 *v*. 快步,疾走
trotters *n*. 蹄
Trotter's syndrome［Wilfred 英外科医师］特罗特氏综合征(鼻咽部恶性瘤)
trotyl; trinitrotoluene *n*. 三硝基甲苯
trouble *vt*. ①使苦恼,使不安 ②(病痛)折磨 ③麻烦,劳驾 *n*. ①困难,麻烦,不安 ②疾病 ‖ ask (look) for ~ 自找麻烦,自讨苦吃 / get into ~ 招致不幸,陷入困境 / get sb into (out of) ~ 使某人陷入(摆脱)困境 / have ~ with 有……病痛 / ~ shooting 故障查寻 / teething ~s 除牙期的病痛;事情开始时暂时的困难
troublesome *a*. ①令人烦恼的,讨厌的 ②困难的
troublesomely *ad*. ①令人烦恼地,讨厌地 ②困难地
Troublesomeness *n*. ①令人烦恼,讨厌 ②困难
troublous *a*. 动乱的
trough［拉 sulcus］*n*. 沟,槽,木盒,管道 ‖ ~, ear 耳槽 / ~, gingival; gingival sulcus 龈沟 / ~ line 槽线 / ~, pneumatic 集气槽 / synaptic ~s 突触裂隙,初级突触裂隙 / ~, vestibular; sulcus vestibularis 前庭沟
trough: peak ratio 谷/峰比值(美国 FDA1998 年规定一药物谷值时降压作用必须大于峰值时降压效应的 1/2~2/3)
trounce *v*. 痛打,严责,呵斥
trousers *n*. (pl.) 裤子,长裤
Trousseau's disease［Armand 法医师 1801—1867］特鲁索氏病(血色病) ‖ ~ diuretic wine 特鲁索氏利尿酒 / ~ phenomenon 特鲁索氏现象(压迫肌肉的神经时引起肌痉挛性收缩现象,见于手足搐搦等) / ~ points 特鲁索氏棘突压痛点 / ~ sign (symptom) 特鲁索氏征(症状)(肢体神经受压时,其所属肌肉出现痉挛收缩) / ~ spot; tache cerebrale 特鲁索氏点,脑病性划痕 / ~ test 特鲁索氏试验(检尿内胆汁) / ~ twitching 特鲁索氏颤搐(面肌颤搐)
Trousseau-Lallemand bodies; Bence-Jonescylindres 特—拉二氏体,本—周氏圆柱体(精囊内圆柱形胶状物)
Trousseau's phenomenon 特鲁索现象 ‖ ~ sign 特鲁索征 / ~ spot 特鲁索点(脑病性划痕) / ~ twitching 面肌颤搐
trout *n*. 鳟鱼
Trout infectious pancrcatic necrosis virus (Wolf et al.) 鳟传染性胰脏坏死病毒
Trouve's polyscope 特鲁维电光透照镜(早期内镜)
Trovafloxacin *n*. 曲伐沙星(抗菌药)
Trovirdine *n*. 曲韦定(抗病毒药)
trow *v*. 想象,相信
trowel *n*. 修平刀,泥铲
Troxerutin; trixyethylrutin; venoruton *n*. 三羟乙基芦丁(维脑路通)
Troxidone *n*. 三甲双酮(抗惊厥药,抗癫痫药)
Troxipide *n*. 曲昔匹特(抗溃疡病药)
Troxolamide *n*. 曲索胺(诊断用药)
Troxonium Tosilate 托西曲乙铵
troxundate *n*. 曲森酸盐(根据 1998 年 CADN 的规定,在盐或酯与加合物之命名中,使用此名称)
Troxypyrrolium Tosilate 托西曲咯铵(抗高血压药)
troy *n*. 全衡(制) ‖ ~ ounces (简作 Troz) 金衡盎司,英两(金衡)(1/12 磅)
Troz troy ounces 金衡盎司,英两(金衡)(1/12 磅)
Trp tryptophan 色氨酸
TRP tubular reabsorption of phosphate 肾小管磷酸盐重吸收
TRPD Toxicology Research Projects Directory 毒理学研究设计指南(史密森科学情报交换所)
TRPF total renal plasma flow 全肾血浆流量
Tr Pl treatment plan 治疗计划
tr pt transition point 转折点
TRPT theoretical renal phosphate threshold 理论性肾磷酸盐阈/tryptophan test 色氨酸试验
trs transpose 移,移置
TRS total reduced sulfur 总还原硫
Te-s-Car trionyx sinensis carapax 鳖甲(动物性中药材)
TRSTMH Transactions of the Royal Society of Tropical Medicine and Hygiene 皇家热带医学及卫生学会会志
T_3RSU T_3-resin sponge uptake 海绵状树脂 T_3 摄取
TRSV tobacco ringspot virus 烟草环斑病毒(杂志名)
Trt treatment 治疗,处理
TRT total run time 总运转时间/T-cell rosette formation test T－细胞花环形成试验
TRU turbidity reducing unit 浊度缩减单位(透明质酸酶活性单位)(亦作 TR unit)
TRU; TR unit turbidity reducing unit 浊度缩减单位
T3RU T3 resin uptake 树脂对三碘甲腺原氨酸的摄取(量)
truant *n*. 偷懒者,逃学者 *a*. 偷懒的,逃学的
Trubanaman bunyavirus 特鲁巴纳曼本扬病毒
Trubanaman virus 特鲁巴纳曼病毒
truce *n*. 休战,停战
truck *n*. 卡车,手推车 *v*. 用货车装运
truckle *v*. 屈从,谄媚
truculent *a*. 凶猛的
trudge *v*. 跋涉,步履艰难地走,长途跋涉 *n*. 跋涉,步履艰难地走,长途跋涉
true *a*. 真的,确实的,正确的 *ad*. 真实地,准确地 *n*. 真实,准确,真理 ‖ as ~ as a die 绝对真实,绝对可靠 / ~ birthrate 真出生率,一般出生率 / be ~ of 复合于……,对……适用 / come ~ 实现,达到 / for (of)... ~ 对……来说是正确的,对……成立 / ~ hermaphrodite 真两性畸形 / ~ hermaphroditism 真两性畸形(一种性分化异常性疾病,患者体内存在两种性腺组织。患者外生殖器可倾向男性,也可倾向女性或两性难辨) / hold ~ 适用,有效 / ~ lateral position 标准测位 / ~ lumen 真腔(夹层动脉瘤血管照影征像之一) / make ~ 调节,标准 / ~ mean (简作 TM) 实际平均值 / ~ nipple 真乳头 / out of (the) ~ (位置等)不准确,(机械的一部分等)毛病 / ~ pelvis 真骨盆(又称小骨盆,位于髂耻线以下,是胎儿娩出的通道。上面分界是骶骨岬和骶骨翼部,髂耻线及耻骨上缘,下面是骨盆出口。故又称骨产道或硬产道) / ~ rid 真肋 / say it were ~ 假定属实,倘若是真 / ~ to 与……一致 / ~ to nature 逼真 / ~ to one's name 名副其实 / ~ to one's trust 忠于其任务,没辜负……信任 / ~ posterior myocardial infarction 正后壁心肌梗死 / ~ trigeminy 真性三联律 / to ~ up... 校准 / ~ twin 单卵性双胎 / ~ vocal cord 声带
true-bred *n*. 纯种的,纯血的
true-breeding hybrid 不分离杂种
true-breeding organism 纯育生物
True broad bean mosaic comovirus 蚕豆真花叶豇豆花叶病毒
true hermaphroditism 真雌雄同体,真两性畸形
True laquertree［植物］漆
True lizardfish［动药］花斑蛇鲻
True lizardfish urosome［动药］花斑蛇鲻尾
true-positive（简作 TP）*n*. 真阳性
True Staranise Tree［植药］八角
True water beetle［动药］龙虱
trueness *n*. 真实性,真理性
Trueta method (technic, treatment)［Jose 西外科医师］图埃塔氏［疗］法(骨折处理)
truffles *n*. 松露(块菌)
truly *ad*. 真正地,确实地,正确地
trump *n*. 王牌,好人 *v*. 出王牌
trumpery *a*. 虚有其表的,无价值的 *n*. 冒牌货
trumpet *n*. ①呼吸管(蛹) ②助听筒(聋人用) ③喇叭,号 *v*. 吹号 ‖ ~, ear 助听筒 / ~ sign 喇叭征(急性胰腺炎的 X 线征象之一)
truncal *a*. 躯干的,干的 ‖ ~ vagotomy and antrectomy (简作 TVA) 迷走神经切断及幽门窦切断术 / ~ truncal vagotomy and pyloroplasty (简作 TVR) 迷走神经干切断及幽门成形术
truncate［拉 truncare, truncatus］*v*. 切断,截去支节 *n*. 切状的,截状的(叶端) *a*. 切状的
truncation *n*. 截断
truncus (复 trunci)［拉 trunk］*n*. 躯干,干 ‖ ~ arteriosus 动脉干 / ~ arteriosus communis 总主动脉干 / ~ arteriosus persistens 久存性动脉干 / ~ brachiocephalicus; arteia anonyma 头臂动脉干无名动脉 / ~ bronchomediastinalis dexter 右支气管纵隔淋巴干 / ~ caudalis; ~ inferior 下干(臂丛) / ~ coeliacus; arteria coeliaca 腹腔干,腹腔动脉 / ~ corporis callosi 胼胝体干 / ~ costocervicalis 肋颈干 / ~ cranialis; ~ superior 上干(臂丛) / ~ fissurae later-

alis [大脑]外侧裂干 / ~ intermedius; ~ medius 中干(臂丛) / ~ intestinalis 肠[淋巴]干 / ~ jugularis; juglar trunk 颈[淋巴]干 / ~ linguofacialis; linguofacial trunk 舌面干(颈外动脉所分) trunci lumbales 腰[淋巴]干 / ~ lumbosacralis 腰骶干 / ~ lymphaceus dexter 右淋巴干 trunci plexus brachialis 臂丛干 / ~ subclavius 锁骨下[淋巴]干 / ~ sympathicus 交感[神经]干 / ~ thyreocervicalis 甲状颈干 / ~ trasversus 总主静脉(胚) / ~ vagalis anterior 迷走神经前干 / ~ vagalis posterior 迷走神经后干

trundle *v*. 滚动,转动

trunk [拉 truncus] *n*. ①躯干,干 ②固定接头 ③总管,大血管 ④皮箱 ‖ basilar ~ 基底动脉 / brachiocephalic ~ 头臂(动脉)干,无名动脉 / ~ corda 躯干脊索 / ~ mesenchyme 躯干间质 / ~ of brachial plexus 臂丛神生经干 / ~ of corpus callosum 胼胝体干 / intestinal lymphatic ~s 肠(淋巴)干 / ~, jugular; truncus jugularis 颈(淋巴)干 / ~, linguofacial; truncus linguofacialis 舌面干(颈外动脉所分) / ~, nerve 神经干 / ~ vagotomy (简作 TV) 迷走神经干切断术 / ~ vertebra 躯椎

trunks; bronchomediastinal *n*. 支气管纵隔干 ‖ ~, pulmonary; pulmonary artery 肺动脉干,肺动脉

trusion [拉 trudere to shove] *n*. 错位[牙],异位 ‖ ~, bimaxillary; trusio bimaxillaris 双颌牙错位 / ~, bodily; trusio totalis 全牙错位 / ~, coronal; trusio coronalis 牙冠错位 / ~, mandibular; trusio mandibularis 下牙错位 / ~, maxillary; trusio maxillaris 上牙错位

truss *n*. ①疝带 ②桥筋,桥架 ‖ ~, ball-and-socket 杵臼疝带 / ~, crossed-action 对牵疝带 / ~, double 双侧疝带 / ~, femoral 股疝带 / ~, inguinal 腹股沟疝带 / ~, kidney 托肾带 / ~, lever 杠杆疝带 / ~, mesh 网状桥筋 / ~, metal 金属桥筋 / ~, nasal; nasal splint 鼻夹 / ~, reinforcing 增力桥筋 / ~, single 单侧疝带 / ~, spring 弹簧疝带 / ~, umbilical 脐疝带 / ~, yarn 羊毛线疝带

trust *n*. ①信任,希望 ②托管 *vi*. *vt*. 相信,希望 ‖ ~ in (on, to)... 信任,相信,依靠 / take (sth) on ~ 不加深究地相信 / ~ ... to... 把……托给,把……托付给 / ~ to ... for 信任……而托之以 / ~ ... with ... 把……信托给,把……寄托给

trustee *n*. 托管人,保管人

trusteeship *n*. 托管制度

trustful *a*. 深信不疑的

trustfully *ad*. 深信不疑地

trusting *a*. 深信不移的 ‖ ~ly *ad*.

trustworthy *a*. 可靠的

trusty *a*. 可相信的,可靠的

truth ([复]truths) *n*. ①真理 ②真实[性],真相 ‖ in (all) ~ 事实上,的确,本质上 / out of ~ 不准确,有毛病 / to tell the ~ (或 ~ to tell) 老实

truthful *a*. 真实的,真实的

truthfully *ad*. 真实地

Truxicurium Iodide 曲库碘铵 (神经肌肉阻断药)

Truxilline; isotropylcocaine *n*. 异托品基可卡因

Truxipicurium Iodide 曲匹碘铵 (神经肌肉阻断药)

TRVO tributary retinal vein obstruction 视网膜静脉属支阻塞

Try tryptophan 色氨酸 (亦作 Tryp)

try *vt*. ①试,试验 ②审问,审判 ③考验 *vi*. 尝试,试图 *n*. 尝试,试验 ‖ ~ every means 用各种手段,用尽手法 / ~ for... 谋求,争取,致力于 / have a ~ at (for) it 试一试,试试看 / ~ on 试用,试验 / ~ one's best to (+inf.) 尽全力…… / ~ one's hand at (+ing) 在……中试试,试行…… / ~ one's hardest to (+inf.) 尽全力…… / ~ out... (彻底)检验,实验出,提炼 / ~ to (+inf.) 设法……,尽力……,试图……

try-in *n*. 试装(假牙)

trying *a*. 难受的,令人厌烦的,困难的,痛苦的,恼人的

trychophytosis; trichophytosis *n*. 发癣菌病

tryout *n*. 试验,尝试,预赛

Tryp tryptophan 色氨酸

trypaflavine; acriflavine *n*. 锥虫黄,吖啶黄 ‖ ~ acid; acriflavine hydrochloride 盐酸吖啶黄

Trypan Blue *n*. 锥虫蓝(诊断用药)

Trypan Red *n*. 锥虫红(诊断用药)

trypanblau [德]; **trypan blue** *n*. 台盼蓝,锥虫蓝

trypan-blue *n*. 台盼蓝,锥虫蓝

trypanid; trypanide *n*. 锥虫病疹

trypanocidal *a*. 杀锥虫的

trypanocide *a*. 杀锥虫的 *n*. 杀锥虫剂

trypanocidia *n*. 杀锥虫[作用]

trypanolysis *n*. 溶锥虫[作用]

trypanolytic *a*. 溶锥虫的

Trypanoplasma [希 trypanon borer + plasma a formation] *n*. 锥浆虫属 ‖ ~ abramdis 啁锥浆虫 / ~ borrelli 鱼锥浆虫 / ~ intestinalis 肠锥浆虫 / ~ truttae 鳟锥浆虫

Trypanorhyncha *n*. 锥吻目

trypanosan; tryparsamide *n*. 锥虫胂胺

Trypanosoma [希 trypanon borer + soma body] *n*. 锥虫属 ‖ ~ ambystomae 杯口锥虫 / ~ americanum 美洲锥虫 / ~ atrstichthysi Chen 鳙锥虫 / ~ avium 鸟锥虫 / ~ balistes Saunders 鳞鲀锥虫 / ~ berberum: ~evansi 马锥虫,伊[凡斯]氏锥虫 / ~ bocagei 布卡日氏锥虫 / ~ brucei 布[鲁斯]氏锥虫 / ~ calmetii 卡[尔默特]氏锥虫 / ~ caprae 羊锥虫 / ~ llani; ~ gambiense 卡[斯太拉尼]氏锥虫,冈比亚锥虫 / ~ cazalboui 羊锥虫 / ~ chancre 锥虫性下疳 / ~ cofusum; ~ congolense 刚果锥虫 / ~ golense 刚果锥虫 / ~ congolense Broden 刚果锥虫 / ~ cruzi 克[鲁斯]氏锥虫 / ~ ctenopharyngodoni 锥鲩锥虫 / ~ dimorphon 马锥虫 / ~ dimorphon 双形锥虫 / ~ equinum 马锥虫 / ~ equinum 美国马锥虫 / ~ equiperdum 马媾疫锥虫,马类性病锥虫 / ~ equiperdum doflein 马媾疫锥虫 / ~ escomili 埃[斯科米耳]氏锥虫 / ~ evansi 伊[凡斯]氏锥虫 / ~ evansi 伊氏锥虫 / ~ gambiense 冈比亚锥虫 / ~ gambiense Dutton 冈比亚锥虫 / ~ giganteum Neumann 巨大锥虫 / ~ granulosum 颗粒锥虫 / ~ granulosum laveran and Mesnil 颗粒锥虫 / ~ gruby 锥虫属 / ~ grussei 格[鲁斯]氏锥虫 / ~ guyanense 牛锥虫 / ~ hippicum 马锥虫 / ~ hippicum Darling 巴那马马锥虫 / ~ hominis; ~ gambiense 人体锥虫,冈比亚锥虫 / ~ hypophthalmichthysi 鲢锥虫 / ~ inopinatum 蛙锥虫 / ~ kingchowensis Chen and Hsieh 荆州锥虫 / ~ lewisi 路[易士]氏锥虫 / ~ luis; Treponema pallidum 苍白密螺旋体,梅毒螺旋体 / ~ macrocanum; ~ evansi 伊[凡斯]氏锥虫 / ~ melophagium 蜱蝇锥虫 / ~ melophagium Flu 虱蝇锥虫 / ~ metacyclique 环后锥虫 / ~ monopteri Chen and Hsieh 鳝锥虫 / ~ montgomeri; ~ congolense 刚果锥虫 / ~ mylopharyngodoni Chen 青鱼锥虫 / ~ nabiasi Railliet 长颈鹿锥虫 / ~ nanum 短小锥虫 / ~ neatomae 林鼠锥虫 / ~ nigeriense 尼日利亚锥虫 / ~ noctuae 黑夜锥虫 / ~ noctuae Schaudinn 蝙蝠锥虫 / ~ opiocephali Chen 鳢锥虫 / ~ pecaudi 佩[克]氏锥虫 / ~ pekinensis Chen and Hsieh 北京锥虫 / ~ pingi Chen and Hsieh 秉志锥虫 / ~ pseudobagri Dogiel and Achmerov 黄颡锥虫 / ~ rajae Laveran and Mesnil 鳐锥虫 / ~ rhodesiense 罗德西亚锥虫 / ~ rhodesiense Stephens and Fantham 罗德西亚锥虫 / ~ rotatorium 旋转锥虫(蛙) / ~ rotatorium Mayer 旋锥虫 / ~ rougeti; ~ equiperdum 马媾疫锥虫,马类性病锥虫 / ~ sanguinis 血锥虫 / ~ scotophili Liao 大黄蝠锥虫 / ~ simiae Bruce et al 猿猴锥虫 / ~ siniperca Chang 鳜锥虫 / ~ soudanese 苏丹锥虫(骆驼) / ~ striati Qadri 条纹锥虫 / ~ suis Ochmann 猪锥虫 / ~ theileri 提[累尔]氏锥虫 / ~ theileri Laveran 泰氏锥虫 / ~ tortoli Lun 扭曲锥虫 / ~ triatomae 锥蝽锥虫 / ~ ugandense; ~ gambiense 乌干达锥虫,冈比亚锥虫 / ~ uniforme; ~ vivax 活动锥虫 / ~ uniforme Bruce et al 一致锥虫 / ~ venezuelense 委内瑞拉锥虫 / ~ vivax 活动锥虫 / ~ vivax Ziemann 活动锥虫

trypanosomacidal *a*. 杀锥虫的

trypanosomacide [trypanosome + 拉 caedere to kill] *a*. 杀锥虫的 *n*. 杀锥虫剂

trypanosomal *a*. 锥虫的

trypanosomatic *a*. 锥虫的

trypanosomatid *n*. *a*. 锥虫亚目原虫(的)

Trypanosomatidae *n*. 锥虫科 ‖ ~ family 锥虫科

Trypanosomatidae Doflein 锥虫科

Trypanosomatina *n*. 锥虫亚目

Trypanosomatina Kent 锥虫亚目

trypanosomatosis; trypanosomiasis *n*. 锥虫病

trypanosomatotropic *a*. 向锥虫的

trypanasome *n*. 锥虫

trypanosomiasis *n*. 锥虫病 ‖ ~, Africanl 非洲锥虫病 / ~, American; Brazilian ~; Chagas' disease 南美洲锥虫病,巴西锥虫病,恰加斯氏病 / ~, Brazilian 巴西锥虫病 / ~, Congo; African ~ 刚果锥虫病,非洲锥虫病 / ~, Cruz; Chagas' disease 克鲁斯氏锥虫病,恰加斯氏病 / ~, Gambian 冈比亚锥虫病 / ~, Rhodesian kaodzera 罗德西亚锥虫病 / ~, South American: Chagas' disease 南美洲锥虫病;恰加斯氏病

trypanosomic *a*. 锥虫的

trypanosomicidal *a*. 杀锥虫的

trypanosomicide *a*. 杀锥虫的 *n*. 杀锥虫剂

trypanosomid; trypanosomide *n*. 锥虫病疹

Trypanomoidae *n*. 锥虫科

Trypanosoma aristichthysi (Chen) 鳙椎虫(隶属于锥虫科 Trypanosomatidae)

Trypanosoma balistes (Saunders) 鳞钝锥虫(锥虫隶属锥虫科 Try-

panosomatidae)
Trypanosoma brucei (**Plimmer & Bradford**) 布氏锥虫(锥虫隶属锥虫科 Trypanosomatidae)
Trypanosoma congolense (**Broden**) 刚果锥虫(锥虫隶属锥虫科 Trypanosomatidae)
Trypanosoma cruzi (**Chagas**) 克鲁氏锥虫(锥虫隶属锥虫科 Trypanosomatidae)
Trypanosoma ctrnopharyngodoni (**Chen & Hsieh**) 锥鲩锥虫(锥虫隶属锥虫科 Trypanosomatidae)
Trypanosoma dimorphon (**Leveran Mesnil**) 双形锥虫(锥虫隶属锥虫科 Trypanosomatidae)
Trypanosoma equinum (**Vages**) 美国锥虫(锥虫隶属锥虫科 Trypanosomatidae)
Trypanosoma equiperdum (**Doflein**) 马媾疫锥虫(锥虫隶属锥虫科 Trypanosomatidae)
Trypanosoma evansi (**Steel**) 伊氏锥虫(锥虫隶属锥虫科 Trypanosomatidae)
Trypanosoma gambiense (**Dutton**) 冈比亚锥虫(锥虫隶属锥虫科 Trypanosomatidae)
Trypanosoma giganteum (**Neumann**) 巨大锥虫(锥虫隶属锥虫科 Trypanosomatidae)
Trypanosoma granulosum (**Laveran & Mesnil**) 颗粒锥虫(锥虫隶属锥虫科 Trypanosomatidae)
Trypanosoma hippicum (**Darling**) 巴拿马马锥虫(锥虫隶属锥虫科 Trypanosomatidae)
Trypanosoma hypophthalmichthysi (**Chen and Hsieh**) 鲢锥虫(锥虫隶属锥虫科 Trypanosomatidae)
Trypanosoma kingchowensis (**Chu & Hsieh**) 荆州锥虫(锥虫隶属锥虫科 Trypanosomatidae)
Trypanosoma lewisi (**Kent**) 路氏锥虫(锥虫隶属锥虫科 Trypanosomatidae)
Trypanosoma melophagium (**Flu**) 虱蝇锥虫(锥虫隶属锥虫科 Trypanosomatidae)
Trypanosoma monopteri (**Chen & Hsieh**) 鳝锥虫(锥虫隶属锥虫科 Trypanosomatidae)
Trypanosoma mylopharyngodoni (**Chen**) 青鱼锥虫(锥虫隶属锥虫科 Trypanosomatidae)
Trypanosoma nabiasi (**Railliet**) 长颈鹿锥虫(锥虫隶属锥虫科 Trypanosomatidae)
Trypanosoma noctuae (**Schaudinn**) 蝙蝠锥虫(锥虫隶属锥虫科 Trypanosomatidae)长颈鹿锥虫(锥虫隶属锥虫科 Trypanosomatidae)
Trypanosoma ophiocephali (**Chen**) 鳢锥虫(锥虫隶属锥虫科 Trypanosomatidae)
Trypanosoma pekinensis (**Chen & Hsieh**) 北京锥虫(锥虫隶属锥虫科 Trypanosomatidae)
Trypanosoma pingi (**Chen & Hsieh**) 秉志锥虫(锥虫隶属锥虫科 Trypanosomatidae)
Trypanosoma raiae (**Laveran & Mesnil**) 鳐锥虫(锥虫隶属锥虫科 Trypanosomatidae)
Trypanosoma rhodesiense (**Strphens & Fantham**)罗得西亚锥虫(锥虫隶属锥虫科 **Trypanosomatidae**)
Trypanosoma rotatorium (**Mayer**) 旋锥虫(锥虫隶属锥虫科 Trypanosomatidae)
Trypanosoma scotophili (**Liao**) 大黄蝠锥虫(锥虫隶属锥虫科 Trypanosomatidae)
Trypanosoma simiae (**Bruce et al**) 凹形锥虫(锥虫隶属锥虫科 Trypanosomatidae)
Trypanosoma siniperca (**Chang**) 锥虫属 (锥虫隶属锥虫科 Trypanosomatidae)
Trypanosoma striati (**Qadri**) 条纹锥虫(锥虫隶属锥虫科 Trypanosomatidae)
Trypanosoma suis (**Ochmann**) 休斯锥虫(锥虫隶属锥虫科 Trypanosomatidae)
Trypanosoma theileri (**Laveran**) 泰氏锥虫(锥虫隶属锥虫科 Trypanosomatidae)
Trypanosoma tortoli (**Lun**) 扭曲锥虫(锥虫隶属于锥虫科 Trypanosomatidae)
Trypanosoma uniforme (**Bruce et al**) 类活动锥虫(隶属锥虫科 Trypanosomatidae)
Trypanosoma vivax (**Ziemann**) 活动锥虫(隶属于锥虫科 Trypanosomatidae)
Trypanosomatidae *n*. 锥虫科(隶属于锥虫亚目 Trypanosomatina)
Trypanosomatina *n*. 锥虫亚目(隶属于动基体目 Kinetoplastida)
Trypanosomonas; Trypanosoma *n*. 锥虫属
trypanosomosis; trypanosomiasis *n*. 锥虫病
Trypanozoon; Trypanosoma *n*. 锥虫属
Trypan-red *n*. 台盼红,锥虫红
trypanroth [德]; **trypan red** *n*. 台盼红,锥虫红
trypanum caeruleum[拉]; **trypanblau; trypan blue** 台盼蓝;锥虫蓝
tryparosan *n*. 台盼罗散(副品红分子中引入卤素所得的制剂)
Tryparsamide; Fourneau 270 *n*. 锥虫胂胺,福诺二七〇(抗感染药)
tryparsone; tryparsamide *n*. 锥虫胂胺
trypasafrol *n*. 锥虫番红(番红色素类之一)
trypesis [希 trypesis]; **trephination; trepanation** *n*. 环钻术,环锯术
trypetidae *n*. 实蝇科
Trypocastellanelleae *n*. 卡[斯太拉尼]氏锥虫类
trypochete; Dohle's inclusion bodies 赛勒氏包涵体
trypomastigote *n*. 锥鞭体
tryponarsyl; tryparsamide *n*. 锥虫胂胺
trypotan; tryparsamide *n*. 锥虫胂胺
trypoxyl; atoxyl *n*. 阿托克西耳,氨基苯胂酸钠
trypsase *n*. 胰蛋白酶
trypsin [希 tryein to rub + pepsin] *n*. 胰蛋白酶(助消化药) ‖ ~ like protease 胰蛋白酶近似的蛋白分解酶,类胰蛋白酶蛋白酶
trypsinase *n*. 胰蛋白酶
trypsinase soy yeast (简作 TSY) 胰蛋白酶大豆酵母
trypsinase-tellurite-gelatin (简作 TTGA) 胰蛋白酶—亚碲酸盐明胶
trypsinization *n*. 胰蛋白酶消化
trypsinize *n*. 受胰蛋白酶作用
trypsin-like enzyme 类胰蛋白酶
trypsinogen *n*. 胰蛋白酶原
trypsogen *n*. 胰蛋白酶
Tryptar *n*. 结晶胰蛋白酶(crystallized trypsin)制剂的商品名
tryptamine *n*. 色胺
tryptase *n*. 类胰蛋白酶
tryptic *a*. 胰蛋白酶的
tryptokinase; streptokinase *n*. 链球菌激酶,链球菌致活酶
tryptolysis *n*. 胰胨分解
tryptolytic *a*. 胰胨分解的
tryptonaemia; tryptonemia *n*. 胰胨血
tryptone *n*. 胰胨,胰蛋白胨
tryptonemia [tryptone + 希 haima blood + -ial] *n*. 胰胨血
tryptophan; tryptophane; proteinochromogen (简作 Trp) *n*. 色氨酸 ‖ ~ operon 色氨酸操纵子 / ~ decarboxylase 色氨酸脱羧酶 / ~ desmolase 色氨酸碳酸 / ~ tryptophan load test (简作 TLT) 色氨酸负荷试验 / ~ peroxidase (简作 TPO) 色氨酸过氧化物酶 / ~ photo product (简作 TP) 色氨酸光产物 / ~ pyrrolase (简作 TP) 色氨酸吡咯酸
tryptophanase *n*. 色氨酸酶
tryptophan 2,3-dioxygenase 色氨酸 2,3 – 双[加]氧酶
tryptophan 5-monooxygenase 色氨酸 5 – 单[加]氧酶
tryptophan pyrrolase 色氨酸吡咯酶,色氨酸 2,3 – 双[加]氧酶
tryptophanemia [tryptophan + 希 haima blood + -ia] *n*. 色氨酸血
tryptophanuria *n*. 色氨酸尿
tryptophase synthetase 色氨酸酶合成酶
tryptphyl *n*. 色氨酰
tryptose *n*. 合成酶
tryptosol *n*. 色氨醇
trysinase soy agar (简作 TSB) 胰蛋白酶大豆琼脂(培养基)
tryst *n*. 约会,幽会 *v*. 和(人)约会
T-system T 系统
TS Technical Survey 技术通论(杂志名)/temperature-sensitive 热敏/temperature switch 温度开关/tensile strength 抗张强度/Teratology Society 畸形学学会/terminal sensation 末端感觉/test solution 试液/thoracic surgery 胸腔外科/time sharing 时间划分,时间分配,时分(计算机术语)/Today's Surgery 现代外科(杂志名)/total solids 总固体(测定)/toxic substance 毒性物质/tracheal sound 气管音/training school 职业学校,师范学校/Transplantation Society 移植学会/tricupid stenosis 三尖瓣狭窄/triple strength 三重力/triple sugar (glucose galactoase, sucrose) 三糖(葡萄糖—半乳糖—蔗糖)/tropical spure 热带口炎性腹泻/tuberous sclerosis 结节性硬化/tubular (tracheal) sound 管状(气管)呼吸音
T.S. test solution 试[溶]液
Ts T suppressor cell T 抑制细胞/theophyline-sensitive cell 茶碱敏感性细胞
Ts mutants 温度敏感突变株
T-S Tay-Sachs disease 泰氏—萨氏病(又称大脑黄斑变性综合征,神经节甙脂沉积综合征,婴儿型家族黑蒙性白痴)
T/S (thyroid/serum) ratio of radioiodine (甲状腺/血清)放射性碘比率

TSA technical surgical assistance 肿瘤特异性抗原/thyroine specific activity 甲状腺素特殊活性/trysinase soy agar 胰蛋白酶大豆琼脂(培养基)/tumor-specific antigen 肿瘤特异性抗原
TSAb thyroid-stimulating autoantibodies 促甲状腺自身抗体
TSAC title, subtitle, and caption 标题,副题及摘要(说明)
TSAG trivalent sodium antimony gluconate 三价葡萄糖酸锑钠
tsalsahuatl *n*. 阿氏真恙螨,致痒恙螨
Tsao-ko amomum [植药] 草果
TSAP total serum acid phosphatase 血清酸性磷酸酶总量
tsat temperature of saturation 饱和温度
TSAT tube-slide agglutination test 试管—玻片凝集试验
TSB total serum bilirubin 血清总胆红素/trysinase soy broth 胰蛋白酶大豆肉汤(培养基)
TSC Technology Servic Corp. 技术服务公司/thermally stimulated conductivity 热受激传导率/thiosemicarbizide 氨硫脲
TSCA Toxic Substances Control Act 毒品管理条例
Tscheming's theory of accommodation 契尔宁氏调节学说
TSD target-skin distance 靶点皮肤距离(X线)/Tay-Sachs disease 泰氏—萨氏病(参见 T-S 条)/theory of signal detection 信号探测理论/total spectral density 总广谱密度/tumor standard dose 肿瘤标准剂量/standard deviation of transit time 通过时间的标准差
TSE 可传染性海绵状脑病
TSEC Taft Sanitary Engineering Center 塔夫脱卫生工程中心
Tsect transverse section 横切面
TSEM transmission scanning electron microscope 透射扫描电子显微镜
tsetise *n*. 采采蝇(舌蝇属)
TSF triceps skinfold 三头肌皮褶(厚度)
TsF T suppressor factor T细胞抑制因子
TSG trmor suppressor gene 肿瘤抑制基因
TSH thyroid-stimulating hormone 促甲状腺激素
TSH-RF thyroid-stimulating hormone releasing factor 促甲状腺激素释放因子
T-shaped *a*. T字形的
tsi tons per square inch 吨/平方英寸,每平方英寸吨数
TSI Telesensory Systems Inc 遥感系统有限公司/thyroid stimulating immunoglobulin 促甲状腺激素免疫球蛋白/transitional 过渡的/triple sugar iron 三糖(乳糖,蔗糖及葡萄糖) 铁(培养基)
TSI agar triple sugar (lactose glucose sucrose) iron agar 三糖(乳糖—葡萄糖—蔗糖)铁琼脂(培养基)
TSIM trimethyl-silyl-imidazole 三甲基硅烷基咪唑/tsk skewness of the transit time 通过时间偏倚度
TSL toxic substances list 毒物表
tsk skewness of the transit time (简作 TSIM) 通过时间偏倚度
TSM time, space and matter 时间、空间和物质
tsmt transmit 传导
tsp teaspoon *n*. 茶匙(4mL)
TSP thrombospodin; thrombin sensitive protein 凝血酶致敏蛋白/total serum protein 血清总蛋白/total suspended particulates 总混悬粒子组合/trisodium phosphate 磷酸三钠
TSPA thiotepa 噻替哌
TSPAP total serum prostatic acid phosphatase 总血清前列腺酸磷酸酶
TSPC phthalocyanine tetrasulfonate 四磺酸酞菁
TSPK tyrosine-specific protein kinase 酪氨酸特异性蛋白激酶
TSPP tetrasodium pyrophosphate 焦磷酸四钠
TSR temperature-sensitive resistor 温度敏感电阻器/thyroid / serum ratio 甲状腺与血清之比
TSRBC treated sheep red blood cells 处理的绵羊红细胞
TSS time sharing system 时间分配系统(计算机)/total suspended solids 总混悬固体/toxic shock syndrome 中毒性休克综合征/tropical splenomegaly syndrom 热带性巨脾综合征
TSSGA Transactions of the Southern Surgical and Gynecological Association 南方外科与妇科协会会志
TSSU theatre sterile supply unit 手术室灭菌(消毒品)供应单位
TST total sleep time test 总睡眠时间测试/thromboplastin screening test 血栓形成素筛选试验/triple sugar iron test 三糖铁试验/tumor skin test 皮肤肿瘤试验/turban shell toxin 蝾螺毒素/thyroxin suppression test 甲状腺素抑制试验
TSTA tumor-specific transplantation antigen 肿瘤特异性移植抗原
trtr transistor 晶体管
TSU triple sugar urea 三糖尿素
Tsuchiya's reagent 土屋氏试剂(检尿中微量蛋白质)
Tsuga *n*. 铁杉属 ‖ ~ canadensis 加拿大铁杉
Tsukamurella *n*. 冢村氏菌属 ‖ ~ paurometabolum 微代谢冢村氏菌(微变冢村氏菌) / ~ wratislaviensis 兰蒂斯拉维冢村氏菌
Tsuruse virus 特苏鲁斯病毒
tsutsugamushi [日] *n*. 恙虫
TSVR total systemic vascular resistance 体循环血管总阻力
TSY trypsinase soy yeast 胰蛋白酶大豆酵母
TT thrombin time 凝血酶时间 / male toad test 雄蟾蜍试验 / tablet triturate 研制片剂 / technical term 技术名词,术语 / technical test 技术试验 / technical translation 技术译文 / tensor tympani 鼓室张肌 / tetanus toxoid 破伤风类毒素 / tetrathionate 连四硫酸盐(肉汤) / thrombin test 凝血试验 / thymol turbidity 麝香草酚浊度 / toad test 蟾蜍试验 / toilet training 创口洗涤训练 / tooth treatment 牙齿治疗 / top term 族首词(用于等级属分关系,指明上位类词,简称"族") / total thyroxine 总甲状腺素 / total time 总时间 / transit time 通过时间 / transthoracic 经胸廓的 / treadmill time 踏旋时间 / trophoblastic tumor 滋养层肿瘤 / tuberculin test 结合菌素试验 / Twenty Twenty《20-20》(杂志名)
TT_3 serum total triiodothyronine 血清总三碘甲状腺氨酸
TT_4 serum total thyroxine 血清总甲状腺素
TTA transtracheal aspiration 经气管抽吸
TTC triphenyltetrazolium chloride 氯化三苯基四氮唑
TαT terminal deoxyribonucleic acid transferase 末端脱氧核糖核酸 α-转移酶
t test t 检验
tRNA 转移 RNA,转运 RNA
TTA thenoyl trifluoroacetone 噻吩甲酰三氟丙酮/total thermal analysis 总热分析/transtracheal aspiration 经气管吸引
TTAB tetradecyltrimethylammonium bromide 溴化十四烷基三甲胺
TTC tetrazolium chloride 氯化四唑,四唑氯化物/triphenyltetrazolium chloride 氯化三苯基四氮唑/tritotetracycline 氚标记四环素
TT& C telemetry tracking and command 遥测跟踪和指令
TTCT triphenyl tetrazolium chloride test 氯化三苯唑试验
TTD temporary threshold drift 临时阈偏差/temporary total disability 暂时性完全劳动能力丧失/tetraethylthiuram disulfide 戒酒硫,四乙秋兰姆化二硫
TTF tetrathio-fulvalene 四硫富瓦烯/thiamine tetrahydrofuryldisulfide 呋喃硫胺
TTFD thiamine tetrahydrofuryl disulfide 呋喃硫胺,四氢糠基二硫化硫胺(一种长效维生素 B_1)
TTGA trypsinase-tellurite-gelatin 胰蛋白酶—亚碲酸盐—明胶
TTh tritiated thymidine 氚化胸腺嘧啶核苷
TTH tension-type headache 紧张型头痛/thyrotrophic hormone (见 TSH) 促甲状腺激素
TTHA triethylene tetramine hexaacetic acid 三乙烯四胺六乙酸
TTI tension-time index 张力-时间指数
TTNA transthoracic needle aspiration 经胸壁针刺抽吸
TTP thrombotic thrombocytopenic purpura 血栓性血小板减少性紫癜 / thymidine triphophate 三磷酸胸苷,胸三磷/tritolyl phosphate 磷酸三甲苯酯,三甲苯基磷酸
TTPA triethylene thio-phosphoramide 噻替哌,三乙基硫代磷酰胺
TTS trmporary threshold shift 暂时性阈移/transdermal trerapeutic 透皮治疗系统
TTS_2 temporary threshold shifte$_2$(噪声暴露后)二分钟暂时性阈移
TtT thyrotropin tumor 促甲状腺激素致肿瘤
TTT thymol turbidity test 麝香酚浊度试验/tolbutamide toletance test 甲磺丁脲耐量试验/tuberculin tine test 结核菌素划刺试验
T-T-T-C time-temperature transformation curves 温度时间转换曲线
TTX tetrodotoxin 河豚毒素
tu tube ①管 ②电子管
Tu thulium 铥(元素符号),原子序数 69,原子量 168.9
TU terminal unit 终端设备(计算机联网)/thiouracil 硫脲嘧啶/themal unit 热单位,热量单位/timing unit 计时装置,计时器/toxin unit 毒性单位/transmission unit 传递单位/tritium units 氚单位(1氚单位;1氚原子/10^{18}氢原子,相当于 7.2 衰变/分/升水)/tuberculin unit 结核菌素单位/turbidity unit 浊度单位
T.U toxic unit 毒素单位
T_3U triiodo-thyronine uptake 三碘甲腺原氨酸摄取(率)
Tuamine *n*. 图阿明(tuaminoheptane)制剂的商品名
tuamine; 1-methylhexylamine; 2-aminoheptane 1-甲基己胺,2-氨[基]庚烷
Tuaminoheptane; 1-methylhexylamine 1-甲基己胺 (拟交感剂) ‖ ~ sulfate 硫酸-1-甲基己胺
tua-tua; Jatropha gossypifolia *n*. 棉叶麻风树
tub *n*. 桶,盆 *v*. 洗盆浴
tuba (复 tubae)[拉]; **tube** *n*. 管 ‖ ~ acustica; ~ auditiva(Eustachi-i) / ~ pharyngo-tympanica 咽鼓管(欧氏管) / ~ auditiva 咽鼓管
Tubadil *n*. 土巴地尔(tubocurarine chloride)制剂的商品名
tubae lacinae; fimbriae tubae 输卵管伞 ‖ ~ pharyngo-tympanica

(Eustachii) 咽鼓管(欧氏管) / ~ uterina (Falloppii) 输卵管

tubal *a*. 管的 ‖ ~ abortion 输卵管妊娠流产 / ~ abscess 输卵管脓肿 / ~ anastomosis 输卵管吻合术 / ~ embryo stage transfer TEST 输卵管内胚胎移植(将经体外受精发育到4~8细胞胚胎移入输卵管内的技术) / ~ end to end anastomosis 输卵管对端吻合术 / ~ insufflation 输卵管通气法 / ~ nterstitial to isthmus anastomosis 输卵管间质峡部吻合术 / ~ ligation (简作 TL) 输卵管结扎术 / ~ microsurgery 输卵管纤维外科手术 / ~ pregnancy 输卵管妊娠 / ~ reconstruction 输卵管再造 / ~ sterilization 输卵管绝育 / ~ tonsil 咽鼓管扁桃体 / ~ uterine implantation 输卵管子宫内植入法

Tubarine *n*. 土巴林(tubocurarine chloride)制剂的商品名

tubatorsion *n*. 输卵管扭转

Tubb dilator 二尖瓣扩张器

tubba; tubboe *n*. 掌跖雅司病

tubby *a*. 筒状的,矮胖的

T-tube T形管 ‖ ~ infusion T形管滴注 / ~ replacement T T形管复置

tube [拉 tubus] *n*. 管,软管 ‖ ~, Abbott-Rawson 艾—罗二氏管(双筒管,胃肠吻合用) / ~, absorption 吸收[试验]管 / ~, adapter 接管(牛角管) / ~, adjustable anchor 调整锚管 / ~, agar 琼脂管 / ~, air 呼吸管,呼吸道 / ~, air-cooled 气冷[X线]管 / ~, alimentary 消化管 / ~, Alin's filter 阿林氏滤过管 / ~, alpha counter; alpha coumter α粒子计数管,α粒子计数器 / ~, anchor 锚蕾,安抗管 / ~, auditory; tuba acustica 咽鼓管 / ~, auricular 外耳道 / ~, auscultatory 测听管 / ~, balancing 平衡管 / ~s, Bellini's 肾直小管 / ~, Bellocq's 贝洛克氏套管(塞后鼻孔套管) / ~, beta counter; beta counter β-粒子计数管,β-粒子计数器 / ~, blood sedimentation 血沉管 / ~s, Bochdalek's 博赫达勒克氏管(甲状舌管的盲管) / ~s, Bouchut's 布许氏[喉]插管 / ~s, Bowmm's; corneal tubes 鲍曼氏管,角膜板层 / ~s, Bochdalek's 博赫达勒克氏管(甲状舌骨的盲管) / ~, bonchial 支气管 / ~, breathing 呼吸管 / ~, buccal; tuba buccalis 颊管 / ~, Buchner's 布赫内氏管(厌氧培养用) / ~, canal ray 极隧[射]线管 / ~, Cantor 坎特尔氏管(一种带有汞头的管) / ~, capillary 毛细管 / ~, carbon comparison 定碳比色管 / ~, cardiac 心管(胚) / ~, Carrel 卡莱耳氏管(卡莱耳氏疗法所用的细橡皮管) / ~, cascade 级联[X线]管 / ~, cathode 阴极[射]线管 / ~, cathode-ray 阴极[射]线管 / ~, ceretrifuge 离心[机]管 / ~, cerebromedullary; neural ~ 神经管(胚) / ~, Chaoul 沙乌耳氏管(X线治疗用) / ~, Chaussier's 肖西埃氏管(使肺充气的喇叭型管) / ~, collapsible 软锡管 / ~s, collecting 集合管(肾) / ~, combustion 燃烧管 / ~, comparison 比值管,比色管 / ~, connection 连接管(形,T形,Y形) / ~, constant warm 恒温管 / ~, contact 接触[X线]管 / ~, Coolidge 库里吉氏管(热阴极X线管) / ~, corneal 角膜板层管 / ~, counting 计数管 / ~, Crookes's 克鲁克斯氏管(X线真空管) / ~, Dabove's 德博夫氏管(划度洗胃管) / ~, Depaul's 德波耳氏管(肺充气管) / ~, detector 检波管,探测管 / ~, diagnostic 诊断[X线]管 / ~, digestive 消化管,消化道 / ~, discharge 放电管 / ~, distilling 分溜管 / ~, Dominici's 多米尼西氏管(银氟管) / ~, double 双路管(筒) / ~, double-focus 双焦点[X线]管 / ~, drainage 引流管 / ~, dressed 敷料引流管 / ~, duodenal 十二指肠[导]管/ ~, Durham's 达拉姆氏管(①有接头的气管导管 ②倒置小试管(用以测定细菌气产生量) / ~, empyema 脓胸管 / ~s, Esmarch's 埃斯马赫氏管(用于细菌培养) / ~, esophageal 食管[导]管 / ~, Eustachian; tuba auditva 欧氏管,咽鼓管/ ~, excretory 排泄管 / ~, Fallopian; tuba uterina 输卵管 / ~, feeding 饲管 / ~, fermentation 发酵管 / ~s, Ferrein's; convoluted urinferous tubules 肾曲小管 / ~, flash 闪光管 / ~, Folin sugar 福林氏测糖管 / ~, foot 足管(棘皮动物) / ~, fractienal condensing 分凝管 / ~s, fusion 融合[视]力测练管 / ~, gas 含气[X线]管 / ~, Geiger-Muller 盖—苗二氏管(离子计数管) / ~, Geisslse's; Geissler-Pluecker ~ 盖斯勒氏管,盖—普二氏管(低压放电荧光管) / ~, gelatin 明胶管 / ~, germ 发芽管 / ~, granulation 喉肉芽压迫插管 / ~, grenz; grenz ray ~ 境界[射]线管 / ~, grid 极极管 / ~ Guisez's 纪宰氏食管[导]管 / ~, Hittorf; Crookes' ~ 希托夫氏管,克鲁克斯氏管(X线真空管) / ~, horizontal; tuba horizontalis 横管(正牙用) / ~, hot-cathode 热阴极管 / ~, ignition 灼管 / ~, insert ①嵌入式X线管 无管室配装X线管 / ~, intubation 插管 / ~, Jutre 于特氏十二指肠[导]管 / ~, Keidel 凯德耳氏管(静脉取血管) / ~s, Kelly's 凯利氏直肠及乙状结肠镜 / ~s, Killian's 基利安氏管(取出食管及支气管异物用) / ~, Kimpton-Brown 金—布二氏输血管 / ~s, Kobelt's 科贝耳特氏管(卵巢冠横管) / ~, Kun's 库恩氏管(气管内麻醉用) / ~, latex 乳液管 / ~ law 管律 / ~s, Leiter's; Leiter's coil 莱特尔氏降温水蟠管 / ~, Leonard; cathode-ray ~ 伦纳德氏管,阴极[射]线管 / ~, Levin's 列文氏管(经鼻胃肠管) / ~, line-focus 直线焦管 / ~, lingual; tuba lingualis 舌管 / ~, Linzenmeier's blood sedimentation 林曾迈尔氏血沉管 / ~, Little's 李特耳氏管(采恶露用) / ~, Lyon's 莱昂氏管(采血用) / ~, Lyster's 利斯特氏管(玻璃管内含次氯酸钙,饮水消毒用) / ~, Malpighian 马耳皮基氏管(昆虫) / ~, Martin's 马丁氏引流管 / ~, McCollum 麦科勒姆氏管(脓囊引流管) / ~, meatus 耳道管(胎) / ~, medullary; neural ~ 神经管(胚) / ~, melting-point 熔点[测定]管 / ~s, Mett's 梅特氏管(检胃蛋白酶活力) / ~, microscope 镜筒,显微镜筒 / ~s, Miescher's; Miescher tubule 米舍尔氏管(鼠肉孢子虫的孢子囊) / ~, Miller-Abbott 米—艾二氏管(双腔胃肠减压管) / ~, nasal; tuba masalis 鼻管,通鼻管 / ~, nnsotracheal 鼻气管插管 / ~s, Nessler 内斯勒氏比色管 / ~, Nessler's color comparison 内斯勒氏比色管 / ~, Nessler's graduated 内斯勒氏刻度比色管,内斯勒氏刻度管 / ~s, Neuber's 诺伊贝尔氏管(骨引流管) / ~, neural; neural canal 神经管(胚) / ~ nucleus 管核 / ~, O'Beirne's 奥贝恩氏管(乙状结肠注液管) / ~, observing 观察管 / ~, O'Dwyer's 奥德外耶氏管(插管套管) / ~, oil-cooled 油冷[X线]管 / Oil-immersed ~, 油绝缘[X线]管 / ~, Olshevsky 奥耳舍夫斯基氏管(一种X线管) / ~, otopharyngeal; tuba auditiva 咽鼓管 / ~s, ovarian 卵巢管 / ~, Paul-Mixter 保—米二氏肠管(用于暂时性肠吻合术) / ~, petticoated 裙形管 / ~s, Pfluger's 弗吕格氏管(①卵巢管 ②涎腺叶间管) / ~, pharyngotympanic; tuba auditiva 咽鼓管 / ~, photomultiplier 光电倍加管 / ~, Pitot's 皮托氏管(测量血流速度) / ~, polarization 偏振光管 / ~, polytrophic egg 多滋养管 / ~ precitin (简作 TP) 管状沉淀素 / ~ for precipitation 沉淀管 / ~s, pus; pyosalpinx 输卵管积脓 / ~, radium 镭管 / ~ rating [X线]管能率 / ~, rectal 直肠管,通肛管 / ~, reduction 还原管 / ~, Rehfuss' 雷富斯厌管(取胃液管) / ~, roentgen 伦琴管,X线管 / ~, Roida's 罗伊达氏管(分离运动型细菌与不动型细菌) / ~, roll 旋转管 / ~, rotating-anode 旋转阳极[X线]管 / ~, Ruysch's 鲁伊施氏管(犁鼻器管遗迹) / ~, Ryle's 赖耳氏管(送入试餐用) / ~, safety 安全管 / ~s, salivary; tubae salivares 涎腺叶间管 / ~, sampling 采样管 / ~s, Schachowa's spiral; uriniferous tubules 肾小管 / ~, sealed 熔封管,封闭管 / ~, sediment 沉淀管 / ~, self-protected 自护式[X线]管 / ~ self-rectifying 自整流[X线]管 / ~ shock-proof 防电击[X线]管 / ~, sieve 筛管 / ~, siphon ①虹吸管 ②呼吸管(昆虫) / ~ slide agglutination test, TSAT 试管玻片凝集试验 / ~s, Southey's 骚锡氏管(皮下组织排液细管) / ~ Souttar's 骚塔氏管(以一氦气管引入食管以治食管癌) / ~ speaking 传音筒 / spicular ~, 交合刺管 / ~ sputum 容痰管(离心沉淀用) / ~, stomach 胃管 / ~, suction 吸液管,吸出管 / ~, T T形管、丁字管 / ~, tampon 填塞管 (填塞直肠止血,但可容气体排出) / ~, test 试管 / ~ tester 电子管试验器 / ~ therapy 治疗[X线]管 / ~ thistle 蓟头漏北斗 / ~ three-limb 三臂管,三通管 / ~ trachcotomy 气管切开插管 / ~ U U形管 / ~ trogenital; urogenital canal 尿生殖管/ ~, uterine; tuba uterina 输卵管 / ~, vacuum 真空管 / ~, valve 真空整流器; / ~, Veilion 韦永氏管 (一段玻管,一端塞以橡皮塞,一端塞以棉花,培养细菌用) / ~, vertical; tuba verticalis 垂直管(正牙用) / ~, Voltolini's 伏耳托利尼氏管 (切开鼓膜时,用以保持切口开放) / ~, Wangensteen 旺祺斯滕氏管 (胃肠吸引器) / ~, water-cooled 水冷[X线]管 / ~, X X形管 / ~, X-ray X线管 / ~, Y Y形管 ǀ ~ arm 管臂,管支架 / ~ axis 管轴 / ~ column 管立柱 / ~ current 管电流 / ~ efficiency 管效率 / ~ filter 管滤过板 / ~ focus selection 管焦点选择 / ~ head 管头 / ~ life 管寿命 / ~ lifetime 管寿命 / ~ load 管负荷 / ~ mount 管安装 / ~ nucleus 管核 / ~ overload protection 管过载保护 / ~ shield 管套 / ~ shifting device 管移动装置(用于立体摄影) / ~ shif radiography 管移位X线摄影[术],立体X线摄影(术) / ~ shutter 管光栅 / ~ side 管侧,滤线栅入射面 / ~ stand 管支架 / ~ thermal interlock 管温度连锁(保险)装置 / ~ tilt method 管倾斜投照法 / ~ volage 管电压 / ~ warm up 管加热

tubectomy; salpingectomy *n*. 输卵管[部分]切除术

tube-film distance [X线]管—胶片距(离)

tube-foot 管足

tube-head X线管头

tubeless *a*. 无管的 ‖ ~ hypotonic duodenography 无管低张力十二指肠造影(术)

tube-ovarian varicocele 输卵管卵巢静脉曲张

tuber (复 tuburs; tubera) [拉] *n*. 结节,块茎 ‖ ~ alveolare 牙槽结节,齿槽结节 / ~ annulare; pons varolii 脑桥 / ~ anterius hypothalami; ~ cinereum 下丘脑前结节,灰结节 / ~ cinereum 灰结节 / ~ of common bletilla [植药] 白芨 / ~ of dwarf lilyturf [植

药]麦冬 / eustachian ~ 欧氏结节,鼓室结节 / ~, frontale; frontal tubercle 额结节 / ~ of hyaeinth bletilla [植药] 白芨 / ~ ischii 坐骨结节 / ~, maxillae; tuber maxillare; maxillary tubercle 上颌节 / omental ~ of liver 肝网膜结节 / omental ~ of pancreas 胰网膜结节 / papillary ~ of liver 肝乳头突 / ~, parietale; zygomatic tubercle 颧结节 / ~ of pinellia [植药] 半夏 / sciatic ~ 坐骨结节 / ~ of tall Gastrodia [植药] 天麻 / ~ stemona [植药] 对叶百部

tubera ari; European arum 欧天南星[块茎] ‖ ~ calcanei 跟结节 / ~ calcis; ~ calcanci 跟结节 / ~ candidicans; corups; corpus albicans 白体 / ~ cinereum 灰结节 / ~ cachleae; promontorium tympani 鼓室岬 / ~ corporis callosi; splenium corporis callosi 胼胝体压部 / ~, dorsal; ~ posticum; ~ vermis 蚓结节 / ~, Eustachian 欧氏结节,鼓室结节 / ~ frontale 额结节 / ~ ischiadicum]; ~ ischii 坐骨结节 / ~ jalapae 药喇叭[块茎] / ~ maxillare 上额坫节 / ~ olfacstorium; tuberculum olfactorium 嗅结节 / ~ omentale hepatis 肝网膜结节 / ~ omentale pancreatis 胰网膜结节 / ~ parietale 顶结节 / ~ posticum; dorsal ~; ~ vermis 蚓结节 / ~ radii; tuberosity of radius 桡骨粗隆 tubera salep japonicae 东白及[块茎] / ~ valvulae; ~ vermis 蚓结节 / ~ vermis 蚓结节 / ~ zygoaticum 颧结节

Tuberaceae ***n***. 块菌科(一种菌类)

tuberactinomycin N ①结核菌素治疗 ②结核菌素[反应]试验

Tuberc tubercle 结核(英国结核病协会杂志) / tuberculosis 结核病,肺结核

tubercazon; tibione ***n***. 替比昂,结核安

tubercidin ***n***. 杀结核菌素(一种抗菌素)

tubercle [拉 tuberculum] ***n***. ①结节 ②结核[结节],牙冠结节 ‖ ~, acoustic 听结节 / ~, adductor 收肌结节(股骨) / ~, amygdaloid 杏仁核结节 / ~, anal 肛结节 / ~, anatomical; verruca necrogenica 剖尸疣、尸毒性疣 / ~, anterior 前结节(前斜角肌的) / ~, anterior stigmatal 前气门瘤 / ~, anterior trapezoidal 前梯形瘤(鳞翅目幼虫胸节和腹节前方的突起) / ~ s, Babes's 巴贝斯瓦结节(狂犬病结节) / ~ bacillus 结核杆菌 / ~, basal 基突 / ~, bicipital; tuberositas radii 二头肌结节、桡骨粗隆 / ~, Carabelli 卡腊贝利氏结节(磨牙舌侧副尖) / ~, caseous 干酪样结核[结]节 / ~, cervical 颈结节(股骨) / ~, Chassaignac's 夏桑亚克氏结节(第六颈椎横突的颈动脉结节) / ~, cloacal; genital / ~ 生殖结节(胚) / ~, condyloid; tuberculum condyloidum 髁状结节 / ~, conglomerate 集合结节 / ~, conoid 锥状结节 / ~ of crown of tooth; dental tubercle; tuberculum dentale 牙冠结节 / ~, crude; yellow ~ 黄色结核[结]节 / ~, Darwinian 达尔文氏结节(耳廓结节) / ~, deltoid 三角肌粗隆 / ~ s, dental; tubercula (coronae) dentis 牙冠结节 / ~, dissection; verruca necrogenica 剖尸疣,尸毒性疣 / ~, ear 耳结节 / ~, epithelial 上皮结节(胚) / ~, external mental; protuberantia mentalis 颏结节 / ~ s, Farre's 法尔氏结节(肝表面的癌结节) / ~, fibrocaseous 干酪纤维结核[结]节 / ~, fibrous 纤维性结核[结]节 / ~, genital 生殖结节(胚) / ~, genitoanal; genital ~ 生殖结节(胚) / ~, Gerdy's 惹迪氏结节(胫骨前肌结节) / ~, Ghoh 简氏结核性(儿童肺结核初发病部,X线豆状的石灰化蜡影) / ~, giant-celled 巨细胞性结核[结]节 / ~, gracile; clava 薄束核结节,棒状体 / ~, gray ①灰色结核[结]节 ①灰结节 / ~, hippocampal 海马结节 / ~, His 希斯氏结节(耳廓下结节) / ~ of humerus, greater 肱骨大结节 / ~ of humerus, lesser 肱骨小结节 / ~, hyaline 玻璃样结核[结]节 / ~, hyoid; tuberculum hyoideum 舌骨结节 / ~, iliac crest 髂嵴结节 / ~, infraglenoid 盂下粗隆 / ~, intercolumnar 柱间结节 / ~, intercondylar; intercondyloid ~ 髁间结节 / ~, intravascular 血管内结节 / ~, labial; procheilon; tuberculum labiale superior 唇结节,唇尖 / ~, lacrimal 泪结节 / ~, laminated 板层结节(蚓部) / ~, lateral orteral; Whitnall's tubercle 眶外侧结节,怀特纳耳结节(颧结节) / ~, Lisfrance's; scalene ~ 利斯弗朗氏氏节,斜角肌结节 / ~, lower's; tuberculum intervenosum (Loweri) 娄厄氏结节,静脉间结节 / ~, Iymphoid 淋巴细胞性结核[结]节 / ~, malar; zygomatic tubercle; tuberculum zygomaticum 颧结节 / ~, mandibular; tuberculum mandibulare 下颌结节 / ~, mental; tuberculum mentale 颏结节 / miliary ~, 粟粒性结核[结]节 / ~ s, Montgomery's 蒙哥马利氏结节(乳晕腺) / ~, Morgagni's; olfactory bulb 莫尔加尼氏结节,嗅结节,嗅球 / ~, Muller's 苗勒氏结节(胚胎) / ~, nuchal 项结节(指第七项颈椎棘突) / ~, obturator 闭孔结节 / ~, odontoid 枢椎齿突 / ~, olfactory; olfactory bulb 嗅结节,嗅球 / ~, painful 痛性结节(在关节附近皮下组织内) / ~, palatine; tuberculum palatum 腭结节 / ~, papillary 乳头状结节(肝) / ~, pathologic; verruca necrogenica 剖尸疣,尸毒性疣 / ~, pearly; milium 粟粒疹 / ~, peroneal 腓骨结节(跟骨) / ~, pharyngeal 咽结节 / ~, plantar; tuberositas ossis metatarsalis 第一跖骨粗隆 / ~, posterior obturator 闭孔后结节 / ~, postglenoid 盂后结节 / ~, postmortem; verruca necrogenica 剖尸疣,尸毒性疣 / ~, preglenoid; tuberculum preglenoidle 盂前结节(颞骨颧突) / ~, prostatic 前列腺结节,前列腺中叶 / ~, pterygoid; tuberositas pterygoid mandibulae 翼肌粗隆 / ~ s, rabic; Babes's ~ 狂犬病结节,巴贝斯氏结节 / ~, resorption 吸收性结核[结]节 / ~, reticulated 网状结核[结]节 / ~, retromolar; tuberculum retromolare 磨牙后结节 / ~, Rolando's; tuberculum; cinereum 罗朗多氏结节,灰结节(延髓) / ~ of root of zygoma; tuberculum articulare ossis temporalis 颧骨根结节,颞骨关节结节 / ~, Santorini's; tuberculum corniculatum (Santorini) 桑托里尼氏结节,小角结节 / ~, scaphoid 舟骨小结节 / ~, sebaceous milium 粟粒疹 / ~, supraglenoid; tuberculum supraglenoidale 盂上结节 / ~, of thalamus, anterior 丘脑前结节 / ~ of tibia 胫骨结节 / ~ of ulna 尺骨结节 / ~ of upper lip; tuberculum labii superioris 上唇结节,唇尖 / ~ s of vertebra 副突(椎骨) / ~, Whitnall's 怀特耳氏结节(眶外侧线结节,颧结节) / ~, Wrisberg's; tuberculum cuneiforme 里斯伯格氏结节,楔状结节 / ~, yellow; caseous ~ 黄色结核[结]节,干酪样结核[结]节 / ~, Zuckerkandl's; pharyngeal tonsil 祖克坎德耳氏结节,咽扁桃体 / ~, zygomatic; ~ of zygoma; tuberculum articulare ossis temporalis 颧骨结节,颞骨关节结节

tubercle (简作 Tuberc) ***n***. 结核(英国结核病协会杂志)

tubercula [拉](单 tuberculum) ***n***. 结节

tubercular ***a***. 结节的,结节状的,结核性的 ‖ ~ head 结端(肋)

Tuberculariaceae ***n***. 瘤痤孢科

tuberculase ***n***. 结核菌浸剂

tuberculate; tubercuated ***a***. ①有结节的 ②患结核的 ③具瘤的

tuberculation ***n***. ①结节形成 ②结核[结]节形成

tuberculid ***n***. 结核疹 ‖ ~, micronodular 微结节性结核疹 / ~, papulonecrotic; tuberculosis papulonecrotica 丘疹坏死性皮结核 / ~, rosacea-like 酒渣鼻阳结核疹,肉芽肿性酒渣鼻

tuberculiform ***a***. 瘤[状]的

tuberculigenous ***a***. 引致结核[病]的

tuberculin ***n***. 结核菌素 ‖ ~, albumose-free (简作 T.A.F) 脱结核菌素 / ~, alkaline (简作 T.A) 碱性结核菌素 / ~, autogenous; autotuberculin 自体结核菌素 / ~, bacillary emulsion 乳剂结核菌素 / ~, Behring's 贝林格氏结核菌素(①结核菌溶剂 ②结核菌蜡,图洛斯) / ~, bouillon filtrate; Denys' ~ (简作 tuberculin BF) 肉汤滤液结核菌素 / ~, Buchner's; tuberculoplasmin 布赫内氏结核菌素,结核菌原浆 / ~, Calmette's (简作 T.P.); ~ precipiation 卡尔默特结核菌素,沉淀结核菌素 / ~, contagious (简作 T.C) 接触性结核菌素(可与身体细胞结合,成为其主要部分) / ~, defatted; fat free ~ 脱脂结核菌素 / ~, Dixon's 迪克逊氏结核菌素(用醚处理活菌所得) / ~, Dreyer's; Dreyer's vaccine 德雷尔氏结核菌素,脱脂结核菌素 / ~, endotoxic 内毒性结核菌素 / ~, exotoxic 外毒性结核菌素 / ~, fat-free 脱脂结核菌素 / ~, filtrate (简作 T. F) 滤液结核菌素 / ~, Hirschfelder's; oxytuberculin 赫希费耳德氏结核菌素,氧化结核菌素 / ~, Klebs'; tuberculocidin 克雷白氏结核菌素,杀结核菌素 / ~, Klemperer's 克伦珀勒氏结核菌素(牛结核菌素) / ~, Koch's 郭霍氏结核菌素 / ~, Landman's; tuberculol 兰德曼氏结核菌素,纯结核菌素 / ~, Maragliano's 马拉格利阿诺氏结核菌素(含结核菌的一切水溶性浸出物) / ~, Marechal's 马雷夏耳氏结核菌纱(结核菌素与愈创木酚混合) / ~, Moro's; diagnostic ~ 莫罗氏结核菌素,诊断用结核菌素 / ~, new (简作 T.R.) 新结核菌素 / ~ oberes (简作 T. O.) 结核菌素浮液 / ~, old (简作 O.T.) 旧结核菌 / ~, perisucht; Spengler's ~ 牛结核菌素,斯彭格勒氏结核菌素 / ~, purified; Calmette's ~ 纯结核素,卡尔默特氏结核菌素 / ~, purified protein derivative, (简作 PPD) 结核菌素纯蛋白衍生物 / ~ reaction (简作 TR) 结核菌素反应 / ~, residual; ~ residue (简作 TR) 结核菌素沉渣 / ~, Rosenbach's 罗森巴赫氏结核菌素(从染有一种发癣菌的结核菌培养物制出) / ~, Seibert's 赛伯特氏结核菌素 / ~, Selter's; viual ~ 塞耳特氏结核菌素,减毒灭活结核菌素 / ~ skin test 结核菌素皮肤试验 / ~, Spengler's 斯彭格勒氏结核菌素(牛结核菌素) / ~, supernatant (简作 To) 结核菌素上清液 / ~ test 结核菌素试验 / ~, Thamm's; tuberculo-albumin 塔姆氏结核菌素,结核菌白蛋白 / ~ unit (简作 TU) 结核菌素单位 ~, vacuum 真空浓缩结核菌素 / ~, Vauremer's 福德勒默氏结核菌素 / ~, vital 减毒活结核菌素 / ~ volutin (简作 ^{2}TV) 结核菌素异染质 / ~, von Ruck's watery extract 冯腊克氏水提取结核菌素 / ~ X; derivative of contagious tuberculin (简作 Tx) 结核菌素 X (接触性结核菌素的衍生物) / ~ zymoplastiche (简作 TZ) 醇溶[性]结核菌素沉渣

Tuberculin reaction [德](简作 Tur) 结核菌素反应

tuberculin BF tuberculin boullon filtrate 肉汤滤液结核菌素
tuberculination; tuberculinization *n*. ①结核菌素治疗 ②结核菌素[反应]试验
tuberculinose *n*. 变性结核菌素
tuberculinotherapy *n*. 结核菌菌素疗法
tuberculinum [拉]; **tuberculin** *n*. 结核菌素 ‖ ~ pristinum; old tuberculin 旧结核菌素 / ~ purum; endotin 漂净结核菌素,纯结核菌素
tuberculitis *n*. 结核[结]节炎
tuberculization *n*. ①结核菌素疗法 ②结核[结]节形成
Tubercullariaceae *n*. 瘤座孢科(一种菌类)
tuberculoalbumin *n*. 结核菌白蛋白
tuberculocele [tubercle + 希 kele tumor] *n*. 睾丸结核
tuberculochemotherapeutic *a*. 结核化学治疗的
tuberculocidal *a*. 杀结核菌的
tuberculocide *n*. 杀结核菌剂
tuberculocidin *n*. 杀结核菌素
tuperculoderm; tuberculoderma *n*. 皮[肤]结核
tuberculofibroid *a*. 结核[结]节纤维样变性的
tuberculofibrosis *n*. 纤维性结核
tuberculoid *a*. ①结核[结]节样的 ②结核[病]样的
tuberculoidin *n*. 沉淀结核菌素(用酒精处理后除去杆菌的结核菌素)
tuperculol *n*. 纯结核菌素
tuberculolytic *a*. 溶结核菌的,杀结核菌的
tuperculoma *n*. 结核瘤 ‖ ~ en plaque 斑状结核瘤
tuberculomania; phthisiomania *n*. 结核[病]妄想,肺痨妄想
tuberculomucin *n*. 结核菌黏蛋白
tuberculomyces *n*. 结核菌类
tuberculonastin *n*. 结核类脂质
tuberculo-opsonic *a*. 结核菌调理素的
tuberculophobia; phtisophobia *n*. 结核[病]恐怖,肺痨恐怖
tuberculoplasmin *n*. 结核菌原浆
tuberculoprotein *n*. 结核菌蛋白
tuberculosaccharid *n*. 结核菌糖
tuberculosamine *n*. 结核菌胺
tuberculosarium *n*. 结核病疗养院
tuberculose; tuberculous *a*. 结核性的,具瘤的
Tuberculo-sectorial tooth 瘤切牙,结裂牙
tuberculoserovaccine *n*. 结核病血清菌苗
tuberculosilicosis *n*. 矽肺结核,硅肺结核
tuberculosis; phymatiasis; phymatiosis (简作 Tuberc) *n*. 结核[病] ‖ ~, abortive 顿挫性结核 / ~, active 活动性结核 / ~, acute miliary 急性粟粒性结核 / ~, acute pneumonic 急性肺炎性结核 / ~, adrenal; Addison's disease 肾上腺结核,阿狄森氏病 ~, aerogenic; inhalation ~ 吸入性肺结核 / ~, anthracotic; 炭肺结核 / ~, apical 肺尖结核 / ~, attenuated 减毒性结核 / ~, atypical 非典型结核,分支杆菌病 / ~, avian; fowl ~ 禽结按,鸡结核 / ~, basal; basic phthisis 肺底结核,肺底痨 / ~, bone 骨结核 / ~ of bones and joints 骨关节结核 / ~, bovine 牛结核 / ~, bronchial 支气管结核 / ~, bronchogenic 支气管原性结核 / ~, bronchopneumonic 支气管肺炎性结核 / ~, caseouspneumonic 干酪样肺炎性结核 / ~, cerebral; tuberculous meningitis 结核性脑膜炎 / ~, cestodic 绦虫性[假]结核 / ~, chicken 鸡结核,禽结核 / ~, chronic fibrocavernous pulmonary 慢性纤维空洞性肺结核 / ~, cirrhotic; ~ fibrosa 硬变性结核,纤维性结核 / ~, closed pulmonary 闭锁性肺结核,非开放性肺结核 / ~, colliquativa 溶化性[皮肤]结核 / ~, conelamata; unmistakable ~ 确定性结核 / ~, conglomerata 团状结核疹 / ~, cutis; tuberculoderma; skin ~ 皮[肤]结核 / ~, cutis indurativa; indurative erythema 硬化性皮结核,硬红斑 / ~, cutis lichenoides 苔藓样皮肤结核 / ~, cutis miliaris acute 急性全身性粟粒性皮肤结核 / ~, cutis miliaris disseminata 播散性粟粒性皮肤结核,播散性粟粒性结核 / ~, cutis orificialis 腔口部皮肤结核 / ~, cutis pruriginosa 结核性皮肤痒疹 / ~, cutis vera 真皮结核 / ~, curis verrucosa; verruc us skin ~ 疣状皮结核 / ~, disseminated; acute miliary ~ 播散性结核,急性粟粒性结核 / ~, endogenous 内原性结核 / ~, enterogenes 肠原性结核 / ~ of epididymis 附睾结核 / ~, exogenous 外原性结核 / ~, extrapulmonary 肺外结核病 / ~, exudative pulmonary 渗出性肺结核 / ~, far advanced 重度肺结核/ ~, fibroid 纤维样结核 / ~, fowl; chicken ~ 鸡结核,禽结核 / ~, generalized [全身]播散性结核 / ~, genital 生殖器结核 / ~, genito-urinary 泌尿生殖系结核 / ~, joint 关节结核 / ~, hematogenous 血源性结核 / ~, hilum; hilus ~ 肺门结核 / ~, hyperplastic 增生性结核 / ~, inactive 静止性结核 / ~, incipient 早期肺结核 / ~ indurative 硬化性皮结核,硬红斑 / ~, infiltrative pulmonary 浸润性肺结核 / ~, inhalation 吸入性肺结核 / ~ inoculata 接种性结核 / ~ of intestines 肠结核 / ~ of kidney (简作 TOK) 肾结核 / ~, laryngeal; laryngophthisis 喉结核 / ~, latent 潜伏性结核 / ~, lobar pneumonic 大叶性肺炎型结核 / ~, lobite 肺叶结核 / ~ of lungs 肺结核 / ~ lupoides; Besnier-Boeck-Schaumann syndrome; ~ nodularis 类狼疮性结核,结节性结核 / ~ luposa; lupus vulgaris 结节性狼疮,寻常狼疮 / ~ of lymphatic glands 淋巴结结核 / ~ lymphogenes 淋巴原性结核 / ~, lymphatic; scrofula 淋巴结核,瘰疬 / ~, meningeal 脑膜结核 / ~, mesenteric; phthisis mesenterica; mesenteriophthisis 肠系膜结核 / ~ miliaris dissenimata 散播性粟粒性结核 / ~, miliary 粟粒性结核 / ~, minimal 轻度肺结核 / ~, moderately advanced 中度肺结核 / ~, open 开放性结核 / ~, oral; phymatiosis orificialis 口腔结核 / ~ orificialis; ~ ulcerosa 腔口结核 (皮肤黏膜接界处的结核) / ~ papuionecrotica; papulonecrotic tuberculid 丘疹坏死性皮结核 / ~ precipitation (简作 TP) 沉淀结核菌素 / ~, primary 原发性结核 / ~, primary inoculation 原发性接种性结核 / ~, postprimary 原发后结核,再感染性结核 / ~, productive 增生性结核 / ~ prostatitis 结核性前列腺炎 / ~, pulmonary 肺结核 / ~, reinfection; adult type ~ 再感染性结核 / ~, renal 肾结核 / ~, secondary 继发性结核 / ~ of seminal vesicle 精囊结核 / ~ of serous membranes 浆膜结核 / ~ of skin 皮肤结核 / ~ of spine 脊柱结核 ~, subcute or chronic hematogenous-dilliminated 亚急性或慢性血行播散性结核 / ~, surgical 外科结核 / ~ testis; tuberculocele 睾丸结核 / ~ tracheobronchial 气管支气管结核 / ~ ulcerosa; ~ orificialis 腔口结核 (皮肤黏膜接界处的结核) / ~, urogenital; phthisis urogenitalis 泌尿生殖器结核 / ~, uveoparotid; uveoparotid fever 眼色素层腮腺炎 / ~ verrucosa 疣状皮结核 / ~ verrucosa cutis 疣状皮结核 / ~, warty(疣状皮)结核
Tuberculosis Nursing Advisory Service (简作 TNAS) 结核病护理咨询部
tuberculous meningitis (简作 TM) 结核性脑膜炎
tuberculositas (复 tuerculositates), tuberosity *n*. 粗隆 ‖ ~ masseterica; masseteric tuberosity 嚼肌粗隆[变] / ~ pterygoidea (mandibulae); pterygoid tubersity 翼肌粗隆[变]
tuberculostatic *a*. 抑制结核菌的 *n*. 结核菌抑制药
tuberculostearic acid 结核硬脂酸,10 – 甲基硬脂酸
tuberculotherapist *n*. 结核病治疗学家
tuberculotherapy *n*. 结核病疗法
tuberculotic *a*. 患结核病的
tuberculotoxin *n*. 结核菌毒素
tuberculotoxoidin *n*. 结核菌变性毒素
tuberculotropic *a*. 亲结核菌的
tuberculous *a*. 结核性的,具瘤的 ‖ ~ endosalpingitis 结核性输卵管内膜炎/ ~ infiltration 结核浸润 / ~ salpingo-oophoritis 结核性输卵管卵巢炎 / ~ spondylitis 结核性脊柱炎
tuberculum (复 tubercula) [拉] *n*. ①结节 ②突 ③疣(棘皮) ④三角突(昆虫) ‖ ~ acusticum 听结节 / ~ adductorium 收肌结节 / ~ annulare; pons varolii 脑桥 / ~ anterius 前结节 / ~ anterius atlantis 寰椎前站节 / ~ anterius thalami 丘脑前结节 / ~ anterius vertebrarum cervicalium 颈椎前结节 / ~ arthriticum 痛风结节 / ~ articulare 关节结节 / ~ articulare ossis temporalis; articular of temporal bone 颞骨关节结节 / ~ auriculae (Darwini); Darwinian tubercle 耳廓结节,达尔文氏结节 / ~ caroticum (vertebrae cervicalis VI); carotid tubercle 颈动脉结节 (第六颈椎) / ~ cinereum (Rolandi) 灰结节 (延髓) / ~ corniculatum (Santorini) 小角结节 / ~ coronae dentis; tubercles of crown of tooth 牙冠结节 / ~ costae 肋结节 / ~ cuneatum; ~ nuclei cuneati 楔束结节 / ~ cuneiforme (Wrisbergi) 楔状结节 / ~ dentis; ~ coronae dentis 牙冠结节 / ~ dolorosum; painful tubercle 痛性结节 / ~ ephippli 橄榄体 / ~ epiglotticum 会厌结节 / ~ fibulare 外侧结节 / ~ geniale; genial tubercle; spina mentalis 颏结节,颏棘 / ~ genitale 生殖结节 (胚) / ~ hypoglossi; trigonum nervi hypoglossi tubercle 舌下神经三角 / ~ impar 奇结节,单结节 (胚) / ~ intercondyloideum laterale; intercondylare laterale 外侧髁间结节 / ~ intercondyloideum medial; ~ intercondylare mediale 内侧髁间结节 / ~ intervenosum (Loweri) 静脉间结节 / ~ jugulare (ossis occipitalis); jugular tubercle 颈静脉结节 (枕骨) / ~ labiale; procheilon; labial tubercle 唇结节,唇尖 / ~ labii superioris; tubercle of upper lip 上唇结节 / ~ linguale laterale; lateral lingual tubercle 舌外侧结节 (胚) / ~ linguale mediale; medial lingual tuberle 舌内侧结节 (胚) / ~ Loweri; ~ intervenosum (Loweri) 娄厄氏结节,静脉间结节 / ~ majus (humeri) [肱骨]大结节 / ~ mallei; processus lateralis (mallei) processus brevis 短突 (锤骨) / ~ mammillare 乳结节 / ~ marginale ossis zygomatici; marginal tubercle of zygomatic bone 颧骨边缘结节 / ~ marginalis; processus marginalis 绿结节,绿突 / ~

maxillary line 上颌结节线 / ~ mediale; ~ intercondyloideum mediale 内侧结节,内侧髁间结节 / ~ mentale; mental tubercle 颏结节 / ~ minus (humeri) 肱骨小结节 / ~ musculi scaleni; ~ scaleni (Lisfranci); ~ musculi scaleni anterioris 斜角肌结节 / ~ nuclei gracilis; clava 薄束核结节,棒状结节 / ~ obturatorium anterius 闭孔前结节 / ~ obturatorium posterius 闭孔后结节/ ~ ossis multanguli majoris; ~ ossis traapezii 大多角骨结节 / ~ ossis navicularis; ~ ossis scaphoidei 舟骨结节 / ~ pharyngeum; pharyngeal tubercle 咽结节 / ~ posterius (atlantis) 寰椎后结节 (棘突遗迹) / ~ posterius (vertebrarum cervicalium) 颈椎后结节 / ~ pubicum (ossis pubis) 耻骨结节 / ~ quadrigemina; corpora quadrigemina 四迭体 / ~ retrolobare 耳后结节 / ~ scaleni (Lisfranci); ~ musculi scaleni anteroris; Lisfranc's tubercle 斜角肌结节,利斯弗朗氏结节 / ~ sebacea; milium 粟粒疹 / ~ sellae (ossi sphenoidalis); ~ sellae turcicae 蝶骨鞍结节 / ~ septi; (nasal) septal tubercle 鼻中隔结节 / ~ septi narium 鼻中隔结节 / ~ superius auriculae; ~ auriculae (Darwini) 耳廓结节,达尔文氏结节 / ~ supratragicum 耳屏上结节[变] / ~ syphiliticum 梅毒结节,皮[肤]梅毒瘤 / ~ thyreoideum inferius 甲状下结节 / ~ thyreoideum superius 甲状上结节 / ~ tibiale; ~ mediale 胫侧结节

tubercuprose; cupric formate *n*. 甲酸铜

tuberiferous [拉 tuber + ferre to bear] *a*. ①有结节的 ②有块茎的 ③具瘤的

tuberin *n*. [马铃]薯球蛋白,抗结核菌素

tuberon *n*. 块根油酮

tuberose [垃 tuberosus]; **tuberous** *a*. ①有结节的,结节状的,隆凸的 ②有块茎的,块茎状的 *n*. 晚香玉

tuberosis *n*. 结节形成[状态] ‖ ~ cutis pruriginosa; prurigonodularis 结节性痒疹

tuberositas (复 tuberositates) [拉]; **tuberosity** *n*. 粗隆 ‖ ~ coracoidea; coracoid tubercle 喙突粗隆 / ~ costae; ~ musculi serrati anterioris 第二肋粗隆,前锯肌粗隆 / ~ costae secundae; ~ costae Ⅱ 第二肋粗隆 / ~ costalis (claviculae); impressio ligammeti costoclavicaris 肋粗隆 (锁骨) / ~ deltoidea 三角肌粗隆 (肱骨) / ~ glutaea (femoris) 臀肌粗隆 (股骨) / ~ humeri; tuberculum majus (minus) humseri 肱骨大 (小) 结节 / ~ iliaca; iliac tuberosity 髂粗隆 / ~ infraglenoidalis; tuberculum infraglenoi-dale 盂下粗隆 / ~ ischialica 坐骨粗隆 / ~ masseterica 咬肌粗隆[变] / ~ musculi serrati anterioris[前锯肌粗隆 / ~ ossis cuboidei 骰骨粗隆 / ~ ossis metatarsalis Ⅰ 第一跖骨粗隆 / ~ ossis metatarsalis Ⅴ 第五跖骨粗隆 / ~ ossis navicularis 舟骨粗隆 / ~ pronatoria 旋前肌粗隆 / ~ pterygoiden (mandibulae) 翼肌粗隆[变] / ~ radii 桡骨粗隆 / ~ sacsralis 骶骨粗隆 / ~ supragleaoidalis scapulae; tuberculum suprasglenoidale 盂上粗隆 / ~ tibiae 胫骨粗隆 / ~ tractus iliotibialis 髂胫束粗隆 / ~ ulnae 尺骨粗隆 / ~ unguicularis; ~ phalangis distalis 甲粗隆

tuberosity [拉 tuberositas] *n*. 粗隆 ‖ ~, bicipital; ~ of radius 挠骨粗隆/ ~ of cuboid bone; tuberositas ossis cuboidei 骰骨粗隆 / ~ of femur, external 股骨外上髁 / ~ of femar, greater 大转子 / ~ of femar, lateral; epicondylus lateralis femoris 股骨外上髁 / ~ of femur, lesser 小转子 / ~ of femur, medial; epicondylus medialis femoris 股骨内上髁 / ~ of fifth metatarsal bone 第五跖骨粗隆 / ~ of first metatarsal bone 第一跖骨粗隆 / ~, greater; tuberculum majus hmeri 肱骨大结节 tuberosities of humerus 肱骨结节 (指肱骨大结节,小结节及三角肌粗隆) of ischium; tuber ischiadicum 坐骨结节 / ~, lesser; tuberculum minum humeri 肱骨小结节 / ~, malar; tuberositas zygomatica 颧粗隆 / ~ of mandible, pterygoid; tuberositas pterygoidea mandibulae 下颌翼肌粗隆 / ~, masseteric; tuberositas massterica 咬肌粗隆 / ~, maxillary; tuberositas maxillaris 上颌粗隆,上颌结节 / ~, palatal; tuberosotas palstina 腭粗隆 / ~ of palatine bone; processus pyramidalis ossis palatini 腭骨锥状粗隆 / ~, parietal; tuber parietale 顶结节 / ~, pterygoid; tuberositas pterygoidea (mandibulae) [下颌骨] 翼肌粗隆 / ~, pyramidal; processus pyramidalis 锥突 (腭骨) / ~ of radius 桡骨粗隆 / ~ sciatic; tuber ischiadicum 坐骨结节 / ~ of ulne 尺骨粗隆

tuberosum xanthoma 结节性黄瘤

tuberous *a*. ①有结节的,结节状的,隆凸的 ①有块茎的,块茎状的 ‖ ~ carcinoma 结节状癌 / ~ sclerosis (简作 TS) 结节性硬化

tube-shield X 线管套 ‖ ~, cannon 炮形 X 线管套

tube-slide agglutination test (简作 TSAT) 试管玻片凝集试验

tubi (单 tubus) [拉] *n*. 管

tubicolus *a*. 管栖的

Tubifera *n*. 果蝇属

Tubiferaceae *n*. 筒菌科(一种菌类)

tubiferous [拉 tuber + ferre to bear] *a*. ①有结节的 ②有块茎的

Tubiflorae *n*. 管花目(亦称筒花目)

tubiform *a*. 管状的

tubing *n*. ①造管[法] ②管道 ‖ ~, autimony rubber 红橡皮管

tubo- [拉 tubus tube 管] [构词成分]管,筒

tuboabdominal *a*. 输卵管腹腔的

tuboadnexopexy *n*. 子宫附件固定术

Tubocapsium anomalum (**Franch. et Sav.**) **Makino** [拉,植药] 龙珠

Tubo-corneal implantation 输卵管子宫角部种植术

tubocurare *n*. 筒箭毒

tubocurarine *n*. 筒箭毒碱 ‖ ~ chloride 氯化筒箭毒碱 / ~, dimethy 二甲基筒箭毒碱 / ~ iodide 碘化筒箭毒碱

tubo-eruptive xanthoma 结节丘疹性黄瘤

tuboligamentous *a*. 输卵管阔韧带的

tubo-ovarian *a*. 输卵管卵巢的 ‖ ~ abscess (简作 TOA) 输卵管卵巢脓肿/ ~ cyst 输卵管卵巢囊肿

tubo-ovariotomy *n*. 输卵管卵巢切除术

tubo-ovaritis; salpingo-oophoritis 输卵管卵巢炎

tuboperitoneal *a*. 输卵管腹膜的

tuboplasty *n*. 管成形术(如输卵管管成形术,咽鼓管成形术) ‖ ~, eustachian 咽鼓管成形术

tuborrhea [tube + 希 rhoia flow] *n*. 咽鼓管溢

tubotomy *n*. 管切开术

tubotorsion *n*. 管扭转 (尤指咽鼓管)

tubotympanal *a*. 咽鼓管鼓室的

tubotympanum *n*. 咽鼓管鼓室

tubouterine *a*. 输卵管子宫的 ‖ ~ pregnancy 输卵管子宫妊娠

tubovaginal *a*. 输卵管阴道的

tubular [拉 tubularis] *a*. 小管的,管状的,管性的 ‖ ~ dermal gland 管状皮腺 / ~ echoes 管状回声 / ~ excretory capacity maximum (简作 Tm) 肾小管最大排泄量/ ~ nephrogram 肾小管性肾造影(照)片 / ~ mass (简作 TM) 肾小管团 / ~ maximum absorption rate for glucose (简作 TMG) 肾小管葡萄糖最大吸收率 / ~ network 管状网 / ~ pinch effect 环箍蛋白 / ~ pregnancy 见 ectopic pregnancy / ~ reabsorption of phosphate (简作 TRP) 肾小管磷酸盐重吸收 / ~ testicular (or ovarian) adenoma 睾丸(卵巢)管状腺瘤

tubulature [拉 tuba tube] *n*. [容器]颈管

tubule [拉 tubulus] *n*. 小管,细管 ‖ ~ s, Albrran's 阿耳巴兰氏小管 (前列腺小管) / ~ s, caroticotympanic 颈鼓小管 / ~ s, collecting 集合小管 (肾) / ~ s, conjunctival 结合小管 (肾) / ~, connecting 接合小管 (肾) / ~, convoluted ①肾曲小管 ②曲细精管 / ~ s, dental; dentinal tubules; vanaliculi dentales 牙质小管 / ~ s, discharging; papillary ducts 排泄小管,乳头管 / ~ epoophori 卵巢冠小管 / ~, excretory 排泄小管 / ~ s, Ferrein's 费蓝氏小管 (肾锥体) / ~, Henle's 汉勒氏细管 (肾小管直部) / ~, inner 内细管 (中肾) / ~, irregular; zigzag ~ 曲折小管 (肾) / ~, junctional 结合小管 (初发集合节) / ~, kidney convoluted 肾曲小管 / ~ s, Kobelt's 科贝耳特氏小管 (①卵巢旁体小管 ②旁睾小管 / ~, lactiferous; tubuli lactiferi 输乳小管 / ~ s, mesonephric 中肾小管 / ~ s, metanephric 后肾小管 / ~ s, Miescher's 米舍尔氏小管 (鼠肉孢子虫的孢子囊) / ~ s, paragenital mesonephric 中肾旁生殖小管/ ~ s, pronephric 前肾小管 / ~ s, Rainey's; Miescher's tubules 雷尼氏小管 / ~ s, renal; renal; uriniferous tubules 肾小管 / ~, secondary convoluted 次级曲小管 / ~; secretory 分泌小管 / ~ s, segmental 中臂小管 / ~ s, seminiferous 细精管 / ~, spiral 螺旋小管,近端曲小管 (肾) / ~ s, straight ①肾直小管 ②直细精管 / ~ s, urniferous 肾小管 / ~ s, uriniparous 肾小管 / ~, vertical 卵巢旁体小管

tubuli (单 tubulus) [拉] *n*. 小管,细管 ‖ ~ recti 直精小管 (由单层柱状或立方上皮组成,不含生精细胞) / ~ seminiferi 细精管 / ~ seminiferi contorli 曲细精管 / ~ seminiferi recti 精直小管

Tubulidertata *n*. 管齿目

tubulin *n*. 微管蛋白

tubulina *n*. 管足亚目

tubuliform *a*. 小管状的

tubulization *n*. 神经套管术

tubuloalveolar; tubuloacinous *a*. 管泡状的 ‖ ~ gland 管泡腺

tubuloacinar *a*. 管泡状的

tubulocyst *n*. 管囊肿

tubulodermoid *n*. 胚管性皮样囊肿

tubuloracemose *n*. 管状葡萄状的

tubulorrhexis *n*. 肾小管断裂

tubulosaccular *a*. 管状囊状的

tubulose; tubulous *a*. 小管的,含小管的

Tubulovescula *n*. 管囊[吸虫]属

tubulovesicle *n*. 管状囊
tubulovesicular *a*. 管状囊状的
Tubulozole *n*. 妥布氯唑(抗肿瘤药)
tubulus(复 tubuli)[拉];**tubule** *n*. 小管,细管,管形产卵器 ‖ ~, biliferus; ductus biliferi 胆小管 tubuli contorti ①肾曲小管 ②曲细精管 tubuli dentales; denginal tubules 牙质小管/ ~, galactophorus; ductus lactiferi 输乳管/ ~, lactiferus; ductus lactiferi 输乳管 tubuli recti; straight tubules ①肾曲小管 ②直细精管 tubuli renales; uriniferous tubules 肾小管 tubvuli renales contorti 肾曲小管 tubuli renales recti 肾直小管 tubuli seminferi contorti 曲细精管 tubuli seminiferi recti 直细精管/ ~ spirsalis 螺旋小管(肾)
tubus(复 tubi)[拉];**tube** *n*. 管 ‖ ~ digestorius; canalis alimentorius 消化管 / ~ medullaris; vertebral canal 椎管 / ~ respiratorius 呼吸管 / ~ vertrebralis; spinal canal; vertebral canal 椎管
tucaresol *n*. 妥卡雷琐(抗贫血药)
tuck *v*. 褶起,卷起,塞入,扣进 *n*. 缝褶,横褶
tuckahoe *n*. [植药] 茯苓
Tuclozepam *n*. 妥氯西泮(催眠药)
Tucker's method; Naegeli test 塔克氏试验,内格利氏试验(皮肤试验)
Tucunduda bunyavirus 图坎杜巴本扬病毒
Tucunduda virus 图坎杜巴病毒
Tuesday(简作 Tues)*n*. 星期二
tuff *n*. 凝灰岩
Tuffier's method [Marin Teodore 法外科医师 1857—1929];**Corning's anesthesia** 杜菲埃氏法,康宁氏麻醉(脊髓麻醉) ‖ ~ operation 杜菲埃氏手术(①一种子宫切除术 ②肺尖萎陷术) / ~ technique; ~ operation 杜菲埃氏手术 / ~ test 杜菲埃氏试验(检验脉瘤的侧支循环)
Tuffnell's bandage [Thomas Jolliffe 英外科医师 1819—1885] 塔弗内耳氏绷带(卵白面粉绷带) ‖ ~ diet 塔弗内耳氏饮食(限制液体) / ~ method; ~ treatment 塔弗内耳氏疗法(治动脉瘤)
tuft *n*. 丛,囊,一簇,一团 ‖ ~ fracture 指(趾)端骨折 / ~s, enamel 釉丛/ ~s, fetal vascular 胎血管丛 / ~, hair 毛囊 / ~s, hair 毛丛 / ~, malpighian; renal ~; Malpighian glomerulus 肾小球 / ~s, synovial (关节)滑膜绒毛
tufted *a*. 丛生的,簇状的 ‖ ~ angioma 丛状血管病
tufting *n*. 输卵管炎伴伞端退化(可导致不孕)
tuftsin *n*. 促吞噬素,促吞噬肽
tug *vi*. *vt*. *n*. 牵引,苦干,努力
TUG total urinary gonadotropin 尿中促性腺激素总量
Tugastraea aurea (Quoy et Gamard) 华丽筒星珊瑚(隶属于木珊瑚科 Dendrophylliidae)
tugging *n*. 牵引感 ‖ ~, tracheal 气管牵引感(见于主动脉弓动脉瘤)
TUIP transurethral incision of the prostate 经尿道前列腺切开术
tuition *n*. 讲授,学费
Tulare apple mosaic ilarvirus 土拉苹果花叶等轴不稳环斑病毒
tularemia; tularaemia ; deer fly fever; Pahvant Valley plague; rabbit fever; Francis' disease 土拉菌病,兔热病 ‖ ~, cutaneous; dermal ~ 皮肤土拉菌病,皮肤兔热病 / ~, gastrointestinal 胃肠土拉菌病 / ~, glandular 腺型土拉菌病 / ~, oculoglandular 眼腺型土拉菌病 / ~, ophthalmic 眼型土拉菌病 / ~, oropharyngeal 口咽型土拉菌病 / ~, pulmonary pulmonic 肺土拉菌病 / ~, septicemic 败血性土拉菌病 / ~, typhoidal 伤寒型土拉菌病 / ~, ulceroglandular 溃疡淋巴腺型土拉菌病
tularine *n*. 土拉菌素(土拉杆菌皮肤试验用的抗原,治土拉菌病)
tulase; tulose *n*. 图洛斯,结核菌蜡
Tulasnellaceae *n*. 胶腹菌科(一种菌类)
Tulip breaking potyvirus 郁金香碎色马铃薯 Y 病毒
Tulip breaking virus (Mckenny Hughes) 郁金香碎色病毒
Tulipa L. *n*. 郁金香 ‖ ~ edulis 老鸦瓣(植)药用部分:鳞茎—[光慈菇],山慈菇 / ~ gesmeriana L. 郁金香 / ~ graminifolia; ~ edulis 老鸦瓣(山慈菇) / ~ iliensis Regel [拉,植药] 伊犁光慈菇(植)药用部分:鳞茎—山慈菇
tulipine *n*. 碱,山慈姑碱,郁金香碱
tulle *n*. 薄纱,网纱
tulle gras [法] 润肤细布,敷伤巾
Tullio's phenomenon (Pietro Tullio) 图里奥现象(局限性迷路炎患者由于高强声而引起眩晕)
Tully's powder [William 美医师 1785—1859] 塔利氏散(含吗啡、碳酸钙、樟脑和甘草粉的复方散)
Tulobuterol *n*. 妥洛特罗,叔丁氯喘通(支气管扩张药) ‖ ~ hydrochloride (chlobamol, lobuterol) 叔丁氯喘通,丁氯喘,氯丁喘胺,氯苯特罗
Tulopafant *n*. 妥洛帕泛(抗凝药)
tulose; tulase *n*. 图洛斯,结核菌蜡
Tulostomataceae *n*. 柄灰包科(一种菌类)
Tulpius' valve [Nikolaas 荷医师 1593—1674];**ileocecal valve** 塔耳皮厄斯氏瓣,回盲瓣
TUM tuberactinomycin; tuberactinomycin-A 结核放射菌素
tumble *vi*., *vt* ①(使)摔倒 ②(使)翻滚 ③偶然遇见(upon) *n*. ①摔跤 ②翻滚 ③混乱
tumbler *n*. ①大玻璃杯 ②蚊蛹
tumbling *n*. 塌陷
tumefacient [拉 tumefaciens] *a*. 肿胀的,引起肿胀的
tumefaction [拉 tumefactio];**swelling** *n*. 肿胀,肿大
tumefy *vt*. *vi*. (使)肿胀,(使)肿大
tumentia [拉] *n*. 肿胀 ‖ ~, vasomotor 血管舒缩性肿胀
tumescence; tumefaction *n*. 肿胀,肿大
tumescent [拉] *a*. 肿胀的,肿大的 ‖ ~ phase 膨胀相(指阴茎勃起)
tumeur [法];**tumor** *n*. ①[肿]瘤 ②肿胀,肿块 ‖ ~ pileuse; trichobezoar 毛团,毛粪石(胃肠内)
tumid [拉 tumidus] *a*. 肿胀的,夸张的
tumidity [拉 tumiditas a swelling] *n*. 肿胀
tummy *n*. 〈口〉肚子
tumor [拉];**tumour** [英];**oncus** [拉];**oncoma** [希] ①[肿]瘤②肿胀,肿块 ‖ ~, Abrkossoff's, Abrikossov's ~; myodlastoma 阿布里科索夫氏瘤,成肌细胞瘤 / ~, acoustisc nerve 听神经瘤 / ~, acute splenic 急性脾肿胀 / ~, adenomatoid 腺瘤样瘤(一种生殖系统内的良性肿瘤) / ~, adenomatoid odontogenic 腺样牙原性肿瘤 / ~, adenoid; adenoma 腺瘤 / ~, adipose; lipoma 脂[肪]瘤 / ~, adrenal cortical 肾上腺皮质肿瘤 / ~, adrenal cortical rest 肾上腺皮质剩胚瘤 / ~, adrenal rest 肾上腺剩余[组织]瘤 / ~ agiogenesis factor (简作 TAF) 肿瘤相关抗原 / ~ air ratio 肿瘤空气比 / ~ albus 白色肿,结核性关节肿 / ~, albus pyogenes 化脓性白肿 / ~, amyloid 淀粉样瘤 / ~ Angiogenesis Factor (简作 TAF) 肿瘤血管生成因子 / ~, aniline 苯胺瘤 / ~ bed 瘤床 / ~ bed effect 瘤床效应 / ~, bengin; innocent ~ 良性瘤 / ~, bilateral Warthin's 双侧瓦尔信氏瘤(一种腮腺肿瘤) / ~, blood ①血肿 ②动脉瘤 / ~ blush 肿瘤充盈,肿瘤染色 / ~, Bolande 中胚性肾瘤(新生儿的肾母细胞瘤) / ~, Brenner; cophorna folliculare 布伦纳氏瘤,卵巢纤维上皮瘤 / ~, Brooke's; epithelioma folliculare cystium 布鲁克氏瘤,囊状腺样上皮瘤 / ~, Brown-Pearce 布—皮二氏瘤(一种恶性皮癌) / ~, Burkitt's; Burkitt's lymphoma 伯基特氏淋巴瘤(一种由病毒引起的恶性淋巴瘤) / ~, Buschke-Lowenstein 巨型湿疣 / ~, butyoid 油样肿胀,酪样肿胀 / ~, calcified epithelial odontogenic 钙化牙原性上皮瘤 / ~, callus 骨痂瘤 / ~, carcinoid 类癌瘤 / ~ carneus; sarcoma 肉瘤 / ~, carotid body 颈动脉体瘤 / ~, cartilaginous 软骨瘤 / ~, cavernous; cavernoma 海绵状[血管]瘤 / ~ cell 肿瘤细胞/ ~, celluar 细胞[性]瘤 / ~, chromaffin; paraganglioma 嗜络细胞瘤,副神经节瘤 / ~ cloud 肿瘤阴影,肿瘤染色 / ~, Cock's peculiar 柯克氏特殊性瘤(头部皮脂腺囊肿破裂后形成的肉芽肿样组织) / ~, Codman's; chondroblastoma 成软骨细胞瘤/ ~, collision 碰撞性瘤 / ~, colloid; myxoma 胶样瘤,黏液瘤 / ~ control dose 肿瘤控制剂量 / ~ control rate 肿瘤控制率,肿瘤抑制率 / ~ cord 肿瘤索 / ~, craniopharyngeal duct; craniophasryngioma 颅咽管瘤 / ~ cure dose 肿瘤治疗剂量,肿瘤治愈剂量 / ~ cure probability 肿瘤治愈概率 / ~, cystic 囊性瘤 / ~, daughter 子瘤 / ~, dentinoid 牙质瘤 / ~ depth ratio 肿瘤深度比 / ~, dermoid; teratoma 皮样瘤,畸胎瘤 / ~, desmoid; hard fibrous ~ 硬纤维瘤 / ~ dose 肿瘤量 / ~ dose rate 肿瘤计量率 / ~ dose rate calculator 肿瘤剂量率计算器 / ~, dumb-bell; hourglass ~ 哑铃状瘤,葫芦状瘤 / ~, eiloid 蟠曲状瘤,肠袢样瘤 / ~ embolus 瘤栓 / ~, embryoplastic 胚性组织瘤 / ~, encysted 包被性瘤 / ~, endodermal sinus 内胚窦瘤(卵黄囊瘤) / ~, epithelial; epithelioblastoma 上皮细胞瘤 / ~, erectile 勃起组织瘤 / ~, Ewing's 尤因氏瘤(内皮细胞性骨髓瘤) / ~, faciocervical parachymatous 面颈部实质性肿瘤 / ~, false 假性瘤 / ~, fatty; lipoma 脂[肪]瘤 / ~, fecal; stercoroma 粪瘤,粪结 / ~, feminizing adrenal 女性花肾上腺瘤 / ~, fibroceliular; fibroma 纤维细胞瘤,纤维瘤 / ~, fibroid; fibroma 纤维瘤 / ~, fibroplastic 皮纤维组织瘤(梭形细胞肉瘤) / ~, fluid; lymphangioma cysticum 囊状淋巴管瘤 / ~, follicular; sebaceous cyst 皮脂囊肿 / ~, fungating 蕈状瘤 / ~, gelatinous; myxoma 胶样瘤,黏液瘤 / ~, giant cell 巨细胞瘤 / ~, gingival fibrous 龈纤维瘤 / ~, glassblowers' 吹玻璃工人瘤(腮腺瘤) / ~, globular; sphferpma 球状瘤 / ~, glomus; angioneuromyoma 血管球瘤,血管神经肌瘤 / ~, granular cell 粒细

胞瘤 / ~, granulation; granuloma 肉芽肿, 肉芽瘤 / ~, granulosa; granulosas cell ~; folliculoma; oophoroma 粒层细胞瘤, 卵泡瘤, 恶性卵巢瘤 / ~, Grawitz's; hypernephroma 肾上腺样病 / ~, Gubler's 古布累氏手背瘤(见于手的伸肌麻痹) / ~, gummy; gumma 梅毒瘤, 树胶肿 / ~, heterogenous 异质性瘤 / ~, heterologous 异种性瘤 / ~, heterotypic; heterologous ~ 异型性瘤, 异种性瘤 / ~, hilar cell 卵巢门细胞瘤 / ~, histioid 类组织瘤 / ~, homoiotypic; homologous ~ 同型性瘤, 同种性瘤 / ~, homologous 同种性瘤 / ~, hormone responsive 对激素有反应的肿瘤 / ~, Hortega cell 小神经胶质细胞瘤 / ~, hourglass 葫芦状瘤, 哑铃状瘤 / ~, Hurthle cell 许特耳氏细胞瘤(甲状腺) / ~, hylic; hyloma 髓质瘤 / ~, hypernephroid; hypernepro-ma 肾上腺样瘤 / ~, hypophyseal-duct 颅咽管瘤 / ~ inducing virus (Goidanich et al.) 诱瘤病毒/ ~, infiltrating 浸润性瘤 / ~, infiltrating lymphocyte 肿瘤浸润性淋巴细胞 / ~, innocent; benign ~ 良性瘤 / ~, intraoral salivery gland 口内涎腺瘤 / ~, ironhard; Reidel's struma 铸铁样甲状腺肿, 里德耳氏甲状腺肿 / ~, islet cell 胰岛细胞瘤 / ~, ivory-like; osteoma eburneum 象牙样瘤, 密质骨瘤 / ~s of kidney, Grawitz's; hypernephroma 格拉维次氏瘤(肾上腺样瘤) / ~ of jaw, brown 颌骨棕色瘤/ ~ of jaw, central epithelial 颌骨中心性上皮瘤 / ~ of jaw, giant cell 颌骨巨细胞瘤 / ~ of jaw, intra-osseous 颌骨内肿瘤 / ~, Jensen's; Jensen's sarcoma 晏森氏瘤, 晏森氏肉瘤(鼠) / ~, juxtaglomerular cell 肾小球旁细胞瘤 / ~, Krompecher's; rodent ulcer 侵蚀性溃疡 / ~, Krukenberg's; carcinoma mucocelluare; fibrosarcoma ovarii mucocelluare carcinomatodes 克鲁肯伯格氏瘤, 黏液细胞瘤 / ~, labial; cheiloncus 唇肿瘤 / ~, lacteal 乳瘤, 乳性乳房肿胀 / ~, lepidic; lepidoma 里膜瘤, 衬膜瘤 / ~, Leydig cell 睾丸间质细胞瘤 / ~, limbal 结膜缘瘤 / ~ localization 肿瘤定位 / ~ localizer 肿瘤定位器 / ~ localizing agent 肿瘤定位剂 / ~, luteinized granulosa-theca cell; luteoma 黄体瘤 / ~, Malherbe; calcified epithelioma 毛发基层细胞瘤, 钙化上皮瘤 / ~, malignant 恶性瘤 / ~, march; syndesmitis metatarsea 行军瘤, 跖韧带炎 / ~, margaroid; cholesteatoma 胆脂瘤 / ~ marker 肿瘤标记物 / ~ of maxillary antrum, malignant 上颌恶性肿瘤 / ~, maxillofacial 颌面肿瘤 / ~, melanotic neuroectodermal; melanotic ameloblastoma; pigmented ameloblastoma 黑素沉着性神经外胚层瘤, 黑素沉着性釉质瘤, 色素沉着性釉质瘤 / ~, metastatic 转移瘤 / ~, migrated; migratory ~ 移动性瘤 / ~, milk 乳瘤, 乳性乳房肿胀 / ~, mixed 混合瘤 / ~, mixed, congenital 先天性混合瘤 / ~, mlimbal 结膜绿瘤 / ~, mucous; myxoma 黏液瘤 / ~, multihormonal 多激素肿瘤/ ~, muscular; myoma 肌瘤 / ~ necrosis factor (简作 TNF) 肿瘤坏死因子 / ~, Nelaton's 内拉通氏瘤, 腹壁皮样囊肿 / ~ neovascularity 肿瘤新生血管形成 / ~, neuroepithelial 神经上皮瘤 / ~, neuromyoarterial glomus; glomus ~ 血管球瘤 / ~, nonfunctioning adrenal 无功能肾上腺瘤 / ~, nonodontogenic cenral 非牙原性腺瘤样肿瘤 / ~, odontogenic; odontogenic neoplasm 牙原性肿瘤 / ~, odontogenic adenomatoid 牙原性腺状肿瘤 / ~, oil; cleoma 油肿 / ~, oozing 渗液性瘤(发生于大阴唇的一种肿瘤) / ~, organoid; teratoma 器官样瘤, 畸胎瘤 / ~, osseous 骨瘤 / ~, oxyphil cell; Hvrthle cell ~ 嗜酸细胞瘤, 许特耳氏细胞瘤(甲状腺) / ~ of palate, mixed 腭部混合瘤 / ~, Pancoast's; pulmonary sulcus ~ 潘科斯特氏瘤, 肺沟瘤 / ~, papillary; papilloma 乳头[状]瘤 / ~, paraffin 石蜡瘤 / ~, parenchymatous 实质性瘤 / ~, parent 母瘤 / ~, pearl; pearly ~; cholesteatoma 珠光瘤, 胆脂瘤 / ~, Perlmann's 佩尔曼氏瘤(肾的一种良性多房性囊瘤) / ~, phantom 假性瘤, 幻想瘤 / ~ of pharynx 咽肿瘤 / ~, Pinborg 钙化性牙源性上皮瘤 / ~, pituitary 垂体瘤 / ~, polypoid 息肉样瘤 / ~ polypeptide antigen (简作 TPA) 肿瘤多肽抗原 / ~ polysaccharide substance (简作 TPS) 肿瘤多糖类物质 / ~, potato 马铃薯样瘤(硬结状颈动脉体瘤) / ~, Pott's puffy 波特氏头皮肿胀 / ~, pregnancy 孕期瘤(在孕期发生的牙龈脓性肉芽肿) / ~, premalignant fibroepithelial; premalignant fibroepithelioma 恶化前纤维上皮瘤 / ~, primary 原发性瘤 / ~ progression 进行性肿瘤 / ~ promotor 肿瘤促进剂 / ~ promoto agent (简作 TP) 肿瘤促进因子 / ~, pseudointraligamentous 假性韧带内瘤 / ~, pulmonary sulcus; Pancoast's ~ 肺沟瘤, 潘科斯特氏瘤 / ~ radiosensitivity 肿瘤放射敏感性 / ~, ranine; ranla 舌下囊肿 / ~, Rathke's; Rathke's pouch ~; cranopharyngioma 腊特克氏瘤, 颅咽管瘤 / ~, Recklinghausen's 雷克林霍曾氏瘤(子宫后壁或输卵管壁的腺平滑肌纤维瘤) / ~, recurrent 再发性瘤 / ~ rejection antigen (简作 TRA) 肿瘤排斥抗原 / ~, retinal anlage; melanotic neuroectodemal ~ 视网膜原基瘤, 色素性神经外胚层瘤 / ~, rind; lepidoma 里膜瘤, 衬膜瘤 /~, Rokitansky's 罗斯坦斯基氏瘤(含多数囊的卵巢瘤) / ~ of salivary gland, mixed 涎腺混合瘤 / ~, salivary gland type pharyngeal mixed 咽涎腺型混合瘤 / ~, sacrococcygeal 骶尾瘤 / ~, sand; psammoma 沙瘤 / ~ scanner 肿瘤扫描 / ~ scan(ning) 肿瘤扫描 / ~, Schloffer's 施明克氏瘤肿胀(术后炎症性腹肿胀) / ~, Schmincke 施明克氏瘤(鼻咽部淋巴上皮瘤) / ~, Schwann-cell; schwannoma 许旺氏细胞瘤, 神经鞘瘤 / ~ scintiscanning 肿瘤闪烁扫查 / ~, sebaceous; sebaceous cyst 皮脂囊肿 / ~, secondary 继发性瘤, 子瘤 / ~, Sertoli's cell 塞尔托利氏细胞瘤, 足细胞瘤(睾丸) / ~, Sertoli-Leydig cell; arrhenoblastoma 男性细胞瘤(卵巢) / ~, sheath 鞘瘤(包括脑膜瘤、神经鞘瘤等) / ~ shelf 肿瘤礁 / ~ in situ (简作 TIS) 原位肿瘤 / ~ skin test (简作 TST) 皮肤肿瘤试验 / ~ specific antigen 肿瘤特异性抗原 / ~ specific tracer 肿瘤特异示踪迹, 亲肿瘤示踪迹 / ~ specific transplantation antigen (简作 TSTA) 肿瘤特异性移植抗原 / ~s, Spiegler's; tomato tumors 施皮格勒氏瘤, 番茄样瘤(头皮的多数良性上皮瘤) / ~, splenic 脾肿大, 脾肿胀 / ~, squamous odontogenic 牙原性鳞状细胞瘤 / ~s, Steiner's; Jeanselme's nodules 斯太内尔氏瘤, 让塞耳姆氏小结, 关节旁结节(见于梅毒、雅司病等) / ~ stain(ing) 肿瘤染色[血管造影中肿瘤毛细血管充盈] / ~ standard dose (简作 TSD) 肿瘤标准剂量 / ~, ste rcoral; stercorma 粪结, 粪瘤(肠内结粪) / ~ of submaxillary gland, mixed 颌下腺混合瘤 / ~, superior sulcus; Pancoast's ~ 肺沟瘤, 潘科斯特氏瘤 / ~ suppressor gene (简作 TSG) 肿瘤抑制基因 / ~, Teilum 恶性卵黄囊瘤 / ~, teratoid; teratoma 畸胎瘤 / ~, theca-cell; teratoma; fibroma thecoceliulare xanthomatodes 泡膜细胞瘤, 黄瘤样泡膜细胞性纤维瘤 / ~ therapy 肿瘤治疗[法] / ~s, tomato 番茄样瘤(头皮的多数良性上皮瘤) / ~, transition 转化瘤, 切除后恶化瘤 / ~, tridermic 三胚层性瘤(囊性畸胎瘤) / ~, Triton 恶性蝾螈瘤(神经性肿瘤中含腺体成分[腺性神经鞘瘤]、横纹肌肉瘤成分) / ~, trophoblastic (简作 TUM) 滋养层肿瘤 / ~, true 真性瘤 / ~, tuberous 结节状瘤 / ~, turban 头巾样瘤 / ~ type vessel 肿瘤型血管 / ~, universal 万能瘤(即接种在各种动物均能存活生长的肿瘤) / ~, varicose 瘤样静脉曲张 / ~, vascular ①动脉瘤 ②血管瘤 / ~ vessel 肿瘤血管 / ~, villous; papilloma 绒毛状瘤, 乳头[状]瘤 / ~, VIP (vaso-constrictive intestinal polypeptide) 血管收缩性肠多态瘤 / ~, virilizing adrenal 男性化肾上腺瘤 / ~, virilizing ovarian 男性化卵巢肿瘤 / ~ viruses 肿瘤病毒 / ~ volume 肿瘤体积 / ~, Warthin's; papillary adenocystoma lymphomatosum 瓦尔信氏瘤, 乳头状淋巴性腺囊瘤 / ~, warty cicatricial 疣状瘢痕瘤/ ~, white; chronic tuberculous arthritis 白肿, 白色肿胀, 慢性结核关节炎 / ~, Wilms's embryonal carcinosarcoma 维耳姆斯氏瘤, 胚胎性癌肉瘤(肾) / ~, yolk sac 卵黄囊瘤, 中肾病(2型)

tumoraffin [tumor + 拉 affinis related] ***a***. 亲瘤的,嗜瘤的

tumoral calcinosis 肿瘤样钙质沉着症

tumoricidal ***a***. 破坏肿瘤细胞的,杀癌细胞的

tumorigen ***n***. 致瘤物

tumorigenesis ***n***. 肿瘤发生

tumorigenic ***a***. 致瘤的,肿瘤发生的 ‖ ~ virus 致瘤病毒

tumorigenicity ***n***. 致肿瘤性

tumor-infiltrating lymphocyte (简作 TIL) 肿瘤浸润淋巴细胞

tumorlet ***n***. 小瘤

tumor-like growth 瘤样生长

tumorous ***a***. 肿瘤[性]的

tumor-seeking agent 亲肿瘤药

tumor-specific antigen (简作 TSA) 肿瘤特异性抗原

tumor-specific transplantation antigen (简作 TSTA) 肿瘤特异性移植抗原

tumor-to-nontumor ratios of radioactivity 肿瘤/非肿瘤放射性比值

tumour ***n***. [肿]瘤

tumult ***n***. 喧闹,骚动,激动,混乱

tumultuous ***a***. 喧闹的,骚动的,激动的,混乱的

tumultus [拉] ***n***. 骚乱,骚动 ‖ ~ cordis 心脏骚动 / ~ sermonis 言语骚乱

tun ***n***. 大桶,(一)桶

tuna ***n***. 金枪鱼

tunable ***a***. 可调谐的 ‖ ~ laser 可调谐激光器

tundra ***n***. 寒漠,苔原,冻原

tune ***n***. ①调子 ②协调 ③语调 ④态度 ***vi***., ***vt***. (使)协调,调整,调谐 ‖ call the ~ 定调子 / change one's ~, sing another (或 a different) ~ 改变调子,转变态度 / to the ~ of 到达……数量 / ~ in 调谐(于某频率或频道),收听 / ~ oneself to 适应 / ~ out 失谐,调出(指去掉干扰信号等) / ~ up 调谐

tuneful ***a***. 和谐的,音调悦耳的

tuneless ***a***. 不入调的,不和谐的

Tung tungstate ***n*.** 钨酸盐/tungsten ***n*.** 钨

Tunga *n*. 潜蚤属 ‖ ~ caecygena 盲潜蚤,囊潜蚤 / ~ penetrans 穿皮潜蚤

tungiasis *n*. 潜蚤病

Tungidae *n*. 潜蚤科

tung oil *n*. 桐油

tungstate *n*. 钨酸盐

tungsten (简作 W) ***n*.** 钨(74 号元素) ‖ ~ filament 钨灯丝 / ~ molybdenum-graphite target 钨钼石墨靶 / ~ shielded cap 钨遮挡盖 / ~ target 钨靶

tungstenfluoride *n*. 六氟化钨

tungstenic *a*. 钨的

tungstic *a*. 六价钨的,(正)钨的,五价钨的 ‖ ~ acid 钨酸

tunic [拉 tunica] ***n*.** ①膜,被膜 ②上衣,束腰宽衫,袍子 ‖ ~, Bichats tunica intima vasorum 比沙氏膜,血管内膜 / ~, Bruecke's; tunicanervea of Bruecke 布吕克氏神经膜 / ~, fibrous 纤维膜,纤维层 / ~, mucous 黏膜 / ~, muscular 肌层,肌织膜 / ~, pharyngeal/pharyngobisilar 咽颅底板 / ~, proper 固有膜,固有层 / ~, Ruysch's lamina choroiocapillaris 鲁伊施氏膜,脉络膜毛细血管层

tunica (复 tunicae) [拉 tunic] ***n*.** 膜,被膜 ‖ ~ abdominalis 腹腱膜(四足动物) / ~ adnata 结膜内层 / ~ adnata oculi ①结膜 ②球结膜 / ~ adnata testis 睾丸鞘膜壁层 / ~ adventitia 外膜 / ~ albuginea 白膜 / ~ albuginea corporis spongiosis 海绵体白膜(阴茎) / ~ albuginea corporum cavernosum 海绵体白膜 / ~ albuginea lienis 脾白膜 / ~ albuginea oculi 巩膜 / ~ albuginea ovarii 卵巢白膜 / ~ albuginea penis 阴茎白膜 / ~ albuginea testis 睾丸白膜 / ~ carnea; ~ dartos 肉膜 / ~ coerulea; iris 虹膜 / ~ conjunctiva 结膜 / ~ conjunctiva palpebrarum 睑结膜 / ~ cornea; ~ fibrosa oculi 眼球外膜(包括角膜及巩膜) / ~ dartos; saecolemma 肉膜 / ~ elastica; ~ media 弹性膜,中膜 / ~ elastica interna; ~ vasorum 内弹性膜,血管内膜 / ~ externa 外膜(血管) / ~ externa; ~ externa; ~ adventitia 外膜(血管) / ~ fibrosa 纤维膜,纤维层 / ~ fibrosa oculi; ~ externa oculi 眼球外膜 / ~ fibrosa renis; capsula fibrosa 肾纤维膜 tunicae funiculi spermatici 精索膜 / ~ glabra; ~ intima 内膜 / ~ granulosa 颗粒层(卵泡) / ~ hyaloidea; membrana hyaloidea; membraba vitrea 玻璃体膜 / ~ interna 内膜 / ~ interna oculi 眼球内膜 / ~ intima 内膜 / ~ intima vasorum 血管内膜 / ~ media 中膜 / ~ media oculi; ~ vasculosa oculi 眼球中膜,眼球血管膜 / ~ media vasorum 血管中膜 / ~ mucosa 黏膜 / ~ mucosa tympanica 鼓室黏膜 / ~ mucosa uteri; endometrium 子宫内膜 / ~ muscularis 肌层,肌织膜 / ~ muscularis cervicis uteri 子宫颈肌层 / ~ muscularis unteri; myometrium 子宫肌层 / ~ nervea of Bruecke 布吕克氏神经膜(视网膜的) / ~ propria 固有膜,固有层 / ~ propria corii; stratum reticulare corii 真皮网层 / ~ propria mucosae pharynges 咽黏膜固有膜 / ~ propria tubli seminiferi 精细管固有膜 / ~ reflexa 反折膜(睾丸血管膜反折于阴囊的层) / ~ rhagoides 眼脉络膜 / ~ ruyschiana; lamina choriocapillaris 脉络毛细血管层 / ~ serosa 浆膜 / ~ serosa uteri; perimetrium 子宫浆膜,子宫外膜 / ~ submucosa (urethrae muliebris) 黏膜下层(女尿道) / ~ subserosa tubae uterinae 输卵管浆膜下层 / ~ testis 睾丸膜 / ~ uveae; uvea; ~ vasculosa oculi 眼色素膜,葡萄膜,眼球血管膜 / ~ vaginalis 鞘膜 / ~ vaginalis communis; ~ vaginalis testis et funicult spermatici [睾丸精索]总鞘膜,睾丸精索鞘膜 / ~ vaginalis propria testis; ~ vaginalis testis 睾丸固有鞘膜 / ~, vasculosa 血管膜 / ~ vasculosa bulbi; ~ media oculi 眼球血管膜 / ~ vasculosa lentis 晶状体血管膜 / ~ vasculosa oculi; ~ media oculi 眼球血管膜 / ~ vasculosa testis 睾丸血管膜 / ~ vitrea; membrana hyaloidea 玻璃体膜 tunicae vaginalis commuis 鞘膜脏层 tunicae vaginalis paracentesis 睾丸鞘膜积液穿刺

tunicamycin *n*. 膜霉素

tunicary *a*. 有膜的

Tunicata *n*. 被囊类(动物)

tunicate *n*. 被囊动物

tunicin *n*. 动物纤维素,被囊[动物]纤维素

tuning *n*. 调谐,调整

tuning-fork *n*. 音叉

tunnel *n*. ①隧道 ②通道 ‖ ~, carpal 腕管 / ~, Corti's; canal of Corti 柯替氏隧道,螺旋器隧道,螺旋管 / ~, flexor; carpal ~ 屈肌管,腕管

tunnel *n*. 隧道,地道 ***v*.** 挖隧道 ‖ carpal ~, flexor ~ 腕管,屈肌管 / ~ diode 隧道二极管 / ~ vision 管窥状视野

tunnel-fiber *n*. 隧道纤维(耳)

tunneling *n*. 隧道式转移 ‖ ~ effect 隧道效应

Tunnicliff serum [Ruth 美医师 1876—1946] 汤尼克利夫氏血清(治麻疹) ‖ ~ test 汤尼克利夫氏试验(检麻疹的皮肤试验) / ~ toxin 汤尼克利夫氏毒素(诊断麻疹)

tuntun; ancylostomiasis *n*. 钩[口线]虫病

TUP total urinary protein 总尿蛋白

Tupaiid herpesvirus 1; Tree shrew herpesvirus 树鼩鼱疱疹病毒

Tuphonium giganteum Engl. [拉,植药] 独角莲

Tupistra aurantiaca Wall. 黄花开口箭(植) 药用部分:根状茎

Tupistra chinensis Baker [拉,植药] 开口箭(植) 药用部分:根状茎

Tupistra fimbriata Hand.-Mazz. 流苏开口箭(植) 药用部分:根状茎

Tupistra pachynema Wang et Tang 粗丝开口箭(植) 药用部分:根状茎—心不干

Tupistra wattii (Clarke) Hook. f. 柄叶开口箭(植) 药用部分:根状茎—心不干

tuptodynamometer *n*. 增压测力表

Tur Tuberculin Reaction [德] 结核菌素反应

TUR total vascular resistance 血管总阻力

turacin *n*. 羽红素

turacoporphyrin *n*. 羽红素卟啉

turanose *n*. 松二糖,土冉糖

turb turbid 混浊/turbidity 浊度

TURB transurethral resection of the bladder 经尿道膀胱切除

Turban operculum [动药] 甲香

turban shell toxin (简作 tst) 蝾螺毒素

Turbatrix aceti 醋线虫

Turbellaria *n*. 涡虫纲

turbid [拉 turba a tumult] (简作 turb) ***a*.** 混浊的,混乱的 ‖ ~ plaque 混浊嗜菌斑

turbidimeter *n*. 比浊计,浊度计 ‖ ~, Jackson's candle 杰克逊氏烛光比浊计 / ~, Parr 帕尔氏浊度计(测硫黄用)

turbidimetric *a*. 比浊的,浊度计的

turbidimetry *n*. 比浊法,测浊法 ‖ ~ reducing (简作 TR) 浊度降低

turbidistat *n*. 恒浊器

turbidity (简作 turb) ***n*.** ①浊度 ②混浊 ‖ ~ reducing unit (简作 TRU 或 TR) 浊度缩减单位(透明质酸酶活性单位) / ~ unit (简作 TU) 浊度单位

turbidnal [拉 turbinalis from turbo a top] ***a*. *n*.** ① 甲介形的 ②鼻甲

Turbinaria crater (Pallas) 漏斗陀螺珊瑚(隶属于木珊瑚科 Dendrophyllidae)

turbinate *a*. 甲介形的 ***n*.** 鼻甲

turbinated *a*. 甲介形的

turbinatome *n*. 鼻甲刀

turbine *n*. 涡轮机 ‖ ~, dental air 牙医气涡轮机

turbinectomy [turbind + 希 ektome excisimon] ***n*.** 鼻甲切开术

turbinidae *n*. 蝾螺科(隶属于原始腹足目 Archaeogastropoda)

turbinotome *n*. 鼻甲刀

turbinotomy [turbinal + 希 temnein to cut] 鼻甲切除术

Turbo articullatus Reeve [拉,动药] 节蝾螺

Turbo argyrostomus (Linnaeus) 银口蝾螺(隶属于蝾螺科 Turbinidae)

Turbo chrysostomus Linnacus [拉,动药] 金口蝾螺(隶属于蝾螺科 Turbinidae)

Turbo cornutus solander [拉,动药] 蝾螺

Turbo marmoratus Linnaeus [拉,动药] 夜光蝾螺(隶属于蝾螺科 Turbinidae)

Turbo operculum [动药] 甲香

Turbo petholatus Linnaeus [拉,动药] 带蝾螺

Turbonilla caelata (Gould) 雕刻小陀螺(隶属于小塔螺科 Pyramidellidae)

Turbot herpesvirus; Bothid herpesvirus 1 大菱鲆疱疹病毒

TURBt transurethral resection of bladder tumor 经尿道膀胱肿瘤切除术

turbulence *v*. 湍动 ***n*.** ①涡流 ②骚动 ③汹涌 ‖ ~ map 湍流显示

turbulent *a*. ①湍流的 ②骚动的 ③汹涌的 ‖ ~ flow 湍流(血液流动方向之一)

TURCaP transurethral resection of carcinoma of prostate 经尿道前列腺癌切除术

Turck's bundle (tract) [Ludwig 澳神经病学家及喉科学家 1810—1868]; temporopontile tract 提尔克氏束,颞桥束 ‖ ~ column 提尔克氏柱(① 皮质脊髓前束②皮质脑桥束) / ~ degeneration 提尔克氏变性,继发性变性(脊髓神经) / ~ trachoma; laryngitis sieca 提尔克氏干皱,干性喉炎 / ~ tract; tractus temporopntilis 提尔克氏束,颞桥束

Turck's zone [Fenton B. 美医师 1857—1932]; zona transformans 特克

氏带,变性带
Turcot's syndrome 蒂尔柯综合征(家族性结肠息肉病,伴中枢神经系统恶性肿瘤(神经胶质瘤))
Turczaninowia fastigiata (Fisch.) DC. [拉,植药] 女菀
Turdus merula Linnaeus [拉,动药] 乌鸫
ture hermaphroditism 真两性畸形
tureen *n.* 带盖汤碗,蒸锅,焙盘
turera; damiana 特纳草叶,达米阿那
turf *n.* 草皮,草地,泥炭
turgescence [拉 turgescens swelling] *n.* 肿胀,肿大
turgescent [拉 turgescens] *a.* 肿胀的,肿大的
turgid [拉 turgidus] *a.* ①充满的,胀满的 ②浮肿的 ③夸张的
turgidization *n.* 充满法,胀满法
turgograph; sphygmomanometer *n.* 血压计
turgometer [拉 turgor swelling + 希 metron measure] *n.* 肿度测定器
turgor [拉] *n.* 充盈,充满,胀满 ‖ ~ vitalis 血管[正常]充盈 / ~ pressure 膨压
turgoscope; sphygmomanometer *n.* 血压计
turgosphygmosscope; sphygmomanometer *n.* 血压计
Turicella *n.* 苏黎士菌属 ‖ ~ otitidis 耳炎苏黎士菌
turicin; turicine *n.* 异水苏碱
turista *n.* [西]旅游者腹泻(墨西哥对 traveler's diarrhea 的称呼)
Turkey (简作 TR) *n.* 土耳其(亚洲)
turkey *n.* 火鸡
Turkey gall wasp [动药] 阿勒颇没食瘿蜂
Turkey gnats 墨蚊
Turkey adenovirus 火鸡腺病毒
Turkey avipoxvirus 火鸡禽痘病毒
Turkey bluecomb disease coronavirus 火鸡蓝冠病日冕形病毒
Turkey bluecomb disease virus; Transmissible enteritis of Turkey 火鸡蓝冠病病毒,火鸡传染性肝炎
Turkey enteric reovirus 火鸡肠道呼肠孤病毒
Turkey gamma herpesvirus 火鸡 γ 疱疹病毒
Turkey hepatitis virus (Snoeyebos et al.) 火鸡肝炎病毒
Turkey herpesvirus (Witter et al.) 火鸡疱疹病毒
Turkey meningo-encephalitis virus (Komarov et Kalmar) 火鸡脑膜脑炎病毒
Turkey parainfluenza paramyxovirus 火鸡副流感副粘病毒
Turkey parainfluenza virus 火鸡副流感病毒
Turkey pox virus (Mayr) 火鸡痘病毒
Turkey strain T reticuloendotheliosis oncovirus 火鸡网状内皮肿瘤病毒 T 株
Turkey strain T reticuloendotheliosis virus 火鸡网状内皮组织增生病毒 T 株
Turkey virus Canada/68 火鸡病毒加拿大/68 株
Turkish *a.* 土耳其的,土耳其人的
Turk's leukocyte (cell) [Wilhelm 奥医师 1871—1916] 提尔克氏白细胞(单核无粒白细胞) ‖ ~ stain 提尔克氏染剂(染嗜碱性白细胞)
Turlington's balsam (drops) 特林顿氏香脂,复方安息香酊
Turlock antigenic group viruses 特尔洛克抗原组病毒
Turlock bunyavirus 特尔洛克本扬病毒
Turlock virus 特尔洛克病毒
turmeric *n.* [植物]姜黄
turmerol *n.* 姜黄醇
turmschaedel *n.* [德]颅骨高圆畸形
turn [拉 torare to trun in a lathe] *vt.* ①转动,转向 ②转变为(into) ③使遭受(to) ④使变质 / 倾倒 ⑤扰乱(心神等) ⑥扭伤 *vi.* ①转动 ②朝向 ③变成;④变质 ⑤晕眩 *n.* ①转动 ②转变 ③转变期 ④(一)回 ⑤(一)阵 ⑥癖性 ⑦倒转(胎) ⑧[复]月经 ‖ at every ~ 事事,处处,经常 / at the ~ of the century 在前后两个世纪交接的时期 / be ~ed (of) 年在……以上,年逾 /by ~(s) 轮流地,交替地 / ~ figure-of-8 8 字绷法 / in one's ~ 轮到某人也(做某事),也 / in the ~ of a hand 顷刻,转瞬间 / in ~ 轮流,依次,(本身)也 / ~ of life; menopause 绝经期变 / on the ~ 正在转变中 / out of ~ 不依顺序地,不合时宜地,轻率地 / serve sb's ~ 合某人之用,有助于达到某人目的 / serve the ~ 合用,管用 / take ~s 轮流,依次 / the ~ of life 经绝期,更年期 / to a ~ 正号,恰好 / to the ~ of hair 丝毫不差地 / ~ over (简作 to) 见背面 / ~ about ①转身,(使)转向 ②反复思考 ③轮流,依次 / ~ and ~ about 轮流,依次 / ~ against 不喜欢,厌恶,(使……)反对 / ~ aside (from)... ①避开,使转变方向 ②偏离 / ~ away... 走开,避免,使……离开 / ~ (away) from 对……感到厌恶 / ~ back ①往回走 ②翻回到 ③重新提到 / ~ down ①翻下 ②关小,调低拒绝,驳回 / ~ in ①翻身进入,上床睡觉 ②(趾等)内倾 ③交出 ④作出 ⑤把……向里折/ ~ inside out 翻出 / ~ into ①进入 ②(使)变成 ③使译成 / ~ off ①关(灯、煤气等) ②避开③制造 ④处理 ⑤变成⑥使厌烦 ⑦变质 / ~ on ①(旋)开(灯,自来水等) ②以……指向反对 ③攻击,依靠 ④取决于 ⑤(使)产生幻觉 ⑥变得兴奋 ~ on the waterworks 哭起来 / ~ onto 把……转向 / ~ out ①打扫 ②使(趾等)外倾 ③制造 ④培训 ⑤翻出 ⑥关(灯,煤气等),熄灭 ⑦起床 ⑧离家 ⑨把……送往别处 ⑩结果(是),原来(是),证明(是) / ~ out of 迫使……离开(家,工作等) / ~ over ①(使)打翻 ②交给 ③翻阅 ④反复考虑 ⑤翻身 ⑥(胃)翻动 ⑦(胃)不舒服 ⑧(心脏)惊悸 ⑨转动 / ~ round 转身,转变,改变意见 / ~ to ①转向 ②变成 ③求助于,着手 ④开始工作 / ~ up ①发现,找到 ②出现 ③突然发生 ④引起……呕吐 ⑤证明是 ⑥参考,查找 ⑦把……翻过来 ⑧卷起 ⑨到达 ⑩开大(煤气等) / ~ upside down 把……完全颠倒,把……倒置
turnaround *n.* 转变,来回程,往返
turndown *a.* 可翻折的 *n.* ①拒绝 ②衰退
turner *n.* ①翻拌器,旋转器 ② 车工,旋工
Turner-Ombredanne orchidopexy 未降睾丸固定术
Turner's cerate [Danie 英皮肤病学家 1667—1740] cerate calamine 特纳氏蜡膏,炉甘石蜡膏
Turner's sign [George Grey 英外科医师 1877—1951] 特纳氏征(出血坏死性胰腺炎时,呈现腹部淤斑)
Turner's sulcus [William Aldren 英神经病学家 1864 生] 特纳氏沟(顶间沟)(大脑)
Turner's syndrome [Heny Hubert 美内分泌学家 1892 生] 特纳氏综合征(性机能延迟发育。由于染色体异常所致男性不育。性染色体异常性疾病,最多的核型为 45,X。临床表现为女性个体,外阴幼稚,原发性闭经,乳房发育不良有颈蹼。女婴中约 1/2500 个体罹患)
Turner tooth (hypoplasia) 特纳牙(发育不全)(单个牙釉质发育不全,最常见的为上颌恒切牙或上、下颌前磨牙中的一颗,由于局部感染或外伤所致)
Turneraceae *n.* 窝籽科
turning *n.* ①旋转,转向 ②转身 ③车工工艺 ‖ ~ curve 折线
turnip *n.* 芜菁,萝卜 ‖ ~, Indian 印度天南星
Turnip crinkle tombusvirus 皱叶病番茄束矮病毒
Turnip latent luleovirus 芜菁潜伏黄疸病毒
Turnip latent virus (MacKinnon) (Turnip latent luteovirus) 芜菁潜伏病毒(芜菁潜伏黄疸病毒)
Turnip mild mosaic virus (Watson); [Brassica virus 5 (Vandersalle), Turnip yellows Vandersalle et Roland] 芜菁轻性花叶病毒
Turnip mosaie potyvirus 芜菁花叶马铃薯 Y 病毒
Turnip mosaie virus (Gardner et al.) [Brassica 2 et 4 (Smith), Turnip virus Ⅰ (Hoggan et J. Johnson), Marmor orassica (Holmes), Brassiea nigra mosaic virus (Takahshi), Chinese cabbag Kwuting virus Ⅰ (Chiu et al.), Crueifer mosaic virus (Clayton), Daikon mosale virus (Yoshii), Mathiolla virus (Smith), Marmor mathlolae (Holmes), Cabbage black ring spot virus (Tompkins)] 芜菁花叶病毒
Turnip rosette sobemovirus 芜菁丛族南方豆花叶病毒
Turnip rosette virus (Broadbent et Heatheote) 芜菁丛族病毒
Turnip yellow luteovirus 芜菁黄花黄疸病毒
Turnip yellow mosaie tymovirus 芜菁黄花叶病毒
Turnip yellow mosaie virus (简作 TYMY) 芜菁黄花叶病毒
Turnip yellow mosaie virus group 芜菁黄花叶病毒组
turnkey; tooth-key *n.* 牙钥,拔牙器
turnont *n.* (一批)到会者,产额
turnover *n.* ①更新,周转[量],颠倒 ②病人交接(专指从救护车下来的病人转交给急诊室医生的过程) ‖ erythrocyte iron ~ (简作 EIT), red blood cell iron ~ (简作 RBCIT)红细胞铁转换率 / ~ number 周转率,转换数 / plasma iron ~ (简作 PIT)血浆铁转换率
turnsick; turnsickness; stagger's *n.* 蹒跚病(家畜晕倒病)
turnsol; litmus *n.* 石蕊,石蕊素
Turosteride *n.* 妥罗雄脲(睾酮还原酶抑制药)
TURP transurethral prostatic resection 经尿道前列腺切除术/transurethral prostatectomy 经尿道前列腺切除术/transurethral resection of the prostate 经尿道前列腺切除术
turpentine [拉 terebinthina] (简作 Turp) *n.* 松脂,松油脂 ‖ ~, Bordeaux 波尔多松脂 / ~, Canada; Canada balsam 加拿大松脂,加拿大香脂 / ~, Chian 希沃斯岛松脂,笃香 / ~, chlorinated 氯化松脂 / ~, common 松脂,松油脂 / ~, larch; Venice ~ 落叶松脂,威尼斯松脂 / ~ oil [植药] 松节油 / ~, Venice; larch ~ 威尼斯松脂,落叶松脂 / ~, virgin 初年松脂 / ~, white 白松脂 / ~, wood 木[屑]松脂
turpentole *n.* 精制石油

turpeth [拉 turpethum]; **Ipomoea turpethum** *n*. 印度牵牛
turpethin *n*. 印度牵牛甙
turpitude *n*. 邪恶,卑劣
turps; turpentine oil *n*. 松节油
turreted *a*. 尖伸的
turricephaly; oxycephaly *n*. 尖头[畸形]
Turrilinidae Cushman 塔虫科
Turritella bacilum (**kiener**) 棒锥螺(隶属于锥螺科 Turritellidae)
Turritella terebra (**Linnaeus**) 笋锥螺(隶属于锥螺科 Turritellidae)
Turritellidae *n*. 锥螺科(隶属于中腹足目 Mesogastropoda)
Tursiops truncatus (**Montagu**) 宽吻海豚(隶属于海豚科 Delphinidae)
turtle *n*. 海龟,甲鱼 *v*. 捉海龟 ‖ ~ dove 斑鸠,雉鸠
turunda [拉] *n*. ①塞条 ②栓剂,塞药
Turyn's sign [Felix 波医师 1899 生] 图林氏征(见于坐骨神经痛)
tus. (tussis) *v*. 咳[嗽]
tusk *n*. 长牙,獠牙
tuss mol tussi molesta [拉] 在剧烈咳嗽时
tussah *n*. 柞蚕 ‖ ~ chrysalis [动药] 柞蚕蛹 / ~ worm [动药] 柞蚕
tussal [拉 tussis cough] *a*. 咳[嗽]的
tussi molesta [拉] (简作 tuss mol) 在剧烈咳嗽时
tussi urgente [拉] (简作 tuss urg) 在剧烈咳嗽时
tussicula [拉] *n*. 轻咳
tussicular [拉 tussiicula] *a*. 咳的
tussiculation *n*. 干咳,烦咳
tussigenic *a*. 致咳的
tussilago L. 款冬属 ‖ ~ farfara L. 款冬花
tussilago *n*. 款冬花 ‖ ~ farfara L. 款冬[植] 药用部分:花蕾-[款冬花]
tussis [拉]; **cough** *n*. 咳[嗽] ‖ ~ convuisva; pertussis 痉咳,百日咳 / ~ ferina; ~ convulsiva 痉咳,百日咳 / ~ quinta; ~ convulsiva 痉咳,百日咳 / ~ stomachalis; stomach cough 胃病性咳,胃咳
tussive *a*. 咳[嗽]的 ‖ ~ syncope 咳嗽晕厥
tussle *n*., *v*. 殴打,打架
tussol; antipyrine mandelate 吐索尔,杏仁酸,安替比林
tutamen (复 tutamina) *n*. 保护器,防御物
tutamina cerebri 大脑保护物(指发、头发、脑膜、颅骨等)
tutamina oculi 眼保护的(指睫毛、眼睑等)
tutelage *n*. 保护,监护,训导
tutelar(y) *a*. 保护的,监护的
Tuthill's method; Butler-Tuthill's method 塔西耳氏法,巴塔二氏法(检血钠)
tutocaine *n*. 图托卡因,丁卡因(一种局部麻醉药) ‖ ~ hydrochloride; butmine 盐酸图托卡因,布塔明
tutor *n*. 家庭教师,指导教师
Tuttle's mask [Edward G. 美外科医师 1857—1913] 塔特耳氏手术面罩
Tuttle's proctoscope (Edward G. Tuttle) 塔特尔直肠镜(顶端装有电灯光,并可对直肠壶腹充气)
Tuvatidine *n*. 妥伐替丁 (组胺 H_2 受体阻滞药)
Tuvirumab *n*. 妥韦单抗 (抗病毒药)
TV[1] television 电视 ‖ ~ fluoroscopic operating module 电视透视操作组件/ ~ monitor 电视监视器,电视监控器
TV[2] terminal velocity 终速,末速,极限速度/test voltage 测试电压/tetrazolium violet 四唑紫/tidal volume 潮气量/time variant 时变的/total vagotomy 全迷走神经切断术,迷切/total volume 总容量/trial visit 试验调查/Trichomonas vaginalis 阴道毛滴虫/tricuspid valve 三尖瓣/trunk vagotomy 迷走神经干切断术/tuberculin volutin 结核菌素异染质
Tv typhus vaccine 斑疹伤寒疫苗
TVA thermal volatilization analysis 热挥发(作用)分析/truncal vagotomy and antrectomy 迷走神经切断及幽门窦切除术
TVC time vital capacity 时间肺活量/total volume capacity 肺总气量/transvaginal cone 经阴道锥体/tricuspid valve closure 三尖瓣关闭
TVCH hemodynamic tricuspid valve closure 血液动力学三尖瓣关闭
TVD traumatic vasospastic disease 损伤性血管痉挛病
TVU total volume of urine 总尿量(24 小时)
TVe effective tidal volume 有效潮气量
TV-epilepsy television epilepsy 电视性癫痫
TVF thorium vulnerable factor 钍脆弱因子(新凝固因子)
TVH total vaginal hysterectomy 全阴道子宫切除术
TVL tensor veli palatini 腭帆张肌/tenth-value layer 十倍衰减层,十分之一值层
TVP textured vegetable protein 植物结构蛋白/tricuspid valve prolapse 三尖瓣脱垂/truncal vagotomy and pyloroplasty 迷走神经干切断及幽门成形术
TVR television recording 电视录像/tonic vibration reflex 强直振动反射/total vasculac resistance 总血管阻力/tricuspid valve replacements 三尖瓣置(替)换
TVSS tactic vision substitution system 显示影像触觉助视器
TVT tanica vaginalis testis 睾丸固有鞘膜
TVU total volume of urine 总尿量(24 小时)
TVX murine parovirus TVX 鼠细小病毒/parvovirus TVX 细小病毒 ‖ ~ virus TVX 病毒
TW tap water 自来水/tempered water 软化水/tidal wave 潮波/total water 水总量/total weight 总重量/typewriter 打字机
TWA time-weighted average 每次重量平均
T2-weight imaging T2 加权图像
twaddle *n*. 废话 *v*. 说废话,胡说八道,瞎扯
twang *n*. 鼻音,拨弦声 *vi*. *vt*. (使)发鼻音
TWE tap water enema 自来水灌肠
tweak *n*. 拧,捏 *vt*. 拧,捏(鼻子,耳朵等)
tweed *n*. 粗(花)呢
tweedy *a*. 粗(花)呢的
Tween *n*. 吐温(一类表面活性剂的商品名,聚氧乙烯山梨醇的脂肪酸酯) ‖ ~ 80; polysorbate 80 吐温八〇,聚山梨醇酯八十
tween-brain; diencephalon *n*. 间脑
tweet *n*., *v*. (小鸟的)吱吱声,啾啾声
tweeter *n*. 高音喇叭,高频扬声器
tweezer *n*. ①镊 ②高频扬声器 ‖ ~, locking 锁镊
tweezers *n*. 捏钳,镊子 ‖ ~ soldering; soldering forceps 焊接镊
twelfth *unm*. *n*. 第十二
twelve *num*. 十二,十二个
twentieth *num*. 第二十(个);二十分之一(的)
twenty *num*. 二十,二十个
Twenty Twenty (简作 TT) 20-20 (杂志名)
twenty-one to seven (21:7) **oral contraceptive program** 服 21 天复合激素口服避孕药后服 7 天空白药片的连续服药法
twentytwenty *a*. (眼科)视力正常的(20/20)
twere it were (诗,古)
twice *ad*. 两次,两倍 ‖ at ~ 分两次(做某事),在第二次时 / in ~ 分两次(做某事) m/ think ~ 重新考虑
twiddle *vt*. 捻弄,旋弄,闲极无聊 *vi*. 玩弄(with) ‖ ~ one's thumbs 抚弄大拇指,闲得无聊
twig *n*. 小枝,嫩枝,纤细的动脉
Twig and leaf of common yellowflax [植药] 过山青
Twig and leaf of peking contoneaster [植药] 灰栒子叶
Twig and leaf of beantiful phyllodium [植药] 排钱草
Twig and leaf of bignose rhinacanthus [植药] 白鹤灵芝
Twig and leaf of birchleaf pear [植药] 棠枝叶
Twig and leaf of bitter willow [植药] 水杨枝叶
Twig and leaf of buddha's lamp [植药] 山甘草
Twig and leaf of callery pear [植药] 野梨枝叶
Twig and leaf of capitate rhododendron [植药] 小叶杜鹃
Twig and leaf of chimese sweetleaf [化学] 华桶弓
Twig and leaf of chinese apea-earring [植药] 尿桶弓
Twig and leaf of chinese scurrula [植药] 苦楝寄生
Twig and leaf of chu-lan tree [植药] 米仔兰叶
Twig and leaf of common amoketree [植药] 黄栌枝叶
Twig and leaf of common claxylon [植药] 丢了棒
Twig and leaf of common codariocalyx [植药] 舞草
Twig and leaf of creeping psychatria [植药] 穿根藤
Twig and leaf of diversifolious pricklyash [植药] 羊山刺
Twig and leaf of edible debreaeasia [植药] 冬里麻
Twig and leaf of erase mussaenda [植药] 楠藤
Twig and leaf of faber bauhinia [植药] 大飞扬
Twig and leaf of flatshoot mistletoe [植药] 枫香寄生
Twig and leaf of fortune plumyew [植药] 三尖杉
Twig and leaf of hedge sageretia [植药] 雀梅藤
Twig and leaf of hooker sarcococca 厚叶子树
Twig and leaf of indian quassiawood [植药] 苦木
Twig and leaf of japanese eurya [植药] 柃子
Twig and leaf of japanese yew [植药] 紫杉
Twig and leaf of java bishopwood [植药] 秋枫木
Twig and leaf of lineate supplejack [植药] 老鼠耳
Twig and leaf of malabarnut [植药] 大驳骨
Twig and leaf of manyflower supplejack [植药] 黄鳝藤
Twig and leaf of narrowleaf lyonia [植药] 狭叶南烛
Twig and leaf of narrowleaf Spicebush [植药] 狭叶山胡椒
Twig and leaf of obliqueswollen adhatoda [植药] 大驳骨丹

Twig and leaf of orangeeye butterflybush［植药］酒药花
Twig and leaf of pilular adina［拉,植药］水团花
Twig and leaf of poisonous flueggea［植药］白饭树叶
Twig and leaf of przewalsk juniper［植药］圆柏叶
Twig and leaf of purple osier［植药］水杨枝叶
Twig and leaf of purple willow［植药］水杨枝叶
Twig and leaf of roch cotoneaster［植药］水莲沙
Twig and leaf of savin［植药］臭柏
Twig and leaf of savin juniper［植药］臭柏
Twig and leaf of silvervine actinidia［植药］木天蓼
Twig and leaf of standish honeysuckle［植药］苦糖果
Twig and leaf of stinking flueggea［植药］白饭树叶
Twig and leaf of tobira pittosporum［植药］海桐花
Twig and leaf of tomentose glorybower［植药］海通
Twig and leaf of walter dogwood［植药］毛梾枝叶
Twig and leaf of weeping forsythia［植药］连翘茎叶
Twig and leaf of willowleaf spiraea［植药］空心柳
Twig and leaf of winterberry euonymus［植药］丝棉木
Twig and leaf of yadorik scurrula［植药］毛叶兔耳草
Twig of babylon weeping willow［植药］柳枝
Twig of chinese box［植药］黄杨木
Twig of chinese tamarisk［植药］西河柳,亦称山川柳
Twig of chinese taxillus［植药］桑寄生
Twig of chinese weeping cypress［植药］柏树叶
Twig of ebonyshoot mistletoe［植药］棱枝槲寄生
Twig of english walnut［植药］胡桃枝
Twig of germany falsetamarisk［植药］水柏枝
Twig of harland box［植药］黄杨木
Twig of himalayan cypress［植药］西藏柏木叶
Twig of mouring cypress［植药］柏树叶
Twig of negundo chastetree［植药］黄荆枝
Twig of persian walnut［植药］胡桃枝
Twig of suffrutescent securinega［植药］叶底珠
Twig of weeping willow［植药］柳枝
Twig of williams elder［植药］接骨木
Twig of winged euonymus［植药］鬼箭羽
Twig or leaf of purple beautyberry［植药］白棠子树
Twikibed officinal magnolia［植药］凹厚朴
twilfth *num*. 第十二(个);十二分之一(的)
twilight *n*. ①朦胧 ②黄昏 ③黎明 ④微弱的光 *a*. 黄昏的,曙暮光的 ‖ ~ state 朦胧状态
twill *n*. 斜纹布
twin *n*. 孪生(pl.),双胎,双生儿 *a*. 双的,孪生的 *v*. 生双胞胎 ‖ ~s, acardiac; acardius 无心双胎,无心畸胎 / ~s, allantoido-angiopagous 脐血管联胎 / ~s, binovular; dizygotic ~s 双卵性双胎 / ~s, conjoined 联胎 双卵性双胎 / ~s, dichorial; dichorionic ~s; dizygotic ~s 双卵性双胎 / ~s, dissimilar; dizygotic ~s 双卵性双胎 / ~s, dizygotic 双卵性双胎 / ~s, enzygotic; monozygotic ~s 单卵性双胎 / ~s, false; dizygotic ~s 双卵性双胎 / ~ focus x-ray tube 双焦点X线管 / ~s, fraternal; dizygotic ~s 双卵性双胎 / ~s, heterologous; dizygotic ~s 双卵性双胎 / ~ hybrid 双生杂种 / ~s, monochorial, monozygotic ~s 单卵性双胎 / ~s, interlocking 双胎交锁 / ~ion technique 双离子技术 / ~ of mirror imaging 镜像双生 / ~s, monochorial; mongochorionic ~s; monozygotic ~s 单卵性双胎 / ~s, mono-ovular; monozygotic ~s 单卵性双胎 / ~s, monozygotic 单卵性双胎 / ~s, monochorionic ~s; monozy-gotic ~s 单卵性双胎 / ~s, omphaloangotic 单卵性双胎 / ~s, omphaloangiopagous; alantoido-angiopagous 单卵性双胎 / ~s, omphaloaangiopagous; allantoido-angiopagous ~s 脐血管联胎 / ~s, one-egg; monozygotic ~s 单卵性双胎 / ~, polyembryonic 多胚胎性双胎 / ~ probe renogram technique 双探头肾图技术 / ~s, similar; monozygotic ~s 单卵性双胎 / ~ spot 双生斑,邻接双斑,孪生斑 / ~s, true; monozygotic ~s 单卵性双胎 / ~s, two-egg; monozygotic ~s 双卵性双胎 / ~s, unequal 不等性双胎 / ~s, uniovular; monozygotic ~s 单卵性双胎 / ~s, unlike; dizygotic ~s 双卵性双胎
Twin and leaf fivepetal scurrula［植药］五瓣寄生
twincore cable 双芯电缆
twine *n*. 二股线,细绳,麻线 *v*. 搓,捻,缠,绕
twin-detector scanner 双探头扫描仪
twinge *n*. 刺痛,剧痛 *v*. 刺痛
Twining's position 推宁位［颈胸椎侧位投照位置之一］
twinkle *vi, vt* (使)闪光 *n*. 闪光,瞬间,眨眼
twinkling *n*. 瞬间,闪烁 *a*. 闪烁的 ‖ in a ~ 转瞬间,忽然 / in the ~ of an eye 一刹那,转瞬间 / ~ echoes 回声瞬变
twinning *n*. ①对裂,成对 ②双生,双胎生成 ‖ ~, experimental 实验性双生 / ~ plane (简作 TP) 双晶面 / ~, spontaneous 自发双生
twinship *n*. 孪生,双生
twin-transfusion syndrom 双胞胎融合综合征(双胎因血管吻合支致胎盘血循环沟通,使供方贫血而受方红血球过多)
twin-wire 双腺,双丝
twirl *v*. 捻转
twist *vt*. ①捻,拧转,盘绕,编织 ②扭伤 *vi*. 扭弯,扭伤,盘绕 *n*. ①捻,拧,编织 ②扭转,捻线 ‖ ~, dental 刷牙线 / ~, intestinal 肠扭转 / ~ed tape sign 卷带征(大动脉瘤造影X线征象之一) / ~ed ribbon pattern 扭曲飘带样影像 / a ~ of the tongue 口齿不清 / a ~ of the wrist 熟练的技巧(或手法) / ~ off 拧断,扭断 / ~s and turns 迂回曲折
twister *n*. ①扭转器 ②〈口〉不老实的人 ③难事,难题
twisting; torsion *n*. 扭转,捩转
Twiston *n*. 酒石酸罗陀沙敏(rotoxamine tartrate)制剂的商品名
twit *v*. 责备,揶揄,挖苦
twitch *n*. (肌肉等)颤搐,抽搐,急扯 ‖ ~, isometric 等长颤搐 / ~, muscle 肌肉颤搐 / ~, simple muscle 单肌肉颤搐 / ~, skin 皮肤颤搐
twitch-grass *n*. 茅草,偃麦草
twitching *n*. 颤搐 ‖ ~, fascicular 肌束颤搐 / ~, fibrillar 原纤维性颤搐 / ~, Trousseau's 特鲁索氏颤搐(面肌颤搐)
twitch-up *n*. 压板(兽医用)
twixt-brain; diencephalons *n*. 间脑
TWL transepidermal water loss 经上皮丢失的水分
TWN Taiwan, Province of China 中国台湾省
two *num*. 二,两个 ‖ a ~ by ~ 一块二乘二(消毒纱布) / by ~s and thress 两三个一次,三三两两 / ~ channel display 双通道显示 / ~ channel measurement 双道测量 / ~ coin proton NMR method 图质子核磁共振法 / ~ fascicular block 二支传导阻滞 / in ~s 在极短时间里,立刻 / one or ~ 一或两;几个;少许 / ~ probe method 双探头法 / put ~ and ~ together 根据事实推断,推理 / ~ way elution technique 双向洗脱技术,双向淋洗技术
two-cylinder *a*. 二个圆柱的
two-digit classification 两个数字显示分类法(妇产科用 n/m 表示妇女的孕产情况,m 为妊娠次数,n 为活产次数)
two-dimensional *a*. 二维的 ‖ ~ approach 二维方法 / ~ array probe 二维阵探头 / ~ doppler color flow imaging 二维多普勒彩色血流显像 / ~ Dopple scanner 二维多普勒超声扫描器 / ~ echocardiogram (2DE)二维超声心动图 / ~ echocardiography 二维心动回声检查 / ~ echogram 二维回声影像 / ~ electrophoresis 双向电泳 / ~ filtering 二维滤过 / ~ laminographic representation 二维体层摄影表现 / ~ matrix 二维矩阵 / ~ optical scanner 二维光学扫描器 / ~ paper chromatogrophy 双相纸色谱法,双相纸层析 / ~ projection image 二维投照影像 / ~ rena-time imaging 二维实时成像 / ~ scanner 二维扫描装置 / ~ scanning technique 二维扫描技术,双向扫描技术
two-excimer laser 双激元激光器
two-factor inheritance 二因子遗传
two-film technique 双片技术
twofold *a*. 两倍的,双重的 *ad*. 加倍,双重
two-hit multiarget 二击多靶
two-kidney one-clip animal 二肾一钳动物(高血压动物模型之一)
two-orbit *n*. 双轨道 ‖ ~ ventriculographic examination 双轨脑室造影检查
two-photo annihilation (发射)双光子湮没
two-photon process 双光子过程
two plane theory 双面说
two-plane theory of chiasma 双面交叉说
two-pole switch 两极开关
two-step *n*. 两步圆舞,两步圆舞曲
two-step Master test 二级梯运动试验
two strands double crossing over 两线双交换
two-sided target 双靶
two-speed *n*. 双速度 ‖ ~ oscillating Bucky 双速振动式滤线器
two-stage *n*. 两期 ‖ ~ scintigraphy 两期,二级(的)闪烁成像,两期闪烁照相法
two-tone suppression 双音压抑
Twog og david poplar［植药］白杨枝
two-way *a*. 双向的 ‖ ~ catheter 双腔导管 / ~ selection 二向选择
Twort myovirust Twort 肌病毒
Twort's phenomenon［Frederick William 英细菌学家 1877—1950］图尔特氏现象(噬菌体噬菌现象)
TWS translator writing system 编写翻译程序的系统
TWSb antimony α,α' -dimercapto-potassium succinate 二巯基丁二锑钾(治血吸虫病的锑剂) / stibocaptate 二巯基琥珀酸锑钠

TWT translator wave tube 行波管
Twwing and leaf of shrubby dendrotrophe［植药］寄生藤
TWZ triangular working zone 三角工作区
Tx thymetomized 切除胸腺的/thyroxine 甲状腺素/traction 牵引，吸力/treatment 治疗/tuberculin X; derivative of contagious tuberculin 结核菌素 X(接触性结核菌素的衍生物)
TX thromboxane 血栓质，血栓素
TX. thyroxine 甲状腺素
TXA1, TXB2 thromboxanes A1 and B2 血栓烷 A1，血栓烷 B2
TxDs toxic dose 毒物限量(毒物表)，中毒量
Ty territory 区域，区，地带/type ①型，类型；式 ②典范/typhoid 伤寒/tyramine 酪胺
TY. type ①型、类型，，式 ②典范
Tybamate *n*. 泰巴氨酯，羟戊丁氨酯(弱安定药)
Tychastics［希 tyche chance, accident］*n*. 工业［意外］事故学，工伤学
Tydents molestus *n*. 致恼剔蹒
tycalsin; calcium acetylsalicylate *n*. 乙酰水杨酸钙
Tydemania japonica (Kamohara) 截形倒刺鲀(隶属于拟三刺鲀科 Triacanthodidae)
Tydemania navigatoris (Weber) 尖尾刺鲀(隶属于拟三刺鲀科 Triacanthodidae)
tying tie 的现在分词
tyle［tyle a swelling, a callus］; **callosity** *n*. 胼胝
tylectomy *n*. 肿块切除术
Tylenchoidea *n*. 垫刃总科
Tylenchulus *n*. 垫刃［线虫］属
Tylenchus *n*. 麦线虫属
Tylenol *n*. 对乙酰氨基酚，扑热息痛(acetaminophen)制剂的商品名
tylion［希 tyleion cushion］*n*. 交叉沟中点(视交叉前缘的正中点)
Tylodelphys *n*. 肿宫［吸虫］属
tyloma［tylos knot + -oma］; **callosity** *n*. 胼胝 ‖ ~, conjunctivae 结膜胼胝，暴露性结膜干燥
Tylonereis bogoyawleskyi (Fauvel) 软疣沙蚕(隶属于沙蚕科 Nereidae)
Tylophora floribunda Miq.［拉，植药］多花娃儿藤(植)药用部分：根—白薇
Tylophora hispida Decne. 粗毛娃儿藤(植)药用部分：根—小白薇
Tylophora ovata (Lindl.) Hook. Ex Steud.［拉，植药］卵叶娃儿藤(植)药用部分：根—小白薇；全草
Tylophora R. Br. 娃儿藤属(萝摩科) ‖ ~ asthmatica; ~ indica 印度娃儿藤
Tylophora yunnanensis Schltr.［拉，植药］云南娃儿藤(植)药用部分：根—小白薇
Tylophorae folia 娃儿藤叶(萝藤科)
Tylophorine *n*. 娃儿藤碱(催吐剂、镇喘剂)
Tylorrhynchus heterochaetus (Quatrefages) 疣吻沙蚕(隶属于沙蚕科 Nereidae)
tylosin *n*. 泰乐菌素
Tylosin *n*. 泰洛星(抗生素类药)
tylosis［希 tylosis］*n*. ① 胼胝形成 ②胼胝 ‖ ~ ciliaris 眼睑胼胝形成 / ~ linguae; leukoplakia buccalis 颊黏膜白斑病 / ~ palmaris et plantaris; keratosis palmeris plantaris 掌跖角化病
tylosteresis *n*. 胼胝切除术
Tylostypia *n*. 虻属 ‖ ~ astur; Tabanus astur 星状虻 / ~ erberi; Tabanus erberi 埃伯虻 / ~ sven-hedini 斯文黑丁氏虻
Tylosurus crocodilus (Le Sueur) 鳄形圆颌针鱼(隶属于颌针鱼科 Belonidae)
tylot *n*. 两头球状
tylotic *a*. 胼胝的
Tylox *n*. 盐酸羟考铜－对乙酰氨基酚(oxydome hydrochloride and acetaminophen)复合制剂的商品名
Tyloxapol *n*. 泰罗莎伯，四丁酚醛(表面活性剂，祛痰药)
tylus *n*. 唇基端(半翅目，门翅目)
tymarin; acetylorthocumaric acid *n*. 替耳马林，乙酰香豆酸
Tymazoline *n*. 泰马唑啉(血管收缩药)
tymbal pop 击鼓声
Tymovirus 芜菁黄花叶病毒组
Tymp tympanic 鼓肠的，鼓音的
Tymp tympanicity 鼓音性(指胸部听诊)
Tymp Memb tympanic membrane 鼓膜
Tympagesic *n*. 安替比林—苯佐卡因—盐酸苯福林滴耳液(antipyrine, benzocaine, and phenylephrine hydrochloride otic solution)制剂的商品名
tympan *n*. 鼓；(绷紧的)薄膜状物
tympanal *a*. ①鼓室的 ②鼓膜的 ‖ ~ air chamber 鼓膜气室 / ~ organ 鼓膜器 / ~ pocket 鼓膜囊
tympanectomy［拉 tympanum drum + 希 ektome excision］*n*. 鼓膜切除术
tympania; tympanites *n*. 气鼓，鼓胀 ‖ ~ uteri 子宫气鼓
tympanic［拉 tympanicus］(简作 Tymp) *a*. ①鼓室的，鼓膜的，鼓(石)的 ②鼓响的 ‖ ~ antrum 鼓窦 / ~ bone 鼓骨 / ~ cavity 鼓室 / ~ gland 鼓室腺 / ~ lip 鼓唇 / ~ membrane (简作 TM) 鼓膜 / ~ branch of glosspharyngeal nerve 舌咽神经鼓室支 / ~ part 鼓室部 / ~ part of temporal 颞骨鼓室部 / ~ ring 鼓室环
tympanichord *n*. 鼓索
tympanichordal *a*. 鼓索的
tympanicity (简作 Tymp) *a*. 鼓响性
tympanion *n*. 鼓环点(鼓环的最高点和最低点) ‖ lower ~ 鼓环最低点 / uppen ~ 鼓环最高点
tympanism (tympania, tympanites) *n*. 气鼓，鼓胀
tympanites *n*. 气鼓，鼓胀 ‖ ~, false 假性气鼓 / ~ intestinal 肠气鼓，鼓肠 / ~, uterine; physometra 子宫气肿
tympanitic *a*. ①气鼓的 ②鼓响的
tympanitis *n*. 鼓室炎，中耳炎
tympanoacryloplasty *n*. 鼓室丙烯酸酯成形术
tympanoeustachian *a*. 鼓室咽鼓管的
tympan(o)-［希］［构词成分］①鼓室，鼓膜，中耳 ②鼓，鼓胀
tympanoacryloplasty *n*. 鼓室丙烯酸酯成形术
tympanocentesis *n*. 鼓膜穿刺(放液)术(亦称鼓膜切开术)
tympanoeustachian *a*. 鼓室咽鼓管的
tympanogenic *a*. 鼓室源的
tympanogram *n*. 鼓室压图，鼓室导抗图，声顺图
tympanohyal *a*. ①鼓室与舌骨弓的 ②鼓舌骨(胚)
tympanolabyrinthopexy *n*. 鼓膜迷路固定术
tympanomalleal *a*. 鼓室锤骨的
tympanomandibular *a*. 鼓室下颌的
tympanomastoid［tympanon + 希 mastoeides like a breast］*a*. 鼓室乳突的 ‖ ~ fissure 鼓乳裂
tympanomastoidectomy *n*. 鼓室乳突根治术
tympanomastoiditis *n*. 鼓室乳突炎
tympanometric *a*. 鼓室测压的
tympanometry *n*. 鼓室测压法，鼓室压测量法
tympanophonia［tympanum + 希 phone sound］; **autophony** *n*. 自声强听，自声过强
tympanoplasty *n*. 鼓室成形术
tympanoplastic *a*. 鼓室成形术的
tympanosclerosis *n*. 鼓室硬化症
tympanosis *n*. 气鼓，鼓胀
tympanosquamosal *a*. 鼓室鳞部的
tympanostapedial *a*. 鼓室镫骨的
tympanosympathectomy *n*. 鼓室丛切除术
tympanotemporal *n*. 鼓室颞骨的
tympanotomy *n*. ①鼓膜切开术 ②鼓室探查术 ‖ ~, exploratoy 鼓室探查术
tympanous *a*. 气鼓的，鼓胀的
tympanules *n*. 小鼓膜
tympanum［拉；希 tympanon drum］*n*. ①鼓室 ②鼓膜，耳膜 ‖ ~, artificial 人工鼓室
tympany［希 tympanias］*n*. ①气鼓，鼓胀 ②鼓响，鼓音 ‖ ~, bell 钟样鼓敲 / ~, Skoda's; Skodaic ~; Skodaic resonance 斯叩达氏鼓音，斯叩达氏叩响 / ~ of stomach; hoven 胃气胀(牛、羊)
TYMY turnip yellow mosaic virus 芜菁黄花叶病毒
Tyndall effect［John 英物理学家 1820—1893］廷德耳氏效应(光因通过微小粒子而起的散乱，如在廷德耳氏现象中所见) ‖ ~ light 廷德耳氏光(气体或液体中分子反射光) / ~ phenomenon 廷德耳氏现象(光学现象)
tyndallization［John Tyndall］; **fractional sterilization** *n*. 廷德耳氏灭菌法，间歇灭菌法
typal *a*. 类型的，典型的，模式的
type［拉 typus; 希 typos mark］*n*. ①型、类型，式 ②典范 ③象征 *v*. 打字 ‖ ~ A personality A 型性格 / ~ A virus particles A 型病毒颗粒 / ~ active 活动型 / ~ allotropic 异我关怀型(一种非自我中心的人格) / ~, amyostatic- kinetic 肌震颤运动型(流行性脑炎的一型) / ~, apoplectic 中风体型 / ~ of apoplexy, Raymond 雷蒙氏型中风(手感觉异常的一侧将麻痹) / ~, artistic 艺术型 / ~, asthenic 无力体型，衰弱体型 / ~, athletic 运动员体型，强壮体型 / ~, BB (blue bloated type) 紫绀臃肿型 / ~, B, counting unit B 型计数装置 / ~ B oncovirus group B 型肿瘤病毒组 / ~ B virus particles B 型病毒颗粒 / ~, B-2, counting unit B-2 型计数装置 / ~, balanced 均衡型 / ~, base 基底式 / ~, bilateral 两侧式

/ ~ , bird's-head 小头白痴 / ~ , bisymmertrical 均称式 / ~ s, blood 血型 / ~ , body 体型 / ~ , bovine 牛型(结核菌) / ~ , buffalo 水牛体型(垂体病变所致一种肥胖) / ~ C oncovirus group C 型肿瘤病毒组 / ~ C virus particles C 型病毒颗粒 / ~ , Charcot-Marie-Tooth; progressive neuropathic (peroneal) muscular atrophy 沙一马一图三氏型(进行性神经性腓骨肌萎缩) / ~ , chewing 咀嚼式 / ~ , conical root 锥形根式 / ~ , cycloid 循环型 / ~ D oncovirus group D 型肿瘤病毒组 / ~ D virus particles D 型病毒颗粒 / ~ , Dejerine 代热林氏型(多发性硬化症的一型) / ~ , Duchenne-Aran; myelopathic muscular atrophy 杜一阿二氏型,脊髓病性肌萎缩 / ~ , Duchenne-Landouzy; Landouzy ~ 杜一兰二氏型,兰杜社兹氏型(面肩肱型肌营养不良) / ~ , dysplastic 发育不良体型 / ~ , Eichhorst's 艾克霍斯特氏型(有趾挛缩的股胫型进行性肌萎缩) / ~ , epitheliated 上皮型 / ~ , Erb-Zimmerlin 欧一济二氏型(青年肩胛型原发性肌萎缩) / ~ , exaflex injection 硅模型[材料] / ~ F stylovirus F 型长尾病毒 / ~ , Fazio-Londe 法一隆二氏型(延髓颜面型进行性脊髓肌萎缩) / ~ , fibrous 纤维型 / ~ Hayem's 阿扬氏型(急性非化脓性大脑炎) / ~ , homozygotic 纯合型 / ~ , Hutchison 郝奇生氏型(婴儿肾上腺肉瘤转移至颅内) / ~ I hyperlipidemia I 型高脂血症 / ~ , immunological 免疫学分型 / ~ , inert 安定型,不活泼型 / ~ , inhibitory 抑制型 / ~ , Kalmuch; Mongolian idiocy 卡尔马赫氏型(伸舌样痴呆,先天愚型) / ~ , Koinotropic 社交型 / ~ s, Kretschmer 克雷奇默氏体型(一种唯心学说,认为体型与人格及精神病的发生有关) / ~ , Landouzy; Landouzy-Dejerine ~ 兰杜兹氏型,兰一代二氏型(面肩肱型肌营养不良) / ~ , leg 腿型(进行性遗传性肌营养不良) / ~ , Leichtenstern's encephalitis haemorrhagica 来希敦斯坦氏型,出血性脑炎 / ~ , leptosome; asthenic ~ 瘦长体型,无力体型 / ~ , Levi-Lorain; hypophysial infantilism 累一洛二氏型,垂体性幼稚型 / ~ , Leyden-Moebius 莱一莫二氏型(遗传性肌营养不良症的一型,主要侵犯骨盆、下肢肌肉) / ~ , lively 活泼型 / ~ , Lorain; hypophysial infantilism 洛蓝氏型,垂体性幼稚型 / ~ , nervous 神经质型 / ~ , Nothnagel's 诺特纳格耳氏型(肢端感觉异常症) / ~ number 基本型数 / ~ , organic reaction 器质反应型 / ~ , original 原模式标本 / ~ , overactive 过度活动型 / ~ , Pepper 佩珀氏型(交感神经母细胞瘤转移至肝) / ~ , phthinoid 痨病样体型 / ~ , phthisic; habitus phthiscus 痨病体型,[肺]结核体型 / ~ , PP (pink puffer type) 无绀气促型 / ~ , Putnam 普特南氏型(脊髓硬化症、恶性贫血及恶液质的合并型) / ~ , pyknic 矮阔体型 / ~ , quiet 镇静型 / ~ , Remak's 雷马克氏型(指与腕的伸肌麻痹) / ~ , of respiration 呼吸式 / ~ , Runeberg's 鲁内伯格氏型(缓解型恶性贫血) / ~ , saddle 鞍式 / ~ , scapulohumeral 肩胛肱型(进行性脊髓肌萎缩的一型) / ~ , schizoid 精神分裂样体型 / ~ , Schultze's 舒耳策氏型(肢端感觉异常症的单纯型) / ~ , seclusive 隐遁型 / ~ , Simmerlin; Leyden-Mobius ~ 西默林氏型,莱一莫二氏型 / ~ , slow; sluggish ~ 徐缓型,慢型 / ~ species 模式种 / ~ specificity 型专一性,型特异性 / ~ specimen 模式标本 / ~ , sthenic 强壮体型 / ~ , strong 强型 / ~ , strong balanced rapid 强均衡迅速型 / ~ , strong balanced slow 强均衡徐缓型 / ~ , strong excited 强兴奋型 / ~ , strong unrestrained 强烈不可制止型 / ~ , Stuumpell's 施特吕姆佩耳氏型(①家族性侧索硬化②急性出血性脑炎) / ~ , suspicious 多疑型 / ~ , sympatheticotonic 交感神经过敏体型 / ~ , syntonic 和谐型 / ~ , test; test-letters 视力试标型(视力表) / ~ , thoughtful 思考型 / ~ , Tooth's 图思氏型(遗传型进行性肌萎缩) / ~ , unbalanced 不均衡型 / ~ , unrestrained excitable 兴奋不可制止型 / ~ , unstable 不稳定型 / ~ , vagotonic 迷走神经过敏体型 / ~ , vesanic 精神病型 (指非器质性精神病) / ~ , visual 视觉型 / ~ , vivacious 活泼型 / ~ , vivacious motor 活泼好动型 / ~ , weak 踢型 / ~ , weak inhibited 踢抑制型 / ~ , Werdnig-Hoffmann 韦一霍二氏型(遗传早发性脊髓肌萎缩) / ~ , Wernicke-Mann 韦一曼二氏型(四肢不全性偏瘫) / ~ , wild 野生型(指遗传学中的表现型,亦指正常基因 / ~ , Yersin 耶尔赞氏型(豚鼠接种禽结核以后,肉眼看不出结核结节,但在肝脾切片内可查出结核菌) / ~ , Zimmerlin's 济默林氏型(遗传进行性肌萎缩的肩肱型) / true to ~ , 典型的(地),合乎本性的(地),纯种的

typembryo; type-embryo *n.* 典型胚,类型胎

type-seter *n.* 排字工人 (compositor)排字机

type-specific antigen 型特异性抗原

type-specificity 型特殊性,型专属性

typewriter (简作 TW) *n.* 打字机

typerwriting *n.* 打字

typh; typh fever *n.* 伤寒类热病

Typha L. 香蒲属 ‖ ~ angustata Bory et Chaub [拉,植药] 长苞香蒲[植] 药用部分:花粉—蒲黄 / ~ angustifolia L. [拉,植药] 狭叶香蒲,蒲草,水烛香蒲[植] 药用部分:花粉—[蒲黄] / ~ davidiana Hand-Mazz. 蒙古香蒲[植] 药用部分:花粉—蒲黄 / ~ latifolia L. 宽叶香蒲,香蒲 / ~ minima Funk. 小香蒲[植] 药用部分:花粉—蒲黄 / ~ orientalis Presl. 东香蒲

typha *n.* 蒲黄(中药,香蒲的花粉)

Typhaceae *n.* ①香蒲科 ②伤寒菌科(旧名)

typhase *n.* 伤寒菌溶酶

typhemia; typhohemia [typhus + 希 haima blood + -ia] *n.* 伤寒菌血症

typhia; typhoid fever *n.* 伤寒

typhic *a.* ①伤寒的 ②斑疹伤寒的

typhlectasia [typhlos + 希 ektasis extension] *n.* 盲肠膨胀

typhlectasis *n.* 盲肠膨胀

typhlectomy *n.* 盲肠切除术

typhlenteritis [希 typhon cecum + 希 enteron intestine] *n.* 盲肠炎

typhlitic *a.* 盲肠炎的

typhlitis [希 typhlon cecum + -itis] *n.* 盲肠炎

typhlo- 1. [希 typhlon cecum 盲肠] 2. [希 typhlos blind 盲] [构词成分] ①盲肠 ②盲目

typhloalbuminuria *n.* 盲肠性蛋白尿

typhlocele; cecocele *n.*, *v.* 盲肠突出

typhlocholecystitis *n.* 盲肠胆囊炎

Typhlocoelum *n.* 盲腔[吸虫]属(吸虫纲中的一属)

Typhlocoelum cucumerinum *n.* 巴西鸡吸虫

typhlocolitis *n.* 盲肠结肠炎

typhlodicliditis [typlo-(1) + 希 diklis door + -itis] *n.* 回盲瓣炎

typhloempyema *n.* 盲肠脓肿

typhloenteritis; typhlenteritis *n.* 盲肠炎

typhlohepatitis; infectious enterohepatitis *n.* 传染性肠肝炎(火鸡)

typhlolexia [typhlo-(2) + 希 lexis speecb + -ia]; **word blindness** *n.* 文字盲,视性失语

typhlolithiasis *n.* 盲肠石病

typhlology *n.* 盲学

typhlomegaly *n.* 盲肠巨大,巨盲肠

typhlon [希] *n.* 盲肠

typhlopexia; typhlopexy; caecopexia *n.* 盲肠固定术

typhlopexy *n.* 盲肠固定术

Typhlopidae *n.* 盲蛇科(隶属于蛇目 Serpentifornes)

Typhlops braminus (Daudin) 盲蛇(隶属于盲蛇科 Typhlopida)

Typhlops diardi (Schlegel) 棕背盲蛇(隶属于盲蛇科 Typhlopida)

Typhlops koshunensis (Oshima) 珠光盲蛇(隶属于盲蛇科 Typhlopida)

Typhlops vermicularis (Merrem) 虫纹盲蛇(隶属于盲蛇科 Typhlopida)

typhloptosis; cecoptosis *n.* 盲肠下垂

typhlorrhaphy *n.* 盲肠缝术

typhlosis *n.* 盲,视觉缺失

typhlosole *n.* 盲道,肠沟

typhlosolis *n.* 盲道,虫沟

typhlospasm *n.* 盲肠痉挛

typhlostenosis *n.* 盲肠狭窄

typhlostomy; cecostmy *n.* 盲肠造口术

typhloteritis; typhlenteritis *n.* 盲肠炎

typhlotomy *n.* 盲肠切开术

typhlotransversostomy *n.* 盲肠横结肠吻合术

typhlo-ureterostomy; ureterotyphiostomy *n.* 盲肠输尿管吻合术

typho- [希] [构词成分] 伤寒,斑疹伤寒

typhoaemia; typhemia *n.* 伤寒菌血症

typhobacillosis tuberculosa *n.* 伤寒型结核菌毒症

typhobacterin; typhoid vaccine *n.* 伤寒菌苗

typhodes *a.* 似斑诊伤寒的

typhodiphtheria *n.* 伤寒[兼]白喉

typhogenic *a.* ①引起伤寒的 ②引起斑诊伤寒的

typhohemia [typhus + 希 haima blood + -ia] *n.* 伤寒菌血症

typhoid [拉 typhoides; 希 typhos stupor + eidos form] (简作 Ty) *n.*, *a.* ①似斑诊伤寒的 ②伤寒 ‖ ~ , abenteric 肠外型伤寒 / ~ , abortive 顿挫型伤寒 / ~ , afebrile 无热伤寒 / ~ , ambulatory 逍遥型伤寒 / ~ , apyretic 无热伤寒 / ~ , bilious ①黄疸型回归热 ②外耳氏病 / ~ , cholera 伤寒样霍乱 / ~ fever 伤寒 / ~ , fowl 鸡伤寒 / ~ , intermittent 间歇性伤寒 / ~ , latent; ambulatory ~ 逍遥型伤寒 / ~ and Paratyphoid A, B Vaccine 伤寒副伤寒甲乙菌苗 (生物制品) / ~ , pellagra 伤寒型糙皮病 / ~ , peripateic 逍遥型伤寒 / ~ , provocation 激发性伤寒 / ~ , subcontinuous 伤寒样疟疾 / ~ , sudoral 剧汗型伤寒 / ~ vaccine 伤寒菌苗 / ~ , walking 逍遥型伤寒

typhoidal *a.* 伤寒样的

typhoidette *n.* 轻型伤寒

typhoidin *n*. 伤寒菌素(皮内试验用)
typhomalarial *a*. 伤寒型疟疾的
Typhonium cuspidatum Blume 戟叶犁头尖[植]药用部分:块茎
Typhonium divaricatum (L.) Dacne. [拉,植药] 犁头尖
Typhonium flagelliforme (Lodd.) Blume [拉,植药] 水半夏[植]药用部分:根状茎—[水半夏]
Typhonium gianteum Engl. 独角莲[植] 药用部分:块茎—[白附子,禹白附]
Typhonium Schott 犁头草属,犁头尖属 ‖ ~ divaricatum (L.) Decne. 犁头尖 / ~ giganteum Engl. 独角莲 / ~ trilobatum (L.) Schott 裂叶犁头草
typhoon *n*. 台风 ‖ ~ damage 台风灾害
typhopaludism *n*. 伤寒型疟疾
typhoplasmin *n*. 伤寒性胞浆素
typhopneumonia *n*. 伤寒肺炎(伤寒并发肺炎)
typhoprotein *n*. 伤寒菌蛋白
typhoremittent *a*. 伤寒状弛张的
typhorubeloid *n*. 麻疹样伤寒
typhose *a*. 伤寒样的,似伤寒的
typhosepsis [希 typhos stupor + sepsis putrefaction] *n*. 伤寒毒血症
typhosis *n*. 伤寒样症状,伤寒状态
typhotoxin *n*. 伤寒菌毒素
typhotoxinism; typhobacillotoxicosis *n*. 伤寒菌毒素中毒
typhous *a*. 斑疹伤寒的
typhus [希 typhos stupor] (L.) *n*. 斑疹伤寒 *a*. 斑疹伤寒的 ‖ ~ fever 斑疹伤寒 / ~, abdominal; ~ abdominalis; typhoid fever 伤寒 / ~, amarillc; yellow fever 黄热病 / ~ ambulatorius 逍遥型伤寒 / ~, benign; recrudescent ~; Brill's disease 再燃性斑疹伤寒,布里耳氏病 / ~ billosus nostras; Weil's disease 钩端螺旋体病;外耳氏病 / ~, blasting; malignant ~ 恶性斑疹伤寒 / ~, bovine; cattle plague 牛疫 / ~, canine; Stuttgart disease 无黄疸型钩端螺旋体病 / ~ of cattle, contagious; cattle plague 牛传染性斑疹伤寒,牛疫 / ~, classic; epidemic ~ 流行性斑疹伤寒 / ~, collapsing 虚脱性伤寒 / ~, endemic; murine ~ 地方性斑疹伤寒;鼠型斑疹伤寒 / ~, epidemic 流行性斑疹伤寒 / ~, European; epidemic ~ 流行性斑疹伤寒 / ~, exanthematous; ~ fever 斑疹伤寒 / ~, flea; fleaborne ~; murine ~ 蚤传斑疹伤寒,鼠型斑疹伤寒 / ~, Gubler-Robin 古—罗二氏斑疹伤寒(肾型斑疹伤寒) / ~, hepatic; Weil's disease 钩端螺旋体病,外耳氏病 / ~, icteroides; yellow fever 黄热病 / ~, Indian tick 印度吡传斑疹伤寒 / ~, KT; rural ~ 乡村斑疹伤寒 / ~, laevissimus ①最轻型伤寒 ②最轻型斑疹伤寒 / ~, louse-borne; epidemic ~ 虱传斑疹伤寒,流行性斑疹伤寒 / ~, malignant 恶性斑疹伤寒 / ~, Manchurian 满洲斑疹伤寒 / ~, Mexican; murine ~ 鼠型斑疹伤寒 / ~, mite-borne; scrub ~ 螨传斑疹伤寒,恙虫病 / ~, mitior 轻型斑疹伤寒 / ~, mouse 鼠伤寒(由鼠伤寒杆菌引起) / ~, Moscow 莫斯科斑疹伤寒 / ~, murine; endemic ~ 鼠型斑疹伤寒,地方性斑疹伤寒 / ~, petchial; epidemic ~ 淤斑性斑疹伤寒,流行性伤寒 / ~, rat; murine ~ 鼠型斑疹伤寒 / ~, recrudescent; Brill's discase 再燃性斑疹伤寒,布里耳氏病 / ~, rural 乡村斑疹伤寒 / ~, Sao Paulo 绝传斑疹伤寒 / ~, scrub; Japanese River fever; mite-borne ~; tropical ~; tsutsugamushi disease 丛林斑疹伤寒,恙虫病 / ~, shop; urban ~ 城市斑疹伤寒 / ~, siderans 暴发型斑疹伤寒 / ~, spurious 假斑疹伤寒 / ~, Toulon 鼠型斑疹伤寒 / ~, urban; shop ~ 城市斑疹伤寒 / ~ Vaccine (简作 TV) 斑疹伤寒疫苗
typical [希 typikos] *a*. 典型的,标准的,特有的 ‖ ~ beam profile 典型(线)束(图)形 / ~ division 典型分裂
typically *ad*. 典型地,标准地,特有地
typicalness *n*. 典型,标准,特有
typify *vt*. 作为……的典型,具有……的特征
typing *n*. 分型,分类 ‖ ~, bacteriophage 噬菌体分型 / ~, of blood 血型分类 / ~, Griffith's 链球菌分型 / ~, HLA; tissue ~ 组织相容性抗原分型,组织定型 / ~, medico-legal blood 法医血型分型 / ~, phage 噬菌体分型 / ~, primed lymphocyte (简作 PLT) 预处理淋巴细胞分型(Ⅱ类 HLA 抗体分型)
typist *n*. 打字员
typodont *n*. 模式牙(含有人工牙或天然牙供教学训练使用的人造模型)
typographic(al) *a*. 印刷上的
typography *n*. 印刷术,活版术,印刷(格式)
typology *n*. ①类型学 ②血型学 ③体型学 ④病型学
typonym *n*. 同模式异名
typonymal typonymic *a*. 同模式异名的
typoscope [希 typos type + skopein to examine] *n*. 弱视矫正器,助视器
typosis *n*. 周期性疾病
typotron *n*. 显字管,高速字标管
Tyr tyrosine *n*. 酪胺酸
TYR tyramine 酪胺,2-对羟苯基乙胺
tyraminase *n*. 酪胺酶
tyramine; systogene; 3-parahydroxyphenyiethylamine (简作 TYR) *n*. 酪胺,酥胺(3-对羟苯基乙胺) ‖ ~ hydrochloride 盐酸酪胺 / ~ oxirase 酪胺氧化酶
tyrannic(al) *a*. 暴虐的,暴君的,专制的
tyrannism [希 tyrrhanos tyrant] *n*. 虐待狂
tyrannize *v*. 压制,施
tyrannous *a*. 〈书〉暴虐的,暴政的,专横的
tyrannously *ad*. 〈书〉暴虐地,暴政地,专横地
tyranny *n*. 暴政,专制
tyrant *n*. 暴君
tyre *n*. 轮胎,轮箍
tyrein *n*. 凝固酪蛋白
tyresin *n*. 解蛇毒素
Tyria jacobaeae nuclear polyhedrosis virus 辰砂蛾核型多角体病毒
tyro- [希 tyros cheese 干酪] [构词成分] 干酪,酪
tyrocidine *n*. 短杆菌酪肽
Tyrode's solution [Maurice Vejux 美药理学家 1878—1930] 台罗德氏溶液(一种生理盐溶液)
Tyrogenous [tyro- + 希 gennan to produce] *a*. 干酪原的
Tyroglyphus [tyro- + 希 glyphein to carve] *n*. 粉螨属(即食酪螨属 Tyrophagus) ‖ ~ castellani 卡氏粉螨 / ~ farinae; Aleurobius farinae 粗脚粉螨 / ~ longior 长粉螨 / ~ longior castellani 卡斯太拉尼氏长粉螨 / ~ siro; ~ farinae 粗脚粉螨
tyroid; caseous *a*. 干酪样的
tyroieucine *n*. 酪亮氨胺(一种蛋白分解产物)
tyroma *n*. ①干酪样瘤 ②干酪样结块
tyromatosis *n*. 干酪变性,干酪化
Tyromedan *n*. 甲状米登(甲状腺素类药)
tyropanoate *n*. 泰罗潘诺埃特,吡罗培克,丁酰碘番酸 ‖ ~ sodium 吡罗培克钠,丁酰碘番酸钠,丁碘苄丁酸钠(口服胆囊造影剂)
Tyrophagus *n*. 食酪螨 ‖ ~ castellani 卡氏食酪螨 / ~ farinae; Aleurobius farinae 粗脚粉螨 / ~ fungivorus 菌食酪螨 / ~ longior 长粉螨 / ~ longior castellant 卡斯太拉尼氏长粉螨 / ~ siro; ~ farinae 粗脚粉螨 / ~ putrescentiae 腐食酪螨
Tyrophagus caset 干酪螨
Tyrophagus putrescentiae 腐食酪螨
tyrosamine; tyramine *n*. 酪胺
tyrosinase *n*. 酪氨酸酶
Tyrosine; p-hydroxyphenylanine (简作 Tye) *n*. 酪氨酸
tyrosine aminotransferase 酪氨酸氨基转移酶,酪氨酸转氨酶
tyrosine decarboxylase 酪氨酸脱羧酶
tyrosine hydroxylase (简作 TOH) 酪氨酸羟化酶,酪氨酸 3-单(加)氧酶
tyrosine kinase 酪氨酸激酶,蛋白酪氨酸激酶
tyrosine methyl ester (简作 TME) 酪氨酸甲酯
tyrosine protein kinase (简作 TyrPK) 酪氨酸蛋白激酶
tyrosinemia *n*. 酪氨酸血(症)
tyrosine 3-monooxygenase 酪氨酸 3-单(加)氧酶(此酶在脑内发生,并在恶性高苯丙氨酸血症时失活)
tyrosine-specific protein kinase (简作 TSPK) 酪氨酸特异性蛋白激酶
tyrosine transaminase 酪氨酸转氨酶(此酶缺乏,为一种常染色体隐性性状,可致酪氨酸血症Ⅱ型)
tyrosinosis *n*. 酪氨酸代谢紊乱症
tyrosinuria *n*. 酪氨酸尿
tyrosis *n*. 干酪变性
tyrosol; p-hydroxyphenylethyl alcohol *n*. 酪醇
tyrosyl *n*. 酪氨酰[基]
tyrosyluria *n*. 酪氨酰基尿
Tyrothricin; Dubos enzyme; Dubos lysin *n*. 短杆菌素,杜博氏酶,混合短杆菌肽
Tyrothrix *n*. 酪毛霉属
Tyrotoxicon; diazobenzene hydroxide *n*. 干酪毒碱,氢氧化重氮苯
tyrotoxicosis *n*. 干酪中毒
tyrotoxin *n*. 干酪毒素(泛称,包括干酪毒碱在内)
tyrotoxism *n*. 干酪中毒
TyrPK tyrosine protein kinase 酪氨酸蛋白激酶
Tyrrell's fascia (Frederick 英解剖学家 1797—1843) 提勒耳氏筋膜(直肠膀胱筋膜前列腺部) ‖ ~ hook 提勒耳氏钩(虹膜钩)
TYS sclerotylosis 硬胼胝症
Tyson's crypts, glands 包皮腺

Tyson's glands (Edward 英医师、解剖学家 1649—1708) 太森氏腺,包皮腺 ‖ ~ test 太森氏试验(检尿内胆汁酸)
tysoni *a*. 太森(Edward Tyson)的
tysonitis *n*. 包皮腺炎
Tyson's crypts, glands 太森(Edward Tyson)腺,包皮腺
Tyuleniy flabibirus 秋勒尼黄病毒
Tyuleniy virus 秋勒尼病毒
tyvelose *n*. 泰威糖,伤寒菌糖,3,6-二脱氧-D 甘露糖
Tyzine *n*. 盐酸四氢唑啉(tetrahydrozoline hydrochloride)制剂的商品名
TZ tuberculin zymoplastiche 醇溶[性]结核菌素沉渣
Tzanck cell [Arnault 俄皮肤病学家 1886 生] 赞克氏细胞(见于天疱疮) ‖ ~ test 赞克氏试验(检疱液的细胞)
Tzaneen disease (Tzaneen 为南非一地名,在该地首次报道此病)乍宁病(一种原虫病,见于南非,由于突变泰累尔梨浆虫所致,发生于牛和水牛,表现为轻度发热,或可能是严重的,甚至是致死的)
TZB tetrazole blue 四唑蓝
tzetze; tsetse *n*. 采采蝇(舌蝇属)
TZM titanium-zirconium-molybdenum alloy 钽锆钼合金
TZn total estrogens after zinc treatment 锌处理后雌激素总量
TZN trimazosin *n*. 三甲唑嗪(扩张血管药)

U u

U (**uranium**) 铀(92号元素);尿嘧啶(uracil)、尿苷(uridine)和酶活性国际单位(International Unit of enzyme activity)的符号
u 原子质量单位(atomic mass unit)的符号
U. (unit) 单位
U. ***n.*** 尿酸(见 uric acid nitrogen)
U part of ECG wave 心电图 U 波
U wave U 波
U Ⅰ ***n.*** 铀Ⅰ(铀的同位素 U^{238})(见 uranium Ⅰ)
U Ⅱ ***n.*** 铀Ⅱ(铀的同位素 U^{234})(见 uranium Ⅱ)
U-2911 Carbestrol 羧雌醚(避孕药,抗肿瘤药)
U-5956 filipin 菲里平,非律宾菌素(亦称 filimarisin)
U-8344 ***n.*** 尿嘧啶氮芥(见 uracil mustard)
U-9279 garlandosus 加蓝得菌素,加得霉素
U-9889 streptozocin 链脲霉素,链唑霉素,链脲霉素
U-11100A nafocidine hydrochloride 萘氧啶(抗肿瘤药,抗雌激素药)
U-12896 bluensomycin 布鲁霉素
U-13714 canarius 黄雀菌素
U-14743 porfiromycin ***n.*** 甲基丝裂霉素(抗肿瘤药)
U-18933 asperline ***n.*** 曲林霉素
U-19718 kalafungin ***n.*** 卡拉霉毒(抗真菌药)
U-22324 alamethicin ***n.*** 丙甲菌素
U-22550 calusterone 7β,17a-二甲睾酮(抗肿瘤药)
U-235 ***n.*** 铀-235,U^{235}(铀的可裂变同位素)[见 uranium-235,(fissionable isotope)]
U-23643 cremeomycin ***n.*** 米林可霉素(即戊基去甲去丙基氯林可霉素)
U-25468 lincomycin S ***n.*** 林可霉素 S
U-27810 berninamycin ***n.*** 伯尔尼霉素
U/3 ***n.*** 上三分之一(见 upper third)
U/a unassorted ***a.*** 未分类的,无等级的
U antigen ***n.*** U 抗原
U2-tobacco mosaic tobamovirus ***n.*** U2-烟草花叶病毒
U3 microvirus ***n.*** U3 微病毒
Υ,υ 希腊语第二十个字母(大、小写),读作 upsilon([juːp'sailən;'juːpsilən],相当于英文字母的 u)
UA ultra-audible ***a.*** 超音速的,超时可听的/***n.*** umbilical artery 脐动脉/unaggregated ***a.*** 不凝集的/University of Adelaide ***n.*** 阿德莱德大学(澳)/University of Alabama ***n.*** 阿拉巴马大学(美)/University of Alaska ***n.*** 阿拉斯加大学(美)/University of Arizona ***n.*** 亚利桑那大学(美)/University of Arkansas ***n.*** 阿肯色大学(美)/University of Auburn ***n.*** 奥本大学/unmeasured anions ***n.*** 未测出的阴离子/unstable angina ***n.*** 不稳定型心绞痛/uric acid nitrogen ***n.*** 尿酸/urinalysis ***n.*** 尿检/urine aliquot ***n.*** 尿可分量,尿部分标本/urine analysis ***n.*** 尿分析/urocanic acid ***n.*** 尿刊酸,尿酸,咪唑丙烯酸/uterine aspiration/***n.*** 子宫吸引术
ua ***n.*** 超声波衰减(见 ultrasonic attenuation)(拉)远至,……达(见 usque ad)
UAA ***n.*** 尿甙酰基腺甙酰基腺甙,尿腺腺甙(见 uridyl adenylyl adenosine)
uabain; ouabain ***n.*** 哇巴因,乌巴因,苦毒毛旋花子甙
UABS ***n.*** 美国生物学会联合会(见 Union of American Biological Societies)
UABT ***n.*** 超声(引导)抽吸活检换能器(见 ultrasonic aspiration biopsy transducer)
n. 尿酮体试验(见 urine acetone body test)
UAD ***n.*** 尿淀粉酶检查(见 urine amylase determination)
UAE ***n.*** 尿白蛋白排出量(见 urine albumin excretion)
UAH ***n.*** 不饱和无环烃,不饱和链烃(见 Unsaturated acyclic hyarocarbon)
UAL ***n.*** 尿素—氨溶液(见 urea-ammonia liquor)
Ualb ***n.*** 尿白蛋白(见 urinary albumin)
UAN ***n.*** 尿酸氮(见 uric acid nitrogen)
UAP ***n.*** 尿素—磷酸铵(见 urea-ammonium phosphate)
UAREP ***n.*** 大学病理学研究与教育联合会(见 Universities Associated for Research and Education in Pathology)
U-arm ***n.*** U 形臂
U-arm system ***n.*** U 形臂系统
UART ***n.*** 通用异步接收发送器(见 universal asynchronous receiver/transmitter)
UAGA ***n.*** 统一解剖学命名条例(见 Uniform Anatomical Gift Act)
UAI ***n.*** 国际协会联合会(法文名称缩写,同英文 UIA)(见 Union des Associations Internationales)
UAldo ***n.*** 尿醛固酮(测定)(见 unine aldosterone)
UAL ***n.*** 单位面积负荷(见 unit area loading)
uarthritis ***n.*** 痛风,尿酸性关节炎
UAS ***n.*** 上游激活位点(见 upstream activation site)
UB ***n.*** 后鳃小体(见 ultimobranchial body)/***n.*** 单向阻滞(见 unidirectional block)/***n.*** 波恩大学(德)(见 Universitat Born)/***n.*** 布鲁塞尔大学(比利时)(见 Univ. De Bruxelles)/***n.*** 波士顿大学(美)(见 University of Boston)/***n.*** 布朗大学(见 University of Brown)/***n.*** 贝尔格莱德大学(南斯拉夫)(见 univerzitet u Beogradu)/***n.*** 罕见杆菌(见 unusual bacilli)/***n.*** 尿胆红素(见 urine bilirubin)
Ub ***n.*** 尿胆原(见 urobihinogen)/***n.*** 尿胆素(见 urobilin)
UBA ***n.*** 未变性的细菌抗原(见 undenatured bacterial antigen)
UBBC ***n.*** 不饱和的维生素 B_{12} 结合力(见 Unsaturated vitamin B_{12} binding capacity)
UBC ***n.*** 非结合胆汁酸(见 unconjugated bile acid)/***n.*** 通用缓冲控制器(见 universal buffer-contoller)
UBCP ***n.*** 泛肽羟基末端前体(upiquitin carboxy-terminal procursor)
Ubenimex [商名] ***n.*** 乌苯美司(抗肿瘤药)
uber [拉 udder] ***n.*** 乳房 ‖ ~less ***a.*** 无乳房的,失去母乳的
uberis apex [拉] ***n.*** 乳房尖,乳头
uberous; prolific ***a.*** 多育的,繁殖的
uberty [拉 *ubertas* fruitfulness]; fertility ***n.*** 生育力,繁殖力
UBES ***n.*** 食管括约肌上缘(见 upper border of esohphageal sphicter)
UBF ***n.*** 解除封锁因子,非阻滞因子(见 unblocking factors)/***n.*** 子宫血流量(见 uterine blood flow)
Ubg ***n.*** 尿胆素原(见 urobilinogen)
UBI ***n.*** 血液紫外线照射(见 ultraviolet blood irradiation)
ubi supra (拉)如前所述,根据上述
ubiety ***n.*** 所在,位置,位置关系
ubicon ***n.*** 紫外线摄像管
ubidecarenoe ***n.*** 泛癸利酮
Ubidecarinone [商名] ***n.*** 癸烯醌,辅酶 Q_{10}(强心药)
UBIP ***n.*** 遍布的免疫生成性多肽(见 ubiquitous immunopoietic polypeptide)
ubiquinol ***n.*** 泛醌醇(泛醌[ubiquinone]的还原型)
Ubiquinool-cytochrome-c reductase ***n.*** 泛醌醇—细胞色素-c 还原酶(亦称泛醌醇脱氢酶)
Ubiquinol dehydrogenase ***n.*** 泛醌醇脱氢酶,泛酮醇—细胞色素-c 还原酶
ubiquinone ***n.*** 泛醌,辅酶 Q
ubiquitous ***a.*** (同时)普遍存在的,无处不在的
ubiquitous immunopoietic polypeptide (简作 UBIP) ***n.*** 遍布的免疫生成性多肽
ubiquitin ***n.*** ①泛素,泛有素 ② 泛肽(免疫促进剂)
ubiquity ***n.*** (同时的)普遍存在,无处不在
Ubisindine ***n.*** 乌比新定(镇咳药)[商名]
ubitron ***n.*** 波荡射束注入器
UBR ***n.*** 海下生物医学研究(杂志名)(见 Undersea Bimedical Research)
U/C ***n.*** 国际癌症防治联合会/辛辛那提尘肺 X 线照片分类法(见 UICC/Cincimmati classification of radiographs of the pneumonioses)
u/c ***a.*** 一般性的,未分类的(见 unclassified)
U/c ***n.*** 装药不足,充电不足(见 undercharge)
UC ***n.*** 溃疡性结肠炎(见 ulcerative colitis)/***n.*** 超〔速〕离心机 ***vt.*** 用超(速)离心机使分离(见 ultracentrifuge)/***a.*** 未改变的(见 unchanged)/***a.*** 一般性的,未分类的(见 unclassified)/***n.*** 非

法麻醉剂,非法毒品贩（见 ***undercover narcotics agent***）/ ***n***. 设备检验（见 unit check）/ ***n***. 单位属员（见 unit clerk）/ ***n***. 加利福尼亚大学（见 University of California）/ ***n***. 剑桥大学(英)(见 University of Cambridge）/ ***n***. 芝加哥大学(美)(见 University of Chicago）/ ***n***. 辛辛那提大学(美)(见 University of Cincinnati）/ ***n***. 科罗拉多州大学(美)(见 University of Colorrado）/ ***n***. 哥伦比亚大学(美)(见 University of Columbia）/ ***n***. 康涅狄格州大学（见 University of Connecticut）/ ***n***. 哥本哈根大学(丹麦)(见 University of Copenhagen）/ ***n***. 康奈尔大学(美)(见 University of Conell）/ ***n***. 未测阳离子（见 unmeasured cation）/ ***n***. 字母的大写体（见 upper case）/ ***n***. 尿素清除率（见 urea clearance）/ ***n***. 尿素循环（见 urea cycle）/ ***n***. 尿道插管(术)(见 urethral catheterization）/ ***a***. 习以为常的（见 usual and customary）

UCA ***n***. 药剂师联合会(见 United Chemists' Association）

Uca arcuata (de Haan) ***n***. 弧边招蟹(隶属于沙蟹科 Ocypodidae）

ucambine; ukambine ***n***. 乌坎宾(由非洲一种箭毒提出的强心生物碱）

UCB ***n***. 游离胆红素（见 unconjugated billir-ubin）

UCB 1402 decloxizini hydrochloridum ***n***. 盐酸去氯羟嗪,克敏嗪,克喘嗪

UCB – 4445 buclizine hydrochloride ***n***. 安其敏,盐酸氯苯丁嗪

UCC ***n***. 联合癌症委员会（见 United Cancer Control）/ ***n***. 急救中心（见 urgent care centre）

UCD ***n***. 常见儿科病（见 usual childhood diseases）

UCDPN ***n***. 牙科处理与名称的统一代号（见 Uniform Code on Dental Procedures and Nomenclature）

UCHD ***n***. 常见儿科病（见 usual childhood diseases）

UCH ***n***. 大学医学院附属医院(英国)（见 University College Hospital）

UCHI ***n***. 伦敦大学医学院附属医院（见 University College Hospital, London）

UCF ***n***. 超〔速〕离心机 ***vt***. 用超(速)离心机使分离(见 ultracentrifuge）/ ***n***. 尿素—橼酸盐—福尔马林(许氏血小板稀释液)（见 urea citrate formalin）

UCG ***n***. 超声心动图(见 ultrasonic cadiogram）/ ***n***. 尿中绒毛膜促性腺激素（见 urinary chorionic gonaootropin）

UCG (ultrasonic cardiography) ***n***. 超声心动图检查

UCG goniometer ***n***. 超声心动图角度计算尺

UCG polygraph ***n***. 超声心动图多导记录器

UCG rule ***n***. 超声心动图尺

UCL ***n***. 不适级（见 uncomfortable level）/ ***n***. 不适响度（见 uncomfortable loudness）/ ***n***. 尿素清除率试验（见 urea clearance test）

UCLA ***n***. 洛杉矶加利福尼亚大学（见 University of California at Los Angeles）

UCMP ***n***. 医学期刊联合目录(美纽约图书馆)（见 Union Catalog of Medicol Periodicals）

UCMRI ***n***. 加利福尼亚(见 University of California Medical Research Laboratory）

UCNA ***n***. 北美泌尿科临床学（杂志名）(见 Urologic and Cutaneous Review）

n. 北美泌尿科临床学（杂志名）(见 Urologic Clinics of North America）

UCO ***n***. 尿道插管排出量（见 Urethral catheter output）

UCP ***n***. 尿粪（见 Urinary coproporphyrin）

UCPA ***n***. 脑性麻痹学联合会（见 United Cerebral Palsy Association）

UCR ***n***. 尿素清除率（见 urea clearance rate）

UCr ***n***. 尿肌酐（见 urine creatinine）

Ucre ***n***. 尿肌酸（见 urine creatine）

UCRL ***n***. 加利福尼亚大学劳伦斯放射线实验室（见 University of California Lawrence Radiation Laboratory）

UCSF ***n***. 旧金山加利福尼亚大学（见 University of California at San Francisco）

UCR ***n***. 非条件反射,无条件反射（见 unconditioned reflex）

n. 非条件反应（见 unconditioned response）

UCMRI ***n***. 加利福尼亚（见 University of California Medical Research Laboratory）

UCRL ***n***. 加利福尼亚大学劳伦斯放射线实验室（见 University of California Lawrence Radiation Laboratory）

UCS ***n***. 非条件刺激（见 unconditioned stimulus）

n. 通用卡片检索器（universal card scanner）

UCCS ***n***. 通用摄影机控制系统（universal camera control system）

n. 通用分类系统,通用分类法（见 universal claddification system）

ucs ***a***. 人事不省的,神志丧失的（见 unconscious）

UCSF ***n***. 旧金山加利福尼亚大学（见 University of California at San Francisco）

UCT ***n***. 超高速计算机断(体)层成像(术)（见 ultrafast CT）

UCTA ***n***. 尿收集/转换装置（见 urine collection / transfer assembly）

UCW ***n***. 部件控制用语（见 unit control word）/ ***n***. 威尔士大学学院(英)（见 University College of Wales（简作 UCW）

ud ***n***. 按照指示［见 Ut dict. (ut dictum)］

UD ***n***. 十二指肠溃疡（见 ulcer, duodenal）/ ***n***. 代顿大学(美)（见 University of Dayton）/ ***n***. 特拉华大学(美)（见 University of Dayton）/ ***n***. 丹佛大学(美)（见 University of Denver）/ ***n***. 都柏林大学(爱尔兰)（见 University of Dublin）/ ***n***. 杜克大学（见 University of Duke）/ ***n***. 尿道分泌物（见 urethral discharge）/ ***n***. 泌尿科文摘(杂志名)（见 Urology Digest）/ ***n***. 尿卟啉原脱羧酶（见 uroporphyrinogen decarboxylase）

UDA ***n***. 尿咪二醋酸（见 uramil diacetic acid）

UDC ***n***. 直流电（见 Unidirectional Current）/ ***n***. 统一设计标准（见 Uniform Design Criteria）/ ***n***. 统一供体卡片(人器官移植)（见 uniform donor card）/ ***n***. 国际十进制分类法（见 universal decimal classification）/ ***n***. 通用十进法记号(书)［见 universal decimal cooe (books)］/ ***n***. 熊去氧胆酸(胆石溶解药)（见 ursodeoxycholic acid）/ ***n***. 儿科常见病（见 usual diseases of childhood）

UDEC ***n***. 电子数字计算成套装置（见 unitized digital electronic calculation）

udell ***n***. 〔冷凝水汽〕接受器

udder ***n***. 乳房(牛羊等)

UDF ***n***. 超声多普勒血流计(见 ultrasonic Doppler flowmeter)

VDFG ***n***. 可变二极管功能发生器(见 variable diode function generator)

UDMH ***n***. 偏二甲基肼（见 unsymmetric dimethylhydrazine）

UDN ***n***. 溃疡性皮肤坏死(见 ulcerated dermal necrosis)

udometer ***n***. 雨量器

UDOP ***n***. 多普勒超高频系统(ultra-high-frequency Doppler system)

UD ***n***. 尿苷二磷酸（见 uridine diphosphate）

UDP ***n***. 尿苷二磷酸（见 uridine diphosphate）

UDPAG ***n***. 二磷酸尿核甙—乙葡糖胺（见 uridine diphosphate-acetyl-glucosamine）/ ***n***. 尿(嘧啶核)甙二磷酸乙酰葡萄糖（见 uridine diphosphate acetyl glucose）

UDPG ***n***. 二磷酸尿甙葡萄糖(尿二磷葡萄糖)（见 uridine diphosphate glucose）

UDPGA ***n***. 二磷酸尿甙葡萄糖醛酸(尿二磷葡萄糖醛酸)（见 uridine diphosphate glucuronic acid）

UDP-Gal ***n***. 二磷酸尿甙半乳糖（见 uridine diphosphate galactose）

UDP-Glc ***n***. 二磷酸尿甙葡萄糖（见 uridine diphosphate glucose）

UDP-glucose ***n***. 尿(嘧啶核)甙二磷酸乙酰葡萄糖,二磷酸尿甙乙酰葡萄糖(见 uridine diphosphate acetyl glucose）

UDPGNAc ***n***. 二磷酸尿苷—乙酰氨基葡萄糖（见 UDP-N-acetyl-glucosamire）

UDPGT ***n***. 二磷酸尿甙葡萄糖醛酸转移酶（见 uridine diphosphate glucuronyl transferase）

UDP-N -acetylgalactosamine ***n***. 尿苷二磷酸 – N – 乙酰半乳糖胺

UDP-N-acetyl-glucosamire（简作 UDPGNAc）***n***. 二磷酸尿苷—乙酰氨基葡萄糖

UDP-N-acetylglucosamine ***n***. 尿苷二磷酸—乙酰葡糖胺

UDP-N-acetylglucosamine4-epimerase 尿苷二磷酸 – N – 乙酰葡糖胺 4 – 表异构酶

UDP-N-acetylglucosamine-lysosomal-enzyrm N cetylglucosamine-phosphotransferase 尿苷二磷酸 – N – 乙酰葡糖胺溶酶体酶 N – 乙酰葡糖胺磷酸转移酶(此酶缺乏为一种常染色体隐性性状,可致黏脂〔贮积〕病Ⅱ型和Ⅲ型。亦称 N – 乙酰氨基葡糖基磷酸转移酶)

UDP-N-acetylglucosamine pyrophosphorylase 尿苷二磷酸 – N – 乙酰葡糖胺焦磷酸化酶

UDP-iduronic acid（简作 UDPIdA）***n***.

UDP-Xylose（简作 UDP-Xyl）***n***. 二磷酸尿甙木糖

UDPGNAc ***n***. 二磷酸尿苷—乙酰氨基葡萄糖（见 UDP-N-acetyl-glucosamire）

UDPIdA ***n***. 二磷酸尿甙艾杜糖醛酸（见 UDP-iduronic acid）

UDP-Xyl ***n***. 二磷酸尿甙木糖(见 UDPIdA）

UDPgalactose ***n***. 尿苷二磷酸半乳糖

UDP galactose 4-epimerase ***n***. 尿苷磷酸半乳糖 4 – 表异构酶,尿苷磷酸葡萄糖 4 – 表异构酶

UDPglucose ***n***. 尿苷二磷酸葡萄糖

UDPglucose 6-dehydrogenase ***n***. 尿苷二磷酸葡萄糖 6 – 脱氢酶

UDP glucose 4-epimerase ***n***. 尿苷二磷酸葡萄糖 4 – 表异构酶(红细胞内此酶缺乏,为一种常染色体隐性性状,可引起红细胞内半乳糖 – 1 – 磷酸的聚积。亦称尿苷二磷酸半乳糖 4 – 表异构酶)

UDPglucose-hexose-1-phosphate uridylyltransferase 尿苷二磷酸葡萄糖—己糖－1－磷酸尿苷酰基转移酶(此酶活性缺乏,为一种常染色体隐性性状,可致半乳糖血症。亦称半乳糖－1－磷酸尿苷酰转移酶,己糖－1－磷酸尿苷酰基转移酶和尿苷酰转移酶)
UDP glucose pyrophosphorylase 尿苷二磷酸葡萄糖焦磷酸化酶,尿苷三磷酸葡萄糖－1－磷酸尿苷酰基转移酶
UDP glucuronate 尿苷二磷酸葡糖醛酸
UDPglucuronate-bilirubin- glucuronosyltransferase 尿苷二磷酸葡糖醛酸—胆红素—葡糖醛酸基转移酶
UDP glucuronate decarboxylase 尿苷二磷酸葡糖醛酸脱羧酶
UDPhexose 尿苷二磷酸己糖
UDPiduronate 尿苷二磷酸艾杜糖醛酸
UDRP *n*. 磷酸尿甙核糖 (见 uridine diribose phosphate)
UDPxylose 尿苷二磷酸木糖
Udránsaky's test (LászlóUdránszky) *n*. 乌德兰茨基试验(检胆汁酸或酪氨酸)
Udruj 乌得鲁胶(印度的一种药用树胶)
UDS *n*. 尿滴分光计 (见 urinary drop spectrometer) / *n*. 非程序性去氧核糖核酸合成 (见 unsch eduled desoxyribonucleic acid syhthesis)
UDT *n*. 通用数据转录器 (见 universal data transcriber)
UE *n*. 上肢 (见 upper extremity) / *n*. 爱丁堡大学(英) (见 University of Edinburg) / *n*. 尿毒症性脑病 (见 uremic encephalopathy) / *n*. 子宫排空 (见 uterine evacuation)
U / ext *n*. 上肢(见 upper extremity)
UEA *n*. 欧洲社会医学协会 (见 Union Europeenne de Medecine Sociate) / *n*. 癫痫协会联合会 (见 United Epilepsy Association)
UEM *n*. 通用电子显微镜 (见 universal electron microscope)
UEMC *n*. 未确定的骨内膜髓细胞 (见 unidentified endosteal marrow cell)
UEMS *n*. 欧洲专科医师联盟 (见 Union Europeenne des Medecins Specialistes)
UEP *n*. 欧洲儿童精神病学家协会 (见 Union europeenne de pedopsychiatres)
UEPV *n*. 国际性病防治联合会(见 Union Internationale Contre le Peril Venerien)
UER *n*. 意外密件记录 (见 unplanned event record)
n. 通常蒸发率 (见 usual evaporation rate)
UES *n*. 食管上端括约肌 (见 upper esophageal sphincter)
Uetica angustifolia Fisch. Ex Hornem. [拉,植药] *n*. 狭叶荨麻
UF *n*. 佛罗里达州大学(美) (见 University of Florida) / *n*. 脲甲醛,脲蚁醛,腮醛(树脂,塑料) (见 ureaformaldehyde)
UF6 *n*. 六氟化铀 (见 uranium hexanuoride)
UFA *n*. 未酯化脂肪酸 (见 unesterified fatty acid)
UFC *n*. 尿游离皮质醇 (见 urine free cortisol)
UFCT (ultrafast computed tomography) *n*. 超高速计算机断层成像
UFD *n*. 必然致死疾病(见 ultimately fatal disease)
U-FDP *n*. 尿纤维、纤维原降解产物 (见 urinaryfibrin-fibrinogen degradation products)
Ufenamate [商名] *n*. 乌芬那酯 (消炎镇痛药)
UFF 尿游离皮质醇 (见 urinary free cortisol)
Uffelmann's reagent [Julius 德医师 1837—1894] *n*. 乌费耳曼氏试剂(检胃内乳酸含量) ‖ ~ test 乌费耳曼氏试验(检胃内乳酸含量)
Ufiprazole [商名] *n*. 乌菲拉唑 (抗溃疡药)
UFO *n*. 未查明真相的空中飞行物 (见 unidentified flying object)
UFR *n*. 脲—硫脲—甲醛树脂 (见 urea-thiourea-formaldehyde resin) / *n*. 尿流率 (见 urine flow rate)
Ug *n*. 药膏,软膏;润滑油 (见)
UG *n*. 佐治亚大学(美) (见 University of Georgia) / *a*. 泌尿生殖的(见 urogental)
UGA *n*. 尿甙酰基鸟甙酰基腺甙,尿鸟腺 (见 uridylyl guanylyl adenosine)
Uganda *n*. 乌干达[非洲] ‖ ~n *a*. 乌干达的 *n*. 乌干达人
Uganda S flavivirus *n*. 乌干达 S 黄病毒
Uganda S virus *n*. 乌干达 S 病毒
U.G. *a*. 泌尿生殖的(见 urogenital)
UGAA *n*. (拉) 急性淋菌性前尿道炎 (见 urethritis gonorrhoica anterior acuta)
UGB *n*. 未脱钙异体骨颗粒 (见 undecalcified granulated bone)
n. 上消化道出血 (见 upper gastrointestinal bleeding)
UGDP *n*. 大学组糖尿病大纲 (见 University Group Diabetes Program)
UGF *n*. 未确定的生长因子 (见 unidentified growth factor)
UGI (upper gastrointestinal) *n*. 上胃肠道,上消化道 / *n*. 上胃肠道 (见 upper esophageal sphincter)
uglify *vt*. 丑化,使难看
ugly *a*. 丑恶的,险恶的 ‖ ugliness *n*.
Ugn *n*. 尿促性腺激素 (见 urinary gonadotropin)
UGPA *n*. [拉]急性淋菌性后尿道炎 (见 urethritis gonorrhoica posterior acuta)
UGPAI *n*. 超声引导经皮穿刺注射酒精 (见 ultrasonically)
UGPBMC *n*. 超声引导经皮气囊导管二尖瓣分离术 (见 ultrasonically)
UGPNS *n*. 超声引导经皮肾盂造瘘术 (见 ultrasonically)
UGPPD *n*. 超声引导经皮穿刺胰管造影 (见 ultrasonically)
UGPTBD *n*. 超声引导经皮经肝胆管引流 (见 ultrasonically)
UG-PTCD *n*. 超声引导经皮肝穿胆管引流术(见 ultrasonically)
UGPTGBD *n*. 超声引导经皮经肝穿刺胆囊引流 (见 ultrasonicdly)
UGPTP *n*. 超声引导经皮经肝穿刺门静脉造影 (见 ultrasonically)
UGS *n*. 尿殖窦 (见 urogenital sinus)
U.G.S. urogenital system *n*. 泌尿生殖系统
U.G.T. *n*. 尿生殖道 (见 urogenital tract)
ugt *a*. 紧急的,迫切的;强求的,催促的 (见 urgent)
U.G.urogenital *a*. 泌尿生殖的
U. urealyticum *n*. 尿素支原体
UGW *n*. 乔治·华盛顿大学(美) (见 University of George Washington)
UH *n*. 哈佛大学(美) (见 University of Harvard) / *n*. 夏威夷大学(美) (见 University of Hawaii) / *n*. 广岛大学(日) (见 University of Hiroshima) / *n*. 休斯敦大学(美) (见 University of Houston) / *n*. 上半部,上半区 (见 upper half) / *n*. 城市卫生(杂志名) (见 Urban Health)
UHb *n*. 不稳定性血红蛋白 (见 unstable hemoglobin)
UhbT *n*. 不稳定性血红蛋白试验 (见 unstable hemoglobin test)
UHF(ultra-high frequency) *n*. 超高额,特高频
UHF amplifier *n*. 超高频放大器
UHF coaxial transmission line *n*. 超高频同轴传输线
UHF correlator *n*. 超高频相关器,超高频环形解调电路
UHF heterodyne wave meter *n*. 超高额外差波长计
UHF power meter *n*. 超高频功率计
UHF signal generator *n*. 超高频信号发生器
UHF transmitting tube *n*. 超高频发射管
UHHA *n*. 不稳定性血红蛋白溶血性贫血 (见 unstable hemoglobinoheno-lytic anemia)
UHI *n*. 尿卟啉同功酶 (见 uroporphyrin isomerase)
UHL *n*. 全身性多胎毛症 (见 universal hypertrichosis lanuginous)
Uhlenhuth's test [Paul 德细菌学家 1870 年生] *n*. 乌冷呼特氏试验,血清试验(用沉淀试验辨别人血和动物血)
U-hybrid *n*. 未减数卵细胞杂种(未减数卵细胞受精后形成的杂种)
uhp *n*. 超高压 (见 ultrahigh pressure)
UHT *n*. 超高温 (见 ultrahigh-temperature) / *n*. 超高温加热处理法 (见 ultrahigh temperature method)
Uhthoff's sign [Wilhelm 德眼科学家 1853—1927] *n*. 乌托夫氏征(多发性脑脊髓硬化时的眼球震颤)
UHV *n*. 超高真空 (见 ultrahigh vacuum) / *n*. 超高电压(765 > 千伏特) (见 ultrahigh voltage (> 765kV))
u i 如下(所述) (见 ut in fra)
UI *n*. 失业保险 (见 unemployment insurance) / *n*. 爱达荷州大学(美) (见 University of Idaho) / *n*. 印第安纳州大学(美) (见 University of Illinois) / *n*. 因斯布鲁克大学(奥地利) (见 University of Innsbruck) / *n*. 尿卟啉同功酶 (见 uroporphyrin isomerase)
U/I *a*. 未鉴别出来的,未查明的 (见 unidentified)
UIA *n*. 超声工业协会(见 Ultrasonic Industry Association)
UIAC *n*. 国际癌症防治联合会(见 International Union against Cancer)
Ularitide *n*. 乌拉立肽 (利尿药)
UIBC *n*. 未饱和铁结合力 (见 unsaturated iron-binding capacity)
UICC / Cincimmati classification of radiographs of the pneumoniose (简作 U / C) *n*. 国际癌症防治联合会 / 辛辛那提尘肺 X 线照片分类法
UICPA *n*. 国际理论与应用化学协会(见 Union Internationale de Chimie Pure et Appliquee 简作 UICPA)
UICT *n*. 国际防痨联合会 (见 Union Internationale Contre la Tuberculose)
Uidazepam *n*. 乌达西泮 (安定药)[商名]
UIEIS *n*. 国际群居昆虫研究联合会 (见 Union Internationale Pour l'Etude des Insectes Sociaux)
UIES 国际卫生教育联合会 (见 Union Internationale Pour l'Education Sanitaire)

UIF ***n*.** 亚级胰岛素因子（见 undergraded insulin factor）
UIH ***n*.** 城市与工业卫生（见 Urban and Industrial Health）
uilem ***n*.** 拉普兰消化不良症
UIMC International Union of RailWay Medical Services ***n*.** 国际铁路医疗联合会（法）
UIP ***n*.** 常见型间质性肺炎（见 usualy interstitial pneumonia）
UIPE ***n*.** 国际保卫儿童联合会（见 Union Internationale Pour la Protection de l'Enfance）
UIPM（Intenational Union of the Medical Press）（法）***n*.** 国际医学出版联合会
UIQ ***n*.** 内上四分之一（见 upper inner quadrant）
UISAE ***n*.**（法）国际人类学与人种学协会（见 Union Internationale des Sciences Anthropologiques et Ethnologiques）
UISB ***n*.** 国际生物科学联合会（见 Union Internationale des Sciences Biologiques）
UISE ***n*.**（法）国际儿童救济事业联盟（见 Union Internationale de Secours aux Enfants）
UISN ***n*.** 国际营养科学联合会（见 Union Internationale des Sciences de la Nutrition）
UJ ***n*.** 耶路撒冷大学（见 University of Jerusalen）
UJH ***n*.** 约翰斯·霍普金斯大学（美）（见 University of Johns Hopkins）
UJT ***n*.** 单连结晶（见 unijunction transistor）
U / K ***a*.** 未知的，无名的 ***n*.** 未知的物（或人）；未知数，未知量，未知元（见 unknown）
UK ***n*.** 联合王国（见 Unitedkingdom）/ ***n*.** 堪萨斯大学（美）（见 University of kansas）/ ***n*.** 肯塔基大学（美）（见 University of Kentucky）/ ***n*.** 京都大学（日）（见 University of Kyoto）/ ***a*.** 未知的，无名的 ***n*.** 未知的物（或人）；未知数，未知量，未知元（见 unknown）/ ***n*.** 尿激酶（见 urokinase）
UK/2054 famotine ***n*.** 抑感灵，氯苯氢异喹（防治流感药）
UK 2371 memotine ***n*.** 抑感定
UK 6558-01 tolamolol ***n*.** 胺甲苯心安
UK gal gallon ***n*.** 英制加仑
Uk gi gill ***n*.** 英制及耳（=0.142 升）
UK pt pint ***n*.** 英制品脱（=4 及耳 =0.568 261 立方分米）
UK qt quart ***n*.** 英制夸脱（=2 品脱 =1.136 52 立方分米）
UK urokinase ***n*.** 尿激酶
UKMRC ***n*.** 联合王国医学研究会（见 United Kingdom Medical Research Council）
Ukrainian ***n*.** 乌克兰人，乌克兰语 ***a*.** 乌克兰的
UKTS ***n*.** 联合王国器官移植服务处（见 United Kingdom Transplant Service）
UL ***n*.** 未分化淋巴瘤（见 undifferential lymphoma）/ ***n*.** 单极导联（心电图）（见 unipolar lead）/ ***n*.** 列日大学（比利时）（见 University of Leige）/ ***n*.** 利物浦大学（英）（见 University of Liverpoor）/ ***n*.** 上及下（见 upper and lower）/ ***n*.** 上限，顶点（见 upper limit）/ ***n*.** 上叶（见 upper lobe）
UIA ***n*.** 国际协会联合会（同 UAI）（见 Union of International Associations）
ula [希 *oulon* gum]；gingiva [拉]；gum ***n*.** 龈
-ula [拉][构词成分] 小……
Ulacort ***n*.** 泼尼松龙，氢化泼尼松（prednisolone）制剂的商品名
ULD ***n*.** 超小剂量（见 ultra-low-dose）
***n*.** 上限甄别器（upper level discriminator）
ulaemorrhagia；ulorrhagia；oulorrhagia；gum bleeding ***n*.** 龈出血
ulaganactesis [*oulon* gum + aganaktēsis irritation] ***n*.** 龈刺激，龈痒
ulalgia；gingivalgia ***n*.** 龈痛 **-ular** [拉][构词成分] 属于……的，……形状的
Ularitide ***n*.** 乌拉立肽（利尿药）[商名]
ulatrophia；ulatrophy；gingival atrophy ***n*.** 龈萎缩
ulatrophy ***n*.** 龈萎缩 ‖ afunctional ~；ulatrophia afunctionalis 机能缺失性龈萎缩 /atrophic ~；ischemic ~；ulatrophia ischemica 缺血性龈萎缩 /calcic ~；ulatrophia calcicia 涎石性龈萎缩 / traumatic ~ 创伤性龈萎缩；ulatrophia traumatica
ulcer [拉 ulcus；希 *helkōsis*] ***n*.** 溃疡 ‖ ~ of cervix-vaginal wall 子宫颈阴道壁溃疡 / Aden ~ 东方疖，皮肤利什曼 / ambic ~ adherent ~ 粘着性溃疡 /Allingham's ~ 阿林讷姆氏溃疡（肛裂）/ amputating ~ 切断性溃疡 / anastomotic ~ 吻合处溃疡/annular 环状溃疡/aphthous ~ 口疮性溃疡 /arsenic ~ 砷性皮肤溃疡 / arterial ~ 动脉性溃疡/atheromatous ~ 粥样化性溃疡 /atonic ~ 无力性溃疡（肉芽不正常）/ autochtaonous ~；chancre 下疳 / Bouveret ~ 布佛雷氏溃疡（咽扁桃体溃疡）/callous ~；indolent ~ 胼胝性溃疡，无痛性溃疡/cancerous ~ 癌性溃疡/chancroidal ~；chancroid 软下疳/chiclero ~ 糖树胶工人溃疡（皮肤利什曼病的一型，多犯耳廓）/chrome ~ 铬毒性溃疡/chronic ~ 慢性溃疡/chronic undermining ~ 慢性穿掘性溃疡/Clarke's ~ 克拉克氏溃疡，子宫颈腐蚀性溃疡/cocks comb ~ 鸡冠状溃疡/cold ~ 寒性溃疡/concealed ~ 隐蔽性溃疡/congestive ~ 充血性溃疡/constitutional ~ 全身病性溃疡/corroding ~ 侵蚀性溃疡/corrosive ~；gangrenous stomatitis；ulcus corrosivum 腐蚀性溃疡，坏疽性口炎 / ~ crater 溃疡壁龛，溃疡火山 / crateriform ~ 火山口样溃疡 / cteeping ~；serpiginous ~ 匐行性溃疡 / Crombie's ~ 后龈区溃疡（见于口炎性腹泻）/ Cruveilhier's ~ 克律韦利埃氏溃疡，单纯性胃溃疡 / Curling's ~ 柯林氏溃疡（严重烧伤时并发十二指肠溃疡）/Cushing-Rokitansky's ~ 颅内疾病或手术后的应激性胃、十二指肠溃疡 / cystoscopic ~ 膀胱镜性溃疡/ decubital ~；decubitus ~；pressure sore 褥疮性溃疡，褥疮 /dendriform ~；dendritic ~ 树状[角膜]溃疡 ~ / dental ~；ulcus dentale 牙原性溃疡/ dentition ~；ulcus dentitionis 出牙性溃疡/diabetic ~ 糖尿病性溃疡/Dieulafoy's ~ 迪厄拉富瓦氏溃疡（急性胃溃疡的一型，黏膜呈糜烂状）/diphtheritic ~ 白喉溃疡/distention ~ 膨胀处溃疡/duodenal ~ 十二指肠溃疡 /ulcers，Dyak hair 刘海状溃疡（阿米巴肠溃疡）/ elusive ~；Hunner's ~ 闪避性溃疡，杭纳氏溃疡，全[膀胱]壁纤维变性 / endemic ~ 地方性溃疡 /erethistic ~；irritable ~ 过敏性溃疡，刺激性溃疡 / esophageal ~ 食管溃疡 / exuberant ~ 赘肉性溃疡/fissurated ~ 裂伤状溃疡（子宫颈）/fissured ~ 裂开性溃疡 /fistulous ~ 瘘口溃疡 /follicular ~ 滤泡性溃疡 / ~ of foot，perforating 穿通性足部溃疡 / gastric ~ 胃溃疡 / gastro-duodenal ~ 胃十二指肠溃疡 / gastrojejunal ~ 胃空肠溃疡 / girdle ~ 带状溃疡，肠壁结核性溃疡 / gouty ~ 痛风性溃疡 / gravitational ~ 重力性溃疡 / groin ~ 腹股沟溃疡/gummatous ~ 梅毒瘤性溃疡/gwliar ~；furunculus orientalis 东方疖，皮肤利什曼 / hard ~；chancre；hard sore 下疳病 / healing ~ 愈合期溃疡/hemorrhagic ~ 出血性溃疡 /herpetic ~ 疱疹性溃疡/Hunner's ~ panmural fibrosis 杭纳氏溃疡，全[膀胱]壁纤维变性 /hypopyon ~；ulcus serpens corneae 前房积脓性角膜溃疡，匐行性角膜溃疡 / indolent ~；callous ~ 无痛性溃疡，胼胝性溃疡 / infective ~ 感染性溃疡 / infective nasal ~ 感染性鼻溃疡 / inflamed ~ 炎性溃疡/ intractable ~ 顽固性溃疡 /irritable ~ 刺激性溃疡 / Jacob's ~ 雅各布氏溃疡（睑侵蚀性溃疡）/ jejunal ~ 空肠溃疡/kissing ~ 相对面溃疡 / kocher's dilatatiin ~ 柯赫尔氏扩张处溃疡（肠异常扩张及肠梗阻过程中并发的溃疡）/ leprous ~ 麻风性溃疡/Lipschütz ~；ulcus vulvae acutum 利普许茨氏溃疡，急性外阴溃疡 /lupoid ~ 狼疮样溃疡/ lymphatic ~ 淋巴液性溃疡/malignant ~ 恶性溃疡 / Mann-Williamson ~ 曼—威二氏溃疡（实验动物行胃切除术或胃肠吻合术后发生的进行性消化性溃疡）/marginal ~；stoma ~ 边缘性溃疡，吻合口溃疡/Marjolin's ~ 马乔林氏溃疡，疣状溃疡（旧瘢痕处的溃疡）/menstrual ~ [月]经期溃疡 /mercurial ~ 汞毒性溃疡/Mooren's ~ 莫伦氏溃疡（角膜侵蚀性溃疡）/ mouth ~；ulcus oris 口溃疡/mycotic ~ 霉菌性溃疡/necrotic ~ 坏死性溃疡/neurogenic ~；neurotrophic ~ 神经[营养]性溃疡 / neurotrophic ~ 神经[营养]性溃疡 / oral ~ 口腔溃疡 / Parrot's ~ 帕罗氏溃疡（见于鹅口疮）/ penetrating ~ 穿透性溃疡 /peptic ~ 消化性溃疡 /perambulating ~；phagedenic ~ 崩蚀性溃疡 / perforating ~ 穿孔性溃疡，穿通性溃疡 / phaggedenic ~；perambulating ~；sloughing ~ 崩蚀性溃疡，腐离性溃疡/phlegmonoous ~ 蜂窝织炎性溃疡 / Plaut's ~ 普劳特氏溃疡，坏死溃疡性龈炎 / pneumococcus ~；ulcus serpens corneae 肺炎球菌性角膜溃疡，匐行性角膜溃疡 / pressure ~ 压迫性溃疡 / pudendal ~；granuloma inguinale；venereal granuloma 性病肉芽肿，腹股沟肉芽肿 / putrid ~；hospital gangrene ~ 腐败性溃疡，医院坏疽 / recurrent oral ~ 复发性口腔溃疡 / ring ~ 环形角膜溃疡 /rodent ~ 侵蚀性溃疡 / round ~ 圆形溃疡，胃溃疡 / Saemisch's ~ 塞米施氏[角膜]溃疡（感染匐行性角膜溃疡）/ sea ancemone ~ 海葵形溃疡（阿米巴性肠溃疡）/serpiginous ~；creeping ~ 匐行性溃疡 / simple ~ 单纯溃疡 /sloughing ~；phagedenic ~ 腐离性溃疡，崩蚀性溃疡 / soft ~；chancroid 软下疳 / spreading ~ 蔓延性溃疡 / stasis ~ 郁血性溃疡/stercoral ~；stercoraceous ~ 粪性溃疡/stoma ~；stomal ~；marginal ~ 吻合口溃疡，边缘性溃疡 / stress ~（胃、十二指肠）应激性溃疡 / sublingual ~；ulcus sublinguale 舌下溃疡/symptomatic ~ 症状性溃疡 /syphilitic ~；chancre 梅毒性溃疡，下疳 / tanner's chrome ~ 制革者溃疡，铬毒性溃疡 / toenail ~；onychia maligna 趾溃疡，恶性甲床炎/ traumatic ~；ulcus traumaticum 创伤性溃疡 / trophic ~ 营养不良性溃疡 / trophoneurotic ~ 营养神经性溃疡 / tropical ~ 热带溃疡/tuberculous ~ 结核性溃疡 / ~ of cornea，marginal ring 边缘性环形角膜溃疡 / ~ of cornea，serpent 匐行性角膜溃疡 / ~ of cornea，transparent 透明性角膜溃疡 / ~ of mouth，recurrent 复发性口腔溃疡 / ~ of tongue；ulcus linguale 舌溃疡 / varicose

~ 静脉曲张性溃疡/venereal ~ ①软下疳 ②下疳/veneroid ~; Welander's ~ 性病样溃疡,魏兰德氏溃疡/~ ventriculi 胃溃疡/venous ~ 静脉曲张性溃疡/warty ~; Marjolin's ~ 疣状溃疡,马乔林氏溃疡/Welander's ~; venroid ~ 魏兰德氏溃疡,性病样溃疡
ulcer, duodenal(简作 UD) ***n***. 十二指肠溃疡
ulcer ventriculi(简作 UV) ***n***. [拉]胃溃疡
ulcero-[拉][构词成分] ***prep***. 溃疡
ulccera(单 ulcus) ***n***. 溃疡
ulcerate[拉 ulcerare; ulceratus] ***vt***. & ***vi***. 成为溃疡 ***a***. 具远极孔的
ulcerated ***a***. 成为溃疡的
ulcerated dermal necrosis(简作 UDN) ***n***. 溃疡性皮肤坏死
ulcerated sore-throat ***n***. 溃疡性咽炎
ulcerating carcinoma ***n***. 溃疡癌
ulcer-cancer ***n***. 溃疡癌
ulceration[拉 ulceratio] ***n***. ①溃疡形成 ②溃疡 ‖ chrome ~ 铬毒性溃疡[形成]/~ of Duguet 杜盖氏溃疡[形成](伤寒性咽溃疡)/oral ~; ulceratio oris 口腔溃疡[形成]/palatal ~; ulceratio palatina 腭溃疡[形成]/palate ~ 腭溃疡[形成]/recurrent oral ~ 复发性口腔溃疡[形成]/~ blepharitis 溃疡性睑炎/~ conjunctivitis 溃疡性结膜炎/~ keratitis 溃疡性角膜炎/~ of Stomach 胃溃疡[形成]
ulcerative ***a***. 溃疡的,溃疡性的
ulcerative colitis(简作 UC) ***n***. 溃疡性结肠炎
ulcerative dermatosis virus of sheep = sheep balanoposthitis virus ***n***. 绵羊溃疡性皮炎病毒
ulcerative dermatosis virus ***n***. 溃疡性皮肤病病毒
ulcerative endocarditis (malignant endocarditis) ***n***. 溃疡性心内膜炎,恶性心内膜炎
ulcerative stomatitis verus of cattle = Bovine papular stomatitis virus ***n***. 牛溃疡性口炎病毒,牛丘疹性口炎病毒
ulcerative vulvitis ***n***. 溃疡性外阴炎
Ulcerlamin ***n***. 硫糖铝,胃溃宁[商名]
ulcerocancer ***n***. 溃疡癌,癌性溃疡
ulcerogenic drugs ***n***. 致溃疡药物
ulcerogranuloma ***n***. 溃疡肉芽肿
ulceromembranous ***a***. 溃疡膜性的
ulcerous[拉 *ulcerosrs*] ***a***. 溃疡的,溃疡性的
ulcus(复 **ulcera**)[拉]; **ulcer** ***n***. 溃疡 ‖ ~ ambulans; phgedenic ulcer 崩蚀性溃疡/~ ambustiforme 灼伤样溃疡,表皮剥脱样软下疳/~ cancrosum; cancerous ulcer 癌性溃疡/~ cornea rodens 侵蚀性角膜溃疡/~ cornea serpens 匐行性角膜溃疡/~ cruris 小腿溃疡/~ durum; hard ulcer 下疳/~ exedens; rodent ulcer 侵蚀性溃疡/~ grave; ~ tropicum 热带溃疡/~ hypostaticum 堕积性溃疡/~ induratum; chancre 下疳/~ mixtum; mixed chancre; Rollet's chancre 混合性下疳,罗累氏下疳/~ molle; ~ molle cutis; chancroid; soft chancre; soft sore 软下疳/molle phagedaenicum ~; phagedenic chancroid 崩蚀性软下疳/~ molle serpiginosum; serpiginous chancroid 匐行性软下疳/~ penetrans; penetrating ulcer 穿透性溃疡/~ phagedaenicum corrodens 坏疽崩蚀性溃疡/~ redux; chancre redux; recurrent recurrint chancre; monorecidive 再发性下疳/~ rodens; rodent ulcer 侵蚀性溃疡/~ rotundum 圆形溃疡,胃溃疡/~ scorbuticum; scorbutic ulcer 坏血病性溃疡/~ serpens; serpiginous ulcer 匐行性溃疡/~ serpens corneae; hypopyon ulcer; pneumococus ulcer 匐行性角膜溃疡,前房积脓性角膜溃疡/~ tropicum 热带溃疡/~ ventriculi; gastric ulcer 胃溃疡/~ vulvae 外阴溃疡/~ vulvae acutum; Lipschütz ulcer 急性外阴溃疡,利普许茨氏溃疡
Uldazepam[商名] ***n***. 乌达西泮(安定药)
ULD 超小剂量 ***n***.(见 ultra-low-dose)
ULDH ***n***. 尿乳酸脱氢酶(见 Urinary Lactic-acid Dehydrogenqse)
Ule-; ulo-[希]; **oulo-**[希]; **gum** ①瘢,瘢痕 ②龈,牙龈,齿龈
-ule[拉][构词成分] 小……
ulectic ***a***. 瘢痕的,龈的
ulectomy[希 oulē scar + 希 ektomē excision]; ulectomia; oulectomy; gingivectomy ***n***. ①瘢痕切除术 ②龈切除术
ulegyria[希 oulē scar + gyrus + -ia] ***n***. 瘢痕性脑回
ulemorrhagia; ulorrllagia; oulorrhagia; gum bleeding ***n***. 龈出血
ulerythema[希 oulē scar + erythēmaerythema] ***n***. 瘢痕性红斑 ‖ ~ acneiforma 粉刺样瘢痕性红斑/~ centrifugum; lupus erythematosus 离心性瘢痕性红斑,红斑狼疮/~ ophryogenes 眉部瘢痕性红斑/~ Sycosiforme 须疮样瘢痕性红斑
uletic ***a***. ①瘢痕的 ②龈的
uletomy; cicatricotomy; cicatrisotomy ***n***. 瘢痕切开术,瘢痕切除术
ulex europaeus; common gorse ***n***. 荆豆
ulexine[拉 ulex furze] ***n***. 荆豆碱,金雀花碱,野靛碱
ULF ***n***. 超低频(见 ultra-low frequency)
n. 联合白血病基金会(见 United Leukemia Fund)
uliginous[拉 uliginosus moist] ***a***. 多泥的,泥泞的,黏滑的
Ulinastatine[商名] ***n***. 乌司他丁(蛋白酶抑制药)
ulitis; oulitis[希]; gingivitis[拉,希] ***n***. 龈炎 ‖ aphthous ~; gingivitis aphthosa 口疮性龈炎/fungus ~ 霉菌性龈炎/interstitial ~; interstitialgingivitis; gingivitis interstitialis 间质性龈炎/mercurial ~; mercurial gingivitis; gingivitis mercurialis 汞毒性龈炎/scorbutic ~; scorbutic gingivitis; gingivitis scorbutica 坏血病龈炎/ulcerative ~; gingivitis ulcerativa; gingivitis ulcerosa 溃疡性龈炎
ULL ***n***. 不快音(噪音)响度级(见 uncomfortable loudness level)
ullage ***n***. 缺量,不定量;漏损(量),损耗(量),渣滓
ullem ***n***. 拉普兰消化不良症
Ullmann's line (Emerich Ullmann) ***n***. 乌尔曼线(脊椎前移时,从第一骶椎前缘垂直向上延伸至骶骨上表面的线,穿过最后一个腰椎)
Ullrich-Feichtiger syndrome (Otto Ullrich; H. Feich-tiger) ***n***. 乌—法综合征(表现为小颌,六指[趾]畸形,生殖器异常,塌鼻梁,小眼,器官距离过远,耳廓凸起以及其他缺陷)
Ullrich-Turner syndrome (O. Ullrich; Henry H. Turn-er) ***n***. 乌—特综合征(见 Noonan's syndrome)
Ulmaceae ***n***. 榆科
Ulmaridae ***n***. 洋须水母科(隶属于旗口水母目 Stauromedusae)
Ulmus tonkinensis Gagnep.[拉;植药] ***n***. 越南榆
ulmin ***n***. 赤榆树脂
Ulmus L.[拉 elm] ***n***. 榆属 ‖ ~ Campestris 英国榆/~ fulva Michaux 赤榆/~ keaki 榉柳/~ macrocarpa Hance 黄榆,芜荑/~ parvifolia Jacp.[拉,植药] ***n***. 榔榆
Ulmus pumila L.[拉,植药] ***n***. 榆
ulna(复 ulae)[拉] ***n***. 尺骨
ulnad 向尺侧
ulnar[拉 *ulnaris*] ***a***. 尺骨的,尺侧的
ulnar area ***n***. 中域
ulnar groove view ***n***. 尺骨沟(位)观
ulnar nerve ***n***. 尺神经
ulnar notch ***n***. 尺骨切迹
ulnar valgus ***vi***. 尺骨外翻
ulnar vein ***n***. ①肘静脉 ②肘脉
ulnare[拉]; **os triquetrum** ***n***. 三角骨,尺腕骨
ulnaris[拉]; **ulnar** ***a***. 尺骨的,尺侧的
ulnen ***a***. 尺骨的
ulnocarpal ***a***. 尺腕的
ulnohumeral ***a***. 尺肱的
ulnoradial ***a***. 尺桡的
ULO 盐酸氯苯达诺(chlophedianol hydrochloride)制剂的商品名
ULO c UK qt quart hlorphedianol hydrochloride ***n***. 盐酸氯酚二苯胺醇,敌退咳
ulo-[希 *oule* scar 瘢痕][希 *oulon* gum 龈] ***n***. ①瘢痕 ②龈
Ulobetasol[商名] ***n***. 乌倍他索(肾上腺皮质激素类药)
ulocace[*ulo-*(2) + 希 *kakē* badness]; gingival ulcer ***n***. 龈溃疡
ulocarcinoma; gingival carcinoma ***n***. 龈癌
ulodermatitis ***n***. 成瘢痕皮炎
uloglossitis; gingivoglossitis ***n***. 龈舌炎
uloid[*ulo-*(1) + 希 *eidos* form] ***a***. 瘢痕状的 ***n***. 类瘢痕,假瘢痕
uloncus[*ulo-*(2) + 希 *onkos* mass, tumor] ***n***. ①龈瘤 ②龈肿
ulorragia; oulirrhagia; gum bleeding ***n***. 龈出血
ulorrhoea[拉]; **ulorrhea** ***n***. 龈渗血
ulosis; cicatrization ***n***. 瘢痕形成
ulotic ***a***. 瘢痕性的,成瘢痕的
ulotomy; ulotomia ***n***. ①瘢痕切开术 ②龈切开术
Ulotrichaceae ***n***. 丝藻科(一种藻类)
Ulotrichales ***n***. 丝藻纲(植物分类学)
ulotrichous[希 *oulotrichos*] ***a***. 波纹发的
ulotripsis; gingival massage ***n***. 龈按摩
ULP ***n***. 无反应性脂蛋白(即脂蛋白-X)(见 unreactire lipoprotein)
ULQ ***n***. 左上四分之一(见 upper left quadrant)
Ulrich's vaginal speculum ***n***. 乌尔里克阴道窥镜
ULS ***n***. 保险商实验室标准(见 Underwriters' Laboratory Standard)/***n***. 连续出版物目录(见 Union list of serials)
ULT ***n***. 超高热(见 ultrahigh temperature)
ult ***a***. 上月的,前月的(见 ultimo)/***a***. 最终的,最后的(见 ultimus)
ult praes ***n***.[拉]上次医嘱(处方),最近处方过的(见 ultimus praescriptus)
ult rec ***n***. 最后回收率(见 ultimate recovery)

ult-an *n*. 元素分析;最后分析(见 ultimate analysls)
ulterior *a*. 较远的,以后的,隐蔽的 ‖ ~ly *ad*.
ultex *n*. 双焦点镜片
ultima (L.) *a*. 最后的,最终的,最远的
ultima thule *n*. 最大限度,最远点
Ultimat *n*. 〔一种〕图像重现机
ultimate [拉 *ultimus last*] *a*. 最远的;最后的;基本的;极限的 *n*. 终极;极限;基本原理 ‖ ~ analysis 元素分析 / ~ capacity 最大功率 / ~ carcinogen 终致癌剂 / ~ constituent 主要成分,原成分 / ~ design 极限设计 / ~ development 最宜显影 / ~ distribution 极限分布 / ~ load 极限负载,极限负荷 / ~ principles 基本原理 / ~ range 最大射程 / ~ sink 终端散热器 / ~ stress 极限应力 / ~ vacuum 极限真空 / ~ value 极限值,最终值 ‖ ~ly *ad*. 最后地,终结地
ultimate analysls (简作 ult-an) *n*. 元素分析;最后分析
ultimate oxygen demand (简作 UOD) *n*. 最大需氧量,极限需氧量
ultimate rapid atrial fibrillation *n*. 极速型心房纤颤
ultimate recovery (简作 ult rec) *n*. 最后回收率
ultimately fatal disease (简作 UFD) *n*. 必然致死疾病
ultimatum *n*. 最后的结论;基本原理;最后通牒
ultimisternal *a*. 剑突的
ultimo (简作 ult) *a*. 上月的,前月的
ultimobranchial *a*. 后鳃的,鳃后的
ultimobranchial body (简作 UB) *n*. 后鳃小体
ultimogenitary *a*. 最后生〔产〕的
ultimogeniture [*ultimus* + 拉 *gen*. *itura*. birth] *n*. 最后生〔子〕,末生〔子〕
ultimum *n*. 最后,最终 ‖ ~ moriens 最后死者 (①指右心房,因其最后停止搏动 ②指斜方肌上部,因其不易起进行性萎缩) / ~ ptaescriptus 最后处方
ultimum praescriptus (简作 ult. praes) *n*. 最后处方
ultimus [拉] (简作 ult.) *a*. 最终的,最后的
ultimus praescriptus (简作 ult praes) *n*. [拉]上次医嘱 (处方),最近处方过的
ult. praes. *n*. 最后处方(见 ultimum praescriptus)
ultor *n*. 最高压极
ultra- [拉 *ultra* beyond 超越] [构词成分] 超,外,过度,限外,极端
ultra *n*. 过激派,极端分子 *a*. 过度的,极端的 ‖ ~ audibles sound 超声 / ~ audion oscillator 超再生振荡器 / ~ Calan 超卡兰(绝缘材料) / ~ centrifuge 超速离心机 / ~ fine focus roentgen tube 超微焦点 X 线管 / ~ fine grain x-ray film 超细颗粒 X 线胶片 / ~ fine stationary grid 超细格固定滤线栅 / ~ fine-line Bucky grid 超细栅格布凯滤线栅,超细栅格活动滤线栅 / ~ fine-line grid 超细栅格滤线栅 / ~ fineresolution low energy Collimator 超精细分辨率低能准直器 / ~ harmonics 高(次)谐波 / ~ intensifying screen 超速增感屏 / ~ light velocity 超光速 / ~ linear *a*. 超(直)线性的 / ~ low temperature 超低温频器 / ~ micromanipulator 超精密显示器 / ~ microscope 超(度)显微镜 / ~ microscopy 超显微术/ ~ microstructure 超微结构/ ~ oscilloscope 超短波示波器 / ~ porcelain 超高频瓷 / ~ project meter 超精度投影(光学)比较仪 / ~ radio frequency 超射频率 / ~ short wave 超短波 / ~ sonator(超)声波发生器 / ~ wide band signal generator 超宽频带信号发生器
ultra-accelerator *n*. 超促进剂
ultra-acoustic *a*. 超声(的)
ultra-acoustics *n*. 超声学
ultra-audible (简作 UA) *a*. 超音速的,超时可听的
ultra-audio wave *n*. 超声波
ultra-thin-layer chromatography (简作 UTLC) *n*. 超薄层色谱法
ultrabar *n*. 超棒眼
ultrabrachycephalic *a*. 超短头的
ultrabrachycephaly *a*. 超短头〔畸形〕
ultracentrifugal *a*. 超〔速〕离心的
ultracentrifugation *n*. 超〔速〕离心法
ultracentrifuge *n*. 超〔速〕离心机
ultrachromatography *n*. 超色谱法,超层析法
ultracryctomy *n*. 冰冻超薄切片术
ultracentrifuge (简作 UC & UCF) *n*. 超〔速〕离心机 *vt*. 用超〔速〕离心机使分离
ultracentrifuge cell *n*. 超〔速〕离心池
ultrachondriome *n*. 超线粒体
ultraconservatism *n*. 极端保守主义
ultracryctomy *n*. 冰冻超薄切片术
ultra-democracy *n*. 极端民主化
ultradian *a*. 次昼夜的
ultradian frequency *n*. 次昼夜频率
ultradolichocephalic *a*. 超长头的
ultradolichocephaly; ultradolichocephalia *n*. 超长头〔畸形〕
ultrafashionable *a*. 极其流行的,极其时髦的
ultrafast computed tomography *n*. 超高速计算机断层成像(术)
ultrafast CT *n*. 超高速 CT
ultrafax *n*. 电视传真电报 ultrafast compued tomgraphy *n*. 超高速计算机断层成像(术)
ultrafast CT (简作 UCT) *n*. 超高速 CT
ultrafax *n*. 电视传真电报
ultra-fertility (简作 UF) 致教育型
ultrafilter *n*. ①超滤器,超级滤网②超滤集
ultrafiltrate *n*. 超滤液
ultrafiltration *n*. 超(过)滤(作用),超滤法
ultrafiltration hemodialyzer *n*. 超滤血液透析器
ultrafine (简作 UF) *n*. 超细的,特细的
ultrafine filter *n*. 超滤器
ultrafiltrate (简作 uf) *n*. 超滤液
ultrafiltration (简作 UF) *n*. 超滤法 ‖ factional ~ 分步超滤法
ultrafiltration membrane *n*. 超滤性膜
ultragaseous *a*. 超气态的
ultrahard rays *n*. 超硬射线
ultraharmonics *n*. 超高次谐波
ultra-gamma ray *n*. 超 γ 射线,宇宙线
ultragaseous *a*. 超气体的
ultrahard ray(s) *n*. 超硬射线
ultraharmonic *n*. 超调和(的)
ultraharmonics *n*. 超(高频)谐波
ultra-hallucination *n*. 超域幻觉
ultra-high-speed rare earth screen *n*. 超高速稀土(增感)屏
ultrahigh *a*. 超高的 ‖ ~ dose 超高剂量 / ~ dose rate 超高剂量率 / ~ energy 超高能 / ~ energy accelirator 超高能加速器 / ~ frequency 超高频 / ~ frequency cathode ray tube 超高频示波管,超高频阴极射线管 / ~ frequency correlator 超高频相关器 / ~ frequency generator 超高频发生器 / ~ frequency loop 超高频回路 / ~ frequency oscillator 超高频振荡器 / ~ frequency receiver 超高频接收机 / ~ frequency transmitter 超高频发射机 / ~ resolution 超高分辨率 / ~ speed gate circuit 超高速门电路 / ~ vacuum 超高真空
ultrahigh-vacuum technique *n*. 超高真空技术
ultrahigh frequency (简作 UHF) *n*. 超高频
ultrahigh pressure (简作 uhp) *n*. 超高压
ultrahigh vacuum pump (简作 UVP) *n*. 超高真空泵
ultrahigh-temperature (简作 UHT) *n*. 超高温
ultrahigh temperature method (简作 UHT) *n*. 超高温加热处理法
ultrahigh vacuum (简作 UHV) *n*. 超高真空
ultrahigh voltage (> 765 kV) (简作 UHV) *n*. 超高电压(> 765 kV)
ultrahigh-speed *a*. 超高速(的) ‖ ~ rare earth screen 超高速稀土(增感)屏
ultrahigh-voltage electron microscope *n*. 超高压电镜
ultrahyperbolic *a*. 超双曲(线)的
ultralente *a*. 超长效的 ‖ ~ insulin (extended insulin zinc suspension) *n*. 极迟缓型胰岛素
ultraligation *n*. 超扎法
ultralimit *n*. 超极限
ultralinear *a*. 超(直)线性的
ultra-low *a*. 超低(的)
ultra-low frequency *a*. 超低频(的) ‖ ~ frequecy amplifier 超低频放大器 / ~ frequency oscillator 超低振荡器 / ~ frequency oscilloscope 超低频示波器
ultra-low-dose *n*. 超小剂量
ultraluminescence *n*. 紫外荧光
ultramarine *a*. 在海那边的,在海外的
ultra-magnifier *n*. 超放大器,反馈器
ultramatic drive *n*. 超自动传动装置
ultramicro- *n*. 超微量,超微
ultramicro(-)analysis *n*. 超微(量)分析
ultramicro-autoradiography *n*. 超微放射自显影(术)
ultramicrobalance *n*. 超微量天平
ultramicrobe *n*. 超微生物,超显微镜生物
ultramicroburette *n*. 超微量滴定管
ultramicrochemistry *n*. 超微量化学
ultramicrocrystal *n*. 超微晶体
ultramicrodetermination *n*. 超微量测定
ultramicroelectrode *n*. 超微电极
ultramicrofiche *n*. 超微缩(照)片

ultramicrometer *n*. 超(级)测微计
ultramicromethod *n*. 超微量分析法
ultramicron *n*. 超微(细)粒
ultramicroorganism *n*. 超微生物
ultramicropipet *n*. 超微量吸管,超微滴管(能吸极微量[0.002～0.005mL]液体的吸管)
ultramicrorespirometer *n*. 超微量呼吸计
ultramicrosampling *n*. 超微量采样
ultramicroscope *n*. 超(高倍)显微镜,电子显微镜
ultramicroscopic *a*. 超显微镜的,超微的
ultramicroscopy *n*. 超显微术,超(高倍)显微镜检查
ultramicrosome *n*. 超微粒体
ultramicrospectrophotometer *n*. 超微量分光光度计
ultramicrospectrophotometre *n*. 超微量分光光度测定法
ultramicrostructure *n*. 超微结构
ultramicrotechnique *n*. 超微技术
ultramicrotome *n*. 超薄切片机
ultramicrotomy *n*. 超薄切片法
ultramicrowave *n*. 超微波
ultraminiature *a*. 超微的,极小的
ultramodern *a*. 极其现代化的,最新(式)的
Ultran *n*. 非那二醇(phenaglycodol)制剂的商品名
ultranodal sector *n*. 结后分脉
ultraoptimeter *n*. 超精度光学比较仪
ultraoscilloscope *n*. 超短波示波器
ultrapak microscope *n*. 落射光显微镜
ultrapaqua microscope *n*. 超暗显微镜
ultraphagocytosis *n*. 微噬作用(超微吞噬作用)
ultraphagocytosis *n*. 超吞噬作用(摄取亚显微大小的颗粒)
ultraphonic *a*. 超声的,超听的
ultraphot *n*. 照相及投影显微镜
ultraphotic *a*. 超视的,超光的 ‖ ～ ray 不可见射线
ultraphotometer *n*. 超光度计
ultraprophylaxis *n*. 超预防(限制身体有缺陷的人结婚以预防疾病或畸形)
ultraporcelain *n*. 超高频(绝缘)瓷
ultraportable *a*. 极轻便的
ultraprecise *a*. 超精密的
ultraprecision *n*. 超精度
ultra-project-meter *n*. 超精度投影(光学)比较仪
ultrapurification *n*. 超纯
ultraquinine; homoquinine *n*. 高奎宁,后莫奎宁, 超奎宁
ultra-radio frequency *n*. 超射频率,超无线电频(率)
ultrarapid *a*. 超(高)速的
ultrarapid flach photography *n*. 超速闪光摄影
ultra-red; infrared(简作 UR) *n*. 红外线,红外区 *a*. 红外〔线〕的,红下的
ultra-red ray *n*. 红外线
UR *n*. 红外线,红外区 *a*. 红外[线]的,红下的(见 ultra-red; infrared)
ultrasdonography *n*. 超声显像 是一种影像学诊断方法
ultrasective *a*. 超选择的
ultraselection *n*. 超选择
ultraselective vagotomy(简作 USV) *n*. 超选择性迷走神经切除术
ultrasensitive *a*. 超灵敏的
ultrasensitive amino-acid analyzer *n*. 氨基酸分析仪
ultrasensitive miccrowave infrared detector(简作 USM) *n*. 超灵敏度红外线微波检测器
ultra-sharp sense *n*. 超灵敏感觉
ultrashort *a*. 超短的;超短(波)的 ‖ ～ wave diathermy apparatus 超短波电疗(治疗)机,超短波透热机 / ～ oscillator 超短波荡器 / ～ receiver 超短波接收机 / ～ wave therapy apparatus 超短波电疗(治疗)机 / ～ wave transmitter 超短波发射机 / ～ waves 超短波
ultrashort wave(简作 USW) *n*. 超短波
ultrashort-lived *a*. 超短寿命的
ultra-short-acting barbiturates *n*. 超短效巴比妥酸盐
ultrashort-lived radionuclide *n*. 超短寿命放射性核素
ultrasmall focal spot *n*. 超小焦点
ultra-high-frequency Doppler system(简作 UDOP) *n*. 多普勒超高频系统
ULM ultrasonic light modutater *n*. ULM 超声光调制器
ultra-low-dose(简作 ULD) *n*. 超小剂量
ultra-low frequency(简作 ULF) *n*. 超低频
ultrahigh temperature(简作 ULT) *n*. 超高热
ultra-soft ray *n*. 超软射线
ultrasonator *n*. 超声振荡器
ultrasome *n*. 超微体
ultrasonator *n*. 超声波发生器
ultrasonic *n*. 超声(波)的,超声波 ‖ ～ analysis 超声分析 / ～ anatomy 超声解剖学/ ～ angioplasty 超声血管成形术 / ～ appearance 超声表现 / ～ aspiration 超声波吸出术 / ～ aspiration biopsy transdueer 超声(引导)抽吸活检换能器 / ～ atomizer 超声雾化器 / ～ atomizing inhalation 超声雾化吸入 / ～ attenuation 超声波衰 / ～ backscattering 超声背(反)向散射 / ～ backscattering spectrum 超声背(反)向散射谱 / ～ beam(超)声(波)束 / ～ bio-effect 超声生物效应 / ～ blood flowmeter 超声血流计 / ～ blood rheograph 超声血流 / ～ bond 超声焊 / ～ bonding 超声(波)焊法,超声波焊接 / ～ breast screening 乳房超声扫描 / ～ camera 超声照相机 / ～ cardiogram 超声心动图 / ～ cardiography 超声心动图检查 / ～ cataract 超声波性白内障 / ～ cavitation 超声空化 / ～ cephalometry 超声(胎)头测量法 / ～ cholecystography 胆囊超声检查,胆囊超声成像 / ～ clerner 超声清洗器 / ～ computered tomograph 超声计算机体层扫描机 / ～ computered tomography 超声计算机断层成像术/ ～ contactscan tomograph 手(控)扫(描超声)成像仪 / ～ contactscan tomography 手控扫描超声成像(术) / ～ contraction transducer 超声宫缩换能器 / ～ contrast medium 超声对比剂 / ～ control 超声控制 / ～ cross grating 超声交叉光栅 / ～ coupling agent 超声耦合剂 / ～ cutting 超声切割 / ～ delay line 超声延迟线 / ～ depth finder 超声回声测探仪 / ～ detection 超声探测 / ～ detector 超声检测器,超声波探(查仪)伤仪 / ～ diagnosis 超声诊断 / ～ diagnostic equipment 超声诊断设备 / ～ diagnostics 超声诊断法, 超声诊断学 / ～ dicing 超声波切割 / ～ differential diagnosis 超声鉴别诊断 / ～ Doppler flowmeter 超声多普勒测流计 / ～ Doppler transcriber 多普勒超声探头 / ～ Doppler velocimetry 超声多普勒速度计 / ～ Doppler vessel indicator 超声多普勒血管检测器 / ～ echo amplitude 超声回波振幅 / ～ echo cardiogram 超声心动图 / ～ echogram 超声回波图 / ～ encephalography 脑超声检查,脑声像图检查 / ～ endoscope 超声内镜 / ～ endoscopy 超声内镜检查 / ～ energy 超能量 / ～ equipment for medical diagnosis 超声波诊断设备 / ～ equipment for medicine 超声波医疗设备 / ～ ultrasonic estimation of fetal weight and maturity 超声波估价胎儿体重及成熟度 / ～ examination 超声检查 / ～ feature 超声特征 / ～ fetal heart beat detector 超声胎儿心搏探测装置,多普勒胎儿探测仪 / ～ filter 超声滤波器 / ～ flaw detector 超声波探伤器,超声波探查器 / ～ flowmeter *n*. 超声流量计 / ～ fluid level image 超声液平影像 / ～ frequency 超声频率 / ～ generator 超声波发生器 / ～ guidance 超声导向,超声引导 / ～ hand washer 超声洗手器 / ～ hand washing apparatus 超声洗手器 / ～ holography 超声全息成像术,超声全息法 / ～ humidifier 超声湿化器 / ～ image 超声图像,超声影像 / ～ image camera 超声成像照相机 / ～ image recorder 超声录像仪,超声显像记录 / ～ imager reproducer 超声显像存储显示器 / ～ imaging 超声波成像,超声显像 / ～ imaging 超声成像 / ～ imaging diagnosis 超声影像诊断 / ～ imaging method 超声成像法 / ～ inspection 超声波检测,超声波探伤 / ～ irrigation(白内障)超声抽吸[法]/ ～ jelly 超声胶剂 / ～ laminogram 体层声像图,超声体层扫描图 / ～ laparoscope 超声腹腔镜 / ～ laparoscopy 超声腹腔镜检查(术) / ～ lens 超声透镜 / ～ light diffraction 超声波光衍射 / ～ light modulator 超声光调制器 / ～ light valve 超声光阀 / ～ lithotresis 超声碎石术 / ～ lithorite 超声波碎石器,超声碎石钳 / ～ lithotresis 超声波碎石术 / ～ localization 超声定位法 / ～ ultrasonic localization of placenta 超声波定位胎盘/ lumenography 超声管腔造影(术) / ～ machine 超声(扫描)机/ ～ manifestation 超声表现 / ～ medical engineering(UME)超声医学工程 / ～ medicine 超声医学/ ～ microscope 超声显微镜 / ～ Murphy's sign 超声莫菲征 / ～ nebulizer 超声雾化器 / ～ negativeion generator 超声波负离子发生器 / ～ oscllator 超声振荡器 / ～ pachometer 超声波角膜测厚仪 / ～ pancreatic image 胰腺超声影(图)像 / ～ pancreatogram 胰腺声像图 / ～ pelvimetry 超声骨盆测量 / ～ pen pointer 超声指示笔 / ～ pen-tabiet 超声笔感应 / ～ phacoemulsification 晶状体超声乳化术/ ～ phacoemulsifier 晶 状体超声乳化器 / ～ phacofragmentor 晶状体超声粉碎器 / ～ power 超声波功率 / ～ proccessing 超声处理 / ～ propagation 超声处理,超声传播 / ～ pseudocalculus effect 超声假结石效应 / ～ pulse 超声波脉冲 / ～ puncture 超声(引导,导向)穿刺 / ～ real-time head 实时超声探头 / ～ receiver 超声波接收机 / ～ remote control 超声遥控 / ～ scaler 超声波洁治器 / ～ scaling 超声波洁治术 / ～ scaling device 超声波洁治机 / ～ scalpel 超声波洁牙器 / ～ scanner 超声波扫描仪,超声波扫查仪 / ～ scanning 超声波扫描,超声波扫查 / ～ scanning gel 超声扫描凝胶 / ～ sectional unit 超声切

面诊断仪 / ~ shift diagnosis 超声频移诊断 / ~ sign 超声征象/ ~ soldering 超声波焊接 / ~ space grating 超声空间光栅 / ~ Spalding's sign 超声斯波尔丁征(死胎显示的颅穹窿骨重叠) / ~ sphygmomanometer 超声血压计 / ~ stroboscope 超声频闪(观测)器 / ~ study 超声研究,超声检查.超声显像/ ~ symptomatology 超声症状学 / ~ system 超声系统 / ~ test 超声波试验 / ~ testing 超声波探查术 / ~ therapy 超声波医疗 / ~ therapy apparatus 超声波治疗机 / ~ tissue characterization 超声组织特征 / ~ tissue transjuquiar phantom 超声组织仿真模块仿体 / ~ tissue-mimicking material 超声仿人体材料 / ~ tomogram 断(体)层声像图,超声断(体)层扫描图 / ~ tomography 体层声像图检查,超声断层成像(术),超声体层摄影(术) / ~ transducer 超声波换能器,超声波传感器 / ~ vasculer examination 超声血管检查 / ~ vesselography 超声管道造影(术) / ~ visualization 超声显示 / ~ water path scarnner 水耦合超声扫描仪 / ~ wave 超声波

ultrasonic aspiration biopsy ransducer (简作 UABT) ***n***. 超声(引导)抽吸活检换能器

ultrasonic attenuation (简作 ua) ***n***. 超声波衰减

ultrasonic cadiogram (简作 UCG) ***n***. 超声心动图

ultrasonic cleaning (简作 USC) ***n***. 超声波清洗

ultrasonic Doppler flowmeter (简作 UDF) ***n***. 超声多普勒血流计

Ultrasonic Doppler Cardioscope (简作 UDC) ***n***. 超声多普勒心脏检查器

Ultrasonic examination (简作 USE) ***n***. 超声波检查

Ultrasonic Industry Association (简作 UIA) ***n***. 超声工业协会

ultrasonic nebulizer (简作 USN) ***n***. 超声喷雾器

ultrasonic oscillation (简作 UO) ***n***. 超声波振荡

ultrasonic test (简作 UT) ***n***. 超声波试验

ultrasonic wave (简作 UW) ***n***. 超声波

ultrasonics ***n***. 超声[波]学

ultrasoinication ***n***. 超声破碎

ultrasonically ***ad***. 超声地 ‖ ~ guided biopsy 超声引导(导向)活检 / ~ guided percutaneous alcohol injection 超声引导(导向)经皮穿刺注射酒精(术) / ~ guided percutaneous aspiration biopsy 超声引导经皮抽吸活检 / ~ guided percutaneous balloon catheter mitral ommissurotony 超声引导经皮气囊导管二尖瓣分离术 / ~ gulded percutaneous fine needle biopsy 超声引导(导向)细针经皮(抽吸)活检 / ~ guided percutaneous nephropyelostomy 超声引导(导向)经皮肾盂造瘘术 / ~ guided percutaneous pancreatic cystogastrostomy 超声引导经皮胰腺囊肿胃造瘘术 / ~ guided percutaneous pancreatic ductography 超声引导(导向)经皮穿刺胰管造影(术) / ~ guided percutaneous puncture 超声引导经皮穿刺 / ~ gulded percutaneous transhepatic bile drainage 超声导向经皮经肝胆管引流,超声引导经皮肝穿刺胆汁引流(术) / ~ guided percutaneous transhepatic cholangiodrainage 超声肝穿刺胆管引流术/ ~ guided percutaneous trashepatic cholangiography 超声引导经皮经肝穿刺胆管造影,超声引导经皮经肝胆道造影(术) / ~ guided percutaneous transhepatic gallbladder bile drainage 超声引导经皮经肝穿刺胆囊引流(术) / ~ guided percutaneous transhepatic portography 超声引导经皮经肝穿刺门静脉造影(术) / ~ guided puncture technique 超声引导(导向)穿刺技术

ultrasonically (简作 UGPAI) ***n***. 超声引导经皮穿刺注射酒精

ultrasonically (简作 UGPBMC) ***n***. 超声引导经皮气囊导管二尖瓣分离术

ultrasonically (简作 UGPNS) ***n***. 超声引导经皮肾盂造瘘术

ultrasonically (简作 UGPPD) ***n***. 超声引导经皮穿刺胰管造影

ultrasonically (简作 UGPTBD) ***n***. 超声引导经皮经肝胆管引流

ultrasonically (简作 UG-PTCD) ***n***. 超声引导经皮肝穿刺胆管引流术

ultrasonically (简作 UGPTGBD) ***n***. 超声引导经皮经肝穿刺胆囊引流

ultrasonically (简作 UGPTP) ***n***. 超声引导经皮经肝穿刺门静脉造影

ultrasonic-cardio-tomography ***n***. 超声心脏断层成像(术)

ultrasonication ***n***. 超声(波)作用

ultrasonics ***n***. 超声学

ultrasoniccation ***n***. 超声破碎

ultrasoniccator ***n***. 超声发生器

ultrasonic waves ***n***. 超声波

ultrosonocardiogram ***n***. 超声心动图

ultrasonocardiograph ***n***. 超声心动图仪

ultrasono(-)cardio(-)tomograph ***n***. 超声心脏断层(成像)仪

ultrasono(-)cardio(-)tomography ***n***. 超声心脏断层(术),超声心动图描记法,心脏超声断层成像(术)

ultrasonogram ***n***. 超声(波)图,声像图

ultrasonograph ***n***. 超声图记录仪,超声诊断仪

ultrasonographer ***n***. 超声检查操作者

ultrasonographic ***a***. 超声检查的 ‖ ~ examination 超声检查 / ~ image 超声影像 / ~ investigation 超声检查 / ~ mammography 乳房超声检查法 / ~ observation 声像观察 / ~ reliability 超声检查可靠性 / ~ scan(ning) 超声扫描 / ~ water lily sign (超声)水百合花征

ultrasonography ***n***. 超声成像法,超声波扫描图,超声波影像,超声学超声(波)检查(法),声像图检查 ‖ endoscopic ~ 内镜超声检查 / gray scale ~ 灰阶超声检查,灰阶声像图检查 ‖ ultrasongraphic ~ ***a***.

ultrasonometry ***n***. 超声(波)测量

ultrasonomicrotope ***n***. 超声显微镜

ultrasonorheometer ***n***. 超声流速计

ultrasonoscope ***n***. 超声[波]计,超声诊断仪,超声波(探测)仪

ultrasonoscopy ***n***. 超声显示技术

ultrasono(-)tomograph ***n***. 超声断层描记器

ultrasonotomography ***n***. 超声断层成像(术),超声切面摄影(术)

ultrasono-kymograph ***n***. 超声断层计波器

ultrasonovision ***n***. 超声显示装置,超声视

ultrasound (简作 US) ***n***. 超声(波) ‖ ~ angiography 超声血管造影(术) / ~ beam 超声束 / ~ camera 超声成像照相机 / ~ computed tomography 超声 CT,超声计算机体层摄影(术),超声计算机断层成像(术) / ~ diagnosis 超声诊断 / ~ diagnosis department 超声诊断科 / ~ field 超声波场 / ~ fluoroscope 超声荧屏 / ~ guided aspiration 超声引导(导向)抽吸 / ~ guided percutaneous puncture 超声引导(导向)经皮穿刺 / ~ guided puncture 超声引导(导向)穿刺 / ~ holgraphy 超声全息摄影(术) / ~ imaging 超声成像 / ~ locatization 超声定位 / ~ mammogram 乳房声像图 / ~ mammography 乳房超声检查,乳房声像图检查 / ~ parameter 超声参数 / ~ pattern 超声图像 / ~ placentography 胎盘超声检查,胎盘声像图检查 / ~ probe 超声扫描探头,超声波探头 / ~ real-time aspiration biopsy 实时超声(引导)抽吸活检 / ~ room 超声(检查)室 / ~ scan quality 超声扫描质量 / ~ scanning 超声扫描 / ~ source 超声波源 / ~ techniques 超声技术 / ~ tomography 超声断层成像(术),超声体层摄影(术) / ~ wave irradiation 超声辐照 / ~ visual display 超声直视显示器

ultrasound / ultrasonography ***n***. 超声波检查(同 ultrasound scanning)

ultrasound and interventional ultrasound ***n***. 超声与介入性超声

Ultrasound in Medicine and Biology (简作 UMB) ***n***. 医学与生物学超声波(英国杂志)

Ultrasound pencreatic ducgraphy (简作 UPFDG) ***n***. 超声引导下

ultrasound therapy ***n***. 超声疗法

ultrasoundcardiogram ***n***. 超声心动图

ultrasound ounding ***n***. 超声处理

ultraspatial ***a***. 超空的

ultraspectrophotometer ***n***. 超分光光度计

ultraspectrophotometry ***n***. 超(度)分光光度测显法

ultraspeed ***a***. 超(高)速(的)

ultrastability ***n***. 超(高)稳定性(度)

ultrastract ultrastructure (简作 ultra-) ***n***. 超微结构

ultra-*n*. 超微结构(见 ultrastract ultrastructure)

ultrastructural organization ***n***. 超微结构

ultrastructure ***n***. 超微结构,亚显微结构

Ultratard ***n***. 结晶性胰岛素锌混悬液(extended insulin zinc suspension)制剂的商品名

ultraspectrophotometry ***n***. 超[度]分光光度测定法

ultraspeed ***n***. 超(高)速(的)

ultrastability ***n***. 超(高)稳定性(度)

ultrasterile ***a***. 超无菌的

ultrastructure ***n***. 超微结构,亚显微结构 ‖ ~al ***a***.

ultratherm ***n***. 短波透热治疗机

ultrathin ***a***. 超细的,超薄的 ‖ ~ caliber endoscope 超细口径内镜 / ~ caliber endoscopy 超细口径内镜检查 / ~ section 超薄切片 / ~ membrane 超薄膜 / ~ section 超薄切片

ultratlong ***a***. 超长(的)

ultra-thermometer ***n***. 超级温度计

ultratomogram ultrastructure ***n***. 超微结构,亚显微结构 ‖ ~al ***a***. 超声断层图

ultratomography ***n***. 超声断层成像(术),超声体层摄影(术)

ultratoxon ***n***. 超减力毒素

ultratrce element ***n***. 超痕量元素

ultraviolet (简作 UV& uv) ***a***. 紫外(线)的 ***n***. 紫外线,紫外区 ‖ exravital ~ 超佳适紫外线 / far ~ 远紫外线(1 800 ~ 2 900Å) / intravital ~ 亚佳适紫外线 / vital ~ 佳适紫外线 / near ~ 近紫

外线(2900～3900Å) / ~ absorption 紫外吸收 / ~ absorption curve 紫外吸收曲线 / ~ analyser 紫外线检偏振 / ~ direct recording oscillograph 紫外线显影式记录器 / ~ cytophotometry 紫外细胞光度学 / ~ gastroscope 紫外线胃镜 / ~ generator 紫外线发生器 / ~ injury 紫外线损伤 / ~ irradiation 紫外线照射 ~ lamp 紫外(线)灯 / ~ laser 紫外(线)激光器 /紫外线(辐射) / ~ light polymerization 紫外线固化 / ~ microbeam radiation 紫外线微束辐射 / ~ microscope 紫外线显微镜 / ~ microscopy 紫外〔显微〕镜检术 / ~ pectrometer 紫外线分光计 / ~ photometer 紫外线光度计 / ~ photometric detector 紫外线光度检测器 / ~ photometry 紫外(线)光度测定法 / ~ photomicrography 紫外线显微照相 / ~ radiation 紫外辐射 / ~ radiator 紫外线灯 / ~ ray 紫外线 / ~ ray lamp 紫外线灯 / ~ rays detector 紫外线测定仪 / ~ ray ophthalmia 紫外线性眼炎,电光性眼炎 / ~ receptor 紫外光感觉器 / ~ spectroscopy 紫外线光谱法 / ~ sensitive mutant 紫外线敏感突变型 / ~ television microscope 紫外线电视

ultraviolet A(简作 UVA) ***n***. 紫外线 A,长波紫外线

ultraviolet C(简作 UVC) ***n***. 紫外线 C,短波紫外线

ultraviolet absorption spectrum(简作 UV) ***n***. 紫外线吸收光谱

ultraviolet absorption(简作 UVA) ***n***. 紫外线吸收

ultraviolet amplification by stimulated emission of radiation(简作 UVASER) ***n***. 受激辐射式紫外线增幅(放大率)

ultraviolet blood irradiation(简作 UBI) ***n***. 血液紫外线照射

ultraviolet C radiation(简作 UVC) ***n***. 紫外线 C 照射

ultraviolet detector(简作 UV-detector) ***n***. 紫外线检测器

ultraviolet lamp(简作 UVL) ***n***. 紫外线灯

ultraviolet laser(简作 UVL) ***n***. 紫外激光

ultraviolet light UVL ***n***. 紫外线(光),紫外线辐射

ultravioet light stabilizer(简作 UVLS) ***n***. 紫外线稳定器

ultraviolet meter(简作 UVM) ***n***. 紫外线计

ultraviolet photodlectron spectroscopy(简作 UPS) ***n***. 紫外线光电子分光镜检查

ultraviolet proton radiation(简作 UPR) ***n***. 紫外线质子辐射

ultraviolet R radiation(简作 UVR) ***n***. 紫外线 R 照射

ultraviolet radiation(简作 UVR) ***n***. 紫外线辐射

ultraviolet scanner(简作 UV-scanner) ***n***. 紫外线扫描器

ultraviolet sensitive mutant(简作 uvr) ***n***. 紫外线敏感性突变型(基因)

ultraviolet spectral analysis(简作 USA) ***n***. 紫外线光谱分析

ultraviolet spectrometer(简作 UVS& UVSP & UVLS) ***n***. 紫外线光谱仪,紫外线分光计

ultraviolet spectrum(简作 uvspectrum) ***n***. 紫外线光谱

ultraviolet-sensitive tube ***n***. 紫外线敏感成像管

ultraviolet technique(简作 uvtechnique) ***n***. 紫外线技术

ultraviolet tube(简作 UVT) ***n***. 紫外线管

ultravirus; filterable virus; virus ***n***. 病毒

ultravisible; ultramicroscopic ***a***. 超视的,超显微镜的

ultraviscoson ***n***. 超声黏度计

ultravist ***n***. 碘普鲁胺

ultravoltage elctronic microscopic ***n***. 超高压电子显微镜

ultravolutionary ***a***. 超短〔期〕进化的

ultra-white ***n***. 超白 ‖ ~ region 超白区

ultra-wide field ***n***. 超广角,大视野

ultra-wide field endoscope ***n***. 超广角内镜 ‖ ~ field endoscopy 超广角内镜(检查) / ~ gastroscope 超广角胃镜 / ~ gastroscopy 超广角胃镜(检查)

ultra-xray ***n***. 超 X 线

ultromotivity ***n***. 自动力,自动性

ultron ***n***. 波导耦合,正交场放大管

Ultzmann's test ***n***. [Robert 德泌尿科学家 1842—1889]乌耳次曼氏试验(检胆色素)

ululation[拉 *ululare* to howl] ***n***. 癔病性狂叫,歇斯底里性狂叫

-ulum[拉][构词成分] 小……

-ulus[拉][构词成分] 小……

Ulvaceae ***n***. 石莼科(一种藻类)

Ulva mutabilis ***n***. 易变石莼

U / M ***n***. 测量单位;测量元件(见 unit of measure)

U / ml ***n***. 每毫升单位数(见 units per milliliter)

um ***a***. 下述的(见 undermentioned)

UM ***n***. 迈阿密大学(美)(见 University of Miami) / ***n***. 缅因大学(美)(见 University of Maine) / ***n***. 曼彻斯特大学(英)(见 University of Manchester) / ***n***. 马里兰大学(美)(见 University of Maryland) / ***n***. 马萨诸塞大学(美)(见 University of Massachusetts) / ***n***. 墨尔本大学(澳)(见 University of Melbourne) / ***n***. 密执安大学(美)(见 University of Michigan) / ***n***. 明尼苏达大学(美)(见 University of Minnesota) / ***n***. 密西西比大学(美)(见 University of Mississippi) / ***n***. 密苏里大学(美)(见 University of Missouri) / ***n***. 蒙大拿大学(美)(见 University of Montana) / ***n***. 鼻甲(德)(见 Untere Muschel) / ***n***. 上运动神经原(见 upper motor neuron) / ***n***. 尿嘧啶氮芥(见 uracil mustard)

um ***a***. 未婚的,独身的(见 unmarried)

Umatilla orbivirus ***n***. 乌马蒂拉环状病毒

Umatilla virus ***n***. 乌马蒂拉病毒

UMB ***n***. 医学与生物学超声波(英国杂志)(见 Ultrasound in Medicine and Biology)

Umb[拉] ***n***. 脐(见 umbilicus)

umb.(umbilicus) ***n***. 脐

umbauzonen ***n***. [德]卢塞(Looser)变形区(骨 X 线照片所现黑线)

umbel ***n***. 伞形花序

Umbellate hydrangea[植药] ***n***. 伞形绣球

umbellatine; berberine ***n***. 小檗碱,伞花碱

umbellic acid ***n***. 伞形酸,2,4-二羟(基)肉桂酸

Umbelliferae ***n***. 伞形科

umbelliferone; 7-hydroxycoumarin ***n***. 伞形花内酯,7—羟香豆素

umbelliferous ***a***. 具伞形花序的

Umbelliflorae ***n***. 伞形花目(植物分类学,即伞形目)

Umberllularia[拉] ***n***. 伞桂属(樟科) ‖ ~ californica 伞桂,加州桂

umbellulone ***n***. 伞桂酮

Umbemate pore fungus[植药] 猪苓

umber ***n***. 棕土,赭土 ‖ burnt ~ 烧棕土,煅棕土

Umber's test[Friedrich 德医师 1871 生] ***n***. 乌姆贝尔氏试验(检猩红热)

umbilectomy[umbilicus + 希 *ektomē* excision]; omphalectomy ***n***. 脐切除术

umbilical[拉 *umbilicalis*] ***a***. 控制用的 ***n***. 供应联系缆 ***a***. 脐的 ‖ ~ cable 连接电缆 / ~ canal 脐管 / ~ cicatrix 脐带瘢/ ~ connector 临时管道及电缆连接器 / ~ constrction 脐绞窄 / ~ cord 脐带 / ~ edge 脐棱 / ~ gap 脐隙 / ~ hernia 脐疝 / ~ imaging 脐带成像 / ~ lobe 脐叶 / ~ portal 脐(照射)野 / ~ ring 脐环 / ~ shoulder 脐棱 / ~ stalk 脐带/ ~ vein catheterization 脐静脉插管(法) / ~ vesicle 脐囊 / ~ vessel 脐血管/ ~ wall 脐壁

umbilical artery(简作 UA) ***n***. 脐动脉

umblical cord ***n***. 脐带:由于胚胎头褶及尾褶的包卷,羊膜腔的扩大,羊膜把体蒂、尿囊、卵黄管都包绕形成一圆柱形结构即脐带

umbilical vein(简作 UV) ***n***. 脐静脉

umbilical-portography ***n***. 经脐门静脉造影(术)

Umbilicariaceae ***n***. 石耳科(一种地衣类)

umbilicate[拉 *umbilicatus*] ***a***. ① 脐形的 ②有脐的

umbilicated ***a***. 脐形的,凹陷的

umbilication ***n***. 成脐形,凹陷 ‖ ~ of lens 晶状体脐状凹陷

Umbilicus ***n***. 瓦松属 ‖ ~ fimbriatus; Cotyledon fimbriata; Orostachys fimbriatus 瓦松 ~ malacophyllus; Cotyleson malacophylla 瓦衣,石莲花

umbilicus(简作 Umb) ***n***. [拉]; **omphalos** ***n***. 脐 ‖ amniotic ~; amniotic navel 羊膜脐 / decidual ~ 蜕膜脐 / intestinal ~ 肠脐 / posterior ~; pilonidal sinus 后脐,藏毛窦 /somatic ~体脐 / yolk-sac ~卵黄囊脐

umbiliform ***n***. 脐形

Umbillcaria esculenta (Miyoshi) Minks[拉,植药] 石耳

Umbillcaria Esculenta[拉,植药] ***n***. 石耳

umbo(复 umbones)[拉 boss] ①凸,圆头 ②壳顶 ③中心凹小窝 ‖ ~ membranae tympabi 鼓膜凸

umbonal cavity ***n***. 喙部腔

umbonate[拉 *umbo* a knob] ①凸形的,钮形的 ②具脐状突起的

umbone ***n***. 肩喙(鞘翅目的前翅)

umbra ***n***. 阴影,本影,明影区 ‖ ~ iridis 虹膜投影

umbraculate(拉,umbraculatus) ***a***. 具伞的

umbrage ***n***. 树荫,不愉快,猜疑 ‖ ~ ous ***a***.

umbrascopy[拉 *umbra* shade + 希 *skopein* to examine]; skiascopy ***n***. ①X 线透视检查② 视网膜镜检查

umbrella ***n***. ①伞,伞形物 ‖ ~ detachment 伞形[视网膜]脱离 / ~ iris 虹膜膨隆,虹膜驼背 ②伞膜 / ~ organ 钟形感器 / ~ stage 伞形期

umbrella-shaped stage 伞形期

umbradil ***n***. 碘司特,碘吡拉啥〔造影剂〕

umbradil-viskos-B ***n***. 优姆伯拉迪尔.维斯科斯 B(支气管造影剂)

umbrascopy ***n***. ①X 线透视检查 ②视网膜镜检查

Umbre bunyavirus ***n***. 安布勒本扬病毒

Umbre virus ***n***. 安布勒病毒

Umbrina rusdselli(Cuvier et Valenciennes) ***n***. 勒氏短须石首鱼(隶

属于石首鱼科 Sciaenidae)
UME *n*. 氨基酸乙酯混合设备(见 urethane mixing equipment)
Umespirone[商名] *n*. 乌美螺酮(抗焦虑药)
umformer *n*. 变换器,交流机
Umfornungzeit(简作 UFZ)[德] *n*. 变形时间
UMHP *n*. 世界药学史协会联合会(见 Union Mondiale des Societes d'Histoire Pharmaceutique)
umho *n*. 微姆欧
umklapp process *n*. 碰撞过程
UMI *n*. 尿的胎便指数(见 Urinary meconium index)
UMM *n*. 一般测定用显微镜,万能显微镜(见 universal measuring microscope)
UMN *n*. 上运动神经原(见 upper motor neuron)
UMP *n*. 尿甙一磷酸(见 uridine monophosphate)
UMP uridine monophosphate *n*. 尿苷一磷酸,尿苷酸
UMP synthase *n*. 尿苷一磷酸合酶
UMP synthase deficiency *n*. 尿苷一磷酸缺乏症,乳清酸尿症 I 型
Umpire *n*. 裁判员 *vi*. 裁判
UMS *n*. 海下医学学会(见 Undersea Medical Society)
un-[拉 *in* not 不][构词成分] *pref*. 不
un-uni-前缀,意为"一"来自拉丁语(unus)
Un *n*. ①联合,团结 ②连接,联合(见 union)/ *a*. 联合的,统一的;团结的(见 united)/ *n*. 无髓神经纤维(见 unmyelinated nerve fibre)
UN *n*. 联合国(见 Uited Nations)/ *n*. 护士联合会(加拿大)(见 United Nurses)/ *n*. 西北大学(美)(见 University of Northwestern)/ *n*. 尿素氮(见 urea nitrogen)
un *n*. 已知方法(见 usu noto)
un-*prep*. 无,非
Una alphavirus *n*. 乌纳甲病毒
Una virus *n*. 乌纳病毒
unabashed *a*. 不害羞的,泰然自若的 ‖ ~ly *ad*.
unabiding *a*. 不持久的,短暂的,瞬息的
unable *a*. 不能的,无能力的
Uncaria hirsuta Havil.[拉,植药] *n*. 毛钩藤
Uncaria macrophylla Wall.[拉;植药] 大叶钩藤
Uncaria rhynchophylla(Miq.)Jacks.[拉,植药] *n*. 钩藤
Uncaria sessilifructus Roxb.[拉,植药] *n*. 无柄果钩藤
Uncarria sinensis(Oliv.) Havil.[拉,植药] *n*. 华钩藤
unacceptable *a*. 不能接受的,不中意的,难以承认的 ‖ ~ diplopia 不接受复视
unaccommodated *a*. 不适应的,不适合的
unaccountable *a*. 无法解释的,不可理解的;无责任的 ‖ unaccountably *ad*.
Unaccounstomed *a*. 不习惯的,奇怪的,不平常的
unaccounted *a*. 未说明的,未解释的(for)
unacquainted *a*. 不知的,陌生的
unactivated *a*. 未激活的,不产生放射性的
unactivated stete *n*. 未激活(状)态
Unasyn[商名] *n*. 优力新(抗生素)
unadvisable *a*. 不妥当的,不得当的,不接受劝告的
unaffected *a*. 自然的;未受影响的;未改变的
unaflow *n*. 单流,直流
unaggregated(简作 UA) *a*. 不凝集的
unaided *a*. 无助的,独立的 ‖ ~ eye 肉眼
unalterable *a*. 不可变更的,不变的,坚定不移的
unaltered *a*. 未改变的,不变的
unambiguous *a*. 清楚的,明确的
unanimity *n*. 一致(意见等)
unanimous *a*. (全体)一致的,一致同意的 ‖ ~ly *ad*. / unanimity *n*.
unappealing *a*. 不能打动人的,无吸引力的
unappehensive *a*. 反应迟钝的,不怀疑的,理解力差的
unapt *a*. 不合适的,不恰当的,未必的 ‖ ~ly *ad*. / ~ness *n*.
unassailable *a*. 不容置疑的,不容否认的
unassisted *a*. 无助的,独立的
Unasyn *n*. 氨苄西林钠—舒巴坦钠(ampicillin sodium and sulbactam sodium)制剂的商品名
unattended *a*. ①无随从的,无陪伴的,无人照顾的,没有扎绷带的,②自动的 ‖ ~ equipment 自动装置 / ~ operation 自动操作
unattenuated *a*. 非衰减的 ‖ ~ backward wave 无衰减反向波 / ~ forward wave 无衰减前向波,无衰减直达波 / ~ shadow 非衰减声影
unavailable energy *n*. 无用能
unavailing *a*. 无益的;徒劳的
unavoidable *a*. 难免的,不可避免的 ‖ ~ly *ad*.
unawakened *a*. 未被激发的,潜伏在的
unaware *a*. 不知道的,不注意的,没有觉察的(of)
unawares *ad*. 不知不觉地,无意中 ‖ take sb ~ 出其不意 ‖ ~ly *ad*. 突然地,不知不觉地 / ~ness *n*.
unazotized *a*. 不含氮的
unbaffled *a*. 无挡板的,无导流片的
unbalance *vt*. 使失去平衡,使精神错乱,使紊乱 *n*. 错乱,紊乱;不平衡,不对称 ‖ ~ voltage 不平衡电压
unbalanced *a*. 不平衡的 ‖ ~ attenuator 不平衡衰减器 / ~ bridge 不平衡电桥 / ~ circuit 不平衡电路 / ~ current 不平衡电流 / ~ factor 不平衡因素 / ~ feeder line 不平衡馈线 / ~ modulator 不平衡调制器 / ~ polyploid 不平衡多倍体 / ~ (nonreciprocal) structural change 不平衡(非相互)结构改变 / ~ness 不平衡性(度) / ~ type 不均衡型
unbearable *a*. 难堪的,不能容忍的 ‖ unbearably *ad*.
unbecoming *a*. 不相称的,不合理的,不正当的 ‖ ~ly *ad*. / ~ness *n*.
unbefitting *a*. 不恰当的,不合适的,不相宜的
unbelievable *a*. 难以相信的
unbelieving *a*. 不相信的,怀疑的
unbend(unbent) *vt*. 弄直;放松,解开 *vi*. 变直;松弛
unbending *a*. 不(易)弯曲的,坚硬的
unbent(unbend 的过去式和过去分词) *a*. 不弯的,直的;松弛的
unbias(s)ed *a*. 不偏的,不偏不倚的;无偏见的 ‖ ~ critical region 无偏临界区(域) / ~ error 无偏误差
unbind(unbound) *vt*. 解开,松开,释放
unbitted *a*. 不受控制(约束)的
unblanking *n*. ①(信号)开启 ②增辉 ‖ ~ mixer 开锁混频器,开启混频器 / ~ pulse 启通脉冲 / ~ signal 增辉信号,启通信号
unblock *n*. 开启,接通
unblocking factors(简作 UBF) *n*. 解除封锁因子,非阻滞因子
unblocked field *n*. 无遮挡野
unblocked level *n*. 开启电平
unborn *a*. 未诞生的,有待出现的,未来的
unbosom *vt*. 吐露(心事),暴露(思想)
unbound(unbind 的过去式和过去分词) *a*. 解脱了束缚的;被释放的;非结合的 ‖ ~ radioactivity 非结合放射性
unbound (unsaturated) thyroxinebinding globulin(简作 UTBG) *n*. 非结合的(非饱和的)甲状腺素结合球蛋白
unbounded *a*. 无限的;无节制的,不受控制的;无界的
unbrace *vt*. 放松;松弛(肌肉、神经);使松懈;使衰弱
unbroken *a*. 未破损的,完整的,未打破的,未违反的
unbroken curve *n*. 连续曲线
unbypassed *a*. 无旁路的 ‖ ~ cathode resistance 未加旁路阴极电阻(器)
UNC *n*. 北卡罗来纳大学(美)(见 University of North Carolina)
uncert *a*. ①不确知的,不确定的 ② 不能断定的 ③ 变化的,不可靠的(见 uncert)
uncage *vt*. 释放
uncal *a*. 钩的
uncalled-for *a*. 不必要的,多此一举的,没有理由的
uncapler *n*. 解偶联剂
uncared-for *a*. 没人照顾的,被忽视的
Uncaria Schreb. *n*. 钩藤属 ‖ ~ acida; ~ gambier 黑儿茶
uncarthrosis *n*. 钩骨病
uncatalyzed reaction *n*. 非催化反应
uncate *a*. 具钩的
unceasing *a*. 不停的,不断的
uncert. *a*. ①不确知的,不确定的 ② 不能断定的 ③ 变化的,不可靠的(见 uncertain)
uncertain(简作 uncert) *a*. ①不确知的,不确定的 ② 不能断定的 ③ 变化的,不可靠的 ‖ ~ly *ad*.
uncertainty *n*. 不确知,不确定,不可靠(性),误差
uncertainty principle *n*. 测不准原理
unchanged(简作 UC) *a*. 未改变的
uncharged *a*. 不带电的,未充电的 ‖ ~ particle 不带电粒子
UNCHE *n*. 联合国人类环境会议(见 United Nations Conference on Human Environment)
unchecked *a*. ①未受抑制的 ②未经检查的
unchopped beam *n*. 连续射束
unchuc; Triatoma infestans *n*. 骚扰锥蝽
unci uncus 的复数
uncia(复 unciae) *n*. [拉] 盎司;英寸
unciform *a*. ①钩状的,钩形的 ②钩骨的 *n*. 钩骨,钩形
unciforme *n*. [拉] 钩骨
uncinal; uncinate(uncinatus) *a*. ①钩状的 ②钩回的
Uncinaria[拉 *uncus* hook] 钩虫属(旧名) ‖ ~ americana 美洲钩

虫(即美洲板口线虫 Necator americanus)/ ~ duodenalis 十二指肠钩虫(即 Ancylostoma duodenale)
uncinariasis; ancylostomiasis *n*. 钩虫病
uncinariatic *a*. 钩虫病的
uncinate *a*. ①钩状的,有钩的 ‖ ~ field 钩形视野(生理盲点上部暴露)/ ~ process 钩突,钩状突 / ~ process of pancreas 胰头钩突 ②钩回的
uncinatum *n*. 钩骨
uncinus *n*. ①小钩 ②缘齿
uncipressure [拉 *uncus* hook + pressura pressure] *n*. 钩压法(止血)
uncl *a*. 一般性的,未分类的(见 unclassified)
unclamp *vt*. 松开,放开
unclasp *vt*. 解开(扣子等),使打开 *vi*. 放开,松开
unclassified(简作 U / c & UC & uncl) *a*. 一般性的,未分类的 ‖ ~ arboviruses 虫媒病毒 / ~ technical order 一般性技术规程
unclean *a*. 不洁的,肮脏的
uncle *n*. 伯,叔,舅,姑夫,姨夫
UNCND *n*. 联合国麻醉药物委员会(见 United Nations Commission on Narconic Drugs)
unco-ossified *a*. 未共同骨化的
uncoating *vi*. 脱壳
uncoditional *a*. 无条件的,无限制的,绝对的 unconditioned *a*. 无条件的,绝对的 ‖ ~ probability 无条件概率 / ~ reflex 无条件反射 / ~ stimulus 无条件刺激
uncoil *vt*. & *vi*. 解开,解螺旋
uncoiling *n*. 解螺旋
uncoiling of chromoneres *n*. 染色粒解螺旋
UNCOL *n*. 通用记算机语言(见 universal computer oriented anguage)
uncollided *a*. 未经碰撞的 ‖ ~ neutron flux 原中子通量 / ~ radiation 未碰撞辐射
Uncomp *n*. 失代偿性,未代偿的(见 uncomperpensated)
uncomfortable *a*. 不舒服的,不安的;不方便的
uncomfortable level(简作 UCL) *n*. 不适级
uncomfortable loudness(简作 UCL) *n*. 不适响度
uncommitted *a*. 未遂的(指犯罪);不受(某些原则)约束的;未被监禁的;未送往精神病院的;未定型的(指免疫细胞尚未定型,即尚未接受抗原刺激,仍保持有多种免疫反应潜能的状况)
uncomfortable loudness level(简作 ULL) *n*. 不快音(噪音)响度级
uncommitted *a*. 不受约束的,自由的 ‖ ~ cell 未定型的细胞
uncommon *a*. 不普通的,不常见的,罕见的;不平常的 ‖ ~ metal 稀有金属 ‖ ~ly *ad*.
Uncomp *n*. & *a*. 失代偿性,未代偿的
uncompensated *a*. 无补偿的 ‖ ~ amplifier 无补偿放大器 / ~ loss 未补偿损耗
uncomperpensated(简作 Uncomp) *a*. 失代偿性的,未代偿的
uncomplemented *a*. 未结合补体的(因此无活动性的)
uncomplicated *a*. 不复杂的;无并发症的;易懂的
unconcern *n*. 漠不关心,淡漠
unconcerned *a*. 漠不关心的,淡漠的;不相关的 ‖ ~ly *ad*.
uncond *a*. 非条件的(见 unconditioned)
a. 人事不省的,神志丧失的(见 unconscious)
uncondensable *a*. 不可凝结的
unconditioned(简作 uncond) *a*. 非条件的
unconditioned reflex(简作 UCR & Unc S uncond ref) *n*. 非条件反射,无条件反射
unconditioned response(简作 UCR & UR) *n*. 非条件反应
unconditioned stimulus(简作 UCS & Unc S & Un S & US) *n*. 非条件刺激
unconjugated bile acid(简作 UBC) *n*. 非结合胆汁酸
unconjugated billir-ubin(简作 UCB) *n*. 游离胆红素
unconscious(简作 ucs & uncond) *a*. 人事不省的,神志丧失的;不知道的(of) 无意识的 *n*. 潜意识 ‖ collective ~ 集体潜意识 ‖ ~ ly *ad*.
unconsciousness [ʌn'knesnis] *n*. ①人事不省,神志丧失 ②潜意识
unconsidered *a*. 未经思考的;不值得考虑的,可忽略的
uncontaminated *a*. 洁净的,未污染的 ‖ ~ air 洁净空气
uncontrollable *a*. 不可控制的
uncontrolled *a*. 不受控制的,无拘束的,自由的 ‖ ~ rectifier 未稳压整流器
Uncontrolled terms(简作 UT) *n*. 非规范词(自由词)
uncontrolled variable(简作 UCV) *n*. 非控制性变异
unconvoluted *a*. 不卷曲的
unco-ossified *a*. 未共同骨化的(未联合为一骨)
uncorrected(简作 uc & UC& uncor) *a*. 未校正的,未调整的
uncorrelated *a*. 非束缚的,无关联的 ‖ ~ electron 非束缚电子,无关联电子
uncotomy *n*. 海马回沟切开术
uncouple *vt*. 解开,松开 ‖ ~r *n*. 解偶联剂
uncoupling *n*. 解偶联
uncoupling agent *n*. 解偶联剂
uncoupter *n*. 解偶联剂
uncovered *a*. 无掩护的 ‖ ~ wire 无绝缘导线
uncovertebral *a*. 椎骨钩突的
uncritical *a*. 不加批判的;批评不当的,无批判力的
uncrossed *a*. 非交叉的 ‖ ~ diplopia 非交叉性复视,同侧性复视 / ~ disparation 非交叉性视差异(同侧复视)/ ~ disparity 非交叉性视差 / ~ parallax 不交叉性视差,同侧性视差
UNCT *n*. 鼻咽型未分化癌(见 undiffe entiated carcinoma of nasopharyngeal type)
Unc S *n*. 非条件刺激(见 unconditioned stimulus)
Unc S uncond ref *n*. 非条件反射,无条件反射(见 unconditioned reflex)
UNCT *n*. 鼻咽型未分化癌(见 undiffe entiated carcinoma of nasopharyngeal type)
unct *a*. 涂片的,涂抹的(见 unctus)
unction [拉 unctio] *n*. ①油膏 ②涂油露,涂药膏
unctuous *a*. 油滑的,油样的
uncture *n*. 油膏,软膏
unctus [拉](简作 unct) *a*. 涂片的,涂抹的
unctio [拉](简作 Unct) *n*. 软膏剂
uncus [拉] *n*. ① 爪骨 ②爪形突③钩 ‖ ~ gyri fornicati; ~ gyri hippicampi 海马回钩
UNDA *n*. 统一麻醉药条例(见 Uniform Narcotic Drug Act)
undamped *a*. ① 无衰减的 ② 无阻尼的 ‖ ~ natural frequency 等幅(振荡)固有频率 / ~ oscillation 无阻尼振荡 / ~ vibration 无阻尼振动 / ~ wave 无衰减波
undaria *n*. 昆布
Undaria pinnitafida *n*. 裙带菜
undate *n*. 波状的
undated *a*. 未注明年月日的,无定期的,波状的,波浪似的
undatergum *n*. 尾节
undec *a*. 未分解的,未析出的(见 undecomp undecomposed)
undeca- [构词成分] 11,十一(数字)
undecalcified *a*. 未脱钙的
undecalcified granulated bone(简作 UGB) *n*. 未脱钙异体骨颗粒
Undecane *n*. 十一烷 ‖ ~ diamidine 十一烷二脒
Undecanoaut testosterone *n*. 环戊丙酸睾酮(即 Andriol 安雄)
Undecenoic acid, Undecylenic acid *n*. 十一烯酸(抗真菌药)[商名]
undecided *a*. 未决定的;不明确的;未下决心的
undecomp undecomposed(简作 undec) *a*. 未分解的、未析出的
Undecoylium Chloride Iodine [商名] *n*. 恩地氯铵碘(消毒防腐药)
Undecylenate *n*. 十一烯酸盐(根据 1998 年 CADN 的规定,在盐或酯与加合物之命名中,使用此项名称)
Undecylenic Acid [商名] *n*. 十一烯酸(抗真菌药)
undefended *a*. 无保护的;无理由证实的
undefined *a*. 未下定义的,不用定义解释的;不明确的
undeflected beam *n*. 未偏转束
undemonstrable *a*. 无法表明的,不可论证的
undamped oscillation *n*. 无阻尼振荡
undenatured bacterial antigen(简作 UBA) *n*. 未变性的细菌抗原
undeniable *a*. 不能否认的,无可争辩的
undepleted *a*. 非衰减的
under; **hypo-** [希]; **sub-** [拉] *prep*. [表示位置] 在……下面,在……之中;[表示级别、数量、标准等]低于……,少于……;在……以下;[表示从属关系]在……之下,在……指引下;[表示条件等]在……之下;[表示过程]在……中,在……期间 *ad*. 在下,少于 *a*. 下面的,从属的,标准以下的,不足 ‖ ~ charge 充电不足,装药不足 / ~ contouring 外形不足(牙冠)/ ~ damping 阻尼不足 / ~ exposure 曝光不足 / ~ frame 底架,床框 / ~ load 欠载,轻负载 / ~ power 功率不足,低功率 / ~ pressure 减压,在压力下 / ~ test 在试验中 / voltage 电压不足
under water(简作 UW) *n*. 水下
underaction *n*. 〔眼外肌〕运动迟缓
underage[1] *a*. 未成年的
underage[2] *n*. 缺乏,不足
underbalance *n*. 平衡不足,欠平衡
underbelly *n*. 下腹部
underbite *vi*. 咬合不足

underbunching *n*. 聚束不足,欠聚
undercanoate *n*. 十一酸酯(根据 1998 年 CADN 的规定,在盐或酯与加合物之命名中,使用此项名称)
undercapacity *n*. 功率不足
undercharge(简作 U/c)*n*. 装药不足,充电不足
under-chassis *n*. 底盘,底部框架
undercommutation *n*. 欠整流
undercompensation *n*. 欠补偿
underconsumption *n*. 消耗不足
undercorrection *n*. 矫正不足 ‖ ~ of a lens 透镜低度矫正
undercouch tube *n*. 床下管
undercoupling *n*. 耦合不足,欠耦合
undercover narcotics agent(简作 UC)*n*. 非法麻醉剂,非法毒品贩
undercurrent *n*. 电流不足,欠电流
undercut *n*. 底切;底切部 *a*. 倒凹的(-tt-) *vt*. 从下部切开,底切 *vi*. 切去下部,底切 ‖ ~ gage 倒凹测量器
under-debelopment *a*. 不发达的;发育不全的;显影不足的
underdamping *n*. 欠阻尼
underdevelopment *n*. ①显影不足 ②发育不全
underdiagnosis *vt*. 诊断不足
underdid underdo 的过去式
underdo(underdid, underdone)*vt*. 不尽全力做;使不煮透 *vi*. 不尽全力去做
underdone underdo 的过去分词 *a*.(尤指肉)不太熟的,煮得嫩的
underdosage *n*. 剂量不足
underdrain *n*. 阴沟,暗沟 *vt*. 开暗沟排水
underdrainage *n*. 暗沟排水,地下排水
underestimate *vt*. & *vi*. 低估,看轻 *n*. 低估,估计不足 ‖ underestimation *n*.
underestimaon n.低估
underexpose *vt*. 使(底片等)曝光不足 ‖ underexposure *n*.
underfed(underfeed 的过去式和过去分词)*a*. 未喂饱的,营养不良的
underfeed(underfed)*vt*. 未喂饱;给……太少的食物
underfilling *n*. 欠充
underfocus *n*. 弱焦(点)
underframe *n*. 底架,底
underfrequency *n*. 频率过低
underfur *n*. 绒毛
undergarment *n*. 衬衣
underglaze *a*. 釉底的
undergo(underwent, undergone)*vt*. 经历,忍受,经受,遭受
undergrad *n*. 大学肄业生(见 undergraduate)
undergraded insulin factor(简作 UIF)*n*. 亚级胰岛素因子
undergraduate(简作 undergrad)*n*. 大学肄业生,(尚未取得学位的)大学生 *a*. 大学生的
underground *ad*. 在地下,秘密地 *n*. 地面下层;地道 *a*. 地下的 ‖ ~ cable 管道电缆 / ~ line 地下线
undergrown *a*. 发育不全的,未长足的
undergrowth *n*.(长在大树下的)下层树丛,发育不全
underheat *vt*. 欠热,加热不足
underhorn *n*. 下角(侧脑室)
underjawed; underhung *a*. 突下颌的
underlaid underlay[1] 的过去式和过去分词
underlain underlie 的过去分词
underlay[1](underlaid)*vt*. 置于……下;放在……之下 *n*. 垫物
underlay[2] underlie 的过去式
underlayer *n*. 下层,底层
underlaying *n*. 垫底,基础
underlie(underlay, underlain; underlying)*vt*. 放在……的下面,位于……的下面;支承,构成……的基础;屈服于
underling scale *n*. 隐伏尺度
underline *vt*. 画线于……之下;强调 *n*. 画在下面的线
underlip *n*. 下唇
underload *n*.荷不足,欠载
underlying causes of death *n*. 死亡的潜在原因
underlying(underlie 的现在分词)*a*. 在下的;根本的,原来的,基础的;潜在的
undermentioned(简作 um)*a*. 下述的
undermethylation *n*. 甲基化不足
undermine *vt*. 在……之下掘地道,削弱……的基础;暗中破坏,逐渐损害 ‖ ~d *a*. 潜行的
undermodulated *a*. 调制不足的
undermodulation *n*. 欠调
undermost *ad*. 最低的(地),最下的(地)
underneath *ad*. 在下面,在底下;在下部 *prep*. 在……下面;在……的形式下 *a*. 下面的 *n*. 下部,下面
undernourish *vt*. 使营养不足 ‖ ~ed *a*. 营养不足的/~ment *n*. 营养不足
undernutrition; undernourishment *n*. 营养不足,营养不良
underpan *n*. 底盘,托盘
underpenetrate *n*. 穿透不足
underpenetrated film *n*. 穿透不足的(X 线)照片
underpefused *a*. 低灌注的
underplate *n*. 底座,底板
underpressure *n*. 负压.降压,抽空
underpopulation *n*. 人口稀少,人口不足
underproduce *vt*. & *vi*. 生产不足 ‖ underproduction *n*.
underproductivity *n*. 精神活动力不足
underproof(简作 UP)*a*. 标准强度以下的,含酒精成分低于标准的
underrate *vt*. 对……评价过低,低估,看轻 underrun (underran, underrun) *vt*. 在……下通过
underreaming(简作 UR)*n*. 扩孔不足(牙科)
underscan *n*. 临界扫
underscore *vt*. 在……下画线,强调
underscouring *n*. 冲刷,冲洗
Undersea Bimedical Research(简作 UBR)*n*. 海下生物医学研究(杂志名)
Undersea Medical Society(简作 UMS)*n*. 海下医学学会
undersell(undersold)*vt*. 低价出售
undersensing *n*. 检测不全(人工心脏起搏器的心脏电信号失检,导致传送刺激过于频繁和不规则,其原因包括磁头脱位,脉冲发生器功能不良,纤维变性,梗死和药物)
undersexed *a*. 性欲不强的
undershoot *n*. 下冲,负脉冲信号 ‖ ~ artifact 照射不足伪影
underside *n*. 下侧,下面
undersign *vt*. 在……下面签名
undersize(简作 US & u/size)*n*. 缩小尺寸;过小
undersonic *a*. 次声的 ‖ ~ frequency 次声频率
underspeed *n*. 降低速度,低速
understain *n*. 浅染,染色不足
understand(under-stood)*vt*. 懂,理解,了解,熟悉;听说;认为 *vi*. 值得;理解 ‖ give sb to ~ 使……相信,使……领会 /make oneself understood 说明自己的意思,使旁人理解自己的意思 ‖ ~able *a*. 可懂的,可理解的
understanding *n*. 了解,理解,认识 *a*. 了解的,有理解力的;能谅解的 ‖ on the ~ that 以……为条件,如果……/with(或 on)this ~ 根据这个条件,在此条件下
understate *vt*. & *vi*. 未充分按实情表达,打折扣地报道,少报;克制地陈述
understatement *n*. 未充分按实情表达 ‖ the ~ of the year 未充分说出真实情况,轻描淡写
understood understand 的过去式和过去分词 *a*. 被充分理解的;含义在内的,不讲自明的
understressing *n*. 应力不足
underswing *n*. ①负脉冲 ②下摆
undertake(undertook, undertaken)*vt*. 着手做,从事;接受;保证
undertaking *n*. 任务,事业,企业;承担,保证
undertreat *vt*. 治疗不足
undertoe *n*. 践底趾(踇趾移位于其他各趾之下)
underuption *n*. 埋伏阻生(牙)
undervalue *vt*. 低估,轻视;降低……的价值 ‖ undervaluation *n*.
under-votage conditton *n*. 欠压状态
underwater *ad*. 在水下 *a*. 水下的 ‖ ~ diathermy 水下电凝,水下透热法 / ~ robot 水下机器人 / ~ vision 水下视觉
underwater television(简作 UWTV)*n*. 水下电视
underwear *n*. 衬衣,贴身衣,内衣
underweight *n*. 不足的重量,标准以下的重量 *a*. 重量不足的
Underwood's disease [Michael 英产科及儿科医师 1737—1820]; sclerema neonatorum 安德伍德氏病,新生儿硬化病
underwork *vt*. 少做工作,工作马虎
underwrite(underwrote, underwritten)*vt*. 写在下面,签名,保险,赞同
Underwriters' Laboratory Standard(简作 ULS)*n*. 保险商实验室标准
under tail coverts *n*. 尾下覆羽
under wing *n*. 后羽
under wing coverts *n*. 下覆羽
undescended testicle *n*. 隐睾症(出生时睾丸没有降至阴囊内。仍

留在骨盆腔内,留在盆腔内的睾丸易发生癌变。隐睾症者常导致无精子或少精子)
undeserved *a*. 不应得的,不该受的
undesigned *a*. 非故意的,偶然的
undesirable *a*. 不合需要的,不受欢迎的 *n*. 不受欢迎的人
undesired *a*. 不希望有的 ‖ ~ signal 不需要的信号 / ~ sound 骚声
undesired specific staining(简作 USS) *n*. 不合要求的特异性染色
undet orig *n*. 未决定原因(见 undetermined origin)
undetected *a*. 未被发现的,未被察觉的
undeterminable *a*. 不可测定的
undetermined *a*. 未经决定的,未确定的;性质未明的,待定的;缺乏判断力的
undetermined origin(简作 undet orig) *n*. 未决定原因
undeveloped *a*. 不发达的,未开发的;发育不全的,未充分发育的,未显影的
undevout *a*. 不虔诚的
undiagnosable *a*. 不能诊断的
undid undo 的过去式
undiffe entiatedcar cinomaof nasopharyngeal type(简作 UNCT) *n*. 鼻咽型未分化癌
undifferential lymphoma(简作 UL) *n*. 未分化淋巴瘤
undifferentiated *a*. 难以鉴别的;无差异的,一致的;未分化的
undifferentiated carcinoma *n*. 未分化癌
undifferentiated race *n*. 〔性〕未分化型族,分化族
undifferentiation *n*. 未分化(作用);退行发育
undiffracted *a*. 非绕(衍)射的
undigested *a*. 未消化的,未充分理解的 ‖ ~ food 食物残渣
undil *a*. 没有冲淡的,纯粹的(见 undiluted)
undiluted(简作 undil) *a*. 没有冲淡的,纯粹的
undine *n*. 洗眼壶,洗鼻壶
undinism *n*. 弄水色情,水淫,排尿色情
undissociated *a*. 未离解的
undiluted(简作 **undislvd**) *a*. 不溶解的
undistorted *a*. 不失真的,不畸变的 ‖ ~ signal 不失真信号 / ~ wave 无失真波 / ~ undivided *a*. 没分开的,专心的
undistorted signal(简作 US) *n*. 不失真信号
undisturbed *a*. 安稳的,原状的 ‖ ~ flow 稳流
undislvd *a*. 不溶解的(见 undissolved)
undo(undid, undone) *vt*. 解开,脱去;取消,消除;破坏;使失败,使复原
undoing *n*. 解开;取消;复旧;破坏;毁灭;毁灭的原因
undone *a*. 没有做的,未完成的,解(松)开的
undone undo 的过去分词 *a*. 没有做的,未完成的;解开的,松开的
undose *a*. 波曲的
undosed *a*. 未给剂量的
undoubted *a*. 毋庸置疑的,肯定的 ‖ ~ly *ad*.
undress *vt*. 使脱衣服;解掉(伤口等)的绷带 *vi*. 脱衣服 *n*. 裸体;便服
undressed *a*. 未穿衣的(尤指未穿外衣的);未包扎的;未修饰的 ‖ get ~ 脱掉衣服
UNDRO *n*. 联合国救灾处(见 United Nations Disaster Relief Office)
undue *a*. 过度的,不适当的;不正当的
undulant[拉 *undawave*] *a*. 被动的,波动的,波状的 ‖ ~ fever 米利他热,波型热
undular *a*. 波状的
undulate(拉,undulatus) *vt*. & *vi*. (使)波动,(使)起伏;(使)呈波浪形
undulating current *n*. 波动电流
undulating membrane *n*. 波状膜(指各种微生物及寄生虫等)
undulating nystagmus *n*. 振功性眼球震颤,摆功性眼球震颤
undulating quantity *n*. 脉动值
undulation[拉 *undulatio*] *n*. 波动;颤动,振动 ‖ jugular ~ ; venous pulse 颈静脉波,静脉搏 / respiratory ~ 呼吸性血压波
undulator *n*. 波纹(印码)机,波动器
undulatory *a*. 波动的,起伏的;颤动的,振动的
undulatory mode *n*. 摆动模式
undulatory motion *n*. 摆动运动
Undulina; Trypanosoma *n*. 锥虫属
Undulipodium(复,undulipodia) *n*. 波动足
unduly *ad*. 过度地,不适当地;不正当地
undutiful *a*. 不适当的,未尽职的,不顺利的
undutant fever *n*. 波浪热
undying *a*. 不死的,不朽的,永恒的
unearned *a*. 不劳而获的
unearth *vt*. 掘出;揭露,发现
unearthly *a*. 超自然的;精神的,理想的;神秘的
unease *n*. 不舒服,不安定,心神不安
uneasy *a*. 心神不安的;不舒适的,不自在的;不稳定的 ‖ unease, uneasiness *n*. / uneasily *ad*.
unelastic collision *n*. 非弹性碰撞
unemotional *a*. 不易动感情的,冷漠的 ‖ ~ly *ad*.
Unemployed *a*. 失业的,没有利用的 ‖ the ~ 失业者(总称)
unemployed time(简作 ut) *n*. 停歇时间
unemployment *n*. 失业;失业人数
unemployment insurance(简作 UI) *n*. 失业保险
unending *a*. 无终止的;不停的,不断的,永恒的 ‖ ~ly *ad*.
unendurable *a*. 难忍受的,不可容忍的
unengaged *a*. 没有约定的;未订婚的;未占用的,有空的
unengaged head *n*. 胎头未衔
UNEP *n*. 联合国环境保护规划(见 United Nations Environmental Program)
unequal *a*. 不相等的;不平等的;不均匀的;不适合的 ‖ unequal(l)ed *a*. 不等同的,不能比拟的,无敌的 / ~ accommodation 不等性调节 / ~ bivalent 不等二价染色体 / ~ cleavage 不等全裂,不等卵裂 / ~ coeloblastula 不等腔囊胚 / ~ crossing over 不等交换 / division 不等分裂 / ~ loading 不等负荷 / ~ translocation 不等易位 / ~ twins 不对等双胞胎(非联胎的双胞胎,但一个充分发育,另一个发育不全或未发育) ‖ ~ly *ad*.
unequivocal *a*. 明确的,明显的,不含糊的
unerring *a*. 准确的,没有错误的 ‖ ~ly *ad*.
UNESC United Nations Educational, Scientific and Cultural Organization 联合国教育、科学及文化组织(简称联合国教科文组织)
UNESCO *n*. 联合国教(育)、科(学)、文(化)组织(见 United Nations Education, Scientific and Cultural Organization)
unessential *a*. 非本质的,非必要的 *n*. 不重要的事物
unesterified fatty acid(简作 UFA) *n*. 未酯化脂肪酸
unetangle *vt*. 解开,排解(纠纷)
unerupted *a*. 未长出的,未出牙
uneven *a*. 不平坦的,参差不齐的;不规则的,(质量)不匀的,(发展)不平衡的;不稳定的;奇数的 ‖ ~ development 不均匀显影 / ~ irradiation 不均匀辐照 ‖ ~ly *ad*.
unevenness *n*. 不平坦,不对称 ‖ ~ of pupils 瞳孔不对称,瞳孔不等大
uneventful *a*. 没有事故的;平静的,平凡的
unevltable abortlon *n*. 难免流产
unexampled *a*. 无先例的,绝无仅有的
unexceptionable *a*. 无所指摘的,无懈可击的
unexceptional *a*. 非例外的,平常的;不容许有例外的
unexpected *a*. 想不到的,意外的,突然的 ‖ ~ly *ad*. / ~ness *n*.
Unexpl *a*. 不能解释的,原因不明(性)的(见 unexplained)
unexplained(简作 Unexpl) *a*. 不能解释的,原因不明(性)的
unexplained phenomenon(简作 UP) *n*. 未能解释的现象
unexposed *a*. 未曝光的,未经照射的 ‖ ~ film length indicator 未曝光胶片长度指示器 / ~ portion 未曝光部分
unfadable *a*. 不褪色的,难忘的,不朽的
unfailing *a*. 无穷无尽的;可靠的 ‖ ~ly *ad*. 永久地
unfair *a*. 不公平的,不正直的 ‖ ~ly *ad*. / ~ness *n*.
unfaithful *a*. 不忠实的,不贞洁的;不可靠的 ‖ ~ness *n*. / unfavo(u)rably *ad*.
unfamiliar *a*. 陌生的;没有经验的,不熟悉的
unfasten *vt*. 解开,放松
unfathered *a*. 无父的,私生的;出处不明的
unfathomable *a*. 深不可测的;深奥的
unfavo(u)rable *a*. 不适宜的,不顺利的;相反的,反对的 ‖ ~ness *n*. / unfavo(u)rably *ad*.
UNFDAC *n*. 联合国药物滥用管理基金会(见 United Nations Fund for Drug Abuse control)
unfeasible *a*. 不能实行的,难实施的
unfeeling *a*. 缺乏感觉的;无情的
unfertile flower *n*. 不实花,不孕花
unfilterable *a*. 非滤过性的
unfit *a*. 不相宜的;无能力的;不健全的(-tt-) *vt*. 使不相宜;使不合格 ‖ ~ly *ad*. / ~ness *n*.
unfix *vt*. 解开,解下,拆下
unfixable *a*. 不固定的
unfocused processing *n*. 未聚焦处理
unfold *vt*. 展开;阐明 *vi*. 伸展;呈现
unfolding *vt*. 去折叠
unforceful ventricular fibrillation *n*. 无力型心室纤颤
unforeseen *a*. 未预见到的,意料之外的
unforgettable *a*. 难忘的

unformed *a*. 未成形的;未充分发展的,不成熟的 ‖ ~ hallucination 不成形幻视
unfortunate *a*. 不幸的;不适当的;使人遗憾的 *n*. 不幸的人 ‖ ~ly *ad*.
unfrounded *a*. 没有事实根据的,没有理由的;未建立的
unfreeze (unfroze, unfrozen) *vt*. 解冻
unfriendly *a*. ①不友好的 ②不相宜的,不顺利的 *ad*. ①不友好地 ②不利地
unfruitful *a*. 不结果实的,不繁殖的;没有结果的,无效的
unfurl *vt*. 打开,展开,展示,显露
unfurnished *a*. 无供给的,无装备的(with)
ung. (*unguentum*) 软膏
Ung *n*. 软膏 (见 unguentum)
UNG *n*. 下鼻道[德] (见 Unterer Nasengang)
ung HAD [拉] *n*. 稀释的化氨基汞(白降汞)药膏 (见 unguentum hydrargyri ammoniati dilutum)
ungainly *a*. *ad*. 笨拙(地),难看(地)
ungated image *n*. 非选择影像
ungovernable *a*. 放肆的,任性的
ungracious *a*. 不礼貌的,讨厌的
ungrateful *a*. 忘恩负义的,徒劳的,讨厌的 ‖ ~ly *ad*.
ungrounded *a*. 无扎实基础的,无事实根据的;未接地的
ungrouped bunyaviruses *n*. 未分组的本扬病毒
ungt ointment *n*. 软膏 (见 unguentum)
ungrudging *a*. 慷慨的;自愿的
ungual [拉 *unguis* nail] *a*. ①指(趾)甲的 ②爪的
unguarded *a*. 无防护的,不谨慎的,大意的 ‖ in an ~ moment 不留神,一不留心
unguent [拉 unguentum] (简作 Ug) *n*. 药膏,软膏;润滑油
unguentine spray *n*. 软膏喷雾剂
unguentum [拉] (简作 Ung & ungt ointment) *n*. 软膏 ‖ ~ acidi borici 硼酸软膏/ ~ acidi salicylici 水杨酸软膏/ ~ acidi tannici 鞣酸软膏/ ~ aquosum; hydrous ointment 含水软膏/ ~ hydrargyri ammoniti; ammoniated mercury ointment; white precipitate ointment 氯化氨基汞软膏,白降汞软露/ ~ hydrargyri oxidi flavi; yellow mercuic oxide ointment 黄降汞软膏,黄氧化汞软膏/ ~ molle 软软膏/ ~ phenolis 酚软膏/ ~ picis carbonis; coal tar ointment 煤焦油软膏/ ~ picis pini; pine tar ointment 松焦油软膏/ ~ simplex 单软膏/ ~ sulphuris 硫黄软膏/ ~ zinci oxidi 氧化锌软膏
unguentum hydrargyri ammoniati dilutum (简作 ung HAD) (拉) *n*. 稀释的化氨基汞(白降汞)药膏
ungues *n*. 爪
Unguiculata *n*. 有爪类
unguiculate [拉 *unguiculus* nail] *a*. 有爪的,爪样的
unguiculus *n*. ①小指(趾)甲 ②小爪
unguided *a*. 不能控制(操纵)的
unguifer *n*. 负爪片
unguiflexor *n*. ①指(趾)屈肌 ②爪屈肌
unguiform *n*. 爪形
unguinal [拉 *unguis* a nail] *a*. 指(趾)甲的
unguis (复 ungues) *n*. [拉] ①指(趾)甲 ②眼前房积脓 ‖ ~ avis; calcar avis; ~ Halleri 禽距/ ~ incarnatus; ingrowing toenail 嵌甲
unguitractor *n*. 掣爪腱
unguitractor tendon *n*. 掣爪腱
ungula (unguis) [拉 *claw*] *n*. ①蹄,爪 ②死胎取出器
Ungula Asini [拉; 动药] *n*. 驴蹄
Ungula Bovis Seu Bubali [拉;动药] *n*. 牛蹄
Ungula Equi [拉; 动药] *n*. 马蹄甲
Ungulae Milvi [拉;动药] *n*. 鸢脚爪
Ungulata *n*. 有蹄类
ungulate *a*. ①有蹄的,蹄状的 ②有爪的 ③ *n*. 有蹄动物
unguligrade [拉 *ungula* a hoof + gradus a step] *a*. 蹄行的
UNH *n*. 新罕布什尔大学(美) (见 University of Hampshire)
n. 硝酸双氧铀六水合物,六水合硝酸铀酰 (见 uranyl nitrate hexahydrte)
unhandy *a*. 不方便的,难使用的;不在手边的
unhappy *a*. 不幸福的,悲惨的;不幸的
unharmonious *n*. 不调和性 ‖ ~ diplopia 非调和性复视,不一致性复视
unhatched *a*. 未孵化的,未充分孵化的
unhealthful *a*. 对健康有害的,不卫生的
unhealthy *a*. 不健康的,有病的;对健康有害的,不卫生的,不良的
unheard-of *a*. 前所未闻的,没有前例的,空前的
unheated serum reagin test (简作 USR) *n*. 未加热的血清反应素试验 VDRL 的改良法,用于梅毒感染的诊断
unheeded *a*. 没有受到注意的,被忽视的
unhinge *vt*. 使(精神)失常 使错乱
unhoped-for *a*. 没有预期到的,出乎意外的
unholy *a*. 邪恶的,有罪的,厉害的
unhygienic *a*. 不卫生的 ‖ ~ally *ad*.
uni *a*. 宇宙的,全世界的 (见 Universal)
n. (综合性)大学 (见 university)
uni- [拉 *unus* one 一]; **monos** [希]; [构词成分] *prep*. 一,单
uni-acral *a*. 单肢的
uniarticular *a*. 单关节的
uniarticulate *a*. 单关节的
uniaural; **monaural** *a*. 单耳的
uniaxial *a*. 单轴的
unibasal *a*. 单底的
unibase *n*. 单基底
Unibract fritillary [植药] *n*. 暗紫贝母
unicameral *a*. 单腔的
unicamerate [*uni-* + 拉 *camera* chamber] *a*. 〔有〕单腔的
Unicapsula Davis *n*. 单囊虫属
unicapsular *a*. 单囊的
Unicapsulidae Kudo *n*. 单囊虫科
Unicauda Davis *n*. 单尾虫属
UNICEF *n*. 联合国(国际)儿童(紧急救援)基金会(见 United Nation's children's (Emergency) FUND)
unicell *n*. 单细胞
unicellular *a*. 单细胞的 ‖ ~ algae 单细胞藻类 / ~ animal 单细胞动物 / ~ gland 单细胞腺 / ~ organism 单细胞机体 / ~ stage 单细胞期
unicentral *a*. 单中心的
unicentric; **unicentral** *a*. 单中心的
uniceps *a*. 单头的(肌)
uniceptor *n*. ①单受体,单簇受体 ② 共同受体
unicexual *a*. 单性的
unicharged *a*. 单电荷的
unicircuit *n*. 集成电路
unicism [拉 *unicus* single] 性病单元论
unicoil *n*. 单线圈
unicollis *a*. [拉] 单颈的(如 uterus unicornis unicollis[单颈单角子宫])
unicolor *a*. 单色的 ‖ ~ control circuit 单色控制路
unicolorate *a*. 单色的
uniconductor *n*. 单导
unicontrol *n*. 单向控制,单钮操作
unicorn *a*. 单角的
unicornous *a*. [拉 *unicornis*] 单角的 ‖ ~ uterus 单角子宫 / ~ pulse 单向脉
unicuspid *a*. ①单尖的 ②单尖牙
unicuspidate *a*. 〔有〕单尖的,具单尖的
unidendate *a*. 单齿的
unidentified (简作 U/I) *a*. 未鉴别出来的,未查明的
unidentified endosteal marrow cell (简作 UEMC) *n*. 未确定的骨内膜髓细胞
unidentified flying object (简作 UFO) *n*. 不明飞行物
unidentified growth factor (简作 UGF) *n*. 未确定的生长因子
unidentified reading frame (简作 URF) *n*. 未鉴定读框(以线粒体基因组合的结构)
unigerminal *a*. 双胎之一的
unidirectional *a*. 单向的 ‖ ~ current 直流 / ~ element 单向元件 / ~ flow 直流 / ~ pulses 单向脉冲 / ~ transducer 单向换器
unidirectional-information flow *n*. 单向信息流
unidirectional block (简作 UB) *n*. 单向阻滞
Unidirectional Current (简作 UDC) *n*. 直流电
unidirectional replication *n*. 单向复制
unidirectivity *n*. 单向性
unif *n*. ①一样,一致(性) ②均匀性,均匀度 (见 uniformity)
unif coet *n*. 均匀系数 (见 uniformity coefficient)
unification *n*. ①连接,一致 ②统一,联合
unified *a*. 统一的,统一标准的 ‖ ~ atomicc mass unit 统一原子质量单位(根据国际规定,此一常数为^{12}C原子质量的 1/12,为核工业物理方面使用的 amu 和化学界使用的 amu 统一后的国际通用单位。$1u = 1.660\ 565\ 5 \times 10^{24}g$) / ~ thread 统一标准螺纹
unifilar *a*. 单丝的
uniflagellate *a*. 单鞭毛的
uniflorous *a*. 单花的

uniflow *n*. 直流(式)
unifocal *a*. ①单灶的,单病灶的 ②单焦点的
unifoliate *a*. 具一叶的,具一小叶的
unifollicular *a*. 单泡的
uniforate［*uni-* + 拉 *foratus* pierced］*a*. 单孔的
uniform *a*. (与其他)一样的,相同的,一致的;均匀的 *n*. 制服,军服 *vt*. 使成一样 ‖ ～ amplitude 均匀振幅,等幅 / ～ areal source 均匀平面源 / ～ beam 均匀束 / ～ contrast ennancement 均匀造影强化,均匀对比强化 / ～ density 均匀密度 / ～ dielectric 均匀介质 / ～ distribution 均匀分布 / ～ field 均匀场 / ～ function 单值函数 / ～ irradiation 均匀辐射 / ～ labelling 均匀标记 / ～ magnetic field 匀强磁场 / ～ medium 均匀介质 / ～ mixing 均匀混合 / ～ motion 匀(等)速运动 / ～ point source 均匀点源 / ～ sampling 均匀取样 / ～ temperature 恒温 ‖ ～ly *ad*.
Uniform Anatomical Gift Act(简作 UAGA) *n*. 统一解剖学命名条例
Uniform Code on Dental Procedures and Nomenclature(简作 UCDPN) *n*. 牙科处理与名称的统一代号
uniform decompression *n*. 等速减压法
Uniform Design Criteria(简作 UDC) *n*. 统一设计标准
uniform donor card(简作 UDC) *n*. 统一供体卡片(人器官移植)
uniform trial *n*. 空白试验
Uniform Narcotic Drug Act(简作 UNDA) *n*. 统一麻醉药条例
uniform probability design(简作 UPD) *n*. 均匀概率设计
uniformal distribution *n*. 均匀分布
Uniformed Services University of the Health Sciences(简作 USUHS) *n*. 卫生科技统一服务大学(简称联邦医学院)
uniformity(简作 unif) *n*. ①一样,一致(性)②均匀性,均匀度 ‖ ～ trial 均匀性试验
uniformity coefficient(简作 unif coet) *n*. 均匀系数
uniformization *n*. 均匀化
uniformly distributed *a*. 均布的
uniformly distributed electron shower *n*. 均匀分布电子簇射
uniformly irradiated tissue *n*. 均一被照组织
uniformly labeled *a*. 均匀标记的
uniformly loaded cable *n*. 均匀加感电缆
uniformly shaded picture *n*. 均匀阴像
unifunctional circuit *n*. 单功能电路
unify *vt*. 统一,使一致,一元化
unigeminal［*uni-* + 拉 *geminus* twin］*a*. 双胎之一的
unigerminal *a*. 单胚的
uniglandular *a*. 单腺的
unigravida; **primigravida** *n*. 初孕妇
uniguide *n*. 单向(波导)管
unilateral ablation *n*. 单侧摘除
unilateral mastication *n*. 单侧咀嚼
unijunction transistor(简作 UJT) *n*. 单连结晶
unilaminar *a*. 单层的
unilat *a*. ①单侧的,一侧的 ②单向的(见 unilateral)
unilateral(简作 unilat) *a*. 单侧的,一侧的,单向的 ‖ ～ anophthalmia 单侧无眼〔畸形〕,独眼〔畸形〕/ ～ blindness 单侧性盲 / ～ bundle branch block 单侧束支传导阻滞 / ～ conduction 单向导电 / ～ continuity 单向连续性 / ～ diffusion 单向扩散 / ～ dyschromatopsia 单侧性色觉障碍 / ～ gain 单向增益 / ～ hyperlucent lung 单侧透明肺 / ～ hemianopia 单侧偏盲 / ～ impedance 单向阻抗 / ～ inheritance 单线遗传 / ～ matching 单向匹配 / ～ miosis 单侧性瞳孔缩小 / ～ nystagmus 单侧性眼球震颤 / ～ ophthalmoplegia 单侧性眼肌麻痹 / ～ papilloedema 单侧性视〔神经〕乳头水肿 / ～ pouch formation 单侧囊袋形成 / ～ proptosis 单侧眼球突出 / ～ retinitis pigmentosa 单侧性视网膜色素变性 / ～ retinoblastoma 单侧性视网膜母细胞瘤 / ～ signal flow 单向信号流通 / ～ signal transmission 单向信号传输 / ～ squint 单侧性斜视 / ～ transducer 单向换能器 ‖ ～ly *ad*.
unilateral paralysis(简作 UP) *n*. 一侧麻痹,偏瘫
unilineal relative *n*. 单侧亲缘
Unilateral salpingooophorectomy(简作 USO) *n*. 单侧输卵管卵巢切除术
Unilateral seizure *n*. 单侧的急发作、再发作或癫痫发作
unilobar *a*. 单叶的
unilobular *a*. 单叶的
unilocular *a*. 单房的
Unimax 一种小型 X 线控制箱
unimmunize *vt*. 不受免疫,无免疫
unimodal *a*. 单式的;(曲线)单峰的 ‖ ～ distribution 单众数分布 / ～ frequency curve 单峰频率曲线
unimode laser radiation *n*. 单波型激光辐射
unimode magnetron *n*. 单横磁控管
unimolecular *a*. 单分子的
unimolecular layer *n*. 单分子层
unimpeachable *a*. 无可指择的,无可怀疑的
unimportant *a*. 不重要的,无价值的 ‖ ～ly *ad*.
unimpressive *a*. 给人印象不深的,平淡的
unimproved *a*. 未改善的,未被利用的,(健康)未增进的
unine aldosterone(简作 UAldo) *n*. 尿醛固酮(测定)
unineme chromosome *n*. 单线染色体
unineme hypothesis *n*. 单线〔DNA〕假说
uninemic *a*. 单线的
uninephrectomized *a*. 单侧肾切除后的
uninjured *a*. 未受损伤的
uninterrupted suture *n*. 连续缝合(术)
uninuclate *a*. 单核的
uninuclated *a*. 具单核的
uninuclear; **uninucleate**; **uninucleated** *a*. 单核的
unio(拉) *n*. 单位
UNIO *n*. 联合国情报组织(见 United Nations information Organization)
Unio douglasiae(**Gray**) *n*. 圆顶珠蚌(隶属于蚌科 Unionidae)
uniocular *a*. 单眼的 ‖ ～ amblyopia 单眼弱视 / ～ cataract 单眼白内障 / ～ diplopia 单眼复视 / ～ fixation 单眼注视 / ～ hemianopia 单眼偏盲 / ～ nystagmus 单眼性眼球震颤 / ～ parallax 单眼视差 / ～ squint 单眼斜视
uniodinal crochet *n*. 单序趾钩
union［拉 *unio*］(简作 Un) *n*. ①联合,团结,联盟,协会,结婚,愈合 ②连接,联合 ‖ bony ～ 骨质连接 / delayed ～ 连接迟缓(骨) / epithelial ～ 上皮联合 / faulty ～ 连接不良 / fibrous ～ 纤维连接 / ～ by first intention 第一期愈合 / functional ～ 机能性连接 / immediate ～ 早期愈合 / ～ joinnt 连接头,连接器接头 / primary ～ 第一期愈合 / ～ by second intention 第二期愈合 / ～ unipath 单通路(的) / vicious ～ 连接不正
Union Catalog of Medicol Periodicals(简作 UCMP) *n*. 医学期刊联合目录(美纽约图书馆)
Union Europeenne des Medecins Specialistes(简作 UEMS) *n*. 欧洲专科医师联盟
Union Europeenne de Medecine Sociate(简作 UEA) *n*. 欧洲社会医学协会
Union europeenne de pedopsychiatres(简作 UEP) *n*. 欧洲儿童精神病学家协会
International Union against Cancer(简作 UIAC) *n*. 国际癌症防治联合会
Union Internationale Contre de Cancer(简作 UICC) *n*. (法)国际癌症防治联合会,国际抗癌联盟
Union Internationale Contre la Tuberculose(简作 UICT) *n*. 国际防痨联合会
Union Internationale Pour l'Education Sanitaire(简作 UIES) *n*. 国际卫生教育联合会
Union Internationale Pour la Protection de l'Enfance(简作 UIPE) *n*. 国际保卫儿童联合会
Union Internationale Contre le Peril Venerien(简作 UEPV) *n*. 国际性病防治联合会
Union Internationale des Sciences Anthropologiques et Ethnologiques(简作 UISAE) *n*. (法)国际人类学与人种学协会
Union Internationale de Chimie Pure et Appliquee(简作 UICPA) *n*. 国际理论与应用化学协会
Union Internationale de Secours aux Enfants(简作 UISE) *n*. (法)国际儿童救济事业联盟
Union Internationale des Sciences Biologiques(简作 UISB) *n*. 国际生物科学联合
Union Internationale des Sciences de la Nutrition(简作 UISN) *n*. 国际营养科学联合会
Union Internationale Pour l'Etude des Insectes Sociaux(简作 UIEIS) *n*. 国际群居昆虫研究联合会
Union list of serials(简作 ULS) *n*. 连续出版物目录
Union of American Biological Societies(简作 UABS) *n*. 美国生物学会联合会
Union des Associations Internationales(简作 UAI) *n*. 国际协会联合会(法文名称缩写,同英文 UIA)
Union of International Associations(简作 UIA) *n*. 国际协会联合会(同 UAI)
Union Medicale du Canada(简作 UMC) *n*. 加拿大医学会志(杂志名)
Union Mondiale des Societes d'Histoire Pharmaceutique(简作

UMHP) *n*. 世界药学史协会联合会
Union Proiessionnelle Internationale des Gynecologues et Obstecriciens(简作 UPIGO) *n*.(法)妇产科医生国际职业同盟
Unionidae *n*. 蚌科(隶属于真瓣鳃目 Eulamellibranchia)
uniovular *a*. 单卵的
uniovular twin *n*. 一卵双生(见 monozygotic twin)
unipara; **primipara** *n*. 初产妇
uniennate *a*. 单羽状的
uniprental *a*. 单亲的
unipariens; **uniparous** *a*. 初产的
uniparous[uni- + 拉 *parere* to produce] *a*. 一胎一仔的(每次产一卵[或一仔]的);初产的
unipatite chromosome *n*. 含单个染色单体的染色体
unipectinated *a*. 单节的
unipen *n*. 萘夫西林钠,乙氧萘青霉素钠(nafcillin sodium)制剂的商品名
unipennate[拉 *unus* one + *penna* feather] *a*. 单羽状的
unipetalous *a*. 单瓣的,具一枚花瓣
uniphase *a*. 单相的 ‖ ~ ampliffier 单相放大器 / ~ output 单相输出
uniphaser *n*. 单相交流发电机
UNIPOL *n*. 通用程序语言(见 universal procedureeoriented language)
uniplane transducer *n*. 单平面探头
uniplicate *a*. 单褶的
unipolar *a*. ①单极的 ②单电极的 ‖ ~cell 电极细胞/ ~ electrocardiograph 单极心电图机 / ~ field effect transistor 单极场效应晶体管 / ~ lead 单极引导 / ~ neuron 单极神经元
unipolar lead(简作 UL) *n*. 单极导联(心电图)
Unipolarina Tripathi *n*. 单极亚目
Unipolaria Lamarck *n*. 钵形虫属
uniport *vi*. 单传递,单向运输
unipotency *n*. 单能性
unipotential, **unipotent** *a*. ①单能性的(指细胞)②单电位的 ‖ ~ focus system 单电位聚焦系统 / ~ lens 单电位透镜
unique *a*. 唯一的,无比的,独特的 ‖ ~ly ***ad***. / ~ness ***n***.
unique DNA *n*. 单一 DNA
uniray *n*. 单枪彩色显像管
unirradiated *a*. 未受辐照的
unirritable *a*. 无应激性的,不能刺激的
UNIS *n*. 联合国情报服务处(见 United Nations Information Service)
uniselector *n*. 旋转式选择器
uniseptate *a*. 单〔中〕隔的
uniserial crochet *n*. 单行趾钩
unisetose *a*. 单毛的
unisexual[uni- + 拉 *sexus* sex] *a*. 单性的 ‖ ~ brood 单性窝 / ~ flower 单性花 / ~ progeny 单性后代
unisex *n*. 单性活方式、附属品等
unisexualis *n*. ①雌雄异体 ②单性
unisexuality ①单性 ② = dioecy
Uniskop *n*. 一种简易 X 线诊断机
unison *n*. 一致,调和
unisource *a*. 单源的
Unistand *n*. 小型 X 线立柱
uninsulated *a*. 无(不)绝缘的 ‖ ~ conductor 未绝源导线
uninsulcate *n*. 单褶缘型,单槽缘形
uninterruptible power supply(简作 UPS) *n*. 不可间断的供电
uninterrupted *a*. 不间断的,不停的 ‖ ~ fluoroscopy 连续透视检查 / ~ irradiation 连续辐照,非干扰辐照 ‖ ~ly ***ad***. / ~ness ***n***.
unit[拉 unus one] *n*. ①单位 ②遗传单位,基因 ③设备,装置 ④单元,部件 ‖ absolute ~ 绝对单位 / alexinic ~ 补体单位 / Allen Doisy ~; mouse ~, rat ~ 艾—道二氏单位,鼠单位 / amboceptor ~ 介体单位 / American Drug Manufacturers' Association ~ 美国药厂协会单位(相当于斯廷博克氏单位的十分之一)/ androgen ~ 雄激素单位 / Angström ~ 埃〔斯特雷姆氏〕单位(波长单位)/ Ansbacher ~ 安斯巴赫尔氏单位(维生素 K 剂量单位)/ antigen ~ 抗原单位 / antipneumococcic serum ~ 抗肺炎球菌血清单位 / antitoxic ~ 抗毒素单位 / anttivenene ~ 抗蛇毒素单位 / atomic mass ~ 原子质量单位 / avena ~ 燕麦单位(测验植物生长素的数量)/ Behnken's ~ 本肯氏单位(X 线)/ Bodansky ~ 博丹斯基氏单位(一种磷酸酶效能单位)/ British thermal(缩 B.T.U.; B.Th.U.) ~ 英制热量单位(1B.T.U = 252.00 cal.)/ capon ~ 阉鸡单位 / coronary care ~ 冠心病监护室/ C.G.S. ~; centimeter-gram-second ~ 厘米克秒制单位 / chlorophyll ~ 叶绿素单位 / chorionic gonadotropin ~ 绒〔毛〕膜促性腺激素单位 / Clauberg's ~ 克劳伯格氏单位(一种孕酮单位)/ clinical ~ 临床单位(一种雄激素效能单位)/ Collip ~ 科利普氏单位(一种甲状旁腺浸膏的剂量单位)/ Columbia ~ 哥伦比亚单位(杆菌肽单位)/ complement ~ 补体单位 / Corner-Allen ~ 康—艾二氏单位(一种孕酮单位)/ corpus luteum ~ 黄体单位 / counting, type ~ B B 型计数装置/ counting, type B-2 B-2 型计数装置 / Craw ~ 克劳氏单位(使大型水蚤 Daphnia magna 心搏停止所需的绿藜芦量)/ dental ~ ①牙单位(一个牙)②牙科综合治疗装置 / dental X-ray ~ 牙医 X 线机/ digitalis ~ 洋地黄单位 / diphtheria antitoxin ~ 白喉类毒素单位/ equine gonadotropin ~ 马促性腺激素单位 / estradiol benzoate ~ 苯甲酸雌二醇单位 / estrogen ~ 雌激素单位 / Evans-Burr ~ 伊—伯二氏单位(维生素 E 剂量单位)/ Hampson ~ 汉普森氏单位(一种 X 线剂量单位,相当于 1/4 红斑量)/ Felton's ~ 费尔顿氏单位(抗肺炎球菌血清单位)/ Florey ~; Oxford ~ 弗洛里氏单位,牛津单位 / Hanson ~ 韩森氏单位(甲状旁腺提出物的生物鉴定单位)/ hemolytic ~ 溶血单位 / hemorrhagin ~ 出血毒素单位/ Holzknecht ~ 霍耳茨克内希特氏单位(一种 X 线剂量单位,相当于 1/5 红斑量)/ Howell's ~ 豪威耳氏单位(肝素效能单位)/ I.K. ~; infusoria-killing ~ 草履虫杀灭单位/ immunizing ~ 免疫单位 / ~ impulse 单位脉冲 / intermediate care ~ 中间护理单元 / international ~(缩 I.U.)国际单位 / international insulin ~ 胰岛素国际单位 / Jukes-Lepowsky ~ 朱—列二氏单位(一种滤液因子的效能单位)/ Kienboöck ~ 金伯克氏单位(一种 X 线剂量单位,相当于 1/10 红斑量)/ King ~; King-Armstrong ~ 金氏单位,金—阿二氏位(一种磷酸酶效能单位)/ lamina flow bacteria control ~ 层流净化空气环境 / ~ laser cariostatic ~ 牙医激光制龋器 / lung ~ 肺单位(包括肺泡及其血管、淋巴管、神经、结缔组织)/ Mache ~ 马谢氏单位(镭射气浓度单位)/ mobile hospital ~ 流动医院分队/ mobile optical ~ 机动修配眼镜组 / motor ~ 运动单位 / ultrasonic dental ~ 超声(波)洁牙器 / ~ mount 部件安装 / mouse ~ 小鼠单位(雌激素的生物鉴定单位)/ Noon pollen ~ 努恩氏花粉单位(过敏反应试验单位)/ on-off-response ~ "给—彻"反应单元(单位)/ on-response ~ "给"反应单元(单位)/ overload interlock x-ray ~ X 线超荷连锁设备 / Oxford ~ 牛津单位 / penicillin ~ 青霉素单位 / ~ permeance 单位磁导率 / pepsin ~ 胃蛋白酶单位 / phosphatase ~ 磷酸酶单位 / physiologic ~; micelle ~ 胶粒,微胶粒 / posterior-pituitary ~ 垂体后叶单位/ probe ~ 试探设备 / processing ~ 冲洗设备 / progesterone ~ 孕酮单位 / prolactin ~ 催乳激素单位 / quenching ~ 淬火装置(冶金)/ r ~; roentgen ~ r 单位,伦琴单位 / radium beam ~ 镭射线束设备 / radium gramme ~ 镭辐射设备 / roentgen ~ 伦琴单位(X 线剂量单位)/ Schönheyder ~ 舍恩海德氏单位(维生素 K 剂量单位)/ Sherman ~ 薛尔曼氏单位维生素 C 单位)/ Sherman-Bourquin ~ 薛—布二氏单位(维生素 B_2 单位)/ Sherman-Munsell ~ 薛—芒二氏单位(维生素 A 鼠生长单位)/ skin dose ~ 皮肤剂量单位(X 线)/ skin test ~ 皮肤试验单位(猩红热)/ Somogyi ~ 索莫吉氏单位(检血浆、血清或尿的淀粉酶活性)/ specific smell ~ 特殊嗅觉单位/ ~ speed 单位速率 / spermatocyte ~ 精母细胞单位/ streptomycin ~ 链霉素单位 / sudanophobic ~ 拒苏丹单位(促肾上腺皮质激素)/ telecurie therapy ~ 远距居里治疗设备 / teleradium ~ 远距镭照射设备 / Thayer-Doisy ~ 塞—道二氏单位(维生素 K 单位)/ Toronto ~ 多伦多单位(抗凝单位)/ ~ time 单位时间 / toxin ~(缩 T.U.); toxic ~ 毒素单位 / transcription ~ 转录单位 / turbidity reducing(缩 TRU)浊度减低单位(透明质酸酶效能单位)/ u ~ 中子单位(旧名)/ uranium ~ 铀单位 / urotoxic ~ 尿毒素单位 / U.S.P. ~ 美国药典单位 / ~ amplifier 组合放大器 / ~ amplitude 单位幅度 / ~ angle 单位角 / ~ area 单位面积 / ~ area actoustic impedance 单位面积声阻抗 / ~ brightness 单位亮度 / ~ character 单位性状 / ~ construction 单元结构,部件 / ~ controi 单位控制 / ~ control word 部件控制字 / ~ cross sectional area 单位横截面积 / ~ doublet impulse 双元脉冲 / ~ evolutionary period 单位进化期 / ~ fiber 单位(染色质)纤维 / ~ gain 单位增益 / ~ function 单元函数 / ~ Hertz calibrated oscillator 显示赫音频振荡器 / ~ impulse response 单位脉冲响应 / ~ inheritance 单因子式遗传 / ~ interval 单元时间间隔 / ~ of capcity; farad 电容单位,法拉 / ~ of charge, electrostatic 电荷静电单位 / ~ of estrogenic activity, international 雌激素效能国际单位 / ~ of gonadotrophic activity, international ~ 促性腺激素效能国际单位 / ~ of male hormone, international 雄激素国际单位 / ~ membrane 单位膜 / ~ of thyrotrophic axtivity 促甲状腺效能单位/ ~ of thyrotrophin, international 促甲状腺素国际单位 / mesonephritic ~ 中肾单位/ microcirculatory hepatec ~ 肝微循环单位 / units, M.K.S.; meter-kilogram-second units 米千克秒制单位 / ~ of radioactivity 放射能量单位,辐射能量单位 / ~ operation 单元操作 / ~ of oxytocin 催

产素单位 / ~ of radioactivity 放射能单位,辐射能单位 / ~ pulse 单位脉冲 / quantum ~ 量子单位 / ~ of vasopressin 加压素单位 / ~ value(s) 单位值 / ~ voltage 单位电压 / ~ volu 单位体积 / ~ weight 单位重量 / unitegmic 单珠被的
unit-response time *n*. 救护车反应时间
unit area loading(简作 UAL) *n*. 单位面积负荷
unit check(简作 UC) *n*. 设备检验
unit clerk(简作 UC) *n*. 单位属员
unit control word(简作 UCW) *n*. 部件控制用语
unit membrane *n*. 单位膜
unit of measure(简作 U / M) *n*. 测量单位;测量元件
unit process *n*. 单位过程
Unit under test(简作 UUT) *n*. 试验用单位
unitage *n*. 单位量
unitarian; unitary *a*. 单元的,一元的
UNITAR *n*. 联合国训练与研究组织(见 United Nations Institute for Training and Research)
unitary [拉 unitas oneness] *a*. 单元的,一元的; 单式的,酉的
unitary group *n*. 酉群
unit cell *n*. 晶胞
unitarian *a*. 单元的,一元的
unitary *a*. 单元的,一元的
unite *vi*. 联合,团结;粘合,混合 *vt*. 使联合,统一,使团结;使粘合;兼备(各种特性)
united(简作 Un) *a*. 联合的,统一的;团结的 ‖ the United Kingdom (of Great Britain and Northern Ireland)(大不列颠和北爱尔兰)联合王国 /the United Nations 联合国 /the United Arab Emirates 阿拉伯联合酋长国[亚洲]/the United States (of America)美利坚合众国,美国/United States Pharmacopeia 美国药典
United Cancer Control(简作 UCC) *n*. 联合癌症委员会
United Cerebral Palsy Association(简作 UCPA) *n*. 脑性麻痹学联合会
United Chemists' Association(简作 UCA) *n*. 药剂师联合会
United Epilepsy Association(简作 UEA) *n*. 癫痫协会联合会
United Kingdom Medical Research Council(简作 UKMRC) *n*. 联合王国医学研究委
United Kingdom Transplant Service(简作 UKTS) *n*. 联合王国器官移植服务处
United Leukemia Fund(简作 ULF) *n*. 联合白血病基金会
United Nations(简作 UN) *n*. 联合国
Unite Nation's Children's (Emergency) FUND(简作 UNICEF), *n*. 联合国(国际)儿童(紧急救援)基金会
United Nations Commission on Narconic Drugs(简作 UNCND) *n*. 联合国麻醉药物委员会
United Nations Conference on Human Environment(简作 UNCHE) *n*. 联合国人类环境会议
United Nations Disaster Relief Office(简作 UNDRO) *n*. 联合国救灾处
United Nations Education, Scientific and Cultural Organization(简作 UNESCO) *n*. 联合国教(育)、科(学)、文(化)组织
United Nations Environmental Program(简作 UNEP) *n*. 联合国环境保护规划
United Nations Fund for Drug Abuse control(简作 UNFDAC) *n*. 联合国药物滥用管理基金会
United Nations Institute for Training and Research(简作 UNITAR) *n*. 联合国训练与研究组织
United Nations Relief and Rehabilitation Administration(简作 UNRRA) *n*. 联合国善后救济总署,联合国难民救济总署
United Nations Scientific Committee on the Effects of Atomic Radiation(简作 UNSCEAR) *n*. 联合国原子辐射影响科学委员会
United Nations Scientific Conference on the Conservation and Utilization of Resources(简作 UNSCCUR) *n*. 联合国保存与运用资源科学会议
United Nations Social Commission(简作 UNSC) *n*. 联合国社会委员会〔注意:也是联合国安全理事会(United Nations Security council 的缩写〕
United Nurses(简作 UN) *n*. 护士联合会(加拿大)
United Ostomy Association, Inc(简作 UOA) *n*. 联合造口术协会
United Research Services, Inc.(简作 URS) *n*. 联合研究服务公司(美)
United States(简作 US) *n*. 美国
United States Adopted Names(简作 USAN) *n*. 美国采用药名,为美国药物命名委员会采用的非专利药名)
United States Adopted Names Council (drug nomenclature)(简作 U-SAN) *n*. 美国药名选定委员会
United States Air Force Medical Service Digest(简作 USAFMSD) *n*. 美国空军军医文摘(杂志名)
United States Armed FOrces Medical Journal(简作 USAFMJ) *n*. 美国武装部队医学杂志
United States Army Hospital(简作 USAH) *n*. 美国陆军医院
United States Army Medical Service(简作 USAMedS) *n*. 美国陆军军医(勤务)
United States Bureau of Standards(简作 USBS) *n*. 美国标准局
United States Code(简作 USC) *n*. 美国标准,美国法典
United States Department of Agriculture(简作 USDA) *n*. 美国农业部
United States Department of Health, Education and Welfare(简作 USDHEW) *n*. 美国卫生、教育和福利部
United States Dispensatory(简作 USD & U.S.D.) *n*. 美国处方集
United States Hygienic Laboratory(简作 USHL) *n*. 美国卫生学实验所
Uniteb States Information Agency(简作 USIA) *n*. 美国新闻署
United States Information Service(简作 USIS) *n*. 美国新闻处
United States Intelligence Board(简作 USIB) *n*. 美国情报局
United States Medicine(简作 USM) *n*. 美国医学(杂志名)
United States Metric Board(简作 USMB) *n*. 美国公制(米制)委员会
United States Marine Hospital(简作 USMH) *n*. 美国海军陆战队医院
United States Marine Hospital Service(简作 USMHS) *n*. 美国海军陆战队医院勤务
United States Naval Radiological Defense Laboratory(简作 USNRDL) *n*. 美国海军辐射防护实验所
United States National Committee for Medical Physics(简作 USNCMP) *n*. 美国医学物理学委员会
United States Navy Medicine(简作 USNM) *n*. 美国海军医学(杂志名)
United States Navy Medical Bulletin(简作 USNMB) *n*. 美国海军医学通报
United States Occupational Standard(简作 USOS) *n*. 美国专业标准(例如毒性物质安全浓度)
United States Patent Office(简作 USPO) *n*. 美国专利局
United States Pharmacopeia(简作 USPhar & U.S.p. & U.S.Phar.) *n*. 美国药典
United States Pharmacopeia(简作 USP) *n*. 美国药典
United States patente(简作 USPat) *n*. 美国专利
United States Pharmocopeial Convention(简作 USPC) *n*. 美国药典会议
United States Pharmacopeial Convention(简作 USPFhC) *n*. 美国药典会议
United States Pharmacopeia Reference Standards(简作 USPRS) *n*. 美国药典引证标准
United States Pharmacopeia Reference Standards Committe(简作 USPRSC) *n*. 美国药典引证标准
United Sates Pharmacopeia steroid Reference Substances(简作 USP-SRS) *n*. 美国药典类固醇有关物质
United States Pharmaccine(简作 USPRSC) *n*. 美国海军医学(杂志名)
United Sates Pharmacopeia unit(简作 USPU) *n*. 美国药典单位
United States Public Health Service(简作 USPHS) *n*. 美国公共卫生署
United States Public Health Service(简作 Clinical Society USPHSCS) *n*. 美国公共卫生署临床学会
United States Public Health Service(简作 USPHS) *n*. 美国公共卫生署
United States of America standard Code for Information Interchange(简作 USASCII) *n*. 美国信息交换标准代码
United States of America Standards Institute(简作 USASI) *n*. 美国标准学会(1966 年取代 ASA)
United States Veterans Bureau(简作 USVB) *n*. 美国退伍军人管理局
United States Veterans Hospital(简作 USVH) *n*. 美国退伍军人医院
United Technology Center(简作 UTC) *n*. 联合技术中心(美)
United Technologies Corp.(简作 UTC) *n*. 联合技术公司(美)
Unitedkingdom(简作 UK) *n*. 联合王国
Unitensen *n*. 绿藜安,醋酸绿藜安(cryptenamine acetates)或鞣酸绿藜安(Cryptenamine tannates)制剂的商品名
uniterminal; monoterminal *a*. 单极的
unit-impulse function *n*. 单位脉冲函数
unithiol *n*. 二巯丙磺钠,二巯基丙醇磺酸钠
unitized digital electronic calculation(简作 UDEC) *n*. 电子数字计

算成套装置
unitrans *n*. 一种携带式 X 线机
units per milliliter（简作 U / ml）*n*. 每毫升单位数
unity *n*. 单一,个体,整体;联合;协调;一贯性 ‖ ~ element 单位元素 / ~ feedback 全反馈 / ~ gain line 单位增益线 / ~ slope 单位斜率
unitypic *a*. 型的(同源器官的分化,脑和行为的发育)
univ *a*. 宇宙的,全世界的（见 Universal）
Univ *n*. 牛津大学学院（见 University College, Oxford）/*n*.（综合性)大学(见 university)
UNIVAC *n*. 通用自动计算机(计算机的型号名)（见 universal automatic computer）
UNIVAC: scientific exchange（简作 USE）*n*. 通用自动计算机科学交换
Univac Users Association（简作 UUA）*n*. 通用自动计算机公司用户协会
univalence *n*. 一价,单价
univalent *a*. 一价的,单价的 *n*. 单价体(在减数分裂中期没有配对的单个染色体) ‖ ~ antibody 单价抗体 / ~ vacclne 单价疫苗
univalve *n*. 单壳
univariate *a*. 单变化的
univentricular heart *n*. 单心室心脏
Universal（简作 uni & univ）*a*. 宇宙的,全世界的;普遍的,全体的;通用的,万能的 ‖ ~ amplification 通用放大 / ~ amplifier 通用放大器 / ~ antisote 通用解毒剂,一般解毒剂 /~ arc suppressing reactor 通用熄弧电抗器 / ~ attachment 万用附件 / ~ automatic computer 通用电子(数字)计算机,通用自动计算机 / ~ bridge 万用电桥 / ~ cardiovascular system 多用心血管(摄影)系统 / ~ cassette holder 通用储片夹架 / ~ chuck 万能卡盘 / ~ computer interface 通用计算机接口 / ~ condenser 通用聚光镜 / ~ contact 万能接头 / ~ conventional table 通用床,通用台 / ~ counter 通用计数器 / ~ decontamiant 通用消毒剂 / ~ diagnostic system 通用诊断系统 / ~ diagnostic x-ray apparatus 通用式诊断 X 线机 / ~ digital computer 通用数字计算机 / ~ donor 全适供血者 / ~ elctrode 多用电极 / ~ electron microscope 万能型电子显微镜,通用电子显微 / ~ electronic counter 通用电子计数器 / ~ equalizer 多频音调补偿器 / ~ focus lens 固定焦距透镜 / ~ galvanometer 通用电流计 / ~ goniometer 通用角度计 / ~ image recorder 通用录像机 / ~ input panel 通用输入接线板 / ~ instruction set 通用指令组 / ~ instrument 万能仪 / ~ intensifying screen 通用增感屏 / ~ joint 通用接头 / ~ joint body 万向接头 / ~ key 通用键 / ~ maxillary forceps 上颌通用牙钳 / ~ meter 通用电表 / ~ number recording machine 万能数字记录机 / ~ output transformer 通用输出变压器 / ~ photometer 通用光度计 / ~ precautions 一般性预防措施,基本预防措施 / ~ programmer controllér unit 通用程序控制装置 / ~ relaxation time 通用的弛豫时间 / ~ remote controlled table 通用遥控床,通用遥控台 / ~ research microscope 综合显微镜 / ~ resonance curve 通用谐振曲线 / ~ rheostat 多用变阻器 / ~ screen 通用荧光屏,通用增感屏 / ~ switch 通用开关 / ~ synctroscope 通用同步示波器 / ~ tabletop 通用床面 / ~ testing machine 通用测试机 / ~ tomograph 通用断层(X 线)摄影机 / ~ transistor 通用晶体管 / ~ transistor counter 晶体管式通用计数器 / ~ trocar 多用套管针 / ~ urethroscope 综合尿道镜 / ~ use 普遍应用 / ~ validity 普遍有效性 / ~ valve 通用电子管 / ~ wall Bucky stand 通用壁式布凯滤线器立柱 / ~ wall junction box 通用壁式接线盒 / ~ x-ray diffraction unit 通用 X 线衍射仪 ‖ ~ly *ad*.
universal automatic computer（简作 UNIVAC）*n*. 通用自动计算机(计算机的型号名)
universal asynchronous receiver / transmitter（简作 UART）*n*. 通用异步接收发送器
universal buffer-contooller（简作 UBC）*n*. 通用缓冲控制器
universal camera control system（简作 UCCS）*n*. 通用摄影机控制系统
universal card scanner（简作 UCS）*n*. 通用卡片检索器
universal claddification system（简作 UCCS）*n*. 通用分类系统,通用分类法
universal computer oriented language（简作 UNCOL）*n*. 通用记算机语言
universal data transcriber（简作 UDT）*n*. 通用数据转录器
universal decimal classification（简作 UDC）*n*. 国际十进制分类法
universal decimal code（books）（简作 UDC）*n*. 通用十进法记号(书)
universal electron microscope（简作 UEM）*n*. 通用电子显微镜
universal hypertrichosis lanuginous（简作 UHL）*n*. 全身性多胎毛症
universal measuring microscope（简作 UMM）*n*. 一般测定用显微镜,万能显微镜
universal procedureoriented language（简作 UNIPOL）*n*. 通用程序语言
Universal time（简作 UT）*n*. 世界时,格林威治时
universality *n*. 普遍性,通用性;多方面性
universality of code *n*. 密码的通用性,密码的普遍性
universal product code（简作 UPC）*n*. 普通产品条例(零售业)
universal recipient *n*. 万能受血者
Universal tape-to-tape converter（简作 UTTC）*n*. 通用的带间变换器,通用的带—带变换器
universal umbel *n*. 复伞形花序
universalize *vt*. 使普遍化,普及 ‖ universalization *n*.
universe *n*. 宇宙,世界,全人类;领域,全域,总体
Universitat Born（简作 UB）*n*. 波恩大学(德)
Univ. De Bruxelles（简作 UB）*n*. 布鲁塞尔大学(比利时)
Universities Associated for Research and Education in Pathology（简作 UAREP）*n*. 大学病理学研究与教育联合会
university（简作 uni & Univ）*n*.（综合性)大学
University College Hospital（简作 UCH）*n*. 大学医学院附属医院(英国)
University College Hospital, London（简作 UCHI）*n*. 伦敦大学医学院附属医院
University College of Wales（简作 UCW）*n*. 威尔士大学学院(英)
University College, Oxford（简作 Univ）*n*. 牛津大学学院
University Group Diabetes Program（简作 UGDP）*n*. 大学组糖尿病大纲
University of Adelaide（简作 UA）*n*. 阿德莱德大学(澳)
University of Alabama（简作 UA）*n*. 阿拉巴马大学(美)
University of Alaska（简作 UA）*n*. 阿拉斯加大学(美)
University of Arizona（简作 UA）*n*. 亚利桑那大学(美)
University of Arkansas（简作 UA）*n*. 阿肯色大学(美)
University of Auburn（简作 UA）*n*. 奥本大学
University of Boston（简作 UB）*n*. 波士顿大学(美)
University of Brown（简作 UB）*n*. 布朗大学
University of California（简作 UC）*n*. 加利福尼亚大学
University of California at Los Angeles（简作 UCLA）*n*. 洛杉矶加利福尼亚大学
University of California at San Francisco（简作 UCSF）*n*. 旧金山加利福尼亚大学
University of California Lawrence Radiation Laboratory（简作 U-CRL）*n*. 加利福尼亚大学劳伦斯放射线实验室
University of California Medical Research Laboratory（简作 UCM-RI）*n*. 加利福尼亚大学医学实验所
University of Cambridge（简作 UC）*n*. 剑桥大学(英)
University of Chicago（简作 UC）*n*. 芝加哥大学(美)
University of Cincinnati（简作 UC）*n*. 辛辛那提大学(美)
University of Colorrado（简作 UC）*n*. 科罗拉多州大学(美)
University of Columbia（简作 UC）*n*. 哥伦比亚大学(美)
University of Connecticut（简作 UC）*n*. 康涅狄格州大学
University of Copenhagen（简作 UC）*n*. 哥本哈根大学(丹麦)
University of Coenell（简作 UC）*n*. 康奈尔大学(美)
University of Dayton（简作 UD）*n*. 代顿大学(美)
University of Delaware（简作 UD）*n*. 特拉华大学(美)
University of Denver（简作 UD）*n*. 丹佛大学(美)
University of Dublin（简作 UD）*n*. 都柏林大学(爱尔兰)
University of Duke（简作 UD）*n*. 杜克大学
University of Edinburgh（简作 UE）*n*. 爱丁堡大学(英)
University of Florida（简作 UF）*n*. 佛罗里达州大学(美)
University of George Washington（简作 UGW）*n*. 乔治·华盛顿大学(美)
University of Georgia（简作 UG）*n*. 佐治亚大学(美)
University of New Hampshire（简作 UNH）*n*. 新罕布什尔大学(美)
University of Harvard（简作 UH）*n*. 哈佛大学(美)
University of Hawaii（简作 UH）*n*. 夏威夷大学(美)
University of Hiroshima（简作 UH）*n*. 广岛大学(日)
University of Houston（简作 UH）*n*. 休斯敦大学(美)
University of Idaho（简作 UI）*n*. 爱达荷州大学(美)
University of Illinois（简作 UI）*n*. 印第安纳州大学(美)
University of Innsbruck（简作 UI）*n*. 因斯布鲁克大学(奥地利)
University of Iowa（简作 UI）*n*. 衣阿华大学(美)
University of Jerusalen（简作 UJ）*n*. 耶路撒冷大学
University of Johns Hopkins（简作 UJH）*n*. 约翰斯·霍普金斯大学(美)

University of kansas（简作 UK）*n*．堪萨斯大学（美）
University of Kentucky（简作 UK）*n*．肯塔基大学(美)
University of Kyoto（简作 UK）*n*．京都大学（日）
University of Leige（简作 UL）*n*．列日大学(比利时)
University of London（简作 UL）*n*．伦敦大学
University of Liverpoor（简作 UL）*n*．利物浦大学(英)
University of Miami（简作 UM）*n*．迈阿密大学(美)
University of Maine（简作 UM）*n*．缅因大学(美)
University of Manchester（简作 UM）*n*．曼彻斯特大学(英)
University of Maryland（简作 UM）*n*．马里兰大学(美)
University of Massachusetts（简作 UM）*n*．马萨诸塞大学(美)
University of Melbourne（简作 UM）*n*．墨尔本大学(澳)
University of Michigan（简作 UM）*n*．密执安大学(美)
University of Minnesota（简作 UM）*n*．明尼苏达大学(美)
University of Mississippi（简作 UM）*n*．密西西比大学(美)
University of Missouri（简作 UM）*n*．密苏里大学(美)
University of Montana（简作 UM）*n*．蒙大拿大学(美)
University of Nagoya（简作 UN）*n*．名古屋大学(日)
Univesity of Nebraska（简作 UN）*n*．内布拉斯加大学(美)
University of Nevada（简作 UN）*n*．内华达大学(美)
University of New Mexico（简作 UNM）*n*．新墨西哥大学(美)
University of New South Wales（简作 UNM）*n*．新南威尔士大学(澳)
University of New York（简作 UNY）*n*．纽约大学(美)
University of New Zealand（简作 UNZ）.*n*．新西兰大学
University of North Carolina（简作 UNC）*n*．北卡罗来纳大学(美)
University of Northwestern（简作 UN）*n*．西北大学(美)
University of Ohio（简作 UO）*n*．俄亥俄大学(美)
University of Oklahoma（简作 UO）*n*．俄克拉何马大学(美)
University of Osaka（简作 UO）*n*．大阪大学(日)
University of Oslo（简作 UO）*n*．奥斯陆大学(挪威)
University of Oxford（简作 UO）*n*．牛津大学(英)
University of Paris（简作 UP）*n*．巴黎大学(法)
University of Pennsylvania（简作 UP）*n*．宾夕法尼亚大学(美)
University of Pittsburgh（简作 UP）*n*．匹兹堡大学(美)
University of Princeton（简作 UP）*n*．普林斯顿大学(美)
University of Rhode Island（简作 URI）*n*．罗德艾兰(州)大学(美)
University of Rochester（简作 UR）*n*．罗彻斯特大学(美)
University of South Carolina（简作 USC）*n*．南卡罗来纳大学(美)
University of Southampton（简作 US）*n*．西安普敦大学(英)
University of Southern California（简作 USC）*n*．南加利福尼亚大学
University of Stanford（简作 US）*n*．斯坦福大学(美)
University of Stockholm（简作 US）*n*．斯德哥尔摩大学(瑞典)
University of Sydney（简作 US）*n*．悉尼大学(澳)
University of Tennessee（简作 UT）*n*．田纳西大学(美)
University of Texas Health Science Center at Dallas（简作 UTHSCD）*n*．得克萨斯大学达拉斯卫生科学中心
University of Toledo（简作 UT）*n*．托莱多大学(西班牙)
Univ. di Torino（简作 UT）*n*．都灵大学(意大利)
University of Toronto（简作 UT）*n*．多伦多大学(加拿大)
University of Uppsala（简作 UU）*n*．乌普萨拉大学(瑞典)
University of Utah（简作 UU）*n*．尤他大学（美）
University of Utah Medical Center（简作 UUMC）*n*．尤他大学医学中心
University of Virginia（简作 UV）*n*．弗吉尼亚大学(美)
University of Washington（简作 UW）*n*．华盛顿大学(美)
University of Waterloo（简作 UW）*n*．瓦特卢大学(英)
University of Wisconsin（简作 UW）*n*．威斯康星大学(美)
University of Wyoming（简作 UW）*n*．怀俄明大学(美)
University of West Virginia（简作 UWV）*n*．西弗吉尼亚大学(美)
University Science Development Program（简作 USD）*n*．大学科学发展规划(全国科学基金会)
Universitat Stuttgart（简作 US）*n*．斯图加特大学(德)
University training reactor（简作 UTR）*n*．大学教学用反应堆
univertor *n*．变频器
univerzitet u Beogradu（简作 UB）*n*．贝尔格莱德大学(南斯拉夫)
univibrator *n*．单稳多谐振荡器,单稳态触发器
univitelline *a*．单卵的,单卵黄的
univoltage lens *n*．单电压透镜
univoltine *a*．一化的
uniwafer *n*．单片,单片图
uniwave signalling *n*．单频信号法
unjammable *a*．抗(防)干扰的
unjust *a*．非正义的,不正当的
unjustifiable *a*．不合理的,无理的,辩护不了的
unkind *a*．不厚道的,不亲切的,不客气的,刻薄的
unkempt *a*．不整洁的,(言语)粗野的
unknown（简作 UK U／K & unk）not reported *a*．未知的,无名的 *n*．未知的物(或人);未知数,未知量,未知元
unknown primary tumor（简作 UPT）*n*．原发肿瘤不明
unk, not reported *a*．未知的,无名的 *n*．未知的物(或人);未知数,未知量,未知元（见 unknown）
unknown origin（简作 Uo & UO）来源不明,未明原因(见 unknown)
unknowable *a*．不可知的
unlawful *a*．非法的,不正当的;私生的
unlean *vt*．(清)除掉,抛弃(掉)
unleaned *vt*．(清)除掉,抛弃(掉)
unleant *vt*．(清)除掉,抛弃(掉)
unleavened *a*．未经发酵的
unless *conj*．如果不,除非 *prep*．除……之外 ‖ ~ otherwise mentioned (noted, specified, stated) 除非另做说明
unless otherwise stated（简作 UOS）*prep*．除非另有说明
unlettered *a*．没文化的
unlike *a*．不同的,不相似的 *prep*．不像……,和……不同
unlike dislocation *n*．异号位错
unlikely *a*．未必的,不可能的,靠不住的 ‖ be ~ but not impossible 可能性虽然很小,但又不是不可能的 ／ be to（+inf）不像会……,不太可能……
unlimited *a*．无限的,无约束的,不定的
Unlited States of America（简作 US）*n*．美利坚合众国
unload *vt*．①卸下,摆脱……的重担 ②取出,抽出
unloade *n*．减压器
unloading *n*．去负载 ‖ ~ circuit 转存电路
unlock *vt*．开锁,开启,启示,泄漏
unloose *vt*．解开,放松,释放
unlucky *a*．不幸的,倒霉的 ‖ unluckily *ad*．／unluckiness *n*．
UNM *n*．新墨西哥大学(美)(见 University of New Mexico) *n*．新南威尔士大学(澳)(见 University of New South Wales)
unmadullated *a*．无髓的(神经纤维)
unmake（unmade）*vt*．使消失,毁灭,撤销,改变,使还原
unmanageable *a*．难控制的,难加工的
unmanned *a*．无人的,不载人的
unmanned spacecraft *n*．无人宇宙飞船
unmanned space probe *n*．不载人宇宙火箭
unmannerly *a*．*ad*．没有礼貌的(地),粗野的(地)
unmarried（简作 um）*a*．未婚的,独身的
unmasking *n*．非掩蔽
unmatchable *a*．无可比拟的;无法配对的
unmatched S gene *n*．不可交配性 S 基因
unmatched load *n*．不匹配负载
unmeaning *a*．呆板的,无表情的,无意义的
unmeasurable *a*．不可测量的
unmeasured anions（简作 UA）*n*．未测出的阴离子
unmeasured cation（简作 UC）*n*．未测阳离子
unmedullated *a*．无髓的(神经纤维)
unmeet *a*．不合适的,不相宜的
unmendable *a*．不可修理的
unmindful *a*．不留心的,不注意的;忘记的
unmistakable *a*．不会弄错的,不会被误解的,清楚明白的
unmodified *a*．无变化的,典型的
unmodulated *a*．未调制的 ‖ beam 未调制射束 ／ ~ carrier 未调制载波 ／ ~ keyed continuous waves 键控未调等幅波 ／ ~ oscillator 未调制振荡器
unmyelinated *a*．无髓(鞘)的(指神经纤维)
unmyelinated nerve fibre（简作 Un）*n*．无髓神经纤维
Unna's boot［Paul Gerson 德皮肤病学家 1850—1929］乌纳氏糊靴 *n*．~ dermatosis 乌纳皮病(皮脂溢性湿疹) ／ ~ disease; seborrheic eczema 乌纳氏病,皮脂溢性湿疹 ／ ~ layer; stratum granulosum epidermidis 乌纳氏层,表皮粒层 ／ ~ mulls 乌纳氏药膏布／ ~ paste 乌纳氏糊(氧化锌、阿拉伯树胶浆及甘油合成) ／ ~ pencil; stili dilubiles 乌纳氏〔药〕笔剂,棒剂 ／ ~ plasma cell 乌纳氏浆细胞(结缔组织中某些嗜碱细胞) ／ ~ stain 乌纳氏染剂(碱性亚甲蓝染剂)
Unna-Pappenheim stain（**Paul G. Unna; Artur Pappenheim**）*n*．乌—帕二氏染剂(染浆细胞)
Unna-Taenzer stain *n*．乌—滕二氏染剂(用甲基绿和派洛宁染弹性纤维)
Unna-Thost disease, syndrome（Paul G. Unna; Arthur Thost）弥漫性掌跖角化病
unnatural *a*．不自然的,勉强的;反常的;奇怪的 ‖ ~ly *ad*．／

~ness *n*.
unnatural death *n*. 非自然死
unnecessary *a*. 不必要的,多余的 *n*. 多余的东西 ‖ unnecessarily *ad*.
unnerve *vt*. ①使气馁 ②使失常,使烦恼不安 ③除神经
unnerving;denervation *n*. 除神经法
unnoticed *a*. 不注意的,被忽视的
unnumbered *a*. ① 数不清的,不可胜数的 ②未编号的;未计数的
UNO(缩) *n*. 联合国组织
unobserved(简作 UO) *a*. 未观察到的,未发现的
unobstructed view *n*. 自由视野
unobtrusive *a*. 谦逊的
unoccupied *n*. 空带
unode *n*. 重点
unof *a*. 非官方的,非正式的;非法定的,未入药典的(见 unofficial)
unofficial(简作 unof) *a*. 非官方的,非正式的;非法定的,未入药典的
unordered tetrad *n*. 非顺序四分体
unorganized *a*. 无组织的,无结构的,无器官的
unorganized ferment *n*. 离体酶
unorientation *n*. 定向〔力〕障碍,定向力丧失
unopened *a*. 没有(拆)开的,封着的
unorganized *a*. 没有组织的;无结构的,无器官的
unorientation *n*. 定向〔力〕障碍,定向力丧失
Unoprostone［商名］ *n*. 乌诺前列酮(前列腺素类药,抗青光眼药)
unoticed *a*. 不被注意的,被忽视的
unpack *vt*. 分开,分割 *n*. 间距
unpaid *a*. 未付的,不受报酬的
unpaired *a*. 不成对的 ‖ ~ electron 不成对电子 / ~ neutron 不成对中子 / ~ nucleon 不成对核子
unparalleled *a*. 无比的,空前未有的
unpermeability *n*. 不透水性
unperturbed *a*. 无扰的,未激励的 ‖ ~ resonator 未激励谐振器
unpeople *vt*. 使减少人口,使成无人地区
unphysiologic *a*. 非生理的
unplanned event record(简作 UER) *n*. 意外密件记录
unpleasant *a*. 使人不愉快的,讨厌的 ‖ ~ness *n*. / ~ly *ad*.
unpolarized light *n*. 非偏振光
unpolarizing *n*. 去极化(作用)
unpopular *a*. 不受欢迎的,不流行的 ‖ ~ity *n*.
unpractical *a*. 不熟练的,不实际的
unpracticed *a*. 不熟练的;无实际经验的;未实行过的
unprecedented *a*. 无前例的;崭新的 ‖ ~ly *ad*.
unprepared *a*. 无准备的
unpretending *a*. 不骄傲的
unprincipled *a*. 无耻的,无原则的
unproductive *a*. 不生产的,没有收益的;徒劳的;不生痰的
unprofessional *a*. 非职业性的,非专业的
unprofitable *a*. 无益的,没有用的
unpromising *a*. 没有前途的
unprompted *a*. 自发的
unprotected *a*. 无防备的,未预防接种的 ‖ ~ly *ad*. / ~ness *n*.
unproved *a*. 未被证明的,未经证实的
unpub *a*. 未出版的(见 unpublished)
unpublished(简作 unpub) *a*. 未出版的
un qualified *a*. ①无资格的,不合格的 ②无条件的,无限制的,绝对的
unquestionable *a*. 毫无疑问的,无可非议的,确实的
unquiet *a*. 不平静的 *n*. 动荡,焦急
unquotable *a*. 不能引用的
unravel(-ll-) *vt*. 解开;阐明;解决 *vi*. 散开
unravelling stage *n*. 舒展期
unreactire lipoprotein(简作 ULP) *n*. 无反应性脂蛋白(即脂蛋白－X)
unready *a*. 没有准备的;不灵敏的
unreal *a*. 假的,不真实的
unrealistic *a*. 不现实的,与事实不符的 ‖ ~ally *ad*.
unreason *n*. 无理性,神智失常
unreasonable *a*. 非理智的;不合理的;过度的 ‖ ~ness *n*. /unreasonably *ad*.
unreaduced *a*. 未减数的 ‖ ~ apogamy 未减数无配生殖,双倍无配生殖 / ~ gamete 不减数配子 / ~ germ cell 未减数生殖细胞
unrectified current *n*. 未整流电流
unreducible *a*. ①不可还原的 ②不可简化的
unregulated *a*. 未调整的,不加稳定的 ‖ ~ rectifier 未稳压整流器
unregulated supply *n*. 未调电源
unrelated *a*. 无关的
unreliability *n*. 不安全性,不可靠性
unrelieved *a*. 未减轻的,未缓解的;单调的,无变化的
unremittance *n*. 非衰减性,不间断性
unremitting *a*. 不间断的,持续的,不停的 ‖ ~ly *ad*.
unrepresentative *a*. 非典型的
unrepresented *a*. 不能代表的,不能描述的
unresolved *a*. 未分辨的 ‖ ~ echo 不清晰的回声
unresonante *n*. 非谐振(共振)
unresponsive *a*. 无反应的
unresponsiveness *n*. 无应答性
unrestrained *a*. 无限制的,自由的
unrestricted *a*. 非限制的,不受限制的
unresectable *a*. 不可切除的
unreserved *a*. 无保留的,无限制的,充分的
unresolved *a*. 无决断力的;未解决的
unresponsive *a*. 无反应的;反应慢的 ‖ ~ly *ad*. / ~ness *n*.
unrest *n*. 不安,动乱 ‖ peristaltic ~ 蠕动紊乱
unrestrained *a*. 无限制的,过度的;放纵的
unreversed retina *n*. 非倒转型视网膜(动物)
unrighteous *a*. 不义的,不公正的
unripe *a*. 生的,未成熟的;未准备的 ‖ ~ cataract 未成熟期白内障 ‖ ~ly *ad*. / ~ness *n*.
unrival(l)ed *a*. 无敌的,无比的,至高无上的
unroll *vt*., *vi*. 铺开;显示,展现
UNRRA *n*. 联合国善后救济总署,联合国难民救济总署(见 United Nations Relief and Rehabilitation Administration)
unruffled *a*. 沉着的,冷静的,不混乱的
unruly *a*. 不守规矩的,难控制的 ‖ unruliness *n*.
Un S *n*. 非条件刺激(见 unconditioned stimulus)
uns *a*. 不能令人满意的,不得人心的,无统计学意义(见 unsatisfactory) / *a*. 未特别指出的,未特别提到的(见 unspecified) / *a*. 不匀称的(见 unsymmetric(al))
unsafe *a*. 不安全的,危险的,靠不住的 ‖ ~ty *n*.
unsanitary *a*. 不卫生的,有碍健康的
unsat *a*. 不能令人满意的,不得人心的,无统计学意义(见 unsatisfactory) / *a*. 不饱和的,未饱和的(见 unsaturated)
unsatisfactory(简作 uns & unsat) *a*. 不能令人满意的,不得人心的,无统计学意义
unsatisfactory report(简作 UR) *n*. 不满意的报告
unsaturated(简作 unsat) *a*. 不饱和的,未饱和的 ‖ ~ fatty acid 不饱和脂肪酸/ unsaturation *n*.
Unsaturated polyesters(简作 UP) *n*. 不饱和聚酯
Unsaturated vitamin B_{12} binding capacity(简作 UBBC) *n*. 不饱和的维生素 B_{12}结合力
Unsaturated acyclic hyarocarbon(简作 UAH) *n*. 不饱和无环烃,不饱和链烃
unsaturated capacity of thyroxine binding protein(简作 UTBP) *n*. 甲状腺素结合蛋白不饱和量
unsaturated fatty acid *n*. 不饱和脂肪酸
unsaturated iron-binding capacity(简作 UIBC) *n*. 未饱和铁结合力
unsaturated Ketone *n*. 未饱和酮类
unsavo(u)ry *a*. 难吃的,没有味道的,讨厌的
unsay *vt*. 收回,取消(前言)
UNSC *n*. 联合国社会委员会〔注意:也是联合国安全理事会(United Nations Security council 的缩写〕(见 United Nations Social Commission)
unscathed *a*. 没有受伤的,未受损失的
unscattered *a*. 不扩散的,集中的
UNSCCUR *n*. 联合国保存与运用资源科学会议(见 United Nations Scientific Conference on the Conservation and Utilization of Resources)
unsch eduled desoxyribonucleic acid syhthesis(简作 UDS) *n*. 非程序性去氧核糖核酸合成
unscheduled synth esis *n*. 非常规 DNA 合成,不按时的 DNA 合成
unschooled *a*. 没有受过训练的,没有经验的;天赋的
Unschuld's sign *n*. ［Paul 德医师 1835 生］翁舒耳德氏征(糖尿病初期腓肠肌痉挛)
UNSCEAR *n*. 联合国原子辐射影响科学委员会(见 United Nations Scientific Committee on the Effects of Atomic Radiation)
unscientific *a*. 非科学的,不按照科学方法的

unscrupulous *a*. 无耻的，不讲理的，肆无忌惮的
unsealed *a*. 非密闭的，拆开的，开封 ‖ ～ radioactive material 开放性放射物
unsealing *vt*. ①未密封 ②开启，拆开
unseam *vt*. 拆……的线缝，拆开，割开
unsearchable *a*. 探究不出的，神秘的，不可思议的
unseasonable *a*. 不合季节的；不合时宜的
unseemly *a*. & *ad*. 不适宜的（地），不恰当的（地）
unseen *a*. 未看见的，未受注意的，未被发现的；看不见的
unselected *a*. 未经选择的 ‖ ～ core 未选磁心 / ～ marker（non-selected marker）非选择性标记
unselective marker *n*. 非选择性标记
unselfish *a*. 无私的，慷慨的 ‖ ～ly *ad*. / ～ness *n*.
unseparated cell（简作 US-c）*n*. 非分裂细胞
unserviceability *n*. 使用不可靠性
unserviceable（简作 us）*a*. 使用不可靠的
unsettled *a*. 不稳定的；怀疑的，未解决的
unsex *vt*. 去势，阉（切除睾丸或卵巢）‖ ～ed *a*. 失去妇女特征的，男性化的
unshaken *a*. 不动摇的，坚定的
unshapely *a*. 不匀称的
unsharp *a*. 不清晰的，模糊的 ‖ ～ border 边缘钝圆 / ～ image 模糊图像
unsharpness *a*. 不锐利，不明晰 ‖ geometric ～ 几何学失真 / scatter ～ 散射不明晰
unshietded *a*. 无防护的，无屏蔽的 ‖ ～ region 未遮挡区
unshorting *n*. 消除短路
unsightly *a*. 难看的，不悦目的
unskilled *a*. 不熟练的，不擅长的；无需技能的
unskil(l)ful *a*. 不熟练的，笨拙的
unsmoothed *a*. 不光滑的
unsolder *vt*. 焊开
unsophisticated *a*. 不懂世故的；不复杂的，清楚易懂的；不掺杂的，纯的
unsound *a*. 不健康的，不健全的，有病的，腐烂的；谬误的；不安全的 不牢固的；（睡眠）不沉的，不酣的 ‖ of ～ mind 精神不健全的
unsoundness *a*. 不健康，不健全
unsparing *a*. 不吝惜的；严厉的 ‖ ～ly *ad*.
unspeakable *a*. 说不出的；难以形容的 ‖ unspeakably *ad*.
unspecialized *a*. 非专门化的；（机体等）非特化的，无特定功能的
unspecified（简作 uns）*a*. 未特别指出的，未特别提到的
unspent *a*. 未耗尽的，未用完的
unspiralized region *n*. 非螺旋区
unspoken *a*. 未说出口的，没人理睬的，无言的
unspotted *a*. 没有斑点的，没有污点的
unst *a*. 不稳固的；不稳定的，易变的，易分解的（见 unstable）
unstability *n*. 不安全性，不稳定性
unstabilized *a*. 不能控制的
unstable（简作 unst）*a*. 不稳固的；不稳定的，易变的，易分解的 ‖ ～ angina pectoris 不稳定型心绞痛 / ～ element 不稳定元素 / ～ fixation 不稳定固视 / ～ gene 不稳定基因 / ～ filter 不稳定滤波器 / ～ jon 不稳定离子 / ～ isotope 不稳定同位素 / ～ nucleus 不稳定核 / ～ particle 不稳定粒子 / ～ state 非稳态，不稳状态 / ～ type 不稳定型
unstable angina（简作 UA）*n*. 不稳定型心绞痛
unstable hemoglobin（简作 Uhb）*n*. 不稳定性血红蛋白
unstable hemoglobin test（简作 UhbT）*n*. 不稳定性血红蛋白试验
unstable hemoglobinoheno-lytic anemia（简作 UHHA）*n*. 不稳定性血红蛋白溶血性贫血
unstained *a*. 未染色的；纯净的
unstdy *a*. 不稳固的；不稳定的；无常的，易变的（见 unsteady）
unsteadiness *n*. ①意志不坚 ②不稳定，不安定 ‖ ～ of image 图像不稳定
unsteady（简作 unstdy）*a*. 不稳固的；不稳定的；无常的，易变的 ‖ ～ current 不稳定电流 *vt*. 使不稳定，使不安定
unstick（unstuck）*vt*. 使不再粘着；松开
unstriated *a*. 无横纹的
unstring（unstrung）*vt*. 解开，放松；使（神经等）衰弱，使混乱，使不安
unstriped; unstriated *a*. 无横纹的
unstrung（unstring 的过去式和过去分词）*a*. 神经衰弱的，心烦不安的
unstuck（unstick 的过去式和过去分词）*a*. 未粘着的，松开的；紊乱的
unstudied *a*. ①不通晓的 ②（指行为）非故意的，自然的
unsubstantial *a*. ①无实质的，不现实的 ② 不坚固的，分量不重的
unsuccessful *a*. 不成功的，失败的 ‖ ～ly *ad*. / ～ness *n*.
unsuitable *a*. 不合适的，不适宜的，不相称的
unsuited *a*. 不合适的，不相称的
unsullied *a*. 没弄脏的，未受污染的，清白的
unsure *a*. 不安全的，危险的，不稳定的
unsuwathe *vt*. 解开……的裹布（或绷带等）
unsym- *a*. 不匀称的［见 unsymmetric(al)］
unsymmetric dimethylhydrazine（简作 UDMH）*n*. 偏二甲基肼
unsynchronized culture *n*. 非同步培养
unsym- *a*. 不匀称的（见 unsymmetric(al)）
unsymmetric(al)（简作 uns & unsym-）*a*. 不匀称的 ‖ ～ multivibrator 不对称多谐振荡器
unsymmetry *n*. 不对称（性，现象）
unsympathetic *a*. 无反应的
unsystematic *a*. 不规则的，紊乱的
unswayed *a*. 不受影响的，不为所动的
untangle *vt*. ①解开，松开 ②整理，解决
unter space *n*. 外层空间，宇宙
Untere Muschel（简作 UM）*n*. 鼻甲（德）
Unterer Nasengang（简作 UNG）*n*. 下鼻道（德）
unthink（unthought）*vt*. 不想，置……于脑后；对……改变想法
unthinkable *a*. ① 难以想像的 ②不可思议的 ③不必加以考虑的
unthinking *a*. ①无思想的，未加思考的 ②无思考能力的 ③疏忽的
untidy *a*. ①不整洁的，不整齐的 ②不适宜的
untie *vt*. 解开；解去……的束缚 *vi* 松开，解开
until *prep*. 到……为止；［用在否定句中］在……以前，直到……才 *conj*. 到……为止；在……以前，直到……才
untimely *a*. & *ad*. 过早的（地），不适时宜的（地）‖ come to an ～ end 过早死亡，夭折
untitled *a*. 无标题的，无称号的，无头衔的
untold *a*. ①没有说到的，没有透露的，不可计量的 ②数不清的，无数的
untoned visual sensation *n*. 无色调视觉
untouchable *a*. ①达不到的 ②碰不得的 ③不可捉摸的 ④不可接触的
untouched *a*. ①没有触及的，未经论及的 ②未受感动的
untoward *a*. ①不幸的 ②麻烦的 ③不适当的 ‖ ～ly *ad*. / ～ness *n*.
untraceable *a*. 难追踪的，难以发现的
untreated *a*. 未经治疗的，未处理的
untried *a*. 未经考验的，未经检验的
untrue *a*. ①不真实的，假的 ②不合标准的，不正的
untruth *vi*. 不真实，虚伪
untruthful *a*. 不诚实的，不真实的，假的
untuned *a*. 未调谐的，非调谐的 ‖ ～ circuit 未调谐电路 / ～ line 调谐线路 / ～ radio-frequency trasformer 非调谐射频变压器
unwanted signal *n*. 干扰信号
untwine *vt*. 解开（缠绕的东西）*vi*. 解开，散开
untwist *vt*. 解开（缠绕的东西），解旋 *vi*. 解开
untwisting *n*. 解旋 ‖ ～ protein 解旋蛋白
ununiformity *n*. 不均一性，不均匀性
unuresis *n*. 遗尿症
unused *a*. ①不习惯的 ②不用的，空着的 ③未用过的
unusual *a*. 不平常的，异常的；独特的 ‖ ～ increase 异常增加 ‖ ～ly *ad*. 不寻常地；非常 / ～ness *n*.
unusual bacilli（简作 UB）*n*. 罕见杆菌
unusually *ad*. 显著地，非常
unutilizable *a*. 无用的，不能利用的
unveil *vt*. 揭幕；揭露，展出 *vi*. 显露
Unverricht's disease［Heinrich 德医师 1853—1912］；myoclonus epilepsy *n*. 翁韦里希特氏病，肌阵挛性癫痫
unwarrantable *a*. 难保证的，不正当的
unwearied *a*. 不倦的，不屈不挠的
unwelcome *a*. 不受欢迎的 *n*. 冷淡
unwell *a*. 有病的，月经来潮的
unwholesome *a*. 不卫生的，有害的
unwindase *n*. 解链酶
unwinder *n*. 退绕机
unwinding *n*.（DNA）解链 ‖ ～ protein 解链蛋白
unwlolesome *a*. 有碍健康的，腐败的
unwieldy *a*. 笨重的，不实用的，难控制的
unwilling *a*. 不愿意的，厌恶的，不喜欢的 ‖ ～ly *ad*. / ～ness *n*.
unwind *vt*. 解开，展开，放松，伸直
unwinding *n*. 解旋
unwinding enzyme *n*. 解链酶

unwise ***a***. 愚笨的，轻率的
unwitting ***a***. 不知不觉的 ‖ ~ly ***ad***.
unwearied ***a***. 不疲劳的，坚持不懈的
unwell ***a***. 不舒服的，有病的
unwholesome ***a***. ①不卫生的，不适合健康的 ②（食物）腐败的 ③不健全的，有害的
unwilling ***a***. ①不愿意的 ②不喜欢的 ③勉强做的
unwind（unwound）***vt***.，***vi***. ①解开，展开 ②放松，伸直
unwindase ***n***. 解旋酶，解链酶
unwinding protein ***n***. 解链蛋白
unwise ***a***. 欠考虑的，不明智的，轻率的 ‖ ~ly ***ad***.
unwitting ***a***. 无意的，不知不觉的 ‖ ~ly ***ad***.
unwonted ***a***. 不平常的，异常的，罕见的 ‖ ~ly ***ad***. / ~ness ***n***.
unworthy ***a***. 无价值的；不值得的；与……不相称的
unwound unwind 的过去式和过去分词
unwrap（-pp-）***vt***.，***vi***. 打开，展开
unwritten ***a***. 没有写下的，空白的，未成文的
UNY ***n***. 纽约大学（美）（见 University of New York）
unyielding ***a***. 坚硬的，不能弯曲的；坚强的 ‖ ~ly ***ad***.
UNZ ***n***. 新西兰大学（见 University of New Zealand）
UO ***n***. 超声波振荡（见 ultrasonic oscillation）/ ***n***. 俄亥俄大学（美）（见 University of Ohio）/ ***n***. 俄克拉何马大学（美）（见 University of Oklahoma）/ ***n***. 大阪大学（日）（见 University of Osaka）/ ***n***. 奥斯陆大学（挪威）（见 University of Oslo）/ ***n***. 牛津大学（英）（见 University of Oxford）/ ***n***. 来源不明，未明原因（见 unknown）（见 unknown origin）/ ***a***. 未观察到的，未发现的（见 unobserved）
Uo ***n***. 来源不明，未明原因（见 unknown）（见 unknown origin）
UOA ***n***. 联合造口术协会（见 United Ostomy Association, Inc）
Uoa ***n***. 尿甙-5-氧甙乙酸（见 uridine-5-oxyacetic acid）
UOD ***n***. 最大需氧量，极限需氧量（见 ultimate oxygen demand）
UOHW microhm ***n***. 微欧姆
UOPOPCP methylene-uridine triphosphate ***n***. 三磷酸甲烯尿嘧啶
UORG ***n***. 泌尿肿瘤学研究组（见 Uro-Oncology Research Groups）
UOS ***prep***. 除非另有说明（见 unless otherwise stated）
Uosm ***n***. 尿液渗克分子浓度（见 urinary osmolality）/ ***n***. 尿渗透压（见 urine osmotic pressure）
UP ***a***. 标准强度以下的，含酒精成分低于标准的（见 underproof）/ ***n***. 未能解释的现象（见 unexplained phenomenon）/ ***n***. 一侧麻痹，偏瘫（见 unilateral paralysis）/ ***n***. 巴黎大学（法）（见 University of Paris）/ ***n***. 宾夕法尼亚大学（美）（见 University of Pennsylvania）/ ***n***. 匹兹堡大学（美）（见 University of Pittsburgh）/ ***n***. 普林斯顿大学（美）（见 University of Princeton）/ ***n***. 不饱和聚酯（见 Unsaturated polyesters）/ ***n***. 输尿管肾盂的（见 ureteropelvic）/ ***n***. 尿促性腺激素（见 urine gonadotropin）/ ***n***. 尿卟啉（见 uroporphyrin）
up ***ad***. 向上，在上面；起来，起床；上升；向较重要处；（事情）发生，出现；提出；赶上，达到，一直到；（与动词连用，表示完全、彻底）……完，……光 ***prep*** 向上，在上，沿 ***a***. 向上的 ‖ ~ and around（或 about）（病人）已起床走动 / ~ and doing 活泼，忙碌 / ~ and down 上上下下；前前后后；来来往往，处处 / ~ converter 增频变频器 / ~ down couter 升降计数器 / ~ for 打算，考虑 / ~ on（或 in）熟悉，精通 / ~s and downs 盛衰，浮沉 / ~ time 顺时 / ~ to 从事于，忙于；胜任，适于；该由……负责，轮到……；直到
up ***a***. 上（面）的（见 upper）
up-regulation ***n***. 上升调节
UPA ***n***. 尿甙酰基磷酸腺甙（见 uridylyl phosphate adenosine）/ ***n***. 尿激酶型血纤溶酶原激活剂（见 urokinase type plasminogen activator）
up ad lib ad libitum（拉）***vi***. 可随意起床，（病人）可以走动
upas［爪哇］***n***. 见血封喉（桑科）
upbeat nystagmus ***n***. 上跳性眼球震颤，上视性眼球震颤
upbraid ***n***. 责备，责骂（with）
upbringing ***n***. 抚育，教养，培养
UPC ***n***. 普通产品条例（零售业）（见 universal product code）
upcoming ***a***. 即将来临的
upcountry ***n***. & ***a***. 内地（的）
UPD ***n***. 均匀概率设计（见 Uniform Narcotic Drug Act）/ ***n***. 上呼吸道疾病（见 upper respiratory disease）
update ***vt***. 使现代化
updating ***n***. 整复（脉冲波形处理）
upend ***vt***. & ***vi***. 倒放，颠倒
Upeneus bensasi（Temmincd et Schlegel）***n***. 条纹排鲤（隶属于羊鱼科 Mullidae）
UPFDG ***n***. 超声引导下（见 Ultrasound pencreatic ducgraphy）
UPG ***n***. 尿甙酰基磷酸鸟甙（见 uridylyl phosphate guanosine）/ ***n***. 尿叶啉原，六氢尿叶啉（见 uroporphyrinogen）
Upgebia major（de haan）［拉；动药］***n***. 大蝼蛄虾
upgrade ***n***. 升级，增加 ***a***. & ***ad***. 向上（的）；上坡（的）***vt***. 使升级，改进，提高（等级、标准等）‖ on the ~ 上升的，进步的，进展的
upgrowth ***n***. 成长，发育；成长物
upheaval ***n***. 胀起，鼓起；剧变
upheld uphold 的过去式和过去分词
uphill ***n***. 登高，上升 ***a***. 上升的，费力的 ***ad***. 费力地
uphill transtort ***vt***. 上向运输
uphold（upheld）***vt***. 举起；支持，维持，坚持，拥护；证实，确认
upholstered chair ***n***. 软垫座椅
upkeep ***n***. 保养，维修；养护费，维修费
UPI ***n***. 子宫胎盘机能不全（见 uteroplacental insufficiency）
UPIGO ***n***.［法］妇产科医生国际职业同盟（见 Union Proiessionnelle Internationale des Gynecologues et Obstecriciens）
upiquitin carboxy-terminal procursor（简作 UBCP）***n***. 泛肽羟基末端前体
UPJ ***n***. 子宫骨盆接合处（见 uteropelvic junction）
upland ***n***. 高地，山地
Upland buzzard［动药］***n***. 大鵟羽
Upland buzzard feathers［动药］***n***. 大鵟羽
Upland buzzard meat［动药］***n***. 大鵟肉
uplasminogen activator ***n***. 尿纤溶酶原激活剂（肾内产生并尿内排泄，诱发治疗血栓溶解。亦称尿激酶）
uplift ***vt***. 举起，提高；振奋 ***vi***. 上升，升起 ***n***. 举起，抬起；精神昂扬，社会进步，道德提高
up-line ***n***. 上行线路
upmost ***a***. 最高的，最主要的
Upolu virus ***n***. 厄波卢病毒
Upogebia Major（de Haan）［拉；动药］***n***. 大蝼蛄虾（隶属于蝼蛄虾科 Upogebiidae）
Upogebiidae ***n***. 蝼蛄虾科（隶属于蝼蛄虾总科 Thalassinoidea）
upon ***prep***. = on；向上；在……之上；迫近；紧接着
UPOR ***n***. 普通居住地（见 usual place of residence）
upper（简作 up）***a***. 上（面）的 Upper Volta 上沃尔特［非洲］have（get）the ~ hand of 占……的上风 ‖ ~ accumulator 上限累加器 / ~ airway 上呼吸道 / ~ arch of vertebra 椎骨上弓，背弓 / ~ arm 上臂 / ~ back 上背 / ~ bound 上限，上界 / ~ breast 上胸，上胸部 / ~ cheed tooth 上颌颊牙 / ~ class 上部 / ~ control limit 控制上限 / ~ crus of antihelix 对耳轮上脚 / ~ cut-off frequency 上限截止频率，上限截频 / ~ down counter 升降计数器 / ~ end 上端 / ~ endoscope 上消化道内镜 / ~ endoscopy 上消化道内镜检查 / ~ eyelid 上睑 / ~ genital valve 上生殖瓣 / ~ field 上（肺）野 / ~ extremity 上肢 / ~ gastrointestinal 上胃肠道的，上消化道的 / ~ gastroitestinal examination 上消化道检查 / ~ gastroitestinal haemorrhage 上消化道出血 / ~ gastrointestinal series 上胃肠道检查，上消化道检查 / ~ gastrointestinal tract 上胃肠道 / ~ head of lateral pterygoid 翼外肌上头 / ~ hemianopia 上偏盲 / ~ hind neck 上颈，项部 / ~ humeral notch 肋骨上段切迹 / ~ jaw 上颌，上颚 / ~ jaw bone 上颌骨 / ~ keyboard 键盘右侧 / ~ knee［十二指肠］上曲 / ~ level discriminator 上限甄别器 / ~ limit 上限，顶点 / ~ limit register 上限寄存器 / ~ limb（pectoral limb）上肢，臂 / ~ lip 上唇 / ~ mandible 上颌，上嘴 / ~ motor neurous 上位运动神经元 / ~ point of accumulation 最大聚点 / ~ radial 上径脉（鳞翅目）/ ~ pole of kindney 肾上极 / ~ retina 上半［部］视网膜 / ~ sector of triangle 三角室上段脉 / ~ sideband spectrum 上边带频谱 / ~ sideband wave 上边带波 / ~ spiracle line 气门上线 / ~ tail coverts 尾上覆羽 / ~ trunk of branchial plexus 臂丛上干 / ~ urinary tract 上尿路 / ~ urinary tract urodynamics 上尿路泌尿动力学 / ~ zone vessel dilation 上带血管扩张
upper and lower（简作 UL）***n***. 上及下
Upper amphetamine pill ***n***. 苯丙胺丸，安非他明药丸
upper border of esohphageal sphicter（简作 UBES）***n***. 食管括约肌上缘
upper case（简作 UC）***n***. 字母的大写体
upper esophageal sphincter（简作 UES）***n***. 食管上端括约肌
upper extremity（简作 U / ext & UE）***n***. 上肢
upper gastrointestinal（简作 UGI）***n***. 上胃肠道
upper gastrointestinal bleeding（简作 UGB）***n***. 上消化道出血
upper half（简作 UH）***n***. 上半部，上半区
upper left quadrant（简作 ULQ）***n***. 左上四分之一
upper level discriminator（简作 ULD）***n***. 上限甄别器
upper limit（简作 UL）***n***. 上限，顶点
upper lobe（简作 UL）***n***. 上叶

upper inner quadrant（简作 UIQ）*n*. 内上四分之一
upper motor neuron（简作 UM & UMN）*n*. 上运动神经原
upper outer quadrant（简作 UOQ）*n*. 外上四分之一
upper quadrant（简作 UQ）*n*. 上四分之一
upper quartile（简作 UQ）*n*. 上四分之一,上弦
upper respiratory disease（简作 UPD）*n*. 上呼吸道疾病
upper respiratory illness（简作 URI）*n*. 上呼吸道疾病
upper respiratory infection（简作 URI）*n*. 上呼吸道感染
upper respiratory tract（简作 UR）*n*. 上呼吸道
upper right quadrant（简作 URQ）*n*. 右上四分之一
upper respiratoty disease（简作 URD）*n*. 上呼吸道疾病
upper respiratory tract infection（简作 URTI）*n*. 上呼吸道感染
upper third（简作 U/3）*n*. 上三分之一
upper-frequency limit *n*. 频率上限
uppermost *a*. 最高的,最主要的 *ad*. 最高,最初
Uppsala synchrocyclotron *n*. 乌普萨拉同步回旋加速器
Uppsala virus = ECHO 11（简作 UV）*n*. 乌普萨拉（瑞典城市）病毒,埃柯 11
UPR *n*. 紫外线质子辐射（见 ultraviolet proton radiation）
upraise *vt*. 举起,提高
uprated *a*. 大功率的,高定额的
uprear *vt*. 举起,树立,建立
up-regulation *n*. 上升调节
upright *a*. 垂直的,直立的;正直的,诚实的 *ad*. 笔直,竖立着 *n*. 垂直,竖立 *vt*. 使竖立 ‖ ~ cholangiograbhy 直立式胆管造影（术）/ ~ control rack 立式控制台 / ~ large volume dynamic myelography 直立式大量（造影剂）动态脊髓造影（术）/ ~ lateral view 直立式侧位观 / ~ projection 垂直投影
upright posture *n*. 直立姿势
uprighting *vi*. 竖立（将倾斜牙翻动到更加垂直的牙轴斜度）
uprise（uprose, uprisen）*vi*. 起身,起立;伸直;（体积的）膨胀;（声音的）变高 *n*. 上升,起立;出现
uprising *n*. 兴起,起立,起义
Upright ladybell［植药］*n*. 苦叶沙参
uproarious *a*. 吵闹的,非常可笑的
uproot *vt*. 根除,灭绝;赶走
uprose *vt*. uprise 的过去式
UProt *n*. 尿蛋白（见 urinary protein）
Uprot excretion amount of unnary protein *n*. 尿蛋白排泄量
uprouse *vt*. 唤醒,激起
UPS *n*. 紫外线光电子分光镜检查（见 ultraviolet photoelectron spectroscopy）/ *n*. 不可间断的供电（见 uninterruptible power supply）/ *n*. 子宫孕酮系统（见 uterine progesterone system）
upscatterring *n*. 导致能量增加的散射
upset（-tt-）*vt*. 弄翻,搅乱;使心烦意乱;使（肠胃）不适 *vi*. 翻倒 *n*. 搅乱;心烦意乱;（肠胃等）不适
upshift *vt*. 换高速挡,加速
upshot *n*. 结果,结局;结论,要点
upside *n*. 上边,上面,上部 ‖ ~ down 颠倒;倒转;混乱
upside-down *ad*. 颠倒地,紊乱地
up-side-down mounting *vt*. 倒装
upside-down stomach *n*. 高位胃
upsiloid *a*. 倒人字形的,V 字形的（像希腊语字母 μ 或 Υ 的）
upsilon *n*. 希腊语的第 20 个字母（Υ,μ）
upstage *a*. 傲慢的
upstairs *a*. 楼上的 *ad*. 在楼上,往楼上 *n*. 楼上
upstream activation site（简作 UAS）*n*. 上游激活位点
uptake *vt*. 摄取,吸收 ‖ ~ factor 摄取因子,吸收系数 / ~ index 摄取指数,吸收指数 / ~ rate 摄取速率,吸收速率
upstanding *a*. 直立的
upstream *a*. 上游的 *n*. 上游区（在分子生物学中,本词表示位于基因的 5 位的核酸区或感兴趣区）
upstroke time（简作 UT）*n*. 上升时间;顶点时间
upsurge *vi*. 高涨,增长 *n*. 高涨,高潮
upsus *n*.（拉）用法
upswing *n*. 向上摆动,高涨
UPT *n*. 原发肿瘤不明（见 unknown primary tumor）
uptake *n*. 摄入,摄取,举起,拿起,领会,理解,吸收
uptake rate *n*. 摄入率
up-to-date *a*. 直到最近的,现代的,新式的
up-to-date streak virus（Potato virus X 株）*n*. 现代线条病毒
up-to-the-minute *a*. 最新式的
uptown *a*. 在住宅区（的）*ad*. 住（在）住宅区 *n*. 住宅区
upturn *vt*. & *vi*.（使）向上;翻转 *n*.（价格）上涨;（情况）好转 ‖ ~ ed *a*. 朝上翘的;翻转的
UPU *n*. 尿甙酰基磷酸尿甙（见 uridylyl phosphate uridine）
Upupa（Epops）［药］*n*. 屎咕咕
Upupa epops Linnaeus［拉;动药］*n*. 戴胜（隶属于翠鸟科 Alcedinidae）
Upupidae *n*. 戴胜科（隶属于翠鸟科 Alcedinidae）
upward *a*. *ad*. 向上（的）,上升（的）‖ ~ and downward squint 上下向斜视 / ~ dislocation 向上脱位 / ~ irradiance 向上辐照度 / ~ s *ad*. 向上,上升 ‖ ~ s of 以上,超过 / ~ squint 上斜视
upwards 在上面;多于……,向上面,上升 ‖ ~ of ……以上
UQ *n*. 上四分之一（见 upper quadrant）/ *n*. 上四分之一,上弦（见 upper quartile）
UOQ *n*. 外上四分之一（见 upper outer quadrant）
Ur *n*. 元素铀的符号（见 uranium）/ *n*. 尿素（见 urea）/ *n*. 尿（见 urine）
UR *n*. 非条件反应（见 unconditioned response）/ *n*. 扩孔不足（牙科）（见 underreaming）/ *n*. 罗彻斯特大学（美）（见 University of Rochester）/ *n*. 不满意的报告（见 unsatisfactory report）/ *n*. 上呼吸道（见 upper respiratory tract）
UR right ulna *n*. 右尺骨
UR-389 brovanexine *n*. 溴环己酰胺（祛痰药）
Ur an urine analysis *n*. 尿检,尿液分析
Ur anal urine analysis *n*. 尿分析
ur-; uro- *prep*. 尿,尿路
Ura Sauridae Tumbilis［拉;动药］*n*. 多齿蛇鲻尾
Ura Sauridae Undosquamis［拉;动药］*n*. 花斑蛇鲻尾
urachal *a*. 脐尿管的 ‖ ~ fistular 脐尿瘘
urachovesical *a*. 脐尿管膀胱的
urachus［希 *ourachos*］脐尿管 ‖ patent ~ 开放性脐尿管 / perssistent ~ 久存性脐尿管
uracil（Ura）尿嘧啶,二氧嘧啶 ‖ 5-methyl ~ 5-甲基尿嘧啶,胸腺嘧啶 / ~ deocyriboside triphosphatase 脱氧尿苷三磷酸酶
uracil n-glycosylase *n*. 尿嘧啶糖基化酶
Uracil Mustard（简作 UM & U-8344）*n*. 乌拉莫司汀（尿嘧啶氮芥）（抗菌素肿瘤药）
urachus *n*. 脐尿管
uracrasia *n*. 尿性质不良
uracratia［*ur-* + 希 *akrateia* lack of self control］; **urinary incontinence** *n*. 遗尿,尿失禁
Uracylic Acid［商名］*n*. 三磷尿苷（精神振奋药）
Uramustine［商名］*n*. 乌拉地尔（血管扩张药）
uraemia; uremia *n*. 尿毒症
uraemic *a*. 尿毒症的
Uragoga *n*. 吐根属 ‖ ~ granatensis Baillon; Cephaelis acuminata Karsten 卡他今那吐根,尖叶吐根; ~ ipecacuanha Baillon; Cephaelis ipecacuanha A. Richard 吐根,巴西吐根
uragogue *a*. 利尿的 *n*. 利尿剂
Ural falsespiraea［植药］*n*. 珍珠梅
Ural licorice［植药］*n*. 甘草
Uralyt［商名］*n*. 清石素（抗尿结石药）
uramil *n*. 氨基丙二酰脲,5-氨基巴比士酸,尿咪
uramil diacetic acid（简作 UDA）*n*. 尿咪二醋酸
uramilic acid *n*. 缩-2-氨基丙二酰脲酸
uraminoacetic acid *n*. 脲乙酸
uraminobenzoic acid *n*. 脲苯甲酸
uraminotauric acid *n*. 脲牛磺酸
Uramustine［商名］*n*. 乌拉氮芥（抗肿瘤药）
urandiol *n*. 尿甾二醇
urane *n*. 尿甾,尿石烷
uran-gallein *n*. 铀棓因（弹性组织染剂）
uranianism; uranism *n*. 同性恋爱
uranic *a*. 含有六价铀的
uranides *n*. 铀系
uranidine *n*. 动物黄色素（海绵、珊瑚、水母及蠕虫中的某种黄色素）
uranin; fluorescein sodium *n*. 萤光素纳
uraninite; pitchblende *n*. 沥青铀矿
uranisco-［希 *ouraniskos* the roof of the mouth］; palata［拉］; palate［英］*pref*. 腭
uraniscochasma; uranocoloboma; uranoschisis; uranoschism; palatoschisis; cleft-palate *n*. 腭裂
uraniscolalia［uranisco- + 希 *lalia* talking］*n*. 腭裂语音
uranisconitis; palatitis *n*. 腭炎
uraniscoplasty; uranoplasty; palatoplasty *n*. 腭成形术
uraniscorrhaphy［uranisco- + 希 raphēseam］; **uraniscorrhaphia; palatorrhaphy** *n*. 腭裂缝术,腭修补术
uraniscus［拉］; **ouraniskos**［希］; **palate** *n*. 腭
uranism *n*. 同性恋爱

uranium［拉 *uranus* a planet］(简作 Ur) ***n***. (缩 U) 铀 (92 号元素) ‖ ～ bean shaping block 铀射线束整形块
uranium Ⅰ(简作 UⅠ) ***n***. 铀Ⅰ(铀的同位素 U^{238})
uranium Ⅱ ***n***. 铀Ⅱ
uranium-235, (fissionable isotope)(简作 U-235) ***n***. 铀－235, U^{235}(铀的可裂变同位素)
uranium dioxide ***n***. 二氧化铀
uranium hexanuoride (简作 UF_6) ***n***. 六氟化铀
uranium tetrafluoride ***n***. 四氟化铀
uranium X_1 (简作 UX_1) ***n***. 铀 X_1(钍的同位素 Th^{234})
uranium X_2 (简作 UX_2) ***n***. 铀 X_2(镤的同位素 Pa^{234})
uranium Y (简作 UY) ***n***. 铀 Y (钍的同位素 Th^{231})
uranium Z (简作 UZ) ***n***. 铀 Z (同质异能素, Pa^{234})
urano-［希 *ouranos* the roof of the mouth, also the vault of heaven, or sky 上颌,腭,天空］［构词成分］***n***. ①上颌,腭 ②天空
uranocoloboma; **uranoschisis**; **palatoschisis**; **cleft-palate** ***n***. 腭裂
uranoplastic ***a***. 腭成形的
uranoplasty; **uraniscoplasty**; **palatoplasty** ***n***. 腭成形术
uranoplegia; **palatoplegia** ***n***. 软腭麻痹
uranorrhaphy［*urano-* + 希 rhaphē Seam］; **palatorrhaphy** ***n***. 腭裂缝术,腭修补术
uranoschisis［*urano-* + 希 *schisis* fisure］; **palatoschisis**; **uranoschism** ***n***. 腭裂
uranoschism［*urano-* + 希 *schisma* cleft］***n***. 腭裂
uranostaphyloplasty ***n***. 软硬腭成形术,腭悬雍垂成形术
uranostaphylorrhaphy［*urano-* + 希 *staphylē* uvula + rhaphē suture］; **uranostaphylorrhaphia** ***n***. 软硬腭缝术
uranostaphyloschisis ***n***. 软硬腭裂
uranosteoplasty; **uranoplasty**; **palatoplasty** ***n***. 腭成形术
Uranotaenia ***n***. 蓝带蚊属 ‖ ～ alboannulata 白环蓝带蚊 / ～ annandalei 安(娜代尔)氏蓝带蚊 / ～ atra 黑色蓝带蚊 / ～ bicolor 双色蓝带蚊 / ～ bimaculata Leicester 二斑蓝带蚊 / ～ campestris zelena 平坝蓝带蚊企羡亚种 / ～ edwardsi 爱(德华兹)氏蓝带蚊 / ～ hebes 罕培蓝带蚊植 / ～ jacksoni 香港蓝带蚊,黄胸蓝带蚊 / ～ loashanensis 乐山蓝带蚊 / ～ lui 吕氏蓝带蚊,台东蓝带蚊 / ～ luteola 淡黄蓝带蚊 / ～ macfastanei Edwards 麦氏蓝带蚊,花背蓝带蚊 / ～ maculipleura 斑胸蓝带蚊 / ～ maxima 巨型蓝带蚊 / ～ nii 高雄蓝带蚊 / ～ nivipleura 白胸蓝带蚊 / ～ novobscura 新糊蓝带蚊 / ～ obscura 暗糊蓝带蚊 / ～ recondita 奇奥蓝带蚊 / ～ stricdlandi 巴河蓝带蚊 / ～ testacea 砧色蓝带蚊 / ～ unguiculata 长爪蓝带蚊 / ～ yayeamana 八重山蓝带蚊
uranous ***a***. (亚)铀的,含有四价铀的
Uranus ***n***. 天王星
uranyl ***n***. 双氧铀,二氧化铀 ‖ ～ acetate 乙酸双氧铀,醋酸双氧铀(用于鼻卡他)
uranyl nitrate hexahydrte (简作 UNH) ***n***. 硝酸双氧铀六水合物,六水合硝酸铀酰
uraphetin(e) ***n***. 嘧啶苯芥,尿嘧啶芳芥(抗肿瘤药)
Urapidil ***n***. 乌拉地尔 (扩血管药)［商名］
urapostema ***n***. 含尿脓肿
Uraria lagopodioides (L.) Desv.［拉,植药］***n***. 兔尾草
Uraria picta Desv.［拉,植药］***n***. 美花兔尾草
urarthritis; **gouty arthritis** ***n***. 痛风性关节炎
urase; **urease** ***n***. 脲酶,尿素酶
urasin ***n***. 细菌脲酶
urataemia; **uratemia** ***n***. 尿酸盐血
urate［拉 *uras*］***n***. 尿酸盐 ‖ ～ calculus 尿酸结石 / ～ oxidase ***n***. 尿酸氧化酶(亦称尿酸酶)
urate nephropathy (简作 UN) ***n***. 尿酸盐肾病
uratemia (urataemia) ***n***. 尿酸盐血
uratic ***a***. 尿酸盐的;痛风的 ‖ ～ conjunctivitis 痛风性结膜炎 / ～ iritis 痛风性虹膜炎
uratohistechia［*urute* + 希 *histos* tissue + *echein* to hold］***n***.［组织］尿酸盐沉着症
uratolysis ***n***. 尿酸盐分解［作用］
uratolytic ***a***. 尿酸盐分解的
uratoma ***n***. 痛风石,尿酸盐结石
uratosis ***n***. 尿酸盐沉着
uraturia; **lithuria** ***n***. 尿酸盐尿,结石尿
urazin; **urazine** ***n***. 尿嗪(尿素衍生物)
urazole ***n***. 尿唑(双尿素缩合物)
URB-TMA 1381 virus ***n***. URB-TMA 1381 病毒
Urbach-Oppenheim disease［Erich Urbach 美皮肤病学家 1893—1946; Maurice Oppenheim 美皮肤病学家 1876—1949］; necrobiosis lipoidica diabeticorum 乌—奥二氏病,糖尿病脂性渐进性坏死
Urbach-Wiethe disease (Erich Urbach; Camillo Wiethe) ***n***. 脂质蛋白沉积病
urban ***a***. 都市的,城市的 ‖ ～ism 城市居民的生活方式,都市化 / ～ist 城市规化专家
Urban and Industrial Health (简作 UIH) ***n***. 城市与工业卫生
urban CPR training ***n***. 城市心肺复苏训练
urban EMS physicians ***n***. 城市急救医生(院前)
Urban Health (简作 UH) ***n***. 城市卫生(杂志名)
urbane ***a***. 有礼貌的,文雅的 ‖ ～ly ***ad***.
urbanism ***a***. 都市化
urbanist ***n***. 城市规划专家
urbanisty ***n***. 文雅,郑重
urbanization ***n***. 都市化,人口城市集中
urbanize ***vt***. 使都市化,使城市化
urbanology ***n***. 都市学,城市学 ‖ urbanologist ***n***. 都市学专家
UR ***n***. 利用综评 (见 utilization review)
URC ***n***. 利用综评委员会(医院)(见 utlization review committee)
urceiform［拉 *urceus* pitcher + *forma* shape］***a***. 壶形的
Urceolaria cyclostomus ***n***. 圆口钵形虫
Urceolaria cyclostomus Stein ***n***. 圆口钵形虫
Urceolaria mitra ***n***. 帽状钵形虫
Urceolaria mitra Siebold ***n***. 帽状钵形虫
Urceolaria paradoxa ***n***. 奇异钵形虫
Urceolaria paradoxa Claparède and Lachmann ***n***. 奇异钵形虫
Urceolaria sabulosus ***n***. 盖沙钵形虫
Urceolaria sabulosus Stokes ***n***. 盖沙钵形虫
Urceolaria ***n***. 钵形虫属
Urceolariidae Stein ***n***. 钵形虫科
urceolate; **urceiform** ***a***. 壶形的
Urceolus Mereschkowsky = **Phialonema Stein** ***n***. 壶形属
Urceolus cyclostomus Stein ***n***. 圆口壶形虫
Urceolus sabulosus Stokes ***n***. 盖沙壶形虫
ur-defense［德 *Ur* ultimate, transcendent + *defense*］原始信念,基本(心理)防御信念
URD ***n***. 上呼吸道疾病 (见 upper respiratoty disease)
urd ***n***. 尿苷二磷酸 (见 uridine diph osphate)
Urea; **carbamide** (简作 Ur & U^+) ***n***. 尿素,脲(利尿药)［商名］‖ diethyl malonyl ～; barbital 二乙基丙二酰脲,巴比妥 / malonyl ～; barbituric acid 丙二酰脲,巴比土酸 / mesoxalyl ～; alloxan 中草酰脲,四氧嘧啶,阿脲 / ～ nitrogen 脲氮,尿素氮 / ～ peroxide 脲过氧化物,尿素过氧化物 / ～ quinate 奎尼酸脲 / ～ and quinine hydrochloride 盐酸奎宁脲 / ～ salicylate 水杨酸脲 / ～ stibamine 脲锑胺 / ～ sulfazide 迭氮磺胺脲 / tartronyl ～; dialuric acid 羟丙二酰脲,径尿酸,5—羟巴比土酸
urea citrate formalin (简作 UCF) ***n***. 尿素—橼酸盐—福尔马林(许氏血小板稀释液)
urea clearance rate (简作 UCR) ***n***. 尿素清除率
urea clearance test (简作 UCL) ***n***. 尿素清除率试验
urea nitrate urea mononitrate ***n***. 硝酸脲
urea nitrogen (简作 UN) ***n***. 尿素氮
urea stibamine 脲锑胺(①驱肠虫药 ②驱原虫药)
urea-; **urel-*prep***. 脲,尿素
urea-washout test ***n***. 尿素冲刷试验
ureabromine ***n***. 溴脲
ureaclastic ***a***. 分解脲的,分解尿素的
ureaformaldehyde (简作 UF) ***n***. 脲甲醛,脲蚁醛,腮醛(树脂,塑料)
ureagenetic ***a***. 脲生成的,尿素生成的
ureal ***a***. 脲的,尿素的
ureameter; **ureometer** ***n***. 脲［量］测定器,尿素计
ureametry; **ureometry** ***n***. 脲测定法,尿素测定法
ureamia (ureamia, urinemia) ***n***. 尿毒症
ureamia syndrome ***n***. 尿毒症综合征
ureamic ***a***. 尿毒症的
ureamic acidosis ***n***. 尿毒症酸中毒
ureamide ***n***. 尿毒症性皮疹
Ureaphil ***n***. 尿素(urea)制剂的商品名
Ureaplasma Shepard et al. ***n***. 脲原体属,尿素原体属 ‖ ～ urealyticum 解脲脲原体,尿素分解尿素原体
Ureaplasma canigenitalium Harasawa et al. ***n***. 犬生殖道脲原体
Ureaplasma cati Harasawa et al. ***n***. 猫脲枝原体
Ureaplasma diversum Howard et Gorlay ***n***. 差异尿枝原体
Ureaplasma felinum Harasawa et al. ***n***. 猫科尿枝原体
Ureaplasma gallorale Koshimizu et al. ***n***. 擦伤尿枝原体
Ureaplasma urealyticum Shepard et al. ***n***. 人解脲尿枝原体,又称

尿素脲枝原体
ureapoiesis *n*. 脲生成,尿素生成
urease; urea enzyme *n*. 脲酶,尿素酶
urea-ammonia liquor(简作 UAL)*n*. 尿素—氨溶液
urea-ammonium phosphate(简作 UAP)*n*. 尿素—磷酸铵
urea-stibamine *n*. 脲锑胺
urea-thiourea-formaldehyde resin(简作 UFR)*n*. 脲—硫脲—甲醛树脂
urea clearance(简作 UC)*n*. 尿素清除率
urea cycle(简作 UC)*n*. 尿素循环
Urea-thiourea-formaldehyde resin(简作 UTFR)*n*. 脲,硫脲,甲醛树脂
urecchysis [*uro-* + 希 *ekchysis*] a pouring out *n*. 尿浸润
Urechites suberecta *n*. 黄龙葵(夹竹桃科植物)
urechitin *n*. 黄龙葵甙
urechitoxin *n*. 黄龙葵毒素
Urecholine; urecholin *n*. 乌拉胆碱(氨甲酰甲基胆碱,商品名)
uredema *n*. 尿液性水肿
Uredepa *n*. 乌瑞替派 [商名],尿烷亚胺,双乙撑亚胺磷酰尿烷(抗肿瘤药)
Uredinales *n*. 锈菌目
urediospore *n*. 夏孢子
uredo(复 uredines)[拉] *n*. ①皮肤痒灼感 ②荨麻疹
Uredofos [商名] *n*. 乌瑞福司,磺脲磷(兽用抗蠕虫药)
ure(o)- 以 ure(o)-起始的词,同样见以 urea-起始的词
Urefibrate *n*. 脲贝特(降脂药)[商名]
ureide *n*. 酰脲
ureine; alkyl urea *n*. 烷基脲
urelcosis *n*. 尿路溃疡
uremia *n*. 尿毒症 ‖ azotemic ~; retention ~ 氮血性尿毒症,潴留性尿毒症 / convulsive ~ 惊厥性尿毒症 / eclamptic ~; convulsive ~ 子痫性尿毒症,惊厥性尿毒症 / extrarenal ~; prerenal ~ 肾外性尿毒症,肾前性尿毒症/ hypercalcemic ~ 高钙血性尿毒症 / puerperal ~ 产后尿毒症 / retention ~ 潴留性尿毒症
uremic *a*. 尿毒症的 ‖ ~ amaurosis 尿毒性黑蒙 / ~ amblyopia 尿毒性弱视 / ~ lung 尿毒症肺 / ~ retinitis 尿毒性视网膜炎
uremic encephalopathy(简作 UE)*n*. 尿毒症性脑病
uremic twitching(简作 UT)*n*. 尿毒症性抽搐
uremide; jurimaid *n*. 尿毒症性皮疹
uremigenic *a*. ①尿素症性的 ②致尿毒症的
Urena lobata L. [拉,植药] *n*. 肖梵天花
Urena lobata L. var. Scabriuscula (DC.) Walp. [拉,植药] *n*. 粗叶地桃花
Urena Procumbens L. [拉,植药] *n*. 梵天花
ureo-; urea- *prep*. 脲,尿素
ureogenesis *n*. 脲生成,尿素生成
ureogenetic *a*. 脲生成的,尿素生成的
ureolysis *n*. 尿素分解 ueolytic *a*.
ureometer; ureameter *n*. 脲[量]测定器,尿素计 ‖ ureometry *n*. 脲测定法,尿素测定法
ureopoiesis; eurapoiesis *n*. 脲生成,尿素生成
ureosecretory *a*. 分泌脲的,分泌尿素的
ureotelic [*urea* + 希 telikos belonging to the cimpletion, or end] *a*. 排尿素[氮]代谢的
ureotelism *n*. 排尿素[氮]代谢
urerectal septum *n*. 尿直肠隔
urerythrin; uro-erythrin *n*. 尿红质
uresiesthesis [*uresis* + 希 aisthēsis perception + -ia]; uriesthesis *n*. 排尿感觉
uresis [希 *ouresis*]; urination *n*. 排尿
Uret *n*. 输尿管(见 ureter)
uret *n*. 氮氧甲基
uretal; ureteral *a*. 输尿管的
ureter [希 *ourētēr*](简作 Uret)*n*. 输尿管 ‖ aberrant ~ 迷行输尿管 / ectopic ~ 异位性输尿管 / golf hole ~ 漏斗形输尿管[口] / postcaval ~; retrocaval ~ 腔静脉后输尿管 / primary ~ 原输尿管 / truant ~ 逃避性输尿管(输尿管开口于尿道外口)/ ~ agenesia 输尿管发育不全 / ~ atresia, atresia of ureter 输尿管闭锁 / ~ calculus 输尿管结石 / ~ diverticulum 输尿管憩室 / ~ stone 输尿管结石
ureter-cystoscopy *n*. 输尿管膀胱镜检查
ureter-renoscopy *n*. 输尿管肾(盂)镜检查
ureteral *a*. 输尿管的 ‖ ~ calculus 输尿管石 / ~ catheter 输尿管导管 / ~ diverticula 输尿管憩室 / ~ injury 输尿管损伤/ ~ jet phenomenon 输尿管喷射现象 / ~ perfusion 输尿管灌注 / ~ transilluminator 输尿管透照镜 stone 输尿管结石
ureteralgia *n*. 输尿管痛
uretercystoscope *n*. 输尿管膀胱镜
uretercystoscopy *n*. 输尿管膀胱镜检查
ureterecolic *a*. 输尿管结肠的
ureterectasia; ureterectasis *n*. 输尿管扩张
ureterectasis *n*. 输尿管扩张
ureterectomy *n*. 输尿管切除术
ureteric; ureteral *a*. 输尿管的
ureteric bud *n*. 输尿管芽
ureterlgia *n*. 输尿管痛
ureteritis *n*. 输尿管炎 ‖ ~ cystica 囊性输尿管炎
uretero- [希 *ourētēr* the duct which conveys urine from the kidney to the bladder 输尿管] *prep*. 输尿管
uretero-vaginal fistula *n*. 输尿管阴道瘘
ureterocele *n*. (膀胱内)输尿管囊肿,输尿管疝 ‖ ectopic ~ 异位输尿管疝
ureterocelectomy *n*. 输尿管疝切除术
ureterocervical *a*. 输尿管子宫颈的
ureterocolic *a*. 输尿管结肠的
ureterocolostomy *n*. 输尿管结肠吻合术
ureterocutaneostomy *n*. 输尿管皮肤造口术
ureterocystanastomosis; ureteroneocystostomy *n*. 输尿管膀胱吻合术
ureterocystic *a*. 输尿管膀胱的
ureterocystonestomy; uretironeocystostomy *n*. 输尿管膀胱吻合术
ureterocystoscope *n*. 输尿管膀胱镜
ureterocystostomy; ureteneocystostomy *n*. 输尿管膀胱吻合术
ureterodiatysis *n*. 输尿管破裂
ureteroduodenal *a*. 输尿管十二指肠的
uretero-enteric *a*. 输尿管肠的
uretero-entero-anastomesis; uretero-enterostomy *n*. 输尿管肠吻合术
urtero-enterostomy *n*. 输尿管肠吻合术
urtero-interstinal *a*. 输尿管肠的
urteroenterocutaneous diversion *n*. 输尿管—肠—皮肤尿流改道术
ureterogram *n*. 输尿管造影照片
ureterography *n*. 输尿管造影术
ureteroheminephrectomy *n*. 输尿管肾部分切除术
ureterohydronephrosis *n*. 输尿管肾盂积水
uretero-intestinal *a*. 输尿管肠的
ureteroileostomy *n*. 输尿管回肠吻合术
ureterolith [*uretero-* + *lithos* stone] *n*. 输尿管石
ureterolithiasis *n*. 输尿管石病
ureterolithotomy *n*. 输尿管石切除术
ureterolysis *n*. 输尿管破裂;输尿管麻痹;输尿管松解术
ureteromeatotomy *n*. 输尿管口切开术
ureteronenocystostomy *n*. 输尿管膀胱吻合术
ureteroneopyelostomy *n*. 输尿管肾盂吻合术
ureteronephrectomy; nephroureterectomy *n*. 输尿管肾切除术
ureteropathy *n*. 输尿管病
ureteropelvic(简作 UP)*n*. 输尿管肾盂的
ureteropelvic junction *n*. 肾盂输尿管结合部
ureteropelvioneostomy; ureteroneopyelostomy *n*. 输尿管肾盂吻合术
ureteropelvioplasty *n*. 肾盂成形术
ureteroperitonization *n*. 输尿管腹腔膜包裹术
ureterophelography *n*. 肾盂造影术
ureterophlegma *n*. 输尿管黏液蓄积
ureteroplasty *n*. 输尿管成形术
ureteroproctostomy *n*. 输尿管直肠吻合术
uretecropyelectasis *n*. 输尿管肾盂扩张
ureteropyelitis *n*. 输尿管肾盂炎
ureteropyelography; yeloureterography; pelviureteroradiography *n*. 输尿管肾盂造影术
ureteropyelonephrostomy *n*. 输尿管肾盂吻合术
ureteropyelonephritis *n*. 输尿管肾盂肾炎
ureteropyelonephrostomy *n*. 输尿管肾盂吻合术
ureteropyeloplasty *n*. 输尿管肾盂成形术
ureteropyelostomy; ureteropyeloneostomy *n*. 输尿管肾盂吻合术
ureteropyosis *n*. 输尿管化脓
ureterorectal *a*. 输尿管直肠的
ureterorectostomy; ureteroproctostomy *n*. 输尿管直肠吻合术
ureterorectomy; ureteroproctostomy *n*. 输尿管直肠吻合术
ureterorenoscope *n*. 输尿管肾镜 ‖ ureterorenoscopy *n*. 输尿管肾镜检查
ureterorrhagia *n*. 输尿管出血

ureterorrhaphy［*uretero-* + 希 *rhaphē* suture］*n*. 输尿管缝术
ureterosalpingostomy; salpingo-ureterostomy *n*. 输尿管输卵管吻合术
ureteroscope *n*. 输尿管镜
ureteroscopy *n*. 输尿管镜检查
ureterosigmoid *a*. 输尿管乙状结肠的
ureterosigmoidostomy *n*. 输尿管乙状结肠吻合术
ureterostegnosis; ureterosternosis *n*. 输尿管狭窄
ureterostenoma［*uretero-* + 希 stenōma stricture］; **ureterostenosis** *n*. 输尿管狭窄
ureterostenosis *n*. 输尿管狭窄
ureterostoma *n*. ①输尿管口 ②输尿管瘘
ureterostomosis; ureterostomy *n*. 输尿管造口术
ureterostomy *n*. 输尿管造口术 ‖ cutaneous ~ 皮肤输尿管造口术
ureterotaneostomy *n*. 输尿管皮肤造口术
ureterotomy *n*. 输尿管切开术 ‖ colpovisical ~; colpocysto-ureterotomy 阴道膀胱输尿管切开术 / vaginal ~; colpo-ureterotomy 阴道输尿管切开术
ureterotrigono-enterostomy *n*. 输尿管膀胱三角肠吻合术
ureterotrigonosigmoidostomy *n*. 输尿管膀胱三角乙状结肠吻合术
ureterotyphlostomy; typhloureterostomy *n*. 输尿管盲肠吻合术
ureteroureteral *a*. 输尿管输尿管的
ureteroureterostomy *n*. 输尿管输尿管吻合术
uretero-urethrostomy *n*. 输尿管尿道吻合术
ureterouterine *a*. 输尿管子宫的
ureterovaginal *a*. 输尿管阴道的
ureterovesical（简作 UV）*a*. 输尿管膀胱的
ureterovesical junction（简作 UVJ）*n*. 输尿管膀胱接点
ureterovesicoplasty *n*. 输尿管膀胱成形术
ureterovesicostomy *n*. 输尿管膀胱吻合术
ureter-renoscope *n*. 输尿管肾（盂）
ureter-renoscopy *n*. 输尿管肾（盂）镜检查
Ureth *n*. 尿道（见 urethra）/ *a*. 尿道的（见 urethral）
Urethan; urethane; ethyl carbamate *n*. 乌拉坦（催眠镇静药），氨基甲酸乙酯，尿烷
urethane mixing equipment（简作 UME）*n*. 氨基酸乙酯混合设备
urethra［希 ourēthra］（简作 Ureth）*n*. 尿道 ‖ ~ la | double ~ 双尿道 / anterior ~ 前尿道，尿道前段 / bifid ~ 尿道裂 / female ~ 女尿道 / male ~ 男尿道 / membranous ~ 尿道膜部 / muliebris; feminina; female ~ 女尿道 / penile ~ 尿道海绵体部 / ~ posterior ~ 后尿道，尿道后段 / primary ~ 原尿道 / prostatic ~ 尿道前列腺部 / secondary ~ 后成尿道 / spongy ~ 尿道海绵体部 / ~ virilis; ~ masculina; male ~ 男尿道 / ~ injury 尿道损伤
urethragraph *n*. 尿道内径描记器
urethral（简作 Ureth）*a*. 尿道的 ‖ ~ abscess 尿道脓肿 / ~ bulb 尿道球 / ~ calculus 尿道石 / ~ carina of vagina 阴道尿道隆凸（位于阴道前皱柱下方，向尿道外口延伸）/ ~ caruncle 尿道肉阜 / ~ catheterization 导尿 / ~ crest 尿道嵴 / ~ dilatation 尿道扩张 / ~ endoscope 尿道镜 / ~ endoscopy 尿道镜检查 / ~ erotlcism 尿道恋 / ~ false passage 尿道假道 / ~ gland 尿道腺 / ~ gonorrhea 尿道淋病 / ~ groove 尿道沟，生殖沟 / ~ injection 尿道注射 / ~ orifice 尿道口 / ~ lacun 尿道隐窝 / ~ meatus 尿道口 / ~ melanoma 尿道黑色素瘤 / ~ orifice 尿道口 / ~ polyp 尿道息肉 / ~ reunion operation 尿道会师术（同 reconstructiion of ruptured prostatic urethra）/ ~ stone 尿道结石 / ~ stricture 尿道狭窄 / ~ syndrome 尿道综合征 / ~ syphllis 尿道梅毒 / ~ transilluminator 尿道透照镜
urethral catheterization（简作 UC）*n*. 尿道插管（术）
Urethral catheter output（简作 UCO）*n*. 尿道插管排出量
urethral discharge（简作 UD）*n*. 尿道分泌物
urethralgia; urethrodynia *n*. 尿道痛
urethrameter *n*. 尿道测量器
urethrascope; urethroscope *n*. 尿道镜
urethrascopy *n*. 尿道镜检查
urethratresia *n*. 尿道闭锁
urethrectomy *n*. 尿道切除术
urethremorrhage, urethrorrhagia *n*. 尿道出血
urethremphraxis; urethrophraxis *n*. 尿道梗阻
urethreurynter［*urethra* + 希 *eurynein* to make wide］*n*. 尿道扩张器
urethrism［拉 *urethrismus*］*n*. 尿道痉挛
urethritis *n*. 尿道炎 ‖ anterior ~ 前尿道炎 / gonococcal ~ 非淋病性尿道炎 / gonorrheal ~ 淋病性尿道炎 / gouty ~ 痛风性尿道炎 / posterior ~ 后尿道炎 / prophylactic ~ 预防性尿道炎 / simple ~ 单纯性尿道炎 / specific ~ 特异性尿道炎，淋病性尿道炎 / ~ granulosa 肉芽性尿道炎 / nonspecific ~; simple ~ 非特异性尿道炎，单纯性尿道炎 / ~ orificii externi 尿道外口炎 / ~ petrificans 钙化性尿道炎 / ~ venerea; gonorrhea 性病尿道炎，淋病 / ~ cystica 囊性尿道炎 / ~ glandularis 腺性尿道炎
urethritis gonorrhoica anterior acuta（简作 UGAA）*n*.［拉］急性淋菌性前部尿道炎
urethritis gonorrhoica posterior acuta（简作 UGPA）*n*.［拉］急性淋菌性后尿道炎
urethro-［希 *ourēthra* the tube by which urine is discharged from the bladder 尿道］［构词成分］*prep*. 尿道
urethro-hymenalfusion *n*. 尿道处女膜融合
urethro-perineal fistula *n*. 尿道会阴瘘
urethro-sphincterometry *n*. 尿道括约肌压力测定
urethro-vaginal fistula *n*. 尿道阴道瘘
urethroblennorrhea *n*. 尿道脓溢
urethrobulbar *a*. 尿道球的 ‖ ~ 尿道球腺
urethrocele *n*. ①（女性）尿道突出 ②（女性）尿道憩室
urethrocystitis; cystourethritis *n*. 尿道膀胱炎
urethrocystogram *n*. 尿道膀胱 X 线〔照〕片
urethrocystography *n*. 尿道膀胱 X 线摄影（术）
urethrocystopexy *n*. 尿道膀胱固定术
urethrodynia［*urethro-* + 希 *odynē* pain］*n*. 尿道痛 同 urethralgia
urethrogram *n*. 尿道造影（照）片，尿道 X 线（照）片
urethrograph *n*. 尿道内径描记器
urethrography *n*. 尿道 X 线照相术
urethrometer *n*. 尿道测量器
urethrometry *n*. 尿道阻力测定法；尿道测量法
urethropenile *a*. 尿道阴茎的
urethroperineal *a*. 尿道会阴的
urethroperineoscrotal *a*. 尿道会阴阴囊的
urethropexy *n*. 尿道固定术（矫正女性小便失禁）
urethrophraxis［*urethro-* + 希 *phrassein* to obstruct］*n*. 尿道梗阻
urethrophyma *n*. 尿道瘤
urethroplasty *n*. 尿道成形术
urethroprostatic *a*. 尿道前列腺的
urethrorectal *a*. 尿道直肠的
urethrorrhagia（urethremorrhage）*n*. 尿道出血
urethrorrhaphy［*urethro-* + 希 *rhaphē* seam］*n*. 尿道缝术
urethrorrhea *n*. 尿道液溢 ‖ ~ ex libidine 色情性尿道液溢
urethroscope（urethrascope）*n*. 尿道镜
urethroscopic *a*. 尿道镜的；尿道镜检查的
urethroscopy *n*. 尿道镜检查
urethroscrotal *a*. 尿道阴囊的
urethrospasm（urethrism）*n*. 尿道痉挛
urethrostaxis *n*. 尿道渗血
urethrostenosis *n*. 尿道狭窄
urethrostenotome *n*. 尿道狭窄切开器
urethrostomy *n*. 尿道造口术 ‖ perinea ~; perineo-urethrostomy; perineostomy 会阴尿道造口术
urethrosyrinx; urethral syringe *n*. 尿道注射器
urethrotome; entome *n*. 尿道刀 ‖ dilating ~ 扩张尿道刀 / Maisonneuve's ~ 梅宗讷夫氏尿道刀
urethrotomy *n*. 尿道切开术 ‖ anterior-posterior ~ 前后尿道切开术 / external ~ 尿道外切开术 / interna ~ 尿道内切开术 / internal-external ~ 尿道内外切开术 / perineal ~ 会阴尿道切开术 / vaginal; colpo-urethrotomy ~ 阴道尿道切开术
urethrotrigonitis *n*. 尿道膀胱三角炎
urethrovaginal *a*. 尿道阴道的 ‖ ~ fistula 尿道阴道瘤 / ~ meatus 尿道阴道口（先天畸形）/ ~ septum 尿道阴道膈
urethrovesical *a*. 尿道膀胱的
urethrovesiculo-differontial reflux *n*. 尿道精囊差别回流（指液体、精子、注入物、后尿道进入生殖系统）
uretic［拉 *ureticus*；希 *ourētikos*］*a*. 利尿的 *n*. 利尿剂
uretica; diuretica *n*. 利尿剂
Urex *n*. 马尿酸乌洛托品（methenamine hippurate）制剂的商品名
URF *n*. 未鉴定读框（以线粒体基因组合的结构）（见 unidentified readingframe）/ *n*. 子宫松弛因子（见 uterine relaxing factor）
Urge *vt*. 促使，催促；极力主张，说服；推动 *vi*. 极力主张 *n*. 欲望，冲动，驱力
urgency *n*. 紧急，迫切；强求，催促；尿急
urgency of micturation *n*. 尿急
urgency of urination *n*. 尿急
Urgenin *n*. 护前列（抗前列腺增生药）［商名］
urgenome *n*. 原始基因组，原始染色体组
urgent（简作 ugt）*a*. 紧急的，迫切的；强求的，催促的 ‖ ~ly *ad*.

urgent care centre（简作 UCC）***n***. 急救中心
Urginea ***n***. 海葱属 ‖ ～ indica Kunth 印度海葱 / ～ Maritima Baker 海葱
-urgy［拉］［构词成分］……学,操作,技艺
urhidrosis; uridrosis ***n***. 尿汗症 ‖ ～ crystallina 结晶尿汗症
URI ***n***. 罗德艾兰(州)大学(美)（见 University of Rochester）/ ***n***. 上呼吸道疾病（见 upper respiratory illness）/ ***n***. 上呼吸道感染（见 upper respiratory infection）
uri-［拉］［构词成分］尿
-uria［希 *ouro* n. urine 尿］［构词成分］***n***. 尿
urian; urochrome ***n***. 尿色素,尿色肽
uriasis ***n***. 尿石病
uric［希 *ourikos*］***a***. 尿的 ‖ ～ acid 尿酸 / ～ acid calculus 尿酸石
uric acid（简作 UA & U⁻）***n***. 尿酸
uric acid nitrogen（简作 UAN）***n***. 尿酸氮
uricacidemia ***n***. 尿酸血症
uricaciduria［*uric* acid + 希 ouron ueine + *-ia*］***n***. 尿酸尿
uricaemia; uricemia; uricacidemia; uricacidemia ***n***. 尿酸血症
uricasi; uricolase ***n***. 尿酸酶
uricemia; uricacidemia ***n***. 尿酸血症
urico-［拉］［构词成分］尿酸
uricocholia ***n***. 尿酸胆汁［症］
uricolase; uricase ***n***. 尿酸酶
uricolysis ***n***. 尿酸分解［作用］
uricolytic ***a***. 尿酸分解的
uricometer ***n***. 尿酸计,尿酸定量器 ‖ Ruhemann's ～ 鲁赫曼氏尿酸定量露
urico-oxidase ***n***. 尿酸氯化酶
uricopoiesis ***n***. 尿酸生成
uricosuria ***n***. ①尿酸尿 ②尿酸排泄
uricosuric ***a***. 促尿酸尿的 ‖ ～ diuretics 促尿酸排泄之利尿剂
uricotelic［*uric* acid + 希 *telikos* belonging to the completion, or end］***a***. 排尿酸［氮代谢］的
uricotelism ***n***. 排尿酸［氮］代谢
uricoxidase ***n***. 尿酸氧化酶
uridine ; uridin ***n***. 尿核甙,尿嘧啶核甙 ‖ ～ 5'-pyrophosphate 尿核甙－5－焦磷酸
uridine diphosphate（简作 UDP & UD & urd）***n***. 尿苷二磷酸
uridine diphosphate-acetyl-glucosamine（简作 UDPAG）***n***. 二磷酸尿核甙—乙葡糖胺
uridine diphosphate acetyl glucose（简作 UDP-glucose）***n***. 尿(嘧啶核)甙二磷酸乙酰葡萄糖,二磷酸尿甙乙酰葡萄糖
uridine diphosphate glucose（简作 UDPG）***n***. 二磷酸尿甙葡萄糖(尿二磷葡萄糖)
uridine diphosphate glucuronic acid（简作 UDPGA）***n***. 二磷酸尿甙葡萄糖醛酸(尿二磷葡萄糖醛酸)
uridine diphosphate galactose（简作 UDP-Gal）***n***. 二磷酸尿甙半乳糖
uridine diphosphate glucose（简作 UDP-Glc）***n***. 二磷酸尿甙葡萄糖
uridine diphosphate glucuronyl transferase（简作 UDPGT）***n***. 二磷酸尿甙葡萄糖醛酸转移酶
uridine diphosphate-mannose synthase ***n***. 二磷酸尿甙—甘露糖合成酶
uridine diribose phosphate（简作 UDRP）***n***. 磷酸尿甙核糖
uridine monophosphate（简作 UMP）***n***. 尿甙—磷酸
uridine triphosphate（简作 UTP）***n***. 三磷酸尿甙
uridine triplet（简作 UUU）***n***. 三聚尿嘧啶
-uridine［构词成分］—尿苷（1998 年 CADN 规定使用此项名称,主要系指抗病毒药物尿嘧啶类［uracils］的一些药名,如溴尿苷［Broxuridine］、氟尿苷［Floxuridine］等）
uridine－5－oxyacetic acid（简作 Uoa）***n***. 尿甙－5－氧甙乙酸
Uridon ***n***. 碘司特,碘吡拉啥
uridrosis; urhidrosis ***n***. 尿汗症 ‖ ～ crystallina 结晶尿汗症
uridylate ***n***. 尿(嘧啶核)苷酸
uridylic acid（UMP）***n***. 尿(嘧啶核)苷酸,尿苷—磷酸
uridyl adenylyl adenosine（简作 UAA）***n***. 尿甙酰基腺甙酰基腺甙,尿腺腺甙
uridyl transferase 尿苷酰转移酶,尿苷二磷酸葡萄糖－已糖－1－磷酸尿苷酰基转移酶
uridylyl guanylyl adenosine（简作 UGA）***n***. 尿甙酰基鸟甙酰基腺甙,尿鸟腺
uridylyl phosphate adenosine（简作 UPA）***n***. 尿甙酰基磷酸腺甙
uridylyl phosphate guanosine（简作 UPG）***n***. 尿甙酰基磷酸鸟甙
uridylyl phosphate uridine（简作 UPU）***n***. 尿甙酰基磷酸尿甙
uridylyl uridylyl uridine（简作 UUU）***n***. 二尿甙酰基尿甙
uriesthesis; uresiesthesis ***n***. 排尿感觉
urina［拉］; **urine** ***n***. 尿 ‖ chyli ～; cibi ～ 食后尿(饱食后排出的尿) / cruenta ～; bloody urine 血尿 / galactodes ～ 乳状尿 / hysterica ～ 癔病尿,歇斯底里性尿(癔病发作后排出的清淡色尿) / jumentosa ～ ; cloudy urine 混浊尿 / potus ～; urine of drink 饮后尿 / sanguinis ～ 晨尿 / spastica ～ ; hysterica ～ 痉挛性［排］尿,癔病尿,歇斯底里性尿
urinable ***a***. 可尿出的(可由尿排泄的)
urinaccelerator ***n***. 球海绵体肌
urinacidometer ***n***. 尿氢离子［浓度］测定器
urinaemia; uremia ***n***. 尿毒症
urinal［拉 *urinalis* urinary］; urodochium ***n***. 尿壶,贮尿器 ‖ suprapubic ～ 耻骨上贮尿器
urinalysis（简作 UA）***n***. 尿检
urinalysis; uranalyses（［复］urinalyses）***n***. 尿分析(法) ‖ midstream clean-catch ～ 中段净集尿分析法 / routine ～ 常规尿分析
urinary ***a***. ①泌尿的 ②含尿的,尿的 ‖ ～ alkalinization 尿碱性化 / ～ bladder 膀胱 / ～ bladder imaging 膀胱成像 / ～ bladder injury 膀胱损伤/ ～ bladder stone 膀胱结石 / ～ canal 尿管 / ～ catheter 导尿管 / ～ catheter in 导尿管留置 / ～ calculus 尿石 / ～ drainage tube 导尿管 / ～ eroticism 尿道恋 / ～ bladder storne 膀胱结石 / ～ fistula 尿道瘘 / ～ frequency 尿频 / ～ incontinence 尿失禁/ ～ meatus 尿道口 / ～ obstruction 尿路梗阻 / ～ organ 泌尿器 / ～ output 尿量 / ～ papilla 尿乳突,泌尿乳头 / ～ sinus 尿窦 / ～ stress incontinence 张力性尿失禁 / ～ tract 尿道 / ～ surgery 泌尿外科/ ～ tract infection 尿路感染 / ～ urinary 尿潴留 / ～ tract roentgenogram 泌尿道 X 线(照)片
urinary albumin（简作 Ualb）***n***. 尿白蛋白
urinary chorionic gonaootropin（简作 UCG）***n***. 尿中绒毛膜促性腺激素
Urinary coproporphyrin（简作 UCP）***n***. 尿粪
urinary drop spectrometer（简作 UDS）***n***. 尿滴分光计
urinary fibrin-fibrinogen degradation products（简作 U-FDP）***n***. 尿纤维、纤维原降解产物
urinary free cortisol（简作 UFF）***n***. 尿游离皮质醇
urinary gonadotropin（简作 Ugn）***n***. 尿促性腺激素
Urinary Lactic-acid Dehydrogenqse（简作 ULDH）***n***. 尿乳酸脱氢酶
urinary meconium index（简作 UMI）***n***. 尿的胎便指数
Urinary System Tumour（简作 UST）***n***. 泌尿系统肿瘤
urinary osmolality（简作 Uosm）***n***. 尿液渗克分子浓度
urinary protein（简作 UProt）***n***. 尿蛋白
urinary tract（简作 UT）***n***. 泌尿道
urinary tract infection（简作 UTI）***n***. 泌尿道感染
urinary urate excretion（简作 UV urate）***n***. 尿酸盐排泄量(率)
urinary volume（简作 UV）***n***. 尿量
urinary-tract infection ***n***. 泌尿系感染(部分或全部)
urinastatin ***n***. 尿抑制素(胰蛋白酶等抑制剂)
urinate ***vi***. 排尿
urination ; uresis; micturition ***n***. 排尿 ‖ precipitant ～ 急迫排尿,尿意逼迫 / stuttering ～ 间歇性排尿
urinative; diuretic ***a***. 利尿的 ***n***. 利尿剂
urine［拉 *urina*; 希 *ouron*］（简作 Ur）***n***. 尿 ‖ ammoniaca ～ 氨性尿 / anemic ～ 贫血性尿 / Bence Jones ～ 本斯·琼斯氏［白蛋白］尿 / black ～ 黑尿(由黑素或尿黑酸所致) / chylous; chyluria ～ 乳糜尿 / cloudy ～ 混浊尿 / crude ～ 淡尿 / diabetic ～ 糖尿 / dyspeptic ～ 消化不良性尿 / febrile ～ 热病性尿 / gouty ～ 痛风尿 / milky ～ 乳状尿 / nibulous ～ 混浊尿 / nervous ～ ; hysterical ～ 神经性尿,癔病尿,歇斯底里性尿 / residual ～ 残余尿 / smoky ～ 烟色尿 / ～ osmole 尿渗量 / ～ test 尿液检查
urine acetone body test（简作 UABT）***n***. 尿酮体试验
urine albumin excretion（简作 UAE）***n***. 尿白蛋白排出量
urine aliquot（简作 UA）***n***. 尿可分量,尿部分标本
urine amylase determination（简作 UAD）***n***. 尿淀粉酶检查
urine analysis（简作 UA）***n***. 尿分析
urine bilirubin（简作 UB）***n***. 尿胆红素
urine creatinine（简作 Ucr）***n***. 尿肌酐
urine creatine（简作 Ucre）***n***. 尿肌酸
urine collection / transfer assembly（简作 UCTA）***n***. 尿收集/转换装置
Urine deposit preparation［植药］***n***. 淡秋石
urine flow rate（简作 UFR）***n***. 尿流率
urine free cortisol（简作 UFC）***n***. 尿游离皮质醇
urine gonadotropin（简作 UP）***n***. 尿促性腺激素
urine osmotic pressure（简作 Uosm）***n***. 尿渗透压

urine specific gravity（简作 USG）*n*. 尿比重
urine urea nitrogen（简作 UUN）*n*. 尿中尿素氮
urine uric acid（简作 UUA）*n*. 尿中尿酸
urine urobilinogen（简作 UU）*n*. 尿中尿胆原
urined *n*. 尿臭素
urinema *n*. 尿毒症
urinemia；**urimia** *n*. 尿毒症
urine-contrast interface *n*. 尿—造影剂界面
urine-mucoid *n*. 尿类黏蛋白
urinidrosis；**urhidrosis** *n*. 尿汗症
uriniferous［*urine* + 拉 *ferre* to bear］*a*. 输尿的 ‖ ~ tubule 肾细管
urinific；**uriniparous** *a*. 产尿的，泌尿的
uriningism *n*. 同性恋（爱）
uriniparous［*urine* + 拉 *parere* to produce］*a*. 产尿的，泌尿的
urinism 见 urolagnia
urino-［拉 *urina* urine 尿］［构词成分，亦作 uri-］*prep*. 尿
urinocryoscopy *n*. 尿冰点测定法
urinogenital；**urogenital** *a*. 泌尿生殖的，泌殖的
urinogenitalia *n*. 泄殖器官
urinogenous *a*. ①尿原的 ②生尿的
urinoglucosometer *n*. 尿糖定量器，尿糖计
Urinograph *n*. 尿路造影 X 线机
urinologist；**urologist** *n*. 泌尿科学家，泌尿科医师
urinology；**urology** *n*. 泌尿科学
urinoma *n*. 尿性囊肿
urinometer［*urine* + 希 *metron* measure］*n*. 尿比重计
urinometry *n*. 尿比重测量法
urinophilous *a*. 嗜尿的（如微生物）
urinoscopy；**uroscopy** *n*. 尿检查，检尿法
urinosexual；**genito-urinary** *a*. 泌尿生殖的
urinous *a*. 尿的，尿质的
uriodone；**iodopyracet** *n*. 乌里俄通，碘吡啦啥（血管尿路造影剂）
urisolvent *a*. 溶尿酸的
urite *n*. ①腹节 ②腹节
uritis［拉 *urere* to burn + *-itis*］；**caloric dermatitis** *n*. 热激性皮炎
urn *n*. 缸，骨灰瓮，茶水壶
urningism；**uranism** *n*. 同性恋爱
urnism；**uranism** *n*. 同性恋爱
Urnulidae Fraipont *n*. 壶吸管虫科
uro-［希 *ouron* urine 尿］［构词成分］；**ur-**；**urono-** *prep*. 尿，泌尿（道）；尾，尾部
uro-acidimeter *n*. 尿酸度测定器
uro-ammoniac *a*. 〔含〕尿酸与氨的（指结石成分）
uro-angiographic contrast media *n*. 尿路—血管造影剂
uro-azotometer *n*. 尿氮定量器，尿氮计
Uro-gen *n*. 尿卟啉原，六氢尿卟啉（见 uroporphyrinogen）
Uro-Oncology Research Groups（简作 UORG）*n*. 泌尿肿瘤学研究组
uroanthelone；**urogastrone**；**uroenterone** *n*. 尿抗溃疡素，尿抑胃素，尿抑肠素
Urobacillus Beijirinckii Chester *n*. 拜氏尿杆菌
Urobacillus freudenreichii（**Miquel**）**Chester** *n*. 弗氏尿杆菌（弗雷德尿杆菌，缨雷德氏杆菌）
Urobacillus jakschii Sohngen *n*. 贾氏尿杆菌
Urobacillus maddoxii Miquel *n*. 马氏尿杆菌
Urobacillus Miquel *n*. 尿杆菌属
Urobacillus miquelii Beijerikck *n*. 米氏尿杆菌
Urobacillus musculi Liebert *n*. 肌肉尿杆菌
Urobacillus pasteurii Miquel *n*. 巴氏尿杆菌
Urobacillus schuetzenbergii Miquel *n*. 舒氏尿杆菌
Urobacillus ureae Miquel *n*. 尿尿杆菌
Urobacterium Rubentschik *n*. 脲杆菌属
Urobacterium aerophilum Rubentschik *n*. 好气脲杆菌
Urobacterium amylovorum Rubentschik *n*. 食淀粉脲杆菌
Urobacterium citrophilum Rubentschik *n*. 嗜柠檬脲杆菌
Urobacterium musculi Liebert *n*. 肌肉脲杆菌
urobihinogen（简作 Ub）*n*. 尿胆原
urobilin（简作 Ub）*n*. 尿胆素
urobilinemia *n*. 尿胆素血
urobilinicterus；**urobilin jaundice** *n*. 尿胆素性黄疸
urobilinogen（简作 Ubg）*n*. 尿胆素原
urobilinegenemia *n*. 尿胆素原血
urobilinogenuria *n*. 尿胆素原尿
urobilinoid *a*. 尿胆素样的
urobilinoidin *n*. 类尿胆素
urobilinuria *n*. 尿胆素尿
Urocalum *n*. 优克龙（抗尿结石药）［商名］
Urocampus nanus（Günther）*n*. 须海龙（隶属于海龙科 Syngnathidae）
urocanasi deficiency *n*. 尿刊酸酶缺乏症（一种组氨酸分解代谢遗传性疾病，由于尿刊酸水合酶缺乏所致，特征为尿内大量排泄尿刊酸，发育迟缓，也可能伴有智力迟钝）
urocanate *n*. 尿刊酸（阴离子型）
urocanate hydratase *n*. 尿刊酸水合酶（此酶缺乏，据认为是一种常染色体隐性性状，可致尿刊酸酶缺乏症。亦称尿刊酸酶）
urocanic acid（简作 UA）*n*. 尿刊酸，尿狗酸，咪唑丙烯酸
urocanicase *n*. 尿刊酸酶，咪唑丙烯酸酶
urocanin［*uro-* + 拉 *canis* dog］*n*. 尿刊宁
urocele［*uro-* + 希 *kēlē hernia*］*n*. 阴囊积尿
Urocentrum *n*. 尾缨虫属
Urocentrum Nitzsch *n*. 尾缨虫属
Urocentrum turbo *n*. 旋尾缨虫
Urocentrum turbo Müller *n*. 旋尾缨虫
urocheras［*uro-* + 希 *cheras* gravel］；**uropsammus** *n*. 尿沙
urochesia［*uro -* + 希 *chezein* to defecate］；**urochezia** *n*. 肛门排尿
urochesis *n*. 肛门排尿
urochezia *n*. 肛门排尿
urochrome；**urian** *n*. 尿色素，尿色肽
urochromogen *n*. 尿色素原，尿色肽原
Urochorda *n*. 尾索动物纲
Urochordata *n*. 尾索动物门
urocinetic；**urokinetic** *a*. 泌尿器反射性的
uroclepsia *n*. 遗尿，尿失禁
Uroconger lepturus（Richardson）*n*. 尖尾鳗（隶属于康吉鳗科 Congridae）
urocrisia［*uro-* + 希 *krinein* to judge］*n*. 检尿诊病法
urocrisis［*uro-* + 希 *krisis* crisis］*n*. 排尿危象
urocriterion *n*. 检尿判病（指征）
Uroctea lesserti（**Schenkel**）*n*. 北壁钱（隶属于壁钱科 Urocteidae）
Urocteidae *n*. 壁钱科（隶属于蜘蛛目 Araneida）
urocyanin；**uroglaucin** *n*. 尿蓝质
urocyangen；**urocyanose** *n*. 尿蓝
urocyanosis；**indicanuria** *n*. 尿蓝母尿
urocyst *n*. 膀胱
urocystic *a*. 膀胱的
urocystis［拉］；**urocyst** *n*. 膀胱
Urocystis *n*. 条黑粉菌属 ‖ ~ tritici 小麦杆黑粉菌
urocystitis *n*. 膀胱炎
urocytogram *n*. 尿〔内〕细胞像
Urodela *n*. 有尾类，有尾两栖类（动物）
urodeum［*uro-* + 希 *hodaios* on the way］*n*. 泄殖道
urodialysis *n*. 尿闭
urodynamic determination *n*. 尿流动力学测定
urodynamics *n*. 尿流动力学（研究排尿功能障碍的一门新兴学科，内容包括排尿的流体力学与排尿的电生理学）
urodochium［*uro-* + 希 docheion holder］；urinal *n*. 尿壶，贮尿器
urodynia［uro- + 希 odyne pain］*n*. 排尿痛
uroedema；**uredema** *n*. 尿液性水肿
uroephrosis *n*. 肾盂积尿
uroerythrin；**uretrythrin** *n*. 尿红质
uroflavin *n*. 尿黄素
uroflometer *n*. 尿流计
uroflometry *vt*. 尿流量测定
uroflow-cystometer *n*. 尿流量—膀胱内压测量器
uroflowmeter *n*. 尿流量计
Urofollitropin *n*. 尿促卵泡素（促性激素类药）［商名］
urofuscin *n*. 尿紫褐质，尿褐质
urofuscohematin［*uro-* + 拉 fuscus tawny + *hematin*］*n*. 尿紫褐血红质
urogaster *n*. 尿肠（胚胎尿囊腔的一部分）
urogastrone［*uro-* + 希 *gastēr* stomach］；anthelone *n*. 尿抑胃素，抗溃疡素
urogen *a*. 泌尿生殖的（见 urogental）
urogenital（简作 U.G）*a*. 泌尿生殖的 ‖ ~ chamber 尿生殖腔 / ~ diaphragm 尿生殖膈 / ~ floor muscles 尿生殖盆底肌 / ~ fold 尿生殖褶 / ~ ridge 泌尿生殖嵴（胚胎第五周时，生肾索体积不断增大，从胚体后壁突向体腔，沿脊柱两旁形成两条左右对称的纵行隆起）/ ~ sinus 泌尿生殖窦 / ~ swelling 尿生殖隆起 / ~ trichomoniasis 泌尿生殖器的滴虫病 / ~ trigone 尿生殖隔
urogenital sinus（简作 UGS）*n*. 尿殖窦
urogenital tract（简作 U.G.T.）*n*. 尿生殖道

urogenital system *n*. 尿生殖系
urogental（简作 UG & urogen）*a*. 泌尿生殖的
urogenous［*uro-* + 希 *gennan* to produce］*a*. ①尿原的 ②生尿的
uroglaucin［*uro -* + 希 *glaukos* green］; urocyanin *n*. 尿蓝质
Uroglennopsis *n*. 拟黄团藻虫属
Uroglennopsis americana *n*. 美洲尾拟黄团藻虫
Uroglennopsis apiculata *n*. 尖尾拟黄团藻虫
Uroglennopsis apiculata Reverd *n*. 尖尾拟黄团藻虫
Uroglennopsis americana Calkins *n*. 美洲拟黄团藻虫
Uroglennopsis botrys *n*. 葡萄
Uroglennopsis botrys Pasch *n*. 葡萄拟黄团藻虫
Uroglennopsis europaea *n*. 欧洲拟黄团藻虫
Uroglennopsis europaea Pascher *n*. 欧洲拟黄团藻虫
Uroglennopsis Lemmernann *n*. 拟黄团藻虫
urografin *n*. 优罗格拉劳,泛影葡胺
urogram *n*. 尿路照片,尿路造影照片
urography *n*. 尿路造影术,尿路系造影（术）‖ ascending ~; retrograde ~ 逆行性尿路造影术 / cystoscopic ~; retrograde ~ 膀胱镜检查尿路造影术,逆行性尿路造影术 / descinding ~; excrition ~; excretory ~; intravenous ~ 下行性尿路造影术,静脉尿路造影术 / oral ~ 口服法尿路造影术 / retrograde ~, cystoscopic ~ 逆行性尿路造影术,上行性尿路造影术,膀胱镜检查尿路造影术
urografin *n*.（尿）泛影葡胺（泛影葡胺和泛影钠混合制剂）
urogravimeter［*uro-* + 拉 *gravis* heavy + *metrum* measure］; urinometer *n*. 尿比重汁
urogomphus（复 ruogomphi）*n*. 尾突
Urogymnus africanus（Bloch et Schneider）*n*. 非洲沙粒级（隶属于魟科 Dasyatidae）
urohematin *n*. 尿血质,尿血红质
urohematonephrosis *n*. 肾积尿血
urohematoporphyrin *n*. 尿血卟啉
uroheparin *n*. 尿肝素
urohypertensin *n*. 尿血管紧张素
Urokinase（简作 UK）*n*. 尿激酶（蛋白分解酶）［商名］
urokinase-like-immunoreactivity *n*. 尿激酶样免疫反应
urokinase-like-plasminogen *n*. 尿激酶样血浆酶原
urokinase type plasminogen activator（简作 UPA）*n*. 尿激酶型血纤溶酶原激活
Urokinast *n*. 尿激酶（参与排卵过程。尿激酶可从人尿液中提取,从培养人肾细胞也可获得。它是一种蛋白酶,纯品分子量为 53 000,无抗原性,其作用同链激酶（strpto-kinase））
Urokinase-type plasminogen activator（简作 UPA）*n*. 尿激酶型纤溶酶激活物
urokinetec *a*. 泌尿器反射性的
Urokon *n*. 醋碘苯酸钠,乌洛康钠 ‖ ~ sodium 醋碘苯酸钠,乌洛康钠
urokon sodium; sodium acetrizoate *n*. 乌洛康纳,乙酰胺胺基三碘苯甲酸钠（造影剂）
urokymography *n*. 泌尿［生殖］系统记波摄影术
urokymography *n*. 泌尿［生殖］系统记波照相术
uroid *n*. 伪尾区
urol *n*. 泌尿科学家,泌尿科医师（见 uroligist; urinoligist）/ *n*. 泌尿科学（见 urology; uronology）/ *n*. 泌尿科学（杂志名）（见 Urology）
urolagnia［*uro-* + 希 *lagneia* lust］*n*. 尿色情
Uroleptus Ehrenberg *n*. 瘦尾虫属
Uroleptus Caudatus Claparède and Lachmann = Holosticha caudata Stokes *n*. 尾瘦虫属
Uroleptus halseyi Calkins *n*. 蛇形瘦尾虫
Uroleptus Limnetis Stokes *n*. 长尾瘦尾虫
Uroleptus longicaudatus Stokes *n*. 长尾瘦尾虫
Uroleptus muscorum Kahl *n*. 苔藓瘦尾虫
Uroleptus piscis Stein *n*. 鱼形瘦尾虫
Uroleptus sphagni Stokes *n*. 水藓瘦尾虫
uroleucic acid uroleucinic acid *n*. 尿亮酸
urolite *n*. 尿石
urolith［*uro-* + 希 *lithos* stone］*n*. 尿石
urolithiasis *n*. 尿石病
urolithic *a*. 尿石的
urolithology *n*. 尿石学
urolithus *n*. 尿石
urologic; uroligical *a*. 泌尿科学的 ‖ ~ ultrasonic diagnostic equipment 泌尿科用超声诊断设备
Urologic and Cutaneous Review（简作 UCR）*n*. 泌尿科与皮肤科评论（杂志名）
Urologic Clinics of North America（简作 UCNA）*n*. 北美泌尿科临床学（杂志名）
Urological Survey（简作 US）*n*. 泌尿学概观（杂志名）
urologist; urinoligist（简作 urol）*n*. 泌尿科学家,泌尿科医师
urology; uronology（简作 urol）*n*. 泌尿科学
Urology（简作 urol）*n*. 泌尿科学（杂志名）
Urology Digest（简作 UD）*n*. 泌尿科文摘（杂志名）
Urolophus aurantiacus（Müller et Henle）*n*. 褐黄扁魟（隶属于扁魟科 Uroplophidae）
urolutein［*uro-* + 拉 *luteus* yellow］*n*. 尿黄色素
uromancy［*uro-* + 希 *manteia* a divinaion］; **uromantia** *n*. 检尿预后
uromantia; uromanacy *n*. 检尿预后
uromelanin *n*. 尿黑素
uromelus［希 *oura* tail + *melos* limb］*n*. 单足并腿畸胎
uromere *n*. 腹节
urometer; urinometer *n*. 尿比重计
urometry *n*. 尿压测定法 ‖ urometric *a*. 尿压测定的
uromiro *n*. 碘达明
uromucoid *n*. 尿类黏蛋白（尿内一种不溶解的黏蛋白质）
uromyces alopecuri virus *n*. 看麦娘单胞锈菌病毒
uromyces durus virus *n*. 坚硬单胞锈菌病毒
uron; proton *n*. 质子
uronate *n*. 糖醛酸（盐、阴离子或酯）
uroncus［*uro-* + 希 *onkos* mass］*n*. 尿肿
Uronema caudatum *n*. 尾纤虫
Uronic acid *n*. 糖醛酸,糖羰酸
Uronema Dujardin *n*. 尾丝虫属
Uronema gigas virus *n*. 大尾丝藻病毒
Uronema marinum Dujardin *n*. 海洋尾丝虫属
Uronema nigricans Maupas *n*. 暗尾丝虫属 / *n*. 多尾丝虫
Uronematidae Thompson *n*. 尾丝虫科
uronephrosis *n*. 肾盂积尿
urono-; uro-*pref*. 尿
uronology; urology *n*. 泌尿科学
urononcometry *n*. 一日尿量测定法
uronophile *a*. 嗜尿的（如微生物）
uronoscopy *n*. 尿检查（法）
Uronychia Stein *n*. 尾次虫属
Uronychia binucleata Young *n*. 双核尾刺虫
Uronychia setigera Calkins *n*. 毛尾刺虫
Uronychia transfuga müller *n*. 胖尾刺虫
uropac *n*. 尿帕克,二氨甲基白屈氨酸钠（造影剂）
uropancreatone *n*. 尿抑胰素
uropatagium *n*. 基片
uropathogen *n*. 尿路支原体
uropathy *n*. 尿路病 ‖ obstructive ~ 阻塞性尿路病
uropenia［*uro-* + 希 *penia* poverty］*n*. 尿过少
uropepsin *n*. 尿胃蛋白酶
uropepsinogen *n*. 尿胃蛋白酶原
urophan *n*. 尿返物（尿中出现）
urophanic［*uro-* + 希 *phainein* to show］*a*. 尿返物的
urophein［*uro-* + 希 *phaios* gray］*n*. 尿灰质
urophilia *n*. 恋尿癖
urophobia *n*. 排尿恐怖
urophosphometer *n*. 尿磷定量器
urophthisis; diabetes mellitus *n*. 糖尿病
uropittin［*uro-* + *pitta* pitch］*n*. 尿焦质
uroplania［*uro-* + 希 *planē* wandering］*n*. 异地排尿（尿路以外的器官内存尿或排尿）
Uroplophidae *n*. 扁魟科（隶属于鲼形目 Myliobatirormes）
uropod（复 uropoda）*n*. ①尾肢 ②尾足 ③腹足
uropoiesis［*uro-* + 希 *poiein* to make］*n*. 尿生成
uropoietic *a*. 尿生成的 ‖ ~ organ 泌尿器
uroporphyria *n*. 尿卟啉（过多）症
uroporphyrin（简作 UP）*n*. 尿卟啉
uroporphyrin isomerase（简作 UHI & UI）*n*. 尿卟啉同功酶
uroporphyrinogen（简作 UPG & Uro-gen）*n*. 尿卟啉原,六氢尿卟啉
uroporphyrinogen decarboxylase（简作 UD）*n*. 尿卟啉原脱羧酶（此酶活性减少可伴有迟发性皮肤卟啉症和变异性肝红细胞生成性卟啉症）
uroporphyrinogen Ⅲ cosynthase *n*. 尿卟啉Ⅲ同合酶,尿卟啉原－Ⅲ同合酶
uroporphyrinogen -Ⅲ synthase *n*. 尿卟啉原－Ⅲ合酶（此酶缺乏为一种常染色体隐性症状,可致先天性红细胞生成性卟啉症。

亦称尿卟啉原Ⅲ同合酶)
uroporphyrinogen Ⅰ synthase *n*. 尿卟啉原-Ⅰ合酶,羟甲基(原)胆色烷合酶
uropsammus [*uro-* + 希 *psammos* sand]; **urocheras** *n*. 尿沙
uropsammus counting *n*. 尿沉渣计数
uropterin *n*. 尿蝶呤
Uropterygius macrocephalus (**Bleeker**) *n*. 巨头鳍尾鳝(隶属于海鳝科 Muraenidae)
uroptysis *n*. 唾尿,咳尿(咳出尿性痰)
uropygial gland *n*. ① 尾脂腺 ② 尾臀
uropygium *n*. 尾产卵管(昆虫)
uropyonephrosis *n*. 肾盂积脓尿
uropyoureter *n*. 输尿管积脓尿
uroradiology *n*. 泌尿放射学
uroradiographic *n*. 泌尿(系)放射摄影的,泌尿(系)X线摄影的
uroradiography *n*. 泌尿系放射摄影(术),泌尿系X线摄影(术)
uroradiologlogy *n*. 泌尿放射学
urorectal septum *n*. 尿直肠膈
uro-reaction *n*. 尿变碱性反应(检结核病)
urorhodin; **urorrhodin** *n*. 尿绯质
urorhythmography [*uro-* + 希 *rhythmos* rhythm + *graphein* to write] *n*. 输尿管口喷尿描记法
urorosein ; **urorrhodin** *n*. 尿绯质
uroroseinogen; **urorrhosinogen** *n*. 尿绯质原
urorrhagia *n*. 多尿(如糖尿病)
urorrhea *n*. 遗尿
urorrhodin [uro- + 希 rhodon rose] *n*. 尿绯质,(见于伤寒、肾炎、肺结核等病中)
urorrhodinogen *n*. 尿绯质原
urorubin [*uro-* + 拉 *ruber* red] *n*. 尿红质
urorubinogen *n*. 尿红质原
urorubrohematin [*uro-* + 拉 *ruber* red + *hematin*] *n*. 尿红正铁血红素(偶见于某些体制病如麻风的尿中)
urosaccharometry *n*. 尿糖测定法
urosacin; **urorrhodin** *n*. 尿绯质, 尿蔷薇红素
Urosacina Beijerinck *n*. 尿八叠球菌属
Urosacina dimorpha Miqnel *n*. 两形尿八叠球菌
Urosacina hansenii *n*. 汉氏尿八叠球菌(汉逊氏尿八叠球菌属)
uroscheocele [*uro-* + 希 *oscheon* scrotum + *kēlē* tumor]; urocele *n*. 阴囊积尿
uroschesis [uro- + 希 schesis holding] *n*. 尿潴留
uroscintigraphy *n*. 尿路闪烁成像术
uroscopic *a*. 尿检查的
uroscopy; **urinoscopy** *n*. 尿检查
urosein; **urorrhodin** *n*. 尿绯质
uroselectan *n*. 碘吡酸钠,碘吡酮乙酸钠(最早应用的有机单碘环造影剂)
urosemiology *n*. 尿诊断学
urosepsin *n*. 尿脓毒素
urosepsis *n*. 尿脓毒病,尿脓毒症
uroseptic *a*. 尿脓毒病的,尿脓毒症的
urosetectan *n*. 碘吡酮乙酸钠,碘吡酸钠
uroselectan-B *n*. 碘多啥,碘多显
urosis *n*. 尿路病
urosome *n*. ①腹部(昆虫) ②尾体
Urosoma Kowalewski *n*. 片尾虫属
Urosoma caudata Stokes *n*. 有尾片尾虫
Urosoma cienkowski Kowalewski *n*. 纵长片尾虫
urospectrin *n*. 尿分光色素
urostalagmometry *n*. ①尿表面张力检查 ②尿滴数检查
urostealith [*uro-* + 希 *stear* fat + *lithos* stone] *n*. 尿脂石
urosternite *n*. 腹节腹片
urothroplasty *n*. 尿道成形术
urotoxia *n*. 尿毒性,尿素单位
urotoxin *n*. 尿毒素
Urotroopine *n*. 乌洛托品(抗尿路感染药)[商名],环六亚甲基四胺
Urotrygon daviesis (**Wallace**) *n*. 达氏巨尾魟(隶属于扁魟科)
Urostyla Ehrenberg *n*. 尾枝虫属
Urostyla Concha Entz *n*. 壳尾枝虫
Urostyla flavicans Wrzesniowski *n*. 微黄尾枝虫
Urostyla gracilis Entz *n*. 俏尾枝虫
Urostyla grandis Ehrenberg *n*. 大尾枝虫
Urostyla marina Kahl *n*. 海尾枝虫
Urostyla multipes Clapar de; and Lachmann *n*. 多足尾枝虫
Urostyla paragrandis Wang *n*. 拟大尾枝虫
Urostyla polymicronucleata Merriman *n*. 多核尾枝虫
Urostyla rubra Andrussowa *n*. 红色尾枝虫
Urostyla triChogaster Stokes *n*. 胃丝尾枝虫
Urostyla viridis Stein *n*. 绿尾枝虫
Urostyla wessei Stein *n*. 柔尾枝虫
urosulfan; **uramid**; **sulfacarbamide** *n*. 磺胺脲
urotergite *n*. 腹节背片
urothelium *n*. 泌尿道上皮,膀胱上皮 ‖ urothelial *a*.
urotheobromine; **paraxanthine** *n*. 尿可可豆素,副黄嘌呤
urotoxia [*uro-* + 希 *toxikon* poison]; urotoxy *n*. ①尿毒性 ②尿毒单位(足以杀死 1kg 体重生物的量)
urotoxic *a*. 尿毒素的
urotoxicity *n*. 尿毒性
urotoxin *n*. 尿毒素
urotoxisome *n*. 尿酸酶体
urotrast *n*. 碘多啥,碘多显
UrotriCha Claparède and Lachmanm *n*. 尾毛虫属 = Balanitozoon Stokes
Urotricha agilis Stokes *n*. 轻捷尾毛虫
Urotricha armata Kahl *n*. 武装尾毛虫
Urotricha farcta ClaParède and Lachmann *n*. 趣尾毛虫
Urotricha furcata Schewiakoff *n*. 叉尾毛虫
Urotricha ovata Kahl *n*. 卵圆尾毛虫
Urotricha parvula Penard *n*. 小尾毛虫
Urotricha pelagica Kahl *n*. 敞水尾毛虫
Urotricha saprophila Kahl *n*. 嗜腐尾毛虫
Urotricha vernatrix Kahl *n*. 真泳尾毛虫
Urotropine; **methenamine** *n*. 乌洛托品,环六亚甲基四胺(抗尿路感染药)
uroureter *n*. 输尿管积尿
urovison *n*. 优罗维森〔造影剂〕
uroxanic *a*. 二脲〔代〕丙二酸基的
uroxanthin *n*. 尿黄质,β-吲哚硫酸钾
uroxin [*uro-* + 希 *oxys* sharp]; **alloxantin** *n*. 双四氧嘧啶
uroxisome *n*. 尿酸酶体
urprotein *n*. 原始蛋白质
URQ *n*. 右上四分之一(见 upper right quadrant)
urrhodin; **urorrhodin** *n*. 尿绯质,尿蔷薇红素
URS *n*. 联合研究服务公司(美)(见 United Research Services, Inc.)
Ursidae *n*. 熊科(隶属于食肉目 Carnivora)
ursin; **arbutin** *n*. 熊果〔叶〕甙,杨梅甙
ursodeoxycholate *n*. 熊去氧胆酸(石胆酸的解离型)
Ursodeoxycholic acid (简作 UDC) *n*. 熊去氧胆酸(胆石溶解药)〔商名〕
ursodeoxycholylglycine *n*. 熊去氧胆酰甘氨酸
ursodeoxycholyltaurine *n*. 熊去氧胆酰牛磺酸
Ursodio *n*. 熊去氧胆酸(胆石溶解药)〔商名〕
ursolic acid *n*. 熊果酸
ursone *n*. 熊果酸
ursone; **ursolic acid** *n*. 乌索酸(乳化剂)
Ursus arctos (**Linnaeus**) *n*. 棕熊(隶属于熊科 Ursidae)
URTI *n*. 上呼吸道感染(见 upper respiratory tract infection)
Urtica L. *n*. 荨麻属域 ‖ ~ dioica 大荨麻 / ~ scorpionides 蝎子麻 / ~ thunbergiana Sieb. et Zucc. 荨麻 / ~ urens 小荨麻
urtica (复 urticae) [拉 *a nettle*] *n*. 风块
Urtica cannabima L. [拉,植药] *n*. 火欣麻
Urtica fissa Pritz. [拉,植药] *n*. 裂叶麻
Urtica laetevirens Maxim. [拉,植药] *n*. 宽叶麻
Urtica macrorrhiza Hand.-Mazz. [拉,植药] *n*. 粗根火欣麻
Urticaceae *a*. 荨麻科
Urticales *n*. 荨麻目(植物分类学)
urticant *a*. 刺痒的
urticaria; **nettele-rash** *n*. 荨麻疹 ‖ ~ acuta 急性荨麻疹 / allergic ~ 变应性荨麻疹,过敏性荨麻疹 / ~ bullosa; ~ vesiculosa 大泡性荨麻疹,水疱性荨麻疹 / ~ chronica 慢性荨麻疹 / ~ conferta 融合性荨麻疹 / edematosa ~; angioneurotic edema 水肿性荨麻疹,血管神经性水肿 / ~ epidemic 地方性荨麻疹 / congelation ~ 冷激性荨麻疹 / epidemic ~ 流行性荨麻疹 / ~ evanida 短期荨麻疹 / ~ factitia; dermographism 人为性荨麻疹,划皮现象 / ~ febrilis 热病性荨麻疹 / giant ~; ~ gigantea; angioneurotic edema 巨大荨麻疹,血管神经性水肿 / ~ graphica; dermographism 划皮现象 / ~ haemorrhagica; purpura urticans 出血性荨麻疹 / ~ maculosa 斑性荨麻疹,红色荨麻疹 / ~ maritima 海水浴荨麻疹 / ~ medicamentosa 药物性荨麻疹 / ~ papulosa; lichen urticatus 丘疹性荨麻疹,荨麻疹性苔癣 / ~ perstans 顽固性荨麻疹 / ~ perstans verrucosa; prurigo nodularis 疣状顽固性荨麻疹,结节

性痒疹 / ~ pigmentosa; xanthelasmoidea 着色性荨麻疹,类黄瘤 / serum ~ 血清荨麻疹 / ~ solaris 日光性荨麻疹 / ~ subcutanea 皮下荨麻疹 / ~ tuberosa; angioneurotic edema 结节性荨麻疹,血管神经性水肿 / ~ vesiculosa 水疱性荨麻疹
urticarial; urticarious *a*. 荨麻疹的
urticariogenic *a*. 致荨麻疹的
urticarious *a*. 荨麻疹的
urticate *a*. 有风块的 *vi*. 用荨麻刺激
uroticating hairs *n*. 螯毛
uroticating substaces *n*. 螯刺物质
uroticating *a*. 螯刺的
urtication [拉 *urtica* a nettle] *n*. ①荨麻刺激法 ②刺痒 ③荨麻疹形成 ④刺疹
urticatus [拉] *a*. 有风块的
Uru *n*. 乌拉圭(拉丁美洲)(见 Uruguay)
Urucuri phlebovirus *n*. 尤鲁库里静脉病毒
Urucuri virus *n*. 尤鲁库里病毒
Uruguay *n*. 乌拉圭 ‖ ~an 乌拉圭人 *a*. 乌拉圭的;乌拉圭人的
Uruma virus = Mayaro virus *n*. 马亚罗病毒
Urumchia *n*. 乌鲁木齐兽
urumbrin *n*. 碘多显,碘多啥
urushiol *n*. 漆酚
U-scanner *n*. 紫外线扫描器
US *n*. 超声(波)(见 ultrasound) / *n*. 非条件刺激(见 unconditioned stimulus) / *n*. 缩小尺寸;过小(见 undersize) / *n*. 南安普敦大学(英)(见 University of Southampton) / *n*. 斯坦福大学(美)(见 University of Stanford) / *n*. 斯德哥尔摩大学(瑞典)(见 University of Stockholm) / *n*. 美国(见 United States) / *n*. 美利坚合众国(见 Unlited States of America) / *n*. 斯图加特大学(德)(见 Universitat Stuttgart) / *n*. 泌尿学概观(杂志名)(见 Urological Survey) / *n*. 悉尼大学[University of Sydney (澳)]
us *a*. 使用不可靠的(见 unserviceable)
Us *n*. 用(见 usu)
USA56300-88 bunyavirus *n*. 美国 56300-88 本扬病毒
Us 2-thiouridine *n*. 2-硫代尿嘧啶核甙
US / Canadian Communications Technology Satellite (简作 USCCTS) *n*. 美国 / 加拿大通信技术卫星
USCCTS *n*. 美国 / 加拿大通信技术卫星(见 US / Canadian Communications Technology Satellite)
US Congress: Mental Health, Mental Retardation (简作 USC: MHMR) *n*. 美国国会:精神卫生与精神发育迟缓会议(杂志名)
USAN thiamphenicol *n*. 甲砜霉素
USAN *n*. 美国采用药名,为美国药物命名委员会采用的非专利药名)(见 United States Adopted Names)
n. 美国药名选定委员会[见 United States Adopted Names Council (drug nomenclature)]
USASI *n*. 美国标准学会(1966 年取代 ASA)(见 United States of America Standards Institute)
U.S. bat salivary gland virus *n*. 美国蝙蝠腮腺炎病毒
USCCTS *n*. 美国/加拿大通信技术卫星(见 US / Canadian Communications Technology Satellite)
USC: MHMR *n*. 美国国会:精神卫生与精神发育迟缓会议(杂志名)(见 US Congress: Mental Health, Mental Retardation)
US dry quart (简作 US dry qt) *n*. 美干夸脱 (= 1.101 dm^3)
US dry qt *n*. 美干夸脱 (= 1.101 dm^3)(见 US dry quart)
US fl dr *n*. 美液打兰 (1L = 270.512 US fldr)(见 US fluid dram)
US fluid dram (简作 US fl dr) *n*. 美液打兰(1L = 270.512 US fldr)
US gal *n*. 美加仑 (1L = 0.264 US gal)(见 US gallon)
US gallon (简作 US gal) *n*. 美加仑(1L = 0.264 US gal)
US gi *n*. 美及耳 (1L = 8.454 US gi)(见 US gill)
US gill (简作 US gi) *n*. 美及耳(1L = 8.454 US gi)
US pint (简作 US pt) *n*. 美品脱 (1L = 2.133 US pt)
US pt *n*. 美品脱 (1L = 2.133 US pt)(见 US pint)
US qt *n*. 美夸脱 (1L = 1.057 US qt)(见 us quart)
us ext *n*. [拉]外用(见 usus externus)
us int*n*. [拉] 内服(见 usus internus)
us quart (简作 US qt) *n*. 美夸脱 (1L = 1.057 US qt)
us *pron*. (we 的宾格) 我们
us veter *n*. (拉) 兽医用(见 usus veterinarius)
Us Standard gauge (简作 USG) *n*. 美国标准量规
Us[1] *n*. United States (of America) 美国
Us[2] ultrasound *n*. 超声
USA *n*. United States of Amirica 美利坚合众国
USA *n*. 紫外线光谱分析(见 ultraviolet spectral analysis)
USAAL *n*. 美国陆军航空医学研究实验所(见 U.S. Army Aeromedical Research Laboratory)
U.S. Army Aeromedical Research Laboratory (简作 USAAL) *n*. 美国陆军航空医学研究实验所
U.S. Army Chemical Center (简作 USACMLC) *n*. 美国陆军化学中心
U.S. Atomic Energy Commission (简作 USAEC) *n*. 美国原子能委员会
U.S. Army Environmental Hygiene Agency (简作 USAEHA) *n*. 美国陆军环境卫生局
U.S. Army Medical Bioengineering Research and Developmet Laboratory (简作 USAMBRDL) *n*. 美国陆军医学生物工程研究与发展实验所
U.S. Army Medical Research and Development Command (简作 USAMRDC) *n*. 美国陆军医学研究与发展指挥部
U.S. Army Medical Research Laboratory (简作 USAMRL) *n*. 美国陆军医学研究实验所
Usable, useable *a*. 可用的,合用的,便于使用的 ‖ ~ly *ad*.
usable life *n*. 适用期
usable load *n*. 悬吊平衡载荷
USACMLC *n*. 美国陆军化学中心(见 U.S. Army Chemical Center)
USAEC *n*. 美国原子能委员会(见 U.S. Atomic Energy Commission)
USAEHA *n*. 美国陆军环境卫生局(见 U.S. Army Environmental Hygiene Agency USAEHA)
usage *n*. 使用,用途 ,使用率;对待;用法;习惯,惯例 ‖ by ~ 习惯上,惯例 / ~ factor 利用系数,利用率
USAH *n*. 美国陆军医院(见 United States Armed Forces Medical Journal)
USAMBRDL *n*. 美国陆军医学生物工程研究与发展实验所(见 U.S. Army Medical bioengineering research and Development Laboratory)
USAMedS *n*. 美国陆军军医(勤务)(见 United States Army Medical Service)
USAMRDC *n*. 美国陆军医学研究与发展指挥部(见 U.S. Army Medical Research and Development Command)
USAMRL *n*. 美国陆军医学研究实验所(见 U.S. Army Medical Research Laboratory)
usance *n*. 惯例,习惯,使用
USAFMSD *n*. 美国空军军医文摘(杂志名)(见 United States Air Force Medical Service Digest)
USAFMJ *n*. 美国武装部队医学杂志(见 United States Armed Forces Medical Journal)
USBS *n*. 美国标准局(见 United States Bureau of Standards)
US-c *n*. 非分裂细胞(见 unseparated cell)
USC *n*. 超声波清洗(见 ultrasonic cleaning) / *n*. 美国标准,美国法典(见 United States Code) / *n*. USC 南卡罗来纳大学(美)(见 University of South Carolina)
USC *n*. 南加利福尼亚大学(见 University of Southern California)
Uschilnsky's culture medium (Nikolaus Uschinsky) *n*. 乌斯钦斯基培养基(天冬酰胺培养基,无蛋白质培养基)
Uschinsky's soluton [Nikolaus 苏细菌学家 1863—1934] *n*. 乌斯钦斯基溶液(培养细菌用)
USD *n*. 大学科学发展规划(全国科学基金会)(见 University Science Development Program)
USDA *n*. 美国农业部(见 United States Department of Agriculture)
USDHEW *n*. 美国卫生、教育和福利部(见 United States Department of Health, Education and Welfare)
USD & U.S.D. *n*. 美国处方集(见 United States Dispensatory)
U.S.D. *n*. 美国处方集(见 United States Dispensatory)
USG *n*. 美国标准量规(见 Us Standard gauge)
USHL *n*. 美国卫生学实验所(见 United States Hygienic Laboratory)
use *vt*. 用,使用,利用;耗费;经常服用;对待 *vi*. (现主要用过去式 used) 过去惯常,过去常常 *n*. 使用,应用,用法,用途;效用;习惯 ‖ come into ~ 开始被使用 /go(或 fall) out of ~ 不再被使用,被废弃/have no ~ for 不需要;对……不耐烦,不喜欢 / in ~ 在使用着/make ~ of 利用 / (of) no ~ 没用的 / of ~ 有用的 / out of ~ 不再使用的,废弃的 / put to ~ 使用,利用 / ~ factor 利用系数,利用率 / ~ ratio 利用率
use and disuse theory *n*. 用与不用说
USE *n*. 超声波检查(见 Ultrasonic examination)
n. 通用自动计算机科学交换(见 UNIVAC: scientific exchange)
used *a*. 旧的;用旧了的;习惯于……的(to),用旧了的,疲劳的 ‖ ~ efficiency 有效功率 / ~ life 使用期,使用寿命 / ~ load 有效荷载
used-up *a*. 消耗的
useful *a*. 有用的,有益的,有帮助的,有效的,实用的 ‖ ~ area 有效面积 / ~ detection area 有效探测面积 / ~ earthing 有效接

地 / ~ flow 有效流量 / ~ life 使用期限,有效期 / ~ load 有效荷载,实用负载 / ~ photon 有效光子 / ~ range 有效测量范围 /(be) ~ for ……具有……用途 ‖ ~ ly **ad**. / ~ ness **n**.
useless **a**. 无用的;无效的;无价值的;无益的 ‖ ~ ly **ad**. /ness **n**.
user **n**. 使用者,使用物;吸毒成瘾者
US fl oz US fluid ounce **n**. 美液盎司 (1L = 33.814 US fl oz)
USG **n**. 尿比重 (见 urine specific gravity)
usher **vt**. 引,领;迎接(in);宣告,展示(in) **n**. (教堂、戏院等的)引座员,门房,看门人
Usher's syndrome (**Charles H. Usher**) **n**. 厄舍尔综合征(一种常染色体隐性遗传综合征,表现为先天性聋,伴色素性视网膜炎,常以失眠告终,有时也发生智力迟钝和步态障碍)
USIA **n**. 美国新闻署 (见 United States Information Agency)
USIB **n**. 美国情报局 (见 United States Intelligence Board)
USIS **n**. 美国新闻处 (见 United States Information Service)
Uskow's pillars **n**. [N. 19 世纪俄解剖学家] 乌斯考夫氏柱(见于胚胎体壁,连接横隔而形成膈)
USM **n**. 超灵敏度红外线微波检测器(见 ultrasensitive miccrowave infrared detector)
USM **n**. 美国医学(杂志名) (见 United States Medicine)
USMB **n**. 美国公制(米制)委员会 (见 United States Metric Board)
USMH **n**. 美国海军陆战队医院 (见 United States Marine Hospital)
USMHS **n**. 美国海军陆战队医院勤务 (见 United States Marine Hospital Service)
USN **n**. 超声喷雾器(见 ultrasonic nebulizer)
USNCMP **n**. 美国医学物理学委员会 (见 United States National Committee for Medical Physics)
Ustilaginaceae **n**. 松萝科(一种地衣类)
Usnein **n**. 地衣酸
usnic acid **n**. 地衣酸
Usnea **n**. [阿拉伯 *ushnah moss*] 松萝属(藓类) ‖ ~ angulata 角状地衣 / ~ barata 大松萝 / ~ plicata 绉折地衣
USNM **n**. 美国海军医学(杂志名)(见 United States Navy Medicine)
USNMB **n**. 美国海军医学通报 (见 United States Navy Medical Bulletin)
USNMBU **n**. 美国海军医学研究组 (见 U. S. NaVal Medical Research Unit)
U. S. NaVal Medical Research Unit (简作 USNMBU) **n**. 美国海军医学研究组
Usnnea barbata **n**. 大松萝(有效成分包括地衣酸,具有抗菌能力)
USO **n**. 单侧输卵管卵巢切除术 (见 Unilateral salpingooophorectomy)
USOS **n**. 美国专业标准(例如毒性物质安全浓度) (见 United States Occupational Standard)
USP **n**. 美国药典 (见 United States Pharmacopeia)
USPat **n**. 美国专利 (见 United States patente)
U. S. p. **n**. 美国药典 (见 United States Pharmacopeia)
U. S. Phar. **n**. 美国药典 (见 United States Pharmacopeia)
USPhar **n**. 美国药典 (见 United States Pharmacopeia)
USPC **n**. 美国药典会议 (见 United States Pharmocopeial Convention)
USP DI **n**. 美国药典调剂处方
USPFhC **n**. 美国药典会议 (见 United States Pharmacopeial Convention)
USPHS **n**. 美国公共卫生署 (见 United States Public Health Service)
USPHSCS **n**. 美国公共卫生署临床学会 (见 United States Public Health Service)
USPO **n**. 美国专利局 (见 United States Patent Office)
USPRS **n**. 美国药典引证标准 (见 United States Pharmacopeia Reference Standards)
USPRSC **n**. 美国药典引证标准 (见 United States Pharmacopeia Reference Standards Committee)
USPRSC **n**. 美国海军医学(杂志名)(见 United States Pharmaccine)
USNRDI **n**. 美国海军辐射防护实验所 (见 United States Naval Radiological Defense Laboratory)
USPSRS **n**. 美国药典类固醇有关物质 (United States Pharmacopeia Reference Standards Committee)
USPU **n**. 美国药典单位 (见 United Sates Pharmacopeia unit)
usque ad (简作 ua) **n**. [拉]远至,……达
USR **n**. 未加热的血清反应素试验 (见 unheated serum reagin test)
USS **n**. 不合要求的特异性染色(见 undesired specific staining)
Usseh silkworm [动药] **n**. 柞蚕
USSR **n**. 苏维埃社会主义共和国联盟,苏联 (见 Union of Soviet Socialist Republics)
USSR Academy of Sciences (简作 USSR AS) **n**. 苏联科学院
USSR AS **n**. 苏联科学院 (见 USSR Academy of Sciences)
USSR colimycin **n**. 多黏菌素 E;结肠霉素
USSR cryptomycin **n**. 隐球霉素
USSR P **n**. 苏联药典 (见 USSR Pharmacopoeia)
USSR Pharmacopoeia (简作 USSR P) **n**. 苏联药典
USSR Research Institute for Antibiotics (简作 USS RIA) **n**. 苏联抗生素研究所
USS RIA **n**. 苏联抗生素研究所 (见 USSR Research Institute for Antibiotics)
Ussurian pear [植药] **n**. 秋子梨
ust **a**. [拉] 煅制的 (见 ustus)
UST **n**. 泌尿系统肿瘤 (见 Urinary System Tumour)
Ustilaginaceae **n**. 黑粉菌科,黑穗病菌科
Ustilaginales **n**. 黑粉目
ustilagine **n**. 黑粉菌碱
ustilaginism **n**. 黑粉菌中毒
Ustilago (**Pers.**) **Roussel** **n**. 黑粉菌属,黑穗病菌属 ‖ ~ maydis 玉蜀黍黑粉菌/ ~ zeae Ung. 玉蜀黍黑粉菌
Ustilago maydis virus **n**. 玉蜀黍黑菌病毒
ustilazin; ustizeanin **n**. 黑粉菌素
ustin **n**. 煅曲霉素
ustion [拉 *ustio*] **n**. 烙
ustizeain **n**. 黑粉菌素
ustizeanin; ustilazin **n**. 黑粉菌素
ustulation [拉 *ustulare* to scorch] **n**. 煅,(将药)焙干
ustus (简作 ust) **a**. [拉] 煅制的
usu [拉] (简作 Us) **n**. 用
usu **n**. 一般,通常(见 usually)
usu noto [拉] (简作 un) **n**. 已知方法
usual **a**. 通常的,惯常的 ‖ as ~ 像往常一样,照例子 / ~ ness **n**. / as ~ 照例,照常 / ~ picture area 有效图像面积 ‖ ~ly **ad**.
usual and customary (简作 UC) **n**. 习以为常的
usual childhood diseases (简作 UCD & UCHD) **n**. 常见儿科病
usual diseases of childhood (简作 UDC) **n**. 儿科常见病
usual evaporation rate (简作 UER) **n**. 通常蒸发率
usualy interstitial pneumonia (简作 UIP) **n**. 常见型间质性肺炎
usual place of residence (简作 UPOR) **n**. 普通居住地
usually (简作 usu) **n**. 一般,通常
USUHS **n**. 卫生科技统一服务大学((简称联邦医学院) (见 Uniformed Services University of the Health Sciences)
usur **n**. 溃蚀,表面性溃疡
usurp **vt**. 夺取,篡夺
usus externus (简作 us ext) **n**. [拉]外用
usus internus (简作 us int) [拉] 内服
usus veterinarius (简作 us veter) **n**. [拉] 兽医用
usustatus [拉 *usus* use + *status* position] **n**. 站立姿势
Usutu flavivirus **n**. 尤苏图黄病毒
Usutu virus **n**. 尤苏图病毒
USV **n**. 超选择性迷走神经切除术(见 ultraselective vagotomy)
USVB **n**. 美国退伍军人管理局 (见 United States Veterans Bureau)
USVH **n**. 美国退伍军人医院 (见 United States Veterans Hospital)
USW **n**. 超短波(见 ultrashort wave)
u / size **n**. 缩小尺寸;过小 (见 undersize)
U tube **n**. U 型管
UT **n**. 世界时,格林威治时 (见 Universal time) / **n**. 超声波试验 (见 ultrasonic test) / **n**. 非规范词(自由词) (见 Uncontrolled terms) / **n**. 田纳西大学(美) (见 University of Tennessee) / **n**. 得克萨斯大学(美) (见 University of Texas) / **n**. 东京大学(日) (见 University of Tokyo) / **n**. 托莱多大学(西班牙) (见 University of Toledo) / **n**. 都灵大学(意大利) (见 Univ. di Torino) / **n**. 多伦多大学(加拿大) (见 University of Toronto) / **n**. 上升时间;顶点时间 (见 upstroke time) / **n**. 尿毒症性抽搐 (见 uremic twitching) / **n**. 泌尿道 (见 urinary tract)
ut dict [拉] **n**. 依嘱,如医嘱,照指示 (见 ut dictum)
ut dictum (简作 ut dict) **n**. [拉]依嘱,如医嘱,照指示
ut inf **n**. [拉] 如下,如下所述 (见 ut infra)
ut infra **n**. (简作 ut inf) [拉] 如下,如下所述
ut in fra [拉] **n**. (简作 u i) 如下(所述)
ut sup [拉] **n**. 如上;如上所述 (见 ut supra)
ut supra (简作 ut sup) **n**. [拉]如上;如上所述
uta **n**. 黏膜皮肤利什曼病 ‖ ~ hembra 溃疡型皮肤利什曼病 / ~ macho 结节型皮肤利什曼病
UTBG **n**. 非结合的(非饱和的)甲状腺素结合球蛋白 (见 unbound (unsaturated) thyroxinebinding globulin)
UTBP **n**. 甲状腺素结合蛋白不饱和量 (见 unsaturated capacity of thyroxine binding protein)

UTC coordinated universal time *n*. 协调的通用时间
Ut dict. (ut dictum)(简作 ud) *n*. 按照指示
utend [拉] *a*. 使用,可应用的(见 utendus)
Utend. (utendus) 用于,用
utendus (简作 utend) *a*. [拉]使用,可应用的
utend mor sol [拉] *vt*. 照常规使用(见 utendus more solito)
utendus more solito (简作 utend mor sol) [拉] *vt*. 照常规使用
Utensil *n*. 器皿,用具
uteralgia; metralgia; uterismus; uterodynia *n*. 子宫痛
uteramine; systogene; tyramine *n*. 酪胺,酥胺(3-对羟苯基乙胺)
uterrectomy; hysterectomy *n*. 子宫切除术
uteri (单 uterus) [拉] *n*. 子宫
uterine [拉 *uterinus*] *a*. 子宫的,同母异父的 ‖ ~ adhesion 子宫腔粘连 / ~ amenorrhea 子宫性闭经 / ~ angiography 子宫血管造影(术) / ~ angle 子宫角/ ~ applicator 宫腔施用器 / ~ artery 子宫动脉 / ~ aspiration 吸宫术:是利用吸引器造成的负压,通过吸管将胚胎组织吸出的手术,对子宫刺激小,损害小,比较安全 / ~ atony 子宫阵缩乏力 / ~ axis 子宫轴 / ~ bleeding 子宫出血 / ~ body 子宫体 / ~ canal 子宫颈管 / ~ catheter 子宫导管 / ~ cavity 子宫腔 / ~ cervix 子宫颈部 / ~ contraction 宫缩 / ~ cotyledon 子宫绒毛叶 / ~ curettage 刮宫术:利用子宫刮匙刮取子宫颈管或子宫腔内膜和组织的手术,包括诊断性刮宫和治疗性刮宫两类 / ~ cycle 子宫周期 / ~ displacemerlt 子宫移位 / ~ epithelium 子宫上皮 / ~ gland 子宫腺:开口于子宫腺的单管腺,但在靠近肌层处可分支,其上皮的结构与内膜上皮相似 / ~ hemorrhage 子宫出血 / ~ hernia 子宫突出 / ~ hernia syndrome 子宫疝综合征 / ~ inertia 子宫乏力 / ~ irrigating catheter 子宫冲洗导管 / ~ irrigation unit 子宫冲洗器 / ~ mucosa 子宫黏膜 / ~ mucos membrane / ~ ostium of uterine tube 输卵管子宫 / ~ part 输卵管的子宫部 / ~ perforation 子宫穿孔/ ~ sinus 子宫血窦 / ~ smooth muscle 子宫平滑肌/ ~ tandem 宫腔管[宫颈癌放疗用] / ~ torsion 子宫扭转/ ~ tubal folds 输卵管皱襞 / ~ tube (oviduct) 输卵管,又名 Fallopia 管,是输送卵子及卵受精的场所,并将受精卵输送到子宫 / ~ vein 子宫静脉 / ~ venous plexus 子宫静脉丛
uterine aspiration (简作 UA) *n*. 子宫吸引术
uterine blood flow (简作 UBF) *n*. 子宫血流量
uterine evacuation (简作 UE) *n*. 子宫排空
uterine progesterone system (简作 UPS) *n*. 子宫孕酮系统
uterine relaxing factor (简作 URF) *n*. 子宫松弛因子
uterine-stimulating agents *n*. 子宫兴奋剂
uterismus *n*. 子宫痉挛
uteritis; metritis *n*. 子宫炎
utero- [拉 *uterus* womb 子宫] [构词成分] *prep*. 子宫;同样见以 hyster(o)-metra-和 metr(o)-起始的词
utero-placental apoplexy *n*. 子宫胎盘卒中
utero-ovarian varicocele *n*. 子宫卵巢静脉曲张
uteroabdominal *a*. 子宫腹的 ‖ ~ pregnancy 子宫腹腔妊娠,子宫腹孕
uterocele; uterine hernia *n*. 子宫突出
uterocervical *a*. 子宫子宫颈的
uterocolic *a*. 子宫结肠的
uterocolposcope; hysterocolposcope *n*. 子宫阴道镜
uterocolposcopy *n*. 子宫阴道镜检查
uterocystostomy *n*. 子宫颈膀胱吻合术
uterodynia *n*. 子宫痛
uterofixation; hysteropexy; uteropexy *n*. 子宫固定术
uterogenic *a*. 子宫原的,子宫性的
uterogestation [*uterus* + 拉 gestatio a carrying] *n*. ①子宫妊娠 ②足月妊娠
uteroglobulin *n*. 子宫球蛋白,胚泡激肽
uterogram *n*. 子宫造影(照)片
uterography *n*. 子宫[X线]造影术
uterointestinal *a*. 子宫肠的
uterolith [*uterus* + 希 *lithos* stone] *n*. 子宫石
uterologist *n*. 妇产科学家,妇产科医师
uterology [*uterus* + 希 *logos* treatise] *n*. 妇产科学
uterometer; hysterometor *n*. 子宫测量器
uteromerty *n*. 子宫测量法
utero-ovarian *a*. 子宫卵巢的
uteroparietal *a*. 子宫腹壁的
uteropelvic *a*. 子宫骨盆的
uteropelvic junction (简作 UPJ) *n*. 子宫骨盆接合处
uteropexy; uteropixia; hysteropexy *n*. 子宫固定术
uterophotogram *n*. 子宫造影(照)片
uterophotography *n*. 子宫[X线]造影术
uteroplacental *a*. 子宫胎盘的 ‖ ~ apoplexy 子宫胎盘卒中(胎盘早剥发生内出血时,血液积聚于胎盘子宫之间,压力逐渐增大而使之侵入子宫肌层,引起肌纤维分离,还可断裂、变性。血液侵润深达子宫浆膜层时,子宫表面出现紫色淤斑,尤其在胎盘胎着处特别显著,称为子宫胎盘卒中) / ~ insufficiency 子宫胎盘发育不全 / ~ vein 子宫胎盘静脉
uteroplacental insufficiency (简作 UPI) *n*. 子宫胎盘机能不全
uteroplasty *n*. 子宫成形术
uterorectal *a*. 子宫直肠的
uterosacral *a*. 于宫骶骨的 ‖ ~ ligament 宫骶韧带 / ~ ligaments 子宫骶骨韧带
uterosalpingography; hysterosalpingography *n*. 子宫输卵管照相术,子宫输卵管[X线]造影术
uterosalpingostomy; hysterosalpingostomy *n*. 子宫输卵管吻合术
uterosclerosis *n*. 子宫硬化
uteroscope *n*. 子宫镜
uteroscopy; metroscopy; hysteroscopy *n*. 子宫镜检查
uterospasm *n*. 子宫痉挛
uterothermometry *n*. 子宫温度测量法
uterotome; hysterotome *n*. 子宫刀
uterotomy; hysterotomy *n*. 子宫切开术
uterotonic *a*. 子宫收缩的 *n*. 子宫收缩剂
uterotractor *n*. 子宫牵引钳
uterotropic *a*. ①向子宫的(如药物) ②鞘,鞘的 ③睾丸鞘膜的
uterotubal *a*. 子宫输卵管的 ‖ ~ junction 子宫输卵管结合部输卵管进入子宫腔的肌肉层中的狭窄部
uterotubogram *n*. 子宫输卵管(照)片
uterotubography; hysterosalpingography *n*. 子宫输卵管照相术,子宫输卵管[X线]造影术
uterovaginal *a*. 子宫阴道的 ‖ ~ canal 子宫阴道管 / ~ portion 子宫阴道部
uteroventral *a*. 子宫腹腔的
uteroverdin *n*. 子宫绿素
uterovesical *a*. 子宫膀胱的
Uterovesiculurus *n*. 宫囊[吸虫]属
uterus [拉] *n*. 子宫 ‖ ~ acollis 无颈子宫 / ~ arcuatus 弓形子宫 / ~ bicamiratus vetularum 老年期双房子宫 / ~ bicornis 双角子宫 / ~ bicornis bicollis 双颈双角子宫 / ~ bicornis unicollis 单颈双角子宫 / ~ bifidus 双房子宫 / ~ biforis 双口子宫 / ~ bilocularis 双房子宫 / ~ bipartirus; ~ bilocularis 双房子宫 / capped ~ 帽状子宫 / cochleate ~ 蜗状子宫 / ~ cordiformis 心形子宫 / Couvelaire ~ 库弗莱尔氏子宫(胎盘剥离性子宫猝出血) / ~ didelphys 双子宫/ diminutive ~ 小子宫[畸形] / duplex ~ ; double ~ 双子宫 / ~ duplex bicornis 双角双子宫 / ~ duplex siparatus 中隔双子宫 / dwarf ~ 侏儒子宫 / fetal ~ 胎型子宫 / fibroid ~ 纤维变子宫 / gravid ~ 妊娠子宫 / incudiformis ~ 砧形于宫 / irritable ~ 子宫过敏 / ~ masculinus; prostatic utricle 前列腺囊 / ~ myoma 子宫肌瘤 / ~ parvicollis 小颈子宫 / Piscacek ~ 子宫角妊娠 / ~ planifundalis; ~ incudiformis 砧形子宫 / pregnant ~ 妊娠子宫 / pubescent ~ 青春期子宫 / ~ rudimentarius 未成熟型子宫 / sacculated ~ 囊状子宫 / saddle-shaped ~ 马鞍形子宫 / ~ septus; ~ bilocularis 有隔子宫,双房子宫 / ~ simplex 单子宫 / ~ splidaris 无腔子宫/ ~ subseptus 不全中隔子宫 / ~ triangularis 三角形子宫 / ~ unicornis 单角子宫 / ~ with cervical atresia 宫颈口闭锁
U-test *n*. U 测验
UTFR *n*. 脲,硫脲,甲醛树脂(见 Urea-thiourea-formaldehyde resin)
UTHSCD *n*. 得克萨斯大学达拉斯卫生科学中心(见 University of Texas Health Science Center at Dallas)
UTI *n*. 泌尿道感染(见 urinary tract infection)
Utibapril *n*. 乌替普利拉(血管紧张素转换酶抑制剂)
Utibid *n*. 奥索利酸(oxolinic acid)制剂的商品名
Uticillin VK *n*. 青霉素 V 钾(penicillin V potassium)制剂的商品名
Uticort *n*. 苯甲酸倍他米松(betamethasone benzoate)制剂的商品名
util *vt*. 利用,使用(见 utilization)
Utility *n*. 效用,有用,实用,公用事业 *a*. 有多种用途的,实用的,公用事业的 ‖ ~ control console 使用控制台 / ~ factor 设备利用系数 / ~ program 应用程序 / ~ routine 应用程序
utilizable flow *n*. 可用流量
utilization (简作 util) *vt*. 利用,使用 ‖ red cell ~ (RCU)红细胞利用率 / ~ factor 利用率
utilization review (简作 UR) *n*. 利用综评
utlization review committee (简作 URC) *n*. 利用综评委员会(医院)
utilize, utilise *vt*. 利用 ‖ utilizable *a*. 可利用的
Utinga bunyavirus *n*. 尤廷加本扬病毒

Utinga virus *n*. 尤廷加病毒
Utive bunyavirus *n*. 尤太夫本扬病毒
UTLC *n*. 超薄层色谱法(见 ultra-thin-layer chromatography)
utmost *a*. 最远的;极度的;最大的 *n*. 极限;极度,最大可能 ‖ at the ~ 至多/do one's ~竭力,尽全力/to the ~ 尽力,极度
UTP *n*. 三磷酸尿甙(见 uridine triphosphate)
UTP uridine triphosphate *n*. 尿苷三磷酸
UTP-glucose-1-phosphate uridylyltransferase *n*. 尿苷三磷酸—葡萄糖-1-磷酸尿苷酰基转移酶(亦称尿苷二磷酸葡萄糖焦磷酸化酶)
UTP-hexose-1-phosphate uridylyltransferase *n*. 尿苷三磷酸—已糖-1-磷酸尿苷酰基转移酶(此酶存在于成人肝脏,但婴儿中缺如。亦称半乳糖-1-磷酸尿苷酰基转移酶)
Utopian *a*. ①乌托邦的,空想的 ② 空想社会主义者
UTR *n*. 大学教学用反应堆(见 University training reactor)
Utrecht strain *n*. 尤特里特株
utricle[拉 *utriculus*] *n*. ①小囊 ②椭圆囊 ‖ prostatec ~; sinus pocularis; vagina masculina; utriculus masxulinus; uterus masxulinus 前列腺囊 / urethral ~; prostatic ~ 前列腺囊
utricular *a*. ①椭圆囊的 ②囊状的
utriculitis *n*. 椭圆囊炎
utriculogram *n*. 前列腺囊造影(照)片
utriculography *n*. 前列腺囊造影术
utriculosaccular *a*. 椭圆囊球囊的
utriculus brevioris *n*. 小胞囊 ‖ majoris ~ 大胞囊
utriculus virilis *n*. 前列腺囊
utriform *a*. 囊状的,瓶状的
utter[1] *a*. 完全的;彻底的;无条件的 ‖ ~ly *ad*.
utter[2] *vt*. 发出(声音等);说;表达;发射;喷射
utterance *n*. 发言,表达;说法;语调;发音;言词;意见
uttermost *a*. 最远的;极度的 *n*. 最大限度;极端
utricular *a*. ①椭圆囊的 ②囊状的
utriculi(单 utriculus)[拉] *n*. ①小囊 ②椭圆囊
utriculitis *n*. 椭圆囊炎
utriculopiasty *n*. 子宫缩小术
utriculosaccular *a*. 椭圆囊球囊的
utriculus(复 utriculi); utricle *n*. ①小囊 ②椭圆囊 ‖ ~ masculinus; prostatic utricle 前列腺囊 / ~ prostaticus; ~ masculinus; prostatic utricle 前列腺囊 / urethralis ~; ~ prostatecus 前列腺囊 / ~ vestibuli 椭圆囊 / ~ virilis 前列腺囊
utriform *a*. 囊状的,瓶状的
UTTC *n*. 通用的带间变换器,通用的带—带变换器(见 Universal tape-to-tape converter)
utter *a*. 完全的,无条件的,绝对的 *vt*. 讲,说出,流通,喷射 ‖ ~ly *ad*.
utterance *n*. 发言,言语,语调 ‖ syllabic ~ 断续言语
uttermost *a*. 最远的,最大的,极度的
U-tube, differential *n*. [气压]差示 U 形管
UU *n*. 乌普萨拉大学(瑞典)(见 University of Uppsala) / *n*. 尤他大学(美)(见 University of utah) / *n*. 尿中尿胆原(见 urine urobilinogen)
UUA *n*. 通用自动计算机公司用户协会(见 Univac Users Association) / *n*. 尿中尿酸(见 urine uric acid)
Uuduniemi antigenic group viruses *n*. 吴孔尼米本扬病毒
Uuduniemi uukuvirus *n*. 吴孔尼米吴孔病毒
Uuduniemi virus *n*. 吴孔尼米蜱传病毒
Uukunvirus *n*. 吴孔病毒
UUMC *n*. 尤他大学医学中心(见 University of utah)
UUT *n*. 试验用单位(见 Unit under test)
UUU *n*. 三聚尿嘧啶(见 uridine triplet) / *n*. 二尿甙酰基尿甙(见 uridylyl uridylyl uridine)
U. V. Irradiation *n*. 紫外线照射法
U virus = Echovirus 11 *n*. U 病毒,艾可病毒 11
uv *a*. 紫外(线)的 *n*. 紫外线,紫外区(见 ultraviolet)
UV *n*. [拉]胃溃疡(见 ulcer ventriculi) / *a*. 紫外(线)的 *n*. 紫外线,紫外区(见 ultraviolet) / *n*. 紫外线吸收光谱(见 ultraviolet absorption spectrum) / *n*. 脐静脉(见 umbilical vein) / *n*. 弗吉尼亚大学(美)(见 University of Virginia) / *n*. 乌普萨拉(瑞典城市)病毒(见 Uppsala virus) / *a*. 输尿管膀胱的(见 ureterovesical) / *n*. 尿量(见 urinary volume)
UV urate *n*. 尿酸盐排泄量(率)(见 urinary urate excretion)
UV / P clearance ratio *n*. 清除率,廓清率
UVA *n*. 紫外线 A,长波紫外线(见 ultraviolet A) / *n*. 紫外线吸收(见 ultraviolet absorption) / *n*. 紫外线 A 照射(见 ultraviolet A radiation)
uva(复 uvae)[拉 grape] *n*. 葡萄 ‖ ~ urdi; bearberry 熊果[叶]
UVA ultraviolet A *n*. 紫外线 A
UVB ultraviolet B *n*. 紫外线 B
UVB *n*. 紫外线 B 照射(见 ultraviolet B radiation)
UVC ultraviolet C *n*. 紫外线 C
UVC *n*. 紫外线 C 照射(见 ultraviolet C radiation)
Uval *n*. 舒利苯酮(sulisobenzone)制剂的商品名
UV(ultraviolet) *n*. 紫外线
UV analog spectrophotometer *n*. 模拟紫外线分光光度计
UV detector *n*. 紫外线(光)检测器
UV digital spectrophotometer *n*. 数字显示紫外线分光光度计
UV fiber-optic recorder *n*. 紫外纤维光学记录器
UV gastro-camera *n*. 紫外线胃照相机
UV gastrofiberscope *n*. 紫外线纤维胃镜
UV gastrofiberscopy *n*. 紫外线纤维胃镜检查
UV monitor *n*. 紫外线监测器
UV recorder *n*. 紫外线显影式记录器
UV-lamp *n*. 紫外线灯
uvaeformis[拉] *n*. 脉络膜中层
Uvaria microcarpa Champ. ex Benth.[拉,植药] *n*. 紫玉盘
UVASER *n*. 受激辐射式紫外线增幅(放大率)(见 ultraviolet amplification by stimulated emission of radiation)
UVC *n*. 紫外线 C,短波紫外线(见 ultraviolet absorption spectrum)
uvea[拉] *n*. 眼色素层,葡萄膜,脉络膜
uvaeformis[拉] *n*. 脉络膜中层
uveal *a*. 眼色素层的,脉络膜的,葡萄膜的 ‖ ~ biopsy 葡萄膜活检术 / ~ capillary 葡萄膜毛细血管 / ~ coat 葡萄膜,色素膜,血管膜 / ~ degeneration 葡萄膜变性 / ~ ectropion 葡萄膜外翻,色素膜外翻 / ~ effusion 葡萄膜渗出,色素膜渗出 / ~ entropion 葡萄膜内翻 / ~ framework 虹膜梳状韧带 / ~ inusion 葡萄膜灌注 / ~ meshwork 葡萄膜小梁,葡萄膜滤帘 / ~ necrosis 葡萄膜坏死 / ~ neovascularization 葡萄膜新生血管[形成]/ ~ neurofibroma 葡萄膜神经纤维瘤 / ~ pigment 葡萄膜色素 / ~ prolapse 葡萄膜脱出 / ~ pseudocyst 葡萄膜假囊肿 / ~ staphyloma 葡萄膜葡萄肿,色素层葡萄肿瘤 / ~ trabecula 葡萄膜小梁,葡萄膜滤帘 / ~ trabeculum 葡萄膜小梁,葡萄膜滤帘 / ~ tract 脉络膜,葡萄膜,色素膜
uveitic *a*. 眼色素层炎的,葡萄膜炎的
uveitis *n*. 眼色素层炎,葡萄膜炎 ‖ anterior ~ 前眼色素层炎,前葡萄膜炎 / exanthematous ~ 疹性色素层炎,疹性葡萄膜炎 / exudative ~ 渗出性色素层炎,渗出性葡萄膜炎 / Förster's ~ 弗斯特氏眼色素层炎 / granulomatous ~ 肉芽肿性色素层炎,肉芽肿性葡萄膜炎 / helminthic ~ 蠕虫性色素炎,蠕虫性葡萄膜炎 / heterochromic ~ 异色性眼色素层炎,异色性葡萄膜炎 / heypertensive ~ 高压性色素层炎,高压性葡萄膜炎 / hypersensitive lensinduced ~ 晶状体诱发性色素层炎,晶状体诱发性葡萄膜炎/immunogenic ~ 免疫性色素层炎,免疫性葡萄膜炎 / metastatic ~ 转移性色素层炎,转移性葡萄膜炎 / mycotic ~ 霉菌性色素层炎,霉菌性葡萄膜炎 / nongranulomatous ~ 非肉芽肿性色素层炎,非肉芽肿性葡萄膜炎/phacoantigenic ~晶状体抗原性色素层炎,晶状体抗原性葡萄膜炎/phako-anaphylactic ~ 晶状体(蛋白)过敏性色素层炎,晶状体(蛋白)过敏性葡萄膜炎 / phakotoxic ~ 晶状体毒性色素层炎,晶状体毒性葡萄膜炎 / posterior ~ 后色素层炎 /post-operative ~ 手术后色素炎,手术后葡萄膜炎 / post-sympathetic ~ 交感性眼色素层炎 / protozoal ~ 原虫性色素层炎,原虫性葡萄膜炎 / purulent ~ 脓性色素层炎,脓性葡萄膜炎/ serous ~色素层炎,浆液性葡萄膜炎 / subacute fibrinoplastic ~亚急性变性球蛋白性色素层炎,亚急性变性球蛋白性葡萄膜炎 / toxoplasmic ~ 弓形体性色素层炎,弓形体性/tuberculous~结核性色素层炎,结核性葡萄膜炎 / viral ~ 病毒性色素炎,病毒性葡萄膜炎 ‖ uveitic *a*.
uveolabyrinthitis *n*. 眼色素层迷路炎
uveoparotid *a*. 眼色素层腮腺的
uveo-[拉][构词成分] *n*. 葡萄膜,眼色素层
uveo-dacryo-parotitis *n*. 葡萄膜泪器腮腺炎
uveoencephalitis *n*. 色素层大脑炎,葡萄膜大脑炎
uveomeningitis *n*. 眼色素层脑膜炎,葡萄膜脑膜炎
uveomeningoencephalitis *n*. 脑膜脑炎(Vogt-小柳-原田综合征)
uveopapillitis *n*. 色素层视神经乳头炎,葡萄膜视神经乳头炎
uveoparotid *a*. 眼色素层腮腺的 ‖ ~ fever 葡萄膜腮腺热
uveoparotitis; uveoparotid fever *n*. 眼色素层腮腺炎
uveoplasty *n*. 眼色素层成形术,葡萄膜成形术,葡萄膜整复术
uveoretinal *a*. 色素层视网膜的,葡萄膜视网膜的
uveoretitis *n*. 葡萄膜视网膜炎
uveoscleral *a*. 色素层巩膜的,葡萄膜巩膜的
uveoscleritis *n*. 眼色素层巩膜炎

uveo-scleral flow ***n*.** 葡萄膜—巩膜流量
uveo-vascular permeability ***n*.** 葡萄膜血管渗透性
UV-detector ***n*.** 紫外线检测器（见 ultraviolet detector）
uv-induced dimer ***n*.** 紫外诱导二聚体
UVJ ***n*.** 输尿管膀胱接点（见 ureterovesical junction）
uviform［拉 *uva* grape + *forma* form］***a*.** 葡萄形的
Uvicon ***n*.** 紫外线二次电子导电管
Uvicord ***n*.** 紫外线吸收计
uvio-［拉］［构词成分，系从 u［ltra］-vio［let］缩写而来］紫外线
uviofast；**uvioresistant** ***a*.** 抗紫外线的
uviol ***n*.** 透紫外线玻璃 ‖ ～ glass 透紫外线玻璃
uviolize ***n*.** 紫外线照射
uviometer ***n*.** 紫外线测量计
uvioresistant ***a*.** 抗紫外线的
uviosensitive ***a*.** 紫外线敏感的
Uvitellina ***n*.** 连腺（吸虫）属 ‖ ～ adelpha 束形连腺吸虫／～ dollfusi 多（尔福斯）氏连腺吸虫／～ keri 卡氏连腺吸虫／～ pseudocotylea 伪环连腺吸虫／～ vanelli 凤头连腺吸虫
uvitic acid ***n*.** 5－甲基苯间二甲酸
UVL ***n*.** 紫外线灯（见 ultraviolet lamp）／***n*.** 紫外激光（见 ultraviolet laser）／***n*.** 紫外线（光），紫外线辐射（见 ultraviolet light）
UVLS ***n*.** 紫外线光稳定器（见 ultravioet light stabilizer）***n*.** 紫外线光谱仪，紫外线分光计（见 ultraviolet spectrometer）
UVM ***n*.** 紫外线计（见 ultraviolet meter）
UVP ***n*.** 超高真空泵（见 ultrahigh vacuum pump）
UVR ***n*.** 紫外线辐射（见 ultraviolet radiation）
UVR ***n*.** 紫外线 R 照射（见 ultraviolet R radiation）
uvr ***n*.** 紫外线敏感性突变型（基因）（见 ultraviolet sensitive mutant）
uv-spectrum ***n*.** 紫外线光谱（见 ultraviolet spectrum）
UVS ***n*.** 紫外线光谱仪，紫外线分光计（见 ultraviolet spectrometer）
UVSP ***n*.** 紫外线光谱仪，紫外线分光计（见 ultraviolet spectrometer）
UV-scanner ***n*.** 紫外线扫描器（见 ultraviolet scanner）
uvula［拉 little grape］；**staphyle**［希］；**gargareon**［英］***n*.** 悬雍垂 ‖ bifid ～；split ～；悬雍垂裂／～ cerebilli；～ vermis 小脑悬雍垂，蚓垂／elongated ～ 悬雍垂过长／fissured ～；～ rissura 悬雍垂裂／palatine ～ 悬雍垂／～ fissa；cleft ～；staphyloschisis；～ bifida；～ fissa 悬雍垂裂／Lieutaud's ～ 吕托氏膀胱悬雍垂（膀胱三角中嵴）／～ palatina 悬雍垂／～ vermis；～ cerebelli 小脑悬雍垂，蚓垂／～ vesicae 膀胱悬雍垂
uvulaptosis；**uvuloptosis**；**staphyloptosis** ***n*.** 悬雍垂下垂
uvular；**staphyline** ***a*.** 悬雍垂的，蚓突的 ‖ ～ muscle 悬雍垂肌
uvularis［拉］***n*.** 悬雍垂肌
uvulatome；**uvulotome** ***n*.** 悬雍垂刀
uvulatomy；**uvulotomy**；**uvulatomia** ***n*.** 悬雍垂切开术，悬雍垂［部分］切除术
uvulectomy［*uvula* + 希 *ektomē* excision］；staphylectomy；uvulectomia ***n*.** 悬雍垂切除术
Uvulifer ***n*.** 舌形（吸虫）属 ‖ ～ denticulatus 齿形舌形吸虫／～ nanningensis 南宁舌形吸虫／～ sinensis 中华舌形吸虫／～ tenuicollis 细颈舌形吸虫
uvulitis；**staphylitis** ***n*.** 悬雍垂炎
uvulo-［拉］［构词成分］悬雍垂
uvuloptosis［*uvula* + 希 *ptōsis* falling］；uvulaptosis ***n*.** 悬雍垂下垂
uvulopalatopharyngoplasty ***n*.** 悬雍垂—腭—咽成形术
uvulotome［*uvula* + 希 *temnein* to cut］；staphylotome ***n*.** 悬雍垂刀
uvulotomy；**uvulatomy**；**uvulatomia** ***n*.** 悬雍垂切开术，悬雍垂［部分］切除术
uv-transmitting ***a*.** 透紫外线的
UVT ***n*.** 紫外线管（见 ultraviolet tube）
uv-technique ***n*.** 紫外线技术（见 ultraviolet technique）
uv-VIS-NIR recording spectrophotometer ***n*.** 紫外—可见—近红外记录式分光光度计
UW ***n*.** 超声波（见 ultrasonic oscillation）／***n*.** 水下（见 under water）／***n*.** 华盛顿大学（美）（见 University of Washington）／***n*.** 瓦特卢大学（英）（见 University of Waterloo）／***n*.** 威斯康星大学（美）（见 University of Wisconsin）／***n*.** 怀俄明大学（美）（见 University of Wyoming）
UW ultrasonic wave ***n*.** 超声波
UW ***n*.** U 波（心电图）（见 U wave）
UWTV ***n*.** 水下电视（见 underwater television）
UWV ***n*.** 西弗吉尼亚大学（美）（见 University of West Virginia）
U wave（简作 UW）***n*.** U 波（心电图）
UX_1 ***n*.** 铀 X_1（钍的同位素 Th^{234}）（见 uranium X_1）
UX_2 ***n*.** 铀 X_2（镤的同位素 Pa^{234}）（见 uranium X_2）
UX_2 protactinium ***n*.** 镤（91 号元素）
uxorious ***a*.** 怕老婆的
UY ***n*.** 铀 Y（钍的同位素 Th^{231}）（见 uranium Y）
UZ ***n*.** 铀 Z（同质异能素，Pa^{234}）（见 uranium Z）
uzara ***n*.** 乌扎拉根（产于非洲的一种萝科植物根，当地人用于治腹泻和痢疾）
uzarin ***n*.** 乌扎拉甙（止泻药）
Uzbek ***n*.** 乌兹别克人，乌兹别克语 ***a*.** 乌兹别克的

V v

V 元素钒(vanadium)的符号;伏[特](volt)的符号;容量,容积,体积(vo1ume)和视度(vision)的符号

V *a*. 已接种疫苗的(见 vaccinated)/ *n*. 真孔管,电子管(见 vacuum tube)/ *n*. 缬氨酸,a-氨基异戊酸(见 valine)/ *n*. 瓣膜(见 value)/ *n*. 钒(23号元素)(见 vanadium)/ *n*. 病毒(表面)抗原;毒力抗原(相当于 ViA)(见 vantigen)/ *n*. ①蒸汽 ②吸剂,吸入剂(见 vapor)/ *a*. 可变异的,可变易的 *n*. 变数,变量(见 variable)/ *n*. 多变区(见 variable region)/ *n*. ①变异,变易 ②变度(见 variation)/ *vt*. 上清漆;粉饰 *n*. ①护漆,清漆 ②涂剂(见 varnish)/ *n*. 速度,速率(见 velocity)/ *n*. ①静脉 ②翅脉际(昆虫)(见 vein)/ *n*. 静脉(见 vena)/ *a*. 静脉的,(多)脉络的(见 venous)/ *a*. ①腹的 ②腹侧的,前侧的(见 ventral)/ *a*. ①言语的,词句的 ②口述的,口头的 ③逐字的,照字面(见 verbal)/ *n*. 朱砂,银朱,硫化汞(染料)(见 vermilion)/ *vt*. 对,逆,反对(见 versions)/ *n*. ①顶,头顶 ②涡(见 vertex)/[拉]请看,参看(见 vide)/ *n*. 长春新碱(见 vincristine)/ *n*. 紫[色](见 violet)/ *n*. 处女 *a*. 纯洁的;未接触的(见 virgin)/ *n*. 毒力,毒性(见 virulence)/ *n*. 病毒(见 virus)/ *n*. 黏性,黏度(见 viscosity)/ *n*. 能见度,可视性(见 visibility)/ *n*. ①视,视觉 ②视力 ③幻视(见 vision)/ *n*. 维生素(见 vitamin)/ *n*. 卵黄,蛋黄(见 vitellus)/ *n*. 语音,语声,嗓音,意见,愿望,语态(见习期 voice)/ ① *a*. 空的;缺乏的(of);无用的,无效的 ② *n*. 空隙;空(处),真空 ③ *vt*. 排泄;使……无效;使空出(见 void)/ *n*. 伏[特](见 volt)/ *n*. 电压,伏特数(见 voltage)/ *n*. 伏特计,电压计(见 voltameter)/ *n*. ①容量,容积,体积,音量,卷册(见 volume)/ *n*. 总体积(见 total volume)/ *n*. 速度,速率(见 velocity)/ *n*. ①动词 *a*. ②动词的动词性质的(见 verb)/ *vt*. 对,逆,反对(见 versions)/ *ad*. 很,非常;极其,完全 *a*. 真正的;正是所要的(见 very)/[拉]请看,参看(见 vide)/ *n*. 紫[色](见 violet)/ *n*. 毒性,毒力(见 viruleace)/ *a*. 有毒力的,毒性的(见 virulent)/ *n*. 病毒(见 virus)/ *n*. 黏性,黏度(见 viscosity)/ *n*. ①视,视觉 ②视力 ③幻视(见 vision)/ *n*. 语音,语声,嗓音,意见,愿望,语态(见习期 voice)/ *n*. 伏[特](见 volt)

V antigen *n*. 毒力抗原(见 virulence antigen)

V factor *n*. 言语理解因子(心理学)(见 verbal comprehension factor)

v-*a*. 邻近的;邻位的,连位的(见 vicinal)

v. vena[拉] *n*. 静脉

V_1 critical speed *n*. 临界速度

V_1, V_2, V_4, V_5, V_7 plasmaviruses *n*. V_1, V_2, V_4, V_5, V_7 原生病毒

VⅢ ventriculus tertius *n*. 第三脑室(丘脑)

V_6 inovirus *n*. V_6 丝形病毒

V_6 total ventilation *n*. 总换气功能

V_H *n*. 免疫球蛋白重链可变区(见 Variable region of an immunoglobulin heavy chain)

V_L *n*. 免疫球蛋白轻链可变区(见 variable region of an immunoglobulin light chain)

V. (Vibrio, vision, visual acuity) *n*. 弧菌属;视觉;视敏度

v et[拉]请看,参看(见 vide)

V-A *n*. 静脉—动脉灌流(见 vein-artery filling)

V&E 乙烯醚及乙醚(见 vinethene and ether)/ **VA** *n*. 真空抽吸(见 vacuum aspiration)/ *n*. 益处;重要性;估价;意义;(分类上的)等级(见 value)/ *n*. 丙戊酸(抗癫痫药,用于治疗癫痫发作,尤其用于抑制癫痫小发作)(见 valproic acid)/ *n*. 数值分析,价值分析(见 value analysis)/ *n*. 可变区域(见 variable area)/ *n*. 腹前核(见 N ventralis anterior)/ *n*. 心室动脉(见 ventricular aneurysm)/ *n*. 室律不齐(见 ventricular arrhythmia)/ *a*. 心室心房的,房室的(见 ventriculo-atrial)/ *n*. 疣孢菌素 A(见 verrucarin A)/ *n*. 椎动脉(见 vertebral artery)/ *n*. 视频放大器(见 video ampliflier)/ *n*. 醋酸乙烯酯(见 vinyl acetate)/ *n*. 病毒学文摘(见 Virology Abstracts)/ *n*. 视力,视敏度(见 visual acuity)/ *n*. 维生素 A(见 vitimin A)

V_A *n*. 退伍军人管理局(现称退伍军人事务部)(见 Veterans Administration Department of Veterans Affairs)/ *n*. 视力,视敏度(见 visual acuity)

Va *n*. 视力,视敏度(见 visual acuity or acuteness)/ *n*. 钒,一种化学元素(见 Vanadium)

VA alveolar ventilation *n*. 肺泡换气

Va Med Month *n*. (美)弗吉尼亚州医学月刊(杂志名)(见 Virginia Medical Monthly)

Va *n*. 醋酸乙烯酯(见 vinyl acetate)

va *n*. 伏安(伏特-安培)(见 volt-ampere)

VAA *n*. 疫苗接种援助条例(见 Vaccination Assistance Act)

VAB *n*. 范艾伦氏辐射带(见 Van Allen radiation belt)

VAC alveolar ventilation to pulmonary capillary perfusion ratio*n*. 肺泡换气与肺毛细血管灌注比率 / *n*. 视频放大器链(见 video amplifier chain)/ *n*. 长春新碱—放线菌素 D—环磷酰胺(联合疗法)(见 vincristine, actinomycin D, cyclophosphamide)/ *n*. 长春新碱—放线菌素 D—环磷酰胺(联合化疗治癌方案)(见 vincristine, actinomycin, and cyclophosphamide)/ *n*. 变流电压(见 voltage of alternating current)

VAc *n*. 醋酸乙烯酯(见 vinyl acetate)

vac *n*. 真空(见 vacuum)
a. 血管的,脉管的,血管形成的(见 vascular)

vac pmp *n*. 真空泵(见 vacuum pump)

vacamatic *n*. 真空自动式

vacancy *n*. 空,空白;空处;空缺,空额 ‖ ~ diffusion 空位扩散 / ~ disk 空位盘 / ~ mechanism 空位机理

vacant *a*. 空的,空白的;无表情的 ‖ ~ electron site 电子空位 ‖ ~ly *ad*.

vacant lattice point model *n*. 点阵空点模型

vacate *vt*. 腾出,撤离,辞去,疏散,取消

vacation *n*. 假期,休假 *vi*. 度假,休假 ‖ ~er, ~ist *n*. 度假日者

vacc- 构词成分,意为"母牛"(来自拉丁语 vacca)

vacc *n*. 接种(见 valcination)

vaccenic acid 11-十八(碳)烯酸

Vaccaria Medic. 麦蓝菜属 ‖ ~ pyramidata Medic. 麦蓝菜

Vaccaria segetalis (Neck.) Garcke[拉;植药] *n*. 麦蓝菜

vaccigenous *a*. 产生菌苗的

Vaccin; vaccine *n*. 菌苗,疫苗,牛痘苗

vaccina; vaccinia; cowpox *n*. 牛痘

vaccinable *a*. 可接种的

vaccinal[拉 *vaccinus*] *a*. ①菌苗的,疫苗的 ②牛痘的 ③接种的,有预防力的

vaccinal blepharitis *n*. 牛痘性睑炎

vaccinal conjunctivitis *n*. 牛痘性角膜炎

vaccinal keratitis *n*. 牛痘性角膜炎

vaccinate *vt*. 接种,给……打防疫注射

vaccinated(简作 V) *a*. 已接种疫苗的

vaccination[拉 *vacca* cow](简作 vac & Vac) *n*. ①接种 ②种痘 ③接种的,有预防力 ‖ smallpox ~ 抗天花接种,种痘

Vaccination Assistance Act(简作 VAA) *n*. 疫苗接种援助条例

vaccination reaction *n*. 接种反应

vaccinationist *n*. 主张种痘者,主张接种者

vaccinator *n*. ①接种员 ②种痘器

vaccine[拉 *vaccinus*] *n*. 菌苗,疫苗 ‖ aqueous ~ 液体菌苗,液体疫苗 / attenuated live ~ 减毒活疫苗 / attenuated ~ 减毒疫苗 / autogenous ~ 自体菌苗 / autosensitized ~ 自体致敏菌苗 / bacterial ~ 菌苗 / BCG ~ (trberculosis ~)卡介苗,结核菌苗 / bovine ~ 牛痘苗 / brucella ~ 波状热菌苗 / Calmette's ~; BCG ~ 卡介苗 / Castaneda's ~ 卡斯塔涅达氏疫苗,鼠肺立克次氏体疫苗 / Cox ~ 柯克斯氏疫苗(卵黄囊斑疹伤寒立克次氏体疫苗)/ defatted ~ 脱脂菌苗 / detoxicated ~ 去毒菌苗 / diphtheria-pertussis-tetanus ~ (DPT ~)白喉、百日咳、破伤风三联菌苗 / Dreyer's ~; Dreyer's tuberculin 德雷尔氏菌苗,脱脂结核菌素 / fresh ~ 新鲜菌苗 / glycerinated ~ 甘油净化菌苗 / heterogenous ~ 异体菌苗 / hydrophobia ~; rabies ~ 狂犬病疫苗 / ~ helminth 蠕虫疫苗 / hydrophobia ~ (rabies ~)狂犬病疫苗 / inactivated ~ 灭活疫苗 / influenza ~ 流[行性]感[冒]疫苗 / inflenza virus, polyvalent ~ 多价流[行性]感[冒]病毒疫苗 / intradermal ~皮内[接种]用菌苗 / Jennerian ~ 詹纳尔氏疫苗,牛痘苗 / killed ~ 死菌[菌]苗 / live ~ 活菌[菌]苗 / ~ lungworm 肺腺虫疫苗 / lymph ~ 牛痘苗 / lysate ~ 溶化菌苗 / ~ malaria 疟疾疫苗 / measles ~ 麻疹疫苗 / mixed ~; polyvalent ~ 混合菌苗,多价菌苗 / multipartial ~; polyvalent ~ 多价菌苗 / multivalent ~ 多价菌苗 / oil ~ 油剂菌苗 / ozaena ~ 臭鼻菌苗 / pertussis ~ 百日咳菌苗 / Pertussis, alum precipitated ~ 明矾沉淀百日咳菌苗 / pertussis ~; aluminum hydroxide absorbed 氢氧化铝吸附百日咳菌苗 / polionyelitis, attenuated ~ 减毒脊髓灰质炎病毒疫苗 / polyvalent ~ (multivalent ~)多价菌苗 / pure ~; univalent ~ 单纯菌苗,单价菌苗 / Sabin ~ 萨宾氏疫苗(预防脊髓灰质炎的活毒疫苗) / Salk ~索耳克氏疫苗(预防脊髓灰质炎的灭活疫苗) / Sauer's ~ 尔氏菌苗(预防百日咳) / Semple's ~ 森普耳氏疫苗(石炭酸灭活狂犬病毒疫苗) / sensitized ~; serovaccine 抗体致敏菌苗,血清菌苗 / smallpox ~ 牛痘苗 / Sobernheim's ~索伯恩海姆氏菌苗(炭疽血清菌苗)/ Spencer-Parker ~ 斯一帕二氏疫苗(落矶山斑疹热疫苗) / stock ~储备菌苗(一种标准的混合菌苗) / TAB ~ 伤寒副伤寒菌苗 / trichophytin ~发癣菌菌苗 / triple ~三联混合菌苗 / typhoparatyphoid ~; TAB ~ 伤寒副伤寒菌苗 / univalent ~单价菌苗 / ~ virus markers 疫苗病毒标记物 / ~ strain 疫苗株 / Weigl ~ 维格耳氏疫苗(虱肠斑疹伤寒立克次氏体疫苗) /yellow fever ~ 黄热病疫苗

vaccinella *n*. 假牛痘

vaccine-therapy *n*. 菌苗疗法

vaccines *n*. 疫苗

vaccinia [拉 from vacca cow]; **cowpox** *n*. 牛痘 ‖ generalized ~ 全身性牛痘 / ~ gangrenosa, progressive ~ 坏疽性牛痘,进行性牛痘 / ~ orthopoxvirus 痘苗正痘病毒 / ~ virus (Vaccinia variolae, Poxvirus offienalis)痘苗病毒

vaccinia subgroup viruses = Orthopoxvirus *n*. 痘苗病毒亚组,正痘病毒属

vaccinia variolae = Vaccinia virus *n*. 痘苗病毒,天花痘苗

vaccinial *a*. 牛痘的

Vacciniaceae *n*. 乌饭树科

Vacciniculturist *n*. 牛痘苗制造者

vaccinid vacciniola *n*. 牛痘疹,全身性牛痘

Vaccinifer [vaccine + 拉 *ferre* to carry] *n*. 痘苗源(动物或人)

vacciniform *a*. 牛痘样的

vaccinin *n*. 牛痘苗素

vacciniola [拉 dim. of *vaccinia*] *n*. 扩散性牛痘(种痘后所现的全身痘样水疱)

vaccinist *n*. 种痘员,接种员

Vaccinium L. *n*. 乌饭树属,越橘属 ‖ ~ bracteatum Thunb. 乌饭树 / ~ mosaic virus 蓝莓子花叶病毒 / ~ myrtillus L. 欧洲越橘 / ~ ring spot virus 蓝莓子环斑病毒 / ~ shoestring virus 蓝莓子带化病毒 / ~ stunt virus 蓝莓子矮化病毒 / ~ falseblossom virus 酸果蔓假花病毒

vaccinization *n*. 连续接种

vaccino-[拉][构词成分] 疫苗,菌苗

vaccinogen *n*. 菌苗源,疫苗源(动物或人)

vaccinogenous *a*. 产生菌苗的

vaccinoid *n*. 假牛痘

vaccinophobia *n*. 接种恐怖,种痘恐怖

vaccinoprophylaxis *n*. 预防接种

vaccinostyle *n*. 种痘针

Vaccinosyphilis *n*. 种痘梅毒

vaccinotherapy *n*. 菌苗疗法 ‖ local ~ 局部菌苗疗法

vaccinum [拉]; **vaccine** *n*. 菌苗,疫苗 ‖ ~ pertussis et toxoidum diphthericum combinatum 百日咳菌苗白喉类毒素合剂 / ~ pestis vivum 鼠疫活菌[菌]苗 / ~ scarlatinosum 猩红热菌苗 / ~ typhi exanthematici 斑疹伤寒疫苗 / ~ vacciniae; ~ variolae smallpox vaccine 牛痘苗 / ~ variolae 牛痘苗

Vaccinium bracteatum Thunb. [拉,植药] *n*. 乌饭树

Vaccinium Calmette Guerini (简作 VCG) *n*. 卡介苗,结核菌苗

Vaccinium delavayi Franch. [拉,植药] *n*. 苍山越橘

Vaccinium dunalianum Wight var. urophyllum Rehd. Et Wils. [拉;植药] *n*. 畏叶越橘

Vaccinium fragile Franch. [拉;植药] *n*. 乌鸦果

Vaccinium sprengelii (G. Don) Sleumer [拉,植药] *n*. 米饭花

vaccinum variolae (简作 Var/Vac) *n*. 天花疫苗

Vaccinium vitis-idaea L. [拉,植药] *n*. 越橘

vacillate *vi*. 摇摆,波动;犹豫,踌躇 ‖ vacillation *n*.

vacillating cataract *n*. 震颤性白内障

vac-metal *n*. 镍铬电热线合金

vacreator *n*. 真空杀菌器,真空消毒器

VACTEKL *n*. 脊柱、肛门、心脏、气管、食道、肾脏、肢体(见 vertebrarium, anus, cardia, trachea, esophagus kidneys limbs)

VACTERL vertebral anal, cardiac, tracheal, esophageal, renal and limb 脊椎的、肛门的、心脏的、气管的、食管的、肾的和肢体的(用以表示先天性畸形一型的首字母缩拼词,此畸形有时见于有些婴儿,其母亲曾服用过孕激素雌激素节育丸)

vac-sorb *vt*. 真空吸附

vacua vacuum 的复数

vacuity *n*. ①空虚 ②愚笨 ③空地,空隙

vacuo *n*. 真空 ‖ ~ heating 真空加热

vacuo-junction *n*. 真空热电偶

vacuolar *a*. 空泡的

Vacuolaria Cienkowski 泡鞭毛虫属 = Coelomonas Stein

Vacuolaria virescens Cienkowski *n*. 微绿泡鞭毛虫

vacuolate *vt*. 形成空泡

vacuolated *a*. 有空泡的

vacuolation *n*. 空泡形成,液泡化 ‖ ~ agent 空泡因子 / ~ viruses 空泡病毒 / ~ virus of monkey 猴空泡病毒 / ~ virus of rabbit 兔空泡病毒

vacuole [拉 *vacuus* empty] *n*. 空泡,液泡 ‖ air ~ 气泡 / autophagic ~ 自体吞噬泡,自噬液泡,自噬小体 / contractile ~ 伸缩泡 / digestive ~ 消化泡 / food ~ 食物泡 / condensimg ~s 浓缩泡 / contractile ~ 伸缩泡 / digestive ~ 消化泡,次溶酶体 / diffusion ~弥散泡 / food ~ 食物泡 / heterophagic ~异体吞噬咆,异噬体 / membarne ~液泡膜 /plasmocrine ~ 含晶体性实泡(在分泌细胞内) / rhagiocrine ~ 含胶体性空泡(在分泌细胞内) / ~ of bacteria 细菌空泡 / vacuoles, Barrier's; peribronchitic abscesses 巴里安氏液泡,支气管周脓肿/ ~ membrane 液泡膜 / ~ sign 空泡征 / vitelline ~ 卵黄泡 / yolk ~ 卵黄泡 water ~ 水泡

vacuolization; vacuolation *n*. 空泡形成

vacuolus; vacuole *n*. 空泡,液泡 ‖ ~ digestivus 消化泡,食物泡 / ~ vitellinae; yolk vacuole; vitelline vacuole 卵黄泡

vacuome *n*. ①液泡系(细胞内) ②中性红小泡系(细胞内)

vacuometer *n*. 真空计,低压计

vacuous *a*. 真空的,空的

vacuoplast *n*. 液泡系

vacurette *n*. 吸引器管负压吸引流产所用的器械

vacustat *n*. 真空计

vacuum [拉] (简作 vac & Vac) *n*. 真空 ‖ high ~ 高度真空 / Torricellian ~ 托里切利氏真空(气压计管内真空部分) / ~ air pump 真空抽气机 / ~ arrester 真空放电器 / ~ aspiration 真空吸引术初三个月晚期妊娠引导流产的方法 / ~ brake 真空制动器 / ~ breaker 真空破坏器 / ~ cap 真空帽 / ~ capacitor 真空电容器 / ~ cassette 真空储片夹 / ~ chamber 真空室 / ~ chuck 真空吸盘 / ~ circuit breaker 真空断路器 / ~ cleaner 真空吸尘器 / ~ control 真空控制 / ~ curettage 抽吸刮宫术/ ~ desiccator 真空干燥器 / ~ detector 真空检测器 / ~ discharge method 真空放电法 / ~ drier 真空干燥器 / ~ drying 真空干燥法 / ~ evaporation 真空蒸发,真空喷镀 / ~ evaporator 真空喷镀仪 / ~ exposure frame 真空曝光架 / ~ extract still 减压抽出器 / ~ extraction 胎头吸引术(用吸引装置吸附在胎头顶部帮助胎儿娩出的方法) / ~ extroction of fetal head 胎头吸引术(用胎头吸引器置于胎头上,形成一定负压吸住胎头,通过牵引借以协助娩出胎儿的手术) / ~ fan 排气风扇,吸风机 / ~ filter 真空过滤器 / ~ filtration 真空过滤作用 / ~ gage 真空计,低压计 / ~ handling 真空处理 / ~ head 真空抽吸头 / ~ jar 真空干燥器 / ~ mattress 真空气垫 / ~ measurement 真空测量 / ~ meter 真空计 / ~ phenomena 真空现象 / ~ photocell 真空光电管 / ~ phototube 真空光电管 / ~-plate 真空腔牙托板 / ~ pressure tube 吸引管 / ~ pump 真空泵,真空抽气机 / ~ recorder 记录式真空计 / ~ rectifier tube 真空整流管 / ~ relay 电子管继电器 / ~ seal 真空密封,真空封接 / ~ splint 真空夹板 /~ switch 真空开关,电子开关 / ~ thermionic detector 真空电子管检波器 / ~ thermometer 真空温度计 / ~ thermopile 真空温差电堆 / ~ treating 真空处理 / ~ tube 真空管,电子管 / ~ tube adapter 电子管适配器 / ~ tube ammeter 电子管安培计 / ~ tube amplifier 真空管放大器,电子管放大器 / ~ tube base 电子管插座 / ~ tube characteristic 电子管特性,真空管特性 / ~ tube checker 电子管检验器 / ~ tube converter 电子管变频器 / ~ tube detector 电子管检波器 / ~ tube emission 电子管发射 / ~ tube frequency multiplier 电子管倍频器 / ~ tube generator 电子管振荡器 / ~ tube modulator 电子管调制器 / ~ tube multiplier photicon 电子倍增管式辐帖康 / ~ tube noise 电子管噪声 / ~ tube oscillator 电子管振荡器 / ~ tube powermeter 电子管功率计 / ~ tube pulser 电子管脉冲发生器 / ~ tube rejuvenator 电子管复活器 / ~ tube relay 电子管继电器 / ~ tube socket 电子管

座 / ~ tube tester 电子管测试器 / ~ tube transmitter 电子管发射机 / ~ tube type electrocardiography 电子管式心电图机 / ~ tube type rectifier 电子管整流器 / ~ tube voltage regulator 电子管式稳压器 / ~ tube voltmeter 真空管电压表,电子管伏特计 / ~ tube-life data 电子管寿命数据 / ~ unit 吸引器 / ~ valve 真空管,电子管

vacuum aspiration（简作 VA）*n*. 真空抽吸
vacuum curettage（简作 VC）*n*. 负压刮除术
vacuum extractor（简作 VE）*n*. 真空;提取器;吸引式分娩器
vacuum fore pump（简作 VFP）*n*. 预抽真空泵
vacuum pump（简作 vac pmp）*n*. 真空泵
vacuum tube（简作 V）*n*. 真孔管,电子管
vacuumometer *n*. 真空计,低压计
vacuumbrake *n*. 真空增力制动闸
vacuumcleaner *n*. 真空吸尘器
vacuum-chamber *n*. 真空腔
vacuum-desiccator *n*. 真空干燥器
vacuum-gauge *n*. 真空计
vacuum-meter *n*. 真空计,低压计
vacuum-plate *n*. 真空腔牙托板
vacuum-tube *n*. 真空管
vacuumometer *n*. 真空计,低压计
vacuum-pump *n*. 真空泵,排气唧筒
vacuum-pumping *n*. 抽真空
vacuum-tight chamber *n*. 真空密闭室
vacuum-treated *a*. 真空处理的
vacuum-tube *n*. 电子管,真空管
vacuum-tube rectifier *n*. 电子管整流器
vacuum-type photodetector *n*. 真空型光电探测器
vacuvette *n*. 抽空取样器
VAD ventricular assist device *n*. 心室辅助装置
VAD(velocity azimuth display) *n*. 速度方位显示器
VAD *n*. 心室辅助装置（见 ventricular assist devices）
n. 病毒调适稀释剂（见 virus adjusting diluent）
n. 伏特计模拟—数字变换器,电压计模拟—数字变换器（见 voltmeter analog-to-digital converter）
n. 志愿辅助勤务队（见 voluntary aid detachment）
vade(-)mecum *n*. 手册,袖珍指南
Vaderetic *n*. 马来酸依那普利氢氯噻嗪(enalapril maleate and hydrochlorothiazide)制剂的商品名
Vadocaine *n*. 伐多卡因（局部麻醉药）
vadum（拉 ford）*n*. 浅滩,沟滩(脑裂内的小隆)
VAG *n*. 椎动脉造影（见 vertebral angiography）
Vag *n*. ①阴道 ②鞘（见 vagina）
Vag Hyst *n*. 阴道子宫切除术（见 vaginal hysterectomy）
VAG（vertebral angiography） *n*. 椎动脉血管造影
vagabond *a*. 游荡的,流浪的,漂泊的,懒散的 *n*. 流浪者,懒汉
vagabondage *n*. 漂泊癖
vagal *a*. 迷走神经的
vagal stimulation maneuver *n*. 迷走神经
vagary *n*. 异想天开,幻想,妄想
vagectomy *n*. 迷走神经切除术
vagetate *vt*.（植物）生长,无所事事地生活
vagetation *n*. 赘生物,生长,增殖,植物
vagetative *a*. 生长的,能生长的,无性繁殖的,植物的
vagetative apogamy *n*. 单性生殖
vagetative approachment *n*. 无性接近
vagetative approximation method *n*. 无性接近法
vagetative cell *n*. 营养细胞
vagetative cone *n*. 生长锥
vagetative generation *n*. 无性世代
vagetative hybrid *n*. 无性杂种,营养杂种
vagetative hybridization *vt*. 无性杂交,营养[体]杂交
vagetative map *n*. 营养期图
vagetative petite *n*. 营养型小菌落
vagetative nucleus *n*. 营养核
vagetative phage *n*. 营养期噬菌体
vagetative pole *n*. 营养极,无性极
vagetative progeny *n*. 无性后代
vagetative propagation *vt*. 营养体繁殖,营养体生殖,无性繁殖
vagetative reproduction *vt*. 营养体生殖,无性生殖
vagetative segregation *vt*. 营养体分离
vagetative stage *n*. [噬菌体]营养体时期
vagetate *vi*.（赘疣等）生长;长大
vagi（单 vagus）[拉] *n*. 迷走神经
vagin-构词成分,意为"鞘","阴道"(来自拉丁语 vagina)

vagina（复 vaginae）[拉]（简作 Vag）*n*. ①阴道 ②鞘 ‖ ~ bulbi; fascia bulbi（tenoni）; capsula bulbi 眼球筋膜,眼球囊 / ~ carotica; carotid sheath 颈动脉鞘 / ~ cellulosa 外纤维鞘(指髓经束膜及肌束膜) / ~ cordis; pericardium 心包 / ~ digitalis 趾腱鞘 / ~ externa [拉] 外鞘(视神经) / ~ extirna（fasciculi optici）; ~ externa nervus optici 外鞘(视神经) / ~ femoris; fascia lata 股鞘,阔筋腹 / ~ fibrosa 纤维鞘 / ~ fibrosa digitorum manus 指纤维鞘 / ~ fibrosa digitorum pedis 趾纤维鞘 / ~ fibrosa tendinis 腱纤维鞘 / ~ interna（fasciculi optici）; ~ interna nervus optici 内鞘(视神经) / ~ masculina; prostatic utricle 前列腺囊 / ~ mucosa; synovial sheath 黏液鞘,滑液鞘 / ~ mucosa intertubercularis 结节间滑液鞘 / ~ mucosa tendinis ; ~ synovialis tendinis 腱黏液鞘,腱滑液鞘 / ~ musculi recti abdominis 腹直肌鞘 / ~ nervi optici [拉] 视神经 / ~ septa 中隔阴道,两房阴道 / ~ tarsea 跗腱鞘
vaginae nervi optici *n*. 视神经鞘 ‖ ~ oculi; Tenon's apsule 眼球囊 / ~ pill; hair sheath 毛鞘 / ~ processus styloidei 茎突 / ~ septa 中隔阴道,两房阴道 / ~ vasorum[拉] 血管鞘
vaginae synoviales digitales manus *n*. 指滑液鞘
vaginae synoviales tendinum *n*. 腱滑液鞘 ‖ ~ synovialis 滑液鞘 / ~ synovialis intertubercularis; ~ mucosa intertubercularis 结节间滑液鞘 / ~ synovialis musculil obliqui superioris 上斜肌滑液鞘 / ~ synovialis tendinis musculi flexoris carpi radialis 桡侧腕屈肌滑液鞘,桡侧腕屈肌囊 / ~ synovialis trochleae [眼]上斜肌腱滑液鞘 / ~ tendinis腱鞘 / ~ tendinis musculi extensoris carpi ulnaris 尺侧腕伸肌腱鞘 / ~ tendinis musculi extensoris digiti minimi 小指伸肌腱鞘 / ~ tendinis musculi extensoris hallucis lingi 拇长伸肌腱鞘 / ~ tendinis musculi extensoris pollicis longi 拇长伸肌腱鞘 / ~ tendinis musculi flexoris hallucis longi[BNA]; ~ Synovialis tendinis musculi flexoris hallucis longi 拇长屈肌腱鞘 / ~ tendinis musculi flexorls pollicis longi 拇长屈肌腱鞘 / ~ tendinis musculi peronei longi plantaris; ~ tendinis musculi peronei（fibularis）longi plantaris 腓骨长肌跖侧腱鞘 / ~ tendinis musculi poplitei 腘肌腱鞘 / ~ tengdinis musculis anterioris 胫骨前肌腱鞘 / ~ tendinis musculi tibialis posterioris ; ~ synovialis tendinis musculi tibialis posterioris 胫骨后肌腱鞘
vaginae tendinum digitales manus *n*. 指腱鞘
Vaginae tendinum digitales pedis *n*. 趾腱鞘 ‖ ~ tendinum musculi abductoris longi et musculi extensoris brevis pollici; ~ tendinum musculi abductoris longi et extensoris brevis pollicis 拇长展肌及拇短伸肌腱鞘 / ~ tendinum musculi extensoris digitorum communis et musculi extensoris indicis proprii; ~ tendinum musculi extensoris digitorum communis et extensoris indicis 指总伸肌及食指固有伸肌腱鞘 / ~ tendinum musculi flexorum communium ; ~ synovialis communis musculi flexorum 指总屈肌腱鞘 / ~ tendinum musculi flexorum digitorum pedis 趾屈肌腱鞘 / ~ tendinum musculi peronaeorum communis; ~ synovialis musculrum peroneorum(fibularium) communis 腓骨肌总腱鞘 / ~ tendinum musculorum extensorum carpi radialium 桡侧腕伸肌腱鞘
vaginae tendinum musculi extensoris digitorum pedis longi *n*. 趾长伸肌腱鞘
vaginae tendinum musculi flexoris digitorum pedis longi *n*. 趾长屈肌腱鞘 ‖ ~ vasorum 血管鞘
vaginal *a*. ①鞘的 ②睾丸鞘膜的 ③阴道的 ‖ ~ adenosis 阴道腺病 / ~ adhesions 阴道粘连(绝经后妇女阴道上部纤维增生粘连) / ~ artery 阴道动脉 / ~ agnesis or atresia 阴道发育不全或不发育/ ~ axis 阴道轴 / ~ ballottement 阴道冲击触诊法 / ~ barrel 阴道 / ~ coat 眼球筋膜 / ~ bleeding 阴道流血 / ~ bulb 阴道球 / ~ canal 阴道管(由阴道壁形成的塌陷的管腔) / ~ columus 阴道柱 / ~ contraceptive film 阴道避孕药膜 / ~ creams 阴道乳膏 / ~ dentata 阴道牙齿/ ~ diaphragm 阴道隔膜(女性避孕工具,为圆形,边径有弹簧环的帽状乳胶制品,性交前放入阴道内,后径达阴道后穹窿,前径抵耻骨后面,完全封闭子宫颈口,限止精子进入宫腔,从而达到避孕目的) / ~ discharge 白带 / ~ epithelioma阴道上皮癌 / ~ laceration 阴道撕裂伤 / ~ fisting 拳指性交(用手或拳头插入直肠或阴道而产生性兴奋的行为) / ~ fistula 阴道瘘 / ~ fluid 阴道液 / ~ foam 阴道避孕泡沫剂(含杀精剂) / ~ hematocele 阴道血囊肿 / ~ hypoesthesia 阴道感觉减退 / ~ mucosa 阴道黏膜,黏液鞘,滑液鞘 / ~ injection 阴道注射 / ~ jelly 阴道胶冻(含杀精剂) / ~ local stimulation test 阴道局部刺激试验 / ~ lubricant 阴道润滑剂 / ~ lubrication 阴道润滑 / ~ melanoma 阴道黑素瘤 / ~ ovariotomy 阴道式卵巢切除术 / ~ pessary 阴道环,子宫托放置在阴道中的装置,支持下垂的阴道和子宫/ ~ plugging 阴道堵塞法 / ~ plate 阴道梭:阴道由窦结节演变而成,窦结节的内胚层细跑增生,形成窦心的阴道梭 / ~ plethysmograph 阴道体积描记技术 / ~ process 鞘突,鞘状突 / ~ process of peritoneum 腹膜鞘状突

(processus vaginalis peritonaei) / ~ ring 阴道环环状的含有黄体酮的避孕装置,放置于阴道腔内/ ~ sarcoma 阴道内瘤 / ~ secretion 阴道分泌见 vaginal lubrication / ~ salpingectomy 阴道(式)输卵管切除术 / ~ sclerite 阴道骨片 / ~ smear 阴道涂片:阴道组织的标本,用于检查月经周期中阴道表面的变化 / ~ spasms 阴道痉挛见 vaginismus / ~ sphincter 阴道括约肌 / ~ sponge 阴道海绵 / ~ suppository 阴道栓剂,阴道坐药 / ~ touch 阴道指诊 / ~ trichomonad阴道滴虫 / ~ venous plexus 阴道静脉丛 / ~ vestibule 阴道前庭

vagina ectocervix and endocervix(简作 VEE)***n***. 阴道、宫颈阴道部及子宫颈内膜

vaginal examination(简作 V.E.)***n***. 阴道检查

vaginal hysterectomy(简作 Vag Hyst & VH)***n***. 阴道子宫切除术

vaginal irrigation(简作 VI)***n***. 阴道冲洗

vaginalectomy; vaginectomy ***n***. ①睾丸鞘膜切除术 ②阴道切除术

vaginalitis ***n***. 睾丸鞘膜炎 ‖ plastic; pachyvaginalitis ~ 肥厚性睾丸鞘膜炎

vaginalocentesis ***n***. 睾丸鞘膜穿刺术

vaginalotomy ; Volkmann's opertion ***n***. 睾丸鞘膜切开术

vaginapexy ; colpopexy ***n***. 阴道固定术

vaginate(拉 *vaginatus* sheathed)***a***. 有鞘的

vaginectomy ***n***. ①睾丸鞘膜切除术 ②阴道切除术

Vaginicola Lamarck ***n***. 鞘居虫属

Vaginicola amphorella Maskell ***n***. 瓮鞘居虫

Vaginicola annulata Stokes ***n***. 环纹鞘居虫

Vaginicola ceratophylli Penard ***n***. 金鱼藻鞘居虫

Vaginicola crystallina Ehrenberg ***n***. 透明鞘居虫

Vaginicola cupulata Shen ***n***. 斗鞘居虫

Vaginicoila curvata Shen ***n***. 弯鞘居虫

Vaginicola elongata Fromentel ***n***. 纵长鞘居虫

Vaginicola inclinata Fromentel ***n***. 倾斜鞘居虫

Vaginicola ingenita Müller ***n***. 妙鞘居虫

Vaginicola leptostoma Stokes ***n***. 小口鞘居虫

Vaginicola longicollis Penard ***n***. 长颈鞘居虫

Vaginicola plicata Sken ***n***. 褶鞘居虫

Vaginicola sedicum Penard ***n***. 壶状鞘居虫

Vaginicola striata Fromentel ***n***. 系纹鞘居虫

Vaginicola tincta Ehrenberg ***n***. 色鞘居虫

vaginalectomy ***n***. 睾丸鞘膜切除术,阴道切除术

Vaginicolidae Kent ***n***. 鞘居虫科

Vaginalitis ***n***. 睾丸鞘膜炎

vaginalpart of cenvix ***n***. 子宫颈阴道部(子宫颈的下端突入阴道的部分)

vaginicolous ***a***. 阴道生的

vaginiferous ***a***. 有鞘的

vaginifixura uteri; vaginifixatio uteri ***n***. 阴道子宫固定术

vaginiglutaeus ***n***. 阔筋膜张肌

vaginiperineotony; vaginoperineotomy ***n***. 阴道会阴切开术

vaginapexy ***n***. 阴道固定术

vagina, atrophic ***n***. 阴道萎缩

vaginectomy, vaginalectomy 睾丸鞘膜切除术,阴道切除术

vaginicoline ***n***. 阴道菌群

vaginifixura uteri; vaginifixatio uteri ***n***. 阴道子宫固定术

vaginiperineotomy ***n***. 阴道会阴切开术

vaginismus[拉] ***n***. 阴道痉挛 ‖ mental ~ 精神性阴道痉挛 / perineal ~ 会阴性阴道痉挛 / posterior ~ 后侧阴道痉挛 / vulvar ~ 外阴性阴道痉挛

vaginitis ***n***. ①阴道炎 ②鞘炎 ‖ ~ adhaesiva; senile ~ 粘连性阴道炎,老年性阴道炎 / atrophic ~ 萎缩性阴道炎 / contagious granular ~; ~ verrucosa 触染性粒状阴道炎,疣状阴道炎 / diphtheritic ~ 白喉性阴道炎 / emphysematous ~; gaseous ~ 气肿性阴道炎 / glandular ~ 腺性阴道炎 / granular ~ 粒状阴道炎 / papulous ~ 丘疹状阴道炎 / senile ~ 老年性阴道炎 / ~ testis; perididymitis 睾丸鞘膜炎 / trichomonas ~ 滴虫性阴道炎 / verrucosa ~; vesicular ~; colpotis granulosa 疣状阴道炎 / ~ testis 睾丸鞘膜炎

vaginitis, desquamative Inflammatory ***n***. 脱屑性阴道炎

vaginitis, senile ***n***. 老年性阴道炎

vaginitis, trichomonas ***n***. 滴虫性阴道炎

vagino-; vagin-[拉][构词成分] ***prep***. 阴道;鞘

vaginoabdominal ***a***. 阴道腹的

vaginocele; colpocele ***n***. ①阴道疝 ②阴道脱垂

vaginocutaneous ***a***. 阴道皮肤的

vaginodynia ***n***. 阴道痛

vaginofixation; vaginal hysteropexy ***n***. 阴道子宫固定术

vaginogenic ***a***. 阴道原的,阴道性的

vaginogram ***n***. 阴道 X 线[照]片

vaginograhy ***n***. 阴道 X 线照相术

vaginohysterotomy ***n***. 阴道子宫切开术

vaginolabial ***a***. 阴道阴唇的

vaginometer ***n***. 阴道测量器

vaginomycosis ***n***. 阴道霉菌病

vaginopathy ***n***. 阴道病

vaginopennous ***a***. 鞘翅的

vaginoperineal ***a***. 阴道会阴的

vaginoperineorrhaphy ***n***. 阴道会阴缝术

vaginoperineotomy ***n***. 阴道会阴切开术

vaginoperitoneal ***a***. 阴道腹膜的

vaginopexy ***n***. 阴道固定术

vaginoplasty ***n***. 阴道成形术

vaginoscope ***n***. 阴道镜,阴道窥器

vaginoscopy ***n***. 阴道镜检查,阴道窥器检查

vaginosis ***n***. 阴道病 ‖ bacterial ~ 细菌性阴道病

vaginotome ***n***. 阴道刀

vaginotomy ***n***. 阴道切开术

vaginovesical ***a***. 阴道膀胱的

vaginovulvar; vulvovaginal ***a***. 阴道外阴的

vaginula(复 vaginulae)产卵器鞘,产卵器

vagitis ***n***. 迷走神经炎

Vagistat ***n***. 噻康唑(tioconazole)制剂的商品名

vagitus[拉] ***n***. 儿哭 ‖ ~ uterinus 子宫内儿哭 / ~ vaginalis 阴道内儿哭

vago-*prep*. [拉][构词成分]迷走神经

vago-accessrius[拉] ***n***. 迷走副神经(指迷走神经与副神经脑部的联合)

vago-gastrone ***n***. 迷走—抑胃素

vago-spinal crest ***n***. 迷走脊神经脊

vago-spinal ganglion ***n***. 迷走脊神经节

vago-spinal nerve ***n***. 迷走脊神经

Vagococcus Collins et al. ***n***. 漫游球菌属

Vagococcus fluvialis Collins et al. ***n***. 沙氏漫游球菌

Vagococcus salmoninarum Collins et al. ***n***. 沙氏漫游球菌

vagoglossopharyngeal ***a***. 迷走[与]舌咽神经的

vagogram(*vagus* + 希 gramma mark); **electrovagogram** ***n***. 迷走神经电[流]图

vagolysis(*vagus* + 希 *lysis* dissolution) ***n***. 迷走神经[食管支]撕脱术(为解除贲门痉挛) | vagolytic ***a***. 松弛的

vagomimetic ***a***. 类迷走[神经]的,拟迷走[神经]的

vagonenrosis ***n***. 迷走神经[机能]病

vagosplanchnic; vagosympathetic ***a***. 迷走内脏神经的,迷走交感神经的

vagosympathetic ***a***. 迷走交感神经的

vagosympathetic cord ***n***. 迷走交感神经索

vagotonized ***a***. 切断迷走神经的

vagotomy; gastric neurectomy ***n***. 迷走神经切断术 ‖ bilateral ~ 双侧迷走神经切断术 / complete ~ 迷走神经全切断术 / selective ~ 选择性迷走神经切断术 / trunk ~ 迷走神经干切断术 / vultraselective ~ 高度选择性迷走神经切断术

vagotonia(*vagus* + 希 *tonos* tension) ***n***. 迷走神经过敏,迷走神经紧张

vagotonic ***a***. 迷走神经过敏的 ‖ ~ reflex 迷走神经过敏性瞳孔反射

vagotonin ***n***. 迷走紧张素(获自胰腺的制剂,增加迷走[神经]紧张、缓慢心律及增加肝内糖原贮藏)

vagotrope; vagotropic ***a***. 向迷走[神经]的

vagotropism ***n***. 向迷走[神经]性,亲迷走[神经]性

vagovagal ***a***. 经迷走神经反射的 ‖ ~ reflex 迷走神经反射

vagrant(拉 *vagrans* from *vagare* to wander) ***a***. 游动的 ***n***. 流浪者,漂泊者 ‖ ~ly ***ad***.

vague ***a***. 含糊的,不明确的;无表情的 ‖ ~ly ***ad***. / ~ness ***n***.

vagus(复 vagi)(拉 wandering) ***n***. 迷走神经,交感神经系(昆虫)

vagus-pneumonia ***n***. 迷走神经性肺炎

vagus-pulse ***n***. 迷走神经性脉搏

vagus ganglion ***n***. 迷走神经节

vagus nerve ***n***. 迷走神经,交感神经系(昆虫)

vagus tone ***n***. 迷走神经紧张,迷走神经过敏

vagusstoff[*vagus* + 德 *stoff* sub tance]; vagus hormone ***n***. 迷走神经[激]素,迷走神经物质(迷走神经末梢释放的一种抑制心脏活动的物质或是一种与此密切有关的物质)

VAH ***n***. 退伍军人管理局医院(见 Veterans Administration Hospital) ***n***. 男性化肾上腺增生(见 virilizing adrenal hyperplasia)

Vahliaceae ***n***. 二歧草科

Vahlkampfia *n*. 瓦氏变形虫属
Vahlkampfia Chatton and Lalung-Bonnaire *n*. 简变虫属
Vahlkampfia guttula Dujardin *n*. 点滴简变虫
Vahlkampfia limax Dujardin *n*. 简变虫
Vahlkampfia prnctata Chatton and Lalung-Bonnaere *n*. 具点简变虫
vain *a*. 徒劳的,无益的,无结果的 ‖ in ~ 徒劳,白辛苦 / take sb's name in ~ 轻慢地谈论某人 ‖ ~ly *ad*.
vainglorious *a*. 极度虚荣的,自高自大的 ‖ ~ly *ad*.
vainglory *n*. 虚荣,自高自大,自负
VAKT *n*. 视觉联想、运动感觉及触觉(见 visual association, kinesthetic and tactile)
VAL *n*. 丙戊酸(同 VA)(见 valproic acid)
Val *n*. 缬氨酸,a-氨基异戊酸(见 valine)
val *n*. 益处;重要性;估价;意义;(分类上的)等级(见 value) *a*. 瓣(膜)的(见 valvular)
Val valine *n*. 缬氨酸
Valaciclovir *n*. 伐昔洛韦(抗病毒药)
valamin *n*. 瓦拉明(水合戊烯戊酸酯)
Valamugil buchanani(Bleeder) *n*. 平吻凡鲻(隶属于鲻科 Mugilidae)
Valangin's solution [Francis J. P. de 英医师 1725—1805] 瓦兰金氏溶液(亚砷酸溶液)
valcination (简作 vacc) *n*. 接种
Valconazole [商名] *n*. 戊康唑(抗真菌药)
valcular funnel *n*. 血管漏斗(视盘生理凹陷)
Valdetamide [商名] *n*. 戊地胺(催眠药)
Valdipromide [商名] *n*. 二丙戊酰胺(解痉药)
valedictory *a*. 告别的,辞别的 *n*. 辞别辞,毕业生代表的告别演说
vale *n*. 山谷,溪谷,沟
VALE *n*. 左眼视力,左眼视敏度(见 visual acuity of left eye)
valence [拉 *valenti a* strength] *n*. ①效价 ②价(化合价,原子价) ‖ biologic ~ 生物学价(同种抗原与抗体分子结合力) / ~ bond 价键 / chemical ~ 化学价,原子价 / coordinate ~ 配位价 / negative ~ 负价 / ~ body 抗体效价 / of antigen 抗原效价 / positive ~ 正价
valence-bond (简作 VB) *n*. 价键
valence-bond method *n*. 价键方法
Valenciennea heldsdingenii(Bleeder) *n*. 双带塘鳢(隶属于塘鳢科 Eleotrdae)
Valenciennellus carbergi (Brunn) *n*. 少组丛光鱼(隶属于钻光鱼科 Gonostomatidae)
valency [拉 *valentia*] *n*. ①效价 ②价(化合价,原子价)
valent *a*. 价的 ‖ ~ weight 当量
-valent *suf*. ……价的
Valenta's test *n*. 伐伦塔氏试验(检奶油内掺入的脂肪)
Valentin's corpuscles (bodies) [Gabriel Gustav 德医师 1810—1883] *n*. 法伦廷氏小体(神经组织内的淀粉状蛋白小体) ‖ ~ ganglion 法伦廷氏神经节(上牙髓神经中支与后支连结部的膨大) / ~ nerve 法伦廷氏神经(连接蝶腭神经节与展神经的神经)
Valentine's position [Ferdinand C. 美外科医师 1851—1909] *n*. 瓦伦丁氏卧位(仰卧,双髋屈曲) ‖ ~ test; three-glass test 瓦伦丁氏试验,三杯试验
valeral; valeraldehyde *n*. 戊醛
valerate; valerianate *n*. 戊酸盐(根据 1998 年 CADN 的规定,在盐或酯与加合物之命名中,使用此项名称),缬草酸盐
valerene; amylene *n*. 戊烯
valerian [拉 *valeriana*] *n*. 缬草属植物 ‖ Greek ~ 花葱 / ~ American; cypripedium 美缬草,毛杓兰根 / ~ ring mosaic virus 缬草环花叶病毒
Valerian Root [植药] *n*. 缬草
Valeriana amurensis Smirnov ex Komar. [拉,植药] *n*. 黑水缬草
Valeriana hardwickii Wall. [拉;植药] *n*. 长序缬草
Valeriana officinalis L. [拉,植药] *n*. 缬草
Valeriana officinalis L. var. latifolia miq. [拉,植药] *n*. 宽叶缬草
Valeriana Tourn. ex L. *n*. 缬草属,拔地麻属 ‖ ~ celtica; Celtic nard 西欧甘松香 / ~ latifolia; Japanese valerian 缬草 / ~ wallichii; Indian valerian 印度缬草
Valerianaceae *n*. 败酱科
valerianate; valerate *n*. 戊酸盐,缬草酸盐
Valerinene; valerine *n*. 缬草碱
Valeridin; valerydin; sedatin *n*. 伐来里丁,异戊酰对氨基苯乙醚,镇静素(镇静剂)
n-valeric acide *n*. (正)戊酸
Valerobromine *n*. 戊酸溴(含有戊酸和溴化物)
valeroidine *n*. 戊茄碱,异戊羟基莨菪酯
valerol *n*. 缬草油素,缬草脑
valerolactone *n*. 戊内酯
valerone *n*. 缬草酮,2,6-二甲基[代]庚酮[4]
valerydin; valeridin *n*. 伐来里丁,异戊酰氨基苯乙醚(镇静剂)
valeryl *n*. 戊酰基 ‖ ~ diethylamide 二乙戊酰胺 / ~ hydride; valeral 戊醛
valerylene *n*. 戊炔
Valethamtate Bromide [商名] *n*. 戊水溴铵(解痉药)
valetudinarian [拉 valetudinarius] ① *n*. 虚弱者,久病衰弱者 ② *a*. 多病的,体弱的
valetudinarianism *n*. 虚弱,久病衰弱
valetudinary *a*. 虚弱的,久病衰弱的
valeur globulaire [法 globular value]; **color index** *n*. 血色指数
valgate *a*. 短足的 具底大的
valgoid [*valgus* + 希 *eidos* form] *a*. 外翻状的(足),外偏状的(手)
valgus [拉] *n*. 外翻的(足),外偏的(手) *a*. ‖ acute spasmodic ~ 急性痉挛性外翻足 / ~, spurous 假性外翻足
valiant *a*. 勇敢的,英勇的 *n*. 勇敢的人
valiantly *ad*. 勇敢地,英勇地
valid *a*. 有根据的,正确的,有效的,有力的,强壮的 ‖ ~ly *ad*.
valid point *n*. 数据点
validate *vt*. 使有效,证实 ‖ validation *n*.
valididtty *n*. 有效性,确实性
validity *n*. ①有效,真实性,合法性 ②正当,正确,确实
validol *n*. 伐力多,戊酸薄荷脑酯 ‖ camphorated ~ 樟脑伐力多
Valine (简作 V & Val) *n*. 缬氨酸,a-氨基异戊酸
valinemia *n*. 缬氨酸血
valinne *n*. 缬氨酸
valinomycin *n*. 缬氨霉素
valise *n*. 旅行袋,旅行小皮包,兵士的背囊
valisone *n*. 戊酸倍他米松(betamethasone valerate)制剂的商品名
Valium diazepam *n*. 安定,地西泮(diazepam)制剂之商品名
vallate [拉 *vallatus* walled] *a*. ①轮廓形的,杯状的 ②具条脊的 ‖ ~ papilla 轮廓乳头(舌)
vallecula (复 *valleculae*) [拉 a depression] *n*. 线沟,谷 ‖ ~ cerebelli 小脑谷 / ~ cerebri lateralis 大脑外侧谷 / ~ epiglottica 会厌谷 / valleculae linguae; ~ epiglottica *n*. 会厌谷 ‖ ~ ovata; fossa vesicae felleae 卵圆谷,胆囊窝 / ~ sylvii 大脑外侧谷 / ~ unguis 指(趾)甲沟
vallecular *a*. 谷的,线沟的,谷的 ‖ ~ cavity 槽腔
Valleix's points [Francois Louis 法医师 1807—1855] *n*. 瓦雷氏点(神经痛的压痛点)
Vallet's mass; massa ferri carbonatis *n*. 瓦莱氏丸块,碳酸亚铁丸块
valley *n*. 谷 ‖ ~ of the cerebellum; vallecula cerebelli 小脑谷 / ~ floor 谷底
valliceponufagin *n*. 垣头蟾蜍精,蟾酥(得自垣头蟾 Bufo valliceps 的皮腺中,心脏毒)
vallicule *n*. 褶间凹
Valli-Ritter law [Eusebio Valli 意生理学家 1726—1816; Johann Wilhelm Ritter 德物理学家 1776—1810] *n*. 瓦—里二氏定律(将神经由神经中枢切断时,所引起的向周边行走的兴奋性初期增强,继之消失)
vallis [拉 valley]; vallecula cerebelli *n*. 小脑谷
Vallisneria L. *n*. 苦草属 ‖ ~ spiralis L. 苦草(水鳖科)
vallum [拉] *n*. 脊条,冈,廓 ‖ ~ unguis 指(趾)甲廓
valmid; ethinamate *n*. 瓦尔米,炔己蚁胺
Valmontia *n*. 凡尔螨属
valnac *n*. 戊酸倍他米松(betamethasone valerate)制剂的商品名
Valnemulin [商名] *n*. 伐奈莫林(抗生素类药)
Valnoctamide [商名] *n*. 戊诺酰胺,乙甲戊酰胺(安定药)
Valofane [商名] *n*. 哇洛凡(抗偏头痛药)
Valoniaceae *n*. 法囊藻科(一种藻类) **Valonie acid** *n*. 槲斗酸
valo(u)r *n*. 英勇,勇猛,刚毅
Valperinol *n*. 戊哌醇(催眠药)[商名]
valpin *n*. 甲溴辛托品(anisotropine methylbromide)制剂的商品名
valpramide *n*. 丙戊酰胺,丙缬草酰胺;癫健安
Valproate *n*. 丙戊酸盐(根据 1998 年 CADN 的规定,在盐或酯与加合物之命名中,使用此项名称)
Valproate Pivoxil [商名] *n*. 丙戊匹酯(抗癫痫药)
Valproate Semisodium [商名] *n*. 丙戊酸半钠(抗癫痫药)
valproic acid (简作 VA & VAL & VPA) [商名] *n*. 丙戊酸(抗癫痫药,用于治疗癫痫发作,尤其用于抑制癫痫小发作)
Valpromide [商名] *n*. 丙戊酰胺(抗癫痫药)

valonia［意 *vallonia*；希 *balanos* acorn］*n*. 南欧槲实
Valsalva's antrum［Antonio Maria 意解剖学家 1666—1723］；antrum tympanicum 瓦耳萨耳瓦氏窦，鼓窦 ‖ ~ experiment（maneuver）瓦耳萨耳瓦氏实验（手法）（将口鼻闭住，作深呼气，以行咽鼓管充气）/ ~ ligaments；auricular ligaments 瓦耳萨耳瓦氏韧带，耳廓韧带 / ~ method；~ treatment 瓦耳萨耳瓦氏［疗］法（治动脉瘤）/ ~ muscle；musculus tragicus 瓦耳萨耳瓦氏肌，耳屏肌 / ~ sinus；aortic sinus 瓦耳萨耳瓦氏家窦，主动脉窦
Valsalva maneuver *n*. 瓦耳萨耳瓦动作
Valsalva test *n*. 瓦耳萨耳瓦试验，咽鼓管通气试验
Valsartan *n*. 缬沙坦（抗高血压药）
vavalsodium *n*. 丙戊酸钠（抗癫痫药，尤其用于抑制癫痫小发作）
Valsuani's disease［Emilio 19 世纪意妇科医师］*n*. 瓦耳苏阿尼氏病（孕期及哺乳期进行性恶性贫血）
valtomycin；mepicycline *n*. 美吡四环素，甲吡四环素
Valtrate *n*.［商名］戊曲酯（催眠镇静药）
valuable *a*. 有价值的；贵重的；宝贵的；可估价的
valuation *n*. 估价，评价
value（简作 VA & Val）*n*. 益处；重要性；估价；意义；（分类上的）等级 *vt*. 评价；估价；尊重，重视价值，价，值 ‖ absorption ~ 吸收值 / acetyl ~；acetyl number 乙醚价，乙醚值 / acid ~；acid number 酸値 / average hydropathy ~s 平均"水感值" / blink ~ 闪烁值 / buffer ~ 缓冲值 / germinal ~ 胚值 / globular ~ 红细胞血红蛋白值，血色指数 / Hehner's ~ 黑内尔氏值（不溶脂酸值）/ liminal ~；threshold ~ 阈值 / Q ~ Q 值（缘于核反应）/ mean clinical ~ 平均临床价值，平均治疗效果 / pixel intensity ~ 平均像素强度值 / saponification ~；saponification number 皂化值 / ~ of life 生命价值 ‖ ~less *a*. 无价值的，无用的
value analysis（简作 VA）*n*. 数值分析，价值分析
value（简作 V）*n*. 瓣膜
valued *a*. 宝贵的，被尊重的，受重视的
valued years of potential life lost（简作 VYPLL）*n*. 潜在价值损失年数
valva（复 valvae）① 阴门 ②贝壳 ③瓣膜，瓣 ‖ ~ dorsalis 背瓣 / ~ ileocaecalis 回盲瓣 / ~ laminalis 阴门片
valvla；valvar *a*. 瓣的，瓣膜的
valval *a*. 瓣的，瓣膜的
valvate *a*. ①有瓣的 ②瓣状的
valve［拉 *valva*］*n*. ①瓣，瓣膜 ‖ anal ~ 肛瓣 / aortic ~ 主动脉瓣 / bicuspid aortic ~ 二瓣叶主动脉瓣 / bicuspid ~（left atrioventricular ~）二尖瓣，左房室瓣 / cardiac ~s 心瓣膜 / caval ~ 下腔静脉瓣 / coronary ~（Thebesian ~）冠状窦瓣 / genital ~ 生殖瓣 / lymphatic ~ 淋巴管瓣 / pulmonary ~ 肺动脉瓣 / tricuspid（right atrioventricular ~）三尖瓣，右房室瓣 ②阀，活门 ③真空管，电子 / ~ of coronary sinus 冠状窦瓣 / ~ of inferior vena cava 下腔静脉瓣 / ~ of heart 心脏瓣 / ~ of Hasner Hasner 瓣，鼻泪管瓣 / ~ of Houston 直肠横襞，直肠横褶 / ~ of Vierssens 下腔静脉瓣
valved *a*. 有瓣的
valved conduit（简作 VC）*n*. 带瓣管状通道
valves, Amussat's；Heister's valves 阿谬萨氏瓣，海斯特氏瓣（胆囊颈螺旋瓣）
valves, cardiac *n*. 心瓣膜
valves, Hoboken's *n*. 霍博肯氏瓣（脐动脉襞）
valves, Kercking's；valvulae conniventes *n*. 克尔克林氏襞，环状襞
valveless *a*. 无瓣的
valves, anal *n*. 肛瓣 ‖ aortic ~；~ of aorta 主动脉瓣 / atrioventricular（auriculoventricular）~，left；bicuspid ~ 左房室瓣，二尖瓣 / atrioventricular（auriculoventricular）~，right；tricuspid ~ 右房室瓣，三尖瓣
valves, Ball's；Morgagni's valves 鲍尔氏瓣，莫尔加尼氏瓣（肛瓣）‖ Bauer ~ 鲍尔氏阈 / ~，Bauhin's；ileocecal ~ 鲍安氏瓣，回盲瓣，结肠瓣 / Béraud's ~ 贝罗氏瓣（泪囊襞）/ Bianchi's ~ 比昂基氏瓣（鼻泪管襞真）/ bicuspid ~ 二尖瓣 / Bochdalek's ~ 博赫达勒克氏瓣（泪点襞）
valves, cardiac *n*. 心瓣膜 ‖ caval ~；Eustachian ~ 下腔静脉瓣 / ~ of colon；ileocecal ~ 结肠瓣，回盲瓣 / congenital urethral ~ 先天性尿道瓣 / coronary ~；~ of coronary sinus；Thebesian ~；valvula sinus coronarii（Thebesii）冠状窦瓣，特贝西乌斯氏瓣 / Eustachian ~ 下腔静脉瓣 / Foltz's ~ 福耳兹氏瓣（泪小管襞）/ ~ of foramen ovale 卵圆孔瓣 / gas ~ ①气阀 ②气体整流管 / Gerlach's ~；valvula processus vermiformis 格拉赫氏瓣，阑尾瓣 / Guerin's ~；valvula fossae navicularis 盖兰氏瓣，舟状窝襞（变）/ Hasner's ~；plica lacrimalis 哈斯讷氏瓣，鼻泪管襞 / Heister's ~ 海斯特氏瓣（胆囊颈螺旋瓣）/ ~ of Heister，spiral 海斯特氏［胆囊颈］螺旋瓣
valves, Hoboken's *n*. 霍博肯氏瓣（脐动脉瓣）‖ hot-cathode ~ 热阴极整流管
valves, Houston's；plicae transversalis recti *n*. 豪斯顿氏瓣，直肠横襞 ‖ Huschke's ~；plica lacrumalis 胡施克氏瓣，鼻泪管襞 / ileocecal ~；Bauhin's ~；ileocolic ~；valvula coli 回盲瓣，结肠瓣 / ~ of inferior vena cava；Eustachian ~ 下腔静脉瓣 /
valves, Kerckring's；valvulae conniventes *n*. 克尔克林氏襞，环状襞 ‖ Krause's ~；Béraud's ~ 克劳泽氏瓣，贝罗氏瓣（泪囊襞）/ lymphatic ~ 淋巴管瓣 / Mercier's ~ 梅尔西埃氏瓣（输尿管襞）
valves, Morgagni's *n*. 莫尔加尼氏瓣（肛瓣）‖ ~ of navicular fossa 舟状窝襞 / O'Beirne's ~ 奥贝恩氏瓣（直肠结肠襞，直肠括约肌）/ pulmonary ~；pulmonic ~ 肺动脉瓣 / pyloric ~ 幽门瓣 / ~ rectal；plica transversalis recti 直肠横襞 / rectifying ~ 整流管 / reverse ~ 防逆截门，倒逆瓣 / Rosenmüller's ~；plica lacrimalis 罗森苗勒氏瓣，鼻泪管襞 / sigmoid ~；semilunar ~ 半月瓣 / ~ of sinus venosus 静脉窦瓣 / slide ~；slide gate 闸板门 / switch ~ 开关管，闸流管 / Taillefer's ~ 泰来福氏瓣（鼻泪管中部黏膜襞）/ Tarinus' ~；velum medullare posterius 塔兰氏瓣，后髓帆 / Thebesian ~；coronary ~ 特贝西乌斯氏瓣，冠状窦瓣 / thermionic ~ 热离子管，热电管（热阴极整流管）/ tricuspid ~ 三尖瓣 / ~ of Tulpius；~ of Varolius；ileocecal ~ 塔耳皮厄斯氏瓣，回盲瓣 / ~ of Varolius；valvula coli 瓦罗里氏瓣，结肠瓣 / venous ~ 静脉瓣 / ~ of Vieussens；Willis' ~；velum medullare ante rius 维厄桑氏瓣，前髓帆
valved *a*. 有瓣的
valveless *a*. 无瓣的
valviform *a*. 瓣状的
valvoplasty *n*. 瓣膜成形术
valvotomy［拉 *valva* valve + 希 *temnein* to cut］*n*. 瓣膜切开术 ‖ mitral ~ 二尖瓣切开术 / rectal ~ 直肠瓣切开术
valvula（复 valvulae）［拉］*n*. ①瓣，瓣膜 ②小瓣，产卵瓣 ‖ ~ aortica 主动脉瓣 / ~ atriventricularis 房室瓣 / ~ auriculoventricularis septalis 房室隔瓣 / ~ bicuspidalis 二尖瓣 / ~ caeca 盲肠瓣 / ~ mitralis 二尖瓣 / ~ pylori 幽门瓣 / ~ semilunaris 半月瓣 / ~ semilunares aorta 主动脉（半月）瓣 / ~ sinus coronarii 冠状窦瓣
valvulae（单 valvula）［拉］*n*. 瓣，瓣膜
valvulae anales *n*. 肛瓣，直肠瓣 ‖ ~ bicuspidalis；valva atrioventricularis sinistra（valvula mitralis）；bicuspid valve 二尖瓣，左房室瓣 / ~ coli；ileocecal valve 结肠瓣，回盲瓣
valvulae conniventes［拉 closing valves］；Kerckring's folds；plicae circulres *n*. 环状襞，克尔克林氏襞 ‖ ~ foraminis ovalis 卵圆孔瓣 / ~ fossae navicularis；Guerin fold 舟状窝襞，盖兰氏襞 / ~ ileocolica；ileocecal valve 回盲瓣，结肠瓣 / ~ mitralis；bicuspid valve 二尖瓣 / ~ processus vermiformis 阑尾瓣，蚓突瓣 / ~ prostatica 前列腺中叶增大部 / ~ pylori；pyloric valve 幽门瓣 / ~ semilunaris；semilunar valve 半月瓣
valvulae semilunares aorta；valva aortae *n*. 主动脉半月辩
valvulae semilunares arteriae pulmonalis；valva trunci pulmonalis *n*. 肺动脉半月瓣 ‖ ~ semilunaris dextra 右半月瓣 / ~ semilunaris posterior 后半月瓣 / ~ semilunaris sinistra 左半月瓣 / ~ sinus coronarii（Thebesii）冠状窦瓣 / ~ spiralis；plica spiralis；Heister's valve 螺旋瓣，海期特氏瓣 / ~ tricuspidalis；valva atrioventricuris dextra（valva tricuspidalis）；tricuspid valve 三尖瓣，右房室瓣 / ~ vaginae；hymen 处女膜 / ~ vasorum 血管瓣
valvulae vaginae *n*. 处女膜，同 hymen
valvulae vasorum lymphaticorum；valvulae lymphatica *n*. 淋巴管瓣 ‖ ~ venae cavae inferioris（Eustachi）；Eustachian valve 下腔静脉瓣
valvulae venarum；valvulae venosa *n*. 静脉瓣 ‖ ~ vestibuli 前庭瓣（胎儿右心房静脉瓣）
valvular（简作 Val）*a*. 瓣的，瓣膜的，瓣状的，有阀门的 ‖ ~ process 瓣突，瓣端突
valvular calcification *n*. 心瓣膜钙化
valvular disease（简作 VD）*n*. 瓣膜疾病
valvular disease of the heart（简作 VDH & V.D.H.）*n*. 心脏瓣膜病
valvular heart disease（简作 VHD）*n*. 心脏瓣膜疾病，瓣膜性心脏病
valvular reagurgitation *n*. 瓣膜性回流
valvule *n*. ①小瓣 ②产卵瓣（昆虫）
Valvulina d'orbigny *n*. 瓣虫属，
Valvulina davidiana Chapman *n*. 角瓣虫
valvulitis *n*. ①瓣炎 ②心瓣炎 ‖ rheumatic ~；endocarditis 风湿性

心瓣炎,心内膜炎
valvulo-［拉］［构词成分］*prep*. 瓣膜
valvulopathy *n*. 心瓣病
Valvuloplasty *n*. 瓣膜成形术 ‖ cardiac ～ 心瓣膜成形术
valvulotome *n*. 瓣膜刀
valvulotomy; valvotomy *n*. 瓣膜切开术
valy-缬草酰(基)
valyl *n*. 缬氨酰
valylene *n*. 缬烯炔,异戊烯炔,2－甲基丁烯－1－炔[3]
valzin; dulcin *n*. 甜精,乙氧基苯脲
VAM *n*. 虚拟取数法 (见 virtual access method)
n. 沃格尔近似法 (见 Vogel's approximation method)
n. 伏特计,电压计 (见 voltameter)
VAM a proprietary inhalation apesthetic *n*. 一种特许专卖吸入麻醉剂
Vamicamide *n*. 伐米胺 (解痉药)
VAMP *n*. 长春新碱—氨甲蝶呤—巯基嘌呤—强的松(联合疗法)(见 vincristine, amethopterin, mercaptopurine and prednisone)
VAMP vincristine, methotrxate, 6-mercaptopurine, and prednisone *n*. 长春新碱—甲氨蝶呤—6－巯基嘌呤—泼尼松(联合化疗治癌方案)
Vampire *n*. 吸血蝙蝠,吸血鬼
Vampirovibrio *n*. 蝙蝠弧菌属,吸血弧菌属
Vampirovibrio chlorellavorus Rogosa *n*. 噬小球藻吸血弧菌
Vampyrella Cienkowski *n*. 吮噬虫属
Vampyrella closterii Poisson and Mangenot *n*. 纺吮噬虫
Vampyrella lateritia Fresenius *n*. 橙红吮噬虫 Vampyrellidae Doflein *n*. 吮噬虫科
Van[1] *n*. 前卫;先锋,领导者 ‖ in the ～ (of) 为……先导,在……前列
van[2] *n*. 运货车,大篷车,搬运车,行李车 *vt*. 用车搬运
vanadiumism *n*. 钒中毒
Van Allen belts *n*. 范艾伦辐射带
Van Allen radiation belt (简作 VAB), *n*. 范艾伦氏辐射带
Van Allen thrombocytocrit ［Chester Montague 美医师 1896 生］*n*. 范艾伦氏血小板比容计
Van Allen type familial amyloid polyneuropathy (syndrome) (Maurice W. Van Allin) *n*. 范艾伦型家族性淀粉样蛋白多神经病,衣阿华州型家族性淀粉样蛋白多神经病
van Bogaert-Nyssen-Peiffer syndrome (L. Van Bogaert; R. Nyssen; Jürgen Peiffer) *n*. 范—奈派综合征,异染性脑白质营养不良(成人型)
van Bogaert-Nyssen syndrome (L. van Bogaert; REN Nyssen) *n*. 范—奈综合征,异染性脑白质营养不良(成人型)
van Bogaert's encephalitis, sclerosing leukoencephalitis (Ludo van Bogaert) *n*. 范布盖特脑炎、硬化性脑白质炎,亚急性硬化性全脑炎
van Buchem's syndrome (Francis S. P. Van Buchem) *n*. 范布凯综合征,全身性骨皮质增生症
van Buren's disease ［William Holme 美外科医师 1819—1883］*n*. 范布伦氏病(阴茎海绵体硬化) ‖ ～ operation 范布伦氏手术(脱肛烧灼手术)
van Creveld-Ellis disease; chondroectodermal dysplasia *n*. 范—艾二氏病,软骨外胚层发育不良
van Deen's test ［Izaak Abramson 荷医师 1804—1869］*n*. 范边迪恩氏试验(检胃液血)
Van de Graaff machine ［Robert J. 美物理学家 1901—1967］*n*. 范德格雷夫氏机(高电压静电发电机)
Van den Bergh's test ［A.A. Himans 荷医师 1869—1943］(简作 VDB & VDBT & Vend) *n*. 范登伯格氏试验(检胆红素)
Van der Velden's test (Reinhardt van der Velden) *n*. 范德瓦氏斯大林力(在原子和分子之间存在相对微弱的短程吸引力,致使非极性有机化合物互相吸引[疏水结合])
Van der bond *n*. 范德瓦尔键
Van der equation *n*. 范德瓦尔方程
Van der waals force *n*. 范德瓦尔力
Van der waals interaction *n*. 范德瓦尔相互作用
Van der waals molecule *n*. 范德瓦尔分子
Van der Woude's syndrome (Anne Van der Woude) *n*. 范德伍德综合征(一种遗传性综合征,由常染色体显性遗传性遗传,包括唇裂和(或)腭裂,伴有下唇囊肿)
Van der Scheer's fever; trench fever; trench fever *n*. 范德谢尔氏热,战壕热
Van der Spiegel's line; Spiegeliu's line; linea semilunaris *n*. 范德斯皮格耳氏线,半月线 ‖ ～ lobe; Spigeliu's lobe 范德斯皮格耳氏叶,尾状叶(肝)
van der Velden's test ［Reinhardt 德医师 1851—1903］*n*. 范德韦耳登氏试验(检胃液游离盐酸)
Van Ermengen's method ［Emile P. 比细菌学家 1851—1932］*n*. 范埃尔门根氏法(染鞭毛)
Van Gehuchten's method ［Arthur 比解剖学家 1861—1915］*n*. 范格胡克滕氏法(组织固定法)
Van Gieson's stain ［Ira 美神经病理学家 1865—1913］*n*. 范吉逊氏染刑(酸性品红及苦味酸饱和溶液合剂)
Van Helmont's mirror ［Johannes Baptista 比医师 1577—1644］; **centrum tendineum (diaphragmatis)** *n*. 范黑耳蒙提氏镜,膈中心腱
Van Hook's operation ［Weller 美外科医师 1862—1933］; uretero-ureterostomy *n*. 范胡克氏手术,输尿管输尿管吻合术
Van Hoorne's canal ［Jean 荷解剖学家 1621—1670］thoracic duct *n*. 范霍恩氏管,胸导管
Van Millingen operation ［Edwin 英眼科医师 1851—1900］*n*. 范米林根氏手术(补黏膜手术)
Van Neck's disease; osteochondritis ischiopubica *n*. 范奈克氏病,坐耻骨软骨炎
Van slyke amino nitrogen method *n*. 范斯莱克氨基氮测定(法)
Van slyke ninhydrin method *n*. 范斯莱克茚三酮二氧化碳测定(法)
Van Slyke's formula ［Donald D. 美生物化学家 1883 生］*n*. 范斯莱克氏公式(计算肾脏对各种物质的排出系数) ‖ ～ method 范斯莱克氏法(检氨基氮) / ～ test 范斯莱克氏试验(检氨基氮及脲)
Van't Hoff's law ［Jacobus Hendricus 荷化学家 1852—1911］*n*. 范特霍夫氏定律(①物体在溶液内的渗透压等于在同温同压情况下的气压,如果其分子为气体状态并占有与溶液相等的容积 ②温度每增高 10℃,化学反应的速度增加一倍或一倍以上) ‖ ～ rule 范特霍夫氏规律(温度每增高 10℃,化学反应的速度增加一倍或一倍以上)
Van't Hoff relation *n*. 范特霍夫关系
vanadate *n*. 钒酸盐
vanadic acid *n*. 钒酸
vanadiotherapy *n*. 钒剂疗法
vanadium ［Vanadis, a Norse deity］(简作 V) *n*. 钒 (23 号元素)
Vancenase *n*. 二丙酸倍氯米松(beclomethasone dipropionate)制剂的商品名
Vanceril *n*. 二丙酸倍氯米松(beclomethasone dipropionate)制剂的商品名
Vancomycin; Vancocin *n*. 万古霉素(抗生素,产自东方链霉菌 Streptomyces orientalis)
Vandellia ［Vandelli 18 世纪意植物学家］*n*. 母草属 ‖ ～ diffusa 铺地母草
Vanadium (简作 Va) *n*. 钒,一种化学元素
vanadium deuteride (简作 VD) *n*. 氘化钒
Vaneprim ［商名］*n*. 伐奈普林 (抗菌药)
vancomycin (简作 VCM)［商名］*n*. 万古霉素
Vand endogenous type C virus *n*. 范德内源性 C 型病毒
Vanessa cardui cytoplasmic polyhedrosis virus *n*. 小芒麻赤蛱蝶胞质型多角体病毒
Vanessa cardui nuclear polyhedrosis virus *n*. 小芒麻赤蛱蝶核型多角体病毒
Vanessa nuclear polyhedrosis virus *n*. 蛱蝶核型多角体病毒
Vanilla planifolia Andr. ［拉,植药］*n*. 香草兰
Vanilla Su. *n*. 香草属,香子兰属队 ‖ ～ planifolia Andrews; vanilla 香草,香子兰 / ～ pompona Schiede 蓬蓬纳香草,蓬蓬纳香子兰
vanillal; ethyl vanillin *n*. 乙基香草醛,乙基香子兰醛
vanillate *n*. 香草酸盐,香子兰酸盐
Vanillin *n*. 香草醛,香子兰醛,3－甲氧基－4－羟基苯甲醛 ‖ ethyl ～ 乙基香草醛,乙基香子兰醛 / ～ paraphenetidin 香草醛对氨基苯乙醚
vanillin-d-glucoside; glucovanollin *n*. 葡萄糖香草醛
vanillism *n*. 香草中毒,香子兰中毒
vanillon *n*. 野香草,野香子兰
Vanillylmandelic acid (简作 VMA) *n*. 香草扁桃酸(为 catecholamine 代谢之最终产物)
vanish *vt*. 消失,突然不见,逐渐消散 *n*. 弱化音,(事物的)尽头
vanishing heart *n*. 心影消失
vanishing testicle *n*. 睾丸缺如
vanishing triangles *n*. 消没三角形
vanishin twin *n*. 消失的双胞胎(所有双胞胎的 10%～20%,早期诊断的双胞胎的 70%,一个则称消失的双胞胎)
Vanitiolide ［商名］*n*. 香草吗啉 (利胆药)

vantigen（简作 V）*n*. 病毒(表面)抗原;毒力抗原(相当于 ViA)
vanity *n*. 虚荣,虚荣心,自负,空虚
vangard *n*. 卫,先锋(队)
Vanghetti's prosthesis［Giuliano 意外科医师 1861—1940］*n*. 旺盖蒂氏假体(类似索尔布鲁赫氏的假体)
vannal region *n*. 扇域
vannal vein *n*. 扇脉
Vanoxerine *n*. 伐诺司林（抗抑郁药,抗震颤麻痹药）
Vaquez's disease［Louis Henri 法医师 1860—1936］; **erythremia** 瓦凯氏病,红细胞增多症
vanquish *vt*. 征服,战胜,击败,克服,抑制 ‖ ～able *a*. 可征服的,能战胜的／～er *n*. 征服者,战胜者
vantage *n*. 优势,优越的地位,利益,获利
vanvldisulfamide *n*. 香草磺胺
Vanzetti's sign［Tito 意外科医师 1809—1888］*n*. 旺泽蒂氏征(见于坐骨神经痛)
Vanyldisulfamide *n*. 香草磺胺（磺胺类药）
vap *n*. 蒸气吸人;吸入剂（见 vapores）
vapid *a*. 乏味的;没有生气的 ‖ ～ly *ad*. ／ ～ness *n*.
Vapiprost *n*. 伐哌前列素（前列腺素类药）
vapocauterization *n*. 蒸汽烙术
vapona *n*. 敌敌畏,二甲基二氯乙烯基磷酸酯(杀虫剂)
vapor（复 vapores; vapors）［拉］（简作 V）*n*. ①蒸汽 ②吸剂,吸入剂 ③忧郁病
vapor bath *n*. 蒸气浴
vapor density（简作 Vd & VD）*n*. 蒸汽密度
vapor inhalation *n*. 蒸气吸入
vaporability *n*. 汽化性
vaporarium［拉］; **vaporium** *n*. ①蒸汽疗器 ②蒸汽疗室
vapores（单 vapor）［拉］*n*. ①蒸汽 ②吸剂,吸入剂
vaporific *a*. 形成蒸汽的;蒸气状的,雾状的
vaporish *a*. 忧郁病的,蒸气状的,多蒸气的
vaporium［拉］; **vaprarium** *n*. ①蒸汽疗器 ②蒸汽疗室
vaporization *n*. ①汽化 ②蒸汽疗法
vaporize *vt*. *vi*. (使)汽化,使(汽化)
vaporizer *n*. 汽化器,喷雾器
vaporizing humidifier *n*. 潮化器
vaporometer *n*. 蒸汽压力计
vaporous *a*. 汽状的,雾状的,多蒸气的,无实际内容的,空想的,浮夸的 ‖ ～ly *ad*. ／ ～ness *n*.
vapors *n*. 忧郁病
vapotherapy *n*. 蒸汽治疗
vapory *a*. 含蒸气的;烟雾状的,汽状的
vapo(u)r *n*. 汽,蒸气;烟雾;吸入剂;(复)癔症,疑病症,抑郁症状 *vi*. 蒸发,散发蒸气 *vt*. 使蒸发,使汽化
vapores［拉］（简作 vap）*n*. 蒸气吸人;吸入剂
vapothorax *n*. 蒸汽胸
vapotherapy *n*. 蒸汽治疗
Vapreotide *n*. 伐普肽（抗肿瘤药）
VAR *a*. 可变异的,可变易的 *n*. 变数,变量（见 variable）／*n*. 可变电阻（见 variable resistor）／*n*. 声像显示信标,视听范围（见 visual-aural range）
var *a*. 可变异的,可变易的 *n*. 变数,变量（见 variable）／*n*. 变化,变异;分歧,差异;不符;方差（见 variance）／*a*. 不同的;变异的 *n*. 变异体,变型,变种（见 variant）／*n*. ①变异,变易 ②变度（见 variation）／*n*. ①品种 ②种类 ③变种（见 variety）／*n*. 变感器（见 variometer）／*a*. 各种的,不同的,多方面的,许多(种类)的（见 various）
var.（variety）*n*. ①变种(生物) ②种类,品种(生物)
Var / Vac *n*. 天花疫苗（见 vaccinum variolae）
varenetz *n*. 酸凝乳
variability *n*. 变异性
var. variety *n*. 变种
variable（简作 v & V & var & VAR）*a*. 可变异的,可变易的 *n*. 变数,变量 ‖ ～ allele model 可变等位基因模型／radom ～ 随机变量(有一个值的随机过程的结果)／～ region 多变部位／～ strabismus 可变性斜视 ‖ variability *n*. 变化性,变异性／variably *ad*.
variable area（简作 VA）*n*. 可变区域
variable condenser（简作 VC）*n*. 可变电容量
variable deceleration *n*. 变异减速(是指孕妇行胎儿监护仪监护,图纸上描记的一种表现,宫缩开始后胎心率不一定减慢,减速与宫缩的关系并不是恒定的,但在出现后,下降迅速,幅度大(60～80 bpm),持续时间长恢复也迅速。一般认为系因为子宫收缩时脐带受压兴奋迷走神经所致)
variable diode function generator（简作 VDFG）*n*. 可变二极管功能发生器
variable frequency clock（简作 VFC）*n*. 可变频率时钟
variable frequency thromboviscometer（简作 VFTV）*n*. 调频血栓黏度计
variable focal length lens（简作 VFL）*n*. 可变焦距透镜
variable gain amplifier（简作 VGA）*n*. 可变增益放大器
variable interval（简作 VI）*n*. 不定间隔
variable number tandem repeat（简作 VNTR）*n*. 可变数目串连重复序列(指广泛存在于人类基因组织中只有唯一点并具有高度遗传多肽性和高度重复性的 DNA 片段)
variable region（简作 V）*n*. 多变区(见于免疫球蛋白分子的阳 b 片段,是抗体分子结合抗原的部位)
Variable region of an immunoglobulin heavy chain（简作 V_H）*n*. 免疫球蛋白重链可变区
variable region of an immunoglobulin light chain（简作 V_L）*n*. 免疫球蛋白轻链可变区
variable region of the heary chain（简作 VH）*n*. 重链可变区
variable resistor（简作 VAR & varistor）*n*. 可变电阻
variable-frequency oscillator（简作 VFO）*n*. 可变频率振荡器
variablity *n*. 变异性
variance（简作 var）*n*. 变化,变异;分歧,差异;不符;方差(一个变数与平均数的偏差的平方的平均值) ‖ at ～ 有分歧;不和;不符／additive ～ 加性方差／genotypic ～ 基因型方差／phenotypic 表型方差／total ～ 总方差
variance-covariance matrix *n*. 变量—协变量矩阵
variance tatio *n*. 方差比
variant［拉 variare to diversify］（简作 var）*a*. 不同的;变异的 *n*. 变异体,变型,变种 ‖ L-phase ～ L－相变种(某些细菌的变种相,由渗透压休克、温度休克或抗生素所诱发,由球形体或卵圆形体组成而无硬细胞壁。这些细胞有生长与繁殖,可能是稳定的,也可能回复到正常的菌细胞。亦称 L－型)
variant angina pectoris *n*. 变异型预激综合征
variant-specific surface glycoproteins（简作 VSGs）*n*. 变化专一性表面糖蛋白
varint sunrface glycoprotein *n*. 变异体表面糖蛋白
variants of gonadal dysgenesis *n*. 性腺发育障碍变异型
variate; **variable** *a*. 可变异的,可变易的 *n*. 变数,变量
variation（简作 V & var）*n*. ①变异,变易 ②变度 ‖ allotypic ～ 同种变异／antigenic ～抗原性变异／bacterial ～; microbic dissosiation 细菌变异／continuous ～ 连续变异／diphasic ～ 二相变异,双相变易／discontinuous ～ 不连续变异／double ～ 双重变易／germinal ～ 胚质变异／idiotypic ～ 个体基因型变异,个体遗传型变异／impressed ～激发变易,强制变异／inborn ～ 先天变异／isotypic ～ 同型变异／meristic ～ 部分变异,数量变异／microbial ～微生物变异／monophasic ～单相变易／morphological ～ 形态变异／negative ～ 负性变异,阴性变易／permissible ～ 容许变度／phase ～ 位相变易,相变／phenotypic ～ 表型变异／quasicontinuous ～ 类似连续变异／saltatory ～; halmatogenesis 突然变异／smooth-rough（S-R）～ 光滑型粗糙型(菌落)变异(指菌落型别的变异)
variation coefficient（简作 VC）*n*. 变异系数
variational equation *n*. 变分原理
varication *n*. ①静脉曲张形成 ②静脉曲张
variceal *a*. 静脉曲张的,脉管曲张的
varicectomy［*varix* ＋ 希 ektomē ekcision］*n*. 曲张静脉切除术
varicella［拉］; **chickenpox** *n*. 禽痘,水痘 ‖ ～ gangrenosa; dermatitis gangrenosa infantum 坏疽性水痘,婴儿坏疽性皮炎／～ herpetovirus 水痘疱疹病毒／～ inoculata 接种性水痘／～ keratitis 水痘性角膜炎／pustrlar ～; ～ pustulosa 脓疱性水痘／vaccination ～; ～ inoculata 接种性水痘／varioloid ～; amaas 乳白痘,类天花,天花样水痘
varicella-zoster *n*. 水痘—带状疱疹
varicellation; **varicellization** *n*. 水痘接种
varicellavirus *n*. 水痘病毒属
varicella-zoster（V-Z）virus ＝ Varicella virus（Weller）*n*. 水痘—带状疱疹病毒
varicellic conjunctivitis *n*. 水痘性结膜炎
varcellic keratitis *n*. 水痘性角膜炎
varicelliform *a*. 水痘样的
varicellization; **varicellation** *n*. 水痘接种
varicelloid［*varicella* ＋ 希 *eidos* form］*a*. 水痘样的
varices（单 varix）［拉］*n*. 脉管曲张(尤指静脉曲张) ‖ sublingual ～ 舌下静脉曲张
variciform［*varix* ＋ 拉 *forma* form］*a*.［静脉］曲张的
varico-［拉 *varix* swollen vein］［构词成分］*n*. 静脉曲张

varicoblepharon [*varico-* + 希 blepharon eyelid] ***n*.** 睑静脉曲张
varicocele *n*. 精索静脉曲张 ‖ ovarian ~ ; pelvic ~ 卵巢静脉曲张,骨盆静脉曲张 / pelvic ~ ; ~ ovarian 骨盆静脉曲张,卵巢静脉曲张 / tubo-ovarian ~ ; uteroovarian ~ 输卵管静脉曲张,子宫卵巢静脉曲张 / utero-ovarian ~ 子宫卵巢静脉曲张
varicocele, spermophlebectasia *n*. 精索静脉曲张
varicocelectomy *n*. 曲张精索静脉切除术
varicography *n*. 曲张静脉照相术,曲张静脉造影术
varicoid *a*. 静脉曲张样的
varicole *n*. 精索静脉曲张
varicolored *a*. 杂色的,五颜六色的
varicomphalus *n*. 脐静脉曲张
varicophlebitis *n*. 曲张静脉炎
Varcorhinus (**Onychostoma**) **simus** (**Sauvage et Dabry**) ***n*.** 白甲鱼(隶属于鲤科 Cyprinidae)
Varcorhinus (**Scaphesthes**) **macrolepis** (**Bleeker**) ***n*.** 多鳞铲颌鱼(隶属于鲤科 Cyprinidae)
varicosclerosation *n*. 曲张静脉硬化法
varicose [拉 *varicosus*] ***a*.** ①曲张的(静脉) ‖ ~ ophthalmia 静脉曲张性眼炎/ ~ ulcer 静脉曲张溃疡 / ~ veins 曲张的静脉 ②肿胀的 ③膨大的
varicose, varicosity *n*. 静脉曲张
varieose, vulva *n*. 外阴静脉曲张
varicosis [拉] ***n*.** 静脉曲张病
varicosity *n*. ①静脉曲张 ②静脉曲张状态
varicosities of axon *n*. 神经轴突成串的膨大部位,内部含有神经传递物质
varicotomy *n*. 曲张静脉切除术
varicula [拉] ***n*.** 结膜静脉曲张
Varidase *n*. 伐里德酶(链球菌激酶和链球菌脱氧核酸酶合剂的商品名)
varied *a*. 不相同的;杂色的,斑驳的;改变了的
variegegated *a*. 杂色的,斑驳的,变化多端的
variegegated leaf *n*. 斑叶
variegegated position effect *n*. 花斑位置效应
variegegated variety *n*. 斑叶品种
variegation *n*. 花斑,彩斑, 斑叶
variegation piebald *n*. 花斑
variegatus *a*. ①变色的 ②变种的
varietal *a*. 品种的
varietal population *n*. 品种群体,品种种群
varietal characteristics *n*. 品种特征
varietal purity *n*. 品种纯度
varietas (**variety**) ***n*.** 变种
variety (简作 var) ***n*.** ①品种 ‖ ~ certification 品种鉴定 / ~ collection 征集 / ~ decline 品种衰退 / ~ degeneration 品种退化 / ~ deterioration 品种劣化 / ~ plot 品种区 / ~ regionalization 品种区域化 / ~ rejuvenation 品种提纯复壮 / ~ renovation 品种更换 / ~ test 品种试验 ②种类 ③变种
varigate *vt*. 使成杂色,使斑驳;使多样化
variegated *a*. 杂色的,斑驳的
variegatus [拉] ***a*.** 杂色的,斑驳的
variety (缩 var.) ***n*.** ①变种(生物) ②种类,品种(生物)
variform *a*. 多形的,多样的
variola [拉] ; **smallpox** 天花,痘疮 ‖ ~ abortiva 顿挫型天花 / ~ benigna 良性天花 / ~ caprina; goatpox 山羊痘疮,山羊天花 / ~ confluens 融合痘,融合天花 / ~ crystallina; chickenpox 水痘 / ~ discreta 稀疏痘,稀疏天花 / ~ equina; horse-pox 马痘 / ~ haemorrhagica; ~ nigra; black smallpox 出血性天花,黑痘 / ~ inoculata 接种后天花 / ~ inserta 接种后天花 / ~ major 重型天花 / ~ major virus 重型天花病毒 / ~ maligua; malignant smallpox 恶性天花 / ~ miliaris 粟粒性天花,小疱性天花 / ~ minor; ~ mitigata; alastrim 轻型天花病毒,乳白痘,类天花 / ~ minor virus 轻型天花病毒,类天花病毒 / ~ notha 水痘 / ~ pemphigosa 天疱疮样天花 / ~ pustulosa haemorrhagica 出血脓性天花 / ~ siliquosa 空疱天花 / ~ sine eruptione 无痘天花 / ~ vera [真性]天花 / ~ verrucosa 疣状天花
Variolar albimarginatus (Baissac) ***n*.** 白缘侧牙鲈(隶属于鮨科 Serranidae)
variolar avium virus = Fowl pox virus (Borrel) ***n*.** 鸡痘病毒
variolar blepharitis *n*. 天花性睑炎 Variolar loute (Forskal) ***n*.** 侧牙鲈(隶属于鲈科 Percidae)
variolar; variolic *a*. 天花的,痘的
Variola orthopoxvirus *n*. 天花正痘病毒
Variola ovina virus = Sheep pox virus *n*. 猪天花,猪痘病毒
Variola virus (Small pox virus , Alastrin virus) ***n*.** 类天花病毒
variolate *a*. 天花样的 ***vt*.** 接种人痘,引痘
variolation; variolization *n*. 人痘接种,天花接种,引痘 ‖ ~ bovine 牛天花接种(牛接种人痘)
variolic; variolar *a*. 天花的,痘的
varioliform *a*. 天花样的
varioliform gastritis *n*. 痘疹状胃炎
variolization; variolation *n*. 人痘接种,天花接种,引痘
variolo-[拉][构词成分] 天花
varioloid ① ***a*.** 天花样的 ② ***n*.** 变形天花,轻天花 ‖ ~ varicella; amaas 乳白痘,类天花
variolous *a*. 天花的,痘的
variolovaccine *a*. 牛痘的 ***n*.** 牛痘苗
variolovaccinia *n*. 引种后牛痘(牛接种人痘后所得的痘)
variometer (简作 var) ***n*.** 变感器
variotin; pecilocin *n*. 拟青霉素
various (简作 var) ***a*.** 各种的,不同的,多方面的,许多(种类)的 ‖ ~ly ***ad*.** / ~ness ***n*.**
various data (简作 Vd) ***n*.** 各种资料
various dates (简作 Vd) ***n*.** 不同日期
Variovorax De Ley , Gillis et Kersters *n*. 贪噬菌属(多噬菌属)
Variovorax paradoxus *n*. 争论贪噬菌(争论多噬菌,争论产碱菌)
variscope *n*. 彩色摄影器
varisse *n*. 马后腿[内侧]肿块
varistor *n*. 可变电阻 (见 variable resistor) / ***n*.** 变阻器,变阻二极管
varitron *n*. 变换子,变子
varix (varices)[拉] ***n*.** ①血管曲张(尤指静脉曲张) ②譬冠(螺的形态学名称) ‖ anastomotic ~ 吻合性静脉曲张 / aneurysmal ~ ; aneurysmoid ~ 动静脉瘤性静脉曲张 / arterial ~ 动脉曲张,曲张状动脉瘤 / chyle ~ 乳糜管曲张 / cirsoid ~ ; cirsoid aneurysm 曲张状动脉瘤,蜿蜒状动脉瘤 / gelatinous ~ 胶性[静脉]曲张(脐带) / ~ lymphaticus; lymphangiectasis 淋巴管曲张,淋巴管扩张 / papillary ~ ; de Morgan's spots 德摩根氏斑,玉红斑(多见于老年人) / saphenous ~ 隐静脉曲张 / ~ turbinalis 鼻甲静脉曲张
varnish (简作 V) ***vt*.** 上清漆;粉饰 ***n*.** ①护漆,清漆 ②涂剂 ‖ cavity ~ 洞护剂,洞衬剂 / copalite cavity ~脂护洞漆 / dammar ~达玛脂涂剂(显微镜检查用) / periodontal ~ 牙周护剂 / sandarac ~ 山达脂护漆 / separating ~ 分离护漆 / shellac ~ 虫胶护漆/ Whitehead's ~ 怀特赫德氏护漆(创口敷裹剂)
Varolian [Costanzo Varolius (Varoli; Varolio) 意解剖学家 1543—1575] ***a*.** ①瓦罗里氏的 ②脑桥的
Varolius' bridge (Costanzo Varolius [Varoli; Varolio]) ‖ 脑桥 ~ valve 回盲瓣
Varroa *n*. 瓦螨属
Varroa jacobsone (Oudemans) ***n*.** 大蜂螨 (隶属于厉螨科 Laelaptidae)
varsity *n*. 〈口语〉大学 ‖ ~ jacobsone 雅[各布森]氏瓦螨
varus [拉] ***a*.** 内翻的(足),内偏的(手)
vary *vt*. 改变,修改;使多样化 ***vi*.** 变化,不同;变异 ‖ ~ directly (inversely) as 和……成正(反)比 / ~ with 随……而变化
Vas *n*. 输精管切除术 (见 vasectomy)
vas-构词成分,意为"管","脉管"(容)器(来自拉丁语)
vas (复 vasa) [拉] ***n*.** 管,脉管 ǀ ~ aberrans 迷管 / ~ aberrans hepatis 肝迷管 / ~ aberrans inferius 下迷管 / ~ aberrans, Roth's 罗特氏迷管(附睾迷管) / ~ aberrans superius 上迷管 / ~ afferens 输入管 / ~ afferens glomeruli; arteriola afferens 输入小动脉(肾小球) / ~ capillare 微血管,毛细管 / ~ deferens 输精管 / ~ efferens 输出管(某些生物所特有) / ~ lymphatica 淋巴管 / ~ Malpighii 马氏管 / ~ Mucosa 马氏管 / ~ sanguifera 血管
vas vit *n*. 玻璃器皿 (见 vas vitreum)
vas vitreum [拉] (简作 vas vit) ***n*.** 玻璃器皿
vasa afferentia *n*. 输入管 ‖ ~ capillare 毛细管 / ~ chylifera 乳糜管 / ~ deferens 输精管 / ~ mucosa 马(平)氏管(蚊子的内部结构)
vasa afferentia (lymphovodus) ***n*.** 输入管(淋巴结) ‖ ~ anastomoticum 吻合管
vasa auris internae *n*. 内耳血管
vasa efferentia *n*. 睾丸输出小管
vasa brevia *n*. 短管(脾动脉至胃的小支) ‖ ~ capillare 毛细管
vasa chylifera *n*. 乳糜管 ‖ ~ collaterale ①并行管 ②侧副管
vasa coronaria *n*. 冠状血管 ‖ ~ dererens 输精管 / ~ efferens glomeruli ; arteriola efferens 输出小动脉(肾小球)
vasa efferentia *n*. 输出管
vasa intestinae tenuis *n*. 小肠血管
vasa labyrinthi; vasa auris internae *n*. 迷路血管,内耳血管

vasa lymphatica profunda *n*. 深淋巴管
vasa lymphatica superficialia *n*. 浅淋巴管 ‖ ~ lymphaticum; lymphatic vessel 淋巴管
vasa nervorum *n*. 神经滋养管
vasa omphalomesenterica; omphalomesenterical vessel *n*. 脐肠系膜血管
vasa praevia *n*. 前置血管 ‖ ~ prominens 隆凸血管
vasa propria of Jungbluth *n*. 荣格布路特氏固有血管(早期胚羊膜下血管)
vasa publica *n*. 肺血管(指肺动脉及肺静脉)
vasa recta *n*. 直[小]管
vasa sanguinea integumenti communis *n*. 皮肤血管
vasa sanguinea retinae *n*. 视网膜血管
vasa serosa *n*. 浆[液]血管(微小血管,只能透过血浆,不透过细胞,见于角膜等) ‖ ~ spirale 螺旋血管 / ~ umbilicalis; umbilical vessel 脐血管
vasa vasorum *n*. 血管滋养管
vasa vitellina; vitelline vessel *n*. 卵黄囊血管
vasa vorticosa; vorticose vein *n*. 涡静脉
vasal *a*. 管的,脉管的 *n*. 盐酸罂粟碱(papaverine hydrochloride)制剂的商品名
vasalgia *n*. 脉管痛
vasalium *n*. 脉管组织
VASC *n*. 儿童语言听觉屏幕(见 verbal auditory screen for children)
vasc *a*. 血管的,脉管的,血管形成的(见 vascular)
vascellum *n*. 血管 ‖ ~ lymphaticum 淋巴管
Vascoray *n*. 碘酞葡胺—碘酞钠复合剂(iothalamate meglumine and iothalamate sodium)制剂的商品名
vascular(简作 vac & vasc) *a*. 血管的,脉管的,血管形成的 ‖ ~ arcades [网膜]血管弓 / ~ area 血管区 / ~ bundle 锥管束/ ~ coat 血管膜 / ~ dementia 血管性痴呆 / ~ dilator 血管扩张器 / ~ gland 血管腺 / ~ hindrance 血管阻抗 / ~ity *n*. 血管分布,血管供应 / ~ insufficiency 血管机能不全或闭锁 / ~ lamina 血管层 / ~ loops 血管袢 / ~ membrane 血管脉,脉络膜 / ~ net 血管网 / ~ permeability 血管通透性 / ~ optic atrophy 血管性视神经萎缩 / ~ retinopathy 血管性视网膜病变 / ~ sac(间脑)血管囊 / ~ smooth muscle 血管平滑肌 / ~ spasm 血管痉挛 / ~ spider 蛛状痣 / ~ therapeutic interventiona procedure 经血管治疗性介入操作 / ~ tonic 血管强壮剂 / ~ tunic 血管膜,葡萄膜,色素膜 / ~ vertigo 血管性眩晕 ‖ ~ly *ad*.
Vascular Aurantii [拉,植药] *n*. 橘络
vascularity *n*. 多血管[状态],血管供应
vascularization *n*. 血管形成,血管化
vascularize *vt*. *vi*. 形成血管,血管化
vasculature *n*. 脉管系统,血管系统
vasculitis [拉 *vasculum* vessel + *-itis*] *n*. 脉管炎,血管炎 ‖ hypersensitivity ~, allergic ~, leukocytoclastic ~ 过敏性血管炎,变应性血管炎,白细胞破碎性血管炎 / nodular ~ 结节性脉管炎 / segmented hyalinizing ~, livedo ~ 节段性透明性血管炎) ‖ vasculitic *a*.
vasculogenesis [拉 *vasculum* vessel + 希 *genesis* production] *n*. 血管发生
vasculogenic *a*. 形成血管的,血管化的
vasculolymphatic *a*. 血管淋巴管的
vasculomotor *a*. 血管舒缩的,血管运动的
vasculophthy *n*. 血管病变
vasculotoxic *a*. 血管毒性的
vasculum(复 vascula) [拉 dim. of vas] 小管 ‖ ~ aberrans; vas aberrans 迷管
vase *n*. 瓶,花瓶,瓶饰(建筑)
vasectomized *a*. 切除输精管的
vasectomy(简作 Vas) *n*. 输精管切除术
Vaseline; petrolatum *n*. 凡士林,软石脂(药用辅料)
vaselinoerma verrucosum *n*. 凡士林性疣状皮病
vaselinum *n*. 凡士林,软石脂 ‖ ~ album 白凡士林 / ~ flavum 黄凡士林
vasicine *n*. 鸭嘴花碱
vasicle *n*. 囊,泡,小水泡
vasicular stomatitus virus *n*. 小汽性口炎病毒
vasifaction *n*. 血管形成
vasifactive [*vas* + 拉 *facere* to make]; vasoformative *a*. 血管形成的
vasiform *a*. 脉管状的
vasiformation *n*. 血管形成
vasiodone; diodrast *n*. 瓦西沃东,碘司特(造影剂)
vasitis *n*. 输精管炎
vaso- [拉 *vas* vessel] [构词成分] *n*. ①血管 ②管 ③输精管
vasoactive *a*. 血管作用的,作用于血管的 ‖ ~ substances 影响血管的物质
vasoactive intestinal peptide(简作 VIP) *n*. 血管活性肠肽
vasoactive intestinal polypeptide(简作 VIP) *n*. 血管活性肠多肽
vasocomstractor *n*. 血管收缩剂
vasocongenstion *n*. 血管充血
vasoconstriction *n*. 血管收缩
vasoconstrictive *a*. 血管收缩的
vasoconstrictor *a*. 血管收缩的 *n*. ①血管收缩神经 ②血管收缩药
vasoconstrictor center(简作 VCC) *n*. 血管收缩中枢
vasoconstrictor nerve *n*. 血管收缩神经
vasoconstrictor substance(简作 VCS) *n*. 血管收缩物质;血管收缩剂
vasocorona *n*. 动脉冠
vasodentin; vasodentine *n*. 血管性牙质,血管齿质
vasodepression *n*. 血管减压
vasodepressor *a*. 血管减压的 *n*. 血管减压药
vasodepressor material(简作 VDEM) *n*. 血管减压物质,血管抑制物
vasodepressor material(简作 VDM) *n*. 血管减压物质
vasodepressor syncope *n*. 血管抑制型晕厥
Vasodilan *n*. 盐酸异克舒令(isoxsuprine hydrochloride)制剂的商品名
vasodilatation *n*. 血管舒张
vasodilatatoria *n*. 血管舒张药
vasodilatin *n*. 血管舒张素
vasodilation(vasodilatation) *n*. 血管舒张 ‖ reflex ~ 反射性血管舒张
vasodilative *a*. 血管舒张的
vasodilator *a*. 血管舒张的 *n*. ①血管舒张神经 ②血管舒张药
vasodilator center(简作 VDC) *n*. 血管舒张中枢(脊髓勃起中枢)
vasodilator centers *n*. 血管舒张中枢
vasodilator material(简作 VDM) *n*. 血管舒张物质
vasodilator nerve *n*. 血管舒张神经
vasodilator reserve *n*. 血管扩张储备
vasodilator substance(简作 VDS) *n*. 血管舒张物质;血管扩张剂
vasodistention *n*. 血管膨胀,见 vasodilator centers
vasoepididymomography *n*. 输精管附睾造影(术)
vaso-epididymostomy *n*. 输精管附睾吻合术
vasoexcitor material(简作 VEM) *n*. 收缩血管物质,缩血管药物
vasofactive; vasoformative *a*. 血管形成的
vasoformation *n*. 血管形成
vasoformative *a*. 血管形成的 ‖ ~ cell 成血管细胞
vasoganglion *n*. 血管网
vasography *n*. 血管照相术,血管造影术,输精管造影
vasohypertonic *a*. 血管增压的
vasohypotonic *a*. 血管减压的
vaso-inhibitor *n*. ①血管抑制药 ②血管抑制神经
vaso-inhibitory *a*. 血管抑制的
vasoinert *a*. 不影响血管舒缩的,无血管舒缩作用的
vasoligation *n*. 输精管结扎术
vasoligature; vasoligation *n*. 输精管结扎术
vasolimentum *n*. 氨制石蜡搽剂
vasoliniment; parogen 石蜡液剂 [*vaso-* + 拉 *motio* movement] 血管舒缩
vasomotor *a*. 血管舒缩的 *n*. 血管舒缩药
vasomotion *n*. 血管舒缩
vasomotor *n*. 血管舒张药 *a*. 血管舒张的 ‖ ~ blepharitis 血管舒缩性睑炎
vasomotor centre *n*. 血管紧张中枢
vasomotor imbalance *n*. 血管运动功能失调
vasomotor reflex *n*. 血管运动反射
vasomotorial; vasomotory *a*. 血管舒缩的
vasomotoricity *n*. 血管舒缩能力
vasomotorium *n*. 血管舒缩系统
vasomotory *a*. 血管舒缩的
vasoneuropathy *n*. 血管神经病 ‖ ~ after chilling, peripheral 受寒后外周性血管神经病
vasoneurosis; angioneurosis *n*. 血管神经病
vaso-orchidostomy *n*. 输精管睾丸吻合术
vaso-vasostomy *n*. 输精管吻合术
vasoparalysis *n*. 血管麻痹
vasoparesis *n*. 血管轻瘫
vasoplastic disease(简作 VPD) *n*. 血管造型性疾病
Vasopressin *n*. [后叶]加压素,抗利尿激素

vasopressor *a*. 血管加压的 *n*. 血管加压药
vasopuncture *n*. 输精管穿刺术
vasoreflex *n*. 血管反射
vasorelaxation *n*. 血管舒张
vasoresection *n*. 输精管切除术
vasorrhaphy [*vas* deferens + 希 rhathē suture] *n*. 输精管缝术
vasosection *n*. 输精管切断术
vasoseminal route *n*. 经输精管
vasosensory *a*. 血管感觉的
vasospasm *n*. 血管痉挛
vasospasmolytic *a*. 解除血管痉挛的
vasospastic; angiospastic *a*. 血管痉挛的
vasostimulant *a*. 促血管舒缩的,刺激血管的
vasostomy *n*. 输精管造口术
vasostonia *n*. 血管紧张
vasothion *n*. 含硫凡士精
vasothrombin *n*. 血管凝血酶
vasotec *n*. 马来酸依那普利(enalapril maleate)制剂的商品名
vasotocin *n*. 精氨酸催产素,管催产素,8 – 精催产素
vasotomy *n*. 输精管切断术
vasotonia *n*. 血管紧张
vasotonic *a*. 血管紧张的
vasotransplantation *n*. 血管移植
vasotribe; angiotribe *n*. 血管压轧钳,血管压轧器
vasotripsy [vaso- + 希 *tripsis* crushing]; angiotripsy *n*. 血管压轧术
vasotrophic *a*. 血管营养的
vasotropic *a*. 促血管的,向血管的
vasovagal *a*. 血管迷走神经的
vasovagal attack *n*. 血管迷走反应发作
vasovasotomy *n*. 输精管吻合术
vasovesiculectomy *n*. 输精管精囊切除术
vasovesiculitis *n*. 输精管精囊炎
vasoxyl; methoxamine *n*. 凡索昔,二羟基去甲肾上腺素,美速克新命
vassalage *n*. 臣属,忠顺,效忠
vast *a*. 巨大的;大量的;广阔的,深远的 ‖ ~ly *ad*. / ~ness *n*.
-vastatin [构词成分] – 伐他汀(1998 年 CADN 的规定,主要系指心血管系统降血脂美伐他汀[Merastatin]一类的药名,如西立伐他汀[Cerirastatin]、阿托伐他汀[Atorvastatin]等)
vastus [拉] *n*. 股肌 ‖ ~ internus; ~ intermedius 股中间肌 / ~ lateralis 股外肌 / ~ medialis 股内肌
vasty *a*. 巨大的,庞大的,广大的
vasurix *n*. 醋碘苯酸葡胺(造影剂)
VAT *n*. 心室激动时间 (见 ventricular activation time)
vat *n*. 大桶,大盆,瓮,缸(-tt-) *vt*. 把……盛入桶内
VATE *n*. 万能自动测试设备 (见 versatile automatic test equipment)
VATER vertebral defects, imperforate anus, tracheo esophageal fistula, and radial and renal dysplasia 脊椎缺损,肛门闭锁,气管食管瘘,桡骨及肾脏发育异常(表示一种非随机结合的先天性缺损的首字母缩拼词)
Vater's ampulla [**Abraham** 德解剖学家 1684—1751] *n*. 法特氏壶腹,(十二指肠乳头内) ‖ ~ corpuscle; lamellated corpuscle 法特氏小体,环层小体(皮肤内感觉神经终端) / ~ fold 法特氏襞(十二指肠乳头上襞) / ~ papilla; duodenal papolla 法特氏乳头,十二指肠乳头
Vater's papilla *n*. 法特氏乳头,十二指肠乳头
Vater-Pacini xorpuscles [Abraham Vater; Filippo Pacini 意解剖学家 1812—1883]; lamellated corpuscle 法—帕二氏小体,环层小体
Vateria indica *n*. 白达麻香(龙脑香科)
Vatican *n*. 梵蒂冈(欧洲)
Vaticinate *vt*. , *vi*. 预言,预告 ‖ vaticination *n*.
Vauban's fortification pictures [Sebastian Leprestre 法军事工程师 1633—1707] *n*. 沃邦氏闪光暗点
Vaucheriaceae *n*. 无隔藻科(一种藻类)
Vaughan's typhoid residue [Victor Clarence 美化学家、医师 1851—1929] *n*. 伏恩氏伤寒菌残渣
Vaughan-Novy's test [Victor C. Vaughan 美病理学家 1851—1929; Frederick G. Novy 美细菌学家 1864—1957] *n*. 伏诺二氏试验(检干酪毒素)
vault *n*. ①跳跃,撑竿跳运动 ②(一)跳,(一)跃 ③地下室,地窖,穹窿,腔拱 *vt*. 使成穹形,*vi*. 成穹状弯曲 ‖ bucco-pharyugeal 口咽穹窿 / cranial ~ 颅顶 / flat ~ 平穹窿 / high ~ 高穹窿 / palatal ~ ; palatal top 腭穹窿
vaulted *a*. 弓形的,弧形的,拱状的
vaulting *a*. 用于跳跃(运动)的,向上跳(爬)的 ‖ ~ block 跳板 / ~ horse 鞍马,跳马
vaunt *vt*. 自夸 自吹自擂 *n*. 夸大自负的话 ‖ ~er *n*. 自吹自擂的人
vb *n*. 硫化沥青 (见 vulcanized bitunen)
VB *n*. 价键 (见 valence-bond) / *a*. 腹基底的 (见 ventrobasal) / *n*. 兽医通报(英) (见 Veterinary Bulletin) / *n*. 有存活力的分娩,活产 (见 viable birth) / *n*. 长春花碱(抗肿瘤药) (见 vinblastine) / *n*. 维生素 B (见 vitamine B) / *n*. 沃尔特河管理局 (见 Volta Bureau)
V-B *n*. 维生素 B (见 vitamin B)
VB1 *n*. 维生素 B1 (见 vitamin Bl)
VB2 *n*. 维生素 B2 (见 vitamin B2)
VB4 *n*. 维生素 B4 (见 vitamin B4)
VB6 *n*. 维生素 B6 (见 vitamin B6)
VB12 *n*. 维生素 B12 (见 Vitamin Bl2)
VBE *n*. 乙烯基丁醚 (见 vinyl batyl ether)
VBI *n*. 椎基底动脉功能不全 (见 vertebrobasilar insufficiency)
VBM *n*. 基底膜管 (见 vessel of basilar membrane)
VBOS *n*. 巴比妥缓冲草酸盐生理食盐溶液 (见 veronal buffered oxalated saline solution)
VBS *n*. 巴比妥缓冲生理盐水溶液 (见 veronal-buffered saline solution)
Vbt *n*. 长春花碱,长春碱(抗癌药) (见 vincaleucoblastine)
V. C. actlity of color vision *n*. 色觉敏度
VC color vision; vision color *n*. 色觉,辨色能力 / acuity of color vision *n*. 色觉敏度 / critical volume *n*. 临界容量
VC *n*. 负压刮除术 (见 vacuum curettage) / *n*. 带瓣管状通道 (见 valved conduit) / *n*. 可变电容量 (见 variable condenser) / *n*. 变异系数 (见 variation coefficient) / *n*. 腔静脉 (见 vena cava) / *n*. 通气量 (见 ventilatory capacity) / *a*. 极粗糙的 (见 very coarse) / *n*. 陆军兽医总队 (见 Veterinary Corps) / *n*. 视频相关器 (见 video correlator) / *n*. 长春新碱 (见 vincristine) / *n*. 氯乙烯 (见 vinyl chloride) / *n*. 色觉敏度 (见 visual acuity for color) / *n*. 肺活量 (见 vital capacity) / *n*. 维生素 C (见 vitamin C) / *n*. 声带 (见 vocal cord) / *n*. 音量控制,音量调节 (见 volume control) / *n*. 随意闭合(修复术) (见 voluntary closing) / *n*. 自动控制,随意控制 (见 voluntary control)
V / C *n*. 电压—电流转化 (见 voltage-to-current conversion)
V-C *n*. 维生素 C (见 vitamin C)
VC-13 dichlofenthion *n*. 除线磷(杀虫药,尤对线虫有效)
VCA *n*. 病毒壳膜抗原 (见 viral capsid antigen)
VCa *n*. 肺活量 (见 vital capacity)
VCA-IGA *n*. 病毒壳膜抗原—免疫球蛋白 A (见 virus capsid antigenimmunoglobulin A)
VCC *n*. 血管收缩中枢 (见 vasoconstrictor center)
VCE *n*. 丘脑腹尾外侧核 (见 Ventrocaudalis externus nucleus of thalamus)
VcE *n*. 收缩成分的(平均缩短)速 (见 velocity of contractile element)
VcF *n*. 环状纤维缩短速度,周径向心缩短率(左心室) (见 velocity of circumferential fiber shortening)
Vcf *n*. 环状纤维缩短速度,周径向心缩短率(左心室) (见 velocity of circumferential fiber shortening)
VcF; Vcf circumferential fiber shortening velocity 圆周纤维缩短速度,周径向心缩短率(左心室)
VCG *n*. 卡介苗,结核菌苗 (见 Vaccinum Calmette Guerini) / *n*. 心电向量描记法 (见 vectorcardiography) / *n*. 心电向量图,向量图 (见 vectorgram; monocardiogram)
VCH *n*. 乙烯基环己烯 (见 vinyl cyclohexene)
VCH hemodynamic valve closure *n*. 血液动力的瓣膜关闭
V-cil; V-cillin penicillin V *n*. 青霉素 V,苯氧甲基青霉素
V-cil K; V-cillin k penicillin V Potassium *n*. 青霉素 V 钾
VCI *n*. 大脑内静脉 (见 vena cerebralis internalis) / *n*. 丘脑腹尾内侧核 (见 ventrocaudalis internus nucleus of thalamus) / *n*. 挥发性防腐蚀剂 (见 volatile corrosion inhibitor)
Vcl *n*. 氯乙烯 (见 vinyl chloride)
VCM *n*. 万古霉素 (见 vancomycin) / *n*. 大脑大静脉 (见 vena cerebralis magna) / *n*. 氯乙烯单体 (见 vinyl chloride monomer)
VCN *n*. 霍乱弧菌神经氨酸酶 (见 vibrio cholerae neuraminidase)
VCNA *n*. 北美兽医临床学(杂志名) (见 Veterinary Clinics of North America)
VCO *n*. 电压控制振荡器 (见 voltage-controlled oscillator)
Vco_2 Carbon dioxide elimination *n*. 二氧化碳排除(率)
VCO_2 carbon dioxide production *n*. 二氧化碳生成
VCP *n*. 病毒性癌瘤方案(美国国立卫生研究院) (见 virus cancer program) / *n*. 视觉舒适概率 (见 visual comfort probability)

VCR *n*. 长春新碱（见 vincristine）
VCr *n*. 长春新碱（见 vincristine）
VCS *n*. 血管收缩物质;血管收缩剂（见 vasoconstrictor substance）/ *n*. 表决比较器开关（见 voter-comparator switch）
VCSA *n*. 病毒细胞表面抗原（见 virus cell surface antigen）
vd double vibrations *n*. 双重(加倍)振动表
Vd *n*. 各种资料（见 various data）/ *n*. 不同日期（见 various dates）/ *n*. 腹背侧,后前位(照相位)（见 ventrodorsal）/ *n*. 病毒性腹泻（见 virus diarrhea）/ *n*. 死(气)腔容积（见 volume of dead air space）
VD *n*. 瓣膜疾病（见 valvular disease）/ *n*. 氘化钒（见 vanadium deuteride）/ *n*. 蒸汽密度（见 vapor density）/ *n*. 性病,花柳病（见 venereal disease）/ *n*. 维生素 D（见 vitamin D）
VD13 stylovirus *n*. VD13 长尾病毒
VD_3 *n*. 维生素 D_3(见 vitamin D_3)
Vd *n*. 蒸汽密度（见 vapor density）
+VD positive vertical divergence *n*. 正垂直偏斜(右眼高于左眼)
-VD negative vertical divergence *n*. 负垂直偏斜(左眼高于右眼)
1-VD 1-vessel disease *n*. 血管疾病 – 1(心脏)
2-VD 2-vessel disease *n*. 血管疾病 – 2(心脏)
3-VD 3-vessel disease *n*. 血管疾病 – 3(心脏)
VDA *n*. 视频分布放大器（见 video distributing amplifier）*n*. 视觉识别敏度（见 visual discriminatory acuity）
V.D.A. *n*. 视觉识别敏度（见 visual discriminatory acuity）
VDB *n*. 范登伯格氏试验(检胆红素)（见 Van den Bergh's test）
VDBG *n*. (血浆)维生素 D 结合球蛋白（见 vitamin D-binding globulin）
VDBR *n*. 胆红素分布容量（见 volume of distribution fo bilirubin）
VDBT *n*. 范登伯格氏试验(检胆红素)（见 Van den Bergh's test）
VDC *n*. 血管舒张中枢（见 vasodilator center）*n*. 直流电压（见 volts direct-current）
vdc direct-current Voltage *n*. 直流电压
VDDR-Ⅰ VDDR type-1 型维生素 D 依赖性佝偻病
VDDR-Ⅱ VDDR type—Ⅱ 型维生素 D 依赖性佝偻病[血中 1.25 (OH) ²D 水平升高;I 型者降低]
VD / VT dead cavity volume / tidal voleume 死腔量与潮气量之比
V_D/V_T dead space to tidal volume ratio 死腔与潮气量比率
VDDR *n*. 维生素 D 依赖性佝偻病（见 vitamin D dependency rickets）
VDEL *n*. 性病实验研究所（见 Venereal Disease Experimental Laboratory）
VDEM *n*. 血管减压物质,血管抑制物（见 vasodepressor material）
VDEPT *n*. 病毒介导的酶药物前体疗法(见 Virus-directed enzyme predrug therapy）
VDF *n*. 视频（见 video frequency）
VDG *n*. 性病—淋病,梅毒—淋病（见 venereal disease-gonorrhea）
vdg *n*. 排泄,放出（见 voiding）
VDH *n*. 心脏瓣膜病（见 valvular disease of the heart）
V.D.H. *n*. 心瓣膜病（见 valvular disease of the heart）
VDI *n*. 性病资料（见 Venereal Disease Experimental Laboratory）
VDJ recombination, VDJ 重组
VDJC joining VDJC 连接(免疫球蛋白重链种系基因发生体细胞染色体重排,将 V,D,J 和 C 基因连为一体)
VDL *n*. 视力检测标准;视觉辨察度（见 visual detection level）
VDRL *n*. 性病研究所（见 Venereal Disease Research Laboratories）
VDU *n*. 直观显示装置（见 visual display unit）
VDU = 5-vinyl-2'-deoxyuridine 5-乙烯-2'-脱氧尿苷
VDT *n*. 视觉扭转试验（见 visual distortion test）
VDH *n*. 心脏瓣膜病（见 valvular disease of the heart）
V.D.H. *n*. 心脏瓣膜病（见 valvular disease of the heart）
VDM *n*. 血管减压物质（见 vasodepressor material）*n*. 血管舒张物质（见 vasodilator material）
VDP *n*. 垂直数据处理（见 vertical data processing）
VDR *n*. 维生素 D 受体（见 vitamin Dreceptor）*n*. 压敏电阻(见 voltage dependent resistor）
VDRE 维生素 D 应答单元(基因)（见 vitamin D responsive element）
VDRL *n*. 性病研究实验所（美）（见 Venereal Disease Research Laboratory）
VDRL *n*. 性病研究所(见 Venereal Disease Research Laboratories ）
VDRL ST *n*. VDRL 玻片试验（见 Venereal Disease Research Laboratory slide test）
VDRS *n*. 凡尔登抑郁(症)等级标度（见 Verdun depression rating scale）
VDRT *n*. 性病关联试验（见 venereal disease reference test）
VDS *n*. 血管舒张物质;血管扩张剂（见 vasodilator substance）/ *n*. 性病—梅毒,淋病—梅毒,花柳病（见 venereal disease-syphilis）/ *n*. 长春碱酰胺,长春地辛(抗肿瘤药)（见 vindesine）
VDU *n*. 视频显示器（见 video display unit）
V.E. *n*. 阴道检查（见 vaginal examination）
VE *n*. 真空;提取器;吸引式分娩器（见 vacuum extractor）/ *n*. 通气,换气;通风装置（见 ventilation）/ *n*. 语言情绪性刺激（见 verbal-emotional stimulus）/ *n*. 小疱疹（见 vesicular exanthema）/ *a*. 兽医的 *n*. 兽医（见 veterinary）/ *n*. 兽医经济(杂志名)（见 Veterinary Economics）/ *n*. 视觉效率（见 visual efficiency）
ve *n*. 速度,速率（见 velocity）/ *n*. 电压,伏特数（见 voltage）
VE alpha-tocopherol, Vitamin E *n*. α 生育酚,维生素 E
Ve Golgi vesicle *n*. 高尔基复合体小泡(电镜)
VEA *n*. 室性异位激动（见 ventriaular ectopic activity）*n*. 病毒壳膜抗原（见 viral envelope antigen）
veal *n*. 小牛肉 *vt*. 宰,宰(小牛)
veal-skin *n*. 犊肉样疹,面颈部白斑
Vebufloxacin *n*. 维布沙星（抗真菌药）
vec *n*. 媒介物,向量,矢量,飞机航线（见 vector）
VECA *n*. 视觉脑电描记电子计算机分析（见 visual electroencephalography computer analysis）
VECP *n*. 视觉诱发皮质电位（见 visual evoked cortical potential）
vecordia［拉 *vecors* without reason］*n*. 癫狂
vection［拉 *vectio* a carrying］*n*. 媒介 携带(病菌)
vectis［拉 *vehere* to carry］助产杠杆 ‖ obestetric ~ 助产杠杆 / wire ~ 金丝杠杆,内障杠杆(内障手术)
vector［拉 vehere to carry］(简作 vec）*n*. 媒介物,向量,矢量,飞机航线,载体(基因工程中运载目的基因到宿主细胞内进行复制和表达的 DNA 物体(如质粒、噬菌体、病毒等)。一个理想的载体需具备以下条件。1.是一个复制子,能独立地进行自我复制;2.多拷贝,能在宿主细胞内大量增殖;3.具有多种限制性内切酶的切口;4.有选择性遗传标记等。) ‖ annealing ~ 退火载体 / biological ~ 生物性媒介物 / chimeric ~ 嵌合载体 / expression ~ 表达载体 / heart ~ 心脏向量(矢量)/ insect ~ 昆虫媒介 / insertional ~ 插入型载体 / lead ~ 向量导联 / mechanical ~ 机械性媒介物 / ~ arms 载体臂 / ~ electrooculogram 矢量眼电图 / ~ specific strain 特种媒介株 / ~ system 载体系统
vector-borne *a*. 媒介传播的,传病媒介传染的
vector-electrooculography（简作 VEOG）*n*. 眼向量电位图
vectorial *a*. ①媒介物的 ②向量的,矢量的
vectorcardiography（简作 VCG）*n*. 心电向量描记法 ‖ spatial ~ 空间心电向量描记法
vectorcardiograph *n*. 心向量仪
vectorgram; monocardiogram（简作 VCG）*n*. 心电向量图,向量图
vectoscope *n*. 矢量显示器
Vectrin *n*. 盐酸米诺环素,盐酸二甲胺四环素(minocyxline hydrochloride)制剂的商品名
Vecuronium Bromide［商名］*n*. 维库溴胺(神经肌肉阻断药)
Vend *n*. 范登伯格氏试验(检胆红素)（见 Van den Bergh's test）
Vedaprofen *n*. 维达洛芬（消炎镇痛药）
Vedder's medium［Edward Bright 美军医 1876—1952］维德氏培养基(淀粉琼脂) ‖ ~ sign 维德氏征(脚气病的体征,轻压腓肠肌即引起疼痛,以针刺腿前面,可测知其麻木存在,注意膝盖反射的任何改变,当病人蹲踞于脚跟上时,注意病人不使用手则不能起立)
VEDP *n*. 心室舒张末期压（见 ventricular endodiastolic pressure）
VEDV *n*. 心室舒张末期容积（见 ventricular endodiastolic volume）
VEE *n*. 委内瑞拉马脑脊髓炎（见 venezuelian equine encephalomyelitis）/ *n*. 室性异搏（见 ventricular ectopic event）/ *n*. 阴道,宫颈阴道部及子宫颈内膜（见 vagina, ectocervix, and endocervix）
VEE virus = Venezuelan equine, encephalomyelitis, virus *n*. 委内瑞拉马脑脊髓炎病毒
veer *vt*. 转方向,转向,顺转 *vi*. 放(绳索,锚等)
vegan *n*. 绝对素食者
veganism *n*. 绝对素食主义
vegetable［拉 vegetabilis quickening］*n*. 植物,蔬菜 *a*. 植物的 ‖ ~ oil 蔬菜油
Vegetable Kingdom *n*. 植物界
Vegetable sponge of luffa［植药］*n*. 丝瓜络
Vegetable sponge of towel gourd［植药］*n*. 丝瓜络
vegetal *a*. ①植物的 植物性的 ②生长的,营养的
vegetal hemisphere *n*. 植物[性]半球
vegetality *n*. 植物性
vegetalization *n*. 植物化
vegetarian *n*. 素食者 *a*. 素食的,吃素的,素菜的

egetarianism ***n*.** 素食主义
egetation［拉 vegetatio］***n*.** ①赘生物,赘,增殖体 ②生长,增殖 ‖ adenoid ~ 腺样增殖体(鼻咽) / bacterial ~s 细菌性赘生物(心瓣膜或心内膜上)/ dendritic ~ 树枝状赘疣(一种绒毛状癌)/ verrucous ~s 疣状赘生物(在心内膜)
egetations, bacterial ***n*.** 细菌性赘生物(心内膜) ‖ dendritic ~ 树支状赘
egetations, verrucous ***n*.** 疣状赘生物(心内膜)
egetative ***a*.** ①植物性的,自主(性)的(如自主神经系统) ②生长的,营养的 ‖ ~ cell 营养细胞 / ~ mutant 营养突变型 / ~ propagation 营养体繁殖,无性繁殖
egeto-［拉］［构词成分］植物
egeto-alkali ***n*.** 植物碱,生物碱
egeto-animal ***a*.** 动植物的
egetosis ***n*.** 植物性神经障碍
VEGF ***n*.** 血管内皮生长因子
vegulin ***n*.** 甘蓝素(可作胰岛素代用品)
vehemence ***n*.** 猛烈,激烈,热烈
vehement ***a*.** 热烈的;强烈的,猛烈的 ‖ vehemence ***n*.** / ~ly ***ad*.**
Vehic.(Vehiculum) ***n*.** ①赋形剂 ②媒介物
vehicle［拉 vehiculum］(简作 Vehic) ***n*.** ①赋形剂 ②媒介物 ‖ vehicular ***a*.** 车辆的;飞船的;作为媒介的
veico-vaginal fistula ***n*.** 膀胱阴道瘘
vehicular ecological system ***n*.** 飞船生态系统
vehicular subsystem ***n*.** 飞船分系统
Veiel's paste［Theodor P. 德皮肤病学家 1848—1923］法伊尔氏糊(含氧化锌、硼酸)
Veigaia ***n*.** 杂螨属
Veigaia kochi (Trǔ gū rdh) ***n*.** 克维螨(隶属于维螨科 Veigaiaidae)
Veigaiaidae ***n*.** 杂螨科(隶属于蜱螨目 Acarina)
veil［拉 velum］***n*.** ①帆,幕,帕 ②盖,盖膜 ③羊膜 ***vt*.** ①遮盖,隐蔽 ②声嗄 ‖ acquired ~ 后天性声嗄 / Hottentot ~ ; pudendal apron 小阴唇展长,阴门帘 / Jackson's ~ 杰克逊氏［粘连］帆(引起膜性结肠周炎) / Sattler's ~ 萨特勒氏幕(角膜雾) / uterine ~ 子宫帽
veiled ***a*.** (用幕)遮盖的;掩饰的,隐藏的;(声音)不清楚的
Velifer hypselopterus (Bleeker) ***n*.** 旗月鱼(隶属于旗月鱼科 Veliferidae)
Veliferidae ***n*.** 旗月鱼科(隶属于月鱼目 Lampriformes)
veiling glare ***n*.** 面纱样眩目
Veillon tube［Adrien 法细菌学家 1864—1931］***n*.** 韦永氏管(一段玻管,一端塞以橡皮塞,一端塞以棉花,培养细菌用)
Veillonella［Adrien Veillon］***n*.** 韦永氏球菌属 ‖ ~ alcalescens 产碱韦荣球菌 /~ gazogenes 产气韦永氏球菌 / ~ parvula 极小韦永氏球菌 / ~ reniformis 肾形韦荣球菌
Veillonellaceae Prevot ***n*.** 韦永氏球菌科
Veillonella alcalescens subsp. alcalescens (Rogosa) Mays et al ***. n*.** 产碱韦永氏球菌产碱亚种
Veillonella alcalescens subsp. criceti Rogosa ***n*.** 产碱韦永氏球菌克氏亚种
Veillonella alcalescens subsp. dispar Rogosa ***n*.** 产碱韦永氏球菌殊异亚种
Veillonella alcalescens subsp. ratii Rogosa ***n*.** 产碱韦永氏球菌拉氏亚种
Veillonella atypica Mays et al ***. n*.** 非典型韦永氏球菌
Veillonella caviae (Rogosa) Mays et al ***. n*.** 豚鼠韦永氏球菌
Veillonella criceti (Rogosa) Mays et al ***. n*.** 仓鼠韦永氏球菌
Veillonella discoides (Prevot) Pelczar ***n*.** 碟形韦永氏球菌
Veillonella dispar (Rogosa) Mays et al ***. n*.** 殊异韦永氏球菌
Veillonella gazogenes (Hall et Howitt) Murray ***n*.** 产气韦永氏球菌
Veillonella gazogenes subsp. gingivalis ***n*.** 产气韦永氏球菌龈亚种
Veillonella gazogenes subsp. syzygios (Herzberg) Murray ***n*.** 产气韦永氏球菌联合亚种
Veillonella gazogenes var. minutissima Murray ***n*.** 产气韦永氏球菌极小变种(极小微球菌)
Veillonella orbiculus (Tissier) Pelczar ***n*.** 小圆韦永氏球菌(轮型双球菌,轮形微球菌,轮型奈瑟氏球菌)
Veillonella parvula (Veillon et Zuber) Prevot ***n*.** 小韦永氏球菌
Veillonella parvula subsp. atypica Rogosa ***n*.** 小韦永氏球菌非典型亚种
Veillonella parvula subsp. branhamii Prevot ***n*.** 小韦荣氏球菌布氏亚种(布氏微球菌)
Veillonella parvula subsp. minima Prevot ***n*.** 小韦荣氏球菌极小亚种
Veillonella parvula subsp. parvula Rogosa ***n*.** 小韦荣氏球菌小亚种
Veillonella parvula subsp. rodentium Rogosa ***n*.** 小韦荣氏球菌啮齿韦荣氏球菌
Veillonella ratti (Rogosa) Mays et al ***. n*.** 大鼠韦荣氏球菌
Veillonella reniformis (Cottet) Pelczar ***n*.** 肾形韦荣氏球菌
Veillonella rodentium (Cottet) Pelczar ***n*.** 啮齿韦荣氏球菌
Veillonella variabilis Magrassi ***n*.** 可变韦荣氏球菌
Veillonella vulvovaginitidis (Reynes) Pelczar ***n*.** 外阴阴道炎韦荣氏球菌(外阴阴道炎奈瑟氏球菌)
Vein ***n*.** 小静脉(见 veinlet; venule)
vein［拉 vena］(简作 V & Ven) ***n*.** ①静脉 ②翅脉际(昆虫) ‖ acromiothoracic ~ 胸肩峰静脉 / afferent ~s 输入静脉 / allantoic ~s 尿囊静脉 / anterior facial ~ ; vena facialis 面前静脉,面静脉 / anterior auricular ~s ; venae auriculares anteriores 耳前静脉 / anterior jugular ~ ; vena jugularis anterior 颈前静脉 / anterior parotid ~s ; venae parotideae anteriores 腮前静脉 / aqueous ~s 房水静脉 / azygos line ~s ; medial sympathetic ~s; suppacardinal ~s 上主静脉(胚) /brachial ~ / Breschet's ~s; diploic veins 板障静脉 cardinal ~s 主静脉/ thoracic, long ~ ; vena thoracalis lateralis 胸外侧静脉 / Browning's ~ 布朗宁氏静脉(大脑中静脉与上矢状窦间的连接支) / Burow's ~ 布罗夫氏静脉(腹壁下静脉连于门静脉的支) / cardiac, anterior ~ 心前静脉 / cardiac, great; vena cordis magna ~ 心大静脉 / cardiac ~, middle 心中静脉 / cardiac ~, small 心小静脉 / cardinal anterior ~s 前主静脉(胚) / central ~ 中央静脉 / cerebellar ~ 小脑静脉 / cerebral great ~, 大脑大静脉 / cervical deep ~, 颈深静脉 / cervical transverse ~ ; vena cervicalis transversa 颈横静脉 / collecting ~ 集合静脉(肝) / common facial ~ ; vena facialis communis 面总静脉 / condylar emissary ~ ; vena emissaria condylaris 髁导静脉 / cross ~ 横脉(昆虫) / deep cervical ~ ; vena cervicalis profunda 颈深静脉 / deepfacial ~ ; vena faciei profunda 面深静脉 / deep lingual ~ ; vena profunda linguae 舌深静脉 / deep temporal ~s ; venae temporales profundae 颞深静脉 / dental ~ ; vena dentis 齿静脉,牙髓静脉 / dorsal lingual ~s ; venae sorsales linguae 舌背静脉 / dorsispinal ~ 脊背静脉 / emulgent ~ 泄出静脉(左精索静脉合于左肾静脉处) / epigastric ~, deep 腹壁深静脉 / external cervical ~ ; vena cervicalis externa 颈外静脉 / external jugular ~s ; vena jugularis externa 颈外静脉 / external nasal ~s ; venae nasales externae 鼻外静脉/ external palatine ~ ; vena palatina externa 腭外静脉 / facial ~ ; vena facialis 面静脉 / frontal ~s ; venae frontales 额静脉/ gastric ~ ; coronary ~ 胃静脉,冠状静脉 / hemorrhoidal ~ 痔静脉,直肠静脉 / hypophysioportal ~s 垂体门静脉(输送垂体的血液至丘脑下部)/ inferior labial ~s ; venae labiales inferiores 下唇静脉 / inferior palpebral ~s ; venae palpebrales inferiores 下睑静脉 / inferior thyroid ~s ; venae thyreoideae inferiores 甲状腺下静脉 / internal jugular ~ ; vena jugularis interna 颈内静脉 / internal maxillary ~ ; vena maxillaris interna 颌内静脉 / internal nasal ~ ; vena nasalis interna 鼻内静脉/ intercalated ~ ; sublobular ~ 小叶下静脉(肝) / intercostal, superior ~ 最上肋间静脉 / interlobar ~ 叶间静脉 / interlobular ~ 小叶间静脉 / intralobular ~ 小叶内静脉 / jagal ~横脉(昆虫) / jugular ~ ; vena jugularis 颈静脉 / jugular, posterior external ~ 颈外后静脉 / Kohirausch ~s 科耳劳施氏静脉(阴茎浅静脉) / Krukenberg's ~s; venae centrales hepatis 克鲁肯伯格氏静脉,肝中央静脉 / Labbé's ~ 拉贝氏静脉(大脑上吻合静脉) / labial ~ ; vena labialis 唇静脉 / lingual ~ ; vena lingualis 舌静脉 / longitudinal ~ 纵脉(昆虫) / omphalomesenteric ~ 脐肠系膜静脉 / portal ~ 门静脉 / mandibular articular ~ ; venae artivulares mandibulae 下颌关节静脉 / Marshall's oblique ~ ; vena obliqua atrii sinistri (Marshalli) 马歇尔氏静脉,左房斜静脉 / masseteric ~s ; venae massetericae 嚼肌静脉/ maxillary ~s ; venae maxillares 上颌静脉 / Mayo's ~ ; pyloric ~ 梅欧氏静脉,幽门静脉 / middle temporal ~ ; vena temporalis media 颞中静脉 / middle thyroid ~s ; venae thyreoideae mediae 甲状腺中静脉 / nasal ~ ; vena nasalis 鼻静脉 / nasofrontal ~ ; vena nasofrontalis 鼻额静脉 / omphalomesenteric ~s; vitelline ~s 脐肠系膜静脉,卵黄静脉 / palatine ~ ; vena palatina 腭静脉 / palpebral ~s ; venae palpebrales 睑静脉 / paranreteric ~s ; supracardinal ~s 输尿管旁静脉,上主静脉(胚) / parotid ~s; venae parotideae 腮腺静脉 / pharyngeal ~s ; venae pharyngeae 咽静脉 / postcardinal ~s 后主静脉(胚) / posterior external jugular ~ ; venajugularis externalis posterior 颈外后静脉 / posterior facial ~ ; vena facialis posterior 面后静脉 / posterior parotid ~s; venae parotideae posteriores 腮后静脉 / prefrontal ~s; venae prefrontales 额前静脉 / primary head ~s 原头静脉(胚胎头内循脑旁连接前主静脉的静脉)/ pulp ~s 脾髓静脉 / pyloric ~s; venae gastricae dextra 幽门静脉,胃右静脉 / stellate ~s; venae stellatae renis［肾］星形静脉 / ranine ~ ; vena sublingualis 舌下静脉 / retro-

mandibular ~; vena retromandibularis 下颌后静脉 / Rosenthal's ~; vena basalis (Rosenthali) 罗森塔尔氏静脉,基底静脉 / Ruysch's ~s; Retzius's ~s 鲁伊施氏静脉,雷济厄斯氏静脉(自小肠壁至下腔静脉的属支即肠静脉) / Santorini's ~s 桑托里尼氏静脉(头皮大脑窦静脉) / saphenous, great ~; vena saphena magna 大隐静脉 / saphenous, small ~; vena saphena parva 小隐静脉 / saphenous ~s 隐静脉 / Sappey's ~s; venae parumnilicales (Sappeyi) 萨佩氏静脉,附脐静脉 / sternocleidomastoid ~; vena sternocleidomastoidea 胸锁乳突肌静脉 / Stensen's ~s; venae vorticosae 斯滕森氏静脉,涡静脉 / radial, deep ~ 桡深静脉 /stylomastoid ~; vena stylomastoidea 茎突乳突静脉/ subcardinal ~s 下主静脉(胚) / sublobular ~s; intercalated ~s 小叶下静脉(肝) / supracardinal ~s 上主静脉(胚) / sublingual ~; vena sunlingualis 舌下静脉 / submental ~; vena submentalis 颏下静脉 / superficial jugular ~s; venae jugulares superficiales 颈浅静脉 / superficial temporal; venae temporales superficiales 颞浅静脉/ superio labial ~; vena labialis superior 上唇静脉 / superior palpebral ~; venae palpebrales superiores 上睑静脉 / superior thyroid ~; venae thyreoidea superior 甲状腺上静脉 / supraorbital ~; vena supraorbitalis 眶上静脉 / supratrochlear ~; venae supratrochleares 滑车上静脉 / sylvianl ~; vena cerebri media 西耳维厄斯氏静脉,大脑中静脉 / temporomandibular articular ~; venae articulares temporomandibulares 颞下颌关节静脉 / trabecular ~s [脾]小梁静脉 /tracheal ~; venae tracheales 气管静脉 / transverse cervical ~; venae transversae colli 颈横静脉 / transverse facial ~; vena transversa faciei 面横静脉 / Trolard's ~ 特罗拉尔氏静脉(大脑中静脉与上矢状窦间的大吻合支) / varicose ~s 静脉曲张 / ~ occlusion 静脉阻塞 / ~ of hypoglossal nerve, accompanying; vena comitans nervi hypoglossi 舌下神经伴行静脉 / ~ of pterygoid canal; vena canalis pterygoidei 翼管静脉 / ~s of neck, tranverse; venae transversae colli 颈横静脉 / thoracic, longitudinal ~ 胸纵静脉(属奇静脉系) / veins, cardinal, common 总主静脉(胚) / veins, cardinal, posterior 后主静脉(胚) / veins, gastric, short 胃短静脉 / precardinal 前主静脉(胚) / ~ of stomach, coronnary 胃冠状静脉 / veins, sympathetic, lateral; supraureteric ~s; paraaureteric ~s 上主静脉,输尿管旁静脉 temporal, deep ~, 颞深静脉 / veins, Thebesisan; veins of Thebsius; venae cordis minimae 特贝西乌斯氏静脉,心最小静脉/ umbilical ~s 脐静脉 / varicose ~ 静脉曲张 / Vesalian ~ 韦萨留斯氏静脉(通过韦氏孔的静脉) / Vicussens ~s; venae cordis antrriores 维厄桑氏静脉,心前静脉 / vitelline ~s 卵黄静脉/ vorticose ~ 涡静脉 / Zuckerkandl's ~ 祖克坎德耳氏静脉,脑鼻间静脉,(脑与鼻静脉间的交通支)

vein eyelet *n*. 小脉眼

Veinamine *n*. 结晶氨基酸溶液(crystalline amino acid solution)的商品名(静脉注射,含必需和非必需氨基酸,但不含肽)

veined *a*. 有脉纹的,具脉的

vein-artery filling (简作 V-A) *n*. 静脉—动脉灌流

vein-islet *n*. 脉间区

vein-seeker *n*. 静脉探索器

vein-stone; phlebolith *n*. 静脉石

veinless *a*. 无脉的

veinlet; venule (简作 Vein) *n*. ①小静脉 ②小脉

veinogram *n*. 静脉造影[照]片

veinography *n*. 静脉造影术

Veitch dysosma [植药] *n*. 川八角莲

Veitch Pe ony [植药] *n*. 川赤芍

vel (拉) (简作 v) 或

vel *n*. 速度,速率 (见 velocity)

Velacycline; **N-pyrrolidinomethylteracycline**; rolitetracycline *n*. 吡甲四环素,四氢吡咯甲基四环素(商品名)

velamen [拉 veil] *n*. 帆,膜 ‖ ~ vulvae 外阴唇展长,阴门帘

velamenta (单 velamentum) [拉] *n*. 帆,膜

velanentous [拉 velamen veil] *a*. 帆状的,膜状的

velamentum (复 velamenta) [拉] *n*. 帆,膜 ‖ ~ abdominale; peritoneum 腹膜 / ~ bombycinum; villous membrane 绒毛膜

velamenta cerebri *n*. 脑膜 ‖ ~ corporis commune 皮肤,外被 / ~ intantis 胎膜 / ~ linguae; plica glosso-epiglottica 舌帆,舌会厌襞

velamentous (复 velamenta) *n*. 帆,膜 ‖ ~ insertion 帆状附着(胎儿)

velans *n*. 范伦(月见草中染色体组名)

velar [拉 *velaris*] *a*. 帆的 ‖ ~ bar 帆条 / ~ statocyst 缘膜胞

Velaresol [商名] *n*. 维拉雷锁 (抗贫血药)

Velban *n*. 硫酸长春碱(vinblastine sulfate)制剂的商品名

Velden method [Reinhard von den 德医师 1880-1914] 韦耳登氏法(心内注射恢复心跳)

veldt sore *n*. 沙漠疮,热带溃疡

velella *n*. 帆水母

veliform; **velamentous** *a*. 帆状的,膜状的

Vella's fistula [Luigi 意生理学家 1825—1886] 维拉氏[肠]瘘(双口肠瘘)

vellicate [拉 *vellicare* to twitch] *n*. 颤搐,肌痉挛

vellication [拉 *vellicatio*] *n*. 肌颤搐

Vellore orbivirus *n*. 弗洛雷环状病毒

Vellore orbivirus-like particles *n*. 弗洛雷环状病毒样颗粒

Vellore virus *n*. 弗洛雷病毒

vellosine *n*. 中美毒葛藤碱

Vellloziaceae *n*. 尖叶鳞枝科

vellus [拉 *vellus* fleece] *n*. 毫毛 ‖ ~ olivae inferioris 下橄榄体围带

Velnacrine [商名] *n*. 维吖啶 (抗胆碱酯酶药)

veloc *n*. 速度,速率 (见 velocity)

velocimeter *n*. 速度计

velocimetry *n*. 速度测量法 ‖ laser-Doppler ~ 激光—多普勒测速法(利用激光测量经细胞在微循环床的流速)

velocipede *n*. 儿童脚踏车,轻便三轮车

velocity (简作 v, V, ve, vel, veloc) *n*. 速度,速率 ‖ nerve conduction ~ 神经传导速度 / ~ gradient 速度梯度 / ~ of circumferential fiber shortening 环状心肌收缩速度 / ~ of conduction 传导速度 / ~ of increase 增长速度 / ~ of shortenning [肌纤维]收缩速度 / ~ package 加速器,加速舱,测速仪器舱

velocity factor (简作 VF) *n*. 速度系数

velocity of circumferential fiber shortening (简作 VcF & Vcf) *n*. 环状纤维缩短速度,周径向心缩短率(左心室)

velocity of contractile element (简作 VcE) *n*. 收缩成分的(平均缩短)速

velocity scan computer analysis program (简作 VELSCAP) *n*. 速度扫描计算机分析程序

Velogenic strains *n*. 弗洛杰尼克株

velonoskiascopy *n*. 针动检影器

velopharyngeal *a*. 腭咽的,腭帆(与)咽的 ‖ ~ incompetence 咽帆闭锁不全

Velosef *n*. 头孢拉定(cephradine)制剂的商品名

Velosulin *n*. 胰岛素注射液(正规胰岛素)(insulin injection [regular insulin])制剂的商品名

velosynthesis [拉 *velum* veil + 希 *synthesis* a putting together]; staphylorrhaphy *n*. 腭帆缝术,悬雍垂缝术

Velpeau's bandage [Alfred Armand Louis Marie 法外科医师 1795—1867] 维耳波氏绷带(肩部骨折时用) ‖ ~ canal; inguinal canal 维耳波氏管,腹股沟管 / ~ deformity 维耳波氏变形(银叉样变形) / ~ fascia 维耳波氏筋膜,肾浆膜下层 / ~ fossa; ischiorectal fossa 维耳波氏窝,坐骨直肠窝 / ~ hernia 维耳波氏疝(股血管前股疝)

Velpeau's canal *n*. 维耳波氏管,腹股沟管

Velpeau's deformity *n*. 维耳波氏形(银叉样变形)

Velpeau's fascia *n*. 维耳波氏筋膜,肾浆膜下层

Velpeau's fossa *n*. 维耳波氏窝,坐骨直肠窝

VELSCAN-K constant velocity scan *n*. 常速扫描

VELSCAP *n*. 速度扫描计算机分析程序 (见 velocity scan computer analysis program)

velum (复 vela) [拉] *n*. ①膜 ②膜突 ③面盘 ④游泳盘 ⑤帆 ‖ artificial ~; ~ artificialis 人造腭帆 / Baker's ~ 贝克氏腭裂阻塞器 / nursing ~ [腭裂] 哺乳帆 / palati molle ~; soft palate 软腭 / palatinum ~ 腭帆/ ~ interpositum cerebri; tela choriodea ventriculi tertii 大脑中帆,第三脑室脉络组织 / ~ interpositum rhombencephali; ~ medullare anterius 菱脑中帆,前髓帆 / ~ medullare anterius 前髓帆 / ~ medullare posterius 后髓帆 / medullary, inferior ~; medullary ~ posterior; ~ medullare posterius 后髓帆 / medullary, superior ~; ~ medullare anterius 前髓帆 / ~ palati; ~ palatinum 腭帆 / ~ palatinum 腭帆 / ~ pendulum palati; ~ palatinum 腭帆 / ~ semilunare; ~ medullare posterius 后髓帆 / ~ staphylinum 腭帆 / ~ of Tarinus; ~ medullare posterius 塔兰氏帆,后髓帆 / ~ terminale; lamina terminalis 终板(大脑) / ~ transversum 横帆 / ~ triangulare; tela chorioidea ventriculi tertii 第三脑室脉络组织

velutinate *a*. 被短绒毛的,丝绒状的

velutinous *a*. 天鹅绒状的,有短绒毛的

velvet *n*. 天鹅绒,丝绒;柔软,光滑 *a*. 天鹅绒般的;柔软的 ‖ be on ~ 处于有利的地位 / the (或 an) iron hand in the (或 a) ~ glove 内硬外软

Velvet tobacco mottle virus *n*. 绒样烟草斑点病毒

Velvet tobacco mottle virus group *n*. 绒样烟草斑点病毒组

velveteen *n*. 棉绒,平绒

velvety ***a*.** 天鹅绒似的,柔软的,温和的

VEM (vasoexciter material) ***n*.** 血管兴奋物质 / ***n*.** 收缩血管物质,缩血管药物 (见 vasoexcitor material)

Ven ***n*.** ①静脉 ②翅脉际(昆虫) (见 vein)

ven ***a*.** 静脉的,(多)脉络的 (见 venous)

vena (复 *venae*) [拉]; **vein** (简作 V) ***n*.** ① 静脉 ‖ venae adumbilicales; venae parumbilicales (Sappeyi) 附脐静脉 / venae advehentes 肝输入静脉(胚) / venae anales; venae haemorrhoidales inferiores; venae rectales inferiores 直肠下静脉 / ~ anastomotica inferior 下吻合静脉,下交通静脉(大脑中浅静脉所属) / ~ anastomotica superior 上吻合静脉,上交通静脉(大脑中浅静脉所属) / ~ angularis 内眦静脉 / ~ anonyma 无名静脉 / venae anonymae dextra et sinistra et sinistra; ~ brachiocephalica dextra et sinistra 左及右无名静脉,左及右头臂静脉 / ~ appendicis vermiformis 蚓突静脉,阑尾静脉 / ~ aquaeductus vestibuli 前庭小管静脉 / venae arciformes renis; ~ arcuatae 肾弓状静脉 / ~ arteriosa ①门静脉 ②肺动脉 / venae articulares mandibulae 下颌关节静脉 / venae articulares temporomandibular; temporomandibular articular veins 颞下颌关节静脉 / venae auditivae internae; venae labyrinthi 迷路静脉 / venae auriculares anteriores; venae preauricular 耳前静脉 / ~ auricularis posterior 耳后静脉 / ~ axillaris 腋静脉 / ~ azygos 奇静脉 / ~ azygos major; ~ azygos 奇静脉 / ~ azygos minor inferior; ~ hemiazygos 半奇静脉 / ~ azygos minor supirior; ~ hemiazygos accessoria 副半奇静脉 / ~ basalis (Rosenthali) 基底静脉 / ~ basilica 贵要静脉 / venae basivertebrales 椎体静脉 / venae brachiales 臂静脉 / ~ brachiocephalica; ~ anonyma 无名静脉,头臂静脉 / venae bronchiales 支气管静脉 / venae bronchiales anteriores 支气管前静脉 / venae bronchiales posteriores 支气管后静脉 / ~ bulbi penis 尿道球静脉 / ~ bulbi vestibuli 前庭球静脉 / ~ canaliculi cochleae 蜗小管静脉 / ~ canaliculi vestibui; ~ aquaeductus vestibuli 前庭小管静脉 / venae canalis pterygoidei (Vidii) 翼管静脉 / ~ cardiaca 心静脉 / ~ cava inferior 下腔静脉 / ~ cava superior 上腔静脉 / venae cavernosae penis 阴茎海绵体静脉 / ~ cava syndrome 下腔静脉综合征(胎盘血流减少,继而引起胎儿窘迫) / venae centrales hepatis 肝中央静脉 / ~ centralis glandulae suprarenalis 肾上腺中央静脉 / ~ centralis retinae 视网膜中央静脉 / ~ cephalic 头静脉 / ~ cephalica accessoria 头副静脉 / venae cerebelli inferiores 小脑下静脉 / venae cerebelli superiores 小脑上静脉 / venae cerebri 大脑静脉 / ~ cerebri anterior 大脑前静脉 / venae cerebri Galeni 盖伦氏大脑静脉(大脑大静脉及大脑内静脉) / venae cerebri inferiores 大脑下静脉 / venae cerebri intenae (Galeni) 大脑内静脉 / ~ cerebri magna (Galeni) 大脑大静脉 / ~ cerebri media 大脑中静脉 / ~ cerebri media profunda 大脑中静脉 / ~ cerebri media superficialis 大脑中浅静脉 / venae cerebri superiores 大脑上静脉 / ~ cervicalis profunda 颈深静脉 / ~ cervicalis transversa; ~ transversa colli 颈横静脉 / ~ chorioidea 脉络膜静脉 / venae chorioideae minores; venae ciliares posteriores 脉络膜小静脉,睫状后静脉 / venae chorioideae oculi 眼脉络膜静脉 / venae ciliares; venae ciliares anteriores 睫状静脉 / venae ciliares anteriores; venae ciliares 睫状静脉 / venae ciliares posteriores 睫状后静脉 / ~ circumflexa ilium profunda 旋髂深静脉 / ~ circumflecxa ilium superficialis 旋髂浅静脉 / venae circumflexae femoris laterales 旋股外侧静脉 / venae circumflexae femoris mediales 旋股内侧静脉 / ~ colli vesicae felleae 胆囊颈静脉 / ~ colica media 中结肠静脉 / ~ colica sinistra 左结肠静脉 / venae colicae dextrae 右结肠静脉 / ~ comitans (复 venae comitantes) 并行静脉,伴行静脉 / ~ comitans nervi hypoglossi; accompanying vein of hyopglossal nerve 舌下神经并行静脉 / venae comites; venae comitantes 并行静脉,伴行静脉 / venae conjunctivales 结膜静脉 / venae conjunctivales anteriores et posteriores 结膜前及后静脉 / venae cordis 心静脉 / venae cordis anteriores 心前静脉 / ~ cordis magna great cardiac vein; left coronary vein 心大静脉 / ~ cordis media 心中静脉 / venae cordis minimae 心最小静脉 / ~ cordis parva 心小静脉 / ~ coronaria ventriculi 胃冠状静脉 / venae costoacillares 肋腋静脉 / venae cutaneae 皮静脉 / ~ cystica 胆囊静脉 / ~ dentis 齿静脉,牙髓静脉 / venae digitales communes pedis 趾总静脉 / venae digitales palmarès 指掌侧静脉 / venae digitales pedis dorsales 趾背静脉 / venae digitales plantares 趾底静脉 / venae digitales volares communes; venae digitales palmares 指掌侧总静脉 / venae digitales volares propriae 指掌侧固有静脉 / ~ diploica frontalis 额板障静脉 / ~ diploica occipitalis 枕板障静脉 / ~ dipioica temporalis anterior 颞板障前静脉 / ~ diploica temporalis posterior 颞板障后静脉 / venae diploecae 板障静脉 / venae diploecae temporales 颞板障静脉 / venae dorsales linguae 舌背静脉 / venae dorsales penis subcutaneae; venae dorsales penis superficiales 阴茎背皮下静脉 / ~ dorsalis clitoridis 阴蒂背静脉 / ~ dorsalis penis 阴茎背静脉 / venae duodenales 十二指肠静脉 / ~ emissaria 导静脉 / ~ emissaria condyloidea 髁导静脉 / ~ emissaria mastoidea 乳突导静脉 / ~ emissaria occipitalis 枕骨导静脉 / ~ emissaria parietalis 顶骨导静脉 / ~ epigastrica inferior 腹壁下静脉 / ~ epigastrica superficialis 腹壁浅静脉 / ~ epigastrica superior 腹壁上静脉 / venae episclerales 巩膜外静脉 / venae esphageae, esophageal veins 食管静脉 / ~ ethmoidales [拉] 筛静脉 / ~ ethmoidalis anterior; venae ethmoidale 筛前静脉 / ~ ethmoidalis posterior; venae ethmoidales 筛后静脉 / ~ facialis anterior; ~ facialis 面前静脉,面静脉 / ~ facialis communis 面总静脉 / ~ facialis posterior 面后静脉 / ~ faciei profunda 面深静脉 / ~ femoralis 股静脉 / ~ femoropoplitea 股腘静脉 / venae fibylares, fibular veins 腓静脉 / venae frontales 额静脉 / venae Galeni 盖仑氏静脉,脑静脉干(大脑内静脉与大脑大静脉的总称) / ~ gastrica dextra 胃右静脉 / ~ gastrica sinistra 胃左静脉 / venae gastricae breves 胃短静脉 / ~ gastroepiploica dextra 胃网膜右静脉 / ~ gastroepiploica sinistra 胃网膜左静脉 / venae genus, genicular veins 膝静脉 / venae glutaeae inferiores 臀下静脉 / venae glutaeae superiores 臀上静脉 / venae haemorrhoidales inferiores; venae rectales inferiores 直肠下静脉 / ~ haemorrhoidalis media; venae rectales mediae 直肠中静脉 / ~ haemorrhoidalis superior; ~ rectalis cranialis 直肠上静脉 / ~ hemiazygos 半奇静脉 / ~ hemiazygos accessoria 副半奇静脉 / venae hepaticae 肝静脉 / ~ hypogastrica; ~ iliaca interna 髂内静脉 / ~ ileocolica 回结肠静脉 / ~ iliaca communis 髂总静脉 / ~ iliaca externa 髂外静脉 / ~ iliaca interna; ~ hypogastrrca 髂内静脉 / ~ iliolumbalis 髂腰静脉 / ~ innominata; ~ anonyma 无名静脉 / venae intercapitulares manus 手小头间静脉 / venae intercapitulares pedis 足小头间静脉 / venae intercostales 肋间静脉 / venae intercostales anteriores 肋间前静脉 / venae intercostales posteriores 肋间后静脉 / ~ intercostalis superior dextra 右肋间上静脉 / ~ intercostalis superior sinistra 左肋间上静脉 / ~ intercostalis suprema 最上肋间静脉 / venae interlobares renis 肾叶间静脉 / venae interlobares hepatis 肝小叶间静脉 / venae interlobulares renis 肾小叶间静脉 / venae intersegmentales inferiores 段间下静脉 / venae intersegmentales laterales 段间[外]侧静脉 / venae intersegmentales lingulares 舌叶段间静脉 / venae intersegmentales mediales 段间内[侧]静脉 / venae intersegmentales superiores 段间上静脉 / venae intervertebrales 椎间静脉 / venae intestinales; venae jejunales et ilei 肠静脉 / ~ ischiadica; inferior gluteal vein 臀下静脉 / venae jejunales et ilei 空肠回肠静脉 / venae jugulares superficiales 颈浅静脉 / ~ jugularis anterior 颈前静脉 / ~ jugularis externa 颈外静脉 / ~ jugularis interna 颈内静脉 / ~ labialis inferior 下唇静脉 / ~ labialis suterior 上唇静脉 / venae labyrinthi; venae auditivae internae 迷路静脉 / ~ lacrimalis 泪腺静脉 / ~ laryngea interior 喉下静脉 / laryngea superior 喉上静脉 / ~ lienalis 脾静脉 / ~ lingualis 舌静脉 / ~ lobi medii 中叶静脉 / venae lumbales 腰静脉 / ~ lumbalis ascendens 腰升静脉 / ~ mammaria interna; venae thoraccae internae 胸廓内静脉 / ~ marginalis dextra cordis 心右缘静脉 / ~ musculares [拉] 肌静脉 / venae massetericae 咬肌静脉 / venae maxillares 上颌静脉 / ~ maxillaris interna 颌内静脉 / ~ mediana antebrachii; ~ mediana antibrachii 前臂正中静脉 / ~ mediana basilica 贵要正中静脉 / ~ mediana cephalica 头正中静脉 / ~ mediana colli 颈正中静脉 / ~ mediana cubiti 肘正中静脉 / ~ mediana profunda 深正中静脉 / venae mediastinales 纵隔静脉 / venae mediastinales anteriores; ~ mediastinales 纵隔前静脉 / venae meningeae 脑膜静脉 / venae meningeae mediae 脑膜中静脉 / ~ mesenterica inferior 肠系膜下静脉 / ~ mesenterica superior 肠系膜上静脉 / venae metacarpeae dorsales 掌背静脉 / venae metacarpeae volares; venae metacarpeae palmres 掌心静脉 / venae metatarseae dorsales pedis 跖背静脉 / venae metatarseae plantares 跖底静脉 / venae minimae 最小静脉 / venae musculares 肌静脉 / venae musculophrenicae 肌膈静脉 / venae nasales externae 鼻外静脉 / ~ nasalis 鼻静脉 / ~ nasalis interna 鼻内静脉 / ~ nasofrontalis 鼻额静脉 / ~ obliqua atrii sinistri (Marshalli) 左房斜静脉 / venae obturatoria 闭孔静脉 / ~ occipitalis 枕静脉 / venae oesophageae 食管静脉 / ~ ophthalmica inferior 眼下静脉 / ~ ophthalmica superior 眼上静脉 / ~ ophthalmomeningea 眼脑膜静脉 / ~ opticociliaris [拉] 视神经睫状静脉 / ~ ovarica 卵巢静脉 / ~ ovarica dextra 右卵巢静脉 / ~ ovarica sinistra 左卵巢静脉 / ~ palatina 腭静脉 / ~ palatina externa 腭外静脉 / venae palpebrales 睑静脉 / venae palpebrales inferiores 下睑静脉 / venae palpebrales superiores 上睑静脉 / venae pancreaticae 胰腺静脉 / venae pancreatico-duodenales 胰十二指肠静脉 / venae parotideae 腮腺静脉 / venae parotideae anteriores 腮前静脉 / venae parotideae posteriores [BNA]; venae parotideae 腮后静脉 / venae parumbilicales (Sappeyi) 附脐静脉 / ~ perforans; venae perforantes 穿静脉 / venae perforantes femoris 股穿静脉 / venae pericardiacae 心包静脉 / venae pericardiacophrenicae 心包膈静脉 / venae peronaeae 腓骨静脉 / ~ petrosa 岩静脉 / venae pharyngeae 咽静脉 / ~ phrenica 膈静脉 / ~ phrenjica inferior ; venae phrenicae 膈下静脉 / venae phrenicae superiores ; venae pericardiaca phrenicae 膈上静脉,心包膈静脉 / ~ poplitea 腘静脉 / ~ portae 门静脉 / ~ posterior ventriculi sinistri cordis 左心室后静脉 / ~ prepylorica 幽门前静脉 / ~ profunda linguae 舌深静脉 / venae profundae 深静脉 / venae profundae clitoridis 阴蒂深静脉 / venae profundae femoris 股深静脉 / venae profundae penis 阴茎深静脉 / ~ pudenda interna 阴部内静脉 / venae pudindae externae 阴部外静脉 / venae pulmonales 肺静脉 / venae pulmonales dextrae 右肺静脉 / venae pulmonales sinistrae 左肺静脉 / ~ pulmonalis inferior dextra 右肺下静脉 / ~ pulmonalis inferior sinistra 左肺下静脉 / ~ pulmonalis superior dextra 右肺上静脉 / ~ pulmonalis superior sinistra 左肺上静脉 / venae radiales 桡静脉 / ~ rectae 直肠小静脉 / venae rectales inferiores 直肠下静脉 / venae rectales mediae 直肠中静脉 / ~ rectalis superior; ~ rectalis cranialis; ~ haemorrhordalis superior 直肠上静脉 / venae renales 肾静脉 / venae renis 肾静脉(肾内)/ venae retromandibularis 下颌后静脉 / venae revehentes [肝]导出静脉(胚) / venae sacrales laterales 骶外侧静脉 / ~ sacralis media 骶中静脉 / ~ salvatella 小指背静脉 / ~ saphena accessoria 副隐静脉 / ~ saphena magna 大隐静脉 / ~ saphena parva 小隐静脉 / ~ sciatica; ~ glutaea inferior 臀下静脉 / venae scrotales 阴囊静脉 / venae scrotales anteriores 阴囊前静脉/ venae scrotales posteriores 阴囊后静脉 / ~ septi pellucidi 透明隔静脉 / venae sigmoideae 乙状结肠静脉 / ~ spermatica 精索静脉 / venae spinales 脊髓静脉 / venae spinales externae anteriores 脊髓外前静脉 / venae spinales externae posteriores 脊髓外后静脉 / venae spinales internae 脊髓内静脉 / ~ spiralis modioli 蜗铀螺旋静脉 / ~ splenica; ~ lienalis 脾静脉 / venae stellatae renis 肾星形静脉 / ~ sternocleidomastoidea 胸锁乳突肌静脉 / ~ striata 纹状体静脉 / ~ stylomastoidea 茎乳静脉 / ~ subclavia 锁骨下静脉 / ~ subcostalis 肋下静脉 / venae subcutaneae abdominis 腹皮下静脉 / ~ sublingualis 舌下静脉 / ~ submentali 颏下静脉/ ~ supraorbitali 眶上静脉 / venae suprarenales ; ~ suprarenalis sinistra et dextr 肾上腺静脉 / ~ suprascapularis ; ~ transversa scapulae 肩胛上静脉 / venae supratrochleares 滑车上静脉 / ~ sytemica 大循环静脉,周身静脉(指体循环中回至右房的静脉) / venae temporales profundae 颞深静脉 / venae temporales superficiales 颞浅静脉 / ~ temporalis media 颞中静脉 / ~ temporomaxillaris; ~ facialis posterior 面后静脉 / ~ terminalis 终静脉 / ~ testicularis ; ~ testicularis sinistra et dextra 睾丸静脉 / ~ thalamostriata 丘脑纹状体静脉 / ~ thoracalis lateralis 胸外侧静脉 / ~ thoracica interna; ~ mammaria interna 胸廓内静脉/ ~ thoracoacromialis 胸肩峰静脉 / ~ thoracoepigastrica 胸腹壁静脉 / venae thymicae 胸腺静脉 / ~ thyreoidea ima 甲状腺最下静脉 / venae thyreoideae inferiores ; ~ thyreoidea inferior 甲状腺下静脉 / venae thyreoideae mediae 甲状腺中静脉 / venae thyreoideae superiores 甲状腺上静脉 / venae tibiales anteriores 胫前静脉 / venae tibiales posteriores 胫后静脉 / venae tracheales 气管静脉 / ~ transversa faciei 面横静脉 / ~ transversa scapulae ; ~ suprascapularis 肩胛上静脉 / veane transversae colli 颈横静脉 / venae tympanicae 鼓室静脉 / venae ulnares 尺静脉 / venae umbilicales 脐静脉 / venae uterinae 子宫静脉 / ~ utero-placentaris 子宫胎盘静脉 / venae vasorum 脉管静脉 / ~ vertebralis 椎静脉 / vertebralis accessoria 副椎静脉 / ~ vertebralis anterior 椎前静脉 / venae vesicales 膀胱静脉 / venae vestebulares 前庭静脉/ venae vorticosae 涡静脉 ②翅脉(昆虫) ‖ dividens ~ 分脉 / media ~ 中脉

vena cava [拉] (简作 VC) ***n***. 腔静脉

vena cerebralis internalis (简作 VCI) ***n***. 大脑内静脉

vena cerebralis magna (简作 VCM) ***n***. 大脑大静脉(又称 Galen 氏静脉)

venacaval ***a***. 腔静脉的

venacavogram ***n***. 腔静脉造影(照)片

venacavography ***n***. 腔静脉摄影(术)(一般指下腔静脉)

Vena medinensis ***n***. 麦地那龙线虫(即 Dracunculus medinensis)

venactin ***n***. 酒放线菌素(制自 Actinomyces vinaceus 的抗菌素,对结核菌等有效)

venae (单 vena) [拉] ***n***. 静脉

venal ***a***. 可以利诱的,贪污的,贿买的

Venal necrosis virus ***n***. 脉坏死病毒

venation [拉 *vena* vein] ***n***. ①静脉分布 ②脉序(翅)

vend ***vi***. 出售,贩卖,叫卖,公开发表(意见)

venectasia ***n***. 静脉扩张

venectomy; phlebectomy ***n***. 静脉切除术

veneer, complete ***n***. 全覆盖

veneering, rubber ***n***. 橡皮护皮

venenate ***vt***. 使中毒

venenation [拉 *venenum* poison] ***n***. 中毒

venenatus [拉]; **venenous** ***a***. 有毒的,毒性的

venene; venin ***n***. 蛇毒

veneniferous [拉 *venenum* poison + *ferre* to bear] ***a***. 带毒的

venenific [拉 *venenum* poison + *facere* to make] 生毒物的

Venenosa [复; 拉 *venenosus* poisonous]; thanatophidia 毒蛇类

venenosalivary; venomosalivary ***a***. 毒涎的,毒唾液的

venenosity ***n***. 毒性

venenous [拉 *venenosus*] ***a***. 有毒的,毒性的 | ~ physostigmin 毒扁豆

venenum (复 *venena*) [拉] ***n***. 毒物

venepuncture ; venipuncture ***n***. 静脉穿刺

venerable ***a***. 年高德劭的,可尊敬的,古老的,古色古香的

venerate ***vt***. 敬仰,尊敬,崇敬

venereal [拉 *venereus*] ***a***. 性病的,性交的,花柳病的 ‖ granuloma 性病肉芽肿,腹股沟肉芽肿 / ~ lymphogranulomal conjunctivitis 性病淋巴肉芽肿性结膜炎 / ~ transmission 性交传播 / ~ ulcer 软下疳,下疳 / ~ verruca 尖锐湿疣,性病湿疣 / ~ warts 性病湿疣、尖锐湿疣

venereal disease (简作 VD) ***n***. 性病,花柳病

Venereal Disease Experimental Laboratory (简作 VDEL) ***n***. 性病实验研究所

venereal disease information (简作 VDI) ***n***. 性病资料

Venereal Disease Research Laboratory (简作 VDRL) ***n***. 性病研究实验所(美)

Venereal Disease Research Laboratory slide test (简作 VDRL ST) ***n***. VDRL 玻片试验(检梅素,并见上条)

venereal disease reference test (简作 VDRT) ***n***. 性病关联试验

venereal disease-gonorrhea (简作 VDG) ***n***. 性病—淋病,梅毒—淋病

venereal disease-syphilis (简作 VDS), ***n***. 性病—梅毒,淋病—梅毒,花柳病

venereology; venerology ***n***. 性病学

venereologist ***n***. 性病学家

venereophobia ***n***. 性病恐怖

venerism ***n***. 性病

Venenum Hydrophis Cyanocincti [拉;动药] ***n***. 青环海蛇毒

Venenum Lapemis Hardwickii [拉;动药] ***n***. 平颏领海蛇毒

Venenum Laticaudae Laticaudatae [拉;动药] ***n***. 扁尾蛇毒

Venenum Laticaudae Semifasciatae [拉;动药] ***n***. 半环扁尾蛇毒

Venenum Microcephalophis Gracilis [拉;动药] ***n***. 小头海蛇毒

Venenum Pelamidis Platuri [拉;动药] ***n***. 长吻海蛇毒

Venereal Disease Research Laboratories (简作 VDRL), ***n***. 性病研究所

Veneridae ***n***. 帘蛤科(隶属于帘蛤目 Venerodida)

Venerodida ***n***. 帘蛤目(隶属于瓣鳃纲 Lamellibranchia)

venerupin [*Venerupis* Venus shell + -in] ***n***. 蛤仔毒素

venery [拉 *venereus* pertaining to Venus] ***n***. 性交,交媾

venesection [拉 *vena* vein + *sectio* cutting] ***n***. 静脉切开[放血]术

venesuture ; phleborrhaphy ***n***. 静脉缝术

Venetian ***a***. 威尼斯的 ***n***. 威尼斯人

venetian red ***n***. 红,氧化铁红,茶红

Venezuela ***n***. 委内瑞拉[拉丁美洲] ‖ ~ ***n a***. 委内瑞拉的;委内瑞拉人的 ***n***. 委内瑞拉人

Venezuelan equine encephalomyelitis (简作 VEE) ***n***. 委内瑞拉马脑脊髓炎

Venezuelan equine encephalomyelitis alphavirus ***n***. 委内瑞拉马脑脊髓炎甲病毒

Venezuelan equine encephalomyelitis virus (Pesta loca virus) ***n***. 委内瑞拉马脑脊髓炎病毒

vengeance ***n***. 报仇,复仇 ‖ take ~ on sb 向某人报仇 / with a ~ 猛烈地,极度地

vengeful ***a***. 有报仇心理的,报复的 ‖ ~ly ***ad***. / ~ness ***n***.

venial ***a***. 可原谅的,(错误)轻微的

venin; venine; venene ***n***. 蛇毒

Venice ***n***. 威尼斯

venin-antivenin ***n***. 蛇毒抗蛇毒合剂

veniplex; venous plexus ***n***. 静脉丛

venipuncture (**venepuncture**) ***n***. 静脉穿刺[术]

venisection (**venesection, phlebotomy**) ***n***. 静脉切开(放血)术

venisuture ***n***. 静脉缝术

Venkatapuram virus ***n***. 凡卡塔普拉姆病毒

Venlafaxine［商名］*n*. 文拉法辛（抗肿瘤药）
veno-［拉 *vena* vien 静脉］［构词成分］*n*. 静脉
veno-auricular *a*. 腔静脉心房的
venoclysis *n*. 静脉输注
venoconstriction *n*. 静脉收缩
venodilator *n*. 静脉扩张
venofibrosis *n*. 静脉纤维化,静脉［中层］纤维变性
Venoglobulin- *n*. 免疫球蛋白(immune globulin)制剂的商品名
venogram *n*. ①静脉造影照片 ②静脉搏［描记］波
venography（简作 VG）*n*. ①静脉造影术 ②静脉搏描记法 ‖ portal ～；portography 门静脉造影术 / splenic ～；splenic portography 脾门静脉造影术
venom［拉 *venenum* poison］*n*. 毒［物］,毒液 ‖ araneid ～ 蜘蛛毒 / bee-sting ～ 蜂螫毒 / bee ～s 蜂毒类 / chironex ～ 乌贼毒液/ cobra ～；cobra toxin 眼镜蛇毒 / coelenterate ～ 腔肠动物毒 / colubridae ～ 游蛇毒 / eel ～；eel poison 鳗毒 / ～ globulin 毒球蛋白 / heloderma ～ 蜴蜥毒 / peptone ～ 毒［蛋白］胨 / pit viper ～ 纹孔蝰蛇毒液 /salamander ～ 蝾螈毒 / scorpion ～ 蝎毒 / snake ～ 蛇毒 / spider ～ 蜘蛛毒 / toad ～；phrynin 蟾毒 / viper ～ 蝰蛇毒 / wasp ～黄蜂毒
venomization；**venomotherapy** *n*. 蛇毒疗法
venomosalivary；**venenosalivary** *a*. 毒涎的,毒唾液的
venomotor *a*. 静脉舒缩的
venomous *a*. 毒的,有毒的,分泌毒液的,恶毒的,狠毒的 ‖ ～ly *ad*. / ～ness *n*.
veno-occlusive *a*. 静脉闭塞的
venoperitoneostomy；**Ruotte's operation** *n*. 隐静脉腹膜造口［引流］术
venopressor *a*. 静脉血压的 *n*. 静脉收缩药
Venoruton *n*. 维脑路通
venosclerosis *n*. 静脉硬化
venose *a*. ①有静脉的,静脉的 ②翅脉的 ③具脉的
venosinal *a*. 腔静脉与心房窦的
venosity *n*. ①静脉血过多,静脉血供应充裕 ② 静脉血供应
venostasis *n*. 静脉郁滞,静脉止血法
venostat *n*. 静脉郁滞器
venosus *a*. 具脉的,翅脉的
venothrombotic *a*. 静脉血栓的
venotomy *n*. 静脉切开［放血］术
venous［拉 *venosus*］（简作 V & ven）*a*. 静脉的,(多)脉络的 ‖ ～ cannula 静脉插管 / ～ capillaries 毛细血管 / ～ inflow 静脉输入/ ～ plexus 静脉丛 / ～ pressure 静脉压 / ～pressure montitor 静脉压监测器 / ～ propendens 子宫前倾;悬垂腹 / ～ pulsation 静脉搏功/ ～ pulse 静脉脉搏 / ～ sinus 静脉窦 / ～ stasis 静脉郁滞 / ～ stasis orbitopathy 静脉郁滞性眼眶病变 / ～ stasis retinopathy 静脉郁滞性视网膜病变 / ～ system 静脉系 / ～ thrombosis 静脉血栓形成 / ～ valve 静脉瓣
venous hematocrit（简作 VH & VHC）*n*. 静脉红细胞压积,静脉血细胞比容
venously *ad*. 静脉地
venovenous shunt *n*. 静脉短路
venovenostomy *n*. 静脉静脉吻合术
VENP *n*. 长春新碱,环磷酰胺,甲基苄肼,强的松龙(联合化疗方案)(见 vincristine, endoxan, natulan, prednisolone)
Venritidine［商名］*n*. 文立替丁（组胺 H_2 受体阻滞药）
vent *vt*. 通风,换气（见 ventilate）
n. 通风机,排风扇,通风装置,通气孔（见 ventilator）
a. 室的,心室的,膨胀（见 ventricular）
vent［法 *fente* slit］*n*. ①［气］孔,肛孔,肛门 ②排脓口 *vt*. 给……开孔,排除,发泄,吐露 ‖ vents; alveolar; pulmonic alveolar ～ 肺泡气孔 / common ～ 总口 ‖ ～less *a*. 无孔的,无出口的
vent fib *n*. 心室纤颤（见 ventricular fibrillation）
ventage *n*. 小孔,小口;气孔
ventaire *n*. 盐酸普罗托醇(protodylol hydrochloride)制剂的商品名
venter（复 ventres）［拉 belly］；**gaster**［希］*n*. ①腹，胃 ②子宫 ③窝,凹 ‖ ～ anterior 前腹(指肌的) / ～ anterior musculi digastrici；anterior belly of digastric muscle 二腹肌前腹/ ～ frontalis；frontalis muscle 额肌 / ～ frontalis musculi occipitofrontalis；frontal belly of occipitofrontal muscle 枕额肌额腹 / ～ ilii 髂凹 / ～ imus 腹腔 / ～ inferior 下腹(指肌的) / ～ inferior musculi omohyoidei；inferior belly of omohyoid muscle 肩胛舌骨肌下腹 / ～ medius；thoracic cavity 胸腔 / ～ musculi 肌腹 / ～ occipitalis；occipital muscle 枕腹 / ～ occipitalis musculi occipitofrontalis；occipital belly of occipitofrontal muscle 枕额肌枕腹 / ～ posterior 后腹(指肌的)/ ～ posterior musculi digastrici；posterior belly of digastric muscle 二腹肌后腹 / ～ propendens ①悬垂腹 ②子宫前倾 / ～ renum 肾盂 / ～ scapulae；subscapular fossa 肩胛下窝 / ～ superior 上腹(指肌的) / ～ superior musculi omohyoidei；superior belly of omohyoid muscle 肩胛舌骨肌上腹/ ～ supremus 颅腔
Ventilago leiocarpa Benth.［拉,植药］*n*. 翼核果
ventilate（简作 vent）*vt*. 通风,换气
ventilating suit *n*. 通风服
ventilation *n*.［拉 *ventilatio*］通风,换气 ‖ alveolar ～ 肺泡换气 / collateral ～ 旁路通气 / conventional mechanical ～ 常规机械通气 / downward ～ 向下通风(出口低于进口) / exhausting ～ 抽气通风 / hign-rate low-volume and sinewave ～ 高速率低容量正弦波通气 / inversed ratio ～ 反比通气/mechanical ～ 机械通风 / natural ～ 自然通风 / perflation ～ 进气通风 / plenum ～ 扇入供气 / upward ～ 向上通风(进口低于出口) / vacuum ～ 真空通风(抽出式机械通风) / ～ trachea 换气气管
ventilation index（简作 VI）*n*. 换气指数
ventilator（简作 vent）*n*. 通风机,排风扇,通风装置,通气孔
ventilatorious *a*. 扇形的,气窗状的
ventilatory capacity（简作 VC）*n*. 通气量
ventilatory weaning *n*. 通气中止
ventilation（简作 VE）*n*. 通气,换气;通风装置
ventilometry *n*. 换气测量法
ventose *a*. 膨胀的
ventouse［法］；**cupping glass** *n*. 吸［疗］杯,吸罐,拔罐
ventr *a*. ①腹的 ②腹侧的,前侧的（见 ventral）
ventr- 前缀,意为"腹部或躯体前面","正面"(来自拉丁语 venter)
ventrad；**ventralward** *ad*. 向腹侧,向前
ventral［拉 *ventralis*］（简作 v, V, ventr）*a*. ①腹的 ②膜侧的,前侧的 ‖ ～ abdominal muscle 腹部腹肌 / ～ aorta 腹侧主动脉 / ～ arm plate 腹腕板 / ～ canal cell 腹沟细胞 / ～ canal nucleus 腹沟核 / ～ chain 腹神经链 / ～ column 腹(灰)柱 / ～ comb 腹栉(毛翅目) / ～ condyle 后踝 / ～ cortico spinal tract 皮质脊髓前束 / ～ cutting plate 腹切板 / ～ diaphragm 腹膈 / ～ fin 腹鳍 / ～ fin sinus 腹鳍(淋巴)窦 / ～ funiculus 腹索/ ～ ganglion 腹神经节 / ～ gland 生殖孔周腺,头背腺 / ～ gray column 腹灰柱 / ～ groove 腹面沟 / ～ hysterosomal seta 后半体腹毛 / ～ line 腹线 / ～ lip 腹唇 / ～ mantle lobe 腹套膜叶 / ～ median line 腹中线 / ～ muscle 腹面肌 / ～ nerve chain 腹神经链 / ～ nerve cord 腹神经索 / ～ pharyngeal gland 腹咽腺(蜜蜂) / ～ plate 胚腹板/ ～ pore 腹孔 / ～ ramus of cervical nerve 颈神经前支 / ～ root 前根,脊神经前根 / ～ sac 腹囊 / ～ sacro iliac ligament 骶髂前韧带 / ～ scale 腹壳(介壳虫) / ～ scar 盘突域(介壳虫) / ～ septum 腹膈 / ～ seta 腹毛 / ～ shield 腹板 / ～ sinus 腹窦 / ～ spine 腹刺 / ～ stylet 腹口针(虱) / ～ sucher 腹吸盘 / ～ suture腹缝 / ～ trachea 腹气管 / ～ tracheal commissure 腹气管接索 / ～ tracheal trunk 腹气管干 / ～ transverse tracllea 腹横气管/ ～triangle 顶三角 / ～ tube ①腹管 ②腹管突(弹尾目) / ～ tubercle腹隆起 / ～ valve 腹瓣 ‖ ～y *ad*.
ventral periventricular system（简作 VPS）*n*. 腹侧室周系统
ventral root potential *n*. 前根电位
N ventralis anterior（简作 VA）*n*. 腹前核
N ventralis intermedius（简作 VI）*n*. 腹中间核
ventralward；**ventrad** *ad*. 向腹侧,向前
ventri-；**ventro-*prep***.［拉］［构词成分］腹,腹侧,前
ventriaular ectopic activity（简作 VEA）*n*. 室性异位激动
ventric *n*. 室(如脑室、心室等)（见 ventricle）
a. 室的,心室的,膨胀（见 ventricular）
ventricle［拉 *ventriculus*］（简作 ventric）*n*. 室(如脑室、心室等) ‖ ～ of Arantius 第四脑室终凹(为第四脑室正中沟的终凹,在闩的前方) / ventricles of brain 脑室 / callosal ～；sulcus corporis callosis 胼胝体室,胼胝体沟 / ～ of cerebrum, fourth 第四脑室 / ～ of cerebrum, third 第三脑室 / ～ of cord 脊髓室(中央管) / Duncan's ～；cavum septi pellucidi 邓肯氏室,透明隔腔 / fifth ～ 第五脑室,透明隔腔 / first ～ 第一脑室(侧脑室) / Galen's ～；ventriculus laryngis (Morgagni) 盖仑氏室,喉室 / ventricles of heart 心室 / ～ of larynx of Morgagni；ventriculus laryngis (Morgagni) 喉室 / left ～ 左室(心) / Morgagni's ～；ventriculus laryngis (Morgagni) 喉室 / pineal ～；recessus pinealis 松果隐窝 / right ～ 右室(心) / sixth ～；Verga's ～ 第六脑室,韦尔加氏室(弯窿与胼胝体间的裂隙) / ～ of spinal cord, terminal 脊髓终室 / Sylviu's ～；cavum septi pellucidi 西耳维厄斯氏［脑］室,透明隔腔 / Verga's ～；sixth ～ 韦尔加氏室,第六脑室(穹窿与胼胝体间的裂隙) / Vieussens' ～；cavum septi pellucidi 维厄桑氏室,透明隔腔
ventricles of brain *n*. 脑室
ventricolumna；**ventricornu** *n*. 脊髓前角

ventricornu *n*. 脊髓前角
ventricornual *a*. 脊髓前角的
ventricose *a*. 膨大的,一侧膨出的
ventricose-rostrate *a*. 腹鼓—喙突的
ventricular（简作 vent & ventric）*a*. 室的,心室的,膨胀 ‖ ～ block 心室阻滞 / ～ ganglion ①胃神经节 ②心室神经节 / ～ pressure 心室压 / ～ valve ①心室瓣 ②胃瓣
ventricular activation time（简作 VAT）*n*. 心室激动时间
ventricular aneurysm（简作 VA）*n*. 心室动脉
ventricular arrhythmia（简作 VA）*n*. 室律不齐
ventricular assist devices（简作 VAD）*n*. 心室辅助装置
ventricular asystole *n*. 心室停搏
ventricular gigeminy *n*. 室性二联律
ventricular complex *n*. 心室波
ventricular compliance *n*. 心室顺应性
ventricular defect *n*. 室间隔缺损
ventricular drop *n*. 心室脱漏
ventricular ectopic event（简作 VEE）*n*. 室性异搏
ventricular endodiastolic pressure（简作 VEDP）*n*. 心室舒张末期压
ventricular endodiastolic volume（简作 VEDV）*n*. 心室舒张末期容积
ventricular endosystolic volume（简作 VESV）*n*. 左室收缩末期容积
ventricular fibrillation（简作 vent fib）*n*. 心室纤颤
ventricular fibrillation or cardiac arrest（简作 VFib/CA）*n*. 心室颤动或心脏停搏
ventricular fluid *n*. 脑室液
ventricular fluid pressure（简作 VFP）*n*. 脑室液压力
ventricular flutter *n*. 心室扑动
ventricular function curve（简作 VFC）*n*. 心室机能曲线
ventricular gallop（简作 VG）*n*. 心室性奔马律
ventricular inhibited demand pacemaker *n*. 心室抑制型按需起搏器
ventricular pacemaker *n*. 心室起搏点
ventricular pacing *n*. 心室起搏
ventricular preexcitation *n*. 心室预激
ventricular premature contraction（简作 VPC）*n*. 室性期外收缩
ventricular repolarization *n*. 心室复极
ventricular septal defect（简作 VSD）*n*. 心室间隔缺损
ventricular septal rupture *n*. 室间隔破裂
ventricular standstill *n*. 心室停顿
ventricular stiffness *n*. 心室僵硬
ventricular systole *n*. 心室收缩
ventricular tachyarrhythmia（简作 VTA）*n*. 室性快速型心律失常
ventricular tachycardia（简作 VT）*n*. 室性心动过速
ventricular-triggered demand pacemaker *n*. 心室触发型按需起搏器
ventricularis *n*. 室肌(喉)
ventriculitis *n*. 脑室炎
ventriculo-[拉 *ventriculus*, ventricle 室][构词成分] *prep*. 室(脑室,心室)
ventriculo-atrial（简作 VA）*a*. 心室心房的,房室的
ventriculocentesis *n*. ①脑室穿刺术 ②心室穿刺术
ventriculocisternostomy *n*. 脑室脑池造口[引流]术
ventriculocordectomy *n*. 喉室声带切除术
ventriculogram *n*. ①脑室造影照片 ②心室造影照片
ventriulography *n*. ①脑室造影术 ②心室造影术
ventriculomastoidostomy *n*. 脑室乳突造口 [引流]术
ventriculomegaly *n*. 巨脑室,脑室扩大
ventriculometry *n*. 脑室压测量法
ventriculonector [*ventriculo-* + 拉 *nector joiner*] *n*. 房室束
ventriculophasic atrial arrhythmia *n*. 室相性房性心律不齐
ventriculophasic sinus arrhythmia *n*. 室相性窦性心律不齐
ventriculopuncture *n*. ①脑室穿刺术 ②心室穿刺术
ventriculoscope *n*. 脑室镜
ventriculoscopy *n*. 脑室镜检查
ventriculostium *n*. 脑室瘘
ventriculostomy *n*. 脑室造口[引流]术
ventriculosubarachnoid *a*. 脑室[与]蛛网膜下腔的
ventriculotomy *n*. ①脑室切开术 ②心室切开术
ventriculus *n*.（复 ventriculi）[拉 dim. of *venter* belly] ①胃 ②中肠 ③室 ‖ ～ bilocularis; bilocular stomach 双腔胃,葫芦胃 / ～ cerebelli 小脑室 / ～ cerebri 脑室 / ～ cerebri lateralis 大脑侧室,侧脑室 / ～ cordis 心室 / ～ dexter cordis 右心室 / ～ laryngis (Morgagni) 喉室 / ～ laryngis lateralis 喉侧室 / ～ laryngis medianus 喉中室 / ～ lateralis cerebri 侧脑室 / ～ medius; third ventricle 中间脑室,第三脑室 / ～ opticus 视叶室,视泡腔(胚) / ～ quartus cerebri 第四脑室 / ～ quintus; cavum septi pellucidi 第五脑室,透明隔腔 / ～ sinister cordis 左心室 / superior colic ～ 上结肠室(盲肠升结肠与一部分横结肠的总称) / ～ terminalis 终室 / ～ terminalis medullae spinalis 脊髓终室 / ～ tertius cerebri 第三脑室
ventricumbent [*ventri-* + 拉 *cumbere* to lie] *a*. 伏卧的
ventridorsal *a*. 腹背(侧)的
ventriduct *vt*. 引向腹侧
ventriduction *n*. 腹侧牵引
ventriflexion *vt*. 前屈
ventrifixation; ventrofixation *n*. 子宫悬吊术
ventrifixure; ventrifixation *n*. 子宫悬吊术
ventriflexion *n*. 前屈
Ventrifossa divergens（Gilbert et Hubbs）*n*. 歧异凹腹鳕(隶属于长尾鳕科 Macrouridae)
ventriloquism *n*. 口技
ventriloquist *n*. 口技表演者
ventrimenson *n*. 腹中线
ventrimesal *a*. 腹中线的
ventrimeson *n*. 腹中线
ventripyramid *n*. [延髓]前锥体
ventrite *n*. 节腹面(昆虫)
ventro-; ventri-[拉 *venter* belly or abdomen 腹] *n*. 腹,腹侧,前
ventro-inguinal *a*. 腹腹股沟的
ventrobasal（简作 VB）*a*. 腹基底的
ventrobulbar *n*. 室泡
Ventrocaudalis externus nucleus of thalamus（简作 VCE）*n*. 丘脑腹尾外侧核
ventrocaudalis internus nucleus of thalamus（简作 VCI）*n*. 丘脑腹尾内侧核
ventrocephalad *n*. 下前向
ventrocystorrhaphy *n*. 膀胱腹壁缝术
ventrodorsad *n*. 向腹背
ventrodorsal *a*. 腹背[侧]的
ventrodorsal（简作 Vd）*n*. 腹背侧,后前位(照相位)
ventrofixation *n*. 子宫悬吊术
ventrohysteropexy *n*. 子宫腔壁固定术
ventrolateral *a*. 腹外侧的 ‖ ～ hypothalamus 视丘下部的腹外侧
ventro-lateral lip *n*. 腹侧唇
ventromedial nucleus of the hypothalamus *n*. 下丘脑腹侧正中核
ventromedian *a*. 腹侧正中的 ‖ ～ hypothalamus 视丘下部的腹中侧
ventromyel *n*. 脊髓前部,脊髓前角部
ventroposterior *a*. 腹侧[与]后部的
ventroptosia; gastroptosia *n*. 胃下垂
ventroptosis; ventroptosia gastroptosia *n*. 胃下垂
ventroscopy *n*. 腹腔镜检查
ventrose [拉 *ventrosus*] *a*. 腹状膨凸的
ventrosity *n*. 腹状膨凸
ventrosuspension ; ventrofixation *n*. 子宫悬吊术
ventrotomy; celiotomy *n*. 剖腹术
ventrovalvulae *n*. 腹瓣
ventro-ventral ray *n*. 腹腹辐肋
ventrovesicofixation uteri: hysterocystopexy *n*. 膀胱子宫腹壁固定术
ventrovesicofixation *n*. 膀胱子宫腹壁固定术
venture *n*. 冒险,投机 *vt*. *vi*. 冒险,敢,敢于,大胆进行 ‖ at a ～ 碰运气地,随便地 / draw a bow at a ～ 猜测 / nothing ～ed, nothing gained 不入虎穴,焉得虎子
venturesome *a*. 大胆的,冒险的
venturi pump *n*. 文丘里泵(玻切器)
venturi style mask *n*. 通气式面罩,文丘里式面罩
Venturiaceae *n*. 黑星菌科(一种菌类)
venturia inaequalis (apple scab) *n*. 苹果黑星菌
venturimeter [G. B. Venturi 意物理学家 1746—1822 + 希 *metron* measure] *n*. 文丘里氏流量计
venturous *a*. 好冒险的,大胆的;危险的
venue *n*. 犯罪地点,审判地点,集合(聚会)地点
venula（复 *renulae*）[拉]; **venule** *n*. ①小静脉,微静脉 ②支脉(昆虫) ‖ ～ nasalis retinae inferior 视网膜鼻侧下小静脉 / ～ nasalis retinae superior 视网膜鼻侧上小静脉
venulae retae renis *n*. 肾直小静脉
venulae stellatae *vt*. 星状小静脉 ‖ ～ temporalis retinae inferior 视网膜颞侧下小静脉 / ～ temporalis retinae superior 视网膜颞侧上

小静脉
venulae（单 venula）［拉］ ***n***. 小静脉
venular ***a***. 小静脉的
venule［拉 venula］ ***n***. ①小静脉 ②支脉(昆虫)
venules ***n***. 支脉(昆虫)
vennulitis ***n***. 小静脉炎 ‖ cutaneous necrotizing ~ 皮肤坏死性小静脉炎
Venus ***n***. 金星，维纳斯 ‖ ~ observa 爱神正看式(性交的一种方式，即面对面性交)
Venus foveolata（Soewrby） ***n***. 白帘蛤(隶属于帘蛤科 Veneridae)
Venus's girdle ***n***. 带栉
VEOG ***n***. 眼向量电位图（见 vector-electrooculography）
VEP ***n***. 视觉诱发电位（见 visual evoked potential）
VEP visual evoked potential ***n***. 视诱发电位
Vepesid ***n***. 依托泊甙(etoposide)制剂的商品名
Vepricardium sinense（**Sowerby**）***n***. 中华鸟蛤(隶属于鸟蛤科 Cardiidae)
VER ***n***. 形式；说明；版本（见 versions）/ electronic reactor ***n***. 视觉诱发反应（见 visual evoked response）
ver ***vt***. 对，逆，反对(见 versions)
Ver ***n***. 戊脉安（见 verapamil）
VERA ***n***. 多用途反应器(堆)装置（见 versatile reactor assembly）***n***. 视频电子记录装置（见 vision electronic recording apparatus）
Veracillin ***n***. 双氯西林钠，双氯青霉素钠(dicloxacillin sodium)制剂的商品名
Veracious ***a***. 诚实的，真实的，确凿的，可靠的 ‖ ~ly ***ad***. / ~ness ***n***.
veracity ***n***. 真实(性)，准确(性)，讲实话，诚实
Veradolin［商名］***n***. 维拉朵林（镇痛药）
Veraguth's fold［Otto 瑞士神经病学家 1870—1940］费腊古特氏皱襞(忧郁症时上睑外侧 1/3 的皮肤呈斜角形皱襞)
Veralipride ***n***. 维拉必利（多巴胺拮抗药）［商名］
vera e mon ***n***. 凡拉蒙(巴比妥与氨基比林的合剂)
veranda(h) ***n***. 游廊，走廊；阳台
Verapamil（简作 Ver）［商名］***n***. 戊脉安，异搏定，异搏停（抗心律失常药）
Verapamil hydrochloride［商名］***n***. 盐酸维拉帕米(冠状动脉扩张药)
Verasper moseri（**Jordan et Gilbert**）***n***. 条斑星鲽(隶属于蝶科 Pleuronectidae)
veratralbine ***n***. 白藜芦碱
veratramine ***n***. 藜芦胺
veratria；**veratrine** ***n***. 藜芦碱
veratric acid ***n***. 藜芦次碱(神经兴奋药，心脏抑制药)
veratridine ***n***. 无定形藜芦碱（绿藜芦中含有的一种生物碱）
veratrine；**veratria** ***n***. 藜芦碱 ‖ ~ mixture 藜芦混碱
veratrinize；**veratrize** ***n***. 藜芦化(用藜芦碱治疗)
veratroidine ***n***. 藜芦次碱
veratrole ***n***. 藜芦醚，邻二甲氧基苯
veratrosine ***n***. 藜芦胺葡萄糖甙
Veratrum（Tourn.）L.［拉，植药］***n***. 藜芦属 ‖ ~ album L. 白藜芦，蒜藜芦 / ~ alkaloids 藜芦生物碱 / californicum；~ speciosum 加州藜芦 / ~ cevadilla 麦藜芦 / ~ dahuricum Loes. f. 兴安藜芦 / ~ grandiflorum（MaXim.）Loes.f.［拉，植药］毛叶藜芦 / ~ japonica 日本藜芦 / ~ maackii Regel. 毛穗藜芦 / ~ mengtzeanum Loes. f. 蒙自藜芦 /nigrum 黑藜芦 / ~ puberulum Loes. f. 毛叶藜芦 / ~ schindleri Loes. f. 天目藜芦 / ~ viride 绿藜芦 / ~ nigrum L. 藜芦 / ~ schindleri Loes.f. 牯岭藜芦 / ~ stenophyllum Diels 狭叶藜芦 / ~ taliense Loes.f. 大理藜芦 / ~ thapsus. 毛葵花
Verazide［商名］***n***. 维拉烟肼（抗结核药）
verb（简作 v）***n***. 动词 ***a***. 动词的动词性质的
verbal；**verbum**［拉］***a***. 口头的，用字上的，动词的 ***n***. 动词的非谓语形式 ‖ ~ly ***ad***. 词句上，言语上，口头上，逐字地
verbal abuse ***n***. 辱骂
verbal comprehension factor（简作 V factor）***n***. 言语理解因子(心理学)
verbatim ***ad***. 逐字地，(完全)地 ***a***. 逐字，照字面的
Verbena ***n***. 马鞭草属植物 ‖ ~ officinalis 马鞭草
Verbenaceae ***n***. 马鞭草科
verbi gratia［拉］（简作 vg，v.g.）***vt***. 例如
verbiage ***n***. 冗词，赘语，措词
verbigeration；**verbigeratio**；**catalogia** ***n***. 言语重复
verbomania；**insane talkativeness** ***n***. 饶舌癖
verbose ***a***. 噜苏的，累赘的，冗长的 ‖ ~ly ***ad***. / verbosity ***n***.
verbal［拉 *verbum*］（简作 V）***a***. ①言语的，词句的 ②口述的，口头的 ③逐字的，照字面
verbal auditory screen for children（简作 VASC）***n***. 儿童语言听觉屏幕
verbal comprehension factor（简作 VF）***n***. 语言理解因子
verbal-emotional stimulus（简作 VE）***n***. 语言情绪性刺激
verbascose ***n***. 毛蕊花糖
Verbascum L.［拉］***n***. 毛蕊花属果 ‖ ~ longifolium Tenore. 长叶毛蕊属 / ~ phlomoides L. 蛾毛蕊花，抱茎毛蕊花 / ~ thapsiformis Schraeder；~ densiflorum 黄毛蕊花，毡毛毛蕊花 / ~ thapsus L. 毛蕊花，毒鱼草
Verbena L. ***n***. 马鞭草属
verbenol ***n***. 马鞭草烯醇
verbenone ***n***. 马鞭草烯酮
verbigeration［拉 *verbigerare* to chatter］；catalogia ***n***. 言语重复
verbomania［拉 *verba* word + 希 *mania* madness］；**insane talkativeness** ***n***. 饶舌癖，多言狂
verbotonal ***a***. 言语音调的
vercyte ***n***. 哌泊溴烷(pipobroman)制剂的商品名
VERDAN ***n***. 通用数字分析机（见 versatile digital analyzer）
verdant ***a***. 青翠的，嫩绿的，生疏的，不老练的，无经验的
verde nerveuse ***n***. 神经梅毒
verdict ***n***. ①意见 ②判断，定论
verdigris ***n***. 铜绿 ‖ crystallized ~ ；distilled ~ 结晶铜绿，提纯铜绿
verdo-［拉］［构词成分］绿，绿色
verdo bemoglobin ***n***. 胆绿蛋白
verdoflavin ***n***. 草绿黄素(类似核黄素的物质)
verdohematin ***n***. 高铁胆绿素
verdohemin ***n***. 氯铁胆绿素
verdohemochromogen ***n***. 血绿原，胆绿血色原
verdohemoglobin ***n***. 胆绿蛋白，胆珠蛋白
verdoperoxidase［法 *vert* green + *peroxidase*］***n***. 绿过氧化物酶，髓过氧化物酶
verdu Cayor；**tumbu-fly**；**Cordylobia anthrophaga** ***n***. 嗜人瘤蝇
Verdun depression rating scale（简作 VDRS）***n***. 凡尔登抑郁(症)等级标度
verdunization ***n***. 凡尔登消毒法(加微量氯及高超酸钾于水中以行消毒)
verdure ***n***. 葱绿，新鲜 ‖ ~less 没有草木的
VARE ***n***. 右眼视力，右眼视敏度（见 visual acuity of right eye）
Verga's groove［Andrea 意神经病学家 1811—1895］***n***. 韦尔加氏沟(泪沟) ‖ ~ ventricle 韦尔加氏室，第六脑室(穹窿与胼胝体间的裂隙)
verge ***n***. 边缘界限，环，圆周 ***vi***. 接近，濒于；趋向，延伸 ‖ anal 痔环 / bring sb. to the ~ of 使某人濒于 / ~ bord 挡风板，山头封檐板 / on the ~ of 即将
vergence［拉 *vergere* to be inclined］***n***. ①［眼］倾向 ②聚散度 ③［眼］转向 ‖ ~ movement 散开运动，转向运动 / ~ nystagmus 转动性眼球震颤 / ~ reflex 分离性注视反射
vergency；**vergence** ***n***. ［眼］倾向，［眼］转向
vergens［拉］***a***. ［眼］倾向的，［眼］转向的 ‖ ~ deorsum［眼］下转的 / ~ sursum［眼］上转的
verger prism ***n***. 同视棱镜，融合棱镜
vergeture ***n***. 萎缩纹
verifiable ***a***. 可证实的，可检验的，可考证的，可核实的 ‖ verifiablity ***n***. / ~ness ***n***.
verification ***vt***. 检验，核实，考证，证实，实现
Verilopam ***n***. 维拉洛泮（镇痛药）［商名］
verily ***ad***. 真正地，毫无疑问地，肯定地，确信地
-verine［构词成分］– 维林（1998 年 CADN 规定使用此项名称，主要系指平滑肌解痉药卡罗维林［Carovirine］，如地那维林［Denaverine］、帕吉维林［Pargevirine］等）
Verhoeff's operation［Frederick Herman 美眼科学家 1874 生］维尔赫夫氏手术(视力网膜剥离的巩膜切开术)
verify（简作 vfv）***vt***. 证实，验证，检验 ‖ verifiable ***a***. 可证实的，可检验的，可核实的 / verification ***n***.
Veriloid ***n***. 维里洛伊德(成药，绿黎芦总生物碱)
veripaque ***n***. 钡灌肠辅助用药
veritable ***a***. 确实的，真正的，名符其实的 ‖ ~ness ***n***. / veritably ***ad***.
Verity ***n***. 真实性，真理，事实，诚实可靠
Virlukast ***n***. 维鲁司特（抗过敏药，平喘药）
Vermale's opeation［Raymond de 18 世纪法外科医师］韦马耳氏手术(双瓣贯穿切断术)
vermes ***n***. 蠕虫类
vermetoid ***a***. 蠕虫样的

vermi-[拉 *vermis* worm 虫][构词成分] ***n***. 蠕虫,虫
vermian ***a***. 小脑蚓部的,似蠕虫的,蠕虫状的
vermicelli ***n***. 细面条,粉丝
vermicidal ***a***. 杀蠕虫的,杀肠虫的
vermicide[*vermis* + 拉 *caedere* to kill] ***n***. 杀蠕虫药,杀肠虫药
vermicella ***n***. 线蛇属
vermicular[拉 *vermicularis* from *vermis* worm] ***a***. 蠕虫样的
vermiculate ***a***. 蠕虫形的
vermiculation[拉 vermicultio from vermis worm] ***n***. 蠕动
vermicule ***n***. ①小蠕虫 ②虫样体 ‖ traveling ~ 动合子
vermiculose; **vermiculous** ***a***. ①蠕虫样的 ②患蠕虫病的
vermiculus ***n***. ①小蠕虫 ②虫样体
vermiform ***a***. 蠕虫样的,蛆形,蚓状的 ‖ ~ appendix 阑尾 / ~ process 阑尾
vermifugal ***n***. 驱(肠)虫药,驱(蠕)虫药 ***a***. 驱[蠕]虫的
vermifuge ***a***. 驱[蠕]虫的 ***n***. 驱[蠕]虫药
vermifugum ***n***. 驱[蠕]虫药
vermilingual ***a***. 有虫样舌的
vermilion(简作 V) ***n***. [拉 *vermilium*]; cinnabar; mercuric sulride ***n***. 朱砂,银朱,硫化汞(染料) ‖ ~ border 红唇
vermilionectomy ***n***. 唇红缘切除术
vermin[拉 *vermis* worm] ***n***. 虫,体外寄生虫(如虱、臭虫、蚤等)
verminal ***a***. 蠕虫的,虫的
vermination[拉 *verminatio*] ***n***. 蠕虫病,虫病
verminosis ***n***. 蠕虫病,虫病
verminotic ***a***. 蠕虫病的,虫病的
verminous[拉 *verminosus*] ***a***. 蠕虫的,害虫孳生的
vermiphobia; **helminthophobia** ***n***. 蠕虫恐怖
Vermipsylla ***n***. 蠕形蚤属 ‖ ~ alakurt 花蠕形蚤 / ~ asymmetrica 不齐蠕形蚤 / ~ lunata 新月蠕形蚤 / ~ minuta 微小蠕形蚤 / ~ parallela 平行蠕形蚤 / ~ perplexa centralasia 似花蠕形蚤中亚亚种
Vermipsyllidae ***n***. 蠕形蚤科
vermis[拉] ***n***. ①蠕虫,肠虫 ②蚓部 ‖ ~ cerebelli 小脑蚓部 / inferior ~ 下蚓部(小脑) / superior ~ 上蚓部(小脑)
vermix; **vermiform appendix** ***n***. 阑尾
Vermiculite[化学] ***n***. 金精石
Vermiculitum[拉,化学] ***n***. 金精石
vermography ***n***. 阑尾[X 线]造影术
verm(o)uth ***n***. 苦艾酒,味美思酒
vermox ***n***. 甲苯咪唑,甲苯达唑(mebendazole)制剂的商品名 ***a***. ①春天的,春天发生的 ②青春的
vernacular ***n***. 本国语,本地话,土话,方言 ***a***. 本国(语)的,土语的,方言的
vernal ***a***. 春性的,春天的,春天似的,清新的,青春的 ‖ ~ catarrh 春季卡他性结膜炎 / ~ conjunctivitis 春季结膜炎,春季卡他性结膜炎 ‖ ~ly ***ad***.
vernalization ***n***. 春化作用;春化处理
vernalize ***vt***. 春化,使加速开花结果
vernal plant ***n***. 春性植物
vernamycin ***n***. 春霉素
vernantia ***vt***. 蜕皮
Vernes' test[Arthur 法医师 1879 生] ***n***. 韦尔恩氏试验(检梅毒、结核病) ‖ ~ resorcin test 韦尔恩氏雷琐辛试验(检结核病)
Verner-Morrison syndrome(**John V. Verner**; **Ashton B. Morrison**) ***n***. 韦—莫综合征(一种罕见的大量水泻、低血钾和胃酸缺乏综合征,通常伴有血管活性肠多肽含量过多,系因胰内血管活性肠多肽肿瘤[vipoma]所致。亦称致腹泻综合征,胰性霍乱或胰性霍乱综合征和 WDHA 综合征)
Verneuil's canals[Aristide August 法外科医师 1823—1895] ***n***. 韦尔讷伊氏管(静脉侧支) ‖ ~ disease 韦尔讷伊氏病(梅毒性黏液囊病) / ~ neuroma; plexiform neuroma 韦尔讷伊氏神经瘤,丛状神经瘤 / ~ operation 韦尔讷伊氏手术(髂部结肠切开术)
Vernet's syndrome(Maurice Vernet) ***n***. 韦内综合征(第九,十,十一脑神经麻痹,由于颈静脉孔区损害所致,亦称颈静脉孔综合征)
vernier[Pierre Vernier 法物理学家 1580—1637] ***n***. 游标,游标尺
vernin ***n***. 蚕豆嘌呤核甙,蚕豆腺嘌戊糖甙
vernix[拉]; **varnish** ***n***. ①护漆,清漆 ②涂剂 ‖ ~ caseosa; cheesy varnish 胎儿皮脂
vernonin ***n***. 斑鸠菊素
vernosum ***n***. 阴道海绵体
vero cells ***n***. 维罗细胞(来源于正常非洲绿猴肾的异倍体细胞,供检验病毒等用之)
Verocainine[商名] ***n***. 维罗卡宁(抗心律失常药)
Verofylline[商名] ***n***. 维罗茶碱(支气管扩张药)
Verocay bodies[José 捷病理学家 1876—1927] ***n***. 维罗凯氏体(神经纤维瘤的细胞漩涡)
verodegen; **gitalin** ***n***. 佛罗迪京,吉他林(洋地黄中的一种甙)
vérole[法]; syphilis ***n***. 梅毒 ‖ ~ nerveuse; neurosyphilis 神经梅毒
veronal ***n***. 佛罗拿,二乙基巴比土酸(一种安眠药)
vernonal buffer ***n***. 凡罗那缓冲液,巴比妥钠缓冲液
veronal buffered oxalated saline solution(简作 **VBOS**) ***n***. 巴比妥缓冲草酸盐生理食盐溶液
veronal-buffered saline solution(简作 VBS) ***n***. 巴比妥缓冲生理盐水溶液
Vernonia andersonii Clarke[拉,植药] ***n***. 毒根斑鸠菊
Vernonia aspera(**Roxb.**)**Buch. Ham.**[拉,植药] ***n***. 糙叶斑鸠菊
Vernonia cinerea(**L.**)**Less.**[拉,植药] ***n***. 夜香牛
Vernonia patula(**Ait.**)**Merr.**[拉,植药] ***n***. 咸虾花
Vernonia Schreb.[William Vernon 17 世纪英植物学家] ***n***. 斑鸠菊属 ‖ ~ anthelmintica / ~ edulis L. 斑鸠菊 / ~ nigritiana 黑斑鸠菊
Vernonia solanifolia Benth.[拉,植药] ***n***. 茄叶斑鸠菊
Veronica L. 婆婆纳属 ‖ ~ agrestis L. 婆婆纳 / ~ anagallis L. 水苦荬 / ~ beccabunga L. 茶苦荬,有柄水苦荬 / ~ ciliata Fisch 长果婆婆纳 / ~ didyma Tenore 婆婆纳 / ~ incana L. 白婆婆纳 / ~ javanica Bl.[拉;植药]多枝婆婆纳 / ~ officinalis 药用婆婆纳 / ~ peregrina L.[拉,植药]蚊母草 / ~ persica Poir. 阿拉伯婆婆纳 / ~ serpyllifolia L. 小婆婆纳 / ~ sibirica L.; Leptandra sibirica Nutt. 草本威灵仙 / ~ Spuria L. 轮叶婆婆纳 / ~ undulata Wall.[拉,植药]水苦荬 / ~ virgica; Veronicastrum virginicum 北美草本威灵仙
Veronicastrum Heist. ex Fabr. 草本威灵仙属 ‖ ~ caulopterum (Hance) Yamazaki 四方麻 / ~ latifolium (Hemsl.) Yamazaki[拉,植药]宽叶腹水草 / ~ sibiricum (L.) Pennell 草本威灵仙 / ~ virginicum; Leptandra virginica 北美草本威灵仙
Verruca(复 verrucae)[拉] ***n***. 疣,瘊 ‖ ~ acuminata 尖锐湿疣 / ~ digitata 指状疣 / ~ filiformis 丝状疣 / ~ glabra 平滑疣 / ~ gyri hippocampi 海马回结节 / ~ juvenilis; juvenile wart 青年疣 / ~ mollusciformis; condyloma 软疣,湿疣 / ~ necrogenica; anatomical tubercle; dissection tubercle; postmortem wart; ~ tuberculosa 尸毒性疣 / ~ peruana; ~ peruviana; verruga peruana 秘鲁疣 / ~ plana; ~ plana juvenilis 扁平疣,青年扁平疣 / ~ plana senilis 老年扁平疣 / ~ plantaris 足底疣 / ~ senilis; ~ seborrhoeica 老年疣 / ~ simplex 单纯疣 / ~ tuberculosa; ~ necrogenica 结核性疣,尸毒性疣 / ~, veneral 尖锐湿疣,性病湿疣 / ~ vulgaris 寻常疣
Verruca vulgaris virus = Human infectious warts virus ***n***. 人乳头瘤病毒
verrucae(单 verruca)[拉] ***n***. 疣,瘊 ‖ ~ vulgaris 寻常的疣
Verrucariaceae ***n***. 疣衣菌科(一种菌类)
Verrucariaceae ***n***. 瓶口衣科(一种地衣类)
verrucarin A(简作 **VA**) ***n***. 疣孢菌素 A
verruciform[拉 *verruca* wart + *forma* form] ***a***. 疣状的
verruca ***n***. ①毛瘤 ②肉赘,疣,瘊
verruco-[拉][构词成分]疣
verrucoid ***a***. 疣样的
Verrucomicrobium Schlesner ***n***. 疣微菌属
Verrucomicrobium spinosum Schlesner ***n***. 多刺疣微菌
Verrnucosa conjunctivitis ***n***. 疣性结膜炎
verrucose[拉 verrucosus] ***a***. 有疣的,疣的,多疣状突起的 ‖ ~ vaginitis 疣状阴道炎
verrucosis ***n***. 疣病
verrucous; **verrucose** ***a***. 有疣的,疣的
verruga[西]; **verruca**; **wart** ***n***. 疣,瘊 ‖ ~ peruana 秘鲁疣
vers-构词成分,意为"转","转变"(来自拉丁语 versus)
Vers ***vt***. 对,逆,反对(见 versions)
Versapen ***n***. 海他西林(hetaciollin)制剂的商品名
versatile ***a***. 多才多艺的,多方面的,万用的,通用的 ‖ ~ly ***ad***. / versatility ***n***. 多面性
versatile anthers ***n***. 丁字形花药
versatile digital analyzer(简作 VERDAN) ***n***. 通用数字分析机
versatile reactor assembly(简作 VERA) ***n***. 多用途反应器(堆)装置
verse ***n***. 诗句,韵文 ***vt***. 用诗表达,作诗
Versed ***n***. 咪达唑仑(midazolam)制剂的商品名
versed ***a***. 熟练的,精通的,通晓的
versenate ***n***. 维尔烯酸盐
Versetamide[商名] ***n***. 维塞胺(诊断用药)
versico-[拉][构词成分]

versicolor［拉 *vertere* to turn ＋ *color* color］***a*.** 变色的,杂色的,多色的,花斑的
Versicolorous swallowwort［植药］***n*.** 蔓生白薇
versification ***n*.** 作诗(法),诗体,韵律
versifier ***n*.** 打油诗人,作诗者
versify ***vt*.** 作诗,用诗表达,把(散文)改写成诗
version［拉 *versio*］***n*.** ①翻译,译本,译文 ②转向,转位 ③［胎位］倒转术(是用转动胎儿,使不利于分娩的胎位转变为有利于分娩的胎位。根据倒转的目的,可分为头式倒转术即为头先露;臀式倒转术即为臀先露。根据倒转的方法可分为外倒转术,内倒转术及内外复合倒转术) ④［子宫］倾侧(如前倾、后倾、侧倾等) ‖ abdominal ～ ; external ～ 外倒转术 / anopelvic ～ 肛门胎臀倒转术 / bimanual ～ 内外倒转术 / bipolar ～ 两极倒转术 / Braxton-Hicks' ～ ; Hicks' ～ 布—希二氏倒转术,希克斯氏倒转术(内外足倒转术) / cephalic ～ 胎头倒转术 / combined ～ 内外倒转术 / external ～ 外倒转术 / forced ～ ; accouchement force 强力倒转术 / Hicks' ～ 希克斯氏倒转术(内外足倒转术) / internal ～ 内倒转术 / pelvic ～ 胎臀倒转术 / podalic ～ 胎足倒转术 / Potter ～ 波特氏慎倒转术(及时胎足倒转术) / prophylactic ～ 预防性倒转术 / spontaneous ～ 自动倒转 / Wigand' ～ 维甘德氏倒转术(横位胎儿外倒转术
version ***n*.** 两眼共同运动,同向运动 ‖ ～ movement 共同运动 / ～ phoria ①倾侧隐斜 ②隐斜参差 / ～ reflex 共同性注视反射
version, lingual; versio lingualis ***n*.** 舌向错位
version, fetal ***n*.** 胎位倒转术
versions(简作 VER) ***n*.** 形式;说明;版本
versonian cell ***n*.** 威氏细胞(顶细胞)
versus［拉］(简作 v & V & ver & Vers) ***vt*.** 对,逆,反对
Vert ***a*.** ①脊椎状的 ②有脊椎的(见 vertebrated)
***n*.** ①顶,头顶 ②涡(见 vertex)
***a*.** ①垂直的,顶的,头顶的 ② ***n*.** 垂直线(见 vertical)
vert(简作 v) ***vt*.** 倾倒,倾转
vert-构词成分,意为"转";"转变"(来自拉丁语 verto)
vertebra(复 vertibrae)［拉］(简作 Vert) ***n*.** 椎骨,脊椎 ‖ basilar ～ 基椎,末腰椎 / cervical ～ 颈椎 / coccygeal ～ 尾椎 / cranial ～ 颅椎 / ～ dentata 枢椎 / dorsal ～ ; thoracic ～ 胸椎 / false ～ 假椎(骶尾椎) / vertebrae, flexion 屈伸椎(第一、二颈椎除外) / lumbar ～ 腰椎 / ～ magnum; sacrum 骶骨 / odontoid ～ 枢椎(第二颈椎) / ～ plana 扁平椎 / ～ plana osteonecrotica 骨坏死性扁平椎 / primitive ～ 原椎(胚) / vertebrae prominens 隆椎(第七颈椎) / vertebrae, rotation 旋转椎,第一、二颈椎 / vertbrae sacrales 骶椎,荐椎 / vertebrae spurae; false ～ 假椎(骶尾椎) / sternal ～ ; sternebra 胸骨节,胸杠 / vertebrae thoracales 胸椎 / toothed ～ 枢椎(第二颈椎) / tricuspid ～ 三尖椎(四足兽的第六颈椎) / true ～真椎 / vertebrae verae; true ～ 真椎
vertebradymia ***n*.** 脊柱联胎畸形
vertebrae(单 vertebra)［拉］***n*.** 椎骨,脊椎
vertebral［拉 vertebralis］***a*.** 椎骨的,脊椎的 ‖ ～ arch 椎弓 / ～ artery 椎动脉 / ～ body 椎体 / ～ canal 椎管 / ～ column 脊柱 / plate 椎板 / ～ prominence 隆椎(第七颈椎) / ～ rib 椎肋 / ～ vein 椎静脉
vertebral angiography(简作 VAG) ***n*.** 椎动脉造影
vertebral artery(简作 VA) ***n*.** 椎动脉
Vertebralina d'orbigny ***n*.** 椎骨虫属
Vertebralina striata d'orbigny ***n*.** 纹椎骨虫
vertebrarium［拉］; **spinal column** ***n*.** 脊柱
vertebrarium, anus, cardia, trachea, esophagus kidneys limbs(简作 VACTEKL) ***n*.** 脊柱、肛门、心脏、气管、食道、肾脏、肢体
vertebrarterial ***a*.** 椎动脉的
Vertebrata ***n*.** 脊椎动物门 ***a*.** 有椎骨的,脊椎动物的
vertebrate［拉 *vertebratus*］***a*.** 有脊椎的 ***n*.** 脊椎动物 ‖ notochordal ～ 有脊索脊动物
vertebrate column ***n*.** 脊柱
vertebrated(简作 Vert) ***a*.** ①脊椎状的 ②有脊椎的
vertebrectomy ***n*.** 椎骨切除术
vertebro-［拉 *vertebra* from vertere to turn］***n*.** 椎骨,脊椎
vertebro-arterial; vertebrarterial ***a*.** 椎动脉的
vertebrobasilar ***a*.** 脊椎基底动脉的
vertebrobasilar insufficiency(简作 VBI) ***n*.** 椎基底动脉功能不全
vert ebrochondral ***a*.** 椎骨肋软骨的
vertebrocostal ***a*.** 椎肋的
vertebrodidymia［vertebra ＋ 希 didymos twin］***n*.** 脊柱联胎畸形
vertebrodidymus ***n*.** 脊柱联胎
vertebrodymus; vertebrodidymus ***n*.** 脊柱联胎
vertebrofemoral ***a*.** 椎骨的
vertebro-iliac ***a*.** 椎髂的
vertebromammary ***a*.** 椎骨乳房的
vertebrosacral ***a*.** 椎骶的
vertebrosternal ***a*.** 椎骨胸骨的
verted retina ***n*.** 非倒转型视网膜(动物)
Verteporfin ***n*.** 维替泊芬(光增敏药)
vertex(复 vertices)［拉］(简作 V & Vert) ***n*.** ①顶,头顶 ②涡 ‖ ～ capsomere 顶角衣壳子粒 / ～ coccygeus 尾毛涡 / ～ cordis 心尖 / ～ corneae 角膜顶 / ～ cranii 颅顶 / ～ cranii ossei 颅骨顶 / ～ distance 顶距(平视时从眼镜片后面至角膜顶点的距离) / ～ of lens 透镜顶 / ～ power 顶点屈折力 / ～ presentation 头先露 / ～ refraction 镜顶屈光度 / ～ vesicae urinariae ; apex vesicae urinariae 膀胱顶,膀胱尖
vertexal ***a*.** 头顶的
vertical(简作 Vert) ***a*.** 垂直的,顶的,头顶的 ***n*.** 垂直线 ‖ ～ axis 垂直轴 / ～ bar 直条 / ～ bristle 顶鬃 / ～ cephalic bristle 顶鬃/ ～ deviation 垂直性偏斜 / ～ diameter 垂直径 / ～ diplopia 垂直复视 / ～ disparity 垂直性视差,垂直性偏位 / ～ divergence 垂直偏斜 / ～ gaze palsy 垂直性注视麻痹 / ～ hemianopia 垂直性偏盲/ ～ heterophoria 垂直性隐斜 / ～ meridian 垂直经线,垂直子午线/ ～ movement 垂直运动 / ～ nystagmus 垂直性眼球震颤 / ～ parallax 垂直性视差 / ～ orbit 顶眶 / ～ phoria 垂直性隐斜 / ～ plane 垂直面,矢状面 / ～ projection 垂直投影 / ～ protrusive tracing 垂直前伸轨迹 / ～ squint 垂直性斜视 / ～ steal 垂直窃流/ ～ strabismus 垂直性斜视 / ～ transmission 垂直传递,垂直传播,垂直感染(指通过胎盘或在分娩时由母体传给胎儿) / ～ triangle 单眼三角区 / ～ vergence 垂直异向运动 / ～ vertigo 垂直视性眩晕 ‖ ～ly ***ad*.** / ～ness ***n*.**
vertical data processing(简作 VDP) ***n*.** 垂直数据处理
vertical format unit(简作 VFU) ***n*.** 垂直走纸格式控制器
verticalis［拉］; perpendicular ***a*.** 垂直的 ‖ ～ linguae 舌垂直肌
verticil［拉 *verticillus* the whirl of a spindle］***n*.** ①轮生体,环生体 ②降压灵,萝芙木全碱(制自国产植物 Rauwolfia verticillata)
verticillata cornea ***n*.** 角膜轮状营养不良
Verticillatae ***n*.** 轮生目(植物分类学)
verticillate［拉 *vertex* a whorl］***a*.** 轮生的,环生的
verticillatus ***a*.** 具毛轮的
Verticillium Nees ***n*.** 轮枝孢菌属 ‖ ～ graphii 耳炎轮枝孢菌(有时在外耳炎中出现)
verticine ***n*.** 浙贝母碱甲
verticomental ***a*.** 顶颏的
vertiginous［拉 *vertiginosus*］***a*.** 眩晕的
vertigo［拉 *vertigo*］***n*.** 眩晕,头晕,晕头转向 ‖ ～ ab aure laeso; Ménière's disease 耳性眩晕病,梅尼埃尔氏病 / ～ ab stomacho laeso; stomachal ～ 胃病性眩晕 / ～, angiopathic; arterioscleutic ～ 动脉硬化性眩晕 / apoplectic ～; scotodinia 卒中性眩晕,暗点性眩晕 / arteriosclerotic ～ 动脉硬化性眩晕 / auditory ～ ; aural ～ ; Ménière's disease 耳性眩晕病,梅尼埃尔氏病 / benign paroxysmal ～ 良性发作性眩晕 / cardiac ～ 心病性眩晕 / cardiovascular ～ 心血管性眩晕 / cerebral ～ 大脑性眩晕 / cervical ～ 颈性眩晕 / endemic paralytic ～ ; Gerlier's disease 地方性麻痹性眩晕,惹利埃氏病 / epidimic ～ 流行性眩晕 / epileptic ～ 癫痫性眩晕 / essential ～ 特发性眩晕 / galvanic ～ ; voltaic ～ 电流性眩晕 / gastric ～ 胃病性眩晕 / height ～ 高处俯视性眩晕 / horizontal ～ 水平位眩晕 / hysterical ～ 癔病性眩晕 / intestinal ～ 肠性眩晕 / labyrinthine ～ 迷路性眩晕 / laryngeal ～ ; tussive syncope 喉性眩晕,剧咳后晕厥 / lateral ～ 侧面性眩晕 / lithemic ～ 尿酸过多性眩晕 / mechanical ～ 机械性眩晕 / neurasthenic ～ 神经衰弱性眩晕 / nocturnal ～ 夜发性眩晕 / objective ～ 物体［旋转］性眩晕 / ocular ～ 眼［病］性眩晕 / organic ～ 器质性眩晕 / paralyzing ～ ; Gerlier's disease 麻痹性眩晕,惹利埃氏病 / peripheral ～ 外周性眩晕 / psychogenic ～ 精神性眩晕 / riders' ～ 乘车性眩晕 / rotary ～ 旋转性眩晕 / rotatory ～ 旋转性眩晕 / sham-movement ～ 环转眩晕 / smokers' ～ 吸烟眩晕 / special sense ～ ; aural ～; ocular ～ 感官性眩晕,耳性眩晕,眼［病］性眩晕 / spontaneous ～ 自发性眩晕 / stomachal ～ 胃病性眩晕 / subjective ～ 自体性眩晕,主现眩晕 / systematic ～ ; rotary ～ 旋转性眩晕 / tenebric ～ ; scotodinia 暗点性眩晕 / toxemic ～ ; toxic ～ 中毒性眩晕 / vertical ～ 垂直视性眩晕 / villous ～ 肝病性眩晕 / voltaic ～ 电流性眩晕
vertigophobia ***n*.** 眩晕恐怖
vertigraphy［拉 *vertigo* a whirling ＋ 希 *graphein* to write］***n*.** 体层 X 线照相术,断层 X 线照相术
vertometer ***n*.** 屈度计,焦度计
verumintanitis ***n*.** 精阜炎
verumontanum［拉 mountain ridge］; **colliculus seminalis** ***n*.** 精阜
Vervet cytomegalovirus ***n*.** 南非小猿巨细胞病毒

Vervet monkey cytomegalovirus = Simian cytomegalovirus *n*. 南非小猿唾腺巨细胞病毒
Vervet monkey diseade virus = Marburg fever virus *n*. 南非小猿猴病毒,马尔堡热病毒
Vervet monkey herpesvirus *n*. 南非小猿猴疱疹病毒
Vervet monkey virus = SA 12 virus *n*. 南非小猿猴病毒,SA12 病毒
very(简作 v) *ad*. 很,非常;极其,完全 *a*. 真正的;正是所要的 *n*. ‖ one's ~ own 完全属于某人所有
very coarse(简作 VC) *a*. 极粗糙的
very good(简作 VG & vg; v.g.) *ad*. 非常好
very fine(简作 VF) *a*. 极细的
very high density lipoprotein(简作 VHDL) *n*. 极高密度脂蛋白
very high-density lipoprotein(简作 VHL) *n*. 极高密度脂蛋白
very high frequency(简作 VHF) *n*. 超高频
very high myopia *n*. 极度近视
very high output(简作 VHO) *n*. 极高输出,甚高输出
very high performance(简作 VHP) *n*. 极高性能
very high risk fetus *n*. 极高危儿(胎龄小于 28 周或出生体重低于 1 000 克的婴儿,其新生儿死亡率最高)
very low density lipoprotein(VLDL) *n*. 极高密度脂蛋白
very low risk fetus *n*. 极低危儿(胎龄在 37 周到 42 周,出生体重在 3 000 克到 4 000 克,新生儿死亡率最低)
very short type ventricular premature beat *n*. 特矮型室性早搏
ves.(vesica) *n*. ①膀胱 ②囊,泡 ③阴(茎)端膜
ves *n*. ①膀胱 ②囊,泡(见 vesica)
a. ①囊状的,泡状的 ②水疱的(见 vesicular)
Ves ur *n*. 膀胱(见 vesica urinaria)
vesalian(Andreas Vesalius) *a*. 韦萨留斯的(如 ~ bone 第五跖骨粗隆)
vesalianum[Andreas Vesalius] *n*. 韦萨留斯氏骨(由第五跖骨粗隆分离而成的籽骨)
Vesalius' foramen[Andreas Vesalius (André Wesal)比解剖学家 1514—1564] *n*. 韦萨留斯氏孔(蝶骨卵圆孔内侧的小孔)‖ ~ glands 韦萨留斯氏腺(支气管黏液腺)/ ~ ligament 韦萨留斯氏韧带(腹股沟韧带)/ ~ sesamodd bones 韦萨留斯氏籽骨 / ~ vein 韦萨留斯氏静及脉(通过韦氏孔的静脉)
vesania[拉] *n*. 精神错乱,重癫狂(指严重的精神障碍,分四期:躁狂症、忧郁症、偏执狂与痴呆)
vesanic *a*. 重癫狂的
versatile automatic test equipment(简作 VATE) *n*. 万能自动测试设备
Vesic.(vescula; vesicatorium) *n*. ①囊,泡 ②[小]水疱
Vesic *n*. ①囊,泡 ②(小)水疱(见 vesicula)
vesica(复 vesicae)[拉](简作 ves) *n*. ①膀胱 ②囊,泡 ‖ fellea; gallbladder 胆囊 / ~ calculus 膀胱结石 / ~ fellea 胆囊 / ~ prostatica; sinus pocularis 前列腺囊 / ~ sphincter 膀胱括约肌 / ~ umbilicalis 脐囊 / ~ urinaria 膀胱
vesica urinaria[拉](简作 Ves ur) *n*. 膀胱
Vesica Urinaria caprinus[拉;动药] *n*. 山羊脬
vesical *a*. ①膀胱的 ②囊的,泡的 ‖ air ~ 气囊 / excretory ~ 排泄囊 / germinal ~ 生发泡 / head ~ 破蛹泡(双翅目)/ internal seminal ~ 内贮精囊 / seminal ~ 精囊 / ~ touch 膀胱指诊 / ~ trigone 膀胱三角(区)
vesicant[拉 *vesica* blister] *a*. 起疱的,发疱的,糜烂性的 *n*. 起疱剂,糜烂剂
vesicants *n*. ①发疱药 ②引赤药
Vesicaria communis; bladder-plant *n*. 泡果芥(十字花科)
Vesicate *vt*. *vi*. 使起疱,发疱
vesication *n*. 起疱,发疱
vesicatory[拉 vesicare to blister]; vesicant *a*. 起疱的,发疱的 *n*. 起疱剂
vesicle[拉 *vesicula*] *n*. ①囊,泡 ②[小]水疱 ‖ acoustic ~; auditory ~ 听泡,听囊 / acrosomal ~ 顶体泡 / air 肺泡 / allantoic ~ 尿囊 / amniocardiac ~ 羊膜心泡[囊] / amnionic ~ 羊膜囊 / archoplasmic ~ 初浆泡 / auditory ~ 听泡,听囊 / Baer's ~ 贝尔氏囊(卵)/ blastodermic ~ 胚泡 / excretory ~ 排泄囊 / lens ~; lens sac 晶状体泡 / malignant ~; anthrax 恶性水疱,炭疽 / matrix ~ 基质小泡 / medullary coccygeal ~ 神经管尾泡 / mesonephritic ~ 中肾泡 / vesicles, Ascherson's 阿歇尔森氏小泡(油点外包有一薄层白蛋白的小泡)/ vesicles, Malpighi's 马耳皮基氏泡(肺泡)/ vesicles, Naboth's Nabothian follicles 纳博特氏滤泡(子宫颈腺囊肿)/ ocular ~; optic ~ 眼泡 / olfactory ~ 嗅泡 / ophthalmic ~; optic ~ 眼泡 / otic ~; auditory ~ 听泡,听囊 / pituitary ~; Rathke's pouch 垂体泡,腊特克氏囊 / primary cerebral ~ 原脑泡 / prostatic ~; prostatic utricle 前列腺囊 / pulmonary ~; alveolus pulmonum 肺泡 / Purkinje's ~; germinal ~ 浦肯野氏泡,生发泡 / rhopheocytic ~ 摄铁小泡 / seminal ~ 精囊 / sense ~ 感觉泡 / simple ~ 单房水泡 / thyroid ~ 甲状腺泡 / umbilical ~ 脐囊 / ~ of penis 阴茎囊 / vesicles, brain 脑泡 / vesicles, cephalic; cerebral vesicles 脑泡 / cervical ~ 颈泡 / chorionic ~ 绒毛膜 / compound ~ 多房水疱(皮肤)/ vesicles, encephalic; cephalic vesicles 脑泡 / ~ reflex(膀胱)排尿反射
V-esotropia *n*. V 型内斜视
vesic- 前缀,意为"膀胱","囊"(来自拉丁语 vesica)
vesico-[拉 *vesica* bladder 胞][构词成分] *pref*. ①膀胱 ②囊,泡 ③水疱
vesico-abdominal *a*. 膀胱腹的
vesico-cervieo-vaginal fistula *n*. 膀胱子宫颈阴道癌
vesicoabdominal *a*. 膀腕腹的
vesicocavernous *a*. 肺泡空洞性的
vesicocele *n*. 膀胱膨出,膀胱突出
vesicocervical *a*. 膀胱子宫颈的
vesicoclysis *n*. 膀胱灌洗术
Vesicocoelium *n*. 泄肠(吸虫)属
vesicocolic *a*. 膀胱结肠的
vesicocolonic *a*. 膀胱结肠的
vesicodysis *n*. 膀胱灌洗术
vesicofixation *n*. 膀胱固定术
vesicogmoidostomy *n*. 膀胱乙状结肠吻合术
vesicointestinal *a*. 膀胱肠的
vesicoperineal *a*. 膀胱会阴的
vesicoprostatic *a*. 膀胱前列腺的
vesicopubic *a*. 膀胱耻骨的
vesicopuncture *n*. 膀胱穿刺术
vesicopustule *n*. 水脓疱,脓性水疱
vesicorectal *a*. 膀胱直肠的
vesicorenal *a*. 膀胱肾的
vesicosigmoid *a*. 膀胱乙状结肠的
vesicospinal *a*. 膀胱脊椎的
vesicostomy *n*. 膀胱造口术
vesicotomy *n*. 膀胱切开术
vesicoumbilical *a*. 膀胱脐的
vesicourachal *a*. 膀胱脐尿管的
vesicoureteral *a*. 膀胱输尿管的
vesicoureteral reflux(简作 VUR) *n*. 膀胱—输尿管逆流现象
vesicourethral *a*. 膀胱尿道的
vesicouterine *a*. 膀胱子宫的
vesicouterine pouch *a*. 膀肮子宫陷窝
vesicouteroyaginal *a*. 膀胱子宫阴道的
vesicovaginal *a*. 膀胱阴道的 ‖ ~ fistula 膀胱阴道瘘 / ~ septum 膀胱阴道隔
vesicovaginorectal *a*. 膀胱阴道直肠的
vesico uretheral *a*. 膀胱尿道的
vesicula(复 vesicuaae)[拉]; vesicle(简作 Vesic) *n*. ①囊,泡 ②(小)水疱 ‖ ~ anale 肛门囊 / ~ auditori 听泡,听囊 / ~ bilis; ~ fellea; galbladder 胆囊 / ~ cardiacum 心泡 / ~ fellis; gallbladder 胆囊 / ~ germinativa; germinal vesicle 生发泡 / ~ graafianae; graafian follicle 格雷夫氏卵泡 / ~ nabothi; Nabothian follicle 纳博特氏滤泡(子宫颈腺囊肿)/ ~ nucleus 泡状核 / ~ opthalmica 眼泡 / ~ optica; optic vesicle 眼泡 / ~ optica inversa 反折眼泡,眼杯 / ~ proligera 子囊,繁殖囊 / ~ prostatica; prostatic utricle 前列腺囊 / ~ seminalis; seminal vesicle 精囊 / ~ serosa 假羊膜囊 / ~ transport 囊泡运输 / ~ vaginitis 疣状阴道炎
vesicular(简作 ves) *a*. ①囊状的,泡状的 ②水疱的 ‖ ~ breathing 肺泡呼吸 / ~ cataract 泡状白内障 / ~ eye 泡眼 / ~ exanthema calivivirus 水疱性疹嵌杯样病毒 / ~ exanthema of pigs virus 猪水疱疹病毒 / ~ exanthema of swine calicivirus 猪水疱疹嵌杯样病毒/ ~ keratitis 疱性角膜炎 / ~ nucleus 粒状核型 / ~ sound 肺泡音 / ~ stomatitis vesiculovirus (Argentina) 水疱性口膜炎水疱病毒(阿根廷株)/ ~ stomatitis vesiculovirus (Brazil) 水疱性口膜炎水泡病毒(巴西株)/ ~ stomatitis vesiculovirus (Cocal) 水疱性口膜炎水疱病毒(可卡尔株)/ ~ stomatitis vesiculovirus (Indiana) 水疱性口膜炎水疱病毒(印第安纳株)/ ~ stomatitis vesiculovirus (New Jersey) 水疱性口膜炎水疱病毒(新泽西株 / ~ stomatitis virus 水疱性口膜炎病毒 / ~ stomatitis virus group 水疱性口膜炎病毒群 / ~ tissue 泡沫组织
vesicular exanthema(简作 VE) *n*. 小疱疹
vesiculase *n*. 精液凝固酶
vesiculate *vi*. 起疱,成疱 *a*. 囊状的,泡状的
vesiculated *a*. 起疱的,成疱的
vesiculation *n*. 水疱形成,起疱

vesiculectomy *n*. 囊切除术(尤指精囊切除术)
vesivuliform *a*. 囊状的,泡状的
vesiculitis *n*. 囊炎(尤指精囊炎) ‖ seminal ~ 精囊炎
vesiculocavernous *a*. 肺泡空洞性的
vesiculogram *n*. 精囊造影照片 ‖ seminal ~ 精囊造影照片
vesiculography *n*. 精囊[X线]造影术
vesiculopapular *a*. 水疱丘疹的
vesiculopustular *a*. 水疱脓疱的
vesiculoronchial *a*. 肺泡支气管性的
vesiculose; **vesicular** *a*. ①囊状的,泡状的 ②水疱的
vesiculotomy *n*. 囊切开术 ‖ seminal ~ 精囊切开术
vesiculotubular *a*. 肺泡支气管性的
vesiculotympanic *a*. 肺泡鼓性的
vesiculous *a*. 具囊的,具泡的
Vesiculovirus *n*. 水疱性病毒属
vesiofixation *n*. 膀胱固定术
Vescum articulatum Burm. f. [拉,植药] *n*. 扁枝槲寄生
Vesnarinone [商名] *n*. 维司力农 (强心药)
Vesp 晚上 (见 vesper)
Vespa carbro (Linneaus) *n*. 黄边胡蜂(隶属于胡蜂科 Vespidae)
Vespa carbro germana (Christ) *n*. 德国黄边胡蜂(隶属于胡蜂科 Vespidae)
Vespa ducalis (Smith) *n*. 黑尾胡蜂(隶属于胡蜂科 Vespidae)
Vespa formosana (**Sonan**) *n*. 葡萄黑腹胡蝴(隶属于胡蜂科 Vespidae)
Vespa iaponica (Saussure) *n*. 日本胡蜂(隶属于胡蜂科 Vespidae)
Vespa manadarina Smith [拉;动药] *n*. 金环胡蜂
Vespa mandarinus (**Smith**) *n*. 斑胡蜂(隶属于胡蜂科 Vespidae)
Vespa orientalis (Linneaus) *n*. 东方胡蜂 (隶属于胡蜂科 Vespidae)
Vespa parallela (Andre) *n*. 小黄胡蜂(隶属于胡蜂科 Vespidae)
Vespacarus *n*. 蜂螨属
vespajus *n*. 头皮脓炎
vesper [拉] (简作 Vesp) *n*. 晚上
vesperal *a*. 黄昏的,夜晚的
Vesprin *n*. 三氟丙嗪(triflupromazine)制剂的商品名
Vespertilio murinus (Linnaeus) *n*. 普通蝙蝠(隶属于蝙蝠科 Vespertilionidae)
Vespertilio orientalis (Wallin) *n*. 东方蝙蝠 (隶属于蝙蝠科 Vespertilionidae)
Vespertilio savii Bonaparate [拉;动药] *n*. 萨氏鼠耳蝠
Vespertilio serotinus Schreber [拉;动药] *n*. 小夜蝠
Vespertilio supelans thomas Bat [拉;动药] *n*. 蝙蝠
Vespertilio superans (Thomas) *n*. 大蝙蝠(隶属于蝙蝠科 Vespertilionidae)
Vespertilionidae *n*. 蝙蝠科(隶属于翼手目 Chiroptera)
Vespidae *n*. 胡蜂科(隶属于膜翅目 Hymenoptera)
vessel *n*. ①管,脉管 ②[容]器 ‖ blood ~ 血管 / collecting ~ 集合小管 / ~ dental 牙血管
vessel of basilar membrane (简作 VBM) *n*. 基底膜管
vessel of kidney *n*. 肾血管
vessel of thyroid *n*. 甲状腺血管
vessels, absorbent; **lymphatic vessels** *n*. 淋巴管 ‖ allantoic ~ 尿囊血管 / annular ~ 环纹导管
vessels, arterioluminal *n*. 小动脉心腔小管
vessels, arteriosinusoidal *n*. 小动脉血窦小管 ‖ bile ~ 胆管 / blood ~ 血管
vessels, chyliferous *n*. 乳糜管 ‖ collateral ~ ①并行管 ②侧副管 / corner ~ 边角血管 / critical ~ 应急血管 / damping ~ 阻尼血管 / dental ~ 牙血管
vessels, hemorrhoidal *n*. 痔血管(直肠曲张静脉)
vessels, Jungbluth's *n*. 荣格布路特氏血管(早期胚羊膜下滋养血管)
vessels, lacteal; **chyliferouls vessels** *n*. 乳糜管 ‖ lactiferous ~ 输乳管 / latex ~ 乳液管
vessels, lymphatic *n*. 淋巴管 measuring ~ 量器
vessels, nutrient *n*. 营养血管 ‖ pitted ~ 孔纹导管 / reticulate ~ 网纹导管 / scalariform ~ 横纹导管,梯状穿扎导管
vessicnon; **vessignon**; **wind gall** *n*. 后胭滑膜瘤(马)
vessignon [法]; **vessicnon** *n*. 后胭滑膜瘤(马)
VESST *n*. 前庭脊柱稳定试验 (见 vestibulospinal stability test)
vest *n*. 背心,汗衫 *vt*. 穿衣服,赋予,授予
vested *a*. 既定的,既得的
vestibula (单 vestibulum) [拉] *n*. 前庭
vestibular *a*. 前庭的,门厅的 ‖ ~ appartus 前庭器官 / ~ bulb 前庭球:位于前庭两侧黏膜下的一对静脉聚合体,相当于男性阴茎的海绵体 / ~ decruitment 前庭减振 / ~ eye movement 前庭性眼球运动 / ~ fold 前庭襞 / ~ fossa of vagina 阴道前庭窝(舟状窝) / ~ glands 前庭大腺 / ~ glands, lesser 前庭小腺(相当于男子尿道腺) / ~ habituation 前庭重振 / ~ nervc 前庭神经 / ~ nystagmus 前庭性眼球震颤 / ~ window 前庭窗
vestibular function (简作 VF) *n*. 前庭机能
vestibular function test (简作 VFT) *n*. 前庭功能试验
vestibule [拉 *vestibulum*] *n*. ①前庭,(鼻)前庭 ②外生殖腔 ③气门室 ‖ buccal ~; vestibulum buccale 颊[侧]前庭 / labial ~; vestibulum labiale 唇[侧]前庭 / ~ of aorta; Sibson's ~ 主动脉前庭,西布逊氏前庭 / ~ of ear 耳前庭 / ~ of mouth; vestibulum oris 口腔前庭 / ~ of nose; vestibulum nasi 鼻腔前庭 / ~ of pharynx; vestibulum pharyngeum 咽前庭,咽门,咽口部 / ~ of vagina, ~ of vulva 阴道前庭 / pyloric ~; antrum pyloricum 幽门窦 / Sibson's ~; vestibulum aortae 西布逊氏前庭,主动脉前庭
vestibuliferia *n*. 前庭亚纲
Vestibubuliferia de Puytorac et al *n*. 前庭亚纲
vestibulitis *n*. 前庭炎 ‖ nasal ~; vestibulitis nasalis *n*. 鼻前庭炎
vestibulo-cochlear artery *n*. 前庭耳蜗动脉
vestibulo-cochlear nerve *n*. 前庭耳蜗神经
vestibulo-ocular *a*. 前庭眼的
vestibulo-palpebral *a*. 前庭眼睑的
vestibulo-reticulo-thalamic (简作 tract ves th) *n*. 前庭网状丘脑束
tract ves th *n*. 前庭网状丘脑束 (见 vestibulo-reticulo-thalamic)
vestibulocerebellum *n*. 前庭小脑,古小脑
vestibulogenic *a*. 前庭源性的
vestibulometric chair *n*. 前庭器稳定性测试椅
vestibuloplasty *n*. 口腔前庭成形术
vestibulospinal stability test (简作 VESST) *n*. 前庭脊柱稳定试验
vestibulotomy [*vestibule* + 希 *temnein* to cut] *n*. 耳前庭切开术
vestibulo-urethral *a*. 前庭尿道的
vestibulovaginal bulb *n*. 阴道前庭球 见 bulb of vestibule
vestibulum (复 vestibula) [拉]; vestibule *n*. ①外生殖器腔 ②前庭 ‖ ~ anale 肛前庭 / ~ auris 耳前庭 / ~ bursae omentalis 网膜囊前庭 / ~ labyrinthi 骨迷路前庭 / ~ laryngis 喉前庭 / ~ nasi 鼻前庭 / ~ oris 口腔前庭 / ~ pudendi; ~ vaginae 阴道前庭 / ~ vaginae ①阴道前庭 ② 外生殖腔
vestige [拉 *vestigium*] *n*. 遗迹,剩件,剩余,证据,退化器官 ‖ caudal medullary ~ 神经管尾端遗迹 / coccyeal ~ 神经管尾端遗迹 / epithelloid ~; epithelioid body 上皮样遗迹,上皮样体 / ~ of vaginal process; rudimentum processus vaginalis 鞘突遗迹
vestigial *a*. 遗迹的,剩余的,退化器官的 *n*. 残翅 ‖ ~ processus vaginalis 鞘索
vestigium (复 vestigia) [拉]; vestige *n*. 遗迹,剩件,剩余
vestment *n*. 外衣,制服;(复) 衣服
vesuvin; **vesuvine**; **Bismarck brown** *n*. 苯胺棕
VESV *n*. 左室收缩末期容积 (见 ventricular endosystolic volume)
Vet *a*. 兽医的 *n*. 兽医 (见 veterinary)
Vet *n*. 老兵,老战士,老手,富有经验的人 *a*. 老战士的,老练的,经验丰富的 (见 veteran)
Vet Ad *n*. 退伍军人管理局(现称退伍军人事务部) (见 Veterans Administration)
Vet Sci *n*. 兽医学 (见 veterinary science)
veta [西] *n*. 高山病
Vetch yellow mottling virus (Gudauskas) *n*. 巢菜黄斑点病毒
veteran (简作 **Vet**) *n*. 老兵,老战士,老手,富有经验的人 *a*. 老战士的,老练的,经验丰富的
Veterans Administration Department of Veterans Affairs (简作 V_A & Vet Ad) *n*. 退伍军人管理局(现称退伍军人事务部)
Veterans Administration Hospital (简作 VAH) *n*. 退伍军人管理局医院
veterans hospital (简作 VH) *n*. 退伍军人医院
veterinarian *n*. 兽医
veterinary [拉 *veterinarius*] (简作 VE & Vet) *a*. 兽医的 *n*. 兽医
Veterinary Bulletin (简作 VB) *n*. 兽医通报(英)
Veterinary Clinics of North America (简作 VCNA) *n*. 北美兽医临床学(杂志名)
Veterinary Corps (简作 VC) *n*. 陆军兽医总队
Veterinary Economics (简作 VE) *n*. 兽医经济(杂志名)
veterinary pharmacology *n*. 兽医药理
veterinary science (简作 Vet Sci) *n*. 兽医学
Vetheyen's stars [Philippe 比解剖学家 1648—1710] *n*. 韦海恩氏星(肾表面的星状静脉丛)
veto(**pl. vetoes**) *n*. 否决,禁止,否决权 *vt*. 否决,禁止
Vetrabutine [商名] *n*. 维曲布汀 (子宫松弛药)
V-exotropia *n*. V 型内斜视

Veverricula indlca Desmarest［拉,动药］***n*.** 小灵猫
Vevet monkey fibroblast cells（简作 VMF）长尾黑鄂猴成纤维细胞（供检验病毒等用之）
vex ***vt*.** 使烦恼,使苦恼,麻烦,使伤脑筋,使生气 ‖ ~ed ***a*.** 烦恼的,苦恼的 / ~ation ***n*.** 烦恼,苦恼 / ~atious ***a*.** 令人烦恼的;麻烦的,不安的
VF ***n*.** 速度系数（见 velocity factor）/ ***n*.** 语言理解因子（见 verbal comprehension factor）/ ***a*.** 极细的（见 very fine）/ ***n*.** 前庭机能（见 vestibular function）/ ***n*.** 视频（见 video frequency）/ ***n*.** 甲酸乙烯脂（见 vinyl formate）/ ***n*.** 粘滞系数（见 viscosity factor）/ ***n*.** 视野（见 visual field）/ ***n*.** 语音震颤（见 vocal fremitus）/ ***n*.** 音频（见 voice frequency）
VF left leg electrode ***n*.** 左下肢电极（心电图）
VFA ***n*.** 挥发性脂肪酸（见 volatile fatty acid）
VFC ***n*.** 可变频率时钟（见 variable frequency clock）/ ***n*.** 心室机能曲线（见 ventricular function curve）
VFib/CA ***n*.** 心室颤动或心脏停搏（见 ventricular fibrillation or cardiac arrest）
Vfib ventrixular fibrillation ***n*.** 心室纤维性颤动室颤
Vfl ventricular flutter ***n*.** 心室扑动
VFL ***n*.** 可变焦距透镜（见 variable focal length lens）
VFO ***n*.** 可变频率振荡器（见 variable-frequency oscillator）
VFP ***n*.** 预抽真空泵（见 vacuum fore pump）
***n*.** 脑室液压力（见 ventricular fluid pressure）
VFib/CA ***n*.** 心室颤动或心脏停搏（见 ventricular fibrillation or cardiac arrest）
VFP ***n*.** 脑室液压力（见 ventricular fluid pressure）
VFT ***n*.** 前庭功能试验（见 vestibular function test）
VFTV ***n*.** 调频血栓黏度计（见 variable frequency thromboviscometer）
VFU ***n*.** 垂直走纸格式控制器（见 vertical format unit）
Vfv ***vt*.** 证实,验证,检验（见 verify）
vgc ***n*.** 黏度比重常数（见 viscosity-gravity constant）
VGE ***n*.** 目测总误差（见 visual gross error）
vglnalitis ***n*.** 睾丸鞘膜炎
v.g. ***ad*.** 非常好（见 very good）/ ***vt*.** 例如（见 verbi gratia）
VHC ***n*.** 静脉红细胞压积,静脉血细胞比容（见 venous hematocrit）
***n*.** 极高密度脂蛋白（见 very high-density lipoprotein）
VHD ***n*.** 心脏瓣膜疾病,瓣膜性心脏病（见 valvular heart disease）
***n*.** 病毒性血细胞阻抑性疾病（见 viral hematodepressive disease）
VHDL ***n*.** 极高密度脂蛋白（见 very high density lipoprotein）
VHDL very-high-density lipoprotein ***n*.** 极高密度脂蛋白
VHLD 由视网膜、小脑及内脏血管瘤病组成
VHF ***n*.** 超高频（见 very high frequency）
***n*.** 半视野（见 visual half-field）
VHO ***n*.** 极高输出,甚高输出（见 very high output）
VHP ***n*.** 极高性能（见 very high performance）
VG ***n*.** ①静脉造影术 ②静脉搏描记法（见 venography）
VGA ***n*.** 可变增益放大器（见 variable gain amplifier）
Vi ***n*.**（87 号元素钫的旧名）（见 virginium）
***n*.** 毒力,毒性（见 virulence）
vi;v.i.v. 见下,参看下文（见 vi;v.i. vide infra）
Vi A ***n*.** 毒力抗原（见 virulent antigen）
Vi antigen ***n*.** 毒力抗原（见 virulence antigen）
VI microvillus ***n*.** 微绒毛(电镜)
Vi myovirus（**Vi**）***n*.** Vi 肌病毒
ViⅠ myovirus（**ViⅠ**）***n*.** ViⅠ肌病毒
ViⅡ stylovirus（**ViⅡ**）***n*.** ViⅡ肌病毒
VIA ***n*.** 病毒免疫分析(法)（见 viroimmunoassay）
***n*.** 病毒灭活剂（见 virus inactivating agent）
via[1]（复 viae）［拉］***n*.** 道,通路 ‖ ~ infectionis 传染路径 / viae naturales 自然通路 / viae, primae; alimentary tract 消化道
via[2] ***prep*.** 经过,通过
viable ***a*.** 能活的,能生长发育的,可行的
viability ***n*.**［生］活［能］力,生机
viable ***a*.** 有活力的,有生机的,能生存的,能活的(尤指胎儿已发育到在子宫外能活的) ‖ ~ infant 有生机儿(妊娠 20 ~ 27 周末出生的婴儿。体重不足 1000 克,而娩出后能存活者)
viable birth（简作 VB）***n*.** 有存活力的分娩,活产
viable count ***n*.** 活菌计数
viadril；**hydroxydione sodium** ***n*.** 羟孕酮酯钠(商品名)
viae（单 via）［拉］***n*.** 道,通路
vial［希 *phialē*］***n*.** 小瓶 ***vt*.** 放……于小瓶中
Viaminate ***n*.** 维胺酯（皮肤科用药）
viand ***n*.** 一件食品(pl.)食物,粮食,(美味的)菜肴
VIAS ***n*.** 音频干扰分析装置（见 voice interference analysis set）
vibesate ***n*.** 维必塞(一种聚乙烯制剂,用以封闭伤口)
vibex（复 vibices）［拉 *vibix* mark of a stripe］***n*.** 淤线(一种线形皮下血性渗出物)
vibices（单 *vibex*）［拉］***n*.** 淤线
vibix；**vibex** ***n*.** 淤线
Vibramycin ***n*.** 多西环素,脱氧土霉素(doxycycline)制剂的商品名
vibrate ***vt*.** ***vi*.** 振动,震动,使颤动,发抖
vibratile［拉 *vibratilis*］***a*.** 振动的,震动的
vibration［拉 *vibratio* from *vibrare* to shake］***n*.** ①振动,震动 ②振动按摩法 ‖ photoelectric ~ 光电振扳动(在圆锥、圆柱细胞内) ‖ supersonic ~ 超声振动
vibration disease ***n*.** 振动病
vibrational degree of freesom ***n*.** 振动自由度
vibrational energy ***n*.** 振动能
vibrational relaxation ***n*.** 振动弛豫
vibration-sensitive receptor ***n*.** 振动感受器
vibration tolerance curve ***n*.** 耐振曲线
vibrative ***a*.** 振动的,震动的 ***n*.** 振动音,震颤音
vibratode ***n*.** 振动器极
vibrator ***n*.** ①振动器,振颤器 ②振子 ③振荡器 ‖ electric ~ 电动振荡器 ~ / mechanical ~ 机械振动器 / plaster ~ 石膏振荡器 / ultrasonic ~ 超声振荡器
vibratory［拉 *vibratorius*］***a*.** 振动的,震动的 ‖ ~ nystagmus 摆动性眼球震颤,振动性眼球震颤
Vibrazole ***n*.** 利巴韦林,三氮核苷(ribavirin)制剂的商品名
vibricidal ***a*.** 杀弧菌的(尤杀霍乱弧菌)
vibricin ***n*.** 弧菌素
Vibrio［拉 from *vibrare* to vibrate］***n*.** 弧菌 ‖ ~ abalonicus（Matsunaga)Zen - Yoji 鲍鱼弧菌 / ~ adaptatus Zobell et Upham 适应弧菌 / ~ aestuarianus Tison et Seidler 河口弧菌 / ~ agarliquefaciens（Gray et Chalmers）Bergey et al . 溶琼脂弧菌 / ~ agarlyticus Cataldi 解琼脂弧菌 / ~ albensis Lehmann et Neumann 易北河弧菌 / ~ albis Mastek 白色弧菌 / ~ alcaligenes（Mez）Lehmann et Neumann 产碱弧菌 / ~ alginolyticus（Miyamoto , Nakamura et Takizawa）解藻朊酸弧菌(解藻酸弧菌,解藻朊酸贝内克氏菌) / ~ algosus ZoBell et Upham 藻弧菌 / ~ alternans Hallock 交替弧菌 / ~ alginolyticus 溶藻弧菌 / ~ anaerobici Robella 厌氧弧菌 / ~ andoii Aoi et Orikura 安杜氏弧菌(安杜氏弧菌) / ~ anguillarum Bergman 见 Listonella anguillarum（Bergeman）MacKonell et Colwell 鳗弧菌 / ~ aquatilis 水弧菌 / ~ aureus Weibel 金黄色弧菌 / ~ avidum Humm 贪食弧菌 / ~ balticum（Beijerinck）Lehmann et Neumann 波罗的海弧菌 / ~ beijerinckii Stanier 拜氏弧菌 / ~ berolinensis Neisser 柏林弧菌 / ~ bonhoffii（Migula）Mtzuschita 柏氏弧菌 / ~ bubulus Thouvenot et Florent 牛弧菌 / ~ campbelli（Baumann , Baumann et Mandel ）Baumann et al . 坎氏弧菌 / ~ canus Matzuschita 暗灰弧菌 / ~ carchariae Grimes et al . 鲨鱼弧菌 / ~ cardii 贻贝弧菌 / ~ cholerae; ~ cholerae-asiaticae 霍乱弧菌 / ~ cholerae biotypealbensis（Lehmann et Neumann）Shewan et Veron 霍乱弧菌易北河型 / ~ cholerae biotypecholeraeShewan et Veron 霍乱弧菌霍乱型 / ~ cholerae biotypeeltor Pribram 霍乱弧菌埃尔托 / ~ cholerae biotypeproteus(Buchner) Shewan et Veron 霍乱弧菌变形型 / ~ cholerae asiaticae（Trevisan）Pfeiffer 亚洲霍乱弧菌 / ~ cholerae neuraminidase（简作 **VCN**）***n*.** 霍乱弧菌神经氨酸酶 / ~ choleroides（Migula）Matzuschita 类霍乱弧菌 / ~ cholinicus Hayword 胆碱弧菌 / ~ chrysanthemoides Lehmann et Neumann 类菊弧菌 / ~ cincinnatiensis Brayton et al . 辛辛那提弧菌 / ~ coli Doyle 大肠弧菌,空肠弯曲菌 / ~ comma（Schroeter ）Blanchard ; ~ cholerae 逗点状弧菌,霍乱弧菌 / ~ coprogenes Babes 粪弧菌 / ~ coprogenes non liquefciens（Babes）Cornil et Babes 不液化粪弧菌 / ~ coprogenes viridis（Babes）Cornil et Babes 绿色粪弧菌 / ~ copropllila（Migula）Matzuschita 嗜粪弧菌 / ~ costicola Smith 肋生弧菌 / ~ costicolus var. liquefaciens Smith 肋生弧菌液化变种 / ~ costicolus var. mytili Brisou et al . 肋生弧菌淡菜变种 / ~ crassum（Veillon et Repaci ）Prevot 厚弧菌 / ~ cuneatus Gray et Thornton 楔形弧菌 / ~ curvata（Migula ）Mitzuschita 弯曲弧菌 / ~ cyanogenes Fuchs 产氰弧菌 / ~ cyclosites Gray et Thornton 食环弧菌 / ~ damsela Love et al . 美人鱼弧菌 / ~ danubicus Heider ; ~ metchnikovii 多瑙河弧菌,麦奇尼科夫氏弧菌 / ~ desulphuricans 脱硫弧菌 / ~ eltor 爱尔托弧菌 / ~ devorans Beijerinck 贪食弧菌 / ~ diazotrophicus Guerinot et al . 双氮养弧菌 / ~ fecalis Firehammer 粪弧菌 / ~ fetus Smith et Taylor 胎弧菌 / ~ finkleri（Trevisan）Hollsnd ; ~ proteus 变形弧菌 / ~ fischeri(Beijerinck) Lehmann et Neumann 费氏弧菌 / ~ flavescens Weibel 微黄弧菌 / ~ flavescens Weibel 黄色弧菌 / ~ flavus 黄色弧菌 / ~ fluvialis（Lee et al . ）Jensen et al . 河流弧菌 / ~ foetus-ovis Buxton 绵羊

胎儿弧菌 / ~ frequens Humm Humm 常见弧菌 / ~ furnissii Brenner et al．弗氏弧菌 / ~ fuscus Stanier 褐色弧菌 / ~ gazogenes (Harwood et al．) Baumann et al．产气弧菌(产气贝内克氏菌) / ~ glutinosus Krasil' snikov et Belyaev 胶质弧菌 / ~ ghinda 京达弧菌 / ~ granii (Lundestad) Stanier 革浪氏弧菌 / ~ granulata (Migula) Matzuschita 颗粒弧菌 / ~ grossa (Migula) Matzuschita 粗弧菌 / ~ guoup EF-6, ~ guoup F EF-6 群弧菌，F 群弧菌 / ~ halonitrificans Smith 盐硝化弧菌 / ~ haloplanktis Zobell et Upham 盐浮弧菌 / ~ harveyi (Johnson et Shunk) Baumann et al．哈氏弧菌(夏威夷弧菌，哈氏贝内克氏菌) / ~ helcogenes Fischer 溃疡弧菌 / ~ hepatics Mathey et Rissberger 肝弧菌 / ~ hollisae Hickman et al．霍氏弧菌 / ~ humidus (Migula) Matzuschita 潮湿弧菌 / ~ hydrosulfureus Smith 硫化氢弧菌 / ~ hyos Ford 豕弧菌 / ~ hyphalus ZoBell et Upham 海底弧菌 / ~ indicus (Beijerinck) Lehmann et Neumann 印度弧菌/ ~ inersBBesson, Ranque et Senez 不活跃弧菌 / ~ iiliopiscarius Onarheim et al．鱼肠弧菌 / ~ ivanoff Matzuschita 伊氏弧菌 / ~ jejuni Jones, Orcutt et Little 空肠弧菌 / ~ klimenkoHauduroy et al．克氏弧菌 / ~ kutscheri (Migula) Matzuschita 库氏弧菌 / ~ leidensis Horst 莱顿弧菌 / ~ leonardii Metalnikov et Chorine 伦纳德氏弧菌 / ~ lingualis 舌弧菌 / ~ lineola Muller 线弧菌 / ~ liquefaciens albus (Bades) Cornil et Bades 白色液化弧菌 / ~ liquefaciens (Migula) Matzuschita 液化弧菌 / ~ logei (Harwood et al．) Baumann et al．火神弧菌(祸害弧菌) / ~ lingualisEisenberg 舌弧菌 / ~ luminosus Beijerinck 发光弧菌 / ~ marinagilis ZoBell eu Upham 海洋活动弧菌 / ~ marinoflavus ZoBell eu Upham 海黄弧菌 / ~ marinofulvus ZoBell eu Upham 海深黄弧菌 / ~ marinopraesens ZoBell eu Upham 海洋弧菌 / ~ marinovulgaris ZoBell eu Upham 海洋普通弧菌 / ~ marinus (Russell) Ford 海产弧菌(海产微螺菌，海水螺菌) / ~ massauah 马骚阿氏弧菌(假弧菌) / ~ mediterranei Pujalte et Garay 地中海弧菌 / ~ metchnikovii 麦奇尼科夫氏弧菌 / Vibrio metschnikovi Gamaleia 梅氏弧菌(麦氏弧菌) / ~ milleri Migula 米勒氏弧菌 / ~ mimicus Davis et al．拟态弧菌 / Vibrio mobile Tosic 运动弧菌 / ~ mulieris (Curtiss) Prevot 羞怯弧菌 / ~ mytili Pujalte et al．贻贝弧菌 / ~ nasalis Eisenberg 鼻弧菌 / ~ naslis 真弧菌 / ~ natriegens (Payne, Eagon et Williams) Baumann et al．需钠弧菌(漂浮弧菌，需钠贝内克氏菌) / ~ navarrensis Urdaci et al．纳瓦拉弧菌 / ~ neocistes Gray et Thornton 纽西斯弧菌 / ~ neptuna Baumann 海王弧菌 / ~ nereis (Harwood et al．) Baumannn et al．海蛹弧菌(沙蚕弧菌) / ~ niger (Rist) Prevot 黑色弧菌 / ~ nigrificans Matzuschita 黑化弧菌(黑化贝内克氏菌) / ~ nigripulchritludo (Baumann et al．) Baumann et al．黑美人弧菌 noncholra ~s (NCVs)非霍乱弧菌 / ~ notusHumm 汐沙弧菌 / ~ ochraceus Holdeman et Moore 赭色弧菌 / ~ ochroleucus (Migula) Matzuschita 赭白弧菌 / ~ ordalii Schiewe, Trust et Crosa 病海鱼弧菌 / ~ orientalis Yang et al．东方弧菌 / ~ orlowskii (Migula) Matzuschita 奥氏弧菌 / ~ oxaliticus Bhat et Barker 解草酸弧菌/ ~ pacifica Arake et Arai 太平洋弧菌 / ~ paracholerae Stutzeter 副霍乱弧菌 / parahaemolyticus (Fujino et al.) Sakazake, m Nakamura et Takizawa 副溶血性弧菌(副溶血贝内克氏菌) / ~ parahaemolyticus food poisoning 副溶血性弧菌食物中毒 / ~ parvus (von Esmarch) Lehmann et Neumann 短小弧菌 / ~ pasteurii Trevisan 巴斯德氏弧菌(恶性水肿的病原菌) / ~ penaeicida Ishimaru et al．杀对虾弧菌/ ~ percolans 过滤性弧菌 / ~ phosphorescens Matzuschita 磷光弧菌，霍乱弧菌易北河型 / ~ phytoplanktis ZoBell et Upaham 浮游植物弧菌 / ~ pierantonii (Zirpolo) Meisner 皮兰通氏弧菌 / ~ pieris Paillot 粉蝶弧菌 / ~ piscium Paillot 鱼弧菌 / ~ polymorphus Prevot 多态弧菌 /~ polymorphus var. peritricha var. Peritricha Prevot 多态弧菌周毛变种/ ~ portuensis Matzuschita 葡萄牙弧菌 / ~ protea Buchner 海神弧菌 / ~ proteolyticus (Merkel et al．)Baumann et al．解蛋白弧菌(解蛋白气单胞菌) / ~ proteus; Finkler-Prior spirillum 变形弧菌，芬一普二氏螺菌 / ~ pseudo-finkleri (Migula) matzuschita 类芬氏弧菌(类芬氏微螺菌) / ~ purpureus Katoda 绛红弧菌 / ~ purpureus var. albus Katoda 绛红弧菌白色变种 / ~ putridus Prevot 腐败弧菌 / ~ pyogenes (Doerr) Lehamann et Neumann 化脓弧菌 / ~ rigensis Kalnins 里加弧菌 / ~ romanus Baars 罗氏弧菌 / ~ rubentschickii 鲁氏弧菌 / ~ salmonicida Egidius et al．杀鲑弧菌 /~ saprophiles (Trevisan) Ford 嗜腐弧菌 / ~ schuylkilliensis 灰白色弧菌，斯库耳基耳河弧菌 / ~ septicus 败血型弧菌 / ~ serpens 蛇形弧菌 / ~ spermato zoides Lehman et Neumann Lehman et Neumann 精子形弧菌/ ~ splendidus (Beijerincdk) Baumann et al．灿烂弧菌(发亮弧菌，灿烂贝内克氏菌) / ~ spirillum Muller 螺旋状弧菌 / ~ sputigenus (Beergey et al．) Prevot 生痰弧菌 / ~ strictus 紧缩弧菌 / ~ Vibrio sputorum Prevot 唾液弧菌 / ~ stanierii Humm 斯塔氏弧菌(海草弧菌) / ~ stationis Kalnius 停滞弧菌 / ~ stomatitis Prevot 口炎弧菌 / ~ striatus (Migula) Matzuschita 纹带弧菌(条纹弧菌) / ~ subcurvatus Matzuschita 略弯曲弧菌 / ~ subsaprophiles Matzuschita 弱嗜腐弧菌 / ~ subtilisEhrenberg 枯草弧菌 / ~ subtilissimus (Migula) Ford 柔嫩弧菌 / ~ succinogenes Wolin, Wolin et Jacobs 产琥珀酸弧菌 / ~ suis Ford 猪弧菌 / ~ sulla Sepia Meissner 乌贼弧菌 / ~ surati (lamb et Paton) Ford 祖氏弧菌 / ~ syncyanus Ehrenberg 类蓝弧菌 / ~ synthtica Kalnins 综合弧菌 / ~ takeuchi 竹内氏弧菌 / ~ tenerrimum (Lehmann et Neumann) Migula 软弧菌 / ~ tenuis Veillon et Repaci 细小弧菌 / ~ terrigena Gunther 土壤弧菌 / ~ tonsillaris 扁桃体弧菌 / Vibrio toulonensis Hauduroy et al．土伦弧菌 / ~ tubiashii Hada et al．塔氏弧菌 / ~ turbidus Pringsheim 混浊弧菌 /~ typhosus Trevisan 伤寒弧菌 /~ tyrogeuus (Flugge) Bergey et al．乳酪弧菌 / ~ tyrosinatica (Beijirinck) Stanier 酪氨酸弧菌(酪氨酸微螺菌) / ~ undula Muller 波形弧菌 / ~ ureasophora Campbell 脲酶弧菌(脲酶贝内克氏菌)/ ~ viridans Muller 绿色弧菌 / ~ vulnificus (Reichelt, Baumann et Baumann) Farmer 创伤弧菌(创伤贝内克氏菌) / ~ wieseckensis (Migula) Matzuschita 威斯克弧菌 / ~ wolfii (Migula) Bergey et al．沃尔夫氏弧菌 / ~ xenopus Schrire et Greenfield 蟾蜍弧菌 / ~ zylanicus (Castellani) Castellani 锡兰弧菌 / ~ zonatus (Migula) Matzuschita 环带弧菌

Vibrio abalonicus (Matsunaga) Zen-Yoji ***n***．鲍鱼弧菌

Vibrio adaptatus Zobell et Upham ***n***．适应弧菌

Vibrio aestuarianus Tison et Seidler ***n***．河口弧菌

Vibrio cholerae group Ⅰ phage ***n***．霍乱弧菌噬菌体Ⅰ群

Vibrio cholerae group Ⅱ phage ***n***．霍乱弧菌噬菌体Ⅱ群

Vibrio cholerae group Ⅲ phage ***n***．霍乱弧菌噬菌体Ⅲ群

Vibrio cholerae group Ⅳ phage ***n***．霍乱弧菌噬菌体Ⅳ群

Vibrio cholerae type K phage ***n***．霍乱弧菌噬菌体 K 型

Vibrio Pacini ***n***．弧菌属

Vibrio phage ***n***．弧菌属噬菌体

vibrio (复 vibrios; vibriones) ***n***．弧菌 ‖ Celebes ~ 西里伯斯弧菌 / EI Tor ~ 爱尔托弧菌

vibrio-[拉][构词成分]振动，震动；弧菌

vibrios, paracholera ***n***．副霍乱弧菌

vibriolysin ***n***．溶血素

vibrion [法] ***n***．弧菌 ‖ ~ septique; Clostridium septicum 败血型弧菌，败血梭状芽胞杆菌

Vibrionaceae Veron ***n***．弧菌科

vibrionnaceae ***n***．弧菌科

vibriones (单 vibrio) ***n***．弧菌

vibriosis ***n***．弧菌病

vibrissa (复 vibrissae) [拉] ***n***．①鼻毛(人的) ②触须(犬、猫等动物的)，鬃 ‖ ~ scissors 鼻毛剪

vibrocoustic ***a***．振动声学的

vibrocardiogram ***n***．心振动[描记]图

vibrolode; vibratode ***n***．振动器极

vibrocardiography ***n***．心振动描记术

vibrography ***n***．示振器

vibromassage ***n***．振动按摩[法]

vibromasseur [法] ***n***．振动按摩器

vibrometer [拉 *vibrare* to quiver + *metrum* measure] ***n***．振动治聋器

vibrophone [拉 *vibrare* to quiver + 希 phōne sound] ***n***．鼓膜振动器

vibrophonocardiograph ***n***．心振动心音描记器

vibrotactile information ***n***．触觉信息

vibrotherapeutics; vibrotherapy ***n***．振动疗法

vibrotron ***n***．振敏管

viburnic acid ***n***．荚蒾酸

viburnin ***n***．荚蒾甙

Viburnum L. [拉] ***n***．荚蒾属 ‖ ~ dilatatum Thunb．荚蒾 / ~ opulus L．雪球荚蒾 / ~ prunifolium 樱叶荚蒾

Viburnum betulifolium Batal. [拉，植药] ***n***．桦叶荚蒾

Viburnm cordifolium Wall. [拉；植药] ***n***．心叶荚蒾

Viburnum cylindricum Buch.-Ham. ex D. Don [拉，植药] ***n***．水红木

Viburnum dilatatum thunb. [拉，植药] ***n***．荚蒾

Viburnum foetidum Wall. Var. ceanothoides (C. H. Wright) Hand.-Mazz. [拉；植药] ***n***．珍珠荚蒾

Viburnum foetidum Wall. [拉，植药] ***n***．臭荚蒾

Viburnum ichangense(Hemsl.) Rehd [拉，植药] ***n***．宜昌荚蒾

Viburnum macrocephalum Fortune [拉；植药] ***n***．中国绣球荚蒾

Viburnum plicatum Thunb. F. tomentosum (Thunb.) Rehd. [拉，植药] ***n***．蝴蝶荚蒾

Viburnum sargentii boehne [拉，植药] ***n***．鸡树条荚蒾

Viburnum setigerum Hance [拉，植药] ***n***．饭汤子

Viburnum setiggrum Hance［拉,植药］***n*.** 汤饭子
Viburnum utile Hemsl.［拉,植药］***n*.** 烟管荚蒾
vicarious［拉 *vicarius*］***a*.** 替代的,错位的(如 ~ menstruation 代偿性月经,异位月经,倒经) ‖ ~ly ***ad*.**
Vicarious species ***n*.** 替代种
vicariousness ***n*.** 替代
vice[1]［拉 *vitium*］***n*.** ①缺点,错误 ②恶癖,恶习,不道德行为 ③钳砧,虎头钳
vice[2] ***prep*.**［拉］代替,接替
vice-［前缀］副,次,代理 ‖ ~ chairman (pl. vicechairmen) 副主席 / ~ minister 副部长 / ~ president 副总统,副会长,(大学)副校长
vice versa［拉］反过来(也是这样)
vicho ***n*.** 痢疾(秘鲁俗语)
Vicia Tourn. ex L. ***n*.** 蚕豆属,巢菜属 ‖ ~ amoena Fisch.［拉;植药］山野豌豆 / ~ angustifolia L.［拉,植药］窄叶野豌豆 / ~ cracca L.［拉;植药］广布野豌豆 / ~ faba L. ~ fava 蚕豆 / ~ gigantea 大野豌豆 / ~ hirsuta (L.) s. F. Gray［拉;植药］小巢菜 / ~ sativa L.［拉;植药］大巢菜,野豌豆 / ~ tetrasperma (L.) Moench 乌啄豆,四籽野豌豆 / ~ Unijuga A. Br.［拉;植药］歪头菜 / ~ villosa 长柔毛野豌豆
vicianose ***n*.** 巢菜糖,蚕豆糖
vicilin ***n*.** 巢菜球蛋白,豌豆球蛋白
vicinal 连(表示几个原子或基团处于相连的位,亦作 vic-;并见 as-)
vicine ***n*.** 巢菜核甙
vicinism ***n*.** 偶发杂交,天然杂种
vicinist = **vicinism**
vicinity ***n*.** 附近,邻近;近处 ‖ in the ~ of 大约,接近;在……附近
vicious［拉 vitiosus］***a*.** 缺点的,恶的,不道德的
vicious circle ***n*.** 恶性循环
vicissitude ***n*.** 变迁,盛衰
Vicq d'Azyr's band (line)［Felix 法解剖学家 1748—1794］维克达济尔氏带(线)(在大脑皮质的布劳德曼氏外粒层内) ‖ ~ bundle; fasciculus mamillothalamicus 维克达济尔氏束,乳头丘脑束 / ~ centrum semiovale 维克达济尔氏半卵圆中心 / ~ foramen; foramen caecum medullae oblongatae 维克达济尔氏孔,延髓孔 / ~ line; ~ band 维克达济尔氏线(大脑皮质锥体细胞层内的白色带) / ~ operation; cricothyroid laryngotomy 维克达济尔氏手术,环甲膜喉切开术
victim ***n*.** 受害者;牺牲者;患者 ‖ fall ~ to 因……而深受其害,因……而自食其果 / ~ of organic mercury poisoning 有机汞中毒受害者
victimize ***vt*.** 使牺牲;使受害 ‖ victimization ***n*.**
victor ***n*. *a*.** 胜利者(的),战胜者(的)
Victoria strain ***n*.** 维克托尔亚株
victory ***n*.** 胜利,战胜,克服 ‖ victorious ***a*.** 胜利的,战胜的
victual ***n*.** (通常 pl.)食物,饮料 ***vt*.** 供给食物,运粮
Vidal's disease［Emilie 法皮肤病学家 1825—1893］; neurodermatitis 维达耳氏病,神经性皮炎 ‖ ~ treatment 维达耳氏疗法(狼疮划皮疗法)
Vidal's operation［Auguste Théodore 法外科医师 1803—1856］维达耳氏手术(精索静脉曲张皮下静脉结扎术)
Vidarabinc = **adenine aravinoside** = **arabinosyl adenine** = **Ara-A** ***n*.** 阿糖腺苷
Vidarabine［商名］***n*.** 阿糖腺苷,腺嘌呤阿糖苷(表面抗病毒药,治疗单纯性疱疹性角膜炎,静脉注射治疗单纯性疱疹性脑炎) ‖ ~ monohydrate 水阿糖胞苷
Vidareabine ***n*.** 阿糖腺苷(抗病毒药)
vide (简作 v & V & v et)［拉］请看,参看 ‖ ~ ante 见前 / ~ infra 见下,参看下文 / ~ post 见后 / ~ supra 见上,参看上文
vi; v.i. vide infra［拉］(简作 vi & v.i.) ***v*.** 见下,参看下文
videlicet ***ad*.** 即,就是说(= namilv,略作 viz)
video ***a*.** 电视的,视频的,图像的 ***n*.** 电视,视频,图像 ‖ ~ camera 视频照相机 / ~ documentation 视频文件 / ~ endoscope 视频内窥镜 / ~ fluorescein angiography 视频荧光素血管造影术 / ~ image 视频图像 / ~ image analyzer 视频图像分析仪 / ~ image system 视频图像系统 / ~ moniter 视频监视器 / ~ refractor 视频屈光检查仪 / ~ tracking 视频跟踪
video ampliflier (简作 VA) ***n*.** 视频放大器
video amplifier chain (简作 VAC) ***n*.** 视频放大器链
video correlator (简作 VC) ***n*.** 视频相关器
video display unit (简作 VDU) ***n*.** 视频显示器
video distributing amplifier (简作 VDA) ***n*.** 视频分布放大器
video frequency (简作 VDF & VF) ***n*.** 视频
videocast ***n*.** 电视广播
videoangiogram ***n*.** 视频血管图
videoangiograph ***n*.** 视频血管造影仪
videoangiography ***n*.** 视频血管造影检查法
videodensitometer ***n*.** 图像扫描测密计,视频密度测密计
videodensitometric window ***n*.** 视频密度测量法
videodensitometry ***n*.** 视频测密术,视频密度测量法
videoendoscope ***n*.** 电视内窥镜
videofluoroscopy ***n*.** 电视透视检查
videognosis［拉 *videre* to see + diagnosis］***n*.** X 线［照］片电视诊断
videographic display ***n*.** 图解显示
videography ***n*.** 视频照相术
videokeratograph ***n*.** 视频角膜照相机,角膜地形图仪
videokeratography ***n*.** 视频角膜照相术,角膜地形图检查法
videokeratoscope ***n*.** 视频角膜镜
videokeratoscopy ***n*.** 视频角膜镜检查法
videolaseroscopy ***n*.** 视频激光腹腔镜检查
videomicroscope ***n*.** 视频显微镜
videomicroscopy ***n*.** 电视显微镜检查,电视显微术
videopupillography ***n*.** 视频瞳孔照相术
videopupillometer ***n*.** 视频瞳孔计
videopupillometry ***n*.** 视频瞳孔计测量法
videoroentgenography ***n*.** 电视 X 线摄影(术)
videotechnique ***n*.** 视频技术
videostroboscopy ***n*.** 电视动态镜检法
videotape ***n*.** 录相磁带
video-urodynamics ***n*.** 影像性尿流动力学(尿流动力学结合膀胱造影或尿道造影电视录相全面了解排尿功能和勃起功能)
Vidia ***n*.** 微地螨属
Vidian artery［Guido Guidi (拉 Vidius) 意医师 1500—1569］; **arteria canalis pterygoidei (Vidii)** 维杜斯氏动脉,翼管动脉 ‖ ~ canal; canalis pterygoideus (Vidii) 维杜斯氏管,翼管 / ~ nerve; nervus canalis pterygoidei (Vidii) 维杜斯氏神经,翼管神经 / ~ plexus 维杜斯氏丛(翼管神经丛) / ~ vein; vena canalis pterygoidei (Vidii) 维杜斯氏静脉,翼管静脉
vidicon ***n*.** 光导摄氏管,视相管
vie ***vt*.** 竞争,冒……危险 ‖ ~r ***n*.** 竞争者
Viedebantia ***n*.** 伟台螨属
Vienna definition language (简作 VDL) ***n*.** 维也纳定义语言
Vierordt's hemotachometer［Karl 德医师 1818—1884］菲罗特氏血流速度计
Viet Nam, Vietnam ***n*.** 越南［亚洲］
Vietnamese ***n*.** 越南人(语) ***a*.** 越南(人)的
Vieussens's annulus［Raymond 法解剖学家 1641 – 1716］维厄桑氏环(卵圆窝缘) ‖ ~ ansa 维厄桑氏袢(锁骨下袢) / ~ artery 维厄桑氏动脉(右冠状动脉的分支) / ~ centrum ovale; centrum semiovale 维厄桑氏卵圆中心,半卵圆中心 / ~ foramina; foramina venarum minimarum 维厄桑氏孔,小静脉孔 / ~ ganglion; plexus coeliacus 维厄桑氏神经节,腹腔［神经］丛 / ~ isthmus; limbus fossae ovalis 维厄桑氏峡,卵圆窝缘 / ~ limbus; limbus fossae ovalis 维厄桑氏缘,卵圆窝缘 / ~ ring; limbus fossae ovalis 卵圆窝缘 / ~ valve 维厄桑氏瓣(前髓帆) / ~ veins 维厄桑氏静脉(心前静脉) / ~ ventricle; cavum septi pellucidi 维厄桑氏室,透明隔腔
view ***n*.** ①观,视察,视相 ②风景 ③观点,见解 ④思量,考虑 ⑤梗概 ⑥***vt*.** 看,仔细观察,考虑,估计,期待,查验 ‖ a point of ~ 观点;着眼点 / angulated basal ~ 倾斜肺底位观 / anteroposterior angled ~ 前后成角位观 / anteroposterior ~ 前后位观 / fall in with (或 meet) sb's ~ 符合某人意图,与某人的观点一致 / frontal ~ 额面像 / in ~ 在看得见的地方;被考虑;被记住;被期待,被指望 / in ~ of 鉴于……,考虑到,由于 / keep sth in ~ 把某事记在心头 / take a dim(或 poor) ~ of 对……不以为然,不赞成 / take the long ~ (of sth)(对某事)看得远 / with a ~ to (doing sth) 为了(做某事),以……为目的 / with the (或 a) ~ of 以……为目的 / cross section ~ 横切面观 / hyperscopic 远视影像 / hyposcopic ~ 近视影像 / orthoscopic ~ 正［X］线影像 / pseudoscopic ~ 幻视摄影 / topographical ~ 局部观 / ~ angle 视角 / ~ finder ①取景器 ②探视器 / ~ point 视点
viewing-box ***n*.** 看片灯,读片灯(看 X 线片) ‖ dental film ~ 牙区看片灯
Viewssens' ansa (Raymond de Vieussens) 锁骨下襻 ‖ ~ foramina 小静脉孔
Vieoing position ***n*.** 视位
viewing screen ***n*.** 观察屏,荧光屏
Vigabatrin［商名］***n*.** 氨己烯酸(抗癫痫药)

vigil［拉 *vigeo* be lively］***n*.** ①不眠,警醒 ②守夜,警戒
vigilambulism ***n*.** 醒性梦行症(类似梦行的病态,但不发生于睡眠中)
vigilance［拉 vigilantia］***n*.** 不眠症,警醒症
vigilant ***a*.** 警惕着的,警醒的,不睡的
vigilosomnogram ***n*.** 警觉睡眠图
vigintinormal［拉 *viginti* twenty + narma rule］***a*.** 二十分之一当量的
Vigna clindrica (L.) Skeels［拉,植药］***n*.** 眉豆
Vigna Savi. 豇豆属 ‖ ~ sinensis Endl. 豇豆 / ~ vexillata Benth.［拉,植药］野豇豆
Vigna sinwnsis (L.) Savi［拉,植药］***n*.** 豇豆
Vigna sinensis mosaic rhabdovirus ***n*.** 豇豆花叶弹状病毒
Vignal's cells［Guillaume 法生理学家 1852～1893］维尼阿耳氏细胞(胚)vignin 豇豆球蛋白
vignetting ***n*.** 晕映图像,晕映影像
vigour (vigor) ***n*.** 活力,精力,强壮 ‖ ~ of germination 发芽势
vigourous ***a*.** 强健的,有力的 ‖ ~ly ***ad*.**
Vigouroux's sign ***n*.**［Auguste 19 世纪法神经病学家］维古鲁氏征(突眼性甲状腺肿时,皮肤对电流刺激的抵抗减少)
vile ***a*.** 卑鄙的,可耻的,邪恶的 ‖ ~ly ***ad*.** / ~ness ***n*.**
vilifier ***n*.** 诬蔑者,中伤者,诽谤者
viliform ***n*.** 绒状
vilify ***vt*.** 诬蔑,中伤,诽谤,贬低
vilium ***n*.** 安定,地西泮(diazepam)制剂的商品名
villa ***n*.** 别墅
village ***n*.** 成农庄,农村(the ~)(总称)村民 ***a*.** 村的,村庄的,乡下的 ‖ ~r ***n*.** 村民,乡下人
villain ***n*.** 坏人,恶棍,反面人物,反派角色
villainous ***a*.** 坏人的,恶劣的,腐化堕落的,罪恶的 ‖ ~ly ***ad*.** / ~ness ***n*.**
villainy ***n*.** 邪恶,腐化堕落,(pl.)邪恶的行为,犯罪的行为
villaioma ***n*.** 绒毛病
Villard's button［Eugêne 法外科医师 1868 生］维拉德氏钮(改良墨菲氏钮) ‖ ~ circuit 维拉德氏电路(倍压电路)
Villaret's syndrome［Maurice 法神经病学家 1887—1946］; **syndrome of retroparotid space** ***n*.** 维拉雷氏综合征,腮腺后隙综合征(第九、十、十一、十二脑神经麻痹时,出现偏侧舌、咽、喉、肩胛的麻痹)
Villarsia nymphaeoides; Nymphoides peltatum ***n*.** 荇菜
Villemin's sphincter［Fernand 法解剖学家约 1890］***n*.** 维耳曼氏括约肌,十二指肠下括约肌(指十二指肠末端的环形肌束)
Villemin's theory［Jean Antoine 法外科医师 1827—1892］***n*.** 维耳曼氏学说(结核病的特殊感染性)
villi (单 villus)［拉］***n*.** 绒毛
villi-［拉］［构词成分］绒毛
villiferous ***a*.** 有绒毛的
villiform ***a*.** 绒毛状的 ‖ ~ tooth 绒毛牙,绒毛齿
villikinin［*villi* + 希 *kinein* to move］缩肠绒毛素
villin ***n*.** 绒毛蛋白
villioma ; villoma ***n*.** 绒毛瘤
villitis ***n*.** 马蹄绒毛组织炎
villoma; villioma ***n*.** 绒毛瘤
villonodular synovitis (简作 **VS**) ***n*.** 绒毛结节性滑膜炎
villosate ***a*.** 被软毛的
villose［拉 *villosus*］***a*.** ①被软毛的 ②绒毛状的 ③绒毛的
villositis ***n*.** 胎盘绒毛炎
villosity ***n*.** ①绒毛状态 ②绒毛
villous; villose ***a*.** 绒毛状的
Villous amomum［化学］***n*.** 阳春砂
villus (复 villi)［拉］***n*.** 绒毛 ‖ amniotic ~ 羊膜绒毛 / anchoring ~ 固着绒毛 / arachnoid ~ ; Pacchinian body 蛛网膜绒毛,蛛网膜粒,帕基奥尼氏体 / villi articulares 关节绒毛 / chorionic ~ 绒膜绒毛 / villi, cotylekonary 绒毛叶绒毛 / villi, diffuse 弥散绒毛 / fixation ~ ; anchoring ~ 固着绒毛 / free ~ 游离绒毛 / villi intestimales 肠绒毛 / villi, labial 唇绒毛 / pericardial ~ 心包绒毛 / villi peritoneales 腹膜绒毛 / placental ~ 胎盘绒毛 / villi pleurales 胸膜绒毛 / primary ~ 初级绒毛 / secondary ~ 次级绒毛 / villi synviales 滑膜绒毛 / trophodermal ~ 滋养绒毛 / true ~ 真绒毛 / ~ vasculosus 血管绒毛 / villi, zonary 带状绒毛
villusectomy ***n*.** 滑膜切除术
Viloxazine ***n*.** 维洛沙秦,戊烯比妥 (抗抑郁药)［商名］
viltine ***a*.** 化性的
viltinism ***n*.** 化性
vilyuisk encephalitis virus ***n*.** 维尼尤斯克脑炎病毒
vimentin ***n*.** (中间丝)波形蛋白 ‖ ~ filaments 波形纤维蛋白细丝
Viminol ***n*.** 维米醇 (镇痛药)
vin. (vinum) ***n*.** 酒,酒剂
vina; wines ***n*.** 酒剂
vinactane; viomycin［商名］***n*.** 紫霉素
Vinbarbital, 5-ethyl-5-(1-methl-butenyl) barbituric acid ***n*.** 戊烯巴比妥,5－乙基－5(1－甲基－1－丁烯基)巴比土酸 ‖ ~ sodium 戊烯巴比妥钠
Vinbarbitone ***n*.** 戊烯比妥 (催眠镇静药)
Vinblastine (简作 VB)［商名］***n*.** 长春花碱(抗肿瘤药)
vinblastine; vincaleukoblastine; velban 长春花碱(抗肿瘤药)
Vinburnine［商名］***n*.** 长春布宁 (脑循环改善药)
Vinca ***n*.** 长春花属 ‖ ~ alkaloids 长春花生物碱 / ~ minor 蔓性长春花 / ~ rosea 长春花 / ~ yellows virus 长春花黄化病毒
vincaleucoblastine (简作 **Vbt**) ***n*.** 长春花碱,长春碱(抗癌药)
vincaleukoblastine (缩 VLB); **vinblastine** ***n*.** 长春花碱
vincamedine ***n*.** 长春花定
vinca-aldaloid ***n*.** 长春花—生物碱
Vincamine ***n*.** 长春胺,长春花胺(用于帮助脑血管障碍患者改善智能)
Vincanol［商名］***n*.** 长春醇 (血管扩张药)
Vincantril［商名］***n*.** 长春曲尔 (脑血管扩张药)
Vincent's angina (infecion)［Henri 法医师 1862—1950］***n*.** 奋森氏咽峡炎(溃疡膜性咽峡炎,由于急性坏死性溃疡性龈炎扩散所致) ‖ ~ bacillus 奋森氏杆菌(梭状微小杆菌) / ~ infection 奋森氏感染(溃疡膜性咽峡炎) / ~ organisms 奋森氏微生物 (①梭状微小杆菌 ②奋森氏包柔氏螺旋体) / ~ spirillum 奋森氏螺菌 / Vincent' stomatitis 奋森氏口炎 / ~ tonsillitis 奋森氏后扁桃体炎(溃疡膜性扁桃体炎)
Vinces bunyavirus ***n*.** 文瑟斯本扬病毒
Vincetoxicum Rupp.; Cynanchum ***n*.** 牛皮消属,白前属 ‖ ~ atratum (Bge.) Morr. et Dcne.; Cynanchum atratum Bge. 白薇 / ~ officinale 药用白前 / ~ purpurascens; Cynanchum purpurascens 白前 / ~ versicolor Dcne; Cynanchum versicolor Bge. 蔓生白薇
vincetoxicum ***n*.** 药用白前
Vinciguerria attenuata (Cocco) ***n*.** 长尾串灯鱼(隶属于钻光鱼科 Gonostomatidae)
Vincofos［商名］***n*.** 乙烯福司,磷氯烯酯(抗蠕虫药)
Vinconate［商名］***n*.** 长春考酯 (血管扩张药)
Vincristine (简作 V & VC & VCR & VCr)［商名］***n*.** 长春新碱 (抗肿瘤药)
vincristine, actinomycin D, cyclophosphamide (简作 VAC) ***n*.** 长春新碱,放线菌素 D,环磷酰胺(联合疗法)
vincristine, amethopterin, mercaptopurine and prednisone (简作 VAMP) ***n*.** 长春新碱,氨甲蝶呤,巯基嘌呤,强的松(联合疗法)
vincristine, dactinomycin, and cyclophosphamide (简作 VAC) ***n*.** 长春新碱—放线菌素 D—环磷酰胺(联合化疗治癌方案)
Vincristine, daunorubicin, and prednisone ***n*.** 长春新碱—柔红霉素—强的松(联合疗法)
vincristine, endoxan, natulan, prednisolone (简作 VENP) ***n*.** 长春新碱,环磷酰胺,甲基苄肼,强的松龙(联合化疗方案)
vincristine sulfate ***n*.** 硫酸长春新碱(抗肿瘤药,主要用于联合化疗,治疗霍奇金 < Hodgkin > 病、急性淋巴细胞性白血病、非霍奇金肉瘤,也可治疗维尔姆 < Wilm > 瘤、成神经细胞瘤、乳癌、横纹肌肉瘤和其他肉瘤,以及某些脑瘤。其主要副作用为混合性运动感觉神经病变和自主性末梢神经病变)
vinculin ***n*.** 纽带蛋白
vinculum (复 vincula)［拉］***n*.** ①纽,系带 ②基腹弧(鳞翅目) ‖ ~ breve 短纽(腱纽) / ~ linguae; frenulum linguae ***n*.** 舌系带 / vincula lingulae cerebilli 小脑舌纽 / ~ longum 长纽(腱纽) / vincula tendinum digitorum manus; ~ of tendons of fingers 指腱纽 / vincula tendinum digitorum pedis; ~ of tendons of toes 趾腱纽
Vindeburnol［商名］***n*.** 长春布醇 (血循环改善药)
Vindesine (简作 VDS)［商名］***n*.** 长春碱酰胺,长春地辛(抗肿瘤药)
Vindesine sulfate ***n*.** 硫酸长春地辛,硫酸长春碱酰胺(抗肿瘤药,治疗急性淋巴细胞白血病)［商名］
vindicate ***vt*.** 维护,为……辩白,证明……正确 ‖ vindication ***n*.**
vine ***n*.** 葡萄树,藤
vineberg operation (Arthur M. Vineberg) ***n*.** 范堡手术(把胸廓内动脉移植于心肌内,以增强侧支循环的血供)
vinegar［法 *vinaigre* sour wine］***n*.** 醋,醋剂 ‖ aromaatic ~ 芳香醋 / cider ~ 苹果醋 / ice ~ 冰醋酸 / ~ of lead; lead subacetate solution 铅醋,次醋酸铅溶液 / pyroligneous ~ 木醋 / squill ~ 海葱醋 / thieves' ~ 芳香醋 / wood ~ 木醋
vinegaroon ***n*.** 醋蝎(因其分泌物有臭气似醋,故名)
Vinepidine［商名］***n*.** 长春匹定 (抗肿瘤药)

vinethene and ether（简作 V & E）***n*.** 乙烯醚及乙醚
Vinethene vinyl ether［商名］***n*.** 乙烯醚
vinetime; oxyacanthine ***n*.** 刺檗碱
vini-［拉］［构词成分］葡萄;葡萄酒,酒
vinic［拉 *vinum* wine］***a*.** 酒的
vinine ***n*.** 维宁(长春花的一种生物碱)
Vinflunine［商名］***n*.** 长春氟宁（抗肿瘤药）
Vinformide［商名］***n*.** 长春米特（抗肿瘤药）
Vinfosiltine［商名］***n*.** 长春磷汀（抗肿瘤药）
Vinglycinate［商名］***n*.** 长春甘酯(抗肿瘤药)
Vinleucinol［商名］***n*.** 长春西醇(抗肿瘤药)
Vinleurosine［商名］***n*.** 长春罗新(抗肿瘤药)
Vinmegallate［商名］***n*.** 长春酯(抗肿瘤药)
vino ***n*.** 酒
vinometer［拉 *vinum* wine + 希 *metron* measure］***n*.** 酒精比重计,酒类醇量计
Vinorelbine ***n*.** 长春瑞滨(抗肿瘤药)
vinous（vinic）［拉 *vinosus* from *vinum* wine］***a*.** 酒的;嗜酒的,饮酒所引起的
Vinpocetine［商名］***n*.** 长春乙脂,去水高长春胺（脑血管扩张药）
Vinpoline［商名］***n*.** 长春泊林（脑血管扩张药）
Vinrosidine［商名］***n*.** 长春罗定(抗肿瘤药)
Vinson's syndrome［Porter P. 美外科医师 1890 生］文森氏综合征（缺铁性咽下困难）
Vintenate ***n*.** 长春考酯（血管扩张药)［商名］
Vintoperol［商名］***n*.** 长春培醇（血管扩张药 Vintriptol）
vinum（所有格 vini)［拉］; wine ***n*.** 酒,酒剂
vinyl ***n*.** 乙烯基 ‖ ～ acetate 醋酸乙烯酯 / ～ acetylene 乙烯基乙炔 / ～ alcohol 乙烯醇 / ～ benzene; styrene 苯乙烯 / ～ bromide 溴乙烯 / ～ butyrate 丁酸乙烯酯 / ～ chloride 氯乙烯,氯化乙烯 / ～ cyanide 氰化乙烯 / ～ cyclohexane monoxide 一氧化乙烯基环己烷 / ～ ether 乙烯醚 / ～ fluoride 氟乙烯 / ～ formate 甲酸乙烯酯 / ～ methyl ether 乙烯基甲醚 / ～ n-butyrate 正丁酸乙烯酯 / ～ propionate 丙酸乙烯酯
vinyl acetate（简作 Va, VA, Vac）***n*.** 醋酸乙烯酯
vinyl acetate-styrene colymer（简作 Va-s）***n*.** 醋酸乙烯酯—苯乙烯共聚物
vinyl-ara-U = 1-γ-D-arabinofuranosyl-5-vinyluracil ***n*.** 1-γ-D 阿拉伯呋喃糖基-5-乙烯尿嘧啶
Vinyl Ether ***n*.** 乙烯醚（麻醉药）
vinyl batyl ether（简作 VBE）***n*.** 乙烯基丁醚
vinyl chloride（简作 VC, Vcl）***n*.** 氯乙烯
vinyl chloride monomer（简作 VCM）***n*.** 氯乙烯单体
vinyl cyclohexene（简作 VCH）***n*.** 乙烯基环己烯
vinyl formate（简作 VF）***n*.** 甲酸乙烯脂
4-vinyl-1-cyclohexane ***n*.** 4-乙烯-1-环己烷
5-vinyl-ara-2'-deocyuridine = VDU ***n*.** 5-乙烯-2'-脱氧尿苷
vinyl-2-chloroethyl ether ***n*.** 乙烯-2-氯乙醚
4-vinylcyclohexane dioxide ***n*.** 二氧化乙烯基环己烷
vinylidene fluoride ***n*.** 偏二氟乙烯
4-vinyl-m-xylene ***n*.** 4-乙烯基间二甲苯
2-vinylpyridine ***n*.** 2-乙烯吡啶
Vinylbital［商名］***n*.** 乙烯比妥（催眠镇静药）
vinylene ***n*.** 二价乙烯基,次亚乙烯基
vinylite［商名］***n*.** 简作乙烯基树脂,乙烯塑料
L-5-vimyl-2-thio-oxazolidone; goitrin ***n*.** L-5-乙烯-2-硫代恶唑酮,致甲状腺肿因素
vinyltrichloro silsne ***n*.** 乙烯三氯硅烷
vinyltriethoxy silane ***n*.** 乙烯三乙氧基硅烷
Vinzolidine ***n*.** 长春利定（抗肿瘤药)［商名］
vio-［拉］［构词成分,亦作 violo-］***prep*.** 紫
viocid ***n*.** 龙胆紫
viocin; viomycin sulfate［商名］***n*.** 硫酸紫霉素
vioform; chloroidohydroxyquinoline［商名］***n*.** 慰欧仿,氮碘喹啉（抗阿米巴药）
Viokase ***n*.** 胰酶(pancreatin)制剂的商品名
Viola L. ***n*.** ［拉,植药］堇菜属 ‖ ～ acuminata Ledeb. ***n*.** 鸡腿堇菜 / ～ betonicifolia Smith 戟叶堇菜 / ～ collina Bess 毛果堇菜 / ～ delavayi Franch. 灰叶堇菜 / ～ diffusa Ging. 蔓茎堇菜 / ～ inconspicua Bl. 长萼堇菜 / ～ mottle potexvirus 堇菜斑点马铃薯 X 病毒 / ～ odorata L. 香堇菜 / ～ patrinii DC. 白花地丁 / ～ pinnata 羽叶堇菜,胡堇草 / ～ serpens Wall. 匍匐堇菜 / ～ sylvestris 林堇菜 / ～ tricolor L. 三色堇,蝴蝶花 / ～ vaginta Maxim. 堇 / ～ verecunda A. Gray 堇菜 / ～ yedoensis Makino 紫花地丁
viola crystallina; crystal violet ***n*.** 结晶紫,龙胆紫
Violaceae ***n*.** 堇菜科
violacein ***n*.** 紫色杆菌素,青紫色素杆菌素
violaceous ***a*.** 紫色的,青紫色的(通常指皮肤变色)
violaquercitrin; rutin ***n*.** 紫槲皮甙,芸香甙,芦丁
violate ***vt*.** 违反,侵犯;强奸;妨碍 ‖ violation ***n*.**
violaxanthin ***n*.** 三色堇黄质
violence ***n*.** 猛烈;暴力;热烈 ‖ do ～ to 强暴对待;歪曲的 / ～ prevention 暴力预防 / ～ prevention in emergency department 急诊科暴力事件预防
violent ***a*.** 猛烈的;极端的;狂暴的;歪曲的 ‖ ～ asphyxia 暴力性窒息 / ～ death 暴力死
violescent ***a*.** 淡紫色的
violet（简作 v & V）***n*.** 紫［色］‖ amethyst ～ 水晶紫(四乙基酚藏红) / chrom ～ 色紫(玫红酸的衍生物) / cresyl ～ ; cresylecht ～ 甲酚紫(病理切片用染料) / crystal ～ ; gentian ～ 结晶紫,龙胆紫 / Hoffmann's ～ ; iodine ～ 霍夫曼氏紫,碘紫,大丽紫 / iris ～ ; amethyst ～ 水晶紫 / Lauth's ～ ; thionine 劳思氏紫,硫堇 / methyl ～ ; gentian ～ 甲紫,龙胆紫 / methylene ～ 亚甲紫,甲烯紫 / neutral ～ 中性紫 / Paris ～ 巴黎紫,甲紫 / pentamethyl ～ ; gentian ～ 五甲紫,龙胆紫 / ～ G; gentian ～ ; hexamethyl ～ ; methylrosaniline chloride 龙胆紫,氯化甲基玫瑰苯胺 / ～ vision 紫视症 / visual ～ 视紫蓝质
violuric acid ***n*.** 紫尿酸
Viomycin［*violet* + 希 mykēs fungus + -in chemical suffix］［商名］***n*.** 紫霉素（抗生素类药）
Viomycin sulfate［商名］***n*.** 硫酸紫霉素(抗结核药)
viorostol ***n*.** 维前列醇
viosterol; ergocalciferol ***n*.** 麦角骨化醇,维生素 D_2 ‖ ～ in oil 维生素 D_2 油剂
VIP ***n*.** 血管活性肠肽(见 vasoactive intestinal peptide)
VIP vasoactive intestinal polypeptide ***n*.** 血管活性肠多肽,舒血管肠肽
viper ***n*.** 蝰蛇 ‖ pit ～ 颊窝毒蛇(如响尾蛇,五步蛇、蝮蛇等)/ Russell's ～ 鲁塞尔氏蝰［蛇］/ ～ venom 蝰蛇毒
Vipera ***n*.** 蝰属
Vipera ammodytes（Linnaeus）***n*.** 沙蝰(隶属于蝰科 Viperidae)
Vipera aspis（Linnaeus）***n*.** 毒蝰(隶属于蝰科 Viperidae)
Vipera berus（Linnaeus）***n*.** 极北蝰(隶属于蝰科 Viperidae)
Vipera hindii（Boulenger）***n*.** 肯尼亚蝰(隶属于蝰科 Viperidae)
Vipera kaznakovi（Nikolskii）***n*.** 高家索蝰(隶属于蝰科 Viperidae)
Vipera latasti（Bosca）***n*.** 翘鼻蝰(隶属于蝰科 Viperidae)
Vipera lebetina（Linnaeus）***n*.** 地中海蝰(隶属于蝰科 Viperidae)
Vipera russelii（Shaw）***n*.** 蝰蛇(隶属于蝰科 Viperidae)
Vipera russelii siamensis（Smith）***n*.** 蝰蛇泰国亚种(隶属于蝰科 Viperidae)
Vipera supercilliaris（Peters）***n*.** 东非蝰(隶属于蝰科 Viperidae)
Viperidae ***n*.** 蝰科(隶属于有鳞目 Squamata)
viperin ***n*.** 蝰［蛇］毒素
Viperinae ***n*.** 蝰亚科
viperine［拉 viperinus］***a*.** 蝰的 ***n*.** 蝰
Vipert type C oncovirus ***n*.** 腹蛇 C 型肿瘤病毒
vipoma, VIPoma［vasoactive intestinal polypeptide + -oma］***n*.** 血管活性肠多肽肿瘤,舒血管肠肽瘤(一种内分泌瘤,常发生于胰腺,分泌过多的血管活性肠多肽,可致弗—莫 < Verner-Morrison > 综合征。亦称致泻瘤)
vipoxin ***n*.** 蝰蛇毒素
Vipond's sign［法医师］***n*.** 维庞氏征(发疹热潜伏期的全身性腺病)
Viprostol［商名］***n*.** 维前列醇（前列腺素类药）
Viprynium Embonate［商名］***n*.** 恩波吡维铵（抗蛲虫药）
Viqualing［商名］***n*.** 维喹啉（抗抑郁药）
Viquidil［商名］***n*.** 维喹地尔（血管扩张药）
Vira-A ***n*.** 阿糖腺苷(vidarabine)制剂的商品名
Viraceae ***n*.** 病毒科
viraginity［拉 *virago* a manlike woman］; masculinism ***n*.** 女子男征
viral ***a*.** 病毒的 ‖ ～ blepharitis 病毒性睑炎 / ～ capsid 病毒衣壳 / ～ conjunctivitis 病毒性结膜炎 / ～ core 病毒核心 / ～ dacryocystitis 病毒性泪囊炎 / ～ envolope 病毒的囊膜 / ～ fiber 病毒的纤维 / ～ keratitis 病毒性角膜炎 / ～ retinitis 病毒性视网膜炎 / ～ scleritis 病毒性巩膜炎 / ～ uveitis 病毒性葡萄膜炎
viral capsid antigen（简作 VCA）***n*.** 病毒壳膜抗原
viral capsid protein ***n*.** 病毒壳体蛋白
viral chromosome ***n*.** 病毒染色体
viral DNA ***n*.** 病毒脱氧核糖核酸,病毒 DNA
viral dysentery virus = Human epicemic gastro-enteritis virus（reiman）***n*.** 流行性胃肠炎病毒

viral envelope ***n***. 病毒包膜
viral envelope antigen（简作 VEA）***n***. 病毒壳膜抗原
viral genome ***n***. 病毒染色体
Viral hemadsorption ***n***. 血球吸附病毒
viral hematodepressive disease（简作 VHD）***n***. 病毒性血细胞阻抑性疾病
viral hemolysin test ***n***. 病毒溶血素试验
Viral hemorrhagic fever viruses of man ***n***. 人病毒性出血热病毒
Viral hemorrhagic septicemia of trout virus = Egtved virus ***n***. 鳟鱼病毒性出血性毒，埃格替维德病毒
Viral hemorrhagic septicemia rhabdovirus ***n***. 病毒性出血性败血病弹状病毒
viral hepatitis（简作 VH）***n***. 病毒性肝炎
viral infection ***n***. 病毒感染
viral myocarditis ***n***. 病毒性心肌炎
viral RNA ***n***. 病毒核糖核酸，病毒 RNA
viral-specific enzyme ***n***. 病毒性酶
Virales ***n***. 病毒目
Viral transformation ***vt***. 病毒转化
virazole = ribavirin ***n***. 病毒唑，三氮唑核苷
Virchow-Robin spaces［Rudolf L. K. Virchow; Charles P. Robin］***n***. 魏尔啸—罗宾隙（血管在进入脑时其周围的间隙，形成内壁的是蛛网膜样的膜的延长，外壁是软脑膜的连续，插入的管道与蛛网膜下腔沟通）
Virchow's angle［Rudolf 德病理学家 1821—1902］***n***. 魏尔啸氏角（介于鼻基业线与鼻下线之间）‖ ~ axiom 魏尔啸氏原理（细胞来自细胞）/ ~ cells; lepra cells 魏尔啸氏细胞，麻风细胞 / ~ corpuscles; corneal corpuscles 魏尔啸氏小体，角膜小体 / ~ crystals 魏尔啸氏结晶（胆红素结晶）/ ~ degeneration; amyloid degeneration 魏尔啸氏变性，淀粉样变性 / ~ gland; signal node 魏尔啸氏腺，信号结（指左锁骨上转移癌淋巴结）/ ~ law 魏尔啸氏定律（关于肿瘤细胞发源）/ ~ line 魏尔啸氏线（鼻根至人字缝尖的线）/ ~ psammoma 魏尔啸氏沙样瘤 / ~spaces 魏尔啸氏腔（血管周隙）
Virchow-Hassall bodies ***n***. 魏—哈二氏体，胸腺小体
Virchow-Holder angle; Virchow's angle ***n***. 魏—霍二氏角，魏尔啸氏角
Virchow-Robin spaces ***n***. 魏—罗二氏隙（血管周隙）
viremia ***n***. 病毒血症
virescent ***a***. 微绿的
Virgate wormwood［植药］***n***. 滨蒿
virgia［拉 *virgo*］***n***. 处女
virgin（简作 V）***n***. 处女 ***a***. 纯洁的；未接触的
virgin birth ***vt***. 无配子生殖，无融合生殖，单性生殖
virginal ***a***. 处女的，童贞的
Virginia creeper; Parthenocissus quinquefolia ***n***. 五叶地锦，北美爬山虎 ‖ ~ prune; prunus serotina［黑］野樱 / ~ snakeroot; Aristolochia serpentaria 美蛇根，蛇根马兜铃
Virginia Medical Monthly（简作 Va）Med Month，***n***.（美）弗吉尼亚州医学月刊（杂志名）
Virginiamycin［商名］***n***. 维吉霉素，维及霉素，威里霉素（抗生素类药）［商名］
virginity［拉 *virginitas*］***n***. 童贞，纯洁
virginium（简作 Vi）钚（87 号元素钫的旧名）
virgo intacta［拉］（简作 VI）***n***. 处女
virial expansion ***n***. 维里展开
viricidal; virucidal ***a***. 杀病毒的
viricide; virucide ***n***. 杀病毒剂
viridescent ***a***. 微绿的
viridin ***n***. ①滔油绿 ②绿色木霉素
viridis ***n***. 翠绿色，似铜绿色
viridobufagin ***n***. 绿蟾蜍精
Viridofulvin［商名］***n***. 绿黄霉素（抗生素类药）
viridogrisein; etamycin ***n***. 绿灰菌素，宜他霉素
virile［拉 *virilis*］***a***. ①男性的 ②有男性征的
virilescence ***n***. 男性化（指女子）
virilia［拉］***n***. 男生殖器
viriligenic ***a***. 促男性化的
virilism［拉 *virilis masculine*］***n***. 男性化（指女子）‖ adrenal ~ 肾上腺性男性化 / prosopopilary ~ 须眉性男性化
virility［拉 *virilitas* from *vir* man］***n***. ①男性 ②有男性征
virilization ***n***.（女性的）男性化
virilizing ***a***. 致男性化的
virilizing adrenal hyperplasia（简作 VAH）***n***. 男性化肾上腺增生
virion（virus particle）***n***. 病毒体，病毒颗粒，病毒粒子，壳包核酸
virion of Hemmorrhagic fever with renal syndrome ***n***. 肾病综合症出血热病毒颗粒
viripotent［拉 *viripotens*; *vir* man + *potens* able］***a***. ①性成熟的（指男子）②可结婚的（指女子）
virmia ***n***. 病毒血［症］
viroid ***n***. 预防［用］菌苗，类病毒（一类比病毒小的感染因子，它只含 RNA，无蛋白质衣壳）
virocult ***n***. 病毒培养拭子
virocytology ***n***. 病毒细胞学
viro-［拉］［构词成分］***prep***. 病毒，毒
virogene ***n***. 病毒基因
virogenic stroma ***n***. 病毒遗传基质
virogenetic ***a***. 病毒所致的，病毒源的
viroid ***n***. 类病毒，无壳病毒，拟核
viroid theory ***n***. 拟病毒学说，类病毒学说
viroimmunoassay（简作 VIA）***n***. 病毒免疫分析（法）
virolactia ***n***. 乳汁病毒
virologist ***n***. 病毒学家
virology ***n***. 病毒学
Virology Abstracts（简作 VA）***n***. 病毒学文摘
virolysis ***n***. 病毒溶解
viromicrosome ***n***. 病毒微粒（不全病毒颗粒）
vironeurology ***n***. 病毒神经学
viropexis ***n***. 病毒固定（作用）（病毒固定在动物细胞膜上，进而被细胞吞没）
viroplasm ***n***. 病毒粒质
virose［拉 *virosus* from *rirus* poison］***a***. 有毒的
virosome ***n***. 病毒颗粒
virostatic ***a***. 抑制病毒的 病毒抑制药
virosterone ***n***. 睾酮，睾丸素
viropetic = TFT ***n***. 三氟胸苷
virosomes ***n***. 病毒小体
virostatic ***a***. 抑制病毒生长的
Viroxime ***n***. 韦罗肟（抗病毒药）
vir-repression ***n***. 病毒抑制作用，干扰作用
virtual ***a***. 实质上的，实际上的，事实上的；有效的；虚的（如虚焦点）‖ ~ly ***ad***.
virtual access method（简作 VAM）***n***. 虚拟取数法
virtual image ***n***. 虚像
virtual value ***n***. 有效值
Virtue ***n***. 德行；优点；功效，效力 ‖ by（或 in）~ of 依靠……（的力量），凭借；由于，因为 / woman of easy ~ 行为不端的女人
virous; virose ***a***. 有毒的
virucidal, viricidal ***a***. 杀病毒的
virucidal agent ***n***. 杀病毒药
virucide ***n***. 杀病毒剂，病毒中和抗体
virucidin ***n***. 病毒中和抗
viruleace（简作 v）***n***. 毒性，毒力
virulence［拉 *virulentia* from *virus* poison］（简作 **V**, **Vi**）***n***. 毒力，毒性 ‖ attenuation of ~ 毒力减弱 / nucin ~ 黏蛋白毒力
virulence antigen（简作 V antigen & Vi antigen）***n***. 毒力抗原（同 ViA）
virulent［拉 *virulentus* from *virus* poison］（简作 **v**）***a***. 有毒力的，毒性的
virulent antigen（简作 Vi A）***n***. 毒力抗原
virulent infection ***n***. 有毒害感染
virulent phage ***n***. 毒性噬菌体
virulicidal ***a***. 灭毒性的，
viruliferous［拉 *virus* poison + ferre to bear］***a***. 带病毒的，产毒的
viruria ***n***. 病毒尿
virus［拉］（简作 v & V）***n***. 病毒 ‖ ~ Ⅲ 第三株家兔疱疹病毒 / acute haemorrhagic conjunctivitis ~ 急性出血性结合膜炎病毒；70 型肠道病毒 / acute laryngo-tracheobronchitis ~ 急性喉—气管—支气管炎病毒，2 型副流感病毒 / adeno-associated ~（简作 AAV）腺病毒相关病毒 / African horse sickness ~ 非洲马疫病毒 / alastrim ~ 类天病毒 / alfalfa mosaic ~ 苜蓿花叶病病毒 / ~ animatum 活病毒 / apollo ~ 阿波罗病毒；70 型肠道病毒 / ascending myelitis B ~ 乙型上行性脊髓病毒 / attenuated ~ 减弱病毒 / avian infectious bronchitis ~ 鸟传染性支气管炎病毒 / avian encephalomyelitis ~ 鸟脑脊髓炎病毒 / avian infectious laryngotracheitis ~ 鸟传染性喉气管炎病毒 / avian lymphonatosis ~ 禽肉瘤病毒 / B B ~ 病毒，猴疱疹病毒 / bacterial ~ 细菌病毒，噬菌体 / Baldan nephropathy ~ 巴尔干肾病病毒 / Baltimore ~ 巴尔的摩病毒（轮状病毒样颗粒）/ Baker's feline pneumonitis ~ 贝克氏猫肺炎病毒 / benign epidermal monkey pox ~ 猴良性表皮痘病毒 / benign inoculation lymphoreticulosis ~ 良性接种性淋巴网状内皮细胞增多症病毒，猫抓病毒 / biundulant meningoen-

cephalisis ~ 蜱传脑炎病毒(中非亚型)/ Borna disease ~ 博纳病病毒 / bovine papilloma ~ 牛乳头状病毒 / bluecomb ~ 火鸡冠紫绀病毒 / bovine papillomatosis ~ 牛乳头状瘤病病毒 / papular dermatitis ~ 牛丘疹状皮炎病毒 / bovine ulcerative mammillitis ~ 牛溃疡性乳头炎病毒/ Brunhilde ~ 布伦希尔得病毒(脊髓灰质炎病毒第一型) / ~ bubo 病毒性横痃,腹股沟淋巴肉芽肿 / Bunyamwera ~ 布尼安维拉病毒 / Bwamba fever ~ 布汪巴热病毒 / California ~ 加里福尼亚病毒 / camel pox ~ 骆驼痘病毒 / canary pox ~ 金丝雀病毒 / canine distemper ~ 犬瘟热病毒 / canine papilloma ~ 犬乳头状瘤病毒 / canine tracheobronchitis ~ 狗气管支气管病毒 / chickenpox ~ 水痘病毒 / coital exanthema ~ 媾疹病毒 / Colorado tick fever ~ 科洛拉多蜱热病毒 / common cold ~ 伤风病毒 / Coxsackie ~ 柯萨奇病毒 / cytoplasmic polyhedrosis ~ (CPV) 胞质多角病毒 / Danysz ~ 丹尼什氏病毒 / dengue fever ~ 登革热病毒 / viruses, dermotropic 亲皮性病毒 / eastern equine encephalomyelitis ~ 东方型马脑脊髓炎病毒/ EB ~ (Epstein Barr ~)EP 病毒(一种 DNA 疱肿病毒)/ ECHO ~ ; enteric cytopathogenic human orphan ~ 埃可病毒,人肠道弧病毒 / ectromelia ~ 鼠脱脚病病毒 / EMC ~ ; encephalomyocarditis ~ 脑心肌炎病毒 / encephalitis B ~ 乙型脑炎病毒 / encephalitis viruses 脑炎病毒/ encephalomyocarditis ~ (简作 EMCV),脑心肌炎病毒/endogenous ~ 内生病毒 / enteric ~ (enterovirus) / epidemic encephalitis ~ 流行性脑炎病毒 / epidemic hemorrhagec fever ~ 流行性出血热(肾形)病毒 / epidemic keratoconjunctivitis ~ 流行性角膜结膜炎病毒/ epidemic type B encephalitis ~流行性乙型脑炎病毒 /ephemeral fever ~ 三日热病毒/ epidemic tremor ~ 流行性震颤病毒 / viruses, encephalitis 脑炎病毒 / enteric cytopathogenic human orphan ~ ; ECHO ~ 埃可病毒,人肠道孤病毒 / epidemic enciphalitis ~ 流行性脑炎病毒 / Epstein-Barr ~, EBV E-B 病毒,非洲淋巴细胞瘤病毒 /equine abortion ~ 马流产病毒 / equine contagious pleuropneumonia ~ 马接触传染性胸膜脑炎病毒 / equine infectuous anemia ~ 马传染性贫血病毒 / equine influenza ~ 马流感病毒 / Everglades ~ (佛罗里达)大沼泽地病毒 / ~ of exanthem subitum 幼儿急疹病毒 / feline infectious enteritis ~ 猫传染性肠炎病毒 / Feline SM sarcoma ~ FSM 肉瘤病毒 / ferret distemper ~ 雪貂瘟热病毒 / filterable ~ 病毒,滤过性病毒 / FMD (foot-and-mouth disease) ~ 口蹄疫病毒 / foot-and-mouth disease ~ 口蹄疫病毒 / fowl diphtheria ~ 鸡白喉病毒 / fowl leukosis ~ 鸡白血病病毒 / fowl plague ~ 鸡瘟病毒 / fox encephalitis ~ 狐脑炎病毒 / gastroenteritis ~ of swine 猪胃肠炎病毒 / guinea-pig salivary-gland disease ~ 豚鼠涎腺炎病毒 / German measles ~ 德国麻疹病毒 / gumboro disease ~ 禽肾病病毒 H_1 ~ H_1 病毒,潜伏性大鼠病毒 H_3 ~ H_3病毒,潜伏性大鼠病毒 Hawaii ~ 夏威夷病毒(致婴儿腹泻) / hemadsorption ~ 1 血吸附病毒 1 / hemagglutinating ~ of Japan 日本血凝病毒 / hamster salivary-gland disease ~ 地鼠涎腺炎病毒,田鼠涎腺炎病毒 / hepangina ~ 疱疹性咽峡炎病毒 / hepatitis ~ 肝炎病毒 / hepatitis A ~ (简作 HAV),甲型肝炎病毒 / hepatitis B ~ (简作 HBV),乙型肝炎病毒 / herpangina ~ 疱疹性咽峡炎病毒 / herpes labialis ~ 唇疱疹病毒/ herpes simplex ~ 单纯性疱疹病毒 / herpes zoster ~ 带状疱疹病毒 / herpes ~ 疱疹病毒 / heteroploid ~ 异倍体病毒 / hog cholera ~ 猪霍乱病毒 / ~ of horse, periodic ophthalmia 马周期性眼炎病毒 / horse pox ~ 马痘病毒 / human coronary ~ 人类冠状病毒/ human hepatitis B ~ 人乙型肝炎病毒 / human non-A non-B hepatitis ~ 人非甲非乙型肝炎病毒 / Humphrey's guinea-pig disease ~ 汉弗莱氏豚鼠病病毒 / IH ~ ; infectious hepatitis ~ 传染性肝炎病毒 / Illinois ~ 伊利诺斯病毒 / inclusion conjunctivitis ~ 包涵体结膜炎病毒 / infectious bulbar paralysis ~ 传染延髓麻痹病毒 / infectious enteritis ~ 传染性肠炎病毒 / infectious enteritis of mind 水貂传染性肠炎病毒/ infectious haematopoietic necrosis ~ 传染性造血组织坏死病毒/ infectious hepatitis ~ 传染性肝炎病毒 / infectious human wart ~人传染性疣病毒 / infectious mononucleosis ~ 传染性单核白细胞增多症病毒 / influenza A ~ 甲型流感病毒 / influenza B ~ 乙型流感病毒 / nfluenza C ~ 丙型流感病毒 / influenza D ~ 流感 D 病毒,副流感病毒 Ⅰ 型 /viruses, insect 昆虫病毒 / invisible ~ 病毒,超视病毒 / Itaqui 意太奎病毒(本杨病毒属,致人发热)/ Kemerovo ~ / Kirsten sarcoma ~ 克尔斯顿肉瘤病毒 / Kyasanur fever ~ 一种蜱传出血热病毒/ L cell ~ L 细胞培养释放的病毒 / La Crosse ~ 本雅病毒株 / lacatatedehydrogenase ~ 乳酸盐脱氢酶病毒 /Lagos-Bat ~ 狂犬病毒抗原相关病毒 / Lansing ~ 蓝辛病毒(脊髓灰质炎病毒第二型) / latent ~ ; masked ~ 隐性病毒,潜伏性病毒 / Lenny ~ 一种痘病毒 / Leon ~ 莱昂病毒(脊髓灰质炎病毒第三型) / Louisiana ~ 路易斯安那病毒 / louping ill ~ 羊跳跃病病毒 / Lu Ⅲ ~ 洛Ⅲ病毒(从人肺细胞分离获得的小 DNA 病毒)/Lucde tumor ~ 蛙肾瘤病毒 / lumpy skin disease ~ 皱皮病病毒 / ~ of lymphogranuloma inguinale 腹股沟淋巴肉芽肿病毒 / Machupo ~ 马丘波病毒(玻利维亚出血热病毒)/ malignant aphtha ~恶性口疮病毒 / malignant catarrhal fever ~ 恶性卡他热病毒 / Marburg ~ 马尔堡病毒(由非洲出血热病人分离出) / Marcy ~ 麦尔西病毒(从胃肠炎病人分离出)/ Marituba ~ 马琳脱巴病毒(致人发热)/ marsupial papillona 袋乳头瘤病毒 /masked ~ 隐性病毒,潜伏性病毒 / Mc ~ (montgomery county virus) 蒙哥马利(县)病毒 /ME ~ 脑心肌炎病毒之一株/ measles ~ 麻疹病毒 / medium-size-enveloped ~ 中等包膜病毒 / Mengo ~ 门果病毒(一种脑心肌炎病毒)/ menigopneumonitis ~ 脑膜肺炎病毒 / Mj ~ 人巨细胞病毒之一株 / MMV ~ 脑心肌炎病毒之一株(从一男孩脑病分离出)/ Mokola ~ 狂犬相关病毒 / Moloney murine sarcoma ~ 莫洛尼小鼠肉瘤病毒/mosaic ~ 花斑病病毒 / mosquito iridescent (MIV) ~ 蚊虹色病毒彩/ mouse enciphalomyelitis ~ ; Theiler's ~ 鼠脑脊髓炎病毒,泰累尔氏病毒 / mouse pox ~ 鼠痘病毒 / Mucambo ~ 麦康白病毒(致人发热,头肌痛)/ multiploid ~ 多倍体病毒/ mumps ~ [流行性]腮腺炎病毒 / Murutucu ~ 玛路都古病毒(致人发热)/myocarditis ~ 心肌炎病毒 / myxoma ~ 黏液瘤病毒(引起组织培养病变)/viruses neurotropic 亲神经性病毒 / Nairobi sheep disease antigenic group ~es 内罗毕羊抗原族病毒(由蜱传播,使人致病)/ nephropathiae epidemicae 朝鲜出血热病毒/ New Jersey ~ 新泽西病毒(水疱性口炎病毒株之一)/Newcastle disease ~ 新城鸡瘟病毒 / Newcastle disease conjunctivitis ~ 新城鸡瘟结膜炎病毒 / Niigata ~ 尼加塔病毒(日本发现的胃肠炎病毒)/ Nigg's mouse pneumonitis ~ 尼格氏鼠肺炎病毒 / non-bacterial regional lymphadenitis ~ 非细菌性局部淋巴腺炎病毒 (猫抓病病毒)/ noncytocidal ~ 非持续性病毒 / nuclear polyhedrosis (简作 NPV) 核质多角病毒 / O ~ (offal virus)O 病毒(轮状病毒属)/ Obodhiang ~ 奥伯迪格病毒,狂犬相关病毒 / O'Higgims disease ~ 奥希金斯病毒,呼宁病毒(阿根廷出血热病毒)/ OLV ~ H_3 病毒(从人 HEP_3 肿瘤细胞分离出)/Omsk haemorrhagia fever ~ 鄂木斯克出血热病毒(致人发热及胃肠等出血)/oncogenic RNA ~ 致 RNA 瘤病毒 /oncolytic ~ 溶瘤病毒/ Orf ~ (Glover) 接触传染性脓疱皮炎病毒,口疮病毒/ornithosis ~ 饲鸟病病毒;鹦鹉衣原体 / Orungo ~ 奥轮谷病毒(致人发热等)/ ovine encephalomyelitis ~ 羊脑脊髓炎病毒 /ovine pustular dermatitis ~ 羊脓疱性皮炎病毒 / P ~ ; pluripotent ~ 多能病毒 / Pacheco's parrot disease ~ 帕起柯氏鹦鹉病病毒 / panleukopenia ~ of cats 猫传染性粒细胞缺乏症病毒,猫传染性肠炎病毒 / pantropic ~ 泛嗜性病毒/papaya ringspot ~ 番木瓜环斑病毒/paracrinkle ~ 拟皱缩病毒/paramaribo ~ 委内瑞拉马脑炎病毒/parramatta ~ 帕拉马塔(澳大利亚地名,致胃肠炎)病毒 / Piry ~ 皮里病毒(水疱性病毒属)/ pneumo ~ 肺病毒(副黏病毒科中一属)/ polyhedrosis ~ 多角体病毒 porcine haemagglutinating encephalitis ~ 猪血凝脑炎病毒 / porcine rota 猪轮状病毒 / progressive multifocal leukoencephalopathy ~ 进行性多灶性脑白质病病毒/ pseudorabies ~ 假狂犬病病毒,伪狂犬病病毒 / pseudotype ~ 假病毒,类病毒 / Punta Toro ~ 庞塔托鲁病毒(未分类病毒,患者发热、肝痛等)/ ~ rescue 病毒营救/ viruses, pantropic 亲全身性病毒/ parrot ~ ; Miyagawanella psittacii; psittacosis ~ 鹦鹉热病毒,鹦鹉热宫川氏体 / phlebotomus fever ~ 白蛉热病毒 / pigeon pox ~ 鸽痘病毒 / rabies ~ 狂犬病病毒 / rubella ~ 风疹病毒 / smallpox ~ 天花病毒 / tick-borne encephalitis ~ (简作 TBEV) 蜱传脑炎病毒,森林脑炎病毒 / ~ keratoconjunctivitis 病毒性角结膜炎 / viruses , insect 昆虫病毒 / viruses, plant 植物病毒 / pneumonia of mice ~ 鼠肺炎病毒 / viruses, pneumotropic 亲肺性病毒 / pseudolymphocytic horiomeningitis ~ 假淋巴细胞性脉络丛脑膜炎病毒 / pseudorabies ~ 假狂犬病病毒 / psittacosis ~ 鹦鹉热病毒 / pullet disease ~雏鸡病病毒 / rabies fixed ~ 狂大病固定毒 / rat ~ 鼠病毒 / rat salivary-gland disease ~ 鼠涎腺病病毒 / reticuloendotheliosis ~ T 网状内皮组织增殖病毒 T / RF ~ 多瘤病毒属中一种(从肾移植病人尿中分离出的病毒)/ ribodeoxy ~ 逆转录病毒(= retrovirdae)/ Rio Bravo ~ 里约布拉沃病毒,蝙蝠唾液腺病毒(黄病毒属)/ Rift Valley fever ~ 裂谷热病毒 / rinderpest ~ 牛瘟病毒 / RNA non-occluded isometric ~ 核糖核酸封闭型等轴病毒 / RNA cancer-inducing 核糖核酸诱癌病毒 / Ross River ~ 罗斯河病毒(A 病毒属内一种,致人发热、出疹等)/ Rous sarcoma ~ 鲁斯氏肉瘤病毒 / rubella ~ 风疹病毒 / SA ~ SA 病毒,副流感病毒 5 型 / salisbury ~ 沙利斯伯里病毒,人类鼻病毒 / salivary gland ~ ; cytomegalovirus 涎腺病毒,唾液腺病毒,细胞巨病毒 / San Francisco ~ 旧金山病毒 / sandfly fever (Sicily) ~ 白蛉热(致人发热)/ Semliki Forest ~ 塞姆利基森林病毒 / santellite ~ 卫星

病毒/ scabby mouth ~ (= Orf ~) 口疮病毒,接触传染性脓疱皮炎病毒 / scandinavian epidemic nephropathy ~ 斯堪的纳维亚半岛流行性肾病病毒,朝鲜出血热病毒 / scrapie ~ 瘙痒病病毒 / SF-4 (shipping fever-4) ~ 航海热病毒型 / shipping fever ~ 航海热病毒 / Shope fibroma ~ 休普氏纤维瘤病毒 / Sicilian ~ 西西里病毒(静脉病毒属,致人发热)/ silkworm jaundice ~ 蚕黄疸病毒 / simian sarcoma ~ 猿肉瘤病毒 / Smadel's pigeon disiase ~ 斯马德耳氏鸽热病病毒 / smallpox ~ 天花病毒 / SMON ~ 亚急性脊髓眼神经病变病毒 / southern bean mosaic ~ 南方豆花叶病病毒 / SP_{104} ~ SP_{104}小鼠白血病病毒 / spongiform encephalpathy ~ 海绵状脑病病毒 / sporadic bovine encephalomyelitis ~ 散发性牛脑脊髓炎病毒 / street ~ 街上毒(普通狂犬病病毒)/ S-tropic ~ 异嗜性病毒, S – 嗜异性病毒 / subacute myelo-opiconeuropathy ~ 亚急性脊髓—眼神经病病毒 / submaxillary ~ (= Guinea pigs' salivary gland ~) 巨细胞病毒,颌下腺病毒,豚鼠唾腺巨细胞病毒 / syncytium-forming ~ 多核体形成病毒 / Ten Broeck's guinea-pig disease ~ 坦布鲁克氏豚鼠病病毒 / Theiler's ~ 泰累尔氏病毒(鼠脑脊髓炎病毒)/ tobocco mosaic ~ 烟草花叶病病毒 / tobacco necrosis ~ 烟草坏死病病毒 / tobcco ring spot ~ 烟草环斑病毒 / tomato bushy stunt ~ 番茄丛矮病毒 / transmissble virus-dementia ~ 传染性病毒性痴呆病毒 / Trindad rabies ~ 蝙蝠型狂犬病病毒 / ~ of turkeys, infectious sinusitis 吐绶鸡传染性窦炎病毒/ U ~ (= Echovirus 11) U 病毒,埃可病毒 11 型(小儿出疹)/ ulcerative dermatosis ~ 皮肤溃疡病毒 / ultramicroscopic ~ 病毒,超显微镜病毒 / unorganized ~ 无机性毒素 / unpassaged ~ 未传代病毒 / vaccinia; ~ vaccinicum 牛痘病毒 / Venezuelan equine encephalomyelitis ~ 委内瑞拉型马脑脊髓炎病毒 / vesicular exanthema ~ 水疱性疱疹病毒 / vesicular stomatitis ~ 水疱性口炎病毒 / viral haemorrhagic fever ~ of human 人类病毒性出血热病毒 / ~ associated granules 病毒相关颗粒 / ~ crystal 病毒结晶 / ~ fixé; fixed ~ 固定毒(狂犬病病毒,经过接种,失去感染性,但仍保持抗原性)/ ~ infection 病毒感染 / ~ lymphadenitis 病毒性淋巴结炎 / ~ molluscum contagiosum 接触传染性软疣病毒 /~ neutralization test 病毒中和试验 / ~ poliomyelitis; poliovirus 脊髓灰质炎病毒 / ~ of potato, latent mosaic 马铃薯隐性花叶病病毒 / ~ of rabbits, myxoma 兔黏液瘤病毒 / ~ of rabbits, papilloma 兔乳头状瘤病毒 / ~ particle 病毒颗粒,发育成熟结构完整的病毒个体 / ~ pluripotent; P ~ 多能病毒 / ~ pneumoenteritis 肺肠炎病毒 / ~ poliomyelitis 脊髓灰质炎病毒 / ~ resident 居住病毒 / respiratory syncytial ~ ; RS ~ 呼吸道合胞体病毒 / ~ of sheep, contagious ecthyma 羊接触传染性脓疱病毒 / ~ sheep pox 羊痘病毒 / viruses, visceretropic 亲内脏性病毒 / ~ vesivular stomatitis 水疱性口炎病毒 / ~ de rue renforce 街道病毒 / ~ variation 病毒变异 / wart ~ 疣病 / western equine encephalomyelitis ~ 西方型马脑脊髓炎病毒 / xenortrophic ~ 嗜异性病毒 /yaba-like disease ~ (= tanapox ~) 类亚巴病病毒,塔纳河痘病毒/yellow fever ~ 黄热病病毒 / ~ of young calves, contagious pneumonia 幼犊接触传染性肺炎病毒 / Zinga ~ 津加病毒(致人发热)

virus Ⅲ of rabbits = Leporid herpesvirus Ⅰ ***n***. 兔病毒Ⅲ,兔疱疹病毒Ⅰ

virus , adeno-associated ***n***. 腺病毒相关病毒

virus adjusting diluent(简作 VAD) ***n***. 病毒调适稀释剂

virus capsid antigenimmunoglobulin A(简作 VCA-IGA) ***n***. 病毒壳膜抗原—免疫球蛋白 A

virus cancer program(简作 VCP) ***n***. 病毒性癌瘤方案(美国国立卫生研究院)

virus cell surface antigen(简作 VCSA) ***n***. 病毒细胞表面抗原

virus diarrhea(简作 Vd) ***n***. 病毒性腹泻

Virus-directed enzyme predrug therapy(简作 VDEPT) ***n***. 病毒介导的酶药物前体疗法

Virus- rise test ***n***. 病毒增加试验

virus inactivating agent(简作 VIA) ***n***. 病毒灭活剂

virus N = Avian orthomyxovirus type A ***n***. 病毒 N,禽流感正黏病毒 A 型

virus of invertebrate ***n***. 无脊椎动物病毒

Virus of malignant catar ***n***. 恶性卡他病毒

Virus of subacute myelo-opticoneuropathy ***n***. 亚急性髓眼神经病病毒

virus synthesizing body ***n***. 病毒接合体

Virus X of bovine serum ***n***. 牛血清病毒

virus yellow ***n***. 病毒性黄化病

virus-oncogene(简作 V-onc) ***n***. 病毒肿瘤基因

Viruse of bacteria ***n***. 细菌病毒—噬菌体

virusemia ; viremia ***n***. 病毒血[症]

viruses, neurotropic ***n***. 亲神经性病毒

Viruses of Human Hepatitis A(HAV) ***n***. 人甲型肝炎病毒

Viruses of Human Hepatitis B(HBV) ***n***. 人乙型肝炎病毒

Viruses of Human Hepatitis C(HCV) ***n***. 人丙型肝炎病毒

viruse of microbiol ***n***. 微生物的病毒

viruses, pantropic ***n***. 亲全身性病毒

viruses, pneumotropic ***n***. 亲肺性病毒

virustatic ***a***. 抑制病毒的

vis(复 vires)[拉] ***n***. 力 ‖ ~ a fronte 阻力 / ~ a tergo 推力 / ~ conservatrix 天然抵抗力 / ~ formativa 成形力(组织修补及更新的能力)/ ~ in situ 固有力,本力 / ~ medicatrix naturae 自愈力 / ~ vitae; ~ vitalis 活力

vis-à-vis ***prep***. 和……相对;和……相比;关于,对于 ***ad***. 面对面,在一起

VISC ***n***. 玻璃体输吸切割器(见 vitreous-infusion-suction-cutter)

viscera(单 viscus)[拉] ***n***. 内脏

Viscera Portuni Pelagici [拉;动药] ***n***. 远海梭子蟹内脏

viscerad ***ad***. 向内脏

visceral [拉 *visceralis*] ***a***. 内脏的 ‖ ~ arch 鳃弓 / ~ bloodflow 内脏血流 / ~ cavity 内脏腔 / ~ foramen 体腔孔 / ~ furrow 鳃沟 / ~ ganglion脏神经节 / ~ hump 内脏隆起 / ~ layer 内脏层 / ~ mass 内脏块 / ~ mesoderm 脏壁中胚层 / ~ motor column 内脏运动柱 / ~ nerve 脏神经 / ~ nervous system 脏神经系统 / ~ pelvic fascia 盆筋膜脏层 / ~ peritoneum 腹膜脏层/ ~ pleura 胸膜脏层 / ~ pouch 鳃囊 / ~ reaction 内脏反应 / ~ sac 内脏囊 / ~ segment 生殖前节 / ~ sensation 内脏感觉 / ~ sensory column 内脏感觉柱 / ~ sensory fiber 内脏感觉纤维 / sinus 内脏窦 / ~ spiral 内脏旋 / ~ system 脏腑系(统)/ ~ trachea 脏气管 / ~ tracheal trunk 脏气管干 / ~ vessel 内脏血管

Visceral disease virus = Human (beta) herpesvirus 5 ***n***. 内脏病病毒,人(β)疱疹病毒 5

Visceral larva migrans ***n***. 内脏幼虫移行症(某些寄生性幼虫引起一种特殊的对人体的损害)

Visceral leishmaniasis ***n***. 内脏的莱什曼体病

Visceral leukosis virus = Lymphoid leukosis virus ***n***. 淋巴细胞白血病病毒

visceral lymphomatosis of fowls ***n***. 家禽内脏淋巴瘤

visceral swallowing ***n***. 本能吞咽

visceralgia ***n***. 内脏痛

visceralism ***n***. 内脏病原说

viscerimotor [拉 *viscus* viscus + *motor* mover] ***a***. 内脏运动的

viscero-[拉 *viscus* (复 viscera)内脏][构词成分] ***n***. 内脏

viscerocepter ***n***. 脏感器

viscerocranium ***n***. 脏颅

viscerography ***n***. 脏器[X 线]照相术

visceroinhibitory ***a***. 抑制内脏的

visceromotor ***a***. 内脏运动的

visceroparietal ***a***. 内脏腹壁的

visceroperitoneal ***a***. 内脏腹膜的

visceropleural ***a***. 内脏胸膜的

visceroptosis; splanchnoptosis ***n***. 内脏下垂

viscerosensory ***a***. 内脏感觉的

visceroskeletal ***a***. 内脏骨骼的

viscerosomatic ***a***. 内脏躯体的

viscerotome [*viscero-* + 希 *temnein* to cut]①肝组织刺取器(尸体) ②脏节,脏区(受单一脊神经支配的器官的一区)

viscerotomy ***n***. 肝组织刺取术(尸体)

viscerotonia ***n***. 内脏强健型性格

viscetotrophic ***a***. 内脏营养的

viscerotropic ***a***. 亲内脏的

viscid [拉 *viscidus*] ***a***. ①黏质的,黏性的 ②半流体的 ***n***. 黏质,黏性

viscidity ***n***. 黏性,黏质

viscin [拉 *viscum* mistletoe] ***n***. 槲寄生素

visco-[拉][构词成分] ***prep***. 黏,黏度

viscoelastec ***a***. 黏弹性的(指黏性物质,用于白内障手术时或对前房施行其他手术时恢复或维持眼尤其是前房的形状)

viscoelastic relaxation ***n***. 黏弹弛豫

viscoelastic retardation ***n***. 黏弹延迟法

viscoelasticity ***n***. 黏弹性 ‖ dentinal ~ 牙本质黏弹性

viscogel ***n***. 黏凝胶

viscometer; viscosimeter ***n***. 黏度计

viscometry; viscosimetry ***n***. [血]黏度测量法

viscosaccharase ***n***. 黏蔗糖酶,产胶蔗糖酶

viscosity(简作 v & V) ***n***. 黏性,黏度

viscose ***a***. & ***n***. ①黏的 ②黏胶 ③黏胶丝

viscosimeter; viscometer *n*. 黏度计 ‖ Ostwald ~ 奥斯特华德氏黏度计
viscosimetry; viscometry *n*. [血] 黏度测量法
viscosity *n*. ①黏[滞]度 ②黏[滞]性 ‖ absolute ~ 绝对黏度 / specific ~ 比黏 / ~ of aqueous 房水黏(滞)度 / ~ of stationary air 静止空气黏滞性 / ~ of tears 泪液黏(滞)度 / ~ of vitreous 玻璃体黏(滞)度
viscosity factor(简作 VF) *n*. 黏滞系数
viscosity index(简作 VI) *n*. 黏度指数
viscosity indicator(简作 VI) *n*. 黏度指示器
viscosity-gravity constant(简作 vgc) *n*. 黏度比重常数
viscosurgery *n*. 黏稠物质手术
viscous[拉 *viscosus*] *a*. 黏的 ‖ ~ness *n*.
viscousfriction *n*. 黏度摩擦
Viscum L.[拉,植药] 槲寄生属 ‖ ~ album L. 欧寄生 / ~ coloratum (Komar.) Nakai 槲寄生 / ~ diospyrosicolum Hayata [拉] 棱枝槲寄生
viscus(复 viscera)[拉] *n*. 内脏 ‖ hollow ~ 空内脏(中空内脏)
visé *n*. 签证 *vt*. 签准
visibility[拉 *visibilitas*](简作 V) *n*. 可视性,可见性,可见度 ‖ ~ angle 能见角,可视性,视感度 / ~ curve 视感度曲线
visible *a*. 可见的,看得见的,明显的 ‖ / the ~ 物质(世界)/ (be) ~ to ...(可以为)……所看得见 ‖ ~ness *n*. / visibly *ad*.
visible *a*. 可见的,明显的 ‖ ~ ray 可见射线
visible mutant *n*. 可见突变型,形态突变型
visible spectrum *n*. 可见光谱
visibly *ad*. 明显地
visile *a*. 视觉的
visilog *n*. 仿视机,人造眼
visine *n*. 盐酸四氢唑啉(tetrahydrozoline hydrochloride) 制剂的商品名
vision[拉 *visio*, *videre* to see](简作 v), **V**, *n*. ①视,视觉 ②视力 ③幻视 ④视敏度 ‖ achromatic ~ ; total color blindness 全色盲 / after ~ 遗后视觉,遗视 / binocular ~ 双眼视觉 / blue ~ 蓝视症 / central ~ ; direct ~ 中央视觉,直接视 / chromatic ~ ①色觉 ②色视症 / color ~ ; color sense 色觉 / colored ~ 色视症 / daylight ~ ; photopic ~ 白昼视觉,明视觉 / defective ~ ; depraved ~ ; dysopia 视觉缺陷,视觉障碍 / direct ~ ; central ~ 直接视,中央视觉 / distant ~ 远距视觉,远[距]视力 / double ~ ; diplopia 复视 / facial ~ 面部[感觉]测距能力 / field of ~ 视野 / foveal ~ ; central ~ 中央视觉 / half ~ ; hemianopia 偏盲 / halo ~ ; iridescent ~ 虹[彩]视 / haploscopic ~ ; stereoscopic ~ 实体视觉 / indirect ~ ; peripheral ~ 间接视,周边视觉 / iridescent ~ ; halo ~ 虹[彩]视 / monocular ~ 单眼视觉 / multiple ~ ; polyopia 视物显多症 / near ~ 近距视觉,近[距]视力 / night ~ 夜间视觉,暗视觉 / ~ nul 阴性盲点(不自觉盲点)/ ~ obscure 阳性盲点(自觉盲点) / oscillating ~ ; oscillopsia 振动幻觉 / panoramic ~ 全景视觉 / peripheral ~ ; indirect ~ 周边视觉,间接视 / photopic ~ ; daylight ~ 明视觉,白昼视觉 / Pick's ~ 皮克氏视觉(视物变形症) / pseudoscopic ~ 虚性视觉,非实体视觉 / qualitative ~ 定质视觉(辨别物体的视觉) / quantitative ~ 定量视觉(只有光觉的视力) / rainbow ~ ; iridescent ~ 虹[彩]视 / rod ~ 杆视觉 / scoterythrous ~ 红色盲(弱视) / scotopic ~ 暗视觉 / shaft ~ ; tunnel ~ 管状视 / solid ~ 实体视觉 / stereoscopic ~ 实体视觉 / trichromatic ~ 三色视 / triple ~ 三重复视(视一物为三) / tunnel ~ 管状视 / ~ impairment 视力损害 / ~ stimulator treatment 刺激器疗法 / ~ symptom 视力(障碍)症状 / ~ test 视力试验 / wilight ~ ; scotopic ~ 暗视觉 / word ~ 文字视觉
vision electronic recording apparatus(简作 VERA) *n*. 视频电子记录装置
visionary *a*. 梦幻的,想象的,不实际的,不可实行的 *n*. 空想家
visionics *n*. 视觉学
visit *vt*. 访问,逗留;就诊,出诊;视察,参观;(灾害、疾病等)侵袭 *vi*. 访问,参观;逗留 *n*. 访问,参观;逗留;诊视,出诊 ‖ ~or *n*. 访问者,参观者,来宾 ‖ go on a ~ (to sb or sth)访问,参观(尤指长时间逗留) / pay a ~ (to sb or sth), pay (sb or sth) a ~ 访问,参观(尤指短时间)
visitant *n*. 来客,贵宾,候鸟 *a*. 访问的,来访的
visitaril *n*. 羟嗪(hydroxyzine)制剂的商品名
visitation *n*. 访问,探望,视察,巡视 ‖ ~al *a*.
visiting staff *n*. 主治医师
visiting surgeon(attending surgeon) *n*. 外科主治医师
visitor *n*. 访问者,来宾,参观者
visna *n*. 绵羊脱髓鞘性脑白质炎
Visna lentivirus *n*. 维斯那慢病毒
Visna-Maedi virus *n*. 维斯那—梅迪病毒
Visnadine[商名] *n*. 维司那寂(冠状动脉扩张药)
Visnafylline[商名] *n*. 维司茶碱(冠状动脉扩张药)
visnal laser assisted prostatectomy, VLAP 经尿道(窥视下)激光前列腺切除术
viso-scope *n*. 长余辉示波器
Visof *n*. 等流量容积(见 volume of isoflow)
Visscher-Bowman test[Frank Evert Visscher 美生物学家 1912 生; Donald E. Bowman] *n*. 维—鲍二氏试验(检孕)
vista *n*. 深景,绿荫路,一连串追忆,展望
vistamycin *n*. 核糖霉素,威斯塔霉素
Vistatolon[商名] *n*. 维司托隆(抗病毒药)
visual[拉 *visualis* from *videre* to see] *a*. 视觉的,视力的 *n*. 视觉性记忆优势者 ‖ ~ acuity 视锐度 / ~ acuity aids 助视器 / ~ acuity chart 视力表 / ~ adaptatation 视适应 / ~ agnosia 视觉性失认 / ~ agraphia 视觉性书写不能 / ~ allachesthesia 异处视觉,错位幻觉 / ~ alloesthesi 异处视觉,错位幻觉 / ~ angle 视角 / ~ anosognosia 视觉缺失不知症 / ~ aphasia 视觉性失语 / ~ apparatus 视器 / ~ appearance 目视现象 / ~ area 视区 / ~ association areas 视觉联合区,心理视觉区,精神视觉区 / ~ asymmetry ①(两眼)视觉不对称 ②(两眼)集合不对称 / ~ aura 视觉先兆 / ~ auxesis ①视觉增进 ②视疲劳恢复 / ~ axis 视轴 / ~ behavior 视觉行为 / ~ brightness 视觉亮度 / ~ cell 视细胞 / ~ center 视觉中枢 / ~ chromoprotein 视色蛋白/ ~ column 视觉柱 / ~ cone 视锥(细胞),视网膜锥体(细胞)/ ~ confusion 视性错乱 / ~ cortex 视觉皮层 / ~ debility 视力不足/ ~ deprivation 视觉剥夺 / ~ deprivation amblyopia 形觉剥性弱视 / ~ deterioration 视力减退 / ~ direction 视向 / ~ discrimenation 视觉识别 / ~ disorder 视觉障碍 / ~ display 光学显示 / ~ dlstortion 视物变形,变形视 / ~ distorbance 视觉障碍 / ~ dominance 视觉优势 / ~ effect 保护色效应 / ~ electro-physiology 视觉电生理学 / ~ electrooculogram 视觉眼电图 / ~ evoked potential 视觉诱发电位 / ~ evoked response 视觉诱发反应 / ~ examination 目测,视觉检查 / ~ examination technique 视觉检查法 / ~ exercise 视觉训练 / ~ fatigue 视疲劳 / ~ fiber 视觉纤维/ ~ field 视野 /~ field analyser 视野分析仪 / ~ field defect 视野缺损/ ~ function 视功能 / ~ generator potential 视觉发生器电位 / ~ hallucination(s) 幻觉/ ~ illusion 错视,视错觉 / ~ image 目像,视觉像 / ~ impairment 视力缺损 / ~ information 视觉信息 / ~ inhibition 视觉抑制 / ~ inspection 视觉检查 / ~ line 视线,视轴 / ~ literacy 直观接受能力(通过视觉形象认知和理解的)/ ~ loss 视力丧失 / ~ island 视野岛 / ~ isopter 等视线 / ~ laterality 视(野)偏利 / ~ maturity 成人型视觉 / ~ memory 视觉记忆 / ~ minuthesis 视觉感觉疲劳 / ~ nystagmus 视觉性眼球震颤 / ~ optics 视觉光学 / ~ orang 视橙/ ~ organ 视器(官) / ~ pathway 视觉通路 / ~ pattern 视觉(测试)图形 / ~ pattern recognition machine 视觉图像辨认机 / ~ perception 视觉 / ~ perservation 视觉持续(动作)/ ~ persistence 视觉持续 / ~ phenomenon 视觉现象 / ~ physiology视觉生理学/ ~ pigment 视色素 / ~ plane 视平面 / ~ point 视点 / ~ pollution 视觉污染 / ~ power 视觉能力 / ~ pragmatagnosia 视性物体认识不能 / ~ pragmatamnesia 视性物体记忆不能 / ~ process 视觉作用,视觉过程 / ~ projection 视觉投影 / ~ projection area 视(觉)投射区,纹状区 / ~ purple 视紫质,视紫红[质] / ~ qualification 视觉规格 / ~ ray 可见射线 / ~ receptor 视觉感受器 / ~ reflex 视反射 / ~ resolution 视觉分辨(能)力 / ~ resolving power 视觉分辨率 / ~ rod 视杆 / ~ science 视觉科学 / ~ sensation 视觉 / ~ sense 视觉 / ~ sensitometer 视觉感光计 / ~ space 视觉空间 / ~ substance 视质 / ~ system 视觉系统 / ~ threshold 视觉阈 / ~ tract 视束 / ~ training 视觉训练 / ~ transduction 视觉转换 / ~ vertigo 视性眩晕 / ~ white 视白质 / ~ wulst 视丘 / ~ yellow 视黄质 / ~ zone 视区
visual acuity(简作 V_A, VA) *n*. 视力,视敏度
visual acuity or acuteness(简作 Va) *n*. 视力,视敏度
visual acuity for color(简作 VC) *n*. 色觉敏度
visual acuity of left eye(简作 VALE) *n*. 左眼视力,左眼视敏度
visual acuity of right eye(简作 VARE) *n*. 右眼视力,右眼视敏度
visual association, kinesthetic and tactile(简作 VAKT) *n*. 视觉联想、运动感觉及触觉
visual audio sexual stimulation(简作 VASS) *n*. 视听觉性刺激
visual comfort probability(简作 VCP) *n*. 视觉舒适概率
visual detection level(简作 VDL) *n*. 视力检测标准;视觉辨察度
visual display unit(简作 VDU) *n*. 直观显示装置
visual distortion test(简作 VDT) *n*. 视觉扭转试验

visual discriminatory acuity（简作 VDA & V. D. A.）*n*. 视觉识别敏度
visul observation integration subsystem（简作 VOIS）*n*. 目视观测综合子系统
visual efficiency（简作 VE）*n*. 视觉效率
visual electroencephalography computer analysis（简作 VECA）*n*. 视觉脑电描记电子计算机分析
visual evoked cortical potential（简作 VECP）*n*. 视觉诱发皮质电位
visual evoked potential（简作 VEP）*n*. 视觉诱发电位
visual evoked response（简作 VER）*n*. 视觉诱发反应
visual field（简作 Vf, VF）*n*. 视野
visual gross error（简作 VGE）*n*. 目测总误差
visual half-field（简作 VHF）*n*. 半视野
visual indicator（简作 VI）*n*. 视觉指示器
visual-aural range（简作 VAR）*n*. 声像显示信标，视听范围
visualization *n*. ①使显影，造影[术] ②想像 ‖ double contrast ~ 双衬造影术，双对比造影术
visualize, visualise *vt*. 使可见，使具形象，使具体化，使显影 *vi*. 想象
visualize *vt*. 使可见，使具体化，设想，想象 ‖ ~ ...as...设想为
visualizer *n*. 观察仪
visumeter *n*. 视力计
visuo-[拉][构词成分] *prep*. 视(觉)
visuoauditory *a*. 视听觉的，声光感觉的
visuognosis[拉 *visus* sigth + 希 *gnōsis* knowledge] *n*. 视觉辨认，辨视力
visuometer *n*. [拉 *visus* sight + 希 *metron* measure] *n*. 视力计
visuomotor *a*. 视觉眼肌运动的
visuo-motor cortex *n*. 视运动皮质(纹状旁区)
visuopsychic *a*. 精神视觉的 ‖ ~ area 视觉心理区，视觉精神区，视觉联合区
visuo- psychic cortex *n*. 视精神皮质(纹状周围区)
visuos(L.) *n*. 视觉，视力 ‖ ~ acrior 夜盲(症)
visuosensory *a*. 视觉的
visuosensory area *n*. 视觉区，纹状区
visuo-sensory cortex *n*. 视感觉区(纹状区)
visuospatial, **visual-spatial** *a*. 视觉空间的
visus[拉]; **vision** *n*. ①视，视觉 ②视力 ③幻视 ‖ ~ acrior; night blindness 夜盲[症](昼视) / ~ acris 视力锐敏 / ~ amplificatus; macropsia 视物显大症 / ~ brevior; myopia 近视 / ~ coloratus; colored vision 色视症 / ~ debilitas; asthenopia 眼疲劳，视力疲劳 / ~ decoloratus; ~ achromatopsia 全色盲 / ~ defiguratus; metamorphopsia 视物变形症 / ~ dimidiatus; hemianopsia 偏盲 / ~ diminutus; micropsia 视物显小症 / ~ diurnus; nyctalopia 夜盲[症](昼视) / ~ duplicatus; diplopia 复视 / ~ habetudo; amblyopia 弱视 / ~ hebetudo 弱视 / ~ juvenum; myopia 近视 / ~ lucidus; photopsia 闪光幻觉 / ~ muscarum 飞蝇幻视 / ~ nocturnus; day blindness 昼盲[症](夜视) / ~ reticulatus 网状视 / ~ senilis; presbyopia 老视 / ~ triplex; triplopia 三重复视(视一物为三)
visuscope *n*. 视镜(弱视时测定单眼注视型用)
visuum *n*. 视器
vita[拉]; **life** *n*. ①生活，生存 ②生命 ‖ ~ sexualis 性生活
vita-[拉][构词成分] *prep*. 生命;生存，生活
Vitaceae *n*. 葡萄科
vitagen *n*. 维生食物
vitagonist *n*. 维生素拮抗物
vital[拉 *vitalis* from *vita* life] *a*. 生命的，生活的，生活上必需的，紧要的 *n*. (复)活命器官，紧要器官 ‖ ~ly *ad*. / ~ capacity 肺活量 / ~ granule 活粒 /(be) ~ to ...为……所不可缺少的，为……所必须的
vital capacity（简作 VC, VCa）*n*. 肺活量
vital dye *n*. 活体染料
vital sign *n*. 生命体征
vital signs monitor *n*. 生命体征监测器
vital staining *n*. 活性染色
Vitai's test[Dioscoride 意医师 1832—1917] *n*. 维塔利氏试验(检生物碱、胆色素、尿脓等)
vitals *n*. 活命器官，紧要器官
vitalism *n*. 生机论，生活力说
vitalist *n*. 生机论者，生活力说者
vitalistic *a*. 生机论的，生活力说的
vitality *n*. ①生机，活力 ②生活 ‖ pulp ~ 牙髓活力 / ~ of seeds 种子活力 / ~ test 活力检验，生机检定
vitalize, **vitalise** *vt*. 使有生机，活力化，激发 ‖ vitalization *n*.
vitallium *n*. 活合金(钴铬钼合金 cobalt-chromium alloy)的商品名(用于义齿和外科器械等)
vitalipid *n*. 维他利匹特(维生素类药)
vitalograph *n*. 肺机能图
vitals *n*. 活命器官，紧要器官，要害，命根子，命脉
vital stain *n*. 活体染料
vitamer *n*. 同效维生素
vitameter *n*. 维生素分析器
vitamin[拉 *vita* life + amine]（简作 V）*n*. 维生素 ‖ ~ A 维生素 A(一些有瑞叮醇生物活性物质的总称) / ~ A_1; retinol 维生素 A_1 瑞叮醇 / ~ A_2; dehydroretinol 维生素 A_2，脱氢瑞叮醇 / antiberiberi ~; thiamine 抗脚气[病]维生素，硫胺 / antihemorrhagic ~; ~ K 抗出血维生素，维生素 K / anti-infection ~; ~ A 抗感染维生素，维生素 A / antineuritic ~; thiamine 抗神经炎维生素，硫胺 / antiscorbutic ~; ascorbic acid 抗坏血病维生素，抗坏血酸 / antisterility ~; ~ E 抗不育维生素，维生素 E / antixerophthalmic ~; ~ A 抗眼干燥病维生素，维生素 A / ~ B complex 维生素 B 复合体 / ~ B_1; thiamine 维生素 B_1，硫胺 / ~ B_2; riboflavin 维生素 B_2，核黄素 / ~ B_6; pyridoxine 维生素 B_6，吡多醇 / ~ B_{12}; cyanocobalamin 维生素 B_{12}，氰钴胺 / ~ Bc; folic acid 维生素 Bc，叶酸 / ~ Bc conjugate; folic acid 维生素 Bc 轭合物，叶酸 / ~ C; ascorbic acid 维生素 C，抗坏血酸 / ~ binding globulin 维生素 D 结合蛋白 / ~ D; calciferol 维生素 D_1 骨化醇(抗佝偻病维生素) / ~ D_2; ergocalciferol 维生素 D_3，麦角骨化醇 / ~ D_3; cholecalciferol 维生素 D_3，胆骨化醇 / ~ E 维生素 E(抗不育维生素的总称，如 α-生育酚) / ~ K 维生素 K(抗出血维生素的总称) / ~ K_1; 2-methyl-3-phytyl-1, 4-naphthoquinone; phylloquinone 维生素 K_1，2-甲基-3-植基-1,4-萘醌，植基甲萘醌 / ~ K_2; 2-methyl-3-difarnesyl-1, 4-naphthoquinone 维生素 K_2，2-甲基-3-二法呢基-1,4-萘醌 / ~ K_3; menadione 维生素 K_3，甲萘醌 / ~ L 维生素 L，鼠乳汁分泌因子 / ~ M; folic acid 维生素 M，叶酸，维生索 Bc / ~ P; citrin; permeability ~; capillary permeability factor 维生素 P，柠檬素(维持毛细血管透过性因子) / ~ T; factor T 维生素 T，T 因子(获自串酵母，能刺激组织生长和再生) / ~ U; cabagin 维生素 U，卡白京(抗溃疡因子)
Vitimin A（简作 VA）*n*. 维生素 A(维生素类药)
Vitamin A acid 维 A 酸，维生素 A 酸(维生素类药)
Vitamine B（简作 VB）*n*. 维生素 B(维生素类药)
Vitamin B（简作 V-B）*n*. 维生素 B(维生素类药)
Vitamin B_1（简作 VB_1）*n*. 维生素 B_1(维生素类药)
Vitamin B_2（简作 VB_2）*n*. 维生素 B_2(维生素类药)
Vitamin B_4（简作 VB_4）*n*. 维生素 B_4(维生素类药)
Vitamin B_6（简作 VB_6）*n*. 维生素 B_6(维生素类药)
Vitamin B_{12}（简作 VB_{12}）*n*. 维生素 B_{12}(维生素类药)
Vitamin C（简作 VC & V-C）*n*. 维生素 C(维生素类药)
Vitamin D（简作 VD）*n*. 维生素 D(维生素类药，治疗佝偻病和骨软化病药)
Vitamin D_2（简作 VD_2）*n*. 维生素 D_2(维生素类药)
Vitamin D_3（简作 VD_3）*n*. 维生素 D_3(维生素类药)
Vitamin D-binding globulin（简作 VDBG）*n*. (血浆)维生素 D 结合球蛋白
Vitamin D dependency rickets（简作 VDDR）*n*. 维生素 D 依赖性佝偻病
Vitamin D resistant rickets *n*. 抗维生素 D 佝偻病
Vitamin D responsive element（简作 VDRE）维生素 D 应答单元(基因)
Vitamin Dreceptor（简作 VDR）*n*. 维生素 D 受体
Vitamin E（简作 VE）*n*. 维生素 E(维生素类药)
Vitamin H *n*. 生物素(维生素类药)
Vitamin K_1 *n*. 维生素 K_1(维生素类药)
Vitamin K_3 *n*. 甲醌亚硫酸氢钠(止血药)
Vitamin K_4 *n*. 醋酸甲萘氢醌(止血药)
Vitamin U *n*. 维生素 U(抗溃疡病药)
vitaminization *n*. 维生素治疗
vitaminogenic *a*. 维生素原的
vitaminoid *a*. 维生素样的
vitaminology *n*. 维生素学
vitaminoscope *n*. 维生素 A 缺乏检眼器
vitamins *n*. 维生素类
vitanition *n*. 维生素缺乏性营养障碍
vitapath *n*. 生命医术派
vitascope *n*. 电影放映机
vitellarium; vitelline gland *n*. 卵黄腺

vitellary *a*. 卵黄的
Vitellarinus *n*. 类黄(吸虫)属
vitellarium *n*. ①卵黄腺 ②生长区
vitellary *a*. 卵黄的
vitellase *n*. 卵黄凝固酶
vitellatus *n*. 卵腺(吸虫)属 ‖ ~ compactus 结实卵腺吸虫
vitellicle[拉 *vitellus* yolk] *n*. 卵黄囊
vitelliform macular degeneration *n*. 卵黄状黄斑变性
vitellin[拉 *vitellus* yolk] *n*. 卵黄磷蛋白
vitelline[拉 *vitellus* yolk] *a*. 卵黄的,蛋黄的,似卵黄的 *n*. 卵黄,蛋黄 ‖ ~ area 卵黄区 / ~ artery ①卵黄动脉 ②脐肠动脉 / ~ block 卵膜阻断(皮质颗粒的物质使卵表面细胞膜的结构改变和负电荷增多,制止其他精子细胞膜与卵膜的融合) / ~ cavity 卵黄腔 / ~ circulation 卵黄循环 / ~ duct 卵黄管 / ~ gland 卵黄腺 / ~ membrane 卵黄膜 / ~ vein①脐肠静脉 ②卵黄静脉 / ~ vessel 卵黄血管
vitellogenesis *n*. 卵黄生成[作用]
vitellogenic hormone *n*. 卵黄激素
vitellogenin *n*. 卵黄蛋白原
vitellolutein[拉 *vitellus* yolk + *luteus* yellow] *n*. 卵黄黄素,卵黄黄质
vitellomesenteric; **omphalomesenteric** *a*. 脐肠系膜的
vitellomucoid *n*. 卵黄类黏蛋白
vitellorubin[拉 *vitellus* yolk + *ruber* red] *n*. ①卵黄红素,卵黄红质 ②甲壳红素
vitellose *n*. 卵磷[蛋白]胨,卵黄[蛋白]胨
vitellus[拉](简作 V) *n*. 卵黄,蛋黄
Vitex canescens Kurz[拉,植药] *n*. 灰毛牡荆
Vitex negundo L.[拉,植药] *n*. 黄荆
Vitex negundo L. var. cannabifolia(**Sibe. et Zucc.**)**Hand.-Mazz.**[拉,植药] *n*. 牡荆
Vitex quinata(**Lour.**)**Will.**[拉,植药] *n*. 山牡荆
vitexin *n*. 牡荆碱
viteate *vt*. 使损害,使腐败,污染;(使道德)败坏;使(作用等)有缺陷,使失效 ‖ viteation *n*.
vitiage *vt*. 败坏,弄脏,污损,使无效
vitiatin *n*. 维提阿丁(胆碱的同系物,有时出现于尿中)
Vitiaziella cubiceps(**Rass**)*n*. 狮鼻鱼(隶属于大鼻鱼科 Megalomycteridae)
vitiligines(单 vitiligo) *n*. 白斑(皮肤脱色斑,如白癜风或白纹)
vitiliginous *a*. 白斑的
vitiligo(复 vitiligines)[拉] *n*. 白斑(皮肤脱色斑,如白癜风或白纹) ‖ ~ capitis; Celsus' ~; alopecia areata 头部白斑,塞耳萨斯氏白斑,斑秃 / circumnevic ~ 痔周白斑 / ~ iridis 虹膜退色 / perinivic ~ 痣周白斑
vitiligoid *a*. 白斑样的
vitiligoidea; **xanthoma** *n*. 黄瘤
Vitis(**Tourn.**)**L.** *n*. 葡萄属 ‖ ~ amurensis Rupr.[拉;植药]山葡萄 / ~ balanseana Planch.[拉,植药]小果葡萄 / ~ bryoniaefolia 千岁藟 / ~ carnosa; ~ trifolia 三叶野葡萄 / ~ chungii Metcalf[拉,植药]闽赣葡萄 / ~ corniculata; Cayratia corniculata 紫葛 / ~ davidii Foex.[拉,植药]刺葡萄 /~ flexuosa Thunb. 葛藟 / ~ inconstans; Parthenocissus tricuspidata 爬山虎 / ~ latifolia 宽叶野葡萄 / ~ kromanetii Romah.[拉,植药]秋葡萄 / ~ pentaphylla; Gynostemma pentaphylla 锥形果/ ~ quinquangularis Rehd.[拉;植药]毛葡萄 / ~ serjaniaefolia; Ampelopsis japonica 白蔹 / ~ vinifera 葡萄
Vitium(复 vitia)[拉] *n*. 缺陷,缺损,错误,病 ‖ ~ caducum 癫痫 / conformationis; malformation 畸形 / ~ cordis 器质性心脏病 / ~ primae formationis 先天[性]畸形
vitochemical *a*. 生命化学的,有机化学的
vitodynamic; **biodynamic** *a*. 生物动态的,生活力的
vitodynamics *n*. 生物动态学,生物力学
vit. ov. Sol. Vitello ovi solutus[拉] *a*. 溶于卵黄的
vitreal base *n*. 玻璃体基底(部)
vitreal complication *n*. 玻璃体并发症
vitrectomy *n*. 玻璃体摘出术 ‖ ~ technique 玻璃体切除操作法 / ~ unit 玻璃体切割器
vitred surface *vt*. 向玻璃体表面
vitrein; **vitrosin** *n*. 玻璃体蛋白
vitreitis *n*. 玻璃体炎
vitrella(复 vitrellae) *n*. ①安瓿吸入剂 ②晶体(昆虫眼的晶体)
vitreo-[拉][构词成分,亦作 vitri-]玻璃
vitreocaplulitis[拉 *vitreus* glassy + *capsula* capsule + *-itis*] *n*. 玻璃体囊炎,玻璃体炎
vitreocorneal *a*. 玻璃体角膜的
vitreodegeneration *n*. 玻璃体变性
vitreodentin[拉 *vitreus* glassy + *dens* tooth] *n*. 透明牙质,硬牙质,透明齿质
vitreolysis *n*. 玻璃体溶解术
vitreomacular *a*. 玻璃体黄斑的
vitreopupillary block *n*. 玻璃体瞳孔阻滞
vitreoretinal *a*. 玻璃体视网膜的 ‖ ~ adhesion 玻璃体视网膜粘连 / ~ degeneration 玻璃体视网膜变性 / ~ dystrophy 玻璃体视网膜营养不良 / ~ interface 玻璃体视网膜界面 / ~ juncture 玻璃体视网膜交界处 / ~ organization 玻璃体视网膜机化 / ~ surgery 玻璃体视网膜手术 / ~ traction 玻璃体视网膜牵引 / ~ traction -band 玻璃体视网膜牵引索
vitreoretinopathy *n*. 玻璃体视网膜病(变)
vitreoschisis *n*. 玻璃体劈裂
Vitreoscillaceae Pringsheim *n*. 透明颤菌科
vitreoscilla Pringsheim *n*. 透明颤菌属
Vitreoscilla beggiatoides Pringsheim *n*. 类贝氏菌透明颤菌
Vitreoscilla catenula Pringsheim *n*. 短链透明颤菌
Vitreoscilla conica Pringsheim *n*. 圆锥透明颤菌
Vitreoscilla filiformis(**Pringsheim**)**Strohl et al** *n*. 线形透明颤菌
Vitreoscilla flagellum Pringsheim *n*. 鞭毛透明颤菌
Vitreoscilla major Pringsheim *n*. 大透明颤菌
Vitreoscilla marina Pringsheim *n*. 海洋透明颤菌
Vitreoscilla moniliformis Pringsheim *n*. 项链状透明颤菌
Vitreoscilla paludosa Pringsheim *n*. 沼泽透明颤菌
Vitreoscilla stercoraria Pringsheim *n*. 粪透明颤菌
Vitreoscilla stricta Pringsheim *n*. 绷紧透明颤菌
vitreotapetoretinal *a*. 玻璃体毯层视网膜的 ‖ ~ degeneration 玻璃体毯层视网膜变性
vitreotome *n*. 玻璃体刀,玻璃性切割器
vitreotomy *n*. 玻璃体切开术
vitreous[拉 vitreus glassy] *n*. 玻璃体,玻璃体液 *a*. 玻璃状的,透明的 ‖ ~ body ①玻璃状体 ②晶体 / detached ~ 玻璃体脱离 / primaty persistent hyperplastic ~ 原发性玻璃体持续增生 / secondary ~ 第二玻璃体,后成玻璃体 / tertiary ~ 第三玻璃体 / ~ abscess 玻璃体脓肿 / ~ adhesion 玻璃体粘连 / ~ anterior membrane 玻璃体前界膜 / ~ barries 玻璃体屏障 / ~ base 玻璃体基底 / ~ biopsy 玻璃体活检术 / ~ block 玻璃体阻滞 / ~ block glaucoma 玻璃体阻滞性青光眼 / ~ body 玻璃体/ ~ cavity 玻璃体腔 / ~ chamber 玻璃体腔 / ~ clouding 玻璃体混浊 / ~ collapse 玻璃体塌陷 / ~ condensation 玻璃体浓缩 / ~ contraction 玻璃体收缩 / ~ cortex 玻璃体皮质 / ~ cyst 玻璃体囊肿 / ~ cutter 玻璃体切割器 / ~ cutter probe 玻璃体切割头 / ~ degeneration 玻璃体变性 / ~ detachment 玻璃体脱离 / ~ extrusion 玻璃体脱出,玻璃体疝 / ~ siscission 玻璃体刺开术 / ~ dynamics 玻璃体动力学 / ~ flare 玻璃体闪辉(混浊) / ~ floaters 玻璃体浮游物 / ~ fluid 玻璃体液 / ~ fluorophotometry 玻璃体荧光光度测定[法] / ~ forceps 玻璃体镊 / ~ framework 玻璃体构架组织 / ~ gel 玻璃体凝胶 / ~ hemorrhage 玻璃体积血,玻璃体出血 / ~ hernia 玻璃体疝,玻璃体突出 / ~ humor 玻璃体液,玻璃体 / ~ incarceration 玻璃体嵌顿 / ~ infusion 玻璃体输入 / ~ -infusion-suction-cutter 玻璃体注吸切除器 / ~ layer 角膜层 / ~ liquefaction 玻璃体液化 / ~ loss 玻璃体脱出 / ~ membrane 透明膜 / ~ microsurgery 玻璃体显微手术 / ~ neovascularization 玻璃体新生血管[形成]/ ~ nibber 玻璃体啮切器 / ~ opacification 玻璃体混浊 / ~ opacity 玻璃体混浊 / ~ organization 玻璃体机化 / ~ posterior membrane 玻璃体后界膜 / ~ prolapse 玻璃体脱出 / ~ replacement 玻璃体置换术 / ~ retraction 玻璃体牵引 / ~ scissors 玻璃体剪 / ~ separation 玻璃体脱离 / ~ strand 玻璃体条索 / ~ stripper 玻璃体剥离器 / ~ structure 玻璃体结构 / ~ surface 玻璃体表面 / ~ surgery 玻璃体手术 / ~ synechia 玻璃体粘连 / ~ syneresis 玻璃体浓缩 / ~ tissue 透明组织 / ~ traction 玻璃体牵引 / ~ traction-band 玻璃体牵引索 / ~ transplantation 玻璃体移植术 / ~ videography 玻璃体视频照相术 / ~ wick syndrome 玻璃体灯芯综合征
vitreous-infusion-suction-cutter(简作 VISC) *n*. 玻璃体输吸切割器
vitreozonules *n*. 玻璃体小带,玻璃体液
vitrescence *n*. 玻(璃)态;玻(璃)状
vitreum *n*. 玻璃体(眼)
vitreus *a*. 透明的
vitrification *n*. 玻璃化液体
vitrify *vt*. *vi*. (使)玻璃化 ‖ vitrification *n*.
vitrina[拉 *vitrum* glass] *n*. 半透明物质,玻璃样物质 ‖ ~ auditoria; ~ auris; endolymph 内淋巴 / ~ ocularis; ~ oculi; vitreous body 玻璃体

vitriol［拉 *vitriolum*］***n***. ①矾,硫酸盐晶体 ②硫酸(旧名) ‖ blue ~; copper sulfate 胆矾,蓝矾,硫酸铜 / elixir of ~; aromatic sulfuric acid 芳香硫酸 / green ~; iron sulfate 绿矾,硫酸亚铁 / oil of ~; sulfuric acid 硫酸 / white ~; zinc ~ zinc sulfate 皓矾,锌矾、硫酸锌
vitriolated ***a***. ①含矾的 ②含硫酸的
vitriolic ***a***. 硫酸的
vitriolic acid; sulfuric acid ***n***. 硫酸
vitriolum［拉］***n***. 矾 ‖ ~ caeruleum 胆矾
vitritis［拉 *vitrum* glass + 希 *-itis* inflammation］***n***. 玻璃体炎
vitronectin ***n***. 玻璃体结合蛋白
vitropression ***n***. 玻片压迫法
vitro-retinal ***a***. 玻璃体视网膜的 ‖ ~ traction 玻璃体视网膜牵引
vitrosin ***n***. 玻璃体蛋白
vitrum ***n***.［拉］玻璃
vitta ***n***.(复 vittae)色条 ‖ ~ frontalis 额条
vittae ***n***. 油道(指伞形科)
Vi flexuosa Fee［拉,植药］***n***. 书带蕨
Vittariaceae ***n***. 书带蕨科(一种蕨类)
vittate ***a***. 具条的,有条纹的
vittatus ***a***. 具条的,有条纹的
vitulary; vitular; vituline ***a***. 小牛的
vituperate ***vt***. 谩骂,咒骂,辱骂 ‖ vituperation ***n***. / vituperative ***a***. / vituperator ***n***. 谩骂者,咒骂者,辱骂者
vivacious ***a***. 生气勃勃的,兴高采烈的 ‖ ~ly ***ad***.
vivacity ***n***. 活泼,高兴,有生气,轻松愉快
Vivactil ***n***. 盐酸普鲁替林(protriptyline hydrochloride)制剂的商品名
Viverra ***n***. 灵猫属,香猫属 ‖ ~ civetta Schreber 灵猫 / ~ zibetha L.［拉,动药］南灵猫(俗名九节狸,彭亨丝虫—Brugia panhangir 的宿主)
Viverricula indica Desmarests［拉;动药］***n***. 小灵猫
Viverridae ***n***. 灵猫科、麝香猫科
vivi-［拉 *vivus* alive 活的］［构词成分］***pref***. 活,生命,活体
Vivianiaceae ***n***. 曲胚科
vivicil; fluvomycin ***n***. 河霉素
vivid ***a***. 有生气的;鲜艳的,强烈的(指色彩、光线等);生动的,清晰的 ‖ ~ly ***ad***. / ~ness ***n***.
vividialysis ***n***. 活[体]膜透析
vividiffusion ***n***. 活体扩散法,人工扩散法
vivification［拉 *vivificatio* from *vivus* living + *facere* to make］***n***. 活质化(同化为活质)
vivify ***vt***. 给予生气,使……活跃
Vivipara ***n***. 胎生动物
Viviparidae ***n***. 田螺科(隶属于中腹足目 Mesogastropoda)
viviparity ***vt***. 胎生
viviparous ***a***. 胎生的
Viviparus chui yen ***n***. 东北田螺(隶属于田螺科 Viviparidae)
Viviparus Seu Cipangopaludina［拉;动药］***n***. 田螺
vivipary ***n***. 胎生
viviparous［*vivi* + 拉 *parere* to bring forth］***a***. 胎生的 ***vi***. 穗发芽
viviparus ***n***. 田螺属
Viviparus maleatus ***n***. 渎螺
Vivipary ***n***. 胎生[现象],胎萌
vivipation ***n***. 胎生
viviperception ***n***. ①活体研究 ②活体观察
vivi-perfusion ***n***. 活体灌注
vivisect［*vivi-* + *secare* to cut］***n***. 活体解剖(动物) ***vt***. ***vi***. 进行动物活体解剖 ‖ ~or ***n***. 活体解剖者
vivisection ***n***. 活体解剖(动物),动物解剖实验 ‖ ~al ***a***. / ~ist ***n***. 活体解剖者,活体解剖论者
vivisectionist ***n***. 活体解剖者(指动物实验)
vivisectorium ***n***. 活体解剖室(指动物实验)
vivistain ***n***. 活体染色,活染法
vivosphere［拉 *vivus* alive + *atmosphere*］***n***. 生存空间;牺牲圈,生命层
via. videlicet［拉］即,也就是
vixen ***n***. 雌狐,泼妇
viz = videlicet ***ad***. 即,就是
VJC joinIng, VJC 连接,指免疫球蛋白轻链种系基因发生体细胞染色体重排,将 V,J 和 C 基因连为一体
VLA very late activation(antigen) ***n***. 极晚活化(抗原)
Vladimiria berardioides (FranCh.) Ling［拉,植药］***n***. 厚叶木香
Vladimiria edukis (Franch.) Ling［拉,植药］***n***. 菜木香
Vladimiria muiensis (Hand.-Mazz.) Ling［拉;植药］***n***. 木里木香
Vladimiria souliei (Franch.)Ling［拉;植药］***n***. 川木香
Vladimiria souliei (Franch.) Ling var. cinerea Ling［拉;植药］***n***. 灰背川木香
Vladimiroff-Mikulicz amputation (Alexander A. Vladimiroff; Johann von Mikulicz-Radecki)弗—米切断术(切除跟骨和距骨的足骨成形切断术)
Vladimiroff's opration (Alexander A. Vladimiroff) 弗拉季米洛夫手术(跗骨切除术)
Vlanga'sla lizard［动药］***n***. 青海沙蜥
VLB (vincaleukoblastine) ***n***. 长春花碱(抗肿瘤药)
VLBW very low birth weight (infant) ***n***. 极低出生体重(儿)
VLDL very low-densyty lipoproteins ***n***. 极低密度脂蛋白
Vladivostok ***n***. 海参崴
Vleminckx solution (Jean F. Vleminckx) ***n***. 含硫石灰溶液
Vlsngal's sand lizard［动药］***n***. 青海沙蜥
VM-26 teniposide ***n***. 替尼泊甙
VMA ***n***. 香草扁桃酸(见 vanillylmandelic acid)
Vmax ***n***. 酶催化反应的最大速度(maximum velocity of an enzyme-catalyzed reaction)的符号(见 Michaelis-Menten equation)
VMD Doctor of Veterinary Medicine (［拉］Veterinariae Medicinae Doctor) ***n***. 兽医博士
VMF cells ***n***. 长尾黑颚猴成纤维细胞(见 Vevet monkey fibroblast cells,供检验病毒等用之)
VNTR ***n***. 可变数目串连重复序列(指广泛存在于人类基因组织中只有唯一点并具有高度遗传多肽性和高度重复性的 DNA 片段)(见 variable number tandem repeat)
vocabulary ***n***. 字汇,语汇,词汇
vocal ***a***. 嗓音的;言语的;发声的,发音的;声带的(如 ~ nodule 声带小结) ***n***. 元音 ‖ ~ cords 声带 / ~ cords nodule 声带结节,声带息肉 / ~ fold 声带,声襞 / ~ process 声带突 ‖ ~ly ***ad***.
vocal cord (简作 VC) ***n***. 声带
vocal fremitus (简作 VF) ***n***. 语音震颤
vocalis［拉］***n***. 声带肌,有声的
vocalist ***n***. 歌唱家,声乐家
vocalize, vocalise ***vt***. 发声,说,唱 ***vi***. 发声
vocalization ;phonation ; vocalisatio ***n***. 发音,发声
vocation ***n***. 天职,天分,才能,职业
vocational ***a***. 职业(上)的
vocational counselling ***vt***. 就业指导
vocative ***a***. & ***n***. (语法)呼格的
vocal ontogeny ***n***. 发声个体发育
Vochysiaceae ***n***. 独蕊科
vociferate ***vt***. 大声地说 ‖ vociferation ***n***.
vociforous ***a***. 大声喧嚷的,吵闹的
vododer ***n***. 自动语音合成仪,音码器
vodas ***n***. 语控防鸣器
voder ***n***. 语音合成器
Vogt's disease ***n***. 伏格特氏病,纹状体综合征
Voge's test［C. I. B. 英医师］伏季氏试验(检孕)
Voegtlin unit［Carl 美药理学家 1879—1960］伏伊特林氏单位(计算垂体后叶效能的生物学单位)
Vogel's approximation method (简作 VAM) ***n***. 沃格尔近似法
Voges-Proskauer reaction (test)［O. Voges 德医师; Bernhord Proskauer 德卫生学家 1851—1915］伏—普二氏反应(试验)(鉴别大肠杆菌与产气杆菌)
Voglibose ***n***. 伏格列波糖(降血糖药)
Vogt-Koyanagi-Harada syndrome (Alfred Vogt; Y. Koyanagi; Einosuke Harada)伏格特—小柳—原田综合征(双侧色素层炎伴渗出性虹膜睫状体炎、脉络膜炎、假性脑<脊>膜炎和暂时性或永久性视网膜剥离,发生时伴有脱发、白癜疯、白发症、视敏度丧失、头痛、呕吐、耳聋及有时眩晕或青光眼。本综合征可能是一种炎性自体)
Vogt-Koyanagi syndrome (Alfred Vort; Yoshizo Koyanagi) 伏格特—小柳综合征(以渗出性虹膜睫状体炎与脉络膜炎为特征的眼色素层脑膜炎,合并皮肤与毛发片块状色素减退,睫毛与眉毛也变白,可能还有视网膜剥离并伴有耳聋及耳鸣)
Vogt's angle［Karl 德博物学家、生理学家 1817—1895］伏格特氏角(介于鼻颅底线与与牙槽鼻线间的角)
Vogt's disease［Cécile Vogt 德神经病学家 1875 生; Oskar Vogt 德神经病学家 1870—1959］; syndrome of corpus striatum 伏格特氏病,纹状体综合征 ‖ ~ syndrome' sydrome of corpus striatum 伏格特氏综合征,纹状体综合征
Vogt's point［Paul Frederick Emmanuel 德外科医师 1847—1855］伏格特氏点(环钻颅骨点)
Vogt-Spielmeyer diseade (Heinrich Vogt; Walter Spielmeyer) 伏—施病,黑蒙性白痴
Vogt-Hueter point［P. F. E. Vogt; Karl Hueter 德外科医师 1838—1882］伏—许二氏点,伏格特氏点

Vogt's syndrome (diseasi) (Oskar Vogt) 伏格特综合征(常伴有产伤的一种综合征,特征为两侧手足徐动症、行走困难、痉挛性哭笑、言语障碍、纹状体神经纤维髓鞘形成过多,呈现大理石纹样,有时为智能缺陷,亦称纹状体综合征)

Vogue *n*. 风气,流行,时髦品,流行物 *a*. 流行的, 时髦的 ‖ ~ word *n*. 时髦词,流行语

vohwlnkel's syndrome (Karl Hermann Vohwinkel)沃温凯尔综合征(即遗传性残毁性角化瘤 keratomaherekditarium multilans)

voice [拉 *vox* voice] (简作 v & V) *n*. 语音,语声,嗓音,意见,愿望,语态 ‖ amphoric ~ ; cavernous ~ 空瓮语音,空洞语音 / bucco-esophageal ~ 颊食管语音 / cavernous ~ 空洞语音 / eunuchoid ~ 类无睾者语言 /esophageal ~ 食管语音 / eunuchoid ~ 类无睾者语音 / falsetto ~ 假音 / myxedema ~ 黏液水肿性语音 / whispered ~ 耳语音/ ~ box 喉

voice actuated typewriter *n*. 语音打字机

voice controller *n*. 语音控制器

voice frequency (简作 VF) *n*. 音频

voice interference analysis set (简作 VIAS) *n*. 音频干扰分析装置

voice-box; larynx *n*. 喉

voice velocity index (简作 VVI) *n*. 发声速度指数

voiced *a*. 有声的,讲出来的,声带颤动的,带音的,浊音(辅音)

void (简作 V) *a*. 空的;缺乏的(of); 无用的,无效的 *n*. 空隙;空(处),真空 *vt*. 排泄;使……无效;使空出

voided volum *n*. VV 排尿量

voiding (简作 vdg) *n*. 排泄,放出

voding time *n*. VT 排尿时间

Voigt's lines [Christian August 奥解剖学家 1809—1890] 伏伊特氏界线(周围神经分布界线)

Voigt's nucleus (Carl von Voigt) *n*. 福伊特核(小脑内副齿状核)

Voigt'snerve *n*. 伏伊特氏神经,球囊神经

Voillemier's point [Léon Clémont 法泌尿学家] 瓦尔米埃氏点(膀胱穿刺点)

VOIS *n*. 目视观测综合子系统 (见 visul observation integration subsystem)

Voisenet-Rhode reaction *n*. 瓦—罗二氏反应(色氨酸与芳香族醛的反应)

Voit's nerve [Max 德解剖学家 1876 生] 伏伊特氏神经(球囊神经)

Voit's nucleus [Carl von 德生理学家 1831—1908] 伏伊特氏核(小脑内副齿状核)

Voix [法] *n*. 语音,语声

voix de polichinelle [法] *n*. 笨拙音,傀儡音(羊音的一种)

Vogue *n*. 时髦,流行;时髦人物,时髦事物 ‖ all the ~ 非常时髦,最新流行 / in ~ 流行,行时

vola [拉] *n*. 掌,跖,足底

volachlamys singaporinus (Sowerby) *n*. 新加坡掌扇贝(隶属于扇贝科 Pectinidae)

volar *a*. 掌的,跖的

volardorsal *a*. 掌背的,跖背的

volaris *a*. 手掌的,掌侧的

volatile [拉 *volatilis* from *volare* to fly] *a*. 挥发性的,易挥发的;易激动的,易变的 *n*. 飞禽;挥发物 ‖ ~ anesthetics 挥发性麻醉剂

volatile *a*. ①挥发性的 ②轻快的

volatile corrosion inhibitor (简作 VCI) *n*. 挥发性防腐蚀剂

volatile fatty acid (简作 VFA) *n*. 挥发性脂肪酸

volatility *n*. 挥发性,挥发度,易变,反复无常,轻快

volatilization *n*. 挥发[作用],发散

volatilize *vt*. *vi*. (使)挥发,(使)成为挥发性的 ‖ volatilizable *a*. 可挥发的,可发散的

volatilizer *n*. 挥发器

Volazocine [商名] *n*. 伏拉佐辛 (镇痛药)

volcanic *a*. 火山的,多火山的,暴烈的 ‖ ~ activity 火山活动 / ~ eruption 火山爆发 ‖ ~ally *ad*. 火山似地,猛烈地,暴烈地

Volcaniella Quesada et al . *n*. 沃氏菌属

Volcaniella eurihalina Quesada et al . *n*. 广盐沃氏菌

volcano *n*. 火山 ‖ volcanic *a*. 火山的,来自火山的;猛烈的

vole *n*. 野鼠,田鼠

Volhard's test [Franz 德医师 1872—1950] 福耳哈德氏试验(①测氯化物 ②尿比重法检肾机能)

Volition *n*. 意志;意志力;决断 ‖ ~al *a*.

Volkmann's canals [Alfred Wilhelm 德生理学家 1800—1877] 福耳克曼氏管(骨膜下层容纳血管的小管) ‖ ~ caries; caries sicca 福耳克曼氏疽,干性骨疽 / ~ contracture 福耳克曼手氏挛缩(上肢缺血性挛缩) / ~ deformity; congenital tibio-tarsal dislocation 福耳克曼氏畸形,先天性胫跗关节脱位 / ~ disease 福耳克曼氏病(先天性胫跗关节脱位) / ~ hemodromometer 福耳克曼氏血流速度计 / ~ membrane 福耳克曼氏膜(结核性肿瘤纤维包裹壁) / ~ splint 福耳克曼氏夹(下肢骨折用) / ~ spoon; sharp spoop 福耳克曼氏匙,锐匙(用以刮除不良组织) / ~ subluxation 福耳克曼氏不全脱位(结核性关节炎体征之一)

volley *n*. 冲动排,一列冲动(由人工诱发的一种节律性肌颤搐或由单一刺激所致神经冲动的集合) ‖ antidromic ~ 逆行冲动排(指在反射弧中通过前根向中心运行的逆向兴奋)

volleyball *n*. 排球,排球运动

volleying *vt*. 排放

volsella [拉]; **vulsella** *n*. ①双爪钳 ②阳(茎)基腹挟(膜翅目)

volt [**Alessandro Volta** 意生理、物理学家 1745—1827] (简作 v & V) *n*. 伏[特](电压单位) ‖ electron ~ 电子伏[特]

volt-ampere (简作 va) *n*. 伏安(伏特—安培)

Volta Bureau (简作 VB) *n*. 沃尔特河管理局

voltaism *n*. 化性,伏打电

voltage (简作 V & ve) *n*. 电压,伏特数

voltage clamp technique *n*. 电压箝位技术

voltage clamping circuit *n*. 箝压电路

voltage comparator *n*. 电压比较器

voltage dependent resistor (简作 VDR) *n*. 压敏电阻

voltage divider *n*. 分压器

voltage of alternating current (简作 VAC) *n*. 变流电压

voltage stabilizer *n*. 稳压器

voltage-clamp method *n*. 电压箝位法

voltage-controlled oscillator (简作 VCO) *n*. 电压控制振荡器

voltage-sensitive conductance *n*. 电压灵敏传导

voltage-to-current conversion (简作 V / C) *n*. 电压—电流转化

voltage-to-frequency converter (简作 VFC), *n*. 电压—频率变换器

voltaic *a*. 伏打电的,[直]流电的

voltaic cell *n*. [伏打]电池

voltaism; galvanism *n*. 伏打电,[直]流电

voltaization *n*. 伏打电化,[直]流电化

voltameter *n*. 伏特计,电压计

voltammeter *n*. 伏安计,电压电量计

voltmeter analog-to-digital converter (简作 VAD) *n*. 伏特计模拟—数字变换器,电压计模拟—数字变换器

voltampere *n*. 伏[特]安[培]

voltaren *n*. 双氯芬酸钠(diclorenac sodium)制剂的商品名

voltameter (简作 V & VAM) *n*. 伏特计,电压计 ‖ electrostatic ~ 静电伏特计 / sphere-gap ~ 火花间隙伏特计

Voltolini's disease [Frederic Edward Rudolf 波喉耳科学家 1819—1889] 伏耳托利尼氏病(急性化脓性内耳炎) ‖ ~ tube 伏耳托利尼氏管(切开鼓膜时,用以保持其切口开放)

Voltolini-Heryng sign [Frederic Edward Rudolf Voltolini 波喉耳科学家 1819—1889; Theódor Heryog 波喉科学家 1847—1925] 伏—赫二氏征(窦病征)

volts direct-current (简作 VDC) *n*. 直流电压

Voltolini's disease (**Frederic E. R. Voltolini**) *n*. 伏尔托利尼病(急性化脓性内耳炎) ‖ ~ tube 伏尔托利尼管(切开鼓膜进,用以保持其切口开放)

volubility *n*. 善辩,饶舌

volume (简作 V) *n*. 容量,容积,体积,音量,卷册 *vt*. 成团升起 *a*. 大量的 ‖ atomic ~ 原子体积 / blood ~ 血量,血容量 / cardiac ~ 心容积 / circulation ~ 循环血量 / expiratory reserve ~ (缩 ERV) 呼气储备量 / inspiratory reserve ~ (缩 IRV) 吸气储备量 / mean corpuscular ~ (缩 MCV) 红细胞平均容量 / minute ~ (缩 MV) 分钟量(每分钟肺呼出气体量) / packed-cell ~ 血细胞压积 / residual ~ 余气量 / specific ~ 比容 / standard ~ 标准容积(理想气体在标准温度和压力下的体积,22.414 升) / stroke ~ 心搏[排血]量 / tidal ~ 潮流气量 / ~ cycled ventilator 容量转换型通气机

volume-control respirator *n*. 限量型呼吸器

volumetric exophthalmometry *n*. 容积性眼球突出测量法

volumetric pump *n*. 输液泵

V-onc *n*. 病毒肿瘤基因(见 virus-oncogene)

total volume (简作 V) *n*. 总体积

volume control (简作 VC) *n*. 音量控制,音量调节

volume conductor *n*. 容积导体

volume ejection (简作 VE) *n*. 排出量,射血量

volume index (简作 VI) *n*. (红细胞)容积指数

volume indicator (sound) (简作 VI) *n*. 音量指示器;容积指示器

volume of dead air space (简作 Vd) *n*. 死(气)腔容积

volume of distribution fo bilirubin (简作 VDBR) *n*. 胆红素分布容量

volume of isoflow (简作 Visof) *n*. 等流量容积

volume-pressure relationship *n*. 容积压力关系
volumenometer; **volumometer** *n*. 容积计
volumetric *a*. 容量的,容积的
volumeter *n*. 容积计, 容量计
voltmeter analog-to-digital converter(简作 **VAD**) *n*. 伏特计模拟—数字变换器,电压计模拟—数字变换器
volumetric growth *n*. 体增长
volumette *n*. 重复定量滴管
volume-velocity *n*. 容积速度
volumination *n*. 菌体肿胀
voluminous *a*. 容积大的,卷帙繁多的,长篇的,庞大的
volumometer *n*. 容积计
voluntarily *ad*. 自愿地,自动地,自发地
voluntary[拉 *voluntas* will] *a*. 有意的,随意的;自愿的,志愿的 *n*. 志愿者 ‖ ~ accommodation 随意调节,自主调节 / ~ action 随意动作 / ~ contraction 随意收缩 / ~ convergence 随意性集合 / ~ divergence 自主偏斜面 / ~ fixation 随意注视 / ~ movement 随意运动 / ~ muscle 随意肌 / ~ muscular tissue 随意肌组织 / ~ nystagmus 随意性眼球震颤 / ~ proptosis 随意性眼球突出 / ~ ptosis 自主性上睑下垂,随意性上睑下垂 / ~ recovery 随意恢复 / ~ sqint 随意性斜视 / ~ strabismus 自主性斜视,随意性斜视 ‖ voluntarily *ad*.
voluntary aid detachment(简作 VAD) *n*. 志愿辅助勤务队
voluntary closing(简作 VC) *n*. 随意闭合(修复术)
voluntary control(简作 VC) *n*. 自动控制,随意控制
volunteer *n*. 志愿者,志愿军 *a*. 自愿参加的 *vt*. *vi*. 自愿 ‖ ~ EMS 志愿急救医疗服务组织 / ~ firefighter 志愿消防队员
voluntomotory[拉 *voluntas* will + motor mover] *a*. 随意运动的
Volutidae *n*. 涡螺科(隶属于狭舌目 Stenoglossa)
volutin *n*. 异染质,纡回体 ‖ tuberculin ~ (缩 TV) 结核菌素异染质 / ~ granule 类染色质(颗)粒
Volvocaceae *n*. 团藻科(一种藻类)
Volvocales *n*. 团藻目(植物分类学)
Volvocida *n*. 团藻虫目
Volvox *n*. 团藻虫属
Volvox L. *n*. 团藻[虫]属 ‖ ~ aureus Ehrenb. 金团藻[虫] / ~ globator L. 球团藻[虫]
Volvocida Francè *n*. 团藻虫目
Volvocidae Ehrenberg *n*. 团藻虫科
Volvox Linoaeus *n*. 团藻虫属
Volvox africanus West *n*. 非洲团藻虫
Volvox aureus Ehrenberg *n*. 金团藻虫
Volvox carteri Stein *n*. 强壮团藻虫
Volvox gigas Pocock *n*. 大团藻虫
Volvox globator Linnaeus *n*. 球团藻虫
Volvox perglobator Powers *n*. 刺球团藻虫
Volvox spermatosphaera powers *n*. 精球团藻虫
Volvox terius Meyer *n*. 三式团藻虫
Volvox weismannia Powers *n*. 魏氏团藻虫
volvulosis; **onchocerciasis** *n*. 盘尾丝虫病
volvulus(volvulis)[拉] *n*. 肠扭转 ‖ ~ neonatorum 新生儿肠扭转 / ~ of gigmoid colon 乙状结肠扭转 / ~ of stomach 胃扭转
vomer[拉 plowshare] *n*. 犁骨 ‖ ~ cartilagineus; cartilago vomeronasalis 犁鼻软骨
vomerine *a*. 犁骨的 ‖ ~ tooth 犁齿
vomerobasilar *a*. 犁骨颅底的 ‖ ~ nerve 犁鼻神经 / ~ organ 犁鼻器
vomeronasal *a*. 犁[骨]鼻骨的
vomerovaginal canal *n*. 犁骨鞘突管,基底咽管
vomica(复 vomicae)[拉 abscess] *n*. ①脓腔(肺) ②咳浓痰 ‖ ~ laryngis; larngeal perichondritis 喉软骨膜炎
vomicine *n*. 沃米辛,呕吐素(马钱子的一种生物碱)
vomic-nut; **nux vomica** *n*. 番木赞,马纪子
vomicose *a*. 多溃疡的,多脓的
vomit[拉 *vomitare*] *n*. 呕吐;呕吐物;催吐药 *vt*.; *vi*. 呕吐 ‖ bilious ~ 胆性呕吐物 / black ~ 黑色呕吐物 / coffee-ground ~ 咖啡渣呕吐物 | Barcoo 巴尔库呕吐(见于澳大利亚)
vomiting *n*. 呕吐 ‖ cerebral ~ 脑性呕吐 / fecal ~; stercoraceous ~ 呕粪,吐粪 / hyperacid; gastrocynsis ~ 胃酸过多性呕吐,胃酸过多[症] / hysterical ~ 癔病性呕吐,歇斯底里性呕吐 / incoercible ~ 难控制性呕吐 / pernicious ~ 恶性孕吐,恶阻 / projectile ~ 喷射性呕吐 / ~ of pregnanly 妊娠性呕吐
vomiting and wasting disease of pigs virus = Porcine encephalitis virus *n*. 猪呕吐消瘦病病毒,猪血凝性脑炎病毒
vomiting and wasting disease virus of pig = pig haemagglutinating encephalomyelitis virus *n*. 猪血凝性脑脊髓炎病毒
vomiting-gas; **chloropicrin**; **nitrochloroform** *n*. 催吐毒气,氯化苦,硝基氯仿
vomition; **vomiting** *n*. 呕吐
vomitive; **emetic** *a*. 呕吐的,催吐的
vomito *n*. [西]呕吐;呕吐物 ‖ ~ negro 黑色呕吐物;黄热病
vomitory *n*. 吐剂
vomiturition *n*. 干呕
vomitus[拉] *n*. ①呕吐 ②呕吐物 ‖ ~ cruentus; bloody vomit 血性呕吐物,呕血 / ~ gravidarum 妊娠呕吐,孕吐 / ~ marinus 航海呕吐,晕船 / ~ matutinus 晨吐 / ~ niger 黑色呕吐物
v-*onc*[viral oncogene] *n*. 病毒肿瘤基因
Von Fornwald's sign *n*. 表明胚胎植入部位的子宫外表的凸出膨大
von Gierke's disease *n*. 冯奇尔克氏症,糖原累积病
von Graefe knife *n*. 线状刀
von Graefe test[**Albrecht** 德眼科学家 1828—1870] *n*. [冯]格雷费氏试验(检隐斜视) ‖ ~ knife [冯]格雷费氏刀,线状内障刀
Von Hacker' operation *n*. 冯哈克手术:尿道下裂修补术
von Hippel disease *n*. 视网膜血管瘤病
von Hippel-Lindau disease *n*. 脑视网膜血管瘤病
Von Korpp' s fiber *n*. 冯克普氏纤维
Von magnus phenomenon *n*. 冯马格纳斯氏现象(流感病毒高复数传代时,缺陷颗粒增加)
von Recklinghausen disease[Friedrich Daniel 德病理学家 1833—1910] *n*. [冯]雷克林霍曾氏病(①多发性神经纤维瘤 ②囊状纤维性骨炎 ③畸形性关节炎)
von Spee's curve[Ferdinand Graf 德胚胎学家 1855][冯]施佩氏曲线(牙列牙合面曲线) ‖ ~ embryo [冯]施佩氏胚胎(1.5 毫米人胚胎,约 20 天)
von substance V^+ 物质(朱砂色野生型物质)
von Wilebrand factor(简作 VWF) *n*. 血管性假血友病因子
von Willebrand's disease; **hereditaty pseudohemophilia** *n*. [冯]维勒布兰德氏病,遗传性假血友病
vontrol *n*. 地芬尼多(diphenido)制剂的商品名
Voorhees' bag[James Ditmars 美产科医师 1869—1929] *n*. 伏希斯氏袋(子宫颈注水扩张袋)
V-shpaed nodal ridge *n*. V 型背脊
Voracious *a*. 贪吃的,馋的,贪婪的 ‖ voracity *n*.
Voranil *n*. 盐酸邻氯苯丁胺(clortermine hydrochloride)制剂的商品名
Voronoff's operation(Serge Voronoff) *n*. 伏龙诺夫手术(将类人猿的睾丸移植至人,以期使受试者返老还童)
-vorous[拉][构词成分] 食……的,以……为食的
vorico-[前缀] *prep*. 意为"血管曲张"(来自拉丁语 varix)
Voriconaxole *n*. 伏立康唑(抗真菌药)
Vorozole *n*. 伏氯唑(抗肿瘤药)
vortex(复 vortices)[拉 whirl] 涡 ‖ ~ coccygeus 尾毛涡 / ~ cordis 心涡 / ~ lentis 晶状体涡 / ~ vein 涡静脉 / vortices pilorum 毛涡
Vorticella *n*. 钟虫属
Vorticella Linnaeus *n*. 钟虫属
Vorticella abbreviata Keiser *n*. 缩钟虫
Vorticella aequilata Kahl *n*. 领钟虫
Vorticella alba Fromentel *n*. 白钟虫
Vorticella campanula Ehrenberg *n*. 钟形钟虫
Vorticella chlamydophora Penard *n*. 衣钟虫
Vorticella claudicans Penard *n*. 短肌钟虫
Vorticella communis Fromentel *n*. 群栖钟虫
Vorticella conica Stokes *n*. 圆锥钟虫
Vorticella conochili Stokes *n*. 聚花轮钟虫
Vorticella conosoma Stokes *n*. 锥体钟虫
Vorticella convallaria Linnaeus *n*. 沟钟虫
Vorticella cupifera Kahl *n*. 杯钟虫
Vorticella cyclopicola Kahl *n*. 剑蚤钟虫
Vorticella elongata Fromentel *n*. 纵长钟虫
Vorticella extensa Kahl *n*. 扩张钟虫
Vorticella fornicata Dons *n*. 拱形钟虫
Vorticella fromenteli Kahl *n*. 法帽钟虫
Vorticella hamata Ehrenberg *n*. 弯钟虫
Vorticella Kahli Stiller *n*. 蚤钟虫
Vorticella lichenicola Greaf *n*. 地衣钟虫
Vorticella lutea Stiller *n*. 琵琶钟虫
Vorticella margaritata Fromentel *n*. 珍珠钟虫
Vorticella marginata Stiller *n*. 垂边钟虫
Vorticella mayeri Fauré-Fremiet *n*. 自由钟虫

Vorticella microstoma Ehrenberg *n*. 小口钟虫
Vorticella monilata Tatem *n*. 念珠钟虫
Vorticella muralis Penard *n*. 壁砖状钟虫
Vorticella nebulifera Müler *n*. 星云钟虫
Vorticella natans Faué- Fremiet *n*. 浮游钟虫
Vorticella nutans Müller *n*. 点头钟虫
Vorticella octava Stokes *n*. 八点钟虫
Vorticella positintermissa Gong *n*. 后隙钟虫
Vorticella positintermissa pyriformis Gong *n*. 梨形后隙钟虫
Vorticella putrina Müller *n*. 污钟虫
Vorticella pyrum collaris Wang *n*. 颈圈梨状钟虫
Vorticella similis Stokes *n*. 似钟虫
Vorticella sphaerica d'Udekem *n*. 球钟虫
Vorticella striata Dujardin *n*. 条纹钟虫
Vorticella turgldula Wany *n*. 膨胀钟虫
Vorticella vernalis Stokes *n*. 春钟虫
Vorticella vestita Stokes *n*. 外套钟虫
Vorticellidae Ehrenberg *n*. 钟虫科
vortices（单 vortex）*n*. 涡
vorticose *a*. 涡状的，涡漩的 ‖ ~ vein 涡静脉
V sindrome *n*. V 型综合征
Voskhod spacecraft *n*. 上升号飞船
Vostok spacecraft *n*. 东方号飞船
Vostok spaceship *n*. 东方号飞船
v.o.s.（vitello ovi solutus）*a*. 溶于卵黄的
Vossius lenticular ring［Adolf 德眼科学家 1855—1925］沃祖斯氏晶状体环（虹膜震荡环）
Voswellia carterii Birdw.［拉，植药］*n*. 乳香
votary *n*. 信徒，热心者，拥护者，爱好者
vote *vt*. & *n*. 权 ‖ ~less *a*. 无选举权的
voter *n*. 投票者，选举人，选民
voter-comparator switch（简作 VCS）*n*. 表决比较器开关
Votumunab *n*. 伏妥莫单抗（诊断用药）
Vouacapoua araroba Aguiar *n*. 柯桠树
vouch *vt*. 担保，保证，证实，断定 ‖ ~ee *n*. 被担保者 / ~er *n*. 保证人
Voussure［法 arch，curve］*n*. 心前［区］膨隆
vowel *n*. 元音 *a*. 元音的 ‖ ~less *a*. 无元音的
vox（［复］voces；voice）*n*.［拉］嗓音，语音，语声 ‖ ~ abscissa 失音/ ~ capitis 假语音 / ~ cholerica 霍乱嘶哑声 / ~ rauca 嘶哑音
voxel *n*. 体素（计算机轴向体层摄影时经扫描的每一像素的体积单位）
Voxergolide *n*. 伏高利特（多巴胺受体激动药）
voyage *n*. 航海，航行 *vt*. 航行
voyeur *n*. 窥淫癖者 ‖ ~ism *n*. 窥淫癖，窥阴部色情
VP 5 stylovirus *n*. VP5 长尾病毒
VP variegate porphyria *n*. 复杂性卟啉症
VP-16 etoposide *n*. 依托泊甙
VPA *n*. 丙戊酸（见 valproic acid）
VPB ventricular premature beat *n*. 室性期前搏动
VPC ventricular premature complex *n*. 心室期前复合波
VPC *n*. 室性期外收缩（见 ventricular premature contraction）
VPD ventricular premature depolarization *n*. 心室过早去极化
VPD *n*. 血管造型性疾病（见 vasoplastic disease）
VPRC volume of pacded red cells *n*. 血细胞比容
VPS *n*. 腹侧室周系统（见 ventral periventricular system）
VR vocal resonance *n*. 语响
Vrolik's disease（Willem Vrolik）伏洛利克病，隐性遗传型成骨不全（Ⅱ型）
VS *n*. 绒毛结节性滑膜炎（见 villonodular synovitis）
VS volumetric solution 滴定（用）溶液，定量溶液
VSD *n*. 心室间隔缺损（见 ventricular septal defect）
VSG variable surface glycoprotein *n*. 可变表面糖蛋白
VSGs *n*. 变化专一性表面糖蛋白（见 variant-specific surface glycoproteins）
VSA Vesiculovirus *n*. 水疱性病毒属
VSV group *n*. VSV 组，水疱性口炎病毒组
V sign *n*. V 形征（X 线用语）
V_T 潮气量（tidal volume）（肺换气时）的符号
V-type position effect *n*. V 型位置效应
VT *n*. 室性心动过速（见 ventricular tachycardia）
VT ventricular tachycardia *n*. 室性心动过速
VTA *n*. 室性快速型心律失常（见 ventricular tachyarrhythmia）
Vtellas *n*. 卵体［1875 年 Van Beneden 将整个卵子放在显微镜下观察，并详细阐述家兔的受精过程，见到家兔精子连接在卵体上，与卵表膜融合，精子头变成一个表面原核（Superficial prouncleus）］
vualcanized bitunen（简作 vb）*n*. 硫化沥青
vuerometer *n*. 瞳距测量器
vulcanite *n*. 硬橡皮，硫化橡皮 ‖ dental ~ 牙橡胶
vulcanize *vt*.，*vi*.（使）橡皮有硫化 ‖ vulcanizatin；vulcanisatio［拉］*n*. 橡胶硬化法，橡胶硫化法
vulcanizer *n*. 橡胶罐
vulgar *a*. 粗俗的，寻常的，普通的，一般的，通俗的 ‖ ~ly *ad*.
vulgaris［拉］*a*. 寻常的，普通的
vulgarism *n*. 粗俗，庸俗行为
vulgarity *n*. 粗俗，庸俗语
vulnerable *a*. 易损的，脆弱的；易患病的 ‖ ~ plaque 易损斑块 vulnerability *n*. 易损性；脆弱性；易患病性 ‖ ~ness *n*. / vulnerably *ad*.
vulnerant *a*. 致创伤的 *n*. 致伤物
vulneraria *n*. 创伤药
vulnerary *n*. 治创伤的创伤药
vulnerate *vt*. 致伤，造成创伤
vulnus（复 vulnera）*n*.［拉］创伤，伤口 ‖ ~ perforans 穿破伤口 / ~ punctum 刺伤
Vulpes ferrilata（Hodgson）*n*. 藏狐（隶属于犬科 Canidae）
Vulpes vulpes Linnaeus［拉；动药］*n*. 赤狐（隶属于犬科 Canidae）
Vulpes vulpes montana（**Pearson**）*n*. 赤狐西藏亚种（隶属于犬科 Canidae）
Vulpian's atrophy［Edme F. A. Vulpian］*n*. 伍尔皮安萎缩（肩肱型脊髓肌萎缩）‖ ~ law 伍尔皮安定律（脑部分损坏时，该处功能即由其余部分执行）/ ~ test 伍尔皮安试验（检肾上腺素）
Vulpian's effect *n*. 伍尔皮安氏作（舌下神经受损后，刺激鼓索神经引起舌肌持久性收缩）
vulpic acid，**vulpinic acid** *n*. 枕酸甲酯
vulpine *a*. 似狐狸的，狡猾的
vulsella，**vulsellum** *n*.［拉］双爪钳
vulture *n*. 秃鹰，贪得无厌的人
Vultus *n*. 额
vulva（［复］vulvae *n*.［拉］①阴门 ②外阴，女阴 ‖ fused ~ 外阴闭锁 | ~l，~r，~te *a*.）/ ~ connivens 外阴闭锁 / ~ hians 外阴开放
vulva hematoma *n*. 外阴血肿
vulvaectomy *n*. 外阴切除术
vulval *a*. 外阴的，女阴的
vulvar dystrophy *n*. 外阴萎缩［即外阴白斑病（leukoplakia vulvae）］
vulvar lamina *n*. 下生殖板 ‖ ~ spine 阴门刺（蜻蜓目）
vulvectomy *n*. 外阴切除
vulvismus；**vaginismus** *n*. 阴道痉挛
vulvitis *n*. 外阴炎 ‖ diabetic ~ 糖尿病性外阴炎 / erosive ~，phlegmonous ~ 腐蚀性外阴炎，蜂窝织炎性炎 / leukoplakic ~ 白斑病外阴炎，外阴干皱 / plasma cell ~，~ plasmocellularis，phasmocellularis 浆细胞性外阴炎 / pseudoleukoplakic ~ 假白斑病外阴炎
vulvo-［拉］［构词成分］
vulvocleisis *n*. 外阴闭合术
vulvoclitoral habituation *n*. 外阴阴道（刺激）成瘾
vulvocrural *a*. 外阴股的
vulvopathy *n*. 外阴病
vulvorectal *a*. 外阴直肠的
vulvouterine *a*. 外阴子宫的
vulvovaginal *a*. 外阴阴道的 ‖ ~ glands 见 Bartholin's glands；vestibular glands
vulvovaginitis *n*. 外阴阴道炎 ‖ infectious pustular ~ 感染性脓疮性外阴阴道炎 / senile ~ 老年性外阴阴道炎
vum *vt*. 发誓，赌咒
VUR *n*. 膀胱—输尿管逆流现象（见 vesicoureteral reflux）
VVI *n*. 发声速度指数（见 voice velocity index）
Vviscera Portuni Tritubercuti［拉；动药］*n*. 三疣梭子蟹子内脏
vying *a*. 竞争
V.W = vessel wall *n*. 血管壁，管壁
V wave *n*. V 波
VWF *n*. 血管性假血友病因子（见 von Wilebrand factor）
VYPLL *n*. 潜在价值损失年数（见 valued years of potential life lost）

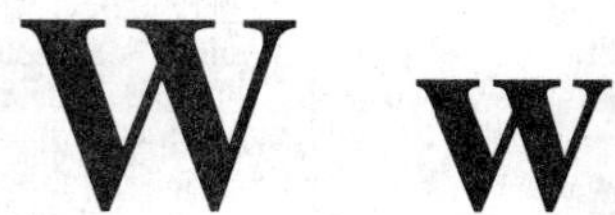

w waist *n*. 腰,腰部 / water 水;水剂 / watt 瓦(特)(电功率单位)/ weak 弱的 / week 周,星期 / weekly 每星期(的),一周一次,周刊,周报 / weight 重量,重力 / white 白,白色的 / wide 宽阔的,广阔的,广泛的 / width 宽度 / wife 妻 / with 用,与,因,对于
W(tungsten) *n*. 钨(74 号元素)
W.(wehneit) *n*. 韦内(X 线硬度单位,X 线穿透力单位)
W(whorl) 斗形指纹,斗形纹
W(work) 功的符号
3 / **w** 3 nospw (= three numbers per week) 每周三期,隔日刊(刊期代码)
W + weakly positive 弱阳性
W 36695 tocainide 室安卡因,氨酰甲苯胺(抗心律失常药)
W 6412A bunolol 丁萘酮心安
W31 podovirus W31 短尾病毒
WA / 1 microvirus WA / 1 微病
Wad Mednni orbivirus 瓦德麦达尼环状病毒
WA wet analysis 湿分析 / when awake 睡醒时,起床时
Waardenburg's syndrome(Petrus J. Waardenburg) 瓦登伯格综合征[①为一种常染色体显性遗传病,特征为内眦和泪点横向移位所致的鼻梁增宽,色素紊乱,其中包括白色额发、虹膜异色、白睫毛、白斑病以及有时伴耳蜗性聋;②为一种常染色体显性遗传病,特征为尖头畸形、眶和面部畸形以及短指(趾)畸形,伴轻度软组织并指(趾)畸形、腭裂、眼积水、心脏畸形以及可能还有肘与膝的挛缩。亦称尖头并指(趾)畸形Ⅳ型和克—瓦(Klein-Waardenberg 综合征)]
WAB Women's Auxiliary Branch American Medical Association 美国医学会妇女分部
wabain *n*. 苦毒毛旋花子甙,哇巴因
Wabs absolute watt 绝对瓦特(与 W 同值)
WAC water-soluble arthritogenic component 水溶性致关节炎成分 / write address counter 地址书写计数器
Wachendorf's membrane [Eberhard Jacob 18 世纪德解剖学家] 瓦肯多夫氏膜(① 瞳孔膜 ② 细胞膜)
wad *n*. 小块,小束;软填料,填絮(-dd-) *v*. 填塞,填衬
Wada's test(Juhn A. Wada) 和田试验(检语言功能的优势半球)
wadding *v*. 填塞 *n*. 填料,填塞物
waddle *vi*. 摇摇摆摆地走 *n*. 蹒跚
wade *vi*., *vt*., *n*. 趟(水等),跋涉
Wade's balsam 韦德氏香脂,复方安息香酊 ‖ ~ suppositories; urethral suppositories 韦德氏栓/~ urethral suppositories 韦德氏尿道栓尿道栓
WADEX word and authors index 关键词和作者索引
Wadsworth's method [Augustus Baldwin 美细菌学家,1872 生] 华兹沃斯氏法(染细菌荚膜)
wafer *n*.(封信或文件等用的)干胶片;糯米纸囊剂
wag(-gg-) *vt*., *vi*. 摇摆,摆动 ‖ ~ one's tongue 喋喋不休
wagaga *n*. 丝虫病(斐济群岛的土名)
waggon *n*. 车 ‖ **dressing** ~ 敷料车
Wagner's disease [Ernst Lebrecht 德病理学家 1829—1888]; colloid milium 华格纳氏病,胶样粟粒疹
Wagnerina 杆突跳蚤属 ‖ ~ antiqua 古杆突蚤 / ~ longicuada 长尾杆突蚤
wagnerism 疟原虫接种(治疗神经性麻痹)
Wagner-Jauregg treatment(Julius Wagner von Jau-regg) 瓦格纳—约雷格疗法(麻痹性痴呆的疟原虫接种疗法)
Wagner's corpuscles [Rudolf 德生理学家 1805—1864] 华格纳氏小体(触觉小体)‖ ~ spot 华格纳氏点(胚点)
Wagner's disease [Ernst Lebrecht 德病理学家 1829—1888]; colloid milium 华格纳氏病,胶样粟粒疹
Wagner's hammer [Johann Philip 德物理学家 1799—1879] 华格纳氏锤(电流启闭锤)
Wagner's line [Wiihelm 德外科医师 1848—1900] 华格纳氏线(骨骺线)‖ ~ operation 华格纳氏手术(颅骨成形性切除术)
Wagner's theory [Moritz 德科学家 1813—1887] 华格纳氏学说(移行学说)
Wagnerella *n*. 有柄太阳虫属
wagnerism *n*. 疟原虫接种
Wagstaffe's fracture [William Warwick 英外科医师 1843—1910] 华格斯塔夫氏骨折(内踝离解)
Wahl's sign [Eduard von 德外科医师 1833—1890] 瓦耳氏征(①肠携梗阻处以上的局限性鼓肠 ②动脉干损伤分裂处可听到吹气样杂音)
Wahlenbergia marginata(Thunb.) *a*. DC. [拉,植药] 兰花参
wahlenbergia; Schrad 兰花参属(桔梗)‖ ~ gracilis *a*. DC. 细兰花参
wahoo; Euonymus atropurpurcus 美[紫]卫矛
WAIS Wechsler Adult lntelligence Scale 韦克斯勒成人智力量表
Wailesella *n*. 颈孔虫属
waist *n*. ①腰,腰部 ②儿童内衣 ‖ wasp's ~ 黄蜂腰(躯肌萎缩)
waistline *n*. 腰围
wait *vi*. 等候,等待(for) *vt*. 等待;期待 *n*. 等待;等待的时间 ‖ ~ one's turn 等轮到自己 / ~ on(或 upon) 服侍,招待;拜访;陪伴;随着……而产生 / ~ out 等到……结束
waiting *a*. 等待的;服侍的,伺候的 *n*. 等候;等待期间;服侍,伺候 ‖ ~ host *n*. 等待宿主 / ~ room 候诊室,等待室 / ~ time(简作 WT) 候诊时间
WAITR West African Institute for Trypanosomiasis Research 西非锥虫病研究所
waive *vt*. 放弃;推迟考虑,延期进行
WAK wearable artificial kidney 可佩带式人工肾
wakamba 瓦坎巴(一种非洲箭毒)
wake(**woke** 或 **waked**, **waked** 或 **woken**, **woke**) *vi*. 醒,醒着(up);觉醒,认识到(to) *vt*. 唤醒;激发,引起 ‖ ~ful *a*. 觉醒的;不眠的;失眠的 / ~ fulness *n*. 不眠症,失眠;觉醒状态 / ~ less *a*. 酣(睡)的
waken *vi*. 睡醒,醒来(up) *vt*. 唤醒;激发,激起
wakefulness *n*. 不眠症,失眠
waking ptosis 清晨上睑下垂
Walcher's position [Gustav Adolf 德妇科学家 1856—1935] 瓦耳歇氏卧位(挂腿仰卧位)
Waldenburg's apparatus [Louis 德医师 1837—1881] 华尔登伯格跃器(助呼吸器)
Waldenstrim's disease [Johan Henning 瑞典矫形外科医师 l877 生] 瓦尔登斯特伦氏病(股骨小头的骨软骨病)
Walchia 无螨属 ‖ ~ chinensis 中华兀螨 / ~ ewingi 尤(因)氏兀螨 / ~ fragilis 脆弱兀螨 / ~ fullleri 富(勒)氏兀螨 / ~ koi 葛氏兀螨 / ~ kritochaeta 异爪兀螨 / ~ lupella 扇豆兀螨 / ~ micropelta 微盾兀螨 / ~ neosinensis 新华兀螨 / ~ oligosetosa 贫毛兀螨 / ~ pacifica 太平洋兀螨 / ~ parapacifica 似太平洋兀螨 / ~ rustica 田野兀螨
Walchiidae 兀螨科,无螨科
Waldenström's macroglobulinemia(Jan Waldenström) 瓦尔登斯特伦巨球蛋白血症(一种罕见的网状内皮系统综合征,见于 50 岁以上的男性,伴有(单克隆的)IgM 副蛋白、腺病、肝脾大、出血现象、贫血、淋巴细胞增多以及骨髓浆细胞增多)
Waldeyer's fossa [Wilhelm von 德解剖学家 1836—1921] 瓦耳代尔氏窝(十二指肠上及下隐窝)~ glands 瓦耳代尔氏腺(睑缘内汗腺)‖ ~ layer 瓦耳代尔氏层(卵巢血管层)/ ~ neuron 瓦耳代尔氏神经元 / ~ ring; ~ tonsillar ring; ~ throat-ring 瓦耳代尔氏扁桃体环(由舌、咽、腭扁桃体所形成的环状淋巴组织)/ ~ sulcus 瓦耳代尔氏沟(耳蜗螺旋沟)/ ~ tract; ~ zonal layer 瓦耳代尔瓦带状层 / ~ vascular layer 瓦耳代尔氏血管层(卵巢血管层)/ ~ zonal layer; Spitzka tract; Lissauer tract 瓦耳代尔氏带状层。背外侧束
Waldeyer's fluid(Heinrich W. G. von Waldeyer) 氯化钯脱钙液 ‖ ~ fossa 十二指肠结肠系膜隐窝 / ~ glands 瓦尔代尔腺(睑缘内管泡腺)/ ~ layer 卵巢血管层 / ~ tonsillar ring 瓦尔代尔扁桃体环(由舌、咽、腭扁桃体所形成的环状淋巴组织)/ ~ sulcus 瓦尔代尔沟(螺旋沟)
wakingcenter *n*. 觉醒中心
wale *n*. 条痕,伤痕
walk *vi*. 走,步行,散步 *vt*. 走遍,走过 *n*. 步行,散步;步态 ‖ ~

away from 轻易地胜过……;从（事故中）平安脱身 / ~ away with, ~ off with 偷走,顺手偷走;轻易赢得 / ~ sb off his feet（或 legs）使某人走得精疲力竭 / ~ out（突然）走出;罢工 ‖ ~er ***n.*** 步行器,助行架;学步训练车,扶车

Walker's lissencephaly（Arthur E. Walker）沃克无脑回（见 Walker-Warburg syndrome）

Walker-Warburg syndrome（A. E. Walker; Mette Warburg）沃—瓦综合征(一种先天性综合征,通常在1岁前即死亡,包括脑积水,无脑回,各种眼异常,诸如视网膜发育不全、角膜混浊或小眼,有时为脑突出。亦称 HARD 综合征）

walkie-talkie ***n.*** 步行对话机

walking ***n.*** 行走,步行,步度;散步;步态 ***a.*** 能行走的;不需卧床休息的 ‖ chromosome ~ 染色体步度(在分子遗传学中,按顺序分离基因文库中携带重叠 DNA 序列的亚克隆,因此过程很像是沿部分染色体"步行",最终寻找到并分离出目标基因,故而得名）/ heel ~ 足跟步态（见于周围神经炎）/ sleep ~ 梦行（症）

wall ***n.*** ①壁 ②壁的 ③堵塞,隔绝 ‖ abdominal ~ 腹壁 / axial ~ 轴壁 / axioproximal ~ 轴邻壁 / cavity ~ 洞壁 / cell ~ 细胞壁 / chest ~; thoracic ~ 胸壁 / chitinous ~ 甲壳质壁 / cutinised ~ 角质化壁 / distal ~ 远中壁 / epithelial ~ 上皮壁 / germ ~ 胚壁 / lamellated ~ 层纹壁 / nail ~ 甲廓 / parietal ~; somatopleure 壁层,胚体壁 / ~ perimeter 壁用视野计 / periotic ~ 听泡壁 / primary ~ 初生壁 / pulpal ~ 髓壁 / radial ~ 径向壁 / secondary ~ 次生壁 / splanchnic ~; splanchnopleure 脏层,胚脏壁 / suberized ~ 栓化壁 / subpulpal ~ 髓底壁 / tubal ~ 鼓室前壁（咽鼓管壁）

Wallenberg's syndrome（Adolf Wallenberg）瓦伦贝格综合征（由后下小脑动脉栓塞所致的综合征,特征为同侧面部温度觉和痛觉丧失、对侧四肢和躯干温觉和痛觉丧失、同侧共济失调、咽下困难、构音障碍以及眼球震颤）

Wallerian degeneration（Augustus V. Waller）华勒变性（指已与营养中枢断离的神经纤维的脂肪变性,亦称继发变性）‖ ~ law, Waller's law 沃勒定律（在神经节中枢侧切断脊神经根感觉纤维,则切断纤维的周边部分未变性,而与脊髓相连的纤维则变性）

walleye ***n.*** ①外斜视,散开性斜视 ②角膜白斑

walleyed ***a.*** 外斜的,因激动而睁大眼睛的

Wallhauser-Whitehead's method（Wallhauser A.; Whitehead JM.）沃尔豪泽—怀特黑德法［用自身腺滤出液治疗霍奇金（Hodgkin）病］

walnut ***n.*** 核桃,胡桃树,胡桃木

wall-plate 低压电流机

Walter's bromide test（Friedrich K. Walter）华尔特溴化物试验（正常人血内溴化物含量与脑脊液内的含量的比率是不变的,但在精神病患者的比率则有改变）

Walter's nerve［Johann Gottlieb（Theophilus）德解剖学家 1734—1818］华尔特氏神经（内脏最下神经至肾丛的支）

Walthard's cell rests［Max 瑞士妇科学家 1867 生］瓦耳路德氏细胞残余（卵巢上皮小岛）‖ ~ inclusions 瓦耳路德氏包涵物 / ~ islets; ~ cell rests 瓦耳塔德氏小岛;瓦耳塔德氏细胞残余（卵巢上皮小岛）

Walther's canal（**duct**）［August Friedrich 德解剖学家 1688—1746］瓦尔特氏管（舌下腺小管）‖ ~ duct 瓦尔特氏管（舌下腺小管）/ ~ ganglion 瓦尔特氏神经节（奇神经节,尾神经节）/ ~ oblique ligament 瓦尔特氏斜韧带（距腓后韧带）

Walthard's islets 瓦耳塔德小岛:卵巢上皮小岛

Waltheria L. 蛇婆子属 ‖ ~ americana L. 蛇婆子

Walton operation［Albert James 英外科医师 1881 生］华尔顿氏手术（葫芦胃手术）

Waltyer's canal（**duct**）瓦耳特氏（舌下腺小管）

waltz ***n.*** 华尔兹舞,圆舞曲 ***v.*** 跳华尔兹舞,旋转

wambles; milk sickness 乳毒病

WAMOSCOPE wave modulated oscilloscope 波调制示波器

wan ***a.*** 苍白的,无血色的,病态的 ***vt. vi.***（-nn-）（使）变苍白,（使）呈病态

wander ***vi.*** 游走,徘徊;错乱,离题 ***vt.*** 漫游

wandering ①游动的 ②游动 ‖ mind ~ 冥思,出神,心不在焉 / ~ cell 游走细胞 / ~ fixation 固视动摇,飘移注视 / ~ of tooth 牙游动 / ~ pronucleus 游走原核 / ~ scotoma 游动暗点

wane ***vi.*** 变小,减少;衰落,衰退 ***n.*** 衰落,衰退期 ‖ on the ~ 日益衰落

wanganga; elephantoid fever 象皮病样热

Wangensteen apparatus［Owen H. 美外科医师 1898 生］旺根斯滕氏器（胃肠吸引器）‖ ~ drainage; continuous suction 旺根斯滕氏引流,持续吸引引流法 / ~ suction 旺根斯滕氏抽吸 / ~ tube 旺根斯滕氏管（胃肠吸引器）

Wang's test（Wang Chung Tik, 中国病理学家王宠益 1889—1931）王氏试验（尿蓝母定量试验）

Wanner's symptom［Friedrich 德耳科学家 1870 生］万内尔氏症状（颅盖有器质病时,骨传导障碍）

Wanscher's mask［Oscar 丹医师 1846—1906］万舍氏面罩（乙醚麻醉时用）

want ***vt.*** 要,想要;需要而需要,缺少（in, for）***n.*** 需要,缺乏;［常用复］需求,必需品 ‖ ~ some doing 需作极大的努力 / for（或 from）~ of 缺乏 / in ~ 贫困 / in ~ of 需要 / a long felt ~ 长期以来的需要 / oxygen ~,缺氧

wantage ***n.*** 缺少

wanting ***a.*** 缺少的,没有的 ***prep.*** 缺,无

war ***n.*** 战争（-n-）***vi.*** 作战,打仗;斗争 ‖ at ~（with）（同……）处于交战状态;（同……）进行竞争 /（having）been in the ~s 损害,损伤

WaR Wassermann reaction 瓦氏反应,乏色曼氏反应（检梅素）

war ophthalmia 沙眼

waras［印］; **warus; warras; wurrus** 大叶千斤拔毛

warbles［牛］皮瘤（由皮下蝇蛆所致肿囊）

Warburg's apparatus［Otto 德生物化学家 1883 生］华伯氏呼吸仪 ‖ ~ coenzyme 华伯氏辅酶（三磷酸砒啶枝甙酸）/ ~ factor; yellow enzyme 华伯氏因子,华伯氏黄酶 / ~ manometer 华伯氏测压计 / ~ yellow enzyme 华伯氏黄酶,黄素酶

ward ***n.*** 病室,病房 ‖ accident ~ 急症病室 / casualty ~ 重伤病室 / isolation ~ 隔离病室 / obserbation ~; probationary ~ 观察病重,鉴别病室 / psychopathic ~ 精神病室 / ~en ***n.*** 看守人,保管员;监狱长,看守长 / ~robe ***n.*** 衣柜;全套服装 / ~-round; ward inspection; ward visit ***n.*** 病房巡视

Ward's triangle 沃德氏三角（股骨颈小梁三角）

Wardrop's disease［James 英外科医师 1782—1869］德罗普氏病（恶性甲床炎）‖ ~ operation 沃德罗普底手术（动脉瘤远端动脉结扎术）

ware ***n.*** 器皿;陶器 ***a.*** 知道的,意识到的（of）

WARF warfarin 丙酮香豆素,华法令

warfare ***n.*** 战争;冲突,斗争 ‖ germ ~ 细菌战

Warfarin ***n.***［商名］华法林,丙酮苄羟香豆素 ‖ ~ sodium 华法令钠,丙酮苄羟香豆素钠

warily ***ad.*** 谨慎地;警惕地

wariness ***n.*** 谨慎,小心;警惕

Waring's method（system）［George Edward 美卫生学家 1833—1898］华林氏法（系统）（污水地下灌溉处理法）

warlike ***a.*** 战争的,军事的,好战的,备战的

warm ***a.*** 暖和的,温（热）的;热情的 ***vt.*** 使暖和,加温;使兴奋而变暖和;兴奋 ***n.*** 暖,暖和 ‖ ~ autoantibody 温型自身抗体 / ~ over 加温,煮热 / ~ to（或 towards）开始喜欢;对……感兴趣 / ~ up 使……暖和;加温,煮热;（表演、比赛前）做准备动作;变得兴奋（to）‖ ~ly ***ad.***

warmth ***n.*** 暖和;热烈;激动 ‖ equivalent ~ 等价温感

warn ***v.*** 警告,告诫,预告,通知 ‖ ~ against 警告……提防; ~ of 警告……有危险 ‖ ~ing ***n.*** 警戒,警告 ***a.*** 警告的,告诫的 / ~ingly ***ad.***

warp ***n.*** 翘曲,歪斜;不正常 ***vt. vi.***（使）翘起,（使）变弯;（使）不正常 ‖ ~ing; contagious abortion 传染性流产

warrant ***n.***（正当）理由,根据;保证;批准 ***vt.*** 使有理由,成为……的根据 ‖ ~y ***n.*** 理由,根据,批准;保证（书）/ ~able ***a.*** 可保证的 / ~ee ***n.*** 被保证人

Warren's fat columns［John Collins 美外科医生 1778—1856］华伦氏皮下脂肪柱

Warren's operation［Jonathan Mason 美外科医师 l811—1867］华伦氏手术（腭修补术）

Warren's styptic; astringent lotion 华伦氏止血剂,收敛洗液（含硫酸、松节油及乙醇）‖ ~ test 华伦氏试验（检尿糖）

warrior ***n.*** 战士,勇士,武士

warship ***n.*** 军舰

war-surgery 战伤外科,军阵外科

wart［拉 *verruca*］***n.*** 疣,肉赘 ‖ anatomical ~; verruca necrogenica 剖尸疣,尸毒性疣 / asbestos ~ 石棉疣 / blood ~s; telangiectasis 血疣,毛细管扩张 / butcher's ~ 屠宰疣 / cattle ~ 牛疣 / common ~; simple ~ 寻常疣,单纯疣 / fig ~; verruca acuminata 性病湿疣,尖锐湿疣 / fillform ~; verruca filiformis 丝状疣 / flat ~ 扁平疣 / gonorrheal ~ 淋病疣 / Hassal-Henle ~s; Henleis warts 哈—汉二氏疣,汉勒氏疣（老年角膜后弹性层周边的赘生物）/ horny ~s 角疣 / juvenile ~s 青年疣 / moist ~s; verruca acuminata 湿疣,尖锐湿疣 / mosaic ~s 镶嵌状疣 / mother ~s 母疣 / nerogenic ~s; verruca necrogenica 剖尸疣,尸毒性疣 / Peruvian

～s;verruga peruana 秘鲁疣 / pitch ～s 沥青疣 / plantar ～s;verruca plantaris 足疣,跖疣 / pointed～s;verruca acuminata 尖锐湿疣 / postmortem ～s;verruca necrogenica 剖尸疣,尸毒性疣 / prosecctor's ～s;verruca necrogenica 剖尸疣,尸毒性疣 / seborrheic ～s;verruca seborrhoeica 皮脂溢性疣 / seed ～s 子疣 / senile ～s 老年疣 / smooth ～s 平滑疣 / soot ～s 煤烟疣,煤灰癌(发生于烟囱扫除工人的阴囊) / telangiectatic ～s;angiokeratoma 血管扩张性疣,血管角质瘤 / tuberculous ～s 结核疣 / venereal ～s;verruca acuminata 性病湿疣,尖锐湿疣 / vitreous ～s 玻璃状疣

Wartenberg's disease[Robert,美神经病学家 1887 生]华滕伯格氏病(①手感觉异常性神经痛 ②睡眠时臂部感觉异常 ③掌肌不全萎缩) ‖ Neuralgia paraesthetica ～华滕伯格氏手感觉异常性神经痛 / ～ phenomenon 华滕伯格氏现象(面瘫时上睑震动无力) / ～ sign 华滕伯格氏征(①小指外展为尺神经麻痹体征 ②小脑病患者步行时两手摆动减少) / ～ symptom 华滕伯格氏症状(①鼻痒显示脑瘤 ②锥体病时,拇指屈则他指也屈)

Warthin's sign[Aldred Scott 英病理学家 1867—1931]瓦尔信氏征(急性心包炎的一种听诊体征)

Warthin's tumor(Alfred S. Warthin)沃辛瘤,乳头状淋巴性腺囊瘤

wartpox; varila verrucosa 疣痘,疣状天花

warty *a*. 有疣的,疣状的

warus; waras 大叶千斤拔毛

wary *a*. 谨慎的,小心的 ‖ ～ of 提防

was 见 **be**

Was Wassermann test 乏色曼氏试验(检梅毒)

WAS Ward Atmosphere Scale 病房气压标度 ‖ Wiskott-Aldrich syndrome 维—阿二氏综合征(伴性遗传性血小板减少综合征)

WASACP World Association of Societies of Anatomic and Clinical Pathology 解剖及临床病理学会世界联合会(国际医学科学组织理事会)

WASAMA Woman's Auxilliary to the Student American Medical Association 美国学生医学协会附属妇女团体组织

wash *vt*., *vi*. 洗 *n*. 洗,洗涤;洗剂,洗液 ‖ eye ～ 洗眼剂 / mouth ～ 漱(口)药,含漱剂 / ～ down 冲洗;吞下,咽下 / ～ one's hands of 洗手不干(某事),不再管(某人或某事) / ～ up(餐后)洗餐具 / come out in the ～ 真相大白,暴露 / black ～ 黑色洗剂(一种甘汞、石灰水制剂) / eye ～; collyrium 洗眼剂 / mouth ～ 漱口药 / plaster ～ 石膏衬印[法] / red ～ 红色洗剂(含硫酸锌的收敛剂) / yellow ～; lotio flava 黄色洗剂,黄色洗液

washer *n*. ①垫环 ②洗涤器 ‖ arch extending ～ 延弓座铁

Washington *n*. 华盛顿,华盛顿州

washroom *n*. 盥洗室;厕所

Wasielewskia 瓦西列夫斯基变形虫属,双鞭变形虫属

Waskia 华斯克内滴虫属,内滴虫属

Wasmann's giands; peptic glands 瓦斯曼氏腺,胃液腺

wasp[拉 *vespa*] *n*. 黄蜂,暴躁的人 ‖ ～ish *a*. 黄蜂(似)的,易怒的

WASP World Association of Societies of Pathology 世界病理学会联合会

wasp sting 胡(黄)蜂刺伤

Wassermann test 华氏试验,梅毒补体结合试验

Wassen test 瓦森氏试验(检腹股沟淋巴肉芽肿)

wasserhelle[德 water-clear]明的,水样透明的(细胞)

Wassermann-fast *a*. 华氏反应固定的,梅毒补体结合反应固定的(虽经抗梅毒药物治疗,而始终显示华氏反应阳性的)

Wassermann reaction(test)(August P. von Wassermann)华(色曼)氏反应(试验),梅毒补体结合反应(试验)(根据补体结合诊断梅毒的一种试验) ‖ provocative ～ reaction 激发性华氏反应(先使用砷剂的华氏反应,此法可使原为阴性反应者转为阳性反应) / ～ test, provocative 激发性乏色曼氏试验 / ～ serum nutrose agar 乏色曼氏血清钠酪蛋琼脂

Wassermann-Uhlenhuth blood-test 乏—乌二氏检血法(用沉淀法辨别人血和动物血)

Wassilieff's disease[Nikolai Porfiryevich 俄医师 1861 生]; Weil's disease 瓦西利耶夫氏病,外耳氏病(钩端螺旋体性黄疸)

waste[weist] *vt*.; *vi*. 浪费,消耗;(使)消瘦 *a*. 废弃的,无用的;排泄的 *n*. 痨牛,垃圾,废弃物;浪费,消耗 ‖ active ～ 放射性废物收 / go(或 run)to ～ 浪费掉,白费 / industrial ～ 工业废弃物 / kitchen ～ 厨房废弃物 / phonetic ～ of the breath 环勺侧肌麻痹性呼气过速 / ～ of the breath, phonetic 环杓侧肌麻痹性呼气过速 / radioactive ～放射性废弃物 / ～ water renovation 废水净化回 / ～ not, want not 不浪费,不缺愁 / ～ one's breath 白费口舌 ‖ ～ful *a*. 浪费的,耗费的 / ～ing *n*. ①消瘦 ②消耗

WAT weight / altitude / temperature 重量 / 高度 / 温度

white adipose tissue 白色脂肪组织

Watkins' operation 沃特金斯手术,用于子宫脱垂的一种手术,其膀胱由子宫前壁剥离,使子宫位于支持全部膀胱的位置

watch *n*. 手表,挂表;看守,守护,监视;(值班的)一班;值班人员 *vi*.; *vt*. 观看,注视;守护,照料,守候 ‖ in the ～es of the night 当晚上醒着未睡的时候 / keep(a)close(或 careful)～ on 密切注意 / keep ～ for 企望,期待 / on the ～ for 守着,提防着,监视着 / ～-glass 表面皿,表玻璃 / ～ it 小心,注意 / ～ one's step 做事谨慎小心 / ～ out 当心 / ～ out for 密切注意;戒备,提防 / ～ over 看守,守卫,监视 ‖ ～ful *a*. 警惕的;注意的

water *n*. 水,水剂 ‖ Alibour ～; L'eau d'Alibour ～ 阿利布尔氏水(防腐剂,含硫酸锌、硫酸铜、樟脑、藏红花等) / ammonia ～; diluted ammonia 氨水,稀氨溶液 / stronger ammonia ～; strong ammonia solution 浓氨水,浓氨溶液 / artesian-well ～ 自流井水 / artificial sea ～ 人造海水 / bound ～ 结合水 / ～ on the brain 脑积水 / bromine ～ 溴水 / calcic ～ 石灰水 / capillary ～ 毛细管水(在土壤中) / caraway ～ 藏茴香水 / carbon dioxide free ～ 无二氧化碳水 / carbonated ～; carbonic ～ 碳酸水 / chalybeate ～ 铁泉水 / chlorine ～ 氯水,氯液 / cinnamon ～ 桂皮水 / circulating ～ 循环水 / ～ of combustion; metabolic ～ 燃烧水,代谢水 / ～ of crystallization 结晶水 / deep ～ 深层水 / deionized ～ 去离子水 / distilled ～ 蒸馏水 / distilled tripple ～ 三馏蒸馏水 / drinking ～ 饮用水 / earthy ～[含]土质水(水中含大量矿质,尤其是硫酸盐) / egg ～ 蛋水(无脊椎动物卵所浸泡的水,其中含有生理活性物质) / emanation ～ 射气水 / false ～ 假羊水 / fish ～ 鱼浸液(制培养基用) / fluorinated ～ 氟强化水 / free ～ 游离水 / Goulard's ～ 古拉尔氏水(稀次醋酸铅溶液) / ground ～ 地下水 / hard ～ 硬水 / heavy ～ 重水,氧化氘 / Hiss's serum ～; serum ～ 希斯氏血清水(为制备细菌培养基用) / ～ of hydration 水合水(参加水合作用的水) / in-different ～ 弱盐泉水,中性泉水 / industrial waste ～ 工业废水 / ～ for injection 注射用水 / interstitial ～ 间隙水 / Javelle ～ 雅维耳水(次氯酸钠或钾溶液,用于创伤防腐或水的净化) / lead ～ 铅水(稀次醋酸铅溶液) / lime ～; calcium hydroxide solution 石灰水,氢氧化钙液 / metabolic ～; ～ of combustion 代谢水,燃烧水 / meteoric ～ 天落水,大气水 / mineral ～ 矿水,泉水 / orange-flower ～ 橙花水 / peppermint ～ 薄荷水 / peptone ～ 蛋白胨水 / potable ～ 饮用水 / pressure ～ 有压水 / purified ～ 净化水 / repellent ～ 却水 / returning ～ 回水 / rose ～ 玫瑰水 / saline ～ 盐水 / Selters ～[德国]塞耳德斯矿水(含多量游离碳酸) / serum ～ 血清水(为制备细菌培养基用) / soda ～ 苏打水,碳酸汽水 / soft ～ 软水 / soil ～ 土壤水 / subsoil ～; underground ～ 地下水 / sulfur ～ 硫黄泉水 / superchlorination ～ 过氯化水(过量氯消毒水) / superheated ～ 过热水 / surface ～ 地面水 / thermal ～ 温泉水 / wash ～ 冲洗水 / waste ～ 废水 / yeast ～ 酵母水,酵母汤 / ～ bite; trench foot 战壕足 / ～-blast 水力鼓风器 / ～-borne 水传播的 / ～ cell ①水桴(骆驼) ②储水细胞 / ～-coil; Leiter's coil 水蹯管,莱特尔氏降温水蹯管 / ～-cushion; water-pillow 水垫 / ～ drinking test 饮水试验 / ～-glass 水玻璃 / ～-jacket 水套 / ～-line 上水道,上水管线 / ～-logged 极端水肿的(病人) / ～-meter 水表 / ～-pang; Pyrosis 胃灼热 / ～-pillow; ～-cushion 水垫 / ～-pock; ～-pox; ground itch 钩[口线]虫痒病 / ～ pore 水孔 / ～-proof 防水的,不透水的 / ～ tube ①鳃水管 ②水管 / ～-vascular system 水管系 / ～ed silk reflex(视网膜)闪缎样反射 / ～ed silk retina 闪缎样视网膜

Water beetle[动药]龙虱

Water buffalo[动药]水牛

Water calptrop[植药]菱角

waterbrain *n*. 蹒跚病,动物晕病(尤指羊类)

Waterhouse-Friderichsen syndrome(Rupert Waterhouse; Carl Friderichsen)沃—弗综合征,出血性肾上腺综合征(恶性或暴发型流行性脑脊膜炎,特征为突然发作及病程短、发热、昏迷、虚脱、发绀、皮肤与黏膜出血及两侧肾上腺出血)

watermelon *n*. 西瓜

waters *n*. 羊水(俗名)

waters(water sac)羊水(羊膜囊)

watershed *n*. 分水界,分水岭 ‖ abdominal ～s 腹腔分水岭 / ～ infarct 分水岭梗塞

Watershield[植药]莼

water-stroke; serous apoplexy 浆液性卒中

water-supply 给水

Water's operation 沃特手术(阴道上部腹膜外剖腹手术)

watering-can perineum 多发性尿瘘

Waterston operation(anastomosis, shunt)(David J. Waterston)沃特斯顿手术(吻合术、分流术)(升主动脉和右肺动脉之间的吻合术,作为先天性肺动脉瓣狭窄的姑息性疗法)

watertight *a*. 不透水的,不漏水的

waterworks *n*. 自来水厂

watery ***a***. 水的;有水的,似水的;充满分泌液的;**wateriness** ***n***.
watery eye 泪溢
WATFOR a computer programming language 计算机程序用语(滑铁卢学院公式翻译)
Watkins' operation [Thomas James 美妇科学家 1863—1925] 沃特金斯氏手术(一种子宫下垂手术)
Watson's method [Bejamin Philp 美产科医师 1880 生] 瓦生氏法(引产法)
Watson's methods [Cecil James 美医师 1901 生] 瓦生氏法(测定尿及粪内尿胆原含量与恶性贫血的关系)
Watson's operation [Edwin M. 美外科医师] 瓦生氏手术(尿道手术)
Watson's operation [William Spencer 英眼科医师 1836—1906] 瓦生氏手术(睑内翻手术)
Watson-Crick helix (James D. Watson; Francis H. C. Crick) 沃森—克里克螺旋结构形(指 DNA 分子的一种双螺旋结构形)
Watson-Schwartz test (Cecil J. Watson; Samuel Schwartz) 沃森—施瓦茨试验(诊断急性卟啉症)
Watsonia 瓦生(吸虫)属
Watsonius 瓦生(吸虫)属 ‖ ~ Witsoni [Malcolm 英医师 1873 生] 瓦(生)氏瓦生吸虫
watt ***n***. (缩 W.) 瓦特(电功率单位) ‖ ~ hour 瓦 [特小] 时 / ~ second 瓦秒
wattage ***n***. 瓦特数
watt-hour ***n***. 瓦(特小)时
Watt-hr watt-hour 瓦特小时
wattmeter ***n***. 瓦特计
wave ***n***. 波 ‖ acid ~; acid tide 酸潮(尿) / alkaline ~; akaline tide 碱潮(尿) / alpha ~ α 波(脑电图) / anacrotic ~ 升线一波 / arterial ~ 动脉波 / Berger ~ 贝格尔氏波(脑电图上的 α 节律) / beta ~ β 波(脑电图) / brain ~ 脑 [电] 波 / cardiac ~ 心波 / catacratic ~ 降线一波 / contraction ~ 收缩波 / coronary ~ 冠状波 / cove-plane T ~ 拱—直形 T 波 / de Broglie ~ 德布罗意氏波(物质波) / delta ~ 波(心电图) / dicrotic ~ ① [降线] 重脉波 ②反冲波 / electrocardiagraphic ~ 心电图波 / electromagnetic ~ 电磁波 / Erb's ~ 欧勃氏波(肌收缩时) / excitation ~ 兴奋波 / F ~ F 波(心电图) / fibrillary ~ 纤维性颤动波(心电图) / fluid ~ 液波,波动(腹水征) / front ~ 波阵面 / Hertzian ~ 赫兹氏 [电] 波 / light ~ 光波 / longitudinal ~ 纵波 / menstrual ~ 月经波 / oscillation ~ 振动波 / outflow remainder ~; peridicrotic ~ / overflow ~ 重脉周波 / P ~ P 波(心电图) / papillary ~; percussion ~ 脉首波(静脉波曲线的主要升脚) / peristaltic ~ 蠕动波 / phrenic ~ 膈运动波 / predicrotic ~ 重脉前波 / pulse ~ 脉波 / Q ~ Q 波(心电图) / R ~ R 波(心电图) / radioactive ~ 放射波 / random ~ 任意波(睡眠初期发生于脑电波中的一种不规则的电波) / recoil ~ 反冲波 / respiratory ~ 呼吸波 / S ~ S 波(心电图) / short ~ 短波 / sonic ~ 声波 / spontaneous brain ~ 自发性脑 [电] 波 / Stephenson's menstrual ~ 斯蒂芬森氏波,月经波 / stimulus ~ 刺激波 / standing ~ 驻波 / stationary ~ 驻波 / supersonic ~ 超声波 / T ~ T 波(心电图) / theta ~ θ 波(频率为每秒 4~7 次的脑电波) / tidal ~ 潮波 / transverse ~ 横波 / Traube-Herimg ~ 特—赫二氏波(血压) / traveling ~ 移行波 / tricrotic ~ 三波脉波 / U ~ U 波(心电图) / ultrashort ~; microwave 超短波,微波 / ultrasonic ~ 超声波 / V ~ V 波(心电图) / vasomotor ~ 血管舒缩波 / venous-stasis ~ 静脉血停滞波 / ~ amplitude 波幅
waveform ***n***. 波形(常用作 wave 的同义词) ‖ sinusoidal ~ 正弦波
wavefront 波阵面
wavelength ***n***. 波长 ‖ boundary ~ 边界波长 / ritical absorption ~ 临界吸收波长 / effective ~ 有效波长 / minimum ~ 最短波长
wave-particle duality 波粒二象性
WAVMISID World Association of Veterinary Microbiologists, lmmunologists and Specialists in wavy ***a***. 波状的;起伏的,波动的,不稳定的
WAWPF William Alanson White Psychiatric Foundation 威廉·阿伦逊·怀特氏精神病学基金会
wax [英]; **cera** [拉] ***n***. 蜡 ‖ adhesive ~ 黏蜡 / animal ~ 动物蜡 / baseplate ~ 基板蜡,基托蜡 / bayberry ~; bayberry tallow 蜡果杨梅脂,蜡果杨梅 / blue ~ 蓝蜡 / bone ~ 骨蜡 / bottle ~ 瓶蜡 / Brazil ~; carnauba ~ 巴西棕榈蜡 / candelilla ~ 小烛树蜡 / carnauba ~ 巴西棕榈蜡 / casting ~ 铸造蜡 / Chinese ~ 虫白蜡 / ear ~; cerumen 耵聍,耳垢 / earth ~; ceresin 地蜡 / grave ~; adipocere 尸蜡 / green ~ 绿蜡 / Horsley's ~ 霍斯利氏蜡,骨蜡(用以控制板障或骨髓腔出血) / impression ~ 印模蜡 / inlay ~ 嵌体蜡 / insect ~ 虫白蜡 / ivoy ~ 象牙色蜡 / Japan ~ 日本蜡 / low-fusing ~ 低熔蜡 / low-heat ~ 低热蜡 / mineral ~; paraffin ~ 石蜡 / Mosetig-Moorhof bone ~ 莫塞提·英尔霍夫氏骨蜡(无菌骨空隙的好填料) / myrtle ~ 桃金娘蜡 / ocuba ~ 肉豆寇蜡(一种南美树蜡) / palm ~ 巴西棕榈蜡 / paraffin ~ 石蜡 / pink baseplate ~ 粉红基托蜡 / pink boxing ~ 粉红围模蜡 / sprue ~ 铸道蜡 / sticky ~ 黏蜡 / tubercle bacillus ~ 结核杆菌蜡质 / vegetable ~ 植物蜡 / virgin ~; pure white ~ 纯白蜡 / ~ duct 蜡管 / ~-gland plate 蜡板,蜡腺板 / ~-plate 蜡板,蜡腺板 / ~-scale 蜡片 / white ~; cera; bleached beeswax 白 [蜂] 蜡 / white inlay ~ 白嵌体蜡 / yellow cera flava ~ / ~ wax gland 蜡腺
beeswax ***n***. 黄 [蜂] 蜡 ‖ ~ en ***a***. 蜡的 / ~-extension 蜡伸展 / ~ ing up 上蜡,蜡模形成 ‖ ~ y ***a***. 蜡状的,蜡的 / ~ ing ***n***. 上蜡,蜡模形成
way ***n***. 路,道路;方法,方式;方面 ‖ all the ~ 从远道;从头至尾,自始至终;一路上 / any ~ 不管怎样,无论如何 / by the ~ 在途中;顺便说,附带说说 / by ~ of 经由;通过……方法;当作,作为 / cut both ~s 对双方都起作用,两面都说得通,模棱两可 / get (或 have) one's own ~ 随心所欲 / give ~ 让步,退让,屈服;(身体)垮掉 / go a long (或 good, great) ~ 大有帮助,大有作用 / go out of the (或 one's) ~ 特地,不怕麻烦;故意 / have it both ~s (在双方争论或行动中) 渔利,见风使舵 / in a (或 one) ~ 在某点上,在某种程度上;有几分,稍微 / in a bad ~ 病情严重 / in no ~ 一点也不,决不 / in some ~ or other 想方设法,用各种方法 / in the ~ 挡道的,妨碍人的 / in the family ~ 怀孕 / lead the ~ 带路,引路,示范 / make one's ~ 前进,行进;成功 / make ~ 让路给 (for);前进,进展 / mend one's ~ 改过,改进 / no ~ 不 / out of the ~ 不碍人;不恰当;异常,奇特;偏僻 / pave the ~ for (或 to) 为……铺平道路 / put sb in the ~ of (doing) sth 给某人以……机会 / put sb out of the ~ 杀掉某人,搞掉某人 / see one's ~ (clear) to do (或 to doing) sth 有可能(或有意)做某事 / set in one's ~ 养成习惯(尤指老年人) / sluice ~ 引流道(牙) / spill ~ 溢道(牙) / the other ~ round 相反地,从相反来 / to my ~ of thinking 我认为,在我看来 / under ~ 前进着,进行中 / work one's ~ (经过努力) 进入,挤入
wayside ***a***. & ***n***. 路边(的)
wayward ***a***. 倔强的,反复无常的
Wb weber 韦伯(磁通量单位)
WB washable base 可洗基质 ‖ wash basin 盥洗池 / Wechsler Bellevus sale 维—贝二氏智力等级 / weight-bearing 重量负荷,荷重 / wet bulb temperature 湿球温度 / whole blood 全血 / whole body count 整体计数 / whole brain 全脑 / Willowbrook virus 维洛布鲁克病毒 / withdrawal bleeding 隐血 / World Bank 世界银行
WBA whole body autoradiography 整体放射自显影(术)
WBAR whole-body autoradiography 全身放射自显影法,整体放射自显影法
W.B.C. white blood cell; white blood count 白细胞,白细胞计数
WBC & DC white blood cell and differential count 白细胞及分类(计数)
WBCT whole blood clotting time 全血凝固时间
WBE whole blood extract 全血提取物
WBF whole blood folate 全血叶酸盐
WBGT wet bulb globe thermometer 湿球湿度计
WBH whole blood hematocrit 全血细胞比容
WBI whole-body irradiation 全身辐照
WBIT Wechsler-Bellevue intelligence test 韦—贝二氏智力测验
WBR whole body radiation 整体照射
WBT waking body temperature 醒时体温 ‖ Wet-bulb temperature 湿球温度
WC ward clerk 病房管理员 / water closet 厕所;盥洗室 / water column 水柱 / wheel chair 轮椅 / white cell 白细胞 / whooping cough 百日咳 / with care 小心 / work capacity 工作能力 / write and compute 书写与计算
W.C.; w.c. (water-closet) 冲水便桶,[冲水] 厕所
w/c watt per candle 瓦特 / 烛光
W-chromosome W 染色体
WCA worst-care analsysis 最坏病例分析,失败病例分析
W/case wheel case 齿轮箱
WCB Weltmann coagulation band 韦尔特曼氏凝固带
WCC white cell cast 白细胞管型 ‖ white cell count 白细胞计数
WCF Water Conditioning Foundation 水质处理基金会(美) ‖ white cathode-follower 白阴极输出器 / wind-chill factor 风力降温因素,吹风冷却因素
WCOT wallcoated open tubular column 壁涂毛细管柱
WCPT World Confederation for Physical Therapy 世界理疗联合会
WCPTB World Confederation for Physical Therapy Bulletin 世界理疗联

合会公报（杂志名）
WCR water cooler 水冷却器 ‖ word control register 字控寄存器
WCS writeable control storage 可写控制存储器
WCST Wisconsin Card Sorting Tast 威斯康星州特定课题卡片
wd well-defined 轮廓分明的（图像）/ well developed 发育良好的 / wiring diagram（电路）配线图
Wd ward 病房；监护，保护 / wood 木材 / wound 创伤，伤口
Wd（double loop whorl）双箕
WD Wallerian degeneration law 华勒氏变性（断离神经纤维的脂肪变性）定律 ‖ Washihgton Developments 华盛顿新发展（美国医院协会杂志）/ well-developed 发育良好的 / well-differentiated 分化良好的 / wet dressing 湿敷 / Wilson disease 肝豆状核变性，威尔逊氏病（遗传性疾病）/ with disease 有病，患病；不健康
WDA Wildlife Disease Association 野生生物病害协会
WDAC well differentiated adenocarcinoma 分化良好的腺癌
WDC World Data Center 世界数据资料中心
wdg winding 线圈
WDHA watery diarrhea hypokalemia, achlorhydria syndrome 水泻 低血钾胃酸缺乏综合征（胰霍乱）
WDL well-differentiated lymphocytic lymphoma 分化良好的淋巴细胞性淋巴瘤
we *pron.*（主格）我们，本人，人们
weak *a.* 弱的；虚弱的；衰弱的；软弱的；无力的 ‖ ~-eyed 视力差的 / ~-headed 易头晕的 / ~-minded ①精神薄弱的 ②意志薄弱的 ‖ ~ of accommodation 调节衰弱 / ~ of convergence 集合衰弱 / ~ sight 弱视 ‖ ~en *vt.* 减弱，削弱；使稀薄 *vi.* 变弱；变衰弱 / ~ing *n.* 体弱的人；意志薄弱的人 *a.* 虚弱的，软弱的 / ~ish *a.* 有些弱的；略淡的 / ~ly *ad.* 虚弱的（地）；有病的（地）/ ~ness *n.* 虚弱，薄弱；弱点；嗜好
weal *n.* 福利，幸福，好运道，鞭痕
wealth *n.* 财富，资源；丰富，大量 ‖ ~y *a.* 富裕的，丰富的
wean *vt.* 使断奶；使放弃（坏习惯）(from)
weanling *n.* 刚断奶婴儿（或幼畜）*a.* 刚断奶的
weapon *n.* 武器，斗争工具（手段）*v.* 武装 ‖ ~less *a.* 没有武装的
wear（wore, worn）*vt.* 穿，戴；蓄（须）；（面容）呈现；磨损（away）；消磨（时间）（away, out）*vi.* 磨损，耐用；（时间）消逝（away, on）*n.* 穿，佩，戴；损耗；耐用性 ‖ ~ down（使）磨损，（使）损耗；使筋疲力尽；使厌倦 / ~ off 逐渐减弱；消失；（使）耗损 / ~ out, ~ through 穿坏，用旧；（使）疲乏；（使）耗尽 / inharmonious ~ 不和谐磨损 / occlusal ~ 磨损 / premature ~ 早期磨损 / the worse for ~ 用坏，穿破；筋疲力尽 / compensatory ~ 代偿性磨损
weariness *a.* 疲倦，疲乏，厌倦
wearisome *a.* 使人疲劳的，使人厌倦的
weary *a.* 疲倦的；厌倦的，不耐烦的 *vt.*, *vi.*（使）疲乏；（使）厌烦 ‖ compensatory ~ 代偿性磨损 / inharmonious ~ 不和谐磨损 / premature ~ 早期磨损 ‖ wearily *ad.* / weariness *n.*
weasand *n.* 气管
weasel *n.* 黄鼠狼，狡猾的人
weastern treehole mosquito 锡耶尔伊蚊
weather *n.* 天气 *vt.* 渡过（困难等）；使受风吹雨打 *vi.* 经受风吹雨打 ‖ keep one's（或 a）~ eye open 准备好，警戒着 / make heavy ~ of（sth）对（某事）考虑过多 / in all ~s 不论天气如何 / under the ~ 不舒服；不愉快
Weathered sodium sulfate［化学］玄明粉
weave（wove, woven）*vt.* 织，编；构成，编排 ‖ get weaving 开始努力作（某事）/ weaver *n.* 纺织工人，织工
web *n.* ①网，丝 ②网状物 ③蛛网状组织 ④蹼 ‖ ~claw 网爪 / ~of life 生命网
webbed *a.* ①有蹼的 ②蛛网状的 ‖ ~digit 有蹼趾（指）/ ~ toe 蹼趾
Weber-Christian disease［F.P.Weber 英医师 1863—1962；Henry A. Christian 1875—1951］韦—克二氏病（结节性非化脓性脂膜炎）
weber（缩 Wb）coulomb 韦伯，库仑（电量单位）
Weber-Cockayne syndrome（F. P. Weber; Edward A Cockyne）局限性大疱性表皮松解
Weber-Fechner law（Ernest H. Weber; Gustav T. Fechner）韦—费定律（感觉等量增加（算术级数），刺激必须以几何级数增加。亦称精神物理定律）
Weber's eorpusde 前列腺囊
Weber's operation［Adoph 德眼科医师 1829—1915］韦伯氏手术（内障摘除手术）
Weber's circles 韦伯氏点环（皮肤触觉点环）
Weber's corpuscles［Moritz gnatz 德解剖学家 1795—1875］韦伯氏器（前列腺囊）‖ ~ glands 韦伯氏腺（舌黏液腺）/ ~ organ; ~ corpuscles 韦伯氏器（前列腺囊）/ ~ vesicle; prostatic utricle 前列腺囊
Weber's douche［Theodor 德医师 1829—1914］; nasal douche 韦伯氏冲洗，鼻冲洗
Weber's law［Ernst Heinrich 德解剖学家、生理学家 1795—1878］韦伯氏定律（感觉）‖ ~ paradox 韦伯氏奇异现象（肌肉伸长不能收缩）/ ~ test 韦伯氏试验（检尿蓝母、血）/ ~'s corpuscle 韦伯氏器，前列腺囊 / ~'s glands 韦伯氏腺，舌黏液腺 / ~'s organ 韦伯氏器，前列腺囊 / ~'s vesicle 韦伯氏囊，前列腺囊 / ~'s zone 韦伯氏带，髋关节轮匝带
Weber's point［Eduard Wilhelm 德物理学家 1804—1891］韦伯氏点（身体中心点）‖ ~ triangle 韦伯氏三角，足底三角
Weber's syndrome（paralysis）［Herman 英医师 1823—1918］韦伯氏综合征（麻痹）（大脑脚综合征，动眼神经交叉性偏瘫）
Weber's test［Friedrich Eugen 德耳科学家 1832—1891］韦伯氏试验（检耳聋）
Weber-Christian disease［F. P. Webr 英医师 1863—1962 Henry A. Christian 1876—1951］韦—克二氏病（结节性非化脓性脂膜炎）
Weber-Fechner law［Ernst Heinrich Weber 德生理及解剖学家 1795—1878; Gustave Theodor Fechner 德物理学家 1801—1887］韦—费二氏定律（精神物理定律）
web-eyed *a.* 有翼状胬肉的
web-footed *a.* 蹼足的
Webster's operation［John Clarence 美妇科学家 1863—1950］韦伯斯特氏手术（子宫后位矫正术）
Webster's test［John 英化学家 1878—1927］韦伯斯特氏试验（检尿中三硝基甲苯）
web-toed *a.* 有蹼趾的
Wechsler-Bellevue intelligence scale test 维—贝二氏智力等级测验
Wecker's operation［Louis de 法眼科医师 1832—1906］韦克尔氏手术（麻痹性斜视手术）
wed（wed<ded>; -dd-）*vt.* 娶，嫁，与……结婚 *vi.* 结婚
wedded *a.* 结婚的，专心致志的，献身于……的
Wedeliachinensis（Osb.）**Merr.**［拉，植药］蟛蜞菊
Wedeliaprostrata（Hook. et Am.）**Hemsl.**［拉，植药］卤地菊
Wedeliawallichii Less.［拉，植药］山蟛蜞菊
wedge *n.* 楔；楔形物 *vt.* *vi.* 楔入 ‖ ~-cutter 剪楔［料］器 / ~ resection（角膜）楔状切除术 / ~-shaped 楔形的 / ~-shaped ditch; ~-shaped defeet 楔状缺损 / ~-shapedplate 楔形板 / ~-shapedtail 尾楔，楔形尾 / step ~ 楔形梯级（楔形梯级式［X 线］透度计，用以测量 X 线的透度）
wedging *n.* 楔分，楔开，楔紧
wedlock *n.* 婚姻 ‖ born out of ~ 私生的
Wednesday *n.*（缩作 Wed）星期三
Wedensky's inhibition［Nicolai Igorevich 前苏联生理学家 1852—1922］维金斯基氏抑制（神经传导）‖ ~ phenomenon 维金斯基氏现象（反复刺激一神经时，如过于迅速，则仅在初次刺激时有肌收缩，如速度减慢则每次刺激皆有肌收缩）
wee *a.* 很小的，极小的
weed *n.* ①马淋巴管炎 ②杂草 ③烟草（俗名）‖ asthma ~; Lobelia 北美山梗菜，祛痰菜 / bear's ~; eriodictyon 北美圣草，散塔草（毛纲草）/ butter ~; erigeron 飞蓬 / butterfly ~ 块茎马利筋 / consumptive's eriodictyon ~ 北美圣草，散塔草 / horse ~ 二蕊紫苏 / Jamestown ~; Datura Stramonium 曼陀罗 / Jimson ~; Datura tatula 紫曼陀罗 / loco ~ 洛苛草，疯草 / tar ~; grindelia 胶草
weedicide 除草剂
weekday *n.* 星期天（或星期六和星期天）以外的日子；工作日
weekend *n.* 周末 *vi.* 过周末 ‖ ~s *ad.* 在每周末
weekly *a.* 一星期的，每周一次的 *ad.* 每周，每周一次 *n.* 周刊，周报
Weeks's bacillus［John Elmer 美眼科学家 1853—1949］威克斯氏杆菌（结膜炎嗜血杆菌）
Weeksella zoohelcum Holmes et al. 见 Bergeyella zoohelcum（Holmes et al.）Vandamme et al.
Weep（wept）*vi.* 哭，流泪；滴下；渗出（血清）*vt.* 流（泪）；渗出 *n.* 流泪；渗出；滴下
weeping *n.* 流泪 ‖ psychic ~ 精神性流泪 / reflex ~ 反射性流泪
Weevil *n.* 象鼻虫（米麦仓虫）
W.E.F.（war emergency formula）战时急用处方
Wegner's disease［Fridrich Rudolf Georg 德病理学家 1843 生］韦格内氏病（遗传性梅毒骨软骨炎所致骨骺分离）
Wegener's granulomatosis［F. Wegener］韦格纳内芽肿病（一种多系统疾病，主要侵袭男子，特征为累及上、下呼吸道的坏死性肉芽肿性血管炎、肾小球性肾炎和程度不同的系统性小血管血管炎，一般认为代表一种对不明抗原的异常过敏性反应）‖ ~

sign 韦格内氏征（遗传梅毒儿的骺线增宽变色）
wehnelt（缩 W.）韦内（X 线硬度单位，X 线穿透力单位）
Wehnelr's interrupter［Arthur 德物理学家 1871 生］韦内耳特氏断续器
Weichardt's antikenotoxin［Wolfgang 德病理学家 1875—1945］魏夏特氏抗疲倦毒素
Weichbrodt's reaction［Raphael 德神经病学家 1866 生］魏希布罗特氏反应（检梅毒）
Weichselbaum's coccus［Anton 奥病理学家 1845—1920］Neisseria intracellularis 魏克塞耳包姆氏球菌，细胞内奈瑟氏菌
Weidel's reaction［Hugo 奥化学家 1849—1899］魏德百氏反应（检黄嘌呤体）‖ ~ test 魏耳氏试验（检尿酸、黄嘌呤·黄嘌呤体）
Weigela japonica thunb. var. sinica (Rehd.) Bailey［拉；植药］水马桑
Weigert's law［Karl 德病理学家 1843—1904］魏格特氏定律（损耗过补律）‖ ~ method 魏格特氏法（一种染色法）/ ~ solution 魏格特氏液（碘、碘化钾溶液）
Weigert-Gram atain［Karl Weigert；H. C. J. Gram］魏—革二氏染剂（染组织中细菌）
weigh *vt*. 称，量；估量，考虑，权衡 *vi*. 称分量，重（若干）；有分量，有意义，有影响 ‖ ~ down 把……压倒，重压 / ~ in 参加，介入 / ~ on 重压，加压力于 / ~ out 称出，量出 / ~ up 估量，掂量，了解 / ~ one's words 斟酌词句
weight *n*. 重，重量；体重；衡量；重力；砝码；重要性；影响；（统计学中的）权 *vt*. 加重量于；重压；压迫；称……的重量；（统计学中）使加权 ‖ apothecaries' ~ 药用衡量 / atomic ~ 原子量 / avoirdupois ~ 常衡制（英制）/ combining ~ 化合量，结合量 / equivalent ~ 当量 / molecular ~ 分子量 / troy ~ 金衡制（英制）/ ~ down 把……压倒，重压 / by ~ 按重量计算 / carry ~ 重要，有影响 / gain (lose) ~ 体重增加（减轻）/ over ~ 过重 / pull one's ~ 尽自己的本分 / put on ~ 体重增加，长胖 / under ~ 重量不足 / apothecaries ~ 药用衡量 / atomic ~ 原子量 / Avoirduposis ~ 常衡量（英制）/ body ~ 体量 / combining ~ 化合量，结合量 / equivalent ~ 当量 / extension ~ 牵伸重量 / gram molecular ~ 克分子量 / molecular ~ 分子量 / specific ~ 比重 / troy ~ 金衡量（英制）/ ~ by volume；w / v；g / ml 重/容 / ~ by weight；w / w；g / g 重/重 / ~ konimeter 灰尘重量浓度测定仪 / ~s and measures 度量衡 ‖ ~less *a*. 没有重量的；轻的；失重的 / ~ly *ad*. / ~ness *n*. 失重（状态）/ ~y 重的；繁重的；重大 / ~lessness *n*. 失重(状态)
Weil's basal layer (zone)［L. A. 19 世纪德牙医师］外耳氏基底层
Weil's disease［Adolf 德医师 1848—1916］外耳氏病（钩端螺旋体性黄疸）
Weil's stain［Arthur 美神经病理学家 1887 生］外耳氏染剂（染髓鞘）
Weil's test［Richard 美医师 1876—1917］；cobra venom test 外耳氏试验，眼镜蛇毒试验（检梅毒）
Weil-Felix rection［Edmund Weil 德医师 1880—1922；Arthur Felix 捷细菌学家 1887 生］外—斐二氏反应（斑疹伤寒血清凝集反应，斑疹伤寒病人血清能使变形杆菌 X 菌产生有诊断价值的凝集反应，这显然由于有共同抗原存在所致）
Weill-Marchesani syndrome［Georges Weill；Oswald Marchesani］韦—马综合征（一种先天性结缔组织的疾病，作为常染色体显性或隐性性状遗传，特征为短头，短指 <趾>，身材矮小，胸廓宽大及肌肉系统过于发达，关节活动度减少，球形晶状体，晶状体异位，近视及青光眼。亦称先天性中胚叶增生性营养不良，球形晶状体—短身材综合征）
Weill's sign［Edmund 法儿科医师 1859—1924］韦耳氏征（婴儿肺炎的病侧锁骨下都失去胀起）
Weil's basal layer (zone)［L. A. Weil］魏尔基底层（区）（在牙髓的成牙质细胞层内）
Weil's syndrome (disease)［Adolf Weil］魏尔综合征（病）（一种重型钩端螺旋体病，特征为黄疸，通常伴有氮质血症、出血、贫血、意识障碍和持续发热。亦称钩端螺旋体性黄疸，传染性黄疸，出血性黄疸钩端螺旋体病）
Weil's test［Richard Weil］韦尔试验，眼镜蛇毒试验（检梅毒）
Weinberg's reaction (test)［Michel 法病理学家 1868—1940］温伯格氏反应（试验）（诊断包虫病的一种补体结合试验，检棘球蚴病）‖ ~ serum；antigangrene serum 温伯格氏血清，［抗］坏疽血清
Weingrow's reflex；sole-tap reflex 温格劳氏反射，叩跖反射
weinmannia *n*. 万灵木属（树皮具有收敛作用）‖ ~ bifida 二裂万灵木 / ~ pinnata 西印万灵木
Weinstein's test［Julius William 美医师 1873—1923］温斯坦氏试验（检胃癌）
Weir's operation［Robert Fulton 美外科医师 1838—1927］；appendicostomy 魏尔氏手术，阑尾造口术 ‖ ~ technique 魏尔氏手术（阑尾造口术）
Weir Mitchell's disease［Silas 美神经病学家 1830—1914］，erythromelalgia 魏尔·密契尔氏病，红斑性肢痛病 ‖ ~ symptom，causalgia 魏尔·密契尔氏症状，灼痛 / ~ treatment 魏尔·密契尔氏疗法（安静、按摩、电疗，治神经衰弱等）
Weisbach's angle［Albin 19 世纪奥人类学家］魏斯巴赫氏角（在牙槽中点处）
Weisman's test［Abner L. 美产科医师 1907 生］魏斯曼氏试验（检孕）
Weismann's theory［August Friedrich Leopold 德生物学家 1834—1914］，weismannism 魏斯曼氏学说（后天特性不遗传）
Weiss's reflex［Leopold 奥眼科学家 1849—1901］魏斯氏反射（近视反射）
Weiss's sign［Nathan 奥医师 1851—1883］魏斯氏征（轻叩面神经时面肌痉挛）
Weiss's stain［Leonhard 德医师］魏斯氏染剂（染结核菌）
Weiss's test［Moriz 奥医师］魏斯氏［过锰酸盐］试验（检尿色素原）
Weissella Collins et al. 魏斯氏菌属
Weissella confusa Collins et al. 融合魏斯氏菌（融合乳杆菌）
Weissella halotolerans Collins et al. 耐盐魏斯氏菌（耐盐乳杆菌）
Weissella helleniea Collins al. 赫伦魏斯氏菌
Weissella kandleri Collins etal. 坎氏魏斯氏菌（坎氏乳杆菌，坎德勒氏乳杆菌）
Weissella minor Collins et al 稍小魏斯氏菌（稍小乳杆菌）
Weissella paramesent eroides Collins et al. 类肠膜魏斯氏菌（类肠膜明串珠菌）
Weissella viridescenls Collins et al. 绿色魏斯氏苗（绿色乳杆菌）
Weitbrecht's cartilage［Josias 德解剖学家 1702—1747］魏特布霍希特氏软骨（肩锁关节盘）‖ ~ cord，ligamentum annulare radii 魏特布雷希特氏索，桡骨环韧带 / ~ foremen 魏特布霍希特氏孔，肩关节囊孔 / ~ ligament 魏特布雷希特氏韧带（桡骨环韧带之一部）
Weithrecht's cartilage 魏特布雷希特氏软骨，肩锁关节盘
Weithrecht's cord (ligament) 魏特布雷希特氏索，前臂骨间膜斜索，桡骨环韧带
Weithrecht's foramen 魏特布雷希特氏孔，肩关节囊孔（与肩胛下肌囊相通）
Welander's distal myopathy (myopathy syndrome)［Lisa Welander］范伦德远端肌病（肌病、综合征），晚期远端遗传性肌病
Welch's bacillus［William Henry 美病理学家 1850—1934］，Clostridium perfringens 魏尔希氏杆菌，产气荚膜［梭状芽胞］杆菌
Welchia Pribram 韦尔奇氏菌属
Welchia agni (Dalhng) **Prevot** 羊羔韦尔奇氏苗
Welchia agni var. ovitoxieus Prevot 羊羔韦尔奇氏菌绵羊肠毒血症变种
Welchia perfringens (Veillon Zuber) **Prevot** 产气荚膜韦尔奇氏菌
Westella Wild. 韦斯蓝细菌属
Welcker's angle (Hermann Welcker) 顶骨蝶角
welcome *a*. 受欢迎的 *n*. 欢迎；迎接 *vt*. 欢迎 ‖ ~ method 威尔克法（先放血，然后冲洗血管以测定全血量）
weld *vt*. 焊接；团结，结合，使连成整体（into）*vi*. 焊牢 *n*. 焊接，接头
welder's conjunctivitis 电焊工结膜炎
welding arc maculopathy 电（弧）光性黄斑病变
welfare *n*. 幸福，福利；福利事业
well (better, best) *ad*. 好，令人满意地；有理由地；完全地，充分地；很 *a*. 健康的；治愈的；恰当的；令人满意的，良好的 ‖ as ~ 也；同样 / as ~ as 和……一样 / (just) as ~ 还是……好，不妨 / come off ~ 幸运，有满意的结果 / do ~ 成功，改进；健康情况进展良好 / do oneself ~ 生活优裕 / do ~ by sb 款待某人 / do ~ out of 从……获得益处 / do ~ to (do sth) 最好，幸好 / pretty ~ 几乎 / ~ and truly 完全，确实地 / ~ out of (sth) 安然摆脱（某事）/ ~ up in 精通，熟悉
well *n*. 井，水井；泉水，池；源泉 *vt*. *vi*. 涌出
well-appointed *a*. 设备完善的
well-balanced *a*. 匀称的；神志健全的
well-being *n*. 健康；幸福；福利
well-bred *a*. 教养良好的；良种的
well-chosen *a*. 精选的；恰当的
well-done *a*. 干得好的；煮得透的
well-fed *a*. 营养充足的，吃得好的
well-founded *a*. 基础牢固的；有充分根据的
well-informed *a*. 见识广博的，消息灵通的
well-known *a*. 出名的，众所周知的；熟知的

Well's 韦尔试验,眼镜蛇毒试验,用于检测梅毒
well-to-do *a*. 富裕的,富有的
well-ventilated *a*. 通风良好的,通气良好的
Weltmann's coagulation band［Oskar 奥医师 1885—1934］韦耳特曼氏凝血带
Welsbach's mantle［Carl Auer von 奥化学家 1858—1929］韦耳斯巴赫氏纱罩
Welsh onion 大葱
welt *n*. 风团,风疹块
welter *v*. 翻滚,挣扎,沉溺 *n*. 混乱
wen *n*. ①皮脂囊肿,粉瘤 ②表皮囊肿
Wenckebach's disease（Karel F. Wenckebach 荷医师 1864—1940）心脏下垂 ‖ ～ period 文克巴赫期（不完全心传导阻滞,表现为 P-R 间期逐渐延长）/ ～ sign 温克巴赫氏征（心包粘连时的一种望诊体征）
Wender's test（Neumann Wender 奥化学家）文德尔试验（检葡萄糖）
Wendlandia uvariifoloa Hance［拉,植药］水锦树
went *v*. go 的过去式
Wenzel's operation［Michael Jean Baptiste de 法眼科医师 1790 卒］汪泽耳瓦手术（虹膜后粘连手术）‖ ～'s ventricle 透明隔腔
Wenzell's test［William T. Wenzell］温策尔试验（检士的宁）
Wepfer's glands［Johann Jacobus 1620—1695］, Brunner's glands 韦飞氏腺,布伦内氏腺（十二指肠腺）
Weppen's test 韦彭氏试验（检吗啡、藜芦碱）
Werdnig-Hoffmann paralysis（atrophy, disease, syndrome, type）［Guido Werdnig 奥神经病学家, Ernst Hoffmann 德神经病学家 1868 生］韦—霍麻痹（萎缩、病、综合征、型）（一种遗传性进行性幼稚型肌萎缩。亦称家族脊髓性肌萎缩、婴儿进行性脊髓性肌萎缩）
Werlhof's disease［Paul G. Werlhof 德医师 1699—1767］韦耳霍夫氏病,出血性紫癜,特发性血小板减少性紫癜
Wermer's syndrome［Paul Wermer］多发性内分泌腺瘤形成 I 型
Werner-His disease［Heinrich Werner; William His］战壕热
Werner Schultz disease［Werner Schultz］韦尔纳·舒尔茨病,粒细胞缺乏症
Werner's syndrome［C. W. Otto Werner］维尔纳综合征,成人早老症（为常染色体隐性遗传的成人过早衰老,主要特征为硬度病样皮肤改变＜尤其累及肢体＞、白内障、皮下钙化、肌肉萎缩、糖尿病倾向、面部呈现衰老外观、白发秃头以及肿瘤发生率高。常见身材矮小都是从儿童期开始,其他特征通常是在成人期形成）
Wernicke-Korsakoff syndrome［Karl Wernicke; Sergei S. Korsakoff］韦—科综合征（硫胺〈维生素 B_1〉缺乏所致的神经精神疾患,最常见的为长期滥用乙醇所致,并伴发其他营养性多发性神经病）
Wernicke-Mann hemiplegia（type）［Karl Wernicke; Ludwig Mann］韦尼克曼偏瘫（型）（四肢的不全性偏瘫）
Wernicke's aphasia［Karl Wernicke］韦尼克氏失语,皮质感觉性失语,记言不能 ‖ ～ area, ～ center, ～ fieid, ～ zone 韦尼克区（言语中枢）/ ～ encephalopathy（disease, syndrome）韦尼克脑病（病、综合征）（一种神经性疾病,特征为精神错乱、情感淡漠、瞌睡、共济失调步态、眼球震颤和眼肌麻痹。现知本病为硫胺（维生素 B_1）缺乏所致,最常见的为长期滥用乙醇所致,几乎都伴发 Korsakoff 综合征〈器质性遗忘症〉,并常伴有其他营养性多发性神经病）/ ～'s fiber 韦尼克氏纤维,视辐射纤维 / ～'s field 韦尼克氏中枢,语言中枢 / ～'s fissure 韦尼克氏裂,外枕裂 / ～ reaction 韦尼克反应,偏盲性瞳孔反应（hemiopic pupillary reaction, 见 reaction 项下相应术语）/ ～'s region 韦尼克氏区,语言中枢 / ～ triangle 韦尼克三角（内囊后脚内之区,在此区内视辐射线刚离开外侧膝状体,接近听辐射线和躯体感觉辐射线）/ ～'s zone 韦尼克氏区,语言中枢
Wernicke-Mann type［Karl Wernicke, Ludwig Mann 德神经病学家 1866 生］韦—曼二氏型（四肢的不全性偏瘫）
Wertheim's ointment［Gustav 奥医师 1822—1888］太姆氏软膏（含氯化氨基汞铋及甘油）
Wertheim's operation［Ernst 奥妇科学家 1864—1920］韦太姆氏手术（①根治性子宫切除术 ②治子宫脱垂手术）
Wertheim-Schauta operation［Ernst Wertheim; Friedrich Schauta 奥妇科学家 1849—1919］韦特海姆—绍特手术（膀胱突出修补术,将子宫放在膀胱底和阴道前壁之间）
Wertheim's operation［Ernst Wertheim］韦特海姆手术（根治性子宫切除术,治宫颈癌手术）
Wertheim-Schauta operation 韦特海姆—绍特手术（膀胱突出修补术将子宫放在膀胱底和阴道前壁之间）
west *n*. 西,西部 *a*. 西方的 *ad*. 在西方
Westberg's disease［Friedrich 19 世纪德医师］韦斯特伯格氏病（皮肤白斑病）
Westberg's space［Friedrich Westberg］韦斯特伯格隙（心包主动脉隙）
Westergren method［Alf Westergren］韦斯特格伦法（检血沉）
Westermark's sign［N. Westermark］韦斯特马克征（肺栓塞远端的肺组织,正常放射阴影暂时消失〈无血管〉）
westerly *a*. 偏西的,从西面吹来的,向西的,从西面来的 *ad*. 向西,从西方,在西方
western *a*. 西方的,西部的 *n*. 西部
western blotting 蛋白质印迹, western 印迹法
westernize *vt*. *vi*.（使）西洋化,（使）欧化
westernization *n*. 西洋化,欧化
westernmost *a*. 最西的,极西的
Westellopsis Jao 拟韦斯蓝细菌
Westellopsis linearis［Smith］JaO 线形拟韦斯蓝细菌
Westellopsis prolifica［Smith］JaO 繁育拟韦斯蓝细菌
Westiella Borzi 惠氏蓝细菌属
Westiella intricata Borzi 扭曲惠氏蓝细菌
Westiella lanosa Fremy 羊毛惠氏蓝细菌
Westiella prolifica Janet 繁育惠氏蓝细菌
Westiellopsts anet 拟惠氏蓝细菌属
Westiellopsis prolifica Janet 繁育拟惠氏蓝细菌
Weston Hurst disease［Edward Weston Hurst］韦斯顿·赫斯特病,急性坏死性出血性脑脊髓炎
Westphal Piltz phenomenon［A. K. O. Westphal; Jan Piltz］韦斯特法尔—皮尔茨现象（用力闭上眼睑,瞳孔即收缩,并随之散大,由于轮匝肌紧张所致）‖ ～ reflex 韦斯特法尔—皮尔茨反射（瞳孔收缩伴闭眼或试图闭眼）
Westphal's contraction［Carl friedrich Otto 德神经病学家 1833—1890］韦斯特法尔氏收缩（触及震颤麻痹和脊髓病变患者肢体时引起反射性收缩）
Westphal's nucleus［Carl F. O. Westphal］副核 ‖ ～ sign（phenomenon, symptom）韦斯特法尔征（现象、症状）（脊髓痨时膝反射消失）
Westphal's phenomenon［Alexander K. O. Westphal］韦斯特法尔现象（①见 Westphal-Piltz phenomenon; ②见 Westphal sign）‖ ～ pupillary reflex（见 Westphal-Piltz reflex）/ ～ pseudosclerosis 韦斯特法尔假硬化（肝豆状核变性的一型）/ ～ sign 韦斯特法尔氏征（脊髓痨时膝反射消失）/ ～ zone 韦斯特法尔氏带（在脊髓背柱内,与腱反射有关）
Westphal-Erb sign, Westphal sign 韦—欧二氏征,韦斯特法尔氏征（脊髓痨时膝反射消失）
Wesitphal-Piltz phenomenon［A. K. O. Wesiphal, Jan Piltz 奥神经病学家 1871—1930］韦—皮二氏现象（反常瞳孔现象）‖ ～ pupillary reflex 韦—皮二氏闭眼瞳孔反射
Westphal's pupillary reflex［Alexander karl Otto 德神经病学家 1863—1941］韦斯特法尔氏闭眼瞳孔反射
Westphal-Strtümpell neurosis（pseudosclerosis）［C. F. O. Westphal, Adolf von Strümpell 德医师 1853—1925］韦—施二氏神经病（肝豆状核变性）
westphal-Strümpell disease, pseudosclerosis［C. F. O. Westphal; Ernst *a*. G. G. von Strümpell］肝豆状核变性
west's syndrome［Charles West］韦斯特综合征,婴儿痉挛
we-scald 羊湿疹
westward *a*. 向西的 *ad*. 向西 *n*. 西方,西部 ‖ ～ly *ad*. & *a*. 向西（的）
westward(s) *ad*. 向西
wet（-tt-）*a*. 湿的,潮的;多雨的;浸渍的;用水处理的 *n*. 湿气,潮湿,水分 *vt*. *vi*.（使）变湿 ‖ ～ the bed 尿床 / ～ through 湿透的
wet dream 梦遗
wethometry *n*. 尿道阻力测定法
wet-nurse *n*. 奶妈,乳母
wet-pack *n*. 湿裹法
wetpox *n*. 湿痘（类似禽痘,生于口腔内,常因窒息而引起死亡）
wet-scald *n*. 羊湿疹
Wetzel's grid［Norman C. Wetzel］韦策尔网格（可由小框格直读儿童生长、发育及基础代谢数值）
Wetzel's test［Georg 德解剖学家 1871 生］韦策耳氏试验（检血内一氧化碳）
Wever-Bray phenomenon 威—布二氏现象（耳蜗的微音器现象）
Weyers' oligodactyly syndrome［Helmut Weyers］维耶斯少指（趾）畸形综合征（一种先天性综合征,包括尺骨及尺侧掌骨与指骨缺失,肘前翼状胬肉,胸骨节段减少,肾脾畸形及唇裂与腭裂）

Weyl's test [Theodor 德化学家 1851—1913] 魏尔氏试验(检尿硝酸、肌酸酐)
whack *v*. 使劲打 *n*. 重击
whale *n*. [pl. whale(s)] 鲸,巨大的人(或物) *v*. 捕鲸 ‖ ~r *n*. 捕鲸手(母船) / ~bone *n*. 鲸骨
Wharton's duct [Thomas 英医师及解剖学家 1614—1673] 华顿氏管(下颌腺管) ‖ ~ jelly 华顿氏胶(脐带胶样组织)
Whartonia 华顿螨属,反齿恙螨属 ‖ ~ caobangensis 高平华顿螨
whartonitis 华顿氏管炎(下颌腺管炎)
what *pron*. 什么;(用于从句)所……的事物(或人) *a*. 什么的,怎样的;(表示感叹)多么,何等;(用于从句)所……的,尽可能多的 ‖ and ~ not 诸如此类,等等 / but ~ 而不…… / give sb ~ for 惩罚某人,责骂某人 / or ~ 还是其他的什么 / What about...? ……怎么样? / ~ few 那些少数几个 / ~ for 为何目的,为什么 / ~ if? 倘使……将会怎样? 即使……又有什么要紧呢? / ~ is called 所谓 / ~ is more 而且 / ~ is sth for? 某事的用途(或目的)是什么? / ~ little 那一点点 / so ~? ~ of it? 那又怎么样呢? (认为毫不重要) / ~ though 尽管……有什么关系 / ~'s ~ 重要的事情(know ~'s ~ 有鉴别能力,有常识) / ~ with...and (~ with) ……半因……半因……
Whataroa virus 沃达罗河病毒
whatever *pron*. 无论什么,凡是……的,无论什么样的,不管什么样的
wharton *n*. 胶(脐带内质地均一的细胞间质,呈黏蛋白的反应)
Wharton's duct 华顿氏管,(下)颌下腺管
Wharton's jelly 华顿氏胶,脐带胶样组织
whatsoever *pron*. *a*. = whatever(一种强调语气)
wheal *n*. 疹块,风团,风块
Wheelhouse's operation 惠尔豪斯手术;会阴部尿道切开术
wheat *n*. 小麦
Wheat chlorotic streak rhabdovirus 小麦退绿症线条弹状病毒
Wheat dwarf geminivirus 小麦矮双病毒
Wheat dwarf virus (Dlabola) 小麦矮缩病毒
Wheat mosaic rosette virus [McKinney] = Wheat (soil-borne) mosaic virus (McKinney) 土传小麦花叶病毒
Wheat red stunt agent (Chu et al.) 小麦红矮病毒
Wheat rosette virus (McKinney) = Wheat (soil-borne) mosaic virus (McKinney) 土传小麦花叶病毒
Wheat (soil-borne) **mosaic tobamovirus** 土传小麦花叶烟草花叶病毒
Wheat (soil-borne) **mosaic virus** (McKinney), [Wheat mosaic rosette virus (McKinney), Wheat rosette virus (McKinney), Wheat virus 1 (McKinney), Marmor tritici (Holmes), Trificum virus 1 (Smith)] 土传小麦花叶病毒
Wheat spindle streak mosaic potyvirus 小麦棱线条花叶马铃薯 Y 病毒
Wheat spindle streak mosaic virus (Slyknuis et al) 小麦棱线条花叶病毒
Wheat spindle streak potyvirus 小麦棱线条马铃薯病毒
Wheal spot mosaic virus (Slyknuis) 小麦斑点花叶病毒
Wheat streak mosaic potyvirus 小麦线条花叶马铃薯病毒
Wheat streak mosaic virus (McKinney) [Wheat virus 7 (McKinney) Marmor virgatum var. typicum (McKinney)] 小麦线条花叶病毒
Wheat streak potyvirus 小麦线条马铃薯病毒
Wheat striate mosaic virus (American) (Sylkhuis) 美洲小麦条点花叶病毒
Wheat striate mosaic virus (Australian) (Grylls) 澳洲小麦条点花叶病毒
Wheat strlate mosaic virus (European) (Slykhuis et Watson) 欧洲小麦条点花叶病毒
Wheat virus 1 (McKinney) = Wheat (soil-borne) mosaic virus (McKinney) 土传小麦花叶病毒
Wheat virus 7 (McKinney) = Wheat streak mosaic virus (McKinney) 小麦线条花叶病毒
Wheat (winter) **mosaic virus** (Zazhurilo et Sitnikova) [Russian wheat mosaic virus (McKiney), Fractilinea tritic (McKinney)] 冬小麦花叶病毒
Wheat yellow leaf closterovirus 小麦黄叶线形病毒
Wheat yellow mosaic virus (McKinney) = (Wheat soil-borne mosaic virus 株) 小麦黄花叶病毒
wheaten *a*. 小麦的;小麦粉制成的;灰黄色的
wheatmeal *n*. 麦片
Wheatstone's bridge [Charles 英物理学家 1802—1875] 惠斯通氏电桥(用以测定电阻的器械)
Wheat wireworm [动药] 够金针虫
wheedle *v*. 哄,哄骗,骗取
wheal *n*. 风团,风块
wheel *n*. 轮 *vt*. *vi*. (使)旋转 ‖ at the ~ 驾驶 / oil the ~s 使事情顺利进行 / on oiled ~s 顺利,无困难 / put one's shoulder to the ~ 开始工作(尤指帮助他人) / ~s within ~s 情况错综复杂 / abrasive ~ 磨轮 / abrasive lathe ~ 车床磨轮 / black silicon carbide ~ 黑硅碳轮 / bristle ~ 毛轮 / bristle brush ~ 毛刷轮 / buff ~ 软皮轮 / carborundum ~ 硅碳轮 / chamois ~ 皮轮 / corundum ~ 刚玉轮 / cotton ~ 棉轮 / cup-shape bristle brush ~ 杯形毛刷轮 / emery ~ 刚沙轮 / felt ~ 毡轮 / flexible abrasive ~ 软磨轮 / bard center felt ~ 硬心毡轮 / knife edge felt ~ 刀缘毡轮 / lathe brush ~ 车床刷轮 / leather ~ 革轮 / polish ~ 磨光轮 / steel wire ~ 钢丝轮 / wire ~ 丝轮 / ~ chair 轮椅,椅车 / ~ rotation 轮旋
wheel-chair 轮椅,椅车
Wheeler-Johnson's test 惠—约二氏试验(检尿嘧啶,胞核嘧啶)
Wheelhouse's operation [Claudius Galen 19 世纪英外科医师], urethrotomy 惠耳森斯氏手术,尿道切开术
wheeze *n*. 哮喘音,喘气(声) *v*. 喘,喘息,喘息地说 ‖ ~, asthmatiod 气喘样喘鸣
wheezing *n*. 喘鸣
wheezy *a*. 喘鸣的,喘息的 ‖ wheezily *ad*. / wheeziness *n*.
whelk *n*. 酒刺,面部丘疹
whelp *n*. ①小狗 ②幼兽 ③下崽
when *ad*. [疑问副词] 什么时候; [关系副词] ……的时候 *conj*. 当……时;一……(就);如果;虽然;(在)那时 *pron*. 什么时候; [关系代词] 那时 *n*. 时间
whence *ad*. 自那里,自何处,从何处 *pron*. 何处 *n*. 来源
whenever *conj*. 每当,无论何时 *ad*. 究竟何时
where *ad*. [疑问副词] 在哪里,往哪里,从哪里; [关系副词] 在那里,往那里; [连接副词] 在……的地方;到……的地方 *pron*. 什么地方 *n*. 地点 ‖ ~ it's at 非常好(尤指时髦、流行)
whereas *conj*. 有鉴于;而,却;反之
whereby *ad*. (= by which) 凭什么,靠哪个
wherefore *ad*. 为此 *conj*. 因此 *n*. 理由
wherein *ad*. 在哪方面,在哪里
wherever *ad*. 究竟在哪里,究竟到哪里; [连接副词] 无论在哪里,无论到哪里
whet (-tt-) *vt*. 磨;刺激;促进 *n*. 磨;开胃物;刺激物
whether *conj*. 是否 ‖ ~...or... 是……还是……;或者……或者……,不是……就是……;不管……还是…… / ~ or no (或 not) 不管怎样,无论如何 / ~ by accident or design 或是偶然或是故意
whettle-bones, vetebrae thoracales 胸椎
whey *n*. 乳清 ‖ alum ~ 明矾乳滴 / Petruschky's litmus ~ 佩特鲁希基石蕊乳清 / wine ~ 甜乳清酒
wheyface *n*. 苍白的脸;脸色苍白的人 ‖ ~d *a*. 脸色苍白的
WHHL Watanabe heritable hyperlipidemic (rabbit) 渡边可遗传的高脂血(家兔)
which *pron*. [关系代词] 那个,那些;哪个的,哪些的 ‖ ~ is ~? 两者有何差异? 我正在找的是哪一个?
whichever *pron*. *a*. 无论哪个,无论哪些
whiff *n*. 吹气,喷气 ‖ oral ~ 口腔喷气声(主动脉瘤)
while *n*. 一会儿,一段时间 *conj*. 当……的时候,和……同时;而,然而;虽然,尽管;只要 *vt*. 消磨(away) ‖ all the ~ 一直,始终 / at ~s 有时,间或 / between ~s, 时时,时常 / the ~ 其时,当时,(与此)同时 / worth (one's) ~ 值得(某人)(花时间,精力等)的 / make it worth sb's ~ 酬谢某人
whilst *conj*. & *n*. = while
whim *n*. 狂想,幻想,忽起的念头
whimper *v*. 啜泣,呜咽 *n*. 啜泣声,牢骚 ‖ ~ingly *ad*.
whimsical *a*. 异想天开的,怪诞的
whimsicality *n*. 想入非非,反复无常
whimsy *n*. 好奇,怪念头
whin, European ulex 荆豆
whip (-pp-) *vt*. 鞭挞,抽打;很快地拿取 *vi*. 拍击,急走 *n*. 鞭子 ‖ have (或 got) the ~ hand over sb 控制某人,支配某人
whiplash *n*. 鞭打;鞭子式损伤(whiplash injury, 见 injury 项下相应术语) ‖ ~ maculopathy (头部) 撞伤性黄斑病变,车祸性黄斑病变 / ~ syndrome 鞭击综合征
Whipple's disease [George Hoyt. Whipple 美病理学家 1878—1976, 1934 年获诺贝尔生理学奖] 惠普耳氏病(肠源性脂肪代谢障碍) ‖ ~ intestinal lipodystrophy, ~ disease 惠普耳氏肠源性脂肪代谢障碍
Whipple's operation [Allen O. Whipple 美外科医师 1881—1963] 惠普尔手术(根治性胰头十二指肠切除术) ‖ ~ triad 惠普尔

三征（分泌胰岛素肿瘤的主要临床征象：①自发性低血糖（血糖低于 50 mg / 100 mL），②伴有中枢神经或血管舒缩症状，③口服或静脉注射葡萄糖使症状缓解）
Whiptail shark gall［动药］浅海长尾鲨胆
Whiptail shark liver［动药］浅海长尾鲨肝
Whiptail shark swim-bladder［动药］浅海长尾鲨鳔
Whiptail shark［动药］浅海长尾鲨
whipworm *n*．鞭虫 ‖ Trichuris trichiura ～［毛首］鞭虫
whir *v*．呼呼地飞（或转）*n*．呼呼声，匆忙
whirl *vt*．& *vi*．（使）旋转；发晕 *n*．旋转；眩晕；混乱 ‖ in a ～ 混乱 / give sth a ～ 试，尝试
whirlbone *n*．①膑 ②股骨头
whirligig *n*．陀螺，旋转运动，输回，变迁
whirlwind *n*．旋风
whisk(e)y *n*．威士忌酒 *a*．威士忌酒的
whiskers 颊须
whisper *vi*．低语，耳语况低声地讲，私下说 *n*．低语，耳语
whist *int*．嘘！静！*a*．静的，不作声的
whistle *n*．口哨；哨声，笛声；笛，汽笛 *vi*．吹口哨；鸣笛 *vt*．吹哨；召唤 ‖ ～ for it 空想，徒然想得到 / wet one's ～ 喝杯酒，润喉 / Edelmann-Galton ～ 埃—戈二氏笛（检耳听觉）/ Galton's ～ 戈耳顿氏笛（检耳听觉）/ Sahli's ～ 萨利氏笛音（胃肠气经过狭窄处可在腹部听出笛音）
whit *n*．一点点，丝毫
white *a*．白的；苍白的；白种（人）的 *n*．白色；白种人，眼白；蛋白；［复］白带 ‖ Spanish ～ 次硝酸铋 / visual ～ 视白质 / ～ adipose tissue 白色脂肪组织 / ～ body 白体 / ～ cell 白（血）细胞 / ～ commissure 白（质）连合 / ～ corpuscle 白细胞，白血球 / ～ fiber 白纤维 / ～ fiberocartilage 白纤维软骨 / ～ fibrous tissue 白纤维组织 / ～ field 白色视野 / ～ folded gingivostomatitis 白色皱折性龈口炎 / ～ forelock 白额 / ～ pox virus 白痘病毒 / ～ precipitate 白色沉淀物，白降汞 / ～ pulp 白髓 / ～ pupil 白色瞳孔，白瞳（症）/ ～ vision 白视症 / ～，visual 视白质 / ～ yolk 白卵黄
White arsenic［植药］白信石
White bryony mosaic polyvirus 白泻根花叶马铃薯病毒
White canarytree［植药］橄榄
White clam shell［动药］丽文蛤壳
White clam［动药］丽文蛤
White cloudy spotted borer［动药］云斑天牛
White clover mosaic potexvirus 白三叶草花叶马铃薯病毒
White dendrobium［拉，植药］铁皮石斛
White dog shark fetus［动药］灰星鲨胎
White dog shark gall［动药］灰星鲨胆
White dog shark liver［动药］灰星鲨肝
White dog shark muscle［动药］灰星鲨
White dog shark swim-bladder［动药］灰星鲨鳔
White dog shark［动药］灰星鲨
White gambir plant［植药］无柄果钩藤
White hyacinth bean［植药］白扁豆
White Lead［植药］白粉
White mulberry［拉，植药］桑
White mustard［植药］白芥
White mustard seed［植药］白芥子
White oceanic shark gall［动药］长鳍真鲨胆
White oceanic shark liver［动药］长鳍真鲨肝
White oceanic shark muscle［动药］长鳍真鲨
White oceanic shark swim-bladder［动药］长鳍真鲨鳔
White oceanic shark white-tipped shark［动药］长鳍真鲨
White oceanic shark［动药］长鳍真鲨
White peony root［植药］白芍
White pomegranaet［植药］白石榴
White rhinoceros［动药］白犀
White wax［动药］虫白蜡
white-wax insect［动药］白蜡虫
White-backed woodpecker［动药］白背啄木鸟
White-breasted kingfisher meat［动药］白唇鹿鞭
White-breasted kingfisher［动药］白胸翡翠
White-lipped deer［动药］白唇鹿
White-lipped deer blood［动药］白唇鹿血
White-lipped deer fetus［动药］白唇鹿胎
White-lipped deer horn［动药］白唇鹿角
White-lipped deer skin［动药］白唇鹿皮
White-lipped deer tail［动药］白唇鹿茸
White-lipped deer's horn glue［动药］白唇鹿角胶
White-lipped deer's testes and penis［动药］白唇鹿筋
White-lipped pit viper［动药］白唇竹叶青
White-lippered deer bone［动药］白唇鹿骨
White-spotted flower chafer larva［动药］白星花金龟
White-spotted flower chafer［动药］白星花金龟
white-striped longicom［动药］云斑天牛
whitecomb，comb disease *n*．白冠病，鸡冠癣病
Whiteback chinese aralia［植药］白背叶木
Whiteflower embelia［植药］白花酸藤果子
Whitefiower hogfennel［植药］白花前胡
Whitefiower patrinia［植药］白花败酱
whiteleg，phlegmasia alba dolens 股白肿
whitehead *n*．粟粒疹
whiten *vt*．*vi*．（使）变白
whitepox *n*．，**variola minor** 乳白痘，类天花
white tunic 睾丸白膜
whites，leukorrhea *n*．白带
Whitehead's operation［Walter 英外科医师 1840—1913］怀特赫德氏手术，（①痔切除术 ②舌切除术）‖ ～ varnish 怀特赫德氏护膝（创口敷裹剂）
Whitehorn's method 怀持霍恩氏法（检血中氯化物）
White's disease［James C. 美皮肤病学家 1833—1916］，keratosis follicularis 怀特氏病，毛囊角化病
White's method［Charles 英外科医师 1728—1813］怀特氏法（肱骨复位法）
White's operation［J. William 美外科医师 1850—1916］怀特氏手术（睾丸切除术）
Whitetip reef shark［动药］白边真鲨
Whitetip reef shark gall［动药］白边真鲨胆
Whitetip reef shark liver［动药］白边真鲨肝
Whitetip reef shark muscle［动药］白边真鲨
Whitetip reef shark swim-bladder［动药］白边真鲨鳔
White-tipped shark［动药］长鳍真鲨
White-tipped shark gall［动药］长鳍真鲨胆
White-tipped shark liver［动药］长鳍真鲨肝
White-tipped shark muscle［动药］长鳍真鲨
White-tipped shark swim-bladder［动药］长鳍真鲨鳔
Whitfield's ointment［Arthur 英皮肤病学家 1868—1916］怀特菲耳德氏软膏（苯甲酸及水杨酸软膏）
whiting，prepared calcium carbonate 白粉，精制碳酸钙
whitish *a*．带白色的；有些苍白的
whitlow *n*．化脓性指头炎 ‖ melanotic ～ 黑变性坏疽 / painless ～ 无痛性坏疽 / subcutaneous ～ 皮下坏疽 / subpertosteal ～ 骨膜下坏疽 / thecal ～ 腱鞘坏疽（手指末节化脓性腱鞘炎）/ ungula ～，perionychia 甲周炎
Whitman's operation［Royal Whitman 美矫形外科医师 1857—1946］惠特曼氏手术（①髋关节成形术 ②距骨切除术）
Whitmania acranulata（Whitman）尖细金线蛭（隶属于医蛭科 Hirudindae）
Whitmania laevis（Baird）光滑金线蛭（隶属于医蛭科 Hirudinidae）
Whitmania pigra（Whitman）［拉；动药］蚂蟥宽体金线蛭（隶属于医蛭科 Hirudinidae）
Whitmore's bacillus［Major *a*. Whitmore 印医师 1876—1946］惠特莫尔氏杆菌（假鼻疽杆菌）‖ ～ disease，melioidosis 惠特莫尔氏病，类鼻疽 / ～ fever，～ disease 惠特莫尔氏热（类鼻疽）
Whitmorella Brygoo 惠特莫尔氏菌属
Whitnall's tubercle［Samuel E. Whitnall 英解剖学家 1876—1952］怀特纳耳氏结节（颧骨眶面中内侧部分的小隆起，亦称眶外侧结节或睑结节）
whittle *v*．切削，削减，弄坏身体 *n*．大刀，屠刀
whiz(z) *v*．飞鸣，使发飕飕声 *n*．飕飕声
W. H. O. World Health Organization 世界卫生组织
WHO Chronicle 世界卫生组织新闻
who *pron*．谁；（用于从句）……的人；他（她）；他（她）们
whoever *pron*．无论谁，无论什么人；究竟是谁
whole *a*．全体的，所有的，整个的 *n*．全部；整个（of）‖ as a ～ 总体上，整个（地）/ on the ～ 总的看来，大体上，基本上
whole blood 全血
wholehearted *a*．全心全意的，全神贯注的 ‖ ～ly *ad*．/ ～ness *n*．
wholesome *a*．适合卫生的，促进健康的；有益的；强健的；安全的
wholly *ad*．完全地，全部
whom *pron*．谁（宾格），那个人
whoop *n*．哮咳，吼声
whooping-cough，pertussis 百日咳
Whooping cough viruses 百日咳病毒
whop *v*．鞭打，征服
whopping *a*．非常大的 *ad*．非常，极（大）

whore *n*. 妓女 *v*. 卖淫
whorl *n*. ①螺环 ②轮生体(植物)③涡(指纹) ‖ enostosis bone ~ 内生骨疣 / epithelial ~ 上皮螺环 / lens ~ 晶体环
whorl-shaped opacity 角膜涡状混浊
whorled *a*. 有螺环的,轮生的 有涡的
whose *pron*. (who 或 which 的所有格)谁的;(用于从句)那个人的,那些人的;它的;它们的
WHRC(World Health Research Centre)世界卫生研究中心
why *ad*. [疑问副词、连接副词、关系副词] 为什么 *n*. 原因,理由
Whytt's disease [Robert Whytt 英医师 1714—1766] 怀特氏病(结核性脑膜炎引起的脑内积水)
WI-38 cells WI-38 细胞,威斯特研究所-38 细胞(见 Wistar Institute 38 cells,供检验病毒等用之)
Wiart's duodenal notch [Pierre 法解剖学家 1870 生] 维阿尔氏十二指肠切迹(胰)
wick *n*. 灯芯,塞入伤口的纱布条
wicked *a*. 坏的,邪恶的,不道德的,有恶意的 ‖ ~ly *ad*. / ~ness *n*.
wicker *n*. 枝条,柳条制品
wicket *n*. 边门,售票处
Wichmann's asthma [Johann E. Wichmann 德医师 1740—1802], laryngismus stridulus 维希曼氏气喘(喘鸣性喉痉挛)
Wickersheimer's fluid [J. Wickersheimer 德解剖学家 1832—1896] 维克海默氏液(保存解剖标本用)
Wickham's striae [Louis-Frédéric Wickham 法皮肤病学家 1861—1913] 威克姆氏纹(丘疹上的网纹) ‖ explosive ~ 炎性粉瘤
Widal-Abramim disease [Georges F ernand Widal 法医师 1862—1929, Pierre Abrami 法医师 1879—1945], acquired hemolytic jaundice 肥—阿二氏病,后天溶血性黄疸
Widal's syndrome(Georges F. Widal)溶血性黄疸贫血病
Widal's reaction(test)[Georges F ernand Widal 法医师 1862—1929] 肥达氏反应,伤寒凝集反应(试验)(检伤寒)
wide *a*. 宽阔的;广大的,广泛的 *ad*, 广大地;充分地 ‖ ~ of the mark 不正确,不合适 ‖ ~ly *ad*.
wide-angle glaucoma 开角型青光眼
wide-angle ophthalmoscope 广角检眼镜
wide-field 宽视野
wide hybrid 远缘杂种(同 distant hybrid)
wideawake *a*. 完全清醒的,警惕的
widen *vt*. *vi*. (使)加宽,扩大
widened nasal floor 鼻孔底过宽
widespread *a*. 分布广的,流传广的;普遍的
Widmers sign 威德默氏征(阑尾炎时右腋下体温高于左侧)
widow *n*. 寡妇 *vt*. 使丧偶 ‖ ~er *n*. 鳏夫
Widowitz' sign(Jannak Widowitz)维多维茨征(眼球突出,眼球及眼睑运动迟缓,见于白喉性麻痹)
width *n*. 宽阔,广博;宽度 ‖ bigonial ~ 下颌角间宽度 / bizygomatic ~ 颧骨间宽度 / buccolingual ~ 颊舌宽度 / nasal ~ 鼻宽度 / orbital ~ 眼眶宽度 / palatomaxillary ~ 腭颌宽度 / ~ between eyepiece 目镜间距(瞳孔间距)
widthwise *ad*. 横着,横向地
wield *vt*. 挥动;使用;行使,施加
Wien's displacement law 维恩氏位移律(温度增加,波长变短)
Wiesel's paraganglion [Josef 奥医师 1876—1928], Wiesner's paraganglion 威赛尔氏心嗜铬体
Wiesner's paraganglion [R. 奥解剖学家 1875 生], Wiesel's paraganglion 魏思内尔氏心嗜铬体
wife *n*. (pl. wives)妻,妇人 ‖ ~less *a*. 没有妻子的 / ~like, ~ly *a*. 妻子(般)的,已婚妇女的
Wigand's maneuver [Just Heinrich 德妇科学家 1766—1817] 维甘德氏手法(横位胎儿外倒转术)
Wigand's version 维甘德手法(横位胎儿外倒转术)
wiggle *vt*. *vi*. *n*. 摆动,扭动
wiggler, wiggletail, wigglers 孑孓
Wiggers diagram [Carl J. Wiggers] 威格斯图(以图表示心搏周期的变化)
wigwag *v*. 摇摆,打信号 *n*. 旗语(或灯光)信号
Wij's method 威伊氏法(测碘值)
Wikstroemia chamaedaphne Meiss *n*. [拉,植药] 河朔荛花
Wikstroemia dolichantha Diels [拉;植药] 一把香
Wikstroemia Indica(L.)**CA. Mey.** [拉;植药] 了哥王
Wikstroemia micrantha Hemsl. [拉,植药] 川、黄构
Wikstroemia nutans Champ. [拉,植药] 细轴荛花
Wilbur-Addis test [Ray Lyman Wilbur; Thomas Addis] 韦—艾试验(检尿胆素原及尿胆素)
Wilcoxon's rank sum test, signed rank test [Frank Wilcoxon] 威尔科克森秩和检验、符号秩检验(见 test 项下 rank sum test 和 signed rank test)
wild *a*. 野的;野生的;野蛮的 *ad*. 狂暴地;胡乱地 ‖ ran ~ 放肆,控制不住 / go ~ 狂怒,欣喜若狂 / ~ strain 野生株,自然株 / ~ type 野生型 / ~ type virus 野生型病毒 ‖ ~ly *ad*. / ~ness *n*.
Wild cucumber mosaic tymovirus 野黄瓜花叶芜菁黄花叶病毒
Wild goat [动药] 北山羊
Wild goat bexzoar [动药] 北山羊石
Wild goat blood [动药] 北山羊血
Wild goat gall [动药] 北山羊胆
Wild honeysuckle [植药] 山银花
Wild Mint [拉,植药] 薄荷
Wild potato mosaic potyvirus 野马铃薯花叶马铃薯病毒
Wildbolz reaction [Hans Wildbolz 瑞士泌尿学家 1873—1940] 威耳特博耳茨氏反应,自尿反应 Wildebeest herpesvirus = Bovid herpesvlrus 3 非洲大羚羊疱疹病毒,牛疱疹病毒 3
Wilford cranesbill [植药] 老鹳草(检结核病)
Wilde's cord [William Robert Wills 爱外科医师 1815—1876] 王尔德氏索(胼胝体横纹) ‖ ~ incision 王尔德氏切开(耳后乳突切开,治乳突脓肿) / ~ triangle 王尔德氏三角
Wilder's diet [Russell M. 美医师 1885—1955] 魏耳德氏饮食(低钾饮食)
Wilder's law of initial value [Joseph Wilder 美精神病学家 1895 生] 魏耳德氏初期值定律(自主性器官的功能越强,其对刺激引起的兴奋能力越弱,而对抑制因子的反应则越强,由于初期值过高或过低,常有明显的反常反应的趋势,即和正常反应方向相反)
Wilder's quadrant [Burt Green 美解剖学家 1841 生] 魏耳德氏四分体,大脑脚四分体(猫)
Wilder's sign [William H. Wilder 美眼科学家 1860—1935] 魏耳德氏征(突眼性甲状腺眼肿的一种眼征)
Wildermuth's ear [Hermann A. Wildermuth 德精神病学家 1852—1907] 维耳达穆特氏耳(对其轮较显,耳轮发育不全)
Wilde's cords [William R. W. Wilde] 胼胝体横纹 ‖ ~ incision 怀尔德切开(耳后乳突切开,治乳突脓肿)
wile *n*. (常用 pl.)诡计,欺骗,狡猾 *v*. 诱骗,诱惑
wilful *a*. 任性的,故意的
Wilhelmy balance 威廉氏天平(测量表面张力)
Wilkie's artery [David Percival Dalbreck 英外科医师 1882—1938] 魏耳基氏动脉(指有时越过十二指肠的右结肠动脉)
Wilks' disease [Samuel 英医师 1824—1911] 威尔克斯氏病(慢性主质性肾炎) ‖ ~ kidney 威尔克斯氏肾(大白肾) / ~ symptom complex 威尔克斯氏综合征状(重症肌无力)
will *n*. 意志,意愿;遗嘱 ‖ at ~ 任意,随意 / of one's own free ~ 出于自愿,自愿地 / with a ~ 起劲,热心 / where there's a ~, there's a way 有志者事竟成
will(would)*v*. **aux** 将要;会;愿,要
Willan's lepra [Robert Willan 英医师 1757—1812], psoriasis 牛皮癣 ‖ ~ lupus 寻常狼疮
willardin 尿嘧啶丙氨酸
Willard's disease, lupus vulgeris 威拉德氏病,寻常狼疮
Willebrand disease [Erik *a*. von Willebran 现代芬兰医师] 维勒布兰德氏病(遗传性假血友病)先天性出血素质,作为常染色体显性性状遗传,特征为出血时间延长,凝血因子Ⅷ缺乏,血小板贴附于玻璃小珠经常受损,伴鼻衄和外伤或手术后出血增多,子宫出血和产后出血) ‖ ~ factor 威勒布兰德因子(即 von Willebrand's factor〈冯威勒布兰德因子〉,因子Ⅷ的属性,为血小板粘附于血管成分所必需,此因子缺乏,可导致出血时间延长,见于冯威勒布兰特病。亦称 factor $Ⅷ_{VWF}$)
Willems' method [Charles 比外科医师] 威兰氏法(早期活动法治疗关节损伤)
Willett forceps [J. Abernethy 英产科学家 1932 卒] 威勒特氏钳(头皮钳)
Willia 威立氏酵母属 ‖ ~ anomala 异形威立氏酵母
Williams-Campbell syndrome [Howard Williams; Peter E. Campbell] 威—坎综合征(先天性支气管软化,系因末梢支气管第一分支远端的环状软骨缺失所致,特点为支气管扩张)
Williams' phenomenon [Charles J. B. 英医师 1805—1889] 威廉斯氏现象(在渗出性胸膜炎时斯叩达氏鼓音在病者开口与闭口时音调有所改变) ‖ ~ sign 威廉斯氏征(①胸膜大量积液时的一种叩诊体征 ②粘连性心包炎时,病侧的肺膨度减小) / ~ tracheal tone 威廉斯氏气管音(胸膜积液压迫肺脏,患者张口时在该侧锁骨下叩诊呈鼓音)
William's stain [Anna Wessels 美细菌学家 1863 生] 威廉斯氏染剂

(染狂犬病包涵体)
Williams syndrome［J. C.P. Williams］威廉斯综合征（主动脉瓣上方狭窄、精神发育迟缓、小精灵面容及婴儿暂时性高钙血症。亦称小精灵面容综合征）
Williamson's sign［Olliver K. 英医师］威廉逊氏征（气胸及胸膜积液时的一种下肢血压征象）
Williamson's test［Richard Thomas 英医师］威廉逊氏试验（检糖尿病）
williasis 威立氏酵母菌病
willies［复］*n*. 神经紧张 ‖ give sb the ~ 使某人害怕
willing *a*. 愿意的；乐意的 ‖ ~ly *ad*. / ~ness *n*.
Willis' antrum［Thomas Willis］幽门窦 ‖ ~ circle 大脑动脉环 / ~ cords 威利斯索（上矢状窦横索）/ ~ nerve 副神经（第十一对脑神经）/ ~ paracusis 威利斯误听，威利斯听觉倒错（在嘈杂环境下听力增强）
Willis' arteries［Thomas 英解剖学家、医师 1621—1675］韦利斯氏动脉，大脑动脉环 ‖ ~ centrum nervosum, celiac ganglion 韦利斯氏神经中枢，腹腔神经节 / ~ circle, circulus arteriosus cerebri 韦利斯氏环，大脑动脉环 / ~ cords 韦利斯氏索（上矢状窦横索）/ ~ disease, diabetes mellitus 韦利斯氏病，糖尿病 / ~ glands, corpora albicantia 韦利斯氏腺，白体 / ~ nerve, nervus accessorius 韦利斯氏神经，副神经（第十一对脑神经）/ ~ ophthalmic branch 韦利斯氏眼支（三叉神经眼支）/ ~ pancreas, pancreas minus 韦利斯氏胰，钩突（胰）/ ~ paracusis 韦利斯氏听觉倒错（在嘈杂环境下听力增进）/ ~ pouch, lesser omentum 韦利斯氏囊，小网膜
Willis' forceps［David Arthur 美外科医师 1900 生］韦利斯氏钳（取异物钳）
Willner's spots 威耳纳氏斑（天花早期皮疹）
willow *n*. 柳树，柳木 ‖ black ~ 黑柳 ‖ ~y *a*. 柳树多的，易弯的，苗条的
willy-nilly *ad*. & *a*. 不管愿意不愿意（的）
Wilms' method［瑞士外科医师］威耳姆斯法（经会阴前列腺切除术）‖ ~ operation 维耳姆斯氏手术（肺结核肋切除术）
Wilms' tumor［Marx Wilms 德外科医师 1867—1918］，**embryonal carcinosaroma** 维耳姆斯氏瘤，肾胚细胞瘤，肾母细胞瘤，胚性癌肉瘤（一种迅速形成的恶性混合型肾瘤，由胚胎性瘤组成，一般是 5 岁前儿童患此病，可能见之于胎儿。亦称胚性腺肌肉瘤，胚性癌肉瘤）
Wilson barberry［植药］金花小蘗
Wilson buckeye［植药］天师栗
Wilson cinnamon［植药］川桂
Wilson's disease［Samuel Alex. Kinnier 英神经病学家 1878—1936］威尔逊氏病（进行性豆状核变性）‖ ~ syndrome 威尔逊氏综合征（进行性豆状核变性）
Wilson's disease［William James Erasmus 英皮肤病学家 1809—1884］威尔逊氏病（剥脱性皮炎）‖ ~ lichen, lichen planus 威尔逊反苔癣，扁平苔癣 / ~ ointment（salve）威尔逊氏软膏（10%氧化锌软膏）
Wilson-Brocq disease; Wilson's disease 威—布二氏病，威尔逊氏病（剥脱性皮炎）
Wilson-Mikity syndrome［Miriam G. Wilson; Victor G. Mikity］威—米综合征（一种罕见的低出生体重儿肺功能不全，特点为起病隐匿，生后一月发生呼吸过度与发绀，常致死亡。X 线摄影见全肺有多发性囊状充气过度病灶与间质性支持结构粗糙增厚。本症被认为系肺实质成熟度不同，特别是肺泡增生方面的差异，因此被称为肺成熟障碍）
Wilson's muscle［James Wilson 英外科学家 1765—1821］威尔逊氏肌（尿道膜部括约肌）
Wilson's test［Karl Miller 美妇科学家 1885 生］威尔逊氏试验（弗里德曼氏检孕试验改良法）
wilt *vi*. ; *vt*.（使）枯萎；（使）衰弱；（使）憔悴 *n*. 衰弱，憔悴；萎蔫病
Wimberger's sign［Heinrich Wimberger］温博格征（近端胫骨对称性糜烂，患先天性梅毒婴儿 X 线摄影时所见）
wily *a*. 诡计多端的，狡猾的
wimble *n*. 匙形钻
Wimshurst machine［James Wimshurst 英机师 1832—1903］维姆斯赫斯特氏起电机
win（won; -nn-）*vi*. 获胜，赢；（经过努力）成功，成为，达到 *vt*. 赢得；博得 ‖ ~ hands down 轻易取胜 / ~ the day 成功，获胜
Win 38020 = Arildone 阿里酮，4 -［6 -（2 - 氯 - 4 - 甲氧苯氧基）己烷基］-3,5-庚二酮
Win. 41258-3
4 -［6 -（2 - chloro - 4 - methoxyphenoxy）hexyl］- 3,5 - diethyl - 1H - pyrazole methanesulfonate 4 -［6-(2-氯 - 4 - 甲氧苯氧基）己烷基］- 3,5 - 二乙基 - 1 氢 - 吡唑甲烷硝酸盐
wince *vi*. *n*.（因疼痛等）畏缩，退缩
Winckel's disease［Franz K. L. W. von Winckel 德妇科学家 1837—1911］文克尔氏病（新生儿的一种致死性疾病，其特点为黄疸、出血、血红蛋白尿等）
wind[1]（wound 或 winded）*vt*. 绕，缠绕，裹，卷 *vi*. 弯曲前进，迂回 *n*. 弯曲；缠绕；一圈，一转 ‖ ~ off 卷开，缠开 / ~ up 卷紧，使紧张，使兴奋；结束；上紧……的发条 / ~ one's way into sb's affections 用巧妙的手法获得某人的喜欢 / ~ sb round one's little finger 摆布某人，左右某人
wind[2] *n*. 风；气息，呼吸；时尚；肠气（指屁）*vt*. 使通风，使吹干；嗅出；使喘气 ‖ break ~ 放屁 / get（或 have）~ of 得到……的风声，获得……的线索 /（sth）in the ~（某事）即将发生；（某事秘密地）在进行 / it's an ill wind（that blows no good <或 nobody any good>）使人人遭殃的风才是恶风（指即使坏事也可能有某些好的结果）/ put（或 get）the ~ up（使）成为害怕，（使）成为忧虑 /（sail close to the ~ 几乎行动失检，几乎不诚实 / second ~ 喘气后恢复正常的呼吸；作再次努力的能力 / sound in ~ and limb 健康 / throw（或 fling）caution to the ~s 完全不顾后果，不再考虑 ‖ ~less *a*. 无风的
windage *n*. 气压伤
windage, wind-contusion 气压伤
wind-borne 风媒性
windburn *n*. 吹风性皮肤伤（过度吹风引起的皮肤损伤）
wind-contusion 气压伤
windchill *v*. 风力降温，吹风冷却
winddorn, spina ventosa 指（趾）气臌，风刺（指或趾因骨髓炎而致高度肿大，成气臌状）
wind-dropsy 气臌，臌胀
winder *n*. 缠络器
windgall, vessinon 后腘滑膜瘤（马）
windigo *n*. 巨神温第高（爱斯基摩人和美国某些印第安人神话中的食人肉巨神，同样也是一种特定文化的综合征，表现为被巨神温第高着魔的妄想，惧怕成为食人肉者，有时确有食人肉行为和激越性忧郁症。亦称 witigo）
winding *n*. 线卷，线组；卷绕，绕法；弯曲 *a*. 卷绕的；弯曲的，曲折的
windlass *n*. 起锚机，卷扬机 *vt*. 吊起 ‖ Spanish ~ 西班牙纹带（一种急救用的肢体止血带）
window *n*. 窗 ‖ aortic ~ 主动脉窗 / oval ~, fenestra ovalis 卵圆窗 / round ~, fenestra rotunda 圆窗 / ~ defect 窗样缺损（荧光造影）/ ~ level 窗位（用于 CT）/ ~ width 窗宽（用于 CT）
windowing *n*. 开窗术
windpipe *n*. **trachea** 气管
windpocken = chichenpox 鸡痘
windpuff *n*. 球节下肿（马）
Windscheid's disease 文夏德氏病（伴有动脉硬化的神经症状）
windstroke *n*. 急性脊髓麻痹（马）
wind-sucking, cribbing 咬槽摄气癖
windward *a*. 上风的，向风的，迎风的 *n*. 向风面，迎风面 *ad*. 向上风，迎风，逆风
windy *a*. 有风的；腹胀的，气胀的
wine *n*. 酒，酒剂 ‖ high ~ 高度酒（重蒸馏的浓酒）/ low ~ 低度酒（初蒸馏的淡酒）/ tar ~, vinum picis 松馏油酒 / white ~, vinum album 白葡萄酒 / ~ cell 绛色细胞
Wineberry latent potexvirus 紫莓潜伏马铃薯 X 病毒
wineglass *n*. 酒杯（容量名称，约等于 2 液两）
wing［拉 *ala*］*n*. ①翼，翅膀 ②翼状物 ③气囊 ‖ ash-like ~, ala cinerea 灰翼 / bite ~ 翼片，咬合翼片 / under ~ 后翅 / ~ base ①翼基 ②翅基 / ~ coupling apparatus 联翅器 / ~ covers ①翅盖 ②鞘翅 / ~ germ 翅芽 / ~ muscle 翅肌 / ~ muscle of heart 心翼肌 / ~ bone ①翼骨 ②翅骨 / ~ bud 翅芽 / ~ case 鞘翅 / ~ cell 翼细胞（角膜上皮）/ ~ of ilium, ala ossis ilium 髂［骨］翼 / ~ of nose, ala nasi 鼻翼 / ~s of sphenoid bone 蝶骨翼（包括大翼及小翼）/ ~ of sphenoid bone, great, ala magna ossis sphenoidalis 蝶骨大翼 / ~ of sphenoid bone, small, ala minor ossis sphenoidalis 蝶骨小翼 / ~ of vomer, ala vomeris 犁骨翼 / ~ pad 翅芽 / ~ region ①翼区 ②翅域 / ~ rudiment 翅迹 / ~ scale ①翼基板 ②翅基板 / ~ sheath 翅芽 / ~ tracheae 翅气管 / ~ veins 翅脉 / ~ venation 脉序 / ~ed oviparous female 有翅卵生雌 / ~ed scapula 翼状肩胛 / ~ed viviparious female 有翅胎生雌 / ~let ①小翼 ②小翅
wingbeat frequency 翅震频率
winged *a*. 有翼的；飞行的；飞速的
WinGel *n*. 氧化铝—氧化镁，铝镁片（alumina and magnesia）制剂

的商品名
Winiwarter-Buerger disease [Felix von Winiwarter; Leo Buerger] 维—伯病,血栓闭塞性脉管炎
Winiwarter's operation [Alexander von 德外科医师 1848—1917], cholecystenterostomy 文尼瓦特氏手术,胆囊小肠吻合术
wink *vi*. 眨眼;闪烁;突然终止;熄灭(out) *vt*. 眨(眼) *n*. 眨眼,小睡,打盹;瞬息 ‖ ~ reflex 瞬目反射
Winkelman's disease [Nathaniel W. 美神经病学家 1891—1956]; progressive pallidal degeeneration 温克耳曼氏病,进行性苍白球变性
winker, eyelash *n*. 睫[毛]
winking *n*. 眨眼,瞬目 ‖ jaw ~ 颌动瞬目[反射] / ~ anesthesia 瞬目麻醉 / ~ center 瞬目中枢 / ~-jaw phenomenon 瞬目颌动现象 / ~ spasm 瞬目痉挛
Winkelman's disease [Nathaniel W. 美神经病学家 1891—1956], progressive pallidal degeneration 温克耳曼氏病,进行性苍白球变性
Winkler's disease [Max Winkler 瑞士医师 1875—1952] chondrodermatitis nodularis chronica helicis 温克勒氏病,慢性结节性耳轮软骨皮炎
Winkler reagent 温克勒氏试剂(氯化亚铜、氯化铵、氢氧化铵水溶液)
winner *n*. 得胜者,获奖者,冠军
winning *a*. 得胜的,赢的,逗人的,迷人的 *n*. 奖金,获胜
winnow *v*. 扬去,辨别,鉴别 *n*. 颠扬,扬谷器 ‖ ~er *n*. 扬谷者,扬谷器
Winslow's foramen [Jacob B. Winslow 法解剖学家 1669—1760] 温斯娄氏孔(网膜孔) ‖ ~ ligament 温斯娄氏韧带(膝后韧符) / ~ pancreas 温斯娄氏胰(钩突) / ~ pouch 温斯娄氏囊(胃肝网膜) / ~ stars 温斯娄氏毛细血管窝(眼)
winsome *a*. 迷人的,有吸引力的,使人愉快的 ‖ ~ly *ad*. / ~ness *n*.
Winstrol *n*. 司坦唑(stanozolol)制剂的商品名
winter *n*. 冬季 *a*. 冬季的 *vt*.; *vi*. (让)过冬
winter plankton 冬季浮游生物
winter resistance 抗冬性,抗寒性
winter stoneflies 多石蝇
winter tict 白花革蜱
Winter vomiting disease virus = Human epidemic gastroentertis virus (Reimen) 流行性胃肠炎病毒,冬季呕吐病病毒,婴幼儿腹泻病毒
Winterbottom's sign (symptom) [Thomas M. Winterbottom 英医师 1764—1859] 温特博特姆征(症状)(患非洲锥虫病时后颈淋巴结肿大)
Winterbottom's symptom (sign) [Thomas M. Winterbottom 英医师 1761—1859] 温特博特姆氏症状(征)(非洲锥虫病的一种淋巴结体征)
Wintergreen barberry [植药] 猪刺
wintergreen, checkerberry 冬绿[树]
Winterhalter's ganglion [Elizebeth H. 19 世纪德解剖学家] 文特哈耳特尔氏神经节(卵巢交感神经节)
wintermin, chlorpromazine 冬眠灵,氯丙嗪,氯普马嗪
Winternitz's sound [Wilhelm 奥医师 1835—1917] 温特尼茨氏探子(双腔导管) ‖ ~ test 温特尼茨氏试验(检胃动力)
winter-sleep 冬眠
wintery, wintry *a*. 冬天的;寒冷的
Winthemia quadripustulata 红尾寄蝇
Wintrich's sign [Anton 德医师 1812—1882] 文特里希氏征(肺空洞时,胸部叩音的音调随开口及闭口而变化)
Wintrobe's classification [Maxwell Myer 美内科医师、血液病学家 1901 生] 温特罗布氏分类(贫血病分类) ‖ ~ tube 温特罗布氏管(血沉试管)
Wintrobe hematocrit [Maxwell M. Wintrobe] 温特罗布血细胞容量计(一种厚壁玻璃管,以毫米从 0 到 105 刻度) ‖ ~ method 温特罗布法(测血红细胞沉降率)
wipe *vt*. 揩,擦;擦净,揩干;去除,消灭;抹上 *n*. 擦,揩 ‖ ~ out 擦洗;去除,消灭 / ~ up 擦干挣;揩掉
wire *n*. 丝,金属丝;电线,线路 *vt*. 用金属丝缚(或串、联接、加固等) *vi*. 打电报 ‖ arch ~ 弓丝(牙科用) / ligature ~ 结扎丝 / separating ~ 分离丝(正牙学用) / ~ alignment 排列丝 / arch ~ 弓丝 / auxiliary ~ 辅助丝 / base ~ 基底丝 / clasp ~ 卡环丝 / diagnostic ~ 诊断丝 / edgewise arch ~ 沿边弓丝 / gingival-lingual ~ 舌龈丝 / high-labial ~ 高[位]唇丝 / interlacing ~ 交织丝 / Kirschner ~ 基尔希氏钢丝(骨骼牵引时用) / labial ~ 唇[弓]丝 / ligature ~ 结扎丝 / lingual ~ 舌[面]丝 / reinforcing ~ 增力丝,加固线 / retaining ~ 固位丝 / rigid ~ 硬丝 / separating ~ 分离丝 / spring ~ 弹性丝 / sprue ~ 铸道丝,铸道针 / square ~ 方形丝 / square arch ~ 方形弓丝 / steel bending ~ 钢曲丝 / tempering ~ 热丝法 / triangle ~ 三角丝 / ~ optometer 线视力计
wireless *a*. 无线的,不用金属线的;无线电的,无线电报(或电话)的 *n*. 无线电;无线电报;无线电话 *vt*. *vi*. 用无线电发送
wire-penetrameter 线形透度计
wiresplint *n*. 线夹板
wireworm, *n*. Haemonchus contortus 捻转血矛线虫
wiring *n*. ①栓结术,线缝法,接线法 ②架线缝法(骨折) ‖ circumferential ~,环周栓结术 / continuous loop ~,连续环状栓结术 / eraniofaeial suspension ~,颅面悬吊栓结术 / eyelet ~,孔眼栓结术 / Gilmer ~,吉耳默氏栓结术 / Ivy loop ~,艾维氏套圈栓结术 / mandibularcircumferential ~,下颌环绕栓结术 / perialveolar ~,牙槽周栓结术 / piriform aperture ~,犁状门栓结术 / single loop ~,单环栓结术 / Stout ~,斯涛特氏栓结术 / ~ in edemulous mandibular fracture, interrosseous 无牙下颅骨折间栓丝法
Wirsung ography 胰腺管 X 线摄影(术),维尔松 X 摄影(术)
Wirsung's canal (duct) [Johann G. Wirsung 德医师 1643 卒] 维尔松氏管(胰管)
Wirsung's duct 维尔松氏管,胰管
wiry *a*. 金属线制的;金属丝般的;弦样的(指脉搏细而紧,如腹膜炎时);(人、动物)瘦长而结实的
WISC (Wechsler Intelligence Scale for Children) 韦氏儿童智力量表
wisdom *n*. 智慧,明智 ‖ ~ tooth 智牙,智齿
wise[1] *a*. 有智慧的,明智的;博学的 ‖ get ~ to 知道,了解(诡计等) / none the ~r 还是和原来一样不明白 / put sb ~ 使某人知情 / ~ after the event 事后聪明 ‖ ~ly *ad*.
wise[2] *n*. 方式,方法 ‖ in any ~ 无论如何 / in like ~ 同样地 / in no ~ 一点也不,绝不 / in this ~ 这样地
Wiseana nuclear-polyhedrosis virus (Entwiste et Robertson) 维色亚虫核多角体病毒
Wiseana cervlnata nuclear polyhedrosis virus 弄蝶核型多角体病毒
Wiseana umbraeulaya pox virus 蝙蝠蛾痘病毒
wish *vt*. 祝愿,希望 *vi*. 希望,想要 *n*. 希望,愿望
wish cells 维斯细胞(来源于人羊膜体的异倍体细胞系,供检验病毒等用之)
Wistar lnstitute 38 cells WI-38 细胞,威斯特研究所-38 细胞(供检验病毒等用之)
Wishart test [Mary B. Wishart] 威夏尔特氏试验(检丙酮血)
wishbone-pessary "如愿骨"形宫内节育器
wishful *a*. 怀有希望的,(表示)愿望的 ‖ ~ly *ad*.
Wishy-washy *a*. 淡而无味的,稀薄的,空洞无物的,软弱无力的
wiskott-Aldrich syndrome [Aifred Wiscott; Robert Anderson Aldrich] 威—奥综合征(一种 X 连锁免疫缺陷综合征,特征为湿疹、血小板减少及复发性化脓性感染。对多糖抗原不能产生抗体,从而增加了对荚膜杆菌<流感嗜杆菌,脑膜炎球菌,肺炎球菌>的易感性。通常 IgM 降低,IgA 和 IgE 升高,皮肤通常无变应性,淋巴网状内皮细胞恶性病的发生率亦高。亦称奥尔德里奇<Aldrich>综合征,伴有血小板减少和湿疹的免疫缺陷症)
wisp *n*. 小捆,小把,小束,一缕,一群 *v*. 把……卷成一捆 ‖ ~y *a*. 小捆似的,纤弱的
Wistaria [Caspar Wistar 美解剖学家 1760—1818] 紫藤属 ‖ ~ sinensis (Sims) Sweet 紫藤
wistarin *n*. 紫藤甙
Wistaria mosaic virus (Brlerly et Lorentz) 紫藤花叶病毒
Wisteria sinensis sweet [拉,植药] 紫藤
Wisteria vein mosaic potyvirus 紫藤脉花叶马铃薯 Y 病毒
Witwatersrand bunyavirus 维瓦特斯兰木扬病毒
Witwatersrand virus 维瓦特斯兰病毒
wistful *a*. 渴望的;沉思的 ‖ ~ly *ad*.
wit *n*. 智力,机智;戏谑,诙谐;有才智者 ‖ at one's ~s end 智穷计尽,不知所措 / have (或 keep) one's ~ about one 警觉,保持机警 / live by one's ~s 靠施展小聪明过日子
witch *n*. 女巫 *vt*. 迷惑,蛊惑 *a*. 有魔力的;迷人的
witchery *n*. 巫术;魅力
witchhazel *n*., **hamamelis** 北美金缕梅
with *prep*. 和……一起;具有,带有,加上,包括……在内;随着;用;以;由于,因;虽然 ‖ ~ movement 顺动 / ~ rule astigmatism 合例散光,顺规性散光
withal *ad*. 此外,然而 *prep*. 用,以
Withania somnifera 南非醉茄(茄科)
withanolide E 睡茄素 E
withdraw (withdrew, withdrawn) *vt*. 收回,提取;撤销,使退出;拉

下;移开 *vi*. 离开,退出 ‖ ~al *n*. 收回,撤销,撤退;(病理性)退瘾;停止服药;戒毒,脱瘾
withdrawal *v*. 戒除,脱瘾
wither *vi*. *vt*. (使)枯萎;(使)消亡;(使)衰弱
withers[复] *n*. 鬐甲(马肩胛间隆起部分) ‖ fistulous ~ (马的)鬐甲瘘
withhold(**withheld**) *vt*. 抑制,制止,阻止;拒绝 *vi*. 抑制,忍住 ‖ ~er *n*. 抑制因素
within *prep*. 在……里面,在……内部;在……范围以内,不超过 *ad*. 在里面,在内部;户内 *n*. 里面,内部 ‖ ~ an ace of 离……只差一点儿
within-assay(within-batch precision) 批内精确度
without *ad*. 在外面,外表上;户外;在没有的情况下 *prep*. 无,没有;不;在……外面;在……范围以外 *n*. 外面;外部 *conj*. 除非,如果不
withstand(withstood) *vt*. 抵挡,反抗;经受住
witigo *n*. 巨神温第高(见 windigo)
witkop, dikwakwadi 头皮白痂病(黄癣)
witless *a*. 无才智的,无智慧的 ‖ ~ly *ad*. / ~ness *n*.
witness *n*. 证据;证明;证人 *vt*. 目睹;表明,证明 *vi*. 作证人;成为证据 ‖ bear(或 give, stand) ~ 证明,作证 / bear ~ to 证明 / (stand) in ~ of 作为……的证据(或证人)
Witte's peptone 维特氏胨(纤维蛋白胨)
witting *a*. 知道的,故意的 ‖ ~ly *ad*.
witty *a*. 机智的,聪明的,有才智的,情趣横溢的 ‖ wittily *ad*. / wittiness *n*.
wizard *n*. 男巫,奇才
Witz's test 威茨氏试验(检胃液盐酸)
Witzel's operation[Friedrich O. Witzel 德外科医师 1856—1925] 维策耳氏手术(胃造口术)
witzelsucht[德] 诙谐癖
wives wife 的复数
W. L. wavelength *n*. 波长
WL window level 窗平,窗位,窗中心(计算体层摄影术语)
Wladimiroff's operation[俄外科医师 1837—1903] 弗拉季米罗夫氏手术(跟骨切除术)
WM 1504 E virus WM 1504 E 病毒
WMA World Medical Association 世界医学协会
WMR working metabolic rate 劳动代谢率
WMS Wechsler memory scale 韦氏记忆量表
W / m^2 watts per square centimeter 每平方厘米瓦特数,瓦 / 平方厘米(照射的功率密度单位,与 J / cm^2 同)
wobble *vi*. *vt*. (使)摇摆,(使)颤抖 *n*. 摇摆;犹豫;波动;变量 ‖ wobbly *a*. 摇摆的,不稳定的,颤动的
Wobble hypothesis 摇摆假说
wobbles[复] *n*. 马摇摆病
woe *n*. 悲哀,苦恼;(常用复)不幸的事故,灾难
WOE 穿入伤口,(子弹等)入口创伤(见 wound of entry)
woeful *a*. 悲哀的;不幸的;令人遗憾的
Woelde's triangle, Polizer's luminous cone 沃耳德氏锥体,波利泽尔氏锥,[鼓膜]光锥
wogonin *n*. 汉黄芩素
wogonoside *n*. 汉黄芩甙
Wohlfahrtia *n*. 污蝇属 ‖ ~ magnifica 壮丽污蝇 / ~ meigenii, ~ vigil 迈[根]氏污蝇
Wohlfahrtia magnifica(Schiner) 黑须污麻蝇(隶属于麻蝇科 Sarcophagidae)
Wohlfart-Kugelberg-Welander syndrome(Karl G. V. Wohlfart; Eric K. H. Kugelberg; Lisa Wollan Welander) 沃—库—韦综合征(见 Kugelberg-Welander syndrome)
Wohlgemuth's test[Julius Wohlgemuth 德医师] 沃耳格穆特氏试验(检肾机性)
Wohlhynian fever, Volhynia fever 战壕热
Woillez's disease[Eugène Joseph 法医师 1811—1882] 瓦累氏病(急性特发性肺充血)
woke wake 的过去式和过去分词
woken wake 的过去分词
Wolbachia[Simeon Burt Wolbach] *n*. 沃尔巴克氏体属
Wolbachia Hertig 沃尔巴克氏体属
Wolbachia ctenocephali(Sikora) **Philip** 猫蚤沃尔巴克氏体(犬蚤立克次氏体)
Wolbachia culicis(Brumpt) **Philip** 库蚊沃尔巴克氏体
Wolbachia dermacentroxenus(Steinhaus) **Philip** 蜱型沃尔巴克氏体(蜱型考德里氏体,蜱型立克次氏体)
Wolbachia lectularius(Arkwright, Atkin et Bacot) **Krieg** 臭虫沃尔巴克氏体(蜱型立克次氏体,蜱型共生小体)
Wolbachia melophagi(Noller) **Phillip** 羊虱沃尔巴克氏体(羊蜱型立克次氏体)
Wolbachia persica Scuitor et Weiss 虱沃尔巴克氏体
Wolbachia pipientis Hertig 尖音库蚊沃尔巴克氏体
Wolbachia sericea(Giroud et Martin) **Philip** 丝状沃尔巴克氏体(蚕丝状沃尔巴克氏体)
Wolbachia trichodectae(Hindle) **Philip** 啮毛蚤沃尔巴克氏体
Wolbachieae Philip 沃尔巴克氏体族
Woldman's test[Edward E. Woldman 美医师 1897 生] 沃耳德曼氏试验(检胃肠病变)
wolf *n*. (pl. wolves[wulvz]) 狼,贪婪的人 *v*. ~down 狼吞虎咽 ‖ ~ snout 狼鼻,双兔唇 / ~ tooth 狼牙
Wolf's claw clubmoss[植药] 欧洲石松子
Wolfe's graft[John R. Wolfe 英眼科学家 1824—1904] 沃尔夫氏移植片(全层皮移植片) ‖ ~ method 沃尔夫氏法(治眼睑外翻)
Wolfenden's position[Richard N. Wolfenden 19 世纪英喉科学家] 沃尔芬登氏卧位(头部悬垂床边)
wolff 中肾管(Mcneaal 研究成人前列腺解剖与组织后,将前列腺分为中央区、周围区及移行区,中央区起源于胚胎时期的中肾管)
Wolffian body 见 mesonephros; Wolffian ducts
Wolffian duct[Kaspar Fridrich wolff 德解剖学家、胚胎学家 1733—1794] 午非氏体(中肾),中肾管(同 mesonephric duct)
Wolff's law[Julius 德解剖学家 1836—1902] 午非氏定律(骨机能变化必伴以内部组织的变化)
Wolff-Eisner reaction[Alfred Wolff-Eisner 德血清学家 1877—1948] 午非·埃斯内尔氏反应(结核菌素眼反应)
Wolffian body[Kaspar Friedrich Wolff 德解剖学家,胚胎学家 1733—1794] 午非氏体(中肾) ‖ ~ duct 午非氏管(中肾管) / ~ mesentery 午非氏系膜(中肾系膜) / ~ ridge 午非氏嵴(中肾嵴)
Wolf-Hirschhorn syndrome[Ulrich Wolf; Kurt Hirschhorn] 沃—赫综合征(一种与 4 号染色体短臂部分缺失有关的综合征,特征为小头,眼距过宽,内眦赘皮,腭裂,小颌,简化型低位耳,隐睾及尿道下裂)
Wolff-Junghans test 午—荣二氏试验(检胃癌)
wolff-Parkinson-white syndrome[Louis wolff 美心脏病学家 1898 生, John Parkinson 英医师 1885 生, Paul D. white 美心脏病学家 1886—1973] pre-excication syndromc 午—帕—怀三氏综合征(预激综合征)
wolfish *a*. 狼似的,残暴的,贪得无厌的
Wölfler's operation[Anton Wölfler 捷外科医师 1850—1917] 佛尔夫勒手术(前胃空肠吻合术,治幽门梗阻) ‖ ~ sign 佛耳夫勒氏征(一种胃液检查的变化) / ~ suture 弗耳夫勒氏缝术(①一种肠管缝术 ②一种腱缝术)
wolfram *n*. (缩 W) 钨(74 号元素)
Wolfram syndrome[D. J. Wolfram] 沃尔弗拉姆综合征(一种常染色体隐性遗传综合征,包括糖尿病,尿崩症,视神经萎缩及神经性聋)
Wolfring's glands[Emilij F. von Wolfring 波眼科学家 1832—1906] 沃耳弗林氏腺(结膜下管泡腺)
wolfsbane *n*. ①乌头 ②山金车
Wolinella Tanner et al 沃林氏菌属
Wolinella curva Vandamme et al. 见 Campylobacter curvus[Tanner et al.] Vandalmme et al.
Wolinella recta(**Tanner et al.**) **Vandamme et al.** 见 Campylobacter rectus Vandamme et al.
Wolinella succinogenes[Wolin, Wolin et Jacob] Tanneret al 产琥珀酸沃林氏菌(产琥珀酸沃廉氏苗)
Wollan virus 沃伦病毒
Wollaston's doublet[William H. Wollaston 英医师 1766—1828] 沃拉斯顿氏双合透镜
Wollaston's doublet[William H. Wollaston] 沃拉斯顿双合透镜(纠正色象差)
Wollea Bornet et Flahault 腔管蓝细菌属
Wollea saccata(Wolle) **Bornet et Flahanlt** 囊状腔管蓝细菌
Wollner's tip[Thomas Wollner] 伍尔纳氏尖,耳轮顶端,耳廓结节
Wollowleaf swallowwort[植药] 柳叶白前
wolly *n*. 羊毛制品,羊毛内衣
Wolman disease[Moshe Wolman] 渥尔曼病(溶酶体固醇酯酶缺乏所致的溶酶体贮积病,婴儿早期开始发病,1 岁前即死亡。临床特征包括肝脾肿大、脂泻、腹胀、贫血、营养不良和肾上腺钙化)
woman([复] women) *n*. 妇女,女人,女性 *a*. 妇女的,女性的 ‖ ~ of the world 深通世故的女人 / ~hood *n*. (女子)成年期,女

子特性;［总称］女子
Woman-on-top position 女上位姿势
womanize. womanise *vt*. 使带女子气,使柔弱
womanly *a*. 有女子气质的,适合女子的
womb *n*. 子宫;发源地,孕育处 ‖ from the ~ to the tomb 从生到死,一生 / in the ~ of time 在酝酿中,尚未发生
womenfolk *n*.（总称）妇女,女性
won win 的过去式和过去分词
wonder *n*. 惊异;奇迹,奇观 *vi*. 感到惊异;感到疑惑 *vt*. 对……感到奇怪,对……感到怀疑;想知道 ‖ and no（或 small）~ 不足为奇 / for a ~ 说来奇怪;意想不到地 / It's a ~（that）奇怪的是…… / No（或 Little, Small）~（that）难怪……;……不足为奇
wonderful *a*. 惊人的,奇妙的;极好的 ‖ ~ly *ad*.
wondrous *a*. 奇异的,奇妙的 *ad*. 惊人地,出奇地,异常 ‖ ~ly *ad*. / ~ness *n*.
Wong's method［San Yin Wong 中国生化学家黄新彦］黄氏法（检血红蛋白中铁）
Wongal bunya virus 王盖本扬病毒
Wongal virus 王盖病毒
Wongorr virus 王戈尔病毒
won't = will not
wont *a*. 惯于,倾向于,易于 *n*. 习惯 ‖ ~ed *a*. 惯常的
woo *v*. 向……求婚,追求
wood *n*. 树林,森林;木,木材 ‖ can't see the ~ for the tree 见树不见林 / out of the wood(s) 脱离危险（或困难等）/ ~ alcohol 木醇 / bitter ~, quassia 苦木 / Brazil ~, Caesalpinia echinata 巴西苏木,猥毛云实 / ~ charcoal 木炭 / guaiacum ~ 愈创木 / ~ and root of medicinal fatheadtree［植药］胆木 / ~ of burmacoast padauk［植药］紫檀 / ~ of chinese eaglewood［植药］沉香 / ~ of chinese redbud［植药］紫荆木 / ~ of fiveleaf chastetree［植药］布荆 / ~ of fortune paulownia［植药］桐木 / ~ of foxglovw tree［植药］桐木 / ~ of gilgit rhamnella［植药］升登 / ~ of henry ormosia［植药］椆木 / ~ of largeleaf dogwood［植药］椋子木 / ~ of ovate catalpa［植药］梓木 / ~ of pauho machilus［植药］刨花润楠 / ~ of pungent litse［植药］枕材 / ~ of shinyleaf yellowhom［植药］文冠木 / ~ or root of poedunculate acronychia［植药］沙塘木 / ~ or tweg of Chinese fir［植药］杉木 / sandal ~ 檀香木 / sappan ~ 苏木 / ~ vinegar 木醋
Woodbridge treatment［John E. Woodbridge 美医师 1845—1901］伍德布里奇疗法（用小剂量甘汞、鬼臼脂及肠消毒剂治伤寒）
wooden *a*. 木制的,呆板的,笨拙的 ‖ ~-headed *a*. 愚笨的 / ~ wooden tip 木尖 ‖ ~ly *ad*. / ~ness *n*.
Wood's filter［Robert Williams 美物理学家 1868—1953］伍德氏滤器［能吸收可见光线,但一部分紫外线可透过,诊断头癣用］‖ ~ glass, ~ filter 伍德氏滤器 / ~ light 伍德氏光（光线中仅有 3650 Å 的紫外线）
Woodfordia fruticosa（L.）**Kurz**［拉,植药］虾子花
Woodruffia metabolica 多变吴氏虫
Woodruffia rostrata 弯喙吴氏虫
Woodruffia *n*. 吴氏虫属
Woodruffiidae *n*. 吴氏虫科
Woodwardia 狗脊蕨属 ‖ ~ orientalis Sw. 东方狗脊蕨 / ~ radicans 黑狗脊蕨
Woodwardia japonica（L.f.）**Sm.**［拉,植药］狗脊蕨
Woodwardia orien talis Sw.［拉,植药］东方狗脊
woodwork *n*. 木制品
woody *a*. 木(质)的,树木茂密的
Woodyatt's pump［Rollin Turner 美医师 1878 生］伍德亚特氏唧筒（能控制固定速率的静脉注射唧筒）
wool *n*. 羊毛;绒毛;棉（花）‖ collodion ~ 火棉,二硝化纤维素 / cotton ~ 原棉,脱脂棉,药棉 / gut ~ 肠线绒 / styptic ~ 止血棉（浸过氯化铁的棉花）/ keep your ~ on 别发怒 / pull the ~ over sb's eyes 欺骗某人,蒙蔽某人 / absorbent ~ 吸水棉 / cotton ~ 脱脂棉 / glass ~ 玻璃毛,玻璃绒 / gut ~ 肠线绒 / Holmgren's ~ 霍姆格伦氏彩线（试色盲用）/ styptic ~ 止血棉（浸过氯化铁的棉花）/ wood ~ 木绒 / ~-fat 羊毛脂
wool(l)en *a*. 羊毛制的,毛线的,呢绒的 *n*. 毛织品,呢绒
wool(l)y *a*. 羊毛(状)的,模糊的 *n*.（常用 pl.）羊毛(内)衣 ‖ ~ hair 胎毛
Woolly-handed crab［动物］日本绒螯蟹
Woolly monkey type C otlco virus 毛猴 C 型肿瘤病毒
Woolly monkey sarcoma oneo virus 毛猴肉瘤肿瘤病毒
Woolly monkey sarcoma virus = simian sarcoma virus 毛猴肉瘤病毒
Woolner's tip［Thomas Woollytwig tuan linden［植药］毛芽椴 Woolner 英雕刻家 1826—1892］伍尔纳氏尖,耳轮顶端
woorali *n*., **wmmra, cware** 箭毒
word *n*. 词,单词;话,言词 ‖ at a ~ 立即;简言之 / be as good as one's ~ 守信 / big ~s 大话,吹牛 / break one's ~ 失信,食言 / eat one's ~s 收回前言,承认说错话 / give one's ~ 保证,允诺 / in a（或 one）~ 简言之,总之,一句话 / in other ~s 也就是说,换句话说 / in so many ~s 明确地,直截了当地 / the last ~（on）最后一句话;最后决定权,定论 / the last ~s 临终的话,遗言 / ~ for ~ 逐字地;一字不变地 / put in（或 say）a good ~ for sb 为某人说好话,推荐 / suit the action to the ~ 怎么说就怎么做 / take sb at his ~（或 take one's ~ for it）相信某人的话 / ~ aphasia 文字盲 / ~ blindness 文字盲,视性失语 / ~ vision 文字视觉
word-blind *a*. 无读字能力的,患失读症的
word-blindness（text-blindness）文字盲,失读,视性失语
wordy *a*. 唠叨的,冗长的,文字的,口头的
word-salad *n*. 言语杂乱,言语芜杂
wore wear 的过去式
Woringer-Kolopp disease（syndrome）［Frédéric Woringer; P. Kolopp］伏一科病（综合征）,佩吉特病样网状细胞增生病（即 pagetoid reticulosis）
wool fat 羊毛脂
Woolner's tip 耳廓结节
work *n*. 工作,劳动;［复］著作;［复］工厂;作用;功（符号为 W);产品（worked 或 wrought）*vi*. 工作;（机器、器官等）运转,活动;（计划等）起作用,有效 *vt*. 使工作;开动;管理,造成,引起 ‖ all in the day's ~ 合常理的,一般的 / at ~ 在工作;在运转;在起作用 / bridge ~ 架桥,桥工（牙）/ in ~ 在业,有工作;正在完成之中 / have one's ~ cut out 工作已经排定 / make short（或 quick）~ of 迅速做某事,迅速处理某事 / out of ~ 失业 / set（或 go）about one's ~ 着手工作 / set（或 go）to ~（on）开始做,开始工作 / ~ away 不停地继续工作 / ~ in 插进,引进;配合（with）/ ~ off 排除;清理;发泄 / ~ on（或 upon）影响;设法说服 / ~ out 作出;设计出;制订出;算出;消耗完 / ~ over 检查;研究;重做 / ~ing 操作 / ~ing side 工作侧 / ~ing time 操作时间 / ~ up 逐步建立起;逐步引起（情绪等);综合加工,整理;逐步发展 / ~ up an appetite（通过劳动或运动）激起食欲
workable *a*. 可使用的;可运转的;切实可行的
worker *n*. 工人,劳动者;工作人员
workhouse *n*. 感化院,教养所
working *a*. 劳动的,工作的;运转的,在使用的;（面部等）抽搐的 *n*. 工作,劳动;活动;作用;（面部等的）抽搐 ‖ ~ axis 基准轴,基准线 / ~ distance 工作距离 / ~ years of potential life lost（简作 WYPLL）潜在工作损失年数
workman（［复］workmén）*n*. 工人,劳动者,工作者,工匠
workout *n*.（体育）锻炼
workshop *n*. 车间,工场
work-up *n*. 检查（指化验、X 线等）
workwoman（［复］workwomen）*n*. 女工,女工作者
world *n*. 世界;界,领域 ‖ all the ~ to sb 对……来说是最重要的事 | bring into the ~ 接生 / come in to the ~ 出世,诞生;（著作）问世 / dead to the ~（因酒醉或熟睡）什么都不知道 / for all the ~ 完全,一点不差地;无论如何 / give to the ~ 出版,发表 / go out of this ~ 去世,死 / in the ~［加强语气用］到底,究竟 / not for the ~ 当然不 / on top of the ~ 极愉快 / out of this ~ 极好的,极妙的 / think the ~ of 对……极关心 / ~s apart 完全不一样
World Health Organization（缩 WHO）世界卫生组织
worldly *a*. 世间的,尘世的,俗气的 ‖ worldliness *n*. 世俗 / ~ minded *a*. 世俗的,追求名利的 / ~-wise *a*. 老于世故的
worm *n*. ①虫,蠕虫 ②蚓部 ③蟠管（蒸馏器）‖ biharzia ~ 裂体吸虫,血吸虫 / bladder ~ 囊虫 / blinding ~, Onchocerca caecutiens 旋盘尾丝虫 / case ~ 棘球绦虫 / ~ of cerebellum, inferior 小脑下蚓部 / dragon ~, Dracunculus medinensis 麦地那龙线虫 / eel ~ 线虫（俗名,如蛔虫）/ eye ~, Loa loa 眼丝虫,罗阿丝虫 / flat ~, platyhelminth 扁形动物 / fluke ~ 吸虫 / guinea ~ 麦线那龙线虫 / heart ~, Dirofilaria immitis 犬恶丝虫 / kidney ~, Dioctophyma renale 肾膨结线虫 / maw ~ 蛔虫 / Medina ~ 麦地那龙线虫 / palisade ~, Strongylus equinis 马圆线虫 / polychaete ~ 多毛虫 / pork ~, Trichnella spiralis 旋毛线虫,旋毛虫 / serpent ~ 麦地那龙线虫 / spiny-headed ~ 棘头虫 / stomach ~, Haemonchus contortus 捻转血矛线虫 / tape ~ 绦虫 / thornheaded ~ 棘头虫 / tongue ~ 舌形虫 / travelling ~ 扁角水虻蚴 / trichina ~ 旋毛虫 / ~ of cerebellum 小脑蚓部
Wormian bone［Olaus Worm Wormian 丹解剖学家 1588—1654］沃姆氏骨（缝间骨）

Wormley's test［Theodore G. Wormley 美化学家 1826—1897］沃姆利氏试验（检生物碱）
Worm-Müller's test［Jacob Worm-Müller Jacob 挪医师 1834—1889］沃姆·苗勒氏试验（检尿葡萄糖）
wormseed ①土荆芥 ②山道年草 ‖ American ~ 驱虫土荆芥 / Levant ~ 山道年花 / Russian ~，Artemisia maritima 山道年草，驱蛔蒿
wormwood，absinthium 苦艾
worn（wear 的过去分词）***a***．用旧的；筋疲力尽的；变得衰弱的
wornout ***a***．用坏的，不能再用的；筋疲力尽的；变得衰弱的
worrisome ***a***．使人烦恼的 ‖ ~ly ***ad***．
worry ***vt***．使烦恼，使担忧，折磨 ***vi***．烦恼，担心 ***n***．烦恼，焦虑，担忧 ‖ ~ along（或 through）不顾困难设法进行，熬过 / ~ down 好容易吞下 / ~ oneself 自寻烦恼 / ~ out 绞尽脑汁解决（或想出）‖ ~ing ***a***．使人烦恼的，忧虑重重的 / worrisome ***a***．使人烦恼的，使人焦虑的
worse ***a***．（bad 的比较级）更坏的，更差的，更恶化的；（ill 的比较级）（病情）更重的 ***ad***．（badly，ill 的比较级）更坏，更糟；（病）更重 ***n***．更坏的事 ‖ a change for the ~ 变坏 / have the ~ 遭到失败 / none the ~ 并不更差；仍然，还是 / so much the ~ 更加不妙（或糟糕）/ ~ and ~ 越来越坏，每况愈下 / ~ off 情况更坏；恶化；处境更糟 ‖ ~n ***vt***．***vi***．（使）变得更坏；（使）恶化
worsen ***v***．使变得更坏，使恶化
worship ***n***．崇拜，尊敬；礼拜
worshipful ***a***．尊敬的，可敬的，崇拜的，虔敬的 ‖ ~ly ***ad***．/ ~ness ***n***．
worst ***a***．（bad，ill 的最高级，常加 the）最坏的，最差的；最恶劣的；最有害的；最不利的 ***ad***．［bad，badly；ill，illy 的最高级］最坏地；最恶劣地；最有害地；最不利地 ***n***．最坏的情况（或部分、结果等）***vt***．击败；胜过 ‖ at ~ 在最坏（或最不利）的情况下 / come off ~ 被击败 / get the ~ of（it）被击败 / if the ~ comes to the ~ 如果最坏的事发生 / make the ~ of 对……作最坏打算
wort ***n***．麦芽汁
wort ***n***．①野草，草（俗名）②麦芽汁 ‖ liver ~ 地钱
worth ***n***．价值 ***a***．值……的；值得……的；有……价值的 ‖ for all one is ~ 尽力，拼命 / for what it's ~ 不管其价值如何，不论真伪 / put in one's two cents ~ 发表意见，发言 / ~ it 值得 ‖ ~less ***n***．无价值的；无用的；不足道的
worthwhile ***a***．值得花时间（或精力）的；合算的
worthy ***a***．有价值的；值得的，相称的（of）‖ worthily ***ad***．
would（will 的过去式）***v***．aux．（表示过去将来时）将；（表示虚拟、假设、条件等）要，将要；会，就会；（表示过去习惯动作）总是，总会；（表示一个看法或请求，使语气婉转）愿，倒（表示愿望等）会，要 / ~ rather（或 sooner）宁愿，宁可
would-be ***a***．将要成为的，想要成为的；未遂的
Woulfe's bottle［Peter Woulfe 英化学家 1727—1803］渥耳夫氏爪（三颈洗气瓶）
wound［英］；**vulnus**［拉］***n***．伤，创伤，伤口 ***vt***．***vi***．（使）受伤，伤害 ‖ aseptic ~ 无菌创伤 / blowing ~，open pneumothorax 开放性气胸 / bullet ~ 枪弹伤 / bullet splash ~ 弹擦伤 / contused ~ 挫伤 / gunshot ~ 枪弹伤 / gutter ~ 沟状创伤 / incised ~ 刀伤，割伤 / infected ~ 感染性创伤，染毒创伤 / lacerated ~ 裂伤，撕裂伤 / nonpenetrating ~ 非贯通创伤 / open ~ 开放性创伤 / operation ~ 手术创伤 / penetrating ~ 贯通伤口 / perforating ~ 穿破创伤，穿创伤 / pistol ~ 手枪弹伤 / poisoned ~ 染毒创伤，感染性创伤 / post-mortem ~ 检尸创伤 / puncture ~ 刺伤 / septic ~ 染毒创伤 / seton ~ 串线创伤（一种穿破伤，其入口与出口均在身体的同一侧）/ shell ~ 炮弹伤 / spatter ~ 污染创伤 / stab ~ 戳伤 / subcutaneous ~ 皮下创伤 / sucking ~，traumatopneic ~ 吸气性创伤（开放性气胸）/ wounds ~，summer，summer scores 夏疮（马），皮肤丽线虫蚴病 / tangential ~ 切线创伤 / traumatopneic ~ 吸气性创伤（开放性气胸）/ tunnel ~ 隧道性创伤 / war ~ 战伤 / ~ of cheek，penetrating 颊部穿透伤 / ~ of palate，perforating 腭部穿孔伤 / ~，tooth extraction 拔牙创（口）
wound of entry（简作 WOE）穿入伤口，（子弹等）入口创伤
wound of exit（简作 WOX）穿出伤口，（子弹等）出口创伤
wound wind 的过去式和过去分词
Wound tumor phyloreovirus 创伤肿瘤植物呼肠孤病毒
Wound tumor reovirus 创伤肿瘤呼肠孤病毒
woundwort ①一枝黄花 ②水苏
wove weave 的过去式
woven weave 的过去分词
WOX 穿出伤口，（子弹等）出口创伤（见 wound of exit）
W-plasty W 形整形术
WPW（Wolff-Parkinson-White syndrome）预激综合征
W. R.（Wassermann reaction）乏色曼氏反应（检梅毒）
W virus W 病毒
wrapper；investment 包埋料
wrench 旋钳
wrack ***n***．毁坏，破坏；（被毁坏物的）残骸；（船只的）失事 ***vt***．彻底毁坏
wraith ***n***．幽灵，鬼，幻影
wrangle ***v***．& ***n***．争论，吵嘴
wrap（-pp-）***vt***．裹，包，捆，缠；覆盖 ***vi***．缠绕，包起来（up）***n***．包裹（物）；［复］限制，约束；秘密 ‖ be ~ped up in 被包藏于……中；埋头于，全神贯注于；与……有关系 / under ~s 保密
wrapper ***n***．包裹料
wrapping ***n***．包装（材料）
wrath ***n***．愤怒，激怒
wreath［复］wreaths ***n***．花圈；圈状物，螺旋形物，环状物；花冠，花冠体（细胞核分裂的一时期）‖ daughter ~ 双星体 / hippocratic ~ 希波克拉底花冠，花冠秃
wreathe ***vt***．盘绕，缠住；扭；拧；覆盖 ***vi***．扭动；扭皱
wreck ***n***．失事，遭难；失事的船；健康极度受损的人 ***vt***．使失事，使遭难而失事；遭受破坏，毁灭
wreckage ***n***．毁坏，残骸
wrecker ***n***．暗害者，破坏者，救护人（船），救护车
Wreden's sign［Robert Robertovich Wreden 俄耳科医师 1837—1893］伏雷登氏征（婴儿出生后死亡者，其外耳道可存有一种胶冻样物质）
wrench ***n***．拔头，钳；猛扭；扭伤 ***vt***．猛扭；扭伤；歪曲；使受痛苦，折磨 ***vi***．猛力扭动，拧；绞 ‖ talipes ~ 畸足扭转器
wrest ***vt***．扭，拧；夺取，费力取得；歪曲，曲解 ***n***．扭，拧
wrestle ***vt***．；***vi***．；***n***．摔角；搏斗
wrestling ***n***．摔角
wretch ***n***．可怜的人，卑鄙的人
wretched ***a***．悲惨的，不幸的；讨厌的，肮脏的，恶劣的 ‖ ~ly ***ad***．/ ~ness ***n***．
wrick ***vt***．；***n***．扭伤
wriggle ***vi***．；***vt***．（使）蠕动，（使）扭动 ***n***．蠕动，扭动
wrigglers ***n***．孑孓
Wrisberg's 里斯伯格氏
Wrisberg's ganglion 里斯伯格氏神经节（半月神经节）
Wrisberg's lingula 里斯伯格氏小舌（连络三叉神经运动根与感觉根的纤维）
wryneck；torticollis 斜颈，捩颈
Wright's method［Almroth Edward 英细菌学家 1861—1947 赖特氏法（①一种外科创伤处理法 ②血清杀菌力测定法）‖ ~ solution 赖特氏液（含食盐及枸橼酸钠的水溶液，用于创伤治疗）
Wright's stain［James H. Wright 美病理学家 1869—1928］赖特氏染剂（染血细胞及疟原虫）
Wright-Giemsa staining 瑞—姬混合染色法
Wright's syndrome［Irving S. Wright 美医师 1901 生］赖特氏综合征（①上肢外展过度所致的神经血管综合征 ②纤维性骨炎、皮色素沉着及性早熟综合征）
Wrightie pubescens R. Br.［拉，植药］倒吊笔
wrightine，conessine 锥丝碱，抗痢夹竹桃碱，倒吊笔碱
wring（wrung）***vt***．绞，拧，榨；使苦恼，折磨 ***vi***．蠕动，扭动；绞，拧，榨 ***n***．绞，拧，榨
wrinkle ***n***．皱，皱纹 ***vt***．***vi***．（使）起皱纹
wrinkled 皱的，皱纹的
Wrisberg's anastomosis［Heinrich August 德解剖学家 1739—1808］里斯伯格氏吻合术 ‖ ~ ansa 里斯伯格氏袢（右内脏神经袢）/ ~ cartilage 里斯伯格氏软骨（楔状软骨）/ ~ ganglion 里斯伯格氏神经节（①心神经节 ②半月神经节）/ ~ ligament，ligamentum menisci lateralis 里斯伯格氏韧带，半月板外侧韧带 / ~ lingula 里斯伯格氏小舌（连络三叉神经运动根与感觉根的纤维）/ ~ nerve 里斯伯格氏神经（臂内侧皮神经）/ ~ pars intermedia，nervus intermedius 里斯伯格氏中间部，中间神经 / ~ staff 里斯伯格氏杆（喉镜检查所见的楔状软骨隆凸）/ ~ tubercle，tuberculum cuneiforme 里斯伯格氏结节，楔状结节
wrist ***n***．腕，手腕，腕关节 ‖ ~drop ***n***．腕下垂，腕垂症 / ~ joint ***n***．腕关节 / ~watch ***n***．手表 / tennis ~ 网球员腕病（腕部腱鞘炎）
wristdrop；carpoptosis 腕下垂，手垂症
write（wrote，written）***vt***．书写，写下 ***vi***．写，写字 ‖ be written on（或 all over）在……明白地表现出 / ~ down 写下，记下 / ~ in 把……写入 / ~ off 容易地写成，一口气写成；注销 / ~ out 写出；全部写出 / ~ up 补写……到最近日期；把……写成文，详细描写
writer ***n***．作者，作家

writhe *vt*. 扭曲,扭歪;扭动;缠绕 *vi*. 蠕动,蜿蜒移动;翻滚 *n*. 扭动,翻滚
writing *n*. 书写,写作;书法,笔迹;文件;著作 ‖ mirror / specular ~ 左右倒写,反向书写 / automatic ~ 自动书写 / dextrad ~ 向右书写 / mirror ~, specular ~ 左右倒写,反写 / sinistrad ~ 向左书写
written (write 的过去分词)书面的,成文的
wrong *a*. 错误的;不适当的;不正常的;不健全的 *ad*. 错,不对 *n*. 错误;坏事 ‖ be in the ~ 错,理亏;谬误;应受责备 / do ~ 做错;作恶,犯罪 / two ~s don't make a right 两个错误不等于一个正确(不能因为别人损害了你,你就应该惩罚他) / get (hold) of the ~ end of the stick 完全误解 / get out of bed on the ~ side 整天情绪不好,闹脾气 / get on the ~ side of sb 失去某人的赞助(或欢心) / on the ~ side of 超过(指年龄) ‖ ~ly *ad*.
wrongful *a*. 恶劣的;不公允的;违法的,不正当的 ‖ ~ly *ad*.
wrote **write** 的过去式
wrought *a*. 锻的,制造的,精炼的,激动的,兴奋的 ‖ get ~ up 兴奋起来,激动起来,被激怒 / ~ iron 熟铁
wrung wring 的过去式和过去分词
wry *vt*. *vi*. 扭曲,扭歪 *a*. (面部肌肉)扭曲的;歪斜的;荒谬的;曲解的 ‖ ~ly *ad*.
wryneck *n*., torticollis 斜颈,捩颈
wt. (weight) ①重,重量,衡量 ②砝码
WT 候诊时间(见 waiting time)
WT 1 myovirus WT1 肌病毒
Wucher atrophie ([德]"proliferation atrophy <增生性萎缩>") *n*. 脂肪替代性萎缩(即 wucher atrophy)
Wuchereia [Otto Wucherer 德医师 1820—1871] 吴策线虫属 ‖ ~ bancrofti 班[克罗夫特]氏吴策线虫,班[克罗夫特]氏线虫 / ~ malayi 马来吴策线虫,马来丝虫
Wuchereriasis 吴策线虫病
Wunderlich's curve [Carl reinhold Wunderlich 德医师 1815—1867] 温德利希氏曲线(伤寒典型热型)
Wundt's tetanus [Wilhelm Wundt 德生理学家 1832—1920] 冯特氏强直(蛙肌肉持续强直收缩)
wurari *n*., **curare** 箭毒
wurras, **waras** 大叶千斤拔毛
Wurster's reagent [Casimir Wurster 德化学家 1854—1913] 武斯特氏试剂(检过氧化氢,酪氨酸) ‖ ~ test 武斯特氏试验(检过氧化氢、酪氨酸)
wurzel bacillus, **Bacillus ramosus** 分文杆菌
w / v (weight in volume) 重 / 容
W / W (weight in weight) 重量重量比
WW (window width) 窗宽(计算体层摄影术语)
WxB (wax bite) 蜡咬模
WxE (wax pattern) (牙) 蜡模
wyamine, **mephentermine** 恢压敏,甲苯[叔]丁胺
WxP (~ pattern) 蜡型,蜡模
wych-hazel, **witchhazel** 北美金缕梅
wycillin 威西林(普鲁卡因青霉素 G 混悬液,商品名)
wydase *n*. **hyaluronidase** 透明质酸酶(商品名)
Wyeomyla bunyavirus 维欧米亚本扬病毒
Wyeth's method [John Allan Wyeth 美外科医师 1845—1922] 魏思氏法(血管瘤注沸水法) ‖ ~ operation 魏思氏手术(髋关节离断术)
Wylie's drain [Walker Gill Wylie 美妇科学家 1848—1923] 魏利氏引流管 ‖ ~ operation 魏利氏手术(①圆韧带缩短术 ②阑尾炎手术)
Wymox *n*. 阿莫西林,羟氨苄青霉素(amoxicillin)制剂的商品名
Wynn method [Sidney Keth Wynn] 温氏法(用狭长三角形皮瓣修复双侧唇裂)
WYPLL 潜在工作损失年数(见 working years of potential life lost)
Wysler's suture [F. 德外科医生] 魏斯勒氏缝术(肠管)

X x

X.（1. homeopathic symbol for the decimal scale of potencies 2. Kienbock's unit of x-ray dosege）1. 十分之一效度（顺势疗法）2. 金伯克氏 X 线剂量单位
X 金伯克单位（Kienbock's, unit）和黄嘌呤（xanthine）或黄（嘌呤核）苷（xanthosine）的符号
X14 parvovirus X14 细小病毒
X14 virus（Paync et al）X14 病毒
X-bitecrossbite 反咬合
X-bodies X 体（指感染了病毒的细胞种类似蛋白质的物质）
X chromatin X 染色质
X chromosome inactivation X 染色体失活
X chromosome X 染色体
X deletion X 染色体缺失
x-element X 成分（染色体团）
X factor X 因子
X linkage X 连锁
X-linked 伴性的，伴 X 的
X-linked abnormality X 连锁的遗传异常
X-linked disease X 连锁疾病
X-linked dominant inheritance X 连锁显性遗传
x-linked gene X 连锁基因
X-linked genetic disorder, X-linked inheritance X 连锁遗传
X-linked juvenile retinoschisis 性连锁青年性视网膜劈裂（症）
X-linked recessive inheritance X 连锁隐性遗传
X linked trait X 连锁的特征
X polysomy 见 XXXX, XXXXX
X-ray cataract X 线性白内障
X ylocopa phalothorax（Lepeletier）灰胸木蜂（隶属于蜜蜂科 Apidae）
X zone 雄激素带
Xamoterol *n*. ［商名］扎莫特罗（β 受体激动剂）
Xanax *n*. 阿普唑仑（alprazolam）制剂的商品名
xanchromatic, xanthochromatic *a*. 黄色的
-xanox［构词成分］呫诺（1998 年 ADDN 规定使用此项名称，主要系指呼吸系统抗过敏药呫诺酸［Xanoxic acid］类的药物，如甲派呫诺［Mepixanox］、舒地呫诺［Sudexanox］等）
Xanomeline *n*. 呫诺美林（拟胆碱药）
Xanoxic Acid *n*. ［商名］呫诺酸（抗过敏药）
Xanthacin 黄色球黏细菌素
xanthaematin, xanthematin *n*. 血黄素，黄包正铁血红素（血红素黄色衍生物）
xanthaline, papaveraldine *n*. 罂粟酮碱，鸦片黄
xanthamide *n*. 黄原酰胺
xanthate *n*. 黄原酸盐
xanthatin 苍耳东
xanthein *n*. 花黄素，植物黄素
xanthelasma *n*. ［*xantho-* + 希 *elasma* plate］①黄瘤 ②黄斑瘤
xanthelasmatosis, xanthomatosis *n*. 黄瘤病
xanthelasmoidea *n*. **urticaria pigmentosa** 类黄瘤，着色性荨麻疹
xanthematin *n*. 血黄素，黄色正铁血红素（血红素黄色衍生物）
xanthemia *n*. ［*xantho-* + 希 *haima* blood + -ia］胡萝卜素血［症］
xanthene *n*. 氧杂蒽
xanthic ①黄色的 ②黄嘌呤的
Xanthichthys auromarginatus（Bennett）黄边凹纹鳞鲀（隶属于鳞鲀科 Balistidae）
Xanthichthys lineopunctatus（Holllard）凹纹鳞鲀（隶属于鳞鲀科 Balistidae）
Xanthidae 扇蟹科（隶属于短尾次目 Brachyura）
xanthide *n*. 植物黄质化物
xanthin *n*. 植物黄质
xanthine *n*. ［希 *xanthos* yellow］黄嘌呤 *vt*. ~ bases 黄嘌呤碱 ‖ dimethyl ~, theobromine 二甲［基］黄嘌呤，可可［豆］碱 / methyl ~, heteroxanthine 甲基黄嘌呤，杂黄嘌呤 / ~ oxidase 黄嘌呤氧化酶 / trimethyl ~, caffeine 三甲基黄嘌呤，咖啡因
Xanthine Dehydrogenase *n*. 黄嘌呤脱氢酶（此酶活性缺乏可致黄嘌呤尿和黄嘌呤石沉积）
Xanthine Oxidase *n*. 黄嘌呤氧化酶（此酶缺乏为一种常染色体隐性性状，可致黄嘌呤尿症）
xanthinin *n*. 黄质宁（硫脲酸铵加热分解产生的结晶性物质）
xanthinoxidase *n*. 黄嘌呤氧化酶
xanthinuria *n*. ［*xanthine* + 希 *curon* urine］，**xanthiuria** 黄嘌呤尿 ‖ xanthinuric *a*.
xanthism *n*. 黄化，黄素沉着病，暗红色白化病
Xanthium L. 苍耳属 ‖ ~ japonicum Wild 苍耳 / ~ spinosum 刺苍耳
Xanthium sibiricum Patr.［拉，植药］苍耳
xantho- *n*. ［希，复合形，*xanthos* yellow 黄色］黄色
xanthobacter *n*. 黄色（无芽胞）杆菌属
Xanthobacter Wiegel et al. 黄色杆菌属
Xanthobacter agilis Jenni et Aragno 敏捷黄色杆菌
Xanthobacter autotrophicus（Baumgarten, Reh et Schlerel）**Wiegel et al.** 自养黄色杆菌
Xanthobacter flavus Malik et Claus 黄色杆菌
Xanthoceras Bge 文冠果属
Xanthoceras sorbifolia Bunge［拉；植药］文冠果
xanthochroia *n*. 黄变，黄化（皮肤）
xanthochromia *n*. ［*xantho-* + 希 *chroma* color］黄变（脑脊液或皮肤）‖ ~ striata palmaris 掌条纹状黄变
xanthochromic, xanthechromatic *a*. ①黄变的 ②黄色的
xanthochroous［希 *xanihochroos*］*n*. 黄肤的
Xanthochymus pictorius 香港倒捻子
Xanthocillin *n*. ［商名］黄青霉素，占托西林（抗生素类药）
xanthocyanopsia［*xantho-* + 希 *kyanos* blue + *opsis* vision + -ia］红绿色盲，黄蓝视症
xanthocyanopsy ①红绿色盲 ②黄蓝视症
xanthocystine *n*. 黄胱氨酸
xanthocyte *n*. 黄色细胞
xanthoderm *n*. 黄肤者，黄种人
xanthoderma , xanthodermia *n*. 黄肤，皮肤变黄
xanthodont *a*. 黄牙的
xanthodontous［*xantho-* + 希 *odous* tooth］*a*. 黄牙的
xantho-erythroderma perstans 持久性黄色红皮病
xanthofibroma thecocellulare, luteoma 黄体瘤
xanthoglobulin *n*. 黄球蛋白
xanthogranuloma *n*. 黄肉芽肿
xanthogranulomatosis *n*. 黄肉芽肿病
xanthokyanopy *n*. **, xanthocyanopsia** 红绿色盲，黄蓝视症
Xanthol *n*. ［商名］占噻吨（抗精神病药）
xanthoma *n*. 黄瘤 ‖ ~ diabeticorum 糖尿病黄瘤 / ~ disseminatum 播散性黄瘤 / essential ~ 特发性黄瘤 / juvenile ~ 幼年黄瘤 / ~ multiplex 多数性黄瘤 / ~ palpebrarum, xanthelasma 黄斑瘤 / ~ planum 扁平黄瘤 / primary ~, essential / ~ 特发性黄瘤 / ~ tuberosum, ~ tuberosum multiplex, lipoid gout, pseudodiabetic ~［多数］结节性黄瘤
xanthomatosis *n*. 黄瘤病，黄脂增生病 ‖ ~ bulbi 眼球黄瘤病（角膜脂变）/ ~ corneae 角膜黄色瘤病 / ~ generalisata ossium 全身性骨黄瘤病 / ~, normal cholesteremic 正常胆甾醇血性黄瘤病
xanthomatous *a*. 黄瘤的
Xanthomonas *n*. 黄（单胞）杆菌属
Xanthomonas acernea（Ogawa）BurkhOlder 枫黄单胞菌（枫叶斑病黄单胞菌）
Xanthomonas alangi Padhya et Patel 八角枫假单胞菌
Xanthomonas albilineans（Ashby）Dowson 白纹黄单胞菌（甘蔗白纹病黄单胞菌，甘蔗鳞斑病黄单胞菌）
Xanthomonas albilineans subsp. Dlpaspali Starr 白纹黄单胞菌雀稗亚种（甘蔗白纹病黄单胞菌雀稗亚种，甘蔗鳞斑病黄单胞菌雀稗亚种）
Xanthomonas alfalfae（Riker, Jones Davis）Dowson 苜蓿黄单胞菌（苜蓿叶斑病黄单胞菌）
Xanthomonas alysicarpi Bahtt et Patel 链荚豆黄单胞菌（链荚豆叶斑病黄单胞菌）

Xanthomonas alysicarpi var. vaginalidis Patel, Bhatt et Dhande 链荚豆黄单胞菌鞘变种
Xanthomonas amaranthicola Patel, Wanker et Kulkarni 青苋黄单胞菌（青苋叶斑病黄单胞菌）
Xanthomonas amorphoiphalli Jindal et al. 薯蓣黄单胞菌
Xanthomonas ampelina Panagopoulos 葡萄酒黄单胞菌
Xanthomonas anadensis Desai et Shah 阿奈德黄单胞菌
Xanthomonas annamalaiensis Rangaswami et al. 安纳马莱黄单胞菌（御谷叶块斑病黄单胞菌，御谷病黄单胞菌）
Xanthomonas antirrhini（Takimoto）**Dowson** 金鱼草黄单胞菌（金鱼草叶斑病黄单胞菌）
Xanthomonas arecae Rao et Mohan 槟榔黄单胞菌
Xanthomonas argemones Srinivasan et al. 蓟罂粟黄单胞菌
Xanthomonas armoraciae（McCulloch）**Burkhoder** 假紫草黄单胞菌
Xanthomonas arracaciae Pereira et al. 秘鲁胡萝卜、黄单胞菌
Xanthomonas aureus Frankland et Frankland 金黄黄单胞菌
Xanthomonas axonopodis Starr et GArces 地毯草黄单胞菌（地毯草流胶病黄单胞菌）
Xanthomonas badrii Patel, Kulkarni et Dhande 巴氏黄单胞菌（苍耳叶斑病黄单胞菌，苍耳黄单胞菌）
Xanthomonas balsamivorum Rangaswami et Sanne Gowda 凤仙花黄单胞菌（凤仙花叶斑病黄单胞菌）
Xanthomonas barbareae（Burkholder）**Burkholder** 山芥黄单胞菌（山芥叶斑病黄单胞菌，水菖蒲腐病黄单胞菌）
Xanthomonas bauhiniae Padhya et al. 羊蹄甲黄单胞菌
Xanthomonas begoniae（Takimoro）**Dowson** 秋海棠黄单胞菌（秋海棠叶斑病黄单胞菌）
Xanthomonas beticola（Smith, Brown et Townsend）**Savulescu** 甜菜黄单胞菌（甜菜癌病黄单胞菌）
Xanthomonas bilave Patel et al. 印度枳黄单胞菌（印度枳穿孔病黄单胞菌）
Xanthomonas biophyti Patel et al. 感应草黄单胞菌
Xanthomonas blepharidis Srinivasanet al. 荒漠草黄单胞菌（荒漠草叶斑病黄单胞菌）
Xanthomonas boerhaaviae Mathur et al. 黄细心草黄单胞菌
Xanthomonas brideliae Bhatt et Patel 土密树黄单胞菌（土密树叶斑病黄单胞杆菌）
Xanthomonas buteae Bhatt et Patel 紫铆黄单胞菌（紫铆叶斑病黄单胞杆菌）
Xanthomonas caiani Kulkarni, Patel et Abhvankar 土豆黄单胞菌（土豆叶斑病黄单胞菌）
Xanthomonas campestris（Pammel）**Dowson** 野油菜黄单胞菌（甘蓝黑腐病黄单胞菌，野油菜杆菌）
Xanthomonas campestris f. sp. aurantifoliae Namekata et Oliveira 野油菜黄单胞菌墨西哥柠檬小种
Xanthomonas campestris f. sp. centellae Basnyatet Kulkarni 野油菜黄单胞菌积雪草小种
Xanthomonas campestris f. sp. clitoriae Pandit et Kulkarni 野油菜黄单胞菌蝶豆小种
Xanthomonas campestris f. sp. daturi Jain et al. 野油菜黄单胞菌曼陀罗小种
Xanthomonas campestris f. sp. desmodiilaxillori Pant et Kulkarni 野油菜黄单胞菌疏花山马蝗小种
Xanthomonas campestris f. sp. Euphorbiae Sabet et al. 野油菜黄单胞菌大戟小种
Xanthomonas campestris f. sp. heliotropii Sabet et al. 野油菜黄单胞菌天芥菜小种
Xanthomonas campestris f. sp. mangiferaeindicae（Patel et al.）**Robbs et al.** 野油菜黄单胞菌芒果小种
Xanthomonas campestris f. sp. merremiae Pant et Kulkarni 野油菜黄单胞菌大鱼黄草小种
Xanthomonas campestris f. sp. phyllanthi Sabet et al. 野油菜黄单胞菌叶下珠小种
Xanthomonas campestris f. sp. Vignaeradiatae Sabet et al. 野油菜黄单胞菌绿豆小种
Xanthomonas campestris f. sp. vignicola（Burkholder）**Sabet et al.** 野油菜黄单胞菌栖豇豆小种
Xanthomonas campestris pv. aberrans（Knosel）**Dye** 野油菜黄单胞菌畸变致病变种
Xanthomonas campestris pv. alangit（Padhya et Patel）**Dye** 野油菜黄单胞菌八角枫致病变种
Xanthomonas campestris pv. alfalfae（Riker et al.）**Dye** 野油菜黄单胞菌苜蓿致病变种
Xanthomonas campestris pv. amaranthicola（Patel et al.）**Dye** 野油菜黄单胞菌栖青苋致病变种
Xanthomonas campestris pv. amorphophalli（Jindal et al.）**Dye** 野油菜黄单胞菌薯蓣致病变种
Xanthomonas campestris pv. aracearum（Berniac）**Dye** 野油菜黄单胞菌南天星致病变种
Xanthomonas campestris pv. arecae（Rao et Mohan）**Dye** 野油菜黄单胞菌槟榔致病变种
Xanthomonas campestris pv. argemones（Srinivasan et al.）**Dye** 野油菜黄单胞菌蓟罂粟致病变种
Xanthomonas campestris pv. armoraciae（McCulloch）**Dye** 野油菜黄单胞菌假辣根致病变种
Xanthomonas campestris pv. arracaciae（Pereira et al.）**Dye** 野油菜黄单胞菌秘鲁胡萝卜致病变种
Xanthomonas campestris pv. arrhenatheri Egli et Schmidt 野油菜黄单胞菌燕麦草致病变种
Xanthomonas campestris pv. aurantifoliae（Namekata et Oliveira）**Gabriel et al.** 野油菜黄单胞菌墨西哥来檬致病变种
Xanthomonas campestris pv. azadirachtae（Desai et al.）**Dye** 野油菜黄单胞菌楝树致病变种
Xanthomonas campestris pv. badrii（Patel et al.）**Dye** 野油菜黄单胞菌巴氏致病变种
Xanthomonas campestris pv. barbareae（Burkholder）**Dye** 野油菜黄单胞菌山芥致病变种
Xanthomonas campestris pv. bauhiniae（Padhya et al.）**Dye** 野油菜黄单胞菌羊蹄甲致病变种
Xanthomonas campestris pv. begoniae（Takimoto）**Dye** 野油菜黄单胞菌秋海棠致病变种
Xanthomonas campestris pv. betae Robbs et al. 野油菜黄单胞菌甜菜致病变种
Xanthomonas campestris pv. betlicolia（Patel et al.）**Dye** 野油菜黄单胞菌甜蒌叶致病变种
Xanthomonas campestris pv. bilvae Chakravarti et al. 野油菜黄单胞菌印度枳致病变种
Xanthomonas campestris pv. biophyti（Patel et al.）**Dye** 野油菜黄单胞菌感应草致病变种
Xanthomonas campestris pv. blepharidis（Srinirasan et Patel）**Dye.** 野油菜黄单胞菌荒漠草致病变种
Xanthomonas campestris pv. boerhaaviae（Mathur et al.）**Bradbury** 野油菜黄单胞菌黄细心草致病变种
Xanthomonas campestris pv. caiani（Kulkarniet al.）**Dye** 野油菜黄单胞菌木豆致病变种
Xanthomonas campestris pv. campestris（Paminel）**Dowson** 野油菜黄单胞菌野油菜致病变种（甘蓝黑腐病菌甘蓝致病变种）
Xanthomonas campestris pv. cannabis Severin 野油菜黄单胞菌大麻致病变种
Xanthomonas campestris pv. cannae Easwramurthy et al. 野油菜黄单胞菌美人蕉致病变种
Xanthomonas campestris pv. camssae（Moniz et al.）**Dye** 野油菜黄单胞菌假虎刺致病变种
Xanthomonas campestris pv. carotae（KMndrick）**Dye** 野油菜黄单胞菌胡萝卜致病变种
Xanthomonas campestris pv. cassavae（Wiehe et Dowson）**Maraite et Weyns** 野油菜黄单胞菌木薯致病变种
Xanthomonas campestris pv. cassiae（KUlkarni et al.）**Dye** 野油菜黄单胞菌山扁豆致病变种
Xanthomonas campestris pv. Celebensis（Gaumann）**Dye** 野油菜黄单胞菌香蕉条纹病致病变种
Xanthomonas campestris pv. centellae Basnyat et Kulkarni 野油菜黄单胞菌积雪草致病变种
Xanthomonas campestris pv. cerealis（Hagborg）**Dye** 野油菜黄单胞菌谷物致病变种（甘蓝黑腐病菌禾谷类致病变种）
Xanthomonas campestris pv. citri（Hasse）**Dye** 野油菜黄单胞菌柑橘病原变种（甘蓝黑腐病菌柑橘致病变种）
Xanthomonas campestris pv. citrumelo Gabriel et al. 野油菜黄单胞菌柑蜜致病变种
Xanthomonas campestris pv. Clerodendri（Patel et al.）**Dye** 野油菜黄单胞菌海州长山致病变种
Xanthomonas campestris pv. clit Oriae（Pandit et Kulkarni）**Dye et al** 野油菜黄单胞菌蝶豆致病变种
Xanthomonas campestris pv. convol Vuli（Nagarkoti et al.）**Dye** 野油菜黄单胞菌旋花致病变种
Xanthomonas campestris pv. coracanae（Desai et al.）Dye 野油菜黄单胞菌䅟子致病变种
Xanthomonas campestris pv. coriandri（Srinivasan et al.）**Dye** 野油菜黄单胞菌芫荽致病变种
Xanthomonas campestris pv. corylina（Miller et al.）**Dye** 野油菜黄单胞菌榛致病变种
Xanthomonas campestris pv. cucurbitae（Bryan）**Dye** 野油菜黄单胞

菌黄瓜致病变种

Xanthomonas campestris pv. cyamopsidis（Patel et al.）**Dye** 野油菜黄单胞菌瓜尔豆致病变种

Xanthomonas campestris pv. daturae Bradbury 野油菜黄单胞菌曼陀罗致病变种

Xanthomonas campestris pv. desmodii（Patel）**Dye** 野油菜黄单胞菌山蚂蟥致病变种

Xanthomonas campestris pv. desmodii gangetici（Patel et Moniz）**Dye** 野油菜黄单胞菌恒河山蚂蟥致病变种

Xanthomonas campestris pv. desmodii rotundifol（Desai et Shah）**Dye** 野油菜黄单胞菌圆叶山蚂蟥致病变种

Xanthomonas campestris pv. dieffen bachiae（McCulloch et Pirone）**Dye** 野油菜黄单胞菌花叶万年青致病变种

Xanthomonas campestris pv. durantae（Srinivasan et Patel）**Dye** 野油菜黄单胞菌假连翘致病变种

Xarlthomonas campestris pv. erythrinae（Patel et al.）**Dye** 野油菜黄单胞菌印度刺桐致病变种

Xanthomonas campestris pv. esculenti（Rangaswami et Eswaran）**Dye** 野油菜黄单胞菌秋葵致病变种

Xanthomonas campestris pv. eucalyptii（Truman）**Dye** 野油菜黄单胞菌桉致病变种

Xanthomonas campestris pv. euph Orbiae（Sabet et al.）**Dye** 野油菜黄单胞菌大戟致病变种

Xanthomonas campestris pv. fascicularis（Patel et Koasthane）**Dye** 野油菜黄单胞菌簇生致病变种

Xanthomonas campestris pv. hd（Cavara）**Dye** 野油菜黄单胞菌无花果致病变种

Xanthomonas campestris pv. glycines（Nakarlo）**Dye** 野油菜黄单胞菌大豆病原变种

Xanthomonas campestris pv. graminis Egli et Schmidt 野油菜黄单胞菌禾谷致病变种

Xanthomonas campestris pv. guizotiae（Yirgou）**Dye** 野油菜黄单胞菌小葵子致病变种

Xanthomonas campestris pv. gummisudans（McCulloch）**Dye** 野油菜黄单胞菌流胶致病变种

Xanthomonas campestris pv. hederae（Arnaud）**Dye** 野油菜黄单胞菌常春藤致病变种

Xanthomonas campestris pv. heliotropii（Sabet et al.）**Dye** 野油菜黄单胞菌天芥菜致病变种

Xanthomonas campestris pv. holcicola（Elliott）**Dye** 野油菜黄单胞菌栖绒毛草致病变种

Xanthomonas campestris pv. hordei（Hagborg）**Dye** 野油菜黄单胞菌大麦致病变种（甘蓝黑腐病菌大麦致病变种）

Xanthomonas campestris pv. hyacinthi（Wakker）**Dye** 野油菜黄单胞菌风信子致病变种

Xanthomonas campestris pv. inccanae（KendriCk et Baker）**Dye** 野油菜黄单胞菌紫罗兰致病变种

Xanthomonascampestris pv. ionodii（Padhyaet Patel）**Dye** 野油菜黄单胞菌紫堇木致病变种

Xanthomonas campestris pv. jaglandis（Pierce）**Dye** 野油菜黄单胞菌胡桃致病变种

Xanthomonas eampestris pv. khayae（Sabet）**Dye** 野油菜黄单胞菌红木致病变种

Xanthomonas campestris pv. lantanae（Srininivasan et Patel）**Dye** 野油菜黄单胞菌马缨丹致病变种

Xanthomonas campestris pv. laureliae Dye 野油菜黄单胞菌劳瑞丽阿致病变种

Xanthomonas campestris pv. lawsoniae（Patel et al.）**Dye** 野油菜黄单胞菌散沫花致病变种

Xanthomonas campestris pv. leeana（Patel et Kotasthane）**Dye** 野油菜黄单胞菌火筒树致病变种

Xanthomonas campestris pv. lespedezae（Ayes et al.）**Dye** 野油菜黄单胞菌胡枝子致病变种

Xanthomonas campestris pv. maculifoiligardeniae（Ark et Barrett）**Dye** 野油菜黄单胞菌栀子致病变种

Xanthomonas campestris pv. malvacearum（Smith）**Dye** 野油菜黄单胞菌锦葵致病变种（甘蓝黑腐病菌锦葵致病变种）

Xanthomonas campestris pv. mangiferaeindicae（Patel et al.）**Dye** 野油菜黄单胞菌芒果致病变种

Xanthomonas campestris pv. manihotis（Berthet et Bondar）**Dye** 野油菜黄单胞菌木薯致病变种

Xanthomonas campestris pv. martyniicola（Moniz et Patel）**Dye** 野油菜黄单胞菌栖角胡麻致病变种

Xanthomonas campestris pv. melhusii（Patel et al.）**Dye** 野油菜黄单胞菌梅氏致病变种

Xanthomonas campestris pv. meloniz（Neto et al.）**Dye** 野油菜黄单胞菌甜瓜致病变种

Xanthomonas campestris pv. merremiae（Pant et Kulkarni）**Dye al** 野油菜黄单胞菌大鱼黄草致病变种

Xanthomonas campestris pv. musacaerum（Yirgonet Bradbury）**Dye** 野油菜黄单胞菌香蕉致病变种

Xanthomonas campestris pv. nakataecorchori（Padhya et Patel）**Dye** 野油菜黄单胞菌中田氏黄麻致病变种

Xanthomonas campestris pv. nigromacularis（Takimoto）**Dye** 野油菜黄单胞菌黑斑致病变种

Xanthomonas campestris pv. olitorii（Sabet）**Dye** 野油菜黄单胞菌长蒴黄麻致病变种

Xanthomonas campestris pv. oryzae（Ishiyama）**Dye** 野油菜黄单胞菌水稻致病变种

Xanthomonas campestris pv. oryzicola（Fang et al.）**Dye** 野油菜黄单胞菌栖稻致病变种（甘蓝黑腐病菌水稻致病变种）

Xanthomonas campestris pv. papavericola（Bryan et McWhorter）**Dye** 野油菜黄单胞菌栖罂粟致病变种

Xanthomonas campestris pv. passiflorae（Pereira）**Dye** 野油菜黄单胞菌西番莲致病变种

Xanthomonas campestris pv. patelli（Desai et Shah）**Dye** 野油菜黄单胞菌印度麻致病变种

Xanthomonas campestris pv. paulliniae（Robbs et al.）**Dye** 野油菜黄单胞菌泡林藤致病变种

Xanthomonas campestris pv. pedalli（Patel et Jindal）**Dye** 野油菜黄单胞菌脂麻致病变种

Xanthomonas campestris pv. pelargonii（Brown）**Dye** 野油菜黄单胞菌天竺葵致病变种

Xanthomonas campestris pv. pennamericanum Qhobela et Claflin 野油菜黄单胞菌珍珠黍致病变种

Xanthomonas campestris pv. phasi Oli（Smith）**Dye** 野油菜黄单胞菌菜豆病原变种

Xanthomonas campestris pv. phlei Egli et Schmidt 野油菜黄单胞菌梯牧草属致病变种

Xanthomonas campestris pv. phleipratensis（Wallin et Reddy）**Dye** 野油菜黄单胞菌梯牧草致病变种

Xanthomonas campestris pv. phormicola（Takimoto）**Dye** 野油菜黄单胞菌栖新西兰麻致病变种

Xanthomonas campestris pv. phyllanthi（Sabet et al.）**Dye** 野油菜黄单胞菌叶下珠致病变种

Xanthomonas campestris pv. physalidicola（Goto et Okabe）**Dye** 野油菜黄单胞菌栖酸浆致病变种

Xanthomonas campestris pv. physalidis（Srinivasan et al.）Dye 野油菜黄单胞菌小酸浆致病变种

Xanthomonas campestris pv. pisi（Gotoet Okabe）**Dye** 野油菜黄单胞菌豌豆致病变种

Xanthomonas campestris pv. plantaginis（Thornberry et Anderson）**Dye**野油菜黄单胞菌车前致病变种

Xanthomonas campestris pv. poae Egli et Schmidt 野油菜黄单胞菌早熟禾致病变种

Xanthomonas campestris pv. poinsettiicola（Patel et al.）**Dye** 野油菜黄单胞菌栖猩猩木致病变种

Xanthomonas campestris pv. populi de Kam 野油菜黄单胞菌白杨致病变种

Xanthomonas campestris pv. pruni（Smith）**Dye** 野油菜黄单胞菌桃李致病变种（甘蓝黑腐病菌桃致病变种）

Xanthomonas campestris pv. punicae（Hingorani et Singh）**Dye** 野油菜黄单胞菌安石榴致病变种

Xanthomonas campestris pv. raphani（White）**Dye** 野油菜黄单胞菌萝卜致病变种

Xanthomonas campestris pv. rasculorum（Cobb）**Dye** 野油菜黄单胞菌维管束致病变种

Xanthomonas campestris pv. rhynchosiae（Sabet et al.）**Dye** 野油菜黄单胞菌鹿藿致病变种

Xanthomonas campestris pv. risini（Yoshi et Takimoto）**Dye** 野油菜黄单胞菌蓖麻致病变种

Xanthomonas campestris pv. secalis（Reddy et al.）**Dye** 野油菜黄单胞菌黑麦致病变种

Xanthomonas campestris pv. sesami（Sabet et Dowson）**Dye** 野油菜黄单胞菌芝麻致病变种

Xanthomonas campestris pv. sesbaniae（Patel et al.）**Dye** 野油菜黄单胞菌田菁致病变种

Xanthomonas campestns pv. spermacoces（Srinivasan et Patel）**Dye** 野油菜黄单胞菌鸭舌黄致病变种

Xanthomonas campestris pv. syngonii Dickey et Zumoff 野油菜黄单胞菌奈弗台斯草致病变种

Xanthomonas campestris pv. tamarindi（Patel et al.）**Dye** 野油菜黄

单胞菌罗望子致病变种
Xanthomonas campestris pv. taraxaci (Niederhauser) **Dye** 野油菜黄单胞菌蒲公英致病变种
Xanthomonas campestris pv. tardicrescnes (McCulloch) **Dye** 野油菜黄单胞菌缓长致病变种
Xanthomonas campestris pv. theicola Uehara et Arai 野油菜黄单胞菌栖茶致病变种
Xanthomonas campestris pv. thespesiae Patil et Kulkarni 野油菜黄单胞菌栖桐棉致病变种
Xanthomonas campestris pv. thirumalacharli (Padhya et Patel) **Dye** 野油菜黄单胞菌蓖麻致病变种
Xanthomonas campestris pv. translucens (Jones et al.) **Dye** 野油菜黄单胞菌小麦致病变种（野油菜黄单胞菌半透明致病变种，甘蓝黑腐病菌小麦致病变种）
Xanthomonas campestris pv. tribuli (Srinivasan et Patel) **Dye** 野油菜黄单胞菌蒺藜致病变种
Xanthomonas campestris pv. trichodesmae (Patel et al) **Dye** 野油菜黄单胞菌毛束草致病变种
Xanthomonas campestris pv. undulosa (Smith et al.) **Dye** 野油菜黄单胞菌波形致病变种
Xanthomonas campestris pv. uppalii (Patel) **Dye** 野油菜黄单胞菌厄氏致病变种
Xanthomonas campestris pv. veroniae (Patel et al.) **Dye** 野油菜黄单胞菌鸠菊致病变种
Xanthomonas campestris pv. vesi Catoria (Doidgy) **Dye** 野油菜黄单胞菌辣椒斑点病致病变种（野油菜黄单胞菌疱病致病变种）.
Xanthomonas campestris pv. vignae radiatae (Sabet et al.) **Dye** 野油菜黄单胞菌绿豆致病变种
Xanthomonas campestris pv. Vignae unguiculatae Catel et Jindal 野油菜黄单胞菌豇豆致病变种
Xanthomonas campestris pv. vignicola (Burkholder) **Dye** 野油菜黄单胞菌栖豇豆致病变种
Xanthomonas campestris pv. vitians (Brown) **Dye** 野油菜黄单胞菌葡萄蔓致病变种
Xanthomonas campestris pv. viticola (Nayudu) **Dye** 野油菜黄单胞菌栖葡萄致病变种
Xanthomonas campestris pv. vitiscarnosae (Moniz et Patel) **Dye** 野油菜黄单胞菌多肉葡萄致病变种
Xanthomonas campestris pv. vitistrifoliae (Padhya et al.) **Dye** 野油菜黄单胞菌三叶葡萄致病变种
Xanthomonas campestris pv. vitiswoodrowii (Patel et Kulkarni) **Dye** 野油菜黄单胞菌沃德氏葡萄致病变种
Xanthomonas campestris pv. zante Desehiae (Joubert et Truter) **Dye** 野油菜黄单胞菌马蹄莲致病变种
Xanthomonas campestris pv. zingibericola (Ren et Fang) **Brodbury** 野油菜黄单胞菌栖姜致病变种
Xanthomonas campestris pv. zinniae (Hopkins et Dowson) **Dye** 野油菜黄单胞菌百日菊致病变种
Xanthomonas campestris var. aberrans Knosel 野油菜黄单胞菌畸变变种
Xanthomonas campestris var. aracearum Berniac 野油菜黄单胞菌南天星变种
Xanthomonas campestris var. armoraceae (McCulloch) **Start et Burkholder** 野油菜黄单胞菌萝卜变种（萝卜叶斑病黄单胞菌）
Xanthomonas campestris var. armoraciae (McCulloch) **Starr et Burkholder** 见 Pseudomonas campestris var. armoraciae; (McCulloch) Krasil'nikov
Xanthomonas campestris var. raphani (White) **Burkholder** 野油菜黄单胞菌萝卜变种
Xanthomonas campestris var. zantedesehiae Joubert et Truter 野油菜黄单胞菌马蹄莲变种
Xanthomonas cannae (Bryan) **Savulescu** 美人蕉黄单胞菌（美人蕉叶枯病黄单胞菌）
Xanthomonas carissae Morlizet al. 假虎刺黄单胞菌
Xanthomonas carotae (Kandrick) **Dowson** 胡萝卜黄单胞菌（胡萝卜叶斑病黄单胞菌）
Xanthomonas cassavae Wiehe et Dowson 木薯黄单胞菌（木薯叶斑病黄单胞菌）
Xanthomonas cassiae Kulkami, Patel et Dhande 山扁豆黄单胞菌（山扁豆叶斑病黄单胞菌）
Xanthomonas celebensis (Gaumann) **Dowson** 香蕉黄单胞菌（香蕉赤血病黄单胞菌，香蕉条纹病黄单胞菌，西里伯黄单胞菌）
Xanthomonas. cerealis Katznelsonet Sutton 谷物黄单胞菌
Xanthomonas citri (Hasse) **Dowson** 柑橘黄单胞菌（柑橘溃疡病黄单胞菌，橘黄色杆菌）
Xanthomonas citri f. sp. aurantifoliae Namakata et Oliveira 柑橘黄单胞菌橘叶小种
Xanthomonas citri phage 柑橘疡细菌噬苗体
Xanthomonas cleomai Abhynkar et al. 醉蝶花黄单胞菌（醉蝶花叶斑病黄单胞菌）
Xanthomonas clerodendri Patel et al. 海州常山黄单胞菌（海州常山叶斑病黄单胞菌）
Xanthomonas conjac (*Uyeda*) **Burkholder** 魔芋黄单胞菌（魔芋叶斑病黄单胞菌）
Xanthomonas convolvuli Nagarkoti et al. 旋花黄单胞菌
Xanthomonas coracanae Desai et al. 䅟子黄单胞菌
Xanthomonas coriandri Srinivasanet al. 芫荽黄单胞菌
Xanthomonas corylina (Miller et al.) **Starr et Burkholder** 见 PseUdomonas corylina (Miller et al.) Krasil'nikov
Xanthomonas cosmosicola Rangaswami et Gowda 大波斯菊黄单胞菌（大波斯菊叶斑病黄单胞菌）
Xanthomonas cucurbitae (Bryan) **Dowson** 黄瓜黄单胞菌（黄瓜叶斑病黄单胞菌）
Xanthomonas cyamophagus Patel et Patel 瓜尔豆枯萎病黄单胞菌
Xanthomonas cyamopsidis Patel et al. 瓜尔豆黄单胞菌
Xanthomonas desmodii Uppal et Patel 山蚂蟥黄单胞菌（山蚂蟥叶斑病黄单胞菌）
Xanthomonas desmodii gangeticii Uppal, Patel et Moniz 恒河山蚂蟥黄单胞菌（恒河山蚂蟥叶斑病黄单胞菌）
Xanthomonas desmodii rotundifolii Desai et Shah 圆叶山蚂蟥黄单胞菌（圆叶山蚂蟥叶斑病黄单胞菌）
Xanthomonas dieffenbachiae (McCulloch et Pirone) **Dowson** 花叶万年青黄单胞菌
Xanthomonas Dowson 黄单胞菌属
Xanthomonas durantae Sninivasan, Patel et Thirumalachar 假连翘黄单胞菌（假连翘叶斑病黄单胞菌）
Xanthomonas erythrinae Patel, Kulkarni et Dhande 刺桐黄单胞菌
Xanthomonas esculenti Rartgaswami et Eswaran 秋葵黄单胞菌
Xanthomortas eucalyptii Trumart 桉黄单胞菌
Xanthomonas fici (Cavara) **Magrou et Prevot** 见 Pseudomortas fici (Cavara) Krasil'nikov
Xanthomonas flavo-begoniae (Wieringa) **Magrou et Prevot** 黄色秋海棠黄单胞菌（块根秋海棠叶斑病黄单胞菌）
Xanthomonas favozonata (McCulloch) **Dowson** 黄纹黄单胞菌
Xanthomonas floridana Bourne 佛罗里达黄单胞菌
Xanthomonas fragariae Kertnedy et King 草莓黄单胞菌（草莓叶疫病菌黄单胞菌）
Xanthomonas fuscans Burkholder 褐色黄单胞菌
Xanthomonas geranii (Burkholder) **Dowson** 老鹳草黄单胞菌（老鹳草叶斑病黄单胞菌，牛牛儿叶枯病黄单胞菌，老芦草黄单胞菌）
Xanthomonas glycines (Nakano) **Magrouet Prevot** 大豆黄单胞菌（大豆叶斑病黄单胞菌）
Xanthomonas graminis Egli et al. 禾谷黄单胞菌
Xanthomonas guizotiae Yirgou 小葵子黄单胞菌
Xanthomonas guizotiae var. indicus Moniz et al. 小葵子黄单胞菌印度变种
Xanthomonas, gummisudans (McCulloch) **Starr et Burkholder** 流胶病黄单胞菌（唐菖蒲流胶病黄单胞菌）
Xanthomonas gummisudans var. japoniCa (Muko et Kusada) **Okade et Goto** 流胶病黄单胞菌日本变种
Xanthomonas gypsophilae (Brown) **Magrowet Prevot** 丝石竹黄单胞菌（丝石竹叶斑病黄单胞菌）
Xanthomonas hederae (Arnaud) **Dowson** 常春藤黄单胞菌（常春藤叶斑病黄单胞菌）
Xanthomonas heliotropii (Sabetetal.) **Jindal et Patel** 天芥菜黄单胞菌
Xanthomonas hemmiana (Yamamoto) **Burkholder** 曼陀罗黄单胞菌（曼陀罗叶斑病黄单胞菌）
Xanthomonas heterocea (Vzorov) Savulescu 异黄单胞菌（烟草异叶斑病黄单胞菌，烟草环纹病黄单胞菌）
Xanthomonas holcicola (Elliott) **Starret Burkholder** 栖绒毛草黄单胞菌（高粱条斑病黄单胞菌）
Xanthomonas hordei (Hagborg) **Katznelson et Sutton** 大麦黄单胞菌
Xanthomonas hyacinthi (Wakker) **DOWSOn** 风信子黄单胞菌（风信子茎黄腐病黄单胞菌，洋水仙萎蔫病黄单胞菌）
Xanthomonas incanae (Keildrick et Baker) **Starr et Weiss** 紫罗兰黄单胞菌（紫罗兰花梗黄单胞菌）
Xanthomonas indica Rallgaswami, Prasad et Eswaran 印度黄单胞菌
Xanthomonas ionodii Padhya et Patel 紫堇木黄单胞菌
Xanthomonas itoana (Tochinai) **Dowson** 稻黄单胞菌
Xanthomonas jaglalldis (Pierce) **Dowsorl** 胡桃黄单胞菌
Xanthomonas jasminii Rangaswami et Eswaran 茉莉黄单胞菌（茉

莉叶斑病黄单胞菌）
Xanthomonas juglandis（Pierce）**Dowson** 胡桃黄单胞菌（胡桃黑叶斑病黄单胞菌）
Xanthomonas khayae Sabet 红木黄单胞菌
Xanthomonas konjaci（Uyedo）**Burkholder** 魔芋黄单胞菌
Xanthomonas lactucae（Yamamoto）**Dowson** 莴苣黄单胞菌（莴苣叶斑病黄单胞菌）
Xanthomonas lactucae scariolae（Thornberry et Anderson）**Savulescu** 野莴苣黄单胞菌（野生莴苣黄单胞菌，马缨丹叶斑病黄单胞菌）
Xanthomonas lantanae Srininivasan et Patel 马缨丹黄单胞菌
Xanthomonas laureliae Dye 劳瑞丽阿黄单胞菌
Xanthomonas lawsoniae Petal, Bhatt et Kulkani 散沫花黄单胞菌（散沫花叶斑病黄单胞菌）
Xanthomonas leeana Patel et, Kotasthane 火筒树黄单胞菌
Xanthomonas leersiae Fang 李氏禾黄单胞菌（李氏禾杂斑病黄单胞菌）
Xanthomonas leersiae var. oryzae Agricultural Culture Collection of China 李氏禾黄单胞菌水稻变种
Xanthomonas lespedezae（Ayers et al.）**Starr** 胡枝子黄单胞菌（胡枝子叶斑病黄单胞菌）
Xanthomonas lochnerae Patel et al. 长春花黄单胞菌
Xanthomonas maculifoliigardeniae（Ark et Barrett）**Elrod et Braun** 栀子叶斑病黄单胞菌
Xanthomonas maltophilia（Hugh）**Swings et al.** 嗜麦芽黄单胞菌（嗜麦芽黄单胞菌）
Xanthomonas malvacearum（Smith）**Dowson** 锦葵黄单胞菌（棉角斑病黄单胞菌）
Xanthomonas mangiferaeindicae（Patel et al.）**Robbs et al.** 芒果黄单胞菌
Xanthomonas marlihotis（Arhtaud—Berhtet et Bondar）**Starr** 见 Pseudomonas manihOtis（Berthet et Bondar）Savulescu
Xanthomonas martinicola Moniz et Patel 角胡麻黄单胞菌（角胡麻叶斑病黄单胞菌）
Xanthomonas medicaginis var. phaseolicola（Bulkholder）**Elliott** 苜蓿黄单胞菌菜豆变种
Xanthomonas melhusi Patel, Kulkarni et Dhande 梅氏黄单胞菌（柚木叶斑病黄单胞菌）
Xanthomonas musacaerum Yirgon et Bradbury 香蕉黄单胞菌
Xanthomonas musicola Rangaswami et Rangarajan 黏黄单胞菌
Xanthomonas nakatae（Burkholder）**Dowson** 中田氏黄单胞菌（黄麻叶褐斑病黄单胞菌）
Xanthomonas nakatae pv. fascicularis Patel et Koasthane 中田氏黄单胞菌簇生致病变种
Xanthomonas nakatae var. olitorii Sabet 中田氏黄单胞菌长蒴黄麻变种
Xanthomonas nakatae corchori Padhya et Patel 中田氏黄麻黄单胞菌
Xanthomonas necrosis（Kalinmenko）**Savulescu** 见 Pseudomonas necrosis（Kalinmenko）Klrasil'nikov
Xanthomonas nigromaculans（Takimoto）**Dowson** 见 Pseudomonas nigromacularis（Takimoto）Krasil'nikov
Xanthomonas nigromaculans f. sp. zinniae Hopkins et Dowson 黑斑黄单胞菌百日菊小种
Xanthomonas oryzae（Uyeda et Ishiyama）**Dowson** 水稻黄单胞菌（稻白叶枯病黄单胞菌）
Xanthomonas oryzae pv. oryzae（Ishiyama）**Swings et al.** 水稻黄单胞菌水稻致病变种
Xanthomonas oryzae pv. oryzicola（Fang et al.）**Swings et al.** 水稻黄单胞菌栖稻致病变种
Xanthomorlas oryzicola Fang et al. 栖稻黄单胞菌
Xanthomonas oryzne Xf phage 稻白叶枯病黄杆菌噬苗体 xf
Xanthomonas oryzne Xp 12 phage 稻白叶枯病黄杆菌噬苗体 Xp12
Xanthomonas panici（Elliott）**Savulescu** 黍黄单胞菌（黍水渍叶斑病黄单胞菌）
Xanthomonas papavericola（**Bryanet McWhorter**）**Dowson** 见 Psendomonas papavericola（Bryan et McWhotter）Krasil'nikov
Xanthomonas passm Orae Pereirae 西番莲黄单胞菌
Xanthomonas patelii Desai et Shah 印度麻黄单胞菌（印度麻叶斑病黄单胞菌）
Xanthomonas pedalli Patel et Jindal 脂麻黄单胞菌
Xanthomonas pelarlgonii（Brown）**Starr et Burkholder** 天竺葵黄单胞菌（天竺葵叶斑病黄单胞菌）
Xanthomonas pennisiti Rajagopalan et Rangaswami 假御谷黄单胞菌
Xanthomonas phage 黄杆菌属噬菌体
xanthomonas phaseoli 22 phage 菜豆疫病黄杆菌噬菌体 22
Xanthomonas phaseoli（Smith）**Cabriel et al.** 菜豆黄单胞菌（菜豆疫病黄单胞菌）
Xanthomonas phaseoli f. sp. alfalfae（Riker et al.）**Sabet** 黄豆黄单胞菌苜蓿小种
Xanthomonas phaseoli f. sp. Cajani（Kulkarni et al.）**Sabet** 菜豆黄单胞菌木豆小种
Xanthomonas phaseoli f. sp. cassiae（Kulkarni et al.）**Sabet** 菜豆黄单胞菌山扁豆小种
Xanthomonas phaseoli f. sp. rhynchosiae Sabet et al. 菜豆黄单胞菌鹿藿小种
Xanthomonas phaseoli f. sp. sesbaniae（Patel et al.）**Swarup et Mathur** 菜豆黄单胞菌田菁小种
Xanthomonas phaseolif. 3p. tamarindi（Patel et al.）**Sabet** 菜豆黄单胞菌罗望子小种
Xanthomonas phaseoli f. sp. vignaeradiatae Sabet et al 菜豆黄单胞菌绿豆小种
Xanthomonas phaseoli f. sp. vigniCola（Bufkholder）**Sabet** 菜豆黄单胞菌栖豇豆小种
Xanthomonas phaseoli subsp. uscans（Burkholder）**Start et Burkholder** 菜豆黄单胞菌黄褐亚种（大豆斑疹病黄单胞菌黄褐亚种）
Xanthomonas phaseoli subsp. sojenes Chamberlain 菜豆黄单胞菌大豆亚种（大豆斑疹病黄单胞菌大豆亚种）
Xanthomonas phaseoli var. indica Uppal et al. 菜豆黄单胞菌印度变种
Xanthomonas phleipratensis Katxnelson et Sutton 梯牧草黄单胞菌
Xanthomonas phormicola（Takimoto）**Dowson** 见 Pseudom（mas phormicola（Takimoto）Krasil'nikov
Xanthomonas physalidicola Goto et Okabe 栖酸浆黄单胞菌
Xanthomonas physalidis Srinivasan, Patel et Thirumalachar 酸浆黄单胞菌（酸浆叶茎萼斑病黄单胞菌）
Xanthomonas pisi Goto et Okabe 豌豆黄单胞菌
Xanthomonas plantaginiS（Thornberry et Anderson）**Burkholder** 见 Pseudomonas plantaginis（Thornberry et Anderson）Krasil'nikov
Xanthomonas poinsettiaecola Patel, Bhatt et Kulkarni 猩猩木黄单胞菌
Xanthomonas populi（Ride）**Ride et Ride** 白杨黄单胞菌
Xanthomonas populi subsp. populi（Ride）**Ride et Ride** 白杨黄单胞菌白杨亚种
Xanthomorlas populi Subsp. salicis De Kam 白杨黄单胞菌柳亚种
Xanthomonas protemaculans（Paine et Stansfield）**Burkholder** 山龙眼黄单胞菌
Xanthomonas pruni（Smith）**Dowson** 桃李黄单胞菌（桃叶穿孔病黄单胞菌）
Xanthomonas pruni XP5 phage 桃黄杆菌噬菌体 XP5
Xanthomonas pulcherrima Quimio 猩猩木黄单胞菌
Xanthomonas radiciperda（Zhavoronkova）**Magrou et Prevot** 腐根黄单胞菌（三叶草根腐病黄单胞菌，腐根杆菌）
Xanthomonas rhaponticl（Millard）**Savulescu** 大黄黄单胞菌
Xanthomonas ricini（Yoshi et Takimoto）**Dowson** 蓖麻黄单胞菌（蓖麻叶斑病黄单胞菌）
Xanthomonas ricini f. sp. cassavae（Wiehe et Dowson）**Sabet et al.** 蓖麻黄单胞菌木薯小种
Xanthomonas ricini f. sp. euphorbiae Sabet et al. 蓖麻黄单胞菌大戟小种
Xanthomonas ricini f. sp. phyllanthi Sabet et al. 蓖麻黄单胞菌叶下珠小种
Xanthomonas ricini f. sp. poinsettiicola（Patel et al.）**Sabet et aL** 蓖麻黄单胞菌栖猩猩木小种
Xanthomonas ricinicola（Elliott）**Dowson** 栖蓖麻黄单胞菌（蓖麻叶斑病黄单胞菌）
Xanthomonas rubefaciens（Burr）**Magrou et Prevot** 红花黄单胞菌（马铃薯内部锈斑黄单胞菌）
Xanthomonas rubrilineans（Lee et al.）**Starr et Burkholder** 红纹黄单胞菌（水田芹叶茎黑腐黄单胞菌）
Xanthomonas rubrineans var. indicus Summallwar et Bhide 红纹黄单胞菌印度变种
Xanthomonas rubrisorghi Rangaswami, Prasad et Eswaran 红高粱黄单胞菌
Xanthomonas rubrisubalbicans（Christopher et Edgeeton）**Savulescu** 见 Pseudomonas rubrisubalbicabs（Chrisropher et Edgerton）Kfasil'nikov
Xanthomonas secalis Katznelson et Sutton 黑麦黄单胞菌
Xanthomonas sesami Sabet et Dowson 芝麻黄单胞菌（芝麻叶斑病黄单胞菌）

Xanthomonas sesbaniae Patel, Kulkarni et Dhande 田菁黄单胞菌（埃及田菁叶斑病黄单胞菌）
Xanthomonas sojensis（Hedges）**Burkholder** 大豆黄单胞菌
Xanthomonas solanacearum（Smith）**Dowson** 见 Burkholderia solanacearum Yabuuchi et al.
Xanthomonas solanacearum var. asiaticum（Smith）**Elliot** 青枯黄单胞菌亚洲变种
Xanthomonas spermacoces Srinivasan et Patel 鸭舌黄黄单胞菌
Xanthomonas stewarti（Smith）**Dowson** 斯氏黄单胞菌（斯特氏黄单胞菌，玉蜀黍萎蔫病黄单胞菌）
Xanthomonas stizolobiicola Patel, Kulkarni et Dhande 黧豆黄单胞菌（绒毛黧豆茎叶斑病黄单胞菌）
Xanthomonas suberfaciens（Burr）**Magron et Prevot** 见 Pseudomonas suberfaciens（Burr）Krasil'nikov
Xanthomonas tagetis Rangaswami et Sanne 臭芙蓉黄单胞菌（万寿菊黄单胞菌，万寿菊叶斑病黄单胞菌）
Xanthomonas tamarindi Patel, Bhatt et Kulkarni 罗望子黄单胞菌（罗望子叶斑病黄单胞菌）
Xanthomonas taraxaci Niederhauser 蒲公英黄单胞菌（蒲公英叶斑病黄单胞菌）
Xanthomonas tardicrescens（McCulloch）**Dowson** 缓长黄单胞菌（鸢尾叶疫病黄单胞菌）
Xanthomonas tephrosiae Bhatt, Patel et Thirum 灰叶黄单胞菌（灰叶叶斑病黄单胞菌）
Xanthomonas theae Uehara et Arai 茶黄单胞菌
Xanthomonas thirumalacharii Padhya et Patel 蒴麻黄单胞菌
Xanthomonas tirbuli Srinivasaan, Thirumalachar et Patel 蒺藜黄单胞菌（蒺藜叶斑病黄单胞菌）
Xanthomonas translucens（Jones, Johnson et Reddy）**Dowson** 半透明黄单胞菌
Xanthomonas translucens f. sp. cerealis Hagborg 半透明黄单胞菌谷物小种（小麦黑颖病黄单胞菌小麦小种）
Xanthomonas transulcens f. sp. hordei Hagborg 半透明黄单胞菌大麦小种（小麦黑颖病黄单胞菌大麦小种）
Xanthomonas translucens f. sp. hordei-avenae Hagborg 半透明黄单胞菌大麦燕麦小种（小麦黑颖病黄单胞菌大麦燕麦小种）
Xanthomonas translucens f. sp. oryzicola（Fang et al.）**Bradbury** 半透明黄单胞菌水稻小种（小麦黑颖病黄单胞菌水稻小种，半透明黄单胞菌栖稻小种）
Xanthomonas translucens f. sp. phleipratensis Wallin et Reddy 半透明黄单胞菌梯牧草小种（小麦黑颖病黄单胞菌条纹病小种）
Xanthomonas translucens f. sp. secalis（Roddy et al.）**Hagborg** 半透明黄单胞菌黑麦小种（小麦黑颖病黄单胞菌小种）
Xanthomonas translucens f. sp. undulosa（Smith et al.）**Hagborg** 半透明黄单胞菌波形小种（小麦黑颖病黄单胞菌波形小种）
Xanthomonas translucens var. cerealis（Hagborg）**Wallin** 半透明黄单胞菌谷物变种
Xanthomonas translucens var. phleipratensis Wallin et Reddy 半透明黄单胞菌梯牧草变种
Xanthomonas translucens var. secalis（Reddy et al.）**Savulescu** 半透明黄单胞菌黑麦变种
Xanthomonas translucens var. undulosa（Smith et al.）**Savulescu** 半透明黄单胞菌波形变种
Xanthomonas tribuli Srinivasan et Patel 蒺藜黄单胞菌
Xanthomonas trichodesmae Patel, Kulkarni et Dhande 毛束草黄单胞菌（毛束草叶斑病黄单胞菌）
Xanthomonas trifolii（Huss）**James** 三叶草黄单胞菌
Xanthomonas undulosa（Smith et al.）**Katznelson et Sutton** 波形黄单胞菌
Xanthomonas uppalii Patel 厄氏黄单胞菌（尖刺甘薯叶斑病黄单胞菌）
Xanthomonas uredovorus Pon et al. 噬夏孢黄单胞菌
Xanthomonas vasculoruin（Cobb）**Dowson** 维管束黄单胞菌（甘蔗流胶病黄单胞菌）
Xanthomonas veroniae Patel et al. 鸠菊黄单胞菌
Xanthomonas vesicatoria（Doidge）**Dowson** 疱病黄单胞菌（辣椒斑点病黄单胞菌）
Xanthomonas vesicatoria var. raphani（White）**Starr et Burkholder** 见 Pseudomonas vesicatoria var. raphani（White）Krasil'nikov
Xanthomonas vignicola Burkholder 豇豆黄单胞菌（豇豆溃疡黄单胞菌）
Xanthomonas vitians（Brovell）**Dowson** 葡萄蔓黄单胞菌（莴苣褐斑黄单胞菌）
Xanthomonas vitis Moniz et Patel 葡萄黄单胞菌（多肉葡萄叶斑病黄单胞菌）
Xanthomonas vitis carnosae Moniz et Patel 多肉葡萄黄单胞菌
Xanthomonas vitis trifol iae Padhya et al. 三叶葡萄黄单胞菌
Xanthomonas zingiberi（Uyeda）**Savulescu** 姜黄单胞菌（姜软腐病黄单胞菌）
Xanthomonas zingiberi Starr 见 Aeromonas hydrophila Xanthomonas zingibericola Ren et Fang 栖姜黄单胞菌
xanthomatosis *n.* 黄瘤病，黄脂增生病 *vt.* ~ bulbi 眼球黄瘤病（角膜脂变）‖ ~ generalisata ossium 全身性骨黄瘤病 / normal cholesteremic ~ 正常胆甾醇血性黄瘤病
xanthomatous 黄瘤的
Xanthomonas 黄［单胞］杆菌属
xanthomycin *n.* 黄链霉素
xanthomyeloma *n.*; **xanthosarcoma** 黄髓瘤，黄肉瘤
xanthone *n.* 氧杂蒽酮，咕吨酮
Xanthonia collaris（Chen）杉针黄叶甲（隶属于肖叶甲科 Eumolpidae）
xanthophane *n.* 视网膜黄素
xanthophore; *n.* **lipophore** 黄色素细胞（冷血动物）
xanthophose *n.* 黄色幻视
xanthophyll *n.*［*xantho-* + 希 phyllon leaf］叶黄素
xanthopia *n.*; **xanthopsia** 黄视症
xanthopicrite *n.* 小檗碱
xanthoplasty *n.*; **xanthoderma** 黄肤，皮肤变黄
xanthoproteic *a.* 黄蛋白［质］的
xanthoproteic reaction 黄色蛋白反应
xanthoprotein *n.* 黄蛋白［质］
xanthopsia *n.*［*xantho-* + 希 *opsis* vision］; xanthopia 黄视症
xanthopsin *n.*［*xantho-* + 希 *opsis* vision］视黄质
xanthopsis *n.*［*xantho-* + 希 *opsis* appearance］［癌］黄色素沉着
xanthopsy *n.* 黄幻视，黄视症
xanthopsydracia *n.*［*xantho-* + 希 *psydrax* pustule］黄脓皮病
Xanthopsylla 客蚤属 *vt.* Xanthopsylla cheopis; Xenopsylla cheopis 印鼠客蚤，开皇客蚤，鼠疫蚤，印度鼠蚤
xanthopterin *n.* 黄蝶呤
xanthopuccine *n.*; **canadine** 坎那丁（一种北美黄连碱）
xanthorhamnin *n.* 黄鼠李甙
Xanthorrhiza apiifolia; **yellowroot** 黄根树
xanthorrhoea *n.* ①澳洲香树 ②香树脂
xanthorubin *n.*; **xantorubin** 血清黄色素（肝切除后血清内所见）
xanthosarcoma *n.*; **xanthomyeloma** 黄肉瘤，黄症瘤
xanthosine *n.* 黄嘌呤核甙
xanthosis *n.* 黄皮症，黄变症 ‖ ~ diabetica 糖尿病性黄皮症 / ~ of septum nasi 鼻中隔黄变症
xanthothricin; **toxoflavin** 毒黄素
xanthotoxin *n.*; **8-methoxypsoralen** 氧化补骨脂素，甲氧扫若仑，黄原毒
xanthous *a.* 黄的，黄色的
xanthoxylene *n.* 花椒萜
xanthoxyli fructus *n.* 花椒［果］
xanthoxylin *n.* 花椒素，秦椒素
Xanthoxylum Gmel.［*xantho-* + 希 *xylon* wood］; Zanthoxylum L. 花椒属 *vt.* ~ ailanthoides 老鸦椒，樗叶花椒 / ~ bunger 花椒 ‖ ~ piperitum 川椒，秦椒 / ~ schinnifolium 崖椒
xanthurenic acid 黄尿酸，4,8-二羟基喹啉甲酸
xanthuria *n.*［*xanthine* + 希 *ouron* urine + ia］黄嘌呤尿
xanthydrol *n.* 咕吨醇
xznthyl; **xanthenyl** 氧［杂］蒽基
xanthylic *a.* 黄嘌呤的
xanthorubin; **xanthorubin** 血清黄色素（肝切除后血清内所见）
Xantifibrate *n.*［商名］占替贝特（降脂药）
Xantiol Nicotinate *n.*［商名］尼可占替诺，占替诺盐酸盐（血管扩张药）
Xantiol Nicotinate *n.* 尼可占替诺（血管扩张药）
Xantocillin *n.* 占托西林（抗生素类药）
Xantofyl Palmitate *n.*［商名］叶黄素棕榈酸酯，棕榈叶黄素（维生素类药）
xaser *n.* X 射线激射（器）
XD（x-linked dominant）X 伴性显性遗传
Xe（xenon）*n.* 氙（45 号元素）
^{139}**Xe inhalation** ^{139}氙吸入法
Xemilofiban *n.*［商名］珍米洛非班（纤维蛋白原受体阻滞药）
Xenalipin *n.*［商名］联苯利平（降脂药）
xenantic 干燥剂
Xenazonic Acid *n.*［商名］珍那佐酸（抗生素类药）
Xenbucin *n.*［商名］联苯丁酸（降血脂药）
xenembole *n.*［*xeno* + 希 *embolē* insertion］异物导入，异物侵入

xenenthesis [*xeno*- + 希 *enthesis* putting in]; xenembole 异物导入,异物侵入
xenia [希] 种子直感
Xenipentone *n*. [商名] 联苯戊烯酮 (消炎镇痛药)
xeno-[希 *xenos* foreign 外, stranger 异物] ①外 ②异物
Xenon (133Xe) *n*. 氙 (133Xe) (诊断用药)
xenoantigen *n*. 异抗原 (有机体中出现一种以上的抗原,如 ABO 血型的 A 和 B 抗原)
xenobiotic *n*. *a*. 异生物(的),异生物素(的) (生物系统中外来的化合物)
xenobioties *n*. 异生物;外物,生物异源物质 (与 endobiotic substance 相对应)
Xenococaceae Komarek et Anagnostidis 异球蓝细菌科
Xenococcus (Thuret) **Waterbury et Stanier** 异球蓝细菌属
Xenococcus cladopharae (Tilden) **Setchell et Gardner** 附枝异球蓝细菌
Xenococcus kerneri Hansgirg 客氏异球蓝细菌
Xenococcus l yngbyae Jao 林氏异球蓝细菌
Xenococcus rivularis (Hansgirg) **Geitler** 岩生异球蓝细菌
Xenococcus schousboei Thuret 许氏异球蓝细菌
Xenocyprinae argentea (Gunther)银鲤 (隶属于鲤科 Cyprinidae)
xenocytophilic *a*. 嗜异种细胞的
Xenodaeria (**Jordan**)厉蚤属 ‖ ~ telios 后厉蚤 (隶属于多毛蚤科 Hystrchopsyllidae)
xenodiagnosis *n*. 异体接种诊断法 (用在实验室培育的臭虫粪便中找出传染型致病菌的方法,以诊断早期恰加斯 < Chagas > 病);宿主诊断法 (用可疑感染了毛线虫的食用肉饲养实验室培育的大鼠或小鼠,使毛线虫在宿主中繁殖,然后检查实验动物有无该种寄生虫寄生) ‖ xenodiagnostic *a*. 异体接种诊断的,宿主诊断的
xenogamy *n*. (植) 异株异花受精. (动) 杂交配合
xenogenesis *n*. ①世代交替,异配生殖 ②亲子异形
xenogenic *a*. ①异体的,体外性的 ②异种的
xenogenous *a*. 异体的,体外性的
xenogiossia *n*. 异语症
xenograft *n*. 异种移植 *vt*. ~ bioprosthesis 异种移植生物假体 ‖ ~ reaction 异体 (角膜) 移植反应
Xenolepidichthys dalgleishi (Gilchrist) 菱的雕 (隶属于的雕科 Grammicolepidae)
xenology 宿主学
xenomenia *n*. [*xeno*- + 希 *mëniaia* menses]; vicarious menstruation 代偿性月经,异位月经
xenon *n*. [希 *xenos* stranger] (缩 Xe) 氙 (45 号元素) *vt*. ~ photocoagulation 氙 (激光) 光凝固
xenoparasite *n*. 异常寄生物 (在宿主体弱时寄生)
xenophobia *n*. 生客恐怖
xenophonia *n*. 音调变异
xenophthalmia 异物性眼炎
xenophyophorea *n*. 丸壳纲
xenophthalmia *n*. [*xeno*- + 希 *ophthalmia* ophthalmia] 异物性眼炎
xenoplastic transplantation 异种移植术
Xenopsylla [*xeno*- + 希 *psylla* flea] *n*. 客蚤属 *vt*. ~ brasiliensis 巴西客蚤 ‖ ~ cheopis;
Xenopsylla cheopis (Rothschild) 印鼠客蚤 (隶属于多毛蚤科 Hystrchopsyllidae)
Xenopsylla conformis (Wagner) 同形客蚤 (隶属于多毛蚤科 Hystrchopsyllidae)
Xenopsylla hirtipes (Rothschild) 粗鬃客蚤 (隶属于多毛蚤科 Hystrichopsyllidae)
Xenopsylla magdalinae (loff) 短头客蚤 (隶属于多毛蚤科 Hystrichopsyllidae)
Xenopsylla minax (jordan) 臀突客蚤 (隶属于多毛蚤科 Hystrichopsyllidae)
Xenopsylla skrjabini (loff) 簇宗客蚤 (隶属于多毛蚤科 Hystrichopsyllidae)
Xenopus 非洲蟾蜍属 *vt*. ~ laevis 有爪蟾蜍 (供妊娠试验用)
Xenopus T21 ranavirus 非洲蟾蜍 T21 蛙病毒
xenorexia *n*. 异食癖
Xenorhabdus Thomas et Poinar 致病杆菌属
Xenorhabdus beddingii Akhurst et Boemare 贝氏致病杆菌 (嗜线虫致病杆菌贝氏亚种)
Xenorhabdus bovienii Akhurst et Boemare 伯氏致病杆菌 (嗜线虫致病杆菌伯氏亚种)
Xenorhabdus lnminescens Thomas et Poinar 发光致病杆菌
Xenorhabdus nematophilus (Poinat et Thomas) **Thomas et Poinar** 嗜线虫致病杆菌
Xenorhabdus nematophilus subsp. beddingii (Thomas et Poinar) **Akhurst et Boemare** 见 Xenorhabdus beddingii Akhurst et Boemare
Xenorhabdus nematophilus subsp. bovienii (Thomas et Poinar) **Akhurst et Boemare** 见 Xenorhabdus bovienii Akhurst et Boemare
Xenorhabdus nematophilus subsp. poinarii (Thomas et Poinar) Akhurst et Boemare 见 Xenorhabdus poinarii Akhurst et Boemare
Xenorhabdus poinarii Akhurst et Boemare 波氏致病杆菌 (嗜线虫致病杆菌波氏亚种)
xenoskin *n*. 异种皮
xeransis *n*. 干燥,除湿
xenotropic *a*. 异嗜的 (指异嗜性病毒)
Xenotropic murine type C oncovirus 异嗜性鼠 C 型肿瘤病毒
Xenotropic murine type C viruses 异嗜性鼠 C 型病毒
Xenotropic virus 异嗜性病毒
Xenthiorate *n*. [商名] 珍替沃酯 (降脂药)
Xanthopsylla cheopis 印鼠客蚤,开皇客蚤,印度鼠蚤,鼠疫蚤 *vt*. ~ hawaiiensis 夏威夷客蚤 ‖ ~ hirtipes 粗鬃客蚤 / ~ magdalinae 头客蚤 / ~ minax 臀突客蚤 / ~ skrjabini 簇鬃客蚤 / ~ talimuensis 塔里木客蚤
Xenygloxal *n*. 联苯乙二醛,珍尼醛 (抗病毒药)
Xenyhexenic Acid *n*. [商名] 联苯己烯酸 (降脂药)
xenyl *n*. 联苯基
Xenysalate *n*. [商名] 珍尼沙酯,珍尼柳醋 (抗皮脂溢药)
Xenytropium Bromide *n*. [商名] 珍托溴铵 (抗胆碱药)
Xerantic *a*. 致干燥的,除湿的
xeraphium *n*. 干燥粉,除湿粉
xeransis *n*. [希 *xeros* dry] 干燥,除湿
xerantic *a*. 致干燥的,除湿的
xeraphium *n*. 干燥粉,除湿粉
xeric *a*. 干旱的,耐干性的
xe(o) -[构词成分] 干燥
xerasia *n*. 干发病
xeric *a*. 旱生的
xerium *n*. 干燥粉,除湿粉
xero-[希 *xeros* dry 干] 干燥
xeroangiography *n*. 干板血管造影(术)
xerocheilia *n*. 唇干燥
xerocole *n*. 旱生动物
xerocollyrium *n*. 干眼膏
xeroderma *n*. *vt*. 干皮病,皮肤干燥病 follicular; keratosis pilaris ~ 毛囊性干皮病,毛发角化病 ‖ ~ of Kaposi; ~ pigmentosum 卡波济氏干皮病,着色性干皮病 / ~ ichthyotica 鳞癣性干皮病 / ~ pigmentosum; atrophoderma pigmentosum; Kaposi's disease; melanosis lenticularis progressive 着色性干皮病,着色性皮萎缩
xerodermatic 干皮病的,皮肤干燥的
xerodermia *n*. ; **xeroderma** 干皮病,皮肤干燥病
xerodermoid *n*. 类干皮病; *vt*. pigmented ~ 着色性类干皮病
xerodermosteosis *n*. 干皮性骨化症,干皮性骨质生成
xeroform; bismuth tribromphenol 塞罗仿,三溴酚铋
xerogel *n*. 干凝胶
xerography *n*. 干板 X 线摄影 (术) ‖ xerographic *a*.
xeroma *n*. 结膜干燥,干眼病
xeromammography *n*. 干板乳房 X 线摄影 (术)
xeromenia [*xero*- + 希 *meniaia* menses] *n*. 干经,干性月经
xeromorphosis *n*. 适旱变态
xeromycteria [*xero*- + 希 *mykter* nose] *n*. 鼻干燥
xeronosus *n*. 干燥病
xerophagia *n*. 干食,干食法
xerophagy; xerophagia *n*. 干食,干食法
xerophilous (xerophytic) *a*. 喜旱的
xerophobia *n*. 恐怖性唾液分泌停止
xerophobous *a*. 嫌旱的;避旱的
xerophthalmia *n*. 眼干燥,干眼病 *vt*. ~ parenchymatosa 眼球实质干燥 ‖ ~ superficialis 眼球表面干燥
xerophthalmus *n*. ; **xerophthalmia** 眼干燥,干眼病
xeroplastic *a*. 适旱变态的
xeroradiography *n*. 干板 X 线照相术
xerosialography *n*. 干板涎管 X 线造影 (术)
xerosin 干菌素
xerosis [希 *xerosis*] *n*. 干燥 [病] *vt*. ~ conjunctivae; xerophthalmia 结膜干燥,眼干燥 ‖ ~ corneae 角膜干燥 / ~ cutis; asteatosis cutis 皮肤干燥,皮肤皮脂缺乏 [症] / ~ epithelialls conjunctivae 结膜上皮干燥 / ~ epithelialis corneae 角膜上皮干燥 / ~ infantilis 幼儿眼干燥 / ~ parenchymatosus 结膜实质干燥 (沙眼引起结膜瘢痕及泪管闭塞所致) / ~ pilorum; trichoxerosis 毛发干燥 / ~ superficialis 眼球表面干燥

xerostomia ***n***. 口腔干燥
xerotes ***n***.; **dryness** 干燥
xerothermic ***a***. 热的,适应干热环境的
xerotic 干燥［病］的 ***vt***. ~ keratitis 干燥性角膜炎
xerotocia［*xero-* + 希 *tokos* labor + *ia*］; dry labor 干产
xerotomography ***n***. 干板体层摄影(术)
xerotripsis ***n***. 干擦
Xf inovirus Xf 丝形病毒
x-gram; radiogram X 线［照］片
X-His dipeptidase 氨酰基组氨酸二肽酶（此血清同功酶缺乏可致血清肌肽酶缺乏症。亦称肌肽酶和 aminoacyl-histidine dipeptidase）
xi 3 **microvirus**］φ 微病毒
Xibenolol ***n***.［商名］希苯洛尔（β 受体阻滞药）
Xibornol ***n***.［商名］希波酚（抗感染药）
Xilobam ***n***.［商名］希洛班,甲吡二甲苯脲（肌肉松弛药）
Ximenia 西门木属（铁青树科）
Ximoprofen ***n***.［商名］希莫洛芬（消炎镇痛药）
X-inactuation X 染色体失活
Xinafoate ***n***. 昔萘酸盐（根据 1998 年 CADN 的规定,在盐或酯与加合物之命名中,使用此项名称）
Xinidamine ***n***.［商名］希尼达明（生育调节药）
Xinomiline ***n***.［商名］希诺米啉（升压药）
Xipamide ***n***.［商名］希帕胺,氯磺水杨胺（利尿、降压药）
Xiphacantha alata 翅形棘虫属
Xiphacantha ***n***. 剑棘虫属
Xiphas gladius（Linnaeus）剑鱼（隶属于剑鱼科 Xiphiidae）
xiphi; xipho-剑,剑突
xiphidiocercaria ***n***. 剑口尾蚴
Xiphidiotrema ***n***. 剑口（吸虫）属
Xiphiidae ***n***. 剑鱼科（隶属于鲈形目 Perciformes）
xiphin ***n***. 旗鱼精蛋白,剑鱼精蛋白
Xiphinema ***n***. 剑线虫属
Xiphiopsyll ***n***. 剑蚤属
xiphiplastron ***n***. 剑腹甲
xiphisternal ***n***. 剑胸的
xiphisternalhorn ***n***. 剑胸角
xiphisternal joint 剑突胸骨关节
xiphisternum（复, xiphisterna）剑突,剑胸骨
xipho-［希 *xiphos* sword 剑］; xiphi- 剑,剑突
Xiphobotrys clavata 剑葡萄虫
Xiphobotrys passerina 雀剑葡萄虫
Xiphobotrys ***n***. 剑葡萄虫属
Xiphocheilus quadrimaculatus（Gü nther）四斑剑唇鱼（隶属于隆头鱼科 Labridae）
xiphocostal ***n***. 剑突肋骨的
xiphoiditis ***n***. 剑突炎
xiphodymus［*xipho-* + 希 *didymos* twin］; xiphopagus 剑突联胎
xiphoeostal 剑突肋骨的
xipho-omphalopagus 剑突—脐联体
xiphodynia ***n***. 剑突痛
xiphoid ***a***. 剑状的 ***n***. 剑突 ***vt***. ~ ligament; ligamenta costoxiphoidea 肋剑突韧带
xiphoidalgia ***n***. 剑突痛
xiphoiditis ***n***. 剑突炎
xiphoomphaloischiopagus ***n***. 剑突脐坐骨联胎
xiphopagotomy［*xiphopagus* + 希 *tem-nein* to cut］剑突联胎切分术
xiphopagus［希 *xiphos* sword + *pagos* thing fixed］; xiphodymus 剑突联胎
xiphopagotomy ***n***. 剑突联胎切开术
Xiphosphaera ***n***. 剑球虫属
Xiphosura 剑尾目（隶属于肢口纲 Mcrostomata）
Xipranolol ***n***.［商名］希丙洛尔（β 受体阻滞剂）
XJ-cl 3 strain of Junin virus 呼宁病毒 XJ-cl 3 株
x-knee; knock-knee 叉形膝,膝外翻
XL（excess lactate）过剩乳酸盐
X-LA（X-linked agammaglobulinemia）X 性联无丙球蛋白血症
x-leg; genu valgum 叉形腿,膝外翻
X-LH（X-linked hypogammaglobulinemia）X 性联低丙种球蛋白血症
X-linkage X 染色体连锁
X-linked ***a***. 伴性的,X 连锁的（由 X 染色体上的基因遗传的）
Xma（chiasma）交叉
XMP xanthosine monophosphate 黄苷酸
XO XO 型（只有一个性染色体,而缺乏另一个 X 或 Y 染色体）特纳综合征的性染色体标志
XOAN X-linked（Nettleship）ocular albinism X 连锁（内氏型）眼白化病
Xorphanol ***n***.［商名］佐尔啡诺（镇痛药）
XP 5 **myovirus** XP5 肌病毒
XP-12 **stylovirus** XP-12 长尾病毒
X-Prep ***n***. 番泻叶（senna）制剂的商品名
X-Pro dipeptidase 氨酚基辅氨酸二肽酶（此酶活性减少,为一种常染色体隐性性状,可致氨酰基辅氨酸（二肽）酶缺乏症。亦称氨酰基辅氨酸酶和脯氨酸二肽酶）
XPS（X-ray photoelectron spectroscopy）X 射线光电子分光镜检查
XR（x-linked recessive）X 伴性隐性遗传
x-radiation, characteristic 标识 X［射］线
x-rays; roentgen rays X 线,X 射线,伦琴线 ***vt***. characteristic ~ 标志 X 线 ~ tube X 线管 / ultra ~; Millikan rays 超 X［射］线,米累坎氏［射］线,宇宙线
X-tropic virus X 嗜性病毒
XX 正常女性性染色体标志
XXXX, XXXXX, or X polysomy 多 X 染色体畸形（女性先天畸形和精神迟钝的可能性增加,但无其他显著临床症状）
XXX, or X trisomy X 三体性（女性多无显著临床症状）
XXY, XXXY, XXXXY, XXYY 克氏征染色体标志 见 Klinefelter syndrome
XY 正常男性性染色体标志
XY agonadis XY 无性腺症 testicular regression or vanishing testes syndrome
XY female 见 testicular feminization; androgen insensitivity syndrome
XY gonadal dygenesis XY 性腺发育障碍 见 Swyer 综合征
XY-gonadal agenesls XY 无性腺（又称 XY 女性性腺发育不全,具有正常的内外女性生殖器,但无睾丸或卵巢而存在条索性性腺）
XYY syndrome XYY 综合征（性染色体数目异常性疾病,核型为 47, XYY。表现为身材高大,精神缺陷,性功能衰退）
XYY syndrome 超雄综合征
Xylamidine Tosilate ***n***.［商名］托西米定（5 – 羟色胺拮抗药）
xylan ***n***. **xylane** 木聚糖,木糖胶
Xylan Polysulfuric Acid ***n***.［商名］多硫酸木聚糖（抗凝药）
Xylanche himalaica（Hook. fet Thoms.）**G. Beck**［拉,植药］丁座草
xylanase 木聚糖酶,木糖胶酶
xylanthrax; charcoal 木炭,炭
xylanpolysulfuricacid ***n***. 多硫醇木聚糖（抗凝药）
Xylazine ***n***.［商名］赛拉嗪,甲苯噻嗪（镇静、止痛、肌松药）
Xylazine Hydrochloride［商名］盐酸赛拉嗪,盐酸甲苯噻嗪（兽用止痛、镇静和肌肉松弛药）
Xyleborus saxeseni（Ratzeburg）小粒材小帮蠹（隶属于小蠹科 Scolytidae）
Xylechinus pilosus（Ratzeburg）云杉鳞小蠹（隶属于小蠹科 Scolytidae）
Xylella Wells et al. 木杆菌属
Xylella fastidiosa Wells et al. 苛养木杆菌（耐酸木杆菌,苛求木杆菌,木质部难养细菌）
xylem［希 *xylon* wood］木质部（植物纤维束的）***vt***. interfascicular ~ 束间木质部 ‖ primary ~ 初生木质部 / secondary ~ 次生木质部
xylene ***n***. 二甲苯
xylenin; xylenobacillin 结核杆菌二甲苯浸质（一种结核菌毒）
xylenobacillin; xylenin 结核杆菌二甲苯浸质（一种结核菌毒）
xylenol ***n***. 二甲苯酚 ***vt***. ~ salicylate 水杨酸二甲苯酚
xylenol-salol 二甲苯酚萨罗
xylic acid 二甲苯酸,二甲苯甲酸
xylidic acid 甲苯二酸
xylidine; dimethylaniline 二甲苯桉
xylindein 盘菌木素,碗菌木素（染料）
Xylitol ***n***.［商名］木糖醇（营养药）
Xylitolum ***n***.［商名］木糖醇
xylitol dehydrogenase 木糖醇脱氢酶,L – 木酮糖还原酶
xylitone ***n***. 丙酮油
xylo-［希 *xylon* wood 木］木
xylobalsamum［希 *xylobalsamon*］几来香脂
xylocaine ***n***. 赛普卡因,利多卡因制剂之商品名
Xylocarpus Koenig 木果楝属
zylocassia; cassia-wood 决明木
xylocinnamomum 肉桂［树］
Xylocopa［拉; 动药］木蜂
Xylocopa appendiculata（Smith）［拉: 动药］黄胸木蜂（隶属于蜜蜂科 Apidae）
Xylocopa attenuata（perkins）长木蜂（隶属于蜜蜂科 Apidae）
Xylocopa caerulea（Fabricius）蓝胸木蜂（隶属于蜜蜂科 Apidae）

Xylocopa collaris（Lepeletier）领木蜂（隶属于蜜蜂科 Apidae）
Xylocopa latipes（Drury）扁柄木蜂（隶属于蜜蜂科 Apidae）
Xylocopa nasalis（Westwood）竹木蜂（隶属于蜜蜂科 Apidae）
Xylocopa phalothorax Lepeletier［拉;动药］灰胸木蜂
Xylocopa rufipes（Smith）赤足木蜂（隶属于蜜蜂科 Apidae）
Xylocopa sinensis（Smith）［拉;动药］中华木蜂（隶属于蜜蜂科 Apidae）
Xylocopa tenuiscapa（Westwood）圆柄木蜂（隶属于蜜蜂科 Apidae）
Xylocopa valga（Gerstaecker）紫木蜂（隶属于蜜蜂科 Apidae）
Xylocoumarol ***n*.**［商名］甲苄香豆醇（抗凝药）
xylogem;lignin 木素,木质素
xylograph ***n*.** 木刻,木刻画
xylogen ***n*.** 木素,木质素
xyloidin ***n*.** 火棉
xyloketose ***n*.** 木酮糖
xyloketosuria 木酮糖尿
xylol［希 *xylon* wood］;**xylene** 二甲苯
xyloma ***n*.** 木质瘤（拒物）
Xylometazoline Hydrochloride ***n*.**［商名］盐酸赛洛唑啉,盐酸丁卡唑啉（肾上腺素能药,局部用作血管收缩药,以减轻鼻黏膜肿胀和充血）
Xylomylidae 木虻科
xylonite;celluloid ***n*.** 赛璐珞,假象牙
xylophaga ***n*.** 食木类
Xylophagidae ***n*.** 食木虻科
xylophagous ***a*.** 食木的
Xylophilus Willems et al. 嗜木杆菌属
Xylophilus ampelina（Panagopoulos）**Willems et al.** 葡萄嗜木杆菌（葡萄木友菌）
xylophone ***n*.** 木琴
Xylopropamine ***n*.**［商名］赛洛丙胺（抗交感神经药）
xylopyranose;xylose 吡喃木糖,木糖
xylosazone ***n*.** 木糖脎
xylose;xylopyranose 木糖,吡喃木糖 ***vt*.** ～ cataract 木糖性白内障
xyloside ***n*.** 木糖甙
xylosidoglucose;primverose 木糖葡萄糖甙,樱草糖,报春花糖
Xylosma Forst. f. 刺柞属,柞木属 ***vt*.** ～ racemosum O. Kuntze;～ congestum（Lour.）Merr. 刺柞,柞木
Xylosma longfolium Clos［拉,植药］长叶柞木
xylosone 木糖醛酮
xylosteim ***n*.** 忍冬毒甙
xylosuria ***n*.** 木糖尿
Xyloterus lineatus（Olivier）黑条木小蠹（隶属于小蠹科 Scolytidae）
xylotherapy ***n*.** 木［质］疗法（暗示疗法的一种）
Xylotrechus chinensis（Chevr）桑虎天牛（隶属于天牛科 Cerambycidae）
xylulose 木酮糖
L-xylulose reductase L－木酮糖还原酶（此酶缺乏为一种常染色体隐性性状,可致戊糖尿症）
L-xylulosuria ***n*.** 左旋木酮糖尿
xylyl ***n*.** 二甲苯基 ‖ bromide ～;benzyl bromide 溴化二甲苯,溴化卞 / ～ chloride 氯化二甲苯
xylylenediamine 二甲苯二胺
xyphoid;xiphoid ①剑突的 ②剑突
xyphus 中胸腹板刺
Xyrias revulsus（Jordan et Snyder）光唇鳗（隶属于蛇鳗科 Ophichthyidae）
xysma［希］絮片,假膜片（见于腹泻粪便中）
xyster［希 *xyster* a scraper］刮骨刀,骨刮,刮器
Xystretum ***n*.** 光孔（吸虫）属

Y y

Y（yttrium）钇（39 号元素）
y 纵坐标（ordinate）的符号
-y（名词及形容词词尾，-ia 在英语中有时变为-y）
Y body Y 小体，指失活的 Y 染色体
Y chromatin Y 染色质
Y-chromosome *n*. Y 染色体
Y chromosome Y 染色体
Y linkage Y 连锁
Y-linked inheritance Y 连锁遗传
Y-linked train Y 连锁特征
Y protein Y 蛋白
Y suture（晶状体）Y 字缝
Ya Tan Tzu; Brucea *n*. 鸦胆子
Yaba 1 bunyavirus 亚巴猴 1 本扬病毒
Yaba 1 virus = Lednice 110 virus 亚巴猴 1 病毒，莱德丽丝 110 病毒
Yaba-7 bunyavirus 亚巴 – 7 本扬病毒
Yaba-like disease virus = Tanapox virus（Downie et al.）= YLD virus 亚巴样病病毒，特纳河痘病毒
Yaba monkey tumor poxvirus 亚巴猴肿瘤痘病碌
Yaha monkey tumour virus = Yaba virus（Niven et al.）亚巴猴肿瘤病毒
yabapox *n*. 亚巴痘（由痘病毒引起的一种病毒性疾病，亚巴 < Yaba > 为尼日利亚一地名）
yabine *n*. 药巴皮碱（从豆科植物药巴树 Andira excelse 树皮中提出的生物碱）
yacht *n*. & *v*.（驾）快艇，（乘）快艇
YAG laser YAG 激光
yageine *n*. **banisterine; telepathine** 骆驼蓬碱，南美卡皮根碱
yahourth *n*. **yoghurt** 酸乳
yajein *n*.; **yageine** 骆驼蓬碱，南美卡皮根碱
Yak buyer［动药］牦牛酥
Yak horn［动药］牦牛角
yak *n*. 牦牛，无聊的谈话 *v*. 瞎扯
Yakimoff's test 亚基莫夫氏试验（检氨基苯胂酸钠纯度）
yam *n*. 薯蓣属植物 ‖ Chinese ~ 山药，薯蓣，家山药 / wild ~; Dioscorea villosa 野山药，野薯蓣，毛山药，绒毛薯蓣
Yam mosaic potyvirus 薯芋花叶马铃薯 Y 病毒
Yam mosaic virus（Adsuar）薯芋花叶病毒
Yangona; kava 卡法椒，麻醉椒（根和根茎）
Yangtao actinidia［植药］中华猕猴桃
Yanhusuo［植药］延胡索，亦称元胡
yank *v*.〈口〉猛拉，使劲拉 *n*. 猛拉
Yans 雅司热地区接触性传染病，不属于性病，病原体为雅司热螺旋体，其病原体形态及临床表现与梅毒相似
yap（yapped, yapping）*v*.（狗）狂吠，哇啦哇啦讲
Yaquina Head orbivirus 亚奎纳希德环状病毒
Yaquina Head virus 亚奎纳希德病毒
yard *n*. 码（长度单位，= 3 英尺，= 0.914m）
yard *n*. 庭院，院子，工作场
yare *a*. 敏捷的，轻快的 *ad*. 敏捷地
yarn *n*. 纱，纱线，〈口〉故事，奇谈
yarns of Holmgren 霍姆格伦氏彩线（检色彩视力）
yarrow *n*.; **milfoil** 洋著草
Yasuda's method 安田氏法（测碘值）
Yata rhabdovirus 雅塔弹状病毒
Yata virus 雅塔病毒
yatanine *n*. 鸭胆灵
yatanoside *n*. 鸦胆子甙
Yatapoxvirus［yabapox + tanapox + virus］*n*. 亚特痘病毒属（由亚巴痘病毒和特纳河痘病毒组成）
yatobyo［日］tularemia 土拉菌病，兔热病
yatren *n*.; **chiniofon** 药特灵（抗阿米巴病药），喹碘方（商品名）
yaw *n*. 雅司疹 ‖ guinea corn ~ 玉米粒状雅司疹 / mother ~ 母雅司疹 / ringworm ~ 环状雅司疹
yawey 雅司病的
yawn *v*. 打哈欠，张口 *n*. 哈欠
yaw-root; Stillingia sylvatica 草乌臼（大戟科）
yaws *n*.; **frambesia; pian; parangi; bouba; boubas** 雅司病 ‖ bosch ~; bush ~ bos 美洲利什曼病 / crab ~ 掌跖雅司病 / foot ~ 掌跖雅司病 / forest ~ 美洲利什曼病 / ~, guinea corn 玉米粒状雅司疹 / ~, mother 初发雅司疹 / ~, xingworm 环状雅司疹
Ya Yan Tzu 鸦胆子（中药，亦可译为 Ya Tan Tzu，即 Brucea，其籽用于治阿米巴痢疾）
Yb（ytterbium）镱（70 号元素）
^{169}Yb-citrate ^{169}镱—枸橼酸钠
Y-bacillus Y 型杆苗（副痢疾杆菌的一型）
YC（Y-chromosome）Y 染色体
yeanling 羔羊
year *n*. 年岁 ‖ all the ~ round 一年到头 / for ~s 好几年 / from ~ to ~ 年年，年复一年 / in（the）~s to come 在未来的岁月里，今后，将来 / leap ~ 闰年 / of late ~s 近几年 / ~ in（and）~ out 年年不断，始终不断地 / ~s of potential life lost（简作 YPLL）潜在寿命损失年数
year-book *n*. 年鉴，年刊
year, predromal 前猖獗年
yearling *n*. 一年 崽，一周岁到两周岁之间的动物 *a*. 一岁的
yearly *ad*. 每年
yearn *v*. 怀念，依恋
yearning *n*. 怀念，向往，渴望 *a*. 念的
yeast *n*. 酵母［菌］，酿母［菌］‖ beer ~ 啤酒酵母 / black ~ 黑酵母 / brewer's ~ 啤酒酵母，药用酵母 / budding ~ 出芽酵母 / Chinese ~ 中国酵母（指酒药）/ compressed ~ 药用酵母，压榨酵母 / diplobiontic ~ 复相核酵母 / distillery ~ 酒精酵母 / dried ~ 干酵母 / filamentous ~ 丝状酵母 / fission ~ 裂殖酵母 / haplobiontic ~ 单相核酵母 / pathogenic ~ 致病酵母 / pigmented ~ 有色酵母 / sporogenous ~ 产孢子酵母 / top ~ 表面酵母 / true ~ 真酵母 / wild ~ 野酵母 / wine ~ 葡萄酒酵母 / ~ extract 酵母浸膏 / ~ yeast jacket 酵母菌套 / ~ nucleic acid 酵母核酸，核糖核酸
yeasty *a*. 起泡沫的
yeki［日］bubonic plague 腺鼠疫
yeld ewe 不育羊
yell *v*. 叫喊，忍不住大笑 *n*. 喊声
yellow *n*. *a*. 黄［色］‖ acid ~; fast ~ 酸性黄，坚牢黄，氨基偶氮苯磺酸钠 / acridine ~ 丫啶黄，氮杂蒽黄，绿光碱性黄 / alizarin ~ 茜素黄 / aniline ~ 苯胺黄 / brilliant ~ 煌黄（用为指示剂）/ butter ~; dimethylamino-azo-benzene 奶油黄，甲基黄，二甲氨基偶氮苯（一种致肝癌性黄染料）/ canary ~; auramine 碱性槐黄，金丝雀黄，金［色］胺 / chrome ~; lead chromate 铬黄，贡黄，铬酸铅 / corallin ~ 玫红酸黄，玫红酸钠 / acid ~ D; tropeolin OO 酸性黄 D，金莲橙 OO / fast ~ 坚牢黄，氨基偶氮苯磺酸钠（染料）/ guaiac ~ 愈创木黄 / imperial ~; aurantia 金橙黄（染料）/ indicator ~ 指示黄 / king's orpiment ~ 雄黄，三硫化二砷 / Leipzig lemon ~ 来比锡黄，柠檬黄 / Martius ~; Manchester ~; naphthol ~ 马休黄，萘酚黄，2, 4 – 二硝基萘酚钠 / metanil ~; tropeolin G; Victoria yellow［酸性］间［苯］胺黄，酸性黄 O，金莲橙 G / naphthalene ~ 萘黄 / naphthol ~; Manchester ~ 萘酚黄 / nitrazine ~ 硝嗪黄，二硝基苯偶氮萘酚，二磺酸钠（指示剂）/ Paris ~ 巴黎黄 / Philadelphia ~ 费城黄，膦黄，碱性染革黄棕 / Pyoktanin ~; auramine 派奥克坦宁黄，金［色］胺 / visual ~; xanthopsin 视黄质 / ~ body 黄体 / ~ bone marrow 黄骨髓 / ~ cell 黄细胞 / ~ connective tissue 黄结缔组织（弹性组织）/ ~ crescent 黄新月区（囊胚）/ ~ enzyme 黄酶 / ~ fever flavivirus 黄热病黄病毒 / ~ fever vaccine *n*. 黄热病疫苗 / ~ fever virus（Stockes）（Fiebre amarilla）黄热病病毒 / ~ fiber 黄纤维 / ~ fibro-cartilage 黄纤维软骨，弹性软骨 / ~ ing 黄化 / ~ light ophthalmoscopy 黄光检眼镜检查（法 / ~ marrow 黄髓 < 骨 >）/ ~ pracipitate 黄色沉淀物，黄降汞 / ~ root 北美黄连 / ~ spider mite 鹅耳枥东方叶螨 / ~ spot［视网膜］黄斑 / ~ vision 黄视症 / ~ yolk 黄卵黄

Yellow and black sea snake [动药] 长吻海蛇
Yellow and black sea snake blood [动药] 长吻海蛇血
Yellow and black sea snake gall [动药] 长吻海蛇胆
Yellow and black sea snake oil [动药] 长吻海蛇油
Yellow and black sea snake skin [动药] 长吻海蛇皮
Yellow and black sea snake venom [动药] 长吻海蛇毒
Yellow croaker [动药] 石首鱼
Yellow Croaker ear-stone [动药] 鱼脑石
Yellow croaker gall [动药] 石首鱼胆
Yellow croaker spermaries [动药] 石首鱼精巢
Yellow grey longhorn beetle [动药] 桑天牛
Yellow monkshood [拉,植药] 伏毛铁棒棰
Yellow-bellied sea snake [动药] 长吻海蛇
Yellow-bellied sea snake blood [动药] 长吻海蛇血
Yellow-bellied sea snake gall [动药] 长吻海蛇胆
Yellow-bellied sea snake oil [动药] 长吻海蛇油
Yellow-bellied sea snake skin [动药] 长吻海蛇皮
Yellow-bellied sea snake venom [动药] 长吻海蛇毒
Yellow-bellied sea snake [动药] 长吻海蛇
Yellow-fin puffer blood [动药] 条斑东方纯血
Yellow-fin puffer liver [动药] 条斑东方纯肝
Yellow-fin puffer ovaries [动药] 条斑东方纯卵巢
Yellow-fin puffer roe [动药] 条斑东方纯卵
yellow-green light ophthalmoscopy 黄绿光检眼镜检查（法）
yellow-jackets 胡蜂
Yellow-swallowtail butterfly larva [动药] 茴香虫
Yellow-swallowtail butterfly [动药] 黄凤蝶
Yellowfin puffer [动药] 条斑东方纯
Yellowflower broomrape [植药] 黄花列当
Yellowfruit snakegourd [植药] 日本栝楼
Yellowiacke tnest [动药] 金环胡蜂房
Yellowiacket [动药] 金环胡蜂
yellowish *a*. 带黄色的,浅黄色的
yellows *n*. 钩端螺旋体性黄疸,羊霍乱
yelp [**jelp**] *v*.（狗）吠,叫喊着说
Yemen *n*. 也门 [亚洲] ‖ ~i, ~ite *n*. 也门人 *a*. 也门的;也门人的
yeo's treatment（method）[Isaac Burney yeo 英医师 1835—1914] 伊奥氏疗法（禁食糖类并应用大量热饮料以治肥胖病）
yerba [西];herb 草,草本,草药 ‖ ~ buena 印度薄荷,绿薄荷,加州小薄荷 / ~ de la golondrina 墨西哥蛇药（数种大戟属植物）/ ~ mansa;mansa 洋蕺菜根 / ~ mata 巴拉圭茶 / ~ reuma 大花瓣鳞花（瓣鳞花科）/ ~ santa;Eriodictyon 散塔草,北美圣草
yerbine 巴拉圭茶碱
Yerkes-Bridge test [Robert M. Yerkes 美精神病学家 1876—1956; James W. Bridges 加精神病学家 1885 生] 伊—布二氏测验（检智力）
Yerkes discrimination box [Robert M. Yerkes] 耶尔克斯辨别箱（一种门很多的迷宫,用于实验室,以研究动物的视觉辨别能力,开正确的门得到奖赏,开错误的门则受到电击）
yerli 土耳其鸦片
Yersinia *n*. [A. J. E. Yersin] 耶尔森菌属 ‖ ~ enterocolitica 小肠结肠炎耶尔森菌 / ~ frederiksenii 费氏耶尔森菌 / ~ intermedia 中间耶尔森菌 / ~ kristensenii 克氏耶尔森菌 / ~ pestis 鼠疫耶尔森菌（以前称鼠疫杆菌,鼠疫巴斯德菌）/ ~ pseudotuberculosis 假结核耶尔森菌（以前称假结核巴斯德菌）/ ~ ruckeri 红色耶尔森菌
Yersinia van Loghem 耶尔森氏菌属
Yersinia aldovae Bercovier 阿氏耶尔森氏菌
Yersinia bercovieri Wauters et al. 伯氏耶尔森氏菌
Yersinia enterocolitica Frederiksen 小肠结肠炎耶尔森氏菌
Yersinia frederiksenii Ursing et al. 弗氏耶尔森氏菌
Yersinia intermedia Brenner et al. 中间耶尔森氏菌
Yersinia kristensenii Bercovier et al. 克氏耶尔森氏菌
Yersinia mollaretii Wauters et al. 莫氏耶尔森氏菌
Yersinia pestis（Lehmann et Neumann）**van Loghem** 鼠疫耶尔森氏菌（鼠疫巴斯德氏菌,鼠疫杆菌）
Yersinia philomiragia（Jensen, Owenet Jellison）**Hollis et al.** 见 Francisella philomiragia Hollis et al.
Yersinia pseudotuberculosis（Pfeiffer）**Smith et Thal** 假结核耶尔森氏菌（假结核巴斯德氏菌,假结核性巴斯德氏菌）
Yersinia pseudotuberculosis subsp. pestis Bercovier et al. 假结核耶尔森氏菌鼠疫亚种
Yersinia pseudotuberculosis subsp. pseudotuberculosis Bercovier et al. 假结核耶尔森氏菌假结核亚种
Yersinia rodentium [Bergey et al.] **van Loghem** 啮齿类耶尔森氏菌
Yersinia rohdei Aleksic et al. 罗氏耶尔森氏菌
Yersinia ruckeri Ewing et al. 鲁氏耶尔森氏菌
Yersinieae *n*. 耶尔森菌科
Yersin's serum [Alexandre John Emile 瑞士细菌学家 1863—1943]; antiplague serum 耶尔森血清,[抗] 鼠疫血清 ‖ ~ type 耶尔赞氏型（豚鼠接种禽结核以后,肉眼看不出结核结节,但在肝脾切片内可查出结核菌）
yes *ad*. 是,不错
yeterday *n*. & *ad*. 天
yet *ad*. 还,仍旧,到目前为止 *conj*. 虽然……但是 ‖ and ~ 可是,然而,但 / as ~ 到目前为止（仍）,现在（还）到当时为止（还）/ but ~ 虽然……但还是 / not ~ 还没有,尚未
yield *v*. 生, 产生,给予,放弃,屈服 *n*. 产量,产品,收成
yieldding *a*. 出产的,易受影响的,柔顺的,依从的
-yl（希;词尾）基（化学用语）
ylang-ylang *n*. 夷兰（产于马来亚的一种乔木）
-yleme 二价烃基
-yne（法:词尾）炔（化学用语）
YLD = Yaba-like disease 亚巴样病
YLD virus = Yaba-like disease virus 亚巴样病病毒 yochubio *n*. [日];tsutsugamushi disease 恙虫病
ydoxin *n*.;diiodo- hydroxyquinoline 二碘烃基喹啉（商品名）
YOB（year of birth）生年
yochubio *n*. 恙虫病
Yogue virus 约格病毒
yogurt; yoghurt; yoghourt; yahourth 酸乳
yohimbe; yohimbe bark 育亨宾 [树] 皮
Yohimbin 育亨宾碱(为 1,2—肾上腺素能阻滞剂)
yohimbine *n*. 育亨宾, 萎必治(治疗阴茎勃起障碍药物,一种 a-2-肾上腺拮抗剂,用于治疗非内分泌因素引起的阳痿)
yohimbenine *n*. 育亨宾,育亨宾宁碱（具有肾上腺素能阻滞作用,用于治动脉硬化及心绞痛）
yoke [英];**juga** [拉] ①轭 ②隆突 ‖ alveolar ~ 牙槽联嵴 / ~ bone; os zygomaticum 颧骨 / ~ s of mandible, alveolar; juga alveolaria mandibulae 下颌牙槽隆凸 / ~ s of maxilla, alveolar; juga alveolaria maxillae 上颌牙槽隆凸 / ~ muscles 共轭肌,配偶肌
yolk [拉 *vitellus*] *n*. ①卵黄 ②羊毛脂 ‖ accessory ~ 副卵黄 / food ~; deutoplasm 滋养质,副浆 / formative ~ 成胚卵黄 / white ~ 白卵黄 / ~ of wool 羊毛脂 / yellow ~ 黄卵黄 / ~ artery 卵黄动脉 / ~ bearer 载卵黄细胞 / ~ blastopore 卵黄胚孔 / ~ cell 卵黄细胞 / ~ cleavage 卵黄卵裂 / ~ duct 卵黄管 / ~ endoderm 卵黄内胚层 / ~ epithelium 卵黄上皮 / ~ gland 卵黄腺 / ~ granule 卵黄粒 / ~ membrane 卵黄膜 / ~ nucleus 卵黄核 / ~ plug 卵黄栓 / ~ pyramid 卵黄锥体 / ~ sac 卵黄囊 / ~ sac endoderm 卵黄囊内胚层 / ~ sac inoculation 卵黄囊接种 / ~ sac placenta 卵黄囊胎盘 / ~ sac umbilicus 卵黄囊脐 / ~ sphere 卵黄球 / ~ stalk 卵黄蒂 / ~ stopper 卵黄栓 / ~ syncytium 卵黄合胞体 / ~ vacuole 卵黄泡 / ~ vein 卵黄静脉
Yokenella Kosako, Sakazaki et Yoshizaki 预研菌属
Yokenella regensburgei Kosako, Sakazaki et Yoshizaki 雷金斯堡预研菌
yomesan *n*. 氯硝柳胺（niclosamide）制剂的商品名,灭绦灵
yonder *ad*. 那边,在远处 *a*. 那边的,远处的
you *pron*.（主,宾格）你,你们
young *a*. 年轻的 *n*. 崽,仔,雏 ‖ the ~ 青年们 / ~ connective tissue 幼稚结缔组织,间充质 / ~ lymphocyte 幼淋巴细胞 / ~ megakaryocyte 幼巨核细胞 / ~ monocyte 幼单核细胞 / ~ plasmaeyte 幼浆细胞 / ~ ster 幼小动物 / ~ stock 幼畜
Young-Helmholtz theory [Thomas Young; H. L. F. Helmoltz 德医师 1821—1894] 杨—黑二氏学说（色觉关系于视网膜内的红、绿、紫三套纤维）
Young's rule 杨氏法,杨格氏法则(为计算一岁以上儿童剂量的一种公式)
younger young 的比较级 *a*. 较年轻的（或较小的等）*n*. 年纪较小的人,年轻人
youngest young 的最高级 *n*. 年纪最小的人,最小的子女
youngster *n*. 年轻人,少年
Youngia japonica（L.）**DC.** [拉,植药] 黄鹌菜
youngling *n*. 年轻人,幼小动物,幼树 *a*. 年轻的,幼小的
Young's operation [Hugh H. 美泌尿学家 1870—1945] 扬氏手术（①前列腺穿孔切除术 ②精囊及部分射精管切除术）
Young's rule [Thomas 英医师、物理学家、数学家和语言学家 1773—1829] 扬氏 [小儿药量计算] 规则（将小儿岁数加 12 乘成人剂量除岁数即得）
Young's syndrome Young 综合征由于呼吸道黏膜纤毛和精子尾

部的超微结构发生异常而导致男性不育。
your ***pron*.**（所有格）你的，你们的
yours ***pron*.** 你（们）的东西
yourself ***pron*.** 你自己
yourselves ***pron*.** 你们自己
youth ***n*.** 少年，青年，青春，青年时期
youthen ***v*.** 使变得年轻
youthful ***a*.** 少壮的，年轻的，早的，初期的
youthwort ***n*.** 圃叶茅膏菜
yowl ***n*. & *v*.** 嚎，厉声叫喊
yo-yo 起伏不定的，上上下下的
Yozia bicoarctatus（Bleeker）吻海龙（隶属于海龙科 Syngnathidae）
yperite；dichlorodiethyl sulfide；mustard gas 芥子气，二氯二乙硫醚
ypsiliform，upsiloid 倒人字形的，V 字形的
ypsiloid；upsiloid 倒人字形的，V 字形的
Y podovirus Y 短尾病毒
YPLL 潜在寿命损失年数（见 years of potential life lost）
Y．S．（yellow spot）黄斑（视网膜）
Yt（yttrium） 钇（39 号元素）
ytterbinm（缩 Yb）***n*.** 镱（70 号元素）
yttria；yttrium oxide 三氧化二镱，氧化镱
yttric ***a*.** 镱的，含镱的
yttrium（缩 Y）***n*.** 镱（39 号元素）
yttrium-aluminum-garnet laser YAG 激光，镱铝石榴石激光 Y-tube ***n*.** Y（形）管
yuan（sing．pl．同）***n*.** 元（中国货币单位）
Yucca L 丝兰属 ‖ ～ filamentosa var．flaccida 柔软丝兰 / ～ gloriosa var．recuvifolia 波罗花，反叶凤尾兰
Yucaipa paramyxovirus 尤凯巴副黏病毒
Yucaipa virus（Bankowski et al．）尤凯巴病毒
Yugoslavia ***n*.** 南斯拉夫 ‖ ～n ***n*.** 南斯拉夫人 ***a*.** 南斯拉夫的
yukon［汤川 日物理学家］barytron 重电子
Yulan magnolia［植药］玉兰
Yuma spider mite 尤马东方叶螨
Yunnan dog button［植药］云南马钱
Yunnan manyleaf paris［植药］云南重楼
Yunnan pine［植药］云南松
Yunnan seseli［植药］松叶西风芹
Yunnanlarkspur［植药］云南翠雀花
Y-V plasty of vertical neck 膀胱颈部 Y-V 成形术
Yvon's coefficient［Paul Yvon 法医师 1848—1913］伊冯氏系数（尿中脲与磷酸盐含量的比率）‖ ～ test 伊冯氏试验（①检尿中乙酰苯胺 ②检生物碱）
Yzquierdo's bacillus［Vicente 智利组织学家］伊斯杰尔多氏杆菌

Z z

Z 原子序数(atomic number)和阻抗(impedence)的符号
Z-[德 zusammen(together)] Z 型 (用于表明具有双键化合物的绝对构型的立体标码)
Z.(zuckung) 收缩 (电疗上应用)
Z-band Z 盘,Z 带,肌间盘
Z-chromosome Z-染色体
Z-disc Z 盘,肌间盘
Z-filaments Z 丝(细胞丝在 Z 盘的分支)
Z-line Z 线,间膜(骨骼肌)
Z-matrix Z 基质(肌 Z 线内)
Z-material Z 物质,Z 基质
Z protein Z 蛋白
Zabicipril *n*. [商名] 扎普利(抗高血压药)
Zabiciprilat *n*. [商名] 扎普利拉(抗高血压药)
Zabrotes subfasciatus(Boheman) 巴西豆象(隶属于豆象科 Bruchidae)
Zacatilla [西] *n*. 优质胭脂虫
Zacco platypus(Temmincket Schlegel) [拉:动药] 宽鳍
zachun oil [from Balanites aegyptica, bito tree] 此妥树油(产于热带非洲及亚洲的蒺藜科植物)
-zafone [构词成分] 扎封(1998 年 CADN 规定使用此项名称,主要系指神经系统安定药阿氯扎封 [Alozafone] 一类的药物)
Zacoprie *n*. [商名] 扎考必利(镇吐药)
Zactane *n*. [商名] 枸橼酸依索庚嗪(ethoheptazine citrate)
Zafirlukast *n*. [商名] 扎鲁司特(抗过敏药)
Zafuleptine *n*. [商名] 扎氟普丁(抗忧郁药)
Zagari's disease [Giuseppe 意医师 1863—1946]; xerostomia 扎加里氏病,口腔干燥
Zaglas' ligament 扎格勒斯氏韧带,骶髂斜韧带
Zahn's lines(ribs) [Friedrich Wilhelm 瑞士病理学家 1845—1904] 榮氏线(血栓表面皱痕,因血小板层的边缘凸出所致)
Zahorsky's disease(John Zahorsky) 柴霍斯基病,幼儿急猝发疹
zaire *n*. 扎伊尔 [非洲] 流行性霍乱
zakavasta; kefir grains 开菲小粒(含开菲酵母等的小粒,用以制开菲乳)
Zalcitabine *n*. [商名] 双去氧胞嘧啶核苷,扎西他滨(抗病毒药)
Zaldaride *n*. [商名] 扎达来特(止泻药)
Zaleplon *n*. [商名] 扎来普隆(催眠镇静药)
Zaliv Terpeniya bunyavirus 扎利夫特帕尼亚本扬病毒
Zaliv Terpeniya unkuvirus 扎利夫特帕尼亚吴孔病毒
Zaliv Terpeniya virus 扎利夫特帕尼亚病毒
Zalophus californianus(Lesson) 加州海狮(隶属于海狮科 Otariidae)
Zalospirone *n*. [商名] 扎螺酮(抗焦虑药)
Zaltidine *n*. [商名] 唑替丁(H_2 受体阻滞剂)
Zaltoprofen *n*. [商名] 扎托洛芬(消炎镇痛药)
Zambia *n*. 赞比亚 [非洲] ‖ ~n *a*.
Zambrini's ptyaloreaction [A.R.阿根廷医师] 桑布里尼氏涎反应
Zamifenacin *n*. [商名] 扎非那新(毒蕈碱受体阻滞药)
Zammit's test 察米特氏试验(一种血清试验)
zanaloin *n*. 桑给巴尔芦荟式
Zanamivir *n*. [商名] 扎那米韦(抗病毒药)
Zanclidae 镰鱼科(隶属于鲈形目 Perciformes)
Zanclus canescens(Linnaeus) 灰镰鱼(隶属于镰鱼科 Zanclidae)
Zander apparatus [Jonas Gustav Wiihelm 瑞典医师 1835—1920] 赞德氏理疗器 (为锻炼身体各部分而设计的一套器械,目前很少采用) ‖ ~ system 赞德氏系统 (一种被动性运动治疗)
Zang's space [Christoph Bonifacius 德外科医师 1772—1835] 赞格氏腔(锁骨上小窝)
Zangemeister's test [Wilhelm Zangemeister 德妇科学家 1871—1930] 赞格迈斯特氏试验(父子关系鉴定,即将小儿的血清和父亲的血清混合,利用光度计即可测定其透光度减弱,如将父亲以外的男人血清加入小儿血清中,则透光度不减弱)
zang's space [Christoph B. Zang] 锁骨上小窝
Zanosar *n*. 链佐星(streptozocin) 制剂的商品名
Zanoterone *n*. [商名] 扎诺特隆(抗雄激素类药)
zantac *n*. 雷尼替丁(ranitidine) 制剂的商品名
Zantedischia mosaic virus(Weber) 野芋花叶病毒
zanthine; xanthine 黄嘌呤
zanthopsin *n*. 眼黄素
Zanthocylum bungeanum Maxim. [拉,植药] 花椒
Zanthocylum dimorphophyllum Himsl. [拉,植药] 异叶花椒
Zanthoxylum acanthopodium DC. [拉,植药] 刺花椒
Zanthoxylum ailanthoides Sieb. et Zucc. [拉,植药] 叶花椒
Zanthoxylum armatum DC. [拉,植药] 竹叶花椒
Zanthoxylum bungeanum Maxim. [拉,植药] 花椒
Zanthoxylum dimorphyllum Hemsl. Var. spinfolium Rehd. Et Wils. [拉;植药] 刺异叶花椒
Zanthoxylum L. 花椒属 ‖ ~ avicennae (Lam.) DC. 勒倪,鹰不泊 / ~ mantschurium Ben *n*. 崖椒 / ~ piperitum DC. 川椒,秦椒 / ~ planispinum Sieb. et Zucc. 竹叶椒 / ~ senegalense 西非花椒 / ~ similans Hance 野花椒
Zanthoxylum dissitum Hemsl. [拉;植药] 蚬壳花椒
Zanthoxylum molle Rehd. [拉,植药] 朵椒
Zanthoxylum Nitidum(Roxb.) DC. [拉;植药] 光叶花椒
Zanthoxylum planispinum Sieb. et Zucc. [拉,植药] 竹叶椒
Zanthoxylum schinifolium Seib. et Zucc. [拉,植药] 青椒
Zanthoxylum simulans Hance [拉,植药] 野花椒
zany *n*. 小丑,笨人 *a*. 愚蠢的,好哭的
zanzolin *n*. 赞佐林(除虫菊和缬草根制成的杀虫药)
Zaocys [拉;动药] 乌梢蛇
Zaocys carinatus(Gu enther) 黑网乌梢蛇(隶属于游蛇科 Colubridae)
Zaocys dhumnades(Cartor) 乌梢蛇 (隶属于游蛇科 Colubriae)
Zaocys fuscus(Gu enther) 棕色乌梢蛇(隶属于游蛇科 Colubridae)
Zaocys luzonensis(Gu enther) 吕宋乌梢蛇 (隶属于游蛇科 Colubridae)
Zaocys nigromarginatus(Blyth) 黑线乌梢蛇(隶属于游蛇科 Colubridae)
zaomycin 沙阿霉素
zap(zapped, zapping) *v*. 快速地用力杀死 (或弄死,打败等) *n*. 精力,活力,杀死
ZAP(zymosan activated plasma) 酵母多糖激活血浆
Zapizolam *n*. [商名] 扎吡唑仑(催眠药)
Zaprinast *n*. [商名] 扎普司特(抗过敏药)
Zappert's chamber [Julius 奥医师 1867—1942] 扎佩特氏计数池
zaranthan [希伯来文] *n*. 乳房硬化
Zardaverine *n*. [商名] 扎达维林(解痉药)
zarontin; ethosuximide 扎荣廷,乙琥胺(抗癫痫药)
Zaroxolyn *n*. 美扎拉宗(metolazone) 制剂的商品名
Zatebradine *n*. [商名] 扎替雷定 (减缓心率药)
Zatositron *n*. [商名] 扎托司琼(5-羟色胺拮抗药)
Zaufal's sign [Emanuel Zaufal 捷鼻科学家 1833—1910]; saddle nose 曹发耳氏征,鞍状鼻,塌鼻
Zavarzinia Meyer, Stackebrandt et Auling 扎瓦尔金氏菌属
Zavarzinia compransoris Meyer, Stackebrandt et Auling 扎瓦尔金氏菌(餐伴假单胞菌)
Zaysau virus 泽桑病毒
ZD(zerodefeets) 无缺陷
ZDDZ(ZWR—DAS Deutsche Zahnazteblatt) 西德牙医师杂志
Zea L. 玉蜀黍属,玉米属
Zea mays rhabdovirus 玉米弹状病毒
Zea virus 1 (Smith) = Maize (Corn) mosaic virus(Kunkel) 玉米花叶病毒
Zea virus 2 (Smith) = Maize streak disease virus(Storey) 玉米线条病毒
zeal *n*. 热心,热忱,奋发
zealot *n*. 热心者,狂热者
Zeamays L. [拉,植药] 玉蜀黍
zeatin *n*. 玉米素,N^6-异戊烯腺嘌呤

zearin *n*. 地衣素
zeaxanthin 玉米黄质 ‖ ~ diepoxide 二表氧化玉米黄质 / ~ epoxide 表氧化玉米黄质
zebra *n*. 斑马 | ~ shark gall [动药] 长鳍斑竹鲨胆 / ~ shark liver [动药] 长鳍斑竹鲨肝 / ~ shark muscle [动药] 长鲭斑竹鲨 / ~ shark swim-bladder [动药] 长鲭斑竹鲨鳔
Zebrasoma flavescens (Bennett) 黄高鳍刺尾鱼(隶属于刺尾鱼科 Acanthuridae)
Zebrias crossolepis (Cheng et Chang) 缨鳞条鳎(隶属于鳎科 Soleidae)
zebrine, zebroid a. 斑马的,像斑马的
Zebrina pendula Schnizl [拉,植药] 吊竹梅
zebromal; ethyldibromcinnamate 二溴桂皮酸乙酯
zedoary [拉 *zedoaria*] [植药] *n*. 蓬莪术(块茎)
Zedoary turmeric [植药] 莪术
Zeeman effect [Pieter Zeeman 荷物理学家 1865—1943] 济曼氏效应(光谱线受磁场作用而分析)
Zegla bunyavirus 泽格拉本扬病毒
Zegla virus 泽格拉病毒
Zeidae 海鲂科(隶属于海鲂目 Zeiformes)
Zeiformes 海鲂目 (隶属于硬骨鱼纲 Acthopterygii)
zein *n*. 玉米蛋白,玉米胶蛋白
zeinolysis *n*. 玉米蛋白分解 [作用]
zeinolytic 分解玉米蛋白的
Zeiosis(blebing) 胞浆疝漏
zeiosis *n*. 沸腾运动(见于人工培养基上所培养的细胞周围)
Zeiraphera diniana granalosis virus 松线小卷叶蛾颗粒体病毒
Zeiraphera SP. pox virus 线小卷叶蛾属痘病毒
Zeisel's test 蔡塞耳氏试验(检秋水仙碱)
Zeisian gland [Edward Zeis 德眼科学家 1807—1868] 蔡司氏腺(睑缘腺) ‖ ~ stye 蔡司氏睑缘腺炎,外麦粒肿
zeism [拉]; **zeismus** 玉米中毒,玉米红斑
Zeis's gland Zeis 腺
Zeissel's layer 蔡塞耳氏层(胃壁黏膜肌层与黏膜下层之间)
zeist 玉米中毒论者
zeistic 玉米的
Zelkova schneideriana Hand.-Mazz. [拉,植药] 榉树
Zelkova Spach 榉 [树] 属 ‖ ~ keaki 光叶榉树 / ~ schneideriana Hand.-Mazz 榉树
Zeller's test [O. 德医师] 策勒氏试验(检尿内黑素)
Zellweger syndrome [Hans Ulrich Zellweger] 泽尔韦格综合征 (即脑肝肾综合征 cerebrohepatorenal syndrome,见 syndrome 项下相应术语)
zelotypia [希 *zelos* zeal + *typtein* to strike] ①热衷癖 ②嫉妒癖
zemmi *n*. 瞎鼠
Zenarestat *n*. [商名] 折那司他(醛糖还原酶抑制药)
Zenker's crystals [Friedrich Albert 德病理学家 1825—1898] 岑克尔氏晶体(气喘晶体) ‖ ~ degeneration (necrosis) 岑克尔氏变性(坏死)(横纹肌透明变性) / ~ diverticulum 岑克尔氏憩室(食管的压出性憩室) / ~ leiomyoma 岑克尔氏平滑肌瘤(恶性肌瘤) / ~ myomalacia cordis 岑克尔氏心肌软化 / ~ paralysis 岑克尔氏麻痹(腓总神经麻痹)
Zenker's fluid (slution) [Komad 德组织学家 1894 卒] 岑克尔氏液(溶液)(组织固定液)
Zenkerism [Friedrich Albert Zenker] 岑克尔氏变性(横纹肌透明变性)
zenkerize [K. Zenker] 岑克尔氏溶液固定
Zeniplatin *n*. [商名] 折尼铂(抗肿瘤药)
zenith *n*. 天顶,顶点,顶峰
zenkerism [F. A. Zenker] *n*. 岑克尔变性(见 Zenker's degeneration)
zenkerize [K. Zenker] *vt*. 用岑克尔溶液固定
Zenker's crystals [Friedrich A. von Zenker] 岑克尔晶体(气喘晶体,自细胞晶体) ‖ ~ degeneration (necrosis) 岑克尔变性(坏死)(横纹肌透明变性) / ~ diverticulum 咽食管憩室
Zenkers's fixative (fluid, solution) (Konrad Zenker) 岑克尔固定液(液、溶液)(含腐蚀性的氯化汞、重铬酸、硫酸钠、冰醋酸和水)
Zenoni's test 策诺尼氏试验(检痰内白蛋白)
zenotropism a. 背地性
zeolite *n*. 沸石
zeoscope [希 *zeein* to boil + *skopein* to examine] 沸点检醇器
Zepastine *n*. [商名] 唑帕斯汀 (抗组胺药)
zephiran; benzalkonium 苄烷铵,苯甲烃铵 ‖ ~ chloride; benzalkonium chloride 氯化苄烷铵,氯化苯甲烃铵
-zepine [构词成分] -西平(1998 年 CADN 规定使用此项名称,主要系指抗癫痫药三环化合物 [tricyclic compound] 类的药名,如依兰西平 [Elanzepine]、奥卡西平 [Oxcarbazepine] 等)
zephiran *n*. 边、苄烷铵,苯甲烃铵
zephyr *n*. 西风,和风,微风,轻薄织物
Zephyranthes candida Herb [拉,植药] 菖蒲莲
Zephyranthes grandiflora Lindl [拉,植药] 风雨花
Zeranol *n*. [商名] 折仑诺(同化激素类药)
Zeranol *n*. 折仑诺 (同化激素类药)
Zerit 泽利特(治疗艾滋病药物,stavudine 的商品名)
zero [意 naught] *n*. 零,零点,零度 *a*. 零的 *vt*. 调节(仪器等)到零点 ‖ absolute ~ 绝对零度 / ~ divisor; nil-factor 零因子 / ~-gravity; agravity 零重力,无重力 / limes ~ 无毒限量,不致死界 / ~-order kinetics 零级(阶) 动力学 / physiologic ~ 生理零度(不引起感觉的) / ~ point mutation 起点突变
zerodone *n*. 水流冷却器
zerodur *n*. 微晶玻璃
zeropoint 温度临界点
zerumbet [印] 球姜 (根茎)
zest *n*. 滋味;风趣;兴趣;热心,热情;香橙皮,柠檬皮 ‖ ~ful *a*. 有滋味的;有风趣的;热心的,热情的
zestful *a*. 有辛辣味的,有风味的,热心的 ‖ ~ly *ad*. / ~ ness *n*.
zestocausis [希 *zestos* boiling hot + *kausis* buyning 蒸汽灼法(用含有过热蒸汽的管,施行烧灼治疗)
zestocautery; atmoeautery 蒸汽烙管,蒸汽烙器
Zestoretic *n*. 赖诺普利氢氯噻嗪 (lisinopril and hydrochlorothiazide) 制剂的商品名
Zestril *n*. 赖诺普利山 (lisinopril) 制剂的商品名
zeta cell Z 细胞(垂体)
zetacrit *n*. 浓集红细胞压积(见 ratio 项下 zeta sedimentation ratio)
Zetafuge *n*. Z 血沉比积测定仪(用于测定 zeta sedmentation ratio 仪器的商品名)
Zetar *n*. 煤焦油(coal tar) 制剂的商品名
Zetidoline *n*. [商名] 折替多林(镇痛药)
Zettnowia Enderlein 策特诺氏菌属
Zettnowia racemosa (Zettnow) **Enderlein** 簇状策特诺氏菌
Zeugite 并核细胞,偶核细胞
zeugmatography *n*. 磁共振共轭成像
Zeugophora ancora (Reitter) 锚瘤胸叶甲(隶属于负泥虫科 Crioceridae)
zeugopodium *n*. 合骨(胚胎期的桡尺骨和胫腓骨)
Zeus japonicus (Cuvier et Valenciennes) 日本海鲂(隶属于海鲂科 Zeidae)
ZG / 1 levivirus ZG / 1 光滑病毒
ZG / 2·inovirus ZG / 2 丝形病毒
ZG / 3A stylovirus ZG / 3A 长尾病毒
Zhegucai [植药] 鹧鸪菜
zhengdingmycin *n*. 正定霉素(抗肿瘤药)
zibeth; civetta 香猫,灵猫香
Zibethum [拉,动药] 灵猫香
Zidapamide *n*. [商名] 齐达帕胺(利尿药)
Zidometacin *n*. [商名] 齐多美辛,叠氮吲酸(消炎镇痛药)
Zidovudine *n*. (简作 AZT) [商名] 齐多夫定,叠氮胸苷(即 azidothymidine,治疗艾兹病药物)
ziega *n*. 凝乳
zieger *n*. 乳清干酪
Ziegle's operation [Samuel L. Ziegler] 齐格勒手术(V 形虹膜切除术,以形成人工瞳孔)
Ziegler's operation [S. Louis 美眼科学家 1861—1925] 济格勒氏手术(V 形虹膜切除术)
Ziehen's test [Georg Theodor 德神经病学家 1862 生] 齐亨氏测验(测智力)
Ziehen-Oppenheim disease [Georg Theodor Ziehen; Herman Oppenheim 德神经病学家 1858—1919]; Dystonia musculorum deformans 齐—奥二氏病,变形性肌张力障碍
Ziehl's solution [Franz 德细菌学家 1857—1926] 齐耳氏溶液(石炭酸品红溶液)
Ziehl-Neelsen's method, stain [Franz Ziehl 德细菌学家 1857—1926; Friederich Karl Adolf Neelse 德病理学家 1854—1894] 齐—尼二氏法(染结核杆菌),耐酸染剂 ‖ ~ carbolfuchsin 石炭酸品红染剂
Zieke instrumentation [K. Zielke] 齐尔格器械用法(矫正脊柱侧凸的一种方法,现主要被杜韦尔 <Dwyer> 器械用法所取代)
Ziemann's dots 齐氏小点
Ziemann's stippling 济曼氏点彩 (寄生虫)
Ziemssen's motor points [Hugo Wilhelm von Ziemssem 德医师 1829—1902] 齐姆森氏运动点(运动神经进入肌肉处)
Zieve syndrome [Leslie Zieve] 齐夫综合征(摄入大量乙醇后引起的高胆固醇血症、肝脾肿大、肝脏脂肪浸润、溶血性贫血及高甘

油三脂血症)
Zifrosilone *n*.［商名］齐罗硅酮(胆碱酯酶抑制药)
zigzag *n*.之字形,Z字形;锯齿形;屈折形 *ad*.之字形的(地);锯齿形的(地)(-gg-) *vt*.*vi*.(使)成之字形,(使)成锯齿形
zigzagplasty *n*. Z字形整形术
ZIK/1 levivlrus ZIK/1光滑病毒
Zika flavvirus 寨—卡黄病毒
Zika virus 寨卡病毒
Zilantel *n*.［商名］齐仑太,磷硫苄酯(抗蠕虫药)
Zilascorb(2H) *n*.［商名］亚卡维C(2H)(抗肿瘤药)
Zileuton *n*.［商名］齐留通(脂氧化酶抑制药)
Zilimycin *n*.［商名］自力霉素(抗肿瘤药)
Zilpaterol *n*.［商名］齐帕特罗(支气管扩张药)
Zimbabwe 津巴布韦［非洲］
Zimeldine *n*.［商名］苯吡烯胺,齐美定(抗抑郁药)
Zimelidine Hydrochloride［商名］盐酸齐美利定,盐酸苯吡烯胺(抗抑郁药)
Zimidoben *n*.［商名］齐咪苯(皮肤科用药)
Zimmerlin's atrophy (type)［Franz Zimmerlin 瑞士医师 1858—1932］济默林氏萎缩(从身体上部开始的遗传进行性肌萎缩)
Zimmerman's polkissen 济默曼氏近血管球体
Zimmermann's arch［Karl Wilhelm 德组织学家 1861—1935］济默曼氏弓(胚胎时偶尔出现的动脉弓,在第四动脉弓与肺动脉弓之间) ‖ ~ corpuscle 济默曼氏小体(新月形小体,红细胞影)
Zinacef *n*.［商名］西力欣(头孢夫辛 Cefuroxime Sodium)制剂的商品名
zinc［拉 *zincum*］(缩 Zn)锌(30号元素) ‖ ~ acetate 醋酸锌 / ~ borate 硼酸锌 / ~ bromide 溴化锌 / ~ calcium cyanide 氰化锌钙 / ~ caprylate 辛酸锌 / ~ carbolate 石炭酸锌,酚锌 / ~ carbonate 碳酸锌 / ~ chloride 氯化锌 / ~ chrysophanate 大黄酸锌 / ~ cyanide 氰化锌 / ~ ferrocyanide 亚铁氰化锌 / ~ finger 锌指(结构) / ~ gelatin 氧化锌明胶(小腿溃疡糊剂) / ~ glycerophosphate 甘油磷酸锌 / granulated ~ 锌粒 / ~ ichthyol sulfonate 鱼石脂磺酸锌,鱼石脂锌 / ~ iodate 碘酸锌 / ~ iodide 碘化锌 / ~ lactate 乳酸锌 / ~ mercury cyanide 氰化锌汞 / ~ oleate 油酸锌 / ~ oleostearate 油酸硬脂酸锌 / ~ oxide 氧化锌 / ~ oxide-eugenol(ZOE)氧化锌丁香油 / ~ perborate 过硼酸锌 / ~ perhydrol 过氧化锌 / ~ permanganate 高锰酸锌 / ~ peroxide 过氧化锌 / ~ peroxide, medicinal 医用过氧化锌 / ~ phenolsulfonate 酚磺酸锌 / ~ phosphide 磷化锌 / ~ picrate 苦味酸锌/~ protoporphrin of boold 血锌原卟啉 / ~ salicylate 水杨酸锌 / ~ sozoiodolate 二碘酚磺酸锌 / ~ stearate 硬脂酸锌 / ~ subgallate 次没食子酸锌 / ~ sulfanilate 氨基苯磺酸锌 / ~ sulfate 硫酸锌 / ~ sulfhydrate 硫氢酸锌,硫氢化锌 / ~ sulfite 亚硫酸锌 / ~ sulfocarbolate; ~ phenolsulfonate 酚磺酸锌 / ~ sulfoichthyolate 磺基鱼石脂酸锌,鱼石脂锌 / ~ undecylenate 十一烯酸锌 / ~ valerate 戊酸锌 / ~ white; ~ oxide 锌白,氧化锌
zinc-(拉;复合形)锌
Zinc Arginine［商名］精氨酸锌(男用化学节育药)
Zinc Acetate Basic *n*.［商名］碱式醋酸锌(抗病毒药)
zinc deficiency 锌缺乏症(可影响性成熟和生育力)
zinc finger protein 锌指蛋白一种转录因子(其分子内部由于锌离子的存在而形成多肽链内部的折叠,呈指状突起,这些指状突起可与特定的DNA序列相结合而参与基因表达的调节过程)
Zinc Gluconate *n*.［商名］葡萄糖酸锌(矿物质补充药)
Zinc Oxide *n*.［商名］氧化锌(收敛药)
Zinc Sulfanilate *n*.［商名］氨苯磺酸锌(抗感染药)
Zinc Sulfate *n*.［商名］硫酸锌(消毒防腐药,收敛药)
Zinc Undecylenate *n*.［商名］十一烯酸锌(消毒防腐药)
zincalism *n*.慢性锌中毒
zincative 负电的
zinchlorundesol; salundek 辛可乐仁地沙,萨隆德克(含水杨酸苯胺类及十一烯酸类药物)
zincic *a*.锌的,含锌的 ‖ ~ acid 锌酸
zinciferous *a*.含锌的
zincify *vt*.在……上镀锌;加锌于…… ‖ zincification *n*.镀锌(法)
zincograph *n*.锌板 *v*.用锌板复制
zinciferous 含锌的
zincoid *a*.似锌的,锌的
zincous *a*.锌的,含锌的,(电池)阳极的
zincporoplast *n*.锌孔塑料(塑料制剂,以保护膜形式盖覆伤口)
zincum(所有格 zinci)［拉］(缩 Zn);**zinc** 锌(30号元素)
Zindotrine *n*.［商名］嗪多群(支气管扩张药)
Zindoxifene *n*.［商名］秦垛昔芬(雌激素拮抗药)
Zinga virus 曾加病毒
zingiber［拉］;**ginger** 姜
Zingiber Adans 姜属 ‖ ~ mioga Rose 蘘荷
Zingiber mioga (Thunb.) **Rosc.**［拉,植药］荷
Zingiber Officinale (Wiild.) Rosc.［拉;植药］姜
Zingiberaceae 姜科
Zingilamo virus 曾吉拉莫病毒
Zinn's annular ligament 总腱环,秦氏环
Zinn's annulus 总腱环,秦氏环
Zinn's central artery 秦氏中央动脉,视网膜中央动脉
Zinn's circle 秦氏视网膜血管环
Zinn's corona 秦氏冠,视神经血管环
Zinn's ligament 秦氏韧带,总腱环(眼直肌)
Zinn's membrane 秦氏膜,虹膜前层
Zinn's ring 秦氏环,总腱环(眼直肌)
Zinn's zone 秦氏小带,睫状小带(眼)
Zinn's zonules 睫状小带
Zinnia elefans Jacq.［拉,植药］百日菊
Zinnia mosaic virus (Elmer)鱼尾菊花病毒
Zinoconazole *n*.［商名］齐诺康唑(抗真菌药)
Zinostatin *n*.［商名］净司他丁(抗肿瘤药)
Zinostatin Stimalamer *n*.［商名］司他丁斯酯(抗肿瘤药)
Zinsser-Cole-Engman syndrome［Ferdinand Zinsser; Harold Newton Cole; Martin Feeney Engman］津—科—英综合征,先天性角化不良
Zinsser inconsistency［Hans Zinsser］津泽不协调现象(局部和全身性过敏症状缺乏平行)
Zinterol *n*.净特罗(支气管扩张药)
Zinviroxime *n*.净韦肟(抗病毒药)
zionism *n*.犹太复国主义
Zinn's central artery［Johann Gottfried 德解剖学家 1727—1759］秦氏中央动脉(视网膜中央动脉) ‖ ~ circle; circulus zinnii 秦氏环(视神经血管环) / ~ corona; circulus zinnii 秦氏冠(视神经血管环) / ~ ligament 秦氏韧带,总腱环(眼直肌) / ~ membrane 秦氏膜(虹膜前层) / ~ ring; ~ ligament 秦氏环,总腱环(眼直肌) / ~ tendon; ~ ligament 秦氏腱,秦氏韧带 / ~ zonule 秦氏小带(睫状小带)
Zinsser inconsistency［Hans 美微生物学家 1878—1940］津塞氏不协调现象
Zinterol *n*.［商名］净特罗(支气管扩张药)
Zinviroxime *n*.［商名］净韦肟(抗病毒药)
Zipeprol *n*.［商名］双苯哌丙醇,齐培丙醇(镇咳药)
Ziphiidae 剑吻鲸科(隶属于齿鲸亚目 Odontoceti)
Ziphius cavirostris［G. Cuvier］剑吻鲸(隶属于剑吻鲸科 Ziphiidae)
zipp［zip］*n*.锡普糊,氧化锌碘仿糊(含氧化锌、碘仿、液状石蜡)
Ziprasidone *n*.［商名］齐拉西酮(抗精神病药)
zippy *a*.活泼的,精力充沛的
zirconium (Zr) *n*.锆(40号元素) ‖ ~ dioxide 二氧化锆 / ~ oxide; ~ dioxide 氧化锆,二氧化锆
Zirqa nairo virus 泽夸内罗病毒
Zirqa virus 泽夸病毒
zisp［zisp］*n*.锡斯普糊(同锡普糊,用过氧化锌代替氧化锌)
Zizania L. 菰属 ‖ ~ acuatica 菰,茭白(姜片虫的媒介之一)
Ziziphus jujuba Mill.［拉;植药］枣
Ziziphus mauritiana Lam.［拉,植药］滇刺枣
Zizyphus witches broom 枣疯病原
ZJ/1 levivirus ZJ/1光滑病毒
ZJ/2 inovirus ZJ/2丝形病毒
ZL/3 levivirus ZL/3光滑病毒
Zn (zinc)锌(30号元素)
-zoa(希;词尾)动物
zoacanthosis 动物残体性皮炎
zoamylin; glycogen 糖原
zoanthella *n*.横织毛带幼虫
Zoanthidae[1] 群体海葵科(隶属于群体海葵目 Zoanthidea)
Zoanthidea[2] 群体海葵目(隶属于珊瑚虫纲 Anthozoa)
zoanthina *n*.纵织毛带幼虫
zoanthropic 变兽妄想的
zoanthropy［希 *zöon* animal + *anthröpos* man］变兽妄想
Zoanthus sinensisi (Pei)中华花群体海葵(隶属于群体海葵科 Zoanthodae)
Zoanthus xishaensis (Pei)西沙花群体海葵(隶属于群体海葵科 Zoanthodae)
zoarium *n*.①合体 ②苔藓虫硬体
Zocainone *n*.［商名］佐卡酮(抗心律失常药)
Zocor *n*.［商名］西伐他汀(simvastatin)制剂的商品名
zodiophilous 动物媒的

zoea *n*.(pl.zoeae 或 zoeas) 海蟹幼虫 ‖ ~l *a*.
zoescope *n*. 动态镜
zoetic *a*.生命的
zoescope;stroboscope 动态镜
zoetic［希 *zoe* life］生命的
zoetrope［希 *zoe* life+ trepein to turn］活动幻镜
Zofenopril *n*.［商名］佐芬普利(抗高血压药)
Zofenoprilat *n*.［商名］佐芬普利拉(抗高血压药)
Zoficonazole *n*.［商名］佐非康唑(抗真菌药)
Zolamine *n*.［商名］佐拉敏(抗组胺药)
Zohmine Hydrochloride 盐酸佐拉敏,盐酸苄噻唑二胺,盐酸唑拉敏(抗组胺药,局部麻醉药)
zoic［希 *zoikos* from *zoe* life］*a*.动物的,动物生活的
zoid 游动细胞
zoidiophilous *a*.动物媒介的
zoidospore *n*. 动物播种(植物)
Zoladex *n*. 醋酸戈舍瑞林(goserelin acetate)制剂的商品名
-zolam［构词成分］-唑仑(1998 年 CADN 规定使用此项名称,主要系指神经系统催眠镇静药苯二氮䓬类［benzodiazepins］的三唑仑［Triazolam］一些药名,如克拉唑仑［Clazolam］、扎吡唑仑［Zapizolam］等)
Zolamine *n*. 佐拉敏(抗组胺药)
Zolasartan *n*.［商名］佐拉沙坦(血管紧张素拮抗药)
Zolazepam *n*.［商名］唑拉西盘(安定药)
Zoledronic acid *n*.［商名］唑来磷酸(钙调节药)
Zolenzepine *n*.［商名］唑仑西平(抗溃疡病药)
Zolertine *n*.［商名］佐勒丁(血管扩张药)
Zolimidine *n*.［商名］佐利米定(胃液分泌刺激药)
Zolimomab Aritox *n*.［商名］阿佐莫单抗(免疫调节药)
Zoliprofen *n*.［商名］唑利洛芬(消炎镇痛药)
Zollinger gromwell［植药］梓木草
Zollinger-Ellison syndrome［Robert M.Zollinger;Edwin H.Ellison］佐林格—埃利森综合征(消化性溃疡、极度胃酸过多、胰岛细胞瘤三联征)
Zöllner's lines(figures)［Johann C.F.Zöllner］策尔纳线(图形)(一组特别排列的线,用于眼检查)
Zöllner's figures［Johann Carl Friedrich 德医师 1834—1882］泽耳纳氏图形(能引起视错觉的图形) ‖ ~ lines 泽耳纳氏线(眼检查用图形之一)
Zolmitriptan *n*.［商名］佐米曲普坦(5-羟色胺受体激动药)
Zoloft *n*. 盐酸舍曲林(sertraline hydrochloride)制剂的商品名
Zolpidem *n*.［商名］唑吡坦(催眠药)
Zoloperone *n*.［商名］佐洛哌隆(抗精神病药)
Zomax *n*. 佐美酸钠(zomepirac sodium)制剂的商品名
Zomebazam *n*.［商名］唑美巴占(抗焦虑药)
Zomepirac Sodium［商名］佐美酸钠,苯酚吡酸钠(消炎镇痛药)
zometapine *n*. 氯苯吡卓(抗抑郁药)
Zomia Diphylla Pers.［拉;植药］丁癸草
zomidin［希 *zomos* broth］肉浸质
zomotherapy *n*. 肉汁疗法,肉食疗法
zon-(希,拉;复合形,亦作 zoni)带;区
zona(复 zonae)［拉 *girdle*,belt］①带,区 ②区域,范围 ③界 ④环绕 ‖ ~ areola 晕区 / ~ arcuata 弓状带(蜗基膜的内部) / ~ cartilaginea 软骨带(蜗螺旋嵴) / ~ ciliaris 睫状区(睫状突的合称) / ~ columnaris 柱状带 / ~ columnaris recti 直肠柱区 / ~ columnaris recti 直肠柱区 / ~ cornea unguis;stratum corneum unguis 甲角质层 / ~ cornu commissuralis 连合角区(脊髓) / ~ cutanea recti 直肠皮区 / ~ denticulata 齿状带(蜗螺旋嵴上突起) / ~ dermatica 皮肤带(脊柱裂时膨出部分周围的增厚皮肤) / ~ detritus 废物带 / ~ epithelioserosa 真皮膜状组织带 / ~ facialis［拉］面部带状疱疹 / ~ fasciculata 束状带 / ~ ganglionaris 节状区,神经节带 / ~ germinativu unguis;stratum germinativum / ~ unguis 甲生发层 / ~ glomerulosa 球状带,丝球带 / ~ granulosa 颗粒带 / ~ haemorrhoidalis 痔带,肛静脉丛 / ~ ignea;herpes zoster 带状疱疹 / ~ incerta 未定区(网状构造的前部,在丘脑之下) / ~ intermedia 中间带 / ~ intermedia recti 直肠中间区 / ~ marginalis 缘带 / ~ medullovasculosa 脊髓脉管带(脊髓裂部从后面封闭脊髓膜囊) / ~ membranacea;membrana basilaris 膜样带,基膜 / ~ occludens 闭锁小带 / ~ of growth 生长带 / ~ of immediate death 立即致带 / ~ of inactivity 不活动带 / ~ of low fatal temperature 致死低温带 / ~ of normal distribution 正常分布带 / ~ of ocassional distribution 偶然分布带 / ~ of transformation ①软化带 ②精子生成带 / ~ ophthalmalmica［拉］眼部带状疱疹 / ~ orbicularis轮匝带 / ~ orbicularis articulationis coxae 髋关节轮匝带 / ~ pectinata 梳状带(蜗基膜的外部) / ~ pellucida 透明带 / ~ perforata 穿孔带(蜗基膜内部) / ~ radiata;~ pellucida 辐射带,透明带 / ~ reticularis 网状带 / ~ rolandica;Rolando's zone 罗朗多氏区,大脑皮质运动区(包括中央前回及中央后回) / ~ septomarginais;fasciculus septomarginalis 隔缘束 / ~ serpiginosa;herpes zoster 带状疱疹 / ~ spongiosa 海绵区,胶状质头(脊髓后柱灰质尖) / ~ striata;~ pellucida 透明带 / ~ tecta;~ arcuata 弓状带(蜗基膜的一部分) / ~ tendimosa;annulus fibrosus 腱区,纤维环 / ~ tendinosa cordis;annulus fibrosus cordis 心腱区,心纤维环 / ~ transformans;Turck's ~ 变性带,特克氏带 / ~ vasculosa 血管带 / ~ volatica 带状疱疹
zonaesthesia;zonesthesia 束勒感,束带状感觉
zonal［拉 *zonalis*］带的,区的 ‖ ~ aberration 带像差
zonale 具环纹的
zonal centrifugation 区带离心
zonary;zonal 带的,区的
zonate(d) *a*.环带的,有带痕的,有条纹的 *n*. 成带现象,分布带,环带
zonation 分带,区分,成带现象
Zondek-Aschheim test 宋—阿二氏试验(检孕)
zone［拉 *zona*,希 *zonea* belt］*n*. 带,区 *vt*.环绕;将……分区切分区,分成地带 ‖ abdominal ~s 腹区 / androgenic ~ 雄激素带(胚) / aneletrotonic ~ 阳极紧张区,阳极区 / apical ~ 根尖区 / ~ border 缘带 / cervical ~ 牙颈区 / Charcot's ~ 夏科氏带(癔病原区) / chondrogenic ~ 软骨形成区 / circumscriptive ~ 限制地带 / climate ~ 气候带 / confort ~ 舒适带(温度) / contact point ~ 接触点区 / cornuradicular ~ 角根区(楔束外部) / coronal ~ 牙冠区 / Cozzolino's fissula ante fenestram ~ 寇凑利瑙氏区,窗前小裂 / dental ~ 牙区 / dentofacial ~ 牙面区 / zones of discontinuity 断层区 / dolorogenic ~ 发痛区 / entry ~ 进入区(脊髓后根) / ependymal ~ 室管膜带 / epigastric ~ 上腹区 / epileptogenic ~;epileptogenous ~ 致癫痫区 / equivalence ~ 平衡带 / erotogenic ~;erogenous ~ 性欲发生区 / extravisual ~ 视觉外区 / fasciular ~;zona fasciculata 束状带 / frigid ~ 寒带 / gas-discharge ~;~ of gaseous discharge 气体放电区 / glomerular ~;zona glomerulos 丝球带,小球带 / gingival ~ 龈区 / Head's zones;zones of hyperalgesia 海德氏带,痛觉过敏带 / hepatic zones 肝区(肝小叶) / ~ of His 希斯氏区(胚神经管的四个纵增厚束) / ~ of His,dorsal 希斯氏背带(神经管上部突起,发展为半球及丘脑) / neutral ~ of His 希斯氏中性区(神经管背部增厚区) / hyperesthetic ~ 感觉过敏区 / hypnogenic ~;hypnogenous ~ 催眠区 / hypogastric ~ 下腹区 / hysterogenic ~;hysterogenous ~ 癔病原区,歇斯底里原区 / incubation ~ 潜伏区 / inhibition ~ 抑制区(血清过度稀释区) / inner ~ 内带(后肾) / intermediate ~ 中间区 / interpalpebral ~ 睑裂区 / isoelectric ~ 等电区,等电地带 / language ~ 言语区 / ~ of large pyramids 人锥体细胞层(大脑) / latent ~ 潜伏区(不显运动症状的大脑皮质部) / lenticular ~ 豆状核区 / Lissauer's marginal ~ 利骚厄氏缘区,利骚厄氏背外侧束(脊髓表面与后角尖间的白质) / Looser's transformation ~ 路塞氏变形区(一种骨骼的 X 线征象) / mantle ~ 外套层 / marginal ~ 缘带 / median root ~;oval fasciculus 中根带,卵圆束 / mesogastric ~ 中腹区 / motor ~ 运动区 / ~ of nail,germinative;stratum germinativum unguis 指(趾)甲生发层 / ~ of nail,horny;stratum corneum unguis 甲角质层 / nephrogenic ~ 生肾带 / neutral ~ 中性区,中和区 / Nitabuch ~ 尼塔布赫氏带,纤维透明质(胎盘) / nuclear ~;vortex lentis 晶状体涡 / Obersteiner Redlich ~ 奥—雷二氏带(后根入脊髓处无髓鞘的窄区) / observing ~ 观察地带,监察地区 / occlusal ~ 咬合区 / ~ of oval nuclei 卵圆核层 / parachordal ~ 脊索旁区 / parietal ~ 壁带 / pellucid ~;zona pellucida 透明带 / peripolar ~ 极周区 / placental ~ 胎盘［附着］区 / polar ~ 电极区 / ~ of polymorphous cells 多形［神经］细胞层(大脑皮质) / proagglutinoid ~;prozone 前凝集带,前界,前区(指血清稀释度) / pupillary ~ 瞳孔区 / radiary ~ 辐射区(在大脑皮质灰质部) / radiation danger ~ 辐射危险区 / reflexogenic ~ 反射原区 / Rolando's ~ 罗朗多氏区(人脑皮质运动区) / root ~ 神经根带 / ~ of round nuclei 圆核区 / sanitary protective ~ 卫生防护地带 / sclerotic ~ 巩膜区 / segmental ~ 分节区 / ~ of small pyramids 小锥体细胞区 / subcostal ~ 肋下区 / sudanophobic ~ 嫌苏丹［染色］区 / superficial ~ 浅区,浅层(大脑) / supraradiary ~ 辐射上区 / temperate ~ 温带 / torrid ~;tropical ~ 热带 / transition ~;transitional ~ 移行区(晶状体) / transparent ~ 透明区 / trigger ~;dolorogenic ~ 发痛区 / vascular ~ 血管区(外耳道中小血管自乳突进入的区) / visual ~ 视区 / Weil's ~ 外耳氏区,外耳氏层(基底层) / Wernicke's ~ 韦尼克氏区(言语中枢) / Westphal's ~ 韦斯特法尔氏带(在脊髓背柱内,与腱反射有关) / X ~;androgenic ~ X 带,雄激素带(胚) / ~ of specular reflection 镜面反射带照明法 / ~ of Zinn;ciliary zonule 秦氏小

带,[眼]睫状小带
zonesthesia [希 *zone* girdle + *aesthesis* perception + -ia] ***n*.** 束勒感,束带状感觉
Zoniclezole ***n*.** [商名]佐尼氯唑(抗惊厥药)
zonifugal 离区的,远区的
zoning ***n*.** 带现象(补体结合)
zonipetal 向区的
zonisamide ***n*.** [商名]唑尼沙铵(抗惊厥药)
zonite 体节
zonography ***n*.** 厚层体层摄影(术)
zonoplacenta 带状胎盘
zonorchis ***n*.** 带睾(吸虫)属
zonoskeleton ***n*.** 肢带骨(胚胎期的肩胛锁骨和髋骨)
zonked ***a*.** 大醉的,麻醉的
zonula 复[拉] zonule ***n*.** 小带 ‖ ~ adherens 粘着小带 / ~ ciliaris ~ zinnii; ciliary zonule [眼]睫状小带,晶状体悬器,秦氏小带 / ~ adherens(intermediate junction) 粘着小带 / ~ ciliaris 晶状体悬带,睫状小带 / ~ occludens (ferminal bar) 闭锁小带
zonular ***a*.** 小带的,带状的,晶状体悬韧带的,睫状小带的 ‖ ~ band 睫状小带 / ~ cataract 板层性白内障,层间白内障 / ~ fiber 小带纤维 / ~ keratitis 带状角膜炎 / ~ scotoma 带状暗点 / ~ space 小带间隙,晶状体周间隙
zonule [拉 zonula] ***n*.** 小带 ‖ ciliary ~; ~ of Zinn; zonula ciliaris [眼]睫状小带,秦氏小带,晶状体悬韧带
zonulitis ***n*.** 晶状体悬韧带炎
zonulolysis, zonulysis 睫状小带松解法
zonulotome ***n*.** 晶状体悬韧带刀
zonulotomy ***n*.** 睫状小带切开术
Zoo 动物园
zoo- [希 zoo animal 动物] 动物
zoo-agglutinin 动物凝集素(红细胞)
zooamylon [*zoo-* + 希 *amylon* starch] ***n*.** 糖原
zoo-anaphylactogen; zoosensitinogen 动物过敏原
zoobiocenose ***n*.** 动物群落
zoobiology ***n*.** 动物生物学
zoobiotic 动物寄生菌
zoobiotism; biotics 生命学
zooblast ***n*.** 动物细胞
zoochemical 动物化学的
zoochemistry ***n*.** 动物化学
zoocoenosis ***n*.** 动物群落
zoocumarin 动物香豆素
zoocyst ***n*.** 动物包囊
zoodermic 动物皮肤的(供移植用)
zoodetritus ***n*.** 动物碎屑
zooerastia ***n*.** 兽奸
zoodynamic 动物动力学的,动物生理学的
zoodynamics ***n*.** 动物动力学,动物生理学
zoo-ecology ***n*.** 动物生态学
zooerastias ***n*.** 瘸奸
zoofulvin ***n*.** 鸟羽黄色素
zoogamete [*zoo-* + 希 *gamete* a wife] 游动配子(藻类)
zoogamy ***n*.** 两性生殖,有性生殖
zoogenesis; zoogeny 动物发生,动物进化
zoogenic ***a*.** 动物的
zoogenous ***a*.** ①动物原的(病) ②胎生的
zoogeny ***n*.** 动物发生,动物进化
zoogeography ***n*.** 动物地理学
zooglea; zoogloea 菌胶团
zoogleal ***a*.** 动胶菌的
zoogleic ***a*.** 菌胶团的
Zoogloea(ltzigsohn) Shnet al. 动胶菌属
Zoogloea filipendula Beger 悬丝动胶菌
Zoogloea pulmonis-equi Bollinger 马肺动胶菌
Zoogloea ramigera hzigsohn 生枝动胶菌
zoogonidium 游动细胞
zoogonidium; swarm-cell 游动孢子,游动细胞
zoogonous ***a*.** 胎生的
zoogony ***n*.** 胎生
zoograft ***n*.** 动物质移植
zoografting ***n*.** 动物组织移植术
zoography ***n*.** 动物志
zoohormone ***n*.** 动物激素
zooid [*zoo-* + 希 *eidos* form] ①动物样的 ②动物样体 ③个体(动物群体中的一个) ④游动孢子
zookinase ***n*.** 动物激酶
zoolagnia ***n*.** 恋兽欲,戏兽色情
zoolite; zoolith 动物化石
zoological ***a*.** 动物学的 ‖ ~ly ***ad*.**
zoologist ***n*.** 动物学家
zoology ***n*.** 动物学 ‖ experimental ~ 实验动物学 / medical ~ 医学动物学
zoom lens 图像放大镜;放大镜头,可变焦距镜头
zoomania ***n*.** 嗜兽癖
Zoomastigina 动鞭类(属于真核生物,但不具有线粒体,如梨形鞭毛虫类)
Zoomastigina; Zoomastigophorae [拉]动鞭毛亚纲
Zoomastigophorea [拉]动鞭[纲],动物鞭毛虫[纲]
Zoomastigophorea Class [拉]动鞭纲,动物鞭毛虫纲
zoomastigophorean ***n*.** 动鞭毛虫
Zoomastgophoria 动鞭亚纲(隶属于鞭毛纲 Mastigophora)
zoomylus; dermoid cyst 皮样囊肿
zoonerythrin [*zoo-* + 希 *erythros* red]; crustaceotubin 动物红素,甲壳红素
zoonite ***n*.** ①体节 ②脑脊髓节
zoon ***n*.** (pl. zoa)(群生动物中)发育完全的个体 ‖ ~al ***a*.**
Zoon's erythroplasia 佐氏增殖性红斑,浆细胞性局限性龟头炎
zoonerythrin ***n*.** 动物红素,甲壳红素
zoonite ***n*.** 脑脊髓节
zoonomy; zoobiology ***n*.** 动物生物学
zoonosis (复 zoonoses) 动物传染病(如炭疽、鹦鹉热等,均可传染于人) ‖ ~, direct 直接动物源疾病 / ~, parasitic 动物源性寄生虫病
zoonosology ***n*.** 动物疾病分类学
zoonotic 动物传染病的(如鼠类排泄物接触传播等)
zoonotie parasites 动物原性寄生虫
zoonule ***n*.** 体节
zooparasite ***n*.** 寄生动物
zooparasitic ***a*.** 寄生动物的
zoopathology; animal pathology 动物病理学
zoopathy ***n*.** 虫兽寄生感
zooperal ***a*.** 动物实验的
zoopery [*zoo-* + 希 *peiran* to experiment] ***n*.** 动物实验
Zoophagineae 动物病毒亚目(病毒目)
zoophagous ***a*.** 食动物的,取食动物或动物的产物的
zoopharmacology veterinary pharmacology 动物药理学,兽医药理学
zoopharmacy; veternary pharmacy 动物药剂学,兽医药剂学
zoophile [*zoo-* + 希 *philein* to love] ①嗜动物[血]的(蚊) ②嗜动物癖者,反对[动物]活体解剖者
zoophilia ***n*.** 嗜动物癖,动物爱好
zoophilic ***a*.** 嗜动物(血)的(蚊)
zoophilism ***n*.** 嗜动物癖,反对[动物]活体解剖主义
zoophilous; zoophilic 嗜动物[血]的(蚊)
zoophobia ***n*.** 动物恐怖
zoophysiology ***n*.** 动物生理学
zoophyte ***n*.** 植虫,植物样动物(如海绵)
zooplankton ***n*.** 浮游动物 ‖ ~ic ***a*.**
zooplasty; zoografting 动物组织成形术,动物组织移植术
zooprecipitin ***n*.** 动物沉淀素
zooprophylaxis ***n*.** ①动物病预防法 ②家畜诱蚊预防法
zoopsia [*zoo-* + 希 *opsis* vision] ***n*.** 动物幻视(看到动物的幻觉)
zoopsychology; animal psychology 动物心理学
zoopurpurin ***n*.** 虫紫(色素)
zoosadism ***n*.** 动物虐待(色情)狂,动物施虐癖
zoosaprophagous ***a*.** 食腐尸的
zooscopy ***n*.** ①动物幻视 ②动物研究
zoosensitinogen; zoo-anaphy-lactogen 动物过敏原
Zoo's erythroplasia [Johannes Jacobus Zoon] 佐氏增殖性红斑,浆细胞性局限性龟头炎
zoosis ***n*.** 动物性病,动物原病
zoosmosis [希 *zoo* life + osmosis] ***n*:** 活体渗透[作用]
zoosperm ***n*.** 游动精子,游动孢子
zoospermia ***n*.** [精液内]活精子存在
Zoospirochaetaceae 动物螺旋体科
zoosporangium ***n*.** 游动孢子囊
zoospore ***n*.** 游动孢子
zoosteroid ***n*.** 动物甾类,一种口服避孕药
zootaxy ***n*.** 动物学分类
zoosuccivorous ***a*.** 吮动物液的,昆虫吸血或其他体液的,食腐尸的
zootechnics ***n*.** 动物驯养术
Zoothamnium affine 近亲聚缩虫
Zoothamnium alternans 交替聚缩虫

Zoothamnium commune 群栖聚缩虫
Zoothamnium duplicatum 双缘聚缩虫
Zoothamnium intermedium 居间聚缩虫
Zoothamnium pygmaeum 短小聚缩虫
Zoothamnium rigidum 坚实聚缩虫
Zoothamnium *n*. 聚缩虫属
zootherapeutics［*zoo-* ＋希 *therapeiu* treatment］zootherapy; veterinary therapeutics 动物治疗学,兽医治疗学
zootic 低等动物的
zootomist *n*. 比较解剖学家
zootomy *n*. ①比较解剖学,动物解剖学 ②动物解剖
zootope *n*. 动物生境
zootoxin 动物毒素
zootransplant; zoograft 动物组织移植片
zootrophic 动物营养的
zootrophotoxism *n*. 动物性食物中毒,兽肉中毒
zooxanthella（［复］zooxanthellae）*n*. 虫黄藻,动物黄藻
zoozygosphere *n*. 动接合子
zoozygospore *n*. 动接合孢子
Zopfius Kurthia 库［尔特］氏杆菌属 ‖ ～ zenkeri; Kurthia zenkeri 岑克尔氏库［尔特］氏杆菌
Zopiclone *n*.［商名］佐匹克隆(催眠药)
Zopolrestat *n*.［商名］唑泊司他(醛糖还原酶抑制药)
Zorubicin *n*.［商名］佐诺比星(抗生素)
Zostem marina L.［拉,植药］大叶藻
zoster *n*. 带状疱疹 ‖ ～ auricularis; ～ au'ris 耳部带状疱疹 / ～ brachialis 臂部带状疱疹 / ～ facialis 面部带状疱疹 / ～ femoralis 股部带状疱疹 / ～ frontalis 额部带状疱疹 / ～ hemorrhagicus 出血性带状疱疹 / ～ lingualis 舌疱疹 / ～ nuchae; ～ collaris 颈部带状疱疹 / ～ ophthalmicus 眼神经区带状疱疹,角膜疱疹 / ～ oticus; ～ auricularis 耳部带状疱疹
zoster immune globulin（ZIG）带状疱疹免疫球蛋白
Zopiclone *n*. 佐匹克隆(催眠药)
Zopolrestat *n*. 唑泊司他(醛糖还原酶抑制药)
Zoroaster carinatus philippinensis（Fisher）菲律宾正海星(隶属于 Zoroasteridae)
Zoroasteridae 正海星科(隶属于钳棘目 Forcipulata)
Zorubicin *n*. 佐柔比星(抗生素类药)
Zostera L. 大叶藻属 ‖ ～ marina L. 大叶藻
zoster［拉希］*n*. 带状疱疹 ‖ ～ facialis 面部带状疱疹 / ～ collaris 颈部带状疱疹 / ～ frontalis 额部带状疱疹 / herpes 带状疱疹 / ～ lingualis 舌疱疹 / ～ nuchae 颈部带状疱疹 / ～ ophthalmicus 眼部带状疱疹
zosteriform 带状疱疹样的
zosteroid 带状疱疹样的
Zostrix *n*. 辣椒辣素（capsaicin）制剂的商品名
Zotepine *n*.［商名］苯噻庚乙胺,佐替平(抗精神病药)
Zovirax *n*. 阿昔洛韦（acyclovir）制剂的商品名
Zoxazolamide *n*.［商名］氯苯唑胺(神经肌肉阻断药,骨骼肌松弛药,促尿酸排泄药治疗痛风)
Zozymus aeneus（Linnaeus）铜铸熟若蟹(隶属于扇蟹科 Xanthidae)
ZP3 卵子透明带上的受体,与精子头结合,启发顶体反应
ZPG（zero population growth）零点人口增长率
Z plasty Z 形整形术(用以解除疤痕挛缩)
Zr（**zirconium**）锆(40 号元素)
ZS / 3 levivirus, ZS / 3）光滑病毒
Zs in series 连串 Z 成形术
Zsigmondy's gold number method［Richard 德化学家 1865—1929］希格蒙迪氏金值法(胶态金试验,检脑脊液球蛋白) ‖ ～ movements; Brownian movements 希格蒙迪氏运动,布朗氏运动(分子运动) / ～ test; colloidal gold ～ 希格蒙迪氏试验,胶态金试验(检脑脊液球蛋白)
ZTT（zinc sulfate turbidity test）硫酸锌浊度试验
Zu cristatus（Bonelli）横带粗鳍鱼(隶属于粗鲸鱼科 Trachipteridae)
Zuberella 佐勃杆菌属(革兰氏阴性厌氧菌的一属)
Zuberella Prevot 齐贝尔氏菌属
Zuberella aquatilis Prevot 水生齐贝尔氏菌
Zuberella clostridiformis mobilis Prevot 可动梭形齐贝尔氏菌
Zuberella nova Prevot 新形齐贝尔氏菌
Zuberella praeacuta（Tissier）**Prevot** 尖锐齐贝尔氏菌(锐利齐贝尔氏菌)
Zuberella praeacuta var. anaerogenes Prevot 尖锐齐贝尔氏菌不产气变种
Zuberella rhinitis（Tunnicliff）**Prevot** 鼻炎齐贝尔氏菌(鼻炎杆菌)
Zuberella serpens（Veillon et Zuber）**Prevot** 蔓延齐贝尔氏菌
Zuberella variegata（Distaso）**Prevot** 杂色齐贝尔氏菌

Zucapsaicin *n*. 珠卡赛辛(抗镇痛药)
zuchergussdarm［德］; **peritonitis chronica fibrosa encapsulans** 慢性纤维包裹性腹膜炎
zuckergussleber［德］; **perihepatitis chronica hyperplastica** 糖衣肝,慢性增生性肝周炎
Zuckerkandl's body［Emil Zuckerkandl 德解剖学家 1849—1910］; corpora paraaortica 祖克坎德耳氏体,主动脉旁体(副神经节) ‖ ～ convolution 祖克坎德耳氏回(胼胝下回) / ～ fascia 祖克坎德耳氏筋膜(肾后筋膜) / ～ organs 主动脉旁体,祖克坎德耳氏器 / ～ vein 祖克坎德耳氏静脉,脑鼻间静脉(脑与鼻静脉间的交通支)
zuckung［德］(缩 Z.) 收缩(电疗上应用)
Zuclomifen *n*.［商名］珠氯米芬(抗不育药)
zuclomiphene *n*.［商名］珠氯米芬,反氯底酚胺,反克罗米芬(亦称 transclomiphene,抗不育症药)
Zuclopenthixol *n*.［商名］珠氯噻醇（安定药）
Zumbusch's psoriasis［Leo von Zumbusch］楚姆布什银屑病,泛发性脓疱性银屑病
Zund-Burguet apparatus; eletrophonoide 宗—布二氏器,电声器,电助听训练器
Zuntz's theory［Nathan Zuntz］宗兹学说(一种肌肉收缩学说)
Zwenger's test 茨文格氏试验(检胆甾醇)
zwieback *n*. 烘面包片
zwischenfermemt; gluose-6-phosphate dehydrogenase 间酶,6－磷酸葡萄糖脱氢酶
zwischenscheibe［德］; **Krause's membrane Z** 盘,克劳斯氏膜(横纹肌间线)
zwitterion *n*. 两性离子 ‖ ～ic *a*.
Zwoegerziekie lentivirus 绵羊进行性肺炎慢病毒
Zwoegerziekte virus = Maedi virus = Chronic progress pneumonia virus of sheep 泽沃格齐克特病毒,绵羊慢性进行性肺炎病毒,梅迪病毒
zwölffingerdarm *n*.［德］十二指肠
zygadenine *n*. 棋盘花碱
Zygadenus Michx.［希 *zygaden* jointly］棋盘花属 ‖ ～ sibiricus（Kunth）A. Gray 棋盘花
zygal［希 *zygon* yoke］*a*. 轭状的
zygantrum *n*. 椎弓凹
zygapophysieal *a*. 椎骨关节突的
zygapophysieal joint 椎间关节
zygapaphysis *n*. 椎骨关节突
zygion（复 zygia）［希］*n*. 轭点(测颅点)
zygo-［希 *zygon* yoke 轭］轭,接合
zygoblast; sporozoite *n*. 子孢子
Zygocactus potexvirus Zygocaetus 马铃薯 X 病毒
zygocyte; zygote *n*. 合子
zygodactylous foot 对趾足
zygodactyly［*zygo-* ＋希 *daktylos* finger］*n*. 并指(趾)［畸形］
zygogenesis *n*. 合子形成
zygoid 类合子体
zygoite; zygote 合子
zygolabialis; musculus zygomaticus minor 颧小肌
zygoma［希 *zygama*］; mala［拉］: *n*. ①颞［骨］颧突 ②颧骨 ③颧弓
zygomatic *a*. 颧的,颧骨的 ‖ ～ **adductor** 合颚收肌 / ～ **artery** 颧动脉 / ～ **bone** 颧骨 / ～ **branch of facial nerve** 面神经颧支 / ～ **canal** 颧管 / ～ **foramen** 颧孔 / ～ **tubercle** 颧骨结节
zygomatico-auricularis; musculus aurieularis anterior 耳前肌
zygomaticofacial; zygomaticofacialis 颧面的
zygomaticofascial foramen 颧面孔
zygomaticofrontal; zygomaticofrontalis 颧额的
zygomaticomaxillary; zygomaxillaris 颧上颌的
zygomatico-orbital; zygomatlco-orbitalis 颧眶的
zygomatico-orbtial foramen 颧眶孔
zygomatico-orbital artery 颧眶动脉
zygomaticosphenoid; zygomaticosphenoidea 颧蝶的
zygomaticotemporal; zygomaticotemporalis 颧颞的
zygomaticoorbital foramen 颧眶孔
zygomatico-auricularis; musculus auricularis anterior 耳前肌
zygomaticofacial *a*. 颧面的
zygomaticofrontal *a*. 颧额的
zygomaticomaxillary *a*. 颧上颌的
zygomatico-orbtial *a*. 颧眶的
zygomaticosphenoid *a*. 颧蝶的
zygomaticotemporal 颧颞的
zygomaticotemporal foramen 颧颞孔

zygomaticus *n*. 颧肌
zygomaticus major 颧大肌
zygomaticus minor 颧小肌
zygomaxillare［拉］*n*. 颧颌点
zygomaxillary *a*. 颧上颌的
zygomorphic, zygomorphous *a*. 两侧对称的
zygomorphism *n*. 两侧对称式
zygomorphy *n*. 左右对称
Zygomycetes *n*. 接合菌亚纲,藻菌群或接合霉菌类
zygomycin *n*. 轭霉素
zygomycosis *n*. 接合菌病 ‖ rhinofacial ～ 鼻藻菌病(即 rhinoentomophthoromycosis) / subcutaneous ～ 蛙粪虫霉病(即 entomophthoromycosis basidiobolae)
Zygomycosis *n*. 接合菌病
Zygomycota *n*. 接合菌门
Zygomycotina *n*. 接合菌亚门
zygomysate *n*. 接合菌
zygok *a*. 合子,接合孢子
zygon［希］*n*. 接合嵴
zygonema *n*. 偶线期,合线期
zygoneure *n*. 接合［神经］细胞
zygophase *n*. 合子期,接合阶段
Zygophyllaceae *n*. 蒺藜科
Zygophyllum xanthoxylum (Bunge) **Maxim.**［拉,植药］霸王
zygoplast; rhizoplast *n*. 根丝体(原虫体内与核联接的小体)
zygopodium 肢杆,接合杆(胚胎时期的桡尺骨与胫腓骨)
zygopteroid *a*. 束翅的
zygosis［希 *zygosis* balancing］*v*. 接合(单细胞生物)
zygosity［希 *zygon* yoke + *-ity* state or condition］*a*. 接合性
zygosity diagnosis 卵性诊断(即"双生儿鉴别法"是同卵或异卵双生子的鉴别方法,常用的有 1. 根据双生儿间对于相互移植的组织相容性而进行鉴别的移植法;2. 根据双生儿的胎膜结构进行鉴别的胎膜法;3. 利用遗传学免疫学指标如血型系统来进行鉴别的相似法)
zygosome *n*. 接合染色体
zygosperm; zygospore *n*. 接合孢子
zygosphere *n*. 接合配子
Zygospira *n*. 轭螺贝属
zygospondylous articulation 节椎关节
zygosporangium *n*. 接合孢子囊
zygospore *n*. 接合孢子
zygostyle *n*.［终］末尾椎
zygote *n*. 合子(卵子与精子结合形成合子,受精卵两性配子融合后所形成的新细胞。精子、卵子融合后形成的合子称为受精卵)
zygote nucleus 合子核
zygotene *n*. 偶线(期)
zygotene stage 偶线期,合线期
zygotaxis *n*. 趋合子性,配子相吸引
zygote［希 *zygotos* yoked together］合子 ‖ duplex ～ 复式合子,双显性组合合子 / multiplex ～ 多式合子,无显性组合合子 / simplex ～ 单式合子,单显性组合合子
zygote intrafallopian transfer (ZIFT) 合子输卵管内移植
zygote nucleus 合子核
zygotene stage 合线期,偶线期数分裂前期,同源染色体进行联会的一个阶段
zygotene; amphitene 偶线(期),减数分裂前期 I 中发生同源染色体联会的时期
zygotic *a*. 合子的 ‖ ～ embryo 合子胚 / ～ induction 合子诱导 / ～ meiosis 合子减数分裂 / ～ mutation 合子突变
zygotoblast; sporozoite 子孢子
zygotogenesis *n*. 受精作用
zygotomere; sporoblast 成孢子细胞
zygotonucleus (复 zygotonuclei) *n*. 合子核
zygotropism *n*. 向合子性
zygozoospore *n*. 游动接合孢子
zylonite［希 *xylon* wood］; xylonite 赛璐,珞,假象牙
Zylofuramine *n*.［商名］齐洛呋胺(抗精神失常药)
Zyloprim *n*. 别嘌呤醇(allopurinol) 制剂的商品名
zymad *n*. 传染病原,病菌
zymase *n*. ①酶 ②酿酶,酒化酶 ③微胶粒
zymasis *n*. 酵母成分压出［法］
zyme［希 *zymo* ferment］*n*. ①酶 ②病菌
zymetology; zymology 酶学
zymic *a*. 酶的
zymin *n*. 胰提出物,酶
zymo-［希 *zymo* ferment 酶］酶,发酵
Zymobacter Okamoto et al. 发酵细菌属
Zymobacter palmae Okamotoet al. 棕榈发酵细菌
Zymobacter Okamoto et al. 发酵细菌属
Zymobacterium *n*. 发酵菌属
Zymobacterium Wachsman et Barker 发酵杆菌属
Zymobacterium oroticum Wachsman et Barker 乳清酸发酵杆菌
zymochemistry *n*. 酶化学
zymocyte *n*. 发酵菌
zymoexcitator; zymoexciter 酶原激活剂,酶激活剂
zymogen *n*. 酶原,同 proenzyme ‖ lab ～ 凝乳酶原 / ～ granule 酶原粒
zymogenesis *n*. 酶生成(作用)
zymogenic, zymogenous, zymogic *a*. 发酵的;引起发酵的
zymogenic cell 产酶细胞,酶原细胞
zymogram *n*. 酶谱
zymohexase *n*. 醛缩酶,醛醇缩合酶
zymohydrolysis *n*. 酶分解,酵解(作用)
zymoid *a*. 类酶的 *n*. 腐组织毒
zymolite *n*. 酶作用物,基质,底质,底物
zymolysis *n*. 酶解作用
zymology 酶学
zymologist *n*. 酶学家
zymolysis 酶解作用
zymome *n*. 微胶粒
zymometer 发酵计
Zymomonas *n*. 酵单胞菌属
Zymomonas Kluyver et van Niel 发酵单胞菌属
Zymomonas anaerobia (Shirowell) Kluyver 厌氧发酵单胞菌
Zymomonas mobilis (Lindner) **Kluyver et van Niel** 运动发酵单胞菌
Zymomonas mobilis subsp. mobilis (Linder) **De Ley et Swings** 运动发酵单胞菌运动亚种
Zymomonas mobilis subsp. pomacii (Millis) **De Ley et Swings** 运动发酵单胞菌苹果汁亚种
Zymonema *n*. 酵丝菌属 ‖ ～ albicans 白色酵丝菌(即白色念珠菌 Candida albicans) / ～ capsulatum, ～ dermatitidis, ～ gilchristi 荚膜酵丝菌,皮炎酵丝菌,吉氏酵丝菌(即皮炎芽生菌 Blastomyces dermatitidis) / ～ farciminosum 马淋巴腺炎酵丝菌(即马淋巴腺炎组织胞浆菌 Histoplasma farciminosus)
zymology *n*. 酶学
zymolysis *n*. 酶分解,酵解(作用)
Zymophilus Schleifer et al. 嗜发酵菌属
Zymophilus paucivorans Schleifer et al. 少食嗜发酵菌
zymophore *n*. 酶支持体,酶活性簇,催凝簇(酶分子上显示其特异作用的原子团,是酶的活性部位) ‖ zymophorous *a*.
zymophosphate *n*. 酵母己糖磷酸
zymophyte *n*. 发酵菌
zymoplasm *n*. 凝血酶
zymoprotein *n*. 酶活性蛋白,酶蛋白
zymosan *n*. 酵母多糖,酵母聚糖(抗补体因子的一种)
Zymosarcina Smit 发酵八叠球菌属
Zymosarcina maxima (Lindner) **Smit** 最大发酵八叠球菌
Zymosarcina methanica Smit 产甲烷发酵八叠球菌
Zymosarcina ventriculi (Goodsir) **Smit** 胃发酵八叠球菌
zymose *n*. 转化酶
zymoscope *n*. 发酵测定器
zymosis *n*. 发酵,发酵病,传染病
zymosthenic *a*. 增强酶活性的
zymosterol *n*. 霉菌甾醇,酵母甾醇
zymotechnique 发酵工艺,酿造术
zymotic *a*. 发酵的,由发酵引起的
zymurgy *n*. 酿造学
zytase *n*. 木聚糖酶,木糖胶酶
Zz. zingiber *n*.［拉］姜

附录一：医学术语构词法

第一篇　医学术语构词法

第一节　问题的提出

凡是学习过一些英语的医药卫生人员，大概都能认识下面这几个常见的单词：

carcinoma 癌　　hepatitis 肝炎

cholesterol 胆固醇　　dihydrostreptomycin 双氢链霉素

我们把诸如此类的这些单词，统称之为"医学术语"。

医药卫生人员学习英语时，一方面要记忆一些普通的英语词汇，弄清英语的语法知识，另一方面还得掌握一定数量的医学术语。惟有如此，我们才能较顺利地参阅一些英文医学资料。

医学术语究竟有多少？很难说清楚。最常用的恐怕也不下1万条左右，若包括较常用的在内总有数万条；一部比较完全的医学词典，通常都收载有15～18万条左右的医学词汇。而且，随着医学及其边缘科学的迅猛发展，新的术语仍在与日俱增。特别是最近几十年来，每年差不多要出现1 500条左右新术语。因而总的说来，医学术语的条数是一个非常可观的数量。面对这一庞大的数目，单凭人们有限的记忆力去解决它，几乎是不可能的。

除了数量过多以外，还有一个"词条冗长"的问题。固然有些医学术语和普通的英语单词差不多，仅由几个字母或十几个字母组成，通过反复地读和写能够记住它们，但也有不少的医学术语，却是长长的一大串，例如：

hexamethylenetetramine 环六亚甲基四胺（即乌洛托品）

cystoureteropyelonephritis 膀胱输尿管肾盂肾炎

cheilognathoprosoposchisis 唇颌面裂〈畸形〉

hepaticocholangiocholecystenterostomia 肝管胆管胆囊小肠吻合术

请看这样的医学术语，少者由20～30个，多者由将近40个字母组成，如果凭借我们的记忆能力，硬是把它们一个字母一个字母地连续背下来，显然也不是一件轻松的事。

问题已经摆出来了，一个是数量大，一个是词条长，怎么解决呢？我们能不能仔细地研究分析一下这千千万万条医学术语的构成规律，找出一条捷径来，使其由多至少、化繁为简、从难变易，以利于我们更快、更多、更好地把它们掌握起来？这就是本篇将要讨论和解决的课题——医学术语构词法。

第二节　医学术语的分解

首先应该知道，任何一条医学术语的构成，都不是一连串字母的胡乱堆积，而是"字出有源，构词有法"的。

我们不妨先从相反的方向开始了解它们。下面随便拿出几条医学术语来做为例子，将它们加以剖析，看看在肢解以后它们是个什么样子。

★ lymphadenitis ⟶ lymph + aden + itis

	lymph	aden	itis
	1	2	3
	（淋巴）	（腺）	（炎）

词义：淋巴腺炎，淋巴结炎

★ mastectomia ⟶ mast + ectomia

	mast	ectomia
	4	5
	（乳房）	（切除术）

词义：乳房切除术

★ lipoma ⟶ lip + oma

	lip	oma
	6	7
	（脂）	（瘤）

词义：脂瘤

通过这样的剖析，我们便可了解到："淋巴腺炎"一词是由3个小单元连接而成的，"乳房切除术"及"脂瘤"各由两个小单元组成。这些小单元都是不可分割的最小组群（仅"ectomia"例外，后面再作详细解释），它们各自代表着一个固定的意义，而且具有一种短小精悍和机动灵活的特性。

根据它们的特性，我们不妨将其相互移动一下，看看将会出现一种什么局面：

移动及组成方式	构成新术语及词义
★ lymph + aden + ectomia （1）　（2）　（5）	lymphadenectomia 淋巴腺切除术， 淋巴结切除术

★ mast + aden + itis ⟶ mastadenitis
(4) (2) (3)
乳腺炎，乳房炎

★ aden + oma ⟶ adenoma
(2) (7)
腺瘤

★ lip + ectomia ⟶ lipectomia
(6) (5)
脂肪切除术

★ lymph + aden + oma ⟶ lymphadenoma
(1) (2) (7)
淋巴腺瘤
淋巴(组织)瘤

★ mast + itis ⟶ mastitis
(4) (3)
乳房炎,乳腺炎

★ mast + aden + oma ⟶ mastadenoma
(4) (2) (7)
乳腺瘤

★ aden + lip + oma ⟶ adenlipoma
(2) (6) (7)
腺脂瘤

★ lymph + oma ⟶ lymphoma
(1) (7)
淋巴瘤
淋巴(组织)瘤

★ aden + itis ⟶ adenitis
(2) (8)
腺炎

★ aden + ectomia ⟶ adenectomia
(2) (5)
腺切除术,
增殖腺切除术

……………………………………………

原来只是构成3条医学术语的这些小单元,通过彼此之间位置上的变换,虽然依旧是它们7个,但却合成了一系列新的医学术语,分别指示着各种各样的意义。

由此我们可以初步得出结论说:需要认识和记忆的并非前述“淋巴腺炎”、“乳房切除术”、“脂瘤”3个词条,而是构成这些词条的7个小单元。倘若我们把目前使用的十几万条医学术语统统拿来剖析一下,结果到最后只能得到3,000个左右小单元,较常用的也不过1,000多个。这一小小的数量对于人们的记忆能力来说,似乎就不再是一种繁重的负担了。

小单元既然是构成名词术语的基本要素,所以也可以把它们称为“词素”(Word element)。用这些词素构成复合词(Compound word)时,它们当中有一些总是被用在一个词条的最前面,而另一些则经常用于词的末尾。前者通常被叫作“词头”、“前缀”或“接头词”(Prefix),后者则称为“词尾”、“后缀”或“接尾词”(Suffix)。一个词的中心部分或其主要部分,一般就叫作“词干”或“词根”(Word root)。

有些医学术语,是由词头、词干、词尾三部分组成的;但并不是说每一个复合词都得头、干、尾三者俱全,好多医学术语仅由“词干 + 词尾”构成。例如:

★ anuria ⟶ an + ur + ia
词头 词干 词尾
无尿症 (无) (尿) (症)

★ endotoxin ⟶ endo + tox + in
词头 词干 词尾
内毒素 (内) (毒) (素)

★ cerebroma ⟶ cerebr + oma
词干 词尾
脑瘤 (脑) (瘤)

★ oxidase ⟶ oxid + ase
词干 词尾
氧化酶 (氧) (酶)

也有一些医学术语,是由2个甚或3、4个词干组成。这些词干与词干之间,有的是并列关系(构成并列词干),有的是修饰关系(构成复合词干)。前者是指两个或多个事物的并存,如“胃肠”、“鼻唇”等;后者指的仅是一个事物,其中的一个词干对另一个词干起定语作用,如“胆囊”、“阿米巴样的”等。这两种关系有时也可出现在一条医学术语中。现分别举例如下。

★ enterogastritis ⟶ entero + gastr + itis
词干(肠) 词干(胃) 词尾(炎)
肠胃炎 并列词干(肠及胃)

★ rhinochiloplasty ⟶ rhino + chilo + plasty
词干(鼻) 词干(唇) 词尾(成形术)
鼻唇成形术 并列词干(鼻及唇)

★ pericholecystitis ⟶ peri + chole + cyst + itis
词头(周围) 词干(胆汁) 词干(囊) 词尾(炎)
胆囊周(围)炎 复合词干(胆囊)

★ ameboidism ⟶ ameb + oid + ism
词干(阿米巴) 词干(样的) 词尾
阿米巴样运动 复合词干(阿米巴样的) (情形或状态)

★ cholecystenterostomy ⟶ chole + cyst + entero + stomy
复合词干(胆囊) 词尾
词干(胆汁)词干(囊)词干(肠) (吻合术)
胆囊小肠吻合术 并列词干(胆囊及小肠)

★ cholangiocholecystocholedochectomy ⟶
chol + angio + chole + cysto + chole + doch + ectomy
词干(胆)词干(管) 词干(胆)词干(囊) 词干(胆)词干(总管) 词尾
复合词干 复合词干 复合词干 (切除术)
并列词干(肝管、胆总管及胆囊)
肝胆道切除术，肝管胆总管胆囊切除术

词干常可并列或复合，那么词头和词尾是否也有类似的情况呢？严格地说，“词头和词头”或“词尾与词尾”既不能并列也不能复合。

不过，在一些常用的词头当中，有时两个词头也可以赶在一起，但此时两者之间的关系，决不会像词干那样属于并列或复合的性质，一般来说第一个词头是修饰整个词条的，第二个词头只对其后的一部分词素起定语作用。现在我们拿两个最常用的词头做例子来进一步说明这个问题：一个是“hypo-”，它经常指示“在下”、“过少”、“减退”等意思；另一个是“para-”，它的意思是“在旁”、“周围”或“副的”。详见以下词例，并注意这两个词头赶在一起时，它们各自所起的作用。

★ hypogastric ⟶ hypo + gastr + ic
词头 词干 形容词词尾
下腹的，腹下部的 (下) (腹) (的)

★ hypophysis ⟶ hypo + phy + sis
词头 词干 词尾
(脑下)垂体 (下) (生长) (行为)

★ hypomenorrhea ⟶ hypo + meno + rrhea
词头 词干 词尾
月经过少 (过少) (月经) (漏出)

★ hypohepatia ⟶ hypo + hepat + ia
词头 词干 词尾
肝机能减退 (减退) (肝) (病态)

★ paradidymitis ⟶ para + didym + itis
词头 词干 词尾
旁睾炎 (旁) (睾) (炎)

★ parathyroid ⟶ para + thyr + oid
词头 词干 词尾
甲状旁腺 (旁) (甲状) (样的)

★ paraproctitis ⟶ para + proct + itis
词头 词干 词尾
直肠周(围)炎 (周围) (直肠) (炎)

★ parachromatin ⟶ para + chromat + in
词头 词干 词尾
副染色质，副核染质 (副) (染色) (质)

★ parahypophysis ⟶ para + hypo + phy + sis
词头(副的) 词头(下向) 词干(生长) 词尾(行为)
词素组
副垂体 复合词

★ hypoparathyroidism ⟶ hypo + para + thyr + oid + ism
词头(减退) 词头(旁) 词干(甲状) 词尾(样的) 词尾
词素组 (情形或状态)
甲状旁腺机能减退 复合词

在最后两个“词例”中，旨在提醒读者：它们本来确实都是常用的词头，可是现在恰好和另一个词头赶在一起了；像这样的情况，它们的性质实际上已经转入“复合词”之类的范畴，不宜再把它们看做是一般的词，因其位置已经不处于一个词条的最前面了。

两个词头有时可以赶在一起，那么两个“词尾”又会出现什么情况呢？实际上偶尔亦可以出现类似的现象。一般来说，一个单独的词根或词干很难形成一个完整的单词(起码在医学术语的构成中是如此)，它们完全可以不要词头，但必须要一个词尾。这里所谓的词尾，是指凡能把一个词条“打住”或将其收尾者。例如，-ia、-ism、-osis、-ase、-oid 等等，它们都是在医学术语中很常用的词尾。仅以-oid为例，它几乎可以接在任何一个词干的后面，构成一个词形和词义都很完整的术语；经常用它来指示“……样的”、“……状的”、“像……的”、“类……”等。例如：

cartilaginoid 软骨样的　　chyloid 乳糜样的

carcinoid 类癌(瘤)　　……………………

但是，在 sigmoid（乙状的；乙状结肠）、thyroid（甲状的；甲状腺，它们既可以当形容词用又可以当名词用）等等这些完整的医学术语后面，也就是说在词尾-oid 之后，还可以再加一个词尾，例如：

sigmoidectomy 乙状结肠切除术

thyroiditis 甲状腺炎

……………………

像这样两个词尾相叠的现象，实际上也应该理解为：在前的一个词尾已经晋入词干的等级。

在医学术语的构成中，值得特别一提的倒是“重合词尾”。所谓重合词尾，是指一个短小的“词根”与一个“形式词尾”粘合在一起，通常被置于一条术语的末后，充当词尾使用的一个复合组团。例如：

重合词尾

形式	组成：词根部分	组成：形式词尾	指示意义	词例
★-ectomy	ectom	+ -y	切除术	appendectomy 阑尾切除术 tonsillectomy 扁桃体切除术
★-rrhea	(r)rhe	+ -a	溢出，漏出	stearrhea 皮脂溢；脂肪瘤 menorrhea 行经，月经；月经过多
★-taxis	tax	+ -is	趋向性	neutrotaxis 中性白细胞趋向性 thermotaxis 趋温性
★-opia	op	+ -ia	眼的症状	amblyopia 弱视 diplopia 复视

尽管“词头”和“词尾”不像词干那样受到人们的格外重视，但在医学术语的构成中，它们却也起着极其重要的作用，因此我们必须要很好的研究并记住它们。一般来说，“词干”是一个实体，它首先确定了一条医学术语的中心内容或指向，而“词头”常常能给它加以定性，说明它的正反性质，“词尾”却能增加整个词条的表现力，充分展示其状态。我们举个例子就会看得更清楚：

★ hypercalcemia	⟶	hyper	+	calc	+	emia
		词头		词干		重合词尾
高钙血症，血钙过多		(高，过多)		(钙)		(血症)
★ hypocalcemia	⟶	hypo	+	calc	+	emia
		词头		词干		重合词尾
低钙血症，血钙过少		(低，过少)		(钙)		(血症)

这两条医学术语的词干是“calc”，因而其中心内容是说“钙”。末后是一个重合词尾，由短小的词根“em”(血)与一个指示病症的词尾“-ia”所组成，以此衬托出所说的这个“钙”是血中的钙，而是处于病理状态。这种病理状态是属于何种性质的呢？两个不同的词头分别给它们做了定性；也就是说，在同样一条术语的前面，仅仅是由于换上了一个不同的词头，便可以表达两种绝然不同甚或完全相反的概念。

在第二节将要结束之际，我们再一次提醒读者，认识医学构词法和对它们的剖解，其目的完全在于理解它和掌握它；当我们“说出口”(读音)的时候，不要考虑对其理解就读错了“音”；也就是说“读法归读法、理解归理解”，二者不能等同。例如“ lymphadenitis ”(淋巴结炎)应该读成［limˌfædiˈnaitis］，而不该读成［limfˌʌdinˈətis］或其他；同样，“ lipoma ”(脂瘤)应该读成［liˈpoumə］、“mastectomia ”(乳房切除术)应该读成［mæsˈtektəmiə］……等。

第三节　医学术语的合成

为了叙述和理解上的便利，我们采取了“逆行而入”的办法，先谈论了一些有关医学术语分解的知识；现在我们调转过来，讨论一下医学术语是怎样合成和产生的。

构成医学术语所用的词素，绝大部分来自希腊文，一小部分来自拉丁文。因为这两种文字曾先后对医学和其它科学产生过不小的影响，而且它们现今已不再用于普通会话，词义均已固定下来；加之这两种语言中的词汇非常丰富多彩，在构词上也具有很大的灵活性。所有这些对于构成医学术语来说都是极其有利的方面。在本文内将要讨论到的词素中，大约 72% 来自希腊文，26% 来自拉丁文；源于其他文种者，如法文、德文、意大利文、西班牙文、阿拉伯文等，尚不及 2%。

一条医学术语的构成，“原则上”应该是采用来源一致的词素。例如，当选用来自希腊文的一个词素做为词干时，则其词头、词尾以及并列词干和复合词干的定语成分，也都应该是一律使用源于希腊文的适当词素，以求构词的“完美性”，同时更要是避免发生词义上的“混乱现象”；反之，当选用拉丁文做词干时，也同样应该如此。可是近些年来，只在“生物命名法”中还坚守着这一规则，而在一般性术语的创用上，似乎已不再受此“框框”所约束；这种现象，很难被认为是一种良好的趋势。

当以两个或两个以上词素构成一条医学术语时，为了读音上的便利，常常需要在两个词素之间额外加上一个“连合元音”(也叫“复合形”或“结合形”Combining form)。一般说来，在两个希腊词素之间常加用元音“ o ”，而在两个拉丁词素之间常加用元音“ i ”

(但有时也有例外)。下面先举出几个例子,以便取得一个初步印象。

★ 希腊词素　连合元音　希腊词素　希腊词素
pyel + o + nephr + itis
词干(肾盂)　词干(肾)　词尾(炎)
——→ pyelonephritis 肾盂肾炎

★ 希腊词素　连合元音　希腊词素　连合元音　希腊词素
leuk + o + cyt + o + penia
词干(白)　词干(细胞)　词尾(减少,不足)
——→ leukocytopenia 白细胞减少

★ 拉丁词素　连合元音　拉丁词素:
canal + i + culus
词干(管)　指小词尾
——→ canaliculus 小管

★ 拉丁词素　连合元音　拉丁词素:
mult + i + para
词干(多)　词尾(产,产妇)
——→ multipara 多产妇

★ 拉丁词素　连合元音　希腊词素:
amb + i + opia
词干〈双,复〉　重合词尾(眼的症状)
——→ ambiopia 复视

★ 拉丁词素　连合元音　希腊词素　希腊词素
fibr + o + chondr + itis
词干(纤维)　词干(软骨)　词尾(炎)
——→ fibrochondritis 纤维软骨炎

(注:以上六例除注意"希+希"、"拉+拉"、"拉+希"等之外,还应该注意其连合元音。)

有人认为,在两个词素之间所加用的这个连合元音,它应该是属于前一词素的"依存物"。也就是说,应该把"词干+连合元音"所构成的这些拼合形式,视为一个词素的群体(如上面例子中的 pye1o、1euko、canali、multi、ambi、fibro 等),并称之为"造词形"(即"复合形")。我们认为,这种看法和主张是不够恰当的。因为在医学术语的构成中,连合元音的使用尽管有个大致的规律,而且最常用的两个元音是"o"和"i",但从实际情况来看也并非完全如此,它们常常会出现各种各样的变异情况。因此对初学者来说,在记忆和背诵这些最基本的造词成分时,最好是抓住其本质的部分——既不带有附加的连合元音又不能随意更动其任何一个字母的词根部分。

另外,还值得顺便一提的是,在某些医学术语(特别是源于希腊词素)的中间部分,我们还常可看到"...rrh..."这样的形式;这也属于所谓"复合形"的一种,但在绝大多数情况下,都是构成"重合词尾"加以使用。此类词素曾来源于以"rh..."为开端的原词,但当其与前一个词素连接时,除需加用一个连合元音之外,习惯上还得把"r"这个字母在其前重复一次。例如:

★ gastr + o + r + rhagia ——→ gastrorrhagia 胃出血
词干(胃)　连合元音　字母重复　重合词尾(出血)

★ enter + o + r + rhexis ——→ enterorrhexis 肠破裂
词干(肠)　连合元音　字母重复　重合词尾(破裂)

★ splen + o + r + rhaphy ——→ splenorrhaphy 脾缝术
词干(脾)　连合元音　字母重复　重合词尾(缝术)

★ py + o + r + rhea ——→ pyorrhea 脓溢
词干(脓)　连合元音　字母重复　重合词尾(溢漏)

★ a + r + rhythm + ia ——→ arrhythmia 心律不齐
词头(无,不)　字母重复　词干(节律)　词尾(病状)

以上例子中的前四个,都用的是"重合词尾",在拼写方法上一般皆遵循上述规则;而第五个例子,是处在"词干"位置,也作了字母重复,但亦可不重复,写成"arhythmia"也可以,其读音及词义与前者相同。

倘若前一个词素的末尾字母恰好是一个"r",便应简化上述的连接形式和字母重复,可径与后面的"重合词尾"相接(这也可以看成是一种"字母共用现象",后面再讲这个问题)。例如,clitor(阴蒂)与 -rhagia(出血)复合时,一般都拼写成"clitorrhagia"(阴蒂出血),几乎没有人呆板而繁琐地把它写成"clitorrrhagia"或"clitororrhagia"等。

另外一方面也得说清楚:① 以"rh..."为开端的词素,凡是处于词首位置时,"r"字母皆不可重复;② 也有一些以"rh..."为开端的词素,即使不处于词首位置,其"r"字母亦不重复。兹举例说明如下:

★ rhagades 皲裂(参考:rhag + ia 重合词尾,出血)
★ rhexigenous 破生的(参考:rhex + is 重合词尾,破裂)
★ rhythmophone 心律扩音器(参考:rhythm + icity 节律性)
★ rhachischisis 脊柱裂(参考:rhachi + analgesia 脊髓麻醉)
★ rhinopolypus 鼻息肉(参考:rhin + odynia 鼻痛)
★ intrarhachidian 脊柱内的(注意:词干内的 r 不重复)
★ otorhinology 耳鼻科学(注意:词干内的 r 不重复)

连合元音"o"和"i"以及"r"字母的重复等,都是在词素与词素互相组合的过程中需要增加的成分;有没有可以减少的成分呢?有的!为了使一条医学术语显得更加精炼,在组合的过程中常把一些不太必要的"成分"去掉。以下我们分成三个方面来讨论这个问题。

(一)连合元音的省略

尽管在"造词规则"上有加用连合元音这一说法,但其最适用的条件是:在前一词素末尾或后一词素开端皆为辅音字母时,在这种场合若不加一元音,读起来就不便利。可是,在两个词素连接的地方如果原来有一个元音字母(前一词素的尾母或后一词素的首母),构成复合词后在读音上并无困难,那么此处的"连合元音"就可以被省略。不过,也有人主张不宜省略,以免发生误解或造成混乱。兹分别举例如下:

★ neur + o + path + o + logy
(神经)　(病、病理)　[……(科)学]
——→ neuropathology 神经病理学
(三个词素所需之两个连合元音,缺一不可)

★ neur + o + path + ist
(神经)　(病)　(学者)

——→ neuropathist 神经病学家

（由于词尾的首字母是"i"，而省略了一个连合元音）

★ neur + a + troph + ia

（神经） （无） （营养） （病状）

——→ neuratrophia 神经营养不良，神经萎缩

（四个词素之间所需的三个连合元音，全部省略）

★ odont + odyn + ia

（牙） （痛） （病状）

——→ odontodynia 牙痛

（第二个词素的首字母恰好为"o"，若再加用一个连合元音"o"，反有画蛇添足之感）

★ psych + iatria

（精神） [……（科）学]

——→ psychiatria 精神病学

（重合词尾的首字母恰好是"i"，连合元音被省略）

★ odont + o + iatria

（牙） [……（科）学]

——→ odontoiatria 牙科学

（尽管重合词尾的首字母是"i"，依然加用了连合元音"o"）

★ cop + i + opia

（疲劳） （眼的症状）

——→ copiopia 眼疲劳

（尽管重合词尾的首字母是"o"，依然加用了连合元音"i"）

（二）字母组合的简化

虽说构成医学术语的词素大都来自希腊文，但是在由希腊文向拉丁文转渡的过程中，或由希腊文及拉丁文渗透到英文中去的时候，有一些词素在字母的拼写上发生了变化。这些变化主要表现在两个方面：一是字母形式的改变，最明显的例子就是把"k"改写为"c"，如"白细胞增多"这一术语，既可写成"leukocytosis"，又可写成"leucocytosis"，二者的读音[ˌljuːkosaiˈtousis]及词义完全一样；二是字母组合的简化，例如希腊原词"oidema"转入拉丁文后变为"oedema"，到了英语中则简化为"edema"[iˈdiːmə]水肿，减少了一个字母。

这种字母组合简化现象，在英国出版的一些医学书刊（英式英语）中，表现得还不太明显，也就是说他们基本上还保持着拉丁式术语的形式；而在美国的一些出版物（美式英语）中，这种简化现象看得非常清楚。

在拼合用的词素里，最常见的字母减缩形式非常多，例如：

①把"ae"简化成"e"：

haem- ——→ hem-（血）

aesthes- ——→ esthes-（感觉）

sphaer- ——→ spher-（球）

prae- ——→ pre-（前，原）

-aemia ——→ -emia（血症）

② 把"oe"简化成"e"：

oesophag- ——→ esophag-（食管）

oestr- ——→ estr-（雌，女性）

amoeb- ——→ ameb-（阿米巴）

-rhoea ——→ -rhea（漏，溢）

-pnoea ——→ -pnea（呼吸症状）

③ 把"ei"简化成"i"或"e"：

cheil- ——→ chil-（唇）

cheir- ——→ chir-（手）

pleio- ——→ pleo-（多）

④ 把希腊及拉丁式词尾"-ia"简化为英式词尾"y"或"e"：

-pathia ——→ -pathy（病，疗法）

-tomia ——→ -tomy（切开术）

-logia ——→ -logy（……科学，……学）

-rhagia ——→ -rhage（出血）

这些字母被精减或改变以后，在读音上有的仍然和原来一样，有的略微发生一些变化。例如："amoeb-"或"ameb-"皆可读作[əmiːb]；"cheil-"或"chil-"皆可读作[kail]；"haem-"一般读作[hiːm]，"hem-"同样也常读作[hiːm]，但有时读作[hem]；"-pathia"读作[pəθiə]，"-pathy"读作[pəθi]，等等。

（三）次要词素的删舍：

从科学技术方面的原则来说，一条术语的形成和创用，构词必须严密而完整，词义必须准确而鲜明。但从语音学和词汇学方面来要求，尽管是一些专业性名词，也应该照顾到读起来铿锵有力，听起来优美悦耳。一条完美的医学术语，它必会世世代代地被永远沿用下去，经得住历史的考验，反之，如果它过于冗长而硬涩，也将会在历史的考验中不断受到改造，改造的目标当然是使之朝着完美而精炼的方向发展。

因而，我们今天所使用的绝大多数医学术语，不是当初经过反复推敲创造出来的原词，就是后来经过千锤百炼逐渐完善起来的公认形式。在这一系列词汇里，固然有一些是以"一个词素对应一种意思"的形式组成，但也有不少是把其中的某些"次要词素"删减后所得到的简化术语。

例如，希腊词素"erythr-"的意思是"红的"，将其与重合词尾"-cyte"（……细胞）拼在一起，当中再加上一个连合元音"o"，便构成了"erythrocyte"（红细胞）一词。这是典型的"一个词素对应一种意思"的造词形式。-cyte 是由希腊词素"cyt"加上一个英式词尾"e"重合而成。若按上述规则，在表示"红细胞减少"时所使用的术语，应该首先把"cyte"这个重合词尾晋升为"第二词干"，变为"erythrocyt..."的形式，然后再加用一个连合元音"o"，并接上表示"减少"的"-penia"这个重合词尾，最后组合成"erythrocytopenia"。事实上，这一术语当初确实也是这样创造的。可是后来，人们在反复使用的过程中，感到这个词条有些过长，便试图加以简化。如果把"erythro-"这部分删舍，结果剩下来的就是"cytopenia"，从字面上看去应该理解为"细胞减少"，充其量也只能解释为"血细胞减少"，至于是哪一种（血）细胞减少，词义就显示不清；如果把"cyto"去掉剩下"erythropenia"，词义就清楚多了，起码可以理解为"红的减少"，在医学上特别是在临床上，一看到这个词义立刻就会想到它指的是"红细胞减少"，因而这一简化形式便被保留下来。目前，在英美出版的许多医学图书和杂志上，"erythrocytopenia"及"erythropenia"这两个词，同时都被使用着；如果打个比方的话，前者类似我们的繁体字，后者相当于简化字。也许再过多少年以后，前者逐渐被淘汰，而后者终将保留并固定下来。

以上所述仅是一个例子而已，在千千万万条医学术语中类似这样的演变情况是不胜枚举的。当然，也有不少的医学术语，是在当初造词的时候就已经注意到"次要词素"的删舍问题了。下面再列出几个例子供读者参考，"实线"内的部分都是被节略的词素或字母。

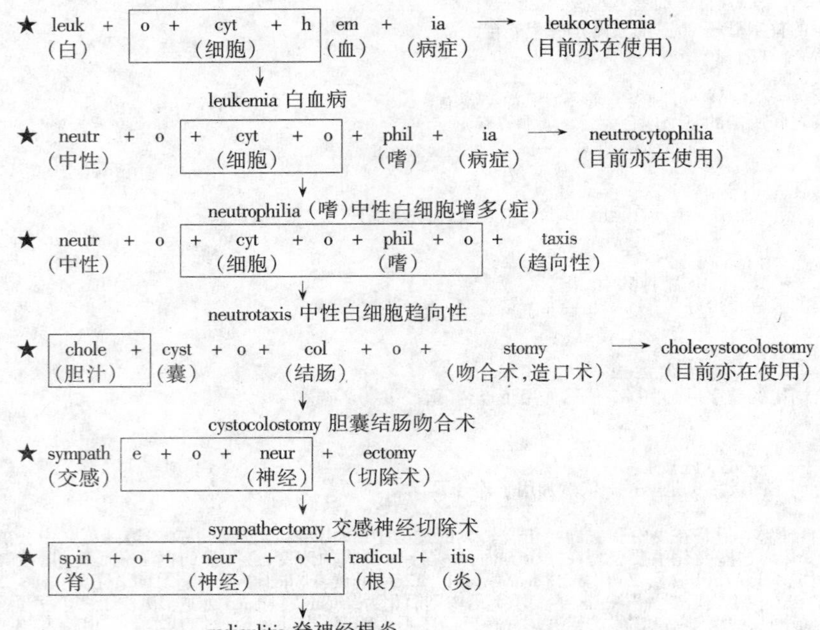

第四节　医学术语剖析技巧

我们之所以要学习医学术语构词法,在本文的一开头已经说得很清楚了;但是,当我们掌握了这方面的知识以后,还可以达到另外一个目的,那就是在必要的时候它能帮助我们认识许多"新词"。

这里所谓的"新词"不是"生词",生词可以查字典,新词是指最近刚刚创造出来、一般词典上还没来得及把它们收载进去的那些术语。为适应科学技术发展的需要,表达人们对客观事物的新认识和新概念,随时都有出现新词的可能性。一般说来,这些新词都首先见于科技杂志或报刊上,经过一段时间的推广和流通使用,当其词形和词义基本上固定下来以后,才逐渐被收入词典中去。例如,"前列腺素"这种物质早在四十多年前就被发现了,20 世纪 60 年代出版的东、西方医学期刊上,反复报道了对它的认识和研究结果等,可是"Prostaglandin"这个术语,直至 20 世纪 70 年代初期甚或中期才逐步见之于国外某些新版的医学词典中。又如,"Bradykinin"(缓激肽)一词,虽然早已成为我们大家熟悉的名称,但在人民卫生出版社 1957 年编的《医学名词汇编》中还找不到它的踪影,直到 1978 年新出版的《英汉医学词汇》才把这条术语收载了进去;而 Rotavirus(轮状病毒)……等等,那都是 1980 年代以后出版的词典的事了。这都一切说明,一个"新词"从它诞生起到进入词典,大约总需要经过几年甚或十几年的时间。

那么,我们今天学习英语的主要目的,不是为了一般性地掌握一种他国语言,而更重要的是为了我国科学技术的现代化,为了缩短时间而直接阅读一些国外先进的科技经验资料。如此说来,光靠几本"英汉医学词典"显然是不够用了,我们必须学会一套通过对新词的剖析而理解其词义的技巧和方法。

如果摆在我们面前的是一条新的医学术语,词典上又查不到这个字,应该怎么办呢?首先就要运用上面讲过的那些知识,仔细地对它进行一番剖析。剖析的关键在于恰当地对原词的分解。

前面举出的那些例子,都是我们常见的熟词,而且已经为读者一一作好了分解,当然一看就明白。问题是在我们实际的阅读当中,遇到一条新的(尤其是较长的)医学术语时,如何把它合理地分解成几个词素,却是刚刚开始练习时最感到困难的一件事。往往由于分节(划分成一个个最小的节段)的错误,一时又找不出它的词义来,遇此情况必须耐心地反复进行剖析,一直到每个字母都能适得其所、前后几个词素的意思能够连贯起来时为止。

为了说明必要时反复进行剖析的具体方法,下面先用一个普通术语(并非新词)做例子,看看需要怎样的一个过程:

假设我们遇到的新词是:**colorectostomia**

第一次剖析:colore + ctosto + mia
(?) (?) (?)

第二次剖析:co + lore + ctost + omia
共同 (?) (?) (?)

第三次剖析:color + ectos + tomia
(颜)色 (?) 切除术

第四次剖析:col + or + ect + os + tomia
结肠 口 外 骨 切除术

第五次剖析:col + o + rect + os + tomia
结肠 连合元音 直肠 骨 切除术

第六次剖析:col + o + rect + o + stomia
结肠 连合元音 直肠 连合元音 吻合术

词义:**colorectostmia** 结肠直肠吻合术,直肠结肠吻合术

[其中的(?)表示无词义,即在我们所记忆的一些词素中或查阅某些资料后,都找不出这一字母组合所代表的意义。]

在第一次剖析中,显然是没有任何收获;第二次剖析只能理解到一个常用的"词头",但其后无法安排;第三次剖析虽"解决"了两个词素,而中间的一组字母仍难予处理;第四次剖析的确都分解开了,似乎每一个字母都有了归宿,但所得到的词义无法理解;第五次剖析更进了一步,对词素的安排也比较合理,但"结肠直肠骨切除术"这样的术语,在医学常识上是难以接受的,从外科临床角度也无法理解,因为它不合乎逻辑,前后的意思显然连贯不起来;经过这一系列反复之后,第六次剖析终于最合理地对它进行了分解,不

仅每一个字母都能适得其所，前后的意思也能顺利地连贯起来了，因而对这一术语的词义便得到了正确地理解和认识。

当然，这里所摆开的“阵式”只是为了举例说明而已；其实，当我们掌握了一定数量的词素，并经过多次分解练习之后，一般说来对于某些新词只需稍加剖析，便能很快地理解它的词义，不致于走上面例子中所列出的那些弯路。

现在我们再举出所谓的几个“新词”，试行剖析一下：

原词　　　　　　　剖析

★ prostacyclin ⟶ prosta（前列腺） + cycl（圆、环） + in（……素、……质）

★ thromboxane ⟶ thromb（凝块、血栓） + ox（酸、氧） + ane（烷）

★ phthalazinol ⟶ phthal（酞） + azin（嗪） + ol（醇）

其中，prostacyclin 和 thromboxane 皆为花生四烯酸（arachidonic acid）的代谢产物，但在凝血机理方面它们各自具有不同的生理活性。在前列腺素的生物合成过程中，花生四烯酸先生成前列腺素 G_2 和前列腺素 H_2，然后其接合端连以环氧烷便形成 thromboxane。看来，这一术语是结合了该物质的生理活性及其化学结构特点造出的。根据词素的组成将其直译为“凝血氧烷”固然不能算错，但考虑到这个“译名”的前半部是一病理生理学名词，而后半部却是两个化学用字，二者似乎有些不够协调之感；不如将其后半部加以转意，结合该物质的特性定名为“凝栓质”。另外尚需说明一点是，这个原词的全貌乃为“thromboxane A_2”，为了叙述上方便，前面举例中暂把“A_2”搁置一旁了；在研究中还发现了前者的代谢产物，称为“thromboxane B_2”，我们不妨将其译为“凝栓质降解物”。

Prostacyclin 的生理活性恰好与“凝栓质”相反，它能阻抑血小板的凝集，其化学名称为 9-脱氧-6，9α-环氧-Δ^5-前列腺素 $F_{1^{\alpha}}$。从这一术语的词素组成来看，完全可以把它译成“前列环素”；当然，把它译成“环氧前列腺素”也无非不可。

至于 phthalazinol 一词，因其所用的词素都是化学上专用的字母组合，所以直接译成“酞嗪醇”就可以了。它是一种化学物质，与“凝栓质”有拮抗作用，能减弱血管的收缩力和阻抑血小板的凝集。

通过对这几个新词的讨论，读者可能会感觉到：在对某些医学术语进行剖析、理解甚或确立其汉译名称时，往往还需要掌握一些有关的技巧才行。下面我们就对此问题作些必要的讨论和介绍。

（一）要特别注意“连合元音”的问题：

前面已经反复提到，在两个词素相接之处，为了读音上的便利常需加用一个“毫无实际”意义的连合元音；当后一词素的首字母或前一词素的末尾恰好是一个元音时，适合元音常可省略，然而有时也不省略。这一规则看来十分灵活，但也因而给我们的生词剖析带来一定的麻烦和困难。如果把后一词素的首字母“误作”是连合元音，或者是把真正的连合元音“误作”是后一词素的首字母，都会导致错误或造成剖析上的困难。有关这方面的例子前面已经举过了。解决的办法，最好是多记忆一些以“o”或“i”为开端的词素。熟悉它们以后，对于词条中间出现的这两个字母，往往一看就能很快辨别清楚，它们究竟是个连合元音，还是属于后一词素的首字母。

除了“o”和“ i”以外，偶而亦可采用其他字母来连接两个词素，以造成语音上的便利或美感。对于其他罕用的字母（包括在两词素间插入两个字母，或在两个元音间插入一个辅音字母）此处不多介绍。下面只提出元音字母 “a”这个问题，对它需要特别留心。

例如，用来指示“阿米巴”的这一词素，来自希腊文“amoibe ”（原词义是“变形”、“变动” 或 “更替”），进入拉丁文之后，变为“amebae”，改变了原来的词形。据此，可以认为该词的词根〈也就是构成复合词时当做词素用的部分〉应该是“amoeb”或 “ameb”。实际上，在许多术语中确也是这样用的，如 amebocyte〈阿米巴样细胞〉、amoebiasis（阿米巴病），前者中间的“o”显然是一个连合元音，后者中的-iasis 是一个常用的病名词尾，因其以“ i ”开端故而省略了连合元音。可是，当我们剖析 “amoebaci- de”或“amebadiastase”之类的术语时，对其中间的 “a”该作何理解呢？首先应该明确的是，在使用两个或两个以上词素构成一个复合词时，位于前面的词素一般是不准把它原来的 “词尾”带进去的。那么，第一个词条中去掉“amoeb”之后，剩下来的就是“acide”了，此处决不可将其误解为在“acid”（酸）后面加上了一个形式词尾“e”，而是在前一词素的后面连上了一个常用的重合词尾 “-cide”（杀……剂），因而 “amoebacide”的词义应为“杀阿米巴药”或“杀阿米巴的”。同样，第二个术语的后半部分“diastase”是淀粉酶，因而“amebadiastase”的词义便是“阿米巴淀粉酶”。这两个词条的词素分解是没有什么疑问了，问题的所在就是中间的这两个 “a”，它们在这里起何作用？显然，它们在此充当了“连合元音”的角色。

问题还不止于此，两个词素中间的“ a”往往是最难处理的。因为这个字母，在某些情况下可以起着连合元音的作用，而在另外一些情况下它又是一个具有“实际意义”的独立词素，表示“无”或“不”等义，若不格外留心有时会造成很大的错误。

例如，当我们剖析“myatonia”这个术语时，它显然是由 my + a + ton + ia 组成，my 是肌（肉），ton 的意义是紧张或强直，ia 是表示病状的一个词尾。此时，若把中间的“a ”当做连合元音来看待，则整个词义就是“肌紧张”或“肌强直”。其实，这个词条中的“a ”确是表示否定意义的一个词素，由于它的存在，不仅把连合元音省略了，更重要是将其后面 “ton” 的意义给反转了，因此这一术语的正确含义是“肌张力缺乏”或“肌弛缓”。

以上情况表明，在我们剖析一条医学术语时，对于其中的连合元音也要给予应有的重视，首先要辨别清楚词素间是否有它们的存在，还是被省略了；如果是一个元音字母 “a ”，更应仔细分析和慎重对待，不可因草率而造成错误。

（二）字母的共用现象和省略：

为了把一条术语造得精炼而完美，在词素与词素之间的拼合上，不仅可以省略连合元音，有时甚至可以把词根上的字母也删去一部分。这和前面谈过的 “字母组合的简化” 虽略有相似之处，但性质上是完全不同的。

所谓字母共用现象，是指两个词素互相拼合时，如果遇到前一词素末尾的一个或两个字母，恰与后一词素开端的一个或两个字母相同，有时可将两者重叠的部分去掉一份，留下来的一份供前后两个词素“共同使用“。例如：

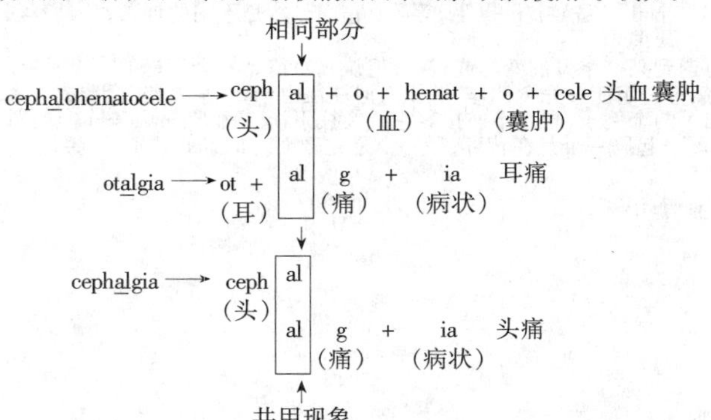

这个剖析图清楚地表明，前一词素 cephal（头）的末尾两个字母 “al”，恰好与后一重合词尾-algia（……痛）的开端两个字母相同，

因而便出现了"a1"这两个字母的"共用现象"，形成"cephalgia"(头痛)一词。当然,不这样精减而将"al"重连使用也是对的,完全可以按照造词规则把它写成"cephalalgia"，问题是当我们遇到前面那种形式时应该知道怎样进行剖析。

象下面这样的例子，如果我们也把它理解成是字母共用现象的话，则其"共用字母"是不可"重连"使用的：

(↓)

★ sympatheoneuritis ⟶ sympathe (交感的) + o + neur (神经) + itis (炎) 交感神经炎

+

rectectomay ⟶ rect (直肠) + ectomy (切除术) 直肠切除术

↓

sympathectomy ⟶ sympath e (交感神经) + ectomy (切除术) 交感神经切除术

(不可共用)

★ clitorism ⟶ clitor (阴蒂) + ism (充分) 阴蒂肥大

+

gastrorrhagia ⟶ gastr (胃) + o + rrhagia (出血) 胃出血

↓

c1itorrhagia ⟶ clitor (阴蒂) + rrhagia (出血) 阴蒂出血

(不可共用)

所谓字母的省略,不是前述字母组合的简化,后者是指两个连用的字母可以简化为一个,简化之后在许多词素中都可以这样用。而字母的省略,是指某些特定的词素在某种特定的场合,根据读音的特点而将其中的一个(最多两个)字母删掉,以便使构成的复合词在读音上更加紧密有力。这种情况大多发生在以"h"字母为开端的词素,特别是当它们处于一个词条的中间或末尾的位置时。例如"haem"(血)这个词素,在一个词条的最前面时,"h"字母几乎是永远不可缺少的,充其量只能简化为"hem",但在词的中部尤其是用于末尾时，常可删去"h"而仅留下"em"这个最精华的部分,最常用的一个重合词尾"-emia"(……血症)就是这样形成的。此外,还有许多的例子可以说明这一问题,例如：

(↓)

★ hyperemia ⟵ hyper (过多) + emia (血症) 充血

metryperemia ⟵ metr (子宫) + [o + h] yper (过多) + emia (血症) 子宫充血

★ hepatitis ⟵ hepat (肝) + itis (炎) 肝炎

splenepatitis ⟵ splen (脾) + [o + h] epat (肝) + itis (炎) 脾肝炎

★ hydrophobia ⟵ hydr (水) + o + phob (恐) + ia (病症) 恐水病,狂犬病

nephrydrosis ⟵ nephr (肾) + [o + h] ydr (水) + osis (病状) 肾盂积水

这三对都是对比的例子，在前者皆采用了词素的原形(如 hyperemia)，在后者虽系同一词素，但却省略了字母"o"和"h"(其中，"o"是上一条的连合元音,"h"才是真正省下来的一个成分)。当然，在后者的三条术语也可以写成：metrohyperemia、splenohepatitis、nephrohydrosis。

通过以上这些讨论,读者应该留下一个印象：在剖析一条医学术语时,如果遇到其中的某个词素解不开,好像是缺了个什么字母,那么就应该很快想到是否该处存在着"字母共用现象"或"字母的省略"。不过,在考虑这些问题的时候也需特别慎重,一定要掌握住下面这样一个原则：诸如此类的字母省略现象,通常却是发生在一个"词素"的末尾或首端,绝对不会发生在一个"词素"的中间干要部份(在"字母组合的简化"一段中所述者例外)；如果出现在中间的干要部分,不是印刷上的漏误,就是两个绝然不同的词素。例如："myel"(髓)与"mel"(肢；颊)，"phil"(嗜)与"pil"(毛)等等，它们显然是不同的词素,各具有独自的词义,决非字母的"省略"。

(三)仔细地区别每一个字母很重要：

尽管在许多医学术语中常可遇到某些字母的变异或省略,但认真对待每一个字母的态度不容忽略。俗话说："差之毫厘,谬之千里",构成术语的每一个字母,虽然不一定能够完全比作"毫厘",但往往由于"一字之差"会造成极大的错误。

在上一段的最末尾我们举出了两个例子,现在不妨接着它继续往下谈。例如：myeloschisis(脊柱裂),meloschisis(颊横裂),两者仅一字之差，虽不致于说"谬之千里"，起码一个是在背部，另一个是在颜面。词素的差别，就哪怕连"一个字"也很重要，例如试以下情况 ：

★ myelopathy ⟶ 脊髓病；骨髓病

pyelopathy ⟶ 肾盂病

★ myotrophy ⟶ 肌营养

myatrophy ⟶ 肌萎缩

★ neurocyte ⟶ 神经细胞

neutrocyte ⟶ 中性白细胞

★ tetrachlorethane ⟶ 四氯乙烯

tetrachlormethane ⟶ 四氯甲烯

★ tenia ⟶ 绦虫;带

tonia ⟶ (重合词尾)张力,紧张

这五对也都只是一字之差,但其词义的差别却相去甚远或者完全相反。第一对较易区别,因为打头的一个字母就不相同;不过,两者平列于一起时容易惹起注意,若分散开来偶见于文章中,有时由于记忆上的混淆亦可发生错误。第二对仅是一个元音的区别,但词义完全相反,此点前面已经反复强调过了。第三、四对仅分别差了一辅音"t"或"m",而词义所指则是两种很不相同的东西。第五对也是一个元音的区别,但与第二对的性质不同,乃来自两个相异的词素。

以上各例中的字母差别都存在于词干部分,只要仔细辨认不致发生错误。不少人发生错误的原因是,由于对"词尾"部分的忽视。下面再举些例子,目的是唤起读者对词尾部分的重视:

★ ileus ⟶ 肠梗阻

ileum ⟶ 回肠

ilium ⟶ 髂骨

★ synechotome ⟶ (虹膜)粘连切开刀

synechotomy ⟶ (虹膜)粘连切开术

★ thyrotrope ⟶ 甲状腺机能病患者

thyrotroph ⟶ (垂体前叶)促甲状腺细胞

★ electrocardiogram ⟶ 心电图

electrocardiograph ⟶ 心电描记器

electrocardiography ⟶ 心电描记法

★ hypopsia ⟶ 视力减退

hypopepsia ⟶ 消化不良

hypopexia ⟶ 固定不足

hypopnea ⟶ 呼吸浅慢

在这些例子的词尾或重合词尾部分,有的只是一个字母的差别,最多也不过是两个字母发生了变化,但各自所指示的意义却相差很大,有的是"患者与细胞"二者的区别(第三组),有的是"实物与方法"之间的差异(第二、四组),也有的是截然不同的"解剖部位或病症"(第一、五组)。诸如此类的例子多得很,因此要求我们在辨认一条医学术语(尤其是新词)时,一定要严肃认真地对待其每一个字母,这就类似于学我们汉字的笔画一样,不要把"已经"(yi jing)写成"己经"(ji jing),也不要把"巳日"(si ri)写成"已日"(yi ri)等。

(四)也要注意到不同的拼写方法:

诚然,一切事物都得一分为二,既要知道它的此一方面,又要知道它的彼一方面,不可因为我们强调了要认真对待每一个字母,便产生"矫枉过正"的现象,似乎认为每一个词素都不能有任何移易,稍有改变就不再敢去认识它,这样就未免有些过于拘泥了。

我们还是先讨论词干部分,等下一节再详细介绍一些词尾的变化。有许多词素的写法在某个字母上或某一部分字母上是可以不同的,除前已叙及的"字母组合的简化"可有两种写法之外,比较常见的情况还有以下几种。

1. 来自不同文种的词素。例如:

★ hemiplegia ⟶ 半身不遂,偏瘫

semiplegia ⟶ 半身不遂,偏瘫

★ podogram ⟶ 足印

pedogram ⟶ 足印

★ meloplasty ⟶ 颊成形术

maloplasty ⟶ 颊成形术

★ nycturia ⟶ 夜尿症

nocturia ⟶ 夜尿症

★ placuntoma ⟶ 胎盘瘤

placentoma ⟶ 胎盘瘤

以上十条术语中,每对之间都仅仅是一个字母的差别。有的乍一看去几乎相同,但仔细辨认时仍略有区别,对于此类情况就不宜因一字之差而怀疑它们是两种不同的词义。在这些词素中之所以存在着个别字母的差别,是因为它们来自不同的文种。以上的五对中,第一个词素——hemi-(半)、pod-(足)、mel-(颊)、nyct(夜)、placunt(胎盘)皆来自希腊文,相对应的一条都是来自拉丁文。

2. 来自同一文种不同词源的词素。例如:

★ glucoprotein ⟶ 糖蛋白

glycoprotein ⟶ 糖蛋白

(gluc 来自希 gleukos,甜;glyc 来自希 glykys,甜的)

★ colpitis ⟶ 阴道炎

coleitis ⟶ 阴道炎

（colp 来自希 kolpos，阴道；cole 来自希 koleos，鞘）

★ mycopus ⟶ 黏液性脓

myxopoiesis ⟶ 黏液生成

（myc 来自希 mykes，分泌黏液的蕈；myx 来自希 myxa，黏液）

★ proerythroblast ⟶ 原红细胞

protoplasm ⟶ 原浆，原生质

（pro 来自希 pro，在前；prot 来自希 protos，在前，第一）

★ eccrine ⟶ 外分泌的；外分泌物

exocrine ⟶ 外分泌的；外分泌物

（ec 来自希 ek，外，从；ex 来自希 exo，在外）

这五对医学术语中的第一个词素，也都仅仅是一字之差，不过它们皆来自希腊文。尽管构成医学术语时，在某些情况下彼此之间可以指示相同的意思，但究其原词的词义和词形毕竟是有些差别的，因此在它们变成复合词的词素时，也就出现了个别字母不同的现象。对此，只要我们掌握了这些原词的基本意义，即使有不同的字母差别，也可以结合该条术语词义的具体情况大胆地去认识它。

3. 来自同一原词不同变格或词类的词素。例如：

★ hemophilia ⟶ 血友病

hematophilia ⟶ 血友病

（hem 来自希 haima，血[前已讲过]；hemat 来自其所有格 haimatos，血的）

★ dermology ⟶ 皮肤病学

dermatology ⟶ 皮肤病学

（derm 来自希 derma，皮；dermat 来自其所有格 dermatos，皮的）

★ gasterectasis ⟶ 胃扩张

gastrectasis ⟶ 胃扩张

（-ectasis 是指示“扩张”的重合词尾，gaster 来自希 gaster，胃；gastr 来自其所有格 gasteros 的简写式 gastros，胃的）

★ hepaptosia ⟶ 肝下垂

hepatoptosia ⟶ 肝下垂

hepaticolithotripsy ⟶ 肝管碎石术

（hepa 来自希 hepar，肝；hepat 来自其所有格 hepatos，肝的；hepatic 来自 hepatikos，关于肝的，对肝有影响的）

★ sympathectomy ⟶ 交感神经切除术

sympathetectomy ⟶ 交感神经切除术

sympathicectomy ⟶ 交感神经切除术

sympatheoneuritis ⟶ 交感神经炎

sympatheticoma ⟶ 交感神经瘤

sympathoma ⟶ 交感神经瘤

[医学术语中用指交感神经的基本词干是“sympath”，它们来自希 sym = syn（一起）+ path，后者来自名词 pathos（经验，苦难），但也与形容词“pathetikos”（感觉的，敏感的）有关，或者说整个词干来自希腊形容词“sympathetikos”（同感的，交感的）。此六例中仅首尾二例使用的是“sympath-”，其它四例采用的都是形容词词干或对其经过不同简化者，但所有各例指的都是“交感神经”。]

通过上述这些实例不难看出，尽管由于原词的“词类”或“格”的不同而在拼写上有所差别，但只要它们的基本词义相同或相近，用来构成医学术语时所指示意义大致是一样的，而且被复合在一个词条中之后，往往也就失去了它们原有的主格或所有格、名词或形容词等的特殊性质。

4. 词素的“部分省略”。

此与前面谈过的“词素的省略”及“字母的省略”是不同的。我们还是通过具体实例来加以解释，例如：

★ thyroidotoxin ⟶ 甲状腺毒素

thyreotoxin ⟶ 甲状腺毒素

thyrotoxin ⟶ 甲状腺毒素

★ methylmania ⟶ 酒狂

methomania ⟶ 酒狂

★ methylene ⟶ 亚甲基

methene ⟶ 亚甲基

第一组中的头一个术语，是由“ thyr + oid + o + tox + in ”组成的。该词条连合元音“ o ”以后的 tox（毒）+ in（素）构成“毒素”二字当无疑义，此处要重点探讨的是其前半部分。“thyr”来自希腊文“thyra”原词义是“门”，或来自“thyreos”，原义是“门限石”或“长方形石盾”。在这两个词根后面加上“oid”（……状的），即为“thyroid”或 “thyreoid”，意思都是“盾状的”或“甲状的”，其实希腊原词中也有“thyreoeides”这个字，词义与上面两个复合形式完全一样。按道理“甲状腺”应该写成“thyroid gland = thyroidea”，然而在构成医学术语时,为了精炼而省掉一个指示“腺”的词素,直接用“ thyroid ”或“thyreoid”来表示“甲状腺”,因而应该认为第一个术语的形式是完整的。可是,第二、三两个术语却省略了“oid”,在此便可看成是词素的“部分省略”,严格地说第三个又比第二个省略了一个字母“e”。所有这些无疑会造成一系列的字母差异,而其所指实际上都是“甲状腺”。

第二组中的头一个术语,是由 methyl + mania 组成的。后者是一个重合词尾,常用指“……狂”。methyl 在普通英语中(主要是在化学方面)常做为一个单词使用,而在这里应把它看成是一个复合词干。因其是由希腊文 methy(酒) + hyle(木)组成(将后一原词的词尾去掉,然后按“字母共用法”则将两者的“hyl”重合起来,便形成了 methyl 这一形式),原义是木酒。把这个复合词干与-mania 连接起来,便可构成医学术语“酒狂”一词。显然,该组中的第二个词条也是同一意思,剩去了“ yl ”加上了一个连合元音“o”而构成。

最后一组都是采用的化学用字,在此方面最初是用“methyl alcohol”这个术语来描述“木精”或“木醇”的,自从了解到它的化学结构为 CH_3OH 以后,便出现了“甲(基)醇”这个名词。后来逐渐地把“肆”(R — OH)字抛开,凡是含有“CH_3”这个基团者皆称为“methyl”(甲基)。该组中的后两个词条,都是以它为词干衍生出来的,但第二个词条中没有“yl”两个字母,即 meth(甲基) + ene(亚),显然也是词素的“部分省略”现象。[注:-ene 原指“烯”,在此指甲叉、甲撑或亚甲,即“ CH_2: ”。]

在个别的医学术语中,有时词素的“部分省略”现象更为严重,这也是在剖析一个生词时不可缺少的知识。我们不妨仍以“methyl”为例,它有时竟被减略成“me”甚或“m”,例如:

★ mepicycline ⟵ me + pi + cycl + ine 甲哌四环素
甲 哌 环 素

★ methionine ⟵ me + thio + nine 甲硫氨酸
甲 硫 氨酸

★ mephedrine ⟵ m + ephedr + ine 甲基麻黄素
甲 麻黄 素

当然,把第二、三两个例子中的“省略现象”看成是“字母共用现象”(即 meth + thio、me + ephedr)也并非不可,但第一个例子中的“ me ”是勉强解释不了的,无论如何它也是“ methyl ”的省略现象。这也类似于我们汉语中的“简称”差不多,例如谁都知道“国家教委”是指着“国家教育委员会”说的,为了省事起见而把当中几个字省略,这也是语言中的一种“窍门”。

第五节 再谈对“词尾变化”的理解

我们这里要讨论的既包括真正的词尾,也包括一些重合词尾。

通过词尾部分一、两个字母的改变,从而使整个词条所指示的意义,变成两种完全不同的内容,已在前面的第三节中详细地讨论过了。现在要谈的是,尽管词尾部分的字母有某种程度的变化,但其基本词义不变。下面分三个小题来介绍:

1. 由于文种的不同所造成的。表示同一种事物(物质或疾病等)时,由于构词形式(所用的词素源于希腊文抑或拉丁文)以及文种(拉丁文、英文、法文、德文……)的不同,词尾部分可有多种变化。例如:

1.

★ morphinum〈拉〉= morphia〈英,希〉= morphine〈英〉吗啡
★ digitalismus〈拉,德〉= digitalism〈英〉洋地黄中毒
★ febrifuga〈拉〉= febrifuge〈英〉解热药;退热的
★ insulin〈英〉= insuline〈法〉胰岛素
★ hypercrinia〈希〉= hypercrinism〈英〉内分泌机能亢进
★ syphilid〈希,英〉= syphilide〈法〉梅毒
★ laryngologia〈希〉= laryngology〈英〉喉科学
★ gastropathia〈希〉= gastropathy〈英〉胃病
★ furunculus〈拉〉= furuncle〈英〉疖
★ tubulus〈拉〉= tubule〈英〉小管
★ nitrosus〈拉〉= nitrous〈英,法〉亚硝酸的
★ hyperchromia〈希〉= hyperchromatism〈英〉着色过度

2. 同一文种用不同形式的词尾来表示同一种事物。例如:

★ ascariasis〈希〉= ascariosis〈希〉蛔虫病
★ adenosis〈希〉= adenopathia〈希〉腺病
★ morphinum〈拉〉= morphinium〈拉〉吗啡
★ teniafuga〈拉〉= teniafugia〈拉〉驱绦虫剂
★ hypercrinia〈希〉= hypercrisia〈希〉内分泌机能亢进
★ hyperchromia〈希〉= hyperchromasia〈希〉着色过度
★ bradypnoea〈希〉= bradypnea〈希〉呼吸徐缓
★ erythropsia〈希〉= erythropia〈希〉红视症
★ erythroderma〈希〉= erythrodermia〈希〉红皮病
★ neutrophilia〈希〉= neutrocytosis〈希〉中性白细胞增多(症)
★ gaactostasia〈希〉= galactostasis〈希〉乳液积滞;泌乳停止
★ moniliasis〈希〉= moniliosis〈希〉念珠菌病

此类情况多见于指示疾病或症状的词尾,尤其是源于希腊词素者较多。-ia、-iasis、-ismos、-osis 等几个常用的病名〈或病状〉词尾,往往可以互相换用,有时还可以与拉丁词尾 -ismus、-osus 等换用。但同时应该注意;在强调这一问题的时候也不要忽略另外的一个方面,即把上述这些词尾连接在同一个词干上,有时两者的词义并不等同。例如:

★ lithia 氧化锂 ≠ lithiasis 结石病 ≠ lithosis 石屑肺
★ nephrismus 肾病性恶病质 ≠ nephrosis 肾病,肾变病
★ neuriasis 癔病性疑病 ≠ neurosis 神经机能病
★ arteria 动脉 ≠ arteriosis 动脉病

3. 由于原文的词类(名词或形容词等)、词性、变格、单复数等不同所造成的。此类情况在拉丁式术语中表现得最为突出,鉴于这些知识已不属于本文的范畴,故不作详细讨论。不过,在医学术语的辨认中也常会遇到以下一种情况:即指示同一事物的两个不同词尾,是由于单数和复数的区别造成的。下面仅就此一问题略加介绍:

★ morphinum〈单数〉⟶ morphina〈复数〉吗啡

★ bacterium〈单数〉⟶ bacteria〈复数〉细菌

★ ovum〈单数〉⟶ ova〈复数〉卵细胞

★ bacillus〈单数〉⟶ bacilli〈复数〉杆菌

★ coccus〈单数〉⟶ cocci〈复数〉球菌

★ radius〈单数〉⟶ radii〈复数〉半径;脘骨

★ scapula〈单数〉⟶ scapulae〈复数〉肩胛骨

★ conjunctiva〈单数〉⟶ conjunctivae〈复数〉结膜

★ cornea〈单数〉⟶ corneae〈复数〉角膜

★ analysis〈单数〉⟶ analyses〈复数〉分析

★ crisis〈单数〉⟶ crises〈复数〉危象

★ arthrosis〈单数〉⟶ arthroses〈复数〉关节病

★ ganglion〈单数〉⟶ ganglia〈复数〉神经节

★ protozoon〈单数〉⟶ protozoa〈复数〉原虫

★ encephalon〈单数〉⟶ encephala〈复数〉脑

★ appendix〈单数〉⟶ appendices〈复数〉阑尾

★ cervix〈单数〉⟶ cervices 颈

★ apex〈单数〉⟶ apices〈复数〉尖,顶

★ cortex〈单数〉⟶ cortices〈复数〉皮质

★ thorax〈单数〉⟶ thoraces〈复数〉胸

★ meninx〈单数〉⟶ meninges〈复数〉脑膜

★ carcinoma〈单数〉⟶ caminomas〈复数〉
⟶ carcinomata〈复数〉癌

★ sarcoma〈单数〉⟶ sarcomas〈复数〉
⟶ sarcomata〈复数〉肉瘤

★ enema〈单数〉⟶ enemas〈复数〉灌肠法
⟶ enemata〈复数〉灌肠剂

从以上这几组举例中,我们基本上可以掌握其大致的单、复数词尾变化规律;但是,词尾变化后读音也有相应的改变。将其归纳起来便是:

★ -um [-əm] ⟶ -a [-ə]

★ -us [-əs] ⟶ -i [-ai]

★ -a [-ə] ⟶ -ae [-iː]

★ -is [-is] ⟶ -es [-iːz]

★ -on [-ɔn] ⟶ -a [-ə]

★ -ma [-mə] ⟶ -mas [-məs] 或 -mata [-mətə]

★ -ix [-iks] 或 -ex [-eks] ⟶ -ices [-isiːz]

上面我们谈了由于三个方面的原因皆可造成词尾的变化,然而从这一系列的例子中不难看出,尽管其词尾部分的字母组成有所不同,但所指示的词义基本不变。就拿"吗啡"这个名称来说,它可以有 morphine、morphia、morphinum、morphinium、morphina(拉丁阴性名词)、morphina(拉丁中性名词复数)等 6 种不同形式的词尾,所以在辨认某些医学术语时,对其词尾部分可能发生的种种变化也应该心中有数。

第六节　注意词素顺序的互变现象

用数个词素构成一条术语时,哪一类的词素放在前面,哪一类的词素放在后面,大致上是有个规律性的。不用说,主要做为接头词使用者通常都是放在最前面,接尾词或重合词尾一律放在最后面;问题是除了它们以外,同时有"两个"或"三个"词干时应当如何安排?一般来说,表示病名或病状的术语,大多都是把器官、组织或部位的名称放在前面,然后把说明它的性质、状态或患有何病等的词素放在后面。如果把指示器官等的名称看做是"主语性"词素的话,则其后的部分(甚至包括词尾)就相当于"表语性"词素。请看以下四组举例:

★ odontalgia ⟶ odont + alg + ia (牙处于痛的状态) ⟶ 牙痛
〈牙〉 〈痛〉 〈状态〉

★ gastrorrhagia ⟶ gastro + rrhag + ia (胃正在流血) ⟶ 胃出血
〈胃〉 〈流血〉 〈状态〉

★ encephloma ⟶ encephal + oma (脑上生了个瘤) ⟶ 脑瘤
〈脑〉 〈瘤〉

★ hysterectomia ⟶ hyster + ectom + ia （子宫被切除了）⟶ 子宫切除术

〈子宫〉 〈切除〉 〈状态〉

另一种形式是，当说明一种物质的特性或形状等时，通常是把描述性的成分摆在前面，而将被形容的对象置于其后。如果此时把后者看成是“主语性”词素的话，则前面的部分就相当于“定语性”词素。例如：

★ erythrocyte ⟶ erythro + cyte （红色的细胞）⟶ 红细胞

〈红色的〉 〈细胞〉

★ xanthoprotein ⟶ xantho + protein （黄色的蛋白质）⟶ 黄蛋白

〈黄色的〉 〈蛋白质〉

★ lactose ⟶ lact + ose （乳汁中的糖）⟶ 乳糖

〈乳汁〉 〈糖〉

★ dehydrogenase ⟶ de + hydro + gen + ase

〈除去〉 〈水〉 〈来源〉 〈酶〉

除去氢（水中来源的元素）的酶 ⟶ 脱氢酶

除了这两种主要的格式外，少数词条还有一些其它的形式，不再一一举例说明。此处所要强调的是，在表示同一意义的词条中，起定语性作用的词素有时可以接到表语性词素的位置上来，起表语性作用的词素也可以移至定语性词素的位置上去。所以要特别指明这一点，目的在于提醒读者不要由于词素位置的颠倒，本来认识的术语就不再敢去认识它们了。例如：

★ hemocytolysis ⟶ hemo + cyto + lysis 血细胞溶解，搭血〈作用〉

〈血液〉 〈细胞〉 〈溶解〉

cythemolysis ⟶ cyt + hemo + lysis 血细胞溶解，潜血〈作用〉

〈细胞〉 〈血液〉 〈溶解〉

★ nephrohydrosis ⟶ nephro + hydr + osis 肾盂积水

〈肾〉 〈水〉 〈病状〉

hydronephrosis ⟶ hydro + nephr + osis 肾盂积水

〈水〉 〈肾〉 〈病状〉

★ chromocystoscopy ⟶ chromo + cysto + scopy 染色膀胱镜检查

〈染色〉 〈膀胱〉 〈镜检〉

cystochromoscopy ⟶ cysto + chromo + scopy 染色膀胱镜检查

〈膀胱〉 〈染色〉 〈镜检〉

★ hyperhydrochloria ⟶ hyper + hydro + chlor + ia 胃酸（氯化氢）过多

〈过多〉 〈水，氢〉 〈氯〉 〈状态〉

hyperchlorhydria ⟶ hyper + chlor + hydr + ia 胃酸（氯化氢）过多

〈过多〉 〈氯〉 〈水，氢〉 〈状态〉

★ myofibroma ⟶ myo + fibr + oma 肌纤维瘤

〈肌〉 〈纤维〉 〈瘤〉

fibromyoma ⟶ fibro + my + oma 肌纤维瘤

〈纤维〉 〈肌〉 〈瘤〉

诸如此类的例子多得很，遇到这种情况时，一般来说没有必要跟着原词素的顺序“跑”。当一个汉语词汇已在群众中广泛流通使用时，最好服从广大医务人员的日常习惯，以便译出来的“名称”能使人一看就懂，少花费一些脑筋去猜测。例如，不管它是“nephrohydrosis”还是“hydronephrosis”，都可以译成人们非常熟悉的“肾盂积水”一词，后者最好不要译成“水肾症”，虽然这样译经过一番猜想还能理解得了，但像第一组中的第二个例子若译成“细胞血溶解”，人们就实难理解了。按照这个规律，第四组例子中的“氯化氢”（盐酸）也会变成“氢化氯”了，岂非太不合习惯！这并不是什么“忠于原文”的表现，而是一种过于机械呆板的反映。当然，在广大群众中若有两个“同义词”在并行使用时，我们也可以任择其一，例如第五组中的一对例子，既可作“肌纤维瘤”又可作“纤维肌瘤”，因为这两个汉语词汇大家都能理解。

上述例子中两个互换词素结合在一起时，基本上都属于我们前已讲过的“复合词干”的性质，即一个词素对另二个词素起着“说明”作用。如果我们在词条中所遇到的是由两个或多个词素组成的“并列词干”，则其词序颠倒现象与我们的译名关系不大。例如，“gastroenteritis”⟶ gastro〈胃〉+ enter〈肠〉+ itis〈炎〉⟶ 胃肠炎，与“enterogastritis”⟶ entero〈肠〉+ gastr〈胃〉+ itis〈炎〉⟶ 肠胃炎，两者实际上是一回事.怎样译都可以，最好根据国家统一的科学名词所制订的译出。

第七节 一义多词与一词多义的问题

尽管我们已经记忆了一些词素和不少的医学术语，但从全面看起来它们与汉语中的词义并不是“一对一”的关系，其中需要进一步明确的就是“一义多词”与“一词多义”的问题。

这是一个问题的两个方面。关于一义多词这个方面，只要我们多认识一些词素和术语便容易解决，比较困难的是对一词多义的具体掌握和运用，在许多情况下〈指不靠词典或词典上尚未收载的生词〉确定其词义时都是很复杂的一件事，因此在本节中我们将把它做为一个重要方面来讨论。

（一）一义多词：

在医学术语中指示同一种疾病或同一个事物时，往往并不就只一个词，也就是说常常会遇到两个、三个、四个或更多的同义词。例如，我们常用一个词 tonsillitis，任何人一看都能立即确定它的词义是“扁桃体炎”。因为拉丁文 tonsilla 指的就是扁桃体其所连接的虽然是一个希腊词素，但它却是一个很常用的指示“炎症”的词尾。当我们又学习了一个新的希腊词素“isthm”（狭窄的通道，峡）之后，在其连接上一个“-it is”时，也能很快地理解它指的是（咽）峡炎。但是，在此“isthmitis”的前面，再加上一个指示“在旁”、“近边”等意义的词头 par(a)-,而构成"paristhmitis"一词的时候,或许有的人在经过剖析之后也不敢大胆地确定其词义就是"扁桃体炎",因为在他的印象中扁桃体炎应该是"tonsillitis"才对,这显然是由于缺乏对"同义词"的理解和掌握的缘故。因此,在这方面我们必须要不断地扩大认记词素的范围。

造成许多"同义词"的重要原因有两个。一个是来源于不同的文种,例如指示一些常用的解剖部位或病状时,既使用拉丁词素又使用希腊词素,无形之中就使同一条术语有了两种形式。另一个原因是,在同一个文种中有时还用两个甚或三个原词来指示同一种事物,这无疑又增加了同义词的数目。下面就列出一些"同义词素"来做为例子。

词义	同义词素	词例
直肠	proct-〈希〉	proctoclysis 直肠滴注法
	rect-〈拉〉	rectoclysis 直肠滴注法
子宫	hyster-〈希〉	hysteroscopy 子宫镜检查
	metr-〈希〉	metroscopy 子宫镜检查
	uter-〈拉〉	uteroscopy 子宫镜检查
肢	extrem-〈拉〉	extremity 肢
	mel-〈希〉	meloplaty 肢成形术
	arc-〈希〉	acromegalia 肢端巨大症
		acromegaly 肢端巨大症
		akromegaly 肢端巨大症
营养	sit-〈希〉	sitology 营养学
	troph-〈希〉	trophology 营养学
	nutri-〈拉〉	nutriology 营养学
紫	purpur-〈拉〉	purpurinuria 尿紫素尿
	vio-〈拉〉	viomycin 紫霉素
	porphyr-〈希〉	porphyropsin 视紫质
	rhod-〈希〉	rhodopsin 视紫质
阴道	vagin-〈拉〉	vaginocele 阴道疝
	colp-〈希〉	colpocele 阴道疝
	cole-〈希〉	coleocele 阴道疝
	elytr-〈希〉	elytrocele 阴道疝
原	prim-〈拉〉	primary 原发的
(初,始,前等)	pro-〈拉, 希〉	promegaloblast 原巨红细胞
	prot-〈希〉	protozoa 原生动物, 原虫
	aeti-〈希〉	(a)etiology 病原学
	gen-〈希〉	genesis 原由, 起源
		antigen 抗原
	orth-〈希〉	orthocarbonic acid 原碳酸
		(该词素仅用于化学术语中的"原")
外	ec-〈希〉	eccrine 外分泌物; 外分泌的
	exo-〈希〉	exocrine 外分泌物; 外分泌的
	ect-〈希〉	ectoblast 外胚层; 外膜
	ex-〈拉〉	excyclotropia 外旋转斜视
	exter-〈拉〉	exteroceptor 外感受器
	extr-〈拉〉	extrophia 外翻
	ultra-〈拉〉	ultraviolet 紫外线

(二)一词多义:

在构成医学术语的成分中,绝大多数都是一个词素指示一种意思〈包括其中心词义及源生的类近词义〉。然而,也有相当一部分词素可以指示两种甚或三、四种绝不同的意思;造成此种现象的主要原因。是由于这些词素来自不同的文种。因为它们都非常简短,通常仅由三、四个字母组成,所以两个文种的偶然巧合是难以避免的;次要的原因是,即使在同一个文种中,有时两个词根的字母组成亦可相同,或是原词义所指示的事物本质与当今的科学认识有所不同。兹分别举例说明如下:

① 属于来源文种不同的多义词:

词素形式	来源	现代医学词义
★ cardi-	〈希〉kadia (心)	心
	〈拉〉cadinalis (有枢纽的小门)	贲门
例:	cadiopathy	心脏病
	cardhspasm	贲门痉挛
	cardiotomy	心切开术; 贲门切开术
★ hal-	〈希〉hals (海; 盐)	盐,卤

	〈希〉halas（日、月的晕圈）	晕
	〈拉〉halo（呼吸）	呼吸
例：	halophil	嗜盐菌
	halogen	卤素
	halometer	眼晕测定器； 红细胞衍射晕测定器
	halitus	呼气
★ **or-**	〈希〉oros（乳清）	清，浆
	〈拉〉oris（口的）	口
例：	orodiagnosis	血清诊断法
	ororrhea	浆液溢
	oropharynx	口咽
★ **pect-**	〈希〉pektos（凝聚的，稠的）	胶
	〈拉〉pectus（胸）	胸
	pectoralis（胸的）	胸的
例：	pectose	果胶糖
	pectoralis	胸肌
★ **ped-**	〈希〉paidos（儿童的）	儿
	〈词素原形为"paid"或"paed"，简化后为 ped〉	
	〈拉〉pedis（足的）	足
例：	paidology	儿科学
	pedodontology	儿童牙科学
	pedopathy	足病
	pedometer	婴儿测量器； 步数计
★ **plan-**	〈希〉planos（漫游）	游，移
	〈拉〉planus（扁平的，平坦的）	扁，平
例：	planocyte	游走细胞
	planocellular	扁平细胞的
	arterioplania	动脉移位 （做重复使用）
★ **plex-**	〈希〉plsxis（打击，敲打）	叩
	〈拉〉plexus（编织）	神经丛
例：	plexor	叩诊槌
	plexitis	神经丛炎
	brachiplex	臂(神经)丛 （做词尾用之）

② 属于同一文种来自不同原词的多义词：

词素形式	来源	现代医学词义
★ **aur-**	〈拉〉aurum（金，金色的）	金；黄
	〈拉〉auris（耳）	耳；听
例：	aurotherapy	金疗法
	aurococcus	金黄色葡萄球菌
	auriscope	耳镜
	auriphone	助听器
★ **equ-**	〈拉〉aequus（相等）	等
	〈拉〉equus（马）	马
例：	equivalence	等值，等量；等价
	equinia	马鼻疽
★ **maz-**	〈希〉maza（大麦饼）	胎盘
	〈希〉mazos（一个乳头）	乳房
例：	mazolysis	胎盘分离
	mazopexy	乳房固定术
	mazopathy	乳房病；胎盘病

★ **mel-**	〈希〉meli（蜜）	蜜；糖
	〈希〉melos（肢体）	肢
	〈希〉melon（苹果;面颊）	颊
例：	melibiose	蜜二糖
	melitemia	糖血症
	melosalgia	下肢痛
	meloschisis	颊横裂，巨口
	meloplasty	肢成形术；颊成形术
★ **mer-**	〈希〉meros（一部分）	部分,不全
	〈希〉mēros（股）	股
例：	meropia	部分盲
	merorachischisis	脊柱不全裂
	merocele	股疝
★ **osm-**	〈希〉osme（臭或香的气味）	嗅,臭
	〈希〉osmos（推进，冲动）	渗透
例：	osmesthesia	嗅觉
	osmidrosis	臭汗；腋臭
	osmotherapy	渗透疗法
	osmometer	渗透压计；嗅觉计
★ **phys-**	〈希〉physis（生长）	生,生理;物理;自然
	〈希〉physa（风箱）	空气泡
例：	physiology	生理学
	physics	物理学
	physiolysis	自然分解(组织)
	physometra	子宫积气

基于以上情况,我们在剖析一个主词时,一定要考虑到还有个"一义多词及一词多义"的问题,决不可抓住其一便草率决定它们的词义,必须根据不同的具体情况和场合,谨慎、全面、周密而灵活地加以释义。

第八节　反义词和近类词的区别与借鉴

与前述的同义词相反,在构成医学术语的成分中 还使用着一系列反义词。这些词素大多属于"接头词",也有一小部分是"接尾词",它们往往配对成双,指示着两种完全相反的事物或状态。在医学术语的剖析技巧中,我们之所以要特别提出反义词的问题有两个目的:一是必须注意对其严格加以区分〈因为有些成对的反义词在字母组成上极其相似,用它们构成一条"较长的"术语后,往往由于忽略其一字之差而把意思完全弄反〉;另一是在汉文名称的翻译上可以互相借鉴。现举例说明如下:

★ hyperglycemia 高血糖，血糖过多
hypoglycemia 低血糖，血糖过少

★ hyperendocrisia 内分泌机能亢进
hypendocrisia 内分泌机能减退
hypoendocrisia 内分泌机能减退

★ macrocythemia 大红细胞症
microcythemia 小红细胞症

★ macrocephalia 巨头症，头过大
microcephalia 小头症，头过小

★ intercellular 细胞间的
intracellular 细胞内的

★ intermolecular 分子间的
intramolecular 分子内的

以上各组内的两个例子,乍一看去大体相同,但细加比较〈在实际资料中极少遇到这种可供两相比较的机会〉却有一、两个字母不同,而其所指示的词义完全相反或相去甚远,如果不注意这一点有时会铸成大错。例如,高血糖和低血糖之间必须明确区分,一是使用胰岛素的适应症,二是使用胰岛素的禁忌症;假若在术语的剖析和理解上发生了错误,轻者贻误病情,重者可给病人带来生命危险。

从另一方面来看,这些反义词在"汉语译名"的酌定上,也常能给我们带来一些借鉴的机会。比如在同一个词条前加上成对的反义词之一"hyper"时,如果已经译成"高"、"过多"、"亢进"等一类字眼的话,则在与另一个反义词"hypo"或"hyp"连用时,我们便可很自然地将其译作"低"、"过少"、"减退"等与之相对应的汉语反义词。

不过,也有一些特殊情况需加注意,不要一律"照此办理"。例如,上面例子介绍的一对反义词 macro-(巨、大)和 micro-(微、小),如果分别将它们加在"chemistry"(化学)之前,所构成的"microchemistry"一词译作"微量化学"当无任何疑问,而对"macrochemistry"一

词应怎样理解呢？若呆板地按照前面所说的办法去做，势必要译成"巨量化学"或"大量化学"之类的名称，这显然不符合我国科技人员所使用的汉语词汇习惯。遇到此类情况就得适当地进行"转意"〈有关这个问题下一节中将作详细讨论〉，把它译成"常量化学"比较合适。

类似上面例子中那样的成对反义词，在整个医学术语里只不过二三十个，我们必须花费一点功夫把它们记牢，不仅对术语的剖析有重要用途，而且还能大大扩展我们的词汇量。

所谓"近类词"，既不是同义词更不是反义词，而是指相互之间有些近似或部分雷同的一类词素。因为这些词素在医学术语的剖析和理解上，有时会给人们带来一定的障碍或困难，所以对它们也应该有所了解。例如，我们已经知道"hyper"(过多，过度，超过，亢进，高，上，重)与"hypo-"(过少，不足，减弱，减退，低，下，次)是天生的一对反义词；我们也知道"dys-"(不良，困难，障碍，异常)与"eu"(良好，佳，优，正常)也是非常密切的一对反义词，同时也知道"a-"这个接头词主要是指示(不、缺、无或离开)等意思；那么我们面对以下几个术语的词义应当做何理解呢？

★ hyperemia？　hypoemia？　anemia？

★ eupepsia？　dyspepsia？　hypopepsia？

实际上，前组中第一条术语的词义是"血液过多的状态"，变成我们中文术语就是"充血"。至于第二条术语的词义，若按反义词的规律来处理当是"血液过少的状态"，似可译作"缺血"，然而在习惯上并不这样使用，通常是以"ischemia"来表示"缺血"或"局部缺血"。第三条词例从字面上看是"没有血液或缺乏血液的状态"，中文术语中习惯上称之为"贫血"。严格地讲，"a-"或"an-"与"hypo-"的词义是不相同的，而各国医界却都把"hypoemia"看作是"anemia"的同义词，也就是说"hypoemia"的词义应理解为"贫血"而非"缺血"，这就意味着"雷同"(本来不该相同而相同)。

至于第二组中的三个词条，也是这种关系，请读者自己细细体会一番。它们的中文术语依次是："消化正常"，"消化不良"，"消化不良"。

上述情况是所谓近类词的一个方面——"雷同"，它的另一个方面就是"近似"。例如：

★ hypoplasia 发育不全，再生不良
dysplasia 发育不良，发育异常
aplasia 发育不全，成形不全；先天萎缩

★ hypoesthesia 感觉减退
dysesthesia 感觉迟钝
anesthesia 感觉缺失，麻木

★ hypopnea 呼吸不足，呼吸浅慢
dyspnea 吸呼困难
apnea 呼吸暂停

仔细体会一下每组中三个术语的词义，它们互相之间有相同之处，亦有不同之点，这就叫做"近似"。近似不等于"等同"，在各自的程度上或多或少地有些差别，尤其是最后一组中的三个词例区别更大。因此，在我们为一条新的医学术语选定译名时，对于一些"近类词"必须进行反复推敲，注意区别其细微的差异性，采用最适当的汉字恰如其分地将原词的词义充分反映出来。

另外，在医学术语中还有几组成套的近类词词尾，读者最好能把它们一一掌握起来。例如：

★ electrocardiogram 心电图
electrocardiograph 心电描记器(心电图机)
electrocardiography 心电描记法

★ acidimeter 酸定量器，酸度计
acidimetry 酸定量法

★ proctoscope 直肠镜
prodoscopy 直肠镜检查

这些词尾或重合词尾的字母组合，皆有其共同之处，但也有其区别之点。若能将它们分组配套，既便于记忆和掌握，又有利于词义鉴别和词汇量的进一步扩展。像这样的近类词词尾还有许多，我们将在第二篇中做详细介绍。

第九节　释义要灵活

当我们对一条陌生的医学术语进行一番仔细的剖析之后，紧接着的一项工作就是给它安排一个恰当的"中文名称"。如果是词典上已经收载者，当然无需再费此事；不过，我们也可以在查阅词典之前，不妨先试行剖析一下，并给它安排一个暂时的译名，然后再与词典加以核对，找出我们的错误和不足。如此久而久之，无疑会锻炼和培养自己对于新词的剖析及理解能力。当然，我们如果发现杂志上甚或词典上的"译名"有点问题，或不如自己的译名更为恰当(一定要理由充足！)，那么我们也可以百家争鸣；在我们平常所说的"习惯"语言中，有许多外国名称就是这样经过反复讨论才定下来的。

给一条新的医学术语定出一个恰到好处的"中文名称"，有时也是颇费功夫的一件工作。因为它除了需要医学术语构词法的基本知识以外，还需要广泛的医学知识，并了解当代科学技术发展的一般情况，而且还得运用一定的翻译技巧。

一个中文译名的形成是否正确，关键的问题在于对原词的构成及其词义是否有了深刻的理解。这首先就需要运用和发挥我们前面所讲过的全部知识。下面采用大家都已熟悉的几个词素做例子，先来讨论一下如何明确一个词条中几个词素之间的相互关系。

★ 词例：anuria ＝ an(无) ＋ ur(尿) ＋ ia(病状)

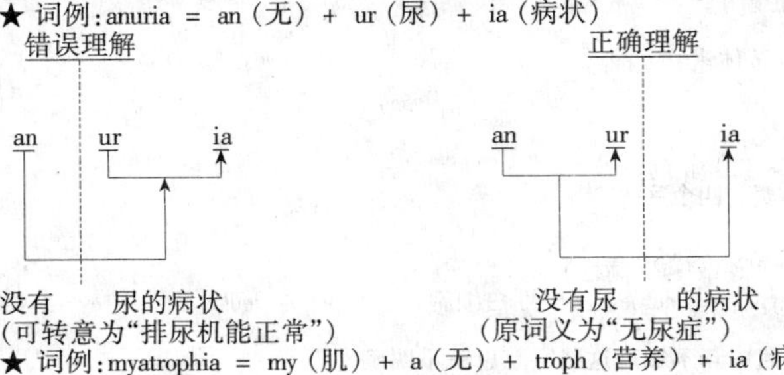

★ 词例：myatrophia ＝ my(肌) ＋ a(无) ＋ troph(营养) ＋ ia(病状)

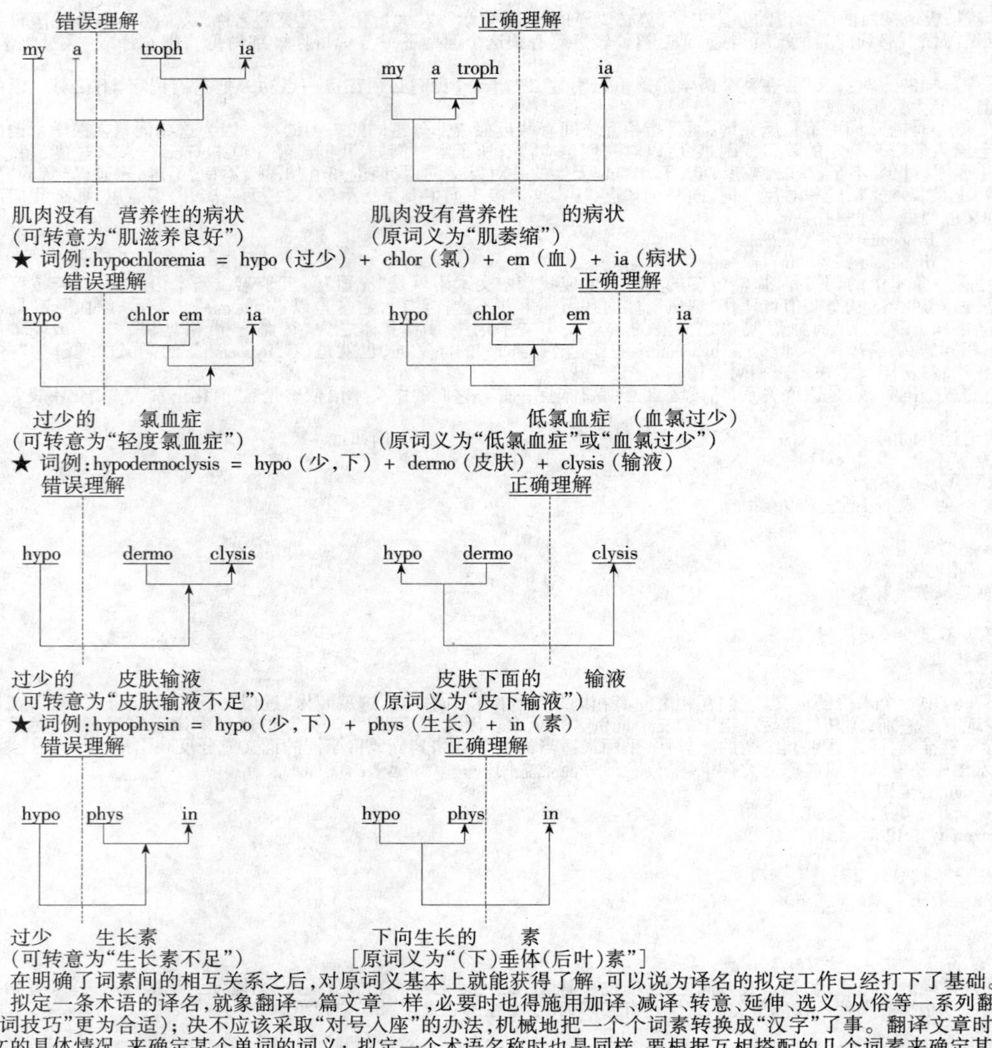

在明确了词素间的相互关系之后,对原词义基本上就能获得了解,可以说为译名的拟定工作已经打下了基础。

拟定一条术语的译名,就象翻译一篇文章一样,必要时也得施用加译、减译、转意、延伸、选义、从俗等一系列翻译技巧(在此称为"译词技巧"更为合适);决不应该采取"对号入座"的办法,机械地把一个个词素转换成"汉字"了事。翻译文章时,常常需要根据上下文的具体情况,来确定某个单词的词义;拟定一个术语名称时也是同样,要根据互相搭配的几个词素来确定其整个词条的名称。现在我们按照所需施用技巧的性质,分别举例说明如下。

1. 加译 加译就是把原词中所没有的词素成分,在翻译过程中将其加进译名中去,否则译名的意思就不明确或不完整。例如:

★ fibromyectomy ⟶ fibro(纤维) + my(肌) + ectomy(切除术)
直译:纤维肌切除术[原词中省略了 oma(瘤)]
加译:纤维肌瘤切除术[加入成分 oma(瘤)一词]

★ splenemia ⟶ splen(脾) + emia(血症)
直译:脾血症[原词中省略了 hyper(过多)]
加译:脾充血[加入成分 hyper(emia)(充血)一词]

★ hypolutemia ⟶ hypo(过少) + lut(黄) + emia(血症)
直译:低黄血症[原词中省略了 in(素)]
加译:血内黄体激素过少[加入成分(lute)in(黄体素)一词]

★ poliovirus ⟶ polio(灰) + virus(病毒)
直译:灰病毒[原词中省略了 myel(髓)和 itis(炎)]
加译:脊髓灰质炎病毒[加入了"脊髓"和"质炎"四个字]

★ hyperhypercytosis ⟶ hyper(过多) + hyper(过多) + cyt(细胞) + osis(病症)
直译:细胞过多过多症[实际上该词的原意是 hyper + neurocyto(中性白细胞) + hyper + leuko(白) + cyt + osis,共省略 3 个词素 15 个字母]
加译:中性白细胞过多性白细胞增多(症)[译名中若不加进这些字意思就不明确]

2. 减译 一般来说,医学术语的构成都是以精炼、简明、顺口、悦耳为原则,能省略的词素尽量省略,因而在翻译时需施以"加译"技巧的机会比较多,需要"减译"者相对较少,但绝不等于没有。减译就是对原词中可有可无的词素成分以及形式词尾等,在翻译过程中把它从译名里删减出去。例如：

★ hypisotonic ⟶ hyp（低） + iso（等） + ton(张力） + ic（形容词词尾）
直译：低于等渗的，低于等张力的
减译：低渗的，低张的［原词中 iso（等)可有可无，省二字母同样可以，"hypotonic"的词义已很明确］

★ methyltestosterone ⟶ methyl（甲基） + testo（睾丸） + sterone（固酮）
直译：甲基睾丸固酮［原词中除-yl 外其他字母几不可缺］
减译：甲(基)睾酮［译名中可将"ster"的词义减去］

★ myoblastomyoma ⟶ myo（肌） + blasto（成……细胞） + my(肌） + oma(瘤）
直译：成肌细胞肌瘤［原词中后一个 my（肌）可有可无］
减译：成肌细胞瘤［"myoblastoma"的词义同样明确］

★ neuroneuronitis ⟶ neuro（神经） + neuron（神经元） + itis（炎）
直译：神经的神经元炎［原词中第一个 neuro 完全可以不要］
减译：神经元炎［"neuronitis"的词义已非常明确］

★ acouesthesia ⟶ acou（听） + esthes（感觉） + ia（名词词尾）→听觉

eupepsia ⟶ eu（正常） + peps（消化） + ia（状态）→消化正常

elimor ⟶ eu（正常） + morph（形态） + ism（情况）→形态正常
减译：["-ia"、"-ism"等在此皆属形式上的名词词尾，减译中均可取消]

3．转意　转意包括以下两种方法：一种是不按照词素的惯常译法进行直译，而按照通常的"语言习惯"进行意译，使之更符合人们印象当中的逻辑性概念；另一种是根据词素间的互相搭配关系，把其中某一个词素的词义转化成与其相近的"他种概念"，而抛弃该词素的固有词义，目的是使译名更符合国人之情理。例如：

★ apnea ⟶ a（不，无） + pnea（表示"呼吸"之词尾）
直译：不呼吸，无呼吸
转意：呼吸暂停，窒息

★ anesthesia ⟶ an（不，无） + esthes（感觉） + ia（状态）
直译：无感觉状态
转意：麻醉

★ macropathology ⟶ macro（大） + patho（病理） + logy（学）
直译：大病理学［与"micropathology"(显微病理学）相对］
转意：肉眼病理学［将 macro（大）转意为"肉眼"］

★ micropsychia ⟶ micro（小，微） + psych（精神） + ia（病状）
直译：小精神症，微精神症
转意：精神薄弱［将 micro（小，微）转意为"薄弱"］

★ nephrohydrosis ⟶ nephro（肾） + hydr（水） + osis（病症）
直译：肾水症［"nephro"的词义仅指"肾"］
转意：肾盂积水［指示"肾盂"的词素为 pyel，有时亦可用 pelv，但此处若不将 nephro 的词义转意成 pyel，则难以令人理解］

★ cephalitis ⟶ cephal（头） + itis（炎）
直译：头炎［cephal 的词义是"头"或"颅"］
转意：脑炎［指示"脑"的词素为 encephal 或 cerebr，但此处若不转意为"脑"则无法理解］

4．延伸　在某些词条中，有时会使人感觉到含有一种"语意未尽"的意思，翻译时应将此未尽语意做进一步引申发展，使之在译名中更加明朗化，便称为"延伸"。例如：

★ cardiectomy ⟶ cardi（心脏） + ectomy（切除术）
直译：心脏切除术［如此，则失去为病人施行手术的目的(因为病人已经死亡)，故对此类"原词"必须加以引申和发展］
延伸：心脏部分切除术

★ adenia ⟶ aden（腺） + ia（病状）
直译：腺症
延伸：淋巴腺增生病

★ acidocyte ⟶ acido（酸） + cyte（细胞）
直译：酸细胞
延伸：嗜酸性白细胞

★ phospholgy ⟶ phospho（磷） + logy（学）
直译：磷学
延伸：磷酸氧化学说

5．选义　关于"一词多义"的情况，我们前面已经介绍过了，问题是在一个具体的词条中，如何从它的几种不同词义里，选择出一个最恰当的词义来，这就要具体问题具体对待。我们一般的主要是看医药卫生书籍或杂志，根据其前后搭配的词素，结合我们所具有的医学知识，合乎情理地决定选用其中的哪一个词。例如：

多义词素	词例
★ cardi- 心；贲门	cardioneurosis 选义不当：贲门神经机能病 选义得当：心神经机能病 cardiopericarditis 选义不当：贲门心包炎，或心脏贲门周围炎

选义得当:心包炎

cardiospasm

选义不当:心脏痉挛

选义得当:贲门痉挛

cardiodiosis

选义不当:心脏扩张术

选义得当:贲门扩张术

★ gastr- 胃;腹(侧)

gastroenterostomy

选义不当:腹式肠吻合术

选义得当:胃肠吻合术

gastrotrachelotomy

选义不当: 胃子宫颈切开术

选义得当: 腹式子宫颈切开术,或剖腹子宫颈切开术

★ pelv- 骨盆;肾盂

pelvisacrum

选义不当:肾盂骶骨

选义得当:骨盆骶骨

pelvilithotomy

选义不当:骨盆切开取石术

选义得当:肾盂切开取石术

★ para- 副;周;错

paratyphoid

选义不当:周伤寒,伤寒倒错

选义得当:副伤寒

paracolitis

选义不当:副结肠炎,结肠炎倒错

选义得当:结肠周围炎

paracousis

选义不当:副听觉,周听觉

选义得当:听觉倒错

★ -pathy 病;疗法

cadiopathy

选义不当:心脏疗法

选义得当:心脏病

hydropathy

选义不当:水病

选义得当:水疗法

thrombopathy

选义不当:血小板疗法

选义得当:血小板紊乱

6. 从俗 所谓从俗就是"入乡从俗"之意。把普通英语中的"six of one and half-a-dozen of the other"(原来的词义是:半打六两)译成"半斤八两"之类的俗语或成语,就是运用"从俗"这种翻译技巧最典型的例子。在医学术语翻译中也同样存在类似的情况。例如:把"erythro-leuko-thrombocythemia"(原词义是:成红细胞白细胞血小板增生)译成"全血初细胞增生"、"microplasia"(原词义是:发育矮小)译成"侏儒症"、"Melandryum"(原词义是一位意大利植物学家的人名)译成"王不留行属"等等,都或多或少地采用了"从俗"的手法。

不过,最明显最常见的例子还是语序上的"从俗",即将原词中词素的顺序打乱,然后遵从汉语语序习惯重新加以排列。例如:

★ nephropyelitis ⟶ nephro + pyel + itis
(肾) (肾盂) (炎)
直译:肾肾盂炎 / 从俗:肾盂肾炎

★ myocardiosis ⟶ myo + cardi + osis
(肌) (心脏) (病状)
直译:肌心病 / 从俗:心肌病

★ hypercorticism ⟶ hyper + cortic + ism
(过多,亢进) (皮质) (状态,过胜状态)
直译:过多肾上腺皮质 / 从俗:肾上腺皮质机能亢进

★ macrodystrophia ⟶ macro + dys + troph + ia
(巨大) (异常) (营养) (病状)
直译:巨大异常营养症 / 从俗:营养异常性巨大发育

★ polioencephahmeningomyelitis ⟶ polio + encephlo + meningo + myel + itis
(灰质) (脑) (脑膜) (脊髓) (炎)

直译:灰质脑脑膜脊髓炎 / 从俗:脑脊髓灰质脑脊膜炎

7. 混译 从一篇文章或一个句子的翻译手法来说,大体上可以分为直译、意译、直意兼施三大类;从一个单词的翻译来说,又可分为义译、音译、义音并举三种。在医学术语的翻译中,上述各种翻译手法几乎都可能使用到。有关直译、意译和义译的问题,在前面举出的一系列例子中几乎随处可见;有关"音译"的问题,拟在下一节中做专题介绍,此处只讨论"义音并举"的混译手法问题。

在一条术语的几个词素中,凡是能够义译者尽量采取义译的办法,以便译出的名称使人一看就能立刻理解。但是,当我们所遇到的某些词素(不是整个词条),如果词义不明、词义过长或义译时有其他困难者,便可采用音译的手法,使这个词素的原读音保留在译名当中。例如:

★ milliammeter ⟶ milli (毫) + am (?) + meter (计) →毫安(培)计
 ? = 法国物理学家 Andre-Marie Ampere 姓氏的缩写,有时也可写成"milliamperemeter",通称"安培"(电流单位),在此词条中作为一个词素按音译处理。其他两个词素仍为义译,从而构成"义音并举"的混译名称。

★ microcrith ⟶ micro (微) + crith (?) →微克立司
 ? = "克立司"为音译,亦作"克瑞",来自希 krithe (大麦粒,最小的重量);现代科学将其作为气体重量单位名称,即氢在标准状况下 1 升的重量 = 0.0896 克。该词素的词义如此繁杂,故无法义译,只得作音译处理。

★ abikoviromycin ⟶ abiko(?) + viro(病毒) + my(霉菌) + in(素) →阿必病毒霉素
 ? = "阿必"为音译,其他三个词素为义译。此抗生素由一种链霉菌"Streptomyces abikoensis"的培养液中分离而得,主要对于马脑脊髓炎病毒有效。

★ acetopyrine ⟶ aceto (乙酰) + pyrine (?) →乙酰比林
 ? = "比林"为音译,该词素是由"pyr" + "ine"(指示一种化学物质的词尾)而成。"pyr"是"pyrazolone"(吡唑酮)的缩写,后者是以氨基比林(amidopyrinc)为代表的一类解热药物的主要化学结构。

关于医学术语在剖析之后对每一词素的"正确理解"问题,以及在深刻理解的基础上拟定出一个恰当的"汉译名称"问题,以上分做七个方面作了一些探讨。但这只是常用的几种手法,除此之外还有许多更细致的和较微妙的译词技巧,读者在今后的不断实践中自会逐步发现、体会并加以掌握。总之一句话,对于所有医学术语的剖析和理解,一要释义灵活而准确,二要使译名通俗而易懂。

第十节 不能按一般剖析法所能理解的词素

最后,还需要特别说明一点,有些医学术语中的个别词素,即使剖析得很正确,按一般理解方法亦难以查明其词义。前已叙及,在构成全部医学术语的词素中,98%以上都是来自希腊文及拉丁文,但毕竟还有 1% ~ 2%源于其他文种或某些专有名词。遇到这种情况就得另费一番功夫,从其它有关资料中究其词源、辨其词义。

这些个别的词素,大多来自人名、地名、生物名以及拉丁词素以外的其他文种的外来语等。一般来说,对于这些词素如果查不到原词义,往往需要作"音译"处理。例如:

★ parkinsonism ⟶ parkinson (?) + ism (状态,病名词尾)
 →帕金森氏综合征 (? = 英医师 James Parkinson 的姓氏)

★ salmonellosis ⟶ salmon (?) + ell (a) (属名词尾) + osis (病)
 →沙门菌(属)病 (? = 美病理学家 Daniel Elmer Salmon 的姓氏)

★ pacchionian bodies ⟶ pacehioni (?) + an (形容词尾) + bodies (体)
 →帕基奥尼氏体,蛛网膜粒(? = 意解剖学家 Antonio Pacchioni 的姓氏)

★ tularemia ⟶ tulare (?) + (e)mia (血症)
 →土拉菌病 (兔热病) (? = 美国加利福尼亚州一地方 Tulare 的地名)

★ coxsackievirus ⟶ coxsackie (?) + virus (病毒)
 →柯萨奇病毒 (? = 美国纽约州一地方的村名 Coxsackie)

★ arabopyranose ⟶ arabo (?) + pyrtln (吡喃) + ose (糖)
 →吡喃阿拉伯糖 (? = 来自 Arabia,亚洲阿拉伯半岛的名字)

★ congocidin ⟶ congo (?) + cid (杀……的) + in (素)
 →刚果杀菌素 (? = 来自 Congo,非洲刚果的名字)

★ ginsenoside ⟶ ginsen (?) + oside (人参糖甙)
 →人参糖甙 [? = 来自汉字"人参"。有些中国医学术语是经过日本转输至西方语言中的(详见下例),但该词素显然不是,因为这个词的日本罗马字拼音应为 ninjin(= にんじん)]

★ moxibustion ⟶ moxi (?) + bustion (??)
 →艾灸术 (? = 汉字 "艾" 的日文训读为 "もぐさ",传至西方后按此读音造出 moxa 一词,然后又按照西方的造词规律,将末一字母 "a" 视为词尾而节略,剩下的"mox"当做词根进行选词,其后的"i"在此为连合元音。
 ?? = 后者由拉丁文"bustum"(火葬场)、"combustio"(燃烧)而来;转入英文后,"bustion" 为"combustion"的后半个字造成。)

★ fugutoxin ⟶ fugu (?) + tox(毒) + in (素)
 →河豚毒素 (? = 日文 "河豚" 的读音为"ふぐ", 日文罗马字拼音写作 "fugu", 此医学术语源于日本)

★ nanukayami ⟶ nanuka (?) + yami (??)
 →七日热 (钩端螺旋体病) (? = 来自日文"なぬか"(七日,日文罗马字拼音 = nanuka) ; ?? = "やみ"(闇,罗马字拼音 = yami),原义为"七日昏暗",描述病状。)

★ kwashiorkor ⟶ 夸希奥科病, 恶性营养不良病
 (来自非洲语,原义是"红色的身体",描述病症)

★ dengue ⟶ 登革热
 (来自西班牙语 denguero,原义是 "剧痛" ,描述病状)

★ kala-azar ⟶ 黑热病

（来自印度语，原义即为“黑热病”）

★ kaif ⟶ 梦样舒畅（用麻醉品等之后的感觉状态）
（来自阿拉伯语）等等。

以上例子中的某些词素，有的可以义译，有的可以混译，有的只好音译。即使词义已经很清楚的某些术语，有时仍然习惯使用它的音译名称，如 gene → 基因、catarrh→ 卡他、croup → 格鲁布、hysteria → 歇斯底里等等。

第十一节　关于药物问题

当个真正的医生，一个是“医”，一个是“药”，二者缺一不可。有关药物问题也源于希腊文及拉丁文吗？答案是：同样如此！我们不去深追要了！在前几节我们举例时，使用的是“化学用字”，因为这当中还加杂了其他一些成分。例如：

★ ethanal ⟶ ethan（乙）+ al（醛）→ 乙醛

★ oleamide ⟶ ole（油）+ amide（酰胺）→油酰胺

★ cyclohexane ⟶ cyclo（环）+ hex（六，己）+ ane（烷）→环己烷

★ pentanone ⟶ pentan（五，戊）+ one（酮）→戊酮

★ dodecanethiol ⟶dodec（十二）+ ane（烷）+ thiol（硫醇）→十二烷硫醇

★ erythrene ⟶ erythr（刺桐）+ ene（烯）→ 刺桐烯（即：丁二烯，或称二乙烯）

除了“化学名称”之外，世界卫生组织（WHO）还专门为医药界提供“国际非专利药品名称”（International Nonproprietary Names，简称INN）的命名办法，此亦有助于统一。例如：-cillin → －西林；-cycline → －环素；-mycin → －霉素；sulfa-→ 磺胺-；-oxacin → －沙星；-caine → －卡因；-barbital → －巴比妥等等（详后）。

第十二节　给“新出的词”命名的问题

我们一再谈起，给一个新出现的“原词”起个“汉译名称”，是一件煞费苦心之事；因为除了构词法基本知识和运用一定的翻译技巧之外，还需具有广泛的医学知识并了解当代科学技术发展的一般情况。例如，前些年根据缩略法（shortening）的原则都把 “laser”译为“莱塞”或“莱塞光”，由于当初的人们不太了解其构词的缘由，便采取“音译”的办法。后来逐渐知道了它是由“ light amplification by stimulated emission of radiation ”的五个“首母”所构成，才改用“义译”的办法称之为“受激发射光”；但是，广大科技人员通过实践感到这个名称过长，使用不便，因而也慢慢通过“缩略”的办法改称为“激光”。这就是此一术语的来由及其演变过程。无论是中文名称“激光”还是英文名称 “laser”，它们在“当代语言”中的词义基本上都已固定下来了，并做为一个崭新的词汇被广泛流通使用。鉴于此种情况和科技发展形势的需要，它们在当代语言中的地位也正在升级，不断成为许多“新复合词”的构成成分之一。也就是说，本来是个首母缩略新词的 “laser”，现在已经能够和那些古典词汇“分庭抗礼”了，也能以“lase-”为其词干，在一些新的术语中以一个词素的面目出现，例如“lasecon” → lase-（激光）+ con（圆球形器械）→ 激光转换器。

把一篇外语文章译成中文，不外是给国人看了更容易理解，因此关于音译就牵扯了“用字”问题。一般说来，译名中所使用的仿音汉字，应该考虑以下几个问题（下面用一些“旧的”来比喻，这样就更容易理解）：

① 如果是一个新译名，尽量采用与“原读音”相近的字，如“氨基比林”（Amidopyrine）的“比林”二字，比“必啉”、“毕霖”都近；

② 尽可能地选用笔划简单的同音字代替笔划较多的字，如“戈氏病”（Goldstein's disease）的“戈氏”二字，比近音字的“格”、“葛”、“果”的笔划都少；

③ 不宜采用汉语中的“固有词汇”做音译的名称，如“mairy”需音译时最好选用“麦利”等一类的字眼，不宜译作“美丽”，以免误解为义译；

④ 用两个汉字（或更少的字）基本上能反映出其原读音者，就不用三个字（或更多的字）说明问题，如“贝—哈二氏征”（Behier-Hardy sign），并以此类推；

⑤ 如果在国内已见有译名者，尽量采用同一译名（除非极不合理者），以避免造成由于译名过多而引起误解和混乱；

⑥ 对沿用已久的“老译名”，应尽量保持其原用的汉字，尽管笔划多一些，也不宜随便换用其它的同音字，以免使人无法理解，如“帕金森氏病”不要以减少笔划为理由，独出心裁地写成“扒今申氏病”等等。

至于同一术语存在有两个或多个译名怎么办？那只好根据个人的判断选用其中较合理的一个。不过，也有些音译名称在较长的一段时期里常可并行流通使用。例如，“McBurney's point”这一术语（阑尾炎压痛点之一），多少年来在基层广大医务人员中，一直在同时使用“马氏压痛点”和“麦氏压痛点”两个音译名称。其实，不只是“音译”，就是“义译”也存在有类似的情况，例如“methymycin”一词，人民卫生出版社的《医学名词汇编》〈1962〉译为“甲基霉素”，《英汉医学词汇》〈1978〉复改为“酒霉素”；而科学出版社的《英汉化学化工词汇》〈1962〉又译为“甲菌素”等等。诸如此类的情况，一方面可由广大医药人员在长期的使用过程中自然选留和淘汰，另一方面国家有关单位的科技名词审定机构也会逐步将其统一起来。

第十三节　本 篇 小 结

关于医学术语构词法的基本知识就讨论到此为止。在这一部分的学习中，我们对有关医学术语的构成方法及其规律等做了一个大致的介绍，读者对此问题基本上有了一个初步的概念。如果在此基础上能够继续学习和深入研究下去，今后不仅可以“遇词解义”，而且在必要的时候还能“创造新词”。

在这一部分里，我们还通过一系列的举例，初步介绍了一百多个常用词素，并和二、三百条医学术语见了面（见附表举例），如果能够全部记住的话，收获是相当不小的。

从理论上讲，若能掌握 100 个常用的器官和组织名称，再加上常用的 30 个“词尾”（共计 130 个词素），就能拼写出大约 100 × 30 = 3,000 条左右的医学术语来；再加上能左右的“词头”，为数实在可观！然而，我们所掌握的这一点点词素，显然还很不够用，在第二、第三篇中，就是要集中地来解决此问题。

本篇小结举例

症状或术式 器官组织	-algia （……痛）	-rrhagia （……出血）	-itis （……炎）
adeno- 腺	adenalgia 腺痛		adenitis 腺炎
angio- 血管；……管	angialgia 血管痛		angiitis 血管炎
arterio- 动脉		arteriorrhagia 动脉出血	arteritis 动脉炎
arthro- 关节	arthralgia 关节痛	arthrorrhagia 关节出血	arthritis 关节炎
blepharo- 眼睑			blepharitis 眼睑炎
broncho- 支气管		bronchorrhagia 支气管出血	bronchitis 支气管炎
cardio- 心脏	cardialgia 心脏痛		carditis 心脏炎
celio- 腹部	celialgia 腹痛		celitis 腹部炎症
cephalo- 头	cephalalgia 头痛		cephalitis 脑炎
cerebro- 大脑			cerebritis 大脑炎
cheilo- 唇	cheilalgia 唇痛		cheilitis 口唇炎
cholecysto- 胆囊	cholecystalgia 胆囊痛		cholecystitis 胆囊炎
cysto-（同 vesico-）膀胱		cystorrhagia 膀胱出血	cystitis 膀胱炎
dermato- 皮肤	dermatalgia 皮肤疼痛	dermatorrhagia 皮肤出血	dermatitis 皮肤炎
encephalo- 脑，小脑	encephalalgia 头痛	encephalorrhagia 脑出血	encephalitis 脑炎
entero- 肠，小肠	enteralgia 肠部疼痛	enterorrhagia 肠出血	enteritis 肠炎
esophago- 食管	esophagalgia 食管痛	esophagorrhagia 食管出血	esophagitis 食管炎
gastro- 胃	gastralgia 胃痛，上腹痛	gastrorrhagia 胃出血	gastritis 胃炎
hepato- 肝脏	hepatalgia 肝脏痛	hepatorrhagia 肝出血	hepatitis 肝炎
hystero- 子宫	hysteralgia 子宫痛	hysterorrhagia 子宫出血	hysteritis 子宫炎
laparo- 侧腹，腹部			
laryngo- 喉	laryngalgia 喉痛	laryngorrhagia 喉出血	laryngitis 喉炎
mammo- 乳房	mammalgia 乳房痛		mammitis 乳房炎
meningo- 脑膜		meningorrhagia 脑膜出血	meningitis 脑膜炎
myelo- 脊髓；骨髓	myelalgia 脊髓痛	myelorrhagia 脊髓出血	myelitis 脊髓炎
myo- 肌肉	myalgia 肌肉痛		myitis 肌炎
nephro- 肾脏	nephralgia 肾痛	nephrorrhagia 肾出血	nephritis 肾炎
neuro- 神经	neuralgia 神经痛		neuritis 神经炎
odonto- 牙	odontalgia 牙痛	odentorrhagia 牙槽出血	odontitis 牙炎
ophthalmo- 眼	ophthalmalgia 眼痛	ophthalmorrhagia 眼出血	ophthalmitis 眼炎
orchido- 睾丸	orchidalgia 睾丸痛		orchiditis 睾丸炎
osteo- 骨	ostealgia 骨痛	osteorrhagia 骨出血	osteitis 骨炎
oto- 耳	otalgia 耳痛	otorrhagia 耳出血	otitis 耳炎
pancreato- 胰腺	pancreatalgia 胰腺痛		pancreatitis 胰腺炎
pharyngo- 咽	pharyngalgia 咽痛	pharyngorrhagia 咽出血	pharyngitis 咽炎
phlebo- 静脉	phlebalgia 静脉神经痛	phleborrhagia 静脉性出血	phlebitis 静脉炎
phreno- 膈；精神			
pleuro- 胸膜	pleuralgia 胸膜痛		pleuritis 胸膜炎
pneumono- 肺		pneumonorrhagia 肺出血	pneumonitis 肺炎
procto- 直肠；肛门	proctalgia 肛门痛	proctorrhagia 直肠出血	proctitis 直肠炎
psycho- 精神			
rachio- 脊柱	rachialgia 脊柱痛		rachitis 佝偻病
rhino- 鼻	rhinalgia 鼻部疼痛	rhinorrhagia 鼻出血	rhinitis 鼻炎
spleno- 脾			splenitis 脾炎
stomato- 口		stomatorrhagia 口内出血	stomatitis 口炎
thoraco- 胸	thoracalgia 胸壁痛		
tracheo- 气管	trachealgia 气管痛	tracheorrhagia 气管出血	tracheitis 气管炎
urethro- 尿道	urethralgia 尿道痛	urethrorrhagia 尿道出血	urethritis 尿道炎
vaso- ……管；输精管			vasitis 输精管炎

续

症状或术式 器官组织	-cele (……疝，突出)	-osis (……疾病状态)	-otomy (……切开[术])
adeno- 腺	adenocele 腺囊肿	adenosis 腺病	adenotomy 腺(样体)切开术
angio- 血管;……管		angiosis 血管病	angiotomy 血管切开术
arterio- 动脉			arterotomy 动脉切开术
arthro- 关节	arthrocele 关节肿大	arthrosis 关节病	arthrotomy 关节切开术
blepharo- 眼睑			blepharotomy 眼睑切开术
broncho- 支气管	bronchocele 支气管囊肿		bronchotomy 支气管切开术
cardio- 心脏	cardiocele 心突出		
celio- 腹部			celiotomy 剖腹术
cephalo- 头	cephalocele 脑膨出		cephalotomy 穿颅术
cerebro- 大脑		cerebrosis 脑病	cerebrotomy 大脑解剖
cheilo- 唇		cheilosis 唇损害	cheilotomy 唇(骨唇)切除术
cholecysto- 胆囊			cholecystotomy 胆囊切开
cysto-（同 vesico-）膀胱	cystocele 膀胱突出		cystotomy 膀胱
dermato- 皮肤	dermatocele 皮肤松垂	dermatosis 皮肤病	dermatotomy 皮肤切开
encephalo- 脑,小脑	encephalocele 脑突出	encephalosis 脑病	encephalotomy 脑切开术
entero- 肠,小肠	enterocele 肠疝		enterotomy 肠切开
esophago- 食管	esophagocele 食管膨出	esophagosis 食管疾病	esophagotomy 食管切开
gastro- 胃	gastrocele 胃膨出	gastrosis 胃病	gastrotomy 胃切开
hepato- 肝脏	hepatocele 肝突出	hepatosis 肝脏病	hepatotomy 肝脏切开术
hystero- 子宫	hysterocele 子宫脱垂	hysterosis 子宫病	hysterotomy 子宫切开
laparo- 侧腹,腹部	laparocele 腹疝		laparotomy 剖腹术
laryngo- 喉	laryngocele 喉突出		laryngotomy 喉切开术
mammo- 乳房			mammotomy 乳房切开术
meningo- 脑膜	meningocele 脑[脊]膜突出	meningosis 膜性附着	
myelo- 脊髓;骨髓	myelocele 脊髓突出	myelosis 骨髓增生	myelotomy 脊髓切开术
myo- 肌肉	myocele 肌突出		myotomy 肌切开术
nephro- 肾脏	nephrocele 肾突出	nephrosis 肾变病	nephrotomy 肾切开术
neuro- 神经	neurocele 神经管腔	neurosis 神经[机能]病	neurotomy 神经切断术
odonto- 牙	odontocele 牙槽囊肿		
ophthalmo- 眼	ophthalmocele 眼球突出		ophthalmotomy 眼球切开术
orchido- 睾丸	orchidocele 阴囊疝		orchidotomy 睾丸切开
osteo- 骨	osteocele 含骨性阴囊疝	osteosis 骨质生成	osteotomy 骨切开
oto- 耳		otosis 错听	ototomy 鼓膜切开术
pancreato- 胰腺			pancreatotomy 胰腺切开
pharyngo- 咽	pharyngocele 咽突出		pharyngotomy 咽切开术
phlebo- 静脉			phlebotomy 静脉切开术
phreno- 膈;精神			phrenotomy 膈神经切断术
pleuro- 胸膜	pleurocele 胸膜疝		pleurotomy 胸膜切开术
pneumono- 肺			pneumonotomy 肺切开术
procto- 直肠;肛门	proctocele 直肠突出		proctotomy 直肠(肛门)切开术
psycho- 精神		psychosis 精神病	
rachio- 脊柱	rachiocele 脊髓瘤		rachiotomy 脊柱切开术
rhino- 鼻			rhinotomy 鼻切开术
spleno- 脾			
stomato- 口		stomatosis 口[腔]病	stomatotomy 子宫口切开术
thoraco- 胸			thoracotomy 胸腔切开术
tracheo- 气管	tracheocele 气管突出		tracheotomy 气管切开术
urethro- 尿道			urethrotomy 尿道切开术
vaso- ……管;输精管			vasotomy 输精管切断术

续

症状或术式 器官组织	-ectomy （……切除术）	-rrhaphy （……缝合[术]）	-plasty （……成形术）
adeno- 腺	adenectomy 腺切除术		
angio- 血管；……管	angiectomy 血管切除术	angiorrhaphy 血管缝合术	angioplasty 血管成形术
arterio- 动脉	arteriectomy 动脉切除术	arteriorrhaphy 动脉缝合术	arterioplasty 动脉成形术
arthro- 关节	arthrectomy 关节切除术		arthroplasty 关节成形术
blepharo- 眼睑	blepharectomy 睑切除术	blepharorrhaphy 睑缝术	blepharoplasty 睑成形术
broncho- 支气管		bronchorrhaphy 支气管缝合	bronchoplasty 支气管成形术
cardio- 心脏		cardiorrhaphy 心肌缝合	
celio- 腹部	celiectomy 内脏切除术	celiorrhaphy 腹壁缝合术	
cephalo- 头			
cerebro- 大脑			
cheilo- 唇		cheilorrhaphy 唇缝合	cheiloplasty 唇成形术
cholecysto- 胆囊	cholecystectomy 胆囊切除术	cholecystorrhaphy 胆囊缝合	
cysto-（同 vesico-）膀胱	cystectomy 膀胱切除术	cystorrhaphy 膀胱缝合术	cystoplasty 膀胱成形术
dermato- 皮肤			dermatoplasty 植皮术
encephalo- 脑，小脑			
entero- 肠，小肠	enterectomy 肠切除	enterorrhaphy 肠缝合术	enteroplasty 肠成形术
esophago- 食管	esophagectomy 食管部分切除	esophagorrhaphy 食管缝合术	esophagoplasty 食管成形术
gastro- 胃	gastrectomy 胃切除	gastrorrhaphy 胃缝合术	gastroplasty 胃成形术
hepato- 肝脏		hepatorrhaphy 肝缝合术	
hystero- 子宫	hysterectomy 子宫切除	hysterorrhaphy 子宫缝合	hysteroplasty 子宫成形术
laparo- 侧腹，腹部	laparectomy 腹壁切除术	laparorrhaphy 腹壁缝合术	
laryngo- 喉	laryngectomy 喉切除术	laryngorrhaphy 喉缝合术	laryngoplasty 喉成形术
mammo- 乳房	mammectomy 乳房切除术		mammoplasty 乳房成形术
meningo- 脑膜			
myelo- 脊髓；骨髓		myelorrhaphy 脊髓缝合术	
myo- 肌肉	myectomy 肌切除术	myorrhaphy 肌缝合术	myoplasty 肌成形术
nephro- 肾脏	nephrectomy 肾切除术	nephrorrhaphy 肾缝合	nephroplasty 肾盂成形术
neuro- 神经	neurectomy 神经切除术	neurorrhaphy 神经缝合	neuroplasty 神经成形术
odonto- 牙			odontoplasty 牙成形术
ophthalmo- 眼			ophthalmoplasty 眼成形术
orchido- 睾丸	orchidectomy 睾丸切除术	orchidorrhaphy 睾丸缝合术	orchidoplasty 阴囊成形术
osteo- 骨		osteorrhaphy 骨缝合（金属线）	osteoplasty 骨成形术
oto- 耳	otectomy 耳组织切除术		otoplasty 耳成形术
pancreato- 胰腺	pancreatectomy 胰腺切除术		
pharyngo- 咽	pharyngectomy 咽部分切除术		pharyngoplasty 咽成形术
phlebo- 静脉	phlebectomy 静脉切除术	phleborrhaphy 静脉缝合术	phleboplasty 静脉成形术
phreno- 膈；精神			
pleuro- 胸膜	pleurectomy 胸膜部分切除术		
pneumono- 肺	pneumonectomy 肺切除术	pneumonorrhaphy 肺缝合术	
procto- 直肠；肛门	proctectomy 直肠切除术	proctorrhaphy 直肠缝合术	proctoplasty 直肠肛门成形术
psycho- 精神			
rachio- 脊柱			
rhino- 鼻		rhinorrhaphy 鼻缝合	rhinoplasty 鼻成形术
spleno- 脾			
stomato- 口			stomatoplasty 口腔成形术
thoraco- 胸	thoracectomy 胸廓部分切除术		thoracoplasty 胸廓成形术
tracheo- 气管		tracheorrhaphy 气管缝合术	tracheoplasty 气管成形术
urethro- 尿道	urethrectomy 尿道切除术	urethrorrhaphy 尿道缝合术	urethroplasty 尿道成形术
vaso- ……管；输精管		vasorrhaphy 输精管缝合术	

第二篇　主要词素

除了在第一篇的基础上，进一步扩大"词素"外，我们在上篇中讲述的医学术语的合成与分解、以及术语的剖析技巧、词尾变化的理解、词素顺序的互变现象、一义多词与一词多义、反义词和近类词的区别与借鉴、释义要灵活等等，都可以在"词例"加以体会。本篇列出者，大多都是加有连合元音"o"而构成"复合形"(构词成分)，也包括词头和词尾。

A　部

词　素	词　例
a-（希；在元音或 h 字母之前用 an-；另见 ab-及 ad-条）无，缺，非	atonia 张力缺乏，弛缓 anemia 贫血
ab-（拉；在 m，p，v 之前用 a-；在 c，q，t 之前用 abs-）分开，脱离，离去	abduct 外展 abscision 切除
abio-（希；重合词头或称复合形）非生物，无生物	abiogenesis 无生原说 abiochemisty 无机化学
acou-（希；复合形，亦作 acu-）听，听觉	acouophone 助听器 acumeter 听力计
acro-（希；复合形）肢端；尖端，顶端；末端	acromastitis 乳头炎 acrohyperhidrosis 手足多汗
actino-（希；复合形）光线，射线，放射	actinochemistry 光化学 actinology 放射线学
ad-（拉；可随后接词的头一字母而变为 af-，ag-，al-，an-，ap-，ar-，as-，at-，在 sc，sp，st 之前变 a-，在 c，k，q 同化成 ac-）邻近；向，向上，朝向；加，增加；附着；接近	adrenal 肾上腺 adaxial 近轴的 afferent 输入的，传入的 annexa 附件；胚外结构
-ad（拉；词尾）向……侧，朝……侧	ventrad 向腹侧 cephalad 向头侧
adeno-（希；复合形）腺，腺体	adenocyte 腺细胞 adenoidism 增殖腺病
adipo-（拉；复合形）脂，脂肪	adiponecrosis 脂肪坏死 adiposis 肥胖症
adreno-（拉；复合形）肾上腺	adrenergic 肾上腺能的 adrenocorticotropin 促肾上腺皮质激素
-aemia（希；词尾，又见-emia）血，血症	bacteraemia 菌血症
aero-（希；复合形）空气，气	aerothorax 气胸 aerotherapy 空气疗法
aetio-（希；复合形，并见 etio-）本，初，原	aetiology 病原学 aetiohemin 初氯血红素，本氯血红素
-agogue（希；词尾；亦作-agoga）促进剂，刺激剂，诱导剂，通引，利导	galactagogue 催乳剂；催乳作用 cholagoga 利胆剂
-agra（拉；复合形）痛风	podagra 足痛风 cardiagra 心痛风
-al（化学词尾）醛	chloral 氯醛 furfural 糠醛，呋喃醛
albi-（拉；复合形，亦作 albino- 或 albu-）白，白色	albinism 白化病 albumin 白蛋白
-algesia（希；重合词尾）痛觉	hypoalgesia 痛觉减退
-algia（希；重合词尾）疼痛，痛(症)	neuralgia 神经痛 gastralgia 胃痛
algo-（希；亦作 algesi-，alge-）痛，痛觉	algometer 痛觉计 algesimetry 痛觉测量法
alkali-（阿；亦作 alkalo-）碱	alkalimeter 碱定量器 alkalosis 碱中毒
allo-（希；复合形）异，异常；障碍；倒错；别(化学)	allorhythmia 节律异常 allopurinol 别嘌呤醇
allotrio-（希；复合形）异，非……所原有的	allotriolith 异位结石 allotriophagy 异食癖
alpha-（希；第一个字母 α 的读音）阿尔法，甲，甲种，甲型	α-tocopherol or alpha-tocopherol α-生育酚，甲种生育酚

续

词　素	词　例
alveo-（拉;复合形,亦作 alveolo-）牙槽;小泡;肺泡	alveolitis 牙槽炎 alveobronchiolitis 支气管肺泡炎
ambi-（拉;复合形）两侧,双,复,周围,介	ambiopia 复视 ambivert 双向性格
ambly-（希;复合形）迟钝,弱	amblyaphia 触觉迟钝 amblyopia 弱视
ameba-(希;复合形或独立词,亦作 amebo-或 amoebo-）阿米巴	amebacide 杀阿米巴药 amoebiasis 阿米巴病
amelo-（法;复合形）釉,釉质	amelification 釉质化 ameloblastoma 成釉细胞瘤
amphi-（希;复合形,亦作 ampho-）两,两类,双侧,周围	amphigenesis 两性生殖 amphodiplopia 两眼复视
amylo-（希;复合形）淀粉,多糖物	amylase 淀粉酶 amyloidsis 淀粉样变性
ana-（希;词头）向上,向后,再次;通过;分离,分开	anabolism 组成代谢 anabiosis 回生,复苏
andro-（希;复合形）雄,男	androgen 雄激素 androgynus 雌雄同体
-ane（化学词尾）烷	propane 丙烷 cyclohexane 环己烷
angio-（希;复合形,亦作 angeio-）管;血管; 淋巴管	angiofibroma 血管纤维瘤 angeitis 脉管炎
aniso-（希;复合形或重复词头）不等,不同,不均,不匀,异	anisopia 视力不等 anisocytosis 红细胞大小不均
ankylo-（希;复合形,亦作 ancylo-）粘连;弯曲;钩状	ankyloblepharon 睑缘粘连 ankylostomiasis 钩[口线]虫病
-ant（法;词尾）……剂;……者;(属于)……的	coagulant 凝血剂,促凝剂 participant 参与者
ante-（拉;词头）前,在前,先	antenatal 出生前的 anteflexion 前屈
antero-（拉;词头）前	anterolateral 前外侧的 anteroventral 前腹侧的
anti-（希;词头）抗,对抗,抑制,排斥,阻,反	antibiotics 抗生素 antihypertensives 降压剂
antro-（希;复合形）窦;上颌窦	antrostomy 窦造口术 antritis 上颌窦炎
apo-（希;词头,偶作 ap-）脱,去,分离,从……离开;(化学用字)阿朴	apoferritin 去铁铁蛋白 apoatropine 阿朴阿托品
arachno-（希;复合形）蛛网膜;蜘蛛	arachnoiditis 蛛网膜炎 arachnogastria（腹水时的)蜘蛛腹
arch-(希;复合形,亦作 arachi-或 arache-)原,原始的, 初,旧;第一,主要	arachenteron 原肠 arachioocyte 卵原细胞
archo-（希;复合形）肛门;直肠	archorrhagia 肛门出血 archosyrinx 直肠灌注器
argento-（拉;复合形）银	argentophil 嗜银性的 argentaffin cell 嗜银细胞
argyro-（希;复合形）银	argyria 银质沉着病 argyrophil 嗜银性
arseno-（拉;复合形）砷;偶砷基	arsenism 慢性砷中毒 arsenobenzene 偶砷苯
arterio-（拉;复合形）动脉	arteriosclerosis 动脉硬化 arteriospasm 动脉痉挛
arthro-（希;复合形）关节,节	arthrocentesis 关节穿刺 arthrophyma 关节肿大
-ase（拉;词尾）酶,酵素	oxidase 氧化酶 protease 蛋白酶
-asthenia（希;独立词或重复词尾)无力,衰弱	myasthenia 肌无力 neurasthenia 神经衰弱
-ate（拉;词尾）……酸盐或酯;具有……的,……状的	nitrate 硝酸盐 digitate 指状的
atelo-（希;复合形）发育不全,不完善	ateloencephalia 脑发育不全 ateloctasis 膨胀不全(肺)
athero-（希;复合形）动脉粥样硬化,粥样沉积;粉瘤	atheronecrosis 粥样坏死 atheroma 粉瘤
atreto-（希;复合形）闭锁,无孔;粘连	atretometria 子宫闭锁 atretoblepharia 睑球粘连
atto-（丹麦语;度量衡用字,词头符号为“a”,旧译渺或微微微）阿,阿托（$=10^{-18}$）	attometer 阿米 attogram 阿克

续

词　素	词　例
audio-（拉;复合形,亦作 audito-）听,听力	audiometer 听力计 audiogram 听力敏度图
auri-（拉;复合形）耳,鼓膜;金;金基(化学用字)	auriscope 耳镜 auriasis 金质沉着症
auto-（希;词头）自己,自身,自发,自动,独自	autohemotherapy 自血疗法 autogony 自然发生(生物用语)
auxo-（希;复合形,亦作 auxano-;词尾用-auxe)增大,增加,生长,发育,促进,变强	auxanology 生长学,发育学 cardioauxe 心扩大,心舒张
axo-（希;复合形,亦作 axono-)轴;轴突	axone 轴索,轴突 axodendrite 轴索树突,轴索旁支
azo-（法;复合形,亦作 azoto-)氮;偶氮(－N＝N－)	azotemia 氮血症 azobenzene 偶氮苯

B　部

词　素	词　例
bacilli-（拉;复合形）杆;(芽胞)杆菌	bacillemia 杆菌血症 bacilluria 杆菌尿
bacterio-（希;复合形;词尾用-bacter)细菌,菌	bacteriology 细菌学 nitrobacter 硝化细菌
balano-（希;复合形）龟头，阴茎头;阴蒂头	balanitis 龟头炎 balanochlamyditis 阴蒂包皮炎
baro-（希;复合形）重量,压,压力	baroreceptor 压力感受器 barometer 气压计
bary-（希;复合形）困难;迟钝;重,笨重	barylalia 语言不清 baryacusia 听觉迟钝
beta-（希;第二个字母 β 的读音)贝塔,乙,乙种,乙型	beta-lactose β－乳糖 betalysin β－溶菌素
bi-（拉;词头）二,二倍,双;重……(化学用语)	bicuspid 二尖瓣; 有两尖端的 bicarbonate 重碳酸盐
bili-（拉;复合形）胆汁	bilirubin 胆红素 biliuria 胆汁尿
bio-（希;复合形）生,生命,生物	biosynthesis 生物合成 biopsy 活组织检查
-blast（希;词尾）成……细胞,……母细胞;胚层,芽	melanoblast 成黑色素细胞 spermatoblast 精子细胞
blasto-（希;复合形）胚,芽	blastoderm 胚盘,胚层,胚叶 blastomycosis 芽生菌病
blenno-（希;复合形）黏液	blennuria 黏液尿 blennogenic 生黏液的
blepharo-（希;复合形）眼睑,睫毛,毛	blepharoptosis 睑下垂 blepharoplast 生毛体,毛基体
brachio-（希;复合形）臂	brachioplex 臂神经丛 brachiopoda 腕足类
brachy-（希;复合形）短	brachydactylia 短指趾畸形 brachypnea 呼吸浅短,气短
brady-（希;复合形）徐缓,迟钝	bradycardia 心搏徐缓 bradypsychia 精神迟钝
brevi-（拉;复合形）短	brevicollis 短颈(畸形) breviflexor 短屈肌
bromo-（希;复合形,亦作 bromato-)食物;臭;溴(化学用字)	bromatology 饮食学,食品学 bromohidrosis 臭汗,腋臭
bronchio-(拉;复合形,亦作 broncho-)支气管	bronchiostenosis 支气管狭窄 bronchoscope 支气管镜
bronchiolo-（拉;复合形）细支气管	bronchiolectasis 细支气管扩张 bronchiolitis 细支气管炎
bubo-（希;复合形,亦作 bubono-)腹股沟，腹股沟肿物	buboadenitis 腹股沟淋巴腺炎 bubonocele 腹股沟不全疝
bucco-（拉;复合形）颊	buccal 颊的 buccolingual 颊舌的
bulbi-(拉;复合形,亦作 bulbo-）延髓;球状(结构)	bulbonuclear 延髓神经核 bulbostasis 十二指肠球部停滞
burso-（希;复合形）囊,黏液囊	bursitis 黏液囊炎,滑囊炎 bursotomy 黏液囊切开术
bysso-（希;复合形）絮,丝	byssocausis 艾灸术 byssinosis 棉屑沉着症

C　部

词　素	词　例
caco-（希；复合形）恶劣，有病，不良，坏的	cacotrophy 营养不良 cachexia 恶病质
calcaneo-（拉；复合形，偶作 calcano-）跟骨	calcaneoapophysitis 跟骨骨突炎 calcanodynia 跟部痛
calci-（拉；复合形，亦作 calcico-）钙；石，石灰	calcification 钙化，沉钙作用 calcicosilicosis 石末沉着症
calori-（拉；复合形）热	calory（= calorie）卡（热量单位） calorimetry 热量测定法
cancero-（拉；复合形）癌	canceroderm 皮癌 canceroid 角化癌；癌样的
capillaro-（拉；复合形，亦作 capillo-）毛细管；毛细血管；毛发	capillaritis 毛细血管炎 capillarity 毛细作用，毛细现象
capito-（拉；复合形）头	capitate 头形的 capitulum humeri 肱骨小头
capsulo-（拉；复合形）囊，被膜	capsuloplasty 关节囊成形术 capsulotony 晶状体囊切开术
carbo-（拉；化学用字，复合形）碳；炭	carbohydrate 碳水化合物 carbohaemia 碳酸血症
carino-（希；复合形）癌	carcinogen 致癌物 carcinostatic 致癌性的
cardio-（希；复合形）心；贲门	cardiotonics 强心剂 cardioplasty 贲门成形术
cario-（拉；复合形）龋；骨疡	cariogenicity 生龋性 carionecrosis 骨疡性坏死
carno-（拉；复合形）肉	carnophobia 肉食恐怖 carnovore 食肉动物
carpo-（拉；复合形）腕	carpoptosis 垂腕，手垂症 carpitis 腕关节炎
caryo-（希；复合形，亦作 karyo-）核；细胞核	caryokinesis 有丝核分裂 caryoblast 成血细胞
caseo-（拉；复合形）酪	casease 酪蛋白酶 caseoma 干酪状（结核）瘤
cata-（希；复合形，亦作 kata-）在下，向下；低，降，退，缓；反对，相反；完全	catabolism 分解代谢 catabasis 缓解期
caudo-（拉；复合形）尾	caudad 向尾端 caudolylysis 马尾松解术
caverno-（拉；复合形）空洞，腔；海绵	caverniloquy 空洞语音 caveroma 海绵状（血管）瘤
-cede（拉；词尾）进行	precede 居前，置于……之前 procede 前进，着手，开始
-cele（希；词尾）囊肿；疝，膨出；肿物；腔；曲张	galactocele 乳腺囊肿 omphalocele 脐疝
celio-（希；复合形，亦作 coelio-）腹，腹部	celialgia 腹痛 celioscopy 腹腔镜检查法
-centesis（拉；复合形，亦系独立词）穿刺（术）	abdominocentesis 腹腔穿刺 arthrocentesis 关节穿刺术
centi-（拉；复合形；度量衡用语时词头符号为“c”）百分，厘（10^{-2}）；百	centimeter 厘米 centigrade 百度计，摄氏温度计
centri-（希，拉；复合形，亦作 centro-）中心；中枢	centrifuge 离心机 centronucleus 中心核，中央核
cephalo-（希；复合形）头，头部，颅	cephalocentesis 头颅穿刺术 cephaloxia 歪头，斜颈
-ceptor（拉；词尾或独立词）介体，受体，感受器	amboceptor 介体 chemoceptor 化学受体，化学感受器
cera-（希；复合形，亦作 cerato-，并见 kerato-）角质；角膜	ceratiasis 角质疣 ceratoplasty 角膜移植术
cerebello-（拉；复合形）小脑	cerebellitis 小脑炎 cerebellorubrospinal 小脑红核脊髓的
cerebro-（拉；复合形）脑，大脑	cerebrology 脑学 cerebritis 大脑炎
cervico-（拉；复合形）颈，颈部；子宫颈	cerviciplex 颈神经丛 cervicovesical 子宫颈膀胱的

续

词　　素	词　　例
chalco-（希；复合形）铜，铜黄色	chalcosis 铜屑沉着病 chalcanthite 胆矾（五水硫酸铜）
cheilo-（希；复合形，亦作 chilo-）唇	cheiloschisis 唇裂 cheilorrhaphy 唇缝术
cheiro-（希；复合形，亦作 chiro-）手	cheirospasm 手痉挛，书写痉挛 cheiromegaly 巨手
chemico-（希；复合形，亦作 chemo-）化学	chemicophysics 化学物理学 chemotherapy 化学疗法
chloro-（希；复合形）氯；绿	chloroform 氯仿，三氯甲烷 chlorophyll 叶绿素
cholangio-（希；复合形）胆道，胆管	cholangitis 胆管炎 cholangiectasis 胆管扩张
chole-（希；复合形，亦作 cholo-）胆汁；胆……	cholagogue 利胆剂 cholelithiasis 胆石病
cholecysto-（希；复合形）胆囊	cholecystitis 胆囊炎 cholecystography 胆囊照相术
choledocho-（希；复合形）胆总管	choledochitis 胆总管炎 choledochorrhaphy 胆总管缝术
chondrio-（希；复合形）粒，颗粒（偶亦用指"软骨"）	mitochondria 线粒体 chondrification 软骨化，软骨形成
chondro-（希；复合形）软骨	chondroitin 软骨素 chondrosarcoma 软骨肉瘤
chordo-（希；复合形）索，脊索；带，声带	chorda tympani 鼓索 chordopexy 声带固定术
chorio-（希；复合形）脉络膜；绒毛膜	chorioretinitis 脉络视网膜炎 chorio-epithelioma 绒毛膜上皮癌
chromato-（希；复合形，亦作 chromo-）色，色素	chromatodysopia 色盲 chromatography 色谱法
-chrome（希；词尾）色素	cytochrome 细胞色素 fluorochrome 荧光素
chromo-（希；复合形，并见 chromato-）色，色素	chromogenesis 色素形成 chromosome 染色体
chrono-（希；复合形）时，时间	chronology 年代学，年表 synchronia 同时性，同步
chryso-（希；复合形）金，金色	chrysotherapy 金疗法 chrysoderma 金皮症
chylo-（希；复合形）乳糜	chylomicron 乳糜微粒 chyluria 乳糜尿
-cide（希；词尾）杀……剂	rodenticide 杀鼠剂 aborticide 堕胎药
circum-（拉；复合形）环，环绕，周围	circumcision 包皮环切术 circumoral 口周围的
cis-（拉；词头）顺；顺式	cis-compund 顺式化合物 cis-isomer 顺式异构体
citro-（希，拉；复合形）枸橼，柠檬，橘	citral 枸橼醛 citraturia 枸橼酸盐尿症
-cle（拉；指小词）小……	ossicle 小骨 ventricle 小室
clinico-（希；复合形）临床	clinicopathology 临床病理学 clinicodiagnosis 临床诊断
-clysis（希；词尾）灌，注，输注	phleboclysis 静脉输注（法） coloclysis 结肠灌注，灌肠法
co-（拉 com-；词头，元音和 h 前变成 co-，l 前变成 col-）共同，合同，相互	coplanarity 同一平面 coenzyme 辅酶
coagulo-（拉；复合形）凝固，凝结	coagulant 凝血剂，促凝剂 anticoagulant 抗凝血剂
-coccus（希；词尾）球菌	staphylococcus 葡萄球菌 diplococcus 双球菌
coelio-（希；复合形，偶也用指体腔）腹部	coeliocyesis 腹腔妊娠 coeliadelphus 腹部联胎
coelo-（希；复合形）体腔，空洞	coelothelium 体腔上皮 coelogenesis 空洞形成
col-（拉；词头，并见 co-）共同，合同，相互	collapse 萎陷，虚脱 collaboration 协同，协力
coleo-（希；复合形）阴道；鞘	coleospastia 阴道痉挛 coleorrhexia 阴道破裂
coli-（希；复合形，偶指结肠）大肠杆菌；结肠	coli-bacillemia 大肠杆菌菌血症 colipuncture 结肠穿刺术

续

词　　素	词　　例
colo-（希；复合形）结肠	coloptosis 结肠下垂 colotomy 结肠切开术
colpo-（希；复合形）阴道	colpocystitis 阴道膀胱炎 colposcope 阴道镜
com-（拉；词头）共同，和，全，相互	commensalism 共生，共栖 commissura 连合
con-（拉；词头，com- ＝ con-）共同，和，全，相互	conjunctiva 结合膜 congenital 先天性的
contra-（拉；词头）反，反向，抗，逆，相对	contraindication 禁忌症 contraceptive 避孕剂
copro-（希；复合形）粪便	coprostasis 便秘 copracrasia 大便失禁
cor-（拉；词头，com- ＝ cor-）共同，在一起，相互	correlation 相互，联系 corrugator 皱肌
cordo-（希；复合形，并见 chordo-）索，脊索；带，声带	cordopexy 声带固定术 corditis 精索炎
core-（希；复合形，亦作 coro-）瞳孔	corediastasis 瞳孔扩大 corestenoma 窄瞳症
cortico-（拉；复合形）皮质，皮层	corticoid 皮质类固醇 cortico-afferent 向皮质的
counter-（拉转英；复合形）反，反向，抗，逆，对应，匹配，复……	counteragent 对抗剂 counterpoison 解毒毒物（对抗毒物）
cranio-（希；复合形）颅	cranioclasis 碎颅术 craniomalacia 颅骨软化
creo-（希；复合形，亦作 creato-）肉，肌肉	creotoxism 肉中毒 creatininase 肌酸酐酶
crino-（希；复合形）分泌	endocrinology 内分泌学 endocrinotherapy 内分泌疗法
cryo-（希；复合形，亦作 crymo-、kryo-或 krymo-）冷，寒冷	cryogen 冷冻剂 cryobiology 低温生物学
crypto-（希；复合形，亦作 krypto-）隐，隐蔽的，潜在的；隐窝；秘密的	cryptogenic 隐原性，隐发性 cryptesthesia 潜在感觉
crystallo-（希；复合形）结晶，晶体	crystallography 结晶学 crystallitis 晶状体炎
-cule（拉；指小词，亦作-cle、-cula、-culum）小……	molecule 分子 animalcule 小动物
cuneo-（拉；复合形）楔形；楔骨	cuneocuboid 楔（骨）骰（骨）的 cuneiform 楔形的
cupri-（拉；复合形，亦作 cupro-）铜	cupremia 铜血 cuprous 亚铜的（一价铜的）
cuti-（拉；复合形）皮肤	cutitis 皮炎 subcutaneous 皮下的
cyano-（希；复合形）青，紫绀；氰	cyanosis 发绀，青紫 cyanopia 青视症，蓝视症
cyclo-（希；复合形，偶指睫状体）环，圆；周期的；循环的	cyclothymosis 循环性精神病 cyclobarbital 环巴比妥
cyemo-（希；复合形，亦作 cyemato-）胚胎，胎儿	cyemology 胚胎学 cyematocardia 胎儿式心音
cyesio-（希；复合形）妊娠	cyesiognosis 妊娠诊断 cyesedema 妊娠水肿
-cyesis（希；词尾）妊娠	polycyesis 多胎妊娠 metacyesis 子宫外妊娠（宫外孕）
-cyst（希；词尾）囊，胞	dacryocyst 泪囊 sporocyst 孢子囊，包蚴
cysto-（希；复合形）膀胱；胆囊，胆总管；囊，囊肿	cystadenoma 囊腺瘤 cystotomy 膀胱（胆囊）切开术
-cyte（希；词尾）细胞	erythrocyte 红细胞 lymphocyte 淋巴细胞
cyto-（希；复合形）细胞	cytobiology 细胞生物学 cytolysis 细胞溶解

D 部

词素	词例
dacryo-（希；复合形）泪；泪囊，泪管	dacrycystitis 泪囊炎 dacryagogue 催泪剂
dactylo-（希；复合形）指，趾	dactylospasm 指（趾）痉挛 dactyloscopy 指纹鉴定法
de-（拉；词头）解除，除去，反转；脱……，移除，离去；向下，下降；完全地	detoxication 解毒，去毒 deaminase 脱氨酶
deca-（希；复合形，亦作 deka-）十；十倍，十重；癸（化学用字）	decaliter 十公升 decanol 癸醇
deci-（拉；复合形，度量衡用语时词头符号为"d"）分（10^{-1}），十分之一	decimeter 分米 decimal 十进的，小数的
delta-（希；第四个字母 δ 的读音）德耳塔，丁，丁种，丁型	delta-rays δ-射线 δ-staphylolysin δ-葡萄球菌溶血素
demi-（法，复合形）半，部分	demilune 新月形的 demiperiod 半衰期
dendro-（希；复合形，词尾用时亦作-dendron）树；树状	dendrite 树突 dendrolite 树木化石
denti-（拉；复合形，亦作 dento-）牙	dentistry 牙科学 dentoblast 牙质母细胞
-derm（希；词尾）皮，皮肤；外壳	epiderm 表皮 mesoderm 中胚层
-dermia（希；重合词尾）皮肤病（症）	allergodermia 变应性皮肤病 sclerodermia 硬皮症
dermo-（希；复合形，亦作 dermato-）皮，皮肤	dermomycosis 皮肤霉菌病 dermatochalasis 皮肤松弛症
des-（拉；词头，同 de-）脱，除，去，不	desinfection 消毒 deshydremia 血液浓缩，脱水症
desmo-（希；复合形）韧带；带；连结物，链式的	desmoid 韧带样的 desmoase 碳链酶
desoxy-（化学用字，重合词头，亦作 deoxy-）脱氧，去氧	desoxyribose 脱氧核糖 desoxyephedrine 脱氧麻黄碱
deutero-（希；复合形，缩写式 deut- 或 deuto-）亚，二，副，次，继	deuteropathy 继发病 deuteron 氘核，重氢离子
dexio-（希；复合形）右	dexiocardia 右位心 dexiotropic 右旋的
dextro-（拉；复合形）右；右旋	dextrocaedia 右位心 dextroisomer 右旋同分异构体
di-（希；词头）二，双；联（化学用字）	diplegia 两侧瘫痪 dimetria 双子宫畸形
dia-（希；词头）通过，横过，贯穿，完全	dialysis 渗透 diagnosis 诊断
diazo-（希，法；化学用字）重氮基	diazomethane 重氮甲烷 diazobenzene 重氮苯
digito-（拉；复合形）指，趾；洋地黄（因其花瓣似指，故名）	digitate 指状的，有指的 digitoxin 洋地黄毒甙
dilato-（拉；复合形）扩张	dilator 扩张肌；扩张器 vasodilators 血管舒张剂
diplo-（希；复合形）双，重，复，二倍	diplobacterium 双杆菌 diplopia 复视
dis-（拉 dis-表否定；希 dis-表二倍的；皆词头）非，无，不，相反；除去，移除，取消；分开，分离；二，复，加倍	discission 分裂术 disinfection 灭菌法，消毒法 distocia 双胎分娩，双产
disco-（希；复合形）盘，盘状	discopathy 椎间盘病 discomycosis 盘状菌病
dorso-（拉；复合形）背，背侧	dorsolumbar 腰背的 dorsoanterior 背前位（胎位）
dromo-（希；复合形）走，跑；运行；传导	dromograph 血流速度描记器 dromotropism（传导）变导性
duodeno-（拉；复合形）十二指肠	duodenitis 十二指肠炎 duodenostomy 十二指肠造口术
duro-（拉；复合形）硬；硬脑膜	durometer 硬度测验器 duro-arachnitis 硬脑膜蛛网膜炎
dynamo-（希；复合形）力，动力，能	hemodynamics 血液动力学 dynamometer 肌力计，量力计

续

词　素	词　例
-dynia（希；词尾）痛	acrodynia 肢痛症 urethrodynia 尿道痛
dys-（希；词头）异常，困难，不良，障碍，失调	dysuria 排尿困难 dyshormonism 内分泌障碍

E　部

词　素	词　例
e-（拉；词头，原 ex-在 b，d，g，h，l，m，n，r 之前有时变 e-）无，缺，出，外，除去	ecaudate 无尾的 egest 排泄
ec-（希；词头）在外，向外，离开	ecchondroma 外生软骨瘤 eccyesis 异位妊娠
echo-（希；复合形）模仿，回音	echokinesis 模仿运动 echography 回波描记术（超声波）
-ectasis（希；词尾，亦作-ectasia）扩张，胀大	gastroectasis 胃扩张 aerenterectasia 肠气胀
ecto-（希；复合形）外，外侧，外边	ectoderm 外胚层 ectoparasite 外寄生物
-ectomy（希；重合词尾）切除术	appendectomy 阑尾切除术 lipectomy 脂肪切除术
-edema（希；词尾，oedema 做独立词用）水肿，浮肿，肿胀	encephaledema 脑水肿 myxedema 黏液水肿
ef-（拉；词头，原 ex-在 f 前变成 ef-）向外，出，除去	effluent 流出物；流出的 efferent 传出，输出
electro-（希；复合形）电	electrocardiogram 心电图 electrolysis 电解
em-（希；词头，并见 en-）在内，中	emmenia 月经 emmetropia 屈光正常
-emesia（希；词尾或独立词，亦作-emesis）吐，呕	hematemesis 呕血 helminthemesis 吐虫
-emia（希，拉；重合词尾）血，血症	bacteremia 菌血症 leukemia 白血病
-emphraxis（希；重合词尾）阻塞，梗阻	laryngemphraxis 喉阻塞 phlebemphraxis 静脉梗阻
en-（希；词头，在 b，p，m 前变为 em-）在内，中	enchondroma 内生软骨瘤 enhydrous 含水的
encephalo-（希；复合形）脑	encephaloma 脑瘤；脑膨出 encephalemia 脑充血
endo-（希；重合词头）内，内部；桥（环内桥接，化学用语）	endocarditis 心内膜炎 endocompound 桥环化合物
-ene（法；化学用字）烯	ethylene 乙烯 pentadiene 戊二烯
-ent（法，拉；词尾）……剂；……性；……者	erodent 腐蚀剂 substituent 取代基
entero-（希；复合形）肠	enterovirus 肠病毒 enterotoxemia 肠性毒血症
ento-（希；复合形）内，在……内部	entoderm 内胚层 entozoa 内寄生物
entomo-（希；复合形）昆虫	entomology 昆虫学 entomophagous 食虫性的
eosino-（拉；复合形）曙红，伊红；嗜酸性细胞	eosinophilic 嗜酸性的，嗜曙红的 eosinotactic 趋嗜曙红细胞的
epi-（希；词头）上，表，外，附	epicardium 心外膜 epidermomycosis 表皮霉菌病
epidemio-（希；复合形）流行（病）	epidemiology 流行病学 epidemiologist 流行病学家
epsilon-（希；第五个字母 ε 的读音）艾普西隆，戊	ε-staphylolysin ε－葡萄球菌溶血素 ε-hepatitis 戊型肝炎
erythro-（希；复合形）红；红细胞	erythroderma 红皮病 erythremia 红细胞增多
-escence（法，拉；词尾）过程，状态，变成，情况，性质	adolescence 青年期 convalescence 康复，恢复
-escent（法，拉；词尾）……性的，似……的，微……的	albescent 白色的 alkalescent 微碱性的

续

词 素	词 例
eso-（希；词头）内，在……内	esotropia 内斜视 esogastritis 胃黏膜炎
esophago-（希；复合形）食管	esophagoscope 食管镜 esophagitis 食管炎
esthesio-（希；复合形，亦作 aesthesio-，用于词尾时作-esthesia）感觉，知觉	esthesiometer 触觉测量器 dysesthesia 感觉迟钝
etio-（希；复合形）因，病因；本，初，原（皆化学用字）	etiology 病因学 etioporphyrin 初卟啉
eu-（希；复合形，后接元音时改为 ev-）优，佳，真，良好，正常	eugenics 优生学 eupepsis 消化正常
ex-（拉；词头）出，外，离，去，无	extract 浸膏，提液 excrescence 赘生物，赘疣
exa-（希；度量衡用语，词头符号为"E"）艾（可萨）（$=10^{18}$）	Exakilowatt 艾千瓦 Exakilometer 艾千米
exo-（希；词头）外，在外，外部；环外（化学用语，与 endo-相对）	exogenous 外源的 exocyclic 环外的（有机化学）
extra-（拉；复合形）在……外的；额外	extracellular 细胞外的 extrasystole（心）额外收缩

F 部

词 素	词 例
-facient（拉；词尾）……性的（药），……化的，生，成，发，促进	parturifacient 催产的；催产剂 rubefacient 发红的；发红剂
facio-（拉；复合形）面，颜面	facioplegia 面瘫，面神经麻痹 facioplasty（颜）面成形术
fascio-（拉；复合形）筋膜；绷带	fasciorrhaphy 筋膜缝合术 fasciation 绷扎法，包扎
-fast（安格鲁—撒克逊语，词尾）耐……的，抗……的	uviofast 耐紫外线的 acid-fast 抗酸的
febri-（拉；复合形）热，发热	febricula 轻热 febrifacient 致热的，发热性的
femto-（度量衡用字，符号为"f"）飞（母托）（$=10^{-15}$）	femtogram 飞克 femtomiter 飞米
-ferous（拉；词尾，亦作-iferous）含有……的，产生……的，具有……的	carboniferous 含碳的 sudoriferous 发汗的
ferri-（拉；复合形）铁；正铁，三价铁（化学用语）	ferriferous 产生铁的 ferricyanide 铁氰化物，氰铁酸盐
ferro-（拉；复合形）铁；亚铁，二价铁（化学用语）	ferroalloy 铁合金 ferrocyanide 亚铁氰化物
feti-（拉；复合形，亦作 foeti-）胎，胎儿	fetometry 胎儿测量法 feticulture 妊娠期卫生
fibrino-（拉；复合形）纤维蛋白	fibrinoclase 纤维蛋白溶解酶 fibrinoid 类纤维蛋白
fibro-（拉；复合形）纤维，纤维组织	fibroblast 成纤维细胞 fibrosis 纤维变性，纤维化
filari-（拉；复合形）丝虫	filariasis 丝虫病 filaricida 杀丝虫药
fili-（拉；复合形）丝线；线状物	filiform 线形探条；线形的 filipuncture 线刺法
fistulo-（拉；复合形）瘘，瘘管	fistulectomy 瘘管切除术 uterovesical fistula 子宫膀胱瘘
flavo-（拉；复合形）黄，黄色	flavonoids 黄酮类化合物 flavoprotein 黄素蛋白
flexi-（拉；复合形）屈，曲	fleximeter 关节屈度计 flexor 屈肌
fluoro-（拉；复合形，亦作 fluo-）氟；荧光	fluoresceinuria 荧光素尿 fluorosis（慢性）氟中毒
folliculo-（拉；复合形）卵泡，滤泡；毛囊	folliculosis 滤泡增殖 folliculitis 滤泡炎；毛囊炎
fore-（安格鲁—萨克逊语，词头）前，前面，预，先	forebrain 前脑 forehead 额部
-form（拉；词尾，亦作-iform）……形的，……状的；仿（化学用语）	granuliform 颗粒状的 oviform 卵形的

续

词　素	词　例
fronto-（拉；复合形）额；前面	frontalis 额肌 fronto-occipital 额枕的
fructo-（拉；复合形）果，果实；果糖（化学用语）	fructovegetative 果类植物的 fructosuria 果糖尿症
-fuge（拉；词尾）驱逐，驱……剂，除……剂	vermifuge 驱虫剂 febrifuge 解热剂；解热的
fungi-（拉；复合形）真菌，霉菌	fungicide 杀真菌剂 fungistasis 制霉菌作用
funiculi-（拉；复合形）小索；精索；脐带	funiculopexy 精索固定术 funiculitis 精索炎；脊神经根炎

G　部

词　素	词　例
galacto-（希；复合形）乳	galactocele 乳腺囊肿 galactosuria 半乳糖尿
gameto-（希；复合形）配子	gametocyte 配子体 gametoblast 子孢子
gamma-（希；第三个字母 γ 的读音）伽马，丙，丙种，丙型	gamma-globulin 丙种球蛋白 gamma-roentgen γ-伦琴
gamo-（希；复合形）两性交合，婚配	gamobium 有性世代 gamogenesis 有性生殖
-gamy（希；词尾）两性交合，婚配	monogamy 一夫一妻制 polygamy 一夫多妻制
ganglio-（希；复合形）神经节	ganglioblast 神经节母细胞 ganglioglioma 神经节胶质瘤
gangreno-（希，拉；复合形或独立词）坏疽	gangrenosis 坏疽病 gangrenopsis 走马疳（口腔坏疽）
gastro-（希；复合形）胃；腹侧	gastroptosis 胃下垂 gastratrophy 胃萎缩
gelo-（拉；复合形，亦作 gelato-）胶，凝胶	gelodiagnosis 胶糖诊断法 gelatinase 明胶酶
gemma-（拉；复合形）芽	gemmation 芽生 gemmule 胚芽
-gen（希；词尾）原，剂，素，致……物质，……来源	agglutinogen 凝集原 phlogogen 致炎物质
gene-（希；复合形，亦作 geno-或 genito-）基因，生殖，产生；遗传；生殖器	genotype 基因型 cytogenetics 细胞遗传学
-genesis（希；重合词尾或独立词）生殖，发生，形成；产生……的状态	anthropogenesis 人类起源 hemogenesis 造血作用
-genic（拉；重合词尾）致……性的，产生……的；由……产生的，由……引起的，……原的	cardiogenic 心源性 allergenic 变应原的，变应原性
-genous（希；重合词尾）致……的，生成……的，形成……的，……产生的	saprogenous 致腐败的 urogenous 尿形成的
gero-（希；复合形，亦作 geronto-或 gerato-）老年，老人	geriatrics 老年医学 geroderma 老年状皮肤
-geusia（希；重合词尾，亦作-geusis 或-geustia）味，味觉	ageusia 味觉缺失 allotriogeusia 味觉异常
giga-（希；度量衡用语，词头符号为“G”，旧译为千兆或十亿）吉（咖）（$=10^9$）	gigakilometer 吉千米 gigakilowatt 吉千瓦特
giganto-（希；复合形）巨，巨大	gigantocyte 巨红细胞 gigantism 巨大发育，巨人症
gingivo-（拉；复合形）牙龈	gingivitis 牙龈炎 gingivostomatitis 牙龈口腔炎
glauco-（希；复合形）青，青色；蓝	glaucoma 青光眼 glaucobilin 胆蓝素，胆青素
glio-（希；复合形）胶质，神经胶质	gliosis 神经胶质增生 glioma 神经胶质瘤
globulo-（拉；复合形）球，小球；血细胞	globulin 球蛋白 globulolysis 血细胞溶解
glomerulo-（拉；复合形或独立词，亦作 glomus）球；小球，肾小球；血管球	glomerulonephritis 肾小球肾炎 glomus caroticum 颈动脉球
glosso-（希；复合形）舌	glossoplegia 舌麻痹，舌瘫痪 glossanthrax 舌痈

续

词素	词例
glotto-（希;复合形）声门;舌	glottidospasmus 声门痉挛 glottology 声门学;言语学;舌学
gluco-（希;复合形）甘,甜;糖;葡萄糖	glucoprotein 糖蛋白 glucopyranose 吡喃葡糖
glycero-（拉;化学用语）甘油基,丙三基	glycerose 甘油糖 glyceraldehyde 甘油醛
glyco-（希;复合形）甘,甜,糖	glycogen 糖原 glycoside 糖苷,配糖体
gnatho-（希;复合形）颌;颚	gnathankylosis 颌关节强直 gnathostomiasis 颚口线虫病
-gnosis(希;重合词尾或独立词）认识,感知	acroagnosis 肢感缺失 diagnosis 诊断
-gogue（希;词尾,又见-agogue）促进剂,刺激剂,诱导剂,通引,利导	hydragogue 水泻剂;逐水剂 lymphagogue 催淋巴剂
gonado-（希,拉;复合形）生殖腺,性腺	gonadotropin 促性腺激素 gonadpause 性腺机能停止
gonio-（希;复合形）角	goniometer 角度计;测向器 gonioscope 前房角镜
-gonium（希;重合词尾或独立词）性原细胞,原始细胞	spermatogonium 精原细胞 oogonium 卵原细胞
gono-（希;复合形）种子,精液;生殖	gonopoiesis 精液生成 gonoblast 生殖细胞
gony-（希;复合形）膝,膝部	gonycrotesis 膝外翻 gonyagra 膝关节痛风
-gony（拉;词尾）发生,生殖,起源	gamogony 配子生殖 merogony 卵片发育
gout-（拉;复合形或独立词)痛风	goutiness 痛风素质 gouty 痛风的
-grade（拉;词尾）度,级,步;行	centigrade 百分度; 摄氏温度计 retrograde 逆行性,退行性
-gram（法;度量衡用语,用作词尾时符号为“g”）	kilogram 千克,公斤 microgram 微克
-gram（希;词尾）图,照像图,描记图	electroencephalogram 脑电图 sphygmogram 脉搏描记
granulo-（拉;复合形）颗粒,小粒;颗粒状的	granulocytopoiesis 粒性白细胞生成 granulitis 粟粒性结核
-graph（希;词尾）描记器,……仪(器),摄影机	punctograph 异物定位 X 线照像机 electrocardiograph 心电描记器
-graphy（希;词尾）照像术,描记法,记录法;……论,……学	bronchography 支气管照像术 geography 地理学
gravi-（拉;复合形）重,重的	gravimeter 比重计 gravidism 妊娠现象
gusto-（拉;复合形）味觉	gustometer 味觉计 gustatory 味觉的
gymno-（希;复合形）裸,裸体的	gymnocyte 裸细胞 gymnobacteria 裸菌
gyne-（希;复合形,亦作 gyno-或 gyneco-）女,妇女	gynecology 妇科学 gynogenesis 雌核发育
gyro-（希;复合形）环,旋转;脑回	gyroscope 回旋器 gyrectomy 脑回切除术

H 部

词素	词例
halo-（希、拉;复合形）晕	halometry 眼晕测定法;红细胞衍射晕测定法
halo-（希;复合形）盐,卤素(化学用语）	halophil 嗜盐菌,适盐菌 halogen 卤素,卤
haphe-（希;复合形,亦作 hapho-）触	haphalgesia 触痛 haphephobia 接触恐怖
haplo-（希;复合形）单,单纯	haploid 单倍体 haplodermatitis 单纯皮炎
hapto-（希;复合形,并见 haphe-）触,附着,结合	haptometer 触觉计 haptophore 结合簇
hecto-（希;复合形,用于度量衡词头的符号为“h”）百(= 10^2）	hectare 百公亩(公顷) hectolitre 百升

续

词素	词例
helco-（希；复合形）溃疡	helcosis 溃疡形成 helcoid 似溃疡的，溃疡样的
helico-（希；复合形）螺旋；蜗牛；线圈	helicoid 螺旋形的；蜗状的 helicotrema 蜗孔
helio-（希；复合形）日光，太阳	heliosis 日射病 heliotropism 向日性
helmintho-（希；复合形）蠕虫，肠虫	helminthiasis 蠕虫病，肠虫病 helminthagogue 驱蠕虫药
helo-（希；复合形）甲，爪；钉，钉胼	heloma 鸡眼，钉胼 helotomia 鸡眼切除
hemato-（希；复合形，亦作 hemo-）血液	hematosepsis 败血症 hemoglobin 血红蛋白
hemi-（希；词头）半，偏侧，单侧	hemiplegia 半身不遂，偏瘫 hemicrania 偏头痛
hepatico-（希；复合形）肝管；肝	hepaticostomy 肝管造口术 hepaticolithotomy 肝管切石术
hepato-（希；复合形）肝	heptocirrhosis 肝硬变 hepatosplenomegaly 肝脾肿大
hepta-（希；复合形）七，庚（化学用语）	heptadactylism 七指（趾）症 heptane 庚烷
heredo-（拉；复合形）遗传	heredopathia 遗传病 heredosyphilis 先天性梅毒
hernio-（希；复合形）疝	herniopuncture 疝穿刺术 hernioplasty 疝根治术
hetero-（希；复合形）异，不同，杂	heterotaxis 内脏异位 heterocyclic 杂环的
hexa-（希；复合形）六，己（化学用语）	hexagonal 六角的 hexose 己糖
hidro-（希；复合形，用于词尾时亦作-idrosis）汗，汗腺	hyperhidrosis 多汗症 anhidrosis 无汗症
hippo-（希；复合形）马	hippocampus 海马 hippuric acid 马尿酸
histo-（希；复合形，亦作 histio-）组织	histomorphology 组织形态学 histidine 组氨酸
holo-（希；复合形）全，完全，总	holonarcosis 完全麻醉 holoenzyme 全酶
homalo-（希；复合形）扁平，水平	homalocephalus 扁平头 homalography 平断面解剖术
homeo-（希；复合形，亦作 homoeo-或 homoio-）类似，同等，相同，恒定	homeostasis 等稳性（体内情况稳定） homeopathy 顺势疗法
homo-（希；复合形）同，同一，类似；高，同型（化学用语）	homologue 同系物，同质的 homotype 同型
hormono-（希；复合形）激素，内分泌	hormonotherapy 激素疗法 hormonologia 内分泌学
humero-（拉；复合形）肱骨	humeroartery 肱动脉 humeroscapular 肱骨肩胛骨的
hyalo-（希；复合形）透明，玻璃样	hyaloplasm 透明质，透明浆 hyalitis 玻璃状体炎
hydro-（希；复合形）水；氢，氢化	hydropericardiun 心包积水 hydroquinine 氢化奎宁
hydroxy-（法；复合形）羟基（HO－）	hydroxide 羟化物，氢氧化物 hydroxyamphetamine 羟安非他明
hygro-（希；复合形）潮湿，湿度，水分	hygrometer 湿度计 hygrophyte 湿生植物
hymeno-（希；复合形）膜；处女膜	hymenology 膜学 hymenoctomy 处女膜切开术
hyo-（希；复合形）舌骨；"U"形的	hyoepiglottic 舌骨会厌的 hyomandibular 舌骨下颌的
hyper-（希；词头）上，高，过多，超过，过度，亢进，重；过（化学用语）	hypercalcemia 血钙过多 hyperpituitarism 垂体机能亢进
hypno-（希；复合形）睡眠，催眠	hypnotherapy 催眠疗法 hypnotics 安眠药
hypo-（希；词头）下，低，过少，减少，减退，不足，次（化学用语）	hypoglycemia 低血糖 hypochlorous acid 次亚氯酸
hypso-（希；复合形，亦作 hypsi-）高，高处	hypsonosus 高山病 hypsicephaly 高头畸形
hystero-（希；复合形）子宫；癔病；后，迟	hysterospasm 子宫痉挛 hysteroptosis 子宫下垂

I 部

词　素	词　例
-ia (希,拉;词尾) 病,病症(表示"性质"或"状态"等)	melancholia 忧郁症 pyrexia 发热
-iasis (希;词尾) 病,病症(尤指寄生虫病);行为,过程	ascariasis 蛔虫病 leishmaniasis 利什曼病
-iatrics (希;词尾) 医学;医术,疗法	geriatrics 老年病学 p(a)ediatrics 儿科学(见下四条)
iatro- (希;复合形) 医师;医学,医疗	iatrochemistry 医用化学 iatrophysics 物理疗法
-iatry (希;词尾) 医学,医疗	psychiatry 精神病学 pediatry 儿科学(与前条同)
-ica (拉;词尾,亦作-icus, -icum) ……剂;属于……,有……性质的,引起……的	antipruritica 止痒剂 topica 局部药
ichthyo- (希;复合形) 鱼	ichthyol 鱼石脂(依克度) ichthyosis 鱼鳞癣
-ics (希,拉;词尾) ……学;……剂	statistics 统计学 antihistaminics 抗组织胺药
ictero- (希;复合形) 黄疸	icterohepatitis 黄疸性肝炎 icteroanemia 溶血性黄疸贫血症
-ide (法;词尾) ……化物;……甙	chloride 氯化物 glucoside(葡糖)糖甙,甙,配糖体
ideo- (希;复合形) 意想,思考,观念	ideosynchysis 意想混乱 ideophrenia 观念乖常
idio- (希;复合形) 自发,自生,特异,独有	idiogenesis 自发病 idiosyncrasy 特应性;特异体质
-idrosis (希;词尾,系从 hidro-简化而来)……汗(症)	osmidrosis 臭汗,腋臭 panidrosis 全身出汗
-iferous (拉;重合词尾) 含有……的,产生……的,具有……的	sudroiferous 发汗的 aquiferous 含水的
-igo (拉;词尾,亦作-ago) 病;痛	vertigo 眩晕 lumbago 腰痛
-ile (拉,法;词尾) 有……性能的,关于……的,能做……的,适于……的,易于……的	infantile 婴儿的 senile 老年的,老人的
ileo- (拉;复合形) 回肠	ileocolitis 回肠结肠炎 ileocecostomy 回肠盲肠吻合术
ilio- (拉;复合形) 髂,髂骨	iliometer 髂骨测量器 iliofemoral 髂骨股骨的
immuno- (拉;复合形) 免疫	immunoglobulin 免疫球蛋白 immunotolerance 免疫耐受性
in- (拉;词头, 作否定词在 b,m,p 前变 im-,在 l,r 前变 il-,ir-) 无,不;在里,入内,在上,朝向;再	invertebrate 无脊椎动物 inhalation 吸入法;吸入剂 inostosis 骨质再生
-in (法;词尾) ……素,……质,……精	chromatin 染色质 saccharin 糖精
-ine (拉;词尾) 属于……的, 有……性质; ……素(表示多种衍生物,尤指生物碱等)	medicine 医学 berberine 小檗碱(黄连素)
infra- (拉;词头) 下,下方,下部,低	infraorbital 眶下的 infrared 红外线
inter- (拉;词头) 间,在……中间,相互	intercellular 细胞间的 intervertebral 椎间的
intra- (拉;词头) 内,在……内,内部	intracranial 颅内的 intramuscular 肌肉内的
iodo- (希;复合形) 碘;紫蓝色	iodoform 碘仿 iodopsin 视紫蓝质
-ion (拉;词尾) 行为,过程,结果,状态	contagion 接触传染;接触传染物 solution 溶液
irido- (希;复合形) 虹膜	iridocyclitis 虹膜睫状体炎 iridodiastasis 虹膜分离
ischio- (希;复合形) 坐骨	ischioneuralgia 坐骨神经痛 ischiocele 坐骨孔疝
ischo- (希;复合形) 闭,缺,抑制,郁阻	ischocholia 胆汁闭止 ischemia 局部缺血
-ism (希,拉;词尾) 病,病症(尤指中毒等);性质,情况,行为;学派,学术,论点	arsenism 砷中毒 morphinism 吗啡中毒;吗啡瘾

续

词素	词例
iso-（希；复合形）异，异构（化学）；等，相等，均等，相似；同种，同族	isomerism 同分异构（现象） isoantibody 同族抗体
-ist（希，拉；词尾）人，学家	pathologist 病理学家 anatomist 解剖学家
-ite（希，法；词尾）石，岩；亚……酸盐（或酯）	cyanite 蓝晶石 nitrite 亚硝酸盐
-itis（希；词尾）……炎	cellulitis 蜂窝织炎 papillitis 视神经乳头炎
-ium（希，词尾）多用来构成身体或生物体的部位名称和金属元素等	hypogastrium 腹下部，下腹 calcium 钙
-ive（拉；词尾）能……的，属于……的，具有……性质的，有……倾向的	active 活性的，有活动力的 reflexive 反射的
-ize（希；词尾，亦作-ise；构成抽象名词词尾则为 -ization）	neutralize 中和，使中和 systemize 使系统化

J 部

词素	词例
ject-（拉；复合形，亦作 jact-）投，投影	projectoscop 投影器 injection 注射
jejuno-（希；复合形）空肠	jejunoileitis 空肠回肠炎 jejunorrhaphy 空肠缝术
juxta-（拉；复合形）近，接近	juxtaglomerular 近肾小球的 juxta-articular 近关节的，关节旁的

K 部

词素	词例
kako-（希；复合形，亦作 caco-）恶劣，坏的，不良，有病的	kakogeusia 不良味觉，恶味觉 kakosmia 不良嗅觉，恶臭
karyo-（希；复合形，亦作 caryo-）核，细胞核	karyocyte 有核细胞 karyosome 染色质核仁，核粒
kat-（希；复合形，亦作 cat-或 cata-）下，降，缓，退；反对，相反；完全	katadidymus 下身联胎 katstaltic 抑制的；抑制剂
kerato-（希；复合形，亦作 cerato-）角膜；角质	keratectomy 角膜切除术 keratinous 角蛋白的；角质的
keto-（法；复合形，亦作 keton-）酮，酮基；氧代（O＝）	ketoreductase 酮还原酶 ketonemia 酮血症
kilo-（希；词头，度量衡用语，词头符号为“k”）千（$=10^3$）	kilojoule 千焦耳 kilocalorie 千卡，大卡
kin-（希；复合形，亦作 kine-或 kino-）运动	kinanesthesia 运动觉缺失 kinedensigraphy 运动密度测定法
kinesio-（希；复合形，亦作 kineso- 或 cinesio-）运动	kinesitherapy 运动疗法 kinesophobia 怕动症（运动恐怖）
-kinesis（希；重合词尾，亦作-kinesia 或-cinesis）运动	bradykinesia 运动徐缓 cytokinesis 细胞质变动
koilo-（希；复合形）凹，洼	koilonychia 凹甲，反甲，匙形甲 koilorrhachic 腰椎前突的，凹腰的
krymo-（希；复合形，亦作 kryo-）冷，寒冷	krymotherapy 冷疗法 kryoscopy 冰点测定法
krypto-（希；复合形，亦作 crypto-）隐，隐蔽的；隐窝；秘密的	kryptoxanthin 隐黄素 kryptosterol 隐花植物甾醇
kymo-（希；复合形）波，波动	kymogram 记波图 electrokymography 电记波照像术

L 部

词素	词例
-labe（希；词尾）……质，感……色素	erythrolabe 视红质，感红色素 chlorolabe 视绿质，视绿素

续

词　素	词　例
labio-（拉；复合形）唇，口唇	labiochorea 唇舞病，口吃病 labiodental 唇牙的
labyrintho-（希；复合形）迷路	labyrinthitis 迷路炎 labyrinthotomy 迷路切开术
lacri-（拉；复合形，亦作 lachry-或 lacrimo-）泪	lacrimation 流泪 lacrimonasal 泪囊与鼻的
lacto-（拉；复合形）乳，乳汁	lactation 哺乳，授乳；生乳 lacticemia 乳酸血症
lalo-（希；复合形）言语（不清）	lalopathy 语言障碍 laloplegia 语言中枢麻痹
laparo-（希；复合形）腰部；胁腹，腹；剖腹（术）	laparocele 腹（壁）疝 laparogastrotomy 剖腹胃切开术
laryngo-（希；复合形）喉，喉头	laryngospasm 喉痉挛 laryngoplegia 喉麻痹
-lepsy（希；词尾，亦作-lepsis）发作，发作性	hypnolepsy 发作性睡眠 epilepsy 癫痫
-leptics（希；词尾）……剂，……药	neuroleptics 神经松弛剂 analeptics 苏醒剂，兴奋剂；强壮剂
lepto-（希；复合形）瘦的，细长的，狭的，软的，弱的，薄的，纤小的	leptin 瘦素（一种新发现激素） leptosome 瘦长型者
-let（拉，英；指小词）小……	droplet 小滴 islet 小岛
leuco-（希；复合形，亦作 leuko-）白；白细胞	leucorrhea 白带 leukocytosis 白细胞增多
levo-（拉；复合形，亦作 laevo-）左，向左，在左边；左旋	levocardia 左位心 levodopa 左旋多巴
lieno-（拉；复合形）脾	alienia 无脾 lienectomy 脾切除术
linguo-（拉；复合形）舌；语言	linguotrite 牵舌器 linguatuliasis 舌形虫病
lipo-（希；复合形）脂质，脂肪；肥胖	lipase 脂酶 lipotrophy 脂肪增多
-lite（希；词尾）石，化石	sebolite 皮脂石 dendrolite 化石植物
-liter（法；词尾或独立词，亦作 litre）升	decaliter 十（公）升 nanoliter 纳升
-lith（希；词尾）石，结石	cholelith 胆结石 nephrolith 肾结石
-lithiasis（希；重合词尾）结石病	cholelithiasis 胆石病 cystolithiasis 膀胱结石病
litho-（希；复合形）石，结石	lithogenesis 结石形成 lithometer 结石测定器
logo-（希；复合形）词，言语	logoclonia 痉语症，言语痉挛 logopedia 言语矫正法
-logue（希；词尾）说话，编写	prologue 序言 epilogue 结束语
-logy（希；词尾）……学，……论	microbiology 微生物学 terminology 术语学
loxo-（希；复合形）斜	loxophthalum 斜视，斜眼 loxia 斜颈
lumbo-（拉；复合形）腰，腰部	lumbosacral 腰骶部的 lumbar anesthesia 腰椎麻醉
lute-（拉；复合形，亦作 luteo-）黄，黄色；黄体	liteole 玉米黄素 lutein 黄体素；脂色素
lymphadeno-（希，拉；复合形）淋巴腺，淋巴结	lymphadenocyst 淋巴结囊肿 lymphadenia 淋巴组织增生
lymphangio-（希，拉；复合形）淋巴管	lymphangiectasis 淋巴管扩张 lymphangioma 淋巴管瘤
lympho-（拉；复合形）淋巴	lymphedema 淋巴水肿 lymphocytopenia 淋巴细胞减少
-lysis（希；词尾）溶解；分解；水解；松解（术）	fibrinolysis 纤维蛋白溶解 arthrolysis 关节松解术
lyso-（希；复合形）溶解，溶化	lysogen 溶素原 lysozyme 溶菌酶
-lytic（希；词尾）溶解的，分解的，松解的	proteolytic 分解蛋白的 spasmolytic 解痉的

M 部

词素	词例
macro- (希;复合形) 巨,大;长	macrophage 巨噬细胞 macromolecule 大分子
mal- (拉;复合形) 恶,不良,有错;非,不	malfunction 机能不全,机能障碍 malnutrition 营养不良
-malacia (希;词尾或独立词) 软化, 软化病	cerebromalacia 脑软化 osteomalacia 骨软化
malaco- (希;复合形) 软,软化	malacopathia 软化病 malacoplakia 软化斑
mammilli- (拉;复合形) 乳头	mammillitis 乳头炎 mammilliplasty 乳头成形术
mammo- (拉;复合形) 乳房,乳腺	mammotropin 催乳激素 mammalogy 哺乳动物学
-mania (希;重合词尾) 狂,躁狂;癖;迷	megalomania 夸大狂 dipsomania 间发性酒狂
masto- (希;复合形) 乳腺,乳房;乳突	mastatrophy 乳腺萎缩 mastocarcinoma 乳癌
maxillo- (拉;复合形) 颌,上颌	maxillitis 上颌骨炎 maxillodental 颌牙的
medullo- (拉;复合形) 髓,髓质;骨髓;脊髓	medullocell 髓细胞 medullosis 骨髓细胞增多症
mega- (希;度量衡用语,词头符号为"M") 兆(= 10^6),百万	megahertz 兆赫兹 megacurle 兆居里
megalo-(希;复合形,亦作 mega-) 巨,巨型,大	megalodactylism 巨指(趾) megalocytosis 巨红细胞症
-megaly (希;词尾) 巨大(症)	cephalomegaly 巨头畸形 cardiomegaly 心肥大
melano- (希;复合形) 黑色;黑色素	melanism 黑变病 melanoma 黑色素瘤
melo- (希,拉;复合形) 肢;颊;甜,蜂蜜	melalgia 肢痛症 melibose 蜜二糖
meningo- (希;复合形) 脑膜,脊髓膜,脑脊髓膜;膜	meningococcus 脑膜炎球菌 meningorrhagia 脑脊髓膜出血
meno- (希;复合形) 月经	amenorrhea 闭经 dysmenorrhea 痛经
meso- (希;复合形) 中间(层、位、段、介),正中;系膜;内消旋(化学用语)	mesocephalon 中脑 mesogastrium 胃系膜
meta- (希;词头) 超, 后, 次, 旁, 异; 中期;变换,转变,交替;间位(化学用语)	metabolism (新陈)代谢 metastasis 转移
-meter (法;词尾或独立词,亦作 metre,度量衡用语,词头符号为"m") 米,公尺	meter-pump 测量泵,计数泵 metrology 度量衡学,测量学
-meter (希;词尾) 表,仪,计,量器	optometer 视力计 spirometer 肺活量计
metro- (希;复合形) 子宫	metrorrhagia 子宫出血,血崩症 metrocystosis 子宫囊肿形成
-metry (希;词尾) 测定(法),测量法,定量法;测量学	pelvimetry 骨盆测量法 iodometry 碘定量法
micro- (希;复合形) 微,小,细	microbalance 微量天平 micrococcus 细球菌属
micro- (希;度量衡用语,词头符号为"μ") 微 (= 10^{-6})	microgram 微克 microliter 微升
milli- (拉,法;度量衡用语,词头符号为"m";少用于"千") 毫(= 10^{-3})	milligram 毫克 milliliter 毫升
-mimetic (希;重合词尾,亦作-mimetics)拟……的,与……相似的	psychotomimetic 致幻剂 radiomimetics 放射线样的物质
-mole (拉;度量衡用语,表示物质的量,单位符号为"mol",旧译作克分子) 摩尔	nanomole 纳(诺)摩尔 millimole/liter 毫摩尔/升
monili- (希;复合形,亦作 monile-) 串珠;念珠菌	moniliform 念珠状 moniliasis 念珠菌病
mono- (希;词头) 单,一,独	monomer 单体 mononucleosis 单核白细胞增多
-morph (希;词尾) 形,形态,形状;体型	enantiomorph 对映(结构)体 mesomorph 中胚层体型者

续

词　素	词　例
morpho-（希；复合形）形，形态，体型	morphology 形态学 morphogram 体型描记图
-morphous（希；重合词尾，亦作-morphic）……形（态）的，……型式的	heteromorphous 异形态的 gynecomorphous 具女性特征的
muci-（希；复合形，亦作 muco-）黏液，黏（膜）	mucoprotein 黏蛋白 muciparous 分泌黏液的
multi-（拉；复合形）多，多种，多数	multinuclear 多核的 multipara 经产妇
musculo-（拉；复合形）肌（肉）	musculotonic 肌紧张的 musculophrenic 肌横膈的
-mycetes（希；词尾或独立词）真菌，霉菌	Schizomycetes 裂殖菌纲 Basidiomycetes 担子菌纲
myco-（希；复合形，亦作 myceto-）真菌，霉菌	mycethemia 霉菌血症 mycelium 菌丝体
-mycosis（希；重合词尾）霉菌病	ophthalmomycosis 眼霉菌病 onychomycosis 甲霉菌病（甲癣）
myelo-（希；复合形）髓，脊髓，骨髓	myelocele 脊髓膨出 myelocyte 髓细胞
myo-（希；复合形）肌（肉）	myocarditis 心肌炎 myoclonus 肌阵挛
myria-（希；复合形）一万；无数	myriameter 一万米 Myriapoda 多足纲
myringo-（拉；复合形）鼓膜	myringotomy 鼓膜切开术 myringoplasty 鼓膜成形术
myxo-（希；复合形）黏液	myxoedema 黏液水肿 myxoadenoma 黏液腺瘤

N　部

词　素	词　例
nano-（希；复合形）矮，小	nanosomia 侏儒 nanocephalia 头小（畸形）
nano-（希；度量衡用语，词头符号为“n”，旧译为毫微或纤）纳（诺）（$=10^{-9}$）	nanogram 纳克 nanosecond 纳秒（旧译作毫微秒）
narco-（希；复合形）麻木，昏蒙状；麻醉	narcosis 麻醉法 narcolepsy 发作性睡眠病
naso-（拉；复合形）鼻	nasoscope 鼻镜 nasitis 鼻炎
necro-（希；复合形）死，坏死；尸体	necrectomy 坏死切除术 necropsy 尸体剖检
nemato-（希；复合形）线，线状；线虫	nematoid 线形的；线虫的 nematocide 杀线虫剂
neo-（希；复合形）新（的），近来（的）	neoplasm 新生物，瘤 neomycin 新霉素
nephelo-（希；复合形）翳；浑浊；雾，云	nephelopia 角膜翳性视力障碍 nephelometer 比浊计
nephro-（希；复合形）肾	nephrosclerosis 肾硬变 nephrospasis 悬垂肾
neuro-（希；复合形）神经	neurology 神经病学 neurodermatitis 神经性皮炎
noci-（拉；复合形）损伤，伤害	nociceptor 损伤（痛觉）感受器 nocifensor 伤害防卫系统
nocti-（拉；复合形，亦作 nocto-）夜，黑暗	nocturia 夜尿症 noctambulism 梦行，梦游
nomo-（希；复合形）法规，规则，惯例，规律	nomogenesis 循规进化 autonomous 自律的，自主的
-nomy（希；复合形）学；法；规律性	agronomy 作物学 taxonomy 分类学
non-（拉；词头）无，非，不	non-antigenic 无抗原性的 non-electrolyte 非电解质
nona-（拉；复合形，亦作 non-）九；壬（化学用语）	nonamer 九聚体 nonose 壬糖
nor-（拉；词头）去甲（基），降；正，正链（皆化学用语）	noradrenaline 去甲肾上腺素 norleucine 正亮氨酸

续

词素	词例
normo-（拉;复合形）正,正常,通常,标准	normocyte 正常红细胞 normergy 正常反应
noso-（希;复合形）病,疾病	nosology 疾病分类学 nosogenesis 发病原理
noto-（希;复合形）背,脊	notomyelitis 脊髓炎 notochord 脊索
nucleo-（拉;复合形）核	nucleoprotein 核蛋白 nucleoside 核苷
nulli-（拉;复合形）未,无,缺,裸	nullipara 未产妇 nullisomic 缺对染色体的
nutri-（拉;复合形）营养	nutriology 营养学 nutrilite 微量营养素
nycti-（希;复合形,亦作 nycto-）夜,黑暗	nyctalopia 夜盲症 nyctophobia 黑夜恐怖
nympho-（希;复合形）小阴唇;稚虫	nymphoncus 小阴唇肿 nymphal 稚虫的,若虫的

O 部

词素	词例
ob-（拉;词头,在 c,f,g,p 前分别变成 oc-,of-,og-,op-)对抗;颠倒;在前;朝向;接近	obovate 倒卵形的 objectglass 接物镜
occipito-（拉;复合形）枕骨;枕部	occipitotemporal 枕颞的 occipitoanterior 枕前位(胎位)
ochro-（希;复合形）黄色,苍黄	ochronosis 褐黄病 ochriasis 面色苍黄
octa-（拉;复合形,亦作 octo-）八;辛(化学用语)	octipara 八次经产妇 octane 辛烷
oculo-（拉;复合形）眼	oculist 眼科医师 oculomycosis 眼霉菌病
-ode（希;词尾）道,(电)极;	anode 阳极 cathode 阴极
-ode（希;词尾）似……的形状,具有……性质	cestode 绦虫 nematode 线虫
odonto-（希;复合形, 词尾时用-odontia)牙,齿	odontohyperesthesia 牙质敏感 orthodontia 齿整形术
-odynia（希;重合词尾）痛(症)	thoracodynia 胸痛 proctodynia 肛痛
-oid（希;词尾）类……物,具有……形状(物)	acidoid 酸性物质,类酸的 sigmoid 乙状的,S 状的
-ol（法;词尾）醇,酚	ethanol 乙醇 thymol 麝香草酚
oleo-（拉;复合形,亦作 ole-; 词尾时偶作-ol）油	oleoarthrosis 关节注油疗法 oleovitamin 维生素油剂
oligo-（希;复合形）寡,低,少,缺少	oligosialia 唾液分泌减少 oligophrenia 智力发育不全
-oma（希;词尾）瘤,肿物,新生物	osteochondroma 骨软骨瘤 hepatoma 肝癌
omega-（希;第二十四个字母 ω 的读音)奥墨伽	omega-oxidation theory 末位氧化学说,ω-氧化学说
omphalo-（希;复合形）脐,脐带	omphalitis 脐炎 omphaloma 脐瘤
-on（希;词尾）小……,粒子,量子,分子,……子(或素)	photon 光量子,光子 interferon 干扰素
onco-（希;复合形,亦作 oncho-）肿瘤,肿物,肿块	oncology 肿瘤学 onchocyte 瘤细胞
onycho-（希;复合形）甲,指甲,爪	onychomycosis 甲癣 onychocryptosis 嵌甲
oo-（希;复合形）卵,蛋	oocyte 卵母细胞 ookinesis 卵核分裂
oophoro-（希;复合形）卵巢	oophorocystosis 卵巢囊肿形成 oophorectomize 卵巢切除
ophry-（希;复合形）眉	ophryosis 眉痉挛 ophryon 眉间中点,印堂

续

词　　素	词　　例
ophthalmo-（希；复合形）眼	ophthalmocele 眼球突出 ophthalmorrhexis 眼球破裂
-opia（希；重合词尾）眼，视力（的某种状态）	amblyopia 弱视 presbyopia 老视眼
-opsia（希；重合词尾，亦作-opsy）视力；观看，外观	cyanopsia 青视症，蓝视症 biopsy 活组织检查
opto-（希；复合形）视，视力；眼	optometry 视力测定法，验光法 optogram 视网膜像
-or（拉；词尾）……者，……物，……器；……部分；状态，性质，情况；比较	plexor 叩诊锤 tremor 震颤，发抖
orbito-（拉；复合形）眼眶	orbitotomy 眶切除术 orbitonometry 眶压测量法
orchido-（希；复合形，亦作 orchio-或 orcheo-）睾丸	orchidalgia 睾丸痛 orchidopexy 睾丸固定术
organo-（希；复合形）器官；有机（的）	organotherapy 器官疗法 organism 有机体，生物体
oro-（希，拉；复合形）血清，乳清；口，口腔	orodiagnosis 血清诊断学 oropharynx 口咽
ortho-（希；复合形）直的，直立的；正的，正常的；矫正；	ortholiposis 血脂正常 orthomorphia 矫形术
ortho-（法；词头）邻（位），正，原（化学用语）	orthophenolase 邻酚酶 orthoacid 正酸，原酸
oscheo-（希；复合形）阴囊	oscheopuncture 阴囊穿刺术 oscheoplasty 阴囊成形术
oscillo-（拉；复合形）振动，摆动	oscillopia 振动幻觉，摆动幻觉 oscillograph 示波器
-ose（拉；词尾）充满……的，多……的，有……性质的	adipose 脂肪性 papillose 很多小突起的
-ose（法；词尾）……糖；……脲	fructose 果糖，左旋糖 fibrinose 纤维蛋白脲
-osis（希；词尾）病，症；过程，状态；异常（增多）	amaurosis 黑朦 leucocytosis 白细胞增多
osteo-（希；复合形）骨	osteomalacia 骨软化 osteoblast 成骨细胞
oto-（希；复合形）耳	otology 耳科学 otorrhea 耳溢
oulo-（希；复合形，并见-ulo）龈；瘢痕，疤痕	oulorrhagia 齿龈出血 oulectomy 疤痕切除术
ovario-（拉；复合形）卵巢	ovariorrhexis 卵巢破裂 ovaritis 卵巢炎
ovi-（拉；复合形，亦作 ovo-）卵，蛋	ovigenesis 卵子发生 oviduct 输卵管
oxi-（希；复合形，亦作 oxo-或 oxy-）氧；酸	oxide 氧化物 oxyosis 酸中毒
oxy-（希；复合形，并见上条）锐敏，尖锐，急速	oxyesthesia 感觉锐敏 oxytocia 急速分娩
oxyuri-（希；复合形）蛲虫	oxyuriasis 蛲虫病 oxyurifuge 驱蛲虫药
ozo-（希；复合形）臭	ozostomia 口臭症 ozena 臭鼻症

P　部

词　　素	词　　例
pachy-（希；复合形）厚，硬，粗	pachyblepharosis 睑缘肥厚症 pachypleuritis 肥厚性胸膜炎
palato-（拉；复合形）腭	palatoplegia 腭瘫 palatoplasty 腭成形术
pan-（希；复合形，在 b，p 前变为 pam-）全，完全，全部，总，泛，多	panangitis 血管全层炎 panimmunity 多种免疫
pancreato-（希；复合形）胰（腺）	pancreatemphraxis 胰管阻塞 pancreatin 胰酶（制剂）
panto-（希；复合形）全，全部，完全，泛	pantalgia 全身痛 pantatrophia 全身营养不良

续

词　素	词　例
papillo-（拉；复合形）乳头状；视神经乳头	papillocarcinoma 乳头状癌 papillitis 视神经乳头炎
para-（希；词头，亦作 par-）旁，侧，副，周围；异常，倒错，混乱，相反；下肢	paraesthesia 感觉异常 parosmia 嗅觉倒错
para-（法；词头）对（位），仲，副（化学用语）	parathiazine 对（位）噻嗪 paracasein 副酪蛋白
-para（拉；词尾）产妇	nullipara 未产妇 primipara 初产妇
parasito-（希；复合形）寄生物，寄生虫	parasitology 寄生虫学 parasitifer 宿主
parotido-（希；复合形）腮腺，唾液腺	parotidosclerosis 腮腺硬化 parotiditis 腮腺炎
-parous（拉；词尾）生，产生，生产的	mucoparous 产生黏液的 oviparous 卵生的
patello-（拉；复合形）髌骨	patellopexy 髌骨固定术 patelliform 髌骨状的
-path（希；词尾）患者，病人	cardiopath 心脏病病人 neuropath 神经病患者
patho-（希；复合形）病	pathogen 病原体 pathography 病情记录
-pathy（希；词尾）病；疗法	dermatopathy 皮肤病 homeopathy 顺势疗法
pecto-（拉；复合形，亦作 pectoro-）胸	pectoralgia 胸痛 pectoralis 胸肌
pedia-（希，拉；复合形，亦作 pedo- 或 paedo-）小儿，儿童	pediatrics 儿科学 pediatrician 儿科医师
-ped（拉；词尾，亦作-pede）足	biped 两足的，两足动物 multiped 多足的，多足动物
pellagro-（意；复合形）糙皮病，陪拉格	pellagrology 糙皮病学 pellagroid 类糙皮病
pelvo-（拉；复合形，亦作 pelvio-）肾盂；骨盆	pelviostomy 肾盂造口术 pelvimetry 骨盆测量法
pelyco-（希；复合形）骨盆	pelycochirometresis 骨盆指量法 pelycogram 骨盆 X 线照片
-penia（希；重合词尾）减少，缺乏，不足	leucopenia 白细胞减少 thrombopenia 血小板减少（症）
penta-（希；复合形，亦作 pent-）五；戊（化学用语）	pentaploid 五倍体 pentosuria 戊糖尿
per-（拉；词头）经，穿，通过，非常，完全，关于；每	percutaneous 经皮肤的 percentage 百分率
per-（法；词头）过，高，全（化学用语）	peroxide 过氧化物 periodate 高碘酸盐
peri-（希；词头）周围，包围，邻近	periarticular 关节周围的 pericarditis 心包炎
peritoneo-（希，拉；复合形，亦作 peritono-）腹膜	peritoneoscope 腹膜镜 peritonitis 腹膜炎
peta-（希；度量衡用语，词头符号为“P”，旧译为千垓）拍（它）（ $=10^{15}$ ）	petakilimeter 拍千米 petakilivolt 拍千伏
-pexy（希；词尾）固定（术）	enteropexy 肠固定术 oophoropexy 卵巢固定术
phaco-（希；复合形）晶状体；透镜	phacomalacia 晶状体软化 phacoanaphylaxis 晶状体过敏
-phage（希；词尾）（吞）噬，食	bacteriophage 噬菌体 xylophage 食木虻属
-phagia（希；词尾，亦作-phagy）食，吞噬；食异物癖	aerophagia 吞气症 trichophagia 食毛癖
phago-（希；复合形）吞噬，食	phagocyte 吞噬细胞 phagophobia 恐食症
-phagous（希；重合词尾）食……的，吞噬……的	sarcophagous 食肉的 saprophagous 食腐物的
phalango-（希；复合形）指（趾）节骨	phalangitis 指（趾）骨炎 phalangectomy 指（趾）骨切除术
pharmaco-（希；复合形）药；药理	pharmacodynamics 药力（效）学 pharmacognocy 生药学
pharyngo-（希；复合形）咽	pharyngomycosis 咽霉菌病 nasopharyngeal 鼻咽的
-phase（希；词尾）期，相，阶段	prophase（有丝分裂的）前期 telophase（有丝分裂的）末期

续

词　素	词　例
-phasia（希；词尾，亦作-phasy）言语，语症	aphasia 失语症 bradyphasia 言语徐缓
pheno-（希；复合形）表（现），显；苯基（化学用语）	phenotype 表现型 phenethyl 苯乙基
-philia（希；重合词尾，亦作-phile）亲……，嗜……；……素质	hydrophilia 亲水性 argyrophile 嗜银性
phlebo-（希；复合形）静脉	phleborrhexis 静脉破裂 phlebarteriectasia 动静脉扩张
phlogo-（希；复合形）炎（症）	phlogogen 致炎物质 antiphlogistics 消炎剂；消炎的
phlycteno-（希；复合形）小疱，水疱	phlyctenosis 水疱病 phlyctenotherapy 水疱浆疗法
-phobe（希；词尾）恐怖的，恐怖者；嫌……的，不喜欢……的	chromophobe 嫌染色性的 hydrophobe 疏水性的
-phobia（希；词尾）恐怖（症）；不喜欢性	algophobia 疼痛恐怖 rhypophobia 不洁恐怖
-phonia（希；词尾）音（症）；……音	dysphonia 发音困难 rhinophonia 鼻音
phono-（希；复合形）音，声	phonology 语音学 phonocardiogram 心音图
-phore（希；词尾）载体，携带者，载运物；导管	zymophore 酶决定簇 pharmacophore 药效基因
-phoresis（希；重合词尾）传递，传导，移动	electrophoresis 电泳 iontophoresis 离子透入疗法
-phoria（希；重合词尾）隐斜视	exophoria 外转隐斜视 esophoria 内转隐斜视
phoro-（希；复合形）搬运，携带，负载；隐斜视	phorology 带菌（者）学 phoroblast（成）纤维细胞
phospho-（希，拉；化学用语，亦作 phosphoro-）磷，磷酸，磷酰	phospholipase 磷脂酶 phosphocholine 磷酸胆碱
photo-（希；复合形）光；照像	photoelectrometer 光电比色计 photomicroscope 显微照像器
phreno-（希；复合形，作词尾时用-phrenia）精神，意志；膈	phrenasthenia 精神衰弱 schizophrenia 精神分裂症
-phylaxis（希；重合词尾）保护，防御，预防	psychophylaxis 精神病预防法 anaphylaxis 过敏性
phyllo-（希；复合形）叶	phyllode 叶状的 phyllotaxis 叶序
phymato-（希；复合形，作词尾时用-phyma）瘤，肿块	phymatoid 类瘤的 encephalophyma 脑瘤
physico-（希；复合形）物理	physicochemistry 物理化学 physicotherapy 物理疗法
physio-（希；复合形）生理；自然；物理	physiology 生理学 physiolysis（组织的）自然崩解
physo-（希；复合形）气，空气	physocele 气瘤；疝气囊 physometra 子宫积气
-phyte（希；词尾）植物；菌	hydrophyte 水生植物 saprophyte 腐生植物
phyto-（希；复合形）植物	phytochemistry 植物化学 phytogeography 植物地理学
pico-（西班牙语，度量衡用词，词头符号为"p"，旧译为微微或沙）皮（可）（$=10^{-12}$）	picocurle 皮居里 picojoule 皮焦耳
picro-（希；复合形）苦	picrogeusia 口苦 picrotoxin 苦味毒（印防己毒素）
piezo-（希；复合形）压（力）	piezometer 压觉计 piezochemistry 高压化学
pilo-（希；复合形）毛，发	pilology 毛发学 pilosis 多毛症
pipero-（拉；复合形）胡椒	piperism 胡椒中毒 piperine 胡椒（生物）碱
plagio-（希；复合形）斜	plagiocephalia 斜头畸形 plagiophototropism 倾斜趋光性
plano-（拉；复合形）扁平，平面；游走（的）	planocellular 扁平细胞（构成）的 planocyte 游走细胞
-plasia（希；重合词尾）形成，发育，生长	dysplasia 发育异常 cytometaplasia 细胞变异
-plasm（希；词尾）原生质，原浆；形成物	nucleoplasm 核质，核浆 endoplasm 内质，内胞浆

续

词　素	词　例
-plast（希；词尾）……细胞；形成体，小体	bioplast 初粒，原生质体 chloroplast 叶绿(小)体
-plastic（希；重合词尾）成形的；成形术的	amyloplastic 制造淀粉的 rhinoplastic 鼻成形术的
-plasty（希；重合词尾）成形术，整形术，移植术；形成	cheiloplasty 唇成形术 homoplasty 同种移植术
-plegia（希；重合词尾）麻痹，瘫痪；发作	paraplegia 下身麻痹，截瘫 thermoplegia 中暑，热射病
pleo-（希；词头，亦作 pleio-）多，过多，增多	pleomastia 多乳房 pleomorphism 多形性
pleuro-（希；复合形）胸膜，肋膜	pleuritis 胸膜炎 pleurocentesis 胸膜穿刺术
-ploid（希；重合词尾）……倍体，……倍的	diploid 二倍体；二倍的 polyploid 多倍体；多倍的
pluri-（拉；复合形）多，数种，数个	pluripara 多产妇 pluricellular 多细胞的
-pnea（希；词尾）呼吸(的某种状态)	orthopnea 端坐呼吸 tachypnea 呼吸促迫
pneo-（希；复合形，亦作 pneio-）呼吸	pneometer 呼吸计 pneograph 呼吸描记器
pneumato-（希；复合形）呼吸；空气，气	pneumatometry 呼吸量测定法 pneumatotherapy 气体疗法
pneumo-（希；复合形）肺；呼吸；空气，气	pneumococcus 肺炎双球菌 pneumothorax 气胸
pneumono-（希；复合形）肺	pneumonectasia 肺气肿 pneumonedema 肺水肿
-pod（希；词尾，亦作-poda）足	pseudopod 伪足 arthropod 节肢动物
podo-（希；复合形）足，脚	podogram 足纹，足印 chiropodist 手足医
-poiesis（希；重合词尾）生成，产生，形成	leucopoiesis 白细胞生成 granulocytopoiesis 粒细胞生成
-poietic（希；重合词尾）生成的，形成的，产生的	hematopoietic 造血的，血生成的 galactopoietic 生乳的，催乳剂
poikilo-（希；复合形，亦作 poecilo-）异形，变化，不规则	poikiloderma 皮肤异色病 poikilocyte 异形红细胞
polari-（拉；复合形，亦作 polaro-）极，电极	polarography 极谱分析 polarimicroscipe 偏振显微镜
polio-（希；复合形）灰；灰质	trichopoliosis 灰发病 poliomyelitis 脊髓灰质炎
pollaki-（希；复合形）频……，频繁	pollakiuria 频尿 pollakidipsia 频渴
poly-（希；词头）多(种)，多数；聚(合物的)，多(聚的)	polyuria 多尿症 polycholia 胆汁过多
post-（拉；词头）后，在后	postpartum 产后 postoperative 手术后的
postero-（拉；复合形）在后，后部，背后	dorso-posterior 背后位的(胎儿) anteroposterior 前后的
pre-（拉；词头）前，在前，先，预先	preoperative 手术前的 presclerosis（动脉的)前期硬化
presby-（希；复合形）老，老年	presbyacusia 老年性耳聋 presbyopia 老视眼
pro-（希；词头）前，初，先，早；原，前(化学用语)	prognosis 预后 prothrombin 凝血酶原
procto-（希；复合形）肛门；直肠	proctatresia 肛门闭锁 proctoscopy 直肠镜检法
proio-（希；复合形）过早	proiosystole 心过早收缩 proiomenorrhea 行经过早
prosopo-（希；复合形）(颜)面	prosopalgia 面神经痛 prosopodiplegia 两侧面神经麻痹
prostato-（希；复合形）前列腺	prostatauxe 前列腺肥大 prostatectomy 前列腺切除术
proteo-（希，德；复合形，亦作 protido-）蛋白(质)	proteometabolism 蛋白代谢 proteolysis 蛋白水解作用
proto-（希；复合形）原，原始，第一，(最)初	protogene 原基因 protozoa 原生动物
psammo-（希；复合形）沙，沙状(物)	psammoma 沙样瘤 psammotherapy 沙浴疗法

续

词素	词例
pseudo-（希；复合形）伪，假，拟	pseudocyst 假性囊肿 pseudocyesis 假孕
-psin（希，德；词尾）（消化）酶	amylopsin 胰淀粉酶 erepsin 肠肽酶
psycho-（希；复合形）精神；心理	psychiatry 精神病学 psychology 心理学
psychro-（希；复合形）冷	psychroesthesia 冷觉，寒冷感 psychrolugia 冷水浴
-ptosis（希；词尾或单词）下垂	blepharoptosis 眼睑下垂 hysteroptosis 子宫下垂
ptyalo-（希；复合形）涎，唾液	ptyalorrhea 流涎 ptyalin 唾液淀粉酶
-ptysis（希；词尾）咯，咳	pyoptysis 咯脓，咳脓 hemoptysis 咯血，咳血
pubo-（拉；复合形）耻骨；阴毛，阴阜	pubofemoral 耻骨股骨的 puboprostatic 耻骨前列腺
pulmo-（拉；复合形，pulmono-）肺	pulmometry 肺容量测定法 pulmonitis 肺炎
pycno-（希；复合形，亦作 pykno-）浓缩；致密；频繁；厚	pycnolepsy 频发性小癫痫 pyknometer 比重计
pyelo-（希；复合形）肾盂	pyelogram 肾盂 X 线照片 pyelitis 肾盂炎
pyle-（希；复合形）门静脉（或其他管口）	pylephlebectosis 门静脉扩张 pylethrombosis 门脉血栓形成
pyloro-（希；复合形）幽门	pylorospasm 幽门痉挛 pylorostenosis 幽门狭窄
pyo-（希；复合形）脓，化脓	pyorrhea 脓溢 pyosis 化脓
pyro-（希；复合形，亦作 pyr-或 pyre-）热，高温；焦（化学用语）	pyrexia 发热 antipyretic 解热剂；退热的

Q 部

词素	词例
quadri-（拉；复合形）四，四倍	quadriceps 四头肌 quadriplegia 四肢麻痹
quanti-（拉；复合形）量	quantimeter X 线量计 quantitate 定量
quarti-（拉；复合形）四，第四	quartipara 四产妇 quartile 四分值，四分线
quasi-（拉；词头）准，拟，似，半，几乎	quasi-crystalline 准结晶性 quasi-cholera 拟霍乱
quarter-（拉；复合形）四，季（化学用语）	quaternary 四元的，四价的，季的 quaternization 季铵反应
quino-（拉；复合形）奎（宁），喹（啉）	quininism 奎宁中毒 quinoline 喹啉，氮杂萘
quinque-（拉；复合形）五	quinquevalent 五价的 quinquepartit 由五部分组成的，分为五部分的

R 部

词素	词例
rachio-（希；复合形）脊椎，脊柱，脊髓	rachischisis 脊柱裂 rachitis 佝偻病
radico-（拉；复合形，亦作 radiculo-）根；神经根	radiculalgia 神经根痛 radiciform 根形的
radio-（拉；复合形）放射，辐射，射线；无线电；桡骨	radiology 放射学 radiocarbon 放射性碳
re-（拉；词头）再，又，重新，反，回	resorb 再吸收 regression 退化，退行
recto-（拉；复合形）直肠	rectitis 直肠炎 rectectomy 直肠切除术

续

词　素	词　例
reni-（拉;复合形,亦作 reno-）肾	renopathy 肾病 reniform 肾形
reticulo-（拉;复合形）网织,网状	reticuloblast 网织母细胞 reticulosarcoma 网状细胞肉瘤
retino-（拉;复合形）网膜,视网膜	retinitis 视网膜炎 retinodialysis 视网膜分离
retro-（拉;复合形）向后,在后,返回,逆	retroflexion 后屈 retroaction 逆作用,反作用
rhabdo-（希;复合形）杆状;横纹	rhabdocyte 杆状核白细胞 rhabdomyoma 横纹肌瘤
rhachi-（希;复合形,又作 rachio-）脊椎,脊柱,脊髓	rhachiocampsis 脊柱弯曲 rhachiodynia 脊柱痛
rhino-（希;复合形）鼻	rhinorrhea 鼻漏,鼻溢液 rhinodacryolith 鼻泪管结石
rhizo-（希;复合形）根,根茎	rhizotomy 脊神经根切断术 rhizoarthrosis 拇指基节关节炎
rhodo-（希;复合形）红,紫红,玫瑰色	rhodophycea 红藻 rhodoporphyrin 玫红卟啉
rhombo-（希;复合形）菱形	rhombocoele（脊髓的）菱形腔 rhombencephalon 菱脑
rhythmo-（希;复合形）节律	rhythmophone 心搏扩音器 arrhythmia 心律不齐
ribo-（希,法;复合形）核糖	riboside 核糖苷 ribonuclease 核糖核酸酶
roentgeno-（德;复合形）X 线,伦琴射线	roentgenology X 线学,放射学 roentgenogram X 线照片
-rrhagia（希;词尾,亦作-rrhage）出血,流血;溢流	gastrorrhagia 胃出血 blennorrhagia 脓性黏液溢
-rrhaphy（希;词尾）缝合,缝合术	herniorrhaphy 疝缝术 angiorrhaphy 血管缝合术
-rrhea（希;词尾）流出,溢出	spermatorrhea 精溢 diarrhea 腹泻
-rrhexis（希;词尾）裂,破裂	angiorrhexis 血管破裂 hysterorrhexis 子宫破裂

S　部

词　素	词　例
saccharo-（希,拉;复合形）糖	saccharuria 糖尿 saccharocoria 厌糖(现象)
sacro-（拉;复合形）骶骨	sacrodynia 骶骨痛 sacrococcyx 骶尾骨
salpingo-（希;复合形）管,输卵管;咽鼓管	salpingocyesis 输卵管妊娠 salpingoscope 咽鼓管镜
sangui-（拉;复合形）血	consanguinity 血缘,血亲 sanguifacient 造血
sapo-（拉;复合形, 亦作 saponi-）皂	saponin 皂角素 saponification 皂化
sapro-（希;复合形）腐,腐败,腐烂(物)	saprophagous 腐食的 saprozoa 腐生动物
sarco-（希;复合形）肉,肌	sarcoid 类肉瘤 sarcostyle 肌原纤维
scaleno-（希;复合形）不规则;斜角肌	scalenohedron 偏三角面体 scalenotomy 斜角肌切开术
scapulo-（拉;复合形）肩胛,肩胛骨	scapulopexy 肩胛固定术 scapuloclavicular 肩胛锁骨的
scato-（希;复合形）粪	scatology 粪便学 scatophagy 食粪癖
-schisis（希;词尾）裂;分开	palatoschisis 腭裂 thoracoschisis 胸裂
schisto-（希;复合形）裂,分裂	schistoglossia 舌裂 schistosomiasis 裂体吸虫病
schizo-（希;复合形）裂,分裂	schizoblepharia 眼睑裂 schizocyte 裂细胞(红细胞碎片)

续

词　素	词　例
scillo-（拉；复合形）海葱	scillotoxin 海葱毒素 scillism 海葱中毒症
scirrho-（希；复合形）硬，硬癌	scirrhosarca 硬皮病 scirrhoma 硬癌
sclero-（希；复合形，亦作 sklero-）巩膜；硬，硬化	scleroiritis 巩膜虹膜炎 sclerometer 硬度计
scolio-（希；复合形）弯曲；（脊柱）侧凸	scoliokyphosis 脊柱后侧凸 scoliosis 脊柱侧凸
-scope（希；词尾）……镜，观测仪，显示器	otoscope 耳镜 stethoscope 听诊器
-scopy（希；词尾）观察，检查（法）	celioscopy 腹腔镜检查法 proctoscopy 直肠镜检查法
scoto-（希；复合形，亦作 skoto-）黑，黑暗，暗处	scototherapy 蔽光疗法 scotophilia 黑暗癖
scrofulo-（拉；复合形）瘰疬，淋巴结结核	scrofulosis 瘰疬素质，腺病素质 scrofuloderma 皮肤结核
sebo-（拉；复合形）皮脂	sebocystoma 皮脂腺囊瘤 seborrhea 皮脂溢
seleno-（希；复合形）月，月光；硒，硒基（化学用语）	selenoplegia 月光病 selenosis 硒中毒
semeio-（希；复合形）症状；信息，符号	semeiology 症状学；符号学 semeiochemical 化学信息的
semi-（拉；词头）半，部分（地）	semicoma 半昏迷 semiparasite 半寄生物
septi-（拉；复合形，亦作 septu-）七，第七	septivalent 七价的 septuploid 七倍体
septico-（希；复合形，亦作 septo-或 sepso-）腐，败	septicine 腐鱼尸碱 septicemia 败血病
sero-（拉；复合形）血清，浆（液）	serology 血清学 serosynovitis 浆液性滑膜炎
sesqui-（拉；复合形）倍半，一个半（化学用语）	sesquiterpene 倍半萜 sesquioxide 倍半氧化物
sialo-（希；复合形）涎，唾液	sialostenosis 涎管狭窄 sialemesia 吐涎症
sidero-（希；复合形）铁	sideropenia 铁质缺乏 siderosis 铁质沉着病
sigma-（希；第十八个字母 σ 的发音）西格马	sigmasism or sigmatism S 发音困难；滥用 S 音
sigmoido-（希；复合形，并参见-oid 与 sigma）乙状结肠	sigmoidoscope 乙状结肠镜 sigmoiditis 乙状结肠炎
silico-（拉；复合形）硅，矽	silicosis 矽肺，石末沉着病 silicatosis 硅酸盐沉着病
sinistro-（拉；复合形）左，左侧	sinistrocardia 左位心 sinistrocerebral 左脑的
sinuso-（拉；复合形，亦作 sino-或 sinu-）窦；副鼻窦；静脉窦	sinosoid 窦状隙 sinograpy 副鼻窦照像术
sito-（希；复合形，亦作 sitio-）食物，饮食，营养，谷	sitology 营养学 sitotherapy 饮食疗法
skato-（希；复合形，亦作 scato-）粪	skatologic 粪便（学）的 skatole 粪臭素（甲基吲哚）
skia-（希；复合形）影像，X 线	skiagram X 线片 skiatherapy X 线疗法
somato-（希；复合形，亦作 somo-）体，身体	psychosomattc 心身的 somatotomy 躯体解剖
-some（希；词尾）体，小体；充满……的，产生……的，易于……的；……人一组	chondrosome 线粒体 microsome 微粒体
somni-（拉；复合形，亦作 somno-）睡眠	somnolence 嗜眠 somniloquy 梦语
-spasm（希，拉；词尾或独立词）痉挛	angiospasm 血管痉挛 bronchospasm 支气管痉挛
spasmo-（希；复合形）痉挛	spasmophilia 痉挛素质 spasmolysis 解痉法
spectro-（拉；复合形）光谱	spectromicroscope 分光显微镜 spectrogram 光谱图
spermato-（希；复合形，亦作 spermo-或 spermi-）精子，精液；种子	spermatoblast 精子细胞 spermiovum 受精卵
spheno-（希；复合形）楔（状）；蝶骨	sphenocephaly 楔形头 spheno-occipital 蝶一枕骨的

续

词　　素	词　　例
sphero-（希；复合形，亦作 sphaero-）球状，球体	spherobacteria 球菌 spheroule 小球
sphygmo-（希；复合形）脉搏	sphygmogram 脉搏描记图 sphygmomanometer 血压计
spiro-（拉；复合形）螺旋（形）；呼吸	spirochaetosis 螺旋体病 spirophore 人工呼吸器
spleno-（希；复合形）脾	splenatrophy 脾萎缩 splenorrhagia 脾出血
spondylo-（希；复合形）脊椎，脊柱	spondylopathy 脊椎病 spondylolysis 脊椎骨脱离
spongio-（拉；复合形）海绵；胶质	spongiosis（表皮的）海绵层水肿 spongioblast 成胶质细胞
sporo-（希；复合形）孢子，种子	sporogenesis 孢子发生 sporozoon 孢子虫
staphylo-（希；复合形）葡萄状；葡萄球菌；悬壅垂	staphylococcemia 葡糖球菌菌血症 staphyloptosis 悬雍垂下垂
-stasis（希；词尾或独立词）停滞，郁积，抑制	cholestasis 胆汁郁积 bacteriostasis 制菌作用
-static（希；词尾）静止的，不动的，制止的；止……剂，抑……剂	cancerostatic 制癌的 hemostatic 止血剂
-staxis（希；词尾）出血，溢血，渗血	bronchostaxis 支气管出血 enterostaxis 肠渗血
stearo-（希；复合形）脂，脂肪，硬脂	stearol 油脂剂 stearrhea 脂肪痢；皮脂溢
steato-（希；复合形）脂肪	steatolysis 脂肪分解 steatoma 脂瘤，粉瘤
steno-（希；复合形）狭窄，狭小	stenothorax 胸廓狭窄 stenocoriasis 瞳孔狭小
-stenosis（希；词尾或独立词）狭窄，狭小；（转意为）收缩	esophagostensis 食道狭窄 dermostensis 皮肤收缩
sterco-（拉；复合形）粪	stercobilin 粪胆色素 stercoroma 粪结
stereo-（希；复合形）固体，实体，立体	stereochemistry 立体化学 stereotropism 向实体性
sterili-（拉；复合形）灭菌；不育	sterilizer 灭菌器，消毒器 sterilitas 不育，不孕
sterno-（希；复合形）胸骨	sternalgia 胸骨痛 sternocostal 胸肋骨的
stetho-（希；复合形）胸，胸部	stethospasm 胸肌痉挛 stethocatharsis 咳出
stheno-（希；复合形）力量，强壮	amyasthenia 肌无力症 asthenospermia 精子活力不足
stigmato-（希；复合形）斑，点	stigmatosis 溃斑，烂斑 stigmal 眼点的，小斑的，柱头的
stomato-（希；复合形）口，口腔	stomatology 口腔学 stomatodysodia 口臭
-stomy（希；词尾）造口术，造瘘术；吻合术	colostomy 结肠造口术 ilecolostomy 回肠结肠吻合术
strato-（拉；复合形）层	stratigraphy 断层 X 线照像术 stratiform 层状，分层的
strepto-（希；复合形）链（状）；链球菌	streptococcus 链球菌 streptomycin 链霉素
stylo-（拉；复合形）茎突，茎状	styloiditis 茎突炎 styloid 茎状的，柱样的
sub-（拉；词头）亚，次，副，接近；下；不足，不全；再；微，轻度	subcostal 肋骨下的 subfebrile 微热
sudo-（拉；复合形，亦作 sudori-）汗	sudoriferous 催汗的 sudorrhea 多汗症
sulf-（拉；复合形，亦作 sulfo-、sulph-或 sulpho-）硫（代），磺基（化学用语）	sulfhydrate 氢硫化物 sulfoacid 硫代酸，磺酸
super-（拉；词头）在……上，过多，超出，优于，再……	superinfection 重复传染 superlethal 超致死量的
supra-（拉；词头）上，在上，超	supramaximal 极量以上的 suprarenalism 肾上腺机能亢进
sympatho-（希；复合形）交感神经	sympathoblast 成交感神经细胞 sympathectomy 交感神经切除术
syn-（希；词头，在 b，m，p 前变成 sym-）共同，联合	syndrome 综合征，症候群 symptom 症状

续

词　素	词　例
syndesmo-（希；复合形）韧带，结缔组织	syndesmorrhaphy 韧带缝术 syndesmoma 结缔组织瘤
synovio-（拉；复合形）滑液，滑膜	synovin 滑液蛋白 synovioma 滑膜瘤
syringo-（希；复合形）管；瘘管；洞，空洞	syringectomy 瘘管切除术 syringomyelia 脊髓空洞症

T　部

词　素	词　例
tabo-（拉；复合形）痨	taboparesis 脊髓痨麻痹性痴呆 tabophobia 脊髓痨恐怖
tachy-（希；复合形，亦作 tacho-）快，过速，急	tachycardia 心搏过速 tachogram 血流速度描记图
tarso-（希；复合形）睑板；跗骨	tarsoplasty 眼睑成形术 tarsophalangeal 跗骨趾骨的
tauto-（希；复合形）同一，相同	tautomeral 同侧的 tautomerism 互变（异构）现象
-taxis（希；词尾或独立词）排列，协调；趋向；整复（法）	leucotaxis 白细胞趋向性 hypotaxis 协调减退
taxo-（希；复合形）排列，类别	taxology 分类学 taxonomic 分类学的
tele-（希；复合形，亦作 telo-）远（距离）；超；末端，终	telelectrocardiogram 远距心电图 telesthesia 超阈限感觉
temporo-（拉；复合形）颞（骨）	temporofacial 颞面的 temporomaxillary 颞上颌的
tendo-（拉；复合形）腱	tendolysis 腱粘连松解术 tendovaginitis 腱鞘炎
teni-（希；复合形，亦作 tenia-taenia ）带，带子；绦虫	teniform 带状的；绦虫样的 teniafuge 驱绦虫剂
teno-（希；复合形，亦作 tenoto-或 tenonto-）腱	tenomyoplasty 腱肌成形术 tenalgia 腱痛
-tensin（拉；重合词尾）升压物，紧张素	angiotensin 血管紧张素 hypertensin 高血压蛋白
tensio-（拉；复合形）张力，紧张	tensiometer 表面张力计 tensity 紧张度
ter-（拉；词头，亦作 terti-）第三；三（倍、次）；叔（化学用语）	tertipara 三胎经产妇 tertiary 第三，第三期的；叔的
tera-（希；度量衡用语，词头符号为“T”，旧译为兆兆，千京，垓）太（拉）（$=10^{12}$）	terawatt 太瓦特 terakilometer 太千米
terato-（希；复合形）畸形，畸胎	teratogen 致畸因素 teratoma 畸胎瘤
terra-（拉；复合形或独立词）土，土地	terramycin 土霉素 terraneous 陆生的
tetra-（希；词头）四；丁（化学用语）	tetracrotic 四波脉的 tetracaine 丁卡因，四卡因
texto-（拉；复合形）组织	textoma 组织细胞瘤 textoblastic 生成新组织（再生）的
thalamo-（希；复合形）丘脑	hypothalamus 下丘脑 thalamocele 丘脑室，第三脑室
thelo-（希；复合形）乳头	thelitis 乳头炎 thelerethism 乳头膨起
-therapy（希；词尾或独立词）疗法，治疗	massotherapy 按摩疗法 pharmacotherapy 药物疗法
thermo-（希；复合形）热，温	thermo-algesia 热痛觉 thermometer 温度计
thigmo-（希；复合形）触	thigmesthesia 触觉 thigmotropism 趋触性
thio-（希；复合形）硫（化学用语）	thiosulfate 硫代硫酸盐 thiophil 适硫菌，嗜硫菌
thoraco-（希；复合形）胸，胸廓	thoracoscope 胸腔镜 thoracoplasty 胸廓成形术
thrombo-（希；复合形）血栓，凝块；血小板	thrombolysis 血栓溶解 thrombocytopenia 血小板减少症

续

词　　素	词　　例
thymo-（希；复合形，作词尾用-thymia）精神，情感，心理，意志；胸腺；麝香草	thymoleptics 情感松弛剂 thymol 麝香草酚
thyro-（希；复合形，亦作 thyreo-）甲状的；甲状腺	thyreoaplasia 甲状腺发育不全 thyroglobulin 甲状腺球蛋白
toco-（希；复合形，亦作 toko-，作词尾用-tocia）分娩，产，生育	tocopherol 生育酚 dystocia 难产
-tome（希；词尾）……刀，切割器；片，节	lithotome 切石刀 keratotome 角膜刀
-tomy（希；词尾，亦作-tomia）切开术，切断术，切除术；切割	tracheotomy 气管切开术 varicotomy 曲张静脉切除术
-tonia（希；词尾，亦作-tony）紧张，强直	myotonia 肌强直 vagotonia 迷走神经过度兴奋
tono-（希；复合形）张力，紧张，压力	tonometry 张力(压力)测量法 tonoscillograph 动脉压搏动描记器
-tonus（希，拉；词尾）紧张，张力	hypotonus 张力减低 opisthotonus 角弓反张
topo-（希；复合形）局部，部位，位置	toponarcosis 局部麻醉法 topo-dysesthesia 局部感觉迟钝
toxico-（希；复合形）毒，毒物，中毒	toxicology 毒物学，毒理学 toxicomucin 毒黏蛋白
toxo-（希；复合形）毒，毒素；弓(型)	toxoid 类毒素 toxoplasmosis 弓型体病
trachelo-（希；复合形）颈，项；颈状物	trachelomyitis 颈肌炎 trachelopexia 子宫颈固定术
tracheo-（希；复合形）气管	tracheoscopy 气管镜检查 tracheostenosis 气管狭窄
trans-（拉；词头，亦作 tran-或 tra-）穿，透，经，跨，横贯；转(移)；超；反；反式(化学用语)	transurethral 经尿道的 transplantation 移植术
traumato-（希；复合形，亦作 trauma-）创伤，损伤	traumatology 创伤学 traumatopathy 创伤性疾患
tri-（希，拉；词头）三，三次，三倍	triad 三联症；三价元素 triceps 三头肌；三头的
tricho-（希；复合形，作词尾用-trichia）毛，发，毛状	trichiasis 倒睫 lipsotrichia 脱发，毛发脱落
trigono-（希；复合形）三角	trigonocephalia 三角头(畸形) trigonodont 三尖牙
-tron（希；词尾）……装置，……器具	aquatron 水温调节器 cyclotron 回旋加速器
tropho-（希；复合形）营养	trophedema 营养性水肿 trophocyte 滋养细胞
-trophy（希；词尾，亦作-trophia）营养(状态)	dystrophy 营养不良 heterotrophia 营养异常
-tropic（希；词尾）有……倾向性的，向……的，亲……的，促……的，趋……性的	cytotropic 趋细胞的，亲细胞的 thyrotropic 促甲状腺的
-tropism（希；词尾）向……性，亲……性	phototropism 向光性 heliotropism 向日性
-tropy（希；词尾）向……性，亲……性	anionotropy 向阴离子性 parasitotropy 亲寄生物性
tympano-（希；复合形）鼓室，中耳；鼓，鼓胀	tympanitis 中耳炎，鼓室炎 tympanites 气鼓，鼓胀
typhlo-（希；复合形）盲肠；盲目	typhlomegaly 盲肠巨大 typhlosis 视觉缺失，盲目
typho-（希；复合形）伤寒；斑疹伤寒	typhotoxin 伤寒杆菌毒素 typhus 斑疹伤寒
tyro-（希；复合形）干酪，酪	tyrosis 干酪变性 tyroma 干酪样瘤

U　部

词　　素	词　　例
-ula（拉；指小词）小……	bursula 小囊 trabecula 小梁，小柱
-ular（希；词尾）属于……的，……形状的	glandular 腺体的 cellular 细胞的

续

词　素	词　例
ulcero-（拉；复合形）溃疡	ulcerogenic 致溃疡的 ulcerogranuloma 溃疡性肉芽肿
-ule（拉；指小词）小……	globule 小球 tubule 小管
ulo-（希；复合形，亦作 ule-、oulo-）齿龈，瘢痕	ulorrhagia 牙龈出血 ulosis 瘢痕形成，结瘢
ultra-（拉；词头）超，外，极端，过度	ultracentrifuge 超速离心机 ultraviolet 紫外线
-ulum（拉；指小词）小……	reticulum 小网，细网 septulum 小隔
-ulus（拉；指小词）小……	scrobiculus 小窝 reniculus 肾小叶
uni-（拉；词头）一，单	unicellular 单细胞的 unilateral 单侧的，一侧的
urano-（希，拉；复合形）腭；天空；铀（化学用语）	uranoschisis 腭裂 uranology 天文学
uretero-（希；复合形）输尿管	ureteropyelitis 输尿管肾盂炎 ureteropyosis 化脓性输尿管炎
urethro-（希；复合形）尿道	urethroblennorrhea 尿道脓溢 urethrophraxis 尿道阻塞
-urgy（希；词尾）……学，操作，技艺	micrurgy 显微操作 chemurgy 实用化学
uri-（希；复合形）尿	uriacidemia 尿酸血症 urianalysis 尿液分析法
-uria（希；词尾）……尿，尿症	albuminuria 蛋白尿 hematuria 血尿
urico-（希；复合形）尿酸	uricosuria 尿酸尿 uricopoiesis 尿酸生成
urino-（希，拉；复合形，亦作 uri-）尿	urinology 泌尿学 urination 排尿
uro-（希；复合形）尿，泌尿（道）；尾，尾部	uroschesis 尿闭 uropod 尾足
utero-（拉；复合形）子宫	uteroscope 子宫镜 uterotonic 子宫收缩剂
uveo-（拉；复合形）葡萄膜，眼色素层	uveitis 葡萄膜炎 uveoscleritis 眼色素层巩膜炎
uvio-（拉；复合形，系从 u[ltra]-vio[let]缩写而来）紫外线	uviofast 耐紫外线的，抗紫外线的 uviometer 紫外线测量计
uvulo-（拉；复合形）悬壅垂	uvuloptosis 悬雍垂下垂 uvulitis 悬雍垂炎

V　部

词　素	词　例
vaccino-（拉；复合形）疫苗，菌苗	vaccinotherapy 菌苗疗法 vaccinoprophylaxis 预防接种
vagino-（拉；复合形）阴道；鞘	vaginomycosis 阴道霉菌病 vaginialitis 睾丸鞘膜炎
vago-（拉；复合形）迷走神经	vagotomy 迷走神经切断术 vagotropic 向迷走神经性
valvulo-（拉；复合形）瓣膜	valvulopathia 瓣膜病，心瓣病 valvulotomy 瓣膜切开术
varico-（拉；复合形）静脉曲张	varicosis 静脉曲张病 varicotomy 静脉曲张切除术
variolo-（拉；复合形）天花	variolovaccine 天花疫苗 varioloid 变形痘，轻天花
vaso-（拉；复合形）管，血管；输精管	vasomotor 血管舒缩的 vasoligation 输精管结扎术
vegeto-（拉；复合形）植物	vegetoalkali 植物碱，生物碱 vegetosis 植物性神经障碍
veno-（拉；复合形，亦作 veni-或 vene-）静脉	venoclysis 静脉输注 venostasis 静脉止血法
ventri-（拉；复合形，亦作 ventro-）腹，腹侧；前	ventroscopy 腹腔镜检查 ventrosity 腹状膨凸
ventriculo-（拉；复合形）室；脑室；心室	ventriculocentesis 脑室穿刺术；心室穿刺术

续

词　素	词　例
verdo-（拉;复合形）绿,绿色	verdohemoglobin 胆绿蛋白 verdigris 铜绿
vermi-（拉;复合形）虫,蠕虫;蚓状物	vermicide 杀肠虫药 vermis cerebelli 小脑蚓部
verruco-（拉;复合形）疣	verruciform 疣状 verrucose 多疣的
vesico-（拉;复合形）膀胱;水疱;囊	vesicoclysis 膀胱内灌注 vesicoprostatic 膀胱前列腺的
vibrio-（拉;复合形）振动,震动;弧菌	vibriotherapy 震动疗法 vibrio cholerae 霍乱弧菌
villi-（拉;复合形）绒毛	villiform 绒毛状 microvilli 微绒毛
vini-（拉;复合形）葡萄;葡萄酒,酒	viniferous 产生葡萄酒的 vinometer 酒精比重计
vio-（拉;复合形,亦作 violo-）紫	viomycin 紫霉素 viosterol 紫甾醇,紫固醇
viro-（拉;复合形,亦作 viru-）病毒,毒	virology 病毒学 virucide 杀病毒剂
viscero-（拉;复合形）内脏	visceroptosis 内脏下垂 visceromotor 内脏运动神经的
visco-（拉;复合形,亦作 viscosi-）黏,黏度	viscometer 黏度计 viscosimetry 血黏度测量法
visuo-（拉;复合形）视(觉)	visuognosis 视觉辨认,辨视力 visuometer 视力计
vita-（拉;复合形）生命;生存,生活	vitamin 维生素 vitalism 生机论,生活力说
vitreo-（拉;复合形,亦作 vitri-）玻璃,玻璃状	vitreoretinopathy 玻璃体视网膜病 vitrifaction 玻璃化
vivi-（拉;复合形）活的,活体,生命	vivisection 活体解剖 in vivo 在活体内
-vorous（拉;词尾）食……的,以……为食的	carnivorous 肉食的 omnivorous 杂食的
vulvo-（拉;复合形）外阴,女阴	vulvitis 外阴炎 vulvismus 阴道痉挛

X　部

词　素	词　例
xantho-（希;复合形）黄,黄色	xanthopia 黄视症 xanthoma 黄色瘤
xero-（希;复合形）干,干燥	xeroderma 干皮病 xerophthalmia 眼干燥
xipho-（希;复合形）剑突	xiphodynia 剑突痛 xiphoid 剑状
xylo-（希;复合形）木	xylogen 木素,木质素 xylosuria 木糖尿

Y　部

词　素	词　例
-y（名词及形容词词尾,-ia 在英语中有时变为-y）	gastrotomia = gastrotomy 胃切开术 hormonlogia = hormonlogy 内分泌学
-yl（希;词尾）基(化学用语)	methyl 甲基 ethyl 乙基
-yne（法;词尾）炔(化学用语)	ethyne 乙炔 propyne 丙炔

Z 部

词素	词例
zinc-（拉；复合形）锌	zincalism 慢性锌中毒 zinciferous 含锌的
-zoa（希；词尾）动物	entozoa 内寄生虫 epizoa 外寄生虫
zon-（希，拉；复合形，亦作 zoni-）带；区	zonulitis 睫状小带炎 zonesthesia 束带状感觉
zoo-（希；复合形，亦作 zo-）动物	zoobiology 动物生物学 zoograft 动物(组织)移植物
-zoon（希；词尾）动物	protozoon 原生动物 hepatozoon 肝内寄生虫
zygo-（希；复合形）轭，合，接合	zygospore 接合孢子 zygocyte 合子
zygomatico-（希；复合形）颧(骨)	zygomaticofrontal 颧额的 zygomatico-orbtial 颧眶的
zymo-（希；复合形）酶，酵素；发酵(作用)	zymochemistry 酶化学 zymolysis 酶分解，酵解作用

第三篇 次要词素

本篇虽说是"次要词素",但有的时候拼为一个词时也少不了它。一个是不常用的词,一个是偶然想到的词,总之凡第二篇"主要词素"没有者,第三篇"基本上"都可以找到。为了携带方便,此处不再举例,仅在词素的来源(除希腊语、拉丁语一律注明外,亦包括英语等)及其在医学上的主要意义加以说明。

A 部

词素来源	医学主要意义
-a(希,拉)	构成名词,主要用于动植物名称、氧化物等化合物和地理名称等;若用作复数时,多用于来自现代拉丁语的词末,特别是动物类别的名称
abdomin-(拉)	亦可作 abdomino-,表示:腹,腹部
-ability(拉)	构成抽象名词(与形容词-able 相对应),表示:能……性,可……性
abio-(希)	非生物,无生物;无机
-able(拉)	构成形容词(亦用作-ible,-ble,uble,来自拉丁语的词多用-ible),表示:可……的,能被……的,适于……的,应……的
-ably	构成与-able 相对应的副词,表示:可……地,……地
abs-(拉)	参见第二篇之 ab-
ac-(拉)	参见第二篇之 ad-
-ac(拉)	构成形容词(往往当作名词使用),表示:关于……的,属于……的
-acal	构成形容词,常借以区别由-ac 构成的名词
acanth-(希)	亦可作 acantho-,多棘的,棘状;棘突
acaro-(希)	螨,壁虱
accommodo-(拉)	调节,使适合
-ace	构成抽象名词或物质名词,如 populace, palace 等
-acea(拉)	用于动物分类,表示:……纲,……目
-aceae(拉)	用于植物分类,表示:……科
-acean(拉)	构成名词,为-acea 相对应的单数形式;也可构成形容词,相等于-aceous
-aceous(拉)	构成形容词,亦借之构成与-acea、-aceae 相对应的动植物类别形容词,表示:类于……的,有……性质的,属于……的
acet-(化学)	乙酰,乙川;醋
-cetal(化学)	缩醇(指醛与醇的缩合)
acetamido-(化学)	亦可作 acetamino-,表示:乙酰胺基,乙酰氨基
acetimido-(化学)	亦可作 acetimino-,表示:乙酰胺叉,乙酰亚胺基
acetyl-(化学)	乙酰基
-aceus(拉)	构成形容词,表示:……状的,具有……性质的,……样的
-ache	痛,疼痛
achillo-(希)	跟腱
acidi-(拉)	亦可作 acid-或 acido-,表示:酸
acino-(拉)	腺泡
-acious(拉)	构成形容词(与名词-acity 相对应),表示:有……倾向的,有……性质的,富……的,多……的
-acle	构成形容词及抽象名词,如 pentacle、spectacle 等
aco-(希)	医治,治疗
aconta-(希)	30 以上数目字每增加 1×10 因数时就接上该词,例如:triaconta- = 30, hexaconta- = 60 等,并常简作 conta-
-acousia(希)	听,听觉(某种状态)
act-(拉)	亦可作 acto-,表示:行动,促使,做,表现出……的样子
-actide(药物)	INN 名称(具促皮质素作用的合成多肽药物),建议译为"……克肽"
acu-(希,拉)	听,听觉;针
-acusia(希)	亦可作-acusis, 表示:听,听觉(某种状态)
acy-(拉)	构成名词,表示:状态,情况,性质,职位,等级,地位
acyl-(化学)	酰基,酰化,脂酰基
-ade(拉,法)	构成名词或抽象名词所做的行为,如 blockade 等
adeninyl-(化学)	腺嘌呤基
adensyl-(化学)	腺嘌呤核苷基
adenyl-(化学)	腺嘌呤基,腺嘌呤核苷基
adenylo-(化学)	腺嘌呤核苷酸基
adenylyl-(化学)	腺嘌呤核苷酰基
adnexo-(拉)	亦可作 adnex-, 表示:附件,子宫附件
-adol-(药物)	INN 名称,建议译为"……多"或"多……"
-adom(药物)	INN 名称(替氟朵衍生物药物),建议译为"……朵"

续

词素来源	医学主要意义
-ado(拉,西班牙文)	构成名词,如 desperado 等
-ae(拉)	构成名词的复数,主要用于动植物的科名
-aec(希)	向外,在外,离开等义,为-ec 另一写法
aesthe-(希)	知觉,感觉
aesthesio-(希)	知觉,感觉
af-	参见第二篇 ad-(在后接 f 或其他字母的同化形式)
-afenone(药物)	INN 名称(普罗帕酮类抗心律失常药),建议译为"……非农"
affer-	向心(的)
afore-(拉)	前,先
afro-(拉)	非洲,非洲的
after-	第二;后,随后
ag-	参见第二篇 ad-(在后接 f 或其他字母的同化形式)
agamo-(希)	无性(的)
age-(拉,法)	构成抽象名词,表示:机能;状态;行为;行为的产物; 费用;场所;人或物的集合体
agglutino-	凝集
-ago(拉)	表示:疾病或机能的失调状况;(植物的)……似的
agro-(希,拉)	土壤,农业,田地
aidolo-(希)	生殖器
-ain	构成名词,表示人或物
air-	气,空气,航空
-aire	构成名词,表示人
ak-	向,近,至
al-	参见第二篇 ad-(在后接 l 或其他字母的同化形式)
-al	接在名词后变成形容词,……的,属于……的,具有……性质的;亦可接在行为动词后变成名词
alanyl-(化学)	丙氨酰基
albumino-(拉)	亦可作 albumin- ,表示:白蛋白
alcohol-(阿拉伯语)	亦可作 alcoholo-,表示:酒精,醇
ald-(化学用语)	醛
-aldehyde(化学)	醛
aldo-(化学)	醛(元),氧代
-aldrate(药物)	INN 名称(铝盐制酸类药),建议译为"……铝"
-ales(拉)	植物分类学用词,表示:……目
alimento-(拉)	营养,食物
-ality	构成抽象名词,表示:状态,情况,性质
alkyl-(化学)	烷基
all-	用于形容词或分词前,表示:最,极,全,无限地,完全地
allanto-(希)	尿囊;腊肠
allelo-(希)	对偶,另一个
allergo-(希)	亦可作 allerg-,变应性,变应反应性
-ally	构成副词,与-al 后缀的形容词相对应
allyl-(希,拉)	烯丙基
alti-(拉)	高,高度
-amarine(化学)	苦苷(俗名词尾)
ambo-(拉)	两,两侧,围绕
ametro-(希)	不匀称,屈光不正
-amic acid(化学)	酰胺酸
-amide(化学)	酰胺
-amidic acid(化学)	酰胺酸
-amidine(化学)	脒
amidino-(化学)	脒基
amido-(化学)	酰胺基
-amidoxime(化学)	脒肟
-amine(化学)	胺
amino-(化学)	氨基
ammo-(希)	亦可作 amm-,表示:沙
ammonio-(化学)	含氨的,氨,胺
amnio-(希)	羊膜
amoebe-(希)	阿米巴,变形虫
amygdalo-(希)	杏仁,杏仁状的;扁桃体
amyl-	除表示"淀粉"外,化学用语时也表示"戊基或戊烷剂"
an-	参见第二篇 a-、ad-及 ana-
-ana(拉)	构成集合名词,特别是接在人名或地名后
anaphylacto-	亦可作 anapgylo-,表示:过敏
-ance(拉,法)	构成抽象名词,表示具有某种性质、状态或行为
anchylo-(希)	粘连;弯曲
-ancy(拉)	构成抽象名词,表示具有某种性质或状态,但不表示行为
ancylo-(希)	粘连;弯曲

续

词素来源	医学主要意义
-and	构成名词及形容词,表示"被特殊看待的人或事"
-andr-(药物)	INN名称(雄激素类药物),建议译为"……雄"或"雄……"
androst-(化学)	甾醇,甾酮,固醇,固酮
-androus(希)	雄性的,雄性器官的;雄蕊的
-aneity(拉)	构成抽象名词,表示:性质,状态,情况
anemo-(希)	风
-aneous(拉)	构成形容词,表示:……性质的,属于……的
anesthesio-(希)	麻醉
aneurysmo-(希)	亦可作 aneurysm-,表示:动脉瘤
-angium(希)	孢子囊
anhydro-(希)	去水,脱水,无水
anil-(化学)	缩苯胺
-anilic acid(化学)	酰苯胺酸
-anilide(化学)	酰苯胺
anilino-(化学)	苯胺基
anim-(拉)	生机,灵魂,精神
-aniside(化学)	酰茴香胺
anisidino-(化学)	茴香基,甲氧苯胺基
anisoyl-(化学)	茴香酰,甲氧苯酰
ann-(拉)	亦可作 anni-或 enni-,表示:年
ano-(希,拉)	向上,朝上,上面的(希);肛门(拉)
anomalo-(希)	亦可作 anomal-,表示:异常,不规则的
-anserin(药物)	INN名称(5-羟色胺拮抗药),建议译为"……色林"
ant-(希)	参见第二篇之 anti-
-ant(拉,法)	构成形容词,表示:属于……的,具有……性质或存在的某种行为;亦可构成名词,表示:……人,……物或……剂
-antel(药物)	INN名称(驱肠蠕虫药),建议译为"……太尔"
-anth(希)	亦可作-anthous,表示:花,花的
antho-(希)	花
anthraco-(希)	亦可作 anthrac-,表示:煤,炭,二氧化碳;痈
anthropo-(希)	人,人类
aorto-(希)	亦可作 aort-,表示:主动脉
ap-	参见第二篇 ad-及 apo-
api-(拉)	蜂,蜜蜂
apico-(拉)	尖,顶
-aph(希)	触,触觉
aponeuro-(希)	腱膜
appendico-(拉)	亦可作 appendic-,表示:阑尾
aqua-(拉)	亦可作 aqui-,表示:水
ar-	参见第二篇 ad-
-ar(拉,法)	构成名词,表示"人或物";构成形容词,表示:……的,像……的,关于……的
-arabine(药物)	INN名称(阿糖呋喃衍生物类),建议译为"……拉滨"
arabino-(拉)	亦可作 arabin-,表示:阿拉伯的:阿拉伯胶
arbori-(拉)	亦可作 arbor-,表示:树状的,枝状的,分枝的
-ard	构成名词,往往具有贬义
argillo-(希)	黏土
arginyl-(化学)	精氨酰基
-aria(拉)	似……物
-arian(拉)	构成名词及形容词,表示与"人"有关的各种事物
-arious(拉)	构成形容词,表示与……相关联的
-arit(药物)	INN名称(氯丁扎利类抗关节炎药),建议译为"……扎利"
aritox-(化学)	阿托基
-arity	构成名词,表示:状态,情况,性质
-arium(拉)	构成名词,表示:场所,地点
-arol(药物)	INN名称(双香豆素药),建议译为"……香豆素"
arrheno-(希)	男,男性,雄
arsenoso-(化学)	亚砷酰基
-arsine(化学)	胂
-arsinic acid(化学)	次胂酸(美);亚胂酸(英)
arsinico-(化学)	次胂酸叉
arsino-(化学)	胂基
-arsinous acid(化学)	卑胂酸(美,英)
-arsinoxide(化学)	胂氧
arso-(化学)	二砷基
arsono-(化学)	胂酸基
-art	构成名词,参见-ard
arteriolo-(拉)	小动脉
articul-(拉)	节,关节

续

词素来源	医学主要意义
-ary	构成名词,表示与……有关人、物或场所;亦可构成形容词,表示:与……有关的,属于……的,具有……性质的
aryl-(化学)	芳香基
as-	除参见第二篇之“ad-”外,化学用语时也表示“偏、不对称的、不匀称的”
asco-(希)	囊,子囊
-asis(希)	表示疾病等的情况和状态,并见第二篇之-iasis
-asm	构成抽象名词,表示:状态,情况
asparaginyl-(化学)	天冬酰胺酰基
aspartyl-(化学)	天冬氨酰基,门冬氨酰
-ast	构成名词,表示“行为者”;又为药物用语,乃 INN 名称(抗过敏药),建议译为“……司特”
-aster(拉)	构成名词,表示:小,低劣
astero-(希)	亦可作 aster-,表示:星,星形
-astic	构成形容词,表示:与……相关联的,属于……的,有……特性的
-astine(药物)	INN 名称(抗组织胺药),建议译为“……斯汀”
astragalo-(希)	亦可作 astraga-,表示“距骨”
astro-(希)	亦可作 astr-或 astero-,表示:星,星形;天体
at-	参见第二篇 ad-
ataxia-(希)	亦可作 ataxio-或 ataxi-,表示:共济失调,失调
-ataxia(希)	失调
-ataxy	失调
-ate	除构成名词指示“……酸盐或酯”外(见第二篇),亦可构成形容词,表示:充满……的,具有……特性的,如……形状的;还可构成动词,表示:使成为……,使化合……,使做为……
atheto-(希)	手足徐动
-atic(希,拉,法)	构成形容词,有些可兼作名词,表示:……性的,属于……的人
-atile	构成形容词,表示:能……的,易于……的,属于……的
-atim	构成副词,表示行为的方法或状态,如逐……地等
-ation(拉)	与词尾-ate 的动词相对应,构成抽象名词和集合名词,表示:状态、行为或行为的产物等义
-ative(拉)	多接在动词后构成形容词,其中有些可以兼作名词,表示:关系、倾向、特征、性质等义
atlanto-(希)	寰椎
atmo-(希)	汽,雾;大气,气体
atomi-(希)	亦可作 atomo-,表示:原子
-ator	多接在动词后面构成名词,亦可接在名词或形容词后,表示做……工作的人或物
-atory	构成形容词,表示:……的,关于……的,由……产生的
atra-(拉)	亦可作 atro-,表示:黑
atrio-(拉)	心房,房
-atrophia(希)	亦可作-atrophy,表示:萎缩
atropho-(希)	萎缩
-atroic(药物)	表示“阿托”
attico-(拉)	隐窝,小窝
auri-(化学)	金;金基,三价金基
auriculo-(拉)	心房,心耳
auro-(化学)	亚金基,一价金基
ausculto-(拉)	听
automato-(希)	自动
-auxe(希)	增大,扩大
avia-(拉)	亦可作 avi-,表示:鸟;航空
ax-(希)	轴
axetil-(化学)	醋氧乙基
axio-(拉)	轴,纵轴
aza-(化学)	氮杂,吖
-azam(药物)	INN 名称(氯巴占类安定药),建议译为“……巴占”
azelaoyl-(化学)	壬二酰基,壬二酸单酰基
-azenil(药物)	INN 名称(苯并二氮䓬类拮抗药),建议译为“……西尼”
-azepam(药物)	INN 名称(地西泮类镇静催眠药),建议译为“……西泮”
-azide(化学)	叠氮化物
azido-(化学)	叠氮基
-azine(化学)	连氮
azino-(化学)	连氮基
-azocine(药物)	INN 名称(苯并吗吩烷类镇痛药),建议译为“……佐辛”
-azoline(药物)	INN 名称(局部血管收缩药),建议译为“……唑啉”
-azosin(药物)	INN 名称(哌唑嗪类抗高血压药),建议译为“……唑嗪”
azoxy-(化学)	氧化偶氮基
azygo-(希)	奇,单,非接合

B 部

词素来源	医学主要意义
bacci-(拉)	浆果
-bactam(药物)	INN 名称(β-内酰胺酶抑制药),建议译为"……巴坦"
baculi-(拉)	亦可作 bacul-,表示:杆,杆状
ballisto-(希)	冲击,投出
balneo-(拉)	浴,沐浴
-bamate(药物)	INN 名称(氨甲酸酯类镇静催眠药),建议译为"……氨酯"
-bar(希)	压(力),重(量)
-barb(药物)	INN 名称,建议译为"……巴比"
-barbital(药物)	INN 名称(巴比妥类镇静催眠药),建议译为"……巴比妥"
baryt-(希)	亦可作 baryto-,表示:重土,含钡的
basi-(拉)	亦可作 basio-或 baso-,表示:盐基或碱;底,基底,基础
basidio-(拉)	担子菌的
bathmo-(希)	阈
bath-(希)	亦可作 batho-,表示:深,深度
bathy-(希)	深,深度,低位
-batic(希)	亦可作-batia,表示:行走
-be(希)	生物,生命
belli-(拉)	战争
belono-(希)	针,尖形物
-bendazole(药物)	INN 名称(噻苯达唑类抗寄生虫药),建议译为"……苯达唑"
bene-(拉)	好,善,有益
benz-(化学)	苯基,苯并
benzamido-(化学)	苯(甲)酰胺基
benzo-(化学)	苯并
benzoyl-(化学)	苯甲酰基
benzyl-(化学)	苯基,苯甲基
-betaine(化学)	内铵盐
bi-(拉)	构成形容词或名词(在元音字母前变作 bin-),重点表示"二"、"双"或"两";接在盐类名词前表示"酸式盐"
-bia(希)	生命,生活,生物的
-biarsine(化学)	联胂
biblio-(希)	书籍
bicro-	微微(系数为 10^{-12},现在多采用"皮〔可〕",见 pico-)
bicyclo-(化学)	二环
-bility	构成抽象名词,表示:性质,状态,情况(与-able,ible,uble 相对应)
bin-(拉)	二,双,两(并参见 bi-)
biphenyl-	联苯基
biphenylyl-	联苯基
bis-(拉)	二,双,两;化学用语时表示一个分子中含有两个复合基,例如"双羟基"等
bistibine(化学)	联䏲
-ble	参见-able-和 ible
blepo-(希)	看,看见
-bol-(药物)	INN 名称(同化激素类药物),建议译为"……勃"或"勃……"
-bolia(希)	亦可作-bolic 或-bolism,表示:冲,投,击,放
bond-	不自由的
boro-(化学)	硼(来自阿拉伯语)
-borane(化学)	硼烷
-borinic acid(化学)	二羟基硼酸
-boronic acid(化学)	羟基硼酸
borono-(化学)	二羟硼基
botan-(希)	植物
bothrio-(希)	亦可作 bothri-,表示:吸盘,吸沟;小洼
botryo-(希)	葡萄,葡萄状
brachisto-(希)	短
-bradine(药物)	INN 名称(减缓心率药),建议译为"……雷定"
branchio-(希)	亦可作 branchi-,表示:鳃
brenz-(希)	焦,焦性
brepho-(希)	胚胎,新生儿
-bromohydrin(化学)	溴醇
bryo-(希)	苔藓,青苔,地衣;有生机,有生命力
bufa-(拉)	蟾蜍;蟾蜍配质
-bufen(药物)	INN 名称(丁酸衍生物类消炎镇痛药),建议译为"……布芬"
buno-(希)	圆,圆锥,丘状

续

词素来源	医学主要意义
buta-(化学)	亦可作 but-,表示:丁
-butazone(药物)	INN 名称(保泰松类消炎镇痛药),建议译为"……泰宗"
butenyl-(化学)	丁烯基
butoxyl-(化学)	丁氧基
butyl-(化学)	丁基
butyro-(拉)	奶油,乳酯,酪;化学用语时表示"丁酸(的)"
butyryl-(化学)	丁酰基
-buzone(药物)	INN 名称(保泰松衍生物消炎镇痛),建议译为"……布宗"
by-	亦可作 bye-,表示:附近,邻近;边,侧;副,次要的

C 部

词素来源	医学主要意义
-cacodyl(化学)	卡可基
caeco-(拉)	亦可作 ceco-, 表示:盲,盲肠
caeno-(希)	亦可作 caino-,表示:普通,共同;新;空(并参见 ceno-)
-caine (药物)	亦可作-cain,INN 名称(局部麻醉药),建议译为"……卡因"
-cainide (药物)	INN 名称(lidocaine 衍生物类抗心律失常药),建议译为"……卡尼"
-calcitol(药物)	INN 名称(维生素类药),建议译为"……骨化醇"
caly- (希)	亦可作 calyci-,表示:盏,杯状的,萼状的
campho-(拉)	亦可作 camph-或 camphoro-,樟脑;化学用语时表示"莰"
campto-(希)	屈曲
campylo-(希)	弯曲
can-(拉)	犬,狗
cantho-(希)	眦,眼角
capno-(希)	烟雾状的,化学用语时表示:碳酸,二氧化碳
capri-(拉)	羊,山羊
caprinoyl-	癸酰基
caproyl-(化学)	己酰基
capryl-(化学)	癸酰基;辛基,辛酰基
caprylyl-(化学)	亦可作 capryoyl-,辛酰基
carb-(化学)	碳
-carbamic acid(化学)	氨甲酸
carbamido-(化学)	脲基
carbamino-(化学)	氨甲酰基
carbamyl-(化学)	氨甲酰基
-carbazinic acid(化学)	肼甲酸
-carbodithioic acid(化学)	二硫代羧酸
-carbohydroxamamide(化学)	甲肟胺
-carbohydroxamicacid(化学)	羧肟酸
-carbonamidine(化学)	甲脒
-carbonitrille(化学)	甲腈
carbonyl-(化学)	羰基
-carbothioic acid(化学)	羧硫代酸
-carbothiolic acid(化学)	甲硫羧酸
-carbothionic acid(化学)	甲硫羰酸
-carboxaldehyde(化学)	甲醛
-carboxamide(化学)	甲酰胺
-carboxamidine(化学)	甲脒(美,简称 C.A.)
-carboxamine(化学)	甲脒
-carboximide(化学)	甲酰亚胺
-carboximidic acid(化学)	甲亚胺酸
carboxyl-(化学)	亦可作 carboxy-,表示:羧基;羧酸
-carboxylic acid(化学)	羧酸
-carbylamine(化学)	胩
-carnil (药物)	INN 名称(苯并二氮䓬类拮抗药),建议译为"……卡奈"
caroteno-(拉)	亦可作 carotino-,表示:胡萝卜素
caroti-(希)	亦可作 carotico-,表示:颈动脉
-carp(希)	水果,果实
-carpia(希)	亦可作-carpic 或-capous,表示:水果,果实
carpo-(希)	除表示"腕"外(见第二篇),亦表示水果,果实
cathodo-(希)	阴极
cau-(希)	亦可作 caus-或 caut-,表示:灼,烙,苛
cauli-(希)	亦可作 caulo-,表示:茎
-caulous(希)	茎

续

词素来源	医学主要意义
cav-(拉)	腔,洞,空的
-ce	次数;自……,从……
ceco-	亦可作 caeco-,盲,盲肠
cef-(药物)	INN 名称(头孢菌素类抗生素),建议译为"头孢……"
cel-(希)	腔,体腔;腹;疝
cello-(拉)	亦可作 celli-,表示:细胞,小房;纤维
cellulo-(拉)	细胞,纤维(素)
celo-(希)	亦可作 cel-,表示:腔,体腔;腹;疝
cemento-(拉)	牙骨质
-cene(化学)	并×苯,省(链式并苯,例如 pentacene = 并戊苯)
ceno-(希)	亦可作 caeno-或 cen-,表示:普通,共,共同;新;空
-centric(希)	以……为中心的,存在……中心的
-cephlic〔希〕	有……头的
-ceps(拉)	……头的,(有)……头的(肌)
cero-(希,拉)	亦可作 cer- 表示:蜡
-ch	属于……的
chaeto-(希)	毛,刚毛
-cheilia(希)	唇,唇形
-cheiria(希)	亦可作-chiria,表示:手
chemo- (希)	亦可作 chem-,表示:化学
chi-(希)	表示"喜"或"开"(希腊字母第二十二个 χ 之读音)
chili-(希)	千,一千
chino-(西班牙语)	奎诺,金鸡纳
chiro-(希)	手
-chirurgia(希)	外科
chitino-(希)	亦可作 chitin-或 chito-,表示:几丁质,甲壳质
chlamydo-(希)	衣(如衣原体)
chloracetyl-(化学)	氯乙酰基
chloro-(希)	亦可作 chlor-,表示:"绿";化学用语时表示"氯"
-chloroarsine(化学)	氯胂
-chlorohydrin(化学)	氯醇
chol-(希)	胆汁
cholero-(希)	霍乱
cholest-(化学)	胆甾基
choreo-(希)	舞蹈病
chromo-(希,拉)	色;色素(希);化学用语时表示"铬"(拉)
-chrysine(化学)	柯因(俗名词尾)
-chylia (希)	乳糜
chymo-(希)	食糜
-cic (药物)	INN 名称(具有羧基保肝药),建议译为"……西克"
cicatrico-(拉)	瘢痕
ciclo-(化学)	环
-cidin (药物)	INN 名称(天然抗生素类药物),建议译为"……西定"
cilio-(拉)	亦可作 cilia-,表示:睫毛,纤毛
-cillin (药物)	INN 名称(青霉素类抗生素药物),建议译为"……西林"
cin-(希)	亦可作 cine-,表示:运动;摄像,电影
cinema-(希)	亦可作 cinemato-,表示:运动;摄像,电影
cinesio-(希)	运动
cineto-(希)	运动,可动
cirrho-(希)	硬变
cirri-(拉)	亦可作 cirro-或 cirr-,触毛,卷须
cirso-(希)	静脉曲张,曲张静脉
cis-	除在化学上表示顺式外(见第二篇),尚可表示"靠近某一边"或"在这一边"(多用于遗传学)
-cise(拉)	切,杀
-cision(拉)	切割
-citabine(药物)	INN 名称(安西他滨类抗肿瘤药),建议译为"……(西)他滨"
clado-(希)	枝,芽
-clasia(希)	亦可作-clasis 或-clasty,表示:破坏,折断
clasmato-(希)	亦可作 clasto-,表示:破坏,折断
-clast(希)	破坏,折断
-clasty	破坏,折断
clavico-(拉)	亦可作 clavicul-,表示:锁骨
cleido-(希)	亦可作 cleid-,表示:锁骨
-cleisis(希)	闭,关闭
clido-(希)	亦可作 cleido-或 clid-,表示:锁骨
climato-(希)	气候

续

词素来源	医学主要意义
clitoro-(希)	亦可作 clitorid-,表示:阴蒂
clo-(化学用语)	氯
clono-(希)	亦可作 clon-,表示:阵挛
-cnemia(希)	亦可作-cnemius,表示:胫骨,腿
co-(拉)	为 com-之变体(见第二篇),接在动词前表示"和……一起";接在形容词或副词前表示"联合地、相互地";接在人类名词或抽象名词前表示"联合、相互"
-coccal(希)	球菌的
cocco-(希)	亦可作 cocci-,表示:球,球菌
coccy-(希)	亦可作 coccygo-,表示:尾骨
cocto-(拉)	煮沸,加热
-coele(希)	腔,体腔
-cog (药物)	INN 名称(影响血液及造血系统药),建议译为"……凝血素"
col-(希)	参见第二篇之"colo-"和"co-"
coleo-(希)	亦可作 cole-,表示:阴道;鞘
-colic(希)	结肠的
collo-(希)	亦可作 coll-或 colloido-,表示:胶,胶状
-colon(希)	结肠
colori-(拉)	亦可作 color-,表示:色
coly-(希)	阻,阻碍,阻止,妨碍;抑,抑制;抗
-conazole(药物)	INN 名称(咪康唑抗真菌药),建议译为"……康唑"
concho-(希)	甲,鼻甲
condylo-(希)	亦可作 condyl-,表示:髁
-cone(希)	齿尖(上颌牙)
-conia(希)	尘
-conid(希)	齿尖(下颌牙)
conidio-(拉)	分生孢子
conio-(希)	尘
conjunctivo-(拉)	亦可作 conjunctiv-,表示:结膜
-conscious	意识的,神智的
conta-(希)	为 aconta 之缩写形式,参见该条
coraco-(希)	喙,喙突
cordi-	亦可作 cord-,表示:心,心形,心脏
cormo-(希)	茎,干,根
corneo-(拉)	角膜;角质
coronaro-(拉)	亦可作 coronar-,表示:冠状;冠状动脉
corpor-(拉)	亦可作 corp-,表示:体,物体,身体
-cort- (药物)	INN 名称(皮质甾及可的松衍生物类药物),建议译为"……可"或"可……"
coryne-(希)	棒,杆
cos-(希)	亦可作 cosa-,表示:廿,二十(为 eicosa-之缩写)
cosmo-(希)	宇宙,世界
costo-(拉)	亦可作 cost-,表示:肋,肋骨
cotylo-(希)	亦可作 cotyl-, 表示:杯状;髋臼
coxo-(拉)	亦可作 cox-,表示:髋,髋关节
crani-(希)	颅
-crania(希)	颅
creno-(希)	矿泉
-cresent(拉)	生长的,增长的
crico-(希)	环状;环状软骨
-crinat (药物)	INN 名称(依他尼酸衍生物类利尿药),建议译为"……利那"
-crine(希)	分泌;分开;又药物用语时,是 INN 名称(乃吖啶衍生物药物),建议译为"……吖啶"
-cromil (药物)	INN 名称(色氨酸类抗过敏药),建议译为"……罗米"
cross-	交叉,十字形
-crotic(希)	脉搏的
cruci-(拉)	十字形
crur-(拉)	胫,股
cubi-(希)	亦可作 cubo-,表示:立方,立方体
cubito-(拉)	前臂;尺骨
culdo-(法)	陷凹;后穹窿
culici-(拉)	亦可作 culic-,表示:蚊
cult-(拉)	培养,培养物;教养,文化;耕作
cumulo-(拉)	堆积,一堆,积累;积云
curari-	箭毒
-curium (药物)	INN 名称(神经肌肉阻断剂),建议译为"……库铵"
curvi-(拉)	弯曲
cusp-(拉)	尖,尖牙
-cy(拉)	构成名词,表示:性质,状态,情况,职位,等级
cyan-(化学)	参见第二篇之 cyano-

续

词素来源	医学主要意义
-cyanamide(化学)	氨腈
-cyanhydrin(化学)	氰醇
cyanato-(化学)	氰酰;氰氧基
-cyanide(化学)	氰化物
-cyanoarsine(化学)	氰胂
-cycle(希)	环,圆(并见第二篇之 cyclo-)
-cycline (药物)	INN 名称(四环素类抗生素药物),建议译为"……环素"
cylindro-(希)	圆柱
cymbo-(希,拉)	船,舟,舟状
cyno-(希)	亦可作 cyn-,狗,犬;似犬的
cypho-(希)	驼背;向前弯曲
cypri-(希)	亦可作 cyprido-,表示:性,性病
cyrto-(希)	弯,曲,凸
cysteinyl-(化学)	半胱氨酰基
cystico-(希)	胆,胆囊,胆囊管
cystido-(希)	囊,膀胱
cystyl-(化学)	胱氨酰基

D　部

词素来源	医学主要意义
d-	右旋(多作为"斜体字")
-dactylia(希)	指,趾
-dan (药物)	INN 名称(依马唑旦类强心药),建议译为"……旦"
-dapsone(药物)	INN 名称(氨苯砜类抗麻风药),建议译为"……(氨)苯砜"
-darone(药物)	INN 名称(胺碘酮类抗心律失常药),建议译为"……达隆"
deanil-(化学)	地尼基
decahecta-(希)	一百一十(数)
decanoyl-(化学)	癸酰基
decem-(拉)	十
decenoyl-(化学)	癸烯酰基
deciduo-(拉)	亦可作 decidu-,表示:脱膜
decyl-(化学)	癸基
dehydro-(化学)	脱氢,去氢,去水
deka-(希)	十(并参见第二篇之 deca-)
delta- (化学)	希腊文中的第四个字母(参见第二篇之该条),但有时用"大写"即 Δ,此时表示"双键"如 Δ^{2}(2-烯),右上角的数字代表双键的位次
demethoxy-(化学)	去甲氧基
demethoyl-(化学)	去甲基
demo-(希)	人,人民
demono-(希)	鬼怪,鬼魔
-dendron(拉)	树,树突
densi-(拉)	亦可作 denso-,表示:密度
dentino-(拉)	牙本质
deoxy-(化学)	脱氧,去氧
dero-(希)	亦可作 der-,表示:颈,颈椎
derma-(希)	亦可作 derm-,表示:皮肤(并见第二篇之 demo-)
desiodo-(化学)	脱碘
-desis(希)	结扎,固定,黏合
desmethyl-(化学)	去甲基
desthio-(化学)	脱硫
deut-(希)	亦可作 deuto-,表示:二(并见第二篇之 deutero-)
deuterio-(希)	含氘的
dex-(化学)	右旋
dextro-(化学)	右旋
di-(希)	参见第二篇之 di-、dia- 及 dis-
diabeto-(希)	糖尿病
diamido-(化学)	二(酰)氨基,双胺,二胺
diamino-(化学)	二氨基
diaphano-(希)	透明,透明度
-diarsine(化学)	联胂
diazido-(化学)	二叠氮基
diazo-(化学)	重氮
-diazonium(化学)	重氮
-dicarboximide(化学)	二甲酰亚胺

续

词素来源	医学主要意义
dictyo-(希)	亦可作 dicty-,表示:网,视网膜
dicyclo-(化学)	双环,二环
didym-	亦可作 didymo-,表示;睾丸;孪生;联胎,双……畸胎
-didymus(希)	亦可作-dymus,表示:联胎,双……联胎,双……畸胎
-diene(化学)	二烯基
dicto-(希)	饮食
dif-(拉)	dis-之同化形式(参见第二篇),表示:不,无,分开,除去
digolil(化学)	地利基
dihydro-(化学)	二氢,双氢
-diimide(化学)	联亚胺
diiodo-(化学)	二碘
-dil (药物)	INN 名称(抗心绞痛药),建议译为"……地尔"
-dilol(药物)	INN 名称(β-受体阻滞药),建议译为"……地洛"
-din(e) (化学)	定,啶(一般用"定",若含有氮杂环则用"啶")
-diol(化学)	二醇;二酚
-dione(化学)	二酮
diopto-(希)	屈光,屈光度
-dipine(药物)	INN 名称(硝苯地平类抗心绞痛药),建议译为"……地平"
disazo-(化学)	重氮基
-dismase(药物)	INN 名称(超氧歧化酶类药物),建议译为"……地酶"
disto-(拉)	亦可作 dist-,表示:远端,远离
-disulfide(化学)	二硫(化物)
-ditan(药物)	INN 名称(抗偏头痛药),建议译为"……地坦"
dithio-(化学)	联硫基;二硫代
diverticulo-(拉)	亦可作 diverticul-,表示:憩室
divis-(拉)	亦可作 divid-,表示:分开,分裂,分离
dl-(化学)	消旋,外消旋
docosa-(化学)	亦可作 docos-,廿二,二十二
dodeca(希)	十二
dodecadactylo-(希)	亦可作 dodecadactyl-,表示:十二指肠
dohecta-(希)	一百零二(数)
dolicho-(希)	长,长度
dolori-(拉)	亦可作 doloro-,表示:痛
-dom	接在名词后表示"集合、领域、界";接在形容词或名词后表示"状态、情况、等级、职位"
-dopa(药物)	INN 名称(多巴胺受体激动药),建议译为"……多巴"
dosi-(希)	亦可作 dosio-,表示:剂量,用量
-dr	代表 dram(英美药衡重量单位),通称"打兰"(旧译英钱),1 打兰 = 3 scruple = 1/8 ounce = 3.888 g
-dralazine(药物)	INN 名称(抗高血压药),建议译为"……屈嗪"
drepano-(希)	亦可作 drepan-,表示:镰,镰〔刀〕状
-drine (药物)	INN 名称(苯乙胺衍生物类呼吸系统药),建议译为" ……君 "
-drome(希)	先驱,前驱;跑道,奔跑,跑;场
-dronnic acid(药物)	INN 名称(钙代谢调节药),建议译为"……膦酸"
-duct-(拉)	亦可作 duction-,表示:导,引导;(肌肉的)收缩
duo-(拉)	二,双
dvi-(印)	第二的,类似……;化学用语时表示"类似(准)元素"
-dymus(希)	接在数量词后,表示:……倍、……重;另外也是-didymus 之缩写形式(见该条)
dyna(希)	亦可作 dyn-,表示:力,动力,能
-dynamous(希)	亦可作-dynamic,表示:有……力的、有……动力的、有……能的

E 部

词素来源	医学主要意义
-e-(化学)	裂(嵌在末一音节之前,表示"分裂后"之产物)
-eae	在植物表示"……纲或……亚纲";在真菌表示"……族"
-eal	构成形容词,表示:……性质的,似……的,……的
-ean	构成形容词和名词,表示:属于……(的),如……(的)
-ecane(化学)	癸环(10 员无氮饱和杂环)
echidno-(希)	蛇,蛇毒
echino-(希)	刺,棘,多棘的
eco-(希)	生态
ect-(希)	外,外侧,外边
-ectin (药物)	INN 名称(阿巴美丁类抗寄生虫药),建议译为"……克丁"
-ectomize(希)	切除
-ectopia(希)	异位

续

词素来源	医学主要意义
ectro-(希)	异常,缺损,缺无
-ed(安-撒)	构成动词的过去式及过去分词;亦可以构成分词性形容词,表示已完成的动作行为;接在名词后构成形容词,表示:具有……的,具……习性的,如……的
edeo-(希)	亦可作 ede-,表示:生殖器
-edly	接在动词后构成副词,表示"以……方式地"
-ee	构成名词,表示"承受动作行为的人",和……有关的人或物
-eel	易于……的,倾向……的,……的
-een	构成指小式名词,表示"人、物或用具"
-eer(拉,法)	构成名词,表示"和……有关的人";亦可构成动词,表示"与……有关"
ef-	出,外,离,去(为 ex-的同化形式)
effer-	离心(的)
ego-(拉)	自我
-eian	……的人,……的
eicosa-(希)	亦可作 eicos-,表示:廿,二十
eicosahecta-(希)	一百二十(数)
eigen-(希)	特征,本性,本征
eka-(印)	第一的,类似……;化学用语时表示"类似(准)元素"(并参见 dvi-)
-el	构成名词,表示:人,物,地点,场所
elaco-	油
elasto-(希)	弹性,弹性的
eleo-(希)	亦可作 elaco-或 elaio-,表示:油
-ell(拉)	亦可作-ella,构成指小式名词,如 patella 小盘;髌骨
ellipto-(希)	亦可作 ellipso-,表示:椭圆
elytro-(希)	阴道;鞘
-em	构成名词,表示"行为的结果"
embolo-(希)	亦可作 embol-,表示:栓子
embryo-(希)	亦可作 embry-, 表示:胚,胚胎
-eme(希,法)	构成名词,主要见于语言学,例如 morpheme 词素;语素;形素
emeto-(希)	亦可作 emetico-,表示:吐,呕吐
emmeno-(希)	亦可作 emmen-,表示:月经
empyo-(希)	亦可作 empy-,化脓,生脓
en-	除表示"在……内,在……中"(见第二篇),还可构成动词,表示:放置,放进
-en	构成形容词,表示"由……材料制成的,如……的";亦可构成指小式名词;还可构成动词,表示:使变成……,使成为……,使……
enantio-(希)	对,对抗,相反,对位,对映
-ence(拉,法)	构成名词,表示"性质、行为"等
-enchysis(希)	注,注射
-ency(拉)	构成名词,表示"性质、行为"等
end-	内、在内,向内,内部;化学用语时,表示:桥
-end	亦可作-and,构成名词及形容词,表示"被特殊看待的人或事"
endemo-(希)	亦可作 endem-,表示:地方,地方性
endothelio-(希)	内皮
-ene(化学)	构成名词,表示:烯(或苯系烃);但亦可用于某些地方的人(……地方的人,属于……的人)
-enediol-(化学)	烯二醇
-enne	构成名词,表示"女性的"人
ennea-(希)	亦可作 enne-,表示:九
enneaconta-(希)	九十
enni-(拉)	亦可作 ann-或 anni-,表示:年
eno-(希)	酒
-enol(化学)	烯醇
enoyl-(化学)	烯酰基
ent-(希)	内,在……内部
-ent(拉,法)	构成形容词,表示:属于……的,存在……行为的;亦可构成名词,表示"起……作用人或物",并参见第二篇
enzymo-(希)	酶
eo-(希)	早,始,初
-eous(拉)	构成形容词,表示:具有……性质的
ep-(希)	为 epi-在元音或 h 字母前的变体,参见 epi-
-epane(化学)	庚环(7 员无氮饱和杂环)
ependymo-(希)	室管膜
ephebo-(希)	青春期
epi-(希)	亦可作 ep-,表示:上,在上方,外;旁;后继;附;化学用语时表示"表;差向"
epidermo-(希)	表皮(皮肤的)
epididymo-	亦可作 epididym-,表示:附睾
epiglotti-(希)	亦可作 epiglottidi-,会厌
-epin(化学)	庚英(7 员无氮不饱和杂环)

续

词素来源	医学主要意义
-epine(化学)	庚因(7员含氮不饱和杂环)
epinephro-(希)	亦可作 epinephr-,表示:肾上腺
epiphysio-(希)	骺,骨骺
epiplo-(希)	网膜,大网膜
episio-(希)	外阴,女阴,阴部
epithelio-(希)	上皮
epoxy-(化学)	环氧,桥氧
equi-(拉)	相等,同样
-er	接在名词、形容词或动词后,表示"行为的主动者或有关……人或物",亦可表示仪器、机器、事件、行为等;还可构成形容词与副词的比较级
-erel	构成指小式名词,多用于卑称
ereuth-(希)	亦可作 eryth-,表示:红
-erg-(药物)	INN 名称(麦角生物碱衍生物类药),建议译为"麦角……"或"……麦角"
ergo-(希)	工作,力,动力
ergoto-(拉,法)	亦可作 ergo-,表示:麦角
-eridine(药物)	INN 名称(哌替啶类镇痛药),建议译为"……利定"
-erly(安—撒)	构成副词或形容词,表示:向……的,来自……方向的
eroto-(希)	色情,性欲
-ery	接在形容词或动词后构成抽象名词、可数名词或物质名词,表示"行为、状态、情况、技艺或集合体人或 物"
erysipelo-(希)	丹毒
eryth-	红
-escency(拉,法)	构成抽象名词,其意义与-escence 相同(见第二篇)
-ese	构成名词或形容词,表示:……人,……语;亦可以表示"具有合成作用的酶"
-esia	用于疾病、症状等名称,表示"状态或情况"
-esis(希)	构成名词,表示:状态,病态,情况
-esque(拉,法)	构成形容词,表示:如……的,属于……的;……式的,……派的,……风格的
-ess(希,拉,法)	接在形容词后构成抽象名词(拉);或接在名词后表示阴性,女……(希)
-est	接在形容词或副词后构成"最高级"
-ester(化学)	酯
-esthesia(希)	感觉(并参见第二篇之 esthesio-)
-estr-(药物)	INN 名称(雌激素类药物),建议译为"雌……"或"……雌"
estro-(希)	亦可作 estra-,表示:雌……;动情(期)
-et(希)	亦可作-ete,构成名词通常表示"人";但亦可构成指小式名词
eta-	艾塔(希腊文中的第七个字母 η 之读音)
-etane(化学)	……丁环(4员无氮饱和杂环)
-etanide(药物)	INN 名称(吡咯他尼类利尿药),建议译为"……他尼"
-ete(化学)	……丁(4员不饱和杂环)
-etene(化学)	……丁亭(4员无氮一烯环)
-eth	构成数量词,表示:第……十,……十分之一
-ether(化学)	醚
ethmo-(希)	筛状;筛骨;网织
ethinyl-(化学)	乙炔基
ethno-(希)	人种,种族,部落
ethoxy-(化学)	乙氧基
ethoxyalyl-(化学)	乙草酰基
ethoxyl-(化学)	羟乙基
ethyl-(化学)	乙基
-etic(希)	构成形容词或名词,表示:……的,属于……的,关于……的,具有……性质
-etidine(化学)	……丁啶(4员含氮饱和环)
-etine(化学)	……丁亭(4员含氮一烯杂环)
-etorum(拉)	表示:植物群落
-etta(意)	构成指小式名词,表示:小……
-ette(法)	构成名词,除表示"小"及"女性"外,亦可表示"仿造品或代用品"
-etum(拉)	构成名词,表示:……树园,……植物园
-etus(拉)	参见-etum 条,义同
-ety	构成抽象名词,表示:性质,状态,情况
-eur(法)	构成名词,表示:男性,××行为者;亦可构成抽象名词,表示"物"
eury-(希)	宽,阔,广
-eurysis(希)	扩张,扩张术
-euse(法)	构成名词,表示"女性" 参见-ess
ev-(希)	优,好,佳,真,正常,良好
ex-(希,拉)	c,f,h,p,q,s,前常用"e-";构成动词时通常表示"出(自)、向外 、向上、完全、超过、除去、免除、离开"等义;构成形容词时表示"无或没有";接在身份、职位名词前表示"前任或前……"
excito-(拉)	刺激,激动,兴奋
-exine (药物)	INN 名称(溴己新类祛痰药),建议译为"……克新"

F 部

词素来源	医学主要意义
-faction(拉)	构成名词(与词尾-fy 相对应),表示“状态、情况、行为或行为的结果”
-facture	制成,做成
farado-(英)	感应电
farnesyl-(化学)	法呢基
-farious(拉)	行列(形形色色)
-fashion	以……式,……式地
-fazone(药物)	INN 名称(哒嗪衍生物类消炎镇痛药),建议译为“……法宗”
-fect(拉)	制,调制,做
femino-(拉)	亦可作 femin-,表示:女性
femoro-(拉)	亦可作 femor-,表示:股,股骨
-fenamate(药物)	INN 名称(芬那酯衍生物镇痛药),建议译为“……芬那酯”
-fenamic acid(药物)	INN 名称(邻氨基贲甲酸衍生物类消炎镇痛药),建议译为“……芬那酸”
-fenin(药物)	INN 名称(甲基亚氨乙酸衍生物利多苯宁类诊断用药物),建议译为“……苯宁”
-fenine(药物)	INN 名称(格拉非宁类镇痛药),建议译为“……非宁”
-fenianil(药物)	INN 名称(芬太尼类镇痛药),建议译为“……芬太尼”
-fer(拉)	具有,带有
ferent-(拉)	含有,携带
fermento-(拉)	亦可作 ferment-,表示:酵母,酶
-fiban(药物)	INN 名称(止血药),建议译为“……非班”
fibr-(拉)	纤维
-fibrate(药物)	INN 名称(氯贝丁酯类降血脂药),建议译为“……贝特”
fibrillo-(拉)	亦可作 fibrill-,原纤维
fibulo-(拉)	腓骨
-fic(拉)	亦可作-ific,构成形容词,表示:……的,致使……的,产生……的,形成……的
-fically	构成副词(与-fic 相对应),表示“……地”
-fication(拉,法)	构成抽象名词(与-fy 相对应),表示:做……,使成……,……化
-fid(拉)	分裂的,分成若干部分的
-fier(拉,法)	构成名词(与-fy 相对应),表示“做……的人或物”
fill-(拉)	亦可作 fil-或 filo-,表示:丝线,线状物;子女
fissi-(拉)	亦可作 fiss-,表示:裂,分裂,裂殖
flagelli-(拉)	亦可作 fladello-,表示:鞭,鞭毛
-flate(拉)	吹,吹胀
-flect(拉)	弯曲,屈曲;使转移
-flexion(拉)	弯曲,屈曲
-flex(拉)	弯曲,屈曲
flo-(拉)	吹
flocculo-(拉)	絮状,一团,一簇
flori-(拉)	花
-florine(化学)	花精(俗名词尾)
-florous(拉)	有……花的
-flu dr	代表 fluid drachm(英美药衡单位),通称“液打兰”,1 液打兰 = 60 minim = 1/8 fluid ounce = 3.55153ml(英) = 3.69661ml(美)
fluo-	亦可作 flu-,表示:流,流动;化学用语时则表示:氟,氟代,氟基;荧光
-flu oz	代表 fluid ounce(英美药衡单位),通称“液盎司”,1 液盎司 = 8 fluid drachm = 1/160 gallon = 28.4123ml(英) ; = 8 fluid drachm = 1/128 gallon = 29.5729ml(美)
-flurane(药物)	INN 名称(含氟吸入麻醉药),建议译为“……氟烷”
fluvio-(拉)	河
-fold	构成形容词及副词,表示:……倍的,……重的
foli-(拉)	叶
-folin(拉)	叶素(俗名词尾)
-follin(化学)	亦可作-folin,表示:叶素
for-	分离;取消,禁止;克制,忽略;极度,过度
foramini-(拉)	亦可作 foramino-,表示:孔,口,通道
forci-(拉)	亦可作 forcepi-,表示:钳,钳子,夹钳
-form(拉)	构成形容词,表示:……形的,……状的;化学用语时,表示“仿”(如碘仿)
formamidino-(化学)	亚胺甲基氨(基)
formamido-(化学)	甲酰胺基
formimino-(化学)	亚胺甲基
-formin(药物)	INN 名称(双胍类降血糖药),建议译为“……福明”
formyl-(化学)	甲酰基
-fos(药物)	INN 名称(磷衍生物类药),建议译为“……磷(或福司)”
fract-(拉)	破折,破碎,断,裂
fragilo-(拉)	脆,脆性

续

词素来源	医学主要意义
-free	构成形容词,表示:无……的,不……的,免于……的
frigo-(拉)	冷,寒冷
-frine(药物)	INN 名称(苯乙基衍生物拟交感神经药),建议译为"……福林"
fructosyl-(化学)	果糖基
fuchsino-(德;化学)	品红,复红
-fugal(拉)	驱除,驱逐,驱……的,解……的;离开……的,从……离开的
-fuge(拉)	驱除的,驱走,逃避,驱逐,解……的
-ful(安—撒)	充满……的,具有……性质的,易于……的,可……的,习惯于……的;构成名词时则有"充满"之义
fumaryl-(化学)	延胡索酰基
fund-(拉)	灌,注,倾泻
-fungin(药物)	INN 名称(抗真菌类抗生素),建议译为"……芬净"
furano-(化学)	呋喃
furfur-(化学)	糠(醛);麸
fus-(拉)	灌,注,倾泻
fuso-(拉)	亦可作 fusi-,纺锤状,梭形
-fy(拉, 法)	构成动词:接在名词后表示"使成为……,使转变为……"接在形容词后表示"使处于……状态,……化";接在动词后表示"使役"
-fylline(药物)	INN 名称(茶碱衍生物药物),建议译为"……茶碱"

G 部

词素来源	医学主要意义
gado-(药物)	INN 名称(钆衍生物类药物),建议译为"钆……"
-gal	代表 gallon(英美药衡单位),通称"加仑",1 加仑 = 4 quart = 160 fluid ounce = 4.546 L(英); = 4 quart = 128 fluid ounce = 3.785 L(美)
gala-(希)	乳(并参见第二篇之 galacto-)
-galactia(希)	乳汁分泌的某种状态
galactosyl-(化学)	半乳糖基
gallo-(拉)	亦可作 gall-,表示:没食子,五倍子,棓子
galvano-(意)	电(主要是指直流电)
-gamous(希)	婚配的,两性交合的,性的
gaso-(比利时)	气
-gaster(希)	胃;腹
-gastria(希)	胃或腹某种状态
gelatino-(拉)	明胶
gem-(化学)	偕(表示成对取代在同一碳原子上,如"偕二甲基"等)
gemini-(拉)	亦可作 gemin-,双,成双
-gen(化学)	艮,精(俗名词尾)
-genesia(希)	起源,发生,生殖(并参见第二篇之-genesis)
genesio-(希)	亦可作 geneto-,表示:生殖,遗传,起源
-genin(化学)	配基,配质,甙元(指"甙"的非糖部分)
genio-(希)	颏
genito-(拉)	生殖;生殖器
geno-(希)	亦可作 geni-,表示:基因,生殖,遗传,性
gentio-(拉)	亦可作 gentiano-或 gentian-,表示:龙胆(一种植物)
genu-(拉)	膝
geny-(希)	颌,颊
-geny(希)	发生,起源;发育(方式或型)
geo-(希)	地,陆地;土壤
ger-(希)	亦可作 gerat-或 gerato-,表示:老年(参见第二篇之 gero-)
geranyl-(化学)	牻牛儿基;香叶醇
-germanonic acid(化学)	×基锗酸
germi-(拉)	亦可作 germ-或 germino-,表示:芽,胚芽;细菌
gest-(拉)	承受;带有;妊娠
-gest-(药物)	INN 名称(孕激素药),建议译为"……孕"或"孕……"
-geusia(希)	亦可作-geusis 或-geustia,表示:味,味觉(的某种状态)
-giline(药物)	INN 名称(β-型单胺氧化酶类抗精神失常药),建议译为"……吉兰"
-gill	吉耳(英美药衡单位),1 吉耳 = 5 fluid ounce = 1/32 gallon = 142.062 ml(英) = 4 fluid ounce = 1/32 gallon = 118.292 ml(美)
-gillin(药物)	INN 名称(曲霉菌属抗生素类),建议译为"……洁林"
-gin(化学)	……精,……晋(俗名词尾)
ginglymo-(希)	屈戌关节
glandi-(拉)	亦可作 gland-,表示:腺体
gleno-(希)	窝,盂

续

词素来源	医学主要意义
-gli-(药物)	INN 名称(磺酰脲类降血糖药),建议译为"……格列"或"格列……"
-glia(希)	胶质
globo-(拉)	亦可作 glob-。表示:球,球状
-glossia(希)	舌(的某种状态)
glucosyl-(化学)	葡糖基
glucosyloxy-(化学)	葡糖氧基
gluculonyl-(化学)	葡糖甙酸(基);葡糖醛酸(基)
glutaconyl-(化学)	戊烯二酰(基);戊烯二酸单酰(基)
glutaminyl-(化学)	谷氨酰胺酰(基)
glutamyl-(化学)	谷氨酰基
glutaryl-(化学)	戊二酰基;戊二酸单酰基
gluteo-(拉)	臀
glutino-(拉)	胶,胶状,谷胶,黏的
-glycol(化学)	二醇
glycosyl-(化学)	糖基
glycyl-(化学)	甘氨酰基
gno-(希)	认知,感知
gnoto-(希)	认知,知道
goitro-(拉,法)	亦可作 goitr-,表示:甲状腺肿
-golide(药物)	INN 名称(多巴胺受体激动药麦角林衍生物类药物),建议译为"……高莱"
gon-(希)	亦可作 gono-,表示:种子,精液;生殖;若作 gony-时表示"膝"
-gon(希)	……角形
gonarthro-(希)	膝关节
gonecysto-(希)	精囊
gony-(希)	膝(参见 gon-)
-graft(安—撒)	移植物,移植片
-grain	格令(英美药衡重量单位),1 格令 = 1/5760 磅 = 64.799 mg
-grammatic(希)	描记的,书写的
grand-	对"人称"的一种递增或递减关系,例如祖父、外祖父(递增)或孙子、外孙(递减)的称呼
grani-(拉)	亦可作 grano-,表示:颗粒,谷粒
-grapher(希)	描记者,书写者,照像者
grapho-(希)	记录,描记,书写
gravido-(拉)	妊娠
-grel-(药物)	INN 名称(抗血小板聚集药),建议译为"……格雷"或"格雷……"
guan-(药物)	INN 名称(胍乙啶类抗高血压药),建议译为"胍……"
guanido-(化学)	亦可作 guanidino-,表示:胍基
guanyl-(化学)	脒基
guano-(拉)	亦可作 guan-,表示:鸟嘌呤;鸟便
gutturo-(拉)	喉
-gyne(希)	亦可作-gyny,表示:雌体,雌性,妇女
gyno-(希)	亦可作 gyn-,表示:女;雌蕊,子房
-gynous(希)	雌体的,雌蕊的,女的
-gyria(希)	环,圆;脑回

H 部

词素来源	医学主要意义
habro-(希)	优美,雅致
haem-(希)	亦可作 haema-或 haemo-或 haemato-(参见 hemo-)
hagio-(希)	神圣,圣徒
hallucino-(拉)	幻觉
hamarto-(希)	错,过错,缺陷,缺点;罪恶;错(构瘤)
-head	为-hood 之变体(见该词条)
-headed	有……头的
hebe-(希)	亦可作 hebo-,表示:青春期;耻骨
hecta-	一百(数)(与 hecto-同义,参见第二篇之该条)
-hedra(希)	亦可作-hedron,表示:……面体,……面形
-hedral	面体的
-helix(希)	盘绕,盘旋
helixo-(希)	盘绕,盘旋
hemangio-(希)	血管
hemat-(希)	亦可作 hemato-,表示:血液
-hemia(希)	亦可作-haemia,表示:血症(并参见第二篇之-emia)
-hemiacetal(化学)	缩一醇

续

词素来源	医学主要意义
hemo-(希)	亦可作 harmo-、haema-、hem-或 hema-,表示:血液
henhecta-(希)	一百零一(数)
heno-(希)	亦可作 hen-,表示:一,单
hendeca-(希)	亦可作 hendec-,表示:十一
heneicosa-(希)	亦可作 heneis-,表示:廿一,二十一
hentriaconta-(希)	亦可作 hentriacont-或 hentriconta-,表示:三十一
hepat-(希)	肝
hepato-(希)	亦可作 hepat-,表示:肝
heptaconta-(希)	亦可作 heptacont-,表示:七十
heptacosa-(希)	亦可作 heptacos-,表示:廿七,二十七
heptadeca-(希)	亦可作 heptadec-,表示:十七
herbi-(拉)	亦可作 herb-,表示:草
herpeti-(希)	亦可作 herpes-,表示:疱疹
hex-(希)	除"六,己"之外(参见第二篇该条),还表示"拥有、具有、携带、为……状态"
hexabromo-(化学)	六溴(代)
hrxachloro-(化学)	六氯(代)
hexaconta-(希)	亦可作 hexacont- 表示:六十
hexacosa-(希)	亦可作 hexaacos-,表示:廿六,二十六
hexadeca-(希)	亦可作 hexadec-,表示:十六
hexaiodo-(化学)	六碘
hiero-(希)	骶骨;宗教,信仰,神圣
histidyl- (化学)	组氨酰基
hist-(希)	网,网状物;组织
histio-(希)	组织
hodo-(希)	路,小路,小径,途径
-hood(安-撒)	接在名词或形容词后构成"抽象名词",表示:身份,资格,状态,性质,情况等
horm-(希)	冲动,搏动,动力
horni-(安-撒)	亦可作 horn-,表示:角,角化
horri-(拉)	亦可作 horr-,表示:竖起,抖立,恐惧,使震惊
hydatido-(希)	亦可作 hydatid-,表示:囊,囊状;棘球囊
hydato-(希)	水,水样液
hydr-(希)	水;氢
hydrargyro-(化学)	汞,水银
hydazi-(化学)	肼抱,环次联铵基
-hydrazide(化学)	酰肼
-hydrazidine(化学)	肼定
-hydrazine(化学)	肼
hydrazino-(化学)	肼基,联氨基
hydrazo-(化学)	肼撑,次联氨基
-hydrazone(化学)	腙
hydrazono-(化学)	腙叉,亚联氨基
-hydrin(化学)	醇
hydrogen ester(化学)	氢酯(氢字必须放在酯字前面)
-hydrosulfamine(化学)	巯胺
hydrosulfo-(化学)	亦可作 hydrosulfuryl-,表示:巯基,氢硫基
-hydroxamamide(化学)	肟胺
-hydroxamic acid(化学)	羟肟酸
-hydroxylamine(化学)	胲
hydroxyprolyl-(化学)	羟脯氨酰基
hyeto-(希)	雨,下雨
hygieo-(希)	亦可作 hygio-,卫生,保健
hylo-(希)	亦可作 hyl-或 hyle,表示:物质
hypho-(希)	亦可作 hyph-,表示:网织;丝状;菌丝

I 部

词素来源	医学主要意义
i- (化学)	代表 inactive,表示:不旋,内消旋
-iac(希,拉)	……病的,患……的(人)
-ial	构成形容词,表示:具有……的,属于……的,有……性质的
-ian(拉)	构成名词,表示"属于……职业、地位或特征的人";构成形容词,接在人名或地名后(常兼作名词用)表示"属于……的(人或语言)、有……性质的"
-ibility(拉)	构成与-ible 相对应之名词,表示"可接受性或能接受性"
-ible	可能,易于(与-able 同义,参见该条)
-ibly	构成-ible 相对应之副词

续

词素来源	医学主要意义
-ic	“酸”的后缀;构成形容词时,表示:属于……的,与……有关的,类似……的,具有……性质的,由……引起的,含有……的;亦可构成名词,表示“做某事的人、……患者或……剂”
-ical	构成形容词,与-ic 名词相对应;此外-ical 常常等于-ic
-ically	构成副词,与-ic 或-ical 的形容词相对应
-ic anhydride(化学)	酸酐
-ice	构成名词,表示:性质,行为,状态
ichno-(希)	痕迹,足迹
-ician	构成名词,表示:……专家,能手,精通者
-icist	构成名词,表示:……家,……者,……能手
-icity	构成抽象名词,表示:性质,情况,状态
-icle(拉)	构成指小式名词,表示:小……的物
icosi-(希)	亦可作 icosa-,表示:廿十,二十
-ic simialdehyde(化学)	醛酸
ictero-(希)	黄疸
-icular	构成形容词,表示:属于……的,有……性质的,形如……的
-id(希)	构成形容词,表示:具有……特性的,似……的,属于……的;构成名词时,表示“次一代或次一级、某病并发疹”
-ida(拉)	生物分类学上表示动物“纲名”之名称
-ide(化学)	×酰×胺(由相应的胺名衍生,将原来的-ine 改为-ide);-ide 也表示“酐”(俗名词尾)
-idea(拉)	生物分类学上表示动物“科名”之名称
-idean(拉)	类似……的
-idene(化学)	叉(接在任一基名后表示联结处为双键)
-idity	构成名词,表示:性质,行为,状态
-ie	构成名词,表示“小称、爱称或属于……的人(或物)”
-ier	构成名词,表示“与从事某职业或某事物有关的人或物”
-ifene(药物)	INN 名称(氯米芬或他莫昔芬类抗雌激素药),建议译为“……米芬,……昔芬”
-ification(拉,法)	使成为……状态,做……,使……化
-ify(拉,法)	构成动词,参见-fy 条
-iginous	构成形容词,表示:有……病的,患……的
igni	火,烙
il-	内,在内;朝向,在上;无,非,不(参见第二篇 in-条)
-il (化学)	偶酰
-ility	构成抽象名词,表示:性质,情况,状态
-ily	构成副词,与-y 形容词相对应,表示:……地
im-(拉)	内,在内;朝向,在上;无,非,不(参见第二篇 in-条);化学用语时表示“亚氨基”
-imex(药物)	INN 名称(免疫兴奋药),建议译为“……美克”
-imide(化学)	酰亚胺
imidazo-(化学)	咪唑并××
-imidic acid(化学)	亚胺酸
imido-(化学)	亚氨基
-imine(化学)	亚胺
imino-(化学)	亚氨
-imod(药物)	INN 名称(免疫调节药),建议译为“……莫德”
-imus(药物)	INN 名称(免疫抑制药),建议译为“……莫司”
-in(化学)	除第二篇-in 外(参见该条),也可构成“精”或“英”(音译,表示 6 员无氮不饱和杂环)
-ina(意)	构成名词,表示:女性,乐器,指小式
-inae(拉)	生物分类学上表示动物“亚科”或“亚族”之名称
increto-(拉)	内分泌
indeno-(化学)	茚并××
indolyl-(化学)	吲哚基
indoxyl-(化学)	吲哚氧基,吲哚酚
-ineae(拉)	用于植物及真菌类别的命名,表示:亚目,亚组
-iness	构成名词,与-y 形容词相对应,表示“状态”等
infanti-(拉)	亦可作 infant-,表示:婴儿
infero-(拉)	下,低下的
-ing	从动词构成“名词”,表示“属于……的物、具有……性质的物或与动作行为有关的过程及结果或产物及对象”;亦可构成动词的现在分词(常作形容词使用)
-ingly	构成副词,主要表示“行为作用的方式或具有某种性质地”
inguino-(拉)	腹股沟
inio-(希)	枕骨,枕部
ino-(希)	纤维,纤维物质
insecti-(拉)	亦可作 insect-,表示:昆虫
insul-(拉)	亦可作 insulo-,表示:胰岛素
insulino-(拉)	胰岛素

续

词素来源	医学主要意义
intro-(拉)	内,入内,相内
io-(药物)	INN 名称(含碘造影剂),建议译为"碘……"
-iodohydrin(化学)	碘醇
iono-	离子
-ior(拉)	构成形容词表示"比较";另外亦构成名词表示"人"
iota-	约塔(希腊文的第九个字母ι之读音)
-ious	构成形容词,表示:具有……特性(或特点)的,属于……的,充满……的
ipsi-(拉)	同,相同的
-ique(拉,法)	构成形容词或名词,表示"属于……的(物)"
ir-	内,在内;朝向,在上;无,非,不(参见第二篇 in-条)
-irane(化学)	丙环(3员无氮饱和杂环)
-irene(化学)	丙烯(3员无氮不饱和杂环)
-iridine(化学)	丙啶(3员含氮饱和杂环)
-irine(化学)	丙因(3员含氮不饱和杂环)
-ise	构成动词,表示:按……方式处理,……化,使……;但亦可构成名词,表示:性质,状态,机能
-ish(法)	构成形容词,表示:属于……的,具有……性质的,……国家的(或民族的),……语的;亦常兼作名词,表示:略带……,稍……,大约……,……左右;还可构成动词,表示:使……,做……"
-isk	构成指小式名词,表示"小……"
-ison	构成名词,与-ation 同义。参见该条
-isothiourea(化学)	异硫脲
-isourea(化学)	异脲
-ist(拉)	构成名词,表示"动作行为的施行者",即"与某种科学、职业、事物有关的人或专家"
-ister	构成名词,表示"人"
isthmo-(希)	亦可作 isthm-,表示:峡,咽峡
-istic	构成形容词,表示:属于……的,具有……性质的,有……作用的,……论的,……主义的
-istical	构成形容词,与同义,见上条
-it	构成抽象名词或表示"人"
-ite(希)	除表示亚……酸盐或酯外(参见第二篇-ite),还常常表示:……矿物,……矿石;在化学方面时,还指示"糖醇"
-ites(希)	具有……性质,属于……,与……有关,与……相似
-itic(希)	构成形容词,表示:……炎的,……症的,属于……,有……性质的
-itides	为第二篇之-itis 的复数式,参见该条
-ition	构成名词,与-ation 同义,参见该条
-itious	构成形容词,表示:与……有关的,具有……性质的
-itive(拉)	构成形容词,与-ative 同义,参见该条
-itol (化学)	糖醇(并参见-ite)
-itor(拉)	表示"人",参见-or
-itory(拉)	构成名词,表示"地点、场所及作某种用途的物质";亦可构成形容词,表示"属……性质的,与……人、物或行为有关的"
-itous(拉)	构成形容词,与-ity 名词相对应,表示:与……有关的,具有……性质的
-itude	构成名词,表示:性质,状态,情况
-ity(拉)	构成名词,表示:性质,状态及其实例或程度
-ively	构成副词,与-ive 形容词相对应
-iveness	构成名词,与-ive 形容词相对应
-ivity	构成抽象名词,表示:性质,情况,状态
-ization	构成抽象名词,与-ize 动词相对应
-ize(希)	构成动词,表示:按……方式处理,……化,使……

J 部

词素来源	医学主要意义
jug-(拉)	(复数式为 jugum,表示:轭,隆凸(连接两个结构的凹或嵴之常用名)
junct-(拉)	联接,接合;关节

K 部

词素来源	医学主要意义
-kacin(药物)	INN 名称(卡那霉素抗生素),建议译为"……卡星"
kaino-(希)	新
-kalim(药物)	INN 名称(钾通道激活药),建议译为"……卡林"

续

词素来源	医学主要意义
kalio-(拉)	亦可作 kali-或 kal-,表示:钾
kappa-	卡帕(希腊文第 10 个字母 κ 之读音)
-kaps(希)	囊,被膜
keno-(希)	空
kephalo-(希)	头,头部
-ketal(化学)	酮缩醇,酮缩××醇
-ketazine(化学)	酮连氮
ketene-(化学)	乙烯酮
-ketimide(化学)	酮亚胺
-ketol(化学)	乙酮醇
-ketone(化学)	(甲)酮
-ketoxime(化学)	甲酮肟
-kin(希)	构成指小式名词,表示:小……
kineto-(希)	可动,运动
-kinra(药物)	INN 名称(白介素受体阻滞药),建议译为"……白滞素"
kiono-(希)	亦可作 kio-,表示:悬雍垂
-kiren(药物)	INN 名称(肾素抑制药),建议译为"……吉仑"
klepto-(希)	偷,偷窃,盗窃
kolpo-	亦可作 kolp-,表示:阴道
koly-(希)	抑制,阻止,阻滞,抵抗
konio-(希)	尘,尘埃
kopro-(希)	亦可作 kopr-,表示:粪
kreo-(希)	肉,肌肉
kyano-(希)	青,蓝;绀;化学用语时作"氰"
kypho-(希)	驼背,(向前)弯曲
kyrto-(希)	弯,曲,前凸
kystho-(希)	亦可作 kysth-, 表示:阴道
kysto-(希)	囊,囊肿;膀胱
kyto-(希)	细胞

注:几乎所有来自希腊文以"k"开头的字母在现代医学中都可以变成"c"。

L 部

词素来源	医学主要意义
l- (化学)	在化学上表示"左旋"(levo-)的缩写(多作"斜体字")
-lactam(化学)	内酰胺,酮
-lactim(化学)	内酰亚胺,酳
-lactone (化学)	内酯
lactoyl- (化学)	乳酰基;羟丙酰基
laeo-(希)	左
laevo-	亦可作 laev-,表示:左,左旋
lagn-(希)	亦可作 lagno-,表示:色情
-lagnia(希)	色情
lago-(希)	兔
lal- (希)	谈话,多言(说得太多);言语
-lalia(希)	哑,言语不清;言语(的某种状态)
lambda-	兰姆达(希腊文第 11 个字母 λ 之读音)
lamini-(拉)	亦可作 lamino-或 lamin-,表示:板,层
lampro-(希)	闪光,清晰
larvi-(拉)	幼虫
lat-(拉)	承受,携带
-later(希)	崇拜
latero-(拉)	侧,旁
lati-(拉)	宽,阔
-latry(希)	崇拜
lauril-(化学)	十二烷基
-lb	代表 pound(英美药衡重量单位),通称"磅",1 磅 = 12 ounce = 5 760 grain = 373.242 g
-le	构成名词表示"指小式、代理者或用具";构成形容词表示"易于……的、有……倾向的";构成动词时则表示"反复或连续发生的动作"
lecitho-(希)	亦可作 lecith-,表示:卵黄
-legia(拉)	阅读
leio-(希)	亦可作 lio-,表示:平滑;平滑肌
leipo-(希)	亦可作 lipo-,表示:缺乏,无;离
-lemma(希)	膜
lemmo-(希)	膜;神经膜

续

词素来源	医学主要意义
-lence	构成名词(与形容词-lent 相对应),表示:性质,状态,情况
-lency	构成名词(与形容词-lent 亦与名词-lence 相对应),表示:性质,状态,情况)
lent-(拉)	亦可作 lenti-或 lento-,表示:透镜;晶状体
-lent(拉)	构成形容词,表示:充满……的,多……的,属于……的,有……性质的
lenticulo-(拉)	豆状;豆状核
lep-(希)	夺取;(疾病的)侵袭
lepido-(希)	鳞;鳞屑
lepro-(希)	麻风
-leptic(希)	与发作有关的物质(并参见第二篇之-lepsy)
-less	构成形容词及少数副词,表示:无……的,没有……的;而接在动词后却表示:不能……的,不……的
leucyl-(化学)	亮氨酰基
-leukin(药物)	INN 名称(白细胞介素类免疫调节药),建议译为"……白介素"
leuko-(希)	亦可作 leuk-,表示:亮,白;白细胞
-lexis(希)	亦可作-lexia 或-lexy,表示:说;诵读,失读,读字
licheno-(希)	亦可作 licheni-,表示:苔癣;地衣
lien-	脾
lig-(拉)	缚,捆;韧带
ligamento-(拉)	亦可作 ligament-,表示:韧带
ligni-(拉)	亦可作 ligno-,表示:木
-like	构成形容词,表示:与……相似的,如……的
limo-(希)	饥饿
-lin (化学)	灵(表示甘油或其他多元醇的醚,并参见下条)
-line	亦可作-lin,表示:灵(构成化学用语中的俗名)
-ling	构成名词,表示"与……有关、具有……性质或经受……情况(的人或物)",又表示指小式;构成副词或形容词时则表示"方向、状态"
lio-(希)	亦可作 leio-,平滑;平滑肌
lipo-(希)	除脂肪或肥胖外(见第二篇 lipo-条),还表示:缺乏,无;离
liqui-(拉)	亦可作 liqu-,表示:液体
lobo-(拉)	亦可作 lob-,表示:叶;分叶;(任何器官之)一叶
lochio-(希)	恶露(或其他与分娩有关的事物)
loco-(拉)	亦可作 loc-,表示:位置,地方
log-(希)	说,讲述
-loger	构成名词,表示:……学家
-logia(希)	……学;……言语状况;收集
-logic	亦可作-logical,构成形容词,表示:……学的,……论的
-logist	构成名词,表示:……学家
-long	构成形容词或副词(为-ling 的变体),表示"方向、状态"
longi-(拉)	亦可作 long-,表示:长,长的
lopho-(希)	脊状,鸡冠状
luci-(拉)	亦可作 luco-,表示:光,光线
lumino-(拉)	亦可作 lumini-,表示:光,发光
lup-(化学)	亦可作 lupin-或 lupino-,表示:羽扁(豆)(如羽扁烯等)
-ly	接在名词后构成形容词,表示:具有……性质的,如……的,每……一定时间再发生的;若接在形容词、分词、名词后构成副词,表示状态、程度、性质、方式、时间、地点等
lyo-(希)	松散,分解,溶解
-lysin	溶素,溶解素(俗名词尾)
lysso-(希)	狂犬病
lysyl-(化学)	赖氨酰基
-lyze	构成动词,表示"使解离"

M 部

词素来源	医学主要意义
m-(化学)	表示"间、间位"(两个基团处于苯核上相间的位置,即 1、3 位;参见第二篇之 meta-)
-ma	瘤
-mab(药物)	INN 名称(参见-monab),建议译为"……单抗"
-made	……制造的
magnet-(希)	亦可作 magneto-,表示:磁,磁性,磁电
magni-(拉)	大
makro-(希)	巨,大;长;常量
malaco-(希)	软,软化
malario-(意)	亦可作 malaria-,表示:疟疾
male-(拉,法)	与 mal-同义,参见第二篇之该条
maleoyl-(化学)	顺丁烯二酰基,马来酰基

续

词素来源	医学主要意义
malleo-(拉)	锤骨;踝
malonyl-(化学)	丙二酰基;丙二酸单酰基
malto-(拉)	亦可作 malt-,表示:麦芽;麦芽糖
-mancy(希)	预测,估计
mani-(希,拉)	……狂,……躁狂(希);手,手指(拉)
-maniac (希)	表示"狂、躁狂、癖、迷(的人)"
manno-(化学)	甘露,甘露糖
-manship	构成名词,表示"某个领域或方面的技能"
-mantadine-(药物)	INN 名称(金刚烷衍生物类抗病毒药),建议译为"金刚……"或"……曼(他)定"
manu-(拉)	亦可作 mani-,表示:手,手指
mari-(拉)	亦可作 marino-,表示:海
maschalo-(希)	腋
masculino-(拉)	亦可作 masculo-,表示:雄,雄性,男性
masso-(希,法)	按摩
mastoido-(希)	亦可作 mastoideo-,表示:乳突
materno-(拉)	亦可作 matri-或 matro-,表示:母,母亲
maxi-(拉)	特大的,特长的
mazo-(希)	乳房;胎盘
me-(化学)	代表"甲基",但在化学结构式往往为"Me-"
-meal	构成形容词或副词,表示"分步进行"等义
meato-(拉)	口,尿道口
mechano-(希)	机械,力学
meco-(希)	亦可作 mec-,表示:长,长度
mediastino-(拉)	纵隔
medico-(拉)	医学的;内科学;药物;医药学
medio-(拉)	亦可作 medi-,表示:中间,中部,中层
meglumine-(化学)	葡甲胺
meio-(希)	亦可作 mio-,表示:减少,较少,缩小,较小
mel-	由于词源不同分别"肢或颊"(希)、"甜或蜂蜜"(拉)
meli-(化学)	亦可作 mel-或 melito-,表示:甜,蜜,糖;蜂蜜
-melia(希)	肢(的某种状态)
melo-(希)	亦可作 mel-或 melono-,参见本篇之 mel-及第二篇 melo-条
membrano-(拉)	亦可作 membran-,表示:膜
ment-(拉)	精神,心灵;颏
-ment(拉,法)	构成形容词或动词,表示"动作行为的结果、过程、状态、情况、程度或具体事物"等义
mentho-(拉)	薄荷
mento-(拉)	亦可作 ment-,表示:颏
mer-(希)	股,大腿;部分,局部,不全,一份
-mer (化学)	(聚合)体,(聚合)物;(单)体;又用作药物用语时,乃 INN 名称(是指多聚物类药品),建议译为"……姆"
-mercaptal(化学)	醛缩硫醇
-mercaptan(化学)	硫醇
mercapto- (化学)	巯基,氢硫基
-meraptole(化学)	酮缩硫醇
mercuro-(化学)	亦可作 mercuri-,表示:汞
-mere(希)	部分;分生;粒
-meric(希)	部分的,一部的
mero-(希)	亦可作 mer-,股,大腿;部分,局部,不全,一份
-merous(希)	部分的,一部的
-mery	部分,局部
mesio-(希)	近中,内侧
-metacin(药物)	INN 名称(吲哚美辛类消炎镇痛药),建议译为"……美辛"
metallo-(希)	亦可作 metalli-,表示:金属
meteoro-(希)	气象,气候;流星
meth- (化学)	亦可作 metho-,表示:甲,甲基,甲替(在 N 上或侧链上)
methacryloyl-(化学)	亦可作 methacrylyl-,表示:异丁烯酰基;2-甲丙烯酰基
-met(h)asone(药物)	INN 名称(皮质素类药物),建议译为"……米松"
methenyl-(化学)	甲川
-methine(化学)	甲碱
methionyl-(化学)	甲硫氨酰基
methoxy-(化学)	甲氧基
methyl-(化学)	甲基
-methylene(化学)	亚甲基
methylthio- (化学)	甲硫基
-metasone(药物)	INN 名称(皮质素类药物),参见-met(h)asone
metopo-(希)	亦可作 metop-,表示:额
metra-(希)	子宫

续

词素来源	医学主要意义
-metric(希)	亦可作-metrical,构成形容词,与-meter 及-metry 的名词相对应,参见第二篇该两条
-metropia(希)	视度,眼光(的某种状态)
-micin(药物)	INN 名称(小单孢菌属抗生素),建议译为"……米星"
micromicro-	微微 ×(此系度量衡用语 = 10^{-12},现在用第二篇 pico-)
mid-(安—撒)	中,正中,中间
mikro-(希)	参见第二篇之两条 micro-
mille-(法)	参见第二篇之 milli-
millimicro-	毫微 ×(此系度量衡用语 = 10^{-9},现在用第二篇 nano-)
mimo-(希)	亦可作 mim-,表示:模仿
-min (化学)	用于化学俗名,音译为"明"或"民"
mini-(拉)	(微)小,特小
-minim	密尼姆(英美药衡液量单位)1 密尼姆 = 1/480 fluid ounce = 0.0592 ml(英); = 1/480 fluid ounce = 0.0616 ml(美)
mio-(希)	亦可作 meio-,表示:减少,较少,缩小,较小
mis- (英)	恶;错,误;不;异常(并注意与以下区别之)
miso(希)	厌恶,憎恨
miss-(拉)	送,递,派
mito-(希)	线,线状;丝
-mito-(药物)	INN 名称(核毒素类抗肿瘤药物),建议译为"米托……"或"……米托"
mitt-(拉)	亦可作 miss-,表示:送,递,派
mixo-(希)	亦可作 mix-,表示:混合;交际
mnemi-(希)	亦可作 mnemo-或 mne-,表示:记忆
-mnesia (希)	亦可作-mnesis,表示:记忆
-mo	表示"(纸张)的开数、(书籍)开本"
mob-(拉)	亦可作 mobil-,表示:动,移动
mofetil-(化学)	吗乙基
mogi-(希)	困难
molybdo-(化学)	亦可作 molybd-,主要表示"钼";在较少情况下指"铅"
-monab(药物)	INN 名称(单克隆抗体类免疫调节药),建议译为"……单抗"
-monam(药物)	INN 名称(单巴坦类抗生素),建议译为"……莫南"
monstri-(拉)	亦可作 monstro-,表示:畸胎
-mony(拉)	构成名词,表示"抽象的状态、情况或性质"
morbi-(拉)	亦可作 morbido-,表示:疾病
morphini-(拉)	亦可作 morphino-或 morphio-,表示:吗啡
-morpholide(化学)	酰(替)吗啉
morti-(拉)	亦可作 mort-,表示:死,死亡
-most	构成形容词,表示:最……的
-motine(药物)	INN 名称(喹啉衍生物类抗病毒药),建议译为"……莫汀"
moto-(拉)	亦可作 mot-,表示:动,运动
-moxin(药物)	INN 名称(单胺氧化酶抑制药),建议译为"……莫新"
mu-	缪(希腊文的第十二个字母 μ 之读音)
mucino-(拉)	黏蛋白
muranmyl-(化学)	胞壁酰基(参见 muri-)
muri-(拉)	亦可作 mur-,表示:壁,墙;鼠
-mustine(药物)	INN 名称(氯乙胺类抗肿瘤药),建议译为"……莫司汀"
muta-(拉)	亦可作 mut-,表示:变,突变
my-	肌肉
myc-(希)	霉菌,真菌
-myces(希)	真菌(属),霉菌(属)
-mycetides	用于生物分类名称,表示"真菌亚纲"
-mycetin	……霉素
-mycin(药物)	INN 名称(链霉菌属抗生素),建议译为"……霉素"
-mycota	用于生物分类名称,表示"真菌门"
-mycotina	用于生物分类名称,表示"真菌亚门"
-myelia(希)	髓,脊髓(的某种病症)
myko-(希)	与 myco-同义,参见该条
mylo-(希)	下颌;磨牙
myrmeco-(希)	亦可作 myrmec-,表示:(蚂)蚁
mytho-(希)	神话

N 部

词素来源	医学主要意义
n-(安—撒)	不,无(参见 ne-);在化学上代表 nitrogen,并写成 N-(习惯上不译出),表示"氮-"(即基团连在氮原子上或从氮原子除去某基)

续

词素来源	医学主要意义
-nab-(药物)	INN名称(大麻酚衍生物类药品),建议译为"大麻……"或"……大麻"
-nal(药物)	INN名称(去甲吗啡类麻醉拮抗药/促效药),建议译为"纳……"或"……纳"
naphtho-(化学)	萘(并)
-naphthone(化学)	酰萘
narcotico-(希)	麻醉
narko-(希)	麻醉;麻木;昏状;睡眠
nati-(拉)	亦可作nat-,表示:诞生
naturo-(拉)	自然
-nd	构成名词或形容词,表示"特殊的人或物"
ne-(安—撒)	亦可作n-,不,无,缺乏
-necrosis(希)	坏死
nekro-(希)	死,坏死;尸体
-nema(希)	线,丝
nervi-(拉)	亦可作nerv-,表示:神经
-ness(安—撒)	接在形容词后构成抽象名词,表示:性质,情况,状态
nestio-(希)	亦可作nesto-,表示:禁食,饥饿;空肠
neutro-(拉)	中,中性(白细胞)
nevo-(拉)	痣
-nicate(药物)	INN名称(烟酸酯类降血脂药),建议译为"……烟酯"
nicotino-(化学)	亦可作nicotin-,表示:烟碱;烟
-nidazole(药物)	INN名称(单巴坦类抗生素),建议译为"……硝唑"
-nidine(药物)	INN名称(咪唑啉衍生物类抗高血压药),建议译为"……尼定"
nifur-(药物)	INN名称(甲硝唑类抗寄生虫药),建议译为"硝呋……"
nigri-(拉)	亦可作nogro-,表示:黑
-nin(e)(化学)	宁(俗名词尾)
nipho-(希)	雪
-nitramine(化学)	硝胺
-nitrile(化学)	腈
nitro-(化学)	硝基
-nitrolic acid(化学)	硝肟酸
-nitrosamine(化学)	亚硝胺
-nitrosate(化学)	硝酯肟酸
-nitrosite(化学)	亚硝酯肟酸
nitroso-(化学)	亚硝基
-nitrosolic acid(化学)	亚硝肟酸
-nixin(药物)	INN名称(苯氨烟酸类消炎镇痛药),建议译为"……尼辛"
nodo-(拉)	亦可作nod-,表示:结(节)
nom-(希)	惯例,法规
nonaconta-	亦可作nonacont-,表示:九十
nonacosa-(希)	亦可作nonacos-,表示:廿九,二十九
nonadeca-(希)	亦可作nonadec-,表示:十九
nosto-(希)	思乡
novo-(拉)	新
nu-	纽(希腊文的第十三个字母ν之读音)
nuci-(拉)	核果,坚果
nucleotidyl-(化学)	核苷酸基
nystagmo-(希)	亦可作nystagm-,表示:眼球震颤

O 部

词素来源	医学主要意义
o-(化学)	代表ortho-,表示"两个基团处于苯核上相邻的位置,即1、2位";大写O-则代表"氧-"(习惯上不译),表示"基团连在氧原子上或从氧原子上除去"
-o	构成名词,表示"人、物或音乐术语"等
oario-	亦可作oari-,表示:卵巢
oc-(拉)	此为ob-的同化形式,参见第二篇之该条
-ocane(化学)	辛环(8员无氮饱和杂环)
-ocin(化学)	辛英(8员无氮不饱和杂环)
-ocine(化学)	辛因(8员含氮不饱和杂环)
-ock	构成名词,表示:小……
octacosa-(希)	亦可作octacos-,表示:廿八,二十八
octadeca-(希)	亦可作octadec-,表示:十八
octanoyl-(化学)	辛酰基
-od	参见-ode条

续

词素来源	医学主要意义
-ode(希)	构成名词,表示:具有……性质的东西,似……之物,……的物质;还经常用以指示“(电)极、途径、道路”等义
odori-(拉)	亦可作 odoro-,表示:气味
odyn-(希)	亦可作 odyno-,表示:痛
-oecium(希)	亦可作-oecious,表示开花植物“雄蕊或雌蕊”的排列
oeco-(希)	亦可作 eco-,表示:生态
oesophago-(希)	亦可作 esophago-,表示:食管
of-(拉)	此为 ob-的同化形式,参见第二篇之该条
og-(拉)	此为 ob-的同化形式,参见第二篇之该条
-oidal	表示“具……形的、类……的”
-oideae(拉)	用于生物分类之名称,表示:真菌的“亚科”
oidio-(希,拉)	念珠菌
-oin (化学)	偶姻
-olane (化学)	茂烷(5员无氮饱和杂环)
-olamine (化学)	乙醇胺
-ole(化学)	除代表“油”和“指小式”外(参见第二篇之该条),在化学方面还用以指示“茂”(5员不饱和杂环);俗名也表示“脑”或“醚”
olefin-(化学)	烯烃
olfacto-(拉)	嗅觉,气味
-olic acid(化学)	醇酸;脑酸;油酸;炔酸(从××-ol及结构定名)
-olide (化学)	亦可作-olid,表示:交酯
-olidine (化学)	烷(5员含氮饱和杂环)
-oline (化学)	啉(5员一烯杂环)
-olol(药物)	INN名称(普萘洛尔类β-受体阻滞药),建议译为“……洛尔”
-olone(药物)	INN名称(泼尼松龙类/雷那诺龙类全身麻醉药),建议译为“……龙”
-olum(拉)	亦可作-olus或-ole,表示:小……
-omatosis(希)	瘤病
ombro-(希)	雨
-ome(希)	构成名词,表示“具有某种属性的物体或部分”
omega-	欧米加,欧米卡,欧墨伽(希腊文中第24个字母也是最后一个字母ω之读音);在化学上常用来表示基团连在链的“末端”的位置上
omento-(拉)	亦可作 oment-,表示:网膜
omicron-	奥密克戎(希腊文中第15个字母ο之读音)
omni-(拉)	全,总,都,遍
omo-(希)	亦可作 om-,表示:肩
-onane (化学)	壬环(9员无氮饱和杂环)
-oncus(希)	瘤
-one (化学)	酮
oneiro-(希)	亦可作 oniro-,表示:梦
-onic acid(化学)	酮酸;糖酸
-onide(药物)	INN名称(含缩醛基的局部用皮质激素类药品),建议译为“……奈德”
-onin (化学)	壬英(9员无氮不饱和杂环)
-onine (化学)	壬因(9员含氮不饱和杂环)
onomato-(希)	词,名字,名称,命名
-onose (化学)	酮糖
-ont(希)	物,存在(物)
onto-(希)	个体(如个体发生、个体发育等)
-onym	名,名称,名字,词
onyx-(希)	甲,指甲,爪
oothec-(希)	亦可作 ootheco-,表示:卵巢
op-(拉)	此为 ob-的同化形式,参见第二篇之该条
ophidio-(希)	亦可作 ophio-,表示:蛇
opio-(希)	亦可作 opi-,表示:鸦片,阿片
opistho-	背,后,向后,在……后
opo-(希)	表示:面,眼,视力,看;此外还表示“汁或液汁”
-ops(希)	面,眼
opsono-(希)	亦可作 opson-,表示:调理素
optico-(希)	亦可作 opti-,表示:视力(的),眼(的),光学(的)
or-	口
-or	除构成名词及抽象名词(参见第二篇之-or)外,尚能构成形容词以“表示比较”;在化学上还能表示“脑”(俗名词尾)
orb-	环;(眼)眶
-orex(药物)	INN名称(苯乙胺衍生物类食欲抑制药),建议译为“……雷司”
-orial	构成形容词,表示:与……相关的,属于……的
orium(拉)	构成名词,表示“地点或场所”等义
ornitho-(希)	鸟,鸟类
-orph-(药物)	INN名称(镇痛药),建议译为“啡……”或“……啡”

续

词素来源	医学主要意义
-orphan(药物)	INN名称(吗啡烷类镇痛药),建议译为"……啡烷"
orrho-(希)	血清
orthio-(希)	窄,竖直的,直立的
-orthosiliconic acid(化学)	×基原硅酸
-ory(拉)	构成名词,表示"地点、场所及作某种用途的物质";亦可构成形容词,表示"属……性质的,与……人、物或行为有关的"等义
-osan(化学)	……聚糖
-osazone(化学)	……脎
-oside(化学)	糖苷,糖甙
-osity(拉)	构成名词(与-ose和-ous相对应),表示"性质、情况、状态"等义
-osmia(希)	嗅觉(的某种状态)
osmo-(希)	嗅,嗅觉;臭;此外,亦表示:渗透,冲动
-osone(化学)	邻酮醛糖
osphresio-(希)	嗅觉;气味
osphyo-(希)	腰
ossi-(拉)	亦可作osseo-,表示:骨
-ostomy(希)	造口术,造瘘术,吻合术
-ot(希,拉,法)	除构成指小式名词外,还表示"具有……特性或属于……地方的人"
-otic(希,法)	耳的(希);另外还可构成形容词兼作名词(与-osis名词相对应),表示:患……病的,产生或类似……状态、情况的,具有……性质的(法)
-otomy(希)	切开术,切断术;切割
-our	构成抽象名词,表示"状态、情况或性质"等义
-ous	构成形容词,表示:充满……的,有……性质的,具有……特征的;在化学方面,表示:亚……的
out-	外出,向外;超过;除去
ov-(拉)	卵,蛋;卵巢
ovalo-(拉)	卵形
over-	在……以上,在外,额外,外加;超过,越过,压倒;过分,过度,太多
oxa-(化学)	亦可作ox-,表示:噁,氧杂;氧
-oxacin(药物)	INN名称(萘啶酸类合成抗菌药),建议译为"……沙星"
oxalo-(化学)	草,草酸;乙二酸一酰基
oxamido-(化学)	草酰胺基,乙二酰胺基
-oxan(e)(药物)	INN名称(苯并二噁烷衍生物/肾上腺素能受体拮抗药),建议译为"……克生"
-oxanide(药物)	INN名称(水杨苯胺衍生物类抗寄生虫药),建议译为"……沙奈"
-oxef(药物)	INN名称(头孢菌素类抗生素),建议译为"……氧头孢",并参见cef-
-oxepin(药物)	INN名称(西多塞平类抗抑郁药),建议译为"……塞平"
-oxetine(药物)	INN名称(氟西汀类抗精神失常药),建议译为"……西汀"
-oxicam(药物)	INN名称(苯并噻嗪类消炎镇痛药),建议译为"……昔康"
-oxide(化学)	氧(化物)
oxido-(化学)	氧撑;氧化
-oxime(化学)	肟
oxy-(化学)	除指"氧、酸"等外(参见第二篇该两条),还代表"羟基",此虽然是"误称",但是常用
-oxyl(化学)	烃氧基
-oyl(化学)	表示:酰;亦可作-yl,但非真正烃基名
-oyl halide(化学)	酰卤(包括……酰氯、……酰氟等)
-oz	代表ounce(英美药衡重量单位),通称"盎司",1盎司 = 8 dram = 480 grain = 31.103 g
ozono-(化学)	亦可作ozon-,表示:臭氧
-ozonide(化学)	臭氧

P 部

词素来源	医学主要意义
p-(化学)	代表para-,表示"对(位)",是指基团处于苯核上的相对位置,即1,4位
paed-(希)	亦可作paedo-,表示"儿童",参见第三篇之pedo
-pafant(药物)	INN名称(血小板激活因子拮抗药),建议译为"……帕泛"
pag-(希)	固定,联合
-pagus(希)	联胎
palaeo-(希)	古(代)的,最早的,旧的,老的,参见第三篇之palro-
paleo-(希)	亦可作palaeo-,表示:古代的,最早的,旧的,老的
pali-(希)	亦可作palin-,表示:再,重覆
pallido-(拉)	苍白球
palmit-(拉)	亦可作palmito-,表示:棕榈
palmitoyl-(化学)	棕榈酰基,软脂酰基
palmo-(希,拉)	亦可作palm-,表示:推动,震动,颤动,抖动(希);掌(拉)

续

词素来源	医学主要意义
palp-(拉)	亦可作 palpato-,表示:触知,触压
palpebro-(拉)	亦可作 palpebr-,表示:睑
-pamide(药物)	INN 名称(氨碘酰苯甲酸衍生物利尿药),建议译为"……帕胺"
-pamil(药物)	INN 名称(维拉帕米类抗心律失常药),建议译为"……帕米"
pancreatico-(希)	胰腺管,胰腺的,
pant-(希)	参见第二篇之 panto-
papulo-(拉)	亦可作 papuli-,表示:丘疹
par-(希)	生育,分娩
-parcin(药物)	INN 名称(糖肽类抗生素),建议译为"……帕星"
parieto-(拉)	壁,(器官之)壁层;顶,顶骨的
-parin(药物)	INN 名称(肝素衍生物抗凝血药),建议译为"……肝素"
partheno-(希)	单性,孤雌,处女
parturi-(拉)	分娩,生产
-pathia(希)	参见第二篇之-prthy
patro-(希)	父
pec-(希)	固定,使牢固(用于 t 前时变为 pek-)
pecilo-(希)	异,异形;变,变化,变异;不规则
pedi-(希,拉)	亦可作 pedio-,表示:儿童,小儿(希);足,脚(拉)
pedo- (希,拉)	儿童,小儿(希);足,脚(拉)
pek-(希)	固定,使牢固
pell-(拉)	皮肤;兽皮
-pellent(拉)	驱使,推进
pelo-(希)	泥,泥土
pen-(希)	欠缺,减少;不足,需要;并参见第二篇之-penia
-penam(药物)	INN 名称(亚胺培南类抗生素),建议译为"……培南"
pend-(拉)	悬垂
-pendetide(化学)	喷地肽
-pendyl(药物)	INN 名称(丙硫喷地类抗组织胺药),建议译为"……喷地"
penicilli-(拉)	亦可作 penicill-,表示:青霉(素、菌、病,……)
pentaconta-(希)	亦可作 pentacont-,表示:五十
pentacosa-(希)	亦可作 pentacos-,表示:廿五,二十五
pentadeca-(希)	亦可作 pentadec-,表示:十五
-pentol (化学)	五醇
peps-(希)	亦可作 pept-,表示:消化
-pepsia(希)	消化(的某种状态)
pept-(希)	胨,肽,消化酶
perbromo- (化学)	全溴(代)
perchloro- (化学)	全氯(代)
perfluoro- (化学)	全氟(代)
perineo-(希)	会阴
perisso-(希)	亦可作 periss-,表示:奇数(的)
pero-(希)	残缺,不全,畸形
-perone(药物)	INN 名称(氟哌丁苯类抗精神失常药),建议译为"……哌隆"
-peroxide(化学)	过氧
peroxy- (化学)	过氧
-pertine(药物)	INN 名称(抗精神失常药),建议译为"……哌汀"
pet-(拉)	求,向,趋,移向
-petal(拉)	求,向,趋,移向
petalo-(希)	叶,瓣(形容扁平铺开之物)
petro-(拉)	亦可作 petri-,表示:石油,石化,石岩
pex-(希)	定,固定;固定术;凝结
pha-(希)	说,讲
phaeo-(希)	暗,暗黑;褐
-phagy(希)	食,吞噬;食异物癖
phako-(希)	晶状体;透镜
phallo-(希)	阴茎
phan-(希)	显,显现,所见,可见;表现,鲜明
phanero-(希)	显,显现,所见,可见;表现,鲜明
phantasmo-(希)	亦可作 phantasmato-,表示:幻,幻象
phao- (希)	暗,暗黑;褐
phen- (化学)	亦可作 pheno-,表示"苯的衍生物";另外,尚可表示显现:所见,表现
phenanthro- (化学)	菲并
-phene(化学)	芬(角式并苯,例如 pentaphene 戊芬、hexaphene 己芬等)
-phenone (化学)	酰苯
phenoxy-(化学)	苯氧基
phenyl-(化学)	苯基
phenylalanyl-(化学)	苯丙氨酰基

续

词素来源	医学主要意义
pheo-(希)	亦可作 phaeo-或 phao-,表示:暗,暗黑;褐
pher-(希)	支持,负担,承受
phi-	斐(希腊文中的第 21 个字母 φ 之读音,有时代表"苯基")
-philia(希)	嗜,亲,喜欢
-philic(希)	亦可作-phious,表示:嗜……的,亲……的;……素质
philo-(希)	亦可作 phil-,表示:嗜,亲,喜欢
-phily(希)	嗜,亲,喜欢
-phin(化学)	粉,芬(俗名词尾)
phlebo-(希)	亦可作 phleb-,表示:静脉
phleg-(希)	亦可作 phlog-,表示:炎症;灼伤
phlog- (希)	除表示"……炎或炎症"(参见第二篇之 phlogo-)外,还表示"灼伤"
phob-(希)	亦可作 phobo-,表示:恐惧,恐怖
-phobic(希)	恐怖的,嫌……的,不喜欢……的,疏……的
phoco-(希)	海豹,海豹症(短肢畸形)
-phone(希)	声音;……音器(传递或放大声音的装置)
-phony (希)	音(症);声音(的某种状况),参见第二篇之-phnia
phor-(希)	支持,负担,承受
-phere(希)	支持器(或类似之物)
-phoric(希)	亦可作-phorous,表示:带有……的,载有……的,产生……的
phos-(希)	光,发光;照像,摄影
phosph-(化学)	磷,磷酸
-phosphine(化学)	膦
-phosphinic acid(化学)	×基次膦酸,×基次磷酸
phosphino-(化学)	膦基
-phosphinous acid(化学)	×基卑膦酸,×基卑磷酸
phosphono-(化学)	膦酸基
-phosphonoos acid(化学)	×基亚膦酸,×基亚磷酸
phosphoro-(化学)	磷,磷酸;偶磷
phosphoryl-(化学)	磷酰基
phrag-(希)	隔开;围住(用墙壁围住)
-phrasia (希)	言词,说话,吐字(的某种状态)
phrax-	隔开;围住(用墙壁围住)
phren-(希)	精神,意志;膈
-phrenia(希)	精神,意志(的某种状态)
phthi-(希)	腐烂;消耗;痨病
-phthisis(希)	痨病,结核病;消耗症
phthisio-(希)	痨病,结核病;消耗症
phy-(希)	产生,天生;招致
phyco-(希)	藻,海藻
phyl-	系,系统
phylaco-(希)	亦可作 phylacto-或 phylaxi-,表示:防御,保护,预防
phyl-(希)	门,类,族,种系
-phyll(希)	叶;叶素
-phylline (希)	亦可作-phyllin ,植素,非灵(音译)
phylo-(希)	种族,种系
-phyma(希)	瘤,肿块
phys-(希)	亦可作 physa-,表示:使肿大,使膨胀;吹气
physalo-(希)	亦可作 physali-,表示:泡,空泡
physe-(希)	表示:使肿大,使膨胀;吹气
phytyl-(化学)	植基,叶绿基
pi-	派(希腊文中的第十六个字母 π 之读音)
piece-(希)	表示:片,断片;(一)件,(一)部,(一)个,逐,零碎地;此外,尚可表示:压,压觉
pieza-(希)	亦可作 piezo-、pieso-或 piez-,表示:压,压力;压觉
pigmento-(拉)	色素
pimelo-(希)	脂,脂肪;肥胖
-pinacol- (化学)	频哪醇
-pinacoline(化学)	亦可作-pinacolone,表示:频哪醇
-pinacone-(化学)	频哪醇
-pin(e) (化学)	品(俗名词尾)
pinealo-(拉)	亦可作 pineal-,表示:松果体
pino-(希)	饮液;饥饿
-pint	品脱(英美药衡单位),1 品脱 = 4 gill = 20 fluid ounce = 0.568 L(英); = 4 gill = 16 fluid ounce = 0.473 L(美)
pio-(希)	脂,脂肪;肥胖
-pipam(药物)	INN 名称(抗精神失常药),建议译为"……匹泮"
-piprazole(药物)	INN 名称(苯哌嗪衍生物促精神药),建议译为"……哌唑"
piri-(拉)	亦可作 piro-,表示:梨

续

词素来源	医学主要意义
-pirox(药物)	INN名称(吡啶酮衍生物类抗真菌药),建议译为"……吡罗"
pituto-	亦可作 pitutari-或 pitui-,表示:黏液,稀黏液;脑垂体
pityro-(希)	亦可作 pityr-,表示:糠
pivoxetil(化学)	匹赛基
pivoxol(化学)	匹伏基
placento-	亦可作 placent-,表示:胎盘
planti-	亦可作 plant-,表示:足底,跖
plas-(希)	形,形状,模型
-plase(药物)	INN名称(纤维蛋白溶酶原激活药),建议译为"……普酶"
plasmo-(希)	亦可作 plasmato-或 plasma-,表示:浆,血浆;胞质
plasto-(希)	亦可作 plast-,表示:细胞,原始活细胞;小体,形成体
-platin(药物)	INN名称(顺铂类药物),建议译为"……铂"
platy-(希)	扁平,宽阔
-ple	……倍(的);……重(的)
pleg-(希)	打击;麻痹;瘫痪
pleio-(希)	多,过多,增多
plet-(拉)	充满,填塞
plethysmo-(希)	体积,容积
-plex(拉)	亦可作-plexus,表示:丛
-plexy(希)	发作,突然发作;打击
plic-(拉)	皱襞;褶
-ploidy(希)	……倍体
plumbo-(拉)	亦可作 plumb-,表示:铅
-poda(希)	为"足"的复数形式
-poetin(药物)	INN名称(红细胞生成素型血液因子药),建议译为"……泊汀"
pogono-(希)	亦可作 pogon-,表示:须,胡须
poie-(希)	造,生,产生
pol-(希)	极;球轴
pono-(希)	疲劳;劳累(型);遭难,苦役
ponto-(拉)	亦可作 ponti-,表示:桥;脑壳
poro-(希)	亦可作 pori-或 por-,表示:孔,门,洞,口,通道;骨痂;硬结
porphyro-(希)	亦可作 porphyr-,表示:紫,紫色;紫质,卟啉
porti-(拉)	亦可作 porto-,表示:门,门静脉;(连接两侧脑室的)室间孔
-posia(希)	饮
posit-(拉)	放,摆,置,安置
postho-(希)	亦可作 posth-,表示:包皮
prae-(拉)	前,先,在前,预先
-pramine(药物)	INN名称(米帕明类抗精神失常药),建议译为"……帕明"
-praxia(希)	亦可作-praxis或-pragia,表示:做,动作,行为,运用
-prazole(药物)	INN名称(苯并咪唑衍生物抗消化性溃疡药),建议译为"……拉唑"
precipito-(拉)	亦可作 precipit-,表示:沉淀;沉淀素
-pred-(药物)	INN名称(皮质激素药),建议译为"……泼"或"泼……"
-predni-(药物)	INN名称(皮质激素药),建议译为"……泼尼"或"泼尼……"
-pressin(药物)	INN名称(加压素类血管收缩药),建议译为"……加压素"
presso-(拉)	亦可作 press-,表示:压,压力
-pressure(拉)	压,压力
preter-(拉)	超,超过,在……(范围)之外
-pride(药物)	INN名称(舒必利类抗精神失常药),建议译为"……必利"
-pril(药物)	INN名称(卡托普利类抗高血压药),建议译为"……普利"
-prilat(药物)	INN名称(抗高血压药),建议译为"……普利拉"
-prim(药物)	INN名称(甲氧苄啶类合成抗菌药),建议译为"……普林"
primi-(拉)	亦可作 prim-,表示:初级,原始
profen(药物)	INN名称(布洛芬类消炎镇痛药),建议译为"……洛芬"
prolyl-(化学)	脯氨酰基
-prone(药物)	INN名称(抗抑郁药),建议译为"……普隆"
-proof	防……的,不透……的,耐……的
propa-(化学)	亦可作 prop-,表示:丙(如丙烷、丙烯等)
propenyl-(化学)	丙烯基
propionyl-(化学)	丙酰基
proprio-(拉)	亦可作 propri-,表示:本体,固有(的)
propyl-(化学)	丙基
proso-(希)	向前,在前;向着,附近
-prost-(药物)	INN名称(前列腺素药品),建议译为"前列……"或"……前列"
prosta-(拉)	前列腺
prostho-(希)	亦可作 prosth-,表示:修复,假体,附加物
proxetil(化学)	普塞基

续

词素来源	医学主要意义
psi-	普西(希腊文中的第二十三个字母 ψ 之读音),在化学方面经常用来表示"假"(如假可待因)
psilo-(希)	亦可作 psil-,表示:秃裸(的);秃发(的)
psori-(希)	亦可作 psoro-或 psor-,表示:疥疮,疥癣,牛皮癣;痂(样)
ptero-(希)	亦可作 pter-,表示:翼,蝶
pteroyl-(化学)	蝶酰基
pterygo-(希)	亦可作 pteryg-,表示:翼状;翼突
pto-(希)	下垂
ptoma-(希)	亦可作 ptomato-或 ptomat-,表示:尸,尸体
pub-(拉)	pobo-除表示(参见第二篇该条)之意义外;尚可表示:青年;成年
puber-(拉)	青春期
pulpo-(拉)	亦可作 pulp-,表示:髓;牙髓
pulsi-(拉)	亦可作 puls-,表示:脉搏;搏动;推进;传动
puncti-(拉)	亦可作 punct-,表示:点,刺,穿刺
-puncture(拉)	穿刺术
pupillo-(拉)	亦可作 pupill-,表示:瞳孔
puri-(拉)	亦可作 puro-或 pur-,表示:脓;纯净(的),精制(的)
pustulo-(拉)	亦可作 pustul-,表示:脓疱
py-(希)	脓,化脓
pygo-(希)	亦可作 pyg-,表示:臀,臀部
pykno-(希)	亦可作 pycno-或 pykyn-,表示:致密;浓缩;厚;过快
pyel-(希)	除可以表示"肾盂"外,尚可以表示"槽形之物"
pyr-(希)	火,热;在化学方面指示"焦或焦性"
pyramido-(希)	亦可作 pyramid-,表示:锥形,锥体
pyreto-(希)	亦可作 pyret-,表示:热,发热
pyridino-(化学)	亦可作 pyrido-,表示:吡啶(并),氮苯并
pyrimido-(化学)	嘧啶(并),间二氮苯并
pyrrolo-(化学)	吡咯并,氮茂并

Q 部

词素来源	医学主要意义
qua-(拉)	伪,假;拟,模拟;准;仿真;
quadratic-(拉)	(正)方形的;二次式的
quadrillon-	一般用法"亿亿亿(10^{24})";美国用法为"千万亿(10^{15})"
quadru-(化学)	亦可作 quadri-,四,四价,四键
-quart	夸脱(英美药衡单位),1 夸脱 = 2 pint = 40 fluid ounce = 1.136 L(英); = 2 pint = 32 fluid ounce = 0.946 L(美)
quartz-	石英,水晶
-quazone(药物)	INN 名称(喹唑啉衍生物消炎镇痛药),建议译为"……喹宗"
quick-	速,急,快速,迅速
quinazolyl-(化学)	亦可作 quinazolinyl-,表示:喹唑啉基
-quine(化学)	奎
-quinil(药物)	INN 名称(抗焦虑药),建议译为"……喹尼"
quinolyl-(化学)	喹啉基
quinone-(化学)	醌
quinonyl-(化学)	醌基
quinoxalyl-(化学)	亦可作 quinoxalinyl-,表示:喹喔啉基
quinti-(拉)	亦可作 quint-,表示:五,第五;五分之一
quinuclidinyl-(化学)	奎宁环基

R 部

词素来源	医学主要意义
-racetam(药物)	INN 名称(吡拉西坦类益智药),建议译为"……西坦"
rami-(拉)	亦可作 ram-,表示:支,枝,根
recti-(拉)	亦可作 rect-,表示:直,正
-red (安一撒)	构成名词,表示"状态或情况"
reflexo-(拉)	亦可作 reflex-,表示:反射
refracto-(拉)	亦可作 refract-,表示:屈光,折射;再折(断)
-relin(药物)	INN 名称(垂体激素释放刺激药),建议译为"……瑞林"
-relix(药物)	INN 名称(垂体激素释放抑制药),建议译为"……瑞里"

续

词素来源	医学主要意义
-renone(药物)	INN名称(螺内酯类醛甾酮拮抗药),建议译为“……利酮”
reti-(拉)	亦可作reto-或ret-,表示:网;网织
-retin-(药物)	INN名称(维生素A衍生物类药品),建议译为“维A……”或“……维A”
-rhage	流出,出血,溢流
-rhagia(希)	流出,出血
rhamno-(希)	鼠李
-rhaphy(希)	缝合,缝合术
-rhea(希)	流出,溢出
rheo-(希)	流;血流;电流
rheumato-(希)	亦可作rheumat-或rheum-,表示:风湿
rhitid-(希)	皱纹
-rhiza(希)	根,根茎
rho-	表示:“柔”(希腊文中第17个字母ρ之读音)
-rhysis(希)	流
rhytido-(希)	亦可作rhytid-或rhitid-,表示:皱纹
-ribine(药物)	INN名称(吡唑呋林型/呋喃核糖衍生物免疫调节药),建议译为“……立滨”
rifa-(药物)	INN名称(利福霉素类抗生素),建议译为“利福……”
-rin(化学)	扔;苷(俗名词尾)
-rinone(药物)	INN名称(强心药),建议译为“……力农”
-rizine(药物)	INN名称(血管舒张药),建议译为“……利嗪”
rube-(拉)	亦可作rubi-或rub-,表示:红,发红,变红
-rubicin(药物)	INN名称(柔红霉素类抗肿瘤抗生素),建议译为“……比星”
rubro-	亦可作rubri-,表示:红,红的
rufi-(拉)	亦可作rufo-,表示:绛,绛色
-rufin(化学)	绛酚
-ry	构成名词,表示“集合体(人、物或商品等)的状态、情况、技艺或性质”,也表示“活动的地方或住所”等义

S 部

词素来源	医学主要意义
-s	构成名词复数、动词第三人称单数现在式或构成副词
s-	在化学上代表sym-即symmetric,表示“均(位)”,指苯核 上三个相同的取代基或杂原子处于均称的位置,即1,3,5位;另外也表示“另”(参见本篇之secundi-条)
-saccharic acid(化学)	除专指“糖质酸”外,还常常做词尾指示“糖质酸”
-sal-(药物)	INN名称(水杨酸衍生物药),建议译为“水杨”或“柳”
sali-(拉)	盐
salicylo-(化学)	亦可作salicyl-,表示:水杨酰基
salivo-(拉)	亦可作saliv-,表示:涎,涎液
-salpinx(希)	管;输卵管;咽鼓管
-sapogenin(化学)	皂甙配基,皂甙配质
-saponine(化学)	皂苷,皂角甙
-sartan(药物)	INN名称(抗高血压药),建议译为“……沙坦”
-scape	景色,图景
scapho-(希)	亦可作scaph-,表示:舟,舟状;舟状骨
scia-(希)	影像(其中特别是指通过X线产生的影像)
scintillo-(拉)	亦可作scintill-或scinti-,表示:闪烁
-sclerosis(希)	硬化
scoleco-(希)	亦可作scolec-,表示:蠕虫;蠕虫状,阑尾
-scopic(希)	看的,观测仪的,显示器的
scopo-(希)	亦可作scop-,表示:看,视
scroto-(拉)	亦可作scrot-,表示:阴囊
-scr	代表scruple(英美药衡重量单位),通称“斯克鲁普”,1斯克鲁普 = 20 grain = 1/24 ounce = 1.296 g
scyto-(希)	亦可作scyt-,表示:皮肤
se-(拉)	离开,分开
sec-(化学)	表示“仲”与“另”,参见本篇之s-及secundi-两条
secreto-(拉)	亦可作secret-,表示:分泌
-sect-(拉)	切,割
secundi-(拉)	第二,随后;在化学上代表secondary,表示“另”(指甲基在1位的支链烃基上)和“仲”(指二元胺等)
seismo-(希)	亦可作seism-,表示:震动
-selenenic acid(化学)	×基次硒酸
-seleninic acid(化学)	×基亚硒酸

续

词素来源	医学主要意义
-selenol(化学)	硒醇
-selenonic acid(化学)	×基硒酸
self-	自我
-semiacetal(化学)	醛缩一醇
-semialdehyde(化学)	×基醛酸,参见-ic semialdehyde
-semicarbazide(化学)	氨脲,氨基脲
-semicarbazone(化学)	缩氨脲,缩氨基脲
-semide(药物)	INN 名称(呋喃苯胺酸类利尿药),建议译为"……塞米"
semino-(拉)	亦可作 semin-或 semeno-,表示:精子,精液
-semioxamazone(化学)	缩半草肼
senso-(拉)	亦可作 sensi-或 sens-,表示:感觉,知觉;敏感
sepso-(希)	亦可作 sept-、septic-或 septico-,表示:腐败(如败血症等,并注意与下条相区别)
sept-(拉)	亦可作 septo-,表示:分隔物,隔膜;鼻中隔
-serin(药物)	INN 名称(抗抑郁药),建议译为"……色林"
-serpine(药物)	INN 名称(利血平类抗高血压药),建议译为"……舍平"
servo-(拉)	亦可作 serv-,表示:伺服,伺服(系统);保存
seti-(拉)	刚毛
sexi-(拉)	亦可作 sex-,表示:六 (并见下条)
sexo-(拉)	亦可作 sex-,表示:性 (并见上条)
-ship	接在形容词或名词后构成"抽象名词",表示:身份,地位,状况,技艺等
sigma-	西格马(希腊文中第 18 个字母 σ 之读音;在词末时,小写不用 σ,而须用 s)
sigmo-(希)	除"乙状结肠"(参见第二篇之 sigma-及 sigmoido-)外,还能表示类似"Σ"(大写)的东西
-siliconic acid(化学)	×基硅酸
-sin(化学)	僧;素(俗名词尾)
-sion	构成名词,表示"行为或行为的过程、结果、状态"等义
siphono-(希)	亦可作 siphon-,表示:管,管状
-sis(希)	行为,状态,情况,病态(参见-osis、-iasis)
skel-(希)	亦可作 skelo-,表示:腿,小腿
skeleto-(希)	亦可作 skelet-,表示:骨骼
sklero-(希)	硬,硬化;巩膜
skoto-(希)	暗,黑
socio-(拉)	社会
soleno-(希)	亦可作 solen-,表示:管,沟
solido-(拉)	亦可作 solid-,固体,实体
solvo-(拉)	亦可作 solv-,表示:溶剂
-som(药物)	INN 名称(生长素类药物),建议译为"……生长素"
somat-(希)	体,身体
-somia(希)	身体的某种状态或情况
somo-(希)	体,身体
sono-(拉)	亦可作 son-,表示:声音
sopho-(希)	智慧
spano-	亦可作 span-,表示:缺乏,不足
sphacelo-(希)	亦可作 sphacel-,表示:坏疽
sphaero-(希)	球,球体
sphinctero-(希)	亦可作 sphincter-,表示:括约肌
sphingo-(希)	亦可作 sphing-,表示:(神经)鞘
sphyro-(希)	锤骨
spini-(拉)	亦可作 spino-或 spin-,表示:脊髓,脊柱;棘
spirilli-(拉)	亦可作 spirill-,表示:螺旋菌
spirocheto-(希)	亦可作 spirochaeto-,表示:螺旋体
-spirone(药物)	INN 名称(替螺酮类抗焦虑药),建议译为"……螺酮"
splanchno-(希)	亦可作 splanchn-,表示:内脏
spodo-(希)	亦可作 spod-,表示:废质,灰
-spore(希)	孢子
squamo-(拉)	鳞状;鳞屑
-st- (化学)	甾(俗名词尾,但有"甾环"存在)
sta-(希)	停止,静止
-stalsis(希)	收缩;蠕动
-stannonic acid (化学)	×基锡酸
stapedio-(拉)	亦可作 staped-,表示:镫骨
stasi-(希)	站立,起立;不动;停止
-stat(希)	稳定(器或物),固定(器或物);又用于药物用语时,乃 INN 名称(酶类抑制药),建议译为"……司他"
stato-(希)	停止,不动;平衡
-steine(药物)	INN 名称(黏液溶解镇咳药),建议译为"……司坦"
step-(拉)	继,异(父、母)

续

词素来源	医学主要意义
-ster	构成名词,表示“做……事的人或关于……的人”
-sterone(药物)	INN名称(雄激素类药物),建议译为“……睾酮”
-stibine(化学)	脎
-stibinic (化学)	×基次脎酸,×基次锑酸
-stibinous acid (化学)	×基卑脎酸,×基卑锑酸
stibo-(拉)	亦可作 stib-,表示:锑,脎
-stibonic acid (化学)	×基脎酸,×基锑酸
-stibonium (化学)	锑
-stibonous acid (化学)	×基亚脎酸,×基亚锑酸
-stigmine(药物)	INN名称(抗胆碱酯酶药),建议译为“……斯的明”
-stim(药物)	INN名称(免疫调节药),建议译为“……司亭”
stomacho-(拉)	胃
strabismo-(希)	亦可作 strabo-,表示:斜视
strepho-(希)	扭转,旋转
stricturo-(拉)	狭窄
strio-(拉)	纹,条纹;横纹
strobo-(希)	旋转,回旋,频闪
stromato-(希)	亦可作 stromat-,表示:基质
stropho-(希)	亦可作 stroph-,表示:扭,扭转,旋转
-strozole(药物)	INN名称(抗肿瘤药),建议译为“……曲唑”
strumi-(拉)	亦可作 strumo-,表示:甲状腺肿;瘰疬
suc-(拉)	为 sub 在 c 前的同化形式(参见第二篇之该条)
succinil- (化学)	琥尼基
succino-(拉)	亦可作 succin-,表示:琥珀
sudotox-(化学)	苏托基
suf-(拉)	为 sub 在 f 前的同化形式(参见第二篇之该条)
sulf-(化学)	硫
sulfa-(化学)	亦可作 sulpha-,表示:磺胺;也是 INN 名称(磺胺类药物),建议译为“磺胺……”或“……磺胺”
-sulfan(药物)	INN名称(甲磺酸盐烷化剂抗肿瘤药),建议译为“……舒凡”
-sulfenamide (化学)	次磺酰胺
-sulfenic acid (化学)	次磺酸
-sulfide(化学)	硫(化物)
-sulfilimine (化学)	硫亚胺
-sulfinamide (化学)	亚磺酰胺
sulfinic acid (化学)	亚磺酸
sulfo-(化学)	硫(代),磺基
-sulfonamide (化学)	磺酰胺
-sulfone(化学)	砜
-sulfonic acid (化学)	磺酸
-sulfoxide(化学)	亚砜
sulpha-(化学)	亦可作 sulfa-,表示:磺胺
sulpho-(化学)	硫(代),磺基
-sultam (化学)	磺内酰胺
-sultone (化学)	磺内酯
sup-(拉)	为 sub 在 p 前的同化形式(参见第二篇之该条)
sur-(拉,法)	为sub在 r 前的同化形式(参见第二篇之该条)(拉); 除此而外,还能表示:超,超越,超过;在……上面(法)
sy-(希)	共同,联合,相同(参见第二篇之 syn-)
syl-(希)	共同,联合,相同(参见第二篇之 syn-)
sym-(希)	共同,联合,相同(参见第二篇之 syn-)
symphysio-(希)	亦可作 symphyso-,表示:联合;耻骨联合
symptomato-(希)	亦可作 symptom-,表示:症状
synchro-(希)	同时,同步
synehio-(希)	亦可作 synecho-,表示:粘连
syphilo-(希)	梅毒
systolo-(希)	收缩

T 部

词素来源	医学主要意义
t-(化学)	代表 tertiary,表示“特”(指两个甲基在1位的支链烃基上)和“叔”(指三元胺等),并参见本篇之 terti-
ta-(希)	紧张,压力,张力,强直

续

词素来源	医学主要意义
tac-(希)	命令;整复;分类(但用于 t 开头的词前时变为 tak-)
tacho-(希)	速,速度
tacto-(拉)	触,接触;触觉
taenia-(希)	带状的,绦虫样的
tafenatox-(化学)	他那托基
tak-(希)	命令;整复;分类(参见 tac-)
talo-(拉)	踝部;距骨
-tanin (化学)	单宁
-tannin (化学)	单宁(与上条同义)
-tasis(希)	伸展
tau-	表示:"套"(希腊文中第 19 个字母 τ 之读音)
tauro-(拉)	牛
tax-(希)	常态;条理;安排;分类;整复
techno-(希)	技艺
tecto-(希,拉)	亦可作 tect-,构造物(希);顶盖,头盖,(尖)顶
-teen	十……(用于 13 ~ 19 的基数词)
telangio-(希)	亦可作 telangi-,表示:毛细血管
-tellurinic acid (化学)	×基亚碲酸
telluro-(拉)	碲基
-telluronic acid (化学)	×基碲酸
temporo-(拉)	除指示"颞骨"外(参见第二篇该条);尚可表示:时间,准点,致命点,不稳定,缓慢,自发(性)等义
-tene(希)	带子,细线(样的)
tens-(拉)	牵张,伸展
-tepa(药物)	INN 名称(塞替派类抗肿瘤药),建议译为"……替派"
tephro-(希)	亦可作 tephr-,表示:灰,灰色;灰质
-tepine(药物)	INN 名称(甲替平抗精神失常药),建议译为"……替平"
terti-(希)	亦可作 tert-,第三,三;在化学上指示"叔"或"特"
termino-(拉)	术语
-terol(药物)	INN 名称(苯乙胺类支气管扩张药),建议译为"……特罗"
testo-(拉)	亦可作 testico-或 test-,表示:睾丸
tetano-(希)	强直;破伤风
tetarto-(希)	亦可作 tetart-,表示:第四,象限
tetraconta-(希)	亦可作 tetracont-,表示:四十
tetracosa-(希)	亦可作 tetracos-,表示:廿四,二十四
tetradeca-(希)	亦可作 tetradec-,表示:十四
-th	构成名词,表示:行为,性质,过程,状况;也可构成数词或形容词,表示:第……,……分之一
thalasso-(希)	亦可作 thalass-,表示:海,海洋,海水,海滨
thallo-(希)	亦可作 thall-,表示:藻;芽;叶状
-thanasia(希)	死亡(的某些状况)
thanato-(希)	亦可作 thanat-,表示:死亡,尸体
the-(希)	放,安置
-theca(希)	容器;鞘,腱鞘;膜;泡膜
theco-(希)	容器;鞘,腱鞘;膜;泡膜
-thelia(希)	乳头
thely-(希)	雌,女性
theo-(希,拉)	神,宗教(希); 茶,茶碱(化学)
thero-(希)	亦可作 therio-,表示:动物,野兽
-thesis(希)	放置,置换,专业
theta-	表示:"西塔"(希腊文中第 8 个字母 θ 之读音)
-thetin(e) (化学)	噻亭
thia-(化学)	噻,硫杂
-thiazide(药物)	INN 名称(参见-tizide),建议译为"……噻嗪"
-thin(化学)	质(俗名词尾)
-thioacetal(化学)	醛缩硫醇
-thiocarzone(化学)	硫卡巴腙
-thiohydroxylamine(化学)	硫胲
-thioic(化学)	硫(代)
-thioic acid(化学)	硫代酸
-thioketene(化学)	乙烯硫酮
-thiol(化学)	硫醇
-thiolactone(化学)	硫代内酯
-thiolic acid(化学)	硫羟酸;羰酸(羰音悠)
-thione(化学)	硫酮
-thionic acid(化学)	硫羰酸;硭酸(硭音辆)
thiono-(化学)	硫羰

续

词素来源	医学主要意义
-thionothiolic acid(化学)	二硫代羧酸;荒酸
-thiosemicarbazone(化学)	缩氨基硫脲
-thiourea(化学)	硫脲
thioxo-(化学)	硫代
-thixene(药物)	INN名称(参见-tixene),建议译为"……噻吨"
thixo-(希)	触
-thrix(希)	毛,发
-thymia(希)	精神(状态),心理(状态)
-tiazem(药物)	INN名称(地尔硫䓬类钙通道阻滞药),建议译为"……硫䓬"
tibio-(拉)	亦可作tibi-,表示:胫,胫骨
-tic	构成形容词,表示:属于……的,……性质的
-tidine(药物)	INN名称(H_2受体阻滞药),建议译为"……替丁"
-tight	不透的,紧密的
-tin(化学)	亭(俗名词尾)
-tion	构成抽象名词,表示"行为、状态、情况"等义
-tious	构成与上条相对应的"形容词",表示:……有……性质的,属于……的,具有……的
-tixene(药物)	INN名称(噻吨衍生物类抗精神失常药),建议译为"……噻吨"
-tizide(药物)	INN名称(氯噻嗪利尿药),建议译为"……噻嗪"
tme-(希)	切断,割断
-tocia(希)	生产,分娩
-tocin(药物)	INN名称(缩宫素类药物),建议译为"……缩宫素"
-toin(药物)	INN名称(乙内酰脲衍生物抗癫痫药),建议译为"……妥英"
tolyl-(化学)	甲苯基
tomo-(希)	断层;切割,手术
ton-(希)	紧张,压力,张力,强直
tonsillo-(拉)	亦可作tonsill-,表示:扁桃体,扁桃腺
torso-(拉)	亦可作torsio-,表示:斜,歪,扭转,旋转
torti-(拉)	扭转,变形
toruli-(拉)	亦可作tirulo-,表示:串珠(状);隆起
toti-(拉)	全,完全
tox-(希)	毒,箭毒
-toxin(e)(希)	毒素
toxino-(希)	亦可作toxin-,表示:毒素
trachy-(希)	亦可作tracho-或trach-,表示:粗,粗糙
tracto-(拉)	亦可作tract-,表示:拉,拖,牵引;(神经)束
trago-(希)	亦可作trag-,表示:羊,山羊;膝外翻
trapezio-(拉)	亦可作trapezi-,表示:斜方形,多角(骨)
-trema(希)	孔
tremo-(拉)	亦可作trem-,表示:震颤,震动
treponemato-(希)	亦可作treponemo-,表示:密螺旋体
-tresia(希)	亦可作-tresis,表示:穿孔,打孔
-trexate(药物)	INN名称(抗肿瘤:叶酸拮抗药),建议译为"……曲沙"
triaconta-(希)	亦可作triacont-,表示:三十
triazo-(化学)	叠氮基
-tribe(希)	压碎(器),摩擦(器)
tribo-(希)	摩擦
-trichia(希)	毛,发
trichino-(希)	亦可作trichin-,表示:旋毛虫
-tricin(药物)	INN名称(多烯类抗生素),建议译为"……曲星"
tricosa-(希)	亦可作tricos-,表示:廿三,二十三
trideca-(希)	亦可作tridec-,表示:十三
-trin(化学)	春(俗名词尾)
-triol(化学)	表示:三醇
trip-(希)	摩擦;压碎(术),压扎(术)
triplo-(希)	三重
-tripsy(希)	压碎(术),压扎(术)
-triptan(药物)	INN名称(抗偏头痛药),建议译为"……曲普坦"
-triptyline(药物)	INN名称(三环类抗抑郁药),建议译为"……替林"
trito-(希)	第三
trityl-(化学)	三苯甲基
-trix(拉)	构成名词,表示"女性"
trocho-(希)	亦可作troch-,表示:枢轴,旋转,轮状
-trolamine(化学)	三乙醇胺
-tron(希)	包括"阴、阳电子和基本粒子以及许多种新发现的装置或器具(如粒子加速器、同步加速器、热离子管等等)"基本上都是使用该词尾(并参见第二篇之-tron条)
trop-(希)	朝向;倾向;转动;反应;在药学上这也是INN名称(代表阿托品衍生物副交感神经阻滞药或抗胆碱能药),建议译为"……托(品)"

续

词素来源	医学主要意义
-trophic(希)	营养的;促……的
-trophin(希)	促……激素
-tropin(e)(希)	促……激素；而在药物学上常用来表示“托品”(俗名词尾)
tropo-(希)	旋转,转弯,转向,反应
trypano-(希)	亦可作 trypanosomo-,表示:锥虫
tuberi-(拉)	亦可作 tuber-,表示:结节,肿块
tuberculo-(拉)	亦可作 tubercul-,表示:结核
tubo-(拉)	亦可作 tibi-或 tub-,表示:管;输卵管;咽鼓管
tubulo-(拉)	亦可作 tubul-,表示:小管
-tude(拉,法)	构成抽象名词,表示:性质,状态,程度
tumori-(拉)	亦可作 tume-,表示:肿块,肿瘤
turbidi-(拉)	浊度,混浊
turbino-(拉)	亦可作 turbin-,表示:甲介形物;鼻甲
turbo-(拉)	亦可作 turb-,表示:涡轮的,涡动,湍动;陀螺
turgo-(拉)	亦可作 turg-,表示:肿胀;充满
twi-(安—撒)	亦可作 twy-,表示:二,双重,两次
-ty	构成数词,表示:……十 ;又能构成抽象名词,表示“性质或状态“等义
-tyme(希)	型,类型
typho-(希)	亦可作 typh-,表示:昏迷,木僵;伤寒;斑疹伤寒
typo-(希)	亦可作 typ-,表示:型,类型
tyrosyl-(化学)	酪氨酰基

U 部

词素来源	医学主要意义
-ual	构成形容词,表示:具有……性质的,属于……的
-ubility(拉)	构成抽象名词,表示:可……性,能……性
-uble(拉,法)	构成形容词,表示:可……性,能……性,适于……的
-ula(拉)	小……
ule-(希)	除用于指小名词外,尚可表示“瘢痕或齿龈”之义,参见第二篇之-ule 和 ulo-两条
-ulence(拉)	构成名词,表示:多……,充满……
-ulent(拉)	构成形容词,表示:多……的,充满……的
ulno-(拉)	亦可作 uln-,表示:尺骨
-ulose(化学)	酮糖
-ulous(拉)	构成形容词,表示:有……倾向的,多……的,似……状的,具……性质的,属于……的
-ulus(拉)	小……
-um (拉)	参见第二篇之-ium 条
un-(安—撒)	接在动词或名词前构成动词,表示“否定”,常常含有“相反动作、使丧失、除去、由……取出”等义;若接在形容词、副词或名词前,也表示“否定”,常常含有“不、非、未、无或缺乏某种性质”(又见第二篇之 uni-条)
unci-(拉)	亦可作 unco-,表示:钩,钩状物
-uncle(拉,法)	构成名词,常表示指小
undeca-(化学)	亦可作 undec-,表示:十一
under-	不足,不全,次于,低于,在……下
up-	向上,在上,向高处,在高处,举起来,拿起来
upsilon-	衣普西隆(希腊文中的第二十个字母 υ 之读音)
ur-(希)	参见第二篇之 uro-
uramino-(化学)	脲基
uranisco-(希)	腭
urano-(化学)	铀
-ure(拉,法)	构成名词,表示“行为、过程或行为的结果、作用、状况”,也表示“集合体”
urea- (化学)	亦可作 ure-或 ureo-,表示:脲,尿素
-urea(化学)	脲
ureido-(化学)	脲基
-urethan(e) (化学)	×基尿烷
-urethylan(e) (化学)	×基尿基烷
-uretic(希)	尿的;利尿剂
-uridine(药物)	INN 名称(尿嘧啶类药),建议译为“……尿苷”
urino-(拉)	亦可作 urin-,表示:尿
-uronic(化学)	糖醛(的);糖酮(的)
-uronic acid(化学)	糖醛酸;糖酮酸(视原糖为何而定,如葡糖醛酸、果糖酮酸)
urono-(希)	亦可作 uron-,参见第二篇之 uro-
-ute	构成形容词,表示“具有……性质或状态的”

续

词素来源	医学主要意义
-ution(法)	构成名词,与-ation 同义,参见该条
utriculo-(拉)	亦可作 utricul-,表示:小囊,椭圆囊

V 部

词素来源	医学主要意义
v-	参见本篇之 vic-条
vacc-(拉)	奶牛;牛痘;疫苗
vacuo-(拉)	空的
-valence (化学)	……价
-valent (化学)	……价的
valvo-(拉)	亦可作 valv-,表示:瓣;瓣膜
valvulo-(拉)	瓣膜
valyl-(化学)	缬氨酰基
vapo-(拉)	亦可作 vaporo-,表示:蒸汽
varico-(拉)	亦可作 varic-,表示:静脉曲张,曲张静脉
vario-(拉)	亦可作 vari-,表示:变化,变异,多种多样
vasculo-(拉)	亦可作 vascul-,表示:血管,脉管
-vastatin(药物)	INN 名称(降血脂药),建议译为"……伐他汀"
veneno-(拉)	亦可作 veneni-,表示:毒,毒状物,带毒的
ventriculo-(拉)	亦可作 ventricul-,表示:室;心室;脑室
-verine(药物)	INN 名称(平滑肌解痉药),建议译为"……维林"
vers-(拉)	转,旋转,转动,倒转
vertebro-(拉)	亦可作 vertebr-,椎骨,脊椎
verti-(拉)	亦可作 vert-或 vers-,表示:转,旋转,转动,倒转
vertico-(拉)	亦可作 vertic-,表示:顶,头顶
vesiculo-(拉)	亦可作 vesicul-,表示:囊,精囊;泡,水泡
vestibulo-(拉)	亦可作 vestibul-,表示:前庭
vic-(化学)	代表 vicinal,表示"连(位)",乃指苯核或其他环上 3 个或 4 个相同的取代基或杂原子,处于"相连"的位置上,即 1.2.3 位或 1,2,3,4 位
vice-	副,次,代理
video-(拉)	观看,照像,X 线摄影
vin-(药物)	INN 名称(长春碱类抗肿瘤药),建议译为"长春……"
vinyl-(化学)	乙烯基
viol-(拉)	紫,紫色
-vir(药物)	INN 名称(阿昔洛韦类抗病毒药),建议译为"……韦"
virili-(拉)	亦可作 viril-,表示:男性
vitamino-(拉)	亦可作 vitamin-,表示:维生素,维他命
vitelli-(拉)	亦可作 vitello-,表示:卵黄
viti-(拉)	葡萄
volta-(意)	亦可作 volt-,表示:伏特,电压
volumo-(拉)	亦可作 volu-或 volumeno-,表示:容量,容积;卷
-volve(拉)	转,滚动
vomero-(拉)	犁骨
-vora(拉)	食……的动物
-vore(拉)	以……为食的动物,食……的动物
vuls-(拉)	牵拉,收缩,抽搐,抽动,抽出

W 部

词素来源	医学主要意义
-ward	构成形容词,亦兼作副词,表示:向……的
-wards	构成副词,表示:向……
-ways	亦可作-way,表示:在……方向、位置,以……方式
-wise	构成副词,有一些尚可兼作形容词,表示"方式,方向,方面或状态"
-worthy	构成形容词,表示:值得……的,适于……的

X 部

词素来源	医学主要意义
-xanox(药物)	INN 名称(咕诺酸类抗过敏药),建议译为"……咕诺"
-xanthin(希)	黄质
-xanthogenic acid(化学)	黄原酸,氧荒酸
xeno-(希)	亦可作 xen-,表示:异物,外来物
xi-	表示"克赛"(希腊文中第 14 个字母 ξ 之读音)
-xion	构成名词,表示"动作、状态、结果"
-xylide(化学)	酰替二甲苯胺

Y 部

词素来源	医学主要意义
-y	构成名词,表示"状态、情况、性质、行为或者行为的结果以及所处的境界等";亦用于形容词,表示:充满……的,有……性质的,属于……的,如……的,有……倾向的;还用于指小式
-yer	构成名词,表示"人"(为-ier 在 w 后的变体)
yl-(希)	质,物质
-yl(化学)	基(一价基,并见下条)
-ylene (化学)	亚基(二价烃基);烯(含一个双键);炔(含一个三键)
-ylene glycol(化学)	二醇
-yl halide(化学)	基卤(并参见-oyl halide)
-ylide (化学)	炔化物
-ylidene (化学)	亚基,叉(二价基,价在同一个 C 上)
-ylidyne (化学)	次基,川(三价基,价在同一个 C 上)

Z 部

词素来源	医学主要意义
-zafone(药物)	INN 名称(阿氯扎封类安定药),建议译为"……扎封"
-zepine(药物)	INN 名称(三环类抗惊厥药),建议译为"……西平"
zeta-	表示"截塔"(希腊文中第 6 个字母 ζ 之读音)
zo-(希)	生命;动物
-zolam(药物)	INN 名称(苯并二氮䓬类镇静催眠药),建议译为"……唑仑"
zonulo-(拉)	小带,睫状小带

注:① 以上在"(化学用语)"中"×××基"的"基字"根据情况可以取消。
② 对世界卫生组织(WHO)推荐使用的"国际非专利药品名称"(简称 INN)都是根据《中国药品通用名称》(简称 CADN)参考译出的。

附录二：英文“药品说明书”的现代格式及其理解

药品说明书是指导用药的重要依据。近年，我国医师和药师参阅外文药品说明书的机会在增多，掌握其中的一些习用表达方法和常用词汇的意义，是保证安全合理用药不可忽视的一个方面。

谈到药品说明书，其中有的是经过药店或医院购进的，用前常需将外文药品说明书译成中文，供本院有关人员参考；也有病人亲友从国外寄来的，常请医师或药师代译说明书留作自己参考。我们也经常看到这类短小译文，有些译得较好，一看就懂；也有些译得不够理想，甚至有误解原意，导致药品使用上的不当，对此问题值得注意。药品说明书虽非文学作品，但却是科学文字，因而翻译时尽量要做到“准确无误”，如此才能保证用药时的安全合理。

1.说明书的一般格式　国内目前所见者多为“英文”说明书，而非英语国家（如德、法、意、瑞、日……等）生产的药品，其出口包装中的说明书和瓶签上，亦多使用英文。少数说明书并列有多种文字，有的还附有中文，如瑞士罗氏药厂生产的美道普（Madopar，苄丝肼与左旋多巴的合剂，或称美多巴）等。

药品说明书的格式，目前国际上尚未统一，项目内容和文字长短颇不一致。国内说明书按卫生部统一规定，应包括：

1.【品名和结构式】　2.【性状】　3.【药理作用】
4.【吸收、分布、排泄】　5.【适应证】　6.【用法与用量】
7.【不良反应】　8.【禁忌证】　9.【注意事项】
10.【规格】　11.【贮藏】

国外药品说明书的格式却有各种各样，翻译时宜酌情处理。大多数均为一纸单页，文字比较简单，可全部译出；但有些说明书叙述十分详尽，甚至繁杂，可达数页乃至十数页。属于后一类者多附有一篇或数篇有关该药的临床研究报告全文，以增强说明中某些内容的论据和可靠性，翻译时这一部分可予省略。

尽管国外药品说明书没有特定的格式，但各国或各制药厂印制出的项目内容大同小异，似乎有着一种“约定俗成”的格局。一般都有药品的性状或组成、作用与用途、用法与用量、适应证、禁忌证、不良反应、注意事项、包装规格、贮藏方法等。最简单者只有作用、适应证、用法 3 项内容，复杂者可多达 40 余项。翻译时应将药物的“作用、适应证、用法用量、注意事项“作为重点内容，切不可发生错误。

2.药名部分　说明书中“外文药名”，翻译时目前应按卫生部药典委员会组织编订的《中国药品通用名称》（化学工业出版社，1997）和《中国药品通用名称·增补本》中所载的“中文名称”译出。

说明书的首端，常标有“For the Medical Profession”或“To the Medical Profession only”，在此不应译为“为了医学职业”或“只给医疗职业”，其原意都是“仅供医师参考”。

在说明书正文的许多句子中，常不厌其烦地使用其“商品名”来作主语或宾语，目的是为了给人加深印象起到宣传作用，翻译时则无需如此，不妨将其改作“本品”、“此药”之类的词，这并不违反翻译的“信”、“达”、“雅”原则，而且会使译文更加流畅。说明书中也常用“chemicals”一词，却不宜译成“化学品”、“化合物”等，在此指的就是“药品”或“本药”。

3.药品性状　许多说明书均以“Description”作为正文开端的第一个小标题。该词在公共英语中虽常译作记述、描写等，但在说明书中则指该药的“一般性状”。在 Description 项下，有时尚设有数个子标题，如 Introduction（引言），Composition（成分或组成），Properties（性能），Characteristics（特性），Advantage（优点）等。根据药品种类之不同，有的更细分为 Pharmacology（药理学），Clinical pharmacology（临床药理学），Pharmacokinetics（药物动力学），Absorption（吸收），Excretion（排泄），Toxicity（毒性），Physicochemical characteristics（理化学特性），Antimicrobial activity（抗微生物活性），Bacteriology（细菌学），Clinical data（临床资料）等各项，

当然，有些说明书不用 Description 一词，直接以“Properties”（性状或性能）或“Composition”作为第一个标题。Composition 在单一药物时表示“成分”，其下包括“化学名称”和单位剂型中的“含量”等；在复合药物中则表示处方的“组成”，说明每粒胶囊或片剂中所含各种药物的名称及其含量。例如：“Composition：Each capsule contains......”或“Composition per tablet：......”。也有的开始标题用“Presentation”一词，在此当然不能译为献礼、呈递、赠品等不符合我国表达习惯的词，应根据其下所叙述的内容转译为成分、组成或性状等。

4. 作用与用途　这在我国过去的药品说明书中常列为一项，而英文说明书习惯上将其作为两项分别叙述，常用的标题一是 Actions（作用），一是 Indications（适应证）。前者有时亦作 Mode of Action（作用方式），后者基本上相当于我国药品说明书中的“应用范围”。不单设 Actions 一项者，其“作用”多在 Properties 中加以叙述，或是将后者的标题列为 Properties and effect（性能与功效）、Properties and applications（性能与应用）、Therapeutic effect（治疗作用）等；亦有以“Uses”为标题者，表示效用或用途，但其下一般均另设有 Indications。Uses 也不应被误解为“使用”或“用法”，表示后者时通常用 Usage 或 Administration。

Indication 项下所列出者，大多是具体病名或使用该药最适合的病情、症状以及有关的病因等。有的说明书为了加强印象上的反差，故意将“适应证与禁忌证”并列在一起，标以 Indications and Contraindications；然而，大多数说明书还是把禁忌证单独列为一项，并与“注意事项”接连在一起。一些小而简单的说明书，也常把适应证与用法用量合在一起，标以 Indication and Administration（适应证与给药方法）、Indication and Dosage（适应证与用药剂量）、Indication and Daily Dosage Recommendations（适应证与每日剂量介绍）等；但更为常见者，仍是将“用法与用量”专门立成一项。

5.用法与用量　此部分有的分作两项，但大多数则合二为一，最常用的标题是 Administration and Dosage（给药方法与剂量）。上列两词有时前后颠倒使用，有时只用其中一词（但也包括前述二项内容）。有些说明书写成 Usage and Dosage（用法与用量）、Application and Dosage（应用方法与剂量）、Posology and Administration Mode（剂量学与给药方式）等，其实均可译作“用法与用量”。

将用法、用量列为两项者，前一项在某些说明书上亦作 Method of Use（使用方法）、How to use（如何应用）、Application 或 Mode of application（应用方法）、Clinical application（临床应用）、Direction 或 Direction of Use（用法说明）等，对此种种列题译作“用法”二字都能说得过去。有多种剂型或同一剂型可供多种给药途径使用者，其“用法”项下还常分设 Oral administration（口服给药），Inhalation therapy（吸入疗法），Intramuscular administration（肌内给药）……等各项。若为注射剂，通常除列有一项 Preparation（配制方法）外，亦多分述 For intravenous injection（静脉注射），For intramuscular injection（肌肉注射），For intra-arterial injectiion（动脉注射），For intravesical injection（膀胱内注入），For intrathecal injection（鞘内注射）等各种具体给药方法。上列各项中的“Injection”一词，有时也用“Administration”（给药），其意思都一样。

关于 Dosage 或 Posology 一项的说明，有的极其简单，甚至只有“ 1～2 tablets 3 times daily ”一句话，但绝大多数说明书都交待得比较详细。首先是分为 For adults（成人）、For children（儿童）、或按体重计算（如 ×× mg per kg body weight daily），然后提供 The recommended dosage（推荐剂量）、Usualdose（常用量）或 Standard dosage（标准剂量）等；有的还进一步写明 Maintenance dosage（维持剂量），Special（dosage）instructions（特殊剂量用法）以及 Course of treatment（疗程），Diet（服药中的饮食要求）等。在有关剂量的说明中，要特别注意“divided”（分次）和“times”（次数）这类的词，一旦疏忽便会造成用药上的不当。试比较以下三例：

★……3g for adults and 60 mg / kg body weight for children in 2 divided doses daily by intravenous drip infusion.

★……3g for adults and 60 mg / kg body weight for children 2 times daily by intravenous drip infusion.

★……in divided doses 3 g for adults and 60 mg / kg for children by intravenous drip infusion.

第一例显然是一日量（分作两次给药）；第二例是一次量（每日静滴两次）；第三例也是一次量或单次量（该句本身未涉及次数）。

6.注意事项　多以“Precautions”作标题，但其下所叙述之重点内容各说明书互不相同。有的只是强调在使用方法上应注意些什么；有的也说明本药的一般耐受性（Tolerance）及与其它药物的交叉反应或相互作用（Interactions）；有的则以禁忌证和（或）副作用

为其主要内容。后两者在许多说明书中往往各作一单独项目列出,以唤起人们给予更大的注意。

禁忌证一项多作 Contraindications (或 Contra-indications),也有的是用 Restrictions on use (忌用)。后者不宜生硬地直译为"应用限制"、"使用限定"等,其中"restriction on......"主要表示在某方面应加以限制,所以未尝不可转译为"禁忌证"。

表示不良反应的小标题有许多种写法,例如 Side effects、Undesirable effects、Unwanted effects、After effects、By-Effects、Side reactions、Adverse reactions 等,从理解习惯来说,它们的意思基本相同。有的还进一步分项交待可能发生不良反应的重要器官或系统,如 Nephrotoxic reactions (肾脏毒性反应), Neurotoxic reactions (神经毒性反应), Other reactions occasionally reported (偶有报道的其它反应)等。

药品说明书中的 Precautions 不宜译作小心、谨慎、警惕、预防之类的词,在此就是"注意"或"注意事项"。除该词外,有些说明书的此一标题亦作 Cautions、Warning、Note 或 Notice、Remark 或 General remark、Attention 或 N.B.(拉丁文 nota bene 之略,注意)等。一般来说 Caution (警告)的语气比 Precaution 要重一些, Warning 比前两者更重一些,带有"请着重注意"或"给予特别警告"之意,在此一标题下通常是向"使用者"提出一些必须格外当心的问题。因此,Warning 与 Precautions 常可各作一项同时被列出。少数说明书则只有 Warning 而无 Precautions,此时两者的词义便有些相近甚至相同了。

7.包装与贮藏　除最常用的 Package (包装)与 Storage(贮存)外,下列各词或词组指的也都是同类意思: Packings(包装), Trade packings(商品包装), Presentation (产品,药品规格), Availability (包装量,包装规格), Drug form (药品规格), How supplied (供应规格), Supply for export (出口包装), Storage and stability (贮藏方法及其稳定性), Storage and duration (贮存与期限)等。

有的还将药品的 Stability (稳定性)和 Duration of efficacy (有效期)单独列为一项,但有关该药品的具体有效日期 (Expiration date,即失效日期或有效截止期)在说明书上是找不到的,它通常与制造的日期 (Manufacture date)和产品批号(the No. of batch)等一起标在药瓶或药盒上面。

说明书底部列出的生产厂家,很少使用"Factory"一词,除少数作 Pharmaceutical works (制药厂) 或 Pharmaceutical Industry (制药工业)外(此与国家习惯或生产关系有关),大多数皆称公司或有限公司,即 Ltd.(Limited), Co.(Company)或者是作……& Co. Ltd.。强调制药这一专业时,其前亦可加用 Pharmaceuticals 一词。值得注意的是,有些生产制造者亦用 Laboratory 或 Chemical Laboratory 这类的名称,此时不宜译成实验室或化学实验室,更不能译成化验室或检验室,应译为药厂或化学制药厂等。

附:日文药品说明书　我们常用的除西方制药厂生产的药品外,要属日本药品最多。除了"正文"用日本字书写外,各项"标题"多使用汉字(日本的汉字, 只是个别字形略有差异), 因而比较容易理解, 如组成、性状、作用特长(特点)、适应证、用法·用量、副作用、包装等。

个别标题亦可掺有少量日文假名,如"使用上の注意"(相当于英文说明书中 precautions),"取扱い上の注意"(保管上的注意,即贮存时的要求)等。说明书底端的"製造発売元"即生产与销售者;"株式会社"类似于股份有限公司,相当西方的"& Co. Ltd.",有时仅以"(株)"代之,一般可译作"公司", 亦可转译为"制药厂"。

值得注意的一个问题是,日本出口药品中的说明书也常用英文写成,而这类英文中往往掺杂有用"罗马字母"拼写成的日文,翻译时不宜误解。例如,西方药厂名称中的"CIBA"可音译为"汽巴", "Upjohn"常译作"普强"等等; 而日本的一些有名的制药厂,如 Takeda、Banyu、Shionogi 就不可照此办理, 若音译为"塔凯达"、"邦优"、"休诺吉"等几乎无法理解,若能译成"武田"、"万有"、"盐野义"等,许多人一看便知。

附录三:化学元素表

符号	全　名	汉文名	同音字	原子系数	原子量
Ac	actinium	锕	阿	89	(227)
Ag	argentum (silver)	银	银	47	107.868
Al	aluminium	铝	吕	13	26.9815
Am	americium	镅	眉	95	(243)
Ar	argon	氩	亚	18	39.948
As	arsenic	砷	申	33	74.9216
At	astatine	砹	艾	85	(210)
Au	aurum (gold)	金	今	79	196.9665
B	boron	硼	朋	5	10.81
Ba	barium	钡	贝	56	137.34
Be	beryllium (glucinum)	铍	皮	4	9.01218
Bi	bismuth	铋	必	83	208.9806
Bk	berkallium	锫	陪	97	(247)
Br	bromine	溴	秀	35	79.904
C	carbon	碳	炭	6	12.011
Ca	calcium	钙	丐	20	40.08
Cd	cadmium	镉	隔	48	112.40
Ce	cerium	铈	市	58	140.12
Cf	californium	锎	开	98	(251)
Cl	chlorine	氯	绿	17	35.453
Cm	curium	锔	局	96	(247)
Co	cobalt	钴	古	27	58.9332
Cr	chromium	铬	各	24	51.996
Cs	caesium	铯	色	55	132.9055
Cu	cuprum (copper)	铜	同	29	63.546
Dy	dysprosium	镝	滴	66	162.50
Er	erbium	铒	耳	68	167.26
Es	einsteinium	锿	哀	99	(254)
Eu	europium	铕	有	63	151.96
F	fluorine f	氟	弗	9	18.9984
Fe	errum (iron)	铁	铁	26	55.874
Fm	fermium	镄	费	100	(253)
Fr	francium	钫	方	87	(223)
Ga	gallium	镓	家	31	69.72
Gd	gadolinium	钆	轧	64	157.25
Ge	germanium	锗	者	32	72.59
H	hydrogen	氢	轻	1	1.0080
Ha	hahnium	锝	罕	105	(260)

续

符号	全　　名	汉文名	同音字	原子系数	原子量
He	helium	氦	亥	2	4.00260
Hf	hafnium	铪	哈	72	178.49
Hg	hydrargyrum (mercury)	汞	拱	80	200.59
Ho	holmium	钬	火	67	164.9303
I	iodine	碘	典	53	126.9045
In	indium	铟	因	49	114.82
Ir	iridium	铱	衣	77	192.22
K	kalium (potassium)	钾	甲	19	39.102
Kr	krypton	氪	克	36	83.80
La	lanthanum	镧	兰	57	138.9055
Li	lithium	锂	里	3	6.941
Lu	lutetium	镥	鲁	71	174.97
Lw	lawrencium	铹	劳	103	(256)
Md	mendelevium	钔	门	101	(256)
Mg	magnesium	镁	美	12	24.305
Mn	manganese	锰	猛	25	54.9380
Mo	molybdenum	钼	目	42	95.94
N	nitrogen	氮	淡	7	14.0067
Na	natrium (sodium)	钠	纳	11	22.9898
Nb	niobium	铌	尼	41	92.9064
Nd	neodymium	钕	女	60	144.24
Ne	neon	氖	乃	10	20.179
Ni	nickel	镍	臬	28	58.71
No	nobelium	锘	诺	102	(255)
Np	neptunium	镎	拿	93	237.0482
O	oxygen	氧	养	8	15.9994
Os	osmium	锇	鹅	76	190.2
P	phosphorus	磷	邻	15	30.9738
Pa	protactinium	镤	仆	91	231.0359
Pb	plumbum (lead)	铅	千	82	207.2
Pd	palladium	钯	把	46	106.4
Pm	promethium	钷	叵	61	(145)
Po	polonium	钋	泼	84	(210)
Pr	praseodymium	镨	普	59	140.9077
Pt	platinum	铂	博	78	195.09
Pu	plutonium	钚	不	94	(242)
Ra	radium	镭	雷	88	226.0254
Rb	rubidium	铷	如	37	85.4678

续

符号	全　　名	汉文名	同音字	原子系数	原子量
Re	rhenium	铼	来	75	186.2
Rf	rutherfordium	铲	卢	104	(261)
Rh	rhodium	铑	老	45	102.905
Rn	radon	氡	冬	86	(222)
Ru	ruthenium	钌	了	44	101.07
S	sulphur	硫	流	16	32.06
Sb	stibium (antimony)	锑	梯	51	121.75
Sc	scandium	钪	亢	21	44.9559
Se	selenium	硒	西	34	78.96
Si	silicon *	硅	归	14	28.086
Sm	samarium	钐	衫	62	150.4
Sn	stannum (tin)	锡	西	50	118.69
Sr	strontium	锶	思	38	87.62
Ta	tantalum	钽	坦	73	180.9479
Tb	terbium	铽	忒	65	158.9254
Tc	technetium	锝	得	43	(99)
Te	tellurium	碲	帝	52	127.60
Th	thorium	钍	土	90	232.0381
Ti	titanium	钛	太	22	47.90
Tl	thallium	铊	他	81	204.37
Tm	thulium	铥	丢	69	168.9342
U	uranium	铀	由	92	238.029
V	vanadium	钒	凡	23	50.9414
W	wolfram (tungsten)	钨	乌	74	183.85
Xe	xenon	氙	仙	54	131.30
Y	yttrium	钇	乙	39	88.9059
Yb	ytterbium	镱	意	70	173.04
Zn	zinc	锌	辛	30	65.37
Zr	zirconium	锆	告	40	91.22

注:1. 为便于查阅,而且中国汉字容易读错(如氙、钇、镱等等),本表按元素符号的字母次序排列。

2. 14 号元素旧名叫作“矽”,但同音字太多故改成“硅”。

3. 106 号元素(符号 Unh)、107 号元素(Uns)、109 号元素(Une),因故暂不“起名”。

又据资料,亦有将 1970 年发现的 dubnium(符号 Unp)译作“钍”;1974 年发现的 seaborgium (符号 Unh)译作“钬”;1981 年发现的 bohrium(符号 Uns)译作“钆”;1984 年发现的 hassium (符号 Uno)译作“钡”;1982 年发现的 meitnerium(符号 Une)译作“钪”。此外,1994 年发现的 110 元素“?”、1994 年发现的 111 元素“?”、1996 年发现的 112 元素“?”,因故均尚未命名,截至到 2000 年以前共发现了 102 个元素。